Thieme

Gastroenterologie

Das Referenzwerk für Klinik und Praxis
Band 1: Intestinum

Herausgegeben von

Jürgen F. Riemann
Wolfgang Fischbach
Peter R. Galle
Joachim Mössner

Mit Beiträgen von

B. Adam
H. E. Adamek
G. Adler
H.-D. Allescher
N. Andre
B. Appenrodt
U. Armbrecht
A.-P. Barreiros
Ch. Beglinger
C. A. Benz
F. Berr
B. Birkner
S. C. Bischoff
M. Bittinger
R. Bittner
H. E. Blum
I. Blumenstein
W. Böcher
H. Bödeker
K. H. W. Böker
M. H. Bohrer
H.-J. Brambs
W. Breithaupt
K. Breitkopf
H.-P. Bruch
W. Brühl
M. W. Büchler
H.-J. Buhr
E. Burmester
G.-R. Burmester
K. Caca
A. Canbay
W. F. Caspary
J. P. Charton
M. Classen
J. Darimont
S. Daum
U. W. Denzer
H.-P. Dienes
C. F. Dietrich
F. Dobrowolski
J. Dörfer
S. Dooley
G. Dorta
A. Eickhoff
R. Engemann
H.-J. Epple
J. F. Erckenbrecht
P. Ferenci
W. Fischbach
F. Fischer
W. E. Fleig
D. Flieger
M. Friedrich-Rust
H. Friess
K.-H. Fuchs
P. R. Galle
M. J. Gebel
A. Geier
A. L. Gerbes
G. Gerken
L. Gossner
T. Gress
F. Grünhage
V. Gülberg
S. L. Haas
J. Hadem
D. Häussinger
D. Hartmann
K. Herrlinger
F. Hiepe
T. Höhler
A. H. Hölscher
A. Hoffmeister
W. Hohenberger
S. Hollerbach
G. Holtmann
D. Huster
A. Ignee
J. Izbicki
R. Jakobs
C. Jassoy
S. Jonas
C. Jüngst
S. Kanzler
M. Karaus
V. Keim
J. Keller
R. Keller
R. Kießlich
T. Kietzmann
G. Klöppel
F. Kluge
B. Kohler
A. J. Kroesen
W. Kruis
G. A. Kullak-Ublick
F. Lammert
P. G. Lankisch
G. Layer
P. Layer
M. M. Lerch
S. Liebe
J.-M. Löhr
A. W. Lohse
G. Lux
K.-P. Maier
M. Maier
P. Malfertheiner
O. Mann
M. P. Manns
T. Marth
J. Mayerle
U. Merle
H. Messmann
C. Mönch
J. Mössner
D. Moradpour
G. Moser
M. W. Neubrand
H. Neuhaus
P. Neuhaus
M. Ortner
M. Peck-Radosavljevic
M. B. Pitton
J. F. Riemann
U. Rinas
J. K. Rockstroh
E. Roeb
D. Rosemeyer
A. Rosenbaum
H. Ruppin
H.-D. Saeger
T. Sauerbruch
W. Schepp
M. Scheurlen
I. Schiefke
D. Schilling
P. Schirmacher
R. M. Schmid
W. E. Schmidt
W. Schmiegel
W. Schmitt
A. Schneider
A. Schneider
T. Schneider
J. Schölmerich
K. Schoppmeyer
C. Schramm
M. Schreckenberger
M. Schuchmann
K. Schulmann
H. Schulze-Bergkamen
H. Seifert
G. Seitz
H. K. Seitz
H. Selmair
J. Siebler
S. V. Siegmund
M. V. Singer
U. Spengler
C. Spiegler
M. Sprinzl
A. Stallmach
E. F. Stange
J. Stein
A. Stich
M. Stolte
W. Stremmel
A. Tannapfel
N. Teich
J. Teichmann
J. Thies
H. L. Tillmann
C. Trautwein
S. Turi
D. Uhlmann
M. Vieth
M. Vogel
V. Voigtländer
C. von Tirpitz
F. von Weizsäcker
U. Weickert
A. Weimann
J. Werner
M. Wiedmann
K. Wirths
H. Witt
C. Wittekind
H. Wittenburg
H. Witzigmann
H. Woehrle
E. Yekebas
M. Zeitz
S. Zeuzem

744 Abbildungen
424 Tabellen

Georg Thieme Verlag
Stuttgart · New York

Bibliografische Information
der Deutschen Nationalbibliothek

Die Deutsche Nationalbibliothek verzeichnet diese Publikation in der Deutschen Nationalbibliografie; detaillierte bibliografische Daten sind im Internet über http://dnb.d-nb.de abrufbar.

Wichtiger Hinweis: Wie jede Wissenschaft ist die Medizin ständigen Entwicklungen unterworfen. Forschung und klinische Erfahrung erweitern unsere Erkenntnisse, insbesondere was Behandlung und medikamentöse Therapie anbelangt. Soweit in diesem Werk eine Dosierung oder eine Applikation erwähnt wird, darf der Leser zwar darauf vertrauen, dass Autoren, Herausgeber und Verlag große Sorgfalt darauf verwandt haben, dass diese Angabe **dem Wissensstand bei Fertigstellung des Werkes** entspricht.

Für Angaben über Dosierungsanweisungen und Applikationsformen kann vom Verlag jedoch keine Gewähr übernommen werden. **Jeder Benutzer ist angehalten,** durch sorgfältige Prüfung der Beipackzettel der verwendeten Präparate und gegebenenfalls nach Konsultation eines Spezialisten festzustellen, ob die dort gegebene Empfehlung für Dosierungen oder die Beachtung von Kontraindikationen gegenüber der Angabe in diesem Buch abweicht. Eine solche Prüfung ist besonders wichtig bei selten verwendeten Präparaten oder solchen, die neu auf den Markt gebracht worden sind. **Jede Dosierung oder Applikation erfolgt auf eigene Gefahr des Benutzers.** Autoren und Verlag appellieren an jeden Benutzer, ihm etwa auffallende Ungenauigkeiten dem Verlag mitzuteilen.

Rüdigerstraße 14
70469 Stuttgart
Deutschland
Telefon +49/(0)711/8931-0
Unsere Homepage: www.thieme.de

Printed in Germany

Zeichnungen: Karin Baum, Paphos, Zypern
Umschlaggestaltung: Thieme Verlagsgruppe
Umschlaggrafik: Martina Berge, Erbach
Satz: Druckhaus Götz GmbH, Ludwigsburg, gesetzt auf CCS Textline
Druck: Offizin Andersen Nexö Leipzig GmbH, Zwenkau

ISBN 978-3-13-154651-7 1 2 3 4 5 6

Vorwort

Die Gastroenterologie ist eine der tragenden Säulen der Inneren Medizin. Ihre Bedeutung wird nicht nur durch die Vielzahl der Organe unterstrichen, die originär erkranken können, sondern auch durch Krankheiten anderer Bereiche des Organismus, die den Verdauungstrakt in Mitleidenschaft ziehen oder ihrerseits in der Folge primärer gastroenterologischer Störungen auftreten können. Die Gastroenterologie ist damit ein Beleg dafür, dass dieser Schwerpunkt nur im Rahmen des Gesamtgebietes der Inneren Medizin kompetent vertreten werden kann: wenn nach einer strukturierten internistischen Basisausbildung (Truncus communis) die spezifizierte Weiterbildung erfolgt ist. Die Gastroenterologie ist darüber hinaus Schnittstelle zu vielen anderen Bereichen der Medizin, da oft nur im Kontext mit diesen Krankheitsbilder zu diagnostizieren oder zu behandeln sind. Daher ist die Gastroenterologie auch eines der ersten Gebiete, das Interdisziplinarität in besonderem Maße für sich in Anspruch nehmen kann. Die außerordentlich enge Zusammenarbeit mit den Viszeral-Chirurgen, der Pathologe als ständiger Wegbegleiter des Gastroenterologen oder der Radiologe und Labormediziner als unverzichtbare Kooperationspartner sind nur einige Beispiele, die zeigen, dass die Herausforderungen in der Gastroenterologie heute und in Zukunft nur noch in der Kooperation mit den verschiedensten Fachdisziplinen zu bewältigen sind.

Diesem Grundgedanken stellt sich das neue Referenzwerk „Gastroenterologie". Es ist in vier Hauptkapitel unterteilt: Instestinum, Leber, Galle und Pankreas. Der Besprechung der Erkrankungen in den einzelnen Kapiteln gehen die wichtigen klinischen Leitsymptome voraus, die den Leser mit der ganzen Bandbreite gastroenterologischer Beschwerden vertraut machen und so bereits auf spezifische Erkrankungen hinweisen sollen. Alle Kapitel sind nach einem einheitlichen Schema strukturiert. Das Editorial am Anfang jedes Kapitels führt auf das Thema hin, das Fazit für die Praxis am Ende fasst die wichtigsten Punkte im Sinne einer „take-home-message" zusammen.

Die Entwicklung in der Gastroenterologie in den letzten 20 Jahren ist auf allen Gebieten rasant verlaufen. Die diagnostische und therapeutische Endoskopie hat durch technische und interventionelle Fortschritte das Fach zu einer Disziplin heranreifen lassen, die viele Erkrankungen des Verdauungstraktes nicht nur besser und früher erkennen, sondern auch minimal invasiv behandeln lässt. Voraussetzungen hierfür sind neben fachlicher Kompetenz strukturierte Qualitätsmaßnahmen, die den diagnostischen und therapeutischen Einsatz indikationsgerecht sichern. Die molekulargenetische und zellbiologische Forschung und prospektive, randomisierte, placebokontrollierte Therapie-Studien haben zu einem viel besseren Verständnis zahlreicher gastrointestinaler Erkrankungen geführt. Die Hepatologie hat durch die kausale Behandlung vieler Lebererkrankungen

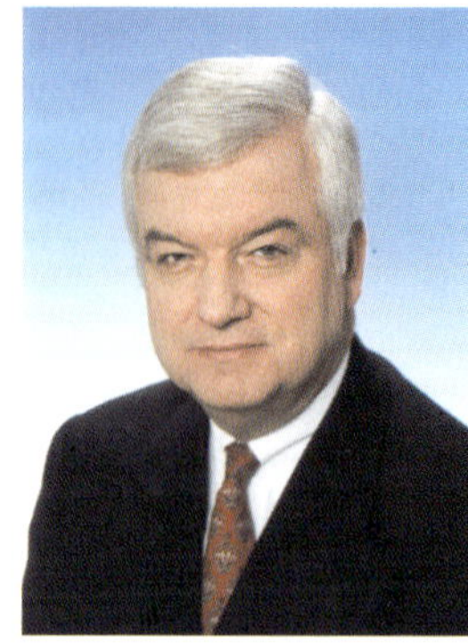

Prof. Jürgen F. Riemann

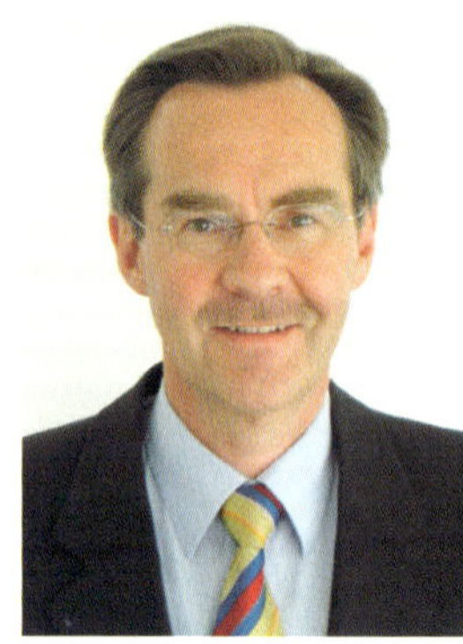

Prof. Wolfgang Fischbach

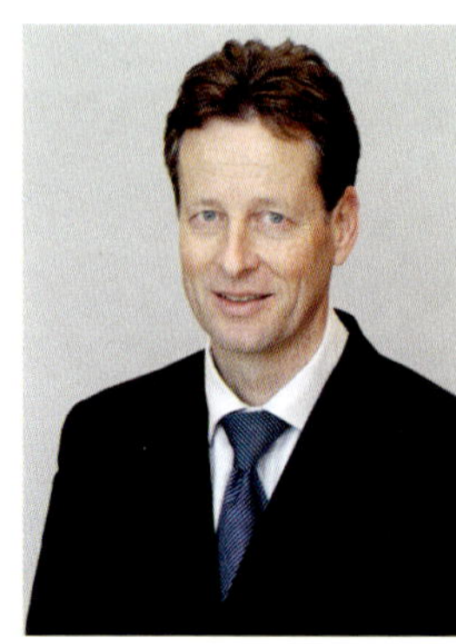

Prof. Peter R. Galle

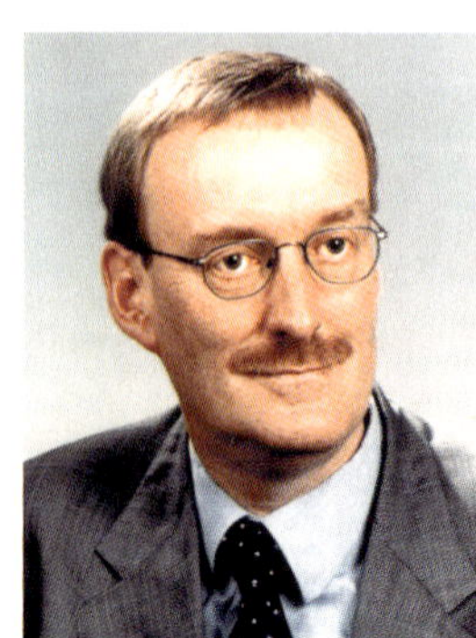

Prof. Joachim Mössner

und durch die Transplantation als kurative Option im Endstadium einen gewaltigen Schritt nach vorne gemacht. Ein therapeutischer Nihilismus ist nicht mehr angebracht. Unser Verständnis der molekularen Pathogenese zahlreicher maligner Erkrankungen des Gastrointestinaltraktes hat zu deutlichen Verbesserungen, insbesondere auch in der palliativen Therapie geführt: Beispielhaft sei hier nur die Anwendung von monoklonalen Antikörpern gegen Wachstumsrezeptoren beim metastasierten kolorektalen Karzinom oder von Tyrosinkinaseinhibitoren beim gastrointestinalen Stromatumor oder Leberzellkarzinom genannt. Die Entstehung unseres Buches fällt auch in die Zeit, in der für die Entdeckung des H. pylori an Robin Warren und Barry Marshall der Nobelpreis für Medizin verliehen wurde. Wohl kaum eine andere Entdeckung hat die Gastroenterologie in den letzten 20 Jahren dermaßen revolutioniert.

Die Fachgesellschaften (DGVS, DGVC) haben sich in Zusammenarbeit mit der Arbeitsgemeinschaft Wissenschaftlicher Medizinischer Fachgesellschaften (AWMF) in den letzten Jahren sehr darum bemüht, die wichtigsten Krankheitsbilder in diagnostische und therapeutische Leitlinien zu fassen. Hier ist vieles geschehen, so zum Beispiel für das kolorektale Karzinom, das Pankreaskarzinom, für die entzündlichen Darmerkrankungen, für den Helicobacter pylori, für die Hepatitis B und für die Refluxkrankheit. Diese Leitlinien sind in den entsprechenden Kapiteln enthalten und werden den Leser in die Lage versetzen, sich aktuell über den Handlungsrahmen zu informieren, in dem er seine Diagnostik und Therapie bestimmen kann.

Die Bildgebung hat sich in den letzten Jahren entscheidend verbessert; die Kooperation mit den Radiologen hat dazu geführt, dass zum Beispiel ein endoskopisches Standardverfahren wie die diagnostische ERCP heute vielfach durch die MRCP ergänzt bzw. ersetzt worden ist. Voraussetzung ist auch hier die gute Kooperation. Das Ziel dieses Werkes ist zum einen, den möglichst aktuellen Stand des Wissens darzulegen, zum anderen dem Leser die Möglichkeit zu bieten, sozusagen „online" Weiterentwicklungen mitzuverfolgen. Denn es ist beabsichtigt, dieses Buch mithilfe des Internets aktuell zu halten. Alle Autoren sind aufgerufen, dazu beizutragen. Es ist uns gelungen, durch eine Vielzahl von Mit-Autoren einen Großteil der an wesentlichen Problemen in der Gastroenterologie und ihren Schnittstellen wissenschaftlich aktiv arbeitenden Kollegen einzubinden. Wir glauben, dass trotz dieser Vielfalt der „Duktus" des Buches erkennbar geblieben ist, nämlich aufzuzeigen, wie heute sicher, effizient, ökonomisch und in vielen Fällen auch nach Leitlinien diagnostiziert und behandelt werden kann. In diesem Sinne hoffen wir, dass wir der Aufgabe gerecht geworden sind, die Gastroenterologie in ihrer ganzen Bandbreite aktuell und übersichtlich darzustellen. Wir würden uns über eine weite Verbreitung dieses Buches sehr freuen.

Ludwigshafen, Aschaffenburg,
Mainz, Leipzig

Die Herausgeber
im Oktober 2007

Anschriften

Dr. med. Birgit Adam
Royal Adelaide Hospital
Dep. of Gastroenterology, Hepatology and General Medicine
North Terrace
SA 5005 Adelaide
Australien

Prof. Dr. med. Henning E. Adamek
Medizinische Klinik 2
Klinikum Leverkusen gGmbH
Am Gesundheitspark 11
51375 Leverkusen

Prof. Dr. med. Guido Adler
Klinik für Innere Medizin I
Zentrum für Innere Medizin
Universitätsklinikum Ulm
Robert-Koch-Str. 8
89081 Ulm

Prof. Dr. med. Hans-Dieter Allescher
Zentrum für Innere Medizin
Gastroenterologie
Klinikum Garmisch-Partenkirchen
Auenstr. 6
82467 Garmisch-Partenkirchen

Dr. med. Niko Andre
Medizinische Universitätsklinik
Knappschaftskrankenhaus
Ruhr-Universität Bochum
In der Schornau 23 – 25
44892 Bochum

Dr. med. Beate Appenrodt
Medizinische Klinik und Poliklinik I
Universitätsklinikum Bonn
Rheinische Friedrich-Wilhelm-Universität Bonn
Sigmund-Freud-Str. 25
53105 Bonn

Dr. med. Ulrich Armbrecht
Marbachtalklinik Bad Kissingen
Dr.-Georg-Heim-Str. 4
97688 Bad Kissingen

Dr. med. Ana-Paula Barreiros
I. Medizinische Klinik und Poliklinik
Universitätsklinikum
Johannes-Gutenberg-Universität
Langenbeckstr. 1
55131 Mainz

Prof. Dr. med. Christoph Beglinger
Departement Innere Medizin
Kantonsspital Basel
Petersgraben 4
4031 Basel
Schweiz

Dr. med. Claus A. Benz
Abteilung Innere Medizin
Evangelisches Krankenhaus
Köln-Weyertal
Weyertal 76
50931 Köln

Prof. Dr. med. Frieder Berr
Universitätsklinik für Innere Medizin I
Müllner Hauptstr. 48
5020 Salzburg
Österreich

Dr. med. Berndt Birkner
FEBG, FASGE, AGAF
Gastroenterologie am Max-Weber-Platz
Einsteinstr. 1
81675 München

Prof. Dr. med. Stephan C. Bischoff
Institut für Ernährungsmedizin
Universität Hohenheim
Fruwirthstr. 12
70593 Stuttgart

Dr. med. Maximilian Bittinger
III. Medizinische Klinik
Klinikum Augsburg
Stenglinstr. 2
86156 Augsburg

Prof. Dr. med. Reinhard Bittner
Klinik Allgemein- und Viszeralchirurgie
Marienhospital
Böheimstr. 37
70199 Stuttgart

Prof. Dr. Dr. h.c. mult. Hubert E. Blum
Abteilung Innere Medizin II
Universitätsklinikum
Hugstetter Str. 55
79106 Freiburg

Dr. med. Irina Blumenstein
Medizinische Klinik I
Universitätsklinikum
J. W. Goethe-Universität
Theodor-Stern-Kai 7
60590 Frankfurt

Priv.-Doz. Dr. med. Wulf Böcher
I. Medizinische Klinik und Poliklinik
Universitätsklinikum
Johannes-Gutenberg-Universität
Langenbeckstr. 1
55131 Mainz

Dr. med. Hans Bödeker
Medizinische Klinik und Poliklinik II
Universitätsklinikum Leipzig
Philipp-Rosenthal-Str. 27
04103 Leipzig

Prof. Dr. med. Klaus H. W. Böker
Schwerpunktpraxis Hepatologie
Rundestr. 10
30161 Hannover

Prof. Dr. med. Manfred H. Bohrer
Institut für Pathologie
Klinikum Ludwigshafen gGmbH
Bremserstr. 79
67063 Ludwigshafen

Prof. Dr. med. Hans-Jürgen Brambs
Abteilung für diagnostische und interventionelle Radiologie
Universitätsklinikum Ulm
Steinhövelstr. 9
89075 Ulm

Dr. med. Wolfram Breithaupt
Allgemeinchirurgische Klinik
Markus-Krankenhaus
Wilhelm-Epstein-Str. 2
60431 Frankfurt

Priv.-Doz. Dr. rer. nat. Katja Breitkopf
II. Medizinische Klinik
Sektion Molekulare Alkoholforschung
Medizinische Fakultät Mannheim der Universität Heidelberg
Theodor-Kutzer-Ufer 1 – 3
68135 Mannheim

Prof. Dr. med. Hans-Peter Bruch
Chirurgische Klinik
Campus Lübeck
Universitätsklinikum
Schleswig-Holstein
Ratzeburger Allee 160
23538 Lübeck

Priv. Doz. Dr. med. Wilhelm Brühl
Darmzentrum Exter
Detmolder Str. 264
32602 Vlotho-Exter

Prof. Dr. Markus W. Büchler
Klinik für Allgemein-, Viszeral- und Transplantationschirurgie
Universitätsklinikum
Im Neuenheimer Feld 110
69120 Heidelberg

Prof. Dr. med. Heinz-Johannes Buhr
Chirurgische Klinik und Poliklinik I
Campus Benjamin Franklin
Charité – Universitätsmedizin Berlin
Hindenburgdamm 30
12200 Berlin

Dr. med. Eike Burmester
Gastroenterologie, Hepatologie
Sana Kliniken Lübeck GmbH
Kronsforder Allee 71 – 73
23560 Lübeck

Prof. Dr. med. Gerd-Rüdiger Burmester
Medizinische Klinik mit Schwerpunkt Rheumatologie und Klin. Immunologie
Charité – Universitätsmedizin Berlin
Chariteplatz 1
10117 Berlin

Prof. Dr. med. Karel Caca
Medizinische Klinik I
Klinikum Ludwigsburg
Posilipostr. 4
71640 Ludwigsburg

Dr. med. Ali Canbay
Medizinische Klinik
Abteilung Gastroenterologie und Hepatologie
Universitätsklinikum Essen
Hufelandstr. 55
45122 Essen

Prof. Dr. med. Wolfgang F. Caspary
Medizinische Klinik I
Universitätsklinikum
J. W. Goethe-Universität
Theodor-Stern-Kai 7
60590 Frankfurt

Dr. med. Jean Pierre Charton
Medizinische Klinik
Evangelisches Krankenhaus Düsseldorf
Kirchfeldstr. 40
40217 Düsseldorf

Prof. Dr. Drs. h.c. Meinhard Classen
II. Medizinische Klinik und Poliklinik
Klinikum rechts der Isar
Technische Universität München
Ismaninger Str. 22
81675 München

Dr. med. Jutta Darimont
Klinik für Klin. Pharmakologie und Toxikologie
Departement Innere Medizin
Universitätsspital Zürich
Rämistr. 100
8091 Zürich
Schweiz

Dr. med. Severin Daum
Medizinische Klinik I
Campus Benjamin Franklin
Charité – Universitätsmedizin Berlin
Hindenburgdamm 30
12200 Berlin

Priv.-Doz. Dr. med. Ulrike W. Denzer
I. Medizinische Klinik und Poliklinik
Universitätsklinikum Hamburg-Eppendorf
Martinistr. 52
22246 Hamburg

Prof. Dr. med. Hans-Peter Dienes
Institut für Pathologie
Universitätsklinikum Köln
Kerpener Str. 62
50924 Köln

Prof. Dr. med. Christoph F. Dietrich
Innere Medizin 2
Caritas-Krankenhaus
Uhlandstr. 7
97980 Bad Mergentheim

Dr. med. Frank Dobrowolski
Klinik und Poliklinik für Viszeral-, Thorax- und Gefäßchirurgie
Universitätsklinikum
Fetscherstr. 74
01307 Dresden

Dr. med. Jörg Dörfer
Chirurgische Klinik und Poliklinik
FAU Erlangen-Nürnberg
Krankenhausstr. 12
91054 Erlangen

Prof. Dr. rer. nat. Steven Dooley
II. Medizinische Klinik
Sektion Molekulare Alkoholforschung
Medizinische Fakultät Mannheim der Universität Heidelberg
Theodor-Kutzer-Ufer 1 – 3
68135 Mannheim

Prof. Dr. med. Gian Dorta
Service de Gastroentérologie et d'Hépatologie
Centre Hospitalier Universitaire Vaudois
Rue du Bugnon 46
1011 Lausanne
Schweiz

Dr. med. Axel Eickhoff
Medizinische Klinik C
Klinikum Ludwigshafen gGmbH
Bremserstr. 79
67063 Ludwigshafen

Prof. Dr. med. Rainer Engemann
Chirurgische Klinik I
Klinikum Aschaffenburg
Am Hasenkopf 1
63739 Aschaffenburg

Dr. med. Hans-Jörg Epple
Medizinische Klinik I
Campus Benjamin Franklin
Charité – Universitätsmedizin Berlin
Hindenburgdamm 30
12200 Berlin

Prof. Dr. med. Joachim F. Erckenbrecht
Klinik für Innere Medizin und Gastroenterologie
Florence-Nightingale-Krankenhaus
Kreuzbergstr. 79
40489 Düsseldorf

Univ.-Prof. Dr. med. Peter Ferenci
Klinik für Innere Medizin III
Abteilung für Gastroenterologie und Hepatologie
Medizinische Universität Wien
Währinger Gürtel 18–20
1090 Wien
Österreich

Prof. Dr. med. Wolfgang Fischbach
Medizinische Klinik II
und Klinik für Palliativmedizin
Klinikum Aschaffenburg
Am Hasenkopf 1
63739 Aschaffenburg

Priv.-Doz. Dr. med. Frank Fischer
Chirurgische Klinik
Campus Lübeck
Universitätsklinikum Schleswig-Holstein
Ratzeburger Allee 160
23538 Lübeck

Prof. Dr. med. Wolfgang E. Fleig
Klinikumorganisation Vorstand
Universitätsklinikum Leipzig
Philipp-Rosenthal-Str. 27
04103 Leipzig

Priv.-Doz. Dr. med. Dimitri Flieger
I. Medizinische Klinik
GPR-Klinikum gGmbH
August-Bebel-Str. 59
65428 Rüsselsheim

Dr. med. Mireen Friedrich-Rust
Medizinische Klinik I
Universitätsklinikum
J. W. Goethe-Universität
Theodor-Stern-Kai 7
60590 Frankfurt

Univ.-Prof. Dr. med. Helmut Friess
Chirurgische Klinik und Poliklinik
Klinikum rechts der Isar
Technische Universität München
Ismaninger Strasse 22
81675 München

Prof. Dr. med. Karl-Hermann Fuchs
Allgemeinchirurgische Klinik
Markus-Krankenhaus
Wilhelm-Epstein-Str. 2
60431 Frankfurt

Prof. Dr. med. Peter R. Galle
I. Medizinische Klinik und Poliklinik
Universitätsklinikum
Johannes-Gutenberg-Universität
Langenbeckstr. 1
55131 Mainz

Prof. Dr. med. Michael J. Gebel
Zentrum Innere Medizin
Abteilung für Gastroenterologie, Hepatologie und Endokrinologie
Medizinische Hochschule Hannover
Carl-Neuberg-Str. 1
30625 Hannover

Priv.-Doz. Dr. med. Andreas Geier
Medizinische Klinik III
Universitätsklinikum der RWTH Aachen
Pauwelsstr. 30
52074 Aachen

Prof. Dr. med. Alexander L. Gerbes
Medizinische Klinik II
Klinikum der LMU
Campus Großhadern
Marchioninistr. 15
81377 München

Prof. Dr. med. Guido Gerken
Medizinische Klinik
Abteilung Gastroenterologie und Hepatologie
Universitätsklinikum Essen
Hufelandstr. 55
45122 Essen

Prof. Dr. med. Liebwin Gossner
Innere Medizin I
Städt. Klinikum Karlsruhe gGmbH
Moltkestr. 90
76133 Karlsruhe

Prof. Dr. med. Thomas Gress
Klinik für Gastroenterologie, Endokrinologie und Stoffwechsel
Universitätsklinikum Gießen und Marburg
Standort Marburg
Baldingerstraße 1
35043 Marburg

Dr. med. Frank Grünhage
Medizinische Klinik und Poliklinik I
Universitätsklinikum Bonn
Rheinische Friedrich-Wilhelm-Universität Bonn
Sigmund-Freud-Str. 25
53105 Bonn

Priv.-Doz. Dr. med. Veit Gülberg
Medizinische Klinik II
Klinikum der LMU
Campus Großhadern
Marchioninistr. 15
81377 München

Dr. med. Stephan L. Haas
II. Medizinische Klinik
Gastroenterologie, Hepatologie, Infektiologie
Medizinische Fakultät Mannheim der Universität Heidelberg
Theodor-Kutzer-Ufer 1–3
68135 Mannheim

Dr. med. Johannes Hadem
Zentrum Innere Medizin
Abteilung Gastroenterologie, Hepatologie und Endokrinologie
Medizinische Hochschule Hannover
Carl-Neuberg-Str. 1
30625 Hannover

Prof. Dr. med. Dieter Häussinger
Klinik für Gastroenterologie, Hepatologie und Infektiologie
Universitätsklinikum
Moorenstr. 5
40225 Düsseldorf

Dr. med. Dirk Hartmann
Medizinische Klinik C
Klinikum Ludwigshafen gGmbH
Bremserstr. 79
67063 Ludwigshafen

Priv.-Doz. Dr. med. Klaus Herrlinger
Zentrum für Innere Medizin I
Robert-Bosch-Krankenhaus
Auerbachstr. 110
70376 Stuttgart

Prof. Dr. med. Falk Hiepe
Medizinische Klinik mit Schwerpunkt Rheumatologie und Klin. Immunologie
Charité – Universitätsmedizin Berlin
Charitéplatz 1
10117 Berlin

Priv.-Doz. Dr. med. Thomas Höhler
Medizinische Klinik I
Prosper Hospital
Mühlenstr. 27
45659 Recklinghausen

Prof. Dr. med. Arnulf H. Hölscher
Klinik und Poliklinik für
Visceral- und Gefäßchirurgie
Universitätsklinikum Köln
Kerpener Str. 62
50924 Köln

Dr. med. Albrecht Hoffmeister
Medizinische Klinik und Poliklinik II
Universitätsklinikum Leipzig
Philipp-Rosenthal-Str. 27
04103 Leipzig

Prof. Dr. Dr. h.c. Werner Hohenberger
Chirurgische Klinik und Poliklinik
FAU Erlangen-Nürnberg
Krankenhausstr. 12
91054 Erlangen

Prof. Dr. med. Stephan Hollerbach
Klinik für Gastroenterologie
Allgemeines Krankenhaus Celle
Siemensplatz 4
29223 Celle

Prof. Dr. med. Gerald Holtmann
Royal Adelaide Hospital
Dep. of Gastroenterology, Hepatology
and General Medicine
North Terrace
Adelaide, South Australia 5000
Australien

Priv.-Doz. Dr. med. Dominik Huster
Medizinische Klinik und Poliklinik II
Universitätsklinikum Leipzig
Philipp-Rosenthal-Str. 27
04103 Leipzig

Dr. André Ignee
Innere Medizin 2
Caritas-Krankenhaus
Uhlandstr. 7
97980 Bad Mergentheim

Prof. Dr. med. Prof. h.c. Jakob Izbicki
Klinik und Poliklinik für Allgemein-,
Viszeral- und Thoraxchirurgie
Universitätsklinikum
Hamburg-Eppendorf
Martinistr. 52
20246 Hamburg

Prof. Dr. med. Ralf Jakobs
Medizinische Klinik II
Klinikum Wetzlar-Braunfels
Forsthausstr. 1
35578 Wetzlar

Prof. Dr. med. Christian Jassoy
Institut für Virologie
Universität Leipzig
Johannisallee 30
04103 Leipzig

Prof. Dr. med. Sven Jonas
Klinik für Allgemein-, Viszeral-
und Transplantationschirurgie
Campus Virchow-Klinikum
Charité – Universitätsmedizin Berlin
Augustenburger Platz 1
13353 Berlin

Dr. med. Christoph Jüngst
Medizinische Klinik und Poliklinik I
Universitätsklinikum Bonn
Rheinische
Friedrich-Wilhelm-Universität Bonn
Sigmund-Freud-Str. 25
53105 Bonn

Priv.-Doz. Dr. med. Stephan Kanzler
2. Medizinische Klinik
Leopoldina Krankenhaus
Gustav-Adolf-Str. 8
97422 Schweinfurt

Prof. Dr. med. Michael Karaus
Abteilung Innere Medizin
Evangelisches Krankenhaus
Göttingen-Weende
An der Lutter 24
37075 Göttingen

Prof. Dr. med. Volker Keim
Medizinische Klinik und Poliklinik II
Universitätsklinikum Leipzig
Philipp-Rosenthal-Str. 27
04103 Leipzig

Dr. med. Jutta Keller
Medizinische Klinik
Israelitisches Krankenhaus
Orchideenstieg 14
22297 Hamburg

Priv.-Doz. Dr. med. Ralf Keller
Medizinische Klinik I
Gesundheitszentrum Rheine
Mathias-Spital
Frankenburgstr. 31
48431 Rheine

Prof. Dr. med. Ralf Kießlich
I. Medizinische Klinik und Poliklinik
Universitätsklinikum
Johannes-Gutenberg-Universität
Langenbeckstr. 1
55131 Mainz

Prof. Dr. med. Thomas Kietzmann
Abteilung Biochemie
Fachbereich Chemie
Universität Kaiserslautern
Erwin-Schrödinger-Str. 54
67663 Kaiserslautern

Prof. Dr. med. Günter Klöppel
Institut für Pathologie
Campus Kiel
Universitätsklinikum
Schleswig-Holstein
Michaelisstr. 11
24105 Kiel

Prof. Dr. med. Friedrich Kluge
Adolf-Keller-Weg 3
79111 Freiburg

Prof. Dr. med. Bernd Kohler
Medizinische Klinik
Fürst-Stirum-Klinik Bruchsal
Gutleutstr. 1 – 14
76646 Bruchsal

Priv.-Doz. Dr. med. Anton J. Kroesen
Chirurgische Klinik und Poliklinik I
Campus Benjamin Franklin
Charité – Universitätsmedizin Berlin
Hindenburgdamm 30
12200 Berlin

Prof. Dr. med. Wolfgang Kruis
Abteilung Innere Medizin
Evangelisches Krankenhaus Kalk
Buchforststr. 2
51103 Köln

Prof. Dr. med. G. A. Kullak-Ublick
Klinik für Klin. Pharmakologie und
Toxikologie
Departement Innere Medizin
Universitätsspital Zürich
Rämistr. 100
8091 Zürich
Schweiz

Prof. Dr. med. Frank Lammert
Medizinische Klinik und Poliklinik I
Universitätsklinikum Bonn
Rheinische
Friedrich-Wilhelm-Universität Bonn
Sigmund-Freud-Str. 25
53105 Bonn

Prof. Dr. med. Paul G. Lankisch
MRCP, FACG
Medizinische Klinik
Städtisches Klinikum Lüneburg
Bögelstr. 1
21339 Lüneburg

Prof. Dr. med. Günter Layer
Zentralinstitut für Diagnostische und Interventionelle Radiologie
Klinikum Ludwigshafen gGmbH
Bremserstr. 79
67063 Ludwigshafen

Prof. Dr. med. Peter Layer
Medizinische Klinik
Israelitisches Krankenhaus
Orchideenstieg 14
22297 Hamburg

Prof. Dr. med. Markus M. Lerch
Klinik für Innere Medizin A
Abteilung Gastroenterologie, Endokrinologie und Ernährungsmedizin
Ernst-Moritz-Arndt-Universität
Friedrich-Loeffler-Str. 23 a
17475 Greifswald

Prof. Dr. med. Stefan Liebe
Klinik und Poliklinik für Innere Medizin
Abteilung für Gastroenterologie
Universitätsklinikum
Ernst-Heydemann-Str. 6
Postfach 10 08 88
18055 Rostock

Prof. Dr. med. Johannes-Matthias Löhr
Karolinska Institutet
Huddinge Univeritetssjukhuset
Clintec K 53
14186 Stockholm
Schweden

Prof. Dr. med. Ansgar W. Lohse
I. Medizinische Klinik und Poliklinik
Universitätsklinikum
Hamburg-Eppendorf
Martinistr. 52
20246 Hamburg

Prof. Dr. med. Gerd Lux
I. Medizinische Klinik
Abteilung Gastroenterologie und Allg. Innere Medizin
Städt. Klinikum Solingen
Gotenstr. 1
42653 Solingen

Prof. Dr. med. Klaus-Peter Maier
Leberzentrum
Klinikum Esslingen
Hirschlandstr. 97
73730 Esslingen

Dr. med. Matthias Maier
Medizinische Klinik
Knappschaftskrankhaus
In der Humes
66346 Püttlingen

Prof. Dr. med. Peter Malfertheiner
Klinik für Gastroenterologie, Hepatologie und Infektiologie
Otto-von-Guericke-Universität
Leipziger Str. 44
39120 Magdeburg

Dr. med. Oliver Mann
Klinik und Poliklinik für Allgemein-, Viszeral- und Thoraxchirurgie
Universitätsklinikum
Hamburg-Eppendorf
Martinistr. 52
20246 Hamburg

Prof. Dr. med. Michael P. Manns
Zentrum Innere Medizin
Abteilung Gastroenterologie, Hepatologie und Endokrinologie
Medizinische Hochschule Hannover
Carl-Neuberg-Str. 1
30625 Hannover

Prof. Dr. med. Thomas Marth
Abteilung Innere Medizin
St. Josef Krankenhaus
Barlstr. 7
56856 Zell/Mosel

Prof. Dr. med. Julia Mayerle
Klinik für Innere Medizin A
Abteilung Gastroenterologie, Endokrinologie und Ernährungsmedizin
Ernst-Moritz-Arndt-Universität
Friedrich-Loeffler-Str. 23 a
17975 Greifswald

Dr. med. Uta Merle
Medizinische Klinik und Poliklinik
Innere Medizin IV
Universitätsklinikum
Im Neuenheimer Feld 410
69120 Heidelberg

Prof. Dr. med. Helmut Messmann
III. Medizinische Klinik
Klinikum Augsburg
Stenglinstr. 2
86156 Augsburg

Dr. med. Christian Mönch
Klinik für Allgemein- und Gefäßchirurgie
Universitätsklinikum
J. W. Goethe-Universität
Theodor-Stern-Kai 7
60590 Frankfurt

Prof. Dr. med. Joachim Mössner
Medizinische Klinik und Poliklinik II
Universitätsklinikum Leipzig
Philipp-Rosenthal-Str. 27
04103 Leipzig

Prof. Dr. med. Darius Moradpour
Service de Gastroentérologie et d'Hépatologie
Centre Hospitalier Universitaire Vaudois
Rue du Bugnon 46
1011 Lausanne
Schweiz

Univ.-Prof. Dr. med. Gabriele Moser
Klinik für Innere Medizin III
Abteilung für Gastroenterologie und Hepatologie
Medizinische Universität Wien
Währinger Gürtel 18–20
1090 Wien
Österreich

Priv.-Doz. Dr. med. Michael W. Neubrand
Abteilung Innere Medizin
Krankenhaus Maria Stern
Am Anger 1
53424 Remagen

Prof. Dr. med. Horst Neuhaus
Medizinische Klinik
Evangelisches Krankenhaus Düsseldorf
Kirchfeldstr. 40
40217 Düsseldorf

Prof. Dr. med. Peter Neuhaus
Klinik für Allgemein-, Viszeralund Transplantationschirurgie
Campus Virchow Klinikum
Charité – Universitätsmedizin Berlin
Augustenburger Platz 1
13353 Berlin

Priv.-Doz. Dr. med. Maria Ortner
Service de Gastroentérologie et d'Hépatologie
Centre Hospitalier Universitaire Vaudois
Rue du Bugnon 46
1011 Lausanne
Schweiz

Univ.-Prof. Dr. med. Markus Peck-Radosavljevic
Klinik für Innere Medizin III
Abteilung für Gastroenterologie und Hepatologie
Medizinische Universität Wien
Währinger Gürtel 18–20
1090 Wien
Österreich

Prof. Dr. med. Michael B. Pitton
Klinik für Diagnostische und Interventionelle Radiologie
Universitätsklinikum
Johannes-Gutenberg-Universität
Langenbeckstr. 1
55131 Mainz

Prof. Dr. med. Jürgen F. Riemann
Medizinische Klinik C
Klinikum Ludwigshafen gGmbH
Bremserstr. 79
67063 Ludwigshafen

Dr. med. Ulf Rinas
Medizinische Klinik 2
Klinikum Leverkusen gGmbH
Am Gesundheitspark 11
51375 Leverkusen

Prof. Dr. med. Jürgen K. Rockstroh
Medizinische Klinik und Poliklinik I
Universitätsklinikum Bonn
Rheinische Friedrich-Wilhelm-Universität Bonn
Sigmund-Freud-Str. 25
53105 Bonn

Prof. Dr. med. Elke Roeb
Zentrum für Innere Medizin
Schwerpunkt Gastroenterologie
Justus-Liebig-Universität Gießen
Paul-Meimberg-Str. 5
35385 Gießen

Dr. med. Dierk Rosemeyer
Klinik Rosenberg
Deutsche Rentenversicherung Westfalen
Hinter dem Rosenberge 1
33014 Bad Driburg

Dr. med. Anika Rosenbaum
Medizinische Klinik II
Diakoniekrankenhaus Mannheim GmbH
Speyerer Str. 91–93
68163 Mannheim

Prof. Dr. med. Hans Ruppin
Kreiskrankenhaus Tauberbischofsheim
Abteilung Innere Medizin
Albert-Schweitzer-Str. 37
97941 Tauberbischofsheim

Prof. Dr. med. Hans-Detlev Saeger
Klinik und Poliklinik für Viszeral-, Thorax- und Gefäßchirurgie
Universitätsklinikum
Fetscherstr. 74
01307 Dresden

Prof. Dr. med. Tilman Sauerbruch
Medizinische Klinik und Poliklinik I
Universitätsklinikum Bonn
Rheinische Friedrich-Wilhelm-Universität Bonn
Sigmund-Freud-Str. 25
53105 Bonn

Prof. Dr. med. Wolfgang Schepp
Klinik für Gastroenterologie, Hepatologie und Gastroenterologische Onkologie
Klinikum Bogenhausen
Städtisches Klinikum München GmbH
Englschalkinger Str. 77
81925 München

Prof. Dr. med. Michael Scheurlen
Medizinische Klinik und Poliklinik II
Schwerpunkt Gastroenterologie
Universitätsklinikum
Josef-Schneider-Str. 2
97080 Würzburg

Dr. med. Ingolf Schiefke
Medizinische Klinik und Poliklinik II
Universitätsklinikum Leipzig
Phillip-Rosenthal-Str. 27
04103 Leipzig

Priv.-Doz. Dr. med. Dieter Schilling
Medizinische Klinik II
Diakoniekrankenhaus Mannheim GmbH
Speyerer Str. 91–93
68163 Mannheim

Prof. Dr. med. Peter Schirmacher
Institut für Pathologie
Universitätsklinikum
Im Neuenheimer Feld 220/221
69120 Heidelberg

Prof. Dr. med. Roland M. Schmid
II. Medizinische Klinik und Poliklinik
Klinikum rechts der Isar
Technische Universität München
Ismaninger Str. 22
81675 München

Prof. Dr. med. Wolfgang E. Schmidt
Medizinische Klinik I
St. Josef-Hospital
Ruhr-Universität Bochum
Gudrunstr. 56
44791 Bochum

Prof. Dr. med. Wolff Schmiegel
Medizinische Universitätsklinik
Knappschaftskrankenhaus
Ruhr-Universität Bochum
In der Schornau 23–25
44892 Bochum

Prof. Dr. med. Wolfgang Schmitt
Klinik für Gastroenterologie und Hepatologie
Klinikum Neuperlach
Städtisches Klinikum München GmbH
Oskar-Maria-Graf-Ring 51
81737 München

Dr. med. Alexander Schneider
II. Medizinische Klinik
Gastroenterologie, Hepatologie, Infektiologie
Medizinische Fakultät Mannheim der Universität Heidelberg
Theodor-Kutzer-Ufer 1–3
68135 Mannheim

Priv.-Doz. Dr. med. Arne Schneider
Medizinische Klinik I
Universitätsklinikum
J. W. Goethe-Universität
Theodor-Stern-Kai 7
60590 Frankfurt

Prof. Dr. Dr. Thomas Schneider
Medizinische Klinik I
Campus Benjamin Franklin
Charité – Universitätsmedizin Berlin
Hindenburgdamm 30
12200 Berlin

Prof. Dr. med. Jürgen Schölmerich
Klinik und Poliklinik für Innere Medizin I
Universitätsklinikum
93042 Regensburg

Dr. med. Konrad Schoppmeyer
Medizinische Klinik und Poliklinik II
Universitätsklinikum Leipzig
Philipp-Rosenthal-Str. 27
04103 Leipzig

Priv.-Doz. Dr. med. Christoph Schramm
I. Medizinische Klinik und Poliklinik
Universitätsklinikum
Hamburg-Eppendorf
Martinistr. 52
20246 Hamburg

Univ.-Prof. Dr. med. Mathias Schreckenberger
Klinik für Nuklearmedizin
Universitätsklinikum
Johannes-Gutenberg-Universität
Langenbeckstr. 1
55101 Mainz

Priv.-Doz. Dr. med. Marcus Schuchmann
I. Medizinische Klinik und Poliklinik
Universitätsklinikum
Johannes-Gutenberg-Universität
Langenbeckstr. 1
55131 Mainz

Dr. med Karsten Schulmann
Medizinische Universitätsklinik
Knappschaftskrankenhaus
Ruhr-Universität Bochum
In der Schornau 23–25
44892 Bochum

Priv.-Doz. Dr. med. Henning Schulze-Bergkamen
I. Medizinische Klinik und Poliklinik
Universitätsklinikum
Johannes-Gutenberg-Universität
Langenbeckstr. 1
55131 Mainz

Priv.-Doz. Dr. med. Hans Seifert
Klinik für Gastroenterologie, Diabetologie und Infektiologie
Klinikum Oldenburg
Dr.-Eden-Str. 10
26133 Oldenburg

Prof. Dr. med. Gerhard Seitz
Institut für Pathologie
Klinikum Bamberg
Postfach 2420
96015 Bamberg

Univ.-Prof. Dr. med. Helmut K. Seitz
Innere Medizin
Krankenhaus Salem
Zeppelinstr. 11–13
69121 Heidelberg

Prof. Dr. med. Hans Selmair
Klinik Wartenberg
Prof. Dr. Selmair GmbH & Co. KG
Badstr. 43
85456 Wartenberg

Dr. med. Jürgen Siebler
I. Medizinische Klinik und Poliklinik
Universitätsklinikum
Johannes-Gutenberg-Universität
Langenbeckstr. 1
55131 Mainz

Dr. med. Sören V. Siegmund
II. Medizinische Klinik
Gastroenterologie, Hepatologie, Infektiologie
Medizinische Fakultät Mannheim der Universität Heidelberg
Theodor-Kutzer-Ufer 1–3
68135 Mannheim

Prof. Dr. med. Dr. h.c. mult. Manfred V. Singer
II. Medizinische Klinik
Gastroenterologie, Hepatologie, Infektiologie
Medizinische Fakultät Mannheim der Universität Heidelberg
Theodor-Kutzer-Ufer 1–3
68135 Mannheim

Prof. Dr. med. Ulrich Spengler
Medizinische Klinik und Poliklinik I
Universitätsklinikum Bonn
Rheinische Friedrich-Wilhelm-Universität Bonn
Sigmund-Freud-Str. 25
53105 Bonn

Dr. med. Christian Spiegler
Klinik für Allgemein- und Visceralchirurgie
Klinikum St. Georg gGmbH
Delitzscher Str. 141
04129 Leipzig

Dr. med. Martin Sprinzl
I. Medizinische Klinik und Poliklinik
Universitätsklinikum
Joh.-Gutenberg-Universität
Langenbeckstr. 1
55131 Mainz

Prof. Dr. med. Andreas Stallmach
Klinik und Poliklinik für Innere Medizin II
Abteilung für Gastroenterologie, Hepatologie und Infektiologie
- Interdisziplinäre Endoskopie
Universitätsklinikum Jena
Erlanger Allee 101
07747 Jena

Prof. Dr. med. Eduard F. Stange
Zentrum für Innere Medizin I
Robert-Bosch-Krankenhaus
Auerbachstr. 110
70376 Stuttgart

Prof. Dr. Dr. Jürgen Stein
Medizinische Klinik I
Universitätsklinikum
J. W. Goethe-Universität
Theodor-Stern-Kai 7
60590 Frankfurt

Priv.-Doz. Dr. med. August Stich
Abteilung Tropenmedizin
Missionsärztliche Klinik gGmbH
Salvatorstr. 7
97074 Würzburg

Prof. Dr. med. Manfred Stolte
Institut für Pathologie
Klinikum Bayreuth GmbH
Preuschwitzer Str. 101
95445 Bayreuth

Prof. Dr. med. Wolfgang Stremmel
Medizinische Klinik und Poliklinik
Innere Medizin IV
Universitätsklinikum
Im Neuenheimer Feld 410
69120 Heidelberg

Prof. Dr. med. Andrea Tannapfel
Institut für Pathologie
Ruhr-Universität Bochum
Bürkle-de-la-Camp-Platz 1
44789 Bochum

Priv.-Doz. Dr. med. Niels Teich
Medizinische Klinik und Poliklinik II
Universitätsklinikum Leipzig
Philipp-Rosenthal-Str. 27
04103 Leipzig

Priv.-Doz. Dr. med.
Joachim Teichmann
Medizinische Klinik C
Klinikum Ludwigshafen gGmbH
Bremserstr. 79
67063 Ludwigshafen

Dr. med. Jochen Thies
Transplantationschirurgie
Universitätsklinikum
Johannes-Gutenberg-Universität
Langenbeckstr. 1
55131 Mainz

Prof. Dr. med. Hans L. Tillmann
Medizinische Klinik und Poliklinik II
Universitätsklinikum Leipzig
Philipp-Rosenthal-Str. 27
04103 Leipzig

Prof. Dr. med. Christian Trautwein
Medizinische Klinik III
Universitätsklinikum der RWTH
Aachen
Pauwelsstr. 30
52074 Aachen

Dr. med. Stefan Turi
Klinik für Innere Medizin A
Abteilung Gastroenterologie,
Endokrinologie und
Ernährungsmedizin
Ernst-Moritz-Arndt-Universität
Friedrich-Loeffler-Str. 23 a
17475 Greifswald

Priv.-Doz. Dr. med. Dirk Uhlmann
Chirurgische Klinik II
Universitätsklinikum Leipzig
Liebigstr. 20a
04103 Leipzig

Priv.-Doz. Dr. med. Michael Vieth
Institut für Pathologie
Klinikum Bayreuth GmbH
Preuschwitzer Str. 101
95445 Bayreuth

Dr. med. Martin Vogel
Medizinische Klinik und Poliklinik I
Universitätsklinikum Bonn
Rheinische
Friedrich-Wilhelm-Universität Bonn
Sigmund-Freud-Str. 25
53105 Bonn

Prof. Dr. med. Volker Voigtländer
Hautklinik
Klinikum Ludwigshafen gGmbH
Bremserstr. 79
67063 Ludwigshafen

Priv.-Doz. Dr. med.
Christian von Tirpitz
Medizinische Klinik
Schwerpunkt Gastroenterologie
Kreisklinik Biberach
Ziegelhausstr. 50
88400 Biberach

Prof. Dr. med. Fritz von Weizsäcker
Abteilung Innere Medizin I
Schlosspark-Klinik
Akademisches Lehrkrankenhaus
der Charité
Heubnerweg 2
14059 Berlin

Priv.-Doz. Dr. med. Uwe Weickert
Medizinische Klinik II
Klinikum am Gesundbrunnen
Am Gesundbrunnen 20–26
74078 Heilbronn

Prof. Dr. med. Arved Weimann
Klinik für Allgemein- und
Visceralchirurgie
Klinikum St. Georg gGmbH
Delitzscher Str. 141
04129 Leipzig

Prof. Dr. med. Jens Werner
Klinik für Allgemein-, Viszeral- und
Transplantationschirurgie
Universitätsklinikum
Im Neuenheimer Feld 110
69120 Heidelberg

Priv.-Doz. Dr. med. Marcus
Wiedmann
Medizinische Klinik und Poliklinik II
Universitätsklinikum Leipzig
Philipp-Rosenthal-Str. 27
04103 Leipzig

Dr. med. Katja Wirths
Medizinische Klinik
Evangelisches Krankenhaus Düsseldorf
Kirchfeldstr. 40
40217 Düsseldorf

Priv.-Doz. Dr. med. Heiko Witt
Klinik für Gastroenterologie
und Hepatologie
Campus Virchow-Klinikum
Charité – Universitätsmedizin Berlin
Augustenburger Platz 1
13353 Berlin

Prof. Dr. med. Christian Wittekind
Institut für Pathologie
Universitätsklinikum Leipzig
Liebigstr. 26
04103 Leipzig

Dr. med. Henning Wittenburg
Medizinische Klinik und Poliklinik II
Universitätsklinikum Leipzig
Philipp-Rosenthal-Str. 27
04103 Leipzig

Prof. Dr. med. Helmut Witzigmann
Klinik für Allgemein- und
Viszeralchirurgie
Krankenhaus Dresden-Friedrichstadt
Friedrichstr. 41
01067 Dresden

Dr. med. Holger Woehrle
Heilmeyersteige 91
89075 Ulm

Priv.-Doz. Dr. med. Emre Yekebas
Klinik und Poliklinik für Allgemein-,
Viszeral und Thoraxchirurgie
Universitätsklinikum
Hamburg-Eppendorf
Martinistr. 52
20246 Hamburg

Prof. Dr. med. Martin Zeitz
Medizinische Klinik I
Campus Benjamin Franklin
Charité – Universitätsmedizin Berlin
Hindenburgdamm 30
12200 Berlin

Prof. Dr. med. Stefan Zeuzem
Medizinische Klinik I
Universitätsklinikum
J. W. Goethe-Universität
Theodor-Stern-Kai 7
60590 Frankfurt

Inhaltsverzeichnis

Band 1

6 Dünn- und Dickdarm 604

7 Besonderheiten 925

Band 2

III Galle 1640

IV Pankreas 1774

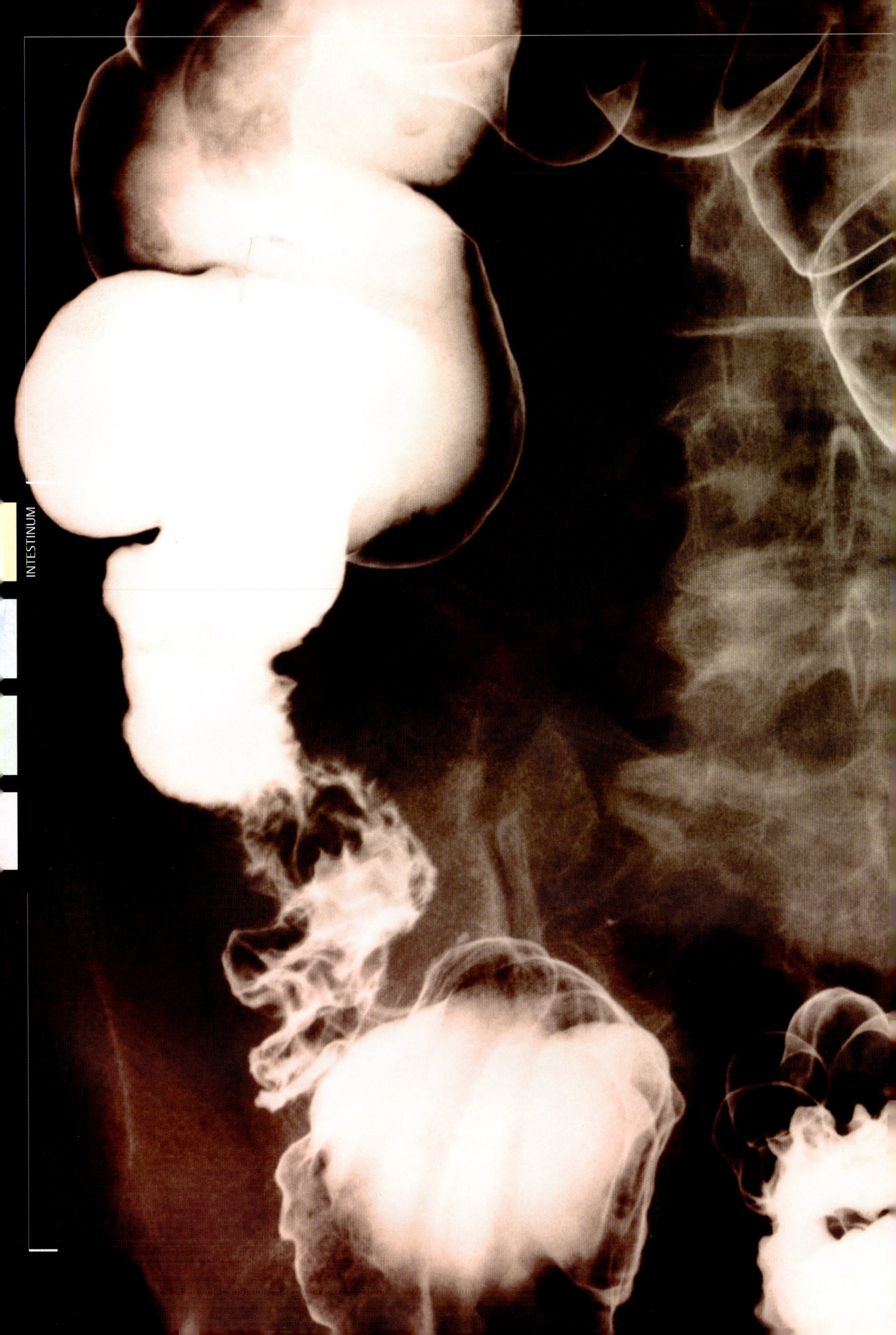

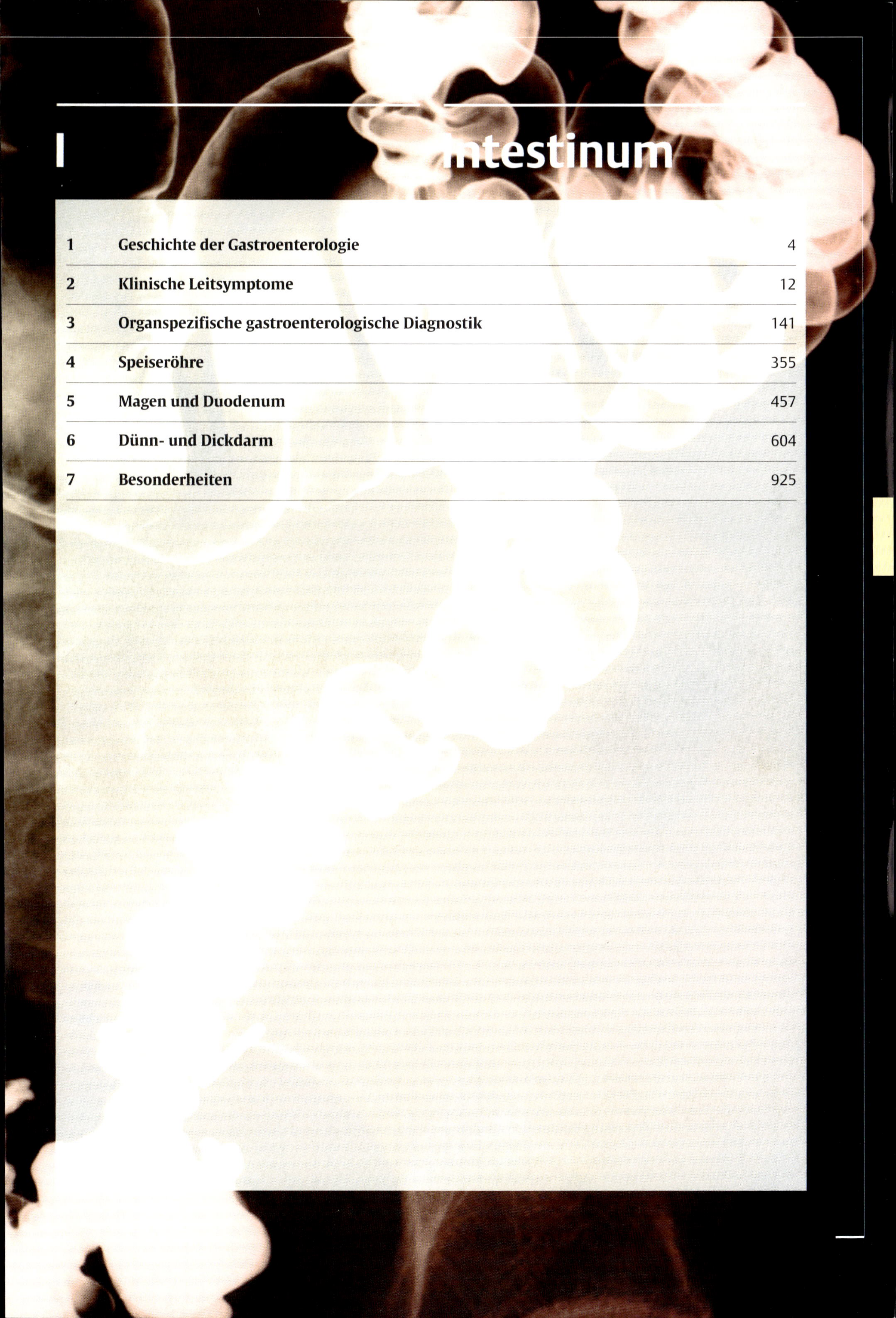

I Intestinum

1 Geschichte der Gastroenterologie

M. Classen, F. Kluge

Das Leben ist kurz, die Kunst ist lang. Der rechte Augenblick geht schnell vorüber,
die Erfahrung ist trügerisch, die Entscheidung ist schwierig.
Der Arzt muss nicht nur selbst bereit sein, das Erforderliche zu tun,
sondern auch der Kranke, die Helfer und die äußeren Umstände müssen dazu beitragen.
Hippokrates, Aphorismen I,1

EDITORIAL **Wir beginnen mit einem historischen Kapitel, denn die Geschichte ist ein kostbares Erbe von gestern, das für das Selbstverständnis des Arztes wichtig ist. Geschichte im Dialog kann Orientierungsfunktion haben, Geschichtskenntnis hilft somit Standpunkte zu artikulieren, Verhältnisse zu legitimieren oder zu kritisieren.**

Dabei schreiben wir kein Nachschlagwerk über die Geschichte der Gastroenterologie und Hepatologie, wir verweisen dazu auf die einschlägigen Monographien. Wir erläutern auf dem gegebenen Raum einige Aspekte der jeweiligen Zeit, wobei der Schwerpunkt auf dem 19. und 20. Jahrhundert liegt. So sind die Begründer des Faches Gastroenterologie während der Blütezeit der beginnenden naturwissenschaftlichen Medizin Adolf Kussmaul (1867), Carl Anton Ewald (1886, 1914) und Ismar Boas (1895). Von dieser Zeit werfen wir einen kurzen Blick zurück bis zur Antike und schauen ausführlicher voraus bis in die Moderne.

Antike, Mittelalter, beginnende Neuzeit

Griechische Antike. Unser westlicher Kulturkreis hat seine Wurzeln in erster Linie in der griechischen Antike: Ihr Denken, Wissen und Handeln ist heute noch für uns richtungsweisend. So hat auch die griechische Medizin ihre prägende Kraft über 2000 Jahre bis in unsere Zeit entfaltet, wovon beispielsweise die medizinische Fachsprache Zeugnis ablegt: Anatomie (αματομι), Anamnese (αυαμυεσε) etc.

Im „Corpus hippocraticum" ist der Typ der neuen (nicht magischen) Medizin präsent. Nach Empedokles (450 v. Chr.) besteht das Weltall aus 4 Elementen: Erde, Wasser, Feuer, Luft; dem entsprechen die 4 Qualitäten des Trockenen, Feuchten, Warmen und Kalten. Nach diesem Schema finden sich im Organismus die 4 Säfte: Blut, Galle, Schleim und Schwarzgalle. Deren gleichmäßige Mischung (Eukrasie) bedeutet Gesundheit, die fehlerhafte (Dyskrasie) Krankheit. Das sind die Elemente der Säftelehre (Humoralpathologie), die wirkmächtig über den großen Systematiker Galenos von Pergamon (130–210 n. Chr.) bis ins frühe 19. Jahrhundert getragen wurde. Der Arzt behandelt in diesem System nach dem Grundsatz contrariis curantur, also gibt er bei einer Kältestörung erwärmende Diät und Medikamente.

Die Gastroenterologie spielte in der Antike keine bedeutende Rolle, allerdings hatten Brechfeder, Vomitive und Klystiere von der Antike bis weit über das Mittelalter hinaus ihre Bedeutung. Ganz anders verhielt es sich mit der Leber: Sie war das Zentralorgan der Humoralpathologie, und die Antike kannte bereits die Leberzirrhose und den Aszites (beides griechische Wörter).

Mittelalter. Im Mittelalter waren die antiken Lehren christlich überformt, ohne dass es zu wesentlichen Wissensfortschritten kam. Erwähnenswert ist jedoch, dass die islamisch-arabische Welt die Vermittlerin des wissenschaftlichen Erbes der Antike war (Avicenna 980–1037) und dass die Medizinschule von Salerno die erste medizinische Fakultät der entstehenden mittelalterlichen Universitäten war (um 1000). In Hildegard von Bingen (1098–1179) sehen wir – auch heute noch in gewisser Aktualität – mit ihrer praktischen Krankheitslehre (causae et curae) die Repräsentantin mittelalterlicher Kloster- und Hospitalmedizin.

Beginnende Neuzeit. Lassen wir die Neuzeit mit dem wahrhaft revolutionären Jahre 1543 beginnen, als Nikolaus Kopernikus (1473–1543) das heliozentrische Weltbild entdeckte („De revolutionibus") und Andreas Vesal (1514–1564) die neue Anatomie (De humani corporis fabrica) veröffentlichte. Diese stand am Anfang der medizinischen Grundlagenforschung auf dem Boden der präzisen (300 Sektionen) Naturbetrachtung. So erfährt die Medizin im Zeitalter der Renaissance oder des Humanismus durch die zunehmende Exaktheit der Wissenschaften eine Fülle neuer Kenntnisse. Als dann auch durch Francis Bacon (1561–1626) die philosophischen Grundlagen des Empirismus und durch René Descartes (1596–1650) die des Rationalismus gelegt waren, begann auch die Medizin zu rechnen, zu messen und zu experimentieren.

Geboren aus diesem Geist, erarbeitete der Engländer Francis Glisson (1597–1677) mit neuen Präparationsmethoden, Injektionstechniken und optischen Instrumenten seine „Anatomia Hepatis", die 1654 erschien und wunderbare Bilder der Leber zeigt, die dann 2 Jahrhunderte lang ihre Gültigkeit behielten. Glisson beschrieb die Trias aus Gallengang, Pfortader und Leberarterie und erkannte die gesamte komplizierte Gefäßarchitektur des Organs (Abb. 1.1).

Padua war damals das Mekka der Medizin, mit 33 Jahren übernahm Giovanni Battista Morgagni (1682–1771) den Lehrstuhl Vesals. 1761 erschien sein Epochenwerk „De causis et sedibus morborum"; darin beschrieb er eingehend die Leberzirrhose mit der deutlichen Einengung der Blutgefäße. Hiermit war zweierlei geschehen:

Morgagni vertrat die revolutionäre These (gegen die Humoralpathologie), jede Krankheit habe ihren festen Sitz (Organ) und eine bestimmte Ursache. Aus der Humoralpathologie war die Solidarpathologie geworden. Außerdem analysierte er seine 500 Fälle mit der bis heute gültigen Methode: Symptomatologie des Patienten, klinisch-anatomisches Material, Obduktionsbefunde und rationale Epikrise – eine empirische Arztkunst war entstanden.

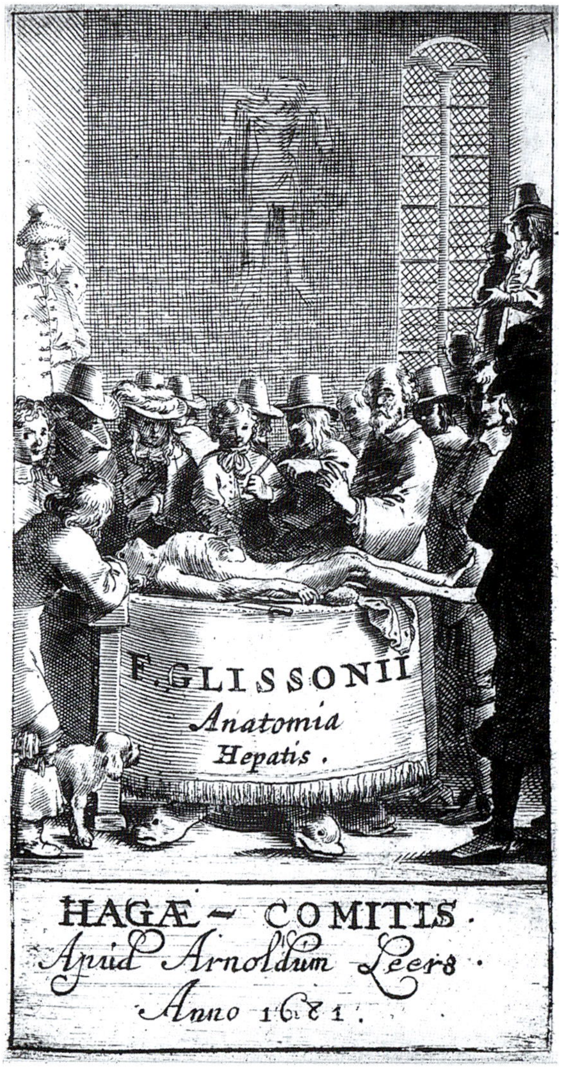

☒ **Abb. 1.1** Francis Glisson. Anatomia Hepatis: Titelvignette 1681. Gefäßarchitektur der Leber.

19. und 20. Jahrhundert

Entwicklung der naturwissenschaftlichen Medizin

Mit dem 19. Jahrhundert beginnt die Moderne. Die Wissenschaft wurde zum Motor des Fortschritts; die naturwissenschaftliche Medizin, objektiv und analytisch, wuchs beständig.

Zunächst war das Stethoskop (Laennec 1816) ihr Markenzeichen, bis Wilhelm Röntgen 1885 die nach ihm benannten Strahlen (x-ray) entdeckte. Im 20. Jahrhundert waren die Nobelpreise die Krönung wissenschaftlicher Tätigkeiten, auch in der Medizin: Paul Ehrlich bekam ihn 1908 für seine Rezeptor-Theorie, Alexander Fleming 1928 für Penicillin, Watson und Crick 1953 für die Entdeckung der DNA-Doppelhelix, Hounsfield 1980 für die Entwicklung der Computertomographie.

⟶ **Physiologie, Biochemie, Pathologie.** Die klinische Medizin wurde im 19. Jahrhundert von zwei Persönlichkeiten in einer solchen Weise geprägt, wie das später nie mehr der Fall war. Es waren Claude Bernard (1813 – 1878) und Rudolf Virchow (1821 – 1902). Bernard legte am Hôtel Dieu in Paris zwischen 1848 und 1857 den Grundstock der neuen Physiologie und Biochemie, indem er schöpferische Intuition mit exakter Methodik und strenger experimenteller Kritik verband. 1865 erschien seine grundlegende „Einführung in das Studium der experimentellen Medizin", die zu einem Programm für ganze Forschergenerationen wurde: In ihr wird das Laboratorium zum Heiligtum der Medizin erklärt und das Hospital zur Vorhalle der Wissenschaften.

Virchows „Zellularpathologie", 1858 erschienen, prägte die gesamte klinische Medizin für immer um, indem er eine Grundtheorie des Lebendigen erstellte: „omnis cellula e cellula". Krankheit sei nichts anderes als „Zelltätigkeit unter abnormen Umständen". Seine Lehre wurde Grundlage aller medizinischen Basiswissenschaften. Die Medizin selber, so sah man es damals, war eine (exakte) Wissenschaft geworden.

⟶ **Leber.** Bernards besonderes Interesse galt der Frage, was mit der Nahrung im Körper geschieht. Er erforschte den Zuckerstoffwechsel der Leber, entdeckte und benannte das Glykogen und bezeichnete die Abgabe von Glucose aus Glykogen als „innere Sekretion", ein Begriff, der für die spätere Endokrinologie so wichtig werden sollte. Weiterhin schuf er die Lehre vom „milieu intérieur", später Homöostase genannt. Bernard hatte die Forschung vom Organ in das Innere der Leberzelle verlagert.

Den Ehrentitel „Vater der Hepatologie" trug Friedrich Theodor Frerichs (1819 – 1885). Er war, wie viele bedeutend gewordene Ärzte (Galen, Morgagni, Kussmaul), zunächst Landarzt und wurde später ein die Studenten begeisternder Lehrer in Breslau und Berlin. In seinem Hauptwerk „Klinik der Leberkrankheiten" (Band 1, 1858) führte er das Stationslabor in die Klinik ein und untermauerte die deskriptiven Krankheitsbilder mit der Pathologie des intermediären Stoffwechsels.

Aber erst mit der Kombination unterschiedlicher Techniken wurden weitere Fortschritte erreicht: 1958 routinemäßig Leberblindpunktionen mit der Menghini-Nadel; 1965 Identifizierung des Australia-Antigens durch Baruch Blumberg; 1963 Lebertransplantation von Starzl.

⟶ **Pankreas.** Samuel Thomas Soemmering (1755 – 1830) untersuchte das Pankreas und prägte 1798 den Begriff „Bauchspeicheldrüse". C. Bernard untersuchte und erklärte die Funktion des Pankreassaftes. Er fand, dass im Magen nur eine Vorverdauung stattfindet und dass der ins Duodenum abfließende Speisesaft das Pankreas stimuliert und befähigt, Stärke in Zucker (Maltose) zu verwandeln. 1902 entdeckten Bayliss und Starling sowie 1905 Edkins die Peptidhormone Sekretin und Gastrin, womit die hormonale Beziehung zwischen Darm und exokrinem Pankreas erkannt wurde. Die klassische klinische Monographie über das Organ verfasste Nicolaus Friedreich (1825 – 1882).

Entstehung des Faches Gastroenterologie

Adolf Kussmaul (1822 – 1902) leitete das erste Kapitel der neu entstehenden Gastroenterologie ein. Er war als Schüler Virchows ein Mann der „neuen Richtung". Mit seinem bedeutenden wissenschaftlichen Werk verhalf er der naturwissenschaftlichen Medizin in Deutschland zum Durchbruch – hielt sie aber im Gleichgewicht mit einer samaritanischen, ganz human ausgeübten Medizin, die er an seinem 80. Geburtstag in die bleibenden Worte fasste: „Klar denken, warm fühlen, ruhig handeln". Er wirkte 1863 – 1876 in Freiburg, wo dann auch die erste erfolgreiche Ösophagoskopie mit der Diagnose eines Karzinoms und die erste Gastroskopie Weltpremiere hatten.

Geschichte der Gastroskopie

1867/68 hatte er sich intensiv mit Krankheiten des Magens (ulcus rotundum) beschäftigt und die Ergebnisse in der neuen naturwissenschaftlich ausgerichteten Zeitschrift „Deutsches Archiv für klinische Medizin" veröffentlicht. „Über die Behandlung der Magenerweiterung durch eine neue Methode mittelst der Magenpumpe". Von dieser Arbeit gingen für Jahrzehnte Anregungen und Impulse für die gesamte Erforschung der Magenkrankheiten aus, auch für die ersten Spiegelungen. Kussmaul: „Da erzählten Sie (Assistent J. Müller) mir von der Schaustellung eines Schwertfressers, der ein gerades Schwert in senkrechter Richtung in Magentiefe hinabstoße, was mir für die Frage der Gastroskopie sehr interessant erschien." Kussmaul benützte für sein Instrument als Beleuchtungsteil das französische Endoskop von Désormeaux und ließ in Freiburg 47 cm lange Messingröhren mit Holzmandrin herstellen (Abb. 1.2). Damit war Kussmauls „Magenarbeit" der Kristallisationspunkt für ein neues Fach geworden.

Der nächste Pionier der Gastroskopie war der Wiener Chirurg Johann Mikulicz-Radecki (1850 – 1905). In enger Zusammenarbeit mit seinem Instrumentenmacher Josef Leiter konstruierte er ein starres, leicht stumpfwinkliges Gastroskop, das am Ende eine wassergekühlte Platinlampe trug. Diese modernere Konstruktion war möglich geworden, weil Leiter Kussmaul 1880 in Straßburg besuchte, der ihm von seinen Freiburger Versuchen mit geradem Gastroskop berichtete. Mikulicz konnte damit als erster ein Ulkus und ein Magenkarzinom diagnostizieren.

Mit Rudolf Schindlers (1888 – 1968) erstem „Lehrbuch und Atlas der Gastroskopie (1922) begann die moderne Entwicklung der Endoskopie des oberen Gastrointestinaltraktes. 1932 konnte er in der „Münchner Medizinischen Wochenschrift" sein semiflexibles Gastroskop vorstellen, das er mit dem Berliner Instrumentenbauer Wolf konstruiert hatte; dieses Gerät machte ihn weltweit bekannt und stolz konnte er feststellen: „Wir haben nun also ein Gastroskop, das wir ohne die geringste Gefahr wie einen Magenschlauch unseren Kranken in den Magen einführen... Wir stehen am vorläufigen Ende einer 64-jährigen Entwicklung!" Damit verlegte Schindler den Beginn dieser Entwicklung eindeutig auf das Jahr 1868 mit Kussmauls Gastroskopieversuchen. Schindler musste als Jude aus München emigrieren; er lehrte die amerikanischen Kollegen die Endoskopie und war Gründer der „American Society of Gastrointestinal Endoscopy". Schindlers Leben war ein Leben für die Gastroskopie.

Der Durchbruch zur Glasfiberoptik gelang Basil Hirschowitz 1957/58 an der Universität Michigan; bis er jedoch schreiben konnte: „Das konventionelle Gastroskop ist in allen Punkten obsolet geworden", und bis zur Herstellung brauchbarer Geräte, war der Weg dornig und voller Hindernisse gewesen. Der Tribut des Erfinders der Lichtübertragung durch biegsame Glasfasern kommt indessen dem Münchner Medizinstudenten Heinrich Lamm (1930) zu.

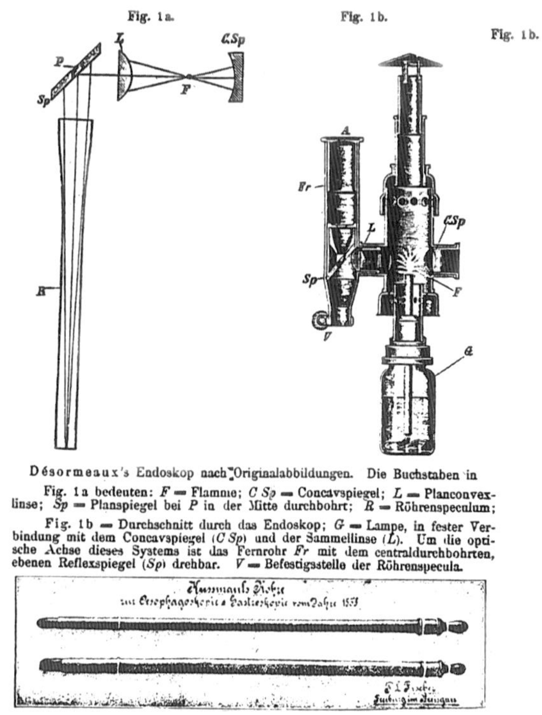

⊠ **Abb. 1.2** Kussmauls Instrumente zur Ösophago- und Gastroskopie. Im oberen Teil das Endoskop von Désormeaux (1853), im unteren Teil die in Freiburg angefertigten Röhren zum Passieren der Kardia, 47 cm lang, 13 mm Durchmesser, 1868.

Etablierung der Gastroenterologie. Weitere Pioniere der Gastroenterologie, die noch von Kussmaul beeinflusst waren und sein Werk fortführten, waren Carl Anton Ewald (1845–1915) und Ismar Boas (1858–1938): der Lehrer und sein Schüler. Beide entwickelten den ersten Magenfunktionstest, das sog. Ewald-Boas'sche Probefrühstück, mit dem sie verschiedenste Effekte der Magenverdauung studierten. Ewald schrieb ein Standardwerk der Gastroenterologie: „Klinik der Verdauungskrankheiten" (1886), außerdem fand 1914 auf seine Initiative hin in Homburg v.d. Höhe die erste „Tagung über Verdauungs- und Stoffwechselkrankheiten" statt. In der zweiten Versammlung 1920 war Boas Präsident, seit 1886 „Spezialarzt für Magen- und Darmkrankheiten" in Berlin.

Bereits 1895 hatte Boas das bis heute als „Digestion" bestehende „Archiv für Verdauungskrankheiten", die weltweit erste gastroenterologische Fachzeitschrift gegründet, mit der er sich außerordentliche Verdienste um Forschung und Lehre erwarb. Damit war das Fach Gastroenterologie etabliert und eine nicht unkritisch aufgenommene Spezialisierung der Inneren Medizin eingetreten.

Ismar Boas ereilte das Schicksal vieler deutscher Juden – er emigrierte im Jahre 1933 nach Wien. Der Leipziger Kliniker Paul Morawetz, Nachfolger von Boas als Schriftleiter des „Archivs für Verdauungskrankheiten" schrieb 1937 im 55. Band der Zeitschrift „Es mag wohl jetzt der rechte Zeitpunkt sein, um Boas für alles zu danken, was er der medizinischen Wissenschaft auf einem so wichtigen Felde gegeben hat. Unseren Jüngeren... kommt es selten ins Bewusstsein, wem wir diesen Fortschritt (in der Gastroenterologie) verdanken. Ismar Boas war es vergönnt, Verfahren zu finden und auszubauen, die zu dem unentbehrlichen Rüstzeug unserer Diagnostik gehören und wahrscheinlich auch in Zukunft ihre Bedeutung ungemindert behalten werden." – Zu dieser Zeit eine mutige Würdigung.

Fortschritte der Gastroenterologie

Physiologische und pathophysiologische Zusammenhänge

Zeitgleich mit dem Aufschwung von medizinischer Wissenschaft und Forschung an den deutschen Universitätskliniken fanden eindrucksvolle Fortschritte der Gastroenterologie in den letzten Dezennien des 19. Jahrhunderts und im 20. Jahrhundert statt, abgesehen von der Depression nach dem 1. Weltkrieg und den Katastrophen von Nazizeit und 2. Weltkrieg. Im 19. Jahrhundert beschäftigte sich die klinische Medizin – stark von der Pathologie beeinflusst – mit der systematischen Abgrenzung und Beschreibung bekannter Krankheitseinheiten – der Nosologie. Zahlreiche morphologisch nicht fassbare Syndrome oder Krankheiten entgingen auch durch Mangel an geeigneten diagnostischen Methoden einer klaren Definition. Diagnosen wie vegetative Dystonie, Dystrophie, funktionelle oder nervöse Dyspepsie, Magenneurose oder Magenektasie spielten in den Lehrbüchern eine große Rolle. Dem Studium der Magensekretion an „ausgehebertem Magensafte" kam bis in die 60er des vorigen Jahrhunderts eine große Bedeutung zu. Heute sind die Untersuchungen von Sekreten des Magens und des Pankreas wissenschaftlichen Studien vorbehalten. Die Entdeckungen von Helicobacter pylori, die Identifikation und die Entschlüsselung der Funktion der Hormone des Verdauungstrakts (z.B. Gastrin: Erstbeschreibung J. Edkins 1905; Extraktion aus Schweinemägen 1960, Strukturdarstellung 1967 R. A. Gregory und H. Tracy; Messungen mit Radioimmunoassay 1967 J. McGuigan; Gastrinom R. Zollinger und E. Ellison 1955), der neurohumoralen Hirn-Darm-Achse (brain gut axis: C. Booth), der enteroinsulären Achse (W. Creutzfeldt) waren Meilensteine zum Verständnis physiologischer und pathophysiologischer Zusammenhänge sowie von funktionellen Störungen und organischen Krankheiten. Dem Studium von Zellen und Molekülen folgte unlängst das Zeitalter der -omics (Genomics, Proteomics, Metabolomics etc).

Einzug und Weiterentwicklung der Endoskopie in Klinik und Praxis

Der wirkliche Durchbruch der Endoskopie und der Einzug in Klinik und Praxis fanden nach der Entwicklung des Glasfasergastroskops statt. Der lückenlosen flexiben Endoskopie des oberen Verdauungstrakts bis zum unteren Zwölffingerdarm folgte Ende der 60er Jahre die Spiegelung des gesamten Dickdarms mit Fiberglaskoloskopen (A. Revignas, H. Shinya, H. Niwa, P. Dehyle). Heute kann auch das Jejunum mittels der Push-Enteroskopie, kann der gesamte Dünndarm mit Hilfe der Kapselendoskopie und der Doppelballon-Enteroskopie inspiziert werden.

Erst durch die moderne Endoskopie mit der Möglichkeit zu gezielten Biopsien konnten endoskopisch-histologische Klassifikationen entzündlicher, präneoplastischer und neoplastischer Veränderungen der Schleimhaut des Gastrointestinums erarbeitet werden.

Die enge Zusammenarbeit mit den Endoskopikern brachte den Pathologen an das Krankenbett und schuf eine stärker klinisch orientierte Pathologie, als deren Protagonisten Konrad Elster, Volker Becker und Manfred Stolte gelten. Bereits im Jahre 1970 gelangen die Intubation der Vater-Papille und die Röntgenkontrastdarstellung von Pankreas und Gallenwegen nahezu zeitgleich in Japan und in Deutschland.

Interventionelle Endoskopie. Krankhafte Veränderungen, die man sehen konnte, sollten möglichst auch endoskopisch behandelt werden. Elektrochirurgische Schlingen, Punktionsnadeln, Sonden, das Papillotom für die Papilla Vateri, Ballons und Körbchen sowie Lasersonden wurden in rascher Folge entwickelt, um elektrochirurgische Eingriffe zur Therapie von Polypen, Hämostase oder Entfernung von Fremdkörpern und Gallensteinen, zur Therapie von Stenosen der Papilla Vateri und des gastrointestinalen Hohlorgans sowie von anderen organischen Veränderungen der Verdauungsorgane durchführen zu können. Neben den Japanern T. Takemoto, H. Kondo, K. Kawai, I. Oi, R. Fujita und vielen anderen war es die Erlanger Schule in Fortführung der Henningschen Tradition mit dem charismatischen Ludwig Demling (1920 – 1995) an der Spitze und seinen Mitarbeitern Rudolf Ottenjann, O. Stadelmann, W. Rösch, J. F. Riemann, P. Frühmorgen und vielen anderen, aber auch Ing. K. Seuberth und die innovativen Endoskopieschwestern R. Hohner und C. Romfeld, die hier zu nennen sind. Wesentliche Fortschritte stellten auch die Entwicklungen der nasobiliären Sonde (D. Wurbs) und der duodenobiliäre Stent (N. Soehendra) dar.

Videoendoskopie. Eine weitere Revolution fand 1983 statt, als die amerikanische Firma Welch-Allyn ein neues Instrument, das elektronische Videoendoskop, vorstellte. Statt der Objektivlinse des Glasfaserendoskops befand sich an der Gerätespitze ein CCD-Chip mit zahlreichen picture elements (Pixels). Das Prinzip der Videotransmission wurde 1969 von W.S. Boyle und G.E. Smith erfunden. Es ist überall dort anzutreffen, wo Licht mit hoher Sensitivität aufgenommen wird, wie z. B. in Videokameras, HD-Fernsehen, digitalen Kameras, FAX und Fotokopiermaschinen. Das elektronische Endoskop hat das Glasfaserendoskop vollständig verdrängt.

Heutige Möglichkeiten der Endoskopie. Heute werden Unwegsamkeiten des GI-Trakts, der Gallen- und Pankreasgänge mit Plastik- und Metallprothesen überwunden (H. Neuhaus), großflächige Mukosa- und Submukosaareale unter endoskopischer Kontrolle abgetragen (H. Inoue, T. Gotoda, N. Soehendra, C. Ell), das Endoskop auch in die Submukosa geleitet, um die Infiltrationstiefe eines Karzinoms „von unten zu sehen" (E. Frimberger). Die Organgrenzen nicht mehr respektierend, erfolgen transgastrale Appendektomien, endoskopische Kapseln werden „stromaufwärts" geführt (P. Swain), die Schleimhautoberfläche wird durch Bildmanipulation (NBI), Anfärbung und Fluoreszenz mit stark erhöhter Detailerkennbarkeit untersucht. Hohe Vergrößerungen (Endozytoskopie und Endomikroskopie gestatten Blicke in die Schleimhaut des Verdauungstrakts und könnten sich in der Dysplasiediagnostik, z. B. bei chronisch entzündlichen Darmerkrankungen, als entscheidend wichtige Hilfsmittel erweisen (R. Kiesslich).

Das Tempo der technischen Entwicklung in der Endoskopie darf mit Recht als atemberaubend bezeichnet werden. Heute ist die Zukunftsvision von I. Boas aus dem Jahre 1911 Wirklichkeit. Er schrieb damals „...dass eine gedeihliche Ausübung der Magen-Darm-Disziplin bei dem heutigen Stande der Wissenschaft ohne Anwendung des Messers nur ein Provisorium, eine Frage und einen Kompromiss der Unvollkommenheit darstellt, dann wird und muss es auch gelingen, sich allmählich das Maß an Geschicklichkeit und Kunstfertigkeit heranzuzüchten, das für die Vervollständigung der Disziplin eine unabweisliche Vorbedingung ist".

Bildgebende Verfahren und Laparoskopie

Sonographie, CT und MRT. Auch die diagnostische Ultrasonographie des Abdomens ist aus der Gastroenterologie nicht mehr weg zu denken. Der Pionier Gerhard Rettenmaier proklamierte den „deutschen Weg" des Ultraschalls als Werkzeug und „verlängerte Hand" des Klinikers. Die 1980 erstmals eingesetzte *Endosonographie* kombiniert die Qualitäten von Endoskopie und Sonographie. Sie gestattet Blicke in das Lumen des Hohlorgans und dessen Nachbarschaft sowie gezielte Punktionen des Mediastinums, Pankreaskopfes, aber auch therapeutische Anwendungen, wie z. B. Choledochoduodenostomie. Auch die nicht invasive Computertomographie und die Kernspintomographie sind heute unverzichtbar. Sie ersetzen weitgehend die früher häufig geübte diagnostische Laparotomie, die Laparoskopie und die ERCP als diagnostische Maßnahmen. Sie könnten auch als „virtuelle Kolonographie" in das Programm des Darmkrebs-Screening integriert werden.

Laparoskopie. Die diagnostische Laparoskopie (G. Kelling 1902) (Abb. 1.3) wird jetzt mit dünnkalibrigen Geräten bei abdominellen Notfällen angewendet. Das laparoskopische Staging von Tumoren des Verdauungstrakts wird zumeist von Chirurgen betrieben. Ein weiterer Panoramawandel fand in der Viszeralchirurgie statt: Nach Appendektomie (K. Semm 1980) und Cholezystektomie werden heute die meisten Bauchoperationen auf dem laparoskopischen Weg durchgeführt. Die erste laparoskopische Cholezystektomie führte E. Mühe 1985 durch.

Entdeckung von Helicobacter pylori in Perth, Australien

„For me, the story of Helicobacter started on my birthday, 11 June 1979. I was getting on my routine reporting, and on examining a gastric biopsy that showed active chronic gastritis, I noticed an unusual blue line on the surface of the gastric mucosa. With higher magnification, I thought I could

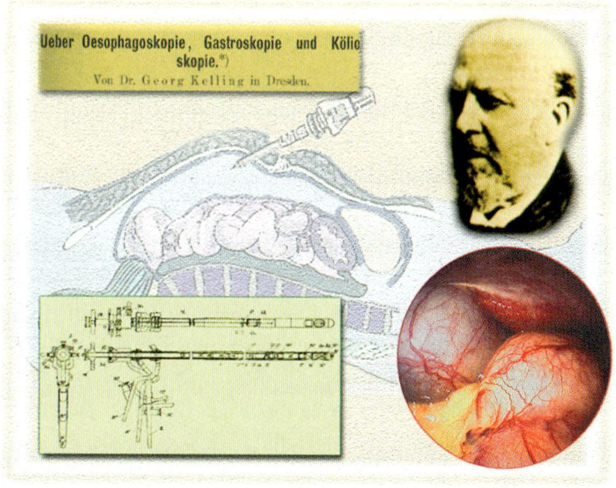

Abb. 1.3 Georg Kelling aus Dresden und seine Publikation aus dem Jahre 1902 (aus M. Classen, G. Tytgat, C. Lightdale. Gastroenterologische Endoskopie. Stuttgart: Thieme 2004).

see numerous small bacilli, closely adherent to the epithelium ... soweit die ersten Sätze des Berichts von Robin Warren, der durch seine Erfahrungen als Pathologe und sein spezielles Interesse an Färbemethoden für säurefeste Bakterien beste Voraussetzungen für die Entdeckung eines neuen Bakterienstammes besaß. Warren überzeugte Barry Marshall, einen jungen Assistenten der gastroenterologischen Abteilung, das Magenbakterium genauer zu untersuchen. Weitere histologische und mikrobiologische Studien, der Selbstversuch von Barry Marshall, die erfolgreiche Behandlung des ersten Patienten (1981), der Nachweis der erfolgreichen Heilung von Ulcera duodeni durch die Eradikation von Helicobacter pylori waren die Meilensteine zur Entdeckung des neuen Bakterienstammes und seiner Pathogenität. 1983 erschien die erste Publikation in Lancet. Inzwischen wissen wir, dass differente Magenkrankheiten durch Helicobacter pylori hervorgerufen und durch Eradikationstherapie geheilt werden können. Dazu zählen: chronische aktive Gastritis, peptisches Ulkusleiden und das MALT-Lymphom des Magens. Ob die Entstehung des Magenkarzinoms bei Helicobacter-pylori-Infizierten durch die Eradikation des Keims verhütet werden kann, ist Gegenstand einer großen Studie im Hochrisikogebiet von Linqu County in China.

Warren und Marschall haben die Natur großer Krankheitsbilder des Magens als Infektionskrankheiten demaskiert. Im Dezember 2005 erhielten sie den verdienten Nobelpreis.

Fortschritte der Pharmakotherapie an den Beispielen des peptischen Ulkus und der chronisch entzündlichen Darmerkrankungen

Peptisches Ulkus. Ziele der Behandlung des peptischen Ulkus sind seit jeher Schmerzfreiheit, Heilungsbeschleunigung, Verhinderung von Komplikationen, Vermeidung von Rezidiven und der Notwendigkeit einer chirurgischen Therapie. Bismutum subnitricum präcipitatum – seit dem 17. Jahrhundert zur Therapie des Ulkusleidens verordnet und wegen der Nebenwirkungen bei häufigen Überdosierungen zeitweilig außer Mode – erfuhr eine Renaissance zur Eradikationstherapie von Helicobacter pylori. Antazida, altbewährt wegen ihrer raschen symptomatischen Wirkung bei Symptomen des gastroösophagealen Refluxes und peptischen Ulkus, sind jedoch ohne nennenswerte kurative Wirkung. Carbenoxolon Na., ein Derivat von Succus Liquiritiae, war das erste Medikament, welches in einer endoskopisch kontrollierten Studie gegenüber Plazebo die Heilung des Magengeschwürs beschleunigte. Wichtige Meilensteine in der Ulkustherapie waren die H_2-Rezeptor-Antagonisten und die Protonenpumpenhemmer zur Kontrolle der Säuresekretion. Letztere sind Bestandteile der aktuellen Ulkustherapie mit Antibiotikakombinationen als Tripel- oder Quadrupeltherapie, welche nicht nur Ulkusschübe beseitigen, sondern die Ulkuskrankheit zu heilen vermögen.

Chronisch entzündliche Darmerkrankungen. Die medikamentöse Therapie der chronisch entzündlichen Darmerkrankungen beschränkte sich viele Jahre auf die Unterdrückung der Entzündungsaktivität mit Sulfasalazin (N. Svartz 1940) und Steroiden (ca. 1960). Sie wurde später ergänzt durch die Immunsuppressiva Azathioprin und 6-Mercaptopurin sowie Cyclosporin A. Als topisches Steroid hat sich Budenosid auch im Darm bewährt. Neuerdings wird das immunmodulierende Infliximab bei therapierefraktärem Morbus Crohn mit Fisteln erfolgreich eingesetzt (S. H. Hanauer 2002).

Hepatologie

Der heutige Wissensstand der Hepatologie beruht auf den Erkenntnissen

- der Lebermorphologie,
- der biochemischen Grundlagenforschung,
- der Virologie und
- klinischen Praktiken, die mit den modernen bildgebenden Verfahren und in Anlehnung an chirurgisches Denken entstanden.

Lebermorphologie. Die morphologischen Befunde in unterschiedlichen Stadien von Leberkrankheiten konnten durch die Leberpunktion und Laparoskopie erarbeitet werden: 1884 erste Leberpunktion durch P. Ehrlich in der Klinik von F. Th. Frerichs; seit 1929 systematische klinische Anwendung der Laparoskopie durch H. Kalk; 1958 „Sekundenbiopsie" durch G. Menghini. Die gewonnene histologische Beurteilung ist immer noch die exakte Grundlage der meisten Diagnosen in der Hepatologie. Als unverzichtbare Screeningmethode, für den Operateur auch oft notwendige Grundlage topographischer Orientierung, kamen in den 1980er Jahren Ultraschall und Computertomographie hinzu.

Biochemische Grundlagenforschung. Die biochemische Grundlagenforschung des 20. Jahrhunderts wie vollständige Strukturaufklärung der Gallensäure (H. Wieland, A. Windaus) oder Erstbeschreibung des Harnstoffzyklus (H. A. Krebs), jeweils 1932, führten u. a. 1973 und 1989 zur Anwendung in der Auflösung von Cholesteringallensteinen (A. F. Hofmann) und der Behandlung von cholestatisch ausgebildeten Leberkrankheiten durch Ursodeoxycholsäure.

Virologie. Die Erkenntnisse der Virologie und Immunologie beruhten auf so wichtigen Erstbefunden wie der Seitenkettentheorie von P. Ehrlich (1908) und der Entschlüsselung der DNS-Doppelhelix durch J. D. Watson und F. Crick (1953). Die Ergebnisse solcher Grundlagen waren die Entdeckung und Strukturaufklärung der Hepatitisviren: HAV (B. S. Blumberg u. Mit., 1965); HBV (D. S. Dane u. Mit., 1970) und HCV (M. A. Houghton u. Mit., 1991). Woraus wiederum die Hepatitis-A- und -B-Impfungen abgeleitet werden konnten. Die Zusammenhänge zwischen der DNS der B-Virusinfektion und des hepatozellulären Karzinoms (HCC) sind als sehr wahrscheinliche kausale Beziehungen erkannt worden.

Klinisches Spektrum hepatologischer Eingriffe. Innere Medizin und Chirurgie befruchteten sich immer mehr: 1963 wagte T. E. Starzl die erste Lebertransplantation; 1973 führten L. Demling und M. Classen erstmals die endoskopische Papillotomie und Steinextraktion aus dem Ductus choledochus durch; 1989 gelang M. Rössle u. Mit. der erste transjuguläre intrahepatische portosystemische Shunt (TIPS) zur eleganten Behandlung des therapieresistenten Aszites.

Die Hepatologie war von einem hauptsächlich beschreibenden Teilgebiet zu einem mit vielen therapeutischen Optionen ausgestatteten Fach geworden. Ganz besonders haben dies über Jahrzehnte Hans Popper (1903–1988) und Dame Sheila Sherlock (1918–2001) mit ihren weltweit anerkannten Instituten gefördert. Sie verstanden es immer wieder, die vielen Einzelergebnisse zusammenzufügen und somit der Hepatologie Richtung und Sinn zu verleihen – so auch 1958 durch die Gründung der IASL: International Association for the Study of the Liver. Und es gilt, was F. Th. Frerichs 1858 auf die erste Seite des Stammbuchs der Hepatologie geschrieben hat: „Die Klinik hat die Ergebnisse, welche auf den verschiedenen Wegen der Forschung erzielt werden, in einem Brennpunkt zu concentrieren, sie hat die Einseitigkeiten der Standpunkte, welche die Arbeitsteilung mit sich bringt, zu versöhnen und zu ergänzen."

Klinische Forschung

Klinische Forschung fand in der ersten Hälfte des vergangenen Jahrhunderts fast ausschließlich in den Universitätskliniken statt. Nach dem 2. Weltkrieg ist das Spektrum durch neue Forschungsgebiete erheblich breiter geworden, wie z. B. Organtransplantationen, neue bildgebende Verfahren, Intensivmedizin, Molekulargenetik, Epidemiologie, um nur einige zu nennen.

In Deutschland haben W. Gerok und J. Schölmerich immer wieder bemerkenswerte Gedanken zur Förderung klinischer Forschung in der Gastroenterologie geäußert. Sir Christopher Booth hat die Notwendigkeit für klinische Forschung in seinem wunderbaren Werk „Doctors in Science and Society" mit britischer Präzision auf den Punkt gebracht:

„The distinction between basic and clinical or applied research, however, is a sterile debate. As Pasteur put it: Il n'existe pas des sciences appliquées, mais seulement les applications de la science.

We need clinical research for four main reasons. Firstly, as part of the life sciences it contributes to the overall body of scientific knowledge from fundamental studies of man in health and disease. Secondly, it develops and applies advances in the basic sciences and in technology to the effective investigation and treatment of human disease. Thirdly, clinical research has the responsibility of maintaining a constant assessment of both new and existing methods of clinical practice. Finally, it ensures that teaching at both undergraduate and postgraduate level does not degenerate into dogma."

Epilog

Zwischen 1961 und 1989 wurde in der DDR eine eigene Geschichte der Gastroenterologie geschrieben – trotz materiellen Mangels und fehlender Ressourcen, trotz des unterdrückten Austauschs über die Grenzen hinweg und trotz der deutlichen Beeinträchtigung des universitären Gedankens einer freien Forschung. Man kann die Entwicklung eines Fachs und einer Fachgesellschaft nie losgelöst vom Zeitgeist sehen. Wie gut, dass es seit 1990 in Deutschland nur noch eine Gastroenterologie und eine Deutsche Gesellschaft für Verdauungs- und Stoffwechselkrankheiten gibt (mod. nach T. Sauerbruch).

FAZIT FÜR DIE PRAXIS

- In der Antike, dem Zeitalter der Humoralpathologie galt die Leber als das Zentralorgan des Körpers. Man kannte bereits die Leberzirrhose und den Aszites. Die Gastroenterologie spielte dagegen – abgesehen vom Einsatz von Brechfedern, Vomitiven und Klystieren – keine bedeutende Rolle.
- Meilensteine in der Entstehung der Gastroenterologie als Fachgebiet im 19. und frühen 20. Jahrhundert waren die Entwicklung der Endoskopie (A. Kussmaul, J. Mikulicz-Radecki, R. Schindler, B. Hirschowitz), die ersten Magenfunktionstests (C. A. Ewald und I. Boas) und die Gründung der weltweit ersten gastroenterologischen Fachzeitschrift „Archiv für Verdauungskrankheiten" (I. Boas).
- Die Geschichte der Gastroenterologie im 20. Jahrhundert ist geprägt von den enormen technischen Weiterentwicklungen in der Endoskopie und den therapeutischen Möglichkeiten der interventionellen Endoskopie, aber auch von der Entdeckung von Helicobacter pylori (R. Warren und B. Marshall) und den Fortschritten der Pharmakotherapie in der Behandlung gastroenterologischer Krankheitsbilder.

2 Klinische Leitsymptome

2.1 Ikterus

H. Schulze-Bergkamen, P. R. Galle

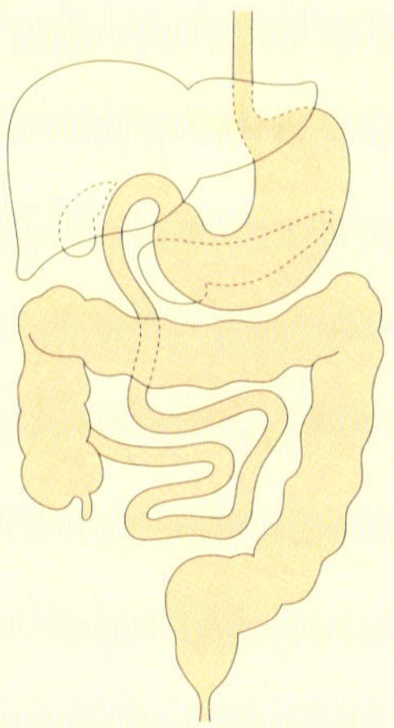

EDITORIAL **Ein Ikterus ist durch eine Gelbfärbung von Skleren, Haut und Schleimhäuten aufgrund einer Ablagerung von Bilirubin im Gewebe gekennzeichnet. Er wird an den Konjunktiven ab einem Serumbilirubinspiegel von etwa 2 mg/dl erkennbar. Zu etwa 85 % ist das Bilirubin ein Abbauprodukt des Häms. In den Hepatozyten wird Bilirubin mithilfe von UDP-Glukuronyltransferasen konjugiert und über die Gallenwege ausgeschieden, im Darm erfolgt die Reduktion von Bilirubin zu Urobilinogen. Ein Ikterus kann durch eine vermehrte Bilirubinbildung (prähepatischer Ikterus), eine hepatozelluläre Schädigung mit Konjugationsstörung (hepatischer Ikterus) oder durch eine Cholestase (posthepatischer Ikterus) bedingt sein. Eine vermehrte Bilirubinbildung als Ikterusursache wird v.a. durch Hämolysen verursacht.**

Eine Cholestase ist neben dem Ikterus durch Pruritus und Erhöhung der Cholestaseenzyme AP, LAP und γGT gekennzeichnet. Bei Patienten mit Gallenwegs- oder Pankreaskopfkarzinomen als Ursache für eine Cholestase ist ein Ikterus häufig das erste Symptom.

Abzugrenzen ist der Ikterus vom sog. Pseudoikterus, der durch Farbstoffablagerungen, z. B. nach intensivem Karottengenuss oder nach Fluoreszenzangiographie, bedingt sein kann.

Definitionen und Klassifikation

Definition

Ikterus ist ein klinisches Symptom unterschiedlicher Genese und ist durch eine Gelbfärbung der Skleren, der Haut und der Schleimhäute auf dem Boden einer Hyperbilirubinämie gekennzeichnet. Von einer Hyperbilirubinämie wird bei einem Serumbilirubinspiegel von > 1 mg/dl (> 17 µmol/l) gesprochen. An den Skleren wird ein Ikterus ab etwa 2 mg/dl (24 µmol/l) sichtbar. Ein Ikterus kann im Rahmen einer Cholestase (Behinderung des Galleabflusses), aber auch unabhängig von Galleabflussstörungen, z. B. bei einer Hämolyse, auftreten.

Klassifikation

Der Ikterus bzw. eine Hyperbilirubinämie kann nach unterschiedlichen Kriterien eingeteilt werden:

- *topographisch:* prähepatischer, hepatischer oder posthepatischer Ikterus,
- *funktionell:* Störungen der Bilirubinproduktion, des Bilirubinstoffwechsels (Aufnahme in die Hepatozyten, Metabolisierung, Exkretion) oder des Galleabflusses,
- *laborchemisch:* indirekte (unkonjugierte) und direkte (konjugierte) Hyperbilirubinämie,
- *nach zeitlichen oder genetischen Kriterien:* akut – chronisch; angeboren – erworben.

Für praktische Belange hat sich die topographische Einteilung bewährt (Tab. 2.**1**).

Risikofaktoren und Pathologie

Pathophysiologische Grundlagen

Entstehung von Bilirubin. Bilirubin ist ein wasserunlösliches Tetrapyrrol, das zu ca. 85 % aus der Metabolisierung des Häms, einer prostethischen Gruppe des Hämoglobins, hervorgeht. Etwa 80% des Bilirubins entstehen durch den Abbau gealterter Erythrozyten im retikuloendothelialen System. Der Rest stammt aus dem Abbau Häm tragender Enzyme (z. B. Cytochromoxidasen) und des Myoglobins, aber auch aus abgebauten unreifen Erythrozyten im Knochen-

Tabelle 2.1 Differenzialdiagnostik des Ikterus

Prähepatischer Ikterus

Hämolytischer Ikterus
- korpuskuläre erythrozytäre Defekte:
  Membrandefekte (Sphärozytose, Elliptozytose), Enzymdefekte (Glucose-6-Phosphat-Dehydrogenase-Mangel, Pyruvatkinasemangel), Hämoglobinopathien (Sichelzellanämie, Thalassämie), paroxysmal nächtliche Hämoglobinurie
- extrakorpuskuläre erythrozytäre Defekte:
  hämolytische Anämie durch Autoantikörper (z. B. Kälte- oder Wärmeantikörper), chemisch-toxische Schädigung (z. B. Blei, Medikamente), mechanische Schädigung (z. B. künstliche Herzklappen, mikroangiopathische hämolytische Anämien, Traumata mit Muskelquetschungen oder ausgedehnten Hämatomen), metabolische Störungen (z. B. Urämie)

Ineffektive Erythropoese, Shunt-Hyperbilirubinämie
Polytransfusion

Hepatischer Ikterus

Funktionelle Hyperbilirubinämien und verwandte Syndrome
- Konjugationsstörungen:
  Morbus Gilbert-Meulengracht (Icterus intermittens juvenilis), Crigler-Najjar-Syndrom, Neugeborenenikterus, Lucey-Driscoll-Syndrom
- Exkretionsstörungen:
  Dubin-Johnson-Syndrom, Rotor-Syndrom, progressive familiäre intrahepatische Cholestase, benigne rekurrierende intrahepatische Cholestase, Mukoviszidose

Entzündliche Erkrankungen
- virale Hepatitis (Hepatitis A, B, C, D, E, hepatotrope Viren), autoimmune Hepatitis (z. B. AIH, PBC, PSC, Leberbeteiligung bei Kollagenosen), granulomatöse Hepatitis (u. a. Mykobakterien, Spirochäten, Brucellen, Pilzinfektionen, Sarkoidose, Histiozytose, Wegener-Granulomatose), bakterielle Infektionen (z. B. Leptospirose, Sepsis), medikamentös ausgelöste Hepatitis, allergische Reaktionen, nutritiv-toxische Hepatitis (z. B. total-parenterale Ernährung, Pilzvergiftung)

Speicherkrankheiten und Stoffwechseldefekte
- u. a. Hämochromatose, Morbus Wilson, Amyloidose, Mukopolysaccharidosen, Galaktosämien, α1-Antitrypsin-Mangel, Porphyrien

Leberzirrhose
- u. a. chronische Hepatitis, Alkoholabusus, PBC, PSC

Familiäre Cholestasesyndrome
- z. B. benigne rekurrierende intrahepatische Cholestase, Aagenaes-, THCA-, Zellweger-Syndrom

Postoperativer Ikterus
- lokale Strikturen, total-parenterale Ernährung, „critical illness", Narkosemedikation, Sepsis, „vanishing bile duct syndrome" (nach Transplantation)

Kardiovaskuläre Erkrankungen
- Leberstauung, ischämische Cholangitis, Budd-Chiari-Syndrom, veno-okklusive Erkrankung

Schwangerschaftsikterus
- idiopathisch rezidivierende Schwangerschaftscholestase, akute Schwangerschaftsfettleber, Ikterus bei schwangerschaftsinduzierter Hypertonie (Präeklampsie, HELLP-Syndrom)

Maligne Erkrankungen
- Lebermetastasen, hepatozelluläres Karzinom, Hodgkin- und Non-Hodgkin-Lymphome

Posthepatischer Ikterus

Benigne intraduktale Obstruktion
- angeboren (biliäre Atresie, duktale Hypoplasie, Alagille-Syndrom, Choledochozele), Konkremente (Choledocholithiasis, Hepatikolithiasis, Caroli-Syndrom), entzündlich (eitrige Cholangitis, Granulome, PSC, andere Autoimmunerkrankungen), intraduktale benigne Tumoren, Parasiten (u. a. Ascaris lumbricoides, Echinokokken, Schistosomen), Fremdkörper (z. B. chirurgische Clips)

Benigne duktale Kompression
- Zysten (angeboren, entzündlich, traumatisch, parasitär), Pankreasprozesse (chronische Pankreatitis, Pankreaszyste), postoperativ, Ganganomalien (angeborene Anomalien, entzündliche Strikturen, Duodenaldivertikel), Papillenstenosen (entzündlich, tumorös, funktionell), Gallenblasenprozesse (Mirizzi-Syndrom, Pericholezystitis)

Maligne intraduktale Obstruktion
- Gallengangskarzinom, Klatskin-Tumor

Maligne duktale Kompression
- hepatozelluläres Karzinom, Pankreaskopfkarzinom, Papillenkarzinom, infiltrierende Lokaltumoren (z. B. von Kolon oder Magen), Metastasen, Gallenblasenkarzinom, cholangiozelluläres Karzinom, Lymphome

mark (ineffektive Erythropoese). Auf diese Weise werden pro Tag etwa 300 mg Bilirubin gebildet und an Albumin gekoppelt im Serum zur Leber transportiert.

Bilirubinmetabolismus. Der Metabolismus von Bilirubin in der Leber umfasst mehrere Schritte (Abb. 2.**1**). Zunächst wird das Bilirubin in der Leber über membranständige Glykoproteine energieabhängig in die Hepatozyten transportiert. Im Zellinneren wird das unkonjugierte Bilirubin unspezifisch an Ligandin (Y-Protein) und das Z-Protein gebunden. Mithilfe der UDP-Glucuronyltransferase wird das Bilirubin im endoplasmatischen Retikulum der Hepatozyten mit Glucuronsäure zur wasserlöslichen (direkten) Form konjugiert. Über ein energieabhängiges Transportsystem in der kanalikulären Membran, zum geringeren Teil aber auch über Mizellenbildung, gelangt das konjugierte Bilirubin in die Gallenkapillaren. 80 % des sezernierten Bilirubins liegen als Diglucuronid vor, der Rest als Monoglucuronid. In der physiologischen Galle macht das konjugierte Bilirubin weniger als 0,5 % der gelösten Gallenbestandteile aus, unkonjugiertes Bilirubin findet sich nur in Spuren. Im Darmlumen wird das konjugierte Bilirubin zum Teil durch bakterielle β-Glucosidasen wieder dekonjugiert und durch Oxidasen zu Urobilinogen reduziert. 80 % des entstehenden Urobilinogens werden über den Stuhl ausgeschieden, 20 % gelangen nach Rückresorption im terminalen Ileum über den enterohepatischen Kreislauf zurück in die Leber. Ein Teil des Urobilinogens wird renal eliminiert.

Ätiologie

Bei einer Hyperbilirubinämie kann konjugiertes oder unkonjugiertes Bilirubin oder beides erhöht sein. Zu einer Erhöhung von *unkonjugiertem Bilirubin* führen:
- eine erhöhte Bilirubinproduktion,
- eine verminderte Bilirubinaufnahme in Hepatozyten und/oder
- eine verminderte Bilirubinkonjugation.

Eine Erhöhung des *konjugierten Bilirubins* wird zum einen durch angeborene Erkrankungen (z. B. das Dubin-Johnson-Syndrom) und zum anderen durch erworbene Erkrankungen (z. B. eine biliäre Obstruktion) ausgelöst.

Im Folgenden werden die häufigsten Ursachen eines Ikterus nach topographischen Gesichtspunkten kurz dargestellt (Tab. 2.**1**). Weitere Ausführungen sind den jeweiligen Spezialkapiteln zu entnehmen.

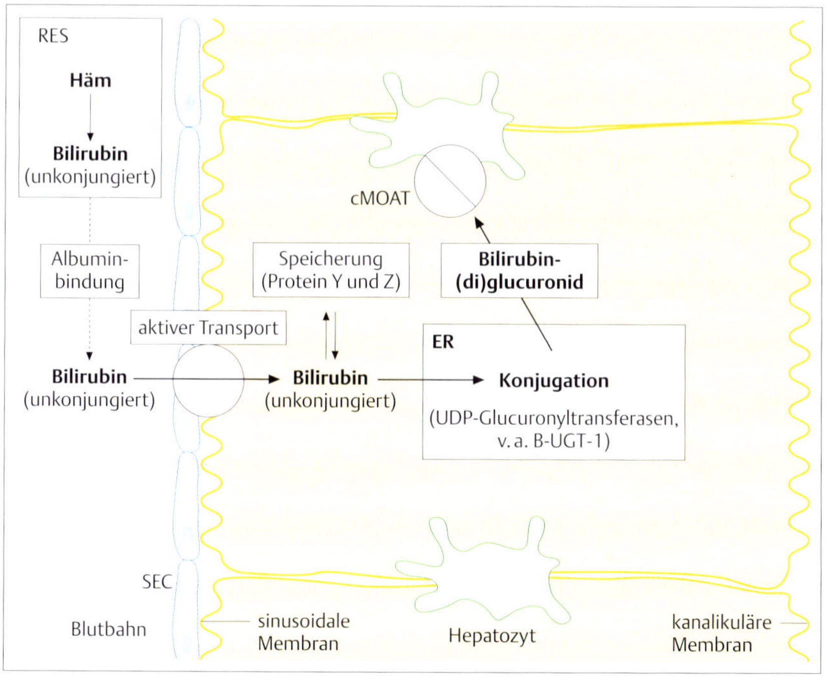

Abb. 2.1 Schematische Darstellung des Bilirubinstoffwechsels. Die Aufnahme von Bilirubin an der sinusoidalen (basolateralen) Membran des Hepatozyten erfolgt über membranständige Glykoproteine, die z. T. spezifisch, z. T. unspezifisch das unkonjugierte Bilirubin in das Hepatozyteninnere transportieren. Die Bilirubinaufnahme ist an den Transport von anorganischen Ionen geknüpft. Die Glukuronidierung von Bilirubin im endoplasmatischen Retikulum (ER) wird hauptsächlich durch die UDP-Glucuronyltranferase Bilirubin-UGT-1 (B-UGT-1) vermittelt. An der kanalikulären (apikalen Membran) befinden sich eine Reihe ATP-abhängiger Pumpen; für die Sekretion von Bilirubinglucuroniden ist v.a. der kanalikuläre multispezifische organische Anionentransporter (cMOAT oder multidrug reistant-associated protein-2, MRP2) zuständig. 80 % des an der kanalikulären Membran sezernierten Bilirubins liegen als Bilirubindiglucuronid vor. SEC = sinusoidale Endothelzellen.

Prähepatischer Ikterus

Ein prähepatischer Ikterus wird durch eine erhöhte Produktion von Bilirubin bedingt und findet sich hauptsächlich bei den verschiedenen Formen von Hämolysen. Bilirubin fällt dabei durch den vermehrten Abbau von Häm an.

Intra- und extravaskuläre Hämolysen. Im retikuloendothelialen System (RES) der Milz, des Knochenmarks und der Leber kann es zu einer extravaskulären Hämolyse mit einem vermehrten Abbau von Erythrozyten durch phagozytierende mononukleäre Zellen kommen. Zu einer intravaskulären Hämolyse kommt es bei einer pathologisch gesteigerten Hämolyse mit Erschöpfung der Abbaukapazität des RES oder bei rascher Hämolyse. Freigesetztes Hämoglobin wird im Serum an Haptoglobin gebunden, von Hepatozyten aufgenommen und degradiert. Bei Erschöpfung der Haptoglobinbindungskapazität fällt freies Hämoglobin im Serum an, das zu Hämatinderivaten umgewandelt wird. Die so gebildeten Derivate werden an Hämopexin gebunden zum RES, in erster Linie zur Leber, transportiert und zu Bilirubin abgebaut. Auch in der Niere kann durch Degradation von Hämatinderivaten in Tubulusepithelzellen Bilirubin gebildet werden.

Erythrozytendefekte. Hämolysen werden u.a. durch *korpuskuläre* Erythrozytendefekte ausgelöst, die die Zellmembran (z.B. Sphärozytose oder Elliptozytose), intrazelluläre Enzymsysteme (z.B. Glucose-6-Phosphat-Dehydrogenase-Mangel) oder das Hämoglobin (z.B. Thalassämien) betreffen können. *Extrakorpuskuläre* Erythrozytendefekte können u.a. antikörpervermittelt auftreten, z.B. durch Isoantikörper bei der Rh-Inkompatibilität des Neugeborenen oder durch Autoantikörper bei der wärme- oder kälteantikörpervermittelten, autoimmunhämolytischen Anämie. Extrakorpuskuläre Erythrozytendefekte können aber auch medikamentös (z.B. durch Penicillin oder α-Methyldopa), mechanisch (z.B. durch künstliche Herzklappen) oder im Rahmen von komplexen Störungen bei schweren Infekten (z.B. Malaria), metabolischen Entgleisungen (z.B. Urämie) oder Mikroangiopathien (z.B. thrombotisch-thrombozytopenische Purpura) induziert werden.

Ineffektive Erythropoese. Seltener sind die sog. Shunt-Hyperbilirubinämien, die auf Störungen der Erythropoese im Knochenmark basieren (ineffektive Erythropoese). Dabei ist die Aufnahme von Hämoglobin in Erythrozyten gestört, so dass größere Mengen an Hämoglobin anfallen. Eine ineffektive Erythropoese findet sich z.B. bei der megaloblastischen Anämie durch bei Mangel an Folsäure oder Vitamin B_{12}, bei neoplastischen Systemerkrankungen wie z.B. dem myelodysplastischen Syndrom oder bei der seltenen primären Shunt-Hyperbilirubinämie.

Weitere Ursachen. Eine weitere Ursache eines prähepatischen Ikterus kann eine *Extravasation* von Blut in Gewebe (Hämatome) sein. Auch der erhöhte Anfall älterer Erythrozyten nach *Massivtransfusionen* kann ebenso wie die *Myoglobinfreisetzung* nach großen Muskelschäden zu ikterischen Zuständen führen.

Hepatischer (hepatozellulärer) Ikterus

Bei den meisten Lebererkrankungen ist die Sekretion von Bilirubin in die Gallekanälchen beeinträchtigt, und es kommt zu einer Ansammlung von konjugiertem und unkonjugiertem Bilirubin in Hepatozyten.

Bei cholestatischen Erkrankungen ist die kanalikuläre, ATP-abhängige organische Anionenpumpe MRP2 (multidrug resistance-associated protein, cMOAT) (Abb. 2.**1**) herunterreguliert. Parallel findet sich eine vermehrte Expression von anderen Transportsystemen, z.B. MRP3, auf der Hepatozytenmembran, über die konjugiertes und unkonjugiertes Bilirubin in das Plasma zurücktransportiert wird (4). Somit findet sich bei Lebererkrankungen mit einer Ansammlung von Bilirubin immer ein Anstieg von unkonjugiertem und konjugiertem Bilirubin.

Konjugationsstörungen. Bei Patienten mit einer angeborenen Konjugationsstörung verursacht eine erhöhte Bilirubinbelastung eine Ansammlung von unkonjugiertem Bilirubin, da in erster Linie die Glukuronidierung und nicht die Exkretion in die Gallekanälchen der limitierende Schritt ist.

Eine besondere Stellung unter den Formen des hepatischen Ikterus nehmen die sog. familiären Hyperbilirubinämiesyndrome ein. Gemeinsam sind ihnen angeborene isolierte Stoffwechseldefekte im Bilirubinmetabolismus. Andere hepatische Funktionsstörungen finden sich üblicherweise nicht. Der *Morbus Gilbert-Meulengracht* (Icterus intermittens juvenilis) ist die mit Abstand häufigste Form der familiären Hyperbilirubinämiesyndrome (→ **Kapitel 8.2**). Wesentlich seltener ist das *Crigler-Najjar-Syndrom* (→ **Kapitel 8.2**). Bei beiden Formen ist die UDP-Glukuronyltransferase UGT-A1 aktivitätsgemindert bzw. fehlend. Auch unter Medikamenteneinfluss oder bei eingeschränkter Leberfunktion findet sich eine verminderte Aktivität der UGT.

Gestörte Bilirubinaufnahme. Eine Störung der Bilirubinaufnahme in Hepatozyten kann ebenfalls Ursache von indirekten Hyperbilirubinämien sein. Eine chronische *Rechtsherzinsuffizienz* kann ebenso wie Medikamente oder *portosystemische Shunts* (z.B. transjugulärer intrahepatischer portosystemischer Shunt, TIPS) zu einem verminderten sinusoidalem Blutfluss und einer reduzierten Bilirubinaufnahme führen.

Exkretionsstörung. Bei verschiedenen Formen des hepatischen Ikterus findet sich eine direkte Hyperbilirubinämie. Eine angeborene Form mit direkter Hyperbilirubinämie ist z.B. das *Dubin-Johnson-Syndrom* oder das klinisch verwandte *Rotor-Syndrom* (→ **Kapitel 8.2**). Bei den Formen des hepatischen Ikterus bei denen die Cholestase im Vordergrund steht, d.h. vor allem der biliäre Exkretionsmechanismus betroffen ist, ist die Abgrenzung zum posthepatischen Ikterus fließend.

Hepatitiden und Zirrhosen. Die häufigsten erworbenen Formen des hepatischen Ikterus sind *infektiöse virale Hepatitiden* (Hepatitis A–E und andere virale Erreger), bei denen alle Schritte des Bilirubinstoffwechsels beeinträchtigt sein können. Bei *granulomatösen Hepatitiden* kann ein Ikterus das erste Symptom sein.

Leberzirrhosen unterschiedlicher Genese können ebenfalls erstmals durch einen Ikterus auffallen. Eine *primär biliäre Zirrhose* führt im fortgeschrittenen Stadium zur Hyperbilirubinämie (→ Kapitel 14.2).

Noxen und nutritive Ursachen. Medikamentös bedingte Leberschädigungen unterschiedlicher Genese und Pathophysiologie (toxisch, idiosynkratisch oder allergisch) können ebenfalls zu einem Ikterus führen (→ Kapitel 11). Viele andere nichtmedikamentöse Noxen können eine Leberschädigung mit Ikterus zur Folge haben, die häufigste Noxe ist der Ethylalkohol, weitere Noxen sind z. B. Tetrachlorkohlenstoffe oder Knollenblätterpilze.

Unter *total parenteraler Ernährung* kann ein Ikterus u. a. durch das Fehlen von Aminosäuren für den intrahepatischen Fettmetabolismus und die mangelnde Substratzufuhr für die Gallensäurebildung bedingt sein (1).

Critical Illness und GvHD. Ein Ikterus im Rahmen einer *Critical Illness* bei intensivtherapiepflichtigen Patienten nach Trauma oder Sepsis oder auch ausgedehnten operativen Eingriffen wird in erster Linie durch hepatische Ischämien bei (passageren) Kreislaufdepressionen und durch das Anfluten von hepatotoxischen Entzündungsmediatoren ausgelöst.

Das Syndrom der schwindenden Gallengänge („vanishing bile duct syndrome") findet sich als Folge einer *„graft versus host disease"* (GvHD) nach Transplantation parenchymatöser Organe oder nach Knochenmarktransplantationen.

Hepatische Amyloidosen. Diese sind häufig durch eine Hepatomegalie, aber selten durch einen Ikterus gekennzeichnet. Bei generalisierten Formen stehen extrahepatische Manifestationen wie z. B. Herz- und Niereninsuffizienz im Vordergrund.

Maligne und vaskuläre Erkrankungen. Bei einer malignen Erkrankung mit Infiltration der Leber oder umschriebener Kompression der Gallenwege kann es ebenfalls zu einem intrahepatischen Ikterus kommen. Vaskuläre Erkrankungen wie das Budd-Chiari-Syndrom oder die ischämische Cholangitis (z. B. nach Therapie mit 5-FU) können ebenfalls einen Ikterus auslösen.

Schwangerschaftsspezifische Lebererkrankungen. Auch idiopathischer Schwangerschaftsikterus (syn. benigne rezidivierende Schwangerschaftscholestase), Ikterus bei Hyperemesis gravidarum, die akute Schwangerschaftsfettleber und Ikterus bei schwangerschaftsinduzierter Hypertonie mit oder ohne HELLP-Syndrom können zu einem Ikterus führen (→ Kapitel 24).

Ikterus im Kindesalter. Der physiologische Neugeborenenikterus entsteht durch eine Kombination von postnatal gesteigerter Hämolyse, einer verminderten Aktivität der noch unreifen UGT und einer verminderten hepatischen Exkretion von Bilirubin (7). Dem Brustmilchikterus liegt eine Hemmung der Bilirubinkonjugation vermutlich durch Progesteronderivate in der Muttermilch zugrunde. Weitere seltene Ursachen des Ikterus im Kindesalter sind das Alagille-Syndrom, die progressive familiäre intrahepatische Cholestase, das familiäre THCA-Syndrom, das Aagenaes-Syndrom, die benigne rekurrierende intrahepatische Cholestase (Summerskill-[Walshe]-Tygstrup-Syndrom) sowie die Zellweger-Krankheit.

Bei Lebererkrankungen mit einer Ansammlung von Bilirubin findet sich regelmäßig ein Anstieg von unkonjugiertem *und* konjugiertem Bilirubin im Serum, da es zu einer Hochregulation von Transportsystemen kommt, die konjugiertes und unkonjugiertes Bilirubin aus dem Hepatozyten in die Blutbahn zurücktransportieren.

Posthepatischer Ikterus

Häufig ist eine klare Abgrenzung zwischen hepatischem und posthepatischem Ikterus nicht möglich, da die Störungen kombiniert auftreten. Der posthepatische Ikterus ist prinzipiell Folge eines gestörten Galleflusses, wobei die Ursache von der Leber bis zur Papilla Vateri lokalisiert sein kann.

Intrahepatische Obstruktion. Eine intrahepatische Obstruktion der kleinen Gallenwege kann infolge entzündlicher oder maligner Strikturen, Neoplasien oder intraduktaler Konkremente auftreten; die Störungen sind also zwischen der hepatozellulären Ebene und der Hepatikusgabel anzusiedeln.

Extrahepatische Obstruktionen. Häufiger sind extrahepatische Obstruktionen mit Abflussstörungen der Galle in den großen Gallengängen. Dabei kommt es typischerweise zu Ikterus in Verbindung mit hellen (acholischen) Stühlen, bierbraunem Urin (Ausscheidung von durch Rückdiffusion aus Hepatozyten ins Serum gelangendem, konjugiertem Bilirubin) und Pruritus. Neben einer konjugierten Hyperbilirubinämie findet sich im Urin bei kompletter Obstruktion kein Urobilinogen. Die extrahepatische Obstruktion kann intra- oder extrakanalikulär bedingt sein.

Intrakanalikuläre Obstruktion. Diese Form ist mit Abstand am häufigsten durch eine *Choledocholithiasis* bedingt (→ Kapitel 31). Auch im Rahmen einer AIDS-Cholangiopathie kann es zu *Strikturen* und schließlich zu einem cholestatischen Ikterus kommen. Strikturen verursacht auch die intraarterielle Applikation von Chemotherapeutkia zur Lokalbehandlung von malignen Raumforderungen in der Leber.

Bei der *primär sklerosierenden Cholangitis* (PSC) können Juckreiz und Erhöhung der alkalischen Phosphatase dem Ikterus um Jahre vorausgehen (→ Kapitel 14.3).

Abdominelle Operationen können zu einem Verschluss der Gallenwege durch Clips, Nähte oder Narbenbildung führen. Andere Fremdkörper wie Nahrungsbestandteile können ebenfalls einen Gallenwegsverschluss zur Folge haben. Zu einer intrakanalikulären Obstruktion kann es auch durch eine Hämobilie, Papillenadenome, eine Papillitis stenosans, Duodenaldivertikel, große Choledochozelen sowie choledochokolische Fisteln kommen.

Beim seltenen *Mirizzi-Syndrom* führt ein Gallenblasenhalsstein zu einer Kompression oder narbigen Stenosierung im benachbarten Ductus hepaticus.

Intraduktale maligne Erkrankungen können ebenfalls einen cholestatischen Ikterus hervorrufen, insbesondere das cholangiozelluläre Karzinom (mit der Sonderform des Klatskin-Tumors), das Papillenkarzinom, das hepatozelluläre Karzinom sowie das infiltrierende Gallenblasenkarzinom.

Parasiten können Gallenwege verlegen und auf diese Weise einen Ikterus verursachen, dazu gehören v.a. Askariden und Echinokokken, aber auch Schistosomen, Fasciola hepatica, Opisthorchis viverrine und Clonorchis sinensis.

→ **Extrakanalikuläre Obstruktion.** Eine extrakanalikuläre Obstruktion ist häufig durch ein *Pankreaskopfkarzinom* bedingt, bei dem der Ikterus oft ein Frühsymptom ist. Bildgebende Verfahren wie ERCP (Nachweis des „double-duct-sign") (Abb. 2.**2**) oder (Endo-)Sonographie können weitere Hinweise liefern. Andere maligne Erkrankungen als Ursache für eine extrakanalikuläre Obstruktion sind seltener. Dazu gehören Kompressionen durch Lymphknotenmetastasen solider Tumoren, maligne Lymphome oder auch Infiltrationen durch Malignome aus benachbarten Regionen.

Auch *benigne Erkrankungen* können eine extrakanalikuläre Obstruktion verursachen, z.B. Leberzysten oder Gefäßmalformationen (10). Bei einer chronischen Pankreatitis kann es durch Pankreaspseudozysten, fibrosierende Prozesse im Pankreaskopf oder ödematöse Pankreasschwellungen zur Kompression von Gallenwegen kommen. Die *Gallengangsatresie* führt als angeborene Erkrankung unmittelbar nach der Geburt zu einem progressiven Ikterus.

Diagnostik

Anamnese

Anamnestische Hinweise sind nicht spezifisch, können aber wegweisend für die Diagnostik sein. Eine detaillierte Anamnese sollte insbesondere Informationen zu Medikation, Umgang mit Umweltgiften, Transfusionen, parenteraler Ernährung, Hinweise auf intravenösen Drogenabusus, häufig wechselnde Partner beim Geschlechtsverkehr, kürzliche Auslandsaufenthalte, Alkoholkonsum, Zusammenleben mit anderen ikterischen Personen sowie Begleitsymptome wie Arthralgien, Myalgien, Hauteffloreszenzen, Appetitverlust, Gewichtsverlust, abdominelle Schmerzen, Fieber, Pruritus sowie Verfärbung von Stuhl und Urin umfassen. Bei komplettem Gallengangsverschluss ist der Stuhl entfärbt und der Urin durch die Ausscheidung von konjugiertem Bilirubin braun.

→ **Begleitsymptome.** Hinweise geben begleitende Symptome, wie z.B. plötzlicher Schmerz im rechten Oberbauch mit Fieber, was an eine Choledocholithiasis mit aszendierender Cholangitis denken lässt. Arthralgien und Myalgien

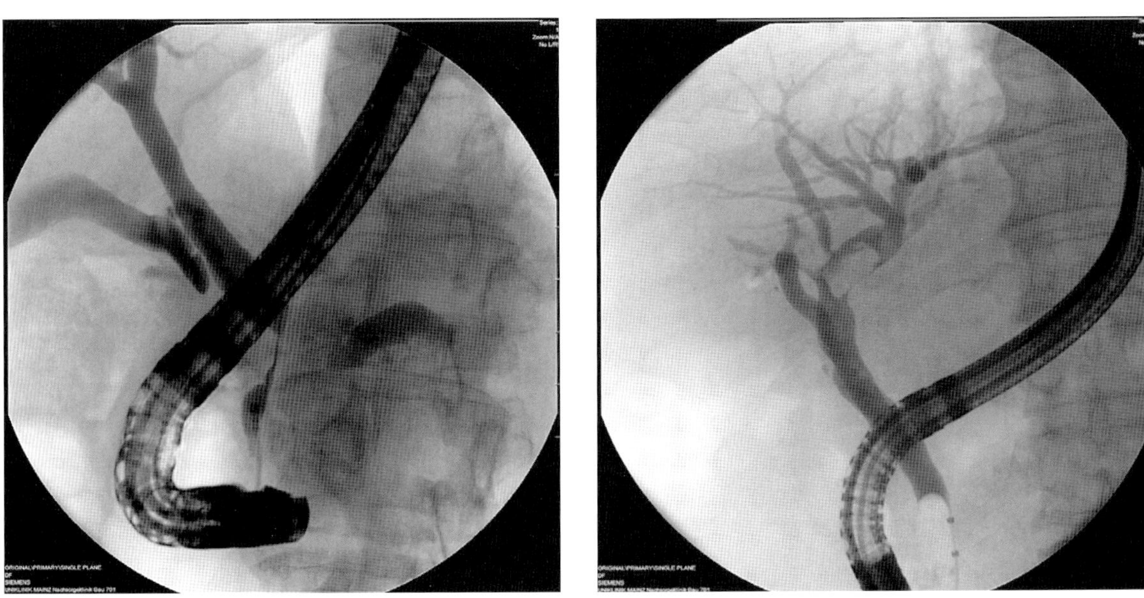

a b

☒ **Abb. 2.2** ERCP-Diagnostik.
a Bei einem Patienten mit Pankreaskopfkarzinom („double-duct-sign").
b Bei einem Patienten mit Choledocholithiasis.

vor Auftreten des Ikterus weisen auf eine Hepatitis (z. B. viraler, medikamentöser oder autoimmuner Genese) hin. Koliken in der Vorgeschichte finden sich häufig bei Choledocholithiasis.

Infektionen und Ernährung. Auf eine infektiöse Genese des Ikterus weisen Expositionen mit infektiösem Material, der enge Kontakt mit Hepatitiskranken, der Aufenthalt in Endemiegebieten, frühere Transfusionen oder ein i. v. Drogenabusus hin.

Die Frage nach der Ernährung bzw. nach Genussmitteln kann weitere Hinweise liefern. Alkohol ist dabei die häufigste nutritive Noxe in unseren Breitengraden. Der Verzehr von Pilzgerichten kann zu einer toxischen Hepatitis führen. Der Verzehr von Muscheln und anderen Meeresfrüchten kann eine Hepatitis A oder E zur Folge haben.

Medikamente und Noxen. Die Medikamentenanamnese ist zentraler Bestandteil bei der Anamnese ikterischer Patienten.

Prinzipiell kann jedes Medikament zu Leberschädigungen mit Ikterus führen. Die Diagnostik ist schwierig, da eine Vielzahl von Medikamenten toxische Leberschädigungen bzw. Hyperbilirubinämien auslösen und die Schädigung nach sehr unterschiedlichen Latenzzeiten auftreten kann, sogar noch nach dem Absetzen eines Medikaments.

Allergische Leberschädigungen sind häufig von Exanthemen, Fieber und Arthralgien begleitet. Große operative Eingriffe in der Vorgeschichte können eine extrahepatische Obstruktion erklären. Nicht nur narbige Veränderungen, sondern bei größeren Eingriffen auch medikamentös-toxische Schädigungen oder hepatische Ischämien können einem Ikterus zugrunde liegen. Eine Berufsanamnese kann Hinweise für potenziell hepatotoxische Substanzen liefern.

Familiäre Syndrome. Familiäre Häufungen von Ikterus deuten auf vererbte Defekte, z. B. auf familiäre Hyperbilirubinämien oder verschiedene Formen korpuskulärer Defekte hin. Beim häufig vorkommenden Morbus Gilbert-Meulengracht sind die klinischen Symptome uncharakteristisch, nach dem Erreichen der 3. Lebensdekade kann es zu abdominellen Beschwerden, Müdigkeit oder Kopfschmerzen kommen. Typisch ist ein verstärkter Ikterus nach längerem Fasten.

Ein Ikterus kurz nach der Geburt sollte an familiäre Cholestasesyndrome, Gallenwegsaplasien oder -hypoplasien denken lassen.

Bei Patienten mit prähepatischem Ikterus und normaler Leberfunktion ist der Ikterus meist nicht sehr ausgeprägt. Patienten mit Hämolyse fallen deshalb häufiger durch andere Symptome, insbesondere durch die Folgen einer Anämie auf.

Körperlicher Untersuchungsbefund

Inspektion. Ein *Ikterus* wird am besten in der Peripherie der Konjunktiven sowie an der Mundschleimhaut, insbesondere unter der Zunge und am harten Gaumen, sichtbar. Vom Ikterus abzugrenzen sind Verfärbungen der Haut und Schleimhäute durch erhöhten Carotinspiegel im Serum oder durch Picrinsäure.

Der Ikterus kann das einzige oder erste Symptom einer Lebererkrankung sein, so dass die aufmerksame Inspektion des Patienten von besonderer Bedeutung ist. Auf weitere Hinweise für chronische Lebererkrankungen sollte geachtet werden (v. a. Spider naevi, Palmarerythem, Gynäkomastie, Caput medusae, Dupuytren-Kontraktur, Parotisvergrößerung oder Hodenatrophie als Zeichen für das Vorliegen einer Leberzirrhose). Kratzbedingte Effloreszenzen weisen auf einen Pruritus bei Cholestase hin.

Eine *chronische Rechtsherzbelastung* kann zur chronischen Leberstauung führen und durch gestaute Jugularvenen, Beinödeme sowie Dyspnoe auffallen. Ein Kayser-Fleischer-Kornealring mit goldbraun-grüner Verfärbung des Kornealrandes ist durch Kupferablagerungen bedingt und weist auf einen *Morbus Wilson* hin. Eine bronzeartige Verfärbung der Haut ist typisch für eine *Hämochromatose.*

Palpation des Abdomens. Bei der abdominellen Untersuchung passt eine Hepatomegalie zum Vorliegen einer Fettleber, einer venösen Stauung, einer Amyloidose oder einer anderen Speichererkrankung. Auch fokale intrahepatische Prozesse, wie z. B. Leberzysten oder Metastasen, können eine Hepatomegalie bedingen. Eine Splenomegalie kann bei einer portalen Hypertension, aber auch bei Hämolysen oder Tumorerkrankungen auftreten. Ein Ikterus in Kombination mit Aszites ist häufig durch eine dekompensierte Leberzirrhose bedingt.

Das *Courvoisier-Zeichen* umfasst einen Ikterus in Verbindung mit einer tastbaren Gallenblasenvergrößerung infolge eines Hydrops ohne Druckdolenz und ist ein klassischer Befund bei einer peripheren Gallenwegsobstruktion durch ein Malignom. Hinweise auf eine Tumorerkrankung im Abdomen können z. B. auch eine Vergrößerung der Virchow-Drüse in der linken Supraklavikularregion oder Metastasen im Nabelbereich sein.

Laboruntersuchungen

Das Gesamtbilirubin im Serum setzt sich zusammen aus:

- unkonjugiertem, an Albumin assoziiertem Bilirubin,
- Bilirubinmonoglucuronid,
- Bilirubindiglucuronid und
- Bilirubin, das durch eine Amidbindung an Albumin gebunden ist (bei Gesunden in der Regel nicht nachweisbar und erst bei Erkrankungen mit konjugierter Hyperbilirubinämie ansteigend).

Normalerweise sind 96% des Serumbilirubins unkonjugiert. Störungen im Bilirubinmetabolismus können zu Erhöhungen von unkonjugiertem Bilirubin allein oder von unkonjugiertem und konjugiertem Bilirubin im Serum führen. Im letzteren Fall steigt der Anteil von konjugiertem Bilirubin im Serum.

Indirekte Hyperbilirubinämie. Zu einem alleinigen Anstieg von unkonjugiertem Bilirubin kommt es bei erhöhter Bilirubinproduktion bei Patienten mit normaler Leberfunktion (insbesondere bei Hämolyse) sowie bei angeborenen oder erworbenen Störungen, die die Bilirubinaufnahme oder Glukuronidierung betreffen (Tab. 2.**2**). Diagnostisch wegweisend für eine Hämolyse sind neben der Anämie und der Hyperbilirubinämie ein erniedrigter Haptoglobinspiegel, eine erhöhte LDH-Konzentration, eine Retikulozytose als Ausdruck einer stimulierten Erythropoese sowie eine erhöhte Urobilinogenausscheidung im Urin. Eine Verminderung des Hämopexins tritt auf, wenn bei starker intravaskulärer Hämolyse das Haptoglobin auf nicht mehr messbare Werte abgefallen ist.

Einer isolierten indirekten Hyperbilirubinämie *ohne* Hämolysezeichen liegt fast immer ein Morbus Gilbert-Meulengracht zugrunde (→ **Kapitel 8.2**).

Erweiterte Labordiagnostik. Zur erweiterten Labordiagnostik gehört die Bestimmung der Transaminasen, der alkalischen Phosphatase (AP), γ-Glutamyltransferase (γGT), Albumin und der Prothrombinzeit.

Die AP ist ein membranständiges Enzym in Hepatozyten und Gallengangsepithelien und ein sehr sensitiver Parameter für das Vorliegen einer Cholestase. Die AP besitzt verschiedene Isoenzyme und kann auch aus Knochen, Dünndarm und Plazenta stammen. Spezifischer für hepatobiliäre Erkrankungen ist die 5-Nukleotidase oder die Leucin-Aminopeptidase (LAP), deren Bestimmung aber in der Routinediagnostik eine untergeordnete Rolle spielt. Einer der sensibelsten Indikatoren für eine Leber- oder Gallenwegserkrankung oder auch für eine alkoholtoxische Leberschädigung ist die γGT, die bei einer Cholestase zusammen mit der AP erhöht ist. Bei einem zusätzlichen Anstieg der hepatischen Transaminasen ist an eine hepatozelluläre Ursache des Ikterus zu denken. Als Marker für die Syntheseleistungen der Leber dienen u. a. die Cholinesterase und das Albumin. Normale Werte schließen eine schwere Hepatopathie weitgehend aus. Ein normaler Albuminwert in Kombination mit einem Ikterus spricht eher für eine akute Lebererkrankung.

Gerinnung. Auch die Mehrzahl an Gerinnungsfaktoren wird in der Leber gebildet, dazu gehören die Vitamin-K-abhängigen Faktoren. Der Koller-Test kann zur Differenzialdiagnose eines Ikterus herangezogen werden. Nach intravenöser Vitamin-K_1-Applikation bessert sich beim Verschlussikterus der Quick- bzw. INR-Wert nach 24 h, nicht aber beim Leberparenchymschaden.

Eiweißelektrophorese und Immunglobuline. Die Serumeiweißelektrophorese kann weitere Hinweise für die Genese eines Ikterus geben. Die Leberzirrhose z. B. ist durch eine Erniedrigung des relativen Albuminanteils und eine erhöhte γ-Globulin-Fraktion gekennzeichnet. Eine Differenzierung erhöhter Immunglobuline kann ebenfalls diagnostisch hilfreich sein, z. B. findet sich häufig bei der Autoimmunhepatitis eine IgG-, bei der primär biliären Zirrhose (PBC) eine IgM-, bei der alkoholischen Leberschädigung eine IgA- und bei der allergisch-toxischen Leberschädigung oft eine IgE-Erhöhung.

Eine erweiterte Diagnostik bei Verdacht auf eine hepatozelluläre Schädigung umfasst auch eine Hepatitisserologie sowie die Diagnostik auf Stoffwechselerkrankungen, Autoimmunhepatitiden und ggf. Porphyrien.

Stuhl und Urin. Bei einer vermehrten Bilirubinsekretion in die Gallenwege kommt es zu erhöhten Mengen von Urobilinogen in Stuhl und Urin. Allerdings ist die Ausscheidung von Urobilinogen in Stuhl und Urin nicht proportional zur Bilirubinsekretion, da die Umwandlung von Bilirubin in Urobilinogen nicht quantitativ ist.

Eine Übersicht über wichtige Laboruntersuchungen zur erweiterten Ikterusabklärung findet sich in Tab. 2.**3**.

Tabelle 2.2 Ursachen einer indirekten Hyperbilirubinämie

Bei vermehrter Bilirubinbildung:
- extra- oder intravaskuläre Hämolyse
- Dyserythropoese
- Hämatome, Traumata

Bei gestörter Bilirubinaufnahme:
- Medikamente (z. B. Probenecid, Rifampicin)
- Herzinsuffizienz
- portosystemische Shunts

Bei gestörter Glukuronidierung:
- Morbus Gilbert-Meulengracht
- Crigler-Najjar-Syndrom
- Brustmilchikterus, Lucey-Driscoll-Syndrom
- Neugeborenenikterus
- Ikterus bei Hyperthyreose
- chronische Hepatitiden, Leberzirrhose, Morbus Wilson
- Medikamente (z. B. Ethinylestradiol)

Bildgebende Verfahren

Sonographische Methoden

Abdomensonographie. Die abominelle Sonographie ist ein zentraler Bestandteil der Primärdiagnostik, aber auch der Verlaufsbeurteilung hepatobiliärer Erkrankungen. Die Beurteilung der intra- und extrahepatischen Gallenwege sowie der Gallenblase gelingt mittels Sonographie in der Regel mit wenig Aufwand und hoher Sicherheit. Ein obstruktiver

Tabelle 2.3 Erweiterte Laboruntersuchungen bei der Diagnostik des Ikterus

Laborparameter	Verdachtsdiagnose
Hepatitisserologie: Antikörper, direkter Virusnachweis mit PCR, Antigennachweis (pp65 bei CMV)	Virushepatitis (Hepatitis A–E, hepatotrope Viren, z. B. CMV, HSV, EBV, VZV, Masern u. a.)
Immunglobulindifferenzierung	Autoimmunhepatitis (IgG), PBC (IgM), alkoholtoxische Leberschädigung (IgA), allergische Reaktionen (IgE)
Autoantikörper	PSC (pANCA), PBC (AMA, v. a. AMA-M2), Autoimmunhepatitis (v. a. ANA, pANCA, SMA bei der klassischen Form; LKM-1)
Serumeisen, Ferritin, Tranferrinsättigung	Hämochromatose
Serumkupfer, Coeruloplasmin, Kupferausscheidung im Urin	Morbus Wilson
α1-Fetoprotein	hepatozelluläres Karzinom
α1-Antitrypsin	α1-Antitrypsin-Mangel
Lymphozytenstimulationstest	medikamentös-allergische Reaktionen
Porphyrine im Urin/Serum	Porphyrien

CMV: Zytomegalievirus, HSV: Herpes-simplex-Virus, EBV: Ebstein-Barr-Virus, VZV: Varizella-zoster-Virus, PSC: primär sklerosierende Cholangitis, PBC: primär biliäre Zirrhose, AMA: antimitochondriale Antikörprt, ANA: antinukleäre Antikörper, ANCA: Anti-Neutrophilen-Zytoplasma-Antikörper, LKM-1: Antikörper gegen mikrosomale Antigene von Leber und Niere (Liver-/Kidney-Mikrosomen), SMA: smooth muscle antibodies = Antikörper gegen die glatte Muskulatur

Ikterus kann sonographisch meist gut abgegrenzt werden (Abb. 2.3). Der Nachweis von intra- oder extrahepatischen Raumforderungen kann weitere Hinweise für die Genese eines Ikterus liefern. Des Weiteren lassen sich typische Veränderungen einer Leberzirrhose, insbesondere sekundäre Veränderungen wie Aszites, Splenomegalie sowie portale Umgehungskreisläufe erkennen. Ausschließen lässt sich ein (beginnender) zirrhotischer Umbau jedoch nur histologisch. Veränderungen der Strömungsverhältnisse in der Leber (Duplexsonographie) können z. B. durch (Pfortader-)Thrombosen oder ein Budd-Chiari-Syndrom bedingt sein. Die Darstellung des Pankreaskopfes bei V.a. eine Pankreaskopfneoplasie und Vorliegen einer extrahepatischen Cholestase gelingt bei adipösen Patienten oder Meteorismus oft weniger suffizient als mit der CT. Bei Z.n. Cholezystektomie sind die Gallenwege häufig weiter, ohne dass ein mechanisches Abflusshindernis vorliegt.

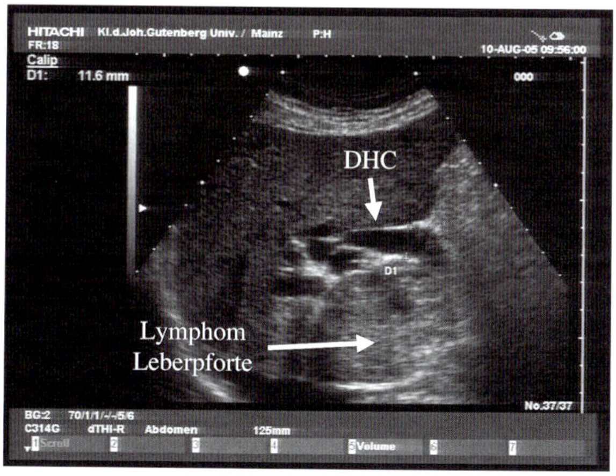

Abb. 2.3 Sonographische Darstellung einer extrahepatischen Cholestase. Dilatierter DHC bei einem 72-jährigen Patienten mit metastasiertem Nierenzellkarzinom und Lymphknotenvergrößerungen im Leberhilus.

Imtraduktale und Endosonographie. Die intraduktale Sonographie mit Minisonden nach Einführen eines Duodenoskops kann Hinweise auf die Malignität einer Gallengangsstneose geben und zusätzlich zur Biopsiegewinnung genutzt werden (3).

Bei unklaren Veränderungen im Pankreaskopf und -korpus kann die Endosonographie wichtige Zusatzinformationen bei extrahepatischem Verschlussikterus liefern.

Radiologische Methoden

Abdomenübersichtsaufnahme und CT. Die Übersichtsaufnahme hat eine untergeordnete Bedeutung bei der Diagnostik des Ikterus, kann aber Luft in den Gallenwegen als Hinweis auf eine biliodigestive Fistel oder Verkalkungen in Projektion auf die Gallenblase (als Hinweis auf Gallensteine) oder in Projektion auf das Pankreas (als Hinweis auf eine chronisch kalzifizierende Pankreatitis) nachweisen.

Die CT kann wichtige ergänzende Informationen zu unklaren Raumforderungen in der Leber sowie zur Beurteilung des Leberhilus, des Pankreaskopfes oder anderer retroperitonealer Strukturen bei Vorliegen eines obstruktiven Ikterus liefern.

Kernspinuntersuchungen. Ebenfalls wichtige Informationen zur Lebermorphologie und zur Beurteilung benachbarter Strukturen bietet die Magnetresonanztomographie (MRT). Zur Abklärung einer unklaren Cholestase kommt als radiologische, nichtinvasive Methode v.a. die Magnetresonanz-Cholangiopankreatikographie (MRCP) in

Betracht. Sie ist aufgrund technischer Verbesserungen zu einer wichtigen diagnostischen Option geworden. Ein noch nicht verbreitetes Verfahren ist die Magnetresonanzspektroskopie, die die In-vivo-Beurteilung hepatischer Stoffwechselvorgänge erlaubt. Nuklearmedizinische Untersuchungen haben bei der Ikterusdiagnostik eher eine untergeordnete Bedeutung.

Endoskopische Verfahren

ÖGD und ERCP. Eine Ösophagogastroduodenoskopie (ÖGD) bietet Zusatzinformationen, z.B. Hinweise für eine portale Hypertension (Ösophagus- oder Fundusvarizen). Die endoskopisch retrograde Cholangiopankreatikographie (ERCP) ist der Goldstandard bei der invasiven Diagnostik biliärer Erkrankungen. Die Papille und die papillennahe Region können direkt beurteilt, das biliopankreatische Gangsystem kann indirekt beurteilt werden. Die endoskopisch-retrograde Cholangiographie (ERC) ist Methode der Wahl bei Verdacht auf Gallengangssteine und zur Abklärung des malignen Ikterus.

- Die *Vorteile* gegenüber der MRCP sind v.a. die oft bessere Darstellung der Tumorinfiltration, fehlende Metallartefakte und die Möglichkeit therapeutischer Interventionen sowie erweiterter diagnostischer Maßnahmen (Biopsien, Bürstenzytologie, Sekretgewinnung zur Zytologie und Tumormarkerbestimmung, ergänzender intraduktaler Ultraschall).
- *Nachteile* sind die gegenüber nichtinvasiven Methoden erhöhten Komplikationsraten (0,2 – 3 %, insbesondere Cholangitis und Pankreatitis) sowie eine größere Belastung des Patienten. Veränderte anatomische Verhältnisse können eine ERCP unmöglich machen, z.B. ein papillennahes Divertikel.

PTC und Cholangioskopie. Eine Reservemethode für die ERCP stellt die perkutane, transhepatische Cholangiographie (PTC) dar, die eine hohe diagnostische Spezifität und Sensitivität besitzt und wie die ERCP mit ergänzenden diagnostischen und therapeutischen Maßnahmen kombiniert werden kann. Die Cholangioskopie mittels Mutter-Baby-Technik ist eine diagnostische Option bei unklaren intraduktalen Raumforderungen (9).

Diagnostische Laparoskopie. Bei einer diagnostischen (Mini-)Laparoskopie kann bei unklaren parenchymatösen Erkrankungen die Lebermorphologie beurteilt und auch bei gerinnungskompromittierten Patienten können relativ sicher Gewebeproben aus der Leber entnommen werden (2).

Die histologische Beurteilung des Lebergewebes nach Leberpunktion hat eine zentrale Bedeutung in der Diagnostik einer unklarer Leberschädigung und beim Staging einer Lebererkrankung.

Rationelles diagnostisches Vorgehen

Nach klinischer Diagnosestellung eines Ikterus folgen zunächst eine gezielte Anamnese und die körperliche Untersuchung. Zusammen mit der Erhebung basaler Labordaten (Bilirubin konjugiert/unkonjugiert, Blutbild, Entzündungsparameter, Transaminasen, AP, γGT, LDH) und einer abdominellen Sonographie steht meist schon die Differenzierung prähepatischer, hepatischer und posthepatischer Ikterus fest. Bei Verdacht auf eine Hämolyse ist die weitere hämotologische Diagnostik einzuleiten (Retikulozyten, Haptoglobin, Hämopexin, Coombs-Test, ggf. Knochenmarkszytologie).

- Bei Vorliegen *dilatierter intra- und/oder exptrahepatischer Gallenwege* ist die ERCP oder ggf. die PTC (z.B. bei Billroth-II-Magen) die diagnostische Maßnahme der Wahl. Eine hoch auflösende Darstellung der Gallenwege gelingt alternativ mit der MRCP. Bei V.a. eine maligne Erkrankung sollten eine Histologiegewinnung und schließlich ein Staging durchgeführt werden.
- Bei *normaler Weite der Gallenwege* sollte eine erweiterte Labordiagnostik angestrebt werden (s.o.). Bei nicht schlüssigen Befunden und cholestatischer Laborkonstellation ist dennoch eine ERCP zu erwägen. Bei unklaren Fällen kann die Leberpunktion wichtige Informationen liefern, die histologische Untersuchung bleibt meistens für die Objektivierung einer Verdachtsdiagnose unverzichtbar.

Ein diagnostischer Algorithmus bei Ikterus findet sich in Abb. 2.**4** (11).

Komplikationen und Therapie

Komplikationen

Die Komplikationen eines Ikterus ergeben sich in erster Linie aus der Grunderkrankung (s. entsprechende Spezialkapitel). Die Folgen einer länger andauernden Cholestase bestehen vor allem in der Gefahr einer *bakteriellen Cholangitis* und *Sepsis*. Weitere Komplikationen ergeben sich aus der mangelhaften Ausscheidung gallepflichtiger Substanzen wie Gallensäuren (Pruritus), Cholesterin (Xanthelasmen) und metabolisierter Fremdstoffe sowie aus dem Mangel an Gallensäuren im Darm (Störung der Fettverdauung, Malabsorption der fettlöslichen Vitamine A, D, E und K). Eine andauernde Cholestase kann außerdem zur Ausbildung einer *sekundären biliären Zirrhose* führen.

Eine vermehrte Sekretion von Bilirubin in die Gallenflüssigkeit kann zur Entstehung von *Gallepigmentsteinen* aus präzipitiertem unkonjugiertem und konjugiertem Bilirubin führen (→ Kapitel 30). Bei Patienten mit chronischer Hämolyse kann es zum Auftreten von Pigment-(Calciumbilirubinat-)Steinen kommen, die eine Choledocholithiasis mit nachfolgender Cholestase auslösen können.

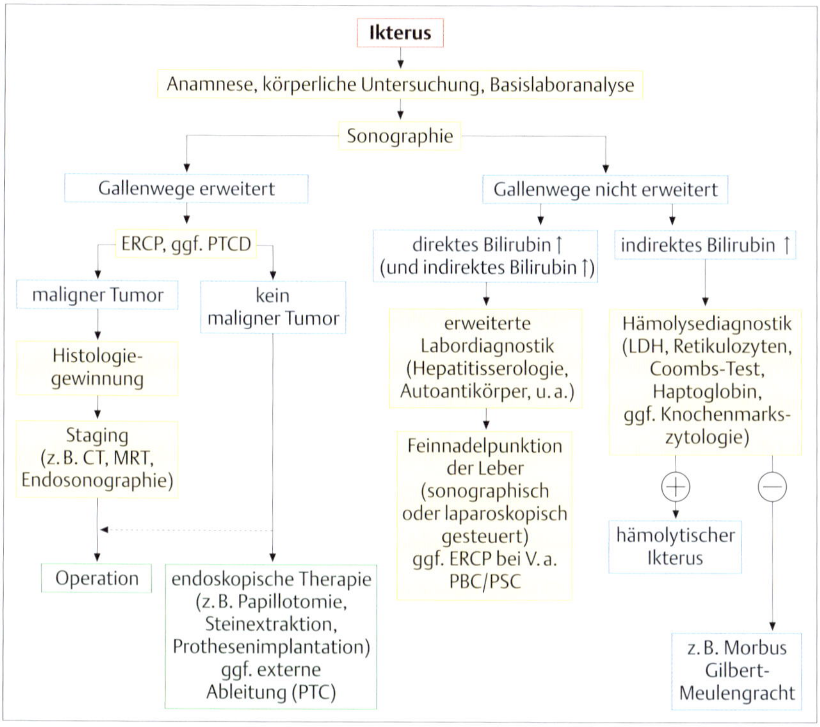

⊠ **Abb. 2.4** Diagnosealgorithmus bei Ikterus (nach 11). PSC: primär sklerosierende Cholangitis, PBC: primär biliäre Zirrhose, PTC: perkutane transhepatische Cholangiographie

Therapie

Die Behandlung der zum Ikterus führenden Erkrankung ist ein zentrales Anliegen (s. entsprechende Spezialkapitel).

⇢ **Hämolysen.** Bei Patienten mit hämolytischen Formen eines Ikterus ist eine entsprechende Basistherapie einzuleiten. Je nach Form der Hämolyse kommen eine Splenektomie (z. B. korpuskuläre hämolytische Anämien), eine Therapie mit Corticosteroiden oder Immunglobulinen (z. B. bei autoimmunhämolytischen Anämien) und eine Reihe weiterer Therapieansätze in Frage (s. entsprechende Fachliteratur).

⇢ **Hepatitiden und Speicherkrankheiten.** Bei medikamentös- oder alkoholtoxischen Hepatitiden steht die Expositionsprophylaxe an erster Stelle. Bei der Hämochromatose ist die Aderlasstherapie eine zentrale therapeutische Maßnahme, beim Morbus Wilson sind eine kupferarme Diät sowie die Gabe von Chelatbildnern zu erwägen. Beim α_1-Proteaseinhibitor-Mangel beschränken sich die therapeutischen Möglichkeiten hinsichtlich der Lebererkrankung meist auf eine symptomatische Therapie (→ **Kapitel 13.3**). Patienten mit chronischer Virushepatitis können mit Interferon und/oder Virostatika behandelt werden. Sowohl die autoimmunen Hepatitiden als auch die akute alkoholische Hepatitis können u. a. durch Corticosteroide günstig beeinflusst werden.

⇢ **Intrahepatische Cholestase.** Bei vielen Formen der intrahepatischen Cholestase ist die Gabe von Ursodesoxycholsäure sinnvoll, das gilt insbesondere für die PBC und die PSC, aber auch z. B. für die Mukoviszidose und das Alagille-Syndrom.

⇢ **Extrahepatische Cholestase.** Bei nahezu allen Formen der extrahepatischen Cholestase ist eine endoskopische Therapie anzustreben (→ **Kapitel 9.2**). Bei inkompletten oder kompletten Verschlüssen ist die Methode der Wahl die Implantation von Kunststoffendoprothesen oder Metallstents mittels ERCP(8) oder die Durchführung einer externen Ableitung mittels PTC. Bei Gallengangskonkrementen bieten sich verschiedene Maßnahmen wie extrakorporale Stoßwellenlithotripsie sowie intraduktale Verfahren über die ERCP an (→ **Kapitel 9.2**).

⇢ **Chirurgische Verfahren.** Die chirurgischen Verfahren, z. B. biliodigestive Anastomosen, kommen in Betracht, wenn über endoskopische Therapie keine langfristige Beseitigung einer extrahepatischen Cholestase gelingt.

Die orthotope Lebertransplantation kommt bei einer Reihe von Leberparenchymerkrankungen im Endstadium in Frage.

⇢ **Begleitsymptome und Komplikationen.** *Juckreiz* (Pruritus) ist ein häufig schwer zu behandelndes Begleitsymptom eines cholestatischen Ikterus, das die Lebensqualität erheblich einschränken kann.

Bei einer *bakteriellen Cholangitis* ist die frühzeitige antibiotische Therapie mit Breitspektrumantibiotika wie Gyrasehemmern und Acylereidopenicillinen indiziert.

Aufgrund einer bei cholestatischem Ikterus häufig gestörten Absorption fettlöslicher Vitamine sollte ggf. eine parenterale Applikation der Vitamine A, D, E und K erfolgen. Bei Maldigestionssyndrom sollte eine fettarme Diät in Verbindung mit der Aufnahme mittelkettiger Triglyceride erfolgen.

FAZIT FÜR DIE PRAXIS

- Die häufigsten Ursachen einer indirekten Hyperbilirubinämie im Serum sind eine vermehrte Bilirubinbildung bei Hämolysen, der Morbus Gilbert-Meulengracht und der Neugeborenenikterus. Der Morbus Gilbert-Meulengracht ist die häufigste angeborene Bilirubinglukuronidierungsstörung.
- Ein (Pseudo-)Ikterus kann auch durch erhöhte Zufuhr von Carotin und Quinacrine oder durch den Umgang mit Phenolen ausgelöst werden.
- Bei Patienten mit prähepatischem Ikterus und normaler Leberfunktion steigt der Bilirubinspiegel nicht über 4 mg/dl.
- Bei Vorliegen eines Ikterus sollte immer an die Möglichkeit einer medikamentös induzierten Leberreaktion gedacht werden.
- Ein erniedrigtes Albumin in Kombination mit einem Ikterus lässt v.a. an eine chronische Lebererkrankung als Ursache für einen Ikterus denken.
- Eine intrakanalikuläre Obstruktion in den Gallenwegen ist mit Abstand am häufigsten durch eine Choledocholithiasis bedingt.
- Die abdominelle Sonographie zur Beurteilung der Gallenwege ist eine zentrale Untersuchung bei der Erstdiagnose eines Ikterus. Die ERCP ist der Goldstandard bei der invasiven Diagnostik biliärer Erkrankungen wegen der Möglichkeit zur therapeutischen Intervention und zur Probengewinnung; die MRCP ist aufgrund technischer Verbesserungen zu einer weiteren diagnostischen Option geworden.

2.2 Aszites

H. Schulze-Bergkamen, P. R. Galle

EDITORIAL **Aszites ist eine pathologische Ansammlung von Flüssigkeit in der Peritonealhöhle. Die Verdachtsdiagnose kann meistens bereits durch Anamneseerhebung und die körperliche Untersuchung gestellt werden, die Ultraschalluntersuchung führt zur Diagnosesicherung. Die mit Abstand häufigste Ursache für Aszites in Industrienationen ist die portale Hypertension auf dem Boden einer Leberzirrhose (portaler Aszites). In diesem Fall ist der Aszites als Progress der Grunderkrankung zu werten. Die zweithäufigste Form ist der Aszites im Rahmen einer malignen Erkrankung. Zur Unterscheidung der Aszitesformen sollte eine diagnostische Parazentese erfolgen.**

Die spontan bakterielle Peritonitis ist eine lebensbedrohliche Komplikation aller Aszitesformen und sollte im Rahmen der Routinediagnostik regelmäßig ausgeschlossen werden. Sie ist ebenso wie das hepatorenale Syndrom mit einer hohen Mortalität verknüpft.

Definitionen und Klassifikation

Aszites stellt eine Flüssigkeitsansammlung in der Peritonealhöhle dar. Die Peritonealhöhle ist ein anatomisch komplizierter Raum, der normalerweise nur wenige Milliliter peritonealer Flüssigkeit enthält. Aszites entsteht häufig auf dem Boden einer portalen Hypertension bei Leberzirrhose (portaler Aszites). Weitere Ursachen sind entzündliche Erkrankungen des Peritoneums (entzündlicher Aszites), eine Rechtsherzinsuffizienz (kardialer Aszites), Pankreaserkrankungen (pankreatischer Aszites), Nierenerkrankungen (nephrogener Aszites) und maligne Tumorerkrankungen (maligner Aszites).

→ **Schweregrade.** Abhängig von der Aszitesmege empfiehlt der „International Ascites Club" eine Einteilung in 3 Grade (40):

- Grad 1: milder Aszites, der nur durch Ultraschall detektierbar ist,
- Grad 2: moderater Aszites, der zu einer leichten symmetrischen Auftreibung des Abdomens führt und
- Grad 3: große Aszitesmengen mit deutlicher Auftreibung des Abdomens.

Epidemiologie und Wertung

Aszites findet sich am häufigsten im Rahmen fortgeschrittener Lebererkrankungen. 80% aller Patienten mit Aszites haben eine parenchymatöse Lebererkrankung.

Etwa 58% aller Patienten mit der Diagnose einer kompensierten Leberzirrhose entwickeln innerhalb von 10 Jahren einen Aszites (22). Die zweithäufigste Ursache für Aszites sind maligne Tumorerkrankungen. Daneben gibt es eine Vielzahl weiterer Erkrankungen, die zu Aszites führen können (Tab. 2.**4**).

Tabelle 2.4 Ätiologie des Aszites (nach 58)

Portaler Aszites • Leberzirrhose • akute Hepatitis • Budd-Chiari-Syndrom • Pfortaderthrombose	80%
Maligner Aszites • Peritonealkarzinose • Lebermetastasen • Lymphome • andere intraabdominelle Tumoren (z. B. Ovarialkarzinom)	10%
Kardialer Aszites • Rechtsherzinsuffizienz • Pericarditis constrictiva • Trikuspidalinsuffizienz	3%
Entzündlicher/infektiöser Aszites • eitrige/bakteriell bedingte Peritonitis (z. B. Chlamydien) • tuberkulöse Peritonitis • Serositis, z. B. bei Lupus erythematodes • Sarkoidose • Filariose (Wucheria bancrofti) • AIDS-assoziierte Infektionserkrankungen • Kaposi-Sarkom	< 5%
Pankreatogener Aszites • Pankreatitis • Pankreaspeudozysten, Pankreasfisteln	< 1%
Angeborene Aszitesformen • primäre lymphatische Hypo-/Hyperplasie • Yellow-Nail-Syndrom u. a.	< 1%
Andere Aszitesformen • nephrogener Aszites (nephrotisches Syndrom) • postoperativer Aszites nach Verletzung von Lymphgefäßen/Ureteren u. a.	< 1%

Bei etwa 5% aller Patienten mit Aszites findet sich mehr als eine Ursache, z. B. Leberzirrhose und Peritonealkarzinose oder Herzinsuffizienz

Risikofaktoren und Pathologie

→ **Aszites bei portaler Hypertension.** Eine portale Hypertension auf dem Boden einer Leberzirrhose ist die häufigste Ursache von Aszites. Nach einer inzwischen allgemein akzeptierten Theorie zur Aszitesentstehung spielt die arterielle Vasodilatation im Splanchnikusgebiet eine zentrale pathophysiologische Rolle (Abb. 2.**5**) (63). Wichtige Voraussetzungen sind außerdem eine kapilläre Permeabilitätssteigerung sowie hydraulische und onkotische Druckgradienten.

Bei Widerstandserhöhung im portalen Stromgebiet kommt es zu erhöhtem arteriellem Blutfluss im Splanchnikusgebiet mit erhöhten hydrostatischen Drücken. Zusätzlich kommt es durch eine arterielle Vasodilatation im Splanchnikusgebiet zu einem vermehrten Bluteinstrom in die Portaläste (Abb. 2.**5**) (69). Ein Faktor, der zur Vasodilatation im Splanchnikusgebiet beiträgt, ist die Öffnung portosystemischer Kollateralen. Dabei spielen vasodilatatorische Mediatoren wie z. B. Stickstoffmonoxid (NO) oder Prostaglandine eine wichtige Rolle (21, 68). Als Trigger für die NO-Produktion kommen u. a. Endotoxine, die durch portosystemische Shunts and eine verminderte Aktivität retikuloendothelialer Zellen vermehrt in die Zirkulation gelangen, in Frage (18, 26).

Die bei Leberzirrhose zu beobachtende periphere Vasodilatation hat v.a. folgende Auswirkungen:

- *Aktivierung endogener vasokonstriktiver Mediatoren* wie z. B. ADH oder Angiotensin. Die renale Durchblutung wird gehemmt und die glomeruläre Filtrationsrate nimmt ab.
- *Natrium- und Wasserretention,* die auch durch eine vermehrte ADH-Ausschüttung begünstigt wird. Es entwickeln sich eine Hyponatriämie bei steigendem Körpernatrium und eine Hypoosmolalität (7, 8).

- Die Nierenfunktion bei Patienten mit fortgeschrittener Leberzirrhose wird häufig überschätzt, da die Harnstoff- und Kreatininproduktion im Rahmen der Lebererkrankung und bei verminderter Muskelmasse oft verringert sind.
- Die Hyponatriämie bei Patienten mit fortgeschrittener Leberzirrhose mit/ohne Aszites kommt durch einen Dilutionseffekt und nicht durch einen Natriummangel zustande.

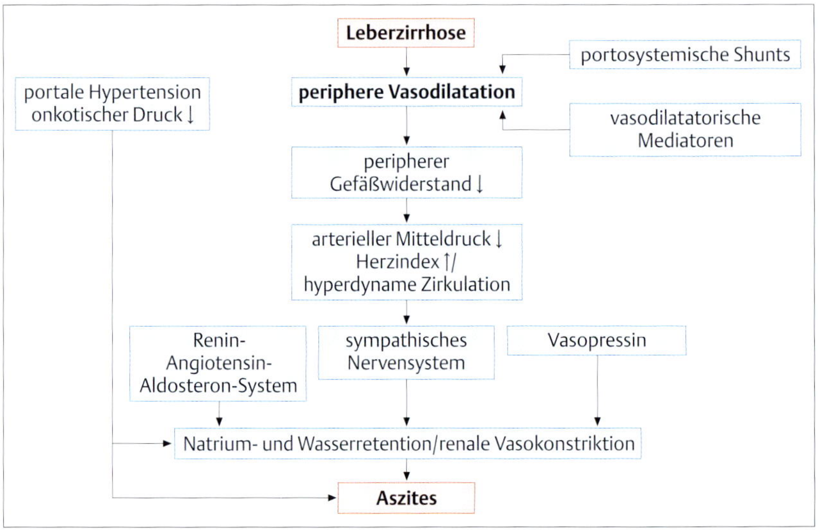

Abb. 2.5 Periphere arterielle Vasodilatation in der Pathogenese des portalen Aszites (nach 63).

Entzündlicher und maligner Aszites. Im Rahmen von Infektionserkrankungen oder bei Pankreatitiden entsteht Aszites durch eine vermehrte Kapillarpermeabilität im Splanchnikusgebiet (67). Auch bei malignem Aszites bei Peritonealkarzinose ist die Kapillarpermeabilität erhöht. Eine Blockade der Lymphabflusswege kann ebenfalls zum malignen Aszites beitragen (32, 46).

Chylöser Aszites. Die häufigsten Ursachen eines chylösen Aszites sind maligne Erkrankungen und Leberzirrhosen. In Entwicklungsländern dagegen stehen Infektionserkrankungen an erster Stelle (insbesondere die Peritonealtuberkulose sowie die Filariose). Auch angeborene Veränderungen der Lymphgefäße können bereits bei Kindern chylösen Aszites verursachen, z.B. das Klippel-Trénaunay-Syndrom oder das Yellow-Nail-Syndrom. Nach chirurgischen Eingriffen, Bestrahlungstherapie oder bei entzündlichen Erkrankungen, z.B. bei Pankreatitiden oder idiopahtischer retroperitonealer Fibrose, kann es ebenfalls über eine Obstruktion lymphatischer Gefäße zu einem chylösen Aszites kommen.

Hämorrhagischer Aszites. Diese Aszitesform kann bei Patienten mit Leberzirrhose spontan auftreten, ist aber häufiger Folge von Parazentesen. Etwa 20% der Azitesproben bei Patienten mit malignen Erkrankungen sind hämorrhagisch, die meisten dieser Patienten haben ein hepatozelluläres Karzinom (57).

Nephrogener Aszites. Im Endstadium verschiedener Nierenerkrankungen oder auch bei Kindern mit nephrotischem Syndrom kann nephrogener Aszites auftreten. Dabei spielt eine gesteigerte Kapillarpermeabilität im Peritoneum eine wichtige pathogenetische Rolle (27).

Klinik

Leitsymptome bei Aszites sind eine (oft rasche) Zunahme des Bauchumfangs und des Körpergewichtes. Der Aszitesbildung geht häufig ein Meteorismus voraus („Erst der Wind, dann der Regen"). Bei zunehmender Aszitesmenge kommt es zur Auftreibung des Abdomens mit Spannungsgefühl sowie zu Dyspnoe bei Zwerchfellhochstand und evtl. gleichzeitig bestehenden Pleuraergüssen. Durch erhöhten intraabdominellen Druck kann es zu einem Verstreichen des Nabels und zur Ausbildung von Hernien an muskulären Schwachstellen kommen. Auffällig ist bei Patienten mit fortgeschrittener Leberzirrhose oft ein Missverhältnis zwischen dem geblähten Abdomen mit Aszites und der Abmagerung der Extremitäten. Es kann auch zur Ausbildung von Beinödemen kommen. Beim malignen Aszites liegt meist eine fortgeschrittene Tumorerkrankung vor, häufig werden abdominelle Schmerzen beschrieben. Knöchel- und Lidödeme, schäumender Urin und Hypertonie weisen auf ein nephrotisches Syndrom hin.

Diagnostik und Differenzialdiagnostik

Anamnese

Führendes Symptom des Aszites ist die oft rasche Zunahme des Bauchumfanges, die häufig mit schneller Ermüdbarkeit und Belastungsdyspnoe einhergeht. Zur Anamneseerhebung gehört das Abfragen von Risikofaktoren für Lebererkrankungen. Bei Patienten ohne Hinweis für eine Leberzirrhose sollte detailliert nach Tumorerkrankungen in der Vorgeschichte, nach Rechtsherzinsuffizienz, Auslandsreisen, Tuberkulose, Hämodialyse und Pankreatitiden gefragt werden. Seltene Ursachen eines Aszites schließen eine Ureter- oder Blasenverletzung, ein lymphatisches Leck nach einem chirurgischen Eingriff, eine bakterielle Peritonitis mit Chlamydien, ein nephrotisches Syndrom, ein Myxödem, einen systemischen Lupus erythematodes und Komplikationen im Rahmen einer HIV-Infektion ein.

Körperlicher Untersuchungsbefund

Fast alle Patienten mit Aszites bei Leberzirrhose zeigen weitere Hinweise für eine Zirrhose bei der körperlichen Untersuchung (→ Kapitel 16). Bei der Perkussion des Abdomens kann bei größeren Aszitesmengen (ab ca. 1500 ml) eine Flankendämpfung auftreten (14). Bei mehr als 500 ml Aszites kann der Klopfschallwechsel bei Lageänderung wegweisend sein: In Rückenlage wird die Grenze der lateralen Flüssigkeitsdämpfung gegen den tympanitischen Schall des aufschwimmenden Darmes perkutiert, eingezeichnet und dann die Verschieblichkeit der Dämpfung geprüft. In Knie-Ellenbogen-Lage sind auch kleinere Flüssigkeitsmengen abgrenzbar. Ungenauer ist die Flüssigkeitswellenpalpation, bei der die flach aufgelegte Hand an der einen lateralen Bauchwand den Anprall der Fluktuationswelle nach kurzem Stoß der Fingerspitzen an der anderen Seite fühlt.

Bildgebende Diagnostik

→ **Sonographie.** Die Abdomensonographie ist der Goldstandard bei der Aszitesdetektion (Abb. 2.**6**) (30). Vorteile sind neben der hohen Sensitivität die Kosteneffizienz und das Fehlen von Komplikationen.

Ein Aszites kann ab ca. 50 – 100 ml sonographisch nachgewiesen werden. Zudem gibt die Sonographie Hinweise auf die Genese des Aszites (z. B. indirekte Zeichen einer portalen Hypertension).

→ **Radiologische Diagnostik.** Eine Röntgenuntersuchung des Thorax gibt Hinweise auf eine kardiale Genese des Aszites, die durch eine Echokardiographie bestätigt werden kann. Aszites kann ein Nebenbefund im CT oder MRT sein. Diese Untersuchungen können ergänzend die Aszitesursache weiter eingrenzen. Eine Lymphangiographie oder -szintigraphie kann eine Erweiterung und Durchlässigkeit von Lymphgefäßen im Abdomen oder auch Fistelbildungen erkennen.

Punktionen

→ **Leberpunktion und -biopsie.** Eine Feinnadelpunktion der Leber kann Aufschluss über die Genese einer Lebererkrankung geben und damit die Ursache des Aszites weiter eingrenzen. Bei V.a. auf eine Peritonealkarzinose als Aszitesursache kann die (Mini-)Laparoskopie auch kleine Tumorläsionen erkennen und ermöglicht eine gezielte Biopsie unklarer Herde (15).

→ **Diagnostische Parazentese.** Eine diagnostische Parazentese ist ein wegweisender Schritt bei der Aszitesabklärung und wird vom „International Ascites Club" bei jeder stationären Aufnahme eines Patienten mit Zirrhose und Aszites empfohlen (48). Die Komplikationsrate bei der Parazentese ist gering (24, 43). In der Regel genügt die Entnahme von 50 – 100 ml. Eine Standardpunktionsstelle ist der linke untere Quadrant 2 Querfinger oberhalb und medial der Spina iliaca anterior superior. Ein Ultraschallgerät hilft bei der Lokalisation anderer möglicher Punktionsstellen. Zur Vermeidung eines „Asziteslecks" bei erhöhtem intraabdominellem Druck sollten dünne Kanülen (16 – 18 G) verwendet werden.

Der *makroskopische Aspekt* des Aszites ist oft nicht sehr aussagekräftig, kann aber Hinweise auf die Genese geben. Der Aszites bei Leberzirrhose ist meistens klar und gelblich, bei spontan bakterieller Peritonitis (SBP) häufig trüber. Eine milchig-trübe Verfärbung deutet auf chylösen Aszites hin. Hämorrhagischer Aszites wird bei > 10.000 roten Blutkör-

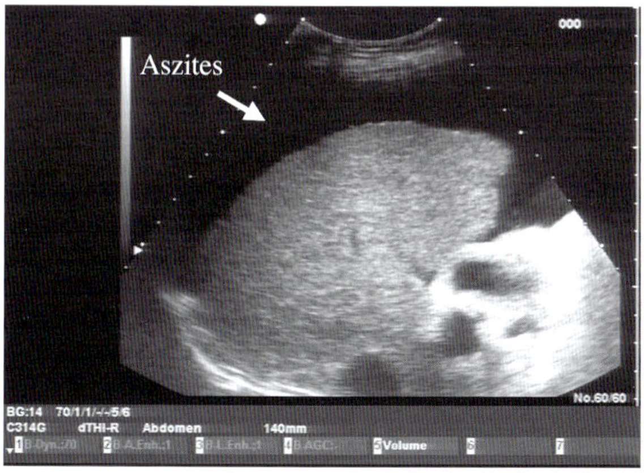

a

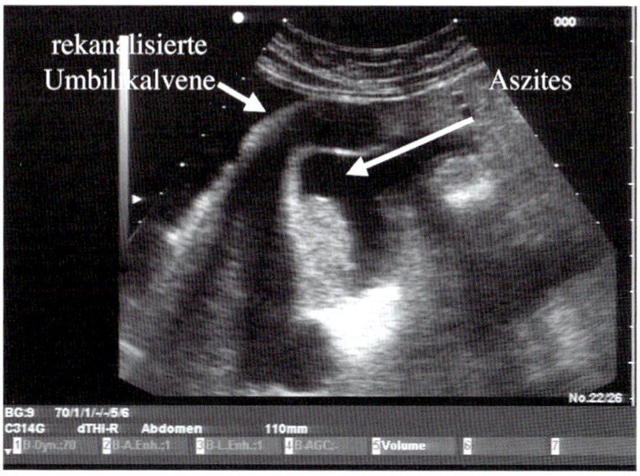

b

Abb. 2.6 Abdomensonographie bei einem Patienten mit portalem Aszites.
a Aszites bei einem 50-jährigen Patienten mit dekompensierter ethyltoxischer Leberzirrhose.
b Rekanalisierte Umbilikalvene durch portale Hypertension bei demselben Patienten.

perchen pro mm^3 sichtbar. Eine vermehrte Braunfärbung ist meistens durch erhöhte Bilirubinkonzentrationen bedingt.

Laboruntersuchungen

Im Aszites ist die Bestimmung folgender Parameter hilfreich (Tab. 2.**5** und Abb. 2.**7**):

- Die Bestimmung der *Zellzahl* sollte prinzipiell bei jeder Aszitespunktion erfolgen. Eine Zahl von ≥ 250 neutrophilen Granulozyten oder ≥ 500 pro µl Aszites ist hinreichend für die Diagnose einer SBP (48, 61).

Die Diagnose einer SBP erfolgt durch den Nachweis von mehr als 250 Neutrophilen bzw. 500 Leukozyten pro µl Aszites auch ohne Keimnachweis und bei fehlenden intestinalen Läsionen.

- *Albumin:* Der *Serum-Aszites-Albumingradient* wird durch einfache Subtraktion der Aszites- von der Serumalbuminkonzentration errechnet und korreliert gut mit dem portalen Druck (29). Ein Gradient von ≥ 1,1 g/dl hat einen positiven Vorhersagewert für das Vorliegen einer portalen Hypertension von 97%, ein kleinerer Gradient macht dagegen eine portale Hypertension unwahrscheinlich (Tab. 2.**6**) (58).
- *Gesamtprotein:* Nach dem Gesamtproteingehalt kann der Aszites außerdem in *Exsudat* (Gesamtprotein ≥ 3 g/dl) und *Transsudat* (Gesamtproteingehalt < 3 g/dl) unterteilt werden (Tab. 2.**7**).
- Eine *Gramfärbung* wird erst bei sehr hohen Bakterienkonzentrationen im Aszites (ab etwa 10.000/ml) positiv, wohingegen die mittlere Bakterienkonzentration bei SBP nur bei einem Organismus pro ml liegt (55). Die Gramfärbung kann bei V.a. eine sekundär bakterielle Peritonitis oder eine Darmperforation hilfreich sein, da dann unterschiedliche Bakterienstämme nachweisbar sind.
- *Bakterienkulturen* (mit Blut und/oder Aszites) sollten bei Patienten mit neu aufgetretenem Aszites, zuneh-

Tabelle 2.5 Laboranalysen bei der diagnostischen Parazentese

Routine:
• Zellzahl, Differenzialblutbild
• Albumin, Gesamteiweiß
Optional:
• Glucose, LDH, Amylase, Triglyceride, Bilirubin, AP
Bei V. a. Malignom:
• Zytologie; ggf. Fibronectin, Cholesterin, Tumormarker
Bei V. a. infektiöse Erkrankung:
• Kultur (aerob, anaerob, ggf. TBC), Gramfärbung

LDH = Lactatdehydrogenase, AP = alkalische Phosphatase

Tabelle 2.6 Differenzialdiagnosen des Aszites anhand des Serum-Aszites-Albumingradienten (58)

Gradient ≥ 1,1 g/dl (portale Hypertension in 97%)	Gradient < 1,1 g/dl
• Leberzirrhose • Herzinsuffizienz • Alkoholhepatitis • Metastasenleber • Budd-Chiari-Syndrom • Pfortaderthrombose • Akutes Leberversagen • Schwangerschaftsfettleber	• Peritonealkarzinose • Peritonealtuberkulose • Pankreatogener Aszites • Nephrotisches Syndrom • Serositis • Peritonitis

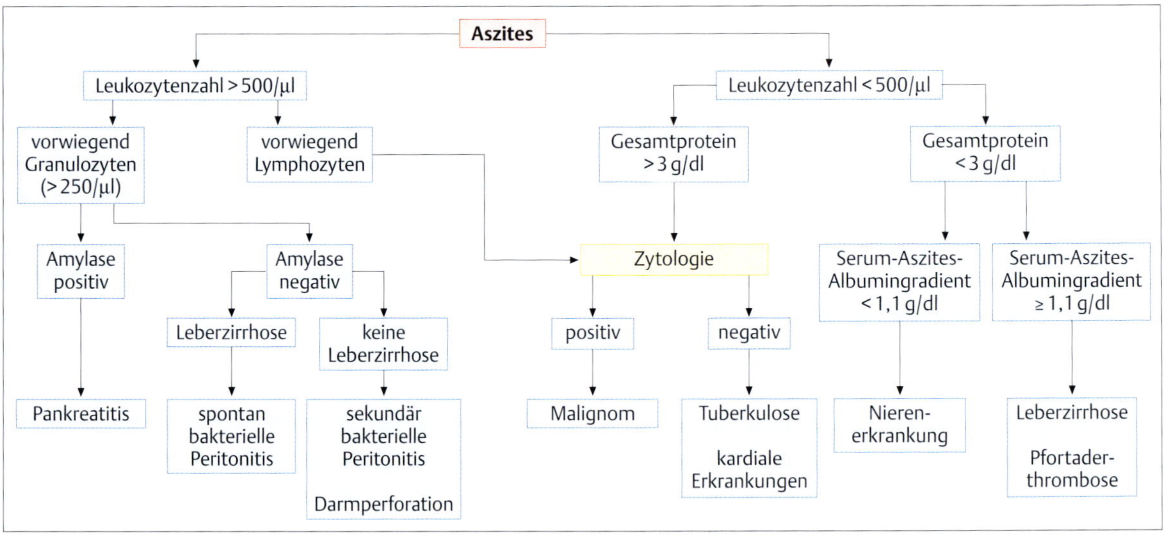

Abb. 2.7 Algorithmus nach diagnostischer Parazentese.

Tabelle 2.7 Differenzialdiagnosen des Aszites nach dem Exsudat-Transsudat-Konzept

Exsudat
• Bakterielle Peritonitis • Tuberkulöse Peritonitis • Pankreatogener Aszites • Maligner Aszites • Chylöser Aszites
Transsudat
• Portale Hypertension (Leberzirrhose, Budd-Chiari-Syndrom usw.) • Kardialer Aszites (z. B. Rechtsherzinsuffizienz, Kardiomyopathie) • Hypalbuminämie (nephrotisches Syndrom, exsudative Enteropathie)

mendem Aszites oder Patienten mit Fieber und/oder abdominellen Schmerzen und/oder Verschlechterung der Nierenfunktion in aeroben und anaeroben Kulturflaschen angelegt werden.

- Die *Glucosekonzentration* im Aszites entspricht normalerweise der Serumkonzentration, sofern Glucose nicht in der Peritonealhöhle z. B. durch Bakterien, Leukozyten oder maligne Zellen verstoffwechselt wird.
- *LDH:* Der Aszites-Serum-Quotient bei der LDH beträgt bei unkompliziertem zirrhotischem Aszites etwa 0,5, bei SBP nähern sich die Konzentrationen in Aszites und Serum an (Quotient 1) (56). Höhere Quotienten sprechen für eine maligne Erkrankung oder Infektionen.
- *Amylase:* Der Aszites-Serum-Quotient bei unkompliziertem zirrhotischem Aszites liegt bei etwa 0,4 und steigt bei pankreatischem Aszites auf Werte um 6 (49).
- Bei trüb-milchiger Aszitesverfärbung sollte die *Triglyceridkonzentration* bestimmt werden, bei chylösem Aszites liegt sie über 110 mg/dl.
- *Bilirubin:* Wenn die Bilirubinkonzentration im Aszites höher als die im Serum ist, ist eine Darm- oder Gallenwegsperforation nahe liegend (50).
- *Tumormarker:* Erhöhte Tumormarker im Aszites sind mit malignen Erkrankungen assoziiert, die Bestimmung gehört allerdings nicht zur Standarddiagnostik. Bei V.a. ein HCC kann das α-Fetoprotein im Aszites bestimmt werden. Die Bestimmung von Cholesterin-, Fibronectin-, LDH-Werten sowie des Serum-Aszites-Albumingradienten ergeben wichtige Hinweise für das Vorliegen eines malignen Aszites (Tab. 2.**8**).
- *Zytologie:* Bei Patienten mit Peritonealkarzinose können meistens maligne Zellen im Aszites zytologisch nachgewiesen werden (57). Allerdings haben nur ca. $^2/_3$ aller Patienten mit malignen Aszites eine Peritonealkarzinose. Die restlichen $^1/_3$ haben eine ausgedehnte hepatische Metastasierung, ein HCC oder einen chylösen Aszites bei einer Lymphomerkrankung. Bei diesen Patienten ist die Zytologie meistens negativ.

Zum Nachweis maligner Zellverbände im Aszites sollte das native Material entweder ohne Verzögerung oder nach Zwischenlagerung im Kühlschrank (5 – 8 °C) innerhalb von 24 h oder – bei längerem Versand – nach Versetzen mit Ethanol 50 % (Verhältnis 1 ÷ 1) zum Pathologen transportiert werden.

⇢ **Erweiterte Diagnostik.** Nicht zur Routinediagnostik gehören die Bestimmungen von Cholesterin, Fibronectin, pH-Wert und Lactat (51). Die genannten Parameter können aber Hinweise für das Vorliegen eines malignen Aszites liefern (19, 31, 32, 62). Bei V.a. eine *tuberkulöse Peritonitis* ist die Kultivierung von Aszites mit einer Sensitivität von 62 – 83 % hilfreich (4). Die laparoskopisch gesteuerte Probengewinnung in der Peritonealhöhle mit anschließender Kultivierung erreicht eine Sensitivität von nahezu 100 %.

Verlauf und Prognose

Verlauf und Prognose hängen entscheidend von der auslösenden Grunderkrankung ab. Die Prognose ist gut, sofern die Grunderkrankung einer spezifischen Therapie zugänglich ist (z. B. tuberkulöse Peritonitis, Pankreatitis). Portaler Aszites bei Leberzirrhose ist als Progress der Lebererkrankung zu werten, die 2-Jahres-Überlebensrate bei Patienten mit portalem Aszites liegt bei ca. 50 % (22). Bei refraktärem Aszites leben nach 1 Jahr nur noch 25 % der Patienten (11).

Tabelle 2.8 Kennzeichen des malignen Aszites (nach 19, 31, 32, 62)

	Cut-off-Wert	Sensitivität	Spezifität
Cholesterin	> 45 mg/dl	90 %	82 %
Fibronectin	> 10 mg/dl	90 %	82 %
LDH	> 200 U/l	85 %	89 %
Zytologie	positiv	60 %	100 %

Komplikationen

Die bedeutendsten Komplikationen im Verlauf einer chronischen Lebererkrankung mit Aszitesbildung sind die SBP und das hepatorenale Syndrom (→ Kapitel 19). Weitere Komplikationen des Aszites können Dypsnoe mit/ohne Pleuraerguss, eine Refluxösophagitis oder Bauchwandhernien sein. Die Gefahr einer Ösophagus- oder Fundusvarizenblutung ist erhöht, außerdem das Auftreten eines hepatopulmonalen Syndroms.

→ **SBP.** Die Prävalenz der SBP bei hospitalisierten Patienten mit Aszites liegt bei ca. 14% unabhängig von der Aszitesgenese, bei Patienten mit gastrointestinaler Blutung noch wesentlich höher (9). Auch bei adäquater Therapie ist die Mortalität der SBP hoch (66).

→ **Hepatorenales Syndrom.** Das hepatorenale Syndrom ist durch eine Oligurie, Azotämie, Hyponatriämie und Hypotension bei dekompensierter Leberzirrhose und fehlendem Hinweis auf eine primäre Nierenerkrankung gekennzeichnet. Typisch für das hepatorenale Syndrom sind ein normaler Harnstatus und eine verminderte Natriurese (< 10 mmol/24 h) (→ Kapitel 19). Abzugrenzen vom hepatorenalen Syndrom ist das prärenale Nierenversagen bei Volumendepletion und forcierter Diuretikagabe.

Therapie

Die Therapie des Aszites ist in erster Linie kausal und ergibt sich aus einer gründlichen Diagnostik.

Aszites bei Leberzirrhose

Bei Patienten mit Leberzirrhose bringt die Reduktion von Aszites in erster Linie eine verbesserte Lebensqualität, möglicherweise aber auch eine verringerte Komplikationsrate (z. B. seltenere Entwicklung einer SBP) (59).

→ **Diätetische und diuretische Therapie.** Die Therapie des Aszites bei Leberzirrhose erfolgt nach einem Stufenplan (→ Kapitel 16). Zur Basistherapie gehören die Behandlung der Ursache der Lebererkrankung und die Vermeidung hepatotoxischer Einflüsse (insbesondere von Alkohol), außerdem die Einschränkung der Natriumzufuhr auf 2 g NaCl/d (entspricht 88 mmol Na^+). Bei einer niedrigen Natriumkonzentration im Serum (< 130 mmol/l) sollte auch die Flüssigkeitszufuhr eingeschränkt werden (< 2 l/d). Bei Patienten mit einer Natriurese von unter 78 mmol/d ist die zusätzliche Gabe von Diuretika meist unumgänglich. Bei einer fraktionellen Natriumelimination (FE_{Na}) von > 0,5% sind die Erfolgsaussichten von diuretischer und diätetischer Therapie gut. Die FE_{Na} wird durch folgende Formel errechnet:

$$FE_{Na}\% = (Na^+_{Urin}/Na^+_{Plasma}) \times (Kreatinin_{Plasma}/Kreatinin_{Urin}) \times 100$$

Die effektivste diuretische Therapie ist die Kombination von Spironolacton und Furosemid (oder Torasemid). Die zusätzliche Gabe eines Thiaziddiuretikums im Sinne einer sequenziellen Nephronblockade ist nicht durch Studien abgesichert, wird allerdings häufig praktiziert.

→ **Diuretikaresistenter Aszites.** Bei ca. 10–20% der Patienten führen diätetische Maßnahmen in Kombination mit Diuretika nicht zum Ausschwemmen des Aszites (53), diese Patienten haben meistens eine fraktionelle Natriumelimination von < 0,1%. Zum Ausschluss von diätetischen Fehlern sollte eine Messung der Natriurese im 24-h-Sammelurin erfolgen. Patienten mit einer Ausscheidung von über 78 mmol (88 mmol maximale Natriumaufnahme über die Ernährung minus 10 mmol nichtrenale Natriumausscheidung) sind als nicht optimal diätetisch eingestellt einzustufen. Die Patienten mit diuretikaresistentem Aszites unter konsequenter Natriumrestriktion haben eine schlechte Prognose. Die 3 wichtigsten therapeutischen Optionen bei Patienten mit diuretikaresistentem Aszites sind Lebertransplantation, regelmäßige therapeutische Parazentesen und die Anlage eines transjugulären intrahepatischen portosystemischen Shunts (TIPS). Bei Patienten mit stark eingeschränkter Leberfunktion sollte eine regelmäßige Parazentesetherapie einer TIPS-Anlage vorgezogen werden.

- *Therapeutische Parazentesen* können nicht nur Symptome lindern (Tab. 2.**9**), sondern sind vermutlich auch mit anderen günstigen Nebeneffekten assoziiert (33, 38). Die Notwendigkeit einer Substitution von Albumin oder Kolloiden bei therapeutischen Parazentesen ist nach wie vor umstritten (53). Die Punktion von über 5 l Aszites kann mit einer Substitution von ca. 8 g Albumin oder 150 ml Dextran 70 pro Liter abgelassenem Aszites kombiniert werden, um eine Stimulation des Renin-Angiotensin-Aldosteron-Systems zu vermeiden.

Bei therapeutischen Parazentesen von bis zu 5 l ist eine Substitutionstherapie mit Albumin und kolloidalen Lösungen nach der derzeitigen Studienlage nicht zwingend erforderlich (53).

- Bei Patienten mit portalem, therapierefraktärem Aszites kommen *Shuntverfahren* zur Reduktion des portalen Druckes, insbesondere der *TIPS*, in Frage (→ Kapitel 17). Operative portosystemische Shuntverfahren wie die portokavale End-zu-Seit-Anastomose oder ein distaler splenorenaler Shunt (Warren-Shunt) werden ebenso wie peritoneovenöse Shunts, wie z. B. der Denver- oder Le-Veen-Shunt wegen relativ hoher Komplikationsraten heute kaum noch angewendet.

Tabelle 2.9 Indikationen für eine therapeutische Parazentese

• Gespanntes, schmerzhaftes Abdomen • Dyspnoe • Sinkende Natriurese (< 10 mmol/Tag) • Diuretikaresistenz (trotz Natriumrestriktion)

Aszites anderer Ursache

Maligner Aszites. Patienten mit Aszites ohne portale Hypertension bzw. Leberzirrhose, z.B. bei Peritonealkarzinose, sprechen kaum oder nicht auf die bei Patienten mit Leberzirrhose angewandten Therapiestrategien an. Maligner Aszites bedarf neben einer auf die Tumorentität zugeschnittenen Therapie meistens regelmäßiger Parazentesen, evtl. in Kombination mit intraperitonealer Chemo- oder Radiotherapie (37).

Chylöser und pankreatischer Aszites. Bei chylösem Aszites können eine Ernährung mit hohem Protein- und niedrigem Fettgehalt sowie eine Bevorzugung mittelkettiger Fettsäuren sinnvoll sein (34). Eine chirurgische Therapie zur Behandlung postoperativer, maligner oder kongenitaler Ursachen eines chylösen Aszites kann ebenfalls indiziert sein (1). Bei pankreatischem Aszites durch Leckage im Ductus pancreaticus ist eine endoskopische Stentanlage oder auch ein operativer Eingriff zu erwägen (23).

Prävention

Eine Prävention der Aszitesbildung besteht in der Verhütung bzw. der Behandlung der zugrunde liegenden Erkrankung. Da chronische Lebererkrankungen der häufigste Auslöser von Aszites sind, stehen die Prophylaxe infektiöser Lebererkrankungen durch Expositionsprophylaxe bzw. Impfung, das Meiden hepatotoxischer Substanzen (insbesondere von Alkohol) und die konsequente Behandlung der jeweiligen Lebererkrankung im Vordergrund. Die Behandlung einer Rechtsherzinsuffizienz bzw. abdomineller Infektionen sind weitere Möglichkeiten der Aszitesprävention.

FAZIT FÜR DIE PRAXIS

- Bei ca. 80% aller Patienten mit Aszites liegt eine portale Hypertension auf dem Boden einer Leberzirrhose vor; 10 Jahre nach der Diagnose einer kompensierten Leberzirrhose entwickeln knapp 60% aller Patienten einen Aszites.
- Goldstandard bei der Diagnostik des Aszites sind Klinik und die abdominelle Sonographie.
- Bei der Erstuntersuchung von Aszites sollten mindestens bestimmt werden: Zellzahl, Differenzialblutbild, Gesamtproteingehalt und Serum-Aszites-Albumingradient. Bei einem Serum-Aszites-Albumingradienten von ≥ 1,1 g/dl liegt fast immer eine portale Hypertension als Aszitesursache vor.
- Eine spontan bakterielle Peritonitis liegt bei > 250 neutrophilen Granulozyten bzw. 500 Leukozyten pro µl Aszites vor. Die Prävalenz einer spontan bakteriellen Peritonitis (SBP) bei Krankenhauspatienten mit Aszites liegt bei mindestens 14% und ist mit einer hohen Mortalität verbunden. Durch eine diagnostische Parazentese sollte auch bei asymptomatischen Patienten regelhaft eine SBP ausgeschlossen werden.
- Die Basistherapie bei portalem Aszites besteht aus der Behandlung der Grunderkrankung, dem strikten Meiden hepatotoxischer Substanzen, einer Natriumrestriktion (< 2 g/Tag), und einer Diuretikatherapie (Kombination von Aldosteronantagonist und Schleifendiuretikum).
- Etwa 10% der Patienten mit Leberzirrhose und Aszites sprechen nicht auf eine diuretische Therapie an. Diese Patienten haben eine besonders schlechte Prognose und sind prinzipiell Kandidaten für die Anlage eines TIPS bzw. für eine Lebertransplantation.
- Bei einer therapeutischen Parazentese von bis zu 5 l ist eine Albuminsubstitution nicht zwingend erforderlich.

2.3 Übelkeit, Erbrechen, Malassimilation

A. Hoffmeister, J. Mössner, N. Teich

EDITORIAL **Übelkeit, Erbrechen und Symptome der Malassimilation sind häufig geklagte Beschwerden in der allgemeinärztlichen und gastroenterologischen Praxis. Während Übelkeit und Erbrechen in erster Linie Schutzmechanismen gegen potenzielle Noxen darstellen, ist die Malassimilation Ausdruck einer gastrointestinalen Systemerkrankung, die über unterschiedlichste Mechanismen zu einer gestörten Verdauung und Resorption von Nahrungsbestandteilen führt. Die differenzialdiagnostische Abklärung gestaltet sich oft schwierig; es können eine Vielzahl von Erkrankungen unterschiedlicher Organsysteme, unterschiedlicher Schwere**

und unterschiedlicher therapeutischer Beeinflussbarkeit zu Grunde liegen. Wir strukturieren hier Ursachen, diagnostische und therapeutische Optionen bei Übelkeit, Erbrechen und Zeichen der Malassimilation. Wir verweisen weiterhin auf spezielle Krankheitsbilder, die in diesem Lehrbuch an anderer Stelle ausführlich diskutiert werden.

Übelkeit und Erbrechen

Definition und Klassifikation

Definition

Übelkeit und Erbrechen stellen Schutzmechanismen des Organismus dar. Sie können isoliert voneinander auftreten, sehr häufig sind sie jedoch miteinander vergesellschaftet. Aus diesem Grund sollen beide Symptome im Folgenden gemeinsam behandelt werden.

→ **Übelkeit (Nausea).** Es handelt sich um ein subjektives Empfinden, somit ist eine exakte Begriffsbestimmung erschwert. Im Allgemeinen versteht man unter Übelkeit das in Hals und Oberbauch empfundene unangenehme Gefühl, in kurzer Zeit Erbrechen zu müssen. Es kommt während der Übelkeit zu einer verminderten motorischen Aktivität des Magens, einem erhöhten duodenalen Druck und Rückfluss von Duodenalinhalt in den Magen.

Die Übelkeit geht in der Regel mit einer verminderten Appetenz einher. Eine schwere Übelkeit kann von Symptomen einer erhöhten parasympathischen Aktivität begleitet sein: Blässe, vermehrtes Schwitzen, gesteigerter Speichelfluss, Hypotonie oder Bradykardie.

→ **Erbrechen.** Das Erbrechen ist die schnelle und forcierte Entleerung von Mageninhalt durch den Mund. Es ist ein zentral gesteuerter Vorgang koordiniert ablaufender motorischer Prozesse. Ist das Erbrechen die Folge von Übelkeit, dann verursacht die Übelkeit zunächst Würgen. Mit Würgen bezeichnet man eine wiederholte Kontraktion der Bauch- und Atemmuskulatur gegen die geschlossene Glottis. Das Würgen steigert den intraabdominellen Druck und kann somit bis zum Erbrechen führen.

→ **Begriffsabgrenzung.** Abgegrenzt werden müssen von diesen Symptomen die Regurgitation und das Wiederkäuen.

Unter *Regurgitation* versteht man den Rückfluss von Ösophagusinhalt in den Mund. Die Regurgitation ist ein passiver Prozess.

Das *Wiederkäuen* (Rumination) ist das Hervorbringen von Nahrung aus dem Magen in den Mund gefolgt von erneutem Kauen und Schlucken. Es ist nicht von Übelkeit begleitet und beginnt in zeitlich engem Zusammenhang mit der Nahrungsaufnahme. Das Wiederkäuen tritt meist bei geistig retardierten Kindern und Kindern mit psychiatrischen Erkrankungen auf, kann jedoch auch im Erwachsenenalter beobachtet werden.

Bei Interpretation des Begriffes Rumination ist Vorsicht geboten, da dieser auch zur Beschreibung des psychischen Phänomens zwanghaften Denkens in ewigen Gedankenketten benutzt wird.

Klassifikation

Viele medizinische Notfallsituationen, welche das klinische Bild eines akuten Abdomens verursachen, gehen mit Übelkeit und Erbrechen einher. Sowohl ein mechanischer Ileus als auch ein paralytischer Ileus und damit alle dieses Symptom verursachenden Zustände sind häufig mit Erbrechen vergesellschaftet, z. B. Peritonitis, Hohlorganperforation, Darmstenosen (Abb. 2.**8**). Oft sind auch entzündliche Erkrankungen intraabdomineller Organe wie Pankreatitis oder Cholezystitis von Erbrechen begleitet. Um diese Krankheitsbilder, bei denen ein kausal therapeutisches Handeln

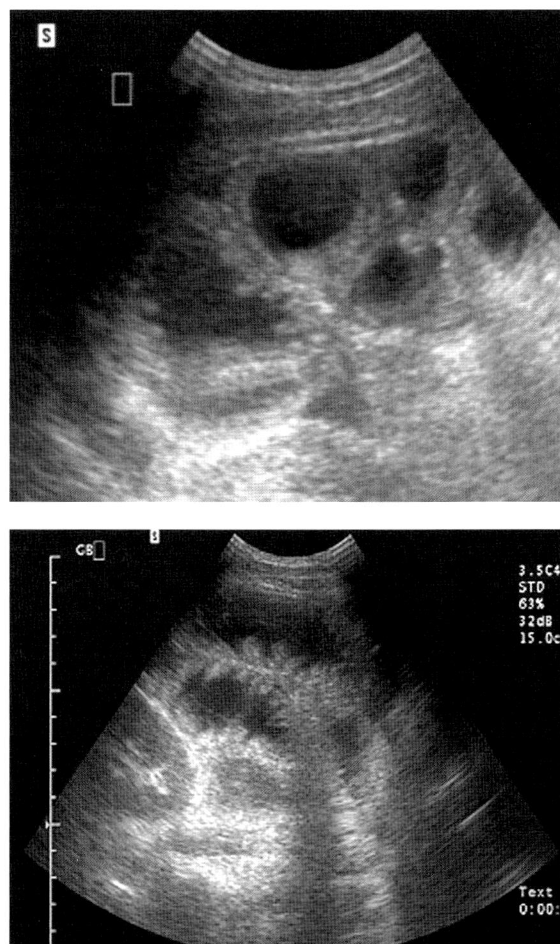

⊠ **Abb. 2.8** Sonographischer Nachweis flüssigkeitsgefüllter Jejunumschlingen bei einem 22-jährigen Patienten mit ausgeprägter Übelkeit. Das Erbrechen von 2500 ml bräunlicher Flüssigkeit führte zur Besserung der Symptomatik. Zu Grunde lag ein mechanischer Ileus wegen einer vollständigen entzündlichen Obstruktion des terminalen Ileums bei Morbus Crohn.

Tabelle 2.10 klinische Einteilung von Übelkeit und Erbrechen. Den einzelnen Kategorien wurde eine Auswahl wichtiger Ursachen und Krankheitsbilder zugeordnet

Einteilung von Übelkeit und Erbrechen	Auswahl wichtiger Krankheitsbilder/Ursachen
Toxisch	• Medikamentennebenwirkung (einschließlich Chemotherapeutika) • Drogenmissbrauch • Alkoholexzess • Hypervitaminose • abdominelle Bestrahlung
Direkte Störungen des Gastrointestinaltraktes	• mechanische Obstruktion • Pseudoobstruktion und andere • Motilitätsstörungen • organische Störungen (z. B. Ulkuskrankheit, Cholezystitis, Pankreatitis, Morbus Crohn usw.)
Infektiös	• Infektionen des Magen-Darm-Traktes • extraintestinale Infektionen (z. B. Hepatitis)
Zentralnervös	• Migräne • Meningitis • erhöhter intrakranieller Druck
Psychisch	• emotional • Bulimie • Depression • Anorexia nervosa
Vestibulär	• Morbus Ménière • Otitis media • Kinetosen („Seekrankheit")
Endokrinologisch/metabolisch	• Urämie • Ketoazidose • Morbus Addison • Porphyrie • Hyperparathyreoidismus
Schwangerschaftserbrechen	
Postoperativ (PONV = postoperative nausea and vomiting)	
Andere	• Myokardinfarkt • akuter Glaukomanfall • starke Schmerzen (z. B. Nierenkolik) • zyklisches Erbrechen („Abdominalmigräne")

ohne Zeitverzug zwingend notwendig ist, von häufigen weniger dramatischen Erkrankungen mit Übelkeit und Erbrechen abzugrenzen, ist eine Klassifikation unter klinischen Gesichtspunkten sinnvoll. (Tab. 2.**10**).

Epidemiologie und Wertung

Ärzte nahezu aller Fachrichtungen sind häufig mit Krankheitsbildern konfrontiert, welche mit Erbrechen und Übelkeit einhergehen. Dies kann in Form von unmittelbar zur Erkrankung gehörenden Symptomen sein, ist aber auch als Folge und Nebenwirkung der eingeleiteten Therapie möglich. Eine Vielfalt von Zuständen und Erkrankungen kann von Übelkeit und Erbrechen begleitet sein. In vielen Fällen führen die Beschwerden nicht zu einer Arztkonsultation. Aus diesen Gründen existieren keine verlässlichen epidemiologischen Zahlen über das Auftreten von Übelkeit und Erbrechen.

Die epidemiologische und sozioökonomische Bedeutung dieses Symptomkomplexes kann jedoch an einzelnen Beispielen verdeutlicht werden.

⇢ **Infektionen.** Gastrointestinale Infektionskrankheiten verursachen durch medizinische Kosten und Produktivitätsausfall in den USA nach wissenschaftlichen Schätzungen Kosten von mindestens 23 Milliarden Dollar jährlich. Die Häufigkeit von Erbrechen im Rahmen von Infektionskrankheiten beträgt ca. 1,2 Fälle pro Person pro Jahr.

Maligne Tumorerkrankungen. Für den klinisch tätigen Gastroenterologen sind Übelkeit und Erbrechen bei Tumorerkrankungen ein tägliches Problem. 28% aller Patienten mit malignen Tumoren, die sich wegen Schmerzen in einer Klinik vorstellen, und 40–70% von Patienten, welche auf Grund ihrer malignen Erkrankung zentral wirksame Schmerzmittel erhalten, leiden außerdem an Übelkeit und Erbrechen. Ebenso bedeutend sind Übelkeit und Erbrechen bei diesen Patienten als Nebenwirkung einer zytostatischen Chemotherapie. Sie sind ein sehr häufiger Grund für eine Verlängerung des Krankenhausaufenthaltes oder machen diesen erst erforderlich. Oft ist die Symptomatik Grund für den Wunsch des Patienten nach Abbruch der Chemotherapie, auch wenn diese potenziell effektiv und lebensverlängernd ist.

Übelkeit und Erbrechen stellen somit nicht nur ein häufiges Beschwerdebild dar, welches mit starkem Leidensdruck verbunden sein kann, sie bilden auch einen erheblichen Kostenfaktor im stationären und im ambulanten Sektor des Gesundheitswesens und tragen beträchtlich zum Krankenstand bei.

Risikofaktoren und Pathologie

Risikofaktoren

Die Risikofaktoren an Übelkeit oder Erbrechen zu leiden sind bei der Fülle der Ursachen zahlreich. Im Rahmen dieses Abschnittes kann nicht auf alle Risikofaktoren für jede Erkrankung, welche sich mit diesen Symptomen manifestieren kann, eingegangen werden. Es wird daher auf die entsprechenden folgenden Kapitel verwiesen.

Chemotherapieassoziierte Übelkeit

Auf Grund der allgemeinen Bedeutung der Tumortherapie soll im Folgenden näher auf Risikofaktoren für chemotherapieassoziierte Übelkeit und Erbrechen eingegangen werden.

Zytostatika. Die verschiedenen zur Tumortherapie eingesetzten Chemotherapeutika haben ein unterschiedliches Risikopotenzial, Übelkeit und Erbrechen hervorzurufen. Trotz erheblicher individueller Schwankungen in der Reaktion auf diese Medikamente können Chemotherapeutika entsprechend ihrem emetogenen Potenzial in verschiedene Gruppen eingeteilt werden. Die Einteilung des Risikopotenzials wird benutzt, um die begleitende antiemetische Therapie zu kalkulieren. (Tab. 2.**11**)

Additive Therapien. Außer den verwendeten Chemotherapeutika ist der Einsatz weiterer zytotoxischer oder supportiver Therapien von großem Einfluss auf die Nebenwirkungsrate. Ein gleichzeitiger Einsatz von Bestrahlung und die Art der Bestrahlung (Bestrahlungsfeld, Gesamtdosis, fraktionierte Bestrahlung) sowie die begleitende anti-

Tabelle 2.11 Einteilung von zytostatisch wirkenden Chemotherapeutika entsprechend ihrem emetogenen Potenzial und wichtige Vertreter

Chemotherapeutika mit hohem emetogenen Potenzial (> 90%)	Cisplatin Cyclophosphamid (hoch dosiert) Dacarbazin
Chemotherapeutika mit mäßig hohem emetogenem Potenzial (30–90%)	Oxaliplatin Carboplatin Cyclophosphamid (niedrige Dosierung) Methotrexat Doxorubicin Irinotecan
Chemotherapeutika mit niedrigem emetogenem Potenzial (10–30%)	Methotrexat Paclitaxel Fluorouracil Etoposid Gemcitabin
Chemotherapeutika mit minimalem emetogenem Potenzial (< 10%)	Hydroxyharnstoff Bevacizumab Vinblastin Bleomycin Tamoxifen Chlorambucil

emetogene Therapie wirken sich stark auf die Häufigkeit und Schwere der begleitenden Übelkeit aus.

Individuelle Faktoren. Über diese medikamentenabhängigen Risikofaktoren hinaus gibt es auch individuelle Faktoren, die das Risiko erhöhen, während einer Chemotherapie an Übelkeit und Erbrechen zu leiden. Diese Risikofaktoren sind das weibliche Geschlecht, Alter unter 9 Jahren und über 50 Jahren, regelmäßiger Alkoholkonsum, ein niedriger sozioökonomischer Status, bekannte Kinetosen, Schwangerschaftserbrechen in der Vorgeschichte, ein ängstlicher Charakter und starkes Erbrechen während früherer Chemotherapien. Des Weiteren sind genetische Polymorphismen beschrieben, die das Ansprechen auf eine antiemetische Therapie beeinflussen.

Pathologie

Die physiologische Bedeutung des Erbrechens besteht im Schutz des Organismus vor schädlichen Einflüssen und Toxinen.

Brechzentrum. Das Erbrechen ist ein autonomer Reflex, welcher wie andere Reflexe dieser Art im Hirnstamm reguliert wird. Die Steuerung des Erbrechens erfolgt über das Brechzentrum, welches in der *Formatio reticularis* der *Medulla oblongata* liegt. Der hier engen topographischen Beziehung zum Atem- und Kreislaufzentrum werden die Wechselwirkungen beider Systeme mit dem Erbrechen zugeschrieben. So kann zum einen tiefes Durchatmen den Brechreiz vorübergehend mindern oder sogar unterdrücken, zum anderen kann Erbrechen mit Bradykardien und anderen vegetativen Begleiterscheinungen verbunden sein. Efferente Bahnen vom Brechzentrum laufen zu den Muskeln des Magens, Ösophagus, Larynx und Pharynx und zu den Respirations- und Bauchdeckenmuskeln. Von der Formatio reticularis aus ziehen auch Fasern zum Zwerchfell, welche in Spezies, denen die Fähigkeit des Erbrechens fehlt, wie z. B. Pferden, nicht vorhanden sind.

Dem Brechzentrum werden Reize aus dem Magen-Darm-Trakt, Vestibularapparat, Herz und der Großhirnrinde zugeleitet (Abb. 2.**9a**) Diese Impulse erreichen das Brechzentrum sowohl über den N. vagus als auch in geringerem Maße über sympathische Afferenzen.

Rezeptoren. Die afferenten Fasern aus dem Verdauungstrakt reagieren auf verschiedenartige Reize. Mechanische Rezeptoren in Pharynx, Ösophagus, Magen und Dünndarm werden durch Dehnung, Kompression und Obstruktion stimuliert. Diese Nervenfasern sind wahrscheinlich nicht durch 5-Hydroxytryptamin-3-Rezeptoren (5-HT_3-Rezeptoren) erregt, denn Erbrechen in Folge mechanischer Ursachen kann nicht mit Hilfe von 5-HT_3-Antagonisten gemindert werden. Chemische Rezeptoren im Magen-Darm-Trakt reagieren auf verschiedene Substanzen wie z. B. hypertone Kochsalzlösungen und Toxine. Bei Bestrahlung des Abdomens erfolgt ebenfalls eine Stimulation peripherer 5-HT_3-Rezeptoren, welche in höherer Dichte in Antrum und Duodenum vorhanden sind. Die abdominelle Bestrahlung führt darüber hinaus zu einer Freisetzung von Serotonin aus enterochromaffinen Zellen der Schleimhaut.

Chemorezeptoren-Triggerzone. Außerdem wird das Brechzentrum durch die Chemorezeptoren-Triggerzone in der *Area postrema* am Boden des 4. Ventrikels und den Nucleus solitarius erregt. Die Chemorezeptoren-Triggerzone ist hier in einem kapillarreichen Gebiet außerhalb der Blut-Hirn-Schranke lokalisiert. Die Kapillaren weisen für Moleküle bis zu einer Größe von 60 kDa eine erhöhte Durchlässigkeit auf. Somit ist diese Zone für systemisch mit dem Blut zirkulierende chemische Reize und Toxine sensibel. Auch im *Liquor cerebrospinalis* zirkulierende Toxine können hier über Kontakt mit der Area postrema Erbrechen auslösen. Sie wird z. B. durch harnpflichtige Substanzen, Herzglykoside, Zytostatika oder auch Schwermetalle stimuliert. Die Area postrema ist auch sensibel für verschiedene Neurotransmitter. Hier befinden sich Dopaminrezeptoren, deren Stimulation Erbrechen auslösen kann. Tachykininrezeptoren in der Area postrema sind an der Entstehung des morphinvermittelten Erbrechens ursächlich beteiligt. Ebenfalls über Bindung an Tachykininrezeptoren wirkt Substanz P, ein Neuropeptid der Tachykininfamilie. Sie kann Erbrechen auslösen durch Bindung an die Neurokinin-1-(NK-1-)Rezeptoren, ein relativ neues pharmakologisches Ziel effektiver Antiemetika.

Nucleus tractus solitarius. Der Nucleus tractus solitarius (NTS) stellt eine Art Konvergenzzentrum dar. In ihm gehen verschiedene Signale für Übelkeit und Erbrechen ein. Der NTS empfängt vagale und vestibuläre Signale sowie Reize aus der Area postrema und dem limbischen System. Daraus erklärt sich der Einfluss starker psychischer Erregung auf die Entstehung von Übelkeit.

Klinik, Diagnostik und Differenzialdiagnose

Ein wichtiges diagnostisches Anliegen besteht im Abgrenzen des Erbrechens im Rahmen von Erkrankungen, die sich unter dem klinischen Bild eines akuten Abdomens manifestieren.

Die Diagnosestellung des häufigen und harmlosen Erbrechens im Rahmen einer akuten Gastroenteritis darf niemals ohne klinische Untersuchung des Abdomens erfolgen.

Zur genauen Differenzialdiagnostik und -therapie des akuten Abdomens sei auf die nachfolgenden Kapitel verwiesen.

Trotz vielfältiger Ursachen für Übelkeit und Erbrechen ist bereits mit eingehender Anamneseerhebung und einer sorgfältigen klinischen Untersuchung eine Differenzierung

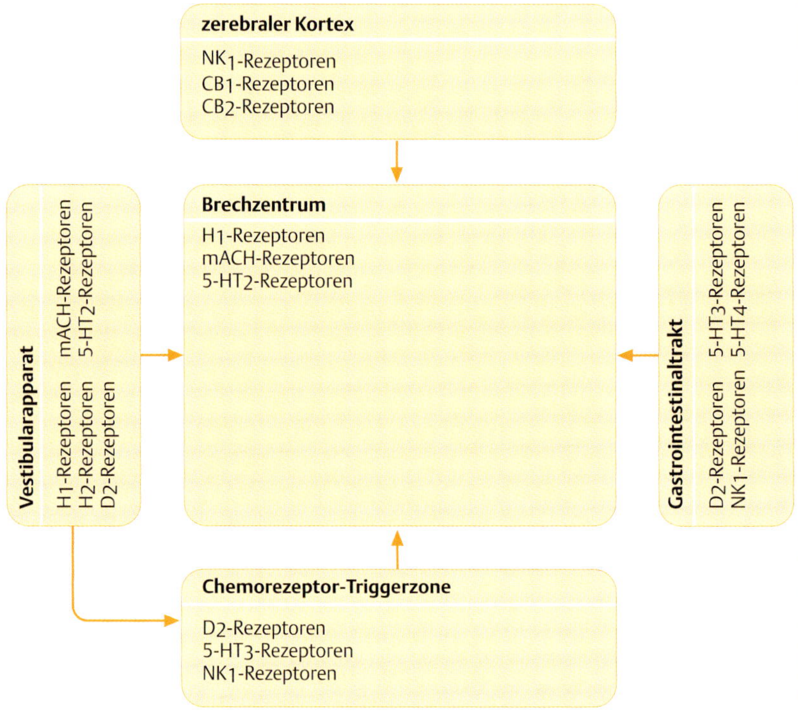

a

Medikamente	Ziel	wichtige Eigenschaften
Dopamin-antagonisten	D_2 (5-HT_3)	– Metoclopramid: 5-HT_4-Agonist, schwacher 5-HT_3- und D_2-Antagonist; führt zur Magenentleerungsbeschleunigung, Normalisierung der GI-Motilität, Druckerhöhung der unteren Ösophagusspinkter und Pylorusrelaxation – Domperidon: geht nicht über Blut-Hirn-Schranke und macht somit weniger dystone Nebenwirkungen – Butyrophenone: z. B. Haloperidol: D_2-Antagonist mit starker zentraler Dämpfung und antipsychotischer Wirkung – Phenathiazine: vermutlich direkter Effekt auf Brechzentrum, Neuroleptikum
5-HT_3-Rezeptor-Antagonisten	5-HT_3	– hochpotent, sehr gut belegt in zahlreichen Studien – First-Line-Therapie, wenn der Grund ein intestinaler Mukosaschaden ist, nach Bestrahlung und Chemotherapie – gute orale Bioverfügbarkeit und Nachweis gleicher Wirksamkeit bei oraler oder i. v.-Gabe – Nebenwirkungen mild: Kopfschmerzen, Obstipation
NK_1-Rezeptor-Antagonisten	NK_1	– neues Antiemetikum – Aprepitant als einziger Vertreter – bislang keine schweren Nebenwirkungen beschrieben – gleichzeitig verabreichtes Dexamethason reduzieren, da langsamer abgebaut
Anticholinergika	mACH	– nie mit Prokinetika (z. B. Dopaminantagonisten) kombinieren – auch als Membranpflaster zur transdermalen Anwendung erhältlich (z. B. bei Opiod-Erbrechen)
Antihistaminika	H_1 H_2	– Anwendung als Antiemetikum und gemeinsam mit Dopamin-Rezeptor-Antagonisten zur Verminderung dystoner Nebenwirkungen – Einsatz insbesondere bei vestibulär induzierter Übelkeit – kein positiver Effekt auf chemotherapieassoziiertes Erbrechen
Benzodiazepine		– anxiolytisch – effektiv gegen antizipatorisches Erbrechen – Lorazepam bevorzugter Vertreter, da auch leichte direkte antiemetische Wirkung

b

☒ **Abb. 2.9** Therapie bei Erbrechen.
a Therapeutisch relevante Strukturen mit Einfluss auf das Brechzentrum.
b Häufig zur antiemetischen Therapie verwendete Medikamente.

zahlreicher Formen des Erbrechens möglich. Unter weiterer Zuhilfenahme einiger ausgewählter Laborparameter ist in vielen Fällen eine exakte Diagnosestellung ohne großen apparativen Aufwand möglich.

Anamnese

Die Anamneseerhebung sollte eine genaue Beschreibung des Erbrechens beinhalten. Hierzu gehört die Abgrenzung von Regurgitation und Rumination, die von Patienten häufig ebenfalls als Erbrechen bezeichnet werden. Eine Regurgitation tritt häufig bei Speiseretention im Ösophagus, z.B. durch Zenker-Divertikel, Ösophagusstenosen oder Achalasie auf.

Zeitpunkt und Verlauf. Hinweise auf die Genese des Erbrechens können aus dem Zeitpunkt und zeitlichen Verlauf der Symptomatik sowie dem zeitlichen Zusammenhang des Erbrechens mit der Nahrungsaufnahme entnommen werden:

- *Akut* auftretendes Erbrechen ist häufig die Folge von Intoxikationen, akuten Medikamentennebenwirkungen oder akut entzündlichen Erkrankungen wie Pankreatitis, Cholezystitis und Gastroenteritis.
- Ein *chronisches* Erbrechen liegt vor, wenn die Symptomatik über einen Monat hinaus anhält. Chronisches Erbrechen kann ein Hinweis auf Motilitätsstörungen, Medikamentennebenwirkungen, metabolisches oder Schwangerschaftserbrechen sein.
- *Morgendliches* Erbrechen wird beobachtet bei Schwangerschaftserbrechen, Alkoholismus und Urämie, wird aber auch bei erhöhtem intrakraniellem Druck beschrieben.
- Erbrechen *während oder unmittelbar nach der Nahrungsaufnahme* wird häufig bei funktionellen Störungen und psychiatrischen Erkrankungen beobachtet.
- Tritt die Symptomatik mit mindestens einer Stunde *Verzögerung postprandial* auf, so sollte dies an eine Magenentleerungsstörung bei Kinetikstörungen oder mechanischem Hindernis denken lassen. Ein mehrstündiges Intervall spricht für tiefer liegende Passsagehindernisse.
- Wenn der Zeitabstand zwischen Nahrungsaufnahme und Erbrechen *mehr als 12 Stunden* beträgt, so schließt dies eine nicht organische Genese nahezu aus. Häufig handelt es sich in diesen Fällen um Obstruktionen mit Atonie, Distension und Überlauferbrechen.

Art und Weise des Erbrechens. Neben dem zeitlichen Verlauf geben Auskünfte über die Art und Weise des Erbrechens weitere diagnostische Hinweise. Das Auftreten von *schwallartigem Erbrechen* wird vor allem bei akuten Intoxikationen oder erhöhtem intrakraniellem Druck beobachtet. Bei dieser zentralnervösen Form des Erbrechens kann es sich ebenso wie im Rahmen anderer neurogener Störungen um ein Erbrechen ohne begleitende Übelkeit handeln. Dieses Phänomen wird ebenfalls in einigen Fällen des Syndroms der zuführenden Schlinge beschrieben.

Begleitsymptomatik. Eine weitere Eingrenzung der Ursachen des Erbrechens ist durch eine gezielte Anamnese der Begleitsymptomatik möglich (Tab. 2.**12**). Bei Auftreten von Schmerzen ist eine genaue Beschreibung der Lokalisation und des Charakters der Schmerzen unerlässlich. Zur Differenzierung von Bauchschmerzen in Bezug auf die zu Grunde liegende Organerkrankung sei auf das Kapitel 2.4 „Bauchschmerz" verwiesen. Treten Schmerzen vor dem Erbrechen auf und bessern sich nach dem Erbrechen, so kann dies ein Hinweis auf das Vorliegen einer Dünndarmobstruktion sein.

Hilfreich ist außerdem die Frage nach dem Auftreten ähnlicher Symptome bei Personen in der näheren Umgebung im Sinne von Kleinepidemien und nach Auslandsaufenthalten.

Begleiterkrankungen und Medikation. Außerdem mit der Anamnese zu erheben sind Begleiterkrankungen wie Diabetes mellitus, koronare Herzerkrankung, bekannte Herzrhythmusstörungen und die Einnahme von Medikamenten. Zahlreiche Medikamente können Übelkeit und Erbrechen auslösen, besonders häufig z.B. Opiate, Dopaminantagonisten, Digoxin, Antibiotika und Nikotinpflaster. Unabhängig von sozialen Schichten sollte man auch immer an die Möglichkeit der Einnahme von Drogen und Halluzinogenen denken.

Beurteilung des Erbrochenen. Die diagnostischen und differenzialdiagnostischen Hinweise, die sich aus der Beurteilung des Erbrochenen bzw. der anamnestischen Beschreibung ergeben, sind in Tab. 2.**13** zusammengefasst.

Körperliche Untersuchung

Neben der Einschätzung von Bewusstseinslage und Allgemeinzustand ist ein wichtiger Bestandteil der gezielten körperlichen Untersuchung die Beurteilung der Haut zum Ausschluss einer Exsikkose, Kreislaufzentralisation oder auch eines Ikterus.

Abdomen. Die Untersuchung des Abdomens ist zum einen wichtig, um ein akutes Abdomen abzugrenzen, zum anderen kann sie nähere Informationen zur Ursache von Übelkeit und Erbrechen liefern. Es kommt daher auf die Beurteilung einer möglichen Abwehrspannung an, die Identifizierung von Resistenzen, Lokalisation eines möglichen Druckschmerzes, und es ist auf das Auftreten sichtbarer Peristaltikwellen zu achten. Zur Untersuchung des Abdomens gehört auch der Ausschluss einer Bauchwand- oder Leistenhernie sowie inguinaler Lymphknotenschwellungen. Bei der Auskultation des Abdomens weist die absolute Stille auf einen paralytischen, eine plätschernde oder hoch gestellte Peristaltik auf einen mechanischen Ileus hin.

Tabelle 2.12 Differenzierung von Erbrechen und Übelkeit auf Grund der auftretenden Begleitsymptomatik

Begleitsymptomatik	Diagnostische Bedeutung
Bauchschmerz	Lokalisation als Hinweis auf Organerkrankung kolikartiger Charakter bei Nieren- oder Gallenkoliken Besserung nach Erbrechen bei Dünndarmobstruktion
Thoraxschmerz	Herzinfarkt, Lungenembolie
Luftnot	Herzinsuffizienz Überdosierung von Bronchodilatatoren bei COPD/Asthma bronchiale
Bewusstseinsstörung	Synkope bei Bradykardien, Rhythmusstörungen zentralnervöse Genese metabolische Entgleisung
Fieber	gastrointestinale Infektion
Durchfall	gastrointestinale Infektion
Schwindel	Morbus Ménière Kinetosen
Deutlicher Gewichtsverlust	selten bei psychischer Genese
Kopfschmerz, neurologische Defizite	Migräne Meningitis erhöhter Hirndruck
Augenschmerzen, Sehstörungen	akuter Glaukomanfall
Amenorrhö	Schwangerschaft (häufig, aber häufig in der Anamnese vernachlässigt)

Tabelle 2.13 Differenzialdiagnostische Hinweise durch die Beurteilung des Erbrochenen

Zustand des Erbrochenen	Differenzialdiagnostische Bedeutung
Unverdaut	Regurgitation in Folge von z. B. Zenker-Divertikel, Achalasie, Ösophagus-striktur
Halbverdaut	Magenausgangsstenose, Magenentleerungsstörung, Gastroparese
Fäkulent, Miserere	tiefere Dünndarmstenose
Galliges Erbrechen	Dünndarmstenose distal der Papilla duodeni major (bei wiederholtem Erbrechen ist häufig galliges Sekret zu verzeichnen)
Blutbeimengungen im Laufe des Erbrechens	Mallory-Weiss-Läsionen
Hämatin- oder Bluterbrechen	obere Gastrointestinalblutung (meist schwallartig)

→ **Herz-Kreislauf-System.** Blutdruck und Herzrhythmus geben nicht nur Auskunft über einen möglichen kreislaufwirksamen Flüssigkeitsverlust, sondern auch über eine mögliche kardiale Genese des Erbrechens. Hierbei ist jedoch zu beachten, dass Bradykardien Erbrechen auslösen können, die Bradykardien aber auch eine Folge des Erbrechens darstellen können.

→ **ZNS.** Hinweis auf ein zentralnervöses Erbrechen geben peripher neurologische Defizite, Hirnnervenausfälle, ein Meningismus oder eine Stauungspapille.

Labor und apparative Diagnostik

In Abhängigkeit von Anamnese und Untersuchungsbefund bieten folgende Laborparameter differenzialdiagnostische Informationen: Blutzucker, Blutgasanalyse einschließlich Lactat, Elektrolyte, Harnstoff, kleines Blutbild, C-reaktives Protein, TSH, β-HCG, Myoglobin, Troponin I/T.

Eine weiterführende apparative Diagnostik erfolgt in Abhängigkeit von den erhobenen Befunden.

Verlauf und Prognose

Verlauf und Prognose von Übelkeit und Erbrechen hängen stark von der Genese der Symptomatik ab.

Nach Zeitdauer der Symptomatik wird das akute von chronischem Erbrechen unterschieden. Bei anhaltendem Erbrechen länger als einen Monat spricht man von chronischem Erbrechen, dauern die Beschwerden weniger als einen Monat, handelt es sich um eine akute Symptomatik.

Sehr oft sistieren Übelkeit und Erbrechen spontan innerhalb eines kurzen Zeitraumes. Das Erbrechen kann aber sowohl Ausdruck eines unmittelbar das Leben des Patienten bedrohenden Zustandes sein als auch selbst Ursache vital bedrohlicher Situationen darstellen.

→ **Infektiöse Gastroenteritis.** Eine infektiöse Gastroenteritis macht im Normalfall keine Behandlung des Erbrechens notwendig. Bei ausreichender Nahrungszufuhr und Hydratation ist die Krankheit unkompliziert, das Erbrechen sollte ohne eine spezifische Therapie nicht länger als 5 Tage anhalten.

Nach einer Ingestion von Bakterientoxinen (oft von Staphylococcus aureus in verdorbenen Lebensmitteln) beginnt das Erbrechen bereits einige Stunden nach Aufnahme und endet nach 1 – 2 Tagen spontan.

Chemotherapieassoziierte Übelkeit und Erbrechen

Eine besondere Stellung nehmen Verlauf und Prognose von Übelkeit und Erbrechen im Rahmen einer Chemotherapie ein, da die Prognose deutlich durch den Verlauf bestimmt wird. Nach dem Verlauf werden hier 3 Formen differenziert, die sich auch durch verschiedene pathogenetische Mechanismen unterscheiden.

→ **Akuter Beginn.** Das Erbrechen tritt bis 24 h nach Applikation der zytostatischen Chemotherapie auf. Einige Autoren unterscheiden darüber hinaus zwischen dem akuten Beginn im eigentlichen Sinne, bei dem die maximale Intensität 4 – 6 h nach Beginn der Behandlung auftritt und einem spätakuten Beginn. Bei dieser Form der Reaktion auf eine zytostatische Chemotherapie tritt die maximale Intensität von Übelkeit und Erbrechen nach 12 – 24 h auf. Der wichtigste Mediator in der Vermittlung dieser Nebenwirkung ist Serotonin.

→ **Verzögerter Beginn.** Das Erbrechen beginnt 1 – 5 Tage nach der Behandlung. Typisch, jedoch nicht ausschließlich, ist die verzögerte Reaktion nach Verabreichung von Cisplatin. Der genaue Pathomechanismus der Reaktion ist nicht verstanden, Serotonin scheint aber eine untergeordnete Rolle zu spielen.

→ **Antizipatorisches Erbrechen.** Bei dieser Form des Erbrechens beginnt das Erbrechen bereits bis zu 24 h vor der Behandlung. Die Symptomatik kann auch während oder nach Verabreichung des Chemotherapeutikums auftreten, aber bevor akute Nebenwirkungen des Medikamentes zu erwarten sind. Es handelt sich um psychisch bedingtes erlerntes Erbrechen. Eine Hauptursache ist eine unzureichende Emesisprophylaxe vor vorausgegangenen Chemotherapiezyklen. Antizipatorisches Erbrechen tritt quasi nur nach schlechten Erfahrungen, d. h. früherem Erbrechen nach Chemotherapie auf. Die konsequente Kontrolle der akuten Symptome ist mit den besten klinischen Langzeitergebnissen verbunden.

Therapieziele, Maßnahmen und Prävention

Ein Haupttherapieziel bei der Behandlung von Übelkeit und Erbrechen besteht in der Verbesserung der Lebensqualität des Patienten. Unabhängig von der Ursache und deren Behandlung schränken Übelkeit und Erbrechen das Wohlbefinden meist so stark ein, dass ein Unterdrücken der Symptome vom Patienten dringend gewünscht wird.

Weitere wichtige Ziele der Therapie bestehen im Verhindern von Komplikationen. Die Auswahl und Dosierung der Medikation sollte so erfolgen, dass eine komplette Kontrolle der Symptomatik mit geringen Nebenwirkungen durch einen möglichst kosteneffektiven Einsatz erreicht wird.

Bei Patienten, die eine Chemotherapie erhalten, besteht ein vorrangiges Ziel bereits in der Prävention von Übelkeit und Erbrechen, da so auch verzögert auftretendes und antizipatorisches Erbrechen reduziert werden können.

Die wichtigsten Substanzgruppen, welche erfolgreich in der antiemetischen Therapie eingesetzt werden sind in Abb. 2.**9b** zusammen gefasst.

→ **Steroide.** Corticosteroide werden erfolgreich zur Behandlung von Erbrechen eingesetzt. Insbesondere in Kombination mit 5-HT_3-Rezeptor-Antagonisten wird eine deutliche Wirkungsverstärkung dieser Medikamentengruppe beobachtet. Der genaue Mechanismus der antiemetischen Wirkung ist nicht bekannt.

→ **Cannabinoide.** Der Einsatz von Cannabinoiden zur rein antiemetischen Therapie ist selten, obgleich Tumorpatienten mit dieser Medikation auch von einer leichten antiemetischen Wirkung profitieren. δ-9-Tetrahydrocannabiol

(THC) wirkt antiemetisch durch einer Stimulation der CB1-(Cannabinoid-)Rezeptoren im Kortex. Diese Wirkung von THC ist dosisabhängig bei allerdings schmaler therapeutischer Breite.

Akupunktur und Akupressur. Diese Maßnahmen können PONV, Hyperemesis gravidarum und chemotherapieinduzierte Emesis verbessern. Die Wirksamkeit scheint vergleichbar mit dem Einsatz von 10 mg Metoclopramid. Die Wirkdauer ist jedoch kurz.

Postoperatives Erbrechen, Motilitätsstörungen, Migräne. Zur Behandlung des *postoperativen Erbrechens* haben sich 5-HT_3-Rezeptor-Antagonisten als wirkungsvolle Medikamente erwiesen. Zur Therapie von Übelkeit und Erbrechen auf Grund einer *Gastroparese* oder anderen *Motilitätsstörungen* werden unabhängig von der Ursache in der Regel 2 Substanzklassen eingesetzt: Dopamin-Rezeptor-Antagonisten oder Erythromycin. Bei unzureichender Besserung unter einer der aufgeführten Medikationen kann ein Wechsel zu einer anderen Substanzklasse sinnvoll sein. *Migräneassoziierte* gastrointestinale Symptome werden am effektivsten mittels Dopamin-Rezeptor-Antagonisten behandelt.

Kinetosen. Zur speziellen Therapie von Kinetosen werden verschiedene Medikamente eingesetzt. *Antihistaminika* werden am häufigsten verwendet, da sie – obwohl weniger effektiv als andere – länger wirken und kaum schwerwiegende Nebenwirkungen aufweisen.

Anticholinergika, die muskarine Rezeptoren blockieren, sind die effektivsten Medikamente, die im klinischen Alltag zur Behandlung von Kinetosen eingesetzt werden. *Scopolamin* blockiert alle 5 Subtypen der muskarinen Rezeptoren. Die Wirkung wird vermutlich durch Bindung an M_3- und M_5-Rezeptoren erreicht, da für selektive Antagonisten dieser Rezeptoren eine antiemetische Wirkung bei Kinetosen gezeigt werden konnte. Es ist auch als Membranpflaster zur transdermalen Anwendung erhältlich.

Medikamente mit anticholinerger und antihistaminerger Wirkung sind ebenfalls mit Erfolg einsetzbar. So ist *Promethazin* das Medikament, welches von der NASA am häufigsten zur Behandlung von Kinetosen im Weltall eingesetzt wird. *Dimenhydrinat* ist als Wirkstoff in Kaugummis zur Vorbeugung und Behandlung von Reiseerkrankungen erhältlich.

Der für andere Formen von Übelkeit gezeigte Effekt von Akupunktur konnte für Reisekrankheiten in Studien nicht nachvollzogen werden.

Antiemetische Behandlung während Chemotherapie

Die Darstellung der begleitenden antiemetischen Behandlung während zytostatischer Chemotherapie erfolgt unter Berücksichtigung von Empfehlungen der Multinational Association for Supportive Care in Cancer (MASCC), des National Comprehensive Cancer Network (NCCN) und der American Society of Clinical Oncology (ASCO).

Prävention von akutem und verzögertem Erbrechen nach Chemotherapie mit hohem emetogenem Potenzial. Zur Prävention von akutem Erbrechen nach Chemotherapeutika mit hohem emetogenem Potenzial sollte immer eine Dreifachkombination von 5-HT_3-Rezeptor-Antagonisten, dem NK1-Rezeptor-Anatgonisten Aprepitant und Dexamethason vor Beginn der Chemotherapie eingesetzt werden.
Eine abweichende Empfehlung kann, abgesehen von einer möglichen Unverträglichkeit für eines dieser Medikamente, für keine Patientengruppe gegeben werden.

Zur Behandlung des Erbrechens *während und nach* Applikation von Chemotherapeutika mit hohem emetogenem Potenzial lassen sich bisherige Empfehlungen der Therapie mit 5-HT3-Rezeptor-Antagonisten und Dexamethason nicht mehr aufrechterhalten. Die Therapie der Wahl sollte in der Kombination aus dem NK1-Rezeptor-Anatgonisten und Dexamethason an den Tagen 2 und 3 nach Therapiebeginn bestehen.

Prävention von akutem Erbrechen nach Chemotherapie mit mäßig emetogenem Potenzial. Die Standardtherapie besteht in einer Kombination aus 5-HT_3-Rezeptor-Antagonisten und Dexamethason. Ist diese Therapie nicht ausreichend, um akutes Erbrechen zu unterdrücken, wird die zusätzliche Gabe von Dopamin-Rezeptor-Antagonisten oder Benzodiazepinen während folgender Chemotherapiezyklen empfohlen.

Eine Sonderstellung nimmt die Therapie mit Anthracyclinen und Cyclophosphamid ein. Hier sollte vor Therapiebeginn die Dreifachkombination 5-HT_3-Rezeptor-Antagonist, Aprepitant und Dexamethason eingesetzt werden. An den Tagen 2 und 3 erfolgt dann die Verabreichung von Aprepitant allein.

Prävention von verzögertem Erbrechen nach Chemotherapie mit mäßig emetogenem Potenzial. Die Therapie der Wahl ist die orale Gabe von Dexamethason. Als Alternative kommt die Verabreichung von 5-HT_3-Rezeptor-Antagonisten in Betracht. Wie oben beschrieben, sollte die Prävention des verzögerten Erbrechens unter einer Therapie mit Anthracyclinen und Cyclophosphamid mittels Aprepitant erfolgen.

Prävention von Erbrechen nach Chemotherapie mit niedrigem emetogenem Potenzial. Eine einmalige Gabe von Dexamethason vor Beginn der antineoplastischen Therapie kann die Rate an Erbrechen senken.

Prävention von Erbrechen nach Chemotherapie mit minimalem emetogenem Potenzial. Patienten ohne Anamnese von Übelkeit und Erbrechen nach Chemotherapie mit minimalem emetogenem Potenzial sollten keine routinemäßige prophylaktische antiemetische Therapie erhalten. Bei Auftreten von Übelkeit und Erbrechen wird mit einer Einfachtherapie behandelt, z. B. Steroiden. Im Falle einer positiven Vorgeschichte erfolgt eine Einfachtherapie als Prophylaxe. Hier kommen Phenothiazin, Benzamide oder ebenfalls Steroide zur Anwendung. Nur Patienten mit anhaltender Übelkeit oder Erbrechen sollten 5-HT_3-Rezeptor-Antagonisten während der folgenden Zyklen erhalten.

Antizipatorisches Erbrechen. Die beste Therapie des antizipatorischen Erbrechens ist die effektive Prophylaxe durch ein konsequentes zeitiges Behandeln jeder Übelkeit während bzw. nach einer Chemotherapie bereits ab dem ersten Zyklus. Sollte antizipatorisches Erbrechen auftreten, kann eine Therapie mit Benzodiazepinen erfolgen. Außerdem ist ein positiver Effekt von Verhaltenstherapie belegt.

Einsatz von NK1-Rezeptor-Anatgonisten. Insgesamt ist die Datenlage zum Einsatz von NK1-Rezeptor-Anatgonisten noch lückenhaft. In einigen Studien konnte eine effektive Reduktion von chemotherapieassoziierter Übelkeit und Erbrechen nachgewiesen werden. Bei einigen Formen des Erbrechens wurde die Wirksamkeit dieses relativ neuen Medikamentes noch nicht untersucht bzw. publiziert.

Komplikationen und deren Therapie

Mangelversorgung und Elektrolyverschiebung. Chronisches Erbrechen kann zu einem Mangel an Flüssigkeit, Nährstoffen, Vitaminen und Spurenelementen führen. Es kann somit zu Unterernährung, Elektrolytverschiebung und Störungen des Säure-Basen-Haushaltes kommen. Treten diese Komplikationen auf, so ist eine parenterale Flüssigkeitssubstitution nötig. Der parenterale Ausgleich von Elektrolyt- und Serum-pH-Verschiebungen ist selten erforderlich und sollte vorsichtig erfolgen.

Mallory-Weiss- und Boerhaave-Syndrom. Als Folge starken Erbrechens kann es zu einem Mallory-Weiss-Syndrom kommen. Es manifestiert sich meist durch eine obere Gastrointestinalblutung. Die Therapie erfolgt endoskopisch. Die Ösophagusruptur, Boerhaave-Syndrom, stellt die Maximalvariante dieser Komplikation dar. Die Versorgung erfolgt operativ. Für beide Läsionen sind Alkoholiker besonders gefährdet.

Malassimilation

Definition und Klassifikation

Malassimilation bezeichnet ein polyätiologisches Syndrom mit den Leitsymptomen Diarrhö und Gewichtsverlust. Die globale Malassimilation führt zur unzureichenden Verdauung und/oder Aufnahme aller Nahrungsbestandteile, während die partielle oder isolierte Malassimilation nur einzelne Anteile der Nahrung betrifft.

Epidemiologie und Wertung

Es existieren keine aussagefähigen Daten, wie viele Patienten sich in jedem Jahr mit dem Leitsymptom einer Malassimilation in deutschen haus- und fachärztlichen Praxen vorstellen. Da die Leitsymptome Diarrhö und Gewichtsverlust jedoch häufig Erstmanifestationen schwerwiegender Erkrankungen des Magen-Darm-Trakts darstellen, sollten alle Patienten einer differenzierten gastroenterologischen Diagnostik unterzogen werden.

Pathophysiologie der Malassimilation

Die Nahrungsverdauung verläuft in 3 Phasen, deren Störungen zum Malassimilationssyndrom führen können. Die erste Phase beinhaltet die intraluminale Aufspaltung komplexer Nahrungsmoleküle in ihre Grundbausteine, deren Störungen als *Maldigestionssyndrom* bezeichnet werden. Darauf folgend werden Nährstoffe aus dem Darmlumen resorbiert und in den Blut- und Lymphgefäßen abtransportiert. Störungen dieser eng aufeinander abgestimmten Sequenz führen zum *Malresorptionssyndrom*. Es kann auch eine kombinierte Störung der 3 Verdauungsphasen vorliegen.

Störungen der luminalen Phase = Maldigestionssyndrom

Störungen der luminalen Phase führen zu einer ineffektiven Verdauung des Chymus im Darmlumen. Diese Störungen können die Aktivität pankreatischer Verdauungsenzyme, die Gallensäurekonzentration oder die Aktivität mukosaler Verdauungsenzyme betreffen.

Störungen der Magenanatomie und -funktion
Von den vielfältigen Anomalien und Funktionsstörungen des Magens führen nur wenige zum Malassimilationssyndrom. Dabei handelt es sich ausschließlich um postoperativ auftretende Syndrome. Wesentlicher Mechanismus ist, dass die zu rasche Entleerung unzureichend zerkleinerter Nahrungsmittel die adäquate Digestion und Absorption verhindert (→ Kapitel 5.8).

Erniedrigte Aktivität von Pankreasenzymen im Chymus
Verschiedene pathophysiologische Veränderungen führen zu einer unzureichenden Präsenz aktiver Pankreasenzyme im Chymus. Typische klinische Folge aller Störungen mit erniedrigter Pankreasenzymaktivität im Chymus ist die Steatorrhö.

Minderproduktion. Eine pankreatische Minderproduktion von weniger als 20% der normalen Kapazität führt zur klinisch fassbaren exokrinen Pankreasinsuffizienz. Ursache ist fast immer die chronische Pankreatitis (Kapitel 39). Aber auch bei Patienten mit Pankreas(kopf)karzinom oder nach Pankreasresektion kann eine exokrine Pankreasinsuffizienz bestehen. Sehr selten sind monogene Erbkrankheiten wie das Shwachman-Diamond-Syndrom oder das Blizzard-Johnsson-Syndrom, die eine primäre exokrine Pankreasinsuffizienz beinhalten können.

Inaktivierung. Das Zollinger-Ellison-Syndrom führt zu einer erhöhten Salzsäureexposition des Chymus. Die daraus resultierende Erniedrigung des pH hat eine Inaktivierung der Pankreasenzyme im Duodenum zur Folge. Davon ist besonders die Lipase betroffen.

Pankreozibale Asynchronie. Nach Magenoperationen kann eine pankreozibale Asynchronie auftreten. Dieser Begriff bezeichnet eine zeitliche Entkopplung der stimulierten Pankreasenzymsekretion zur Chymuspassage. Die meist zu spät stattfindende Beimengung der Pankreasenzyme zum Chymus tritt vor allem nach der Billroth-II- und der Kausch-Whipple-Resektion auf. Die gegenüber den physiologischen Gegebenheiten zu rasch in den Dünndarm gelangende Nahrung löst hier eine fehlende oder zu schwache und verspätete Sekretion von Sekretin und Cholecystokinin aus dem Duodenum und dem oberen Jejunum aus. Aber auch eine früher häufig zur Ulkustherapie angewandte Vagotomie oder eine autonome diabetische Neuropathie können zu einer unzureichenden Durchmischung des Chymus mit Pankreasenzymen führen.

Mangel intraluminaler Gallensäuren

Eine weitere Störungsmöglichkeit der luminalen Phase betrifft die Solubilisation von Nahrungsfetten durch intraenterische Gallensäuren. Gallensäuren werden zur Emulgierung von Fetten benötigt. Die optimale Verdauung von Triglyceriden benötigt das sterische Zusammenspiel von Gallensäuren, Colipase, Lipase und Triglyceriden. Gallensäuren regen die Dickdarmperistaltik an. Treten Gallensäuren ins Kolon über, induzieren sie dort zudem eine Wasser- und Elektrolytsekretion.

Klinisch bemerkbar wird eine Störung der Fettemulgierung, wenn die kritische mizellare Konzentration von Gallensäuren unterschritten wird. Das kann prinzipiell durch 3 Prozesse geschehen.

Reduktion der Gallensäurensekretion. Diese wird bei verminderter Gallensäureproduktion und allen Erkrankungen mit gestörter Galleausscheidung beobachtet. Die häufigste zu Grunde liegende Erkrankung ist die Leberzirrhose jeder Ätiologie – vor allem jedoch die primär biliäre Zirrhose. Eine gestörte Galleausscheidung findet sich ebenfalls bei chronisch cholestatischen Lebererkrankungen, wie z. B. der nichteitrig destruierenden Cholangitis oder den selteneren intrahepatischen Cholestasesyndromen. Gelegentlich sind Zeichen des Maldigestionssyndroms aber auch Erstsymptom eines Verschlussikterus.

Gesteigerter enteraler Verlust von Gallensäuren. Gallensäuren werden vorwiegend im zweiten Abschnitt des Ileums resorbiert. Liegt eine Erkrankung des terminalen Ileums vor oder wurde dieser Darmabschnitt reseziert (z. B. bei Morbus Crohn), kann es zum Gallensäureverlustsyndrom kommen. Selten findet sich jenes auch bei Durchfällen nach Cholezystektomie, Vagotomie und auch beim diarrhödominanten Reizdarmsyndrom. Die klinische Symptomatik richtet sich nach der Kompensationsfähigkeit des enterohepatischen Kreislaufs. Diese hängt wesentlich vom verbliebenen Rest funktionierenden Dünndarms ab:

- *Kompensierte chologene Diarrhö:* Wurde nicht mehr als ca. 1 m Ileum funktionsuntüchtig oder reseziert, tritt meist eine kompensierte chologene Diarrhö auf. Aufgrund der Präsenz von Gallensäuren im Kolon wird die Funktion des Na^+-Glucose-Cotransporters gestört und die Chloridsekretion wird erhöht. Dadurch wird eine wässrige Diarrhö induziert. Aufgrund der typischen Anamnese ist ein SeHCAT-Retentionstest mit der radioaktiv markierten Gallensäure Selenhomotaurocholsäure oft entbehrlich. Die Fettverdauung ist durch eine kompensatorische hepatische Mehrsynthese von Gallensäuren aus körpereigenem Cholesterin bis zum 8fachen der physiologischen Syntheseleistung nicht gestört.

Die Therapie mit Ionenaustauscherharzen wie Colestyramin ist bei der kompensierten chologenen Diarrhö häufig erfolgreich (z. B. 3 × täglich 3 g jeweils 3 h nach den Hauptmahlzeiten).

- *Dekompensierte chologene Diarrhö:* Fehlt mehr als 1 m funktionstüchtigen Ileums, ist der Gallensäureverlust so ausgeprägt, dass die maximale hepatische Gallensäurensyntheseleistung überschritten werden kann. In deren Folge kommt es zu einer Unterschreitung der kritischen mizellaren Konzentration von Gallensäuren im Chymus, was in einer Maldigestion von Nahrungsfetten resultiert. Zusätzlich zur sekretorischen Diarrhö durch die Gallensäurenmalabsorption tritt nun parallel, oftmals aber klinisch dominierend, eine Steatorrhö hinzu. Zusätzlich stimuliert die nunmehr bestehende Präsenz von Triglyceriden und Fettsäuren im Kolon die Flüssigkeitssekretion. Das resultierende klinische Bild ist die dekompensierte chologene Diarrhö. Eine Substitution der Nahrungsfette durch mittelkettige Triglyceride erfordert eine hohe Patienten-Compliance, ist teuer und häufig erfolglos.

Ionenaustauscherharze verschlimmern die dekompensierte chologene Diarrhö.

Vorzeitige enterale Metabolisierung konjugierter Gallensäuren. Seltenere Störungen der Fettsolubilisation sind Erkrankungen mit bakterieller Überwucherung des

Dünndarms, die zu einer Dekonjugation von Gallensalzen führen (Tab. 2.**14**). Die meist längerfristig bestehende bakterielle Infektion trägt zudem durch einen hyperregeneratorischen Umbau der Dünndarmschleimhaut zu einer Reduktion der Villusoberfläche bei. Die daraus resultierende osmotische Diarrhö kann eine zusätzliche Komponente des Malassimilationssyndroms bei diesen Patienten sein. Therapeutische Möglichkeiten sind der Einsatz von Breitspektrumantibiotika wie z. B. Doxycyclin 100 mg/d. Ein Effekt ist allerdings meist erst nach 2 – 3 Wochen erkennbar. Die Alternative, vor allem beim Blindsacksyndrom, ist die sorgfältig geplante chirurgische Resektion (Abb. 2.**10**).

Tabelle 2.14 Ursachen einer bakteriellen Fehlbesiedelung von Dünndarmabschnitten

Blindsacksyndrom • Dünndarmdivertikel • Syndrom der zuführenden Schlinge
Fehlen der sauren Magenbarriere (postoperativ oder medikamentös)
Fehlen der Ileozäkalklappe
Strikturen und Fisteln
Motilitätsstörungen des Dünndarms • autonome diabetische Neuropathie des Dünndarms • Sklerodermie • Amyloidose

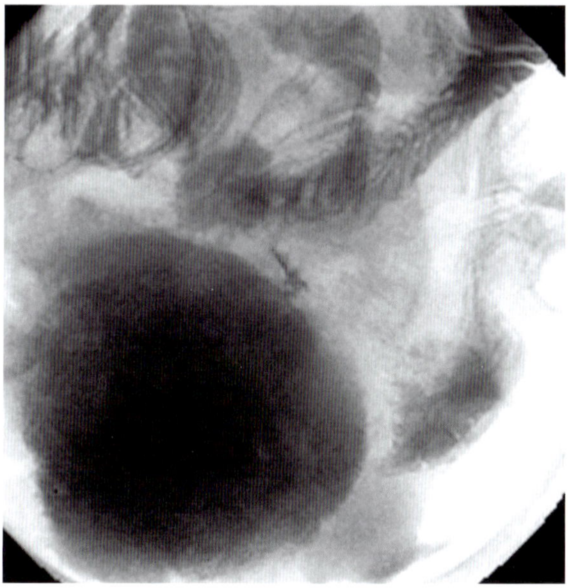

Abb. 2.10 Blindsacksyndrom als Ursache eines Malassimilationssyndroms. Im Rahmen einer Dünndarmdoppelkontrastuntersuchung nach Sellink Darstellung eines kontrastmittelgefüllten Riesendivertikels bei einer 58-jährigen Patientin mit Morbus Crohn. Die Größenentwicklung des Divertikels wurde durch eine direkt distal gelegene Stenose an der Ileoaszendostomie begünstigt. Die Patientin wurde wegen Durchfällen mit Steatorrhö, Gewichtsverlust und allgemeiner klinischer Verschlechterung aufgenommen. Im Labor zeigten sich eine makrozytäre Anämie (Hb 5,4 mmol/l, MCV 108 fl), eine Hypoproteinämie von 46 g/l mit führender Hypalbuminämie von 18 g/l sowie ausgeprägte Elektrolytstörungen (Kalium 2,6 mmol/l, Calcium 1,8 mmol/l). Einer engmaschig bilanzierten enteralen und parenteralen Ernährungstherapie folgten die chirurgische Resektion des Divertikels und die Neuanlage der Ileoaszendostomie. (Wir danken Herrn Prof. Dr. med. T. Kahn, Direktor der Klinik für Diagnostische Radiologie der Universität Leipzig, herzlich für die Abbildung.)

Störungen der Aktivität mukosaler Verdauungsenzyme

Die sog. „Bürstensaumerkrankungen" können angeboren oder erworben sein. Sie betreffen meist selektive Funktionen der Dünndarmmukosazellen.

Primäre Störungen der Aktivität mukosaler Verdauungsenzyme

Lactasemangel. Die Mehrheit der Weltbevölkerung hat einen (relativen) Lactasemangel. Nach Genuss von individuell unterschiedlichen Mengen Milch kommt es bei den Betroffenen zu Durchfällen, Blähungen und Meteorismus. Besonders betroffen sind die Bewohner Südostasiens.

Die Diagnose Lactasemangel kann – falls bei häufig sehr typischer Anamnese überhaupt erforderlich – mit einem H_2-Atemtest nach Ingestion von 50 g Lactose erhärtet werden.

Neben einer Eliminationsdiät stehen mit oralen Lactasepräparaten zwei wirkungsvolle Therapieformen der Lactasemalassimilation zur Verfügung.

Andere angeborene Defekte. Sehr selten sind hingegen andere angeborene Defekte mukosaler Verdauungsenzyme. Beispiele sind ein Mangel der Saccharase (Symptomatik idem zum Lactasemangel) oder der Trehelase (o.g. Beschwerden nur nach Verzehr von Pilzen). Ebenso sind substratspezifische Defekte des transepithelialen Transports eine Rarität. Ein Beispiel ist das Hartnup-Syndrom, ein autosomal rezessiv vererbter Transportdefekt für Monoaminomonocarboxyl-Säuren in Nieren und Dünndarm. Es resultiert eine vermehrte Ausscheidung von Histidin, Tyrosin, Alanin, Valin, Leucin, Isoleucin und Phenylalanin. Viele Träger des Gendefekts bleiben unauffällig, bei anderen entwickelt sich im 2. Lebensjahrzehnt eine pellagraartige Photodermatitis.

Sekundäre Störungen der Aktivität mukosaler Verdauungsenzyme

Gegenüber den primären Störungen sind die meisten Erkrankungen dieser Gruppe auch morphologisch fassbar. Die bedeutungsvollsten Krankheitsbilder sind die immunologisch getriggerte *Zöliakie* sowie die Infektionskrankheiten *Morbus Whipple* und *tropische Sprue*. Diesen Erkrankungen werden eigene Kapitel gewidmet (s. Kapitel 6.6 und 6.7). Die Lactase ist generell das schwächste Glied der menschlichen Kohlenhydratverdauung. Bei den vorgenannten Erkrankungen, aber auch bei gehäuften infektiösen Enteritiden kann es zu einer klinisch fassbaren Lactoseintoleranz kommen, deren Intensität häufig parallel zur Aktivität der Grunderkrankung verläuft.

Störungen der postabsorptiven Prozessierung

Störungen der postabsorptiven Prozessierung der aufgenommenen Substrate können sowohl den Blut- als auch den Lymphabfluss betreffen. Störungen des intestinalen Blutabflusses werden im Kapitel „Portale Hypertension" gesondert diskutiert (s. Kapitel 17.)

Lymphangiektasien. Die intestinale Lymphangiektasie kann primär oder sekundär auftreten. Primäre Lymphangiektasien werden meist schon im Kindesalter symptomatisch. Sie kommen gelegentlich familiär gehäuft vor und treten vermehrt bei Patienten mit Turner- oder Noonan-Syndrom auf. Sekundäre Lymphangiektasien sind Folge eines gestörten intestinalen Lymphabflusses, z. B. bei Malrotation, abdominellen oder retroperitonealen Tumoren, konstriktiver Perikarditis, Herzinsuffizienz oder nach Fontan-Operation. Differenzialdiagnostisch kommen aber auch entzündliche Darmerkrankungen und lymphatische Systemerkrankungen in Betracht.

Durch Obstruktion der intestinalen Lymphgefäße und einen erhöhten lymphatischen Druck kommt es zur Dilatation der zentralen Lymphgefäße und zur Destruktion der Gefäßarchitektur im Bereich der Darmzotten. Die Folge ist ein Verlust von Lymphflüssigkeit über den Darm mit nachfolgender Eiweißverlustenteropathie und Fettmalabsorption. Häufig bleibt dieser Zustand jedoch asymptomatisch.

Pharmakologisch induzierte Malassimilation

Zusätzlich kann eine ganze Reihe von Medikamenten eine – teils therapeutisch gewünschte – Malassimilation hervorrufen. Tab. 2.15 gibt einen Überblick über häufig eingesetzte Medikamente mit derartigen (Neben-)Wirkungen.

Klinik und Diagnostik

Das klinische Bild der Malassimilation hängt stark von der patientenspezifischen Störung ab. Die globale Malassimilation resultiert in ihrer ausgeprägtesten Form in grauen voluminösen Fettstühlen und einer Gewichtsabnahme trotz erhöhter Nahrungsaufnahme. Häufiger sind jedoch unspezifische Beschwerden wie ein geblähtes Abdomen, Flatulenz, eingeschränkter Appetit oder Borborygmi.

Insbesondere bei unspezifischen Beschwerden ohne Gewichtsabnahme ist eine differenzialdiagnostische Abgrenzung gegenüber dem Reizdarmsyndrom erforderlich (→ Kapitel 6.16).

Die klinischen Zeichen der partiellen oder isolierten Malassimilation hängen vom digestiven bzw. absorptiven Hauptproblem ab. Im folgenden Abschnitt werden konkrete diag-

Tabelle 2.15 Beispiele medikamentös induzierter Malassimilation (adaptiert an Tab. 3.46; Thiemes Innere Medizin, 1. Auflage 1999, S. 572)

Substanz	Mechanismus	Digestions-/Resorptionsstörung
Colestyramin	Unterbrechung des enterohepatischen Kreislaufs durch Bindung von Gallensäuren	fettlösliche Vitamine Nahrungsfett und -cholesterin Pharmaka (Cumarine, Digitalis, Antikonzeptiva)
Acarbose	hemmt kompetitiv die wandständigen intestinalen α-Glucosidasen	Kohlenhydrate
Biguanide	Hemmung aller einer aktiven Resorption unterliegenden Nahrungsmittel	Kohlenhydrate Amino- und Gallensäuren Vitamin B12
Colchizin	Hemmung membranständiger Disaccharidasen, direkte Mukosatoxizität	Lactose, Maltose, Saccharose
Hydragoge, v. a. diphenolische Laxanzien	erhöhter intestinaler Wassereinstrom nach hepatischer Glukuronidierung	Kalium und Calcium
Orlistat	Lipasehemmer	fettlösliche Vitamine Nahrungsfett Pharmaka (Ciclosporin, Cumarine, Amiodaron)

nostische Schritte bei Verdacht auf Fett-, Kohlenhydrat- und Eiweißmalassimilation angesprochen, während spezielle diagnostische Verfahren bei Gallensäureverlustsyndrom und Bürstensaumerkrankungen im Kapitel 2.4. vorgestellt wurden.

Malassimilation von Fett

Verdauungslipide werden in den proximalen zwei Dritteln des Jejunums zu etwa 94% resorbiert. Bei einer durchschnittlichen täglichen Fettaufnahme von 100 g gelten daher mehr als 6 g Fett im 24-Stunden-Sammelstuhl als pathologisch. Die Ursachen der gestörten Fettverdauung sind vielfältig. Tab. 2.**16** fasst die verschiedenen Störmechanismen der Fettverdauung zusammen.

Malassimilation von Kohlenhydraten

Pathophysiologie. Die Disaccharide Sucrose und Lactose sowie Stärke sind die am häufigsten vorkommenden Kohlenhydrate in der menschlichen Nahrung. Stärke ist ein Überbegriff für die Polysaccharide Amylose und Amylopectin. Amylase aus den Speicheldrüsen und dem Pankreas degradiert Nahrungspolysaccharide zu Mono- und Oligosacchariden. Letztere werden dann von luminal exprimierten Enzymen der Bürstensaummembran (vorwiegend Disaccharidasen) weiter hydrolisiert. Die Monosaccharide werden aktiv und/oder passiv resorbiert. Ist diese Abfolge durch eine erniedrigte Konzentration von Pankreasenzymen im Chymus oder eine erniedrigte Dünndarmresorptionsfläche gestört (s.o.), gelangen Kohlenhydrate ins Kolon. Die dort ansässige Bakterienflora setzt die Kohlenhydratverdauung fort; es entstehen Gase (CO_2, H_2, CH_4) und kurzkettige Fettsäuren. Letztere werden vom Kolonepithel als Energiequelle genutzt, Erstere führen zu Blähungen und Bauchschmerzen.

Diagnostik. Die bakterielle Fermentation zu Wasserstoff und dessen Abatmung über die Lunge wird für diagnostische Tests wie den weit verbreiterten *H_2-Lactose-Atemtest* verwandt. Der *D-Xylose-Test* wird zur Bestimmung der Absorptionskapazität des proximalen Dünndarms eingesetzt. Das Monosaccharid D-Xylose kann sowohl durch passive Diffusion als auch aktiv natriumabhängig absorbiert werden. Die im Test verwandte Menge von 25 g D-Xylose kann beim Gesunden allerdings durch alleinige passive Diffusion aufgenommen werden, sodass der Test in erster Linie die unspezifische Dünndarmpermeabilität misst. D-Xylose wird im 5-Stunden-Urin (normal: > 6 g) oder auch im venösen Blut nach einer Stunde (normal: > 20 mg/dl) gemessen. Ein Unterschreiten dieser Werte findet sich bei Schleimhauterkrankungen des Dünndarms wie der einheimischen Sprue, nicht aber bei anderen häufigen Ursachen der Kohlenhydratmalabsorption wie der exokrinen Pankreasinsuffizienz. Der Test ist allerdings ungenau und wird durch zahlreiche pathophysiologische Zustände und auch Medikamente gestört. Daher spielt er heute nur noch eine untergeordnete Rolle.

Malassimilation von Proteinen

Magen. Die Proteinverdauung beginnt im Magen. Die gastrischen *Propepsinogene* 1 und 2 unterlaufen eine pH-gesteuerte Autoaktivierung und wirken bei pH-Werten von 1,5 – 3 als Endopeptidasen. Wenngleich die proteolytische Effizienz gegenüber den Pankreasenzymen vernachlässigbar ist, führen bei der gastralen Proteolyse entstandene Aminosäuren zu einer Stimulation von *Cholecystokinin* (CCK) aus duodenealen und jejunalen Enterozyten. CCK ist das wichtigste Stimulanz der pankreatischen Enzymsekretion. Hauptsächlicher Sinn der gastralen Nahrungsproteolyse scheint die Initiation einer ausreichenden und zeitgerechten Sekretion von Pankreasenzymen zu sein.

Duodenum. Im Duodenum folgt die Beimischung des Pankreassaftes. Duodenal sezernierte *Enterokinase* aktiviert die anionischen und kationischen *Trypsinogene*, welche dann die anderen pankreatischen Proenzyme aktivieren. Durch deren hydrolytische Wirkung entstehen Aminosäuren, Di- und Tripeptide, welche dann durch hocheffiziente natriumabhängige Transportenzyme der Bürstensaummembran resorbiert werden. Die meisten dieser Enzyme re-

Tabelle 2.16 Störungen der Fettverdauung

Störung	Direkte Folge	Konsequenz für die Fettverdauung
Gestörte Magenperistaltik, Z. n. Magenresektionen oder Gastrektomie	gestörte Fett-Wasser-Emulsion	verminderte Angriffsfläche für lipolytische Enzyme
Zungen- und Magenlipase ↓	freie Fettsäuren im Magen ↓	Sekretion der pankreatischen Lipase und Colipase ↓
Gallensäurenkonzentration ↓	Mizellen- und Liposomenbildung	Resorption von Monoglyceriden und Fettsäuren
Intraenterozytäre Chylomikronenbildung		gestörter Lymphabfluss

sorbieren selektiv neutrale, basische oder saure Aminosäuren, während Di- und Tripeptide durch bürstensaumständige oder zytoplasmatische Peptidasen während der Resorption weiter hydrolysiert werden.

Ursachen und Folgen. Hauptursache der Proteinmalassimilation sind die exokrine Pankreasinsuffizienz (→ **Kapitel 39.1**) und Erkrankungen, die zu einer eingeschränkten Dünndarmresorptionsfläche führen (z. B. Morbus Crohn, Zöliakie, Morbus Whipple). Frühester laborchemischer Parameter der Proteinmangelernährung ist eine Erniedrigung des (Prä-)Albumins. Direkte Folge ist ein erniedrigter onkotischer Druck des Blutplasmas, was zu meist peripher beginnenden Ödemen führt. Selten ist die Proteinmalassimilation aber auch Ursache generalisierter *Ödeme und Anasarka*.

Selektive Malassimilation einzelner Nährstoffe

Seltene Erkrankungen führen zu einer selektiven Malassimilation einzelner Nährstoffe.

Vitamin B_{12}. Häufig betroffen ist dabei das Vitamin B_{12}, das bei atrophischer Gastritis aufgrund des fehlenden intrinsischen Faktors, bei angeborenen Störungen des Cobalaminstoffwechsels oder der Infestation eines Fischbandwurms unzureichend resorbiert wird.

Vor der gezielten Diagnostik solcher seltener Erkrankungen müssen jedoch häufige Ursachen des Vitamin-B_{12}-Mangels wie die exokrine Pankreasinsuffizienz oder die bakterielle Fehlbesiedelung des Dünndarms ausgeschlossen werden.

Ein exogener Mangel ist dagegen selbst bei veganer Ernährung extrem selten.

Therapie

Basis einer kausalen Therapie des Malassimilationssyndroms ist die richtige Diagnosestellung. Auf spezifische therapeutische Maßnahmen wurde oben hingewiesen. In einzelnen Fällen lässt sich aber trotz umfangreicher differenzialdiagnostischer Untersuchungen keine eindeutige Diagnose stellen. Dann kommt der symptomatischen Therapie eine wichtige und lebensqualitätssteigernde Rolle zu. Lästige Symptome wie die Diarrhö lassen sich mittels unspezifischer Durchfallpräparate behandeln, z. B. Loperamid; einzelne Nährstoffe müssen enteral in höherer Dosis verabreicht werden. Eine parenterale Therapie ist abhängig von

- dem Grad der schon bestehenden Nahrungsmitteldepletion,
- dem Ausmaß und der Art der Schädigung des Gastrointestinaltrakts,
- der zu erwartenden Dauer der Malassimilation.

Als Faustregel kann angenommen werden, dass im ersten Monat nach Symptombeginn die empfohlene tägliche Vitamin- und Mineralstoffaufnahme das 5- bis 10fache der für Gesunde empfohlenen Dosis betragen sollte. Kann in diesem Zeitraum keine Diagnose gestellt werden, sollte in Abhängigkeit von der Symptomatik diese Dosis beibehalten werden.

FAZIT FÜR DIE PRAXIS

- Übelkeit, Erbrechen und Malassimilation sind häufige Erscheinungsbilder zahlreicher Erkrankungen. Das Malassimilationssyndrom manifestiert sich häufig mit Durchfall, Gewichtsverlust, einem geblähten Abdomen, Flatulenz und Appetitlosigkeit.
- Mit einer gründlichen Anamneseerhebung und körperlichen Untersuchung kann die ursächliche Erkrankung bereits oft identifiziert werden.
- Nach der Abgrenzung schwerwiegender Krankheitszustände sind zahlreiche weniger folgenschwere Krankheiten und nicht krankhafte Ursachen der Symptomatik, wie z. B. eine Schwangerschaft, in die differenzialdiagnostischen Erwägungen einzubeziehen. Insbesondere der Ausschluss einer funktionellen Genese der Beschwerden ist oft langwierig. Eine sehr häufige Ursache von Beschwerden stellen Medikamentennebenwirkungen dar.
- Die Therapie kann bei einigen Erkrankungen nur symptomatisch sein. Sie besteht dann aus Substitution von Flüssigkeit, Nährstoffen, Mineralien und/oder Vitaminen. Bei Durchfall kommen Antidiarrhoika, bei Erbrechen Antiemetika zum Einsatz.
- Eine besondere Rolle spielen Übelkeit und Erbrechen im Rahmen einer zytostatischen Chemotherapie, da die Symptomatik hier je nach eingesetztem Medikament bereits präventiv behandelt werden sollte.

2.4 Bauchschmerzen

I. Schiefke, J. Mössner

EDITORIAL **Bauchschmerzen sind häufig harmlose Beschwerden. Sie treten in bis zu 50% bei ansonsten gesunden Personen auf, können jedoch auch Ausdruck einer schweren, lebensbedrohlichen Krankheit sein. Die Differenzialdiagnose des abdominellen Schmerzes ist eine Herausforderung für jeden Arzt, da nicht bei allen Patienten ein typisches Muster der Beschwerden vorhanden ist, die Schmerzen unterschiedlich empfunden werden und ungewöhnliche Ursachen, besonders bei Älteren und Immunsupprimierten in Betracht gezogen werden müssen. Bauchschmerzen sind der häufigste Grund, warum ein Gastroenterologe konsultiert wird. Viele Patienten mit Bauchschmerzen haben keine organischen Ursachen, sondern funktionelle Beschwerden wie das Reizdarmsyndrom oder die funktionelle Dyspepsie. Die Abgrenzung harmloser funktioneller Beschwerden von schwerwiegenden organischen Ursachen ist die wichtigste Aufgabe des behandelnden Arztes. Er muss für die Diagnostik und zielorientierte Therapie neuroanatomische, neurophysiologische, und psychosoziale Faktoren einbeziehen. Die Spezifität und Sensitivität der Krankengeschichte und der körperlichen Untersuchung sind bei schwerwiegenden Erkrankungen höher als bei leichteren Beschwerden.**

Definition und Klassifikation

Schmerz ist ein unangenehmes Sinnes- und Gefühlserlebnis, das mit einer echten oder potenziellen Gewebsschädigung einhergeht oder als solches beschrieben wird. Schmerz ist immer subjektiv (International Association for the Study of Pain, IASP).

Auf Basis der Anamnese und der klinischen Untersuchung lassen sich die Bauchschmerzen nach Beginn, Dauer, Ort, Ausstrahlung und Charakter usw. einteilen (Tab. 2.**17**).

Tabelle 2.17 Einteilungsmöglichkeiten des Bauchschmerzes

Kriterium	Einteilung
Beginn des Schmerzes	akut vs. chronisch (> 12 Wochen) oder chronisch rezidivierend
Charakter des Schmerzes	viszeral somatisch
Lokalisation des Schmerzes	Einteilung nach Quadranten
Ursache des Schmerzes	intraabdominell vs. extraabdominell organisch vs. funktionell

Epidemiologie und Wertung

Bauchschmerzen gehören zu den häufigsten Symptomen in der Praxis und Klinik (1). Die Prävalenz von Bauchschmerzen ist unter allen Bevölkerungsgruppen und in allen geographischen Regionen der Welt gleich hoch. In populationsbasierten Untersuchungen haben bis zu 75% ansonsten gesunder Schüler und 50% der Erwachsenen Bauchschmerzen (2, 3). 5–10% aller Notaufnahmen erfolgen wegen Bauchschmerzen (4).

Trotz umfangreicher Untersuchung und Diagnostik bleiben in 35–51% der Fälle die Ursachen der Bauchschmerzen jedoch unklar (5). Die Aufgabe des Arztes besteht in der Differenzierung zwischen funktionellen Beschwerden und dringend behandlungsbedürftigen organischen Schmerzen.

Pathologie

Die Abdominalorgane sind eigentlich unempfindlich gegenüber verschiedenen Stimuli, die im Bereich der Haut schwere Symptome verursachen würden. Der Riss (ohne Kapsel) oder das Zerschneiden eines Organs erzeugt bei viszeralen Organen keinen Schmerz.

Die Hauptursachen für Schmerzen der Abdominalorgane sind Zugkräfte (Zug am Peritoneum bei Tumoren oder Verwachsungen), Scher- oder Dehnungskräfte (Kontraktion des Darmes bei mechanischem Darmverschluss oder die Gallenkolik) (2).

Die Organe werden sowohl vom vegetativen als auch vom somatischen Nervensystem versorgt. Zwischen beiden Systemen bestehen mehrere Verschaltungen, z.B. in den Spinalganglienzellen, so dass verschiedene Reflexbögen vorhanden sind (z.B. spinaler Vasomotorenreflex, viszerospinaler Reflex, Head-Zonen).

Neurone. An der Verarbeitung von abdominellen Schmerzen sind 3 Neurone beteiligt:

- Das erste Neuron verbindet die Nozizeptoren der abdominellen Organe mit dem Rückenmark,
- das zweite Neuron verschaltet das Rückenmark mit dem Hirnstamm und
- das dritte Neuron verbindet den Hirnstamm mit der Großhirnrinde.

Die viszeralen afferenten Fasern folgen meist den sympathischen Fasern. Im Bereich der Beckenorgane folgen sie den parasympathischen Fasern. Das *erste Neuron* befindet sich in einem vegetativen Plexus, welcher einer größeren Arterie anliegt. Der Zellleib dieses Neurons liegt im Bereich der Hinterhornzellen. Diese Zellen erhalten auch Signale von afferenten Fasern, die die Haut, das subkutane Gewebe und die Muskulatur versorgen. Das ist die Grundlage des übertragenen (projizierten) Schmerzes bei Erkrankungen der Abdominalorgane. Das *zweite Neuron* beginnt im dorsalen Horn des Rückenmarkes, kreuzt vollständig die Mittellinie zur kontralateralen Seite und läuft im Funiculus posterior des Rückenmarkes zum Hirnstamm. Diese Neurone verlaufen in mehreren Trakten, z. B. dem Tractus spinothalamicus. Das *dritte Neuron* verläuft vom Thalamus zum frontalen Kortex und zum limbischen System.

Rezeptoren. Die *Nozirezeptoren* des Abdomens (meist freie Nervenendigungen aus A-δ- und afferenten C-Nervenfasern) reagieren auf mechanische und chemische Stimuli. Dehnung ist der wichtigste mechanische Stimulus für Schmerzen.

Es ist zu betonen, dass eine allmähliche Zunahme der Wandspannung keinen Schmerz verursacht (z. B. „schmerzloser Ikterus" als Ausdruck einer langsam zunehmenden Erweiterung der Gallenwege).

Auch Druck, Kontraktion, Kompression und Zug werden registriert (2). Die Nozirezeptoren des Abdomens liegen auf der Serosa, im Mesenterium, der Kapsel von parenchymatösen Organen und in der Muskelschicht der Wand der Hohlorgane.

Die *mukosalen Rezeptoren* reagieren primär auf chemische Reize. Mehrere verschiedene chemische Stimuli wurden in den letzten Jahren identifiziert: Substanz P, Bradykinin, Serotonin, Histamin und Prostaglandine, die bei Entzündung und Ischämie freigesetzt werden können (6, 7).

Eine weitere Möglichkeit der Schmerzentstehung ist das direkte Einwachsen eines Tumors in *sensorische Nerven*.

Schmerzempfinden und -typen. Das Schmerzempfinden ist jedoch sehr individuell. Am besten lässt sich dieses Phänomen mit der „Gate-controlled-Theorie" erklären. Auf die Synapse zwischen 1. und 2. Neuron im dorsalen Horn des Rückenmarks wirken verschiedene exzitatorische und inhibitorische Faktoren ein, die die individuelle Fortleitung des Schmerzreizes in das Gehirn beeinflussen.

Die unterschiedliche sensible Versorgung der Bauchorgane mit vegetativen und somatischen Nervenfasern führt zu verschiedenen Schmerztypen.

- *Viszerale Schmerzen:* Die aus den inneren Organen entspringenden Fasern des vegetativen Nervensystems reagieren meist auf rasche und massive Druckerhöhung in Hohlorganen, Kapselspannung oder Muskelkontraktionen. Wegen der multisegmentalen Innervation der meisten inneren Organe ist der Schmerz meist schlecht lokalisierbar. Erschwerend kommt für die exakte Lokalisation hinzu, dass relativ wenige viszerale afferente Nerven die Organe verlassen und auf eine deutlich größere Anzahl nachgeschalteter Neurone (2. und 3. Ordnung) übergeleitet werden. Über die weiter oben beschriebenen Verschaltungen erfolgt eine Projektion in die zugehörigen Dermatome (Head-Zonen) = übertragener bzw. projizierter Schmerz (Abb. 2.**11**, Tab. 2.**18**).

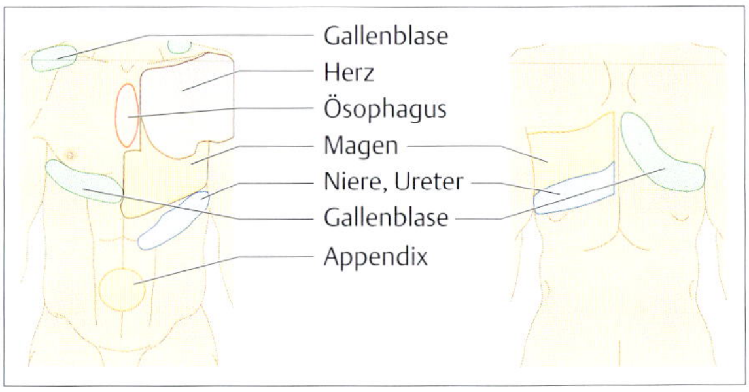

Abb. 2.11 Repräsentation von projizierten viszeralen Schmerzen der Abdominalorgane auf der Bauchwand und dem Rücken bzw. den darunter liegenden Schichten.

Tabelle 2.18 Segmentale Lokalisation viszeraler Schmerzen

Organ	Segment	Dermatom
Zwerchfell	C3 – C5	Hals bis Deltoidregion
Herz	C5 – Th6	Arm bis Xiphoid
Ösophagus	Th1 – Th6	Kleinfinger bis Xiphoid
Oberbauchorgane	Th5 – Th10	Xiphoid bis Epigastrium, untere Skapulagegend
Dünndarm und rechtes Kolon	Th8 – L1	Periumbilikal
Linkes Kolon	Th11 – Th12	Unterbauch

Tabelle 2.19 Differenzialdiagnose zwischen viszeralem und somatischem Schmerz

Charakteristika	Viszeraler Schmerz	Somatischer Schmerz
Ausgangsort	vor allem abdominale Hohlorgane	vor allem Peritoneum parietale einschließlch Bauchwand und Retroperitoneum
Leitung	Nn. splanchnici bilateral	segmentale sensible Fasern unilateral
Auslösung	vor allem Dehnung und Spasmus	alle Formen von Gewebsschädigung
Empfindung	dumpfer, krampfender, kolikartiger, beißend bohrender oder nagender Schmerz	scharfer bis brennender Dauerschmerz, blitzschnell auftretend und verschwindend
Lokalisation	schlecht lokalisierbar, symmetrisch, nahe der Mittellinie bei unpaaren Organen	umschrieben, asymmetrisch, oft seitlich
Vegetative Begleitsymptome	Unruhe, Nausea, Erbrechen, Blässe, Schwitzen	selten
Erleichterung	Herumgehen, Bewegung	Bettruhe, Schonhaltung
Verschlimmerung	Ruhe	Erschütterung, Husten, Niesen, Bewegung

- *Somatische Schmerzen:* Diese Schmerzen werden über somatische Schmerzfasern aus der Bauchwand, dem Peritoneum parietale und dem Mesenterialansatz fortgeleitet. Sie entstehen bei Reizung des parietalen Peritoneums oder des Mesenterialansatzes. Die charakteristische Symptomatik beider Schmerztypen ist in der Tab. 2.**19** zusammengestellt.

Klinik, Diagnostik und Differenzialdiagnostik

Die Anamnese und die klinische Untersuchung geben wertvolle Hinweise auf die Ursache der Bauchschmerzen.

Anamnese

Der Schmerz sollte durch die folgenden Fragen charakterisiert werden.

→ **Wo? (Lokalisation).** Der organisch bedingte Schmerz ist im Gegensatz zu funktionell bedingten Schmerzen umschrieben. Der Ort und die Ausstrahlung des Schmerzes engen die Differenzialdiagnose ein. Die Schmerzen bei Pankreatitis strahlen in den Rücken aus, während der Nephrolithiasisschmerz in die Leiste ausstrahlt.

→ **Wann? (Dauer, Beginn, Frequenz).** Für einige Erkrankungen gibt es eine typische Periodik – bei Cholelithiasis episodische Attacken mit langen schmerzfreien Intervallen; bei Karzinomen persistierende und progrediente Beschwerden; bei funktionellen Beschwerden Dauerbeschwerden über Monate bis Jahre in wechselnder Stärke.

→ **Warum? (Triggerereignisse).** Bei Hernien, Bauchwandprozessen und vertebragenen Schmerzen besteht eine Lage- bzw. Bewegungsabhängigkeit. Die Schmerzen bei einer Mesenterialischämie starten etwa 1 h nach Nahrungsaufnahme; die der Cholelithiasis, Pankreatitis und des Reizdarmsyndroms werden ebenfalls durch Nahrungsaufnahme verstärkt. Im Gegensatz dazu verringern sich die Schmerzen bei der Ulkuskrankheit meist durch Nahrungsaufnahme. Patienten mit Peritonitis vermeiden jede Bewegung. Frauen sollten nach ihrer sexuellen Aktivität, nach der Anzahl der Partner und nach eventuellen neuen Partnern gefragt werden.

→ **Wie? (Stärke, Charakter).** Die Stärke der Beschwerden korreliert mit der Schwere der Erkrankung in der akuten Situation. Dieses Merkmal ist jedoch schwer zu erheben, da die Schmerzen unterschiedlich empfunden werden, von früheren Schmerzerfahrungen abhängen und das Alter und der klinische Zustand des Patienten mit einfließen.

→ **Begleitsymptome und Vorgeschichte.** Weitere wichtige anamnestische Informationen erhält man durch die Frage nach assoziierten Symptomen wie Fieber, Schüttelfrost, Gewichtsverlust, Übelkeit und Erbrechen, Diarrhö, Obstipation, Hämatochezie, Meläna oder Änderung der Stuhlgewohnheiten. Ebenso unerlässlich sind die Fakten aus der Familienanamnese (Erbkrankheiten) und aus der Eigenanamnese (Operationen, Menstruation etc.).

Symptome und körperliche Untersuchung

Die Untersuchung des Patienten sollte in Abhängigkeit von der Lokalisation und der Chronizität der Beschwerden erfolgen (Tab. 2.**20**).

Tabelle 2.20 Assoziationen zu Krankheiten bei verschiedenen klinischen Untersuchungsbefunden

Untersuchung	Qualität	Mögliche Erkrankung
Inspektion	regungslos, starre Körperhaltung	Peritonitis
	unruhig herumwälzend	biliäre oder renale Kolik
	asymmetrisches Abdomen	lokalisierte Darmblähung als Ausdruck eines organischen Hindernisses
	abnorme Darmbewegungen „Steifungen"	Ileus
	Ikterus	Verschlussikterus
Auskultation	verstärkte Darmgeräusche	Enterokolitis mechanischer Ileus (Briden? Entzündung? Tumor? Pressstrahlgeräusch, metallisch)
	herabgesetzte/fehlende Darmgeräusche	paralytischer Ileus, reflektorisch bei Koliken, Pankreatitis, Peritonitis, Stoffwechselstörungen
Palpation	Abwehrspannung, Loslassschmerz	frühe Peritonitis
	keine Abwehrspannung	renale Kolik, Pankreatitis
	unilateral, lokalisierter Schmerz	Rückschluss auf betroffenes Organ möglich; fokaler Prozess wie Divertikulitis mit Abszess
	diffuser Schmerz	Peritonitis, elastisch (Gummibauch) bei Pankreatitis
	Bruchpfortenuntersuchung	eingeklemmte Hernie
	Resistenz	Tumor, Ileus
Perkussion	Tympanie	aufgetriebener Darm, vermehrte Luftfülle
	Dämpfung	Tumor Aszites (verschiebbare Dämpfung)
	fehlende Leberdämpfung	Pneumoperitoneum (Perforation eines Hohlorgans)
	Schmerzen bei vorsichtiger Perkussion	Peritonitis

- Messung des Blutdrucks, Puls und Temperatur (Vitalparameter),
- Untersuchung der Haut und der Augen,
- Auskultation des Abdomens nach Darmgeräuschen,
- Auskultation des Thorax,
- Palpation des Abdomens,
- Perkussion des Abdomens
- rektale Untersuchung auf der Suche nach Blut.

Die Auskultation sollte vor der Palpation und Perkussion stattfinden, da eventuell ein paralytischer Subileus durch die Anregung der Peristaltik durch die Untersuchung überhört werden könnte.

Im Rahmen der Abklärung der Bauchschmerzen muss eine rektale Untersuchung sowie bei Frauen eine gynäkologische Untersuchung erfolgen!

Differenzialdiagnose

Schmerzen mit akutem Beginn

Akutes Abdomen. Als akutes Abdomen bezeichnet man heftige, manchmal bereits bei der Untersuchung abklingende Bauchschmerzen unklarer Ätiologie mit peritonealer Symptomatik und Allgemeinsymptomen wie Kreislaufinstabilität oder sogar Schock. Der Zustand bedarf der sofortigen Abklärung, da häufig eine chirurgische Therapie notwendig ist.

Neben den lokalen Symptomen sind häufig noch *Allgemeinreaktionen* vorhanden, die auf die zugrunde liegende Erkrankung und die Schwere des Prozesses Rückschlüsse erlauben. Folgende Allgemeinreaktionen können auftreten:

- Haut- oder Sklerenikterus,
- Tachykardie,
- fadenförmiger Puls,
- trockene Zunge,
- fleckige Rötung des Gesichtes,
- eingefallenes Gesicht mit eingefallenen Wangen (Facies hippocratica).

Lokalisation der Beschwerden. Neben der Klinik und den Allgemeinsymptomen ist die Lokalisation der Beschwerden ein wichtiges Kriterium (Tab. 2.**21** u. 2.**22**). Aufgrund der geringen Dichte und des Typs der viszeralen afferenten Nervenfasern im Abdominalbereich ist die Lokalisation des viszeralen Schmerzes schwierig. Nützlich ist es, bei der Beurteilung der Lokalisation die embryologische Herkunft des Organs zu betrachten. Organe welche sich vom Vorderdarm ableiten wie der distale Ösophagus, Magen, proximales Duodenum, Leber, Gallengangssystem und Pankreas werden innerviert von Nerven, die ihren Ausgang von den Segmenten Th5 und Th6 sowie Th8 und Th9 nehmen. Daraus resultiert die Lokalisation zwischen Xiphoid und Nabel. Th10–Th12 innervieren Organe die sich vom Mitteldarm ableiten lassen (Dünndarm, Appendix, Dickdarm bis Cannon-Böhm-Punkt. Dieser Schmerz tritt meist periumbilikal auf. Der Hinterdarm wird von Th11 bis L1 innerviert. Dazu gehören das distale Drittel des Colon transverum, das Colon descendens und das Rektosigmoid. Der Schmerz findet sich meist zwischen Nabel und Schambein (Abb. 2.**12**).

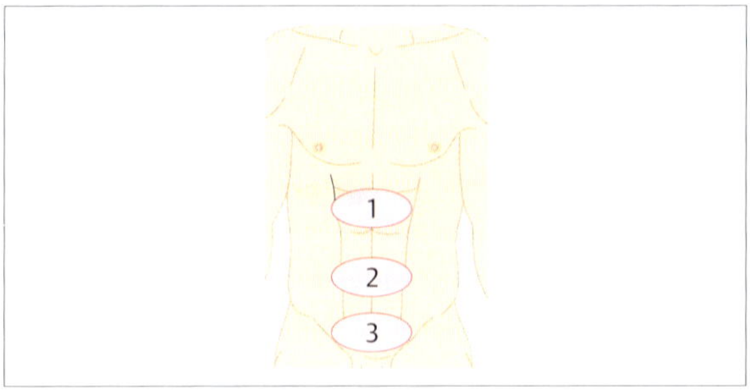

Abb. 2.12 Projektionsgebiete von viszeralen Schmerzen der Hohlorgane (1 – Vorderdarm, 2 – Mitteldarm, 3 – Hinterdarm) (nach Sleisinger & Fordtran's, Gastrointestinal and Liver Diseases).

Oftmals findet sich der Schmerz des Verdauungstraktes in der Mittellinie. Falls Schmerzen sich eindeutig seitlich befinden, stammen sie meist von Organen die somatisch eindeutig ipsilateral innerviert werden (Nieren, Uterus, Ovar) oder von somatisch unilateral innervierten Strukturen. Ausnahmen bilden die Gallenblase sowie das aszendierende und deszendierende Kolon.

Tabelle 2.21 Unterscheidung extra- und intraabdomineller Schmerzursachen

Intraabdominale Prozesse	Extraabdominale Prozesse
Mit generalisierter Peritonitis • Perforation eines Hohlorgans (z. B. Ösophagus, Ulkus, Gallenblase, Appendix, Divertikel) • primär bakterielle Peritonitis (z. B. Chlamydien, Pneumokokken, Tuberkulose) • nichtbakterielle Peritonitis (z. B. gallige Peritonitis, Hämoperitoneum, Extrauteringravidität) • familiäres Mittelmeerfieber	**Retroperitoneal** • renal und ableitende Harnwege • Aortenaneurysma • Hämatom • Neoplasie • retroperitoneale Fibrose
Mit lokalisierter Peritonitis • Abdominaltrauma • Appendizitis • Cholezystitis • Ulkus • Kolitis, Morbus Crohn • Divertikulitis • abdominaler Abszess • Pelveoperitonitis/Mittelschmerz • Perihepatitis acuta • Pankreatitis	**Thorakal** • Pneumonie (Pleuritis) • Pleurodynie, Bornholm-Krankheit • Lungenembolie • Empyem • Myokardinfarkt • Perikarditis • Ösophagitis • Ösophagusruptur (Boerhaave-Syndrom) • Ösophagusspasmus
Schmerzen bei massiver Druckerhöhung (Hohlorgane, Kapselspannung) • mechanischer Ileus • intestinale Hypermotilität (z. B. Gastroenteritis, Reizdarmsyndrom, Parasitosen) • biliäre Obstruktion • Blasenobstruktion • Leberkapselspannnung • Uterusobstruktion	**Neurologisch** • Neuritiden/Neuralgien • Radikulitis • Herpes zoster • Tabes dorsalis

Fortsetzung Tabelle 2.**21** ▶

Tabelle 2.21 Fortsetzung

Intraabdominale Prozesse	Extraabdominale Prozesse
Ischämieschmerz • Inkarzeration einer Hernie • Angina abdominalis • thrombembolische Prozesse (mesenterial, Leber, Milz) • Torsion von Organen (z. B. Darmvolvulus, Ovarialzysten) • Darmwandblutungen • Tumornekrosen	**Metabolische Störungen** • Porphyrie • endokrine Krankheiten (z. B. Phäochromozytom, Hyperparathyreoidismus, Ketoazidose) • Hämochromatose • Hyperlipidämie **Infektionen** • Osteomyelitis • Typhus **Hämatologisch** • akute Hämolyse • Sichelzellanämie • Pupura Schoenlein-Henoch • akute Leukämie **Verschiedenes** • Muskeltraumata • familiäres Mittelmeerfieber • Kollagenosen • Hypersensitivitätsreaktion (z. B. Serumkrankheit, Insektenstiche, Schlangenbisse) • Bauchwandprozesse (z. B. Trauma, Hämatom) • Hüftgelenkprozesse (z. B. Coxarthrose, Koxitis) • Intoxikationen (Blei, Arsen, Thallium) • Urämie

Tabelle 2.22 Differenzialdiagnose akuter Abdominalschmerzen anhand der Schmerzlokalisation

Lokalisation	Mögliche Erkrankung	Leitsymptome, typische Anamnese	Wegweisende Diagnostik (s. auch Abb. 2.13)
Diffuse Bauchschmerzen	diffuse Peritonitis	ubiquitärer Bauchschmerz mit Loslassschmerz	–
	akuter Dünndarmileus	Koliken, Erbrechen, Kahnbauch bei hohem/Meteorismus bei tiefem Verschluss, Vorwölbung an Bruchpforten bzw. Operationsnarben	Abdomen-Übersicht Sonographie
	akuter Dickdarmileus	Wind-/Stuhlverhaltung, starker Meteorismus, Erbrechen fehlt oder Spätsymptom	Abdomen-Übersicht Sonographie
	intestinale Pseudoobstruktion	langsam einsetzende kolikartige Schmerzen, Erbrechen, Meteorismus, Diarrhö	Abdomen-Übersicht Sonographie
	Bauchwandschmerz	punktförmiger Schmerz	Carnett-Test
	endokrinologische Erkrankungen (Coma diabeticum, Pseudoperitonitis diabetica, Addison-Krise, Thyreotoxikose)	Bauchkrämpfe, Erbrechen, Diarrhö	Elektrolyte, TSH, Glucose, ACTH, Cortisol i. Urin
	hämatologische Erkrankungen (akute Leukämie, Polycythaemia vera etc.)	diffuse Bauchschmerzen	großes Blutbild
	Schwangerschaft	diffuse, ziehende, Bauchschmerzen	β-hCG Urin/Blut

Tabelle 2.22 Fortsetzung

Lokalisation	Mögliche Erkrankung	Leitsymptome, typische Anamnese	Wegweisende Diagnostik (s. auch Abb. 2.13)
Regio epigastrica	umschriebene Peritonitis z. B. Ulkusperforation	brettharter Bauch mit Loslassschmerz	Abdomen-Übersicht Sonographie
	akute Pankreatitis	elastische Bauchdeckenspannung mit Schmerzen	Sonographie, CT (evtl. kontrastmittelverstärkt), Serumlipase, -amylase
	Porphyrie	Anamnese mehrfacher Laparotomien ohne Befund, kolikartige Schmerzen, Obstipation bis Ileus, Nausea, Erbrechen, Paresen, Neuropathie, Tachykardie, zerebrale Symptome	δ-Aminolävulinsäure, Porphobilinogen im Urin
	akute Appendizitis	Verlagerung des Schmerzes in wenigen Stunden in Appendixgegend	Sonographie
	akutes Koronarsyndrom	Angina pectoris, Blässe, Übelkeit, Erbrechen, häufig Schmerzausstrahlung in den linken Arm oder den Unterkiefer Herzrasen, kalter Schweiß Atemnot, Todesangst	EKG, Troponin T, Echokardiographie
	Pleuropneumonie	Husten, Atemnot, eitriger Auswurf, Fieber, Schüttelfrost, erhöhte Atemgeschwindigkeit, erhöhter Puls, Pleuraerguss	Röntgen-Thorax
	Perikarditis Aneurysma	retrosternaler und epigastrischer lage- und atemabhängiger Schmerz, Fieber, Tachykardie und Rhythmusstörungen	Thorax, EKG, Echokardiogramm
	rheumatische Erkrankungen	variabel von unbestimmten Beschwerden bis zu Ileus, Perforation und Peritonitis	–
Regio umbilicalis	akute Enterokolitis	Durchfall, Erbrechen, Bauchschmerzen, Fieber, Dehydratation	–
	epigastrische oder Nabelhernie	je nach Lokalisation unterschiedliche Schwellung, Schmerzen	Sonographie
	Colon irritabile (Reizdarmsyndrom)	intermittierende Schmerzen variabler Lokalisation und Intensität, Wechsel von Verstopfung und Obstipation, Druckgefühl, Blähungen, Meteorismus, dyspeptische Begleitsymptome	Ausschlussdiagnose
	Aneurysma	plötzlicher diffuser Schmerz mit Ausstrahlung in den Rücken	Sonographie, CT (evtl. kontrastmittelverstärkt)
	mechanischer Ileus	s. o.	s. o.

Fortsetzung Tabelle 2.22 ▶

Tabelle 2.22 Fortsetzung

Lokalisation	Mögliche Erkrankung	Leitsymptome, typische Anamnese	Wegweisende Diagnostik (s. auch Abb. 2.13)
Regio hypochondriaca dextra	akute Cholezystitis	Druckschmerz mit Loslassschmerz, Murphy-Zeichen, Schmerzverstärkung durch Bewegung	Sonographie
	Ulcus duodeni mit Penetration oder Perforation	s. o.	s. o.
	akute Appendizitis (atypische Lage)	s. u.	s. u.
	Perihepatitis acuta (Fitz-Hugh-Curtis-Syndrom)	Druckschmerz, typische Anamnese	Serologie (z. B. der Gonorrhö, Lues etc.)
	Pankreaskopfpankreatitis	s. o.	s. o.
	Cholelithiasis	rasch zunehmender Schmerz, Druckgefühl im rechten Oberbauch, Meteorismus, Übelkeit, Unverträglichkeit fettreicher Speisen, evtl. Ikterus	Sonographie, Endosonographie
	akute Leberstauung, Hepatitis, Leberabszess	uncharakteristische Beschwerden, Zeichen der Rechtsherzinsuffizienz, tastbare Leber	Sonographie, Duplexsonographie, Echokardiographie, CT (evtl. kontrastmittelverstärkt)
	Pleuropneumonie	s. o.	s. o.
	Nephrolithiasis	starke, wellenförmige Schmerzen	Sonographie
	Herpes zoster	starke brennende Schmerzen in dem vom Nerv versorgten Hautbereich	–
Regio hypochondriaca sinistra	Ulkusperforation	s. o.	s. o.
	akute Pankreatitis	s. o.	s. o.
	Milzruptur	plötzliche starke Schmerzen mit Loslassschmerz, Übelkeit	Sonographie, CT (evtl. kontrastmittelverstärkt)
	Milzabszess, -infarkt	Schmerzen, Fieber	Sonographie, CT (evtl. kontrastmittelverstärkt)
	Ösophagusruptur	Dysphagie, Dyspnoe, Fieber, Zyanose, plötzliche Thorax- und Abdominalschmerzen, subkutanes Emphysem	Röntgen-Thorax, CT (evtl. kontrastmittelverstärkt)
	Herzinfarkt	s. o.	s. o.
	inkarzerierte Hiatushernie	Sodbrennen, Thoraxschmerzen	Röntgen-Breischluck
	Pleuritis	starke atemabhängige Schmerzen, Reizhusten, Atemnot	Röntgen-Thorax, Sonographie

Chronische Schmerzen

Abgrenzung. Die Abgrenzung chronischer von akuten Schmerzen ist schwierig. Definiert man die Grenze über den Zeitraum, kann man als Zeitintervall 12 Wochen festlegen. Man sollte jedoch besser auf Basis der Anamnese und klinischen Untersuchung entscheiden, ob es sich um einen fortschreitenden Prozess (= akut) oder um einen lang andauernden Prozess (= chronisch) handelt. Daneben sind alle Zwischenstadien möglich.

Tabelle 2.22 Fortsetzung

Lokalisation	Mögliche Erkrankung	Leitsymptome, typische Anamnese	Wegweisende Diagnostik (s. auch Abb. 2.13)
Regio lateralis et inguinalis dextra	akute Appendizitis	zunehmender Druckschmerz (McBurney-Punkt, Lanz-Punkt) Blumberg-Zeichen, Rovsing-Zeichen, rektaler Druckschmerz, Psoasdehnungsschmerz, Schmerzverstärkung durch Bewegung	Sonographie
	Adnexitis, Tubarruptur, stielgedrehte Ovarialzyste	plötzlich einsetzende starke Schmerzen, Leib aufgetrieben, Bauchdeckenspannung, evtl. Fieber, Brechreiz und Übelkeit	Sonographie, CT (evtl. kontrastmittelverstärkt)
	Nephrolithiasis	s. o.	s. o.
	Morbus Crohn, akute Ileitis	flüssig-wässriger Stuhlgang, krampfartige Schmerzen, Appetitlosigkeit, Blähungen, Gewichtsverlust	Koloskopie
	Meckel-Divertikulitis	starke Bauchschmerzen, Brechreiz, Fieber, Schweißausbrüche, harte Bauchdecke, Blutungen	
	Beckenvenenthrombose	Spontan- und starker Druckschmerz, Schwellung und Blauverfärbung des gesamten Beines, Kollateralen in der Leiste, Spannungsgefühl, Wadenkrampf	Duplexsonographie
	Pankreatitis	s. o.	s. o.
	Hernia inguinalis	s. o.	s. o.
	akute Koxitis	Hüft- oder Knieschmerzen, Hinken, Bewegungseinschränkung der Hüfte	Sonographie Röntgen-Becken
Regio lateralis et inguinalis sinistra	akute Divertikulitis	anhaltende, z. T. auch intermittierende Schmerzen, Fieber, seltener auch Übelkeit und Erbrechen	Sonographie, CT
	Reizdarmsyndrom	s. o.	s. o.
	übrige Diagnosen wie Regio lateralis et inguinalis dextra		
Regio suprapubica	Urinverhaltung	langsam zunehmender Schmerz, palpabler Tumor	Sonographie, CT (evtl. kontrastmittelverstärkt)

→ **Formen.** Prinzipiell können chronisch abdominelle Schmerzen kontinuierlich, chronisch rezidivierend oder schubweise auftreten. Gerade bei den chronischen Abdominalschmerzen engt die Anamnese die möglichen Ursachen ein (8). Bei der langen Krankengeschichte werden die Schmerzen durch vielfältige äußere Faktoren moduliert. Dazu gehören der primäre und sekundäre Krankheitsgewinn, Stress, der psychische Status, das soziale und kulturelle Umfeld sowie die Prägung im bisherigen Leben.

→ **Funktionelle Störungen.** Mehr als die Hälfte der Patienten mit chronischen Schmerzen leidet an funktionellen Störungen im Sinne eines Reizdarmsyndroms oder eines Reizmagens (9). Die Pathophysiologie dieser Erkrankung ist noch nicht komplett verstanden. Man vermutet eine Fehlregulation der zentralen Schmerzverarbeitung oder eine Hypervigilanz. Die Diagnose einer funktionellen Störung kann erst nach Ausschluss organischer Erkrankungen gestellt.

Alarmsymptome. Symptome, die ein organisches Geschehen wahrscheinlich machen (Alarmsymptome), sind (9 – 11):

- Alter über 50 Jahre,
- Erbrechen oder Hämatemesis,
- palpabler Tumor,
- vorangegangene abdominale Chirurgie,
- kontinuierlich bestehende Diarrhö oder Schmerzen,
- nächtliche Durchfälle oder Schmerzen,
- Gewichtsverlust,
- hohe Stuhlgewichte,
- plötzlicher Beginn der Durchfälle oder Schmerzen,
- Dauer der Durchfälle oder Schmerzen kürzer als 3 Monate,
- Schleim- und Blutbeimengungen im Stuhl,
- Anämie.

Tab. 2.**23** zeigt die umfangreiche Differenzialdiagnose chronischer Abdominalbeschwerden.

Dynamik der Beschwerden

Die gefundenen abdominellen Symptome müssen unter Berücksichtigung der Vorgeschichte, des Ganzkörperstatus und der Dynamik der Symptome gewertet werden. Beispielsweise tritt die typische Trias: Rückenschmerzen, Blut-

Tabelle 2.23 Differenzialdiagnose chronischer Abdominalschmerzen

Ausgangsort	Mögliche Erkrankungen	Typische Symptome	Wegweisende Diagnostik
Regio epigastrica			
Magen und Duodenum	akute oder chronische Gastritis	diffuser Duck bis intensiver Schmerz, nach Nahrungsaufnahme Verschlechterung, nach Erbrechen Linderung, Meteorismus, bei Erosionen Hämatemesis	• *bildgebende Verfahren:* Endoskopie mit Biopsie (Helicobacter pylori, Mykobakterien, CMV, HSV, eosinophile Ösophagitis etc.) im Einzelfall: Endosonographie bei intramuralen Prozessen oder Staging bei Neoplasien noch seltener: Röntgenuntersuchung bei Zenker-Divertikel, paraösophagealen Hernien, Manometrie bei Motilitätsstörungen, Echokardiographie bei Stauungsgastritis • *spezielles Labor:* Parathormon, HIV-PCR, Transglutaminase-AK etc.
	Ulcus ventriculi et duodeni	streng umschriebener Schmerz (3 – 5 Wochen andauernd), meist keine Nausea, keine Appetitlosigkeit, kurze Linderung nach Nahrungsaufnahme	
	Magenkarzinom	Völlegefühl, Aufstoßen, Nausea, Appetitlosigkeit, keine Besserung durch Säureblocker, bei Stenosen Erbrechen	
	funktionelle Dyspepsie (Ausschlussdiagnose)	Dauerschmerz, Inappetenz, Nausea, Erbrechen, kein Tagesrhythmus	
	sekundäre Beschwerden bei Allgemeinerkrankungen oder Medikamenteneinnahme	typische Anamnese (NSAR, HIV-Erkrankung, Leberzirrhose, Herzinsuffizienz, Niereninsuffizienz, Hyperparathyreoidismus, Mastozytose, Zöliakie etc.)	

Tabelle 2.23 Fortsetzung

Ausgangsort	Mögliche Erkrankungen	Typische Symptome	Wegweisende Diagnostik
Pankreas	Pankreatitis (chronisch)	schubförmige, aber auch permanente Schmerzen (10–20% der Verläufe schmerzfrei!), Ikterus bei Cholestase, Gewichtsverlust, Diabetes mellitus, Diarrhö, Steatorrhö, Meteorismus	• *Labor:* Lipase (bei Schmerzen sehr sensitiv, aber nicht in Spätstadien!) • *bildgebende Verfahren:* Sonographie, Endosonographie, CT (evtl. kontrastmittelverstärkt)/MRT + MRCP, ERCP bei Komplikationen
	Pankreaszysten: • kongenitale Pankreaszysten (selten assoziiert mit Nieren und Leberzysten) • Retentionszysten (Erweiterung des Hohlraumssystems infolge Gangobstruktion) • Pseudozysten (lokale Einschmelzung des Pankreasgewebes ohne Epithelauskleidung)	Dauerschmerzen im Epigastrium, palpabler prallelastischer Tumor im Oberbauch	• *Labor:* CA 19–9, CEA • *bildgebende Verfahren:* Sonographie, Endosonographie (mit Punktion), CT (evtl. kontrastmittelverstärkt)/MRT + MRCP + MR-Angiographie („one stop shop"), ERCP bei Komplikationen
	Pankreaskarzinom	am Beginn unspezifische Abdominalbeschwerden, später Schmerz, Gewichtsabnahme, Verschlussikterus (Courvoisier-Zeichen – palpable Gallenblase)	
Regio hypochondriaca dextra			
Leber und Gallenwege	Cholelithiasis	episodische (1–3 Tage andauernd) rechtsseitige Beschwerden unterhalb des Rippenbogens ausstrahlend in Rücken und rechte Schulter mit wochenlanger Pause, Nausea, bei Choledocholithiasis intermittierender Verschlussikterus, Erbrechen bei Kolik „Kolik" – im Sinne von mehrstündigem crescendoartigem Dauerschmerz	• *Labor:* alkalische Phosphatase, Bilirubin • *bildgebende Verfahren:* Sonographie, Endosonographie, MRCP, bei Choledocholithiasis oder Komplikationen ERCP
	„Postcholezystektomie-Syndrom": • extrabiliäre Ursache bereits vor OP vorbestanden – Pankreatitis, Sphinkter-Oddi-Dyskinesie, Ulkus, Karzinom, Reizdarmsyndrom • Problem an extrahepatischem D. choledochus – übersehene Choledocholithiasis, Papillenstenose • operative Komplikation an extrahepatischen Gallenwegen – postoperative Strikturen, Fisteln, Ligatur des D. hepatocholedochus (cave: PTFE-Clips nicht sichtbar!)	Klinik wie bei Cholelithiasis	

Fortsetzung Tabelle 2.23. ▶

Tabelle 2.23 Fortsetzung

Ausgangsort	Mögliche Erkrankungen	Typische Symptome	Wegweisende Diagnostik
	Hepatopathie (alkoholische Hepatitis, Entzündung, Budd-Chiari-Syndrom etc.)	Druckschmerz am rechten Rippenbogen	• *Labor:* alkalische Phosphatase, Bilirubin • *bildgebende Verfahren:* Sonographie, CT (evtl. kontrastmittelverstärkt), Laparoskopie, Echokardiographie
	Hepatopathien durch Parasitosen, Viren (HIV) etc.	diffuse Schmerzen, teilweise kolikartig, Diarrhö	• *Labor:* großes Blutbild, CRP, spezielle Serologie • *bildgebende Verfahren:* Sonographie, CT (evtl. kontrastmittelverstärkt), Laparoskopie
Regio lateralis et inguinalis			
Kolon	chronisch entzündliche Darmerkrankungen	Fieber, Durchfälle (blutig-schleimig bei Colitis ulcerosa), Tenesmen, Gewichtsverlust	• *Labor:* großes Blutbild, CRP, Eiweiß, Vitamin B12, Calprotectin im Stuhl • *bildgebende Verfahren:* Koloskopie, Sellink-Röntgen (MRT-Sellink)
	Kolonkarzinom	rektaler Blutabgang, symptomatisch meist erst im fortgeschrittenen Stadium mit Stenose: Meteorismus, Darmsteifungen, Kolikschmerzen, verstärkte Darmgeräusche	• *Labor:* CEA • *bildgebende Verfahren:* Koloskopie, im Einzelfall Kolonkontrasteinlauf
	Divertikulose und Divertikulitis	peritoneale Reizung nur bei Entzündung und Perforation (linksseitige Appendizitis), Fieber, rektale Blutung	• *Labor:* großes Blutbild, CRP • *bildgebende Verfahren:* CT, Koloskopie
	Reizdarmsyndrom (Ausschlussdiagnose)	s. Tabelle 2.**22**	
Extraabdominelle Ursachen	gynäkologische Erkrankungen (Endometriose, Adnextumor etc.)	zyklische (Menstruation) Schmerzen	
	Hyperparathyreoidismus	starke Nierenkoliken, Oberbauchbeschwerden, allgemeine Schwäche, Harnwegsinfektionen, Rückenschmerzen	Calcium, intaktes Parathormon
	Mastozytose	Diarrhö, brennende Schmerzen	Serinproteasen (αI, αII, βI, βII, βIII) im Serum, N-Methylhistamin und 1,4-Methylimidazolessigsäure im Urin

druckabfall und tastbare Raumforderung bei nur 25% der rupturierten Aortenaneurysmata auf. Es kommt deshalb in 30–60% zur Fehldiagnose als Nephrolithiasis, Divertikulitis, gastrointestinale Blutung, Myokardinfarkt (12).

Die Patienten sollten wiederholt über mehrere Stunden untersucht werden, um die diagnostische Treffsicherheit bei unklarem akutem Bauchschmerz zu erhöhen. Die Differenzialdiagnose sollte nicht allein auf Grund der Lokalisation der Schmerzen eingeschränkt werden.

Laboruntersuchungen und bildgebende Diagnostik

Die Auswahl der Laboruntersuchungen und auch der bildgebenden Verfahren erfolgt bei akuten Abdominalbeschwerden anhand der klinischen Untersuchungsbefunde und nicht anhand der Schmerzangabe (Abb. 2.**13**).

Das Ziel der Diagnostik bei chronischen Bauchschmerzen ist das Erkennen der zugrunde liegenden Erkrankung. Als Basisuntersuchung können die Ösophagogastroduodenoskopie, die Koloskopie, der Ultraschall und ggf. die Computertomographie angesehen werden. Die weitere Diagnostik ergibt sich aus der Anamnese oder aus den vorhandenen Untersuchungsergebnissen (Abb. 2.**14** – 2.**17**).

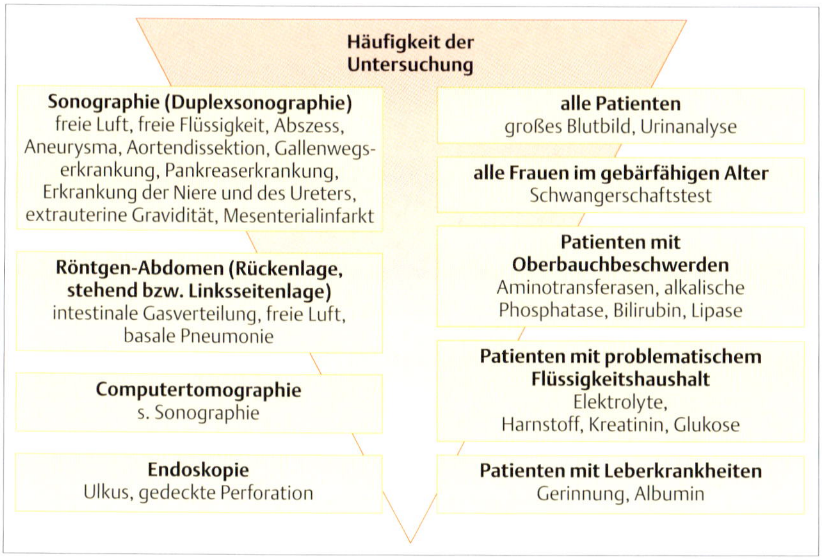

☒ **Abb. 2.13** Initiale Laboruntersuchungen und bildgebende Diagnostik bei akuten Abdominalbeschwerden.

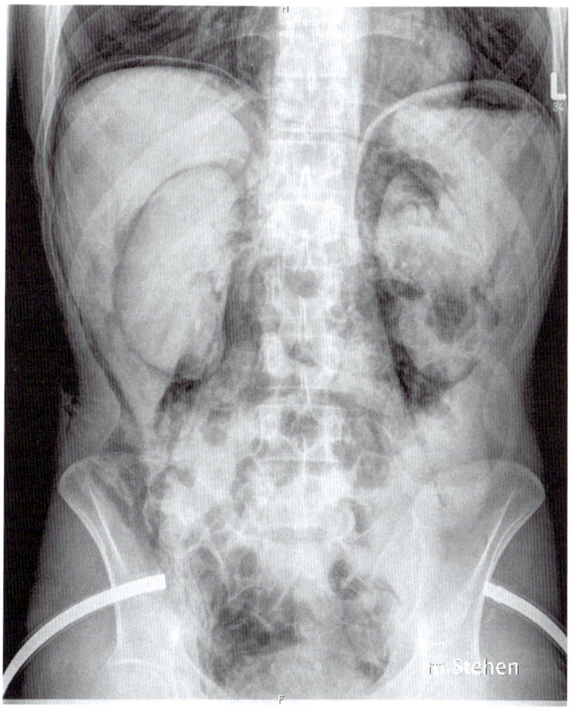

☒ **Abb. 2.14** Röntgen-Abdomen: Perforation eines Hohlorgans im Abdomen, Nachweis einer Luftsichel unterhalb beider Zwerchfellschenkel.

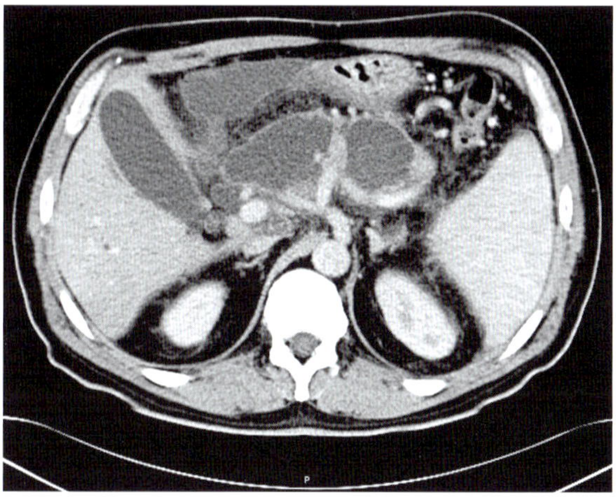

☒ **Abb. 2.15** Computertomographie des Abdomens: akute Pankreatitis mit Bildung von Zysten im Kopf- und Korpusgebiet.

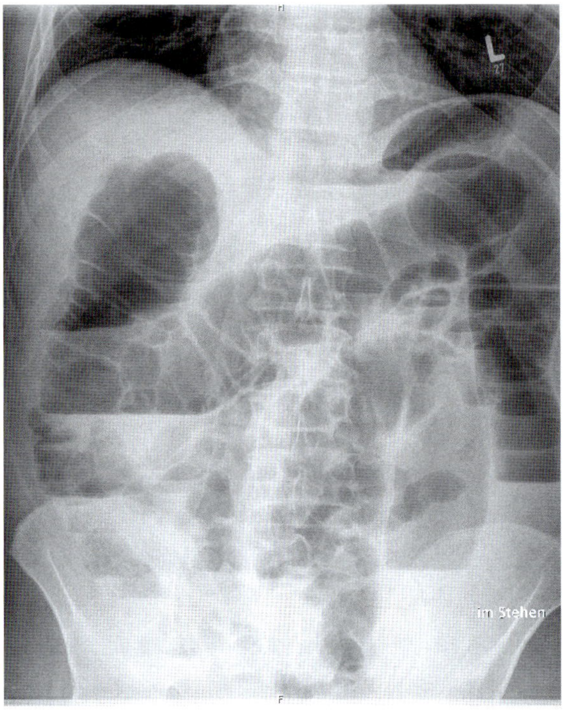

☒ **Abb. 2.16** Röntgen-Abdomen im Stehen: mechanischer Ileus bei bekanntem Morbus Crohn.

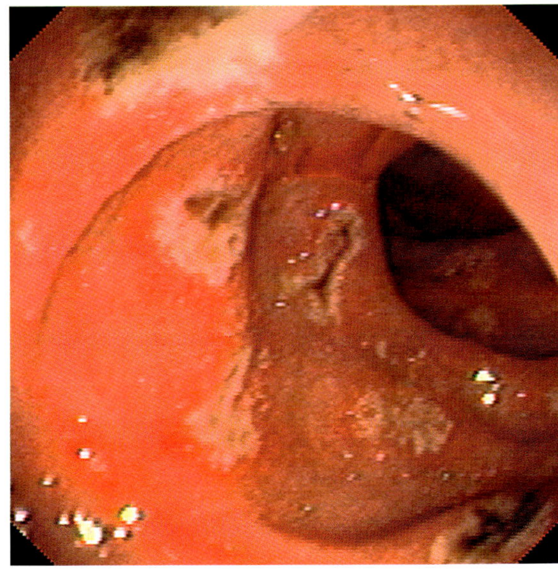

☒ **Abb. 2.17** Multiple Ulzera im Duodenum bei NSAR-Einnahme.

Therapieziele und Maßnahmen

⇢ **Akutes Abdomen.** Beim akuten Abdomen muss durch die Diagnostik so rasch wie möglich entschieden werden, ob eine dringende Operationsindikation besteht oder ob konservativ behandelt werden kann. Das Vorhandensein oder Fehlen von Fieber lässt keinen Rückschluss auf eine chirurgische oder internistische Ätiologie des Bauchschmerzes zu. Durch den Schmerz befindet sich der Patient in einer Stresssituation.

Die Gabe von intravenösen (opiatanalogen) Schmerzmitteln bei Patienten mit Bauchschmerzen ist sicher, entspricht humanem ärztlichem Handeln und steigert die diagnostische Treffsicherheit!

Obwohl mehrere Studien zeigten, dass die Schmerzbehandlung bei unklaren Bauchschmerzen nicht den abdominellen Befund verschleierte und weder die Morbidität noch die Letalität beeinflusste, werden immer noch 75% aller Patienten mit akutem Abdomen ohne Analgetika behandelt bis die Therapiestrategie festgelegt ist (13).

Diese Aussage gilt auch für die empirische Gabe von Antibiotika unter dem Verdacht einer bakteriellen Peritonitis. Durch den verzögerten Einsatz steigt die Rate an Komplikationen, die nur einer chirurgischen Behandlung zugänglich sind.

⇢ **Chronische Bauchschmerzen.** Bei chronischen Bauchschmerzen ist das erste Ziel die Behandlung der zugrunde liegenden Erkrankung. Wenn das nicht möglich ist, sollte eine palliative bzw. symptomorientierte Therapie zur Reduktion der Beschwerden begonnen werden. Die Therapie kann medikamentöse, chirurgische oder psychologische Maßnahmen beinhalten.

Komplikationen und deren Therapie

Bei akutem Abdomen ist vor allem das Herz-Kreislauf-Versagen infolge Störungen des Wasser- und Elektrolythaushalts oder infolge septischer Komplikationen lebensbedrohlich. Bei der Beurteilung des akuten Abdomens ist daher immer gleichzeitig auf „Alarmsymptome" zu achten (Hypotonie, Oligurie, Exsikkose, Ileus, Peritonitis, protrahierte Symptome über 24 h, stumpfes Abdominaltrauma innerhalb der letzten 8 Tage).

Chronische Bauchschmerzen sind oft funktioneller Genese. Dennoch müssen zunächst die organischen (diagnostizierbaren!) Ursachen ausgeschlossen werden.

FAZIT FÜR DIE PRAXIS

- Die Anamnese und die klinische Untersuchung bilden die Grundlage für die weitere Abklärungsstrategie.
- Akute abdominelle Schmerzen erfordern eine rasche Klärung der Ursache und Einleitung einer Therapie. Ein interdisziplinäres Vorgehen (Internist, Chirurg) ist meist notwendig.
- Von diesen akuten Schmerzen sind chronische oder in Schüben rezidivierende Schmerzen abzugrenzen, die mit wenigen oder gar keinen Allgemeinsymptomen (Tachy-

kardie, fadenförmiger Puls, Hypotonie, kalter Schweiß, Exsikkose) einhergehen. Mehr als die Hälfte dieser Patienten leiden an funktionellen Störungen.

Steckbrief Bauchschmerzen

Leitsymptom bei der körperlichen Untersuchung:
kein typischer Befund vorhanden

Apparativer Leitbefund:
kein Goldstandard vorhanden; Sonographie, Abdomen-Röntgen, Computertomographie usw. müssen entsprechend der vermuteten Erkrankung eingesetzt werden

Therapie:
akut: Schmerztherapie, weitere Therapie (konservatives Vorgehen oder Operation) entsprechend der Diagnose; chronisch: entsprechend der Diagnose

Bemerkungen:
Unterscheidung zwischen akuten und chronischen sowie funktionellen und organischen Beschwerden ist essenziell für die Behandlungsstrategie

2.5 Fötor, Dysphagie, Odynophagie, Sodbrennen

W. Fischbach

EDITORIAL **_Mundgeruch (Foetor ex ore)_ kann für den Betroffenen erhebliche soziale und psychologische Probleme mit sich bringen. Daher ist immer eine diagnostische Abklärung angesagt.**

Dysphagie und Odynophagie können oropharyngealen und ösophagealen Ursprungs sein. Das Spektrum der ursächlich verantwortlichen Erkrankungen ist sehr groß und bedarf daher einer differenzierten Diagnostik auf dem Boden einer sorgfältigen Analyse der Symptomatik.

Sodbrennen ist das Leitsymptom der Refluxkrankheit, für die Hiatushernie, Übergewicht und Genetik als prädisponierende Faktoren anerkannt sind. Da die Refluxkrankheit mit Komplikationen und Folgekrankheiten einhergehen kann, sie zudem sehr häufig und damit gesundheitsökonomisch bedeutsam ist, ist die konsequente diagnostische Abklärung des Sodbrennens von großer praktischer Bedeutung.

Definition

Mundgeruch. Mundgeruch ist der objektiv oder auch nur subjektiv empfundene Geruch der Ausatemluft. Vielfach verwendete Synonyme sind *Foetor ex ore, oral malodor* oder *Halitosis* (von lateinisch *halitus* = Atem, Hauch). Nicht gemeint sind damit der normale Aufwachgeruch am Morgen oder der spezifische Geruch nach der Einnahme bestimmter Lebensmittel (z. B. Knoblauch, Alkohol oder Kaffee) oder nach dem Rauchen.

Dysphagie. Dysphagie bezeichnet jegliche Störung des Schluckvorganges und des Transportes von Speichel oder von flüssigen und festen Nahrungsbestandteilen vom Mund in den Magen. Entsprechend der Lokalisation der Schluckstörung lassen sich eine oropharyngeale Dysphagie und eine ösophageale Dysphagie unterscheiden.

Geht die Dysphagie mit Schmerzen einher, spricht man von *Odynophagie.*

Abzugrenzen von der Dysphagie ist das *Globusgefühl,* das unabhängig vom Schluckakt als Fremdkörpergefühl im Hals verspürt wird. *Regurgitation* kennzeichnet ein Zurückfließen von Mageninhalt in die Speiseröhre oder den Mund außerhalb des Brechaktes.

Sodbrennen. Unter Sodbrennen (engl. *heartburn*) versteht man ein von der Magengegend ausgehendes brennendes Gefühl oder Schmerzen hinter dem Brustbein, die bis in den Hals (schwedisch *Halsbrand*) ausstrahlen können. Sodbrennen ist das Leitsymptom der Refluxkrankheit.

Epidemiologie

Mundgeruch. Mundgeruch ist ein weit verbreiteter, oft tabuisierter Befund, der nicht selten mit sozialen und psychologischen Problemen für die Betroffenen einhergeht. Epidemiologische Daten sprechen dafür, dass etwa 25% der Bevölkerung westlicher Länder und Japans zumindest phasenweise und ca. 5% dauerhaft unter Mundgeruch leiden. Dies spiegelt sich nicht zuletzt in den enormen Ausgaben für desinfizierende Mundspüllösungen wider (jährlich fast $ 1 Billion in den USA). Dennoch oder vielleicht gerade deswegen wurde die Halitosis noch 1999 von der FDA nur als kosmetisches Problem eingeschätzt. In jedem Fall erklärt dies das Fehlen kontrollierter, prospektiver Studien (s. Abschnitt „Therapie").

Sodbrennen. Daten aus den USA sprechen dafür, dass 30–40% der Erwachsenen wenigstens einmal im Monat und etwa 10% täglich Sodbrennen verspüren. Nach einer großen bevölkerungsbezogenen Studie aus Norwegen leidet etwa ein Drittel der Bevölkerung an refluxassoziierten Beschwerden (16).

Sodbrennen stellt wahrscheinlich das häufigste gastrointestinale Symptom in der westlichen Bevölkerung dar.

In einer deutschen Multizenterstudie konnte kürzlich gezeigt werden, dass Sodbrennen zu einer deutlichen Einschränkung der Lebensqualität führt (11). Die enormen gesundheitsökonomischen Auswirkungen daraus lassen sich unschwer erahnen. Hinzu kommt, dass epidemiologische Daten eine Zunahme der Refluxkrankheit nahe legen und diese wiederum Komplikationen (z.B. Blutungen, Strikturen) und Folgeerkrankungen (Barrett-Ösophagus, Adenokarzinom) nach sich ziehen kann.

Risikofaktoren und Ursachen

Mundgeruch

Ursachen. Mundgeruch kann vielfältige Ursachen haben. In etwa 90% liegen *orale Faktoren* und nur in 10% *extraorale Faktoren* vor (Tab. 2.**24**). Mundgeruch resultiert letztlich aus einem Zersetzungsprozess organischer Substanzen wie Eiweiße und Speichelmuzine aus abgeschilfer-

Tabelle 2.24 Ursachen des Mundgeruchs (Foetor ex ore, Halitosis)

Orale Ursachen	Extraorale Ursachen
• Zahnstatus • Gingivitis • Periodontitis • Zungenbeläge	• Gastrointestinale Erkrankungen • HNO Erkrankungen • Erkrankungen des Respirationstraktes • Systemerkrankungen (z.B. Xerostomie)
Begünstigende Faktoren	
• Verminderter Speichelfluss (z.B. durch Medikamente, im Alter, nach Bestrahlung) • Rauchen • Fasten • Bakterielle Fehlbesiedlung nach Antibiotika	
Nicht krankhafter Mundgeruch	
• Ätherische Öle (z.B. Knoblauch) • Alkohol • Kaffee • Rauchen	

ten Epithelien oder Nahrungsresten durch Bakterien. Diese sitzen in Karieshöhlen, Zahnzwischenräumen, Zahnfleischtaschen, Zahnprothesen oder auf der Zunge. In den meisten Fällen liegt dies an mangelnder oder falsch praktizierter Mundhygiene. Der mikrobielle Abbau setzt flüchtige Schwefelverbindungen („volatile sulphur compounds", z. B. Methylmercaptane, Hydrogensulfide; Zusammenstellung bei 8) frei, die der Geruchsentstehung zu Grunde liegen. Daneben können zu geringe Flüssigkeitsaufnahme und Infektionen des oberen und unteren Respirationstraktes zu schlechtem Atem führen. In Form einer Hiatusinsuffizienz und Refluxerkrankung kann der obere Gastrointestinaltrakt in seltenen Fällen einen Foetor ex ore bedingen. Bei Stoffwechselerkrankungen wie einem entgleisten Diabetes mellitus, Urämie oder Lebererkrankungen charakterisieren spezifische Metabolite (Ketonkörper, Methylamine, Azeton) die Ausatemluft.

Begünstigende Faktoren. Die Entstehung von Mundgeruch begünstigen verminderter Speichelfluss (z. B. im Alter, durch Medikamente, nach Strahlentherapie), Rauchen, Mundatmung, Schnarchen, emotionaler Stress, Fasten und eine bakterielle Fehlbesiedlung der Mundhöhle bei/nach Antibiotikaeinnahme. Stark gewürzte Speisen, ätherische Öle (z. B. in Knoblauch), Alkohol, Kaffee oder Nikotin können ebenfalls als Mundgeruch imponieren, werden indessen nicht als „krankhafter" Foetor ex ore verstanden.

Dysphagie

Die *oropharyngeale* Dysphagie beruht auf einer mechanischen oder neuromotorischen Passagestörung im Bereich des Pharynx und des oberen Ösophagussphinkters. Sie geht häufig mit einer Regurgitation in Mund und Nase und mit Hustenanfällen nach dem Schlucken als Ausdruck einer Aspiration einher. Meist ist das Schlucken von Flüssigkeiten stärker beeinträchtigt als das von fester Nahrung.

Die *ösophageale* Dysphagie manifestiert sich als organische oder funktionelle Obstruktion im tubulären Ösophagus oder im Bereich des unteren Ösophagussphinkters. Die Formen der oropharyngealen und ösophagealen Dysphagie und ihre zu Grunde liegenden Ursachen sind in Tab. 2.**25** aufgelistet. Die entsprechenden Krankheitsbilder sind in den einzelnen Organkapiteln beschrieben und werden daher hier nicht näher aufgeführt.

Tabelle 2.25 Formen und Ursachen der Dysphagie

	Oropharyngeale Dysphagie	Ösophageale Dysphagie
Organische Ursachen	Xerostomie Entzündung oder Tumor in Mund/ Rachen Struma Zenker-Divertikel Osteophyten der HWS	Tumoren (benige und maligne): • Leiomyome, GIST • Ösophagus-/ Kardiakarzinom • Bronchialkarzinom • Mediastinaltumoren (z. B. Lymphom) Entzündlich-narbige Stenosen: • Refluxkrankheit • eosinophile Ösophagitis • Mukositis (nach Chemo-/Radiotherapie) • Infektionen (z. B. Soor, Tbc) • Morbus Crohn • nach Verätzung • Medikamentenulkus Divertikel (ösophageal, epiphrenisch) Ring-Membran-Bildung Fehlbildungen (Atresie, Dysphagia lusoria) Aortenaneurysma Fremdkörper postoperativ (nach Fundoplikatio, Vagotomie)
Neuromuskuläre Ursachen	Zerebrovaskulärer Insult Hirnstammtumoren Morbus Parkinson Amyotrophische Lateralsklerose Multiple Sklerose Myasthenia gravis Poliomyelitis Neurolues Bulbärparalyse Botulismus	Achalasie Ösophagusspasmus Sklerodermie

Sodbrennen

Sodbrennen ist das Leitsymptom der gastroösophagealen Refluxkrankheit (GERD).

Als Wegbereiter fungiert ein reduzierter Tonus des unteren Ösophagussphinkters, auslösender Faktor ist ein *saurer Reflux* in die Speiseröhre. Die Rolle des duodenogastroösophagealen Refluxes wird kontrovers diskutiert, ist sicherlich weniger bedeutungsvoll, mag indessen bei einzelnen Patienten eine Rolle spielen.

Risikofaktoren für Reflux. Bei einer GERD liegt nahezu immer eine *Hiatushernie* vor. Umgekehrt bedeutet es indessen nicht, dass eine Hiatushernie regelmäßig mit einer Refluxkrankheit einhergeht. Überzeugend ist der kausale Zusammenhang zwischen *Übergewicht* und Refluxkrankheit, der nicht nur pathophysiologisch plausibel, sondern auch in mehreren Fall-Kontroll-Studien belegt worden ist. Begünstigende Faktoren für einen gastroösophagealen Reflux sind Schwangerschaft (erhöht den intraabdominellen Druck) sowie Nikotin, Alkohol, Kaffee und fett- oder kohlenhydratreiche Nahrungsmittel, wobei Letztere sich individuell sehr unterschiedlich auswirken.

Neben diesen exogenen Faktoren kommt *genetischen Faktoren* ebenfalls eine wichtige Bedeutung für die Entstehung einer Refluxkrankheit zu. Hierfür sprechen nicht nur die familiäre Häufung von Refluxsymptomen, die auch mit gleichen Ernährungsgewohnheiten erklärt werden könnte, sondern insbesondere die eindeutigen Ergebnisse von Zwillingsstudien aus Großbritannien und Schweden (1, 13). Schließlich weisen *ethnische Unterschiede* in der Präsentation der Refluxkrankheit auf eine komplexe Interaktion von genetischen, sozioökonomischen Faktoren und Lebensgewohnheiten hin (3).

Assoziation mit anderen Symptomen. Ist Sodbrennen mit weiteren gastrointestinalen Symptomen assoziiert, so erweitert sich das Spektrum der zu Grunde liegenden Ursachen. Vergleichsweise häufig ist in dieser Situation ein Reizmagen (funktionelle Dyspepsie). Ferner gilt es an organische oder funktionelle Magenausgangsstenosen und eine autonome Neuropathie im Rahmen eines Diabetes mellitus zu denken. Schließlich müssen im Einzelfall kardiologische, pulmonale und andere zervikothorakale Ursachen differenzialdiagnostisch erwogen und ausgeschlossen werden.

Diagnostik

Mundgeruch

Die Tatsache, dass Mundgeruch in den meisten Fällen auf einer oralen Ursache beruht, sollte zunächst Anlass für eine *zahnärztliche Untersuchung* sein. Dort existieren auch Gerätschaften für die professionelle Mundgeruchsmessung und Quantifizierung flüchtiger Schwefelverbindungen (4, 8). Lässt sich hierbei keine plausible Erklärung für den Foetor ex ore finden, ist eine interdisziplinäre Zusammenarbeit mit HNO-Arzt, Internist und Gastroenterologe angesagt. Da Mundgeruch von dem Betroffenen häufig nicht bemerkt oder tabuisiert wird, andererseits zu seiner Isolierung und Beeinträchtigung seiner Umgebung führen kann, sind Ärzte und Zahnärzte aufgefordert, Patienten über einen vorhandenen Mundgeruch zu informieren und ihnen eine Abklärung nahe zu legen.

Dysphagie

Anamnese. Das weite Spektrum der Ursachen und Differenzialdiagnosen der Dysphagie (Tab. 2.**25**) erfordert einen sehr differenzierten Einsatz der diagnostischen Mittel.

Ganz im Vordergrund steht eine sorgfältige Anamnese, die in vielen Fällen schon konkrete Verdachtsmomente ergibt und so eine zielgerichtete weitere Diagnostik ermöglicht.

So spricht ein Fremdkörpergefühl im Hals, das unabhängig vom Schluckakt verspürt wird oder sich gar bei wiederholtem Schlucken bessert, gegen eine Dysphagie und für ein Globusgefühl. Hier sind in erster Linie eine HNO-ärztliche Untersuchung und der Ausschluss einer Struma angesagt. Geht die Dysphagie unmittelbar mit dem Schlucken einher und besteht gar ein Problem, den Schluckakt zu initiieren, so deutet dies auf eine oropharyngeale Dysphagie hin. Demzufolge stehen hier eine Inspektion von Mund, Rachen und Hals im Vordergrund. Besteht gleichzeitig eine zentralnervöse oder periphere neurologische Störung, wird es sich in aller Regel um eine neuromuskuläre oropharyngeale Dysphagie handeln. Eine kurz zuvor vorausgegangene Chemotherapie lässt eine Mukositis als Ursache der Dysphagie erwarten. Tab. 2.**26** listet eine Reihe weiterer konkreter Fragen auf, die auf die häufigsten Ursachen der ösophagealen Dysphagie hinweisen und für die Stufendiagnostik hilfreich sind. Abb. 2.**18** zeigt einen diagnostischen Algorithmus bei Dysphagie auf.

Neurologische Untersuchung und Endoskopie. Angesichts der zahlreichen neuromuskulären Ursachen bei einer oropharyngealen Dysphagie wird man in dieser Situation immer eine neurologische Untersuchung veranlassen. Besteht der Verdacht auf eine organische Ursache stellt die Endoskopie mit der Möglichkeit der Biopsieentnahme die wichtigste diagnostische Maßnahme dar (Abb. 2.**19**).

Bildgebende Verfahren und Manometrie. Die radiologische Untersuchung mit Kontrastmittel hat auch heute noch ihren Stellenwert in der Abklärung der Dysphagie, zumal sie auch Hinweise auf funktionelle Störungen gibt (Abb. 2.**20**). Bei anamnestischem Verdacht auf eine Aspiration sollte dabei wasserlösliches Kontrastmittel verwendet werden. Zur Frage der lokalen Tumorausdehnung (TN-Stadium) und der Differenzierung von intramuralen Verände-

Tabelle 2.26 Anamneseerhebung bei Dysphagie

	Hauptursachen der ösophagealen Dysphagie			
	Stenosierende GERD	Achalasie	Ösophagus-spasmen	Tumor
Wichtige Fragen und Angaben				
Besteht die Dysphagie schon lange?	+	+	+	–
Gab/gibt es Refluxsymptome?	+	–	–	–[1]
Dysphagie v. a. bei Flüssikeiten?	–	+	+/–	–
Dysphagie v. a. bei fester Nahrung?	+/–	+/–	+/–	+
Rasch progrediente Symptomatik?	–	–	–	+
Odynophagie?	+/–	–	+	+/–
Intermittierende Symptomatik?	–	+	+	–
Spontane retrosternale Schmerzen?	+/-	–	+	–

+ spricht dafür; - spricht dagegen; +/– kommt vor, gelegentlich
[1] bei Adenokarzinom auf dem Boden eines Barrett-Ösophagus wird meist eine (frühere) Refluxsymptomatik angegeben
GERD: gastroesophageal reflux disease (Refluxkrankheit)

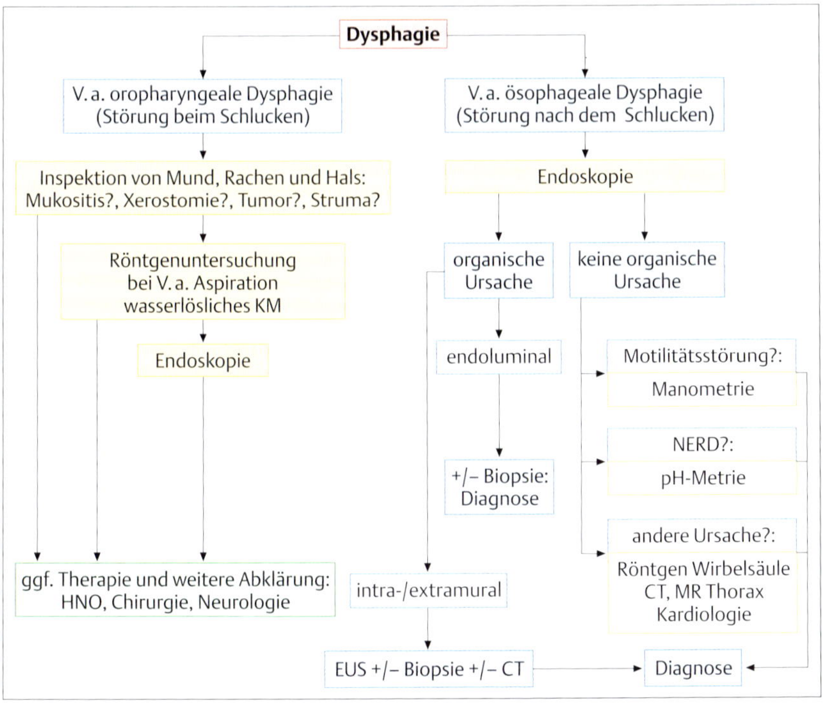

Abb. 2.18 Diagnostischer Algorithmus bei Dysphagie. EUS: Endosonographie.

rungen und extramuralen Impressionen ist die *Endosonographie* (Abb. 2.**21**) unverzichtbar geworden. *CT* und *MRT* sind in erster Linie der Abklärung von extraösophagealen Ursachen der Dysphagie und dem Tumorstaging vorbehalten. Bei vermuteten Motilitätsstörungen besteht die Indikation zur Ösophagusmanometrie.

Sodbrennen

Sodbrennen ist ein sehr häufiges Symptom, das nur eine geringfügige Befindlichkeitsstörung, aber auch eine ernst zu nehmende und im Einzelfall bedrohliche Erkrankung anzeigen kann. Demzufolge ist insbesondere in der hausärztlichen Primärversorgung ein differenziertes diagnostisches

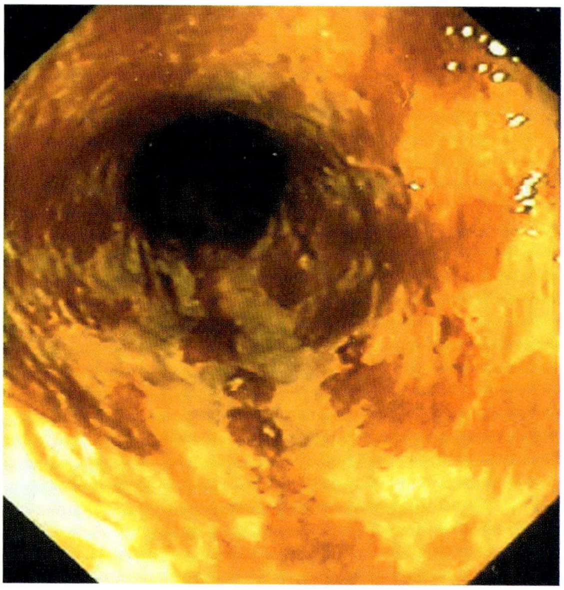

☒ **Abb. 2.19** Endoskopisches Bild einer schweren Refluxösophagitis.

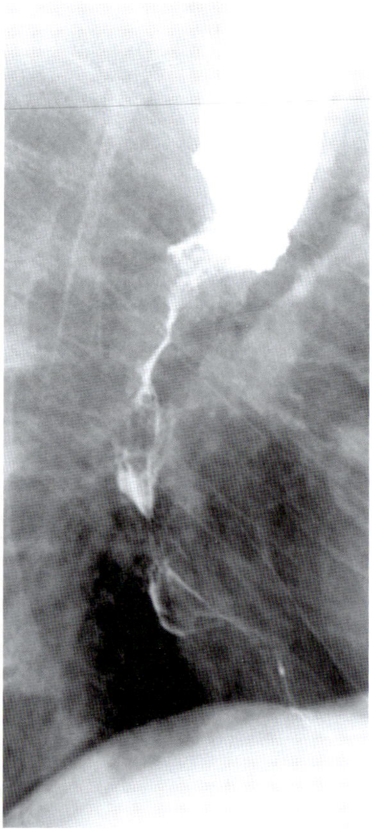

☒ **Abb. 2.20** Röntgen.

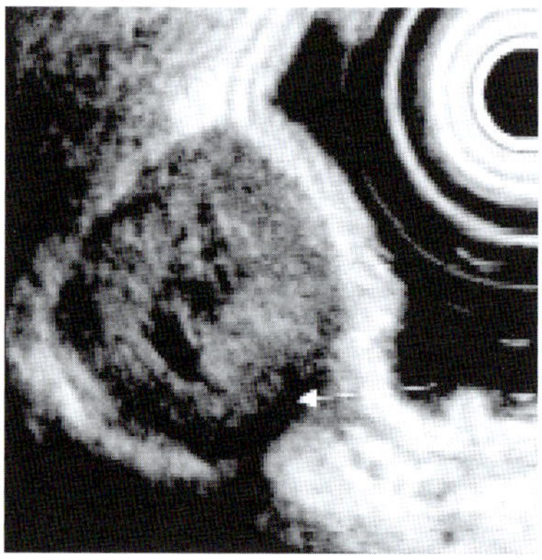

☒ **Abb. 2.21** Endosonographische Darstellung eines intramuralen Ösophagustumors (Leiomyom).

Vorgehen angesagt. Abb. 2.**22** zeigt einen diagnostischen Algorithmus bei Sodbrennen auf.

Grundsätzlich anzumerken ist, dass die Intensität des Sodbrennens kein verlässlicher Indikator für die Schwere der Refluxerkrankung ist. Besonders ältere Patienten sind häufig vergleichsweise wenig symptomatisch, obgleich mit jeder Altersdekade die Prävalenz einer schweren Ösophagitis ansteigt (6).

PPI-Test. Ein häufig praktiziertes Vorgehen stellt die probatorische Gabe eines Protonenpumpeninhibitors (PPI) dar. Als PPI-Test hat dieses Vorgehen Eingang in die Literatur gefunden. Hierbei gibt man über einen Zeitraum von 1–2 Wochen einen PPI in doppelter Tagesstandarddosis. Bessert sich die Symptomatik darunter nicht, ist eine Refluxkrankheit sehr unwahrscheinlich. Der PPI-Test besticht durch seine allgemeine Verfügbarkeit, seine einfache Handhabung, die geringen Kosten und die hohe Akzeptanz auf Seiten der Patienten. Als qualitatives Nachweisverfahren kann er naturgemäß nichts über die Schwere der Refluxkrankheit oder das Vorhandensein etwaiger Komplikationen aussagen. Der Stellenwert des PPI-Tests in der Diagnostik ist indessen nicht unumstritten. Nach einer aktuellen Metaanalyse liegen seine Sensitivität und Spezifität bezogen auf die 24-Stunden-pH-Metrie als Referenzmethode bei 78% und 54% (18).

Nach der aktuellen Konsensusempfehlung der Deutschen Gesellschaft für Verdauungs- und Stoffwechselkrankheiten ist die Probetherapie indiziert, wenn refluxverdächtige Symptome und eine unauffällige Endoskopie vorliegen (7). Ein kurzfristiger empirischer Therapieversuch ist auch zu rechtfertigen, wenn keine Alarmsymptome (Dysphagie, Erbrechen, Gewichtsverlust, Anämie) bestehen.

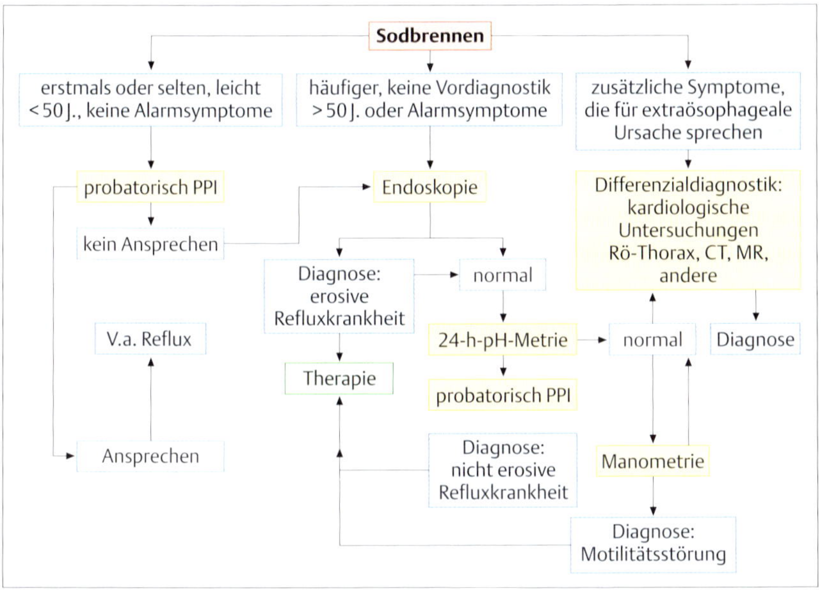

☒ **Abb. 2.22** Diagnostischer Algorithmus bei Sodbrennen.

Endoskopie. Alarmsymptome erfordern immer eine Endoskopie, die auch bei Neuauftreten von Sodbrennen im Alter von über ca. 50 Jahren oder aber bei Nichtansprechen des Sodbrennens auf die probatorische PPI-Therapie angezeigt ist. Zudem erlaubt die Endoskopie eine Beurteilung des Schweregrades der Refluxösophagitis (Los Angeles-Klassifikation Grad A–D). Ein zusätzliches Argument für den großzügigen Einsatz der Endoskopie stellt die Möglichkeit einer Identifikation eines Barrett-Ösophagus als anerkannte Präkanzerose des zahlenmäßig stark ansteigenden Adenokarzinoms der Speiseröhre dar. Unter gesundheitsökonomischen Aspekten scheint indessen eine solche Indexendoskopie bei asymptomatischen Patienten derzeit nicht gerechtfertigt.

pH-Metrie und Manometrie. Eine pH-Metrie bietet sich bei Symptomen an, die auf einen gastroösophagealen Reflux hinweisen, insbesondere dann, wenn endoskopisch keine Refluxösophagitis nachzuweisen ist (NERD: nicht erosive Refluxkrankheit). Die Manometrie dient dem Ausschluss einer zu Grunde liegenden Motilitätsstörung.

Weitere Differenzialdiagnostik. Führen die genannten Untersuchungen nicht zur Ursachenklärung des Sodbrennens oder bestehen zusätzliche Symptome wie beispielsweise retrosternale Schmerzen, die auf eine extraösophageale Erkrankung hinweisen, ist eine subtile Differenzialdiagnostik unter Einbeziehung kardiologischer und bildgebender Untersuchungsmethoden erforderlich.

Therapie

Mundgeruch (Foetor ex ore) bedarf in erster Linie einer konsequenten und sorgfältigen Mund- und Zahnhygiene. Sie ist gleichzeitig die beste Prophylaxe.

Die konkreten Maßnahmen umfassen das richtige Zähneputzen, die Reinigung der Zungenoberfläche und die Verwendung desinfizierender Mundspüllösungen (z. B. Chlorhexidin 0,2%). Antibakterielles Mundwasser sollte dagegen vermieden werden, da es die normale Bakterienflora zerstört. Bei trockenem Mund in Folge zu geringer Speichelbildung oder von vielem Reden helfen Trinken oder das Kauen von zuckerfreiem Kaugummi bis hin zur Verwendung von künstlichem Speichel bei Xerostomie. Die Unterrichtung über die praktische Durchführung der notwenigen mund- und zahnhygienischen Maßnahmen sowie die Entscheidung über im Einzelfall darüber hinaus notwendige parodontale, konservierende oder prothetische Behandlungen obliegen der zahnärztlichen Untersuchung, die bei Mundgeruch immer angezeigt ist.

Die Besprechung der Therapie extraoraler Ursachen des Foetor ex ore würde den hier vorgegebenen Rahmen sprengen und die Kompetenz des Autors übersteigen. Soweit sie gastrointestinale Erkrankungen betreffen, finden sich die Therapieoptionen in den entsprechenden Organkapiteln. Dies trifft in gleicher Weise für die Therapie der Dysphagie und des Sodbrennens zu.

FAZIT FÜR DIE PRAXIS

- Mundgeruch (Foetor ex ore) ist ein weit verbreiteter, oft tabuisierter Befund, der – wenn selbst oder von anderen festgestellt – einer sorgfältigen Ursachenklärung zugeführt werden sollte. Da orale Faktoren bei weitem am häufigsten sind, empfiehlt sich initial immer eine zahnärztliche Untersuchung. Im Vordergrund der Prophylaxe und Therapie stehen zahn- und mundhygienische Maßnahmen. In den seltenen Fällen einer extraoralen Ursache sind eine HNO-ärztliche und internistische Abklärung angezeigt.

- Eine sorgfältige Anamnese ergibt meistens sehr konkrete Hinweise auf die Ursachen einer Dysphagie. Sie ermöglicht eine sinnvolle und damit auch ökonomische Planung der erforderlichen diagnostischen Maßnahmen.
- Sodbrennen ist das Leitsymptom der gastroösophagealen Refluxkrankheit. Beweisend für die Diagnose sind allein Endoskopie (erosive Refluxkrankheit) und 24-Stunden-pH-Metrie, deren besonderer Stellenwert in der Erfassung einer nicht erosiven (endoskopisch negativen) Refluxkrankheit liegt.

2.6 Obere gastrointestinale Blutung

D. Schilling, J. F. Riemann

EDITORIAL **Die obere gastrointestinale Blutung ist der häufigste Notfall in der Gastroenterologie. Moderne Therapieverfahren wie z. B. die Injektion und Clip-Applikation bei der Ulkusblutung, aber auch die endoskopische Ligaturtherapie bei der Varizenblutung, haben chirurgische Interventionen weitestgehend in den Hintergrund gerückt. Nach wie vor weist die Ulkusblutung trotzdem eine Mortalität von 10% auf. Daher sind adjuvante Therapieverfahren notwendig. Die intravenöse Protonenpumpenhemmertherapie scheint hier die Mortalität beeinflussen zu können. Gleiches gilt für die adjuvante Antibiotikatherapie und die Applikation von Terlipressin zur Senkung des portalen Drucks bei der Varizenblutung. Somit ergänzen sich medikamentöse und endoskopische Therapie, in beiden Fällen ist aber auch eine Sekundärprophylaxe wichtig.**

Definition und Klassifikation

Gemäß einer neuen modifizierten Klassifikation der intestinalen Blutung versteht man unter der oberen gastrointestinalen Blutung (OGIB) eine Blutung aus dem oberen Verdauungstrakt bis zum Treitz-Band.

Die OGIB tritt 5-mal häufiger auf als die untere gastrointestinale Blutung. Sie tritt häufiger bei Männern und bei älteren Patienten auf (1, 2). Klinisch manifestiert sich die OGIB als akutes oder subakutes Geschehen.

Epidemiologie und Wertung

Die akute gastrointestinale Blutung stellt die häufigste Notfallsituation in der Gastroenterologie dar.

Die Inzidenz, die wie schon erwähnt, mit dem Alter zunimmt, wird mit 30 – 100 pro 100.000 Einwohner angegeben. Etwa 90% der gastrointestinalen Blutungsquellen liegen im oberen Verdauungstrakt. Ulzera im Magen oder Duodenum stellen mit 50% die häufigste Ursache dar. Die Letalität der OGIB liegt nach wie vor trotz moderner endoskopischer Verfahren und verbesserter intensivmedizinischer Methoden zwischen 10 und 20% (3, 4).

Risikofaktoren und Pathologie

Ulkusblutung. Die eigentlichen Risikofaktoren für die Entstehung der peptischen Ulkusblutung sind übermäßige Säureproduktion des Magens, die Einnahme nichtsteroidaler Antirheumatika (NSAR) sowie die Helicobacter-pylori-Infektion. Auch eine Antikoagulationstherapie erhöht das Risiko einer Ulkusblutung. Die Rate der Hospitalisationen von Patienten mit Antikoagulation wegen oberer gastrointestinaler Blutung ist um den Faktor 3 erhöht im Vergleich zu den Patienten ohne Antikoagulation (5). Weitere prädisponierende Faktoren sind die Komedikation und vor allem kardiovaskuläre Begleiterkrankungen (6). Erst kürzlich konnte gezeigt werden, dass auch die zusätzliche Einnahme von Serotonin-Reuptake-Hemmern bei parallel bestehender Einnahme von NSAR das Risiko für eine Ulkusblutung erhöhen kann (7).

Ösophagus. Bei Ösophagusvarizen sind die Hauptrisikofaktoren einer Varizenblutung die Varizenwandspannung, fortgesetzter Alkoholgenuss bei ethyltoxischer Leberzirrhose sowie natürlich die eingeschränkte Lebersyntheseleistung (8). Einer Mallory-Weiss-Läsion geht immer heftiges Erbrechen voraus.

Leitsymptome und Differenzialdiagnose

Die klinischen Zeichen der gastrointestinalen Blutung reflektieren die Lokalisation der Blutung.

- *Hämatemesis*, also Bluterbrechen ist in nahezu allen Fällen Zeichen einer oberen gastrointestinalen Blutung. Dabei kann das erbrochene Blut frisch und damit rot sein oder schon älter und nach Kontakt mit der Magensäure wie Kaffeesatz imponieren.
- *Meläna*, Teerstuhl, ist definiert als das peranale Absetzen von schwarzem, klebrigem und übel riechendem Stuhl. Das Absetzen schwarzen Stuhles reicht keineswegs aus, um von Teerstuhl zu sprechen. Die typischen Charakteristika des Teerstuhls entstehen durch den bakteriellen Abbau von Blut zu Hämatin und anderen Hämochromen.
- *Hämatochezie*, das peranale Absetzen hellroten Blutes weist auf eine untere gastrointestinale Blutung hin oder in einigen wenigen Fällen auf eine massive obere oder mittlere gastrointestinale Blutung.

Diagnostischer Algorithmus

Je nach klinischer Situation ist nach der hämodynamischen Stabilisation und der intensivmedizinischen Überwachung die Notfallendoskopie sofort oder innerhalb von 12 h indiziert.

Tabelle 2.27 Ziele der Notfallendoskopie bei oberer gastrointestinaler Blutung

- Lokalisierung der Blutungsquelle
- Initiale Blutungsstillung
- Risikostratifizierung einer Rezidivblutung
- Prävention einer Rezidivblutung
- Vermeidung chirurgischer Interventionen
- Reduktion der Mortalität durch endoskopische Therapie
- Erfassung des Helicobacter-pylori-Status bei gegebener Indikation

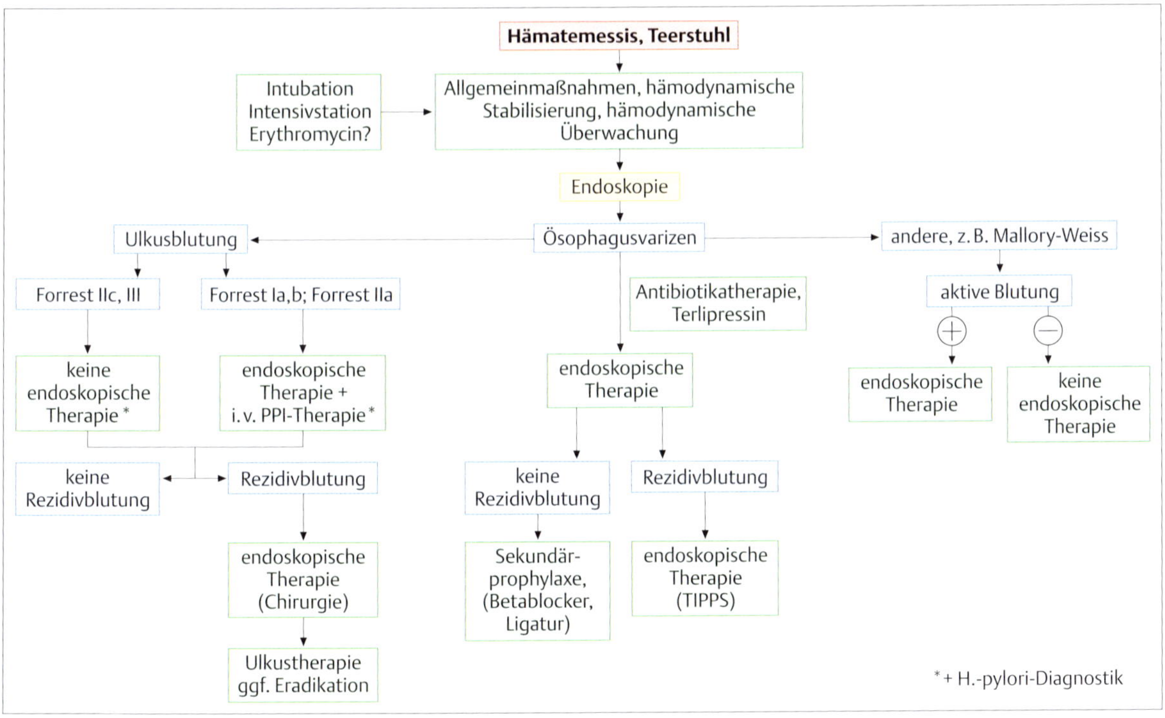

Abb. 2.23 Diagnostischer und therapeutischer Algorithmus bei der oberen gastrointestinalen Blutung.

Tabelle 2.28 Ursachen einer oberen gastrointestinalen Blutung

Häufige Ursachen	Seltene Ursachen	Sehr seltene Ursachen
• Ulcus ventriculi • Ulcus duodeni • Ösophagusvarizen • Mallory-Weiss-Läsion	• Dieulafoy-Läsion • Angiodysplasien • portalhypertensive Gastropathie • GAVE-Syndron (gastric antral vascular ectasia) • Magenvarizen • Tumoren • Ösophagitis • Erosionen des Magens	• Ösophagusulkus • erosive Duodenitis • aortoenterische Fistel • Hämobilie • Hämosuccus pancreaticus • Morbus Crohn • unklare Blutungsquelle

Dass durch eine intensive Flüssigkeitssubstitution und hämodynamische Überwachung die Mortalität der Patienten mit oberer gastrointestinalen Blutung verbessert werden kann, unabhängig von der Ursache der Blutung, konnte kürzlich in einer randomisierten Untersuchung gezeigt werden (9).

Notfallendoskopie. Die frühe Endoskopie wird auch unter ökonomischen Gesichtspunkten immer wichtiger, da mit ihr auch entschieden werden kann, welcher Patient mit Zeichen einer oberen gastrointestinalen Blutung letztlich auch ambulant behandelt werden kann. Es existieren Daten aus dem angloamerikanischen Sprachraum, die zeigen konnten, dass bis zu 46% der Patienten mit einer nicht varikös induzierten oberen gastrointestinalen Blutung ambulant geführt werden könnten (10). Entscheidend für die Durchführung der Ösophagogastroduodenoskopie sind die hämodynamische Stabilität des Patienten und ein effektives Atemwegsmanagement.

Im Falle einer aggressiven Blutung, bei der die Gefahr der Aspiration besteht, sollte der Patient präinterventionell intubiert werden. In diesen Fällen sind großlumige Endoskope angezeigt, damit große Mengen Blut und Koagel auch gut abgesaugt werden können (11).

Zwei kontrollierte Studien konnten zeigen, dass eine präinterventionelle Erythromycingabe zu einer forcierten Magenentleerung und damit zu einer besseren Übersicht im Magen und Zwölffingerdarm führt (12, 13).

In Tab. 2.**27** sind die Ziele der Notfallendoskopie bei einer oberen gastrointestinalen Blutung aufgeführt. Abb. 2.**23** zeigt einen diagnostischen Algorithmus für Patienten mit oberer gastrointestinaler Blutung. Die Ursachen der OGIB, in Abhängigkeit ihrer Häufigkeit sind in Tab. 2.**28** aufgeführt.

Krankheitsbilder

Ulcus duodeni et ventriculi

Inzidenz. Die Ulkuskrankheit ist nach wie vor die häufigste Ursache der OGIB. Etwa 50% aller OGIB entfallen auf die Ulkusblutung, wobei das blutende Ulcus duodeni etwa zweimal häufiger auftritt als eine Blutung aus einem Ulcus ventriculi. Die Inzidenz der Blutung kann durch eine effektive konsequente medikamentöse Therapie und durch exakte Einschätzung der Risikofaktoren sicherlich zumindest bei den jüngeren Patienten reduziert werden. Durch eine zunehmende Überalterung der Bevölkerung mit einer Ulkus fördernden Medikation gerade mit nichtsteroidalen Analgetika ändert sich aber an der Inzidenz und an der Prognose nichts. Eine deutsche multizentrische Erhebung der epidemiologischen Daten der Ulkusblutung in den Zeitperioden 1989 – 1990 und 1999 – 2000 hat gezeigt, dass die Patienten mit Ulkusblutung deutlich älter sind und eine wesentlich höhere Rate an Ulkus fördernden Komedikationen aufweisen (14).

Rezidivblutungsrisiko. Auf dem Boden eines Ulkus kommt es durch Erosion der lateralen Wand der mukosalen Gefäße zur Blutung. Die meisten Ulkusblutungen sistieren spontan. Im Bereich der Bulbus-duodeni-Hinterwand, aber auch im Bereich der Angulusfalte des Magens ist die Neigung einer Rezidivblutung nach initialer Hämostase am größten, da es sich bei diesen Lokalisationen um sehr gut perfundierte Areale handelt. Es ist immer wieder versucht worden, sowohl endoskopische als auch klinische Risikofaktoren zu formulieren, die eine erhöhte Rate an Rezidivblutungen nach sich ziehen. Die bekannteste endoskopische Klassifikation ist die Forrest-Klassifikation (Tab. 2.**29** und Abb. 2.**24** – 2.**29**) (Forrest Lancet 1974).

Ungünstige Prognosefaktoren für eine Rezidivblutung bzw. für einen evtl. notwendigen operativen Eingriff sind höheres Alter, Komorbiditäten, Ulkus > 2 cm, klinische Zeichen einer aggressiven Blutung (hämodynamische Instabilität, hoher

Tabelle 2.29 Forrest-Einteilung der Ulkusblutung sowie Rezidivblutungsrisiko

Forrest-Klassifikation	Blutungsaktivität	Rezidivblutungsrate
I	aktive Blutung	
Ia	pulsierend	90%
Ib	sickernd	30%
II	Blutungsstigmata ohne aktive Blutung	
II a	sichtbarer Gefäßstumpf	50 – 100%
II b	aufsitzendes Koagel	20%
II c	Hämatin am Ulkusgrund	< 5%
III	sauberer Ulkusgrund ohne Blutungsstigmata	< 5%

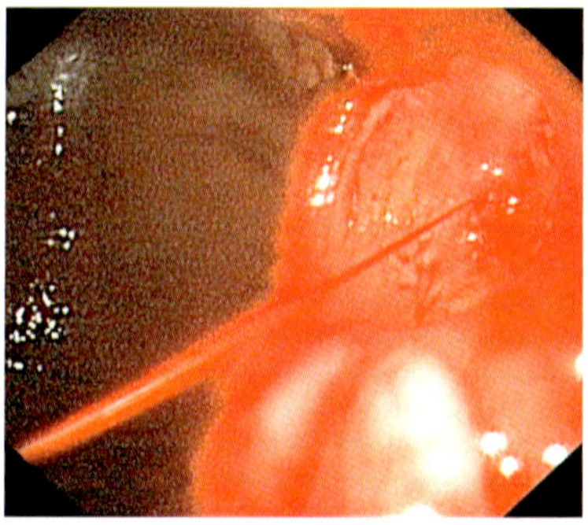

⊠ **Abb. 2.24** Ulcus duodeni Forrest-Ia-Blutung.

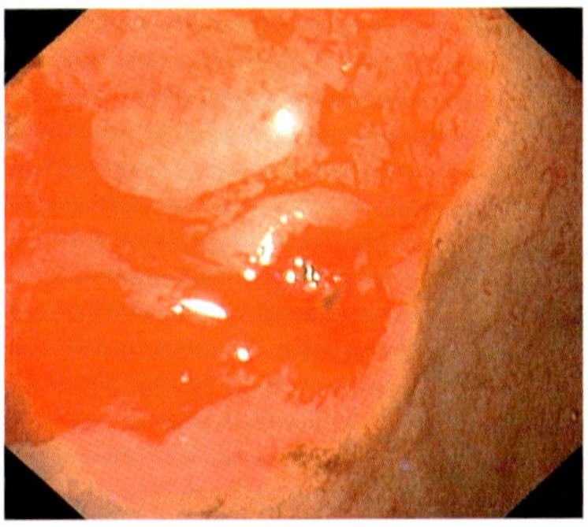

⊠ **Abb. 2.25** Ulcus ventriculi Forrest-Ib-Blutung.

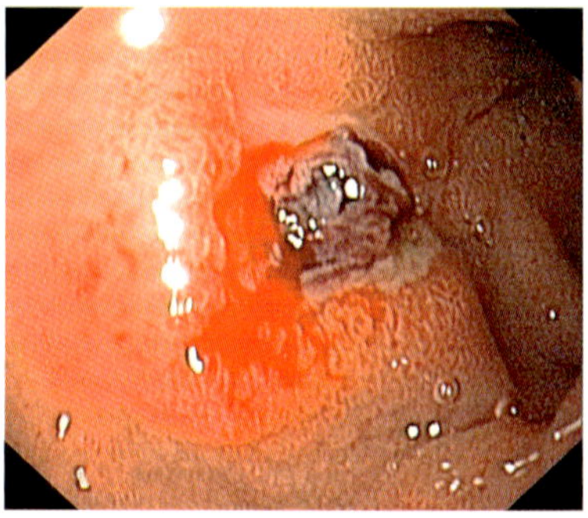

⊠ **Abb. 2.26** Ulcus duodeni Forrest IIa.

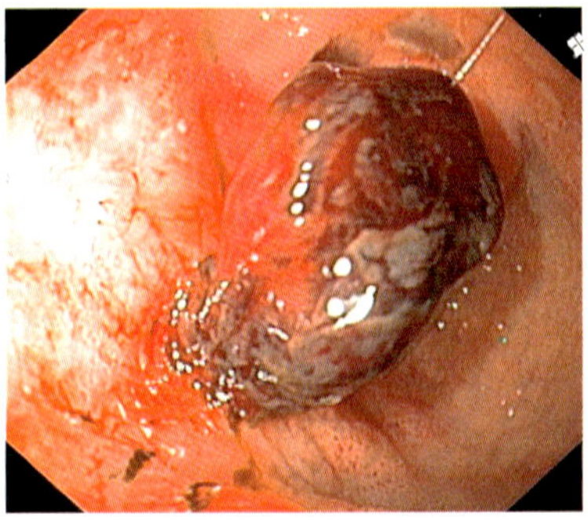

⊠ **Abb. 2.27** Ulcus ventriculi Forrest IIb.

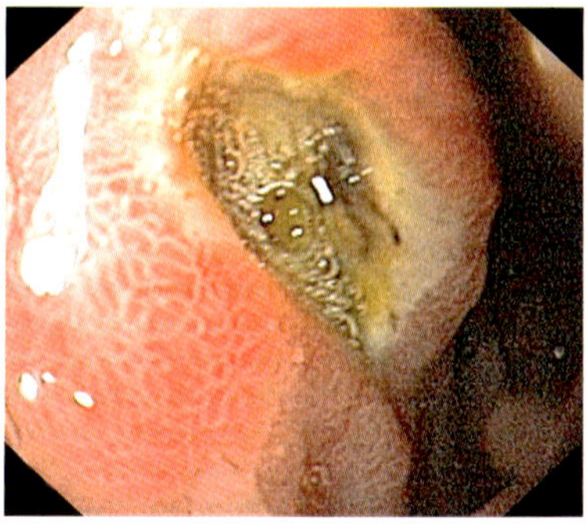

⊠ **Abb. 2.28** Ulcus duodeni Forrest IIc.

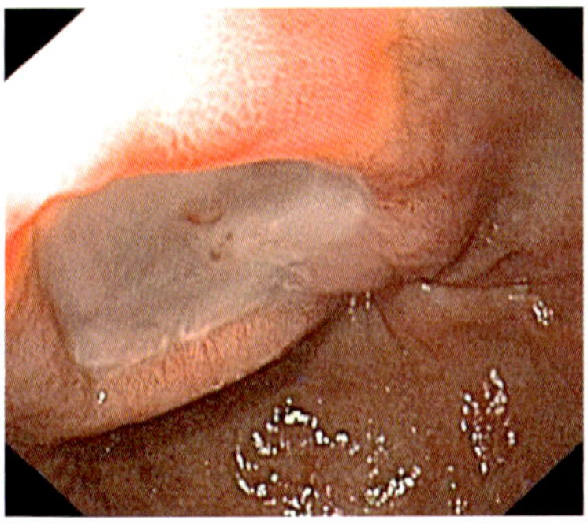

⊠ **Abb. 2.29** Ulcus duodeni Forrest III.

Konservenverbrauch) und Einsetzen der Blutung während einer Hospitalisation und ggf. noch assoziiert mit schweren bis schwersten Komorbiditäten.

Griffith und Kollegen haben schon 1979 erkannt, dass der endoskopische Befund in der Lage ist, eine Aussage über die Prognose der Ulkusblutung abzugeben (15). Tab. 2.**30** zeigt die Wahrscheinlichkeit von Rezidivblutung, Notwendigkeit einer Resektion und die Mortalität in Abhängigkeit vom endoskopischen Befund und in Abhängigkeit von der Tatsache, ob eine endoskopische Therapie durchgeführt wurde oder nicht (16).

Therapie

Endoskopische Therapie. Seit der Metaanalyse von D. Cook im Jahre 1992 ist die endoskopische Therapie bei aktiver Blutung, Vorliegen eines Gefäßstumpfes oder eines adhärenten Koagels Standardtherapie (17). Diese Metaanalyse konnte zeigen, dass die endoskopische Therapie in der Lage ist, nicht nur eine frühe Rezidivblutungsrate und Resektionsrate, sondern auch die Mortalität statistisch signifikant zu reduzieren. In dieser Analyse kamen nur Injektionsverfahren und thermische Verfahren zum Einsatz. Die mechanische Blutstillung mittels Haemo-Clip (Abb. 2.**30**) wurde zum damaligen Zeitpunkt noch nicht regelmäßig durchgeführt. Erst kürzlich konnte in einer Metaanalyse gezeigt werden, dass die Kombinationstherapie aus Injektionsverfahren und Heater Probe die optimale Therapie darstellt, die auch nochmals die Mortalität senken kann (18).

Tabelle 2.30 Verlauf und Prognose der Ulkusblutung nach endoskopischer Therapie in Abhängigkeit vom initialen endoskopischen Befund

Endoskopie	Frequenz (%)	Rezidivblutung (%) ohne endoskopische Therapie	Rezidivblutung (%) mit endoskopischer Therapie	OP-Rate ohne endoskopische Therapie	OP-Rate mit endoskopischer Therapie	Mortalität ohne endoskopische Therapie	Mortalität mit endoskopischer Therapie
Aktive Blutung	18	55	20	35	7	11	<5
Gefäßstumpf	17	43	15	34	6	11	<5
Adhärentes Koagel	15	22	5	10	2	7	<3
Hämatin	15	10	<1	6	<1	3	<1
Sauberer Ulkusgrund	35	<1	-	0,5	-	2	-

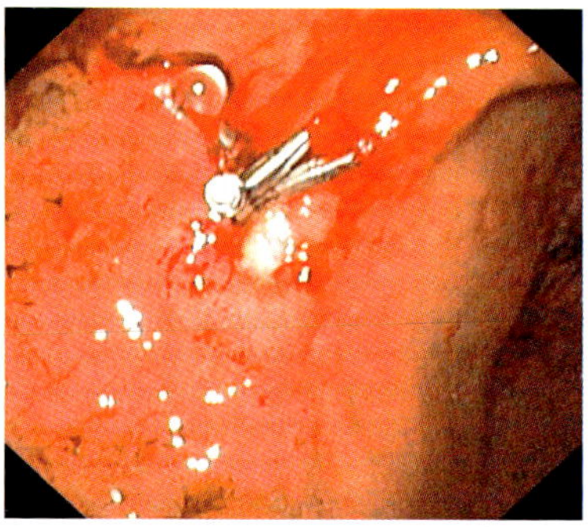

Abb. 2.30 Clip-Applikation bei Ulcus-ventriculi-Blutung.

Adjuvante medikamentöse Therapie. Bis heute konnte für kein weiteres therapeutisches Verfahren eine Mortalitätsreduktion bewiesen werden. Daher hat man große Hoffnung in die adjuvante medikamentöse Therapie nach erfolgreicher endoskopischer Hämostase gesetzt. Zunächst wurden H_2-Rezeptor-Antagonisten eingesetzt, später folgten Untersuchungen mit Protonenpumpenhemmern, die oral oder i. v. appliziert wurden. In einer jüngsten Metaanalyse erwies sich erstmals die Hochdosistherapie mit einem Bolus von 80 mg initial und einer Applikationsdosis von 200 mg pro Tag über 72 h als mortalitätssenkende adjuvante Therapie zur endoskopischen Therapie (19).

Somit sollten heute Patienten mit einer Ulkusblutung endoskopiert und bei Vorliegen eines aktiv blutenden Ulkus oder eines Ulkus mit einem Gefäßstumpf oder einem adhärenten Koagel endoskopisch therapiert werden und im Anschluss für 72 h mit der Hochdosistherapie behandelt werden.

Ob die hohe PPI-Dosis und die Dauer von 72 h wirklich zwingend sind, kann aufgrund der heutigen Datenlage nicht abschließend gesagt werden. Bei Patienten mit adhärentem Koagel scheint die Entfernung desselben die Rate der Rezidivblutung zu reduzieren (20). Octreotid in der akuten Ulkusblutung ist oft als segensreich diskutiert worden, jedoch zeigen die neueren Untersuchungen, dass durch die Applikation dieses teuren Medikaments kein Einfluss auf Rezidivblutungsrate oder Mortalität genommen werden konnte (21).

Second-Look-Endoskopie und Dopplersonographie. Vor allem auch unter Kostenaspekten wird im Zusammenhang mit dem Management der akuten oberen gastrointestinalen Blutung die Frage diskutiert, ob eine sog. Second-Look-Endoskopie am Folgetag die Prognose der Patienten verbessert. Metaanalysen von 6 randomisierten Studien ergaben keinen Vorteil der Second-Look-Endoskopie (22). Eine große Monocenterstudie kam zu dem Ergebnis, dass die Rezidivblutungsrate und die Operationsnotwendigkeit reduziert werden konnten, nicht jedoch die Mortalität (23). Diese divergierenden Daten zeigen eigentlich deutlich, dass die Prognoseindikatoren auch heute noch nicht ausreichend sind. Die Beurteilung des Risikos einer Rezidivblutung scheint mit der endoskopischen Dopplersonographie gut möglich zu sein (Abb. 2.**31**) (24, 25). Solange ein Ul-

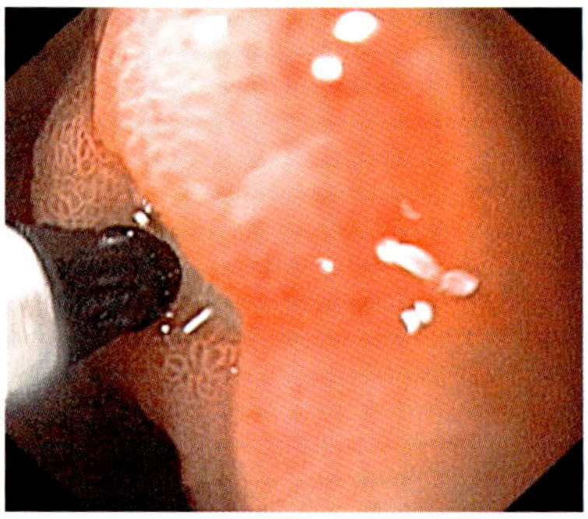

Abb. 2.31 Endoskopische Dopplersonographie bei Ulcus-duodeni-Blutung.

kus ein positives Dopplersignal zeigt, wird eine endoskopische Therapie durchgeführt. Erst bei negativem Signal wird nicht mehr endoskopisch behandelt. Mit diesem Vorgehen konnten in kleineren, aber randomisierten Studien (24, 25) statistisch signifikante Reduktionen von Rezidivblutung, Operationsrate und Mortalität gesehen werden. Somit wäre mit dem Prinzip der endoskopischen Dopplersonographie ein effektives Entscheidungskriterium für die Second-Look-Endoskopie gegeben.

Sekundärprophylaxe. Bei der Ulkusblutung kommt als Sekundärprophylaxe bei Helicobacter-positiven Patienten die Eradikationstherapie von Helicobacter pylori zum Einsatz bzw. eine PPI-Dauertherapie bei Helicobacter-negativen Patienten, wenn weiterhin Risikofaktoren für eine Ulkusblutung vorliegen.

Portale Hypertension

Blutungslokalisationen und Klinik. Portale Hypertension kann zu Blutungen aus verschiedenen Lokalisationen führen. Am häufigsten sind Blutungen aus Ösophagusvarizen (Abb. 2.**32**), gefolgt von Blutungen aus Magenvarizen (Kardia-oder Fundusvarizen) (Abb. 2.**33**) und schließlich können auch sehr diffuse Blutungen aus einer gastral portalen hypertensiven Gastropathie auftreten. 10–30% aller oberen gastrointestinalen Blutungen sind durch portale Hypertension bedingt (26). 25–35% aller Zirrhosepatienten erleiden im Verlauf ihrer Erkrankung eine Varizenblutung, von denen ca. 30% tödlich verlaufen. 70% der Überlebenden haben Rezidive (8).

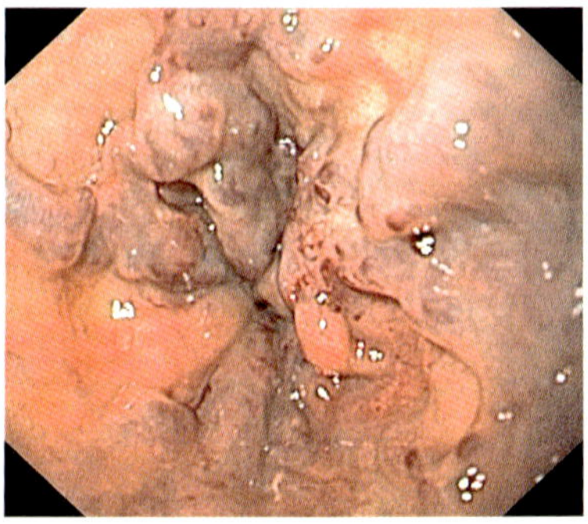

☒ **Abb. 2.32** Ösophagusvarizen III. Grades mit sog. „cherry red spots".

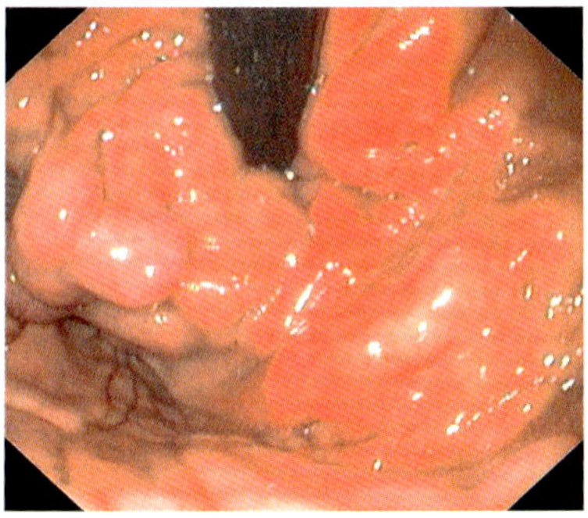

☒ **Abb. 2.33** Kardiavarizen.

Blutungen aus Ösophagus- oder Magenvarizen sind oft aggressiv und führen rasch zur hämodynamischen Instabilität. Dagegen präsentieren sich Blutungen aus einer portal hypertensiven Gastropathie eher okkult mit chronischen Blutverlusten.

Therapie

Die Therapie der Varizenblutung besteht ähnlich wie auch die der Ulkusblutung zunächst einmal in einer hämodynamischen Stabilisation des Patienten, außerdem muss – gerade wegen der häufig fulminant verlaufenden Blutungen – das Atemwegsmanagement ganz besonders in den Vordergrund gerückt werden.

Adjuvante medikamentöse Therapie. Die adjuvante medikamentöse Therapie kann bei den Patienten, die sich klinisch mit einem klaren Verdacht auf das Vorliegen einer Lebererkrankung präsentieren (Anamnese, klinische Zeichen, Labor), schon in der Notaufnahme beginnen. Hierzu zählen zunächst medikamentöse Ansätze zur Senkung der portalen Hypertension. Hier kommen vor allem Vasopressin, Terlipressin und Somatostatin zum Einsatz.

Medikamentöse Senkung des portalen Drucks

Vasopressin und Terlipressin senken den portalen Druck durch Senkung des Splanchnikusblutflusses. Dabei scheint Terlipressin, ein synthetisches Vasopressin-Analogon mit deutlich weniger systemischen Nebenwirkungen und einer längeren Halbwertszeit, in der Praxis deutlich einfacher anwendbar zu sein. Es muss nicht in Kombination mit Nitraten gegeben werden und kann als Bolus appliziert werden. In 3 plazebokontrollierten Studien konnte gezeigt werden, dass Terlipressin effektiv die Rezidivblutung reduzieren kann und in der Lage ist, die Mortalität zu reduzieren (27, 28, 29).

Der exakte Wirkmechanismus des Peptids Somatostatin und seines synthetischen Analogons Octreotid ist nicht geklärt. Direkte Vergleichsuntersuchungen zwischen Terlipressin und Somatostatin zeigen Vergleichbarkeit der beiden Substanzen, auch wenn Einzelstudien von Somatostatin nicht den mortalitätssenkenden Effekt wie bei Terlipressin beweisen konnten (30). Wägt man die beiden Substanzen Somatostatin und Terlipressin gegeneinander ab, so ist die Datenlage für Terlipressin hinsichtlich der hämodynamischen Parameter und der positiven Beeinflussung der Mortalität günstiger. Allerdings sind die Therapiekosten für Terlipressin auch höher.

→ **Antibiotikaprophylaxe.** Bakterielle Infektionen wie z. B. die spontan bakterielle Peritonitis oder aber auch der Atemwegsinfekt sind bei immunsupprimierten Leberzirrhotikern insbesondere nach oberer gastrointestinaler Blutung besonders häufig und mit einer schlechten Prognose vergesellschaftet. In einer Reihe von Studien konnte gezeigt werden, dass eine Antibiotikaprophylaxe die Anzahl der bakteriellen Infektionen und damit auch die Mortalität deutlich reduzieren konnte (31). Darüber hinaus scheint die Antibiotikaprophylaxe (5 Tage mit einem Fluorchinolon) nicht nur die Infektionsrate, sondern auch die Rezidivblutungsrate zu reduzieren (32). Eine Langzeitanalyse von Carbonel et al (33) konnte außerdem zeigen, dass die endoskopische Therapie und die adjuvante antibiotische Therapie unabhängige positive Prognosefaktoren darstellen.

→ **Ligatur und Sklerosierung.** In Zentren mit Endoskopieerfahrung können 80 – 90% aller Varizenblutungen endoskopisch erfolgreich gestillt werden.

Die endoskopische Therapie der Wahl ist heutzutage sicherlich die Ligatur.

Hierbei wird der Varizenstrang in einen Hohlzylinder an der Spitze des Endoskops eingesaugt und dann durch Abwerfen eines Gummirings komplett unterbunden. Dadurch kommt es zur Thrombosierung und Vernarbung des Gefäßes. Bei der Sklerosierungstherapie mit Sklerosierungssubstanzen, wie z. B. Aethoxysklerol, wird ein Entzündungsreiz an dem Gefäß gesetzt, der dann zur Thrombosierung des Gefäßes führt. Die Ligatur zeigt deutlich weniger unerwünschte Nebenwirkungen im Vergleich mit der Sklerosierung wie z. B. narbige Stenosen des Ösophagus, Ulzerationen und Perforationen. Die Rate der Rezidivblutung in der Akutphase ist geringer, auch das Überleben der Patienten ist besser, wenn eine Ligaturtherapie durchgeführt wurde (34, 35, 36). Bei aggressiven Ösophagusvarizenblutungen, aber vor allem bei Fundus- oder Kardiavarizenblutungen kann als Sklerosierungsagens M-Butyl-2-cyanoacrylat injiziert werden (Abb. 2.**34**). Hierbei handelt es sich um ein rasch aushärtendes Kunststoffharz, das die sofortige Obliteration des Lumens erreicht.

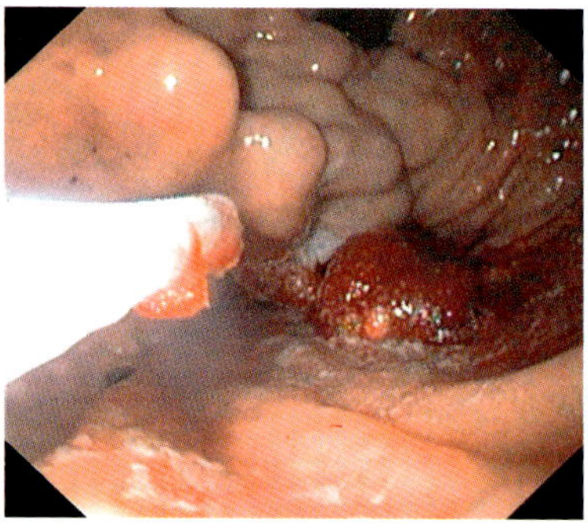

☒ **Abb. 2.34** Kardiavarizen, Injektion von M-Butyl-2-cyanoacrylat.

→ **Ballontamponade und TIPS-Anlage.** Die Ballontamponade mit der Sengstaken-Blakemore-Sonde erreicht in einem hohen Prozentsatz eine Blutstillung, jedoch ist auch die Komplikationsrate hoch, wie z. B. Schleimhautnekrosen, Ösophagusruptur sowie die Gefahr der Aspirationspneumonie. Der transjuguläre intrahepatische portosystemische Shunt (TIPS) sollte Patienten mit therapierefraktärer akuter Blutung oder Patienten mit mehrfacher Rezidivblutung vorbehalten sein. Eine TIPS-Anlage sollte auch nur in Zentren mit viel TIPS-Erfahrung angelegt werden.

→ **Sekundärprophylaxe.** Nach dem akuten Blutungsereignis stellt sich die Frage nach der Prophylaxe einer Rezidivblutung, was man auch als Sekundärprophylaxe bezeichnet.

Hier scheint die Therapie mit Betablockern (Propranolol oder Nadolol) der Ligaturtherapie gleichwertig zu sein (37). Neuere Arbeiten zeigen einen Vorteil der kombinierten endoskopischen und medikamentösen Therapie mittels Endoskopie und Betablockertherapie (38).

Problematisch an der medikamentösen Therapie mittels Betablocker ist die fehlende Möglichkeit, den Portaldruck senkenden Effekt zu überprüfen. Klinisch sollte die Herzfrequenz um 25% gesenkt werden. Die Leitlinien der Amerikanischen Gesellschaft für gastrointestinale Endoskopie empfehlen die wiederholte Ligatur der Varizen nach stattgehabter Blutung bis zur kompletten Eradikation. Dabei sollte eine begleitende Betablockertherapie erwogen werden (39).

→ **Primärprophylaxe.** Zur Primärprophylaxe der Varizen sollten ebenfalls Betablocker gegeben werden. Auch hier sollte eine Reduktion der Herzfrequenz um 25% erreicht werden. Eine endoskopische Ligaturtherapie ist sehr wohl in der Lage, die Rate der ersten Varizenblutung um 43% zu senken, jedoch hatte diese Maßnahme in einer großen Metaanalyse keinerlei Einfluss auf die Mortalität (40). Somit wird heute die primäre Ligaturtherapie bei Patienten empfohlen, die eine Betablockertherapie nicht vertragen.

Mallory-Weiss-Läsion

Hierbei handelt es sich um Mukosaläsionen im Bereich des gastroösophagealen Übergangs. 5 – 10% aller oberen gastrointestinalen Blutungen werden durch Mallory-Weiss-Läsionen verursacht. Meist geht heftiges Erbrechen voraus, zunächst noch ohne Blutbeimengung und dann in der Folge mit Blut vermengt. 80 – 90% aller Mallory-Weiss-Blutungen sistieren spontan und nur die wenigsten Patienten zeigen eine Rezidivblutung (ca. 5%). Dies sind dann meist Patienten mit einer Blutungsdiathese.

Die endoskopische Therapie einer Mallory-Weiss-Läsion kann durch Injektionstechniken, Thermoapplikation, Clip-Applikation oder auch via Banding erfolgen. Indiziert ist diese Therapie bei aktiver Blutung oder Zeichen der stattgehabten Blutung mit Nachweis eines Koagels oder Gefäßstumpfs (41).

Ösophagitis

Ca. 8 % der Fälle mit akuter oberer gastrointestinaler Blutung sind durch eine Ösophagitis verursacht. Wesentlich häufiger führt eine Ösophagitis zu einem okkulten Blutverlust. Die Patienten, die aktiv bluten, leiden entweder unter einer Blutungsdiathese, nehmen Antikoagulanzien ein oder weisen massive mukosale Veränderungen auf (42). Meist liegt eine Reflux- oder Stagnationsösophagitis vor, die mittels PPI oder Therapie der Magenmotilitätsstörung therapiert werden kann. Sollten tatsächlich endoskopische Maßnahmen notwendig sein, so sollten diese mit besonderer Vorsicht angewandt werden, da die Perforationsgefahr bei schweren ulzerösen Mukosaveränderungen doch erheblich ist.

Magenerosionen

Eine direkte Assoziation zwischen Magenerosionen und oberer gastrointestinaler Blutung ist bisher nicht nachgewiesen. Die Diagnose Gastritis ist eine dem Pathologen vorbehaltene Diagnose und keine endoskopische. Eine aktive Blutung auf dem Boden von Magenerosionen ist eine Rarität und meist verbunden mit einer Koagulopathie oder einer Antikoagulanzientherapie.

Erosionen entstehen bei Patienten unter chronischer Einnahme von nichtsteroidalen Antiphlogistika oder aber bei kritisch Kranken mit Z.n. Polytrauma, großen Operationen, ausgeprägter internistischer Komorbidität (Atemversagen, SIRS, akutes Nierenversagen), Schädel-Hirn-Trauma.

Eine Prophylaxe von Stressulzerationen wird sehr häufig durchgeführt, heute vor allem mit H_2-Rezeptor-Antagonisten und PPI, allerdings gibt es nur zwei unabhängige Risikofaktoren für die Entstehung von Stressulzera: Atemversagen und Respiratortherapie sowie Koagulopathie (43). Eine endoskopische Therapie ist in den seltensten Fällen indiziert, es sei denn, dass nur wenige Erosionen für die Blutung verantwortlich sind.

Duodenitis

Auch die Duodenitis ist eine seltene Ursache der oberen gastrointestinalen Blutung. Die Risikofaktoren für eine Duodenitis sind die gleichen wie bei der peptischen Ulkusblutung: Helicobacter-pylori-Infektion, nichtsteroidale Antiphlogistika, manchmal auch eine Antikoagulanzientherapie. Blutungen auf dem Boden einer Duodenitis sind meist selbstlimitierend.

Ulkus Dieulafoy

Die Blutung aus einem Ulkus Dieulafoy ist mit einer Prävalenz von 0,3 – 6,7 % eine sehr seltene Ursache der oberen gastrointestinalen Blutung. Es handelt sich hierbei um einen ätiologisch unklaren kleinsten mukosalen Defekt, der zur Arrosion der Arterien der submukösen Plexus der Magenschleimhaut führt und letztlich zu einer Massivblutung führen kann. Typischerweise sind die Läsionen im blutungsfreien Intervall nur schwer detektierbar. Sie sind meist singulär und im proximalen Magen lokalisiert, können jedoch prinzipiell an jeder Stelle des Gastrointestinaltrakts auftreten. Therapeutisch ist jede Form der Blutstillung von der Injektion über die Liagtur bis zum Hämo-Clip (Abb. 2.**35**) möglich (44).

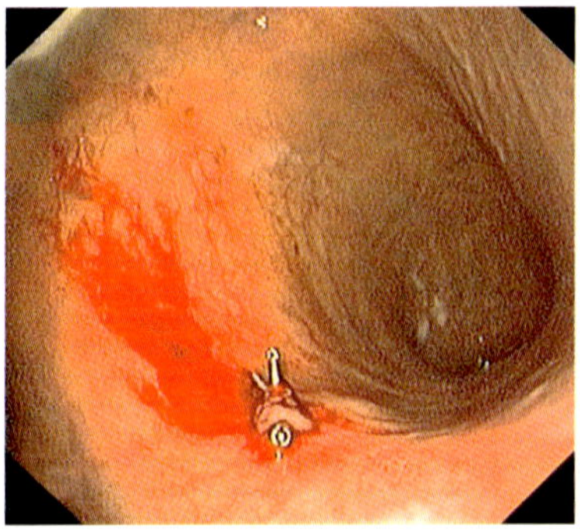

☒ **Abb. 2.35** Ulkus Dieulafoy, Z.n. Clipping.

Maligne Tumoren

Maligne Tumoren des Ösophagus, Magens oder Dünndarms verursachen meist chronische okkulte Blutverluste. Selten kommt es aufgrund dieser Tumoren zu einer aktiven Blutung. Am häufigsten unter diesen Tumoren ist das Magenkarzinom für eine aktive Blutung verantwortlich (45). Meist ist hier eine chirurgische Therapie erforderlich, in einigen Fällen kann aber auch durch Injektion oder durch thermische Verfahren im Sinne einer Tumorablation eine passagere präoperative oder aber auch im Sinne der Palliation definitive Therapie erfolgen.

FAZIT FÜR DIE PRAXIS

- Neben der primären hämodynamischen Stabilisation und Überwachung der Patienten sowie einem konsequenten Atemwegsmanagement spielt die Notfallendoskopie die größte Rolle. Die endoskopische Untersuchung bleibt nach wie vor die Diagnostik der ersten Wahl.
- Patienten mit einer Ulkusblutung sollten heute endoskopiert und bei Vorliegen eines aktiv blutenden Ulkus oder eines Ulkus mit einem Gefäßstumpf oder einem adhärenten Koagel endoskopisch therapiert werden und im Anschluss für 72 h mit Hochdosis-PPI behandelt werden. Die endoskopische Therapie der Wahl bei der Varizenblutung ist heutzutage die Ligatur.
- Inwieweit endoskopische Therapieverfahren die Prognose der oberen GI-Blutung verbessern können, bleibt ebenso abzuwarten wie die abschließende Wertigkeit adjuvanter medikamentöser Therapieverfahren.

- Wichtig ist die Sekundärprophylaxe: bei der Ulkusblutung die Eradikationstherapie von Helicobacter pylori oder eine PPI-Dauertherapie, wenn weiterhin Risikofaktoren für eine Ulkusblutung vorliegen und bei der Varizenblutung die Kombination aus Betablockertherapie und Ligatur.

2.7 Mittlere gastrointestinale Blutung

U. Weickert

EDITORIAL **Die Termini „obere gastrointestinale Blutung" und „untere gastrointestinale Blutung" sind jedem Kliniker seit langer Zeit vertraut. Sie bezogen sich auf die Erreichbarkeit der Blutungsquelle mit dem Gastroskop bzw. dem Koloskop. Der Terminus „mittlere gastrointestinale Blutung" ist hingegen noch jung. Dies liegt daran, dass der Dünndarm distal des Treitz-Bandes und proximal des terminalen Ileums lange Zeit – zumindest für den Endoskopiker außerhalb des Operationssaals – weitgehend eine „Black Box" gewesen ist. Dies hat sich unter diagnostischem Blickwinkel durch die Kapselendoskopie grundlegend gewandelt. Eine intraoperative Enteroskopie ohne vorherige Diagnose ist mittlerweile allenfalls Notfällen bei massiver Blutung vorbehalten. Auf therapeutischer Seite war die Einführung der Doppelballonenteroskopie eine ebenso einfache wie geniale Weiterentwicklung. Zumindest in den Fällen, bei denen keine Darmresektion erforderlich ist, hat die Doppelballonenteroskopie die intraoperative Enteroskopie in den meisten gastroenterologischen Zentren bereits weitgehend ersetzt.**

Definitionen und Klassifikation

Als mittlere gastrointestinale Blutung wird eine gastrointestinale Blutung dann bezeichnet, wenn die Blutungsquelle außerhalb des durch eine Ösophagogastroduodenoskopie oder eine Ileokoloskopie erreichbaren Dünndarms liegt. Anatomisch entspricht dies etwa dem Bereich zwischen Treitz-Band und distalem Ileum.

Unterschieden wird die *overte* mittlere gastrointestinale Blutung einerseits und die *okkulte* mittlere gastrointestinale Blutung andererseits. Wie für die obere und untere gastrointestinale Blutung auch wird die Blutung als overt bezeichnet, wenn ein Blutabgang mit dem unbewaffneten Auge erkennbar ist und als okkult, wenn direkt beobachtbare Blutungszeichen fehlen. In diesem Fall lassen erst weitere Untersuchungen, typischerweise ein Hämoccult-Test, den intestinalen Blutverlust nachweisen.

Je nach zeitlichem Verlauf imponiert die mittlere gastrointestinale Blutung als akut oder chronisch, als singuläres Ereignis oder remittierend.

Epidemiologie

Im Gegensatz zur oberen und unteren gastrointestinalen Blutung ist die mittlere gastrointestinale Blutung selten und nimmt einen Anteil von ca. 3 – 5 % aller gastrointestinalen Blutungen ein (32).

Risikofaktoren und Pathologie

Einer mittleren gastrointestinalen Blutung können ganz unterschiedliche Pathologien zugrunde liegen, benigne Konditionen sind eindeutig führend (Tab. 2.**31**) (26, 29).

Tabelle 2.31 Diagnose während intraoperativer Endoskopie bei 81 Patienten mit dem V.a. eine mittlere gastrointestinale Blutung (26)

Diagnose	Häufigkeit Patienten (%)
Angiodysplasie	44 (54,3 %)
Ulkus	9 (11,1 %)
„Tumor", davon:	6 (7,4 %)
• Lymphom	1
• neuroendokriner Tumor	2
• GIST	1
• Peutz-Jeghers-Polyp	1
• hyperplastischer Polyp	1
Meckel-Divertikel	4 (4,9 %)
Divertikel Jejunum/Ileum	3 (3,7 %)
Ulkus-Dieulafoy Zäkum	1 (1,2 %)
Gefäßstumpf Anastomose (Cholezystojejunumostomie)	1 (1,2 %)
Kein Blutungsquellennachweis	13 (16 %)

Risikofaktoren. Als Risikofaktoren anzusehen sind zunächst solche Faktoren, die über eine (gewünschte) Veränderung im Gerinnungssystem eine Blutungsneigung vorhandener Blutungsquellen fördern. Hierzu gehören vor allem die Thrombozytenaggregationshemmer und die zur therapeutischen Antikoagulation eingesetzten Vitamin-K-Antagonisten (25). Zum anderen sind als Auslöser einer mittleren gastrointestinalen Blutung die nichtsteroidalen Antiphlogistika von großer Bedeutung, da sie über die Ausbildung von Erosionen und Ulzerationen Blutungsquellen entstehen lassen. Die häufig eingesetzte Acetylsalicylsäure nimmt insofern eine Sonderstellung ein, als sie durch die Beeinflussung der Thrombozyten einerseits auf die Gerinnung des Blutes wirkt und andererseits selbst zu Erosionen und Ulzerationen führen kann.

Blutungsquellen. Abhängig vom untersuchten Krankengut liegen einer mittleren gastrointestinalen Blutung in mehr als der Hälfte der Fälle Angiodysplasien zugrunde (15, 26, 32) (Abb. 2.**36**). Weitere, aber seltene vaskuläre Ursachen sind Varizen des Dünndarms oder eine Aneurysmablutung. Gelegentlich werden Polypen, auch im Rahmen familiärer Polyposis-Syndrome, als Blutungsquelle gefunden. Divertikel des Dünndarms (einschließlich Meckel-Divertikel) kommen als Blutungsursache ebenfalls in Betracht (Abb. 2.**37**). Erosionen und/oder Ulzera als Blutungsquelle treten im Rahmen eines Morbus Crohn auf, häufiger sind sie aber medikamenteninduziert (NSAR!).

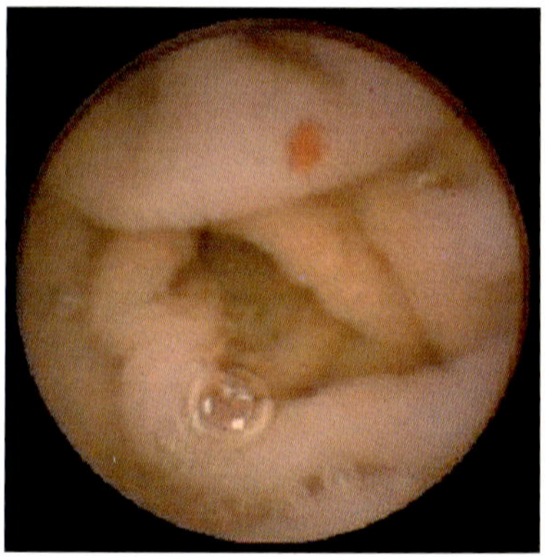

⊠ **Abb. 2.36** Angiodysplasie (Kapselendoskopie).

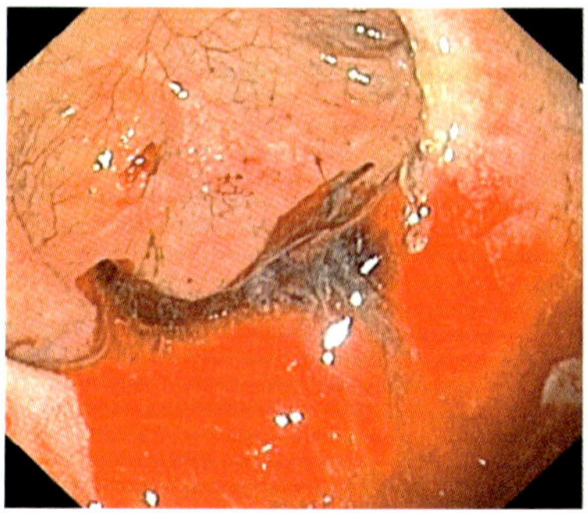

⊠ **Abb. 2.37** Aktive Blutung aus einem Jejunaldivertikel.

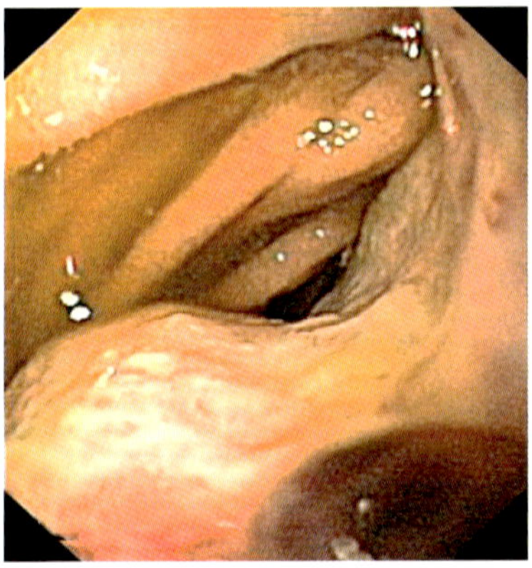

⊠ **Abb. 2.38** Adenokarzinom des Jejunums.

In der Häufigkeit rangieren nach den Angiodysplasien und Erosionen/Ulzerationen neoplastische Veränderungen. Es handelt sich dabei um Adenokarzinome, Lymphome, neuroendokrine Tumoren u. a. (Abb. 2.**38**) (18).

Klinik und Diagnostik

Klinik

Lokalisation der Blutungsquelle. Aufgrund der Lokalisation der Blutungsquelle distal des Treitz-Bandes refluiert Blut bzw. blutiger Dünndarminhalt nur in den seltensten Fällen (59). In aller Regel geht das Blut antegrad verloren und führt in Abhängigkeit von der Blutungslokalisation und -stärke zu unterschiedlichen Symptomen.

Bei *weit proximal* gelegener Blutungsquelle kann es – vergleichbar der oberen gastrointestinalen Blutung – auch zum Abgang von Meläna, also Teerstuhl, kommen. Dieser zeichnet sich nicht nur durch seine schwarze Farbe aus, sondern ist von schmieriger oder flüssiger Konsistenz und zumeist übel riechend. Bei *weiter distal* gelegener Blutungsquelle und/oder rascher Darmpassage tritt – in Abhängigkeit von der Blutungsaktivität – roter Blutstuhl (Hämatochezie) auf oder es zeigen sich sichtbare Blutbeimengungen zum Stuhl. Ist die Blutungsaktivität zu gering, kann die Blutbeimengung nicht ohne weiteres erkannt werden, erst die Durchführung eines Hämoccult-Tests weist die geringfügige Beimengung von Blut zum Stuhl dann nach.

Extraintestinale Symptome. Die extraintestinalen klinischen Zeichen einer mittleren gastrointestinalen Blutung hängen von der Blutungsintensität und dem zeitlichen Verlauf ab. So kann eine geringgradige einmalige mittlere gastrointestinale Blutung ohne Auswirkungen auf den Kreislauf, die Befindlichkeit eines Patienten oder sein Blutbild bleiben. Akute massive Blutungen führen zu den entsprechenden Konsequenzen für den Kreislauf bis zur Schocksituation. Chronische Blutungen führen zu einer Entleerung der Eisenspeicher mit der Folge einer hypochromen Anämie. In Abhängigkeit von vorhandenen Begleiterkrankungen können eine herabgesetzte Leistungsfähigkeit, Schwindel oder Angina pectoris resultieren.

Häufig ist es erst eine Eisenmangelanämie, die den Verdacht auf eine mittlere gastrointestinale Blutung lenkt. Wenn sie sich langsam entwickelt, kann sie lange symptomarm bleiben.

Diagnostik

Bei allen gastrointestinalen Blutungen steht am Anfang der Diagnostik eine rasche Orientierung darüber, ob eine akut vital bedrohende Situation vorliegt. Dazu zählen die Erfassung der Vitalparameter Puls und Blutdruck ebenso wie eine Bestimmung des Blutbildes. Begleiterkrankungen wie eine koronare Herzerkrankung, Herzinsuffizienz oder pulmonale Grunderkrankung können durchaus prognosebestimmend sein und bedürfen einer gezielten Diagnostik und Therapie. Wie bereits oben aufgeführt, besteht der Verdacht auf eine mittlere gastrointestinale Blutung in aller Regel erst nach endoskopischem Ausschluss einer viel häufigeren oberen oder unteren gastrointestinalen Blutung (29).

Sonographie. Auf eine qualifizierte sonographische Untersuchung des Abdomen sollte vor Durchführung einer spezifischen Dünndarmdiagnostik nie verzichtet werden. Hinweise auf die Blutungsursache finden sich z. B. bei sonographischem Nachweis einer Leberzirrhose, eines metastasierten Tumorleidens, einer Raumforderung im Dünndarmbereich oder auch beim Nachweis eines Bauchaortenaneurysmas.

Intraluminale Methoden. Für sämtliche intraluminale Methoden (incl. Kapselendoskopie [43]) gilt, dass die Wahrscheinlichkeit der Detektion einer Blutungsquelle vom zeitlichen Verlauf und dem Ausmaß der Blutung abhängt. Die Wahrscheinlichkeit der Detektion steigt, wenn das Blutungsereignis overt ist, d. h. zu klinisch beobachtbarem Abgang von Blut oder Blutbeimengung zum Stuhl führt. Idealerweise ist die Blutung zum Zeitpunkt der Diagnostik noch aktiv oder nur kurz zurückliegend (22).

Push-Enteroskopie

Die Push-Enteroskopie steht in aller Regel am Anfang der endoskopischen Diagnostik bei dem Verdacht auf eine mittlere gastrointestinale Blutung (53, 55).

Mit den verfügbaren Videoendoskopien kann bis ins proximale oder bestenfalls mittlere Jejunum vorgespiegelt werden (Abb. 2.**39**). Die Verwendung noch längerer Endoskope (250 cm Arbeitslänge) resultiert dabei offenbar nicht in einer verbesserten Eindringtiefe (6). Dies liegt vermutlich daran, dass sich das Endoskop im Dünndarm aufschiebt und das Prinzip der Push-Enteroskopie ein „Auffädeln des Dünndarms" (s. u.) nicht ermöglicht. Die Verwendung eines Overtube führt zu einer gering größeren Eindringtiefe, was aber den klinischen Nutzen der Untersuchung nicht sicher erhöht (5, 49). Ein variabel versteifbares Enteroskop wiederum macht einen Overtube auf elegante Weise überflüssig (19). Die Diagnosestellung erfolgt dann visuell, ggf. unterstützt durch Biopsien (7). Gar nicht selten wird während der Enteroskopie dann eine Blutungsquelle im gastroskopisch einsehbaren Bereich gefunden, die der vorhergehenden Untersuchung entgangen war (58). Die diagnostische Ausbeute der Push-Enteroskopie wird sehr unterschiedlich angegeben, abhängig vom untersuchten Krankengut reicht sie von 21–75 % (9, 20, 30, 48).

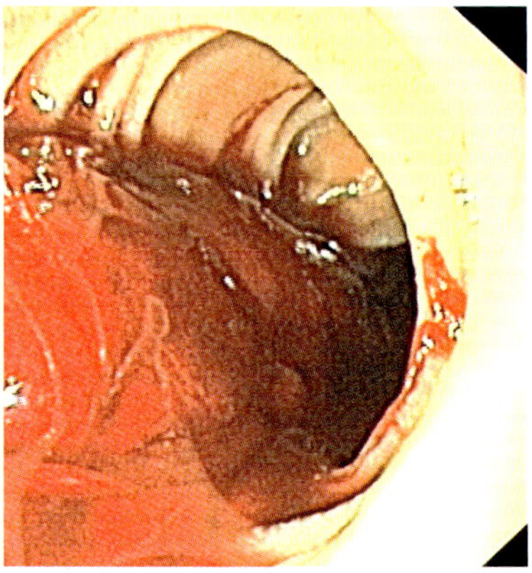

Abb. 2.39 Koagel im Jejunum bei mittlerer gastrointestinaler Blutung.

Enteroklysma nach Sellink

Die diagnostische Ausbeute eines Enteroklysma nach Sellink – ob klassisch radiologisch oder unter Zuhilfenahme der CT bzw. MRT – ist relativ gering (38, 42). Divertikel und (selten) Dünndarmtumoren können auf diese Weise aber ebenso dargestellt werden wie eine Stenose weitgehend ausgeschlossen werden kann. Flache Läsionen, am häufigsten Angiodysplasien, entgehen aber regelhaft dieser Bildgebung (18).

Intraoperative Enteroskopie

Die intraoperative Enteroskopie war lange Zeit der Goldstandard in der Diagnostik und Therapie der mittleren gastrointestinalen Blutung, da sie die einzige Methode war, den gesamten Dünndarm endoskopisch zu beurteilen (Tab. 2.**31**) (26). Sie war andererseits stets für die Patienten mit schwerwiegenden Blutungen reserviert, da sie von allen endoskopischen Methoden am invasivsten ist.

Prinzip. Die Durchführung der intraoperativen Enteroskopie erfolgt in Allgemeinnarkose. Der endoskopische Zugangsweg kann unterschiedlich gewählt werden (18). Wir bevorzugen einen Zugang über das mittlere Jejunum, das nach medianer Laparotomie inzidiert wird (26). Der operierende Chirurg führt das von einer sterilen Hülle umgebene Endoskop durch diese Inzision bis zum Duodenum vor, während er den Dünndarm auf das Endoskop „auffädelt". Während kontrolliertem Endoskoprückzug beurteilt der Endoskopiker die Darmschleimhaut, während der Chirurg die Darmwand von außen evaluiert. In Abhängigkeit vom vorgefundenen Befund kann unmittelbar die therapeutische Intervention erfolgen (s. u.). Im zweiten Schritt wird das Endoskop vom operierenden Chirurg bis zum Caecum vorgeführt, wobei wiederum der Dünndarm auf das durch die Hülle geschützte Endoskop „aufgefädelt" wird. Der Rückzug erfolgt dann in der angegebenen Weise.

(Video)Kapselendoskopie

Die Kapselendoskopie war die erste minimal invasive Methode zur „videoendoskopischen" Beurteilung des gesamten Dünndarms (23, 24). Die diagnostische Ausbeute hängt kritisch vom Zeitpunkt der Untersuchung ab. Sie ist am höchsten, wenn klinische Zeichen einer aktiven Blutung („overt") vorliegen, und nimmt von bis zu 90% auf bis zu 10% ab, wenn die Blutungsepisode mehr als eine Woche zurückliegt (22, 43).

Limitationen. Limitationen der Kapselendoskopie im Zusammenhang mit einer mittleren gastrointestinalen Blutung liegen u. a. darin, dass die Aufzeichnung in bis zu $^1/_5$ der Patienten vor Erreichen des terminalen Ileums endet und eine Lokalisationszuordnung unzuverlässig ist (47). Biopsien können mit den heute verfügbaren Kapseln nicht gewonnen werden, eine therapeutische Option ist bisher ebenfalls nicht verfügbar. Liegt zum Zeitpunkt der Kapselendoskopie eine aktive Blutung vor, ist gelegentlich nur die Blutung zu sehen, nicht aber die Blutungsquelle, da die Kapselendoskopie über keine Spüloption verfügt (22) (Abb. 2.**40**).

Kapselretention. Operationspflichtige Kapselretentionen sind bei der Indikation mittlere gastrointestinale Blutung relativ selten, wenn klinisch kein Anhalt für eine Obstruktion besteht (4, 43). Ob ohne solche klinische Zeichen eine Sellink-Untersuchung des Dünndarms zum Ausschluss einer Stenose erforderlich ist, ist umstritten. Eine sorgfältige Anamnese und sonographische Untersuchung des Abdomen dürfte in den meisten Fällen ausreichend sein. Neuerdings besteht auch die Möglichkeit, eine verbliebene Kapsel mittels Doppelballonenteroskopie zu bergen (36).

Zum jetzigen Zeitpunkt ist der frühe Einsatz der Kapselendoskopie in der Aufarbeitung einer mittleren gastroinestinalen Blutung zu befürworten, bei negativem Kapselresultat ist eine weitere luminale Diagnostik in aller Regel verzichtbar (10).

Doppelballonenteroskopie (= Push-and-Pull-Enteroskopie)

Prinzip. Die jüngste Methode in der Diagnostik und auch Therapie der mittleren gastrointestinalen Blutung ist die sog. Doppelballonenteroskopie (56). Sie beruht auf dem kombinierten Einsatz eines hoch auflösenden Videoendoskops von 200 cm Länge und eines Overtubes von 140 cm Länge. Am distalen Ende sowohl des Endoskops als auch des Overtubes befindet sich ein Latexballon. Dieser kann jeweils durch eine Druck kontrollierende Pumpe mit Luft gefüllt werden. Durch alternierende Füllung der Ballons und Vorschubmanöver des Endoskops bzw. des Overtubes wird der Dünndarm schrittweise auf den Overtube aufgefädelt. Dieses Prinzip des „Auffädelns" von Dünndarm hat die Methode letztlich mit der zuvor diskutierten intraoperativen Enteroskopie gemeinsam. Die Beurteilung der Schleimhaut und Interventionen erfolgen in aller Regel beim Geräterückzug, wobei die oben angeführten Vorschubmanöver in umgekehrter Reihenfolge durchgeführt werden. Die Doppelballonenteroskopie kann sowohl auf oralem wie auch auf peranalem Weg vorgenommen werden. In der Regel findet sie unter radiologischer Kontrollmöglichkeit statt.

Ergebnisse und Möglichkeiten. Bei der Indikation mittlere gastrointestinale Blutung ist die diagnostische Ausbeute vergleichbar der der Kapselendoskopie (35) (Abb. 2.**41**). Selbst durch eine kombinierte antegrade und retrograde Spiegelung wird nur in der Minderzahl der Fälle eine vollständige Untersuchung des Dünndarms erreicht

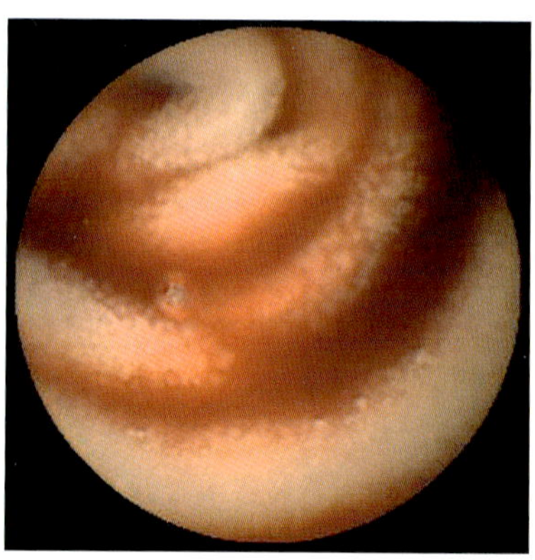

Abb. 2.40 Nachweis von frischem Blut in der Kapselendoskopie.

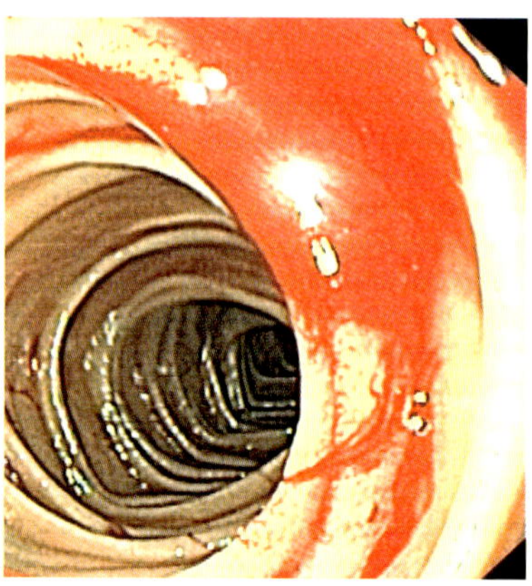

Abb. 2.41 Aktive Blutung aus Angiodysplasie im Jejunum.

(13, 56). Die therapeutischen Optionen der Doppelballonenteroskopie entsprechen denen der intraoperativen Enteroskopie.

Zumindest in den Fällen, bei denen keine Darmresektion erforderlich ist, hat die Doppelballonenteroskopie das Potenzial, die intraoperative Enteroskopie (weitgehend) zu ersetzen (13).

Die Komplikationsrate der Untersuchung ist gering (37). Der Aufwand für die Untersuchung (personell, zeitlich, apparativ) ist hoch, sicher aber geringer im Vergleich zur intraoperativen Enteroskopie.

Angiographie

Die Angiographie (Zugang über die A. femoralis) hat ihren diagnostischen Stellenwert vornehmlich bei ausgeprägten Blutungen, die eine therapeutische Intervention in gleicher Sitzung erfordern (46). Kann ein Blutaustritt während der Angiographie nicht direkt beobachtet werden, hilft oftmals der Nachweis von Gefäßirregularitäten. Der Truncus coeliacus, die A. mesenterica superior und A. mesenterica inferior werden jeweils selektiv dargestellt, um auch diskretere Befunde erkennen zu können.

Szintigraphie

Der Stellenwert einer Szintigraphie (Markierung von Erythrozyten mit ^{99m}Technetium-Pertechnetat) hat in den letzten Jahren weiter abgenommen. Voraussetzung für eine positive Diagnostik mit ungefährer Blutungsquellenlokalisation ist eine aktive Blutung (mindestens ca. 0,1 – 0,4 ml/min) (18, 52).

Differenzialdiagnose

In der Differenzialdiagnose der gastrointestinalen Blutung spielt die Lokalisation der Blutungsquelle und die Art der Blutungsquelle naturgemäß die führende Rolle. Konnte weder gastroskopisch noch ileokoloskopisch eine Blutungsquelle detektiert werden, war früher die Bezeichnung „obskure gastrointestinale Blutung" gebräuchlich (26). In der Mehrzahl der Fälle handelte es sich um mittlere gastrointestinale Blutungen. Findet sich durch die oben diskutierten diagnostischen Schritte jedoch keine sichere Blutungsquelle, muss eine intermittierende oder auch einmalige Blutung aus einer diagnostisch schwer zugänglichen Blutungsquelle angenommen werden. Häufig muss die Diagnostik dann nochmals durchgeführt werden, um – insbesondere bei remittierenden Blutungen – eine geeignete Therapie durchführen zu können.

Andere Blutungsquellen. Eine intermittierend auftretende *Hämobilie* oder ein *Hämosuccus pancreaticus* entgeht nicht selten der initialen Diagnostik. Eine *Zöliakie* führt klassischerweise über eine Malabsorption zu einer Eisenmangelanämie. Weniger bekannt ist, dass sie gleichzeitig zu einer okkulten mittleren gastrointestinalen Blutung führen kann und so die Anämie aggraviert (14, 17). *Blutungen aus dem Nasen-Rachen-Raum* können gelegentlich ebenfalls zu Eisenmangelanämien führen und müssen ausgeschlossen werden. Auch eine ernährungsbedingte *unzureichende Eisenaufnahme* kann ohne Vorliegen einer Resorptionsstörung zu einer Eisenmangelanämie führen und sollte bedacht werden (45). Schließlich kann eine Blutungsquelle im oberen oder unteren Gastrointestinaltrakt endoskopisch übersehen worden sein und den Blick fälschlicherweise auf eine mittlere gastrointestinale Blutung gelenkt haben (9, 10, 28).

Eine Wiederholung der Gastroskopie und Koloskopie ist insbesondere bei remittierender Blutung stets zu erwägen.

Verlauf und Prognose

Die Prognose von Patienten mit einer mittleren gastrointestinalen Blutung hängt von der zugrunde liegenden Läsion ab. Nach der Resektion benigner Tumoren oder der vollständigen Entfernung maligner Tumoren, die nicht rezidivieren, ist die Prognose vorzüglich. Die Daten hinsichtlich erneuter Blutungsereignisse nach endoskopischer Therapie von Angiodysplasien sind uneinheitlich. Findet sich, insbesondere nach einmaliger Blutungsepsiode, in der sorgfältig durchgeführten Dünndarmdiagnostik keine Blutungsquelle, ist die Prognose ebenfalls günstig (16, 45).

Therapieziele und Maßnahmen

Die mittlere gastrointestinale Blutung führt wesentlich seltener als die obere und untere gastrointestinale Blutung zu akuten Notfallsituationen. In diesem Falle steht dann die Stabilisierung der Vitalfunktionen durch Volumengabe und Transfusion von Blutkomponenten am Anfang der therapeutischen Bemühungen. Viel häufiger präsentiert sich der Patient mit einer Eisenmangelanämie, und die Diagnostik kann ohne Zeitdruck durchgeführt werden. Das Therapieziel ist abhängig von der Art der Blutungsquelle. Bei Vorliegen einer malignen Erkrankung als Blutungsquelle werden daher onkologische Therapieziele dominieren, liegt eine benigne Erkrankung vor, soll eine möglichst wenig invasive Therapie die Blutung zum Stillstand bringen bzw. eine Re-Blutung verhindern. Besteht ein Eisenmangel, wird dieser in aller Regel über eine orale Medikation ausgeglichen.

Grundsätzlich sind die klinischen Situationen zu unterscheiden, die eine Darmteilresektion erfordern und diejenigen, bei denen eine endoskopische oder interventionell-radiologische Maßnahme ausreichend ist.

Push-Enterokoskopie. Endoskopisch angehbare Befunde können unmittelbar nach enteroskopischer Diagnose therapiert werden. Angiodysplasien können beispielsweise mittes Argon-Plasma-Koagulation oder Heater Probe behandelt oder Ulzera unterspritzt werden (39, 55).

Kapselendoskopie. Es ist gut vorstellbar, dass in Zukunft auch Kapseln verfügbar sein werden, mit deren Hilfe therapeutisch interveniert werden kann. Die Steuerbarkeit von Kapseln wird hierfür eine unverzichtbare Voraussetzung sein. Aktuell stehen solche Kapseln noch nicht zur Verfügung.

Intraoperative Enteroskopie. Der intraoperativ vorgefundene Befund (s. o.) kann in gleicher Sitzung chirurgisch oder endoskopisch angegangen werden (Tab. 2.**31**) (26). Befunde, die über die Mukosa hinausgehen (z. B. Dünndarmadenokarzinom, Meckel-Divertikel) werden übernäht (z. B. Ulzera) oder reseziert. Dem Endoskopiker stehen während der intraoperativen Enteroskopie alle auch für den oberen und unteren Gastrointestinaltrakt existierenden Interventionsmöglichkeiten zur Verfügung. Es kann – als mit Abstand häufigste Intervention – eine Argon-Plasma-Koagulation von Angiodyplasien durchgeführt werden. Auch können blutende Polypen endoskopisch mit der Schlinge abgetragen werden.

Doppelballonenteroskopie. Die wesentlichen therapeutischen Möglichkeiten der Doppelballonenteroskopie sind die Argon-Plasma-Koagulation, das Unterspritzen und die Schlingenabtragung, die sämtlich für die konventionelle Endoskopie beschrieben wurden. Die Interventionen erfolgen in aller Regel beim Geräterückzug, wobei die oben angeführten Vorschubmanöver in umgekehrter Reihenfolge durchgeführt werden.

Angiographie. Wird im Rahmen einer Angiographie eine Blutungsquelle im Dünndarmbereich nachgewiesen, kann häufig in gleicher Sitzung durch Coiling des betroffenen Arterienastes, d. h. Abwerfen von das Gefäßlumen okkludierenden Metallspiralen, eine Blutstillung herbeigeführt werden (2). Die Verwendung von Metallspiralen setzt ein funktionierendes Gerinnungssystem voraus, da der vollständige Gefäßverschluss erst durch eine Thrombose um die Sprialenmatrix herum erfolgt. Zum Coiling müssen miniaturisierte Gefäßkatheter möglichst nahe an die Blutungsquelle vorgeführt werden. Am häufigsten handelt es sich um Blutungen aus Tumorgefäßen, Aneurysmen oder Divertikeln. Wenn die Blutstillung erfolgreich war, muss in der nachfolgenden Überwachungsphase akribisch auf die Entwicklung eines durch die Embolisierung verursachten Infarktes geachtet werden, der häufig eine operative Intervention erfordert (2).

FAZIT FÜR DIE PRAXIS

- Die mittlere gastrointestinale Blutung, die zwischen Treitz-Band und terminalem Ileum ihren Ursprung hat, ist mit unter 5 % aller gastrointestinalen Blutungen eher selten. Sie macht die Mehrzahl der früher als „obskur" bezeichneten Blutungen aus, also solchen, deren Blutungsquelle weder gastroskopisch noch ileokoloskopisch zu diagnostizieren ist.
- Es werden die overte und die okkulte mittlere gastrointestinale Blutung unterschieden. Erstere zeigt offenkundige Zeichen einer Blutung: Meläna oder Hämatochezie. Letztere zeichnet sich nur durch einen positiven Hämoccult-Test aus.
- In der Diagnostik spielt neben der Push-Enteroskopie die Kapselendoskopie die entscheidende Rolle.
- In der Therapie hat die Doppelballonenteroskopie die intraoperative Endoskopie für die Fälle weitgehend abgelöst, bei denen die Blutungsquelle mittels Push-Enteroskopie nicht erreichbar und keine Darmresektion erforderlich ist.
- Die Detektion der Blutungsquelle hängt stark vom zeitlichen Verlauf und dem Ausmaß der Blutung ab: Am höchsten ist die Ausbeute bei aktiver overter Blutung.

2.8 Untere gastrointestinale Blutung

D. Schilling, J. F. Riemann

EDITORIAL **Durch eine Neudefinition der gastrointestinalen Blutung in obere, mittlere und untere gastrointestinale Blutung hat sich zwar die mögliche Lokalisation einer Blutung für die untere gastrointestinale Blutung auf den Dickdarm reduziert, die Fragen des besten diagnostischen Algorithmus bestehen weiterhin. Es zeigt sich auch hier immer mehr, dass die Möglichkeiten der endoskopischen Therapie einen größeren Raum einnehmen und somit natürlich auch die Indikation zur Notfallkoloskopie großzügiger gestellt wird.**

Definition und Klassifikation

Unter der unteren gastrointestinalen Blutung (GI-Blutung) versteht man traditionell den akuten oder chronischen Blutverlust distal des Treitz-Bandes. Mittlerweile kann man aber durch immer mehr diagnostische Möglichkeiten (Kapselendoskopie, Doppelballonenteroskopie) die Blutungen aus dem Dünndarm als eigene Entität, nämlich *als mittlere gastrointestinale Blutung* eingruppieren. Somit sind die *unteren GI-Blutungen* die Blutungen, die primär das Kolon betreffen. Mittlere GI-Blutungen liegen in 3–5% aller GI-Blutungen vor, während untere GI-Blutungen ungefähr 10–15% ausmachen.

Akute und chronische Blutung. Die *akute Blutung* ist relativ willkürlich definiert als eine Blutung, die weniger als 3 Tage anhält und mit hämodynamischer Instabilität sowie mit Anämie einhergeht. Das führende gemeinsame Symptom der akuten unteren GI-Blutung ist die Hämatochezie. Die *chronische Blutung* geht mit langsamem Blutverlust einher, der über Tage bis Wochen andauern kann.

Okkulte und obskure Blutung. Wir unterscheiden die *okkulte* von der *obskuren* Blutung. Bei der okkulten Blutung ist die Blutmenge im Stuhl so gering, dass sie mit bloßem Auge nicht erkennbar ist. In 20–30 % ist hier das Kolon die Blutungsquelle. Wesentlich häufiger sind mittlere GI-Blutungen für den Blutverlust verantwortlich. Die obskure GI-Blutung manifestiert sich als untere GI-Blutung, die Blutungsquelle bleibt jedoch unklar, nachdem eine bidirektionale Endoskopie (ÖGD + Koloskopie) unauffällig war.

Epidemiologie und Wertung

Die Inzidenz der unteren GI-Blutung beträgt etwa $^1/_5$–$^1/_6$ der oberen GI-Blutung und man schätzt nach der neuen Differenzierung in obere, mittlere und untere GI-Blutung ungefähr 20 Blutungen/100.000 Erwachsene/Jahr (9). Nur ein Teil der Patienten mit unterer GI-Blutung muss stationär behandelt werden. Hierbei handelt es sich dann meist um ältere Menschen (63–77 Jahre), überwiegend Männer mit Blutungen aus Angiodysplasien oder Divertikeln. Die Mortalität der unteren GI-Blutung schwankt zwischen 2 und 4%. Hospitalisierte Patienten, bei denen eine Blutung auftritt, haben ein höheres Risiko als die Patienten, die wegen der Blutung aufgenommen werden. Die oberen GI-Blutungen verlaufen klinisch meist schwerer. Die Patienten weisen häufiger Schocksymptome auf, brauchen mehr Transfusionen und haben auch einen signifikant niedrigeren Hämoglobin-Ausgangswert. Ebenso wie bei der oberen gastrointestinalen Blutung kommt es bei ca. 85–90% der Patienten zum spontanen Blutungsstillstand.

Risikofaktoren und Pathologie

Die untere GI-Blutung bei älteren Menschen wird am häufigsten durch Blutungen aus Angiodysplasien oder Divertikeln verursacht. Diese Blutungen sind in aller Regel schmerzfrei, wohingegen Patienten mit ischämischer Kolitis über abdominelle Schmerzen klagen (3). Bei jüngeren Patienten sind dagegen häufiger chronisch entzündliche Veränderungen oder Infektionen zu nennen. Bei Patienten mit HIV-Infektion sind Zytomegalie-Virus-Infektionen die häufigste Ursache der unteren GI-Blutung. Bei Divertikelblutungen scheint die NSAR-Einnahme einen potenzierenden Risikofaktor darzustellen. Tab. 2.**32** und 2.**33** zeigen die häufigsten Ursachen der akuten unteren GI-Blutung.

Klinik und Differenzialdiagnose

Das Leitsymptom der unteren GI-Blutung ist die Hämatochezie (Blutstuhl). Dieses Symptom lässt zu der Diagnose untere GI-Blutung wenige Differenzialdiagnosen zu. Wichtig ist zu wissen, dass die massive obere GI-Blutung mit Hämatochezie einhergehen kann.

Tabelle 2.32 Ursache einer akuten unteren GI-Blutung

Häufig	Divertikelblutung (± NSAR) Angiodysplasie
Ungewöhnlich	Tumoren inklusive Postpolypektomie Chronisch entzündliche Darmerkrankungen: Kolitis • ischämisch • radiogen • unspezifisch Hämorrhoiden Obere GI-Blutung Obskur
Selten	Dieulafoy-Läsion Kolonulzerationen Rektalvarizen

Tabelle 2.33 Die häufigsten Ursachen der unteren GI-Blutung in neueren Untersuchungen

Autor	Divertikel	Angiodysplasie	Karzinom/ Polyp	Kolitis	Anorektal	Andere
Richter (3)	48%	12%	11%	6%	3%	6%
Jensen (17)	23%	40%	15%	12%	5%	4%
Longstreath (5)	41%	3%	9%	16%	5%	14%
Strate (38)	30%	3%	6%	21%	14%	28%

Begleitende vegetative Symptome sind Brustschmerzen, Müdigkeit, Palpitationen, Dyspnoe und Tachykardien bis hin zur Synkope oder zum Kollaps.

Die letztlich zur Blutung führenden Differenzialdiagnosen sind altersabhängig: Während bei älteren Patienten die Divertikelblutung und Angiodysplasien eine wichtige Rolle spielen, sind bei jüngeren Patienten häufiger chronisch entzündliche Darmerkrankungen verantwortlich.

Anamnesische Hinweise. Die untere GI-Blutung verläuft in der Regel schmerzlos, anamnestische Angaben von Bauchschmerzen, Gewichtsverlust, Fieber, Übelkeit, Brechreiz und Erbrechen oder passageren Subileuszuständen lassen dagegen eher an eine chronisch entzündliche Darmerkrankung denken oder gar an ein Malignom. Auch anamnestische Angaben zu einer Radiatio in der Vergangenheit sind wichtige Hinweise für die mögliche Blutungsquelle. Eine Blutung aus einer Strahlenproktitis kann zwischen 9 Monaten und bis zu 4 Jahren nach der Radiatio auftreten (27).

Verlauf und Prognose

Die Schwere und der Verlauf der unteren GI-Blutung sind sehr variabel. Die Bandbreite reicht von geringen, meist mit intermittierender Hämatochezie einhergehenden Blutverlusten bis hin zur hämodynamisch relevanten Massivblutung. Die Datenlage bei der unteren GI-Blutung bezüglich der Prognose und des Verlaufs ist wesentlich spärlicher als bei der oberen GI-Blutung. Insgesamt entwickeln die Patienten mit akuter unterer GI-Blutung offensichtlich seltener Schocksymptome und benötigen weniger Transfusionen. Immerhin zeigen aber Untersuchungen, dass bei ca. 50% der Patienten, die wegen einer unteren GI-Blutung aufgenommen wurden, auch Zeichen der hämodynamischen Instabilität (9% Kollaps, 30% Orthostase, 10% Synkope) auftraten.

Diagnostische und therapeutische Maßnahmen

Klinische Stabilisation

Je nach klinischer Situation stellt die hämodynamische Stabilisierung des Patienten die wichtigste Maßnahme dar. Eine bestehende Koagulopathie oder Thrombozytopenie sollte ausgeglichen werden.

Je nach Schwere der Blutung sollte eine bestehende antikoagulatorische Therapie mit Phenprocoumon antagonisiert werden. Die Gabe von Blutkonserven hängt ebenfalls stark von der klinischen Situation, vor allem vom Alter und den Begleiterkrankungen (z.B. Leberzirrhose, koronare Herzkrankheit, chronisch obstruktive Atemwegserkrankung) des Patienten ab. Bei einem Transfusionsbedarf von mehr als 2 Erythrozytenkonzentraten, einer kontinuierlichen Blutung und einem Abfall des Hämatokrits um mehr als 6% sollten die Patienten der Überwachungsstation zugeführt werden. Eine spezifische medikamentöse Therapie gibt es zurzeit nicht. Weder der Einsatz von Hormonen noch der von Octreotid kann empfohlen werden (20).

Endoskopie

Die Ösophagogastroduodenoskopie, die Push-Enteroskopie und die Koloskopie sind sichere Untersuchungen, die auch bei älteren Patienten mit unterer GI-Blutung mit hoher diagnostischer Sicherheit durchgeführt werden, auch wenn die Komplikationsrate ,vor allem bei der Endoskopie des oberen Gastrointestinaltrakts, bei älteren Patienten mit 0,24–4,9% höher liegt als bei jungen Patienten mit 0,03–0,13% (26, 37).

Überwachung. Die Risiken der Endoskopie, und hier vor allem die Aspiration während der Sedierung, können durch optimale Vorbereitung und Stabilisierung des Patienten minimiert werden. Monitoring von Herzfrequenz, Blutdruck und Sauerstoffsättigung sollte obligat erfolgen, außerdem die Sauerstoffapplikation von 3 l/min über eine Nasensonde. EKG-Monitoring ist sicherlich bei Hochrisikopatienten zu erwägen, gehört aber nicht zum Standard (38).

Vorgehen

Die Koloskopie stellt die diagnostische Maßnahme der ersten Wahl bei der *chronischen* unteren GI-Blutung dar.

Die Studienlage ist ganz eindeutig, dass die komplette Koloskopie zu einer signifikanten Reduktion der Mortalität des Kolonkarzinoms führt (12). Der primäre Einsatz der in jüngster Zeit evaluierten virtuellen Verfahren der Kolonuntersuchung ist nicht indiziert, kann aber auf jeden Fall ergänzend eingesetzt werden, wenn die komplette Koloskopie aus welchen Gründen auch immer nicht gelingt (16).

Für die diagnostische Abklärung der *akuten* unteren GI-Blutung stellt die Stuhlvisite einen wichtigen Schritt dar. Der Abgang hellroten Blutes legt eine distale Blutungsquelle nahe oder aber eine Massivblutung, die im Verlauf des Darmtransits nicht zu einer Verfärbung führt.

In diesen Fällen sollte als erster Schritt eine Endoskopie des oberen Verdauungstraktes erfolgen, wobei nach Möglichkeit die Region bis zum Treitz-Band inspiziert werden sollte. Dunkles Blut dagegen spricht eher für den Ursprung der Blutung im rechten Kolon oder sogar noch weiter proximal. Anamnestisch sollte außerdem nach früheren Episoden von gastrointestinalen Blutungen gefragt werden sowie nach abdominellen oder gefäßchirurgischen Eingriffen, Radiation, Ulkusanamnese, Hinweisen für eine chronisch entzündliche Darmerkrankung und nach der momentanen Medikation (vor allem NSAR- oder Aspirin-Einnahme).

Diagnostische Strategie. Ein standardisiertes diagnostisches Vorgehen bei der akuten unteren GI-Blutung gibt es insofern nicht, als die verschiedenen endoskopischen Untersuchungsmöglichkeiten zu verschiedenen Zeitpunkten nach Beginn der Blutungszeichen eingesetzt werden. Die optimale diagnostische Strategie ist individuell und richtet sich vor allem nach der Schwere der Blutung. Man kann 4 verschiedene Gruppen von Patienten mit unterer GI-Blutung unterscheiden:

- Patienten mit einer milden Blutung, die spontan sistiert: Dies ist sicherlich mit 75–90% die größte Gruppe und kann elektiv nach optimaler Darmlavage einer Koloskopie zugeführt werden.
- Patienten mit einer chronischen intermittierenden Blutung: Auch hier kann die elektive Koloskopie als diagnostischer Goldstandard bezeichnet werden.
- Patienten mit einer intermittierend auftretenden schweren, lebensbedrohlichen Blutung, die jedoch hämodynamisch noch stabil sind.
- Patienten mit einer kontinuierlichen lebensbedrohlichen Blutung mit hämodynamischer Instabilität.

Bei den beiden letztgenannten Konstellationen ergibt sich die Frage, ob eine sofortige Koloskopie oder eine frühelektive Koloskopie innerhalb von 12 h durchgeführt werden sollte. Hierbei muss bei beiden Formen der Notfallkoloskopie unterschieden werden zwischen dem diagnostischen und therapeutischen Aspekt.

Allgemein akzeptiert ist sehr wohl, dass Patienten mit Hämatochezie und simultan bestehender Kreislaufinstabilität primär einer ÖGD zugeführt werden, da immerhin in 11% der Fälle eine obere GI-Blutung Ursache für die Hämatochezie ist.

Die Magensonde allein würde ca. 7% der oberen GI-Blutungen, die im Duodenum lokalisiert sind und nicht zu einem Reflux in den Magen führen, nicht erkennen.

Diagnostische Koloskopie

Koloskopie innerhalb von 12 h. Entgegen der früher vertretenen Ansicht, dass die notfallmäßige Koloskopie aufgrund eingeschränkter Sicht nahezu unmöglich sei, zeigen neuere Arbeiten, dass sie nach einer raschen Kolonvorbereitung durchaus machbar ist. Die diagnostische Genauigkeit liegt bei 72–86% (1, 34) (Abb. 2.**42**–2.**44**). Eine frühe, innerhalb der ersten 12 h durchgeführte Koloskopie kann das diagnostische, aber auch das therapeutische Outcome der Patienten verbessern, wenn z. B. bei einer massiven Divertikelblutung die chirurgische Intervention vermieden werden kann. Weiterhin ist die Notfallkoloskopie in der Lage, die Dauer der Hospitalisation zu reduzieren, was heutzutage unter DRG-Gesichtspunkten enorm wichtig erscheint (18, 19, 31).

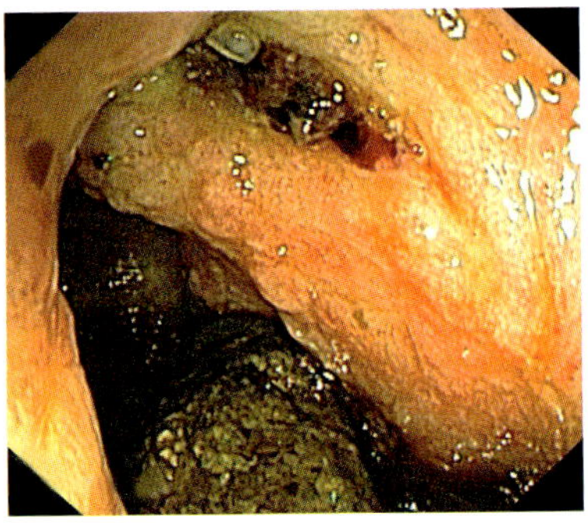

Abb. 2.42 Ulkus im Colon transversum bei V. a. NSAR-induzierte Kolopathie.

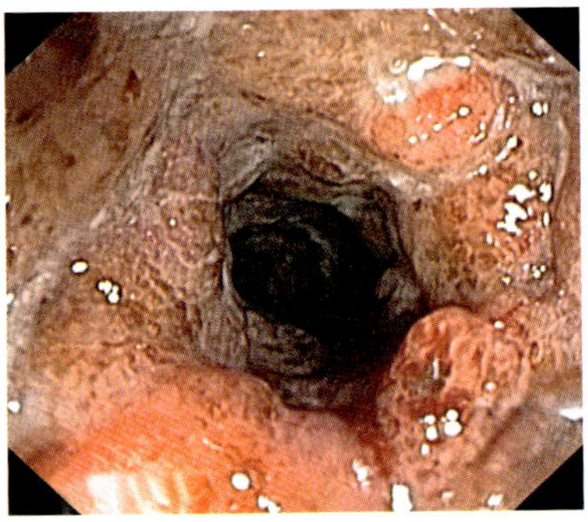

Abb. 2.43 Schwere Pancolitis ulcerosa.

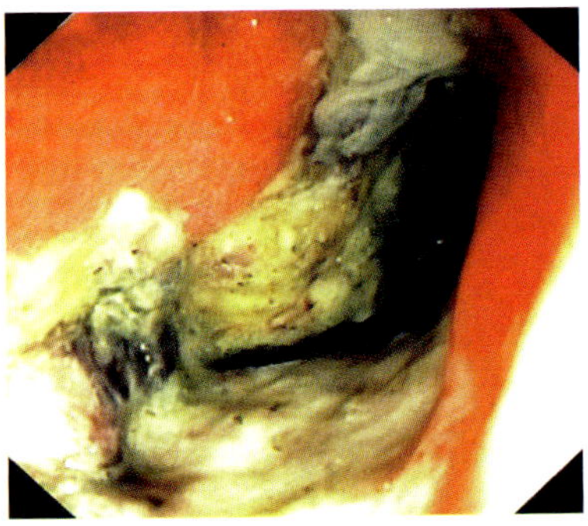

Abb. 2.44 Ischämische Kolitis.

Darmlavage. Ob die Notfallkoloskopie primär in Analogie zur Notfall-ÖGD ohne Vorbereitung durchgeführt werden sollte oder erst nach peroraler Darmlavage mit einer Verzögerung von einigen Stunden, bleibt nach wie vor ein kontroverser Diskussionspunkt, der bislang nicht mit randomisierten Studien beantwortet werden konnte. Tab. 2.**34** zeigt eine Übersicht der vorhandenen Studien. Die sofortige Untersuchung ermöglicht direkt Blutungsquellen zu detektieren und auch, falls notwendig, endoskopisch zu behandeln, während dies nach einer Vorbereitung nicht so exakt möglich ist. Allerdings ist bei der unvorbereiteten Koloskopie die Übersicht eingeschränkt und somit das Untersuchungsrisiko höher (6, 39).

Tabelle 2.34 Notfallkoloskopie bei unterer GI-Blutung

Autor	n	Vorbereitung (%)	Spezifische Diagnostik (%)	Endoskopische Therapie
Kok (18)	190	85	78	5
Chaudhry (19)	85	0	96	20
Jensen (17)	121	100	100	8
Summe	396		89	9

Therapeutische Koloskopie

Die Koloskopie bietet die Möglichkeit, eine Blutungsquelle nachzuweisen, ggf. kann sich eine endoskopische Therapie anschließen, außerdem ist es auch möglich, bei Massivblutungen im Kolon, die evtl. einer Resektion zugeführt werden müssen, die Lokalisation genauer als z. B. angiographisch oder szintigraphisch anzugeben (15).

Das therapeutische Armentarium zur endoskopischen Blutstillung im unteren GI-Trakt unterscheidet sich nicht von dem im oberen GI-Trakt eingesetzten.

Divertikelblutungen. Diese können durch Suprareninjektion, Applikation der „heater probe", durch Argon-Plasma-Koagulationstherapie oder aber durch Clipping oder Banding behandelt werden (Abb. 2.**45**–2.**47**) (2, 8, 17, 21, 22, 25). Eine kontrollierte Studie, in der ein Teil der Patienten mit akuter Divertikelblutung endoskopisch behandelt wurden und eine randomisierte Gruppe konservativ geführt wurde, kam zu dem Ergebnis, dass in der endoskopisch interventionellen Gruppe keine Rezidivblutung innerhalb eines 30-Monate-Intervalls auftrat, wohingegen in der konservativen Gruppe in diesem Zeitraum 53 % der Patienten eine Rezidivblutung aufwiesen (35).

Postpolypektomieblutungen. Immerhin 2–8 % aller Blutungen aus dem unteren GI-Trakt sind Postpolypektomieblutungen. *Frühblutungen* nach Polypektomie sind meist arterieller Natur und die klassische Indikation für eine endoskopische interventionelle Therapie. Auch hier kommen alle Verfahren, die im oberen GI-Trakt eingesetzt werden, zur Anwendung (24, 30, 32, 33).

Verzögerte Blutungen nach Polypektomie können noch bis zu 10 Tage nach der Intervention auftreten. In über 70 % sind diese Blutungen selbstlimitierend und bedürfen keiner endoskopischen Intervention.

Strahlenproktitis. Blutungen auf dem Boden einer Strahlenproktitis sind über mehrere Sitzungen effektiv mit irgendeiner Form der Koagulation zu behandeln: In insgesamt 14, überwiegend retrospektiven Studien sind der Neodymium-Yag-Laser, der Argonlaser, die „heater probe", die Argon-Plasma-Koagulationssonde und die bipolare Elektrosonde zum Einsatz gekommen (10).

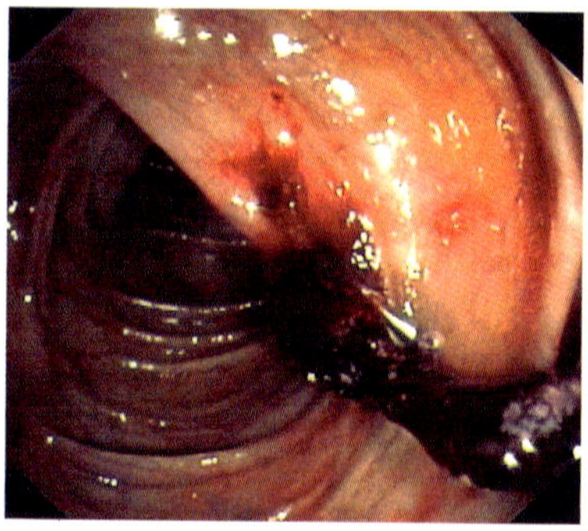

Abb. 2.45 Koagel nach Divertikelblutung.

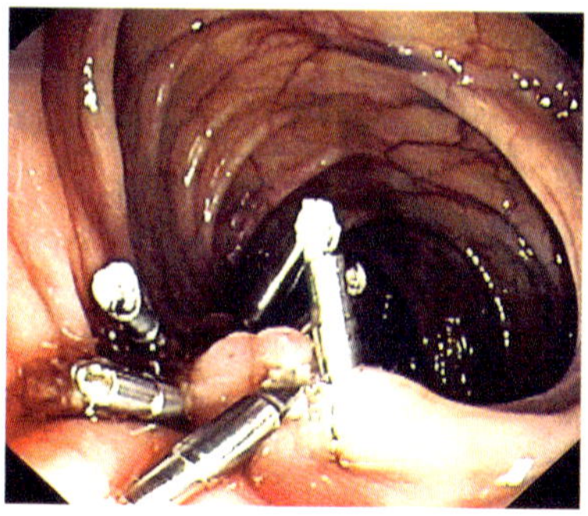

Abb. 2.46 Applikation eines Clips bei Divertikelblutung.

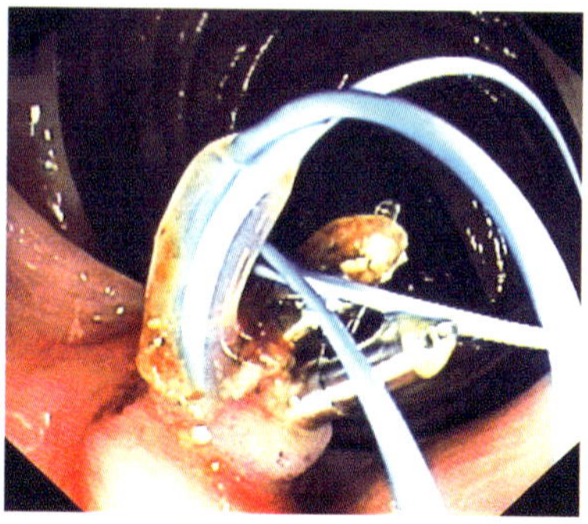

Abb. 2.47 Endoloop- und Clip-Applikation bei Divertikelblutung.

Szintigraphie

Der Einsatz der Szintigraphie mit ^{99m}Technetium-Schwefel-Kolloid oder mit technetiummarkierten Erythrozyten bei der akuten unteren GI-Blutung ist nach wie vor kontrovers.

Auf der einen Seite können mit diesem nicht invasiven Verfahren schon Blutungen mit einer Intensität von 0,1 – 0,5 ml/min detektiert werden, auf der anderen Seite kann gerade aufgrund der durch Blut gesteigerten Darmmotilität die Sensitivität der Methode deutlich reduziert werden.

Methoden. Die Szintigraphie mit ^{99m}Technetium-Schwefel-Kolloid benötigt keinerlei Vorbereitung, und das Kolloid kann im Status der Blutung sofort gespritzt werden. Allerdings beträgt die Halbwertszeit nur 2 – 3 min, so dass diese Substanz in der Routinediagnostik nahezu gar keinen Stellenwert aufweist. Der Einsatz von mit Technetium markierten Erythrozyten hat den Vorteil, dass noch Spätaufnahmen nach 24 h möglich sind. Trotzdem ist die Untersuchung hinsichtlich der Detektion sehr ungenau.

Stellenwert der Szintigraphie

Analysen zahlreicher Studien haben gezeigt, dass in immerhin 22% eine klare Lokalisationsangabe, die dem Chirurgen als präoperative Information dienen soll, nicht möglich war. Weitere Untersuchungen konnten zeigen, dass die Sensitivität umso besser war, je früher die Szintigraphie tatsächlich eine Blutungsquelle anzeigte (7). Hier war dann auch die Übereinstimmung mit der Angiographie mit über 60% deutlich höher als bei Patienten, bei denen die Szintgraphie erst in den Spätaufnahmen eine Blutungsquelle detektieren konnte (7%) (29). Aus diesen Daten wurde abgeleitet, dass die Szintigraphie vielleicht ein Screening-Verfahren vor Einsatz der invasiven Angiographie sein könnte. Dies konnte in Studien aber nicht einheitlich belegt werden, so dass der Stellenwert der Szintigraphie heute in der Detektion der intermittierenden unteren GI-Blutung zu sehen ist.

Angiographie

Die Angiographie kann Blutungen mit einer Intensität von 0,5 – 1 ml/min detektieren und ist somit weniger sensitiv als die Szintigraphie. Allerdings kann die Angiographie eine genauere Lokalisationsdiagnostik leisten als die Szintigraphie. Die diagnostische Trefferquote der Angiographie variiert zwischen 40 und 78% (4, 5, 14, 23). Dabei sind in 50 – 80% der positiven Befunde Divertikelblutungen oder Blutungen aus Angiodysplasien die Blutungsquelle. Die Angiographie hat eine Spezifität von 100%, aber nur eine Sensitivität von 30 – 47% (11). Ihr Vorteil liegt in der recht genauen Lokalisation der Blutungsquelle und der fehlenden Notwendigkeit, den Darm vorzubereiten.

Interventionelle Therapie. In manchen Fällen können auch Gefäßmalformationen gesehen werden, die dann auch interventionell therapierbar sind. Hier kommt die intravasale Vasopressin-Injektion in Frage oder aber die Embolisationstherapie. Dabei kommt die superselektive Embolisation mittels Microcoils, Gelschaum oder Polyvinylalkoholteilchen zum Einsatz. Die Erfolgsrate liegt bei 44 und 91%, ohne dass dabei größere ischämische Komplikationen aufgetreten sind (13).

Die Angiographie ist allerdings auch ein invasives Verfahren und somit nicht frei von Komplikationen: Thrombosen, Hämatome, Kontrastmittelreaktionen oder ein akutes Nierenversagen können auftreten. Aus diesem Grund sollte die Angiographie der Endoskopie nachgestellt werden und nur dann zum Einsatz kommen, wenn die Blutungsquelle endoskopisch nicht detektiert bzw. therapiert werden kann.

Chirurgie

Eine chirurgische Intervention ist in den seltensten Fällen notwendig. Sie ist indiziert, wenn trotz aggressiver Volumentherapie eine hämodynamische Instabilität bestehen bleibt, der Erythrozytenkonzentratbedarf > 6 Konserven ist oder aber eine schwere Blutung rezidiviert, ohne dass eine klare Blutungsquelle bekannt wäre. Intraoperativ kann dann zur exakteren Lokalisationsdiagnostik die Endoskopie durchgeführt werden.

Prognosefaktoren für den Verlauf und das Risiko der Rezidivblutung

Divertikelblutungen sistieren in über 75% aller Fälle spontan (28). Nach der ersten Blutungsepisode kommt es in 14 – 38% der Fälle zu einer Rezidivblutung, im Falle einer Rezidivblutung ist das Risiko einer erneuten Blutung mit bis zu 50% deutlich höher (28). Gute prognostische Modelle, die aufgrund der Notwendigkeit einer endoskopischen Intervention, der Schwere der Blutung und der Mortalität den Verlauf vorhersagen, existieren nicht in dem Ausmaß wie im Fall der oberen GI-Blutung.

Ungünstige Prognosefaktoren

Velayos und Kollegen (37) haben prospektiv untersucht, welche Faktoren im Verlauf einer unteren GI-Blutung als ungünstige Prognosefaktoren gelten. Die schwere untere GI-Blutung wurde definiert als massiver peranaler Blutabgang mit einem Blutdruck < 100 mm Hg systolisch und einer Herzfrequenz > 100 Schläge/min oder aber mit einem Transfusionsbedarf von mehr als 2 Blutkonserven. Die Autoren haben dabei einen initialen Hämatokritwert von < 35%, einen positiven Schockindex eine Stunde nach klinischer Untersuchung sowie ebenfalls eine Stunde nach initialer Examination persitierenden peranalen Blutabgang als unabhängige Risikofaktoren für eine schwere untere GI-Blutung identifiziert. Diese wiederum war der Hauptfaktor für einen ungünstigen, letalen Ausgang.

Weitere retrospektive Untersuchungen haben ergänzend noch die Komorbidität (mehr als 2 aktive Begleiterkrankungen) sowie die Komedikation als unabhängige Faktoren identifiziert (36).

Ob der endoskopische Befund wie bei der oberen GI-Blutung ebenfalls einen Prognosefaktor darstellt, ist bisher nur unzureichend untersucht.

FAZIT FÜR DIE PRAXIS

- Hämatochezie ist das Leitsymptom der unteren GI-Blutung.
- Die endoskopische Untersuchung ist die diagnostische Methode der Wahl bei der chronischen unteren GI-Blutung.
- Bei der akuten unteren GI-Blutung bietet die Endoskopie als erste diagnostische Methode einige Vorteile: Zunächst ist es möglich, den Nachweis der Blutungsquelle zu führen, außerdem kann mit den gleichen Mitteln endoskopisch therapiert werden wie bei der oberen GI-Blutung. Schließlich kann bei einer Massivblutung eine Aussage getroffen werden, ob und wenn ja, welches Segment des Kolons einer Operation zugeführt werden sollte.
- In den Fällen, in denen die Endoskopie die Blutungsquelle nicht detektieren kann, die Blutung zu massiv ist oder aber eine rezidivierende peranale Blutung vorliegt, ist der Einsatz der Angiographie indiziert.
- Die Operation sollte als ultima ratio gelten und es sollte eine aggressive Lokalisationsdiagnostik vorausgehen, da eine Kolektomie im Gegensatz zu einer gezielten segmentalen Resektion ein deutlich höheres Risiko für den Patienten aufweist.

2.9 Diarrhö

W. Fischbach

EDITORIAL **Diarrhö ist eines der häufigsten gastrointestinalen Symptome. Sie ist durch eine erhöhte Stuhlfrequenz und/oder eine wässrig-breiige Stuhlkonsistenz und erhöhtes Stuhlgewicht charakterisiert. Meist verbirgt sich hinter einer akuten Diarrhö nur eine harmlose, kurz dauernde und selbstlimitierende Störung infektiöser Genese; diagnostische Maßnahmen sind dann nicht immer erforderlich. Die akute Diarrhö kann aber auch ein bedrohliches Ereignis darstellen, das zu Dehydratation, Elektrolytentgleisung und Nierenversagen führt. Eine Vielzahl von organischen und infektiösen Erkrankungen kommt als Ursache der chronischen Diarrhö in Betracht. Sie aufzudecken und von funktionellen Störungen zu differenzieren erfordert eine rationelle Diagnostik, deren Planung auf einer detaillierten Anamnese basieren sollte.**

Definition und Klassifikation

Definitionsgemäß liegt eine Diarrhö vor bei:

- erhöhter Stuhlfrequenz (> 3/Tag) und/oder
- wässrig-breiiger Stuhlkonsistenz und
- einem Stuhlgewicht > 200 g pro Tag.

Abgrenzung. Diese Kriterien sind wichtig, um die Diarrhö von anderen Symptomen, wie z.B. Stuhlinkontinenz, Stuhldrang, ernährungsbedingt erhöhte Stuhlfrequenz oder Pseudodiarrhö (gesteigerte Stuhlfrequenz bei normaler Konsistenz und normalem Stuhlgewicht) zu unterscheiden. Blut- oder Eiterbeimengungen bezeichnet man als *Dysenterie*. Eine *Steatorrhö* ist durch eine Ausscheidung von mehr als 7 g Fett täglich definiert. Das Stuhlgewicht ist bei der Steatorrhö erhöht, der Wassergehalt häufig erniedrigt.

Akute und chronische Diarrhö. Für die Planung notwendiger diagnostischer Maßnahmen ist eine Differenzierung von akuter und chronischer Diarrhö sinnvoll. Die akute Diarrhö ist durch einen plötzlichen Beginn, meist aus voller Gesundheit heraus, und ihren meist selbstlimitierenden Charakter gekennzeichnet. Von einer chronischen Diarrhö spricht man, wenn die Durchfälle über mehr als 3–4 Wochen persistieren.

Epidemiologie und Wertung

Diarrhö ist eines der häufigsten gastrointestinalen Symptome. Konkrete epidemiologische Daten fehlen naturgemäß, da die Diarrhö nicht eine eigenständige Krankheitsentität, sondern Symptom vieler Erkrankungen (Tab. 2.**35**–2.**37**) ist. Lediglich für die akuten infektiösen Diarrhöen gibt es Zahlen. So geht man von weltweit mehr als 4 Mio. Todesfällen jährlich bei Kindern unter 5 Jahren aus. Genaue Angaben zur Häufigkeit infektiöser Diarrhöen fehlen aber ebenfalls, da nur für wenige eine Meldepflicht besteht und selbst die meldepflichtigen Erkrankungen nicht immer gemeldet bzw. gar nicht diagnostiziert werden.

Häufigste Ursache einer akuten bakteriellen Diarrhö sind hierzulande Salmonellenerkrankungen. Andere Erreger wie Campylobacter spp., Yersinia spp. oder enteropathogene E. coli sind deutlich seltener.

Risikofaktoren und Pathologie

Pathogenetische Formen. Zwei pathogenetische Prinzipien, die häufig kombiniert auftreten, liegen jeder Diarrhö zugrunde: eine erhöhte gastrointestinale Motilität mit beschleunigtem Darmtransit (*motorische* Diarrhö) und ein vermehrtes Flüssigkeitsvolumen in Dünn- oder Dickdarm. Letzteres resultiert aus einer verminderten Resorption (*malabsorptive* Diarrhö), dem Vorhandensein von nicht oder schlecht resorbierbaren, osmotisch wirksamen Substanzen (*osmotische* Diarrhö), einer aktiven Flüssigkeitssekretion der Darmschleimhaut (*sekretorische* Diarrhö) oder einer strukturellen, meist entzündlichen Schädigung der Mukosa mit Exsudation von Blut, Schleim und Eiweiß (*exsudative* Diarrhö).

Motilität, Resorption und Sekretion beeinflussen sich dabei durchaus gegenseitig. Gemeinsame Basis ist das enterale Nervensystem. So führt beispielsweise eine vermehrte Sekretion zu einer gesteigerten Darmmotorik, die ihrerseits eine beschleunigte Darmpassage induziert und damit eine verminderte Resorption bewirkt. Aus Letzterer resultiert, dass das intralumunale Flüssigkeitsvolumen weiter ansteigt und so der Kreislauf erhalten wird bzw. sich die Symptomatik verstärkt. Die Freisetzung von Entzündungsmediatoren wiederum kann zu einer Beeinflussung von Motilität, Sekretion und Resorption führen (2).

Differenzierung. Während malabsorptive und osmotische Diarrhö in zeitlicher Assoziation mit der oralen Nahrungsaufnahme auftreten, ist die sekretorische Diarrhö davon unabhängig. Darauf basiert der Fastentest: Kommt es zum Sistieren der Durchfälle, kann man von einer osmotischen oder malabsorptiven Genese der Diarrhö ausgehen, persistieren sie, liegt eine sekretorische Ursache vor.

Ursachen der Diarrhö

Den pathogenetisch definierten Formen der Diarrhö liegen verschiedene Ursachen zugrunde (Tab. 2.**35**).

Osmotische und sekretorische Diarrhö. Eine *osmotische* Diarrhö wird durch die vermehrte Aufnahme oder den verminderten Abbau schlecht resorbierbarer Substanzen verursacht. Hierzu zählen u.a. Mg-haltige Antazida und Laxanzien, verschiedene Medikamente wie Lactulose, Cholestyramin, Acarbose oder Neomycin, und Kohlenhydrate (Sorbit, Mannit, Fructose). Von praktischer Bedeutung ist die fruktoseinduzierte Diarrhö bei kalorienreduzierten oder diabetischen Diäten. Bei angeborenen (z.B. Disaccharidasenmangel) Mangelzuständen oder erworbenen Störungen (z.B. postenteritischer Disaccharidasenmangel, exokrine Pankreasinsuffizienz, Zöliakie, entzündliche Krankheiten, Kurzdarmsyndrom, metabolische Krankheiten) können auch normale Mengen dieser schlecht resorbierbaren Substanzen nicht adäquat verstoffwechselt werden. Die osmotische Diarrhö zeichnet sich durch einen isotonen, zugleich natrium- und kaliumarmen Stuhl aus. Diese *osmotische Lücke* lässt sich berechnen:

$$290\ \text{mosmol/l} - (\text{Na[mÄq/l]} + \text{K[mÄq/l]}) \times 2$$

Eine osmotische Diarrhö weist eine osmotische Lücke von über 60 mval auf. Damit ist eine Abgrenzung gegenüber der *sekretorischen* Diarrhö möglich, bei der der Stuhl ebenfalls isoton ist, jedoch keine osmotische Lücke besteht (5). Bei ihr determinieren die intraluminalen Elektrolyte Na^+, K^+, Cl^- und HCO_3^- in Folge einer aktiven Sekretion oder einer fehlenden Resorption die Durchfälle. Eine sekretorische Diarrhö kann exogen oder endogen bedingt sein (Tab. 2.**35**).

Infektiöse Diarrhöen. Eine besondere Bedeutung für den klinischen Alltag haben zweifelsohne die infektiösen Diarrhöen. Sie werden in Kapitel 6.8 im Detail dargestellt.

Grundsätzlich kann man zwei pathogenetische Wirkprinzipien bei infektiöser Diarrhö unterscheiden: Durchfälle, die durch Toxine verursacht werden (z.B. Staphylokokkentoxin, die klassische „Lebensmittelvergiftung", oder Choleratoxin) und Durchfälle, die in der Folge eines Befalls und einer Invasion der Schleimhaut entstehen (invasive Erreger, z.B. Salmonellen).

Antibiotikaassoziierte Diarrhöen. Eine weitere klinisch bedeutsame Gruppe stellen die antibiotikaassoziierten Diarrhöen dar. Sie präsentieren sich als Diarrhö ohne Kolitis, segmentale hämorrhagische Kolitis und als pseudomembranöse Kolitis. Grundsätzlich können alle Antibiotika zu dem Auftreten von Durchfällen führen. Besonders häufig werden Diarrhöen bei der Einnahme von Ampicillin, Amoxycillin, Clindamycin und Cephalosporinen beobachtet (8). Die unkomplizierte antibiotikaassoziierte Diarrhö heilt ebenso wie die segmentale hämorrhagische Kolitis nach Absetzen des Antibiotikums innerhalb weniger Tage ab. Bei der pseudomembranösen Kolitis kommen protrahierte und schwere Krankheitsverläufe mit massiven blutigen Diarrhöen, toxischem Megakolon und Kolonperforation vor.

Reisediarrhö. Durch den weit verbreiteten Ferntourismus stellt die Reisediarrhö heute ein relevantes Problem dar. Die Infektion erfolgt durch kontaminierte Nahrung und verunreinigtes Wasser. Meist sind es Enterotoxin bildende E. coli, die die Diarrhö auslösen. Seltener und in Abhängigkeit vom Reiseland und der individuellen hygienischen Situation kommen auch Salmonellen, Shigellen, Campylobacter spp., Lamblien und Amöben in Betracht. Stets sollte im Einzelfall auch eine Malaria tropica erwogen werden, die in etwa 20% mit einer Diarrhö einhergeht.

Tabelle 2.35 Verschiedene Formen der Diarrhö und ihre Ursachen*

Motorische Diarrhö
• Hyperthyreose • Karzinoidsyndrom • autonome Neuropathie (z. B. bei Diabetes) • Amyloidose • Postvagotomiesyndrom • funktionell (Reizdarm)
Malabsorptive Diarrhö
• Enzymdefekte (z. B. Lactoseintoleranz) • Zöliakie • intestinales Lymphom (z. B. enteropathieassoziiertes T-Zell-Lymphom) • Morbus Whipple • Darminfektionen (bakteriell, viral, parasitär) • exokrine Pankreasinsuffizienz • bakterielle Fehlbesiedlung • Kurzdarmsyndrom • mikroskopische (lymphozytäre oder kollagene) Kolitis • Systemerkrankungen (Amyloidose, Sklerodermie) • chemische Noxen • Medikamente (v.a. antibiotikaassoziierte/pseudomembranöse Kolitis)
Osmotische Diarrhö
• Malabsorptionssyndrome • gastro-/enterokolische Fistel • Laxanzien (z. B. Lactulose; PEG-Lösung zur Darmlavage) • wasserlösliche Röntgenkontrastmittel
Sekretorische Diarrhö
• bakterielle Enterotoxine • Mykobakterien, Pilze, Parasiten • Peptid produzierende Tumoren (z. B. Gastrinom, Karzinoid, VIPom) • villöse Adenome • Laxanzien (Bisacodyl, Anthrachinone, Rizinus, Senna) • chologene Diarrhö (nach Ileumresektion, idiopathisches Gallensäureverlustsyndrom) • kongenitale Chlorid- und Natriumdiarrhö
Exsudative Diarrhö
• chronisch entzündliche Darmerkrankungen (Morbus Crohn, Colitis ulcerosa) • infektiöse Darmentzündungen • ischämische Kolitis • Morbus Whipple

* Manche Ursachen können mehrere Mechanismen induzieren

Funktionelle und faktitiöse Diarrhö. Eine Sonderstellung nehmen bei den chronischen Durchfällen die funktionelle Diarrhö und die faktitiöse Diarrhö ein. Erstere tritt im Rahmen eines Reizdarmsyndroms auf und ist weit verbreitet. Zumindest für einen Teil der Reizdarmpatienten nimmt man eine postinfektiöse Genese an. Der faktitiösen Diarrhö, d. h. der Vortäuschung einer Diarrhö, liegt häufig ein Laxanzien- und Diuretikaabusus zugrunde. Frauen sowie Personen mit Essstörungen und im medizinischen Umfeld scheinen dafür prädisponiert. In beiden Fällen ist eine Ausschlussdiagnostik angesagt.

Klinik und Diagnostik

Klinik

Akute Diarrhö. Bei der akuten Diarrhö besteht meist nur eine kurzzeitige, harmlose Symptomatik, eine ätiologische Klärung ist dann nicht immer möglich und auch nicht nötig. Andererseits kann eine akute Diarrhö durch Wasser- und Elektrolytverlust rasch zu einem prärenalen Nierenversagen und mitunter ernsthaften systemischen Komplikationen führen, die therapeutische Maßnahmen erfordern, noch ehe man sich diagnostischen Bemühungen zuwenden kann. Bei schwerem Krankheitsbild (Fieber, blutige Durchfälle, stärkere Bauchschmerzen) und bei immunsupprimierten Patienten sollte eine Abklärung angestrebt werden. Die Zahl der möglichen Ursachen einer akuten Diarrhö ist groß, jedoch beruhen die meisten Fälle auf einer Infektion (Tab. 2.**36**).

Chronische Diarrhö. Bei der chronischen Diarrhö sind eine zuwartende Haltung oder eine probatorische symptomatische Therapie in der Regel (Ausnahme: bekannter Reizdarm vom Diarrhötyp) nicht gerechtfertigt. Ätiologie und klinische Symptomatik sind noch vielfältiger (Tab. 2.**37**) und bedürfen mitunter einer intensiven gastroenterologischen Diagnostik.

Diagnostik

Wie kann man durch sinnvoll aufeinander abgestufte Maßnahmen, d. h. durch eine rationelle Diagnostik, die Ursache der Diarrhö feststellen? Hilfreich ist ein diagnostisches Stufenprogramm (Abb. 2.**48**).

Anamnese

Am Beginn des Stufenprogramms steht eine ausführliche Anamnese. Sie erlaubt in vielen Fällen eine erste grobe Orientierung. Angaben über die Quantität und die Qualität des Stuhls und möglicherweise begleitende Schmerzen können auf die Lokalisation der Störung hinweisen.

So sind *„Dünndarmdurchfälle"* durch voluminöse, helle Stühle von breiig-wässriger Konsistenz gekennzeichnet. Die vergleichsweise eher niedrige Stuhlfrequenz erklärt sich dadurch, dass die Wasserabsorption im Dickdarm nicht gestört ist. Begleitende Schmerzen sind meist paraumbilikal oder im rechten Unterbauch lokalisiert. Typisch für *„Dickdarmdurchfälle"* sind häufige Entleerungen meist kleinerer Stuhlmengen, die nicht selten von Tenesmen begleitet sind. Die Schmerzlokalisation liegt hier mehr im linken Unterbauch und in der Sakralregion.

Weitere Aufschlüsse geben etwaige *Stuhlbeimengungen.* Eiter und Schleim sind Hinweise auf entzündliche Veränderungen und Infektionen, ebenso Blut, das seinerseits auch auf einen Tumor hindeuten kann. *Begleiterscheinungen* wie Fieber, Übelkeit, Erbrechen oder Gewichtsverlust machen eine funktionelle Ursache der Diarrhö wenig wahrscheinlich. Vermutet man Letztere, dann hilft meist die Frage weiter, ob die Durchfälle auch nachts bestehen. Dies ist in der Regel nur bei organischen Erkrankungen oder Infektionen der Fall.

Stets ist eine *Medikamentenanamnese* zu erheben. Die Liste der Medikamente, die eine Diarrhö verursachen können, ist lang (Tab. 2.**36** u. 2.**37**). Ein besonderes Augenmerk wird man auch auf die *Nahrungsmittel- bzw. Essanamnese* richten. Chronischer, rezidivierender, evtl. spezifisch speisengebundener Durchfall lässt an ein Malabsorptionssyndrom denken.

Ein sehr kurzes *Zeitintervall* von wenigen Stunden zwischen der Aufnahme zweifelhafter Speisen und dem Einsetzen des Durchfalls macht eine infektiöse Diarrhö durch Enterotoxin bildende Erreger wahrscheinlich. Vergehen zwi-

Tabelle 2.36 Ursachen der akuten Diarrhö

Infektionen • bakteriell: Salmonellen, E. coli, Clostridium difficile und perfringens, Campylobacter jejuni, Staphylococcus aureus, Yersinien, Enterobacter, Pseudomonas, Shigellen, Vibrio cholerae • viral: Rotaviren, Noroviren, Adenoviren • mykotisch: Candida albicans, Aspergillus • parasitär: Amöben, Lamblien, Askariden, Kryptosporidien, Mikrosporidien
Nahrungsmittelvergiftungen • Staphylococcus aureus, E. coli, Salmonellen, Clostridien, Bacillus cereus
Toxisch • endogen: Urämie • exogen: Pilze, Quecksilber, Strahlenschäden, Arsen
Alimentär oder allergisch • Eier, Milch, Fisch, Alkohol
Ischämisch • Mesenterialinfarkt, ischämische Kolitis
Medikamentös* • Antazida, Antibiotika, Chinidin, Colchicin, Digitalis, Diuretika, Kalium, Lactulose, Laxanzien, NSAR, Prostanoide (Misoprostol), Theophyllin, Zytostatika
Psychogen, funktionelle Diarrhö

* Weitere Medikamente können eine chronische Diarrhö auslösen (s. Tab. 2.**37**)

Tabelle 2.37 Ursachen der chronischen Diarrhö

Infektionen • bakteriell: Salmonellen, E. coli, Mykobakterien, Yersinien, Camyplobacter, Enterobacter, Vibrio cholerae, tertiäre Lues • viral: Zytomegalie, Herpes simplex • parasitär: Amöben, Lamblien, Askariden, Band- und Hakenwürmer, Bilharzien, Oxyuren, Trichomonaden
Postoperativ • Dumping-Syndrom, Postvagotomiesyndrom, nach Cholezystektomie
Entzündungen • Morbus Crohn, Colitis ulcerosa, mikroskopische (kollagene, lymphozytäre) Kolitis, Divertikulitis
Tumoren • Adenome, Polyposis, Karzinom, neuroendokrine Tumoren, intestinale Lymphome
Malabsorption • Zöliakie, Enzymdefekte (z. B. Lactasemangel), Morbus Whipple, Kurzdarmsyndrom • chologene Diarrhö, Blind-Loop-Syndrom, Fisteln
Maldigestion • exokrine Pankreasinsuffizienz, Gallensäuremangel
Exsudative Gastroenteropathie • Eiweißverlustsyndrom, kongenitale Chloridorrhö
Metabolisch und endokrin bedingte Diarrhö • Hyperthyreose, Morbus Addison, Diabetes mellitus, Urämie, Karzinoid, Zollinger-Ellison-Syndrom, Verner-Morrison-Syndrom, medulläres Schilddrüsenkarzinom, Hypoparathyreoidismus
Ischämisch • mesenteriale Ischämie, ischämische Kolitis, Pfortaderthrombose, Vaskulitis
Medikamentös • Antazida, Antibiotika, Antihypertensiva, Biguanide (Metformin), Chinidin, Cholinergika, Colchicin, Digitalis, Diuretika, Gallensäuren, Goldpräparate, Guanethidin, Kalium, Lactulose, Laxanzien, Magnesium, Methyldopa, NSAR, Prostanoide (Misoprostol), Theophyllin, Zytostatika
Toxisch • Urämie, Arsen, Bleivergiftung, Strahlenschäden (radiogene Kolitis)
Alimentär-allergisch • Lactoseintoleranz, Fruktoseintoleranz, Nahrungsmittelallergien
Funktionelle, idiopathische und faktitiöse Diarrhö • Reizdarm vom Diarrhötyp • idiopathische sekretorische Diarrhö • faktitiöse (vorgetäuschte) Diarrhö

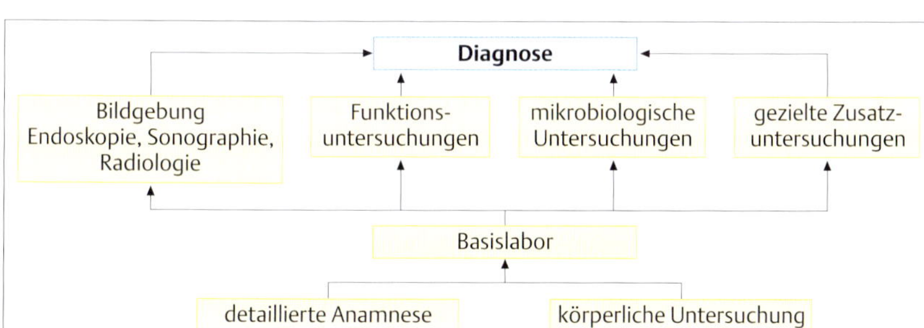

Abb. 2.48 Diagnostisches Stufenprogramm zur Abklärung einer Diarrhö.

schen dem Nahrungsverzehr und dem Einsetzen des Durchfalls mehr als 24 h, so spricht dies eher für einen invasiven Erregertyp. Die Frage nach *Auslandsaufenthalten* deckt u.U. eine mitgebrachte Infektion auf. Die Frage nach Krankheitssymptomen in der *Umgebung* des Betroffenen, in der Familie, am Arbeitsplatz oder in der Kantine kann auf eine infektiöse Ursache hinweisen.

Etwaige *Vorerkrankungen* können in doppelter Hinsicht von Bedeutung sein. Einerseits können sie selbst Ursache der Diarrhö sein, z. B. bei vorausgegangener Magenoperation, Cholezystektomie oder Darmresektion. Andererseits zeigen sie vielleicht ein besonderes Risiko an, beispielsweise bei Vorliegen einer Niereninsuffizienz und drohender Exsikkose. Im Einzelfall mag die *Familienanamnese* auf eine (seltene) hereditäre Pankreatitis oder ein medulläres Schilddrüsenkarzinom hinweisen.

Körperliche Untersuchung

An eine ausführliche Anamnese mit gezielten Fragen schließt sich die körperliche Untersuchung an. Ein besonderes Augenmerk wird man auf den Ernährungszustand, Exsikkosezeichen, Exantheme, Darmgeräusche, Ödeme, Meteorismus, tastbare Resistenzen und bei Kindern auf etwaige Wachstumsstörungen richten. Eine Kontrolle und Dokumentation von Körpergewicht, Größe, Temperatur, Puls und Blutdruck sind obligat. Eine Analinspektion und die rektal-digitale Palpation gehören ebenfalls zur Grunduntersuchung.

Laboruntersuchungen

Nächster Schritt im diagnostischen Stufenprogramm sind Basislaboruntersuchungen. Sie umfassen eine Blutsenkung, ein Blutbild und Differenzialblutbild, die Elektrolyte und das Serumkreatinin.

Eine mikrozytäre Anämie findet man bei entzündlichen Veränderungen und Tumoren, eine Eosinophilie lässt an eine Parasitose oder an eine Allergie denken. Insbesondere im Kindesalter und bei älteren Patienten drohen Elektrolytstörungen als Folge der Diarrhö, die auch zu einem prärenalen Nierenversagen führen können. Die Bestimmung der osmotischen Lücke im abzentrifugierten Stuhlwasser zur Differenzierung einer osmotischen und sekretorischen Diarrhö ist theoretisch überzeugend. Eine Validierung der Methode im Hinblick auf ihren tatsächlichen klinischen Nutzen erfolgte indessen nicht. In der Routinediagnostik spielt sie keine Rolle. Der o.g. Fastentest erlaubt auch eine grobe Orientierung.

Bildgebende Verfahren

Die Fülle an Informationen, die man aus Anamnese, körperlicher Untersuchung und Basislabor gewonnen hat, ist Grundlage für alle weiteren diagnostischen Schritte.

Besteht der Verdacht auf eine organische Erkrankung des Magen-Darm-Traktes, wird man auf bildgebende Verfahren zurückgreifen.

Insbesondere sind hier zu nennen: Ösophagogastroduodenoskopie mit der Möglichkeit der Dünndarmbiopsie, Ileokoloskopie mit der Option gezielter Biopsien bei auffälligen Befunden (Entzündung, Tumor) oder von Stufenbiopsien normaler Schleimhaut (zur Detektion einer mikroskopischen Kolitis), Dünndarmkontrastdarstellung in der konventionellen Röntgentechnik nach Sellink oder als MR-Sellink. Kapselendoskopie und Doppelballonenteroskopie haben in der jüngsten Vergangenheit völlig neue Perspektiven in der Diagnostik von Dünndarmerkrankungen eröffnet. Die Sonographie wird als nicht belastende und ohne Vorbereitung durchführbare Methode zu Recht frühzeitig in die Diagnostik eingebaut. Mit hoch auflösenden Sonden ist heute auch eine gute Darstellung des Darmes möglich; es können sich dabei Hinweise auf eine Entzündung des Dünn- oder Dickdarms ergeben.

Funktionsuntersuchungen

Trotz der faszinierenden Entwicklung in der bildgebenden Diagnostik sind auch heute noch manche Funktionsuntersuchungen im diagnostischen Stufenplan der Diarrhö unentbehrlich (Tab. 2.**38**).

- *Sekretin-Pankreozymin-Test:* Er stellt zweifelsohne die beste Methode zur Detektion und Quantifizierung einer exokrinen Pankreasinsuffizienz dar, ist indessen wegen seines Aufwandes (Duodenalsonde, Zeitauf-

Tabelle 2.38 Funktionsuntersuchungen zur Abklärung einer Diarrhö

Direkte und indirekte Pankreasfunktionstests • Duodenalsondentest: Sekretin-Caerulein-Test; Lundh-Testmahlzeit • Pankreolauryltest, PABA-Test, Chymotrypsin oder Elastase im Stuhl
Stuhlgewicht- und Stuhlfettbestimmung
Resorptionstests • H_2-Lactose-Atemtest, Lactoseintoleranztest • D-Xylose-Test • Vitamin-B_{12}-Resorptionstest • ^{75}Se-HCAT-Test
Magensekretionsanalyse, Serumgastrin
Schilddrüsenfunktionsuntersuchungen • TSH, fT4, TRH-Test, Autoantikörper, Sonographie, Szintigraphie
Enteraler Eiweißverlust • α_1-Antitrypsin im Stuhl, α_1-Antitrypsin-Clearance

wand, Patienten-Compliance) meistens aus der Routinediagnostik verschwunden.

- *Indirekte Pankreasfunktionstests:* Diese sind an die Stelle des Sekretin-Pankreozymin-Tests getreten. Sie beruhen auf der enzymatischen Hydrolyse eines Testsubstrats und dem Nachweis eines Spaltprodukts in Serum oder Urin oder auf der Bestimmung von Fett oder Pankreasenzymen im Stuhl. Diese indirekten Pankreasfunktionstests haben letztlich alle das gleiche Manko: frühe Stadien einer chronischen Pankreatitis mit exokriner Insuffizienz werden nicht (sicher) erfasst.
- *Stuhlgewicht- und quantitative Stuhlfettbestimmung:* Diese Untersuchungen sind zwar zur Bestätigung einer Malassimilationssymptomatik geeignet, eine ätiologische Klärung erlauben sie jedoch nicht. Im Einzelfall können sie bei bekannter Diagnose zur Verlaufsbeobachtung herangezogen werden.
- *Lactose-H_2-Atemtest:* Von großer praktischer Bedeutung ist der Lactose-H_2-Atemtest, stellt doch die Milchzuckerunverträglichkeit eine der häufigsten Ursachen einer chronischen Diarrhö dar.
- *Schilling-Test:* Ein anderer Resorptionstest ist der Vitamin-B_{12}-Resorptionstest oder der Schilling-Test, der Auskunft über die Resorptionsleistung des unteren Ileums, dem Ort der Vitamin-B_{12}-Resorption, gibt. Bei Resektionen des unteren Ileums oder ausgedehnten entzündlichen Prozessen (z. B. bei Ileitis Crohn) fällt er pathologisch aus.
- *D-Xylose-Test:* Dieser erfasst im Gegensatz zum Schilling-Test global eine Resorptionsstörung des Jejunums. Eine intestinale Malabsorption weist er mit guter Zuverlässigkeit nach, erlaubt indessen keine Aussage über deren Ursache.
- *^{75}Se-HCAT-Test:* Eine chologene Diarrhö ist durch den ^{75}Se-HCAT-Test (Selen-Homo-cholic-acid-Taurin) recht spezifisch nachzuweisen. Er fällt bei Gallensäurenmalabsorption in Folge einer ilealen Dysfunktion oder Resektion, nach Cholezystektomie oder Magenoperation und bei der idiopathischen Form pathologisch aus.
- *Magensekretionsanalyse:* Sie ist zur Abklärung einer Diarrhö eigentlich entbehrlich. Einzige Indikation wäre der Verdacht auf ein Zollinger-Ellison-Syndrom, das sich aber auch durch ein erhöhtes Serumgastrin verrät.
- *Schilddrüsenfunktion:* Deuten Diarrhö und andere klinische Symptome wie Tachykardie, Gewichtsabnahme, innere Unruhe oder Tremor auf eine Hyperthyreose hin, so ist eine Bestätigung durch die Bestimmung des supprimierten TSH-Basalspiegels und nachfolgend der peripheren Schilddrüsenhormone im Serum leicht möglich.
- *α_1-Antitrypsin:* Eine quantitative Erfassung eines enteralen Eiweißverlustsyndroms erlauben die Messung der α_1-Antitrypsin-Konzentration im Stuhl bzw. die Berechnung der α_1-Antitrypsin-Clearance. Szintigraphische Methoden zur Lokalisation des gastroenteralen Eiweißverlusts (z. B. ^{51}Cr-Albumin-Test) stehen nicht mehr zur Verfügung.

Mikrobiologische Untersuchungen

Mikrobiologische Untersuchungen sind eine weitere wichtige Säule im diagnostischen Stufenprogramm der Diarrhö. Infektiöse Durchfallserkrankungen sind auch hierzulande weit verbreitet und gewinnen durch den Reisetourismus weiter an Bedeutung. Ihre klinische Symptomatik wird durch 3 Faktoren bestimmt: vom befallenen Abschnitt des Darmtrakts, von der Erregerkonzentration und vom Erregertyp.

Invasive und nichtinvasive Erreger. Invasive Erreger führen zu entzündlichen Reaktionen. Abhängig von der Eindringtiefe gehen sie mit einer Epithelzerstörung einher (intraepithelial; Prototyp: Shigellen). Diese führt zu Blut-, Schleim- und Eiterbeimengungen im Stuhl, die Schleimhaut bietet das Bild einer ulzerösen Kolitis. Dringen die Erreger noch tiefer in die Darmwand ein (subepithelial; Prototyp: Salmonellen), so ist eine Bakteriämie möglich, der Stuhl wird weniger Blutbeimengungen enthalten. In beiden Fällen treten Allgemeinsymptome wie Fieber und Bauchkrämpfe auf, die Dehydratation ist meist nicht so ausgeprägt, da das Stuhlvolumen relativ klein ist. Man bezeichnet diese Form der Durchfallerkrankung auch als „dysenteritische Form" im Gegensatz zur „diarrhoischen Form" bei den nicht invasiven Erregern. Bei ihnen stehen massive nicht blutige Durchfälle mit Wasser- und Elektrolytverlust im Vordergrund. Vertreter nicht invasiver Erreger sind Vibrio cholerae, Clostridium perfringens und Staphylococcus aureaus. Pathogene E. coli, die häufigste Ursache bakterieller Diarrhöen überhaupt, kommen sowohl als invasive wie als nichtinvasive, enterotoxische Erreger vor.

Der Nachweis pathogener Darmbakterien ist im Stuhl mikroskopisch und kulturell zu führen, bei den invasiven Erregern und septischem Krankheitsverlauf ist er auch in der Blutkultur möglich.

Methoden. Enterotoxine werden mittels radialer Immundiffusion, ELISA oder im Immunoblot erfasst. Molekularbiologische Methoden (PCR, DNA-Kolonienblothybridisierung) finden zunehmend Eingang in die Diagnostik. Der Nachweis von Parasiten wie Entamoeba histolytica und Giardia lamblia erfolgt durch direkten Nachweis in Stuhl, Rektalabstrich oder Duodenalaspirat, immunhistochemisch in Biopsaten oder molekularbiologisch. Eine bakterielle Fehlbesiedlung des Dünndarms, wie sie beispielsweise bei Diabetes mellitus, Divertikel oder Achlorhydrie beobachtet werden kann, wird durch den H_2-Glucose-Atemtest detektiert.

› Untersuchungen bei speziellen Verdachtsdiagnosen
Eine Reihe weiterer Untersuchungen wird man selektiv nur bei einem gezielten Verdacht durchführen. Eine Erhöhung des IgE im Serum trifft man bei Nahrungsmittelallergien an. Ein positiver Tine-Test und entsprechende röntgenologische Lungenveränderungen können das Augenmerk auf die recht seltene, insbesondere bei Immigranten jedoch differenzialdiagnostisch zu erwägende Darmtuberkulose lenken. Der Verdacht muss durch den Nachweis säurefester Stäbchen in Stuhl, Magensaft oder Sputum erhärtet werden. Diarrhö und episodenhaftes Auftreten eines Flush lassen an ein Karzinoidsyndrom denken und sollten Anlass zur Bestimmung der 5-Hydroxyindol-Essigsäure sein. Bei einer vorausgegangenen Schilddrüsenoperation und dem Auftreten tetanischer Anfälle ist durch die Bestimmung von Calcium, anorganischem Phosphat und Parathormon im Serum zu prüfen, ob ein Hypoparathyreoidismus vorliegen könnte. Tab. 2.**39** fasst die gezielte weiterführende Labordiagnostik auf der Basis der klinischen Verdachtsmomente zusammen.

Verlauf und Prognose

Die akute Diarrhö verläuft in den meisten Fällen unproblematisch und ist selbstlimitierend. Allerdings kommen schwere Verläufe mit ernsthaften Komplikationen vor. Bedroht sind vor allem kleine Kinder, alte und immunsupprimierte Menschen. In diesen Fällen sind eine frühzeitige und konsequente symptomatische Therapie und ggf. die Gabe von Antibiotika besonders wichtig (s. u.). Verlauf und Prognose der chronischen Diarrhö hängen von der zugrunde liegenden Erkrankung und dem Erfolg der kausalen Therapie ab.

Tabelle 2.39 Basislaboruntersuchungen und gezielte weiterführende Labordiagnostik zur Abklärung einer Diarrhö

Labortest	Klinischer Verdacht
BSG, Blutbild, Elektrolyte, Kreatinin	Basislabor
Differenzialblutbild: Eosinophilie?	Parasitose, Nahrungsmittelallergie, eosinophile Gastroenteritis
Schilddrüsenhormone (TSH, fT4)	Hyperthyreose
Calcitonin	medulläres Schilddrüsenkarzinom
Blutzucker, HbA_1C	Diabetes mellitus
Immunglobuline	Antikörpermangelsyndrom
HIV-Serologie; CD4/CD8	HIV-Infektion; zelluläre Immundefizienz
Tine-Test; säurefeste Stäbchen	Tuberkulose
Gastrin	Zollinger-Ellison-Syndrom
VIP	VIPom
Chromogranin A	neuroendokriner Tumor
5-HIES	Karzinoidsyndrom
Katecholamine	Phäochromozytom
Anti-IgA-Endomysium-Antikörper	Zöliakie
ANA, (p-ANCA)	Vaskulitis

Therapie

Die Therapie der Diarrhö zielt auf die Beseitigung der zugrunde liegenden Ursache (kausale Therapie) sowie auf die Reduktion der erhöhten Stuhlfrequenz und des Flüssigkeitsverlustes und dessen Ausgleich (symptomatische Therapie). Abb. 2.**49** fasst die allgemeinen Grundlagen der Therapie der Diarrhö zusammen.

Akute Diarrhö

⇢ Symptomatische Therapie. Die akute Diarrhö ist in den meisten Fällen von kurzer Dauer und selbstlimitierend. Die Therapie kann sich in diesen Fällen mit der Aufrechterhaltung des Elektrolyt- und Wasserhaushalts und der symptomatischen Besserung der Diarrhö begnügen. Dies erreicht man mit:

- einer *oralen Flüssigkeitszufuhr* (3 – 4 l/Tag). Kohlenhydrate fördern die Resorption von Natrium und Wasser und sind deshalb geeignet, den Elektrolyt- und Flüssigkeitsverlust zu verringern. Allerdings ist bei Tee und Säften auf ausreichende Kochsalzzufuhr zu achten. Strenge diätetische Restriktionen sind nicht einzuhalten. Sie ergeben sich allenfalls bei Appetitlosigkeit, Übelkeit, Erbrechen oder Bauchschmerzen.
- einer oralen oder – bei Erbrechen – parenteralen *Rehydratation.* Die Infusionsmenge richtet sich nach dem enteralen Flüssigkeitsverlust und dem Umfang einer möglichen oralen Flüssigkeitsaufnahme.

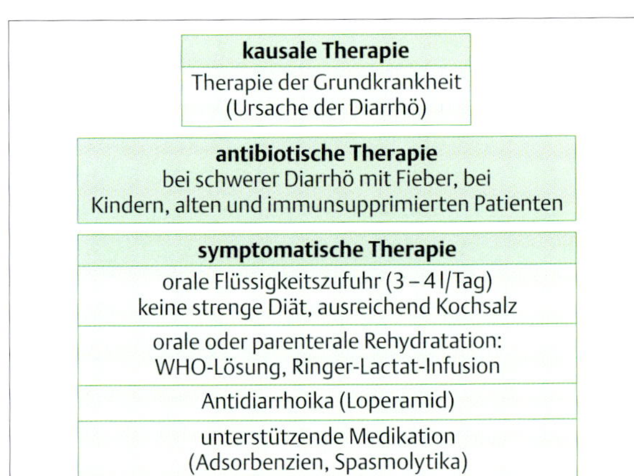

Abb. 2.49 Therapieprinzipien bei Diarrhö.

Für die orale Basistherapie bietet sich die WHO-Lösung an (2 l Wasser mit 7 g NaCl, 5 g $NaHCO_3$, 3 g KCl und 40 g Glucose, z. B. Elotrans). Für die parenterale Substitution ist eine Ringer-Lactat-Lösung mit Zusatz von 10 – 20 mmol/l Kalium geeignet.

- *Antidiarrhoika:* Loperamid 4 mg initial, bis zu 12 mg täglich. Vorteilhaft sind der schnelle Wirkungseintritt und fehlende zentrale Nebenwirkungen.
- Adsorbenzien und Spasmolytika bei Bedarf.

Antibiotische Therapie. Bei schweren Durchfällen (Fieber, blutige Durchfälle) bzw. bei Kindern, älteren oder immuninkompetenten Menschen sind die o.g. Maßnahmen durch eine frühzeitige (nach Abnahme von Stuhl- bzw. bei Fieber auch Blutkulturen) antibiotische Therapie zu ergänzen.

Für die antibiotische Behandlung schwerer Diarrhöen bieten sich insbesondere Gyrasehemmer (z. B. Ciprofloxacin) oder Cotrimoxazol an. Ggf. muss nach Vorliegen des Erregers und der Resistenztestung eine Korrektur der Therapie vorgenommen werden.

Sonderformen der akuten Diarrhö

Es gibt eine Reihe von Sonderformen der akuten Diarrhö, die zu bestimmten therapeutischen Maßnahmen veranlassen sollten.

Reisdiarrhö. Die sog. Reisediarrhö wird durch Erreger ausgelöst, die in aller Regel auf Ciprofloxacin sensibel sind.

Antibiotikaassoziierte Diarrhö. Diese bessert sich meist allein durch das Absetzen des Antibiotikums. Weitere Therapiemaßnahmen sind in der Regel nicht erforderlich. Hilfreich für eine raschere Normalisierung des Stuhlverhaltens können Probiotika, wie beispielsweise Saccharomyces boulardii (z. B. Perenterol), sein.

Pseudomembranöse Enterokolitis. Eine schwere Form der antibiotikainduzierten Diarrhö ist die pseudomembranöse Enterokolitis, die durch den Nachweis der Clostridium-difficile-Toxine A und B gesichert wird. Therapie der Wahl ist orales Vancomycin (4 × 125 mg/Tag) oder Metronidazol (3 × 400 mg/Tag). Die Therapiedauer beträgt 1 – 2 Wochen. Bei vergleichbaren Ansprechraten von über 90 % wird heute vor allem in der Erstbehandlung Metronidazol der Vorzug gegeben, das im Gegensatz zu Vancomycin auch bei parenteraler Gabe wirksam ist (1). Cholestyramin, das früher unter dem Aspekt der enteralen Toxinbildung additiv gegeben wurde, hat heute keinen Stellenwert mehr. Rezidive kommen nach Absetzen des Antibiotikums in einer Häufigkeit von etwa 20 – 25 % vor. Sie werden in gleicher Weise und bis zum Nachweis eines erregerfreien Stuhls behandelt. In dieser Situation scheint eine Kombinationstherapie von Metronidazol oder Vancomycin mit Saccharomyces boulardii der alleinigen Antibiotikagabe überlegen zu sein (6).

Chronische Diarrhö

Die chronische Diarrhö ist ein Symptom, dem verschiedenartigste Störungen und Erkrankungen zugrunde liegen können (Tab. 2.**37**). Symptomatische Maßnahmen wie bei der akuten Diarrhö können auch hier im Einzelfall sinnvoll und passager hilfreich sein. Entscheidend ist jedoch die kausale Therapie. Diese ist bei den einzelnen Krankheitsbildern in den entsprechenden Kapiteln beschrieben.

Abb. 2.**50** fasst die Diagnostik und Therapie der Diarrhö zusammen.

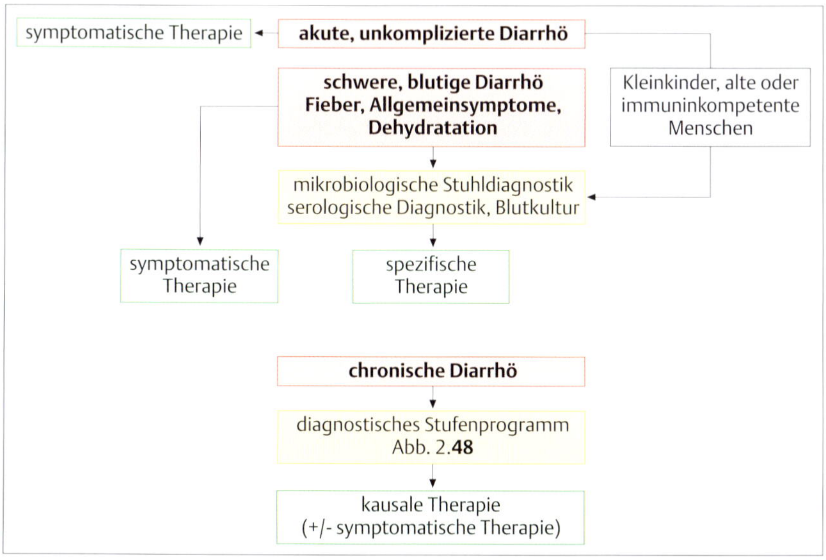

Abb. 2.50 Diagnostik und Therapie der Diarrhö.

Prävention

Eine Prävention der Diarrhö ist nur in bestimmten Fällen und Situationen möglich.

Reisediarrhö. Einer Reisediarrhö lässt sich durch bestimmte Verhaltensmaßnahmen vorbeugen. Bei Reisen in Länder mit mangelhaften Hygienezuständen oder bei entsprechender Art des Reisens („Rucksacktourismus") empfiehlt es sich, nur gekochte Nahrungsmittel, geschälte Früchte und Getränke aus abgefüllten Flaschen (auch zum Zähneputzen) zu sich zu nehmen („cook it, peel it, or forget it"). Leitungswasser, Eiswürfel und Salate sind tabu. Bei einem Aufenthalt bis zu 14 Tagen kann die prophylaktische Einnahme von Cotrimoxazol erwogen werden.

Antibiotikaassoziierte Diarrhö. Dieser lässt sich prinzipiell durch das Vermeiden einer unkritischen Verordnung und durch eine zeitlich begrenzte Antibiotikagabe vorbeugen. Diese theoretischen Überlegen helfen in der Praxis jedoch wenig. Hier wird man bei entsprechenden Erfahrungen in der Vorgeschichte auf bestimmte Antibiotika nach Möglichkeit verzichten. Ein neuer und viel versprechender Ansatz bei einer indizierten antibiotischen Therapie ist die gleichzeitige Gabe von *Probiotika* (z. B. Saccharomyces boulardii, Lactobazillus). Zwei aktuelle Metaanalysen haben ihr präventives Potenzial klar belegt (3, 4).

Wird eine Clostridium-difficile-Kolitis bei hospitalisierten Patienten diagnostiziert, ist eine Isolierung dieser Patienten anzuraten, um eine mögliche Übertragung auf andere Patienten zu vermeiden (7).

FAZIT FÜR DIE PRAXIS

- Die akute Diarrhö ist meist nur eine kurz dauernde und selbstlimitierende Befindlichkeitsstörung, die ohne Diagnostik symptomatisch behandelt werden kann. Eine orale Flüssigkeitszufuhr von 3–4 l/Tag mit ausreichender Kochsalzzufuhr und die Gabe von Antidiarrhoika (Loperamid) sind in leichten Fällen ausreichend. Bei größeren Flüssigkeitsverlusten sollte man eine orale Rehydratation mit WHO-Lösung bevorzugen oder eine parenterale Infusionstherapie erwägen.
- Schwere, blutige Durchfälle mit Fieber erfordern vor allem bei Kindern sowie bei älteren und immunsupprimierten Menschen eine antibiotische Therapie. Cotrimoxazol und Gyrasehemmer (z. B. Ciprofloxacin) bieten sich hierfür an. Letztere sind auch bei der Reisediarrhö sehr effektiv.
- Eine antibiotikaassoziierte Diarrhö wird allein durch das Absetzen des Antibiotikums meist sistieren. Unterstützend bieten sich Probiotika (Saccharomyces) an. Die pseudomembranöse Kolitis stellt eine schwere Form der antibiotikaassoziierten Diarrhö dar und wird durch den Nachweis von Clostridium-difficile-Toxin A und B im Stuhl gesichert. Sie wird mit Metronidazol oder oralem Vancomycin behandelt.
- Die chronische Diarrhö ist Symptom vieler organischer und infektiöser Erkrankungen. Sie sollte, wenn immer möglich, einer kausalen Therapie zugeführt werden. Voraussetzung hierfür ist die Diagnose der Grundkrankheit. Symptomatische Behandlungsmaßnahmen können bei der chronischen Diarrhö passager hilfreich sein und die kausale Therapie unterstützen.
- Ein diagnostisches Stufenprogramm baut auf einer sorgfältig erhobenen Anamnese, die erste Verdachtsmomente liefert, einer körperlichen Untersuchung und einem Basislabor auf. Ferner umfasst es in weiteren Schritten bildgebende Verfahren (Endoskopie, Sonographie, Radiologie), mikrobiologische Tests und den zielgerichteten Einsatz von Funktions- und speziellen Laboruntersuchungen.

2.10 Meteorismus

S. Turi, J. F. Riemann

EDITORIAL **Literatur zum Thema Meteorismus ist nur sehr spärlich vorhanden. Zunächst verbindet man Meteorismus mit einer erhöhten Menge an intestinalem Gas. Dieser Punkt ist der am meisten untersuchte Faktor. Neben dem intestinalen Gas scheinen aber auch das subjektive Empfinden (gestörte Wahrnehmung), objektive Änderungen des Bauchumfangs, das Volumen intraabdominellen Inhalts und die muskuläre Aktivität der Bauchwand beim Meteorismus eine Rolle zu spielen.**

Definition und Klassifikation

Eine einheitliche Definition und Klassifikation des Meteorismus existiert nicht. Aus dem griechischen kommend bedeutet Meteorismus „in der Luft befindlich". Im Allgemeinen versteht man darunter die Blähsucht und beschreibt damit am ehesten das subjektive Völlegefühl oder das subjektive Empfinden, gebläht zu sein. Es handelt sich um ein klinisches Symptom und nicht um eine Erkrankung.

Abzugrenzen sind die *Aerophagie*, das vermehrte Luftschlucken, und die *Flatulenz*, der vermehrte Abgang von Winden.

Epidemiologie und Risikofaktoren

Neben Bauchschmerzen und Obstipation ist der Meteorismus das dritthäufigste gastroenterologische Symptom. 10–30% der Erwachsenen berichten über meteoristische Beschwerden. Bei Patienten mit funktionellen Magen-Darm-Beschwerden stellt Meteorismus das häufigste Symptom dar. Frauen sind häufiger als Männer betroffen. Der Meteorismus kann postprandial verstärkt auftreten, besonders große und fettreiche Mahlzeiten scheinen Meteorismus zu begünstigen. Bei einem Drittel der Patienten wird der Meteorismus durch Stress verstärkt. Bei 40% der Frauen mit Meteorismus nehmen die Beschwerden während der Menstruation zu, und Meteorismus ist eines der häufigsten Symptome während der Menstruation (4).

Physiologie und Pathophysiologie

Intestinales Gas

Der intestinale Gasgehalt wird als derjenige Faktor angesehen, welcher Meteorismus am ehesten erklären kann. Über die intestinale Gashomöostase ist allerdings wenig bekannt. Trotz des hohen Volumens des gesamten Darms beträgt der intestinale Gasgehalt erstaunlicherweise nur ca. 100–200 ml, wie viele Studien an unterschiedlichen Populationen mit verschiedenen Messmethoden nachweisen konnten (4, 5, 15, 29).

Gasmetabolismus

Der intestinale Gasgehalt setzt sich aus der zugeführten Gasmenge, der intestinalen Gasbildung, dem intestinalen Gasverbrauch, der intestinalen Gasresorption, der Diffusion von Gasen aus der Blutbahn ins Darmlumen und der oral oder peranal ausgeschiedenen Gasmenge zusammen.

Oberer Intestinaltrakt. Mit jedem Schluckakt gelangen bis zu 3 ml Luft in den Magen, kohlensäurehaltige Getränke erhöhen den CO_2-Gehalt im Magen. Auch über Nahrungsmittel wird Luft zugeführt. Überschüssige Luft im Magen kann entweder aufgestoßen werden (Rülpsen), resorbiert oder in den Dünndarm weitertransportiert werden. Große Mengen Kohlendioxid entstehen im oberen Intestinaltrakt durch die Neutralisation von HCl und Fettsäuren mit dem Bicarbonat der Verdauungsdrüsen. Kohlendioxid wird normalerweise im Dünndarm rasch resorbiert (4, 9).

Bakterielle Überbesiedlung des Dünndarms kann zu Meteorismus führen.

Kolonflora. Kolonbakterien spielen eine entscheidende Rolle im Gasmetabolismus. Zum einen produzieren und zum anderen verbrauchen sie Gas. Bei 90% der westlichen Bevölkerung kommen H_2-produzierende Bakterien im Dickdarm vor, welche unverdaute Kohlenhydrate fermentieren und dabei H_2 und Kohlendioxid freisetzen. Ein Teil der Kolonflora kann intestinales Gas verbrauchen. Sauerstoff wird so z. B. von aeroben Bakterien verbraucht. Weiterhin besteht ein Pool Sulfat reduzierender Bakterien. Diese Bakterien verbrauchen Wasserstoff und setzen eine geringe Menge übel riechender sulfathaltiger Gase frei (H_2S, Methanethiol). Ungefähr 30% der Bevölkerung besitzen Methanbildner, welche große Mengen Wasserstoff umsetzen und Methan freisetzen. Die Zusammensetzung der Kolonflora ist individuell unterschiedlich, der Gesamteinfluss auf den Gasmetabolismus hängt vom Verhältnis Gas produzierender und Gas verbrauchender Bakterien ab (4, 16, 17, 32).

Venöses Gas. Ein weiterer Faktor der Gashomöostase ist die Äquilibration zwischen intestinalem Gas und Gas in der venösen Blutbahn. Dieser Austausch erfolgt durch Diffusion. Der Gasaustausch hängt hierbei vom Partialdruck des einzelnen Gases auf beiden Seiten der Darm-Blut-Barriere, der Diffusionsfähigkeit der einzelnen Gase und der Kontaktzeit mit der Diffusionsoberfläche, also der Gastransitzeit, ab. Die Diffusionsfähigkeit von Sauerstoff und Kohlendioxid ist gut, daher werden diese beiden Gase schnell resorbiert, während die Diffusionsfähigkeit von Stickstoff geringer ist. Ein Teil der von Kolonbakterien produzierten Gase diffundiert in die Blutbahn und wird über die Lunge abgeatmet. Ungefähr die Hälfte des intraluminalen Wasserstoffs wird auf diesem Weg ausgeschieden, und dies bildet die Grundlage der H_2-Atemtests (4, 10, 23).

Flatus. Die verbleibenden intestinalen Gase werden über den Anus als Flatus abgegeben. Die ausgeschiedene Gasmenge variiert individuell sehr stark und beträgt im Mittel 600 ml pro Tag (Range 200–2000 ml). Die Flatusfrequenz wird in der Literatur mit ca. 14/Tag aufgeführt. Der Anteil der einzelnen Gase im Flatus unterliegt einer großen Bandbreite. Im Nüchternzustand dominiert Stickstoff. Werden Mahlzeiten, die einen hohen Anteil nicht verdaulicher Kohlenhydrate enthalten, konsumiert, überwiegen Wasserstoff, Kohlendioxid und Methan. Neben diesen 4 Gasen zählt noch Sauerstoff zu den wesentlichen Bestandteilen des anal ausgeschiedenen Gasgemisches. Diese 5 Gase machen zusammen mehr als 99% der Gase aus, welche anal ausgeschieden werden (4, 17).

Gastransport

Mit Gasinfusionsversuchen konnte gezeigt werden, dass gesunde Probanden große Gasmengen, die ins Jejunum infundiert wurden, tolerieren, weiter transportieren und anal ausscheiden. In diesen Versuchen wurde ein Gasgemisch mit bis zu 30 ml/min ins Jejunum infundiert. Beschwerden traten bei den meisten Probanden nicht auf und die infundierte Gasmenge entsprach der ausgeschiedenen Gasmenge. Die genauen Mechanismen des Gastransportes sind jedoch nicht bekannt (4).

Bereits in den 70er Jahren wurde nachgewiesen, dass sich die intestinal produzierte Gasmenge bei gesunden Probanden und bei Patienten mit Meteorismus, die man nach heutiger Definition als Patienten mit Reizdarm bezeichnen würde, im Nüchternzustand und postprandial nicht unterscheidet.

In neueren Versuchen wurde dieses Ergebnis bestätigt. Bei Patienten, die über Meteorismus klagen, entspricht sowohl die Zusammensetzung als auch die Menge des intestinalen Gases der Menge bei Gesunden. Allein über die intestinale Gasmenge lassen sich daher meteoristische Beschwerden nicht erklären (4, 16, 17).

→ **Propulsion und Evakuation.** Bei der Entstehung des Meteorismus scheint der Umgang mit der intestinalen Gasbeladung gestört zu sein. 15% der gesunden Probanden der oben aufgeführten Gasinfusionsversuche berichteten über Beschwerden durch die Gasinfusion. Als Ursache der Beschwerden konnte hauptsächlich die verminderte peranale Gasevakuation und weniger die gestörte Propulsion detektiert werden, denn Probanden, die aufgefordert wurden, bewusst keine Gase peranal entweichen zu lassen, hatten deutlich stärkere Beschwerden als Probanden, bei denen die intestinale Propulsion pharmakologisch durch eine Glucagoninfusion blockiert wurde. Unerklärlicherweise ist dies so, obwohl der Bauchumfang in beiden Situationen gleich stark zunimmt. Klinisch kann dieses Phänomen bei einer Beckenbodendysfunktion eine Rolle spielen. Auch aufgrund psychologischer oder sozialer Gründe kann es sein, dass die anale Gasevakuation bewusst unterdrückt wird und somit Meteorismus auslöst (4, 27).

→ **Viszeroviszerale Reflexe.** Gestörte Reflexe stellen einen weiteren Faktor dar, der an dem verändertem Gastransit beteiligt ist. Der Gastransit wird durch viszeroviszerale Reflexe geregelt. Intraluminale Lipide verzögern dosisabhängig den intestinalen Gastransit, wobei dieser Effekt stärker bei der Infusion von Lipiden ins Ileum als ins Duodenum ausgeprägt ist. Die Distension des Magens führt auf der anderen Seite zu einem beschleunigten Gastransport, als Ursache nimmt man den gastrokolischen Reflex an. Der Gastransport lässt sich auch durch eine Distention in anderen Darmabschnitten beschleunigen. Eine fokale Darmdistention kann den inhibitorischen Effekt der Lipide auf den Gastransport antagonisieren. Bei Patienten mit Meteorismus ist die inhibitorische Wirkung der Lipide verstärkt und die beschleunigende Wirkung durch die Darmdistention abgeschwächt (4, 28, 29, 30).

→ **Ort der Gasretention.** Die Gastoleranz hängt zudem vom Ort der Gasretention ab. Eine Retention im Jejunum führt bei gleicher Gasmenge zu deutlich stärkeren Beschwerden als eine Retention im Rektum. Hierzu wurden gesunde Probanden angehalten, einen peranalen Gasaustritt willentlich zu unterdrücken, und erhielten ein Gasgemisch entweder ins Jejunum oder ins Rektum infundiert. Szintigraphisch ließ sich nachweisen, dass sich durch die Infusion in den Dünndarm die infundierte Gasmenge im Dünndarm und durch die Infusion ins Rektum im distalen Kolon ansammelte (11).

Im Gegensatz zum Transport von festem und flüssigem Darminhalt wird intestinales Gas bei Probanden ohne Meteorismus im Dünn- und im Dickdarm gleich schnell transportiert. Bei Patienten mit Meteorismus ist die Transitzeit im Dünndarm verlängert und könnte somit ein Pooling des Gases im Dünndarm bewirken (4).

Neben einer Zunahme des intestinalen Gasgehalts kann das intraabdominelle Volumen auch durch einen vermehrten Gehalt fester (z.B. Stuhl bei Obstipation) und flüssiger Bestandteile (z.B. Aszites) ansteigen und zu Meteorismus führen (4).

Änderung des Bauchumfangs

Die meisten Patienten mit Meteorismus geben an, dass sie das Empfinden hätten, dass sich ihr Bauchumfang phasenweise stark erweitern würde. In der klinischen Untersuchung lässt sich dies jedoch häufig nicht verifizieren. Ein standardisiertes Testverfahren, um Änderungen des Bauchumfangs zu messen, existiert nicht. Die Ergebnisse von klinischen Studien, die den Bauchumfang bei Patienten mit funktionellen Beschwerden untersuchten, hatten keine einheitlichen Ergebnisse erbracht. Der Bauchumfang wurde mit Maßbändern, computertomographisch und plethysmographisch bestimmt (4, 20, 24, 33). Zuletzt konnte in der Untergruppe von Patienten mit Reizdarm vom Obstipationstyp eine gute Korrelation zwischen Beschwerden und Bauchumfang nachgewiesen werden (4).

Objektive Änderungen des Bauchumfangs scheinen daher bei einem Teil der Patienten mit Meteorismus tatsächlich aufzutreten, aber nicht generell bei allen Patienten, die angeben gebläht zu sein und meinen ihr Bauchumfang sei vergrößert, objektiv vorhanden zu sein.

Aktivität der Bauchwand

Der Einfluss der Bauchwandaktivität in der Pathophysiologie des Meteorismus ist eher hypothetischer Natur, experimentelle Daten liegen fast nicht vor. Demnach wird die Form der Bauchhöhle von 4 Begrenzungsflächen determiniert: Wirbelsäule, Zwerchfell, Beckenboden sowie schräge und gerade Bauchmuskeln der Vorderseite sind hier zu nennen. Ändert sich die Stellung dieser Flächen zueinander, ohne dass sich der Bauchinhalt vermehrt, könnte dies zu einer objektiven Zunahme des Bauchumfangs und dem Gefühl gebläht zu sein, führen. Auch sensorische Signale der Bauchwandmuskulatur könnten bei einer Aktivitätszunahme zu dem subjektiven Gefühl gebläht zu sein, beitragen. Experimentell konnte gezeigt werden, dass bei einer induzierten intestinalen Gasretention in aufrechter Position der Tonus der Bauchwandmuskeln zunimmt. Bei Patienten mit Meteorismus ist dieser Muskeltonus bei vergleichbaren Gasvolumen geringer und führt zu einer objektiven Zunahme des Bauchumfangs und zu Symptomen (4).

Subjektives Empfinden (gestörte Wahrnehmung)

Eine gestörte Wahrnehmung kann an dem Gefühl des Meteorismus beteiligt sein. Hierbei wird der Meteorismus durch die kognitive Interpretation oder auch durch eine erhöhte viszerale Sensitivität ausgelöst. Die sensorischen Signale werden gestört weiterverarbeitet.

Eine viszerale Hyperalgesie konnte wiederholt bei Patienten mit funktionellen Magen-Darm-Beschwerden nachgewiesen werden. Bei diesen Patienten führen physiologische Stimuli im Magen-Darm-Trakt, welche normalerweise keine Beschwerden verursachen, zu Symptomen. Je nach klinischem Syndrom ist ein unterschiedlicher Abschnitt des Magen-Darm-Trakts von der Hypersensitivität betroffen. Bei Patienten mit Reizdarm zeigt sich die Hypersensitivität im Dünn- und Dickdarm, bei Patienten mit funktioneller Dyspepsie liegt die Störung vor allem im Magen. Die Wirkung der gestörten Wahrnehmung wird durch die gestörte Kontrolle der Motilität noch verstärkt. Gering ausgeprägte Motilitätsstörungen, die normalerweise keine klinische Wirkung entfalten, können in Kombination mit der Hypersensitivität zu Symptomen führen (1, 3, 4, 6, 25).

FAZIT FÜR DIE PRAXIS

- Die intestinal produzierte Gasmenge bei gesunden Probanden und bei Patienten mit Meteorismus unterscheidet sich weder im Nüchternzustand noch postprandial.
- Bei Patienten mit Meteorismus ist jedoch die Transitzeit im Dünndarm verlängert und könnte somit ein Pooling des Gases im Dünndarm bewirken.
- Objektive phasenweise starke Änderungen des Bauchumfangs scheinen bei einem Teil der Patienten mit Meteorismus tatsächlich aufzutreten.
- Eine gestörte Wahrnehmung kann an dem Gefühl des Meteorismus beteiligt sein. Hierbei wird der Meteorismus durch die kognitive Interpretation oder auch durch eine erhöhte viszerale Sensitivität ausgelöst.

2.11 Obstipation

S. Turi, J. F. Riemann

EDITORIAL **Spricht man von Obstipation, so versteht man hierunter als Erstes meist die chronische Obstipation und der überwiegende Anteil der Literatur beschäftigt sich hiermit. Ihre exakte Definition ist schwierig, da Stuhlgewohnheiten stark variieren. Außer dem objektiven Kriterium der Stuhlfrequenz von weniger als 3 Stuhlgängen pro Woche müssen auch subjektive Kriterien berücksichtigt werden. Neben der chronischen Obstipation werden auch eine akut auftretende und eine passagere oder situative Obstipation beschrieben.**

Definition und Klassifikation

Akute und situative Obstipation

Ursache der *akuten* Obstipation ist eine organische Veränderung, wie z. B. ein obstruierender Tumor oder eine Stenose als Folge einer akuten Divertikulitis. Wird die auslösende Störung behandelt, verschwindet auch die Obstipation. Die passagere oder *situative* Obstipation kann z. B. im Rahmen einer vorübergehenden Bettlägerigkeit oder auf Reisen mit geänderter Ernährung auftreten. Sie bedarf keiner speziellen Diagnostik oder Therapie (12, 13, 14, 18, 19, 21, 34).

Chronische Obstipation

→ **Kriterien.** Eine genaue Definition der chronischen Obstipation ist schwierig, da die Stuhlgewohnheiten einer großen Streubreite unterliegen. Ausgehend von einer epidemiologischen Studie in Großbritannien, die bei 99% einer gesunden Bevölkerungsgruppe ein Intervall der Stuhlfrequenz von 3 Stuhlgängen pro Woche bis zu 3 Stuhlgängen pro Tag feststellen konnte, wurde die Obstipation an dem objektiven Kriterium der Stuhlfrequenz von weniger als 3 Stuhlgänge pro Woche festgemacht. Subjektiv bezeichnen sich jedoch auch Patienten mit einer höheren Stuhlfrequenz als obstipiert. Die Definition der Obstipation wurde daher in Konsensuskonferenzen um subjektive Kriterien ergänzt, und in der Praxis werden die Rom-II-Kriterien der funktionellen Obstipation zur Definition der Obstipation angewandt. Demnach müssen bei Patienten innerhalb der letzten 12 Monate in 3 Monaten bei 25% der Defäkationen 2 der folgenden Kriterien aufgetreten sein (13, 14, 18, 19, 34):

- starkes, heftiges Pressen zum Stuhlgang,
- harter Stuhl,
- Gefühl der unvollständigen Entleerung,
- Gefühl der anorektalen Blockierung,
- manuelle Defäkationshilfen,
- weniger als 3 Stuhlgänge pro Woche.

→ **Formen.** Die chronische Obstipation wird in primäre und sekundäre Formen unterteilt. Die *primäre* chronische Obstipation unterscheidet Formen mit normaler Kolontransitzeit (funktionelle, idiopathische chronische Obstipation), mit langsamer Transitzeit (slow-transit constipation) und Defäkationsstörungen oder Störungen der rektalen Evakuation (Beckenbodendysfunktion, Outlet-Obstipation). Als Ursache der *sekundären* chronischen Obstipation finden sich verschiedene Krankheitsbilder oder Nebenwirkungen verschiedener Medikamente. Die Ursachen einer sekundären Form sind in Tab. 2.**40** zusammengefasst (8, 12, 14, 34).

Epidemiologie

Obstipation ist ein häufiges Symptom und betrifft 2–28% der Bevölkerung in westlichen Ländern. In den Vereinigten Staaten von Amerika führt die Obstipation zu mehr als 2,5 Mio. Arztbesuchen, fast 100.000 stationären Krankenhausaufenthalten und Medikamentenkosten von mehreren hunderten Millionen Dollar (18, 19, 34).

Risikofaktoren und Pathologie

Obstipation tritt häufiger bei Frauen als bei Männern auf (USA 20% vs. 8%), und die Prävalenz der Obstipation nimmt mit dem Alter zu. Weiße sind seltener obstipiert als Schwarze. Körperliche Immobilität, geringe Kalorienaufnahme, Anzahl der eingenommenen Medikamente, geringes Einkommen, niedriger Bildungsstand, Depression, sexueller und körperlicher Missbrauch sind weitere Risikofaktoren für eine Obstipation. Nicht gesicherte Risikofaktoren sind ein geringer Ballaststoffanteil in der Nahrung, eine geringe Flüssigkeitsaufnahme und eine geringe sportliche Aktivität (13, 18, 19, 34).

Tabelle 2.40 Ursachen einer sekundären Obstipation

Endokrine und metabolische Störungen
- Hypothyreose
- Diabetes mellitus
- Porphyrie
- Schwangerschaft
- Hypokaliämie, Hyperkalziämie
- Hypophysenvorderlappeninsuffizienz

Neurologische und psychiatrische Störungen
- Morbus Parkinson
- Apoplex
- Multiple Sklerose
- Verletzung des Spinalmarks
- autonome Neuropathie
- Depression
- Essstörungen

Muskel- und Bindegewebekrankheiten
- Sklerodermie
- Amyloidose

Medikamente
- Opiate
- trizyklische Antidepressiva
- aluminiumhaltige Antazida
- Diuretika
- Calciumkanalblocker
- Eisen
- Antiepileptika
- Parkinson-Medikamente

Strukturelle Veränderungen
- Rektozele
- Strikturen nach Divertikulitiden oder Bestrahlungen
- perianale Erkrankungen (Analfissur, Fisteln, Hämorrhoiden)
- stenosierendes Kolonkarzinom

Klinik und Diagnose

Basisdiagnostik

Grundlage der Diagnostik der chronischen Obstipation sind eine detaillierte Anamneseerhebung und eine körperliche Untersuchung, insbesondere mit Inspektion der Analregion und rektaler Untersuchung.

→ **Anamnese.** Mit der Anamnese müssen sekundäre Formen der chronischen Obstipation ausgeschlossen werden. Gezielt sollte nach den eingenommenen *Medikamenten* gefragt werden, da nicht rezeptpflichtige Medikamente häufig verschwiegen werden. Die *Symptome,* welche den Patienten am stärksten beeinträchtigen, sollten genau erhoben werden. Sind z. B. Beschwerden, die zwischen den Stuhlgängen auftreten wie Blähungen oder Schmerzen, im Vordergrund, so muss eher an einen Reizdarm als zugrunde liegende Erkrankung gedacht werden. Über die *Form* des Stuhls können Rückschlüsse auf die Transitzeit gezogen werden: Sehr dünner oder sehr harter Stuhl korrelieren mit einer schnellen oder langsamen Kolontransitzeit.

Auch Hinweise für eine *Beckenbodendysfunktion* als Ursache der chronischen Obstipation können bereits mit der Anamnese und der klinischen Untersuchung erhalten werden. Langes und starkes Pressen zum Stuhlgang können erste, unspezifische Symptome sein. Lassen sich ein weicher Stuhl oder sogar ein flüssiges Klysma nur sehr schwierig absetzen, spricht dies für eine Störung der *rektalen Evakuation*. Sind manuelle Hilfen zum Stuhlgang wie eine perineale und/oder vaginale Druckunterstützung oder eine digitale Ausräumung notwendig, ist eine Beckenbodendysfunktion sehr wahrscheinlich. Die Therapie unterscheidet sich dann wesentlich von anderen Formen der Obstipation, ein Therapieversuch mit Laxanzien ist meist wirkungslos (13, 14, 34).

Körperliche Untersuchung. Als nächster Schritt sind die perianale Inspektion und die rektale Untersuchung in der Diagnostik angezeigt. Bei der Inspektion muss z. B. auf Fisteln, Fissuren oder Hämorrhoiden geachtet werden, welche zur Obstipation führen können. Auch sollte das Perineum in Ruhe und beim Pressen beobachtet werden. Normalerweise senkt sich das Perineum beim Stuhlgang um 1–3,5 cm ab. Senkt sich das Perineum nur sehr gering, spricht dies für eine fehlende Relaxation der Beckenbodenmuskeln. Ein übermäßiges Absinken findet sich bei einer Beckenbodenschwäche. Geburten oder heftiges und starkes Pressen zum Stuhlgang über Jahre führen zu einer Beckenbodenschwäche und damit zu einer unvollständigen Entleerung. Ein Analprolaps fällt während des Pressens auf. Mit der rektalen Untersuchung können impaktierter Stuhl, Analstrikturen, Rektozelen oder auch Tumoren, die zur Obstipation führen, festgestellt werden (14, 18, 19).

Laboruntersuchungen. In der Labordiagnostik sind neben dem Blutbild, Nierenwerten und Blutzuckerbestimmungen insbesondere Schilddrüsenwerte und Serumelektrolyte wichtig.

Schildert ein Patient Alarmsymptome (Gewichtsverlust, wechselndes Stuhlverhalten, Blutabgang) ist immer eine Koloskopie durchzuführen. Bei Patienten mit einer chronischen Obstipation, die älter als 50 Jahre sind, ist eine Koloskopie in der Diagnostik sinnvoll (14).

Weiteres Vorgehen. Hiermit ist die Basisdiagnostik abgeschlossen. Eine weiterführende Funktionsdiagnostik sollte nur erfolgen, falls ein Therapieversuch, bestehend aus einer ballaststoffreichen Ernährung und einer ausreichend dosierten Laxanziengabe, innerhalb von 3 Monaten die chronische Obstipation nicht erfolgreich behandeln konnte oder der Verdacht auf eine anorektale Funktionsstörung besteht.

Funktionsdiagnostik

Kolontransitzeit. Die Kolontransitzeit kann radiologisch (Hinton-Test) oder szintigraphisch bestimmt werden und erlaubt zwischen normaler oder verlängerter Kolonpassagezeit zu differenzieren. Beim *Hinton-Test* erhalten die Patienten Gelatine-Kapseln, welche eine definierte Anzahl röntgendichter Marker enthalten. Die Gelatinekapseln lösen sich im Magen auf, und in einer Abdomenübersichtsaufnahme nach 5–7 Tagen lässt sich der Anteil der verbliebenen röntgendichten Marker im Kolon feststellen und darüber die Transitzeit ermitteln. Die Testdurchführung ist nicht einheitlich standardisiert, zum Teil wird eine einzige Kapsel am ersten Tag verabreicht, zum Teil werden mehrere Kapseln über mehrere Tage verteilt eingenommen.

Eine Kolontransitzeit über 72 h ist jedoch unabhängig von der Testdurchführung pathologisch.

Abb. 2.**51** zeigt die Abdomenübersichtsaufnahme von einer Patientin mit chronischer Obstipation, bei der ein Hinton-Test durchgeführt wurde. In diesem Fall hatte die Patienten an 6 aufeinander folgenden Tagen je eine Gelatine-Kapsel mit 10 röntgendichten Markern eingenommen. An jedem Tag enthielten die Kapseln unterschiedliche Formen von Markern (Tag 1: kleine Stäbchen, Tag 2: Kugeln, Tag 3: große Ringe, Tag 4: Würfel, Tag 5: kleine Ringe, Tag 6: große Stäbchen). Die Röntgenaufnahme wurde am 7. Tag aufgenommen. Die Kolontransitzeit errechnet sich aus der Anzahl der verbliebenen Marker multipliziert mit 2,4 (Ergebnis in Stunden). Im Beispielfall ergibt sich mit 31 Markern eine leicht verlängerte Kolontransitzeit von 74,4 h. Das *szintigraphische* Testverfahren ist weniger verbreitet. Das Testergebnis liegt

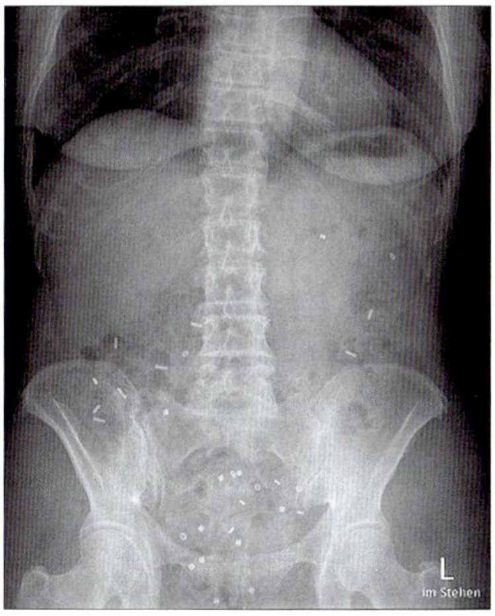

⊠ **Abb. 2.51** Hinton-Test. Einnahme von Gelatine-Kapseln mit röntgendichten Markern an 6 aufeinander folgenden Tagen. Abdomenübersichtsaufnahme am 7. Tag. Es finden sich 31 Marker. Die Kolontransitzeit lässt sich mit 74,4 h berechnen und ist verlängert (Slow-Transit-Obstipation).

bereits nach 24–48 h vor. Die Ergebnisse beider Verfahren korrelieren gut miteinander (13, 18, 19).

Ballon-Expulsionstest. Ein einfaches Testverfahren, um eine rektale Evakuationsstörung zu diagnostizieren, ist der Ballon-Expulsionstest. Hierbei muss der Patient versuchen, einen mit 50 ml Flüssigkeit gefüllten Ballon, welcher in das Rektum eingeführt wurde, zu evakuieren (18, 19).

Dynamische Defäkographie. Mit Hilfe der dynamischen Defäkographie können anatomische und funktionelle Bestandteile der Defäkation untersucht werden. Relevant ist vor allem, wie sich der anorektale Winkel während der Defäkation ändert und wie weit sich der Beckenboden während der Defäkation absenkt. Strukturelle Veränderungen als Ursache einer Defäkationsstörung, wie Rektozele oder innerer Prolaps, lassen sich gut darstellen. Bei der Defäkographie wird das Rektum mit einem viskösen Kontrastmittel gefüllt und der Defäkationsvorgang aufgezeichnet. Die Untersuchung erfolgt üblicherweise als röntgenologische Bariumdefäkographie, sie kann mittlerweile auch kernspintomographisch durchgeführt werden (13, 18, 19).

Manometrie. In der anorektalen Manometrie wird der Sphinkterapparat funktionell untersucht.

Therapieziele und Maßnahmen

Liegt eine *sekundäre* Obstipation vor, so muss die zugrunde liegende Ursache behandelt werden. Falls es keine spezifische Therapie der zugrunde liegenden Erkrankung gibt, kann die Obstipation nur symptomatisch therapiert werden. Trat die Obstipation als Medikamentennebenwirkung auf, sollte man die Medikation ändern. Wird bei der akuten Obstipation die organische Ursache erfolgreich beseitigt, verschwindet auch meist die Obstipation. Die Therapie dieser Obstipationsformen ist nicht Bestandteil dieses Kapitels. Den Großteil der Fälle macht die primäre chronische Obstipation aus.

Normal-Transit- und Slow-Transit-Obstipation

Allgemeinmaßnahmen

Als Grundlage der Therapie wird generell bei Patienten mit normaler oder verlangsamter Kolontransitzeit empfohlen, die zugeführte Ballaststoffmenge auf 20–30 g pro Tag zu erhöhen.

Diese Erhöhung der täglichen Ballaststoffmenge kann über einen erhöhten Ballaststoffanteil der Nahrung oder mit der Einnahme einer kommerziellen Nahrungsergänzung erreicht werden. An kommerziellen Präparaten spielen die Füll- und Quellmittel Leinsamen, Weizenkleie und Flohsamenschalen (Plantago ovata) eine Rolle. Jedoch führt nur bei weniger als der Hälfte der Patienten diese Therapie zum Erfolg und Nebenwirkungen wie Meteorismus oder Flatulenz reduzieren die Patienten-Compliance.

Ernährung und Lebensweise. Obstipierte Patienten ernähren sich nicht ballaststoffärmer als Gesunde und die Annahme, dass eine ballaststoffarme Kost zur Obstipation führt, hat sich als Mythos erwiesen (22). Gleiches gilt für die Empfehlung mehr zu trinken und sich mehr körperlich zu bewegen. Patienten mit chronischer Obstipation trinken gleich viel Flüssigkeit wie Gesunde. Eine verstärkte körperliche Aktivität wird bei jungen Patienten mit schwerer chronischer Obstipation nicht zum Erfolg führen, bei alten Patienten kann die Obstipation mit verminderter körperlicher Aktivität verbunden sein, wobei in der Regel weitere Kofaktoren wie Medikamenteneinnahme und kognitive Leistungen eine Rolle spielen. Dennoch wird als Basis der Therapie der chronischen Obstipation empfohlen, reichlich zu trinken und sich vermehrt körperlich zu betätigen (13, 18, 19, 21).

Medikamentöse Therapie

Führen die Allgemeinmaßnahmen nicht zu einer Besserung der Symptome, sind Laxanzien unverzichtbar.

Osmotische Laxanzien. In erster Linie sollten osmotisch wirksame Laxanzien angewandt werden. Diese führen zur Retention von Wasser im Darmlumen. Man unterscheidet in dieser Gruppe Zucker (z. B. Lactulose), Alkohole (Glycerol), Salze (Magnesiumsulfat = Glauber-Salz, Natriumsulfat = Bittersalz) und Polyethylenglykol (Makrogol). Während in den Vereinigten Staaten von Amerika Magnesiumpräparate („milk of magnesia") an erster Stelle der Empfehlungen stehen, werden hierzulande vor allem Lactulose und neuerdings Alkoholpolymere (Polyethylenglykol) eingesetzt. Da Polyethylenglykol nicht bakteriell abgebaut wird, zeichnen sich derartige Präparate durch eine bessere Verträglichkeit aus. Störende Blähungen wie bei Lactulose kommen nicht vor. Lactulose wird in einer Dosis von 1–2 × 10–20 g/Tag verabreicht. Polyethylenglykol sollte 2–3 ×/Tag eingenommen werden (13 g Pulver, gelöst in 125 ml Wasser) (2, 7). Auch bei länger dauernder Anwendung sind diese beiden Substanzen gefahrlos. Bei den Salzen kann es bei längerer Anwendung zu Elektrolytverschiebungen kommen (Natriumresorption), so dass sich eine Herz- oder Niereninsuffizienz verschlechtert. Bei der chronischen Obstipation sollten diese Präparate nicht eingesetzt werden (2,7, 18, 19).

Stimulatorische Laxanzien. Aus der Gruppe der stimulatorischen Laxanzien spielen in der Behandlung der chronischen Obstipation nur die Diphenolderivate Bisacodyl und Natriumpicosulfat eine Rolle.

Sollte die Therapie mit osmotischen Laxanzien nicht zum Erfolg führen, kann ein Therapieversuch mit den stimulatorischen Laxanzien erfolgen. Insbesondere bei der Slow-Transit-Obstipation wird in den amerikanischen Empfehlungen frühzeitig die Gabe von Bisacodyl vorgeschlagen (14, 18, 19).

Operatives Vorgehen. Bei Patienten mit einer ausgeprägten Slow-Transit-Obstipation, bei denen die Obstipation trotz intensiver Allgemeinmaßnahmen und einer konsequenten lang dauernden Therapie mit Laxanzien anhält, ist die totale Kolektomie mit ileorektaler Anastomose in Betracht zu ziehen. Die Patienten müssen jedoch aufgeklärt werden, dass durch die Operation nur die Obstipation therapiert wird, andere Beschwerden, wie Bauchschmerzen, können nach der Operation weiterbestehen (14, 18, 19, 34).

Beckenbodendysfunktion/Outlet-Obstipation

Bei der Outlet-Obstipation sollte die Therapie mit einer Erhöhung der Ballaststoffzufuhr beginnen. Die Therapie mit oral zugeführten Abführmitteln ist nicht Erfolg versprechend, nur *rektal angewandte Abführmittel,* wie Bisacodyl und CO_2-Bildner, sind aufgrund der Pathophysiologie sinnvoll. Klistiere und Suppositorien ergänzen daher die Therapie. Führen diese Maßnahmen nicht zum Erfolg, kann ein Therapieversuch mit *Biofeedback-Training* unternommen werden. Bei Erwachsenen wird hiermit eine Erfolgsquote von 75% und mehr angegeben (18, 19).

Liegt der rektalen Evakuationsstörung ein anatomischer Defekt zugrunde, so sollte nur bei einer großen funktionellen Rektozele und bei Frauen, bei denen durch einen vaginalen Fingerdruck die Obstipation beseitigt wird, die *operative Korrektur* angestrebt werden (18, 19, 34).

FAZIT FÜR DIE PRAXIS

- Basisdiagnostik bei der chronischen Obstipation sind eine detaillierte Anamnese und eine körperliche Untersuchung mit Inspektion der Analregion und rektaler Untersuchung.
- Bei Alarmsymptomen (Gewichtsverlust, wechselndes Stuhlverhalten, Blutabgang) ist immer eine Koloskopie durchzuführen!
- Funktionsdiagnostik (Kolontransitzeit, Ballon-Expulsionstest, Defäkographie, Manometrie) sollte nur erfolgen, falls ein Therapieversuch mit ballaststoffreicher Ernährung und ausreichend dosierten Laxanzien nicht zum Erfolg führt oder der Verdacht auf eine anorektale Funktionsstörung besteht.
- Als Grundlage der Therapie wird generell empfohlen, die zugeführte Ballaststoffmenge auf 20–30 g pro Tag zu erhöhen und die Trinkmenge zu steigern.
- Führen die Allgemeinmaßnahmen nicht zu einer Besserung der Symptome, sind Laxanzien unverzichtbar. In erster Linie sollten osmotisch wirksame Laxanzien angewandt werden, vor allem Lactulose und Alkoholpolymere (Polyethylenglykol). Bei fehlendem Erfolg können stimulatorische Laxanzien (Bisacodyl) verabreicht werden.
- Bei Beckenbodendysfunktion/Outlet-Obstipation sind nur rektal angewandte Abführmittel wie Bisacodyl und CO_2-Bildner sinnvoll.

2.12 Stuhlinkontinenz

A. Eickhoff, J. F. Riemann

EDITORIAL **Die Stuhlinkontinenz ist die zeitweise oder dauernde Unfähigkeit, den Verschluss des Enddarms willkürlich zu kontrollieren. Es handelt sich um ein häufiges klinisches Problem mit erheblicher sozioökonomischer Bedeutung und negativem Einfluss auf die Lebensqualität der Betroffenen. Die anatomische und funktionelle Integrität des anorektalen Funktionsapparates ist Voraussetzung für eine funktionierende anorektale Kontinenz. Stuhlinkontinenz ist häufig bedingt durch eine multifaktorielle Pathogenese. Sinnvollerweise wird die Diagnostik unterteilt in klinische Basisuntersuchungen, spezifische Untersuchungsverfahren und in erweiterte diagnostische Maßnahmen zur Abklärung spezieller Probleme. Durch den individuell adaptierten Einsatz der verfügbaren therapeutischen Möglichkeiten kann in den meisten Fällen eine Besserung der Kontinenz bzw. eine Normalisierung der Defäkation erreicht werden.**

Definition und Klassifikation

Stuhlinkontinenz ist definiert als der sich wiederholende ungewollte Verlust von Stuhlbestandteilen (Gase, flüssiger/fester Stuhl) über einen Zeitraum von mindestens einem Monat. Folgende Subklassifizierung hat sich heute durchgesetzt (50):

- *passive Stuhlinkontinenz:* ungewollter/nicht bemerkter Abgang von Stuhlbestandteilen,
- *Drangstuhlinkontinenz*: Verlust von Stuhl trotz aktiven Bemühens der Kontinenz,
- *Stuhlschmieren:* ungewollter Abgang von kleinen Stuhlmengen ohne Wahrnehmung und normaler Defäkation.

Schweregrade. Entsprechend der Beschwerdeintensität erfolgt die klinische Graduierung der Stuhlinkontinenz:

- *Grad I:* flüssig-breiiger Stuhl kann nicht gehalten werden,
- *Grad II:* auch geringe Mengen festen Stuhls können nicht gehalten werden,
- *Grad III:* völliges Fehlen der Kontinenz.

Abgegrenzt werden zumeist das isolierte Stuhlschmieren und/oder der ungewollte Abgang von Winden, die als singuläre klinische Symptome definitionsgemäß noch nicht die Kriterien einer Stuhlinkontinenz erfüllen (43).

Epidemiologie und Wertung

Die genaue Prävalenz der Stuhlinkontinenz kann nur geschätzt werden, da die vorliegenden Daten aus systematischen Studien häufig nicht auf der Basis von standardisierten Definitionen und einheitlichen Score-Systemen erhoben wurden. Darüber hinaus ist die Vergleichbarkeit der publizierten Querschnitts- und Kohortenstudien aufgrund eines inhomogenen Patientenkollektivs begrenzt. Nur etwa 50% aller Patienten mit Stuhlinkontinenz berichten über ihre Problematik beim ersten Arztbesuch.

Es handelt sich auch heute noch immer um ein tabuisiertes und individuelles Leiden mit einer hohen Dunkelziffer (36).

Populationsstudien. Große internationale Populationsstudien zeigen daher eine enorme Varianz der Stuhlinkontinenz mit einer Prävalenz zwischen 0,004 und 18% (28). Die Häufigkeit der Stuhlinkontinenz hängt zudem entscheidend ab von der untersuchten Population. In der Schweiz zeigte sich eine Prävalenz von 4,4% in der Gesamtbevölkerung, während die Häufigkeit bei Patienten in der Hausarztpraxis 5,6%, bei Frauen nach vaginaler Entbindung 6,7% und bei Patienten mit urologisch-gynäkologischen Vorerkrankungen bereits 15,9% betrug (14). Andererseits demonstriert eine große Studie aus den USA eine Prävalenz von 18,4% in der internistischen Allgemeinambulanz. Die Häufigkeit der Stuhlinkontinenz war in gastroenterologisch-proktologischen Fachpraxen allerdings doppelt so hoch, wie in Allgemeinarztpraxen (26% vs. 13%).

Realistischerweise kann für die Gesamtbevölkerung in Deutschland eine Erkrankungsrate von ca. 0,5–5% angenommen werden.

Hierbei muss berücksichtigt werden, dass Frauen bereitwilliger über Inkontinenz berichten und deshalb die höhere Erkrankungsrate bei Frauen wahrscheinlich überschätzt wird. Eine aktuelle epidemiologische Studie zeigt, dass Männer und Frauen gleich häufig betroffen sind (36).

Risikofaktoren und Pathologie

Ein intaktes Kontinenzorgan ist die notwendige Voraussetzung für den sicheren Verschluss des Enddarms und für die Steuerung der Defäkation. Unter dem Begriff *Kontinenzorgan* werden unterschiedliche morphologische Strukturen subsummiert: Rektum, Analkanal, Corpus cavernosum recti, M. sphincter ani internus, M. sphincter ani externus, M. levator ani sowie die zugehörigen Zentren und Bahnen des Nervensystems (N. pudendus, Plexus myentericus) (28, 43). Die anale Kontinenz beruht daher auf dem komplexen Zusammenspiel mehrerer Faktoren:

- Stuhlkonsistenz,
- Rektumkapazität,
- anorektale Sensibilität,
- Schließmuskelfunktion,
- Beckenbodenmuskulatur,
- statische Faktoren,
- nervale Verknüpfungen.

Neuromuskuläre Integrität. Die Fähigkeit zur Kontinenz im Anorektum setzt eine strukturelle und insbesondere auch funktionelle Integrität der genannten neuromuskulären Bestandteile voraus (8). Die Länge des durch Längs- und Ringmuskulatur gekennzeichneten Muskelschlauchs liegt zwischen 12 und 15 cm, der Winkel zum Anus (sog. anorektaler Winkel) beträgt 90°. Innerer und äußerer Schließmuskel halten den Analkanal geschlossen. Dabei bilden die willkürlich innervierten M. sphincter ani externus und M. levator ani eine funktionelle Einheit. Durch den M. sphincter ani internus werden 50–85% des Ruhetonus (Ruhekontinenz) aufgebracht. Die analen Schleimhautfalten und die Hämorrhoidalpolster sind für ca. 10–20% des Sphinkterruhedrucks verantwortlich (39).

Die Kontinenz beruht somit auf dem Zusammenspiel vieler verschiedener Faktoren. Beim Begriff Stuhlinkontinenz handelt es sich um die Beschreibung eines Symptoms und nicht um eine eigenständige Diagnose.

Eine klinische Stuhlinkontinenz tritt auf, wenn mindestens einer der beteiligten Kontinenzmechanismen defekt ist und die anderen Elemente nicht in der Lage sind, dies adäquat zu kompensieren. Allerdings sind in über 80% der Fälle mehrere Komponenten beteiligt und die Genese der Stuhlinkontinenz ist somit multifaktoriell (24).

Faktoren der analen Inkontinenz

Stuhlkonsistenz. Eine Steigerung der Motilität und/oder Verminderung der Flüssigkeitsresorption bzw. Steigerung der Sekretion ist verantwortlich für dünnen Stuhl. Dieser wird rasch ins Rektum transportiert, verursacht Stuhldrang und gelegentlich Inkontinenz, wenn der anorektale Verschlussmechanismus überfordert wird. Diarrhöen können deshalb auch bei anorektal Gesunden eine Stuhlinkontinenz verursachen. Auf eine Laxanzientherapie sollte ebenfalls in der Anamnese geachtet werden. Chronische Diarrhöen treten häufig im Rahmen einer chronisch entzündlichen Darmerkrankung (CED) auf und führen zur episodenhaften Stuhlinkontinenz. Hier finden sich zusätzlich häufig eine Alteration der Analsphinkteren (z. B. Proctitis ulcerosa) und eine Einschränkung der Reservoirfunktion des Rektums, wenn eine verminderte rektale Compliance vorliegt. Darmresektionen können durch Verringerung der resorptiven Darmoberfläche ebenfalls zu reduzierter Stuhlkonsistenz und Inkontinenz führen. In diesem Zusammenhang sollten aber auch funktionelle Störungen (irritables Darmsyndrom) sowie Diät-/Stoffwechselstörungen (Alkoholismus, Nahrungsmittelintoleranzen, Hyperthyreose, Malabsorption) und das Kurzdarmsyndrom in Betracht gezogen werden (38).

→ **Rektumkapazität.** Eine Stuhlinkontinenz kann auftreten, wenn die Reservoirfunktion des Rektums eingeschränkt oder aufgehoben ist. Bei verminderter rektaler Compliance steigt der intraluminale Druck bereits bei geringen Mengen von Stuhl an und verursacht vermehrt Stuhldrang und Inkontinenz. Eine verminderte Rektumkapazität tritt auf im Rahmen einer CED, bei Kollagenosen oder Systemerkrankungen (z. B. Amyloidose). Eine Stuhlinkontinenz wird aber auch gehäuft nach Kontinenz erhaltender Rektumresektion gesehen. Die Anastomosierung (C. descendens, Sigma) kann hier zu einer ungebremsten propulsiven Peristaltik gegen das Neo-Rektum und den Sphinkter führen und damit eine anale Inkontinenz hervorrufen (43).

→ **Anorektale Sensibilität.** Sowohl der „Sampling-Reflex" als auch eine intakte anorektale Sensibilität sind wichtige Voraussetzungen für ein intaktes Kontinenzorgan. Ohne sie wird dem Betroffenen, z. B. im Rahmen einer diabetischen Polyneuropathie, eine Rektumfüllung nicht oder zu spät bewusst, und es entwickelt sich in der Folge eine anale Inkontinenz (41). Darüber hinaus kann es bei entzündlichen Prozessen im Bereich des sensiblen Anoderms (z. B. chronisches Ekzem) zum Sensibilitätsverlust und zur Inkontinenz kommen. Prolabierende Hämorrhoiden können durch Verlagerung des Anoderms nach außen einen nachhaltigen sensiblen Funktionsverlust hervorrufen, während radikale Hämorrhoidenoperationen nicht selten mit einem kompletten Verlust des sensiblen Anoderms verbunden sind. Im Rahmen einer Überlaufinkontinenenz („paradoxe Diarrhö") kommt es nach langjähriger chronischer Obstipation zunächst durch Störung der Rektumsensibilität zur rektalen Koprostase. Der rektoanale Inhibitionsreflex ist durch die Dauerdehnung des Rektums permanent aktiviert und der M. sphincter ani internus dementsprechend erschlafft. Dieses Überlaufphänomen tritt vor allem in der Geriatrie bei älteren, bettlägerigen Patienten, aber auch bei veränderter zerebraler Wahrnehmung im Rahmen von neurologischen Grunderkrankungen auf.

→ **Schließmuskelfunktion.** Eine intakte Schließmuskelfunktion ist unabdingbare Voraussetzung für ein funktionierendes Kontinenzorgan. Direkte, traumatische Verletzungen treten gehäuft nach vaginaler Entbindung mit Dammriss auf. Die Dunkelziffer ist hier hoch, da durch rektal-digitale Untersuchung ein Sphinkterdefekt post partum selten erkannt wird. Okkulte Sphinkterdefekte nach vaginaler Entbindung fanden sich bei bis zu 35 % aller Frauen durch die Rektumendosonographie (13, 46), wobei klinische Inkontinenzsymptome nur von 13 – 23 % der Frauen beklagt wurden. Weitere Ursachen sind Traumata nach Pfählungsverletzungen, Beckenfrakturen oder iatrogene Folgezustände nach Fistel- und/oder Hämorrhoidenoperation, Episiotomie sowie endoskopische Dilatationstherapie. Sekundär entzündliche Veränderungen an den Schließmuskeln können insbesondere im Verlauf einer CED (z. B. Proctitis ulcerosa) auftreten, wurden aber auch schon nach externer Radiotherapie beobachtet (24, 43). Darüber hinaus wird angenommen, dass mit zunehmendem Alter, gleichsam „physiologisch", eine Reduktion der Schließmuskeldrücke (bis zu 40 %) einer Inkontinenz Vorschub leisten kann. Bei postmenopausalen Frauen scheint diese Druckreduktion besonders ausgeprägt zu sein, so dass ein signifikanter hormoneller Einfluss auf die Schließmuskeln angenommen werden muss (39). Zudem werden sekundäre Fehlfunktionen der inneren und äußeren Schließmuskeln auch bei der sog. „idiopathischen " Inkontinenz beobachtet. In der überwiegenden Anzahl der Fälle liegt hier eine neuropathische Genese zugrunde.

→ **Beckenbodenmuskulatur, statische Faktoren.** Hierzu zählen u.a anorektaler Winkel, Rektumfalten, Hämorrhoidalpolster, Reservoirfunkton und Compliance des Rektums. Auf diese Faktoren wurde bereits im Detail eingegangen. Alle diese Faktoren haben eine Kontinenz-unterstützende Funktion, der Verlust kann im Einzelfall eine Stuhlinkontinenz begünstigen, sollte aber bei einer sonst adäquaten Schließmuskelfunktion beim Gesunden in der Regel kompensiert werden.

→ **Nervale Verknüpfungen.** Eine intakte Innervation der Beckenbodenmuskulatur und der Schließmuskeln ist Voraussetzung für den Erhalt der analen Inkontinenz.

Nur durch eine intakte neuromuskuläre Einheit sind die für die Kontinenz notwendigen Faktoren wie sensible Wahrnehmung, reflexinduzierte muskuläre Antworten und die bewusst willkürliche Zusatzsteuerung des Schließmuskels vorhanden.

Nach vaginaler Entbindung kommt es insbesondere nach der ersten Geburt, bei einem Säuglingsgewicht > 4 kg und/oder hinterer Hinterhauptslage gehäuft zum sog. Entbindungstrauma. Es kann einerseits eine Zerreißung des Sphinkters auftreten, weit häufiger sind aber Dehnungsschäden des N. pudendus im Rahmen des Geburtsvorgangs mit Tiefertreten des Beckenbodens (47). Stuhlinkontinenz aufgrund von Neuropathien des N. pudendus betreffen darüber hinaus ebenfalls Patienten mit Rektumprolaps, gynäkologischen Senkungszuständen sowie chronischer Obstipation mit Beckenbodensenkung. Spinale und kortikale Läsionen, aber auch angeborene Anomalien (Spina bifida, Meningomyelozelen), können zu Verlusten der Sensibilität und zu Störungen der willkürlichen und autonomen Sphinkterfunktion führen. Sie beeinträchtigen vor allem die Funktion des M. sphincter ani externus. Bei ca. 10% aller Patienten mit Stuhlinkontinenz finden sich Rückenmarkläsionen oberhalb von S2. Dies führt zum Verlust der willkürlichen Sphinkterfunktion. Hohe Läsionen haben allerdings häufig durch Erhalt der Spinalreflexe nur einen partiellen Verlust der Kontinenzfunktion zur Folge im Gegensatz zu tiefen Läsionen (43). Periphere Neuropathien, z.B. im Rahmen eines Diabetes mellitus, können durch Schädigung der anorektalen Sensibilität ebenfalls Störungen der analen Kontinenz hervorrufen.

Eine besondere Form der nervalen Stuhlinkontinenz ist die sog. *„idiopathische"* Inkontinenz. Diese betrifft häufig Frauen in der 4. Lebensdekade mit vorausgegangen erschwerten vaginalen Entbindungen, Beckenbodenschwäche und -senkung sowie funktionellen Defäkationsbeschwerden (Obstipation, Laxanziengebrauch). Zunächst wurde eine multifaktorielle Genese bei dieser „idiopathischen" Form der analen Inkontinenz angenommen. Heute ist bekannt, dass in >80% der Fälle eine Dehnungsschädigung der für den Erhalt der analen Kontinenz notwendigen Nerven vorliegt. In mehreren Studien zeigte sich bei diesen Patienten elektromyographisch und histopathologisch eine Denervierung des äußeren Schließmuskels, des M. puborectalis und der Levatormuskulatur (39).

Klinik und Diagnose

Anamnese

Stuhlinkontinenz ist ein Symptom und keine Diagnose. Für eine patientengerechte Therapieplanung ist eine detaillierte Diagnosestellung mit Abklärung der Ursachen einer Stuhlinkontinenz unabdingbare Voraussetzung.

Bereits eine genaue Anamneseerhebung erlaubt meist eine erste Differenzierung der möglichen Ursachen einer analen Inkontinenz.

So spricht beispielsweise der unwillkürliche Stuhlabgang für eine Schädigung des Internus oder der Sensorik, während bei Vorliegen einer Dranginkontinenz von einer Schwäche im Bereich des M. sphincter ani externus ausgegangen werden kann. Die allgemeine Vorgeschichte sollte durch eine Anamnese der Operationen einschließlich der Frage nach einer Radiatio im Beckenbereich ergänzt und mit einer gezielten proktologischen Anamnese abgeschlossen werden.

Prädisponierende Faktoren. Insbesondere Patienten, die wegen ihres hohen Leidensdruck den Arzt aufsuchen, berichten motiviert und detailliert über ihr Beschwerdebild. Andererseits sollte aufgrund der hohen Dunkelziffer und der Tabuisierung des Symptoms Stuhlinkontinenz, bei allen Patienten mit prädisponierenden Faktoren, eine sorgfältige und einfühlsame Exploration erfolgen, um das Problem zunächst zu detektieren und nachfolgend dann weiter zu analysieren. Vor allem Patienten mit (chronischem) Durchfall, Drangstuhlinkontinenz, Obstipation, anorektalen Erkrankungen (Hämorrhoiden, Rektumprolaps usw.), Harninkontinenz, Demenz und Diabetes mellitus sollten dezidiert nach Stuhlinkontinenzepisoden befragt werden.

Detaillierte Symptomerfassung. Die ausführliche Anamnese sollte fahnden nach der Art der Stuhlinkontinenz, der Ätiologie, Häufigkeit der Episoden und den äußeren Anlässen, die zur Inkontinenz führen. Des Weiteren sollte die Verwendung von Vorlagen und Pads dokumentiert werden. Sinnvoll zur detaillierten Erfassung der Symptomatik ist ferner die Erstellung eines prospektiven Stuhl- und Ernährungstagebuchs durch den Patienten.

Graduierung. Unabdingbare Voraussetzung vor Therapiebeginn ist die Graduierung der Stuhlinkontinenz auf dem Boden definierter Schweregrade. Nur so ist eine objektive und einheitliche Beurteilung des Therapieerfolgs möglich (40). Durch eine grobe Einteilung der Stuhlinkontinenz in 3 Schweregrade (Grad 1 bis Grad 3, s. oben) ist eine differenzierte Kontinenzbeurteilung nur schwer möglich. Im Gegensatz zu vielen anderen Krankheitsbildern existiert bei der Stuhlinkontinenz bislang kein physiologischer Index-Score, der adäquat den klinischen Schweregrad des Patienten widerspiegelt. Aus diesem Grund wurden in den letzten Jahren unterschiedliche „Kontinenz-Scores" entwickelt, um bereits durch die Krankenanamnese eine weitere valide Differenzierung und Einteilung vornehmen zu können (4). Nur durch diese Graduierung ist eine objektive Vergleichbarkeit der verschiedenen Schweregrade und Patientengruppen prä- und posttherapeutisch möglich.

Verwendete Kontinenz-Scores. Die am weitesten verbreiteten Scores setzen Variable wie Ätiologie, Typ und Frequenz der Stuhlinkontinenz, Ausmaß der Einschränkung der Lebensqualität und den ständigen Gebrauch von Vorlagen ein (24). Bislang wurde keiner der über 20 bekannten unterschiedlichen Scores im Rahmen von psychometrischen Tests validiert. In der klinischen Routine haben sich der Kontinenz-Score nach Jostarndt sowie der Score nach Jorge und Wexner bewährt (25). Durch Modifizierung (z.B. nach Kelly und Koltai, Vaizey) konnte inzwischen eine deutlich verbesserte Vorhersagewahrscheinlichkeit auf >80% und damit eine exaktere Graduierung der Patienten mit Stuhlinkontinenz erreicht werden (51).

Körperliche Untersuchung

Bereits durch eine sorgfältige physikalische Untersuchung mit proktologischer Basisdiagnostik ist in vielen Fällen die Ursache der analen Inkontinenz verifizierbar. Zunächst sollten eine Untersuchung des Abdomens in Rückenlage mit anschließender neurologischer Untersuchung (PSR, ASR) sowie eine Sensibilitätstestung (insbesondere bei Polyneuropathie) erfolgen. Die gezielte proktologische Untersuchung beginnt mit der Inspektion des Analbereichs in Linksseitenlage. In einigen Fällen kann durch alleinige Inspektion bereits die Ursache der Inkontinenz erkennbar sein (Prolaps, postoperative Vernarbungen, Fisteln, Missbildungen usw.). Im Weiteren sollte auf prädisponierende Faktoren wie Hämorrhoiden, Fissuren und Perianalekzem geachtet werden. Die anorektale Sensibilitätsprüfung mit Bestreichen des sensiblen Anoderms und Auslösen des anokutanen Reflexes kann erste Hinweise auf eine neurologische Ursache der Inkontinenz geben.

Rektal-digitale Untersuchung. Zunächst gilt es, anorektale Erkrankungen wie Tumoren, Fissuren und Rektozelen sowie bei morbiden bettlägerigen Patienten eine Stuhlimpaktation mit konsekutiver Überlaufinkontinenz auszuschließen.

Der rektal-digitalen Untersuchung durch einen erfahrenen Untersucher kommt bei der Beurteilung der Sphinkterfunktion eine entscheidende Bedeutung zu.

Die rektal-digitale Palpation erfolgt als dynamische Untersuchung, d.h. es wird nicht nur in Ruhe, sondern auch bei willkürlicher Kontraktion der Analsphinkteren, des Beckenbodens und bei Betätigung der Bauchpresse untersucht. Diese Untersuchung gibt in Ruhe Hinweise auf den Funktionszustand des M. sphincter ani internus, während bei aktiver Kontraktion der M. sphincter ani externus und der M. puborectalis überprüft werden können. Somit kann bereits durch die dynamisch-digitale Untersuchung eine erste Aussage zum analen Ruhedruck, zum maximalen Kneifdruck, zu Analkanallänge, Asymmetrie oder prädisponierenden Erkrankungen gemacht werden. Bei pathologischem Befund kann die digitale Untersuchung den Verdacht einer Inkontinenz bestätigen, ein unauffälliger Befund schließt das Vorliegen einer Inkontinenz jedoch nicht aus. Daher sollte, auch um häufig auftretende Kombinationserkrankungen auszuschließen, bei allen Patienten mit Stuhlinkontinenz eine apparative Zusatzdiagnostik erfolgen (22).

Rektoskopie und Proktoskopie

Im diagnostischen Algorithmus der Stuhlinkontinenz folgt nach Anamnese und körperlicher Untersuchung die Endoskopie.

Insbesondere bei neu aufgetretener Inkontinenz, Diarrhö und/oder Wechsel der Stuhlgewohnheiten sollte in jedem Fall eine Ileokoloskopie mit Prokto-/Rektoskopie zum Ausschluss organischer Ursachen (Tumoren, Entzündungen) durchgeführt werden (50).

Das bei der Prokto-/Rektoskopie notwendige Vorbereitungsklysma ist bereits ein erster klinischer Test für Kontinenz und rektale Compliance. Der Gesunde sollte in der Lage sein, ein Klysma mit einem Volumen von ca. 100 ml Flüssigkeit durch willkürliche Aktivität seines Kontinenzorgans zurückzuhalten. Die Prokto-/Rektoskopie umfasst die visuelle Beurteilung des Analkanals und des Hämorrhoidalplexus sowie des unteren Rektums. Ebenso wie die digitale Untersuchung sollte auch die Prokto-/Rektoskopie zunächst als statische und nachfolgend als dynamische Untersuchung durchgeführt werden.

Anorektale Funktionsdiagnostik

Neben den beschriebenen Basisuntersuchungen stehen heute subtile anorektale Funktionsuntersuchungen zur Verfügung. Sie sind vor allem dann diagnostisch sinnvoll, wenn trotz vorhandener Symptomatik in der Basisdiagnostik kein richtungsweisender Befund erhoben wurde (22). Durch die anorektale Funktionsdiagnostik können gezielt einzelne Komponenten der meist komplex gestörten Kontinenzfunktion untersucht werden. Allerdings sollte erst nach abgeschlossener Basisdiagnostik individuell entschieden werden, welche weiterführende Funktionsdiagnostik erforderlich ist bzw. wie überflüssige Untersuchungen dem Patienten erspart werden können.

Manometrie

Die anorektale Manometrie gilt als diagnostischer „Goldstandard“ zur Beurteilung der motorischen Funktion des anorektalen Schließmuskels und dient der therapeutischen Entscheidungsfindung bei Vorhandensein einer Stuhlinkontinenz.

Unter definierten Bedingungen werden im Funktionslabor die Druckcharakteristika des anorektalen Kontinenzorgans unter statischen und dynamischen Bedingungen gemessen. Am häufigsten eingesetzt werden zurzeit Perfusionskathetersysteme. Dagegen werden Ballonkatheter, Microtip-Transducer und Spezialsonden heute deutlich seltener verwendet.

Prüfbare Kontinenzparameter. Durch die standardisierte anorektale Manometrie können folgende Kontinenzparameter evaluiert werden:

- Sphinkterruhedruck (M. sphincter ani internus),
- maximale Höhe und Dauer des willkürlichen Kneifdrucks (M. sphincter ani externus) und
- Sphinkterstressdruck zur Beurteilung der unwillkürlichen Reflexabläufe.

Tabelle 2.41 Ätiologie der Stuhlinkontinenz

Schwäche des analen Sphinkterapparates • Trauma (Geburt, Operation) • degenerative Prozesse (Sklerodermie, idiopathische Sphinkterdegeneration
Neuropathien • Geburten mit Gewebsschädigung • Diabetes mellitus
Anatomische Veränderungen im Beckenboden • Fisteln und Rektumprolaps • Beckenbodeninstabilität
Entzündliche Veränderungen • Morbus Crohn und Colitis ulcerosa • radiogene Proktitis
ZNS-Erkrankungen • Demenz • Schlaganfall • Hirntumoren • Rückenmarkschäden • Multiple Sklerose
Durchfallerkrankungen • Überlaufinkontinenz mit reduziertem Reservoirvolumen • Koprostase mit paradoxen Diarrhöen • sekretorische Diarrhöen

Darüber hinaus können die Länge der Hochdruckzone, die funktionelle Koordination des Kontinenzorgans (Anokutanreflex, rektoanaler Inhibitionsreflex und Kontraktionsreflex), die rektale Compliance sowie die rektoanale Sensorik überprüft werden. Standardisiert sollten bei jeder Untersuchung immer der Sphinkterruhedruck, der Sphinkterwillkürdruck, der Sphinkterstressdruck, die funktionelle Koordination und die Sensorik geprüft werden (37).

Befunde. Die Manometrie erlaubt fast immer eine Einsicht in die Pathophysiologie der zugrunde liegenden Störung, nicht jedoch unbedingt in die Ätiologie der Stuhlinkontinenz (Tab. 2.**41**). Häufig bedarf es dazu einer Kombination mit den übrigen Untersuchungsmethoden im Rahmen eines differenzierten diagnostischen Algorithmus (Abb. 2.**52**). Die anorektale Manometrie ist die einzige Funktionsuntersuchung, die objektivierbare und reproduzierbare Ergebnisse liefert. Es besteht eine direkte Korrelation zwischen der klinischen Symptomatik, Kontinenzleistung und den manometrischen Messwerten (15).

Häufigster manometrischer Befund bei Stuhlinkontinenz ist eine Erniedrigung des maximalen Willkürdrucks als Hinweis auf eine Störung des M. sphincter ani externus. Deutlich seltener findet sich eine pathologische Erniedrigung des Ruhedrucks als Zeichen einer Schwäche des M. sphincter ani internus.

In mehreren prospektiven Studien konnte gezeigt werden, dass bei Störung der muskulären Kontinenzfunktion allein durch Bestimmung von Ruhe- und maximaler Willkürkontraktion die Kontinenzstörung mit einer positiven Prädiktion von 85–95% detektiert wird (Abb. 2.**53**) (38).

Koordination und Sensorik. Die funktionelle Koordination des Kontinenzorgans kann nur durch die anorektale

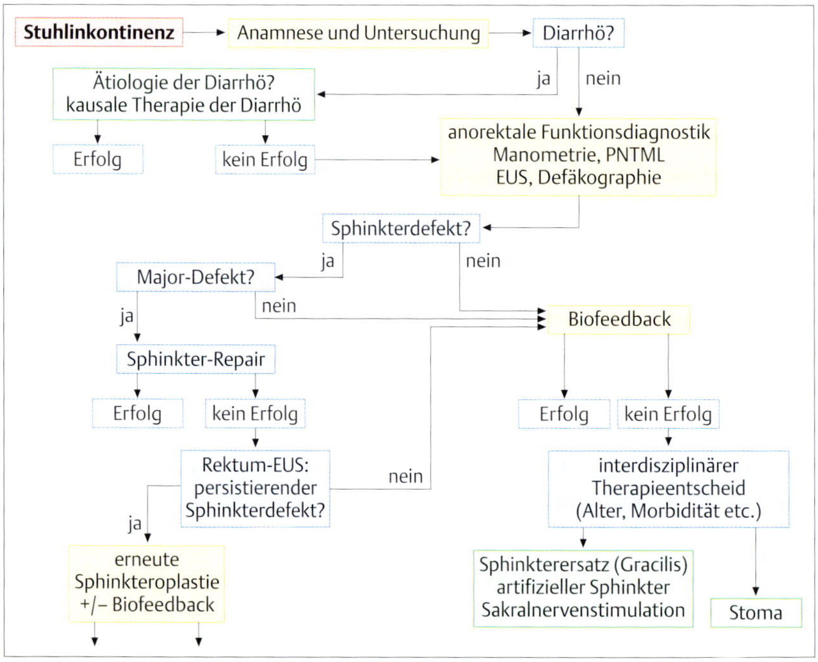

Abb. 2.52 Diagnostischer und therapeutischer Algorithmus bei Stuhlinkontinenz.

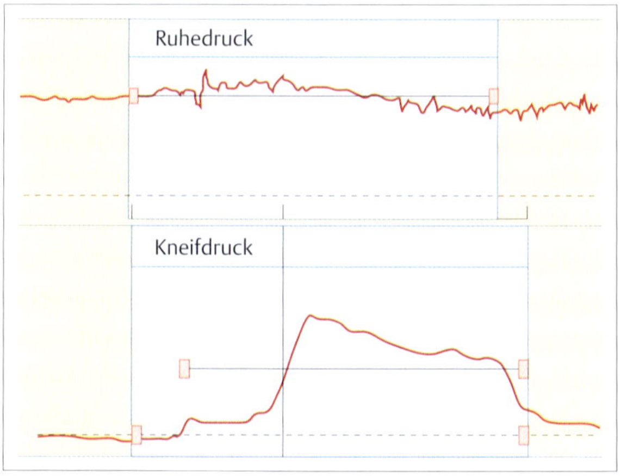

☒ **Abb. 2.53** Rektummanometrie: Internus-Ruhedruck und Externus-Willkürdruck.

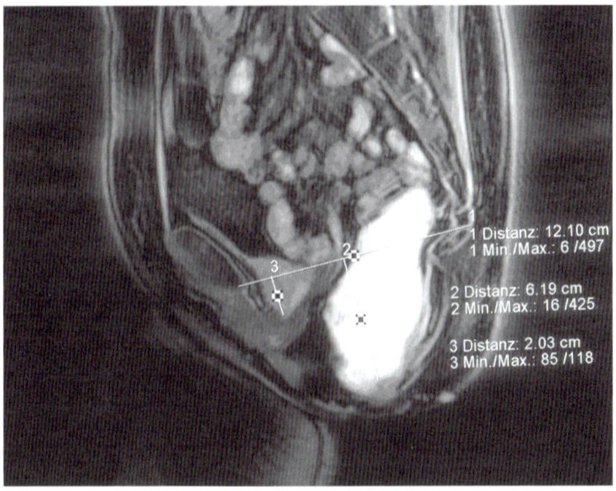

☒ **Abb. 2.54** MR-Defäkographie – Rektozele.

Manometrie objektiviert werden. So kann beispielsweise eine überschießende Internusrelaxation im Rahmen des rektoanalen Inhibitionsreflexes bei Rektumdehnung zur unwillkürlichen Stuhlinkontinenz oder Urge-Symptomatik führen. Dieser überschießende Druckabfall kann graphisch im Rahmen der Manometrie dargestellt werden. Darüber hinaus können erhöhte Perzeptionsschwellen bei rektaler Ballondehnung auf eine sensorische Genese der Stuhlinkontinenz mit Störung der anorektalen Sensibilität hindeuten (48).

Die anorektale Manometrie ist auch in der Lage, bereits frühzeitig klinisch inapparente Kontinenzstörungen (z. B. vor Anus-praeter-Rückverlagerung) zu erkennen und zu differenzieren. Insgesamt erlaubt somit das Untersuchungsergebnis eine Einteilung der Stuhlinkontinenz und folglich die Konzeption einer differenzierten Therapie. Teil dieses Therapiekonzeptes ist u. a. das Biofeedback-Training des anorektalen Kontinenzorgans. Die anorektale Manometrie dient diesbezüglich auch zur objektiven Darstellung des Therapieerfolges (32).

Defäkographie

Bei der Defäkographie handelt es sich um eine durch Kontrast verstärkte radiologische Untersuchungsmethode des Anorektums. Sie erlaubt eine radiologische Darstellung des dynamischen rektalen Entleerungsvorgangs.

Dies ist insbesondere bei Vorliegen einer sekundären Inkontinenz zur Differenzierung der primären Grundschädigung notwendig (30). So ergeben sich durch die Defäkographie häufig Hinweise auf das Vorliegen eines spastischen Beckenbodens, von Rektozelen, eines Prolapses oder einer Intusseption. Darüber hinaus zeigen sich ebenso häufig ein klaffender Analkanal mit Spontanabgang von Kontrastmittel und ein fehlendes Anheben des Beckenbodens bei maximaler Willkürkontraktion des Schließmuskels und der Muskulatur des Beckenbodens.

Stationäre und dynamische Phase. Die Untersuchung gliedert sich in eine stationäre und eine dynamische Phase. Während der stationären Phase können anorektaler Winkel, Analkanallänge und Höhe des Beckenbodens bestimmt werden. Die dynamische Phase mit willkürlichem Pressen und Kneifen dient der Beurteilung der funktionellen Integrität der neuromuskulären Einheit des Kontinenzorgans. Der Nachteil der Untersuchung liegt in seiner hohen Strahlenbelastung, so dass eine strenge Indikationsstellung einzufordern ist (38).

Defäko-MRT. Heute stellt das dynamische MRT oder Defäko-MRT im offenen Kernspintomographen eine sinnvolle Alternative dar (Abb. 2.**54**). Durch das Defäko-MRT kann ohne Strahlenbelastung zusätzlich zur dynamischen Darstellung des Kontinenzorgans und seiner Integrität in einem Arbeitsgang eine Schnittbilddiagnostik des Abdomens und des Beckens mit den Analsphinkteren erfolgen (5). In der diagnostischen Wertigkeit erscheint das Defäko-MRT vergleichbar mit der Endosonographie. Sie eignet sich insbesondere zur Beurteilung des M. sphincer ani externus. Weitere Studien mit größeren Patientenkollektiven sind jedoch notwendig, um den Stellenwert des MRT im Vergleich zu Endosonographie und konventioneller Defäkographie zu klären.

Anale Endosonographie

Durch die anale Endosonographie ist eine direkte und detaillierte Darstellung der Anatomie des Sphinkterapparats möglich (Abb. 2.**55**). Sie erlaubt eine Beurteilung der Stärke und der strukturellen Integrität des internen und des externen Schließmuskels.

Insbesondere muskuläre Defekte können durch die transanal eingeführte Ultraschallsonde (Frequenz 6,5 – 10 MHz) mit einer hohen Sensitivität dargestellt werden.

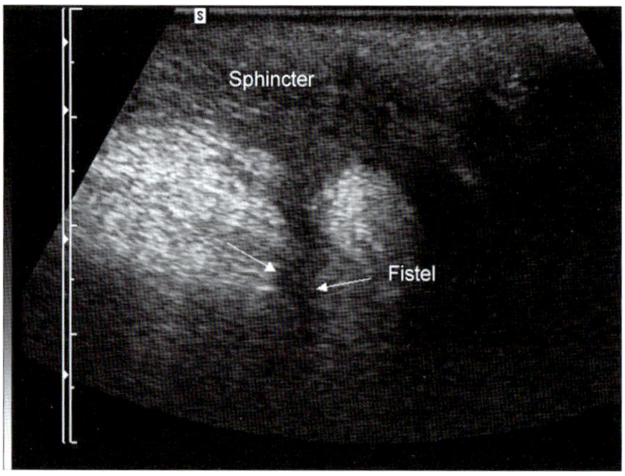

☒ **Abb. 2.55** Rektum-EUS, Fistel mit Sphinkterdefekt.

Aber auch zusätzliche Läsionen wie Abszesse, Fisteln und Tumoren können mit dieser Technik erkannt werden. In der Hand des erfahrenen Untersuchers werden Defekte des M. sphincter ani internus und externus mit einer Sensitivität und Spezifität von fast 100% erkannt (3). Durch die endosonographische Differenzierung von Muskel- und Narbengewebe ist heute das EMG-Mapping zur Darstellung von Sphinkterdefekten nahezu überflüssig geworden. Darüber hinaus können Myopathien, hervorgerufen durch einen bindegewebigen Umbau der Muskulatur, sicher diagnostiziert werden.

⇢ **Sphinkterdefekte.** Zwei Drittel aller Patienten mit Stuhlinkontinenz weisen endosonographisch Sphinkterdefekte auf. Aber auch bei neurogen induzierter Inkontinenz findet sich bei der Untersuchung in einem Drittel der Fälle zusätzlich ein muskulärer Defekt in der Endosonographie. In der weit überwiegenden Mehrzahl treten die muskulären Sphinkterdefekte nach vaginalem Entbindungstrauma auf. Bei Frauen, die als einzigen Risikofaktor für Stuhlinkontinenz eine vaginale Entbindung in der Vorgeschichte angaben, fanden sich bei der Endosonographie in bis zu 90% pathologische Befunde des Analsphinkters (27).

Somit zählt die anorektale Endosonographie heute zum Goldstandard für die Beurteilung der Morphologie des Analsphinkters. Sie ist ein wenig invasives, technisch einfaches, schnelles und kostengünstiges Verfahren; Sensitivität und Spezifität sind allerdings stark untersucherabhängig.

› Neurophysiologische Untersuchungen

Die neurophysiologische Diagnostik dient zur Differenzierung zwischen myogenen und neurogenen Ursachen der Inkontinenz. Eine Pudendusneuropathie findet sich heute bei bis zu 70% aller Patienten mit Stuhlinkontinenz und bei fast 50% aller Patienten, die Sphinkterverletzungen aufweisen. Neurogene Läsionen stellen die häufigste Ursache in der Gruppe der Patienten mit „idiopathischer" Stuhlinkontinenz dar (42). Zur Objektivierung pathologischer Befunde sind eine neurologische Untersuchung mit Beckenbodenelektromyographie und eine Bestimmung der Pudenduslatenzmessung (PNTML) notwendig.

⇢ **Elektromyographie.** Durch die Elektromyographie können Denervierungsprozesse, z.B. ein Dehnungsschaden des N. pudendus, sicher erkannt werden. Gemessen wird dabei die elektrische Aktivität des Externus und des M. puborectalis, während eine Beurteilung des Internus nicht möglich ist (50).

⇢ **Pudenduslatenzmessung.** Die Latenzzeitmessung des N. pudendus (PNTML = pudendus nerve terminal motor latency) hat sich bei Abklärung peripher-neurogener Affektionen bewährt. Insbesondere Dehnungstraumata des N. pudendus (vaginale Entbindung, chronische Obstipation, Descensus perinei) und der Diabetes mellitus führen häufig zu pathologischer Verlängerung der PNTML (53).

Neurophysiologische Untersuchungen sind heute aufgrund der zur Verfügung stehenden diagnostischen Möglichkeiten zur morphologischen (Endosonographie, MRT) und funktionellen (Manometrie) Beurteilung des Sphinkterapparates nur noch in Ausnahmefällen notwendig. Diese komplexen Untersuchungstechniken sollten daher nur in Zentren mit der entsprechenden Ausrüstung und Erfahrung zum Einsatz kommen.

Verlauf und Prognose

Bei der Mehrzahl der Patienten mit Stuhlinkontinenz kann heute durch die fortgeschrittenen diagnostischen und therapeutischen Möglichkeiten eine deutliche Verbesserung der klinischen Symptomatik und der Lebensqualität erreicht werden. Im Rahmen der *konservativen Stufentherapie* mit Einhaltung von Allgemeinmaßnahmen (Ernährung, Verhaltenstraining), der Regulierung der Darmfunktion und spezifischen Trainingsmethoden (z.B. Biofeedback) berichten knapp 50–60% der Patienten über eine Verbesserung ihrer Inkontinenzprobleme (44). Die Wiederherstellung einer intakten Sphinkterfunktion durch *operative Revisionen* zeigt zumindest im Kurzzeit-Follow-up einen Erfolg bei 80% der Patienten. Nach 5 Jahren scheint die Effektivität der operativen Revisionen allerdings nachzulassen und knapp die Hälfte der Patienten ist erneut inkontinent. Valide Langzeitdaten, insbesondere auch zum Erfolg der konservativen Therapie, liegen derzeit (noch) nicht vor (28).

Therapieziele und Maßnahmen

In der weit überwiegenden Anzahl der Fälle entsteht die Stuhlinkontinenz aufgrund einer multifaktoriellen Störung der an der Kontinenzleistung mitwirkenden Faktoren.

Die Therapie der Stuhlinkontinenz sollte möglichst immer kausal sein. Das Behandlungskonzept muss daher für jeden Patienten in Abhängigkeit zur bestehenden klinischen Ausprägung und der zugrunde liegenden Ursache ausgewählt werden.

Die Therapie der Stuhlinkontinenz wird im Regelfall im interdisziplinären Konsens der beteiligten Fachdisziplinen (Gastroenterologie, Chirurgie, Gynäkologie, Urologie, Neurologie, Physiotherapie, Psychotherapie) individuell geplant („Kontinenzzentrum").

Ziele und Vorgehen. Das Maximalziel ist immer die Erlangung einer vollständigen Kontinenz mit Normalisierung der individuellen Lebensqualität. Ist eine kausale Therapie der Stuhlinkontinenz nicht möglich, so kommen zunächst supportive Maßnahmen zum Einsatz. Die symptomatischen Therapieoptionen kommen auch dann zum Tragen, wenn trotz kausaler Therapie eine Inkontinenz fortbesteht oder keine kausal zu therapierende Ursache vorliegt. Generell sollten zunächst – und wenn indikatorisch sinnvoll – alle Möglichkeiten der konservativen Therapie ausgeschöpft werden, bevor chirurgisch rekonstruktiv oder gar nur palliativ (AP-Anlage) behandelt wird (Tab. 2.**42**). Ausnahme sind Sphinkter-Major-Defekte, hier sollte primär die operative Korrektur diskutiert werden.

Supportive Therapie

Optimierung von Stuhlkonsistenz und -frequenz. Bei fehlenden kausalen Therapiemöglichkeiten kommen in der ersten Behandlungsstufe supportiv-konservative Therapieoptionen zum Einsatz. Eine Veränderung der Defäkation kann bereits durch diätetische Maßnahmen erreicht werden (1). So führt u. a. der vermehrte Konsum von Kaffee zu verstärkten gastrokolischen Reaktionen mit der Folge einer erhöhten Kolonmotilität. Aber auch ballaststoffreiche Ernährung, blähende Speisen, scharfe Gewürze und kohlensäurehaltige Getränke (Bier) können eine Inkontinenz hervorrufen oder verstärken, da sie die Kontinenzleistung durch Erhöhung der Stuhlfrequenz und Verminderung der Stuhlkonsistenz hemmen (8). Deshalb besteht die Basisbehandlung für alle Formen der Stuhlinkontinenz zunächst in einer Optimierung von Stuhlkonsistenz, Stuhlfrequenz und Stuhlgangsgewohnheiten. Bei vielen Patienten kann durch optimale Einstellung der Stuhlfrequenz (1-mal täglich) und der Stuhlkonsistenz (weicher, aber geformter Stuhl) eine deutliche Verbesserung der Kontinenzleistung verzeichnet werden.

Tabelle 2.42 Therapieoptionen bei Stuhlinkontinenz

	Therapieoptionen
Kausale Therapie	Behandlung der Ursache einer Stuhlinkontinenz
Supportive Therapie	Diät/Ernährung Verhaltens-/Toilettentraining Reduktion laxierender Nahrungsmittel (Kaffee/Bier) Hygienemaßnahmen (Hautschutz)
Spezifische Therapie	pharmakologisch • Loperamid • Diphenoxylat/Atropin • Codein • Cholestyramin • Östrogen • Phenylephrin • Valproat Biofeedback-Training • Stärkung der Analsphinkteren • Konditionierung der rektalen Perzeption • Training der rektoanalen Koordination Andere • Analtampons • Sphinkterinjektionsverfahren (Kollagen, Silikon) • anale Elektrostimulation
Operative Therapie	Sphinkteroplastik Sphinkter-Repair-Operationen Sphinkterersatz (Gracilis/Gluteus-Transposition) artifizieller Sphinkterersatz Sakralnervenstimulation Kolostomie

Ernährungsumstellung. Dieses Ziel ist erreichbar durch eine ausgewogene orale Zufuhr von Ballaststoffen und Flüssigkeit. Ergänzend können Leinsamen, Weizenkleie, Plantagosamen oder Psyllium (Agiocur, Mucofalk) eingenommen werden. Günstig sind ebenfalls Bananen, Äpfel und Joghurt. Allerdings liegen bis dato keine Studiendaten vor, die diese Empfehlung zur Ernährungsumstellung rechtfertigen (50). Ein individuelles Ernährungs- und Stuhlgangtagebuch kann außerdem helfen, auslösende Faktoren zu detektieren und nachfolgend zu meiden (z.B. Lactose-/Fructoseintoleranz).

Toilettentraining. Ein spezielles Toilettentraining vermeidet lange Toilettensitzungen und übermäßiges Pressen beim Stuhlgang. Darüber hinaus profitieren auch Patienten mit Überlaufinkontinenz, Prolaps oder unvollständiger Entleerung vom sog. Toilettentraining. Zu definierten Zeitpunkten versucht der Patient, durch Applikation von Klysmen, Bisacodyl- und/oder Lecicarbon-CO_2-Zäpfchen den Enddarm vollständig zu entleeren. Im Einzelfall sollte bei Überlaufinkontinenz infolge rektaler Stuhlimpaktierung durch digitales Ausräumen und/oder einen Hebe-Senk-Einlauf die Ursache beseitigt werden.

Pflegerische Versorgung. Generell kann vor allem bei immobilen Patienten in Pflegeheimen durch Eingewöhnung von „ritualisierten" Stuhlgewohnheiten in Verbindung mit kognitivem Training im Einzelfall ein deutlicher Benefit, nicht nur hinsichtlich Inkontinenz und Lebensqualität, möglich sein. Es ist außerdem bekannt, dass pflegebedürftige Patienten mit Inkontinenz eine höhere Mortalität aufweisen als Patienten ohne Inkontinenzsymptome (1). Eine entscheidende Rolle spielt in diesem Zusammenhang die pflegerische Versorgung und die Einhaltung grundlegender Hygienemaßnahmen bei diesem speziellen Patientengut. Dazu gehören das rasche Entfernen von Stuhlbestandteilen und die Versorgung mit saugfähigen Vorlagen, um perianale Hautschäden zu vermeiden. Allgemeinmaßnahmen wie regelmäßiges Wechseln von Unterwäsche oder Windeln und Reinigung der Perianalregion nach jedem Stuhlgang sollten generell durchgeführt werden. Zinkoxid-/Kalamin-haltige Lokaltherapeutika (Cremes, Salben, Hautlotion) haben ihren Stellenwert in der Primärprophylaxe oder in der Behandlung von lokalen Hautreizungen/Mazerationen der Perianalregion (1).

Spezifische Therapie

Die spezifische Therapie der Stuhlinkontinenz sollte im interdisziplinären Konsens festgelegt werden.

Interdisziplinäres Vorgehen bei Stuhlinkontinenz

- medikamentöse Therapie,
- Biofeedback-Training,
- Elektrostimulation,
- minimal invasive Lokaltherapie,
- operative Therapie.

Medikamentöse Therapie

Die medikamentöse Therapie der Stuhlinkontinenz kann in spezifische (kausale) Maßnahmen und unspezifische Maßnahmen unterschieden werden. Verschiedene Substanzen, alle mit einem unterschiedlichen Wirkprinzip, stehen heute zur Verfügung.

Kausale medikamentöse Therapie. Zu den spezifischen Therapieoptionen zählt dabei u.a. die kausale, antientzündliche Behandlung einer chronisch entzündlichen Darmerkrankung mit Corticosteroiden und/oder Salicylaten wie Mesalazin. Im Einzelfall können Probiotika und zusätzlich Loperamid hilfreich sein (44). Die autonome und periphere Neuropathie beim Diabetes mellitus kann Ursache einer Stuhlinkontinenz sein. Neben einer optimalen Blutzuckereinstellung kommen Substanzen wie Loperamid und Clonidin zum Einsatz, das im Kolon eine vermehrte Flüssigkeitsresorption bewirkt. Auf die Pathophysiologie der Überlaufinkontinenz und ihre kausale Therapie wurde bereits eingegangen. Zusätzlich kann bei diesen Patienten, bei Vorhandensein einer ausreichenden kognitiven Funktion, ein spezielles Biofeedback-Training sinnvoll sein. Darüber hinaus hat sich bei Vorliegen einer sog. chologenen Diarhö (z.B. nach Ileozäkalresektion) als Ursache der Inkontinenz die Gabe von Gallensäurebindern wie Cholestyramin (Quantalan) als kausale Therapie bewährt (6).

Unspezifische medikamentöse Therapie. Die unspezifischen medikamentösen Maßnahmen entfalten ihre Wirkung hauptsächlich durch eine Verlangsamung der Darmpassage sowie eine vermehrte Flüssigkeitsresorption aus dem Darm. Daraus resultierend einerseits eine Zunahme der Stuhlkonsistenz und auf der anderen Seite eine Erniedrigung der Stuhlfrequenz. Haupteinsatzgebiet dieser Substanzen ist die Behandlung von Diarrhöen. Zum Einsatz kommen hauptsächlich das Opioid Loperamid und die Kombination Diphenoxylat + Atropin.

In Deutschland ist die Verwendung von Loperamid (3–4 × 2–4 mg/Tag) als Standard anzusehen.

Mehrere plazebokontrollierte Studien demonstrierten hierdurch eine Reduktion der Stuhlfrequenz und des Stuhldrangs, eine Verlängerung der Kolontransitzeit, eine Verringerung des Stuhlgewichtes sowie eine Erhöhung des analen Ruhedrucks (18, 21, 49).

Eine klinische Verbesserung von Stuhlinkontinenzepisoden wurde ebenfalls dokumentiert durch den Einsatz von *Diphenoxylat + Atropin* und *Codeinphosphat*. Im Vergleich zu Loperamid scheint die objektive Wirksamkeit dieser beiden Substanzen jedoch geringer zu sein (20). Berücksichtigt werden müssen zudem das Sucht erzeugende Potenzial dieser Substanzen und die zum Teil erheblichen Nebenwirkungen (Müdigkeit, Schwindel, Mundtrockenheit). Generell ist daher bei Gebrauch dieser Medikamente eine strenge Indikationsstellung zu fordern. Der gewünschte Therapieeffekt bei gleichzeitig tolerabler Nebenwirkungsrate ist häufig nur durch eine individuelle Titrierung der Substanzen erreichbar.

Bei postmenopausalen Frauen konnte durch *Östrogensubstitution* eine Anhebung des Ruhedrucks und Willkürdrucks sowie des maximal tolerablen Rektumvolumens und somit eine Besserung der Stuhlinkontinenz demonstriert werden (9).

Zurzeit wird im Rahmen von klinischen Studien die Effektivität des *5-HT3-Antagonisten Alosetron* zur Inkontinenzbehandlung untersucht. Sinnvoll erscheint diese Substanz vor allem als Alternative zu den bekannten Medikamenten und bei Patienten mit ausgeprägter Diarrhö. Valide Ergebnisse stehen diesbezüglich aber noch aus.

Inzwischen ist durch experimentelle Studien belegt, dass die Verwendung von α_1-adrenergen Agonisten eine Erhöhung des analen Ruhedrucks und eine Verbesserung der Willkürkontraktionskraft zur Folge hat. Die topische Anwendung von *Phenylephrin*(Konzentration 30%) führte bei gesunden Probanden und Inkontinenten zur kurzfristigen Erhöhung des analen Ruhedrucks um bis zu 33% (7). Sinnvoll erscheint dieser therapeutische Ansatz vor allem bei Patienten mit passiver Stuhlinkontinenz und reduziertem Sphinktertonus sowie bei idiopathischer Sphinkterschwäche im Alter. Klinische Daten, die den Gebrauch von α_1-Adrenergika rechtfertigen, liegen aber noch nicht vor.

Biofeedback-Training

Prinzip. Das Biofeedback-Training (BFB) stellt eine spezielle Übungsbehandlung dar und basiert methodisch auf der Grundlage des operanten Konditionierens. Als Therapie der Stuhlinkontinenz wurde das BFB erstmals 1974 beschrieben. Grundprinzip ist die willkürliche Beeinflussung einer normalerweise unwillkürlichen oder nicht wahrgenommenen Körperfunktion durch spezielles Training (6). Dazu wird dem Patienten ein EMG-Sensor oder ein Manometriekatheter in den Analkanal eingeführt und die gemessene Kontraktionskraft des Schließmuskels mittels visuellem oder akustischen Signal rückgemeldet. Neben dem Training des M. sphincter ani externus können bei Verwendung eines Manometriekatheters mit Ballon auch die rektalen Dehnungsreize und die rektoanale Koordination überprüft werden.

Das Ziel des BFB ist eine Steigerung der Kontraktionskraft des analen Sphinkterapparats, eine Verkürzung der zeitlichen Latenz zwischen rektalem Dehnungsreiz und Schließmuskelkontraktion, eine Erhöhung der Perzeption rektaler Dehnungsreize und damit eine Verbesserung der rektoanalen Koordination (33).

Voraussetzungen. Folgende Voraussetzungen für ein erfolgreiches Biofeedback-Training müssen gegeben sein:

- ausreichende Motivation, Kooperation und kognitive Funktion des Patienten,
- Restfunktion der trainierbaren quergestreiften Muskulatur im Sphinkterbereich,
- Wahrnehmung rektaler Dehnungsreize (Sensorik darf nicht hochgradig eingeschränkt sein).

Kontraindikationen. Für die Indikationsstellung spielen die zugrunde liegenden Ursachen der Stuhlinkontinenz keine Rolle. Nur bei Vorliegen systemischer neurologischer Erkrankungen oder von Defekten des Sphinkterapparates, die eines chirurgischen Eingriffs bedürfen (Fisteln, Prolaps), macht das Biofeedback-Training keinen Sinn. Über welchen Mechanismus das BFB seine Wirkung entfaltet, ist noch nicht eindeutig geklärt. Es wird angenommen, dass der Effekt hauptsächlich durch eine Stärkung des äußeren Analsphinkters erzielt wird, während Ruhetonus und Sensibilitätsschwellen im Wesentlichen unverändert bleiben.

Ergebnisse. Die publizierten Ergebnisse des BFB bei Stuhlinkontinenz sind aufgrund von Unterschieden im Patientengut, in der technischen Durchführung und der Definition von erfolgreicher Therapie nur eingeschränkt vergleichbar. In unkontrollierten Studien konnten Erfolgsraten von etwa 70% erzielt werden (11, 17). Bestätigt wurden diese Ergebnisse durch zwei große prospektive Studien (16, 34). Nach Beendigung des Biofeedback-Trainings hält der therapeutische Effekt auch langfristig an. Verschiedene Nachbeobachtungen aus Studien konnten ein gutes bis sehr gutes Langzeitergebnis bei bis zu 60% der Patienten belegen (34). Andererseits konnten Norton und Mitarb. in einer randomisierten Studie demonstrieren, dass in der Gruppe der Patienten die nur einer ausführlichen Aufklärung und Beratung über Allgemeinmaßnahmen (Toilettentraining, Ernährung) unterzogen wurden, das Ansprechen mit 50% nicht schlechter war als in der Gruppe der Patienten, die ein BFB durchgeführt hatten (32).

Elektrostimulation

Transanale Elektrostimulation. Bei der transanalen Elektrostimulation erfolgt die passive Kontraktion und damit das „Training“ des Schließmuskels mittels in den Analkanal eingeführter Elektroden, die zu definierten Zeitpunkten elektrische Stimulationsreize setzen. Der therapeutische Nutzen dieser Therapieform in der Behandlung der Stuhlinkontinenz wird in der Literatur kontrovers beurteilt (35). Eine Metaanalyse der Cochrane-Datenbank kommt daher zu dem Schluss, dass anhand der zur Verfügung stehenden Daten keine valide Aussage zur Effektivität dieser speziellen Therapieform gemacht werden kann (23). Außerhalb von Studien sollte sie daher nicht zum Einsatz kommen.

„SECCA"-Verfahren. Stimuliert durch die Erfahrungen des „STRETTA„-Verfahrens im Bereich des unteren Ösophagussphinkters bei Refluxpatienten, wurde die Radiofrequenztherapie auch bei Patienten mit Analsphinkterschwäche und Stuhlinkontinenz untersucht. Der biologische Wirkmechanismus liegt in einer kurzfristigen, hitzeinduzierten Gewebskontraktion mit der Folge eines „remodelling" von Analkanal und distalem Rektum. Durch diese, auch „SECCA"-Verfahren genannte Lokaltherapie, wurde im Rahmen einer Multizenterstudie bei 50 Patienten eine signifikante Verbesserung der Inkontinenz und der Lebensqualität erreicht (10).

Sakralnervenstimulation. Als weitere Option im Rahmen der Elektrotherapieverfahren der Stuhlinkontinenz steht heute die Sakralnervenstimulation zur Verfügung. Im Gegensatz zu transanaler Elektrostimulation und „SECCA"-Verfahren ist diese Therapieform bereits über das experimentelle Stadium hinaus. Grundprinzip ist die Stimulation der Sakralnerven über einen implantierten Neurostimulator. Das Ziel dieser Stimulation ist die Induktion einer Reinnervation des M. sphincter ani externus und/oder ein axonales Sprouting bei neurogener Inkontinenz. Die Stimulation erfolgt zunächst für 2 – 3 Wochen über eine temporäre Elektrode zur Prüfung der biologischen Wirksamkeit, bevor eine permanente subkutane Elektrode implantiert wird. Mehrere Studien konnten inzwischen eine lang anhaltende Besserung von Stuhlinkontinenzepisoden belegen (31).

Minimal invasive Lokaltherapie

Injektionsverfahren. Diese Therapieformen befinden sich noch in der experimentellen Phase und valide Langzeitdaten liegen diesbezüglich noch nicht vor. Analog zu den lokal-endoskopischen Injektionsverfahren zur Stärkung der Barrierefunktion des unteren Ösophagussphinkters bei der Refluxerkrankung sind auch im Bereich des Analkanals und der Analsphinkteren verschiedene Substanzen untersucht worden. Dabei handelt es sich vor allem um autologes Fettgewebe, Kollagen, synthetische Makromoleküle und Silikon. Diese Substanzen werden zur besseren „Abdichtung" des Analkanals entweder im Bereich des insuffizienten Sphinkters oder zirkumferenziell, in die Submukosa injiziert. Die bisherigen Ergebnisse zeigen bei Patienten mit passiver Stuhlinkontinenz einen guten Erfolg zumindest im Kurzzeit-Follow-up (26, 45). Kontrollierte Langzeitdaten, die eine endgültige Aussage über den Langzeiterfolg dieser Therapie erlauben, fehlen.

Analtampons. Neben den lokal-endoskopischen Verfahren kommen auch noch Analtampons zum Einsatz. Diese sollen den Analkanal kurzfristig mechanisch verschließen und werden daher vor allem bei Patienten mit neurologischen Erkrankungen, Immobilität, Debilität oder gestörter Analschleimhautsensibilität verwendet. Die Akzeptanz und Compliance der Patienten ist jedoch aufgrund der oft fehlenden Tolerierung des mechanischen Hindernisses im Analkanal eher gering. Die Analtampons stellen daher gegenwärtig keine Therapieoption für die längerfristige Behandlung der Stuhlinkontinenz dar.

Operative Therapie

Die Indikation zur operativen Therapie sollte erst nach subtiler Diagnostik und Ausschöpfung aller konservativen Therapiemöglichkeiten oder bei Vorliegen eines rein anatomischen Sphinkterdefekts in spezialisierten Zentren erfolgen.

Bei über 80% der operierten Patienten zeigt sich nach Wiederherstellung einer intakten Sphinkterstruktur eine klinische Verbesserung. Die operativen Therapieformen können unterschieden werden in Sphinkter-Repair-Operationen und Sphinkterersatz-Operationen (28).

Sphinkter-Repair-Operationen. Diese haben die Wiederherstellung der Sphinkterkontinuität zum Ziel und kommen bei Defekten des M. sphincter ani externus zum Einsatz. Das Prinzip ist die überlappende Naht der dehiszenten Externusfasern mit Annäherung bis auf Höhe der Levatormuskulatur und Raffung des internen Sphinkterapparates. Es handelt sich um ein Verfahren mit einer hohen Erfolgsrate und niedriger Komplikationsrate. Lediglich bei gleichzeitiger Pudendusneuropathie verschlechtert sich die Erfolgrate dieser Form des direkten Sphinkter-Repair (12). Die Methode des sog. Post-Anal-Repair bietet sich insbesondere bei Patienten mit idiopathischer oder neurogen bedingter Inkontinenz an. Diese zunächst von Parks beschriebene Technik kann auch bei Patienten empfohlen werden, bei denen eine direkte Sphinkterreparatur ohne anatomischen und/oder funktionellen Erfolg geblieben ist. Eine weitere operative Möglichkeit besteht in der Korrektur der Diastase des M. levator ani, Raffung des Septum rectovaginale und der prärektalen Faszie sowie in einer anterioren Levator- und Externusplastik. Insbesondere bei neurogener Inkontinenz können durch diese Raffung des unteren Anteils des Beckenbodens im anterioren Bereich gute Ergebnisse erwartet werden. Der Effekt der Repair-Operationen im Follow-up ist zeitabhängig. Nach ca. 5 Jahren ist nur noch etwa ein Drittel bis die Hälfte aller Operierten kontinent für flüssigen und festen Stuhl (19).

Sphinkterersatz-Operationen. Eine andere chirurgische Technik umfasst den Sphinkterersatz mit dem Ziel der Wiederherstellung eines zirkulären Schließmechanismus. Diese kommen erst bei Versagen der bereits genannten Verfahren des Sphinkter-Repair zum Einsatz. Für diese Verfahren stehen grundsätzlich der M. gluteus maximus und der M. gracilis zur Verfügung, wobei heutzutage fast nur noch die *dynamische Gracilisplastik* verwendet wird (2). Insbesondere bei großen Internusdefekten, bei denen eine direkte Rekonstruktion fast nie möglich ist, wird die dynamische Gracilisplastik häufig angelegt. Dabei wird der um den Analkanal geschlungene M. gracilis durch 2 Elektroden extern dynamisch stimuliert, wobei der elektrische Stimulator in der Regel subkutan in den linken Unterbauch implantiert wird. Das Grundprinzip ist die Umwandlung der phasisch aktiven Typ-2-Muskelfasern des peripheren Skelettmuskels in ermüdungsarme Typ-1-Fasern, die einen Dauertonus aufrechterhalten können. Ermöglicht wird dies durch eine chronische niederfrequente elektrische Stimulation durch den externen Neurostimulator.

⇢ **Artifizieller Sphinkterersatz.** Bei Patienten mit neurogener Stuhlinkontinenz besteht heute die Möglichkeit des Sphinkterersatzes mit einem artifiziellen Sphinktersystem. Dieses System besteht aus einem Druck regulierenden Ballon und einer Kontrollpumpe zur Aktivierung und Kontrolle des um den Analkanal gelegten aufblasbaren Rings. Die Kontrollpumpe wird bei der Frau in eine der großen Labien und beim Mann ins Skrotum implantiert. In einer prospektiven Studie an 115 Patienten zeigte sich ein erfolgreiches Ergebnis bei 85% der Patienten, allerdings traten insgesamt 384 prozedurassoziierte Komplikationen auf und 46% der Patienten mussten einer chirurgischen Revision unterzogen werden. Der artifizielle Sphinkterersatz sollte daher im Einzelfall und nur als Alternative bei Versagen der Sphinkterersatz-Verfahren eingesetzt werden (52).

Als rein palliatives Verfahren kommt die Anlage eines Anus praeter heute nur noch als Ultima ratio, insbesondere bei immobilen, pflegebedürftigen Patienten, in Ausnahmefällen infrage.

Zunächst sollten, wenn nach der Diagnostik keine Kontraindikationen bestehen, alle Möglichkeiten der konservativen Therapie ausgeschöpft werden, bevor chirurgisch rekonstruktiv oder palliativ eingegriffen wird (29).

Patientenführung bei Stuhlinkontinenz

- „Stuhlinkontinenz kostet zwar nicht das Leben, dafür aber in erheblichem Ausmaß Lebensqualität". Es handelt sich um ein tabuisiertes Leiden. Patienten mit prädisponierenden Faktoren sollten daher einfühlsam und genau exploriert werden.
- Den Patienten sollte klargemacht werden, dass bereits durch Ernährungs- und Verhaltenstraining in vielen Fällen eine Besserung der Inkontinenz möglich ist.
- Die Einhaltung des empfohlenen diagnostischen Algorithmus (Abb. 2.**52**: Anamnese, körperliche Untersuchung, Endoskopie, spezielle Funktionsdiagnostik) ist zur Therapieplanung unerlässlich.
- Je nach Ausmaß des Sphinkterdefekts (Major/Minor) sollte über ein primär operatives Vorgehen entschieden werden. Zunächst sollte in allen anderen Fällen eine konservative Basistherapie durchgeführt werden.

FAZIT FÜR DIE PRAXIS

- Stuhlinkontinenz ist keine eigenständige Diagnose, sondern ein Symptom, das durch verschiedene Grundkrankheiten hervorgerufen werden kann. Altersabhängig leiden bis zu 10% der Bevölkerung an den Symptomen einer analen Inkontinenz.
- Sie ist häufig bedingt durch eine multifaktorielle Pathogenese und nur selten durch einen einzelnen Defekt des Kontinenzorgans.
- Bereits durch Anamnese, körperliche Untersuchung und proktologische Basisdiagnostik (Prokto-/Rektoskopie) kann in vielen Fällen die Ursache geklärt werden. Bleibt die Ursache der Stuhlinkontinenz unklar, so sollten alle Patienten einer anorektalen Spezialdiagnostik (Manometrie, Endosonographie, MRT) zugeführt werden.
- Die Therapie richtet sich nach der zugrunde liegenden Ursache und Symptomatik und sollte im interdisziplinären Konsens der beteiligten Fachgruppen erfolgen. Sie umfasst supportive Maßnahmen (Ernährungsumstellung, Toilettentraining), pharmakologische (kausale medikamentöse Maßnahmen bzw. v.a. Loperamid als unspezifische medikamentöse Therapie) und physikalische Therapieoptionen (Biofeedback-Training) sowie chirurgisch-rekonstruktive Eingriffe (Sphinkter-Repair- und Sphinkterersatz-Operationen).
  - Bei der Mehrzahl der Patienten kann durch die heute vorhandenen Therapieoptionen zumindest eine deutliche Verbesserung der Stuhlinkontinenz und damit auch der Lebensqualität erzielt werden.

Steckbrief Stuhlinkontinenz

Leitsymptom:
wiederholte ungewollte Inkontinenz für festen oder flüssigen Stuhl

Leitbefund und körperliche Untersuchung:
abgeschwächter Ruhetonus der Sphinktermuskulatur und/oder insuffiziente maximale Willkürkontraktion bei der rektal-digitalen Untersuchung

Apparativer Leitbefund:
Erniedrigung der maximalen Willkürkontraktion in der anorektalen Manometrie

Wichtigste Differenzialdiagnose:
entzündliche und/oder tumoröse Veränderungen im unteren Gastrointestinaltrakt als Ursache der Inkontinenz

Therapie:
Unterscheidung in konservative und operativ-interventionelle Verfahren. Durch Ernährungsumstellung, Verhaltenstraining, medikamentöse Therapie (Loperamid) und Biofeedback-Training kann zumeist eine deutliche Besserung erzielt werden. Chirurgisch-reparative und/oder -rekonstruktive Eingriffe sollten nur im interdisziplinären Konsens in erfahrenen Zentren erfolgen.

Bemerkungen:
hohe Dunkelziffer und enorme sozioökonomische Bedeutung!

2.13 Neuropsychiatrische Störungen

A.-P. Barreiros, P. R. Galle

EDITORIAL **In diesem Kapitel werden „neuropsychiatrische Störungen" innerhalb der Gastroenterologie erörtert. Dass neuropsychiatrischen Störungen in der Gastroenterologie eine außerordentliche Bedeutung haben, sieht man daran, dass die somatoformen autonomen Funktionsstörungen des oberen und unteren Gastrointestinaltraktes als die häufigste Zuweisungsdiagnose an Internisten und Gastroenterologen angesehen werden (12). Dabei spielen im Bereich des Intestinums die chronisch entzündlichen Darmerkrankungen, das Colon irritabile sowie die psychogenen Essstörungen eine große Rolle. Im Bereich der Hepatologie sind es beispielsweise die alkoholtoxischen Organschädigungen und der Morbus Wilson.**

Definitionen

Unter „neuropsychiatrischen Störungen" innerhalb der Gastroenterologie werden neurologische und psychiatrische Symptome verstanden, die gemeinsam mit gastroenterologischen Erkrankungen auftreten und ihrerseits an das Vorliegen bestimmter Krankheiten aus dem Bereich der Gastroenterologie denken lassen können. Dabei treten neurologische und psychiatrische Störungen oftmals gemeinsam auf, so dass diese manchmal nur unscharf voneinander abzugrenzen sind.

Psychische Störungen. Generell unterscheidet man extrazerebrale Erkrankungen mit Einwirkung auf das Gehirn, sog. „organisch bedingte psychische Störungen", von den psychiatrischen Störungen, für die man bisher kein organisches Korrelat finden konnte. Zu Letzteren gehören z. B. endogene Psychosen wie Schizophrenie, affektive Psychosen wie Depressionen, Persönlichkeitsstörungen oder neurotische Störungen.

Auch in der Gastroenterologie treten im Rahmen von organisch bedingten Erkrankungen psychische Störungen auf, die meistens reversibel sind.

Allgemein versteht man unter psychischen Störungen eine Änderung des Bewusstseins. Bevor man sich dem Begriff der Bewusstseinsstörung annähert, sollte allerdings zuvor eine Definition des Bewusstseinbegriffs erfolgen. Neben dem medizinischen Aspekt fließen auch Vorstellungen aus der Philosophie, der Religion und der Gesellschaft in die Beschreibung von Bewusstsein ein.

Bewusstseinsbegriff

Der Psychologe William James definierte bereits im Jahr 1890 Bewusstsein als die Wahrnehmung der eigenen Person und der Umgebung (1, 3). Dabei postulierte er, dass Bewusstsein

- individuell und persönlich ist,
- eher einem immerwährenden Fluss als einer statischen Einheit ähnelt,
- aus einem Kontinuum verschiedener Bestandteile bestehe.

Zum Bewusstsein gehören philosophisch gesehen komplexe Leistungen höherer Ordnung, z. B. Objektbildung, Relationstypen, Zeiterleben, Raumerleben, Kausalitätserleben, Situiertheit und phänomenale Welten (1, 2).

Bewusstseinsebenen. Es werden 3 unterschiedliche Ebenen des Bewusstseins unterschieden:

1. *Wachheit:* Unter dieser Ebene versteht man für gewöhnlich die neurologische Ebene. Sie ist die Voraussetzung dafür, auf externe Reize zu reagieren. Störungen in dieser Ebene münden in die nachfolgend näher beschriebenen quantitativen Bewusstseinsstörungen.
2. *Aufmerksamkeit und Sinneswahrnehmung:* Hierbei handelt es sich um die Einbeziehung der Sinne in die eigene Aufmerksamkeit und Wahrnehmung. Dabei stehen im Gegensatz zur ersten Ebene die Inhalte des Bewusstseins im Vordergrund.
3. *Geistesebene:* Dieser Bewusstseinsbegriff umfasst die eher philosophischen Aspekte wie Glauben, Hoffnung oder Furcht. Im Gegensatz zu den ersten beiden Ebe-

nen verlässt diese den individuellen Teil und schließt vor allem gesellschaftliche, religiöse und normative Aspekte ein.

In neuerer Zeit wird das alte Körper-Geist-Problem auf neurobiologischer Basis analysiert und diskutiert, wodurch die komplexe Idee des neuropsychologischen Bewusstseinbegriffs evidenter und fassbarer wird.

Im Folgenden soll vorwiegend auf die medizinischen Vorstellungen der ersten Ebene Bezug genommen werden. Bewusstsein wird hier als Wachheit zusammen mit einer sich den äußeren Stimuli anpassenden Aufmerksamkeit verstanden. Diese Funktion wird neuroanatomisch durch die Formatio reticularis des Hirnstamms bestimmt. Wegweisend waren schon frühe Untersuchungen von Moruzzi et al aus dem Jahr 1949, die die Bedeutung der Formatio reticularis für Wachheit und Reaktionsfähigkeit manifestierten. Im Gegensatz dazu hängen die Fähigkeiten zur Beachtung der eigenen Person und der Umwelt sowie generell zur Aufmerksamkeit mit höheren Hirnfunktionen zusammen, die sich anatomisch insbesondere auf den Thalamus und den temporalen sowie frontalen Kortex projizieren.

Bewusstseinsstörungen

Bei den Bewusstseinsstörungen unterscheidet man generell zwischen qualitativen und quantitativen Bewusstseinsstörungen. Bei den qualitativen Bewusstseinsstörungen liegt eine Beeinträchtigung der Bewusstseinsinhalte vor (4), bei den quantitativen Bewusstseinsstörungen hingegen der Bewusstseinslage, des Bewusstseinsgrades sowie der Vigilanz. Die qualitativen Bewusstseinsstörungen fallen vorwiegend in den Bereich der Psychiatrie, so dass in diesem Kapitel der Schwerpunkt in der Beschreibung der quantitativen Bewusstseinsstörungen liegt.

Quantitative Bewusstseinsstörungen

Die quantitativen Bewusstseinsstörungen werden in 3 Schweregrade unterteilt: Somnolenz, Sopor und Koma.

→ **Somnolenz.** Bei der Somnolenz befindet sich der Patient in einem schlafähnlichen Zustand, öffnet aber auf Anruf oder leichten Schmerzreiz die Augen und kann einfache Aufforderungen befolgen. Meistens kann der Patient auch kurze Angaben zur Vorgeschichte machen, dämmert aber häufig während des Gesprächs ein.

→ **Sopor.** Im Zustand des Sopors ist der Patient in einem tiefschlafähnlichen Zustand und kann nur kurzzeitig mit

Tabelle 2.43 Klassifikation und Leitsymptome der Störungen des Wachbewusstseins (nach Hacke 1986)

Bewusstseinstrübung
• schläfriger bis schlafähnlicher Zustand • Augen werden spontan oder auf Aufruf und/oder leichte Schmerzreize geöffnet • einfache Aufforderungen können befolgt werden (Somnolenz) • tiefschlafähnlicher Zustand, der nur mit erheblichen Außenreizen, die zu kurzem Erwachen führen, unterbrochen werden kann (Sopor)
Bewusstlosigkeit (Koma)
• Patient ist nicht erweckbar, Augen sind meist geschlossen • Reaktionsmöglichkeit auf Schmerzreize, Tonus und Spontanatmung definieren die Komatiefe **Koma I** • auf Schmerzreize gezielte Abwehrbewegungen in nicht paretischen Extremitäten • keine Pupillenstörungen • Bulbi konjugiert • okulozephaler Reflex positiv **Koma II** • auf Schmerzreize konstant ungezielte Abwehrbewegungen • Anisokorie möglich, Lichtreaktion erhalten **Koma III** • auf Schmerzreize inkonstante, ungezielte Bewegungen, evtl. Streck- und Beugesynergismen • erhöhter Muskeltonus • zephale Reflexe evtl. erhalten • okulozephaler Reflex pathologisch • vestibulookuläre Reflexe pathologisch **Koma IV** • keine Schmerzreaktion, evtl. seltenes spontanes Strecken, Pupillen weit und reaktionslos • zephale Reflexe fallen kraniokaudal aus

starken Schmerzreizen geweckt werden. Auch bei anhaltenden Reizen dämmert der Patient immer wieder weg.

Koma. Ist ein Patient im Koma, ist er nicht mehr erweckbar und hält die Augen geschlossen. In diesem Zustand ist der Patient bewusstlos.

Die Tiefe eines Komas wird nach Beurteilung der Reaktion auf Schmerzreize oder Ansprache, des Muskeltonus, der Funktion von Hirnstammreflexen und der Spontanatmung des Patienten bestimmt. Es werden insgesamt 4 unterschiedliche Komatiefen unterschieden (Tab. 2.**43**).

Die Komastadien I und II werden als leichtes, die Stadien III und IV als schweres Koma bezeichnet.

Glasgow-Komaskala (GKS)

Hierbei handelt es sich um die bekannteste Komaskala, die in multiplen medizinischen Fachrichtungen (z.B. Anästhesie, Neurologie, Innere Medizin) im klinischen Alltag angewandt wird (Tab. 2.**44**). Komaskalen wurden entwickelt, um eine Standardisierung in der Befunderhebung zu gewährleisten. Außerdem dienen sie zur Kontrolle des Funktionszustands des Gehirns. Vorteil der Glasgow-Komaskala gegenüber anderen Komaskalen ist, dass sie auch im präklinischen Kontext und von nichtärztlichem Personal, z.B. in der Notfallmedizin, eingesetzt werden kann. Sie beurteilt verbale und motorische Reaktionen sowie die Fähigkeit, die Augen zu öffnen. Die höchste zu erreichende Punktzahl ist 15, was bedeutet, dass der Patient bei vollem Bewusstsein ist. Bei der minimalen Punktzahl von 3 Punkten besteht bei dem Patienten ein tiefes Koma bzw. ein Hirntod. Werden wiederholte Kontrollen durchgeführt, erlaubt die Beurteilung eine Abschätzung der Prognose. In einer Gruppenuntersuchung ließ sich 24h nach dem Trauma bei 90% der Patienten voraussagen, ob sie das Trauma überlebten oder nicht. Ein großer Nachteil der GKS ist, dass eine Differenzierung der zerebralen Funktionsstörung nicht erfasst wird (5).

Tabelle 2.44 Glasgow-Komaskala (nach 5)

Prüfungszeichen	Reaktion	Punkte
Augen öffnen	spontan	4
	nach Aufforderung	3
	auf Schmerzreiz	2
	kein Augenöffnen	1
Verbale Reaktion	orientiert	5
	verwirrt	4
	inadäquat	3
	unverständlich	2
	keine verbale Reaktion	1
Motorische Reaktion (auf Aufforderung bzw. Schmerzreiz)	kommt Aufforderungen adäquat nach	6
	nur halbseitig	5
	normale Beugung	4
	abnorme Beugungsbewegung	3
	Strecken	2
	keine Reaktion	1

Differenzialdiagnostisch abzugrenzende komaähnliche Erkrankungen

Es gibt komaähnliche Erkrankungen, die bei der klinischen Abgrenzung Probleme bereiten können, weswegen hier die wichtigsten kurz besprochen werden sollen.

Status vegetativus (Wachkoma, apallisches Syndrom). Der Status vegetativus bezeichnet eine Dissoziation zwischen Wachheit und Bewusstheit, d.h. ein wacher Patient kann sich und seine Umgebung nicht wahrnehmen. Dieser Patient ist nicht in der Lage, auf seine Umwelt zu reagieren oder mit ihr Kontakt aufzunehmen. Der Begriff Status vegetativus beschreibt die Diskrepanz zwischen den erhaltenen vegetativen Funktionen des Patienten bei gleichzeitigem Verlust mentaler und kognitiver Fähigkeiten. Die Patienten haben einen Schlaf-Wach-Rhythmus, was das wichtigste Unterscheidungsmerkmal zum Koma darstellt. Sie haben meist geöffnete Augen, der Blick wandert ziellos umher, die Atmung ist vollständig erhalten, ungezielte Bewegungen oder ungerichtete Schluck-oder Kaubewegungen sind möglich. Diese motorischen Äußerungen werden oft von Außenstehenden, v.a. Familienangehörigen, als zielgerichtete oder bewusste Reaktionen missgedeutet. Ein Status vegetativus entwickelt sich meist aus einem Koma heraus, was eine Abgrenzung noch zusätzlich erschwert. Die Patienten werden zum größten Teil über eine Ernährungssonde ernährt. Es wird zwischen einer vorübergehenden Form und einer persistierenden Form unterschieden. Dabei ist ein permanentes apallisches Syndrom anzunehmen, wenn dieser Umstand ohne Veränderung für 3–12 Monate vorliegt. Grundsätzlich ist eine Erholung möglich, die – wenn sie eintritt – meist innerhalb der ersten 3 Monate vorkommt und oft nicht mit einem guten klinischen Zustand korreliert. Pathophysiologisch geht man von einer Entkoppelung des Hirnstamms von der Hirnrinde aus.

Akinetischer Mutismus. Diese wachen Patienten sind bewegungslos und stumm, was Ausdruck einer ausgeprägten Antriebsstörung ist. Aufforderungen werden zum Teil mit einer großen Verzögerung befolgt. Als Ursache lässt sich oft eine bilaterale Läsion (z.B. Anteriorstromgebiet oder der Basalganglien) nachweisen. Im Gegensatz zu den Patienten im Status vegetativus können diese Patienten mit den Augen fixieren und Kontakt aufnehmen.

Akute Parkinson-Krise (akinetische Krise). Diese Patienten leiden unter einer extremen Akinesie, weshalb sie bettlägerig werden und nicht mehr schlucken können. Gleichzeitig bestehen vegetative Symptome wie Fieber und extremes Schwitzen, wodurch es meistens durch sekundäre Elektrolyt- und Wasserhaushaltsstörungen tatsächlich zu lebensgefährlichen Bewusstseinsstörungen kommen kann.

Zu Beginn einer solchen Krise sind die Patienten trotz der typischen Parkinson-Symptome Rigor und Akinesie wach und kontaktfähig.

Locked-in-Syndrom. Patienten mit dem Locked-in-Syndrom sind bei vollem Bewusstsein und wach. Sie können allerdings nur extrem eingeschränkt auf ihr Umfeld reagieren. Die Ursache dafür liegt in einer ausgedehnten Läsion, meist Infarkte, an der Basis der Pons mit Zerstörung der kortikospinalen und kortikobulbären Bahnen. Bei den Patienten liegt demnach immer eine vollständige Tetraparese vor und sie müssen immer beatmet werden. Eine rekanalisierte Basilaristhrombose ist die häufigste Ursache für die Ausbildung eines Locked-in-Syndroms, andere Ursachen sind Hirnstammblutungen oder Hirnstammkontusionen. Die Betroffenen können nur über vertikale Blickbewegungen oder Oberlidbewegungen kommunizieren, da diese Bewegungen unabhängig von der Pons im Mittelhirn generiert werden. Bücher von betroffenen Patienten („Schmetterling und Taucherglocke") zeigen, dass mit Hilfe eines vereinbarten Codes die Kommunikation möglich ist. Insgesamt ist die Prognose dieser Patienten ungünstig. In der Literatur gibt es nur vereinzelte Berichte über Patienten, die dieses Krankheitsbild überlebten, so dass die meisten betreuenden Neurologen eine Sedierung der Patienten mit deren Einvernehmen empfehlen. Die Unterscheidung dieses Syndroms vom Status vegetativus oder vom Koma ist vor allem von menschlicher Bedeutung, da diese Patienten bewusstlos wirken, aber tatsächlich bei vollem Bewusstsein sind und jegliche Kommentare ihrer Umgebung realisieren, ohne darauf reagieren zu können.

Qualitative Bewusstseinsstörungen

Bei den qualitativen Bewusstseinsstörungen handelt es sich um Störungen, die sich auf Bewusstseinsinhalte beziehen. Dazu gehören Störungen der Wahrnehmung im Sinne von Halluzinationen, des Denkinhaltes (Wahn), der Persönlichkeit mit Wesensveränderungen und auch der Stimmung (Manie, Depression). Diese Erkrankungen gehören vorwiegend in den Zuständigkeitsbereich der Psychiatrie.

Zur Gruppe der qualitativen Bewusstseinsstörungen gehören aber auch kognitive Störungen, wie Merkschwäche, Konzentrationsschwäche und Intelligenzminderung.

Einige davon findet man auch in der Gastroenterologie, weshalb sie an dieser Stelle kurz abgehandelt werden sollen.

Delirantes Syndrom. Hier stehen akut bis subakut aufgetretene Verwirrtheitszustände mit Desorientiertheit zu Zeit und Ort im Vordergrund. Angaben zur eigenen Person sind uneingeschränkt möglich. Gleichzeitig treten bei diesen Patienten Aufmerksamkeitsstörungen auf mit der Unfähigkeit, auf die Umwelt adäquat zu reagieren. Typisch sind bei diesem Syndrom auch Denkstörungen, die vor allem von Weitschweifigkeit und inkohärentem Denken geprägt sind (6). Die Bewusstseinslage ist insgesamt schwankend von Somnolenz bis Überaktivität. Bei vielen der Betroffenen ist eine ungezielte psychomotorische Unruhe (Nesteln, Konfabulieren) und ein umgedrehter Schlaf-Wach-Rhythmus festzustellen. Fakultativ treten gleichzeitig auch vegetative Symptome wie Schwitzen, Tremor, Fieber oder Tachykardie auf. Eine ängstliche Unruhe und Schlafstörungen gehen den eigentlichen psychopathologischen Phänomenen als prädilirantes Syndrom manchmal voraus.

Amnestisches Syndrom. Es handelt sich um ein Syndrom, in dessen Mittelpunkt eine Beeinträchtigung des Kurzzeitgedächtnisses steht, während die Leistung des Langzeitgedächtnisses weniger stark betroffen ist. Die Patienten sind unfähig, neue Inhalte zu erlernen. Gespräche können nur über die letzten 5 min geführt werden, jedoch nicht über Sachverhalte, die einige Stunden zurückliegen. Die Störung tritt unabhängig vom Vorliegen eines Delirs auf und erfüllt nicht die Kriterien für eine Demenz, da Wahrnehmung und kongnitive Funktionen in der Regel ungestört sind. Auffällig sind bei den Patienten das Vorliegen von ratlosem Affekt und stereotypen, sich wiederholenden Nachfragen.

Ursachen für amnestische Störungen sind intrakranielle Prozesse, Traumata, Infektionen, Intoxikationen, transitorische Ischämien und Anfallsleiden. Als Prädilektionsorte zerebraler Schädigung gelten dienzephale und mediale temporobasale Lokalisationen.

Organisch bedingtes paranoid-halluzinatorisches Syndrom. Treten anhaltende oder wiederkehrende Wahnideen oder Halluzinationen im Rahmen von Erkrankungen auf, die eindeutig mit einer Hirnfunktionsstörung in Zusammenhang gebracht werden können, bezeichnet man dies als organisch bedingtes Wahnsyndrom (6). Verallgemeinert kann man sagen, dass optische Halluzinationen für eine organisch bedingte Störung sprechen, während akustische Halluzinationen häufiger bei der Schizophrenie auftreten. Die einzige Ausnahme bildet die Alkoholhalluzinose.

Organisch bedingtes affektives Syndrom. Auch hier muss ein eindeutig kausaler Zusammenhang zwischen den psychologischen bzw. psychiatrischen Symptomen und einer organischen Erkrankung bestehen. Man unterscheidet das affektive Syndrom in ein depressives und ein manisches Syndrom.

Patienten mit *depressivem Syndrom* leiden unter Interesselosigkeit, trauriger Stimmungslage, fehlendem Antrieb, Hoffnungslosigkeit, Schlaflosigkeit und Libidoverlust. Nicht selten liegt bei diesen Patienten eine chronische Grunderkrankung mit schlechter Langzeitprognose vor. Häufig bestehen bei diesen Patienten Suizidgedanken.

Liegt ein *manisches Syndrom* vor, finden sich bei den Patienten eine gehobene, häufig gereizte Stimmung, Größenwahn, Selbstüberschätzung, Schlaflosigkeit und allgemein ausgeprägte psychomotorische Unruhe.

Tabelle 2.45 Diagnostische Kriterien des organisch bedingten Persönlichkeitssyndroms (nach 6)

- Eine überdauernde Persönlichkeitsauffälligkeit, die entweder lebenslang besteht oder eine Änderung oder eine Zuspitzung früherer charakteristischer Persönlichkeitszüge darstellt und wenigstens eines der folgenden Merkmale einschließt:
  - affektive Instabilität mit ausgeprägtem Wechsel von normaler Stimmung zu Depression, Reizbarkeit oder Angst
  - wiederholte Aggressions- oder Wutausbrüche, die in krassem Widerspruch zu vorausgehenden psychosozialen Belastungsfaktoren stehen
  - ausgeprägte Beeinträchtigung des sozialen Urteilsvermögens, z. B. sexuelle Indiskretionen
  - ausgeprägte Apathie und Gleichgültigkeit
  - Argwohn oder paranoide Vorstellungen.
- Aufgrund der Anamnese, des körperlichen Befundes oder technischer Zusatzuntersuchungen gibt es Hinweise auf einen spezifischen organischen Faktor (oder Faktoren), der einen ätiologischen Zusammenhang mit der Störung nahe legt.
- Diese Diagnose ist bei einem Kind oder Jugendlichen nicht zu stellen, wenn sich das klinische Bild auf Zeichen beschränkt, die eine Aufmerksamkeits- und Hyperaktivitätsstörung charakterisieren.
- Die Störung tritt nicht nur während eines Delirs auf und erfüllt nicht die Kriterien einer Demenz.

Organisch bedingter Persönlichkeitsabbau. Organisch bedingte zerebrale Störungen können zu einem Abbau und gar zum Zerfall der Persönlichkeit führen (Tab. 2.**45**). Dabei stehen vor allem der Kontrollverlust über die eigenen Affekte sowie das Vorliegen übersteigerter Charakterzüge im Vordergrund.

Feststellen von neuropsychiatrischen Störungen

Die wichtigste Untersuchungsmethode, um neuropsychiatrische Störungen festzustellen, ist das Gespräch mit dem Patienten. Um neuropsychiatrische Störungen angemessen erkennen und sukzessive auch beurteilen zu können, ist es von großer Bedeutung, standardisierte Vorgehensweisen zu wählen. Dadurch werden Untersuchungsergebnisse vergleichbar und können eine gewisse Allgemeingültigkeit erlangen. Des Weiteren ist es sehr wichtig, die erhobenen Befunde so anschaulich zu beschreiben und zu dokumentieren, dass jeder, der die Krankengeschichte liest, diese Befunde nachvollziehen und sich einen eigenen Eindruck machen kann.

Bei jedem Verdacht auf eine Hirnschädigung soll wenigstens eine orientierende neurologische und psychiatrische Untersuchung durchgeführt werden.

Funktionen. Die 10 wichtigsten Funktionen einer psychiatrischen Prüfung sind:

- Bewusstsein,
- Orientierung,
- Wahrnehmung,
- Aufmerksamkeit, Konzentration,
- Denken, Gedankengang,
- Ich-Störungen,
- Affekt und Grundstimmung,
- amnestische Funktionen,
- Intelligenz,
- Psychomotorik.

Zu den psychischen Begleitsymptomen internistischer Erkrankungen gehören Störungen der Vigilanz, der Orientierung, des Gedächtnisses, des Antriebs und der Affektivität.

Überprüfung von Vigilanzstörungen

Hierunter versteht man die Prüfung der Wachheit eines Patienten. Viele Patienten mit neuropsychiatrischen Störungen leiden unter einem gestörten Schlaf-Wach-Rhythmus. Je nach Grad der Vigilanzstörung unterscheidet man zwischen Somnolenz, Sopor und Koma (Tab. 2.**43**).

Bei der Überprüfung des Wachheitszustands des Patienten beobachtet man neben der Spontaneität, das psychomotorische Tempo, die Aufmerksamkeit und die Erweckbarkeit auf optische, akustische und sensible Stimuli.

Generell bleibt bei zunehmender Vigilanzstörung zuerst die Reaktion auf optische, dann auf akustische und zuletzt auf Schmerzreize aus.

Ätiopathogenese. Wenn Einschränkungen der Vigilanz festzustellen sind, können diese in der Gastroenterologie im Rahmen von Intoxikationen (z. B. Alkohol) oder Stoffwechselerkrankungen (hepatisches, urämisches Koma) auftreten.

Überprüfung von Orientierungsstörungen

Man unterscheidet hierbei, ob ein Patient zeitlich, örtlich, situativ und zur eigenen Person orientiert ist. Der Patient sollte dementsprechend gezielt nach Datum, Ort und Situation sowie Angaben zur eigenen Person, z. B. Geburtsdatum oder -ort, befragt werden.

Ätiopathogenese. Desorientiertheit bezüglich der Zeit und des Ortes kann schon bei Fieber vorkommen. Auch im Delir (z. B. Alkoholentzugsdelir) ist die Orientierung zu Zeit und Ort gestört. Liegt eine Beeinträchtigung zur eigenen Person vor, muss eine hochgradige zerebrale Dysfunktion angenommen werden, wie z. B. bei einer Demenz.

Überprüfung von Gedächtnisstörungen

Gedächtnisstörungen beschreiben Störungen der mnestischen Funktionen, wie Merkfähigkeit und Altgedächtnis. Schon bei der Erhebung der Anamnese lassen sich diese Funktionen überprüfen. Ein zeitlich begrenzter Gedächtnisverlust wird als *Amnesie*bezeichnet. Liegt die Gedächtnislücke vor der Zeit des Eintretens der Vigilanzstörung, dann spricht man von einer retrograden Amnesie, liegt sie danach von anterograder Amnesie.

→ **Ätiopathogenese.** Auch innerhalb der Gastroenterologie sind Erkrankungen, die mit Gedächtnisstörungen einhergehen, oft mit Vigilanzstörungen gekoppelt. Somit kommen sie im Rahmen von Intoxikationen (z. B. Alkohol) oder Stoffwechselstörungen (z.B. hepatische Enzephalopathie) vor. Eine Sonderstellung nimmt die meist persistierende Gedächtnisstörung im Rahmen eines chronischen Alkoholabusus, das Wernicke-Korsakow-Syndrom, ein (s. dort). Typischerweise tritt eine Amnesie auch nach epileptischen Anfällen, z B. im Rahmen eines Alkoholentzugs, auf (s. u.).

Überprüfung von Sinnestäuschungen

Unter Sinnestäuschungen werden illusionäre Verkennungen oder Halluzinationen verstanden. Der Patient berichtet meist von sich aus über optische Halluzinationen (z. B. Tiere [Mäuse], Lichtblitze, Menschen), über akustische, taktile, Geruchs-oder Geschmackshalluzinationen.

→ **Ätiopathogenese.** Schon bei Erschöpfungszuständen, Übermüdung oder Fieber kann es zur illusionären Verkennung der Umwelt kommen. Visuelle Halluzinationen beweglicher „Objekte" wie Kleintiere (z. B. weiße Mäuse, Spinnen oder Kaninchen) kommen besonders im Alkoholdelir vor. Aber auch visuelle und akustische Halluzinationen mit z. T. Wahn- und Trugwahrnehmungen kommen im Delirium tremens vor (s. dort). Eine paranoid-halluzinatorische Psychose, die mit einer ataktischen Gangstörung vergesellschaftet ist, sollte an eine Vitamin-B_{12}-Hypovitaminose (s. dort) denken lassen.

Überprüfung von Antriebs- und Affektstörungen

Hierbei handelt es sich um die Untersuchung von Psychomotorik und Affektivität. Beides kann in übersteigerter Form vorliegen im Sinne einer Antriebssteigerung bzw. eines gehobenen Selbstwert- und Lebensgefühls oder vermindert sein (Antriebsmangel bzw. herabgesetztes Selbstwert- und Lebensgefühl). Von Affektinkontinenz spricht man, wenn es gehäuft zu unkontrollierten Affektausbrüchen kommt, unter Affektlabilität versteht man rasche Stimmungswechsel. Generell beschreibt man die Stimmung als dysphorisch, depressiv, euphorisch oder ängstlich.

→ **Ätiopathogenese.** Störungen des Antriebs und des Affekts finden sich vor allem bei chronischen organischen Psychosyndromen, wie z. B. dem chronischen Alkoholmissbrauch, mit dem wir in der Gastroenterologie häufig konfrontiert sind.

Psychometrische Tests

Psychometrische Tests haben in der Gastroenterologie insbesondere beim Verdacht auf das Vorliegen einer hepatischen Enzephalopathie oder einer Demenz ihren Stellenwert.

Sie dienen dazu, den Schweregrad einer Erkrankung festzustellen, diagnostische und differenzialdiagnostische Hinweise zu liefern und Veränderungen im Verlauf zu messen. Gerade im Stadium der latenten hepatischen Enzephalopathie liegen noch keine für die hepatische Enzephalopathie typischen Beeinträchtigungen des Schlafes, der Konzentration, der allgemeinen Leistung oder der Stimmungslage vor. Allerdings zeigen sich in diesem Frühstadium schon Pathologika in den psychometrischen Tests, die z. B. auf eine zerebrale Störung in Form einer Verlangsamung der Psychomotorik schließen lassen. So kommt diesen Tests im Rahmen der Früherkennung einer hepatischen Enzephalopahie, um eine frühzeitige Therapie einzuleiten, große Bedeutung zu.

› Paper-and-pencil-Tests

Es wurden in der Vergangenheit viele neuropsychologische Tests entwickelt, um die kognitiven Fähigkeiten der Patienten zu überprüfen. Diese waren insbesondere sehr zeitaufwändig. In der Praxis haben sich leicht und schnell durchführbare „Paper-and-pencil-Tests" (10) etabliert. Der Vorteil dieser Tests ist auch, dass sie jederzeit unproblematisch wiederholt werden können und so neben den diagnostischen Zwecken auch zur Verlaufskontrolle unter Therapie eingesetzt werden können. An dieser Stelle sollen 2 Tests exemplarisch vorgestellt werden. Manche Kliniker verwenden zur Verlaufskontrolle auch einfach eine Schriftprobe des Patienten, die sie im Verlauf wiederholen lassen.

→ **Zahlenverbindungstests.** Hierbei lässt man eine beliebige Anzahl von Zahlen der Reihenfolge nach so rasch wie möglich miteinander verbinden (Abb. 2.**56**). Dabei gehen Fehlerkorrekturzeiten mit in das Testergebnis ein.

→ **Liniennachfahrtest.** Die vorgegebenen Linien sollen so rasch wie möglich nachgezogen werden, allerdings ohne an die Begrenzungslinien zu kommen (Abb. 2.**57**).

Flimmerfrequenzanalyse

Bei dieser Methode zur Beurteilung einer hepatischen Enzephalopathie ist die Mitarbeit des Patienten notwendig, so dass sie bei Somnolenten oder Bewusstlosen nicht einsetzbar ist. Den Patienten wird ein pulsierender Lichtpunkt gezeigt, dabei beginnt die Frequenz bei 50 Hz und wird um 0,5 Hz pro Sekunde abgesenkt. Der Patient gibt an, wann er erstmals das Licht als flimmernd erkennt. Diese Frequenz

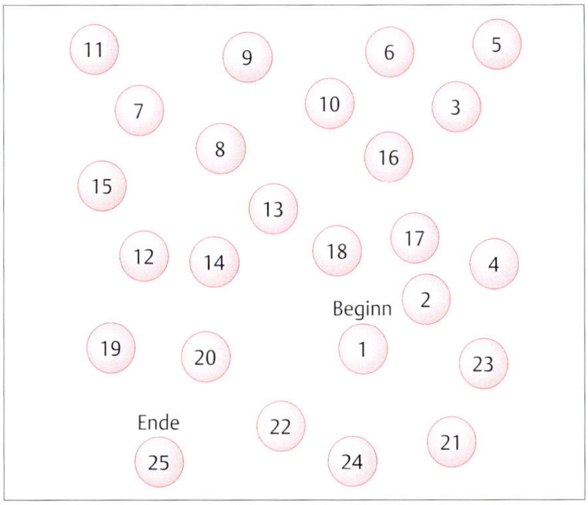

☒ **Abb. 2.56** Zahlenverbindungstest (aus 10).

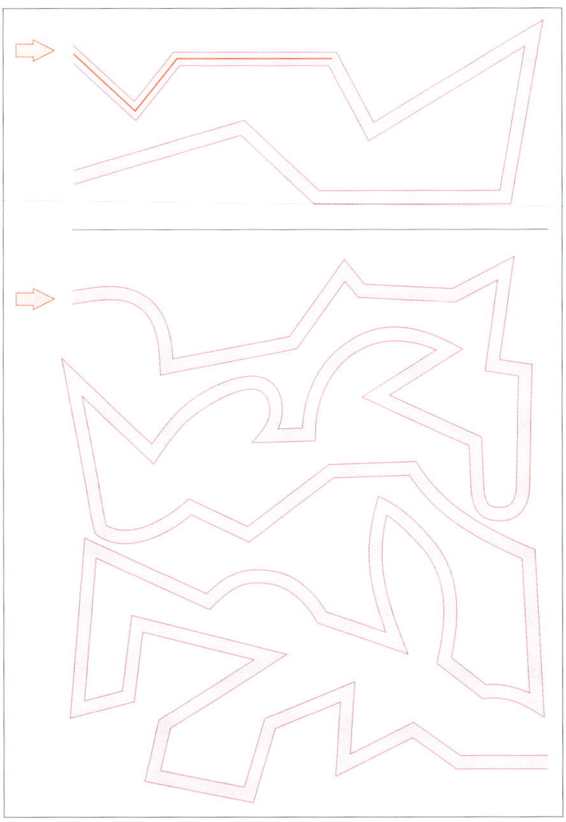

☒ **Abb. 2.57** Liniennachfahrtest (aus 10).

bezeichnet man als kritische Flimmerfrequenz. Als Grenzwert des Normalen wird eine kritische Flimmerfrequenz von 39 Hz angenommen. Der Einsatz am Krankenbett ist durch die Entwicklung eines einfachen Flimmerfrequenzanalysators (Hepatonorm Analyzer) möglich. Von Vorteil ist, dass dieser diagnostische Parameter innerhalb weniger Minuten zu erheben ist und von äußeren Einflüssen wie Untersucher, Bildung und Trainingseffekten unabhängig ist. Eine Reproduktion ist ebenfalls, insbesondere zur Verlaufsbeurteilung und Quantifizierung, jederzeit unproblematisch mit Hilfe des Analysators möglich (14).

Untersuchung von Bewusstlosen

Bei der Untersuchung von bewusstlosen Patienten handelt es sich um neurologische und internistische Notfalluntersuchungen. Die Tab. 2.**46** und 2.**47** fassen das Vorgehen in einer solchen Situation zusammen. Wichtig ist dabei, dass bei Notfallpatienten nach einer nur kurzen Beobachtungszeit und orientierenden körperlichen Untersuchung möglichst schnell die Behandlung lebensbedrohlicher Funktionsstörungen im Vordergrund stehen muss. Erst nach Stabilisierung des Patienten sollte die weiterführende Diagnostik in die Wege geleitet werden.

Mit neuropsychiatrischen Störungen einhergehende Erkrankungen in der Gastroenterologie

Delirium tremens (auch Alkoholentzugsdelir)

Das Delirium tremens tritt nach unbeabsichtigtem, aber auch beabsichtigtem akutem Entzug nach chronischem Alkoholabusus auf.

⇢ **Alkoholentzugssyndrom.** Bevor das Stadium des Delirium tremens eintritt, kommt es zunächst zu einem Alkoholentzugssyndrom. Die Patienten leiden u. a. an vermehrtem Tremor, Schwitzen, Übelkeit, Nervosität, Zittrigkeit und Ängstlichkeit evtl. auch epileptischen Anfällen (Alkoholentzugsanfälle). In diesem Stadium lassen sich alle Symptome durch eine erneute Zufuhr von Alkohol wieder rückgängig machen.

⇢ **Prädelir.** Im Stadium des Prädelirs tritt zusätzlich noch eine stärkere vegetative Symptomatik auf. Typisch ist hier-

▤ **Tabelle 2.46** Allgemeines Vorgehen bei der Untersuchung von Bewusstlosen (modifiziert nach 7)

1. Überprüfung der Vitalfunktionen
   - Atmung und Luftwege, Intubation?
   - Herz und Kreislauf, Reanimation?
2. Peripherer Venenzugang und Blutabnahme
3. Infusion von Kristalloiden
   - ggf. Infusion von Thiamin
4. (Fremd-)Anamnese
5. Inspektion
6. Neurologische Untersuchung
7. Arbeitshypothese mit Differenzialdiagnosen erstellen
8. Weitere diagnostische Maßnahmen einleiten

Tabelle 2.47 Neurologische Notfalluntersuchung bei bewusstlosen Patienten (modifiziert nach 15)

(Fremd)Anamnestische Daten
• Plötzlicher oder langsamer Beginn des Komas • Kopftrauma • Progrediente oder intermittierenden Parese • Fieber, Kopfschmerzen • Diabetes, Hypertonie, Herzinfarkte • Frühere Insulte • Bekannte Epilepsie • Psychiatrische Anamnese, Alkohol, Drogen, Tabletten
Körperliche Inspektion
• Spontanatmung, Atemmuster • Kopfhaltung • Spontane Bewegungen symmetrisch oder asymmetrisch • Fokale Anfälle oder Myoklonien • Spontane Streck- oder Beugesynergien • Verletzungen • Erbrochenes, Urinabgang • Hautveränderungen: Exsikkose, Kachexie • Umgebung: Tablettendosen, Injektionsnadeln, Alkoholflaschen, Unordnung
Untersuchungsschritte
1. Beste Reaktion auf lautes Anrufen – Sprachäußerung: orientiert, verwirrt, aphasisch, fehlend – Augenöffnung: Zuwendung, fehlend 2. Beste Reaktion auf Schmerzreize – Abwehrbewegungen: gerichtet, ungerichtet, fehlend – Streck- und Beugesynergien, Myoklonien, Wälzen – keine Reaktion 3. Nackensteifigkeit und Kopfwendung 4. Pupillen – weit: Isokorie, Anisokorie – Reaktion direkt und konsensuell: vorhanden, verzögert, ausgefallen 5. Augenstellung 6. Vestibulookulärer Reflex 7. Schutzreflexe – Kornealreflex: vorhanden, einseitig gestört, fehlend – reflektorisches Augenschließen bei Drohbewegungen in beiden Gesichtsfeldern – Würgereflex 8. Muskeltonus – schlaff, normal, gesteigert, wechselnd, asymmetrisch 9. Auskultation der Halsgefäße 10. Zentrale Atemstörungen und vegetative Regulationsstörungen

bei das Symptomquartett: Blutdruck- und Pulserhöhung, Tremor und Schwitzen. Manche Patienten leiden unter Zittern der Hände und nervöser Reizbarkeit. Gelegentlich kann auch eine Hyperthermie bei den Patienten beobachtet werden (Tab. 2.**48**).

Delirium tremens. Die Maximalform des Alkoholentzugs ist das Delirium tremens (Tab. 2.**48**). Zusätzlich zu den im Prädelir bereits beschriebenen Symptomen können noch Desorientiertheit in örtlicher, zeitlicher und situativer Hinsicht auftreten. Angaben zur eigenen Person sind meistens uneingeschränkt möglich. Typischerweise kommen bei den Betroffenen auch visuelle Halluzinationen vor, es werden z. B. weiße Mäuse oder andere Kleintiere gesehen. In diesem Stadium ist das Vorliegen von Bewusstseinsstörungen keine Seltenheit, die bis hin zum Koma reichen können. Patienten im Delirium tremens haben eine erhöhter Suggestibilität und eine dementsprechend verminderte Kritikfähigkeit. Das Auftreten von prädeliranten oder deliranten Alkoholentzugssyndromen kommt v. a. nachts vor, da es zu dieser Zeit zum Absinken des Alkoholspiegels kommt. Man beobachtet bei den Patienten, die sich in einem weit fortgeschrittenen Stadium eines Deliriums befinden, nicht selten Grand-Mal-Anfälle. Diese kommen bei ca. 30% der Patien-

Tabelle 2.48 Symptomatologie des Alkoholentzugssyndroms (modifiziert nach 9)

	Symptome		
Alkoholentzugssyndrom	**neurologisch**	**vegetativ**	**psychopathologisch**
Prädelir	Tremor manus generalisierte Anfälle lebhafte Mimik	Nausea, Vomitus Hyperhidrosis Tachykardie	Vigilanz ungestört Schlafstörungen flüchtige illusionäre Verkennung
Delir	grobschlägiger Tremor Mydriasis gesteigerte Eigenreflexe	ausgeprägte Hyperhidrosis hypertensive Blutdruckkrisen Hyperthermie	fluktuierende Vigilanzstörung Desorientierung Suggestibilität Auffassungsstörungen Halluzinationen Angst Unruhe, Nesteln

ten innerhalb der ersten 48 h eines Deliriums vor (9). Typische vegetative Begleitsymptome, die an ein Delirium tremens denken lassen müssen, sind: Mydriasis, Schwitzen, Tachykardie, Tachypnoe, Blutdruckschwankungen, konjunktivale Rötung und erhöhte Körpertemperatur.

Beim Delirium tremens handelt es sich häufig um einen lebensgefährlichen Notfall, der intensive Überwachung erforderlich macht.

Alkoholhalluzinose und Korsakow-Psychose

Hierbei handelt es sich um eine seltene Komplikation bei schwerem Alkoholmissbrauch.

Alkoholhalluzinose. Der Übergang der Alkoholhalluzinose zur Psychose ist oftmals fließend. Ihre Symptomatik wird v. a. von psychopathologischen Symptomen gekennzeichnet, während vegetative Begleitsymptome eher beim Delirium zu finden sind. Es ist unklar, ob die Psychose exogen verursacht ist, durch die Zufuhr von Alkohol und dem daraus resultierenden Thiaminmangel, oder endogen ausgelöst wird. Nach einem Alkoholentzug und anhaltender Abstinenz kommt es manchmal zur Besserung der Halluzinose bis hin – in seltenen Fällen – zur Rückbildung. Bei erneuter Alkoholexposition verschlechtert sich die Situation erneut.

Korsakow-Psychose. Bei der Korsakow-Psychose handelt es sich um die Demenzform des Alkoholdelirs. Klinisch besticht sie durch eine Trias bestehend aus Merkfähigkeitsstörungen, Desorientiertheit und Konfabulationen. Außerdem kommen v. a. akustische Halluzinationen, z. B. Drohungen oder Beschimpfungen vor. Ein Übergang in ein chronisches Krankheitsbild ist möglich und ähnelt dann einem Schizophrenie-ähnlichen Zustand. Die Patienten leiden unter einer anhaltenden anterograden Amnesie, bei oft gleichzeitig bestehender retrograder Amnesie, die über einen Zeitraum von mehreren Jahren zurückreicht. Häufig wird das Vorliegen einer Korsakow-Psychose erst sehr spät erkannt, da bei vielen Patienten lange eine gute Fassade, was Habitus und Umgangsformen angeht, vorliegt. Die Diagnose einer Korsakow-Psychose oder eines Korsakow-Syndroms darf generell erst dann gestellt werden, wenn eine lang andauernde Alkoholabhängigkeit und eine Persistenz des Demenzsyndroms über mindestens 3 Wochen nach Beendigung des Alkoholkonsums vorliegt.

Korsakow-Syndrom/Psychose:
- schwere mnestische Störung,
- Trias: Merkfähigkeitsstörung, Desorientiertheit, Konfabulationen.

Alkoholtoxische Polyneuropathie

Die alkohohltoxische Polyneuropahtie (PNP) tritt nach jahrelangem Alkoholkonsum auf, wobei die Art der alkoholischen Getränke nicht ausschlaggebend ist. Es kommt primär zu einer axonalen Degeneration, selten ist auch eine segmentale Entmarkung nachweisbar. Als Ursache vermutet man einen Vitamin-B_1-Mangel, der durch den Alkoholkonsum und eine dadurch resultierende Ernährungsstörung entsteht. Bei leichter Ausprägung ist neurologisch nur ein Fehlen des ASR auffällig, bei starker Ausprägung eine Parästhesie der Füße und Unterschenkel sowie vermehrte Wadenkrämpfe.

Alkoholtoxische Polyneuropathie:
- fehlender ASR,
- Parästhesie der Füße und Unterschenkel.

Alkoholische Hirnatrophie

Man unterscheidet hierbei zwischen alkoholbedingter *Großhirnatrophie* und *Kleinhirnatrophie.* Alkoholbedingter

Parenchymverlust des Großhirns manifestiert sich in kognitiven Störungen bis hin zur Demenz eines betroffenen Patienten. In der Bildgebung fällt eine gleichmäßig verteilte Hirnvolumenminderung auf, bei der fast immer auch das Kleinhirn betroffen ist (7). Durch die neurotoxische Wirkung des Alkohols kommt es zu einer frontal und parietal betonten kortikalen und subkortikalen Atrophie (9). 75% der Betroffenen haben gleichzeitig einen schweren Ernährungsmangel. Die Kleinhirnrindenatrophie entsteht meist zwischen dem 50. und 60. Lebensjahr. Klinisch imponiert eine ausgeprägte Stand- und Gangataxie, wobei die Gangataxie meist breitbeinig ist (7).

Wernicke-Enzephalopathie

Die Wernicke-Enzephalopathie ist ein Vitamin-B_1-Mangel-Syndrom, das bei vielen Krankheiten auftreten kann. Die häufigste Ursache ist jedoch der chronische Alkoholismus. Das Manifestationsalter liegt zwischen dem 30. und 70. Lebensjahr mit einem Gipfel in der 5.–6. Lebensdekade. Innerhalb der Gastroenterologie sind als weitere Ursachen das Magenkarzinom, chronische Mangelernährung und die Leberzirrhose erwähnenswert. Allen liegt ein Thiamin-(Vitamin-B_1-)Mangel auf dem Boden einer Resorptionsstörung zugrunde.

Typischerweise kommt es zu einem akuten Krankheitsbeginn mit den klassischen Symptomen: Augenmuskel- und Blickparesen, Nystagmus (meist horizontal), Ataxie (meist Stand- und Gangataxie mit breibeinigem Gehen) und psychische Störungen (Halluzinationen, Erregungszustände, Aphasie und Antriebsstörungen). Die Augenbewegungsstörungen lassen sich rasch durch parenterale Gabe von Vitamin B_1 bessern. Sollten sich diese nach 1 Woche nicht gebessert haben, liegt eine Fehldiagnose vor. Die Ataxie sowie die akute psychopathologische Symptomatik bilden sich unter der Vitaminsubstitution hingegen schlechter bzw. meist nur geringfügig zurück.

⇢ **Psychosyndrom.** Patienten mit chronischen Psychosyndromen scheinen von einer Thiamintherapie nicht befriedigend zu profitieren. Diese Form der Enzephalopathie führt zu einem spongiösen Zerfall der Marksubstanz mit intrazytoplasmatischer Vakuolenbildung in Glia- und Endothelzellen. In der Folge kommt es zu axonalen Degenerationen und Nevenzellnekrosen. Diese Veränderungen finden sich im Hirnstamm und ziehen bis zum Hypothalamus unter Einbezug der Corpora mamillaria, des Thalamus und der Abduzenzkerne. In etwa 80% der Fälle kommt es trotz Therapie zur Ausbildung eines Korsakow-Syndroms, so dass die Prognose der Patienten mit einer Wernicke-Enzephalopathie nicht sehr gut ist.

Wernicke-Enzephalopathie:

- Augenmuskel- und Blickparesen,
- Nystagmus, Ataxie,
- Psychosyndrom.

Morbus Wilson

Der Morbus Wilson ist eine seltene (jährliche Inzidenz 1 ÷ 100.000), autosomal rezessiv vererbte Kupferstoffwechselstörung, die mit einer Kupferspeicherung in Leber, Gehirn, Kornea und Niere einhergeht. Generell unterscheidet man die *kindliche*(abdominelle) Form von der *juvenilen* (parkinsonistischen) und *adulten* (pseudosklerotischen) Verlaufsform. Die Erkrankung tritt zwischen dem 5. und 40. Lebensjahr auf mit einem Altersgipfel zwischen dem 15. und 20. Lebensjahr. Je nach Hauptablagerungsort kann sich der Morbus Wilson primär mit hepatologischen, neurologischen oder psychiatrischen Symptomen manifestieren, weshalb er ausführlich im Kapitel 13.2 und an dieser Stelle zumindest kurz besprochen werden soll. Insbesondere im Jugendlichen- und Erwachsenenalter manifestiert sich die Erkrankung in ca. 50% (9) primär mit neurologischen oder psychopathologischen Symptomen.

⇢ **Neurologische Erstmanifestation.** Liegt eine neurologische Erstmanifestation vor, wird oft ein allmählicher Beginn mit Intentionstremor, ataktischen Gangstörungen und extrapyramidalen Bewegungsstörungen beobachtet. Typischerweise haben die Patienten eine verwaschene, dysarthrische Sprechstörung und Schluckschwierigkeiten. Der Tremor beschreibt einen ruckartigen Verlust des Haltungstonus mit unregelmäßigen Korrekturbewegungen beim Versuch, den Arm zu halten. Neben diesen neurologischen Symptomen liegen nicht selten Gedächtnis-, Antriebs- und Affektstörungen bis hin zur psychiatrischen Symptomatik vor.

⇢ **Psychiatrische Erstmanifestation.** Patienten, die eine psychiatrisch geprägte Erstmanifestation erleiden, werden von den ihnen nahestehenden Personen als „schon länger komisch erscheinend" beschrieben. Nicht selten geht den Wilson-Patienten schon eine langjährige psychologische oder psychiatrische Betreuung voraus, die ohne Erfolg blieb, auch wenn sie medikamentöser Art war. Typische psychiatrische Symptome sind Affektlabilität, Unstetigkeit, Reizbarkeit, manisch-depressive Stimmungsschwankungen oder merkwürdige Verhaltensweisen. Gerade bei diesen Patienten wird die Diagnose eines Morbus Wilson häufig erst sehr spät gestellt und als Schizophrenie, Psychose oder bipolare Verhaltensstörung missgedeutet.

⇢ **Diagnose und Therapie.** Innerhalb des Gehirns lagert sich das Kupfer insbesondere in den Basalganglien (v.a. im Putamen) ab, so dass oftmals die extrapyramidale Symptomatik zu Beginn vordergründig erscheint. Diagnostisch wegweisend kann das Vorliegen eines Kayser-Fleischer-Kornealrings sein, der aber nicht obligat ist. Ohne Therapie der Erkrankung entwickelt sich eine Demenz. Nach adäquater und erfolgreicher Therapie mit einem Chelatbildner können sich alle neurologischen und auch psychiatrischen Symptome gänzlich zurückbilden.

Morbus Wilson:

- Leitsymptome: psychisch auffälliges Verhaltensmuster, Intentionstremor, Dysarthrie, extrapyramidale Symptome,
- Laborkonstellation: erhöhtes Serum- und Urinkupfer.

Akute intermittierende Porphyrie (AIP):

- abdominelle Schmerzen,
- distal betonte PNP,
- Dunkelfärbung des Urins.

Vitamin-B_{12}-Mangel/funikuläre Myelose

Der Vitamin-B_{12}-(Kobalamin-)Mangel tritt in der Gastroenterologie bei Mangelernährungszuständen wie z B. im Rahmen eines Alkoholabusus, der Anorexia nervosa oder nach Gastrektomie auf. Gleichzeitig entwickelt sich nicht selten eine perniziöse Anämie, die aber nicht obligat ist. Durch den Kobalamin-Mangel kommt es zu degenerativen Entmarkungsprozessen des Strangsystems des Rückenmarks. Der Grund ist in erster Linie das Fehlen des im Magen gebildeten Intrinsic Factor und eine daraus resultierende mangelhafte intestinale Resorption von Vitamin B_{12}. Die Patienten entwickeln langsam progrediente Symptome, die vom Befall der Hinterstränge, der Kleinhirnseitenstränge und der Pyramidenbahnen bestimmt werden. Unangenehme Missempfindungen an Händen und Füßen, rasche Ermüdbarkeit beim Gehen und später eine Paraparese der Beine mit sensibler Ataxie stellen sich ein. Unbehandelt führt der Vitamin-B_{12}-Mangel innerhalb weniger Jahre zur partiellen Querschnittlähmung. Das Manifestationsalter liegt meist nach dem 45. Lebensjahr. Im fortgeschrittenen Stadium kann es u. U. auch zur Ausbildung eines paranoid-halluzinatorischen Syndroms kommen. Als empfindlichstes Frühsymptom gilt die Störung der Tiefensensibilität und des Vibrationsempfindens, was mit dem Stimmgabelversuch leicht zu überprüfen ist (7, 9).

Akute intermittierende Porphyrie (AIP)

Hierbei handelt es sich um die häufigste hepatische Porphyrie. Bei dieser autosomal dominant vererbten Erkrankung kommt es zur Aktivitätsminderung der Porphobilinogen-De(s)aminase um ca. 50%. Durch Medikamente, Alkohol, aber auch Stress kann eine akute Krise, die eine gesteigerte Hämsynthese zur Folge hat, ausgelöst werden. Klinisch imponieren abdominelle Schmerzen, die an ein akutes Abdomen denken lassen können, gemeinsam mit neurologisch-psychiatrischen Symptomen. Die Patienten beschreiben eine Adynamie, eine Polyneuropathie (PNP) mit Parese, die zuerst die Streckmuskulatur an Händen und Armen befällt, psychische Verstimmungen, epileptische Anfälle und psychotische Symptome. Insbesondere die akute Krankheitsphase kann durch eine alleinige psychotische Symptomatik oder eine Polyneuropathie geprägt sein (7). Häufig sind die betroffenen Patienten schon jahrelang psychisch auffällig, z.B. kann ein abnormes hysterisches Verhalten oder sehr häufig eine depressive Stimmungslage vorliegen. Eine paranoid-halluzinatorische Symptomatik kann Ausdruck einer porphyrischen Krise sein. Die wichtigste Differenzialdiagnose bei einem Verdacht auf eine akute intermittierende Porphyrie ist das Guillain-Barré-Syndrom.

Morbus Whipple

Der Morbus Whipple ist eine sehr seltene Infektionserkrankung, die insbesondere Männer um das 50. Lebensjahr betrifft. Der grampositive Erreger dieser Erkrankung ist Tropheryma whippleii, ein Keim aus der Gruppe der Aktinomyzeten. Ohne adäquate Behandlung kommt es innerhalb von nur wenigen Wochen zum Versterben der Patienten. Pathophysiologisch wird insbesondere ein Defekt des mononukleären Systems angenommen. Die hauptsächlichen Manifestationen in der Anfangsphase der Erkrankung sind Gelenkbeschwerden (67%), gastrointestinale Beschwerden (15%), systemische Beschwerden (14%) und neurologische Beschwerden (4%) (13).

ZNS-Manifestationen. Kognitive Störungen sind die häufigste ZNS-Manifestation beim Morbus Whipple. Allerdings gibt es 2 neurologische Symptomkomplexen, die beide pathognomonisch für einen Morbus Whipple zu sein scheinen: Zum einen sind dies unwillkürliche, pendelnde, gegenläufige horizontale Augenbewegungen in entgegengesetzter Richtung (konvergent-divergenter Pendelnystagmus) in Verbindung mit rhythmischen Bewegungen des M. masseter in gleicher Frequenz, zum anderen sog. okulofaziale Myorhythmien. Diese krankhaften Veränderungen sind meistens mit einer vertikalen Blickparese verbunden. Generell ist eine Vielfalt an neurologischen Erscheinungsbilder bei Patienten mit Morbus Whipple zu beobachten wie z.B. Hemiparesen, Polyneuropathien, Krampfanfälle, Demenz oder eine zerebelläre Ataxie (13). Insgesamt treten die ZNS-Probleme im weit fortgeschrittenen Verlauf der Erkrankung auf. In der CT oder der MRT lassen sich nicht spezifische fokale Läsionen nachweisen, die unter erfolgreicher antibiotischer Therapie rückläufig sind.

Morbus Whipple:

- gastrointestinale Symptome: Diarrhö, abdominelle Schmerzen,
- unspezifische Symptome: Arthritis, Fieber, Polyserositis, Lymphadenopathie,
- ZNS-Symptome: Störung der Okulomotorik, Myoklonien, Ataxie.

Chronisch entzündliche Darmerkrankungen

Die chronisch entzündlichen Darmerkrankungen (CED) gehören nach Alexander zu den klassischen psychosomatischen Erkrankungen. Hierbei scheint die psychosomatische Komponente v.a. bei der Schubauslösung eine große Rolle zu spielen. Zumindest lässt sich festhalten, dass die somatopsychischen Rückwirkungen dieser Erkrankung bei der Führung der Patienten und auch auf den Krankheitsverlauf eine große Rolle spielen (12). Beide Krankheitsbilder haben ihren Krankheitsgipfel zwischen dem 20. und 30. Lebensjahr.

→ **Colitis ulcerosa.** Patienten mit Colitis ulcerosa leiden unter einer Nähe-Distanz-Problematik, die besonders durch den Wunsch nach Nähe und Verschmelzung und gleichzeitiger Angst vor Verletzung geprägt ist. Die familiäre Konstellation zeichnet sich häufig durch eine sehr enge Bindung mit Aufhebung der individuellen Ich-Grenze bei gleichzeitiger Abschottung nach außen aus. Von vielen werden die Patienten als eher passive, von ihren Bezugspersonen abhängige, Konflikt vermeidende Personen beschrieben.

→ **Morbus Crohn.** Patienten mit Morbus Crohn tendieren trotz einer großen Ängstlichkeit zu einer dissimulierenden Tendenz und wirken somit nach außen oft „pseudounabhängig". Die Patienten gelten als aktiver und selbstständiger als Colitis-ulcerosa-Patienten, allerdings auch als misstrauisch. Küchenhoff konnte ferner in einer Untersuchung nachweisen, dass unter den Crohn-Patienten eine große Bandbreite von Persönlichkeitsfaktoren mit einem leichten Überwiegen zwanghafter Persönlichkeitsanteile vorkommt.

Psychogene Essstörungen

Man unterscheidet bei den psychogenen Essstörungen die Anorexia nervosa von der Bulimia nervosa. Beide Erkrankungen betreffen v.a. junge Mädchen und Frauen, die in der Gastroenterologie wegen ihrer Mangelernährungszustände behandelt werden. Insbesondere bei der Anorexia nervosa ist der stationäre Aufnahmegrund oft eine unklare Gewichtsabnahme bzw. ein ausgeprägtes Untergewicht.

Bei beiden Erkrankungen ist die frühe Diagnosestellung sehr wichtig, um so schnell wie möglich eine entsprechende Psychotherapie in die Wege zu leiten.

→ **Anorexia nevosa.** Bei der Anorexia nervosa liegt ein schwer gestörtes Essverhalten vor mit extremem Untergewicht, Störung des Körperbildes, Krankheitsverleugnung, ständigem Bewegungsdrang und einer ständigen gedanklichen Beschäftigung mit Gewicht und Kalorien. Betroffen sind vor allem junge Frauen mit einem Altersgipfel von 20 Jahren. Allerdings wird die Erkrankung auch immer häufiger bei jungen Männern beobachtet. Körperliche Symptome sind Amenorrhö, Elektrolytentgleisungen und auch chronische Obstipationen. Die Patienten sind stark leistungsorientiert. Neben psychologischen Faktoren scheinen auch genetische Faktoren an der Entstehung dieser Erkrankung beteiligt zu sein. Generell nimmt man psychologisch eine Abwehr gegen die Übernahme der weiblichen Rolle an. Die Familienatmosphäre der Betroffenen ist oftmals triebfeindlich und leistungsorientiert. Eine dominante Mutter scheint in der Krankheitsentwicklung ebenfalls eine essenzielle Rolle zu spielen.

Eine Zwangsernährung mit Sondennahrung kann unter Umständen von Nöten sein. Nicht selten handelt es sich um einen lebensbedrohlichen Zustand. Die Mortalität dieser Erkrankung beträt 10 – 15%.

→ **Bulimia nervosa.** Bei der Bulimia nervosa handelt es sich um Fresssucht mit selbstinduziertem Erbrechen. Das Gewicht kann normal sein, meist sind die Patienten leicht untergewichtig. Auch hier liegen klinisch eine Amenorrhö vor sowie Elektrolytstörungen durch Erbrechen. Häufig fällt eine Zerstörung des Zahnschmelzes durch Entmineralisierung auf und eine Verhornung am Brechfinger, so dass diese Patienten häufig ihren Zahnärzten zuerst auffallen. Generell tritt die Bulimia nervosa häufiger auf als die Anorexia nervosa und betrifft auch hier wieder mehr weibliche Patienten als männliche. Psychodynamisch liegt eine Unzufriedenheit mit dem eigenen Körperbild vor, begleitet von einem Gefühl der Leere und inneren Orientierungslosigkeit. Der Kontrollverlust beim Essen dient dem Abbau innerer Spannung. Fichter beschreibt in einer Arbeit, dass häufig sexueller Missbrauch in der Anamnese zu eruieren sei.

Reizdarmsyndrom

Hierbei handelt es sich um eines der häufigsten Krankheitsbilder innerhalb der Gastroenterologie, weshalb es im Kapitel 6.16 nochmals unter rein gastroenterologischen Gesichtspunkten besprochen wird. Ca. 50% aller Patienten mit Magen-Darm-Beschwerden leiden unter einem Reizdarmsyndrom. Man versteht hierunter eine enterale Motilitätsstörung, die durch konstitutionelle und psychische Belastungsfaktoren verursacht ist. Klinisch stellen sich die Patienten mit abdominellen Schmerzen, Druckgefühl im Unterbauch, tastbaren Resistenzen v. a. linksseitig, Diarrhöen oder auch Obstipationen vor. In der Anamnese lässt sich eine jahrelange klinische Symptomatik eruieren, die sich insbesondere nachts bessert. Insgesamt basiert das Reizdarmsyndrom auf den Ausschluss organischer Ursachen.

Hepatische Enzephalopathie

Die hepatische Enzephalopathie ist die häufigste neuropsychiatrische Störung in der Hepatologie. Sie entsteht im Rahmen einer hepatischen Stoffwechselstörung (s. auch Kapitel 20) und ist potenziell reversibel. Insbesondere die Störung des Ammoniakstoffwechsels steht bei diesem Krankheitsbild ganz im Vordergrund, aber auch Störungen anderer Substanzen, insbesondere von Neurotransmittern wie Serotonin oder GABA scheinen eine nicht unwesentliche Rolle zu spielen. Man unterscheidet verschiedene Stadien der hepatischen Ezcephalopathie (HE) (Tab. 2.**49**). Grob wird eine latente HE, d. h. ohne klinisch evidente Symptome, aber mit pathologischen psychometrischen Tests, von einer manifesten HE mit Schlafstörungen, Konzentrationsstörungen, Erregbarkeit, Asterixis und Apathie unterschieden. Weniger als 10% der Patienten leiden unter Halluzinationen oder Wahnvorstellungen, so dass bei der Diagnose einer HE ins-

Tabelle 2.49 Stadien der hepatischen Enzephalopathie (HE) (modifiziert nach 10)

Latente HE
• Klinisch unauffällig, aber pathologische psychometrische Tests
Manifeste HE
Stadium I: • Schlafstörung, Konzentrationsstörung, Ruhelosigkeit, Apathie, Tremor, Beeinträchtigung des Schreibvermögens, Verstimmtheit, Erregbarkeit, Angst Stadium II: • Persönlichkeitsveränderungen, zeitliche Desorientiertheit, Gedächtnisstörungen, Müdigkeit, Nesteln, Flapping Tremor, Grimassieren, Ataxie, Gähnen Stadium III: • Somnolenz, Stupor, zeitliche und örtliche Desorientiertheit, deutliche Verwirrtheit, unverständliche Sprache Stadium IV: • IVa: Bewusstlosigkeit, Koma, Rektion auf Schmerzreize erhalten • IVb: Bewusstlosigkeit, Koma, Rektion auf Schmerzreize nicht erhalten

besondere die Einschränkungen des Bewusstseins bei der Diagnosestellung im Vordergrund stehen müssen.

FAZIT FÜR DIE PRAXIS

- Unter „neuropsychiatrischen Störungen" innerhalb der Gastroenterologie werden neurologische und psychiatrische Symptome verstanden, die gemeinsam mit gastroenterologischen Erkrankungen auftreten und ihrerseits auf das Vorliegen bestimmter Krankheiten aus dem Bereich der Gastroenterologie aufmerksam machen können.
- Zu den psychischen Begleitsymptomen internistischer Erkrankungen gehören v.a. Störungen der Vigilanz, der Orientierung, des Gedächtnisses, des Antriebs und der Affektivität.
- Bei jedem Verdacht auf eine Hirnschädigung bzw. neuropsychiatrische Störung soll wenigstens eine orientierende neurologische und psychiatrische Untersuchung durchgeführt werden.
- Häufig in der Gastroenterologie anzutreffen sind auf Alkoholabusus zurückzuführende Krankheitsbilder wie Delirium tremens, Alkoholhalluzinose und Korsakow-Psychose, alkohohltoxische Polyneuropathie und alkoholische Hirnatrophie bzw. oft bei Alkoholabusus vorliegende Störungen wie Wernicke-Enzephalopathie, Vitamin-B_{12}-Mangel und hepatische Enzephalopathie.
- Der Morbus Wilson, die akute intermittierende Porphyrie und der Morbus Whipple sind gastroenterologische Erkrankungen, bei denen die Patienten häufig zuerst durch neurologische oder psychiatrische Symptome auffällig werden.
- Bei Patienten mit psychogenen Essstörungen (Anorexie und Bulimie), die in der Gastroenterologie wegen ihrer Mangelernährungszustände behandelt werden, ist die frühe Diagnosestellung sehr wichtig, um so schnell wie möglich eine entsprechende Psychotherapie in die Wege leiten zu können.

2.14 Hautveränderungen

V. Voigtländer

EDITORIAL **Die Haut bietet als Spiegel innerer Krankheiten eine Fülle diagnostisch verwertbarer Hinweise. Die Kenntnis charakteristischer Effloreszenzen und ein umfangreicher visueller Erfahrungsschatz ermöglichen immer wieder eine „augenblickliche" Diagnose, unabhängig von aufwändigen apparativen oder laborchemischen Untersuchungen.**

Im Folgenden werden dermatologische Leitsymptome besprochen, die auf bestimmte gastrointestinale Erkrankungen hinweisen können. Dieses Vorgehen wird der Situation in Klinik und Praxis eher gerecht als die nach Krankheitsbildern geordnete systematische Aufzählung und Abhandlung von Hautsymptomen.

Bläschen, Blasen (Vesiculae, Bullae)

Dermatitis herpetiformis Duhring

Aspekt. Diese extrem juckende, manchmal auch schmerzhaft brennende und überaus chronisch, oft lebenslang verlaufende Dermatose ist durch eine ausgeprägte Polymorphie gekennzeichnet. Urtikarielle, makulöse, papulovesikulöse Elemente sowie Exkoriationen finden sich nebeneinander, vor allem im Bereich des behaarten Kopfes, der Extremitätenstreckseiten und des Gesäßes (Abb. 2.**58**). Krankheitsschübe lassen sich durch die interne oder externe Gabe von Jod provozieren. Die Blasen entstehen subepidermal aus papillären Mikroabszessen mit zahlreichen Eosinophilen und Neutrophilen.

Diagnostik und Therapie. Immunhistologisch beweisend sind charakteristische granuläre IgA-Ablagerungen in den dermalen Papillenspitzen, auch in normaler Haut (1). Serologisch lassen sich gelegentlich Anti-Endomysium-, Anti-Gliadin- und Anti-Retikulin-Antikörper (IgA) nachweisen. Die Therapie der Wahl ist Diaminodiphenylsulfon (DADPS, Dapson), welches dem Patienten schlagartig Erleichterung bringt.

Die Wirkung von Dapson ist so prompt, dass sie als zusätzliches diagnostisches Kriterium herangezogen werden kann. Bei einer längerfristigen Behandlung muss besonders auf das Risiko einer Methämoglobinbildung geachtet werden!

Zöliakie. Bei ca. 80% der Patienten mit einer Dermatitis herpetiformis lässt sich bioptisch eine Atrophie der Dünndarmzotten sichern, bei weniger als 10% der Patienten finden sich auch Malabsorptionssymptome (Gewichtsverlust, abdominelle Krämpfe, Meteorismus, Steatorrhö). In solchen Fällen ist die Zottenatrophie besonders stark ausgeprägt. So weisen ca. 20% aller Patienten mit einer Dermatitis herpetiformis eine Zöliakie auf, bevorzugt assoziiert mit den HLA-Haplotypen B8, DR3 und DQ2. Streng genommen stellt die Dermatitis herpetiformis ein seltenes kutanes Begleitsymptom der glutensensitiven Enteropathie dar. Tatsächlich bessert sich unter einer strengen glutenfreien Diät – allerdings erst nach 6–12 Monaten – sowohl die Zottenatrophie als auch das Hautbild mit der Konsequenz, dass die für die Erscheinungsfreiheit erforderliche Sulfondosis reduziert werden kann (2). Bei jahrelangem Verlauf besteht ein erhöhtes Risiko für die Entwicklung intestinaler Lymphome, vor allem von MALT-(mucosa associated lymphoid tissue)Lymphomen.

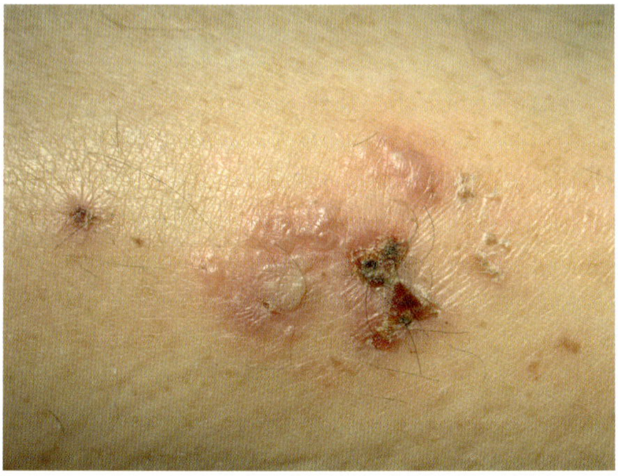

⊠ **Abb. 2.58** Dermatitis herpetiformis Duhring. Gruppierte Bläschen, Erytheme und überkrustete Erosionen am rechten Unterarm.

Epidermolysis bullosa acquisita

Vesikulobullöse Eruptionen nach geringfügiger mechanischer Belastung an Knien, Ellbogen, Händen und Füßen („Stoßblasensucht") kennzeichnet die Krankheitsgruppe der Epidermolysen. Dabei handelt es sich fast ausnahmslos um Genodermatosen. Die sehr seltene erworbene Form ist durch Antikörper gegen das Typ-VII-Kollagen der Ankerfibrillen mit sukzessiver subepidermaler Blasenbildung gekennzeichnet und geht überzufällig häufig mit einem Morbus Crohn im fortgeschrittenen Stadium einher (6).

Porphyrien

Die Porphyrien stellen eine heterogene Krankheitsgruppe dar, die durch angeborene oder erworbene Störungen des Porphyrinstoffwechsels verursacht wird (9). Der verantwortliche Enzymdefekt kann sich dabei auf die Hämsynthese entweder im Knochenmark (erythropoetische Porphyrien) oder in der Leber (hepatische Porphyrien) auswirken. Bei der erythropoetischen Protoporphyrie sind sowohl die Leber als auch das Knochenmark betroffen. Die Hautläsionen beruhen im Wesentlichen auf den phototoxischen Eigenschaften der in unphysiologisch hohen Mengen synthetisierten Porphyrine. Die krankheitsauslösenden Wellenlängen liegen dabei fast ausschließlich im langwelligen UV-A-Bereich.

Erythropoetische Protoporphyrie

Kausal verantwortlich ist ein autosomal dominant vererbter Defekt der Ferrochelatase, der zu einer Anreicherung von Protoporphyrin im Plasma und in den Erythrozyten führt. Das kodierende Gen liegt auf Chromosom 18q21.3. In den UV-exponierten Hautarealen kommt es zu brennenden und juckenden Erythemen, seltener zu Bläschen und Petechien. Nach jahrelangem Verlauf resultiert an diesen Stellen eine orangenschalenartige, durch Lipoproteineinlagerung bedingte Verdickung der Haut.

Ca. 5% der Patienten entwickeln im frühen Erwachsenenalter infolge hepatischer Protoporphyrineinlagerungen eine Leberzirrhose mit Cholestase bis hin zum Leberausfallkoma. So sollte bei Verdacht auf eine primär biliäre Zirrhose immer auch eine erythropoetische Protoporphyrie (EPP) ausgeschlossen werden.

Gelegentlich entstehen auch protoporphyrinhaltige Gallensteine.

→ **Diagnostik und Therapie.** Diagnostisch beweisend für eine EPP ist eine stark erhöhte Konzentration freien Protoporphyrins in den Erythrozyten. Das therapeutisch gut wirksame β-Carotin, das die durch photoaktivierte Porphyrine gebildeten Sauerstoffradikale abfängt, beeinflusst die Leberschädigung nicht. Dagegen können Cholestyramin, Vitamin E und Chenodesoxycholsäure versucht werden, bei Erfolglosigkeit bleibt nur noch die Lebertransplantation.

Porphyria cutanea tarda

→ **Erworbene und erbliche Form.** Die Porphyria cutanea tarda (PCT) ist die häufigste Porphyrinkrankheit. Im Gegensatz zu allen anderen Porphyrien muss bei der PCT eine häufige erworbene (Typ-I-PCT) von einer seltenen erblichen Form (Typ-II-PCT) abgegrenzt werden. Beiden Formen liegt ein Defekt der Uroporphyrinogen-Decarboxylase (Uro-D) zugrunde, der bei der erworbenen Form nur in den Leberzellen, nicht aber in den Erythrozyten nachweisbar ist. Der heterozygote Defekt entspricht der klassischen PCT. Eine Assoziation der PCT mit Hämochromatose (HFE)-Gen-Mutationen wurde beschrieben. Das Uro-D-Gen ist auf Chromosom 1p34 lokalisiert. Bei der hereditären Form der PCT ist in Position 218 des Enzymproteins Glycin durch Glutamin substituiert.

Die erworbene PCT weist in der Regel auf eine Leberschädigung hin, meistens im Rahmen eines chronischen Alkoholabusus oder einer Hepatitis (30% der Patienten sind HBs-positiv), seltener ist sie Folge von Steroidhormonen, insbesondere von Östrogenen (Kontrazeptiva, Behandlung des Prostatakarzinoms).

→ **Aspekt.** Kennzeichnend sind eine gesteigerte Verletzlichkeit der Haut, vor allem im Bereich lichtexponierter Areale (Finger, Handrücken, Gesicht) sowie eine Hypertrichose der Wangen. Schon ergraute Haare können wieder nachdunkeln. Im Vordergrund aber stehen pralle, seröse oder hämorrhagische subepidermale Blasen, die erosiv aufbrechen und sehr verzögert unter leicht atrophischer Narbenbildung abheilen (Abb. 2.**59**).

→ **Therapie.** Neben Ausschaltung lebertoxischer Einflüsse und Lichtschutz ist eine Aderlasstherapie (bis 500 ml/Woche abhängig von Hb und Serumeisen) Erfolg versprechend. Durch den Eisenentzug wird die eisenbedingte Hemmung der Uro-D aufgehoben. Alternativ oder zusätzlich kann niedrig dosiertes Chloroquin (2 × 125 mg/Woche) verabreicht werden. Dieses hemmt die δ-Aminolävulinsäure-Synthetase und steigert durch Bindung an die in der Leber lysosomal gespeicherten Porphyrine deren Wasserlöslichkeit und damit deren Elimination.

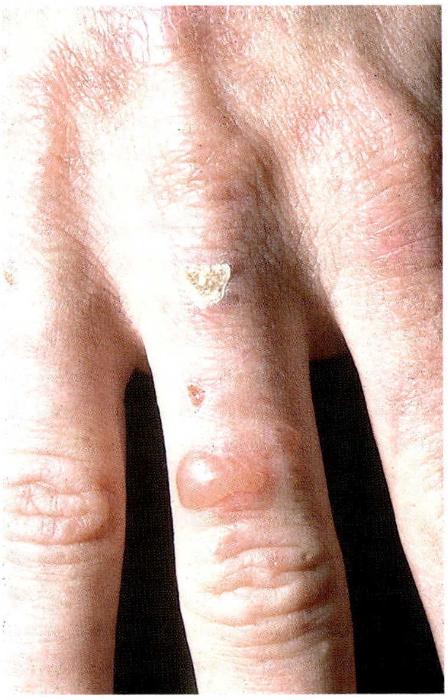

⊠ **Abb. 2.59** Porphyria cutanea tarda. Blasen und überkrustete Erosionen.

Hepatoerythropoetische Porphyrie

Diese familiäre und sehr schwer verlaufende Porphyrie entspricht klinisch der kongenitalen erythropoetischen Porphyrie (Morbus Günther), geht jedoch mit einer Leberschädigung unterschiedlichen Ausmaßes einher. Die Patienten zeigen schon von Geburt an eine extreme Lichtempfindlichkeit mit Photophobie. Lichtexposition führt zu schmerzhaften Dermatitiden mit Blasenbildung, gefolgt von Ulzerationen und mutilierender Vernarbung. Inzwischen wurde nachgewiesen, dass es sich um die homozygote (oder verbunden heterozygote) Form des hereditären Typs der PCT handelt. Die Vererbung ist autosomal rezessiv, die Uro-D-Aktivität ist extrem erniedrigt (< 10% des Normwerts).

Andere hepatische Porphyrien

Hautsymptome werden auch bei anderen hepatischen Porphyrien beobachtet. Bei der *Porphyria variegata* sind diese einer PCT ähnlich, bei der *akuten intermittierenden Porphyrie* finden sich nur diskrete Hyperpigmentierungen in den besonnten Arealen und bei der extrem seltenen *hereditären Koproporphyrie* besteht eine gesteigerte Lichtempfindlichkeit.

Erytheme

Diffuse Erytheme

Anfallsweise Rötungen vor allem im Kopf-Hals- und oberen Thoraxbereich haben zahlreiche Ursachen; gastroenterologisch interessieren in erster Linie das Karzinoidsyndrom und die Urticaria pigmentosa.

Karzinoid-Syndrom

Flush-Attacken sind das Leitsymptom der von enterochromaffinen Zellen der Submukosa – besonders des Gastrointestinal- und des Respirationstrakts – ausgehenden malignen Neoplasien. Serotonin, Histamin, 5-Hydroxytryptophan, Kinine und zahlreiche andere biogene Amine werden für das klinische Bild verantwortlich gemacht. Zu diesem gehören außerdem asthmoide Symptome, periorbitale Ödeme, Koliken, Diarrhö und Blutdruckabfall. Nach längerem Verlauf entsteht eine pellagroide Dermatose in Form schuppiger Hyperpigmentierungen in den lichtexponierten Arealen. Im Urin ist die Ausscheidung von 5-Hydroxyindol-Essigsäure erhöht. In 80–90% der Fälle findet sich der Tumor in der Appendix oder im terminalen Ileum.

Umschriebene makulöse Erytheme

Palmarerythem

Die bei Leberzirrhose zu beobachtende erhöhte Blutperfusion der Handflächen ist bedingt durch eine Störung des autonomen Nervensystems (gestörte Autoregulation arteriovenöser Anastomosen) oder des hormonellen Gleichgewichts (relative Östrogenerhöhung). Gastroenterologisch relevante Palmarerytheme können auch bei Colitis ulcerosa und Malnutrition beobachtet werden.

Purpura Schoenlein-Henoch

Die Purpura Schoenlein-Henoch ist eine bevorzugt im Kindesalter auftretende Sonderform der leukozytoklastischen Vaskulitis (Immunkomplexvaskulitis) mit Ablagerungen von IgA in den Gefäßen und systemischer Beteiligung (Magen-Darm-Trakt, Niere).

Aspekt. Das Exanthem tritt akut auf, meist nach einem Racheninfekt (Streptokokken) und bleibt im Allgemeinen auf Beine und Glutäen beschränkt (Abb. 2.**60**). Die purpurischen Läsionen beginnen als mit dem Glasspatel nicht wegdrückbare petechiale Erytheme, werden im weiteren Verlauf infolge der Gefäßwandentzündung palpabel (palpable Purpura) und können bei schweren Verläufen zentral nekrotisieren.

Innere Organe. Allgemeinerscheinungen wie Abgeschlagenheit, Fieber und Arthralgien mit periartikulären Weichteilschwellungen sind häufig. Eine Beteiligung innerer Organe betrifft vor allem den Magen-Darm-Trakt (Erbrechen, Blutstühle, Koliken, Darmperforation, Peritonitis) und die Nieren (hämorrhagische Glomerulonephritis). 20–50% der erkrankten Kinder weisen eine Nierenbeteiligung auf mit Erythrozyturie und Proteinurie (13). Das Risiko einer Nierenbeteiligung ist höher bei Ausbreitung der palpablen Purpura oberhalb der Gürtellinie, außerdem bei Fieber, hohen Entzündungsmarkern und kürzlich vorausgegangenem Infekt (13).

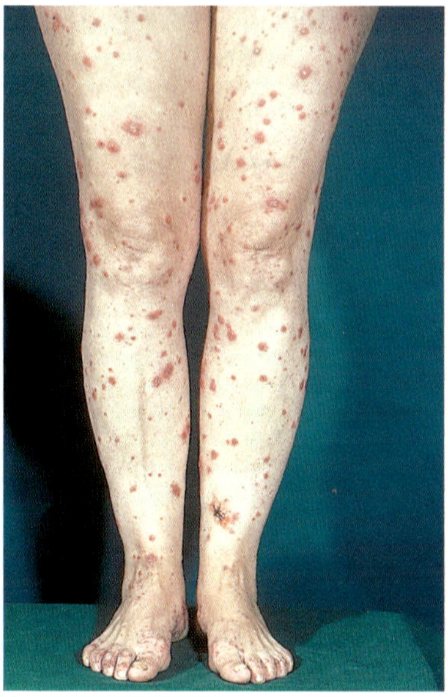

⊠ **Abb. 2.60** Purpura Schoenlein-Henoch.

Diagnostik und Therapie. Gemeinsamer histopathologischer Nenner ist eine leukozytoklastische Vaskulitis überwiegend der postkapillären Venolen mit immunhistologisch nachweisbaren IgA-Ablagerungen in der Gefäßwand. Nach den ARA-Kriterien (1990) müssen für die Diagnose einer Purpura Schoenlein-Henoch mindestens 2 der folgenden 4 Kriterien erfüllt sein:

- palpable Purpura,
- Alter unter 20 Jahre,
- krampfartige Bauchschmerzen („bowel angina") und
- der histologische Nachweis einer leukozytoklastischen Vaskulitis.

Die Gefahr einer Perforationsperitonitis sowie einer IgA-Nephritis machen ein schnelles therapeutisches Handeln (Corticoide) erforderlich.

Erwachsenenform. Die seltenere Erwachsenenform einer Purpura Schoenlein-Henoch verläuft schwerer, neigt mehr zu einer bullös-nekrotisierenden Umwandlung der Petechien und geht häufiger mit einer Arthritis der Knie- und Sprunggelenke einher. Ca. 50% der betroffenen Erwachsenen haben abdominelle Beschwerden und ca. 25% z. T. lebensbedrohliche Darmblutungen.

Andere makulöse Erytheme

Zur Nekrotisierung neigende, überwiegend akral lokalisierte Petechien stellen das Leitsymptom einer *kryoglobulinämischen Vaskulitis* dar, Ausdruck einer gemischten essenziellen Kryoglobulinämie, deren Träger mehrheitlich an einer *Hepatitis C* erkrankt sind.

Eine Purpura im Bereich der linken Flanke (Grey-Turner-Zeichen) und periumbilikal (Cullen-Hellendahl-Zeichen) wird gelegentlich bei einer akuten *hämorrhagischen Pankreatitis* beobachtet.

Familiäres Mittelmeerfieber

Ein akutes Abdomen in Schüben, erysipelartige Erytheme und Arthritis kennzeichnen das autosomal rezessiv vererbte familiäre Mittelmeerfieber. Die roten Flecken sind überwärmt, berührungsempfindlich und am häufigsten an den Unterschenkeln und Füßen lokalisiert. Gelegentlich lässt sich während der Attacken auch eine Urtikaria beobachten.

Umschriebene nodöse Erytheme

Teigige, sehr schmerzhafte, knotige Erytheme mit oder ohne Exulzeration führen nicht selten auf die Spur bestimmter gastroenterologischer Krankheitsbilder.

Erythema nodosum

Aspekt und Klinik. Das Erythema nodosum ist bevorzugt an den Unterschenkelstreckseiten und Fußrücken lokalisiert, sehr viel seltener an den Oberschenkeln und Armen. Charakteristisch sind akut auftretende, extrem schmerzhafte, überwärmte, überwiegend subkutan lokalisierte erythematöse Knoten („Knotenrose") von teigiger Konsistenz. Frauen sind häufiger betroffen. Im akuten Stadium wird sogar die Berührung der Bettdecke als Schmerz empfunden. Das Allgemeinbefinden kann erheblich beeinträchtigt sein, häufig bestehen Fieber und Arthralgien. Anfangs hellrot glänzend, durchlaufen die Infiltrate später alle Farbschattierungen eines Hämatoms von blau über grün bis gelb („Erythema contusiforme"). Chronische Verlaufsformen sind sehr selten. Im Gegensatz zur Nodulärvaskulitis und der pankreatogenen Pannikulitis exulzeriert ein Erythema nodosum nie.

Grundkrankheiten. Neben einem *Morbus Crohn* (1–2% der Fälle) können zahlreiche Grundkrankheiten ein Erythema nodosum auslösen. Auf gastroenterologischem Gebiet muss in erster Linie an eine *Colitis ulcerosa* (ca. 5% der Fälle) gedacht werden, seltener liegen eine *Yersiniose*, eine *Salmonellose*, eine *Campylobacter-Infektion* oder eine *Virushepatitis* zugrunde (Tab. 2.**50**).

Tabelle 2.50 Erythema nodosum – Grundkrankheiten

Häufig	Selten
• Sarkoidose • Streptokokkeninfekte • Morbus Crohn • Yersiniose • Tuberkulose • Medikamente • Schwangerschaft	• bakteriell: Brucella, Campylobacter, Chlamydien, Salmonellen, Spirochäten • viral: Hepatitis, EBV, Toxoplasmose • paraneoplastisch: Morbus Hodgkin, Leukosen • Morbus Behçet • Colitis ulcerosa

Therapie. Therapeutisch steht die Behandlung der Grundkrankheit im Vordergrund, symptomatisch reichen Bettruhe, feuchte Aufschläge, heparinoidhaltige Salben und nichtsteroidale Antiphlogistika meist aus. Bei hartnäckigen und hochschmerzhaften Verläufen mit Gelenkbeteiligung sind kurzfristig systemische Corticoide gerechtfertigt.

Hautsymptome bei Morbus Crohn und Colitis ulcerosa

Morbus Crohn. Was die Crohn-assoziierten Hautsymptome betrifft, so können diese wie das Erythema nodosum unspezifischer oder spezifischer Natur sein, d.h. die histologischen Merkmale einer epitheloidzelligen granulomatösen Entzündung aufweisen (Tab. 2.**51**). Von den spezifischen Hautveränderungen sind perianale Fisteln und Fissuren am häufigsten. Meistens bestehen mehrere Fisteln gleichzeitig. Sie sind von entzündlichen Infiltraten oder schlecht heilenden Ulzerationen umgeben. Auch perianale Abszesse werden beobachtet. In ca. 10% liegt eine spezifische Mundschleimhautbeteiligung vor: pflastersteinartige Infiltrate der Wangen- und Gaumenschleimhaut sowie sehr schmerzhafte, z.T. tief ulzerierende Aphthen. Eine charakteristische Manifestation stellt die granulomatöse Cheilitis dar, eine teigige bis derbe, persistierende Schwellung bevorzugt der Unterlippe mit sekundärer Fissurierung und Rhagadenbildung. Solche Patienten sollten immer einem Gastroenterologen vorgestellt werden. Ist ein Morbus Crohn ausgeschlossen, so handelt es sich um die Teilmanifestation eines Melkersson-Rosenthal-Syndroms (Trias: Cheilitis granulomatosa, Lingua plicata, periphere Fazialisparese).

Colitis ulcerosa. Bei der Colitis ulcerosa dagegen fehlen spezifische Hauterscheinungen. Analekzeme und -fissuren sind Folgen der Diarrhö, Mundschleimhaut und Lippen bleiben frei. Das Spektrum der übrigen reaktiven Hauterscheinungen entspricht im Wesentlichen dem des Morbus Crohn. Die Colitis ulcerosa allerdings löst ein Erythema nodosum vergleichsweise eher seltener aus, ein Pyoderma gangraenosum dagegen häufiger.

Kutane Medikamentennebenwirkungen. Bei beiden Erkrankungen finden sich in ca. einem Drittel der Fälle kutane Nebenwirkungen der medikamentösen Dauertherapie, insbesondere der Corticoide, wie Follikulitiden („Cortisonakne"), Hautatrophie, Hypertrichose und Striae (8).

Pankreatogene Pannikulitis

2–3% aller Patienten mit chronischen Pankreatitiden und Tumoren des exokrinen Pankreasparenchyms können über eine exzessiv gesteigerte Lipaseaktivität im Serum knotige und überaus schmerzhafte Pannikulitiden entwickeln. Ca. zwei Drittel sind entzündlicher, ca. ein Drittel der Fälle ist neoplastischer Genese.

Tabelle 2.51 Morbus Crohn – Haut- und Schleimhautveränderungen

Spezifisch	Unspezifisch
• Cheilitis granulomatosa • metastatischer Morbus Crohn • pflastersteinartige Mundschleimhautinfiltrate • orale Ulzerationen • perianale Fissuren und Fisteln • perianale Ulzerationen, Knoten und Plaques	• Analekzem • Aphthen • Epidermolysis bullosa acquisita • Erythema nodosum • pustulöse Exantheme • Pyoderma gangraenosum • Zinkmangeldermatose

Prädilektionsstellen der nodösen Erytheme sind die Unterschenkel. Bei ca. 40% der Patienten tritt die Pannikulitis monitorisch auf, d. h. vor Manifestation der Pankreaserkrankung.

Neben der Subkutis können sich Entzündungsherde auch im Omentum, im perirenalen und im pelvinen Fett entwickeln. Histologisch findet man eine lobuläre Pannikulitis mit einem zellreichen Entzündungsinfiltrat und sog. Geisterzellen: basophile, nekrotische, kernlose Adipozyten mit z.T. aufgetriebenen Wänden. Das Krankheitsbild verläuft schubweise, bevorzugt das männliche Geschlecht und geht mit Fieber, Leukozytose, Eosinophilie und Arthritiden einher. Seltener kann es zu zystischen Knochendestruktionen kommen, die als Folge von Nekrosen des ossären Fettmarks aufgefasst werden. Die erythematösen Infiltrate (Abb. 2.**61**) neigen im Gegensatz zum Erythema nodosum zu Einschmelzung und Exulzeration. Ein α_1-Antitrypsin-Mangel (ab Werten unter 20% der Norm) kann vergleichbare nekrotisierende Pannikulitiden hervorrufen.

Pfeifer-Weber-Christian-Krankheit (idiopathische lobuläre Pannikulitis)

Diese wahrscheinlich autoimmunologisch bedingte, in ihrer Eigenständigkeit nicht unumstrittene Pannikulitis verläuft schubweise mit Fieber, Arthralgien und schweren Störungen des Allgemeinbefindens. BKS und Transaminasen sind erhöht, es besteht eine Anämie. Die druckschmerzhaften Infiltrate sind vor allem an den Oberschenkelinnenseiten und an den Glutäen lokalisiert. Liquefaktion und Fistelbildung sind möglich. Histologisch lässt sich eine lobuläre Pannikulitis mit gemischtzelligem Infiltrat nachweisen. Die Prognose ist gut, wenn nur das subkutane Fett betroffen ist. Bei einer Beteiligung des viszeralen Fetts sind dagegen letale Verläufe möglich, z. B. durch Darmperforation, bakterielle Sekundärkomplikationen oder eine ausgeprägte, pathogenetisch unklare hämorrhagische Diathese.

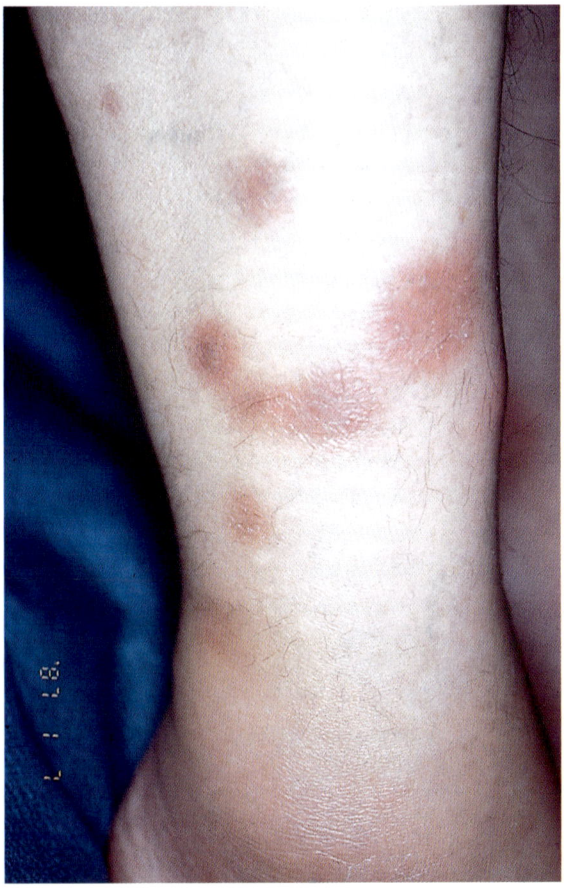

Abb. 2.61 Pankreatogene Pannikulitis. Nodöse, hochschmerzhafte Erytheme bei einer 63-jährigen Patientin mit Pankreaskarzinom.

Für den Gastroenterologen besonders wissenswert ist die Tatsache, dass ein lebensbedrohlicher viszeraler Befall mit diffusen Bauchschmerzen und häufig tastbaren Resistenzen auch isoliert, d. h. ohne Hautsymptome vorkommen und mit einer Sigmadivertikulitis verwechselt werden kann (Panniculitis mesenterica).

Therapeutisch am effektivsten sind systemische Corticosteroide in hoher Dosierung.

Pannikulitis bei Morbus Whipple

Bei der intestinalen Lipodystrophie (Morbus Whipple), ausgelöst durch den Aktinomyzeten Tropheryma whippelii, können in extrem seltenen Fällen großflächige, plattenartige Pannikulitiden auftreten (4).

Umschriebene schuppende Erytheme

Acrodermatitis enteropathica

Bei der autosomal rezessiv vererbten Zinkresorptionsstörung, bedingt durch ein mutiertes Transportprotein, erkrankt die Haut schon im frühen Kindesalter: periorifizielle trockene Erytheme (Mund, Nase, Anogenitalregion), entzündliche Papeln und Erosionen, Nageldystrophien, Haarausfall). Die Kinder gedeihen schlecht, der Allgemeinzustand ist reduziert. Therapie der Wahl ist die Zinksubstitution.

› Erworbener Zinkmangel

Fehlernährung (Alkoholismus, langfristig parenterale Ernährung ohne Zinksubstitution, Abmagerungskuren), Zustand nach Darmresektion sowie Resorptionsstörungen im Rahmen chronisch entzündlicher Darmerkrankungen (Morbus Crohn, Colitis ulcerosa, Zöliakie) können zu einem Zinkmangel führen, der akut als lebensbedrohliches Krankheitsbild mit hämorrhagischen Erosionen oder chronisch mit schuppenden Ekzemen, insbesondere in den periorifiziellen Arealen, verlaufen kann. Prinzipiell entsprechen die Hautveränderungen denen einer Acrodermatitis enteropathica.

› Glukagonom-Syndrom (nekrolytisch-migratorisches Erythem)

Es handelt sich um eine obligate kutane Paraneoplasie, die ausschließlich in Verbindung mit Alphazelltumoren des Pankreas beobachtet wird.

Das Krankheitsbild ist gekennzeichnet durch diffuse gastrointestinalen Beschwerden, Diarrhöen, Gewichtsverlust und eine diabetische Stoffwechsellage. Der Glukagonspiegel im Serum ist stark erhöht.

→ Aspekt. Prädilektionsstellen der Hautveränderungen sind die periorifiziellen Areale und die großen Beugen. Die chronisch rezidivierenden, scharf begrenzten erythematosquamösen Läsionen wandern, d.h. sie breiten sich schubweise unter zentraler Abheilung peripher aus, so dass anuläre und girlandenförmige Herde mit einer peripheren Schuppenkrause entstehen. Am Anfang steht eine schlaffe Blase, die sich bald in eine nässende Erosion umwandelt und über ein länger persistierendes erythematosquamöses Stadium schließlich abheilt. Nach operativer Entfernung des Tumors bildet sich das Glukagonom-Syndrom zurück, es sei denn, der Tumor hat bereits metastasiert (5). Differenzialdiagnostisch ist vor allem ein Zinkmangelsyndrom auszuschließen, das insbesondere in den periorifiziellen Arealen vergleichbare Hautbilder produzieren kann.

› Extramammärer Morbus Paget

Das intraepidermale Karzinom der Ausführungsgänge apokriner Drüsen wird außerhalb der Mamille vor allem im Anogenitalbereich beobachtet. Die charakteristischen erythematosquamösen, zentral erosiven und matt glänzenden Herde werden oft mit einer Candida-Mykose verwechselt und daher nur mit Verzögerung erkannt. In ca. 20% der Fälle sind weitere Karzinome assoziiert, vor allem des Rektums, der Zervix und der Urethra.

Hyperpigmentierungen

Diffuse Hyperpigmentierungen

› Acanthosis nigricans maligna

Diese häufigste der obligaten kutanen Paraneoplasien wird vor allem durch Adenokarzinome des Gastrointestinaltrakts (in ca. zwei Drittel Magenkarzinome) hervorgerufen.

→ Aspekt. Das Krankheitsbild ist durch unscharf begrenzte, hyperpigmentierte Keratosen im Bereich der intertriginösen Areale (Axillen, Nacken und Leisten) gekennzeichnet. Die Haut ist zunächst samtartig verdickt und gelblich-braun verfärbt. Im weiteren Verlauf werden die Hyperkeratosen stärker und dunkler, was den Läsionen der vergröberten Hautfelderung entsprechend einen baumrindenartigen Aspekt verleiht. Auch die Schleimhäute (Lippen, Mundhöhle, Genitale) können in Form papillomatöser Verdickungen beteiligt sein. In ca. 20% der Fälle gehen die Hautveränderungen der klinisch fassbaren Manifestation des Tumors voraus (monitorische Paraneoplasie).

→ Differenzialdiagnose. Differenzialdiagnostisch müssen die *Acanthosis nigricans benigna* (Endokrinopathien, Hypophysentumoren, Insulinresistenz) und die wesentlich häufigere *Pseudoacanthosis nigricans* (Adipositas, Diabetes mellitus) abgegrenzt werden; bei Letzterer sind die axillären und inguinalen Hyperpigmentierungen meist mit weichen, z.T. pendulierenden Fibromen besetzt (Abb. 2.**62**). Das Manifestationsalter dieser beiden Formen liegt wesentlich früher als bei der Acanthosis nigricans maligna, außerdem fehlt die Schleimhautbeteiligung (7).

› Hämochromatose

Die Hämochromatose (Bronzediabetes) ist durch die Trias Hautpigmentierung, Diabetes mellitus und Hepatomegalie gekennzeichnet. Obwohl der Erkrankung eine pathologisch gesteigerte Eisenresorption zugrunde liegt, wird die Pigmentierung in erster Linie durch Melanin und nur in geringem Umfang durch Hämosiderin verursacht. Die Haut zeigt eine diffuse, braungraue bis braungelbliche Pigmentierung, besonders in den lichtexponierten Arealen, in den Axillen, den Handlinien und im Genitalbereich. Daneben werden auch fleckige Hyperpigmentierungen der Mundschleimhaut beobachtet.

Gewöhnlich geht die Hautverfärbung als Frühsymptom den anderen Organmanifestationen lange voraus.

› Malabsorptionssyndrome

Diffuse Hyperpigmentierungen mit oder ohne Dermatitis sind als Ausdruck von Malabsorptionssyndromen bekannt. Die *Pellagra* (Nikotinsäuremangel) mit den kardinalen 4 Ds (diarrhoea, dermatitis, dementia, death) ist in Mitteleuropa extrem selten. Hier kann sie noch bei Alkoholikern (Wohl-

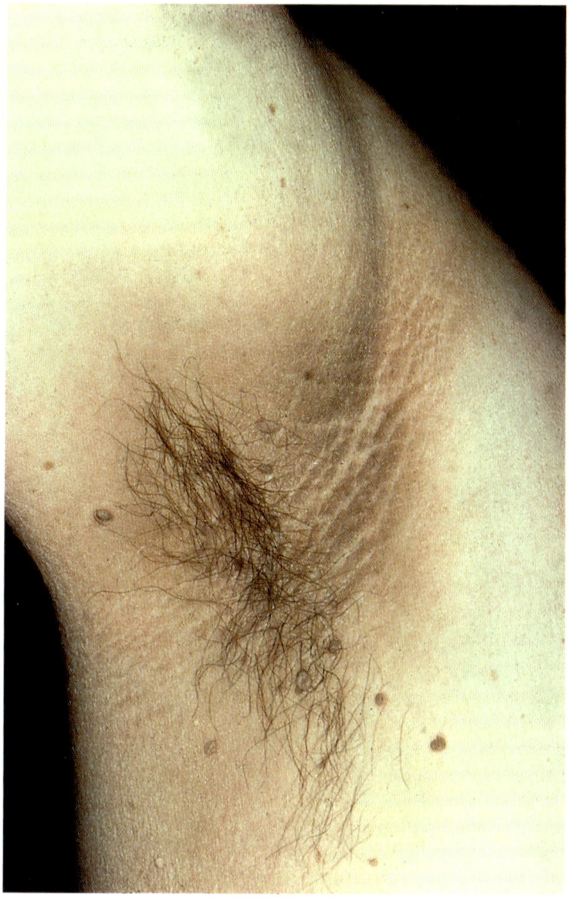

☒ **Abb. 2.62** Pseudoacanthosis nigricans. Axilläre Hyperpigmentierung mit vergröberter Hautfelderung und papillären, weichen Fibromen.

standspellagra), einseitig ernährten alten Menschen und nach Magenresektionen beobachtet werden. Auch mit dem Tryptophanstoffwechsel interferierende Medikamente (INH, Hydantoine) können eine Pellagra induzieren. Weit häufiger sind abortive Formen. Dabei dominieren Hautveränderungen in Form braunroter Hyperpigmentierungen im Bereich der lichtexponierten Areale (Pellagroderm) und Diarrhöen (15).

Bei der *Whipple-Krankheit* (intestinale Lipodystrophie) finden sich Hyperpigmentierungen bei ca. 40% der Patienten.

Umschriebene Hyperpigmentierungen (Pigmentflecken)

› Peutz-Jeghers-Syndrom (Pigmentfleckenpolypose, pluriorifizielle Lentiginose)

Kennzeichnend sind perioral, periorbital und perianal lokalisierte lentiginöse (linsenförmige), bräunlich-schwarze Hyperpigmentierungen von 2–5 mm Durchmesser. Die Pigmentflecke sind bei Geburt meist schon vorhanden oder erscheinen spätestens in der frühen Kindheit. Lippen (ca. 95%) und Wangenschleimhaut (ca. 83%) sind bevorzugt befallen. Die Vererbung ist autosomal dominant. Ursächlich sind Keimbahnmutationen des STK11/LKB1-Gens. Dieses ist auf Chromosom 19p13.3 lokalisiert.

Bei ca. 90% der Patienten finden sich hamartomatöse Dünndarmpolypen, überwiegend im Ileum, seltener (ca. 50%) sind auch Magen, Duodenum, Kolon und Rektum betroffen. Bei ca. 5% der Patienten kommt es zur malignen Entartung eines oder mehrerer Polypen.

Eine Assoziation mit Ovarial- und Hodenkarzinomen scheint überzufällig häufig. Bei wenigen Patienten lassen sich keine Polypen nachweisen, sie fallen nur durch die charakteristischen Pigmentflecken auf. Fehlen dagegen die Hautveränderungen und ist die Familienanamnese leer, so sichert der Nachweis von 2 (oder mehr) Dünndarmpolypen die Diagnose.

Hautbeteiligung bei Polyposis-Syndromen

Polypen in atypischer Lokalisation (Magen, Dünndarm) bei ungewöhnlich jungen Patienten oder familiär gehäuft lassen an ein hereditäres Polyposis-Syndrom denken. Die Vererbung ist autosomal dominant. In den letzten Jahren konnten die dafür verantwortlichen Gene lokalisiert und kloniert werden (12). Nicht selten gehen die diagnostisch wegweisenden Hautveränderungen der klinischen Manifestation der Polypose voraus. Bekanntestes Beispiel sind die früher als Gardner-Syndrom bezeichneten, schon in der Kindheit auftretenden Epidermoidzysten im Rahmen einer *familiären adenomatösen Polypose (FAP)*, deren Träger unbehandelt nahezu ausnahmslos ein kolorektales Karzinom entwickeln. Das Gen ist kloniert (APC-Gen) und liegt auf dem langen Arm des 5. Chromosoms (5p21-p22). Die Zysten bevorzugen die Extremitäten und den behaarten Kopf. Weitere häufige Merkmale sind Osteome (ca. 75%), Pigmentläsionen des Augenhintergrunds, Desmoide und Zahnanomalien. Auch Schilddrüsenkarzinome, ZNS-Tumoren (Medulloblastome) und Hepatoblastome können vermehrt auftreten. Grundsätzlich ergibt sich für den Kliniker das Postulat, bei Patienten mit auffallend vielen Talgretentions- bzw. Epidermoidzysten nach Darmpolypen zu suchen.

Weitere Beispiele für erbliche Polyposis-Syndrome mit Hautbeteiligung sind das *Birt-Hogg-Dubé-Syndrom* (Fibrofollikulome, Trichodiskome), das *Cowden-Syndrom* (Tricholemmome, Mundschleimhautpapillome), das *Cronkite-Canada-Syndrom* (Lentigines, Alopezie, Nageldystrophien), das *Hornstein-Knickenberg-Syndrom* (perifollikuläre Fibrome, Fibromata pendulantia), und das *Muir-Torre-Syndrom* (Keratoakanthome, Talgdrüsentumoren).

Mastozytosen

Disseminierte oder diffuse Mastzellinfiltrate können sich in der Haut (kutane Mastozytosen) und in den inneren Organen (systemische Mastozytosen) entwickeln. Die vielfältigen Beschwerden beruhen dabei in erster Linie auf einer spontanen oder exogen provozierten Histaminfreisetzung(z.B. heißes Bad, Frotteehandtuch). Bei mehr als 90% der Fälle ist die Haut beteiligt. Die charakteristischen Effloreszenzen sind diagnostisch wegweisend.

Urticaria pigmentosa (kutane Mastozytose). Die Urticaria pigmentosa ist durch ein stabiles feinfleckiges, gelb- oder rotbräunliches Exanthem gekennzeichnet (Abb. 2.**63**). Kräftiges Reiben der Flecken macht diese urtikariell und damit tastbar (Darier-Zeichen). Viele Patienten sind beschwerdefrei, andere klagen über Juckreiz oder Flush-Symptome bei Temperaturschwankungen. Bei der juvenilen Form erfolgt die Spontanheilung gewöhnlich mit dem Eintritt in die Pubertät.

Systemische Mastozytose. Ein Erwachsener mit Urticaria pigmentosa sollte jedoch immer internistisch durchuntersucht werden (Rö-Thorax, Sonographie, Knochenmark, Gastroskopie, Leberbiopsie u.a.). Mastzelleninfiltrationen finden sich vor allem im Gastrointestinaltrakt, in der Lunge, Leber, Milz und im Knochenmark. Klinisch weisen auf eine Systembeteiligung hin: migräneartige Kopfschmerzen, Diarrhöen, Sodbrennen (Ulcus pepticum), abdominelle Koliken, hypotone Kreislaufreaktionen, Flush, Tachykardien, Knochenschmerzen. Die Symptome erklären sich durch die in hoher Konzentration aus Mastzellen freigesetzten vasoaktiven und proinflammatorischen Mediatoren. Ein heißes Bad, Alkohol und bestimmte Medikamente (Histaminliberatoren) können Juckreiz und Flush-Symptome auslösen.

Besondere Vorsicht (prophylaktisch Antihistaminika und Corticoide) ist bei Röntgenkontrastmitteluntersuchungen und Vollnarkosen geboten, da es hierbei zu abrupten, nicht mehr kontrollierbaren Histaminfreisetzungen kommen kann.

Systemische Mastozytosen findet man fast nur im Erwachsenenalter (30–50% der Patienten). Die Diagnosesicherung erfolgt durch eine Hautbiopsie und wird unterstützt durch den Nachweis einer erhöhten Tryptasekonzentration im Serum sowie einer erhöhten Ausscheidung von N-Methylhistamin und/oder 1,4-Methyl-imidazolessigsäure im Sammelurin (10).

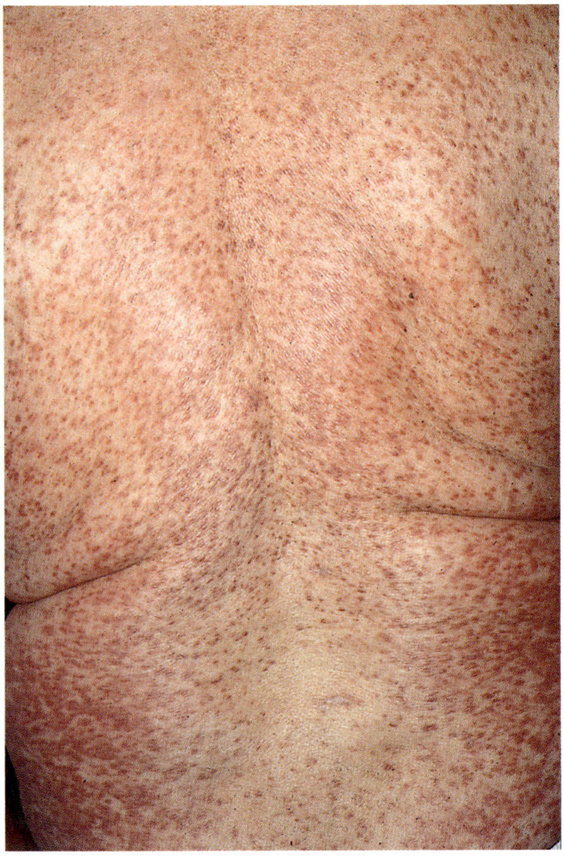

Abb. 2.63 Urticaria pigmentosa (Mastozytose).

Knötchen und Knoten (Noduli und Nodi)

Hautmetastasen gastrointestinaler Tumoren

Adenokarzinome des Gastrointestinaltrakts können sehr selten in die Haut metastasieren und zeigen sich dort – bevorzugt im Abdominal- und im Kopf-Hals-Bereich – als feste, schmerzlose, kutan-subkutane fleischfarbene Knötchen. Eine Besonderheit stellen *nodöse Nabelmetastasen* (Sister Mary Joseph's nodule) von Adenokarzinomen des Magens, seltener von Kolon-Ovarial- oder Pankreaskarzinomen dar (14). Die Ausbreitung der Tumorzellen erfolgt dabei lymphogen, hämatogen oder per continuitatem, gelegentlich auch entlang von Drainageschlauchnarben.

Metastatischer Morbus Crohn

Dabei handelt es sich um kutane Knoten und Plaques, die nicht in direkter Verbindung mit dem Magen-Darm-Trakt stehen. Der histologische Befund ist spezifisch, d.h. entspricht granulomatösen Crohn-Infiltraten. Prädilektionsstellen sind der Unterbauch, die Inguinalregion (Abb. 2.**64**) und die unteren Extremitäten.

Palmoplantarkeratosen

Howel-Evans-Syndrom

Schwielige Palmoplantarkeratosen in Assoziation mit einem Ösophaguskarzinom kennzeichnen dieses sehr seltene Syndrom. Gelegentlich können auch Leukoplakien der

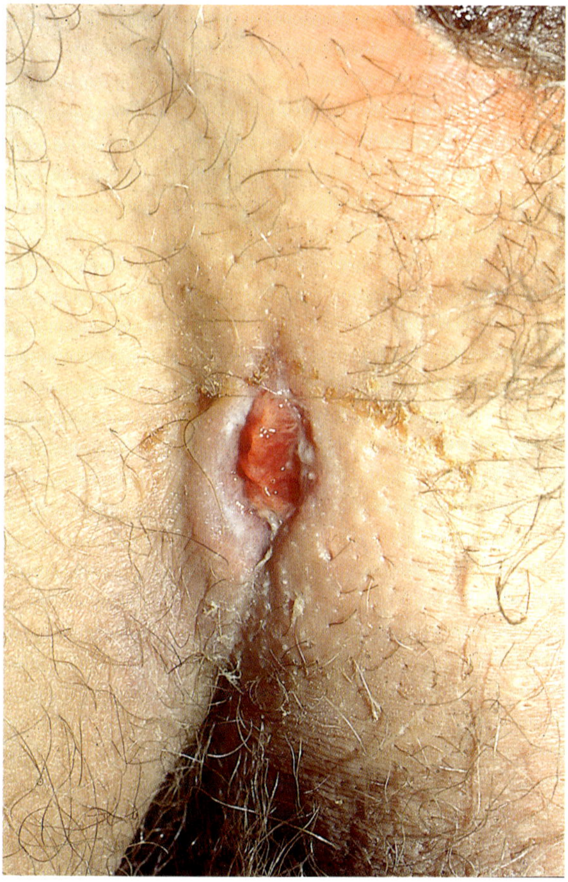

⊠ **Abb. 2.64** Morbus Crohn. Infiltrierte spezifische Ulzeration rechts inguinal (metastatischer Morbus Crohn).

Mundschleimhaut beobachtet werden. Im Gegensatz zu den erblichen Palmoplantarkeratosen treten die Läsionen erst im späteren Lebensalter auf und sind unschärfer begrenzt. Die Vererbung des Howel-Evans-Syndroms ist autosomal dominant.

Ösophaguskarzinome können sich auch aus leukoplakischen atrophisierenden Vorläuferläsionen im Rahmen eines durch einen chronischen Eisenmangel hervorgerufenen *Plummer-Vinson-Syndroms* (Glossitis, Alopezie, Pruritus, Nageldystrophien) entwickeln.

Papeln

Acrodermatitis papulosa infantum (Gianotti-Crosti-Syndrom)

Akral betonte erythematöse Papeln, auch auf Glutäen und Wangen, kennzeichnen diese ausschließlich im Kindesalter vorkommende exanthematische Verlaufsform der Hepatitis B. Diese nimmt meist einen milden Verlauf. Häufig bestehen Lymphknotenschwellungen. Zu einem Ikterus kommt es fast nie. Auch nach Hepatitisimpfung (z. B. im Rahmen einer 6fach-Impfung) können solche Exantheme beobachtet werden. Weitere hepatitisassoziierte Dermatosen sind in Tab. 2.**52** zusammengefasst.

Tabelle 2.52 Hepatitisassoziierte Hauterkrankungen

- Acrodermatitis papulosa infantilis
- Erythema nodosum
- Kryoglobulinämische Vaskulitis
- Lichen ruber planus
- Periarteriitis nodosa cutanea benigna
- Porphyria cutanea tarda
- Prurigo hepatica
- Urtikaria
- Urtikaria-Vaskulitis

Lichen ruber planus

Die rote Knötchenflechte, eine akut-chronisch verlaufende, stark juckende, aus erythematösen Papeln zusammengesetzte Dermatose unklarer Ätiologie wird häufiger nach Hepatitis-B-Impfungen gesehen. Ca. 30% der Lichen-planus-Patienten weisen eine positive Hepatitisserologie auf. Pathogenetisch wird eine T-Zell-vermittelte Autoimmunreaktion gegen antigene Strukturen auf Keratinozyten angenommen, die mit dem viralen S-Epitop kreuzreagieren (molekulare Mimikry).

Papulosis atrophicans maligna (Köhlmeier-Degos)

Das sehr seltene, lebensbedrohliche Krankheitsbild wird durch eine obliterierende Endangiitis verursacht, die sich an der Haut, im Zentralnervensystem und an den mesenterialen Gefäßen, vor allem des Dünndarms, manifestiert. Die Hautveränderungen erscheinen bevorzugt am Stamm als schubweise auftretende entzündliche Papeln mit erythematösem, leicht erhabenem Randsaum, die nach wenigen Tagen zentral atrophieren und sich porzellanartig verfärben.

Die Hautveränderungen gehen den gastrointestinalen Symptomen (Hämatemesis, Koliken, Meläna, Darmperforation nach ischämischen Infarkten der Darmwand) oft Monate oder gar Jahre voraus.

Histologisch findet man eine Endothelitis mit Endothelproliferation und fibrinoiden Intimanekrosen.

Pruritus

Ca. 40% der Patienten mit chronischen Lebererkrankungen leiden unter einem quälenden Juckreiz, besonders solche mit *Virushepatitiden* und *cholestatischen Hepatopathien* (primär biliäre Zirrhose, Verschlussikterus). Meist wird der Pruritus von einem Ikterus begleitet und nur gelegentlich tritt er als Frühsymptom auf. Die therapeutische Wirksamkeit von Cholestyramin weist auf eine ursächliche Rolle der Gallensäuren beim cholestatisch bedingten Juckreiz. Eine

Prurigo hepatica liegt dann vor, wenn im Rahmen einer Hepatopathie stark juckende Knötchen an Stamm und Extremitäten erscheinen, die unmittelbar nach ihrer Entstehung aufgekratzt werden, wonach der Juckreiz schlagartig sistiert. Blutig-krustös belegte Knötchen, frische Exkoriationen und atrophische Närbchen prägen das klinische Bild.

Pusteln

Bowel associated dermatitis-arthritis syndrome

Nach intestinalen Bypass-Operationen wegen Adipositas wurde bei bis zu 20% der Patienten ein Bowel-Bypass-Syndrom beschrieben, gekennzeichnet durch Arthritis, Fieber, erythematöse Papeln und Plaques sowie z.T. gruppierte Pusteln mit entzündlichem Randsaum. Auch bei entzündlichen Darmerkrankungen (Colitis ulcerosa, Morbus Crohn) wurden solche Bilder beobachtet. Histologisch liegt eine leukozytoklastische Vaskulitis vor.

Teleangiektasien

Die durch Kapillarerweiterung bedingten und damit vermehrt blutgefüllten Teleangiektasien können ramös (baumzweigartig verästelt), makulös (fleckförmig) und angiomatös (knötchenförmig, über Hautniveau) gestaltet sein. In der Regel sind Teleangiektasien mit dem Glasspatel leicht wegdrückbar. Bekanntestes Beispiel sind die bevorzugt im Abflussgebiet der V. cava superior anzutreffenden ramös-angiomatösen *Spider-Naevi* bei Leberinsuffizienz (Spinnennaevi, Naevi aranei, Eppinger-Sternchen). Fleckförmige und verzweigte Teleangiektasien kommen außerdem bei allen Formen der Sklerodermie vor, insbesondere im Gesicht und an den Händen.

CREST-Syndrom

Das CREST-Syndrom (C = Calcinosis cutis, R = Raynaud-Phänomen, E = esophageal hypomotility, S = Sklerodaktylie, T = Teleangiektasien) ist eine prognostisch günstige, limitierte Variante der systemischen Sklerodermie, deren Eigenständigkeit nicht ganz unumstritten ist. Die Mehrzahl der Patienten ist dem Sklerodermie-Typ I (Akrosklerose, Sklerodaktylie) zuzuordnen. Die fleckförmigen Teleangiektasien bevorzugen das Gesicht und werden nicht selten als Manifestation eines Morbus Osler verkannt. Eine Beteiligung innerer Organe ist mit Ausnahme der ösophagealen Motilitätsstörung (Dysphagie, retrosternales Druckgefühl und Schmerzen) selten. Nahezu konstant sind hochtitrige Anti-Zentromer-Antikörper nachweisbar.

Andere Sklerodermie-Varianten

Eine akrale Sklerodermie ist ferner in bis zu 15% der Fälle mit einer primär biliären Zirrhose (PBC) assoziiert (*Reynolds-Syndrom*), gekennzeichnet durch antimitochondriale Antikörper (AMA) vom Typ M2 (11). Diese können nicht selten monitorisch, d.h. Jahre vor der klinischen Manifestation einer PBC nachgewiesen werden. Bei ca. 90% der Patienten mit einem Reynolds-Syndrom wiederum können auch Symptome eines *Sjögren-Syndroms* (Sicca-Symptomatik, Ro- und La-Antikörper-Nachweis) beobachtet werden.

Auffallende Teleangiektasien und der Nachweis von Antifibrillarin-Antikörpern charakterisieren einen weiteren, sehr seltenen Sklerodermie-Subtyp mit schlechter Prognose, der mit einer rasch sich entwickelnden Lungenfibrose einhergeht.

Bei allen Varianten der Sklerodermie sind nach längerem Verlauf Motilitätsstörungen und Malabsorption nicht selten, wobei die Muskelatrophie im Ösophagus beginnt und sich langsam über den Magen bis zum Dünn- und Dickdarm fortsetzt.

Morbus Osler (Teleangiectasia hereditaria haemorrhagica)

Diese autosomal dominant vererbte, durch Teleangiektasien, Angiome und Aneurysmen gekennzeichnete vaskuläre Systemkrankheit spielt in der Differenzialdiagnose von Magen-Darm-Blutungen eine wichtige Rolle. Nasenbluten (80% der Patienten) ist das häufigste und meist auch früheste Symptom. Zu schweren gastrointestinalen Blutungen aus nodulären Angiomen des Magens oder des Duodenums kommt es bei ca. 40% der Patienten mindestens einmal im Leben, jedoch meist erst nach dem 50. Lebensjahr. Blickdiagnostisch im Vordergrund stehen plane oder leicht erhabene Angiome von 1–3 mm Durchmesser sowie fleckförmige und papulöse Teleangiektasien (Abb. 2.65). Bevorzugte Lokalisationen sind die Lippen, die Mundschleimhaut, die Zunge, das Dekolleté sowie Hände und Füße. Die Teleangiektasien können übersehen werden, wenn der Patient ausgeprägt anämisch ist. Bei ca. 20% der Patienten finden sich multiple AV-Fisteln in der Lunge, weniger im Kolon, im Magen und in der Leber. In Letzterer bilden sich breite fibröse Septen um die Fisteln herum aus, die von einigen Autoren als Zeichen einer Leberzirrhose verkannt wurden. Bei ca.

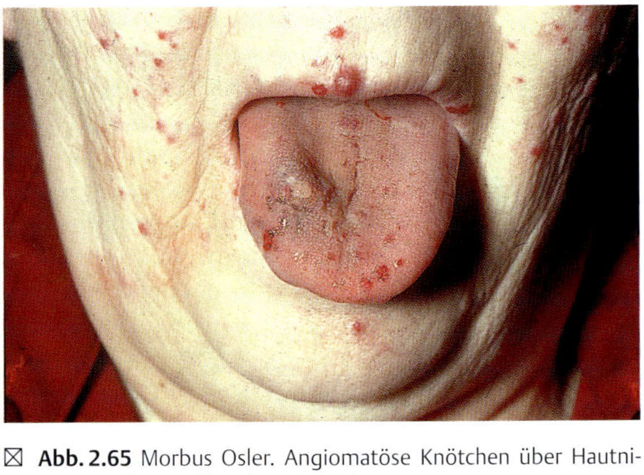

⊠ **Abb. 2.65** Morbus Osler. Angiomatöse Knötchen über Hautniveau, auch im Schleimhautbereich.

80% der Patienten ist die Familienanamnese positiv. Das verantwortliche Gen konnte auf Chromosom 9q34.1 lokalisiert und eine Mutation des Endoglins, eines endothelialen Wachstumsfaktors, nachgewiesen werden.

Syndrome mit Teleangiektasien

Auch bei dem sehr seltenen *Blue-Rubber-Bleb-Naevus-Syndrom* (prallelastische, gummiblasenartige kavernöse Hämangiome an Haut und Schleimhäuten) kann es zu lebensbedrohlichen gastrointestinalen Blutungen kommen, ebenso beim *Ehlers-Danlos-Syndrom Typ IV* (Störung der Kollagensynthese, Überdehnbarkeit der Haut, Gefäßwandschwäche) und beim *Pseudoxanthoma elasticum* (Degeneration der elastischen Fasern an Haut, Auge, Herz, Gefäßen, Magen-Darm-Trakt). Teleangiektasien im Gesicht und Hypopigmentierungen können auf das autosomal rezessiv vererbte *Louis-Bar-Syndrom* hinweisen, das mit einem erhöhten Risiko für maligne Tumoren, auch Magen-Darm-Tumoren, einhergeht ebenso wie das hereditäre, ebenfalls rezessiv vererbte *Bloom-Syndrom*, das durch Kleinwuchs und ein photosensitives Gesichtserythem gekennzeichnet ist.

Thrombophlebitis

Phlebitis migrans et saltans (Thrombophlebitis saltans)

Die segmental und schubweise auftretende Phlebitis (Trousseau-Zeichen) erfasst nur kurze Gefäßabschnitte und heilt in Form streifiger Restpigmentierungen nach einigen Wochen spontan ab, um dann nach unterschiedlichen Intervallen in anderer Lokalisation erneut zu rezidivieren. Zahlreiche Grundkrankheiten können dafür verantwortlich sein, darunter auch maligne Tumoren des Pankreas.

Ulzerationen

Pyoderma gangraenosum

Aspekt. Eine meist hochschmerzhafte, sich sehr rasch ausbreitende ulzeröse Läsion mit Unterminierung der hämorrhagisch-bullösen, lividen Ränder kennzeichnet das Pyoderma gangraenosum (Abb. 2.**66**). Klinisch wird eine ulzerative, von einer bullösen, einer pustulösen und einer vegetierenden Form unterschieden, wobei Letztere multilokulär auftreten kann, weniger schmerzhaft ist und keine Assoziation mit einer internistischen Grundkrankheit zeigt. Prädilektionsstellen sind die Unterschenkel. Das Geschwür entsteht spontan oder im Anschluss an ein Bagatelltrauma aus einer papulösen oder vesikulopustulösen Läsion, ähnlich einem infizierten Insektenstich. Die Nekrotisierung schreitet peripher fort und hinterlässt flache Geschwüre, die bei erfolgreicher Behandlung als gehöckerte, wie gestrickt aussehende Narben abheilen. Im Frühstadium eines Pyoderma gangraenosum lässt sich bioptisch eine leukozytoklastische Vaskulitis nachweisen, bei älteren Läsionen ist der histologische Befund unspezifisch, so dass in der Regel die Diagnose klinisch gestellt werden muss.

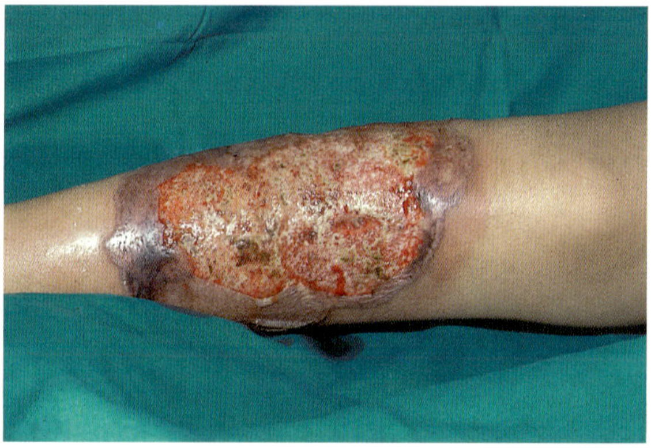

Abb. 2.66 Pyoderma gangraenosum am rechten Unterschenkel.

Bei ca. 50% der Patienten ist das Pyoderma gangraenosum Ausdruck einer internistischen Grunderkrankung (entzündliche Darmerkrankungen, rheumatologische, hämatologische Erkrankungen, Malignome), am häufigsten einer Colitis ulcerosa. Ca. 5% der Patienten mit einer Colitis ulcerosa und ca. 2% der Patienten mit einem Morbus Crohn entwickeln im Verlauf ihrer Erkrankung ein Pyoderma gangraenosum.

Therapie. Therapie der Wahl sind Corticoide, oral oder als i. v. Pulstherapie, und/oder Cyclosporin. Antibiotika sind bei fehlender bakterieller Superinfektion wirkungslos. Eine chirurgische Therapie (Débridement und Hauttransplantation) kann in Einzelfällen den Verlauf abkürzen, jedoch nur in der reparativen Phase und unter systemischer Immunsuppression (3).

Urticae (Quaddeln)

Helicobacter-pylori-Infektion

Eine Besiedelung der Magenschleimhaut mit Helicobacter pylori findet sich nicht selten bei Patienten mit chronischer Urtikaria. Mit der erfolgreichen Eradikation ist eine Ausheilung möglich. Die Assoziation einer Helicobacter-pylori-Infektion mit einer Rosacea ist umstritten. Auch in der Inkubationsphase von Virushepatitiden werden Quaddelschübe beobachtet.

FAZIT FÜR DIE PRAXIS

- Die Dermatitis herpetiformis verbindet Haut (juckende polymorphe Ausschläge) und Dünndarm (glutensensitive Enteropathie) und interessiert Dermatologen und Gastroenterologen gleichermaßen. Die Enteropathie verläuft in der Mehrzahl der Fälle asymptomatisch. Diagnostisch beweisend sind granuläre IgA-Ablagerungen in den dermalen Papillenspitzen. Therapie der Wahl ist das schlagartig wirksame Dapson, in schweren Fällen unterstützt durch eine glutenfreie Diät.

- Schmerzhafte vesikulobullöse Ausschläge nach Sonnenexposition kennzeichnen die Krankheitsgruppe der Porphyrien. Die häufige erworbene Form einer Porphyria cutanea tarda (PCT) weist regelmäßig auf einen Leberschaden hin, bei der selteneren erythropoetischen Protoporphyrie (EPP) kann sekundär durch hepatische Protoporphyrinablagerungen eine Leberzirrhose entstehen. Therapie der ersten Wahl sind bei der PCT nach wie vor Aderlässe, bei der EPP ist es β-Carotin, das als Radikalfänger die Hauterscheinungen günstig beeinflusst, die Leberschädigung jedoch nicht verhindern kann.
- Die Diagnose einer Purpura Schoenlein-Henoch im Kindesalter stützt sich auf den Nachweis einer palpablen Purpura mit dem histologischen Substrat einer leukozytoklastischen Vaskulitis sowie auf abdominelle Schmerzsymptome. Die Gefahr einer Perforationsperitonitis sowie einer IgA-Nephritis machen ein schnelles therapeutisches Handeln (Corticoide) erforderlich. Die Diagnose beim Erwachsenen sollte erst bei Nachweis von perivaskulären IgA-Ablagerungen gestellt werden.
- Druckdolente Erytheme der Unterschenkel sind das Leitsymptom eines Erythema nodosum. Die Ursachen sind vielfältig, eine entzündliche Darmerkrankung und infektiöse Enteritiden (Morbus Crohn, Colitis ulcerosa, Campylobacter-, Salmonellen-, Yersinieninfektion) sollten immer ausgeschlossen werden. Im Gegensatz zu den klinisch sehr ähnlichen pankreatogenen Pannikulitiden bei Pankreatitis und Pankreaskarzinomen exulzeriert ein Erythema nodosum nie.
- Die Acanthosis nigricans als obligate Paraneoplasie weist fast ausschließlich auf ein Adenokarzinom des Magen-Darm-Trakts, überwiegend auf ein Magenkarzinom hin. Die viel häufigere Pseudoacanthosis nigricans zeigt intertriginöse, mit papillären oder pendulierenden Fibromen besetzte Hyperpigmentierungen und tritt in früherem Lebensalter und vor allem bei adipösen Diabetikern auf.
- Periorifizielle und auf die Wangenschleimhaut übergreifende linsenförmige Hyperpigmentierungen im frühen Lebensalter deuten auf ein autosomal dominantes Peutz-Jeghers-Syndrom. Bei 90% der Patienten findet man Dünndarmpolypen, das Karzinomrisiko liegt bei 5%. Weitere Hautveränderungen können auf hereditäre Polyposis-Syndrome hinweisen, insbesondere gut- und bösartige multiple Hauttumoren (Keratoakanthome, Fibrome, Fibrofollikulome, Talgdrüsentumoren und -zysten, Trichodiskome, Tricholemmome).
- Eine Urticaria pigmentosa im Erwachsenenalter ist häufig mit systemischen Erscheinungen einer Mastzellinfiltration innerer Organe assoziiert. Auf gastroenterologischem Gebiet manifestieren sich diese als Sodbrennen, peptische Ulzera, abdominelle Koliken und Diarrhöen. Vor Röntgenkontrastmittelgabe und Eingriffen in Vollnarkose ist wegen der Gefahr einer unkontrollierten Histaminfreisetzung eine spezielle medikamentöse Prophylaxe erforderlich.
- Das CREST-Syndrom und der Morbus Osler werden blickdiagnostisch häufig verwechselt. Falls das klinische Vollbild eines CREST-Syndroms nicht vorliegt, erlauben die Kriterien Familienanamnese, Blutungsneigung, Schleimhautbeteiligung und Anti-Zentromer-Antikörper eine sichere Differenzierung.
- Ein Pyoderma gangraenosum verpflichtet zum Ausschluss einer entzündlichen Darmerkrankung. Bakterien spielen kausal keine Rolle und chirurgische Therapieversuche sollten in der aktiven Phase der Erkrankung unterbleiben. Corticoide und/oder Cyclosporin sind am besten geeignet, den Krankheitsprozess zum Stillstand zu bringen.

3 Organspezifische gastroenterologische Diagnostik

3.1 Anamnese und körperliche Untersuchung

J. F. Riemann, A. Rosenbaum

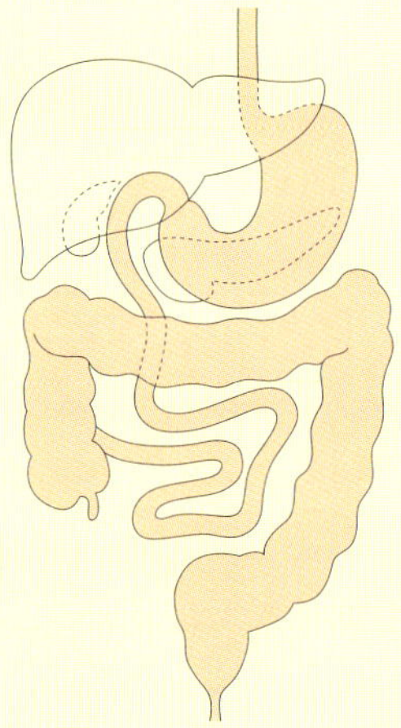

EDITORIAL **Auch im Zeitalter einer elaborierten apparativen Diagnostik bilden die scheinbar einfachen, wenig aufwändigen Methoden der Anamneseerhebung und körperlichen Untersuchung weiterhin die notwendige Grundlage ärztlichen Handelns.**

Allgemeines

Anamnese und körperliche Untersuchung stehen am Beginn der Zusammenarbeit von Arzt und Patient und bilden das Fundament der Arzt-Patient-Beziehung. Diese wenig aufwändigen klinischen Methoden machen nach wie vor – auch und vor allem im Zeitalter der Apparatemedizin – einen Großteil der ärztlichen Kunst aus. Nur durch eine umfassende, gründliche, vorurteilsfreie und empathische Anamneseerhebung und eine geschulte, detaillierte körperliche Untersuchung kann die nachfolgende Diagnostik medizinisch sinnvoll und ökonomisch gestaltet werden.

Arzt-Patient-Beziehung. Durch das erste Gespräch mit dem Patienten über dessen sehr persönliche Belange wird der weitere Verlauf der Arzt-Patient-Beziehung entscheidend beeinflusst. Beim Anamnesegespräch entsteht die Grundlage für ein gutes „Arbeitsbündnis", eine wichtige Voraussetzung für die Mitarbeit des Patienten (Compliance), welche über den Erfolg der weiteren Diagnostik und letztlich auch der Therapie entscheidet.

Ärztliche Kommunikationsfähigkeit. Die Fähigkeit, eine gute und aufschlussreiche Anamnese zu erheben, kann in gewissem Umfang trainiert werden. In angelsächsischen Ländern wird in der Ausbildung der Medizinstudenten großer Wert auf diese zwischenmenschlichen kommunikativen Fähigkeiten gelegt in Form von permanentem Training in kleinen Gruppen und fortgesetzter Supervision am Krankenbett. Bisher war in der Ausbildung deutscher Medizinstudenten das ärztliche Gespräch lediglich in Form einiger vorklinischer „Trockenübungen" vertreten. In der vorklinischen Situation, weit entfernt von konkreten klinischen Inhalten konnte diese Übung nur wenig für die spätere Praxis nutzen. Diesem Missstand soll durch die Reform des Medizinstudiums entgegengewirkt werden. In Zukunft werden basiswissenschaftliche und klinische Inhalte frühzeitig integriert, und auch die ärztliche Kommunikationsfähigkeit soll intensiver geschult werden. Aber auch über das Studium hinaus sollten Anamnese- und Untersuchungstechniken kontinuierlich geübt und entwickelt werden, da diese Fertigkeiten sonst wieder verloren gehen.

Systematische Anamneseerhebung

Jeder Arzt sollte im Rahmen seiner Ausbildung seine persönliche Anamnesetechnik entwickeln und verfeinern. Er muss in der Lage sein, subjektive Wahrnehmung und objektive Befunde zu integrieren, simultan Verdachtsdiagnosen zu formulieren und diese im weiteren Verlauf zu relativieren.

Bei der Anamneseerhebung empfiehlt es sich, systematisch vorzugehen. Sie sollte vorzugsweise mit Hilfe eines vorgefertigten Anamneseformulars erfolgen, wie es viele Kliniken gemäß ihrem Schwerpunkt vorhalten. Dieses dient auch zur sicheren Dokumentation.

Schema einer umfassenden internistischen Anamnese

Eigenanamnese

Aktuelle Beschwerden. Hauptsymptome (möglichst in den eigenen Worten des Patienten), gezielte Ausarbeitung und Ergänzung (evtl. durch gezielte Fragen) in Bezug auf Qualität, Lokalisation, Dauer, zeitlichen Verlauf, mögliche Auslöser, Begleitsymptome etc.

Krankengeschichte.

- verschiedene Organkomplexe gezielt abfragen: kardiovaskulär, pulmonal, renal, gastrointestinal, urogenital, gynäkologisch, dermatologisch, endokrinologisch, hämatologisch, neurologisch, chronische Infektionen (v. a. HIV, Hepatitis),
- Operationen, v. a. im Bauchraum (auch urologische, gynäkologische),
- Unfälle, Verletzungen, Auslandsaufenthalte,
- Allergien, v. a. auf Medikamente (Antibiotika, Lokalanästhetika etc.),
- Genussmittel (v. a. Nikotin, Alkohol),
- Größe, Gewicht, Gewichtsveränderungen,
- vegetative Symptome (Nachtschweiß, Herzklopfen etc.),
- Psyche (aktuelles Befinden),
- Stuhlgang (Häufigkeit, Konsistenz, Farbe, Blut),
- Urin (Häufigkeit, nachts, Schmerzen, Brennen usw.,
- bei Frauen mögliche Schwangerschaft,
- Medikamente.

Familienanamnese

- Karzinome,
- kardiovaskuläre Erkrankungen
- Diabetes mellitus etc.

Sozialanamnese

- z. B. Beruf,
- Freizeitgestaltung, sportliche Betätigungen etc.

Anamnese mit gastroenterologischem Schwerpunkt

Bei der allgemeininternistischen Anamnese lenken einige Beschwerden den Verdacht auf Erkrankungen mit gastroenterologischem Hintergrund. Man unterscheidet dabei objektivierbare von nicht objektivierbaren Symptomen.

Objektivierbar sind solche Symptome, welche durch Labor oder Bildgebung quantifizierbar sind, wohingegen die Anamnese das einzige Instrument zur Erfassung nicht objektivierbarer darstellt.

Objektivierbare Beschwerden. Hierzu zählen Erbrechen, Diarrhö, Obstipation, Blutungen, Ikterus, Gewichtsveränderungen, Bauchumfangszunahme. Beispielsweise gilt eine Stuhlfrequenz von dreimal in der Woche bis zu dreimal am Tag als normal, erst deutlich häufigere oder seltenere Entleerungen werden als pathologisch (Diarrhö bzw. Obstipation) gewertet.

Nicht objektivierbaren Beschwerden. Nicht objektivierbar sind demgegenüber z. B. abdominelle Schmerzen, Dysphagie, Dyspepsie und Sodbrennen, Übelkeit, Meteorismus, Pruritus. Zur subjektiven Quantifizierung von Schmerzen empfiehlt sich die Verwendung einer Schmerzskala. Der Patient ordnet die Intensität seiner Schmerzen auf einer Skala von 1 – 10 ein. Diese Skalierung wurde validiert und gibt vor allem Aufschluss über den individuellen Verlauf der Schmerzstärke beim Einzelnen unter einer Therapie.

Im weiteren Verlauf des differenzialdiagnostischen Prozesses können alle diese Beschwerden zu Leitsymptomen werden, welche die nachfolgende Diagnostik prägen. Auf ausgewählte Leitsymptome mit gastrointestinalem Hintergrund wird im Weiteren noch gezielt eingegangen.

Körperliche Untersuchung mit gastroenterologischem Schwerpunkt

Die körperliche Untersuchung sollte zum Ziel haben, die in der Anamnese erhobenen Informationen zu ergänzen, die vorformulierten Verdachtsdiagnosen zu überprüfen und in Beziehung zu setzen.

Außerdem bringt eine gründliche Untersuchung unter Umständen Dinge zutage, die der Patient in der Anamnese nicht erwähnt hat – weil er sie vergessen hat, sie nicht für wichtig hielt oder auch bewusst nicht zur Sprache bringen wollte. Beispiele sind die Appendektomienarbe aus lang zurückliegender Zeit, aber auch die Leberhautzeichen, die auf eine fortgeschrittene Lebererkrankung hinweisen, während der Alkoholabusus negiert oder heruntergespielt wird. Voraussetzung für die Befunderhebung und Dokumentation von abdominellen Beschwerden ist die genaue Zuordnung zur Topographie des Bauchraums (Abb. 3.**1**).

Systematisches Vorgehen. Auch hierbei ist ein systematisches Vorgehen nach einem persönlichen Schema sinnvoll. Die Reihenfolge wird bestimmt durch situative Bedingungen (mobiler Patient, sitzend oder liegend immobiler Patient) und muss auch je nach Leitsymptom und Dringlichkeit variiert werden. Hier wird eine sinnvolle Abfolge vorgeschlagen.

- *Inspektion im Stehen oder Sitzen:* Man achtet (auch bereits während des Anamnesegesprächs) auf den Allgemeinzustand: Wie betritt der Patient das Zimmer, fällt beim Gangbild etwas auf? Wie sind Habitus, Ernährungszustand und Hydratation? Zeigt sich eine auffällige Atmung oder besteht ein möglicherweise charakteristischer Foetor ex ore? Sind Motorik und Mimik al-

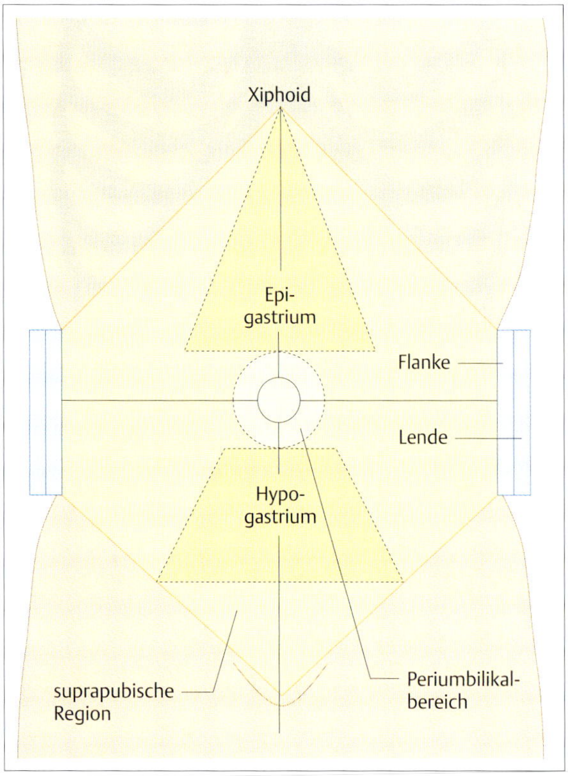

Abb. 3.1 Unterteilung des Bauchraumes (nach 2).

tersentsprechend? So fällt ein reduzierter Allgemeinzustand beispielsweise bei fortgeschrittenen Tumorerkrankungen auf (zur Verlaufsbeurteilung sollte hierbei der Karnofsky-Index (Tab. 3.1) oder die ECOG-Skala der WHO (Tab. 3.2) herangezogen werden. Weitere Punkte sind die Konstitution, vor allem die Fettverteilung (Stammfettsucht als Risikofaktor) und das Hautkolorit. Diesbezüglich achtet man unter anderem auf auffallende Blässe als Zeichen einer Anämie, Gelbfärbung bei Ikterus als Hinweis auf Leber- oder hämatologische Erkrankungen, Rötung bei Flush-Symptomatik. In diesem Zusammenhang fallen auch Hauterscheinungen ins Auge, die Ausdruck internistischer Krankheiten sein könne und differenzialdiagnostische Hinweise liefern (wichtig z.B. die so genannten Leberhautzeichen, charakteristische Hämatome oder kutane Symptome von rheumatologischen Erkrankungen). Bestehen charakteristische periphere Ödeme der Knöchel oder Unterschenkel oder Anasarka in den abhängigen Bereichen beim liegenden Patienten? Bei der Inspektion der Hände achtet man auf Tremor, Palmarerythem, Dupuytren-Kontrakturen und Ähnliches.

- *Körpergröße und Gewicht:* Sie sollten erfragt, aber auch möglichst bestimmt werden, da es zu Abweichungen kommen kann. Der BMI (als wichtige Richtgröße zur Einordnung des Gewichts) wird errechnet oder per Schieber bestimmt:
  BMI = Körpergewicht (kg) / Körpergröße (m)^2
- *Inspektion und Palpation von Kopf und Hals* (mit Lampe und Spatel): Die Gesichtshaut wird genau angesehen, die Augen mit eventuellen Kornealringen oder Xan-

Tabelle 3.2 ECOG-Skala/WHO

Zustand des Patienten	WHO-Grad
Volle Aktivität, normales Leben möglich	0
Eingeschränkte Aktivität, aber noch leichte Arbeit möglich	1
Selbstversorgung möglich, < 50 % bettlägerig	2
Eingeschränkte Selbstversorgung, tagsüber > 50 % bettlägerig	3
Selbstversorgung nicht möglich, vollständig bettlägerig	4

Tabelle 3.1 Karnofsky-Index

Zustand des Patienten	Karnofsky-Index
Normalzustand, keine Beschwerden, keine manifeste Erkrankung	100 %
Normale Leistungsfähigkeit, minimale Krankheitssymptome	90 %
Normale Leistungsfähigkeit mit Anstrengung, geringe Krankheitssymptome	80 %
Eingeschränkte Leistungsfähigkeit, arbeitsunfähig, kann sich selbst versorgen	70 %
Eingeschränkte Leistungsfähigkeit, braucht gelegentlich fremde Hilfe	60 %
Eingeschränkte Leistungsfähigkeit, braucht krankenpflegerische und ärztliche Betreuung, nicht dauernd bettlägerig	50 %
Patient ist bettlägerig, braucht spezielle Pflege	40 %
Patient ist schwerkrank, Krankenhauspflege notwendig	30 %
Patient ist schwerkrank, Krankenhauspflege und supportive Maßnahmen erforderlich	20 %
Patient ist moribund, Krankheit schreitet rasch fort	10 %

thelasmen der Haut liefern Hinweise auf Stoffwechsel- oder Speicherkrankheiten. Aus gastroenterologischer Sicht sind Veränderungen von Lippen, Mundschleimhaut, Rachen und Zunge besonders relevant. Die Parotis wird palpiert, ebenso wie die Nervenaustrittspunkte der Trigeminusäste. Der Hals wird ebenfalls inspiziert und palpiert, um vergrößerte Lymphknoten oder Schilddrüsenveränderungen festzustellen. Bei entsprechender kardiovaskulärer Anamnese sollte die A. carotis beidseits auskultiert werden.

- *Inspektion, Perkussion und Auskultation von Herz und Lunge sowie Pulsstatus:* Erfassung kardiovaskulärer und pulmonaler Abnormitäten, die differenzialdiagnostische Hinweise und Aspekte für die nachfolgende Diagnostik und Therapie liefern: z. B. Rhythmusstörungen, Klappen- oder Strömungsgeräusche, feuchte oder trockene Rasselgeräusche über der Lunge, Pleuraerguss. Auch hier auf Hautzeichen und andere Veränderungen achten (Spider naevi, Gynäkomastie bei Leberzirrhose).
- *Erfassung von Blutdruck und Puls bds.*, ggf. Körpertemperatur.
- *Inspektion des Abdomens im Liegen:* Welche spontane Position nimmt der Patient ein? Diese kann bei akuten Bauchschmerzen Hinweise auf deren Genese liefern: Liegt er entspannt auf dem Rücken, liegt er unruhig auf der Seite und zieht die Beine an als Hinweis auf kolikartige Beschwerden, liegt er angespannt ganz still mit Peritonismus? Wenn sich eine spontane Vorwölbung des Abdomens zeigt, kommen mehrere Ursachen in Betracht: u. a. Fett, Meteorismus, Obstipation, Aszites, Schwangerschaft, Tumor. Zeigt sich die Vorwölbung nur bei Druckerhöhung (Husten oder Anheben des Kopfes) liegen eine Rektusdiastase oder Hernien nach Operationen vor. Erkennbare (Operations-)Narben werden mit der Anamnese in Einklang gebracht. Sind Hautvenen sichtbar, kann dies auf Kollateralkreisläufe bei portaler Hypertension hindeuten (z. B. „Caput medusae" periumbilikal). Striae am Bauch erscheinen in der Schwangerschaft, bei ausgeprägter Adipositas oder Morbus Cushing. Man achtet auch auf den Behaarungstypus: Leberzirrhose mit Hormonverschiebung kann beim Mann zum Verlust der suprapubischen Behaarung führen („Bauchglatze") und zur Gynäkomastie.
- *Palpation des Abdomens:* Zunächst erfolgt die bimanuelle, möglichst tiefe Palpation, die in einem Bereich beginnt, in dem keine Schmerzen zu erwarten sind. Bei dieser Untersuchung ist insgesamt darauf zu achten, dass dem Patienten unnötige Schmerzen erspart werden. Der Blick auf das Gesicht des Patienten während der Untersuchung hilft, nonverbale Äußerungen von Unwohlsein oder Schmerzen zu erkennen. Man achtet auf Druckschmerz in bestimmten Regionen, ggf. eine peritonitische Reaktion mit Abwehrspannung. Man bestimmt Größe und Lokalisation von möglichen Resistenzen. Danach werden die Organe gezielt untersucht: Palpation der Leber mit Bestimmung von Größe, Lage, Oberflächenstruktur, Vorwölbungen, Konsistenz. Die Gallenblase ist normalerweise nicht tastbar, Druckschmerz kann ein Hinweis auf Entzündung sein. Es erfolgt eine Palpation der Milz, der Nieren und der Aorta, zur Größenbestimmung und mit der Frage der Druck- oder Klopfempfindlichkeit. Die Leisten werden palpiert auf der Suche nach Hernien.
- *Perkussion des Abdomens:* Sie dient zur differenzialdiagnostischen Abgrenzung von Meteorismus, Flüssigkeit (ab ca. 1,5 l), Tumor, Harnblase bei Stauung.
- *Auskultation des Abdomens:* Hier bestimmt man Lautstärke und Qualität der Darmgeräusche. Gesteigerte, „klingende" Darmgeräusche hört man bei früher intestinaler Obstruktion oder bei Enteritis. Im Verlauf geht eine Obstruktion in einen paralytischen Ileus über, mit abgeschwächten oder komplett fehlenden Darmgeräuschen. Des Weiteren achtet man auf Gefäßgeräusche, etwa im Bereich der Leber als Zeichen der Zirrhose oder über der Aorta oder den Nierenarterien bei Stenosen.
- *Orientierende Untersuchung des Bewegungsapparats:* Auffälligkeiten an den Extremitäten und der Wirbelsäule. Prüfung der Wirbelsäulenbeweglichkeit mittels Finger-Boden-Abstand oder unterem und oberem Schober-Zeichen und Untersuchung des Iliosakralgelenks (Mennell-Handgriff) zum Ausschluss einer Sakroileitis (Hinweis auf reaktive und enteropathische Arthritiden oder ankylosierende Spondylitis bei chronisch entzündlichen Darmerkrankungen oder anderen Enteropathien).
- *Orientierender Status der peripheren Nerven:* Suche nach Hinweisen für eine Polyneuropathie (z. B. alkoholtoxischer Genese).
- *Rektale Untersuchung:* Inspektion und Palpation erhebt den Status von Analsphinkter, Mukosaoberfläche, Prostata/Uterus und liefert wichtige Hinweise bei verschiedenen gastroenterologischen Erkrankungen wie gastrointestinalen Blutungen und Ikterus. Zudem schließt die Untersuchung ein tief sitzendes rektales Karzinom aus (Bestandteil der Darmkrebsvorsorge).

Gastroenterologische Leitsymptome

Akute abdominelle Schmerzen

Anamnese

Akute Bauchschmerzen sind definitionsgemäß innerhalb der letzten 24 – 48 h aufgetreten, sie müssen differenzialdiagnostisch abgegrenzt werden vom akuten Abdomen.

Viszerale, somatische und fortgeleitete Schmerzen. Man unterscheidet viszerale und somatische (parietale) Schmerzen. Viszerale Schmerzen sind schlecht lokalisierbar, werden um den Bauchnabel herum und in die Mittellinie projiziert und als diffus und dumpf beschrieben. Demgegenüber sind somatische Schmerzen deutlicher lokalisiert, manifestieren sich oft als Klopf- oder Loslassschmerz und werden als scharf oder stechend charakterisiert. Davon lassen sich zudem die fortgeleiteten Schmerzen abgrenzen, die Organschmerzen mit Übertragung auf sensible Hautnerven darstellen.

Akutes Abdomen. Das akute Abdomen umfasst zusätzlich zu akuten Schmerzen noch Abwehrspannung und Schocksymptomatik (klassische Trias). Ggf. kommen Ileussymptome hinzu, wie Erbrechen, Stuhl- oder Urinverhalt. Die Abgrenzung zum akuten Bauchschmerz ist wichtig und hat sofortige diagnostische und therapeutische Konsequenzen. Beim Krankheitsbild des akuten Abdomens muss differenzialdiagnostisch vor allem gedacht werden an: akute Appendizitis, Cholezystitis, Ileus, Perforation, Pankreatitis, mesenteriale Ischämie, Morbus Crohn, gynäkologische Erkrankungen, Peritonitis.

Akute Bauchschmerzen. Sie können darüber hinaus auch extraperitoneale Ursachen haben: unter anderem pulmonale (z. B. Lungenembolie, Pneumonie), kardiovaskuläre (z. B. Herzinfarkt, Aortenaneurysma) oder urogenitale Erkrankungen (z. B. Nephrolithiasis, Pyelonephritis). Diese sind in die differenzialdiagnostischen Überlegungen einzubeziehen. Bei Unklarheiten muss in einer gründlichen Anamnese auch danach gefahndet werden. Mittels einiger gezielter Fragen können die Schmerzen genauer eingegrenzt werden (Tab. 3.**3**). Verschiedene Schmerzcharaktere erlauben in diesem Zusammenhang erste Rückschlüsse auf die Genese der Schmerzen (Abb. 3.**2**).

Bei akuten Bauchschmerzen ist häufig ein interdisziplinäres Vorgehen in enger Zusammenarbeit mit Chirurg, Gynäkologe und Urologe erforderlich.

Tabelle 3.3 Anamnesefragen bei akuten (und chronischen) Bauchschmerzen

Wann?	Tageszeit/nachts
Seit wann?	wie akut/zeitlicher Verlauf (z. B. schmerzfreies Intervall)
Warum?	mögliche Auslöser/Ursachen (z. B. Nahrungsaufnahme, Trauma, Medikamente (NSAR), Toxine, Reisen, vorbestehende Krankheiten (Diabetes, KHK), Operationen, Familienanamnese, Abstammung)
Wie?	plötzlich, langsam beginnend/Schmerzcharakter (z. B. kolikartig, krampfartig, wellenförmig, anhaltend, anschwellend, vernichtend)
Wo?	lokalisiert/diffus/ausstrahlend

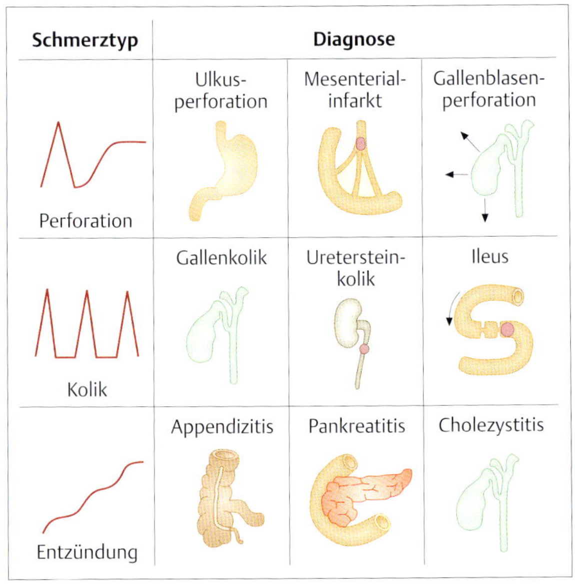

Abb. 3.2 Verschiedene Schmerztypen als möglicher Hinweis auf bestimmte Erkrankungen.

Körperliche Untersuchung

Die Untersuchung umfasst die Inspektion (Gesichtsausdruck, Unruhe, Hautkolorit), die Bestimmung von Blutdruck und Puls (Schockindex), die Palpation (Abwehrspannung, „bretthartes" Abdomen, Narben, Klopf-/Loslassschmerz) und die Auskultation (Peristaltik, Grabesstille, Stenosegeräusch). Unverzichtbar ist die rektale und ggf. vaginale Untersuchung (Douglas-Schmerz, Blut, Teerstuhl). Schon während der Anamnese und der fokussierten Untersuchung entstehen Verdachtsdiagnosen, und die Dringlichkeit des weiteren Vorgehens wird bestimmt. Auf höchster Dringlichkeitsstufe steht das Vollbild des akuten Abdomens, das sofortige weitere Diagnostik und Therapie erfordert. Wichtig ist in jedem Fall, dass bereits während des Erstkontakts die weitere Diagnostik festgelegt und somit rasch therapeutische Entscheidungen getroffen werden können.

Chronische Bauchschmerzen

Anamnese

Die Abklärung von chronischen Bauchschmerzen bereitet mitunter größere Schwierigkeiten als die der akuten Symptomatik. Hinter diesem Symptom steckt eine Vielzahl von Differenzialdiagnosen. Charakter der Schmerzen, zeitliches Auftreten und Zusammenhang mit der Nahrungsaufnahme sind entscheidende Informationen, die die Richtung der Diagnostik bestimmen. Eine gründliche, umfassende Befragung des Patienten kann vor allem dazu beitragen, Störungen mit Organdefekten von solchen ohne Organbeteiligung (organische bzw. funktionelle Erkrankungen) abzugrenzen und unter Umständen dem Patienten zahlreiche aufwändige und teuere diagnostische Maßnahmen zu ersparen.

Bei chronischen Bauchschmerzen liegen die Ursachen zu über 50% im funktionellen Bereich. Aufmerksam machen auf eine funktionelle Genese sollten: eine lange Anamnesezeit, variable Beschwerden, diffuse Lokalisation, das Fehlen von Gewichtsverlust und nächtlichen Schmerzen sowie eine ausgeprägte vegetative Begleitsymptomatik, alles Punkte, die sich leicht im Gespräch eruieren lassen.

Körperliche Untersuchung

Diese ist beim chronischen Bauchschmerz oft nicht wegweisend. Dennoch sollte auf eine sorgfältige Palpation des Abdomens und die rektale und vaginale Untersuchung nicht verzichtet werden, um Tumoren oder Entzündungsreaktionen nicht zu übersehen.

Gastrointestinale Blutung

Anamnese

Bei der akuten oder chronischen Blutung aus Quellen im Gastrointestinaltrakt kommt der gezielten, präzisen und gründlichen Anamnese große Bedeutung für die weitere Diagnostik zu.

Unter Umständen besteht Zeitdruck, wenn der Patient hämodynamisch instabil ist oder zu werden droht, so dass eine kurze Anamnese die entscheidenden Informationen bündeln muss.

Gezielte Befragung. Welche Symptome liegen genau vor (Hämatemesis, Meläna, Hämaotchezie) oder ist nur eine okkulte Blutung indirekt nachgewiesen worden, z. B. bei der Abklärung einer Eisenmangelanämie? Ist das Blut mit dem Stuhl vermischt oder nur aufgelagert? Manchmal wird vom Patienten nicht eindeutig zwischen Bluterbrechen und blutigem Auswurf bei Husten unterschieden. Hier kann genaues Nachfragen die Diagnostik weg vom Gastrointestinaltrakt, z. B. in Richtung offene Tuberkulose lenken. Wann begannen die Symptome? Ist bereits eine prädisponierende Erkrankung oder Situation bekannt? Gezielt sollte gefragt werden nach bekannter Ulkuskrankheit, H. pylori, Lebererkrankung, Alkoholabusus, bestimmten Medikamenten (NSAR, Antikoagulanzien, Cortison), sowie vorangegangenen Operationen (z. B. Gefäßprothese). Diese kurze Anamnese gibt Aufschluss darüber, ob eher eine obere oder untere gastrointestinale Blutung vorliegt, wie akut die Situation ist, welche Ätiologie in Frage kommt und leitet somit zur gezielten endoskopischen Diagnostik über.

Körperliche Untersuchung

Durch die Messung von Blutdruck und Puls wird die Kreislaufsituation und damit die Dringlichkeit erfasst. Zum Ausschluss anderer Blutungsquellen dienen die Inspektion der Mundhöhle und des Nasen-Rachen-Raums. Auch die Inspektion der Analregion und die rektal-digitale Untersuchung helfen bei der Planung des weiteren Vorgehens. Bei Unklarheiten kann mit Einverständnis des Patienten eine Magensonde gelegt werden zur Aspiration von Mageninhalt. Findet sich kein Blut oder Hämatin in der Magensonde, liegt die Blutungsquelle höchstwahrscheinlich aboral des Magens.

Ikterus

Anamnese

Für die ätiologische Klärung ist eine gezielte Familienanamnese erforderlich, wobei nach bekannten genetischen Defekten, auffälliger Anämie oder Hyperbilirubinämie geforscht wird. Die Eigenanamnese sollte Fragen nach eventuell bekannten Gallensteinen, Koliken, Alkoholkonsum, Transfusionen, i. v. Drogenabusus und vorausgegangenen Operationen enthalten. Eine genaue Medikamenten- und Berufsanamnese trägt dazu bei, die Genese von Leberschäden einzugrenzen.

Körperliche Untersuchung

Bei der Inspektion des ikterischen Patienten achtet man auf: Ausprägung des Haut- oder Sklerenikterus, Kratzsspuren, Kayser-Fleischer-Kornelaring, Dyspnoe, Zyanose, Leberhautzeichen (s.o.) als Hinweis auf Zirrhose. Die Körpertemperatur gibt Hinweis auf eine Infektion (z. B. Cholangitis). Bei der Palpation des Abdomens interessieren vor allem Größe und Konsistenz der Leber, Druckempfindlichkeit von Leber und Gallenblase, Milzgröße und möglicher Aszites. Diese Basisuntersuchungen sollten durchgeführt sein, bevor die weitere Diagnostik eingeleitet wird.

FAZIT FÜR DIE PRAXIS

- Anamnese und körperliche Untersuchung, diese uralten klinischen Methoden der ärztlichen Kunst, legen das Fundament für eine gute, vertrauensvolle Beziehung zwischen Arzt und Patient.
- Eine sinnvolle und ökonomische weiterführende apparative Diagnostik ist ohne die durch diese Methoden erhobenen ersten Befunde nicht möglich.

3.2 Allgemeine und spezielle Labor- und Funktionsdiagnostik

J. Hadem, M. P. Manns

EDITORIAL **Labor- und Funktionsuntersuchungen bilden einen Eckpfeiler in der Diagnostik gastrointestinaler Erkrankungen. Nach Anamnese und körperlicher Untersuchung finden sie ihre Anwendung in allen Phasen der medizinischen Versorgung intestinaler Störungen. So z. B. hat der Test auf okkultes Blut im Stuhl neben der Screening-Koloskopie einen festen Stellenwert in der Früherkennung von Kolonkarzinomen. Einfache hämatologische und laborchemische Parameter wie Blutbild und C-reaktives Protein erlauben eine frühe, nichtinvasive Beurteilung von Blutverlust und entzündlicher Aktivität. Die klinisch-chemische Diagnostik des Stuhls ermöglicht zusammen mit diversen Resorptionstests die Quantifizierung einer Malabsorption. Zur Diagnostik gastrointestinaler Infektionen steht ein breites Spektrum virologischer und mikrobiologischer Untersuchungsverfahren zur Verfügung, wobei neben den kulturellen die molekularbiologischen Methoden stark an Bedeutung gewonnen haben. Als Beispiel einer invasiven Funktionsuntersuchung sei die pH-Metrie genannt, die zur Diagnostik und Therapiekontrolle eines gastroösophagealen Refluxes eingesetzt wird.**

Die folgende Darstellung gibt einen Überblick über den aktuellen Stand der Labor- und Funktionsdiagnostik in der gastroenterologischen Praxis. Dabei werden die verschiedenen Untersuchungsverfahren nach klinisch relevanten Schwerpunkten geordnet. Auf endoskopische, sonographische, laparoskopische und radiologische Methoden wird in diesem Abschnitt nicht eingegangen, da diese wichtigen Verfahren gesondert besprochen werden.

Abklärung der gastrointestinalen Blutung

Gastrointestinale Blutungen können sich durch 5 verschiedene klinische Zeichen manifestieren.

- Die *Hämatemesis* ist das Erbrechen roten Blutes oder kaffeesatzartigen Hämatins. Das Erbrechen roten Blutes deutet meist auf eine signifikante Varizen- oder arterielle Blutung hin. Hingegen spricht das sog. „Kaffeesatzerbrechen" für ein bereits zurückliegendes Blutungsereignis.
- Unter *Meläna* versteht man schwarz gefärbten, faulig riechenden Stuhl. Hierzu müssen mindestens 50 ml Blut in den oberen Gastrointestinaltrakt eingetreten sein, obwohl Blutvolumina bis zu 100 ml ohne klinische Manifestation bleiben können (90).
- Als *Hämatochezie* bezeichnet man den peranalen Abgang hellroten Bluts.
- *Okkulte gastrointestinale Blutungen* weisen keine direkten klinischen Blutungszeichen auf, können aber durch spezielle Untersuchung des Stuhls mittels Guajac-Test nachgewiesen werden.
- Schließlich fallen einige Patienten lediglich mit *indirekten Symptomen* eines Blutverlustes oder Anämie wie z. B. Schwindel, Synkope, Angina pectoris oder Belastungsdyspnoe auf.

Hämatologische Diagnostik

Da eine gastrointestinale Blutung immer den Verlust von Vollblut mit proportionalem Entzug von Plasma- und Erythrozytenvolumina bedeutet, fällt die Hämoglobinkonzentration (bzw. der Hämatokrit) nicht unmittelbar nach Blutungsbeginn ab.

Diese beiden Parameter bilden daher das Ausmaß der Blutung initial nicht korrekt ab. Mit dem kompensatorischen Eintritt extravasalen Volumens in das Gefäßsystem kommt es zu einem Abfall des Hämatokrit, der sich erst nach 48 – 72 h auf niedrigerem Niveau stabilisiert (26) (Abb. 3.**3**). Hämoglobinkonzentration und Hämatokrit müssen stets vor dem Hintergrund des klinischen Gesamtbildes beurteilt werden. Bei fehlenden Zeichen einer gastrointestinalen Blutung kommen als Anämieursachen immer auch extraintestinale Blutverluste sowie der Vitamin-B_{12}- oder Folatmangel in Betracht. Während das mittlere Erythrozytenvolumen (mean

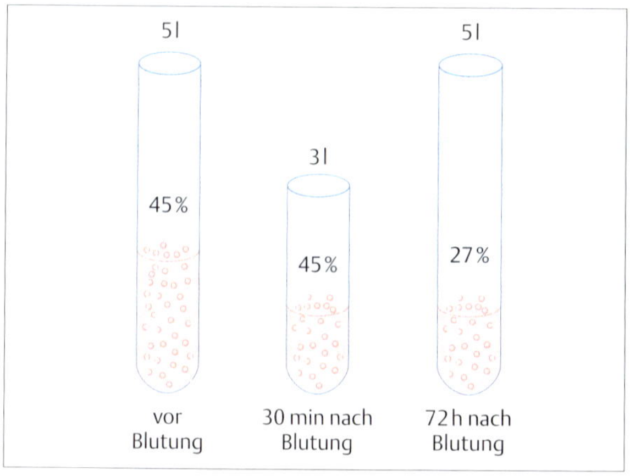

⊠ **Abb. 3.3** Verhalten von Plasmavolumen und Hämatokrit nach einem Blutverlust von 2 l. Die Höhe der Balken symbolisiert das gesamte Blutvolumen. Oben: Anteil des Plasmavolumens, unten: Anteil des Blutzellvolumens (modifiziert nach 79).

corpuscular volume oder MCV) bei Letzteren typischerweise erhöht ist, imponieren lange dauernde, geringgradige gastrointestinale Blutverluste unter dem Bild einer hypochromen, mikrozytären Anämie mit erniedrigtem MCV und relativ breit gestreuter Erythrozytengröße (d.h. erhöhter „red cell distribution width" oder RDW).

Klinisch-chemische Diagnostik

Der physiologische tägliche Blutverlust beträgt 0,5 – 1,5 ml. Geht man von einem durchschnittlichen Stuhlgewicht von 150 g und einer Bluthämoglobinkonzentration von 15 g/dl aus, so berechnet sich die Stuhlhämoglobinkonzentration auf 0,5 – 1,5 mg/g Stuhl. Dies bedeutet einen blutungsbedingten Eisenverlust von 0,25 – 0,75 mg/Tag. Berücksichtigt man zusätzlich die Abschilferung intestinaler Epithelzellen, so besteht ein täglicher physiologischer gastrointestinaler Eisenverlust von etwa 1 mg. Kommt es im Rahmen einer gastrointestinalen Blutung zu einem Blutverlust von > 5 – 10 ml/Tag über mehrere Wochen, dann entsteht durch Überschreiten der Eisenabsorptionskapazität ein Nettoeisenverlust mit den entsprechenden laborchemischen Veränderungen (79).

Ferritin. Ferritin zeigt sich bei der Eisenmangelanämie typischerweise erniedrigt. Diese Speicherform des Eisens besteht aus dem Protein Apoferritin und Eisen und hat eine relative Molekülmasse von 480.000. Bei Vorliegen einer Tumor- oder Infektanämie kann Ferritin im Rahmen der Akutphasereaktion normal oder erhöht sein.

Serumharnstoff. Die Serumharnstoffkonzentration kann bei Patientin mit oberer gastrointestinaler Blutung leicht und unproportional zum Kreatinin erhöht sein. Ursächlich hierfür sind der Abbau von Blutproteinen zu Harnstoff durch intestinale Bakterien mit anschließender Absorption sowie eine leichte Reduktion der glomerulären Filtrationsrate. Auch wenn der Serumharnstoff bei oberer gastrointestinaler Blutung signifikant höher ansteigt als bei Blutung im unteren Gastrointestinaltrakt, eignet sich dieser Parameter nicht zur Blutungslokalisation (16).

Stuhldiagnostik

Der Großteil der gastrointestinalen Blutungen tritt vom Patienten unbemerkt als sog. okkulte gastrointestinale Blutung auf. Frühe Untersuchungen konnten zeigen, dass die gastrale Instillation von 50 – 100 ml Citratblut nicht mit makroskopisch erkennbaren Stuhlveränderungen einhergehen muss (80, 90). Dies bedeutet, dass okkulte Blutungen oftmals erst durch Stuhluntersuchungen und laborchemische Veränderungen diagnostiziert werden.

Die meisten Tests auf fäkales Blut reagieren ab einem Blutverlust von 2 ml/Tag positiv.

Guajaktest

Die klassischen Methoden zum chemischen Nachweis von okkultem fäkalen Blut basieren auf der Blaufärbung der organischen Substanz Guajak nach Oxidation durch die peroxidaseähnliche Wirkung des Hämoglobins in Anwesenheit eines Sauerstoffdonators wie z. B. Wasserstoffperoxid. Solche Schnelltests bestehen aus in festes Papier (Testbriefe) eingefasstem und mit Guajakharz imprägniertem Filterpapier mit zwei oder drei Fenstern, auf welche die Stuhlproben aufgetragen werden und deren Rückseite nach Trocknen des Stuhles und Aufbringen von 2 – 3 Tropfen einer Entwicklerflüssigkeit (stabilisiertes H_2O_2) in Anwesenheit von Peroxidasen (oder Sauerstoff übertragendem Häm) eine Blaufärbung aufweist (Abb. 3.**4**) (32). Zwei der am häufigsten verwendeten Produkte sind Haemoccult II und Haemoccult SENSA (beide Beckman Coulter, Fullerton, USA). Da viele Karzinome intermittierend bluten, führt die wiederholte Testung zu einer zuverlässigeren Erkennung von kolorektalen Karzinomen (2). Standard ist daher, aus 3 aufeinander folgenden Stuhlgängen je 2 Proben pro Stuhl auf 2 Testfelder aufzutragen. Zur Effektivität des Guajaktests als Screeningmethode für ein kolorektales Karzinom konnte in 3 großen randomisierten Studien eine Senkung der durch ein kolorektales Karzinom verursachten Mortalität von 15 – 30 % gezeigt werden (40, 51, 61).

Art der Testdurchführung. Die Wahrscheinlichkeit der Detektion von fäkalem Blut hängt zunächst entscheidend von der Art der Testdurchführung und der Patienteninstruktion ab. Falsch positive Testergebnisse können durch den Verzehr von Blutwurst und evtl. auch durch den Genuss von rohem Fleisch (tierisches Hämoglobin bzw. Myoglobin) auftreten. Hingegen beinflusst die orale Eisensubstitution den Guajaktest nicht (52). Falsch positive Ergebnisse durch den Einfluss von pflanzlichen Peroxidasen können durch eine ausreichende Trocknungszeit von 48 h vor dem Aufbringen

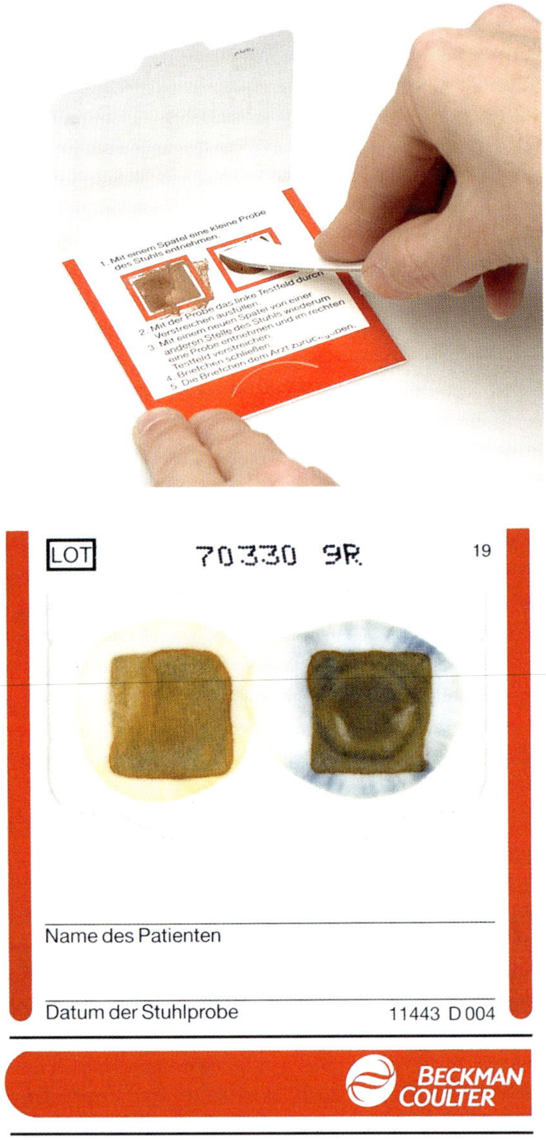

a
b

☒ **Abb. 3.4** Okkultbluttest (Haemoccult-Test, mit freundlicher Genehmigung der Fa. Beckman Coulter).
a Auftragen des Stuhls
b Negatives (links) und positives (rechts) Testergebnis

des Entwicklers minimiert werden. Es erscheint daher sinnvoll, den Patienten über solche Faktoren aufzuklären. Eine Rehydrierung der Testbriefchen vor Entwicklung wird nicht empfohlen.

⇢ **Sensitivität.** Guajaktests detektieren untere gastrointestinale Blutungen mit höherer Sensitivität als Blutungen aus dem oberen Gastrointestinaltrakt. Ursachen hierfür sind erstens die Inaktivierung der Pseudoperoxidaseaktivität des Hämoglobins nach gastraler Umwandlung in salzsaures Hämatin und zweitens die kontinuierliche Hämoglobindegradation im Dünndarm. Neben der Blutungsfrequenz und der Darmmotilität bestimmt weiterhin das eingesetzte Testverfahren die Sensitivität der Erkennung kolorektaler Karzinome. Letztere betrug in einer Studie mit 107 Patienten für den Haemoccult II 89% und für den Haemocult SENSA 94% (101).

Zusammenfassend haben die Guajaktests den Vorteil einer leichten Durchführbarkeit und geringer Kosten, nachteilig sind andererseits die hohe Varianz der Testergebnisse und die geringe Sensitivität für Adenome (54, 101).

Andere Testverfahren

⇢ **Immunchemische Testverfahren.** Zur Detektion von fäkalem Blut verwenden immunchemische Testverfahren gegen humane Globinepitope gerichtete Antikörper. Sie besitzen eine höhere Sensitivität als der Guajaktest (84). Problematisch ist allerdings die unzureichende Detektion kleiner Blutungsmengen aus dem oberen Gastrointestinaltrakt. Die uneinheitliche Datenlage zur Spezifität dieser Tests (4, 114) liegt möglicherweise im Verlust der Hämoglobinantigenität bei Raumtemperatur begründet. Ein Beispiel für einen immunchemischen Test ist der FlexSure OBT von SmithKline Diagnostics, Palo Alto, USA.

⇢ **Häm-Porphyrin-Test.** Eine präzise quantitative Bestimmung des Stuhlhämoglobins ist mit dem spektrofluorometrischen Häm-Porphyrin-Test (HemoQuant, Mayo Medical Laboratories, Rochester, USA) möglich. Dieser Test ist zwar unabhängig von pflanzlichen Peroxidasen, wird aber durch das in rohem Fleisch enthaltene Myoglobin beeinflusst. Die hohe Sensitivität mit entsprechend hoher Rate an falsch positiven Befunden schränkt die Verwendung als Screeninginstrument ein.

⇢ **Onkogene DNA-Mutationen.** Eine kürzlich erschienene prospektive Untersuchung des Stuhls auf onkogene DNA-Mutationen in abgeschilferten Epithelzellen, zeigte, dass der DNA-Test 16 von 31 invasiven Karzinomen (51,6%), der Haemoccult-Test hingegen nur 4 von 31 (12,9%) detektierte (44). Das zugehörige Editorial (112) beurteilte die Ergebnisse aufgrund der niedrigen Sensitivitäten, des hohen Alters der Patientenpopulation und des ungünstigen Kosten-Nutzen-Verhältnisses (eine Stuhl-DNA-Untersuchung kostet derzeit 400–800 US-Dollar) jedoch kritisch. Auf methodische Details molekularbiologischer Techniken wird in den Abschnitten „DNA-basierte molekularbiologische Nachweistechniken" und „Molekularbiologische Techniken zum Nachweis von Genmutationen" eingegangen.

Leitlinien der DGVS

Die aktuellen Leitlinien der Deutschen Gesellschaft für Verdauungs- und Stoffwechselerkrankungen (DGVS) zur Früherkennung des kolorektalen Karzinoms empfehlen ausdrücklich die Koloskopie als Screeningverfahren der ersten Wahl bei allen Personen ab dem 50. Lebensjahr.

Bei Einhaltung dieser Richtlinien erübrigt sich ein Test auf okkultes Blut im Stuhl. Der jährliche Guajaktest soll zusammen mit einer alle 5 Jahre durchgeführten Sigmoidoskopie nur im Falle einer Ablehnung der Koloskopie durch den Patienten durchgeführt werden. Zeigt auch nur eines der 6 Testfelder des Guajaktests ein positives Ergebnis, sollte unverzüglich eine endoskopische Abklärung erfolgen, zu welcher ggf. auch der sichere Ausschluss eines Anal- oder distalen Rektumkarzinoms mittels Proktoskopie gehört (54). Immunologische und molekulare Screeningverfahren stellen derzeit keine Alternative zu den Guajakverfahren im Screening auf kolorektale Karzinome dar.

Szintigraphie mit technetiummarkierten Erythrozyten

Die Rolle der Szintigraphie mit technetiummarkierten Erythrozyten in der Diagnostik der gastrointestinalen Blutung bleibt umstritten. Diese Methode kann bereits geringgradige Blutungen von nur 0,1 – 0,5 ml/min lokalisieren, wobei ein positiver Befund v.a. bei aktuell bestehenden klinischen Zeichen einer deutlichen Blutung zu erwarten ist (116). Andererseits reduziert eine durch intraluminales Blut verstärkte intestinale Peristaltik die Sensitivität der Untersuchung. Von 635 in der Literatur berichteten Szintigraphien mit Blutungsnachweis konnte nur in 343 Fällen die Blutungsquelle korrekt lokalisiert werden (Abb. 3.**5**) (116). Aufgrund der eingeschränkten Zuverlässigkeit der Szintigraphie mit technetiummarkierten Erythrozyten kann dieses Verfahren daher aktuell nicht als alleinige Methode zur Planung einer chirurgischen Intervention empfohlen werden (79).

Abklärung gastrointestinaler Infektionen

In diesem Abschnitt wird zunächst auf die verschiedenen Untersuchungsverfahren der mikrobiologischen und virologischen Diagnostik von Infektionen eingegangen. Anschließend wird steckbriefartig die spezielle Diagnostik gastroenterologisch bedeutsamer Erreger dargestellt. Häufig sieht sich der Arzt unspezifischen Symptomen wie Fieber, abdominellen Beschwerden und Diarrhö gegenüber. Die Differenzialdiagnose umfasst dann ein breites Spektrum von Bakterien, Viren und Parasiten. Mehrere infektiologische Fachgesellschaften haben den Grundsatz formuliert, dass bei allen Patienten mit akuter Infektionserkrankung obligat eine mikrobiologische Diagnostik zur Erkennung des spezifischen verursachenden Infektionserregers vor einer empirischen antibiotischen Therapie erfolgen sollte (9, 62). So können gerade schwer kranken, septischen Patienten aus der unterlassenen mikrobiologischen Diagnostik mittelfristig Nachteile entstehen. Aber auch wenn die korrekte mikrobiologische bzw. virologische Diagnostik initiiert wurde, können Fehler bei der Probengewinnung, dem Transport, der Anlage der Proben sowie bei der Durchführung der Methoden und der Auswertung der Befunde auftreten.

Hämatologische Diagnostik

Anämie. Akute Infektionen und chronisch entzündliche Veränderungen im Bereich des Gastrointestinaltrakts wie z.B. enteroinvasive Diarrhöen, Divertikulitis oder Peritonitis können eine inflammatorisch induzierte Anämie bedingen. Sie stellt eine der häufigsten Anämieformen in der

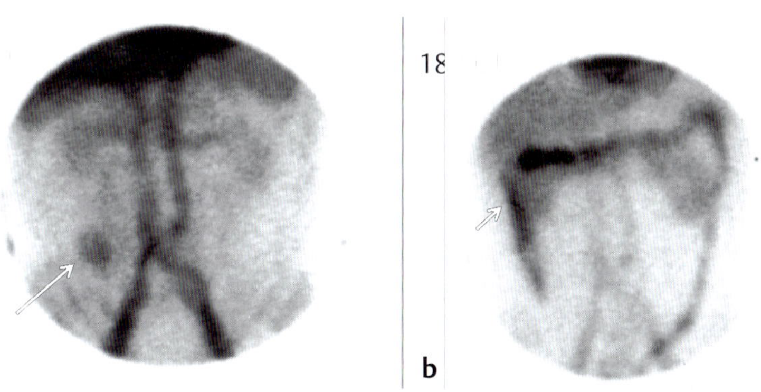

Abb. 3.5 Lokalisation eines blutenden Dünndarmtumors mithilfe einer Szintigraphie mit ^{99m}Tc-markierten Erythrozyten (mit freundlicher Genehmigung von Frau Dr. A. Börner, Med. Hochschule Hannover).

a Aufnahme nach 2 min (frühe Nachweisphase): Blutungsquelle demarkiert sich im rechten Unterbauch (langer Pfeil).

b Aufnahme nach 18 h (späte Nachweisphase): Blutungsquelle bereits nicht mehr sichtbar, Abstrom der markierten Erythrozyten entlang des Colon ascendens und transversum (kurzer Pfeil).

Klinik dar. Pathogenetisch bedeutsam sind erstens Interleukin 1, das die Erythropoetinproduktion direkt hemmt und über Interferon-γ das Ansprechen der erythroiden Vorläuferzellen reduziert, zweitens Tumor-Nekrose-Faktor TNF-α, der die Interferon-γ-Ausschüttung stimuliert und drittens Hepcidin, ein hepatisch exprimierter Eisenspeicherregulator. Zusammenfassend resultiert eine chronische hypoproliferative Anämie.

Im Rahmen akuter Infektionen kann es zu einem kurzfristigen Abfall der Hämoglobinkonzentration um 2–3 g/dl kommen.

Laborchemische Parameter, die bei der Abgrenzung der inflammatorischen Anämie von der Eisenmangelanämie helfen, sind in Tab. 3.**4** wiedergegeben (1, 108).

Leukozyten. Akute infektiöse intestinale Erkrankungen wie die Appendizitis oder invasive, infektiöse Enteritiden sind oftmals durch eine *Linksverschiebung* der weißen Zellreihe mit vermehrtem Auftreten stabkerniger Granulozyten gekennzeichnet. Mäßige Granulozytosen treten aber auch nach Gabe von Steroiden auf. Eine Leukozytenkonzentration > 20.000/μl wird nach intestinaler Perforation oder intestinalem Infarkt beobachtet. Eine *erhöhte Lymphozytenfraktion* lässt primär an virale Infektionen oder eine Tuberkulose denken. Von den zahlreichen Möglichkeiten, die die Ursache einer *Leukopenie* bilden können, seien (Para-)Typhus, Brucellose, Virusinfektionen und die Sepsis genannt.

Differenzialblutbild. Das mikroskopisch ausgewertete Differenzialblutbild mit Beurteilung der Erythrozytenmorphologie kann bei der Differenzialdiagnostik der Grunderkrankung hilfreich sein. Hinter abdominellen Beschwerden kann sich eine vasookklusive Krise einer Sichelzellanämie verbergen, die sich durch hämolytische Anämie, typische Sichelzellform der Erythrozyten und Granulozytose manifestiert (1). Die Coombs-negative hämolytische Anämie mit Nachweis von Fragmentozyten und Thrombozytopenie kann – vor allem bei Kindern – Ausdruck eines hämolytisch-urämischen Syndroms nach infektiöser Enteritis durch E. coli (O157:H7) sein.

Klinisch-chemische Diagnostik

C-reaktives Protein (CRP). Das C-reaktive Protein ist einer der am häufigsten verwendeten Laborparameter zur Erstdiagnose und Verlaufskontrolle inflammatorischer und infektiöser Erkrankungen in der Gastroenterologie und der klinischen Medizin überhaupt. Am Beispiel der ambulant erworbenen Pneumonie konnte gezeigt werden, das das CRP sensitiver und spezifischer war als Temperaturerhöhung und Leukozytose (39), es bleibt jedoch unklar, ob ein Zusammenhang zwischen CRP-Erhöhung und Krankheitsschwere besteht (34). Zudem handelt es sich beim CRP um einen unspezifischen Parameter, der bei vielen inflammatorischen Erkrankungen erhöht ist.

Unbestritten bleibt indessen, dass die CRP-Bestimmung sinnvoll zur Verlaufskontrolle und Dokumentation des Therapieerfolgs einer Infektion ist.

Procalcitonin (PCT). Eine mögliche Verbesserung mit vergleichsweise schneller Kinetik (Anstieg nach 4 h) stellt das Procalcitonin (PCT) dar. Diese Vorform des Calcitonins, die normalerweise im Blut nicht messbar ist, wird im Rahmen von bakteriellen Infekten in Leber und mononukleären Zellen exprimiert (87). Zirkulierendes PCT ist erhöht während schwerer bakterieller Infektionen, jedoch vergleichsweise niedrig bei viralen Infektionen und nichtinfektiösen Inflammationen (72). Positive Werte sind für den akuten Gichtanfall und zurückliegende Operationen beschrieben, die Spezifität scheint aber höher als die des CRP zu sein. Der diagnostische Zugewinn bei primär nicht infektiösen Erkrankungen wie der biliären Pankreatitis erscheint jedoch gering (69).

Allgemeine mikrobiologische und virologische Diagnostik

Gewinnung und Transport von Patientenproben

Da die Probengewinnung essenziell für die klinisch-mikrobiologische Diagnostik ist, soll sie bei allen schweren Infektionserkrankungen vor der Initiierung der Therapie mit Antibiotika, Antimykotika bzw. Virostatika erfolgen (14).

Tabelle 3.4 Abgrenzung der inflammatorischen Anämie von der Eisenmangelanämie (modifiziert nach 1 und 108)

Parameter	Eisenmangelanämie	Entzündungsanämie
Serumeisen (μg/dl)	< 30	< 50
Totale Eisenbindungskapazität (μg/dl)	> 360	< 300
Transferrinsättigung (%)	< 10	10–20
Ferritin (μg/l)	< 15	30–200
Löslicher Transferrinrezeptor	erhöht	normal

Blut. Bei *Blutkulturen* ist zu beachten, dass die Sensitivität von der Menge der Patientenprobe abhängt und die Wahrscheinlichkeit eines spezifischen Erregernachweises durch Entnahme von 10 ml Blut (2 getrennte Kulturen von 2 unterschiedlichen Venenpunktionen nach ausreichender Desinfektion) erhöht wird. Blutkulturen sind u. a. bei Verdacht auf Typhus oder Leptospirose sinnvoll und aussichtsreich, wenn sie in der ersten Krankheitswoche entnommen werden. *Serum* eignet sich zum Antikörper- bzw. Antigennachweis.

Stuhl. Zur Diagnostik bakterieller Darminfektionen eignet sich die Gewinnung einer Stuhlprobe. Hierbei wird Stuhl ohne Urinbeimengung in eine saubere Bettpfanne abgesetzt. Die Entnahme 1 ml möglichst flüssigen Stuhls bzw. einer bohnengroßen Menge ist für die Basisuntersuchung ausreichend (88). Blutige, schleimige oder eitrige Anteile sollten bevorzugt entnommen werden. Sind zusätzlich parasitologische, quantitativ-mikrobiologische oder molekularbiologische Untersuchungen vorgesehen, sollte das Stuhlgefäß zur Hälfte gefüllt sein. Die Lagerungs- und Transportzeiten orientieren sich an den empfindlichsten in Frage kommenden Erregern (68). Shigellen, Cholerabakterien und Campylobacter sind Beispiele für Bakterien, die während längerer Transportzeiten absterben oder von E. coli überwuchert und dann nicht mehr detektiert werden können (74). Es wird daher empfohlen, Stuhlproben für die kulturelle Diagnostik innerhalb von 2–4 h nach Probengewinnung anzulegen (68). Generell gilt, dass die Entnahme von Biopsaten und Punktaten Erfolg versprechender ist als die Durchführung eines Abstriches. So stellen Rektalabstriche eine schlechte Alternative zu Stuhlproben dar, ermöglichen jedoch auch dann eine Diagnostik, wenn kein Stuhl gewonnen werden kann. Sie werden durch Einführen des Stieltupfers bis hinter den Schließmuskel gewonnen.

Sekretaspiration. Bei geschlossenen Infektionsprozessen erfolgt die Probenentnahme mittels Sekretaspiration von mindestens 2 ml nach perkutaner Punktion unter Einhaltung von Asepsis. Transmuköse Punktionen implizieren ein hohes Risiko mikrobieller Kontamination.

Mikroskopische Untersuchung von Patientenproben

Aufgrund der Vielfalt und Komplexität an mikroskopischen Verfahren sowie der Indikationsstellungen für Spezialfärbungen muss der behandelnde Arzt stets eine differenzierte Indikationsstellung der gewünschten mikrobiologischen Diagnostik formulieren (68). Unter dieser Voraussetzung ist die Mikroskopie als nicht kulturabhängige Methode von fundamentaler Bedeutung in der Diagnostik von Infektionserkrankungen (18). Gerade bei Parasitosen, bei denen keine adäquaten Kulturverfahren zur Verfügung stehen, stellt die Mikroskopie die einzig verfügbare Nachweismethode dar.

Färbemethoden. Zytologische Färbemethoden wie z. B. die Methylenblaufärbung geben Aufschluss über die Qualität des Untersuchungsmaterials und die Art der zellulären Reaktion (68). So ist der Nachweis von > 300 segmentkernigen Granulozyten/µl im Aszitespunktat beweisend für das Vorliegen einer (primären) bakteriellen Peritonitis. Der Nachweis von Leukozyten im Stuhl eines Patienten mit infektiöser Diarrhö lässt an invasive Erreger wie Salmonellen, Shigellen, Campylobacter, Yersinien oder den enteroinvasiven E. coli (EIEC) bzw. enterohämorrhagischen E. coli (EHEC) denken (93).

Viele Fragestellungen der bakteriologischen mikroskopischen Diagnostik können mithilfe der Färbungen nach Gram, Ziehl-Neelsen, Giemsa und seltener den Immunfluoreszenzfärbungen mit polyklonalen oder monoklonalen Antikörpern (z. B. bei Cryptosporidium parvum und Giardia lamblia) beantwortet werden.

Die *Gramfärbung* besteht aus den Arbeitsschritten Gentianaviolettfärbung, Beizung mit Lugol-Lösung, Differenzierung mit Alkohol und Gegenfärbung mit Safranin (88). Anschließend sollten das Gramverhalten und die Menge der Mikroorganismen pro 5 Gesichtsfelder ausgewertet werden. Die Differenzialfärbung nach *Ziehl-Neelsen* (Färbung mit Karbolfuchsin, Entfärbung mit Salzsäurealkohol und Gegenfärbung mit Methylenblau) kann Mykobakterien und Nokardien nachweisen. Bei Verdacht auf eine Mykose ist die Mikroskopie vor Anlage einer Kultur immer indiziert. Der Nachweis kann erfolgen im Nativpräparat, im Methylenblaupräparat, in der Fluoreszenzmikroskopie oder in Spezialfärbungen wie der Grocott-Färbung. Bei Biopsaten erfolgt eine solche Färbung nach histopathologischer Aufarbeitung (36).

Andere mikroskopische Verfahren. Der direkte mikroskopische Immunfluoreszenztest am Blutausstrich kommt z. B. zum Nachweis des Zytomegalievirus-Strukturproteins pp65 in Leukozyten zum Einsatz (25). Auch andere Viren und Bakterien lassen sich mittels Fluorochrom markierter Antiseren detektieren. Die Mikroskopie des Stuhlausstrichs bzw. des Stuhls nach Durchführung eines Anreicherungsverfahrens ermöglicht den Nachweis parasitärer Darminfektionen. Schließlich soll die Elektronenmikroskopie erwähnt werden, die bei einigen viralen Enteritiden einen viralen Direktnachweis im Stuhl ermöglicht (88).

Kulturverfahren

Auch nach Etablierung neuer molekularbiologischer Amplifikationstechniken stellt die Kultur bei der Mehrheit der Infektionskrankheiten den Goldstandard der klinisch-mikrobiologischen Labordiagnostik dar.

Die in heutigen Zeiten so wichtige umfassende Resistenztestung und die Entdeckung neuer resistenter Erreger gelingen nur mit Hilfe der Kultur. Hier stehen neben dem Kochblutagar diverse Selektivnährmedien zur Verfügung

(Abb. 3.9). Die Überprüfung biochemischer Stoffwechselleistungen (z. B. Testung auf das Vorhandensein von Oxidase, Katalase, Urease usw. mittels entsprechender Farbumschläge im Nährmedium, sog. „Bunte Reihe") kann teils automatisiert erfolgen (Abb. 3.6). Zu Details der Anlage und Auswertung von Kulturen sei auf die Qualitätsstandards der Deutschen Gesellschaft für Hygiene und Mikrobiologie verwiesen (67). Kurzzeitkulturen mit anschließender Immunfluoreszenz kommen zum Nachweis viraler Antigene (sog. „Shell-vial-Technik") zur Anwendung.

Infektion vs. Kolonisation. Auch der Kliniker muss immer die Unterscheidung zwischen Infektion und Kolonisation vor Augen haben. Dies bedeutet, dass nicht jeder isolierte Mikroorganismus ursächlich am Infektionsgeschehen beteiligt sein muss. Die Wahrscheinlichkeit, dass der isolierte Mikroorganismus ursächlich am Infektionsgeschehen beteiligt ist, steigt bei

- gezielter klinischer Indikation der mikrobiologischen Untersuchung,
- passendem zytologischem Befund,
- bakterioskopischem Nachweis monomorpher Erreger und
- kulturell hoher Erregerkonzentration (68).

Serologische Nachweisverfahren

Das Prinzip des Latexagglutinationstests sind adsorptiv mit spezifischen Antigenen oder Antikörpern beladene Polystyrolteilchen, die in Anwesenheit der entsprechenden Antikörper bzw. Bakterienantigene agglutinieren. Letztere Variante wird z. B. zum Nachweis des Clostridium-difficile-Toxins A angewandt.

ELISA. Noch sensitiver kann das Toxin allerdings mit dem Enzym-linked Immunosorbent Assay (ELISA) detektiert werden (Abb. 3.7). In diesem Fall bindet das Toxin an spezifische Antikörper an der Festphase und wird später durch enzymmarkierte Zweitantikörper nachgewiesen (Sandwichtechnik). Gerade als indirekter ELISA mit antigenbeladener Festphase zum Nachweis spezifischer IgG- und IgM-Antikörper und zur Antikörperquantifizierung mittels enzymatischer Farbreaktion hat dieser hochsensitive Test in Mikrobiologie und Virologie eine extrem weite Verbreitung gefunden. Bedeutsam sind serologische Nachweisverfahren hauptsächlich bei schwer anzüchtbaren oder selten isolierten bakteriellen Erregern. Hierzu zählen u. a. Chlamydien und Mykoplasmen, die aber in der Gastroenterologie eine untergeordnete Rolle spielen.

Breite Anwendung findet der hochempfindliche ELISA vor allem in der virologischen Diagnostik. Für die serologische Diagnose einer akuten bzw. reaktivierten viralen Infektion ist der Nachweis von spezifischen IgM-Antikörpern oder ein deutlicher Titeranstieg des entsprechenden IgG-Antikörpers notwendig (88).

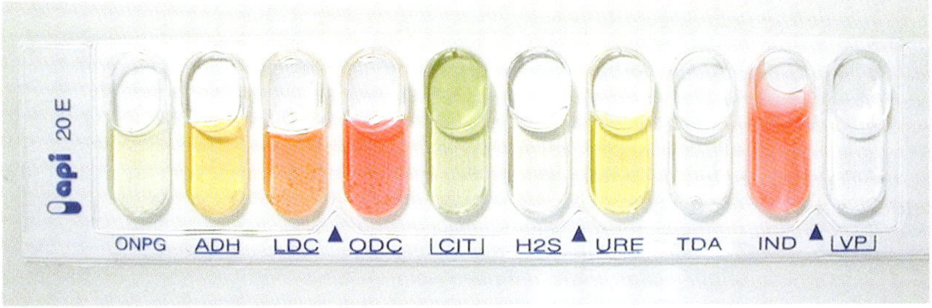

Abb. 3.6 Profil biochemischer Stoffwechselleistungen von Escherichia coli anhand des api-Systems (sog. „Bunte Reihe") (mit freundlicher Genehmigung von Herrn PD Dr. F. Bange, Med. Hochschule Hannover).

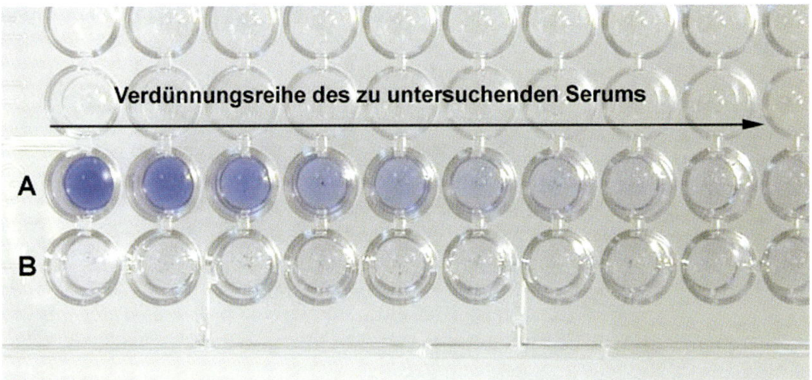

Abb. 3.7 Enzyme-linked Immunosorbent Assay (ELISA). Reihe A: positive ELISA-Reaktion. Reihe B: negative ELISA-Reaktion (mit freundlicher Genehmigung von Herrn PD Dr. F. Bange, Med. Hochschule Hannover).

> DNA-basierte molekularbiologische Nachweistechniken

Acht Nobelpreise sind seit Mitte der 70er Jahre auf dem Gebiet der Fortentwicklung genetischer Techniken vergeben worden. Solche molekularbiologischen Verfahren werden heute auch im Rahmen der Diagnostik gastroenterologischer Krankheitsbilder angewandt. Beispiele hierfür finden sich vorrangig im Bereich von Infektionskrankheiten (z. B. bei der viralen Hepatitis, beim CMV- oder EBV-Infekt oder einer der unten genannten bakteriellen Infektionen). Andere Anwendungsbeispiele sind die Genotypisierung des HFE-Gens bei der Hämochromatose oder die HLA-Typisierung im Rahmen der Abklärung einer Autoimmunerkrankung.

In-situ-Nukleinsäure-Hybridisierung. Diese Methode macht sich die Tatsache zunutze, dass zwei komplementäre DNA-Stränge mit sehr hoher Spezifität aneinander binden („hybridisieren"). Die Methode kann z. B. zum Nachweis bestimmter DNA-Sequenzen (Erreger, Onkogene) an Gewebsschnitten verwendet werden. Als Fluoreszenz-in-situ-Hybridisierung (FISH) kann die Methode strukturelle Chromosomenaberrationen nachweisen (45).

Polymerase-Ketten-Reaktion (PCR). Seit ihrer Erfindung 1985 hat die PCR alle Bereiche der molekularbiologischen Diagnostik revolutioniert. Sie ermöglicht eine rasche Amplifizierung spezifischer DNA-Fragmente in vitro, die durch Verwendung von speziellen Primern an den Enden des zu amplifizierenden DNA-Fragments eine außerordentlich hohe Spezifität erreicht (Abb. 3.**8**). Durch die geometrische Vervielfältigung des DNA-Abschnitts erzielt die PCR eine so hohe Sensitivität, dass sogar Nukleinsäure aus einer einzigen Zelle kloniert werden kann. Unter Verwendung eines zusätzlichen Arbeitsschrittes kann mittels Reverser Transkriptase auch mRNA amplifiziert werden. Unter Verwendung entsprechender Primer, Restriktionsenzyme und anschließender Elektrophorese eignet sich die PCR zur Aufdeckung krankheitsspezifischer DNA-Mutationen (45). Hier kommen als mögliche Techniken die allelspezifische PCR (99), der Oligonukleotid-Ligations-Assay (41) und die Mutant-enriched-PCR (19) in Frage.

DNA-Sequenzierung. Die meist verwendete Technik zur DNA-Sequenzierung ist die Methode nach Sanger, bei der fluoreszenzmarkierte Dideoxynukleotide nach dem Zufallsprinzip die DNA-Polymerisation der eingesetzten DNA-Sequenz an jeder der 4 Basen (A, G, T, C) terminieren. Nach Auftrennung der Fragmente mittels hoch auflösender Gelelektrophorese kann dann anhand der Fragmentlängen in jedem Basenansatz auf die zugrunde liegende DNA-Sequenz geschlossen werden. In Zukunft wird die DNA-Sequenzierung durch Massenspektrometrie, Durchflusszytometrie und die Sequenzanalyse mittels DNA-Chips wahrscheinlich noch schneller werden (45).

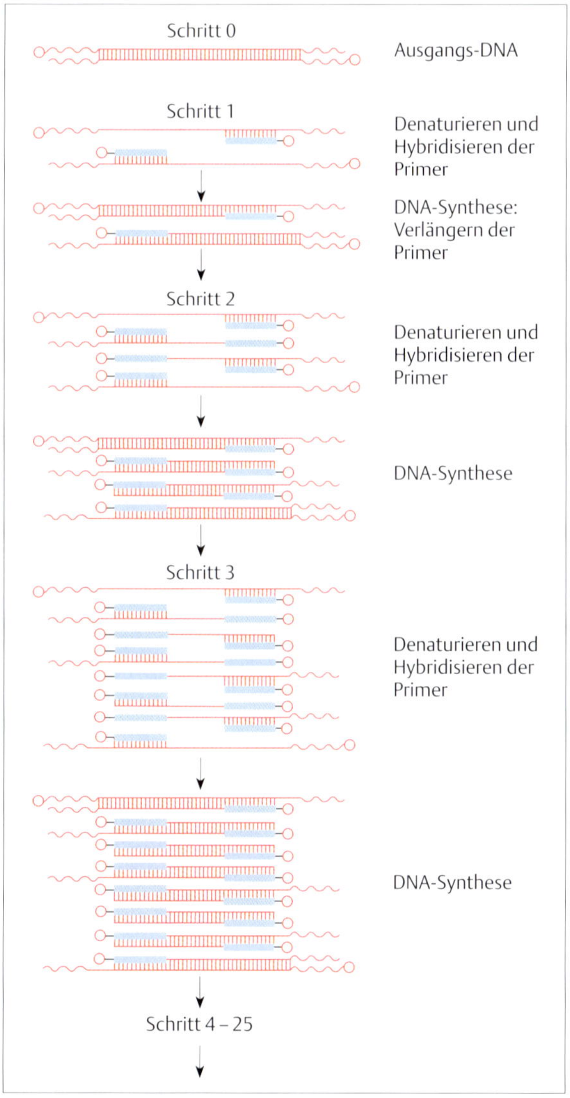

Abb. 3.8 Polymerase-Ketten-Reaktion (PCR).

Spezielle mikrobiologische und virologische Diagnostik

Der folgende Abschnitt stellt die Untersuchungsverfahren zum Nachweis ausgewählter Erreger zusammen. Auf die pathophysiologischen und klinischen Details der unten genannten Infektionen wird an anderer Stelle in diesem Buch eingegangen. Die Darstellung soll den Leser in die Lage versetzen, die Indikationen für die vielfältigen Untersuchungsmethoden korrekt zu stellen.

Nochmals sei darauf hingewiesen, dass Laborbefund und Diagnose ganz entscheidend von der ordnungsgemäßen Probenentnahme und der Übermittlung wesentlicher Patientendaten an das mikrobiologische Labor abhängen.

Bakterien

Helicobacter pylori. Histologisch imponiert Helicobacter pylori (H.p.) im Magenschleimhautbiopsat als gramnegatives, gebogenes, spiralförmiges Stäbchen nach HE- oder Silberfärbung. Für den kulturellen Nachweis von H.p. eignet sich z. B. Kochblutagar bei einer Kulturzeit von 2–5 Tagen. H.p. zeichnet sich durch Oxidase-, Katalase- und Ureaseaktivität aus. Die Kultur ist vor allem zur Resistenzbestimmung bei Therapieversagern von Bedeutung. Ansonsten erfolgt die Bestimmung innerhalb von 2 h im RUT, einem Ureaseschnelltest mit hoher Sensitivität und Spezifität. Beim Harnstoffatemtest wird das nach einer Probemahlzeit aus ^{13}C-markiertem Harnstoff durch die H.p.-Urease freigesetzte markierte CO_2 in der Atemluft gemessen. Nur als Suchtest geeignet ist die Bestimmung spezifischer IgG-Antikörper mittels ELISA. Neuerdings werden auch ELISA zum Nachweis des Erregers in Urin und Stuhl angeboten. Die Polymerase-Ketten-Reaktion (PCR) aus Biopsien hat ihren Platz hauptsächlich bei epidemiologischen Untersuchungen von Genotyp und Resistenzgenen (43, 60).

Darmpathogene Escherichia coli. Der Nachweis von E. coli erfolgt zunächst kulturell (Abb. 3.9) und durch Charakterisierung der Stoffwechselleistungen (Abb. 3.6).

- *Enteropathogene* E. coli (EPEC) können nach Kultur mit polyvalenten und monovalenten O- und K-Seren auf charakteristische Serotypen untersucht werden. Ansonsten erfolgt der Nachweis durch typische Adhärenz an Hep-2-Zellen, mithilfe des Fluoreszenz-Aktin-Färbetests (FAS) oder mittels PCR-Amplifikation des eae-Gens.
- *Enterohämorrhagische* E. coli (EHEC) werden mittels molekularbiologischer Methoden identifiziert. Nach Anreicherungskultur gelingt der Nachweis des Shiga-Toxins im ELISA. Bei extraintestinalem Befall stehen teilweise serologische Verfahren zur Verfügung.
- *Enteroaggregative* E. coli (EAEC) zeigen ebenfalls die o.g. typische Adhärenz im Hep-2-Zelladhärenztest. Weiterhin kann ein Restriktionsfragment aus dem EAEC-Plasmid mittels PCR amplifiziert werden.
- Zum Nachweis des hitzelabilen Toxins von *enterotoxischen* E. coli (ETEC) stehen Latexagglutination, ELISA, Gensonden und PCR-Verfahren zur Verfügung.
- *Enteroinvasive* E. coli (EIEC) werden mittels PCR nachgewiesen (Amplifikation des ial-Gens auf dem Virulenzplasmid) (92).

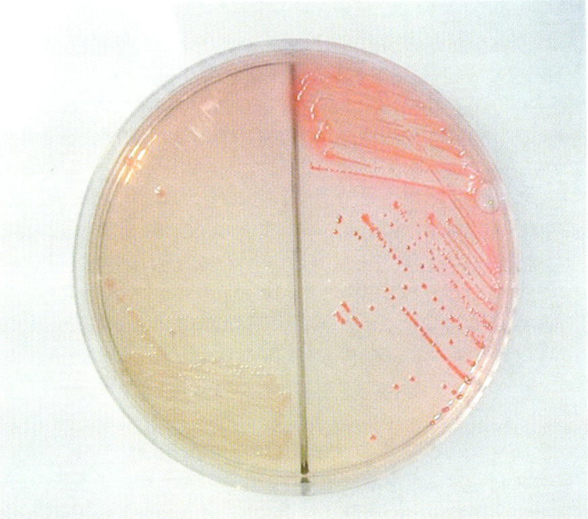

Abb. 3.9 Escherichia coli und Salmonella auf McConkey-Agar. 3-Ösen-Ausstrich einer Stuhlprobe. Der Abbau von Lactose durch E. coli (rechts, Lactose positiv) führt zu sauren Metaboliten, die den im Nährboden enthaltenen Indikator nach rot umschlagen lassen. Links hingegen Salmonella sp. (Lactose negativ) (mit freundlicher Genehmigung von Herrn PD Dr. F. Bange, Med. Hochschule Hannover).

Enteritis- und (Para-)Typhussalmonellen. Enteritissalmonellenspezies werden mittels Kultur aus dem Stuhl nachgewiesen. Bei schweren Verläufen empfehlen sich Blutkulturen. Typhöse Salmonellen lassen sich in der ersten Krankheitswoche im Blut, später in Stuhl und Urin, ggf. auch im Knochenmarkaspirat, isolieren. Immer sollte eine Resistenzbestimmung erfolgen. Die Diagnose kann auch serologisch durch O- und H-Agglutination mit ansteigenden Titern gesichert werden Nach Therapieende sollte durch erneute Stuhlkultur die Eradikation gesichert werden (73).

Shigella. Der Nachweis erfolgt kulturell.

Stuhl oder Rektalabstriche (Transportmedium!) werden schnellstmöglich ins Labor verbracht, da Shigellen durch Austrocknung und konkurrierende Begleitflora gefährdet sind.

Nach Therapieende sollte durch erneute Stuhlkultur die Eradikation gesichert werden (5).

Enteropathogene Yersinien. Für die mikrobiologische Diagnostik stehen die Kultivierung der Erreger aus Stuhl (Kälteanreicherung bei 28 °C auf Selektivmedien), Biopsien und Blut sowie die Serologie (IgG- bzw. IgA-Bestimmung durch ELISA oder Immunoblot) zur Verfügung.

Enteritische Campylobacterspezies. Die Isolation erfolgt durch Stuhlkultur auf selektiven Blutagarplatten. Aufgrund seiner Beweglichkeit und seines geringen Durchmessers kann Campylobacter Filterporen bis zu einem Durchmesser von 0,65 µm durchdringen, wofür spezielle Filtermethoden zur Verfügung stehen. In der Phasenkontrastmikroskopie imponiert Campylobacter als schlankes, gewundenes Stäbchen von hoher Beweglichkeit (7).

Vibrio cholerae, Vibrio El Tor und Vibrio parahaemolyticus. Hier ist eine Vorabinformation des Labors wichtig, damit die entsprechenden Nährböden bereitgestellt werden. Peptonwasser wird mit nativem Stuhl (oder notfalls Rektalabstrichen – dann Transportmedium!) beimpft und bebrütet. Der Schnellnachweis gelingt in der Dunkelfeldmikroskopie (kommaförmige, bewegliche Stäbchen). Als Kulturmedium eignet sich der selektive Thiosulfat-Citrat-Galle-Sukrose-Agar (TCGS). Die Diagnose wird immer mittels Agglutinationsreaktion mit O1- bzw. O139-Antiserum gesichert. Die Differenzierung zwischen V. cholerae und V. El Tor gelingt nur durch Überprüfung biochemischer Stoffwechselleistungen (15). V. parahaemolyticus wird ebenfalls kulturell nachgewiesen.

Clostridien. *C. difficile* wächst unproblematisch auf verschiedenen Nährböden. Die selektive Anzüchtung aus dem Stuhl erfolgt am besten auf Cycloserin-Cefoxitim-Fructose-Agar (CCF-Agar), evtl. nach vorausgegangenem Pasteurisieren zum Abtöten aller vegetativen Keime (nur die Sporen überleben). Die Produktion kurzkettiger Fettsäuren resultiert im typischen „Tigerstallgeruch" der Kulturplatte.

Da der Nachweis von C. difficile einen Normalbefund darstellen kann, muss bei V.a. eine pseudomembranöse Kolitis ein Toxinnachweis erfolgen. Hier ist der ELISA mit monoklonalen Antikörpern zum Nachweis der Toxine A und B dem Latextest überlegen (7).

Bei *C. perfringens* erkennt man im Direktpräparat nach Gramfärbung neben Zellresten plumpe grampositive Stäbchen ohne Nachweis von Leukozyten. Die Speziesbestimmung erfolgt kulturell.

Bei *C. botulinum* kommt die Anzucht aus Lebensmitteln oder Erbrochenem bzw. der Nachweis des Toxins aus Lebensmittel oder Patientenserum mittels ELISA in Frage (24). Alternativ kann das Toxin auch im Mausversuch nachgewiesen werden.

Bacillus anthracis und Bacillus cereus. Beim seltenen Darmmilzbrand (B. anthracis) wird Stuhl kulturell oder mittels molekularbiologischer Methoden auf chromosomale oder Plasmid-DNA untersucht.

Der Nachweis von Bacillus cereus erfolgt kulturell, wobei sich der Erreger durch Beweglichkeit, Hämolysinbildung und Penicillinresistenz von B. anthracis unterscheidet.

Staphylococcus aureus. Standardverfahren ist der kulturelle Nachweis gram- und katalasepositiver Haufenkokken mit Koagulasebildung. Die Enterotoxine A–E können im Kulturüberstand mit spezifischen Antiseren im ELISA nachgewiesen werden.

Abdominelle Aktinomykose. Aktinomyzeten gehören zu den Bakterien. Die Verdachtsdiagnose besteht bereits bei Nachweis brauner derber Körnchen von etwa 1 mm im Abszesseiter (den sog. *Aktinomyzesdrusen*). Sie zeigen mikroskopisch zunächst ein blumenkohlartiges Aussehen, bei starker Vergrößerung erkennt man die grampositiven Fäden der Aktinomyzeten und die obligatorische Begleitflora. Der Erregernachweis erfolgt kulturell, wobei Bebrütungszeiten bis zu 14 Tagen notwendig sind. DNA-Sonden und Sequenzierung der 16S-rDNA können in einigen Fällen zur genauen Identifizierung notwendig sein (89).

Mycobacterium tuberculosis. Der Nachweis einer Darmtuberkulose erfolgt durch Biopsien, die nicht in Formalin fixiert werden dürfen und möglichst rasch ins Labor transportiert werden sollten. Die Mikroskopie nach Ziel-Neelsen-Färbung oder mittels Fluoreszenzfärbung mit Auramin-Rhodamin ist erst ab 10^4 Mykobakterien/ml Untersuchungsmaterial positiv. Standard ist die kulturelle Anzucht auf 2 festen und einem flüssigen Nährmedium. Radiometrische (z.B. Bactec) und nichtradiometrische Flüssigkulturverfahren ermöglichen eine raschere Diagnostik, sind aber nicht zur Quantifizierung der Keimmenge geeignet. Ein negatives Testergebnis liegt vor, wenn auch nach 8 Wochen kein Wachstum nachweisbar ist. Die Amplifizierung bakterieller DNA und RNA hat ihren Platz bei klinisch-radiologischem Verdacht einer Tuberkulose und negativem Mikroskopiebefund. Diagnose oder Ausschluss einer Tuberkulose benötigen aber immer eine Bestätigung durch ein konventionelles Verfahren (3, 8).

Viren

Herpes-simplex-Virus (HSV). Die Herpes-Ösophagitis (meist HSV-1) bzw. die Herpes-Proktitis (meist HSV-2) wird über Biopsien oder Schleimhautabstriche nachgewiesen. Die Anzucht gelingt auf tierischen oder menschlichen Zellkulturen innerhalb von 1 – 3 Tagen. Der Nachweis erfolgt mit monoklonalen Antikörpern unter Einsatz der Immunfluoreszenz mit einer Sensitivität um 80%. In Biopsaten können virale Nukleinsäuren mittels In-situ-Hybridisierung oder PCR nachgewiesen werden. Die serologische Bestimmung von spezifischem IgM und IgG kann ebenfalls die Diagnose sichern und im ELISA HSV-1 und HSV-2 unterscheiden.

Humanes Zytomegalievirus (HCMV). Die im Kern der Wirtszelle aggregierten viralen Nukleokapside bilden Kerneinschlusskörper, die lichtmikroskopisch als typisch zytopathogener Eulenaugeneffekt zu sehen sind. Des Weiteren hat sich eine Vielzahl unterschiedlicher Labormethoden etabliert.

Der Nachweis von HCMV-spezifischen IgM- und IgG-(bei HIV-Infektion auch IgA-) Antikörpern etwa 6 Wochen nach Primärinfektion ist die preiswerteste Methode zur Diagnose einer HCMV-Infektion und erfolgt über ELISA oder Immunoblot.

Der Virusnachweis mit anschließender Zentrifugationskultur ist aus Urin oder bronchoalveolärer Lavage möglich, hat jedoch bei der Stuhldiagnostik keine Bedeutung, da es sich um behüllte Vieren handelt, die eine Darmpassage nicht intakt überstehen. Bei der akuten Zytomegalie ist jedoch der immunzytologische Nachweis des phagozytierten viralen Strukturantigens pp65 im Blutausstrich eine sinnvolle Methode. In Biopsaten können immunhistochemische Methoden zur Anwendung kommen. Insbesondere bei Risikopatienten eignen sich molekularbiologische Verfahren zum Nachweis von HCMV-DNA. Hier sind die In-situ-Hybridisierung am Gewebeschnitt und die qualitative bzw. quantitative HCMV-DNA-Bestimmung im Plasma mithilfe der PCR (z. B. Amplicor Monitor) zu nennen (25, 75).

→ **Varizella-Zoster-Virus (VZV).** Die Infektion mit VZV ist in der Gastroenterologie ein seltenes Ereignis. Zur Diagnose stehen zur Verfügung: der Virusnachweis aus Hautvesikeln mittels Elektronenmikroskopie, ELISA-basierte Antigentests, die Zellkultur und die PCR.

→ **Ebstein-Barr-Virus (EBV).** Zur Diagnose einer EBV-Infektion erfolgt standardmäßig die serologische Bestimmung von IgM- und IgG-Antikörpern gegen das Virus-Capsid-Antigen (VCA) und IgG-Antikörpern gegen das EBV-nukleäre Antigen (EBNA). Southern Blot, In-situ-Hybridisierung und PCR sind zum Virusnachweis aus Biopsaten geeignet. Bei Immunsupprimierten ist die quantitative Bestimmung von EBV-DNA aus dem Plasma zur Verlaufskontrolle sinnvoll (94).

→ **Rotaviren.** Standardnachweisverfahren sind Enzymimmunoassays aus Stuhlaufschwemmungen, die mit einer Sensitivität und Spezifität von > 90% das innere Kapsidprotein VP6 nachweisen. Die Elektronenmikroskopie wird wegen des hohen Aufwandes nicht mehr regelmäßig durchgeführt. Eine serologische Diagnostik ist nicht sinnvoll (31).

→ **Norwalkviren und Norwalk-ähnliche Viren.** Das Norwalkvirus gehört als RNA-Virus zur Familie der Caliciviridae und ist der Prototyp einer Virengruppe aus bis zu 9 Serotypen. Diese Viren können mittels Elektronenmikroskopie oder – falls Antiseren verfügbar sind – durch Immunelektronenmikroskopie nachgewiesen werden. Für wissenschaftliche Fragestellungen kommt die RT-PCR zur Anwendung (48).

→ **Adenoviren.** Humane Adenoviren (HAdV) zeichnen sich durch hohe genetische Variabilität aus. Über 50 Serotypen sind identifiziert worden, von denen viele einen charakteristischen zytopathischen Effekt nach Kultur in HeLa-, Hep-2- oder A549-Zellen hervorrufen. Die serologische Diagnostik erfolgt mittels KBR. Enzymimmunoassays sind mit einer vergleichsweise hohen Rate an falsch positiven Reaktionen behaftet. Mittels Elektronenmikroskopie können Adenoviren aus Stuhlproben nachgewiesen werden. Die PCR erlaubt – evtl. nach vorangegangener Virusanzüchtung – einen schnellen Antigennachweis (76).

→ **Humanpathogene Non-Polio-Enteroviren.** Zum Virusnachweis stehen die Virusisolierung in Zellkulturen und die PCR zur Verfügung.

→ **Hepatitis-A-Virus (HAV).** Die Diagnose einer akuten Hepatitis A erfolgt durch den Nachweis von anti-HAV-IgM-Antikörpern, z. B. mittels kompetitivem Inhibitionsimmunoassay.

Die anti-HAV-IgM-Antikörper erreichen ihren Peak-Level noch während der Akut- und frühen Rekonvaleszenzphase und sind bei 75% aller Patienten nach 6 Monaten nicht mehr nachweisbar.

Der Nachweis von HAV-RNA im Stuhl mittels PCR ist möglich, hat aber für die klinische Routine keine Bedeutung. Anti-HAV-IgG bleibt für viele Jahre nachweisbar und ist indikativ für Immunität gegen HAV (37).

→ **Humane Papillomaviren (HPV).** Der Nachweis ösophagealer oder analer Papillomavirusinfektionen erfolgt nach Gewinnung einer Biopsie mittels PCR. Meist müssen mehrere Testansätze erfolgen, um das große Spektrum der HPV zu erfassen.

Pilze

→ **Candida-Arten.** Mukokutane Candidosen stellen aufgrund der typischen weißlichen, abstreifbaren Beläge häufig eine Blickdiagnose dar. Zur Sicherung erfolgt die mykologische Untersuchung von Abstrichen, Biopsien oder Mundspülungen (bei Letzteren ist eine Keimzahlmenge von $> 10^4$ CFU/ml signifikant). Mikroskopisch imponieren im KOH-Präparat bzw. nach Methylenblau- oder Gramfärbung typische Sprosspilzmyzelien.

Bei Candidanachweis im Spülwasser oder aus Abstrichen ist stets zu überlegen, ob der Befund einer Kolonisation oder wirklich einer relevanten Infektion entspricht. Daher wird häufig eine Biopsie erforderlich sein.

Der histologische Nachweis von Pilzmyzel gelingt nach Grocott-Methamin-Silber- oder Calcofluorweißfärbung. Die Kultur gelingt auf 2%-Glucose-Sabouraud-Agar oder kommerziellen Fertigmedien, die bereits makroskopisch eine Unterscheidung zwischen Candida- und Nicht-Candida-Spezies ermöglichen. Mithilfe von Kohlehydratassimilationstests („bunte Reihe") kann eine Speziesdifferenzierung erfolgen. Auch in üblichen Blutkultursystemen lassen sich Candidaspezies anzüchten, wenngleich längere Bebrütungszeiten eingehalten werden müssen und die Chance eines Erregernachweises auch bei systemischer Candidose meist unter 50% liegt. Serologische Verfahren können momentan nicht generell empfohlen werden. Experimentell ist der Nachweis von Pilz-DNA mittels PCR (81).

⇢ **Aspergillusarten.** Gastrointestinale Infektionen durch Aspergillusarten können selten bei hochgradig immunsupprimierten Patienten im Rahmen eines systemischen Befalls auftreten. Wie bereits oben erwähnt, ist die Unterscheidung zwischen Kolonisation und Infektion problematisch. Hier bringt der histologische Nachweis von Aspergillusmyzel nach Calcofluorweiß- oder Gramfärbung Klärung. Die verschiedenen Aspergillusspezies können mikroskopisch oder kulturell unterschieden werden. Serologische Tests sind nicht zum Nachweis einer invasiven Aspergillose geeignet (81).

Parasiten

⇢ **Giardia intestinalis.** Giardia intestinalis ist ein aerotolerantes anaerobes Protozoon, das als Zyste (Dauerform) oder Trophozoit (vegetative Form) auftreten kann. Standardmethode zur Diagnostik ist die mikroskopische Stuhluntersuchung nach Anreicherung mit Sodium-Acetat-Formalin (SAF) und Kontrastierung mit Lugol-Lösung. Hier beträgt die Sensitivität bei wiederholter Untersuchung an 3 unterschiedlichen Tagen >90%. Es imponieren tropfenförmige Trophozoiten mit 2 Zellkernen oder Zystenformen (im Stuhlausstrich nach Eisen-Hämatoxylin-Färbung). Der Nachweis gelingt auch im endoskopisch gewonnenen Duodenalsaft. Histologisch imponieren die Trophozoiten in der Nähe des duodenalen Bürstensaums als sichelförmige Gebilde. Stuhl- und Duodenalsaftproben können aber auch mit ELISA-Tests auf Giardiaantigene untersucht werden (96).

⇢ **Cryptosporidium parvum.** Die Oozyste als Dauerform von Cryptosporidium parvum kann nach Anreicherung mit Sodium-Acetat-Formalin ungefärbt oder besser durch Kinyoun-Färbung als rote Zyste nachgewiesen werden (Abb. 3.**10**). Histologische Präparate nach HE-, PAS- oder Giemsafärbung lassen die Kryptosporidien im Bürstensaum der Epithelien erkennen (96). Dies erfolgt ggf. in Kombination mit einer Immunfluoreszenz (Abb. 3.**11**).

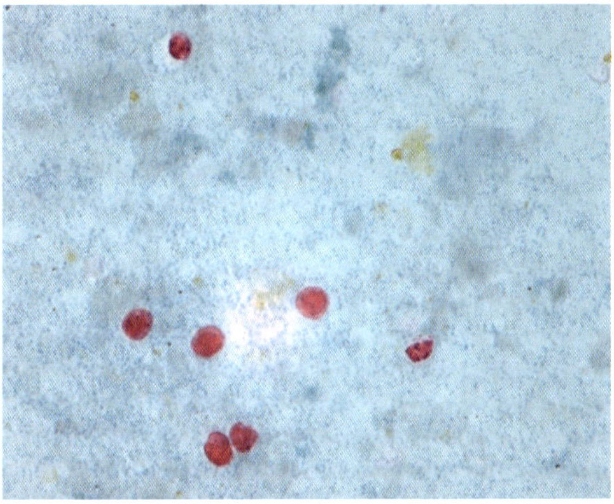

☒ **Abb. 3.10** Krytosporidien-Oozysten im Stuhlausstrich. Modifizierte Kinyoun-Färbung: rot angefärbte Oozysten, teilweise mit blauem Randsaum. 1000fache Vergrößerung (mit freundlicher Genehmigung von Herrn PD Dr. F. Bange, Med. Hochschule Hannover).

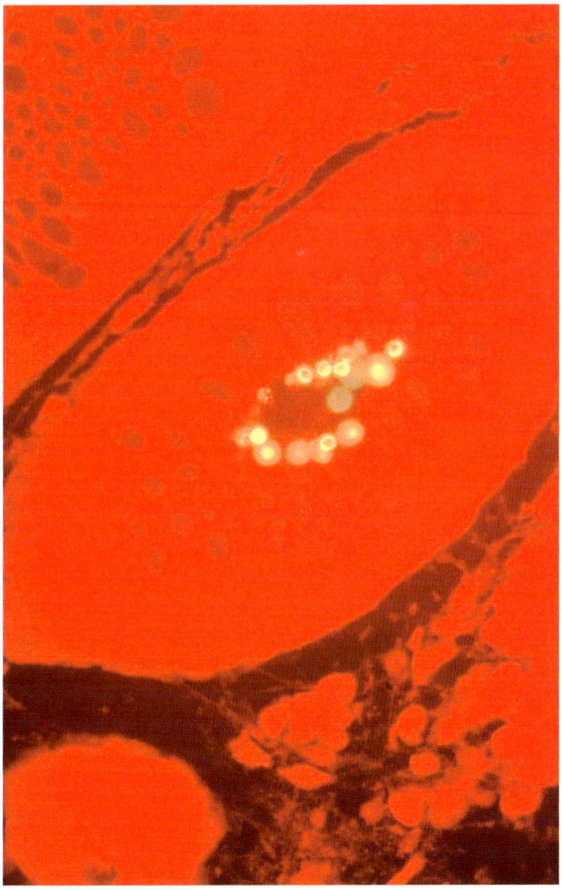

☒ **Abb. 3.11** Immunfluoreszenzmarkierte Kryptosporidien in der intestinalen Mukosa. Die Kryptosporidien leuchten wegen der FITC-Markierung des Antikörpers grün, die gastrointestinalen Zellen sind nach Gegenfärbung mit Evans Blue rot (mit freundlicher Genehmigung von Herrn PD Dr. F. Bange, Med. Hochschule Hannover).

⇢ **Mikrosporidien.** Ausstriche von Stuhl oder Duodenalsaft werden mit Methanol fixiert, mit Calcofluor White M2R inkubiert und schließlich mit 0,5% Evans Blue gegengefärbt. Bei Nachweis kleiner hellgrün fluoreszierender Strukturen erfolgt eine Trichromfärbung, die die rot gefärbten, Licht brechenden ovalen Mikrosporidien erkennen lässt. Dünndarmbiopsien werden nach Brown-Brenn-Gram-Färbung und Warthin-Starry-Silberfärbung mikroskopisch untersucht. Man erkennt von Sporen ausgefüllte, vakuolisierte Enterozyten. Höchste diagnostische Sicherheit hat die Elektronenmikroskopie (98, 107).

⇢ **Isospora belli.** Die Oozysten von Isospora belli werden im Stuhl nach Anreicherung mit Sodium-Acetat-Formalin und Hinzugabe von Lugol-Lösung nachgewiesen. Nach Kinyoun-Färbung färben sich die Zystenwand rot und der Sporoblast dunkel. Im histologischen Präparat einer Dünndarmbiopsie sieht man die Oozysten in den Epithelzellen und an Atrophien der Mikrovilli (96).

⇢ **Sarcocystis suihominis, Sarcocystis bovihominis.** Eine humane Infektion ist selten. Die Diagnostik erfolgt analog derer bei Infektion mit I. belli.

⇢ **Trichuris trichiura (Peitschenwurm).** Der Nachweis von Eiern erfolgt nach Stuhlanreicherung (SAF-Methode) durch Mikroskopie.

⇢ **Ascaris lumbricoides.** Bei gastrointestinalen Beschwerden und Bluteosinophilie erfolgt der Nachweis von Eiern durch mikroskopische Stuhluntersuchung nach SAF-Anreicherung.

⇢ **Ancylostoma duodenale und Necator americanus.** Gastrointestinale Beschwerden, Anämie und Bluteosinophilie deuten auf eine Infektion hin. Der Nachweis von Eiern erfolgt nach Stuhlanreicherung (SAF-Methode) durch Mikroskopie. Im Zweifelsfall können mittels spezieller Verfahren auch die Larven im Stuhl nachgewiesen werden.

⇢ **Strongyloides stercoralis.** Stuhl wird mithilfe von Auswanderverfahren (z.B. Harada-Mori-Technik) auf Larven untersucht, die anhand morphologischer Merkmale zugeordnet werden können.

⇢ **Trichinella spiralis.** Die Diagnostik erfolgt mittels Mikroskopie einer hämolysierten und gefilterten Blutprobe oder histologischer Aufarbeitung einer HE-gefärbten Muskelbiopsie. In Letzterer erkennt man die spiralförmig eingerollten, abgekapselten Trichinellen.

⇢ **Enterobius vermicularis (Madenwurm).** Ein Klarsichtklebestreifen wird vor der morgendlichen Reinigung auf den After geklebt, abgezogen und anschließend auf einen Objektträger aufgebracht, woraufhin die großen, larvenhaltigen Eier nachgewiesen werden können (46).

⇢ **Bandwürmer.** Hierzu gehören Taenia saginata (Rinderbandwurm), Taenia solium (Schweinebandwurm), Diphyllobothrium latum (Fischbandwurm) und Hymenolepis nana (Zwergbandwurm).

Bei Verdacht auf eine Bandwurminfektion erfolgt eine Stuhluntersuchung auf Proglottiden, deren morphologische Merkmale eine Unterscheidung zwischen den o. g. Zestodenarten erlaubt. Eier sind nur unregelmäßig und dann am besten mit der SAF-Methode nachweisbar.

Bei Verdacht auf eine (hepatische) Zystizerkose stehen ein ELISA, die Mikroskopie von Zystenflüssigkeit (Nachweis von Larven) oder eine PCR des Zysteninhaltes zur Verfügung (46).

⇢ **Schistosoma mansoni, S. japonicum und S. haematobium.** Bei Befall des Darms kommt es zur Kolitis mit flüssigen, blutig-schleimigen Stühlen. Die *Leber-Milz-Bilharziose* imponiert mit Organomegalie, portaler Hypertonie und Aszites. Die *Blasenbilharziose* äußert sich durch Hämaturie. Die Diagnostik erfolgt durch Stuhlanreicherung mit SAF oder Gewinnung eines Urinsedimentes und mikroskopischem Nachweis der Trematodeneier. Alternativ können ELISA oder histologische Untersuchungen eines Blasen- bzw. Rektumbiopsates zur Anwendung kommen.

⇢ **Toxocara canis.** Aufgrund der hohen Verbreitung dieser Spulwurminfektion kann ein positiver ELISA nur zusammen mit der entsprechenden Symptomatik (Husten, Fieber, Bauchschmerzen und Organomegalie) und einer Eosinophilie als diagnostisch gewertet werden (46).

⇢ **Anisakis (Heringswurm).** Nach Verzehr von unzureichend erhitztem Fisch (Sushi) kann es zur Infektion mit Anasakinae-Larven – typischerweise mit Leukozytose und Eosinophilie – kommen. Die Diagnostik erfolgt durch Endoskopie und ggf. Gewinnung einer Darmwandbiopsie. Ein ELISA steht ebenfalls zur Verfügung.

⇢ **Fasciola und Clonorchis (Leberegel).** Die Diagnostik erfolgt durch Nachweis der entsprechenden Eier.

⇢ **Entamoeba histolytica.** E. histolytica wird durch Mikroskopie körperwarmen Stuhls etwa 10–20 min nach Abnahme nachgewiesen. Das Material wird durch ein Polyvinylalkoholgemisch bzw. durch SAF-Lösung konserviert. Trophozoiten und Zysten können so gut differenziert werden. ELISA-Tests haben nur eine eingeschränkte Bedeutung. Mittels PCR können die verschiedenen Stämme differenziert werden (98).

⇢ **Balantidium coli.** B. coli ist aufgrund seiner ungewöhnlichen Größe (Länge 50–200 μm!) bereits im Nativpräparat des Stuhls gut zu erkennen. In histologischen Präparaten lässt es sich nach Standardfärbung ebenfalls gut darstellen.

⇢ **Leishmania donovani.** Die viszerale Leishmaniasis (Kala-Azar) wird durch L. donovani ssp. und L. tropica hervorgerufen.

Die Verdachtsdiagnose besteht, wenn es nach Aufenthalt in einem Endemiegebiet (z. B. indischer Subkontinent, Afrika oder Lateinamerika) zu Hepatosplenomegalie mit Panzytopenie kommt. Als Screeningtest eignen sich indirekte Immunoassays.

Daran schließt sich die histologische Untersuchung eines Knochenmarkaspirates, einer Leber- oder seltener (weil risikoreich) einer Milzbiopsie an, wo die Erreger in Makrophagen nachgewiesen werden können. Bei bekanntem Immundefekt kann ein Erkrankungsrezidiv mithilfe der PCR erkannt werden (22).

Abklärung von Maldigestion und Malabsorption

Der Verdacht auf eine intestinale Malabsorption oder Maldigestion entsteht aufgrund von Anamnese, körperlichem Befund oder routinemäßig erhobenen Laborparametern.

Anamnese. Die Anamnese sollte folgende Punkte berücksichtigen:

- zurückliegende Operationen am Gastrointestinaltrakt,
- Familienanmese bzgl. Zöliakie,
- Reiseanamnese bzgl. Giardia lamblia und anderer gastrointestinaler Infektionen,
- Alkoholkonsum,
- Zeichen der chronischen Pankreatitis,
- Zeichen der Hyperthyreose,
- Zeichen der Cholestase,
- diabetische Neuropathie,
- Ingestion von Sorbitol oder Fructose,
- Hinweis auf HIV-Infektion und
- Medikamentenanamnese (42).

Symptomatik. Gastrointestinale Symptome der Malabsorption sind Diarrhö, Meteorismus und gespannte Bauchdecken, fauliger Stuhlgeruch, Bauchschmerz und Aszites. Zu den extraintestinalen klinischen Zeichen, die eine Malabsorption vermuten lassen zählen u.a. Gewichtsverlust, Wachstumsstörungen, Müdigkeit, Anämie, Muskelschwäche und Knochenschmerz, Hämatomneigung, Stomatitis und periphere Ödeme.

Diagnostischer Stufenplan. Das weitere diagnostische Vorgehen richtet sich nach der jeweiligen klinischen Situation. In Tab. 3.5 ist das von Högenauer et al. vorgeschlagene Stufenschema zur symptomorientierten Diagnostik der Malabsorption wiedergegeben.

Der in Tab. 3.5 dargestellte Stufenplan macht deutlich, dass die im Folgenden genannten, teils recht aufwändigen und fehleranfälligen intestinalen Funktionstests oft allenfalls als Second-Line-Maßnahme zur Anwendung kommen.

Hämatologische und klinisch-chemische Diagnostik des Blutes

Obwohl abnorme Zahlenwerte der folgenden Laborparameter nicht spezifisch für eine Malabsorption oder Maldigestion sind, geben sie oftmals erste Hinweise auf das Vorliegen einer Malnutrition.

- *Hämatokrit und Hämoglobinkonzentration* sind erniedrigt im Rahmen von Blutverlust, Eisen-, Vitamin-B_{12}- und Folatmalabsorption. Im letzteren Fall zeigt sich das MCV typischerweise erhöht.
- Eine erhöhte *International Normalized Ratio* (INR) kann Ausdruck einer (cholestatisch bedingten) Vitamin-K-Malabsorption sein.
- Erniedrigte Werte für *Triglyceride und Cholesterol* deuten auf eine Fettmalabsorption hin, wie sie u.a. im Rahmen cholestatischer Lebererkrankungen auftreten kann.
- *Calcium, Phosphat und Magnesium* sind erniedrigt bei Vitamin-D-Defizienz, welche evtl. mit einem Anstieg der alkalischen Phosphatase einhergehen kann.
- Eine *Hypalbuminämie* ist Zeichen einer schweren Malnutrition oder einer Proteinverlustenteropathie.
- Erniedrigte Werte für *Eisen, Ferritin oder Zink* finden sich bei langstreckigen mukosalen Läsionen (wie z.B. der Zöliakie).
- *Andere Labortests,* die Hinweise auf die Ursache einer Malabsorption geben können, sind: Immunglobuline (evtl. erhöht bei intestinalen Lymphomen), Folsäure (erniedrigt bei langstreckigen mukosalen Läsionen), Vitamin-B_{12} (erniedrigt nach Gastrektomie und bei Ileumbefall eines Morbus Crohn) und Homocystein (erhöht bei Vitamin-B_{12}- und Folatdefizienz) (42).

Einige Autoren vertreten die Ansicht, dass der Rückgang von Symptomen nach Substitution von Vitamin B_{12} und Folat als sensitiver diagnostischer Marker für einen entsprechenden Mangel gelten kann (100). Die photometrische Bestimmung von Serum-β-Caroten (Werte < 47 μg/100 ml deuten auf eine Steatorrhö hin) (55) kann durch Lebererkrankungen oder Fehlernährung beeinflusst werden und hat keinen festen Stellenwert in der klinischen Routine.

Stuhlgewicht und Stuhlwasserosmolalität

Stuhlgewicht. Zunächst erfolgt eine Inspektion des Stuhls bzgl. Blut- oder Eiterbeimengungen. Die Stuhlmenge ist bei normaler Darmfunktion abhängig von quantitativen und qualitativen Aspekten der Nahrungsaufnahme wie z.B. dem Grad der Ballaststoffaufnahme. In westeuropäischen Industrienationen und den USA liegen heute die mittleren Stuhlgewichte bei 105 – 140 g/24 h, während das Stuhlgewicht bei Vegetariern bis zu 350 g/Tag betragen kann (56). Nach allgemeiner Übereinkunft spricht man von einer Diarrhö, wenn die Stuhlfrequenz mehr als dreimal pro Tag oder das Stuhlgewicht mehr als 200 g/Tag beträgt (53). Die letztgenannte Konstellation eines erhöhten Stuhlgewichts kann auch auf eine Malabsorption hindeuten. Nicht aussagekräftig ist das Stuhlgewicht im Falle eines Wertes < 50 g/Tag (Sammelfehler oder Nahrungskarenz).

Angesichts der zahlreichen Fehlerquellen im Rahmen einer Stuhlgewichtsbestimmung, sollte die Untersuchung immer mit weiterführenden Stuhlanalysen kombiniert werden (78).

Tabelle 3.5 Stufenschema zur Diagnostik einer Malabsorption in Abhängigkeit der Beschwerden (modifiziert nach 42)

Tests bei Patienten mit Gewichtsverlust, Osteomalazie/Osteopenie, Diarrhö, vermuteter Steatorrhö oder Mangel an fettlöslichen Vitaminen
First-Line-Untersuchungen • Labortests (Diff-BB, Cholesterol, Triglyceride, Elektrolyte, Aminotransferasen, Gerinnung, Albumin, C-reaktives Protein, TSH) • Anti-Transglutaminase-Antikörper • Stuhlmikroskopie • Elastase-1 im Stuhl • abdominelle Sonographie **Second-Line-Untersuchungen** • Abdomenübersichtsröntgen • abdominelle Computertomographie • Duodenal- und/oder Ileumbiopsien (ggf. mit Spezialfärbungen) • quantitative Dünndarmaspirationskultur oder ^{14}C-Xylose-Atemtest • Spezielle Laboruntersuchungen (HIV, ANA, nahrungsmittelspezifisches IgE, Cortisol, Chromogranin A, u. a.) • quantitative Stuhlfettbestimmung • MRCP und/oder ERCP • probatorische Gabe von Pankreasenzymen oder Antibiotika **Third-Line-Untersuchungen** • Sekretin-Pankreozymin-Test • Enteroskopie • Somatostatin-Scan
Tests bei Patienten mit Meteorismus mit oder ohne Diarrhö
First-Line-Untersuchungen • Stuhlwasser-pH • Lactose-H_2-Atemtest • Lactosetoleranztest **Second-Line-Untersuchungen** • duodenale Biopsie • Anti-Transglutaminase-Antikörper • quantitative Dünndarmaspirationskultur oder ^{14}C-Xylose-Atemtest • Elastase-1 im Stuhl
Tests bei Patienten mit Anämie und vermuteter Malsabsorption
First-Line-Untersuchungen bei mikrozytärer Anämie • Eisenstoffwechsel • endoskopischer Ausschluss einer gastrointestinalen Blutung • Anti-Transglutaminase-Antikörper • duodenale Biopsien **First-Line-Untersuchungen bei makrozytärer Anämie** • Folat und Vitamin B_{12} **Second-Line-Untersuchungen bei makrozytärer Anämie** • Schilling-Test • Stuhlmikroskopie • Duodenal- und/oder Ileumbiopsien • Anti-Transglutaminase-Antikörper • quantitative Dünndarmaspirationskultur oder ^{14}C-Xylose-Atemtest

Stuhlwasserosmolalität. Malabsorption oder die Einnahme osmotischer Laxanzien können eine Erhöhung der im Stuhlwasser gemessenen osmotischen Lücke bedingen. Normalerweise ist der Stuhl bei Defäkation zum Serum isoton (290 mosm/kg). Weicht die gemessene Stuhlwasserosmolalität um $>$ 50 mosm/kg von der zu erwartenden Stuhlwasserosmolalität ([Stuhlwasser-Na + Stuhlwasser-K] $\times$ 2) ab, so besteht der Verdacht auf eine der oben genannten Ursachen. Der fäkale Nachweis von Laxanzien oder eine erhöhte Mg-Konzentration im Stuhlwasser sprechen für einen Laxanzienabusus (53).

Quantifizierung der Fettmalabsorption mithilfe der Stuhlfettbestimmung

→ **Quantitative fäkale Fettbestimmung.** Als Goldstandard der quantitativen fäkalen Fettbestimmung gilt die *Methode nach van de Kamer* (105), bei der die im Stuhl befindlichen Fettsäuren und deren Esterbindungen titrimetrisch bestimmt werden. Die Sammelperiode beträgt 72 h, und die Fettaufnahme sollte 80–100 g/Tag betragen, wobei jede Nahrungsaufnahme vom Patienten zu dokumentieren ist. Mittlerweile sind leichte Modifikationen dieses Verfahrens ebenfalls im Einsatz (47). Da physiologischerweise die Nahrungsfette von der Pankreaslipase in Monoglyceride zerlegt werden, welche bei Anwesenheit ausreichender Mengen konjugierter Gallensäuren nach Mizellenbildung von der intakten Dünndarmmukosa resorbiert werden, kann die Stuhlfettbestimmung bei richtiger Durchführung und pathologischem Ausfall globale Hinweise für eine Störung der exokrinen Pankreasfunktion, des konjugierten Gallesäurepools oder der Mukosafunktion des Dünndarms geben (78).

Die normale Fettsäureausscheidung liegt bei 3–7 g/24 h, Mengen über 7 g/24 h werden als Steatorrhö bezeichnet. Hohe Stuhlvolumina im Rahmen einer Diarrhö können allerdings eine sekundäre Fettmalabsorption mit Fettsäureausscheidung von bis zu 14 g/Tag mit sich bringen (29).

→ **Limitationen.** Zudem muss man sich der Limitationen der Stuhlfettanalyse bewusst sein. Erstens kann die Methode nicht zwischen Pankreasinsuffizienz, reduziertem Gallesäurenpool und Malabsorption unterscheiden, und zweitens ist eine genaue Quantifizierung des Stuhlfettes diagnostisch oftmals nicht weiterführend. Viele der Blut-, Atem- und Isotopentests zur Erfassung der Fettmalabsorption haben eine niedrige Sensitivität bei milder Steatorrhö oder haben aus anderen Gründen keinen Einzug in die klinische Praxis gehalten (11).

→ **Semiquantitative fäkale Fettbestimmung.** Eine semiquantitative Bestimmung des Stuhlfettes ist mit der *Säure-Steatokrit-Methode* möglich. Hierbei wird eine Stuhlprobe mit Aqua destillata verdünnt, mit $HClO_4$ versetzt und dann in einer Kapillare zentrifugiert. Gemessen wird die Länge der Fettsäule im Verhältnis zur Gesamtflüssigkeitssäulenlänge. Ein Säure-Steatokrit von < 31 % gilt als Normbereich (6).

→ **Mikroskopische Stuhlfettanalyse.** Schließlich ermöglicht die mikroskopische Untersuchung einer mit Essigsäure fixierten und mittels Sudan III gefärbten Stuhlprobe, die anschließend auf einem Objektträger erhitzt und noch in warmem Zustand untersucht wird, eine *qualitative* Stuhlfettanalyse (42). Als normal gelten bis zu 100 Fetttropfen von < 4 µm Durchmesser/Blickfeld bei hoher Vergrößerung (83). Eine *quantitative* mikroskopische Methode scheint mit dem chemisch gemessenen Fettsäuregehalt zu korrelieren (30).

Tests zur Beurteilung der Pankreasfunktion

Die pankreatischen Funktionstests werden an anderer Stelle besprochen. Als Beispiele seien genannt: die Bestimmung von Elastase oder Chymotrypsin im Stuhl und der invasivere Sekretin-Pankreozymin-Test.

Tests zur Beurteilung der Gallensäureabsorption

Die Messung der Gallensäureabsorption ist sinnvoll bei Patienten mit Diarrhö ohne Steatorrhö oder offensichtlicher Läsion im Bereich des Ileums.

Praktikabel, aber nicht immer aussagekräftig ist die probatorische Gabe von Cholestyramin, einem Gallensäure bindenden Harz (4–12 g/Tag). Bessert sich die Diarrhö nicht innerhalb von 3 Tagen, so ist eine Gallensäuremalabsorption als Ursache unwahrscheinlich.

Ggf. sollte in diesem Fall ein Versuch mit einer hohen Dosis (> 12 g/Tag) unternommen werden (111).

Messungen der fäkalen Gallensäureausscheidung können mithilfe von enzymatischen oder gaschromatographischen Methoden erfolgen, sind aber aufwändig und erfordern entsprechende Expertise (91).

→ **Aufnahme von Tracern.** Der ^{14}C-Taurocholsäure-Absorptionstest misst die Ausscheidung von radioaktiv markierter Taurocholsäure im 72-h-Sammelstuhl. Beim ^{75}Selen-Homotaurocholsäure-Retentionstest wird die genannte Substanz oral appliziert und die ^{75}Se-Retention über 7 Tage mithilfe einer Gammakamera verfolgt. Nachteile dieses eher nicht praxisrelevanten Tests sind fehlende zuverlässige Normalbereiche (95), die lange Testzeit und falsch negative Befunde aufgrund ausbleibender passiver Resorption des Tracers (28).

Methoden zur Beurteilung der Kohlehydratmalabsorption

Zu den in der Klinik etablierten Untersuchungsverfahren, die die Digestion und Resorption von Kohlehydraten prüfen, zählen der orale Lactosetoleranztest, der Urin-D-Xylose-Test und die Wasserstoffatemtests (Glucose-H_2-Atemtest und Lactose-H_2-Atemtest). Bei Patienten mit Diarrhö kann ein Stuhlwasser-pH < 5,5 bereits ein erster Hinweis auf eine Kohlehydratmalabsorption sein (27).

→ **Oraler Lactosetoleranztest.** Eine seit langem etablierte und auch heute noch gängige Methode zur Diagnosestellung einer Lactoseintoleranz ist der orale Lactosetoleranztest. Hierbei erfolgen Blutzuckermessungen vor und 30 min nach Ingestion von 50 g Lactose. Beträgt der Blutglucoseanstieg weniger als 20 mg/dl, so spricht dies für eine Lactoseintoleranz.

Der orale Lactosetoleranztest hat im Vergleich zum unten genannten Lactose-H_2-Atemtest eine niedrigere Sensitivität, erfasst jedoch auch die 18% aller Patienten, die Lactose zu Methan verstoffwechseln und daher ein falsch negatives Resultat im Lactose-H_2-Atemtest aufweisen (38).

→ **Urin-D-Xylose-Test.** Der Urin-D-Xylose-Test beurteilt die Kohlehydratabsorption der Mukosa des proximalen Dünndarms (11). Der ruhende und nüchterne Patient trinkt nach Blasenentleerung 25 g Xylose mit 500–750 ml Flüssigkeit (Wasser oder Tee). Nach 1 bzw. 2 h erfolgt eine Blutentnahme zur Serumbestimmung der Xylosekonzentration, oder der Urin wird über 5 h gesammelt zur Quantifizierung des resorbierten Xyloseanteils. 50–60 % der ingestierten Lactose werden resorbiert, davon werden wiederum 50% verstoffwechselt und 50% (bei normaler Nierenfunktion) innerhalb der 5-h-Sammelperiode ausgeschieden. Ein abnormales Testergebnis, i.e. < 4,5 g D-Xylose-Ausscheidung in 5 h oder eine Serumkonzentration von < 30 mg/dl nach 1 h, spricht für eine duodenojejunale mukosale Läsion (78). Der Test kann falsch positiv ausfallen bei Dehydratation und Niereninsuffizienz, beim Syndrom der blinden Schlinge, bei Magenentleerungsstörungen und bei großvolumigem Aszites. Angesichts dieser Fehlermöglichkeiten hat die endoskopische Dünndarmbiopsie den Xylosetest bei vielen Fragestellungen verdrängt (11).

→ **Lactose-Wasserstoff-Atemtest.** Nach Ingestion von 50 g Lactose kommt es bei Lactosemalabsorption zum vermehrten Abbau des Substrates durch die im Dickdarm ansässige bakterielle Flora. Diese metabolisiert die Lactose zu Wasserstoff, der gaschromatographisch in der Exhalationsluft gemessen werden kann. Kommt es innerhalb des 120-min-Messzeitraums zu einer H_2-Exhalation von > 20 ppm, so spricht dies für das Vorliegen einer Lactoseintoleranz. Wie oben erwähnt, fällt der Test bei 18% der Bevölkerung wegen fehlender H_2-Exkretion negativ aus (38).

Falsch negative Ergebnisse können weiterhin auf eine zeitgleich durchgeführte Antibiotikatherapie, eine Koloskopie, körperliche Aktivität oder Nahrungskarenz > 12 h zurückgehen. *Falsch positive Befunde* sind hingegen bei bakterieller Fehlbesiedlung, fehlender Nahrungskarenz, Nikotinabusus, beschleunigter Darmpassage oder Zöliakie möglich (78).

Beurteilung der Vitamin-B_{12}-Absorption mithilfe des Schilling-Tests

Mithilfe des Schilling-Tests überprüft man die Ursache eines Vitamin-B_{12}-Mangels (gastral oder ileal) und die Resorptionsfunktion des Ileums (42). Da beim Menschen sowohl der Intrinsic Faktor als auch HCl von den gastralen Parietalzellen sezerniert werden, kommen als alternative diagnostische Methoden zur Abklärung einer perniziösen Anämie die endoskopisch durchgeführte Mukosabiopsie (Nachweis einer atrophischen Gastritis) und serologische Verfahren (Nachweis von Autoantikörpern gegen Parietalzellen oder Intrinsic Faktor) in Frage (42, 100, 103, 115).

Aufgrund der eingeschränkten Verfügbarkeit von radioaktiv markiertem Cobalamin hat der Schilling-Test in den letzten Jahren an Bedeutung verloren (11). Der Test sollte bei Kindern und Schwangeren nicht zur Anwendung kommen.

→ **Durchführung.** Dem nüchternen Patienten wird nach Entleerung der Harnblase radioaktiv markiertes Vitamin B_{12} (0,5 μCi ^{57}Co bzw. ^{58}Co) oral appliziert. Etwa 50% dieser Dosis werden resorbiert. Um die Vitamin-B_{12}-Bindungskapazitäten in Leber und Serum abzusättigen, erhält der Patient 1 h nach Testbeginn 1 mg nichtradioaktives Vitamin B_{12} parenteral (i. m.). Dies bewirkt eine raschere Ausscheidung des radioaktiv markierten Vitamins. Mittels eines Szintillationszählers wird schließlich die Menge des $^{57/58}$Co-Vitamin-B_{12} im 24-h-Sammelurin bestimmt – sie sollte > 7–10% der oral applizierten Dosis betragen (57). In einigen Fällen empfiehlt sich eine Wiederholung des Schilling-Tests nach 5 Tagen. Nun werden gleichzeitig 35 mg Intrinsic Faktor oral appliziert.

→ **Interpretation.** Bei Patienten mit perniziöser Anämie und solchen mit reduzierter gastraler HCl-Sekretion (und damit fehlender Cobalamin-Freisetzung aus den Nahrungsproteinen) normalisieren sich die Ergebnisse nach Gabe von Intrinsic Faktor. Bei chronischer Pankreatitis (hier fehlen pankreatische Proteasen, und es kommt wegen fehlender Freisetzung des Cobalamins aus dem Komplex mit gastralem R-Binder-Protein nicht zu einer Bindung an Intrinsic Faktor) fällt der Test in 50% abnormal aus, lässt sich aber durch Gabe von Pankreasenzymen normalisieren (42). Bei ilealer Dysfunktion (als Folge von Ileumresektion oder chronischer Inflammation) bleibt die Ausscheidung des radioaktiv markierten Cobalamins < 7%. Ebenso fällt der Test bei Patienten mit bakterieller Überwucherung (und konsekutiv gesteigertem enteralem Vitamin-B_{12}-Verbrauch) auch nach Intrinsic-Faktor-Gabe pathologisch aus.

Diagnose einer bakteriellen Dünndarmüberwucherung

Das Syndrom der bakteriellen Überwucherung (auch small bowel bacterial overgrowth syndrome, SBBOS, stagnant bowel syndrome oder blind loop syndrome) muss vermutet werden bei Diarrhö, Gewichtsverlust, Meteorismus und Flatulenz. Erste Hinweise geben ein Vitamin-B_{12}-Mangel oder ein erhöhter Folatspiegel. Als nächstes sollten eine Bildgebung des Dünndarms und eine quantitative Stuhlfettbestimmung erfolgen.

Goldstandard ist die quantitative, anaerobe Kultur eines Aspirats aus dem proximalen Dünndarm. Als positives Ergebnis sind > 10^5 Colony Forming Units (CFU)/ml Aspirat zu werten (35). Nachteilig sind die Invasivität der Untersuchung, die notwendige Expertise des mikrobiologischen Labors und die Möglichkeit falsch positiver Befunde bei älteren, asymptomatischen Patienten (85).

Als nächste diagnostische Methode kommen der Schilling-Test (vor und nach probatorischer Antibiotikagabe) oder der ^{14}C-D-Xylose-Test in Frage. Hierbei werden nach oraler Applikation von 1 g ^{14}C-D-Xylose bei 85% aller Patienten mit SBBOS nach 60 min erhöhte $^{14}CO_2$-Spiegel in der Exhalationsluft gemessen. Der Test scheint bei hoher Sensitivität und Spezifität den H_2-Exhalationstests mit Glucose oder Lactulose überlegen zu sein (50). Dennoch gelten die im Abschnitt „Methoden zur Beurteilung der Kohlenhydratmalabsorption" genannten Einschränkungen bzgl. falsch positiver und falsch negativer Testergebnisse. Zudem ist der Test nicht bei Kindern und Schwangeren zugelassen. Wegen der Problematik, das SBBOS mit nur einer Methode zu sichern, empfiehlt sich ggf. eine probatorische antibiotische Therapie (z. B. mit Tetracyclin oder Metronidazol) (78).

Abklärung von immunologisch vermittelten Erkrankungen des Gastrointestinaltraktes und Nahrungsmittelallergien

Hauptvertreter der immunologisch vermittelten Erkrankungen des Gastrointestinaltraktes sind die chronisch atrophische Gastritis vom Typ A, die Zöliakie und die chronisch entzündlichen Darmerkrankungen. Wichtige hepatische Erkrankungen, deren Genese zumindest teilweise auf autoimmunologische Mechanismen zurückgeht, sind die Autoimmunhepatitis (AIH), die primär sklerosierende Cholangitis (PSC) und die primär biliäre Zirrhose (PBC). Im folgenden Abschnitt werden einige diagnostisch relevante Autoimmunphänomene exemplarisch für die Zöliakie, die AIH und die PBC besprochen, denn gerade bei diesen Erkrankungen hat die Autoantikörperdiagnostik einen gesicherten Stellenwert im Rahmen der Diagnosestellung erlangt.

Zöliakie

Goldstandard zur Diagnose der Zöliakie ist noch immer die Biopsie aus dem tiefen Duodenum. Hier zeigen sich vermehrt intraepitheliale Lymphozyten, Kryptenhyperplasie bzw. eine Villusatrophie. Die Einteilung erfolgt nach Marsh (66).

IgA-Antikörper gegen Gliadin, eine Komponente des Weizenproteins Gluten, lassen sich bei bis zu 90% gesunder Erwachsener nachweisen und besitzen daher nur eingeschränkte Bedeutung (21). Dagegen bietet die Untersuchung auf endomysiale Antikörper (EMA), die gegen das körpereigene Enzym Gewebstransglutaminase (tTG) gerichtet sind, nahezu 100% Sensitivität und Spezifität (23).

In vielen Laboratorien werden Gefrierschnitte humaner Nabelschnur verwendet, auf denen die Patientenseren dann mittels indirekter Immunfluoreszenz (Patientenantikörper bindet an perivaskuläres Endomysium und wird durch fluoreszierenden Zweitantikörper nachgewiesen) ein typisches Muster ergeben (106). Heute sind jedoch ELISA zum direkten Nachweis von IgA-anti-tTG-Antikörpern weit verbreitet. Eine aktuelle Studie belegt den hohen prädiktiven Wert von IgA-anti-tTG-Antikörpern für das Auftreten einer Zöliakie (104). Da 2% aller Zöliakie-Patienten einen IgA-Mangel haben, muss in diesem Fall die Bestimmung von IgG-anti-tTG-Antikörpern erfolgen.

Autoimmunhepatitis (AIH) und primär biliäre Zirrhose (PBC)

Auch wenn die Diagnose einer AIH nicht allein vom Nachweis von Autoantikörpern abhängt und ein positiver Autoantikörperbefund selten spezifisch für eine Erkrankung ist, kann die Erkrankung aufgrund der serologischen Befunde in verschiedene Untergruppen klassifiziert werden.

AIH Typ 1. Zum Nachweis der für den AIH-Typ 1 charakteristischen antinukleären Antikörper (ANA) werden auf Objektträgern immobilisierte Hep-2-Zellen oder Kryogewebsschnitte von Rattenlebern mit Patientenserum inkubiert und die gebundenen Antikörper mittels indirekter Immunfluoreszenz (IIF) nachgewiesen. Typischerweise ergibt sich ein homogenes, gepunktetes, kernrandbetontes oder nukleoläres Immunfluoreszenzmuster (17). ANA sind nicht spezifisch für eine AIH, sondern können auch bei anderen, z. B. rheumatischen Erkrankungen auftreten. Als Zielantigene wurden u. a. Histon H3 (20) und Lamin A/C (110) identifiziert. Smooth-Muscle-Antibodies (SMA), die ebenfalls typischerweise beim Typ 1 der AIH auftreten, werden an Kryoschnitten aus Rattenmagen nachgewiesen, wo sie die Muscularis mucosae mittels IIF anfärben. Als Zielantigen wurde u. a. F-Actin (59) nachgewiesen. Anti-Actin-Antikörper können auch mittels ELISA nachgewiesen werden (33).

AIH Typ 2. Charakteristisch für den Typ 2 der AIH sind Autoantikörper gegen Liver-Kidney-Muscle (LKM-1), die mit dem Zytoplasma muriner Hepatozyten und dem renalen proximalen Tubulus reagieren. Der Nachweis erfolgt über entsprechende Kryoschnitte mittels IIF. Zielantigen ist Cytochrom P450 2D6 (65). Autoantikörper gegen ein Soluble-Liver-Antigen (SLA) wurden mit einem dritten Typ der AIH in Verbindung gebracht (64). Der Nachweis erfolgt über einen ELISA.

PBC. Bei der PBC findet man antimitochondriale Autoantikörper (AMA), die sich mittels IIF am proximalen und distalen Tubulus und den gastralen Parietalzellen der Maus nachweisen lassen. Als pathognomonisches und pathophysiologisches Zielantigen und Autoantigen der T-Zell-Antwort konnte ein Peptid der E2-Untereinheit der Pyruvatdehydrogenase (PDH) identifiziert werden (113). Neben der IIF stehen Western Blotting und ELISA zur Detektion von AMA zur Verfügung. Als Substrat dienen aus Rinderherzen, Rattenlebern oder humaner Plazenta aufgereinigte Mitochondrien (58). Kürzlich wurde zudem ein rekombinantes Proteinantigen konstruiert, das mit hoher Sensitivität und Spezifität AMA bei PBC detektiert (71).

Diagnostik bei Verdacht auf Nahrungsmittelallergie

Die Diagnostik von Nahrungsmittelallergien ist ein noch in der wissenschaftlichen Entwicklung begriffenes Gebiet der gastroenterologischen Diagnostik. Zentrale Punkte bei der Diagnosestellung sind eine gründliche Anamnese und eine umfassende Ausschlussdiagnostik.

Klassische allergologische Testverfahren wie der Hauttest und die Messung von spezifischem IgE im Serum (früher RAST-Test) haben aufgrund des signifikanten Anteils falsch negativer und falsch positiver Resultate nur begrenzte Bedeutung für die Diagnostik von Nahrungsmittelallergien (12, 63, 86).

Weitere diagnostische Schritte sind die klinische Beobachtung unter einer Eliminationsdiät und ggf. die Bestimmung von Methylhistamin im Sammelurin (77). Weiterführende spezielle diagnostische Verfahren wie die immunhistochemische Analyse von Darmbiopsien und die Messung von IgE in Darmlavageflüssigkeit sind momentan noch nicht generell zu empfehlen, bieten jedoch wissenschaftlich spannende Ansätze. Auf eine ausführliche Darstellung der diagnostischen Möglichkeiten bei Nahrungsmittelallergien wird hier verzichtet, da dieses Thema in einem anderen Kapitel besprochen wird.

Abklärung gastrointestinaler Tumoren

Immunologische Techniken

Tumorassoziierte Glykokonjugate

Bestimmte tumorspezifische Glykokonjugate auf Zelloberflächen haben in der Vergangenheit zur Entwicklung spezifischer polyklonaler oder monoklonaler Antiseren geführt.

CEA. Das karzinoembryonale Antigen (CEA) ist ein 180-kD-Glykoprotein, das sich zur Therapieüberwachung bei kolorektalem Karzinom eignet. Für Raucher gelten vergleichsweise höhere Referenzbereiche. Unspezifische mäßiggradige CEA-Erhöhungen finden sich bei Leberzirrhose, Pankreatitis, chronisch entzündlichen Darmerkrankungen und Pneumonie (10). Die eingeschränkte Spezifität von CEA ist darin begründet, dass dieses Tumorantigen auch von anderen gastrointestinalen Tumoren gebildet werden kann und dass die Expression von einem minimalen Differenzierungsgrad der Tumorzellen abhängig ist (82). Zu anderen, derzeit untersuchten Tumormarkern beim kolorektalem Karzinom gehört Gelectin-3 (13).

CA 19–9. Beim Carboanhydratantigen CA 19–9 handelt es sich um einen Bestandteil der Lewis-Blutgruppen-Determinante, der entsprechend der Blutgruppenverteilung in der Bevölkerung von etwa 5% aller Personen nicht gebildet werden kann. Im Rahmen einer Cholestase werden aufgrund der biliären Ausscheidung der Substanz deutlich erhöhte Werte gemessen (10). Klinische Bedeutung besitzt das CA 19–9 vor allem beim Pankreaskarzinom.

α-Fetoprotein (AFP). AFP ist ein 70-kD-Glykoprotein, das physiologischerweise im Rahmen einer Schwangerschaft erhöht ist.

Kontinuierliche steigende AFP-Werte oder Anstiege über 500 μg/l deuten bei entsprechender Grunderkrankung auf ein hepatozelluläres Karzinom (HCC) hin, werden aber auch bei embryonalen Tumoren beobachtet.

Bemerkenswert ist außerdem, dass die Expression von AFP altersabhängig ist und nicht bei allen HCC nachgewiesen werden kann (49).

Fluorescence Activated Cell Sorting (FACS)

Diese Methode hat die immunologische Diagnostik revolutioniert und kommt innerhalb der Gastroenterologie insbesondere bei der Typisierung von Lymphomen zur Anwendung. Lymphozyten werden zunächst mit spezifischen fluoreszenzmarkierten Antikörpern inkubiert (z.B. anti-CD4, anti-CD8 u.a.) und binden diese entsprechend den vorhandenen Oberflächenmarkern. Anschließend wird jede Zelle einzeln an verschiedenen Lasern vorbeigeführt, wobei die Stärke des dadurch ausgelösten und von verschiedenen Seiten gemessenen Fluoreszenzsignals Auskunft über Größe, Granularität und Oberflächenmarkerbesatz gibt. So kann die eingesetzte Zellpopulation charakterisiert und ein z.B. vorliegendes Lymphom immunphänotypisch klassifiziert werden.

Molekularbiologische Techniken zum Nachweis von Genmutationen

Die zunehmende Identifizierung tumorassoziierter Gene führt zu neuen Möglichkeiten der Erforschung molekulargenetischer Marker und deren prognostischer Relevanz. Allein für das kolorektale Karzinom sind viele Markergene mit potenzieller prognostischer Bedeutung beschrieben worden (109). Mutationen in diesen, den Zellzyklus steuernden Genen werden in Zukunft als wichtige Charakteristika zur Einschätzung des klinischen Verlaufs und des Ansprechens auf (molekulare) Therapien dienen.

PCR. Zum Nachweis einer genetischen Mutation in einem Tumorsuppressor-, Onko-, Apoptose- oder Wachstumsgen, eignet sich hervorragend die PCR, deren Grundprinzip im Abschnitt „DNA-basierte molekularbiologische Nachweistechniken" beschrieben ist. Am Beispiel des kolorektalen Karzinoms ist eine mögliche Anwendung der Nachweis von ras-Mutationen im Stuhl (97). Ein anderes Beispiel sind ras-Mutationen, die sich bei Pankreaskarzinomen im mittels ERCP gewonnen Pankreassekret nachweisen lassen (102).

Andere Techniken. Mutationen können aber auch an Gewebsschnitten mithilfe der ebenfalls unter „DNA-basierte molekularbiologische Nachweistechniken" beschriebenen In-situ-Hybridisierung nachgewiesen werden. Andere Techniken zur Detektion einer DNA-Mutation sind:

- die zytogenetische Analyse mit visueller Darstellung der Chromosomen,
- der Restriktionsfragment-Längen-Polymorphismus (RFLP),
- der Single-Strand-Conformational-Polymorphismus (SSCP), der sich die veränderten Gelelektrophorese-Laufeigenschaften mutierter DNA zunutze macht oder
- die direkte DNA-Sequenzierung (s. „DNA-basierte molekularbiologische Nachweistechniken").

Diese Methoden finden ihren Einsatz auch im Rahmen der genetischen Beratung bei hereditär bedingten gastrointestinalen Tumoren. Beispiele sind hier die verschiedenen Formen der familiären Polyposissyndrome (FAP, HNPCC u. a.).

Gene Expression Profiling. Tumorgewebe zeichnet sich häufig durch abnormale Expressionsmuster in den diversen Tumorsuppressor-, Onko-, Apoptose- oder Wachstumsgenen aus. Eine zukunftsweisende Technologie, mit der der Expressionsgrad tausender Gene in normalem und Tumorgewebe gleichzeitig bestimmt werden kann, ist das sog. Gene Expression Profiling. Bei dieser Technik wird RNA aus normalem und tumorösem Gewebe extrahiert und in cDNA revers transkribiert. Anschließend werden die cDNA-Abschnitte mit grüner (für normales Gewebe) oder roter (für Tumorgewebe) Fluoreszenz versehen. Die beiden Ansätze werden gemischt und das Gemisch auf viele kleine Auftragestellen eines vorgefertigten cDNA-Assay aufgetragen. Jede Auftragestelle wurde zuvor mit cDNA eines bestimmten Gens versehen. Nun kommt es zur Hybridisierung mit dem Probengemisch. Je nachdem, ob das bestimmte Gen stärker in normalem oder stärker in Tumorgewebe exprimiert wird, findet nun die Hybridisierung stärker mit der grün fluoreszierenden oder mit der rot fluoreszierenden cDNA des Probengemisches statt. Die Fluoreszenzen werden mit einer Kamera ausgelesen. Grün heißt Expression in normalem Gewebe, rot heißt Expression in tumorösem Gewebe, gelb heißt Expression in beiden Geweben. Nach einer Cluster-Analyse verschiedener Arrays können die Genexpressionsmuster verschiedener Gewebe graphisch dargestellt werden. Ein solches Muster kann somit zur detaillierten Charakterisierung eines Tumors dienen („genetic fingerprint") (s. Abb. 3.**12**) und hat daher enormes Potenzial (70).

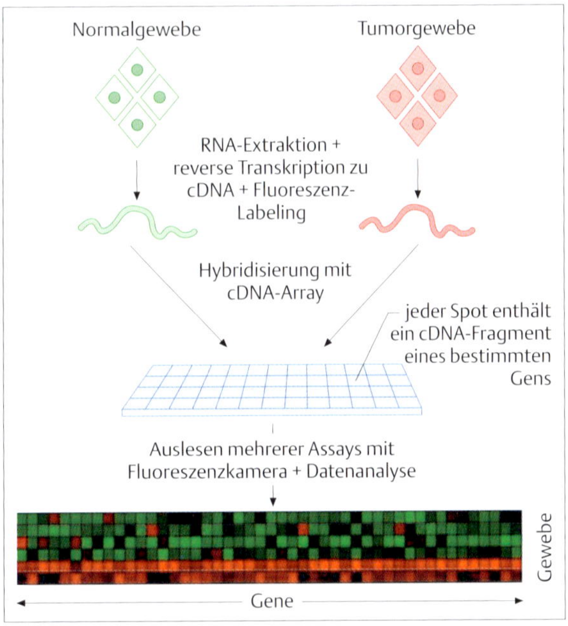

Abb. 3.12 Gene Expression Profiling. Durch Hybridisierung von Normal- und Tumor-cDNA mit cDNA-Fragmenten auf dem Array, die einzelne Gene repräsentieren, kann das Genexpressionsmuster des betreffenden Tumors dargestellt werden („genetic fingerprint") (Darstellung mit freundlicher Genehmigung von Herrn PD L. Rudolph, Med. Hochschule Hannover).

FAZIT FÜR DIE PRAXIS

- Die Labor- und Funktionsdiagnostik in der Gastroenterologie dient zur Bestätigung oder zum Ausschluss einer durch Anamnese und körperliche Untersuchung aufgekommenen Verdachtsdiagnose. Entsprechend der Vielzahl gastroenterologischer Erkrankungsbilder hat sich ein reichhaltiges Repertoire an diagnostischen Instrumenten etabliert.
- Die Bestimmung einfacher, klinisch-chemischer Laborparameter, wie z. B. das C-reaktive Protein, erlaubt frühzeitig eine differenzialdiagnostische Eingrenzung. Spezielle Parameter wie z. B. die anti-Transglutaminase-Antikörper oder ein hochsensitiver HBV-DNA-Assay werden in Spezi-allabors erhoben, von deren Qualitätsstandard sich der Gastroenterologe zuvor überzeugen sollte.
- Funktionstests bei vermuteter Malabsorption, wie z. B. der Schilling-Test, können nur an größeren Zentren mit Verfügbarkeit einer nuklearmedizinischen Abteilung durchgeführt werden. Solche Tests sind zudem erheblich von optimalen Untersuchungsbedingungen abhängig.
- Schließlich soll noch einmal auf die Notwendigkeit einer guten Kommunikation zwischen Kliniker und Labor hingewiesen werden. Wie überall in der Medizin sind wertvolle Ergebnisse nur dann zu erwarten, wenn der Kliniker mit einer differenzierten Fragestellung an das entsprechende Labor herantritt.

3.3 Molekulare Diagnostik und Genetik

F. von Weizsäcker

EDITORIAL **Molekularbiologische Methoden sind zu einem festen Bestandteil der Medizin geworden. Insbesondere im Bereich der Diagnostik haben sie neue Perspektiven für Früherkennung, Klassifizierung, Prognosestellung und Therapieplanung bei einer Vielzahl von Erkrankungen eröffnet. Der vorliegende Beitrag erörtert Prinzip und diagnostisches Anwendungspotenzial molekularer Verfahren an den Beispielen des kolorektalen Karzinoms und der Hämochromatose. Ferner werden Kriterien für eine sinnvolle Integration molekularer Methoden in die konventionelle Diagnostik besprochen.**

Stellenwert der Molekulargenetik

Wie kaum eine andere Disziplin hat die Molekulargenetik in den letzten Jahren zu unserem pathogenetischen Wissen beigetragen. Die Zahl neu entdeckter, pathogenetisch relevanter Genmutationen steigt ständig an. Bis heute sind weit über 1000 sog. „Krankheitsgene" beschrieben worden (1). Hierbei handelt es sich um Gene, bei denen definierte Mutationen zu Erkrankungen führen. Einen vorläufigen Höhepunkt erreichte der rasche Fortschritt auf dem Gebiet der Molekulargenetik mit der nahezu vollständigen Entschlüsselung des humanen Genoms im Februar 2001.

Tabelle 3.6 Klinische Anwendungen molekularer Diagnostik in der Gastroenterologie und Hepatologie (Auswahl)

- Kolorektales Karzinom
- Hereditäre Pankreatitis
- Hereditäre Hämochromatose
- Morbus Wilson
- Hepatitis A, B, C, D, E
- Morbus Whipple

In seltenen Fällen führt die Mutation eines einzelnen Gens zu einer Erberkrankung (monogenetische Erkrankung). In der Mehrzahl der Fälle sind Veränderungen mehrerer Gene funktionell relevant, wie z. B. bei sporadischen Tumoren oder Herz-Kreislauf-Erkrankungen (komplex-genetische Erkrankungen). Solche komplexen Zusammenspiele mehrerer Gene und Genprodukte aufzudecken, ist eines der Hauptziele gegenwärtiger molekulargenetischer Forschung.

Klinische Anwendung. Ein verbessertes Verständnis der molekularen Pathogenese spielt auch für Diagnostik und Therapie eine entscheidende Rolle.

Insgesamt stehen heute bereits über 800 genetische Tests für die klinische Anwendung zur Verfügung (http.//www.geneclinics.org).

Insbesondere im Bereich der gastroenterologischen und hepatologischen Diagnostik haben molekulare Methoden bereits vielfältige Anwendungen gefunden. Hierzu gehören Tumorerkrankungen, Stoffwechselerkrankungen sowie Infektionen (Tab. 3.**6**). Im Folgenden sollen Prinzip, Anwendungspotenzial und praktischer Stellenwert molekularer Diagnostik an den Beispielen des kolorektalen Karzinoms und der Hämochromatose erörtert werden. Im Einzelnen werden folgende Methoden besprochen:

- Untersuchung von Stuhl auf Tumor-DNA als neue Screeningmethode,
- genetische Tests für erbliche Formen des kolorektalen Karzinoms,
- Expression-Profiling (DNA-Array),
- Proteomics,
- molekulare Bildgebung,
- genetische Tests der Hämochromatose.

Kolorektales Karzinom

Epidemiologie

Das kolorektale Karzinom (CRC) stellt nach dem Lungen- und Mammakarzinom die dritthäufigste tumorbedingte Todesursache in der westlichen Welt dar (2). Allein in Deutschland werden jedes Jahr etwa 60.000 neue Fälle diagnostiziert. Die überwiegende Mehrzahl aller CRC (ca. 75%) ist sporadisch, bei etwa 18% liegt eine positive Familienanamnese vor. Letztere lässt sich anhand der sog. Amsterdam- und Bethesda-Kriterien feststellen, in die u. a. die Familienanamnese sowie das Erkrankungsalter des Patienten einfließen (3). Man unterscheidet 2 große Gruppen erblicher CRC:

- HNPCC („hereditary nonpolyposis colorectal cancer", Inzidenz: ca. 5%) und
- FAP („familial adenomatous polyposis", Inzidenz: ca. 1%) (4).

Molekulare Pathogenese

Molekulargenetische Veränderungen. Die schrittweise Karzinomentwicklung lässt sich beim CRC endoskopisch leicht nachvollziehen: Aus der gesunden Kolonschleimhaut entsteht zunächst ein gutartiges Adenom, das maligne entarten und sich schließlich zum invasiven Karzinom weiterentwickeln kann. Mit jeder Stufe der Tumorentstehung sind molekulargenetische Veränderungen assoziiert, die im Detail charakterisiert worden sind (Abb. 3.**13**). Einerseits können DNA-Sequenzen mutiert sein (z. B. Insertionen, Deletionen, Punktmutationen), andererseits kann auch die Genexpression u. a. durch DNA-Methylierung moduliert werden. Da hierbei die primäre Nukleotidsequenz der DNA nicht verändert wird, spricht man von „epigenetischen" Veränderungen. Bei der Tumorentstehung ist das Zusammenspiel beider Mechanismen von entscheidender Bedeutung. In unkontrolliert proliferierenden Zellen sind zumeist Gene betroffen, die sich in eine von 3 Hauptgruppen einordnen lassen: Onkogene, Tumorsuppressorgene und Gene, die and der Stabilisierung des Genoms beteiligt sind (5). Weitere Gene, die zum Tumorwachstum in vivo beitragen und mutiert bzw. dysreguliert sein können, lassen sich u. a. den biologischen Programmen der Angiogenese, Immunevasion, Apoptose und Metastasierung zuordnen.

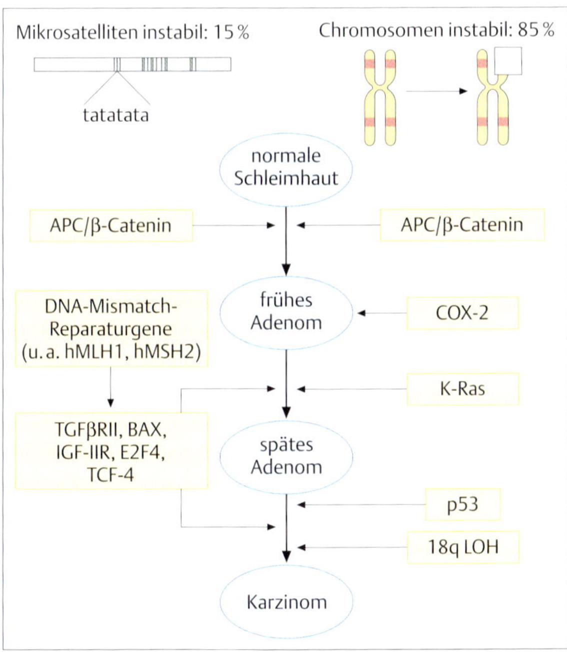

Abb. 3.13 Molekulare Veränderungen, die mit der Entstehung kolorektaler Karzinome assoziiert sind. Etwa 15% der sporadischen CRC weisen Mutationen im DNA-Mismatch-Reparatursystem auf (linke Bildhälfte). Dies führt zu Mutationen in weiteren, biologisch relevanten Genen. Anhand von Mutationen in kurzen, repetitiven DNA-Abschnitten (sog. Mikrosatelliteninstabilität, MSI) können Defekte des DNA-Mismatch-Reparatursystems leicht erkannt werden. Bei etwa 85% der sporadischen CRC findet sich eine Instabilität großer Chromosomenabschnitte (rechte Bildhälfte), die u. a. zum Verlust von proliferationskontrollierenden Genen führen kann.

Genetische Instabilität. Die genetische Instabilität ist ein wesentliches Merkmal kolorektaler Karzinome.

Bei etwa 85% aller sporadischen CRC liegt eine *„chromosomale Instabilität"* vor (Abb. 3.**13**, rechte Bildhälfte), bei den übrigen 15% findet man eine sog. *„Mikrosatelliteninstabilität"* („MSI", Abb. 3.**13**, linke Bildhälfte) (5).

Unter chromosomaler Instabilität versteht man größere genetische Veränderungen, wie Verlust eines Chromosoms bzw. eines Chromosomenarmes, Translokationen, Deletionen etc. Eine MSI bedeutet Mutationen auf der Nukleotidebene, z. B. Punkmutationen, Insertionen oder Deletionen einzelner Nukleotide. Diese Veränderungen lassen sich besonders leicht durch Untersuchung repetitiver DNA-Sequenzen (Mikrosatelliten) feststellen. Findet sich eine MSI, weist dies auf Defekte im „DNA-Mismatch-Reparatursystem" hin. Die Unterscheidung zwischen chromosomaler und Mikrosatelliteninstabilität hat wichtige Konsequenzen für die Prognose des Patienten, wie im Abschnitt „Grading" genauer ausgeführt wird.

Bologische und klinische Auswirkungen. Welche biologischen und klinischen Auswirkungen Mutationen einzelner Gene nach sich ziehen können, veranschaulichen die erblichen Formen des CRC (6).

Bei der *FAP* liegt eine Mutation des sog. „Gatekeeper-Gens" APC vor. Dieses Gen kontrolliert u. a. die Zellproliferation. Kommt es zu einer inaktivierenden Mutation des APC-Gens, entstehen bereits im Kindes- und Jugendalter mehr als 100, manchmal sogar über 1000 Kolonpolypen, aus denen sich bis zum Alter von etwa 40 – 45 Jahren regelhaft Karzinome entwickeln. Grund für die frühe Karzinomentstehung ist also eine beschleunigte Tumorinitiation.

Bei der *HNPCC* liegen hingegen verschiedene Defekte des „DNA-Mismatch-Reparatursystems" vor. Die Inzidenz der Polypenentstehung ist normal, jedoch hat die stark vermehrte Fehlerrate bei der DNA-Replikation entsprechend vermehrte Mutationen biologisch wichtiger Gene und langfristig eine beschleunigte Tumorprogression zur Folge. Die

Wahrscheinlichkeit einer malignen Entartung von Kolonpolypen ist daher im Vergleich zu Normalpersonen deutlich erhöht. So lässt sich erklären, warum auch HNPCC-Patienten häufig schon im Alter von spätestens 40–45 Jahren ein CRC entwickeln.

Screening

Die Früherkennung spielt beim CRC eine besonders wichtige Rolle, da die frühzeitige chirurgische oder endoskopische Tumorentfernung kurativ ist.

Konventionelles Screening

Konventionelle Screeningmethoden für das sporadische CRC umfassen Anamnese und körperliche Untersuchung, die Endoskopie sowie die Suche nach okkultem Blut im Stuhl. Der zuverlässigste Test ist die *Endoskopie*. Jedoch ist die hierfür notwendige Darmreinigung für den Patienten belastend, und bei der Koloskopie kann es – wenn auch sehr selten – zu Darmverletzungen kommen. Tests für *Blut im Stuhl* (z. B. Hämoccult) stellen eine nichtinvasive Alternative dar. Diese Methode ist die bislang einzige, für deren Einsatz eine Verringerung der tumorbedingten Sterberate nachgewiesen werden konnte. Ein grundsätzliches Problem besteht jedoch in ihrer geringen Sensitivität, da kolorektale Tumoren nur intermittierend bluten und so falsch negative Resultate bedingen. Selbst bei einer jährlichen Wiederholung des Tests werden daher nur 25–50% der CRC und ca. 10% der Adenome detektiert (7). Ein weiteres Problem besteht in der mangelnden Spezifität von Tests auf Blut im Stuhl, da auch andere Blutungsquellen im Gastrointestinaltrakt sowie – je nach Test – Eisenpräparate und ernährungsbedingte Störungsquellen zu positiven Testergebnissen führen können.

Tumor-DNA im Stuhl

Aufgrund der dargestellten methodischen Probleme beim Screening wurde schon vor über 10 Jahren die Frage gestellt, ob genetische Veränderungen der Tumor-DNA für die Stuhldiagnostik nutzbar gemacht werden können. Normales Kolonepithel wird täglich in das Lumen abgeschilfert und gelangt so in den Stuhl. Dies gilt auch für endoluminale Tumorzellen, die spezifische Veränderungen der DNA aufweisen. Gegenüber konventionellen Tests auf Blut im Stuhl hätte ein DNA-Test den theoretischen Vorteil einer höheren Sensitivität, da Tumorzellen kontinuierlich abgeschilfert werden. Weiterhin würde das Testergebnis nicht von der Ernährung und Medikamenteneinnahme beeinflusst.

Studienergebnisse

Bereits 1992 wurde von D. Sidransky et al., publiziert, dass sich Stuhlproben tatsächlich für die Suche nach Tumor-DNA eignen. Sidransky et al. konnten tumorspezifische DNA-Mutationen im RAS-Onkogen nach PCR-Amplifikation und sequenzspezifischer Hybridisierung im Stuhl nachweisen und zeigten, dass diese Mutationen mit den Mutationen im entsprechenden Tumor übereinstimmten (8).

In der Zwischenzeit bestätigte eine Reihe weiterer Studien, dass die Analyse von Tumor-DNA zu diagnostisch verwertbaren Ergebnissen führen kann (9–14) (Tab. 3.**7**). Jedoch sind die Assays technisch aufwändig, und die Untersuchung eines einzelnen Markers erwies sich in der Mehrzahl der Studien als nicht ausreichend sensitiv und spezifisch. Aus diesem Grunde wird zumeist ein Panel an Genen analysiert.

Dong et al. untersuchten RAS, das Tumorsuppressorgen p53 sowie den Marker für MSI, BAT-26. Die Autoren konnten in 71% von 51 Fällen Tumor-DNA im Stuhl nachweisen. Jedoch handelte es sich in den meisten Fällen um symptomatische Patienten mit Tumoren in fortgeschrittenen Stadien, die auch ohne molekulare Methoden leicht zu diagnostizieren waren (10).

In einer weiteren Studie verwendeten Ahlquist et al. ein Panel von RAS, p53, BAT-26, APC und sog. L-DNA („Long-DNA“). Der Begriff L-DNA bezeichnet DNA-Fragmente von ≥ 200 Nukleotiden Länge, die charakteristischerweise Tumorzellen entstammen, vermutlich aufgrund ihrer erhöhten Resistenz gegenüber einer Apoptose-vermittelten DNA-Degradation. Ahlquist et al. konnten durch DNA-Analyse im Stuhl 91% von 22 Tumoren detektieren und bemerkenswerterweise auch 81% von 11 Adenomen mit einer Größe von mehr als einem Zentimeter (9). Die im Vergleich zur Studie von Dong et al. höhere Sensitivität lässt sich zumindest teilweise durch den Einschluss des APC-Gens in das Markerpanel erklären, da APC-Mutationen meist schon bei Adenomen gefunden werden. Weiterhin zeigten Ahlquist et al. dass RAS-Mutationen wenig spezifisch sind, da sie in etwa 15% der Fälle auch dann gefunden werden, wenn kein Tumor vorliegt (9).

Ähnliche, ebenfalls ermutigende Ergebnisse wurden von Tagore et al. beschrieben (12). Weiterhin konnten Traverso et al. zeigen, dass selbst die Analyse einzelner Tumormarker (APC und BAT-26) informativ sein kann, wenn man speziell hierfür weiterentwickelte, komplexe Assays einsetzt (13, 14).

Einsatz im Screening. Bei allen bisher aufgeführten Studien war die Diagnose bereits vor der Stuhlanalyse gesichert. Es blieb aber unklar, wie informativ die Analyse von Tumor-DNA im Stuhl bei der eigentlichen Zielgruppe für Screening-Untersuchungen ist, nämlich über 50-jährige, asymptomatische Patienten. Dieser Frage gingen Imperiale et al. nach. In einer 2004 publizierten großen Studie mit 4404 Patienten (von denen 2507 analysiert wurden) zeigte sich die Untersuchung von Tumor-DNA bei der Diagnostik von CRC dem Hämoccult-II-Test überlegen (11). Die Stuhl-DNA-Diagnostik erfasste 16 von 31 (52%) der CRC, der Hämoccult-II-Test 4 von 31 (13%). Bei Adenomen fand sich kein signifikanter Unterschied zwischen den beiden Assays, mit Ausnahme hochgradiger Dysplasien. Hier wurden mit dem DNA-Panel 13 von 40 (32%) der Fälle detektiert, mit dem Hämoccult-II-Test hingegen nur 6 von 40 (15%) (11). In dieser groß angelegten Studie lag die Sensitiviät des DNA-Panels also klar über der des Hämoccult-

Sensitiviät des DNA-Panels also klar über der des Hämoccult-II-Tests. Unklar bleibt jedoch, warum die Sensitivität des DNA-Panels deutlich niedriger lag, als von Ahlquist et al. und Dong et al. beschrieben. Aufgrund der hohen Konfidenzintervalle in der Studie von Imperiale et al. konnten die Autoren lediglich schlussfolgern, dass die tatsächliche Sensitivität ihres DNA-Panels mit einer Wahrscheinlichkeit von 95 % in einem Bereich zwischen 35 % und 68 % liegt.

Insgesamt belegt die aktuelle Studienlage, dass die Untersuchung von DNA im Stuhl technisch durchführbar und informativ ist. Es wäre somit grundsätzlich vorstellbar, dass Stuhl-DNA-Tests langfristig Teil eines CRC-Screening-Programms werden.

Anwendungsmöglichkeiten. Denkbar wäre auch, dass DNA-Panel zunächst bei Patienten mit erhöhtem CRC-Risiko zum Einsatz kommen, wie beispielsweise bei Patienten mit Colitis ulcerosa – die Endoskopie würde hierdurch selbstverständlich nicht ersetzt werden. Jedoch sind die Untersu-

Tabelle 3.7 Studien zur Analyse von DNA-Tumormarkern im Stuhl

Autor	Marker	Detektierte Karzinome	Detektierte Adenome	Gesunde Kontrollgruppe
Sidransky et. al., 1992*	K-ras	8/9 (89 %)	nicht untersucht	nicht untersucht
Ahlquist et al., 2000*	K-ras, p53, BAT-26, APC, L-DNA	• 20/22 (91 %) • ohne ras: 20/22 (91 %) Tumorstadium: Dukes C/D: 9/22 (41 %)	• 9/11 (82 %) • ohne ras: 8/11 (73 %) (Adenome ≥ 1 cm)	• 2/28 (7 %) • ohne ras: 0/28 (0 %)
Dong et al., 2001*	p53, K-ras, BAT26	36/51 (71 %) Tumorstadium: Dukes C/D: 33/51 (65 %)	nicht untersucht	nicht untersucht
Traverso et al., 2002a*	APC (digitale Protein-trunkierung)	17/28 (61 %) Tumorstadium: Dukes B2: 100 %	9/18 (50 %) (Adenome ≥ 1 cm)	0/28 (0 %)
Traverso et al., 2002b*	BAT-26	• 17/48 (37 %) aller Tumoren • 17/18 (94 %) der Tumoren mit MSI Tumorstadium: Dukes A/B: 27/46 (59 %); nur rechtsseitige CRC	0/5 (0 %) (Adenome ≥ 1 cm)	0/69 (0 %)
Tagore et al., 2003*	K-ras, APC, p53, BAT-26, L-DNA (insgesamt 21 spezifische Mutationen)	33/52 (63 %) Tumorstadium: AJCC I/II: 26/36 (72 %) AJCC III/IV: 7/16 (44 %)	16/28 (57 %) (hochgradige Dysplasien, villöse Adenome oder tubuläre Adenome ≥ 1 cm)	8/212 (4 %)
Imperiale et al., 2004#	K-ras, APC, p53, BAT26, L-DNA (insgesamt 21 spezifische Mutationen)	• DNA-Panel: 16/31 (52 %) • Hämoccult II: 4/31 (13 %) Tumorstadium: TNM I: 15/31 (48 %) TNM II: 8/31 (26 %) TNM III: 8/31 (26 %)	• DNA-Panel: 61/403 (15 %) • Hämoccult II: 43/403 (11 %) (hochgradige Dysplasien, villöse Adenome oder tubuläre Adenome ≥ 1 cm)	• DNA-Panel: 79/1423 (5,6 %) • Hämoccult II: 68/1423 (4,8 %)

* Patienten mit bekannter Diagnose

\# Populationsscreening von 4404 asymptomatischen, über 50 Jahre alten Patienten (2507 analysiert) chungstechniken für DNA im Stuhl aufwändig und teuer. Aktuell liegen die Kosten für die Analyse von Stuhl-DNA bei etwa 400 – 600 €, das etwa 200fache der Kosten für Tests auf okkultes Blut im Stuhl. Einer amerikanischen Schätzung zufolge lägen die Kosten für ein durch Stuhl-DNA-Screening gewonnenes Lebensjahr bei etwa 38.000 € (15). Nach heutiger Einschätzung läge dieser Wert weit jenseits einer Kosten-Effektivitäts-Relation, die in unserem Gesundheitssystem finanzierbar wäre.

Ob die Untersuchung von Stuhl-DNA in naher Zukunft für das CRC-Screening in der klinischen Praxis eine Rolle spielen wird, hängt nicht zuletzt von der Vereinfachung und deutlichen Kostenreduktion der Tests ab.

Ferner ist zu berücksichtigen, dass die Akzeptanz von CRC-Screening-Maßnahmen in der Bevölkerung generell noch zu gering ist. Daher sollten zunächst größtmögliche Anstrengungen unternommen werden, um die Akzeptanz von Screening-Untersuchungen grundsätzlich zu erhöhen.

Tumor-DNA in Blutzellen und Serum

FAP und HNPCC. Auch Blutzellen und Serum sind für die molekulare Diagnostik prinzipiell geeignet. Für die FAP und das HNPCC sind bereits *kommerzielle Tests* erhältlich, die u.a. für das Familienscreening eingesetzt werden können (4, 16).

Bei der FAP werden inaktivierende Mutationen des hauptverantwortlichen Gens APC im sog. *Trunkierungstest* festgestellt. Klinisch relevante Mutationen innerhalb des APC-Gens führen meist zu einem vorzeitigen Abbruch der Translation und somit zur Herstellung eines carboxyterminal verkürzten Proteins. Je nach Position des Kettenabbruchs ist die jeweilige Mutation mit verschiedenen klinischen Manifestationen wie Schweregrad der FAP und extraintestinalen Manifestationen assoziiert (Abb. 3.**14**).

Beim APC-Trunkierungstest werden verkürzte APC-Proteine detektiert, indem die kodierende DNA-Sequenz PCR-amplifiziert, transkribiert und in vitro translatiert wird. Die Länge der APC-Proteine lässt sich dann in einer Gelanalyse leicht feststellen (Abb. 3.**15**). Bei der HNPCC führen Defekte in Mismatch-Reparatur-Proteinen zur Instabilität von sog. Mikrosatelliten.

Mikrosatelliten sind Regionen des Genoms, in denen sich kurze DNA-Sequenzen oder einzelne Nukleotide wiederholen und aneinander gereiht vorliegen. Mikrosatelliten sind über das gesamte Genom verstreut, und ihre biologische Funktion ist noch nicht eindeutig geklärt. Bei der DNA-Replikation im Rahmen der Zellteilung kommt es durch fehlerhafte Aneinanderlagerung und Polymerisierung repetitiver Sequenzen gehäuft zu einer Verlängerung oder Verkürzung. Ist nun das Mismatch-Reparatur-System intakt, können diese Fehler korrigiert werden. Anderenfalls kommt es zur Instabilität von mindestens der Hälfte aller Mikrosatelliten (s. Abb. 3.**13**, linke Bildhälfte). Diese Instabilität lässt sich in einem *PCR-Screening-Assay* (u.a. der BAT-26-Marker) leicht feststellen. Liegen instabile Mikrosatelliten vor, kann von einem oder mehreren Defekten im Mismatch-Reparatur-System ausgegangen werden, die mit weiteren Sequenzanalysen häufig beteiligter Gene wie MSH2 und MLH1 genauer charakterisiert werden können.

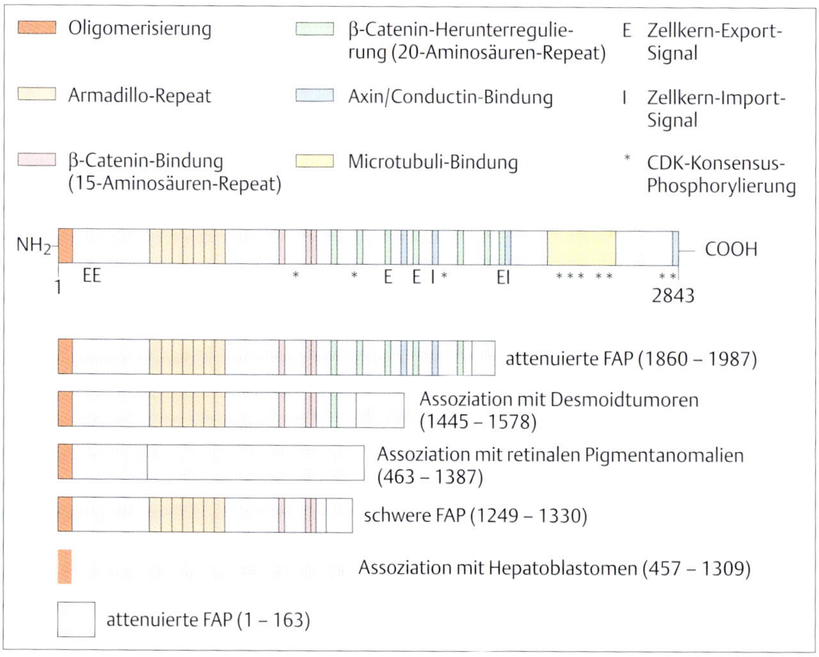

Abb. 3.14 Struktur des APC-Gens (obere Bildhälfte) und Phänotyp von Mutationen, die zum vorzeitigen Kettenabbruch und somit zur Synthese trunkierter APC-Proteine führen (untere Bildhälfte). Graue Balken kennzeichnen Trunkierungsregionen mit bekannten klinischen Manifestationen. Die Zahlen in Klammern in der rechten unteren Bildhälfte bezeichnen Aminosäurenpositionen.

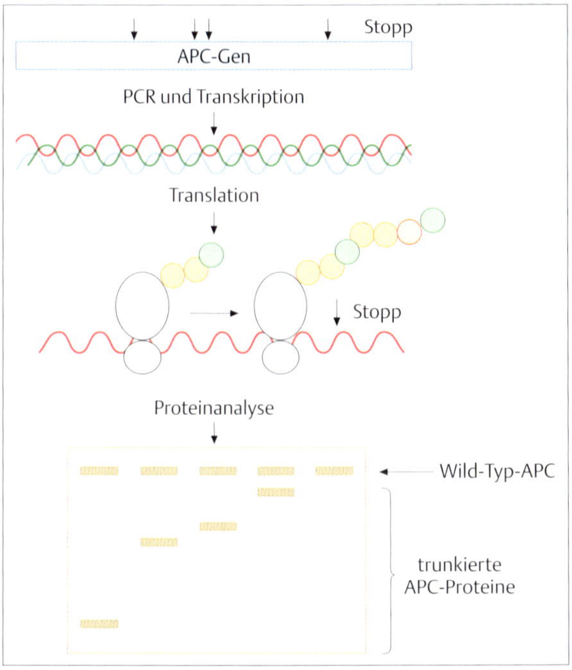

Abb. 3.15 APC-Trunkierungstest. Nach PCR-Amplifikation aus Blutzellen werden die kodierenden Regionen des APC-Gens in vitro transkribiert und translatiert. Die Länge der Genprodukte wird mittels Gelanalyse bestimmt. Verkürzte Genprodukte zeigen das Vorliegen einer Keimbahnmutation an.

Die Kosten für genetische Tests der FAP und HNPCC liegen derzeit bei mindestens 500 €. Es sollten in jedem Falle eine sorgfältige Anamnese inklusive Familienanamnese sowie eine detaillierte klinische Charakterisierung der jeweiligen Fälle vorliegen, bevor genetische Tests veranlasst werden. Weiterhin sollten genetische Tests immer mit einer fachkompetenten genetischen Beratung verbunden sein.

Sporadische Tumorentitäten. Weiterhin zeigte sich, dass bei verschiedenen sporadischen Tumorentitäten Tumor-DNA im Serum nachweisbar ist. Beispielsweise zeigte eine Studie von Grady et al., dass sich tumorspezifische Veränderungen der DNA-Methylierung nach PCR-Amplifikation nicht nur im Tumorgewebe, sondern auch im Serum nachweisen lassen. Jedoch war dies nur bei 3 von 9 Patienten mit CRC der Fall, die Methode ist also wenig sensitiv (17). Hinzu kommt, dass der Nachweis von Tumor-DNA im Serum nicht CRC-spezifisch ist. Insgesamt ist die Methode von einem Einsatz in der Klinik noch weit entfernt, aktuell wäre allenfalls eine Anwendung beim Therapiemonitoring vorstellbar.

Staging

Lymphknotenuntersuchung. Der Befall regionaler Lymphknoten ist ein wesentlicher Parameter beim Tumorstaging. Generell haben Patienten mit Lymphknotenbefall eine deutlich ungünstigere Prognose als Patienten mit tumorfreien regionalen Lymphknoten. Standard bei der Beurteilung von Tumorfreiheit bzw. Tumorbefall ist die Histologie.

Mehrere Arbeiten haben die Aussagekraft der Histologie mit molekularen Methoden in diesem Kontext verglichen. Sanchez-Cespedes et al. untersuchten regionale Lymphknoten der Leber bei CRC-Patienten, die sich einer Lebermetastasenoperation unterziehen mussten. Die Autoren fanden Fälle, bei denen die Lymphknoten zwar histologisch, nicht jedoch molekular tumorfrei waren. Patienten, die molekular tumorfrei waren, wiesen eine bessere Prognose auf als Patienten, die lediglich histologisch tumorfrei waren (18). Diese viel versprechenden Ergebnisse müssen allerdings in größeren Studien noch überprüft werden.

Grading und Prognosestellung

Auch die histologische Untersuchung des Primärtumors spielt eine wichtige Rolle für die Prognose des Patienten. Insbesondere der morphologische Differenzierungsgrad der Tumorzellen wird hierbei beurteilt. Molekularbiologische Untersuchungen des Primärtumors können ebenfalls einen wesentlichen Beitrag zur Prognosestellung liefern. Gerade beim CRC ergaben solche Untersuchungen teilweise überraschende und klinisch relevante Informationen. So zeigte sich beispielsweise, dass die oben erwähnte genetische Instabilität bei jungen Patienten mit CRC bezüglich der Prognose von hoher Aussagekraft ist (19).

Chromosomale Instabilität und MSI. Chromosomale Instabilität war in der Studie von Gryfe et al. mit einer 5-Jahres-Überlebensrate von 54% assoziiert, MSI hingegen mit einer 5-Jahres-Überlebensrate von 76%. Überraschenderweise war dieser Prognoseparameter unabhängig vom Tumorstadium. Die dieser Beobachtung zugrunde liegenden Mechanismen sind nicht eindeutig geklärt. CRC mit MSI scheinen –unabhängig von der Eindringtiefe des Tumors – seltener zu metastasieren als CRC mit chromosomaler Instabilität und weisen häufiger lymphozytäre Infiltrate auf. Es wurde daher die Hypothese aufgestellt, dass die erhöhte Fehlerrate bei CRC mit MSI zur ständigen Präsentation neuer Antigene führen und somit zu einer erhöhten Immunogenität des Tumors beitragen könnte (20).

Expression-Profiling. Eine weitere Möglichkeit des molekularen Gradings und der verbesserten Prognosestellung bietet die sog. Microarray-Technologie. Hierbei wird RNA aus Tumorgewebe und gesundem Gewebe isoliert und in cDNA umgeschrieben. Die beiden cDNA-Pools werden anschließend mit verschiedenen Markern fluoreszenzmarkiert, gemischt und auf einem Mirkochip mit bekannten Oligonukleotid- oder cDNA-Sonden hybridisiert. Auf diese Weise lassen sich Aussagen über das Expressionsniveau einer Vielzahl verschiedener Gene im Tumor treffen („Expression-Profiling") (Abb. 3.**16**). Expressionsprofile erlauben eine neue Klassifizierung von Tumoren, die prognostische Konsequenzen haben können (21). Dies wurde am Beispiel des B-Zell-Lymphoms eindrucksvoll aufgezeigt (22). Die Aussagekraft des Expression-Profiling hängt naturgemäß von der Reinheit des Ausgangsmaterials ab. So können kontaminierende gesunde Zellen in einem Tumorpräparat das tumorspezifische Expressionsprofil teilweise überdecken und verfälschen. Daher wird in diesem Zusammenhang zunehmend die Methode des „Laser Capture" eingesetzt. Diese Methode erlaubt es, unter Sicht einzelne Zellen und Zellverbände aus einem fixierten Präparat zu isolieren (23). Die Laser-Capture-Methode und die Microarray-Technologie wurden auch beim CRC eingesetzt und auf diese Weise CRC-spezifische Expressionsprofile gewonnen (24).

Grundsätzlich geben diese Studien Anlass zu der Hoffnung, dass DNA-Array-Analysen langfristig zur Diagnostik, Prognosestellung und Therapieplanung bei malignen Tumoren und anderen Erkrankungen beitragen können. Kritisch anzumerken ist jedoch, dass dieser experimentelle Ansatz für breite klinische Anwendungen methodisch derzeit noch nicht genügend ausgereift ist.

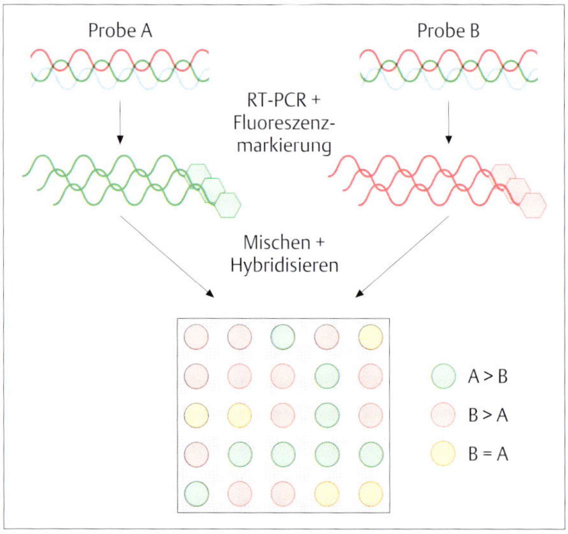

Abb. 3.16 Methode des „Expression-Profiling". RNA wird aus Tumorgewebe isoliert und in cDNA umgeschrieben (Probe A). Diese und eine Referenz-cDNA (Probe B) werden anschließend mit verschiedenfarbigen Markern fluoreszenzmarkiert, gemischt und auf einem Mikrochip mit bekannten Oligonukleotid- oder cDNA-Sonden hybridisiert. Anhand der summativen Fluoreszenz kann für jede Probe automatisiert abgelesen werden, ob die jeweilige mRNA im Tumorgewebe verglichen mit der Referenz-RNA über-, gleich-oder unterexprimiert ist. Das Expressionsmuster aller mRNAs kann biologisch und klinisch relevante Informationen liefern, wie im Text ausgeführt.

Gravierende methodische Probleme. Nach anfänglicher Euphorie, dass mit wenig Patientenmaterial eine große Datenfülle generiert werden kann, hat sich in jüngerer Zeit zunehmend die Erkenntnis durchgesetzt, dass gerade die große Datenfülle viele potenzielle Fehlerquellen enthält, die eine korrekte Interpretation erschweren. Es sind zahlreiche verschiedene Protokolle für Materialgewinnung, Probenmarkierung, Hybridisierung und Datenanalyse publiziert worden, die einen direkten Vergleich der Daten unmöglich machen. In der Regel wurden Arrays verwendet, um bestimmte Patientengruppen zu charakterisieren. Es bleibt jedoch unklar, ob und wie Array-Analysen für individuelle Patienten interpretierbar sein werden. Grundsätzliche methodische Probleme bestehen u. a. darin, dass Materialgewinnung und Datenerhebung störanfällig sind und molekulare Fingerabdrücke (Signaturen) stark von der Patientengruppe abhängen, die für die computergestützte Suche nach Mustern („Training Set") ausgewählt wurde. Ohne strikte A-priori-Hypothese sind jedoch in diesen Systemen zu viele Wege der Datenanalyse offen (25). Wie kritisch DNA-Array-Daten zu bewerten sind, wurde eindrucksvoll durch eine Studie von Michiels et al. belegt. Die Autoren reanalysierten die Stabilität der Daten von 7 groß angelegten Array-Studien. Es stellte sich heraus, dass 5 dieser 7 Array-Studien Patienten nicht besser klassifizieren konnten als ein Zufallsgenerator (26). Die scheinbare Dysregulation potenziell krankheitsrelevanter Gene war also auf statistische „Rauscheffekte" zurückzuführen (25).

Diese Untersuchung verdeutlicht, dass eine Standardisierung der eingesetzten Methoden und deren Validierung an zufällig ausgewählten Proben (Random Sampling) für eine sinnvolle Interpretation von Array-Daten unabdingbar sind.

Um systematische Fehler zu vermeiden, schlug Ioannidis vor, die entsprechenden Qualitätskontrollen von unabhängigen Forschungsteams durchführen zu lassen. Hierbei sind große Fallzahlen notwendig, die sich laut Ioannidis auf die Größenordnung von einigen tausend Patienten belaufen sollten (25). Aus heutiger Sicht sind also noch große Anstrengungen erforderlich, um die DNA-Array-Technologie in die klinische Praxis zu integrieren.

Proteomics. Aufgrund von epigenetischen Veränderungen, RNA Prozessierungen und posttranslationalen Modifikationen wie Phosphorylierung und Glykosilierung können nach heutigen Schätzungen mit 30.000–40.000 Genen hunderttausende bis mehrere Millionen verschiedene Proteine hergestellt werden (27). Die Proteinvielfalt der Zelle übersteigt die Zahl der kodierenden Gene also um mehrere Größenordnungen. Ähnlich wie bei dem Muster aller in einer Zelle exprimierten RNAs (Transkriptom) lag nun die Annahme nahe, dass auch das Muster aller in einer Zelle vorliegenden Proteine (Proteom) eine Signatur mit potenziell klinisch relevanter Aussagekraft darstellen könnte. Es sind verschiedene Methoden beschrieben worden, um ein Proteom abzubilden (Proteomics). Hierzu gehören u. a. die 2D-Gelelektrophorese (PAGE), die multidimensionale Flüssigkeitschromatographie und die „Matrix-assisted laser desorption ionisation" (MALDI), jeweils in Kombination mit einer Massenspektrometrie. Auch antikörperbeschichtete Chips kommen zunehmend zum Einsatz. Das Ergebnis massenspektrometrischer Untersuchungen sind Peaks, die auch im Gel visualisiert werden können. Untersuchungen an verschiednen Tumorentitäten, u. a. auch dem CRC, haben nun nahe gelegt, dass Tumorzellen spezifische Peaks aufweisen, die in gesunden Zellen nicht vorkommen (28) (Abb. 3.**17**).

Kombiniert mit bioinformatischen Verfahren sollten sich also – analog zum „Expression-Profiling" – Proteomsignaturen beschreiben lassen, die zur Diagnostik und Prognosestellung beitragen könnten. Tatsächlich zeigen erste Studien, dass dies im Prinzip möglich ist (Abb. 3.**17**). Um langfristig klinisch nutzbar zu sein, müssen jedoch die experimentellen und bioinformatischen Methoden bei Proteomanalysen ebenso stringent standardisiert und validiert werden, wie für DNA-Arrays gefordert (s. o.).

Therapieplanung (Pharmacogenomics)

Die Analyse von tumorspezifischen Veränderungen der Genstruktur und Genexpression lässt sich darüber hinaus nutzen, um Vorhersagen zur Sensitivität des Tumors gegenüber Chemotherapeutika zu machen. So zeigte sich, dass Alkylanzien schlecht wirksam sind, wenn das DNA-Mismatch-Reparatursystem defekt ist (29). Zellen mit einer p53-Mutation sind weitgehend resistent gegenüber 5-FU, jedoch Doxorubicin-sensibel (30). Ferner ist die Überexpression von COX-2 Voraussetzung für ein gutes Ansprechen von nichtsteroidalen Antiphlogistika.

Aufgrund dieser und anderer Ergebnisse ist zu erwarten, dass molekulare Analysen künftig in die Therapieplanung eingehen werden. Einschränkend sei jedoch darauf hingewiesen, dass die Aussagekraft von Zellkulturbefunden begrenzt ist. So wird die klinische Wirkung von Chemotherapeutika u. a. von komplexen Interaktionen mit anderen Wirkstoffen, dem Immunsystem und der ständigen genetischen Veränderung von Tumoren im Organismus mitbestimmt. Es ist daher unabdingbar, den prognostischen Stellenwert jedes molekularen Markers in klinischen Studien zu prüfen.

Molekulare Bildgebung

Neben der molekularen Diagnostik von isolierten Patientenproben können bekannte molekulare Veränderungen in Tumorgewebe grundsätzlich auch für bildgebende Verfahren am lebenden Organismus genutzt werden. Die Kombination von molekularen Methoden mit bildgebenden Verfahren lässt nicht nur eine erhöhte Sensitivität und Spezifität in der Diagnostik erwarten, sondern würde auch neue Formen der Therapie-Monitorisierung ermöglichen. Bei-

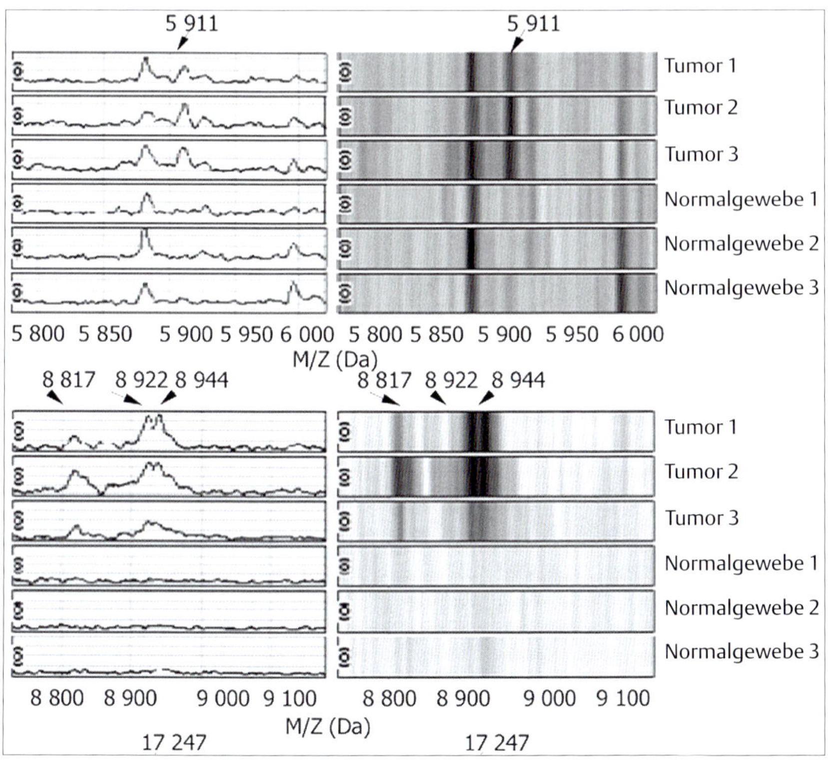

⊠ **Abb. 3.17** Proteomics als Diagnostikum maligner Tumoren. Bestimmte Proteinexpressionsmuster (Pfeile) können tumorspezifisch sein – ähnlich dem Expression-Profiling (aus Yu et al. mit freundlicher Genehmigung des World J Gastroenterology).

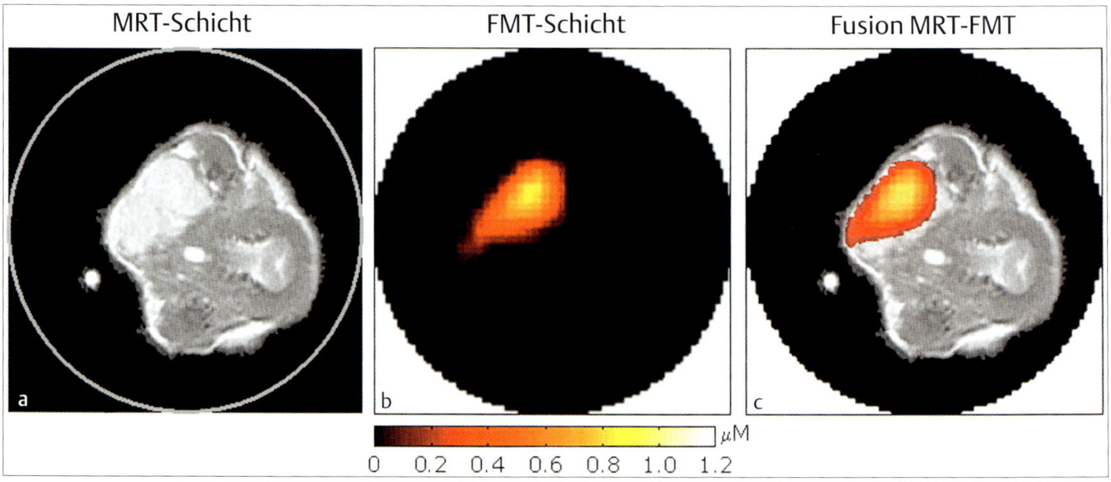

Abb. 3.18 Molekulare Bildgebung: Darstellung der Expression der tumorassoziierten Protease Cathepsin B im Mausmodell (aus Ntziachristos et al., mit freundlicher Genehmigung von Academic Radiology).
a T1-gewichtete MRT-Schicht nach Gd-DPTA-Applikation.
b Fluoreszenzvermittelte Tomographie („fluorescence mediated tomographie", FMT); die Fluoreszenz entsteht nach Spaltung und hierdurch induzierter Aktivierung eines Kontrastmittels durch Cathepsin B.
c Fusion von MRT und FMT.

spielsweise können gewebespezifische Zelloberflächenmarker für eine spezifische Detektion mit markierten Antikörpern genutzt werden.

Weiterhin können bestimmte Enzymaktivitäten zu bildgebenden Verfahren beitragen. Dies sei am Beispiel von Cathepsin B erläutert. Hierbei handelt es sich um eine Protease, die in einigen Tumorgeweben hoch exprimiert wird. Indem ein aktivierbares Substrat angeboten wird, das nach Spaltung durch Cathepsin B ein detektierbares Signal freisetzt, lässt sich mit fluoreszenzoptischer Bildgebung eine Auflösung von einem Millimeter erzielen (Abb. 3.**18**) (31, 32).

Zahlreiche weitere Beispiele aus dem Bereich der Onkologie, Angiologie und Kardiologie, Neurologie und klinischen Immunologie belegen, dass die molekulare Bildgebung eine viel versprechende interdisziplinäre Fachrichtung mit zahlreichen Entwicklungsmöglichkeiten darstellt (33). Eine umfassende Nutzung in der klinischen Praxis ist zu erwarten, setzt aber eine sorgfältige Validierung jedes einzelnen dieser neuen Verfahren voraus.

Hämochromatose (34)

Die erbliche Eisenspeichererkrankung, Hämochromatose, ist eine seit dem 19. Jahrhundert bekannte Erkrankung, bei der es durch exzessive Eisenablagerung in verschiedenen Organen zu Gelenkbeschwerden und Abgeschlagenheit in der Frühphase und Leberzirrhose, Herzrhythmusstörungen, Herzinsuffizienz, Diabetes mellitus, hypogonadotropem Hypogonadismus und Hautveränderungen in der Spätphase kommen kann.

Molekulare Pathogenese

Mutationen im HFE-Gen. In Europa ist die häufigste Form der autosomal rezessiv vererbten Hämochromatose auf Mutationen im 1996 entdeckten HFE-Gen zurückzuführen. Wie das HFE-Protein genau in den Eisenstoffwechsel eingreift, ist noch nicht abschließend geklärt. HFE ist den MHC-Klasse-I-Proteinen ähnlich, weist aber keine Antigen präsentierende Funktion auf und bindet auch nicht Eisen. Ein heute gängiges Modell legt nahe, dass HFE indirekt eine vermehrte Abgabe von Eisen aus Enterozyten und Makrophagen bewirkt (Abb. 3.**19**) (34).

Die häufigste mit Hämochromatose assoziierte Mutation führt zu einem Austausch von Tyrosin gegen Cystein an Position 282 des HFE-Proteins (C282Y). Vor etwa 40.000 Jahren wurde diese Mutation von vermutlich keltischen Vorfahren akquiriert und hat sich aufgrund von noch nicht klar definierten Selektionsvorteilen im Genom gehalten (spekuliert wird u.a. ein Selektionsvorteil bei der Abwehr bestimmter Infektionen und bei alimentärem Eisenmangel). Heute weisen knapp über 10% der von Nordeuropa abstammenden Bevölkerung eine heterozygote C282Y-Mutation auf und etwa 0,5% eine homozygote C282Y-Mutation. Unter Patienten mit gesicherter Hämochromatose finden sich etwa 85% Träger einer homozygoten C282Y-Mutation. Diese Mutation weist also eine starke Assoziation mit der Hämochromatose auf und auch die Kombination von jeweils heterozygoten C282Y- und H63D-Mutationen („compound heterozygot") scheint in 1–2% der Fälle für die Entwicklung einer klinisch manifesten Hämochromatose zu prädisponieren.

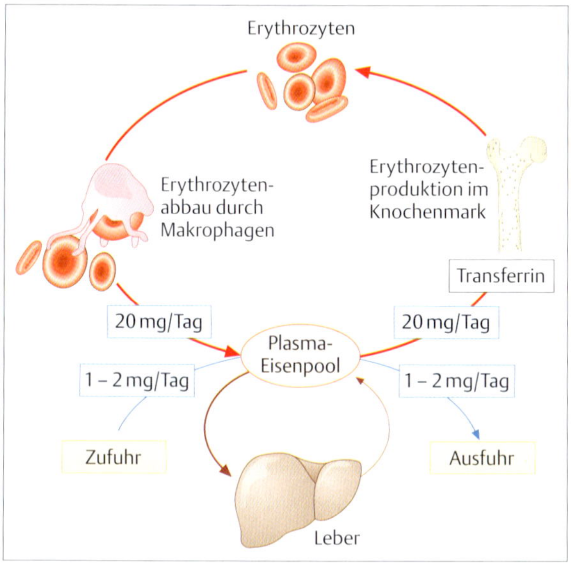

☒ **Abb. 3.19** Eisenstoffwechsel des Menschen (nach Pietrangelo, 2004, mit freundlicher Genehmigung des N Engl J Med). Bei der hereditären Hämochromatose mit homozygoter HFE-Mutation ist einem gängigen Modell zufolge die Abgabe von Eisen aus Enterozyten und Makrophagen pathologisch gesteigert.

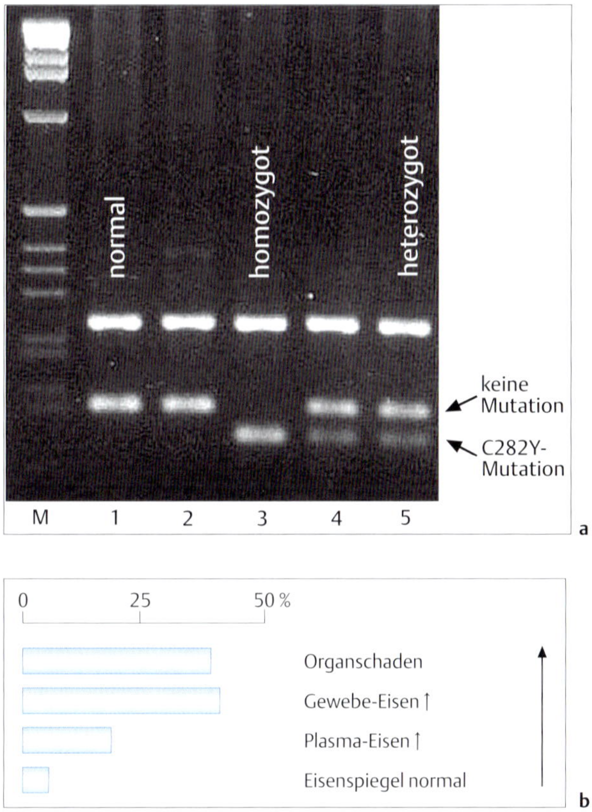

☒ **Abb. 3.20 a** PCR-Diagnostik der C282Y-Mutation im HFE-Gen. Nach PCR-Amplifikation und Schneiden der DNA mit einem Restriktionsenzym kann bei Vorliegen der Mutation in der Gelelektrophorese eine zusätzliche Bande nachgewiesen werden. Der Test erlaubt eine einfache Unterscheidung zwischen homozygoten und heterozygoten Trägern der Mutation. **b** Klinische Manifestationen bei homozygoter HFE-Mutation. Nach anfänglicher Expansion des Plasmaeisenpools mit erhöhter Transferrin-Sättigung kommt es bei der Mehrzahl der Patienten zu einer erhöhten Eisenablagerung in verschiedenen Organen, die zu entsprechenden Organmanifestationen führen kann. Insgesamt entwickelt jedoch nur weniger als die Hälfte aller Träger einer homozygoten HFE-Mutation klinische Symptome.

Screening und Diagnostik

Die geschilderten Beobachtungen haben die Frage aufgeworfen, ob sich der HFE-Gentest für ein Populationsscreening eignen könnte. Technisch kann der C282-Status mit einem PCR-basierten Verfahren leicht festgestellt werden (Abb. 3.**20 a**). In jüngerer Zeit hat sich aber herausgestellt, dass die „Penetranz“ des HFE-Genotyps deutlich schwächer ist als angenommen. Dies bedeutet, dass es Patienten gibt, die trotz homozygoter C282Y-Mutation keine oder nur milde Krankheitssymptome aufweisen (Abb. 3.**20 b**).

⇢ **Wirtsfaktoren und modifizierende Gene.** Die Ausprägung der Organmanifestation hängt u. a. von Wirtsfaktoren und von Genen ab, die den Phänotyp modifizieren können. Zu *Wirtsfaktoren* mit abschwächender Wirkung zählen körperliches Wachstum, Blutverlust (u. a. durch Menstruation, Schwangerschaft) und eisenarme Ernährung. Aggravierende Wirkung haben u. a. Alkoholkonsum, eine chronische Virushepatitis, die nichtalkoholische Steatohepatitis (NASH), die hepatische Phorphyrie und die Thalassämie. Genetische Einflüsse betreffen u. a. die Regulation der Fibrogenese, der Geweberegeneration und Neutralisierung von oxydativem Stress. Eine spezifische Rolle bei der Regulation des Eisenstoffwechsels spielen u. a. die kodierenden Gene für *Hepcidin*, das die Eisenabgabe aus Enterozyten und Makrophagen bremst, *Hemojuvilin* und den *Transferrinrezeptor II*. Mutationen dieser 3 Gene können – wie im Fall von HFE – zu einer klinisch manifesten Hämochromatose führen. Auch hier ist der Erbgang autosomal rezessiv. Mutationen von Hepcidin und Hemojuvilin sind mit einer schwereren Verlaufsform der Hämochromatose assoziiert, die sich bereits in der zweiten oder dritten Lebensdekade manifestiert.

Um den verschiedenen Verlaufsformen der hereditären Hämochromatose sowie der jeweiligen Häufigkeit zugrunde liegender Gendefekte Rechnung zu tragen, sollten daher genetische Tests in einen Kontext von klinischen und biochemischen Untersuchungen eingebettet sein. Hierbei kommt der Bestimmung der Transferrinsättigung eine zentrale diagnostische Rolle zu, da eine persistierende Transferrinsättigung von > 45 % das früheste Zeichen des expandierenden Plasma-Eisenpools bei Hämochromatose ist.

Ein zusammenfassendes Stufenschema für die Diagnostik der Hämochromatose ist in Abb. 3.**21** dargestellt.

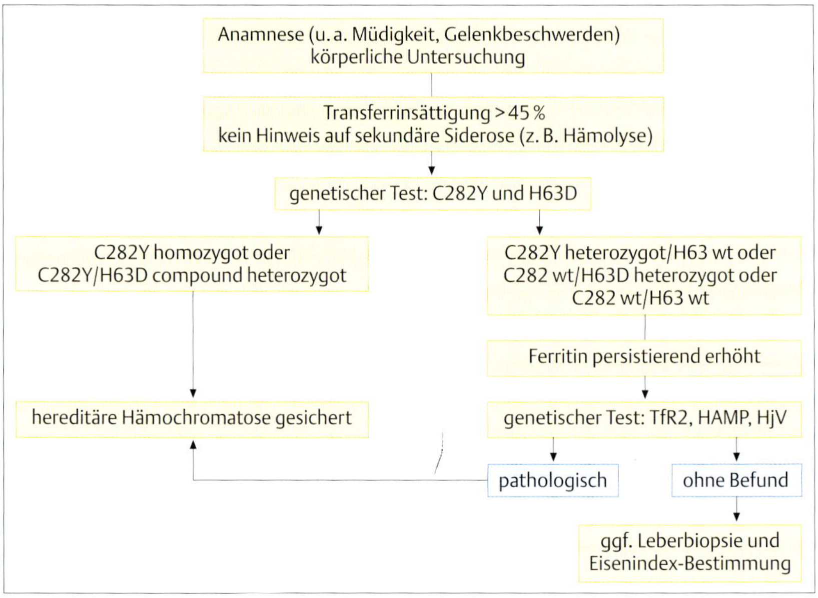

Abb. 3.21 Vorschlag für eine stufenweise Diagnostik bei Verdacht auf hereditäre Hämochromatose.

FAZIT FÜR DIE PRAXIS

- Die Beispiele des kolorektalen Karzinoms und der Hämochromatose zeigen, dass molekulare Methoden konventionelle diagnostische Verfahren sinnvoll ergänzen und klinisch relevante Informationen auf den Gebieten des Screenings, der Diagnosesicherung, der Prognosestellung und der Therapieplanung beitragen können.
- Auch bei anderen Krankheitsbildern sind die dargestellten Methoden anwendbar und werden derzeit evaluiert. So ist beispielsweise vorstellbar, dass sich bei chronisch entzündlichen Darmerkrankungen mit Hilfe der Microarray-Technologie Untergruppen definieren lassen (35), für die differenzierte Therapiestrategien entwickelt werden könnten.
- Insgesamt ist davon auszugehen, dass der Stellenwert molekularer Diagnoseverfahren in der Gastroenterologie, Hepatologie und anderen medizinischen Fachgebieten stetig zunehmen wird.
- Für einen routinemäßigen Einsatz in der klinischen Praxis ist molekulare Diagnostik jedoch nur dann geeignet, wenn
  - sie in den Kontext klinischer, biochemischer, histologischer und bildgebender Untersuchungen integriert ist,
  - ihre Aussagekraft im Vergleich zu konventionellen Methoden in prospektiven klinischen Studien überprüft wurde,
  - technische Vereinfachungen eine Anwendung auch außerhalb von spezialisierten Zentren erlauben,
  - der zu erwartende Informationsgewinn die Kosten rechtfertigt,
  - ein gesellschaftlicher Konsens zu ethischen Fragen der Anwendung molekularer und genetischer Diagnostik besteht.

3.4 Endoskopie

B. Kohler, C. A. Benz, A. Eickhoff, D. Hartmann, R. Jakobs, M. Maier, J. F. Riemann

EDITORIAL **Ösophagogastroduodenoskopie und Koloskopie gelten seit vielen Jahren als Routineverfahren der Gastroenterologie und sind als Goldstandard der Diagnostik und Therapie anzusehen. Meilensteine ihrer Weiterentwicklung waren die Einführung der Videoendoskope und die Entwicklung einer Vielzahl von Zusatzinstrumenten, durch die sich die Endoskopie nicht nur als diagnostische, sondern auch als eine operativ-therapeutische Disziplin etablieren konnte.**

Die rasanten Fortschritte auf dem technischen Sektor spiegeln sich wider in neuen Methoden wie der Chromo- und Zoomendoskopie, der konfokalen Lasermikroskopie oder der photodynamischen Therapie. Während manche ihren festen Platz im diagnostischen/therapeutischen Spektrum bereits gefunden haben, wird sich für andere noch zeigen müssen, ob sie sich im klinischen Alltag durchsetzen können.

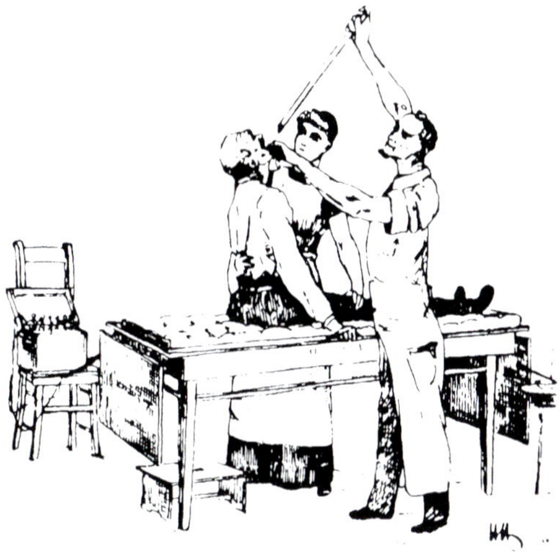

☒ **Abb. 3.22** Einführen des Kussmaul-Gastroskops, 1896 (aus Edmonson JM. Gastrointest Endosc 1991; 37: S30).

Historische Entwicklung

Die Geschichte der gastroenterologischen Endoskopie ist eine seit dem Anfang des 19. Jahrhunderts bis heute nicht endende, faszinierende Erfolgsstory.

Endoskope

Die ersten starren Endoskope. Philipp Bozzini, Stadtphysikus in Frankfurt a. M., gilt allgemein als Vater der Endoskopie. Er beschrieb 1807 in seinem Manuskript „Der Lichtleiter – oder Beschreibung einer einfachen Vorrichtung und ihre Anwendung zur Erleuchtung innerer Höhlen und Zwischenräume des lebenden animalischen Körpers" einen Lichtleiter, bestehend aus einer Kerze und einem Prismensystem, mit dem er Körperöffnungen inspizieren konnte. Désormeaux gelang 1853 durch die Entwicklung einer besseren Lichtquelle, einer sog. Gasogenlampe (Alkohol und Terpentin), die Konstruktion eines Urethroskops, das er erstmalig auch als „Endoscope" beschrieb.

Adolf Kussmaul war der Erste, der 1868 in Freiburg bei einem Schwertschlucker mit einem modifizierten starren Endoskop nach Désormeaux mit besonders langen Röhren die Speiseröhre bis zur Kardia einsehen konnte (Abb. 3.**22**). Es folgten 1879 das rechtwinklig abgebogene Nitze-Leiter-Gastroskop und schließlich 1881 das gerade, an der Spitze leicht abgewinkelte starre Mikulicz-Leiter-Gastroskop. Bei diesem von dem Chirurgen Johann von Mikulicz und dem Wiener Instrumentenbauer Josef Leiter entwickelten Endoskop war erstmalig eine elektrisch betriebene Lichtquelle integriert (Abb. 3.**23**). Damit konnte man sogar in Einzelfällen über den Pylorus hinausspiegeln. Trotzdem: Die Rigidität der Instrumente, die eingeschränkte Sicht und die fehlenden Absaug- sowie Spülmöglichkeiten beschränkten die endoskopischen Ausflüge weitgehend nur auf die Speiseröhre.

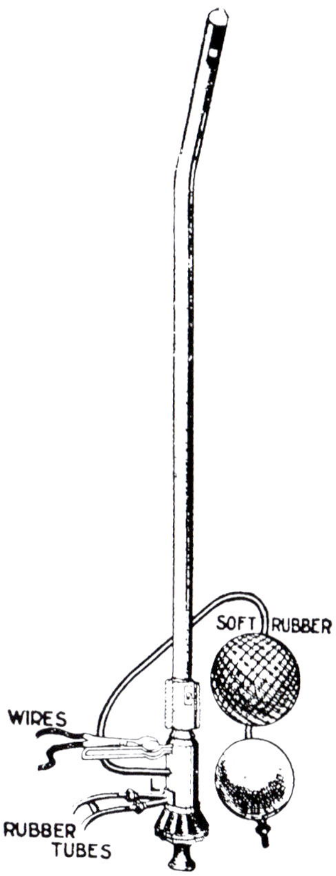

☒ **Abb. 3.23** Mikulcz-Leiter-Gastroskop von 1881 (aus Edmonson JM. Gastrointest Endosc 1991; 37: S33).

Semiflexible Endoskope. Es dauerte weitere 50 Jahre bis schließlich durch Rudolf Schindler die ÖGD zur etablierten Methode in der Gastroenterologie wurde. Schindler publizierte nicht nur 1923 das erste „Lehrbuch und Atlas der Gastroskopie", sondern entwarf zusammen mit dem Berliner Instrumentenfabrikanten Georg Wolf 1932 das erste semiflexible Wolf-Schindler-Gastroskop. Der Artikel 1932 in der Münchener Medizinischen Wochenschrift lautete klar und deutlich „Ein völlig ungefährliches, flexibles Gastroskop". Schindler war eine überragende Persönlichkeit, nicht nur als Kliniker, sondern auch als Lehrender, der zahlreichen Kollegen des In- und Auslandes den Zugang zur Endoskopie eröffnete und damit zur internationalen Verbreitung der Endoskopie beitrug. Unter der Naziherrschaft musste Schindler 1934 in die Vereinigten Staaten von Amerika emigrieren und brachte dadurch die gastroenterologische Endoskopie in die Neue Welt. Hier baute er u. a. Trainingszentren für Endoskopie auf und gründete „The American Society of Gastrointestinal Endoscopy". Schindler experimentierte auch schon mit nebeneinander angeordneten feinsten Glasfäden, die Bilder – wenn auch noch undeutlich – erzeugen konnten.

⇢ **Vollflexible Fiberendoskope.** Der sensationelle Durchbruch gelang jedoch erst Basil Hirschowitz und Larry Curtiss 1957 mit der Vorstellung eines vollflexiblen, analog der Technik eines Lichtleiterbündels funktionierenden Fiberendoskops. Ein weiterer entscheidendender Schritt zur Maximierung der Effizienz der Ösophagogastro- und schließlich auch -duodenoskopie war die Einführung eines Kontrollteils am Kopf des Gerätes bei steuerbarer Gerätespitze. Von diesem Punkt ausgehend, wurden weitere fiberoptische Endoskope entwickelt, deren nächster wichtigster Meilenstein leistungsfähige Seitblickduodenoskope für die ERCP und die ausreichend langen Koloskope für die Diagnostik des Dickdarms Ende der 60er, Anfang der 70er Jahre waren.

⇢ **Videoendoskope.** Doch die technische Entwicklung ging weiter und führte 1983 zur Vorstellung ganz neuartiger optischer Verfahren, den sog. Videoendoskopen von der amerikanischen Firma Welch-Allyn. Hierbei werden die Fiberglaslichtleiter durch eine miniaturisierte Chipkamera an der distalen Endoskopiespitze ersetzt. Die endoskopische Untersuchung wird auf einen Monitor übertragen und ist somit nicht nur für den Untersucher zu sehen, sondern gleichfalls auch vom Assistenzpersonal sowie weiteren ärztlichen Mitarbeitern zu verfolgen. Diese modernen, ausschließlich von japanischen Herstellern produzierten Chipendoskope besitzen eine exzellente Auflösung, erlauben alle bekannten endoskopischen Interventionen und können sogar im Rahmen der Miniendoskopie des biliopankreatischen Gangsystems eingesetzt werden.

⇢ **Aktuellste Neuerungen.** Die aktuellsten technischen Neuerungen, die uns möglicherweise in bisher unvorstellbare Bereiche eindringen lassen, sind zum einen die konfokale Lasermikroskopie bzw. Endomikroskopie, die die Chance der in vivo „online" histologischen Befundung bieten kann, zum andern die optische Kohärenztomographie, eine Kombination aus Ultraschall und Mikroskopie mit extrem hohem, bis in den Mikrometerbereich reichendem Auflösungspotenzial. Die Zukunft wird zeigen, inwieweit diese begeisternden neuen Methoden eine klinische Relevanz und damit Eingang in die tägliche Praxis finden werden.

Zusatzinstrumente

⇢ **Interventionelle Endoskopie.** Parallel zu der rasanten Geräteentwicklung wurden die Zusatzinstrumente, welche durch den Arbeitskanal eingeführt werden können, entscheidend verbessert.

Durch die erfolgreiche Entwicklung der Endoskopiegeräte und Zusatzinstrumente hat sich die Endoskopie neben einer diagnostischen auch zu einer fest etablierten operativ-therapeutischen Disziplin entwickelt.

Meilenstein dieses zweiten, wichtigen Entwicklungsweges war 1971 die Einführung der Polypektomie im Kolon durch Deyhle und Classen-Ottenjann im oberen Verdauungstrakt. 1973 wurde die endoskopische Papillotomie durch Classen und Demling etabliert und 1975 durch Soehendra das therapeutische Arsenal mittels endoprothetischer Versorgung des Gallengangs erweitert. Methoden der Blutstillung im Gastrointestinaltrakt und die Therapie maligner und benigner Stenosen gehören heute ebenfalls zum Bereich der interventionellen Endoskopie. Ebenso ist heute die Kombination Endoskopie und intraluminaler Ultraschall – die Endosonographie – ein etabliertes diagnostisches und therapeutisches Verfahren in der Gastroenterologie.

Ausbildung und Qualitätssicherung

Neben diesen überzeugenden technischen Fortschritten hat man in den letzten Jahren gelernt, auch ein besonderes Augenmerk auf die Patientenzufriedenheit in puncto Prämedikation, Überwachung und Komplikationsmanagement zu legen. Maßnahmen der Qualitätssicherung (z. B. EPT-Register der DGVS), Ausbildung und Schulung des Assistenzpersonals und vor allem unserer jüngeren Kollegen, beispielsweise an Biomodellen oder Computersimulatoren, bekommen eine zunehmende Bedeutung.

In den folgenden Teilkapiteln werden die wichtigsten, heute etablierten diagnostischen und therapeutischen endoskopischen Verfahren dargestellt. Darüber hinaus finden sich dazu in den jeweiligen Spezialkapiteln weitergehende Angaben.

Allgemeines zur endoskopischen Untersuchung

Videoendoskopie

In den hoch industrialisierten Ländern kann heute die Videoendoskopie als Standardausrüstung für gastroenterologische Untersuchungen angesehen werden. So stellt sie eine essenzielle Voraussetzung für die Teilnahme an der Vorsorgekoloskopie in Deutschland dar.

Die Vorteile der Videoendoskopie sind die nachhaltig bessere Bildauflösung (keine Faserbrüche), die Möglichkeit einer zusätzlichen elektronischen Bildverarbeitung (Zoomendoskopie), die kontinuierliche Verbesserung der Feinauflösung (Chipentwicklung, Flachbildschirmtechnik etc.) sowie die Möglichkeit der Bild- und Videodokumentation. Zusätzlich ist sie durch die aufrechte Haltung des Untersuchers eine entscheidende ergonomisch-arbeitsmedizinische Verbesserung.

Videoendoskop

Aufbau. Aufbauend auf der bewährten Struktur der Fiberendoskope setzen sich Videoendoskope zusammen aus:

- einem Zuleitungsteil mit einem Anschluss für eine Kaltlichtquelle, die Luftinsufflation und eine Absaugungsvorrichtung sowie die Kabel für die Datenübertragung,
- einem Kopfteil mit 2 Steuerrädern, welche die Gerätespitze in 4 verschiedene Richtungen bis maximal 180°abwinkeln können, sowie einem Einführungsstutzen für den Instrumentierkanal,
- dem Geräteschlauch mit der flexiblen gummiummantelten Spitze von ca. 30 cm; integriert sind Lichtleiter und Bilddatenleiter sowie der Arbeitskanal für Instrumente, Spülung und Absaugung. Die automatische Spülung, Luftinsufflation und Absaugung werden über 2 Ventilknöpfe am Gerätekopf durch den Untersucher gesteuert (Abb. 3.**24**).
- In der Gerätespitze ist der miniaturisierte CCD-Chip (charge-caipled devices) mit z.T. 400.000 und mehr Pixel zur Akquisition der digitalisierten Daten integriert. Das Auflösungsvermögen der Chipendoskope ist wesentlich besser als das der bekannten Fiberinstrumente, auch die anfänglichen „Kinderkrankheiten" wie Überstrahlung im Nahbereich sowie Farbtäuschungen sind längst technisch behoben.
- Zusätzliche Abwinkelungsgrade über ein weiteres Steuerrad zur operativen Endoskopie und variabel einstellbare Versteifungen des Koloskops nach Begradigung stellen aktuelle Weiterentwicklungen des Standardaufbaus der heutigen Endoskopgenerationen dar.

Länge und Durchmesser des Arbeitskanals. Die Geräte unterscheiden sich in der Länge nach der Indikation. Endoskope für die Ösophagogastroduodenoskopie (ÖGD) müssen mindestens eine Arbeitslänge von 100 cm, die Koloskope von 130 – 175 cm haben. Es befinden sich Geräte mit unterschiedlichen Außendurchmessern auf dem Markt: Für die Untersuchung des oberen Gastrointestinaltraktes mit 9 – 12 mm und für die Koloskopie mit 9,5 – 14 mm. Die Videotechnik mit besonders kleinformatigen Chips erlaubt heute den Bau besonders dünner Geräte mit noch akzeptablen Arbeitskanaldurchmessern, z. B. für die transnasale Untersuchung des oberen Gastrointestinaltraktes. Zur Untersuchung des oberen Gastrointestinaltraktes bedeuten dünnere Geräte insgesamt eine geringere Belästigung des Patienten. Für die Ösophagogastroduodenoskopie werden Endoskope mit einem Arbeitskanal von 2,2 – 3,2 mm und für die Koloskopie von 2,8 – 4,3 mm angeboten. Das Lumen des Arbeitkanals ist endscheidend für das Zusatzinstrumentarium. Bei der Koloskopie spielt die Mischung aus Flexibilität und Formfestigkeit zur Begradigung eine größere Rolle, es sei denn zur Überwindung von Stenosen wird ein dünnes Gerät benötigt.

Lichtquelle und Videoprozessor

Lichtquelle und Videoprozessor sind faktisch als Einheit zu sehen, da die Helligkeit bei den Videosystemen über den Prozessor mit gesteuert wird.

Für Videosysteme unterschiedlicher Hersteller gibt es auch keine Verbindung mittels Adapter, anders als bei Lichtquellen für Fiberendoskope. Die unterschiedliche elektronische Datenakquisition und -verarbeitung machen eine solche Adaptation unmöglich.

Aufbau der Lichtquelle. Die Lichtquelle enthält Xenon- oder Halogenlampen mit regelbarer Helligkeit, eine Druckluftzufuhr für die Insufflation und ein Spülwasserreservoir. Die automatische Umschaltung auf eine Ersatzbirne ist integriert, die Helligkeit und Insufflationsstärke sind nach Bedarf auch manuell variabel einzustellen.

Prozessor. Über einen firmenspezifischen Stecker werden die digitalen Daten in den Prozessor zur Weiterverarbeitung bis zum Aufbau eines Monitorbildes übertragen. Je nach Gerätegeneration und Hersteller bedarf es eines Farbabgleichs (Weißabgleich), eine manuelle Farbeinstellung ist ebenfalls möglich. Unterschiedliche Chipgenerationen benötigen auch divergente Datenverarbeitungsprozesse, so dass im Zuge der Weiterentwicklung der Videotechnik nicht alle Geräte bzw. Chipgenerationen eines Herstellers für alle Videoprozessoren kompatibel sein können.

Bildbetrachtung. Die aufbereiteten Daten werden an einen Monitor über ein beliebig langes Kabel, potenziell auch über eine Intra- oder eine Internetverbindung zur Echtzeitbetrachtung weitergeleitet. Flachbildschirme und verbesserte digitale Fernsehprotokolle stellen das Weiterentwicklungspotenzial für noch bessere Bildqualität und Detailgenauigkeit dar.

Die digitalisierten Bilder können als Standbild oder Videosequenz archiviert und in einen Befundbericht integriert werden.

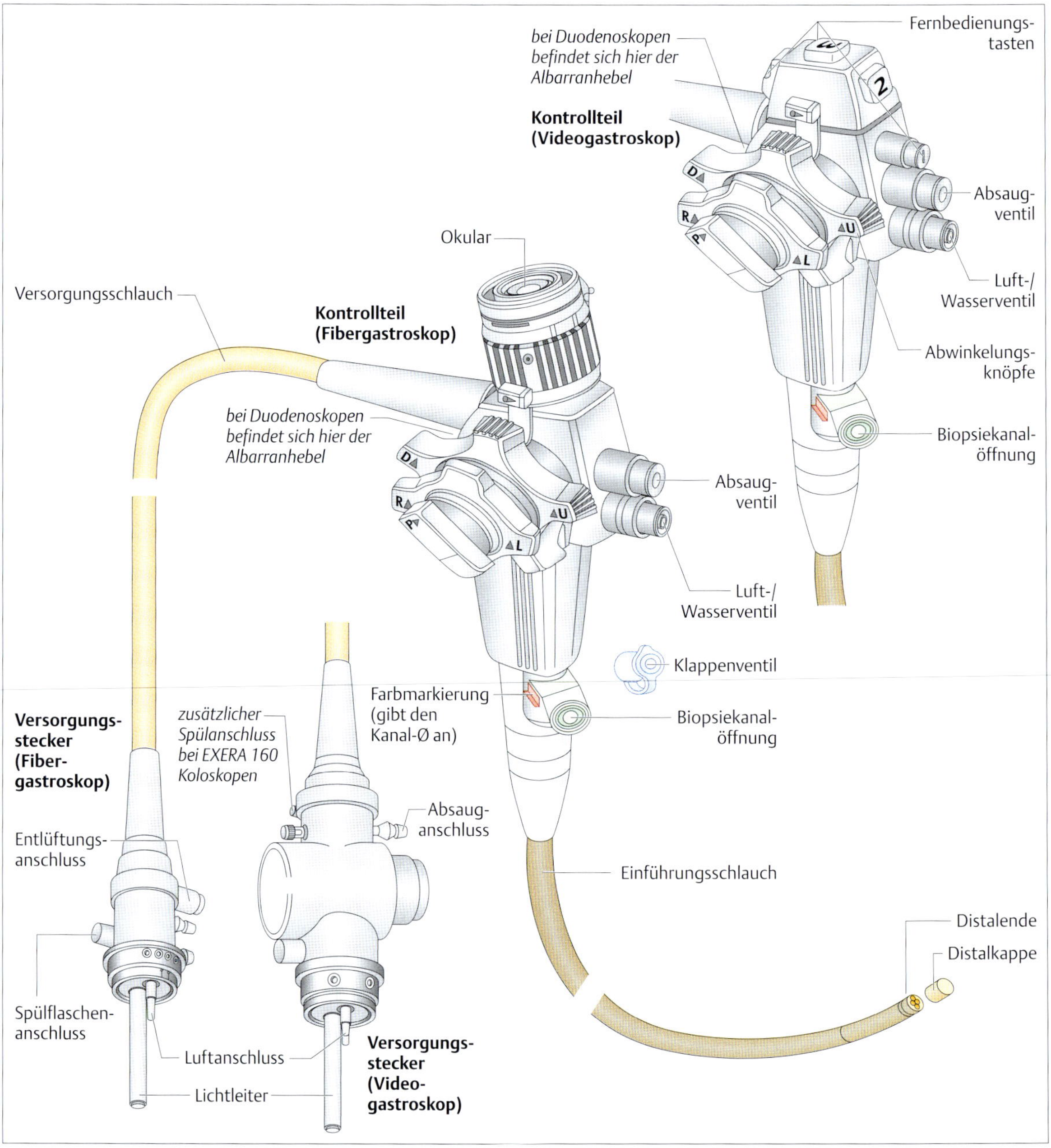

Abb. 3.24 Aufbau eines Endoskops (Fa. Olympus).

Zusatzinstrumente

Durch den Arbeitskanal kann eine Vielzahl an Instrumenten vorgeschoben werden, welche das ganze Arsenal der endoskopischen Diagnostik und Therapie erst ermöglichen (Abb. 3.**25**).

Biopsiezangen. Für die Diagnostik von zentraler Bedeutung sind die Biopsiezangen, die mit 2 Branchen und teilweise einem zentralen Dorn zur Fixation einer zu biopsierenden Schleimhaut versehen sind. In der Regel werden mit diesen Zangen Proben bis zur Muscularis mucosae erreicht, Anteile der Submukosa jedoch nicht. Die Größe der Biopsiepartikel richtet sich nach der Branchengröße, die wiederum abhängig ist von der Dicke des Arbeitskanals. Allerdings erreichen größere Zangen keine tieferen Schleimhautschichten (23).

Polypektomieschlingen. Sog. Polypektomieschlingen werden benutzt um Schleimhautanteile, die in der Schlinge gefasst sind unter gleichzeitiger Applikation eines Hochfre-

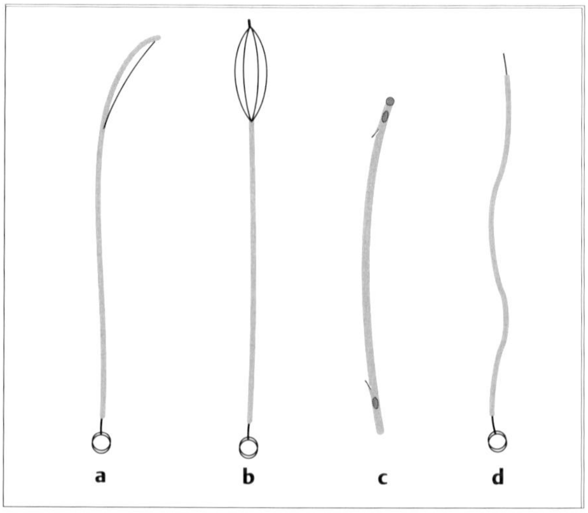

☒ **Abb. 3.25** Auswahl endoskopische Zusatzinstrumente.
a Standard Erlanger Papillotom.
b Dormia-Körbchen.
c Hiubregtse-Endoprothese.
d Nadelmesser.

quenzstroms abzutragen. Auf diese Weise kann in der Regel eine Blutung aus der Abtragungsstelle vermieden werden. Der Effekt des applizierten Stroms ist zum einen abhängig von der Stromqualität, zum anderen aber auch vom Schlingenmaterial. So wird eine sog. monophile Schlinge aus einem sehr dünnen Draht bei der Abtragung einer breitbasigen Läsion nur geringe Koagulationseffekte erzeugen, wohingegen Koagulationseffekte einer Schlinge aus mehrfach gewickeltem Draht ausgeprägter sein werden. Andererseits ist das Verhalten der Schlinge im Darm- oder Magenlumen (biegsam, Spannkraft zur Öffnung für einen großen Polypen etc.) ebenfalls abhängig vom Drahtmaterial. Daraus resultiert eine unübersehbare Zahl verschiedenster Schlingenformen und Drahtvariationen der unterschiedlichsten Hersteller.

→ **Weitere Instrumente.** Ähnliches gilt insbesondere auch für die Papillotome zur Spaltung des Gallengangs- bzw. Pankreassphinkters. Neben Injektionsnadeln zur Unterspritzung und Zytologiebürsten stellen vor allem die Hämoclips, zur mechanischen Blutstillung entwickelt, eine entscheidende Weiterentwicklung des endoskopischen Instrumentariums dar. Schließlich erlauben die neuen Spezialmesser die En-bloc-Abtragung großflächiger Tumoren insbesondere im Magen.

Hochfrequenzdiathermie und Argonplasmakoagulation

Hochfrequenzdiathermie

→ **Monopolare Hochfrequenzströme.** Zur Koagulation und zum Schneiden in der Endoskopie werden heute fast ausschließlich monopolare Hochfrequenzströme verwendet. Dabei fließt der Strom über einen Applikator – z. B. eine Polypektomieschlinge oder ein Papillotom – an der Stelle des Schleimhautkontaktes in den Körper des Patienten und wird über eine neutrale Elektrode vom Patienten abgeleitet. Thermische Effekte finden in der Regel nur im Bereich des Schleimhautkontaktes aufgrund der entsprechenden hohen Stromdichte statt. Frequenzen unter 100.000 Hz führen zur Stimulation von Muskeln und Nervengewebe, so dass Frequenzen über 300.000 Hz angewandt werden. Die thermischen Effekte durch den Stromfluss am Gewebe reichen von einer reversiblen Schädigung über die Eiweißdenaturierung (Koagulation) bis hin zur Gewebeverbrennung (Karbonisation). Der Schneidevorgang setzt eine sehr schnelle Erwärmung des Gewebes voraus, so dass intra- und extrazelluläres Wasser rasch verdampft und Zellmembranen durch den plötzlichen Dampfdruck zerrissen werden (4).

→ **Koagulation und Schneidestrom.** Die üblichen Diathermiegeräte bieten die Möglichkeit unterschiedliche Stromqualitäten zu applizieren, welche als Koagulation und Schneidestrom bezeichnet werden. Der thermische Gewebeeffekt hängt von verschiedenen Variablen, wie z. B. dem Gerätewiderstand, den Gewebseigenschaften, aber auch der Stromqualität ab (Abb. 3.**26**). Des Weiteren ändern sich während der Schnittführung die Bedingungen für den Stromfluss, so dass z. B. bei einer Polypektomie die Leistung in dem Maße verringert werden muss, wie die Polypektomieschlinge zugezogen wird, um einen gleichmäßigen Koagulationsrand entlang des Schnittes zu erzeugen. Die Stromqualitäten, Koagulation und Schneidestrom, können auch gemischt und, je nach Hochfrequenzgenerator, individuell eingestellt werden. Der zu erwartende Gewebeeffekt ist allerdings nur sehr bedingt voraussagbar und z. B. bei einer Polypektomie abhängig von verwandter Schlinge, Polypendurchmesser und Länge der Stromapplikation.

→ **Endocut-Technik.** Neuere Hochfrequenzchirurgiegeräte sind mit Messeinrichtungen ausgestattet, die während des Schneidevorganges die Bedingungen des Stromflusses messen und die abzugebende Leistung des Generators entsprechend regeln. Gleichzeitig wird ein fraktionierter und damit gut kontrollierbarer Schnitt ermöglicht – die sog. Endocut-Technik (Abb. 3.**27**). Diese „intelligenten" Diathermiegeräte sollen zu möglichst reproduzierbaren und damit sicher vorhersagbaren Effekten bei der Anwendung des Hochfrequenzstromes führen. Die Studien zur Anwendung dieser Steuerungstechnik bei der Sphinkterotomie deuten zumindest auf eine kontrolliertere Schnittführung und Verminderung geringer Sofortblutungen hin (13).

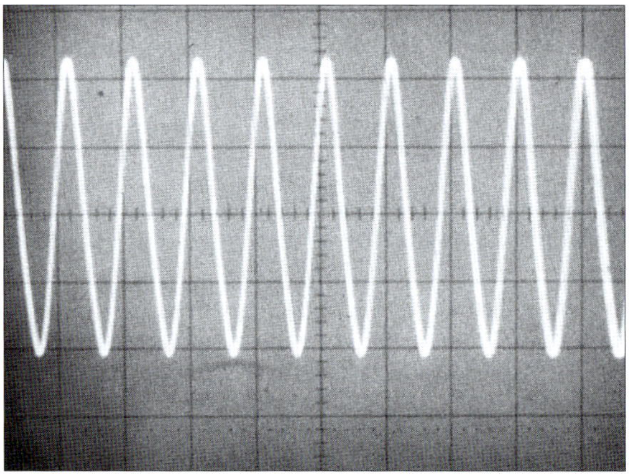
a

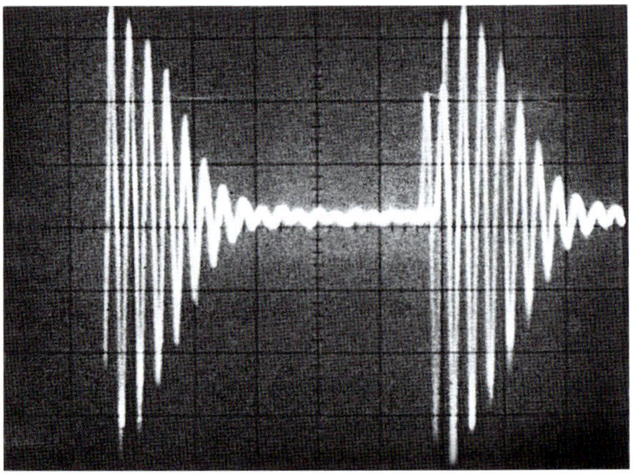
b

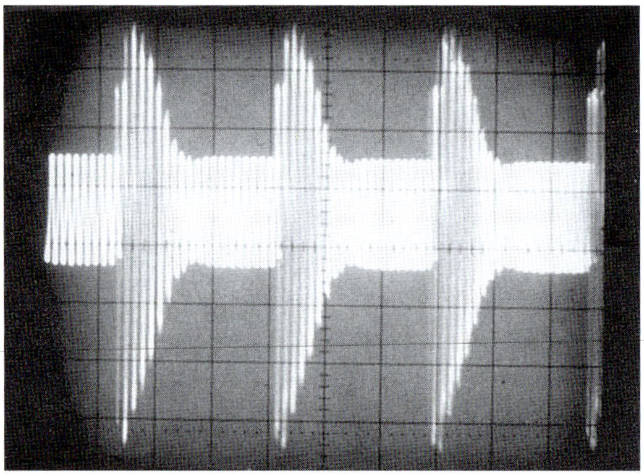
c

☒ **Abb. 3.26** Kurvenverlauf der unterschiedlichen in der Endoskopie angewandten Stromqualitäten.
a Unmodulierter „Schneidestrom", der bei der Schnittführung kaum eine Koagulationszone setzt.
b Modulierter „Koagulationsstrom", der aber schlechte Schnitteigenschaften hat.
c „Mischstrom" (aus Roos E. Aufbau von Hochfrequenzdiathermiegeräten. In: Lux G, Semm K (Hrsg.). Hochfrequenzdiathermie in der Endoskopie. Berlin: Springer 1987).

Argonplasmakoagulation

⇢ **Prinzip.** Bei der Argonplasmakoagulation wird Argongas unter Druck durch einen Applikationskatheter geleitet und ein elektrischer Strom auf das Gas aufmoduliert (6). Dieser Strom fließt bei endoskopischer Anwendung über die nahe der Katheterspitze liegende Schleimhaut auf dem Gasfluss im Non-Kontakt-Verfahren ab (Abb. 3.**28**); dabei erzeugt er eine Koagulationszone. Diese ändert den Widerstand des Gewebes und der Stromfluss bricht ab bzw. geht in peripherer gelegene Areale über, so dass tief greifende Gewebsschädigungen mit der Gefahr der Perforation vermieden werden. Das Ausmaß der Gewebsschädigung hängt von der angewandten Stromstärke ab, welche individuell eingestellt werden kann.

⇢ **Vorteile.** Gegenüber der früher angewandten Lasertechnologie zur lokalen endoskopischen Gewebszerstörung und Blutstillung weist die Technologie mehrere Vorteile auf:

- Das Verfahren ist relativ kostengünstig und bedarf keiner besonderen Schutzmaßnahme. Es ist leicht transportabel und notfalls z. B. zur Blutstillung auf der Intensivstation einsetzbar.
- Die Gewebszerstörung findet über den Gasfluss deutlich flächenhafter statt, was in aller Regel gewünscht ist, da nicht nur punktförmige Gewebsareale erreicht werden sollen.
- Der an der Katheterspitze auf den Gasfluss aufmodulierte Strom fließt seitlich auf kürzestem Wege zum Gewebe ab, so dass es zu einer Gewebeschädigung seitlich von der Katheterspitze kommt. Dieses macht auch gezielte Applikationen im Bereich von Falten und schwierigen Lokalisationen relativ problemlos möglich.

Die Vorteile gegenüber der früher angewandten Lasertechnologie zur lokalen endoskopischen Gewebszerstörung und Blutstillung haben zur raschen Verbreitung der Argonplasmakoagulation geführt.

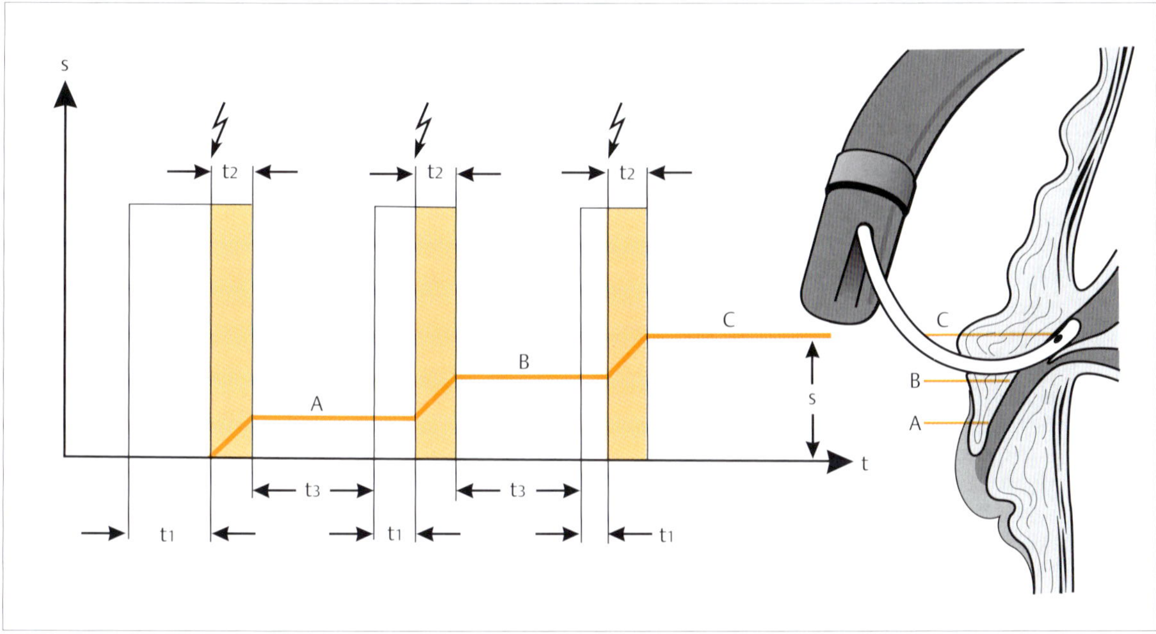

☒ **Abb. 3.27** Schematische Darstellung einer Papillotomie mit automatischer Fraktionierung (Endo-Cut).
Der HF-Strom erwärmt während des Zeitintervalls t1 das Gewebe auf Siedetemperatur. Es entsteht eine Dampfschicht zwischen Schneidedraht und Gewebe, wodurch bei ausreichend hoher HF-Spannung von mindestens 200 Vp elektrische Lichtbogen zünden und hierdurch das Schneideintervall t2 beginnt. Der Generator regelt die notwendige Spannung bei wechselnden Gewebewiderständen, um einen Schnitt zu erzeugen, automatisch. Die einstellbare Dauer des Schneideintervalls t2 (z. B. 50 ms) wird automatisch gemessen und abgestellt. Auf jedes Schneideintervall t2 folgt ein Pausenintervall t3 mit einstellbarer Dauer von z. B. 750 ms. Die Pausenintervalle dienen insbesondere dazu, die Schnittgeschwindigkeit so zu begrenzen, dass der Endoskopiker den Schneidevorgang gut kontrollieren kann. Es resultiert eine Gesamtschnittlänge S, die sich aus den Abschnitten A, B und C zusammensetzt.

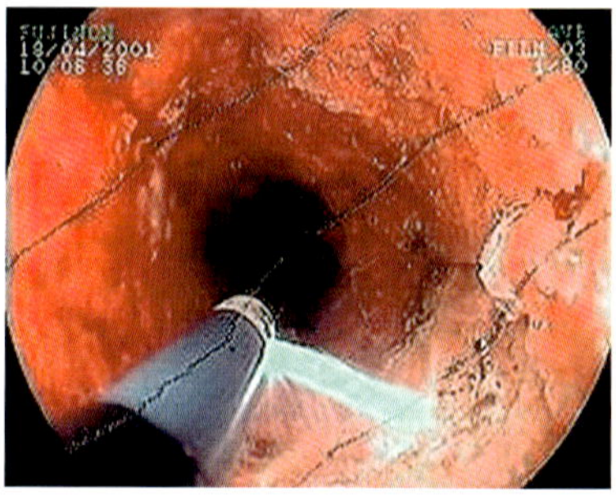

☒ **Abb. 3.28** Argonplasmakoagulation in einem Sigmatumor (Bild: K. E. Grund).

Limitationen. Die Limitationen des Verfahrens liegen zum einen in der Eindringtiefe bei größeren Tumoren, was im Einzelfall vorherige Schlingenabtragungen notwendig machen kann, und zum anderen in dem Gasvolumen, welches appliziert wird. Auf eine wiederholte Absaugung ist zu achten und ggf. auch eine mehrzeitige Behandlung durchzuführen.

Personal, Räumlichkeiten und Organisation für die Endoskopie

Raum- und Personalbedarf einer Endoskopieabteilung ergeben sich aus der Untersuchungszahl und der Art der durchgeführten Untersuchungen. Für jede endoskopische Routineuntersuchung wie Ösophagogastroduodenoskopie und Koloskopie bedarf es zumindest einer speziell ausgebildeten Assistenzperson. Neben der Untersuchungsvorbereitung, Assistenz und Nachbereitung obliegen dem Assistenzpersonal zusammen mit dem Untersucher auch die menschliche Betreuung und klinische Überwachung des Patienten. Für komplexe diagnostische und therapeutische Eingriffe wie ERCP oder endosonographisch gesteuerte Punktionen werden in der Regel 2 assistierende Mitarbeiter benötigt.

Endoskopieräume. Für eine Endoskopieeinheit mit 3000 Untersuchungen pro Jahr wird ein Minimum von 3 Endoskopieräumen empfohlen. Dabei wird ein Raum für Funktionsuntersuchungen und insbesondere auch Notfallendoskopien genutzt, um den geplanten Routinebetrieb nicht zu unterbrechen. Erscheint für die Routineuntersuchungen eine Raumgröße von 30 m² ausreichend, wird man im beschriebenen 3-Raum-Modell einen größeren Raum einplanen. Je nach Frequenz der kombiniert endoskopisch/radiologisch durchzuführenden Untersuchungen (z.B. ERCP) ist er mit einer eigenen Röntgenanlage auszustatten (22). Zumindest in diesem Raum sollte die Möglichkeit der Durchführung einer kompletten Narkose mit entsprechenden Sauerstoff- und Druckluftanschlüssen vorhanden sein. Alle Räume müssen mindestens die Möglichkeit der Sauerstoffzufuhr und Pulsoxymetrie sowie entsprechend der verwandten Sedoanalgesie auch eines erweiterten Monitorings bieten. Eine Einheit zur Durchführung der Standardwiederbelebungsmaßnahmen einschließlich Defibrillator und Intubationsbesteck ist obligat. Regelmäßige Schulungen für das Assistenzpersonal in Wiederbelebungsmaßnahmen sind durchzuführen und zu dokumentieren.

→ **Aufwachbereich.** Der zunehmende Einsatz von Sedativa, auch im Rahmen der Routinediagnostik, macht einen Aufwachraum bzw. eine Aufwachzone mit der Möglichkeit einer Monitorüberwachung und zuständigem Assistenzpersonal notwendig.

→ **Untersuchungs- und Dienstplan.** Ein reibungsloser Tagesablauf setzt einen Untersuchungsplan voraus. Dieser wird in der Regel am Vortag zumeist durch das Endoskopiepersonal in Absprache mit dem für die Organisation verantwortlichen Arzt erstellt.

Um der zentralen Rolle der Endoskopie bei lebensbedrohlichen intestinalen Blutungen, aber auch biliärer Sepsis gerecht zu werden, müssen die personellen und organisatorischen Voraussetzungen für eine notfallendoskopische Primärversorgung über 24 h entsprechend dem jeweiligen Versorgungsauftrag vorgehalten werden.

Hygiene in der Endoskopie

Dem endoskopischen Assistenzpersonal obliegen die Reinigung und Pflege der Endoskope ebenso wie die Überprüfung, Reinigung und Pflege der Zusatzinstrumente. Dieses sollte in regelmäßigem Kontakt mit der Hygienekraft erfolgen und durch einen Hygieneplan der Abteilung geregelt sein. Regelmäßige mikrobiologische Kontrollen sind zu fordern und sind für die Teilnahme am Programm der Vorsorgekoloskopie in Deutschland auch obligat.

Ziel der Hygienemaßnahmen in der Endoskopie ist einerseits der Schutz des Patienten gegenüber einer iatrogenen Infektion, andererseits aber auch der Schutz des Personals vor akzidentellen Krankheitsübertragungen.

→ **Zusatzinstrumente.** Im Hinblick auf die Zusatzinstrumente ergibt sich aufgrund der grundsätzlichen Möglichkeit einer Krankheitsübertragung einerseits und Kosten-Nutzen-Rechnungen auf dem Boden der jeweiligen nationalen Gesundheitssysteme andererseits ein Trend hin zu Einmalinstrumenten. Wiederaufbereitete Zusatzinstrumente müssen sterilisiert werden (frei von Mikroorganismen, einschließlich bakteriellen Sporen), wenn sie intakte Schleimhaut durchdringen.

→ **Flexible Endoskope.** Entscheidender erster Schritt der Desinfektion der flexiblen Endoskope, die nicht generell sterilisiert werden können, ist die mechanische Bürstenreinigung der Arbeitskanäle. Grundsätzlich kann die anschließende Desinfektion manuell oder mit Waschautomaten erfolgen. Dabei ist ein gutes Desinfektionsergebnis mit Waschmaschinen leichter zu erreichen. Ihr Einsatz hat sich auch deswegen in entsprechend großen Endoskopieeinheiten weitgehend durchgesetzt. Glutaraldehyd ist das weitaus am meisten verwandte Desinfektionsmittel. Allerdings bedeuten die Dämpfe eine Belastung für das Assistenzpersonal mit der Möglichkeit der Ausbildung von Allergien. Neben dem Einsatz von Waschautomaten sollten Absaugvorrichtungen diese Belastung weiter reduzieren im Sinne des Arbeitsschutzes. Als Alternative kommt Essigsäure in Frage (9, 15).

→ **Übertragung von Infektionen.** Die Übertragung von Infektionen durch die Endoskopie stellt insgesamt eine Seltenheit dar. Besonderer Aufmerksamkeit bedürfen Problemkeime wie Pseudomonas aeruginosa, welcher zu einer manifesten Infektion, z.B. bei gestauten Gallengängen im Rahmen der ERC, führen kann. Die Übertragung von chronischen Erkrankungen, wie z.B. Hepatitis B und C, aber auch von Helicobacter pylori ist nur in Einzelfällen beschrieben. Grundlage für jedwede Desinfektion ist das Bewusstsein für die unterschiedliche Resistenz einzelner Organismen gegenüber den desinfizierenden Maßnahmen (Abb. 3.**29**) (21).

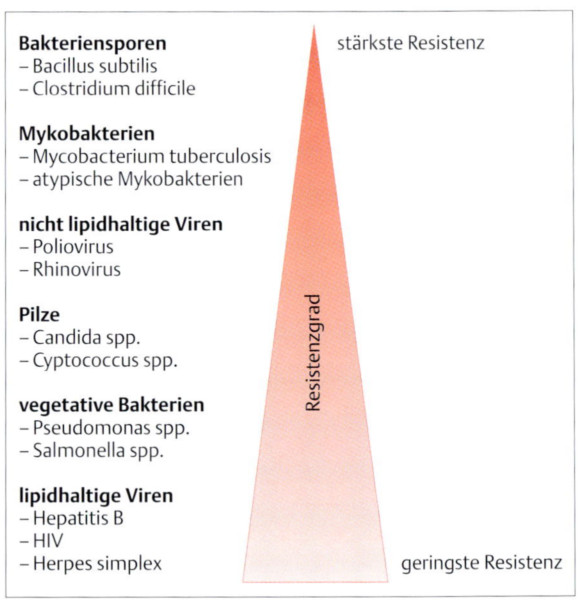

Abb. 3.29 Resistenz verschiedener Mikroorganismen gegenüber Desinfektionsmitteln (nach 21).

Bei zunehmender Durchseuchung der Bevölkerung mit multiresistenten Staphylokokken und entsprechender Infektionsproblematik im Krankenhaus ist neben dem Tragen von Schutzhandschuhen die regelhafte Händedesinfektion von zentraler Bedeutung.

Schutz des Personals. Neben allgemeinen Maßnahmen zum Personalschutz wie Benutzung von Handschuhen, Schutzkitteln, Schutzbrillen und Schürzen, wird die Hepatitis-B-Impfung für das Endoskopiepersonal empfohlen. Auf die Minimierung der Belastung durch Dämpfe der Desinfektionsmittel wurde bereits hingewiesen.

Auch in der Endoskopie stellt die Stichverletzung eine Hauptgefährdung für das Personal dar, ein „Recapping" von Kanülen darf keinesfalls erfolgen. Entsprechende Abwurfbehälter für benutzte Kanülen müssen in allen Räumen griffbereit stehen.

Aufklärung der Patienten

Die Aufklärung hat immer im Rahmen eines direkten Gesprächs stattzufinden. Eine alleinige Aushändigung der häufig verwandten standardisierten Informationsblätter kann lediglich der Dokumentation und Vorinformation dienen. Dem Patienten soll Gelegenheit gegeben werden, sich in ausreichendem zeitlichem Abstand über Indikation, Ablauf und mögliche Komplikationen der geplanten Untersuchung zu informieren. Insbesondere bei Untersuchungen mit potenziellem Risiko wie Polypektomie und ERCP sollte das Aufklärungsgespräch am Vortag erfolgen, sofern keine Notfallsituation vorliegt. Die Möglichkeit, im Rahmen eines Gespräches Fragen zu stellen, muss gegeben sein, und alternative Untersuchungsmethoden sollten aufgezeigt werden. Die Durchführung eines solchen Gespräches ist schließlich schriftlich zu dokumentieren (5).

Sedation und Patientenüberwachung

Wird die Sedation bei der Routine-ÖGD sehr unterschiedlich gehandhabt, ist die Gabe von Sedativa bei der Koloskopie weit verbreitet und bei operativ endoskopischen Eingriffen wie ERCP/Papillotomie oder Endosonographie mit Punktion praktisch obligat. Gerade im Hinblick auf die Vorsorgekoloskopie kommt der Sedation für die Akzeptanz in der Bevölkerung eine entscheidende Rolle zu. Allerdings muss gerade bei einer solchen rein prophylaktischen Maßnahme das potenzielle Risiko der Medikamentengabe im Individualfall gegenüber dem letztendlich statistischen Nutzen sehr kritisch abgewogen werden.

Benzodiazepine/Morphinderivate. Benzodiazepine, insbesondere das Midazolam, haben zurzeit weiterhin die führende Rolle zur Sedation in der Endoskopie inne (17). Seit langem eingeführt ist die Kombination mit Morphinderivaten im Einzelfall, wobei sich bei dieser Kombination der atemdepressive Effekt addiert. Attraktiv ist diese Medikation auch, weil für beide Substanzklassen ein Antidot vorhanden ist (Flumazenil und Naloxon).

Allerdings ist zu beachten, dass die Halbwertszeit der Antidota Flumazenil und Naloxon kürzer ist als die Wirkung der gegebenen Medikamente und es somit zu einem Wiedereinsetzen sedativer Effekte kommen kann. Patienten, die einer Antidotgabe bedurften, benötigen insofern eine besonders intensive postendoskopische Überwachung.

Propofol. Die Substanz hat eine zunehmende Bedeutung bei der Sedation für endoskopische Untersuchungen gewonnen. Sie ist durch einen raschen Wirkungseintritt und eine relative kurze Wirkdauer gekennzeichnet. Allerdings besteht eine deutlich geringere und im Einzelfall schwer voraussagbare therapeutische Breite bis zur Narkose oder Apnoe. Das übrige Nebenwirkungsprofil ist vorwiegend durch Blutdruckerniedrigungen und eine gewisse Hypersalivation gekennzeichnet. Wie bei Benzodiazepinen kommt es zur mehr oder weniger ausgeprägten retrograden Amnesie. Der Vorteil der Substanz liegt im raschen Wirkungseintritt und ebenso raschen Ende des Effektes, was weniger Komplikationen und Personalbindung in der Nachbeobachtungsphase bedeutet. Der Nachteil liegt in der engeren therapeutischen Breite und dem Fehlen eines Antidots. Die medikolegalen Voraussetzungen für die Gabe von Propofol sind von Land zu Land sehr unterschiedlich und befinden sich zurzeit im Fluss, da sich die Daten und Erfahrungen mehren, dass die Gabe durch geschultes Assistenzpersonal sicher ist (11, 24) (Tab. 3.**8**).

Tabelle 3.8 Im Rahmen der Endoskopie eingesetzte Sedativa und Analgetika und ihre Antagonisten (nach 10)

Substanz	Handelsname	Initialdosis
Benzodiazepin		
• Midazolam	Dormicum	1–2 mg
Propofol	Disoprivan	1 mg/kg/KG über 1 min Erhaltungsdosis Bolus/Perfusor
Analgetika		
• Pentazocin	Fortral	15–30 mg
• Pethidin	Dolantin	25–50 mg
Benzodiazepinantagonist Flumazenil	Anexate	0,2–0,5 mg (Bolus)
Opiatantagonist: Naloxon	Narcanti	0,4–2 mg

Risiken und Notfallbehandlung. Unabhängig von der zur Sedation gewählten Substanz bedarf es immer einer kritischen Abwägung zwischen Indikation und Notwendigkeit der durchgeführten Untersuchung einerseits und dem potenziell steigenden Risiko mit steigender Medikamentendosis andererseits. Im Einzelfall muss die Untersuchung frühzeitig abgebrochen werden. Insbesondere für die interventionelle Endoskopie ist gelegentlich die Vollnarkose mit anästhesiologischer Betreuung unumgänglich. Die Bereitstellung aller Maßnahmen zur assistierten Ventilation und Reanimation, einschließlich Defibrillator, ist obligat. Ärzte und Assistenzpersonal müssen entsprechend ausgebildet sein und regelmäßige Schulungen den Standard der Notfallbehandlung gewährleisten. Die entsprechenden Notfallbestecke bedürfen einer regelmäßigen und dokumentierten Überprüfung im Hinblick auf ihre Funktion.

Befunddokumentation

EDV-gestützte Befundung. Neben den frei formulierten Untersuchungsbefunden wurde eine Vielzahl EDV-gestützter Befundungsprogramme entwickelt. Als Voraussetzung hierfür erfolgte die Entwicklung einer Terminologie, um die optischen Eindrücke der endoskopischen Untersuchung einheitlich zu beschreiben. Der Vorteil einer computergestützten Befunderstellung liegt neben der standardisierten Terminologie in der Möglichkeit einer statistischen Aufarbeitung und in der Regel problemlosen Band-, Bild- oder Videointegration in den Befund. Nachteilig erscheint eine sprachliche Eintönigkeit, die den einzelnen Patienten nicht mehr als Individuum im Befund widerspiegelt.

Minimaler und vollständiger Befund. Nach internationalen Kriterien beschreibt eine minimale Standardterminologie die Indikation für die Untersuchung, die gesehenen Schleimhautveränderungen, die daraus resultierende endoskopische Diagnose und schließlich zusätzliche therapeutisch diagnostische Maßnahmen (z. B. Biopsien) (2). Richtlinien der deutschen Fachgesellschaften liegen nicht vor. Nach den amerikanischen Vorgaben (16) wird ein vollständiger Befund, über die minimale Beschreibung hinausgehend, in sinnvoller Weise ergänzt durch:

- Festlegung der anatomisch eingesehenen Strukturen,
- Limitation der Beurteilung (z. B. unzureichende Vorbereitungen des Dickdarmes),
- Art und Dosis der Sedation,
- Art und Dauer von Komplikationen,
- Angabe von Kontrollempfehlungen und
- einen Vorschlag zur weiteren therapeutischen Planung.

Aus medikolegalen Gründen sollten alle an der Untersuchung beteiligten Mitarbeiter namentlich erfasst sein.

Frei formulierte Untersuchungsbefunde beinhalten die Gefahr einer unterlassenen Befundbeschreibung von im Mittel 15% (14), was im Einzelfall zu einem entscheidenden Informationsverlust für den weiterbehandelnden Arzt führen kann.

In dieser Hinsicht bieten computergestützte Befundungssysteme einen zusätzlichen Vorteil, da sie pflichtfeldgesteuert Befundkomponenten gezielt abfragen.

Biopsie und Zytologie

Standardbiopsie. Die Standardbiopsie erfolgt über eine Biopsiezange. Diese wird durch den Arbeitskanal vorgeführt, unter Sicht geöffnet, auf die Schleimhaut aufgedrückt und geschlossen. Die Biopsie wird beim kurzen ruckartigen Rückzug gewonnen. Die Größe des Biopsiepartikels hängt von der Branchenlänge der Zange ab. Meist werden Anteile der Muscularis mucosae erreicht. Der Bereich der Submukosa wird in der Regel nicht erfasst. Für die Probe aus der Submukosa bedarf es zusätzlicher Techniken, wie einer Schlingenabtragung, ggf. nach Unterspritzung mit Kochsalzlösung im Sinne der Mukosektomie. Bei der Knopflochbiopsie kann mit einem Nadelmesser eine Inzision der Mukosa erfolgen, so dass man anschließend mit der Zange in den Bereich der Submukosa gelangt.

Klinisch relevante Blutungen sind nach einer Standardbiopsie eine Rarität, sofern kein Blutungsübel oder eine Antikoagulationstherapie vorliegen.

Für einzelne klinisch-endoskopische Situationen gibt es klare Vorgaben zur Biopsieentnahme. So werden bei einem Ulcus ventriculi mindestens 5 – 10 Biopsien aus Rand und Grund des Ulkus entnommen. Weitere Beispiele sind das sog. Mapping beim Magenlymphom oder die Stufenbiopsien bei langjährig bestehender Colitis ulcerosa.

Gerade bei kleinsten Befunden muss der Untersucher sicher sein, dass er das infrage kommende Areal wirklich mit der Biopsiezange erfasst hat.

Bürstenabstriche und FNA. Im Gallengang und Pankreasgang können unter radiologischer Kontrolle Bürstenabstriche gewonnen werden, die Material für die zytologische Diagnostik liefern. Schließlich bietet die Endosonographie die Möglichkeit der sonographisch gesteuerten Feinnadelaspiration (FNA). Hierbei können Veränderungen außerhalb des Magen-Darm-Traktes (Pankreas, Lymphknoten), aber auch in der Submukosa (z. B. GIST-Tumor) unter endosonographischer Kontrolle punktiert werden.

Weiterverarbeitung und Begleitdokument. Besonders wichtig ist die standardisierte Weiterverarbeitung des Materials entsprechend den Vorgaben des jeweiligen Pathologen bzw. Zytologen. Das Begleitdokument für die Proben muss neben einer eindeutigen Beschreibung des endoskopischen Aspektes die wichtigsten klinischen Angaben enthalten. Dies ist die Grundvoraussetzung für eine korrekte Probenbeurteilung mit differenzialdiagnostischer Abwägung durch den Pathologen oder Zytologen.

Antibiotikaprophylaxe

Die prophylaktische Gabe eines Antibiotikums soll gefährdete Patienten vor infektiösen Komplikationen nach endoskopischen Eingriffen schützen. Dabei unterscheiden wir zwischen der sog. Endokarditisprophylaxe einerseits und der speziellen Prophylaxe für einzelne endoskopische Eingriffe wie PEG und ERCP andererseits (Tab. 3.**9**).

Tabelle 3.9 Antibiotische Prophylaxe (nach ASGE Guidelines 2003 [8])

Erkrankung des Patienten	Endoskopische Untersuchung/ Therapie	Antibiotikaprophylaxe
Endokarditisprophylaxe		
Hohes Infektionsrisiko • künstliche Herzklappe • Vorgeschichte einer infektiösen Endokarditis • systemisch – pulmonaler Shunt • zyanotischer Herzfehler • synthetische Gefäßprothesen innerhalb des 1. postoperativen Jahres	Varizensklerosierung Dilatation/ Bougierung von Strikturen/ Laser-(APC?)Therapie/ERCP andere Endoskopien: ÖGD, Koloskopie	empfohlen optional
Mittleres Infektionsrisiko • übrige angeborene Herzfehler • rheumatische Vitien mit Klappendysfunktion • Mitralklappenprolaps mit Insuffizienz • hypertrophe Kardiomyopathie	Dilatation/Bougierung/Laser-(APC?) Therapie im Ösophagus Varizensklerosierung ERCP	optional
Geringes Infektionsrisiko • Mitralklappenprolaps ohne Insuffizienz • Z.n. rheumatischem Fieber ohne Klappendysfunktion • Z.n. Verschluss eines Vorhof- oder Ventrikelseptumdefektes, Ductus arteriosus • Z.n. Bypass-Operation, Z.n. Schrittmacher- oder Defibrillatorimplantation, Koronarstents	alle endoskopischen Prozeduren	nicht empfohlen
Gallengangsobstruktion	ERC	empfohlen (Azylureidopenicilline, Ciprofloxacin, Peneme)
Pankreaszysten	ERP/EUS-FNA	empfohlen (idem)
Leberzirrhose mit oberer GI Blutung	ÖGD mit und ohne Blutstillung	empfohlen
Aszites, stark immunkompromittierte Patienten	Varizensklerosierung Dilatation/Bougierung/Laser-(APC?) Therapie im Ösophagus ERCP	nicht empfohlen (Einzelfallentscheidung)
Alle Patienten	Anlage einer PEG	empfohlen (Cefazolin, Cefriaxon, Amox-Clavulansäure)
Gelenkprothesen	alle endoskopischen Prozeduren	nicht empfohlen
Durchführung		
Endokarditisprophylaxe	oral 1 h, i.v. 5 – 30 min vor dem Eingriff und Wiederholung nach 6 h: Ampicillin 2 g	
Alternativen bei Penicillinallergie	Clindamycin 0,6 g i.v. Cefazolin 1,0 g i.v. Clarithromycin 0,5 g Vancomycin 1 g i.v.	

Endokarditisprophylaxe. Hier wird patientenseitig nach dem Endokarditisrisiko der zugrunde liegenden Herzpathologie unterschieden. Im Hinblick auf die jeweiligen endoskopischen Untersuchungen geht man entsprechend der jeweiligen Bakteriämierate von einem hohen oder niedrigen Risiko aus. Die daraus resultierenden Empfehlungen zur Antibiotikaprophylaxe (Tab. 3.**9**) beruhen nicht auf Ergebnissen von Interventionsstudien, sondern entsprechen pathophysiologischen Überlegungen und Untersuchungen am Tiermodell. Gleiches gilt für die Empfehlung einer Antibiotikaprophylaxe bis zu einem Jahr nach Anlage einer synthetischen Gefäßprothese. Implantierte Gelenkprothesen begründen nach derzeitigem Wissensstand keine antibiotische Prophylaxe.

Antibiose bei gestauten Gallengängen. Die Antibiotikagabe kann bei unvollständiger Drainage obstruierter Gallengänge die Cholangitisrate reduzieren. Insbesondere bei malignen, nicht ausreichend drainierten Stenosen der Gallengänge besteht ein erhebliches Risiko der biliären Sepsis. Hieraus ergibt sich die Empfehlung zur prophylaktischen oder frühzeitigen Gabe eines Antibiotikums bei gestauten Gallengängen, insbesondere bei Hinweis auf eine maligne Stenose, vor allem im Bereich der Hepatikusgabel und darüber. Gleiches gilt für Pankreaspseudozysten. Für eine generelle Antibiotikaprophylaxe bei einer ERCP besteht keine Indikation. Der Nutzen einer Zugabe eines Antibiotikums (z.B. Aminoglycosid) zum Kontrastmittel bei der ERC als Infektionsprophylaxe ist nicht belegt.

Antibiotikaprophylaxe. Die Datenlage für eine Antibiotikaprophylaxe bei Anlage einer perkutanen endoskopischen Gastrostomie (PEG) ist uneinheitlich. Die derzeit gültigen Leitlinien der deutschen Gesellschaft für Verdauungs- und Stoffwechselkrankheiten sehen sie als Kann-Regelung vor, während die American Society for Gastrointestinal Endoscopy (ASGE) sie generell aufgrund einer Metaanalyse empfiehlt. Alle Patienten mit einer Leberzirrhose und oberen gastrointestinalen Blutung sollten eine Antibiotikaprophylaxe erhalten. Bei Patienten mit Leberzirrhose und Aszites kann dieses im Einzelfall erfolgen.

Da neueste Ergebnisse der Wissenschaft naturgemäß nicht immer zeitnah in die nationalen Leitlinien umgesetzt werden und der Wechsel von Mitarbeitern das Einhalten solcher Vorgaben erschweren kann, empfiehlt es sich, die Richtlinien in den abteilungsinternen Standards festzulegen und in regelmäßigen Abständen zu überarbeiten (8, 19). Gleiches gilt für die Hygienebestimmungen.

Ausbildung

In den Anfängen der Endoskopie und bis weit in die 90er Jahre hinein beruhte die Ausbildung in der Endoskopie im Wesentlichen auf der Beziehung von endoskopischem Lehrer und endoskopischem Schüler. Der Lehrer demonstrierte dem Schüler Normalbefunde und spezielle Pathologika am Patienten, wie sie im klinischen Alltag vorkamen. Dabei wurden sog. Teaching-Aufsätze für die Fiberendoskope verwandt. Die Technik der endoskopischen Untersuchung selbst wurde erklärt, demonstriert und schließlich am Patienten unter Aufsicht geübt und mit zunehmender Untersuchungserfahrung verfeinert.

Neue Ausbildungsmöglichkeiten. Zwei entscheidende Entwicklungen haben zu einer Veränderung der Ausbildungsmöglichkeiten geführt:

- Die Entwicklung der Videoendoskopie hat es ermöglicht, Bildmaterial und Videosequenzen für praktisch alle Befunde und Interventionen in der Endoskopie zu erstellen, zu archivieren und didaktisch aufzuarbeiten.
- Die Entwicklung von Endoskopiemodellen ermöglicht heute das Erlernen von endoskopischen Techniken vor einer Untersuchung am Patienten selbst.

Die modernen Bildverarbeitungstechnologien haben dazu geführt, dass auf allen großen Kongressen heutzutage die Möglichkeit besteht, hochinformative Videofortbildungen in Anspruch zu nehmen. Endoskopische Lehrbücher demonstrieren alle wichtigen Pathologika in bester Qualität und Videoaufzeichnungen sind via Internet zu aktuellen wissenschaftlichen Veröffentlichungen für Abonnenten der jeweiligen Zeitschrift herunterzuladen. Eine gewisse Gefahr kann darin gesehen werden, dass nun neue, insbesondere interventionelle Verfahren, sich rascher und unkritischer verbreiten können, da es nicht mehr einer intensiven Hospitation in einem Zentrum bedarf.

Simulationsmodelle. Die Simulationsmodelle beruhen auf 3 unterschiedlichen Entwicklungslinien. Es wurden Modelle auf der Grundlage biologischen Materials (Schweinemägen), Kunststoffmaterial (Abb. 3.**30**) und Computersimulationsmodelle entwickelt (3, 12). Welches Modell zur Ausbildung infrage kommt, hängt u.a. vom Ausbildungsziel, z.B.

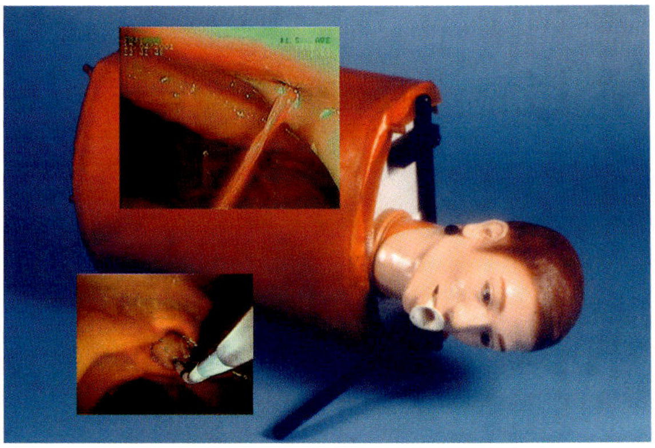

⊠ **Abb. 3.30** Trainingsmodell nach K.E. Grund und G. Farin mit simulierter Blutung und ERCP.

Grundkurs ÖGD oder Fortgeschrittenenkurs Mukosektomie ab. Die deutsche Gesellschaft für Verdauungs- und Stoffwechselkrankheiten hat Strukturgrundsätze für entsprechende Trainingsprogramme entwickelt (1). Festlegungen über notwendige Ausbildungsschritte vor der Berechtigung zur Untersuchung am Patienten gibt es allerdings seitens der Fachgesellschaft bzw. in der Weiterbildungsordnung (noch) nicht.

Ösophagogastroduodenoskopie

Einführung

Die endoskopische Untersuchung des oberen GI-Traktes, die Ösophagogastroduodenoskopie (ÖGD), beinhaltet die komplette optische Inspektion der Speiseröhre, des Magens und des Duodenums, wenn indiziert, bis zur Flexura duodenojejunalis. Sie stellt das Standardverfahren zur Diagnosesicherung von organischen Erkrankungen des oberen Gastrointestinaltraktes dar. Die Spiegelung umfasst die Beurteilung der Schleimhautverhältnisse, die Beobachtung der Peristaltik sowie die Interpretation von submukösen Befunden oder Impressionen von extraluminal gelegenen Prozessen. Durch das zusätzliche Aufbringen von Farbstoffen (Chromoendoskopie) auf die Schleimhaut kann die Informationsausbeute durch Kontrasthervorhebung bzw. intensivere Farbanhebung weiter gesteigert werden. Neben diesen rein optischen diagnostischen Möglichkeiten kann gleichzeitig ein suspekter endoskopischer Befund durch Histologiegewinnung gesichert werden. Eine weitere wesentliche Qualität und ein besonderer Vorteil sind die Möglichkeiten zahlreicher therapeutischer Optionen wie u. a. die Blutstillungsverfahren, die Bougierung von Strikturen, die endoskopische Entfernung von Polypen oder Frühkarzinomen sowie die Stentimplantation zur Rekanalisierung von Tumorstenosen.

Andere bildgebende Verfahren, insbesondere die konventionelle Radiologie, haben ihre Bedeutung nur bei speziellen Fragestellungen, z. B. bei Motilitätsstörungen oder zum Auffinden von Leckagen nach operativen bzw. endoskopisch interventionellen Eingriffen.

Indikation

Die häufigste Indikation zur ÖGD sind persistierende Ober-bauch- und Mittelbauchbeschwerden, Sodbrennen, Schluckbeschwerden im Sinne einer Odynophagie oder Dysphagie sowie Zeichen der oberen GI-Blutung (Tab. 3.**10**).

Tabelle 3.10 Indikationen zur Ösophagogastroduodenoskopie

- Persistierende Ober-, Mittelbauchbeschwerden
- Sodbrennen
- Dysphagie, Odynophagie
- Akute gastrointestinale Blutung
- Dyspepsie
- Tumoranamnese
- Tumorvorsorge bei Risikogruppen
- Tumornachsorge nach endoskopischer Resektion
- Endoskopisch-therapeutische Interventionsverfahren

→ **Oberbauchbeschwerden.** Länger als 2 Wochen anhaltende Oberbauchbeschwerden bedürfen der endoskopischen Abklärung. Die diagnostische Treffsicherheit der Intestinoskopie erreicht in Kombination mit der Histologie eine Sensitivität und Spezifität von nahezu 100%. Dies gilt nicht nur für benigne, sondern gerade auch für maligne Erkrankungen, insbesondere für deren Frühstadien.

→ **Sodbrennen/Refluxbeschwerden.** Thorakale Schmerzphänomene wie Sodbrennen oder „non cardiac chest pain" entsprechen Symptomen der Refluxkrankheit, die in den letzten Jahrzehnten an Häufigkeit deutlich zugenommen hat. Man unterscheidet hierbei zwei Unterformen, zum einen die endoskopisch sichtbare Erkrankung, die erosive Refluxkrankheit (ERD), zum anderen die nichterosive Refluxkrankheit (NERD), die ohne weitere Hilfsmittel wie Chromoendoskopie bzw. Zoomendoskopie optisch nicht identifizierbar ist (23).

Bei Beschwerden der Refluxkrankheit (GERD) kommt die Endoskopie heute mit am häufigsten zum Einsatz. Insbesondere zur endoskopischen Diagnostik und Früherfassung von metaplastischen Epithelveränderungen im Sinne der Barrett-Mukosa und deren Komplikationen stellt die Ösophagoskopie die sicherste Methode dar.

→ **Schluckbeschwerden.** Bei Patienten mit dysphagischen Beschwerden sollte das Einführen des Endoskops „unter Sicht" erfolgen, um mögliche Komplikationen wie die Ösophagusdivertikelperforation zu vermeiden. Die ösophageale Dysphagie kann verursacht sein durch eine mechanische Obstruktion innerhalb der Speiseröhre (Ösophaguskarzinom, peptische Stenose) oder durch einen extraluminal lokalisierten Prozess (Gefäße, mediastinale Tumoren). Seltener sind neuromuskuläre Störungen Ursache von Schluckbeschwerden wie bei der Achalasie, dem diffusen Ösophagusspasmus oder Motilitätsstörungen im Rahmen von Kollagenosen (z. B. Sklerodermie).

→ **Blutungen.** Bei der gastrointestinalen Blutung ist die Ösophagogastroduodenoskopie unbestritten die Nummer eins der diagnostischen Verfahren (Abb. 3.**31**). 90% aller Blutungsquellen liegen oberhalb der Flexura duodenojejunalis und sind somit mit dem Endoskop erreichbar. Die endoskopische Inspektion hat das Ziel, die Blutungslokalisation, die Ursache und die Aktivität der Blutung zu bestimmen. Zusätzlich sind durch den Nachweis bestimmter Blutungsstigmata (Ulkusgefäß, Koagel) auch prognostische Aussagen möglich. Der aktuelle endoskopische Befund legt somit die therapeutische Strategie fest. Liegen mehrere Läsionen im oberen GI-Trakt vor, kann durch die direkte Inspektion sicher zwischen potenzieller und realer Blutungsursache dif-

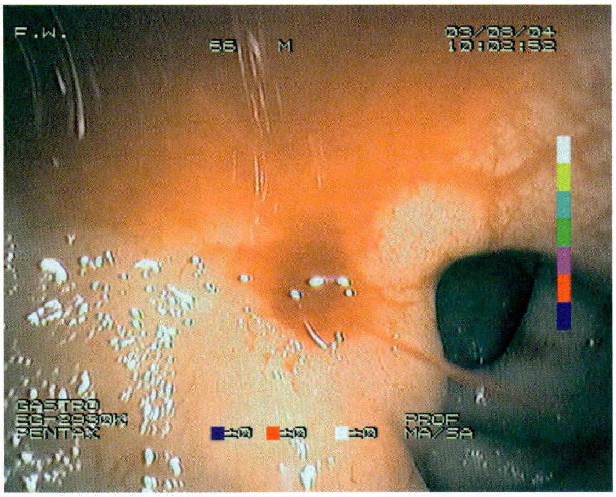

☒ **Abb. 3.31** Ulcus ventriculi mit Forrest-Ia-Blutung.

ferenziert werden. Neben diesen diagnostischen Vorteilen müssen ebenso die therapeutisch-endoskopischen Verfahren (Injektionsbehandlung, Clipping, Elektrokoagulation) erwähnt werden, mit denen eine aktive Blutung effektiv zu stillen und die Rezidivblutungsrate bei Ulzera mit Blutungsstigmata, eventuell in Kombination mit einem endoskopischen Doppler, zu senken ist.

Jede obere GI-Blutung ist primär endoskopisch zu untersuchen, in weniger als 5 % der Fälle sind komplementäre Verfahren notwendig.

→ **Dyspepsie.** Auch die Dyspepsie als sehr weit gefasstes Syndrom stellt – sofern andere Untersuchungen keine Ergebnisse bringen – eine Indikation zur endoskopischen Diagnostik mit Histologieentnahme dar. Speziell beim jüngeren Patienten ist an eine Helicobacter-pylori-Infektion zu denken, bei Zeichen eines Malabsorptionssyndroms sollten immer Gewebeproben aus Magen und Duodenum entnommen werden.

→ **Tumordiagnostik.** Im Rahmen der Anämieabklärung sowie bei Patienten mit Tumorverdacht stellt die ÖGD einen festen Bestandteil der Diagnostik dar. Seltene Indikationen sind die Tumorvorsorge bei Patienten, die Risikogruppen angehören (Barrett-Ösophagus, Typ-A-Gastritis, Morbus Ménétrier, familiäre adenomatöse Polyposis), oder als Teil der Tumornachsorge (Zustand nach Polypektomie bzw. endoskopischer Resektion von malignen Frühneoplasien). Endoskopische Kontrollen bei Patienten mit operiertem Magen sind hingegen nur bei klinischen Beschwerden indiziert, eine routinemäßige Kontrolle ist nicht erforderlich.

→ **Interventionen.** Schließlich stellen die vielfältigen endoskopisch-therapeutischen Interventionsverfahren einen zunehmend wichtigeren Indikationsbereich dar. Hier sind vor allem die Blutstillungsverfahren, die Mukosaresektion, die Polypektomie, Bougierung- und Dilatationsmethoden, das Stenten von Stenosen, die PEG und die endoskopische Fremdkörperentfernung zu erwähnen.

Kontraindikation

Als absolute Kontraindikation gilt heute nur noch der unkooperative Patient. Wehrt sich der Patient gegen die Untersuchung, sollte diese nicht durch eine stärkere Prämedikation erzwungen werden.

Besondere Vorsicht ist bei Patienten mit Dysphagie, insbesondere bei Ösophagusdivertikeln angezeigt. Schwierig kann sich die Untersuchung bei einer ausgeprägten Struma oder einer extremen Kyphoskoliose gestalten.

Liegt der Verdacht einer Prionen-Infektion vor, kann man sich an das hierfür ausgewiesene Referenzzentrum, die Neurologische Klinik der Universität Göttingen, wenden.

Instrumentarium

→ **Durchmesser.** Für die ÖGD werden heute ausschließlich Vorausblickendoskope eingesetzt, zumeist mit einer Weitblickoptik von 120–140° und einer Tiefenschärfe von 3–100 mm. Die Durchmesser der Endoskope variieren je nach Indikation als Diagnostik- oder als Therapieinstrument zwischen 9 und 13,2 mm mit Arbeitskanälen von 2,8–6 mm. Spezielle dünnkalibrige Endoskope für die transnasale Intubation haben einen Durchmesser von nur noch 5,3 mm bei trotzdem hervorragender Optik. Besonders diese schmalen Endoskope finden zunehmend im ambulanten Bereich ihren Zuspruch (Verzicht auf die Prämedikation) und erleichtern darüber hinaus, Stenosen im oberen GI-Trakt optisch kontrolliert zu passieren. Die Notfallendoskope mit dicklumigem Arbeitskanal sind speziell für akute Blutungen konstruiert worden. Über diese Arbeitskanäle können wesentlich effektiver Blut und Speisereste entfernt werden.

→ **Technische Entwicklung.** In der Klinik kommen fast ausschließlich moderne Videoendoskope zum Einsatz, im ambulanten Bereich ist die Entwicklung ebenso zu beobachten. Aber die technischen Möglichkeiten sind bei weitem noch nicht ausgeschöpft. Die sog. Zoom- bzw. Magnifikationsendoskope, bei denen man elektronisch oder manuell bis auf das 150fache vergrößern kann, sowie die High-Resolutions-Endoskope mit nahezu mikroskopischer Auflösung stellen eine neue Generation von Endoskopen dar. Deren Stellenwert ist für die tägliche Routine jedoch noch nicht abschätzbar.

→ **Zusatzinstrumentarium.** Dieses umfasst unterschiedliche Biopsiezangen, Zytologiebürsten, Spraykatheter, Injektionsnadeln und Schlingen sowie das Spektrum an operativ-endoskopischen Systemen wie Bougies, Dilatationskatheter, Ligatursets und Stents.

Untersuchungsablauf

Vorbereitungen. Nach ausführlicher schriftlicher und mündlicher Aufklärung am Tag zuvor – mit Ausnahme der Notfallendoskopie – erfolgt die endoskopische Untersuchung immer beim nüchternen Patienten. Liegt hingegen eine Notfallsituation vor, kann auch beim Patienten mit gefülltem Magen der Versuch der endoskopischen Inspektion unternommen werden, hierbei jedoch nach prophylaktischer orotrachealer Intubation (Aspirationsgefahr!).

Die Gerinnungswerte sollten bekannt sein, für endoskopisch geplante Resektionen sind ein Quick-Wert von mindestens 50% und Thrombozyten von 50.000/mm³ gefordert.

Bei kardiopulmonalen Risikopatienten ist auf ein genaues Monitoring mit kontinuierlicher EKG-Ableitung, Pulsoxymetrie, Blutdruckkontrollen und intravenösem Zugang zu achten.

Prämedikation. Die Entscheidung zur Prämedikation ist immer individuell zu stellen. Bei ambulanten Patienten würde man eher von einer Sedierung Abstand nehmen, um auf die sonst notwendige Überwachung verzichten zu können. Der Patient ist nach der Untersuchung gleich wieder arbeitsfähig bzw. fahrtüchtig, was einen wesentlichen Vorteil bei berufstätigen Personen darstellt. Ist jedoch eine therapeutische Maßnahme geplant, sollte eine Prämedikation erfolgen. Besteht die Möglichkeit der transnasalen Endoskopie mit dünnkalibrigen, 5–6 mm messenden Videoendoskopen, so kann hier bei der überwiegenden Mehrzahl der Patienten auf eine intravenöse Sedierung verzichtet werden.

Einführen des Endoskops. Die Untersuchungstechnik ist heute weitgehend standardisiert. Nach Gabe eines lokalen Anästhetikums wird in Linksseitenlage das Endoskop durch den Beißring in den Mund eingeführt und entweder mit dem leicht nach aboral abgewinkelten Einführungsteil „blind" oder unter optischer Kontrolle vorsichtig vorgeschoben. Der Patient wird zum Schlucken aufgefordert, der M. cricopharyngeus erschlafft, und das Instrument passiert mit leicht federndem Widerstand den oberen Ösophagussphinkter.

Niemals darf mit Gewalt die Intubation des Ösophagus erzwungen werden (Gefahr der Perforation im Recessus piriformis – „Tal der Tränen").

Liegt ein stärkerer Widerstand vor oder erhält man kein Ösophaguslumen (Zenker-Divertikel) kann der Versuch nochmals unter präziser Beobachtung der Ösophagussphinkterkontraktion nach Aufforderung zum Schlucken wiederholt werden oder man übergibt das Endoskop einem erfahreneren Kollegen. Ist dies nicht möglich, sollte eine radiologische Diagnostik vorgezogen werden.

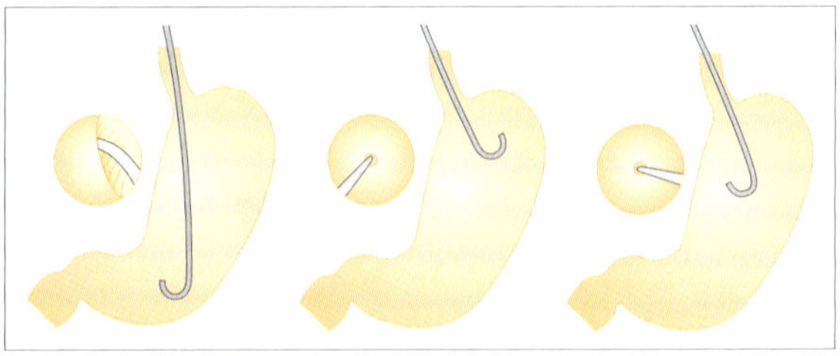

Abb. 3.32 Untersuchungsablauf.

Systematische Untersuchung. Nach Intubation des Ösophagus wird das Instrument unter intermittierender Luftinsufflation vorgeschoben. Es erfolgt das Aufsuchen des ösophagokardialen Übergangs mit der Platten-/Zylinderepithel-Grenze und die Passage in den Magen. Hier orientiert man sich an der kleinen Kurvatur: Einstellen des Pylorus, Intubation des Bulbus duodeni und Passage nach postbulbär sind die nächsten Schritte. Ist der endoskopische Blick durch eine Schleimhautfalte verlegt, wird das Endoskop ein wenig zurückgezogen, Luft insuffliert und dann optisch kontrolliert wieder vorgeschoben. Beim Zurückziehen erfolgt die eigentliche exakte Inspektion. Im Magen beurteilt man primär das Antrum, anschließend wird die Geräteoptik angewinkelt, um die Angulusfalte abfahren zu können; schließlich wird das Gerät über die große Kurvatur zurückgezogen, bis Kardia und Funduskuppel ins Bild kommen. Dann folgen unter leicht drehender Bewegung in Inversion Vorschieben des Endoskops bis ins Antrum, Aufheben der Inversion und langsames Zurückziehen des Gerätes unter kontinuierlicher prograder Inspektion von Antrum, Korpus, Fundus, Kardia und abschließend des gesamten Ösophagus und des Larynx (Abb. 3.**32**).

Befundinterpretation

Die Befundinterpretation ergibt sich aus dem visuellen Bild, zusätzlichen anamnestischen Daten und der Erfahrung des Untersuchers.

Orientierungspunkte. Als Untersucher orientiert man sich während der endoskopischen Diagnostik an mehreren immer nachweisbaren anatomischen Fixpunkten. In der Speiseröhre sind es der obere sowie der untere Ösophagussphinkter, die Z-Linie oder Ora serrata als Grenze zwischen Plattenepithel der Speiseröhre und rötlichem Zylinderepithel des Magens. Im Magen sucht man sich die kleine sowie die durch längs verlaufende Magenfalten erkennbare große Kurvatur, die Angulusfalte und den Pylorusring. Im Duodenum ist die Orientierung am schwierigsten. Die Bulbusspitze trennt den Bulbus vom nachfolgenden Duodenum – zu erkennen an den zirkulär angelegten Kerckring-Falten. Die exakte Festlegung, wo im Bulbus duodeni posterior oder anterior liegt, kann im Einzelfall größere Probleme bereiten. Befindet sich im Bulbus etwas Flüssigkeit, ist diese – sofern der Patient in Linksseitenlage untersucht wird – in der Mehrzahl der Fälle minorseitig lokalisiert. Dreht man den Patienten auf den Rücken, sammelt sich die Flüssigkeit im Bereich der Bulbushinterwand.

Ösophagus

Die normale, mit mehrschichtigem Plattenepithel ausgekleidete Speiseröhre ist ein tubuläres Gebilde; sie beginnt im Bereich des oberen Ösophagussphinkters, der etwa 15 cm von der Zahnreihe entfernt ist. Die Länge des Ösophagus beträgt 22 – 25 cm, die Breite variiert zwischen 1,5 und 2 cm. Der untere Ösophagussphinkter, im Abstand von ca. 36 – 38 cm von den Schneidezähnen, ist an der üblicherweise kompletten Einschnürung und der Epithelgrenze der Z-Linie zu erkennen. Die Z-Linie entspricht gewöhnlich dem kaudalen Ende des unteren Ösophagussphinkters. Beträgt der Abstand vom Hiatus zur Z-Linie mehr als 2 cm, liegt eine axiale Hiatushernie vor.

Barrett-Ösophagus. Ist die distale Speiseröhre durch lachsfarbene Schleimhaut ausgekleidet, besteht der Verdacht auf einen Barrett-Ösophagus. Die histologische Überprüfung ist hier obligat. Zusätzlich kann man versuchen, mittels 1 %iger Essigsäure bzw. Methylenblau das spezifische Barrett-Epithel selektiv hervorzuheben. Barrett-Zungen bis 3 cm Länge werden als Kurzsegment-Barrett (SSB), längere Areale als Longsegment-Barrett (LSB), bezeichnet.

Der Barrett-Ösophagus stellt eine präkanzeröse Kondition dar, bei ca. 10 % der Patienten muss mit der Entwicklung eines Barrett-Karzinoms gerechnet werden (Abb. 3.**33**).

Entsprechend den Leitlinien der DGVS sind endoskopische Kontrollen – wenn keine intraepitheliale Neoplasie (IEN) nachweisbar ist – nach zwei negativen Kontrollen im ersten Jahr erst nach 3 Jahren beim LSB bzw. nach 4 Jahren beim SSB notwendig. Bei geringgradiger IEN betragen die Kontrollintervalle 6 Monate im ersten Jahr, danach sind jährliche Kontrollen sinnvoll. Bei Nachweis einer mukosalen Erhabenheit ist die endoskopische Resektion anzustreben. Liegt eine hochgradige IEN vor, sollte diese entfernt werden entweder mittels der endoskopischen Mukosaresektion (EMR), der Chirurgie oder durch die photodynamische Therapie (19).

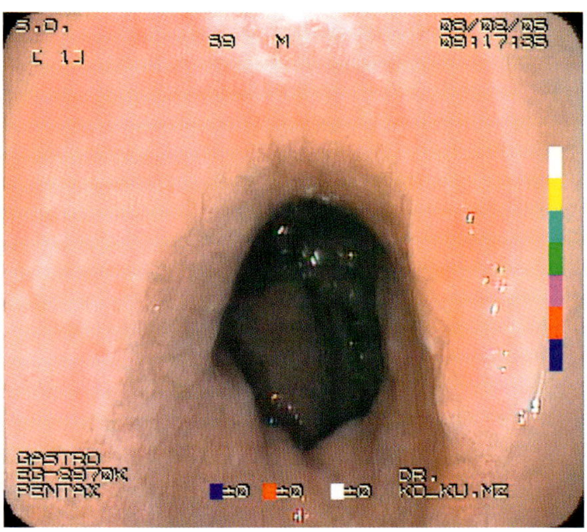

Abb. 3.33 Long-Barrett mit Barrett-Karzinom vom Mukosatyp (Anfärbung mit Essigsäure).

Refluxkrankheit. Der ösophagokardiale Übergang mit seiner Epithelgrenze ist ein hochsensibler Bereich mit einer Vielfalt von möglichen Läsionen, von daher bedarf es besonders hier der genauen optischen Untersuchung. Finden sich – meist in der distalen Speiseröhre – einzelne oder konfluierende Erosionen oder Ulzera bis hin zu fibrinbelegten kurzstreckigen Stenosen, ist an eine Refluxkrankheit zu denken (Abb. 3.**34 a**). Die hierbei verwendeten Klassifikationen sind leider nicht einheitlich. In Deutschland hat sich die Einteilung nach Savary-Miller eingebürgert, die jedoch zunehmend durch die Los Angeles-Klassifikation abgelöst wird. Die von Armstrong 1991 vorgestellte MUSE-Empfehlung (Metaplasie, Ulzeration, Striktur, Ösophagitis) erscheint hingegen zu kompliziert für die allgemeine Routine.

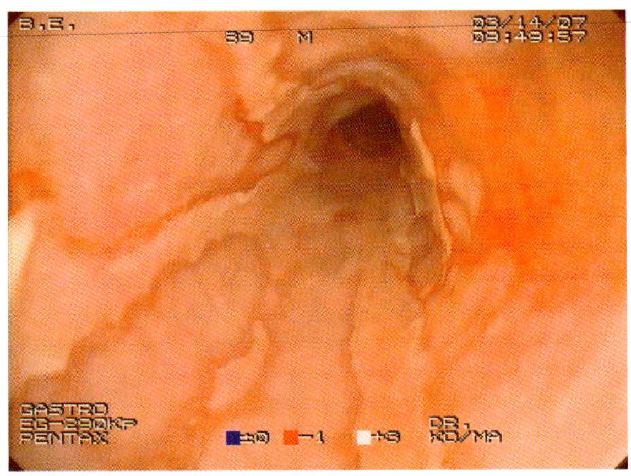

a

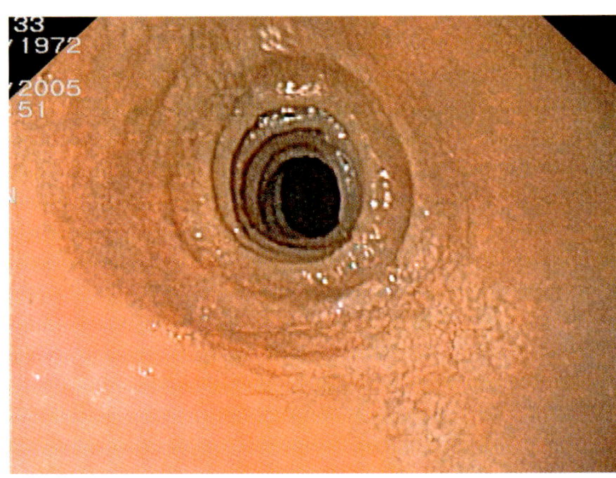

b

Abb. 3.34 a Refluxösophagitis mit peptischer Stenose. Abb. 3.**34 b** zeigt ein typisches endoskopisches Bild einer eosinophilen Ösophagitis mit konzentrischer Ringbildung.

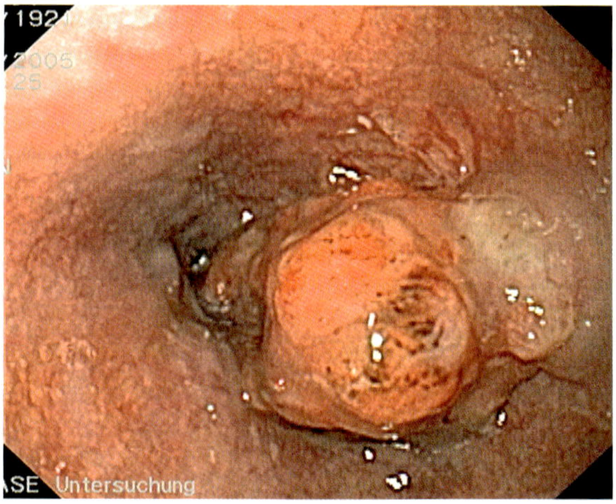

☒ **Abb. 3.35** Ösophaguskarzinom.

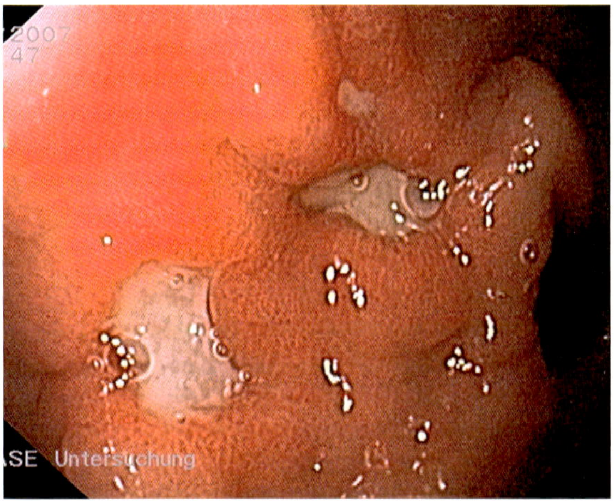

a

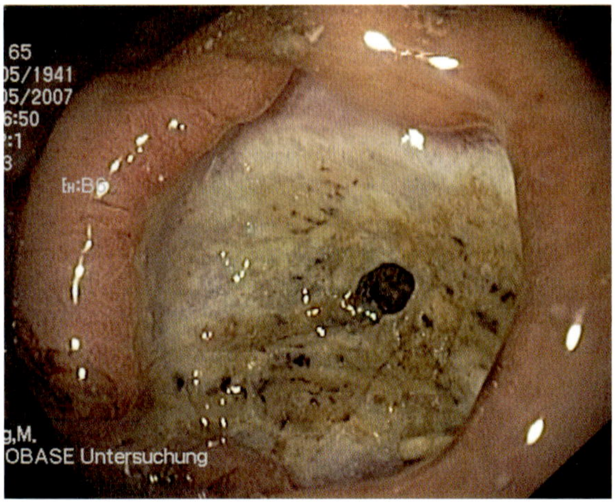

b

☒ **Abb. 3.36**
a Ulcus ventriculi.
b Perforierte Ulcus ventriculi.

⟶ **Varizen, Ringe, Ösophagitis.** Längsverlaufende, durch Luftinsufflation nicht verschwindende, meist geschlängelt bläulich schimmernde Falten entsprechen Ösophagusvarizen. In der gesamten Speiseröhre können bindegewebige Ringe (speziell der Schatzki-Ring in Verbindung mit einer Hiatushernie) oder Segel (Webs) lokalisiert sein.

Mit der Biopsiezange abstreifbare weißliche Beläge lassen eine Soorösophagitis vermuten.

Andere – weitaus seltenere – Ösophagitiden wie beispielsweise die Herpes-simplex-, die Zytomegalie- oder die eosinophile Ösophagitis können durch die direkte optische Inspektion vermutet und definitiv durch die Gewebebiopsie gesichert werden.

⟶ **Tumoren.** Das Ösophaguskarzinom kann als flacher, hypervulnerabler, zum Teil ulzeröser Prozess, als exophytisch polypöse Formation oder im Spätstadium als hochgradige, nicht passierbare Tumorstenose imponieren (Abb. 3.**35**). Benigne Tumoren der Speiseröhre sind selten und überwiegend mesenchymalen Ursprungs (z. B. GIST). Bei intramural sowie extramural gelegenen Prozessen ist die Endosonographie eine wichtige Ergänzung.

Magen

Im Magen gilt es gleichfalls flächenhafte oder streng lokalisierte Schleimhautveränderungen zu beschreiben und histologisch abzusichern. Liegt eine intestinale Metaplasie im Antrum vor? Wie ausgeprägt ist die Gastritis? Gibt es Hinweise auf eine Korpusatrophie? Die Definition der jeweiligen Gastritisart kann nur histologisch verifiziert werden.

⟶ **Erosionen und Ulzera.** Kleinere, definitionsgemäß die Muscularis mucosae nicht überschreitende Erosionen finden sich überwiegend im Antrum oder Korpus. Magenulzera treten vorwiegend solitär im Bereich der Angulusfalte oder im Antrum kleinkurvaturseitig auf (Abb. 3.**36 a** u. **b**). Finden sich mehrere Ulzera, ist immer an ein Malignom oder Lymphom oder an NSAR als Verursacher zu denken.

⟶ **Polypen und Adenome.** Bei Magenpolypen handelt es sich meist um harmlose, nicht kontrollbedürftige fokale foveoläre Hyperplasien, hyperplastische Polypen oder schon endoskopisch zu vermutende, immer multipel auftretende, glasig aussehende Drüsenkörperzysten. Die alleinige PE-Entnahme reicht hier zur diagnostischen Sicherung aus. Adenome sind mit 5 – 7 % im Gegensatz zum Kolon wesentlich seltener im Magen anzutreffen; sie sind jedoch gleichfalls Präkanzerosen und bedürfen der endoskopischen oder chirurgischen Entfernung.

⟶ **Riesenfalten.** In etwa 2 – 3 % der Gastroskopien können sog. Riesenfalten im Bereich der großen Kurvatur entdeckt werden. Diese messen mehr als einen Zentimeter im Durchmesser und verschwinden nicht trotz stärkerer Luftinsufflation.

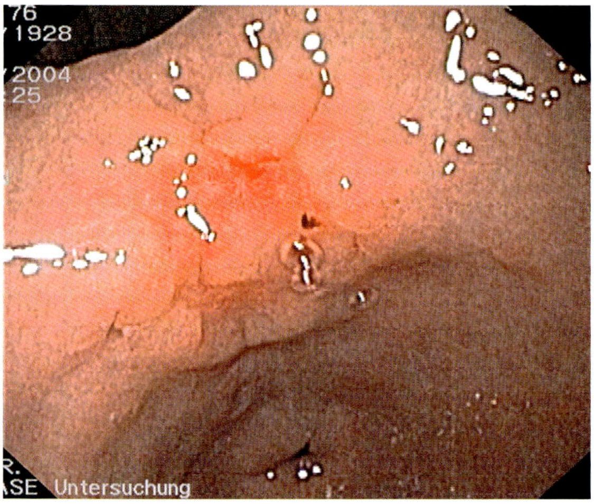

☒ **Abb. 3.37** Magenfrühkarzinom vom Mukosatyp IIc.

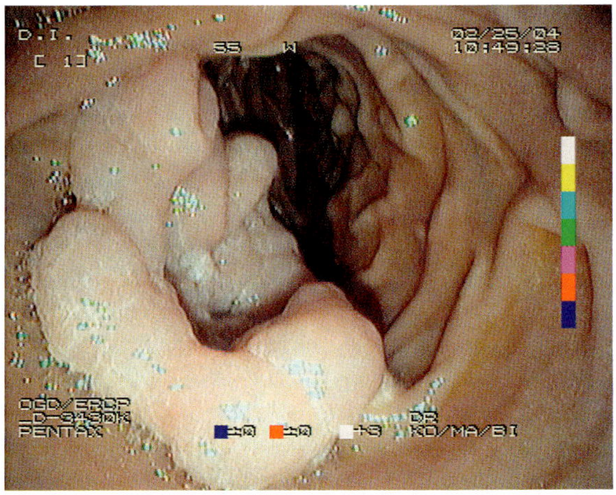

☒ **Abb. 3.38** Duodenaladenom mit hochgradiger intraepithelialer Neoplasie.

Die sichere differenzialdiagnostische Abklärung von Riesenfalten kann nur durch die Kombination von Histologie (evtl. Schlingenbiopsie) und Endosonographie erfolgen. Neben dem Morbus Ménétrier oder der harmlosen Hp-assoziierten Riesenfaltengastritis kann sich ebenso unter der Mukosa ein Lymphom verbergen.

⇢ **Karzinome.** Frühkarzinome imponieren in der Mehrzahl als flache Ulzera (Abb. 3.**37**). Zeigen die Falten im Bereich der Läsion einen abrupten Abbruch, sind sie zugespitzt oder kolbig aufgetrieben bzw. konfluieren sie, so kann der endoskopische Verdacht eines malignen Ulkus formuliert werden. Für die Beschreibung gültig ist die neue Pariser Klassifikation der oberflächlichen Neoplasien des GI-Traktes (22).

Größere Magenkarzinome sind schon optisch zu vermuten, letztlich jedoch nur histologisch von gelegentlich ähnlich aussehenden Magenlymphomen zu differenzieren. Das Magenkarzinom kann sich endoskopisch als polypöser, ulzeröser, diffus infiltrierender ulzeröser sowie gelegentlich als endoskopisch schwierig erkennbarer, diffus infiltrierender Tumor zeigen (Bormann-Klassifikation).

⇢ **Operierter Magen.** Beim operierten Magen ist die Anastomose exakt einzustellen. Verlaufen die Kerkring-Falten quer zum Magenausgang, so ist mit einer zuführenden und abführenden Schlinge zu rechnen (B-II-Magen). Wenn sich die zuführende Schlinge als kleine Aussackung zeigt, liegt vermutlich eine Magenteilresektion nach Roux vor. Findet sich nur eine Öffnung und ist der Bulbus teilweise oder komplett vorhanden, ist bei dem Patienten eine B-I-Resektion durchgeführt worden.

Rezidivulzera treten fast immer im Bereich der Dünndarmanastomose auf; Ulzerationen im Restmagen sind hochgradig malignomverdächtig.

Bulbus duodeni

⇢ **Erosionen und Ulzera.** Im Bulbus duodeni finden sich als häufigste Diagnose Erosionen bzw. Ulzera sowie polypöse Veränderungen, die sich histologisch als ektope Magenschleimhaut (Hyperplasie, Brunner-Drüsen) oder selten auch als neuroendokrine Tumoren entpuppen können. Duodenalkarzinome sind extrem selten und entstehen vermutlich überwiegend aus Duodenaladenomen (Abb. 3.**38**).

Beurteilung der Motilität

Eine weitere wichtige Aufgabe der Spiegelung ist die Beurteilung der Motilität. Ist die Peristaltik im Ösophagus oder Magen propulsiv? Befinden sich noch Speisereste im Magen als indirekter Hinweis für eine Motilitätsstörung?

Biopsie

Die Diagnosesicherung ist das Ergebnis der endoskopisch optisch vermuteten Diagnose und der histologischen Analyse der Gewebeproben seitens des Pathologen. Wenn auch die Behauptung von Stolte „Eine Gastroskopie ohne histologische Diagnostik ist eine unvollständige Untersuchung" so allgemein nicht akzeptiert werden kann, sollten unklare, wenn auch vermutlich harmlose Schleimhautveränderungen möglichst immer histologisch überprüft werden.

Unter endoskopisch gleichförmigen Veränderungen können sich histologisch komplett unterschiedliche Diagnosen verbergen. Deshalb eher mehr Biopsien als zu wenig!

⇢ **Klinische Angaben und Vorgehen.** Dem Pathologen sind auf dem Begleitbrief die Lokalisation der Probeexzision und die Verdachtsdiagnose mitzuteilen. Die Information Magenprobeexzision ist ungenügend; evtl. richtungsweisende Spezialfärbungen unterbleiben, da dem Pathologen die klinischen Angaben fehlen. Die diagnostische Treffsicherheit korreliert mit der Zahl der Biopsien.

- *Magenulzera* sind histologisch immer durch 5, besser 10 Gewebeproben aus dem Rand und dem Grund des Ulkus zu sichern, um nicht ein Magenfrühkarzinom fälschlich als benignes Ulcus ventriculi befundet zu bekommen.
- Erst nach histologischer Beurteilung kann beim *Magenpolypen* die jeweilige Therapie festgelegt werden, ebenso ergibt bei der Vielfalt der möglichen Gastritisformen erst die PE die korrekte Diagnose.
- Bei der Differenzialdiagnose *Riesenfalten* des Magens ist die mittels Diathermieschlinge gewonnene Histologie (Rugektomie) Voraussetzung für die therapeutische und prognostische Einschätzung des Krankheitsbildes.
- Die Beschreibung des Schweregrades der *intraepithelialen Neoplasien* entsprechend der modifizierten Wien-Klassifikation legt die notwendige Therapie fest.
- Besondere Vorsicht ist bei umschriebenen submukösen Prozessen, insbesondere im oberen Magen, angezeigt.

Vor Probeentnahmen aus submukösen Prozessen sollten echoendoskopisch oder dopplersonographisch Gefäßaneurysmata als Ursache der Schleimhautvorwölbung ausgeschlossen werden.

- Gewebeproben aus dem tiefen Duodenum sind bei klinischen Zeichen eines *Malabsorptionssyndroms* oder Diarrhöen zum Ausschluss einer Glutenenteropathie, eines Morbus Whipple oder einer Lamblieninfektion vorzunehmen.

Komplikationen

Die diagnostische ÖGD ist eine nahezu komplikationsfreie Methode, sofern die bekannten Kontraindikationen und Vorsichtsmaßnahmen berücksichtigt werden. In der umfassenden Sammelstatistik von Miller, die auch therapeutische endoskopische Eingriffe einschloss, lag die Gesamtkomplikationsrate bei 0,08 %, die Mortalität betrug 0,007 %. Perforationen sind extrem selten. Im eigenen Krankengut trat diese Komplikation im Rahmen der rein diagnostischen ÖGD nur einmal bei insgesamt 24.000 Untersuchungen auf.

Kardiopulmonale Komplikationen. Die mit Abstand häufigsten Zwischenfälle waren kardiopulmonaler Art (90 %), die fast ausschließlich bei prämedizierten Patienten auftraten. Dies unterstreicht die Forderung, bei sedierten Risikopatienten sowohl die Pulsoxymetrie als auch die EKG-Überwachung einzusetzen. Bei Propofol-Kurznarkosen, die zunehmend auch bei endoskopischen Untersuchungen des oberen Gastrointestinaltraktes eingesetzt werden, werden ein in der Intensivmedizin erfahrener zweiter Arzt und die kontinuierliche Blutdrucküberwachung gefordert.

Bakteriämien. Bakteriämien können bei diagnostischen Eingriffen in ca. 10 % nachgewiesen werden, sie sind jedoch de facto immer ohne klinische Relevanz. Anders ist dies bei Patienten mit Vitien oder künstlichen Klappen, hier wird eine Antibiotikaprophylaxe gefordert (Deutsche Gesellschaft für Kardiologie-Herz-Kreislauf-Forschung 1998)

Ergebnisse

Vergleichszahlen zwischen der Endoskopie und radiologischen Verfahren stammen aus den 70er und 80er Jahren. Später hat sich kaum jemand mehr die Mühe gemacht, einen Methodenvergleich bei bestimmten Krankheitsbildern zu vorzunehmen, zu eindeutig und überlegen sind die modernen hochauflösenden Videoendoskopiesysteme. Darüber hinaus kann durch die gleichzeitige Gewebsentnahme die Verdachtsdiagnose durch den histologischen Befund überprüft bzw. gesichert werden. Die Chromoendoskopie allein oder in Kombination mit der Zoomendoskopie als neue Technik verbessert zusätzlich eindrucksvoll die diagnostischen Möglichkeiten.

Die Ösophagogastroduodenoskopie ist eine hocheffiziente Suchmethode, sie dient als Verlaufskontrolle und ermöglicht effektiv endoskopische Interventionen am oberen Gastrointestinaltrakt.

Methodenvergleich. Schon 1979 demonstrierte Killer-Walser eine höhere Sensitivität und Spezifität für die Fiberglasendoskopie bei der Diagnose von Ulcera ventriculi und Magenkarzinomen. Nur bei der Beurteilung der Hiatushernie zeigte sich die Radiologie sicherer. Dies gilt z.T. auch noch für die heutige Situation, wenn man nicht akribisch genau den ösophagokardialen Übergang inspiziert und die Beurteilung der Peristaltik vernachlässigt. Inwieweit es eine klinische Relevanz hat, ob eine Kardiainsuffizienz oder eine kleine Hernie vorliegt, erscheint fraglich. Letztlich ist das Beschwerdebild ausschlaggebend für die mögliche Therapie. Dooley fand 1984 gleichfalls für die Magendoppelkontrastuntersuchung eine Sensitivität von nur 54 %, bei einer Spezifität von 91 %; die Endoskopie war signifikant sensitiver mit 92 % ($p < 0{,}001$), die Spezifität betrug 100 %. Im Methodenvergleich beim operierten Magen zeigt sich die Endoskopie (Sensitivität 100 %) der Radiologie (Sensitivität 61 %) ebenfalls weit überlegen. Die direkte optische Untersuchung hat hier absolute Priorität.

Assoziierte interventionelle Verfahren

Die interventionelle Endoskopie am oberen GI-Trakt umfasst eine Vielzahl von hocheffektiven schonenden und komplikationsarmen Verfahren, von denen die häufigsten Methoden im Folgenden beschrieben werden (Tab. 3.**11**).

Tabelle 3.11 Therapeutische endoskopische Verfahren des oberen GI-Traktes

- Blutstillungsmethoden (variköse/nichtvariköse Blutung)
- Bougierung, Ballondilatation
- Polypektomie
- Endoskopische Mukosaresektion (EMR)
- Implantation von Metallstents
- Laser/APC bei malignen Tumoren
- Endoskopische Fremdkörperextraktion
- Botulinustoxin-Injektion (Achalasie, Papille)
- PEG/PEJ
- Fotodynamische Therapie
- Endoskopische Refluxtherapie
- Endoskopische Divertikulotomie (Zenker-Divertikel)

Ergänzend sei auf die Spezialkapitel mit den entsprechenden Krankheitsbildern verwiesen.

Endoskopische Varizentherapie (Ligatur, Sklerosierung, Cyanoacrylat-Injektion)

Die akute Varizenblutung ist heute Domäne der endoskopischen Intervention entweder in Form der Varizenligatur oder bei schlechter Sicht bzw. speziell bei Magenvarizen der Injektion von Cyanoacrylat (Histoacryl).

Studienergebnisse zur Sekundär- und Primärprophylaxe

Zur Frage einer effektiven Sekundärprophylaxe ist die Datenlage uneinheitlich. In Vergleichsstudien Ligaturbehandlung vs. medikamentöse Therapie mit Nitraten und Betablockern könnten die Ergebnisse nicht widersprüchlicher sein. Villanueva (43) publizierte einen deutlichen Vorteil für die konsequente medikamentöse Behandlung, bei Patch (35) lag die Rezidivblutungsrate in den beiden Kollektiven innerhalb von 2 Jahren etwa gleich bei 54 bzw. 44% (ns), wohingegen Lo (25) einen signifikanten Vorteil für die wiederholte Ligaturtherapie zeigen konnte. Die Kombination aus Ligatur und Sklerosierung scheint nach einer Metaanalyse der alleinigen Ligatur nicht überlegen (37).

Auch zur Frage einer sinnvollen Primärprophylaxe bei Risikopatienten sind die Studienergebnisse nicht eindeutig (→ **Kapitel 17**). Während in einer deutschen (39) sowie einer asiatischen Studie (24) die Ligatur gleich effektiv wie die medikamentöse Behandlung mit Betablockern und Nitraten abschnitt, zeigten andere Vergleichsstudien einen signifikanten Vorteil für die endoskopische Ligatur (28). Die Ligatur scheint auch als Primärprophylaxe nicht von Nachteil im Vergleich zur pharmakologischen Behandlung zu sein. Der große Vorteil bei korrekter Indikation ist die überschaubare Therapiedauer bis zur Eradikation der Varizen im Vergleich zur Tabletteneinnahme, die als Dauerbehandlung angesehen werden muss.

Ligaturbehandlung im blutungsfreien Intervall. Die in den 70er und 80er Jahren praktizierte Sklerosierungstherapie mit Äthoxysklerol ist in den 90er Jahren durch die Ligaturbehandlung nahezu vollständig abgelöst worden. Stiegmann beschrieb diese Technik, die sich an der etablierten Hämorrhoidalligatur orientiert, erstmals 1986 (40). Das Prinzip ist einfach, die Durchführung – insbesondere im blutungsfreien Intervall – leicht, und das Ergebnis ist überzeugend. Die Ösophagusvarize wird in einen auf dem Distalende des Endoskops fixierten, meist durchsichtigen Zylinder mit der Saugung quasi hineingezogen und durch das Freisetzen eines Gummiringes, der sich vom Zylinder löst, ligiert (Abb. 3.**39**). Diese strangulierte Varize fällt nach 1 – 4 Tagen ab, wobei sie ein Ulkus hinterlässt, welches innerhalb von 1 – 2 Wochen abheilt. Man beginnt im ösophagokardialen Bereich und setzt die Behandlung nach oral fort. In Abhängigkeit vom Lokalbefund appliziert man in einer Sitzung 3 – 5 Gummiringe. Nach 1 – 2 Sitzungen sind die Varizen gewöhnlich beseitigt. Die Ligatur muss analog zur älteren Sklerosierungsbehandlung wiederholt werden, anfänglich in 3- bis 6-monatigen Abständen. Treten keine Rezidive auf, können die Intervalle verlängert werden.

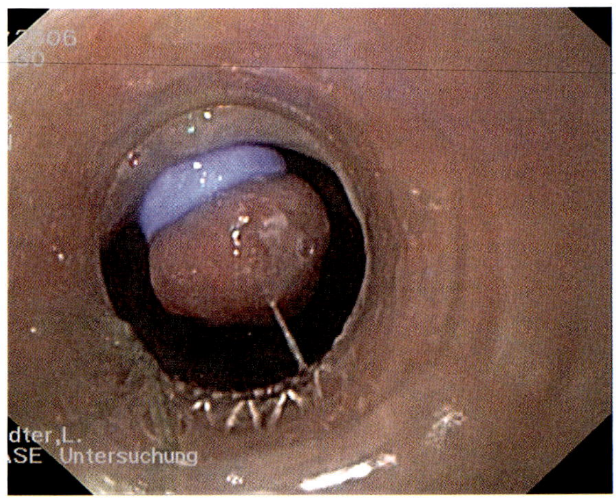

Abb. 3.39 Ösophagusvarizenligatur.

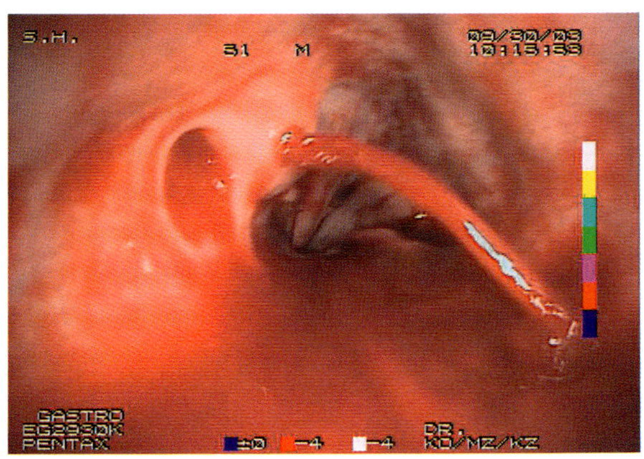

Abb. 3.40 Akute Varizenblutung.

Kommerziell sind verschiedene Ligatursets erhältlich mit 4 – 8 in einer Sitzung abschießbaren Ringen, am kostengünstigsten sind jedoch die wieder verwertbaren Systeme.

Ligaturbehandlung bei blutenden Varizen. Bei der akuten Varizenblutung kann sich die Therapie wesentlich schwieriger gestalten (Abb. 3.**40**). Neben einer schlechten Sicht besteht die Gefahr der Aspiration, weshalb hierbei auch an eine prophylaktische Intubation rechtzeitig gedacht werden muss. Gelingt keine ausreichende Übersicht, sollte kurzfristig eine Ballonsonde gelegt und zusätzlich eine medikamentöse Pfortaderdrucksenkung, beispielsweise mit Terlipressin, durchgeführt werden. Nach Sistieren der Blutung klappt dann im Regelfall problemlos die Ligatur.

Cyanoacrylat-Injektion bei Magenvarizen. Bei Magenvarizen ist die Gummibandligatur weitaus schwieriger praktikabel, da die Ringe in Inversion zu platzieren sind. Hier wird nach wie vor die intravariköse Injektion mit Cyanoacrylat (Histoacryl) favorisiert (12). Entsprechend den Empfehlungen von Soehendra werden 0,2 – 0,4 ml N-butyl-2-Cyanoacrylat mit 0,5 – 0,8 ml Lipiodol, einem fettlöslichen Röntgenkontrastmittel, gemischt und streng intravarikös injiziert (38). Es kommt hierbei nach Kontakt mit Flüssigkeit, z. B. Blut, aufgrund einer enormen Polymerisationsfähigkeit am Ort der Injektion in Sekundenschnelle zum Ausfällen der Mischung und damit zur Obliteration des Gefäßes. Etwa 1 – 2 Wochen nach der Histoacryl-Gabe fällt die nekrotisch gewordene Varize ab. Die bei Magenvarizen sehr erfolgreiche Cyanoacrylat-Injektion kann jedoch mit Komplikationen einhergehen wie großen Ulzerationen, peripheren Embolien oder septischen Zuständen (44). Deshalb kommt diese Technik nur bei Magenvarizen bzw. nicht durch die Gummiringligatur stillbaren Ösophagusvarizenblutung zum Einsatz.

Blutstillungsverfahren bei nicht varikösen Blutungen

Die endoskopischen Blutstillungsmöglichkeiten sind heute vielfältig. Man unterscheidet zum einen die meist eingesetzten Injektionstechniken mit verdünnter Suprarenin-Lösung oder absolutem Alkohol, die mechanischen Systeme wie Clips oder Ligatur und die altbekannten thermischen Methoden wie Heater Probe oder Argon-Plasma-Koagulation (APC).

Akute Ulkusblutung. Mit etwa 50 – 60 % ist das gastroduodenale Ulkus die mit Abstand häufigste Ursache einer Blutung im oberen GI-Trakt, gefolgt von der Ösophagitis mit 6 – 10 % sowie den Erosionen mit 3 – 15 %. Die akute Ulkusblutung kann durch die Injektionsbehandlung mit verdünnter Suprarenin-Lösung und/oder Verwendung von Clips (Abb. 3.**41**) in über 90 % gestoppt und die Rezidivblutungsrate auf unter 15 % gesenkt werden. Bei Risikopatienten scheint die Kombination verschiedener Methoden u. a. Injektion plus Heater Probe oder Injektion plus Clipping der Monotherapie überlegen zu sein (3). Von einigen Autoren

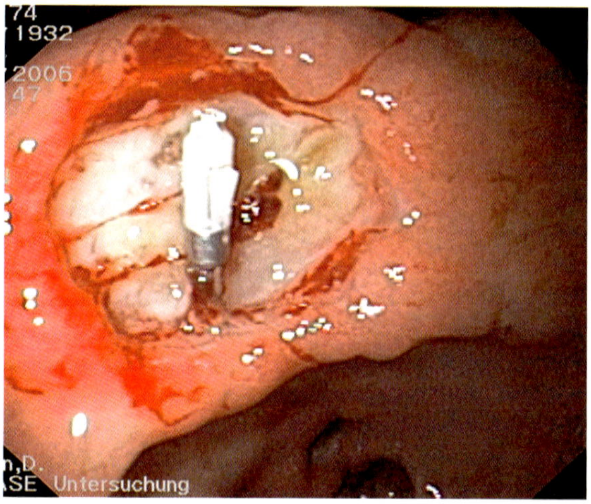

Abb. 3.41 Ulcus ventriculi Forrest IIa mit Clip.

wird der Einsatz der endoskopischen Dopplersonographie favorisiert (18).

Andere Befunde. Nicht nur bei der akuten Ulkusblutung (F Ia, Ib), sondern auch bei nicht aktuell blutenden Ulzera mit vermutetem Gefäßstumpf bzw. Koagel (F IIa, IIb) verbessert die endoskopische Therapie signifikant den Verlauf der Ulkuskomplikationen (2, 13). Zur Behandlung von Angiodysplasien eignet sich besonders die Injektionsbehandlung, bei multiplen Gefäßanomalien ist die Argon-Plasma-Koagulation vorzuziehen. Bei der sehr seltenen Ulkus-Dieulafoy-Blutung kommt alternativ das Clippen bzw. die Ligatur zur Anwendung (31).

Bougierung und Ballondilatation

Die Aufdehnung von Stenosen der Speiseröhre ist ein seit Jahrhunderten bekanntes und effektives Verfahren zur Beseitigung der Dysphagie. Die erste Bougierung ist von Fabrizius von Aquapendente (1537 – 1619) überliefert, der als Bougie eine Kerze (französisch la bougie = die Kerze) zur Stenoseaufdehnung verwendete. Seither ist eine Vielzahl von Instrumenten zur Selbstbougierung oder zur endoskopischen Bougierung mit bzw. ohne Röntgenkontrolle entwickelt worden.

Bougies. Heute werden überwiegend aus Polyvinylchlorid hergestellte Bougies nach Savary-Gilliard mit Durchmessern von 5 – 20 mm eingesetzt. Diese röntgenpositiven Kunststoffbougies tragen am distalen Ende eine konisch zulaufende Spitze und werden über einen Führungsdraht unter permanenter Röntgenkontrolle durch die Stenose vorgeschoben. Die hierbei ausgeübte koaxiale Bougierung ist vergleichsweise schonend und atraumatisch. Als problematisch können sich sehr harte Stenosen herausstellen; hierbei weicht der Bougie gelegentlich nach lateral aus und die Passage durch die Stenose kann misslingen. In diesen Fällen sollte man auf die altbewährten, jedoch komplikationsträchtigeren Eder-Puestov-Metalloliven wechseln.

Hat man keine Röntgeneinheit zur Verfügung, kann man alternativ den sog. Mehrstufenbougie nach Buess einsetzen, der im Durchmesser stufenförmig zunimmt und über ein Kinderendoskop gestülpt wird.

Ballonkatheter. Als Ballonkatheter kommen sog. TTS-Systeme („through the scope") zum Einsatz, die endoskopisch kontrolliert in diese Stenose vorgeschoben und dann dort druckkontrolliert bis auf 25 mm aufgepumpt werden. Das Perforationsrisiko wird als sehr gering angegeben. Die Dilatationskräfte richten sich nur nach radial und nicht wie bei den anderen Systemen auch nach longitudinal. Besonders bei Magenausgangsstenosen hat sich dieses Verfahren bewährt.

Indikationen. Indikationen der endoskopischen Bougierung bzw. Dilatation sind peptische Ösophagusstenosen, angeborene oder erworbene Webs (Schatzki-Ring), Verätzungsstenosen, postoperative Anastomosenstenosen und selten Magenausgangsstenosen. Daneben erfolgt eine Bougierung bei primär nicht passierbaren malignen Stenosen vor einer Lasertherapie oder einer Stentimplantation.

Durchführung. Beim prämedizierten Patienten wird nach inital endoskopischer Beurteilung der Stenose, sofern diese nicht passierbar ist, unter Röntgendurchleuchtung ein Führungsdraht über die Enge platziert, der Draht wird belassen, das Endoskop entfernt und anschließend der Bougie vorsichtig radiologisch kontrolliert über die Stenose vorgeschoben. Pro Sitzung sollte man wegen der Perforationsgefahr nicht mehr als 3 unterschiedliche Bougie-Durchmesser einsetzen. Nach jeder Sitzung ist entweder eine nochmalige endoskopische Kontrolle wegen der Frage einer Leckage oder – sicherer – ein Röntgenbreischluck durchzuführen.

Bei korrekter Technik – vorsichtige, in kleinen Schritten steigernde Bougierung – ist dieses endoskopische Verfahren eine effektive und komplikationsarme Methode. Die Perforationsrate liegt in Abhängigkeit von der Indikation bei 1 – 2%.

Therapie der Achalasie

Ballondilatation. Geht es um die Behandlung der Achalasie werden Ballonkatheter mit einem Durchmesser bis 40 mm verwendet. Diese werden überwiegend über einen primär endoskopisch gelegten Führungsdraht radiologisch kontrolliert platziert und unter manometrischer Überwachung aufgeblasen. Alternativ gibt es auch Systeme, die „blind" nur unter Röntgendurchleuchtung oder im Huckepackverfahren – der Dilatationsballon ist über das Endoskop gestülpt (System nach Witzel) – durch die Kardiaenge geführt werden. Nach Erreichen der korrekten Position wird der Ballon auf 6 – 10 psi über 2 – 3 min mit Luft gefüllt. Es hat sich bewährt, die Dilatation ein- bis zweimal zu wiederholen, um einen anhaltenden Effekt zu erreichen. Jedoch auch dieses wird, wie der Einsatz der Prämedikation, unterschiedlich praktiziert (7, 42). Nach den publizierten Studien ist bei 55 – 85% der Patienten eine gute symptomatische Besserung zu erreichen. In 15 – 20% der Fälle ist wegen eines Rezidivs eine kurzfristige Wiederholung notwendig.

Komplikationen und Alternativen. Bei maximal 10% der Patienten versagt definitiv die endoskopische Methode, und es bleibt dann nur die chirurgische Myotomie. Vor allem junge Patienten unter 40 Jahren scheinen weniger auf die pneumatische Dilatation anzusprechen (7). Als Komplikationen sind zum einen die Aspirationsgefahr zu beachten und zum anderen die Perforation, die in 3 – 5% zwar auftritt, jedoch fast immer konservativ zu behandeln ist. Im Vergleich zur alternativen Botulinustoxin-Injektion sprechen die Langzeiterfolge aufgrund der geringeren Rezidivrate eindeutig für die pneumatische Dilatation (1, 33).

Polypektomie

Die Indikation zur endoskopischen Polypektomie ergibt sich zum einen aus der Symptomatik (Blutung, Okklusion, Invagination) oder zur Entfernung von Tumorvorstufen (Adenomen) bzw. Frühkarzinomen.

Im Gegensatz zum Kolon sind die überwiegende Mehrzahl der Magenpolypen nicht neoplastischer Natur, sondern benigne tumorähnliche Läsionen, weshalb initial die Biopsie zur histologischen Klärung ausreicht.

Typen von Magen- und Dünndarmpolypen. Angaben über die Häufigkeit der verschiedenen Magenpolypen sind in der Literatur uneinheitlich. An erster Stelle mit etwa 50% finden sich hyperplastische Polypen (früher hyperplasiogene Polypen nach Elster), gefolgt von den fokalen foveolären Hyperplasien, die jedoch von vielen Pathologen nicht mehr als Polypen, sondern als Residuen anderer Veränderungen interpretiert werden. Schon endoskopisch sicher zu identifizieren aufgrund ihrer glasigen Oberfläche, sind die im Korpus und Fundus nachweisbaren, ebenfalls harmlosen Drüsenkörperzysten. Darüber hinaus können kleine Karzinome als Polypen imponieren (Frühkarzinom Typ I/IIa). In etwa 10% der Fälle finden sich Adenome. Von einer Polyposis ventriculi spricht man bei mehr als 50 Polypen. Submuköse Polypen mesenchymalen Ursprungs sind unschwer von epithelialen Polypen zu unterscheiden: Die Mukosa ist hier vorgewölbt bei homogen erhaltener Schleimhautarchitektur und kann meist mit der Biopsiezange abgehoben werden. Mit Hilfe der Endosonographie kann der Befund optisch exakt dargestellt werden. Polypen im Dünndarm sind vergleichsweise selten. Das Gros dieser Polypen ist mit über 80% nicht neoplastischer Histologie wie Magenschleimhautheterotopien, sog. entzündliche Polypen und Hyperplasien der Brunner-Drüsen.

Durchführung. Bei Adenomen und Borderline-Läsionen gilt – wie im Kolon – die endoskopische Schlingenabtragung als die Therapie der Wahl. Bei sessil aufsitzenden Polypen erleichtert man sich die Abtragung, indem man in die Basis physiologische Kochsalzlösung injiziert, den Prozess von dem Schleimhautniveau abhebt und damit für die Diathermieschlinge besser greifbar macht. Im Duodenum kann es hilfreich sein, nicht mit einer Vorausblickoptik, sondern mit einem Duodenoskop die Polypektomie durchzuführen.

Submuköse Prozesse. Die histologische Sicherung von submukösen Prozessen gestaltet sich hingegen weitaus schwieriger.

Mit Hilfe von Punktionsnadeln oder durch Knopflochbiopsien wird nur selten suffizientes Material aus submukösen Prozessen gewonnen, ergiebiger ist die sog. Rugektomie, bei der mittels Schlinge quasi die Mukosa abgetragen und anschließend aus dem Ulkus entsprechend Gewebe biopsiert wird.

Der Großteil der submukösen Prozesse entspricht gastrointestinalen Stromatumoren (GIST), die, sofern sie endosonographisch nicht suspekt im Sinne einer Infiltration durch die Muscularis propria oder mit Nachweis von Lymphknoten sind, bis zu einer Größe von 2 cm belassen und nur endoskopisch kontrolliert werden. Bei größeren Prozessen wird die chirurgische Resektion empfohlen.

Komplikationen. Nach endoskopischer Polypektomie im oberen Gastrointestinaltrakt treten relativ selten Komplikationen auf, die Zahlen liegen bei 2 – 4 %. Die mit Abstand häufigste Komplikation ist die Blutung, weshalb wir vor der endoskopischen Behandlung den Patienten einen venösen Zugang (Braunüle) legen und 2 – 3 Erythrozytenkonzentrate im Labor vorrätig halten. Nach der Polypektomie bleibt der Patient 24 h nüchtern, damit man bei einer Rezidivblutung endoskopisch erneut intervenieren kann. Magenwandperforationen sind extrem selten. Endoskopische Kontrollen nach Polypektomie sind nur bei Adenomen und Frühkarzinomen notwendig.

Lasertherapie

Die Lasertherapie zur Behandlung von Tumorstenosen hat durch die Entwicklung der neuen, komplikationsarm zu platzierenden, selbstexpandierenden Stents wesentlich an Bedeutung verloren.

Zum anderen hat die preisgünstigere APC z. T. die Indikation des Lasers übernommen. Bei der Blutstillung spielt der Laser überhaupt keine Rolle mehr.

Indikationen. Indikationen für den Neodym-Yag-Laser (Wellenlänge 1064 nm) sind nur noch kurzstreckige, maximal 3 – 4 cm lange Tumorstenosen oder längere, weichere Stenosen, bei denen ein Stent leicht dislozieren könnte. Vorteil des Lasers ist seine hohe Energie von über 100 W und die dadurch mögliche extrem hohe Temperaturerzeugung im Tumor, was zur Vaporisation (= Verdampfen) des Gewebes führt. Das Tumorgewebe wird nicht wie bei der APC nur koaguliert, sondern regelrecht beseitigt – es verdampft

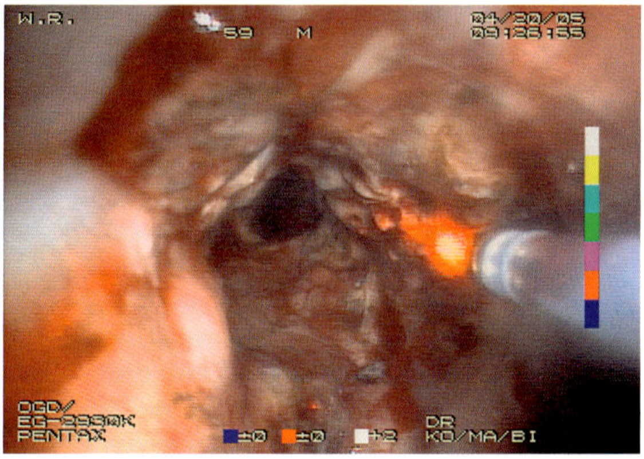

☒ **Abb. 3.42** Laservaporisation bei Ösophaguskarzinom.

(Abb. 3.**42**). Trotz dieser teilweisen Vorteile liegt ein wesentliches Problem des Lasers in der Notwendigkeit, aufgrund des erneuten Tumorwachstums diese Behandlung in bestimmten Abständen wiederholen zu müssen. In einer eigenen Untersuchung lag das mittlere dysphagiefreie Intervall bei immerhin 5 Wochen. Ist die Tumorstenose primär für das Endoskop passierbar, erfolgt die Laserapplikation von aboral nach oral. Wenn es nicht möglich ist, muss die Stenose primär bis etwa 11 mm aufbougiert werden. Komplikationen treten in bis zu 10 % auf, vor allem Perforationen, insbesondere infolge der Bougierung, die Letalität liegt bei ca. 2 % (30).

Eine weitere seltene Indikation stellt die endokavitäre Tumorverkleinerung dar. In Einzelfällen kann der Laser bei inoperablen Patienten lumenverlegende exophytische Tumoranteile im Magen beseitigen.

Argon-Plasma-Koagulation

Prinzip. Die Argon-Plasma-Koagulation (APC) ist gleichfalls ein thermisches Verfahren, welches zur Koagulation und Schrumpfung von Gewebe führt (9). Hierbei wird Hochfrequenzstrom über eine teflonbeschichtete Elektrode durch ionisiertes Argongas auf das Gewebe appliziert mit dem Ergebnis der lokalen Koagulation und Desikkation. Als Nicht-Kontakt-System kommt es im Vergleich zu anderen konventionellen Koagulationssonden seltener zur Verkohlung der Sondenspitze, was üblicherweise zum Wirkungsverlust führt.

Die Eindringtiefe der APC ist mit 2 – 4 mm im Vergleich zum Laser geringer, sodass man mehr Sitzungen bei entsprechenden Stenosen benötigt. Ein Vorteil ist dagegen der Preis, weshalb in den meisten Endoskopieeinrichtungen die APC den Laser abgelöst hat.

Indikationen. Die APC wird zum einen als Blutstillungsmethode bei Angiodysplasien, dem sog. Wassermelonenmagen sowie bei diffuser Tumorblutung eingesetzt (11). Eine weitere Indikation ist der Versuch einer Ablation von metaplastischer Mukosa beim Barrett-Ösophagus (29). Seltene Indikationen sind die endoskopische Divertikulotomie beim Zenker-Divertikel (32) sowie der Versuch einer Rekanalisierung von okkludierten Metallstents. Schließlich ist sie ein einfaches Verfahren zur optischen Markierung der Umfangsgrenzen einer Neoplasie vor der geplanten endoskopischen Abtragung.

⇢ **Komplikationen.** Im oberen GI-Trakt sind Komplikationen extrem selten, einzig die permanente Gasinsufflation mit Distension des Magen-Darm-Traktes kann zu Beschwerden führen, durch intermittierendes Absaugen der Luft kann dies vermieden werden.

Metallstents

⇢ **TTS-Metallstents.** Die modernen hochflexiblen, durch das Endoskop platzierbaren (TTS = „through the scope"), selbstexpandierenden Metallstents stellen einen großen Fortschritt in der Palliation von malignen Stenosen des oberen Gastrointestinaltraktes dar. Die älteren rigiden Kunststofftuben, bei denen üblicherweise vor der Pertubation eine umfangreiche endoskopische Bougierung durchgeführt werden muss und die sich ausschließlich für gerade Ösophagusstenosen eignen, sind nahezu vollständig von den neuen flexiblen, sich der Stenoseform anpassenden Maschendrahtendoprothesen abgelöst worden.

Die TTS-Stents können wegen ihres dünnkalibrigen Einführungssystems nahezu atraumatisch implantiert werden bei – im Vergleich zu den Plastiktuben – größerem Lumen nach ihrer Freisetzung. Das Indikationsspektrum hat sich hierdurch deutlich erweitert.

⇢ **Indikationen.** Hauptindikationen sind maligne Stenosen des oberen GI-Traktes als palliativ symptombezogene Maßnahme beim primär inoperablen Patienten oder beim Lokalrezidiv nach operativer oder strahlentherapeutischer Behandlung. Speziell bei der malignen Magenausgangsstenose infolge eines infiltrierend wachsenden Pankreaskarzinoms scheint der Stent im Vergleich zur palliativen Gastrojejunostomie bessere Ergebnisse zu zeigen (45) (Abb. 3.**43**).

⇢ **Stentmaterialien.** Die Stents bestehen aus unterschiedlichen Materialien, zum einen aus Stahldrahtfilamenten (Wall-Stent, Gianturco-Z-Stent), zum anderen aus Nickeltitan-Legierung-Netinol (Ultraflex, Wallflex, Tae Woong-Stent) und einem System aus Polyethylen-Polymer (Polyflex). Die neueste Entwicklung, bisher noch in der experimentellen Phase, sind bioabsorbierende Stents, die aus dem kardiologischen und urologischen Bereich kommen. Diese – analog zum resorbierbaren Nahtmaterial – aus einem Polymer von Milchsäure bestehenden Systeme werden von der Darmwandmukosa einverleibt und schließlich innerhalb von 6 – 24 Monaten komplett resorbiert.

⇢ **Stentformen.** Kommerziell sind heute eine Vielfalt von verschiedenen Stents erhältlich: komplett/partiell ummantelte – nicht ummantelte; mit einer, zwei oder keiner Tulpe; unterschiedliche Längen von 6 – 18 cm und verschiedenen Durchmessern von 16 – 22 mm; je nach Indikation, quasi individuell je nach lokaler Situation (21) (Abb. 3.**44**). Im tubulären Ösophagus bevorzugt man die etwas steiferen Wall- bzw. Gianturco-Stents u. a. wegen ihrer stärkeren Expansionskraft und genaueren radiologischen Identifikation. Der Gianturco-Stent hat zusätzlich den besonderen Vorteil, dass er sich während der Freisetzung nicht verkürzt. Ab dem ösophagokardialen Übergang sind eindeutig die flexiblen Netinol-Stents vorzuziehen.

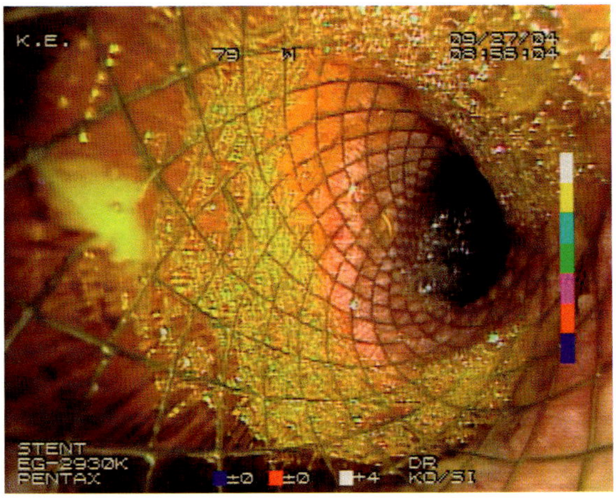

⊠ **Abb. 3.43** Maligne Magenausgangsstenose, entfalteter Stent.

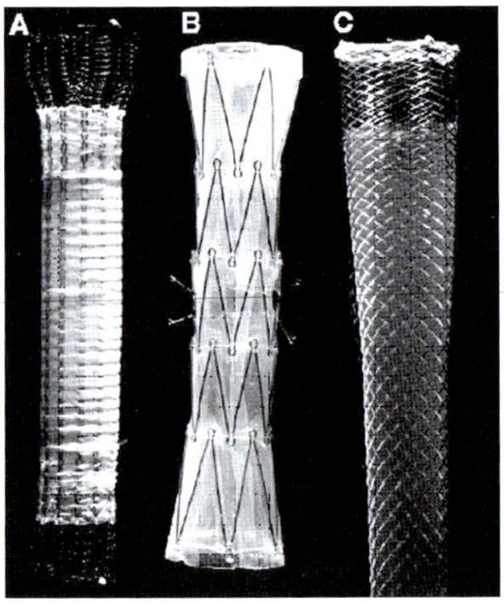

⊠ **Abb. 3.44** Übersicht Stents.
a Ultraflex.
b Gianturco.
c Wallstent.

⇢ **Stentplatzierung.** Zur Implantation benötigt man ein therapeutisches Endoskop mit einem Arbeitskanal von mindestens 3,5 mm. Ist die Stenose primär nicht passierbar, wird sie bis 11 mm aufbougiert. Die Stenose wird radiologisch sichtbar markiert, indem man beispielsweise zwei Metallkanülen oder Ampullensägen auf die Haut des Patienten klebt und anschließend die Stenose ausmisst. Danach schiebt man vorsichtig über den zuvor vorgeschobenen Führungsdraht unter kontinuierlicher radiologisch-endoskopischer Sicht den Einführungskatheter mit Stent über den liegenden Draht durch die Enge nach distal. Nun erfolgt bei korrekter Position die langsame Freisetzung des Stents. Der eine Untersucher kontrolliert mit dem Endoskop und korrigiert – wenn nötig – die proximale Position des Stents, der zweite Untersucher zieht die Hüllmembran, die den Stent umschließt, kontinuierlich zurück und setzt damit den Stent frei. Fast alle Stents verkürzen sich um 30–50% während der Freisetzung, das muss bei der primären Positionierung berücksichtigt werden.

Ausnahmesituationen. Stenosen, die weniger als 2 cm vom oberen Ösophagussphinkter entfernt sind, können nicht erfolgreich gestentet werden, hier ist meist nur mittels PEG eine ausreichende Kalorienzufuhr zu sichern.

Ebenso ist bei Patienten mit zusätzlichem Stridor durch Kompression der Atemwege besondere Vorsicht geboten: Durch die Entfaltung eines Ösophagusstents kann es zum kompletten Verschluss der Trachea kommen, weshalb in diesen Fällen primär die Frage eines zusätzlichen Trachealstents geprüft werden muss.

Ergebnisse und Komplikationen. Das Legen dieser modernen flexiblen Stents gelingt erfahrenen Untersuchern in 90–95%, in etwa 80–90% können die Patienten anschließend feste oder weiche Speisen zu sich nehmen. Bei der Heterogenität der verschiedenen Systeme und der unterschiedlichen Indikationen sind die Angaben zu Komplikationen sehr different und kaum miteinander vergleichbar.

- *Frühkomplikationen* im Sinne von Schmerzen, Aspiration, Blutung, Fieber, Stentdislokation oder Perforation, sind in 20–30% zu beobachten und überwiegend medikamentös bzw. endoskopisch zu behandeln.
- *Spätkomplikationen* wie Tumoreinbruch durch die Maschen oder Verschluss durch Überwachsen der Stents, Bolusobstruktionen durch Nahrungsbestandteile, Dislokationen, Fisteln infolge von Druckulzera kommen in 20–40% vor (5, 34).

Besonders die gecoateten Stents scheinen effektiver gegen Tumoreinwachsen schützen zu können und senken damit die Spätrisiken (16). Die methodenbedingte Letalität wird in den Studien mit 0–2% angegeben.

Ausblick. Die technischen Fortschritte dieser flexiblen Metallendoprothesen sind längst nicht abgeschlossen. Die Platzierung wird immer einfacher. Durch ihre hohe Elastizität können auch komplizierte Stenosen überbrückt werden. Die Möglichkeiten der präzisen Korrektur bis zur geplanten Extraktion werden zu einer noch größeren Bedeutung in der interventionellen Endoskopie sowohl in palliativer als auch definitiv kurativer Hinsicht führen.

PEG/PEJ

Die perkutane endoskopische Gastrostomie (PEG), erstmals von Gauderer und Ponsky 1980 vorgestellt, stellt heute ein Routineverfahren bei Patienten mit längerfristig insuffizienter peroraler Ernährung dar (10).

Aufgrund der technisch einfachen und sicheren Durchführbarkeit und des geringen Risikos hat die PEG die operative Gastrostomie oder herkömmliche transnasal bzw. oral gelegte Magenduodenalsonde weitgehend verdrängt.

Indikationen. Hauptindikationen sind chronische benigne und maligne Erkrankungen, die eine ausreichende orale Kalorienaufnahme unmöglich machen. Hierzu zählen in erster Linie Patienten mit neurologischen Störungen und zentral bedingter Schluckstörung, wie nach zerebralem Insult, nach Schädel-Hirn-Trauma, bei amyotropher Lateralsklerose oder Hirntumoren. Die zweithäufigste Indikation besteht bei Patienten mit stenosierenden Tumoren im Oropharynx, Larynx oder Ösophagus, wenn alternative palliative Verfahren versagen. Weiterhin bewährt hat sich diese Methode als perioperative transstomale Ernährung von Patienten mit Tumorresektion im Oropharynx oder Larynx. Seltene Indikationen finden sich bei schwerwiegenden Ösophaguserkrankungen, wie z. B. einer ausgeprägten Verätzung oder einer akuten Ösophagusruptur (15, 26). Die PEJ kommt überwiegend beim magenresezierten Patienten zum Einsatz.

Kontraindikationen. Die einzige echte Kontraindikation ist die fehlende Diaphanoskopie. Ohne sichere äußere Identifikation des durch die Bauchwand schimmernden Endoskoplichtes müssen Punktionsversuche unterbleiben. Weitere, je nach Einzelfall zu entscheidende Kontraindikationen sind ein ausgeprägter Aszites, infiltrierende Prozesse der Magenwand und Patienten mit stark limitierter Lebenserwartung.

Anlagetechniken. Heute steht eine Vielzahl von PEG-Anlagetechniken und PEG-Sondensystemen zur Verfügung. Im Wesentlichen werden zwei Verfahren eingesetzt:

- die *transorale Fadendurchzugsmethode* (Pull-Gastrostomie nach Gauderer) sowie
- die *Ballonkatheter-Direktpunktion* (Introducer-Gastrostomie nach Rossell).

Die dritte Variante, das sog. Durchschubverfahren in Seldinger-Technik (Push-Gastrotomie nach Sacks-Vine), ähnelt der ersten Methode.

Durchführung. Bei allen Verfahren erfolgt bei dem auf dem Rücken liegenden Patienten primär die endoskopische Inspektion des oberen Gastrointestinaltraktes. In den Magen wird ausreichend Luft insuffliert, damit er sich voll entfaltet und der Bauchwand möglichst eng anliegt. Die Punktionsstelle wird im abgedunkelten Raum diaphanoskopisch festgelegt. Sie liegt meist ventral im mittleren Korpusdrittel. Anschließend erfolgt an dieser Stelle nach tiefer Lokalanästhesie die Probepunktion, bis die Nadel endoskopisch nachweisbar ist.

Bei der *Fadendurchzugsmethode* führt der zweite Untersucher durch die perkutan in den Magen vorgeschobene Punktionskanüle einen Faden ein, den der endoskopierende Arzt mittels Biopsiezange bzw. Polypektomieschlinge erfasst und mit dem Endoskop aus dem Mund herauszieht. Der Faden wird mit der PEG-Sonde (15–21 French) verknotet und der nicht endoskopierende Kollege zieht den Faden durch die Bauchwand zurück, bis die Rückhalteplatte der Sonde an der Mageninnenwand anliegt. Anschließend kann über eine Halteplatte außen das System fixiert werden. Bei duodenalen Sonden muss der Endoskopiker nochmals das Gastroskop einführen und versuchen, das Sondenende nach postbulbär zu schieben. Indikationen für eine duodenale PEG sehen wir nur bei großer axialer Gleithernie bzw. nachgewiesener Aspirationsgefahr. Bei dem *direkten Punktionsverfahren* wird ein spezieller Katheter mit einer Splitkanüle durch die Magenwand vorgeschoben, der Ballon am Ende des Katheters geblockt und anschließend die Splitkanüle entfernt.

Abschließend kommt ein steriler Verband auf die Punktionsstelle, die anfänglich täglich neu verbunden werden sollte. Schon am Tag der Untersuchung kann vorsichtig mit der enteralen Ernährung begonnen werden. Ein Wechsel oder Entfernen der Sonde ist frühestens 10 Tage nach Legen der PEG möglich (23). Trotz vieler, zwar nicht komplett übereinstimmender Studienergebnisse (5 Studien pro, 2 Studien kontra) wird von vielen Autoren eine einmalige Antibiotikagabe (meist ein Cephalosporin) vor Beginn der PEG-Anlage zur Reduktion von lokalen und systemischen Infektionen empfohlen (27).

Komplikationen. Komplikationen der PEG sind selten zu beobachten. Die methodenbedingte Letalität liegt unter 1%, während die Komplikationen in der Literatur mit 6–25%, bedingt durch unterschiedliche Definitionen, angegeben werden. Gelegentlich auftretende Infektionen der Einstichstelle können durch desinfizierende Maßnahmen oder eine kleine Inzision zur Ableitung von Eiter meist beherrscht werden. Der radiologische Nachweis von freier Luft im Abdomen ohne klinische Beschwerden ist irrelevant. Ein zunehmend häufiger zu beobachtendes Problem ist das sog. Burried-Bumper-Syndrom (Abb. 3.**45**). Durch zu starken Zug an der inneren Halteplatte kommt es hier zu Drucknekrosen der Magenschleimhaut, so dass diese in tiefe Wandschichten des Magens einwandert und schließlich komplett überwachsen wird. Therapeutisch kann man versuchen, die Mukosa über der Halteplatte mittels Precut oder Nadelmesser abzupräparieren, um anschließend die Sonde in das Magenlumen vorzustoßen. In Einzelfällen ist ein, wenn auch kleiner, chirurgischer Eingriff notwendig, um die Sonde komplett entfernen zu können. Gravierende Komplikationen wie akute Blutungen, Darmperforationen, Peritonitis werden mit 1–3% angegeben.

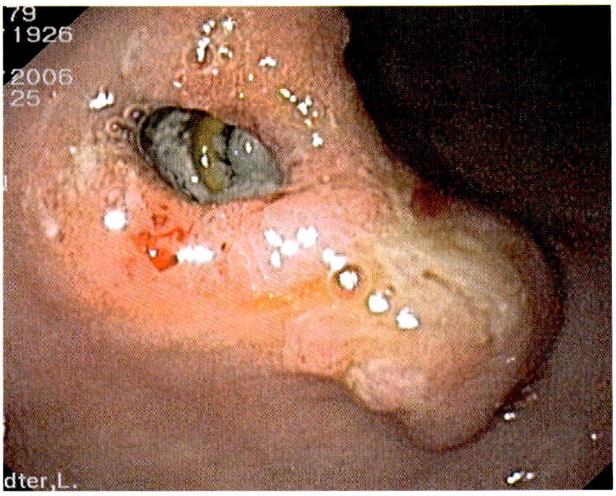

Abb. 3.45 „Burried Bumper": komplett überwucherte Halteplatte.

Buttonsysteme. Die sog. Buttonsysteme werden als Sekundärmaßnahme nach initialer PEG-Sonde eingesetzt. Hierbei werden besonders die Ballonsysteme aufgrund ihrer einfachen Handhabung bevorzugt. Nach initialer endoskopischer Implantation können die weiteren Wechsel auch ohne endoskopische Kontrollen vorgenommen werden. Gelegentlich sind jedoch Ventil- und Ballondefekte zu beobachten, die die Langzeitanwendung einschränken (6).

Perkutane endoskopische Jejunostomie. Diese wird beim Patienten mit partiell oder komplett entferntem Magen durchgeführt, mit Erfolgsraten von nahezu 100% beim B-I- bzw. B-II-Magen und ca. 70% nach Gastrektomie. Es gelten die gleichen klinischen Indikationen, und die technische Vorgehensweise ist identisch wie bei der PEG.

Die PEG/PEJ ist eine komplikationsarme, kostengünstige und einfach handhabbare Methode zur effizienten und langfristigen Ernährung von Patienten, bei denen eine normale orale Nahrungsaufnahme nicht möglich ist.

Koloskopie

Einführung

Seit Durchführung der ersten totalen Koloskopie 1969 und deren Erstbeschreibung im Jahre 1971 (57) hat sich diese Untersuchungsmethode erheblich weiterentwickelt. Die früher verwendeten Fiberglasoptiken sind durch moderne, hoch auflösende Videoendoskope ersetzt, die auch kleinste Schleimhautdetails exzellent erkennen lassen.

Die Videoendoskopie hat die früher übliche Kolonkontrastuntersuchung bis auf wenige Ausnahmen vollständig ersetzt und ist auch in Zeiten computertomographischer und magnetresonanztomographischer Alternativverfahren (sog. virtuelle Koloskopie) nach wie vor unbestritten der Goldstandard zur Kolondiagnostik (11).

Dabei bietet die Koloskopie neben der Möglichkeit, Diagnosen histologisch abzusichern, und neueren Methoden wie Chromoskopie und Zoomendoskopie insbesondere ein breites Spektrum an therapeutischen Interventionsmöglichkeiten, wie z. B. die Polypektomie, Blutungsstillung, Ballondilatation oder Einlage von Dekompressionssonden.

Erfahrenen Untersuchern gelingt es, in 99% der Koloskopien das Zäkum zu erreichen und auch das terminale Ileum zu intubieren. Allerdings kann die Untersuchung auch in erfahrener Hand in bis zu 20% der Untersuchungen technisch schwierig sein. Neben manuellem Geschick ist ein gutes Verständnis der anatomischen Grundlagen für die Entstehung einer Schlingenbildung im Kolon erforderlich. Bei entsprechender Expertise des Untersuchers ist die Koloskopie dann trotz ihres technisch hohen Anspruches eine insgesamt sichere und für den Patienten wenig belastende Untersuchung.

Indikationen

Zur Durchführung einer Koloskopie, besser Ileokoloskopie, besteht ein breites Spektrum an Indikationen, das sich in 3 Gruppen einteilen lässt:

→ **Abklärung von Beschwerden.** Dies sind z. B. abdominelle Beschwerden, chronische Diarrhö, die peranale Blutung, Tumorsuche bei Gewichtsabnahme oder Veränderung der Stuhlgangsgewohnheiten.

In diesem Zusammenhang soll nochmals besonders darauf hingewiesen werden, dass auch bei nachgewiesenen Hämorrhoiden als mögliche Blutungsquelle die Ileokoloskopie zum Ausschluss einer weiter oral gelegenen Blutungsquelle zwingend indiziert ist.

Zu dieser Indikationsgruppe kann auch die Abklärung einer unklaren Anämie oder von in einem bildgebenden Verfahren nachgewiesenen Darmwandverdickungen gezählt werden.

→ **Krebsvorsorge, Prävention und Nachsorge.** In diese Gruppe fallen asymptomatische Personen, bei denen im Rahmen der Prävention und Früherkennung eines kolorektalen Karzinomes nach den Empfehlungen der Deutschen Gesellschaft für Verdauungs- und Stoffwechselkrankheiten eine totale Koloskopie empfohlen wird (46). Beim Vorsorge-Screening der asymptomatischen Bevölkerung ist dabei die totale Koloskopie der Sigmoidoskopie und Haemoccult-Bluttestung eindeutig überlegen (32).

Zu dieser Gruppe zählen auch Patienten, die im Rahmen einer Sekundärprophylaxe nach Polypektomie oder nach

Tabelle 3.12 Indikationen zur Koloskopie

Syptomatische Patienten

- abdominelle Beschwerden
- Diarrhö oder Obstipation
- peranaler Blutabgang
- Gewichtsverlust
- unklare Anämie
- Tumorsuche
- unklare Befunde in einem bildgebenden Verfahren (Sonographie, Kolonkontraströntgen, CT, MRT)

Krebsvorsorge und -nachsorge

- Vorsorgekoloskopie
  - bei der Normalbevölkerung oder
  - Risikopatienten (Verwandte ersten Grades von Patienten mit kolorektalem Karzinom oder Adenom, Verwandte ersten Grades von Patienten mit familiärer adenomatöser Polyposis, Verwandte ersten Grades von Patienten mit HNPCC*, Überwachung von Patienten mit Colitis ulcerosa)
- Sekundärprophylaxe bzw. Nachsorge bei Patienten nach
  - Polypektomie eines kolorektalen Adenoms
  - bei Zustand nach operativer Entfernung eines Karzinoms

Geplanter interventioneller Eingriff

- Polypektomie
- interventionelle Behandlung einer akuten Blutung, z. B. Angiodysplasien
- Dekompression bei intestinaler Pseudoobstruktion
- Ballondilatation einer Stenose (z. B. Anastomosenstenose, Crohn-Stenose)
- palliative Behandlung einer benignen oder malignen Stenose, z. B. mittels Laserkoagulation oder Implatation eines Stents
- Entfernung von Fremdkörpern

* HNPCC = hereditäres nichtpolypöses Kolonkarzinom

Operation eines kolorektalen Karzinomes einer Nachsorgeuntersuchung in entsprechendem Intervall zugeführt werden müssen.

Geplanter interventionell endoskopischer Eingriff. Hierunter fallen z. B. Patienten, bei denen im Rahmen einer intestinalen Pseudoobstruktion eine Dekompressionssonde eingelegt werden soll oder Patienten, bei denen eine Stenose mittels Ballondilatation oder Stentimplantation behandelt werden soll. Zu dieser Gruppe können auch Patienten mit bekannten, z. B. ambulant diagnostizierten größeren Kolonpolypen gezählt werden, bei denen eine Abtragung unter stationären Bedingungen notwendig ist.

Die Indikationen sind in Tab. 3.**12** zusammengefasst.

Kontraindikationen

Organbezogene Kontraindikationen sind die hochakute Kolitis, evtl. in Verbindung mit einem toxischen Megakolon, die akute Divertikulitis wegen der erhöhten Perforationsgefahr sowie der klinische Verdacht auf eine Darmperforation. Relative patientenbezogene Kontraindikationen sind ein zu schlechter Allgemeinzustand des Patienten, schwere kardiopulmonale Erkrankungen sowie ein akuter Myokardinfarkt innerhalb der letzten 14 Tage. Ein hohes Patientenalter an und für sich ist keine Kontraindikation, auch beim älteren Menschen ist die Koloskopie sicher und effektiv (30). Dagegen ist eine fehlende Einverständniserklärung des Patienten bei einem elektiven Eingriff als absolute Kontraindikation anzusehen.

Instrumentarium

Videoendoskope. Für die endoskopische Routineuntersuchung des Dickdarms steht eine ganze Reihe moderner, hoch auflösender Videoendoskope verschiedenen Durchmessers zur Verfügung. Wesentlicher Unterschied des Koloskops im Vergleich zum Gastroskop ist, dass die Endoskopspitze über einen insgesamt längeren Abwinkelungsteil verfügt, der es gestattet, die Passage über Biegungen und Kurven zu erleichtern. Des Weiteren ist in der Regel der Einführungsschlauch des Koloskops flexibler als der des Gastroskops, um der möglichen Schlingenbildung im Kolon während der Untersuchung Rechnung zu tragen. Schließlich verfügen Koloskope über eine größere Arbeitslänge von in der Regel 150 cm. Kürzere auf dem Markt erhältliche Koloskope haben sich nach eigener Erfahrung in der Praxis nicht bewährt, da dann nicht in allen Fällen, z. B. bei Vorliegen eines Kolon elongatum, das Zäkum erreicht werden kann. Des Weiteren beinhalten Videogeräte der neuesten Generation die Möglichkeit der sog. digitalen Strukturverstärkung, womit Oberflächendetails der Schleimhaut kontrastreicher zur Darstellung gebracht werden können.

Zoomendoskope. Zoomendoskope mit mechanischen oder elektronischen Vergrößerungssystemen ermöglichen eine echte, nämlich optische Vergrößerung wie bei einem Mikroskop mit Vergrößerungsfaktoren von bis zu 150fach.

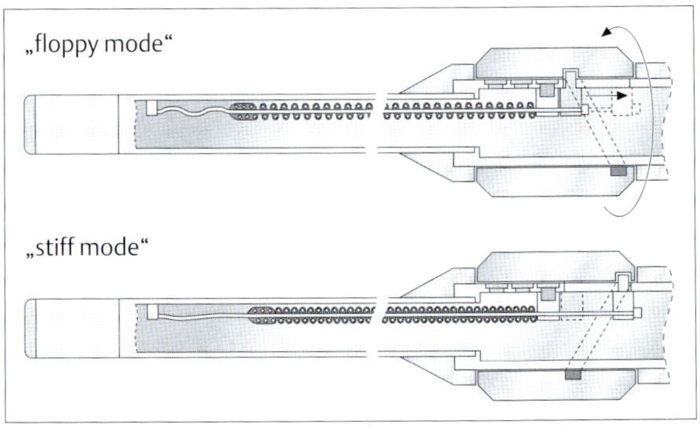

Abb. 3.46 Prinzip des Koloskops mit variabler Versteifung. Durch Drehen eines Handrads am Kontrollteil kann die im Einführungsteil befindliche Spirale gespannt oder entspannt werden.
a Entspannt.
b Versteift.

Da Zoomendoskope ansonsten über normale Videochips verfügen, wären sie durchaus auch im Routinebetrieb einsetzbar. Erheblicher Nachteil ist jedoch der hohe Anschaffungspreis.

Versteifbares Koloskop. Eine neue Geräteentwicklung ist ein Koloskop, dessen Einführungsteil mittels einer mechanisch zu verstellenden internen Spirale variabel versteifbar ist (8) (Abb. 3.**46**). Nachdem in einer ersten Untersuchung bei schwieriger Sigmapassage für dieses Gerät Vorteile hinsichtlich der Vorschubzeit und des Schmerz-Scores für die Patienten aufgezeigt werden konnten, haben sich in weiteren Untersuchungen diese Vorteile nicht bestätigen lassen (39, 52). Wegen der widersprüchlichen Ergebnisse hat sich das versteifbare Koloskop im Routinebetrieb nicht durchgesetzt, nicht zuletzt auch hier wegen des hohen Anschaffungspreises.

Bei schwieriger Sigmapassage empfiehlt es sich vielmehr, frühzeitig vom Routinekoloskop auf ein pädiatrisches Koloskop zu wechseln, dessen höhere Flexibilität und geringerer Gerätedurchmesser dann die Sigmapassage in den meisten Fällen ermöglichen (35, 42).

Zusatzinstrumentarium. Vor Beginn der Untersuchung ist dafür Sorge zu tragen, dass das voraussichtlich benötigte Instrumentarium bereitgelegt ist. Hierbei handelt es sich u. a. um Biopsiezangen sowie Schlingen (je nach Polyp entweder geflochtene Schlingen, monofile Schlingen oder sog. Flachfederschlingen). Ferner müssen alle für eine möglicherweise notwendig werdende Blutungsstillung erforderlichen Utensilien zur Verfügung stehen, insbesondere Sklerosierungsnadel mit Suprarenin, verdünnt mit physiologischer Kochsalzlösung, zur Unterspritzung sowie ggf. der bereits geladene Clip-Applikator. Zur Behandlung z. B. von Angiodysplasien ist der Einsatz des Argon-Plasma-Koagulationsgerätes sinnvoll; dieses kann ebenso bei Verschorfung der Abtragungsränder größerer flacher Polypen nach sog. Piece-Meal-Resektion eingesetzt werden. Selbstverständlich sind alle Gerätschaften vor Einsatz auf ihre Funktionstüchtigkeit zu überprüfen.

Untersuchungsablauf

Vorbereitung

Aufklärung. Die korrekte und zeitgerechte Aufklärung des Patienten über die bevorstehende Untersuchung beinhaltet bei der Ileokoloskopie auch immer die gleichzeitige Aufklärung über eine mögliche Polypektomie, um Wiederholungsuntersuchungen zu vermeiden. Ausgenommen sind Notfalluntersuchungen.

Medikamente. Oral eingenommende Eisenpräparate sind eine Woche vor der Untersuchung abzusetzen. Acetylsalicylsäure in niedriger Dosierung muss nicht zwingend abgesetzt werden, da keine erhöhte Blutungsgefahr – auch bei Polypektomie – beschrieben ist.

Selbstverständlich ist auch auf eine entsprechende Endokarditisprophylaxe bei Risikopatienten entsprechend den Empfehlungen der Fachgesellschaften zu achten.

Bedeutung der Darmreinigung. Die Güte der koloskopischen Diagnostik hängt im Wesentlichen von einer suffizienten Darmreinigung ab. Denn nur bei optimaler Übersicht sind auch kleinere Schleimhautveränderungen sicher zu identifizieren. Außerdem kann es nach ungenügender Vorbereitung bei Anwendung von Hochfrequenzstrom zu Gasexplosionen (Methan) kommen. Auch wenn dies in den letzten 20 Jahren kaum beschrieben wurde, dokumentiert eine neuere Arbeit eine Explosion mit konsekutiver Perforation bei Anwendung einer Argon-Plasma-Koagulation nach ungenügender Vorbereitung (51).

Perorale Darmlavage. Zur suffizienten Darmreinigung hat sich die perorale Darmlavage bewährt. Sie erfolgt in Deutschland meist mit Polyethylenglykol-Elektrolyt-Lösung (PEG-EL) in einer Trinkmenge von 4 l, wobei die Gesamttrinkmenge aufgeteilt werden sollte (3 l am Vortag, 1 l frühmorgens am Tag der Untersuchung) (16). Die PEG-EL-Lösung hat im Vergleich zur insbesondere in Amerika favorisierten Vorbereitung mit Natriumphosphat (in Deutschland: Fleet) den Vorteil der höheren Effizienz (15). Des Weiteren kann es durch die Einnahme von Natriumphosphat zu nicht unerheblichen Elektrolytverschiebungen kommen (Hypokaliämien, Hypokalzämien, Hypernatriämien und Hypovolämien durch die Volumenverschiebung), die bei Patienten mit kardiovaskulären und renalen Vorerkrankungen, insbesondere bei älteren Patienten, klinisch relevant werden können (20, 21, 47). Der Erfolg der Abführmaßnahmen sollte von einer dritten Person bzw. vom Pflegepersonal überprüft werden, da die Angaben des Patienten selbst über den Zustand der Vorbereitung unzuverlässig sein können (18).

Notfallpatienten mit akuter Blutung oder Patienten, die wegen einer Obstruktion oral nicht vorbereitet werden können, sollten mit hohen Einläufen (Hebe-Senk-Einlauf) oder Klysmen vorbereitet werden.

Sedierung. Die Entscheidung, ob eine (Analgo-)Sedierung durchgeführt werden soll oder nicht, ist immer eine individuelle. Prinzipiell ist die Untersuchung, je nach Schmerzempfinden des Patienten und Geschick des Untersuchers, auch ohne durchführbar. Bei einer Analgosedierung gilt – wie so oft – das Gesetz: „So wenig wie möglich, so viel wie nötig".

Gängige Medikamente sind kurz wirksame Benzodiazepine (Midazolam) und Pethidin, ggf. auch in Kombination. Für diese Substanzen stehen jeweils Antagonisten zur Verfügung. Bei Durchführung einer Kurznarkose, z. B. mit Disoprivan, ist wegen der möglichen z. T. ausgeprägten Blutdrucksenkung eine kontinuierliche Blutdrucküberwachung neben der Anwesenheit eines intensivmedizinisch erfahrenen Arztes während der Untersuchung obligat. Die Pulsoxymetrie ist ohnehin bei jeglicher Art von Prämedikation erforderlich. In unserer Abteilung erhält zusätzlich jeder Patient, ob mit oder ohne Prämedikation, prophylaktisch 2 l Sauerstoff per Nasensonde. Zu beachten ist in jedem Falle, dass bei einem – wie auch immer – prämedizierten Patienten die Schmerzempfindung herabgesetzt ist. Dies kann Einfluss auf die Sicherheit der Untersuchung haben, da Schmerz immer ein Alarmzeichen für eine Überdehnung des Mesenteriums ist und zu ganz besonderer Sorgfalt Anlass geben muss (Rückzug des Gerätes, Herausdrehen einer Schlinge).

Herzschrittmacher und Metallimplantate. Besondere Aufmerksamkeit verdienen Patienten mit Herzschrittmachern oder implantierten Kardiodefibrillatoren (ICD). Hier muss bei Applikation von Hochfrequenzstrom obligat eine EKG-Überwachung während der Untersuchung gewährleistet sein. Des Weiteren muss auf einen ausreichenden Abstand des Schrittmacheraggregates zur aktiven Elektrode (= Schlinge) geachtet werden. Defibrillatoren müssen während der Applikation von Hochfrequenzstrom deaktiviert werden (Ringmagnet).

Auch ist bei Patienten mit Metallimplantaten (z. B. Totalendoprothesen der Hüfte) darauf zu achten, dass der Abstand zwischen Neutral- und Aktivelektrode kleiner ist als der zwischen dem Metallimplantat und der Aktivelektrode.

Durchführung der Untersuchung

Einführen des Gerätes. Die Untersuchung wird in der Regel in Linksseitenlage des Patienten begonnen. Vor Einführung des Gerätes sind die Inspektion des Perianums sowie die rektal-digitale Austastung obligat. Die Austastung hat vor der Sedierung zu erfolgen, um z. B. eine wegen hochgradiger Stuhlverunreinigung unnötige Sedierung zu vermeiden.

Das Einführen des Gerätes erfolgt dann unter digitaler Führung und vorsichtiger Luftinsufflation, bis endoskopisch Rektumschleimhaut sichtbar wird. In neueren Untersuchungen hat sich gezeigt, dass die Insufflation von CO_2 gegenüber Luft hinsichtlich des Patientenkomforts im Sinne eines hochsignifikant geringeren Schmerzempfindens innerhalb der ersten Stunden nach der Koloskopie vorteilhaft ist (7). Auch kann die Gefahr einer Gasexplosion, die jedoch ohnehin extrem gering ist, reduziert werden. Die generelle Einführung scheitert bislang an dem verhältnismäßig hohen technischen Aufwand.

Handhabung des Instrumentes. Da die Koloskopie in der Regel eine gleichzeitige Manipulation der Gerätespitze durch Steuerung der Abwinkelungsräder sowie eine Führung und Drehung des Instrumentenschaftes erfordert, wird von den meisten Untersuchern die Ein-Hand-Technik bevorzugt, bei der mit der linken Hand sowohl das kleine als auch das große Abwinkelungsrad bedient werden und die rechte permanent am Einführungsteil des Koloskopes bleibt, um dieses ggf. auch durch Drehung zu steuern. Dies ist auch für Endoskopiker mit kleineren Händen mit etwas Übung möglich.

Manöver beim Vorspiegeln. Das weitere Vorspiegeln nach Intubation des Rektums wird im Wesentlichen von 3 Manövern unterstützt, die sowohl den Untersucher, das Assistenzpersonal als auch den Patienten betreffen:

- Drehung und Ziehen des Endoskops, meistens im Uhrzeigersinn, um entstandene Schlingen aufzulösen,
- externe abdominelle Kompression in Form der manuellen Schienung durch das Assistenzpersonal und
- Umlagerung des Patienten in Rückenlage sowie Rechts- und Linksseitenlage.

Dabei ist die Umlagerung des Patienten oft von größerem Nutzen als die manuelle Schienung. Sie sollte daher großzügig gehandhabt werden. Auch beim Geräterückzug ist, um alle Areale vollständig einsehen zu können, die Umlagerung des Patienten von herausragender Bedeutung.

Sigmapassage und Sigma-Deszendens-Übergang. Nach Erreichen des rektosigmoidalen Überganges bei ca. 15 cm oral der Anokutanlinie beginnt das in seiner Länge sehr variable, zwischen 40 und 70 cm lange intraperitoneal gelegene Sigma. Bei der großen Lage- und Längenvariabilität kann die Passage unterschiedlich schwierig sein. Nicht selten erschweren Sigmadivertikel das Vorgehen. Hilfreich ist eine Drehung im oder – in einigen Fällen auch – entgegen dem Uhrzeigersinn zusätzlich zur Steuerung der Gerätespitze, um enge Kurven zu meistern. Am Sigma-Deszendens-Übergang findet sich dann meist eine scharfe, gelegentlich flüssigkeitsgefüllte Kurve. Zur Überwindung dieses Übergangs ist dann oft wieder eine Drehung des Gerätes im Uhrzeigersinn hilfreich, da von der anatomischen Situation die Passage von intraperitoneal σ nach retroperitoneal (Colon descendens) erfolgt und dies mit eienr spiralförmigen Drehung nach posterior überwunden werden kann. Bei sehr schlanken Patienten kann auch, um den Winkel zwischen Sigma und Colon descendens zu strecken, eine Umlagerung des Patienten in Rechtsseitenlage hilfreich sein. Bei Passage des Sigmas kann eine N-förmige oder Eta-Schlinge, bei mobilerem Sigma eine Alpha-Schlinge entstehen (Abb. 3.**47**).

Bei Unmöglichkeit der Sigmapassage, z. B. bei voroperierten Patienten mit Adhäsionsbildung oder ausgeprägter Divertikulose mit Fixierung des Sigmas darf die Passage auf keinen Fall erzwungen werden.

Hier empfiehlt sich der frühzeitige Wechsel auf ein flexibleres und dünneres pädiatrisches Koloskop, das in keiner Fachabteilung fehlen sollte.

Linke Kolonflexur und Colon transversum. Nach erfolgreicher Passage des Sigma-Deszendens-Überganges und Begradigung evtl. vorhandener Schlingen bereitet dann das Vorspiegeln bis zur linken Kolonflexur in der Regel keine Probleme. Diese ist gelegentlich durch ein gräuliches Durchschimmern der Milz durch die Kolonwand zu erkennen. Sie markiert den Übergang in das intraperitoneal gelegene Colon transversum und weist hinsichtlich Lage und Abwinkelung eine große Variabilität auf. Bei begradigtem Gerät ist die Passage in Rückenlage des Patienten oft durch eine Dre-

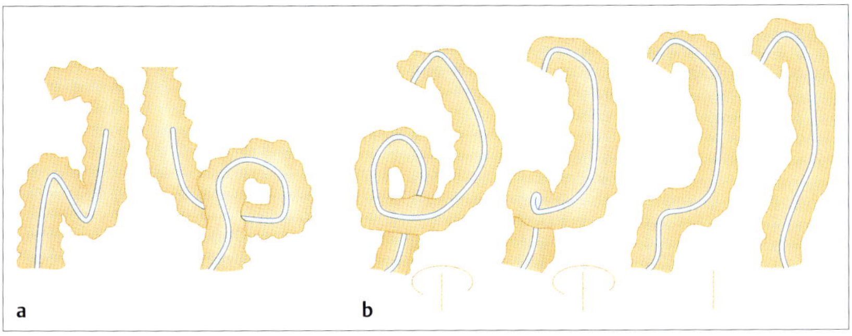

Abb. 3.47 Sigmaschlingen und deren Begradigung.
a Begradigung einer N-förmigen oder Eta-Schlinge durch einfachen Geräterückzug.
b Begradigung einer Alpha-Schlinge durch vorsichtigen Geräterückzug und gleichzeitige Drehung im Uhrzeigersinn.

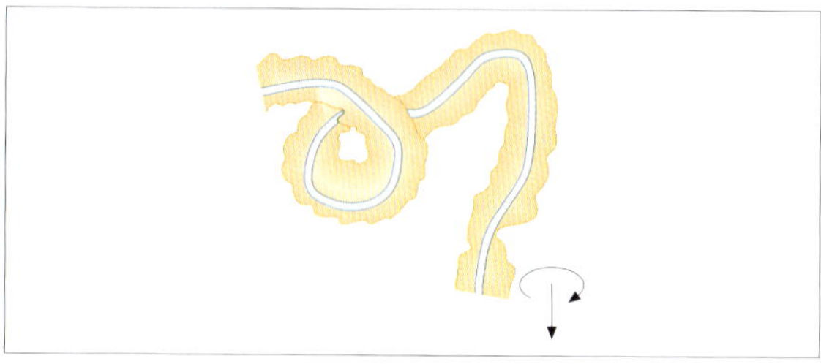

☒ **Abb. 3.48** Sog. Gamma-Schlinge im Colon transversum und deren Begradigung durch Zug.

hung des Gerätes im Uhrzeigersinn möglich. Das Colon transversum ist am charakteristisch dreieckig konfigurierten Lumen erkennbar, dessen Passage in der Regel kein großes Problem darstellt. Gelegentlich kann es jedoch auch hier – insbesondere bei einem sehr langen und durchhängenden Colon transversum (Transversumptose) – zu einer Schlingenbildung im Sinne einer Gamma-Schlinge kommen (Abb. 3.**48**). Eine Umlagerung des Patienten in Linksseitenlage kann die Passage erleichtern, jedoch sind zum Erreichen der rechten Flexur u. U. auch andere Lagerungsversuche sinnvoll. Zur Begradigung der Gamma-Schlinge wird das Gerät zurückgezogen und gleichzeitig gesaugt. Bei anschließendem Gerätevorschub empfiehlt sich wieder eine Drehung im Uhrzeigersinn. Zusätzlich ist hier eine externe Schienung im Mittelbauch hilfreich.

⇢ **Rechte Kolonflexur bis Zäkum.** Die Überwindung der rechten Kolonflexur empfiehlt sich in Rückenlage oder gelegentlich Rechtsseitenlage des Patienten. Danach kann durch Abwinkelung der Gerätespitze nach kaudal, externe Schienung zur Verhinderung einer erneuten Schleifenbildung und Gerätevorschub das oft recht lumenstarke Colon ascendens erreicht werden. Dessen Passage bereitet meist keine Probleme, die Mündung der Appendix sowie die Bauhin-Klappe können problemlos identifiziert werden. Eine komplette Koloskopie, die grundsätzlich immer anzustreben ist, ist erst nach vollständiger Inspektion des Zäkums durchgeführt.

⇢ **Intubation des terminalen Ileums.** Es sollte prinzipiell immer ein Versuch der Intubation der Ileozäkalklappe erfolgen, um das terminale Ileum einzusehen. Dies ist bei bestimmten Fragestellungen z.B. bei Verdacht auf Morbus Crohn obligat und auch in der Notfallsituation sinnvoll, um z.B. bei einer unklaren gastrointestinalen Blutung die Abgrenzung einer mittleren zu einer unteren gastrointestinalen Blutung durchführen zu können. Die Intubation des terminalen Ileums gelingt in etwa 95 % aller Untersuchungen.

Sämtliche Manöver sind prinzipiell unter Sicht durchzuführen. In Ausnahmefällen darf das Gerät ohne klare Lumeneinsicht langsam und nur unter äußerster Vorsicht dann vorgeschoben werden, wenn die Kolonwand über die Endoskopspitze gleitet. Bei Schmerzangabe des Patienten muss das Gerät unverzüglich zurückgezogen werden. Nur dadurch lässt sich das Risiko einer Perforation minimieren.

⇢ **Geräterückzug.** Die exakte Befunderhebung mit ggf. Biopsieentnahme oder der Durchführung therapeutischer Interventionen erfolgt bei Geräterückzug, der den größten Teil der Untersuchungszeit ausmacht. Dies bereitet in der Regel keine technischen Schwierigkeiten. Es muss jedoch darauf geachtet werden, dass möglichst keine sog. „blinden Stellen" zurückbleiben. Dies sind insbesondere hinter größeren Falten gelegeneSchleimhautabschnitte sowie die Innenseiten der Kolonflexuren. Zur genauen Beurteilung sind hier ggf. eine mehrmalige Passage sowie eine Umlagerung des Patienten erforderlich. Bei ausgeprägter Kolonmotilität ist die Gabe eines Spasmolytikums, z.B. Butylscopolamin, hilfreich.

In Einzelfällen können therapeutische Eingriffe, wie z.B. bioptische Entfernung kleinerer Polypen auch beim Vorspiegeln erfolgen, da diese gelegentlich beim Geräterückzug schwierig wiederauffindbar sein können, z.B. im Sigma.

⇢ **Lokalisationsbestimmung des Gerätes.** Die genaue Lokalisationsbestimmung des Gerätes ist nur radiologisch mittels Durchleuchtung oder durch ein neu entwickeltes Verfahren, welches schwache Magnetfelder zu Hilfe nimmt (Magnet-Endoskop-Imaging = MEI) möglich. Letzteres Verfahren wurde in den letzten Jahren weiterentwickelt, verfeinert und ist mittlerweile serienreif („Scope-Guide" der Fa. Olympus). Das Prinzip besteht darin, dass von einem speziellen Endoskop ausgesandte magnetische Impulse extern registriert und dreidimensional auf einem speziellen Bildschirm dargestellt werden können. Nach anfänglicher Euphorie mit signifikanter Verkürzung der Vorschubzeiten durch korrektere Bestimmung atypischer Schlingen und besserer manueller Kompression von außen (49) hat sich der Enthusiasmus mittlerweile wieder gelegt, nachdem in neueren Untersuchungen keine eindeutige Zeitersparnis dokumentiert werden konnte (48). Für das Verfahren gilt, ebenso wie für die Röntgendurchleuchtung, dass es im Einzelfall hilfreich sein kann, insbesondere, um komplexe Koloskopien zu erleichtern. Der Einsatz im Routinebetrieb hat sich jedoch, nicht zuletzt auch hier wegen des hohen Anschaffungspreises, nicht durchsetzen können.

Befundinterpretation und Biopsie

Die Ileokoloskopie hat zur Aufgabe, sowohl lokalisierte als auch diffuse Schleimhautveränderungen endoskopisch zu beschreiben, deren Lokalisation und Ausbreitung zu benennen und den Befund histologisch abzusichern.

In Abhängigkeit von der Anamnese (z. B. chronische Diarrhöen) sollten auch bei makroskopisch unauffälliger Schleimhaut Biopsien entnommen werden, um z. B. eine mikroskopische Kolitis auszuschließen bzw. nachzuweisen.

Infektiöse Darmerkrankungen

Es ist zu beachten, dass das Reaktionsmuster der Kolonmukosa z. B. auf Infektionserreger relativ einheitlich ist, d. h. gleiche oder ähnliche Schleimhautveränderungen können durch völlig unterschiedliche Erkrankungen, die nur durch die bakteriologische Stuhluntersuchung oder spezifische histologische Parameter differenzialdiagnostisch voneinander abgegrenzt werden können, hervorgerufen werden. Oftmals ergibt sich erst aus dem klinischen (und endoskopischen) Verlauf die abschließende Diagnose.

Chronisch entzündliche Darmerkrankungen

Chronisch entzündliche Darmerkrankungen wie die Colitis ulcerosa oder der Morbus Crohn zeigen demgegenüber in der Mehrzahl der Fälle charakteristische Schleimhautveränderungen.

Colitis ulcerosa. Die Colitis ulcerosa imponiert in Abhängigkeit vom Entzündungsstadium mit flachen, fibrinbelegten, z. T. konfluierenden Ulzera in einer hypervulnerablen, leicht blutenden, granuliert erscheinenden Schleimhaut mit Fibrinausschwitzungen (Abb. 3.**49**). Die Ausbreitung ist kontinuierlich mit Zunahme des Befundes nach aboral und Betonung des Rektums. Gelegentlich ist das terminale Ileum mit befallen (sog. Backwash-Ileitis). Charakteristisch ist der abrupte Übergang gesund imponierender zu befallener Schleimhaut. Bei länger bestehender Colitis ulcerosa kann die Kolonwand von zahlreichen unterschiedlich großen sog. Pseudopolypen übersäht sein, bei denen es sich feingeweblich um stehen gebliebende Schleimhautinseln oder Granulationsgewebe handelt. Vordringliche Aufgaben der endoskopischen Diagnostik sind bei der Colitis ulcerosa nicht nur die Erstdiagnose, sondern auch die Überwachung bei langjährig erkrankten Patienten, wobei diesbezüglich die Chromoendoskopie mit Methylenblau signifikante Vorteile in der Detektion von intraepithelialen Neoplasien und malignen Veränderungen gegenüber der alleinigen hoch auflösenden Videoendoskopie aufweist (29).

Morbus Crohn. Im Gegensatz zur Colitis ulcerosa zeigt der Morbus Crohn ein mehr diskontinuierliches Bild. Hier wechselt entzündlich veränderte Mukosa mit makroskopisch unauffälliger ab. Charakteristisch sind winzige, über die Oberfläche verteilte, rötliche Läsionen mit zentralem Fibrinkern (aphthöse Läsionen) und im fortgeschrittenen Stadium fissurale, z. T. tief greifende Ulzera, die – bei entsprechender Ausprägung und umgeben von ödematös geschwollener Schleimhaut – das Bild eines sog. Pflastersteinreliefs hervorrufen können (Abb. 3.**50**).

Differenzialdiagnose. Zur Differenzialdiagnose beider Erkrankungen ist hilfreich, dass die Läsionen beim Morbus Crohn – im Gegensatz zur Colitis ulcerosa – überwiegend im rechten Hemikolon und in ca. zwei Dritteln der Fälle auch im terminalen Ileum lokalisiert sind. Mit fortschreitender Erkrankung kann es zur Schrumpfung des Darmes mit Ausbildung von Stenosen und Fisteln kommen.

Bei Fehlen der oben beschriebenen charakteristischen, jedoch keineswegs spezifischen Befunde kann die definitive Diagnose oft erst im Verlauf gestellt und primär nur eine Verdachtsdiagnose ausgesprochen werden.

Wesentlich ist, dass Biopsien sowohl aus endoskopisch befallenen als auch aus unbefallenen Schleimhautarealen getrennt zu entnehmen sind.

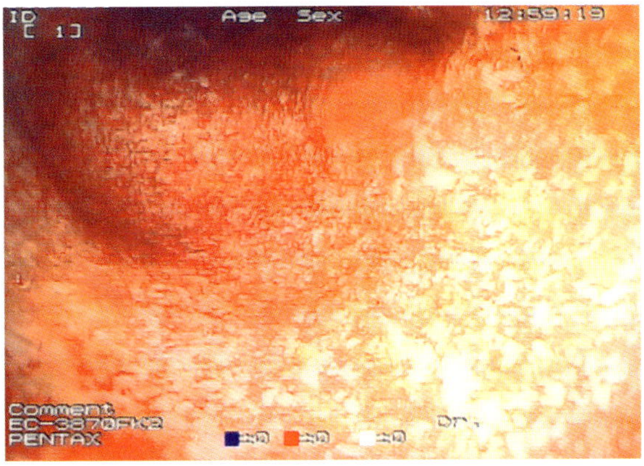

Abb. 3.49 Endoskopisches Bild einer Colitis ulcerosa mit typischem granuliertem Schleimhautmuster und Fibrinausschwitzungen.

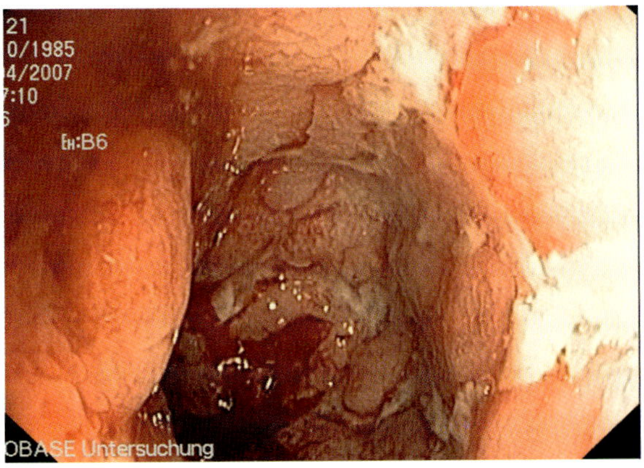

Abb. 3.50 Morbus Crohn mit fissuralen Ulzera.

Der Nachweis von Granulomen macht die Diagnose eines Morbus Crohn sehr wahrscheinlich. Er ist jedoch nicht beweisend, da auch bei einigen medikamentös bedingten Kolitiden oder infektiösen Darmerkrankungen granulomatöse Entzündungen gefunden werden können.

Dysplasien bei Colitis ulcerosa. Bei der Colitis ulcerosa ist bei einer länger als 8 Jahren bestehenden Pankolitis oder bei einer seit mehr als 15 Jahren bestehen linksseitigen Kolitis eine komplette Koloskopie mit Stufenbiopsien jährlich für die ersten beiden Jahre, anschließend zweijährlich indiziert, um Dysplasien rechtzeitig zu erkennen. Bei bestätigtem Nachweis von Dysplasien muss eine Kolektomie bzw. Proktokolektomie erfolgen.

Es ist darauf zu achten, dass die Biopsien nach Möglichkeit in der Remissionsphase des Patienten und nicht im akuten Schub erfolgen, da auch für den erfahrenen Pathologen eine Abgrenzung von (echten) Dysplasien und entzündlich reaktiven Veränderungen schwierig sein kann. Auch sollte eine Dysplasie immer durch das Einholen einer unabhängigen Referenzhistologie abgesichert werden.

Andere Kolitiden

Ischämische Kolitis. Typische Veränderungen bei der ischämischen Kolitis variieren in Abhängigkeit vom Stadium der Erkrankung. Im Frühstadium zeigen sich segmental meist linksseitig lokalisierte ödematöse Schleimhautareale mit petechialen und z. T. konfluierenden Hämorrhagien. Mit Zunahme der Ischämie kann es zur Ausbildung von Nekrosen und bizarren, überwiegend longitudinal verlaufenden Ulzera- und Ulkusstraßen bis hin zu irreversiblen Stenosen und Strikturen kommen.

Medikamentös induzierte Kolitis. Zunehmende Bedeutung in der differenzialdiagnostischen Abgrenzung zu anderen Erkrankungen zeigt die medikamentös induzierte Kolitis. Hier hilft die genaue Medikamentenanamnese weiter. Lediglich die pseudomembranöse, durch Clostridium difficile verursachte Kolitis kann in der Mehrzahl der Fälle durch ihr typisches Erscheinungsbild endoskopisch vermutet werden. Es gibt eine ganze Reihe von unterschiedlichen Medikamenten wie Zytostatika, nichtsteroidalen Antirheumatika oder Antibiotika, die schwerste Kolitiden verursachen können.

Seltene Kolitiden. Seltenere Befunde sind die sog. Diversionskolitis, die sich in vom Stuhlstrom ausgeschalteten Darmabschnitten, z. B. bei doppelläufigem Anus praeter, entwickeln und mit uncharakteristischen entzündlichen Veränderungen einhergehen kann.

Polypen und Karzinom

Polypen. Im Gegensatz zum oberen Gastrointestinaltrakt stellen Polypen im Kolon in der überwiegenden Mehrzahl Adenome dar. Eine Abgrenzung der Adenome von harmlosen hyperplastischen Polypen ist chromoendoskopisch mit großer Wahrscheinlichkeit möglich (28).

Im Zweifelsfall empfiehlt sich dennoch die histologische Klärung oder die endoskopische Abtragung, die bei Adenomen aufgrund der bekannten Adenom-Karzinom-Sequenz obligat ist.

Karzinom. Das kolorektale Karzinom ist nach wie vor der häufigste maligne Tumor des Menschen. Er imponiert endoskopisch überwiegend als exophytisch hypervulnerabler oder stenosierender Tumor, der schon vom makroskopischen Aspekt mit großer Wahrscheinlichkeit diagnostiziert werden kann und differenzialdiagnostisch kaum Probleme bereitet (Abb. 3.**51**). Die histologische Absicherung sollte jedoch auch bei endoskopisch eindeutig zu vermutendem Befund erfolgen, z. B. um ein Lymphom auszuschließen.

Komplikationen

Inzidenz. Komplikationen treten sowohl bei der diagnostischen als auch bei der therapeutischen Koloskopie mit insgesamt 0,4% selten auf. Hauptkomplikationen sind die Organperforation, die Blutung, insbesondere nach Polypektomie, sowie die Infektion. Die Gesamtmortalität liegt unter 0,02% und ist in den allermeisten Fällen durch kardiopulmonale Komplikationen verursacht. Die Komplikationsrate ist bei therapeutischen Koloskopien tendenziell höher als bei rein diagnostischen Eingriffen (diagnostisch 0,2% vs. therapeutisch 1,2%). Bei der diagnostischen Koloskopie ist die häufigste Perforationslokalisation das Sigma, bei therapeutischer eher das Zäkum (12). Einen Überblick über die Komplikationshäufigkeiten gibt Tab. 3.**13**. Die beste Kompli-

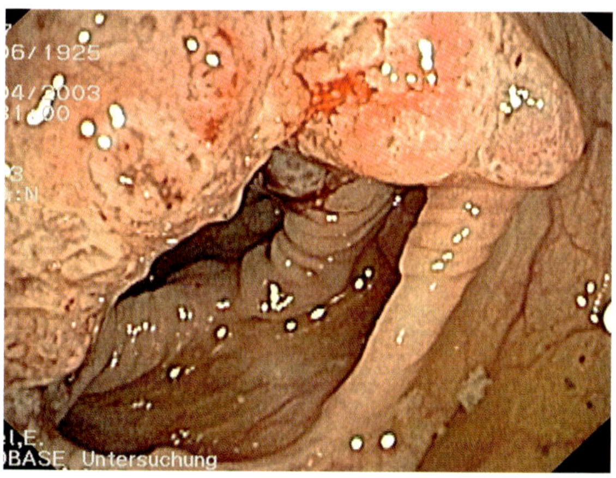

⊠ **Abb. 3.51** Kolonkarzinom.

Tabelle 3.13 Komplikationen der diagnostischen und therapeutischen Koloskopie (nach 10, 12)

Gesamtkomplikationsrate	0,4%
Diagnostische Koloskopien	0,2%
Therapeutische Koloskopien	1,2%
Blutungen	0,2% (diagnostisch und therapeutisch) bis 6% (therapeutisch)
Perforationen	0,03–0,1% (diagnostisch) bis 0,3% (therapeutisch)

kationsprophylaxe ist die Durchführung der Untersuchung unter gewissenhafter Beachtung sämtlicher Vorsichtsmaßnahmen, wie sie oben beschrieben sind.

Nichtoperative Maßnahmen. Nicht jede Komplikation muss operativ behandelt werden. Über 90% der auftretenden Blutungen, insbesondere nach Polypektomie, können endoskopisch mittels Unterspritzung oder Clipping zum Stillstand gebracht werden.

Wichtig ist, dass der Patient auch über das Risiko einer Spätblutung, die in Einzelfällen bis zu 14 Tage nach Polypektomie noch auftreten kann, aufgeklärt wird.

Auch Perforationen müssen nicht zwangsläufig sofort beim Chirurgen landen. Teilweise können kleinere Läsionen endoskopisch geclippt und unter Nahrungskarenz und antibiotischer Behandlung zum Ausheilen gebracht werden (Abb. 3.**52**). Dies erfordert in jedem Falle ein interdisziplinäres Vorgehen mit dem Chirurgen.

Postpolypektomiesyndrom. Von der offenen Perforation abzugrenzen ist das sog. Postpolypektomiesyndrom, welches in bis zu 3% auftreten kann und mit lokalisiertem Druckschmerz, Fieber und einer Leukozytose einhergehen kann. Hervorgerufen ist es durch eine transmurale thermische Schädigung der Darmwand nach erfolgter Polypektomie. In aller Regel erfordert diese Komplikation kein operatives Vorgehen (10).

Ergebnisse

Bei einwandfreier Darmvorbereitung und fehlender nicht passierbarer Stenose ist bei entsprechender Erfahrung des Untersuchers eine totale Koloskopie in weit über 90% möglich. Ist das Zäkum erreicht, gelingt in aller Regel (95%) auch die Intubation des terminalen Ileums. Sollte eine komplette Untersuchung wegen des Vorliegens von Stenosen oder einer Passagebehinderung, z.B. im Sigma, durch erhebliche Divertikelbildung oder postoperative Verwachsungen nicht möglich sein, so können zur Komplettierung der Untersuchung ein Röntgen-Doppelkontrast-Einlauf oder eine virtuelle (CT-)Kolonographie durchgeführt werden.

Primär ist jedoch in jedem Falle der endoskopischen Diagnostik der Vorzug zu geben, da nur durch sie auch kleinere Schleimhautveränderungen sicher erfasst und histologisch untersucht werden können.

Polypendetektion. Auch in neueren Untersuchungen zeigt sich eindeutig die Überlegenheit der Koloskopie hinsichtlich der Detektion kleinerer Polypen bis 10 mm, aber auch größerer Polypen über 10 mm im Vergleich zum konventionellen Kolonkontrasteinlauf und auch der virtuellen CT-Kolonographie, deren Sensitivität bei kleineren Polypen 55% nicht übersteigt (11, 41).

Interventionsmöglichkeit. Auf die Vorteile der Koloskopie im Hinblick auf mögliche therapeutische Interventionen ist bereits eingegangen worden, so dass die Koloskopie nach wie vor als Routineverfahren und Goldstandard in Diagnostik und Therapie im unteren Intestinaltrakt anzusehen ist.

Assoziierte interventionelle Verfahren

Polypektomie

Die Polypektomie, erstmals von Deyle 1971 durchgeführt (13), stellt das wichtigste therapeutisch-interventionelle Verfahren im Kolon dar.

Komplette Abtragung. Bei Polypen, dem häufigsten pathologischen Befund im Kolon, handelt es sich in der

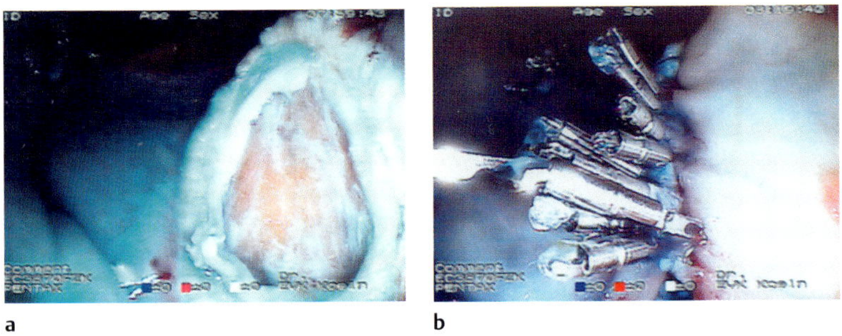

Abb. 3.52 Clipping nach Perforation am rektosigmoidalen Übergang.
a Offene Perforation nach Abtragung eines sessilen Adenoms.
b Kompletter endoskopischer Wundverschluss durch Clipping.

überwiegenden Mehrzahl um Adenome (mehr als 70%). Da sich nach der Adenom-Karzinom-Sequenz das kolorektale Karzinom meist aus Adenomen entwickelt (56), sind prinzipiell alle Polypen endoskopisch abzutragen, wobei Polypen, die größer als 5 mm sind, mittels Schlinge in toto entfernt werden müssen. Da letztlich erst die Histologie die definitive Diagnose liefert, ist die Polypektomie primär als diagnostische Maßnahme zu verstehen. Erst die histologische Untersuchung des vollständig abgetragenen Polypen gibt Aufschluss darüber, ob der Eingriff auch definitiv therapeutisch war.

Eine alleinige Biopsieentnahme aus einem Polypen ist unzureichend (sog. sampling error), denn nur durch die Untersuchung des gesamten Polypen können fokale schwere Dysplasien oder eine maligne Entartung (d.h. eine Infiltration über die Lamina muscularis mucosae hinaus) sicher beurteilt werden.

Das Risiko der malignen Entartung steigt mit der Größe des Polypen und in Abhängigkeit von der Histologie: bei Polypen > 2 cm liegt es bei knapp 35%, ist der Polyp unabhängig von der Größe histologisch rein villös (ca. 10% aller Polypen) so liegt es bei knapp 40% (38).

Technisches Vorgehen. Der Schwierigkeitsgrad für die endoskopische Abtragung von Polypen ist unterschiedlich und richtet sich nach dessen Form (Abb. 3.**53**). Dabei nehmen flache, sessile und eingesenkte Läsionen nicht nur in Japan, sondern auch in westlichen Breiten zu bzw. werden häufiger diagnostiziert. Sie erreichen in großen Serien mittlerweile Häufigkeiten von bis zu 40% aller Neoplasien (22, 43). Während gestielte Polypen unabhängig von Größe und Lage in der Regel endoskopisch komplett abgetragen werden können, ggf. nach Unterspritzung, Clipping oder Setzen einer Endoloop zur Blutungsprophylaxe, können taillierte und insbesondere flache Läsionen eine echte Herausforderung für den Endoskopiker darstellen. Vor allem bei flachen Läsionen ist das prophylaktische Unterspritzen der Submukosa zu empfehlen, um das Perforationsrisiko zu reduzieren. Auch lässt sich die Läsion durch das dann ausgebildete submuköse Kissen besser mit der Schlinge fassen (Abb. 3.**54**). Dabei ist es von der Größe des Polypen abhängig, ob mittels Schlinge eine Resektion in toto oder fraktioniert in sog. Piece-Meal-Technik durchgeführt werden kann.

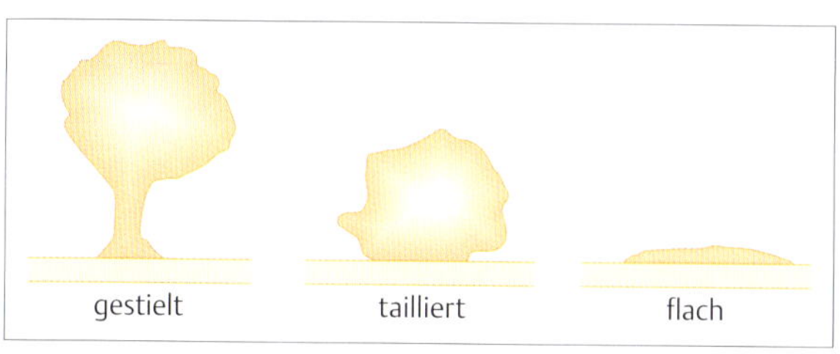

☒ **Abb. 3.53** Mögliche Präsentationsformen von Polypen im Kolon.

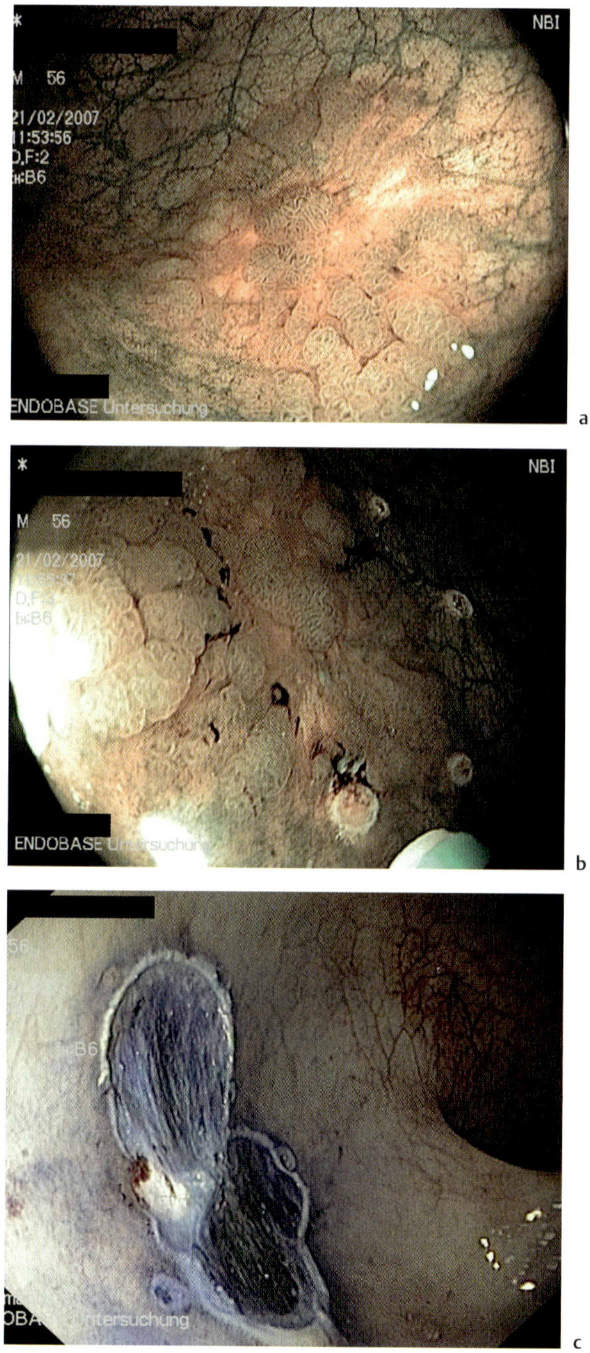

☒ **Abb. 3.54** Flaches Adenom im Rektum.
a Darstellung mit Narrow-Band-Imaging.
b Markierung der Resektionsgrenzen mit APC.
c Nach Resektion.

Es hat sich gezeigt, dass insbesondere nach Piece-Meal-Resektion größerer flacher Läsionen die Koagulation der Resektionsränder mittels Argon-Plasma-Beamer-Koagulation zu signifikant besseren Ergebnissen hinsichtlich der Rezidivrate führt (9). Zur genaueren Technik der endoskopischen Mukosaresektion (EMR) im Kolon siehe dort.

Kontrolluntersuchungen. Nach endoskopischer Polypektomie sind in Abhängigkeit von der Histologie des Polypen Kontrolluntersuchungen erforderlich, weniger um Lokalrezidive zu erkennen, die bei vollständiger Polypektomie ohnehin unwahrscheinlich sind, sondern vielmehr um evtl. übersehene Polypen oder Polypenrezidive rechtzeitig zu erkennen und zu behandeln (45). Nach kompletter Abtragung ist danach, unabhängig vom Dysplasiegrad (high grade oder low grade), eine Kontrollkoloskopie nach 3 Jahren erforderlich. Bei unauffälliger erster Kontrolluntersuchung erfolgen die weiteren Kontrollen im Abstand von 5 Jahren.

Sollte keine vollständige Entfernung stattgefunden haben, so ist eine unmittelbare endoskopische Nachresektion obligat; sollte diese nicht möglich sind, muss eine chirurgische Sanierung erfolgen (46).

Blutungsstillung

Im Gegensatz zum oberen Gastrointestinaltrakt spielt im kolorektalen Bereich die Blutungsstillung eine geringere Rolle, da Blutungslokalisationen hier mit maximal 10% aller gastrointestinalen Blutungen wesentlich seltener sind.

Ursachen. Die Blutungsursachen sind altersabhängig (33, 40). Während beim Jugendlichen Blutungen vorwiegend im Zusammenhang mit chronisch entzündlichen Darmerkrankungen auftreten, sind beim älteren Menschen die häufigsten Blutungsursachen Angiodysplasien, die Divertikelblutung sowie Neoplasmen. Davon abzugrenzen sind iatrogen verursachte Blutungen nach Polypektomie und Mukosektomie.

Methoden. Zur Blutungsstillung stehen, wie im oberen Gastrointestinaltrakt, prinzipiell 3 Methoden zur Verfügung:

- thermische Verfahren (insbesondere Argon-Plasma-Koagulation [APC] und Laserkoagulation),
- Injektionsverfahren und
- mechanische Methoden (Clipping, Endoloop).

Injektionsverfahren

Suprarenin. Die Injektionsbehandlung ist nach wie vor die kostengünstigste Methode, einfach anwendbar und effektiv. Zur Anwendung kommen Injektionsnadeln mit einer Dicke von 25–21 Gauge und einer Nadelaustrittslänge von maximal 4 mm. Injiziert wird mit Suprarenin in einer Verdünnung (sterile Kochsalzlösung) von 1 : 10.000 oder 1 : 100.000, je nach appliziertem Volumen, um systemische Nebenwirkungen wie Tachykardien oder Arrhythmien zu vermeiden.

Die Injektionsmethode ist prinzipiell bei allen blutenden Läsionen anwendbar und empfiehlt sich insbesondere auch primär zur Blutungsstillung nach Polypektomie bis zum Erreichen einer besseren Übersicht.

Cyanoacrylat. Im seltenen Fall von Rektumvarizen kann als Injektionsmedium Cyanoacrylat (Histoacryl) Anwendung finden, wobei hier, wie auch im oberen Gastrointestinaltrakt, auf eine streng intravariköse Injektion, am besten unter Bildwandlerkontrolle, zu achten ist. Zu diesem Zweck sollte das Cyanoacrylat mit Lipiodol gemischt werden.

Mechanische Verfahren

Clips. Die Blutungsstillung mittels Hämoclips ist eine elegante und effektive Methode zur Blutungsstillung. Dabei wird die Blutungsquelle mechanisch mittels eines Metallclips komprimiert und die Blutung so zum Stillstand gebracht. Das Verfahren bietet sich insbesondere bei sichtbar blutenden Gefäßen oder Gefäßstümpfen, wie z. B. der auch im Kolon vorkommenden Dieulafoy-Läsion (25) oder bei Blutungen nach Polypektomie an. Die applizierten Clips fallen nach einiger Zeit, meist nach wenigen Tagen von selbst wieder ab und gehen per via naturalis unbemerkt ab. Ein prophylaktisches Klippen des Polypenstiels vor oder nach Abtragung scheint hinsichtlich der Spätblutungsrate keine Vorteile zu bringen (50).

Endoloop. Die Endoloop ist eine Nylonschlinge, die über einen speziellen Applikator über das Gewebe, meist einen Polypenstiel, geschlungen und danach freigesetzt wird. Hauptindikation für dieses Verfahren ist die prophylaktische Anwendung vor Abtragung größerer Polypen mit dickem Stiel, wodurch das Risiko einer Nachblutung aus der Polypektomiestelle reduziert werden kann (23). Andererseits kann die Anwendung der Endoloop durch Polypenabriss auch Probleme bereiten (36). Kontrollierte Untersuchungen zur Effektivität des Verfahrens gibt es nicht.

Bougierung/Dilatation

Dilatation benigner Stenosen. Zur Behandlung benigner Stenosen, in erster Linie vorkommend bei Morbus Crohn oder postoperativen Anastomosen, seltener bei ischämischen oder medikamentös bedingten Läsionen, bietet sich die endoskopisch gesteuerte Ballondilatation an. Vor endoskopisch interventioneller Behandlung ist selbstverständlich zunächst die Dignität der Stenose bioptisch zu klären. Liegt eine benigne Stenose vor, so wird als nächster Schritt die Länge und Lage der Stenose bestimmt. Hier kann die Radiologie mittels Kontrastmittelgabe oft besser zur Klärung beitragen als die Endoskopie.

Endoskopische Maßnahmen sind nur bei klinisch symptomatischen Stenosen indiziert, die endoskopisch günstig erreichbar (nicht abgeknickt) und nicht länger als 5 cm sein sollten.

Bei Behandlung geeigneter Stenosen sind die Langzeitergebnisse sowohl bei Crohn-Stenosen (37, 55) als auch bei Anastomosenstenosen (14) sehr günstig. Der Langzeiterfolg und damit die Vermeidung einer Operation liegen hier deutlich über 50%. Entscheidend für die Ballondilatation ist, dass je nach Primärdurchmesser die Stenose in mehreren Sitzungen mit ansteigendem Durchmesser des Ballons sukzessive aufdilatiert wird, bis eine Passage mit dem therapeutischen Endoskop möglich ist (Abb. 3.**55**). Beim Morbus Crohn sollte zusätzlich zur endoskopischen Behandlung eine begleitende systemische Therapie mit Corticoiden durchgeführt werden.

Bougierung. Der Bougierung, die im Gegensatz zur Ballondilatation mehr mit tangentialen als mit radialen Kräften arbeitet, kommt im unteren Gastrointestinaltrakt eine untergeordnete Bedeutung zu. Sie findet allenfalls Anwendung bei endoskopisch schwer zugänglichen Rektum-Stenosen.

Stenttherapie

Stenting maligner Stenosen. Die Applikation von Metallgitterstents im kolorektalen Bereich ist malignen Stenosen entweder zur präoperativen Beseitigung eines Ileus oder bei inoperablen Patienten zur definitiven Stenosebehandlung vorbehalten.

Die präoperative Stentimplantation vor chirurgischer Intervention ist sinnvoll, da die Notfalloperation maligner Stenosen mit einer hohen Letalität verknüpft ist (27).

Der technische Erfolg der Stentherapie, der sich in den allermeisten Fällen mit dem klinischen Erfolg deckt, liegt über 90% (27, 31), so dass in fast allen Fällen die komplikationsträchtige Notoperation vermieden werden kann (54).

Stentmodelle. Es stehen verschiedene Metallgitterstents, mit und ohne Ummantelung, zur Verfügung. Am gebräuchlichsten ist der nicht ummantelte enterale Wall-Stent, der den Vorteil hat, dass er endoskopisch durch den Arbeitskanal des Gerätes implantiert werden kann. Andere Stentmodelle können nur radiologisch über Führungsdraht, ggf. unter paralleler endoskopischer Sichtkontrolle, gelegt werden.

Komplikationen. Die methodenbedingte Komplikationsrate hält sich in Grenzen. Die häufigste Komplikation, die Stentmigration nach proximal oder distal liegt bei 5%. Andere Komplikationen, wie Blutung, Perforation oder Infektion sind sehr selten. Die Reokklusion durch Einwachsen von Tumorgewebe kann endoskopisch mittels Argon-Plasma-Beamer-Koagulation gut behandelt werden.

a

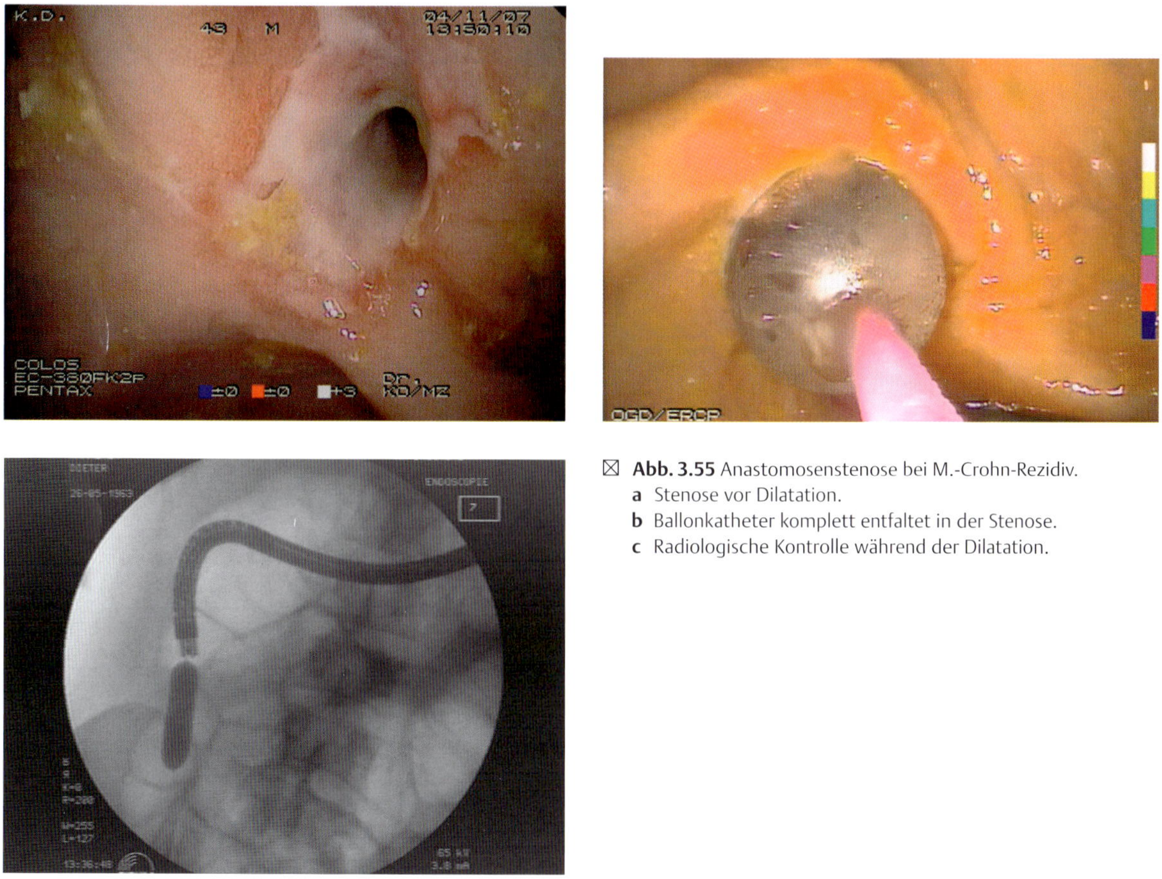

b

c

Abb. 3.55 Anastomosenstenose bei M.-Crohn-Rezidiv.
a Stenose vor Dilatation.
b Ballonkatheter komplett entfaltet in der Stenose.
c Radiologische Kontrolle während der Dilatation.

Von der Behandlung benigner Stenosen ist abzuraten, zumal hier die Komplikationsrate signifikant höher liegt (Stentdislokation bis zu 30%) und eine Stententfernung in der Regel nicht mehr möglich ist (53).

Lasertherapie und Argon-Plasma-Beamer-Koagulation (APC)

Während die Laserbehandlung auch in Zeiten der Metallstentimplantation zur Tumorreduktion maligner Stenosen noch ihren Stellenwert hat, kommt der APC neben der vergleichsweise weniger effektiven Behandlung maligner Stenosen insbesondere bei der Blutungsstillung (Angiodysplasien) und zur Behandlung benigner Stenosen in Verbindung mit der Ballondilatation ein hoher Stellenwert zu.

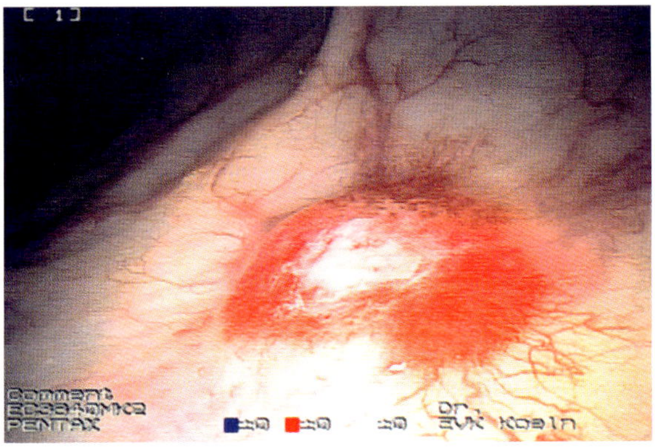

☒ **Abb. 3.56** Angiodysplasie im Kolon.

› Lasertherapie

Der in der Gastroenterologie eingesetzte Nd:YAG-Laser wird mittels einer speziellen gasgekühlten CO_2-Glasfaser im Non-Kontakt-Verfahren mit einer Leistung bis 100 W eingesetzt und ist imstande, in verhältnismäßig kurzer Zeit Gewebe zu vaporisieren, d.h. direkt vom festen in den gasförmigen Aggregatzustand zu überführen. Das Verfahren ist effektiv und nebenwirkungsarm, so dass es auch in der heutigen „Stent-Ära" bei entsprechender Verfügbarkeit durchaus seinen Stellenwert hat (17, 24). Die Anwendung ist sinnvoll im Rektum oder am rektosigmoidalen Übergang. Die primäre Erfolgsquote liegt zwischen 92 und 95%. In der Regel sind je nach Indikation (Blutung oder Obstruktion) 2–3 Sitzungen im Abstand von 10–12 Wochen notwendig. Ein palliativer operativer Eingriff kann bei 75% der Patienten vermieden werden.

⇢ **Komplikationen.** Hauptkomplikationen sind die Perforation (4%), Fistelbildung (3%), Blutung (4%) und Abzessbildung (2%). Die methodenbedingte Gesamtmortalität liegt bei 1,2% (24).

› Argon-Plasma-Beamer-Koagulation (APC)

Die APC ist auch bei Einsatz maximaler Leistung (200 W) zur Behandlung tumorbedingter Stenosen sehr viel weniger effektiv als die Laservaporisation, da mit diesem Verfahren lediglich eine Koagulation erreicht werden kann. Der Vorteil der geringeren Eindringtiefe liegt in einer geringeren Perforationsgefahr, andererseits sind zur Tumorreduktion häufigere und längere Sitzungen erforderlich.

⇢ **Indikationen.** Oft wird die APC zur Freilegung von sekundär mit Tumorgewebe überwucherten Metallstents eingesetzt. Die Komplikationsrate bei dieser Indikation liegt insgesamt unter 1%. Die Hauptindikation der APC ist die Behandlung potenzieller Blutungsquellen, insbesondere von Angiodysplasien (Abb. 3.**56**). Wichtig ist, dass geringere Stromstärken als bei der Tumorreduktion gewählt werden, im rechten Hemikolon maximal 40 W. Mit kurzen Stromstößen lässt sich dadurch eine effektive Koagulation erzielen, wobei die Dauer des angewendeten einzelnen Impulses bei dieser Indikation 2 s nicht übersteigen sollte. Durch die unvermeidliche Insufflation von Argongas kann es zur erheblichen Distension des Kolons kommen, so dass ein regelmäßiges intermittierendes Absaugen erforderlich ist.

Das Verfahren kann auch Anwendung finden bei der Blutungsstillung akuter Divertikelblutungen oder der Behandlung von Polypektomienachblutungen, wobei in der eigenen Abteilung hier nach wie vor die Injektionstherapie und in Einzelfällen die Clip-Applikation favorisiert werden.

Proktoskopie und Rektoskopie

Einführung

Jede Untersuchung des unteren Intestinaltraktes muss den Analkanal und das Rektum mit einbeziehen.

Neben der obligatorisch vor jeder Koloskopie durchzuführenden äußeren Inspektion des Analbereiches und der rektal-digitalen Austastung sollte wegen der nicht ausreichenden Beurteilbarkeit des Analkanals und des aboralen Rektums eine proktoskopische Untersuchung mit dem starren Gerät angeschlossen werden.

Bei ohnehin erfolgter Koloskopie ist dann die Proktoskopie ausreichend und die Rektoskopie nicht zwingend notwendig.

Indikationen und Kontraindikationen

Neben der Komplettierung der endoskopischen Kolondiagnostik dient die Proktoskopie insbesondere zur Lokaltherapie des symptomatischen Hämorrhoidalleidens. Kontraindikationen sind keine bekannt.

Instrumentarium

Das üblicherweise benutzte Instrumentarium hat eine Länge von 8 cm und einen Durchmesser von 2,5 cm. Dabei sind die Proktoskope mit einem sog. Obturator, der vorne konisch zuläuft, versehen. Eine Kaltlichtquelle wird am Handgriff angeschlossen, um optimale Lichtverhältnisse zu gewährleisten. Zusätzliches Instrumentarium sind eine Absaugpumpe mit gleichzeitiger Spülvorrichtung (sog. Spül-Saug-Automat), Fasszangen, Wattetupfer, Biopsiezangen sowie Injektionsnadeln bei der Injektionsbehandlung oder ein Ligaturset zur Ligaturbehandlung von Hämorrhoiden.

Untersuchungsablauf

Vorbereitung. Wird die Proktoskopie im Anschluss an eine Koloskopie durchgeführt, ist eine Vorbereitung naturgemäß nicht nötig. Bei alleiniger Proktoskopie empfiehlt sich die Gabe eines Klistiers 15–30 min vor der Untersuchung. Die Lagerung des Patienten erfolgt in Steinschnitt- oder Knie-Ellenbogen-Lage, bei unmittelbarer Durchführung nach der Koloskopie in der Regel in Linksseitenlage. Letztere ist jedoch bei interventionellen Eingriffen, z. B. Hämorrhoidenligatur, ungeeignet.

Durchführung. Nach Inspektion und rektal-digitaler Austastung wird das mit einem Gleitmittel (z. B. Silkonöl oder Xylocain-Gel) versehene Proktoskop nach Spreizung der Nates mit dem inliegenden Obturator unter leichter Drehbewegung nach ventral in Richtung Nabel eingeführt. Anschließend wird der Obturator entfernt und die Kaltlichtquelle angeschlossen. Unter leicht kreisender Bewegung erfolgt die Inspektion der Rektumschleimhaut und des Analkanals, ggf. unter Zuhilfenahme der Spül-Saug-Einrichtung. Wichtig für die Funktionsuntersuchung – z. B. um einen inneren Rektumschleimhautprolaps (Intussuszeption) feststellen zu können – ist es, den Patient vorsichtig pressen zu lassen. Pathologische Schleimhautbefunde im Rektum werden, falls koloskopisch noch nicht geschehen, biopsiert.

Befundinterpretation

Neben dem Nachweis bzw. Ausschluss kleinerer Tumoren im Bereich des rektoanalen Übergangs, die der flexiblen Endoskopie und Palpation entgehen können, sind Hämorrhoiden der häufigste und nur mit dieser Untersuchung eindeutig nachweisbare Befund.

Hämorrhoiden. Die typische Lokalisation findet sich bei 3:00, 7:00 und 11:00 Uhr in Steinschnittlage. Je nach Erscheinungsbild werden die Hämorrhoiden in Schweregrade eingeteilt:

- Hämorrhoiden *1. Grades* sind von außen nicht sichtbar und können sich beim Pressen ggf. ins Proktoskop vorwölben,
- Hämorrhoiden *2. Grades* prolabieren beim Pressen oder bei der Defäkation durch den Analkanal und reponieren sich spontan,
- bei Hämorrhoiden *3. Grades* besteht ein intermittierender spontaner Hämorrhoidalprolaps, der manuell reponiert werden muss, und
- Hämorrhoiden *4. Grades* lassen sich auch manuell nicht reponieren und entsprechen einem fixierten Mukosaprolaps.

Analpapillen, Tumoren, Fissuren. Weitere als harmlos einzustufende Befunde sind häufig vorzufindende hypertrophe Analpapillen (sog. Katzenzähne), die u. U. palpatorisch einen kleinen Tumor vortäuschen können. Größere Analtumoren, die schon bei der Inspektion und Palpation festgestellt werden, sind entsprechend proktoskopisch, ggf. auch mit dünneren Geräten, der bioptischen Diagnostik zugänglich. Eine schmerzhafte Untersuchung spricht für das Vorhandensein von akuten Fissuren.

Komplikationen

Bei korrekter Durchführung der Untersuchung sind Komplikationen nicht zu erwarten. Gelegentlich kann es bei versehentlich zu tiefer Biopsie eines Hämorrhidalknotens zu einer nicht unerheblichen Blutung kommen, die – falls sie spontan nicht sistiert – durch Injektions- oder Ligaturbehandlung therapiert werden muss.

ERCP

Einführung

Definition. Die endoskopisch retrograde Cholangiopankreatikographie (ERCP) ist eine kombinierte endoskopisch-radiologische Untersuchung mit Darstellung des biliären und pankreatischen Gangsystems durch retrograde Kontrastmittelinjektion via Papille mittels Seitblickduodenoskop.

Geschichte. Die erste erfolgreiche retrograde Papillenkanülierung gelang McCune im Jahre 1968. 5 Jahre später am 06.06.1973 gelang Classen und Demling erstmals die endoskopisch durchgeführte Durchtrennung des Sphinkter Oddi mittels Papillotom – die endoskopische Papillotomie. Das Tor für operativ-endoskopische Eingriffe am biliopankreatischen Gangsystem war geöffnet mit bis heute nicht endenden neuen Möglichkeiten und Erfolgen. Hierzu gehören u. a. die transpapilläre Choledochusdrainage 1979, die mechanische Lithotripsie 1982, die Miniendoskopie mittels Mother-Baby-System, die elektrohydraulische Lithotripsie (EHL) und die Laserlithotripsie. Es steht uns somit heute ein breites Spektrum an diagnostischen und therapeutischen Verfahren mittels ERCP zur Verfügung.

Indikationen

Die Indikationen zur ERCP haben bei diagnostischen Fragestellungen durch Verbesserung alternativer bildgebender Verfahren wie Ultraschall, EUS und MRCP in den letzten Jahren abgenommen. Trotzdem bleibt die ERCP bei unklaren Befunden nach wie vor der Goldstandard zur Diagnosesicherung (17).

Bei den bekannten therapeutischen Indikationen wie Choledocholithiasis, Stenosen des biliopankreatischen Systems, postoperativen Komplikationen oder zur Histologie- bzw. Zytologiegewinnung stellt die ERCP mit Papillotomie das Verfahren der ersten Wahl dar (Tab. 3.**14**).

Kontraindikationen

Die wichtigste und absolute Kontraindikation ist der nicht kooperative Patient. Hier sollte erst gar nicht der Versuch einer ERCP unternommen werden, um schwerwiegende Komplikationen zu vermeiden. Aufgrund der Strahlenbelastung gilt die Schwangerschaft als relative Kontraindikation. Kontrastmittelallergien stellen keine Kontraindikation dar, allerdings sollte vor Beginn der Untersuchung eine medikamentöse Prophylaxe mit einem H_1- und H_2-Rezeptor-Antagonist sowie einem Corticoid durchgeführt werden. Darüber hinaus ist eine längerfristige Überwachung zu empfehlen. Pankreasgangzysten sind heute keine Kontraindikation für die ERCP. Es ist jedoch auf eine vorsichtige und sparsame Kontrastmittelgabe zu achten.

Tabelle 3.14 Indikationen zur ERCP

Gallenwege

- Differenzialdiagnose posthepatische Cholestase (Choledocholithiasis, benigne/maligne Stenose)
- Verdacht auf biliäre Pankreatitis
- Postoperative Komplikationen (Leckage, Stenose)
- Abdominelle Schmerzen bei klinischem Verdacht auf biliäre Genese (z. B. Sphinkter-Oddi-Dysfunktion)
- Ausschluss einer primär sklerosierenden Cholangitis
- Histologische/zytologische Sicherung von intraduktalen Befunden
- Hämobilie
- Vor operativen Eingriffen an den Gallenwegen

Pankreas

- Pankreastumoren
- Rezidivierende akute Pankreatitis (Pancreas divisum?)
- Chronische Pankreatitis (Stenosen? Pankreatikolithiasis? Zysten?)
- Hämosuccus pancreaticus
- Vor operativen Eingriffen am Pankreas

Instrumentarium

Endoskop. Die endoskopisch retrograde Cholangiographie und Pankreatikographie wird in der Regel mit einem flexiblen Fiberglas- oder besser Videoendoskop mit Seitblickoptik durchgeführt (Abb. 3.**57**). Bei Vorliegen eines Billroth-II-Magens bzw. Operation nach Roux-Y ist der Einsatz eines Vorausblickendoskops gelegentlich sinnvoller. Der Durchmesser des Duodenoskops variiert zwischen 7,4 und 12,1 mm. Der Arbeitskanal misst 2,2 – 4,8 mm.

Zur optimalen Einstellung der an der Innenseite des duodenalen C gelegenen Papille benötigt man ein Seitblickinstrument, wobei der Blickwinkel ca. 120° beträgt und etwa senkrecht zur Längsachse des Endoskops verläuft. Zum Dirigieren des endoskopischen Zusatzinstrumentariums (z. B. Kontrastmittelkatheter, Papillotom, Prothese) ist in das Distalende eine kleine Leitschiene, der sog. Albaranhebel, integriert, der vom Bedienungsteil des Endoskops mittels Seilzug zu steuern ist.

Kontrastmittelkatheter. Die Kontrastmittelkatheter bestehen gewöhnlich aus Teflon, sind im distalen Bereich vorgebogen, damit sie besser über den Albaranhebel gleiten und tragen am Ende unterschiedlich geformte Spitzen, ebenfalls aus Teflon oder aus Metall. Die aus strahlendichtem Material bestehenden Katheterenden sollten nicht zu spitz zulaufen, da hierdurch eher eine Traumatisierung der Papille mit der Gefahr der Post-ERCP-Pankreatitis verursacht werden kann. Das Lumen der Katheter sollte für 0,035-Inch-Drähte passierbar sein, damit über diese Drähte im Seldinger-Stil andere Zusatzinstrumente wie Papillotom oder Ballonkatheter nach intraduktal vorgeschoben werden können.

Besondere zweilumige Katheter erlauben das parallele Arbeiten mit Kontrastmittel sowie Führungsdrähten und können in Einzelfällen bei schwieriger Kanülierung hilfreich sein.

Zur Sondierung der Minorpapille gibt es spezielle Katheter mit dünner und kurzer, meist konisch zulaufender Metallspitze, die gerade noch für 0,018-Inch-Drähte passierbar sind.

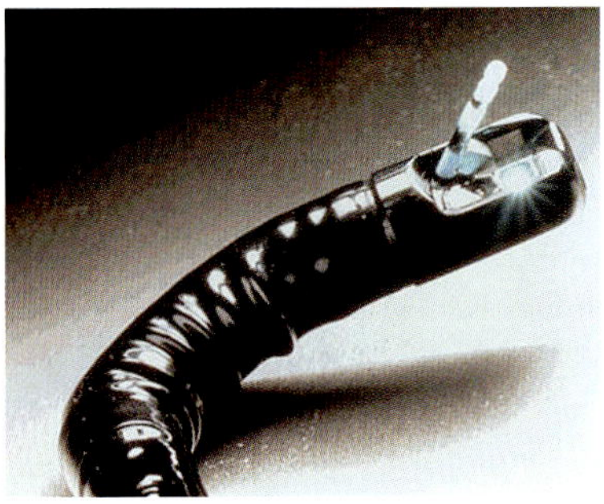

Abb. 3.57 Duodenoskop.

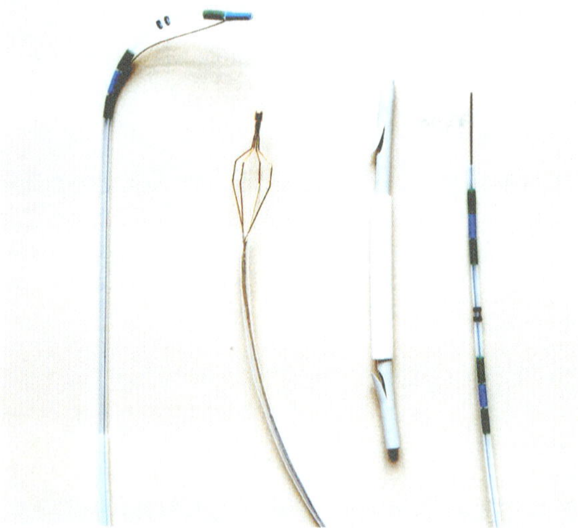

☒ **Abb. 3.58** Papillotom, Körbchen, Prothese, Nadelmesser (von links nach rechts).

Führungsdrähte. Das Angebot an Führungsdrähten ist heute vielfältig, und ihr Einsatz ist abhängig von der jeweiligen Indikation. Die röntgenpositiven Drähte mit Längen von 260–450 cm sind an der Spitze meist flexibel (bestehen aus Teflon oder PVC), tragen zur Stabilisierung einen Nitinolkern und sind z.T. drehstabil. Die hydrophile Beschichtung erleichtert das Einführen der Drähte, die unterschiedliche Farbmarkierung bzw. Zentimeterangabe ermöglicht das Arbeiten ohne permanente Röntgenkontrolle.

Weitere wichtige Zusatzinstrumente. Dies sind Ballonkatheter, Dormia-Körbchen zur Extraktion von Gallengangssteinen bzw. deren mechanischer Zertrümmerung, nasobiliäre Sonden und die verschiedenen Plastik- bzw. Metallstents (Abb. 3.**58**).

Untersuchungsablauf

Durchführung

Einführen des Gerätes. Bei vorausgegangener endoskopischer Inspektion des oberen Gastrointestinaltraktes mittels prograder Optik erfolgt nach Prämedikation in Bauchlage (gelegentlich auch in Halblinksseitenlage bei schwieriger Intubation des Pharynx bzw. Pyloruspassage) das Einführen des Endoskops, wobei man dieses mit leicht abgewinkelter Spitze über die Zunge vorschiebt. Das Endoskop wird in der Speiseröhre quasi blind, vorsichtig bis in den Magen vorgeschoben.

Aufsuchen der Papille. Im Magen orientiert man sich an der kleinen Kurvatur, die Instrumentenspitze wird etwas in Richtung große Kurvatur präpylorisch abgewinkelt, um den Pylorus optimal einzustellen. Das Gerät wird weiter vorgeschoben, die Spitze wird begradigt (die Pylorusöffnung „verschwindet" bei 6 Uhr), man passiert den Pylorus und schiebt das Gerät unter Beobachtung der quer verlaufenden Kerckring-Falten weiter nach distal. Die meisten Untersucher stehen dem Patienten bis zu diesem Punkt genau gegenüber. Jetzt ist es relativ einfach, das Gerät zu begradigen, indem man sich als Untersucher 90° nach rechts dreht und das Gerät etwas zurückzieht (großes Rad nach oben, das kleine Rad nach unten fixieren). Durch das Zurückziehen kommt es zu einer Begradigung des Instrumentes im Magen mit Auflösung der S-Form und die Spitze des Gerätes gleitet quasi noch einige Zentimeter nach distal und dreht sich nach innen mit direktem Blick auf die Papille, die auf der Plica longitudinalis direkt unterhalb der Plica transversalis lokalisiert ist (Abb. 3.**59**). Jetzt kann – sofern nicht schon geschehen – der Patient komplett auf den Bauch gedreht werden, damit die Röntgenstrahlenachse sich korrekt senkrecht zur Längsachse des Patienten befindet. Gelingt die Einstellung der Papille in der beschriebenen Form nicht, muss unter Röntgenkontrolle die Position des Instrumentes kontrolliert und entsprechend verändert werden.

Sondierung der Papille. Durch Körperdrehung und geringes Bewegen des großen bzw. kleinen Rades sollte die Papille in etwa bei 12 Uhr im oberen Drittel des Bildes fixiert werden, damit anschließend die Kanülierung mittels Kontrastmittelkatheter möglich ist. Der Albaranhebel wird geschlossen, der Katheter wird eingeführt bis er an den Albaranhebel stößt, dieser wird geöffnet und der Katheter wird vorgeschoben. Mittels Albaranhebel kann man dann den Kontrastmittelkatheter entsprechend in Richtung Papillen-

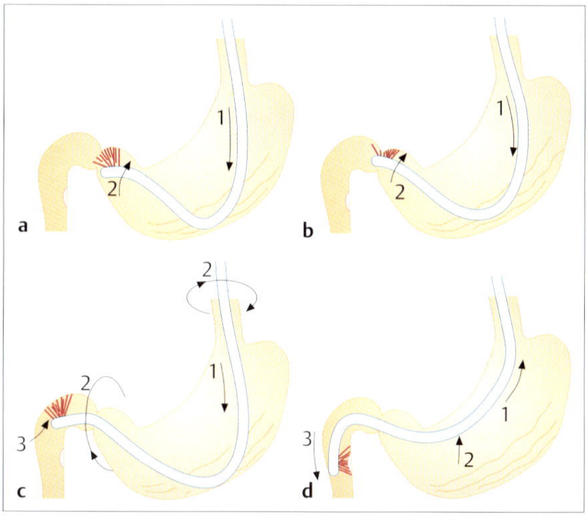

☒ **Abb. 3.59** Untersuchungsablauf. Vorschieben des Gerätes in den Bulbus (**a**). Unter weiterem Vorschieben (1 in **b**), Drehung nach rechts (2) und Anheben des großen und Rechtsdrehung des kleinen Rades (3) staucht sich das Gerät zunächst im Magen auf, passiert dann das obere Duodenalknie (**c**) und wird schließlich in einem Rückzugsmanöver (3 in **c**) hebelartig (3 in **d**) vor die Papille befördert. Durch das Zurückziehen (1 in **d**) wird gleichzeitig das Gerät begradigt (**2**).

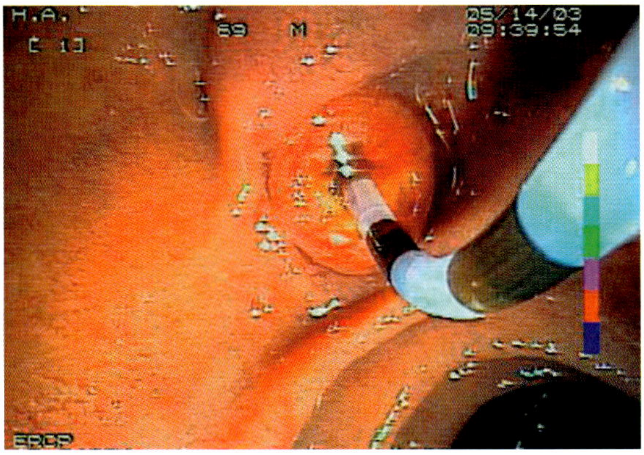

☒ **Abb. 3.60** Papille mit Kontrastmittelkatheter.

öffnung platzieren. Jetzt sollte zur Sicherheit eine geringe Menge Kontrastmittel gespritzt werden, damit keine Luft im Kontrastmittelkatheter ist, die, wenn sie beispielsweise in den Pankreasgang appliziert würde, eine Pankreatitis auslösen könnte. Danach erfolgt die Sondierung der Papillenöffnung (Abb. 3.**60**).

⇢ **Kontrastmittelgabe.** Vor Kontrastmittelgabe sollte die Position des Endoskops radiologisch überprüft und eventuell eine Leeraufnahme (Frage Verkalkungen) vorgenommen werden. Schließlich wird unter Durchleuchtung nach Intubation in einen der Gänge Kontrastmittel injiziert.

Üblicherweise kommt bei Kontrastmittelinjektion im rechten Winkel zur Duodenalwand der Pankreasgang und tangential in Richtung 11 Uhr der Choledochus zur Darstellung.

Zur Gangdarstellung werden heute überwiegend nichtionische niedermolekulare Kontrastmittel verwendet. Studien zeigten, dass diese Substanzen besser verträglich sind, als die früher eingesetzten ionischen hochosmolaren Kontrastmittel.

Anatomische Strukturen und Anomalien

⇢ **Majorpapille.** Die Majorpapille liegt in ca. 90% im Bereich des Duodenum descendens an der Innenseite, in ca. jeweils 5% oberhalb in D1 oder im Bereich des unteren Knies des Duodenums (Duodenum transversum). Endoskopisch imponiert die Papille als mit glatter Schleimhaut überzogene, rötliche Erhebung. Als Orientierungspunkte zum Aufsuchen der Papille sind die proximal verlaufende Plica longitudenalis als Ausdruck des intraduodenalen Anteils des Ductus choledochus zu sehen und z.T. das Frenulum, das distal auf die Papille zuläuft. Nicht selten ist die Papille durch eine transversal verlaufende Schleimhautfalte verdeckt, was die Identifikation erschweren kann. Die Papille zeigt zahlreiche Variationen. Sie beherbergt die Mündung des Pankreas- und des Gallengangs, die gemeinsam in ca. 70–80% als „Common Channel" ins Duodenum münden. In 15–20% ist die Kanülierung schwierig, da beide Ducti separate Ausführungsöffnungen in der Papille besitzen und sich damit die selektive Intubation gelegentlich diffiziler darstellt.

⇢ **Sphinkter Oddi.** Der sog. Sphinkter Oddi besteht aus 3 Segmenten, zum einen dem Sphinkter communis, der sich ringförmig um die Ampulle schmiegt sowie jeweils einem Ringmuskel für den terminalen Ductus choledochus und den terminalen Ductus pancreaticus. Bei der endoskopischen Papillotomie wird er teilweise oder ganz durchtrennt (Abb. 3.**61**). Zusätzlich finden sich Verstrebungen in Längsspiralform, die die 3 Muskeln miteinander verbinden. Intraduktal, insbesondere in der Ampulla papillae, befinden sich feinste quer verlaufende Falten, die – vergleichbar einem Jalousiesystem – eine gewisse Abschirmung von Ingesta ermöglichen. Dieses Jalousiesystem ist ein Grund für die gelegentlich sehr schwierige Intubation bzw. selektive Darstellung einer der beiden Gänge, da sich die Kontrastmittelkatheterspitze in diesen Falten verfängt bzw. damit die Gangöffnung verschließt.

⇢ **Pancreas divisum.** Beim Pancreas divisum (Häufigkeit 5–7%), einer Fusionsanomalie der dorsalen und ventralen Anlage, kommt es nach Kontrastmittelinjektion über die Majorpapille nur zur Anfärbung des Choledochus und der meist rudimentären ventralen Anlage des Pankreas. Über die Minorpapille, die etwa 1–2 cm oral, leicht lateral lokalisiert ist, kann die große dorsale Anlage mit einem speziellen Katheter (Minorkatheter) dargestellt werden (Abb. 3.**62**).

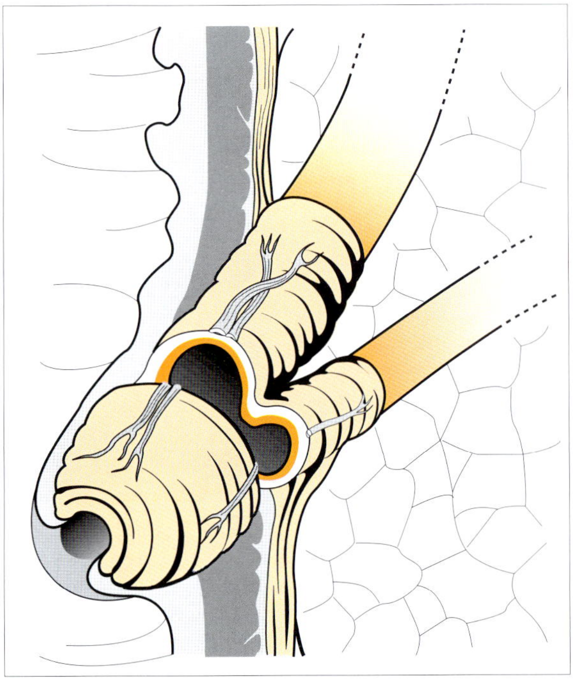

☒ **Abb. 3.61** Anatomie der Papille (nach Kozuschek u. Paquet).

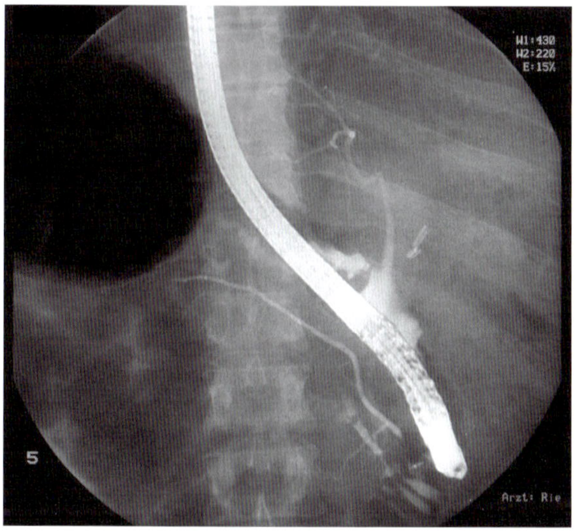

☒ **Abb. 3.62** Pancreas divisum.

Bei fehlender Darstellung des Pankreasgangs oder nur kurzstreckiger Anfärbung über die Majorpapille muss immer die Möglichkeit eines Pancreas divisum durch entsprechende Sondierung und evtl. Anfärbung der Minorpapille ausgeschlossen werden.

Dem Anfänger unterlaufen gelegentlich Fehldiagnosen, da er einen Pankreasgangabbruch bzw. eine kleine Pankreasanlage als Pankreaskarzinom fehlinterpretieren kann.

Operierter Magen

Die ERCP bei Patienten mit operiertem Magen stellt besondere Herausforderungen an den Untersucher. Grundsätzlich ist zu empfehlen, sich primär mit einem Endoskop mit Geradeausoptik Klarheit über die anatomische Situation zu verschaffen.

B-I- und B-II-Magen. Beim B-I-Magen liegt die Papille proximaler, direkt unterhalb der Anastomose, die Untersuchung stellt in der Regel keine Schwierigkeit dar. Bei Zustand nach B-II-Magenresektion hingegen ist die Orientierung weitaus schwieriger. In Abhängigkeit von der Anastomosierung mit bzw. ohne Braun-Fußpunktanastomose ist der Zugangsweg unterschiedlich. Die Papille wird quasi von unten erreicht, was auch die umgekehrte Richtung der Papillotomie notwendig macht. Die Erfolgsraten werden in der Literatur mit 60–90% angegeben.

Roux-Y-Anastomose. Bei Zustand nach Gastrektomie mit Roux-Y-Anastomose ist die ERCP nur in seltenen Fällen machbar. Die Jejunalschlinge bis zur Anastomose beträgt gewöhnlich 40–50 cm und der Weg bis zur Papille dann noch weitere 30–60 cm. Dies gelingt auch mit einem Kinderkoloskop nur selten. Nach 1–2 Versuchen ohne Erfolg ist die PTCD das effektivere Verfahren.

Befundinterpretation

Normalbefund. Bei einem Normalbefund stellt sich das Gallenwegssystem mit dem Ductus hepatocholedochus, dem Ductus hepaticus dexter und sinister sowie deren Verzweigungen bis in die Peripherie dar. Der Ductus cysticus mit der Gallenblase geht normalerweise vom mittleren Drittel des Ductus choledochus ab. Es sind aber auch proximale und distale Varianten möglich. In einzelnen Fällen findet sich der Zystikusabgang direkt neben der Papillenmündung des Choledochus, was bei der Kanülierung technische Probleme bereiten kann (Abb. 3.**63**).

ERC-Befunde

Konkremente. Viele pathologische Bilder sind praktisch pathognomonisch, so dass etwa bei frei beweglichen Konkrementen die Diagnose mit nahezu 100%iger Sicherheit gestellt werden kann (Abb. 3.**64**). Werden allerdings Luftblasen mit in den Gallengang injiziert, können diese Steine vortäuschen. Luftblasen sind aber charakteristischerweise kreisrund und steigen nach Aufrichten des Untersuchungstisches in Richtung auf die zentralen Gallengänge, wogegen Steine entsprechend der Schwerkraft eher sinken. Kleinere Konkremente können durch Prallfüllung übersehen werden.

Kontrastmittelaussparungen im Gallengang, die nicht umflossen sind, können sowohl wandadhärente Steine als auch Tumoren darstellen.

Stenosen/Strikturen. Bei Strikturen gibt es typische morphologische Bilder, die eine Aussage über die Dignität wahrscheinlich machen. Im Einzelfall müssen aber neben den anamnestischen Angaben zusätzliche Informationen

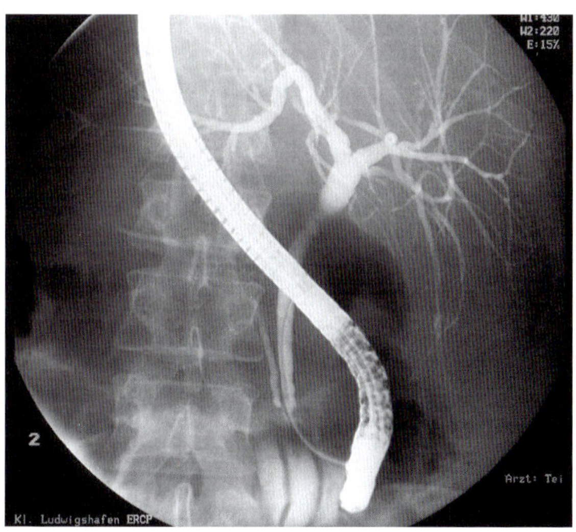

☒ **Abb. 3.63** ERCP: Normalbefund.

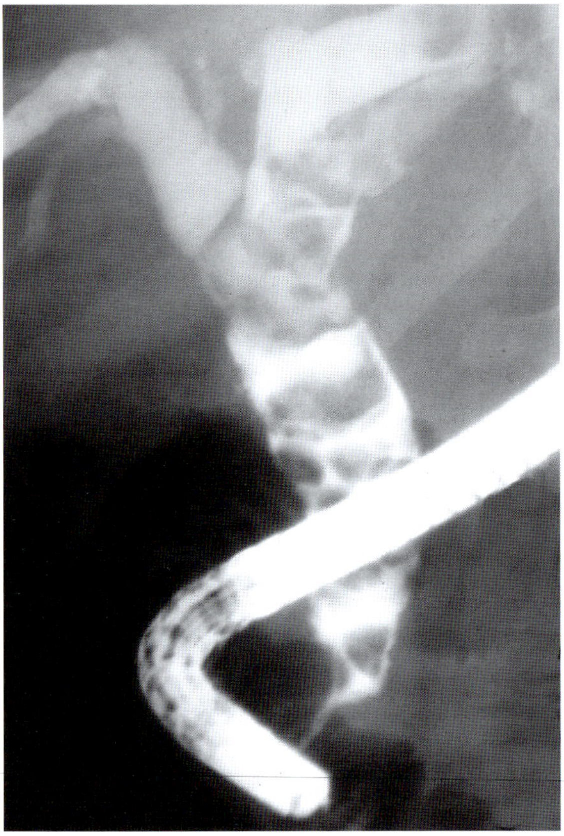

⊠ **Abb. 3.64** Choledocholithiasis.

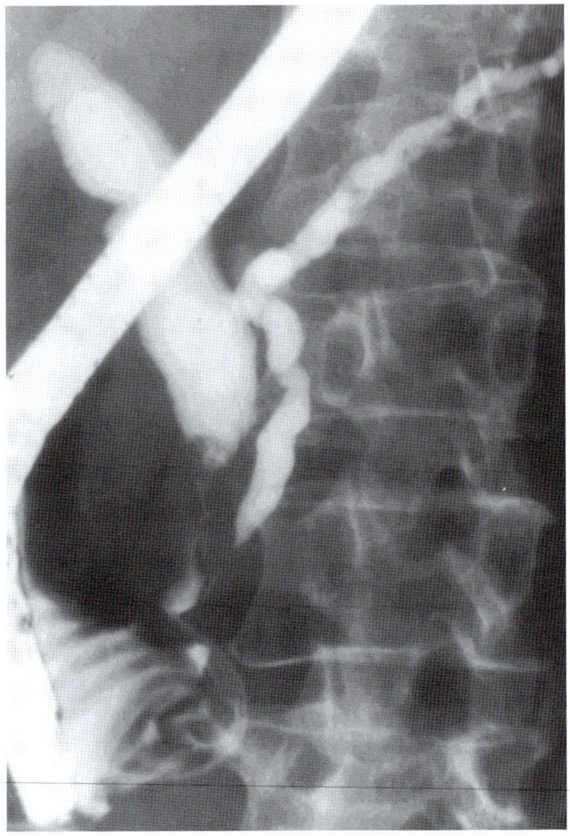

⊠ **Abb. 3.65** Pankreaskopfkarzinom mit Double-Duct-Zeichen.

durch andere Untersuchungen wie Sonographie, CT, Bürstenzytologie oder Cholangioskopie gewonnen werden.

- Langstreckige Röhrenstenosen des distalen Choledochus lassen an eine *chronische Pankreatitis* denken, kurzstreckige glatte Stenosen im Bereich des Zystikusabgangs nach Cholezystektomie deuten auf eine benigne postoperativ bedingte Stenose hin oder – bei noch vorhandener Gallenblase mit Steinen – auf ein *Mirizzi-Syndrom.*
- Zeigt sich eine umschriebene Stenosierung des Pankreasgangs und des distalen Gallengangs ohne chronische Pankreatitis im Sinne eines *„double duct sign"*, macht dies ein Pankreaskopfkarzinom wahrscheinlich, aber nicht sicher (Abb. 3.**65**).
- Stenosen im Bereich des Ductus hepaticus communis bzw. mit Ausbreitung in die intrahepatischen Gallenwege lassen an einen *Hepatikusgabeltumor* bzw. auch *Klatzkin-Tumor* genannt, denken. Die Einteilung erfolgt heute entsprechend dem Vorschlag von Bismuth und Corlette (Abb. 3.**66**).
- Entzündliche Stenosen finden sich meist bei der *primär sklerosierenden Cholangitis* (PSC). Diese können sowohl den Ductus choledochus als auch die intrahepatischen Gallenwege betreffen (Abb. 3.**67**) und zentral, peripher oder gemischt auftreten. Sie rufen in Frühformen feine irreguläre Wandbegrenzungen am Choledochus hervor und/oder Kaliberunregelmäßig-

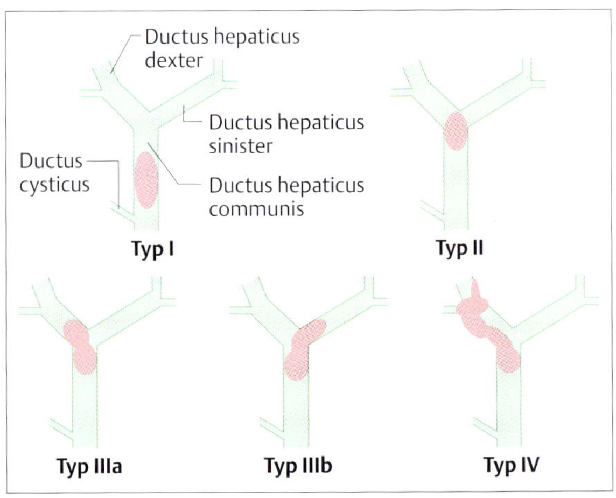

⊠ **Abb. 3.66** Einteilung der Hepatikusgabeltumoren (Klatskin-Tumoren) nach Bismuth und Corlette.

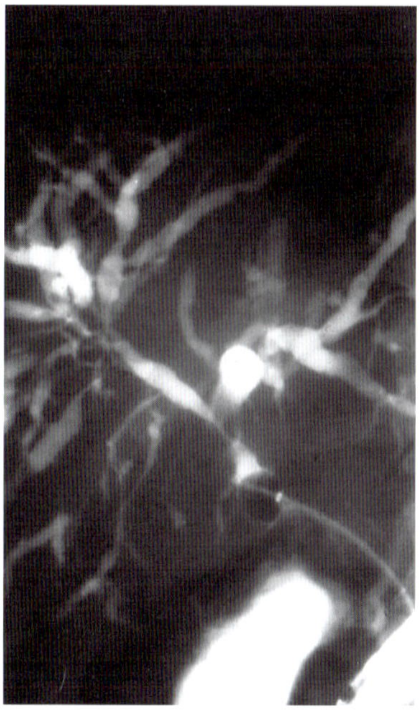

☒ **Abb. 3.67** Primär sklerosierende Cholangitis.

keiten der peripheren Gallenwege. In fortgeschrittenen Stadien kommt es zu meist multipel auftretenden Strikturen mit proximalen Gangdilatationen. In 70–80% sind diese Veränderungen mit einer chronisch entzündlichen Darmerkrankung assoziiert.

⇢ **Dilatationen.** Umschriebene zystische Dilatationen der Gallenwege ohne nachweisbare Stenosierungen lassen an die seltenen *Gallengangszysten* denken, die vom Choledochus oder von den Seitengängen (Caroli-Syndrom) ausgehen können (Klassifikation nach Todani).

⇢ **Zystikusstumpfinsuffizienz.** Schließlich zeigt ein Kontrastmittelaustritt aus dem Zystikus bei Zustand nach kurz zurückliegender Cholezystektomie eine Zystikusstumpfinsuffizienz, die endoskopisch mittels Papillotomie und evtl. Endoprothese effektiv und rasch saniert werden kann.

ERP-Befunde

Bei der ERP kommt es nach Kontrastmittelinstallation über die Majorpapille zur Anfärbung des Ductus Wirsungianus und der Seitenäste I. und II. Ordnung. Analog zur ERC finden sich im Rahmen der ERP Stenosen benigner oder maligner Art, Gangerweiterungen, Kontrastmittelaussparungen sowie zystische Formationen, die bei Berücksichtigung der Anamnese und ergänzender bildgebender Verfahren die exakte Diagnose sichern.

⇢ **Pancreas divisum.** In 5–7% zeigt sich ein Pancreas divisum. Hier kommt über die Majorpapille nur die kleine ventrale Anlage zur Darstellung, wohingegen die größere dorsale Anlage über die Minorpapille angefärbt werden kann. Als inkomplettes Pancreas divisum wird eine Sonderform bezeichnet, bei der sehr schmale Ganganastomosen zwischen der ventralen und dorsalen Anlage nachweisbar sind.

⇢ **Pankreaskarzinom.** Das duktale Pankreaskarzinom zeigt in über 90% charakteristische Bilder mit Gangabbruch, filiformer Stenosierung, Amputation der Seitenäste oder zusätzliche Stenosen des distalen Choledochus im Sinne eines Double-Duct-Zeichens.

⇢ **Chronische Pankreatitis.** Das Bild der chronischen Pankreatitis ist als Pankreatikogramm sehr heterogen. Es reicht von minimalen Veränderungen der Seitenäste bis zu hochgradigen Stenosen des Wirsungianus, Verkalkungen, Kontrastmittelaussparungen im Sinne von Konkrementen und von Pseudozysten (Abb. 3.**68**). Die Einteilung des Schweregrades einer chronischen Pankreatitis erfolgt heute entsprechend des Pankreatikogramms nach der sog. Cambridge-Klassifikation (Tab. 3.**15**) (5). Diese morphologischen Veränderungen korrelieren jedoch nur vage mit der Symptomatologie und mit dem funktionellen Leistungsvermögen des Organs.

In knapp 10% der Fälle mit chronischer Pankreatitis sind segmentäre Veränderungen zumeist im Pankreasschwanzbereich vorhanden, die differenzialdiagnostisch durch weitere diagnostische Verfahren gegen das Pankreaskarzinom abzugrenzen sind.

Eine Sonderform der segmentären Pankreatitis stellt sie sog. *Rinnenpankreatitis* dar. Hier kommt es zu einer umschriebe-

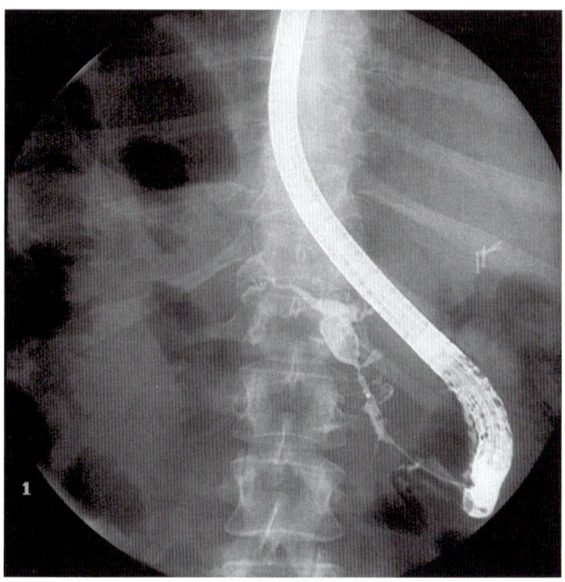

☒ **Abb. 3.68** Chronisch kalzifizierende Pankreatitis Stadium III.

Tabelle 3.15 Cambridge-Klassifikation der chronischen Pankreatitis (5)

Veränderungen	Hauptgang	Seitenäste/Zusatzbefunde
Normal	normal	normal
Fraglich	normal	< 3 pathologische Seitenäste
Mild	normal	> 3 pathologische Seitenäste
Mäßiggradig	pathologisch	> 3 pathologische Seitenäste
Schwergradig	pathologisch	zusätzlich 1 oder mehrere der folgenden Zeichen: • Zyste > 1 cm • intraduktale Füllungsdefekte • Kalksteine • Strikturen • schwere Gangunregelmäßigkeiten

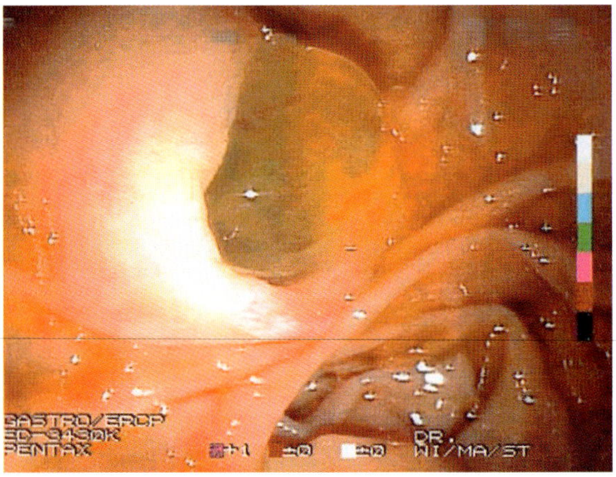

Abb. 3.69 Papille beim intraduktalen papillär muzinösen Tumor (IPMT).

nen Entzündung des Pankreasgewebes, das in der Rinne zwischen Duodenalwand und Gallengang bzw. Pankreasgang liegt. Röntgenmorphologisch können Gangveränderungen wie bei einem Pankreaskopfkarzinom auftreten.

Intraduktaler papillär muzinöser Tumor. Eine klassische quasi prima vista Diagnose stellt die IPMT (intraduktaler papillär muzinöser Tumor) dar. Aus der dilatierten Papille quillt ein glasiges, zähes Sekret, welches z. T. zur Dilatation des gesamten Pankreasgangs führen und klinisch die Zeichen einer exokrinen Pankreasfunktion bedingen kann (Abb. 3.**69**). Dieser primär benigne Tumor gilt als Präkanzerose und sollte chirurgisch reseziert werden.

Komplikationen

Komplikationen im Rahmen der diagnostischen ERCP sind zum einen durch die Prämedikation bedingt und zum anderen durch die Manipulation an der Papille mit nachfolgender Pankreatitis verursacht. Perforationen sind extrem selten zu beobachten und treten nahezu ausschließlich bei Patienten mit operiertem Magen auf. Die Cholangitis ist weniger ein Problem der Diagnose als der effektiven therapeutischen Intervention. Eine ergänzende antibiotische Abdeckung bei Gallengangsstenosen senkt das Cholangitisrisiko zusätzlich (45, 46, 50, 70).

Post-ERCP-Pankreatitis. Das größte Risiko der ERCP besteht in der Post-ERCP-Pankreatitis, die aufgrund unterschiedlicher Definition mit 2 – 7 % angegeben wird. Die Letalität beträgt weniger als 0,2 %. Eine empfehlenswerte Definition, die auch in den meisten Studien zu finden ist, ist diejenige nach Cotton:

Eine Post-ERCP-Pankreatitis liegt vor, wenn Oberbauchbeschwerden auftreten, gleichzeitig eine mindestens auf das 3fache der Norm erhöhte Amylase bzw. Lipase nachzuweisen ist und der Patient deshalb mindestens 24 h stationär überwacht werden muss.

Erhöhte Amylasewerte ohne abdominelle Beschwerden werden als irrelevante Hyperamylasämie bezeichnet und sind nicht als Pankreatitis zu werten. Beträgt die stationäre Beobachtung maximal 3 Tage gilt die Pankreatitis als leichtgradig, bei bis zu 10 Tagen als mäßiggradig. Bei mehr als 10 Tagen bzw. notweniger chirurgischer oder radiologischer Intervention wird die Komplikation als schwerwiegende Pankreatitis definiert.

Prophylaktische Medikation. Eine Vielzahl von Medikamenten wurde in zahlreichen kontrollierten Studien mit der Zielsetzung getestet, die Rate der Post-ERCP-Pankreatitis zu senken. Die Studien mit Sandostatin, Octreotid, Nitroglycerin, Antibiotika, Glucagon, Allopurinol, Cortison, Heparin, Gabexat und Diclofenac ergaben jedoch widersprüchliche Ergebnisse (41, 54, 57). Einzig in Metaanalysen zeigten Octreotid und Gabexat einen Vorteil für die prophylaktische Gabe dieser pharmakologischen Substanzen (2, 48). Für eine generelle Empfehlung ist die aktuelle Datenlage jedoch zu unsicher.

Weitaus wichtiger als Medikamente im Sinne einer effektiven Prävention vor Komplikationen sind die korrekte Indikationsstellung zur ERCP und die qualifizierte Ausbildung des Untersuchers.

Ergebnisse

Die ERCP gelingt komplett mit Darstellung beider Gänge beim erfahrenen Untersucher in 85–95%. Die Trefferquote für die selektive Anfärbung des Gallengangssystems liegt bei nahezu 90%, beim Pankreasgang variiert die Erfolgsrate zwischen 90 und 95% (47).

Die ERCP spielt jedoch als diagnostisches Verfahren heute nicht mehr die überragende Rolle wie in den 90er Jahren. Aufgrund der enormen technischen Fortschritte der bildgebenden Systeme wie Ultraschall, CT, MRT einschließlich der MRCP und Endosonographie werden diese Methoden als nicht invasive Möglichkeiten zunehmend favorisiert (10, 61).

MRCP. Insbesondere die MRCP hat bei entsprechender Qualität die ERCP bei vielen Fragestellungen als Methode der ersten Wahl verdrängt. Treten im Rahmen einer diagnostischen ERCP ohne vorausgegangene MRCP Komplikationen auf, kann dies haftungsrechtliche Konsequenzen nach sich ziehen.

Primäre und Spezialindikationen. Lässt hingegen das Labor oder der Ultraschall eine notwendige therapeutische Konsequenz vermuten, wie beispielsweise bei einer Choledocholithiasis, sollte die ERCP mit interventioneller Option primär zum Einsatz kommen. Bei Spezialindikationen wie der PSC oder einer leichtgradigen chronischen Pankreatitis mit minimalen Gangveränderungen ist die ERCP anderen Verfahren nach wie vor überlegen.

Vergleich ERCP – MRCP

In einer umfassenden prospektiven Vergleichsstudie bei 50 Patienten mit Ikterus aufgrund von Gallengangsstrikturen konnten Rösch und Mitarbeiter demonstrieren, dass hierbei die ERCP und die MRCP im Ergebnis gleichwertig sind (Tab. 3.**16**).

Vergleichbar ist die Datenlage auch bei Erkrankungen der Bauchspeicheldrüse. In einer Arbeit von Adamek und Mitarbeiter lagen Sensitivität und Spezifität der MRCP bei der Frage Pankreaskarzinom mit 83,8% bzw. 96,9% leicht höher als bei der ERCP mit 70,3% bzw. 94,3%. In der Sicherung der Diagnose chronische Pankreatitis waren beide Methoden hingegen nahezu identisch mit einer Sensitivität von 87,7% vs. 89,5% sowie Spezifität von 94% vs. 81% im Vergleich MRCP zu ERCP. Auch wenn diese Daten nicht verallgemeinert werden dürfen bzw. als allgemein flächendeckende Qualität angesehen werden können, demonstrieren sie überzeugend die hohe Effektivität dieser diagnostischen Verfahren.

Assoziierte interventionelle Verfahren

Papillotomie

Die endoskopische Papillotomie (EPT), in der angelsächsischen Literatur als endoskopische Sphinkterotomie (EST) bezeichnet, stellt die Voraussetzung für die operativ endoskopische Intervention am biliopankreatischen Gallengangssystem dar.

Indikationen. Hauptindikation der Papillotomie ist die Obstruktion des Gallengangsystems durch eine benigne oder maligne Ursache. Auch funktionelle oder strukturelle Störungen der Papille im Sinne der sog. Sphinkter-Oddi-Dysfunktion (SOD) können eine Indikation zur Papillotomie darstellen. Bei pathologischen Befunden des Pankreas bzw. Pankreasganges wie Stenosen, Konkrementen oder Pseudozysten ist die Pankreasgangpapillotomie ihrerseits Voraussetzung für endoskopische interventionelle Maßnahmen am Pankreasgang (Tab. 3.**17**).

Instrumentarium

Das Instrumentarium zur Durchführung der Papillotomie entspricht mit geringen Modifikationen nach wie vor dem ursprünglichen Demling-Classen-Papillotom. Eine gewisse Verbesserung stellt das sog. doppellumige Führungsdrahtpapillotom dar, bei dem über den zentral innen verlaufenden Kanal Kontrastmittel oder ein Führungsdraht zur besseren Kanülierung platziert werden kann.

Die Nasenlänge der Papillotomspitze oder die Drahtlänge haben nur marginale Relevanz. Hiervon abzugrenzen sind das sog. Precut-Papillotom sowie das Nadelmesser (needle-knife).

Precut-Papillotom und Nadelmesser. Beim Precut-Papillotom ist die Nasenspitze maximal 1 mm lang, oder der Draht beginnt direkt am distalen Ende des Papillotoms.

Tabelle 3.16 Gallengangsstenosen – Wertigkeit verschiedener Methoden

	ERCP/PTC	MRCP	CT	EUS
Sensitivität	85%	85%	77%	79%
Spezifität	75%	71%	63%	62%

Tabelle 3.17 Endoskopische Papillotomie – Indikationen

Papille
• Papillentumor (benigne, maligne) • Sphinkter-Oddi-Dysfunktion (SOD)
Gallengänge
• Choledocholithiasis • Stenosen (entzündlich, postoperativ, Tumor) • Leckage (postoperativ) • Cholangioskopie
Pankreasgang
• Pankreatikolithiasis • Stenosen • Pseudozysten • Pankreatikoskopie • Pancreas divisum (?)

Beim Nadelmesser hingegen endet der Katheter mit einem ausführbaren 5–10 mm langen Diathermiedraht. Beide Systeme werden eingesetzt, wenn keine Intubation der Papille mit dem herkömmlichen Papillotom möglich ist (Abb. 3.**70**).

Spezialpapillotome. Für den B-II-Magen gibt es gleichfalls Spezialpapillotome, die den anatomischen Verhältnissen angepasst sind („Push-Type"-Papillotome). Im Gegensatz zum Erlanger-Papillotom liegt der Schneidedraht an der konvexen Seite, mit dem das Papillendach zusätzlich auch in Precut-Technik inzidiert werden kann. Der Draht wird hierbei nach vorne geschoben, bis er eine Bogenform annimmt.

Technik der konventionellen EPT

Zur Technik der endoskopischen Papillotomie gibt es in Abhängigkeit von den lokalen Gegebenheiten unterschiedliche Variationen.

Gallengangpapillotomie. In der überwiegenden Mehrzahl der Fälle wird nach initialer Dokumentation des Befundes mittels Kontrastmittelkatheter das Papillotom eingeführt. Dies kann direkt über den durch den Kontrastmittelkatheter vorgeschobenen Führungsdraht (Seldinger-Technik) erfolgen oder ohne dieses Hilfsmittel. In Einzelfällen ist es manchmal einfacher, den Gallengang mit dem an der Spitze abwinkelbaren Papillotom zu intubieren als mit einem Führungskatheter. Der Gallengang findet sich bei ca. 11 Uhr und verläuft nahezu tangential zur Duodenalwand. Der Pankreasgang hingegen liegt bei etwa 1 Uhr und verläuft senkrecht zur Duodenalwand. Nach Einführung des Papillotoms in den Gallengang sollte die Lage nochmals durch Kontrastmittelgabe überprüft werden. Danach wird der Draht leicht gespannt und vorsichtig zurückgezogen, bis ca. die Hälfte des Drahtes außerhalb der Papille zu sehen ist. Anschließend erfolgt kontrolliert und schrittweise die Papillotomie, wobei die Länge des Schnittes in Abhängigkeit von der Indikation zu sehen ist. Bei großen Gallengangsteinen muss versucht werden, das gesamte Dach zu durchtrennen, bei kleineren Papillen sind nur kleinere Schnitte möglich. Im Allgemeinen kann man bis zur ersten quer verlaufenden Duodenalfalte ohne die Gefahr der Perforation schneiden.

Bei der Papillotomie sollte das Papillotom nicht maximal gespannt sein. Zum einen rutscht das Papillotom relativ leicht aus der Papille heraus, zum anderen gestaltet sich der Schneidevorgang häufig unkontrolliert.

Pankreasgangpapillotomie. Diese wird in ähnlicher Weise wie die Gallengangpapillotomie durchgeführt. Unterschiede sind jedoch einmal der kürzere intramuskuläre Anteil des Pankreasgangs und damit das Risiko der Perforation und weiterhin die Schneiderichtung, die nach etwa 1 Uhr erfolgen sollte. Die Schnittlänge ist der anatomischen Situation anzupassen, sie beträgt selten mehr als 5 mm.

Precut-Papillotomie

Die Precut-Papillotomie ist eine Alternative bzw. Ergänzung bei erfolgloser konventioneller Papillotomie und sollte nur von erfahrenen Untersuchern praktiziert werden.

Hierzu werden zwei unterschiedliche Systeme eingesetzt. Das sog. Kurznasen-Papillotom (Precut-Papillotom) nach Soehendra und das sog. Nadelmesser-Papillotom (Needle-Knife-Papillotom) nach Huigbregtse (s. oben).

Precut-Papillotom. Ziel des Precut ist es, das Papillendach zu eröffnen, um dann anschließend nach Sichtbarwerden der Gallengangmündung den Sphinkter selektiv korrekt mit dem gleichen System oder mit einem konventionellen Papillotom zu durchtrennen. Hierzu wird die Nase des Precut-Papillotoms in den Papillenporus platziert und schrittweise in Richtung 11 Uhr geschnitten. Gelingt danach die Anfärbung des Choledochus nicht, ist es manchmal sinnvoll, 1–2 Tage abzuwarten und die Untersuchung dann zu wiederholen. Nicht selten springt der Katheter beim zweiten Versuch sofort in den Gallengang und die Untersuchung kann definitiv abgeschlossen werden.

Nadelmesser-Papillotom. Die Nadelmesser-Papillotomie hat ihre Indikation bei Prozessen der Papille wie Papillentumor oder impaktiertem Stein, wodurch eine Intubation des Choledochus oder Anheben des Papillendaches nicht möglich ist (Abb. 3.**71**). Entweder man inzidiert mit dem Stahldraht suprasphinktär und schneidet von dort schrittweise in Richtung Porus („above-downwards") oder – meist einfacher – vom Porus ausgehend erfolgt der Schnitt durch Führung mittels Albaranhebel in Richtung Papillendach („below-upwards").

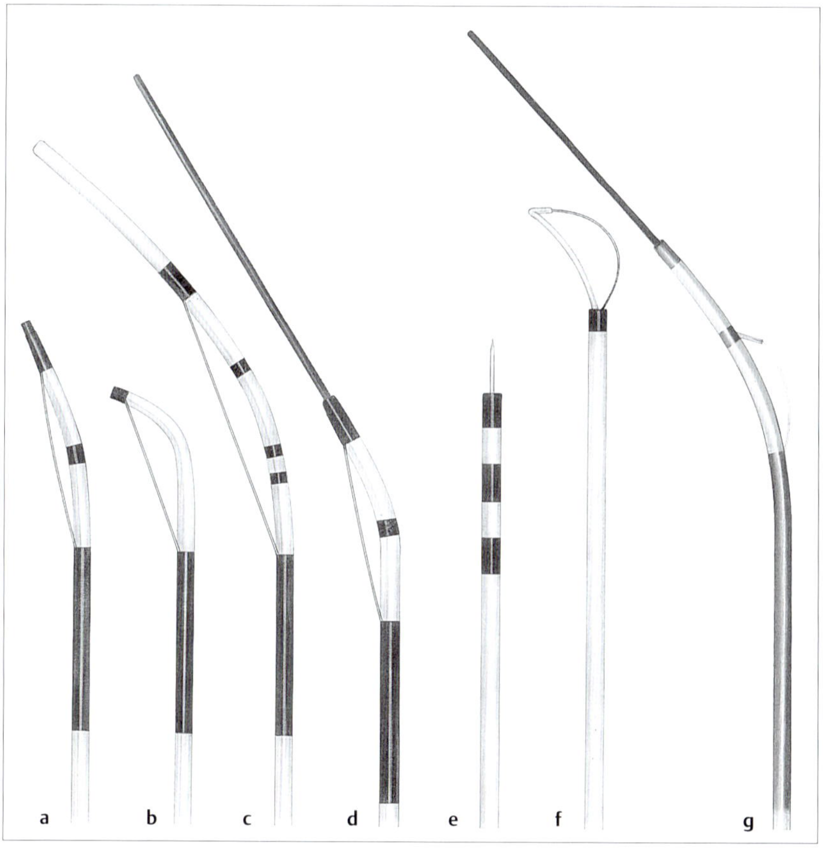

☒ **Abb. 3.70** Übersicht Papillotome.
a Standardpapillotom.
b „Precut“-Papillotom.
c Papillotom mit langer Nase.
d Doppellumenpapillotom mit Führungsdraht.
e Nadelmesser.
f Billroth-II-Papillotom.
g Doppellumiges B-II-Papillotom mit Führungsdraht.

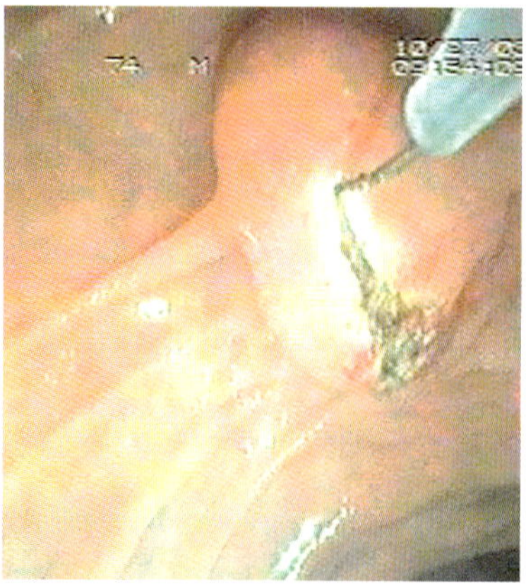

☒ **Abb. 3.71** Nadelmesser-Papillotomie bei Steinpapille.

Die Komplikationsrate der Precut-Papillotomie liegt nach Literaturangaben bei nur seltenem Einsatz doppelt so hoch wie bei der konventionellen Papillotomie. Mit größerer Erfahrung sind die Zahlen hingegen vergleichbar.

Komplikationen

Komplikationen der EPT sind Pankreatitis, Blutung, Cholangitis, Perforation und als Spätkomplikation die Papillenstenose. Die entsprechenden Zahlen aus verschiedenen prospektiven Studien sind in Tab. 3.**18** aufgeführt. Die Letalität liegt unter 1%, in Sammelstatistiken im Durchschnitt bei ca. 0,5% (15, 28, 45, 49).

Blutungen, die durch die EPT auftreten sind in über 95% durch submuköse Injektion von verdünnter Suprareninlösung in die Schnittränder definitiv zu stillen. Zusätzliche radiologische bzw. chirurgische Interventionen sind erfreulicherweise nur sehr selten erforderlich.

Tabelle 3.18 Komplikationen der EPT – Übersicht

Komplikationen	Häufigkeit
Pankreatitis	4–8%
Blutung	0,8–3%
Cholangitis	1–2%
Perforation	0,3–1%
Gesamt	6–11%
Letalität	<1%

Risikofaktoren. Risikofaktoren für Komplikationen sind die nicht korrekt intubierbare Papille mit der Notwendigkeit der Precut-Papillotomie (Papillenstenose, SOD, Papillentumor), der operierte Magen, in einigen Studien das Duodenaldivertikel sowie beim Misserfolg, einen Verschlussikterus nicht ausreichend beseitigen zu können (49). Ein wichtiger Punkt stellt selbstverständlich die Erfahrung des Untersuchers dar. In einer Analyse von Freeman lag die Komplikationsrate bei Endoskopikern, die jährlich weniger als 50 EPT durchführen, doppelt so hoch wie bei Untersuchern mit mehr als 50 EPT pro Jahr.

Prophylaktische Pankreasgangstentung. Nach neueren Studien soll bei der schwierigen EPT die prophylaktische Pankreasgangstentung die Gefahr einer Pankreatitis vermindern helfen (26). Die Ergebnisse von Metaanalysen deuten auf einen Vorteil für den prophylaktischen Pankreasgangstent hin (65). Trotzdem ist die Datenlage bisher nicht ausreichend stabil, um generell dieses Verfahren zu empfehlen.

Endoskopische Therapie von Gallengangssteinen

Gallengangssteine können unbehandelt zu schweren Komplikationen mit deletären Folgen führen (Pankreatitis, Cholangitis). Der Nachweis einer Choledocholithiasis stellt daher in der Regel auch die Indikation zur spezifischen Therapie dar (13). Heute spielt die Chirurgie, von Ausnahmefällen abgesehen, keine Rolle mehr in der Behandlung der Choledocholithiasis (9, 27). Durch die Endoskopie und/oder den minimal invasiven perkutan-transhepatischen Zugangsweg mit ihren adjunktiven Verfahren können in über 98% die Konkremente sicher und dauerhaft aus dem Gallengang entfernt werden (7).

Papillotomie und Extraktion. Dabei ist im Regelfall die endoskopische Sphinkterotomie (Papillotomie) die Grundvoraussetzung zur endoskopischen Therapie im Gallengang.

Eine erfolgreiche Steinextraktion ist in erster Linie abhängig vom Größenverhältnis Gallengangskonkrement zum sphinkterotomierten Papillenstoma (56).

Nach Papillotomie gelingt die Steinextraktion in über 85% aller Fälle mit dem Ballonkatheter oder Dormia-Körbchen. Dabei kann bei den modernen Ballonkathetern neben einer gleichzeitigen Kontrastmittelgabe ebenfalls ein Führungsdraht im Gallengang platziert werden. Ballonkatheter eignen sich für kleine und weiche Steine, alle anderen werden mit dem Dormia-Körbchen entfernt (30). Nach Einfangen des Steins unter Röntgenkontrolle wird dieser sicher nach distal durch das gespaltene Papillenostium gezogen und aus dem Gang entfernt. Die Ballonkatheterextraktion ist atraumatischer als die Steinentfernung mittels Drahtkörbchen.

Lithotripsie

Nur in ca. 10–15% sind aufgrund von anatomischen Besonderheiten oder Vorliegen einer komplizierten Choledocholithiasis adjunktive Techniken zur Steinzertrümmerung und -entfernung notwendig (36). Folgende endoskopische Verfahren kommen heute zur Anwendung:

- mechanische Lithotripsie,
- elektrohydraulische Lithotripsie (EHL),
- Laserlithotripsie (LISL).

Mechanische Lithotripsie. Am weitesten verbreitet und mit dem geringsten apparativen und personellen Aufwand verbunden, ist die mechanische Lithotripsie. Das Prinzip der Methode ist die Fragmentation des im Dormia-Körbchen befindlichen Steins gegen eine Metallsonde, die über den Zugdraht des Körbchens vorgeschoben wird (Abb. 3.**72**). Inzwischen sind zahlreiche, z. T. endoskopunabhängige Modifikationen im klinischen Einsatz. Dabei ist die klassische Methode die Ausleitung des Führungsdrahts nach außen und nachfolgende Lithotripsie über eine Welle unter rein radiologischer Sicht bei ausgeleitetem Gerät. Daneben besteht die Möglichkeit der Ausleitung des Stahlmantels durch das Endoskop und der mechanischen Zertrümmerung über das Gerät. Einen Fortschritt in der Lithotripsietechnik stellt die direkte intraduktale endoskopiegeleitete Technik dar. Dabei wird ein dünner Stahlmantel über das Endoskop intraduktal an den Stein geführt, der Drahtkorb ausgefahren und intraduktal die Zertrümmerung vorgenommen. Nach erfolgreicher Steinzertrümmerung lassen sich die Fragmente in der Regel mit den üblichen Techniken entfernen. Die Erfolgsrate der mechanischen Lithotripsie liegt zwischen 85 und 95% und ist abhängig von der Steinart und der Steingröße. Die Komplikationsrate wird in der Literatur mit unter 1% angegeben und ist am häufigsten durch die Papillotomie bedingt (30).

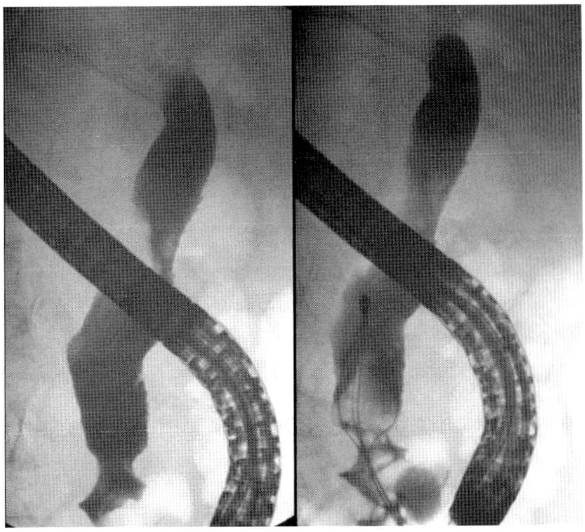

⊠ **Abb. 3.72** Mechanische Lithotripsie.

Elektrohydraulische Lithotripsie. Die Steinzertrümmerung mittels elektrohydraulischer Lithotripsie (EHL) basiert auf dem Prinzip der Unterwasserfunkenentladung. Die EHL setzt im Regelfall die Benutzung eines sog. Mother-Baby-Endoskops voraus, da nur unter cholangioskopischer Sicht und laufender NaCl-Infusion eine gezielte Energieapplikation erfolgen darf. Bei „blinder" Energieabgabe drohen schwerwiegende Verletzungen des Gallengangs. Durch die direkte Kontaktzerstörung können Steinfreiheitsraten bis zu 98% erzielt werden. Die EHL ist somit hocheffektiv und zugleich mit einer geringen Komplikationsrate verbunden. Der EHL-Lithotripter erscheint im Vergleich zu den Endoskopen preisgünstig, es handelt sich jedoch insgesamt um ein kosten- und zeitintensives Verfahren, welches nur in speziellen endoskopischen Referenzzentren vorgehalten wird (4).

Laserlithotripsie. Eine effektive Alternative, die vor allem in den 90er Jahren wissenschaftlich untersucht wurde, ist die Laserlithotripsie (LISL = laserinduzierte Schockwellenlithotripsie). Es stehen verschiedene blitzlampengepulste Laser mit unterschiedlichen Farbstoffen (Nd-YAG, Coumaringrün) zur Verfügung. Auch bei diesen Techniken muss unter cholangioskopischer Sicht die Lasersonde an das Konkrement herangeführt werden. Eine Weiterentwicklung zur Vermeidung von Gewebeschäden ist die Integration eines Stein-Gewebe-Differenzierungssystems. Dadurch ist die rein radiologisch gesteuerte Laserlithotripsie mit hoher Sicherheit und Erfolgsraten von bis zu 90% möglich. Im Vergleich zur EHL und ESWL ist der Kostenaufwand der Laserlithotripsie ungleich höher (33, 34).

Alle transpapillären Verfahren zur Steinzertrümmerung können bei fehlendem endoskopischem Zugangsweg ebenso effektiv und sicher auch auf perkutan-transhepatischem Weg durchgeführt werden.

Histologie/Zytologie

Zur sicheren Differenzierung zwischen benignen und malignen Stenosen im Bereich des Gallen- oder Pankreasganges sollten immer eine Bürstenzytologie und eine radiologisch geführte Biopsieentnahme vorgenommen werden. Des Weiteren ist es heute möglich, durch Aspiration von Galle- oder Pankreassekret die Dignität einer Stenose einzugrenzen. Allerdings ist die gezielte Bürstenzytologie im Vergleich zur Aspiration signifikant sensitiver (70% vs. 26%) in der Diagnostik unklarer Stenosen des biliopankreatischen Systems (3).

Bürstenzytologie. Die Bürstenzytologie ist heute die am weitesten verbreitete und einfachste Methode, Gewebe atraumatisch aus dem Bereich von Stenosen zu gewinnen. Sie weist eine hohe Spezifität (bis 100%) und nur eine mäßige Sensitivität (25–70%) auf (14).

Zangenbiopsie. Eine Vielzahl von Studien belegt den Stellenwert der Zangenbiopsie zur Differenzierung von malignen und benignen Stenose. Die Sensitivität wird mit bis zu 70% angegeben. Die Sensitivität ist dabei positiv korreliert mit der Zahl der Biopsien. Eine aktuelle Studie demonstrierte einen Anstieg der Sensitivität von 7,5% auf 55% durch Verdoppelung der Anzahl an gezielt entnommenen Biopsien (43).

Die besten Ergebnisse werden allerdings erwiesenermaßen durch die Kombination von Bürstenzytologie, gezielter Biopsie und Feinnadelaspiration erzielt. Hiermit ließ sich die Sensitivität auf knapp 74% steigern (44).

Die Bestimmung von CEA und/oder CA 19–9 aus dem Gallen-/Pankreassekret zeigte in Studien eine hohe Sensitivität, sie spielt in der klinischen Routine allerdings keine Rolle (23).

Endoskopische Therapie von benignen Gallengangsstenosen

Ursachen und Klinik. Die Ätiologie von benignen Gallengangsstenosen ist außerordentlich vielfältig. In der westlichen Welt gehen einer benignen Striktur in > 70% aller Fälle operative Eingriffe im Bereich der Gallenwege und Leber voraus. Weitaus weniger häufig sind Pankreaserkrankungen, sklerosierende Cholangitiden, posttraumatische und infektionsbedingte Ursachen. Klinisch evident werden Gallengangsobstruktionen häufig durch Cholestase, Ikterus und Cholangitis. Langfristig kann komplizierend die Ausbildung von intraduktalen Konkrementen und einer sekundär biliären Zirrhose auftreten (31).

Vor Einleitung einer endoskopischen Therapie sollte die Genese der Gallengangsstenose immer durch entsprechende bildgebende Maßnahmen sowie zytologische und bioptische Materialentnahme geklärt sein.

Endoskopisches Vorgehen

Das Ziel einer endoskopischen Therapie ist die Aufrechterhaltung und/oder Wiedererlangung des Galleflusses und dadurch einer Vermeidung von sekundären Komplikationen. Folgende endoskopische Maßnahmen sind etabliert (20, 35):

- pneumatische Ballondilatation,
- Prothesenimplantation.

Ballondilatation. Als Duodenoskop sollte, wenn möglich, immer ein weitlumiges Gerät mit einem Arbeitskanal von 4,2 mm verwendet werden, um ausreichend große Drainagen (Diameter 10–11,5 Fr) implantieren zu können. Voraussetzung für endoskopische Interventionen am biliären

Gangsystem ist eine ausreichend weite Papillotomie. Nach Sondierung des Gallengangs mit Überwindung der Stenose durch flexible Drähte („Pfadfinderdraht") kann die Ballondilatation mit stabilen Ballonkathetern (z.B. Maxforce) über 3 min mit 4–5 bar durchgeführt werden. Insbesondere bei der PSC hat sich die intermittierende progressive Ballondilatation von Stenosen bewährt. Bei sehr derben postoperativen Stenosen kann eine primäre Dilatation vor Einlage einer Kunststoffprothese den Lokaleffekt erheblich verbessern. Zur Erhaltung des Dilatationseffekts ist nachfolgend fast immer die Einlage biliodigestiver Endoprothese(n) indiziert (35).

Biliodigestive Endoprothesen. Diese sind heute in Pigtail- und in gerader Form erhältlich. Verschiedene Kunststoffe werden verwendet: Polyethylen, Teflon und Polyurethan (11). Auf die Offenheitsrate scheinen diese jedoch keinen signifikanten Einfluss zu haben. Die Einlage einer biliodigestiven Endoprothese basiert auf dem Prinzip der Seldinger-Technik. Über Draht wird zunächst die Stenose überwunden, danach ein Führungskatheter („Huibregtse-Katheter") vorgeschoben und über diesen mithilfe eines Pushers die Prothese in den Gallengang implantiert. Die Dauerdrainage wird über eine, idealerweise aber über mehrere 10-Fr-Endoprothesen vorgenommen. Der elektive Wechsel der Prothesen alle 3 Monate ist inzwischen allgemeiner Konsens. Es sollte dabei versucht werden, durch progressives „Multistenting" bei jedem Wechsel eine zunehmende Aufweitung der Stenose zu erreichen. Die Gesamtliegedauer sollte 1 Jahr nicht überschreiten. Nach einem Jahr „Multistenting" ist eine radiologische Re-Evaluation des Befundes indiziert (Abb. 3.**73**) (19). Bei ausreichendem Dilatationserfolg kann die Prothese dauerhaft entfernt werden. Zeigt sich ein frustranes Ergebnis des endoskopischen Vorgehens, so sollte die chirurgische Anastomose im interdisziplinären Konsens diskutiert werden. Zu diesem anerkannten Vorgehen liegen inzwischen evidenzbasierte Daten vor (19). Es wird diesbezüglich auf den Beitrag von Schilling in diesem Buch verwiesen (Kapitel 32).

Metallstents. Während die Implantation von selbstexpandierenden Metallstents bei malignen Gallengangsstenosen eine anerkannte Therapieoption darstellt, ist sie heute, von Ausnahmen abgesehen, obsolet bei der Behandlung von benignen Stenosen. Der Vorteil der Metallstents liegt in ihrer höheren radialen Aufstellkraft und einem größeren Innendurchmesser. Auf der anderen Seite zeigten sich im Langzeitverlauf in bis zu 90% Sekundärkomplikationen wie Okklusion und Gewebeirritation. Entscheidender Nachteil ist die Tatsache, dass Metallstents endoskopisch nicht mehr entfernt werden können.

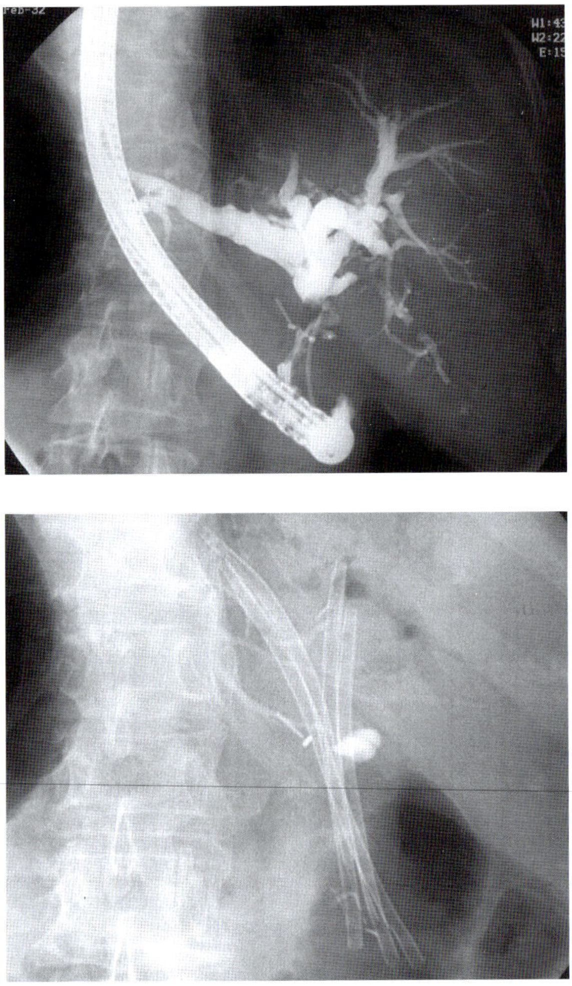

a

b

Abb. 3.73 a, b Benigne Gallengangsstenose nach laparoskopischer Cholezystektomie mit Multistenting (rechts).

Endoskopische Therapie von malignen Gallengangsstenosen

Die Hauptindikation für eine endoskopische Stenttherapie im Bereich der Gallenwege stellt in über 90% der maligne Verschlussikterus dar. Dieser ist häufig bedingt durch Karzinome im Bereich der Gallenwege, Gallenblase, Pankreaskopf oder metastatische Absiedlungen.

Das endoskopische Stenting ist die Therapie der Wahl beim malignen Verschlussikterus. Unter palliativen Gesichtspunkten ist die endoskopische Drainage den chirurgischen biliointerischen Bypässen überlegen.

Beide Verfahren haben eine Erfolgsrate von > 90%, die Invasivität und der postinterventionelle Krankenhausaufenthalt sind jedoch beim endoskopischen Verfahren deutlich geringer. Ist der endoskopische Zugangsweg nicht möglich, so bietet sich die perkutan-transhepatische Drainage an (35).

Endoprothesen

Zur Verfügung stehen heute Endoprothesen unterschiedlichen Designs und Materials:

- Doppel-Pigtail-Drainage,
- gerade Kunsstoffprothese (Typ Cotton-Leung, Huibregtse),
- Tannenbaum-Kunststoffprothese (gerade, mit Haltelaschen),
- selbstexpandierender Metallstent (Typ Wallstent oder Diamond).

Die Innendurchmesser betragen üblicherweise 8,5 – 11,5 Fr. Verschiedene Kunststoffe (Polyethylen, Teflon) und Metalle (Nitinol, Edelstahl) werden verwendet (6). Die technische Erfolgsrate der endoskopischen Endoprothesenimplantation beträgt bei malignen Stenosen über 90%. Hierbei reicht es für die Palliation aus, ca. 25% des Lebervolumens adäquat zu drainieren. Zur Reduktion des Okklusionsrisikos sollten Prothesen mit einem Diameter von 10 – 11,5 Fr verwendet werden. Größere Innendiameter (> 11,5 Fr) bieten diesbezüglich keinen Vorteil. Die längerfristige Einlage von dünnkalibrigen Prothesen (7 – 8,5 Fr) ist heute nur in Ausnahmefällen indiziert.

Okklusionsproblematik. Bedingt durch bakterielle Kontamination, Gallereflux und Sludge okkludieren Kunststoffprothesen im Median nach 2 – 5 Monaten. Insbesondere hiläre Stenosen neigen häufiger zur Okklusion als distal gelegene Strikturen (Abb. 3.**74**) (58, 64). Um die Problematik der Okklusion zu verringern, wurden in den letzten Jahren eine Vielzahl verschiedener Ansätze hinsichtlich des Stentdesigns, des Materials, der Oberflächenbeschichtung und der medikamentösen Begleittherapie vorangetrieben. Neben dem Durchmesser scheint auch das Design eine entscheidende Rolle zu spielen. So werden heute üblicherweise „gerade" Endoprothesen mit Seitlöchern und sog. Flaps als Haltelaschen verwendet. In kleineren Serien konnten ebenso positive Effekte durch eine adjunktive Antibiotikatherapie (Norfloxacin) in Kombination mit Ursodesoxycholsäure demonstriert werden (24). Die Beschichtung der Stentoberfläche mit hydrophilen Materialien, Proteinen oder Antibiotika wurde in einer Vielzahl von experimentellen Studien untersucht (18). Letztlich hat sich jedoch in größeren Serien bei keiner der beschriebenen Entwicklungen eine signifikante Reduktion der Okklusionsrate im Langzeitverlauf gezeigt (12, 64, 67, 69). Der elektive, prophylaktische Wechsel der Endoprothesen in definierten Zeitintervallen bringt keinen Vorteil (36).

Metallstents. Moderne selbstexpandierende Metallstents bestehen aus Edelstahl oder Nitinol („Gedächtnismetall"). Sie weisen ein unterschiedliches Design (geflochten, zickzackförmig, Maschendraht) und unterschiedliche radiale Aufstellkräfte auf. Alle Metallstents sind heute selbstexpandierend und müssen nicht mehr durch eine Ballondilatation auf ihre maximale Größe aufgedehnt werden. Sie bieten folgende Vorteile: geringer Durchmesser (7 Fr) vor Applikation und deutlich größerer Innendiameter (10 mm = 30 Fr) nach Freisetzung als bei den Kunststoffprothesen. Bei der Freisetzung vom Trägerkatheter verkürzen sich die Metallstents bei der Implantation um bis zu 30% ihrer Ausgangslänge (62). Bedingt durch ihr Design weisen die Metallstents eine außerordentlich hohe Aufstellkraft bei gleichzeitig hoher Flexibilität auf. Eine Okklusion ist durch Einwachsen von Tumorgewebe durch die Metallmaschen möglich, andererseits führt diese „Einbettung" zur besseren Verankerung des Stents und verhindert so eine Migration (53). Mehrere Studien konnten zeigen, dass eine Ummantelung („cover") zu keiner höheren Offenheitsrate führt und vielmehr einer Dislokation Vorschub leistet. Entscheidender Nachteil der Metallstents ist ihr deutlich höherer Preis, der ein Vielfaches über dem der Kunststoffprothesen liegt (39).

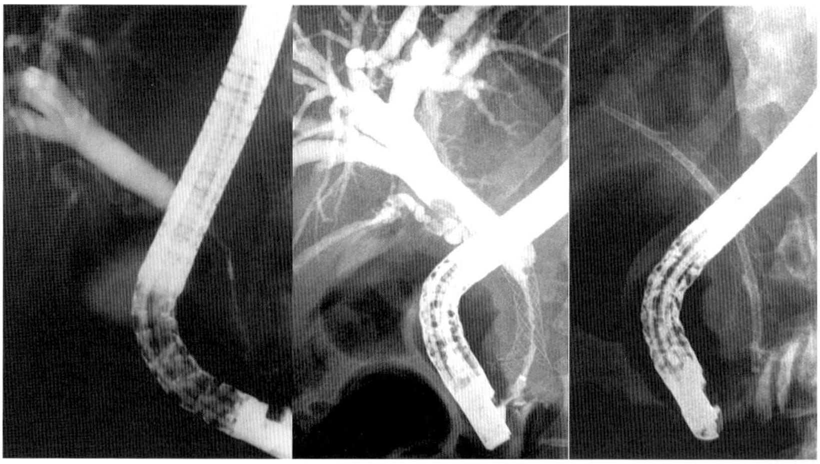

Abb. 3.74 Maligne Stenose: Wallstent-Einlage und Stent-in-Stent-Therapie.

Mehrere prospektiv randomisierte Studien demonstrierten eine Überlegenheit der Metallstents hinsichtlich der Parameter Okklusionsrate und Spätkomplikationen (22, 25, 37) im Vergleich mit konventionellen Kunststoffprothesen.

Bei Okklusion eines Metallstents kann im Verlauf eine Stent-in-Stent-Therapie mit Implantation von Kunststoffprothesen unvermeidlich sein (Abb. 3.**74**) (42).

Therapie postoperativer Komplikationen

Ursachen. Postoperative Komplikationen treten insbesondere nach Cholezystektomie (laparoskopisch, offen) und operativen Interventionen an den Gallenwegen und der Leber auf. Hervorgerufen werden diese iatrogenen Läsionen häufig durch Verletzung und/oder Ligatur des Gallengangs mit der Folge einer Zystikusstumpfinsuffizienz, Fisteln, kompletter Durchtrennung oder Stenosierung des Gallengangs (Abb. 3.**75**) (31).

Häufigkeit. Die Rate an postoperativen Stenosen wird nach laparoskopischer Cholezystektomie mit 0,5 – 1 % und nach konventioneller Cholezystektomie mit 0,25 – 0,5 % angegeben. Nach Lebertransplantation werden Anastomosenstenosen oder ischämische Läsionen in bis zu 15 % aller Patienten beobachtet. Nach einer Cholezystektomie ist in 0,1 – 0,3 % mit Gallenganglecks infolge Insuffizienz der Zystikusligatur und/oder kleiner Gangverletzungen zu rechnen. Selten kommt dagegen eine komplette Durchtrennung des Ductus hepatocholedochus vor (40, 52).

Bei postoperativen Komplikationen ist die ERC die Methode der Wahl zur Darstellung des Kontrastmittelaustritts und/oder der Stenosierung.

Leckage/Fistel. Bei Vorliegen einer Leckage oder Fistel ist das endoskopische Therapieziel eine Erleichterung des Galleabflusses, ggf. mit Überbrückung des Lecks durch Einlage einer Endoprothese. Dieses Ziel der biliären Druckentlastung wird in den meisten Fällen suffizient erreicht durch die endoskopische Papillotomie (EPT). Der Effekt der EPT zeigt sich nachfolgend durch ein Sistieren des Galleflusses in die chirurgisch angelegte Zieldrainage (55). Bei größeren Defekten und/oder anhaltendem Gallefluss in die Zieldrainage sollte zusätzlich die intermediäre Einlage einer 10-Fr-Endoprothese erwogen werden. Bereits nach 3 – 4 Wochen heilen derartige Lecks und Fisteln folgenlos aus, so dass nach dieser Zeitspanne eine Entfernung der Endoprothese vorgenommen werden kann (38, 59, 63).

Stenose. Bei Vorliegen von postoperativen Stenosen nach Cholezystektomie ist heute die endoskopische Stenttherapie die Therapie der Wahl. Im Sinne eines „programmierten" Aufdehnens der Striktur wird versucht, bei jedem elektiven Prothesenwechsel durch zunehmendes „Mehrfachstenting" einen Dilatationserfolg zu erzielen. Erst bei Versagen der endoskopischen Therapie sollte im interdisziplinären Konsens eine chirurgische Re-Intervention diskutiert werden. Die endoskopische Therapie ist ebenfalls die erste Option bei ischämischen Stenosen nach Lebertransplantation (sog. ITBL = Ischemic-Type-B-Lesions), wenn diese im Bereich der extrahepatischen Gallenwege oder nur zirkumskript intrahepatisch auftreten. Für diese Strikturen ist ein positives Langzeitergebnis in bis zu 70 % aller Patienten beschrieben (32). Detaillierte Ergebnisse werden in Kapitel 32 „Benigne Gallenwegsstenosen" dargestellt.

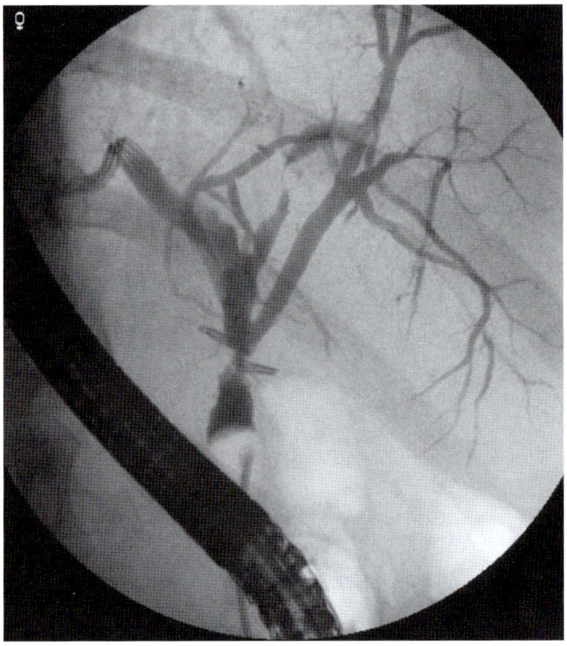

⊠ **Abb. 3.75** Postoperative DHC-Stenose.

Perorale Cholangioskopie und Pankreoskopie

Einführung

Nach Einführung der ERCP mit Papillotomie und zunehmender Weiterentwicklung der Gerätetechnik wurde folgerichtig das Ziel verfolgt, auf transpapillärem Weg auch das Gallengang- und Pankreasgangsystem zu inspizieren.

Für die endoskopische Inspektion ergeben sich im Wesentlichen zwei Ziele:

- die Klärung unklarer röntgenmorphologischer Befunde und
- die Therapie komplizierter Gallengangssteine.

Allerdings hat die Bedeutung der transpapillären endoskopischen Untersuchungen in den letzten Jahren etwas abgenommen, einerseits aufgrund der verbesserten Schnittbilddiagnostik einschließlich des intraduktalen Ultraschalls, andererseits wegen der Limitationen durch sehr kleine Biopsiezangen (15) und dementsprechend eingeschränkten diagnostischen Zuwachs im Hinblick auf Tumornachweis bzw. Ausschluss gegenüber den rein radiologisch gesteuerten Probeentnahmen. Weitere Limitationen stellen die Geräteempfindlichkeit und die Bildqualität bei insgesamt hohen Kosten dar.

Indikationen

Indikationen zur Cholangioskopie und Pankreoskopie sind:

- die Abklärung eines unklaren Röntgenbefundes am Gallengang (Differenzialdiagnose Stein – Stenose, endoskopisch gesteuerte Biopsie),
- die endoskopisch gesteuerte Lithotripsie komplexer Gallengangssteine mittels elektrohydraulischer oder Laserlithotripsie (13),
- in Einzelfällen die Endoskopie des Pankreasganges bei ausreichend weiten Gangverhältnissen, z.B. zum Nachweis eines intraduktal papillomatös muzinösen Tumor (IPMT) und seiner Ausdehnung (1, 10, 14).

Instrumentarium und Untersuchungsablauf

Die transpapilläre Endoskopie des Gallengangs und Pankreasganges erfolgt in der sog. Mutter-Baby-Technik (12). Das sog. Miniendoskop hat einen Außendurchmesser von 3 – 4,5 mm, wird über den Arbeitskanal des therapeutischen Duodenoskops vorgeführt und unter endoskopischer Sicht in die Papille eingebracht. Hierfür kann es hilfreich sein, das Miniendoskop über einen vorher eingelegten Führungsdraht zu platzieren. Die Steuerung der Spitze des Miniendoskops erfolgt durch einen zweiten erfahrenen Untersucher. Aufgrund der engen Gangverhältnisse einerseits und der erheblichen Länge der Bautenzüge andererseits ist die tatsächliche Abwinklung der Gerätespitze im Gang selbst allerdings häufig enttäuschend, so dass die Steuerung der Gerätespitze auch über Manipulationen des Untersuchers am Duodenoskop erfolgt. Sofern das Miniendoskop noch eine Fiberglasausführung ist, ist eine Videoaufsatzkamera zur gemeinsamen optischen Beurteilung extrem hilfreich.

Zur elektrohydraulischen Lithotripsie bedarf es einer kontinuierlichen Spülung mit Kochsalzlösung, entweder über den Arbeitskanal des Miniendoskops oder über eine vorher eingelegte nasobiliäre Sonde, um eine entsprechende Funkenübertragung der freigesetzten Energie zu ermöglichen.

Befundinterpretation

Die zottenartigen Neubildungen bei einem papillären Tumor des Pankreas oder Gallengangs stellen den eher selteneren Fall einer endoskopisch-optischen Diagnose dar (Abb. 3.**76**). Auch ein Gallengangsstein lässt sich optisch sehr gut identifizieren. Da Gallengangstumoren in der Regel mehr intramural wachsen und kein eindeutiges Fremdgewebe zeigen, bleiben Gallengangsstenosen immer histologisch abzuklären. Korkenzieherartige Tumorgefäße (Neovaskularisation), Kontaktblutungen und eine unregelmäßige Oberfläche können auf ein malignes Geschehen hinweisen (15). Distale Stenosen nahe der Papille, auch im Sinne eines Pankreas- oder periampullären Tumors, eignen sich nicht zur miniendoskopischen Abklärung, da in der Regel keine ausreichende Übersicht zu erreichen ist.

Ergebnisse und Komplikationen

⟶ **Diagnostischer Zugewinn.** Der reale diagnostische Zugewinn für den Patienten kann als limitiert angesehen werden.

Anamnese, Röntgenmorphologie und moderne Schnittbilddiagnostik sowie die radiologisch gesteuerte Entnahme von Histologie und Zytologie belegen mit einer hohen Wahrscheinlichkeit die Dignität einer Stenose und begründen bei verbesserten chirurgischen Ergebnissen primär ein chirurgisches oder therapeutisch endoskopisches Vorgehen. Zur Frage der Ausdehnung nach kranial in die Leber hinein kann die perorale Cholangioskopie anders als die transhepatische Cholangioskopie in der Regel keinen Beitrag leisten (10, 15), da eine Stenose kaum ausreichend geweitet wird.

Bei einem intraduktal papillomatös muzinösen Tumor kann die Pankreatoskopie im Einzelfall dazu beitragen, die Resektionsgrenze zum Pankreasschwanz hin festzulegen. Es können Veränderungen, die typisch sind für eine chronische Pankreatitis (z.B. Steinbildung), im geweiteten Pankreasgang gesehen werden (11).

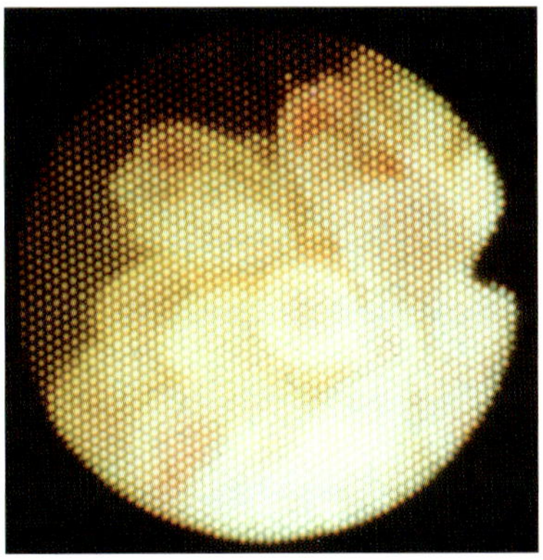

⊠ **Abb. 3.76** Endoskopischer Aspekt eines zottenartigen Tumors (Gallengangsadenom).

Lithotripsie. Für die intraduktal endoskopisch gesteuerte Lithotripsie (Abb. 3.**77**) muss sich das Verfahren mit einer extrakorporalen Stoßwellenlithotripsie und anschließend endoskopischen Sanierung vergleichen lassen (5, 6). Dabei fallen für die Miniendoskopie der hohe Zeitaufwand mit mindestens zwei Untersuchern sowie die sehr empfindlichen und teuren Geräte ins Gewicht. In Behandlungszentren, in denen beide Verfahren zur Verfügung stehen, wird außerhalb von Studien im Sinne der Einzelfallentscheidung vorgegangen.

Komplikationen. Die Komplikationen der Miniendoskopie entsprechen denen der ERCP. Es kann zu Cholangitiden kommen. Kleinere Blutungen bei Verwendung der Lithotripsie sind möglich und kommen in der Regel spontan zum Stehen. Die Perforation ist eine Rarität. Bei der Pankreatikoskopie kann es insbesondere zu Pankreatitiden kommen (11).

Ausblick. Inwieweit dünnere Geräte, eine bessere Steuerbarkeit und bessere Bildqualität sowie neue tumordiagnostische und/oder tumorablative Verfahren die Limitation der Miniendoskopie in der Zukunft überwinden werden, bleibt abzuwarten.

In der Routine handelt es sich zurzeit um Untersuchungen, die bei einem kleinen Prozentsatz der Patienten im Einzelfall hilfreich sein können und somit auf eine eingeschränkte Zahl von Behandlungszentren beschränkt bleiben.

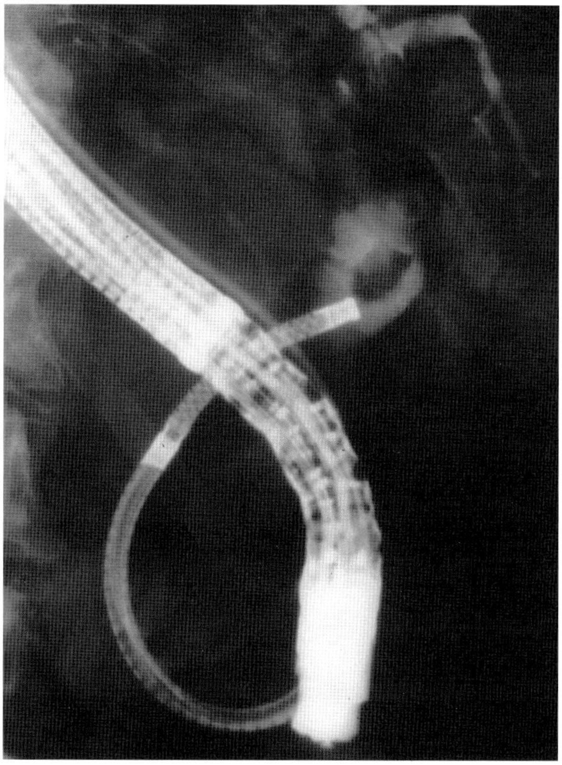

Abb. 3.77 Radiologische Darstellung des Cholangioskops unter einem Stein vor endoskopisch gesteuerter Lithotripsie.

Perkutan transhepatische Cholangiographie (PTC), Cholangiodrainage (PTCD) und Cholangioskopie (PTCS)

Einführung

Ein geringer Prozentsatz der Patienten mit Gallenwegserkrankungen ist nicht für ein endoskopisch transpapilläres Vorgehen (ERC) geeignet. Der Grund ist zumeist die veränderte Anatomie nach operativer cholangioenteraler Rekonstruktion, z. B. nach Gastrektomie. Aber auch eine komplexe intrahepatische Cholangiolithiasis kann ein transhepatisches Vorgehen begründen.

Analog zur ERC hat die diagnostische Bedeutung der transhepatischen Cholangiographie in den letzten Jahren aufgrund der stark verbesserten Schnittbilddarstellung mittels Multislice-CT, MRCP und auch hochauflösendem Ultraschall deutlich abgenommen.

Indikationen

Die Schwerpunkte des perkutan transhepatischen Vorgehens liegen in der Anlage einer Ableitung gestauter Gallengänge, wenn immer möglich im Sinne einer extern-internen Drainage in den angeschlossenen Dünndarm bei meist malignen Stenosen, und in der sukzessiven Aufdehnung einer solchen kutaneobiliären Fistel mit anschließender Cholangioskopie für die endoskopisch gesteuerte Lithotripsie komplizierter Steine bzw. die endoskopisch-bioptische Klärung unklarer Stenosen. Die Indikationen für eine transhepatische Intervention gehen aus Tab. 3.**19** hervor.

Kontraindikationen

Kontraindikationen sind Gerinnungsstörungen (Thrombozyten unter 50.000/μl, Prothrombinzeit unter 50%) und der unkooperative Patient. Eine besonders kritische Abwägung von Nutzen und Risiko bedarf es bei bestehendem Aszites (Gefahr der Nichtausbildung einer stabilen kutaneobiliären Fistel), fortgeschrittener Leberzirrhose mit erhöhtem Blutungsrisiko und Kontrastmittelallergie (8).

Instrumentarium

Das Instrumentarium für ein transhepatisches Vorgehen bis zur Cholangioskopie geht aus Tab. 3.**20** hervor. Es besteht im Wesentlichen aus einer Feinnadel zur initialen Punktion der

Tabelle 3.19 Indikationen für ein transhepatisch perkutanes Vorgehen

Primat des transpapillären Vorgehens:
- wenn ein transpapilläres Vorgehen technisch nicht möglich ist (z. B. nach Gastrektomie) oder nicht ausreichend effektiv ist (z. B. bei ausgedehnter intrahepatischer Cholangiolithiasis)

Perkutan transhepatische Cholangiographie (PTC):
- nur in Ausnahmefällen rein diagnostisch, wenn die moderne Schnittbilddiagnostik keine ausreichende Klärung ergibt (z. B. Darstellung einer Fistel zwischen Gallengängen und einem intrahepatischen Abszess)
- im Rahmen der PTCD

Perkutan transhepatische Cholangiodrainage (PTCD):
- palliative Therapie maligner Gallengangsobstruktionen durch Langzeitdrainage vor allem extern-intern (Yamakawa-Drainage oder selbstexpandierende Metallstents)
- Therapie benigner Gallengangsstenosen mittels Langzeitdrainage (3 – 12 Monate) und/ oder Ballondilatation
- zur Ableitung der Galle bei postoperativer Gallenleckage
- zur Vorbereitung einer PTCS

Perkutan transhepatische Cholangioskopie (PTCS):
- Klärung unklarer Gallengangsstenosen und Läsionen einschließlich der Biopsie
- Einbringen eines Führungsdrahtes in schwierige Gallengangsstenosen unter endoskopischer Sicht, die radiologisch gesteuert nicht zu überwinden sind
- zur endokopisch gesteuerten Lithotripsie (elektrohydraulisch oder lasergestützt)

Tabelle 3.20 Material für die Anlage einer PTCD und Bougierung für eine PTCS

Nadeln:
- 0,7-mm-Chiba-Nadel
- 5-F-Stahlkanüle mit Teflonmantel

Führungsdrähte:
- ultradünner 0,018-Inch-Stahldraht (durch die Chiba-Nadel)
- verschiedene 0,035 Inch starke Führungsdrähte (hydrophil mit gerader und gebogener Spitze, Spiraldraht mit variabel versteifbarer Spitze, steifer Stahl oder nitinolbeschichteter Draht)

5-F-Schleuse und 5-F-Angiographiekatheter mit gerader und gebogener Spitze

Pigtail-Drainagen 7 – 8,5 F mit Seitenlöchern

Angiobougies 6 – 10 F und sog. Nimura-Bougies bis 16 (18) F

Yamakawa-Drainagen mit Verschlusskappe und Halteplatte zur Fixation im Hautniveau 10 – 18 F

Gallengänge, einer Punktionskanüle mit Teflonmantel, verschiedensten Führungsdrähten und steuerbaren Kathetern und einem Schleusensystem. Abschließend erfolgt jeweils die Einlage einer Drainage mit entsprechenden Seitenlöchern.

Untersuchungsablauf

Vorbereitungen. Die Untersuchung findet unter Röntgenkontrolle, vorzugsweise mit einem C-Bogen-Gerät, zur Orientierung in mehreren Ebenen statt.

Es erfolgt eine Analgosedierung, in der Regel mit Midazolam und einem Opioid, da insbesondere die Dilatation des Traktes schmerzhaft sein kann. Die Gabe eines prophylaktischen Antibiotikums (Amoxicillin und Clavulansäure, Cefotaxim oder Ciprofloxazin) wird empfohlen.

Die Wahl des Zuganges (epigastrisch linker Leberlappen oder mittlere Axillarlinie rechts, rechter Leberlappen) hängt von der biliären Anatomie ab, die durch entsprechende Schnittbilddiagnostik vorher abgeklärt ist.

Punktion. Bei der Punktion rechts lateral muss die versehentliche Punktion des Pleuraspaltes vermieden werden. Entsprechende Atemmanöver des Patienten zeigen diesen an. Gerade bei wenig gestauten Gallengängen kann die ultraschallgeführte Punktion sehr hilfreich sein. Die 0,7-mm-Chiba-Nadel wird nach Lokalanästhesie in Richtung auf den Leberhilus vorgeführt, wobei eine zu zentrale Punktion der Gallengänge vermieden werden sollte. Beim langsamen Zurückziehen der Nadel wird unter minimalem Druck bolusweise evtl. verdünntes Kontrastmittel injiziert, bis die Darstellung des nicht wie in einem Blutgefäß sofort abfließenden Kontrastmittels die Lage der Nadel in den Gallengängen signalisiert.

Kanüle und Schleuse. Wenn erforderlich, kann Galle aspiriert werden. Da meist kein eigentlicher diagnostischer Auftrag besteht, reicht häufig eine wenig ausgeprägte Cholangiographie, um die räumliche Situation darzustellen und andererseits dünne Führungsdrähte weiterhin gut sichtbar zu lassen. Sofern eine harmonische Drainage über den initial gewonnenen Zugang möglich erscheint, kann über die Chiba- Nadel ein sehr dünner 0,018-Inch-Führungsdraht vorgeführt werden, der als Führungsschiene für die Teflonkanüle dient. Alternativ wird versucht, über einen zweiten Zugang einen optimierten Drainageverlauf zu erreichen. Die Chiba-Nadel bleibt in diesem Fall in situ um ggf. nachzuinjizieren. Ein Drainageverlauf rechtslateral zu stark nach kranial mit dann Abbiegung nach kaudal führt bei der Dilatation zu stärkeren Widerständen im Bereich der Abbiegung und begünstigt in Einzelfällen durch die Atemexkursionen der Leber eine Dislokation der transhepatischen Drainage zwischen Leber und Abdominalwand. Über die Teflonkanüle kann ein stabiler 0,035-Inch-Draht eingeführt werden. Die Einlage einer Schleuse stabilisiert den transhepatischen Zugang. Insbesondere bei komplexen Stenosen können über die Schleusen steuerbare Angiographiekatheter eingebracht werden.

Drainage. Hydrophile Führungsdrähte ermöglichen anschließend die radiologisch gesteuerte Überwindung der Stenosen und im Idealfall das Vorführen der Führungskatheter in den angeschlossenen Dünndarm. Komplexe Stenosen lassen sich häufig am Folgetag bei entstauten Gallengängen überwinden nach primärer externer Ableitung durch einen Pigtail-Katheter. Nach Dilatation des transhepatischen Traktes auf meist 8 French kann jetzt die extern-interne Einlage eines Drainagekatheters mit Seitenlöchern im Bereich der Gallengänge und im Bereich des Dünndarmes erfolgen. Es ist darauf zu achten, dass keine Seitenlöcher außerhalb der Gallengänge im Lebergewebe zur Haut hin liegen, da sonst Galleaustritt in diesem Bereich droht. Um jeglichen Druck von dem Drainagesystem zu nehmen und einen pathologischen Galleaustritt über den Drainagekanal zu verhindern, wird zunächst ein Ablaufbeutel nach außen angeschlossen.

Metallstents. Ist die Implantation eines Metallstents, oft beiderseits, geplant, wird in einer zweiten Sitzung der andere Leberlappen in gleicher Weise evtl. mit dünnlumigeren Drainagen versorgt. Anschließend erfolgt unter radiologischer Kontrolle die Freisetzung der oder des Metallstents (Abb. 3.**78**) (2).

Bougierung. Zur Vorbereitung einer perkutanen Cholangioskopie oder längerfristigen extern-internen Drainage mit ausreichendem Drainagevolumen (sog. Yamakawa-Prothesen) erfolgt die sukzessive Bougierung der kutaneobiliären Fistel (sog. Sinustrakt) mittels sog. Nimura-Katheter bis zur gewünschten Lumenweite in 2-tägigen Abständen. Wegen der nicht unerheblichen intrahepatischen Scherkräfte bei der Bougierung ist dieses mehrschrittige Vorgehen sicherer (3).

Cholangioskopie. Die Cholangioskope haben einen Außendurchmesser von 3 – 6 mm. Sie werden gassterilisiert, um Keimfreiheit zu gewährleisten. Nachdem der Sinustrakt ausreichend aufgedehnt ist, können sie für den Patienten praktisch beschwerdefrei unter laufender Kochsalzspülung („Unter-Wasser-Untersuchung") durch den kutaneobiliären Trakt (Abb. 3.**79**) in die Gallengänge vorgeführt werden.

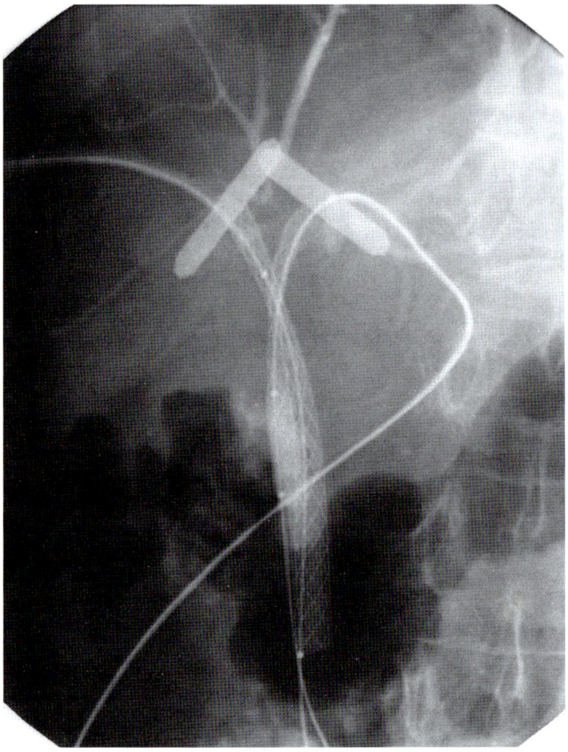

Abb. 3.78 Transhepatische Implantation eines selbstexpandierenden Metallstents beiderseits bei einem Klatskin-Tumor.

Sofern die Gallengänge entstaut sind und die Therapie beendet wurde (z. B. erfolgreiche Steinsanierung), verschließt sich der Sinustrakt nach Entfernung der Drainage binnen 24 – 72 h.

Befundinterpretation

Gallengangssteine. Diese sind problemlos zu identifizieren. Das kurze perkutane Cholangioskop ist sehr viel besser als ein peroral-transpapillär eingeführtes Cholangioskop an der Spitze manipulierbar. Unter laufender orthograder Spülung ist die Übersicht im Gallengang optimal. Die Desintegration von Gallengangssteinen erfolgt unter Einsatz einer elektrohydraulischen Sonde oder eines Lasers (Abb. 3.**80**) mit sehr hoher Effizienz. Über die Hepatikusgabel kann in der Regel auch das Gangsystem des gegenüberliegenden Leberlappens inspiziert werden. Die Steinfragmente entleeren sich mit der orthograden Spülung in den angeschlossenen Dünndarm. Durch die vorherige Bougierung ist auch die Papille ggf. ausreichend dilatiert.

Gallengangsstenosen. Zweiter entscheidender Aspekt ist die Klärung unklarer Gallengangsstenosen. Gallengangstumoren wachsen oft intramural und bieten somit nicht den typischen Befund exophytischen Fremdgewebes. Korkenzieherartige Gefäßverläufe (Abb. 3.**81**) in der Gallengangs-

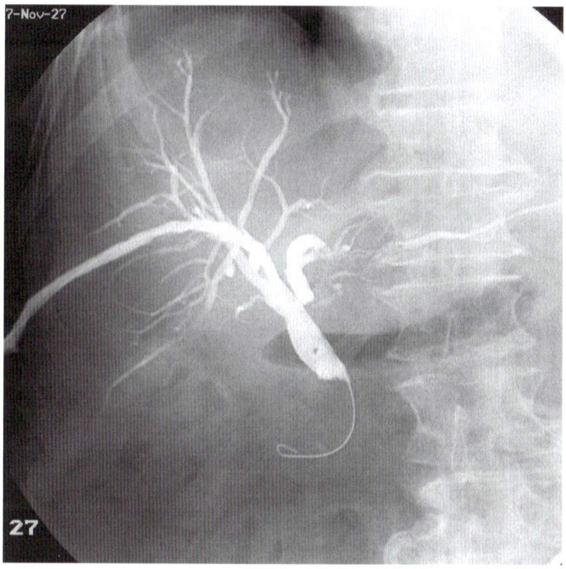

a

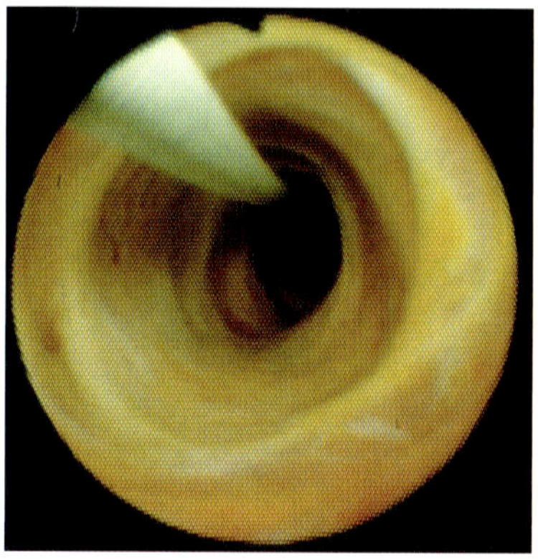

b

⊠ **Abb. 3.79** Sinustrakt.
a Radiologische Darstellung des stabilen kutaneobiliären Traktes (Sinustrakt).
b Endoskopischer Aspekt des künstlichen Sinustraktes.

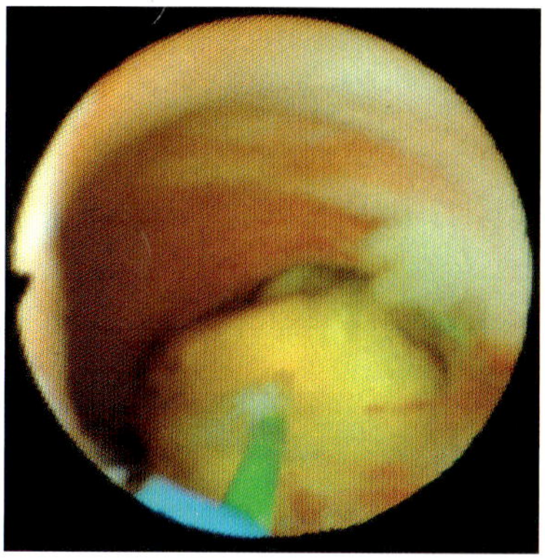

⊠ **Abb. 3.80** Laserfaser auf einem Gallengangsstein vor der endoskopischen Desintegration.

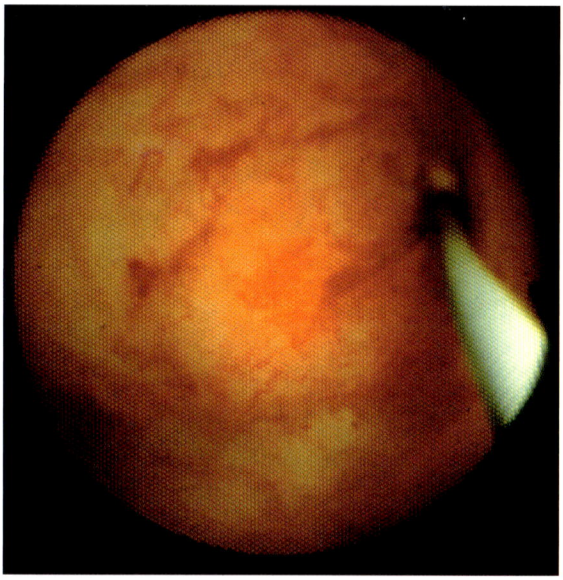

⊠ **Abb. 3.81** Exzentrische Stenose mit Führungsdraht und typischen korkenzieherartigen Tumorgefäßen (Neovaskularisation).

wand mit angedeuteter weißlicher Verfärbung und Anhebung am Gefäßrand (4) können als indirekte Tumorzeichen gewertet werden. Auch die den Gallengang ummauernden Pankreaskarzinome sind oft rein optisch nicht sicher von entzündlichen Stenosen zu unterscheiden. Es erfolgt die bioptische Abklärung in üblicher Weise, wobei die Größe der Partikel von der Zangengröße und damit dem Durchmesser des Arbeitskanals (1,2 – 2,6 mm) abhängt.

Im Einzelfall bedarf es wiederholter Cholangioskopien und Biopsieentnahmen, um Malignität nachzuweisen bzw. auszuschließen.

Komplikationen

Hauptkomplikationen sind Fisteln zwischen Gallengang und arteriellem oder venösem System mit rezidivierenden Hämobilien. Blutungen kommen in der Regel nach Einlage einer Drainage zum Stehen, und die Fistel verschließt sich. Insbesondere bei arteriellen Fisteln kann es nach Entfernen des Drainagekatheters zu Blutungsrezidiven kommen. Im Einzelfall ist eine arterielle radiologisch geführte Embolisation notwendig. Leberhämatome werden in der Regel resorbiert. Insbesondere beim rechtslateralen Zugang kann es, wie beschrieben, zu einer Dislokation der Drainagekatheter durch die Atemverschieblichkeit der Leber in den Bauchraum kommen. Vor allem bei inkompletter Drainage aufgrund multipler Stenosen oder Steine ist die Entwicklung einer Cholangitis möglich. Da in der Regel keine Papillotomie vorausgegangen ist, stellt die Entwicklung einer Pankreatitis durch eine transpapillär extern-interne Drainage eine typische Komplikation dar. In diesem Falle sollte der Drainagekatheter zunächst in den Gallengang zurückgezogen werden. Insgesamt ist die Komplikationsrate beim perkutan transhepatischen Vorgehen höher als bei den transpapillären Gallengangsinterventionen. Sie liegt bei 3,4 – 10,3 % bei einer methodenbezogenen Letalität von 0,7 – 4,9 % (9).

Ergebnisse

Die Sensitivität und Spezifität im Hinblick auf die Diagnose einer Gallenwegsobstruktion mittels der PTC entspricht den Ergebnissen der retrograden Cholangiopankreatikographie und liegt zwischen 89 und 100 % (8). Allerdings ist die rein diagnostische Indikation aufgrund der ständig verbesserten Schnittbilddiagnostik weitgehend aufgehoben.

Bei gestauten Gallengängen gelingt es in aller Regel, eine transhepatische Drainage zu etablieren. Auch wird in 85 – 93 % der Fälle eine Ableitung nach intern über die Stenose bzw. den Stein hinweg erreicht. Benigne Stenosen (z. B. Anastomosenstrikturen) können mittels Langzeitdrainage oder Ballondilatation etwa in zwei Drittel der Fälle langfristig beseitigt werden. Steinfreiheit des Gallengangssystems durch cholangioskopisch gesteuerte Lithotripsie wird in über 80% der Fälle erreicht, einschließlich der komplexen intrahepatischen Cholangiolithiasis, die in Asien eine hohe Inzidenz hat. Der bioptische Tumornachweis gelingt in etwa 80 % der Fälle (7), wobei auf die Notwendigkeit wiederholter Untersuchungen mit Biopsien bei unklaren Stenosen hingewiesen werden muss.

Intraduktale Sonographie

Indikationen

Indikationen zur Durchführung einer intraduktalen Sonographie des Gallenganges sind das lokoregionäre Staging extrahepatischer und zentraler Gallengangstumoren, die nach vorhergehender Bildgebung potenziell resektabel erscheinen. Eine weitere mögliche Indikation stellen die Diagnostik von kleinen Residualsteinen in den Gallenwegen vor einer möglichen endoskopischen Sphinkterotomie und die Abklärung einer unklaren Gallengangsstenose dar.

Kontraindikationen

Kontraindikationen sind die Gallengangsstenose bei bereits bildgebend gesichertem Pankreaskarzinom bzw. die sichere Irresektabilität von Gallengangstumoren (bei Fernmetastasen).

Instrumentarium

Auf dem Markt sind elektronische Phased-Array-Scanner und mechanische radiale Sector-Scan-Systeme verfügbar. Die meiste Verwendung finden derzeit die mechanischen Sonden, da sie die elektronischen Systeme in puncto Haltbarkeit, Tiefenpenetration und Bildqualität übertreffen. Ob 3D-Ultraschallsysteme bei intraduktaler Anwendung Vorteile bieten, ist Gegenstand klinischer Studien.

Minisonden. Zur Untersuchung wird ein Ultraschallgerät benötigt, an das die Minisonden gekoppelt werden. Die Minisonden – mit oder ohne Schutzhülle – haben einen Durchmesser von etwa 1,7 – 2,6 mm und arbeiten bei einer Frequenz von 12 – 30 MHz. Zum leichteren Einführen in den Gallengang können Sonden mit einem Führungsdraht verwendet werden.

Da die Minisonden prinzipiell transpapillär oder perkutan-transhepatisch eingeführt werden können, ist ansonsten das übliche Equipment für die ERCP oder PTCD erforderlich.

Untersuchungsablauf

Transpapillärer Zugang. Die Minisonde kann über den Arbeitskanal eines Standardduodenoskops in den Gallengang eingeführt werden. Die Sonde wird je nach Hersteller mit oder ohne Führungsdraht in den Gallengang bis zur Hilusregion vorgeschoben. Um reproduzierbare Ergebnisse zu haben, wird die Ultraschalluntersuchung üblicherweise videodokumentiert. Einzelbilder werden von markanten Punkten aufgenommen. Um die Sonde nicht zu beschädigen, sollte die Bildaufnahme, die die Rotation der Sonde mit einem Motorantrieb voraussetzt, nicht beim Vorschieben der Sonde und auf keinem Falle bei angewinkeltem Albaranhebel erfolgen, da dies zur Zerstörung der Sonde führen kann.

Perkutan-transhepatischer Zugang. Perkutan-transhepatisch kann die Ultraschallsonde über Katheter oder mittels Führungsdraht in den Gallengang bis in die relevante Region vorgeschoben werden. Da insbesondere bei perkutanem Zugang über Katheter störende Luft in die Gallenwege gelangt, sollte während der Untersuchung Flüssigkeit in die Gallenwege appliziert werden, um eine optimale Darstellung der Gallengangswand und des Lumens zu ermöglichen.

Befundinterpretation

Zur Interpretation ist zunächst die Kenntnis der Normalbefunde notwendig. Im extrahepatischen Gallengang sind zwei Wandschichten abgrenzbar. Eine innere echoarme Schicht (Mukosa und fibromuskuläre Schicht) und eine äußere echoreiche Schicht, die dem Bindegewebe um den Gallengang entspricht. Im intrapankreatischen Verlauf des Gallengangs fehlt diese äußere echoreiche Schicht und das Pankreas kommt als feinretikuläres echoarmes Organ zur Darstellung. Im intrahepatischen Gallengang sind die Abgänge der intrahepatischen Seitenäste und das typische Leberparenchym erkennbar.

Parallel zum Gallengang ist üblicherweise die Pfortader erkennbar. In der Hilusregion ist die A. hepatica dextra als Gefäß mit echoreicheren Wandreflexen und üblicherweise kleinerem Durchmesser als die Pfortader zwischen Gallengang und Pfortader darstellbar.

Komplikationen

Im Gegensatz zum Einsatz am Pankreasgang, bei der die IDUS in 3–5% zu einer milden Pankreatitis führen kann, sind bei der intraduktalen Sonographie des Gallengangs keine Komplikationen beschrieben.

Ergebnisse

Die Durchführung der IDUS des Gallenganges gelingt – insbesondere bei Einsatz führungsdrahtgeführter Systeme – in 98–99% der Patienten. Ohne Führungsdraht kann die Passage durch höhergradige Stenosen im Einzelfall misslingen.

Die Resultate der IDUS am Gallengang können in folgenden Kategorien bewertet werden:

Staging maligner Gallengangstumoren. Durch die hohen Schallfrequenzen ist die Eindringtiefe der IDUS auf einen Bereich von etwa 2–3 cm um den Gallengang limitiert.

Die vaskuläre Infiltration der Gefäße um den Gallengang kommt als Verlust der echoreichen Grenzlamelle zwischen Gallengang und Gefäß zum Ausdruck (Abb. 3.**82**).

Eine Infiltration der Pfortader (11) und der A. hepatica dextra im Hilusbereich kann bei 92–100% der Fälle korrekt dargestellt werden (17). Eine Infiltration des Pankreaskopfes durch einen malignen Gallengangstumor kann ebenfalls in 92–100% der Fälle korrekt diagnostiziert werden (7, 16).

Aus anatomischen und technischen Gründen ist die Diagnose einer Infiltration der A. hepatica communis und sinistra nur in wenigen Fällen (ca. 15%) möglich.

Eine Unterscheidung zwischen T1- und T2-Tumoren ist nicht mit hinreichender Sicherheit möglich, da die echoarme innere Schicht des Gallenganges anatomisch bis in das periduktale Bindegewebe reicht (2, 12). Wegen der reduzierten Eindringtiefe ist die IDUS in der Diagnose periduktaler Lymphknotenmetastasen der konventionellen Endosonographie und anderen bildgebenden Verfahren unterlegen. Auch für die Diagnose von Fernmetastasen hat die IDUS keinerlei Bedeutung (8).

Diagnose der Malignität bei unklarer Gallengangsstenose (Abb. 3.**83**). Folgende Kriterien wurden von verschiedenen Autoren als Hinweis für ein Malignom angesehen (3, 8, 17):

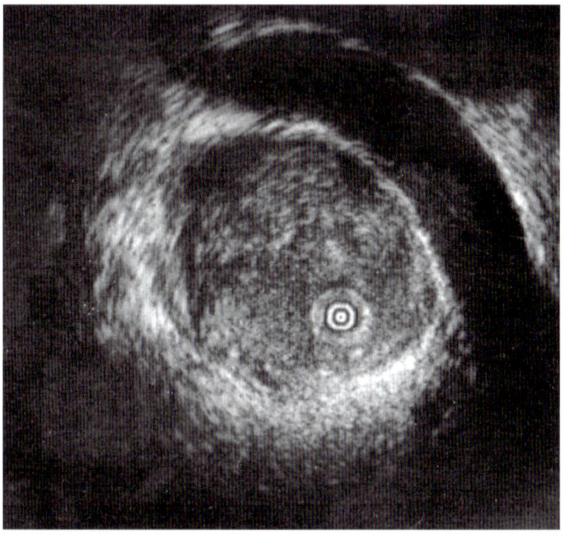

a

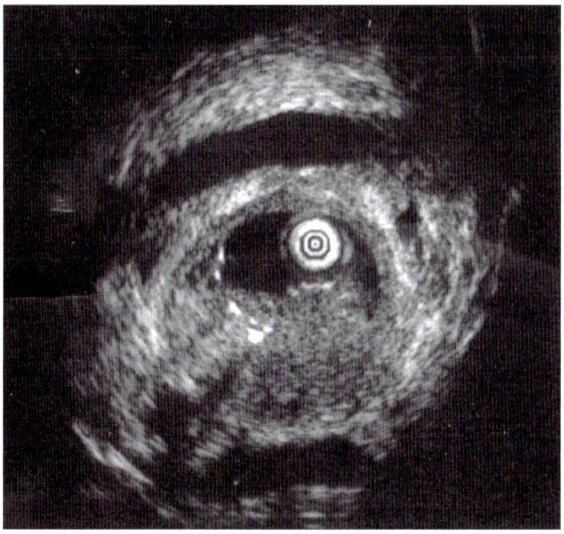

b

Abb. 3.82 Zentrale Gallengangskarzinome.
a Der Tumor reicht an die A. hepatica dextra heran, ohne sie zu infiltrieren. Eine echoreiche Grenzlamelle ist noch vorhanden.
b Zentrales Gallengangskarzinom mit lokaler Infiltration (20-MHz-Minisonde, 8 French).

- eine inhomogene, eher echoarme und irreguläre Wandverdickung,
- ein Tumor von mehr als 8 mm Durchmesser,
- die Unterbrechung der regulären Wandschichtung und
- eine Infiltration von benachbarten Gefäßen.

Mit diesen Kriterien wird die Malignität einer Läsion mit einer Genauigkeit von etwa 90% vorhergesagt (3, 5, 19). Die IDUS kann aber wie alle bildgebenden Verfahren nicht die histologische Diagnose ersetzen.

⇢ **Diagnose von Gallengangssteinen.** In mehreren kleinen Serien erwies sich die IDUS der MRCP, der konventionellen ERCP und anderen bildgebenden Verfahren zur Diagnose kleiner Gallengangssteine sowie von Restfragmenten nach Lithotripsie überlegen (1, 6, 9). Bei vermutetem spontanem Steinabgang und unauffälligem retrogradem Cholangiogramm ist die IDUS geeignet, mit hoher Sicherheit vorhandene Reststeine und Mikrolithen darzustellen und damit die Entscheidung zur endoskopischen Sphinkterotomie zu erleichtern (6, 18).

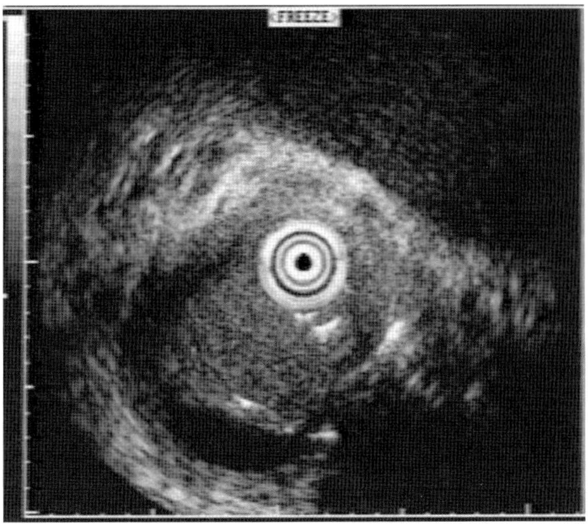

☒ **Abb. 3.83** Benigner mesenchymaler Tumor im oberen Gallengang, histologisch Schwannom (20 MHz).

Push-Enteroskopie

Einführung

Die bidirektionale Endoskopie des oberen und unteren Gastrointestinaltraktes gestattet von oral her maximal einen Blick bis zum Treitz-Band und von anal her bis ins terminale Ileum. Die Diagnostik des übrigen Dünndarms war früher nur indirekt mittels einer Röntgen-Doppelkontrast-Untersuchung (Enteroklysma nach Sellink) möglich. Mit der Mitte der 80er Jahre entwickelten Ballonsondenenteroskopie konnten große Teile des Dünndarms, in Einzelfällen sogar bis zur Bauhin-Klappe, endoskopisch dargestellt werden (9). Dieses Verfahren ist wegen des hohen Zeitaufwandes (passiver Transport des Gerätes durch die Dünndarmperistaltik), die dadurch bedingte hohe Patientenbelastung und die fehlende Interventionsmöglichkeit Anfang der 90er Jahre von der Push-Enteroskopie abgelöst worden (2).

Indikationen

⇢ **Diagnostische Indikationen.** Hauptindikation für die endoskopische Untersuchung des Dünndarmes ist, unabhängig vom angewendeten Verfahren, die unklare intestinale Blutung nach obligatem Ausschluss einer Blutungsquelle durch Ösophagogastroduodenoskopie, Ileokoloskopie und Proktoskopie.

In diesem Zusammenhang muss auf die ggf. zu wiederholende endoskopische Untersuchung des oberen Gastrointestinaltraktes hingewiesen werden, um zwar seltene, aber im Einzelfall blutungsrelevante Befunde, z. B. eine Dieulafoy-Läsion, nicht zu übersehen (sog. „missed lesions").Deren Häufigkeit kann im Einzelfall bis zu 40 % betragen (6).

Sind Blutungsquellen auf diese Weise ausgeschlossen worden, ist von einer sog. mittleren intestinalen Blutung auszugehen.

Weitere Indikationen sind die Abklärung unklarer Befunde bei der Kontrastuntersuchung des Dünndarms, Verdacht auf Morbus Crohn bei Vorhandensein einer therapeutischen Konsequenz, Diagnostik der Sprue bei negativer Ösophagogastroduodenoskopie sowie Polyposis-Syndrome.

⇢ **Therapeutische Indikationen.** Dies sind die Blutungsstillung bei bekannter Blutungsquelle sowie die Polypektomie. Diese Indikationen setzen voraus, dass die Läsionen mutmaßlich mit dem Push-Enteroskop erreichbar sind. Die mittlere Eindringtiefe beträgt technisch bedingt maximal 120 cm (im Mittel 90 cm) und ist auch durch längere Geräte oder einen Übertubus zur Verhinderung der Schlingenbildung im Magen nicht wesentlich zu erhöhen (4, 5).

Weitere therapeutische Indikationen sind die Einlage einer endoskopisch perkutanen Jejunostomie zur enteralen Ernährung oder die Durchführung einer PEJ bei voroperiertem Situs (B-II- oder Roux-Y-Magen).

Kontraindikationen

Die Kontraindikationen entsprechen denen der Ösophagogastroduodenoskopie (absolute Kontrakindikationen existieren nicht).

Instrumentarium

Prinzipiell kann eine Inspektion des oberen Dünndarms auch mit einem Kinderkoloskop erfolgen. Eine höhere Eindringtiefe ist jedoch nur durch spezielle Geräte zu erreichen, die eine Arbeitslänge von 220 – 240 cm aufweisen (Abb. 3.**84**). Diese Endoskope verfügen über einen Arbeitskanal von bis zu 3,8 mm, so dass auch interventionelle Eingriffe in aller Regel problemlos möglich sind. Die dafür notwendigen Instrumentarien (z. B. Injektionsnadel, Polypektomieschlinge, Argon-Plasma-Beamer-Koagulationssonde, Dilatationsballon) müssen jedoch über eine entsprechende Länge verfügen.

Untersuchungsablauf

Vorbereitung. Die Push-Enteroskopie wird – wie die Ösophagogastroduodenoskopie – am nüchternen zunächst in Linksseitenlage befindlichen Patienten begonnen. Weitere Vorbereitungen, z. B. mittels Darmlavage, sind nicht notwendig. Die Untersuchung erfolgt in der Regel in Sedoanalgesie mit einer Kombination aus Midazolam und Pethidin oder in Propofol-Kurznarkose.

Einführen des Gerätes. Das Gerät wird wie das Gastroskop unter Sicht eingeführt. Nach Intubation erfolgt sinnvollerweise zumindest eine orientierende Inspektion von Speiseröhre und Magen. Nach Pylorus- und Duodenalpassage wird das Gerät dann unter fakultativer Zuhilfenahme der Durchleuchtung soweit wie möglich ins Jejunum vorgeschoben. Dabei kann es hilfreich sein, dass der Patient in ERCP-Position auf den Bauch umgelagert wird. Externe Schienungsmanöver ähnlich wie bei der Koloskopie bringen dagegen meist wenig. Durch die Benutzung eines Übertubus, der nach erfolgter Passage des Gerätes ins aborale Duodenum über das Gerät vorgeschoben wird und dessen Spitze in der Pars descendens duodeni zu liegen kommt, kann eine mögliche Schleifenbildung bzw. ein Aufschieben des Gerätes im Magen u.U. vermieden werden. Nach eigener Erfahrung führt dies jedoch nicht zu wesentlich weiterer Intubation des Jejunums (4). Die Eindringtiefe kann durch mehrmalige Begradigungsmanöver (Geräterückzug) ggf. erhöht werden.

Inspektion und Therapie. Nach Aufbrauchen des Gerätes oder fehlendem Gerätevorschub erfolgen – unter Rückzug und nach Gabe eines Spasmolytikums – die Inspektion der Schleimhaut sowie ggf. therapeutische Maßnahmen, wie z. B. die Argon-Plasma-Beamer-Koagulation von Angiodysplasien oder die Polypektomie singulärer Polypen. Die exakte Bestimmung der Eindringtiefe ist bei der Push-Enteroskopie ähnlich wie bei der Doppelballonenteroskopie nicht möglich und kann nur abgeschätzt werden, wobei die Zentimeterangabe nach Begradigung des Gerätes unter Geräterückzug bis zum Pylorus einigermaßen verlässlich und reproduzierbar ist (4).

Befundinterpretation und Biopsie

In besonderem Maße ist auf das Faltenrelief und die Zottenarchitektur zu achten. Dies ist vor allem bei der Diagnostik der Sprue bedeutsam.

Ggf. kann der Zottenteppich chromoendoskopisch mit Indigocarmin besser dargestellt werden. In jedem Fall ist bei dieser speziellen Fragestellung die Entnahme von Biopsien obligat. Die weitere Befundinterpretation bereitet in der Regel keine Probleme.

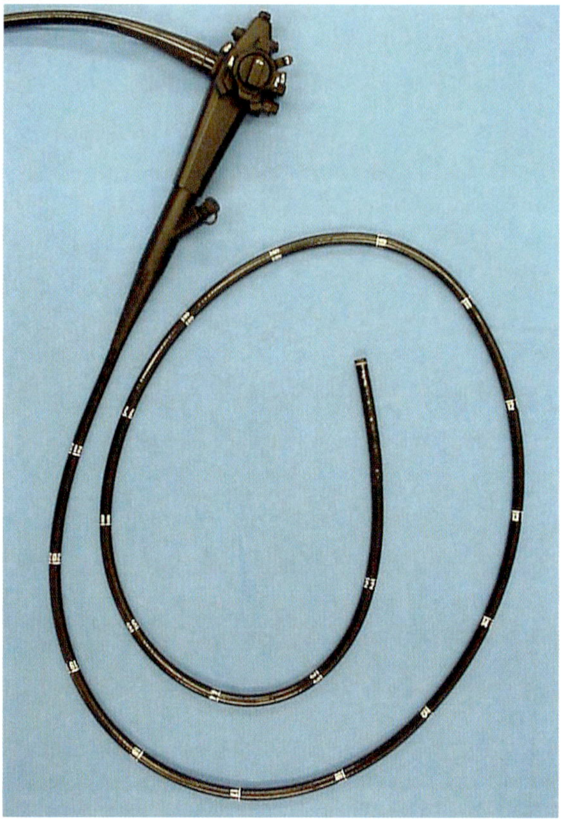

⊠ **Abb. 3.84** Push-Enteroskop (Gerät VSB 3440K der Fa. Pentax) mit einer Arbeitslänge von 2200 mm.

Blutungsursachen. Angiodysplasien als häufigste Blutungsursache sind meist gut erkennbar (Abb. 3.**85**). Hier erübrigt sich die Entnahme einer Biopsie. Andere Blutungsursachen, wie z. B. eine Dieulafoy-Läsion, sind Raritäten und beschränken sich auf Fallberichte.

Entzündungen. Entzündliche Veränderungen infektiöser Natur sind sehr selten. Häufiger finden sich aphthöse Veränderungen oder Schleimhautulzera beim Morbus Crohn (Abb. 3.**86**). Zunehmend häufiger sind auch Läsionen, die durch die Einnahme nichtsteroidaler Antirheumatika verursacht werden (1). In jedem Falle ist auch hier eine bioptische Diagnostik notwendig.

Tumoren. Sehr viel seltener als im Dickdarm sind neoplastische Veränderungen. Singuläre Polypen sind eine Rarität. Meist treten sie multipel im Rahmen von Polyposissyndromen (z. B. beim Peutz-Jeghers-Syndrom oder in einigen Fällen bei der familiären adenomatösen Polyposis) auf. Größere Peutz-Jeghers-Polypen können einer Schlingenresektion zugeführt werden. Maligne Veränderungen, wie das Dünndarmkarzinom sind sehr selten (3, 8). Hier erfolgt nach bioptischer Sicherung die Operation. Ebenfalls selten sind

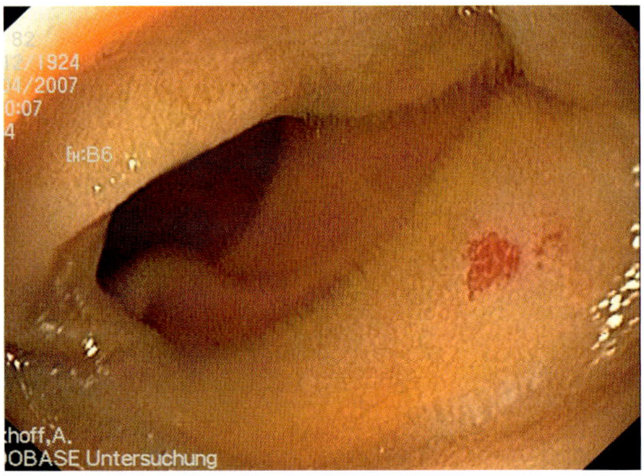

☒ **Abb. 3.85** Typische Angiodysplasie im oralen Jejunum.

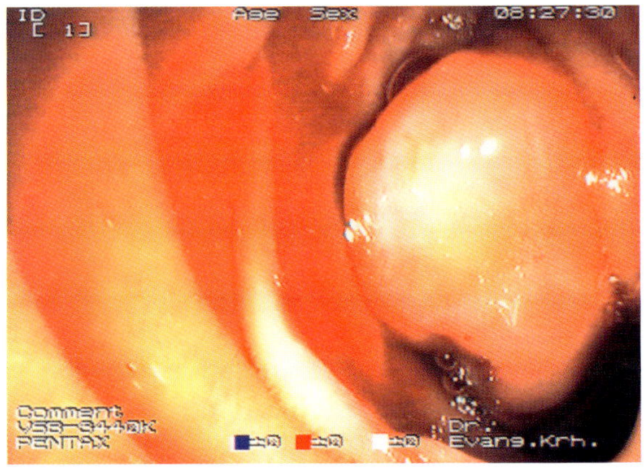

☒ **Abb. 3.87** Karzinoid im oralen Jejunum.

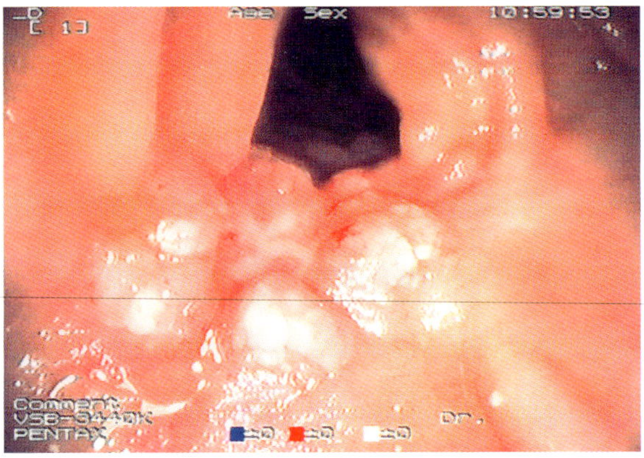

☒ **Abb. 3.86** Frisches Ulkus im mittleren Jejunum bei Morbus Crohn.

Dünndarmlymphome, die im Einzelfall differenzialdiagnostisch Probleme in der Abgrenzung zu benignen Ulzera aufwerfen können, was sich nur bioptisch klären lässt.

Zunehmend finden sich submuköse Tumoren wie gastrointestinale Stromatumoren (GIST) oder neuroendokrine Tumoren (Abb. 3.**87**).

Komplikationen

Sehr selten kommt es zu einer Blutung, Mallory-Weiss-Läsion oder einer Pankreatitis. Diese Komplikationen sind insgesamt auf Einzelfälle beschränkt und werden ausschließlich durch die Benutzung des Versteifungstubus hervorgerufen (7). Weitere Komplikationen, wie z. B. die Perforation, sind Raritäten.

Ergebnisse

Der effektive Nutzen der Push-Enteroskopie ist trotz der endoskopischen Interventionsmöglichkeit begrenzt, da durch die verhältnismäßig geringe Eindringtiefe nur ein Teil des Dünndarms der Diagnostik und therapeutischen Intervention zugänglich ist.

⇢ **Ausblick.** Vermutlich wird in naher Zukunft die Push-and-Pull-Enteroskopie (Doppelballonenteroskopie), die sehr viel tiefere Einblicke in den Dünndarm erlaubt, die reine Push-Enteroskopie ablösen. Letztere wird danach im klinischen Alltag einen gewissen Stellenwert behalten, der in der Durchführung therapeutischer Interventionen bei Dünndarmbefunden, die gerätetechnisch erreichbar sind, begründet ist. Vorteile liegen in der besseren Handhabung durch den dickeren Arbeitskanal und dem im Vergleich zur Push-and-Pull-Enteroskopie geringeren Zeitaufwand.

Die rein endoskopische Diagnostik des Dünndarms wird bei entsprechender Fragestellung wahrscheinlich eine Domäne der Kapselendoskopie bleiben. Bei entsprechender Indikation (schwere, mittlere gastrointestinale Blutung und zu erwartende Intervention) wird sinnvollerweise primär die Push-and-Pull-Enteroskopie zum Einsatz kommen.

Doppelballonenteroskopie (Push-and-Pull-Enteroskopie)

Indikationen

⇢ **Diagnostische Indikationen.** Der Verdacht auf das Vorliegen einer Dünndarmerkrankung kann eine Indikation zur Push-and-Pull-Enteroskopie darstellen.

Die am meisten untersuchte Indikation ist die mittlere gastrointestinale Blutung. Vorteile gegenüber der Kapselendoskopie bestehen in der Tatsache, dass potenzielle pathologische Veränderungen so lange wie nötig angeschaut, dass Restverschmutzungen entfernt und vor allem dass Blutungsquellen in einer Untersuchung therapiert werden können.

Die Möglichkeiten sind vergleichbar mit der Push-Enteroskopie, jedoch mit der Option den gesamten Dünndarm zu untersuchen.

Therapeutische Indikationen. Die PPE kann auch therapeutisch genutzt werden. So können zum Beispiel – durch Injektion oder Argon-Plasma-Koagulation (APC) – Blutungen gestillt werden. Weiterhin besteht die Möglichkeit der endoskopischen Mukosaresektion und der Dilatation von Stenosen.

Ein viel versprechendes Anwendungsfeld ist die Dünndarmdiagnostik bei Patienten mit Polyposissyndromen. Durch die Möglichkeit der Polypektomie können wiederholte Laparotomien vermieden werden. Einsatzgebiete außerhalb des Dünndarms sind die ERCP beim voroperierten Magen oder die Abtragung von Kolonpolypen bei schwierigen anatomischen Gegebenheiten.

Instrumentarium

Das System der Push-and-Pull-Enteroskopie (PPE) setzt sich aus einem hochauflösenden Videoendoskop mit einem Außendurchmesser von 8,5 mm und einem Übertubus (Länge 140 cm) mit einem Außendurchmesser von 12 mm zusammen. Die Arbeitslänge des Endoskops beträgt 200 cm. Der Arbeitskanal des Enteroskops weist einen Durchmesser von 2,2 mm auf. Sowohl an der Spitze des Endoskops als auch an der Spitze des Übertubus befindet sich ein Latexballon. Sie werden durch eine druckkontrollierende Pumpe mit Luft gefüllt.

Untersuchungsablauf

Mit Hilfe der Ballons wird der Dünndarm schrittweise auf den Tubus aufgefädelt. (Abb. 3.**88**) Die Untersuchung kann auf dem oralen wie auch auf dem analen Weg erfolgen. Bis das Duodenum oder das terminale Ileum erreicht ist, sind beide Ballons entleert. Zunächst wird dann der Ballon des Übertubus aufgeblasen, um eine stabile Position zu erreichen. Das Enteroskop wird dann so weit wie möglich vorgeschoben. Nach Blocken des Ballons am Enteroskop wird der entblockte Übertubus bis an das Ende des Enteroskops nachgeschoben. Anschließend werden in dieser Position sowohl das Enteroskop als auch der Übertubus zurückgezogen. Diese Prozedur wird mehrfach wiederholt. Durch diese Manöver können beim Vorschub gebildete Schleifen wieder aufgelöst werden, und der Dünndarm wird sukzessive auf den Übertubus aufgefädelt.

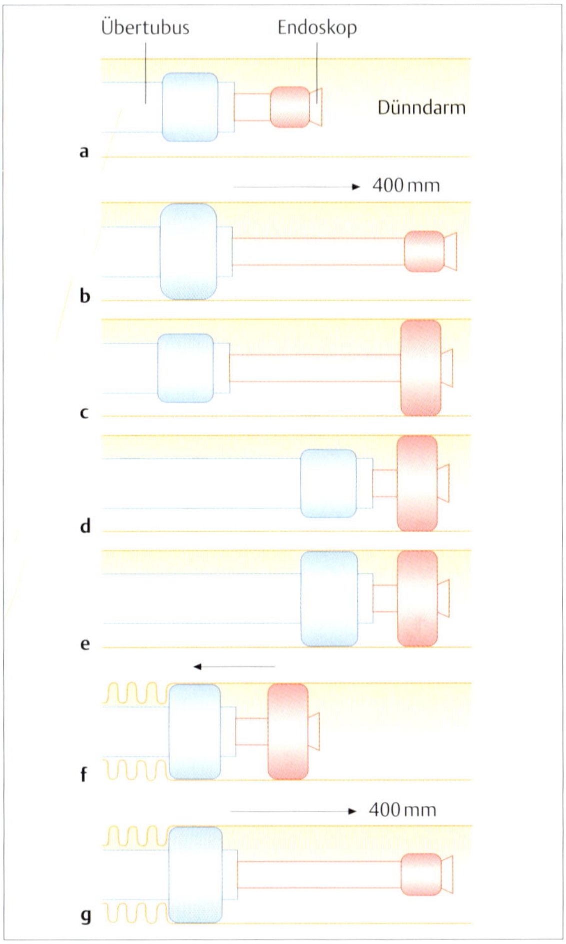

Abb. 3.88 Ablauf der Doppelballonendoskopie.
- **a** Das Doppelballonendoskop mit Übertubus und Endoskop wird in den Dünndarm geschoben.
- **b** Der Ballon des Übertubus wird aufgeblasen und der Tubus wird so fixiert. Das Endoskop wird vorgeschoben, dabei wird der Dünndarmabschnitt inspiziert.
- **c** Nun wird der Ballon des Endoskops aufgeblasen und das Endoskop so fixiert. Der Übertubus wird deblockiert.
- **d** Jetzt wird der Übertubus bis zum Ende des Endoskops vorgeschoben…
- **e** … und ebenfalls blockiert.
- **f** Übertubus und Endoskop werden zusammen zurückgezogen. Dabei wird der inspizierte Dünndarmabschnitt wie eine Ziehharmonika auf dem Tubus zusammengeschoben.
- **g** Jetzt wird das Endoskop wieder deblockiert, vorgeschoben und so der nächste Dünndarmabschnitt untersucht.

Wie bei der konventionellen Endoskopie des oberen und unteren Verdauungstraktes besteht die Möglichkeit der Biopsie und der Chromoendoskopie. Durch eine Tuschemarkierung lassen sich der tiefste erreichte Punkt der Untersuchung sowie pathologische Befunde für eine geplante Operation markieren.

Ergebnisse

In 2 prospektiven (2, 3) und 2 retrospektiven Studien (1, 4) konnte eine hohe Sicherheit der Push-and-Pull-Enteroskopie gezeigt werden. In der bisher größten Studie mit 248 Untersuchungen bei 137 Patienten traten keine schweren enteroskopieassoziierten Komplikationen auf.

Die diagnostische Ausbeute der PPE lag zwischen 72 und 80%. Auf dem oralen Weg konnten im Mittel 220–254 cm und auf dem analen Weg 130–180 cm des Dünndarms eingesehen werden. In der Studie von May und Mitarbeitern wurde bei 55 von 137 Patienten eine komplette Enteroskopie angestrebt. Sie gelang bei 25 der 55 Patienten (45%), in 2 Fällen allein auf dem rein oralen Zugangsweg. Bei den anderen 23 Patienten war eine Kombination von oralem und analem Weg notwendig. Die mittlere Untersuchungszeit betrug 73 min mit einem Maximum von 131 min.

Kapselendoskopie

Einführung

Die Videokapselendoskopie wurde entwickelt und patentiert von G. Iddan während seiner Tätigkeit bei Rafael, einer Forschungs- und Entwicklungsabteilung des israelischen Verteidigungsministeriums. Nach einer Weiterentwicklung durch die Firma Given Imaging Ltd erfolgte der erste klinische Einsatz durch Paul Swain in London (12, 13). Seit 2001 steht sie der klinischen Anwendung zur Verfügung. Sie ermöglichte erstmals die nichtinvasive Untersuchung des gesamten Dünndarms und brachte somit Licht in die „black box" der Endoskopie.

Instrumentarium

Die Kapsel (Abb. 3.**89**) mit einer Höhe von 11 mm, einer Länge von 27 mm und einem Gewicht von 3,7 g besitzt ein Blickfeld von 140° mit einer 8fachen Vergrößerung. Nach Aktivierung werden durch LED-Dioden zweimal pro Sekunde Lichtblitze erzeugt. Gleichzeitig wird das durch optische Kuppel und Linse auf die CMOS-Chip-Kamera treffende Bild zu einem Radiosender (433 MHz) geleitet und über eine Antenne an ein externes, vom Patienten am Körper getragenes Aufzeichnungsgerät gesendet. Die Stromversorgung erfolgt durch 2 Silberoxid-Batterien, die eine Aufzeichnungszeit von 7–8 h gewährleisten. In dieser Zeit werden ca. 55.000–65.000 Bilder auf dem externen Datenträger gespeichert. Nach Beendigung der Untersuchung werden die Daten auf einen PC überspielt. Dort können sie dann mit einer speziellen Software als Videofilm ausgewertet werden. Die Geschwindigkeit, mit der die Bildfolge als Video abgespielt wird, lässt sich zwischen 5 und 25 Bildern/s variieren. Der Zeitbedarf liegt somit abhängig von der Erfahrung des Untersuchers zwischen 30 und 120 min.

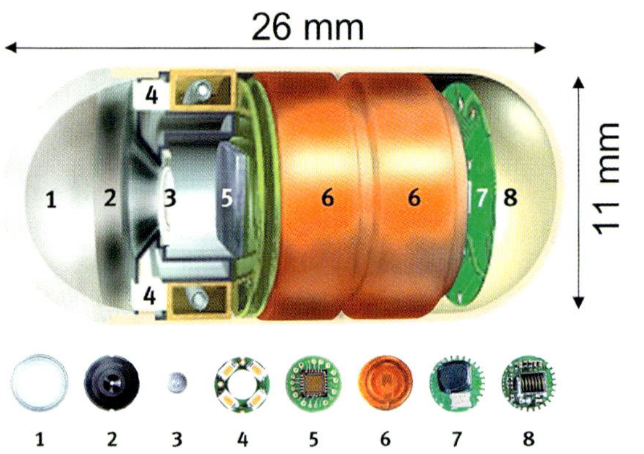

⊠ **Abb. 3.89** Aufbau der Kapselendoskopie. 1: optischer Dom, 2: Linsenhalter, 3: Linse, 4: LEDs, 5: CMOS-Chip-Kamera, 6: Batterie, 7: Transmitter, 8: Antenne.

Untersuchungsablauf

Nach dem Aufklärungsgespräch und der Prüfung der Indikation sollte eine Darmreinigung mit 2–3 l einer PEG-Lösung erfolgen. Hierdurch wird vor allem die Beurteilung der distalen Dünndarmabschnitte verbessert (5).

Durch die Gabe eines Prokinetikums (z. B. 10 mg Metoclopramid) vor dem Schlucken der Kapsel kann insbesondere die Magentransitzeit verkürzt und die Rate des Erreichens des Zäkums innerhalb der Aufzeichnungszeit erhöht werden (22).

Oftmals erschweren Luftbläschen die Beurteilung der Mukosa. Die Gabe eines Entschäumers scheint daher sinnvoll, wie eine erste Studie von Albert und Mitarbeitern zeigte (1).

Nach abgeschlossener Vorbereitung, Initialisierung des Datenrekorders und Ankleben der Empfangselektroden schluckt der Patient die Kapsel und kann sich anschließend frei bewegen. Nach 2 h kann der Patient trinken (keine Kohlensäure) und nach 4 h essen.

Indikationen und Ergebnisse

Grundsätzlich kann jeder Verdacht auf das Vorliegen einer Dünndarmerkrankung eine Indikation zur Kapselendoskopie darstellen (Tab. 3.**21**).

⇢ **Mittlere gastrointestinale Blutung.** An erster Stelle steht die mittlere gastrointestinale Blutung, für die zahlreiche prospektive Studien vorliegen, die den sinnvollen Einsatz der Kapselendoskopie für diese Indikation aufzeigen (Abb. 3.**90**). So wurde eine größere diagnostische Ausbeute der Kapselendoskopie im Vergleich zur Push-Enteroskopie gefunden (8, 9, 16, 19). Vergleichende Daten mit der als Goldstandard angesehenen intraoperativen Enteroskopie zeigen eine identische Diagnoserate (Sensitivität 95%, Spezifität 75%) für beide Methoden (11). Als beste Kandidaten

▤ **Tabelle 3.21** Indikationen und Anwendungsgebiete der Kapselendoskopie

- Mittlere gastrointestinale Blutung nach negativer bidirektionaler Endoskopie
- Dringender Verdacht auf Morbus Crohn des endoskopisch nicht erreichbaren Dünndarms bei negativem Ergebnis der konventionellen Diagnostik
- Staging und Überwachung von Patienten mit Polyposissyndromen
- Therapierefraktäre Sprue, erneute Symptome bei Patienten mit behandelter Sprue, V.a. T-Zell-Lymphom
- Malassimilation nach unergiebiger Vordiagnostik

für eine Kapselendoskopie werden Patienten mit fortbestehender manifester Blutung oder mit okkulter Blutung, nicht jedoch mit zurückliegender manifester Blutung angesehen (10, 17).

Nach dem Positionspapier der Sektion Endoskopie der Deutschen Gesellschaft für Verdauungs- und Stoffwechselkrankheiten (DGVS) ist der Einsatz der Kapselendoskopie bei klinischem Verdacht auf eine Blutung aus dem Dünndarm indiziert (18).

Zuvor sollten jedoch immer eine hochqualifizierte Ösophagogastroduodenoskopie und eine Ileokoloskopie durchgeführt werden. Nach zahlreichen Studien liefert die Kapsel bei unklaren Blutungen eine diagnostische Ausbeute von 40–80 % (10).

Morbus Crohn. Für den Nachweis von Mukosaläsionen des Dünndarms, wie sie für den Morbus Crohn typisch sind, ist die Kapselendoskopie den radiologischen Verfahren überlegen (4, 23). Über den Einfluss der Kapselendoskopie auf den Verlauf eines bekannten Morbus Crohn liegen bislang allerdings keine gesicherten Erkenntnisse vor. Nach dem Positionspapier der DGVS erscheint ihr Einsatz nur bei anhaltendem Verdacht auf einen Morbus Crohn gerechtfertigt, wenn es unter Einsatz der etablierten und in ausreichender Qualität durchgeführten Methoden (Klinik, Labor, bildgebende Verfahren) nicht gelungen ist, die Diagnose zu beweisen oder zu widerlegen. Dabei muss die Indikation zur Kapselendoskopie, vor allem beim etablierten Morbus Crohn, immer gegen das Risiko eines Steckenbleibens der Kapsel bei bekannter oder vermuteter Stenose abgewogen werden (Abb. 3.**91**).

Andere Indikationen. Zum Einsatz der Kapselendoskopie bei anderen Indikationen liegen noch keine ausreichenden Studien vor. Sinnvoll scheint der Einsatz bei Patienten mit Polyposissyndromen, vor allem vor geplanten operativen Eingriffen und im Follow-up (Abb. 3.**92**) (3, 21).

Eine potenzielle Indikation besteht bei Patienten mit therapierefraktärer Sprue oder erneuten Symptomen unter einer glutenfreien Diät. Hier könnte die Lymphomsuche eine Indikation darstellen.

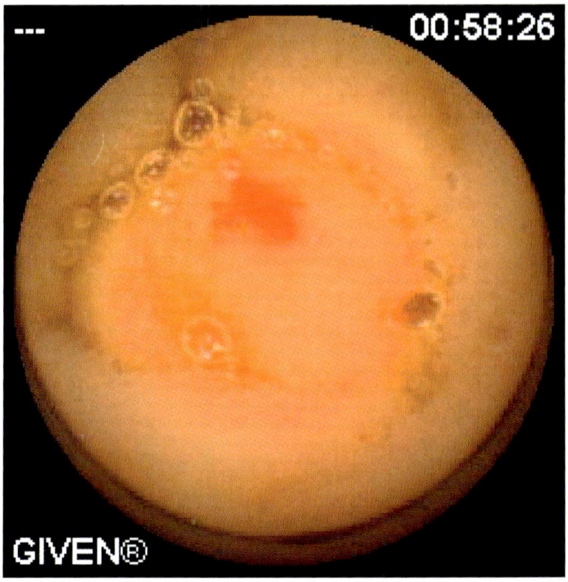

⊠ **Abb. 3.90** Kapselendoskopisches Bild einer Angiodysplasie.

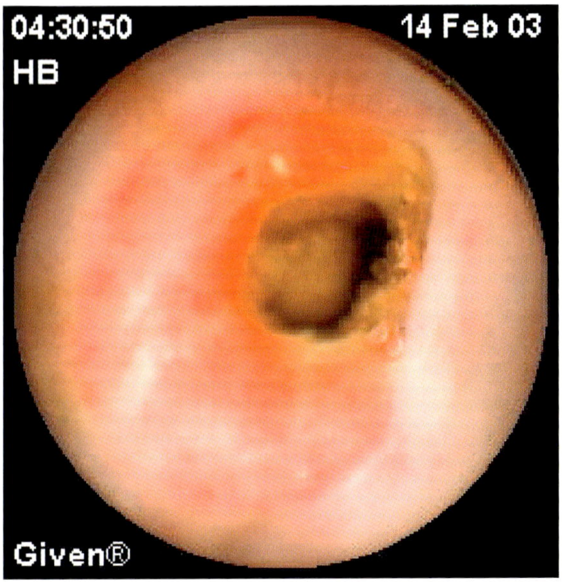

⊠ **Abb. 3.91** Kapselendoskopisches Bild einer Stenose bei einem Patienten mit Morbus Crohn.

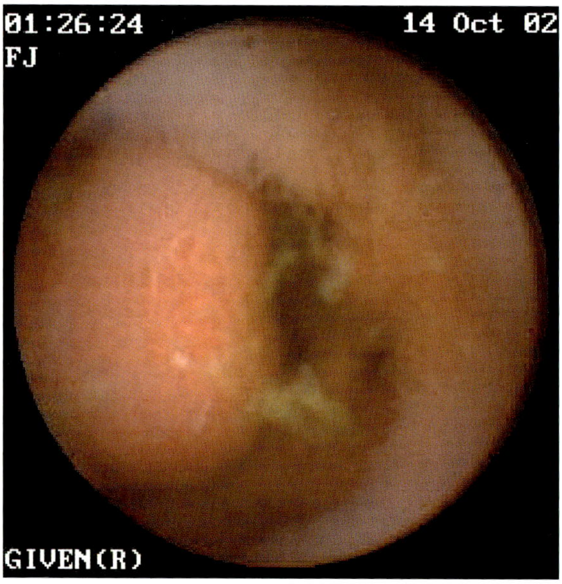

⊠ **Abb. 3.92** Dünndarmpolyp bei einem Patienten mit bekanntem Peutz-Jeghers-Syndrom.

Kontraindikationen und Komplikationen

Schluckstörungen. Sie sind bei Erwachsenen selten. Trotzdem sollte vor jeder Kapseluntersuchung danach gefragt werden. Einzelfälle von Aspiration der Kapsel sind beschrieben (20). Bei Schluckstörungen kann ein Schluckversuch mit Bonbons hilfreich sind, insbesondere bei Kindern. Bei dringender Indikation und vorhandener Schluckstörung ist eine endoskopische Einlage der Kapsel in Erwägung zu ziehen. Hierfür stehen bereits entsprechende Hilfsmittel zur Verfügung. Alternativ kann die Kapsel durch einen Overtube mit einem Fremdkörpernetz in den Magen eingebracht werden (2).

Herzschrittmacher. Herzschrittmacher und andere elektromechanische Implantate stellen eine Kontraindikation dar. Erste Beobachtungen bei wenigen Patienten mit Herzschrittmacher haben jedoch keine Interferenzen gezeigt (14).

Zur Anwendung in der Schwangerschaft sind bislang keine Daten verfügbar.

Stenosen. Stenosen im Gastrointestinaltrakt sind die wichtigste Kontraindikation, jedoch auch am schwierigsten im Vorfeld zu diagnostizieren.

Als Risikofaktoren für Stenosen gelten der Morbus Crohn, NSAR-Einnahme, Verwachsungen, Zustand nach ausgedehnten Abdominaloperationen sowie eine vorausgegangene abdominopelvine Bestrahlung.

Die Impaktation einer Kapsel ist in der Regel asymptomatisch. Es gibt jedoch auch einzelne Berichte über die Desintegration einer retinierten Kapsel in ihre Einzelbestandteile. Je nach Lage der Kapsel kann ein Extraktionsversuch im Rahmen einer Push-Enteroskopie oder einer Doppelballonenteroskopie erfolgreich sein (15).

Patency-Kapsel. Mit einem „Steckenbleiben" der Kapsel in unvermuteten und vermuteten (Morbus Crohn) Stenosen muss gerechnet werden; die Rate beträgt in mehreren Serien um 2 % (0 – 5 %) (18). Um bei Risikopatienten Stenosen im Vorfeld einer Kapseluntersuchung zu erkennen, kann eine Testkapsel (Patency-Kapsel) eingesetzt werden. Sie hat die Größe einer normalen Videokapsel, löst sich aber nach ca. 40 h auf. Die Retention dieser Testkapsel kann radiologisch oder mit einem Detektor über Induktion mittels einer kleinen Spule im Kapselinnern erkannt werden. Wird nicht die intakte Kapsel, sondern erst die kollabierte Hülle nach 40 h ausgeschieden, so spricht dies für eine relevante Stenose. Bisher liegen nur wenige Daten über den Einsatz der Patency-Kapsel vor. In einer Studie mit 22 Patienten trat bei 3 Patienten eine Ileussymptomatik auf. 2 dieser 3 Patienten mussten operiert werden, bevor sich die Testkapsel auflöste (6).

Ösophaguskapsel

Die Kapselendoskopie beschränkte sich bisher auf die Untersuchung des Dünndarms. Auf Grund der schnellen Passage war der Ösophagus nur unzureichend beurteilbar. Die Ösophaguskapsel besitzt im Gegensatz zur Dünndarmkapsel 2 Videoköpfe und sendet jeweils 7 Bilder/s pro Kopf. Der Patient schluckt die Kapsel im Liegen, wird nach 2 min in eine 30°- und nach weiteren 2 min in eine 60°-Oberkörperhochlage gebracht. Nach einer weiteren Minute in dieser Position nimmt der Patient einen Schluck Wasser. Durch diese Prozedur bewegt sich die Kapsel langsam durch die Speiseröhre und tritt beim Schlucken des Wassers in den Magen über. Erste Untersuchungen zeigen eine hohe Sensitivität in der Detektion von pathologischen Veränderungen der Speiseröhre (7). Ein klinischer Einsatz bleibt jedoch offen und Bedarf einer weiteren Evaluation durch klinische Studien.

Chromoendoskopie

Indikationen

Die Chromoendoskopie, auch Vitalfärbung genannt, dient der Verbesserung der endoskopischen Detaildiagnostik von kleinen und kleinsten neoplastischen Veränderungen bis in den Millimeterbereich hinein und der Abgrenzung dieser Strukturen zur regulären Mukosa (11). Im oberen Gastrointestinaltrakt fand die Chromoendoskopie in den letzten Jahren großes Interesse in der Diagnostik des Barrett-Ösophagus, des Plattenepithelkarzinoms des Ösophagus sowie des Magenfrühkarzinoms (1, 3). Der akzentuierten Darstellung prämaligner/maligner Veränderungen dient die Chromoendoskopie im Bereich des unteren Gastrointestinaltrakts. Insbesondere Patienten mit flachen oder eingesunkenen Adenomen sowie Patienten mit Colitis ulcerosa profitieren von dieser Methode (15).

Es ist folglich das Ziel der Chromoendoskopie, in Kombination mit High-Resolution- und Zoomendoskopie, diskrete Schleimhautunregelmäßigkeiten besser darzustellen und idealerweise eine makroskopisch-endoskopische Prädiktion (neoplastisch vs. nichtneoplastisch) zu erreichen (17, 19).

Instrumentarium und Untersuchungsablauf

Farbstoffe. Es werden Farbstoffe mit unterschiedlichen Charakteristika verwendet: die Kontrastfärbung erfolgt mit Indigokarmin, die absorptive Färbung mit Lugol oder Methylenblau und die reaktive Färbung mit Kongorot (Tab. 3.**22**) (2, 8). Neuerdings hat sich der Gebrauch von aktiv absorbierender 1,5%iger Essigsäure vor allem beim Barrett-Ösophagus bewährt (Abb. 3.**93**) (11). Im unteren Verdauungstrakt wird hauptsächlich der nicht resorbierbare Farbstoff Indigokarmin (Abb. 3.**98**) und in zunehmendem Maße auch Methylenblau verwendet (12).

Färbung. Die Färbung einzelner Abschnitte des Gastrointestinaltrakts erfolgt mithilfe spezieller Sprühkatheter, die durch den Arbeitskanal des Endoskops vorgeschoben werden und die eine homogene Farbapplikation erzeugen. Die Vorbehandlung der Schleimhaut mit einem Mukolytikum (Acetylcystein) sollte bei Gebrauch der absorptiven Farbstoffe wie Methylenblau oder Lugol-Lösung in der Speiseröhre erfolgen. Nach entsprechender Einwirkzeit (bis zu 3 min) erfolgt dann die subtile Schleimhautbeurteilung durch den Untersucher.

Tabelle 3.22 Verwendete Farbstoffe bei der Chromoendoskopie

Farbstoff	Konzentration (%)	Ort der Applikation	Indikationen
Absorptivfarbstoffe			
Lugol-Lösung	0,5–3	Ösophagus	Dysplasie/Karzinom im Plattenepithel
Methylenblau	1	Ösophagus	Barrett-Epithel; Dysplasie/Karzinom im Barrett-Epithel
Toluidinblau	1	Ösophagus	Dysplasie/Karzinom im Plattenepithel
Cresylviolett	0,2	Kolon (zusammen mit Indigokarmin)	Pit-Pattern, Polypenränder, Dysplasien/Frühkarzinom
Kontrastfarbstoffe			
Indigokarmin	0,4	Kolon, Duodenum, Ösophagus	Pit-Pattern, Polypenränder; Dysplasien/Frühkarzinom, Malabsorption, Sprue, Dysplasie/Frühkarzinom im Barrett-Epithel
Essigsäure	1,5	Ösophagus, Duodenum, Kolon	Barrett-Epithel, Dysplasie/Karzinom im Barrett-Epithel, Sprue, Pit-Pattern
Reaktivfarbstoffe			
Kongorot	0,3 (in Bicarbonat)	Magen	Magenfrühkarzinom
Phenolrot		Magen	H.-pylori-Diagnostik

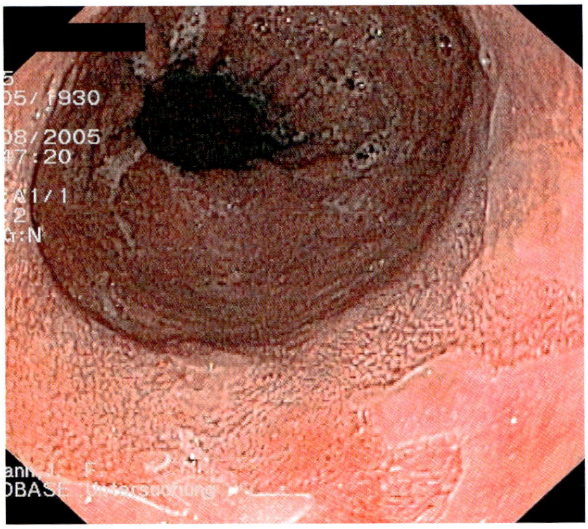

☒ **Abb. 3.93** Barrett-Ösophagus (Essigsäure).

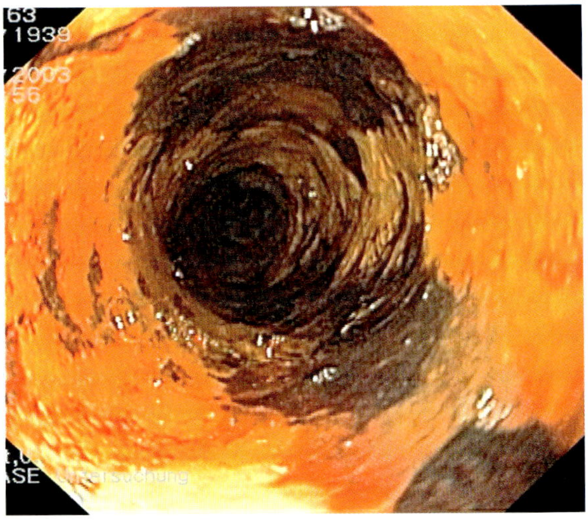

☒ **Abb. 3.94** Multifokales Plattenepithelkarzinom des Ösophagus (Lugol).

Befundinterpretation

⇢ **Essigsäure.** Essigsäure und Indigokarmin führen zur lokalen Strukturanhebung der oberflächlichen Schleimhaut und bieten sich daher vor allem zur Evaluation des Barrett-Ösophagus an (13). Die 1,5%ige Essigsäure wird aktiv absorbiert und hinterlässt einen Ballonierungseffekt in den Zotten. In Kombination mit der Zoomendoskopie können so oberflächliche Epithelstrukturen unterschieden werden (Abb. 3.**93**).

⇢ **Lugol-Lösung** (0,5 – 3%). Sie reagiert mit dem Glykogen des Plattenepithels im Sinne einer Braunfärbung des normalen Epithels. Pathologisch alterierte Mukosa (Entzündung, Dysplasie und Karzinom) bleiben ungefärbt (Abb. 3.**94**) (3, 10). Kleinste karzinomatöse Areale können somit detektiert, die Ränder deutlich akzentuiert sowie Satellitenbildung und Mehrfachkarzinome abgegrenzt werden.

⇢ **Methylenblau.** Methylenblau wird nur von resorptivem Schleimhautgewebe im Dünndarm oder dem spezialisierten Zylinderepithel des Barrett-Ösophagus aufgenommen und führt dort zu einer intensiven Blaufärbung (Abb. 3.**95** u. 3.**96**) (13).

⇢ **Indigokarmin.** Im unteren Verdauungstrakt wird hauptsächlich der nicht resorbierbare Farbstoff Indigokarmin verwendet. Nach Auftragen auf die Schleimhaut sammelt sich der Farbstoff in den Schleimhautgruben und führt so zu einer Strukturanhebung der Dickdarmoberfläche, die eine Feinbeurteilung ermöglicht (15). Hierdurch werden die Ränder adenomatöser Veränderungen herausgehoben und akzentuiert. Die Vitalfärbung lässt demnach eine bessere Abgrenzung von adenomatösen Polypen zur regulären Schleimhaut erkennen, so dass eine komplette Resektion leichter gelingt und/oder Polypenreste vor allem bei breit-

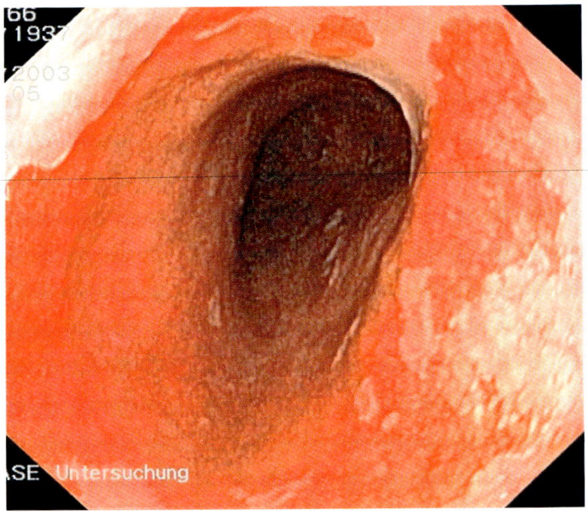

☒ **Abb. 3.95** Barrett-Frühkarzinom nativ.

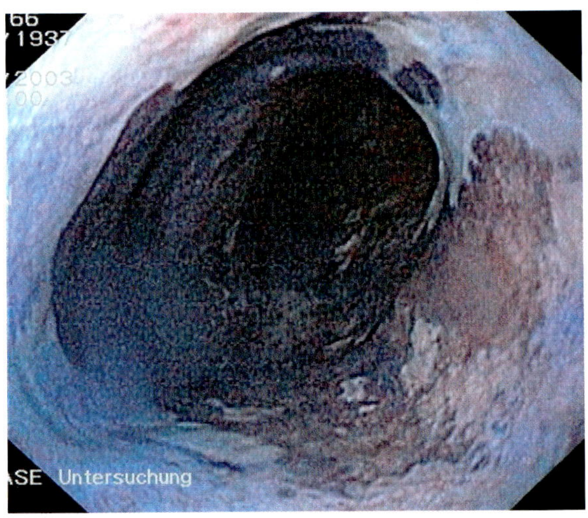

☒ **Abb. 3.96** Barrett-Frühkarzinom nach Methylenblau: Minderanfärbung.

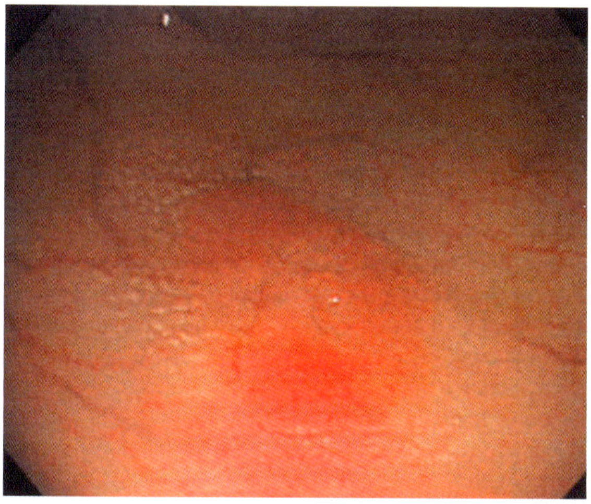

Abb. 3.97 Flaches Adenom im Sigma.

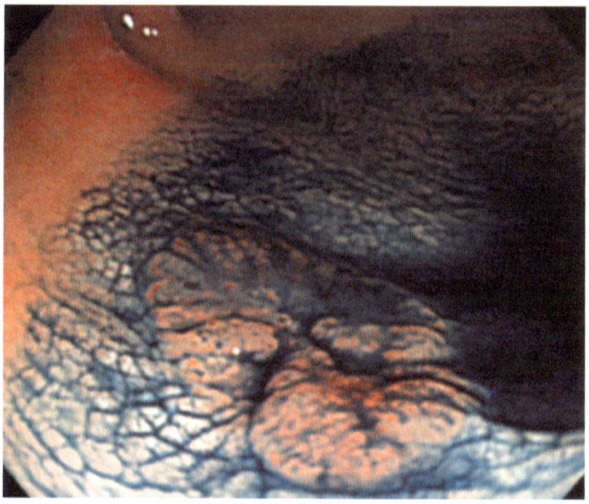

Abb. 3.98 Indigokarminfärbung des flachen Adenoms.

basigen Adenomen leichter detektiert werden (Abb. 3.**97** u. 3.**98**).

Ergebnisse

Barrett-Ösophagus. Mit einer Treffsicherheit von 95% kann spezialisiertes Zylinderepithel beim Barrett-Ösophagus durch den Gebrauch von Essigsäure oder Methylenblau identifiziert werden (1, 11, 13). Dies erleichtert die exakte bioptische Erfassung des spezialisierten Barrett-Epithels und hilft den Short-Barrett-Ösophagus von der nicht überwachungspflichtigen intestinalen Metaplasie der Kardia makroskopisch abzugrenzen. Inhomogen oder geringer gefärbte sowie ungefärbte (Methylenblau) Schleimhautareale können dysplastisch alteriert sein oder ein fokales Adenokarzinom enthalten. Durch die Methylenblaufärbung kann somit die Anzahl der Biopsien bei höherer Sensitivität für Dysplasien und Frühkarzinome im Vergleich zu den ungezielten Quadrantenbiopsien gesenkt werden (Abb. 3.**95**) (2). Durch 1,5%ige Essigsäure in Verbindung mit der Zoomendoskopie gelingt eine makroskopische Differenzierung verschiedener Epithelstrukturen. In den Studien von Guelrud et al. und Endo et al. wird eine Unterscheidung der Oberflächenmuster vorgenommen. Dabei konnten in beiden Studien identische Oberflächenmuster für die intestinale und die gastrale Metaplasie beschrieben werden. Spezialisiertes Epithel imponierte nach Applikation von Essigsäure in der Zoomendoskopie als kammartiges, villöses Schleimhautmuster, während gastrales Epithel durch punktförmige, schmale und rundliche Grübchen gekennzeichnet war (6, 7). Es existieren jedoch Zwischenformen, die eine endoskopische Unterscheidung zwischen gastraler und intestinaler Metaplasie erschweren. Aufgrund dieser endoskopischen Klassifikationsprobleme ist die Interobserver-Variabilität derzeit noch sehr hoch (21).

Insgesamt können die verschiedenen Epithelstrukturen beim Barrett-Ösophagus durch Essigsäure + Zoomendoskopie sicher differenziert werden. Die diagnostische Sicherheit für den Dysplasienachweis in der Barrett-Schleimhaut ist derzeit allerdings noch eingeschränkt.

Plattenepithelfrühkarzinome. Zur Detektion von Plattenepithelfrühkarzinomen hat sich die Vitalfärbung mit Lugol-Lösung bewährt. Mehrere randomisierte Studien zur endoskopischen Evaluation neoplastischer Schleimhautareale des Ösophagus bei Hochrisikopatienten (Kopf-Hals-Tumor, Nikotin-/Alkoholabusus) konnten für die Lugol-Färbung Sensitivitäten von 96–100% und Spezifitäten von 57–95% (PPW 14–43%; NPW 98–100%) dokumentieren (Abb. 3.**94**) (3, 8).

Polypen. Im Bereich des unteren Gastrointestinaltrakts kann durch die Vitalfärbung mit Indigokarmin oder Methylenblau eine sichere Unterscheidung von hyperplastischen und adenomatösen Polypen getroffen werden. Die Rate an übersehenen Adenomen bei einer Koloskopie wird mit 12–24% angegeben und ist abhängig von der Größe und Oberflächenbeschaffenheit des Adenoms. Die moderne Chromo- und Zoomendoskopie macht heute eine präzisere Evaluation suspekter Bezirke und ihrer Ausdehnung möglich.

Flache und eingesunkene Adenome. Ein besonderes Problem sind im Kolon die flachen und eingesunkenen Adenome. Die Prävalenz liegt in Japan bei ca. 30% mit Dysplasieraten bis zu 75%. Ihre adäquate Diagnose ist abhängig vom Untersucher, dem technischen Instrumentarium und dem investierten Zeitaufwand. Es konnte demonstriert werden, dass diese flachen und eingesunkenen Läsionen auch in der westlichen Bevölkerung mit einer Prävalenz bis zu 40% vorkommen. Mit Hilfe der Chromo- und Zoomendoskopie lassen sich hochsuspekte Läsionen im Kolon aufgrund ihrer mukosalen Oberflächenstrukturen nach der sog. Pit-Pattern-Klassifikation einteilen (19).

Pit-Pattern-Klassifikation. Die japanische Pit-Pattern-Klassifikation versucht, nach endoskopischem Bild eine histologische Diagnose aufzustellen (Abb. 3.**99**) (17, 19). Sie dient als Grundlage der endoskopischen Unterscheidung zwischen neoplastischen und nichtneoplastischen Schleimhautarealen. Typ I und II weisen reguläre runde oder sternförmige papilläre Grübchen auf, die eben histologisch dem Bild eines hyperplastischen Polypen entsprechen. Die endoskopische Einteilung soll helfen, eine überflüssige hyperplastische Polypendiagnostik (Biopsie) zu vermeiden. Die makroskopisch-histologische Korrelation gelingt hierbei mit einer Sensitivität von 80% bei Pit-Pattern-I- und -II-Polypen, beim Typ IV und IIIS bis zu 100% (17). Eine Unterscheidung zwischen hyperplastischen versus adenomatösen Polypen ist somit heute durch Chromo- und Zoomendoskopie möglich. Dies belegen die Daten der bislang publizierten Studien (Tab. 3.**23**) (5, 9, 18).

Colitis ulcerosa. Patienten mit langjährig bestehender Colitis ulcerosa haben ein deutlich erhöhtes Malignomrisiko. Bislang forderten die Leitlinien eine kontinuierliche ungezielte Biopsie des Kolons im 10-cm-Abstand um eine möglichst hohe Trefferquote in der Diagnose von Dysplasien zu erzielen. Die dysplastischen Veränderungen können als sog. DALMs (dysplasieassoziierte Läsionen und Massen) oder als sporadische benigne Adenome imponieren. Als Farbstoffe bieten sich Methylenblau oder Indigokarmin an. Durch die Färbung des gesamten Kolons mit Methylenblau ist es möglich, umschriebene suspekte Läsionen aufzusuchen und mittels Zoomendoskopie einer genauen Oberflächenanalyse zu unterziehen. Kiesslich et al. konnten erstmals demonstrieren, dass durch die Chromoendokopie bei Colitis ulcerosa signifikant mehr intraepitheliale Neoplasien erkannt werden als mittels Standardkoloskopie und Stufenbiopsien. Die Chromoendoskopie stellt somit eine neue Form der endoskopischen Überwachung bei Colitis ulcerosa dar (12).

Die Chromoendoskopie ist somit eine wichtige Ergänzung in der Detailerkennung von rein optisch schwer einzuschätzenden Mukosaveränderungen. Sie ersetzt jedoch nicht das Auge des Endoskopikers zur kritischen Ersterfassung der gastrointestinalen Schleimhaut.

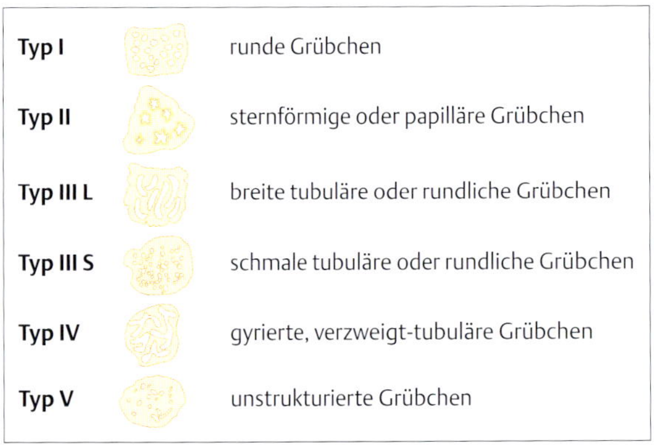

Abb. 3.99 Pit-Pattern-Klassifikation zur endoskopischen Beurteilung von Polypen (nach 19).

Tabelle 3.23 Stellenwert der Chromo-/Zoomendoskopie zur Differenzierung hyperplastischer vs. adenomatöser Polypen

Literatur	Sensitivität (%)	Spezifität (%)
Kiesslich et al. 2002	92%	93%
Eisen et al. 2002	82%	82%
Konishi et al. 2003	97%	73%
Hurlstone et al. 2004	98%	92%

Magnifikationsendoskopie (Zoomendoskopie)

Indikationen

Zur Detektion diskreter Schleimhautveränderungen im gesamten Gastrointestinaltrakt können neben oder in Kombination mit der Chromoendoskopie zusätzliche endoskopische Techniken wie die Zoom-/Vergrößerungsendoskopie oder die hochauflösende („high resolution") Endoskopie eingesetzt werden (14).

Im Bereich des Ösophagus betrifft dies insbesondere den Barrett-Ösophagus und die Plattenepithelfrühkarzinome. Dysplastische Schleimhautbezirke können in Kombination mit der Chromoendoskopie heute durch diese neuen Techniken mit hoher Sensitivität bereits makroskopisch von nichtdysplastischer Schleimhaut unterschieden werden. Auch im unteren Verdauungstrakt ist die Feindiagnostik ohne moderne Videoendoskope heute nicht mehr denkbar. Das Problem der flachen, eingesunkenen oder kleinen Adenome, aber auch das endoskopische Dysplasie-Screening der Colitis ulcerosa stellen enorme Anforderungen an die heutige Endoskopietechnik und den jeweiligen Untersucher. Es deutet sich an, dass bereits durch die Zoomendoskopie in Kombination mit den beschriebenen Färbetechniken eine suffiziente makroskopische Oberflächenbeurteilung und damit eine endoskopische Dignitätsvorhersage möglich wird (25, 28).

Instrumentarium und Untersuchungsablauf

→ **High-Resolution-Endoskopie.** Die Auflösung eines endoskopischen Bildes ist abhängig von der Fähigkeit, zwei eng zusammenliegende Punkte als Einzelpunkte zu erkennen. High-Resolution-Endoskopie verbessert Auflösung und Detailerkennung, die Zoomendoskopie vergrößert hingegen das endoskopisch sichtbare Bild. Die Weiterentwicklung der Videoendoskopietechnik mit Breitwandbild, 140°-Optik und hoher optischer Auflösung mit bis zu 850.000 Bildpunkten (Pixel) ermöglicht als High-Resolution-Endoskopie eine detaillierte Aufsicht ohne Überstrahlung des endoskopischen Bildes, insbesondere auch im Nahbereich.

→ **Zoomendoskopie.** Sog. Magnifikations- oder Zoomendoskope erlauben eine 15- bis zu 150fache Vergrößerung und damit eine erheblich verbesserte Epithelaufsicht (22, 26, 27), die sich durch die derzeitige rasante technische Entwicklung noch erheblich steigern dürfte. Die Benutzung einer speziellen Aufsatzkappe („Abstandhalter") am Endoskop ermöglicht eine kontinuierliche Reduktion von Motilitäts- und Bewegungsartefakten.

→ **Praktisches Vorgehen.** Auch im unteren Verdauungstrakt ist die endoskopische Feindiagnostik mit modernen Videokoloskopen diagnostischer Standard. Hochauflösende Videokoloskope (High-Resolution-Endoskopie) mit bis zu 850.000 Bildpunkten und integrierter digitaler Strukturanhebung sowie Zoomfunktion stehen heute zur Verfügung (14). Die Frage bleibt jedoch offen, ob die strukturanhebende oder Vergrößerungsendoskopie immer einer Vitalfärbung bedarf oder ob die Färbetechniken in Kombination mit der High-Resolution-Endoskopie das derzeitige Maximum an Diagnostik darstellen.

Um einen diagnostischen „Informationsüberfluss" zu vermeiden, ist primär eine subtile Untersuchung der Schleimhaut mit normaler und/oder „High-Resolution"-Endoskopieauflösung empfehlenswert. Die Zoomendoskopie sollte in diesem Kontext erst gezielt zur Abklärung suspekter Schleimhautläsionen zum Einsatz kommen.

Befundinterpretation

→ **Dignitätsvorhersage.** Moderne Endoskopie dringt heute in den Bereich der Auflichtmikroskopie ein und ermöglicht so eine endoskopische Dignitätsvorhersage. Dysplastische Bezirke, z. B. im Barrett-Ösophagus, könnten daher in Zukunft einer endoskopischen Diagnostik zugänglich gemacht werden. Zoomendoskopie und mit Einschränkung auch die Chromoendoskopie stellen derzeit (noch) keine Routineverfahren in der Endoskopie dar, da entsprechende Endoskope nur in spezialisierten Zentren zur Verfügung stehen.

Als problematisch ist bei der reinen Zoomendoskopie die Primärerkennung kleinster Läsionen einzustufen, die zunächst bei normaler Auflösung der Mukosa erfolgen muss. Daher scheint die Zoomendoskopie aktuell nur in Kombination mit der konventionellen Endoskopie sinnvoll.

Bei der High-Resolution-Optik kann dagegen schon bei der routinemäßigen Endoskopie eine hohe Auflösung ohne Begrenzung des Untersuchungsareals genutzt und somit auch die Primärerkennung verbessert werden. Dies gilt insbesondere für die Kombination mit der Chromoendoskopie (25).

→ **Oberflächendiagnostik.** Digitale Strukturanhebungen und die Zoomendenskopie mit Vergrößerungen bis auf das 150fache erlauben eine noch detailliertere Oberflächendiagnostik, vor allem in der Kombination mit der Chromoendoskopie (28). Mit dieser Technik gelingt einerseits eine sichere Unterscheidung zwischen hyperplastischen Polypen und Adenomen, andererseits aber auch eine exakte Eingrenzung von flachen oder eingesunkenen Läsionen („flat adenoma").

Ergebnisse

Oberer GI-Trakt

→ **Plattenpithelfrühkarzinom des Ösophagus.** Die Zoomendoskopie wurde vor allem in den asiatischen Ländern zur Eingrenzung von Plattenpithelfrühkarzinomen des Ösophagus eingesetzt. Charakteristische Befunde in der Zoomendoskopie sind Veränderungen der superfiziellen mikrovaskulären Architektur (sog. intrapapillary capillary loops „IPCL") als Prädiktor für die Tiefeninvasion der Läsion (Mukosa bis Submukosa). Kumagai beschreibt eine Übereinstimmung von 83 % hinsichtlich histologisch nachgewiesener Tiefeninvasion und Befund in der Zoomendoskopie (Abb. 3.**100**) (20).

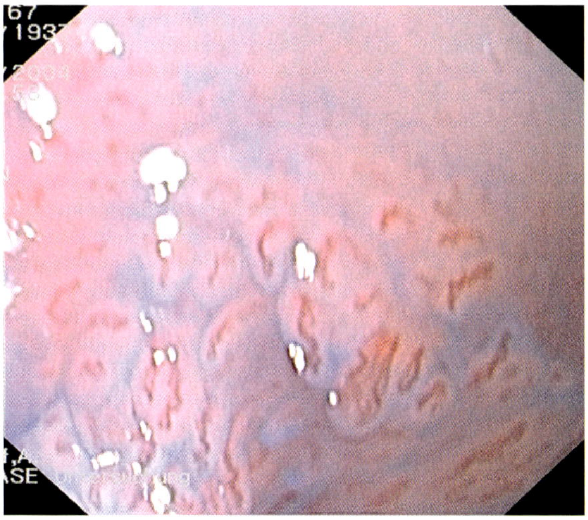

⊠ **Abb. 3.100** Kardiakarzinom, Tumorneovaskularisation („IPCL").

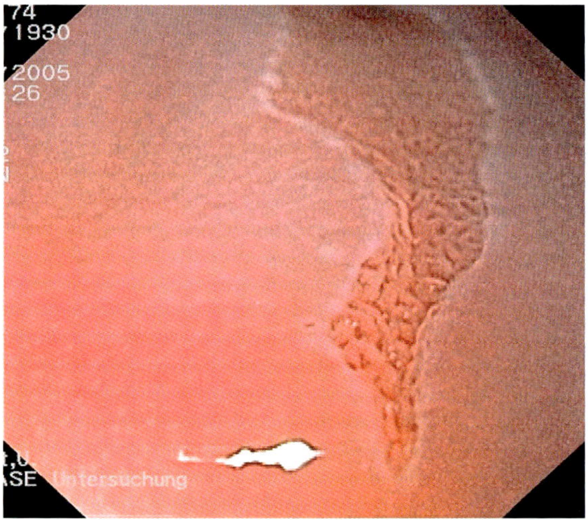

Abb. 3.101 Short-Segment-Barrett-Ösophagus (villöses Muster).

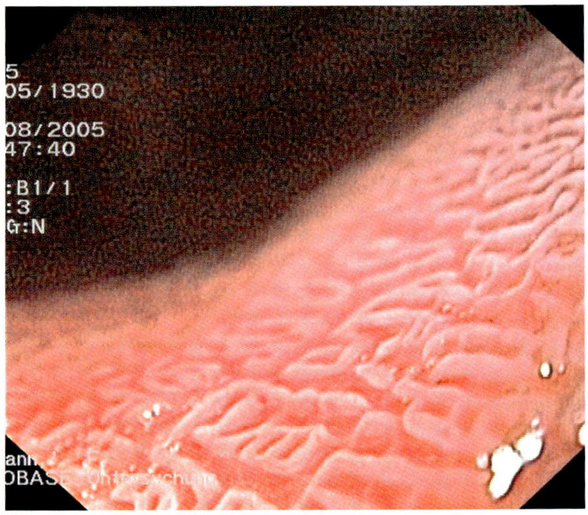

Abb. 3.102 Barrett-Ösophagus, villös-kammartiges Schleimhautmuster.

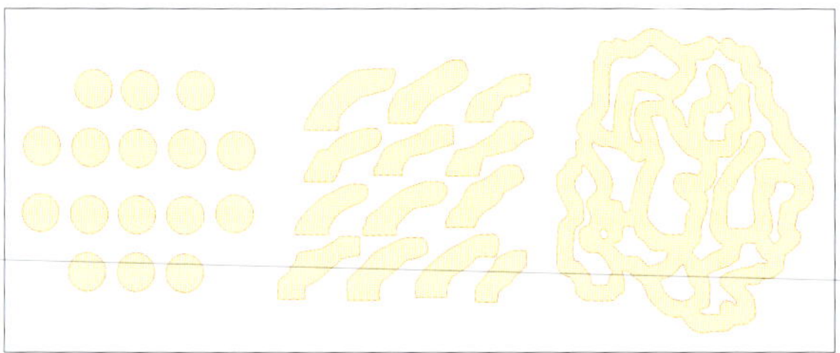

Abb. 3.103 Barrett-Ösophagus, Klassifikation nach Guelrud.
Klasse 1: regular round pits
Klasse 2: straight pits
Klasse 3: villous/ ridged pits

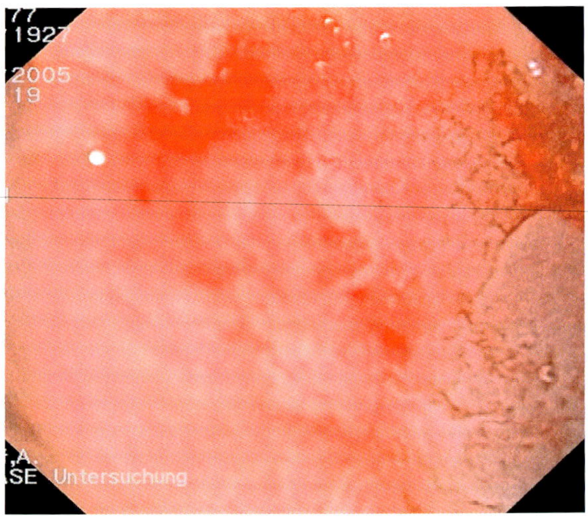

Abb. 3.104 Barrett-Frühkarzinom (Essigsäure + Zoom 115fach).

Barrett-Ösophagus. Beim Barrett-Ösophagus wird die Zoomendoskopie zumeist in Kombination mit der Chromoendoskopie zum Screening und zur Überwachung der Patienten verwendet (Abb. 3.**101** u. 3.**102**). Die Ergebnisse mehrere randomisierter Studien zum Stellenwert der Zoomendoskopie liegen inzwischen vor (Tab. 3.**24**) (23). Bis zu 5 verschiedene Oberflächenmuster der Schleimhaut wurden beschrieben. Dabei lag die Sensitivität für intestinale Metaplasie bei makroskopisch villös-kammartig imponierendem (villous/ridged) Schleimhautaspekt zwischen 53 und 97%. Bei irregulär-verzerrtem Schleimhautmuster konnten mit einer Sensitivität von 100% hochgradige Dysplasien diagnostiziert werden (Abb. 3.**103**) (6, 7, 24). Trotz dieser optimistischen Ergebnisse ist die diagnostische Sicherheit für die intestinale Metaplasie und Dysplasien derzeit noch eingeschränkt (Abb. 3.**104**).

Tabelle 3.24 Ergebnisse der Zoomendoskopie beim Barrett-Ösophagus (IM = intestinale Metaplasie; HGD = hochgradige Dysplasie)

Literatur	N	Sensitivität (%)	Spezifität (%)
Guelrud et al. 2001	49	96,5% villös-kammartiges Muster für IM	88,7%
Endo et al. 2002	30	52,6% villöses Muster für IM	100%
Sharma et. al. 2003	89	97% villös-kammartiges Muster für IM 100% irregulär/verzerrtes Muster für HGD	76%

⟶ **Andere Einsatzmöglichkeiten.** Weitere potenzielle Einsatzgebiete für die Zoomendoskopie im Bereich des oberen Gastrointestinaltrakts sind die Diagnose metaplastischer/dysplastischer Läsionen im Magen und Duodenum, die exakte mukosale Ausbreitung von Karzinomen und die Diagnose von mukosalen Veränderungen bei NERD, Helicobacter-pylori-Infektion und Sprue.

Unterer GI-Trakt

⟶ **Adenom-/Karzinomfrüherkennung.** Im unteren Verdauungstrakt bietet sich die Zoomendoskopie vor allem zur Adenom-/Karzinomfrüherkennung an (Abb. 3.**105** u. 3.**106**). In einer deutschen Multizenterstudie wurde prospektiv die Wertigkeit der konventionellen Videoendoskopie mit und ohne Chromoendoskopie sowie der Zoomendoskopie in Kombination mit der intravitalen Färbung an 1000 Patienten untersucht (16). Die Genauigkeit der endoskopischen Dignitätsvorhersage lag bei 78% für die Chromoendoskopie

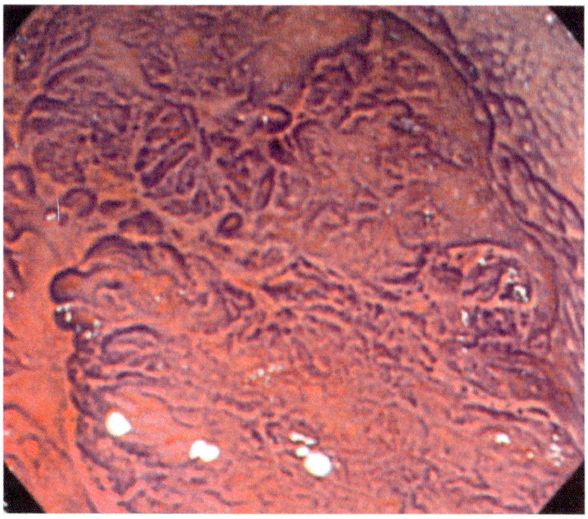

⊠ **Abb. 3.105** Hochgradige Dysplasie Pit-Pattern V.

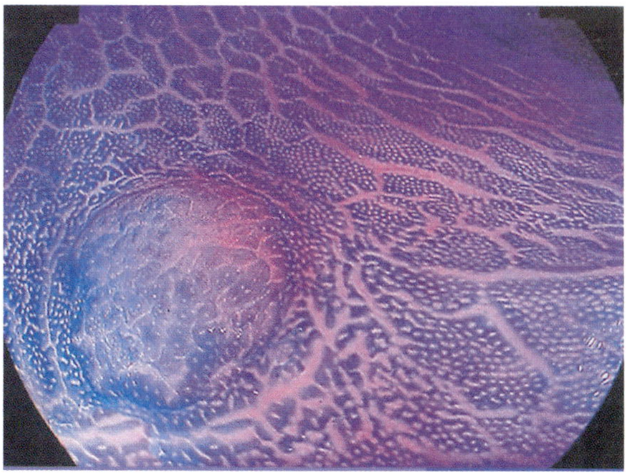

⊠ **Abb. 3.106** „Flat"-Adenom im Kolon.

und bei 89% für Vergrößerungsendoskopie. Die Rate an diagnostizierten flachen Schleimhautläsionen konnte von 36% auf 49% unter Zuhilfenahme der Zoom- und Chromoendoskopie gesteigert werden. Konishi et al. verglichen bei 660 Patienten ebenfalls Zoomendoskope mit einer 100fachen Vergrößerung gegen konventionelle Videokoloskope. Insgesamt war die Genauigkeit der makroskopischen Dignitätsvorhersage bei Zoomendoskopen signifikant besser als bei den konventionellen Videoendoskopen (92 vs. 68%) (18).

Durch die Methoden der Zoom- und Chromoendoskopie wird heute die endoskopische Dignitätsvorhersage möglich und nimmt damit Einfluss auf das weitere endoskopische Vorgehen.

Ausblick

Die Zoomendoskopie ist der erste Schritt auf dem Weg zur endoskopisch-pathologischen Diagnose. Die technische Weiterentwicklung mit Einführung von optischer Kohärenztomographie (OCT), konfokaler Lasermikroskopie, Raman-Spektroskopie und Endozytoskopie schreitet rasch fort und führt die Endoskopie in die Nähe der Pathologie (4).

Endoskopische Mukosaresektion

Einführung

Unter der endoskopischen Mukosaresektion (EMR) versteht man die komplette Abtragung mukosaler Läsionen bis an die Grenze zur Muscularis propria. Im strengen Sinne handelt es sich eigentlich um eine Submukosaresektion.

⟶ **Entwicklung.** Die endoskopische Mukosaresektion wurde in den 1980er Jahren von interventionellen Endoskopikern in das therapeutische Spektrum der frühen Karzinome des Gastrointestinaltrakts aufgenommen. Sie ermöglicht die komplette Abtragung von fortgeschrittenen intraepithelialen Neoplasien (IEN) (18) mit vergleichbar guten prognostischen Resultaten wie die chirurgische Resektion, aber einer deutlich geringeren Morbidität und Mortalität (16, 20). Die Methode der EMR wurde primär in ausgewählten onkologischen Zentren in Japan etabliert und in verschiedensten technischen Variationen weiterentwickelt. Heute ist die endoskopische Mukosaresektion ein Standardeingriff an endoskopischen Zentren in der ganzen Welt.

Intraepitheliale Neoplasien und Frühkarzinome

In Japan werden seit Jahrzehnten außerordentliche Anstrengungen unternommen, um die dort häufigen Tumoren des oberen Gastrointestinaltrakts in frühen und damit prognostisch günstigen Stadien zu diagnostizieren. Screening-Programme für Risikogruppen, eine subtile endoskopische Diagnostik unter Einsatz von Färbe- und Vergrößerungstechniken, strukturierte endoskopische Befundung und spezialisierte gastrointestinale Pathologen führen zu einer hohen Rate an detektierten intraepithelialen Neoplasien bzw. Frühkarzinomen. Der Anteil dieser Stadien an den neu diagnostizierten Karzinomen liegt in Japan im Ösophagus bei etwa 10%, erreicht im Magen in spezialisierten Einrichtungen mehr als 50% und im Kolon beinahe 20% (16, 19).

Die Weiterentwicklung der hochauflösenden Videoendoskope, insbesondere auch Zoomtechniken, die eine bis zu 200fache Vergrößerung von Oberflächenstrukturen erlauben, führen zu einer besseren Detailerkennung. Die zunehmende Etablierung chromoendoskopischer Techniken und die größere Aufmerksamkeit der Endoskopiker für die frühen Neoplasien tragen in den letzten Jahren zu einer besseren Detektion auch in den westlichen Nationen bei (5, 9, 17).

Endoskopische Klassifikation. Um die endoskopische Klassifizierung der frühen Neoplasien zwischen japanischen und westlichen Kollegen vergleichbarer zu gestalten, wurde bei einem Expertenworkshop in Paris eine neu abgestimmte endoskopische Klassifikation der oberflächlichen neoplastischen Läsionen in Ösophagus, Magen und Dickdarm vorgeschlagen (14) (Abb. 3.**107**). Je nach Lokalisation des Tumors kann ein endoskopisches Erscheinungsbild dominieren. So herrscht im Magen der Typ 0 – IIc (oberflächlich, eingesunken) mit einer Rate von 78% vor, während im Kolon der polypoide Typ 0 – I etwa 50% ausmacht.

Submukosainvasion. Mit dem makroskopischen Erscheinungsbild und der Größenausdehnung korreliert das Risiko einer Submukosainvasion und damit im oberen Gastrointestinaltrakt auch der lymphnodalen Metastasierung. Beim sm2- und sm3-Typ (Infiltration des mittleren und unteren Drittels der Submukosa) des Plattenepithelkarzinoms des Ösophagus liegt die Rate von Lymphknotenmetastasen bei 44%, beim frühen Adenokarzinom im Kolon bei nur 14% (14).

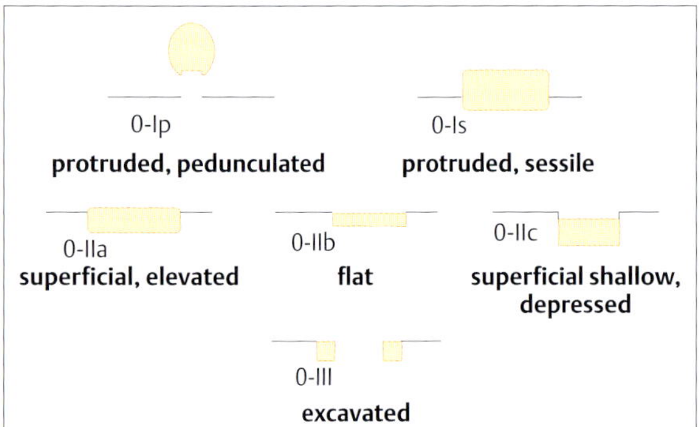

Abb. 3.107 Paris-Klassifikation der frühen Neoplasien (14).

Intraepitheliale Neoplasie: Indikation zur EMR

Chirurgische Therapie vs. EMR. Im Rahmen der Nutzen-Risiko-Abwägung wurde kontrovers diskutiert, ob die chirurgische Resektion für die Therapie der IEN eine Übertherapie darstellt bzw. ob die EMR ohne die Möglichkeit der Lymphknotenentfernung die gute Prognose im Vergleich zur etablierten chirurgischen Resektion verschlechtern würde. Die histopathologische Aufarbeitung von Operationspräparaten aus japanischen Serien früher Malignome des oberen Gastrointestinaltrakts (T1a) und früher Neoplasien am unteren Gastrointestinaltrakt (T1) durch die Erlanger Gruppe um Hermanek zeigten, dass das Risiko der Lymphknotenmetastasierung in den frühen Stadien bei Niedrig-Risiko-Läsionen sehr gering und eine lokale endoskopische Ablation daher sinnvoll ist. Diese Daten aus chirurgischen Serien werden mittlerweile auch durch klinische Studien nach endoskopischer Mukosaresektion (EMR) bestätigt (3, 10).

Vorteile. Im Vergleich zu den lokal-ablativen Verfahren, die über einen thermischen (z. B. Laservaporisation) oder phototoxischen (photodynamische Therapie, PDT) Prozess zu einer lokalen Tumordestruktion führen, erlaubt die EMR die definitive histopathologische Aufarbeitung. Dabei ist der Begriff der Mukosaresektion eigentlich zu eng gefasst, denn es wird neben der Mukosa grundsätzlich auch (weitgehend) die Submukosa reseziert.

Voraussetzungen. Die folgenden Punkte müssen vor, während und nach einer endoskopischen Mukosaresektion gewährleistet sein:

- endoskopische Erfassung der intraepithelialen Läsion und Klassifizierung nach gängiger Nomenklatur (z. B. Paris-Klassifikation),
- Größenabschätzung,
- Erfassung der Tiefeninfiltration,
- Beherrschung der Resektionstechniken und etwaiger Komplikationen,
- präzise histopathologische Aufarbeitung des Mukosaresektats.

Voraussetzungen sind die rechtzeitige Diagnose der frühen Neoplasien in einem Stadium, das die lokale Abtragung prognostisch sinnvoll erscheinen lässt, die korrekte Einschätzung der Lokalsituation unter Zuhilfenahme bildgebender Techniken und die konsequente, qualitativ hochwertige Anwendung endoskopisch-interventioneller Verfahren.

Durchführung

Je nach Lokalisation und Ausdehnung der intestinalen Neoplasie werden verschiedene Techniken der EMR angewendet, um eine optimale Entfernung des Tumors zu erlauben. Endoskopiker, die eine EMR durchführen, benötigen eine spezielle Expertise. Es werden hohe Anforderungen an die spezifische Diagnostik im Vorfeld der EMR, z. B. Chromoendoskopie und (Minisonden-)Endosonographie, gestellt. Die komplette Abtragung und Bergung des Tumors und die sichere Beherrschung möglicher Komplikationen, insbesondere der Blutung, muss gewährleistet sein. Dazu ist neben interventionell erfahrenen Endoskopikern auch eine besonders geschulte Endoskopieassistenz erforderlich.

⇢ **Markierung.** Vor der Abtragung wird die Tumorausdehnung genau erfasst (z. B. durch Aufsprühen von Indigokarminlösung) und die Resektionsgrenzen werden markiert (Abb. 3.**109**). Die Markierung erfolgt üblicherweise thermisch mittels Argon-Plasma-Koagulation oder durch punktuelles Aufsetzen der Spitze der Polypektomieschlinge. Dadurch wird gewährleistet, dass auch nach Unterspritzung oder bei großen Läsionen, die nur in mehreren Anteilen (sog. Piece-Meal-Technik) abgetragen werden können, die abzutragende Fläche noch identifiziert werden kann.

Techniken der EMR

Zur EMR werden verschiedene Techniken eingesetzt (20) (Abb. 3.**108**).

⇢ **„Unterspritzen-und-Schneiden-(Inject-and-cut-)Technik".** Dies ist die Standardtechnik, die im gesamten Gastrointestinaltrakt eingesetzt werden kann. Zum Anheben des Tumors wird mittels einer endoskopischen Injektionsnadel ein submuköses Flüssigkeitsdepot erzeugt. Bei der Injektion ist darauf zu achten, dass die Nadelspitze unter der Mukosa, aber nicht in oder unter der Muscularis propria zu liegen kommt. Bei Injektion kommt es zur charakteristischen Abhebung der mukosalen Läsion von der Unterfläche. Bleibt diese Anhebung trotz korrekter Injektionstiefe aus, ist eine Invasion des Tumors in die Submukosa oder Muscularis propria wahrscheinlich (Non-lifting-Zeichen) (22). Von den meisten Arbeitsgruppen wird eine verdünnte Suprareninlösung (z. B. 1 : 10.000) verwendet. Teilwiese wird Methylenblau dazugegeben, um die Submukosa bei der Abtragung besser identifizieren zu können. Nach Injektion und Abhebung des Tumors von der Unterfläche wird die Neoplasie mittels einer Polypektomieschlinge eingefangen und abgetragen.

⇢ **„Unterspritzen-Anheben-und-Schneiden-(Inject-lift-and-cut-)Technik".** Für diese Technik ist ein Doppelkanalendoskop erforderlich. Nach submuköser Injektion (s.o.) wird die Schlinge über den Tumor gelegt. Der Tumor wird zentral mit der über den zweiten Arbeitskanal vorgeschobenen Biopsiezange oder dem Greifer angehoben und die Schlinge zur Abtragung zugezogen.

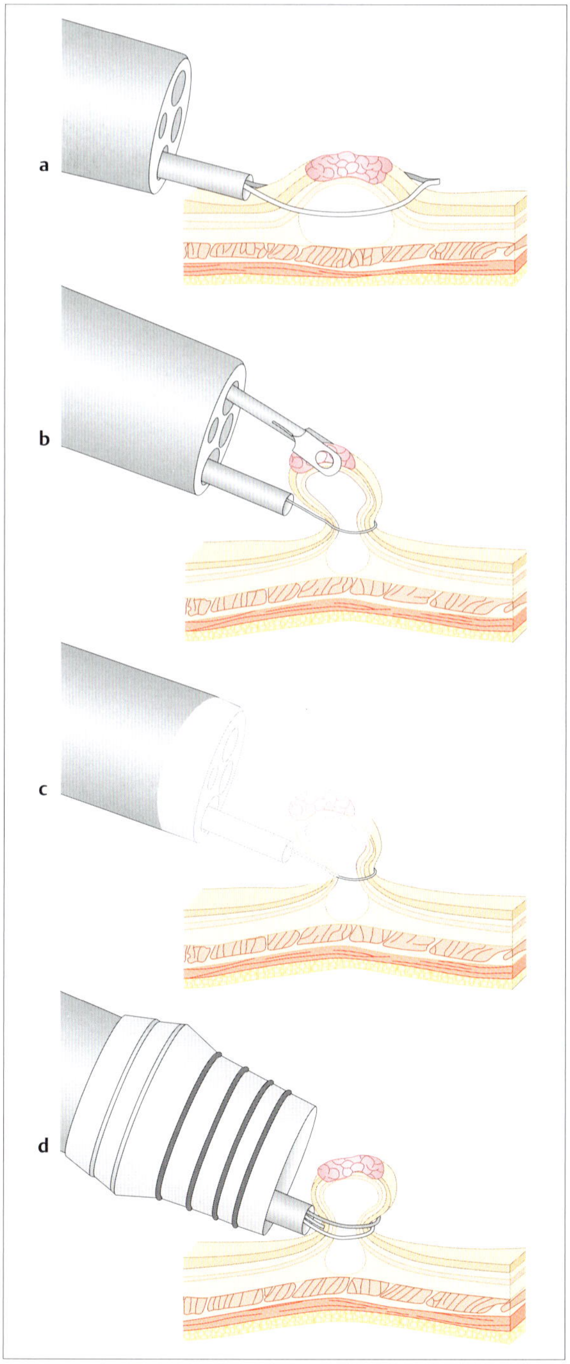

☒ **Abb. 3.108** Techniken der Endoskopischen Mukosaresektion (modifiziert nach 20).
a Inject-and-cut-Technik.
b Inject-lift-and-cut-Technik.
c Cap-EMR.
d Ligatur-EMR.

⇢ **„Cap-EMR".** Auf die Endoskopspitze wird eine durchsichtige (sog. Inoue-)Kappe aufgezogen. In der distalen Innenseite der Kappe befindet sich eine kleine Rinne, in die eine spezielle Polypektomieschlinge eingelegt wird. Die Kappe wird über dem Tumor aufgesetzt, die tumortragende Schleimhaut in die Kappe eingesaugt und die Schlinge im distalen Ende der Kappe zugezogen. Dann wird das mit der Schlinge eingefangene Gewebe abgetragen, in die Kappe eingesaugt und unter Entfernung des Endoskops geborgen. Sind mehrere Felder abzutragen, muss dieses Manöver mehrfach wiederholt werden.

„Ligatur-EMR". Nach Markierung der Tumorränder wird die Neoplasie durch eine konventionelle Gummibandligatur von der Unterfläche abgehoben. Der Tumor kann vorher durch eine submuköse Injektion angehoben werden. Verwendet werden die Einzelligatur mit dem Euro-Ligator oder ein konventionelles Multibandsystem mit mehreren Ringen. Das durch die Ligatur angehobene Gewebe wird mit der Polypektomieschlinge abgetragen. Dazu wird die Schlinge unmittelbar unterhalb des Ligaturrings platziert und zugezogen.

Piece-Meal-Technik. Bei großflächigen intraepithelialen Neoplasien ist die komplette Abtragung in einem Stück oft nicht möglich. Nach Markierung der Abtragungsgrenzen (s.o.) wird die Läsion unterspritzt und anschließend in mehreren Anteilen abgetragen (sog. Piece-Meal-Technik) (Abb. 3.**109**).

Es sollte angestrebt werden, den gesamten Tumor unter Einhaltung von Sicherheitsgrenzen in einer Sitzung zu entfernen und alle Anteile für die pathologische Aufarbeitung zu bergen (17).

Diese Vorgehensweise stellt ganz besondere Anforderungen an die Expertise des endoskopierenden Arztes wie auch des befundenden Pathologen. Das Problem bei der histologischen Aufarbeitung des Resektats besteht darin, dass bei der Piece-Meal-Technik der Tumor in den einzelnen Anteilen zwangsweise randbildend ist. Optimalerweise sollten die Partikel auf Kork oder eine andere Unterlage aufgespannt und die Neoplasie weitgehend rekonstruiert werden, um dem Pathologen eine adäquate Aussage über die basale Ausdehnung des Tumors und die Komplettheit der Resektion zu ermöglichen.

En-bloc-Resektion mit dem endoskopischen Messer (Submukosadissektion, ESD)

Eine Weiterentwicklung der endoskopischen Mukosaresektion ist die Abtragung großer Läsionen unter Einsatz eines endoskopischen Messers mit isolierter Spitze (En-bloc-Resektion mit dem IT-Knife) (24). Dadurch ist es möglich, auch große Neoplasien von der Muscularis propria abzulösen und in einem Stück zu entfernen. Um die Abhebung der IEN von der Unterfläche über längere Zeit zu gewährleisten, werden anstatt der rasch diffundierenden verdünnten Suprareninlösung andere Injektate wie Hyaluronsäure oder Fibrin eingesetzt (4, 24). Dadurch soll eine längerfristige Abhebung gewährleistet werden, die auch für die zeitaufwändige Entfernung großer Läsionen ausreicht.

Ergebnisse

Komplette Resektion. Eine komplette lokale Resektion intraepithelialer Neoplasien durch die endoskopische Mukosaresektion gelingt nach publizierten Serien in bis zu 99%

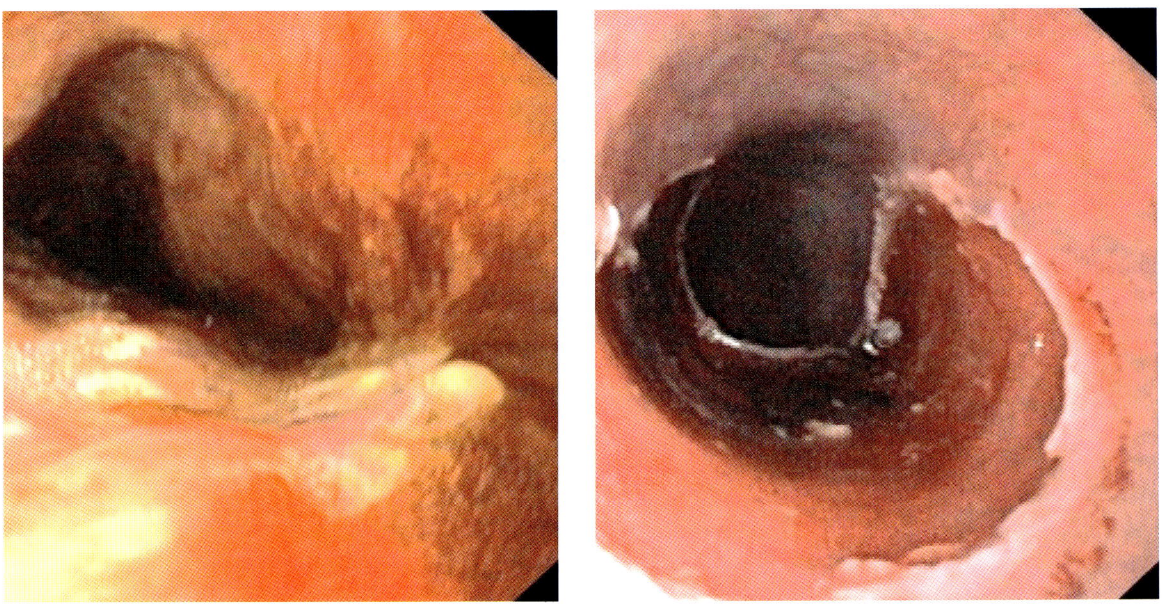

a b

Abb. 3.109 Plattenepithelkarzinom proximaler Ösophagus: Abtragung in der Cap-Technik in 4 Anteilen (82-jährige Patientin, inoperabel).

der behandelten Patienten. Die lokale Erfolgsrate wird dabei vor allem von dem Durchmesser der Läsion und der Lokalisation bestimmt. Kleine (< 10 mm) Neoplasien im Ösophagus können mit nahezu 100%iger Sicherheit komplett entfernt werden. Bei großen, flächenhaften Tumoren im Kardiabereich und proximalen Korpus kann diese Rate auf etwa 50% sinken, insbesondere bei Verwendung der Piece-Meal-Technik. Endoskopische Nachresektionen oder eine lokale Ablation durch photodynamische Therapie nach nicht sichergestellter R0-Situation erlauben in der Mehrzahl der primär inkomplett abgetragenen Fälle eine Optimierung des Lokalergebnisses (13, 15, 19).

Rezidive. Die Langzeitresultate werden von der lokalen Rezidivrate bei inkompletter Abtragung und der Inzidenz synchron wie metachron auftretender Neoplasien bestimmt. Das lokale Rezidivrisiko liegt in Abhängigkeit von der Primärlokalisation bei etwa 2,8 – 16% und ist insbesondere bei Barrett-Frühkarzinomen und Plattenepithelkarzinomen des Ösophagus hoch. Bei konsequenter endoskopischer Nachsorge der Risikopatienten können diese Lokalrezidive aber nahezu ausnahmslos erfolgreich endoskopisch abgetragen werden.

Nachkontrollen nach erfolgreicher EMR

Nach erfolgreicher EMR bei Barrett- wie Plattenepithelfrühkarzinomen des Ösophagus besteht ein hohes Risiko metachroner Zweittumoren, das bis zu 15% innerhalb von 12 Monaten beträgt (8, 15). Daher ist nach erfolgreicher EMR eine konsequente endoskopische Nachsorge der Abtragungsstelle wie des umliegenden Areals zunächst in etwa dreimonatigen Abständen sinnvoll.

Nach sicherer kompletter Abtragung eines Low-Risk-Karzinoms im Kolorektum ist nach evidenzbasierter Leitlinienempfehlung eine erneute Koloskopie zunächst nach 6 und dann nach 24 und 60 Monaten vorzunehmen (3).

Komplikationen

Die publizierten Serien belegen, dass die endoskopische Mukosaresektion in Händen erfahrener Endoskopiker prinzipiell ein sicheres Verfahren ist (10, 15, 17). Die beiden Hauptrisiken sind die Blutung und die Perforation.

Ein differenzierter, auf die lokale Situation abgestimmter Einsatz der verschiedenen EMR-Techniken ist eine Voraussetzung zur Risikominimierung. Mit der Cap-Technik und der Lift-and-cut-Technik scheint im Kolon und Duodenum eine erhöhte Gefahr der Perforation und Blutung verbunden zu sein, während im Magen und Ösophagus insbesondere die Verwendung der Kappe zu guten Ergebnissen führt (6, 10, 20).

Blutungen. Kleine Blutungen unmittelbar während der Abtragung bedürfen oft nur der sofortigen Unterspritzung. Das endoskopische Clipping kann bei lokalisierten Blutungen aus kleinen arteriellen Gefäßen sehr hilfreich sein. Bei diffusen Blutungen wird in verschiedenen Arbeitsgruppen zunehmend die Argon-Plasma-Koagulation erfolgreich zur Blutstillung verwendet.

Schwere Blutungen und Nachblutungen, die einer erneuten Endoskopie oder gar Transfusion bedürfen, werden in 0,1 – 0,5% der Fälle beobachtet.

Nachblutungen finden im oberen GI-Trakt meist innerhalb der ersten 12(–24) h, im Kolon bis zu 14 Tage nach EMR statt. Daher sollten die Patienten nach EMR im oberen Gastrointestinaltrakt mindestens 12 h überwacht werden (20).

Nachblutungen können von seltenen Ausnahmen abgesehen endoskopisch therapiert werden.

Perforationen. Perforationen werden je nach eingesetzter EMR-Technik, Größe und Lokalisation der Neoplasie in 0,3 – 1,2% der Fälle angegeben. Insbesondere bei großen Abtragungsflächen steigt das Risiko der Perforation. Im Einzelfalle ist es möglich, kleine Perforationen durch Einsatz endoskopischer Clips zu verschließen (6). In japanischen Zentren mit sehr großer Erfahrung in der EMR und der Behandlung von Komplikationen ist der Verschluss von Wanddefekten nach EMR auf Grund guter klinischer Ergebnisse zunehmend Standard geworden. Große Perforationsdefekte müssen chirurgisch übernäht werden, um Folgeschäden zu vermeiden. Die Entscheidung zum endoskopisch-interventionellen Vorgehen oder operativen Verschluss einer Perforationsstelle sollte im engen interdisziplinären Kontakt zwischen Gastroenterologen und Chirurgen getroffen werden und wird auch maßgeblich von der Erfahrung der Beteiligten geprägt.

Strikturen. Bei Abtragung großer flächenhafter Neoplasien, die mehr als 50% der Zirkumferenz einnehmen, können insbesondere im Ösophagus und Duodenum Strikturen entstehen. Diese sind fast immer endoskopisch durch eine Bougierung oder Ballondilatation zu beseitigen.

Zusammenfassung

Die endoskopische Mukosaresektion intraepithelialer Neoplasien im oberen und unteren Gastrointestinaltrakt wurde in den letzten Jahren zunehmend zum Standard der lokalen Ablation entwickelt. Die EMR erfordert eine besonders große Erfahrung des interventionell tätigen Endoskopikers wie auch des befundenden Pathologen. Situativ angepasster Einsatz der möglichen Techniken, wie die Verwendung von Aufsatzkappen, speziellen Schlingen oder Doppelkanalendoskopen ermöglichen eine höchstmögliche Erfolgsquote. In mehr als 90% der Fälle gelingt es durch ein- oder mehrfache endoskopische Resektion die frühen Tumoren des Gastrointestinaltraktes komplett abzutragen. Hauptkomplikationen der EMR sind die Blutung und Perforation, bei zirkumferenziellen Neoplasien auch die Entwicklung von

Strikturen. Wegen des Risikos metachroner Zweittumoren ist insbesondere bei IEN des oberen Gastrointestinaltraktes eine programmierte endoskopische Nachkontrolle mit Einsatz von hochauflösenden Videoendoskopen und additiven Techniken (Zoom-/Chromoendoskopie) sinnvoll.

Optische Kohärenztomographie

Einführung

Die optische Kohärenztomographie (OCT = optical coherence tomography) ist ein Verfahren, das die Darstellung von Gewebestrukturen bis zu einer Tiefe von einigen Millimetern gestattet. Ähnlich wie beim Ultraschall werden dabei Schnittbilder senkrecht zur Oberfläche erzeugt. Es lassen sich jedoch ca. 100fach kleinere Strukturen darstellen, d. h. auch Objekte mit einer Größe unter 10 μm. Der Detailreichtum ist daher trotz der geringen Eindringtiefe erheblich.

Indikationen

Die OCT eignet sich insbesondere zur Diagnostik gastrointestinaler Frühneoplasien (Ösophagus, Magen, Kolon), zur exakten Bestimmung von Tiefeninfiltration und Ausbreitung des Tumors.

Aber auch in der Evaluation des biliopankreatischen Gangsystems, des Barrett-Ösophagus (± Dysplasie), der Sprue und zur Unterscheidung von adenomatösen versus hyperplastischen Kolonpolypen bietet sich die OCT an.

Instrumentarium/Technik

Die OCT stellt ein nichtinvasives Bildgebungsverfahren dar, das die Topographie von Oberflächen und Strukturen in streuenden Medien sichtbar macht. Es handelt sich um eine analoge Methode zum B-Scan der Sonographie. Die Bilddarstellung beruht auf Reflexion von infrarotem Licht an Gewebegrenzschichten und stellt vor allem oberflächliche Schleimhautveränderungen präzise dar. Es werden über ein interferometrisches Verfahren diejenigen Lichtteilchen herausgefiltert, die genau einmal im Gewebeinneren gestreut wurden und daher Informationen über die Position dortiger Strukturen transportieren. Das axiale und laterale Auflösungsvermögen der OCT hängt von der eingesetzten Lichtquelle und Optik ab und beträgt zwischen 1 und 20 μm.

Analog zur Endosonographie (EUS) gelingt bei der OCT eine anatomisch reale Darstellung der unterschiedlichen Gewebsschichten, allerdings nicht mit Ultraschallwellen sondern mit Hilfe von Infrarotlicht. Die optische Auflösung der OCT ist bis zu einem Faktor 20 höher als die des herkömmlichen endoskopischen Ultraschalls. Die Eindringtiefe ist auf Mukosa und maximal Submukosa begrenzt. Im Gegensatz zur Mini-EUS können mit der OCT allerdings mikroskopische Strukturelemente von Mukosa/Submukosa dargestellt werden. Sie eignet sich daher besonders zur Darstellung oberflächennaher Gewebestrukturen in der medizinischen Diagnostik.

Untersuchungsablauf

Die OCT sollte gezielt zum Einsatz kommen. Nach subtiler endoskopischer Evaluation der Schleimhaut mit den üblichen Techniken (Magnifikations-/Chromoendoskopie) werden vorzugsweise suspekte Schleimhautareale einer OCT unterzogen.

Dazu wird eine spezielle OCT-Sonde (2,4 mm) über den Arbeitskanal eines konventionellen Endoskops mit einem Abstand von 1–2 mm senkrecht vor der Zielregion platziert, und es werden so hochauflösende zweidimensionale Querschnittbilder (6–8 Bilder/s) der oberflächlichen Schleimhaut generiert. Darüber hinaus können mikroskopische Gewebsstrukturen wie oberflächliche Krypten, Villi, Blutgefäße, submukosale Drüsenkomplexe und mukosale Lymphaggregate unterschieden werden („optische Biopsie"). Die Eindringtiefe ist dabei abhängig vom Abstand der OCT-Sonde von der Schleimhaut. Die bisherigen Erfahrungen zeigen, dass bei einem Abstand der Sonde zur Schleimhaut von 0,5 mm die detailgetreusten Bilder generiert werden können. Bei den modernen EOCT-Sonden (EOCT = endoscopic OCT) handelt es sich um 360°-Radiär-Scanner, die durch ihre Flexibilität in praktisch alle gastrointestinalen Gangstrukturen positioniert werden können.

Befundinterpretation

Im Vergleich zu hyperplastischen Polypen erscheinen Adenome in der OCT als deutlich dunklere und dysorganisierte Strukturen. Die normale Ösophagusschleimhaut zeigt gleichmäßig horizontal angeordnete Schleimhautschichten (Abb. 3.**110**), während die Mukosa des Magens durch eine typische Krypten- und punktförmige Schleimhautarchitektur gekennzeichnet ist. Beim Barrett-Ösophagus finden sich eine Verdickung und Irregularität der Schleimhautschichten sowie ein Verlust der regulären Kryptenarchitektur. Das Adenokarzinom der Speiseröhre zeigt dagegen eine komplette Aufhebung aller darstellbaren Wandschichten mit heterogener Morphologie.

Ergebnisse

Bislang liegen nur Ergebnisse aus Studien mit kleinen Fallzahlen vor. Die größten Erfahrungen wurden bis dato im Kolon gesammelt. Dabei konnte in einer prospektiven Untersuchung von 44 Kolonpolypen eine sichere Differenzierung von hyperplastischen versus adenomatösen Kolonpolypen vorgenommen werden (5). Im Bereich des oberen Verdauungstraktes scheint eine sichere Unterscheidung einer normalen Ösophagus-/Magenschleimhautarchitektur im

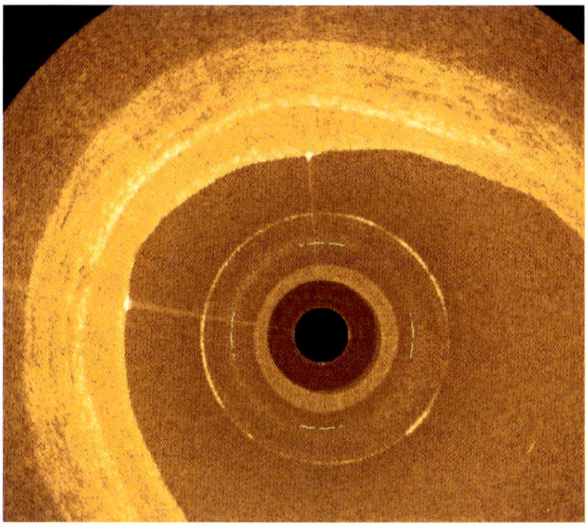

a

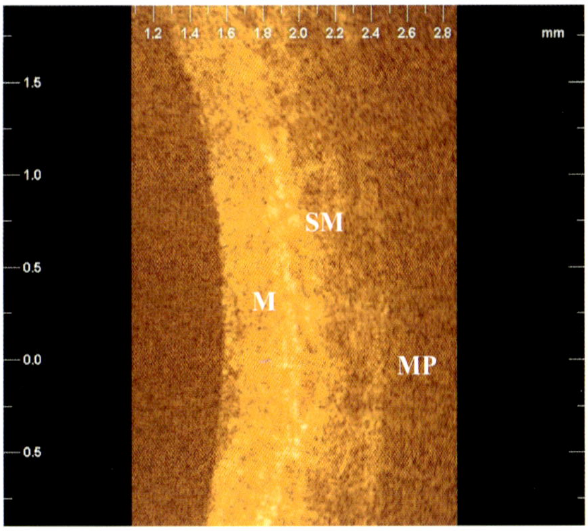

b

⊠ **Abb. 3.110** Normales Plattenepithel des Ösophagus. M = Mukosa, SM = Submukosa, MP = Muccularis propria (Bilder: PD Dr. Rabenstein).

Vergleich zum Barrett-Ösophagus und/oder Dysplasien möglich zu sein. In einer aktuellen Studie bei 58 Patienten mit Barrett-Ösophagus fanden Evans et al. in der Detektion hochgradiger Dysplasien eine Sensitivität von 84% und Spezifität von 77% (3). Darüber hinaus kommt die OCT auch zur Visualisierung biliopankreatischer Gangstrukuren zum Einsatz. Testoni und Mitarbeiter konnten mittels OCT frühe Tumoren des Pankreasgangs mit einer Sensitivität von 78% und einer Spezifität von 89% detektieren (7). Zur genauen Verifizierung des Stellenwertes der OCT in der Endoskopie sind allerdings weitere prospektive Studien mit größeren Patientenzahlen unerlässlich.

Konfokale Lasermikroskopie (Endomikroskopie)

Einführung

Bei der konfokalen Laserendomikroskopie (KLM), auch Endomikroskopie genannt, wird bereits in vivo während der Endoskopie im Körper des Patienten durch ein in das Endoskop integriertes Mikroskop die oberflächliche Schleimhaut untersucht (6).

Auf diese Weise können nicht nur gastrointestinales Epithel, sondern auch Bindegewebe und vaskuläre Strukturen der Darmmukosa sozusagen „real time" auf zellulärer Ebene dargestellt werden. Die Unterscheidung von neoplastischen versus nichtneoplastischen Veränderungen der Darmmukosa ist somit auch ohne Entnahme einer Gewebeprobe bereits durch die Endomikroskopie zuverlässig möglich (7). Insbesondere zur Visualisierung flacher Kolonadenome, beim Dysplasie-Screening der Colitis ulcerosa und zum Ausschluss von dysplastischen Veränderungen beim Barrett-Ösophagus bietet sich die KLM heute an (4, 5). Kiesslich et al. beschrieben darüber hinaus die Diagnose einer Helicobacter-pylori-Besiedlung in vivo durch die Endomikroskopie (2, 3). Bislang wurden erst mehrere Hundert Patienten im Rahmen von klinischen Studien untersucht. Es handelt sich daher (noch) nicht um ein diagnostisches Standardverfahren der Endoskopie.

Instrumentarium

Bei der KLM ist ein miniaturisiertes Fluoreszenzmikroskop in das distale Ende eines konventionellen Videoendoskops integriert. Dieses Endomikroskop arbeitet nach der Fluoreszenzmethode. Nach Applikation eines Kontrastmittels (i. v./topisch) wird niedrigenergetisches Laseranregungslicht auf die Schleimhaut emittiert und nachfolgend die Intensität des reflektierten Lichtes aus einer definierten Ebene innerhalb der Schleimhaut gemessen und als Graustufenbild dargestellt. Dadurch entstehen optische Transversalschnitte der Mukosa mit ca. 1000facher Vergrößerung. Die Eindringtiefe des Systems beträgt 250 μm, d. h. alle Strukturen der Mukosa können dargestellt werden (7).

Untersuchungsablauf

Bislang liegen klinische Studien aus dem oberen und unteren Verdauungstrakt vor (1 – 5). Nachdem das Endoskop mit integriertem Fluoreszenzmikroskop an die gewünschte Stelle platziert wurde, wird dem Patient intravenös oder topisch ein Kontrastmittel (Acriflavine/Fluorescein) appliziert. Das nach Laseranregungslicht reflektierte und berechnete Graustufenbild wird auf einem zusätzlichen Monitor dargestellt. Somit können während der laufenden Endoskopie in vivo Blutgefäße, verschiedene Zelltypen und Bindegewebe untersucht werden.

Ergebnisse

Das Ziel der KLM ist die Diagnose oder der Ausschluss einer intraepithelialen Neoplasie noch während der Endoskopie ohne die Notwendigkeit einer Histologieentnahme.

Neoplasien im Kolon. Bislang wurde die In-vivo-Endomikroskopie ausschließlich im Rahmen von Studien verwendet. Kiesslich et al. unterzogen in ihrer Studie 69 Patienten einer Koloskopie mit integrierter KLM nach Applikation von Acriflavine oder Fluorescein. Die Treffsicherheit der In-vivo-Histologie mittels KLM entsprach der konventionellen Histologie nach Biopsie. Die Sensitivität und Spezifität in der Erkennung von Neoplasien betrug 97% und 99% (1). Die Endomikroskopie erlaubt (in Kombination mit Chromoendoskopie) dem Endoskopiker zuverlässig die Unterscheidung zwischen neoplastischem und nichtneoplastischem Epithel und ermöglicht so eine direkte Interventionsentscheidung. Allerdings ist die Eindringtiefe der KLM heute noch auf die Mukosa begrenzt, d.h. es kann bei Vorliegen von malignen Veränderungen keine Aussage zum infiltrativen Tiefenwachstum gemacht werden.

Oberer GI-Trakt. Im oberen Gastrointestinaltrakt scheint die KLM auch zur Detektion von Dysplasien beim Barrett-Ösophagus oder zur In-vivo-Diagnose einer Helicobacter-pylori-Infektion sinnvoll zu sein (Abb. 3.**111** – 3.**113**). Entsprechende präliminäre Studiendaten wurden im Rahmen der Digestive Disease Week (DDW) in Abstraktform

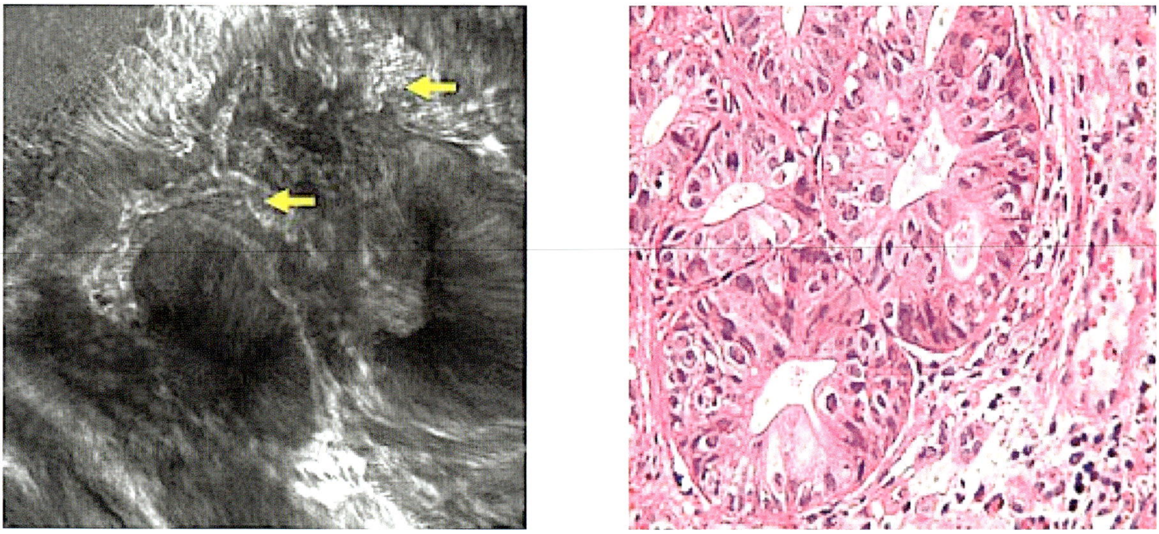

☒ **Abb. 3.111** Barrett-Ösophagus mit Dysplasie (konfokale Lasermikroskopie/Histologie).

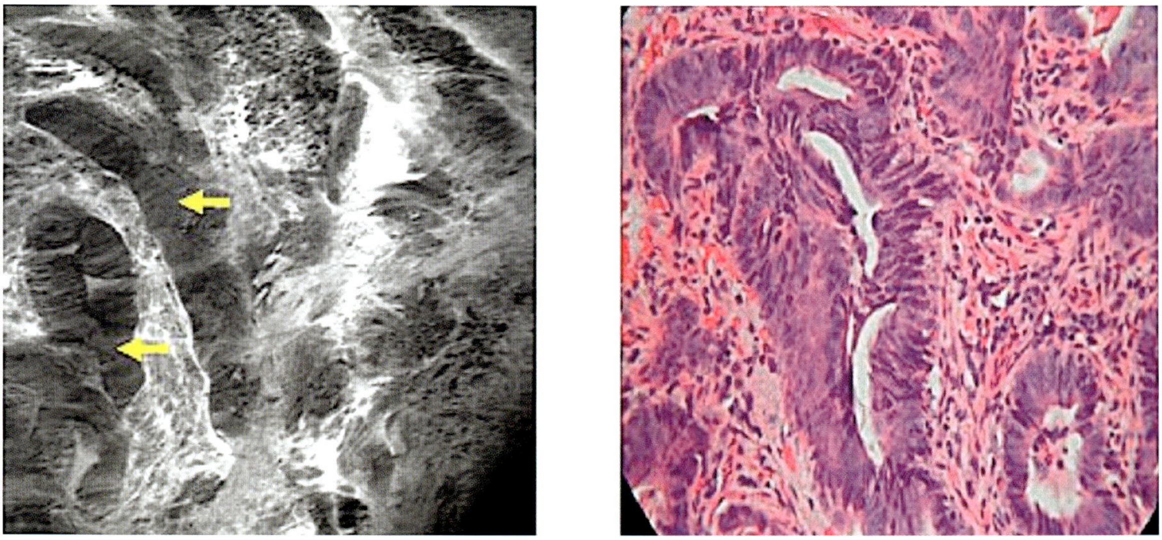

☒ **Abb. 3.112** Magenkarzinom (konfokale Lasermikroskopie/Histologie).

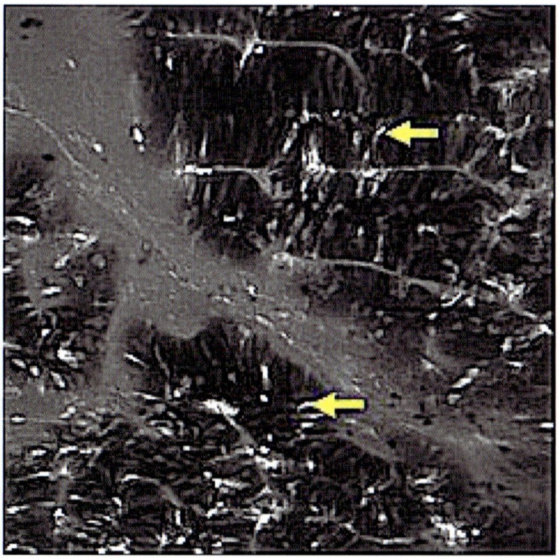

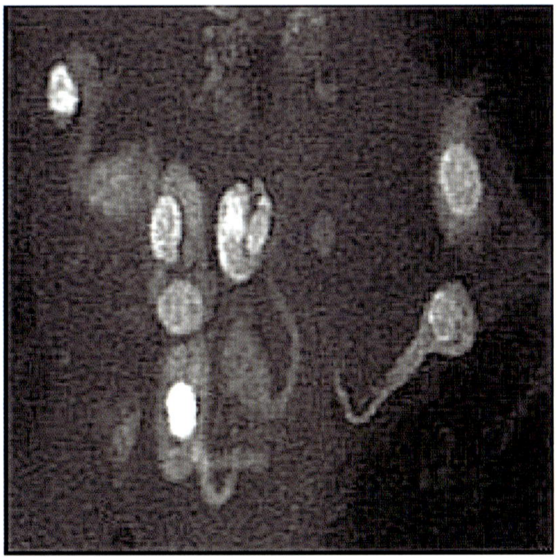

☒ **Abb. 3.113** Detektion von Helicobacter pylori.

präsentiert (2, 3, 5). Zusammenfassend ist die Endomikroskopie (KLM) eine faszinierende Technik mit hohem Potenzial, die uns erste Einblicke in die molekulare Endoskopie eröffnet.

Photodynamische Therapie

Die photodynamische Therapie (PDT) ist ein Verfahren, bei dem neoplastisches Gewebe nach Verabreichung tumorselektiver Photosensibilisatoren und gezielter Lichtbestrahlung eine toxische Schädigung erfährt und zugrunde geht.

Indikation

Patienten mit unterschiedlichen Organtumoren profitieren potenziell von einer PDT: Ösophaguskarzinom (insbesondere Barrett-Karzinom), Barrett-Ösophagus mit Dysplasie, Magenkarzinom, Gallengangskarzinom, Blasen- und Hauttumoren. PDT erfordert einen relativ hohen technischen (und auch finanziellen) Aufwand, darüber hinaus müssen die behandelten Patienten intensives Sonnenlicht für einen Zeitraum von bis zu 6 Wochen meiden.

In der Gastroenterologie liegt der Fokus vor allem auf palliativer Behandlung des Gallengangskarzinoms und der lokal-ablativen Therapie von Frühkarzinomen der Speiseröhre. Im asiatischen Raum wird die PDT darüber hinaus aber auch für die Lokaltherapie von Magen- und Pankreaskarzinomen eingesetzt.

Technik/Instrumentarium

⋯› **Prinzip.** Die durch die PDT hervorgerufene Gewebs-/Tumordestruktion geschieht durch spezifische biophysikalisch-zytotoxische Prozesse. Zusammenfassend kann man sagen, dass sog. Photosensibilisatormoleküle nach Absorption von Licht über gewisse chemische Vorgänge (Typ-I/II-Reaktion) einen Teil des erhaltenen Energieüberschusses auf andere, körpereigene Elemente bzw. Moleküle übertragen können, wobei gewebeschädigende Radikale entstehen.

Dem Untergang vitalen Tumorgewebes liegen zumindest 3 Hauptmechanismen zugrunde, nämlich zelluläre, vaskuläre und immunologische, welche sich gegenseitig beeinflussen. Der gewebstoxische Effekt ist dabei abhängig von mehreren Faktoren: Photosensibilisator, Inkubationszeit, Dosierung, Leistungsdichte der Bestrahlung.

⋯› **Photosensibilisator.** Wesentliche Kriterien für die Auswahl eines geeigneten Photosensibilisators sind:

- hohe Tumorselektivität,
- geringe Zytotoxizität für nichtneoplastisches Gewebe,
- definierte Eindringtiefe des Anregungslichts ins Gewebe,
- hohe Triplett- bzw. Singulett-Sauerstoff-Ausbeute,
- gute Photostabilität,
- geringe Verweildauer im Gewebe.

Es existiert derzeit eine große Anzahl an Photosensibilisatoren, die in der Gastroenterologie verwendet werden. Die größten klinischen Erfahrungen wurden mit Hämatoporphyrinderivat (HpD) bzw. dessen aufgereinigten Formen, wie beispielsweise Photofrin und Photosan gesammelt. Ein therapeutischer Effekt ist mit diesen Substanzen allerdings nur bis zu einer Tiefe von ca. 5 mm zu erzielen. Neuerdings konnte durch Verwendung von Meta-Tetrahydroxyphenylchlorin (mTHPC), welches unter dem Namen Foscan bekannt ist, eine deutlich bessere Tumorselektivität und Gewebetiefenwirkung (ca. 8–10 mm) demonstriert werden. Eine viel versprechende Substanz, vor allem bei der Therapie von Barrett-Dysplasien, ist das 5-Aminolävulinsäure-(5-ALA-)induzierte Protoporphyrin IX (PPIX). 5-ALA, ein natürlicher und nahezu nebenwirkungsfreier Bestandteil der Hämbiosynthese, führt zur selektiven Anreicherung des eigentlichen Photosensibilisators PPIX in epithelialen Tumorzellen. Die Tiefenwirkung von 5-ALA liegt bei ca. 2–3 mm.

Lasersysteme. Neben der Wahl des geeigneten Photosensibilisators ist die Anregung mit Licht eine wesentliche Voraussetzung für die PDT. Das in der Gastroenterologie klassischerweise am häufigsten verwendete Lasersystem ist der Farbstofflaser, bei dem durch die Verwendung unterschiedlicher Laserfarbstoffe wahlweise ein Abstimmbereich von 570–670 nm erreicht wird. In den letzten Jahren haben die deutlich preiswerteren, handlichen und wartungsarmen Diodenlasersysteme einen großen Teil des Marktes übernommen. Sie strahlen allerdings nur ein definiertes, sehr enges und nicht variierbares Wellenlängenband von ± 3 nm ab.

Lichtapplikatoren. Zur homogenen Beleuchtung des Zielvolumens bedarf es, abhängig von der Lokalisation und Dicke der zu behandelnden Läsion, unterschiedlicher sog. Lichtapplikatoren. In der Endoskopie werden zur interstitiellen Bestrahlung von Neoplasien üblicherweise Lichtfasern vom Diffusortyp verwendet, wodurch eine homogene, dreidimensionale Gewebebeleuchtung erzielt werden kann.

Untersuchungsablauf

In der Praxis erfolgt die Durchführung der PDT wie folgt: Nach intravenöser (HpD) oder oraler (5-ALA) Applikation des Photosensibilisators und substanzspezifischer Akkumulationszeit (Photofrin 48 h, 5-ALA 5–7 h) erfolgt die Bestrahlung des neoplastischen Gewebes mittels einer Lichtquelle und eines Applikators. Zur Positionierung des Applikators in den Bereich des Tumors werden therapeutische Endoskope (Duodenoskop, Gastroskop) mit entsprechendem Arbeitskanal benötigt. Bei der Ösophagus-PDT bietet sich der Gebrauch eines speziellen aufblasbaren Ballonapplikators an, der durch Distension der Ösophaguswand Abschattungsphänomene minimiert und eine großflächige Bestrahlung ermöglicht. Im Bereich der Gallenwege erfolgt die direkte Positionierung des Laserapplikators, von transpapillär oder perkutan-transhepatisch, unter radiographischer Kontrolle.

Komplikationen

Im Rahmen der Gallengangs-PDT werden gehäuft Entzündungsreaktionen des biliopankreatischen Systems gesehen. Als Maximalform wurden in der Literatur septische Cholangitiden und Leberabszesse dokumentiert. Zur Prophylaxe sollten alle Patienten deshalb periinterventionell eine Antibiose (z. B. Gyrasehemmer) erhalten. Im Bereich der Speiseröhre kommen höhergradige Komplikationen seltener vor. Unter Photofrin-PDT traten gehäuft Strikturen der Speiseröhre auf. Tiefe Nekrosen wurden mit dem neuen Sensibilisator mTHPC (Foscan) beobachtet. Milde lokale Entzündungsreaktionen weisen nach PDT fast alle Patienten auf.

Beachtenswert ist die Phototoxizität, die von 3 Tagen (5-ALA) bis zu 6 Wochen (Photofrin) besteht.

Ergebnisse

Der Einsatz der PDT im Sinne einer selektiven Sensibilisierung präkanzeröser oder maligner Läsionen für eine endoskopisch geleitete, lichtinduzierte Gewebedestruktion stellt in der Gastroenterologie ein attraktives Konzept dar.

Cholangiozelluläres Karzinom

Bei Diagnosestellung ist das Gallengangskarzinom in den meisten Fällen bereits so weit fortgeschritten, dass eine kurative Resektion nicht mehr möglich ist. Die Ergebnisse sowohl des Einsatzes unterschiedlicher Chemotherapieprotokolle als auch einer Bestrahlung konnten keine gesicherte Verbesserung gegenüber dem alleinigen Einsatz von Gallengangsstents (Plastik-/Metallstents) zur Wiederherstellung des Galleflusses zusammen mit supportiven Maßnahmen (Schmerztherapie etc.) zeigen. Daher sind die bislang publizierten Resultate des Einsatzes einer photodynamischen Therapie (PDT) bei nicht resektablem Gallengangskarzinom besonders erfreulich und überzeugend.

Studienergebnisse

In einer ersten Pilotstudie konnten Ortner et al. nachweisen, dass nach fehlendem Ansprechen auf eine Stentimplantation die PDT mit Photofrin zu einer deutlichen Verbesserung der Lebensqualität mit Verlängerung der Überlebenszeit sowie einer signifikanten Reduktion der Cholestaseparameter führt (9). 2003 wurden die Daten der bislang größten randomisierten Multizenterstudie ebenfalls von Ortner et al. publiziert (10). Die Überlebenszeit wurde durch PDT versus alleinige Stenttherapie signifikant verlängert (493 vs. 98 Tage). Hinsichtlich Lebensqualität und Behandlung des Ikterus zeigte sich ebenfalls ein deutlicher Vorteil für die Patienten mit PDT.

Berr et al. beschrieben in ihrer Publikation über die PDT bei 23 Patienten mit einem Gallengangskarzinom die Wirksamkeit der Therapie in Bezug auf eine Wiederherstellung des Galleflusses und die Verbesserung der Lebensqualität (1). Im Vergleich mit publizierten Überlebensraten wurde ebenfalls eine Verlängerung der Überlebenszeit durch die Therapie dokumentiert. Im Langzeit-Follow-up zeigten die Leipziger Daten eine deutliche Verlängerung der medianen Überlebenszeit (9,3 Monate) sowie einen anhaltenden positiven Effekt

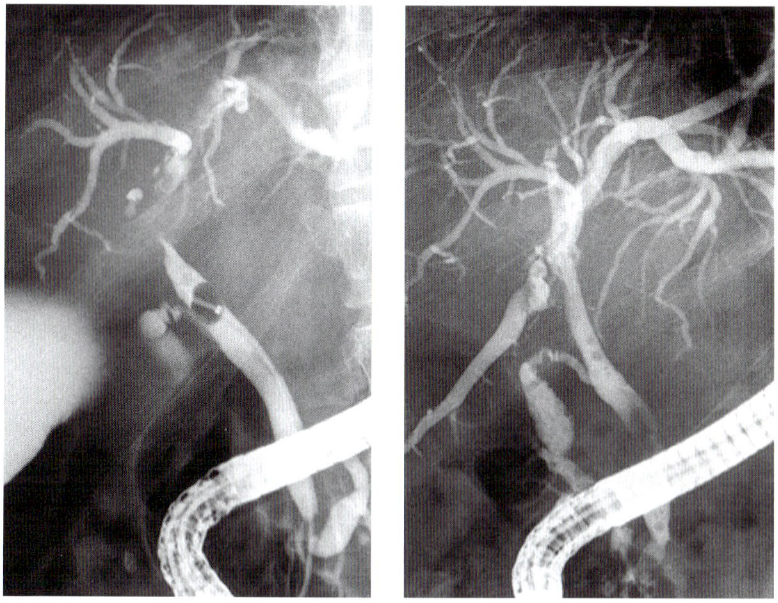
a b

☒ **Abb. 3.114** PDT bei Klatskin-Tumor Bismuth IV.
a Subhiläre Stenose.
b Regression der subhilären Stenose.

hinsichtlich der Parameter Lebensqualität und Rückgang der Cholestase (13).

Eigene publizierte Daten wiesen ebenfalls die lokale Wirksamkeit bei fortgeschrittenem Gallengangskarzinom nach. Unsere Arbeitsgruppe konnte in einer randomisierten Studie an jeweils 15 Patienten nachweisen, dass neben der Verbesserung der Lebensqualität eine Lebensverlängerung von 6 auf 23 Monate nach Diagnosestellung durch eine photodynamische Therapie erreicht werden kann. 5-ALA hat erwiesenermaßen aufgrund der begrenzten Tiefenwirkung keinen Effekt beim Gallengangskarzinom (Abb. 3.**114**).

Aufgrund der Verlängerung der Überlebenszeit und der Verbesserung der Lebensqualität und der Behandlung des Ikterus sollte die PDT heute zum therapeutischen Standard für die Palliation des inoperablen Gallengangskarzinoms zählen.

Ösophaguskarzinom

Hier muss differenziert werden zwischen Frühkarzinomen, die potenziell kurativ durch eine PDT behandelt werden können, und lokal fortgeschrittenen Tumoren, bei denen eine effektive Therapie des Leitsymptoms Dysphagie im Fokus der palliativen Bemühungen stehen sollte.

⇢ **Lokal fortgeschrittene Tumoren.** Im Vergleich zu anderen thermischen Verfahren wie der Nd:Yag-Lasertherapie und der Argon-Plasma-Koagulation (APC) zeigt die palliativ intendierte PDT mit Photofrin in mehreren Studien eine vergleichbare Effektivität und Morbidität. Eine Verbesserung der Dysphagie kann durch die PDT bei 35 – 55% aller Patienten erwartet werden. Allerdings sollte bei einer medianen Überlebenszeit von knapp 100 Tagen die nicht unerhebliche Rate von anhaltenden phototoxischen Reaktionen beachtet werden (Abb. 3.**115**) (8).

Bei lokal fortgeschrittenen Karzinomen gilt weiterhin die endoskopische Stentimplantation zur Überbrückung von Tumorstenosen und Behandlung der Dysphagie als Standardverfahren.

Deshalb sollte die palliativ intendierte PDT im therapeutischen Algorithmus des inoperablen Ösophaguskarzinoms immer individuell und im interdisziplinären Konsens entschieden werden.

⇢ **Frühkarzinom.** Aufgrund der begrenzten Eindringtiefe scheint die PDT vor allem für die Behandlung von Frühkarzinomen geeignet zu sein. In den letzten Jahren wurden die Ergebnisse prospektiv randomisierter Studien zum Einsatz der PDT als kurative Therapie bei Ösophagusfrühkarzinomen veröffentlicht. Insgesamt wurde eine komplette Remission bei 77 – 100% aller Fälle dokumentiert. Die Rezidivrate nach 5 Jahren liegt allerdings zwischen 20 und 100%. Der Nachteil der PDT im Vergleich zu operativen Verfahren und der Mukosaresektion ist die fehlende postinterventionelle Histologiegewinnung, so dass eine valide histopathologische Klassifikation der tumorösen Läsion nicht möglich ist.

Barrett-Ösophagus

Ablative endoskopische Verfahren zur Destruktion von Barrett-Mukosa haben die Prävention des Adenokarzinoms bzw. die aktive Therapie dysplastischer Vorstufen oder von Frühkarzinomen (T1a) zum Ziel.

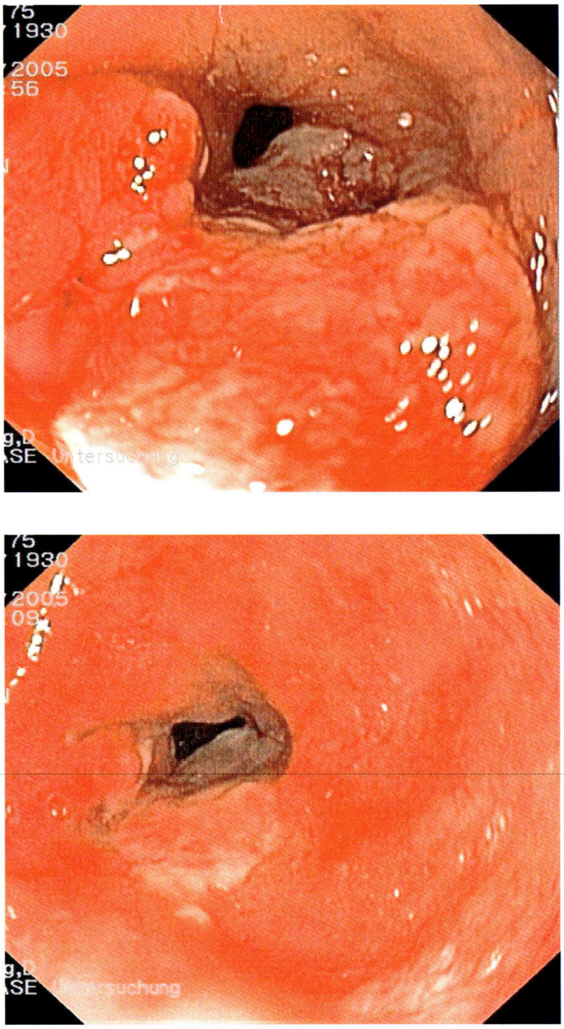

a

b

⊠ **Abb. 3.115** Palliative 5-ALA-PDT bei Barrett-Karzinom.
a Barrett-Karzinom vor PDT.
b Regression des Tumors nach PDT.

⟶ **Nicht dysplastischer Barrett-Ösophagus.** Für die Abtragung des nicht dysplastischen Barrett-Ösophagus besteht zurzeit kein Anspruch auf Radikalität. Zudem steht der Beweis einer durch prophylaktische ablative Therapieformen erzielbaren Karzinomprävention noch aus. Zum jetzigen Zeitpunkt kann die Ablationsbehandlung des nicht dysplastischen Barrett-Ösophagus als Vorsorgemaßnahme nicht empfohlen werden.

⟶ **Dysplastischer Barrett-Ösophagus.** Ganz anders stellt sich die Situation bei der Behandlung des dysplastischen Barrett-Ösophagus dar. Hier scheint die endoskopische Mukosaresektion (EMR) die Therapie der Wahl zu sein. Als Alternative wird heute die PDT bei multifokalen Prozessen innerhalb der Barrett-Mukosa favorisiert. Eine Vielzahl von randomisierten Studien liegt hierzu vor. Als Photosensibilisatoren wurden zumeist Photofrin, 5-ALA und neuerdings auch Foscan verwendet. Eine zumindest partielle Reepithelialisierung durch das originäre Plattenepithel konnte bei 60 – 90% aller Patienten erreicht werden. Die Remissionsraten bei Vorliegen von intrapithelialen Neoplasien liegen, unabhängig vom jeweiligen Sensibilisator, zwischen 77 und 100%. Zu beachten ist allerdings die hohe Rate an Strikturen (bis 50%) nach Therapie mit Photofrin sowie eine ausgeprägte tiefe Nekrosenbildung nach Sensibilisierung mit Foscan.

FAZIT FÜR DIE PRAXIS

- Die Ösophagogastroduodenoskopie stellt das Standardverfahren zur Diagnosesicherung von organischen Erkrankungen des oberen Gastrointestinaltraktes dar. Die interventionelle Endoskopie am oberen GI-Trakt umfasst eine Vielzahl von hocheffektiven Verfahren, wie Varizentherapie, Blutstillungsverfahren, Bougierung und Ballondilatation, Polypektomie und Anlage einer perkutanen endoskopischen Gastrostomie.
- Die Videokoloskopie hat die früher übliche Kolonkontrastuntersuchung bis auf wenige Ausnahmen vollständig ersetzt und ist auch in Zeiten von CT und MRT als Alternativverfahren (sog. virtuelle Koloskopie) nach wie vor der Goldstandard zur Kolondiagnostik. Die Polypektomie stellt das wichtigste therapeutisch-interventionelle Verfahren im Kolon dar. Wegen der nicht ausreichenden Beurteilbarkeit des Analkanals und des aboralen Rektums sollte immer eine proktoskopische Untersuchung mit dem starren Gerät angeschlossen werden.
- Die diagnostischen Indikationen zur ERCP haben durch Verbesserung alternativer bildgebender Verfahren wie Ultraschall, EUS und MRCP in den letzten Jahren abgenommen, bei unklaren Befunden bleibt die ERCP jedoch nach wie vor der Goldstandard zur Diagnosesicherung. Bei den therapeutischen Indikationen wie Choledocholithiasis, Stenosen des biliopankreatischen Systems, postoperativen Komplikationen oder zur Histologie- bzw. Zytologiegewinnung stellt die ERCP mit Papillotomie das Verfahren der ersten Wahl dar.
- Die Bedeutung der transpapillären endoskopischen Untersuchungen sowie der transhepatischen Cholangiographie hat in den letzten Jahren etwas abgenommen aufgrund der verbesserten Schnittbilddiagnostik einschließlich des intraduktalen Ultraschalls. Der Schwerpunkt des perkutan transhepatischen Vorgehens liegt in der Anlage einer Ableitung gestauter Gallengänge.
- Die intraduktale Sonographie des Gallenganges kommt vor allem zum lokoregionären Staging extrahepatischer und zentraler Gallengangstumoren zum Einsatz, wenn diese nach vorhergehender Bildgebung potenziell resektabel erscheinen.
- Der Einsatz der Kapselendoskopie ist bei klinischem Verdacht auf eine Blutung aus dem Dünndarm indiziert. Vorteile der Push-and-Pull-Enteroskopie gegenüber der Kapselendoskopie sind, dass potenzielle pathologische Veränderungen so lange wie nötig angeschaut, Restver-

schmutzungen entfernt und vor allem dass Blutungsquellen sogleich therapiert werden können. Die Push-Enteroskopie hat trotz ihrer verhältnismäßig geringen Eindringtiefe im klinischen Alltag einen gewissen Stellenwert im Rahmen der interventionellen Therapie aufgrund des dickeren Arbeitskanals und des geringeren Zeitaufwands.

- Ziel der Chromoendoskopie ist es, in Kombination mit High-Resolution- und Zoomendoskopie, diskrete Schleimhautunregelmäßigkeiten besser darzustellen und eine makroskopisch-endoskopische Dignitätsprädiktion zu erreichen. Ersten Studienergebnissen zufolge könnten die optische Kohärenztomographie (OCT) und die konfokale Lasermikroskopie diese Bemühungen weiter vorantreiben und die Endoskopie in die Nähe der Pathologie führen.
- Die endoskopische Mukosaresektion intraepithelialer Neoplasien im oberen und unteren Gastrointestinaltrakt entwickelte sich in den letzten Jahren an endoskopischen Zentren zunehmend zum Standard der lokalen Ablation. Als Alternative bei multifokalen Prozessen innerhalb der Barrett-Mukosa kann heute die photodynamische Therapie gelten. Studienergebnissen zufolge ist deren Schwerpunkt allerdings die Palliation des inoperablen Gallengangskarzinoms mit Verlängerung der Überlebenszeit und Verbesserung der Lebensqualität.

3.5 Ultraschall

C. F. Dietrich, A. Ignee

EDITORIAL **Die transabdominelle Sonographie erlaubt am Gastrointestinaltrakt die Beurteilung der Wand und des Lumens sowie die Analyse funktioneller Abläufe. Die Sonographie ist das bildgebende Verfahren der Wahl in der Notfallsituation bei der Appendizitis, Peridivertikulitis und bei der Abklärung des Ileus, insbesondere wenn eine drohende Perforation Kontrastmitteluntersuchungen und die Endoskopie verbieten. Differenzialdiagnostisch werden häufig chronisch entzündliche Darmerkrankungen, infektiöse Enterokolitiden und bisher unbekannte Befunde (etwa ein Magen- oder Kolontumor) richtig erkannt und einer entsprechenden Diagnostik zugeführt. Im Gegensatz zur Endoskopie und Röntgenkontrastdarstellung des Darmes, die nur mukosale und luminale Aspekte beurteilen können, kann die Sonographie den transmuralen und mesenterialen Aspekt eines entzündlichen oder tumorösen Krankheitsgeschehens und seine Beziehungen zu den umgebenden Strukturen transparent machen und somit wegweisende differenzialdiagnostische Kriterien wiedergeben.**

Da die Sonographie die Schleimhautoberfläche nicht erfasst, kann sie allerdings die Endoskopie und auch das Röntgen nicht ersetzen. Einschränkend zu berücksichtigen ist, dass nicht der gesamte Darmverlauf kontinuierlich beurteilbar ist und somit sonographische Ausschlussdiagnosen entzündlicher, vor allem aber tumoröser Darmerkrankungen, in der Regel nicht möglich sind.

B-Bild-Sonographie

C. F. Dietrich

Untersuchungsvoraussetzungen und Untersuchungsgang

Voraussetzungen für die B-Bild-sonographische Darstellung des Magen-Darm-Traktes sind höherfrequente (5 – 10 MHz) Schallköpfe, Erfahrung sowie ausreichend Zeit. Für eine standardisierte Betrachtung sollte der Patient nüchtern sein, da der Füllungszustand des Darmes, insbesondere bei der Beurteilung der Motilität, zu Fehlinterpretationen führen kann.

An den Hohlorganen des Gastrointestinaltraktes werden sonographisch die Wand und das Lumen sowie die Länge des betroffenen Bereichs und funktionelle Abläufe analysiert. Angegeben werden somit bei pathologischen Befunden die Wanddicke, Länge des betroffenen Segmentes und die Lumenweite.

Bei der „Sonopalpation" werden die Anamnese und der klinische Untersuchungsbefund miteinbezogen und der Untersucher so vom Patienten an den pathologischen Befund herangeführt.

Anatomische Leitstrukturen

Die Abschnitte des Gastrointestinaltrakts werden anhand topographischer Landmarken gesucht. Die retroperitoneal fixierten Darmabschnitte sind durch ihre Lagekonstanz regelmäßig auffindbar, andere nicht fixierte Magen- und Darmsegmente sind aber oft nur inkomplett einsehbar.

Die Ileozäkalregion (Leitstruktur: A. und V. iliaca rechts) und das Colon sigmoideum (Leitstruktur: A. und V. iliaca links) sind sonographisch sicher darstellbar. Der übrige Kolonrahmen lässt sich in der Regel durch eine kontinuierliche Schallkopfführung ebenfalls ausreichend untersuchen. Leitstrukturen des Kolons sind die mit Gas gefüllten Haustren. Der proximal des terminalen Ileums gelegene Dünndarm kann nur mit einer gewissen Systematik (durch eine kontinuierliche Schallkopfführung und Orientierung am schräg verlaufenden Mesenterium) abgesucht werden, wobei die Schlingen niemals in ihrer Kontinuität durchgehend darstellbar sind.

Wandschichten. Die sonographisch erkennbare Wandschichtung ist am gesamten Gastrointestinaltrakt ähnlich aufgebaut; gewisse Unterschiede bestehen in der Anordnung einzelner Schichten zueinander (Abb. 3.**116**). Auf die Serosa folgt eine unterschiedlich starke Muskularis mit äußerer Längsmuskulatur und innerer Ringmuskulatur. Die anschließende Lamina submucosa ist eine bindegewebige (vaskularisierte) Verschiebeschicht. Die Mukosa besteht aus 3 Schichten: Schleimhautepithel, Schleimhautbindegewebe und Muscularis mucosae.

Magen. Die Speiseröhre mündet an der Kardia in den Magen, die sonographisch sicher dargestellt werden kann. Am Magen können der translienal darstellbare Fundus, das von ventral einsehbare Corpus und das Antrum sowie der Pylorus differenziert werden. Das Lig. gastrohepaticum wird als kleine Kurvatur und der untere Rand als große Kurvatur bezeichnet. Die Muskulatur ist am Magen stark ausgebildet, abschnittsweise besteht noch eine zusätzliche schräg verlaufende abgrenzbare Muskelschicht.

Dünndarm. Der Zwölffingerdarm verläuft in einem C-förmigen Bogen um das Caput pancreatis. Der Bulbus ist erweitert und intraperitoneal gelegen. In der Mitte der retroperitoneal gelegenen Pars descendens münden der Gallengang und der Pankreasgang. Nach der Pars ascendens wird der Dünndarm an der Flexura duodenojejunalis wieder intraperitoneal. Der Dünndarm ist etwa 3 – 4m lang, das Jejunum und das Ileum gehen ohne scharfe Grenze ineinander über. Die Kerckring-Falten (Plicae circulares), die etwa 1 cm ins Lumen vorspringen und die Darmoberfläche vergrößern, können im flüssigkeitsgefüllten Zustand dargestellt und beurteilt werden. Zahl und Höhe der Falten nimmt nach distal kontinuierlich ab.

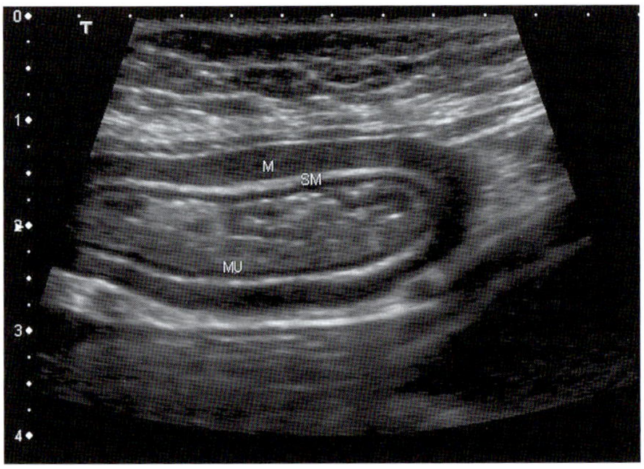

Abb. 3.116 Sonographische Schichten der normalen Darmwand. Bezeichnet sind die echoarme Mukosa (MU), echoreiche Lamina submucosa (SM) und die echoarme Muscularis propria (M).

Dickdarm. Die Bauhin-Klappe ist sicher darstellbar, hier mündet der Dünndarm in den Dickdarm. In das Lumen ragen halbmondförmige Falten (Plicae semilunares) und dazwischen bestehen Ausbuchtungen (Haustren). Das Kolon hat zahlreiche Fettanhängsel (Appendices epiploicae). Das retroperitoneal fixierte Colon ascendens biegt in der hepatischen (rechten) Flexur in das intraperitoneal gelegene Colon transversum um, dieses wiederum nahe dem unteren Milzpol in der linken Flexur in das retroperitoneal fixierte Colon descendens. Das Colon sigmoideum verläuft S-förmig im kleinen Becken und geht vor dem Sakrum in den Mastdarm über, der mit dem Anus endet. Das Colon transversum und das Colon sigmoideum haben durch ein unterschiedlich langes Mesenterium einen variableren Verlauf.

Sonographische Kriterien

Darmwandschichten. Die Darmwandschichten sind in Tab. 3.**25** zusammengefasst. Inwieweit diese Charakterisierung der Darmwandschichten bei pathologisch veränderter Darmwand ebenfalls anwendbar ist, wurde bisher nicht ausreichend untersucht. Ödem, zelluläre Infiltration, Einblutung, Tumoren und narbige Veränderungen können zum sonographischen Befund einer Darmwandverdickung beitragen. Bei aktiver Entzündung dominieren schwächer

Tabelle 3.25 Sonographische Schichten der normalen Darmwand

Sonomorphologie der Darmwand	Interpretation
Stärker echogene innere Schicht	physikalisch bedingtes Eintrittsecho (Übergang Lumen/Mukosa)
Schwächer echogene innere Schicht	Mukosa
Stärker echogene mittlere Schicht	Lamina submucosa
Schwächer echogene äußere Schicht	Muscularis propria
Stärker echogene äußere Schicht	physikalisch bedingtes Austrittsecho (Serosa/Darmwandumgebung)

Tabelle 3.26 Anhaltswerte normaler Wandstärken im Dünn- und Dickdarm. (5 MHz; linearer Schallkopf; dosierte Kompression)

Lokalisation	Wanddicke
Dünndarm	< 2 mm, einseitig
Dickdarm	= 2 mm, einseitig
Appendix	= 6 mm, Gesamtdurchmesser

Tabelle 3.27 Darmwanddickenmessung im Bereich des terminalen Ileums, Colon ascendens, der rechten Flexur und des Colon sigmoideums bei gesunden Probanden (n = 31)

Lokalisation	Darmwanddicke (mm)
Terminales Ileum	1,1 ± 0,1 [1 – 1,2]
Colon ascendens	1,1 ± 0,1 [0,9 – 1,3]
Rechte Flexur	1,1 ± 0,1 [0,9 – 1,3]
Colon sigmoideum	1,4 ± 0,1 [1,2 – 1,8]

echogene Wandanteile, auch wenn die Echogenität der Darmwand keinen sicheren Hinweis auf die Entzündungsaktivität geben kann. Bei chronischen Entzündungen finden sich häufiger stärker echogen betonte Wandstrukturen.

Darmwanddicke. Messungen der Wanddicke hängen vom Kontraktionszustand ab. Am normalen Magen treten präpylorisch Werte bis 8 mm auf, am Kolon bei Kontraktion bis etwa 5 mm und die Sigmadivertikulose mit prominenter Muskularis führt zu Messwerten auch bis zu 5 mm im kontrahierten Zustand. Bei dosierter Kompression misst die Darmwand aber nicht mehr als 2 mm (Dünndarm, Kolon) (Tab. 3.**26** u. 3.**27**).

Somit sollte die Darmwand mit dosierter Kompression untersucht werden, um eine reproduzierbare Messung zu erreichen.

Typen der Darmwandverdickung. Verschiedene Typen von Darmwandverdickungen wurden beschrieben und bestimmten Krankheitsabläufen zugeordnet und sind in entsprechenden speziellen Lehrbüchern abgehandelt:

- Beim *akzentuierten Typ* (typischerweise als Begleitreaktion bei Appendizitis) sind die physiologischen Schichten erhalten und verbreitert als Ausdruck einer unspezifischen Reaktion auf Entzündungen. Der akzentuierte Typ kann gehirnfurchenartig imponieren (gyriformer Typ) und findet sich insbesondere bei der Enterokolitis.
- Beim *echoreichen Typ* ist vor allem die Lamina submucosa verdickt (Morbus Crohn, Bestrahlungsfolge).
- Beim *echoarmen Typ* (akute Entzündung bei Morbus Crohn und Colitis ulcerosa, aber auch bei der ischämischen Kolitis) ist die Wandschichtung echoarm und je nach Aktivität auch verwaschen.
- Die *Destruktion der Wandschichten* findet sich beim Karzinom, und beim Lymphom, verwirrenderweise aber auch bei Tuberkulose und Morbus Crohn.

Betroffener Darmabschnitt. Neben der Analyse der Darmwandverdickung ist die richtige Einordnung der betroffenen Lokalisationen differenzialdiagnostisch von Bedeutung (Tab. 3.**28**).

Mageninhalt und -peristaltik. Flüssigkeit und Speisen im Magen imponieren variabel echogen. Bei Gastroparese oder Stenosen findet sich eine typische Mischung echofreier Flüssigkeit und echogenen Speisebreis mit absinkenden Partikeln, Gasbläschen und breite Luftsicheln. Luftsicheln, die den Blick behindern, können teilweise weggedrückt, durch Umlagerung des Patienten verlagert oder durch eine seitlich translienale Schnittführung umgangen werden. Die Möglichkeiten der transabdominellen Sonographie werden im routinemäßigen Alltag häufig nicht genutzt. Unter Berücksichtigung der klinischen Symptomatik sind häufig wegweisende Befunde zu erheben. In der folgenden Abbildung ist beispielsweise ein Bezoar sonographisch gut erkennbar (Abb. 3.**117**).

Außer bei der Gastroparese (Diabetes mellitus, postoperativ, medikamentös) ist eine deutlich sichtbare Peristaltik erkennbar. Besteht seit längerem eine Magenentleerungsstörung, kann der Magen zu einem weit in Richtung Becken reichenden Sack ausgeweitet sein.

Magenwandschichtung und -verdickungen. Tumoren des Magens, Ulzera und andere Pathologien führen zu unterschiedlichen Veränderungen der Schichten der Magenwand und zu Verdickungen.

- Das *Magenkarzinom* ist echoarm und wächst (a-)symmetrisch semizirkulär oder zirkulär. Die Schichtung ist meist zerstört, außer in Frühstadien und beim szirrhösen Karzinom, bei denen sie mehr oder weniger deutlich noch erkennbar ist. Die normale peristaltische Verformung fehlt. Lokoregionäre Lymphknoten können an der großen und kleinen Kurvatur, am Truncus coeliacus und paraaortal gefunden werden.
- Das *Lymphom* kann umschrieben oder diffus wachsen. Es ist meist echoarm. Die Sonographie kann bei nichtoperativem Vorgehen in der Verlaufskontrolle eingesetzt werden.
- Unter *gastrointestinalen Stromatumoren (GIST)* werden mesenchymale, spindelzellige Tumoren zusammengefasst. Echte Leiomyome sind selten. Echoarme GIST sind als umschriebene, oft rundliche oder gelappte Raumforderung in der Magenwand sichtbar. Die

Tabelle 3.28 Differenzialdiagnose der wegweisend betroffenen Lokalisationen

Lokalisation	Differenzialdiagnose
(Alleinige) Wandverdickung des Dünndarms	Morbus Crohn (< 5 – 10 %) Wandödem Strahlenenteritis Dünndarmlymphom Dünndarmkarzinom Dünndarmkarzinoid Amyloidose
Ileozäkalregion vorzugsweise betroffen	Morbus Crohn (> 75 %) Yersiniose Tuberkulose, atypische Mykobakteriose (> 75 %) neutropene Kolitis (> 50 %) zystische Fibrose (> 90 %) entzündliche Mitreaktion der Ileozäkalregion bei Appendizitis
Kolon vorzugsweise rechtsseitig betroffen	hämorrhagisch segmentäre Kolitis (ohne Beteiligung des Dünndarmes) Salmonellose (Dünndarmbeteiligung möglich) CMV-Kolitis (Dünndarmbeteiligung möglich)
Kolon vorzugsweise linksseitig betroffen	Colitis ulcerosa (70 – 80 %) Mitreaktion bei der Peridivertikulitis pseudomembranöse Kolitis (40 %) ischämische Kolitis Divertikulose, Z.n. Peridivertikulitis
Pankolitis	Colitis ulcerosa (20 – 30 %) infektiöse (bakterielle und virale) Kolitiden (> 60 %) pseudomembranöse Kolitis (60 %) Amöbenkolitis neutropene Kolitis (< 50 %) Sonderformen: Morbus Crohn (10 %) und Vaskulitis mit „skip lesions“

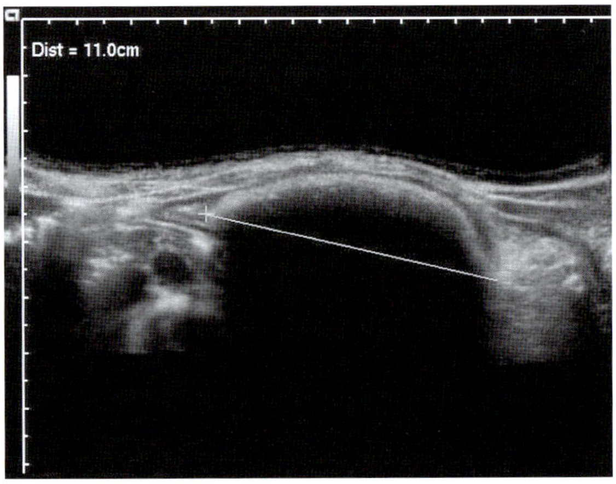

Abb. 3.117 Panoramabildverfahren mit Darstellung eines Bezoars des Magens. Sonographische Primärdiagnostik kann richtungsweisend sein wie bei dieser jungen Patientin mit ausgeprägtem Phytobezoar des Magens.

Wandschichten können erhalten sein. Wenn sie glatt begrenzt und klein sind, handelt es sich meist um benigne Tumoren, wenn sie größer sind und echoarme zystische Areale und Nekrosen aufweisen, ist an eine Malignität zu denken. GIST kommen auch, weniger häufig, am Dünn- und Dickdarm vor.

- Andere Ursachen für Magenwandverdickungen sind das *Ulcus ventriculi sive duodeni* mit umschriebener Wandverdickung und aufgehobener Schichtung sowie zentraler Gasansammlung. Eine Differenzierung von einem kleinen ulzerierten Magenkarzinom ist nicht möglich. Überschreitet der Ulkuskrater die Magen- oder Duodenalwand nach außen und ist die Wandverdickung gering, dann ist eher an ein benignes Ulkus zu denken. Je ausgeprägter die Wandverdickung, umso eher handelt es sich um ein malignes Ulkus.
- Umschriebene Verdickungen können auch *von außen bedingt* sein, beispielsweise durch das Einwachsen eines Pankreaskarzinoms von außen oder bei der nekrotisierenden Pankreatitis als Begleitreaktion.
- Beim Säugling sprechen eine Gesamtdicke > 12 mm im Pylorusbereich und eine Länge des Pyloruskanals > 15 mm für eine *konnatale hypertrophe Pylorusstenose.*
- *Diffuse Wandverdickungen* kommen bei kardialer Stauung und bei portaler Hypertension mit venösen Kollateralen vor. Seltener sind sie bei chronischer Gastritis, beim Morbus Crohn und bei hyperplastischen Gastropathien zu beobachten.

Auf weitere Besonderheiten der Magenektasie und Pathologien der Bauchdecke, des Mesenteriums und anderer abdomineller Kompartimente wird hier nicht eingegangen und auf die entsprechenden Lehrbücher verwiesen.

Krankheitsbilder

Ileus

Mechanischer Dünndarmileus. Beim mechanischen Dünndarmileus sind die Darmschlingen durch die Obstruktion dilatiert und ausgedünnt und werden somit im Querschnitt rund. In späteren Stadien imponiert die Darmwand verdickt, aperistaltisch und mit der Zeit ödematös. Hyperperistaltik, Pendelperistaltik und bei längerer Dauer Darmatonie sind vom Stadium abhängig. Der distal der Stenose gelegene entleerte Darm („Hungerdarm") muss gezielt gesucht werden, wobei das terminale Ileum und das Colon sigmoideum an typischer Stelle zu finden sind.

Häufige Ursachen sind Briden, die aber nur selten direkt dargestellt werden können. Eine kleine Auswahl weiterer Ursachen sind inkarzerierte Hernie (Abb. 3.**118**), Invagination (vor allem bei Kleinkindern) oder seltener ein Tumor.

Die Ileusursache kann bei sorgfältiger Untersuchung häufig gefunden werden. Von Vorteil ist der interaktive sonographische und somit erweiterte körperliche Untersuchungsbefund mit korrespondierender Schmerzangabe des Patienten.

Differenzialdiagnose des Ileusbildes. Weite und sekretgefüllte Dünndarmschlingen, die allerdings nicht prall gefüllt und kreisrund, sondern eher schlaff erscheinen, sind bei der Zöliakie zu sehen. Die Darmschlingen zeigen eine Hyperperistaltik („Waschmaschinenphänomen"), und im Mesenterium sind vermehrt und auch vergrößerte Lymphknoten darstellbar. Ähnliche Bilder finden sich bei der AIDS-assoziierten Enteropathie und anderen Formen der sekretorischen Diarrhö.

Dickdarmileus. Die wichtigste Ursache des Dickdarmileus ist das Kolonkarzinom. Typisch ist eine massive Gasansammlung im dilatierten Kolon zusammen mit manchmal sehr unübersichtlichen sonographischen Befunden.

Paralytischer Ileus. Beim paralytischen Ileus ist auch das Kolon weit gestellt und die Dünndarmschlingen sind aperistaltisch. Typisch ist die postoperative Darmatonie. Eine kleine Auswahl weiterer Ursachen ist die Paralyse bei Pankreatitis, Peritonitis und mesenterialen Gefäßverschlüssen. Gefürchtet ist die Peritonitis als Komplikationen des Ileus (Abb. 3.**119**).

Invagination und Intussuszeption

Die Invagination („Darm im Darm") zeigt ein charakteristisches sonographisches Bild („bull-eye-lesion"). Ein sonographisch temporär nachweisbares Invaginationsphänomen mit Darstellung von Darmanteilen, die sich in einen anderen Bereich einstülpen, findet sich aber nicht selten auch ohne

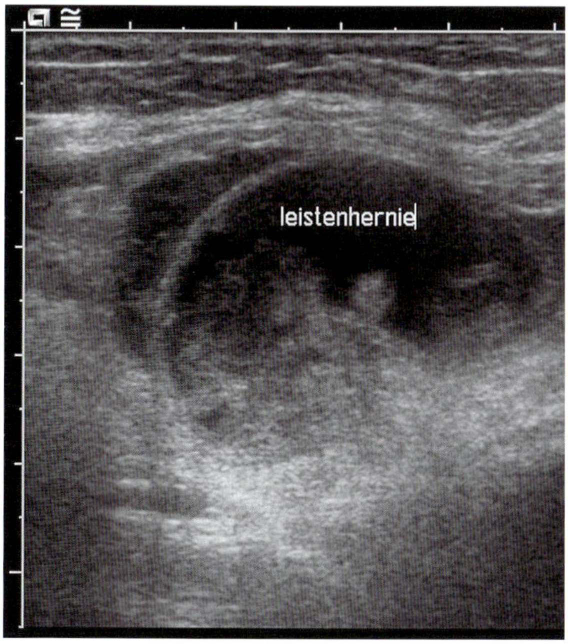

Abb. 3.118 Inkarzerierte Leistenhernie als Ursache eines mechanischen Ileus.

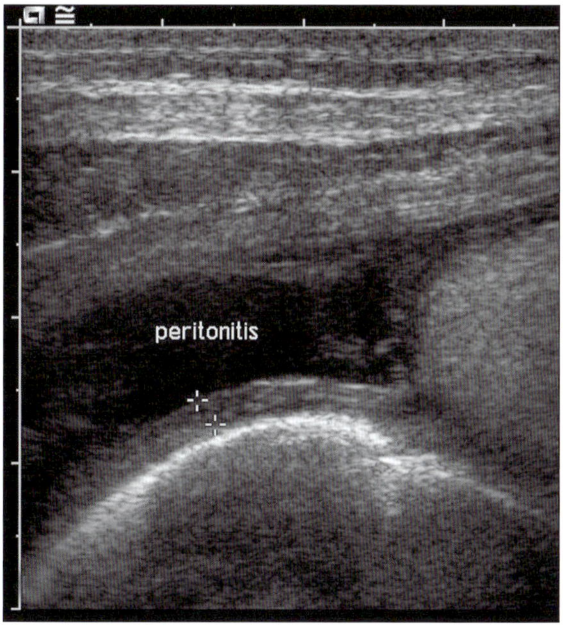

Abb. 3.119 Peritonitis. Als Folge aller Ileusformen ist die Peritonitis gefürchtet. Chronischer Subileus mit Peritonitis. Sonographisch lässt sich insbesondere bei Aszites das verdickte Peritoneum darstellen.

klinisches Korrelat, insbesondere bei Patienten mit zystischer Fibrose, einheimischer Sprue, Morbus Crohn, aber auch bei anderen sekretorischen und malabsorptiven Erkrankungen mit lebhafter Dünndarmmotilität.

Die ileokolische Intussuszeption ist neben der Appendizitis die häufigste Ursache des akuten Abdomens in der frühen Kindheit, wogegen eine relevante Intussuszeption bei erwachsenen Patienten nur selten zu beobachten ist. Seltener werden ileoileale und kolokolische Intussuszeptionen beobachtet.

Appendizitis

Darstellung der Appendix. Das Zäkum am Beginn des Dickdarms ist ausgebuchtet und hilfreich bei der Darstellung der Appendix. Die komprimierbare rundlich-ovale Appendix kann regelhaft (zumindest 70%) auch beim Gesunden in typischer Lokalisation am Zäkalpol anhand des Zusammentreffens der Längsmuskulatur (die Längsmuskulatur des Kolons ist in den 3 Tänien zusammengefasst) abgegrenzt werden. Das Zäkum wird von kranial nach kaudal eingestellt und der Appendixabgangsbereich am Scheitelpunkt des Zäkalpols identifiziert. Als hilfreich hat sich das „Melken" der Appendix von lateral nach medial erwiesen, um sie als blind endende tubuläre Struktur nach mediokaudal vom terminalen Ileum abgegrenzt darstellen zu können. Dieses Melken führt auch zur Darstellung physiologischer freier Flüssigkeitsmengen in diesem Bereich (Abb. 3.**120**). Seltener liegt die Appendix nicht mobilisierbar retrozäkal oder lateral hochgeschlagen.

Eine akute Appendizitis kann sonographisch dann ausgeschlossen werden, wenn die Appendix in ganzer Länge unauffällig darstellbar ist. Bei guter Sicht ist auch die mesenteriale Aufhängung (Mesappendix) darzustellen.

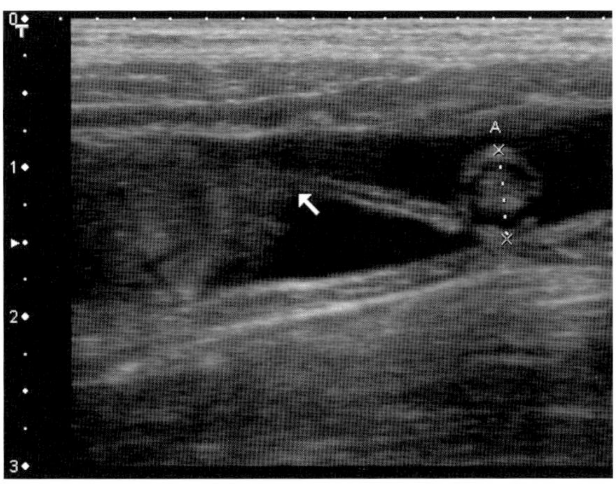

Abb. 3.120 Normale Appendix. Die normale Appendix (hier bei einem gesunden 12-jährigen Mädchen) lässt sich regelhaft darstellen. Als hilfreich hat sich die Identifizierung der Mesoappendix erwiesen (Pfeil).

Akute Appendizitis. Die akut entzündete (ödematöse) Appendix ist verdickt (in der Literatur werden als Grenzwert 6 mm angegeben) und im Querschnitt rund, wenn das Lumen durch einen Kotstein (bogiger Reflex mit Schallschatten) und/oder Sekretstau aufgetrieben wird. Das Lumen kann auch durch entzündliche Reaktionen und Wandverdickung verschwollen sein und enthält dann keine Luft. Typisch ist der umschriebene Druckschmerz. Im Krankheitsverlauf ist die Wandarchitektur zunächst erhalten, bei Ausbildung von Nekrosen und später Abszessen geht die Schichtung verloren. Die perforierte Appendix mit peritypthlitischem Abszess ist dann nur noch partiell oder oft nicht mehr abgrenzbar. Abszesse kommen als bizarre Raumforderungen unterschiedlicher Echogenität in unmittelbarer Umgebung des Zäkums zur Darstellung. Je ausgeprägter der Entzündungsprozess, umso besser kontrastieren echoarme Entzündungsstraßen in der Umgebung. Dies liegt auch an der stärker echogenen und nicht kompressiblen Mitreaktion des umgebenden Fettgewebes. Auch die umgebenden Darmanteile können mitreagieren und erscheinen dann meist akzentuiert wandverdickt. Vergrößerte mesenteriale (lokoregionäre) Lymphknoten und eine geringe Menge Aszites sind häufig anzutreffen.

Differenzialdiagnose. Von der eigentlichen Appendizitis sind *Mitreaktionen* durch andere Grunderkrankungen (z. B. Morbus Crohn, infektiöse Enterokolitis, rechtsseitige Peridivertikulitis, Omentuminfarkt, Tumoren, aber auch Adnexprozesse) zu unterscheiden; typisch ist dann die erhaltene Architektur.

Die *Meckel-Divertikulitis* erzeugt ein ähnliches Bild, aber ca. 60 cm Darmlänge von der Ileozäkalregion entfernt. Der häufig periumbilikal gelegene Abgangsbereich des Meckel-Divertikels wird durch kontinuierliche Schallkopfführung von distal nach proximal gezielt gesucht („2er-Regel").

Die Sensitivität und Spezifität der transabdominellen Sonographie für die Detektion der Appendizitis ist in Tab. 3.**29** zusammengefasst.

Peridivertikulitis

Divertikulose. Voraussetzung der Peridivertikulitis ist die Divertikulose. Sonographisch zeigt die Divertikelerkrankung einen typischen Ablauf. Die erhöhte Wandspannung ist durch eine ziehharmonikaähnliche Morphologie der primär nicht verdickten Darmwand gekennzeichnet. In Folge kommt es zur gut erkennbaren Verdickung der Muscularis propria, wobei die innere Ringmuskulatur von der longitudinal angeordneten äußeren Schicht durch ein echogenes Septum differenziert werden kann. Reizlose Divertikel können als transmural und bewegliche Luftechos identifiziert werden. Farbduplexsonographisch lassen sich die hier penetrierenden Gefäße darstellen. Eine Umgebungsreaktion zeigt die abgelaufene Entzündungsreaktion an.

Peridivertikulitis. Die vor allem im gut einsehbaren Colon sigmoideum auftretende Peridivertikulitis zeigt ne-

Tabelle 3.29 Transabdominelle Sonographie: Sensitivität und Spezifität für die Detektion der Appendizitis

Sensitivität in %	Spezifität in %	PVW in %	NVW in %	Autor	Journal
94	89	89	94	Vignault F	Radiology 1990; 176: 501 - 504
80	95	91	89	Abu-Yousef MM	AJR 1987; 149: 53 - 58
92	97	nk	nk	Braun B	Ultraschall 1989; 10: 170 - 176
75	100	nk	nk	Puylaert JB	N Eng J Med 1987; 317: 666 - 667
90	96	93	94	Jeffrey RB	Radiology 1988; 167: 329 - 329
88	98	95	96	Schwerk WB	Dtsch Med Wschr 1988; 113: 493 - 499
90	98	94	97	Schwerk WB	World J Surg 1990; 14: 271 - 276

PPV: positiver prädiktiver Wert, NPV: negativer prädiktiver Wert; nk: nicht angegeben

ben der für die Divertikulose typischen Verdickung der Muskularis und den Divertikeln eine echoarme, akzentuierte segmentale Verdickung der Kolonwand, perikolische Umgebungsreaktionen (vorwiegend echoreich, bei ausgeprägter Entzündung auch echoarm) sowie das entzündete echoarme Divertikel zentral im Fettgewebe mit echoarmem Halo (Abb. 3.**121**).

Die Veränderungen reichen von lokalen Entzündungen um das Divertikel (Peridivertikulitis) bis zu ausgedehnten entzündlichen Tumoren.

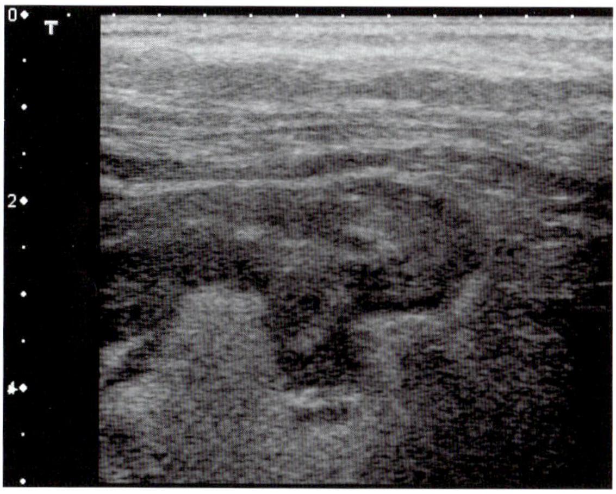

Abb. 3.121 Peridivertikulitis mit schwächer echogener abszedierender Entzündung. Typisch ist die druckschmerzhafte, schwächer echogene Auftreibung des Divertikels mit stärker echogener Umgebungsreaktion.

Komplikationen. Die häufigsten Komplikationen sind echoarme Abszesse (bei Gaseinschlüssen können sie auch echoreich sein) und Fisteln, seltener die freie Perforation in die Bauchhöhle. Fisteln entwickeln sich intramural, ins Mesokolon oder Retroperitoneum, in die Blase und in die Vagina. Sie erscheinen als gashaltige, echoreiche Straße in einem echoarmen Infiltrat.

Differenzialdiagnose. Wichtige Differenzialdiagnosen sind die Torsion einer Appendix epiploica und Adnexprozesse. Bei der Torsion einer Appendix epiploica kommt es zur Infarzierung. Sonographisch ist neben dem Kolon und meist adhärent an der Bauchdecke eine echoreiche Raumforderung (teilweise mit echoarmem Saum) zu finden, die sehr druckschmerzhaft ist.

Die Sensitivität und Spezifität der transabdominellen Sonographie für die Detektion der Peridivertikulitis ist in Tab. 3.**30** angegeben.

Chronisch entzündliche Darmerkrankungen

Morbus Crohn. Der Morbus Crohn ist eine murale und im Krankheitsverlauf über die Darmwand hinausgehende Entzündung mit entzündlicher Reaktion des Mesenteriums, Fistelbildung sowie Neigung zur Abszessbildung, wenn das Fistelsekret nicht ablaufen kann, sowie Umgebungsreaktion. Die bevorzugte Lokalisation ist das terminale Ileum, alle anderen Darmabschnitte können (diskontinuierlich) betroffen sein. Prognostisch bedeutsam ist insbesondere der Rektumbefall mit Fistel- und Abszessbildung. Die verschiedenen Typen der Darmwandverdickung sind oben beschrieben. Die sonographischen Erscheinungsbilder sind vielfältig (Chamäleon).

Tabelle 3.30 Transabdominelle Sonographie: Sensitivität und Spezifität für die Detektion der Peridivertikulitis

Sensitivität in %	Spezifität in %	PVW in %	NVW in %	Autor	Journal
98	98	96	99	Schwerk WB	Dis Colon Rectum 1992; 35: 1077 – 1084
85	80	76	88	Verbanck J	J Clin Ultrasound 1989; 17: 661 – 666
84	93	93	84	Zielke A	Br J Surgery 1997; 84: 385 – 388
98	99	96	99	Schwerk WB	Z Gastroenterol 1993; 31: 294 – 300
96	98	85	99	Federmann	Chirurg 1989; 60: 415 – 418
85	84	85	84	Pradel JA	Radiology 1997; 205: 503 – 512

PVW: positiver Vorhersagewert, NVW: negativer Vorhersagewert

Die entzündliche Aktivität des Morbus Crohn wird einerseits an der Wanddicke des betroffenen Darmabschnitts und andererseits an der Längsausdehnung und insbesondere am Auftreten oder Verschwinden der entzündlichen Umgebungsreaktionen und Komplikationen bestimmt.

Typisch sind teils echoarme und teils echoreiche Veränderungen der Darmwand und ihrer Umgebung (mit Fistelgängen und Abszessen in Serosa, Mesenterium, Omentum, Retroperitoneum, Haut) (Abb. 3.**122**). Akute und chronische Ileuszustände können Folge einer narbigen Stenose oder eines akuten Entzündungsschubes sein. Im ersten Fall wird eher die operative Sanierung, im zweiten Fall eher die medikamentöse Therapie zum Ziel führen.

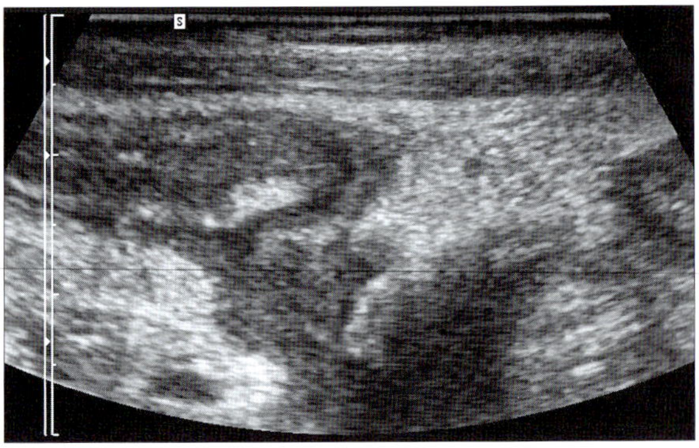

Abbildung 3.122 Morbus Crohn mit schwächer echogener interenterischer Fistelbildung.

Colitis ulcerosa. Im Unterschied zum Morbus Crohn ist die Colitis ulcerosa eine primär mukosale Entzündung, die in der Regel auf die Darmwand beschränkt ist. Sie breitet sich kontinuierlich vom Rektum unterschiedlich weit aufsteigend aus. Sonographisch imponieren aktive Krankheitsbilder bei erhaltener Wandschichtung mukosal echoarm, wogegen die Mukosa und Lamina submucosa im subakuten Stadium eher akzentuiert verbreitert zur Darstellung kommen. Normalisierungen der sonographisch erkennbaren Darmwandveränderungen sind häufig, manchmal ist eine geringe (akzentuierte) Verbreiterung insbesondere der Mukosa und Lamina submucosa auch in der Remissionsphase erkennbar.

Gefürchtet sind die Komplikationen des toxischen Megakolons, die sonographisch regelhaft unterschätzt werden, da die Darmwand ausgespannt und dünn imponiert. Wegweisend ist die klinische Symptomatik.

Die Sensitivität und Spezifität der transabdominellen Sonographie für die Detektion chronisch entzündlicher Darmerkrankungen, des Morbus Crohn und der Colitis ulcerosa sind in Tab. 3.**31** – 3.**33** zusammengefasst.

Tabelle 3.31 Sensitivität und Spezifität für die Detektion chronisch entzündlicher Darmerkrankungen

Sensitivität	Spezifität	Autor	Journal
70%	93%	Pradel JA	Radiology 1997; 205: 167 – 172
88%	93%	Faure C	J Pediatr 1997; 130: 147 – 151
90%	94%	Bozkurt T	J Clin Ultrasound 1994; 22: 85 – 91
94%	67%	Reimund JM	Gastroenterol Clin Biol 1999; 23: 740 – 746
84%	97%	Khaw KT	Clin Radiol 1990; 42: 410 – 413

Tabelle 3.32 Sensitivität und Spezifität für die Detektion des Morbus Crohn

Sensitivität	Spezifität	Autor	Journal
96%	100%	Limberg B	AJG 1994; 89: 1051 – 1057
91%	100%	Limberg B	J Clin Ultrasound 1989; 17: 25 – 31
77%	96%	Stiatti A	Radiol Med 1990; 80: 301 – 303
86%	97%	Hata J	AJG 1992; 87: 443 – 447
84%	nk	Hollerbach S	Scand J Gastroenterol 1998; 33: 1201 – 1208
81%	86%	Andreoli A	AJG 1998; 93: 1117 – 1121
82%	100%	DiCandio G	AJR 1986; 146: 523 – 526
84%	91%	Sonnenberg A	Gastroenterology 1982; 88: 430 – 437
78%	91%	Sheridan MB	Clin Radiol 1993; 48: 402 – 404
73%	93%	Brignola C	Dig Dis Sci 1993; 38: 433 – 437
95%	93%	Solvig J	Abdom Imaging 1995; 20: 323 – 326
89%	94%	Maconi G	AJG 1996; 91: 1604 – 1609

nk: nicht angegeben

Tabelle 3.33 Sensitivität und Spezifität für die Detektion der Colitis ulcerosa

Sensitivität	Spezifität	Autor	Journal
84%	88%	Pera A	Digestion 1988; 41: 180 – 184
91%	98%	Limberg B	AJG 1994; 89: 1051 – 1057
89%	97%	Limberg B	J Clin Ultrasound 1989; 17: 25 – 31
66%	nk	Hollerbach S	Scan J Gastroenterol.1998; 33: 1201 – 1208
89%	98%	Hata J	AJG 1992; 87: 443 – 447

Enterokolitis

Enteritis. Bei der unkomplizierten Enteritis findet sich vermehrt Sekret im Dünndarm und es besteht eine Hyperperistaltik. Das Darmlumen ist normalerweise nicht dilatiert, und nur bei schwereren Fällen ist eine eindeutige Wandverdickung nachweisbar.

Kolitis. Abhängig von der Schwere des Krankheitsverlaufs zeigt die Sonographie bei bakteriellen Kolitiden eine unterschiedlich ausgeprägt mukosal betonte Verdickung der Darmwand mit meist erhaltener Wandschichtung. Vor allem sind das terminale Ileum und das rechte Hemikolon betroffen. Eine Akzentuierung mesenterialer Lymphknoten ist häufig. Für die Infektion mit Yersinia enterocolitica sind die sonographisch gut darstellbaren vergrößerten mesenterialen Lymphknoten typisch. Die Amöbenkolitis mit ihrem vielfältigen Erscheinungsbild und extraintestinalen Manifestationen kann sonographisch nicht von Kolitiden anderer Genese differenziert werden.

Tuberkulose. Charakteristischerweise findet sich bei der Darmtuberkulose eine schwächer echogen, z.T. asymmetrisch verdickte Mukosa mit Faltenabbrüchen und unscharfer Abgrenzung zur verdickten Submukosa, so dass ein pseudopolypöses Erscheinungsbild imponiert. Insgesamt zeigt sich ein sehr variables sonographisches Bild (s. Abschnitt „Darmtuberkulose"), charakteristisch ist die ausgeprägte mesenteriale Lymphadenopathie.

Andere erregerbedingte Entzündungen. Weitere akute und chronische Entzündungen mit bevorzugter Lokalisation in der Ileozäkalregion sind bei immungeschwächten Patienten opportunistische Infektionen. Es gibt noch zahlreiche weitere, teils primär den Darm betreffende, teils als Mitbeteiligung bei anderen Erkrankungen auftretende, entzündliche und vaskuläre Prozesse, deren Darstellung aber diesen Rahmen überschreitet.

Antibiotikaassoziierte Kolitiden

Die antibiotikaassoziierte Diarrhö (ohne Kolitis) führt nicht zu sonographisch erkennbaren Darmwandveränderungen.

Pseudomembranöse Kolitis. Bei der durch Clostridium difficile bedingten pseudomembranösen Kolitis imponiert initial eine von der Entzündungsaktivität abhängige, mukosal betonte symmetrische Wandverdickung. In Abhängigkeit von der Schwere der Erkrankung kann es zu pseudotumorösen Darmwandverdickungen kommen, so dass differenzialdiagnostisch insbesondere an das Lymphom zu denken ist.

Penicillininduzierte Kolitis. Sonographisch eindrucksvoll ist die penicillininduzierte, segmentär hämorrhagische Kolitis, deren klinischer Verlauf an eine Hypersensitivitätsreaktion erinnert. Wenige Tage nach Beginn einer oralen Medikation mit Penicillin, Ampicillin oder Amoxycillin kommt es zu einer vorwiegend das Colon transversum sive ascendens betreffenden Kolitis, an der das Ileum nicht beteiligt ist. Klinisch steht die mit starken Tenesmen einhergehende blutige Diarrhö im Vordergrund.

Charakteristisch ist der sonographische Befund einer häufig umschriebenen und zur gesunden Umgebung gut abgrenzbaren ausgeprägten Wandverdickung des Kolons mit Aufhebung der Darmwandschichtung durch Ödem und Einblutungen.

Typisch ist die farbduplexsonographisch nachweisbare und histologisch verifizierbare Ischämie bei jungen Patienten (penicillininduzierte akute ischämische Kolitis) (Abb. 3.**123**) im Unterschied zu der ischämischen Kolitis bei älteren Patienten, die häufig arteriosklerotisch bedingt ist und das Colon sigmoideum betrifft (Abb. 3.**124**).

Einheimische Sprue

Die sonographisch fassbaren Befunde bei der einheimischen Sprue betreffen die Kerckring-Falten, das Darmlumen und die Motilität. Ähnlich den radiologischen Befunden kann eine vermehrte Distanzierung und Höhenminderung der

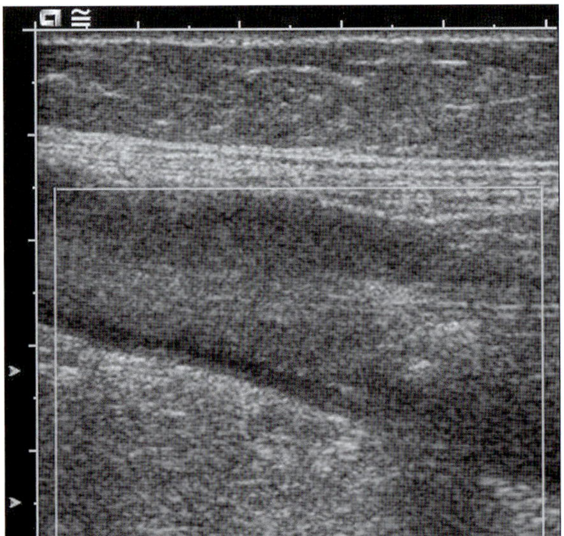

Abb. 3.123 Penicillininduzierte, segmentär hämorrhagische Kolitis. Typisch ist die farbduplexsonographisch nachweisbare und histologisch verifizierte Ischämie bei jungen Patienten.

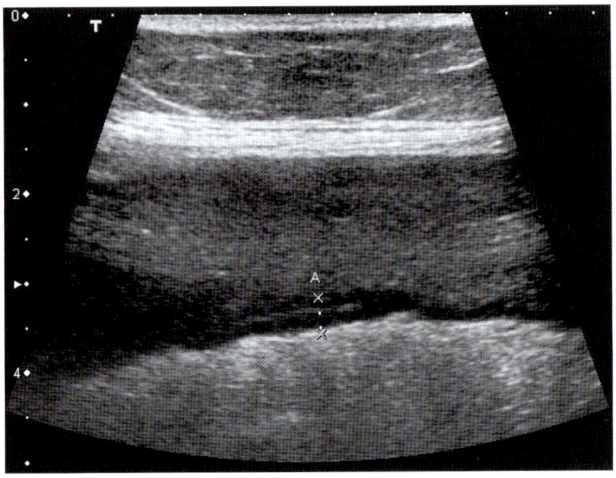

Abb. 3.124 Die ischämische Kolitis ist durch eine Aufhebung der Wandschichten (dirty bowel) und ein sehr variables sonographisches Bild gekennzeichnet. Klinisch lässt sie sich regelhaft von der penicillininduzierten, segmentär hämorrhagischen Kolitis differenzieren.

Kerckring-Falten im Jejunum bei relativer Zunahme im distalen Ileum nachgewiesen werden. Neben einer leichten Dilatation der betroffenen Jejunalschlingen mit ungleichmäßigen, nur noch angedeuteten und „aufgelockert“ wirkenden Kerckring-Falten zeigt sich eine allerdings nur im Nüchternzustand diagnostisch verwertbare auffällige Flüssigkeitsvermehrung mit lebhafter Peristaltik. Luminale Luft und Chymus werden dabei als relativ grobe echoreiche Reflexe wie Wäschestücke in einer Waschtrommel mit unterschiedlich großer Geschwindigkeit hin- und hergewirbelt („Waschmaschinenphänomen“), wobei sonographisch kaum ein scharfes Bild vom Darminhalt zu erhalten ist.

Differenzialdiagnose. Ein ähnliches Motilitätsbild findet sich bei anderen Erkrankungen mit ausgeprägter sekretorischer Diarrhö. Die Mikrosporidieninfektion bei AIDS-assoziierter Diarrhö mit ausgeprägter Zottenatrophie kann zu einem der einheimischen Sprue analogen Bild führen.

Komplikationen. Gefürchtet sind die Komplikationen der diätetisch nicht ausreichend behandelten einheimischen Sprue, das T-Zell-Lymphom (Abb. 3.**125**) und das Dünndarmkarzinom. Eine erhöhte Inzidenz auch anderer Malignome des Gastrointestinaltraktes ist gesichert.

Morbus Whipple

Der Morbus Whipple ist eine durch Tropheryma whippelli bedingte seltene Infektionskrankheit, die vor allem Männer mittleren Alters betrifft. Histologisch bestehen Lipideinlagerungen in der Dünndarmschleimhaut und eine Infiltration durch Makrophagen. Überdies finden sich ähnliche Veränderungen in den mesenterialen Lymphknoten, die zu einer Lymphabflussstörung führen. Das sonographische Bild ist durch vergrößerte, häufiger echoreiche mesenteriale

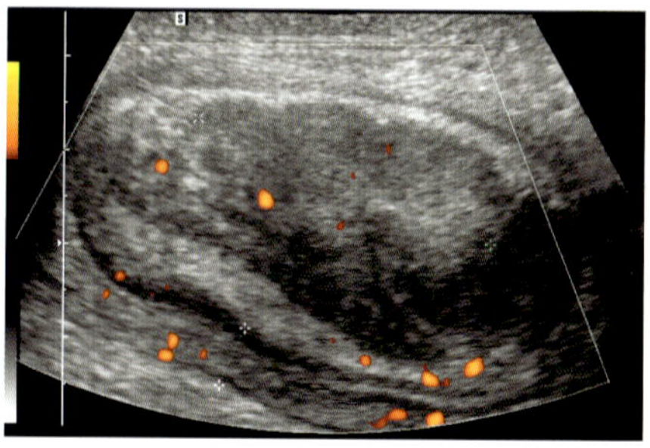

⊠ **Abb. 3.125** T-Zell-Lymphom des Darmes. Gefürchtete Komplikation der einheimischen Sprue ist das T-Zell-Lymphom. Bei manchen Patienten wird die einheimische Sprue erst retrospektiv nach Auftreten des Malignoms diagnostiziert.

Lymphknoten und eine echoreiche Wandschwellung des Dünndarms (s. auch Abschnitt „Weiße Dramwand, white bowel") gekennzeichnet.

Die Kombination der echoreichen Mukosa mit der echoreichen mesenterialen Lymphadenopathie ist ein pathognomonischer Befund beim Morbus Whipple.

Darmtuberkulose

Die Darmtuberkulose wird seit dem Auftreten der AIDS-Pandemie (Migranten, Ferntourismus) wieder häufiger beobachtet. Sie muss von der deutlich häufigeren peritonealen Tuberkulose abgegrenzt werden mit typischerweise septiertem Aszites und umschriebenen Verdickungen des Peritoneums. Ähnlich wie beim Morbus Crohn mit diskontinuierlicher, dysproportionierter asymmetrischer Wandverdickung können alle Bereiche des Darmes betroffen sein, wobei jedoch auch eine Prädilektion für die Ileozäkalregion besteht. Charakteristischerweise findet sich bei der Darmtuberkulose eine schwächer echogen verdickte, z. T. asymmetrisch verdickte Mukosa mit Faltenabbrüchen und unscharfer Abgrenzung zur asymmetrisch verdickten Submukosa, so dass ein pseudotumoröses Erscheinungsbild entsteht. Kurzstreckige Stenosen, mesenteriale, schwächer echogene Entzündungszeichen, Fistelbildungen sowie der Nachweis von ausgedehnten, z. T. wenig symptomatischen Abszessen sind Ausdruck des sehr variablen sonographischen Bildes.

Charakteristisch für die Darmtuberkulose ist auch die ausgeprägte mesenteriale Lymphadenopathie mit vielen sonographisch abgrenzbaren rundlich-ovalen, schwächer echogenen Lymphknoten, die ein ungleichmäßiges Echomuster (Mikroabszesse) aufweisen können.

Differenzialdiagnose. Differenzialdiagnostisch ist zu denken an die destruktiv imponierenden Veränderungen eines Darmlymphoms oder Karzinoms sowie an in Europa selten beobachtete Krankheitsbilder wie (umschrieben lokalisierte) Amöbiasis, syphilitische Gummen, Aktinomykose oder andere opportunistische Infektion (z. B. Zytomegalievirusinfektion, atypische Mykobakteriosen) im Rahmen einer HIV-Erkrankung.

Opportunistische Infektionen bei AIDS-Patienten

Die atypischen Mykobakteriosen, die Zytomegalie- und Herpes-simplex-Virusinfektion, Mikrosporidiose und Kryptosporidiose sowie kombinierte Infektionen sind klassische opportunistische Infektionen des Dünn- bzw. Dickdarms bei AIDS-Patienten. Aber auch bei Patienten mit einer Immunsuppression anderer Genese ist an opportunistische Infektionen zu denken.

Zytomegalie. Typisch bei der CMV-Infektion ist der dem akuten Morbus Crohn ähnliche, schwächer echogene transmurale Entzündungsaspekt mit stärker echogener mesenterialer Begleitreaktion. Bei beiden Erkrankungen wird die Entstehung der Darmwandveränderungen durch eine (okklusive) Vaskulitis diskutiert, was den ähnlichen morphologischen Aspekt erklärt. CMV-Läsionen der Darmwand werden nicht selten zusammen mit dem intestinalen Kaposi-Sarkom gefunden. Das Kaposi-Sarkom stellt sich sonographisch häufiger als schwach echogene umschriebene Verbreiterung der Mukosa mit Abgrenzung zur Submukosa dar.

Mykobakteriosen. Das sonographische Bild der atypischen Mykobakteriosen (z. B. Mycobacterium avium intracellulare, MAI) entspricht der Lymphadenopathie der Darmtuberkulose. Das Befallsmuster ist jedoch häufig weiter proximal gelegen.

Krypto- und Mikrosporidiose. Die Kryptosporidiose und manchmal auch die Mikrosporidiose imponieren vorwiegend durch die Hypersekretion mit sonographischem Flüssigkeitsnachweis in den Dünndarmschlingen und entsprechender Hypermotilität. Eine entzündliche Wandverdickung liegt in der Regel nicht vor.

Neutropene Kolitis

Die neutropene (Entero-)Kolitis ist eine beispielsweise im Rahmen einer hoch dosierten Chemotherapie auftretende Komplikation der Agranulozytose bzw. Neutropenie, die letal verlaufen kann. In bis zu 50 – 75 % kann der Nachweis von unterschiedlichen Erregern (häufiger Clostridien, insbesondere Clostridium septicum) in der Blutkultur erfolgen. Eine sekundäre Genese ist wahrscheinlich. Die klinische Symptomatik ist variabel ausgeprägt. Diarrhö und Bauchschmerzen sind klinische Leitsymptome des schwerkranken Patienten. In manchen Fällen steht eine mechanische (Sub-)Ileussymptomatik mit Aufweitung der vorgeschalteten (Dünn-)Darmsegmente im Vordergrund. Die Ileozäkalregion ist zumindest mitbetroffen.

Sonographisch imponiert eine deutlich nachweisbare schwächer echogene, ödematös hämorrhagisch bedingte Darmwandverdickung mit transmuraler Entzündungsreaktion. Murale Lufteinschlüsse (manchmal auch Luft in der Pfortader) und abdominelle Flüssigkeitsansammlungen sind die drohenden Zeichen der Perforation.

Auf sonographisch nachweisbare freie Luft im Abdomen als Zeichen der Perforation ist zu achten.

Strahlenenteritis

Die sonographischen Veränderungen der Strahlenenteritis sind durch nur geringe symmetrische Darmwandverdickungen charakterisiert. Relative Stenosen mit chronischen Subileuszuständen führen zu einer Hypertrophie der Muskularis mit prästenotisch erweiterten Darmschlingen. Im Unterschied zu den normalen Dünndarmschlingen lassen sich die strahlengeschädigten Darmschlingen charakteristischerweise gut voneinander abgrenzen. Typisch sind Schrumpfungsprozesse des Mesenteriums zu beobachten.

Zystische Fibrose (Mukoviszidose)

Die typischen Darmwandveränderungen der zystischen Fibrose mit stenosierender Kolonfibrose wurden erstmalig 1994 beobachtet. Die Pathogenese dieser Veränderungen ist weiterhin umstritten und nicht identisch mit den Veränderungen des Mekoniumileus und des distalen intestinalen Obstruktionssyndroms (DIOS), die vorwiegend im Säuglings- und Kleinkindalter in Erscheinung treten. Neben extrem hoch dosierten Pankreasenzymen wird eine Disposition der Grundkrankheit diskutiert. Charakteristisch ist die sonographisch nachweisbare Akzentuierung und Verdickung der stärker echogenen aber weniger vaskularisierten Lamina submucosa. Diese Veränderungen finden sich im Zäkum sowie – geringer ausgeprägt – im Colon ascendens und nur selten in distal gelegenen Kolonwandbereichen. Mit steigender Pankreatindosierung werden die Veränderungen gehäuft beobachtet. Die Mukosa ist sonographisch unauffällig, gelegentlich aber auch fokal verdickt bzw. luminal schlecht abgrenzbar (Abb. 3.**126**).

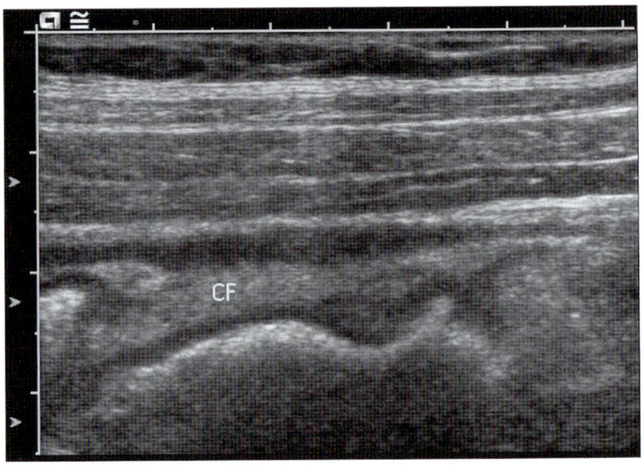

Abb. 3.126 Kolonofibrose bei zystischer Fibrose. Typisch ist die verdickte, aber wenig vaskularisierte Mukosa.

Darm-GvHD

Die Darm-GvHD (Graft versus Host Disease) ist eine lebensbedrohliche Komplikation der Knochenmarktransplantation. Unterschieden werden die akute und die chronische GvHD (Tab. 3.**34**). Häufig betroffen sind Haut, Darm und Leber (Tab. 3.**35** u. 3.**36**).

Als wichtige sonographische Befunde bei der akuten GvHD des Darmes wurden verschiedene Zeichen identifiziert. Typisch ist eine symmetrische Verdickung der Darmwand (> 2 mm), wobei am häufigsten die Ileozäkalregion betroffen ist. Es kann jedoch jeder Darmabschnitt befallen sein.

Bei schweren Verläufen kann es zu einer Separierung der inneren Darmwandschichten kommen („sloughing", Abschilfern der Mukosa), insbesondere im Bereich des Dünndarms (Abb. 3.**127**).

Dünndarmbeteiligung. Patienten mit großen Stuhlvolumina (> 1500 ml) weisen häufig eine Beteiligung des Dünndarms auf. Neben einer verdickten Dünndarmwand zeigt sich bei diesen Patienten ein der einheimischen Sprue ähnliches sonographisches Bild der sekretorischen Diarrhö („Waschmaschinenphänomen"). Neben einer (leichten) Di-

Tabelle 3.34 Definition der akuten und chronischen Graft-versus-Host-Disease

	Akute GVHD	Chronische GvHD
Definition	bis zum Tag 100 nach Ende der aplastischen Phase (ca. Tag 10 – 20)	jenseits des Tages 100 nach Transfer von allogenen lymphatischen Zellen
Prävalenz	9 – 50 % bei HLA-identischen Geschwistern	25 – 50 % der Langzeitüberlebenden; ca. $^2/_3$ entstehen auf der Basis einer akuten GvHD und haben eine besonders schlechte Prognose
Organmanifestation	Haut, Gastrointestinaltrakt, Leber	Haut, Leber, seltener Gastrointestinaltrakt

Tabelle 3.35 Organbezogene Einteilung der GvHD-Stadien (nach Glucksberg)

Stadium	Haut	Darm	Leber
Stadium I	makulopapulöses Exanthem <25% der Körperoberfläche	Stuhl 500 – 1000 ml/Tag	Bilirubin 2 – 3 mg/dl GOT 150 – 750 U/l
Stadium II	makulopapulöses Exanthem 25 – 50% der Körperoberfläche	Stuhl 1000 – 1500 ml/Tag	Bilirubin 3,1 – 6,0 mg/dl
Stadium III	generalisierte Erythrodermie	Stuhl 1500 – 2000 ml/Tag	Bilirubin 6,1 – 15 mg/dl
Stadium IV	generalisierte Erythrodermie mit Blasenbildung und häufig auch Desquamation	Stuhl >2000 ml/d oder starke Abdominalschmerzen mit/ohne Ileus	Bilirubin >15 mg/dl

Tabelle 3.36 Stadieneinteilung (Grading) der akuten GVHD

Grad	Haut	Leber		Darm	Befindlichkeitsskala (performance scale)
I	1 – 2	0		0	0
II	1 – 3	1	und/oder	1	0 – 1
III	2 – 3	2 – 4	und/oder	2 – 3	2 – 3
IV	2 – 4	2 – 4	und/oder	2 – 4	3 – 4

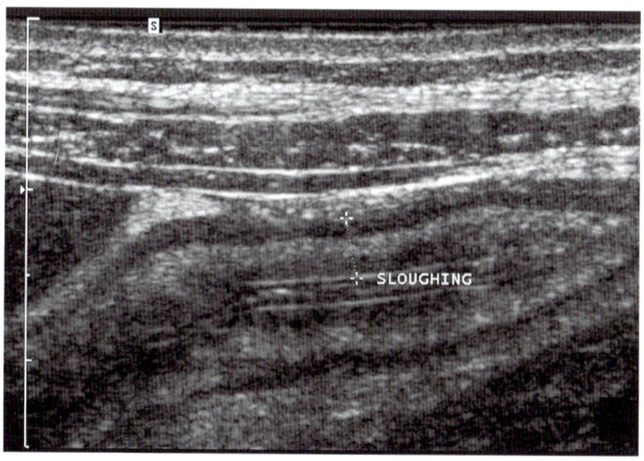

Abb. 3.127 Darm-GvHD mit Abschilfern der Mukosa („sloughing“).

latation der betroffenen Jejunal- oder Ileumschlingen mit ungleichmäßigen, nur noch angedeuteten und „aufgelockert“ wirkenden Kerckring-Falten zeigt sich eine auffällige Flüssigkeitsvermehrung im Lumen mit lebhafter Peristaltik.

Blutfluss in der A. mesenterica superior bei Darm-GvHD

Die duplexsonographische Untersuchung des Blutflusses in der A. mesenterica superior und der Vaskularisation der Darmwand führte zu charakteristischen Befunden. Patienten mit normalem oder gesteigertem Blutfluss in der A. mesenterica superior (systolischer Fluss ≥ 110 cm/s, diastolischer Flussanteil) und einer normalen oder gesteigerten Perfusion der Darmwand sprechen auf die GvHD-Therapie an. Patienten, bei denen eine verminderte systolische Geschwindigkeit in der A. mesenterica superior (<110 cm/s) und ein Verlust des diastolischen Flussanteils (somit hoher Widerstandsindex) im Zusammenhang mit einer verdickten Darmwand ohne Darstellung einer muralen Perfusion festzustellen war, sprachen auf die immunsuppressive Therapie nicht an und verstarben.

Darmtumoren

Dickdarmtumoren. Kolonpolypen können in Einzelfällen als echoarme, rundliche bis ovale Aussparungen im Darmlumen diagnostiziert werden. Kolonkarzinome lassen sich sonographisch bei subtiler Untersuchungstechnik und Geduld regelhaft als schwächer echogene Raumforderungen lokalisieren, die Schichtung ist meist aufgehoben. Mesenteriale Lymphknoten können sonographisch zwar dargestellt werden, die Sensitivität ist jedoch nicht ausreichend hoch und für ein präoperatives Staging ungeeignet. Kolonkarzinome entgehen der Diagnose, wenn sie klein und von Darmgas überlagert sind oder in einer weniger zugänglichen Region wie im Rektum oder rektosigmoidalen Übergang liegen.

Dünndarmtumoren. Neuroendokrine Tumoren, GIST, Lymphome und Dünndarmkarzinome sowie Dünndarmmetastasen sind selten, werden aber häufiger primär sonographisch als umschriebene schwächer echogene, von der Darmwand ausgehende Raumforderungen entdeckt.

Lymphome. Maligne Lymphome des Darms sind bevorzugt im Ileum und Zäkum lokalisiert. Es sind sehr echoarme Tumoren, die entweder zirkulär die Wand verdicken oder knollig ins Lumen vorragen oder große Tumormassen, die auch die Umgebung mit einbeziehen. Vergrößerte Lymphknoten können sowohl mesenterial als auch retroperitoneal vorkommen.

Darmwandödem

Am häufigsten sind Ödeme am Dünndarm zu beobachten, und das sonographische Charakteristikum sind die zystenähnlich aufgetriebenen Kerckring-Falten mit variabler Wandverdickung. Erst in Zusammenschau mit den anamnestischen und klinischen Daten ist eine differenzialdiagnostische Eingrenzung der Ursache möglich. Darmwandödeme können ein sehr unterschiedliches sonographisches Erscheinungsbild haben, von echoreich über echoarm bis zu echofrei. Eine echoreiche Gewebsschwellung ist dadurch zu erklären, dass durch geringe Flüssigkeitseinlagerungen Gewebsschichten auseinandergedrängt werden und mehr Grenzflächen entstehen. Je mehr Flüssigkeit im Gewebe eingelagert wird, umso mehr werden echoarme bis echofreie Lakunen zwischen den echoreicheren Gewebsstrukturen sichtbar.

Ursachen. Die Ursachen für muköse und submuköse Ödeme am Gastrointestinaltrakt sind vielfältig. Ausgeprägte echoarme bis echofreie Darmwandödeme sind bisher vor allem beim hereditären angioneurotischen Ödem (HANE) bei C1-Esterase-Inhibitor-Mangel, seltener auch als allergische Reaktion auf ACE-Hemmer oder bei Anisakiasis (insbesondere bei rohem Fischgenuss) und Vaskulitis beschrieben worden. Die Veränderungen dürften vor allem bei Vaskulitiden der kleinen Gefäße auftreten, bei welcher es zu Einblutungen, Ischämien und submukösen Ödemen kommt. Seltene Berichte gibt es auch von Reaktionen auf Röntgenkontrastmittel. Prinzipiell können diese Reaktionen auch bei anderen Medikamenten und bei Nahrungsmitteln auftreten. In einer retrospektiven Auswertung konnten viele weitere Ursachen für ödematöse Schwellungen am Gastrointestinaltrakt nachgewiesen werden, in manchen Fällen ist eine multifaktorielle Genese zu vermuten (Ileus, Gastroenteritis, leukozytoklastische Vaskulitis, Lupus erythematodes, Mesenterialvenenthrombose, intestinale Lymphangiektasie).

Pathomechanismen. Verschiedene Pathomechanismen führen zum Flüssigkeitsaustritt: beispielsweise Vasodilatation, erhöhte Kapillarpermeabilität, Osmose, Stauung, wie sie bei den verschiedenen (kardialen, renalen, hepatischen oder durch Eiweißmangel bedingten) Ödemformen beobachtet werden.

Häufig sind neben den Veränderungen am Gastrointestinaltrakt auch Hautveränderungen und Symptome von Seiten des Respirationstraktes zu beobachten. Die Sonographie ist hilfreich im Nachweis einer intestinalen Beteiligung (Abb. 3.128) und bei der Verlaufskontrolle unter Therapie.

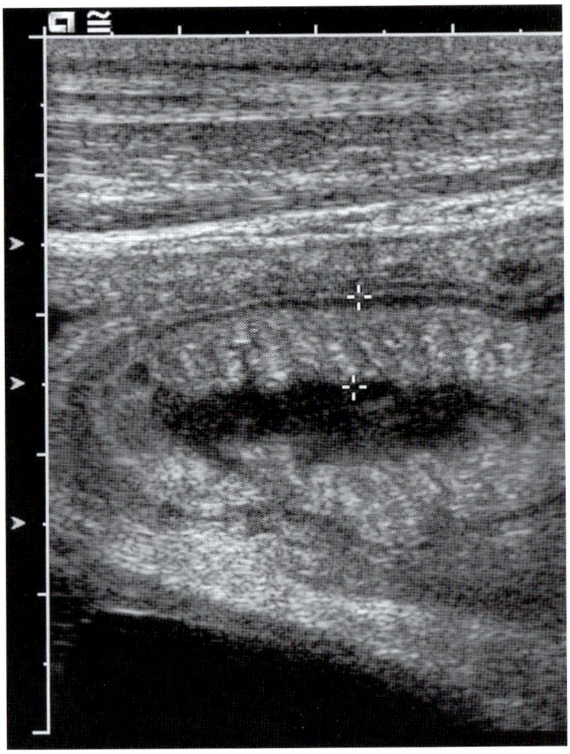

Abb. 3.128 Darmwandödem. Typisch ist die kissenartige Auftreibung der Kerckring-Falten („Maiskolbenphänomen").

Weiße Darmwand („white bowel") als sonographischer Ausdruck einer mesenterialen Lymphstauung

Die Beobachtung eines auffällig echoreichen Dünndarms bei Patienten mit HIV und Infektionen mit Mycobacterium avium intracellulare sowie Darmtuberkulose und anderen opportunistischen Infektionen hat schon Mitte der 90er Jahre zur Prägung des Begriffs „white bowel" geführt. Ähnliche Befunde wurden beim Morbus Whipple gefunden.

Ursachen. Die gleichzeitig beobachtete ausgeprägte Lymphadenopathie lässt einen Zusammenhang mit Lymphstau des Darmes vermuten. Die echoreiche Transformation der an sich echoarmen Mukosa ist ein seltener Befund, und der Lymphstau könnte die Hauptursache sein, indem der Fettgehalt des Chylus dieses echogene Bild hervorruft. Zusätzlich können auch Infiltrate der Mukosa (beim Morbus Whipple mit fetthaltigen Makrophagen) zu diesem Bild beitragen. Bei vielen anderen Erkrankungen mit ödematöser Schwellung der Darmwand, bei denen das Ödem durch venösen Stau, allergische und toxische Reaktionen verursacht ist, bleibt nach unserer Erfahrung die Mukosa als echoarme

Schicht erkennbar. Durch die Kerckring-Falten, die beim nüchternen Patienten das Lumen ausfüllen, kommt es zum eindrucksvollen Bild des „weißen Darmes", umgekehrt zum Normalbefund, wo sie zu einem eher echoarmen Bild des kollabierten Darms beitragen. Inwieweit ein venöser Stau oder ein Eiweißmangel am Bild des „weißen Darmes" beteiligt sind, lässt sich schwer beantworten. Teilweise dürften auch Mischformen verschiedener Ödeme vorliegen.

Differenzialdiagnose. Differenzialdiagnostisch müssen einerseits die echoreichen Darmwandverdickungen abgegrenzt werden, die nur die Lamina submucosa betreffen. Andererseits kann auch ein sehr echoreicher Darminhalt zunächst das Bild eines „weißen Darmes" erzeugen, aber bei genauerer Betrachtung und Beurteilung mit hochauflösenden Sonden ist eine sichere Abgrenzung möglich.

Eine Zusammenfassung der Differenzialdiagnose sonographischer Befunde gibt Tab. 3.**37**.

Farbdopplersonographie (FDS) und neue Techniken

C. F. Dietrich, A. Ignee

Die Anwendbarkeit der Duplexsonographie im Abdomen ist durch mehrere Faktoren eingeschränkt. Anatomische Varianten sind häufig und werden in der Literatur mit bis zu 20% angegeben. Außerdem werden hohe Untersucherabhängigkeiten bemängelt. Häufige Gründe hierfür sind u.a. ungünstige Einschallwinkel und Fehler bei der Diameterbestimmung, welche zu immensen Abweichungen bei der Berechnung von Blutflussvolumina führen.

Tabelle 3.37 Differenzialdiagnose der sonographischen Befunde; Mischbilder können auch in Abhängigkeit von der Entzündungsaktivität vorkommen (modifiziert nach Dietrich CF, Brunner V, Lembcke B. Intestinale Sonographie bei seltenen Dünn- und Dickdarmerkrankungen. Z Gastroenterol 1998; 36: 955–970)

Sonographischer Befund	Differenzialdiagnose
Erhaltene (symmetrische) Wandschichtung	Colitis ulcerosa (mukosabetont) bakterielle Kolitiden (mukosabetont) pseudomembranöse Kolitis (mukosabetont) zystische Fibrose (submukosabetont) Strahlenenteritis (submukosabetont) Divertikulose (muskularisbetont) Amyloidose (umschrieben)
Erhaltene (asymmetrische) Wandschichtung	Morbus Crohn Yersiniose Darmtuberkulose atypische Mykobakteriose
Verwaschene Darmwandschichtung	Morbus Crohn (entzündlicher Schub) Yersiniose CMV-Kolitis ischämische Kolitis hämorrhagisch segmentäre Kolitis neutropene Kolitis Darmwandödem (z. B. Vaskulitis, Eiweißmangel)
(Pseudo-)Tumoröse umschriebene (destruierende) Wandverdickung	Abszedierung (z. B. Appendizitis, Divertikulitis) Karzinom Lymphom ischämische Kolitis neutropene Kolitis pseudomembranöse Kolitis Darmtuberkulose atypische Mykobakteriose
Mesenteriale Lymphadenopathie	bakterielle Kolitis (z. B. Yersiniose, Salmonellose) pseudomembranöse Kolitis Darmtuberkulose atypische Mykobakteriose Frühformen des Morbus Crohn (junge Patienten) Lymphom Karzinom
„Waschmaschinenphänomen"	einheimische Sprue HIV-assoziierte Enteropathie Autoimmunenteropathie

Messwerte

Zur Messung der Flussspektren abdomineller Gefäße wird eine Vielzahl von verschiedenen Messparametern analysiert. Geläufig sind absolute Messgrößen wie die maximale systolische Geschwindigkeit (peak systolic velocity, PSV) und die enddiastolische Geschwindigkeit (enddiastolic velocity, EDV). Aus diesen Werten und den integrierten Messgrößen, wie der durchschnittlichen mittleren Geschwindigkeit (TAV_{mean}) und der durchschnittlichen maximalen Geschwindigkeit (TAV_{max}), werden weitere bekannte Parameter wie der Widerstandsindex (RI), der Pulsatilitätsindex (PI) und das Blutflussvolumen (BF) angegeben.

Widerstands- und Pulsatilitätsindex. Besondere Aufmerksamkeit verdienen der Resistance-(oder Pourcelot-)Index und der Pulsatilitätsindex. Der Resistance- oder Widerstandsindex errechnet sich aus der Differenz der maximalen systolischen und der enddiastolischen Geschwindigkeit, dividiert durch die maximale systolische Geschwindigkeit [$RI = (PSV - EDV) / PSV$]. In den Pulsatilitätsindex geht im Unterschied zum RI im Nenner die über die Zeit gemittelte maximale Geschwindigkeit ein [$PI = (PSV - EDV) / TAV_{max}$].

Die beiden Parameter RI und PI sind weitgehend winkelunabhängig und erlauben Rückschlüsse auf das Widerstandspotenzial des abhängigen kapillaren Strombetts.

Einschallwinkel. Da besonders im Abdomen der große Abstand der Gefäße zum Schallkopf und der parallele Verlauf zum Tragen kommen, liegen häufig ungünstige Einschallwinkel vor. Nur Frequenzverschiebungen relativ zum Schallkopf können zur Ableitung eines Dopplerspektrums herangezogen werden. Gefäßverläufe rechtwinklig zum Schallkopf führen deshalb zu keiner Frequenzverschiebung, und Gefäßverläufe mit Winkeln zwischen 90° und 60° führen häufig zu stark von der tatsächlichen Geschwindigkeit abweichenden Messungen. Im Allgemeinen wird deshalb eine Obergrenze für die Einschallwinkel von 60° toleriert. Zur Beurteilung der Perfusionsverhältnisse in Gefäßen mit ungünstigem Verlauf und/oder kleinem Querschnitt eignen sich deshalb besonders die relativen Indizes, da sich zumindest winkelbedingte Fehler aus der Formel kürzen. Dies bezieht sich allerdings nicht auf Fehler, die durch Messungen in nicht laminaren Flussprofilen oder durch andere Ungenauigkeiten entstehen.

Untersucherabhängigkeit. Zur Reduktion der Untersucherabweichung ist die Positionierung des Dopplerfensters an einem standardisierten Messort nötig. Bei der Wahl des Messortes sollten eine konstante Darstellbarkeit und Reproduzierbarkeit der Untersuchungsposition, ein Bereich mit möglichst laminarem Fluss sowie ein günstiger Einschallwinkel berücksichtigt werden. Der Messort sollte vor dem Abgang des ersten größeren Seitenastes liegen.

Praktisches Vorgehen

- Zur Untersuchung eines Gefäßes sollten zunächst folgende Parameter abgeleitet werden: maximale systolische Geschwindigkeit (PSV), enddiastolische Geschwindigkeit (EDV), durchschnittliche maximale Geschwindigkeit (TAV_{max}), durchschnittliche mittlere Geschwindigkeit (TAV_{mean}) und der Diameter des Gefäßes am Ort der Ableitung des Spektrums.
- Aus diesen Parametern ist es dann möglich, Widerstandsindex (RI), Pulsatilitätsindex (PI) und Blutflussvolumen (BF) zu berechnen.
- Zur Qualitätssicherung müssen der Dopplerwinkel sowie der Messort dokumentiert werden ebenso wie der Ernährungsstatus (nüchtern, nicht nüchtern). Für Studien ist es notwendig, das Blutflussvolumen zur Vergleichbarkeit zu berechnen.
- Die in Tab. 3.**38** aufgeführten Parameter und Messorte haben sich als sinnvoll erwiesen.

Klinische Anwendungen

Ischämische Darmerkrankungen

Formen. Bei akuten Ischämien des Dünndarms muss zwischen arteriellen und venösen Verschlüssen unterschieden werden. Ein embolischer oder thrombotischer Verschluss der A. mesenterica superior lässt nur anfangs eine Hyperperistaltik erkennen, später folgt der paralytische Ileus. Häufiger ist die nicht okklusive mesenteriale Ischämie (NOMI); typisch ist ein hoher Widerstandsindex insbesondere der A. mesenterica superior. Venöse Verschlüsse sind seltener, werden aber leichter erfasst und führen zu einer echoarmen Wandschwellung und Aszites. Bei hämorrhagischer Infarzierung erlischt die Peristaltik. Die ischämische Kolitis tritt am häufigsten im linksseitigen Kolon auf (Abb. 3.**124**). Typisch ist eine echoarme Darmwandschwellung mit verwaschener oder aufgehobener Schichtung mit abruptem Übergang vom gesunden zum erkrankten Abschnitt (Abb. 3.**129**).

Diagnostische Möglichkeiten. Der duplexsonographische Nachweis einer arteriosklerotischen Stenose einer oder zweier großer mesenterialer Arterien hat ohne Beurteilungsmöglichkeit der Kollateralgefäßausbildung, die in der Regel nur angiographisch gelingen kann, keine wesentliche klinische Relevanz. Die Bedeutung der Ultraschalluntersuchung liegt eher in der Erkennung von ischämisch-hämorrhagisch und sekundär entzündlichen oder nekrotischen Darmwandverdickungen. Eine geringe symmetrische, schwächer echogene Wandverdickung ist häufig Ausdruck der nicht obstruktiven Form der ischämischen Kolitis mit chronischen kompensierten Veränderungen, wogegen eine asymmetrisch ausgeprägte umschriebene Wandverdickung mit Ileussymptomatik (obstruktive Form der ischämischen Kolitis) für eine akute Bedrohung des Patienten spricht. Zwi-

Tabelle 3.38 Dopplersonographische Parameter und Messorte

	PSV	EDV	RI	PI	D	BF	Messort	Begründung
TC			✓	✓	✓		auf halber Strecke des Verlaufs	–
AMS	✓	✓	✓	✓	✓		im Abgangsbereich, innerhalb der ersten 2 cm	günstiger Winkel, in Studien kein Nachteil gegenüber Messungen im Verlauf
AMI			✓	✓			nach ca. 3 – 5 cm linksaortal	zieht nach hinten und hat einen günstigen vom Schallkopf wegführenden Winkel
AHP	✓		✓	✓	✓		im Propria-Bereich von interkostal in Linksseitenlage neben der V. portae	günstiger Winkel, reproduzierbarer Messort, die A. hepatica propria versorgt ausschließlich die Leber
VP	V_{max}, TAV_{mean}, V_{min}				✓	✓	von interkostal in Linksseitenlage kurz vor Aufzweigung in die beiden Hauptäste	günstiger Winkel, reproduzierbarer Messort
VHD	tetra-, tri-, bi-, monophasisch						von interkostal in Linksseitenlage orthogonal zum Rippenverlauf	günstiger Winkel, reproduzierbarer Messort

TC = Truncus coeliacus, AMS = A. mesenterica superior, AMI = A. mesenterica inferior, AHP = A. hepatica propria, VP = Pfortader, VHD = V. hepatica dextra; PSV = maximale systolische Geschwindigkeit, EDV = enddiastolische Geschwindigkeit, RI = Widerstandsindex, PI = Pulsatilitätsindex, D = Durchmesser, BF = Blutflussvolumen, V_{max} = maximale Geschwindigkeit innerhalb einer Undulation, V_{min} = minimale Geschwindigkeit innerhalb einer Undulation, TAV_{mean} = durchschnittliche mittlere Geschwindigkeit, BF = Bluflussvolumen (bisher nicht publizierte Daten)
Das Flussspektrum der portalen Venen und der Pfortader selber ist hepatopetal gerichtet und hat im nüchternen Zustand eine konstante, leicht undulierende Geschwindigkeit. Das Flussspektrum der Lebervenen hat ein den Körpervenen entsprechendes Spektrum mit zwei herzwärts gerichteten Flussanteilen sowie einem vom Herz weg gerichteten Flussanteil.

schen der klinischen Symptomatik, dem angiographischen Befund und dem zugehörigen Operationspräparat besteht ebenfalls eine erhebliche Diskrepanz.

Stenosen mesenterialer Gefäße. Hinsichtlich der Diagnose einer mesenterialen Ischämie ist die Beurteilung von Gefäßstenosen im Abgangsbereich mesenterialer Gefäße aufgrund einer hohen Kollateralisierung zwischen den einzelnen Gefäßen sowie der im Vergleich zur nicht okklusiven mesenterialen Ischämie und der Mesenterialarterienembolie geringen Häufigkeit einer okklusiven arteriosklerotischen mesenterialen Ischämie eingeschränkt. Typisch für Stenosen sind:

- erhöhte maximale systolische oder enddiastolische Geschwindigkeiten innerhalb der Stenose,
- reduzierte maximale systolische Geschwindigkeiten distal der Stenose; häufig ist gleichzeitig die Amplitude des Flussprofils vermindert; dies kann durch die relativen Indizes RI oder PI beschrieben werden,
- Verbreiterung des Frequenzbandes; in nicht veränderten Gefäßen werden die mittels der Fast-Fourier-Transformation differenzierten Geschwindigkeiten der korpuskulären Blutbestandteile über die Zeit aufgetragen und es kommt zu einem „systolischen Fenster", d.h. während der Systole fließen sämtliche Korpuskel etwa gleich schnell, langsame Geschwindigkei-

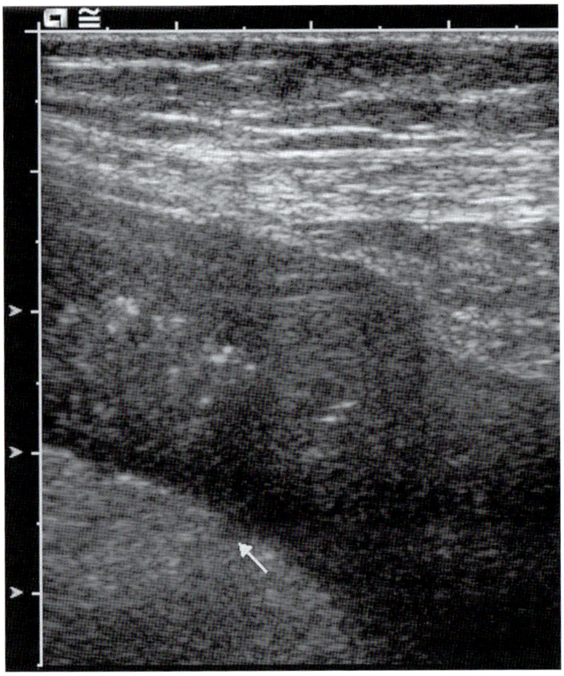

☒ **Abb. 3.129** Akute Darmischämie. Typisch ist die verwaschene Darmwandschichtung.

ten kommen statistisch gesehen kaum vor. Im Falle einer turbulenten Strömung, z.B. bei einer Stenose kommt es zu einer sog. spektralen Verbreiterung, d.h. innerhalb eines Zeitraumes kommt es zu einer hohen Varianz der Geschwindigkeiten.

Tab. 3.**39** gibt einen Überblick über die Vergleichbarkeit der Dopplersonographie mit der Angiographie.

Chronisch entzündliche Darmerkrankungen

Veränderungen der Durchblutung. Bei einer Hyperämie der Darmwand, wie z.B. bei Entzündungen, kommt es zu einem Verlust des peripheren Widerstandes. Hieraus resultiert ein Anstieg des Diameters, der maximalen systolischen Geschwindigkeit, überproportional der enddiastolischen Geschwindigkeit. Hieraus resultieren wiederum ein Anstieg des Blutflussvolumens sowie ein Sinken von Widerstandsindex und Pulsatilitätsindex.

Problematisch ist, dass auch bei anderen entzündlichen Erkrankungen gleichsinnige Veränderungen entstehen, so z.B. bei der Sprue, bei akuten und chronischen infektiösen Darmerkrankungen, bei der Strahlenenteritis, aber auch bei der Zirrhose, bei der Appendizitis oder bei seltenen Entitäten wie dem intestinalen Befall bei Morbus Behçet.

Ausmaß. Das Ausmaß der Veränderungen der Flussverhältnisse im mesenterialen Strombett hängt ab von

- der Schwere der Entzündung und
- der Gesamtlänge des betroffenen Darmabschnitts.

Hierbei finden die ausgeprägtesten Veränderungen in den Gefäßen statt, welche die Hauptblutzufuhr für die betreffende Region liefern, also

Tabelle 3.39 Stenoseabschätzung mit Dopplersonographie

Parameter	n	Grad	Sensitivität	Spezifität	PPV	NPV	Genauigkeit	Quelle
AMS-PSV$_{nüchtern}$ >275 cm/s	80	>70%	89%	97%	80%	99%	96%	Gentile 1995
AMS-PSV$_{postprandial}$			67%	94%	60%	96%	91%	
Kombination (oder)			67%	100%	100%	96%	96%	
AMS-PSF >4,5 kHz	38	>50%	96%	92%			95%	Harward 1993
TC-PSF >4,0 kHz		>50%	100%	88%			97%	
AMS-PSV >275 cm/s	10	>70%	89%	92%	80%			Moneta, J Vasc Surg 1991
TC-PSV >200 cm/s	16	>70%	75%	89%	85%			

AMS = A. mesenterica superior, TC = Truncus coeliacus, PSF = peak systolic frequency, PSV = maximale systolische Geschwindigkeit

- in A. mesenterica superior bei Veränderungen im Dünndarm, Zäkum sowie Colon ascendens und Colon transversum,
- in A. mesenterica inferior bei Veränderungen im Colon descendens und Sigma.

Klinische Bedeutung der Farbduplexsonographie

Die farbduplexsonographische Differenzierung einer hyperämisch versus ischämisch verdickten Darmwand ist von prognostischer Bedeutung und hat ihren gesicherten Stellenwert beispielsweise bei der GvHD (s. dort).

Durch die Farbduplexsonographie kann auch die sonographische Diagnostik entzündlicher und neoplastischer Darmerkrankungen möglicherweise erweitert werden, jedoch wird ihre Bedeutung bei dieser Fragestellung bisher kontrovers diskutiert. Allerdings gehen akute Entzündungen der Darmwand mit einer erhöhten Durchblutung des Mesenteriums einher, die sich auch farbduplexsonographisch nachweisen lässt. Im Rahmen chronisch entzündlicher Darmerkrankungen (z. B. Morbus Crohn) kann aufgrund des Durchblutungsmusters evtl. besser zwischen entzündlicher und narbig-fibrotischer Stenose differenziert werden.

Im Alltag müssen Gerätequalität, Lokalisation, Druckapplikation und somit Eindringtiefe, Doppler- und Pulsrepetitionsfrequenz, Wandfilter und andere Kriterien berücksichtigt werden. Die Bedeutung der Farbduplexsonographie bei dieser Indikation ist somit gering.

Zum Beitrag der Dopplersonographie bei der Untersuchung weiterer Erkrankungen, wie z. B. Pankreatitis, akute Hepatitis, Dumping-Syndrom, Nussknackersyndrom, Lebervenenverschlusskrankheit, Achalasie, Graft-versus-Host-Krankheit und andere, sei auf die entsprechende Spezialliteratur verwiesen.

In den Tab. 3.**40** und 3.**41** werden abschließend Begriffsdefinitionen und Messparameter arterieller Gefäße zusammengefasst.

Tabelle 3.40 Begriffsdefinitionen

Blutflussvolumen (BF) (blood flow); gibt an, welche Blutmenge ein Gefäß pro Zeiteinheit durchströmt $BF = TAV_{mean} \times A$ [ml/min]
Enddiastolische Geschwindigkeit (EDV) (end diastolic velocity); maximale Geschwindigkeit kurz vor Anstieg des systolischen Frequenzspektrums
Gain Empfangsverstärkung; im Dopplermodus hat die Empfangsverstärkung Einfluss auf die Breite und die Dichte des dargestellten Frequenzspektrums
Index, pulsatility (PI) Pulsatilitätsindex (Synonym: Gosling-Index); gibt indirekte Information über den Gefäßwiderstand distal der Messstelle; berücksichtigt auch den Kurvenverlauf PI = (PSV – EDV) / TAV
Index, resistance (RI) Widerstandsindex (Synonym: Pourcelot-Index); gibt indirekte Information über Gefäßwiderstand distal der Messstelle RI = (PSV – EDV) / PSV
Maximale Geschwindigkeit (V_{max}) für einen Zeitpunkt t_i ermittelte Geschwindigkeit der maximalen Dopplerfrequenz
Maximale systolische Geschwindigkeit (PSV) (peak systolic velocity); systolische Spitzengeschwindigkeit innerhalb eines Herzzyklus
Mittlere Geschwindigkeit (V_{mean}) für einen Zeitpunkt t_i ermittelte Geschwindigkeit der mittleren Dopplerfrequenz
Time averaged Velocity (TAV) durchschnittliche mittlere Geschwindigkeit
Time averaged Velocity max (TAV_{max}) durchschnittliche maximale Geschwindigkeit
Time averaged Velocity mean (TAV_{mean}) durchschnittliche mittlere Geschwindigkeit

Tabelle 3.41 Messparameter arterieller Gefäße

Parameter	Abkürzung	Einheit
Einschallwinkel, Dopplerwinkel		[°]
Länge des gerade verlaufenden Segmentes		[mm]
Maximale systolische Geschwindigkeit	PSV	[cm/s]
Enddiastolische Geschwindigkeit	EDV	[cm/s]
Gemittelte maximale Geschwindigkeit	TAV_{max}	[cm/s]
Gemittelte mittlere Geschwindigkeit	TAV_{mean}	[cm/s]
Durchmesser	D	[mm]
Blutflussvolumen, Volumenfluss	BF	[ml/min]
Retrograder Flussanteil	r	
Widerstands- oder Pourcelot-Index	RI	–
Pulsatilitäts- oder Gosling-Index	PI	–

FAZIT FÜR DIE PRAXIS

- Die Wertigkeit der Darmwandsonographie bei chronisch entzündlichen Darmerkrankungen, bei der Appendizitis und der Peridivertikulitis sowie beim Ileus ist umfassend validiert und in der Hand des Erfahrenen das bildgebende Verfahren der Wahl in der Notfallsituation, wenn sich Endoskopie und Kontrastmitteluntersuchungen verbieten.
- Beim akuten Abdomen liefert die transabdominelle Sonographie die erste Entscheidungshilfe für oder gegen die Operation. Hilfreich sind eine systematische Untersuchungstechnik, die Kenntnis möglicher pathologischer Befunde und natürlich ein geeignetes Gerät.
- Die Sonographie stellt aufgrund der Beurteilbarkeit der transmuralen Entzündungsaktivität ein zur Endoskopie und Kontrastmitteluntersuchung des Darmes komplementäres Verfahren dar. Die Möglichkeit der synoptischen Einbeziehung der symptombezogenen Anamnese und des körperlichen Untersuchungsbefundes sind vertrauensbildend für Arzt und Patient.
- Die Bedeutung der Darmwandsonographie für die Diagnostik, Differenzialdiagnose und Verlaufsbeobachtung bei selteneren entzündlichen und malignen Erkrankungen des Darmes und der Darmwand ist weniger bekannt und in hohem Maße abhängig von der individuellen Erfahrung des Untersuchers.
- Insbesondere bei der Verlaufsbeurteilung der verschiedenen entzündlichen Erkrankungen des Darmes hat die abdominelle Sonographie zu einem gezielteren Einsatz endoskopischer und radiologischer Untersuchungsmethoden geführt.

3.6 Interventionelle Endosonographie (EUS/EUS-FNP) in Diagnostik und Therapie

S. Hollerbach, E. Burmester

EDITORIAL **Die interventionelle Endosonographie (EUS) findet aufgrund ihrer geringen Invasivität und vielseitigen Möglichkeiten weltweit eine zunehmende Verbreitung. Sie stellt eine logische Folge der Kombination von Ultraschall und Videoendoskopie dar. Seit 25 Jahren werden radiale Sonden zur Diagnostik gastrointestinaler Wandprozesse und extraintestinaler Tumoren eingesetzt. Im Zuge verbesserter Gerätetechnik und der Entwicklung von Longitudinalscannern wurde dann die Sonographie so mit der Endoskopie verknüpft, dass erstmals Interventionen (Feinnadelpunktionen FNP, Drainagen) unter direkter Sicht durchgeführt werden konnten. Diese Methode ist bis heute einzigartig, da durch EUS-FNP auch bisher unzugängliche und sehr kleine pathologische Prozesse (≥ 5 mm) im hinteren Mediastinum, der Kardiaregion, dem Retroperitonealraum, der linken Nebenniere, dem Leberhilus, der Pankreasregion und dem Rektum und seiner Umgebung untersucht werden können.**

Während man sich zunächst darauf beschränkte, die EUS(-FNP) auf diagnostische Interventionen zu beschränken, wird sie in letzter Zeit immer mehr zu therapeutischen Zwecken genutzt. Faszinierend sind besonders die vielfältigen Möglichkeiten und die Tatsache, dass die Komplikationsrate dieser Interventionen bisher sehr niedrig ist. Allerdings handelt es sich bei der interventionellen EUS um eine sehr anspruchsvolle Technik, die eine sichere Beherrschung sowohl der konventionellen Endoskopie mit Seitblickgeräten als auch der konventionellen Sonographie voraussetzt. Das dazu nötige Maß an Training und Spezialisierung sollte also vorhanden sein, bevor man sich in diese „filigrane" Technik einarbeitet.

Das folgende Kapitel soll einen Überblick über die derzeitigen diagnostischen und therapeutischen Möglichkeiten des EUS geben und weitere mögliche Einsatzgebiete skizzieren. Dabei ist stets zu berücksichtigen, dass sich die EUS-FNP als „work-in-progress" versteht und neue Entwicklungen folgen werden.

Bedeutung und diagnostischer Stellenwert der EUS/EUS-FNP

Die Endosonographie wird zumeist zur weiterführenden Diagnostik bereits konventionell aufgedeckter Prozesse eingesetzt.

Der Stellenwert der EUS-FNP zur Diagnostik und zum Tumorstaging ist bei ausgewählten Erkrankungen außerordentlich hoch. Vor allem bei Läsionen im hinteren Mediastinum, im Retroperitoneum und im Perirektalraum erreicht sie die höchste diagnostische Treffsicherheit.

→ **Sensitivität und Spezifität.** Generell kann davon ausgegangen werden, dass die EUS-FNP nach einer (anfänglich leider häufig „flachen"!) Lernkurve eine mittlere Sensitivität von 85 – 95% für suspekte Läsionen im posterioren Mediastinum, um den Ösophagus, um den Magen, um das Rektum, im Leberhilus und den erreichbaren Leberabschnitten, in den distalen Gallenwegen und der Pankreasregion hat. Die Treffsicherheit hängt dabei von der Erfahrung des Untersuchers, der untersuchten Region, der Erfahrung des Pathologen und der Beschaffenheit des Gewebes ab. Die Spezifität der zytologischen und histologischen Untersuchungen ist in erfahrenen Händen dabei mit Werten von 95 – 100% in der Literatur sehr hoch, vor allem dann, wenn zusätzliche Methoden wie Immunhistochemie, FACS, Phänotypisierung, Tumormarker und Oberflächenantigene konsequent genutzt werden.

→ **Grenzen der Methode.** Naturgemäß stoßen die Möglichkeiten der Feinnadelpunktion aber an Grenzen, wenn die Methode überfordert wird, was vor allem bei der Punktion fibrotischer, verkalkter oder stark silikotischer Lymphknoten und Tumoren, aber auch bei fibrosiertem Pankreasgewebe der Fall sein kann. Hier ist stets zu berücksichtigen, dass eine Aspiration von kleinen Gewebepartikeln physikalische Grenzen aufweist. Richtige „Schneidenadeln" zur Gewinnung größerer Histologiepartikel sind in diesen Situationen sicher wünschenswert, bisher aber noch nicht gut realisiert. Diese Faktoren sind individuell bei jeder Punktion zu berücksichtigen.

Klinische Indikationen

Diagnostische EUS +/- EUS-FNP

Staging für stadienadaptierte Tumortherapie. Die Endosonographie ist derzeit die einzige Methode, die eine Gewebsentnahme aus kleinen Lymphknoten in einer Sitzung erlaubt. Somit ist sie besonders als Spezialverfahren für das N-Staging von Tumoren geeignet. Dies ist vor allem bei der stadienadaptierten Tumortherapie (Rektum-, Bronchial-, Ösophagus- und Magenkarzinome, Pankreaskarzinom, neuroendokrine Tumoren NET) von wichtiger klinischer Bedeutung und beeinflusst die weiteren Therapieentscheidungen direkt (z. B. stadienabhängige neoadjuvante Tumortherapie des Rektumkarzinoms), sofern das behandelnde Zentrum bereits eine interdisziplinäre moderne Tumortherapie anbietet. Die EUS-Diagnostik erfolgt hier morphologisch (Tumorausdehnung, Schichtenzugehörigkeit, Gefäß- oder Organivasion) und – falls klinisch notwendig – gewebsgestützt (FNP) durch Entnahme einer gezielten Zytologie/Histologieprobe.

Gezielte Nachuntersuchungen. Eine weitere einzigartige Möglichkeit ist die rasche, klare Diagnostik mediastinaler, retroperitonealer und perirektaler Läsionen unter Vermeidung von Umwegen (z. B. Lymphome, Tbc, Sarkoidose, intramurale Tumoren und Impressionen). In der Regel werden dabei Läsionen im Mediastinum, in der Wand der GI-Hohlorgane und um den oberen und unteren GI-Trakt (Ösophagus, Magen, Pankreasregion, Leberhilus, Rektum, distales Sigma) gezielt nachuntersucht, die erstmals bei einer Endoskopie (ÖGD, Koloskopie), durch röntgenologische Verfahren (Röntgen-Thorax, Spiral-CT, MRT) oder den abdominellen US aufgedeckt worden sind.

Die Indikationen für eine Intervention im Sinne einer gezielten Feinnadelpunktion mit Gewinnung von diagnostisch verwertbarem Zellmaterial oder Flüssigkeiten richten sich wesentlich nach der Eindringtiefe des Echoendoskops. Dieses ist in der Regel im oberen GI-Trakt bis in die Pars descendens duodeni vorführbar, im unteren GI-Trakt zumeist aber nur bis in das distale Colon sigmoideum. Tab. 3.**42** zeigt eine Übersicht über die wichtigsten Indikationen zur EUS(-FNP).

Tabelle 3.42 Indikationen für die EUS(-FNP)

Im oberen GI-Trakt
Primärdiagnostik von Tumoren, Metastasen, Lymphknoten und Abszessen im hinteren Mediastinum (v.a. Bronchialkarzinom, Morbus Hodgkin, Non-Hodgkin-Lymphome, Thymom, Keimzelltumoren, Ösophaguskarzinom, Sarkoidose, Tuberkulose)
Lokales N- und M-Staging des Ösophagus-, Kardia-, Magen-, Gallenwegs- und Pankreaskarzinoms sowie der jeweiligen umgebenden Lymphknotenregionen
Submuköse/intramurale Tumoren im Ösophagus, Magen, Duodenum (GIST, Leiomyom, Neurinom, Lipom, Abrikossoff-Tumor, Zysten)
Diagnostik und lokales Staging von Tumoren, Metastasen, Lymphknoten, Abszessen und Flüssigkeitsansammlungen im Peritoneum und Retroperitoneum zwischen Zwerchfell und (maximal) Treitz-Band
Diagnostik von Läsionen der Nebennieren
Primärdiagnostik und Lokalstaging von Prozessen im Bereich der Papilla Vateri sowie der extrahepatischen Gallenwege (Papillenadenom, Papillitis stenosans, Papillenkarzinom, Choledocholithiasis, lokale Lymphknoten, Fehlbildungen)
Diagnostik pathologischer Läsionen der Leber im linken Leberlappen und den zentralen Leberabschnitten sowie der Hilusregion (z. B. Metastasen, HCC, CCC)
Umschriebene Läsionen der Milz (NHL, Morbus Hodgkin, Metastasen)
Im unteren GI-Trakt
Lokales Lymphknotenstaging beim Rektumkarzinom
Submuköse Tumoren im Rektum
Abszesse und unklare Prozesse im kleinen Becken
Prostataläsionen und Läsionen der Samenblasen (Sonderfälle)

hepatozelluläres Karzinom, CCC = cholangiozelluläres Karzinom, GIST = gastrointestinale Stromatumoren

Praktische EUS-FNP-Diagnostik

Die in der Literatur beschriebene hohe Treffsicherheit der diagnostischen EUS-FNP hängt von zahlreichen Einzelfaktoren ab, die hier kurz übersichtlich besprochen werden sollen.

Vorerfahrung. Wie eingangs bemerkt, ist die wesentlichste Vorraussetzung zur erfolgreichen EUS-Diagnostik die sichere Beherrschung der „konventionellen" diagnostischen Endoskopie mit Geradeausoptik- und Seitblickgeräten (ÖGD und ERCP) und der interventionell-diagnostischen perkutanen Sonographie.

Materialgewinnung. Das mittels Feinnadel aspirierte bzw. gestanzte Gewebsmaterial muss in ausreichender Menge vorhanden sein und bereits im Untersuchungsraum richtig aufgearbeitet werden, da nur selten ein Zytologe bei der Untersuchung „on-line" anwesend sein kann. Daher muss das aspirierte Material für die zytologische Analyse sofort vorsichtig von Blutbestandteilen getrennt und auf (mindestens 5!) Objektträgern flach ausgestrichen sowie auf „Zellularität“ geprüft werden. Anschließend werden diese luftgetrocknet, bruchsicher verpackt und versendet. Für die Histologie sollten möglichst zusammenhängende „echte“ Gewebszylinder (ohne Blutkoagel!) gleich in Formalin fixiert werden und in die Pathologie eingesendet werden.

Es empfiehlt sich, mit dem örtlichen Pathologen/Zytologen die optimale Materialentnahme im Untersuchungsraum durchzugehen!

Materialverarbeitung. In vielen Fällen ist es von Vorteil, komplementäre Methoden der Gewebsanalyse gleichzeitig zur Anwendung zu bringen. Dazu zählt vor allem die Kombination aus Zytologie, Histologie und (bei entsprechender klinischer Fragestellung) zusätzlichen Labormethoden, wie die Durchflusszytometrie (FACS) bei der Lymphomdiagnostik, die PCR und Kultur (z. B. bei Tbc-Verdacht) und die Bestimmung von Tumormarkern (CEA, CA 19–9, CA 15–3, AFP) aus Sekreten und Geweben.

Genaue klinische Angaben. Für eine differenzierte Diagnostik ist es unumgänglich, dem Zytologen/Pathologen/Mikrobiologen genaue Angaben zur klinischen Fragestellung und Differenzialdiagnose sowie zu immunzytochemischen und/oder molekularbiologischen Zusatzbestimmungen (z. B. c-kit-Bestimmung) zu machen, um das volle diagnostische Potenzial der Gewebezylinder zu nutzen. Insbesondere bei der Diagnostik von heute differenziert behandelbaren Malignomen ist eine genaue histologische Klassifizierung notwendig, die oft bereits aus Feinnadelpunktaten möglich ist. Dazu zählen vor allem das Hodgkin-Lymphom, die Non-Hodgkin-Lymphome, die gastrointestinalen Stromatumoren (GIST) und maligne Keimzelltumoren.

Kosten-Nutzen-Analyse. Die interventionelle Endosonographie verursacht insgesamt hohe Betriebskosten, die sich einerseits aus den hohen Geräte- und Reparaturkosten, andererseits aber auch aus den im Vergleich zur perkutanen Sonographie wesentlich höheren Materialkosten ergeben. Je nach Einkauf und Nadeltyp liegt der Preis einer einzigen Punktionsnadel (22 G) als Einmalartikel zwischen 150 und 280 €. Dazu kommen noch die Kosten für Medikamente, Zytologie, Histologie und ggf. Mikrobiologie, die sich je nach Untersuchung auf mindestens weitere 75–125 € belaufen. Bei therapeutischen Interventionen liegen die Materialkosten noch ungleich höher (bis ca. 1000 € pro Eingriff!). Schließlich ist ein hoher Zeitaufwand und Personalbedarf notwendig, weshalb diese spezialisierte Methodik nur in Krankenhäusern mit einem hohen Aufkommen „geeigneter“ Patienten mit speziellen gastroenterologischen und onkologischen Fragestellungen, großem Personalbestand und entsprechender Spezialisierung kostentragend eingesetzt werden kann. In allen anderen Fällen ist sorgsam zu prüfen, ob nicht besser für die endosonographische Basisdiagnostik ein Radialscan-Gerät angeschafft werden sollte, welches eine gezielte Auswahl einzelner für interventionelle Verfahren „geeigneter“ Patienten ermöglicht, die dann ggf. ambulant in einem Zentrum vorgestellt werden können.

Endosonographische Befunde sollten für den klinischen Gebrauch in der Regel nicht isoliert betrachtet werden, sondern stets in Zusammenschau mit den klinischen Symptomen und Befunden sowie den anderen bildgebenden Befunden (US, CT, MR) bewertet werden. Dadurch können endosonographische Verfahren einen deutlichen „Einfluss“ auf mögliche Therapieentscheidungen (z. B. neoadjuvante Radio-Chemotherapie) ausüben.

Indikationen für die therapeutische EUS

Prinzipiell sind einige neue Einsatzmöglichkeiten für die endosonographische Intervention vorstellbar und experimentell realisiert, von denen bisher aber nur wenige hinsichtlich ihrer Praktikabilität und ihres klinischen Nutzens durch Studien abgesichert sind. Eine Übersicht über therapeutische Indikationen der EUS gibt Tab. 3.**43.**

EUS-Kontraindikationen

Insgesamt stellt die EUS-FNP in allen bisherigen Untersuchungsserien eine sehr sichere Methode dar, so dass die meisten Kontraindikationen als relativ aufzufassen sind. Die

Tabelle 3.43 Aktuelle und experimentelle Möglichkeiten der EUS-Therapie

Aktuelle therapeutische Möglichkeiten

- EUS-gesteuerte Plexus-coeliacus-Blockade (Neurolyse) zur Schmerztherapie beim Pankreas- und Papillenkarzinom sowie bei der chronischen Pankreatitis (Erfolgsrate – je nach Definition – 50–80 %)
- EUS-gesteuerte „One-step“-Drainagentherapie von Pankreaspseudozysten (mit Stent- bzw. Drainagenanlage)
- EUS-gesteuerte Cholangiodrainage (EUS-CD)
- EUS-gesteuerte Pankreasdrainage (EUS-PD)
- EUS-gesteuerte endoskopische Mukosaresektion (EUS-EMR)
- EUS-gezielte Varizensklerosierung

Experimentelle therapeutische Möglichkeiten

- endosonographisch gesteuerte intratumorale Injektionstherapie (EUS-FNI) mit Zytostatika, Chemotherapeutika, Immunmodulatoren (z. B. gemischte allogene Lymphozytenpopulationen, TNF-Erade)
- endosonographisch gesteuerte Radiofrequenzablation von Tumoren (Pankreaskarzinom, Lebermetastasen, retroperitoneale Tumoren)
- endosonographisch gesteuerte lokale Lasertherapie oder photodynamische Therapie
- endosonographisch gesteuerte transendoskopische Chirurgie (NOTES), z. B. transmurale Lymphknotenentnahme, Gastrojejunostomie

Tabelle 3.44 Kontraindikationen für EUS-FNP

Kontraindikationen für diagnostische Feinnadelpunktionen
• fehlende Einwilligung des Patienten • im Punktionsweg liegende größere Gefäße • fehlende Darstellbarkeit der Nadelspitze • schwere Gerinnungsstörungen (Quick < 30%, Thrombozyten < 40.000)
Kontraindikationen für therapeutische Punktionen +/- Drainagen (soweit bisher absehbar)
• fehlende Einwilligung des Patienten • im Punktionsweg liegende blutungsgefährdete Gefäße • schlechter Performance-Status des Patienten (Karnofsky-Index < 70%) • Gerinnungsstörungen (Quick < 40%, Thrombozyten < 50.000)

häufigsten Kontraindikationen sind in Tab. 3.**44** aufgeführt. An dieser Stelle muss aber zwischen einfachen diagnostischen Punktionen mit sehr dünnen (22 Gauge) Punktionsnadeln und therapeutischen Eingriffen mit der Anlage von 8,5- bis 10-F-Teflonstents unterschieden werden, da letztere Eingriffe naturgemäß ein höheres Komplikationsrisiko (ca. 3–5%) aufweisen.

Bei unklarem Blutungsrisiko, vor allem bei Leberzirrhose und hämatologischen Erkrankungen, ist zur Abschätzung des Blutungsrisikos die vorherige Bestimmung der Blutungszeit zur Entscheidungsfindung empfehlenswert.

Ist die Blutungszeit nicht signifikant verlängert, haben wir in unserem Krankengut keine relevante Blutungskomplikation erlebt. Natürlich ist das individuell erhöhte Risiko bei bestimmten Organen hierbei ebenfalls zu berücksichtigen, vor allem bei geplanten Punktionen gut vaskularisierter Strukturen (Doppler!) oder Milzpunktionen.

Geräte- und Materialauswahl

Verwendbare Echoendoskope

Derzeit existieren von 3 Gerätefirmen spezielle, kommerziell erhältliche Echoendoskope, die diagnostische und therapeutische Interventionen ermöglichen. Spezielle Echoendoskope zur EUS werden von den Firmen Olympus (Hamburg), Hitachi-Pentax (Wiesbaden-Hamburg) und in jüngster Zeit von der Firma Fujinon angeboten. Das Angebot reicht von Rundumblickgeräten (Radialscanner, fiberoptisch und digital) über fiberoptische und videooptische Longitudinalscanner (häufigster Typ, Punktionsgeräte, therapeutische Interventionen) bis hin zu EUS-Minisonden. Weitere Sondermodelle existieren für spezielle Fachgebiete (Gynäkologie, Urologie, starre Rektalsonden) und werden an dieser Stelle nicht besprochen.

Ultraschallgeräte und Prozessoren. Die Geräte sind mit Ultraschallgeräten verschiedener Hersteller zu verbinden (Aloka, Philips, Hitachi, Fujinon, Toshiba), wobei leider nur spezielle Prozessoren zum Einsatz kommen, die extra dazugekauft werden müssen. Die meisten Geräte sind mit umschaltbaren Schallköpfen ausgerüstet (5–12,5 mHz), um eine hohe Auflösung mit verschiedenen Eindringtiefen zu ermöglichen. Die Größe des Arbeitskanals ist variabel (2,0 versus 3,2 und 3,7 mm). In der Regel wird der Schallkopf mit einem wassergefüllten Ballon als Vorlaufstrecke umgeben. Viele Geräte besitzen einen Farbdoppler sowie einen PW-Doppler, um auch einfache Gefäßanalysen vornehmen zu können. Die teuren Videogeräte (Longitudinal) bieten zumeist die Möglichkeit eines Albarran-Hebels, mit dessen Hilfe die Punktionsnadelspitze in gewissen Grenzen unter sonographischer Sicht „geführt" bzw. angehoben werden kann. Alle Geräte sind in der Kombination mit eigenem Ultraschallgerät, eigenem Prozessor und EUS-Sonde(n) sehr kostenintensiv (Erstanschaffung > € 125.000).

Eine Übersicht über die Gerätetypen bietet Tab. 3.**45**. Einige Gerätetypen sind in Abb. 3.**130** illustriert.

Tabelle 3.45 EUS-Gerätetypen (Breitendiagnostik)

Typ	Imaging	Vorteil	Nachteil
Radialscanner – mechanisch – digital	 360° 240°, 360° 5–12,5 mHz	gute Umsicht, hohe Auflösung, Anatomie klarer, neu: mit Duplex	keine FNP, relativ starr (mechanische Sonde)
Longitudinalscanner	120°, Sektor Curved Array 5–10 mHz	FNP unter Sicht, therapeutisch direkt einsetzbar, oft mit Albarran-Hebel, oft mit Duplex	schwierigere Anatomie
EUS-Minisonden	360° 12,5–30 mHz	Benutzung „through the scope", kein Extragerät notwendig flexibel, höchste Auflösung	Haltbarkeit, Kosten, kein Doppler/keine FNP, limitierte Tiefe

Material für diagnostisch-interventionelle Feinnadelpunktionen

Für die Durchführung von EUS-gezielten Feinnadelpunktionen benötigt man spezielle kostenintensive Punktionsnadelsysteme. Verschiedene Systeme sind auf dem Markt erhältlich, vor allem die mittlerweile in verschiedenen Ausführungen verfügbaren Systeme der Firmen GIP/MediGlobe, Olympus und Cook. Prinzipiell kann mit allen zur Verfügung stehenden Nadeln erfolgreich gearbeitet werden, jedoch muss sich jeder Anwender von den mitunter sehr subjektiven „Vor- und Nachteilen" einzelner Produktlinien sein Bild machen, so dass an dieser Stelle nur ein kurzer Überblick gegeben werden kann (Tab. 3.**46**).

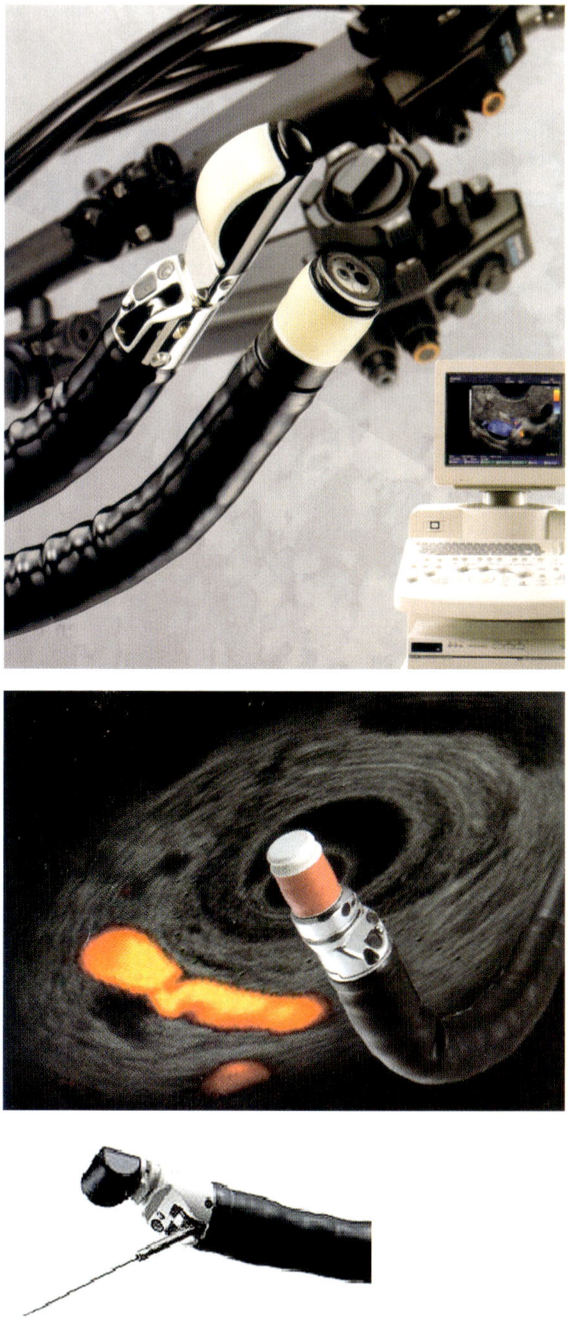
a
b
c

☒ **Abb. 3.130** Verschiedene EUS-Gerätetypen.
a Je ein Longitudinal- und ein Radialgerät von Hitachi-Pentax mit einem passenden Ultraschallgerät.
b Ein 360° digitaler Radialscanner der Firma Olympus.
c Ein für die Diagnostik und Therapie geeignetes Gerät mit Longitudinalscanner der Firma Olympus.

Probensicherung

Zur sofortigen Aufbereitung des aspirierten bzw. gestanzten Gewebsmaterials für die Standardzytologie und Histologie im Endoskopiebereich benötigt man (pro Patient) mindestens 10 gläserne Objektträger für die Zytologie und formalingefüllte Standardprobengefäße für histologische Gewebeanalysen.

Auch in der Vakuumspritze gewonnene Flüssigkeiten und Gewebereste sollten nicht verworfen, sondern sorgsam auf Objektträgern ausgestrichen werden. Lässt sich nur flüssiges Material gewinnen (z.B. bei Pseudozysten oder zystischen Tumoren, so sollte diese Flüssigkeit in Standardgefäßen zur klinisch-chemischen Untersuchung (Zelldifferenzierung, Tumormarker, Mikrobiologie etc.) und für die Zytologie (Zytospins) zentrifugiert werden. Für Flowzytometrieanalysen bei malignen Lymphomen (FACS) und für mikrobiologische Untersuchungen sollte schließlich immer ein Röhrchen mit steriler hypotoner 0,9%iger NaCl-Lösung bereitgestellt werden.

Vorbereitung und Monitoring

Die Lagerung des Patienten erfolgt in der Regel in Linksseitenlage wie bei der konventionellen Gastroduodenoskopie (ÖGD). Die Bauchlage kann manchmal bei Prozessen im Papillenbereich vorteilhaft sein. Unter normalen Bedingungen benötigt man topische pharyngeale Anästhetika (z.B. Xylocain-Spray) und intravenös verabreichte Sedativa, wie man sie auch zur konventionellen Endoskopie einsetzt. Dazu zählen vor allem Midazolam (Dormicum), Disoprivan (Propofol), Pethidin (Dolantin). Nur im Ausnahmefall ist die zusätzliche Gabe von N-Butylscopolamin (Buscopan) oder Atropin zur besseren Darstellung des Duodenums empfehlenswert.

Ein Pulsoxymeter und RR-Messgerät sind für eine ausreichende Patientenüberwachung unerlässlich, bei Risikopatienten ist ggf. zusätzlich ein transportabler oder stationärer EKG- und Blutdruckmonitor erforderlich. Ein O_2-Wandanschluss mit Nasensonden muss jederzeit sofort verfügbar sein.

Tabelle 3.46 Nadelsysteme für EUS-Feinnadelpunktionen

Größe	Indikation	Vorteil	Nachteil
25 G	rein diagnostisch	schwierige Punktion, geringstes Trauma, Zytologie	keine Therapie, Kosten
22 G	Standardnadel diagnostisch	alle Punktionen gut möglich, Histologiezylinder möglich, Flüssigkeitsaspiration	Kosten, geringe therapeutische Potenz
19 G	EUS-Therapie	Drahtführung gut möglich, Flüssigkeitsaspiration in größeren Volumina, Sichtbarkeit gut	potenziell traumatischer, keine höhere Gewebeausbeute bei der Diagnostik, Kosten
Powershot	Histologie	?? (nicht bewiesen)	sehr hohe Kosten, traumatisch, „user-unfriendly"
TruCut-Nadeln	Histologie	möglicherweise besser bei intramuralen Prozessen, autoimmuner Pankreatitis	sehr hohe Kosten, traumatisch, „user-unfriendly"

Sedierung und Prophylaxe

Bei der Sedierung ist auf eine gute Oxygenierung bei minimaler Agitation des Patienten zu achten, um das Echoendoskop mit Seitblickoptik problemlos und sicher entlang des Pharynx in den Ösophagus einzuführen. Als Standardmedikation werden in der Regel 2,5 – 10 mg Midazolam (Dormicum) sowie 50 – 150 mg Disoprivan (Propofol) eingesetzt. Dies bedeutet eine Kurznarkose, die nur in dafür geeigneten Instituten ausgeführt werden darf.

Endokarditisprophylaxe. Bei Patienten mit hohem Risiko von systemischen Infektionen (Kunstklappe, Klappenvitium, Shunt) und bei geplanter Punktion zystischer Prozesse muss eine Antibiotikaprophylaxe anhand der aktuellen Schemata zur Endokarditisprophylaxe vor dem Eingriff erfolgen. Sonstige geeignete Monoantibiotika sind z. B. Amoxicillin, Ampicillin, Ceftriaxon und Cefuroxim.

Technische Durchführung der Endosonographie

EUS-Anatomie

Einführen/Orientierung. Das Endoskop mit dem longitudinalen (oder radialen) Schallkopf wird peroral (oder transnal) unter endoskopischer Sicht in den GI-Trakt eingeführt und die suspekte Läsion gezielt unter Sicht angesteuert. Bei intramuralen Prozessen oder submukösen Raumforderungen geschieht dies am besten unter endoskopischer Sicht durch die Seitblickoptik. Bei pathologischen Prozessen, welche die gastrointestinalen Hohlorgane umgeben (z. B. Tumoren, Lymphknoten, Flüssigkeitsansammlungen), benutzt man zur Orientierung bzw. Navigation die anatomisch vorgegebenen „Landmarken" in Form der großen Gefäße (Herzhöhlen, Aorta, Pulmonalarterie, V. cava, V. azygos, V. portae, V. und A. lienalis, Truncus coeliacus, A. hepatica), Organe (Schilddrüse, Herzkammern, Trachea, Bronchialaufzweigung, Leber, Gallenblase, Milz, Pankreas, Nieren, Nebennieren). Dabei hat die „radiale" Anatomie anfangs Vorteile, da man sich infolge des größeren Bildausschnitts rascher in die EUS-Anatomie einsieht (Abb. 3.**131**). Die longitudinale Sektoranatomie ist etwas schwieriger zu beherrschen, gelingt aber mit zunehmender Übung auch gut.

Nur mit longitudinalen Schallköpfen lassen sich die EUS-FNP-Punktionen zielsicher ausführen.

Zum Studium der technisch nicht einfachen EUS-Anatomie sei an dieser Stelle auf neue, interaktive Werkzeuge zum Selbststudium und EUS-Training verwiesen, z. B. die Plattform „EUS meets Voxelman", die im Internet und über die Firma Hitachi-Pentax erhältlich ist.

Diagnostische EUS mit Punktion solider Prozesse (Tumoren, Lymphknoten, Metastasen) im oberen GI-Trakt

Untersuchen des Prozesses. Nach Auffinden des zu untersuchenden Prozesses wird der EUS-Transducer unter Sicht so nahe wie möglich an diesen herangeführt, wobei vor allem auf eine störungsfreie Schallankopplung ohne Luftartefakte zu achten ist. Dies erreicht man zumeist, indem der Schallkopf unter leichtem Druck an die GI-Wand angelegt wird. Anschließend wird unter Einsatz der EUS-Duplexsonographie nach relevanten Gefäßen im Punktionsweg „gefahndet" und diesen ggf. ausgewichen.

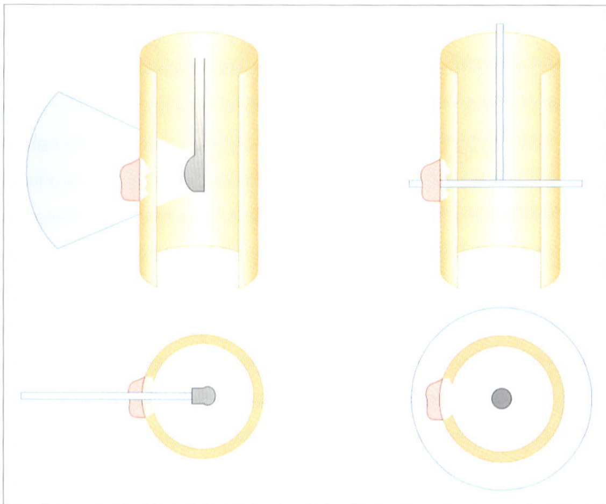

☒ **Abb. 3.131** Schematische Zeichnung des Bildaufbaus mit dem longitudinalen Sektorschallkopf (links) im Vergleich zum radialen Scanner (rechts). Bei dem Sektorbild (links) muss eine Läsion direkt angelegt werden, um sie in den Focus zu bringen. Beim radialen Schallkopf sieht man einen bis 360° reichenden „perpendikulären" Bildausschnitt um die Gerätelängsachse herum.

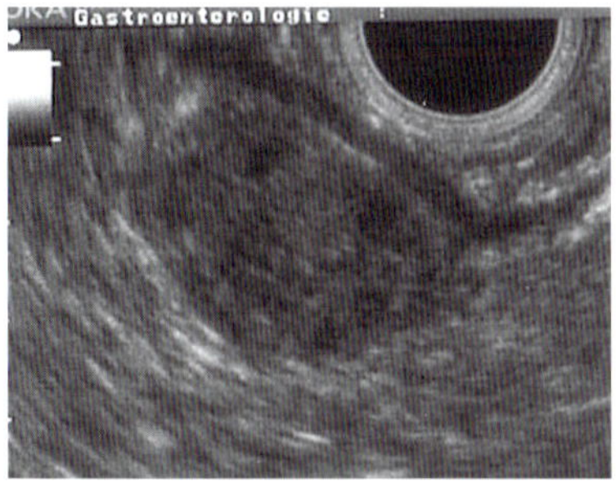

a

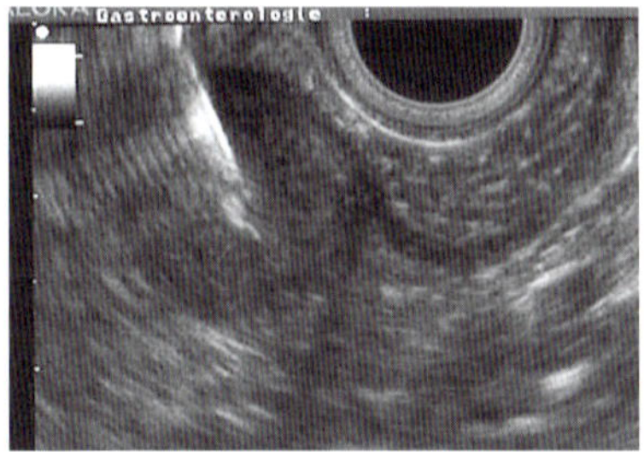

b

☒ **Abb. 3.132** Diagnostische EUS mit Punktion.

- **a** Auflegen des EUS-Schallkopfs auf die Zielläsion, die hier einem echoarmen Tumor der Magenwand (4. Schicht, Muscularis propria) entspricht.
- **b** Anschließend wird bei gutem Kontakt die 22-G-Punktionsnadel unter EUS-Sicht in die Läsion eingeführt (helle längliche Struktur).

Punktion. Die Biopsienadel wird durch den Arbeitskanal vorgeschoben und unter EUS-Sicht so nahe wie möglich (und mit ausreichendem Sicherheitsabstand zum Transducer!) an den pathologischen Prozess herangebracht und vorsichtig auf die Mukosa gehalten (Abb. 3.**132a**). Anschließend erfolgt das Zurückziehen des Mandrins um ca. 5–10 mm bei festgehaltener Nadel, wodurch die scharfe Spitze frei wird und zumeist problemlos unter Sicht durch die Wandschichten in den Prozess gleitet (Abb. 3.**132b**). Auf diese Weise sind Prozesse (Tumoren, Lymphknoten, Abszesse u. a.) mit einem Abstand bis etwa 5 cm vom Schallkopf entfernt gut zu erreichen.

Probeentnahme. Ist die Nadel unter Sicht erfolgreich in die Zielläsion eingeführt worden, empfiehlt sich zunächst das Vorschieben und danach das vollständige Entfernen des Mandrins, wodurch die Kontamination des Punktats durch Wandepithelien reduziert wird. Durch mehrfaches Vor- und Zurückschieben der Punktionsnadel in der Zielläsion unter ständiger EUS-Sicht (mindestens 5-mal) werden zunächst zusammenhängende Zellverbände aus der Läsion „ausgestanzt". Danach kann durch Aufsetzen einer 10-ml-Spritze mit Sog (z. B. HepaFix) weiteres Gewebsmaterial zusätzlich aspiriert werden (8–10 Nadelbewegungen in der Läsion). Abb. 3.**133** zeigt ein Beispiel.

Zytologie-Material. Nach Beendigung der Punktion wird die Nadel zügig unter Sicht zuerst in die Hülse eingezogen und danach samt Hülse und Griff aus dem Arbeitskanal entfernt. Eine weitere Person übernimmt das Echoendoskop, während Untersucher und Assistenz die Nadel vorsichtig auf einem Labortisch (oder saubere Spüle) strecken.

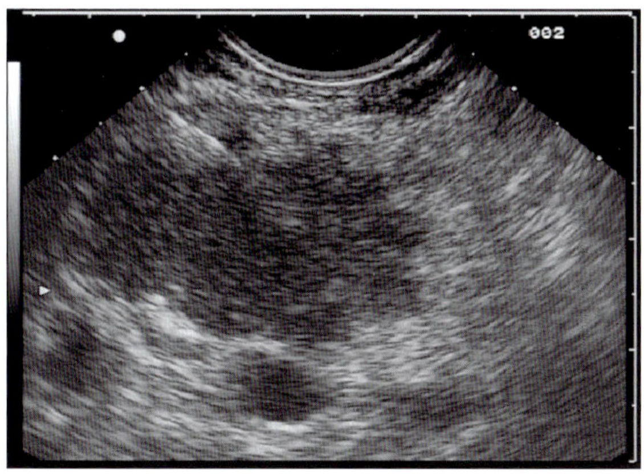

☒ **Abb. 3.133** EUS-gesteuerte Punktion eines Pankreaskopftumors (2,5 cm). Histologisch fand sich ein duktales Adenokarzinom.

Anschließend wird der Mandrin von der Assistenz wieder durch den Griff in die Nadel eingeführt und langsam vorgeführt, bis sich erste Gewebezylinder auf dem unter die Nadelspitze gehaltenen Objektträger darstellen lassen. Mit einem zweiten Objektträger werden dann jeweils etwa 0,5 cm lange Zylinder ausgestrichen und die Objektträger luftgetrocknet. Danach stehen sie zur zytologischen Untersuchung zur Verfügung, wobei die Proben häufig mittels spezieller Versandröhrchen eingeschickt werden müssen. Es sollten mindestens 8–10 derartig beschickte Objektträger eingeschickt werden. Reicht das Material der ersten Punktion dazu nicht aus, sollten weitere Punktionen durchgeführt werden, bis genügend Gewebematerial vorliegt. Bei Blutresten oder Wechsel des Punktionsorts ist die verwendete Nadel zwischen den Punktionsgängen mehrfach mit steriler Kochsalzlösung durchzuspülen. Alle Proben sind gut zu kennzeichnen.

Histologie-Material. Zusätzlich sollten alle zusammenhängende Gewebeproben zur Histologie eingesandt werden. Dies ist vor allem bei malignen Lymphomen (NHL, Morbus Hodgkin) sowie zur genauen Klassifizierung solider Tumoren im Pankreas und Mediastinum von großem Vorteil.

Für die histologische Untersuchung sollten fadenförmige Gewebeverbände (keine Flüssigkeit!) ausgewählt und in ein Formalinröhrchen für die Pathologie eingebracht werden. Alle Proben sind gut zu kennzeichnen.

Bei entsprechender klinischer Fragestellung (z. B. GIST-Tumor, NHL) sollten spezielle Verfahren wie die FACS-Analyse und immunhistochemische Analysen (z. B. Leichtkettenrestriktion, CD34, c-kit-Bestimmung) dem Zytologen oder Pathologen direkt mitgeteilt werden.

Diagnostische Punktion zystischer, flüssiger und abszedierender Prozesse

Nach intravenöser Antibiotikaprophylaxe wird die EUS-Feinnadel in gleicher Weise wie oben beschrieben an die Läsion herangeführt. Die Identifikation gefährlicher Gefäße im Stichkanal mittels EUS-Farbdoppler sowie in/um die Zyste ist von besonderer Wichtigkeit.

Probeentnahme. Die Punktion selbst erfolgt ebenfalls wie oben beschrieben. Ist die Nadel in die Zystenflüssigkeit eingetaucht, erfolgt das Aufsetzen der ersten Spritze, die nach Füllung mit Flüssigkeitsaspirat entfernt wird. Danach werden mehrere weitere Spritzen aufgesetzt.

Für diagnostische Zwecke sollten stets je 10 ml Zysteninhalt für mikrobiologische Untersuchungen (Bakteriologie, ggf. PCR), klinisch-chemische Untersuchungen (Zellgehalt, Differenzierung, Eiweiß, LDH, Amylase, CEA) und zytologische Untersuchungen (Zytospins) aspiriert und asserviert werden.

Bei soliden Inhalten in der Zyste sollte in einer weiteren gezielten Punktion vorsichtig versucht werden, Zellen aus diesem „soliden" Anteil zu stanzen bzw. zu aspirieren, da hier stets die Möglichkeit zystischer Pankreastumoren einkalkuliert werden muss. Bei der Analyse des flüssigen Materials aus zystischen Pankreasläsionen sollte daher stets der Gehalt an Amylase und CEA laborchemisch mitbestimmt werden, um den Vorhersagewert des Eingriffs zu erhöhen. CEA-Werte > 200 ng/ml sind immer verdächtig auf das Vorliegen eines zystischen Malignoms und sollten immer zur Operation führen.

Spezielle EUS-Applikationen

EUS(-FNP) zum Staging von Malignomen

Wie bereits oben ausgeführt, kommt der EUS beim Staging verschiedener häufiger Tumorerkrankungen eine entscheidende Bedeutung als lokoregionäre Methode mit hoher Detailauflösung zu. Das Staging erfolgt anhand der international gebräuchlichen TNM-Klassifikation der malignen Tumoren und im Zusammenhang mit den klinischen Daten im UICC-System (I–IV).

Lymphknotenstaging. Die häufigsten Indikationen zum Malignomstaging sind im Abschnitt „Klinische Indikationen" aufgelistet. Insbesondere die Möglichkeiten der Lymphknotendiagnostik sind von klinischer Bedeutung, was mittlerweile in vielen Studien belegt werden konnte. Der EUS ist somit in Viszeral- und Thoraxzentren eine „Schlüssel-Technologie" zur differenzierten Tumortherapie.

Praktische Konsequenzen. Konsequenzen aus den lokalen Stagingbefunden sind vor allem die Vermeidung sinnloser Operationen bei fortgeschrittenen Karzinomen (UICC-Stadium III und IV) von Ösophagus, Bronchialsystem, Magen und Pankreas mit systemischem Lymphknotenbefall. Zudem kann auch eine Therapieentscheidung zu einer neoadjuvanten Therapie durch einen klaren EUS-Befund erleichtert werden, beispielsweise beim lokal fortgeschrittenen Rektumkarzinom. Bei intramuralen und submukösen Tumoren kann oft die Abgrenzung zu den umgebenden Gefäßen und Strukturen präoperativ so gut dargestellt werden, dass eine genaue operative Therapieplanung darauf gestützt werden kann.

Viele Daten zeigen, dass die EUS-(FNP-)Befunde einen klaren positiven Einfluss auf die Therapieergebnisse und sogar das Langzeitüberleben der Patienten haben, da bei konsequentem Einsatz riskante und überflüssige Operationen zumindest reduziert werden.

Auch der zunehmende Einzug von PET- und PET-CT-Verfahren in die bildgebende Tumordiagnostik hat diese Bedeutung bisher nicht eingeschränkt, da weiterhin viele Läsionen vor einer eingreifenden Therapie histologisch abgesichert werden müssen und die PET-Diagnostik relativ oft falsch positive Befunde erbringt (10 – 20 %).

Einschränkungen. Allerdings sind hier folgende Einschränkungen zu berücksichtigen:

- Bei der Diagnostik von frühen Karzinomstadien wie hochgradigen intraepitheliale Neoplasien und mukosalen Frühkarzinomen ist die Auflösung auch von hochfrequenten Minisonden (20 mHz) nicht ausreichend, um sichere Aussagen treffen zu können. Daher sollte die EUS-Diagnostik bei diesen Stadien in erster Linie den umgebenden Lymphknoten gelten und die therapeutische Endoskopie (EMR, ESD) sicher geleiten.
- Eine Spezial-Staging-Diagnostik ist klinisch nur sinnvoll und dem Patienten nur dann zumutbar, wenn die Befunde messbar Ergebnisse auf den weiteren klinischen Verlauf des Patienten haben, z. B. wenn Thorakotomien bei fortgeschrittenen Bronchialkarzinomen vermieden werden oder bei fortgeschrittenen Magen- und Ösophaguskarzinomen eine neoadjuvante Chemotherapie aufgrund der Befunde durchgeführt wird. Dann ist der klinische Sinn des Stagings gegeben und der hohe diagnostische Aufwand sicher zu rechtfertigen.
- Eine frühe Pleura- oder Peritonealkarzinose kann mittels EUS nur ungenau dargestellt werden, was aber mit bildgebenden Verfahren in der Regel auch erst im fortgeschrittenen Stadium gelingt. Allerdings zeigen schon kleine Mengen freier Flüssigkeit im Pleuraraum oder Peritoneum sehr treffsicher eine lokale Tumorausbreitung an, nur ist die Spezifität durch andere Faktoren wie Leberzirrhose mit Aszites, venöse Thrombosen und Herzinsuffizienz eingeschränkt.

Beispiele zeigen die Abb. 3.**134** u. 3.**135**.

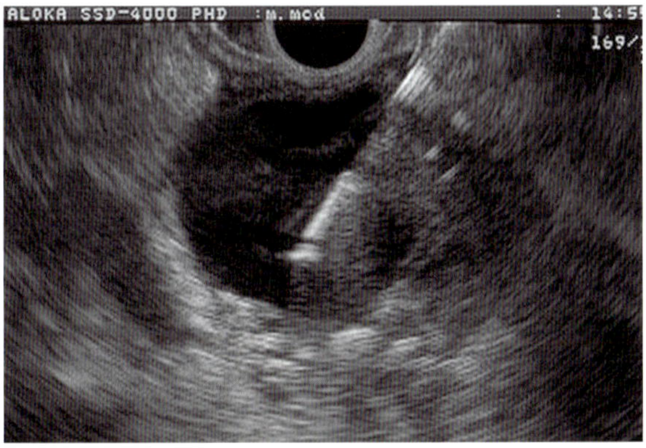

a

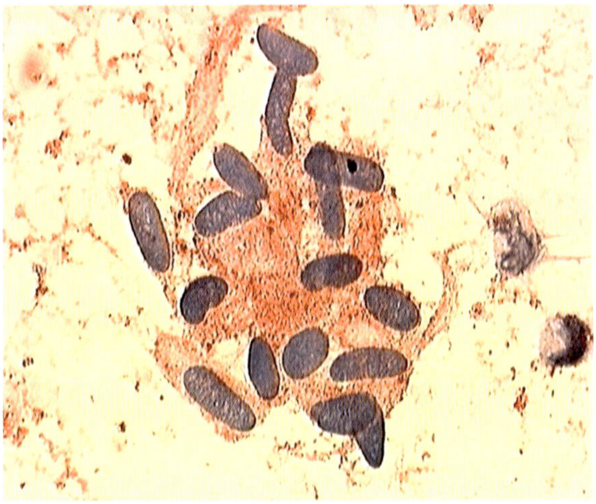
b

Abb. 3.134 Transgastrale FNP.
a FNP eines echoarmen Tumors der 4. Schicht (= Muscularis propria) des Magens mit 2 cm Größe. Morphologisch ist dieser Befund typisch für einen GIST (gastrointestinaler Stromatumor). Zur Artdiagnostik und Dignitätsbestimmung erfolgte die FNP des Tumors.
b Zytologisches Präparat des GIST-Tumors vom epithelialen Subtyp. Gesichert werden konnten spindelzellige Tumorzellen, die in der CD117-Immunhistochemie deutlich positiv waren (mit freundlicher Genehmigung von Herrn Dr. T. Topalidis, Zytologisches Institut, Hannover).

Endosonographie des hepatobiliären Systems

Cholecysto- und Choledocholithiasis

Transabdomineller Ultraschall. Die häufigste Erkrankung des Gallenwegssystems ist die Steinerkrankung (Cholecysto- und Choledocholithiasis). Die Cholezystolithiasis kann mittels des transabdominellen Ultraschalls (TUS) mit hoher Sensitivität diagnostiziert werden, wogegen die Choledocholithiasis schwieriger nachzuweisen ist. Die in der Literatur angegebene Sensitivität liegt heute zumeist zwischen 70 und 96%, die Spezifität liegt bei 92–100%. In der Praxis ist der TUS somit das geeignetste Erstverfahren zur Aufdeckung relevanter Gallensteine. Die CT ist wegen der vielen im Röntgen nicht sichtbaren Steine zumeist nicht indiziert.

EUS vor Sphinkterotomie. Diagnostische und therapeutische Schwierigkeiten machen in der klinischen Praxis vor allem präpapilläre Konkremente, biliärer Sludge und das Vorhandensein von Steinen bei normal weiten Gallenwegen. In diesen Fällen sind heute wenig invasive, weiterführende diagnostische Methoden indiziert, bevor eine potenziell nebenwirkungsträchtige invasive ERCP mit Sphinkterotomie (EST) durchgeführt wird. Frühkomplikationen der ERC mit EST sind akute Pankreatitis, Cholangitis, Cholezystitis, Blutung und Perforation. Die Gesamtkomplikationsrate wird mit 2–30% angegeben. Des Weiteren führt speziell die EST zu einem dauerhaften Verlust der Funktion des Sphinkter Oddi. Eine primäre ERC übersieht zudem auch häufig kleine Konkremente < 5 mm und Sludge infolge von KM-Überspritzung. Zu den dargestellten signifikanten Komplikationsrisiken dieser Methoden kommt hinzu, dass es zahlreiche Differenzialdiagnosen der Choledocholithiasis gibt, die weder einer ERCP zur Diagnostik noch einer EST zur Therapie bedürfen.

Von Vorteil ist eine präinterventionelle, wenig invasive und komplikationsarme Untersuchungsmethode, die den Nachweis einer Choledocholithiasis vor Durchführung der EST er-

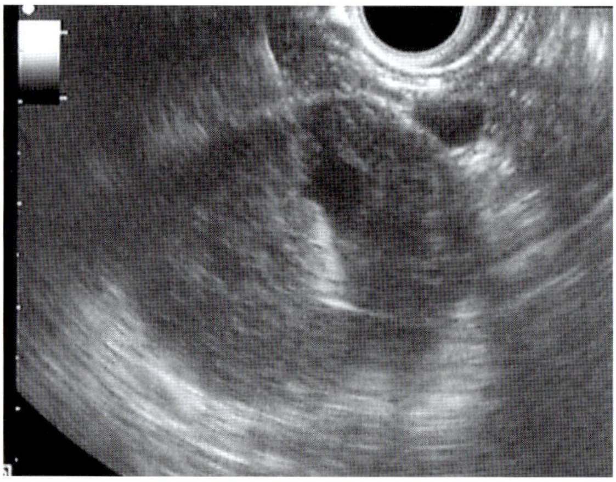

a

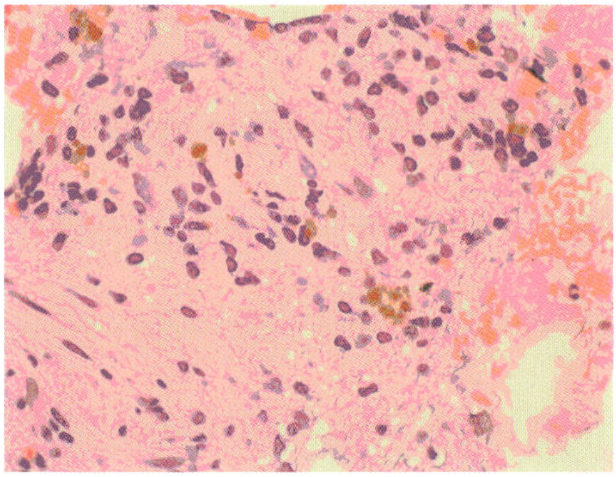

b

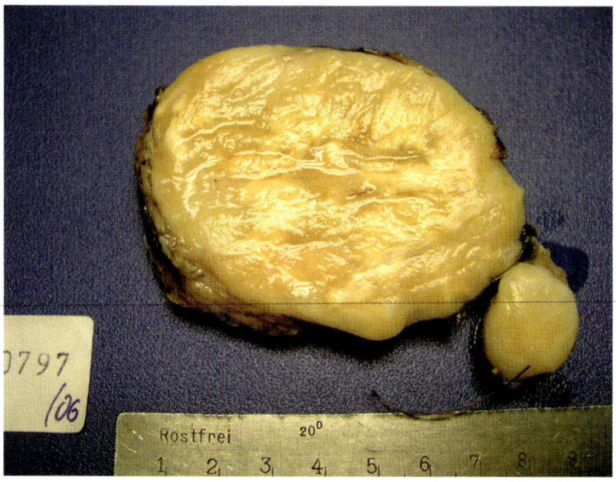

c

☒ **Abb. 3.135** „Pigmentiertes Schwannom".

a Kleiner (2 cm), echoreduzierter und zentral zystischer Tumor im Retroperitoneum, der bei einem 38-jährigen Mann mit unspzifischen Abdominalbeschwerden sonographisch aufgefallen war. Dieser konnte problemlos transgastrisch punktiert werden (s. Punktionsnadel im Zentrum).

b Histologisch zeigte sich ein seltener und ungewöhnlicher Befund unklarer Dignität, ein „pigmentiertes Schwannom". Neben den lichtmikroskopischen Zellverbänden lassen sich deutlich bräunliche Pigmentflecken darstellen, die für diesen sehr seltenen, aber zumeist gutartig verlaufenden Tumor typisch sind.

c Operationspräparat eines ähnlichen Schwannoms (deutlich größer, s. Maßstab), welches in toto operativ entfernt werden konnte. Die Histologie ergab keine Malignitätszeichen.

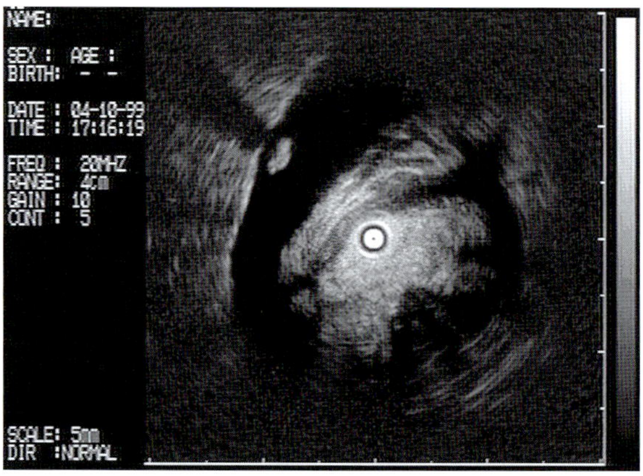

a

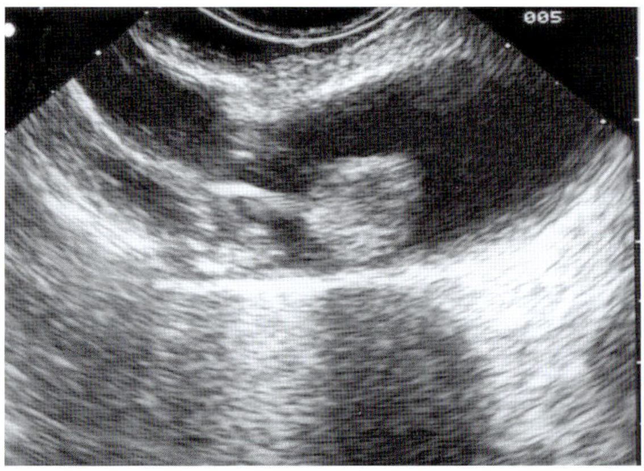

b

☒ **Abb. 3.136** Gallengangssteine.

a Darstellung eines kleinen Gallengangssteins (5 mm) mittels einer EUS-Minisonde, die, durch das ERCP-Gerät geführt, einfach dem Gallengang benachbart der Duodenalwand aufgelegt wurde (extraduktaler Sondenultraschall, EDUS). Dieser Stein war in der ERC beim KM-Anfluten primär nicht sichtbar, da überspritzt wurde (was bei kleinen Steinen häufiger der Fall ist).

b Darstellung eines 6 mm großen Gallengangssteins mit Schallschatten im „konventionellen" EUS von transduodenal. Der Schallkopf (longitudinal) liegt der Duodenalwand direkt an, so dass der distale DHC gut mit wenigen Millimetern Abstand eingesehen werden kann. In gleicher Sitzung erfolgte eine ERC mit Entfernung des Konkrements.

Tabelle 3.47 Nachweis der Choledocholithiasis mittels Endosonographie

Patienten (n)	Sensitivität (%)	Spezifität (%)	NPV (%)	PPV (%)	Goldstandard
62	97	100	97	100	ERCP mit und ohne EST
52	100	100	k.A.	k.A.	ERCP und EST oder chir Expl.
50	100	97	100	92	Chir. Expl.
32	100	95	100	91	ERCP und EST
20	75	100	k.A.	k.A.	Chir. Expl.
50	97	77	k.A.	k.A.	ERCP mit und ohne EST
240	85	93	96	75	Chir. Expl.
422	95	96	96	95	Chir. Expl.
52	91	100	k.A.	k.A.	ERCP mit und ohne EST
119	93	97	88	98	ERCP und EST
35	100	100	k.A.	k.A.	ERCP und EST
155	96	100	k.A.	k.A.	ERCP mit und ohne EST oder chir. Expl.
100	97	98	k.A.	k.A.	ERCP und EST
36	91	100	95	100	ERCP und EST
50	88	96	k.A.	k.A.	ERCP und EST

k. A.: keine Angabe; EST: endoskopische Sphinkterotomie; chir. Expl.: chirurgische Exploration; NPV: negativer prädiktiver Voraussagewert; PPV: positiver prädiktiver Voraussagewert

Tabelle 3.48 Vergleich der diagnostischen Genauigkeit der Endosonographie und anderer bildgebender Verfahren bezüglich des Nachweises der Choledocholithiasis

Patienten (n)	EUS (%)	US (%)	CT (%)	ERCP (%)	MRCP (%)
52	100	80	83	k.A.	k.A.
43	97	k.A.	k.A.	k.A.	82
30	89	k.A.	k.A.	k.A.	61
52	94	k.A.	86	k.A.	k.A.
36	97	83	k.A.	89	k.A.
65	97	k.A.	k.A.	94	k.A.
100	98	k.A.	k.A.	96	k.A.

k.A.: keine Angabe

möglicht, um diese adäquat einsetzen zu können. Diese Anforderungen erfüllt die konventionelle Endosonographie, mit der eine Choledocholithiasis zuverlässig diagnostiziert werden kann.

Abb. 3.**136** zeigt typische Beispiele.

MRCP vs. EUS. Als konkurrierende Verfahren existieren in dieser Situation die MRT mit MRCP und die Endosonographie. Beide Verfahren haben eine exzellente Trefferquote bei der Choledocholithiasis. Die Tab. 3.**47** u. 3.**48** geben einen Überblick über die Leistungsfähigkeit der einzelnen Methoden. Eindeutig ist die Überlegenheit der EUS/Minisonden-EUS bei normal weiten Gallenwegen und bei biliärem Sludge – Situationen, die die MRCP in der Regel nicht gut darstellen kann. Die individuelle Auswahl des Verfahrens hängt bei jedem Patienten von den individuellen Gegebenheiten (wie Verfügbarkeit, Termine, Kommunikation), der örtlichen Leistungsfähigkeit der MRCP und der individuellen Patientenwahl ab.

EUS der Papillenregion

Die Hauptpapille besitzt eine normale Größe von etwa 1 × 0,5 cm und ist somit endosonographisch darstellbar. Neben Steinen und Sludge können hier gut- und bösartige Neoplasien wie Papillenadenome, neuroendokrine Tumoren oder auch Adenokarzinome der Papille die Ursache einer Gallenabflussstörung darstellen. Die Endosonographie bietet hier eine exzellente Darstellmöglichkeit der Papillenregion und der umgebenden anatomischen Strukturen.

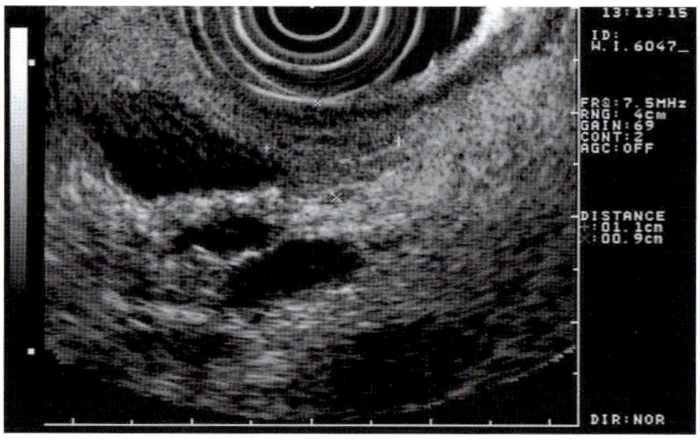

a

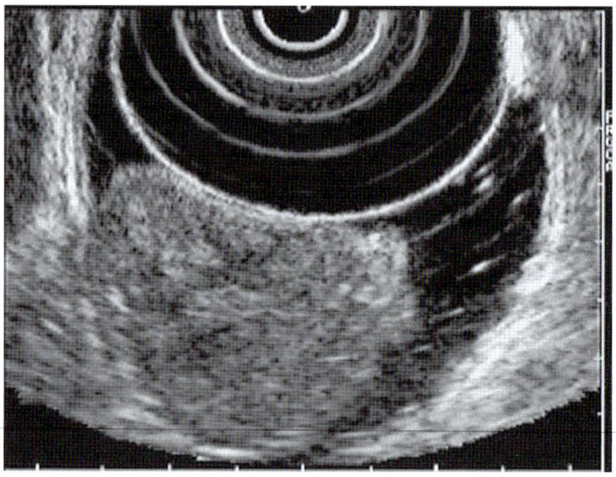

b

Abb. 3.137 EUS der Papillenregion.

a Fragliche Adenomyomatose der Papille mit zentral trichterförmigem Einlaufen des Ductus hepatocholedochus. Da der DHC leicht erweitert ist, muss hierbei von einer funktionellen Wirksamkeit ausgegangen werden. Eine „Papillitis stenosans" kann hier ebenfalls vorliegen, ein Tumor ist aber nicht zu erkennen. Die Darstellung erfolgt mittels eines Radial-Scanners (mechanisch).

b Neuroendokriner Tumor (NET) der Papille (homogene Struktur, Wandschichtung aber vollständig erhalten). Die Darstellung erfolgt mittels eines Radial-Scanners (mechanisch).

Darstellung kleiner Raumforderungen. Bei der Diagnostik von kleinen Raumforderungen im Bereich der Papille ist die EUS ein einzigartig treffsicheres Verfahren, da diese Tumoren oft kleiner als 3 cm sind und der konventionellen Bildgebung häufig entgehen. Bei diesen Läsionen ist es Aufgabe der EUS, die lokale Ausbreitung möglichst genau zu erfassen und die Möglichkeit einer endoskopischen Tumortherapie (nur beim Adenom!) zu prüfen.

Diagnostische Grenzen. Mittels EUS ist aber keine Differenzierung eines T1-Karzinoms von einem Papillenadenom möglich; diese Differenzierung bedarf der Histologie. Das N-Stadium ist entsprechend dem Nachweis (N1) bzw. Ausschluss (N0) von Lymphknoten definiert. Endosonographisch ist es weiterhin schwierig, entzündliche Veränderungen nach Steinabgang oder nach endoskopischer Sphinkterotomie von malignen Veränderungen abzugrenzen. Ähnlich schwierig ist die Differenzialdiagnose benigner Altersveränderungen wie Papillitis stenosans oder Adenomyomatose des Gallengangs von kleinen Papillenprozessen wie Neoplasien (Abb. 3.**137**).

Tabelle 3.49 Differenzialdiagnostische Kriterien einer malignen Raumforderung der Papille

Kriterium
• Irreguläre Kontur • Inhomogene, dominant echoarme Struktur • Verlust der duodenalen Schichtung • Infiltration von Duodenalwand, Pankreas, Gängen und Gefäßen • Suspekte Lymphknoten

Tab. 3.**49** zeigt einige klinische Kriterien zur besseren Erkennung potenziell maligner Papillenprozess im EUS.

Somit ergibt sich gerade in der Diagnostik von unterschiedlichen Erkrankungen der Papillenregion ein wichtiges Einsatzgebiet der Endosonographie vor weiterer Therapieentscheidung wie beispielsweise Sphinkterotomie, Papillektomie oder operativer Intervention.

Cholangiozelluläre Karzinome (CCC) und Gallenblasentumoren

Maligne Tumoren des Gallengangs und der Gallenblase werden entsprechend dem TNM-Stadium eingeteilt. Wichtig sind auch hierbei vor allem die Aufdeckung tumorinfiltrierter Lymphknoten sowie eine lokale Organ- oder Gefäßinvasion. Wie bei anderen Tumoren des oberen Gastrointestinaltraktes ist es oft endosonographisch nicht möglich, zwischen entzündlichen und tumorösen bzw. bindegewebigen Veränderungen sicher zu differenzieren. In Einzelfällen können endosonographisch auch eine Adenomyomatose, Cholesterolpolypen und andere Erkrankungen der Gallenblase diagnostiziert werden (z. B. Cholezystolithiasis). Eine spezielle Indikation bei diesen Fragestellungen ist jedoch nicht gegeben. Die Bedeutung der Endosonographie bei der Abklärung einer Tumorinfiltration im Rahmen der primär sklerosierenden Cholangitis ist unklar. Ähnlich wie bei der Beurteilung des Ösophagus, Magens und Duodenums kann es im Rahmen von entzündlichen Veränderungen zu einer Einengung des Gallenganges kommen, was selbst einen wandinfiltrierenden Tumor vortäuschen kann.

Transrektaler endoskopischer Ultraschall (TRUS)

Ultraschallsonden. Der transanale und -rektale Ultraschall (TRUS) wird im Gegensatz zum endoskopischen Ultraschall (EUS) des oberen Gastrointestinaltrakts vorwiegend mit starren Sonden durchgeführt. Die früher üblichen mechanischen Transducer sind weitgehend durch elektronische Scanner abgelöst, wobei sowohl Radial- als auch Lineargeräte zum Einsatz kommen. Die Sonden zeichnen sich durch ein hohes Auflösungsvermögen unter Verwendung von Ultraschallfrequenzen zwischen 5,0 und 12,0 MHz aus, wodurch eine komplette Wanddarstellung des Anorektums möglich ist, die bisher kein anderes bildgebendes Verfahren erreicht.

⇢ **Anatomische Darstellung.** Neben der anatomischen Wiedergabe der umgebenden Organe kann der TRUS das „Kontinenzorgan" Anorektum in seiner anatomischen Besonderheit mit dem Übergang von Rektumwandanteilen in den Sphinkterapparat und dessen dazugehörigen Muskeln exakt darstellen. Dabei imponiert der interne anale Sphinkter (IAS) als echoarmer Ring, der in die Ringmuskulatur der Rektumwand übergeht und der externe anale Sphinkter als echokomplexer Trichter, der in die äußere Längsmuskulatur und in den M. levator ani greift.

⇢ **Indikationen.** Hauptindikationen des TRUS sind (vgl. Tab. 3.**42**):

- Staging des Rektum- und Analkarzinoms,
- Lokal- oder Lymphknotenrezidiv,
- extramurale Tumoren,
- Sphinkterdefekte,
- perianale, -rektale Abszesse,
- Fisteln.

Als relative Indikation gilt die Darstellung großer Polypen vor transanaler endoskopischer Abtragung, um die Ausdehnung und Vaskularisation des Befundes zu erkennen, allerdings ist eine Unterscheidung zwischen „Adenom" und „Karzinom" nicht möglich. Da der TRUS unter Verwendung von Linearscannern auch eine ultraschallgesteuerte Diagnostik und Therapie erlaubt, ergeben sich weitere diagnostisch invasive Indikationen, wie die transrektale FNP oder die therapeutische transrektale Abszessdrainage.

Rektum-/Analkarzinom

Aufgrund der exakten Wanddarstellung des Rektums gelingt eine T-Stadien-gerechte Einteilung der Tumoren. Allerdings sind optimale Untersuchungsvoraussetzungen erforderlich, weshalb eine gründliche Darmreinigung und ein möglichst luftfreies Lumen erforderlich sind.

⇢ **T- und N-Staging.** Der TRUS dient dem therapeutischen Splitting in Abhängigkeit von den Therapieoptionen. Im Vordergrund stehen insbesondere Low-Risk-Adenome (<3 cm) mit pT1-Karzinomen vor endoskopischer bzw. transanaler Resektion sowie das Tumorstaging fortgeschrittener Stadien (UICC II und III) vor neoadjuvanter Therapie, um die Rate Sphinkter erhaltender Operationen zu erhöhen. Demnach sind neben der exakten T-Klassifikation das N-Staging (mesorektal und pelvin) und die Höhenlokalisation einzubeziehen. Rektumkarzinome imponieren als bizzar konfiguierte, teils ulzerierte echoarme Läsionen der Rektumwand, wobei die Infiltrationstiefe an den oben genannten Wandschichten gemessen wird (Abb. 3.**138**). Als problematisch gilt das Overstaging von T2-Tumoren, das in bis zu 10 – 15% durch peritumoröse entzündliche Veränderungen hervorgerufen wird.

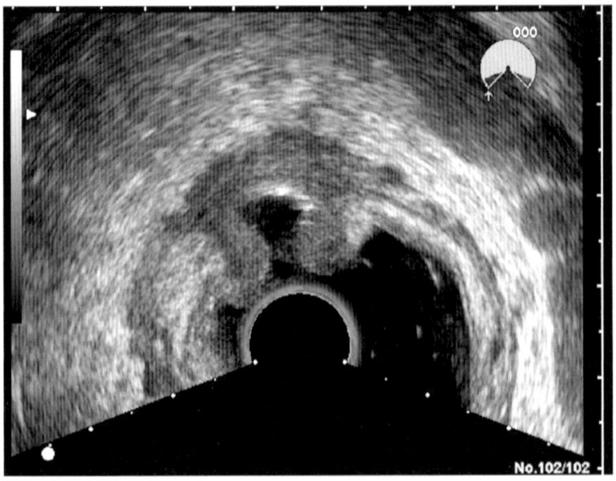

☒ **Abb. 3.138** Transrektaler endoskopischer Ultraschall (TRUS) eines tief sitzenden Rektumkarzinoms. Die Untersuchung wurde mit einem 180°-Scanner vorgenommen. Das Karzinom ist bei 12 Uhr in Bildmitte gut zu erkennen. Die echoarme Wandläsion mit Aufhebung der Wandschichtung und tiefer zentraler Ulzeration lässt sich sehr gut abgrenzen, wobei eine Wasservorlaufstrecke genutzt wurde. Es liegt ein lokales uT3-Stadium mit Überschreitung der Muscularis propria vor, Lymphknoten sind nicht zu erkennen (uN0).

⇢ **Sensitivität und Spezifität.** Der TRUS differenziert in geübter Hand die genannten Tumorstadien mit hoher Sicherheit, weshalb er obligater Bestandteil der präoperativen Diagnostik ist. Während das T-Stadium mit einer hohen Sensitivität (80 – 95%) wiederzugeben ist, leidet die Lymphknotendiagnostik unter einer geringen Spezifität (50 – 70%) bei allerdings hoher Sensitivität (80 – 90%), so dass der TRUS mit einer Feinnadelpunktion (TRUS-FNP) kombiniert werden sollte, sofern sich daraus eine therapeutische Konsequenz ergibt. Malignitätskriterien sind Größe, abgerundete Form und Echoarmut der Lymphknoten. Nichtmetastastatische Lymphknoten im Mesorektum werden typischerweise nicht detektiert, so dass bei fehlenden anderen Ursachen der Nachweis von Lymphknoten als suspekt einzuschätzen ist.

⇢ **Diagnostische Probleme.** Problematisch sind stenosierende Tumoren, die in bis zu 17% nicht mit dem Transducer überbrückt werden können. Allerdings gehen diese Tumoren in hohem Prozentsatz mit fortgeschrittenen, meist auch nodal metastasierten Stadien einher. Untersuchungstechnisch schwierig sind hoch sitzende Rektumkarzinome, da diese bei stark abgewinkeltem Rektumverlauf nicht mit der starren Sonde erreicht werden können.

⇢ **Analkarzinom.** Im Gegensatz zum Rektumkarzinom ist der Stellenwert des TRUS beim Analkarzinom nicht gesichert. Dieses ist zum einen darin begründet, dass die Tumoren entweder als Zufallsbefund entdeckt werden und bereits exzidiert sind, zum anderen darin, dass die therapeutischen Optionen meist stadienunabhängig sind. Diskutiert wird der Einsatz des TRUS bei der Frage des therapeutischen Ansprechens.

Lokalrezidive/Lymphknotenrezidive. Der TRUS hat einen Stellenwert beim Nachweis von Lokal- bzw. Lymphknotenrezidiven. Da Lokalrezidive überwiegend submukös wachsen, ist der TRUS der Endoskopie deutlich überlegen, zumal eine Diagnosesicherung durch TRUS-FNP möglich ist. Lymphknotenrezidive oder -metastasen lassen sich ebenfalls detektieren, allerdings sinkt die oben genannte Spezifität, wenn gleichzeitig postoperativ bedingte reaktive Lymphknotenvergrößerungen, z.B. bei der Anastomositis oder Anastomoseninsuffizienz, vorliegen. Deshalb wird ein postoperativer Abstand von ca. 3 Monaten als sinnvoll angesehen. Im Fall eines Rezidivs oder LK-Nachweises ist deshalb eine TRUS-FNP angeraten.

Extramurale Tumoren

Sowohl submuköse wie auch extramurale perirektale Raumforderungen lassen sich mit dem TRUS mit hoher Sensitivität nachweisen. Neben der Darstellung von Erkrankungen der Nachbarorgane, wie z.B. dem Prostatakarzinom, Uterus- oder Ovarialtumoren, gelingt auch die diagnostische Zuordnung und Sicherung anderer Erkrankungen (Karzinoid, Endometriose, Leiomyome, GIST, extramedulläre Plasmozytome). Hierbei steht die zytologische/histologische Sicherung der Diagnose im Vordergrund.

Sphinkterdefekte

Bei der Inkontinenzdiagnostik gelingt durch die exzellente anatomische Darstellung des Sphinkterapparates mit den dazugehörigen Muskeln der direkte Nachweis von postoperativen, posttraumatischen oder postpartalen Läsionen mit hoher Sensitivität (90 – 100 %).

Hierzu zählen insbesondere Sphinkterdefekte, die endosonographisch als „Kontinuitätsunterbrechung" der Sphinktermuskulatur imponieren. Sphinkterdefekte kommen bei Erstgebärenden in ca. 5 – 35 % vor, wobei eine in der Folge auftretende klinisch manifeste Inkontinenz in bis zu 50 % mit Sphinkterdefekten einhergeht. Sphinkterläsionen stellen sich innerhalb des IAS als echoreiche Defekte, innerhalb des EAS als echoarme Veränderungen dar. Zu beachten ist, dass der anteriore Teil des EAS bei der Frau dünner und nach kaudal gerichtet ist, so dass eine Diskontinuität in der Ringdarstellung entstehen kann, die nicht als Sphinkterdefekt interpretiert werden darf. Der TRUS kann auch in der Verlaufskontrolle nach Sphinkteroplastien Aussagen über das zu erwartende funktionelle Ergebnis machen.

Perianale und -rektale Abszesse und Fisteln

Abszesse. Mit dem TRUS gelingen mit hoher Treffsicherheit die Darstellung perianaler und -rektaler Abszesse und deren anatomische Zuordnung zum Sphinkterapparat.

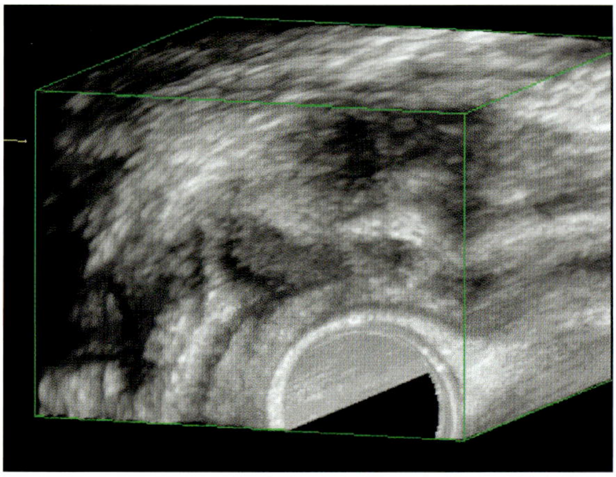

Abb. 3.139 TRUS-3D-Darstellung einer perianalen Fistel, Die 3D-Darstellung erlaubt eine gute räumliche Übersicht über das Fistelsystem.

Sie stellen sich als echoarme, teils echokomplexe, gelegentlich sedimentierte Läsionen mit echoreicher Wand dar. Hauptindikation stellt jedoch die TRUS-geführte Intervention dar, bei der unter sonographischer Sicht (Linearscanner) Abszessdrainagen platziert werden. Dieses gelingt beim weiblichen Situs auch transvaginal, falls ein rektaler Zugang nicht möglich ist (z.B. totale Rektumexstirpation).

Fisteln. Perianale Fisteln stellen sich rektal sonographisch innerhalb des Fistelganges als echogene Linien dar umgeben von einem echoarmen inflammatorischen Saum. Gelegentlich lassen sich auch Lufteinschlüsse in Form von Reverberationsartefakten erkennen. Fistelungen in Nachbarorgane, wie z.B. in die Vagina oder angrenzende Dünndarmanteile, können unter der Verwendung von Kontrastverstärkern (Kochsalz, Mineralwasser, Hydrogenperoxid) unter Real-Time-Bedingungen und/oder mittels farbkodierter Dopplersonographie sichtbar gemacht werden. Die 3-D-Darstellung erlaubt eine gute räumliche Übersicht über das Fistelsystem (Abb. 3.**139**).

Minisonden-Endosonographie, extraduktaler Ultraschall (EDUS)

Seit die Weiterentwicklung der konventionellen Endosonographie die „Minisonden" hervorgebracht hat, tritt die Problematik des Gerätewechsels zunehmend in den Hintergrund. Diese „Minisonden" umgehen mit kleinen elektronischen Schallköpfen die Mängel des großen Schallkopfdurchmessers der konventionellen EUS-Geräte und können über den Arbeitskanal eines Endoskops eingesetzt werden.

Intraduktale Diagnostik. Die Minisonden ermöglichen aufgrund ihrer geringen Größe die Einführung in das pankreatobiliäre Gangsystem und somit eine intraduktale Darstellung von DHC und Ductus Wirsungianus. Die hochfrequente Darstellung bedingt zwar Abstriche in der Eindringtiefe, ermöglicht jedoch eine hohe Bildauflösung. Für die intraduktale Darstellung der Gallengänge ist allerdings regel-

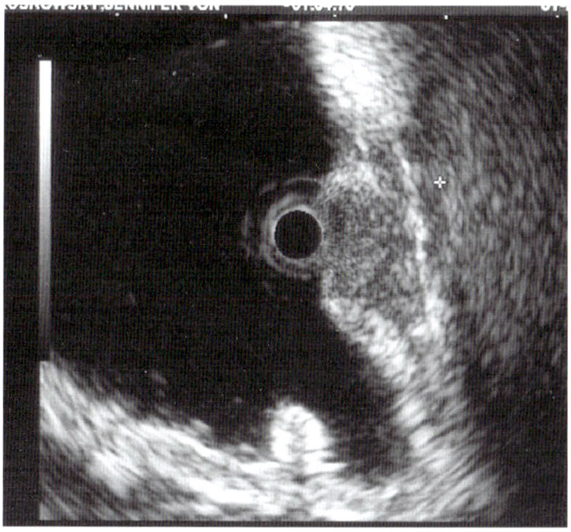

☒ **Abb. 3.140** Minisonden-Endosonographie (EUS) im Magenantrum. Dargestellt wird ein echoarmer, kleiner, polypoider Prozess der Submukosa. Die EUS dient hierbei als Hilfsmittel vor endoskopischer Mukosaresektion. Ein infiltratives Wachstum des Prozesses konnte in diesem Fall ausgeschlossen werden. Histologisch (nach EMR-Abtragung) handelte es sich um ein benignes Adenom mit niedriggradigen intraepithelialen Neoplasien (IEN).

haft eine Sphinkterotomie mit den bekannten Komplikationen nötig. Bisherige Erfahrungen in wenigen Zentren zeigen, dass diese intraduktale Diagnostik vor allem bei kleinen Läsionen im Gangsystem durchaus eindrucksvolle Befunde ergibt, was aber durch hohe Kosten der empfindlichen Sonden weitgehend aufgewogen wird. Daher wird die intraduktale Minisondendarstellung vorwiegend als Hilfsmittel bei der therapeutischen ERCP an Zentren eingesetzt.

⇢ **Hilfsmittel bei endoskopischen Therapiemaßnahmen.** Die Diagnostik mit hochauflösenden Minisonden (20 – 30 mHz) hat in der klinischen Praxis bisher die Erwartungen enttäuscht. IEN und mukosale Frühkarzinome lassen sich mit dieser Technik oft nur sehr schlecht von entzündlichen Schleimhautläsionen unterscheiden.

Interessant ist der Einsatz von Minisonden bei Papillentumoren vor endoskopischer Abtragung (s.o.) und zur Erkennung gefährdender Gefäße in der GI-Wand vor therapeutischen Interventionen (EMR, ESD). Hier hat die Minisonde einen hohen klinischen Stellenwert als Hilfsmittel für endoskopische Therapiemaßnahmen erreicht (Abb. 3.**140**).

⇢ **Extraduktaler Schall.** Über einen weiteren besonderen Einsatz der Minisonden-EUS zum Nachweis der Choledocholithiasis ohne Sphinkterotomie (extraduktaler Schall – EDUS) wurde kürzlich berichtet. Hierbei wird die Minisonde über den Arbeitskanal des Duodenoskops eingeführt und es erfolgt eine rasche Positionierung der Minisonde auf die Papille zur Darstellung des Sphinkterapparates und anschließend kranial der Papille zur Darstellung des Ductus hepatocholedochus und Ductus Wirsungianus. Die EDUS-Diagnose „Choledocholithiasis" kann durch den Geübten auf diese Weise sehr treffsicher gestellt werden, wenn sich innerhalb des DHC echoreiche Strukturen mit oder ohne Schallschatten nachweisen lassen, die nicht wandadhärent sind. Die Gesamtsensitivität und – spezifität des Verfahrens betragen etwa 78 % bzw. 98 %.

Therapeutische EUS-Interventionen

Therapeutische Plexus-coeliacus-Neurolyse (EUS-FNI)

Diese relativ neue Methode zur invasiven Therapie chronischer Schmerzen beim Pankreaskarzinom und bei chronischer Pankreatitis erfuhr mit der EUS eine Renaissance, da man zuvor auf ein chirurgisches oder CT-gestütztes Verfahren zurückgreifen musste, wobei unkontrollierte Erfolgsraten von 60 – 85 % berichtet wurden. Wegen signifikanter Komplikationsraten entwickelte sich ein Interesse an der neuen EUS-gestützen Methode zur gezielten Plexus-coeliacus-Neurolyse. Unkontrollierte kleinere Studien zeigten eine Reduktion des Analgetikaverbrauchs und eine gewisse kurzzeitige Stabilisierung der Schmerzwahrnehmung bei etwa 80 – 90 % der behandelten Patienten an. Die Komplikationsrate war in allen Arbeiten insgesamt niedrig, und die Komplikationen waren zumeist von milder Art, wie z. B. eine transiente Diarrhö oder leichte Schmerzen.

Durchführung der Plexus-coeliacus-Neurolyse

Mittels eines linearen Echoendoskops (Longitudinalschallkopf) kann die Wurzel des Truncus coeliacus bei fast allen Patienten gut an ihrem Abgang aus der Aorta abdominalis dar-

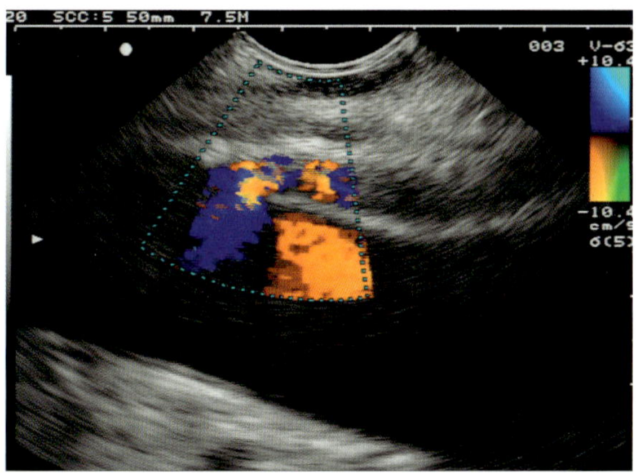

☒ **Abb. 3.141** EUS-Darstellung des Truncus-coeliacus-Abgangs ventral aus der Aorta abdominalis unterhalb des Zwerchfells durch den Magen. Die farbkodierte Duplexsonographie erleichtert das Auffinden der Gefäßstrukturen und erlaubt die Darstellung der fortlaufenden Gefäßperfusion auch während eines EUS-gesteuerten Eingriffs.

gestellt werden (Abb. 3.**141**). Der Plexus coeliacus und seine Gangliennetze liegen in der Regel anatomisch in einem Bereich, der unmittelbar ventral und lateral vom Trunkusabgang im umgebenden Weichteilgebiet lokalisiert ist (Abb. 3.**142 a**).

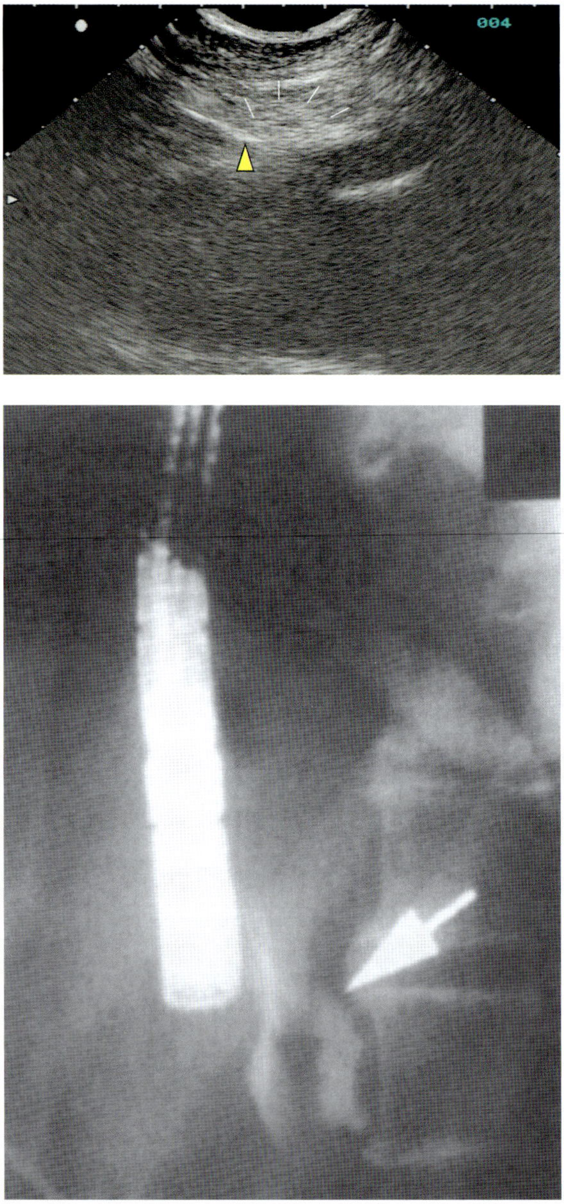

☒ **Abb. 3.142** EUS-gesteuerte Plexus-coeliacus-Infiltrationstherapie.

a Transgastrische EUS-Darstellung der Region des Plexus coeliacus (Pfeile) vor der Trunkuswurzel. Hier befindet sich der beste Injektionsort für eine Plexusblockade.

b Röntgenologische Darstellung der EUS-gesteuerten Plexus-coeliacus-Infiltrationstherapie. Während der Injektion des Analgetikums werden gleichzeitig 10 ml Röntgenkontrastmittel appliziert und dadurch wird die Lage der Injektionsnadel um den Truncus coeliacus röntgenologisch sichtbar gemacht.

Das Echoendoskop liegt dabei im proximalen Magen wenige Zentimeter unterhalb des Zwerchfelldurchtritts des Ösophagus. Ist dies geschehen, wird die 22-G-Punktionsnadel (oder eine 20-G-Spezialnadel mit Seitenlöchern) unter Sicht vorsichtig durch die Magenwand in das Gewebe um den Truncus coeliacus vorgeführt. Die Lage der Nadel kann durch gezielte KM-Injektion auch röntgenologisch noch besser dargestellt werden (Abb. 3.**142b**), was aber nicht zwingend erforderlich ist. Die besten Ergebnisse werden erzielt, wenn die Nadelspitze zunächst die Wand des Truncus coeliacus gerade berührt und dann um ca. 1 – 2 mm zurückgezogen wird, was aber viel Übung erfordert. Danach erfolgt zunächst die Injektion von 10 – 15 ml Bupivacain (0,25 %) beidseits um den Trunkusabgang zur lokalen Anästhesie, wobei auf einen ausreichenden Sicherheitsabstand von der Arterienwand zur Vermeidung vaskulärer Komplikationen strikt geachtet werden muss. Anschließend erfolgt in gleicher Weise vorsichtig die Applikation von 10 – 15 ml Ethanol 98 % (absoluter Alkohol). Die vorhergehende Gabe von Lokalanästhetika ist unbedingt notwendig, um zwar transiente, aber sehr heftige durch Alkohol ausgelöste, lokale Schmerzen zu vermeiden. Während der Injektion von Alkohol wird die sonographische Sicht des „Zielfeldes" ständig schlechter, da die Lösung sehr echogene US-Artefakte erzeugt. Daher sollte die Applikation als Bolus 2-mal auf jede Seite zügig erfolgen und der Eingriff danach gleich beendet werden.

Kombiniertes Vorgehen. Ein Vorteil ist in diesem Zusammenhang, dass dieser minimal-invasive Eingriff in der Regel ambulant und auch fakultativ am Ende der endosonographischen Diagnostik im Sinne eines endosonographischen „One-Stop-Shopping " durchgeführt werden kann:

Wird bei einer EUS-Untersuchung ein inoperables Pankreaskarzinom vorgefunden, so kann bei einem Patienten mit erheblichen Schmerzen in der gleichen Sitzung sowohl FNP-Diagnostik, lokoregionäres Staging und ggf. eine Plexusneurolyse durchgeführt werden.

Therapeutische Drainage von Pankreaspseudozysten (EUS-gesteuerte Zystoenterostomie)

Indikationen. Die häufigsten Prozesse, die durch endoskopisch-transmurale Verfahren erfolgreich therapiert werden können, sind symptomatische Pankreaspseudozysten bei chronischer oder nach akuter nekrotisierender Pankreatitis. Die endosonographisch gesteuerten Drainagemethoden können aber nicht nur hierbei erfolgreich angewendet werden, sondern prinzipiell bei allen erreichbaren Flüssigkeitsansammlungen im zugänglichen Bereich des oberen und unteren GI-Trakts, wie z. B. kleinere Mediastinalabszesse, retroperitoneale Nekrosen, Senkungsabszesse und pararektale Eiteransammlungen.

Tabelle 3.50 Kriterien für die Drainagetherapie von Zysten des Pankreas

- Fehlende spontane Rückbildung (nach > 6 Wochen)
- Symptomatische (Pseudo-)Zyste
- Infizierte Zyste/Nekrose
- Druck der Zyste/Nekrose auf umliegende Strukturen (mit Sekundärkomplikation)
- Gefahr der Ruptur
- Fehlen von Malignität

Kriterien und Vorteile. Grundsätzlich ist die Indikation zur Drainagetherapie bei einer zufällig gefundenen oder neu aufgetretenen Zyste aber erst dann gegeben, wenn bestimmte Kriterien im Einzelfall erfüllt sind. Zu diesen zählen vor allem die in Tab. 3.**50** aufgeführten Parameter.

Wenn die Zysten endoskopisch zugänglich sind, erscheint die endoskopische Therapie als die bevorzugte Drainagemethode, da sie minimal invasiv ist, subjektiv vom Patienten als deutlich angenehmer als externe Drainagemethoden erlebt wird, der Nadeltrakt wesentlich kürzer als bei perkutanen Verfahren ist und die Zysteninhalte (einschließlich physiologischer Sekrete wie Pankreasenzyme) durch das Darmlumen entfernt werden, was zumindest theoretische Vorteile hat. Evidenzbasierte Zahlen fehlen zu diesem Thema aber weitestgehend. Umgekehrt können bei Versagen der endoskopischen Therapie chirurgische Verfahren zur Anwendung kommen, die damit weiterhin als „Second-Line"-Therapieverfahren zur Verfügung stehen.

Voruntersuchungen. Notwendige Voruntersuchungen vor EUS-Drainagetherapie sind in jedem Fall:

- transabdomineller US,
- Spiral-CT des Oberbauchs mit KM,
- Laborstatus (einschließlich Gerinnungsanalyse: Quick, PTT, Thrombozyten, ggf. Blutungszeit).

Der EUS dient der Abklärung und Behandlung von Pankreaspseudozysten, da er eine hohe Nahfeldauflösung der Zysten und ihrer unmittelbaren Umgebung (Gefäße, solide Tumoranteile, Einblutung etc.) gewährleistet. Vor einer EUS-gesteuerten Zystoenterostomie müssen eine genaue Lokalisationsdiagnostik und eine duplexsonographisch unterstützte Differenzierung der „Zyste" erfolgen. Die Differenzialdiagnosen sind zu beachten (Gefäßaneurysma, arteriovenöse Malformation, kongenitale oder Retentionszyste, Trauma, Pseudozyste, seröses oder muzinöses Pankreaszystadenom oder -karzinom).

Der EUS ist dazu geeignet, die „Machbarkeit" der endoskopischen Zystentherapie zu beurteilen. In jedem Fall sollte vor einer endoskopischen Zystentherapie eine genaue EUS-Untersuchung des Punktionsortes (ggf. mit Markierung) erfolgen, um interponierte Gefäße, den Abstand der Zystenwand vom Magen/Duodenum und die Verlässlichkeit des „Bulging"-Zeichens genau zu erkennen bzw. zu bestimmen.

Danach kann man sich für eine der beiden nachfolgend dargestellten Drainagemethoden entscheiden (ein- oder zweizeitige Drainage). Diese Entscheidung hängt von den lokalen Gegebenheiten und der jeweiligen Expertise ab.

Two-Step- und One-Step-Drainage-Technik

Two-Step-Technik. Der Transducer wird auf die der GI-Wand am nächsten gelegene Zystenwandoberfläche aufgelegt und unter sonographischer Sicht wird zunächst eine diagnostische Punktion (s. oben) als EUS-FNP ausgeführt. Zysteninhalt muss zur weiteren Analyse aspiriert und asserviert werden (Eiter? Mukus? Blut? klares Sekret?). Unter sonographischer Sicht erfolgen sodann die Instillation von verdünntem Röntgenkontrastmittel und danach das gezielte Einlegen eines Führungsdrahts in das Zystenlumen, wobei sich der Draht mehrfach im Lumen „winden" sollte. Dies gewährleistet ein sicheres Entfernen des Endoskops und den Wechsel auf ein therapeutisches Videoendoskop mit therapeutischem Arbeitskanal (3,7 – 4,2 mm). Die Lage des Drahtes im KM-gefüllten Zystenlumen muss röntgenologisch dokumentiert werden. Nach erfolgreicher Drahteinlage werden zunächst die Punktionsnadel und danach das EUS-Gerät vorsichtig unter gegenläufigem Vorschieben des Führungsdrahts entfernt. Ist dies gelungen, erfolgt das Einführen des therapeutischen Endoskops über den durch einen Katheter im Arbeitskanal „aufgefädelten" Führungsdraht. Anschließend wird das Gerät gegenüber der Punktionsstelle im Magen bzw. Duodenum platziert. Über den Führungsdraht wird ein Nadelpapillotom vorgeführt und durch Einschneiden der oft recht harten Wand ein etwas größerer Zugang in die Zyste geschaffen. Wenn das Papillotom dann problemlos in das Lumen gleitet, wird es entfernt und gegen einen Gallengangs-Dilatationsballon ausgetauscht, welcher das neu geschaffene „Lumen" deutlich erweitert (Fenestration). Alternativ kann hierzu auch mittels eines Standardpapillotoms und ein vorsichtiger Schnitt am Zystenrand erfolgen, eine Technik, die jedoch eine höhere Komplikationsrate aufweisen soll. Über dieses kleine „Fenster" erfolgt unter Sicht die Anlage von mindestens zwei Stents, wobei je nach Gegebenheiten entweder gerade großlumige Stents (10 – 12 F, 3 – 8 cm), oder Double-Pigtail-Stents (10 – 12 F, 5 – 12 cm) eingesetzt werden sollten. Häufig kommt es schon während der Punktion zu einem massiven Abfluss von Flüssigkeit, Eiter und/oder Nekrosematerial, weshalb eine gute Absaugeinrichtung und ein flexibles Reagieren auf den veränderten Zystenaspekt notwendig sind.

One-Step-Technik. Bei einigen Pankreaspseudozysten kann die Drainagetherapie auch in einem Schritt erfolgen. Dazu ist ein therapeutisches EUS-Gerät (Tab. 3.**45**) mit größerem Arbeitskanal obligatorisch. Nachteil dieser Methode ist vor allem, dass keine größeren Teflonstents als maximal 8,5 F appliziert werden können, was für infizierte Zysten aber nur selten ausreicht. Vorteilhaft ist hingegen, dass der erste Stent unter ständiger visueller Kontrolle zu liegen kommt und danach weitere „sichere" Stents mit größerem Lumen mittels des therapeutischen Endoskops entlang des liegenden Stents gelegt werden können.

Für diese Applikation sind spezielle Systeme (z. B. Giovannini-Nadel-Stent-Set der Fa. Cook oder ein Nadelsystem der Fa. Grosse, Daldorf mit einem modifizierten 7F/6 cm-Teflonstent der Fa. Cook) notwendig. Die Punktion erfolgt grundsätzlich wie oben bei der zweizeitigen Punktionstechnik beschrieben, wobei das Giovannini-Nadelsystem ein Nadelmesser an der Spitze besitzt, das mittels HF-Strom unter Sicht in die Zystenläsion eingeschnitten wird. Anschließend wird über diesen liegenden Katheter ein Draht in das Zystenlumen vorgeführt und der schon auf diesem System vormontierte Stent (8,5 F) unter Sicht bis zur korrekten Lage eingeführt. Bei dem von Seifert et al. vorgestellten System wird die Stainless-Steel-Nadel zunächst ebenfalls in das Zystenlumen eingebracht und der mit einem Faden am Pusher befestigte Stent in die richtige Position gebracht. Durch Zurückziehen der Nadel in den Pusher wird der Faden schließlich freigegeben, und der Stent bleibt losgelöst vom Endoskop in der korrekten Drainageposition.

Die EUS-geführte Drainagetechnik von Zysten zeigt Abb. 3.**143**.

Nachsorge nach Zystoenterostomie. Die Gabe von Antibiotika sollte nur periinterventionell erfolgen (s. o.). Die Gabe von Protonenpumpeninhibitoren (PPI) ist umstritten, nach unseren Erfahrungen sollte sie aber aus Gründen der Sterilität des Magensafts und verbesserten Wundheilung unter Säure unterbleiben, wann immer dies klinisch vertretbar ist. Zumeist kollabiert die Zyste nach erfolgreicher Drainage innerhalb weniger Tage. Bereits am Tag nach dem Eingriff sollten regelmäßige sonographische Untersuchungen transabdominell erfolgen, um das Kleinerwerden der Zyste zu dokumentieren. Nach einer Woche ist eine endoskopische Kontrolle der Stentposition und -Durchgängigkeit indiziert. Ggf. können so bei Problemen entweder neue Stents oder zusätzlich eine nasozystische Spüldrainage eingeführt werden (CH 7). Ist eine Spülbehandlung notwendig, so sollte die Drainage 2- bis 3-mal/Tag mit 500 ml NaCl 0,9% oder Ringerlösung gespült werden. Bei klinischer Besserung werden die Stents etwa 4 Wochen belassen und dann endoskopisch entfernt.

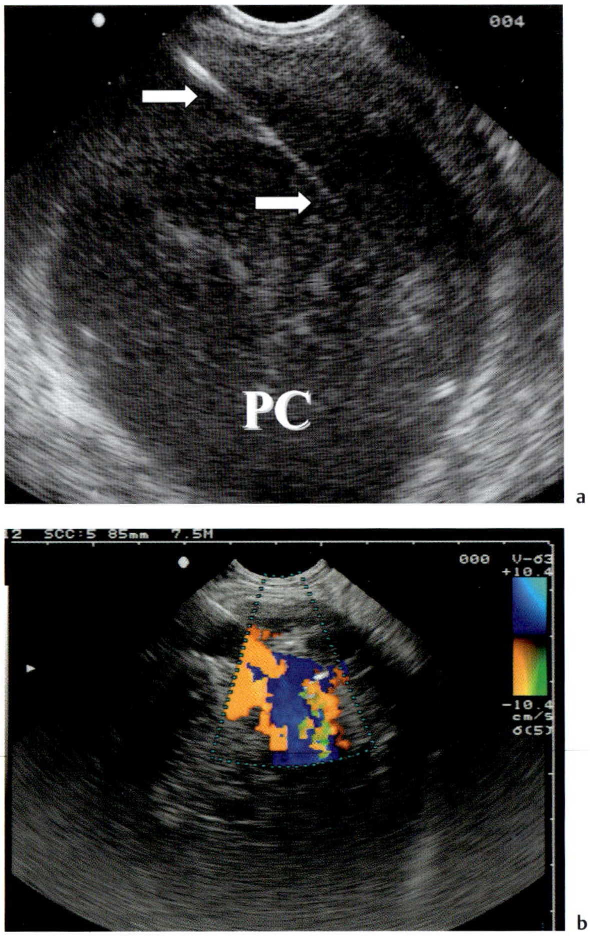

Abb. 3.143 EUS-gesteuerte Punktion und Injektion einer zystischen Pankreasraumforderung (PC = Pankreaspseudozyste).
a Der Transducer liegt der Zystenwand im Magen unmittelbar an. Unter Sicht wird hier eine Nadelpunktion mit Flüssigkeitsanalyse durchgeführt und danach ein Führungsdraht aus Metall (Pfeile) unter Sicht in das Zystenlumen eingebracht. Darüber sind dann viele weitere Behandlungsschritte möglich (Dilatation, Stentanlage, transgastrale Endoskopie u. a.).
b EUS-gesteuerte Injektionstherapie in ein Zystenlumen (dopplersonographisch kontrolliert). Injiziert wurden 20 ml Novocain zur Lokalanästhesie und dann 30 ml Ethanol zur Zystenlavage.

Therapeutische Interventionen bei retroperitonealen Abszessen

Prinzipiell läuft hierbei das Verfahren technisch ähnlich wie bei der Pseudozystendrainage. Eine adäquate antibiotische Vorbehandlung ist hierzu aber zwingend erforderlich. Da die Patienten häufig klinisch stark beeinträchtigt sind, sollte stets ein Intensiv-Monitoring (2. Arzt, EKG-RR-Monitor, BGA) vorgehalten werden. Aus dem gleichen Grund empfehlen wir hierzu stets die Two-Step-Drainage-Technik (s. o.), wobei nach der EUS-gesteuerten Punktion des Eiterherds ein Draht in die Nekrosezone eingelegt wird und anschließend ein therapeutisches Endoskop (Gastroskop oder Duodenoskop) zur Stentanlage verwendet wird. Zur Drainage werden mindestens zwei Stents der Größe CH 10 – 12 (gerade oder Pigtail) empfohlen, in schweren Fällen zusätzlich die Anlage einer nasozystischen Spüldrainage (CH 7). In jedem Fall muss Eiter lokal gewonnen und in die Mikrobiologie zur bakteriologischen Analyse eingesandt werden. Nach dem Eingriff sollte stets bis zur dokumentierten klinischen Besserung ein Intensiv-Monitoring des Patienten erfolgen.

EUS-gesteuerte Cholangiodrainage (EUS-CD) und Pankreasgangdrainage

In 5 – 10 % der Fälle einer malignen Gallengangsstenose gelingt die therapeutische ERCP mit Stenteinlage nicht. Insbesondere bei voroperierten Patienten mit Gastrektomie und B-II-Resektion besteht häufig kein endoskopischer Zugangsweg. Bei Fehlschlagen der therapeutischen ERCP gilt die PTCD als Therapie der Wahl. In wenigen Fällen gelingt jedoch auch dort keine interne Drainage, so dass nur eine externe Ableitung möglich ist. Diese ist mit der Gefahr der Dislokation, Infektion, Okklusion und einer Belästigung für den Patienten vergesellschaftet. Die Kenntnis, dass auch bei Patienten mit partiellen oder totalen Magenresektionen häufig eine endosonographische Darstellung der dilatierten intrahepatischen Gallengänge möglich ist, eröffnet die Frage eines direkten EUS-gesteuerten transhepatischen Zugangs zu den dilatierten Gallengängen.

Pilotstudie zur EUS-gesteuerten Cholangiodrainage

In Pilotstudien bei Patienten mit fehlgeschlagener ERCP (auch mit langem progradem Endoskop) erfolgte eine erfolgreiche EUS-gesteuerte Punktion des linken Ductus hepaticus oder Ductus choledochus in sog. „One-Step„-Technik über den linken Leberlappen. Auf einem speziell vorgefertigten Nadelträgersystem mit innen liegendem Führungsdraht wird unter kombinierter endosonographischer Sicht und unter radiologischer Kontrolle ein Stent zwischen dilatiertem peripherem Gallengang und Magenrest bzw. Jejunallumen gelegt. Diese Technik gelang bei der Mehrzahl der Patienten, nur in wenigen Fällen schlug die Stenteinlage aufgrund technischer Schwierigkeiten fehl. Ernsthafte Komplikationen wurden nicht beobachtet. Der maximale Beobachtungszeitraum betrug bei funktionsfähigem Stent bisher 9 Monate. Im Verlauf auftretende Okklusionen konnten durch Revision (Austausch/Neuanlage) beherrscht werden.

Zusammenfassend stellt die EUS-CD möglicherweise in wenigen ausgewählten Fällen eine Alternative zur PTCD dar, insbesondere da ein Überbrücken der Stenose nicht zwingend erforderlich ist. Eine entsprechende prospektive Studie mit größeren Fallzahlen gibt es noch nicht, erscheint aber dringend notwendig. Gegenwärtig muss dieses Verfahren noch als experimentell gelten, kann aber an interventionell erfahrenen EUS-Zentren als Therapiealternative bei ausgewählten Einzelfällen zur klinischen Anwendung kommen.

In ähnlicher Weise kann bei Bedarf auch der Pankreasgang endosonographisch gesteuert drainiert werden, wenn dies klinisch sinnvoll bzw. notwendig ist (Abb. 3.**144**).

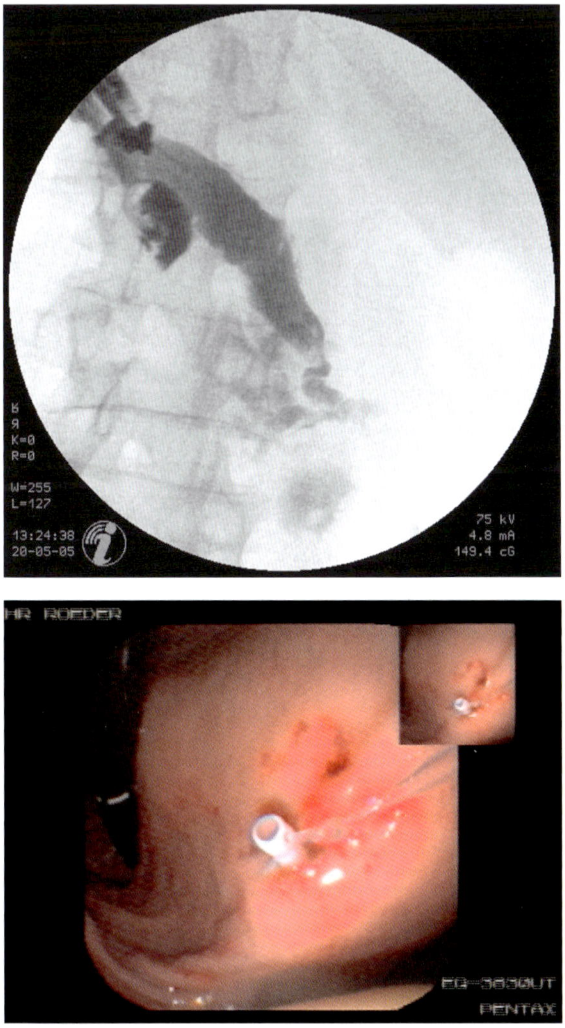

a

b

Abb. 3.144 EUS-gesteuerte Pankreatikographie und Pankreasgang-Stentanlage.

a EUS-gesteuerte Pankreatikographie bei chronischer Pankreatitis. Primär konnte der Ductus Wirsungianus nicht transpapillär mittels ERP dargestellt werden. Daher erfolgte hier die transgastrale Punktion des gestauten Pankreashauptgangs unter Sicht und darüber die EUS-gesteuerte Darstellung des Gangsystems mittels KM-Injektion. Deutliche Gangveränderungen der chronischen Pankreatitis sind gut zu erkennen.

b In gleicher Sitzung wurde ein Ablaufstent (7 F) aus Kunststoff über einen EUS-geführten Draht in das Pankreasgangsystem implantiert. Diese Maßnahme führte zu einer deutlichen Schmerzreduktion und geringeren Gangdilatation.

Probleme, Komplikationen und Nachsorge bei der EUS-FNP

Diagnostische Punktionen

Prinzipiell können nahezu alle EUS-Interventionen auch ambulant durchgeführt werden, wenn kein erhöhtes Komplikationsrisiko beim Patienten zu vermuten ist. Aufgrund der hohen Sicherheit der EUS-FNP sind bei korrekter Anwendung schwere Komplikationen außerordentlich selten.

Überwachung nach der Untersuchung. Im Regelfall entspricht die Nachsorge daher den einfachen Maßnahmen bzw. Empfehlungen für die diagnostische ÖGD. Mindestens bis 1 h nach dem Eingriff sollte keine Nahrung oral aufgenommen werden. Je nach Sedierungstiefe ist eine adäquate klinische Patientenüberwachung (Beobachtung, RR, Puls, Oxymetrie) sicherzustellen. Bei Verwendung von Sedativa/Narkotika darf der Patient am Untersuchungstag bzw. für 24 h danach kein Auto selbst steuern, gilt als arbeitsunfähig und nicht geschäftsfähig, was bei der Aufklärung stets berücksichtigt werden muss. Bei Hochrisikopatienten sollte im Einzellfall eine stationäre klinische Überwachung erfolgen.

Komplikationen. Die Rate zervikaler Perforationen liegt in Studien insgesamt etwas höher als bei der diagnostischen ÖGD, was am ehesten auf die starrere Endoskopspitze (Schallkopf) und den höheren Lernaufwand dieser sehr anspruchsvollen Untersuchungsmethode zurückgeführt werden muss. Durch Bakteriämie verursachte systemische Infektionen sind bei der Punktion solider Prozesse bisher nicht eindeutig nachgewiesen worden. Bei der Punktion zystischer Strukturen und bei erhöhtem Endokarditisrisiko muss eine Antibiotikaprophylaxe vor dem Eingriff erfolgen.

Therapeutische Interventionen

Die meisten therapeutischen Eingriffe unter EUS-Kontrolle befinden sich noch in der Entwicklung. Neben dem oben genannten allgemeinen Risiko der EUS-FNP muss noch das therapiespezifische individuelle Risiko bei EUS-gesteuerten Therapiemaßnahmen einkalkuliert werden.

Plexus-coeliacus-Blockade. Hier sind hauptsächlich milde Komplikationen wie transiente Diarrhö beschrieben worden, dennoch sind Einzelfälle mit Pankreasabszess und AV-Malformations-Blutungen bekannt geworden, weshalb diese Patienten nach dem Eingriff streng klinisch überwacht werden müssen.

Pankreaszystendrainage. Bei der EUS-gesteuerten Drainage von Pankreaspseudozysten und Nekrosen sind in allen Untersuchungsserien Einzelfälle mit Septikämie/Sepsis, schwerer Blutung und Peritonitis berichtet worden bzw. aufgetreten. Genaue Zahlen zur Häufigkeit liegen aber dazu noch nicht vor.

Überwachung nach der Untersuchung. Auch für die EUS-Interventionen gilt, dass sie prinzipiell nahezu alle ambulant durchgeführt werden können, wenn kein erhöhtes Komplikationsrisiko beim Patienten zu vermuten ist. Die Nachsorge entspricht den unter „Diagnostische Punktionen" genannten Empfehlungen für die diagnostische ÖGD. Bei Risikopatienten und schwierigen therapeutischen Manövern sollte eine stationäre klinische Überwachung erfolgen.

Tabelle 3.51 Zukünftige bzw. weitere Entwicklungen

- EUS-gezielte Feinnadelinjektionstherapie von Zytostatika, Immuntherapeutika u. a. in maligne Tumoren/Lymphknoten zur palliativen Tumortherapie
- EUS-gezielte Radiofrequenzablation zur palliativen Tumortherapie
- EUS-gesteuerte Cholangiopankreatikographie
- EUS-gesteuerte Botulinumtoxintherapie (bei Achalasie)
- EUS-gesteuerte Ösophagusvarizentherapie

Ausblick

Mögliche zukünftige Einsatzgebiete des EUS sind in Tab. 3.**51** zusammengefasst.

FAZIT FÜR DIE PRAXIS

- Die wichtigsten Indikationen des diagnostischen EUS (-FNP) im oberen GI-Trakt sind die Primärdiagnostik von Tumoren, Metastasen, Lymphknoten und Abszessen im hinteren Mediastinum, Peritoneum und Retroperitoneum sowie lokales N- und M-Staging des Ösophagus-, Kardia-, Magen-, Gallenwegs- und Pankreaskarzinoms und die Endosonographie des hepatobiliären Systems.
- Für den TRUS stehen im unteren GI-Trakt lokales Lymphknotenstaging beim Rektumkarzinom, die Abklärung submuköser Tumoren im Rektum sowie von Abszessen und unklaren Prozessen im kleinen Becken und die Inkontinenzdiagnostik im Vordergrund.
- Das N-Staging von Tumoren ist vor allem bei der stadienadaptierten Tumortherapie von klinischer Bedeutung und beeinflusst die weiteren Therapieentscheidungen direkt (z. B. stadienabhängige neoadjuvante Tumortherapie des Rektumkarzinoms).
- Der EUS ermöglicht als präinterventionelle, wenig invasive und komplikationsarme Untersuchungsmethode den Nachweis einer Choledocholithiasis bzw. eine weitere Diagnostik von Erkrankungen der Papillenregion vor Durchführung einer Sphinkterotomie, Papillektomie oder operativen Intervention.
- Die wichtigsten therapeutischen EUS-Interventionen sind derzeit therapeutische Plexus-coeliacus-Neurolyse, therapeutische Drainage von Pankreaspseudozysten und retroperitonealen Abszessen sowie die EUS-gesteuerte Cholangiodrainage und Pankreasgangdrainage, wobei diese Interventionen zum Teil eher noch experimentelle therapeutische Möglichkeiten darstellen und noch weiterführender Studien bedürfen.
- Hohe Materialkosten, ein hoher Zeitaufwand und Personalbedarf sind die Ursachen dafür, dass der EUS als spezialisierte Methodik nur in Zentren mit einem hohen Aufkommen „geeigneter" Patienten mit speziellen gastroenterologischen und onkologischen Fragestellungen, großem Personalbestand und entsprechender Spezialisierung kostentragend eingesetzt werden kann.

3.7 Laparoskopie

A. W. Lohse, U. Weickert

EDITORIAL **Die internistische Laparoskopie ist ein diagnostisches Verfahren, das insbesondere bei der Abklärung unklarer Lebererkrankungen, zum Staging von Lebererkrankungen und zum Ausschluss einer Peritonealkarzinose seinen Stellenwert hat. Durch die Entwicklung hoch auflösender Optiken geringen Durchmessers ist diese Technik nur noch gering invasiv, wodurch ihre klinische Bedeutung in den letzten Jahren wieder zugenommen hat. Vorteile der diagnostischen Laparoskopie sind die hohe Sensitivität und Spezifität bei gleichzeitig sehr hoher Sicherheit. Nachteil ist der relativ hohe organisatorische Aufwand. Besondere Indikationen sind die Abklärung eines unklaren Aszites sowie die Milzpunktion.**

Entwicklung der Laparoskopie

Als klinisch-diagnostische Methode wurde die Laparoskopie insbesondere von Heinz Kalk in den 20er Jahren entwickelt, nachdem Kelling bereits 1901 diese Methode an Hunden erstmalig angewandt hatte. Bis in die 70er Jahre hinein war die diagnostische Laparoskopie insbesondere in der Hepatologie in Deutschland weit verbreitet, trat dann aber wegen der relativ hohen Invasivität und des rasanten Fortschrittes in der nichtinvasiven bildgebenden Diagnostik zunehmend in den Hintergrund.

In dieser Zeit wurde die Technik der Laparoskopie von den chirurgischen Fächern übernommen. Insbesondere die Entwicklung der laparoskopischen Cholezystektomie, aber auch die Anwendung endoskopischer operativer Techniken in der Gynäkologie und Urologie führten zu der Entwicklung besserer Optiken und vielfältigen Zusatzinstrumentariums. Die heutige Verfügbarkeit hochauflösender Optiken mit 1,9 – 3,5 mm Durchmesser hat es erlaubt, die diagnostische

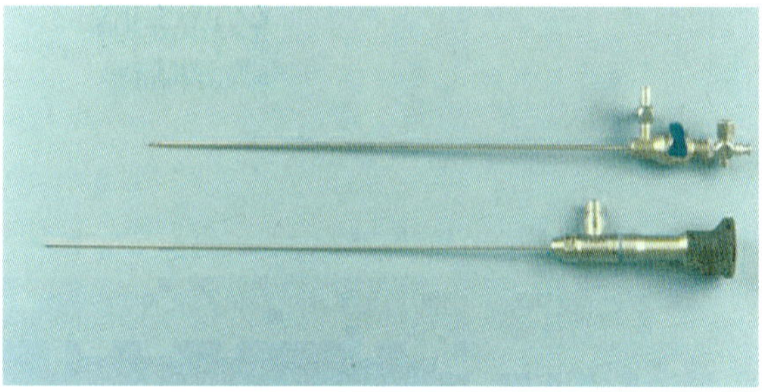

☒ **Abb. 3.145** Minilaparoskop.

Laparoskopie zu einer minimal invasiven Technik weiterzuentwickeln (Minilaparoskopie) (Abb. 3.**145**), die damit wieder eine auch in der Invasivität vergleichbare Alternative zur transkutanen Leberpunktion darstellt (36, 37). Hierdurch hat sich die Anwendung der Laparoskopie als diagnostische Methode in den letzten Jahren wieder deutlich verbreitert.

Technik der internistischen Laparoskopie

Prinzip. Grundprinzip der internistischen Laparoskopie ist die Insufflation eines nicht irritierenden Gases in die Peritonealhöhle.

Da CO_2, welches bei der chirurgischen Laparoskopie angewandt wird, durch die Bildung von Kohlensäure für das Peritoneum irritierend ist und damit eine Untersuchung in Analgosedierung nicht adäquat möglich ist, wird von den allermeisten internistischen Untersuchern Lachgas (N_2O) verwendet, welches zusätzlich eine analgesierende Wirkung entfaltet.

Punktion und Gasinsufflation. Zur Punktion der Peritonealhöhle und zur Insufflation des Gases wird die nach ihrem Entwickler Veres benannte Nadel verwendet, welche das Risiko der Darmperforation durch einen inneren Vorschub und eine seitliche Öffnung zur Insufflation minimiert (Abb. 3.**146**). Während bei der konventionellen Laparoskopie die Veres-Nadel im linken Unterbauch (Monroe-Punkt) eingeführt wird, kann diese bei der Minilaparoskopie direkt am Kalk-Punkt 2 cm lateral und kranial des Bauchnabels eingeführt werden (37). Die freie Lage der Nadel wird überprüft durch zügiges Einspritzen von etwa 20 ml NaCl, um dann die Gasinsufflation vorzunehmen. Für die Minilaparoskopie reichen 1 – 1,5 l Lachgas zur Insufflation, bei der konventionellen Laparoskopie ist meist 1 l mehr notwendig. Nach ausreichender Insufflation wird bei der konventionellen Laparoskopie dann ein Schnitt von 5 – 10 mm am Kalk-Punkt durchgeführt und die Trokarhülse eingeführt, wobei wegen des scharfen und großen Trokars besondere Sorgfalt angewandt werden muss, um keine Organ- oder Gefäßperforationen zu riskieren. Bei der Minilaparoskopie wird die Veres-Nadel bereits in der eigentlichen Trokarhülse eingeführt, so dass nach ausreichender Insufflation des Lachgases

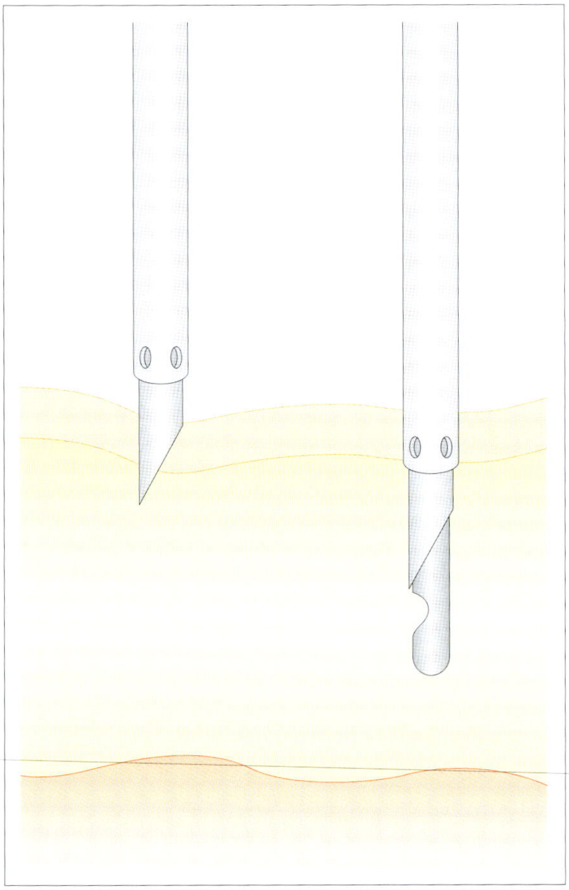

⊠ **Abb. 3.146** Prinzip der Veres-Nadel.

lediglich die Veres-Nadel aus der Hülse entfernt werden muss und durch die Minioptik ersetzt wird. Damit ist nur eine einzige Punktion bei der Minilaparoskopie notwendig. Nach Einführen der Optik wird zunächst die freie Lage im Peritoneum, bei der konventionellen Laparoskopie insbesondere auch die freie Lage der noch im linken Unterbauch befindlichen Veres-Nadel, überprüft. Es erfolgt dann die systematische Durchsicht des Abdomens.

Analgosedierung. Im Allgemeinen kann die Laparoskopie sowohl in konventioneller Technik als auch als Minilaparoskopie in Analgosedierung durchgeführt werden (22). Hierfür ist es üblich, 5 – 10 min vor Beginn der Untersuchung 50 mg Pethidin intravenös zu geben sowie 1 – 2 mg Midazolam. Zum Einführen der Veres-Nadel ist es hilfreich, wenn der Patient noch etwas kooperieren kann und versucht, die Bauchwand vorzuwölben. Nach Punktion mit der Veres-Nadel kann dann die Sedierung durch die Gabe von weiterem Polymidazolam, meist 5 – 10 mg insgesamt für die gesamte Untersuchung, intensiviert werden. Alternativ oder auch additiv kann die Untersuchung mit einer Propofol-Kurznarkose durchgeführt werden.

Eine Herz-Kreislauf-Überwachung ist wie bei anderen endoskopischen Eingriffen in Analgosedierung notwendig, wobei die konventionelle Laparoskopie wegen des höheren Grades an Invasivität und der höheren Insufflationsvolumina wahrscheinlich auch eine größere Herz-Kreislauf-Belastung darstellt (98).

Für die Minilaparoskopie konnte gezeigt werden, dass die kardiovaskulären und pulmonalen Risiken denen einer Koloskopie direkt vergleichbar sind (22). Gelegentlich kommt es zu vasovagalen Reizen, insbesondere bei hohem Insufflationsdruck, aber auch bei nicht ausreichend sedierten oder vor der Untersuchung sehr aufgeregten Patienten. Einige Untersucher geben deswegen vor der konventionellen Laparoskopie Atropin als Prämedikation. Bei der Minilaparoskopie sind vasovagale Reaktionen so selten, dass Atropin lediglich griffbereit sein sollte. Ansonsten gelten die Grundsätze und Regeln wie bei der Sedierung bei anderen endoskopischen Eingriffen.

Eingriffsraum. Grundsätzlich kann die diagnostische Laparoskopie in jedem Eingriffsraum durchgeführt werden. Die Untersuchung wird allerdings erheblich erleichtert, wenn ein in allen Ebenen verstellbarer Operationstisch zur Verfügung steht, da dann durch Kopfhochlagerung und Seitenlagerung der jeweils inspizierte Bereich besser gasgefüllt wird, ohne dass das gesamte Abdomen mit großen Volumina insuffliert werden muss. Die geringe Invasivität und Flexibilität der Minilaparoskopie erlaubt aber auch eine bettseitige Untersuchung, z. B. auf Intensivstationen.

Inspektion. Die intraabdominelle Untersuchung richtet sich nach der jeweiligen Fragestellung. Im Allgemeinen beginnt die Untersuchung im rechten Oberbauch mit Beurteilung des rechten Leberlappens und der Gallenblase (Abb. 3.**147**). Dann wird das Laparoskop etwas aufgerichtet und zurückgezogen, um es unterhalb des Lig. teres in das Epigastrium zu schwenken, wo der linke Leberlappen beurteilt wird. Danach folgen die Beurteilung der Magenwand und Inspektion der Milz. Bei hepatologischen Fragestellungen erfolgt dann die Leberpunktion, um abschließend den Mittel- und Unterbauch kurz zu inspizieren.

Organpunktionen. Für die eigentliche Leberpunktion bieten sich unterschiedliche Punktionsnadeln an. Neben den auch für die perkutane Punktion üblichen Nadeln (Menghini-Nadel und Tru-cut-Nadel) steht für die laparoskopische Leberpunktion insbesondere auch die Vim-Silverman-Nadel zur Verfügung, die durch ihren Greifmechanismus auch in der Lage ist, bei zirrhotischer Leber zusammenhängende Biopsate zu gewinnen. Für die Milzbiopsie hingegen empfiehlt sich am ehesten die Verwendung einer Tru-cut-Nadel, da diese die kürzeste Punktionszeit beansprucht und ebenfalls immer einen zusammenhängenden, wenn auch kleinen, Zylinder gewinnt.

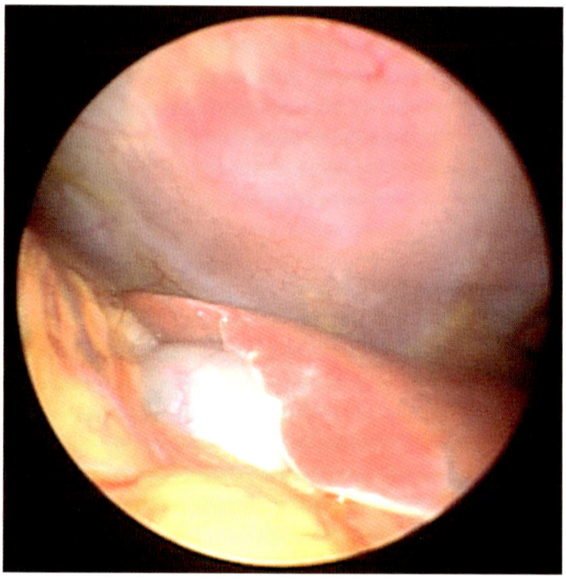

☒ **Abb. 3.147** Normaler rechter Leberlappen und Gallenblase.

⇢ **Lokale Blutstillung.** Nach durchgeführter Organpunktion kommt es in der Mehrzahl der Fälle zu einer leichten Nachblutung, die aber innerhalb von wenigen Minuten spontan sistiert. Nur bei sehr starker Blutung, persistierender Blutung oder, im Falle einer Leberbiopsie, einem Galleleck sollte die Punktionsstelle koaguliert werden. Hierfür empfiehlt sich am ehesten der Argon-Plasma-Beamer, der durch seine oberflächliche Koagulation eine Art Plaque auf den Punktionskanal setzt, ohne eine größere Nekrose zu verursachen (19). Alternativ kann auch eine monopolare Elektrokoagulation durchgeführt werden. Bei diffus infiltrativen Erkrankungen, insbesondere bei Lymphombefall von Milz oder Leber, kann es schwierig sein, die Blutungsstelle suffizient zu koagulieren, weil immer wieder eine weiche, flächige Nekrose mit Sickerblutung entsteht. Für diese Blutungen empfiehlt sich dann die Anwendung von Fibrinkleber.

Die Möglichkeit der lokalen Blutstillung erlaubt es, auch bei Thrombopenie und plasmatischen Gerinnungsstörungen eine Organbiopsie mit ausreichender Sicherheit durchzuführen (19).

⇢ **Desufflation.** Die Untersuchung wird abgeschlossen durch Desufflation, wobei insbesondere bei der Verwendung größerer Trokare darauf zu achten ist, dass die Desufflation langsam erfolgt, da eine schnelle Desufflation zu einer peritonealen Reizung führt. Es sollte versucht werden, möglichst viel intraperitoneales Gas abzulassen, um die postinterventionelle Befindlichkeit möglichst wenig zu beeinträchtigen. Im Falle der Minilaparoskopie reicht eine abschließende Wundversorgung mit Pflaster. Bereits am Folgetag kann sich der Patient wieder voll belasten und duschen. Im Falle der Verwendung von Trokaren mit mehr als 3,5 mm sollten 1 – 2 Nähte die Wunde verschließen.

Indikationen

Staging chronischer Lebererkrankungen

Die Laparoskopie mit Leberbiopsie ist als Goldstandard in der Diagnose der Leberzirrhose anzusehen (38, 64, 86) (Abb. 3.**148**).

- Die makroskopische Beurteilung der Oberfläche erlaubt insbesondere die *zuverlässige Erkennung grobknotiger Zirrhosen,* die der histologischen Diagnostik leicht entgehen können, da im jeweiligen Biopsiezylinder möglicherweise nur Gewebe aus einem einzelnen Regeneratknoten repräsentiert ist, welches dann keine fibrösen Septen zeigt (38, 66). Insbesondere im Stadium Child A werden ohne Laparoskopie etwa 30% der Zirrhosen übersehen.
- Die zweite Indikation für eine Laparoskopie bei Lebererkrankungen sind diejenigen Patienten, bei denen die vorherige laborchemische, serologische und bildgebende Diagnostik keinen klaren Hinweis auf die *Ursache der Lebererkrankung*gegeben hat. Hier kann häufig in der Laparoskopie ein Befund entdeckt werden, der anderen diagnostischen Verfahren leicht entgeht. Als Beispiele seien hier Granulome bei Sarkoidose, Mikroabszesse bei Aspergillenbefall der Leber oder eine extramedulläre Blutbildung bei Osteomyelofibrose genannt.
- Die dritte Indikation im Bereich der Lebererkrankungen betrifft die Leberbiopsie bei *erhöhtem Blutungsrisiko* (19). Das Blutungsrisiko ist nicht nur bei Thrombopenie und plasmatischen Gerinnungsstörungen erhöht, sondern auch bei schwerer portaler Hypertension sowie insbesondere bei infiltrativen Lebererkrankungen und Zirrhose, da die Elastizität des Lebergewe-

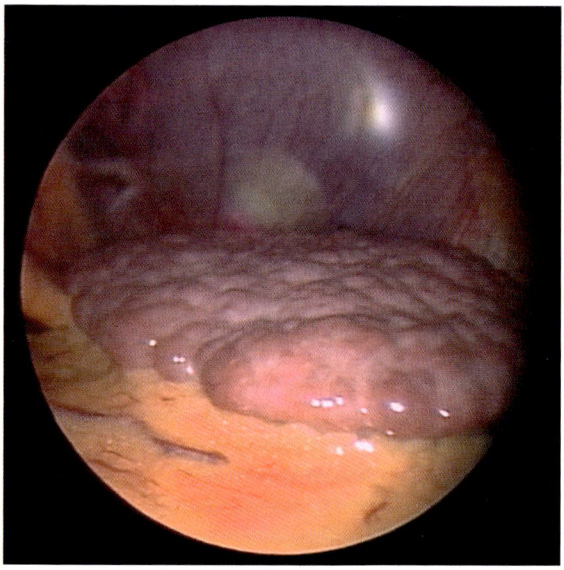

☒ **Abb. 3.148** Grobknotige Leberzirrhose.

bes hier beeinträchtigt ist. Hier ist die Minilaparoskopie eine wichtige Alternative zur transjugulären Biopsie, die eine wahrscheinlich vergleichbare Sicherheit aufweist, aber keine makroskopische Beurteilung der Leber erlaubt.

Tumorerkrankungen

Die Laparoskopie ist die sensitivste Technik zur Beurteilung einer Peritonealkarzinose (20, 77) (Abb. 3.**149**).

Selbst kleinste Absiedlungen auf dem Peritoneum können laparoskopisch mit hoher Zuverlässigkeit erkannt werden. Die Biopsie über ein kleines Zusatztrokar mittels einer Knipsbiopsiezange erlaubt den histologischen Beweis und bei unklarem oder histologisch noch nicht bestätigtem Primarius auch eine zuverlässige histologische Zuordnung. Umstritten ist, bei welchen Tumoren eine präoperative Laparoskopie durchgeführt werden sollte und ob die diagnostische Laparoskopie als Minilaparoskopie oder als operative Laparoskopie vorgenommen werden sollte. Nach derzeitiger Studienlage ist die Indikation beim Pankreaskarzinom, Magenkarzinom, Adenokarzinom des Ösophagus, Gallengangskarzinom und bei hepatozellulärem Karzinom gegeben.

Weitere Indikationen

Die Laparoskopie ist die Methode der Wahl zur Evaluation eines Patienten mit unklarem Aszites (14). Dies gilt insbesondere für Patienten, die ein Exsudat aufweisen, da neben den neoplastischen Erkrankungen hier auch die peritoneale Tuberkulose als Differenzialdiagnose anzusehen ist, die laparoskopisch zuverlässig diagnostiziert werden kann. Hierdurch begründet sich auch die Indikation bei Fieber unklarer Genese. Eine weitere Indikation stellt die Milzbiopsie dar, die bei unklaren Läsionen in der Milz, aber auch bei unklarer Splenomegalie sinnvoll sein kann, sofern die weniger invasive Diagnostik einschließlich Knochenmarkpunktion keine hinreichende Diagnosesicherung erbracht hat (18).

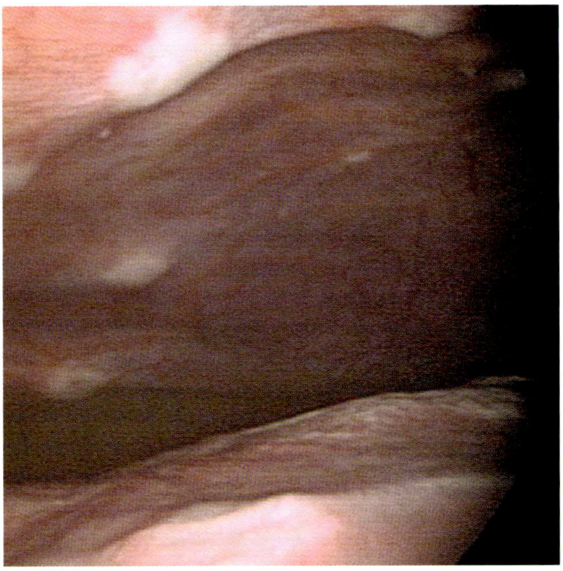

⊠ **Abb. 3.149** Nachweis einer Peritonealkarzinose als Ursache von Aszites.

Kontraindikationen

Absolute Kontraindikationen. Dies sind für die Durchführung einer Laparoskopie lediglich schwere kardiorespiratorische Dekompensationen, wobei ggf. die Untersuchung auch bettseitig beim beatmeten Intensivpatienten durchgeführt werden kann.

Eine obstruktive Cholestase ist Kontraindikation für eine Leberbiopsie, egal ob diese perkutan oder laparoskopisch durchgeführt wird.

Im Falle einer portalen Hypertension ist es ratsam, sonographisch größere Umgebungskreisläufe periumbilikal auszuschließen, um keine Bauchwandblutung zu provozieren.

Relative Kontraindikationen. Verwachsungen nach vorherigen Operationen stellen nur eine relative Kontraindikation dar, da diese insbesondere mit der Minilaparoskopie auch durchstoßen werden können. Bei größeren Eingriffen, insbesondere nach Lebertransplantationen, ist die Leber aber häufig so von Verwachsungen ummauert, dass eine Darstellung des Organs laparoskopisch nicht gelingt. Für die Frage Peritonealkarzinose ist eine Untersuchung allerdings fast immer möglich, da je nach Schnittführung in einer anderen Abdominalregion eingegangen werden kann. Im Falle einer Thrombopenie oder plasmatischen Gerinnungsstörung empfiehlt sich eine Substitution, wobei eine Normalisierung der Werte nicht zwingend erforderlich ist (19). Bei ausgeprägter Thrombopenie reichen im Allgemeinen zwei Thrombozytenkonzentrate, um die Untersuchungen sicher durchführen zu können. Bei plasmatischen Gerinnungsstörungen ist die Gabe von zwei FFP vor der Untersuchung und zwei FFP während der Untersuchung als ausreichend anzusehen.

Für Kontraindikationen der Analgosedierung gelten die gleichen Regeln wie bei anderen endoskopischen Eingriffen (22).

Stellenwert bei Lebererkrankungen

Grading und Staging. Die ätiologische Zuordnung chronischer Lebererkrankungen gelingt heute in aller Regel bereits durch die Anamnese in Verbindung mit laborchemischen und serologischen Zusatzuntersuchungen. Sowohl für die Prognose des natürlichen Verlaufes einer chronischen Lebererkrankung, die Indikationsstellung zu einer spezifischen Therapie als auch die Wahrscheinlichkeit eines Therapieansprechens ist die Graduierung einer chronischen Lebererkrankung im Sinne eines Grading und Staging von entscheidender Bedeutung. Da Ersteres auf das Ausmaß der entzündlichen Aktivität in der Leber abzielt, kann es nur von der feingeweblichen Untersuchung geleistet werden. Das Staging chronischer Lebererkrankungen zielt hingegen auf das Ausmaß des bindegewebigen Umbaus der Leber bis hin zu einer Destruktion der vorbestehenden Leberarchitektur mit knotiger Regeneration, also der Ausbildung einer Leberzirrhose.

Diagnosestellung Leberzirrhose. Für die laparoskopische Diagnose einer Leberzirrhose wird neben der Prüfung der Festigkeit der Leber mittels Taststab vornehmlich die Beurteilung der Leberoberfläche verwendet, d. h. die Frage, ob es sich um eine flache oder noduläre Leberoberfläche handelt (Abb. 3.**147** u. 3.**148**). Gerade in der Einschätzung, ob es sich „nur" um eine Fibrose oder bereits einen zirrhotischen Leberumbau handelt, spielt der sog. „sampling error", d. h. die diagnostische Unsicherheit durch die histologische Untersuchung lediglich eines Bruchteils des vorhandenen Leberparenchyms, eine entscheidende Rolle (Tab. 3.**52**). Diese diagnostische Unsicherheit gilt in gleicher Weise für die Punktion mit der Menghini-Nadel (101) als auch für die seltener eingesetzte Vim-Silverman-Nadel (38).

Die alleinige histologische Untersuchung der Leber verfehlt die Diagnose einer Zirrhose insbesondere bei Vorliegen einer grobknotigen Zirrhose und in einem frühen Stadium (Child-Pugh A) (38, 101).

Es ist denkbar, dass durch eine frühzeitigere laparoskopische Diagnosestellung einer Leberzirrhose und konsekutiv früher durchgeführte AFP-Kontrollen zusammen mit bildgebenden Methoden (v. a. Sonographie) eine Diagnostik früherer HCC-Stadien mit entsprechender Prognoseverbesserung gelingt. Zu dieser Fragestellung sind aber noch keine Daten verfügbar.

Studienergebnisse

Die Abhängigkeit der histologischen Zirrhosediagnose sowohl von der Größe der Regeneratknoten als auch vom Child-Stadium konnte in einer konsekutiven Serie von 226 Patienten, die mittels Minilaparoskopie (es wurde ausschließlich eine 1,9-mm-Optik verwendet) untersucht wurden, eindrücklich belegt werden (38). Die Leberpunktionen waren in dieser Untersuchung mit einer Vim-Silverman-Nadel durchgeführt worden. Die Sensitivität der Histologie für den Nachweis einer laparoskopisch diagnostizierten Zirrhose betrug im Child-Stadium A 63 %, im Child-Stadium B 79 % und im Child-Stadium C 100 %. Bei Vorliegen einer kleinknotigen Zirrhose gelang die gleichzeitige histologische Diagnose in 73 %, während sie bei einer grobknotigen Zirrhose nur in 50 % gelang. In nur 2 % der Patienten wurde histologisch die Diagnose einer Zirrhose gestellt, die der minilaparoskopischen Einschätzung entgangen war.

Die gleichwertige Leistungsfähigkeit der neueren miniaturisierten Laparoskopoptiken in der Zirrhosediagnostik konnte in einer konsekutiven Serie von 425 hepatologischen Laparoskopien belegt werden (101). Unabhängig davon, ob eine 10-mm-Optik, eine 3,5-mm-Optik oder eine 1,9-mm-Optik (Fiberglas) verwendet worden war, lag die Sensitivität der Laparoskopie bei 96 %. Eine große randomisierte Studie verglich 442 Minilaparoskopien mit 415 perkutanen Punktionen bei Patienten mit chronischen Hepatopathien (101). Während im Minilaparoskopie-Arm bei 33,8 % eine Zirrhose diagnostiziert wurde, war dies im Kontrollarm nur in 22,3 % der Fall. 33/128 Zirrhose-Diagnosen im Laparoskopie-Arm beruhten auf der makroskopischen Beobachtung. Schwere Komplikationen traten bei 1/442 Laparoskopien, und bei 4/415 perkutanen Leberpunktionen auf.

Nichtinvasive Verfahren. Der Stellenwert der Laparoskopie als Goldstandard in der Zirrhosediagnostik muss im Kontext der Leistungsfähigkeit nichtinvasiver Methoden beurteilt werden. Dazu gehören u. a. sämtliche schnittbildgebende Verfahren, darunter vor allem die Sonographie. Die Sonographie hat von der Einführung neuer Ultraschallparameter (z. B. der Beurteilung der Herzpulsationsmitteilung auf die Leber) profitiert, ein Vergleich mit der Laparoskopie hat aber ebenso ihre Grenzen aufgezeigt (97). Um den Wert von Atemtests und verschiedenen Scores aus Serumparametern zu beurteilen, muss ein Vergleich mit dem Goldstandard Laparoskopie innerhalb von Studien gefordert werden (3, 28, 41).

Eingeschränkte Blutgerinnung. Neben dem diagnostischen Zugewinn insbesondere in der Zirrhosediagnostik erlaubt die (Mini)Laparoskopie eine Leberbiopsiegewinnung

Tabelle 3.52 Studien zur Sensitivität der Laparoskopie und Histologie für eine Zirrhose

Autor und Jahr	Laparoskopieart	n	Sensitivität der Laparoskopie	Sensitivität der Histologie
Vido 1969	Standardlaparoskopie	507	93 %	52 %
Orlando 1990	Standardlaparoskopie	1003	78 %	79 %
Jalan 1995	Standardlaparoskopie	142	100 %	94 %
Poniachik 1996	Standardlaparoskopie	434	99 %	68 %
Helmreich-Becker 2003	Minilaparoskopie	226	96 %	69 %
Weickert 2005	Standardlaparoskopie/ Minilaparoskopie	425	96 %	68 %

auch bei kompromittierter Gerinnungssituation. Entscheidend ist eine lokale Koagulation (oder Fibrinklebung) der Leberbiopsieentnahmestelle, um eine sofortige oder zweizeitige Blutung zu verhindern. In einem Hochrisikokollektiv von 61 Patienten (INR >1,5 und/oder Thrombozyten <50/nl) trat nach konsequenter lokaler Koagulation der Entnahmestelle keine Nachblutung im weiteren Verlauf auf, es kam lediglich zu einer selbstlimitierenden Bauchdeckenblutung (19).

Stellenwert bei Tumorerkrankungen

Suche nach Fernmetastasen. Im kurativen Therapiekonzept solider Tumoren des oberen Gastrointestinaltrakts nimmt die chirurgische Resektion eine zentrale Stellung ein. Fernmetastasen schließen einen kurativen Therapieansatz aus. Insofern kommt der – im Vergleich zur Laparotomie weniger invasiven – Laparoskopie die Aufgabe zu, präoperativ die Patienten herauszufiltern, bei denen mit der bis dahin erfolgten Bildgebung vorhandene Fernmetastasen nicht erkannt wurden. Auf diese Weise kann ein als explorative Laparotomie zu beendender chirurgischer Eingriff vermieden werden und ohne Zeitverzögerung eine palliative Therapie eingeleitet werden. Bei sich weiterentwickelnder Bildgebung wird ein zunehmender Anteil an Patienten mit Fernmetastasen bereits vor einer Laparoskopie erkannt.

Oberflächliche Leberfiliae und Peritonealkarzinose. Im Gegensatz zur chirurgischen Laparoskopie wird die internistisch-diagnostische Laparoskopie in Analgosedierung durchgeführt und verzichtet auf präparatorische Schritte, beispielsweise die Freilegung des Leberhilus oder die Eröffnung der Bursa omentalis. Sie zielt damit nicht auf die Beurteilung einer lokalen Tumorresektabilität, sondern vornehmlich auf das Erkennen kleiner oberflächlicher Leberfiliae und/oder einer peritonealen Tumoraussaat (Abb. 3.**149**). Insgesamt ist sie daher relativ wenig aufwändig, ein Aspekt, der in Zeiten knapper werdender Ressourcen nicht unwesentlich erscheint. Zu den Limitationen der internistischen Laparoskopie gehört, dass nur ca. 70% der Leberoberfläche (n. b. nicht zugängliche zwerchfellnahe Anteile, Areale an der Leberunterseite) eingesehen werden.

In Abhängigkeit vom untersuchten Patientengut weist die internistische Laparoskopie in bis zu 25% peritoneale und/oder oberflächliche kleine Lebermetastasen nach (6, 20, 77, 85).

Zytologische/histologische Sicherung. Eine zytologische/histologische Sicherung klinisch nur vermuteter Tumorabsiedlungen gelingt laparoskopisch nahezu immer. Dies betrifft Patienten mit Aszites ohne bisherigen Tumorzellnachweis ebenso wie Patienten mit Tumorherden, die einer laparoskopisch gezielten Biopsie bedürfen, beispielsweise, weil die Herde leberoberflächennah gelegen blutungsgefährdet sind oder bei kompromittierter Gerinnung eine lokale prophylaktische und/oder therapeutische Blutstillung notwendig erscheint.

Studienergebnisse

In einer ersten Studie konnte gezeigt werden, dass die Minilaparoskopie (1,9-mm-0°-Fiberglasoptik) den konventionellen Laparoskopoptiken auch für onkologische Fragestellungen gleichwertige Resultate liefert. Bei 56 Patienten mit histologisch gesichertem Malignom wurden die Resultate der Computertomographie des Abdomens mit denen der Minilaparoskopie in Hinsicht auf das Vorliegen einer Peritonealkarzinose verglichen (20). Bei 36 Patienten wurde entweder eine solche histologisch nachgewiesen oder im Rahmen einer anschließenden Laparotomie definitiv ausgeschlossen. 23 der 36 Patienten hatten peritoneale Tumorabsiedlungen, bei 13 Patienten konnten diese ausgeschlossen werden. Minilaparoskopisch wurden alle 23 Patienten mit peritonealen Tumorherden erkannt, bei zwei weiteren Patienten wurde eine solche diagnostiziert, obwohl sie intraoperativ letztlich ausgeschlossen werden konnte. Die Computertomographie verfehlte die Diagnose bei 12 von 23 Patienten, in einem Fall war sie falsch positiv. Die Sensitivität/Spezifität der Minilaparoskopie bzw. Computertomographie betrug damit 100%/85% bzw. 48%/92%.

Diese prospektive Studie belegt, dass auch die aktuell leistungsfähigste Schnittbildgebung in lediglich der Hälfte der Fälle eine peritoneale Tumoraussaat erkennt und die Minilaparoskopie diese diagnostische Lücke zuverlässig schließen kann.

Stellenwert bei anderen Indikationen

Aszites unklarer Genese

Die Diagnose eines Aszites unklarer Genese wird aufgrund der heute verfügbaren leistungsfähigen Labor- und bildgebenden Diagnostik zunehmend seltener gestellt. In diesen Fällen gibt die laparoskopische Untersuchung in den allermeisten Fällen Aufschluss über die Genese des Aszites (59). In einer Untersuchung an 129 Patienten mit einem Aszites unklarer Genese konnte eine Arbeitsgruppe aus Taiwan in 111 Fällen (86%) laparoskopisch die zugrunde liegende Erkrankung diagnostizieren (14). Am häufigsten lag mit 67 Fällen eine maligne Erkrankung vor, an zweiter Stelle folgte in diesem Patientengut mit 26 Fällen eine Peritonealtuberkulose.

Laparoskopisch gesteuerte PEG/PEJ-Anlage

Im Grenzbereich zur chirurgisch-therapeutischen Laparoskopie wurde unlängst eine internistisch-therapeutische Laparoskopie an 17 Patienten vorgestellt (21). Eine konventionelle PEG-Anlage (perkutane endoskopische Gastrostomie) zur enteralen Ernährung war aus verschiedenen Gründen nicht durchführbar oder klinisch sinnvoll. In immerhin 13 Fällen konnte unter minilaparoskopischer Sicht die intendierte direkte Punktion des Magens oder Dünndarms zur Ernährungssondenanlage erfolgen (21).

Komplikationen/ Komplikationsmanagement

Komplikationsraten der internistischen Laparoskopie

Die internistische Laparoskopie ist – wie jede invasive Diagnostik – nicht frei von Komplikationen. Auch deshalb muss in jedem Einzelfall die Indikation zur Untersuchung sorgfältig geprüft werden und mögliche relative oder absolute Kontraindikationen sind zu beachten. Die Kenntnis möglicher Komplikationen und ihrer Ursachen ist unverzichtbare Voraussetzung, um das Risiko der Untersuchung zu minimieren und im Falle ihres Auftretens diese ohne Zeitverzögerung zu erkennen und einer gezielten Behandlung zuzuführen.

Die wesentlichen und typischen Risiken der Laparoskopie treten im Zusammenhang mit der Analgosedierung, der Anlage des Pneumoperitoneums, dem Einbringen des Laparoskops in den Bauchraum und der Durchführung von Biopsien auf.

Während leichtgradige Komplikationen in bis zu 5 % der Untersuchungen beobachtet werden, treten schwerwiegende Komplikationen in den meisten Serien in unter 1 % auf (65, 99). Tödliche Zwischenfälle bleiben seltene Ausnahmen.

Analgosedierung

Eine Atemdepression in der Folge der Analgosedierung ist im Rahmen der Laparoskopie nicht häufiger als bei anderen endoskopischen Eingriffen (22). Die obligate pulsoxymetrische Überwachung erlaubt ihr frühes Erkennen und Einleiten der erforderlichen Maßnahmen. Neben der Sicherstellung freier Atemwege wird selten die Gabe eines Antidots notwendig. Dass eine assistierte Beatmung erforderlich wird, ist eine Rarität.

Anlage des Pneumoperitoneums

→ **Punktion von Netz oder Darm.** Auch bei sorgfältigem Vorgehen kann es zu einer Fehllage der Veres-Nadel kommen, am häufigsten im Netz, seltener im Darm. Die Fehllage im Netz kann zu einem Netzemphysem führen, das in aller Regel klinisch ohne weitere Konsequenzen bleibt, die Sichtverhältnisse während der Untersuchung aber beeinträchtigen kann. Eine Punktion von Darm durch die Veres-Nadel kann sowohl bei Anlage des Pneumoperitoneums am Monroe-Punkt als auch am Kalk-Punkt auftreten (35). In der Regel wird sie durch Verwachsungen von Darm mit der Bauchwand nach vorausgegangener Operation verursacht. Seit wir vor einer Laparoskopie sowohl den Monroe-Punkt als auch den Kalk-Punkt mittels Duplexsonographie auf blutungsgefährdete Gefäße untersuchen und die kraniokaudale Verschieblichkeit des Peritoneum viscerale (der Darmschlingen) gegen das Peritoneum parietale während eines Atemmanövers prüfen, haben wir eine Blutung bzw. Fehllage der Veres-Nadel im Darm in allen Fällen vermeiden können.

→ **Abdominelle Beschwerden.** Abdominelle Beschwerden nach einer (diagnostischen) Laparoskopie werden im Wesentlichen auf die Anlage des Pneumoperitoneums zurückgeführt (4). Es wird vermutet, dass die Distension durch die Gasinsufflation zu Irritationen und/oder kleinsten Verletzungen von Gefäßen bzw. Nervenstrukturen des Peritoneums mit der Folge einer Freisetzung entzündlicher Mediatoren führt (4).

Laparoskopinsertion

Das Einbringen des Laparoskops bzw. der Trokarhülse in den Bauchraum birgt ebenfalls die oben für die Veres-Nadel diskutierten Komplikationsmöglichkeiten, vornehmlich einer Bauchwandblutung oder Verletzung innerer Organe durch eine Fehllage (2, 35). Bei Fehllage eines Minilaparoskops im Dünndarm ist in mehreren Fällen über ein erfolgreiches konservatives Vorgehen mit vorübergehender Nahrungskarenz und Antibiotikaschutz berichtet worden (35). Sicherlich wird das Risiko einer Bauchwandblutung auch durch den kleineren Durchmesser der modernen Optiken verringert. Vornehmlich an der Trokareinstichstelle kann es in seltenen Fällen bei Vorliegen eines Tumorleidens zu Implantationsmetastasen kommen (99). Da es sich nahezu ausschließlich um fortgeschrittene Tumorstadien handelt, ist eine Prognoseverschlechterung nicht wahrscheinlich.

Biopsie

Während die Biopsie peritonealer Herde mittels Robbers-Zange eigentlich nie zu einer klinisch relevanten Blutung führt, kann es nach einer Leberpunktion, insbesondere bei Vorliegen einer Leberzirrhose, sowohl zu einer Blutung als auch – seltener – zum Austritt von Galle kommen.

Im Gegensatz zur Leberpunktion unter sonographischer Kontrolle erlaubt die Laparoskopie aber eine unmittelbare Einschätzung mit nachfolgender lokaler Therapie (s. o.). Dies ermöglicht eine Biopsiegewinnung auch bei Gerinnungsverhältnissen, die eine perkutane Leberpunktion ohne laparoskopische Sicht ausschließen. So trat in einem Kollektiv von 61 Patienten mit desolater Gerinnung (INR > 1,5 und/oder Thrombozyten < 50/nl) im Rahmen einer Minilaparoskopie keine Blutungskomplikation der Leberbiopsiestelle auf (19). Alle Leberpunktionsorte waren prophylaktisch (oder therapeutisch) mittels Argon-Plasma-Koagulation oder monopolarer Koagulation behandelt worden.

FAZIT FÜR DIE PRAXIS

- Die internistische Laparoskopie – durchgeführt in Analgosedierung – bleibt unverzichtbarer Bestandteil internistischer und gastroenterologischer Diagnostik.
- Die Laparoskopie – als konventionelle und auch als Minilaparoskopie – ist der alleinigen Histologie insbesondere in der Zirrhosediagnostik überlegen und ermöglicht eine

Leberbiopsie auch bei ungünstigen Gerinnungsverhältnissen.
- Im Staging gastroenterologischer Tumoren ist die (Mini)Laparoskopie schnittbildgebenden Verfahren überlegen, insbesondere in Hinsicht auf den Nachweis kleiner oberflächlicher Leberfiliae und einer peritonealen Metastasierung.
- Die Patientenakzeptanz der Laparoskopie als Voraussetzung für ihren Einsatz im klinischen Alltag ist gut. Dies gilt in gleicher Weise für die konventionelle wie die Minilaparoskopie.
- Unter der Voraussetzung eines geeigneten Komplikationsmanagements ist die internistische Laparoskopie sicher durchführbar.

3.8 Diagnostische und interventionelle Radiologie einschließlich PET

H.-J. Brambs

EDITORIAL **In den letzten Jahren hat sich ein grundlegender Wandel in der Diagnostik von gastrointestinalen Organen vollzogen, der überwiegend durch die atemberaubende Entwicklung der Schnittbildverfahren Computertomographie (CT) und Magnetresonanztomographie (MRT) bedingt ist. Einfach- und Doppelkontrastverfahren spielen in der primären Diagnostik nur noch eine untergeordnete Rolle und sind im Wesentlichen für Notfälle und postoperative Kontrollen reserviert. Lediglich die Untersuchungen von Schluckstörungen und Motilitätsstörungen des Ösophagus haben ihre Wertigkeit behalten.**

Mit Entwicklung der Spiralcomputertomographie wurde es möglich, statt Einzelschnitten Volumendatensätze zu akquirieren, die für Rekonstruktionen in verschiedenen Ebenen tauglich sind. Eine weitere bahnbrechende Entwicklung ist die Kombination aus funktioneller Bildgebung mittels PET und morphologischer Bildgebung mittels CT.

Diagnostische Verfahren

Abdomenübersicht

Die Abdomenübersicht ist häufig die initiale Untersuchung bei Patienten mit starken und unklaren Beschwerden des Abdomens. Diese Untersuchung genoss bislang eine große Bedeutung bei Steinen in der Gallenblase, den Gallenwegen, der Niere und den ableitenden Harnwegen, bei intestinaler Obstruktion, Perforation oder mesenterialer Ischämie. Gerade in diesen Indikationsbereichen wird das Verfahren jedoch zunehmend von der CT abgelöst.

Einfach- und Doppelkontrastdarstellungen

Ösophagusbreischluck. Der Ösophagusbreischluck ist indiziert, wenn die Endoskopie nicht möglich ist oder unzureichende Informationen liefert, wie zum Beispiel bei der Diagnostik von Divertikeln der Speiseröhre oder zur Längenbestimmung von hochgradigen gutartigen Stenosen. Eine weitere Indikation sind Schluckstörungen oder funktionelle Störungen wie die Achalasie.

Im Nachweis von Hernien hat der Ösophagusbreischluck nur noch eine geringe Bedeutung und in der Diagnostik von ausgedehnten Tumoren wurde diese Untersuchung praktisch vollständig von der CT abgelöst.

Magen-Darm-Passage. Die Magen-Darm-Passage (MDP) spielt in der primären Diagnostik keine Rolle mehr und wird nur noch bei postoperativen Kontrollen und zur Beurteilung postoperativer Komplikationen eingesetzt. Bei ausgedehnten Tumoren des Magens oder Dünndarms wird die CT vorgezogen.

Enteroklysma. Das Enteroklysma wird bei entzündlichen Darmerkrankungen noch relativ häufig angefordert, aber auch diese Untersuchung wird zunehmend durch ein sog. CT- oder MR-Enteroklysma verdrängt. Gelegentlich werden klassisches Enteroklysma und eine anschließende Schnittbilduntersuchung in Kombination durchgeführt.

Kolonkontrasteinlauf. Der Kolonkontrasteinlauf spielt ebenfalls in der primären Diagnostik von entzündlichen oder tumorösen Erkrankungen des Dickdarms keine Rolle mehr und ist weitgehend für postoperative Untersuchungen als Einfachkontrastdarstellung reserviert. Bei Funktionsstörungen hat die Defäkographie noch eine gewisse Bedeutung, deren Rolle aber zunehmend von der MRT übernommen wird.

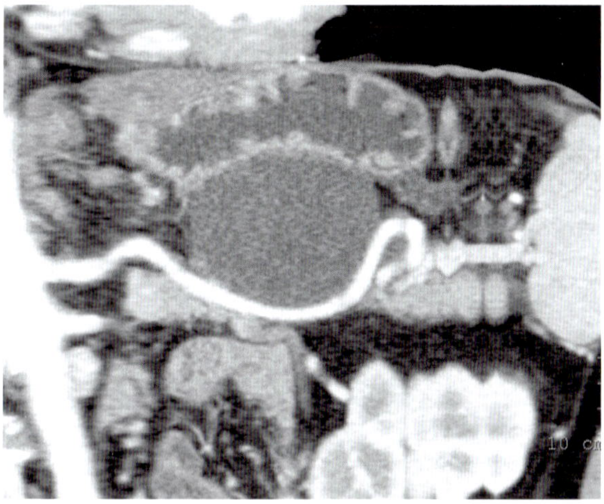

⊠ **Abb. 3.150** Perpendikuläre Rekonstruktion entlang der A. lienalis bei zystischer Raumforderung im linken Oberbauch.

Multidetektor-Spiralcomputertomographie

⇢ **Technische Entwicklung.** Mit der Weiterentwicklung zur Mehrdetektor-Computertomographie (MD-CT) wurde sowohl eine Verbesserung der räumlichen als auch der zeitlichen Auflösung erreicht, so dass hochauflösende Untersuchungen im Sekundenbereich möglich geworden sind. Bei Bedarf kann eine Schnittdicke von 0,5 – 1 mm gewählt werden und damit können sehr kleine pathologische Veränderungen entdeckt werden. Dadurch lassen sich isotrope Rekonstruktionen in allen Körperrichtungen und entlang bestimmter anatomischer Strukturen wie Gefäßen (Abb. 3.**150**) und Gangstrukturen herstellen (2). Bewegungsartefakte durch Darmperistaltik spielen praktisch keine Rolle mehr. Die rasche Akquisition der Daten erlaubt überdies, Perfusionsstudien durchzuführen, die bei der Differenzierung von bestimmten Tumoren hilfreich sein können und auch Aussagen zur Minderdurchblutung von soliden Organen und Abschnitten des Darmtraktes ermöglichen (6).

⇢ **Neue Indikationen.** Durch diese neu entwickelten Fähigkeiten hat sich das Indikationsspektrum erheblich verschoben. So können beispielsweise interventionelle diagnostische Eingriffe, wie die Angiographie, zunehmend durch Schnittbildverfahren ersetzt werden. Selbst bei akuten Blutungen kann die Blutungsquelle innerhalb von wenigen Minuten mit Hilfe der MD-CT gefunden werden. Auch sehr schwere und lebensbedrohliche Krankheitsbilder, wie das akute Abdomen oder schwere Traumen, können in sehr kurzer Zeit mit Hilfe der MD-CT abgeklärt werden, und die Notwendigkeit eines sofortigen chirurgischen Eingriffes kann bestimmt werden (10).

PET und PET-CT

⇢ **Prinzip der PET.** Die 18F-Fluorodeoxyglucose-Positronenemissionstomogaphie (FDG-PET) ist eine funktionale Untersuchung, die auf dem Nachweis eines gestörten Glucosestoffwechsels von Tumoren basiert. Einerseits können mit dieser Methode auch kleine Tumoren entdeckt werden, die mit anderen nichtinvasiven bildgebenden Verfahren nicht oder nur sehr schwer zu detektieren sind, andererseits erlaubt dieses Verfahren bei bestimmten Tumoren (z. B. Bronchialkarzinomen) ein Ganzkörper-Staging.

⇢ **PET-Indikationen.** Bei welchen Indikationen FDG-PET im Gastrointestinaltrakt von Vorteil ist, ist Gegenstand zahlreicher Publikationen der letzten Jahre.

Eine sehr hohe diagnostische Genauigkeit wird der FDG-PET in der Charakterisierung von Metastasen der Leber und der Nebennieren, im Nachweis einer Lymhominfiltration der Milz, im Nachweis von Karzinomen im Pankreas und den benachbarten Lymphknoten und bei der Suche nach Metastasen von Tumoren der Nieren, der Blase, der Ovarien, des Uterus und der Zervix zugeschrieben.

Enttäuschend ist dagegen die Nachweisbarkeit von hepatozellulären Karzinomen in zirrhotischen Lebern. Im Gastrointestinalbereich hat sich insbesondere die Diagnostik von Tumorrezidiven als sehr zuverlässig erwiesen.

⇢ **PET-CT.** Gerade im Abdomen ist es jedoch häufig schwer, die Region der gestörten FDG-Aufnahme exakt zu lokalisieren und einem bestimmten Organ zuzuschreiben, weswegen zunächst versucht wurde, die funktionellen Daten der PET-Bildgebung mit morphologischen Daten der CT zu fusionieren. Ein neuer und viel versprechender Ansatz ist die Kombination beider Verfahren im sog. PET-CT. Insbesondere bei bestimmten Tumoren des Abdomens und des Beckens ist abzusehen, dass sich in Zukunft die Kombinationsuntersuchung als Methode der Wahl herausschälen wird (21) (Abb. 3.**151**).

Während die PET-CT in der Regel nicht in der Primärdiagnostik gastrointestinaler Tumoren eingesetzt wird, ist sie im Nachweis von Tumorrezidiven von kolorektalen Karzinomen allen anderen Verfahren überlegen.

Diagnostik

Ösophagus

Die dynamische Radiographie ist die Methode der ersten Wahl zur Beurteilung von Schluck- und Motilitätsstörungen. Ebenso sind Einfach- und Doppelkontrastuntersuchungen noch indiziert, wenn es um den Nachweis von Divertikeln

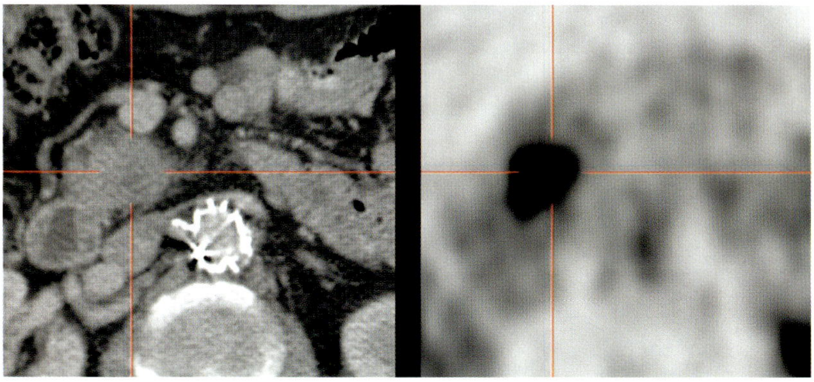

☒ **Abb. 3.151** Präkavale Raumforderung.
a Die Raumforderung lässt sich nicht mehr vom Pankreaskopf abtrennen. Sie entspricht einer Metastase eines Rektumkarzinoms.
b Im PET-Bild intensive Anreicherung von FDG in dieser Lymphknotenmetastase.

(Zenker-Divertikel, Traktionsdivertikel und epiphrenische Divertikel) und deren Ausdehnung geht.

Spiral-CT. Trotz der hohen Auflösung bei moderner MD-CT grenzt sich der Ösophagus nicht in allen Abschnitten gut von der Umgebung ab, eine ausreichende Dilatation des Lumens ist nur sehr unzuverlässig zu erreichen und in den retrokardialen Abschnitten erschweren pulsationsbedingte Unschärfen die Beurteilung. Bei Erkrankungen des Ösophagus hat die Spiral-CT trotz der Möglichkeiten der koronaren und sagittalen Rekonstruktionen nur eine untergeordnete Bedeutung und bleibt im Wesentlichen auf Notfälle, wie z. B. die Perforationen der Speiseröhre, beschränkt.

Nebenbefunde. Häufige Nebenbefunde bei der CT-Untersuchung von Thorax und Abdomen sind *Magenhernien,* die in der Regel auch als axial oder paraösophageal klassifiziert werden können. Abgesehen von der Maximalform einer Magenhernie, dem Upside-down-Stomach, sind die Hernien in der Regel aber keine primäre Indikation für eine CT.

Weitere Nebenbefunde, die sich insbesondere nach intravenöser Kontrastmittelgabe gut darstellen, sind *Ösophagusvarizen,* die auf axialen Schnitten so knotig imponieren können, dass Verwechslungen mit Lymphomen möglich sind.

Gutartige Tumoren der Speiseröhre wie Leiomyome sind selten und fallen bisweilen als Zufallsbefunde bei Thoraxuntersuchungen auf. Sie sind meist im distalen Ösophagus lokalisiert und imponieren als rundliche, gut abgrenzbare Knoten in der Wand.

Ösophaguskarzinome. Kleinere und endoskopisch gut passierbare Ösophaguskarzinome werden in der Regel nicht computertomographisch untersucht. Bei ausgedehnten Karzinomen, die mittels Endoskopie oder EUS nicht vollständig zu untersuchen sind, können mittels Dünnschnitt-CT diagnostisch wertvolle Informationen gewonnen werden. Insbesondere die Infiltration benachbarter Strukturen, die Ausdehnung in die nahen und entfernteren Lymphknotenstationen und die Metastasierung in die Leber können gut beurteilt werden. Im Wesentlichen hilft dieses Verfahren, um palliative Fälle zu definieren. Neuere Arbeiten belegen auch den Wert der Kombination aus PET und CT für das Staging von Karzinomen des Ösophagus (8).

Magen und Duodenum

Untersuchungsvorbereitung. Ein distendierter Magen ist eine entscheidende Voraussetzung für eine brauchbare Untersuchung, so dass die Patienten mindestens 12 h vor der Untersuchung nüchtern sein sollten und vor der Untersuchung reichlich Wasser (500 – 1000 ml) trinken sollten.

Möglichkeiten der Spiral-CT. Bei der Diagnostik von Erkrankungen des Magens entfalten sich durch die Entwicklung des MD-CT neue Möglichkeiten, die erst im Ansatz klinisch umgesetzt werden. Bei sehr dünner Schnittführung sind praktisch isotrope Daten zu erzeugen, die eine Darstellung in beliebigen Ebenen erlauben. Bei ausreichender Dehnung durch Wasser sind nach intravenöser Kontrastmittelgabe eindrucksvolle Details der Magenwand darstellbar.

Die CT ist der Endosonographie insofern überlegen, als nicht nur die nähere Umgebung, sondern auch der gesamte Bauchraum einschließlich der Leber, das Retroperitoneum und bei Bedarf auch die Lungen in einer Sitzung zu untersuchen sind.

Lymphknotenvergrößerungen, eine vermehrte Zahl von Lymphknoten, eine peritoneale oder omentale Aussaat von Tumoren zu erkennen, ist bereits in frühen Stadien möglich.

Indikationen der Spiral-CT. Aktuell wird die präoperative Untersuchung von fortgeschrittenen Magenkarzinomen als Hauptindikation für die Spiral-CT angesehen. Aber auch andere Tumoren wie Lymphome, Karzinoide und GIST können in ihrer Ausdehnung gut erfasst werden. Insbesondere GIST sind durch ihre submuköse, subseröse oder intraluminale Lokalisation eine gute Indikation für eine Dünnschnitt-CT, die eine genaue Angabe der Größe und Ausdehnung ermöglicht (Abb. 3.**152**).

Wenn auch Endoskopie und EUS die dominierenden Untersuchungen bei Magentumoren sind, wird die CT gern bei fortgeschrittenen Tumoren eingesetzt, bei denen es um die Ausdehnung des Tumors und der Metastasen geht. Fortgeschrittene Tumoren zeigen eine transmurale Ausbreitung mit Infiltration von Pankreas, Kolon oder Leber und können zu ausgedehnten peritonealen oder omentalen Infiltrationen mit Aszites führen. Im Prinzip ist die Methode geeignet,

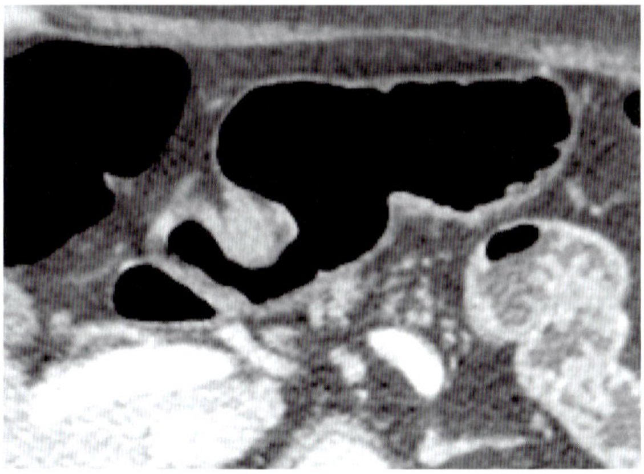

☒ **Abb. 3.152** Umschriebener polypös imponierender GIST des Magens.

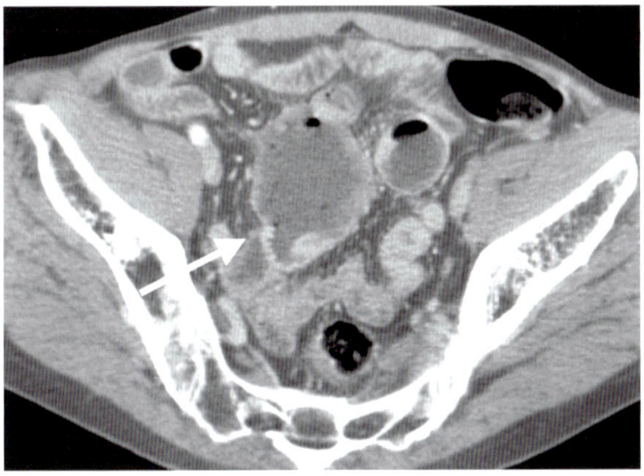

☒ **Abb. 3.153** Aneurysmatische Erweiterung einer Dünndarmschlinge bei Leiomyosarkom.

die Patienten auszulesen, die von einer präoperativen Chemotherapie zum Downstaging profitieren könnten. Ein weiteres Indikationsgebiet ist die postoperative Nachsorge zum Nachweis von Tumorrezidiven.

Dünndarm

→ **Untersuchungsvorbereitung.** Für eine gezielte Untersuchung des Dünndarms sollte der Darm leer sein und durch vorherige Wasser- oder Kontrastmittelfüllung, am besten in Kombination mit Methylcellulose, dilatiert sein. Es ist umstritten, ob es wirklich entscheidend ist, die Füllung des Dünndarms über eine Sonde vorzunehmen oder reichlich Flüssigkeit trinken zu lassen. Bei der oralen Einnahme ist häufig eine übermäßige Distension und Wasserfüllung des Magens zu beobachten, die störend sein kann und dazu führt, dass zu wenig Flüssigkeit in die Dünndarmschlingen gelangt. Je geringfügiger die Veränderungen im Dünndarm sind, desto bedeutender ist eine gleichmäßige und gute Füllung der Dünndarmschlingen.

Vereinfacht gesagt ist bei schwerwiegenden Veränderungen, insbesondere bei Stenosen, eine orale Flüssigkeitsgabe oft ausreichend. Bei diskreten Veränderungen ist ein Nachweis wahrscheinlich eher möglich, wenn die Flüssigkeitsfüllung über eine Sonde erfolgt.

Sowohl bei der Suche nach Tumoren oder Blutungsquellen als auch bei der Beurteilung von entzündlichen Darmerkrankungen ist eine intravenöse Kontrastmittelgabe vorteilhaft. Die Schnittführung sollte möglichst dünn erfolgen, und bei der Beurteilung von Veränderungen sind Rekonstruktionen in verschiedenen Raumebenen sehr hilfreich.

Dünndarmtumoren

→ **Benigne Tumoren.** Gutartige Tumoren des Dünndarms sind sehr selten. Unter ihnen erlaubt lediglich das Lipom durch seine fettäquivalenten Dichtewerte eine eindeutige Zuordnung. Kleinere Tumoren lassen sich nur entdecken, wenn das Lumen durch Flüssigkeitsgabe ausreichend geweitet ist, da sie ansonsten in kollabierten Darmschlingen versteckt bleiben können.

→ **Maligne Tumoren.** Die malignen Tumoren des Dünndarms bieten ein sehr vielfältiges Bild. Adenokarzinome verursachen in der Regel eine deutliche Wandverdickung mit Einengung des Lumens und Passagestörungen. Sie wachsen lokal invasiv mit Ausbreitung in das umgebende Fettgewebe. Lymphome können zwar zu erheblichen Wandverdickungen führen, wobei das Lumen wegen der zentralen Nekrosen aber noch normal weit oder sogar erweitert sein kann. Auch Leiomyosarkome können aneurysmatische Dilatationen des Lumens hervorrufen (Abb. 3.**153**). Gastrointestinale Stromatumoren können trotz enormer Ausdehnung wegen ihres exzentrischen Wachstums die Passage noch weitgehend ungestört belassen. Karzinoide können sehr klein sein und mehr durch ihre desmoplastische Reaktion auffallen, die zu einer Retraktion des Mesenteriums führt. Mit zunehmender Ausbreitung im Mesenterium werden die Gefäße infiltriert, so dass eine Ischämie resultieren kann.

Entzündliche Darmerkrankungen

Während die Diagnostik und die Verlaufsbeobachtung der Colitis ulcerosa überwiegend endoskopisch erfolgt, wird beim Morbus Crohn unverändert eine radiologische Diagnostik nachgefragt, da in der Primärdiagnostik der Befall des Dünndarms von Interesse ist.

→ **Untersuchungsvorbereitung.** Das klassische Enteroklysma wird zunehmend von der Schnittbildgebung (MR-Enteroklysma und CT-Enteroklysma) verdrängt. Dabei wird in der Regel wie beim klassischen Enteroklysma unter Durchleuchtung eine nasale Sonde bis in die Höhe des Treitz-Bandes vorgeschoben und der Patient anschließend in die CT-Einheit gebracht. Geringgradige Veränderungen der Schleimhaut und gering ausgeprägte Stenosen können bei diesem Vorgehen am besten dargestellt werden. Bei schweren entzündlichen Veränderungen und hochgradigen Stenosen kann die orale Gabe von Kontrastmittel oder Wasser für die Diagnostik ausreichend sein. Im Wesentlichen besteht auch die bevorzugte Indikation für diese Untersuchung im Nachweis von Komplikationen wie Stenosen, Fisteln und Abszedierungen.

Das CT-Enteroklysma hat im Vergleich mit dem MR-Enteroklysma den Vorteil einer höheren örtlichen Auflösung (16, 18). Da das CT-Enteroklysma aber mit einer relativ hohen Strahlenexposition verbunden ist, wird bei jüngeren Patienten in der Regel dem MR-Enteroklysma der Vorzug gegeben.

Zusätzliche diagnostische Möglichkeiten. Nach Gabe von intravenösem Kontrastmittel ist es mit beiden Verfahren möglich, die Perfusion einer entzündlich verdickten Darmwand zu beurteilen und dadurch Aussagen zur lokalen Entzündungsaktivität zu machen. Im Vergleich zum konventionellen Enteroklysma wird nicht nur eine Darstellung des Lumens vorgenommen, sondern sowohl die Dicke als auch die Durchblutung der Darmwand werden zur Beurteilung herangezogen. Extraintestinale Manifestationen wie fibrös fettige Proliferation, die Größe der benachbarten Lymphknoten und extraintestinale Komplikationen wie Fisteln, Abszesse und obstruktive Nephropathie können genau beurteilt werden (Abb. 3.**154**).

Vergleich mit Endokapsel. In neueren Studien wird die klinische Wertigkeit von CT-Enteroklysma und Endokapsel verglichen, wobei sich im Wesentlichen ein unterschiedliches Indikationsspektrum herausschält: Die Endokapsel ist eindeutig bei diskreten Schleimhautveränderungen überlegen, währen die fortgeschrittenen Fälle für die Schnittbildgebung reserviert sind (20).

Dünndarmobstruktion

Ätiologie. Die Dünndarmobstruktion ist eine der häufigsten Ursachen eines akuten Abdomens bzw. von akuten Abdominalschmerzen. Der überwiegende Anteil der Darmobstruktionen ist im Dünndarm lokalisiert und durch postoperative Verwachsungen verursacht, weniger häufig sind Hernien, Tumoren, entzündliche Darmerkrankungen, Invaginationen, Gallensteine oder eine Endometriose für das akute Krankheitsbild verantwortlich. Eine Darmobstruktion ist insbesondere bei Patienten mit fortgeschrittenen Tumoren eine gefürchtete Komplikation. Bei diesen Patienten ist die Differenzierung zwischen benignen Formen der Obstruktion (meist durch Briden) und tumorösen Obstruktionen wichtig. Nach abdominellen Eingriffen wegen eines Tumorleidens sind in etwa 20 – 40% der Fälle Adhäsionen an der intestinalen Obstruktion beteiligt, während maligne Obstruktionen in etwa 60 – 80% zu finden sind.

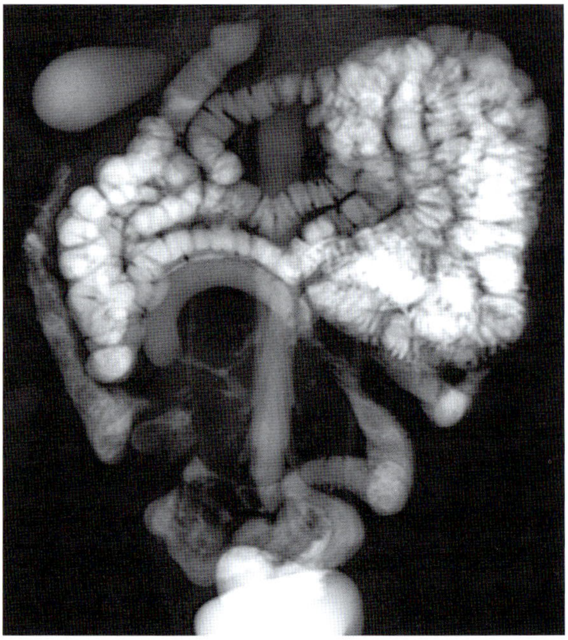

a

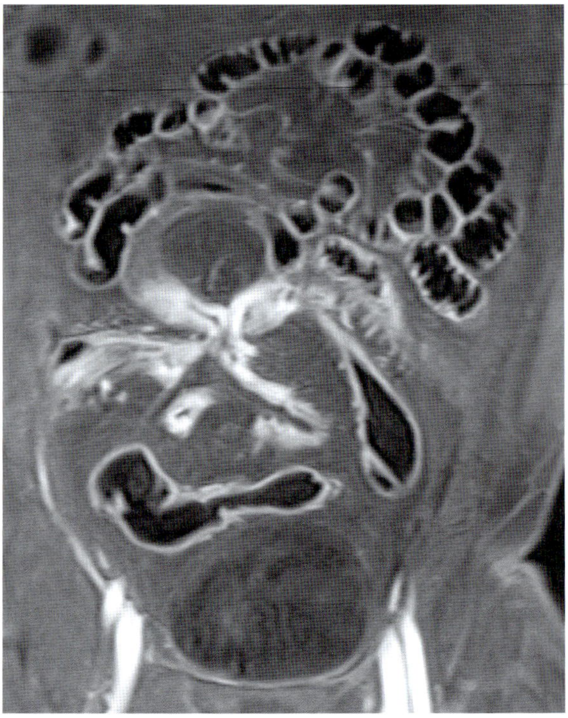

b

Abb. 3.154 MR-Enteroklysma.
a Bei der „MRT-Durchleuchtung" können Bilder gewonnen werden, die an ein Enteroklysma erinnern. Im rechten Mittel- bis Unterbauch sind sternförmige Fisteln zu erkennen.
b In der koronaren T1-gewichteten Darstellung kommen nach Gabe von intravenösem Kontrastmittel die Wandverdickung und die stark kontrastierende entzündete Wand bei Morbus Crohn eindrucksvoll zur Darstellung.

Diagnostisches Vorgehen. Trotz der jüngsten Entwicklungen auf dem Gebiet der gastroenterologischen Diagnostik bleibt die Beurteilung einer Darmobstruktion schwierig, da die Symptomatik unspezifisch ist und das klinische Spektrum von der einfachen Passagestörung bis zur kompletten Obstruktion mit Störung der Darmperfusion reicht.

Besteht aufgrund der Anamnese und der klinischen Untersuchung der Verdacht auf eine Darmobstruktion, liegt die Aufgabe der bildgebenden Diagnostik darin, die Lokalisation, das Ausmaß und die Ursache der Obstruktion anzugeben.

Abdomenübersichtsaufnahme. Die üblicherweise angeforderte Abdomenübersichtsaufnahme zeigt die Überblähung der Darmschlingen mit Spiegelbildungen, liefert aber meist wenige zusätzliche Informationen. Die Untersuchung ist häufig unspezifisch und nur in etwa 50% diagnostisch hilfreich. Selbst bei hochgradiger Obstruktion werden in etwa 20% unauffällige Radiogramme gesehen. Da die Untersuchung einfach und billig ist, kann sie zumindest eingesetzt werden, um bei weniger akuten Fällen den Krankheitsverlauf zu beurteilen.

Magen-Darm-Passage. Auch die MDP mittels Barium oder wasserlöslicher Jodverbindungen zum Nachweis einer Dünndarmobstruktion wird zunehmend verlassen, da es im obstruierten Darm durch reichliche Flüssigkeitsretention rasch zu einer Verdünnung des Kontrastmittels kommt, die eine Diagnostik erheblich erschwert. Ein Enteroklysma ist bestenfalls bei rezidivierenden subakuten Obstruktionsbeschwerden indiziert.

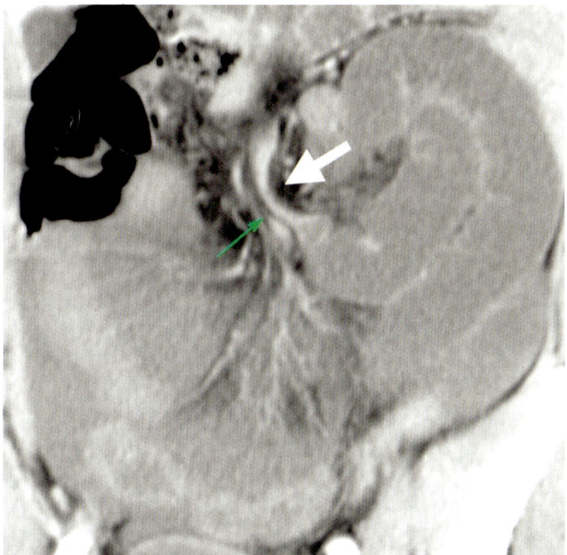

Abb. 3.155 Bride mit Einschnürung eines kurzen Dünndarmabschnittes (dicker Pfeil) und hochgradiger Einschnürung einer Mesenterialvene (dünner Pfeil).

MD-CT. Bei klinischen Bildern, die eine hochgradige Obstruktion eventuell sogar mit Perfusionsstörung des Darms nahe legen, ist eine CT die Untersuchung der Wahl (11, 14). Mit Hilfe der MD-CT ist es in den meisten Fällen möglich, obstruierende Tumoren oder eine peritoneale Metastasierung zu erkennen. Im Falle von Adhäsionen lassen sich kurzstreckige Übergänge von dilatiertem Darm zu kollabiertem Darm identifizieren. Gleichzeitig durch Briden ausgelöste Durchblutungsstörungen können meist gut erkannt werden (Abb. 3.**155**).

Dickdarm

Divertikulitis

Im klinischen Alltag ist die akute Divertikulitis eine relativ häufige Erkrankung, die für akute abdominelle Beschwerden, insbesondere bei älteren Patienten, verantwortlich ist. Etwa 5% der Bevölkerung haben eine Divertikulose des Dickdarms. Akute Entzündungen treten bei 10–35% dieser Patienten auf, wobei die Häufigkeit mit zunehmendem Alter steigt. Die Diagnose und die Bestimmung des Schweregrades können durchaus Probleme bereiten.

Die Computertomographie hat die einfache Kontrastdarstellung des Dickdarms bei Divertikulitis vollständig abgelöst, da die Ausdehnung der Peridivertikulitis nur mit Schnittbildverfahren ausreichend abgeschätzt werden kann.

Beurteilung der Peridivertikulitis. Gerade die Beurteilung der peridivertikulitischen Entzündung erlaubt eine Unterscheidung zwischen leichten Formen, die konservativ behandelbar sind und schweren Formen, die einer chirurgischen Therapie bzw. einer Intervention bedürfen. Bei Verdacht auf eine klinisch schwere Peridivertikulitis ist die CT-Diagnostik heute die Methode der Wahl, um die Diagnose zu sichern und den Schweregrad festzulegen (7). Phlegmonöse Wandverdickungen, intramurale oder peridivertikulitische Abszesse, gedeckte und freie Perforationen sowie Fistelbildungen sind eindeutig darstellbar.

Dickdarmtumoren

Die Diagnostik von Dickdarmtumoren liegt überwiegend in der Hand der Endoskopie. Bei Patienten, bei denen eine Koloskopie nicht gelingt, bietet sich die Röntgenuntersuchung an. Auch auf diesem Sektor ist die früher weithin geübte Doppelkontrastdarstellung des Dickdarms zugunsten der Computertomographie verlassen worden.

CT-Kolographie. Durch die Entwicklung der CT-Kolographie (virtuelle Koloskopie) rückt die Diagnostik von Polypen und Tumoren des Dickdarms in ein neues Licht. Die CT-Kolographie einschließlich der Möglichkeit, ein endoskopisches Bild zu simulieren, ist ein junges und sich rasch entwickelndes Verfahren, das auf einer Dünnschnitt-CT beruht. Dabei wird ein volumetrischer Datensatz gewonnen,

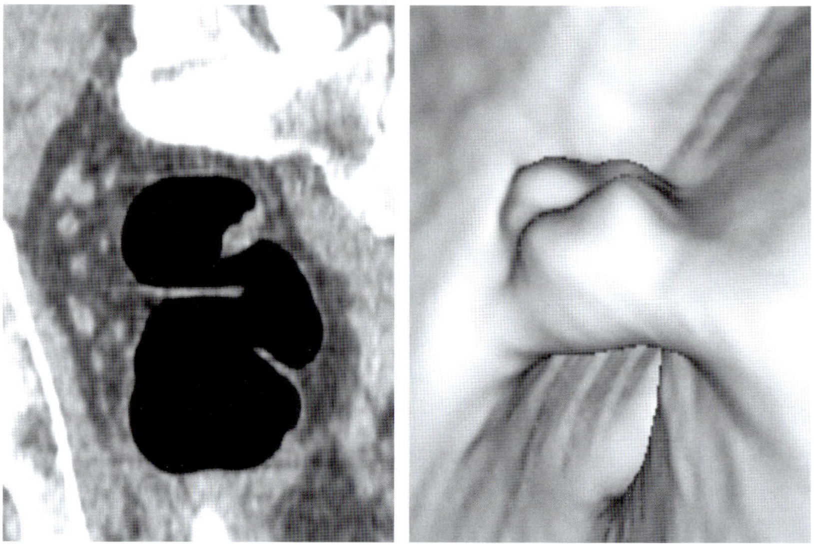

a b

☒ **Abb. 3.156** CT-Kolographie.
a Koronarer Ausschnitt des Rektums mit polypösem T1-Karzinom.
b In der virtuellen Simulation der Endoskopie Darstellung dieser Raumforderung hinter einer Falte.

der eine 2- und 3-dimensionale Rekonstruktion der Oberfläche des Dickdarms erlaubt. Insbesondere die Einführung der Multidetektor-CT hat die Qualität und Geschwindigkeit dieser Art der Untersuchung erheblich verbessert.

Mit Hilfe einer digitalen Workstation und der dynamischen Darstellung der Bilder werden in einem Interpretationsgang sowohl axiale als auch koronare und sagittale Schnitte des Abdomens angefertigt und virtuelle Simulationen eingespielt, die die Endoskopie imitieren (Abb. 3.**156**). Einen besonderen Reiz gewinnt die Methode dadurch, dass nicht nur die Oberfläche des Darmes, sondern auch die Wandbeschaffenheit sowie extraluminale Veränderungen dargestellt werden können. In einem Atemzug kann innerhalb von 20 – 25 s das gesamte Abdomen in einer Auflösung von etwa 1 mm erfasst werden, so dass sich diese Methode auch hervorragend zum Staging von Tumoren eignet.

→ **Untersuchungsvorbereitungen.** Eine der wichtigsten Voraussetzungen für dieses Verfahren ist eine sorgfältige Reinigung des Dickdarms, da Flüssigkeits- und Stuhlresiduen die Beurteilung erschweren können und einen Tumor oder Polypen vortäuschen können. Vereinzelt werden auch Versuche unternommen, durch Gabe von Kontrastmittel zu den letzten 4 – 6 Mahlzeiten vor der Untersuchung eine Stuhlkontrastierung zu erreichen, mit der Hoffnung, die Abführmaßnahmen weniger anstrengend gestalten zu können oder weitgehend darauf verzichten zu können.

Nach Einführen einer rektalen Sonde wird das Kolon langsam mit Luft oder CO_2 gefüllt, bis der Patient ein Spannungsgefühl angibt. Die Dehnung des Dickdarms und die Toleranz der Luftinsufflation können durch intravenöse Gabe spasmolytischer Substanzen gesteigert werden.

Vor der eigentlichen CT-Untersuchung wird noch ein Übersichtsbild für die Planung der Untersuchung angefertigt. Dabei kann das Ausmaß der Luftfüllung des Kolons abgeschätzt werden. In der Regel wird die Untersuchung in Rücken- und Bauchlage durchgeführt. Insbesondere wenn Flüssigkeitsresiduen und Stuhl in einem schlecht gereinigten Dickdarm vorliegen, kann die doppelte Positionierung die Aussage der Untersuchung verbessern.

Vereinzelt wird die zusätzliche Gabe von intravenösem Kontrastmittel empfohlen, um entzündliche oder tumoröse Veränderungen der Darmwand besser beurteilen zu können und eine sicherere Differenzierung zwischen Stuhlresten und Polypen zu erreichen. Die Sensitivität im Nachweis von mittelgroßen Polypen zwischen 5 und 9 mm kann dadurch verbessert werden. Bei Staginguntersuchungen ist die intravenöse Kontrastmittelgabe zum Nachweis von Metastasen der Leber und der Lymphknoten obligat.

Indikationen für die CT-Kolographie sind die inkomplette Koloskopie, das Staging von Dickdarmtumoren und mit Einschränkungen die Screening-Untersuchung auf Polypen des Dickdarms.

› Inkomplette Koloskopie

In etwa 5 – 15% der Untersuchungen bleibt eine konventionelle Koloskopie unvollständig, was durch Schmerzen bei der Endoskopie, sehr starke Windungen des Dickdarms, durch postoperative Verwachsungen und durch entzündliche oder tumoröse Stenosierungen bedingt sein kann. Insbesondere vor operativen Eingriffen am Dickdarm ist eine komplette Untersuchung des Dickdarms empfehlenswert, da bis zu 9% der Patienten mit einem kolorektalen Karzinom synchrone Tumoren und mehrere Polypen haben. Im Vergleich zu der bisher zu diesem Zweck empfohlenen Doppelkontrastuntersuchung des Kolons, hat die CT-Kolographie eine Reihe von Vorzügen und kann unmittelbar an eine inkomplette endoskopische Untersuchung angeschlossen werden.

Tumorstaging

Frühere Studien zeigten eine unzureichende diagnostische Genauigkeit im Staging von kolorektalen Karzinomen, die um 50 – 60% lag und dadurch erklärt war, dass in diesen Studien weder eine Darmreinigung durchgeführt wurde, noch Spasmolytika verabreicht wurden. Lediglich in einer einzelnen Studie wurde eine zusätzliche Luftinsufflation durchgeführt und allein dadurch die Nachweisrate von 56 auf 95% gesteigert (3).

Mehrere Studien konnten belegen, dass die CT-Kolographie eine geeignete Technik ist, um bei symptomatischen Patienten und bei Patienten mit erhöhtem Risikofaktor für Polypen kolorektale Tumoren zu entdecken. Nach intravenöser Kontrastmittelgabe erscheinen die Tumoren als hypervaskuläre Raumforderungen und können gut von anderen Ursachen einer Wandverdickung oder Lumeneinengung, wie Divertikulitis oder Ischämie, unterschieden werden.

Tumorrezidive. Mit zunehmend aktiveren chirurgischen Strategien beim Rezidiv von kolorektalen Tumoren bekommt der frühe Nachweis der Rezidive zunehmende Bedeutung.

Während mittels Koloskopie eine Reihe von Lokalrezidiven nicht entdeckt werden kann, da sie intramural, in der Serosa oder extraluminal liegen, können diese mit der Schnittbilddiagnostik sehr viel sicherer nachgewiesen werden.

Screening

Indikationen. Die hohe Auflösung, insbesondere der neuen Multidetektor-CT, macht die CT-Kolographie auch für die Vorsorgeuntersuchung tauglich, wobei im Wesentlichen die Patienten angesprochen werden, bei denen eine Endoskopie nicht möglich ist, die schlechte Erfahrungen mit der Endoskopie gemacht haben oder eine Endoskopie primär strikt ablehnen. Die CT-Kolographie ist in dieser Hinsicht der Doppelkontrastuntersuchung deutlich überlegen und erreicht eine ähnlich hohe diagnostische Genauigkeit wie die Koloskopie (19).

Studienergebnisse zur diagnostischen Wertigkeit

Eine Reihe von klinischen Studien hat die hohe diagnostische Wertigkeit der CT-Kolographie beim Nachweis von Polypen gezeigt (12). Dabei wurden meist selektionierte Patientengruppen untersucht, so dass aus diesen Resultaten nur mit Zurückhaltung auf Screening-Population geschlossen werden kann, bei denen die Prävalenz der Erkrankung sehr niedrig ist. Lediglich in einer Studie wurden die Ergebnisse bei asymptomatischen Patienten mit niedrigem Risiko mit den Resultaten bei Hochrisikopatienten verglichen. Die Sensitivität betrug 90% für Polypen mit einer Größe von 10 mm oder größer, 80% für Polypen mit einer Größe von 5 – 9,9 mm und 59% für Polypen < 5 mm. Sowohl beim direkten Polypenvergleich als auch im Patientenvergleich ergaben sich für beide Gruppen vergleichbare Resultate (15).

Akzeptanz. Die Patientenakzeptanz ist gut und übertrifft die Akzeptanz der konventionellen Koloskopie, wobei neben den geringeren Beschwerden bei der CT-Kolographie im Vergleich zur Endoskopie auch der Verzicht auf die Sedation und die deutlich kürzere Untersuchungszeit eine Rolle spielen.

Ein gewichtiges Argument gegen die CT-Untersuchung ist die relativ hohe Strahlenbelastung. Es ist daher denkbar, dass in naher Zukunft die MR-Kolographie die CT-Kolographie ablösen wird.

Rektumkarzinom

Präoperative Festlegung des Tumorstadiums. Ein Drittel aller kolorektalen Karzinome wächst im Rektum. Die optimale therapeutische Vorgehensweise, um das Überleben zu verlängern und Rezidive zu minimieren, wird derzeit heftig diskutiert. Faktoren, die die Rezidivrate beeinflussen, sind Tumormorphologie, Tumorstadium und die chirurgische Technik. Möglicherweise kann durch eine präoperative Strahlentherapie bei fortgeschrittenen Karzinomen (T3 und T4, N0 und N1) die lokale Rezidivrate vermindert werden. Darüber hinaus konnte gezeigt werden, dass der Abstand des Tumors von der mesorektalen Faszie mindestens ebenso entscheidend wie das Tumorstadium ist. Daher gewinnt die präoperative Festlegung des Tumorstadiums bei fortgeschrittenen Formen zunehmendes Interesse.

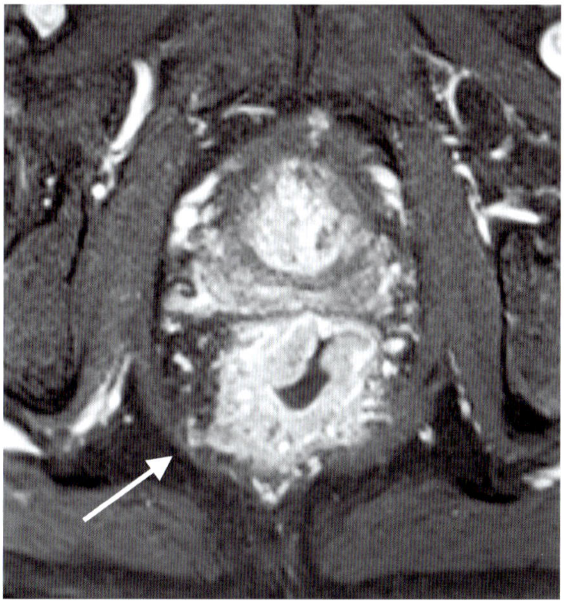

☒ **Abb. 3.157** Zirkulärer Tumor des Rektums, der wandüberschreitend bis an die mesorektale Faszie (Pfeil) heranreicht.

Stellenwert der MRT. Während bei frühen Tumorformen dem endoskopischen Ultraschall der Vorzug gegeben wird, gewinnt die MRT bei ausgedehnteren Tumorformen zunehmend klinische Bedeutung (Abb. 3.**157**), zumal mit diesem Verfahren die mesorektale Faszie gut darstellbar ist und der Abstand des Tumors von dieser Faszie relativ exakt angegeben werden kann (1, 4, 5).

Appendizitis

Die akute Appendizitis ist der häufigste abdominelle Notfall im klinischen Alltag und in der Regel wird die Diagnose klinisch, laborchemisch und sonographisch gestellt. Obwohl sich in mehreren amerikanischen Studien gezeigt hat, dass die falsch negative Appendektomierate durch die CT deutlich gesenkt werden kann, hat sich der großzügige Einsatz der CT in Europa nicht eingebürgert, wobei einer der schlagkräftigsten Einwände die Strahlenbelastung ist. Nur in einzelnen Fällen kann es sinnvoll sein, eine CT durchzuführen. Häufiger wird umgekehrt bei unklaren schweren abdominellen Beschwerden bzw. einem akuten Abdomen zufällig oder überraschend die Diagnose einer Appendizitis bzw. Appendixperforation gestellt.

Durchblutungsstörungen

Die Mortalität von Durchblutungsstörungen des Darmes ist sehr hoch und übersteigt in einigen Studien 90%, was überwiegend durch eine verzögerte Diagnose bedingt ist. Da die Diagnose allein aufgrund des klinischen Erscheinungsbildes und der Laborwerte häufig schwierig ist, ist in der Regel eine bildgebende Diagnostik angezeigt. Während früher die Angiographie das alleinige Verfahren war, um Gefäßveränderungen nachzuweisen, wird die Spiral-CT zunehmend häufig bei unklarem akutem Abdomen eingesetzt.

Ätiologie. Eine Ischämie des Darmes kann aus einer funktionellen oder einer mechanischen Abnahme des Blutflusses resultieren. Dementsprechend werden zwei ursächliche Typen einer intestinalen Ischämie unterschieden: die Gefäßokklusion und die non-okklusive Form, die auch kombiniert auftreten können. Die Gefäßokklusion kommt sowohl auf der arteriellen als auch auf der venösen Seite vor, wobei die arteriellen Gefäßerkrankungen bei weitem überwiegen.

- Am häufigsten ist der arterielle Verschluss durch atheromatöse Plaques, Thromben oder Embolien verursacht. Sowohl die arterielle Thrombose als auch die arterielle Embolie finden sich meist im Hauptstamm der A. mesenterica superior oder A. mesenterica inferior.
- Die seltenere venöse Obstruktion findet sich bei allen Erkrankungen, die mit einer erhöhten Gerinnungsneigung einhergehen, bei portaler Hypertension und bei Östrogeneinnahme. Sie kann auch mechanisch durch abdominelle Tumoren oder Lymphome ausgelöst sein.
- In etwa 10–30% liegt der arteriellen mesenterialen Durchblutungsstörung eine sog. „non occlusive disease" zugrunde. Häufig handelt es sich um ältere Patienten, die an einer chronischen Herzinsuffizienz leiden oder eine deutliche Hämokonzentration aufweisen. Die meisten dieser Patienten entwickeln segmentale Infarkte von Dünn- und Dickdarmschlingen.

Abdomenübersicht. Die Abdomenübersicht ist meist bis zur Entwicklung eines Darminfarktes unauffällig oder unspezifisch. Erst spät tritt das Bild eines Ileus mit erweiterten Darmschlingen auf. Intramurales Gas ist als Spätzeichen anzusehen.

MD-CT. Die MD-CT findet zunehmend Eingang in die Diagnostik von Durchblutungsstörungen des Darmes (22).

Nach intravenöser Gabe von Kontrastmittel kann eine fehlende Kontrastierung der mesenterialen Arterien oder Venen in der MD-CT sicher dargestellt werden (Abb. 3.**158**). Durch die hohe räumliche Auflösung können angiographieähnliche Bilder rekonstruiert werden.

Daneben lassen sich Veränderungen der Darmwand erkennen, die zur Diagnose einer schweren Schädigung beitragen können. Das häufigste und am meisten hervorstechende Zeichen ist die Darmwandverdickung, die durch Ödem und Hämorrhagie bedingt ist. Dieses Phänomen ist jedoch un-

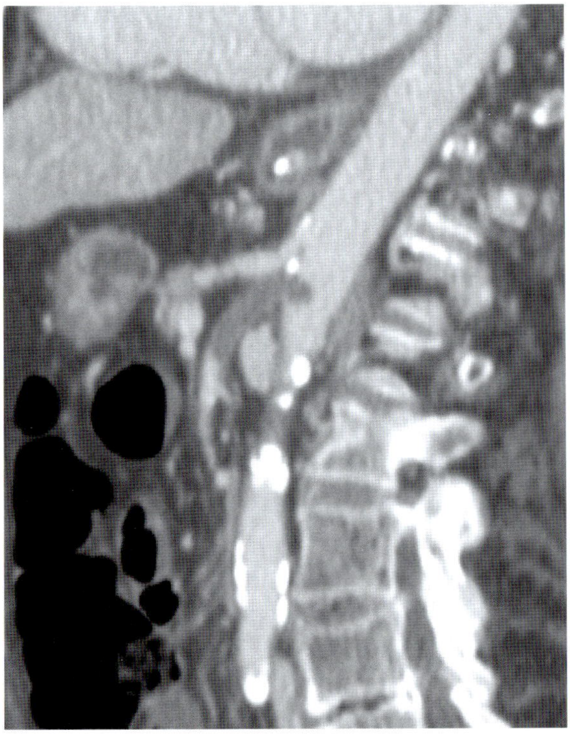

Abb. 3.158 Länglicher Thrombus in der A. mesenterica superior im CT.

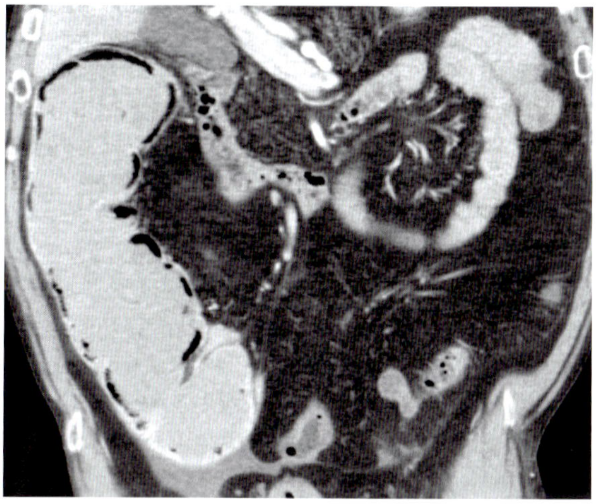

☒ **Abb. 3.159** Intramurale Luft im Colon ascendens bei Ischämie.

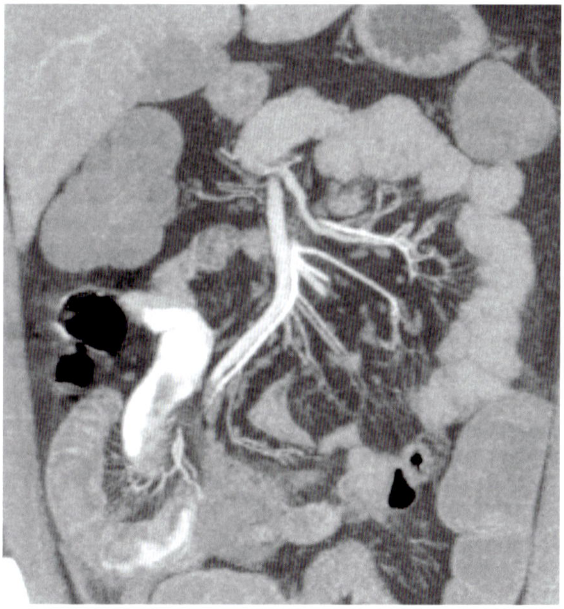

☒ **Abb. 3.160** Koronare Rekonstruktion (MIP) mit Darstellung der Mesenterialgefäße mit großen Mengen von Kontrastmittel im Duodenum als Ausdruck einer schweren akuten Blutung bei Meckel-Divertikel.

spezifisch und lässt sich auch bei entzündlichen und tumorösen Erkrankungen nachweisen. Ein weiteres Zeichen ist die Dilatation der Darmschlingen, hervorgerufen durch eine aufgehobene peristaltische Aktivität in den ischämischen Darmabschnitten. Durch eine venöse Stase können die mesenterialen Venen verbreitert wirken und im mesenterialen Fett lässt sich ein Ödem bzw. eine Flüssigkeitsansammlung nachweisen. Intramurales Gas als Zeichen einer fortgeschrittenen mesenterialen Ischämie lässt sich mit hoher Sensitivität nachweisen (Abb. 3.**159**). Auch Gasansammlungen in der V. mesenterica oder V. portae sind selbst in kleinsten Mengen zu detektieren. Freies intraperitoneales Gas ist ein Hinweis auf eine Perforation in Folge einer Darmwandinfarzierung. Eine spezielle Form der intestinalen Ischämie, die mit Hilfe der Computertomographie gut nachgewiesen werden kann, ist die Obstruktion und gleichzeitige Strangulation eines mesenterialen Gefäßes.

⇢ **Selektive Angiographie.** Die selektive Angiographie ist nur noch bei der nichtokklusiven Form der mesenterialen Ischämie überlegen. Hierbei finden sich irreguläre Konturen der Gefäße mit Nachweis von spastischen Arkaden und eingeschränkter Kontrastfüllung der Darmwand.

Gastrointestinale Blutung

Bei der gastrointestinalen Blutung ist die Endoskopie die primäre Untersuchungsmodalität. Bei okkulten Blutungen gewinnt die Endokapsel zunehmend Bedeutung.

Bei schwerer unklarer Blutung übernimmt die MD-CT zunehmend die Rolle der Angiographie, da sehr rasch und ohne interventionellen Eingriff angiographieähnliche Rekonstruktionen möglich sind.

In einer experimentellen Studie konnte gezeigt werden, dass eine akute Blutung ab einer Blutungsrate von 0,5 ml/min nachweisbar ist. Darüber hinaus kann nicht nur der intraluminale Kontrastmittelaustritt wie bei der Angiographie nachgewiesen werden (Abb. 3.**160**), sondern es lassen sich weitere Indizien für eine Blutungsquelle auffinden: Hyperdensität im periviszeralen Fettgewebe, auffällige Kontrastanreicherungen in der Darmwand, Verdickung der Darmwand, direkter Nachweis eines Polypen oder eines Tumors oder eine Gefäßdilatation. Erste Publikationen mit dieser Methode zeigen, dass damit in einer großen Zahl von Fällen eine definitive Diagnose gestellt und die zugrunde liegende Erkrankung erkannt werden kann (9, 17).

Interventionen

Blutungen aus dem Gastrointestinaltrakt

Etwa 80–90% aller gastrointestinalen Blutungen kommen aus dem oberen Gastrointestinaltrakt. Nur etwa 10–20% der Blutungen stammen aus Jejunum, Ileum und Kolon. Die angiographische Diagnose einer Blutung aus dem oberen Gastrointestinaltrakt gelingt in etwa 60–85%, während Blutungen jenseits des Treitz-Bandes in 40–50% entdeckt werden können.

⇢ **Lokalisierung der Blutungsquelle.** In der Regel wird man versuchen, die Blutungsquelle mit Hilfe eines Multidetektor-CT zu lokalisieren. Die meisten Blutungen des unteren Gastrointestinaltraktes stammen aus Divertikeln und Angiodysplasien. Diese diskreten, auch koloskopisch nur schwer erkennbaren Gefäßveränderungen neigen zu intermittierenden Blutungen, so dass im MD-CT und angiographisch eher selten eine aktive Blutung nachgewiesen werden kann. Im MD-CT bzw. in der Angiographie kann sich in der arteriellen Phase eine abnorme Anhäufung kleiner Gefäßbüschel und in einer späteren Phase eine intensive Kontrastierung der Darmwand finden. Diagnostisch wegweisend ist eine frühe Füllung von kaliberstarken Venen.

Embolisation. Lässt sich eine Blutung angiographisch lokalisieren, wird zunehmend auch eine superselektive Embolisation mit verschiedenen Embolisaten durchgeführt, wobei Miniaturspiralen bevorzugt werden (Abb. 3.**161**). Mit Hilfe koaxialer Kathetersysteme können diese Spiralen gezielt in weit periphere Gefäßabschnitte abgesetzt werden. Die schwerste Komplikation ist die irreversible Ischämie mit akutem Darminfarkt oder die Entwicklung einer chronischen Striktur.

Die früher bisweilen empfohlenen intraarteriellen Infusionen von Vasopressin, die durch Vasokonstriktion und die Senkung des Druckes im arteriellen Strombett die Bildung eines Thrombus begünstigen sollen, werden kaum mehr durchgeführt. Diese Techniken erweisen sich bei Gerinnungsstörungen und bei stark arteriosklerotischen Gefäßen als wenig erfolgreich.

Ösophagusvarizenblutung

Therapie der Ösophagusvarizenblutung ist die endoskopische Verödung, mit der sich in über 90% die akuten Blutungen beherrschen lassen.

Transjugulärer portosystemischer Shunt. Die Implantation eines transjugulären portosystemischen Shunts

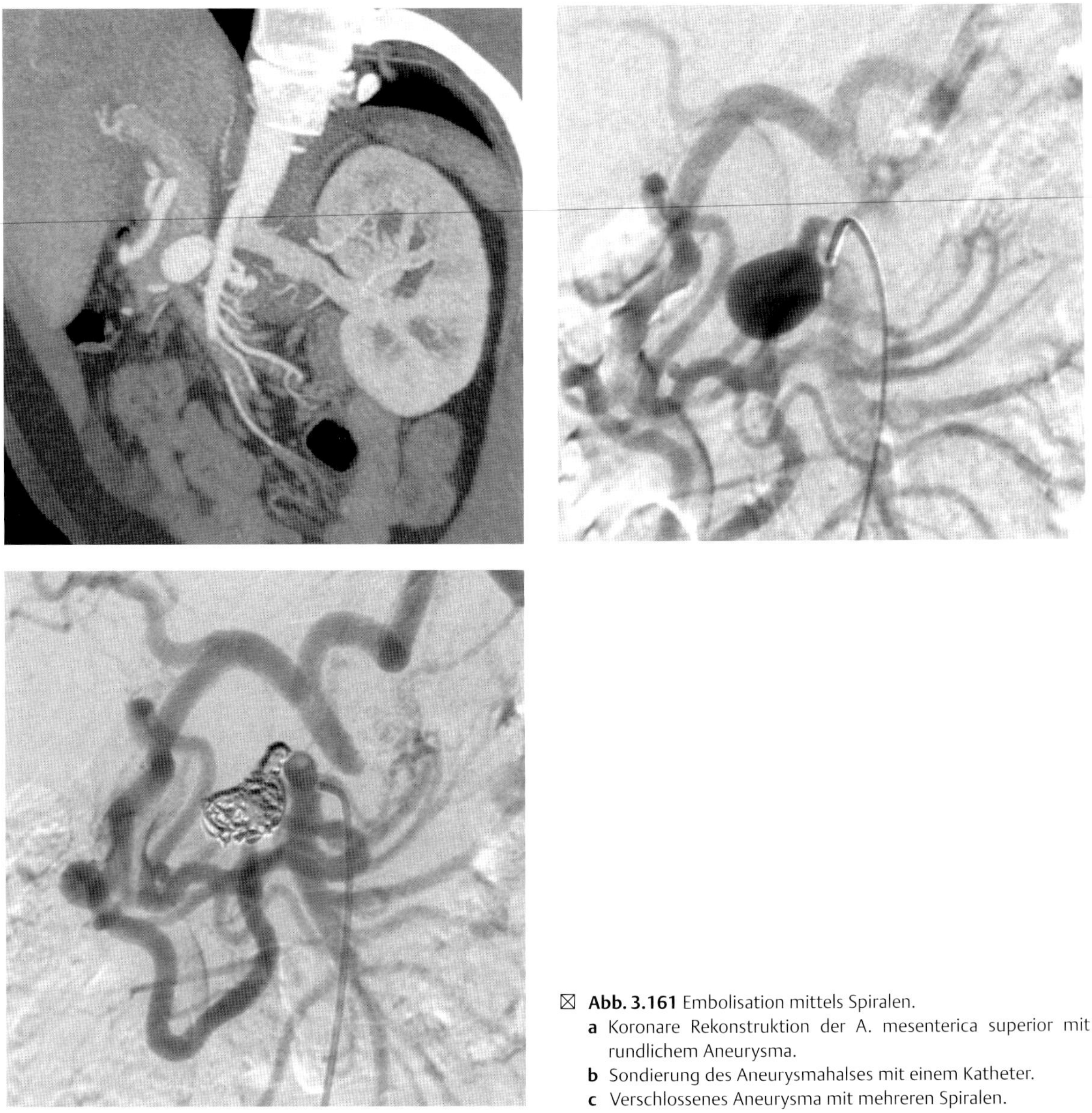

Abb. 3.161 Embolisation mittels Spiralen.
a Koronare Rekonstruktion der A. mesenterica superior mit rundlichem Aneurysma.
b Sondierung des Aneurysmahalses mit einem Katheter.
c Verschlossenes Aneurysma mit mehreren Spiralen.

(TIPS) ist in Einzelfällen bei therapieresistenten Varizenblutungen indiziert. Mit der Entwicklung expandierbarer Metallstents besteht die Möglichkeit, die Shunts gezielt zu weiten. Die Stentweite kann abhängig von den intravasal gemessenen Druckwerten zwischen 8 und 12 mm gewählt werden. Normalerweise wird im Pfortaderstromgebiet eine Drucksenkung von 15–25 mmHg erreicht. Auf alle Fälle wird angestrebt, den Druckgradienten zwischen Lebervene und Pfortader unter 15–20 mm Hg zu senken. Die Anlage eines intrahepatischen Shunts gelingt in über 90%. Nach erfolgreicher Stentimplantation lässt sich ein rascher Kollaps der Ösophagusvarizen beobachten und die Blutungen sistieren in der Regel prompt. Innerhalb von wenigen Wochen bildet sich im Shunt eine glatte, nicht thrombogene Neointima aus. Bei überschießender Proliferation kann allerdings eine Stentokklusion resultieren.

→ **Embolisation.** Bleiben nach Implantation eines Stents die Varizen im Bereich des Magens und des Ösophagus noch deutlich geweitet, kann im gleichen Untersuchungsgang noch eine Embolisation dieser Varizen durchgeführt werden.

Insbesondere bei Blutungen aus Magenvarizen, die auch bei normalen Druckwerten vorkommen können, scheint die Embolisation dieser Varizen zu guten Resultaten zu führen (13).

→ **Komplikationen und Kontraindikationen.** Komplikationen, die mit dieser Technik zusammenhängen, sind Leberhämatome und intraperitoneale Blutung, Punktion der Gallenblase und der Gallenwege, Hämobilie, Sepsis und ein kontrastmittelinduziertes Nierenversagen. In etwa 5–20% der Fälle tritt eine Enzephalopathie auf oder eine vorbestehende Enzephalopathie wird verschlechtert. Ein Teil der Patienten entwickelt ein zunehmendes Leberversagen, das durch die Shuntanlage beschleunigt wird. Kontraindikationen zur Anlage eines TIPS sind ein progressives Leberversagen, das nicht unmittelbar durch eine Blutung verursacht ist, eine Stenose des Truncus coeliacus und eine schwere Herzinsuffizienz.

Therapie von Durchblutungsstörungen

→ **Ätiologie.** Die Ursachen einer akuten mesenterialen Ischämie sind die Embolie und die Thrombose der A. mesenterica superior, die Mesenterialvenenthrombose und die nicht okklusive Form der Ischämie. Seltenere Ursachen sind Vaskulitiden, Aortendissektion, Trauma und Strangulation des Darms.

→ **Akuter Verschluss und Spasmus.** Der kritische Zustand des Darmtraktes bei akutem mesenterialem Arterienverschluss erfordert in der Regel eine umgehende chirurgische Revision. In Einzelfällen ist eine thrombolytische Therapie mit Streptokinase oder Urokinase möglich. Bei angiographisch nachweisbarem Spasmus (non occlusive disease) kann eine selektive Infusion mit vasodilatativen Medikamenten (Tolazolin, Nitroglyzerin, Papaverin) versucht werden.

→ **Chronische mesenteriale Ischämie.** Postprandiale Abdominalschmerzen, die 1–3 h andauern, können Folge einer Arteriosklerose der Mesenterialarterien sein. Die klassische Therapie der chronisch mesenterialen Ischämie ist die chirurgische Revaskularisierung. Die Ballonangioplastie wird zurückhaltend eingesetzt, weil man eine akute Verschlechterung der mesenterialen Durchblutung bei dilatationsbedingter Gefäßdissektion befürchtet. Dennoch beschreiben eine Reihe von Autoren die Ballonangioplastie der A. mesenterica superior als effektives und risikoarmes Verfahren. Prinzipiell ist bei rezidivierenden Stenosen auch eine Stentimplantation möglich.

Punktion und Drainagen von Abszessen und Flüssigkeitsansammlungen

Die perkutane Punktion und Drainage von Abszessen und Flüssigkeitsansammlungen ist zu einem Routineverfahren herangereift.

Mit Hilfe der Computertomographie, die die direkten und ungefährlichen Zugangswege aufzeigt, kann prinzipiell jede Flüssigkeitsansammlung im Abdomen, Retroperitoneum und Becken punktiert und drainiert werden.

In der Regel wird die Flüssigkeitshöhle erst mit einer Nadel punktiert, um den Inhalt zu identifizieren. Anschließend wird in Trokar-Technik oder Seldinger-Technik, je nach Größe, Lokalisation und Konsistenz des Eiters oder der Nekrosen ein 10–16 French starker Katheter eingelegt.

→ **Abszessdrainage.** Abszesse bei Divertikulitis, nach Perforation einer Appendizitis und bei Morbus Crohn können initial durch eine Drainage anbehandelt werden, um nach 1–3 Wochen eine chirurgische Revision durchzuführen. Abhängig von Ursache und Lokalisation eines Abszesses ist eine perkutane Drainagetherapie in 70–90% erfolgreich. Es ist in der Regel gerechtfertigt, initial eine Drainage zu versuchen und die chirurgische Therapie für die Fälle zu reservieren, die nicht auf die interventionelle Methode ansprechen. Ursachen für das Scheitern der perkutanen Drainagetherapie sind Komplikationen, die beim Legen der Drainage auftreten (z. B. Einblutungen), ein zu frühes Entfernen der Katheter, eine unzureichende Dicke und Zahl der Drainagen und grober nekrotischer Debris, der nicht abfließen kann.

Schmerztherapie

Eine Plexusblockade ist zur Behandlung schwerster chronischer Schmerzzustände, meist bei Pankreas- und Magenkarzinom und bei chronischer Pankreatitis, indiziert. Für die Ausschaltung des Plexus ist das CT-gesteuerte Vorgehen am sichersten und risikoärmsten. Mit einer Feinnadel wird knapp unterhalb des Truncus coeliacus Alkohol (gemischt mit einem Lokalanästhetikum und Kontrastmittel) infiltriert. In etwa 80% der Fälle kann eine Schmerzreduktion, in etwa der Hälfte der Fälle eine länger anhaltende Schmerzfreiheit erzielt werden.

FAZIT FÜR DIE PRAXIS

- Der Ösophagusbreischluck ist nach wie vor die Methode der ersten Wahl zur Beurteilung von Schluck- und Motilitätsstörungen, ebenso zum Nachweis von Divertikeln (Zenker-Divertikel, Traktionsdivertikel und epiphrenische Divertikel) und deren Ausdehnung.
- Alle übrigen Einfach- und Doppelkontrastdarstellungen im Bereich des Gastrointestinaltraktes (Magen-Darm-Passage, Enteroklysma, Kolonkontrasteinlauf) wurden mittlerweile weitgehend von der Multidetektor-Spiralcomputertomographie abgelöst.
- Zu den Indikationen der Spiral-CT gehören die präoperative Untersuchung von fortgeschrittenen Magenkarzinomen, die Beurteilung entzündlicher Darmerkrankungen, vor allem des Morbus Crohn (CT- und MR-Enteroklysma), die Detektion von Dünndarmobstruktionen und die Beurteilung der Divertikulitis, einschließlich der Ausdehnung der Peridivertikulitis.
- Indikationen für die CT-Kolographie sind die inkomplette Koloskopie, das Staging von Dickdarmtumoren und mit Einschränkungen die Screening-Untersuchung auf Polypen des Dickdarms (bei Patienten, die eine Endoskopie primär strikt ablehnen).
- Die MD-CT findet auch zunehmend Eingang in die Diagnostik von Durchblutungsstörungen des Darmes und schweren unklaren Blutungen im Gastrointestinaltrakt, wo sie in zahlreichen Fällen die Angiographie ersetzen kann.
- Auf dem Gebiet der interventionellen Radiologie hat sich die CT-gesteuerte perkutane Punktion und Drainage von Abszessen und Flüssigkeitsansammlungen zu einem Routineverfahren entwickelt.
- Bei endoskopisch nicht zugänglichen Blutungen des Gastrointestinaltrakts ist häufig eine intraarterielle Embolisation indiziert. Die Implantation eines transjugulären portosystemischen Shunts (bei therapieresistenten Varizenblutungen und Aszites) ist eine weitere häufig durchgeführte radiologische Intervention.
- Die PET-CT ist ein neuer, viel versprechender Ansatz, der die funktionellen Daten der PET-Bildgebung mit morphologischen Daten der CT fusioniert und ist insbesondere im Nachweis von Tumorrezidiven kolorektaler Karzinome allen anderen Verfahren überlegen.

3.9 Magnetresonanztomographie in der Gastroenterologie

G. Layer, D. Hartmann

EDITORIAL **Die Magnetresonanztomographie (MRT) ist das vermutlich bedeutendste diagnostische Verfahren seit der Entdeckung der Röntgenstrahlen vor mehr als 100 Jahren. Das gastroenterologische Interesse ist derzeit fokussiert auf die Diagnostik fokaler Leberläsionen, das biliopankreatische System und auf Erkrankungen des Dünn- und Dickdarms. Für eine optimale Diagnostik und den weiteren Fortschritt der MRT-Diagnostik im Bereich der Gastroenterologie ist eine enge Kooperation zwischen Gastroenterologen und Radiologen notwendig.**

Einführung

Geschichte. Die MRT ist eine vergleichsweise junge radiologische Technik. Obwohl die physikalischen Grundlagen des Verfahrens bereits seit langem bekannt sind, wurde die Technik für die medizinische Bildgebung erst in den 70er Jahren des vorigen Jahrhunderts nutzbar gemacht. Unter Zugrundelegung der Arbeiten von Bloch und Purcell zur Kernspinresonanz entwickelten Paul Lauterbur und Peter Mansfield 1973 die MRT und wurden dafür 2004 mit dem Medizin-Nobelpreis belohnt.

→ **Einsatzgebiete.** Da zunächst Echtzeittechniken in der MRT nicht realisiert werden konnten, spielte die Methode in der Gastroenterologie lange Zeit eine untergeordnete Rolle. Der variable, bereits intrinsisch phantastische Weichteilkontrast des Verfahrens, der über die intravenöse Anwendung von Gadoliniumchelat- oder organspezifischen Kontrastmitteln weiter verbessert werden konnte, wurde zunächst für die hochauflösende Darstellung des Zentralnervensystems ausgenutzt. Erst durch die Entwicklung immer schnellerer Gradientensysteme und neuer Sequenztechniken, die eine Datenakquisition in Atemstillstand und unter Triggerung auf den Herzzyklus ermöglichten, wurden im letzten Jahrzehnt Anwendungen am Herzen und den Gefäßen zunehmend attraktiv. Parallel dazu, und zum Teil mit denselben Sequenztechniken, gewann die MRT auch in der Gastroenterologie an Bedeutung. Drei große Anwendungsbereiche haben sich bisher etablieren können, auf die im Folgenden ausführlicher eingegangen werden soll:

- die Bildgebung fokaler Leberläsionen,
- die Untersuchung des biliopankreatischen Systems (MRCP) und
- die Dünndarmdiagnostik bei entzündlichen Darmerkrankungen.

Darüber hinaus sollen die Grundlagen der Magnetresonanz-Kolonographie und erste klinische Resultate der virtuellen MR-Kolonographie beschrieben werden.

Grundlagen der MRT

Der Kernspinresonanzeffekt tritt bei allen Atomen mit ungerader Teilchenzahl auf. Dieses Prinzip wurde anfangs für die Entwicklung von MR-Spektrographen genutzt, welche als analytische Werkzeuge Anwendung bei der Untersuchung chemischer Strukturen fanden. Durch die Weiterentwicklung eines MR-Spektrometers können auch menschliches Gewebe charakterisiert und Schnittbilder erzeugt werden.

→ **Längs- und Quermagnetisierung.** Die MRT verwendet zur Bildgebung die Kerne von Wasserstoffatomen. Dieses Proton hat die Eigenschaft, sich um seine eigene Achse zu drehen. Diesen Vorgang bezeichnet man als Kernspin. Da jedes Proton eine rotierende elektrische Ladung darstellt, besitzt es ein magnetisches Moment B entlang der Rotationsachse und verhält sich wie ein Dipol: Es ist somit durch Magnetfelder beeinflussbar und kann in einer Spule eine Spannung induzieren. Die Drehachsen dieser Dipole im freien Raum sind willkürlich verteilt. Ein äußerlich angelegtes Magnetfeld versucht, die rotierenden Kerne ähnlich Kompassnadeln im Magnetfeld auszurichten. Die sich im Magnetfeld ausrichtenden Spins richten sich sowohl parallel als auch antiparallel und aufgrund der größeren Entropie knapp überwiegend parallel aus. Daraus resultiert nach Stabilisierung des Spin-Systems ein schwacher Magnetisierungsvektor in Richtung des äußeren Magnetfeldes, die Längsmagnetisierung M_Z. Durch die Einstrahlung eines Hochfrequenzimpulses (HF-Impuls) ist es nun möglich, das Spin-System anzuregen und die ausgerichteten Spins aus ihrer stabilen Gleichgewichtslage zu kippen. Hierbei werden die Spins um einen dezidierten Pulswinkel ausgelenkt, woraus eine Quermagnetisierung M_{xy} resultiert.

→ **MR-Signal.** Beträgt der Pulswinkel exakt 90°, ist die Quermagnetisierung maximal. Die präzessierenden Spins erzeugen jetzt einen magnetischen Summenvektor M_{xy}, der in der Empfangsspule eine sich ändernde Wechselspannung induziert. Der zeitliche Verlauf dieser Spannung ist das MR-Signal. Nach Abschalten des HF-Impulses kehren die Spins in ihre Gleichgewichtslage zurück. Diesen Vorgang nennt man Relaxation. Die angeregten Spins richten sich wieder entlang des äußeren Magnetfeldes aus. Damit nimmt die Quermagnetisierung, und somit das MR-Signal, ab, während sich die Längsmagnetisierung aufbaut.

→ **Zeitkonstante T1.** Der Aufbau der Längsmagnetisierung folgt einem exponentiellen Wachstum und wird durch die Zeitkonstante T1 beschrieben. T1 ist abhängig von der Stärke des angelegten Magnetfeldes sowie der Beschaffenheit des Gewebes. Ein kleines bewegliches Wassermolekül im lockeren Verband einer Flüssigkeit hat wenige Möglichkeiten für Wechselwirkungen mit der Umgebung und hat daher ein sehr langes T1. Ein großes, wenig bewegliches Fettmolekül dagegen stößt im Gitter eines Fettkörpers ständig an und hat regen Energieaustausch. Somit hat es ein viel kürzeres T1.

→ **Zeitkonstante T2.** Mit dem Aufbau der Längsmagnetisierung ist die Abnahme der Quermagnetisierung verbunden. Allerdings nimmt die Quermagnetisierung schneller ab, als die Längsmagnetisierung anwächst. Ursache dafür ist der Verlust der Phasenkohärenz: Nach Anlage eines 90°-HF-Impulses rotieren alle Spins in der XY-Ebene im Gleichtakt. Aufgrund rasch wechselnder lokaler Magnetfeldänderungen durch benachbarte Spins kommt es zum Energieaustausch der Spins untereinander (Spin-Spin-Wechselwirkung) und somit zur Dephasierung. Diese geht mit einem Abbau der Quermagnetisierung bzw. des MR-Signals einher. Die Zeitkonstante des Zerfalls durch die Spin-Spin-Wechselwirkung ist T2. Sie ist ebenfalls gewebespezifisch. In Festkörpern mit starrem Atomgitter sind die Spins den lokalen Magnetfeldänderungen ständig ausgesetzt, weshalb T2 kurz ist. Flüssigkeiten besitzen einen lockeren Molekülverband und damit ein langes T2.

→ **Effektive Zeitkonstante T2*.** Aufgrund von Inhomogenitäten des äußeren Magnetfeldes B_0, die durch die Maschine selbst sowie den Körper des zu Untersuchenden hervorgerufen werden, kommt es zu einer zusätzlichen Dephasierung, so dass das Signal nicht mit T2, sondern rascher mit der effektiven Zeitkonstanten T2* zerfällt.

In den verschiedenen Relaxationszeiten der unterschiedlichen Gewebe liegt der Schlüssel des MR-Bildkontrastes. Die Messung von T1 und T2 ist Voraussetzung für die Erzeugung des MR-Bildes. Je nachdem, welche der beiden Konstanten den Kontrast eines Bildes hauptsächlich bestimmt, unterscheidet man T1- oder T2-gewichtete Bilder (T1w, T2w).

Häufig genutzte MRT-Sequenzen in der Gastroenterologie

SE- und GRE-Sequenzen. Grundsätzlich differenziert wird zwischen Spin-Echo- (SE) und Gradienten-Echo-Sequenzen (GRE). Diese Einteilung basiert auf der unterschiedlichen transversalen Relaxationszeit T2 bei SE- bzw. T2* bei GRE-Sequenzen. Innerhalb der SE-Sequenzen wird weiter differenziert nach SE-, Multiecho-, IR-(inversion recovery) und Half-Fourier-Verfahren. In der Reihe der GRE-Sequenzen sind die Gruppen der SSI-(steady state incoherent) und der SSC-(steady state coherent)Sequenzen zu unterscheiden (Abb. 3.**162**).

Multiechoverfahren. Als Multiechoverfahren werden die SE-Sequenzen bezeichnet, die mehrere Echos verwenden, um den k-Raum zu füllen. Am gebräuchlichsten ist die Turbo-SE-(TSE-)Sequenz (Synonyme: FSE, RARE). Die reduzierte Untersuchungszeit wird bei TSE-Sequenzen dadurch erreicht, dass mehrere Profile pro Anregung mit einer Mehrschichtuntersuchungstechnik akquiriert werden können.

Fettsignalunterdrückung. Kombiniert man die TSE-Technik mit einem Inversionspuls (inversion recovery) zur Präparartion der Longitudinalmagnetisierung, so erhält man Sequenzen, die unter den Namen TIRM, TIR oder STIR bekannt sind. Diese Techniken werden zur Betonung oder Unterdrückung selektiver Gewebekomponenten (z.B. Fett) benutzt. Eine andere Technik der Fettsignalunterdrückung ist die sog. SPIR-Technik. Bei der frequenzselektiven Fettunterdrückung mittels Spectral-Presaturation-Inversion-Recovery (SPIR) nutzt man die unterschiedlichen Resonanzfrequenzen von Wasserstoffkernen, die an Wasser oder an Fett gebunden sind. Kombiniert man die TSE- mit der Half-Fourier-Technik, so sprechen wir von einer HASTE-Sequenz.

True-FISP/Ballanced FFE. Aus der Vielzahl der mittlerweile aus beiden Familien (SSI, SSC) der GRE hervorgegangenen Sequenzen wollen wir uns auf zwei beschränken, die häufig für die Untersuchung im Abdomen eingesetzt werden: True-FISP (true fast imaging with steady precission) oder Ballanced FFE sind ultraschnelle T2w vollständig refokussierte 2D-Steady-State-Gradientenechosequenzen. Sie haben sich als leistungsfähige Sequenzen für Abdomen- und insbesondere Dünndarmuntersuchungen erwiesen.

VIBE-Sequenz. Die VIBE-Sequenz (volumetric interpolated breath-hold examination) ist eine ultraschnelle 3D-Gradienten-Echo-Sequenz mit einer extrem hohen isotropen Auflösung. 3D-VIBE bietet eine vollständige dreidimensionale Abdeckung der Anatomie bei kurzer Gesamtmesszeit. Als 3D-Sequenz wird nicht die Schichtdicke, sondern die Zahl der Partitionen vorab festgelegt. Die Sequenz etab-

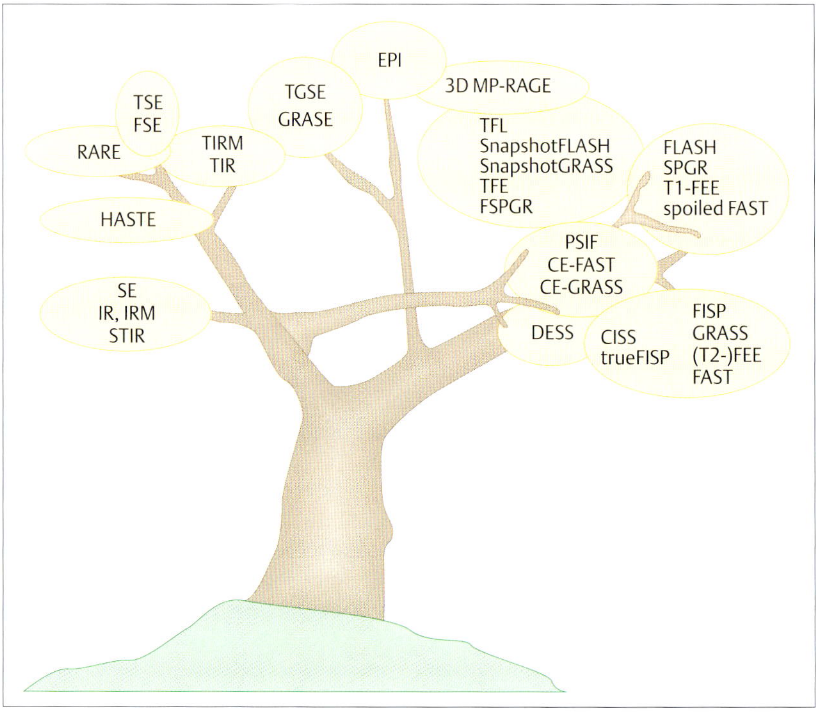

Abb. 3.162 Sequenzentwicklungen. Erkennbar wird die Vielzahl der Sequenzentwicklungen auch mit Überschneidungen zwischen SE-Sequenzen (linke Seite) und GRE-Sequenzen (rechts). Zahlreiche Akronyme erschweren zudem die Orientierung (nach 87).

liert sich für die virtuelle Untersuchung des Dickdarms (MR-Kolonographie).

MRT-Kontrastmittel

MRT-Kontrastmittel (KM) beeinflussen die in der MRT messbaren Gewebeparameter der T1-Relaxation, T2-Relaxation und Protonendichte. Die Signalintensität (SI) im T1w wird durch eine Verkürzung von T1 erhöht, SI im T2w Bild durch eine T2-Verkürzung erniedrigt.

Für den Bereich der gastroenterologischen Anwendung sind extrazelluläre paramagnetische KM auf der Basis von Gadoliniumverbindungen, paramagnetische hepatobiliäre und superparamagnetische eisenhaltige Kontrastmittel von Bedeutung (7, 61).

Extrazelluläre Gd-Kontrastmittel. Extrazelluläre Kontrastmittel auf der Basis komplexgebundenen Gadoliniums (z. B. Gadolinium-DTPA) zeigen nach intravenöser Applikation eine deutliche T1-Zeitverkürzung mit einem resultierenden Signalanstieg im T1w Bild.

Hepatobiliäre Kontrastmittel. Dies (7, 60) sind leberspezifische Kontrastmittel, die sich in Hepatozyten anreichern und über die Galle ausgeschieden werden. Sie erlauben damit eine Abgrenzung von funktionstüchtigem Leberparenchym mit intakten Hepatozyten von funktionsgestörtem Lebergewebe mit wenigen oder funktionsuntüchtigen Hepatozyten. Chemisch gibt es solche hepatobiliären Kontrastmittel auf der Basis von Mangan und Gadoliniumkomplexen. Es kommt zu einer deutlichen T1-Zeitverkürzung und entsprechendem Signalanstieg im T1w Bild. Dieser Signalanstieg kann sowohl für die Darstellung der Leberperfusion und der Perfusion von Leberläsionen im Sinne eines extrazellulären Kontrastmittels als auch für die hepatobiliäre leberspezifische Hepatozytenverteilung verwendet werden.

Superparamagnetische Kontrastmittel. Bei superparamagnetischen Kontrastmitteln handelt es sich um Eisenoxidpartikel (81). Sie verkürzen vorwiegend die T2-Relaxationszeit und führen zu sog. Suszeptibilitätseffekten. Dadurch kommt es zu einer Signalminderung auf T2w und T2*w Aufnahmen. Die Eisenoxidpartikel werden durch das retikuloendotheliale System der Kupffer-Sternzellen der Leber phagozytiert, weshalb die Signalminderung nur in RES-haltigem gesundem Lebergewebe nachweisbar wird. Tumorentitäten, die kein oder deutlich weniger gesundes RES enthalten, zeigen diese Signalminderung im T2w Bild nicht. Der sog. T1-Effekt von superparamagnetischen Kontrastmitteln ist deutlich geringer als der von extrazellulären gadoliniumhaltigen Kontrastmitteln. Sie ersetzen diese daher im Rahmen dynamischer T1w kontrastverstärkter Sequenzen nicht.

MRT-Diagnostik der Leber

Technik

Die MRT-Bildgebung der Leber basiert heute nicht mehr auf der Anwendung von Standardsequenzen, wie sie bei unbewegten Organsystemen wie dem Gehirn oder dem muskuloskelettalen System zum Einsatz kommen, sondern im Wesentlichen auf Sequenzen, die eine Untersuchung während einer Atemanhaltephase ermöglichen.

Zum Einsatz kommen für die T1w Bildgebung der Leber sowohl 2D- als auch 3D-Gradienten-Echo-(GRE-)Sequenzen mit und ohne Fettsignalunterdrückung. Bei den T2w Sequenzen können ebenfalls Sequenzen in Atemanhaltetechnik Verwendung finden (HASTE). Hier sind jedoch auch weiterhin konventionelle Turbo-Spin-Echo-(TSE-)Sequenzen gebräuchlich.

Die MRT-Bildgebung der Leber wird heute obligat unter dem Einsatz von MRT-Kontrastmitteln betrieben. Allerdings ist es weiterhin offen, ob der Einsatz extrazellulärer Kontrastmittel diagnostisch ausreichend ist oder ob zusätzlich superparamagnetische oder hepatobiliäre Kontrastmittel eingesetzt werden müssen.

Klinischer Einsatz

Die gesunde Leber stellt sich sowohl im T1w als auch im T2w und T2*w Bild homogen und mit mittlerer Signalintensität dar. Gallenwege und Gefäße kommen in Abhängigkeit von der verwendeten Sequenz im T1-Bild normalerweise signalarm, im T2-Bild signalreich zur Darstellung.

Diffuse Leberparenchymschäden

Im Rahmen diffuser Leberparenchymschäden können neben den bekannten anatomischen Veränderungen wie knotiger Leberoberfläche, Varizenbildungen, Hypertrophie des Lobus caudatus, Aszites auch MRT-typische Signalveränderungen nachgewiesen werden:

- *Fibroseknoten* sind im T1w Bild eher signalarm und zeigen eine in der Spätphase zunehmende Signalanhebung nach Gadolinium-DTPA.
- Vermehrt *eisenhaltige Regeneratknoten* kommen in allen Signalwichtungen relativ signalarm zur Darstellung und zeigen nur eine geringe Kontrastmittelanreicherung (22).
- Die vermehrte Beladung der Leber durch Eisen bei *Eisenspeichererkrankungen* kann nicht nur qualitativ durch eine deutliche Signalminderung des Leberparenchyms auf T2w und T2*w Aufnahmen nachgewiesen werden, sondern sogar quantitativ durch spezielle Multiechosequenzen, die eine T2-Zeit-Bestimmung durch Analyse des T2*-Zerfalls ermöglichen, erfasst werden (6).

- *Leberverfettungen* können mit GRE-Doppelechosequenzen, die einmal den Fettanteil des Gewebes betonen, einmal ihn unterdrücken, recht sicher nachgewiesen werden. Auf diese Weise wird auch eine Differenzierung von typischen Pseudoläsionen irregulärer Verfettung, insbesondere am Lig. falciforme und im typischen Winkel des Gallenblasenbettes, differenzialdiagnostisch möglich (51).

Benigne fokale Leberläsionen

Fokale Leberläsionen sind umschriebene Veränderungen des Leberparenchyms ausgehend von Hepatozyten, Cholangiozyten oder Blutgefäßen, die benigne und maligne Läsionen entwickeln können. Die häufigsten gutartigen Tumoren sind Hämangiome, Zysten, fokal noduläre Hyperplasien und hepatozelluläre Adenome.

Zysten. Bei Zysten handelt es sich um von Zylinderepithel ausgekleidete, flüssigkeitsgefüllte Hohlräume, die angeborene dysontogenetische Zysten sein können oder aber erworben im Rahmen einer parasitären Infektion, z. B. mit Echinococcus granulosus oder alveolaris.

Blande Leberzysten bieten in der MRT nur dann eine differenzialdiagnostische Problematik, wenn sie sehr klein sind.

Ansonsten ist das im T2w Bild sehr signalreiche, im T1w Bild signalarme Signalverhalten ohne Signalveränderung nach Kontrastmittelgabe so typisch, dass es keine differenzialdiagnostischen Probleme bietet.

Hämangiome. Auch Leberhämangiome können in der MRT sicher diagnostiziert werden (74). Sie sind im nativen T2w Bild sehr signalreich. Bei quantitativen T2-Zeit-Messungen zeigen sie T2-Zeiten von über 130 ms und sind damit praktisch immer sicher bereits im nativen T2w Bild von malignen Herden differenzierbar. Zusätzlich zeigen sie nach Gabe extrazellulärer Kontrastmittel das auch aus dem CT bekannte „Irisblendenphänomen" mit einer Kontrastmittelaufnahme von peripher nach zentral. Dieses Phänomen ist in dynamischen T1w Sequenzen nach KM-Gabe klassischerweise nachweisbar. Nach Applikation von superparamagnetischen Kontrastmitteln kommt es zu einer geringen Signalminderung im T2w Bild. Da Hämangiome keine Hepatozyten enthalten, zeigen sie auch keine Kontrastanreicherung nach leberspezifischen Kontrastmitteln.

Fokal noduläre Hyperplasie. Die fokal noduläre Hyperplasie (FNH) besteht aus abnorm gegliederten Hepatozyten, welche unter Hormoneinfluss eine Wachstumstendenz zeigen. Die FNH ist im typischen Falle von anderen fokalen Leberläsionen leicht differenzierbar (38). Dies ist dann der Fall, wenn sie eine zentrale Narbe besitzt und hypervaskularisiert ist. Ihr Nachweis im nativen Bild ist oft schwierig, da die nativen Signalintensitäten denen gesunden Leberparenchyms identisch sein können. Typischerweise führt die Hypervaskularisation der Tumoren nach Kontrastmittelgabe zu einem raschen Signalanstieg im peripheren FNH-Anteil, während die zentrale Narbe noch signalarm bleibt. Dort wird jedoch in der Spätphase, wenn aus dem übrigen Gewebe das Kontrastmittel bereits wieder ausgewaschen wird, eine Anreicherung nachweisbar. Nach Gabe von superparamagnetischen Kotrastmitteln kommt es zu einer Signalminderung im T2w Bild unter weitgehender Aussparung der zentralen Narbe, weil die FNH in der Regel Kupffer-Sternzellen beinhaltet. Nach hepatozytenspezifischem Kontrastmittel folgt ein Signalanstieg im T1w Bild, da funktionstüchtige Hepatozyten in der FNH vorliegen. Der Signalanstieg sollte in der Regel kräftiger als der des umgebenden gesunden Leberparenchyms sein, da der Abtransport aus den Hepatozyten in die Galle gestört ist.

Die FNH kann dann ein differenzialdiagnostisches Problem darstellen, wenn die zentrale Narbe nicht nachweisbar ist. Dies trifft auf ca. die Hälfte der Fälle zu. Sie ist dann nur schwer vom hepatozellulären Adenom zu unterscheiden (25).

Hepatozelluläres Adenom. Diese Adenome sind gutartige, von Hepatozyten ausgehende Veränderungen, die allerdings selten maligne entarten können. Adenome enthalten funktionstüchtige Hepatozyten, aber keine biliären Strukturen. Sie können mit einem erhöhten Fettanteil und Einblutungen einhergehen. Im nativen Bild sind sie häufig nicht erkennbar. Charakteristisch wäre dann lediglich der Nachweis von Einblutungen oder eines erhöhten Fettanteiles. Nach extrazellulärer Kontrastmittelgabe reichern sie früharteriell an und gleichen die Signalintensität dem gesunden Leberparenchym meist bereits nach ca. 40 s vollständig an. Hilfreich ist der Einsatz leberspezifischer Kontrastmittel. Dabei kommt es zu einem Signalanstieg aufgrund der funktionstüchtigen Hepatozyten ohne Nachweis von Gallenwegen in der Spätphase.

Maligne fokale Leberläsionen

Bei den lebereigenen malignen Tumoren handelt es sich am häufigsten um das hepatozelluläre Karzinom (HCC) und an zweiter Stelle um das cholangiozelluläre Karzinom (CCC).

Hepatozelluläres Karzinom. Das hoch differenzierte HCC verhält sich im Wesentlichen ähnlich wie das Leberadenom. Mit zunehmendem Malignitätsgrad werden in geringerem Maße funktionstüchtige Hepatozyten gefunden. Entsprechend verändert sich das MRT-Bild (9), auch nach Gabe leberspezifischer Kontrastmittel. Da das HCC in der Regel nahezu vollständig arteriell versorgt wird, ist der frühe Kontrastanstieg nach Gabe eines extrazellulären Kontrastmittels typisch. Oft zeigen die hypervaskularisierten Tumorherde dabei ein inhomogenes fleckförmiges KM-Verhalten. Nach Gabe superparamagnetischer KM sollte keine Signalminderung in den T2w Aufnahmen nachweisbar sein, da das HCC in der Regel keine Kupffer-Sternzellen enthält. Die Differenzierbarkeit zwischen gesundem Gewebe und HCC ist umso ausgeprägter, je entdifferenzierter der Tumor ist.

Besonders schwierig ist die Unterscheidung zwischen dysplastischem Knoten bei der Leberzirrhose und dem HCC. Hilfreich ist die Analyse der T2w Aufnahme, auf der aufgrund des erhöhten Fibrosegrades der gutartige Knoten oft signalärmer, das Malignom meist signalreicher im Vergleich zum umgebenden Lebergewebe zur Darstellung kommt.

Die Kontrastmittelcharakteristik ist häufig nicht hilfreich, auch wenn der dysplastische Knoten bei Leberzirrhose niemals eine klassisch hohe früharterielle Signalanreicherung wie das typische HCC zeigen wird.

Cholangiozelluläres Karzinom. Cholangiozelluläre Karzinome (CCC) sind histologisch aus Gallengangsepithel entwickelte Adenokarzinome. Entsprechend schwierig ist eine frühe Diagnose (49). Klatskin-Tumoren und Tumoren der Gallengangsepithelien können aufgrund ihrer entlang des Gangsystems ausgerichteten Wachstumsform lange Zeit ein zu geringes Tumorvolumen aufweisen, um sie sicher detektieren zu können. Im Übrigen entspricht ihr MRT-Signalverhalten dem aller anderen Tumoren/Metastasen vom Adenokarzinomursprung.

Lebermetastasen. Der Nachweis von Lebermetastasen ist sicherlich die häufigste Fragestellung der Leber-MRT. Dabei wird bei vorbekannter Tumorerkrankung differenzialdiagnostisch eine Abgrenzung von gutartigen Leberläsionen gefordert und in der präoperativen oder präinterventionellen Planung ein möglichst vollständiger Nachweis aller Lebermetastasen angestrebt. In der Differenzialdiagnose bieten Lebermetastasen in der Abgrenzung von Zysten und Hämangiomen praktisch keine Probleme. Bereits die deutlich geringere T2-Zeit der Metastasen macht ihre Differenzierung im T2w Bild von den sehr signalreichen Hämangiomen und Zysten in aller Regel unproblematisch. Ggf. kann die typische Signalanreicherung der Hämangiome und das Fehlen jeglicher Anreicherung bei Zysten nach der i. v. Applikation von extrazellulärem KM letzte Sicherheit erbringen.

In zahlreichen Studien bleibt es umstritten, welche MRT-Technik den genauesten Nachweis der Anzahl von Lebermetastasen leistet. Zur Diskussion stehen die dynamische KM-Gabe von extrazellulärem MRT-Kontrastmittel auf Gadoliniumbasis, der Einsatz von superparamagnetischen Kontrastmitteln, bei denen keine Signalminderung im T2w Bild im Gegensatz zum gesunden Leberparenchym stattfindet, und die Applikation von leberspezifischen Kontrastmitteln, wo keine Signaländerung aufgrund des Fehlens von funktionstüchtigen Hepatozyten nachgewiesen werden kann. Alle 3 Techniken besitzen eine Nachweisgenauigkeit von etwa 90% (21). Aus unserer Sicht kann derzeit der Einsatz von im Bolus applizierbaren leberspezifischen Kontrastmitteln besonders empfohlen werden, da hierbei sowohl der Effekt extrazellulärer Kontrastmittel als auch die hepatozytenspezifische Kontrastmittelwirkung ausgenutzt werden kann.

Studien haben gezeigt, dass die MRT die größte Treffsicherheit in der nichtinvasiven Diagnostik fokaler Leberläsionen hat (21, 50), so dass die Leber-MRT bei Verfügbarkeit adäquater Techniken heute als Verfahren der ersten Wahl nach der Sonographie angesehen werden sollte.

MRT des biliopankreatischen Systems

Technik

Das Prinzip der MRCP basiert auf dem hellen Signal, das stehende Flüssigkeiten in T2w Sequenzen erzeugen (83). Umliegende solide Strukturen, Steine oder Blutgefäße, die in diesen Sequenzen nur ein sehr schwaches Signal bedingen, sind deutlich abgrenzbar.

Für die MRCP ist eine Vielzahl von Protokollen vorgestellt worden.

Heute werden für das biliopankreatische System vorwiegend Aufnahmen in Atemstillstand (RARE) oder mit Atemtriggerung (HASTE) verwendet. 3-dimensionale Bilder können mit Maximum-Intensity-Projection-(MIP-)Algorithmen und multiplanarer Reformatierung generiert werden.

Dies ermöglicht eine exakte anatomische Darstellung des biliopankreatischen Gangsystems und somit eine exakte Planung von chirurgischen Eingriffen oder einer Strahlentherapie.

Klinischer Einsatz

Erkrankungen der Gallenwege

Der normale Gallengang kann in der MRCP nahezu komplett dargestellt werden; ebenso ist eine Dilatation regelmäßig zu erkennen.

Choledocholithiasis. In der Diagnose der Choledocholithiasis erreicht die MRCP Sensitivitäten zwischen 80% und 100% und ist damit der Endosonographie vergleichbar (Tab. 3.**53**, Abb. 3.**163**). Zu beachten ist eine Reihe von Befunden (z. B. intraduktaler Tumor, Blut, Luft), die als Choledo-

Tabelle 3.53 MRCP in der Evaluation der Choledocholithiasis

Autor	Jahr	Sensitivität	Spezifität
Soto	2000	100%	96%
Demartines	2000	100%	96%
Fulcher	1998	100%	100%
Reinhold	1998	90%	100%
Becker	1997	92%	98%
Guibaud	1995	81%	98%

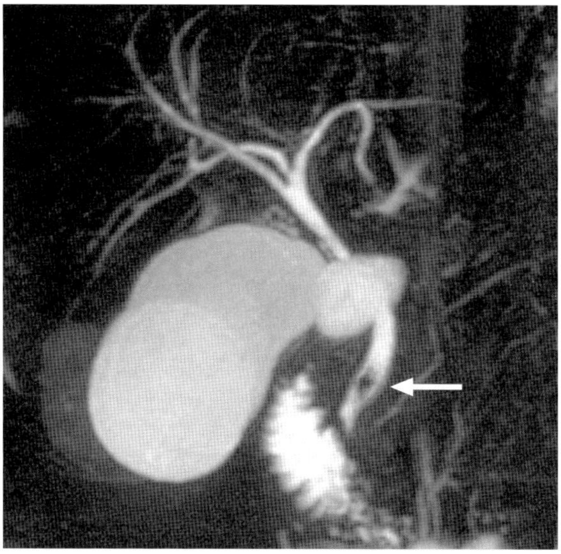

⊠ **Abb. 3.163** MRCP (HASTE-Technik). Nachweis eines kleinsten Konkrementes im präampullären Anteil des Ductus choledochus (Pfeil).

cholithiasis fehlinterpretiert werden können. Auch für die Diagnose der Hepatikolithiasis und der primär sklerosierenden Cholangitis (PSC) liegen Erfolg versprechende Daten vor (41, 55, 80, 86).

Studienergebnisse – MRCP und ERCP im Vergleich

PSC. In einer Untersuchung von Weber und Mitarbeitern wurden 55 Patienten mit Verdacht auf eine PSC mit der MRCP untersucht (86). Die ERCP als Goldstandard wurde zum Vergleich herangezogen. Es ergab sich für die MRCP eine Sensitivität von 97%, eine Spezifität von 64% sowie eine diagnostische Treffsicherheit von 84%. Für die Hepatikolithiasis liegen nur begrenzte Daten in der Literatur vor. In einem Vergleich von MRCP und perkutaner transhepatischer Cholangiographie (PTC) bei 66 Patienten mit Hepatikolithiasis zeigte die MRCP mit einer Sensitivität von 97% und Spezifität von 99% exzellente Ergebnisse (55). In dieser Studie wurden jedoch bei 6 Patienten (9%) steinassoziierte Cholangiokarzinome nicht erkannt, so dass dies als mögliche wichtige Limitation zu vermerken ist.

Gallengangsstenose. Die MRCP kann in der Differenzialdiagnose der Gallengangsstenose wertvolle Hilfe leisten. In einer eigenen prospektiven Untersuchung konnte der Wert der MRCP in der Unterscheidung benigner und maligner Gallengangstenosen belegt werden (2). Bei 42 Patienten erreichte die MRCP gegenüber der ERCP eine Sensitivität von 100% in der Detektion von benignen und eine Sensitivität von 91% in der Darstellung maligner Obstruktionen. In einer weiteren Analyse (67) ergab der Vergleich mit anderen diagnostischen Verfahren jedoch keinen signifikanten Unterschied (MRCP 85%, ERCP 85%, CT 77%, EUS 62%).

Ein weiterer Vorteil der MRCP im Vergleich zur ERCP ist die Darstellung der gesamten Länge der Stenosen und die Möglichkeit, die dilatierten Gallengänge oberhalb der Stenose darzustellen und eventuell vorhandene weitere Strikturen zu identifizieren ohne das Risiko von Cholangitiden und septischen Komplikationen nach versehentlichem Anfärben und später nicht drainierten Bezirken.

Protheseneinlage bei Klatskin-Tumor. Die Vorteile der MRCP untersuchte die Arbeitsgruppe um Hintze aus Berlin; sie führten eine MRCP-gesteuerte endoskopische Protheseneinlage bei Patienten mit inkurablen Klatskin-Tumoren (Abb. 3.**164**) durch (34). Dabei wurde der MRCP-Befund zur Planung einer unilateralen Endoprotheseneinlage in den besonders gestauten Bereich herangezogen. In 80% gelang das rein unilaterale Anfärben, in allen Fällen wurde eine signifikante Reduktion oder Normalisierung des Bilirubins erreicht. Es traten nur 6% bakterielle Cholangitiden auf, die alle konservativ behandelt werden konnten.

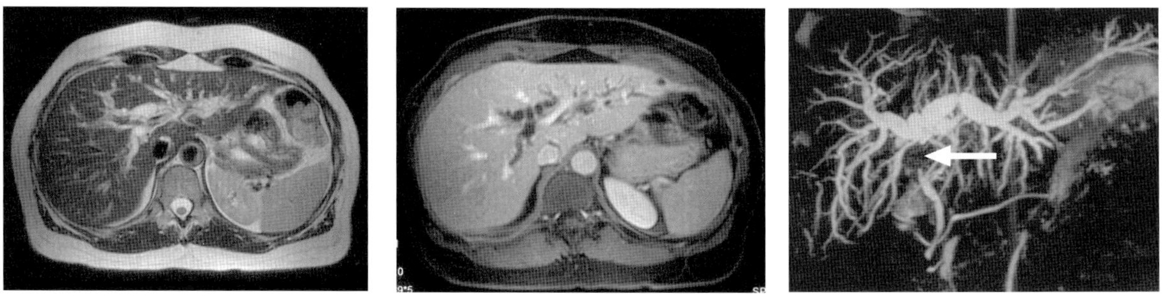

a b c

⊠ **Abb. 3.164** Patientin mit cholestatischem Aufstau bei cholangiozellulärem Karzinom (Klatskin-Tumor).
- **a** T2w TSE-Sequenz. Erkennbar ist bereits im T2w Bild der deutliche cholestatische Aufstau mit signalreicher Darstellung von Galle und Tumor in der ansonsten eher hypointensen Leber.
- **b** T1w SE-FS-Sequenz. Nach selektiver Fettsignalunterdrückung und Kontrastmittelgabe verbleiben die erweiterten Gallenwege signalleer, während die soliden Tumoranteile entlang der Gallenwege Kontrastmittel aufnahmen. Im Bildvergleich zwischen nativem T2-Bild und kontrastverstärktem T1-Bild wird die subtotale Auskleidung des Gallenwegsystems durch den cholangiozellulären Tumor deutlich.
- **c** MRCP: In der MIP-Rekonstruktion zeigen sich der über ca. 2 cm verlaufende Abbruch des Ductus choledochus intrahepatisch (Pfeil), aber auch die linksseitige und rechtsseitige Cholestase.

Veränderungen der Papille. Im Bereich der Papille hat die MRCP noch keine zuverlässigen Daten liefern können. Hier sind gerade bei Papillentumoren offensichtlich ERCP und EUS durch die Möglichkeit der direkten Papilleninspektion und Biopsieentnahme überlegen.

Erkrankungen des Pankreas

Wegen seines geringen Durchmessers war die Darstellung des Pankreasgangs lange ein technisches Problem für die MRT. Mit der Einführung moderner Geräte und Sequenzen sowie der medikamentösen Gangerweiterung durch die intravenöse Gabe von Sekretin gelingt die Pankreasgangdarstellung heute regelmäßig. Es gibt auch bereits Versuche, mit Hilfe der Sekretin-unterstützten MRP eine Aussage über die exokrine Funktion des Organs zu treffen (13, 59). Hierbei wird nach Sekretingabe die Füllung des Dünndarms mit Pankreassekret durch die Akquisition von mehreren Sequenzen in sehr kurzen Intervallen gemessen und erlaubt somit eine semiquantitative Analyse der exokrinen Funktion.

Pankreaskarzinom. In der Detektion von Pankreaskarzinomen erreicht die MRCP eine hohe diagnostische Genauigkeit (Tab. 3.**54**). In einer Arbeit von Lopez Hanninen wurde bei 66 Patienten mit V.a. auf einen Pankreastumor eine MRT mit MRCP durchgeführt (44). Bei 44 Patienten wurde im Follow-up histologisch die Diagnose eines malignen Tumors gestellt. Die MRT konnte im Vorfeld bei 42 der 44 Patienten die richtige Diagnose stellen.

Studienergebnisse – MRCP und ERCP im Vergleich

Bisher gibt es nur wenige prospektive Untersuchungen, die die ERCP mit der MRCP in der Diagnostik von Pankreastumoren vergleichen (1, 17). In der Arbeit von Adamek hatten von 124 untersuchten Patienten 37 (30%) ein Pankreaskarzinom, 17 (14%) andere Neoplasien des Pankreas, 57 eine chronische Pankreatitis, 13 einen unauffälligen Pankreasgang. Für die Diagnose eines Pankreaskarzinoms betrug die Sensitivität der MRCP 84% und die Spezifität 97%. Im Vergleich lagen die korrespondierenden Werte der ERCP bei 70 und 94%. Für die Differenzialdiagnose zystischer Tumoren muss die MRCP als Methode der Wahl angesehen werden (5, 76). Die MRCP bietet hierbei die Möglichkeit einer kompletten Darstellung der Tumorausdehnung und des Pankreasganges und ist somit in einigen Fällen der ERCP überlegen.

Tabelle 3.54 Genauigkeit der MRCP in der Diagnose des Pankreaskarzinoms

Autor und Jahr	n	Genauigkeit (%)
Lopez Hanninen 2002	44	95%
Barish 1995	30	88%
Holzknecht 1996	34	83%
Miyzaki 1996	56	83%
Ueno 1998	204	75% (retrospektiv)

Ein Vorteil der MRT ist die Möglichkeit der MR-Angiographie, der MRCP und der Schnittbildgebung in einer Sitzung („one-stop-shopping"). Hierdurch kann auf die konventionelle Angiographie oder auch die ERCP im Vorfeld einer geplanten Operation verzichtet werden.

In Serien mit 44 und 46 Patienten konnte eine in der MRT gesehene Gefäßinvasion des Pankreaskarzinoms in 94 und 89% intraoperativ bestätigt werden (17, 20).

Chronische Pankreatitis. Ein weiteres Einsatzgebiet der MRCP ist die Diagnose der chronischen Pankreatitis. Hier hat sich die MRCP als adäquates diagnostisches Verfahren bewährt. Die Differenzierung zwischen entzündlichen und neoplastischen Läsionen im Bereich des Pankreaskopfes ist oftmals schwierig. Beide Erkrankungen zeigen ein geringes Signal in T1w Sequenzen und sind mit einer Obstruktion des Pankreasganges assoziiert (15, 39). Kann daher auch in Zusammenschau aller Befunde nicht zwischen einer benignen und malignen Läsion unterschieden werden, ist eine Probelaparotomie in jedem Fall zu diskutieren.

Pancreas divisum. Zuverlässige Bilder liefert die MRCP in der Diagnostik des Pancreas divisum. In einer Serie von 108 Patienten wurden 6 Patienten mit einem Pancreas divisum ohne falsch negative oder falsch positive Befunde im Vergleich zur ERCP identifiziert (12). Eine noch bessere Darstellung des Pancreas divisum gelingt nach Stimulation mit Sekretin.

MRT des Dünndarms

Enteroklysma nach Sellink. Das klassische Röntgenverfahren des Enteroklysmas nach Sellink ist gut für die Darstellung der entzündlichen Schleimhautveränderungen, insbesondere beim Morbus Crohn, geeignet. Da es sich um eine dynamische Untersuchung handelt, ist auch die Darmpassage gut beurteilbar. Darin und in den geringeren Kosten im Vergleich zu den Schnittbildverfahren liegen die Gründe, warum das Enteroklysma noch immer ein wichtiges Verfahren der Dünndarmdiagnostik ist. Nach einer Arbeit von Hart beträgt jedoch das durchschnittliche Flächen-Dosis-Produkt eines Enteroklysmas mehr als 6 Gy × cm^2 bei einer Effektivdosis von 1,5 mSv (31). Die Patientenakzeptanz ist außerdem durch die orale/nasale Sondierung eingeschränkt und die Aussagekraft weitgehend auf intraluminäre Darmprozesse begrenzt.

MRT. Die MRT ist ein wenig invasives Verfahren, benötigt keine stundenlange Nahrungskarenz oder abführende Maßnahmen und sollte möglichst ohne orale/nasale Sondierung nach oraler Vorbereitung durchgeführt werden. Da keine ionisierende Strahlung benötigt wird, ist das Verfahren insbesondere auch bei der Diagnostik von Kindern, jungen Erwachsenen und sogar Schwangeren geeignet. Diese Argumente und der recht hohe Untersuchungskomfort sind besonders im Hinblick auf die oft jahrzehntelange Krankheitsgeschichte der von Morbus Crohn betroffenen Patienten vor allem unter Berücksichtigung der häufig notwendigen wiederholten Untersuchungen von Bedeutung.

Technik

Es gibt bisher kein einheitliches, allgemein akzeptiertes Untersuchungsprotokoll für die MRT des Dünndarms. Lange war es strittig, ob die Patienten in der MRT nach Sondierung oder lediglich nach Vorbereitung durch Trinken einer oralen Lösung untersucht werden sollten.

Wir empfehlen heute, keine Sondierung vorzunehmen, sondern das KM oral zu applizieren. Der Patientenkomfort und die -akzeptanz sind deutlich erhöht, die diagnostische Aussage wohl nicht wesentlich eingeschränkt (69).

Ob eher kontrastmodulierende Substanzen wie Kaopektat (4), Eisenpartikel bzw. Fruchtsäfte mit z.B. Blaubeeranteil (11, 35, 37) oder distendierende hyperosmolare Lösungen wie Sorbitol, Mannitol (71), Polyethylenglycol (24, 42) oder Methylcellulose (63, 65, 79) eingesetzt werden sollten, ist Gegenstand andauernder Diskussion (3).

Vorbereitungsprotokoll. Wir schlagen vor: Abführmaßnahmen am Vortag mit ausschließlich flüssiger Diät und 2 Flaschen einer Koloskopievorbereitungslösung am Abend, gefolgt von gleichmäßigem langsamem Trinken von 1,5 l Mannitol 3% (250 ml Osmofundin 15% mischen mit 1250 ml Wasser) mit 7 g Nestargel (indischer Flohsamen) unmittelbar vor der Untersuchung. Um die Flüssigkeitsmenge zügig aus dem Magen in den Dünndarm zu befördern, applizieren wir Erythromycin oder Metoclopramid als Prokinetikum und stoppen die Peristaltik auf dem Untersuchungstisch über die Verabfolgung von Butylscopolamin.

Klinischer Einsatz

Die Bildgebung des Dünndarms ist letztlich für 3 klinische Fragekomplexe von Relevanz:

- chronisch entzündliche Darmerkrankung (Morbus Crohn) (Abb. 3.**165**),
- (Sub-)Ileusdiagnostik und Ausschluss von Tumoren,
- Blutungen unklarer Genese (Abb. 3.**166**).

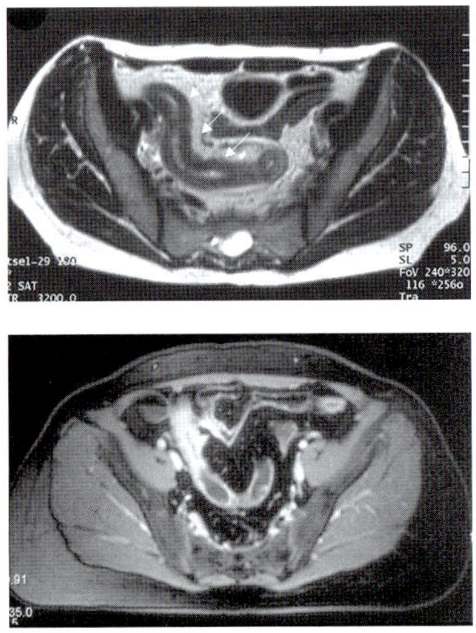

Abb. 3.165 Patientin mit Morbus Crohn und Befall der terminalen Ileumschlinge.
a T2w Sequenz nach oraler Applikation von Kaoprompt. Das kaolinhaltige Kontrastmittel führt zu einer Hellfärbung des verengten Darmlumens, während die ödematösen verdickten Darmwände (6 mm) signalarm abgrenzbar sind.
b T1w FS-SE-Sequenz mit KM. Nachweis der pathologisch Kontrast aufnehmenden Wandverdickung des präterminalen Ileums. Das Lumen des Darms ist in der gewählten Technik nach Manitol-Füllung signalärmer im Vergleich zur anreichernden Darmwand.

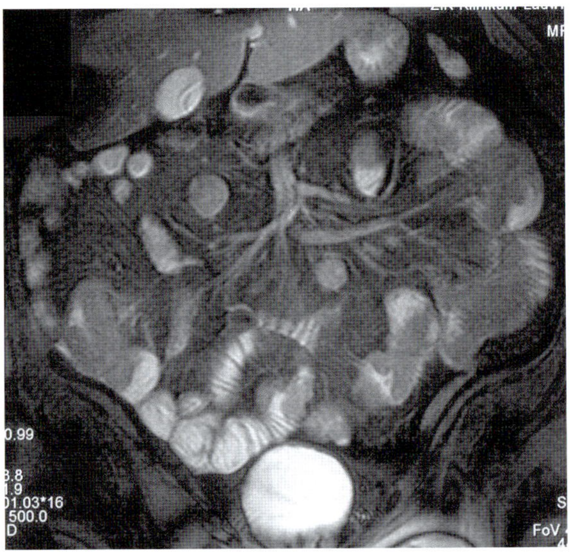

Abb. 3.166 Diffuser Lymphombefall des Dünndarms bei ungeklärter gastrointestinaler Blutung. T2w FS-Sequenz. Im signalreichen Darmlumen demarkiert sich zum einen die Haustrierung, zum anderen aber auch raumfordernde signalärmere Tumorareale, die dem histologisch nachgewiesenen Lymphom entsprechen. Nebenbefundlich signalintensive Darstellung der mesenterialen Gefäße.

Tabelle 3.55 Studien über den Einsatz der MRT in der Dünndarmdiagnostik

Autor und Jahr	n	Aussage
Umschaden 2000	30	MRT > Enteroklysma
Rieber 2000	50	MRT zum Nachweis von Fisteln und Abszessen wertvoll
Schunk 2001	27	KM-Anreicherung ≙ Aktivitätsindex
Koh 2001	30	KM-Anreicherung ≙ Aktivitätsindex
Low 2002	33	KM-Anreicherung ≙ Aktivitätsindex
Albert 2002	51	MRT ersetzt andere Diagnostik bei schwerem Morbus Crohn
Rohr 2002	42	31 % Zusatzbefunde in der MRT gegenüber Enteroklysma

Praktische Bedeutung hat die MRT-Diagnostik nur für erstgenannte Problematik erreicht (Tab. 3.**55**).

Morbus Crohn. Anerkannte Kriterien für eine entzündlich veränderte Darmwand sind eine Verdickung auf über 3 mm und/oder eine über das Lebergewebe hinausgehende Kontrastanreicherung (46, 48, 79). Die Höhe der Kontrastmittelaufnahme korreliert sehr gut mit dem Ausmaß des entzündlichen Aktivitätsindex bei der Beurteilung des akuten Schubs des Morbus Crohn (40, 45, 71).

Die MRT wird im Nachweis entzündlicher Veränderungen höher eingeschätzt als das konventionelle Enteroklysma. Sie hat einen zusätzlichen Nutzen insbesondere im Nachweis extraintestinaler Befunde und Komplikationen wie Fisteln und/oder Abszesse (64, 79). Gegenüber dem Ultraschall zeichnet sich die MRT sowohl bei der Bestimmung von entzündlich veränderten Darmabschnitten als auch bei der Erkennung von Fisteln und Stenosen durch eine höhere Sensitivität aus (58). Eine Beurteilung des Dünndarmes und poststenotischer Darmanteile ist mit der Endoskopie ebenso wenig möglich wie die Aufdeckung extraluminaler Komplikationen.

Bei der Diagnostik von Komplikationen wie Konglomerattumoren oder Fisteln ist die MRT der Endoskopie deutlich überlegen. Die MRT wird daher als Methode der Wahl bei der Diagnostik von Komplikationen des Morbus Crohn betrachtet (4, 27, 64, 79).

MR-Kolonographie (virtuelle Koloskopie)

Mit der Weiterentwicklung der Kernspintomographie ist es heute möglich, nichtinvasiv 2- und 3-dimensionale Bilder des Dickdarms mit einem virtuellen Flug durch das Kolon zu erzeugen, vergleichbar mit der konventionellen Endoskopie. Bisher gibt es jedoch nur wenige vergleichende Daten zwischen der MR-Kolonographie und dem aktuellen Goldstandard der Koloskopie.

Technik

Die Darstellung des Kolons kann auf verschiedene Weise erreicht werden. Unabdingbar ist jedoch ein hoher Kontrast zwischen Kolonlumen und Darmwand, um mögliche Pathologien mit hoher Zuverlässigkeit zu diagnostizieren. Im Wesentlichen stehen zwei Untersuchungsformen zur Verfügung:

- eine helllumige (bright-lumen) Kolonographie mit dunkler Darmwand und
- eine dunkellumige (dark lumen) Kolondarstellung mit heller Darmwand.

Das Ziel der Untersuchung mit dem sog. „fecal tagging" ist es, auf eine vorherige Darmreinigung verzichten zu können.

Helllumige MR-Kolonographie. Bei der helllumigen MR-Kolonographie stellt sich nur der mit dem gadoliniumhaltigen Einlauf gefüllte Darm dar. Dadurch entsteht ein hoher Kontrast, der Grundlage für die virtuell endoskopische Darstellung des Dickdarms ist. Auf dem 3D-Datensatz stellen sich Polypen als Aussparungen dar. Hierin liegt eine Einschränkung dieser Methode, da residuelle Luft ebenfalls als Aussparung dargestellt wird und so ein falsch positives Ergebnis liefert. Um diesen Fehler zu minimieren, muss die Untersuchung in Bauch- und Rückenlage durchgeführt werden.

Dunkellumige MR-Kolonographie. Die dunkellumige MR-Kolonographie beruht auf dem Kontrast zwischen der nach intravenöser Applikation von Gadolinium hellen Kolonwand sowie hellen, Kontrast aufnehmenden kolorektalen Raumforderungen und einem homogenen signalarmen Darmlumen (Abb. 3.**167**). Hierbei wird anstelle eines gadoliniumhaltigen rektalen Einlaufs lediglich lauwarmes Leitungswasser oder Luft verwendet. Da Luft ähnlich wie Wasser auf den T1w Daten dunkel erscheint, braucht die Untersuchung lediglich einmal in Bauch- oder Rückenlage durchgeführt werden. Dies verkürzt die Untersuchungszeit und die Auswertung deutlich, da nur noch ein Datensatz analysiert werden muss.

Mit der dunkellumigen MR-Kolonographie wird die Darmwand direkt beurteilt, so dass eine Erweiterung des In-

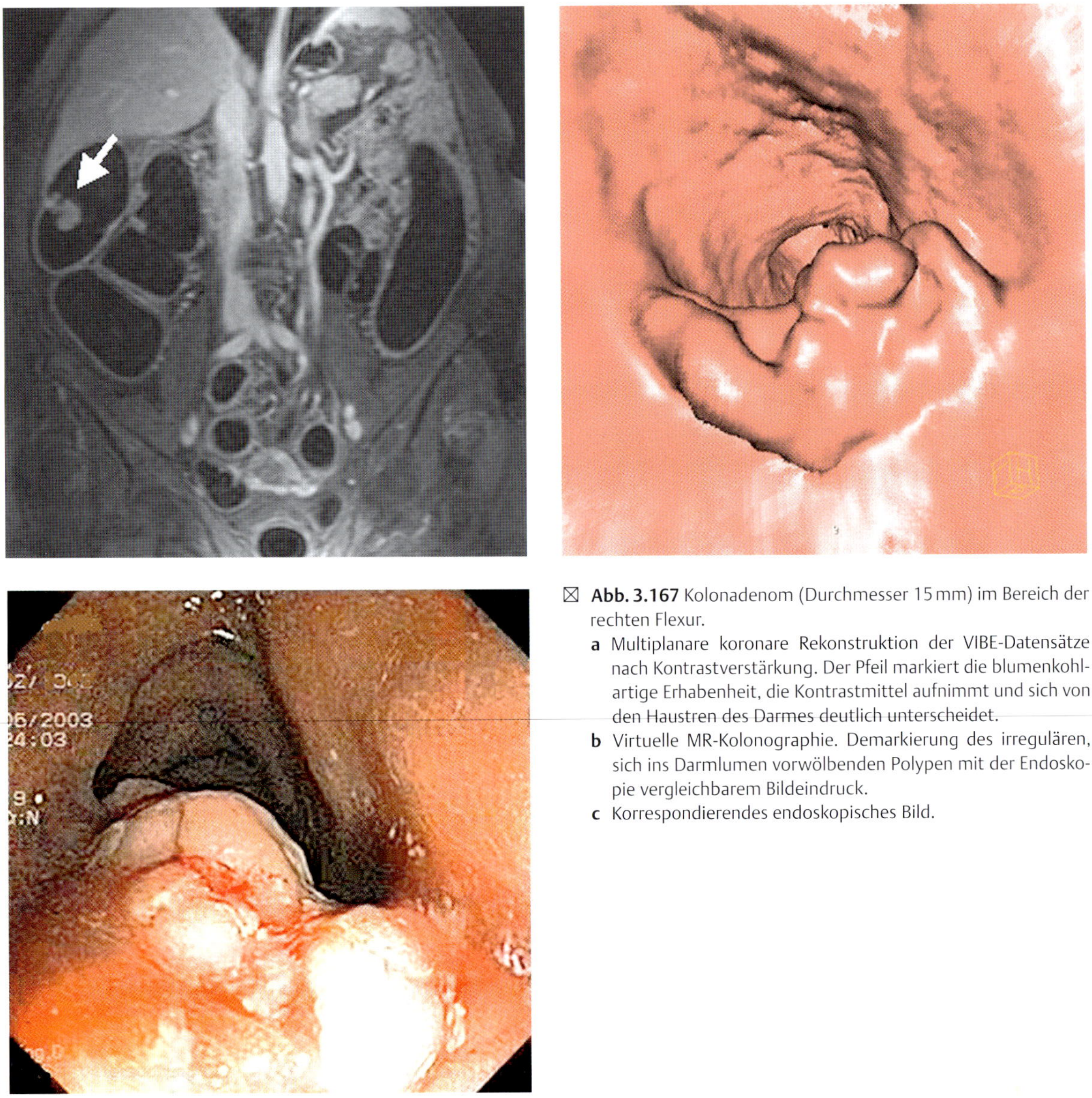

☒ **Abb. 3.167** Kolonadenom (Durchmesser 15 mm) im Bereich der rechten Flexur.

- **a** Multiplanare koronare Rekonstruktion der VIBE-Datensätze nach Kontrastverstärkung. Der Pfeil markiert die blumenkohlartige Erhabenheit, die Kontrastmittel aufnimmt und sich von den Haustren des Darmes deutlich unterscheidet.
- **b** Virtuelle MR-Kolonographie. Demarkierung des irregulären, sich ins Darmlumen vorwölbenden Polypen mit der Endoskopie vergleichbarem Bildeindruck.
- **c** Korrespondierendes endoskopisches Bild.

dikationsspektrums, z. B. zur Diagnose chronisch entzündlicher Darmerkrankungen. möglich ist (Abb. 3.**168**). Schließlich erlaubt die intravenöse Applikation eines paramagnetischen Kontrastmittels eine bessere Beurteilbarkeit der im Akquisitionsvolumen enthaltenen parenchymatösen Organe. Dies gilt in besonderer Weise für den Nachweis hepatischer Metastasen.

Klinischer Einsatz

Studienergebnisse – Detektion von Polypen

- Die diagnostische Genauigkeit der helllumigen MR-Kolonographie ist in mehreren Studien im Vergleich zur konventionellen Koloskopie als Referenz ermittelt worden (47, 54). Bei Polypen größer 1 cm wurde eine hohe Sensitivität von über 90 % erreicht. Polypen zwischen 5 und 10 mm waren bereits deutlich schlechter nachweisbar und bei Polypen kleiner 5 mm lagen die Sensitivitätswerte teilweise deutlich unter 50 %.

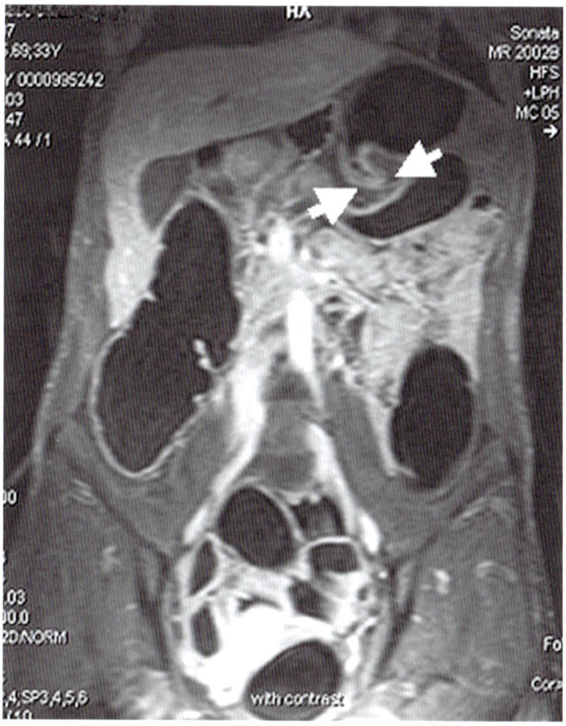

a

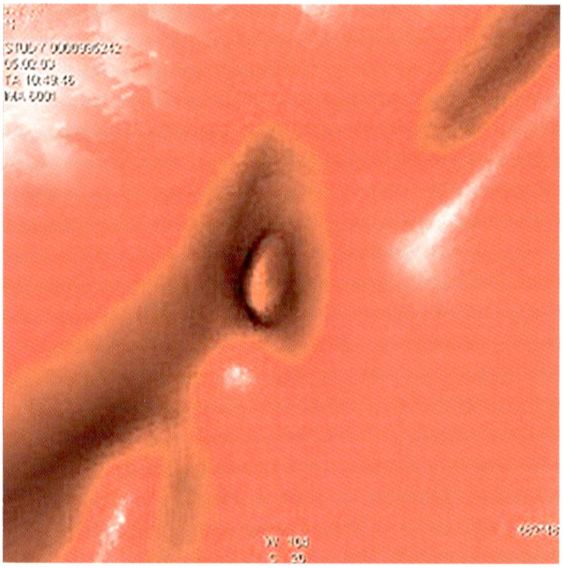

b

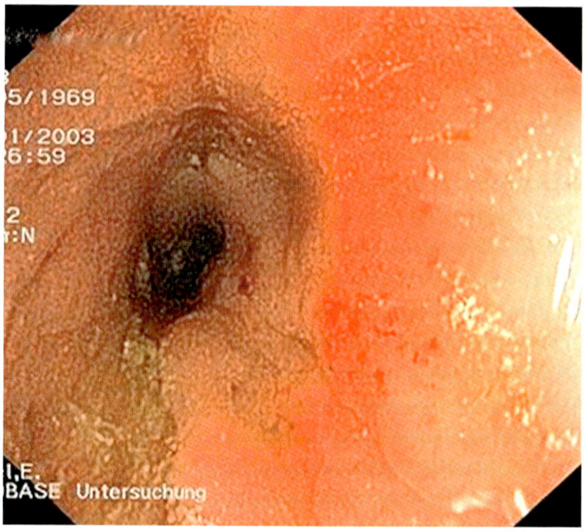

c

☒ **Abb. 3.168** Stenose bei bekanntem Morbus Crohn.

a Multiplanarer koronarer Schnitt T1w KM. Nachweis der Darmwandverdickung mit entzündlich bedingter pathologisch verstärkter Kontrastmittelaufnahme.

b Virtuelle MR-Kolonographie. Darstellung der entzündlich bedingten Enge im Endo View in der MRT.

c Korrespondierendes endoskopisches Bild.

- Die Aussagekraft der dunkellumigen MR-Kolonographie ist bisher erst in wenigen Studien bewertet worden (3, 33). In einer „per Polyp" bezogenen Analyse erreichte die MR-Kolonographie eine Sensitivität von 70,7% für alle in der Koloskopie detektierten Adenome. In der weiteren Differenzierung wurden alle Adenome größer 10 mm erkannt, für Adenome zwischen 6 und 10 mm betrug die Sensitivität 84,2%. Ein Problem stellen weiterhin Polypen unter 5 mm Durchmesser dar. Hier konnten lediglich 4 der 22 in der Koloskopie entfernten Adenome mit der MRT erkannt werden (Sensitivität 18,2%). Hyperplastische Polypen entgehen dem MR-Nachweis, da sie kein von der Darmwand differentes KM-Verhalten zeigen und sich flach an die Schleimhaut anlagern. Vor einem bedenkenlosen Einsatz der MR-Kolonographie bedarf es weiterer multizentrischer Studien, um die Ergebnisse an einem großen Vorsorgekollektiv zu bestätigen.

Stenosen. Ein häufiges Einsatzgebiet der MR-Kolonographie ist die endoskopisch nicht passierbare Stenose (32). So können mit einer hohen Genauigkeit, z. B. bei malignen Stenosen, proximal gelegene Zweittumoren präoperativ ausgeschlossen werden.

Fecal Tagging. Voraussetzung für die Durchführung der virtuellen MR-Kolonographie ist bislang die Darmreinigung vor der Untersuchung. Residueller Stuhl kann relevante Befunde maskieren und gleichzeitig kolorektale Polypen vortäuschen. Ziel der „Stuhlmarkierung", dem sog. „fecal tagging", ist eine Modulation der Signalintensität des Stuhls durch Verabreichung von Bariumsulfat-haltigen oralen Kontrastmitteln zu den Mahlzeiten ab 48 h vor der MR-Untersuchung. Hierdurch soll die Signalintensität des Stuhls der des rektalen Einlaufs angeglichen werden. Bisher existieren nur experimentelle Studien mit kleinen Fallzahlen (43).

Konzept der Tandemuntersuchung

Für die MR-Kolonographie muss bisher wie bei der endoskopischen Untersuchung des Dickdarms zur Vorbereitung eine komplette Darmreinigung erfolgen. Dies kann für die Patienten mit Unannehmlichkeiten verbunden sein. Daher ist es umso wichtiger, rein diagnostische Verfahren wie z. B. die MR-Kolonographie mit der auch therapeutischen Koloskopie zu kombinieren. Ein solches Tamdemkozept bedarf einer engen Kooperation der beiden Fachdisziplinen Gastroenterologie und Radiologie. Personen ohne eine gastrointestinale Symptomatik (Blutung, Schmerzen, Diarrhö), die sich zur Darmkrebsvorsorge vorstellen, können sich nach entsprechender Aufklärung und Vorbereitung zunächst einer MR-Kolonographie unterziehen. Bei Nachweis eines Polypen oder eines pathologischen Befundes erfolgt dann direkt im Anschluss die therapeutische Koloskopie (Abb. 3.**167**).

Entscheidend ist die Tandemuntersuchung bei der endoskopisch nicht passierbaren Stenose oder der inkompletten Koloskopie. Durch eine direkt im Anschluss durchgeführte MR-Kolonographie kann so die Kolondiagnostik komplettiert werden.

Funktionelle MRT des Verdauungstraktes

Die MRT stellt eine valide Methode zur Bestimmung einer Vielzahl physiologischer Funktionen des Gastrointestinaltraktes dar (23). So können die Funktionen des Magens, wie z. B. die Magenentleerung, Akkomodation, Sekretion, Motilität und die intragastrale Verteilung von Nahrungsbestandteilen und Arzneistoffen, erfasst werden. Weiterhin können die intestinale und anorektale Motilität untersucht werden. Neben der hohen Flexibilität in der Bildakquisition ermöglicht die Methode eine nichtinvasive, 3-dimensionale hochauflösende Bildgebung, die gleichzeitig Motilität und intraluminale Flussereignisse erfasst.

FAZIT FÜR DIE PRAXIS

- Die Magnetresonanztomographie ist der Goldstandard in der Diagnostik fokaler Leberläsionen.
- In der Diagnostik des biliopankreatischen Systems ersetzt die MRCP bei zahlreichen Indikationen die rein diagnostische ERCP.
- Mit der MRT des Dünndarms sind vor allem entzündliche Veränderungen ohne Strahlenbelastung und ohne die Notwendigkeit einer nasojejunalen Sonde mit einer hohen diagnostischen Genauigkeit nachweisbar, weshalb die Darstellung des Dünndarms mittels MRT im Begriff ist, das konventionelle Röntgen-Enteroklysma als Methode der Wahl abzulösen.
- Die MR-Kolonographie ist eine noch junge Methode mit viel Potenzial in der klinischen Routine und möglicherweise auch für das Screening kolorektaler Karzinome. Bei endoskopisch nicht passierbaren Kolonstenosen ist sie bereits heute ein zuverlässiges diagnostisches Verfahren zur Evaluation prästenotischer Kolonabschnitte.

3.10 Motilität

J. Keller, P. Layer

EDITORIAL **Die Motilität zählt zu den Grundphänomenen des Gastrointestinaltraktes und hat neben der reinen Transportfunktion auch die Aufgabe, verschiedene Kompartimente gegeneinander abzugrenzen sowie die Durchmischung des Chymus und seinen optimalen Kontakt mit der resorbierenden Schleimhautoberfläche zu gewährleisten. Das Effektorsystem sind die (weitaus überwiegend) glatten Muskelzellen von Ösophagus, Magen und Darm. Diese unterliegen einer komplexen Regulation durch neurohumorale Mediatoren, insbesondere durch das enterische Nervensystem, die sog. „brain-gut-axis" und gastrointestinale Peptidhormone. Hierdurch wird die Koordination der glatten Muskelzellen untereinander, mit den sekretorischen und absorptiven Funktionen des Gastrointestinaltraktes sowie den übergeordneten, allgemeinen Bedürfnissen des Organismus gewährleistet.**

Leichtere Motilitätsstörungen sind außerordentlich häufig und betreffen allein in Deutschland Millionen von Menschen entweder transient im Rahmen akuter gastrointestinaler Infekte oder chronisch, z. B. bei funktionellen Erkrankungen des Magen-Darm-Traktes. Schwere Motilitätsstörungen sind zwar selten, können den Chymustransport aber zumindest zeitweise völlig zum Erliegen bringen und sind zum Teil mit dem Leben nicht vereinbar bzw. erfordern massive therapeutische Maßnahmen wie eine dauerhafte parenterale Ernährung oder eine Dünndarmtransplantation.

Anatomisch-funktionelle Grundlagen

Der Magen-Darm-Kanal besteht in fast allen Abschnitten von innen nach außen betrachtet aus Mukosa mit Muscularis mucosae, Submukosa, Muscularis propria und Adventitia. Für die gastrointestinale Motilität sind die innere Ring- und die äußere Längsmuskelschicht der Muscularis propria als Effektororgan von entscheidender Bedeutung. Deren Aktivität wird wesentlich durch das enterische (= intrinsische) Nervensystem reguliert.

Das enterische Nervensystem (ENS)

Das enterische Nervensystem (ENS) ist mit ca. 10^8 Neuronen nach dem zentralen Nervensystem (ZNS) die zweitgrößte Nervenzellansammlung des menschlichen Körpers. Es kontrolliert nicht nur die Motilität, sondern auch andere wichtige Funktionen des Magen-Darm-Kanals wie Sekretion, Absorption, Blutfluss und das lokale Immunsystem.

Plexus myentericus und Plexus submucosus. Das ENS besteht aus dem Plexus myentericus, der zwischen Ring- und Längsmuskelschicht liegt, und dem Plexus submucosus (23). Diese Topographie hat auch funktionelle Relevanz, da der Plexus myentericus im Wesentlichen die Muskelaktivität reguliert, während der Plexus submucosus vorwiegend die Funktionen der Mukosa beeinflusst (54). Das menschliche ENS verfügt über ähnliche neurochemische Charakteristika wie das anderer Spezies. Diejenigen des Plexus myentericus sind in Tab. 3.**56** dargestellt.

Aufgaben und Störungen. Wichtige motorische Funktionen werden durch das ENS in vivo und in vitro reguliert. So können durch Bestreichen der Mukosa oder durch Distension peristaltische Kontraktionen in isolierten Darmsegmenten hervorgerufen werden. Serotonin spielt eine Schlüsselrolle bei der Induktion dieses Reflexes (54). Zahlreiche wichtige gastroenterologische Erkrankungen, u. a. chronisch entzündliche Darmerkrankungen, Divertikulose, Reizdarmsyndrom, Obstipation mit verzögertem Kolontransit, Achalasie, Morbus Hirschsprung und die chronische

Tabelle 3.56 Neurochemische Charakteristika des menschlichen Plexus myentericus (14)

Neurochemie	Vorkommen
HO/ ± NOS/ ± ATP/ ± VIP/ ± NPY	inhibitorische Motoneurone
ChAT/ ± SP/ ± ENK; Galanin	exzitatorische Motoneurone
SOM/ ± SP	mukosale Projektionen
ChAT/ ± NOS; NOS/-; Calretinin	deszendierende Interneurone
ChAT/-	aszendierende Interneurone
5-HT; GABA/ ± NOS/ ± SOM	Interneurone
CGRP	multipolare Neurone mit möglicherweise afferenter Funktion

ATP: Adenosintriphosphat, CGRP: Calcitonin gene releasing peptide, ChAT: Cholinacetyltransferase, ENK: Enkephaline, HO: Hämoxygenase, NOS: NO-Synthase, NPY: Neuropeptid Y, SOM: Somatostatin

intestinale Pseudoobstruktion, aber auch neurologische Erkrankungen wie der Morbus Parkinson sind mit nachgewiesenen biochemischen oder morphologischen Veränderungen im ENS verbunden.

Interstitielle Zellen von Cajal und elektromechanische Kopplung

Neueren Untersuchungen zufolge wirken die von enterischen Motoneuronen freigesetzten Transmitter nicht einfach durch Diffusion auf benachbarte glatte Muskelzellen, sondern die nervalen Reize werden über Cajal-Zellen (interstitial cells of Cjal, ICC) vermittelt (64).

Die Cajal-Zellen können nochmals in mindestens zwei funktionelle Gruppen unterteilt werden: In den meisten Abschnitten des Magen-Darm-Kanals findet sich ein Netzwerk von Cajal-Zellen zwischen Ring- und Längsmuskulatur auf Höhe des Plexus myentericus (ICC-MY). Dies sind zumindest im Dünndarm die Schrittmacherzellen, die langsame Potenzialschwankungen („slow waves") in der Tunica muscularis triggern und auf deren Bedeutung weiter unten eingegangen wird. Die zweite Population von Cajal-Zellen liegt intramuskulär (ICC-IM). Intramuskuläre ICC haben einerseits enge synaptische Verbindungen zu enterischen Motoneuronen, andererseits sind sie über sog. „gap-junctions" mit den benachbarten glatten Muskelzellen verbunden. So können sie sowohl exzitatorische als auch inhibitorische Signale enterischer Motoneurone weiterleiten und modulieren. Im Kolon scheinen sie auch Schrittmacherfunktion zu besitzen (12) Aktuellen Untersuchungen zufolge haben ICC-IM darüber hinaus zumindest in der Magenwand enge Verbindungen zu vagalen und spinalen Fasern, was eine mögli-

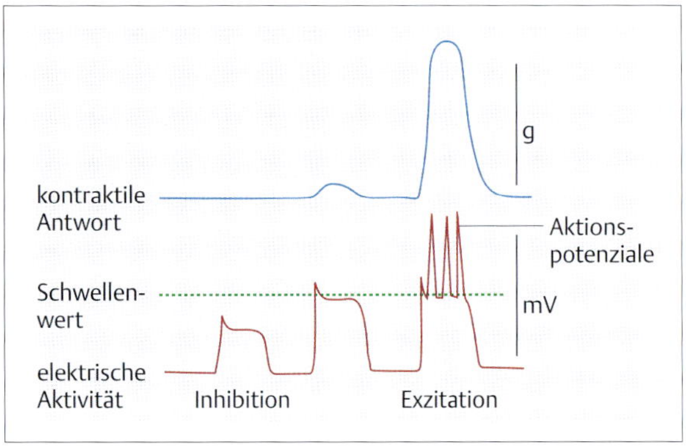

☒ **Abb. 3.169** Elektromechanische Kopplung bei phasischen Kontraktionen der gastrointestinalen glatten Muskulatur (nach 12). Unter dem Einfluss inhibitorischer Neurone findet nur eine geringe Depolarisation bei Auftreten einer „slow wave" statt, und es wird keine (links) oder nur eine schwache Muskelkontraktion (Mitte) ausgelöst. „Slow waves", die das Schwellenmembranpotenzial erreichen, lösen Aktionspotenziale und Muskelkontraktionen aus (rechts).

che Bedeutung bei der Wahrnehmung von Dehnungs- und Schmerzreizen nahe legt (67).

„Slow waves". Die glatte Muskulatur des Magen-Darm-Traktes ist – ähnlich wie die des Herzens – zur spontanen Generation und aktiven Weiterleitung von Potenzialschwankungen fähig, die als „slow waves" bezeichnet werden. Hierbei handelt es sich um regelmäßige, geringe und unabhängig vom Vorhandensein intraluminaler Nährstoffe auftretende Depolarisationen (-40 bis -25 mV). Frequenz und Ausmaß der Depolarisationen unterscheiden sich in den einzelnen Abschnitten des Magen-Darm-Kanals. Wenn, z.B. unter dem Einfluss exzitatorischer Motoneurone, die Depolarisation eine bestimmte Schwelle überschreitet, dann werden Ca^{2+}-abhängige Aktionspotenziale induziert, die Muskelkontraktionen auslösen (Abb. 3.**169**) (12). Schrittmacherregionen, d.h. Abschnitte, in denen „slow waves" mit der höchsten lokalen Frequenz auftreten, enthalten Netzwerke von ICC, die die Schrittmacherpotenziale generieren. Über Gap Junctions zwischen ICC werden eine aktive Fortleitung und die Koordination der Schrittmacheraktivität ermöglicht. Gap Junctions mit glatten Muskelzellen erlauben die Weiterleitung der Schrittmacherpotenziale an das muskuläre Synzytium (12).

„Brain-Gut-Axis"

Obwohl wichtige Funktionen des Magen-Darm-Kanals durch das ENS eigenständig reguliert werden, bestehen vielfältige, sowohl hormonell als auch insbesondere nerval über das autonome (extrinsische) Nervensystem vermittelte funktionelle Verbindungen zwischen Magen-Darm-Trakt und Gehirn, die eine Adaptation der gastrointestinalen Funktionen an die allgemeinen Bedürfnisse des Organismus ermöglichen. Diese neurohumoralen Verbindungen werden als „brain-gut-axis" bezeichnet.

Vagale und spinale Bahnen. Mit Ausnahme des distalen Kolorektums sind alle Abschnitte des Magen-Darm-Kanals sowohl über vagale als auch über spinale (sympathische) Bahnen mit dem ZNS verbunden. Das distale Kolon und das Rektum besitzen eine doppelte Innervation durch spinale Bahnen über den N. hypogastricus und den N. pelvicus (34). Physikalisch ausgelöste Schmerzreize werden bevorzugt über spinale Afferenzen vermittelt. Die Weiterleitung von Informationen, die für die allgemeine Regulation der sekretomotorischen Funktionen des Magen-Darm-Traktes erforderlich sind, sowie möglicherweise generell die Chemozeption erfolgen demgegenüber durch vagale Fasern. Die meisten physikalischen oder chemischen Reize im Magen-Darm-Trakt werden nicht bewusst wahrgenommen. Wegen der engen Verbindungen der vagalen Kerngebiete mit dem Hypothalamus und dem limbischen System haben sie aber nicht nur Einfluss auf die autonome Regulation der Verdauungsfunktionen, sondern beeinflussen auch die emotionale Antwort auf viszerale Stimuli (6).

Auch die efferente extrinsische Innervation des Gastrointestinaltraktes erfolgt sowohl über vagale als auch über sympathische Bahnen, wobei Erstere vor allem der allgemeinen Regulation der digestiven und interdigestiven sekretomotorischen Funktionen dienen, während Letztere die Adaptation an Stress und Schmerzreize vermitteln.

Motorische Funktionen der einzelnen Organe

Motilität des Ösopahgus

Tubulärer Ösophagus

Peristaltische Kontraktionen. Die wesentliche Aufgabe des tubulären Ösophagus besteht darin, nach jedem Schluck propulsive Kontraktionen zu erzeugen, die stark genug sind, den Luminalinhalt innerhalb von Sekunden in den Magen zu befördern. Der Muskelschlauch des Ösophagus wird beim Menschen im oberen Drittel von quer gestreifter Muskulatur, im mittleren Drittel durch eine Mixtur von quer gestreifter und glatter Muskulatur und im distalen Drittel nur von glatter Muskulatur gebildet. Die Muscularis propria des Ösophagus besteht wie die des übrigen GIT aus einer Ring- und einer Längsmuskelschicht. Während peristaltischer Aktionen ist zu jedem Zeitpunkt ein bis zu mehrere Zentimeter langes Segment kontrahiert. Die Druckverteilung innerhalb dieses Segmentes ist glockenförmig mit höchsten Drücken in der Mitte des kontrahierten Segmentes. Die Zone mit maximalem Druck befindet sich stets mehrere Zentimeter hinter einem zu transportierenden Bolus, so dass der Bolus vor der Kontraktion hergeschoben wird (Abb. 3.**170**).

Ring- und Längsmuskulatur. Peristaltik meint definitionsgemäß sequenzielle Kontraktionen der Muskulatur entlang der Länge des Ösophagus und ist nicht nur eine Funktion der Ring-, sondern auch der Längsmuskulatur (46). Kontraktionen der Längsmuskelschicht verbessern die Effektivität der Ringmuskelschicht, indem sie das Lumen verkleinern und die Dicke der Ringmuskulatur erhöhen, so dass die auf den Luminalinhalt ausgeübte Kraft verstärkt wird, während gleichzeitig nach dem Laplace-Gesetz die Wandspannung am Ort der Kontraktion abnimmt (46). Normalerweise erzeugen die Muskelkontraktionen des distalen Ösophagus intraluminale Drücke zwischen 30 und 180 mm Hg und werden mit einer Geschwindigkeit von 2 – 8 cm/s fortgeleitet (58) (Tab. 3.**57**).

Peristaltische Kontraktionen im oberen Ösophagus, d. h. im Bereich der quer gestreiften Muskulatur sind Folge der sequenziellen Aktivierung von Neuronen im Bereich vagaler Kerne. Peristaltische Kontraktionen der glatten Muskulatur werden demgegenüber durch Neurone des dorsalen motorischen Kerngebiets des N. vagus und des Plexus myentericus vermittelt.

Zeitliche Abfolge der Kontraktionen. Die sequenziellen Kontraktionen werden dadurch ermöglicht, dass die einzelnen Abschnitte des Ösophagus mit unterschiedlicher Latenz auf einen Stimulus reagieren: Die Latenzzeit der Ringmuskulatur in Antwort auf einen elektrischen Reiz nimmt von oral nach aboral zu, so dass es zu einer geordneten zeitlichen Abfolge mit Kontraktion von zunächst proximalen, dann weiter distal gelegenen Segmenten kommt. Der Gradient der Latenzzeiten scheint von der NO-vermittelten inhibitorischen Innervation abhängig zu sein (11), die distal besonders ausgeprägt ist. Blockade von NO reduziert diesen Gradienten, verkürzt die Latenzzeit im unteren Ösophagus und konvertiert so eine peristaltische in eine simultane Kontraktion. Der proximale Ösophagus steht andererseits unter stärkerer cholinerger Kontrolle. Eine Zunahme der cholinergen Stimulation führt hier zu einer längeren Latenzzeit und bewirkt somit den Verlust der Peristaltik.

Initiale Inhibition. Wenn eine Person innerhalb von 10 s zweimal schluckt, dann inhibiert der zweite Schluckakt den ersten. Dies kennzeichnet das Phänomen der initialen Inhibition, welches neural über NO vermittelt wird. Andererseits kann die Amplitude des zweiten Schluckaktes durch den ersten beeinträchtigt sein, wenn der zweite Schluck in die Refraktärperiode der Muskelzellen fällt (46). Aus diesen Gründen ist es erforderlich, bei klinischen Untersuchungen mindestens 20 bis 30 s Abstand zwischen zwei Schluckakten einzuhalten.

Unterer Ösophagussphinkter (UÖS)

Der UÖS ist ca. 2 – 4 cm lang und wird durch einen spezialisierten, verdickten Abschnitt der Ringmuskulatur gebildet. Er erzeugt ca. 90 % des basalen Tonus im Bereich des gastroösophagealen Übergangs. Zusammen mit den Zwerchfellschenkeln (die von einigen Autoren zum eigentlichen UÖS dazugezählt werden (46)) bildet er eine Antirefluxbarriere, die durch Aufrechterhaltung eines konstanten Tonus den Ösophagus vor dem aggressiven Mageninhalt schützt. Andererseits muss durch kurze Relaxationen des UÖS insbesondere die Passage von Nahrung in den Magen gewährleistet werden.

Afferenzen. Sensorische Informationen aus dem Bereich des UÖS werden sowohl über spinale als auch über vagale Afferenzen vermittelt. Während die spinalen Fasern vermutlich für die Nozizeption wichtig sind, leiten die vagalen Afferenzen nicht schmerzhafte, sensorische Informationen zum Nucleus tractus solitarius im Hirnstamm, der enge Verbindungen zum dorsalen motorischen Kerngebiet des N. vagus hat.

Motorische Innervation. Das dorsale motorische Kerngebiet des N. vagus ist für die motorische Innervation des UÖS zuständig, d. h. für die Erhöhung oder Erniedrigung des Tonus durch Aktivierung exzitatorischer oder inhibitorischer Motoneurone des Plexus myentericus (7). Die exzitatorischen Motoneurone des Plexus myentericus sind cholinerger Natur und stimulieren Muskarinrezeptoren der glatten Muskelzellen. Die zahlreichen inhibitorischen Neurone stehen unter starkem Einfluss von nikotinergen vagalen Efferenzen und setzen NO als wichtigsten Transmitter frei (7,

Tabelle 3.57 Normalwerte der Ösophagusmanometrie (nach 6, 15)

UÖS	Ruhetonus	10 – 30 mm Hg (in Bezug auf gastralen Ruhedruck, mittlere Atemlage, Messtechnik: stationärer Durchzug)
	Relaxation	vollständig (< 5 mm Hg) bei Induktion durch Nassschluck
Tubuläre Kontraktionen	Fortleitung	peristaltische Kontraktionen, die mit einer Geschwindigkeit von 2 – 8 cm/s vom oberen zum unteren Sphinkter propagiert werden (bei mindestens 9 von 10 Schlucken)
	Amplitude	30 – 180 mm Hg (Mittelwert bei 10 Nassschlucken, gemittelt an 2 Messstellen 3 und 8 cm oberhalb des Oberrandes des UÖS)

"UÖS: unterer Ösophagussphinkter

56). Trotz gleichzeitiger Innervation exzitatorischer und inhibitorischer Motoneurone durch den N. vagus kommt es bei experimenteller vagaler Stimulation im Allgemeinen zu einer Relaxation des UÖS. Bei Patienten mit Achalasie, deren Sphinkter nicht oder nur eingeschränkt relaxiert, fehlt die NO-Synthase-Aktivität und -Immunoreaktivität in diesem Bereich (44).

Basaler Tonus. Der basale Tonus des UÖS liegt normalerweise zwischen ca. 15 und 30 mm Hg über dem gastralen Basisdruck (Tab. 3.**57**) (eigene Normwerte: 13,4 – 28 mm Hg) (18). Elektrophysiologisch beruht der basale Tonus wahrscheinlich auf einer relativen Depolarisation des Ruhemembranpotenzials der glatten Muskelzellen im Bereich des UÖS im Vergleich zu den benachbarten Regionen (66). Offen ist, ob neben myogenen Besonderheiten auch neurogene Mechanismen zur Aufrechterhaltung des Ruhetonus beitragen.

Relaxationen und Reflux. Während der eigentliche UÖS normalerweise ca. 90% des Druckes im Bereich des gastroösophagealen Übergangs erzeugt, sind die externen Komponenten des Sphinkterapparates, nämlich die Zwerchfellschenkel, von erheblicher Bedeutung zur Verhinderung von Reflux bei der Inspiration, allgemein bei Erhöhungen des intragastralen Druckes und bei Tonusverlusten im Bereich des UÖS (z.B. spontane Relaxationen) (7).

Nahrungspassage und Aufstoßen von Luft oder Erbrechen erfordern die zeitweise Relaxation des UÖS. Die schluckinduzierte Relaxation des UÖS gehört zur primären Peristaltik. Es ist ein komplexer, reflektorischer Vorgang, der durch das Schluckzentrum im Hirnstamm ausgelöst wird.

Das Schluckzentrum erhält Afferenzen aus dem Rachenbereich sowie dem tubulären Ösophagus und steht in Verbindung mit anderen Bereichen des ZNS, insbesondere dem Kortex. Auch bei sekundärer Peristaltik, die durch Dehnung des Ösophagus induziert wird, kommt es zur Relaxation des UÖS.

Darüber hinaus gibt es die sog. transienten Relaxationen des UÖS, die durch einen länger anhaltenden Tonusverlust ohne vorhergehendes Schlucken gekennzeichnet sind. Sie ermöglichen vermutlich das Aufstoßen von Luft und werden für einen wesentlichen Pathomechanismus der gastroösophagealen Refluxerkrankung gehalten (47). Transiente Relaxationen werden wahrscheinlich über einen vagovagalen Reflex vermittelt, der durch Dehnung des Magens, insbesondere der subkardialen Region, ausgelöst wird (7).

Wichtige Ösophagusmotilitätsstörungen

Störungen der motorischen Funktion des Ösophagus können – wie prinzipiell alle gastrointestinalen Motilitätsstörungen – primär, d.h. ohne erkennbare Ursache, auftreten oder sekundär als Folge systemischer Erkrankungen (Tab. 3.**58**). Typische Symptome einer Ösophagusmotilitätsstörung sind Dysphagie und Odynophagie, retrosternale Schmerzen und Sodbrennen. Tab. 3.**59** gibt die diagnostischen Verfahren an, die zur Erfassung ösophagealer Motilitätsstörungen eingesetzt werden.

Tabelle 3.58 Zugrunde liegende Störungen bei gastrointestinalen Motilitätsstörungen

Metabolische und endokrinologische Störungen • Diabetes mellitus • Hypo- und Hyperthyreose • Hyperparathyreoidismus
Chronische intestinale Pseudoobstruktion*
Rheumatische Erkrankungen • Sklerodermie • systemischer Lupus erythematodes • rheumatische Arthritis
Chagas-Erkrankung
Virale Infektionen
Amyloidose
Alkoholismus (fetales Alkoholsyndrom)
Neurologische Störungen • Morbus Parkinson • Encephalomyelitis disseminata • Vagusläsionen
Muskelerkrankungen • progressive Muskeldystrophie
Medikamente • Verminderung von Transitgeschwindigkeit bzw. Kontraktilität: Anticholinergika, Antidepressiva, Opioide, Calciumkanalblocker, Progesteron, Octreotid, L-Dopa • Steigerung von Transitgeschwindigkeit bzw. Kontraktilität: Prokinetika, Erythromycin, Betarezeptorenblocker, Laxanzien
Funktionelle gastrointestinale Erkrankungen**
Paraneoplasie
Bestrahlung, Chemotherapie
Mechanische Obstruktion

* primär idiopathisch oder sekundär infolge der anderen genannten Erkrankungen
** unklar, ob Motiltätsstörungen primär oder sekundär

Störungen des tubulären Ösophagus. Wichtige Motilitätsstörungen, die vorwiegend den tubulären Ösophagus betreffen, sind der diffuse Ösophagusspasmus, der Nussknackerösophagus und die ineffektive tubuläre Motilität (58).

Tabelle 3.59 Diagnostik von Ösophagusmotilitätsstörungen

Verfahren	Vorteile	Nachteile
Manometrie	qualitative und quantitative Beurteilung der ösophagealen Muskelkraft, Koordination und Motilität, gleichzeitige Untersuchung von Tubulus und UÖS, Standardverfahren	invasiv und relativ aufwändig, keine direkte Darstellung des Bolustransits
Ösophagusbreischluck	Darstellung mukosaler Läsionen, einfach und allgemein verfügbar	weniger sensitiv und spezifisch für Motilitätsstörungen, Strahlenexposition
Kinematographie	Evaluation des Schluckaktes (pharyngeal), einfacher als Manometrie	weniger sensitiv und spezifisch für Motilitätsstörungen, Strahlenexposition, nur eingeschränkt verfügbar
24-h-pH-Metrie	einfacher als Manometrie, quantifiziert Folgen einer Inkompetenz des UÖS	invasiv, keine Beurteilung der Art einer Motilitätsstörung möglich
Impedanzmessung	erlaubt Beurteilung des Bolustransits, erfasst auch nicht sauren Reflux	komplexe Auswertung, noch keine breite Datenbasis für Erkrankungen, klinisch (noch) nicht etabliert

UÖS: unterer Ösophagussphinkter

Beim diffusen Ösophagusspasmus ist die Kontraktionsamplitude normal oder erhöht, und mehr als 10% der Kontraktionen finden simultan statt. Beim Nussknackerösophagus finden sich hypertensive, aber normal propagierte Kontraktionen. Von ineffektiver tubulärer Motilität spricht man, wenn in mindestens 30% hypotensive Kontraktionen bei normaler oder gestörter Propagation auftreten (Tab. 3.**60**).

Bei Patienten mit diffusem Ösophagusspasmus und Nussknackerösophagus scheint die inhibitorische, vorwiegend NO-vermittelte Innervation gestört zu sein; bei ineffektiver tubulärer Motilität besteht eine Störung der exzitatorischen Innervation (46).

Achalasie. Die wichtigste Motilitätsstörung im engeren Sinn des UÖS ist die Achalasie (Tab. 3.**60** u. Abb. 3.170).

Tabelle 3.60 Manometrische Charakteristika von Ösophagusmotilitätsstörungen (nach 58)

	UÖS		Tubulus	
	Ruhetonus	Relaxation	Kontraktionsamplitude (distal)	Propagation
Achalasie	meist hoch, normal möglich, selten hypotensiv	eingeschränkt bis fehlend	normal oder niedrig, z. T. fehlend	simultan
Atypische Störungen der UÖS-Relaxation	niedrig, normal oder hoch	eingeschränkt (unvollständig oder zu kurz)	niedrig, normal oder hoch	z. T. normal, intermittierend simultan oder Ausfall von Kontraktionen
Diffuser Ösophagusspasmus	niedrig, normal oder hoch	vollständig bis eingeschränkt	normal oder hoch	Simultan in > 10%
Nussknackerösophagus	niedrig, normal oder hoch	vollständig	hoch	normal
Ineffektive tubuläre Motilität	niedrig oder normal	vollständig	niedrig in ≥ 30%	normal, simultan oder Ausfall von Kontraktionen

Messung bei Nassschlucken, UÖS: unterer Ösophagussphinkter

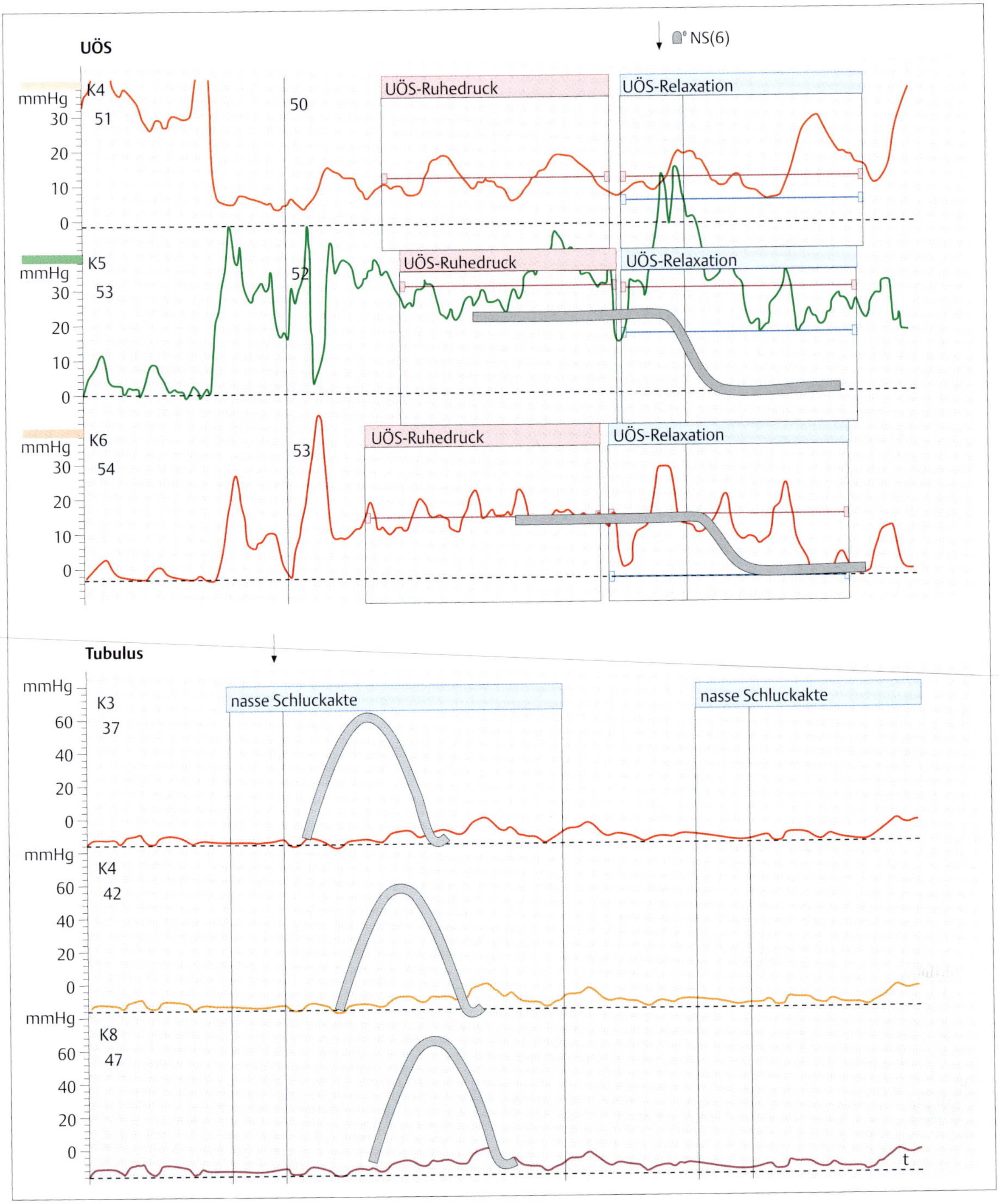

☒ **Abb. 3.170** Ösophagusmotilitätsstörungen bei Achalasie. Die Abbildung zeigt die typischen Störungen beim Vollbild der Erkrankung mit erhöhtem Ruhetonus im Bereich des unteren Ösophagussphinkters (UÖS), stark eingeschränkter bis fehlender Relaxation des Sphinkters und Amotilität im Bereich des Tubulus. Die beim Gesunden zu erwartenden Druckkurven sind schematisch eingezeichnet.

Aufgrund der Degeneration vorwiegend inhibitorischer Neurone im Bereich des Plexus myentericus steigt bei der Achalasie der basale Tonus im UÖS bei Überwiegen der exzitatorischen Innervation an, und der Sphinkter ist unfähig zur normalen schluckinduzierten Relaxation.

Bei der klassischen Achalasie besteht zusätzlich eine tubuläre Motilitätsstörung mit vollständig fehlenden oder simultanen, niedrigamplitudigen Kontraktionen. Auch die tubuläre Motilitätsstörung beruht zumindest partiell auf dem Verlust inhibitorischer Neurone, da diese wie oben dargestellt für die normale Peristaltik erforderlich sind.

Hypotensiver UÖS. Der hypotensive UÖS ist die mit Abstand häufigste „Motilitätsstörung" des UÖS im weiteren Sinn, die eine entscheidende Rolle für die Entstehung der Refluxerkrankung spielt. Allerdings liegt hier nur selten, z. B. bei Sklerodermie, eine echte Störung der Muskelaktivität des UÖS zugrunde. Sehr viel häufiger führen strukturelle Veränderungen, insbesondere eine Hiatushernie, zur Schwächung des Sphinkterapparates mit nachfolgendem gastroösophagealem Reflux. Insbesondere bei schweren Refluxösophagitiden finden sich auch tubuläre Motilitätsstörungen, von denen nicht klar ist, ob sie Entstehung und Schwere der Ösophagitis durch Störung der sog. „Clearance-Funktion" begünstigen oder ob sie infolge des pathologischen Refluxes auftreten (18).

Magen

Initiierung der Verdauung. Der Magen dient nicht nur als Reservoir für Mahlzeiten unterschiedlichster Größe, sondern trägt durch mechanische Zerkleinerung größerer Partikel sowie chemisch durch Magensäure und Pepsin zur Initiierung der Verdauung bei. Der Mageninhalt wird schließlich portionsweise in das Duodenum abgegeben. Diese komplexen Aufgaben erfüllen anatomisch unterschiedliche, spezialisierte Abschnitte.

Die Fundusregion bzw. der proximale Magen relaxiert in Antwort auf Nahrungsaufnahme (Akkommodation). Im distalen Magen werden feste Nahrungsbestandteile vor der Entleerung durch starke antrale Kontraktionen („Antrummühle") zerkleinert.

Resistente Partikel mit mehr als ca. 2 mm Durchmesser wie Pflanzenkerne oder Tabletten mit säurefester Umhüllung werden während der prandialen Phase im Magen zurückbehalten und erst mit der ersten postprandial auftretenden Phase III aus dem Magen entleert (40) (Abb. 3.**171**).

Interdigestiver Zyklus. Auch im Nüchternzustand ist der Magen nicht untätig, sondern zeigt zyklische Abfolgen unterschiedlicher motorischer Muster (Abb. 3.**172**). Während der Phase I herrscht motorische Stille. Gleichzeitig

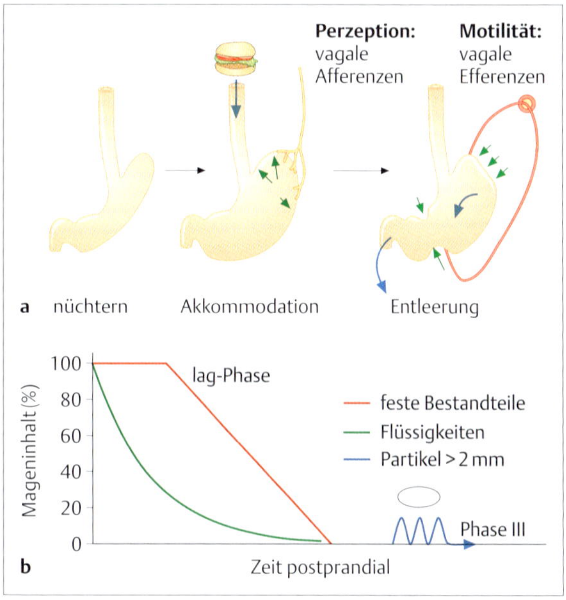

Abb. 3.171 Motorische Funktionen des Magens und Magenentleerung unterschiedlicher Nahrungsbestandteile.
a Durch Relaxation des proximalen Magens kommt es zur Akkommodation an die Mahlzeit. Kräftige antrale Kontraktionen, die sog. Antrummühle, zerkleinern feste Nahrungsbestandteile, bevor sie entleert werden können.
b Deshalb findet die Entleerung fester Nahrungsbestandteile erst nach einer Verzögerungsphase, der sog. lag-Zeit statt. Sie folgt einer linearen Kinetik. Flüssigkeiten werden demgegenüber sehr rasch nach einer exponentiellen Kinetik aus dem Magen entleert. Partikel, die nicht auf weniger als 2 mm zermahlen werden können, werden normalerweise erst mit Wiedereinsetzen der Nüchternmotilität, d. h. mit der ersten postprandialen Phase III in das Duodenum entleert.

können anhaltend „slow waves" mit einer Frequenz von 3/min registriert werden. Die Phase II ist gekennzeichnet durch unregelmäßige antrale Kontraktionen bei abnehmender Frequenz der „slow waves". Während der nur wenige Minuten dauernden Phase III treten starke rhythmische antrale Kontraktionen mit einer Frequenz von 3/min auf, während die mittels Oberflächenelektrogastrographie (EGG) beim Menschen ableitbaren Signale sehr unregelmäßig waren (36), was möglicherweise an Bewegungsartefakten lag. Ein aus den Phasen I bis III bestehender kompletter interdigestiver Zyklus dauert beim Menschen ca. 90 – 120 min. Beim wachen Menschen überwiegt in der Regel die Phase-II-Aktivität, im Schlaf nimmt die relative Dauer der Phase I zu (28).

Schrittmacherregion. Die Schrittmacherregion des Magens, von der aus „slow waves" generiert und nach distal fortgeleitet werden, wurde bisher im Bereich der großen Kurvatur am Übergang von Fundus zu Korpus vermutet (37). Neuere Studien zeigen aber, dass sie im Antrum lokalisiert sein dürfte (29).

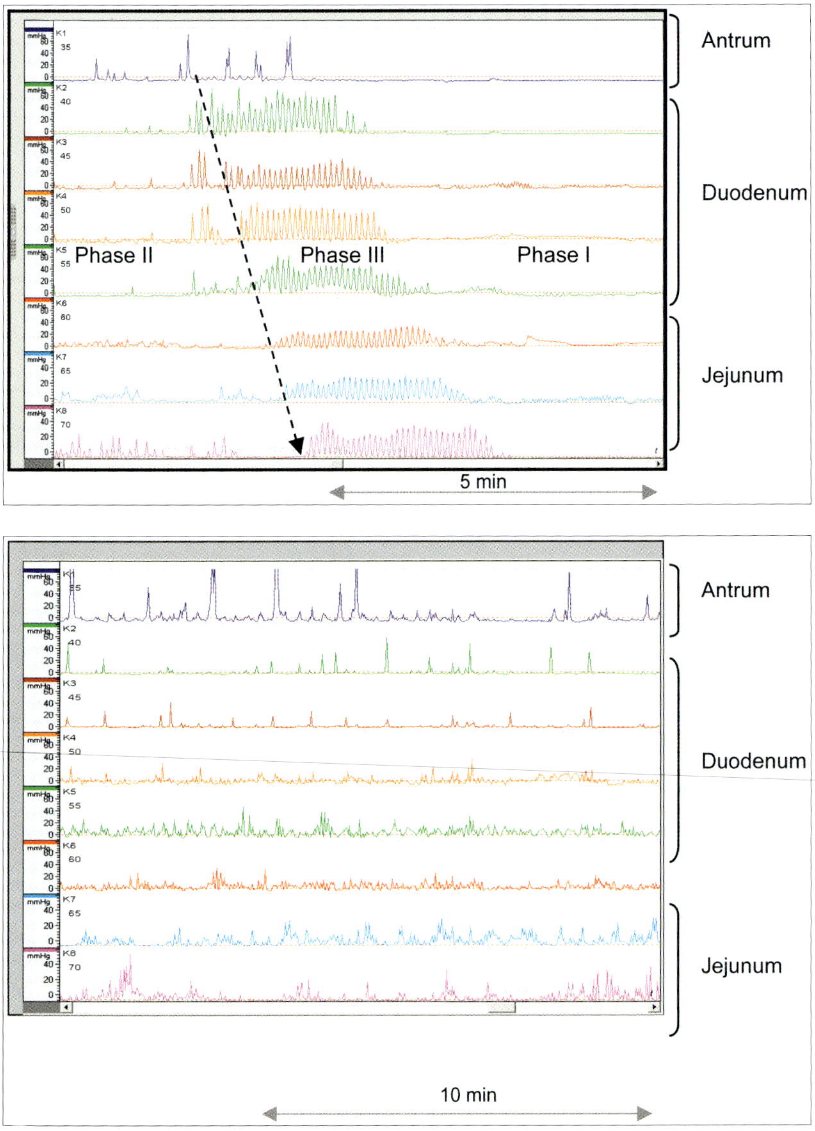

⊠ **Abb. 3.172** Normale antroduodenojejunale Motilität des Menschen.
a Im Nüchternzustand.
b Postprandial.

Akkommodation

Postprandial kommt es zur Akkommodation vornehmlich des proximalen Magens, d. h. dieser Anteil relaxiert reflektorisch, um ein Reservoir für die Mahlzeit zu bilden und die Aufnahme größerer Nahrungsmengen zu erlauben, ohne dass Wandspannung oder intragastraler Druck wesentlich zunehmen und dadurch dyspeptische Symptome induziert werden (Abb. 3.**171a**). Dieser Reflex wird vagovagal vermittelt, durch Aktivierung von Dehnungsrezeptoren der Magenwand oder von gastroduodenalen Chemo- und Osmorezeptoren ausgelöst und durch das sympathische Nervensystem moduliert. Der wichtigste inhibitorische Transmitter auf neuromuskulärer Ebene ist NO.

⇢ **Komponenten.** Der Akkommodationsreflex hat eine schnelle und eine langsame Komponente, nämlich die innerhalb von Sekunden nach gastraler Dehnung auftretende rezeptive Relaxation und die langsamere adaptative Relaxation, die spezifisch durch Nährstoffe modifiziert werden kann. Die Faktoren, die die Akkommodation modulieren, umfassen auch gastrointestinale Peptidhormone wie Glucagon, CCK und Motilin, sind insgesamt aber unzureichend bekannt (9, 15).

Magenentleerung

⇢ **Antrum und Pylorus.** Antrum und Pylorusregion sind für die Magenentleerung von besonderer Bedeutung. Die Pylorusregion wird begrenzt durch eine proximale und eine distale Muskelschleife. Die stärker ausgeprägte distale Muskelschleife ist ein dicker Ringmuskel, der sich in das Magenlumen vorwölbt und die enge Öffnung des Pylorus begrenzt. Muskelkontraktionen verengen die Öffnung des Pylorus, der eigentliche Verschluss erfolgt durch Schleimhautfalten (51). Manometrisch stellt sich der Pylorus als 7–9 mm breite Druckzone mit intermittierenden phasischen Kontraktionen dar, bei bildgebenden Untersuchungen sieht man eine entsprechend breite Einschnürung. Antrale Kontraktionen lassen sich manometrisch als breitbasige, hochamplitudige Druckabhebungen mit einer maximalen Frequenz von 3/min erfassen. Sie können erhebliche Drücke erzeugen (eigene Normwerte ≤ 200 mm Hg (Abb. 3.**172**)).

Vagale Innervation. Der größte Teil der extrinsischen Innervation des Pylorus verläuft über Äste des N. vagus, welche wiederum überwiegend aus afferenten Nervenfasern bestehen. Die exzitatorischen motorischen vagalen Fasern setzen Enkephaline und Acetylcholin frei, die inhibitorischen VIP und NO. Die enterischen Motoneurone besitzen vorwiegend Enkephaline und Substanz P als exzitatorische und VIP und NO als inhibitorische Transmitter (56). Außerdem gibt es im Bereich des Pylorus zahlreiche adrenerge Nervenfasern. Die Erhöhung der tonischen und phasischen Aktivität des Pylorus durch intraduodenale Säure und Nährstoffe wird zumindest partiell durch vagovagale enterogastrische Reflexe erklärt (1).

Magenentleerung. Der Durchmesser der Pylorusöffnung, der durch tonische Kontraktion der distalen Muskelschleife reguliert wird, bestimmt den basalen Widerstand gegenüber dem transpylorischen Durchfluss von Chymus.

Größe, Beschaffenheit (fest vs. flüssig), Zusammensetzung und Nährstoffgehalt einer Mahlzeit sind wichtige Faktoren, die die Magenentleerungsgeschwindigkeit regulieren. Während im Nüchternzustand und allgemein für die Entleerung von Flüssigkeiten tonische Funduskontraktionen eine wichtige Rolle spielen, sind antrale Kontraktionen postprandial für die Entleerung fester Nahrungsbestandteile von entscheidender Bedeutung.

Phasen der antropylorischen Aktivität. Keinke et al. beschreiben 3 Phasen der antropylorischen Aktivität während eines jeweils ca. 20 s dauernden gastralen Kontraktionszyklus (27). In der ersten, propulsiven Phase drücken peristaltische Kontraktionen des proximalen Antrums den Chymus in das relaxierte distale Antrum. Wenn die Peristaltik das mittlere Antrum erreicht, beginnt die Phase der gleichzeitigen Evakuation und Retropulsion: Etwas Chymus gelangt durch den noch offenen Pylorus in das Duodenum, während der Rest in das proximale Antrum zurückgeworfen wird. Während der dritten Phase kontrahieren das distale Antrum und der Pylorus, so dass hier eingeschlossene Nahrungsbestandteile zermahlen und zurückgeworfen werden. Diese sog. Antrummühle trägt wesentlich zur mechanischen Zerkleinerung der Nahrung bei.

Magenentleerungsgeschwindigkeit. Für Testmahlzeiten unterschiedlicher Beschaffenheit und Zusammensetzung wurden Magenentleerungsraten zwischen 1,5 und 3,8 ml/min gemessen. Während pulsatiler Entleerungsphasen können sogar Ausflussraten von bis zu 10 ml/s erreicht werden (51). Insgesamt wird aber die pro Minute entleerte Nährstoffmenge relativ konstant bei ca. 2–3 kcal/min gehalten (22). Neben nervalen Mechanismen könnte Cholecystokinin (CCK) eine entscheidende Rolle für die Regulation der Magenentleerungsgeschwindigkeit bzw. allgemein für die Integration der sekretorischen und motorischen Funktionen des oberen Gastrointestinaltraktes spielen. Nährstoffe, insbesondere Fette, die in das Duodenum gelangen, setzen CCK frei. Dieses stimuliert die Ausschüttung von

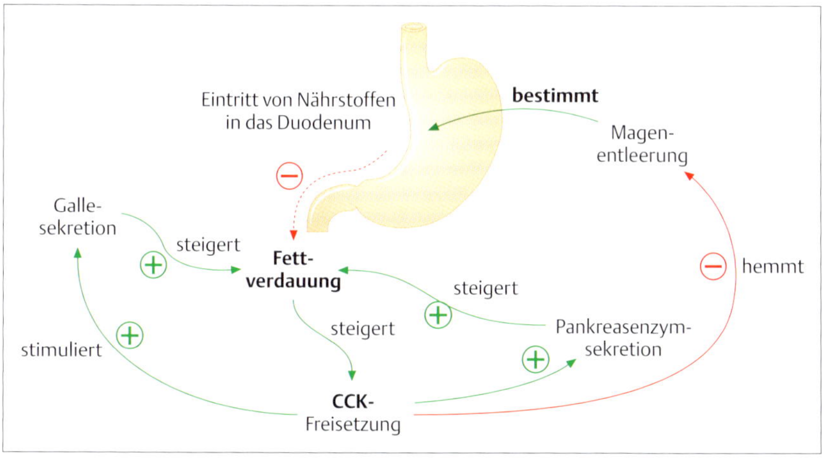

Abb. 3.173 Bedeutung von Cholecystokinin (CCK) für die Regulation der Magenentleerungsgeschwindigkeit und die Integration der sekretorischen und motorischen Funktionen des oberen Gastrointestinaltraktes: Nährstoffe, insbesondere Fette, die in das Duodenum gelangen, setzen CCK frei. Dieses stimuliert die Ausschüttung von Galle und enzymreichem Pankreassekret in das Duodenum und hemmt gleichzeitig die Magenentleerung. So wird sichergestellt, dass kleine Chymusmengen portionsweise aus dem Magen entleert, mit ausreichend Verdauungssekreten vermischt und optimal verdaut werden.

Galle und enzymreichem Pankreassekret und hemmt gleichzeitig die Magenentleerung. So wird sichergestellt, dass kleine Chymusmengen mit ausreichend Verdauungssekreten vermischt und optimal verdaut werden (Abb. 3.**173**). Auch die in Antwort auf Nährstoffbelastung des distalen Dünndarms freigesetzten gastrointestinalen Peptidhormone Glucagon-like Peptide-1 (GLP-1) und Peptid YY (PYY) tragen zur Regulation der Magenentleerungsgeschwindigkeit bei (48, 50, 55).

Wichtige gastrale Motilitätsstörungen

Motilitätsstörungen des Magens mit Akkommodationsstörung, zu langsamer oder zu schneller Magenentleerung sind mit dyspeptischen Symptomen bzw. mit den Symptomen eines Dumping-Syndroms assoziiert. Sie können primär ohne erkennbare Ursache auftreten oder sekundär infolge systemischer Erkrankungen (Tab. 3.**58**). Zur Beurteilung der gastralen Motilität geeignete diagnostische Verfahren sind in Tab. 3.**61** aufgeführt.

Funktionelle Dyspepsie. Die funktionelle Dyspesie ist aufgrund ihrer großen Häufigkeit, der zum Teil erheblichen Einschränkung der Lebensqualität und wegen der enormen sozioökonomischen Kosten eine wichtige Erkrankung, die mit einer eingeschränkten gastralen Akkommodation einhergeht (vgl. Kapitel 5.4 „Funktionelle Dyspepsie").

Ein Teil der Patienten mit funktioneller Dyspepsie weist auch Magenentleerungsstörungen auf, ansonsten finden sich diese besonders häufig bei Diabetikern, postoperativ oder idiopathisch.

Diabetes mellitus. Bis zu 55% aller Typ-I-Diabetiker haben eine verzögerte Magenentleerung, von den Typ-II-Diabetikern sind etwa 30% betroffen (49). Etwa ein Viertel der Diabetiker mit Magenentleerungsstörung weist keinen verzögerten, sondern einen beschleunigten gastralen Transit auf (43). Ursächlich kommt in erster Linie eine nervale Regulationsstörung infolge autonomer Neuropathie mit Schädigung der vagalen Funktion infrage. Aber auch Veränderungen des ENS, insbesondere der nitrergen Neurone, eine Reduktion der Cajal-Zellen und eine Dysfunktion der glatten Muskelzellen wurden bei Diabetikern mit Gastroparese oder in Tiermodellen nachgewiesen (49). Hinzu kommt, dass auch eine ausgeprägte Hyperglykämie die gastrale Motilität beeinflusst: Hyperglykämie vermindert tran-

Tabelle 3.61 Diagnostik gastraler Motilitätsstörungen (25)

	Vorteile	Nachteile
Magenentleerung		
KM-Darstellung des oberen GIT	Erfassung von Schleimhautläsionen	unphysiologisch, Strahlenexposition
Szintigraphie	Goldstandard	Strahlenexposition
^{13}C-Atemtests	nichtinvasiv	normale intestinale Resorption, hepatische Metabolisierung und pulmonale Exhalation erforderlich
Sonographie (Antrumplanimetrie)	physiologisch, nichtinvasiv	abhängig von Expertise des Untersuchers, misst in erster Linie Magenentleerung von Flüssigkeiten
MRT	nichtinvasiv	teuer, zeitaufwändig, nicht allgemein verfügbar
Kontraktile Aktivität		
Antroduodenale Manometrie	Erfassung der Kontraktionsmuster nüchtern und postprandial	invasiv, aufwändig, erfordert Erfahrung bei Durchführung und Auswertung
Gastraler Barostat	Erfassung von Kontraktion und Relaxation des proximalen Magens	invasiv, experimentelles Verfahren
Myoelektrische Aktivität		
EEG	nichtinvasiv	anfällig für Bewegungsartefakte
Akkommodation		
Gastraler Barostat	misst Akkommodation des proximalen Magens	invasiv, experimentelles Verfahren
Trink-/Sättigungstest	misst Kombination von Akkommodation und Sensitivität, einfaches Verfahren	nicht standardisiert, wenig akzeptiert

KM: Kontrastmittel, GIT: Gastrointestinaltrakt, MRT: Magnetresonanztomographie, EEG: Elektrogastrographie sient die allgemeine antrale Kontraktilität und Phase-III-Aktivität bei gleichzeitiger Steigerung der Pyloruskontraktionen, verursacht gastrale Dysrhythmien, verzögert die Magenentleerung und moduliert die Relaxation des Fundus.

Dünndarm

Im Dünndarm finden die quantitativ und qualitativ wichtigsten digestiven und absorptiven Vorgänge statt. Aufgabe der Dünndarmmotilität ist somit in erster Linie, Nährstoffe und endogene Sekrete ausgiebig miteinander zu vermischen und in optimalen Kontakt mit der Mukosa zu bringen.

Der Dünndarm zeigt aber auch im Nüchternzustand regelmäßig motorische Aktivität, die vor allem als Selbstreinigungsmechanismus dient.

Interdigestive Motilität

3 Phasen. Im Nüchternzustand (Abb. 3.**172**) kommt es beim Menschen zu zyklischen Änderungen der Dünndarmmotilität (62). Ein Zyklus dauert im Mittel 90 – 120 min (28) und besteht aus 3 Phasen (Tab. 3.**62**): Die Phase I ist eine motorische Ruhephase, in der zwar regelmäßige „slow waves" registriert werden können, es aber nicht zu Muskelkontrak-

Tabelle 3.62 Dünndarmmotilität des Gesunden und intestinale Motilitätsstörungen (manometrische Charakteristika) (nach 10, 13)

Physiologische Dünndarmmotilität	
Nüchtern	zyklisch, Gesamtdauer eines die Phasen I–III umfassenden Zyklus ca. 90 – 120 min
• Phase I	Ruheperiode, < 3 Kontraktionen/10 min, folgt auf Phase III, überwiegt im Schlaf, kann beim Wachen fehlen
• Phase II	Kontraktionen wechselnder Amplitude, Frequenz und Propagation, Motilitätsindex* als Maß für die kontraktile Aktivität, nimmt beim Wachen ca. 80 % der Zyklusdauer ein
• Phase III	regelmäßige, rhythmische Kontraktionen mit maximaler Frequenz über 2 – 10 min, Kontraktionsfront wandert mit ca. 10 cm/min nach aboral
Postprandial	Verlust der zyklischen Motilitätsänderungen, anhaltend unregelmäßige Kontraktionen, ähnlich Phase II, Dauer abhängig von Art und Menge der zugeführten Nahrung (> 2 h bei 300 ml einer semiliquiden Trinknahrung mit 1 kcal/ml), Steigerung der (jejunalen) kontraktilen Aktivität

Pathologische Dünndarmmotilität		
Nüchtern		**Bedeutung**
• Kontraktile Aktivität	Hypomotilität**	Myopathie (reduzierte Kontraktionsamplitude), Neuropathie
	Hypermotilität**	Neuropathie
• Phase I	fehlend	?
• Phase II	fehlend	extrinsische Neuropathie
	irreguläre, phasische und tonische Kontraktionen über > 2 min in einem isolierten Segment (=„Burst")**	intrinsische Neuropathie? (finden sich auch bei Gesunden, möglicherweise Artefakt)
	Kontraktionsgruppen mit 3 – 10 Kontraktionen, die jeweils durch ca. einminütige Pausen getrennt sind (=„discrete clustered contractions")**	RDS, larvierte Obstruktion (v.a. bei simultanen Clustern mit deutlicher tonischer Komponente), kommen in geringerer Anzahl auch bei Gesunden vor
	hochamplitudige, rasch und weit propagierte Kontraktionen von > 10 s Dauer (=„giant migrating contractions")**	RDS, Diarrhö, bakterielle Fehlbesiedlung
	simultane, breitbasige Kontraktionen von > 20 s Dauer**	larvierte Obstruktion
• Phase III	fehlend	intrinsische Neuropathie
	gehäuft	extrinsische Neuropathie (Vagotomie)
	simultan/retrograd propagiert	intrinsische Neuropathie
Postprandial	zu frühes Wiederauftreten der Phase III (< 2 h bei semiliquider Mahlzeit mit 300 kcal)	extrinsische Neuropathie

*gebräuchliche Definition: natürlicher Logarithmus der Fläche unter der Motilitätskurve
**kann mit gleicher Bedeutung auch postprandial auftreten
RDS = Reizdarmsyndrom

tionen kommt. Sie nimmt beim wachen Menschen ca. 10–20% der Zyklusdauer in Anspruch. Es folgt eine Phase mit unregelmäßiger motorischer Aktivität, in der nur ein Teil der „slow waves" mit Muskelkontraktionen assoziiert ist. Diese Phase II nimmt bis zu 80% der Zyklusdauer ein.

→ **Phase III.** Ein Zyklus wird abgeschlossen durch die wenige Minuten dauernde Phase III, die durch rhythmische und nach aboral propagierte Kontraktionen maximaler Frequenz gekennzeichnet ist. Während der Phase III treten in Antwort auf jede „slow wave" Aktionspotenziale und Muskelkontraktionen auf. Kontraktionsfrequenz (10–15/min) und Fortleitungsgeschwindigkeit der Phase III (ca. 10 cm/min) nehmen nach aboral ab, während die Dauer zunimmt. Die einzelnen Kontraktionen werden nur über relativ kurze Distanzen fortgeleitet, dies aber mit höherer Geschwindigkeit als der Komplex insgesamt propagiert wird. Die Phase III beginnt häufig im Antrum und wird von dort auf den Dünndarm fortgeleitet (Abb. 3.**172**). Sie erfasst zu jedem Zeitpunkt den Dünndarm über mehrere Dezimeter Länge und hat eine starke propulsive Wirkung. Berechnungen legen nahe, dass im Nüchternzustand eine neue Phase III proximal beginnt, wenn die vorhergehende den distalen Dünndarm erreicht hat, auch wenn nicht alle Phase-III-Komplexe den gesamten Dünndarm durchlaufen. Gelegentlich findet sich zwischen Phase III und anschließender Phase I noch eine kurze Phase IV, deren Charakteristika denen der Phase II ähneln.

An die Motilität sind auch die sekretorischen Aktivitäten, insbesondere die Pankreas- und Gallesekretion durch cholinerge, adrenerge und peptiderge neurohumorale Mechanismen gekoppelt. Unmittelbar vor bzw. während der Phase III erreicht die Sekretion maximale interdigestive Werte (28, 32). So wird der Dünndarm auch im Nüchternzustand regelmäßig von oral nach aboral durchspült und von Nahrungsmittel- und endogenen Rückständen gesäubert. Dementsprechend wird die Phase III auch als intestinaler „housekeeper" bezeichnet. Fehlt diese Phase komplett oder ist ihre Propagation gestört, so findet sich gehäuft eine bakterielle Fehlbesiedlung (24, 62).

→ **Zirkadianer Rhythmus.** Sowohl die interdigestive Motilität an sich als auch die Kopplung zwischen Motilität und Sekretion unterliegen einem zirkadianen Rhythmus mit während der Nacht einerseits längerer Dauer der Phase I auf Kosten der Phase II, also niedrigerer motorischer Aktivität, bei andererseits gesteigerter Amylasesekretion (28).

→ **Regulation der Phasen.** Die Phasen I und III werden innerhalb des ENS generiert und reguliert, auch wenn das ZNS bzw. das autonome Nervensystem und gastrointestinale Peptidhormone modulierenden Einfluss haben. Die folgenden Substanzen können Phase-III-Komplexe auslösen: Motilin und Motilinrezeptoragonisten wie Erythromycin, Somatostatin, Opioide, Substanz P, Dopamin, bestimmte Prostaglandine, EGF, H_1-Rezeptoragonisten und Serotonin (19, 25). Auch die physiologische Mikroflora scheint stimulatorisch auf die Generation und normale Propagation von Phase-III-Komplexen zu wirken (24). VIP in supraphysiologischen Dosen verkürzt hingegen die Dauer der Phase III (29).

Die Phase II steht stärker unter dem Einfluss des extrinsischen Nervensystems, was daran zu erkennen ist, dass sie bei Z.n. Vagotomie, Diabetikern mit autonomer Neruopathie und im Schlaf weitgehend fehlt (35).

Postprandiale Motilität

Nahrungszufuhr bewirkt eine Unterbrechung des zyklischen interdigestiven Musters innerhalb weniger Minuten (16, 30). Es wird ersetzt durch anhaltende unregelmäßige motorische Aktivität, das digestive Muster oder „fed pattern" (Abb. 3.**172**). Kontraktionen variabler Frequenz, Amplitude und Propagation durchmischen den Chymus, sorgen für einen ausgiebigen Kontakt mit der resorbierenden Mukosa und für den langsamen aboralen Transport.

Es ist bislang unklar, welche dieser Kontraktionen auf der Propagation von „slow waves" und welche auf nährstoffinduzierter Stimulation enterischer Neurone und Freisetzung gastrointestinaler Peptidhormone beruhen (12). Formal ähnelt das postprandiale Motilitätsmuster dem der Phase II, es findet sich aber zumindest im Jejunum eine höhere motorische Aktivität (Tab. 3.**62**). Das Ende des digestiven Musters und die Rückkehr zur Nüchternmotilität werden allgemein definiert durch das Wiederauftreten des ersten Phase-III-Komplexes postprandial, welcher häufig das Antrum ausspart. Allerdings gibt es Hinweise darauf, dass die zyklischen Motiltätsmuster bzw. die ihnen zugrunde liegenden elektrophysiologischen Programme des ENS postprandial persistieren und lediglich von den unregelmäßigen digestiven Kontraktionen maskiert sein könnten (30, 35, 67).

→ **Dauer der digestiven Motilität.** Die Dauer der digestiven Motilität hängt von der Zusammensetzung, Beschaffenheit (fest vs. flüssig) und Menge der zugeführten Nahrung ab. Dies ist partiell auf die jeweilige Magenentleerungsgeschwindigkeit zurückzuführen. Fette führen zu einer anhaltenderen Stimulation als Kohlenhydrate und Proteine.

In Antwort auf Mahlzeiten mit einem Nährstoffgehalt von 300 kcal hält das digestive Muster etwa 4–6 h an (30, 35). Werden neben den Hauptmahlzeiten über den Tag verteilt auch kleinere Mahlzeiten verzehrt, kann es deshalb sein, dass Nüchternmotilität nur während des Schlafes auftritt.

→ **Regulation.** Das digestive Muster wird wahrscheinlich durch vagale Reflexe initiiert und zusätzlich durch endokrine und parakrine Effekte aufrechterhalten (35). Es fehlt dementsprechend nicht nur bei Patienten nach Vagotomie, sondern zum Teil auch bei Diabetikern mit autonomer Neuropathie. Nährstoffe im proximalen Dünndarmlumen sind von besonderer Bedeutung für die Initiierung und Aufrechterhaltung der digestiven Motilität. Die folgenden gastrointestinalen Peptidhormone und Transmittersubstanzen sind an der Aufrechterhaltung des „fed pattern“ beteiligt: CCK, Insulin, Glucagon, Neurotensin, Neuromedin, NO, GABA, Bombesin und Enkephaline (25).

Ileumbremse. Der weitaus größte Teil aller Nährstoffe wird im Duodenum und oberen Jejunum resorbiert (21, 30). Dennoch gelangen auch beim Gesunden in Abhängigkeit von Art und Zubereitung der Mahlzeit geringe Nährstoffmengen bis in das terminale Ileum. Nach Aufnahme der meisten komplexen Kohlenhydrate sind dies ca. 10% der zugeführten Menge (42), bei Fetten bis zu 5% (33). Nährstoffe, die das terminale Ileum (und proximale Kolon) passieren, hemmen Magenentleerung, Pankreas- und Gallesekretion sowie Dünndarmtransit (30, 45, 53, 59). Diese Hemmung der oberen gastrointestinalen Funktionen durch Nährstoffe im distalen Dünndarm wird als Ileumbremse bezeichnet und neurohumoral, unter anderem durch Glucagon-like Peptide-1 (GLP-1) und Peptid YY (PYY) vermittelt. Die Ileumbremse ist wahrscheinlich an der Rückschaltung vom digestiven zum interdigestiven Funktionszustand beteiligt, zumal sich durch Nährstoffperfusion in das terminale Ileum trotz duodenaler Stimulation Phase-III-Komplexe auslösen lassen (38).

Wichtige Dünndarmmotilitätsstörungen

Vorkommen. Dünndarmmotilitätsstörungen finden sich nicht nur bei Krankheitsbildern, die auf einer generalisierten oder umschriebenen Motilitätsstörung beruhen, sondern tragen bei zahlreichen Erkrankungen zur Symptomatik bei. Hierzu zählen neben akuten Störungen wie gastrointestinale Infekte auch chronische, z. B. der Diabetes mellitus und die funktionellen gastrointestinalen Erkrankungen, insbesondere die funktionelle Dyspepsie und das Reizdarmsyndrom. In Abhängigkeit von Art und Schwere der Störung treten abdominelle Schmerzen, Obstipation oder Diarrhö und Blähungen auf. Ein Teil der Symptome kann auch durch eine bakterielle Fehlbesiedlung als Folge der gestörten intestinalen Selbstreinigungsmechanismen bedingt sein (auch Malabsorptionssyndrom möglich).

Diagnostik. Tab. 3.**63** gibt die zur Untersuchung der Dünndarmmotilität eingesetzten diagnostischen Verfahren wieder. Manometrische Charakteristika der normalen und pathologischen Dünndarmmotilität sind in Tab. 3.**62** dargestellt.

Diabetes mellitus. Beim Diabetes mellitus beeinträchtigen dieselben Pathomechanismen, die eine Störung der gastralen Funktionen bewirken, auch die intestinale Motilität, nämlich extrinsische (autonome) und intrinsische Neuropathie, reduzierte Zahl von Cajal-Zellen, Hyperglykämie und möglicherweise Dysfunktion der glatten Muskelzellen.

Tabelle 3.63 Diagnostik von Dünndarmmotilitätsstörungen

Verfahren	Vorteile	Nachteile
Transit		
KM-Darstellung des oberen GIT (konventionell radiologisch oder mittels MRT)	Erfassung von Schleimhautläsionen und einer mechanischen Obstruktion	unphysiologisch, Strahlenexposition bei konventioneller Radiologie
Szintigraphie	nichtinvasiv, Quantifizierung des gesamten und segementalen Dünndarmtransits möglich, Referenzverfahren	Strahlenexposition, nicht allgemein verfügbar
H_2-Atemtest mit Lactulose/Lactitol	nichtinvasiv, einfach, günstig	störanfällig, artifizielle Beschleunigung des Transits durch Lactulose/Lactitol
Impedanzmessung	erlaubt Beurteilung des Bolustransits	(noch) experimentell
Kontraktile Aktivität		
Sonographie	nichtinvasiv	ungenau, abhängig von Expertise des Untersuchers
Antroduodeno-jejunale Manometrie	Beurteilung von Kontraktionskraft und Koordination nüchtern und postprandial, Differenzierung zwischen Myopathie und Neuropathie prinzipiell möglich	invasiv, aufwändig, erfordert Erfahrung bei Durchführung und Auswertung, wenig verfügbar

KM = Kontrastmittel, GIT = Gastrointestinaltrakt

Reizdarmsyndrom. Auch bei Patienten mit schwerem Reizdarmsyndrom wurden histologisch Alterationen im Bereich des ENS nachgewiesen (61). Im Allgemeinen ist aber in Bezug auf Motilitätsstörungen bei funktionellen gastrointestinalen Erkrankungen unklar, ob sie primärer oder sekundärer Natur sind, und wie sie vermittelt werden. Beim Reizdarmsyndrom werden zudem erwartungsgemäß unterschiedliche Motilitätsstörungen bei Patienten mit obstipations- oder diarrhöprädominanter Erkrankung beobachtet (39).

Im Extremfall kann die kontraktile Aktivität des Dünndarms entweder in Bezug auf die Kontraktionskraft (Myopathie) oder bezüglich der Koordination (Neuropathie) (Abb. 3.**174**) so stark gestört sein, dass zumindest zeitweise kein Chymustransport mehr stattfindet und die Patienten das Bild eines mechanischen oder paralytischen Ileus zeigen. Diese schwerste Form der intestinalen Motilitätsstörung wird als chronische intestinale Pseudoobstruktion (CIPO) bezeichnet. Sie ist selten, aber potenziell lebensbedrohlich und erfordert in der Regel massive therapeutische Maßnahmen (31).

Primäre und sekundäre Formen. Bei Kindern finden sich häufiger primäre, bei Manifestation im Erwachsenenalter überwiegen die sekundären Formen (Tab. 3.**58**). Für wenige, sehr seltene erbliche Krankheitsbilder sind mittlerweile die verantwortlichen Genorte bzw. -defekte bekannt (13, 57). Die Motilitätsstörungen können den gesamten Magen-Darm-Trakt mit segmental unterschiedlicher Ausprägung einschließlich der Gallenwege betreffen. Darüber hinaus können andere Organsysteme, häufig der Urogenitaltrakt, mit betroffen sein.

Neuropathische Formen der CIPO. Bei neuropathischen Formen kann die Störung auf der Ebene des zentralen, autonomen (extrinsischen) oder enterischen Nervensystems liegen (Abb. 3.**174**). Darüber hinaus ist die Anzahl der Cajal-Zellen bei bestimmten Formen der CIPO stark vermindert (8, 26, 60). Insbesondere die Aufrechterhaltung normal propagierter Phase-III-Motilität erfordert ein intaktes enterisches Nervensystem, während hierfür keine Kontrolle durch das extrinsische Nervensystem notwendig ist. Mischformen mit pathologischen Veränderungen auf mehreren Ebenen kommen vor. In den letzten Jahren wurde zunehmend eine enterische Ganglionitis bei schweren intestinalen Motilitätsstörungen diagnostiziert (14). Eine solche Diagnose ist nur anhand von Vollwandpräparaten und mittels Spezialfärbungen möglich. Wegen der eventuellen therapeutischen Konsequenzen sollte eine Vollwandbiopsie bei Patienten mit Verdacht auf CIPO erwogen werden.

Myopathische Form der CIPO. Die seltenere und prognostisch ungünstigere myopathische Form der CIPO beruht auf einer Schädigung der glatten Muskulatur des Gastrointestinaltraktes. Dementsprechend ist die Kontraktionskraft der intestinalen Muskulatur abgeschwächt bis aufgehoben, die typischen Motilitätsmuster sind mit erniedrigter Amplitude erkennbar oder fehlen ganz.

Kolon und anorektales Sphinktersystem

Das Kolon dient physiologisch der Absorption von Wasser und Elektrolyten sowie von bestimmten Nährstoffen, die zum Teil erst durch die bakterielle Kolonflora gebildet werden (kurzkettige Fettsäuren). Weitere wichtige Funktionen sind die Propulsion des Inhalts, seine Aufbewahrung und Ausscheidung.

Kolon

Obwohl die besondere Bedeutung von Motilitätsstörungen des Dickdarms anhand der Häufigkeit beispielsweise von Obstipationsbeschwerden offensichtlich ist, dürfte das Ko-

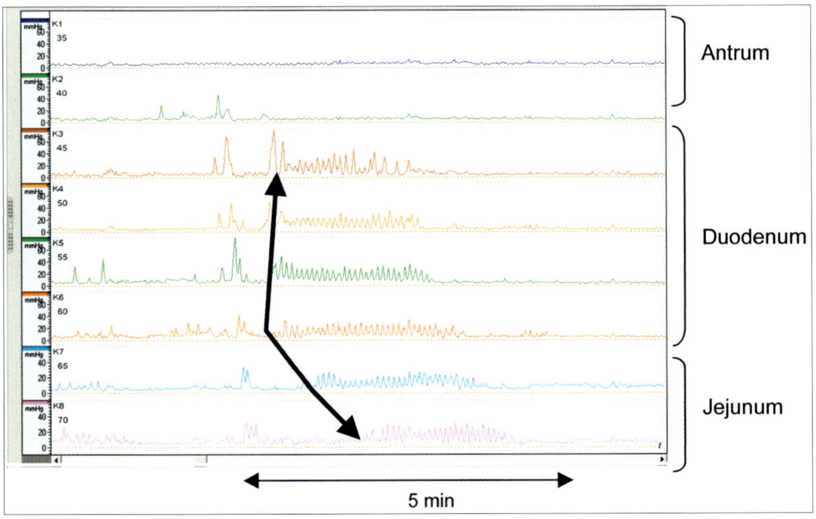

Abb. 3.174 Intestinale Motilitätsstörungen bei neuropathischer chronischer intestinaler Pseudoobstruktion mit irregulärer Propagation der Phase III.

lon das bezüglich seiner motorischen Funktionen am wenigsten erforschte Hohlorgan des menschlichen Körpers sein (5). Die motorischen Aufgaben des Kolons bestehen darin, den Inhalt zu vermischen, nach distal zu transportieren und in Koordination mit dem anorektalen Sphinktersystem kontrolliert abzugeben. Hierzu verfügt das Kolon über zwei Motilitätsmuster, nämlich segmentierende und propagierende Kontraktionen (3).

Segmentierende Kontraktionen. Die segmentierenden Kontraktionen machen den größten Teil der Kolonmotilität aus und erzeugen niedrigamplitudige (5–50 mm Hg) intraluminale Druckwellen, die meist einzeln auftreten, aber auch gruppiert sein können. In einem kleinen Prozentsatz der Zeit treten einzelne oder gruppierte Kontraktionen vor allem im distalen Kolon rhythmisch mit einer Frequenz von ca. 3/min auf.

Segmentierende Kontraktionen bremsen den Kolontransit, verbessern die Absorptionsbedingungen und können den Darminhalt über kurze Strecken sowohl nach oral als auch nach aboral transportieren. Insgesamt kommt es bei nach aboral orientiertem Druckgradienten zu einem langsamen Transport in Richtung Darmausgang.

Propagierende Kontraktionen. Die propagierenden Kontraktionen werden laut Bassotti et al. noch einmal in solche mit niedriger und solche mit hoher Kontraktionsamplitude unterteilt.

Die sog. „low amplitude propagating contractions" LAPC sind häufig (> 100/d), erreichen eine Kontraktionsamplitude von weniger als 50 mm Hg und dienen wahrscheinlich vor allem dem Transport von Flüssigkeiten, möglicherweise treten sie auch bei Dehnung des Darmes auf und ermöglichen die Passage von Flatus (3). Hochamplitudige propagierte Kontraktionen (HAPC) mit im Mittel mehr als 100 mm Hg sind sehr viel seltener (ca. 6/d) und führen zu sog. Massenbewegungen, d. h. sie transportieren große Mengen Darminhalt über weite Strecken nach aboral. HAPC spielen eine große Rolle für die Darmentleerung und können mit abdominellen Empfindungen wie Borborygmi und Stuhldrang einhergehen.

Zirkadiane Schwankungen. Anders als der Dünndarm weist das Kolon keine zyklischen Motilitätsänderungen auf. Lediglich im Bereich des Rektums und distalen Kolons wurden in den letzten Jahren periodische Änderungen der Motilität beobachtet, deren Bedeutung unklar ist. Demgegenüber finden sich auch in Bezug auf die Kolonmotilität zirkadiane Schwankungen mit höchsten Aktivitätsraten während des Tages, besonders nach dem Aufwachen am Morgen und nach Mahlzeiten.

Gastrokolischer Reflex. Nahrungsaufnahme führt zu einer Stimulation vor allem der segmentierenden, aber auch der propagierenden Kontraktionen für bis zu 3 h (10), die unmittelbar nach Beginn der Mahlzeit einsetzt. Die Stimulation wird sowohl zephal als auch durch gastrale und intestinale Reize vermittelt. Die Aktivierung gastraler Dehnungsrezeptoren (gastrokolischer Reflex) führt über vagale Bahnen zur Stimulation der Kolonmotilität. Die motorische Antwort des Kolons auf intraduodenale Nährstoffe wird durch Chemorezeptoren vermittelt und hängt nicht nur von cholinergen, sondern wahrscheinlich von zusätzlichen hormonellen Mechanismen ab (65). Sie wird durch den Kaloriengehalt einer Mahlzeit beeinflusst und ist zudem nährstoffspezifisch, d. h. Fette stimulieren die Kolonmotilität dauerhafter als Kohlenhydrate, während Aminosäuren und Proteine inhibitorisch wirken (3, 5).

Anorektaler Sphinkterapparat

Das aus dem glattmuskulären M. sphincter ani internus, dem M. sphincter ani externus mit quer gestreifter Muskulatur und dem ebenfalls quer gestreiften M. levator ani bestehende Kontinenzorgan dient der kontrollierten Ausscheidung von Stuhl. Eine Schwächung des Sphinkterapparates führt zur Inkontinenz, eine Erhöhung des Tonus und/oder die Unfähigkeit zur Relaxation wie beim Morbus Hirschsprung kann mit schwersten Formen der Obstipation einhergehen.

Schichten des Analkanals. Unmittelbar proximal der Linea dentata lassen sich im Analkanal die folgenden Schichten nachweisen: Mukosa, Ring- und Längsmuskelschicht des M. sphincter ani internus und M. sphincter ani externus. Letzterer besteht nach neueren Vorstellungen aus einem subkutanen Anteil mit zirkumferenziell verlaufenden Muskelfasern und einem tieferen Anteil, der eine in der Mittellinie ventral sich öffnende Muskelschlinge darstellt (17). Die Muskelschlingen des M. puborectalis, der den wichtigsten Anteil des M. levator ani bildet, inserieren ventral am Schambein und verschmelzen hinter dem Rektum am oberen Ende des Analkanals.

Der M. sphincter ani internus ist für ca. 80 % des Ruhedruckes im Analkanal verantwortlich. Sein basaler Tonus wird in erster Linie myogen aufrechterhalten und wahrscheinlich durch bestimmte neurohumorale Substanzen wie Angiotensin II und Prostanoide reguliert. Im Gegensatz dazu wird die reflektorische Relaxation dieses Muskels in Antwort auf rektale Dehnung neural durch Aktivierung nichtadrenerger, nichtcholinerger Fasern vermittelt. Wichtigster inhibitorischer Transmitter ist auch hier NO, für die vollständige Relaxation sind VIP und CO ebenfalls von Bedeutung (52).

Der M. ani externus wird über Äste des N. pudendus willkürlich innerviert, während der M. levator ani seine Willkürinnervation direkt aus den Sakralwurzeln erhält. Darüber hinaus werden beide Muskeln durch sakrale Reflexbahnen versorgt, was reflektorische Änderungen des Muskeltonus bei Querschnittslähmung erlaubt, sofern die Schädigung oberhalb der sakralen Segmente liegt (2).

Defäkation

Die Dehnung des Rektums durch ankommende Fäzes führt zur reflektorischen, transienten Relaxation des M. sphincter ani internus. Die Defäkation wird (willkürlich) verzögert durch Kontraktion sowohl des M. sphincter ani externus als auch des M. levator ani, wobei Ersterer den Druck im Analkanal erhöht und Letzterer den anorektalen Winkel verkleinert, bis das Rektum an das erhöhte Füllungsvolumen akkomodiert hat und die propulsiven Kräfte nachgelassen haben.

Während der Defäkation unterstützt die Bauchpresse die Vorwärtsbewegung der Fäzes in Richtung Analkanal. Die Relaxation von M. sphincter ani externus und levator ani weitet den Analkanal und lässt den Beckenboden tiefer treten, so dass der anorektale Winkel aufgeweitet wird. So wird die Stuhlpassage ermöglicht (63).

Störungen der Kolon- und anorektalen Motilität bei wichtigen Krankheitsbildern

Störungen der Kolon- und anorektalen Funktion sind sehr häufig und typischerweise mit Veränderungen der Stuhlkonsistenz oder der Stuhlentleerung im Sinne von Diarrhö, Obstipation oder Inkontinenz verbunden. Entsprechende diagnostische Verfahren sind in Tab. 3.**64** aufgeführt.

Formen der Obstipation, die nicht durch organische Veränderungen bedingt sind, sondern auf Funktionsstörungen beruhen, können entweder durch einen verzögerten Kolontransit (in schweren Fällen auch generalisierte gastrointestinale

Tabelle 3.64 Diagnostik von Kolon- und anorektalen Motilitätsstörungen

Verfahren	Vorteile	Nachteile
Kolontransit		
Hinton-Test	einfach, grobe Differenzierung zwischen allgemeiner Verzögerung des Kolontransits und rektaler Entleerungsstörung	relativ ungenau, Strahlenexposition
Szintigraphie	nichtinvasiv, Quantifizierung des gesamten und segmentalen Kolontransits möglich	Strahlenexposition, nur sehr eingeschränkt verfügbar
Kontraktile Aktivität des Kolons		
Sonographie	nichtinvasiv	ungenau, zeitaufwändig, abhängig von Expertise des Untersuchers
Kolonmanometrie	Beurteilung von Kontraktionskraft und Koordination nüchtern und postprandial	invasiv, aufwändig, erfordert Erfahrung bei Durchführung und Auswertung, kaum verfügbar
Sphinkterapparat		
(MRT-)Defäkographie	Erfassung von anatomischen Störungen (z. B. Rektozele), Beurteilung des anorektalen Winkels	relativ unangenehm, höchstens indirekt Aussagen über Tonus möglich, ggf. Strahlenexposition
Endosonographie	Darstellung der Muskulatur des Sphinkterapparates, insbesondere von Defekten	keine direkten Aussagen zur Funktion möglich
Manometrie	Erfassung von Ruhe- und Willkürtonus, Tonusänderungen in Antwort auf Pressen und rektale Dehnung (Ausschluss Morbus Hirschsprung bei positivem rektalem Inhibitionsreflex), Erfassung der rektalen Compliance und der Sensitivität	nur eingeschränkt Rückschluss auf Ursache einer Funktionsstörung möglich, z. T. sehr breite Referenzbereiche

Transitstörung möglich), durch eine anorektale Entleerungsstörung oder durch eine Kombination dieser beiden Pathomechanismen verursacht werden.

Slow Transit Constipation. Bei der mit einem verzögerten Kolontransit assoziierten „slow transit constipation" (STC) finden sich in Antwort auf cholinerge Stimulation sehr viel weniger segmentierende Kontraktionen als bei Gesunden. Die Zahl der LAPC scheint weniger stark betroffen, während sowohl Frequenz als auch Amplitude der HAPC deutlich reduziert sind. In schweren Fällen können HAPC völlig und segmentierende Kontraktionen weitgehend fehlen (3). Bei Patienten mit STC lassen sich morphologische und funktionelle Störungen des ENS, eine reduzierte Zahl an ICC und auch an Gliazellen nachweisen (4, 41, 54). Wie die einzelnen funktionellen und morphologischen Veränderungen interagieren, ist bislang unzureichend geklärt.

Anorektale Entleerungsstörung. Wichtige Formen der anorektalen Entleerungsstörung sind der Morbus Hirschsprung und das paradoxe Pressen.

Bei dem seltenen und meist bereits bei Säuglingen diagnostizierten Morbus Hirschsprung besteht eine kongenitale Aganglionose eines unterschiedlich langen anorektalen bzw. kolonischen Segmentes. Das aganglionäre Segment ist durch Dauerkontraktion verengt.

Nur wenn dieses Segment sehr kurz ist, wird die Diagnose häufig erst im Erwachsenenalter (oder gar nicht) gestellt. Aufgrund der fehlenden Innervation relaxiert bei Patienten mit Morbus Hirschsprung der Sphincter ani internus nicht reflektorisch in Antwort auf rektale Dehnung. Der Nachweis dieses Inhibitionsreflexes schließt bei Patienten mit Obstipation die Diagnose eines Morbus Hirschsprung aus. Lässt sich der Reflex nicht auslösen, so ist dies nicht spezifisch für den Morbus Hirschsprung, sondern die Erkrankung sollte durch histochemische Untersuchungen tiefer Rektumbiopsien gesichert werden.

Anismus. Patienten mit paradoxem Pressen (Anismus) weisen eine ungestörte Reflexantwort auf rektale Dehnung auf, haben aber die normale Relaxation des Sphincter ani externus und des Beckenbodens beim Pressen „verlernt". Dementsprechend lässt sich manometrisch nicht der erwartete Abfall des Ruhetonus nachweisen, sondern dieser bleibt unverändert oder steigt sogar an.

Stuhlinkontinenz. Wichtige Erkrankungen und Pathomechanismen, die eine Stuhlinkontinenz begünstigen, sind in Tab. 3.**65** aufgeführt.

FAZIT FÜR DIE PRAXIS

- Die einzelnen Abschnitte des Gastrointestinaltraktes weisen komplex regulierte Motilitätsmuster auf, die letztlich der Durchmischung der Nahrung mit dem Chymus, dem ausführlichen Kontakt zwischen resorbierender Oberfläche und Luminalinhalt sowie dessen aboralem Transport bzw. seiner Ausscheidung dienen. Allerdings ist der Gastrointestinaltrakt auch im Nüchternzustand nicht inaktiv, sondern Magen und Dünndarm weisen zyklische Motilitätsänderungen auf, die eng mit analogen Schwankungen der sekretorischen Aktivität der großen Verdauungsdrü-

Tabelle 3.65 Pathomechanismen der Stuhlinkontinenz (modifiziert nach 52)

Art der Störung	Ursache	Betroffene Struktur
Sphinkterschwäche	Geburtstrauma, Hämorrhoidektomie, anale Dilatation, sekundär bei Neuropathie bzw. neurologischer Erkrankung, Muskelrelaxanzien	Muskulatur des analen Sphinkters
Verlust der Akkomodationsfähigkeit	Entzündung, CED, Bestrahlung, Prolaps, hohes Lebensalter, RDS	Rektum
Stumpfer anorektaler Winkel	Beckenbodensenkung, hohes Lebensalter, Trauma	Beckenboden
Wahrnehmungsstörung	Entzündung, CED, Bestrahlung, hohes Lebensalter, Neuropathie bzw. neurologische Erkrankung	Rektum, N. pudendus, Rückenmark/ZNS
Hypersensitivität	RDS	Rektum, Rückenmark/ZNS?
Diarrhö/Stuhldrang	Infektion, CED, RDS, Nahrungsmittelunverträglichkeiten, Laxanzien und andere Medikamente, Gallensalze, metabolisch	oberer und/oder unterer Gastrointestinaltrakt
Obstipation (mit sekundärer Stuhlverflüssigung, Stuhlschmieren)	gestörte Entleerung, Rektozele, obstipierende Medikamente, geringe Mobilität	oberer und/oder unterer Gastrointestinaltrakt

CED: chronisch entzündliche Darmerkrankung, RDS: Reizdarmsyndrom sen assoziiert sind und denen eine wichtige Selbstreinigungsfunktion zukommt. Das enterische Nervensystem ist der wohl wichtigste Regulator der Magen- und Darmmotilität. Hinzu kommen Einflüsse des autonomen Nervensystems und hormoneller Mediatoren.

- Motilitätsstörungen können primär, d. h. ohne erkennbare Ursache, auftreten oder sekundär als Folge systemischer Erkrankungen; sie können einzelne Abschnitte des Magen-Darm-Traktes betreffen und sich mit relativ spezifischen Symptomen äußern oder generalisiert sein.
- Dysphagie, Regurgitationen, Odynophagie und nichtkardiale Thoraxschmerzen sollten – nach Ausschluss organischer Stenosen oder einer Refluxerkrankung – an Ösophagusmotilitätsstörungen im engeren Sinn wie die Achalasie oder den hypertensiven Ösophagusspasmus denken lassen. Die Ösophagusmanometrie ist im Allgemeinen die sensitivste diagnostische Methode, speziell die Erfassung hypertensiver tubulärer Motilitätsstörungen kann aber Langzeitmessungen erfordern. Auch die sehr viel häufigere Refluxerkrankung ist meist Ausdruck einer Ösophagusmotilitätsstörung, nämlich eines hypotensiven UÖS mit oder ohne zusätzliche Störung der tubulären Clearance-Funktion. Allerdings liegt hier nur selten eine Störung der Muskelaktivität des UÖS zugrunde, sondern fast immer führen strukturelle Veränderungen, insbesondere eine Hiatushernie, zur Schwächung des Sphinkterapparates.
- Motilitätsstörungen des Magens mit Akkommodationsstörung, zu langsamer oder zu schneller Magenentleerung sind mit dyspeptischen Symptomen bzw. mit den Symptomen eines Dumping-Syndroms assoziiert. Das Referenzverfahren zur Messung der Magenentleerungsgeschwindigkeit ist die Szintigraphie, alternativ werden in der Klinik ^{13}C-Atemtests eingesetzt. Die Akkommodationsfähigkeit des Magens kann nur mit Hilfe aufwändiger, meist nur zu wissenschaftlichen Zwecken eingesetzter Verfahren (Barostat) gemessen werden. Insbesondere Störungen der gastralen Akkommodation, aber auch Magenentleerungsstörungen finden sich bei einem relevanten Teil der Patienten mit funktioneller Dyspepsie (20–40%). Ansonsten sind Störungen der gastralen Motilität besonders häufig bei Diabetikern, oder sie treten postoperativ oder idiopathisch auf.
- Dünndarmmotilitätsstörungen tragen bei zahlreichen Erkrankungen zur Symptomatik bei. Hierzu zählen neben akuten Störungen wie gastrointestinalen Infekten auch chronische, z. B. der Diabetes mellitus und die funktionellen gastrointestinalen Erkrankungen. In Abhängigkeit von Art und Schwere der Störung treten abdominelle Schmerzen, Obstipation oder Diarrhö und Blähungen auf. Die schwerste intestinale Motilitätsstörung ist die chronische intestinale Pseudoobstruktion. Bei diesem seltenen Krankheitsbild findet entweder aufgrund einer intestinalen Myopathie oder Neuropathie (zeitweise) kein Chymustransport mehr statt, und die Patienten weisen klinisch deshalb (intermittierend) das Bild eines Ileus auf, ohne dass ein mechanisches Hindernis vorliegt.
- Während der Dünndarmtransit mit Hilfe szintigraphischer Methoden oder – klinisch gebräuchlicher, aber sehr viel ungenauer – eines Lactulose-H_2-Atemtests abgeschätzt werden kann, können die Motilitätsmuster und zugrunde liegenden Pathomechanismen nur mit der aufwändigen Dünndarmmanometrie erfasst werden.
- Störungen der Kolon- und anorektalen Funktion sind sehr häufig und typischerweise mit Veränderungen der Stuhlkonsistenz oder der Stuhlentleerung im Sinne von Diarrhö, Obstipation oder Inkontinenz verbunden. Ein wichtiges Krankheitsbild ist hier neben dem Reizdarmsyndrom die „slow transit constipation", bei der ein verzögerter Kolontransit vorliegt, welcher wiederum zumeist auf morphologischen und/oder funktionellen Störungen des enterischen Nervensystems beruht. Wichtige Formen anorektaler Entleerungsstörungen, die zum Teil mit schwersten Formen der Obstipation einhergehen, sind der Morbus Hirschsprung und das paradoxe Pressen. Demgegenüber beruht eine Inkontinenz meist auf einer strukturellen Schädigung, z. B. im Rahmen eines Geburtstraumas, kann aber auch bei neurologischen oder muskulären Erkrankungen auftreten.
- Es gibt sowohl szintigraphische als auch manometrische Verfahren zur Messung von Kolontransit bzw. Kolonmotilität, diese stehen aber (weltweit) nur sehr eingeschränkt zur Verfügung. Klinisch wird meist der Hinton-Test eingesetzt, d. h. die fraktionierte Verabreichung röntgendichter Marker über mehrere Tage mit anschließender Beurteilung der Verteilung der nicht ausgeschiedenen Marker anhand eines Röntgenbildes. Die Funktion und/oder Struktur des Anorektums werden meist mittels Defäkographie, Endosonographie oder Manometrie beurteilt.

4 Speiseröhre

4.1 Anatomie, Histologie, Embryologie und Entwicklungsanomalien

K.-H. Fuchs, W. Breithaupt

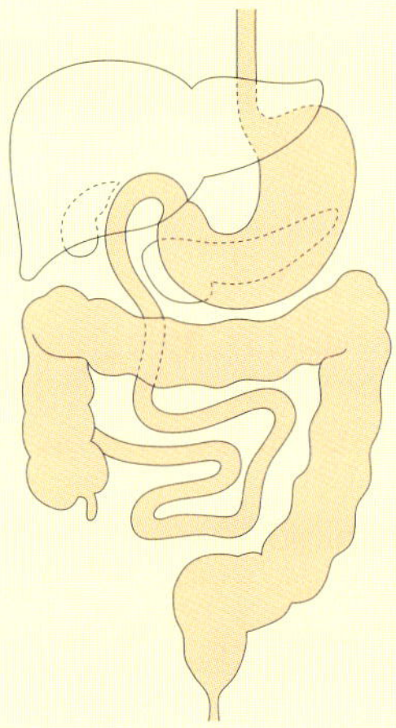

EDITORIAL **Zwischen Hypopharynx und Magen ist ein schmaler Muskelschlauch angelegt, der die Strecke durch den Brustkorb für den Speisetransport überbrückt und deshalb Speiseröhre genannt wird. Sie wird in ein zervikales, thorakales und abdominelles Segment unterteilt. Die wichtigsten Veränderungen, die für die klinische Medizin von Bedeutung sind, entstehen am unteren Ende durch Entwicklung einer Hiatushernie und Lockerung der Haltestrukturen der Speiseröhre sowie durch eine Fehlfunktion der oberen und unteren funktionellen Hochdruckzonen, auch Sphinkteren genannt.**

Anatomie der Speiseröhre

Die Speiseröhre stellt die Verbindung zwischen Hypopharynx und Magen für den Speise- und Flüssigkeitstransport dar. Die Natur hat hierzu einen relativ schmalen Muskelschlauch angelegt, der diese Funktion bestens erfüllen kann. Um einerseits eine Abgrenzung zum Pharynx und dem Respirationstrakt zu haben und andererseits distal eine Barriere zum Magenmilieu zu realisieren, sind zwei funktionelle Hochdruckzonen entstanden. Diese Hochdruckzonen werden in der klinischen Medizin als oberer und unterer ösophagealer Sphinkter bezeichnet. Die Speiseröhre ist zwischen diesen beiden Zonen ca. 22 – 25 cm lang in Abhängigkeit von der Körpergröße der Person.

Sowohl die beiden Sphinktersysteme als auch der tubuläre Korpus der Speiseröhre können in ihrer Funktion und ihrer Morphologie pathologische Veränderungen aufweisen.

Topographische Anatomie

Die Speiseröhre beginnt an der Unterkante des Ringknorpels (Cartilago cricoidea) im Bereich des M. cricopharyngeus und verläuft als zervikaler Anteil durch die obere Thoraxapertur in das Mediastinum. Der Ösophagus erreicht das Zwerchfell am Hiatus oesophagei, tritt durch diesen Hiatus hindurch und weist vor der letztendlichen Einmündung in den Magen ein wenige Zentimeter kurzes intraabdominelles Segment auf, das besondere funktionelle Bedeutung hat. Die Speiseröhre ist im Gegensatz zum Magen und Darm nicht von einer festen Serosa umgeben, sondern lediglich von einer Tunica adventitia. Der Muskelschlauch steht unter einer ständigen Spannung durch die Aufhängung an seinem proximalen und distalen Ende. In diesen Bereichen liegen dann auch die oberen und unteren Sphinktersegmente. So aufgespannt, weist die Speiseröhre einen zervikalen, thorakalen und abdominellen Abschnitt auf.

→ **Zervikaler Abschnitt.** Dieser beginnt am oberen ösophagealen Sphinkter bei etwa 14 – 16 cm ab Zahnreihe, endoskopisch gemessen. Man findet die Speiseröhre hinter der Trachea, entweder von rechts oder von links herankommend, vor der Wirbelsäule zwischen der tiefen und mittleren Faszie des Halses.

Klinisch topographisch ist im zervikalen Ösophagussegment die Beziehung zu den Karotiden und zu den auf beiden Seiten der Trachea nach posterior reichenden dorsalen Rändern der beiden Schilddrüsenlappen wichtig. Von besonderer Bedeutung ist in diesem Zusammenhang der Verlauf der Nn. laryngei recurrentes.

Thorakaler Abschnitt. Der thorakale Abschnitt der Speiseröhre verläuft dorsal im Mediastinum auf der Wirbelsäule, meistens etwas nach rechts verzogen durch das Herandrängen der Aorta, beginnend im oberen Mediastinum mit dem Aortenbogen. Hier gibt es eine Vielzahl von Normvarianten der genauen Position der Speiseröhre und ihrer Beziehung zu Aorta und Wirbelsäule. Die Speiseröhre kann auf der Wirbelsäule oder genau zwischen Wirbelsäule und Aorta liegen. Manchmal dreht sie sich aber auch von kranial kommend relativ rasch unterhalb des Aortenbogens nach ventral auf die Aorta. Weiter unten bleibt dann die Position der Speiseröhre gegenüber der Aorta beim Durchtritt bis zum abdominalen Abschnitt eher konstant. Begleitet wird sie auf ihrem thorakalen Weg von den Vagusstämmen, die sich distal immer als zwei definierte Stämme, ventral etwas mehr links und dorsal eher etwas rechts von der Speiseröhre, darstellen lassen.

Abdomineller Abschnitt. Der abdominelle Abschnitt der Speiseröhre ist nur 2–4 cm lang. Dies ist gleichzeitig das Segment des unteren ösophagealen Sphinkters mit seiner funktionellen Hochdruckzone. In diesem Abschnitt findet sich mit dem Peritonealüberzug letztlich eine Serosa. Dieses Segment der Speiseröhre hat eine enge Beziehung zum Zwerchfell durch das phrenikoösophageale Ligament. Dies ist eine sehr kleine, umschriebene, aber funktionell sehr wichtige Struktur, die normalerweise beim jungen Menschen eine Länge von etwa 0,5–1 cm aufweist. Sie schließt einerseits das Mediastinum von der Bauchhöhle ab, andererseits fixiert diese Membran die Speiseröhre im Hiatus und sichert damit auch die Längenspannung.

Das phrenikoösophageale Ligament erfüllt die wichtige Aufgabe, die Speiseröhre auf Länge gespannt zu halten und sichert so funktionell das wichtige intraabdominelle Segment des Ösophagus.

Gefäßversorgung der Speiseröhre

Arterielle Versorgung. Die Speiseröhre wird in ihren verschiedenen Abschnitten durch Seitenäste der jeweils in den Segmenten vorhandenen benachbarten Gefäße mit versorgt. Es gibt kein spezielles Gefäß, das nur die Speiseröhre versorgt. Im zervikalen Abschnitt sind dies Äste aus dem Truncus thyreocervicalis, im thorakalen Abschnitt kommt die Blutversorgung aus kleinen Seitenästen der Aorta und im distalen Segment können es einerseits Seitenäste aus der Aorta sein oder Seitenäste aus der A. gastrica sinistra und/oder Seitenäste aus der A. lienalis über eine sog. A. gastrica posterior, die bei etwa 50% der Menschen vorkommt.

Venöser Abfluss. Der venöse Abfluss verläuft ebenfalls gemäß den drei Abschnitten.

Klinisch wichtig ist der distale venöse Abfluss aus dem unteren Ösophagus zur V. gastrica sinistra und der V. coronaria ventriculi. Hieraus können sich bei portalem Stau Ösophagusvarizen ausbilden.

Innervation der Speiseröhre

Die Innervation der Speiseröhre verläuft entlang der zervikalen und intrathorakalen Wege des Sympathikus, meistens die Arterien begleitend. Der Parasympathikus ist über das Netzwerk des N. vagus und den N. laryngeus recurrens zu finden.

Histologie der Speiseröhre

Die Wand der Speiseröhre hat makroskopisch grob zwei sichtbare und tastbare Schichten. Dies sind der umgebende Muskelschlauch und darunter eine recht stabile Schleimhaut, die z. B. bei der Anastomosierung unbedingt durch die Nähte gefasst werden sollte, da sie als das tragende Element der Speiseröhrenwand gilt.

Wandschichten. Histologisch unterscheidet man 4 Schichten:

1. die Mucosa,
2. die Tela submucosa,
3. die Muscularis propria und
4. die bindegewebige, sehr dünne Außenschicht, die Adventitia.

Die Schleimhaut besteht aus einem mehrschichtigen Plattenepithel (Lamina epithelialis), lockerem Bindegewebe (Lamina propria) und einer dünnen Muskelschicht (Lamina muscularis mucosae). Die Tela submucosa enthält Blut- und Lymphgefäße. In den Lymphgefäßen besteht ein bidirektionaler Abfluss mit Anschluss an den Ductus thoracicus. In dieser Schicht ist auch ein Geflecht von Parasympathikus und Sympathikus vorhanden.

Der bidirektionale Lymphabfluss hat unter onkologischen Aspekten eine große Bedeutung aufgrund der Möglichkeit einer ausgedehnten Lymphknotenmetastasierung in beide Richtungen.

Embryonale Entwicklung der Speiseröhre

Der Ösophagus entwickelt sich aus dem unteren Abschnitt des Vorderdarms. In der 4. embryonalen Woche entsteht im Vorderdarm ein sog. tracheobronchiales Divertikel. Darunter formt sich aus einer Verdickung des Vorderdarms später der Magen. Aus der Vorderseite des Vorderdarmes entsteht aus dem Divertikel später die Trachea, während dahinter eine Membran die Abgrenzung zum sich ebenfalls dort bildenden Ösophagus sichert.

Aus dem Entoderm entsteht das Mukosaepithel, während alle anderen Wandschichten aus dem Mesenchym der Kiembögen und dem Segmentmesenchym entstehen.

Klinisch interessant im Hinblick auf die Motilität der Speiseröhre ist dabei die Aufteilung in kranial angeordnete quer gestreifte Muskulatur im oberen Bereich und glatte Muskulatur im unteren Abschnitt. Dazwischen liegt eine Übergangszone aus beiden Anteilen.

Hiatushernie

Hiatus. Die hiatale Öffnung im Diaphragma ist normalerweise etwas elliptisch und wird seitlich begrenzt durch die beiden Zwerchfellschenkel, nach kaudal und dorsal hin durch das Zusammenlaufen der Zwerchfellschenkel, die darunter liegende Aorta und das darunter liegende Lig. arcuatum. Nach ventral und kranial hin findet sich der hiatale Bogen, gebildet aus den ligamentären Anteilen des Zwerchfells und den zirkulären Ausläufern der Zwerchfellschenkel. Die Position der Aorta zeigt bezüglich des Ösophagus und der Wirbelsäule einige Normvarianten auf und kann auch gegenüber den Zwerchfellschenkeln durchaus etwas variieren.

Die Zwerchfellschenkel können individuell unterschiedliche Breite und Muskelmasse aufweisen. Die Muskelfasern gehen von ligamentären Strukturen um die Wirbelkörper aus und liegen dorsal der Aorta an, um dann nach ventral den Ösophagus zu umschließen und sich am hiatalen Bogen zu vereinigen. Hier gibt es neben den Normvarianten auch erhebliche anatomische Unterschiede in der Dicke und den Verlaufsformen in Bezug zur Aorta.

Phrenikoösophageales Ligament. Eine ganz wichtige funktionelle anatomische Struktur, die den Ösophagus gewissermaßen auf Spannung im Hiatus hält, ist die phrenikoösophageale Membran oder das phrenikoösophageale Ligament, das zwischen dem Zwerchfellrand und der Speiseröhre lokalisiert ist. In der normalen physiologischen Situation setzt dieses Band im Bereich des unteren ösophagealen Sphinkters an und sorgt für ein intraabdominelles Segment der Speiseröhre.

Pathogenese der Hiatushernie. Beim Entstehen der Hiatushernie gibt das phrenikoösophageale Ligament schrittweise nach, das Gewebe, das man dann antrifft, ist weicher und mit Fett durchsetzt. Gelegentlich findet sich zusammen mit einer Hiatushernie auch ein Lipom dorsal zwischen Speiseröhre und Aorta gelegen, das geradezu als Gleitlager für die Hinterwand des Ösophagus und des Magens dient und hier bereits die Prädisposition für eine Lockerung der Speiseröhre darstellt.

Aus dem ehemals straffen phrenikoösophagealen Ligament wird bei Ausbildung einer Hiatusgleithernie ein weiches bruchsackartiges Gebilde, das sich bei einer Operation leicht von seiner Umgebung abschieben lässt und wenig substanzielle Tragfähigkeit hat.

Formen der Hiatushernie (Abb. 4.1)

Hiatusgleithernie. Bei der Hiatusgleithernie kommt es durch Lockerung aller beteiligten Strukturen, insbesondere jedoch der phrenikoösophagealen Membran, zu einer zusätzlichen Bewegungsmöglichkeit des gastroösophagealen Übergangs innerhalb des Hiatus. Normalerweise bewegt sich dieser Übergang in der physiologischen Situation beim Schlucken bereits 1 – 2 cm kraniokaudal. Kommt es zur Lockerung des Gewebes, erlaubt dieses ein Hin- und Hergleiten des unteren ösophagealen Sphinkterbereiches innerhalb des Hiatus von mehreren Zentimetern.

Gemischte Hernie. Bei der großen gemischten Hernie schreitet die Lockerung der ursprünglichen Hiatusgleithernie weiter fort. Die Lockerung betrifft in diesem Fall gleichmäßig den gesamten gastroösophagealen Übergang. Es entsteht eine gleichmäßige Ausweitung des Bruchsackes in allen Bereichen, so dass sich der Bruchsack insgesamt vergrößert und dadurch der gastroösophageale Übergang weiter nach kranial in das Mediastinum hineinwandert. Der Bruchsack schafft sich schrittweise einen beachtlichen Raum im unteren Mediastinum und verklebt mit Pleura und Perikard, so dass die Gleitbewegungen des unteren ösophagealen Sphinkters später nicht mehr den abdominellen Bereich unterhalb des Hiatus erreichen können.

Paraösophageale Hernie. Bei der echten paraösophagealen Hernie betrifft die Lockerung in aller Regel nur ein Segment der phrenikoösophagealen Membran am Hiatus. Durch diese definierte Schwachstelle kommt es zur Penetration eines Magenzipfels, der mit den Atembewegungen und auch den wechselnden Druckschwankungen im Abdomen einen kleinen Bruchsack an der Schwachstelle ausbildet, während die übrigen Anteile der Zirkumferenz der phrenikoösophagealen Membran eher stabil bleiben und auf diese Weise die hiatusnahe Position des unteren ösophagealen Sphinkters sichern. Deswegen haben die Patienten mit einer echten paraösophagealen Hernie in der Regel nur wenig Refluxprobleme.

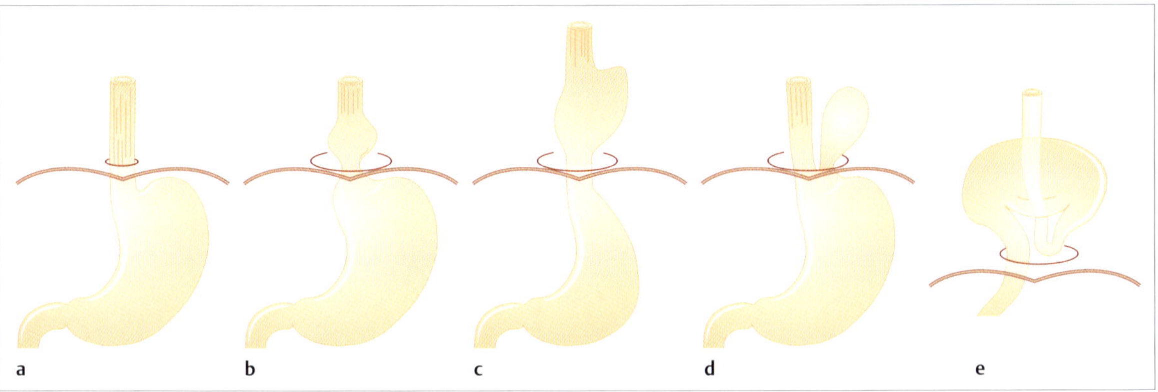

⊠ **Abb. 4.1** Verschiedene Typen und Entwicklung von Hiatushernien.
a Physiologische Situation.
b Hiatusgleithernie.
c Große gemischte Hernie.
d Echte paraösophageale Hernie.
e Upside-down-Stomach.

Upside-down-Stomach. Die Ausbildung eines Upside-down-Stomach, d.h. einer vollständigen Rotation des Magens um eine Achse, die zwischen hohem Fundusanteil, dem linken Zwerchfellschenkel und einem Punkt im Bereich des Angulus an der kleinen Kurvatur oder dem Antrum liegt, hängt von verschiedenen anatomischen Gegebenheiten ab. Entscheidend bei der schrittweisen Lockerung, die letztlich zu einem Upside-down-Magen durch den Hiatus führt, ist die Tatsache, dass die Schwachstellen am Hiatus im Bereich des phrenikoösophagealen Ligamentes unterschiedlich stark ausgeprägt sind und dadurch kein gleichmäßiges Durchrutschen und Elongieren dieser Membran wie bei einer gemischten Hernie vorkommen kann. Durch lokale Schwachstellen kommt es zur Ausbildung einer ventral positionierten Hernie. Hierbei entsteht in aller Regel im Bereich der Basis des linken Zwerchfells zum oberen Fundusanteil hin gelegen ein narbiger derber Strang, der den proximalen Fundus in diesem Bereich an den Zwerchfellschenkel bindet. Liegt nun eine entsprechende Lockerung auch der großen Kurvatur bzw. ein relativ mobiles Duodenum vor, das die kranial gerichtete Bewegung des Magenantrums und der großen Kurvatur sowie des großen Netzes zulässt, so kann in einen ventral gelegenen Bruchsack um die Rotationsachse zwischen dem derben Narbenstrang am linken Zwerchfellschenkel und der kleinen Kurvatur der gesamte Magen mit der großen Kurvatur voran nach kranial in das untere Mediastinum rutschen. Gelegentlich ziehen das große Netz und die gastrokolischen Verbindungen auch das Kolon hinterher.

Funktionelle Bedeutung. Die funktionellen Bedeutungen dieser hiatalen Veränderungen im Zusammenhang mit dem gastroösophagealen Reflux können vielfältig sein.

Etwa 80% der Patienten mit einer erosiven gastroösophagealen Refluxkrankheit (GERD) weisen auch eine Hiatushernie auf. Viele ältere Menschen haben aber eine Hiatushernie, ohne deswegen refluxkrank zu sein.

Funktionelle Aspekte der Anatomie

Da die wesentliche Funktion der Speiseröhre die Gewährleistung des Transportes vom Mund in den Magen ist, spricht man von Funktionsstörungen der Speiseröhre, wenn dieser Transport behindert ist oder wenn die Strukturen der Speiseröhre funktionelle Defekte aufweisen.

Oberer ösophagealer Sphinkter. Funktionelle Störungen im Bereich des oberen ösophagealen Sphinkters liegen vor, wenn durch eine schlechte Koordination oder ein Nichtrelaxieren des Sphinkters eine Behinderung des Speisetransportes entsteht.

Bei gleichzeitigem Vorhandensein von Schwachstellen in der Speiseröhrenwand, häufig oberhalb des M. cricopharyngeus, kann aus einem funktionellen Problem letztlich wieder eine morphologische Veränderung entstehen im Sinne eines Zenker-Divertikels.

Das Symptom der zervikalen Dyphagie kann somit auf ein Divertikel zurückzuführen sein oder durch eine Diskoordination des Schließmuskels zustande kommen.

Thorakaler Abschnitt. Funktionelle Störungen im Speiseröhrenkorpus basieren auf den besonderen anatomischen Gegebenheiten durch den Übergang von quer gestreifter zu glatter Muskulatur in der Speiseröhrenmitte. Physiologischerweise kann man an diesem Übergang eine Verminderung der Amplitudenleistung bei Kontraktionen der Speiseröhre messen, die in der Mitte der Speiseröhre beträchtlich sein kann. Dies hat klinisch eine besondere Bedeutung bei Patienten, die einen stark ausgeprägten Aortenbogen aufweisen, da in diesem Fall hier zusätzlich noch eine Obstruktionskomponente hinzukommen kann. Medikamente, die mit wenig oder gar keiner Flüssigkeit eingenommen werden, können dann an dieser Stelle Erosionen und Geschwüre verursachen.

Da die Speiseröhre in ihrem thorakalen Abschnitt im Mediastinum keine besonderen Haltestrukturen hat, sondern letztlich im weichen Bindegewebe an ihren Gefäßen und dem vagalen Netz fixiert ist und erst wieder durch die phrenikoösophageale Membran im Hiatus aufgespannt ist, kann es bei Ausfall der Pumpfunktion der Speiseröhre und bei fortgeschrittener Speiseröhrendilatation (z.B. bei fortgeschrittener Achalasie) zu einer sigmoidartigen Umformung der Speiseröhre mit der entsprechenden charakteristischen Kurvenbildung kommen.

⇢ **Unterer Sphinkter.** Die besondere Rolle des unteren ösophagealen Sphinkters und der hiatalen Übergangszone des gastroösophagealen Überganges im Rahmen der Refluxverhütung und damit auch im Rahmen der Pathophysiologie der gastroösophagealen Refluxkrankheit sind von großer klinischer Bedeutung. Die Fixierung der Speiseröhre im Abdomen durch die phrenikoösophageale Membran und die wichtige Hochdruckzone in der distalen Speiseröhre arbeiten optimal im System der Antirefluxbarriere zusammen. Geringe anatomische Veränderungen wie die Lockerung der phrenikoösophagealen Membran oder die Weitstellung der Zwerchfellschenkel und deren Fixierung auf der Aorta können Einflüsse auf den Funktionsstatus der Speiseröhre haben.

FAZIT FÜR DIE PRAXIS

- Die Speiseröhre (Ösophagus) besteht aus einem zervikalen, einem thorakalen und einem abdominalen Segment.
- Von praktisch-klinischer Bedeutung sind insbesonders funktionelle oder morphologische Veränderungen der oberen und unteren Sphinkteren. Sie äußern sich als eine zervikale Dysphagie oder Zenker-Divertikel.
- Weitaus häufiger sind die verschiedenen Typen von Hiatushernien (Hiatusgleithernie, gemischte Hernie, paraöophageale Hernie, Upside-down-Stomach). Die Hiatushernie gilt als Wegbereiter des gastroösophagealen Refluxes.

4.2 Physiologie

J. F. Erckenbrecht

EDITORIAL **Störungen der ösophagealen Motilität sind für eine der häufigsten gastrointestinalen Erkrankungen, nämlich die gastroösophageale Refluxkrankheit, wie auch für seltene Erkrankungen mit hypo- oder hypermotilen Störungen der ösophagealen Transportfunktion (Achalasie, diffuser Ösophagusspasmus) verantwortlich. Für die meisten dieser Erkrankungen fehlen kausale Therapieansätze. Nur durch das bessere Verständnis der ösophagealen Physiologie und Pathophysiologie werden sich in der Zukunft solche kausalen Behandlungsansätze entwickeln lassen.**

Aufgaben der Speiseröhre

Die Speiseröhre verbindet als muskuläres Transportorgan die Mund- und Rachenhöhle mit dem Magen. Neben diesen anatomischen Verbindungen besteht eine nervale Kommunikation mit dem zentralen Nervensystem und den benachbarten Organen Herz und Lunge. Ösophageale Erkrankungen können daher pulmonale oder kardiale Symptome verursachen, andererseits können Erkrankungen des zentralen Nervensystems Auswirkungen auf die Funktionen der Speiseröhre haben.

Für den gerichteten Transport von Nahrung durch die Speiseröhre ist ein enges Zusammenwirken der quer gestreiften Muskulatur des kranialen Drittels der Speiseröhre und der glatten Muskulatur der distalen zwei Drittel der Speiseröhre und damit von willkürlichen und unwillkürlichen Kontrollmechanismen erforderlich.

Neben der Aufgabe des Transports, für die im Wesentlichen die tubuläre Speiseröhre verantwortlich ist, sind weitere wichtige Funktionen des Organs der Schutz vor aggressivem Material aus dem Magen (unterer Ösophagussphinkter) und die Trennung der Atemwege vom Gastrointestinaltrakt (oberer Ösophagussphinkter).

Nervale Kontrolle der ösophagealen Motilität

Extrinsische Innervation

Speiseröhre und ZNS sind durch afferente Leitungsbahnen überwiegend über den N. vagus und das sympathische Nervensystem und durch efferente Leitungsbahnen, die ebenfalls den N. vagus benutzen, miteinander verbunden (Abb. 4.**2**). Die efferenten Fasern machen dabei nur etwa 10–20% der Gesamtzahl der vagalen Fasern aus, der weit überwiegende Teil der Vagusfasern ist afferenter Natur (10).

Afferenzen. Die vagalen Afferenzen übermitteln überwiegend Informationen über die motorische Aktivität der tubulären Speiseröhre und der Sphinkteren an das ZNS, während sich die sympathischen Afferenzen auf die Perzeption von Dehnungsreizen und Schmerz in der Speiseröhre beziehen (7). Die vagalen afferenten Impulse erreichen das ZNS über das Ganglion nodosum und treffen auf den Kern des Tractus solitarius im Bereich der Medulla oblongata nahe dem Boden des 4. Ventrikels. Die Kerne der anderen, an der afferenten Nervenleitung aus dem Hypopharynx beteiligten Hirnnerven (N V, N VII, N IX, N XII) liegen in unmittelbarer Nachbarschaft. In einem als Schluckzentrum bezeichneten Areal in der Medulla oblongata in unmittelbarer Nachbarschaft des Kerns des Tractus solitarius und der anderen Hirnnerven bestehen polysynaptische koordinieren-

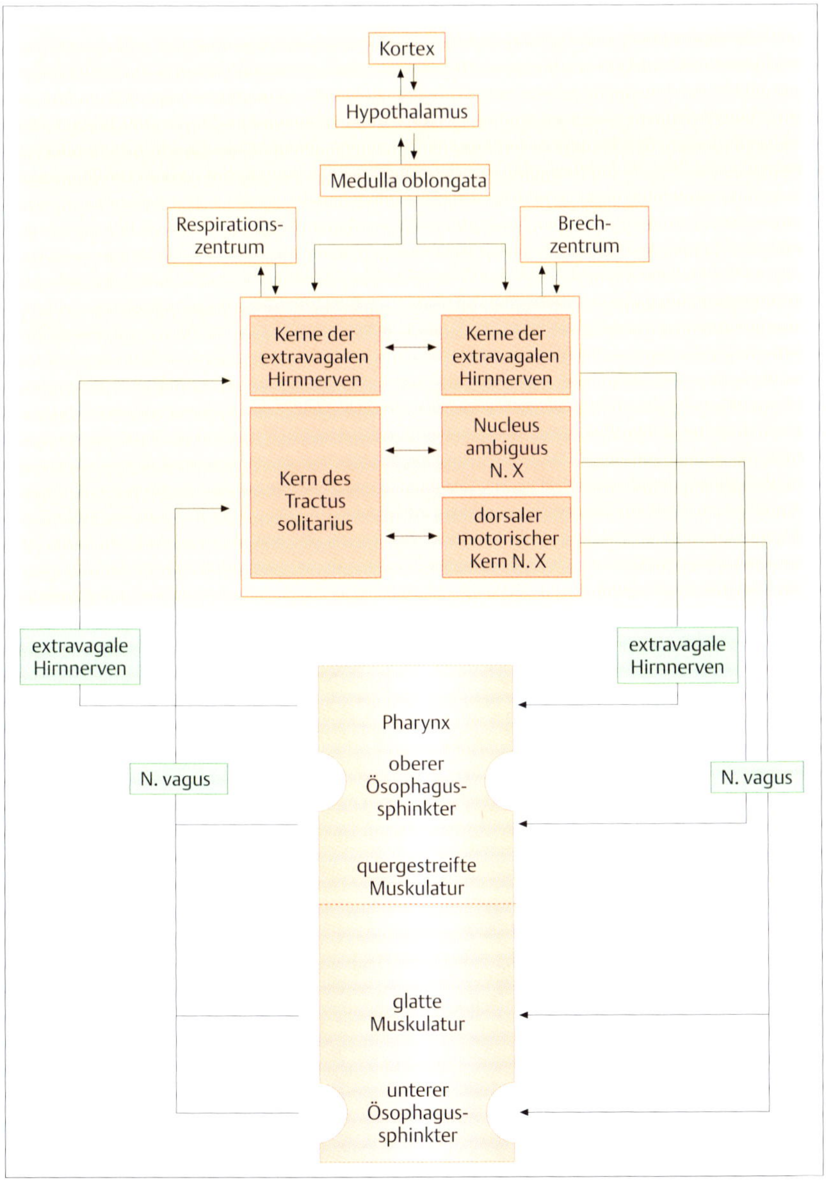

Abb. 4.2 Schematische Darstellung der extrinsischen parasympathischen Innervation der Speiseröhre.

de Verbindungen sowie Verbindungen zu anderen Zentren in der Medulla oblongata, wie z.B. zum Atemzentrum oder zum Brechzentrum und auch zum Hypothalamus.

Der Hypothalamus bildet den wichtigsten Ort für die Integration aller afferenten Informationen aus dem Gastrointestinaltrakt (10, 13, 20).

Efferenzen. Die aus dem Schluckzentrum zurück zur Speiseröhre projizierenden Efferenzen haben ihren Ursprung im Nucleus ambigeus des N. vagus (für die quer gestreifte Muskulatur der kranialen Speiseröhre) und im dorsalen motorischen Kern des N. vagus (überwiegend für die glatte Muskulatur der distalen Speiseröhre und des unteren Ösophagussphinkters) (7) (Abb. 4.2). Efferente sympathische Fasern zum Hypopharynx, zum oberen Ösophagussphinkter und zur kranialen Speiseröhre stammen aus den Zervikalganglien, für die tubuläre Speiseröhre aus den thorakalen paravertebralen Ganglien, während der untere Ösophagussphinkter aus dem Ganglion coeliacum versorgt wird (2). Diese efferenten sympathischen Fasern erreichen die Speiseröhre über die Adventitia der Gefäße und auch durch Fasern innerhalb des N. vagus. Die adrenerge Innervation der Speiseröhre sorgt lediglich für eine Modulation von Amplitude und Fortleitungsgeschwindigkeit der ösophagealen Kontraktionen sowie des Drucks im unteren Ösophagussphinkter. Diese werden durch β-adrenerge Stimulation gehemmt und durch α-adrenerge Stimulation gesteigert (7). Der geordnete peristaltische Ablauf der Kontraktionen in der tubulären Speiseröhre und die Relaxationen des unteren Ösophagussphinkters werden durch die Blockade des sympathischen adrenergen Einflusses allerdings nicht aufgehoben (7).

Intramurale Innervation

Anhäufungen intramuraler Ganglienzellen finden sich in der Speiseröhre wie im übrigen GI-Trakt als myenterischer und submuköser Nervenplexus. Quantitativ und funktional ist der myenterische Plexus in der Speiseröhre von größerer Bedeutung als der submuköse.

Funktionen. In der quer gestreiften Muskulatur der proximalen Speiseröhre haben beiden Nervenzellplexus überwiegend sensorische Funktion. Im Gegensatz dazu spielen in der glatten Muskulatur der übrigen Speiseröhre die intramuralen Plexus eine wichtige Funktion als Umschaltstationen für die motorische Aktivität. Dabei wird die Relaxation zumindest der zirkulären Muskulatur der Speiseröhre durch NO (und VIP) vermittelt (21).

Weitere Regulationsmechanismen. In den neuralen Strukturen der Speiseröhre wurden in den vergangenen Jahren zahlreiche Peptide und andere Nichtpeptidsubstanzen nachgewiesen. Ihre physiologische Bedeutung ist bisher nicht geklärt. Unstrittig ist, dass zahlreiche dieser Substanzen in pharmakologischer Dosierung die glatte Muskulatur der Speiseröhre selbst und/oder deren nervale Regulationsmechanismen und dabei insbesondere den unteren Ösophagussphinkter beeinflussen können. Für die Regulation der Speiseröhrenmotilität unter physiologischen Bedingungen sind allerdings die oben dargestellten nervalen Steuerungsprozesse von größerer Bedeutung.

Physiologie der ösophagealen Motilität

Sphinkteren. Zwischen einzelnen Schluckakten besteht in der tubulären Speiseröhre in der Regel keine motorische Aktivität, während der untere und obere Ösophagussphinkter eine tonische Kontraktion aufweisen, die manometrisch als Hochdruckzone gemessen werden kann. Beide Hochdruckzonen schließen die Speiseröhre mit ihrem dem Thoraxraum entsprechend negativen Druck gegenüber den benachbarten Hohlorganen mit höherem Ruhedruck (Oropharynx, Magen) ab. Entsprechend dienen sie als Druckbarrieren gegenüber gastroösophagealem und ösophagopharyngealem Reflux

Tubuläre Speiseröhre. Motorische Aktivität der tubulären Speiseröhre wird üblicherweise durch den Schluckakt induziert.

- Schluckinduzierte peristaltisch ablaufende Ösophaguskontraktionen werden daher *primäre Kontraktionen* genannt.
- *Sekundäre Kontraktionen* sind nicht durch das Schlucken ausgelöste peristaltisch ablaufende Kontraktionen in der tubulären Speiseröhre. Sie entstehen durch Stimulation unterschiedlicher Rezeptoren in der tubulären Speiseröhre, z. B. durch Stimulation von Mechanorezeptoren nach inkompletter Entleerung der Speiseröhre nach einem Schluckakt oder durch Stimulation von Chemorezeptoren durch refluiertes Material aus dem Magen in die Speiseröhre.
- Als *tertiäre Kontraktionen* werden stationäre, simultane, nicht peristaltisch ablaufende Kontraktionen der Speiseröhre bezeichnet, die beim Gesunden nicht mehr als 3% der Gesamtzahl der ösophagealen Kontraktionen ausmachen (14).

Oberer Ösophagussphinkter

Druckbarriere. Der obere Ösophagussphinkter bildet in Ruhe eine Druckbarriere von etwa 40 – 120 mm Hg zwischen Speiseröhre und Hypopharynx. Die erhebliche Spanne des normalen Drucks des oberen Ösophagussphinkters erklärt sich aus seinem asymmetrischen Druckprofil, das nach posterior (60 – 140 mm Hg) und anterior (50 – 120 mm Hg) höhere Drücke aufweist als nach lateral (30 – 65 mm Hg). Funktionell und auch anatomisch weist der Sphinkter damit eine schlitz- und nicht eine kreisförmige Konfiguration auf.

Regulation des Drucks. Der Druck im oberen Ösophagussphinkter wird durch eine kontinuierliche vagale Stimulation aufrechterhalten. Diese vagale Stimulation und damit der Druck im oberen Ösophagussphinkter nimmt bei jeder Inspiration zu, was zu einer Kanalisation des Lufteinstroms in die Atemwege führt und gleichzeitig den Gastrointestinaltrakt vor Lufteintritt schützt. Auch unter emotialem Stress kommt es zu einem Druckanstieg im oberen Ösophagussphinkter, während unter einer Narkose oder im Schlaf der Druck im oberen Ösophagussphinkter bis auf Werte um 10 mm Hg abfällt, was etwa dem Druck der fibroelastischen Komponente im Bereich der anatomischen Strukturen des oberen Ösophagussphinkters bei Wegfall jeglicher aktiver muskulären Kontraktion entspricht. Lediglich die der Inspiration assoziierten Schwankungen des oberen Ösophagussphinkters bleiben während einer Narkose oder im Schlaf erhalten. Umgekehrt sinkt der Druck im oberen Ösophagussphinkter bei plötzlicher Wanddehnung innerhalb der Speiseröhre, beim Aufstoßen oder beim Erbrechen (7).

Wenige Sekundenbruchteile (0,2 – 0,3 s) (7) nach Einleitung eines Schluckakts durch Kontraktion der oropharyngealen Muskulatur und Aufwärts- und Vorwärtsbewegung des Kehlkopfs kommt es zur Erschlaffung des oberen Ösophagussphinkters durch vorübergehende Unterbrechung der vagalen Stimulation, so dass der Nahrungsbolus in die tubuläre Speiseröhre eintreten kann.

Tubuläre Speiseröhre

Charakteristika der primären peristaltischen Kontraktionen, mit denen die Nahrung durch die Speiseröhre getrieben wird, finden sich in Abb. 4.**3** und Tab. 4.**1**. Die Kontraktionsamplituden sind in der proximalen Speiseröhre niedriger als im mittleren und unteren Drittel. Als Höchstgrenze für die mittlere Kontraktionsamplitude gelten 180 mm Hg, für die mittlere Kontraktionsdauer 6 s. Die Regulationsmechanismen, die für den komplexen Ablauf der peristalti-

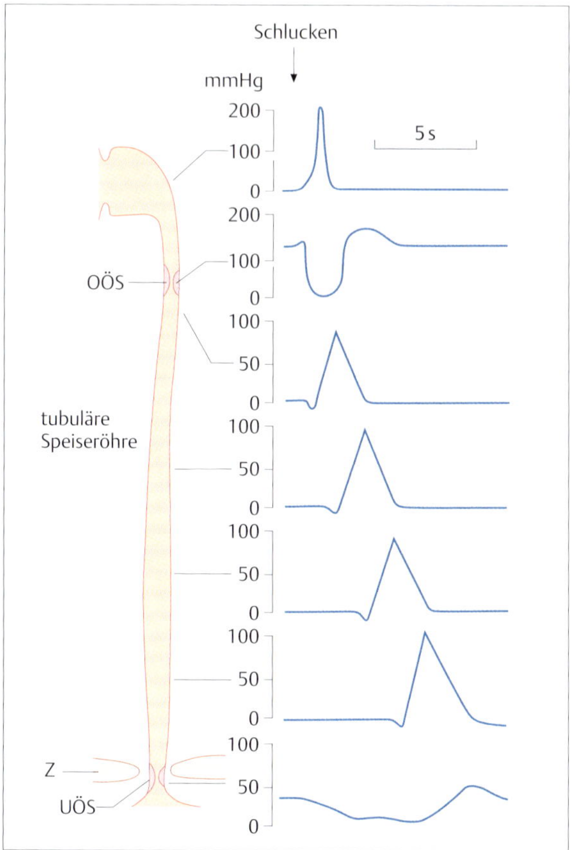

Abb. 4.3 Schematische Darstellung des Ablaufs der Ösophagusmotilität nach Initiierung eines Schluckakts. OÖS: oberer Ösophagussphinkter, Z: Zwerchfell, UÖS: unterer Ösophagussphinkter.

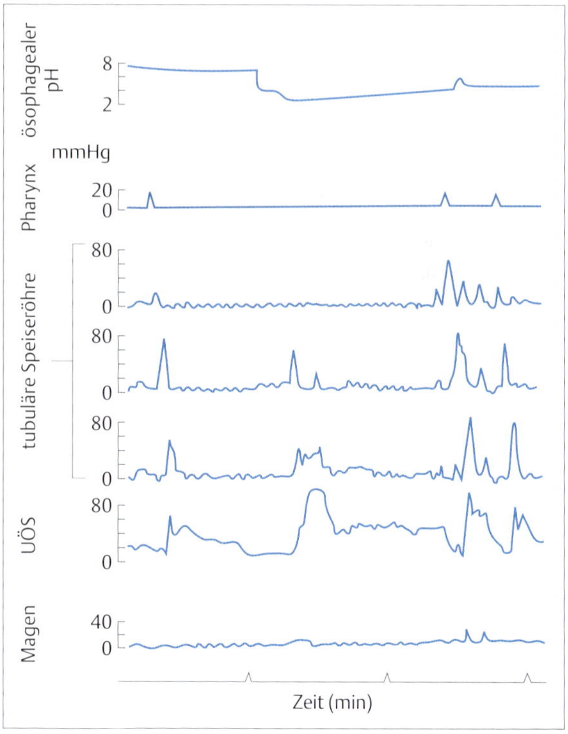

Abb. 4.4 Manometrische und pH-metrische Registrierung einer gastroösophagealen Refluxepisode während einer inadäquaten, transienten Relaxation des unteren Ösophagussphinkters. Es wird ein Abfall des Drucks im UÖS registriert, ohne dass eine (durch Schlucken induzierte) motorische Aktivität im Pharynx oder in der Speiseröhre vorausgegangen wäre. Wenige Sekunden nach Abfall des Drucks im UÖS kommt es zu einer Refluxepisode, die durch den Abfall des pH-Werts in der Speiseröhre aufgezeichnet wird (modifiziert nach 4). UÖS: unterer Ösophagussphinkter.

Tabelle 4.1 Mittelwerte, 5. und 95. Perzentile von Ösophagusmotilitätsbefunden bei 100 gesunden Personen unterschiedlicher Altersklassen (modifiziert nach 16)

	Mittelwert	5. Perzentile	95. Perzentile
Oberer Ösophagussphinkter			
• Ruhedruck (mm Hg)	37	10	69
Tubulärer Ösophagus			
• Kontraktionsamplituden (mm Hg)			
– proximal	56	28	104
– distal	84	33	146
• Kontraktionsdauer (s)			
– proximal	2,3	1,2	3,6
– distal	2,7	2,0	4,1
• Fortleitungsgeschwindigkeit (cm/s)			
– proximal	3,1	1,5	5,0
– distal	3,5	1,4	6,1
Unterer Ösophagussphinkter			
• Ruhedruck (mm Hg)	19	8	30
• Erschlaffungsdauer (s)	7,1	2	12
Kontraktionsmuster			
• peristaltisch (%)	94	90	100
• aperistaltisch (%)	6	0	10
• simultan (%)	0,2	0	10
• mehrgipflig	1,7	0	18

schen Kontraktionen mit vorangehender inhibitorischer (22) und nachfolgender exzitatorischer Welle in der tubulären Speiseröhre verantwortlich sind, sind bisher nicht eindeutig geklärt. Zentrale und periphere, im intramuralen Nervensystem lokalisierte Mechanismen sind involviert. Stickstoffmonoxid (NO) scheint dabei ein wichtiger Neurotransmitter zu sein (25).

Unterer Ösophagussphinkter

Der untere Ösophagussphinkter weist in Ruhe einen Druck von ungefähr 20 mm Hg im Vergleich zum Druck im Magenfundus auf. Ähnlich wie für den oberen Ösophagussphinkter wurde auch für den unteren Ösophagussphinkter eine radiale Asymmetrie nachgewiesen (24), die allerdings nicht so ausgeprägt wie für den oberen Ösophagussphinkter ist.

Regulation des Drucks. Etwa 2 s nach Einleitung eines Schluckakts fällt der Druck im unteren Ösophagussphinkter auf Werte von nahezu 0 für die Dauer von etwa 6 – 8 s ab (7). Die schluckreflektorische Erschlaffung des unteren Ösophagussphinkters wird durch Aktivierung inhibitorischer, wahrscheinlich NO-abhängiger Neurone und zusätzlich durch Unterbrechung der tonischen neuralen (vagalen) Erregung des Sphinkters vermittelt (7). Ein Anstieg des tonischen Drucks im unteren Ösophagussphinkter tritt durch humorale und neurale Stimulation nach der Nahrungsaufnahme auf und durch den zyklischen Ablauf des interdigestiven migrierenden Motorkomplexes, während dessen Phase III der Druck im unterer Ösophagussphinkter am höchsten ist (6). Ein Abfall des Drucks im unteren Ösophagussphinkter außerhalb der schluckinduzierten Relaxationen kann im Rahmen der sog. inadäquaten, d. h. nicht durch den Schluckakt induzierten transienten Relaxationen des unteren Ösophagussphinkters beobachtet werden (Abb. 4.**4**). Ihr Auftreten führt zu einem Verlust der Druckbarriere zwischen Magen und Speiseröhre und ermöglicht damit den Eintritt von Mageninhalt in die Speiseröhre (gastroösophagealer Reflux, s. unten).

Pathophysiologie von Ösophagusmotilitätsstörungen

Hypo- und hypermotile Störungen. Störungen der ösophagealen Motilität können in Form hypomotiler Störungen mit Reduktion von Kontraktionsamplituden oder komplettem Fehlen einer peristaltischen Kontraktion in der tubulären Speiseröhre nach Einleitung eines Schluckakts oder in Form hypermotiler Störungen mit erhöhten Kontraktionsamplituden oder verlängerten Kontraktionen auftreten.

Klassische hypomotile Ösophagusmotilitätsstörungen sind die Sklerodermie und die Achalasie. Hypermotile Ösophagusmotilitätsstörungen finden sich beim diffusen Ösophagusspasmus und bei der hyperkontraktilen Speiseröhre („Nussknackerösophagus").

Im Bereich des unteren Ösophagussphinkters würde eine hypomotile Funktionsstörung durch niedrige Drücke, eine hypermotile Kontraktionsstörung durch hohe Kontraktionsdrücke und inkomplette oder fehlende schluckreflektorische Erschlaffung charakterisiert sein. Klassisches Beispiel für die zuletzt genannte Störung ist die Achalasie.

Achalasie

Die Achalasie ist charakterisiert durch eine fehlende oder inkomplette schluckreflektorische Erschlaffung des unteren Ösophagussphinkters und eine schwerwiegende Transportstörung der tubulären Speiseröhre meist in Form völligen Fehlens jeglicher peristaltischer Kontraktionen.

Ursache sind erhebliche morphologische und funktionelle Störungen der intramuralen Nervenplexus. Die Anzahl der Neurone im Plexus myentericus ist deutlich reduziert und ihre Funktion drastisch gestört. Die funktionellen Störungen sind Folgen einer Denervierung. Unterer Ösophagussphinkter und tubuläre Speiseröhre reagieren dabei verstärkt (hypersensitiv) auf direkte (cholinerge) Stimulation, während eine Kontraktionsantwort nach ganglionärer (nikotinerger) Stimulation ausbleibt (17). Diese Beobachtung macht eine präganglionäre Lokalisation der neuronalen Störung wahrscheinlich.

Hyperkontraktile Ösophagusmotilitätsstörungen

Zu dieser Gruppe von Störungen der Ösophagusmotilität zählen der diffuse Ösophagusspasmus (eine unglückliche Krankheitsbezeichnung, da ein diffuser Spasmus der Ösophagusmuskulatur nicht vorliegt) und die hyperkontraktile Speiseröhre („Nussknackerösophagus"). Beide Erkrankungen sind durch das Auftreten von Kontraktionen mit über der Norm liegenden Amplituden und Dauer gekennzeichnet.

Beim diffusen Ösophagusspasmus treten tertiäre, d. h. nicht schluckinduzierte und auch nicht peristaltisch fortgeleitete (simultane) Kontraktionen auf, während die Kontraktionen bei der hyperkontraktilen Speiseröhre peristaltisch über die gesamte Speiseröhre laufen. Die schluckreflektorische Relaxation des unteren Ösophagussphinkters ist bei beiden Erkrankungen ungestört.

Überschießende cholinerge Stimulierbarkeit. Die Ursache der Erkrankungen ist bis heute weitgehend unbekannt. Berichte über morphologische Alterationen der glatten Muskulatur oder der nervalen intra- und extramuralen Strukturen sind inkonsistent (1, 11). Untersuchungen zur motorischen Funktion der Speiseröhre lassen einen neuronalen Defekt vermuten. So weisen Patienten mit hyperkontraktilen Ösophagusmotilitätsstörungen eine überschießende Reaktion auf eine cholinerge Stimulation, z. B. mit Metacholin, Betanechol oder Carbachol auf. Auch durch den Cholinesterasehemmer Edrophoniumchlorid kann eine überschießende Stimulation der ösophagealen Motorik mit Auftreten der für die Erkrankung charakteristischen hochamplitudigen und verlängerten Kontraktionen ausgelöst werden. Der Ort und das funktionelle Substrat dieser neuronalen Funktionsstörung sind bisher unbekannt. Die Befunde einer überschießenden cholinergen Stimulierbarkeit sind allerdings nicht sehr sensitiv und spezifisch für die Diagnose einer hyperkontraktilen Ösophagusmotilitätsstörung. Wenigstens 15 % der Patienten mit diffusem Ösophagusspasmus oder hyperkontraktiler Speiseröhre zeigen keine Veränderungen der manometrisch registrierbaren Ösophagusmotilität nach cholinerger Stimulation und Patienten mit anderen Erkrankungen der ösophagealen Motilität (z. B. Achalasie) können eine ähnlich überschießende (hypersensitive) Reaktion aufweisen (3).

Symptomatik. Auch die Ursache der Beschwerden der Patienten mit hyperkontraktilen Ösophagusmotilitätsstörungen – retrosternaler Schmerz, seltener Dysphagie – ist bisher weitgehend unbekannt. Schwerwiegende hyperkontraktile Bewegungsstörungen entsprechend denen eines diffusen Ösophagusspasmus oder einer hyperkontraktilen Speiseröhre können auftreten, ohne dass die Patienten Beschwerden haben (Abb. 4.5). Umgekehrt lässt sich nur bei

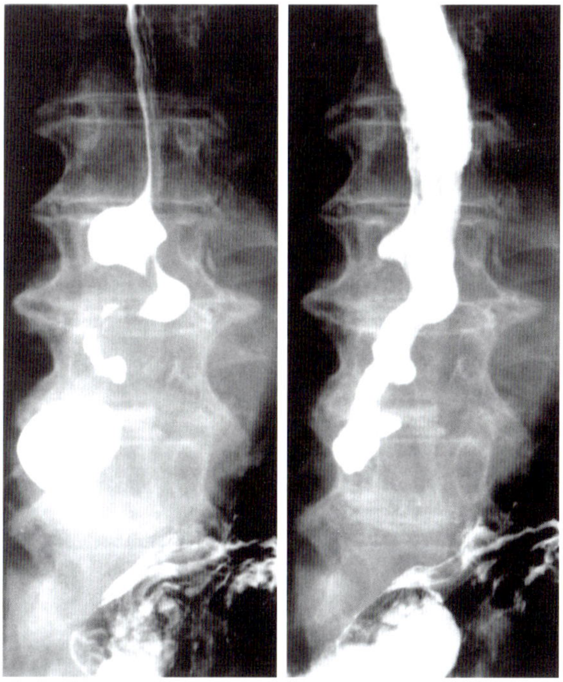

Abb. 4.5 Ösophagusbreischluck eines zum Zeitpunkt der Röntgenaufnahme nahezu asymptomatischen Patienten mit tertiären Kontraktionen in der distalen Speiseröhre wie bei diffusem Ösophagusspasmus. Die Untersuchung erfolgte wegen intermittierend auftretender Aphagie. Retrosternale Schmerzen bestanden nicht.

einer Minderzahl der Patienten mit Brustschmerzen, die nicht durch eine kardiale, pulmonale, mediastinale oder andere ösophageale Erkrankung erklärt werden können, eine hyperkontraktile Ösophagusmotilitätsstörung nachweisen. Ähnlich den Patienten mit dem Syndrom des irritablen Darms weisen einige Patienten mit nichtkardialem Retrosternalschmerz eine vermehrte Empfindlichkeit gegenüber Dehnung der Ösophaguswand auf (23). Möglicherweise liegt bei diesen Patienten eine generalisierte Störung der viszeralen Perzeption durch Störung intestinaler Mechanorezeptoren oder der angeschlossenen afferenten Nervenleitung zum ZNS vor.

Gastroösophageale Refluxerkrankung als Störung des unteren Ösophagussphinkters

Definition. Gastroösophagealer Reflux ist ein physiologisches, unbemerkt auftretendes Ereignis bei gesunden Personen. Eine gastroösophageale Refluxerkrankung liegt vor, wenn Symptome und/oder morphologische Läsionen (gastroösophageale Refluxkrankheit mit/ohne Refluxösophagitis) in der Speiseröhre durch einen vermehrten gastroösophagealen Reflux auftreten.

Gastroösophagealer Reflux führt zur Refluxkrankheit, wenn die Dauer des Kontakts des aggressiven gastroösophagealen Refluats mit der ösophagealen Mukosa verlängert ist. Dafür sind in der Regel zwei wesentliche Mechanismen, nämlich eine Häufung der Refluxereignisse und eine Verzögerung der Selbstreinigungsfunktion der Speiseröhre (Clearance) verantwortlich.

Dysfunktion des unteren Ösophagussphinkters

Der untere Ösophagussphinkter weist in der Regel eine Druckschranke von etwa 20 mm Hg zwischen Magen und Speiseröhre auf, was einen Reflux von saurem Mageninhalt in die Speiseröhre verhindert. Refluxereignisse können daher nur auftreten, wenn diese Druckbarriere vorübergehend zusammenbricht. Üblicherweise tritt ein Druckabfall im unteren Ösophagussphinkter nur im Rahmen des Schluckaktes auf.

Inadäquate Sphinkterrelaxationen. Patienten mit Refluxösophagitis weisen allerdings eine Häufung von vorübergehenden Druckverlusten des unteren Ösophagussphinkters auf, die nicht mit dem Schluckakt im Zusammenhang stehen und daher als inadäquate Sphinkterrelaxationen bezeichnet werden (Abb. 4.**4**). Die meisten Refluxereignisse bei gesunden Personen und Patienten mit gastroösophagealer Refluxkrankheit treten während dieser inadäquaten Sphinkterrelaxationen auf. Ansonsten weist der Druck im unteren Ösophagussphinkter dieser Personen unauffällige oder nur gering erniedrigte Werte auf. Die physiologische Funktion der inadäquaten Relaxationen des unteren Ösophagussphinkters besteht wahrscheinlich darin, das Aufstoßen der mit dem Schluckakt verschluckten Luft aus dem Magen zu ermöglichen. Die Mechanismen, die bei gesunden Personen das Auftreten der inadäquaten Relaxationen des unteren Ösophagussphinkters regulieren, sind bisher nur unzureichend bekannt. Vagale Einflüsse (inadäquate Sphinkterrelaxationen sind nach bilateraler zervikaler Vagotomie beim Hund nicht mehr nachweisbar) (15), die Dehnung der Magenwand nach Nahrungsaufnahme erhöht die Anzahl der inadäquaten Sphinkterrelaxationen (12) und eine Kontrolle durch das zentrale Nervensystem (inadäquate Sphinkterrelaxationen sind im Schlaf nicht mehr nachweisbar) (5) spielen eine Rolle. Darüber hinaus treten inadäquate Sphinkterrelaxationen in liegender Position seltener auf als in anderen Körperpositionen. Warum inadäquate Sphinkterrelaxationen bei Patienten mit gastroösophagealer Refluxkrankheit wesentlich häufiger vorkommen als bei gesunden Personen, ist bisher unbekannt.

Defekte Druckbarriere. Ein weiterer, allerdings quantitativ und funktionell weniger bedeutsamer Mechanismus, der zur Dysfunktion des unteren Ösophagussphinkters bei gastroösophagealer Refluxkrankheit beiträgt, ist der freie Reflux von Mageninhalt in die Speiseröhre bei durchgehend

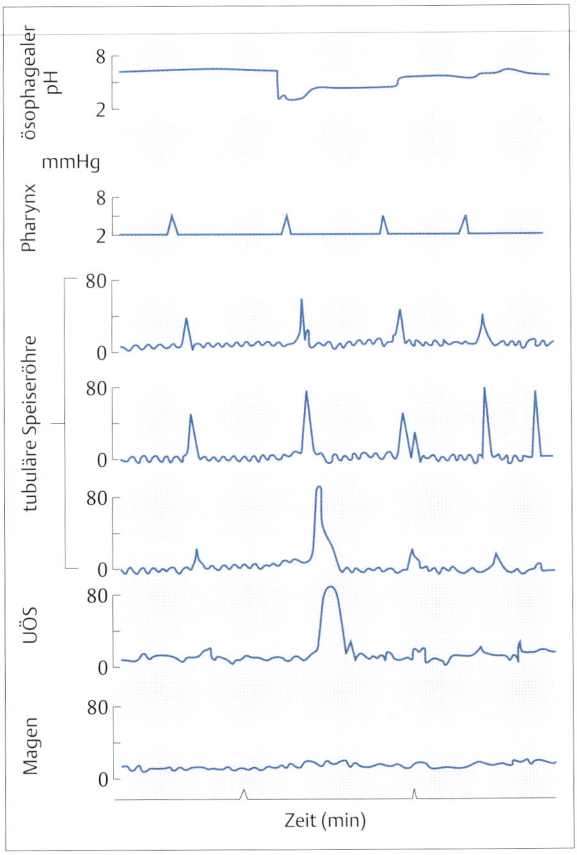

Abb. 4.6 Manometrische und pH-metrische Registrierung in der Speiseröhre während einer Episode von freiem Reflux bei praktisch fehlender Druckbarriere zwischen Magen und Speiseröhre (modifiziert nach 4). UÖS: unterer Ösophagussphinkter.

sehr niedrigem Druck (< 4 mm Hg) im unteren Ösophagussphinkter (Abb. 4.**6**). Die Ursache dieser Störung ist unbekannt. Chronisch entzündliche Prozesse spielen dabei keine Rolle, da eine medikamentös oder operativ induzierte Abheilung einer Refluxösophagitis nicht zu Veränderungen der defekten Druckbarriere zwischen Magen und Speiseröhre oder zu einer Normalisierung einer gestörten Motilität in der tubulären Speiseröhre führt (9).

Nicht sphinkterische Faktoren. Schließlich können nicht sphinkterische Faktoren wie Funktionsstörungen des Zwerchfells (19), eine Hiatushernie (8, 18) oder eine Erhöhung des intraabdominellen Drucks (4) zur Sphinkterdysfunktion bei Refluxösophagitis beitragen. Ihre pathophysiologische Bedeutung ist allerdings wahrscheinlich gering, da sich bei nahezu allen Patienten mit Refluxösophagitis eine Hiatushernie nachweisen lässt, aber nur ein geringer Prozentsatz der Personen mit Hiatushernie tatsächlich eine gastroösophageale Refluxkrankheit aufweist.

Eine axiale Hiatushernie ist lediglich ein begünstigender, jedoch keineswegs ein kausaler Faktor für das Auftreten einer gastroösophagealen Refluxkrankheit. Dabei scheint die Verlagerung des unteren Ösophagussphinkters aus dem Abdomen in den Niederdruckraum des Thorax mit Erleichterung eines Refluxes von in der Hiatushernie angesammeltem Mageninhalt nach dem Schlucken die wesentliche pathophysiologische Rolle zu spielen (18).

Gestörte Selbstreinigungsfunktion der Speiseröhre

Patienten mit gastroösophagealer Refluxkrankheit weisen eine gestörte Selbstreinigungsfunktion der Speiseröhre mit verlängertem Kontakt des aggressiven, aus dem Magen refluierten Materials mit der Ösophagusmukosa auf (4). Die wichtigste Ursache für diesen Befund ist eine gestörte peristaltische Aktivität der primären (schluckinduzierten) und sekundären (nicht schluckinduzierten) Kontraktionen der tubulären Speiseröhre. Weitere Faktoren, die die Dauer des Kontakts des refluierten Mageninhalts mit der Ösophagusmukosa oder dessen aggressive Einwirkung auf die Ösophagusmukosa modifizieren, sind die Neutralisation des refluierten Speiseröhreninhalts durch die Bikarbonatkonzentration des Speichels sowie die Konzentration von Säure, Pepsin und Gallensäuren im Refluat. Von diesen Faktoren scheint lediglich die Säurekonzentration des Refluats eine wesentliche Rolle zu spielen. Sie ist zugleich Angriffspunkt für die derzeit effektivste Therapiemaßnahme in der Behandlung der gastroösophagealen Refluxkrankheit, nämlich der Reduktion der Azidität des refluierten Materials durch hocheffektive Protonenpumpeninhibitoren. Eine schematische Zusammenfassung der Pathophysiologie der gastroösophagealen Refluxkrankheit gibt Abb. 4.**7**.

FAZIT FÜR DIE PRAXIS

- Achalasie und Sklerodermie als hypomotile Ösophagusmotilitätsstörungen sind durch das Fehlen peristaltischer Kontraktionswellen in der gesamten Speiseröhre (Achalasie) oder im glattmuskulären unteren Anteil der Speiseröhre (Sklerodermie) charakterisiert. Bei der Achalasie ist der untere Ösophagussphinkter (UÖS) hyperton, und es fehlt die Relaxation des UÖS nach dem Schlucken, um den Nahrungsbolus aus der Speiseröhre in den Magen eintreten zu lassen. Bei der Sklerodermie dagegen ist der Druck im UÖS erheblich vermindert oder fehlt völlig, so dass

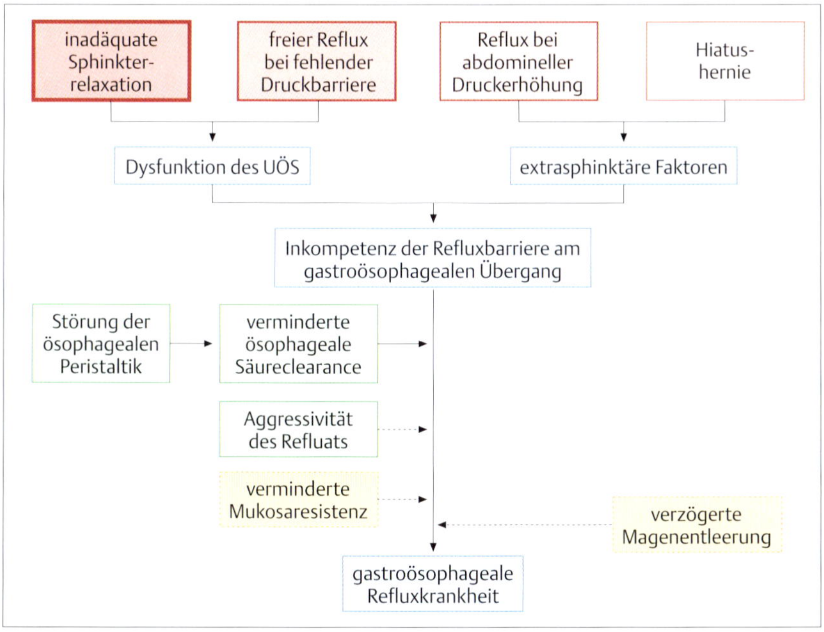

Abb. 4.7 Schematische Zusammenfassung der Pathophysiologie der gastroösophagealen Refluxkrankheit.

saurer Mageninhalt leicht in die tubuläre Speiseröhre regurgitiert werden kann.

- Bei einigen Patienten mit gastroösophagealer Refluxkrankheit ist durch das Fehlen einer Druckbarriere im UÖS ähnlich wie bei der Sklerodermie ein freier Reflux aus dem Magen in die Speiseröhre möglich; bei den meisten Patienten mit gastroösophagealer Refluxkrankheit liegt allerdings der Druck im UÖS im Normalbereich. Bei ihnen ermöglicht eine Häufung von inadäquaten, d. h. ohne Assoziation mit dem Schlucken auftretenden Relaxationen des UÖS den Reflux von saurem Mageninhalt in die Speiseröhre.
- Leitsymptom der hypermotilen Ösophagusmotilitätsstörungen sind nicht die Dysphagie oder das durch Reflux bedingte Sodbrennen, sondern der retrosternale Schmerz oder die schmerzlose Aphagie. Diese Symptome, sind typisch für die Krankheitsbilder des hyperkontraktilen Ösophagus („Nussknackerösophagus") und des diffusen Ösophagusspasmus. Beim diffusen Ösophagusspasmus werden diese Schmerzen ausgelöst durch tertiäre, nicht peristaltisch ablaufende, simultane, „spastische" Kontraktionen der Speiseröhre. Beim hyperkontraktilen Ösophagus weisen die Speiseröhrenkontraktionen eine besonders hohe Amplitude und/oder eine besonders lange Dauer auf, ihre peristaltische Fortleitung innerhalb der Speiseröhre ist jedoch nicht gestört.

4.3 Pathologische Anatomie und Histologie

G. Seitz

EDITORIAL **Der Ösophagus ist keine Beschleunigungsspur für die Gastroskopie, die Kardia sollte vielmehr – in Analogie zur Formel 1 – als Schikane aufgefasst werden. Deshalb sollte diese Region bei der Ösophagogastroduodenoskopie besonders langsam passiert und aufmerksam hinsichtlich möglicher Veränderungen (rote Zungen, zirkuläres Segment) beobachtet und ggf. biopsiert werden.**

Wurden bis vor Kurzem aus dem oberen und mittleren Ösophagus Biopsiepartikel nur bei endoskopischen Auffälligkeiten entnommen, so hat sich inzwischen gezeigt, dass es – in Anlehnung an andere Organe des Gastrointestinaltraktes – auch beim Ösophagus sinnvoll sein kann, einen vermeintlichen Normalbefund zu biopsieren. Die eosinophile Ösophagitis wird in den letzten Jahren zunehmend häufiger diagnostiziert, vermutlich weil wir gelernt haben, dass diese, z. T. mit endoskopischem Normalbefund einhergehende Entzündung Anlass für eine heftige und persistierende Dysphagie sein kann.

Anatomie und Histologie

Die Speiseröhre ist ein stark dehnbarer muskulärer Schlauch, der im Erwachsenenalter eine Länge von ca. 25 cm aufweist. Die Entfernung von der vorderen Zahnreihe bis zum gastroösophagealen Übergang beträgt 37 – 42 cm und es besteht ein direkter Zusammenhang zwischen Länge des Ösophagus und der Körpergröße.

Ösophagusengen. Physiologischerweise werden 3 Engen beschrieben: obere Enge am Ösophaguseingang aufgrund des Ringknorpels, mittlere Enge aufgrund des Aortenboges bzw. Abgangs des linken Hauptstammes sowie untere Enge aufgrund des Hiatus oesophageus des Zwerchfells. Die

3 physiologischen Engen sind Prädilektionsstellen für die Schädigung des Ösophagus wegen der Retention von Speisen, Tabletten etc. („pill-esophagitis").

Schleimhautaufbau. Die Schleimhaut des Ösophagus besteht aus einem mehrschichtigen, nicht verhornenden Plattenepithel mit Tunica propria und einer Muscularis mucosae. Die Epithelhöhe beträgt ca. 15 Zelllagen. Die unterste Zelllage des Epithels ist die Basalzellschicht, von der die Regeneration ausgeht. In der Regel beträgt die Basalzellschicht nicht mehr als 15% der Gesamtbreite des Epithels. Im unteren Ösophagus gibt es zudem noch sekretorische Drüsen in der Wandung, zum einen kardiaähnliche Drüsen, die zumeist in der Tunica propria gelegen sind, zum anderen die eigentlichen Ösophagusdrüsen, die in der Submukosa liegen.

Embryonales Ösophagusepithel. Von der Entwicklung des Ösophagus ist wichtig zu wissen, dass dieser ab der 10. Woche durch ein Zilien tragendes Zylinderepithel vom respiratorischen Typ ausgekleidet wird. Dies ist auf den gemeinsamen Ursprung vom primitiven Darmrohr zurückzuführen, aus dem sich auch die Lungenknospe ausstülpt. In der Folgezeit wird der Ösophagus vom mittleren Segment ausgehend von nicht verhornendem Plattenepithel ausgekleidet (49). Verbände des Zilien tragenden Epithels können auch nach der Geburt und teilweise auch noch im Erwachsenenalter nachgewiesen werden. Die Auskleidung des Ösophagus durch Zylinderepithel ist wichtig für das Verständnis der Barrett-Schleimhaut-Ausbildung, da die Barrett-Schleimhaut mit ihrem Zylinderepithel als „Rückbesinnung" auf embryonale Zustände aufgefasst werden kann (Abb. 4.**8**).

Anomalien

Schwerwiegende Missbildungen wie Atresie, Fistelbildung etc. werden in der Regel kurzfristig nach der Geburt diagnostiziert und therapiert.

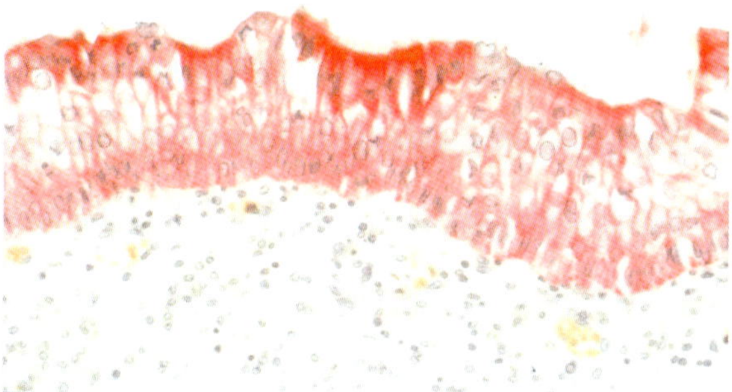

Abb. 4.8 Embryonaler Ösophagus, 20. SSW: residuelles respiratorisches Zylinderepithel (starke Kolorierung durch Zytokeratin-19-Antikörper) mit Flimmerhärchen, übriges Epithel entsprechend unreifem Plattenepithel mit nur geringer CK19-Expression.

Gewebsheterotopien. Für die tägliche Arbeit des Endoskopikers sind die Gewebsheterotopien von größerer Bedeutung, da sie durch ihre andere Kolorierung auffallen und teils der Verdacht auf Tumoren besteht.

Die häufigste Heterotopie ist die Magenschleimhautheterotopie im oberen Ösophagusdrittel (sog. Inlet-Patch) mit einer Häufigkeit von 0,1 – 10% (37). Der Inlet-Patch imponiert – da hier das einschichtige Zylinderepithel im Vergleich zum mehrschichtigen Plattenepithel wesentlich dünner ist – als roter Fleck und kann für den ungeübten eine Differenzialdiagnose zum Carcinoma in situ darstellen.

Andere, allerdings weitaus seltenere Heterotopien sind der Fordyce-Zustand (heterotope Talgdrüsen) (51) sowie intramurale Heterotopien von Schilddrüsen und Nebenschilddrüsen (58, 73).

Stoffwechselerkrankungen

Der Ösophagus ist wie alle anderen Organe auch bei Stoffwechselerkrankungen betroffen. Da bei der Biopsie in der Hälfte der Fälle nur Plattenepithelkomplexe und kein Stroma mitgefasst werden, ist z. B. der Nachweis einer Amyloidose (46) sicher sehr selten und ungewöhnlich. Die Hyalinosis cutis et mucosae (54) kann endoskopisch diagnostiziert werden, da bei dieser seltenen erblichen Erkrankung des Ösophagus sich endoskopisch multiple kleine, weißlich-gelbe Knötchen in einer verbreiterten Basalmembran und eine Hyperplasie des Plattenepithels finden.

Lokale Stoffwechselstörungen wie Lipidinseln aus Fett speichernden Makrophagen sind gleichfalls extrem selten (74).

Entzündungen

Entzündungen des Ösophagus können Folge einer Vielzahl unterschiedlicher Ursachen sein: Neben chemischen Ursachen (gastroösophagealer Reflux, Verätzungen etc.) kommen auch Erreger (Pilze, Bakterien und Viren) in Betracht, darüber hinaus kann der Ösophagus auch im Rahmen von Autoimmunerkrankungen der Haut oder systemischen Erkrankungen betroffen sein.

Gastroösophageale Refluxkrankheit (GERD)

Häufigstes Symptom und damit Leitsymptom für die Refluxkrankheit ist das Sodbrennen. Bereits Paracelsus hat 1531 Sodbrennen (sotbrenen) als Ursache allerlei „Torturen" beschreiben. Glaubte Paracelsus noch an ein Aufsteigen „des Dampfes der Speisen im Magen" mit Bildung eines „Tartarus" (Konkrement) als Ursache, so wissen wir heute, dass der Säurereflux, insbesondere der Magensäure, eine wesentliche Ursache darstellt. Da ca. 20% der Bevölkerung über mindestens 1-mal pro Woche auftretende Refluxbeschwerden klagen, ist diese Erkrankung schon jetzt als „Volkskrankheit" zu sehen. Trotz ihrer weiten Verbreitung wird sie jedoch vielfach immer noch von Ärzten und Patienten als „harmlose Befindlichkeitsstörung" angesehen und deshalb oftmals nicht suffizient diagnostiziert und therapiert.

Refluxösophagitis

Ein temporärer geringer Reflux von Mageninhalt in die Speiseröhre ist physiologisch, ein pathologischer Reflux wird dann diagnostiziert, wenn in aufrechter Position ein längerer Kontakt von Refluxflüssigkeit im unteren Ösophagus mit einem pH-Wert unter 4 über 6% der 24-stündigen Langzeit-pH-Metrie gemessen wird (38).

Klinik und endoskopische Veränderungen. Der Grad der Beschwerden korreliert nicht mit dem Schweregrad der säureinduzierten Nekrosen und damit nicht mit der Ausprägung der Refluxösophagitis. Es ist deshalb nicht verwunderlich, dass die bisher angewendeten Klassifikationen für die Refluxösophagitis ausschließlich auf endoskopische Kriterien (z. B. Savary-Miller-Klassifikationen, MUSE-Klassifikation) beruhen und die in diesen Einteilungen erfassten Veränderungen bisher nicht in systematischen prospektiven Studien histologisch evaluiert wurden. Der Säurereflux führt zu einer Epithelschädigung, die bei entsprechender Ausdehnung (z. B. Erosion oder Ulzeration) (Abb. 4.**9**) ein endoskopisches Korrelat aufweisen. Bei dem überwiegenden Teil der Patienten (80–85%) tritt der Reflux jedoch ohne Bild einer Refluxösophagitis mit entsprechenden Schleimhautläsionen auf.

Hyperregeneratorische Ösophagopathie. Bereits in den 70er Jahren hat die Arbeitsgruppe um Ismail-Beigi (35, 36) histologische Kriterien zur Diagnose einer Refluxösophagitis und insbesondere zu ihren frühen, histologisch erfassbaren Stadien erarbeitet (sog. hyperregeneratorische

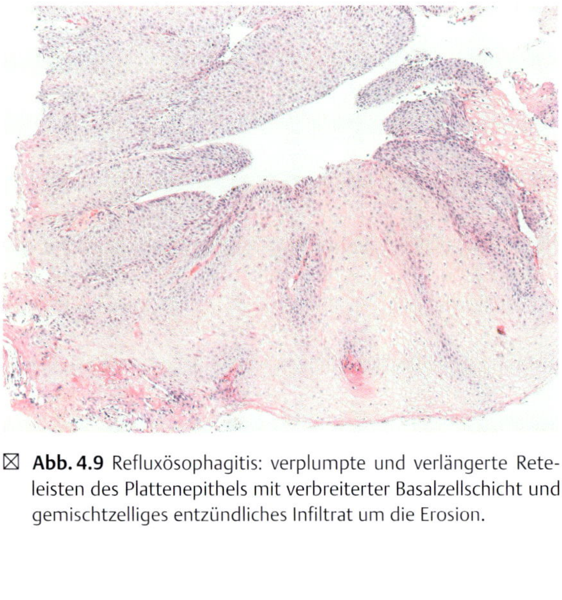

Abb. 4.9 Refluxösophagitis: verplumpte und verlängerte Reteleisten des Plattenepithels mit verbreiterter Basalzellschicht und gemischtzelliges entzündliches Infiltrat um die Erosion.

Ösophagopathie). Durch die säureinduzierten Zellschäden in der unteren Ösophagusschleimhaut kommt es zu einem erhöhten Zellumsatz mit Hyperproliferation des Plattenepithels und Verbreiterung der Basalzellschicht bei länger werdenden Stromapapillen. Eine Basalzellhyperplasie auf über 20% wird als beweisend angesehen. Diese Kriterien wurden und werden kontrovers diskutiert (17, 55, 67, 69, 71, 76, 84). Nach Ansicht der aufgeführten Autoren sollten die hyperregeneratorischen Schleimhautveränderungen erst ab 2 cm über der Z-Linie diagnostisch relevant sein, da diese histologisch nachgewiesenen Veränderungen unter H_2-Blocker-Therapie persistieren. In einer neueren Studie (72) konnte gezeigt werden, dass die Papillenverlängerung unter PPI-Therapie rückbildungsfähig ist. Sofern Langzeitstudien diese Erfolge bestätigen, wäre der Beweis angetreten, dass die Basalzellhyperplasie und Papillenverlängerung der Ösophagusschleimhaut auch bei vermeintlich symptomlosen Patienten keine Normvariante ist, sondern ein Indiz für einen gesteigerten gastroösophagealen Reflux. Auch wenn nach Schindlbeck et al. (65) die Papillenverlängerung nur bei der Hälfte der refluxkranken Patienten nachzuweisen war, so zeigen doch neue Untersuchungen, dass es im refluxgeschädigten Plattenepithel des Ösophagus zu einer starken Vermehrung PGP- und VIP-positiver Nervenfasern kommt. Ob dieser neue Ansatz sich zum histologischen Nachweis bzw. Beweis eines gastroösophagealen Refluxes eignet, müssen prospektive Studien zeigen (52).

Barrett-Ösophagus

Definitionen und Diagnostik

Der Barrett-Ösophagus (Übersichten: 15, 24, 82) ist eine häufige und auch sehr wichtige Komplikation der Refluxkrankheit. Er konnte inzwischen als präkanzeröse Kondition definiert werden.

Definitionswechsel der „Barrett-Schleimhaut". Keine andere Veränderung hat seit ihrer Erstbeschreibung vor 50 Jahren (6) einen derart häufigen Definitionswechsel erfahren. Sah Barrett 1950 noch bei der Erstbeschreibung die Ursache in einer kongenitalen Verkürzung der Ösophagusschleimhaut, so ließ er sich wenige Jahre später davon überzeugen, dass es sich um eine erworbene Läsion mit „zylinderepithelialer Auskleidung des unteren Ösophagus" (CELLO = columnar cell lined lower oesophagus) handelt (7). Systematische Untersuchungen von Paull und Mitarbeitern (56) zeigen 1976 drei unterschiedliche histologische Formen der Barrett-Schleimhaut: Neben einem Kardia- und Fundustyp sahen sie eine dritte Form mit „spezialisiertem Zylinderepithel". Hierbei handelt es sich um eine flache Mukosa mit reichlich Becherzellen und Prä-Becherzellen und nur gelegentlichem Nachweis basaler Residuen atrophischer Kardiadrüsen (Abb. 4.**10**). Auch konnten sie eine zonale Schichtung der drei Barrett-Schleimhauttypen nachweisen, wobei der Fundustyp vorzugsweise aboral, der Kardiatyp medial und der Typ mit „spezialisiertem Zylinderepi-

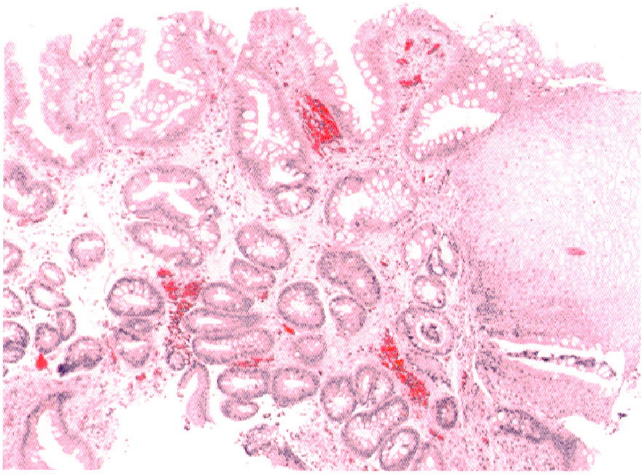

⊠ **Abb. 4.10** Histologie der Barrett-Schleimhaut: Bild einer inkompletten intestinalen Metaplasie mit zahlreichen Becherzellen (HE-Färbung).

thel" am weitesten oral gelegen war. Da die Proben nicht unter endoskopischer Sicht gewonnen wurden, liegt die Annahme nahe, dass sie die zonale Schichtung des Übergangs von Hiatushernien in den refluxgeschädigten Ösophagus wiedergeben. Fast zeitgleich konnte von den Arbeitsgruppen von Hawe et al. (30) und Haggitt et al. (27) gezeigt werden, dass beim Barrett-Ösophagus ein erhöhtes Risiko für ein ösophageales Karzinom besteht. Reid und Weinstein (60) konnten zeigen, dass die maligne Transformation der Barrett-Schleimhaut nur bei Fällen mit spezialisiertem Zylinderepithel auftritt. Eben diese letztgenannte Form wird aufgrund des erhöhten Karzinomrisikos zum gegenwärtigen Zeitpunkt als Barrett-Schleimhaut definiert und akzeptiert.

Kardiaschleimhaut. Die Diagnose eines Barrett-Ösophagus wurde bislang durch die unzureichende anatomische Definition der Kardia kompliziert. Fast alle Arbeiten zum Barrett-Ösophagus bezogen sich sehr lange Zeit auf die Ansicht von Hayward (31), dass die Kardiaschleimhaut bis zu 2 cm weit in den terminalen Ösophagus hineinreicht. Damit war vorgegeben, dass kurzstreckige Segmente eines Barrett-Ösophagus nicht diagnostiziert werden konnten, da die Endoskopiker Veränderungen kleiner 2 cm prinzipiell negierten und nicht biopsierten. Bemerkenswert ist in diesem Zusammenhang, dass Hayward Chirurg war und seine Vorstellung von der Kardiaregion ohne eigene entsprechende anatomische Grundlagenarbeiten publizierte.

Die Konfusion um die Kardiaschleimhaut und ihre Ausdehnung in den Ösophagus wird verstärkt durch die in den letzten Jahren (71) vorgetragene Ansicht, dass die Schleimhaut weder gastrisch noch normal sei. Für die Arbeitsgruppe um Sharma ist die Kardiaschleimhaut bereits eine refluxinduzierte Veränderung, die bei Dekompensation der Refluxkrankheit in eine Barrett-Schleimhaut münden kann. Sie gründen ihre Ansicht darauf, dass bei bis zu 50 % der Neugeborenen und auch der Erwachsenen die Fundusschleimhaut abrupt in Plattenepithel der Ösophagusschleimhaut übergeht und hier keine Kardiaschleimhaut nachzuweisen ist (15).

Länge des Barrett-Ösophagus. Die Erkenntnis, dass ösophageale Adenokarzinome auch dem Boden von kleinen Arealen einer Barrett-Schleimhaut ausgehen können, führte zum Überdenken dieser Definition.

Zum jetzigen Zeitpunkt werden Veränderungen mit mehr als 3 cm Ausdehnung als langstreckiger Barrett-Ösophagus (long segment Barrett-Ösophagus) (Abb. 4.**11**) und Veränderungen mit weniger als 3 cm Ausdehnung als kurzstreckiger Barrett-Ösophagus (short segment Barrett-Ösophagus) bezeichnet.

Veränderungen, die dem Auge des Endoskopikers entgangen sind und morphologisch einer Barrett-Schleimhaut entsprechen, werden demzufolge als mikroskopischer Barrett-Ösophagus (ultra short Barrett-Ösophagus) bezeichnet.

Metaplasie des Plattenepithels. Die vielen Diskrepanzen in Definition und Diagnostik bei Barrett-Schleimhaut erklären auch, warum sehr lange um den Ausgangspunkt dieser Zylinderepithelmetaplasien diskutiert wurde und teils immer noch wird. Zum einen wurde an ein simples „Hochwachsen" der Magenschleimhaut gedacht, zum anderen wurden auch die ösophagealen Schleimdrüsen als Ausgangspunkt des Zylinderepithels vorgeschlagen. In den letzten Jahren wird eine Metaplasie des Plattenepithels („Stammzelltheorie") favorisiert (10). Es wird ein Differenzierungswandel der Stammzellen des Plattenepithels hin zu zylindrischem Epithel postuliert. Belegt wird diese Ansicht durch immunhistochemische Untersuchungen der Barrett-Schleimhaut mit verschiedenen Antikörpern gegen einzelne Zytokeratinsubtypen (10, 61).

Zytokeratinexpression. Boch et al. (10) konnten zeigen, dass das Barrett-Epithel in seiner Expression einzelner Zytokeratine zwischen klassischem Plattenepithel und Zy-

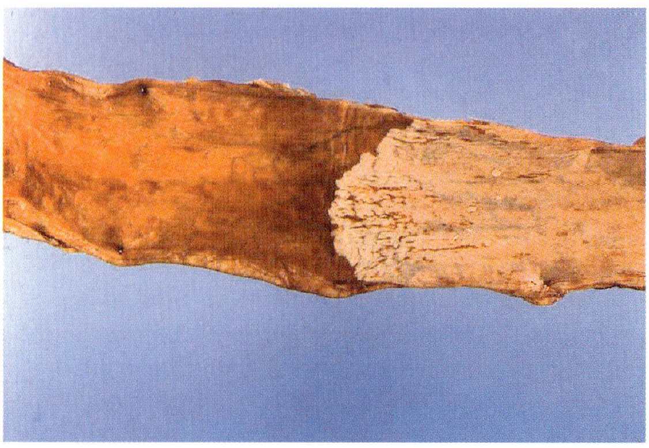

⊠ **Abb. 4.11** Autopsiepräparat von einer 57-jährigen Frau: langstreckiger Barrett-Ösophagus bei Sklerodermie.

linderepithel mit gastrointestinaler Differenzierung steht und damit intestinalen Metaplasien der Magenschleimhaut sehr verwandt ist. Wie die intestinale Metaplasie im Magen (47, 76) zeigt die Barrett-Schleimhaut eine fokale Expression von Zytokeratin 7 und eine kräftige Expression von Zytokeratin 20.

Färbungen. Das Muster dieser Zytokeratinexpression eignet sich entgegen zu Ormsby und Mitarbeitern (53) nicht zur Diagnostik der Barrett-Schleimhaut, da die intestinale Metaplasie der Kardiaschleimhaut bzw. des Magens ein weitgehend identisches Färbemuster aufweist. Die von Ormsby und Mitarbeitern vermeintlich nachgewiesene spezifische Anfärbung der gesamten Barrett-Schleimhaut mit Antikörpern gegen Zytokeratin 7 konnte in einigen Untersuchungen nicht bestätigt werden. Gleichfalls konnte in Untersuchungen unserer Arbeitsgruppe gezeigt werden, dass immunhistochemische Analysen mit Antikörpern gegen verschiedene Muzintypen und humane Kleeblattpeptide (TFF 1 – 3) keine Entscheidungshilfe bieten (42).

Der Goldstandard für die Diagnose der Barrett-Schleimhaut bleibt somit nach wie vor der „erfahrene Pathologe", evtl. mit Unterstützung durch die immunhistochemische PAS-Alcian-Blau-Färbung bei pH 2,5 oder die Astrablau-Färbung.

Hybridepithel. Insbesondere in der PAS-Alcian-Blau-Färbung bei pH 2,5 lassen sich Epithelkomplexe nachweisen, die morphologisch und auch immunhistochemisch zwischen Plattenepithel und Zylinderepithel stehen, was als Hybridepithel oder im amerikanischen Schrifttum auch als „multilayered epithelium" bezeichnet wurde. Die Ansicht von Wieczorek und Mitarbeitern (87), dass es sich hierbei möglicherweise um einen Vorläufer der Barrett-Schleimhaut handelt, können wir nicht stützen, da wir diese Veränderungen nur selten (in weniger als 1% aller Ösophagusbiopsate!) finden und trotz einer Assoziation mit Refluxkrankheit bislang keinen gehäuften Übergang in eine Barrett-Schleimhaut belegen konnten. Dass diese Transformation des Plattenepithels in das Zylinderepithel bislang selten beobachtet und beschrieben wurde (10), hat seine Ursache in der lange bekannten und bislang nicht erklärbaren Tatsache, dass der Barrett-Ösophagus unabhängig vom Alter des Patienten eine „schnelle Entstehung" aufweist. Nach Cameron und Mitarbeiter (14) kann ein Barrett-Ösophagus mit 5 cm Länge in durchschnittlich 1,5 Jahren entstehen.

Neoplastische Transformation des Barrett-Ösophagus

Karzinomrisiko. Seit Mitte der 70er Jahre finden sich Hinweise auf das erhöhte Adenokarzinomrisiko bei Barrett-Ösophagus, die heute immer noch fälschlicherweise in der „Zehner-Regel" zusammengefasst werden: 10% (bis 15%) aller Refluxkranken leiden an einer endoskopisch diagnostizierbaren Refluxösophagitis und von diesen entwickeln wiederum 10% der Patienten eine Barrett-Ösophagus. In der Folgezeit erkranken bis zu 10% der Patienten mit Barrett-Ösophagus an einem Adenokarzinom des unteren Ösophagus.

Es liegen zahlreiche retrospektive und prospektive Studien zum Karzinomrisiko beim Barrett-Ösophagus vor. In der Summe erkrankt in den retrospektiven Studien ein Patient auf 161 Patientenjahre (Risikoerhöhung um Faktor 36) und in den prospektiven Studien ein Patient auf 104 Patientenjahre (Risikoerhöhung um Faktor 66) (69). Aktuell geht man von einem Erkrankungsrisiko von 0,4 – 1,0% im Jahr aus (70, 81).

Detektionsraten des Barrett-Ösophagus

Obwohl diese Komplikation der Refluxkrankheit inzwischen weit bekannten ist, ist die Diagnostik (endoskopisch und histologisch) oft immer noch enttäuschend und unzureichend: Grunewald und Mitarbeiter (26) konnten bei einer Analyse von 1000 histologisch gesicherten Fällen zeigen, dass zum Zeitpunkt der Erstdiagnostik des Barrett-Ösophagus bereits in 9,3% der Fälle ein invasives Karzinom, intraepitheliale Neoplasien (früher Dysplasien genannt) lediglich in 2,6% der Fälle und in 85% der Fälle eine Barrett-Schleimhaut ohne intraepitheliale Neoplasie vorlag. In 3% der Fälle wurde der Verdacht auf eine Low-Grade-intraepitheliale-Neoplasie geäußert.

Endoskopisch wurde der Barrett-Ösophagus lediglich in 60,8% der Fälle erkannt oder vermutet und nur 70,6% der Karzinome wurden erkannt und vermutet! Tröstlich ist lediglich, dass in 35% der Fälle Frühkarzinome (pT1-Karzinome) vorlagen und dies die hohe Rate nicht erkannter Karzinome erklären hilft.

Aktuell ist die Detektion jedoch durch die neuen endoskopischen Techniken (Video-Endoskopie, Vergrößerungs-Endoskopie, etc.) stark verbessert worden; im Idealfall liegt die Häufigkeit des mikroskopischen Barrett-Ösophagus bei max. 1% (im Idealfall erfahrener Endoskopiker mit guter moderner Ausstattung).

Lang- und kurzstreckiger Barrett-Ösophagus. In der Grunewald-Studie wurde noch nicht nach langstreckigem und kurzstreckigem Barrett-Ösophagus unterschieden, erste prospektive Studien zeigen jedoch für den Short-Segment-Barrett-Ösophagus gleichfalls ein erhöhtes Risiko, wobei das Risiko (für Karzinome und High-Grade-intraepitheliale-Neoplasien) jedoch deutlich niedriger als beim Long-Segment-Barrett-Ösophagis ist (33, 71, 85, 86). In unserem eigenen Untersuchungsgut findet sich der Short-Segment-Barrett-Ösophagus gut 3-mal häufiger als ein Long-Segment-Barrett-Ösophagus, die Rate intraepithelialer Neoplasien ist im Short-Segment-Barrett-Ösophagus um den gleichen Faktor erniedrigt. Bemerkenswert ist allerdings, dass bei gleicher Altersverteilung beim Short-Segment-Barrett-Ösophagus Männer nur wenig häufiger als Frauen betroffen sind. Beim klassischen Barrett-Ösophagus, dem Long-Segment-Barrett-Ösophagus, wird weltweit ein Geschlechterverhältnis von 8 : 1 angegeben.

Tabelle 4.2 Häufigkeit des Barrett-Ösophagus und Barrett-Karzinoms – Pathologie Bamberg (n = 28 719 Ösophagusbiopsate)

Befund	Absolut	%
Barrett-Ösophagus	1.476	5,1%
Mikroskopischer Barrett-Ösophagus	133	9,5%
Short-Segment-Barrett-Ösophagus	974	69,6%
Long-Segment-Barrett-Ösophagus	292	20,9%
Barrett-Karzinom	77	5,2%

Tabelle 4.3 Barrett-Ösophagus – Häufigkeit der intraepithelialen Neoplasien (Pathologie Bamberg = 1476)

	Bamberg	Grunewald et al.
Barrett-Ösophagus	93,8%	88,1%
Mikroskopischer Barrett-Ösophagus	0,5%	1,6%
Short-Segment-Barrett-Ösophagus	0,5%	1,0%
Long-Segment-Barrett-Ösophagus	5,2%	9,3%

Aktuelle Zahlen zur Barrett-Sequenz. Bei einer Auswertung von nahezu 30.000 Ösophagusbiopsien des eigenen Instituts wird offensichtlich, dass die lange hoch gehaltene „Zehnerregel" keinen Bestand hat (Tab. 4.2). In dieser Auswertung liegt die Rate der Barrett-Karzinome mit 5% nur halb so hoch wie erwartet, auch liegt in dieser Auswertung die Zahl der nachgewiesenen intraepithelialen Neoplasien (früher Dysplasien) nur bei einem Zehntel der invasiven Karzinome (Tab. 4.3). Das starke Überwiegen der invasiven Karzinome gegenüber der intraepithelialen Neoplasie als vermeintlichem Vorläufer des Barrett-Karzinoms wurde bereits von der Bayreuther Arbeitsgruppe (26) beschrieben. Auch in den letzten Jahren waren in den beiden Instituten invasive Karzinome weitaus häufiger als intraepitheliale Neoplasien.

Diese Ergebnisse stehen den Zahlen amerikanischer Kollegen (25, 66) entgegen, die durchwegs hohe Prozentsätze an intraepithelialen Neoplasien publizierten. Diese Diskrepanz zwischen angloamerikanischen und europäischen Pathologen und die Tatsache, dass ca. 75% der Barrett-Karzinome bei der Indexendoskopie (81) diagnostiziert werden, gibt berechtigten Zweifel am Zweck von endoskopisch-bioptischen Kontrollen bei Barrett-Ösophagus. Mit anderen Worten, es besteht die Frage, ob man nicht an einem falschen Dogma festhält.

Verbesserung der endoskopischen Treffsicherheit. In hervorragender Weise hat sich die diagnostische Treffsicherheit der endoskopisch tätigen Ärzte verbessert. Tab. 4.4 zeigt exemplarisch die „diagnostische Lernkurve" eines unserer erfahrensten Einsender: Durch die Einführung der Videoendoskopie mit ihrem besseren Auflösungsvermögen und der Vergrößerung wurden häufiger Fälle von kurzstreckigem Barrett-Ösophagus erkannt, und die Rate des mikroskopischen Barrett-Ösophagus tendierte gegen Null. Damit wird deutlich:

Die Häufigkeit des mikroskopischen Barrett-Ösophagus wird in erster Linie durch die Erfahrung des Untersuchers und in zweiter Linie durch die Qualität der Technik bestimmt. Idealerweise sollte die Häufigkeit bei unter 1% liegen.

Es wäre für die Praxis jedoch viel gewonnen, wenn die Häufigkeit des mikroskopischen Barrett-Ösophagus bei 5% und nicht wie im internationalen Schriftgut ausgewiesen, bei 15% oder 18%, liegen würde.

Intestinale Metaplasie der Kardia. Abschließend sei noch auf einen weiteren großen Streitpunkt zwischen deutschsprachigen und angloamerikanischen Pathologen hingewiesen. Die Zahl des Barrett-Ösophagus ist u.a. im amerikanischen Schrifttum deshalb so hoch, da jegliche Form der Becherzellmetaplasie an der Z-Linie als Barrett-Ösophagus klassifiziert wird. Die Arbeitsgemeinschaft gastroenterologischer Pathologen in der deutschen Gesellschaft für Pathologie hat jedoch Kriterien erarbeitet, wie zuverlässig zwischen Präkanzerose Barrett-Ösophagus und der nichtpräkanzerösen Kondition „intestinale Metaplasie der Kardia" unterschieden werden kann (22). Die Differenzialdiagnose ist mit Routinefärbungen zuverlässig möglich. Die so gewonnenen epidemiologischen Daten lassen erkennen, dass es sich um zwei klar getrennte Entitäten handelt (Tab. 4.5), von denen die intestinale Metaplasie der Kardia offensichtlich keine endoskopisch-bioptische Kontrolle bzw. Nachsorge benötigt (Abb. 4.12).

Tabelle 4.4 „Diagnostische Lernkurve" – Häufigkeit der Subtypen des Barrett-Ösophagus

Zeitraum	Long-Segment-Barrett-Ösohpagus	Short-Segment-Barrett-Ösophagus	Mikroskopischer Barrett-Ösophagus
7–12/1998	33,3%	44,4%	22,2%
1–12/1999	25,0%	66,7%	8,3%
1–6/2000	27,2%	72,4%	0,4%

Tabelle 4.5 Vergleich zwischen intestinaler Metaplasie der Kardia und Barrett-Ösophagus – Pathologie Bamberg (n = 1000)

	Intestinale Metaplasie der Kardia	Barrett-Ösophagus
Alter	53,7 Jahre	60,7 Jahre
m : w	1 : 1,1	42 : 1
HP-Gastritis	55 %	31 %

Infektiöse Ösophagitiden/Retentionsösophagitis

Durch den Stau von Speisepartikeln in der Lichtung, z. B. bei Achalasie, stenosierenden Tumoren, peptischen Stenosen etc. können Speiseanteile von Bakterien und Pilzen überwuchert werden. Es kommt dann zu einer Entzündung, die durch eine lumennahe Granulozytenansammlung im Epithel gekennzeichnet ist.

Mykotische Ösophagitis

Soorösophagitis. Die mykotische Ösophagitis tritt bevorzugt als Soorösophagitis im Rahmen allgemeiner Abwehrschwäche, Kachexie, Diabetes mellitus und nach immunsuppressiver Therapie auf. Endoskopisch werden weißliche, im Gegensatz zur Glykogenakanthose unregelmäßige und konfluierte Pseudomembranen gefunden, die sich gut von der Schleimhautoberfläche ablösen lassen.

Histologisch finden sich ein oberflächlich aufgelockertes Plattenepithel mit Pilzhyphen und -sporen sowie eine lumennahe leukozytäre Durchsetzung des Epithels (Abb. 4.**13**) Candida albicans bildet 3 – 4 µm dicke, kaum verzweigte und septierte Hyphen mit rundlichen Sporen aus. Diese können bisweilen in der HE-Färbung erkannt werden, besser jedoch in der PAS-Reaktion und insbesondere in der Grokott-Färbung. Die Kombination der Soorösophagitis mit der ulzerösen Refluxösophagitis ist eher selten.

Andere Mykosen. Neben Candida-albicans-Infektionen kommen auch Infektionen mit Aspergillusarten, Torulopsis glabrata und anderen seltenen Pilzen vor.

Mykosen des Ösophagus sind die zweithäufigste Form der Ösophagitis nach der Refluxkrankheit. Fast alle Fälle sind auf Candida albicans zurückzuführen, da dies ein Saprophyt der menschlichen Haut und Schleimhäute ist. Es besteht eine klare Disposition bei Diabetes mellitus, aber auch bei anderen endokrinen Erkrankungen und Leberzirrhose, hämatologischen Erkrankungen, Antikörpermangelsyndromen und v. a. Tumorerkrankungen (Faktor 10!) (21, 41, 89).

Herpes-Ösophagitis

Risikofaktoren. Die häufigste Ursache für eine virale Ösophagitis ist eine Infektion mit Herpes-simplex-Virus Typ 1 (23). Hauptrisikofaktor der jüngeren Patienten stellt eine Immunsuppression dar, insbesondere nach Organtransplantation, darüber hinaus gelten Resistenzschwäche, maligne Grunderkrankungen, Strahlen- und/oder Chemotherapie als gemeinsame Risikofaktoren für alle viralen Ösophagitiden (8, 59, 77).

Ein Risiko für Herpes-Ösophagitis besteht nach eigenen Erfahrungen auch durch inhalierbare Corticosteroide bei Asthma bronchiale, wenn nicht – wie am Beipackzettel angegeben – nach Anwendung die Mundhöhle gespült oder die Zähne geputzt werden. Die lokale Wirkung des Cortisons kann die Entstehung nicht nur von Soor der Mundhöhle, sondern auch einer Herpes-Ösophagitis begünstigen.

Endoskopie und Histologie. Das typische endoskopische Bild zeigt multiple ca. 2 – 3 mm große Erosionen und Ulzerationen, die teilweise konfluieren. Bläschen, wie von der Infektion der äußeren Dermis bekannt, finden sich aufgrund der fehlenden Keratinschicht nicht im Ösophagus. Die vom Virus befallenen Epithelzellen finden sich praktisch

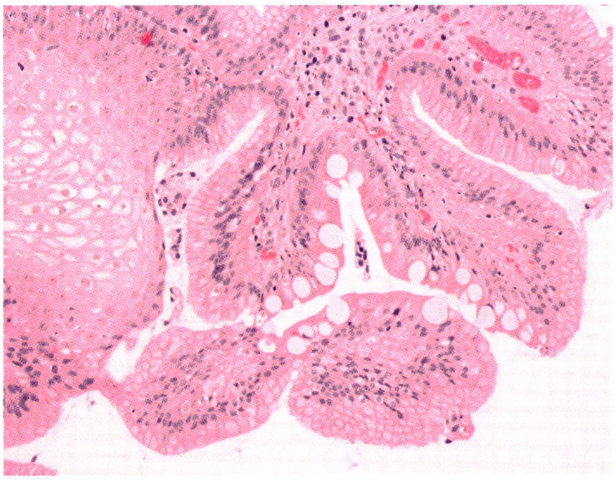

Abb. 4.12 Intestinale Metaplasie der Kardia: komplette intestinale Metaplasie in erhaltener Kardiaschleimhaut, Abgrenzung vom Ösophagusplattenepithel durch foveoläres Epithel (HE-Färbung).

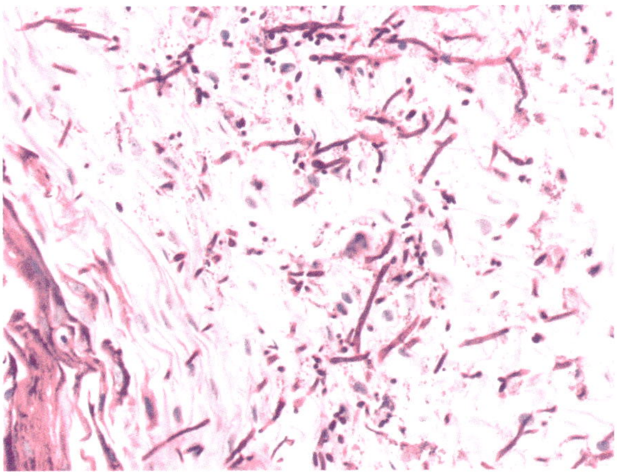

Abb. 4.13 Soorösophagitis im Plattenepithel und aufgelagert mit reichlich Pilzhyphen und -sporen (PAS-Färbung).

ausschließlich an den nekrotischen Rändern und sind bereits in der HE-Färbung in der Regel als Einschlusskörper (Cowdry Typ A) nachzuweisen. Immunhistochemisch lässt sich die Infektion durch entsprechende Antikörper nachweisen. Für die tägliche Diagnostik ist dies meist verzichtbar. Größer ist die Gefahr einer Überinterpretation der virusbefallenen Zellen mit vergrößerten Zellkernen als Tumorzellen.

Zytomegalievirusinfektion

Die CMV-assoziierte Ösophagitis findet sich gleichfalls vorwiegend bei Patienten mit Immundefizienz, allerdings ist die Speiseröhre seltener als das Kolorektum in den Infektionsprozess mitbeteiligt (77, 88). Die viralen Einschlusskörperchen finden sich nur im Stroma und insbesondere Gefäßendothelien, nicht aber in Epithelzellen. Im Gegensatz zu der Herpes-Ösophagitis ist deshalb bei V. a. CMV-Ösophagitis die Entnahme von Biopsiepartikeln aus dem Ulkusgrund Voraussetzung für die Diagnose.

Eosinophile Ösophagitis

Ätiologie. Die eosinophile Ösophagitis wird in den letzten Jahren vermehrt beschrieben. Die ersten Fallbeschreibungen resultieren aus der 2. Hälfte der 70er Jahre. Bis Mitte der 90er Jahre glaubte man, insbesondere im angloamerikanischen Schrifttum, an refluxinduzierte Veränderungen, die in dieser Form bevorzugt bei Kindern auftreten. Erst in den letzten Jahren des 20. Jahrhunderts wurde von dieser These abgerückt, da wiederholte Behandlungen mit PPI und auch operative Eingriffe (Fundoplicatio) keine nennenswerte Besserung der Beschwerden und des histologischen Bildes erbrachten.

Inzwischen hat sich gezeigt, dass bis 65% der Fälle mit unterschiedlichen Allergien einhergehen, in 50% der Fälle ist eine Nahrungsmittelallergie nachzuweisen. Bis zu 33% können an einem synchronen Asthma bronchiale erkrankt sein, eine periphere Eosinophilie und auch IgE-Erhöhung wird z. T. bis in 90% der Fälle beschrieben.

Einschränkend ist jedoch hinzuzufügen, dass es sich bei den bislang vorliegenden Beschreibungen (weltweit ca. 250 Publikationen zur eosinophilen Ösophagitis inklusive Reviews) in der Regel um nur sehr kleine Kollektive handelt. Klinisch steht die Dysphagie im Vordergrund, vereinzelt (unter 10%) wird auch über Erbrechen berichtet.

Die Beziehung zur eosinophilen Gastroenteritis (mit teilweise transmuraler Vermehrung eosinophiler Granulozyten) ist nicht definitiv geklärt, für beide Erkrankungen, eosinophile Ösophagitis und eosinophile Gastroenteritis spielt Eotaxin in der Ätiopathogenese eine wesentliche Rolle.

Endoskopie. Endoskopisch ist die eosinophile Ösophagitis vielgestaltig, am häufigsten wird eine Auflagerung von weißlichen Stippchen ähnlich einem Soor beobachtet. Im Gegensatz zur Soorösophagitis sind bei der eosinophilen Ösophagitis die weißlichen Auflagerungen kleiner und feingranulär, zudem sind sie in „Längsstraßen" (furrowing) gelagert (62) (Abb. 4.**14**). Darüber hinaus werden Stenosen und „webs" beobachtet.

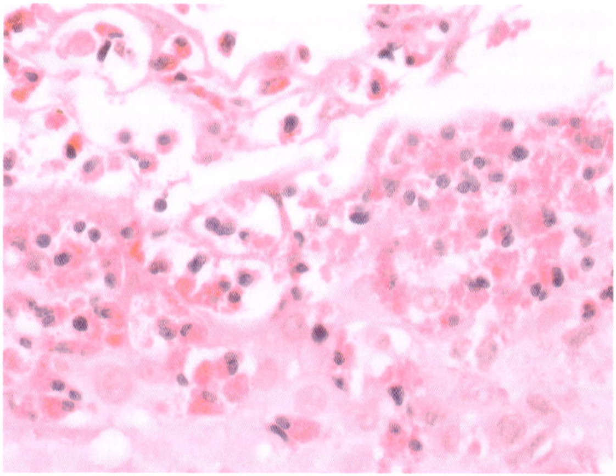

Abb. 4.14 Eosinophile Ösophagitis mit Erosion und eosinophilem Mikroabszess.

Histologie. Die histologische Diagnose ist einfach, sofern daran gedacht wird: „Rot im Mikroskop, weiß im Endoskop" (75). Die eosinophile Ösophagitis wird bei einer Vermehrung der eosinophilen Granulozyten auf über 20 pro HPF diagnostiziert, gleichzeitig liegt auch eine Vermehrung von Mastzellen vor. Der Ösophagus ist in der Regel in seiner gesamten Länge befallen. Die vereinzelt zu beobachtende diskrete Vermehrung eosinophiler Granulozyten im terminalen Ösophagus bei Refluxösophagitis stellt in der täglichen Praxis keine Differenzialdiagnose dar (50). In Zweifelsfällen spricht die gleichzeitige Vermehrung von Mastzellen für eine eosinophile Ösophagitis und gegen eine Refluxösophagitis (40).

Aktuelle Häufigkeit im Bamberger Institut: Seit der Jahrhundertwende zeigt sich eine eosinophile Ösophagitis in 0,4 – 0,5% aller Ösophagusbiopsate pro Jahr.

Ösophagitis bei Morbus Crohn, Morbus Boeck und Morbus Behçet

Die Häufigkeit der Diagnose einer Ösophagusbeteiligung bei Morbus Crohn lag früher bei 2%. Die Läsionen wurden zumeist im Rahmen eines sog. Staging bei Morbus Crohn gefunden und eher selten fanden sich Epitheloidzellgranulome und Riesenzellen.

Allerdings kann bei Zuhilfenahme immunhistochemischer Techniken bei einem Drittel der Patienten mit Morbus Crohn das endoskopisch unauffällige ösophageale Epithel eine transepitheliale Expression des HLA-DR-Antigen aufweisen. Dieser hohe Anteil einer Beteiligung des Ösophagus im Rahmen eines Morbus Crohn stützt sehr gut die Ansicht, dass dieser chronisch entzündlichen Darmerkrankung ein Defekt in der Expression von Defensinen zu Grunde liegen kann (83).

Differenzialdiagnose. Differenzialdiagnostisch ist bei Vorliegen von Granulomen die Mitbeteiligung im Rahmen eines Morbus Boeck zu bedenken. Ein Ösophagusbefall im Rahmen eines Morbus Behçet geht in der Regel mit einer entsprechenden klinischen Symptomatik einher.

Ösophagitis bei Autoimmunerkrankungen

Besonders bei Immundermatosen kann die Ösophagusschleimhaut mit befallen sein. Die Interpretation ist in der Regel sehr schwierig, da zumeist verlässliche Angaben zum Hautbefund bzw. exakte Diagnosen nicht vorliegen. Die Diagnostik kann auch erschwert werden durch das Auftreten von Spalten im Plattenepithel als Artefakt im Rahmen der Biopsieentnahme, die wie Bullae imponieren können.

Autoimmunerkrankungen wie Sklerodermie, Lupus erythematodes, Dermatomyositis etc. zeigen oft eine ösophageale Beteiligung. Wenngleich die klinischen Befunde oft eindrucksvoll sind, bilden sich zumeist die Veränderungen in der Tiefe der Wand ab, so dass sich im Biopsiematerial nur Folgeerkrankungen wie z. B. Refluxkomplikationen nachweisen lassen.

Benigne Tumoren und tumorähnliche Läsionen

Solitäre Papillome und Papillomatose. In bis zu 0,45% der Endoskopien finden sich isolierte Plattenepithelpapillome als kleine Polypen im oberen und mittleren Ösophagus. Sie bestehen aus einem zentralen, korallenstockähnlich entwickelten Bindegewebsstock mit einem Überzug aus einem regelhaft geschichteten, nicht verhornenden Plattenepithel. Nahezu in der Hälfte der Papillome ist HPV-DNA, insbesondere von HPV 16 und 18 nachweisbar, eine maligne Entartung ist jedoch nur ganz vereinzelt beschrieben worden. In früheren Jahren war die HPV-Assoziation offensichtlich infolge der mangelnden Sensitivität der eingesetzten Methoden (44, 78) nur kasuistisch beschrieben worden.

Refluxpolypen. Diese werden zum Teil auch als inflammatorische Polypen bezeichnet und zeigen neben stehen gebliebenem hyperplastischem Epithel oftmals auch Erosionen. Da diese polypöse, d. h. tumorähnliche Läsion vorzugsweise bei einer GERD auftritt, ist sie im Gegensatz zu den Papillomen vorzugsweise im Bereich der Z-Linie bzw. im unteren Ösophagusdrittel lokalisiert.

Leiomyome und Stromatumoren. Auch mesenchymale Tumoren sind selten, sie sind zumeist intramural gelegen.

Während im Magen Leiomyome ungewöhnlich und Stromatumoren mit schwer einzustufender Dignität häufig sind, ist es im Ösophagus genau umgekehrt: Zumeist finden sich klassische Leiomyome, die in der Regel nur wenige Millimeter groß sind.

Tabelle 4.6 Lokalisation der gastrointestinalen Stromatumoren – Bamberger Kollektiv (2000 – 2006: n = 50)

Ösophagus	2%
Magen	70%
Dünndarm	20%
Kolorektum	4%
Extraintestinal	4%

Die klassische Differenzialdiagnose zum Leiomyom stellen die gastrointestinalen Stromatumoren (GIST) dar, die ihren Namen aufgrund der Tatsache bekamen, dass sie immunhistochemisch weder myogene (Desmin-Expression), noch neurogene (S100-Expression) Eigenschaften aufwiesen. Vor einigen Jahren konnte gezeigt werden (32), dass diese Tumoren durch eine Expression von CD117 charakterisiert werden können und den Cajal-Zellen sehr verwandt sind, so dass diese Tumoren auch als Pacemaker-Tumoren geführt wurden. Die Tumorentität kommt im gesamten Gastrointestinaltrakt (Tab. 4.**6**) vor, der Magen ist am häufigsten beteiligt. In der Biopsie ist die Einschätzung der Dignität dieser Tumoren sehr schwierig, da hierzu Mitosen in mindestens 10, am besten 50 Gesichtsfeldern bei starker Vergrößerung verlangt werden und im Biopsiematerial oft nur wenige Gesichtsfelder vorliegen. Potenziell sind diese Tumoren alle als maligne anzusehen, bei kleinem Durchmesser kann jedoch in der Regel mit einem benignen Verlauf gerechnet werden (18).

Granularzelltumoren. Nach dem Leiomyom ist dieser neurogen differenzierte Tumor der häufigste benigne mesenchymale Tumor (39), 75% sind kleiner 20 mm (19). Der Tumor besteht aus zumeist rundlichen Kernen mit einem aufgrund seines hohen Lysozymgehaltes grob granulären Zytoplasma, immunhistochemisch findet sich eine starke S100-Expression. Aufgrund der immunhistochemischen Befunde ist die These früher Jahre widerlegt, es läge eine myogene Histogenese vor. Endoskopisch können kleine Granularzelltumoren einer Talgdrüsenheterotopie ähneln. Für die histologische Diagnostik des Pathologen ist von wesentlicher Bedeutung, dass über dem Tumor oft eine karzinomähnliche Hyperplasie des bedeckenden Plattenepithels (pseudoepitheliomatöse Hyperplasie) gefunden wird, die in der Interpretation der Biopsie Schwierigkeiten bereiten kann. Es handelt sich dabei fast ausschließlich um gutartige Tumoren (Abb. 4.**15**).

Andere benigne Tumoren. Die übrigen benignen Tumoren und tumorartigen Läsionen wie der inflammatorische fibroide Polyp (entzündlich-fibröser Polyp), Hämangiome und Lymphangiome sind sehr selten, Ösophaguslipome machen lediglich 1,5% von allen Lipomen des GI-Traktes aus (13).

DD „atypische Mesenchymzellen“. Große diagnostische Probleme in der Histologie können auch Biopsieparti-

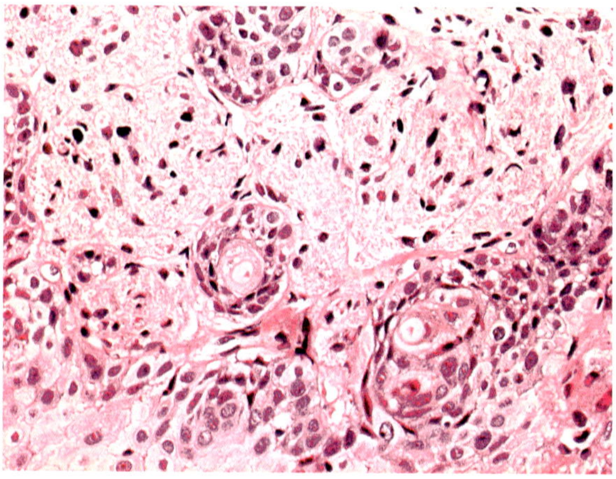

☒ **Abb. 4.15** Granularzelltumor mit grob granulärem, gering eosinophilem Zytoplasma und invertierter Hyperplasie des benachbarten Plattenepithelkarzinoms („pseudokarzinomatöse Hyperplasie").

kel aus Ulzera des gastroösophagealen Übergangsbereiches oder Granulationsgewebspolypen mit aktiviertem Stroma bereiten. Hier können die Mesenchymzellen – wie in anderen Abschnitten des GI-Traktes auch – pseudomaligne Veränderungen mit hochpolymorphen hyperchromatischen Kernen aufweisen. Die Kenntnis über diese atypischen Mesenchymzellen ist wichtig, um die Fehldiagnose eines Sarkoms mit der Konsequenz einer Ösophagusresektion zu vermeiden.

Maligne Tumoren

Bis Mitte der 80er Jahre fand sich noch in den Lehrbüchern der Pathologen und Gastroenterologen die Behauptung, dass 90–95% der Ösophaguskarzinome Plattenepithelkarzinomen und lediglich der kleinere Anteil Adenokarzinomen entsprächen.

Heute findet sich in großen Kliniken und Zentren eine annähernd gleiche Häufigkeit von Adenokarzinomen und Plattenepithelkarzinomen des Ösophagus, was auf eine dramatische Zunahme der Barrett-Karzinome in den letzten 3 Jahrzehnten zurückzuführen ist, so dass Haggitt bereits 1992 von einer neuen Epidemie sprach (28).

In Deutschland lässt sich diese dramatische Zunahme an den Zahlen des saarländischen Krebsregisters (www.krebsregister.saarland.de) ablesen, hier stieg die Inzidenz des Barrett-Karzinoms bei Männern von 1972–2002 um 230% von 1,7 auf 5,6 Neuerkrankungen pro 100000 Einwohner und Jahr, bei den Frauen lediglich um 25% von 0,8 auf 1,0 Neuerkrankungen pro Jahr.

Plattenepithelkarzinom

→ **Risikofaktoren.** Nach wie vor werden Plattenepithelkarzinome des Ösophagus zum überwiegenden Anteil im fortgeschrittenen bzw. metastasierten Tumorstadium diagnostiziert. Männer sind in der Regel 4- bis 5-mal so häufig betroffen wie Frauen. Zumeist sind die Tumoren im mittleren und unteren Ösophagusdrittel gelegen. Neben einigen Hotspots wie Nordchina, Iran, ehemalige sowjetische Republiken in Zentralasien findet sich eine Häufung in Frankreich, hier sind insbesondere Männer in Regionen mit schönen Namen wie Calvados, Cognac, Armagnac etc. betroffen. Dies unterstreicht, dass dem Alkoholabusus eine wesentliche Bedeutung in der Entstehung des Ösophaguskarzinoms zukommt. Im Gegensatz zum Adenokarzinom hat der gastrale Reflux keinen Einfluss (43).

→ **Frühkarzinome und endoskopische Therapie.** Bis zu 10% der Plattenepithelkarzinome sind in großen klinischen Zentren infolge Patientenselektion Frühkarzinome (pT1-Karzinome), in den Krebsregistern sind die Zahlen weitaus niedriger. Für das Saarland betrug die Frühkarzinomrate des Ösophagusplattenepithelkarzinoms im Zeitraum von 1970–1990 3,6%.

Die Frühkarzinome zu erkennen, ist von großer klinischer Bedeutung, da für sie eine gute Heilungschance durch die Operation besteht, und ein Teil der Patienten auch potenziell für eine endoskopisch ablative Therapie geeignet ist. Das Plattenepithelkarzinom des Ösophagus erweist sich dabei als aggressiver bezüglich der lymphogenen Metastasierung als Barrett-Karzinome bzw. Magenkarzinome gleichen Stadiums. In älteren Studien wurde bei Infiltration der Lamina propria bzw. Muscularis mucosae von Lymphknotenmetastasen in bis zu 14% berichtet. Bei Infiltration der Submukosa erreichte die Häufigkeit der Lymphknotenmetastasen 50%. Eine aktuelle Studie aus 2006 (11) bestätigt einmal mehr, dass Mukosakarzinome keine Lymphknotenmetastasen aufweisen und die Submukosainfiltration eine Kontraindikation für die endoskopische Mukosektomie ist.

→ **Intraepitheliale Neoplasie.** Ähnlich wie für das Zervixkarzinom gilt für das Plattenepithelkarzinom des Ösophagus das Konzept, dass der Tumor sich über die Zwischenschritte von geringgradiger und hochgradiger intraepithelialer Neoplasie (frühere Bezeichnung: „Dysplasie") entwickelt. Sind Frühkarzinome des Ösophagusplattenepithelkarzinoms für sich genommen schon sehr selten, so finden sich intraepitheliale Neoplasien (Dysplasien) in Ösophagusbiopsaten nur ganz selten. Für den Endoskopiker sollte bei Nachweis einer derartigen Läsion in der Biopsie der Schluss daraus gezogen werden, dass eine kurzfristige endoskopisch bioptische Kontrolle erforderlich ist, um ein in der Nachbarschaft gelegenes invasives Karzinom beweisen oder sicher ausschließen zu können.

Für die Praxis gilt auch, dass durch die alleinige Biopsie ein Frühkarzinom diagnostisch nicht eindeutig gesichert werden kann; in Verbindung mit dem endoskopischen Befund wird allerdings die Treffsicherheit erhöht. Idealerweise kann die Endosonographie in dieser wichtigen Fragestellung große Unterstützung leisten.

Sonderformen

Verruköses Plattenepithelkarzinom. Eine Sonderform des Plattenepithelkarzinoms ist das verruköse Plattenepithelkarzinom, wie es 1948 zuerst von Ackerman beschrieben wurde (1). Es handelt sich dabei hier um ein hochdifferenziertes Plattenepithelkarzinom, das aufgrund seiner geringen Atypien in Histologie und Zytologie den Pathologen in der Regel vor eine große Herausforderung stellt (Abb. 4.**16**). Es unterscheidet sich in Alters- und Geschlechtsverteilung nicht von den banalen Adenokarzinomen, ist jedoch im Gegensatz zu den üblichen Ösophaguskarzinomen zu einem Drittel im oberen Ösophagusdrittel gelegen. Endoskopisch finden sich vereinzelt polypöse, infolge starker Verhornung weißlich gefärbte Tumoren, in einem Teil der Fälle zeigen sich auch flächenhafte, langstreckig wachsende Tumoren mit multiplen bizarren polypösen Schleimhautveränderungen (Abb. 4.**17**) (2).

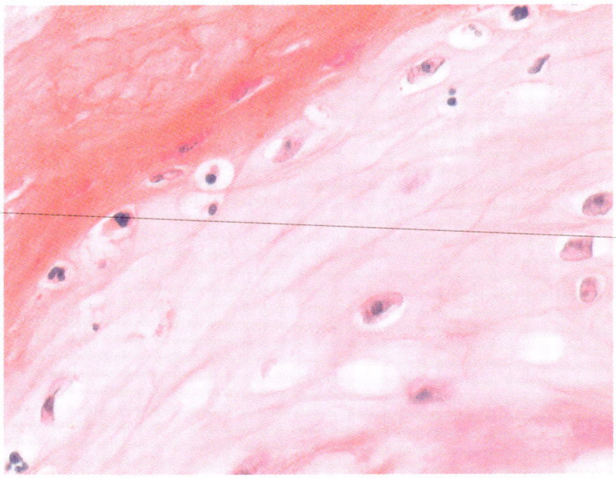

Abb. 4.16 Hochdifferenziertes (verruköses) Ösophagusplattenepithelkarzinom: Nur durch die Kernatypie ist das Karzinom zu diagnostizieren (HE-Färbung).

Karzinom mit spindelzelliger Metaplasie. Eine weitere Sonderform des Plattenepithelkarzinoms, die besonderer Nennung bedarf, ist das Karzinom mit spindelzelliger Metaplasie (früher auch Karzinosarkom oder Pseudosarkom genannt). Die Tumorentität ist relativ selten und ist durch ein endoluminales, pilzförmiges Wachstum gekennzeichnet. Lokalisation, Alters- und Geschlechtsverteilung entsprechen dem banalen Plattenepithelkarzinom. Histologisch liegt ein biphasisch differenzierter Tumor aus plattenepithelkarzinom-und sarkomartiger Tumorkomponente vor. Die Tumorentität wird auch an anderen Lokalisationen des oberen aerodigestiven Traktes (Kehlkopf, Trachea etc.) beobachtet. Die Prognose ist relativ gut, da offensichtlich infolge des vorzugsweise exophytischen Wachstums der Anteil von Frühkarzinomen relativ groß ist (34).

Adenokarzinome

Der häufigste Vertreter des ösophagealen Adenokarzinoms ist das Barrett-Karzinom (Abb. 4.**18**). Lediglich wenn Adenokarzinome im mittleren oder oberen Ösophagusdrittel gelegen sind, kann davon ausgegangen werden, dass der Tumor auf dem Boden einer gastralen Heterotopie entstanden ist, sofern man von den seltenen adenoidzystischen Tumoren der ösophagealen Schleimdrüsen absieht. Die Abgrenzung der Barrett-Karzinome vom Kardiakarzinom bzw. von einem in den Ösophagus hochgewachsenen Kardiakarzinom ist nicht leicht bzw. oftmals unmöglich (64).

Trotz aller aufwändigen histologischen und immunhistochemischen Techniken sowie auch molekularer Untersuchungen ist es bislang nicht gelungen, Adenokarzinome der Kardia sicher von Barrett-Karzinomen zu unterscheiden (9, 57, 63).

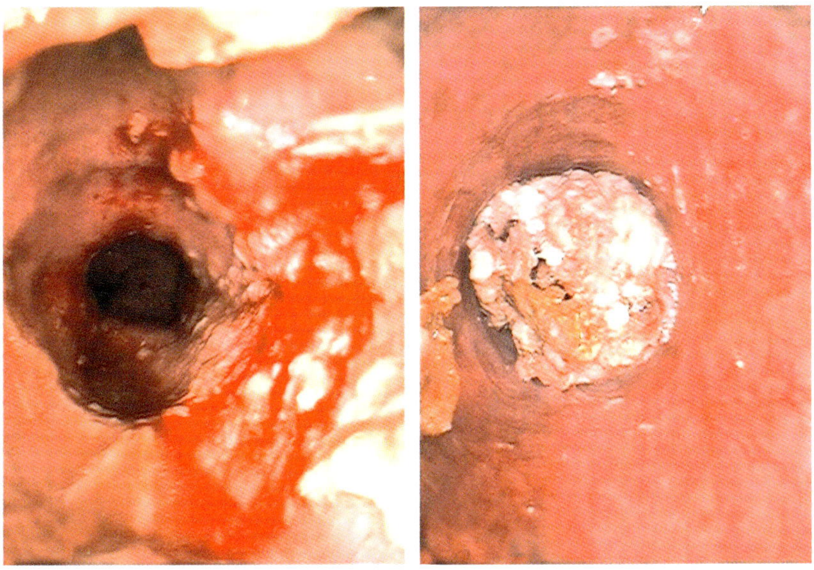

Abb. 4.17 Verruköses Ösophaguskarzinom mit zahlreichen bizarren, polypösen, weißlichen Veränderungen der Schleimhaut.

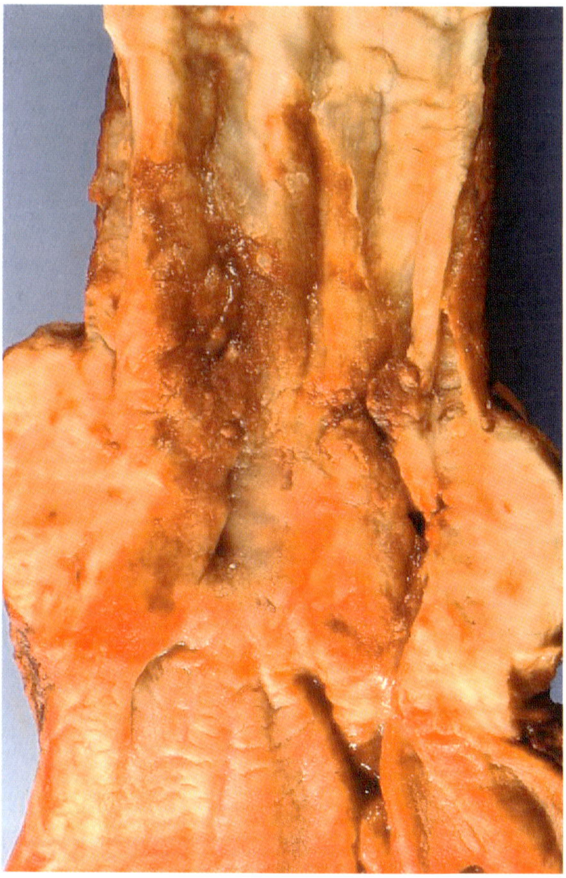

⊠ **Abb. 4.18** Fortgeschrittenes Barrett-Karzinom mit langen roten Zungen oberhalb des Tumors bei einem 47-jährigen Mann.

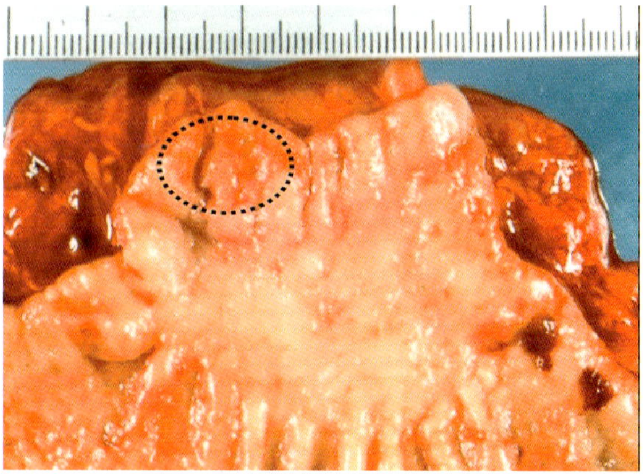

⊠ **Abb. 4.19** OP-Präparat eines 65-jährigen Patienten mit Long-Segment-Barrett-Ösophagus und Frühkarzinom am kranialen Resektionsrand (rötliche Kolorierung des Tumors infolge erhöhter Kapillardichte, s. gelber Kreis).

Klassifikation. Schwachpunkt aller dieser Untersuchungen ist sicherlich, dass in der Regel fortgeschrittene Kardiakarzinome mit fortgeschrittenen Barrett-Karzinomen verglichen wurden und hier vermutlich große Übereinstimmungen im Bereich progressionsassoziierter genetischer Veränderungen bestehen. Deshalb hat die WHO (29) neben dem Barrett-Karzinom auch das Adenokarzinom der ösophagogastralen Übergangszone eingeführt. Dem Klassifikationsproblem wird man damit sicherlich nicht gerecht, die WHO hat folgendes Vorgehen als kleinsten gemeinsamen Nenner vorgegeben:

- Adenokarzinome, die die Z-Linie überschreiten, werden als Adenokarzinome der gastroösophagealen Übergangszone bezeichnet, unabhängig davon, wo die Hauptmasse des Tumors gelegen ist.
- Adenokarzinome, die ausschließlich oberhalb der Z-Linie gelegen sind, werden als Ösophaguskarzinome geführt.
- Adenokarzinomen, die komplett unterhalb der Z-Linie liegen, wird ein gastrischer Ursprung unterstellt. Deshalb wird in diesem Fall empfohlen, vom Terminus „Kardiakarzinom" Abstand zu nehmen und den Tumor als Karzinom des proximalen Magens bzw. des Magenkorpus zu bezeichnen.

Frühkarzinome. Im Gegensatz zum Plattenepithelkarzinom des Ösophagus zeigt das Barrett-Karzinom inzwischen einen sehr hohen Anteil an Frühkarzinomen (Abb. 4.**19**), in der Regel ist der Anteil der Frühkarzinome sogar höher als bei kolorektalen Karzinomen. In Zentren sind nahezu 50 % der ösophagealen Adenokarzinome bzw. Barrett-Karzinome Frühkarzinome im Stadium pT1. Damit eröffnet der große Anteil von Frühkarzinomen die große Chance, das Tumorleiden oft mit einer endoskopisch ablativen Therapie heilen zu können. Der hohe Anteil von Frühkarzinomen kann offensichtlich dadurch erklärt werden, dass eine Refluxsymptomatik Anlass für eine Endoskopie ist.

Tiefeninfiltration. Auch für die Barrett-Frühkarzinome gilt wie für die plattenepithelialen Frühkarzinome des Ösophagus, dass mit Zunahme der Infiltration durch den Tumor auch das Risiko der lymphogenen Metastasierung steigt.

Die „Wasserscheide" für die Lymphknotenmetastasen (68) bildet offensichtlich die Submukosa, denn bei ihrem Befall steigt die Wahrscheinlichkeit der Lymphknotenmetastasen dramatisch an (80). Auch die Differenzierung des Tumors nimmt mit der Tiefeninfiltration ab, während die Anzahl der Gefäßeinbrüche (insbesondere Lymphgefäßeinbrüche) ansteigt.

So werden Siegelringzellkomponenten nach eigener Erfahrung in Barrett-Karzinomen fast immer nur dann beobachtet, wenn bereits eine Submukosainfiltration vorliegt. Von überragender Bedeutung für die Therapieplanung ist die

Kenntnis einer anatomischen Besonderheit, nämlich der doppelten Muscularis mucosae bei einem Barrett-Ösophagus (90). In ca. 95% der Fälle findet sich eine neu gebildete Muscularis mucosae, die oberhalb der ursprünglichen Muscularis mucosae verläuft. Dadurch besteht die Gefahr der Überdiagnose einer Submukosainfiltration im Biopsiematerial.

Seltene maligne Tumoren

Neurendokrine Tumoren

Gut differenzierte neuroendokrine Tumoren (früher Karzinoide) sind im Ösophagus extrem selten, zumeist handelt es sich um Kasuistiken (45).

Hochmaligne neuroendokrine Karzinome (früher kleinzellige Karzinome), teils mit paraneoplastischer Hormonexpression (z. B. ACTH), sind vereinzelt beschrieben worden (12). Der Anteil an den malignen Ösophagustumoren beträgt unter 1%, klinisch sind sie ähnlich hochaggressiv wie die gleichnamigen Tumoren der Lunge.

Differenzialdiagnosen. Klinisch muss differenzialdiagnostisch bei Vorliegen eines kleinzelligen Karzinoms im Ösophagus eben auch an die Möglichkeit einer Metastase oder einer direkten Infiltration durch ein hochmalignes neuroendokrines Karzinom der Lunge gedacht werden, da dieses Organ als Lokalisation des Primärtumors weitaus häufiger ist. Aus histamorphologischer Sicht sind differenzialdiagnostisch Infiltrate eines malignen Lymphoms (immunhistochemisch LCA-Expression) abzugrenzen, insbesondere, wenn die hochmalignen kleinzelligen Karzinome typischerweise bei der Biopsieentnahme eine starke mechanische Alteration aufweisen und so die Beurteilbarkeit erschwert ist.

Malignes Melanom

Der Ösophagus ist sehr selten Ausgangspunkt für ein primäres malignes Melanom (im Saarländischen Krebsregister 1970 – 1988 unter 637 malignen Ösophagustumoren nur 1 malignes Melanom), zumeist sind Patienten über 50 Jahre betroffen. Im typischen Fall weist der Tumor eine braune bis schwarze Kolorierung durch die zytoplasmatische Melaninbildung auf, so dass die Diagnose leicht ist. Amelanotische Melanome ähneln histologisch undifferenzierten großzelligen Karzinomen, sie können immunhistochemisch sehr leicht durch die Expression von Melanommarkern (MITF, HMB45 etc.) von Karzinomen abgegrenzt werden, die durch eine starke Zytokeratinexpression charakterisiert sind.

Primärtumor oder Metastase? Schwieriger ist oft die Frage zu entscheiden, ob es sich um die Metastase eines malignen Melanoms oder um einen Primärtumor handelt. In einem Teil der Fälle kann am Rande des invasiven Anteils des Melanoms auch eine In-situ-Komponente nachgewiesen werden, die dann den Ausgangspunkt vom Ösophagus beweist. Die Prognose ist in der Regel schlecht, da zumeist fortgeschrittene Fälle vorliegen, vereinzelt wurde jedoch von Langzeitüberlebenden berichtet (20).

Maligne Lymphome

Primäre Non-Hodgkin-Lymphome des Ösophagus sind extrem selten.

Häufiger als ein primäres Lymphom ist der Befall im Rahmen eines generalisierten Lymphoms oder auch durch eine Infiltration aus der Nachbarschaft – so auch für den Morbus Hodgkin beschrieben – so dass bei allen neu diagnostizierten malignen Lymphominfiltraten im Ösophagus zunächst eine Mitbeteiligung bei generalisiertem Lymphom auszuschließen ist.

Infolge Quetschungsartefakten in Zangenbiopsien kann die Diagnose erschwert werden, in diesem Fall können immunhistochemische Untersuchungen helfen, den Tumor von einem hochmalignen, neuroendokrinen Karzinom (kleinzelliges Karzinom) sicher abzugrenzen. Die Differenzierung ist wesentlich, da maligne Lymphome eine signifikant bessere Prognose als kleinzellige Karzinome aufweisen.

Metastasen

Die malignen Tumoren, die in den Ösophagus metastasieren, sind dieselben drei, die auch in den Magen metastasieren: Karzinome der Lunge und der Mamma sowie das maligne Melanom. Im Allgemeinen breiten sie sich in der Submukosa aus, so dass sie als intramurale Raumforderungen oder Tumoren imponieren. Erst danach infiltrieren sie die Muscularis propria und auch die Mukosa und es kommt zur Exulzeration.

In einer Autopsiestudie mit 423 Lungenkarzinome fanden sich 33 Tumoren mit Metastasen im Ösophagus (7,7%) (3). Patienten, die an einem metastasierenden kutanen malignen Melanom sterben, zeigen bei der Obduktion in bis zu 4% der Fälle Ösophagusmetastasen (48).

FAZIT FÜR DIE PRAXIS

- Die feingewebliche Untersuchung ist für die Diagnostik und die exakte Klassifikation von Ösophagitiden und Ösophagustumoren unerlässlich.
- Beim Barrett-Ösophagus kommt den Pathologen in enger Zusammenarbeit mit den Gastroenterlogen eine sehr große Bedeutung in der Diagnose sowie auch in der Planung der Therapie einer neoplastisch transformierten Barrett-Schleimhaut zu. Dazu haben wesentlich die endoskopisch-ablativen Verfahren beigetragen, die den Pathologen auch neue Formen von Gewebsproben bescheren.
- Der Entscheidungsdruck des Pathologen bei der Beurteilung des Biopsiepräparates (Ösophausresektion ja oder nein?) wurde wohl gemindert, dafür wurde der Pathologe in die Therapie (ist die EMR ausreichend?) verantwortlich eingebunden. Bereits vor 20 Jahren hat Volker Becker, emeritierter Direktor des Pathologischen Instituts der Universität Erlangen, diese Rolle treffend beschrieben: „Der Pathologe ist der Lotse der Therapie“.

4.4 Gastroösophageale Refluxkrankheit und Barrett-Ösophagus

D. Schilling, K.-H. Fuchs

EDITORIAL **Die steigende Inzidenz der gastroösophagealen Refluxkrankheit (GERD) und ihr Einfluss auf die Lebensqualität und Arbeitsfähigkeit der betroffenen Patienten mit enormen direkten und indirekten Kosten auf der einen Seite und die geringe Kenntnis des Spontanverlaufs auf der anderen Seite hat sie sowohl in das Interesse der gastroenterologischen Forschung als auch der klinischen Gastroenterologie gerückt. Zu dem Komplex der GERD gehören zunächst die erosive Form der Refluxerkrankung (= ERD), die nichterosive Form (= NERD) sowie der Barrett-Ösophagus. Letzterer hat ein wahrscheinlich nicht sehr ausgeprägtes Risiko für ein Adenokarzinom der Speiseröhre. Seit einigen Jahren weiß man, dass auch extraintestinale Manifestationen wie Husten, Laryngitis, Heiserkeit oder chronisch obstruktive Atemwegserkrankungen zum Spektrum der Refluxkrankheit gehören. Leitsymptom der gastroösophagealen Refluxkrankheit ist das Sodbrennen.**

Definition und Klassifikation

Eine klare Definition der gastroösophagealen Refluxkrankheit existiert nicht. Gemäß der Konsensuskonferenz der Deutschen Gesellschaft für Verdauungs- und Stoffwechselkrankheiten spricht man von einer gastroösophagealen Refluxkrankheit, wenn ein Risiko für organische Komplikationen durch einen gesteigerten gastroösophagealen Reflux und/oder eine signifikante Störung des gesundheitsbezogenen Wohlbefindens (Lebensqualität) infolge Refluxbeschwerden bestehen (57).

Manifestationsformen. Die gastroösophageale Refluxkrankheit wird im internationalen Sprachgebrauch als GERD (**g**astro**e**sophageal **r**eflux **d**isease) bezeichnet. Unter dem Begriff GERD werden die verschiedenen Manifestationsformen subsumiert:

- nichterosive Refluxkrankheit (NERD),
- erosive Ösophagitis verschiedener Schweregrade (ERD),
- Barrett-Ösophagus und
- extraintestinale Manifestationen.

GERD ohne nachweisbare Erosionen wird als NERD bezeichnet, bei Nachweis von Erosionen in der endoskopischen Untersuchung spricht man von ERD.

Die Unterscheidung von ERD und NERD ist weder durch das Ausmaß der Beschwerden oder der Beeinträchtigung der Lebensqualität noch durch das Ansprechen auf die medikamentöse Therapie möglich (58). Zu den extraintestinalen Manifestationen der GERD zählen Asthma bronchiale, chronischer Husten, Laryngitis und wahrscheinlich auch Schlafstörungen, wie z. B. das Schlafapnoe-Syndrom.

Barrett-Ösophagus. Von einem Barrett-Ösophagus spricht man dann, wenn der Endoskopiker lachsfarbene zungenförmige Ausläufer im distalen Ösophagus sieht und der Pathologe in den histologischen Proben aus dieser Region Zylinderepithelmetaplasie vom spezialisierten Typ findet. Bei positivem histologischem Befund liegt entsprechend der Länge der makroskopisch erkennbaren Zungen ein Short-Segment-Barrett-Ösophagus (< 3 cm) oder ein Long-Segment-Barrett-Ösophagus (> 3 cm) vor. Wegen seiner besonderen Wertigkeit wird der Barrett-Ösophagus getrennt besprochen.

Epidemiologie und Wertung

Prävalenz. Die Prävalenz der GERD liegt mit all ihren Manifestationsformen in den westlichen Industrienationen bei 10 – 20 %. Auch wenn prospektive epidemiologische Daten fehlen, scheint es eine Zunahme aller Manifestationsformen zu geben.

Die Prävalenz der Refluxbeschwerden, aber auch der extraintestinalen Manifestationsformen ist bei Männern und Frauen gleich. Lediglich der Barrett-Ösophagus tritt bei Männern mit 60 – 70 % häufiger auf. Einen Altersgipfel der Erstmanifestation der GERD ist in der Literatur nicht eindeutig belegt (31) Es existieren keinerlei prospektive Daten zum Spontanverlauf der GERD.

Aus den vorliegenden retrospektiven Verlaufstudien muss jedoch abgeleitet werden, dass wahrscheinlich bei über 90% der ERD- und NERD-Patienten keinerlei Progression auftritt und somit keine endoskopischen Verlaufskontrollen notwendig sind.

Sozioökonomische Bedeutung. Die unkomplizierte GERD hat auf die Lebenserwartung keinerlei Einfluss, jedoch sind die Auswirkungen der Erkrankung auf die Lebensqualität nicht zu unterschätzen. Man muss davon ausgehen, dass bei 23–33% der Patienten eine Einschränkung der Arbeitsfähigkeit aufgrund von Refluxbeschwerden besteht. Die entstehenden indirekten Kosten durch Arbeitsunfähigkeit sind noch einmal so hoch zu veranschlagen wie die Kosten für die Diagnostik und Therapie der GERD.

Pathophysiologie

Es liegt eine multifaktorielle Störung vor, wobei die pathophysiologischen Faktoren (Tab. 4.**7**) bei den einzelnen Patienten variabel kombiniert sind.

Insuffiziente Refluxbarriere. Dem unteren ösophagealen Sphinkter (LES = lower esophageal sphincter) kommt eine besondere Barrierefunktion zu. Durch eine insuffiziente Refluxbarriere können aggressive Faktoren wie z. B. die Säure und säureaktiviertes Pepsin in die Speiseröhre zurückfließen und dort korrosive Schäden anrichten. Aber auch der nichtsaure Reflux spielt eine pathophysiologisch nicht zu unterschätzende Rolle (s.u.). Hier sind vor allem Gallensäuren anzuführen, die den schädigenden Effekt von Säure und Pepsin noch potenzieren können. Die Rolle des biliären Refluxes in der Pathogenese des Barrett-Ösophagus wird in der Literatur kontrovers diskutiert. Heute geht man aber davon aus, dass die wesentliche Ursache des pathologischen gastroösophagalen Refluxes transiente Relaxationen des unteren ösophagealen Sphinkters und/oder eine mechanische Inkompetenz des unteren ösophagealen Sphinkters sind (18, 101).

Tabelle 4.7 Pathopysiologische Mechanismen der GERD

Barrierefunktion des unteren ösophagealen Sphinkters: • transitorische ösophageale Sphinkterrelaxationen (TLESLR) • Hiatushernie
Ösophageale Clearance-Funktion
Refluat
Perzeptionsschwelle des Ösophagus
Ösophagealer Tonus
Zusammensetzung des Refluates
Magenfaktoren: • Magensäure • Magenmotilität
Helicobacter-pylori-Infektion

Klinik

Leitsymptom der gastroösophagealen Refluxkrankheit ist das Sodbrennen. Daneben besteht jedoch ein umfangreiches Symptomspektrum, das letztlich auch das multifaktorielle pathophysiologische Spektrum der Erkrankung und die verschiedenen assoziierten Erkrankungen widerspiegelt (35, 57, 85).

Symptomspektrum. Heftige retrosternale Schmerzen, Dysphagie und seltener Odynophagie, Regurgitation von Flüssigkeit, Speisen oder auch Säure, Brennen im Rachen, Reizhusten oder morgendliches Räuspern, eine belegte Stimme, Heiserkeit und Asthmaanfälle, aber auch epigastrischer Druck, unangenehmes Völlegefühl und epigastrische Schmerzen repräsentieren die Vielfalt dieser Symptome und des klinischen Bildes der gastroösophagealen Refluxkrankheit. Diese Beschwerden können in Episoden auftreten, sie können aber auch unregelmäßig intermittierend, manchmal in Abhängigkeit von bestimmten Speisegewohnheiten oder körperlichen Aktivitäten, psychischer Belastung und jahreszeitlichen Schwankungen bestehen.

Differenzialdiagnostische Überlegungen. Sodbrennen ist eindeutig das typischste und sensitivste Symptom der Refluxkrankheit. Andererseits kommt dieses Symptom z. B. auch bei Patienten mit funktioneller Dyspepsie vor, so dass dann zur Diagnoseabsicherung der gastroösophagealen Refluxkrankheit noch andere Kriterien herangezogen werden müssen. Auch die Art und Weise des Auftretens der Symptome, auch des typischen Symptoms Sodbrennen, bezüglich Intensität und tageszeitlicher Präsenz sind so unterschiedlich, dass aus diesem klinischen Bild keine Rückschlüsse auf den Schweregrad der Erkrankung gezogen werden können. Die exakte Anamneseerhebung und die Erfassung der Symptome sind selbstverständlich wichtig bei der Untersuchung der Patienten, andererseits sind sie nur ein unzuverlässiger Parameter für den Nachweis der Präsenz und der Bestimmung des Schweregrades der Erkrankung (12, 54). Deswegen kommt der Diagnostik der Erkrankung eine besondere Bedeutung zu (71).

Diagnostik

Endoskopie und Probetherapie

In der Diagnostik spielt die Endoskopie eine zentrale Rolle (71).

Mit der Endoskopie wird das Vorliegen einer Ösophagitis festgestellt und die Einteilung in die verschiedenen Schweregrade vorgenommen. Komplikationen wie Ulzerationen, Strikturen und der Barrett-Ösophagus werden identifiziert und schließlich differenziert die Endoskopie die klinische Darstellung der Refluxkrankheit in das nichterosive oder erosive Stadium (ERD oder NERD).

Klassifikationen. Der Schweregrad der Refluxösophagitis kann nach verschiedenen Klassifikationen eingeteilt werden. Die am häufigsten verwendete Einteilung war über Jahre die Savary-Miller-Klassifikation. Neuere Klassifikationen sind die Muse- und die Los Angeles-Klassifikation, die sich in den letzten Jahren in vielen Endoskopieabteilungen etabliert haben (59). Die Savary-Miller-Klassifikation unterscheidet 3 Schweregrade und ein Komplikationsstadium. Die Los Angeles-Klassifikation unterscheidet 4 Schweregrade der Refluxösophagitis. Der Grad I der Savary-Miller-Klassifikation entspricht der Los Angeles-Klassifikation Grad A und B. Der Grad II nach der Savary-Miller-Klassifikation entspricht der Grad-C-Einteilung der Los Angeles-Klassifikation mit konfluierenden Mukosaläsionen und der Grad III der Savary-Miller-Klassifikation entspricht der Grad-D-Einteilung der Los Angeles-Klassifikation, wobei hier die Ösophagitisläsionen mindestens 75% des Gesamtumfangs der Speiseröhre ausmachen. Die Muse-Klassifikation mit ihrer Einteilung in Metaplasie und Ulzeration, Striktur und Erosion ist die genaueste Beschreibung der Refluxveränderungen in der Speiseröhre.

Biopsie. Eine bioptische Abklärung bei klarer Ösophagitis oder unauffälliger Schleimhaut ist diagnostisch nicht weiterführend. Nur bei Auffälligkeiten in der Schleimhaut, insbesondere bei dem Verdacht auf eine intestinale Metaplasie, ist eine Biopsie angezeigt.

PPI-Test. Die Probetherapie hat sich in den letzten Jahren als klinisch praktikable Lösung für das kostengünstigere und für die Vielzahl der Patienten entsprechende diagnostische Element entwickelt. Man spricht vom PPI-Test, der eine ansprechende Sensitivität von 70–80% aufweist, jedoch nur eine niedrige Spezifität von 50% (73).

Bei den Alarmsymptomen Dysphagie oder persistierende retrosternale und epigastrische Schmerzen ist eine Therapie ex juvantibus nicht geeignet. Bei jedwedem Verdacht auf eine Besonderheit, eine Obstruktion oder eine maligne Erkrankung muss eine Endoskopie erfolgen.

Eine Probetherapie bei vorangegangener negativer Endoskopie ist in den Fällen sinnvoll, in denen Beschwerden vorliegen, die zwar an eine Refluxkrankheit denken lassen, die aber durchaus nicht typisch sind, wie z. B. epigastrische oder retrosternale Schmerzen. Eine Probetherapie zur Vermeidung von invasiver Diagnostik wie Endoskopie ist problematisch und hat sich auch nicht als effektiv erwiesen, da bei unklarer Situation doch eine endoskopische Abklärung erfolgen muss.

Langzeit-pH-Metrie

Die Langzeit-pH-Metrie der Speiseröhre gilt bisher als Standarduntersuchung für den quantitativen Nachweis der Säurebelastung in der Speiseröhre (8, 17, 32, 62, 71, 74). Sie wurde und wird deshalb weltweit als wesentliche Untersuchung zum Nachweis der gastroösophagealen Refluxkrankheit angewendet. Selbstverständlich gehört eine endoskopische Inspektion des oberen Gastrointestinaltraktes unbedingt zur Komplettierung der Befunde und zum Ausschluss von (prä)neoplastischen Veränderungen, insbesondere beim Auftreten von Alarmsymptomen. Nach den ersten Beschreibungen der Methode in den 50er Jahren wurde die 24-h-pH-Metrie in den 70er Jahren durch die Standardisierung und Systematisierung der Auswertung, insbesondere durch Johnson und DeMeester, so weit optimiert, dass sie als klinische Standarduntersuchung verwendet werden konnte (17, 18).

Diskussionen um die 24-h-pH-Metrie

In den letzten Jahren wurde mit zunehmender Erfahrung in der Impedanzmessung und der Möglichkeit des Nachweises von nichtsaurem Reflux die, der pH-Metrie zuerkannte hohe diagnostische Wertigkeit, in Frage gestellt (88). Auch ist der Nachweis des duodenogastroösophagealen Refluxes mit seinen nichtsauren Bestandteilen pH-metrisch nicht möglich. Er erfolgt mit der Langzeit-Bilirubin-Messung (26, 91). Da die übergroße Mehrzahl der Patienten mit gastroösophagealer Refluxkrankheit aber ein Säurerefluxproblem hat, steht nach wie vor die Langzeit-pH-Metrie oder 24-h-pH-Metrie der distalen Speiseröhre als sehr wertvolle Untersuchung für die Diagnosestellung dieser Erkrankung oder zu deren Ausschluss zur Verfügung (32, 34).

Indikationen. Die Indikation für eine pH-Metrie der Speiseröhre wird dann gestellt, wenn eine Diagnosesicherung der gastroösophagealen Refluxkrankheit bei Patienten durchgeführt werden soll, deren Refluxbeschwerden sich z. B. bei einer Therapie mit Protonenpumpeninhibitoren in der üblichen Dosierung ohne Wirkung zeigen (71). Hier sollte durch eine quantitative Überprüfung der Säureexposition in der Speiseröhre eindeutig dokumentiert oder ausgeschlossen werden, ob es sich um ein Übermaß an Säurereflux handelt.

Darüber hinaus ist die Indikation auch dann gegeben, wenn der Patient für eine Antirefluxoperation vorgesehen bzw. diese diskutiert wird. In mehreren Studien wurde der Sinn dieser Untersuchung als präoperativer Test bestätigt (8, 32).

Das Ergebnis der pH-Metrie gilt auch gleichzeitig als Prognosefaktor für den Erfolg einer Antirefluxoperation, da bei präoperativ negativer pH-Metrie die Operationserfolge bei diesen Patienten schlechter sind als bei den Patienten, die präoperativ eine positive pH-Metrie aufweisen.

Durchführung. Da für viele Patienten die Platzierung der transnasalen Sonde ein großes Problem darstellt, wurde von der Industrie das sondenfreie System (Bravo-pH-Metrie) entwickelt (74). Mit Hilfe der Radiotelemetrie wird der pH-Wert in der pH-Kapsel intraluminal in der Speiseröhre erfasst und dann an den Datenträger, der außen am Patienten befestigt wird, weitergesendet. Die Kapsel wird mit Hilfe eines Katheters zu Beginn der Untersuchung in die Speiseröhre eingelegt. Auch bei dieser Methode ist es sehr wichtig, dass die Position des unteren ösophagealen Sphinkters vorher mit Hilfe der Ösophagusmanometrie ausgemessen wurde. Nur so ist es möglich, ein definitives Längenmaß der Speiseröhre zu haben und die genaue Position zu bestimmen, an der die pH-Elektrode befestigt werden kann.

Manometrie

Mit der Manometrie der Speiseröhre können sowohl die Kompetenz des unteren ösophagealen Sphinkters (Ruhedruck, Sphinktergesamtlänge und intraabdominelle Länge bzw. Position des Sphinkters zwischen Magen und Speiseröhre) als auch die peristaltische Koordination und Kraft der tubulären Speiseröhre festgestellt werden (18, 101).

Die Erfahrungen und Untersuchungen der letzten Jahre zeigen, dass die manometrische Evaluation der peristaltischen Kraft der Speiseröhre wenig klinische Relevanz hat, da auch bei pathologischen Auffälligkeiten der Peristaltik die Schwerkraft beim Transport des Speisebolus viel kompensiert, so dass sie für die Risikoabwägung vor Antirefluxoperationen bzw. als prognostischer Parameter für eine postoperative Dysphagie zu ungenau ist.

Prognostische Bedeutung. Die Ösophagusmanometrie zur Bestimmung der mechanischen Komponenten der Antirefluxbarriere hat eine Bedeutung bezüglich der langfristigen Prognose der Erkrankung, d. h. Patienten mit einer schlechten mechanischen Kompetenz des Sphinkters haben auch noch 5 Jahre später eine hohe Wahrscheinlichkeit, unter einer Refluxkrankheit zu leiden.

Quantitative Bestimmung des duodenogastroösophagealen Refluxes

Bilirubinmessung. Der früher verwendete Begriff „alkalischer Reflux" ist nicht mehr im Gebrauch, da dieser Begriff sachlich nicht zutrifft. In aller Regel hat ein Patient mit duodenogastroösophagealem Reflux einen sog. „Mischreflux". Das Refluat ist in diesem Falle eher sauer, wenn auch vermischt mit Duodenalsaft. Am besten lässt sich dieser Duodenalsaft mit der sog. „Bilirubin-Messmethode" feststellen (Bilitec). Neuere Publikationen weisen darauf hin, dass bei Patienten mit schwerer Refluxkrankheit, d. h. zum Teil therapierefraktärer oder durch PPI schwierig zu behandelnder Refluxkrankheit, die Komponente des Duodenalsaftes eine Rolle spielen kann. Eine besonders hohe Assoziation hat die Inzidenz des Mischrefluxes beim Barrett-Ösophagus (26, 91). Die Bilirubinmessung wird mit einer fotooptischen Sonde durchgeführt und folgt einem Protokoll ähnlich wie bei der pH-Metrie.

Impedanzmessung. Mit der Impedanzmessung lässt sich aufgrund der Widerstandsänderungen bei der Passage von Flüssigkeit und Gas eine differenzierte Analyse durchführen, ob das Refluat Flüssigkeit oder Gas enthält (88). In Kombination mit der pH-Metrie lässt sich so zwischen saurem Reflux und nicht saurem Reflux unterscheiden. Mit der elektrischen Impedanzmessung können also Flüssigkeits- und Gasbewegungen in der Speiseröhre und dem Magen festgestellt werden. Damit eröffnet sich ein weiterer Aspekt in der Bestimmung des Refluates.

Röntgenologische Beurteilung. Die Röntgenuntersuchung, insbesondere der klassische Bariumbreischluck, ist in der Diagnose der Refluxkrankheit eher unbedeutend (71). Eine besondere Rolle spielt jedoch die dynamische Beurteilung des Schluckaktes unter dem Röntgen. Diese geschieht dann häufig mit Flüssigkeit, also Gastrographin, und mit festen Nahrungsbestandteilen, wie z. B. einem Barium-Burger oder einem Barium-Sandwich. Hierdurch kann insbesondere bei dysphagischen Beschwerden eine Differenzialanalyse des Schluckaktes vorgenommen werden. Besonders hilfreich sind diese Untersuchungen auch in der postoperativen Situation oder bei Patienten mit Voroperationen nach Antirefluxoperation, um eine präzise Analyse der Probleme zu gewährleisten.

Therapie

Therapieziele. Alle Formen der GERD sind die Domaine der konservativen Therapie. Therapieziele sind in erster Linie die Normalisierung der Lebensqualität durch adäquate Symptomkontrolle und Heilung der Erosionen bei ERD. Eine Vermeidung der Progression ist im Falle von ERD und GERD nicht notwendig und beim Barrett-Ösophagus nicht bewiesen.

Allgemeinmaßnahmen, wie in Tab. 4.**8** (57, 70) aufgeführt, sollten im ärztlichen Gespräch empfohlen werden, der Beginn einer wirksamen medikamentösen Therapie sollte nicht durch Abwarten auf den Erfolg dieser Maßnahmen verzögert werden.

Medikamentöse Therapie

Die Therapie der Wahl ist bei NERD und ERD die Gabe eines Protonenpumpeninhibitors (PPI) (57). Bei nachgewiesener ERD erfolgt eine Therapie über 8 Wochen, bei NERD kann die Therapiedauer zunächst auf 2 – 4 Wochen verkürzt werden.

PPI. Es scheint keine klinisch relevanten Unterschiede der einzelnen PPI zu geben (Tab. 4.**9**). Direkte Vergleichsstudien aller PPI hinsichtlich ihrer klinischen Effektivität auf der einen Seite und der Effektivität der Abheilung auf der anderen Seite gibt es nicht. PPI binden irreversibel an die

Tabelle 4.8 Allgemeinmaßnahmen bei GERD

Maßnahmen	Bewertung
Mit erhöhtem Kopfende schlafen	Benefit nur für kleinen Teil der Patienten
Meiden von fetten Speisen, Schokolade, Alkohol, Cola, Rotwein, Zitrusfrüchten und Tomaten	Reduktion der Beschwerden, aber keine Heilung der Erosionen
Gewichtsreduktion	kontroverse Daten, ob eine Heilung von Erosionen oder Symptomfreiheit erreicht werden kann
Nikotinkarenz	geringe Besserung von Symptomen und fraglich der Erosionen
Steigerung der Salivation (Kaugummi Kauen)	objektivierte Reduktion von Reflux beim Gesunde und GERD-Patienten für eine Stunde postprandial

Tabelle 4.9 Standarddosis der verschiedenen Protonenpumpeninhibitoren (PPI)

Präparat	Dosis
Omeprazol	20 mg
Pantoprazol	40 mg
Rabeprazol	20 mg
Lansoprazol	30 mg
Esomeprazol	40 mg

Adenosintriphosphat-abhängige Protonenpumpe. Sie können nur aktivierte Pumpen inhibieren, so dass der optimale Zeitpunkt der Applikation ca. 20 min vor den Mahlzeiten liegt. Dadurch synchronisiert man die höchste Konzentration des PPI mit der maximalen Aktivität der Protonenpumpe. PPI erreichen bei der ERD nicht nur höhere Heilungsraten, sondern zeigen auch keine Tachyphylaxie wie die H_2-Rezeptorenblocker. PPI sind auch in der Langzeittherapie sichere Medikamente. Potenzielle Risiken wie die Entstehung der Hypergastrinämie, die Entwicklung der atrophischen Gastritis, die Entstehung von Gastroenteritiden bei fehlender Bakterizidie des Magens konnten in Studien und Langzeitbeobachtungen von über 11 Jahren bisher nicht nachgewiesen werden (56).

Nichtansprechen der PPI. Ungefähr 16 % der GERD-Patienten werden mit PPI nicht beschwerdefrei. Hier sollte zunächst die Compliance überprüft werden. Dazu gehört die Frage nach der regelmäßigen Einnahme, aber auch die Frage nach der korrekten Einnahmezeit. Nach Ausschluss dieser Störfaktoren kann man dann die Dosis zunächst in zwei Einzeldosen splitten, die aus jeweils der halben Standarddosis bestehen. Wenn diese Maßnahme immer noch nicht zur Beschwerdefreiheit führt, dann kann man die Dosis verdoppeln. Patienten, die auch dann noch nicht asymptomatisch sind, sollten dann einer pH-Metrie zugeführt werden, um zu analysieren, ob tatsächlich ein Säurereflux noch eine Rolle spielt. Letztlich sind höchsten 2 % der Patienten mit PPI nicht befriedigend einstellbar. Dies ist sehr erstaunlich, da die medikamentöse Therapie allein eine symptomatische und keine kausale Therapie darstellt.

GABA-Antagonisten. Von medikamentöser Seite konnte in neueren Untersuchungen noch gezeigt werden, dass GABA-Antagonisten (Baclofen), zusätzlich zu PPI gegeben, zu einer statistisch signifikanten Besserung der Beschwerden, aber auch zu einer Stabilisierung des unteren ösophagealen Sphinkters führen (103). Dies kommt vor allem für die Patienten in Frage, die einen sog. „high volume reflux“ aufweisen, bevor man sich für operative Verfahren entscheidet. Die prokinetische Therapie spielt im Moment vor allem aufgrund der fehlenden Verfügbarkeit potenter Prokinetika keine Rolle in der medikamentösen Therapie der GERD. Ausnahmen hier sind lediglich einige Patienten, die eine objektivierbare Motilitätsstörung des Ösophagus aufweisen.

Helicobacter-Eradikation. Die Therapie der Helicobacter-pylori-Infektion wird nach wie vor kontrovers diskutiert. Letztlich sollten jüngere Patienten (bis zum 50. Lebensjahr) eradiziert werden, bevor sie eine PPI-Langzeittherapie beginnen (57).

Langzeittherapie. Die langfristige Behandlung richtet sich nach Schweregrad und klinischem Verlauf.

Liegt ein schubweiser Verlauf vor, so wird die intermittierende Therapie empfohlen, d. h. die Therapiestrategie, die initial zum Erfolg führte, wird wiederholt. Treten die Beschwerden unmittelbar nach Absetzen der Medikation auf, wird die bedarfsadaptierte Therapie empfohlen. Bei schweren Formen der ERD und wahrscheinlich auch bei extraintestinalen Symptomen ist eine konsequente Langzeittherapie erforderlich.

Für auf eine adäquate medikamentöse Therapie refraktäre Patienten stellt sich die Frage nach alternativen Verfahren.

Endoskopische Therapieverfahren der Refluxkrankheit

In den letzten 4 – 5 Jahren wurden verschiedene endoskopische Verfahren alternativ zur etablierten medikamentösen Therapie der GERD evaluiert. Ziel all dieser Verfahren ist die Funktion der gastroösophagealen Refluxbarriere auf minimal invasivem Wege zu verbessern. Ein optimales Verfahren, das zum heutigen Zeitpunkt sicherlich noch nicht gefunden wurde, sollte

Tabelle 4.10 Übersicht über die endoskopischen Therapieverfahren, Verfügbarkeit und Preis

Verfahren	Verfügbar in Deutschland	Preis
Nahtverfahren		
• EndoCinch™ (Bard Endoscopic Technologies, USA) • Plicator™ (NDO Surgical, USA)	ja klinische Studien	ca. 1900 € ca. 1700 €
Injektions- und Implantationstechniken		
• Biopolymerinjektion: Enteryx™ (Boston Scientific, USA • Implantationstherapie: Gatekeeper (Medtronic, USA)	2005 vom Markt genommen ja	ca. 1700 € ca. 1500 €
Radiofrequenzablation		
• Stretta™ (Curon Medical, USA)	ja	ca. 2000 €

- ambulant in Sedoanalgesie durchführbar sein,
- wiederholbar bzw. reversibel sein und
- eine mögliche Fundoplicatio nachfolgend noch zulassen.

Hierbei werden 3 verschiedene therapeutische Prinzipien angewandt (Tab. 4.**10**).

Thermische Gewebsdestruktion (Radiofrequenzablation)

Hierbei wird durch einen transoral eingeführten Ballonkatheter kontrolliert Radiofrequenzenergie in die Muskelschicht des distalen Ösophagus und der Kardia appliziert. Die Erwärmung bewirkt eine Gewebeumstrukturierung mit fokaler Neubildung von kollagenem Gewebe (11, 20, 28, 47, 82, 92, 95, 96).

Endoskopische Raffung des unteren Ösophagussphinkters durch Nahttechniken (Gastroplicatio, Vollwandplikatur)

Gastroplicatio. Diese Methode wurde von Paul Swain entwickelt. Es werden hierbei Nähte in Höhe des ösophagokardialen Übergangs gelegt, um eine intraluminale Faltenbildung im distalen Ösophagus zu erreichen. Da die Fäden in den meisten Fällen nur die Submukosa erreichen, ist die Fadenverlustrate sehr hoch (9, 27, 41, 52, 66, 67, 94).

Vollwandplikatur. Bei der Vollwandplikatur wird eine Vollwandnaht im Bereich der Kardia erreicht mit der Folge einer Raffung der Kardia (78). Ein neues System, das „Anti Reflux Device Syntheon" ist ein System, bei dem ebenfalls eine Plikatur durchgeführt wird, allerdings kann das Applikationsset durch den Arbeitskanal eingeführt werden. Bisher liegen nur erste Erfahrungen an 70 Patienten vor (79).

Implantation von Biopolymeren oder Polyacrylnitrilhydrogele in den unteren Ösophagussphinkter (Enteryx, Gatekeeper)

Enteryx-Verfahren. Hier wird eine intramurale Injektion eines biokompatiblen Polymers zur Verkürzung des unteren ösophagealen Sphinkters vorgenommen. Mittlerweile ist dieses System vom Markt genommen (19, 22, 50, 68, 86).

Gatekeeper-Reflux-Repair-System. Es wird ein komprimierter biokompatibler Fremdkörper unter endoskopischer Sicht mit einem Applikationsset nach Kochsalzunterspritzung in die Submukosa des gastroösophagealen Übergangs gespritzt (29). Beide Systeme sind mittlerweile vom Markt genommen.

Ein- und Ausschlusskriterien, Ergebnisse

Kriterien. Allen endoskopischen Verfahren gemeinsam sind die Einschlusskriterien:

- Patienten mit geringer objektiver Ausprägung ihrer Refluxerkrankung (kleine Hernie [< 2 cm], keine höhergradige Refluxösophagitis),
- GERD-Symptome, die unter PPI-Therapie verschwinden,
- pathologische pH-Metrie ohne PPI.

Ausgeschlossen wurden Patienten mit Barrett-Ösophagus sowie Patienten mit größerer Hernie.

Ergebnisse. Bei nahezu allen Verfahren kommt es nach anfänglicher Symptombesserung bei nicht wenigen Patienten zu einem Rezidiv. Das Rezidiv ist bei den Nahtverfahren durch Ausriss der Fäden und beim Enteryx-Verfahren durch den Verlust des Implantats verursacht. Die Ergebnisse hinsichtlich subjektiver Parameter waren eigentlich in den meisten Untersuchungen ermutigend, allerdings konnte in den seltensten Fällen ein überzeugender Trend hinsichtlich der Reduktion der Säureexposition im distalen Ösophagus nachgewiesen werden.

Bis heute sind noch keine objektiven Aussagen zu Indikationsspektrum, Langzeiterfolgsrate, Anwendungssicherheit und möglichen Langzeitkomplikationen der endoskopischen Therapieverfahren verfügbar (45).

Es muss auch schon heute die Frage gestellt werden, ob in Zukunft nicht einfach auch Kombinationsverfahren der einzelnen Prinzipien zur Anwendung kommen sollten. Erste Studien bei Patienten mit extraintestinaler Manifestation der GERD ergaben keine eindeutigen positiven Ergebnisse (61). Das Enteryx-Verfahren ist nach akzidentieller Injektion in die Aorta in einem Fall mit Todesfolge vom Markt genommen worden. Zusätzlich sind die Kosten dieser Verfahren doch erheblich.

Chirurgische Therapie

Indikationen

Basierend auf den Therapiezielen der gastroösophagealen Refluxkrankheit muss die Indikation zur chirurgischen Therapie gestellt werden (25, 33). Diese Therapieziele umfassen die Verhinderung des gastroösophagealen Refluxes, die Beseitigung oder Vermeidung von Komplikationen dieses Refluxes und die dauerhafte Verbesserung der Lebensqualität der Patienten.

Therapieversagen. Wie oben ausgeführt, beträgt die Rate der vordergründigen sog. Therapieversager nach PPI-Therapie etwa 15%. Diese Gruppe von Patienten muss sehr differenziert betrachtet werden. Vor einem schnell indizierten chirurgischen Eingriff sollte überprüft werden, ob es sich bei diesen Patienten um solche handelt, bei denen PPI eine Wirkung bezüglich der säureassoziierten Symptome haben oder nicht. Wie bereits ausgeführt, kann hier eine Überprüfung der Compliance bereits eine Richtigstellung liefern. Es ist eine absolute Ausnahme, dass Patienten mit säureassoziierten Symptomen keine adäquate Reaktion auf die Gabe von PPI aufweisen. Sollte dies der Fall sein, muss sehr kritisch auf andere Ursachen bzw. auch psychologische Überlagerungen geachtet werden (35).

Volumenreflux und anatomische Veränderungen. Viele Patienten haben jedoch neben ihren säureassoziierten Symptomen auch Symptome bedingt durch den Volumenreflux oder durch die anatomische Veränderung, wie eine Hiatushernie und die damit verbundene Druck- und Regurgitationsproblematik. Diese Symptome lassen sich durch eine PPI-Therapie auch in adäquater Dosierung nicht beseitigen.

Bei Patienten mit Beschwerden durch Volumenreflux oder mit anatomischen Veränderungen ist eine dauerhafte Beseitigung letztlich nur durch eine Veränderung der Anatomie und eine Wiederherstellung der Antirefluxbarriere durch operative Maßnahmen gewährleistet.

Die beste Indikation für eine operative Therapie hat der Patient mit schwerer Form der gastroösophagealen Refluxkrankheit, einer ausgeprägten mechanischen Insuffizienz des unteren ösophagealen Sphinkters mit Hiatushernie, guter Reaktion der säureassoziierten Symptome auf die Protonenpumpeninhibitoren, ggf. auch mit einem Mischreflux aus saurem und duodenogastroösophagealem Reflux und der Notwendigkeit einer Dosissteigerung über die letzten Jahre an PPI, um die Lebensqualität einigermaßen zu erhalten (35). In mehreren Untersuchungen konnte gezeigt werden, dass mit der operativen Therapie auch bei solchen Patienten eine dauerhafte Verbesserung der Lebensqualität erreicht werden kann (14, 25, 35, 39, 44, 102).

Ablehnung einer medikamentösen Dauertherapie. Eine weitere Gruppe bilden vor allem junge Patienten, die unter einer gastroösophagealen Refluxkrankheit leiden und mit PPI gut therapiert sind. Ihre Lebensqualität ist in der Regel recht wenig beeinträchtigt, wobei die Notwendigkeit einer dauerhaften Medikation von den jungen Patienten als kritisch angesehen wird und sie dazu neigen, eine mehr kausale Therapie vornehmen zu lassen. Die Problematik bei dieser Indikation besteht darin, dass man mindestens mit einer 5%igen Versagerrate nach operativer Fundoplicatio rechnen sollte, was bedeutet, dass sich bei 5% der Patienten die Lebensqualität nach der Operation letztlich doch durch Nebenwirkungen oder postoperative Probleme verschlechtert (14, 25, 35, 39, 44, 46, 48, 49, 102). Dies muss in der Aufklärung besonders solcher Patienten mit der Indikationskonstellation berücksichtigt werden.

Techniken

Laparoskopische Technik. Die Einführung der minimal invasiven Zugangstechnik vor 14 Jahren hat einen nachhaltigen Einfluss auf die chirurgische Therapie der gastroösophagealen Refluxkrankheit gehabt (13–15, 25, 33, 35). Diese Umstellung führte zu einer erhöhten Akzeptanz der Patienten für die operative Behandlung und letztlich konnte deswegen in den letzten 10 Jahren eine deutliche Indikationserweiterung für die operativen Verfahren festgestellt werden (48). Vordergründig wurden als Ursachen dieser Entwicklung die bekannte schnellere postoperative Erholung nach minimal invasiven Zugangstechniken, die möglicherweise präzisere Operationstechnik und das bessere kosmetische Ergebnis angeführt.

Im Laufe der letzten 10 Jahre haben sich zwei Techniken als anerkannte Standardverfahren durchgesetzt. Dies ist einerseits die Vollmanschette oder Fundoplicatio nach Nissen in der kurzen, lockeren (short floppy) Form sowie andererseits die posteriore partielle Hemifundoplicatio nach Toupet.

Technikfragen und Leitlinien. Technische Einzelheiten dieser Verfahren werden nach wie vor unter den Chirurgen kontrovers diskutiert. Erfreulicherweise wurde in den letzten 5–8 Jahren eine Reihe von randomisierten Studien auch zu Technikfragen durchgeführt, und einige Fragen konnten zumindest näher beleuchtet werden. Darüber hinaus wurden im Rahmen einiger Konsensusprojekte und Konsensuskonferenzen Leitlinien für die Diagnostik, Indikationsstellung und Technik der laparoskopischen Antirefluxoperationen von verschiedenen nationalen und internationalen Fachgesellschaften festgelegt (35). In spezialisierten Zentren hat die laparoskopische Technik die offene praktisch völlig verdrängt. Selbst im Spezialbereich der Wiederholungseingriffe beobachtet man, dass in vielen erfahrenen Zentren für die Mehrzahl der Wiederholungseingriffe ebenfalls die laparoskopische Technik verwendet wird (14, 35).

Studienergebnisse zu den laparoskopischen Techniken

Tab. 4.**11** zeigt eine Übersicht über die größeren prospektiven Studien, publiziert im Zeitraum zwischen 1993 und 2000, den man als „Lernzeit" der laparoskopischen Fundoplicatio betrachten kann (13–15, 39, 44, 46, 49, 76, 77, 80, 90, 102). Berücksichtigt wurden nur Studien mit Fallzahlen von über 100. Gute Ergebnisse liegen in einer Größenordnung zwischen 90 und 97% bei einer Refluxrezidivrate von 1–9%. Gemäß den unterschiedlichen Definitionen der postoperativen Probleme, z. B. der postoperativen Dysphagie, kann man die Studien untereinander nicht vergleichen. Die Berichte über die laparoskopische partielle Fundoplicatio weisen letztlich in der Übersicht eine ähnlich hohe Erfolgsrate bis 92% auf, auch wenn in Einzelberichten über Patienten mit schwerer Refluxkrankheit die Ergebnisse eher ungünstig mitgeteilt werden (46).

Frühe Vergleiche zwischen der offenen und der laparoskopischen Methodik wurden bereits Mitte der 90er Jahre publiziert. Hierbei wurde durchweg die schnellere Erholungsphase postoperativ durch das geringere Zugangstrauma festgestellt. Kriterien für diese Vergleichsmessungen waren unterschiedlich und bezogen sich häufig auf den postoperativen Analgetikaverbrauch, die kürzere Phase der postoperativen Darmlähmung und damit die schnellere enterale Belastung sowie das bessere kosmetische Ergebnis (6, 80).

Vergleiche bezüglich Hospitalisation und Kosten-Nutzen-Berechnungen zeigten zwar in anderen Ländern, insbesondere in den USA, ein günstigeres Ergebnis für die laparoskopische Technik, diese Vorteile konnten jedoch aufgrund des Vergütungssystems im deutschen Gesundheitswesen in der Vergangenheit weder festgestellt werden noch wirklich zum Tragen kommen, da die Vergütung über die Hospitalisationsdauer mitgesteuert wurde. Insofern waren die Kosten-Nutzen-Relationen sicher nicht von einem System auf das andere übertragbar.

Ergebnisse

Laparoskopische vs. offene Technik. Tab. 4.**12** und 4.**13** zeigen die Ergebnisse verschiedener Vergleichsstudien zur operativen Therapie der Refluxkrankheit. Insgesamt liefern die aufgezeigten randomisierten Studien Ergebnisse, die ei-

Tabelle 4.11 Übersicht der prospektiven Studien zur laparoskopischen Fundoplicatio

Autor und Jahr	Nachsorge (Monate)	n	(Sehr) gute Ergebnisse (%)	Refluxrezidive (%)	Dysphagie (%)	Bloating (%)	Morbidität (%)	Letalität (%)
Nissen-Fundoplicatio								
Dallemagne 1996	24	503	94	1	2	–	8	0
Hinder 1994	6–32	198	97	1	5	–	6	0,5
Jamieson 1994	3–20	155	–	2	15	0	10	0,6
Gotley 1996	12	200	90	1	7	2	10	0
Fuchs 1997	1–56	221	92	2	1	–	14	0
Peters 1998	8–60	100	90	3	2	50	8	0
Zaninotto 2000	1–25	513	–	8,5	0	15	7	0
Hemifundo-plicatio								
Cuschieri 1993	13	36	86	11	0	3	–	0
Swanström 1994	10	77	96	3	4	0	1	0
Bell 1999	30	143	85	13	1	0	–	–
Wetscher 1999	31	78	97	3	0	1		0

Tabelle 4.12 Übersicht der randomisierten Vergleichsstudien: offene versus laparoskopische Technik: perioperative Daten; Fazit: Die laparoskopische Technik hat gegenüber der offenen Vorteile für den Patienten bezüglich Morbidität und postoperative Erholung (Evidenzgrad Ib)

Autor Rekrutierung	Randomisierte Gruppen n	Morbidität n (%)	OP-Zeit (min)	Hospitalisation (Tage)	AU-Dauer (Tage)
Laine 1992–1995	offen 55 laparoskopisch 55	7 (13) 3 (8)	57 88	6,4 3,2	37 15
Heikkinen 1995–1996	offen 20 laparoskopisch 22	5 (25) 3 (14)	74 98	5,5 3,0	44 21
Bais 1997–1998	offen 46 laparoskopisch 57	8 (17) 5 (9)	–	–	–
Luostarinen 1994–1995	offen 15 laparoskopisch 13	0 1 (8)	30 105	5,0 4,0	30 17
Chrysos 1993–1998	offen 50 laparoskopisch 56	38 (76) 12 (21)	83 77	5,9 2,4	–
Nilsson 1995–1997	offen 30 laparoskopisch 30	0 0	109 148	3,0 3,0	32 27

Tabelle 4.13 Übersicht der randomisierten Vergleichsstudien: offene versus laparoskopische Technik: Nachsorgedaten; Fazit: Die laparoskopische und die offene Technik haben vergleichbar gute funktionelle Ergebnisse (Evidenzgrad Ib)

Autor Rekrutierung	Randomisierte Gruppen n	Patienten bei Nachsorge	Refluxrezidiv n (%)	Dysphagie n (%)	Bloating n (%)	Re-OP n (%)
Laine 1992–1995	offen 55 laparoskopisch 55	30 (12 Mo) 18 (12 Mo)	3 (10) 0	4 (13) 0	2 (7) 3 (17)	0 0
Heikkinen 1995–1996	offen 20 laparoskopisch 22	19 (24 Mo) 19 (24 Mo)	2 (11) 0	11 (58) 9 (48)	10 (53) 11 (58)	0 0
Bais 1997–1998	offen 46 laparoskopisch 57	46 (3 Mo) 57 (3 Mo)	1 (2) 2 (4)	0 7 (12)	– –	0 4 (7)
Luostarinen 1994–1995	offen 15 laparoskopisch 13	13 (17 Mo) 13 (17 Mo)	0 0	6 (46) 4 (31)	– –	0 1 (8)
Chrysos 1993–1998	offen 50 laparoskopisch 56	50 (12 Mo) 56 (12 Mo)	1 (2) 2 (4)	2 (4) 2 (4)	3 (6) 0	0 0
Nilsson 1995–1997	offen 30 laparoskopisch 30	23 (60 Mo) 17 (60 Mo)	4 (17) 2 (12)	5 (22) 7 (41)	10 (43) 8 (47)	1 (4) 2 (12)

nerseits eine Reihe von Vorteilen für den laparoskopischen Zugang aufweisen, andererseits gibt es auch Daten über eine beachtliche Nebenwirkungsrate der laparoskopischen Operation. Die vorliegenden Studien zeigen, dass die laparoskopische Technik zu einer signifikanten Reduktion der perioperativen Morbidität, der postoperativen Hospitalisation und einer weniger eingeschränkten Immunfunktion führt im Vergleich zur konventionellen Antirefluxoperation. Das funktionelle Langzeitergebnis ist nach beiden Operationen ähnlich, wenn diese in einem erfahrenen Zentrum durchgeführt werden.

Expertise spezialisierter Zentren. Im Rahmen der randomisierten Studien und vieler großer prospektiver Serien aus erfahrenen Zentren zeigt sich, dass erstaunlicherweise eine Nullletalität für diese Operationen sowohl offen als auch laparoskopisch berichtet wird (35). Aus der konventionellen Chirurgie war eine Letalitätsrate von 0,3–0,6% bekannt. In neueren Zusammenstellungen wurden Letalitätsraten von 0,008–0,2% für die laparoskopische Antirefluxoperation und 0,2–0,8% für die offene angegeben. Diese Daten unterstreichen die Bedeutung der Lernkurve bei dieser Operation für die offene und besonders für die laparoskopische Technik. Eine Erfahrung von mindestens 50 Operationen ist notwendig, um während des Eingriffs kleinere und mittlere Probleme auffangen zu können und für den Patienten keinen Schaden entstehen zu lassen (97). Die Erfahrung mit der laparoskopischen Fundoplicatio ist ein sehr wichtiges Kriterium und hat großen Einfluss auf die Morbidität und das funktionelles Ergebnis.

Teilmanschette vs. Vollmanschette. Die Diskussion um das bessere Verfahren, Teilmanschette oder Vollmanschette, reicht viele Jahrzehnte zurück. Die gegenwärtig vorliegenden randomisierten Studien haben eindeutig gezeigt, dass beide Verfahren auch im Langzeitverlauf gleichwertig sind (63, 104). Beide Techniken können deswegen nebeneinander eingesetzt werden. Dies geschieht auch im klinischen Alltag.

Die laparoskopische Technik hat die offene Fundoplicatio als Standardverfahren ersetzt. Beide Zugangstechniken stellen eine effektive Behandlungsform der gastroösophagealen Refluxkrankheit mit gleichen funktionellen Ergebnissen dar. Die laparoskopische Fundoplicatio als Teil- oder als Vollmanschette führt zu einer geringeren Morbidität, postoperativen Hospitalisation und einer schnelleren Erholungsphase mit weniger Narbenproblemen verglichen mit der offenen Variante.

Die ersten 5-Jahres-Ergebnisse zeigen eine effektive Refluxkontrolle bei mindestens 85% der Patienten (35). Die guten Ergebnisse der analysierten Studien wurden meistens in spezialisierten Zentren erarbeitet und nur dafür können die Schlussfolgerungen gelten. Dies unterstreicht die Bedeutung der notwendigen Erfahrung mit der laparoskopischen und offenen Technik, um diese Therapieform bei Patienten mit gastroösophagealer Refluxkrankheit als Alternative zu den bestens bewährten PPI einzusetzen.

Komplikationen und deren Behandlung

Intraoperative Komplikationen. Intraoperative Komplikationen sind in erfahrenen Zentren eine Seltenheit. Erwähnenswert, auch für die Aufklärung der Patienten, sind Perforationen von Ösophagus und Magen sowie Milzverletzungen. Diese Probleme liegen jedoch eher unter der 1%-Grenze.

Postoperative Komplikationen. Tab. 4.**12** gibt eine Übersicht über die postoperative Morbidität. Problematischer sind die Versager nach der Therapie sowie Patienten, die postoperativ neue und andere Symptome entwickeln (Tab. 4.**13**). Die Versager der laparoskopischen Antirefluxchirurgie sind operationstechnisch bedingt oder entstehen durch schlechten Nahtsitz in minderwertigem Gewebe, das keinen guten Fadensitz erlaubt (14, 35). Durch Letzteres entstehen Migrationen der Manschette sowie Lockerung und Aufgehen der Hiatoplastik und der Manschette. Bei Persistenz oder Rezidiv der Refluxsymptome sollte eine medikamentöse Therapie begonnen werden. In der Folgezeit gelten für diese Patienten dann Kriterien ähnlich wie bei einer primären Refluxkrankheit bezüglich einer erneuten Operationsindikation. Nur bei klinisch relevanter postoperativer Morbidität, insbesondere persistierender Dysphagie sollte man rasch auf eine diagnostische Klärung drängen und ggf. eine erneute Operation erwägen.

Refluxrezidive sollten medikamentös behandelt werden. Weitere Diagnostik (Endoskopie, Radiographie) ist indiziert bei klinisch ausgeprägter postoperativer Symptomatik. Gegebenenfalls ist eine Revision angezeigt.

Ursachen. Mechanismen des Versagens sind transdiaphragmale Migration der Fundoplicatio als häufigste Ursache, der sog. „slipped Nissen", auch Teleskopphänomen genannt, oder – davon manchmal relativ schlecht zu trennen – die schlecht platzierte Fundoplicatio bzw. die zu tief platzierte Fundoplicatio, die verdrehte Anlage der Manschette sowie eine zu eng angelegte oder zu lang angelegte Manschette. Diese führen zum Refluxrezidiv und/oder zur persistierenden Schluckstörung. Hinzu kommt die Auflösung der Manschette durch das Durchziehen des Fadenmaterials durch die Magenwand bzw. die Ösophaguswand oder gar in seltenen Fällen die Verwendung von resorbierbarem Nahtmaterial. Falsche Indikationsstellung kann eine erhöhte postoperative Morbidität begünstigen.

Barrett-Ösophagus

Definition und Epidemiologie

Die Diagnose Barrett-Ösophagus kann nur in Kombination von Endoskopie und Pathologie gestellt werden. Der Endoskopiker beschreibt lachsfarbene zungenförmige Ausläufer der Magenmukosa in die Speiseröhre (Abb. 4.**20a**). Er unterscheidet ferner je nach Länge dieser Ausläufer oberhalb der gastroösophagealen Übergangszone (= Z-Linie) zwischen der endoskopischen Verdachtsdiagnose des Short-Segment-Barrett-Ösophagus (< 3 cm) und des Long-Segment-Barrett-Ösophagus (> 3 cm).

Erst wenn der Pathologe in den aus diesen Zungen entnommenen Biopsien Zylinderepithelmetaplasie vom spezialisierten Typ mit der Präsenz von Becherzellen und Präbecherzellen beschreibt (Abb. 4.**20b**), kann in der Gesamtschau definitiv von einem Barrett-Ösophagus gesprochen werden.

Barrett-Ösophagus und GERD. Der Barrett-Ösophagus ist wegen der potenziellen malignen Entartung in den Fokus des Interesses geraten. Epidemiologisch findet sich eine stetige Zunahme der Häufigkeit des distalen Adenokarzinoms der Speiseröhre vor allem bei weißen Männern in den westlichen Industrienationen. Da man parallel eine Zunahme der Refluxkrankheit gesehen hat, entstand die Hypothese, dass vor allem die erosiven Formen der GERD in einen Barrett-Ösophagus und schließlich in ein Karzinom übergehen. Tatsächlich zeigen monozentrische Longitudinalstudien eine Zunahme der Diagnose Barrett-Ösophagus, die jedoch auf die Steigerung der endoskopischen Leistungen und eine Erhöhung der Sensibilität für diese Diagnose zurückzuführen ist (32).

Barrett-Ösophagus und Adipositas. Parallel zur steigenden Tendenz des Adenokarzinoms des Ösophagus nimmt in den westlichen Ländern auch die Inzidenz der Adipositas zu. Diese epidemiologischen Beobachtungen wiederum haben zu der Hypothese geführt, dass ein Zusammenhang zwischen Adipositas und der steten Zunahme des

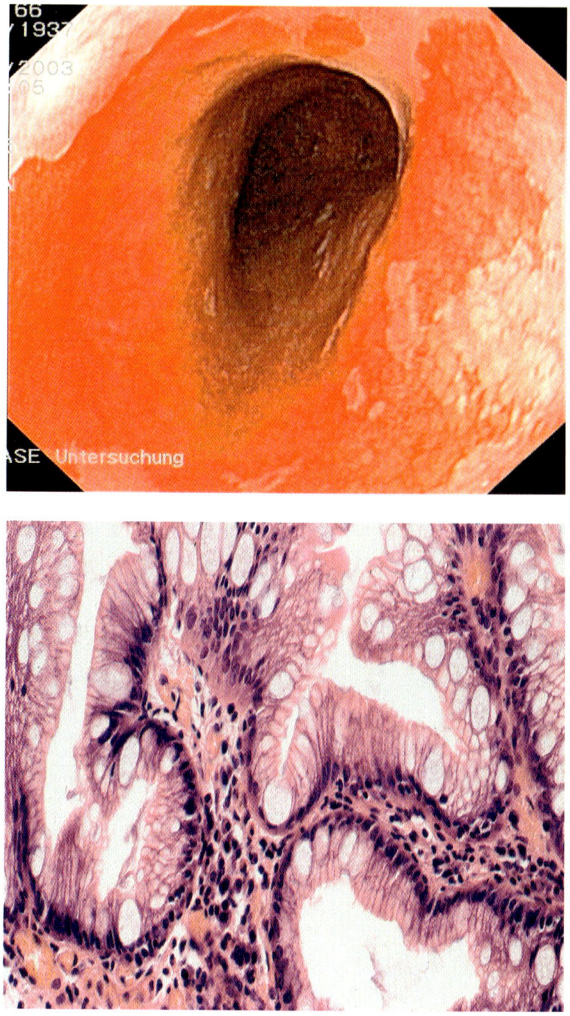

☒ **Abb. 4.20** Barrett-Ösophagus.
a Endoskopischer Aspekt eines Long-Segment-Barrett-Ösophagus mit lachsfarbenen zungenförmigen Ausläufern des Zylinderepithels in den Ösophagus.
b Histologischer Nachweis einer Zylinderepithelmetaplasie vom spezialisierten Typ.

Adenokarzinoms der Speiseröhre bestehen mag (24). Dieser doch sehr plausibel erscheinende Zusammenhang konnte indessen bisher nicht bewiesen werden.

⇢ **Barrett-Ösophagus ohne Symptomatik.** Neuere Untersuchungen zur Epidemiologie des Barrett-Ösophagus haben sogar die Frage aufkommen lassen, ob der Zusammenhang zwischen GERD und Barrett-Ösophagus überhaupt kausal ist. Eine Untersuchung von Gerson et al. (36) zeigte an einer Gruppe von 110 Menschen, die sich eigentlich wegen einer Vorsorgekoloskopie vorstellten, dass bei Menschen ohne GERD-Symptomatik in 25% die histologische und makroskopische Diagnose Barrett-Ösophagus gestellt werden konnte, bei 8% lag ein Long-Segment-Barrett-Ösophagus vor. Weitere Untersuchungen, die in Tab. 4.**14** zusammengefasst sind, fanden niedrigere, aber immer noch bemerkenswerte Prävalenzen des Barrett-Ösophagus bei asymptomatischen Individuen. Ob nun Menschen ohne Refluxsymptome und nachgewiesenem Barrett-Ösophagus das gleiche Karzinomrisiko aufweisen wie diejenigen, die unter GERD-Symptomen leiden, ist bislang völlig offen.

⇢ **Karzinomrisiko.** Eigentlich ist auch das Karzinomrisiko der gesamten Gruppe der Barrett-Patienten unklar. Eine Metaanalyse von Shaheen konnte zeigen, dass das Risiko wahrscheinlich mit 0,5%/Jahr deutlich niedriger liegt als bislang angenommen (87). Welche Faktoren tatsächlich in der Karzinogenese eine Rolle spielen, kann heute nicht abschließend gesagt werden. Es könnte beispielsweise sein, dass die Entwicklung zur intraepithelialen Neoplasie und letztlich zum Karzinom schon bald nach der Barrett-Entstehung gebahnt wird. Da wir aber überhaupt nicht sicher sagen können, wann sich der Barrett-Ösophagus entwickelt, kann dazu keine Stellung genommen werden.

Pathogenese

Bisher wurde angenommen, dass sich der Barrett-Ösophagus aus der schweren ERD entwickelt, wobei unklar bleibt, warum einige Patienten mit schwerer ERD tatsächlich einen Barrett-Ösophagus entwickeln und andere keine Progression zeigen. Die Beobachtung von „Barrett-Familien" hat zur Hypothese geführt, es könne ein Barrett-Gen existieren, das aber bislang nicht nachgewiesen werden konnte. Wenn es tatsächlich ein solches Gen geben sollte, ist die Penetranz sehr gering, da sehr viele Verwandte ersten Grades von Barrett-Patienten keinen Barrett-Ösophagus aufweisen (83). Grundlagenuntersuchungen postulieren, dass eine pluripotente Stammzelle des Ösophagus sich unter Säureexposition zum Zylinderepithel entwickelt. Wie sich auf dem Boden

Tabelle 4.14 Prävalenz des Barrett-Ösopgagus bei asymptomatischen Patienten

Studie	Jahr	Population	n	Prävalenz	LSBE
Gerson	2002	KRK-Screening	110	25%	7%
Rex	2003	KRK-Screening	556	5,6%	0,36
DeVault	2004	KRK-Screening	138	12,3	kA

LSBE = Long-Segment-Barrett-Ösophagus
KRK = kolorektales Karzinom

der Zylinderepithelmetaplasie vom spezialisierten Typ nun über die intraepitheliale Neoplasie III und IV nach der modifizierten Wien-Klassifikation das Karzinom entwickelt, bleibt weiterhin unklar.

Sicher ist, dass das höchste Risiko für die Karzinomentstehung die High-Grade-Dysplasie darstellt. Offensichtlich erhöht sich das Risiko ebenfalls beim Long-Segment-Barrett-Ösophagus, aber auch die Herniengröße und der Helicobacter-pylori-Status scheinen eine Rolle zu spielen (98).

Überwachung

Einmalige Screening-ÖGD. Stoltey und Kollegen haben untersucht, wie hoch das Risiko der Entwicklung eines Barrett-Ösophagus bei Patienten mit GERD ist. Dazu analysierten sie retrospektiv die Daten von 5669 Patienten. Bei 309 dieser Patienten lag eine GERD vor, 125 Patienten wiesen einen Barrett-Ösophagus auf. Im mittleren Beobachtungszeitraum von 3,8 Jahren entwickelte kein Patient in der GERD-Gruppe einen Barrett-Ösophagus (89). Ähnliche Ergebnisse konnten wir in einer Follow-up-Studie zeigen, in der 120 Patienten 6,5 Jahre nachverfolgt wurden. Bei zwei Patienten wurde ein Short-Segment-Barrett-Ösophagus diagnostiziert, in über 90% blieb der Befund der Indexendoskopie stabil (41). Diese Daten unterstützen das Konzept der „once in lifetime"-Screening-ÖGD zur Erfassung, ob ein Barrett-Ösophagus vorliegt oder nicht. Außerdem wird deutlich, dass das Risiko auf dem Boden der GERD einen Barrett-Ösophagus zu entwickeln, äußerst gering ist, wenn bei der Indexendoskopie keine spezialisierte intestinale Metaplasie gefunden wurde.

Bekannter Barrett-Ösophagus. Die Überwachung von Patienten mit nachgewiesenem Barrett-Ösophagus erfolgt standardisiert mittels Quadrantenbiopsien in einem Abstand von 2 cm und Biopsien aus endoskopisch auffälligen Schleimhautveränderungen. Die Untersuchungsintervalle der DGVS-Leitlinie richten sich nach dem Dysplasiegrad (Tab. 4.**15**). Ziel der Überwachungsstrategien ist die frühzeitige Entdeckung dysplastischer/neoplastischer Läsionen, um kurative Therapieoptionen anbieten zu können.

Spezielle Endoskopieverfahren. Moderne endoskopische Verfahren sind in der Lage, in vivo sowohl die spezialisierte intestinale Metaplasie als auch neoplastische Veränderungen zu detektieren. Kiesslich et al. konnten mit der konfokalen Laserendomikroskopie mit einer Treffsicherheit von 97,5% die spezialisierte intestinale Metaplasie wie auch neoplastische Veränderungen vorhersagen (55). Auch die hochauflösende Videoendoskopie in Kombination mit Essigsäureapplikation konnte eine hohe Detektionsrate und auch eine hohe Inter- und Intraobserver-Übereinstimmung bei der Erkennung von spezialisierter intestinaler Metaplasie und neoplastischen Veränderungen zeigen (38).

Da weder die konfokale Laserendomikroskopie noch die Essigsäure-unterstütze Videoendoskopie in der Lage sind, eine weitere Subspezialisierung hinsichtlich des Schweregrades der neoplastischen Veränderungen vorzunehmen, bleibt die endoskopisch gestütze Quadrantenbiopsie nach wie vor obligat.

Therapie

Medikamentöse Therapie. Die medikamentöse Therapie der Patienten mit Barrett-Ösophagus erfolgt bei den Patienten, die eine typische GERD-Symptomatik aufweisen, in Analogie zur Therapie der GERD. Aufgrund fehlender Daten empfehlen die Leitlinien der DGVS nicht die Therapie asymptomatischer Patienten. Analoge Empfehlungen gelten auch für die endoskopische oder chirurgische Antirefluxtherapie.

Tabelle 4.15 Überwachungsstrategien beim Barrett-Ösophagus

Dysplasiegrad	LSBE	SSBE
Keine Dysplasie	nach 2 negativen Kontrolle im 1. Jahr: alle 3 Jahre endoskopische Kontrolle	nach 2 negativen Kontrollen im ersten Jahr: alle 4 Jahre endoskopische Kontrolle
Geringgradig intraepitheliale Dysplasie	2-mal Endoskopie im Abstand von 6 Monaten, dann jährlich; bei mukosaler Erhabenheit: endoskopische Mukosaresektion	2-mal Endoskopie im Abstand von 6 Monaten, dann jährlich; bei mukosaler Erhabenheit: endoskopische Mukosaresektion
Hochgradige intraepitheliale Dysplasie	sichtbare Läsion: endoskopische Mukosaresektion; nicht sichtbare Läsion: photodynamische Therapie oder OP	sichtbare Läsion: endoskopische Mukosaresektion; nicht sichtbare Läsion: photodynamische Therapie oder OP

LSBE = Long-Segment-Barrett-Ösophagus
SSBE = Short-Segment-Barrett-Ösophagus

Ablative Verfahren. Ablative Verfahren der nicht dysplastischen Barrett-Mukosa mittels Argon-Plasma-Koagulationstherapie, photodynamischer Therapie (PDT) oder endoskopischer Mukosaresektion (EMR) waren in den letzten Jahren Gegenstand mehrerer Studien (3, 4, 21, 30, 37, 51, 84, 93, 99). Langzeitdaten dieser Studien fehlen meist. Daher müssen die Verfahren, vor allem auch unter dem Kosten-Nutzen-Aspekt, als experimentell angesehen werden.

Die Therapie des dysplastischen oder sogar früh-neoplastischen Barrett-Epithels richtet sich nach dem Tumorstaging: High-Grade intraepitheliale Neoplasien (HGIN) und mukosale Adenokarzinome können mit kurativem Ansatz mit einer endoskopischen Mukosaresektion behandelt werden (69).

Dabei ist eine endoskopisch bioptische Nachkontrolle der Patienten obligat, da sich in dem residualen Barrett-Epithel metachrone Tumoren entwickeln können. Die Inzidenz solcher Tumoren ließe sich durch komplette Ablation des Barrett-Epithels reduzieren. Alle Verfahren, die hierfür in Frage kommen (PDT, EMR), führen aber in einem nicht unbeträchtlichen Anteil zu Strikturen und können noch keine Langzeitdaten vorweisen (1, 16, 23, 40, 53, 65, 75).

Exaktes histologisches Staging. Ein exaktes lokales histologisches Staging ist prognostisch entscheidend. Die Infiltrationstiefe des Tumors muss bestimmt werden, wobei zwischen dem Mukosa-(m-)Typ und dem Submukosa-(sm-)Typ unterschieden wird. Diese Unterscheidung ist ein ganz wichtiger Prädiktor für Lymphknotenmetastasen. Tumoren, die in die Submukosa infiltrieren, weisen schon in 20% Lymphknotenmetastasen auf und sollten daher reseziert werden (81). Bei der oberflächlichsten Form der Submukosainfiltration (sm1) scheint die Inzidenz von Lymphknotenmetastasen genauso niedrig zu sein wie bei mukosalen Tumoren. Bei sm2 liegt sie dann aber schon bei 23%, bei sm3 sogar bei 69% (7). Somit sind die resezierenden Verfahren den photochemischen Verfahren eindeutig überlegen, da sie durch die Möglichkeit der Histologiegewinnung eine Risikostratifikation erlauben.

FAZIT FÜR DIE PRAXIS

- Das Spektrum der gastroösophagealen Refluxkrankheit (GERD) umfasst die erosive Refluxkrankheit (ERD), die nichterosive Refluxkrankheit (NERD), den Barrett-Ösophagus und extraösophageale Manifestationen wie Husten, Laryngitis oder Heiserkeit. Leitsymptom der Refluxkrankheit ist das Sodbrennen.
- Liegt Sodbrennen vor, kann die in den meisten Fällen auf die Einnahme von Protonenpumpeninhibitoren (PPI) eintretende Beschwerdebesserung auch als diagnostischer Test („PPI-Test") angesehen werden.
- Die Endoskopie dient der Beurteilung des Schweregrades der GERD und der Erfassung eines Barrett-Ösophagus. Eine einmalige („once in lifetime") Endoskopie bei Refluxbeschwerden wird von vielen Seiten propagiert, bei Auftreten von Alarmsymptomen ist sie obligatorisch. Besondere Bedeutung kommt der endoskopisch-bioptischen Diagnostik in der Überwachung des als Präkanzerose anerkannten Barrett-Ösophagus zu.
- Die 24-h-pH-Metrie dient in erster Linie der Verifizierung und Quantifizierung eines sauren Refluxes bei ungenügendem Ansprechen auf eine PPI-Medikation oder vor einer Operation.
- PPI stellen in der Akuttherapie wie in der Erhaltungstherapie, sei es als Dauer- oder Bedarfsmedikation, die Therapie der ersten Wahl dar. Hierbei ist es unerheblich, welcher der auf dem Markt befindlichen PPI zum Einsatz kommt. Letztlich sind über 90% der Patienten mit PPI als Dauer- oder Bedarfstherapie beschwerdefrei.
- Die beste Indikation für eine operative Therapie besitzt der Patient mit schwerer Form der gastroösophagealen Refluxkrankheit, einer ausgeprägten mechanischen Insuffizienz des unteren ösophagealen Sphinkters mit Hiatushernie, guter Reaktion der säureassoziierten Symptome auf die PPI, ggf. auch mit einem Mischreflux aus saurem und duodenogastroösophagealem Reflux und der Notwendigkeit einer Dosissteigerung der PPI über die Jahre.
- In spezialisierten Zentren hat die laparoskopische Fundoplicatio die offene praktisch völlig verdrängt. Die guten Ergebnisse der publizierten Studien wurden meistens in solchen Zentren erarbeitet und können daher nur für sie gelten.
- Frühe Formen des Barrett-Karzinoms sollten nach ausführlichem Staging mittels endoskopischer Therapie in Zentren therapiert werden. In allen anderen Fällen ist die Ösophagusresektion indiziert.

4.5 Motilitätsstörungen der Speiseröhre

H.-D. Allescher

EDITORIAL **Je nach Ätiologie werden die Motilitätsstörungen der Speiseröhre üblicherweise in primäre und sekundäre Motilitätsstörungen unterteilt. Die primären Störungen beruhen auf einer genuinen isolierten Störung im Ösophagus, während die sekundären Störungen als Folge einer anderen, eventuell systemischen Erkrankung, auftreten. Dabei ist festzuhalten, dass unter den primären Motilitätsstörungen lediglich die Achalasie ein klinisch gut charakterisiertes Krankheitsbild darstellt, während die hypermotilen Ösophagusmotilitätsstörungen vor allem durch manometrische Auffälligkeit und Abnormalitäten abgegrenzt werden, aber untereinander und auch zur Achalasie einige Gemeinsamkeiten und Überlappungen aufweisen, so dass letztendlich nicht klar ist, ob sie wirklich eigene Krankheitsbilder darstellen.**

Einteilung

Die primären Motilitätsstörungen der Speiseröhre werden klassischerweise unterteilt in

- Achalasie,
- diffuser Ösophagospasmus: > 20 % simultane Kontraktionen (mit einer Amplitude > 30 mm Hg),
- hyperkontraktiler Ösophagus: mittlere Kontraktionsamplitude > 180 mm Hg in der distalen Speiseröhre bei 10-mal oder häufiger Nassschlucken,
- hypertensiver Ösophagussphinkter: Ruhedruck im unteren Ösophagussphinkter > 45 mm Hg.

In einer Übersicht wurde eine andere pathophysiologische Einteilung vorgeschlagen, die primär auf den zu beobachtenden Funktionsstörungen in der Speiseröhre beruht (Tab. 4.**16**) (1).

Sekundäre Ösophagusmotilitätsstörungen treten entweder als Folge einer Ösophaguserkrankung (Enzündung, Tumor) oder einer übergeordneten systemischen Erkrankung mit Ösophagusbeteiligung auf.

Achalasie

Definition und Klassifikation

Die Achalasie ist eine neuromuskuläre Erkrankung des Ösophagus, die durch eine reduzierte oder aufgehobene Relaxation des unteren ösophagealen Sphinkters (UÖS) und eine Störung der Motilität in der tubulären Speiseröhre gekennzeichnet ist. Dadurch wird die Entleerung der Speiseröhre hochgradig beeinträchtigt (2, 3). Die Motilität in der tubulären Speiseröhre ist meistens reduziert oder komplett fehlend, kann jedoch in seltenen Fällen auch gesteigert sein.

Basierend auf der Motilität des tubulären Ösophagus, kann die Achalasie in eine hypermotile, hypomotile oder amotile Form unterteilt werden. Ob diese Formen eigenständige Erkrankungen oder nur Übergänge oder Stadien der Erkrankung darstellen, ist nicht eindeutig zu beantworten.

Nach dem Ausprägungsgrad und dem Dilatationsgrad der Achalasie kann eine radiologische Stadieneinteilung der Achalasie nach Brombard erfolgen. Eine Einteilung des Schweregrades kann auch nach der Höhe des Supportlevels eines Kontrastmittels in der Speiseröhre erfolgen. Beide Einteilungen sind aber klinisch nur wenig hilfreich und daher nicht sehr verbreitet.

Epidemiologie und Wertung

Die Achalasie stellt eine relativ seltene Erkrankung dar. Die jährliche Inzidenz in Europa liegt unter 1 : 100 000 Einwohner. Männer und Frauen sind nahezu gleich häufig betroffen, auch wenn in einigen Studien ein leichtes Überwiegen der Männer berichtet wird. In der Regel tritt die Erkrankung im mittleren oder höheren Lebensalter auf. Lediglich 5 % der Erkrankungsfälle manifestieren sich vor dem Erwachsenenalter, es sind jedoch auch Erkrankungen im Jugend-, Kindes- und sogar im Neugeborenenalter möglich. Seltene angeborene Formen der Achalasie (z. B. Triple-A-Syndrom) sind beschrieben (4).

Tabelle 4.16 Diagnostische und manometrische Abgrenzung von Ösophagusmotilitätsstörungen (1)

	Basaler LESP	LES-Relaxation	Druckwellenausbreitung	Distale Druckamplitude
Achalasie	normalerweise hoch oder normal	inkomplett	simultan oder fehlend, keine Peristaltik	niedrig oder normal
Atypische Störungen der LES-Relaxationen	niedrig, normal oder hoch	inadäquat (inkomplett oder zu kurz)	z. T. normale Peristaltik, simultan oder fehlende Wellen	niedrig, normal oder hoch
Isolierter hypertensiver LESP	hoch	komplett	normal	normal
Diffuser Ösophagospasmus	niedrig, normal oder hoch	komplett	simultan > 20% der Nassschlucke	normal oder hoch
Hyperkontraktiler Ösophagus (Nussknackerösophagus)	niedrig, normal oder hoch	komplett	normal	hoch
Ineffektive Ösophagusmotilität	niedrig oder normal	komplett	normal, simultan oder fehlend	niedrig in > 30% der Nassschlucke

LES = unterer Ösophagussphinkter
LESP = Druck im unteren Ösophagussphinkter

Risikofaktoren und Pathologie

Der Achalasie liegt ein neuronaler Defekt mit bisher unbekannter Ursache zu Grunde. Pathologische Untersuchungen zeigen sowohl im tubulären Ösophagus als auch im unteren ösophagealen Sphinkter einen Untergang von intramuralen Ganglienzellen im myenterischen Plexus bis hin zum völligen Fehlen von Ganglienzellen in der Sphinkterregion (5).

Auch Faseruntergänge im N. vagus sowie in den zentralen Vaguskerngebieten (dorsaler Motor-Nucleus) wurden berichtet.

Entzündliche Veränderungen. Histomorphologisch finden sich entzündliche Veränderungen im Bereich des myenterischen Plexus, was auf eine inflammatorische Komponente bei der Entstehung dieses Krankheitsbildes hinweist. Die Ursache dieser inflammatorischen Reaktion ist unklar (5). Es werden die Folgen einer viralen Infektion als auch eine autoimmune Genese diskutiert. So zeigten sich in molekularbiologischen Untersuchungen DNA-Spuren von Varizella-Zoster-Virus, aber auch Masernviren in der Region der Neurone des myenterischen Plexus.

Antineurale Antikörper. In anderen Arbeiten wurde das Auftreten von antineuralen Antikörpern im Serum der Patienten nachgewiesen (ANNA – antineurale Antikörper, Anti-Hu-Antikörper), was auf eine autoimmune Zerstörung der inhibitorischen Motoneuronen hinweisen könnte (6). Letztere Befunde könnten auch erklären, warum bei Achalasiepatienten generalisierte Störungen des autonomen Nervensystems (andere Regionen des Gastrointestinaltraktes, Auge) gefunden werden können. Es gibt keine Hinweise für eine Häufung der Achalasie mit anderen Autoimmunerkrankungen, und die Achalasie scheint mit dem HLA-DQw1-Locus assoziiert zu sein (7).

Fehlen inhibitorischer Neurone. Durch biochemische und funktionelle Untersuchungen wurde der Untergang spezieller inhibitorischer Nerven festgestellt, die als Neurotransmitter unter anderem Stickstoffmonoxyd (NO) und VIP enthalten. Die cholinerge Innervation der Längsmuskelschicht bleibt hingegen weitgehend intakt. Durch den selektiven Untergang der inhibitorischen Neurone kommt es zu einem Ungleichgewicht zwischen exzitatorischen und inhibitorischen nervalen Komponenten im unteren ösophagealen Sphinkter. Dies bewirkt einerseits eine Druckerhöhung im unteren ösophagealen Sphinkter, andererseits erklärt dies die inkomplette oder fehlende Relaxation des unteren ösophagealen Sphinkters. Auch die peristaltischen Kontraktionen im tubulären Ösophagus sind gestört, so dass sich die Achalasie nicht nur im Bereich des unteren Ösophagussphinkters manifestiert.

Pharmakologische Tests. Das Fehlen der inhibitorischen Neurone erklärt auch die Überempfindlichkeit gegenüber bestimmten Hormonen und Pharmaka wie Tensilon, Gastrin oder CCK, die in älteren funktionellen Untersuchungen immer wieder beschrieben wurde, aber nicht erklärt werden konnten. Normalerweise verfügen diese Pharmaka und Hormone über präsynaptische Rezeptoren, die die VIP-

und NO-Freisetzung stimulieren können und damit einen hemmenden Effekt auslösen. Fehlen die inhibitorischen Neurone und damit die präsynaptischen Effekte, kommt es lediglich zu der postsynaptischen Wirkung direkt an der Muskelzelle, die dann mit einem gesteigerten exzitatorischen Effekt verbunden ist. Damit kann man erklären, warum CCK, das normalerweise einen Druckabfall im UÖS auslöst, bei Achalasiepatienten einen Druckanstieg bewirkt. Der Untergang der NO-haltigen Neurone erklärt auch, warum Amylnitrit oder andere Nitrate, die lange Zeit als pharmakologische Diagnostika mit relaxierender Wirkung bei der Achalasie eingesetzt wurden, bei diesen Patienten eine potente Sphinkterrelaxation bewirken können.

Chagas-Erkrankung

Bei einer anderen Form der Achalasie im Rahmen der Chagas-Erkrankung wird der Untergang der enterischen Neurone durch die Infektion mit dem Protozoon Trypanosoma cruzei ausgelöst. Die Erkrankung ist in Südarmerika weit verbreitet und übersteigt rein zahlenmäßig die Anzahl der Patienten mit idiopathischer Achalasie (8).

Angeborene, genetisch determinierte Achalasie

Es gibt seltene genetisch bedingte hereditäre Formen der Achalasie. Das Allgrove-Syndrome oder auch „Triple-A-Syndrom“ tritt bei Neugeborenen, Säuglingen und Kleinkindern auf und besteht aus einer Kombination von Addison-Symptomatik (Nebenniereninsuffizienz), Alakrimie und Achalasie (9, 10). Bei dieser Erkrankung konnte eine Störung im sog. AAAS-Gen auf Chromosom 12q13 nachgewiesen werden, das für das 547 Aminosäuren lange Protein Aladin kodiert. Eine weitere, sehr seltene genetische Form ist die familiäre ösophageale Achalasie mit Taubheit und Vitiligo.

Sekundäre Achalasie

Das Krankheitsbild der Achalasie kann auch durch andere Krankheiten, insbesondere durch Tumoren und Malignome imitiert werden (11). Dies kann durch ein Einwachsen des Tumors in die nervalen Strukturen des Ösophagus, durch eine Ummauerung und Kompression der Kardiaregion oder aber durch einen vermutlich paraneoplastisch ausgelösten Untergang der inhibitorischen Neurone verursacht werden. Die paraneoplastische Genese wird vor allem für kleinzellige Bronchialkarzinome und Hypernephrome beschrieben (12). Für eine Reihe anderer Erkrankungen wurden achalasieähnliche Funktionsstörungen beschrieben. Diese umfassen die Amyloidose, Sarkoidose, Neurofibromatose, die eosinophile Gastroenteritis, die multiple endokrine Neoplasie Typ 2b, das juvenile Sjögren-Syndrom, die chronisch intestinale Pseudoobstruktion und die Fabry-Krankheit (3).

Klinik

Die Leitsymptome der Achalasie sind zunehmende Dysphagie für solide und flüssige Nahrungsbestandteile und retrosternales Druckgefühl beim Essen. Fast alle Patienten leiden an einer Dysphagie bei festen Speisen und mehr als $^{2}/_{3}$ geben eine Dysphagie bei Flüssigkeiten an.

Die retrosternalen Beschwerden bessern sich zunächst durch aktive und später auch passive Regurgitationen von unverdauten Speisen, insbesondere im Liegen oder beim Bücken. Da die Patienten in der Regel über viele Jahre an zunehmenden Beschwerden leiden und oft gut an die Dysphagie adaptiert sind, ist eine genaue Befragung erforderlich, um das Ausmaß der Dysphagie deutlich zu machen. Die mittlere Dauer zwischen Beginn der Symptome und endgültiger Diagnose liegt zwischen 2 und 7 Jahren (13, 14). Das Ausmaß der Schluckbeschwerden kann wechseln und ist z. T. abhängig von psychischen Belastungssituationen.

⇢ **Regurgitationen.** Bei zunehmender Dilatation des Ösophagus können sich die Schluckbeschwerden wieder bessern, da selbst eine ganz Mahlzeit in dem dilatierten Ösophagus Platz findet. Hier stehen dann die passiven oder aktiven Regurgitationen der unverdauten Speise nach dem Essen im Vordergrund.

- Bei der *aktiven* Regurgitation erfolgt ein durch den Patienten ausgelöstes, schwallartiges „Erbrechen“ des unverdauten Nahrungsbreis ohne Übelkeit. Dadurch ergibt sich eine Entlastung des sich während des Essens aufbauenden retrosternalen Druckgefühls.
- Bei *passiven* Regurgitationen berichten die Patienten über das Austreten von unverdauten Speiseresten beim Bücken, Husten oder Pressen oder über ein spontanes Zurücklaufen im Liegen. So berichten Patienten über Speisereste auf dem Kopfkissen oder ein „Wiederkäuen“ der Speisen im Liegen.

Gerade diese passiven Regurgitationen bergen die Gefahr der Aspiration in sich.

In einer großen Studie klagten bis zu 30 % der Patienten über nächtliche passive Regurgitationen und Hustenattacken und bis zu 10 % der Patienten hatten signifikante bronchopulmonale Komplikationen (15).

⇢ **Retrosternale Schmerzen.** Gerade in der Anfangsphase der Erkrankung klagen einige Patienten auch über anfallsartige starke retrosternale Schmerzen, die durch hypermotile oder spastische Kontraktionen der tubulären Speiseröhre oder durch eine Retentionsösophagitis im Rahmen der bakteriellen und mykotischen Besiedelung des Ösophagus verursacht werden. Interessanterweise können die Patienten meist sehr gut zwischen der Dysphagie und dem Thoraxschmerz differenzieren. Die Schmerzsymptomatik bessert sich meist im Laufe der Erkrankung.

Retention der Speisen. Viele Patienten versuchen, durch mehrmaliges wiederholtes Schlucken, z. T. verbunden mit verschiedenen Manövern (ungewöhnlichen Streckübungen und Körperhaltungen, Trinken von viel Flüssigkeit), die Speisen weiter in den Magen zu befördern. Diese Manöver dienen dazu, den intrathorakalen Druck zu erhöhen und dadurch eine Passage durch die Kardiaregion zu ermöglichen. Der Weitertransport wird sowohl symptomatisch als auch akustisch von den Patienten wahrgenommen. Bei der thorakalen Auskultation kann postprandial ein „Plätschern" des Speisebreis im Thoraxraum wahrgenommen werden.

Die Retention der Speisen über Stunden und Tage kann zu üblem Mundgeruch und übel riechendem Aufstoßen führen. In den fortgeschrittenen Stadien der Erkrankung stellt sich fast regelmäßig ein langsamer Gewichtsverlust ein.

Diagnostik

Das diagnostische Standardprogramm bei der erstmaligen Diagnose sollte immer neben einer detaillierten, möglichst strukturierten Anamnese einen Bariumbreischluck, eine Ösophagogastroskopie mit Biopsie und eine Ösophagusmanometrie umfassen. Insbesondere bei nicht ganz typischer Symptomatik und schneller Symptomentwicklung sollte diese Diagnostik durch eine schnittbildgebende Diagnostik (Endosonographie oder CT) ergänzt werden, um eine sekundäre Achalasie auszuschließen (16).

Erstdiagnose. Diese ausführliche „beweisende" Diagnostik ist bei der Erstdiagnose entscheidend, um eine klare und zweifelsfreie Diagnose zu stellen und diese auch langfristig zu dokumentieren. Häufig ist das Krankheitsbild nach erfolgter Therapie nicht mehr klar und eindeutig nachzuvollziehen. Bei der zu erwartenden langen „Erkrankungszeit" mit häufig langen beschwerdefreien Intervallen können nach vielen Jahren häufig Zweifel an der initialen Diagnose aufkommen (z. B. Vorliegen von Reflux mit Refluxösophagitis oder mit peptischer Stenose nach Therapie der Achalasie). Hier ist es dann entscheidend, auf eine verlässliche und gut dokumentierte initiale Diagnose zurückgreifen zu können (3).

Endoskopie

Die Endoskopie dient nicht nur dem Nachweis der Achalasie, sondern auch dem Ausschluss einer malignen, peptischen oder entzündlichen Stenose. Typischerweise zeigt sich ein dilatierter, meist aperistaltischer Ösophagus, häufig mit retinierten Speiseresten oder schaumigem Speichelsekret (Abb. 4.**21**). Die retinierten Speisereste und damit verbundenen Gärungsvorgänge können zu einer ausgeprägten Retentionsösophagitis mit granulärer Ösophagusschleimhaut führen. Zusätzlich kann es durch die Stase des Speisebreis zu einer Pilzinfektion, z. B. mit Candida albicans, kommen.

Retinierte Speisereste. Die Retention der Speisereste kann so ausgeprägt sein, dass auch nach mehr als 24 h Nüchternheit das komplette Ösophaguslumen bis zum oberen Ösophagussphinkter angefüllt ist. Dies muss bei der Vorbereitung und Durchführung der Endoskopie mitberücksichtigt werden, da die Aspiration die schwerwiegendste Komplikation und Haupttodesursache bei der Therapie der Achalasie ist. Die Sedierung sollte daher nicht zu tief sein und es sollte möglichst keine Rachenanästhesie durchgeführt werden, um die Schutzreflexe zu erhalten. Die Untersuchung sollte mit leicht erhöhtem Oberkörper in strikter Linksseitenlage durchgeführt werden. Ist es nicht möglich, die Speisereste abzusaugen, sollte man die Untersuchung abbrechen, den Patienten nochmals für 24 h nüchtern lassen und dann einen erneuten Untersuchungsversuch starten. Nur in Ausnahmefällen ist es notwendig, die Speiseröhre zuerst mit einem großkalibrigen Magenspülschlauch leer zu spülen.

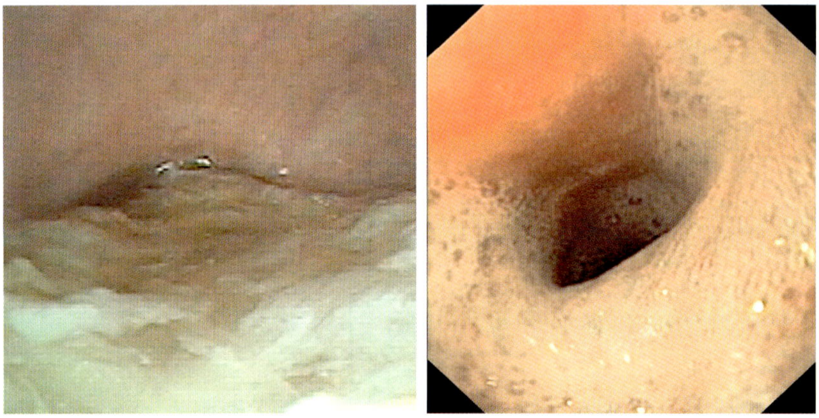

a b

⊠ **Abb. 4.21** Endoskopie bei Achalasie.
a Massive Retention von Speiseresten im Ösophagus.
b Retention von schaumigem Speichel bei einer Frühform der Achalasie.

---> **Kardiapassage.** Die Kardia, die meist etwas exzentrisch liegt, ist in der Regel dicht verschlossen und lässt sich endoskopisch unter Sicht und leichtem Druck passieren. Die Z-Linie liegt in dem engen Segment und weist in der Regel keine erosiven Veränderungen oder andere Refluxzeichen auf. Wichtig ist, dass die Passage der Kardia ohne Schleimhautverletzung möglich ist, d.h. in Inversion im Fundus zeigt sich eine um das Endoskop dicht verschlossene Kardia, die keinen Hinweis auf Blut oder eine Schleimhautverletzung zeigt. Andernfalls muss die Diagnose der Achalasie in Zweifel gezogen werden.

Gerade in der Frühphase der Erkrankung kann es sehr schwierig sein, endoskopisch eine positive Diagnose der Achalasie zu stellen. Hier sollte man insbesondere auf retinierte Speisereste in der tubulären Speiseröhre und auf eine geringe Dilatation der Speiseröhre achten.

Röntgen

Bei der radiologischen Untersuchung gibt es bereits auf der Leeraufnahme mögliche Hinweise für das Vorliegen einer Achalasie, wie ein verbreitertes Mediastinum oder eine fehlende Luftblase im Magen.

---> **Breischluck.** Nach Gabe von Kontrastmittel zeigt sich meist ein dilatierter tubulärer Ösophagus, oft mit gering verlangsamter Boluspassage im tubulären Abschnitt und mit typischerweise glatt begrenzter, konischer Verengung am ösophagogastralen Übergang mit einem dünnen Segment von 1–4 cm Länge („Sektglasform", „Vogelschnabelform") (Abb. 4.22), das sich nach Gabe von Nitrospray etwas aufweitet. Wird die Untersuchung im Liegen durchgeführt, so kommt es nicht zu einer kompletten Entleerung des Kontrastmittels aus der Speiseröhre. Zusätzlich können nichtpropulsive tertiäre Kontraktionen auftreten und eine Pendelbewegung des Kontrastbreis induzieren. Der untere Ösophagussphinkter öffnet sich nicht oder nur sehr kurzzeitig, um kleine Anteile des Kontrastmittels zu entleeren. Das Vorhandensein von tertiären oder segmentalen Kontraktionen kann das typische Bild vor allem in der Frühphase verschleiern.

---> **Epiphrenische Divertikel.** Durch die gestörte Relaxation des unteren Ösophagussphinkters kann es zur Entwicklung von epiphrenischen Divertikeln kommen, die z.T. erhebliche Größe annehmen können und bei der Therapieplanung berücksichtigt werden müssen. Umgekehrt sollte man beim Vorliegen eines epiphrenischen Divertikels immer an das Vorliegen einer Achalasie denken.

Ösophagusmanometrie

Die Ösophagusmanometrie ist der Goldstandard bei der Achalasiediagnostik und sollte bei der initialen Diagnostik einer Achalasie obligat durchgeführt werden.

Mit der Ösophagusmanometrie kann der Nachweis der fehlenden Relaxation im unteren Ösophagussphinkter und der Störung der tubulären Ösophagusmotilität erbracht werden.

---> **Durchführung.** Die Durchführung und Bewertung der manometrischen Untersuchung ist aber gerade bei der Achalasie schwierig und störanfällig. Besonders bei ausgeprägten Formen kann es notwendig sein, die Manometriesonde endoskopisch zu platzieren, da eine zuverlässige Kardiapassage wegen der retinierten Speisereste, dem siphon-

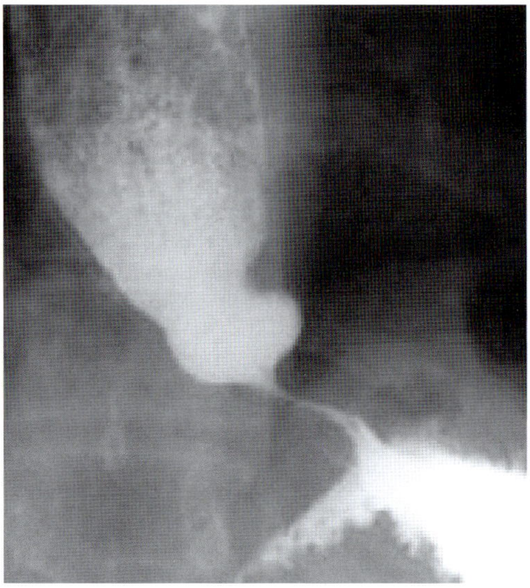
a

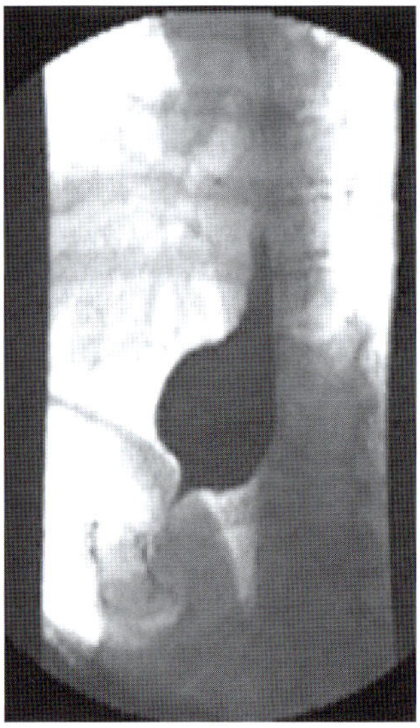
b

⊠ **Abb. 4.22 a** u. **b** Zwei typische radiologische Befunde einer Achalasie mit einer „Sektglaskonfiguration". Es zeigt sich jeweils ein hochgradig enges Segment und eine deutliche Dilatation des distalen Ösophagus.

artigen Verlauf und der Dilatation der distalen Speiseröhre oft nicht möglich ist. Bei der endoskopischen Platzierung wird der Manometriekatheter entweder über einen steifen Führungsdraht vorgeschoben oder mit der Zange und einem Faden endoskopisch in den Magen gezogen. Alternativ kann die Sonde radiologisch platziert werden.

Befunde. Bei der Manometrie findet sich typischerweise (Abb. 4.**23**):

- keine primäre Peristaltik im tubulären Ösophagus,
- eine inkomplette, fehlende oder abnormale Relaxation des unteren ösophagealen Sphinkters,
- ein erhöhter Druck im unteren ösophagealen Sphinkter,
- ein im Vergleich zum intragastralen Druck erhöhter Druck im Ösophagus.

Hypermotile Achalasie. Bei der Sonderform der hypermotilen Achalasie („vigorous achalasia") bestehen häufig typische krampfartige Thoraxschmerzen mit ausgeprägter Dysphagie. Manometrisch finden sich hier meist verstärkte nichtperistaltische Kontraktionen (> 160 – 180 mm Hg). Hier liegt eine direkte Überlappung zum klinischen Bild des diffusen Ösophagospasmus vor (s. unten).

Differenzialdiagnose

Differenzialdiagnostisch müssen zunächst strukturelle Stenosen des distalen Ösophagus abgegrenzt werden, da diese auch zu einer Dilatation und konsekutiven Hypomotilität führen können.

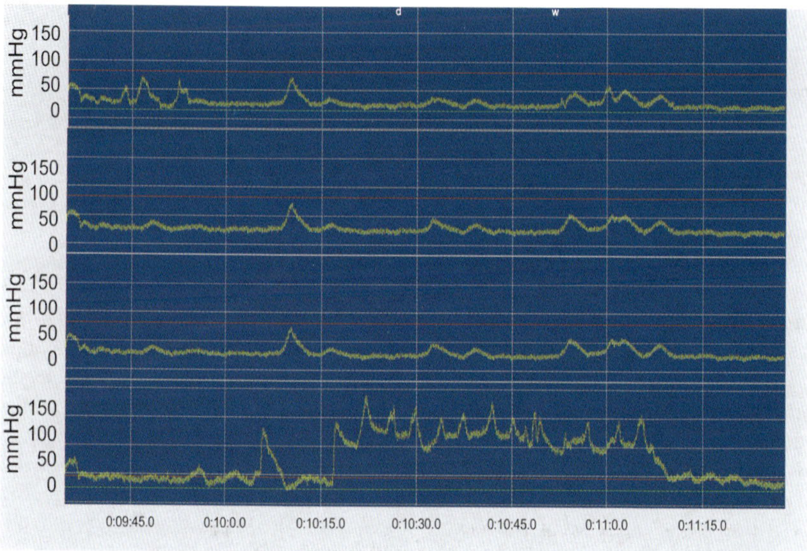

a

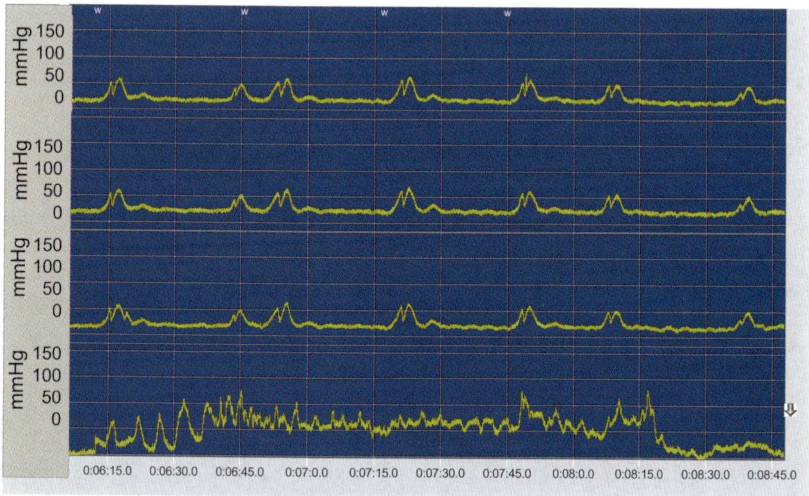

b

Abb. 4.23 a u. **b** Zwei typische manometrische Befunde einer Achalasie mit deutlich erhöhtem Basaldruck im Bereich des unteren ösophagealen Sphinkters, fehlender schluckreflektorischer Erschlaffung bei Nass- (w) und Trockenschlucken (d).

Insbesondere bei kurzem Erkrankungsverlauf mit schnell zunehmender Symptomatik, bei hohem Erkrankungsalter (>60. Lebensjahr) und bei deutlichem und schnellem Gewichtsverlust sollte an die Möglichkeit einer sekundären Achalasie gedacht werden.

Tumorerkrankungen. Wesentliche Erkrankungen sind das distale Ösophaguskarzinom, das Barrett- und das Kardikarzinom, das diffus wachsende Magenkarzinom im Fundusbereich (Linitis plastica) und das hoch sitzende Magenlymphom. Diese Erkrankungen werden durch die endoskopische Inspektion und Biopsie sowie durch die endosonographische Untersuchung der Magen- und Ösophaguswandschichten abgegrenzt. Ist eine Endosonographie nicht verfügbar oder nicht durchführbar, sollte eine CT der Sphinkterregion angefertigt werden. Neben der direkten Infiltration und Ummauerung kann auch ein paraneoplastisches Geschehen durch Infiltration des N. vagus oder durch das Auftreten von antineuralen Antikörpern die Krankheitssymptomatik auslösen.

Peptische Striktur. Die peptische Striktur ist oft schon durch die Anamnese abgrenzbar, da Achalasiepatienten charakteristischer Weise fast nie über typische Refluxbeschwerden berichten. Allerdings kann der Gärungsprozess der Speisereste einen säuerlichen Geschmack verursachen und die Regurgitation der Speise als Reflux fehlinterpretiert werden. Auch hier erfolgt die Abgrenzung endoskopisch und ggf. durch eine Langzeit-pH-Metrie. Probleme können auch die systemische Sklerose und das CREST-Syndrom mit konsekutiver sekundärer Refluxösophagitis und ggf. peptischer Stenose verursachen.

Anorexia nervosa. Die Beschwerden können insbesondere in der Initialphase leicht wechseln und auch von psychischen Faktoren abhängig sein. Psychische Abhängigkeit und passive Regurgitationen können manchmal die Unterscheidung zur Anorexia nervosa schwierig machen (17).

Chagas-Krankheit. Eine Infektion mit Trypanosoma cruzei, das die Chagas-Krankheit verursacht, kann ein der Achalasie ähnliches klinisches Bild hervorrufen und kommt hauptsächlich in Südamerika vor. In einigen südamerikanischen Ländern stellt die Chagas-Krankheit mit Ösophagusbeteiligung wegen ihrer Häufigkeit ein großes gesundheitspolitisches Problem dar und ist ca. 10- bis 50-mal häufiger als die primäre Achalasie (8).

Verlauf und Prognose

Die Achalasie nimmt normalerweise einen langsam progredienten Verlauf. Ohne Therapie kommt es über zunächst leichte Schluckbeschwerden und aktive Regurgitationen zu einem zwischenzeitlichen Adaptationsstadium mit leichter Besserung der Dysphagie, weil durch die Dilatation der Speiseröhre diese als Reservoir fungieren kann. Schließlich führen passive Regurgitationen und Aspirationen zu Gewichtsabnahme und Aspirationspneumonien. Bei starker Dilatation der Speiseröhre können sich die Schluckbeschwerden wieder bessern. Bei einigen Patienten erreichen die Beschwerden ein Plateau, über das hinaus sie nicht weiter zunehmen und auf dem sie, auch für längere Zeit, konstant bleiben können.

Therapieziele und Maßnahmen

Normalerweise ist der untere Ösophagussphinkter tonisch kontrahiert. Beim Schluckakt kommt es zu einer Aktivierung inhibitorischer, vor allem nitrerger Neurone in Kombination mit einem Nachlassen der exzitatorischen Innervation, was zu einer Öffnung des unteren Ösophagussphinkters führt. Der Verlust der inhibitorischen Neurone kann derzeit nicht behandelt werden, daher konzentrieren sich die Behandlungsversuche auf die Senkung des Druckes im unteren Ösophagussphinkter (UÖS) mittels medikamentöser, endoskopischer oder operativer Verfahren.

Pneumatische Dilatation

Die pneumatische Dilatation stellt derzeit die Therapie der 1. Wahl bei symptomatischer Achalasie dar (3, 18–21). Es handelt sich um ein relativ sicheres und auch kostengünstiges Behandlungsverfahren, das heute mit einem Polyethylen-Ballonkatheter (22) durchgeführt wird.

Im Vergleich zu früher üblichen flexiblen Ballonkathetern (Brown-McHardy) bietet dieser Kathetertyp den Vorteil, dass er über einen fixen Außendurchmesser verfügt, der eine ungewollte Überdehnung der Kardia weitgehend ausschließt.

Durchführung. Die Dilatation erfolgt am besten in Linksseitenlage unter leichter Sedierung. Der Ballonkatheter aus Polyethylen (z. B. Rigiflex) wird über einen Führungsdraht mittels Röntgen- oder endoskopischer Lagekontrolle eingelegt und die Dilatation mit einem Dilatationsdruck von 350–400 mm Hg über 1–2 min durchgeführt (Abb. 4.**24a**). Je nach Größe des Patienten wird mit einem Ballondurchmesser von 3,0 bzw. 3,5 cm begonnen und bei nicht ausreichendem Erfolg in der nächsten Sitzung auf 3,5 bzw. 4,0 cm gesteigert. Die Erfolgsrate der Dilatation und die Dauer des Therapieerfolgs ist abhängig von dem Residualdruck im unteren Ösophagussphinkter nach der Dilatation (21). Im Anschluss erfolgt eine radiologische Kontrolle mit wasserlöslichem Kontrastmittel (z. B. Gastrografin), um eine Perforation auszuschließen. Die Erfolgsrate einer einmaligen Dilatationsbehandlung liegt bei ca. 65–85 % und die Wahrscheinlichkeit nach einer einmaligen Dilatation nach 5 Jahren beschwerdefrei zu sein beträgt 40–74 % (3, 18, 19, 23).

Die Risiken der Ballondilatation bestehen in der Ösophagusperforation und in der Induktion von gastroösophagealem Reflux.

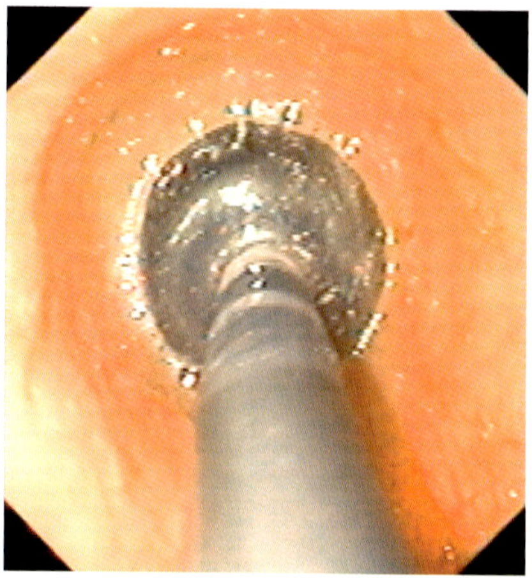

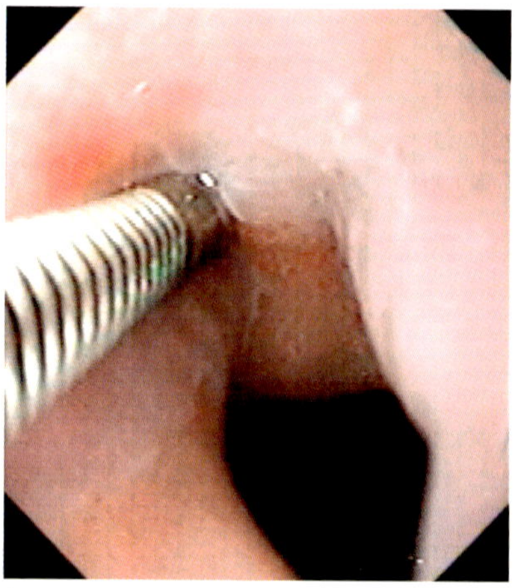

a b

☒ **Abb. 4.24** Therapie der Achalasie.
a Endoskopische Lagekontrolle eines Polyethylen-Ballons in der Kardia.
b Endoskopische Injektionstherapie in den unteren Ösophagussphinkter.

Perforation. In einer Sammelstatistik an über 1000 dilatierten Patienten betrug die Wahrscheinlichkeit einer Ösophagusperforation 1,3 – 1,5 %. In neueren Untersuchungen wird die Perforationsrate etwas geringer (< 1 %) angegeben (3, 24) aber auch Perforationsraten bis zu 3,5 % werden berichtet (19, 23). Eine Perforation im Rahmen der Dilatation erfordert bei einer größeren Leckage ein chirurgisches Vorgehen, während bei einer kleineren Perforation auch ein konservativer Therapieversuch mit Nulldiät, parenteraler Ernährung, Breitbandantibiotika und Analgetika gerechtfertigt sein kann (25).

Gastroösophagealer Reflux. Das Auftreten von gastroösophagealem Reflux nach pneumatischer Dilatation wird unterschiedlich zwischen 1 % und 20 % angegeben. Gastroösophagealer Reflux ist bei Patienten mit einer Achalasie wegen der gleichzeitig bestehenden Hypomotilität immer ernst zu nehmen und konsequent zu behandeln. Die Mortalität der pneumatischen Dilatation liegt bei 0,2 – 0,3 % und ist vor allem durch die Aspiration während der Dilatation bedingt.

Jüngere Patienten. Jüngere Patienten, insbesondere Patienten unter 20 Jahre, weisen deutlich schlechtere Behandlungsergebnisse bei der pneumatischen Dilatation auf. Für junge Patienten (< 20. Lebensjahr) wird daher eine frühzeitige Myotomie empfohlen (14, 19, 26). Weder eine vorausgegangene Dilatationsbehandlung noch eine sofort erkannte Perforation beeinflussen das Ergebnis der chirurgischen Myotomie.

Medikamentöse Therapie

Die medikamentöse Therapie der Achalasie spielt letztlich nur eine sehr untergeordnete Rolle (27). Nitrate und Calciumantagonisten können den Druck im UÖS reduzieren (28).

Nitrate. Für Isosorbiddinitrat konnte nach sublingualer Gabe eine Verbesserung der Symptome bei Patienten mit Achalasie gezeigt werden. Trotz guter initialer Ergebnisse kommt es durch Tachyphylaxie im weiteren Verlauf aber zu einem deutlichen Wirkungsverlust (29). Ebenso sind Nitrate durch ihre ausgeprägten Nebenwirkungen (Kopfschmerz, Hypotonie) in der Therapie der Achalasie limitiert (27).

Calciumantagonisten. Diese Substanzen reduzieren die Kontraktionskraft glatter Muskeln, indem sie das für eine Kontraktion erforderliche intrazelluläre Calcium durch Blockade des Calciumeinstroms erniedrigen. Trotz erfolgreicher Therapie in Einzelfällen konnte in mehreren plazebokontrollierten Studien kein ausreichender Erfolg gezeigt werden (30 – 32). In anderen Studien wurde insbesondere bei Frühformen der Achalasie, bei denen es noch zu keiner wesentlichen Dilatation der Speiseröhre gekommen ist, über eine symptomatisch erfolgreiche Therapie mit Calciumantagonisten berichtet (33, 34).

Sildenafil. Ein weiterer möglicher Ansatz besteht im Einsatz des Phosphodiesterase-(PDE V)Inhibitors Sildenafil. Auch hierfür wurde in einigen Studien ein positiver Effekt berichtet (35 – 37).

Der Einsatz einer medikamentösen Therapie ist sicherlich nur in seltenen Fällen indiziert, wenn das Intervall bis zur Therapie verlängert und die prätherapeutische Entleerung der Speiseröhre verbessert werden soll oder wenn nach Therapie eine Restsymptomatik verbleibt.

Botulinumtoxininjektion

Prinzip. Die Achalasie ist gekennzeichnet durch das Ungleichgewicht aus inhibitorischen und exzitatorischen neuronalen Einflüssen am unteren ösophagealen Sphinkter. Aus pathophysiologischer Sicht wäre es sinnvoll, ein Therapieverfahren anzuwenden, das dieses Ungleichgewicht ausgleicht. Botulinumtoxin bindet hochspezifisch an präsynaptische cholinerge Nervenendigungen und hemmt irreversibel die Acetylcholinfreisetzung. Dies verursacht eine Reduktion der Kontraktionskraft. Bei der Achalasie inhibiert das in den unteren Ösophagussphinkter injizierte Botulinumtoxin den Einfluss der exzitatorischen Innervation und führt so zu einer Reduktion des Druckes im UÖS (Abb. 4.**24b**).

⇢ **Ergebnisse.** Im initialen Therapieerfolg unterscheidet sich die Botulinumtoxininjektionstherapie nicht signifikant von der pneumatischen Ballondilatation (18, 38–40). Obwohl es bei bis zu 90% der Patienten zu einer Reduktion des Druckes im UÖS und einer Besserung der Symptome kommt (41), wird die Entleerung des Ösophagus nicht wesentlich beschleunigt (39). Der wesentliche Nachteil von Botulinumtoxin ist jedoch die begrenzte Wirkdauer. Nach 6–9 Monaten sind mehr als die Hälfte aller behandelten Patienten wieder symptomatisch (18).

Obwohl die Botulinumtoxintherapie deutlich schlechtere langfristige Ergebnisse zeigt als die pneumatische Ballondilatation oder die chirurgische Myotomie, ist sie aufgrund der komplikationslosen und sicheren Anwendbarkeit in Einzelfällen (ältere Patienten, Risikopatienten, Wartezeit bis zur Myotomie, Therapieversager, Ablehnung anderer Verfahren) eine Behandlungsalternative.

Myotomie

Die operative Therapie besteht heute klassischerweise in der laparoskopischen Durchführung einer modifizierten Myotomie nach Gottstein und Heller. Bei diesem sehr effektiven Behandlungsverfahren (klinische Erfolgsrate 85–95 %) (3, 42) werden die zirkulären Ringmuskelfasern der Sphinkterregion, des distalen Ösophagus und des proximalen Magens durchtrennt. Anschließend wird die Operation meist mit einem Antirefluxeingriff kombiniert (Thal-Fundoplastie, Dor-Semifundoplikation) (42).

⇢ **Komplikationen.** Die operative Letalität des offenen Eingriffs lag bei 0,2–0,3% und die Rate der Frühkomplikationen bzw. postoperativer Komplikationen lag bei ca. 0,5–5% (43). Die Komplikationsrate bei den laparoskopischen Eingriffen ist noch niedriger anzusetzen (42). Auch bei der operativen Therapie besteht die wesentliche Langzeitkomplikation im Auftreten von gastroösophagealem Reflux. Die Rate von gastroösophagealem Reflux hängt sowohl vom gewählten Operationsverfahren als auch von der Art des Antirefluxverfahrens und dem Nachbeobachtungszeitraum ab.

Gerade bei jungen Patienten ist die laparoskopische Myotomie ein Therapieverfahren, das möglichst frühzeitig eingesetzt werden sollte, da die Erfolgsrate der Dilatationsbehandlung bei jungen Patienten deutlich reduziert ist.

Eine Resektion der Speiseröhre ist nur in seltenen Ausnahmefällen bei massiv dilatiertem Ösophagus notwendig, bietet dann aber eine akzeptable funktionelle Alternative (44).

Komplikationen und deren Therapie

Die Komplikationen lassen sich unterteilen in die Folgen der unbehandelten Achalasie, die sich vor allem aus der gestörten Ösophaguspassage ergeben und die Komplikationen und Folgen der Behandlung der Achalasie (Dilatation, Operation).

Bei der unbehandelten Achalasie kommt es zu aktiven und passiven, z.T. nächtlichen Regurgitationen mit der Möglichkeit der Aspiration und konsekutiven Aspirationspneumonie. Verminderte Nahrungs- und Kalorienaufnahme bewirken in diesem Stadium auch eine deutliche Gewichtsabnahme. Diese Komplikationen können durch eine frühzeitige Behandlung der Achalasie weitgehend vermieden werden. Die Retentionsösophagitis im Ösophagus bildet sich ebenfalls nach suffizienter Behandlung weitgehend zurück.

Karzinomentstehung

Die unbehandelte Achalasie ist mit einem erhöhten Risiko für die Entwicklung eines Plattenepithelkarzinoms des Ösophagus verbunden (45). Die Stase des Nahrungsbreis in der Speiseröhre mit Gärungsprozessen, der verlängerte Schleimhautkontakt und die chronische Entzündung werden dabei als Pathomechanismen postuliert. Es gibt Hinweise dafür, dass insbesondere Patienten mit ausgeprägter Stase bzw. diejenigen, die keine oder nur eine ungenügende Therapie hatten, ein erhöhtes Karzinomrisiko aufweisen. Leider werden Ösophaguskarzinome bei Achalasiepatienten häufig erst sehr spät erkannt, da das Warnsymptom Dysphagie als Rezidiv der Achalasiesymptomatik fehlgedeutet werden kann. Aus diesem Grunde wird in Abständen von 1–2 Jahren eine endoskopische Kontrolle der tubulären Speiseröhre mit Biopsien aus allen suspekten Arealen im mittleren und unteren Abschnitt der Speiseröhre empfohlen (3, 46). Natürlich spielen auch bei der Achalasie die üblichen Hauptrisikofaktoren (Rauchen, Alkohol) eine zusätzliche Rolle.

Reflux

Nach der Dilatation oder der Fundoplikation kann es durch die funktionelle Beeinträchtigung des unteren Ösophagussphinkters zum Auftreten von gastroösophagealem Reflux kommen (47, 48). Aus diesem Grund kann unmittelbar nach endoskopischer Dilatation eine Säuresuppression für 2–4 Wochen durchgeführt werden. Trotzdem kann im Langzeitverlauf verstärkter Reflux auftreten. Wegen der schlechten Clearance-Funktion der hypo- bis amotilen Speiseröhre ist dieser gastroösophageale Reflux besonders ernst zu nehmen, da er bis hin zur höhergradigen Refluxösophagitis und zur peptischen Stenosierung führen kann. Dies ist grundsätzlich auch bei der Myotomie möglich, selbst wenn diese, wie heute üblich, mit einer Antirefluxprozedur (z. B. Thal-Fundoplastie) kombiniert wird.

Bei jedem Patienten mit therapierter Achalasie sollte Sodbrennen oder saures Aufstoßen sehr ernst genommen werden und frühzeitig, konsequent und dauerhaft mittels PPI therapiert werden.

Perforation und Blutung

Bei der pneumatischen Dilatation kann es zur Perforation oder zur Blutung im Sphinkterbereich kommen. Die Häufigkeitsangaben dazu schwanken erheblich (Perforation 0,5–3%, Blutung 0–5%). Die Perforation wird durch eine frühzeitige Röntgenkontrolle bzw. durch deutliche klinische Symptomatik mit starken Bauchschmerzen, freier Luft und ggf. Haut- und Mediastinalemphysem erkannt. Durch eine frühzeitige Operation kann diese Komplikation ohne erhöhtes Risiko behandelt werden. In leichten Fällen ist auch eine konservative Therapie (s.o.) möglich und gerechtfertigt. Eine Blutung sistiert meist spontan, kann jedoch manchmal zu einem ausgeprägten intramuralen Hämatom führen. Nur in seltenen Fällen ist eine endoskopische Blutstillung oder eine Operation notwendig.

Prävention

Bisher sind keine Maßnahmen bekannt, die die Erkrankungshäufigkeit der Achalasie erniedrigen würden.

Steckbrief Achalasie

Leitsymptom:
Dysphagie, Thoraxschmerzen, aktive und passive Regurgitationen

Leitbefund bei der körperlichen Untersuchung:
keiner

Apparativer Leitbefund:
Endoskopie: Speiseretention im Ösophagus, enge passierbare Kardia; Röntgen-Breisschluck: fehlende Erschlaffung der Kardia mit „Sektglasform“

Wichtigste Differenzialdiagnose:
Ösophaguskarzinom und peptische Ösophagusstenose

Therapie:
pneumatische Ballondilatation, laparoskopische Myotomie

Bemerkungen:
Cave: Aspiration bei der endoskopischen Untersuchung und Therapie

Diffuser Ösophagospasmus (DÖSP)

Definition und Klassifikation

Der diffuse Ösophagospasmus (DÖSP) ist eine seltene Motilitätsstörung der Speiseröhre, bei der die primäre propulsive Aktivität der Speiseröhre intermittierend oder dauerhaft aufgehoben ist (49).

Manometrisch ist der diffuse Ösophgospasmus gekennzeichnet durch das vermehrte Auftreten von nichtperistaltischen, simultanen, z. T. mehrgipfligen oder spontan auftretenden Ösophaguskontraktionen beim Schlucken von Flüssigkeit.

Diese nichtperistaltischen Kontraktionen führen zu einer Unterbrechung des Schluckaktes mit Steckenbleiben des Nahrungsbolus bzw. mit krampfartigen spastischen Kontraktionen.

Von mehreren Autoren wurde betont, dass diese Störung vor allem den distalen Bereich der Speiseröhre, d. h. den glattmuskulären Anteil betrifft (50) und dass diese Störung auch mit einer Relaxationsstörung des unteren Ösophagussphinkters verbunden sein kann (51). Hierdurch ergeben sich fließende Übergänge zur Achalasie und es gibt einzelne dokumentierte Berichte vom Übergang eines diffusen Ösophagospasmus in eine klassische Achalasie (52).

Epidemiologie und Wertung

Die absolute Häufigkeit dieser Motilitätsstörung ist unklar. Es wird eine Inzidenz von ca. 0,2 Fällen/100.000 Einwohner angenommen, was ca. $^1/_{10}$ der Häufigkeit der Achalasie entsprechen würde. Die primäre Form der Erkrankung betrifft beide Geschlechter gleich häufig und der Altersgipfel liegt bei ca. 50–60 Jahren.

Im Gegensatz dazu wird ein diffuser Ösophagospasmus bei 3–5% der Patienten mit nichtkardialem Thoraxschmerz gefunden. Für die Beurteilung der absoluten Häufigkeit ist zu berücksichtigen, dass ähnliche Motilitätsstörungen auch durch den sehr häufigen gastroösophagealen Reflux ausgelöst werden können (53). Daher ist es wichtig, eine primäre und sekundäre Form zu trennen.

Risikofaktoren und Pathologie

Morphologisch lassen sich neben einer oft zu beobachtenden Hypertrophie der Ösophagusmuskulatur degenerative Veränderungen im myenterischen Plexus und im N. vagus nachweisen, von denen unklar ist, ob sie ursächlich oder sekundär auftreten. Auch beim diffusen Spasmus finden sich, ähnlich wie bei der Achalasie, in einem Teil der Fälle entzündliche Infiltrate in den Nervenplexus sowie pharmakologische Besonderheiten, die auf eine cholinerge Überempfindlichkeit bzw. auf einen Ausfall des inhibitorischen NO-Systems hinweisen.

Klinik

Dieses Krankheitsbild ist durch die zwei Leitsymptome Dysphagie und Thoraxschmerzen gekennzeichnet.

Patienten mit vorwiegender Dysphagie scheinen niedrigere Kontraktionsamplituden aufzuweisen als Patienten mit Thoraxschmerzen.

→ **Schmerzsymptomatik.** Die anfallsartigen starken krampfartigen Schmerzen treten oft auch ohne Relation zur Nahrungsaufnahme auf und können Minuten bis Stunden anhalten. In der Regel sind sie mit Schluckbeschwerden (Dysphagie, Regurgitation) vergesellschaftet, die auch beim Schlucken von Flüssigkeiten oder sogar Speichel auftreten können. Häufig werden die Schluckbeschwerden aber wegen der Dominanz der Thoraxschmerzen erst bei genauer Befragung geschildert.

Die Schmerzen können in den Rücken, den Kieferwinkel und die Schultern und Arme ausstrahlen. Gelegentlich können sie durch die Aufnahme von besonders heißen oder kalten Getränken/Speisen oder auch durch sehr hastiges Schlucken ausgelöst werden. Bei einem Teil der Patienten besteht zudem eine Häufung der Episoden bei psychischen Belastungssituationen, was gelegentlich die Differenzialdiagnose erschwert. Die Schmerzen bessern sich oder verschwinden gelegentlich nach Gabe von Nitro und erschweren damit die Differenzialdiagnose zu kardialen Ursachen.

→ **Dysphagie.** Bei ausgeprägtem Beschwerdebild klagen die Patienten über intermittierendes Steckenbleiben von Nahrung (Brot, Fleisch) mit der Notwendigkeit der aktiven Regurgitation. Die Angst vor diesen Episoden führt häufig zu Gewichtsabnahme und zu einer sozialen Isolation, da die Patienten nicht mehr in Gesellschaft essen wollen oder können. Die Beschwerden können sowohl permanent vorhanden sein als auch intermittierend auftreten und in ihrer Intensität wechseln. Apparative Untersuchungen im beschwerdefreien Intervall können daher manchmal keine eindeutigen Befunde erbringen. Die geschilderten Beschwerden sind jedoch häufig so typisch, dass bereits hierdurch die Diagnose vermutet werden kann.

Bei der Anamnese sollte außer nach Auslösern immer nach dem Vorliegen von Sodbrennen gefragt werden, da es auch sekundäre refluxinduzierte Motilitätsstörungen gibt, die ähnliche Beschwerden wie beim diffusen Ösophagospasmus induzieren können (53).

Diagnostik

Stehen die Thoraxschmerzen im Vordergrund, sollte zuerst eine kardiale Ausschlussdiagnostik erfolgen. Häufig ist diese aber bereits mit negativem Ergebnis und wiederholt erfolgt, bevor eine entsprechende weiterführende Untersuchung der ösophagealen Ursachen eingeleitet wird.

Der Nachweis eines DÖSP wird am besten mit einer radiologischen Kontrastmitteluntersuchung (Ösophagusbreischluck) im symptomatischen Stadium und mit der Ösophagusmanometrie gestellt. Da die Beschwerden auch nur intermittierend auftreten können, müssen die Untersuchungen gelegentlich wiederholt werden. In allen unklaren Fällen kann versucht werden, mittels einer Langzeitmanometrie eine Aussage über die Ösophagusmotilität während der Anfälle zu erzielen.

Radiologische Untersuchung

Bei der radiologischen Breischluckuntersuchung zeigen sich Störungen des normalen Bolustransportes mit sog. tertiären Kontraktionen. Dies sind spontane, nicht schluckassoziierte, spastische Kontraktionen der tubulären Speiseröhre, die sowohl isoliert als auch segmental oder in der ganzen Speiseröhre auftreten können, bevorzugt aber die distale Speiseröhre, d. h. den glattmuskulären Anteil, betreffen. Diese spastischen Kontraktionen sind verbunden mit einer verzögerten oder aufgehobenen Passage des Kontrastbolus, z. T. mit Pendelbewegungen in der Speiseröhre und aktiven Regurgitationen. Treten die Kontraktionen spiralförmig oder segmental auf, kann es zur Ausstülpung von funktionellen Pseudodivertikeln (Barsony-Divertikeln) oder zur klassischen Ausbildung eines „Korkenzieher Ösophagus" kommen (Abb. 4.**25a** u. **b**). Ist die Störung mit flüssigem Kontrastmittel nicht zu erfassen, kann es hilfreich sein, einen Schluck mit Feststoffen (Barium-Brot-Schluck, KM-Marsh-Mellow) anzuschließen.

Ösophagusmanometrie

Die Diagnostik des diffusen Ösophgospasmus ist eine Domäne der Ösophagusmanometrie. Hierbei zeigen sich vermehrt simultane Kontraktionen (bei > 20 % der Schluckakte mit Flüssigkeit) mit intermittierend normaler Peristaltik.

Zusätzlich finden sich repetitive Kontraktionen, verlängerte Kontraktionsdauer (> 6 s), verstärkte Kontraktionen (> 150 mm Hg) sowie häufige spontane Kontraktionen und Störungen des unteren ösophagealen Sphinkters (inkomplette Relaxation, hoher Ruhedruck) (54 – 57) (Abb. 4.**25c**). Die manometrischen Kriterien sind in Tab. 4.**17** nochmals zusammengefasst.

Weitere Diagnostik

→ **Endoskopie.** Die Endoskopie hat nur eine geringe Sensitivität beim diffusen Ösophgospasmus, dient aber zum Ausschluss neoplastischer, struktureller oder entzündlicher Veränderungen. Da diese Motilitätsstörung auch sekundär als Folge eines gastroösophagealen Refluxes auftreten kann, sollte auf das Vorliegen von erosiven Schleimhautläsionen geachtet werden. Auch sollten eine ergänzende 24-h-pH-Metrie oder eine probatorische Therapie mit Protonenpum-

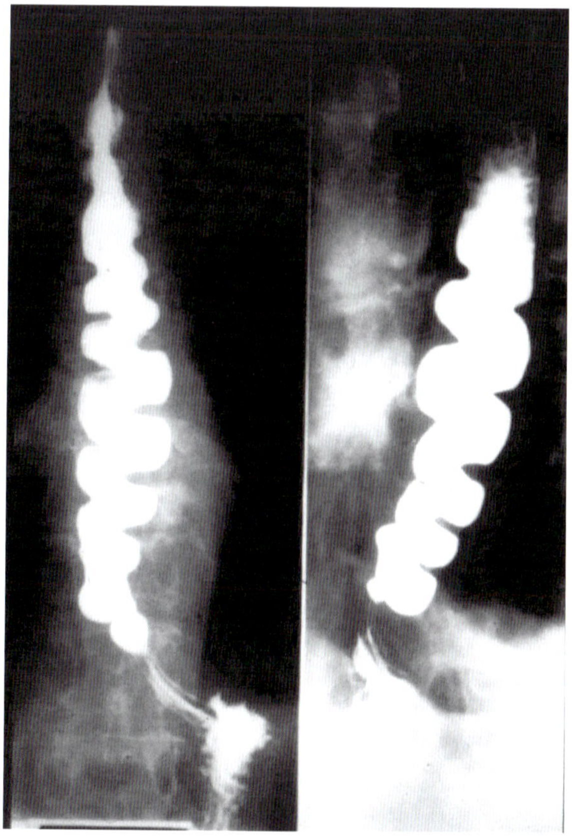
a

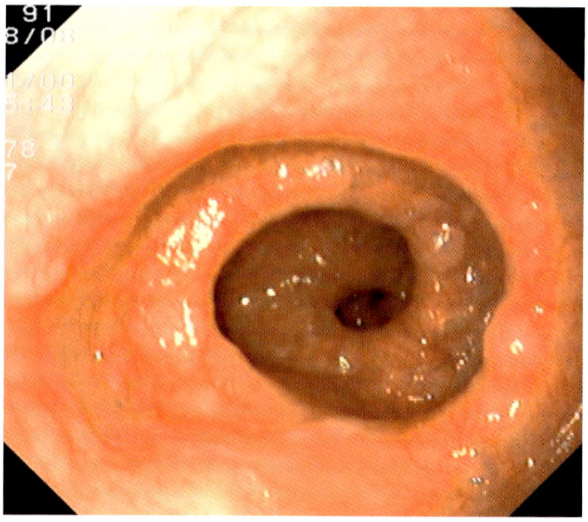
b

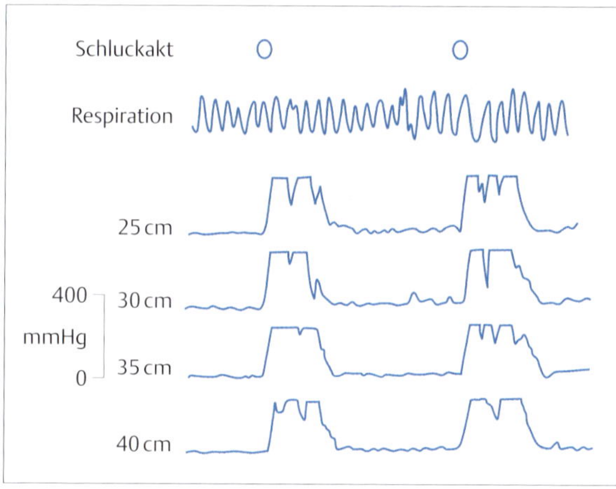

c

⊠ **Abb. 4.25** Ausgeprägter diffuser Ösophagospasmus.
a Klassischer „Korkenzieher-Ösophagus" (mit Ausbildung von Barsony-Divertikeln).
b Endoskopischer Aspekt.
c Manometrischer Befund.

Tabelle 4.17 Manometrische Kriterien für die Diagnose des diffusen Ösophagospasmus

Obligatorisch
Simultane Kontraktionen bei 20% der flüssigen Schluckakte
Intermittierende normale Peristaltik
Fakultativ
Repetitive Kontraktionen
Verlängerte Kontraktionsdauer > 6 s Verstärkte Kontraktionen > 150 mm Hg
Häufige spontane Kontraktionen
Kombination mit Störungen des UÖS – inkomplette Relaxation – hoher Ruhedruck

peninhibitoren (PPI) erwogen werden angesichts der Tatsache, dass die Motilitätsstörung auch Folge einer nichterosiven Refluxkrankheit (NERD) sein kann.

Impedanzmessung. Andererseits gibt es neuere Verfahren, wie z. B. die kombinierte Manometrie mit intraluminaler Multikanal-Impedanzmessung, die neben dem manometrischen Befund auch die Reinigungsfunktion der Speiseröhre mitbeurteilen können. Dieses neue Verfahren basiert auf der Messung von Impedanzunterschieden während des Schluckaktes entlang der Speiseröhre. Flüssigkeiten und Speisen setzen durch ihre Leitfähigkeit die Impedanz herab und können so bei ihrer Passage durch die Speiseröhre beurteilt werden. Dieses Verfahren eignet sich daher besonders gut, Transportstörungen und hypomotile Störungen mit ineffektiver Peristaltik zu charakterisieren (56).

Schnittbildverfahren. In CT und Endosonographie zeigt sich oft eine typische Verdickung der Ösophaguswand, ausgelöst durch eine Hypertrophie der Ösophagusmuskulatur. Sehr ausgeprägte muskuläre Hypertrophien können differenzialdiagnostische Probleme bereiten.

Differenzialdiagnose

Zunächst sollten wegen der ausgeprägten Dysphagie alle strukturelle Erkrankungen, Strikturen, submuköse Tumoren und Malignome mittels Endoskopie ausgeschlossen werden.

Differenzialdiagnostisch sind weiter vor allem Frühformen der Achalasie und sekundäre Motilitätsstörungen abzugrenzen, die ebenfalls zu simultanen und spastischen Kontraktionen und ähnlichen klinischen Beschwerden führen können. Dies kann vor allem im Rahmen des gastroösophagealen Refluxes beobachtet werden, so dass eine probatorische Säuresuppressionstherapie oder ggf. eine pH-Metrie oder Impedanzmessung vorgeschaltet werden sollte. Störungen der propulsiven Aktivität und Auftreten von simultanen Kontraktionen können auch bei autonomen Neuropathien im Rahmen von Stoffwechselerkrankungen (Diabetes mellitus, Amyloidose), bei Systemerkrankungen (Lupus erythematodes) und bei Alkoholismus beobachtet werden. Bei der idiopathischen intestinalen Pseudoobstruktion tritt häufig eine Ösophagusmotilitätsstörung auf, die alle Kriterien eines diffusen Ösophagospasmus erfüllt.

Verlauf und Prognose

Der Verlauf der Erkrankung ist initial nur schwer vorherzusagen. Lassen sich keine auslösenden Mechanismen identifizieren (Reflux, Entzündungen, Medikamente), bleibt die Störung meist chronisch bestehen. In den leichteren intermittierenden Fällen ist eine Aufklärung und ggf. symptomorientierte Behandlung ausreichend. Bei schweren, spastisch verlaufenden Formen kommt es zu einer zunehmenden Hypertrophie der Ösophagusmuskulatur mit Verdickung der Wandschichtung. In einzelnen Fällen wird die Schluckfähigkeit immer weiter eingeschränkt, so dass schließlich eine Therapie zwingend notwendig ist.

Beim diffusen Ösophagospasmus tritt keine Retentionsösophagitis auf, weil die Stase im Ösophagus nur kurzzeitig oder intermittierend ist. Im Unterschied zur Achalasie gibt es beim diffusen Ösophagospasmus keine Hinweise, dass ein erhöhtes Risiko für die Entwicklung eines Plattenepithelkarzinoms besteht.

Therapieziele und Maßnahmen

→ **Medikamentöse Therapie.** Die pharmakologische Therapie beschränkt sich auf die Palliation der Hauptsymptome Dysphagie und Thoraxschmerz. Nitrate und Calciumantagonisten, in mehreren Studien und Fallberichten untersucht, zeigen im kontrollierten Vergleich keine signifikante Überlegenheit gegenüber Plazebo (27, 58 – 60). Bei einzelnen Patienten mit hyperkontraktilen Funktionsstörungen scheinen Antidepressiva eine Linderung der Symptome zu bewirken (61). Ein weiterer positiver Therapiebericht zeigt eine Reduktion der simultanen Kontraktionen und der Symptome durch den Einsatz von Pfefferminzöl (62). Bei Patienten mit nichtkardialem Thoraxschmerz reduzierte die orale Gabe von L-Arginin, einem Vorläufer des inhibitorischen Transmitters NO, die Frequenz und die Intensität von diesen Schmerzen positiv, ohne jedoch die Motilität zu verändern (63).

→ **Botulinumtoxininjektion.** Als eine weitere Alternative kann eine Injektion von Botulinumtoxin in den tubulären Ösophagus bei symptomatischem DÖSP durchgeführt werden. Dies hat eine signifikante Verbesserung der Dysphagie, der Regurgitation und der Schmerzen zur Folge (64), jedoch ist auch hier die Wirkdauer auf 9 – 12 Monate begrenzt. Letztlich ist auch die Botulinumtoxininjektion beim DÖSP noch kein etabliertes Therapieverfahren, insbesondere plazebokontrollierte Daten stehen hierzu noch aus.

→ **Operatives Vorgehen.** In extremen Einzelfällen kann die Ösophagektomie notwendig sein, um die Schluckfähigkeit wieder herzustellen.

Steckbrief DÖSP

Leitsymptom: krampfartiger Thoraxschmerzen und Dysphagie

Leitbefund bei der körperlichen Untersuchung:
keiner

Apparativer Leitbefund:
Röntgen-Breisschluck: tertiäre Kontraktionen

Wichtigste Differenzialdiagnose:
benigne und maligne Stenosen, refluxinduzierte Motilitätsstörung

Therapie:
Calciumantagonisten, Pfefferminzöl, Botulinumtoxininjektion

Hyperkontraktiler Ösophagus „Nussknackerösophagus"

Definition

Der hyperkontraktile Ösophagus wurde von Benjamin und Mitarbeitern von dem diffusen Spasmus abgetrennt (49, 65).

Der hyperkontraktile Ösophagus ist durch charakteristisch gesteigerte, aber propulsive Kontraktionsamplituden in der distalen Speiseröhre gekennzeichnet, wobei die durchschnittliche Kontraktionsamplitude von > 10 Nassschlucken mehr als 180 mm Hg beträgt.

Im Gegensatz zu der Störung im tubulären Ösophagus ist die Funktion des unteren ösophagealen Sphinkters meist regelrecht mit normalem Basaldruck und schluckinduzierter Relaxation.

Epidemiologie

Die Häufigkeit dieser Erkrankung ist nicht genau bekannt. In einer größeren Patientensammlung wurden die Motilitätsphänomene des hyperkontraktilen Ösophagus in bis zu 12% der Patienten mit nichtkardialem Thoraxschmerz nachgewiesen. Dies würde für eine relativ hohe Prävalenz sprechen, jedoch ist die Abgrenzung zur nichterosiven Refluxerkrankung und den refluxinduzierten Motilitätsstörungen in älteren Studien nicht konsequent durchgeführt worden. Anderseits könnte die Häufigkeit der Störung derzeit aufgrund des seltenen Einsatzes der Manometrie und pH-Metrie unterschätzt werden.

Ätiologie und Pathogenese

Wie bei allen anderen primären Motilitätsstörungen der Speiseröhre ist die Ätiologie nicht bekannt. In histopathologischen und Post-Mortem-Untersuchungen finden sich keine charakteristischen Auffälligkeiten. Auch beim hyperkontraktilen Ösophagus ist es wichtig, eine sekundäre Genese im Rahmen einer Refluxerkrankung auszuschließen, da hierdurch ähnliche Motilitätsphänomene induziert werden können. Neben einer 24-h-Langzeit pH-Metrie sollte auch eine Wiederholung der Manometrie unter konsequenter und langfristiger Säureblockade erfolgen.

Klinik und Diagnostik

Der hyperkontraktile Ösophagus ist oft durch typische retrosternale krampfartige Schmerzen gekennzeichnet. Die Schmerzen können häufig angina-pectoris-artigen Charakter annehmen und auch eine Ausstrahlung in den Kieferwinkel und sogar in die linke Schulter aufweisen.

Da der peristaltische Ablauf der Kontraktionen in der Regel erhalten bleibt, ist eine Dysphagie nicht regelhaft vorhanden oder kann komplett fehlen.

Untersuchungsbefunde. Weder der klinische Untersuchungsbefund noch die Anamnese geben meist hilfreiche Hinweise. Beim hyperkontraktilen Ösophagus zeigt die endoskopische Untersuchung meist einen Normalbefund. Trotzdem ist die endoskopische Untersuchung wichtig, um differenzialdiagnostisch andere Ösophaguserkrankungen (erosive Refluxerkrankung, Candida- und virale Ösophagitis) auszuschließen. Auch der radiologische Befund zeigt meisten eine regelrechte propulsive Aktivität, wobei die verstärkten und verlängerten Kontraktionen gelegentlich das Bild eines langen spastischen Segmentes verursachen können. Häufig wird bei dieser Störung nach endoskopischer und radiologischer Untersuchung fälschlicherweise eine ösophageale Genese ausgeschlossen, da diese Diagnostik nicht notwendigerweise charakteristische Auffälligkeiten aufweist.

Wie bereits erwähnt sollte zudem eine kontinuierliche 24-h-Säuremessung erfolgen, um eine mögliche sekundäre Genese in Folge von gastroösophagealem Reflux auszuschließen.

Ösophagusmanometrie

Die Diagnose des hyperkontraktilen Ösophagus kann nur mit der Ösophagusmanometrie eindeutig gestellt werden.

In der Ösophagusmanometrie zeigt sich ein charakteristischer Befund mit deutlich verstärkten und zeitlich verlängerten peristaltischen Kontraktionen, vor allem in der distalen tubulären Speiseröhre. Die mittlere Kontraktionsamplitude von 10 Nassschlucken in der distalen Speiseröhre sollte > 180 mm Hg liegen und die Kontraktionsdauer sollte > 6 s betragen (Abb. 4.**26**). Die Funktion des unteren ösophagealen Sphinkters ist meist regelrecht, mit normotonem Ruhedruck und regelrechter schluckinduzierter Erschlaffung.

Provokationstests. Da die Motilitätsstörungen bzw. die klinische Symptomatik nur intermittierend auftreten, wurden verschiedene Provokationstests (z. B. Edrophonium-Test mit 80 µg/kg KG, Säureinfusionstest, Bernsteintest) zur Beurteilung ösophagealer Ursachen bei nichtkardialen Thoraxschmerz evaluiert. Dabei sind aber weniger die manometrischen Veränderungen als vielmehr die dadurch induzierte klinische Symptomatik wegweisend. Die diagnostische Aussagekraft dieser Tests ist umstritten (66, 67).

Langzeitmanometrie. Diese Methode kann zwar intermittierende Ereignisse erfassen, aber die Messung ist deutlich weniger standardisiert als die stationäre Durchzugsmanometrie. Die klinische Bewertung der Kontraktionsamplituden ist daher nur eingeschränkt möglich.

Wie bereits erwähnt sollte zudem eine kontinuierliche 24-h-Säuremessung erfolgen, um eine mögliche sekundäre Genese in Folge von gastro-ösophagealem Reflux auszuschließen.

Differenzialdiagnose

Auf Grund der Klinik mit stärksten krampfartigen retrosternalen, angina-pectoris-artigen Schmerzen sind natürlich kardiale Ursachen (koronare Herzkrankheit, Myokardischämie) die häufigste und wichtigste Differenzialdiagnose. Die anderen Differenzialdiagnosen entsprechen denen der Achalasie.

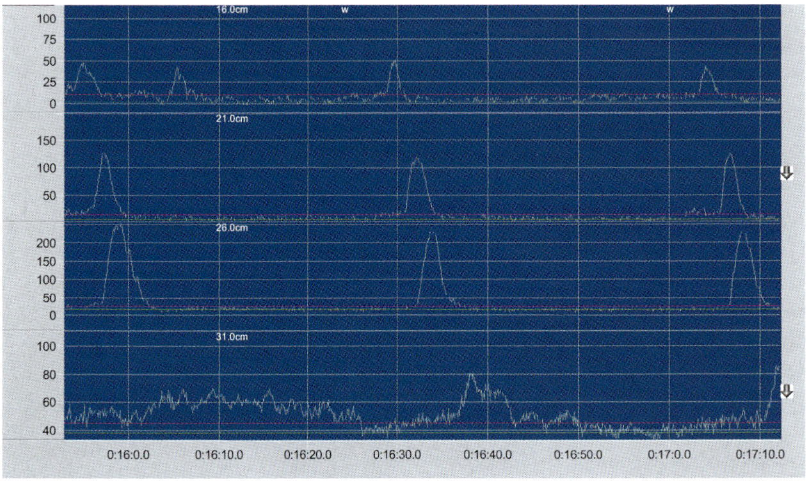

Abb. 4.26 Typischer Manometriebefund bei einer jungen Patientin mit hyperkontraktilem Ösophagus und mittleren Kontraktionsamplituden in der distalen Speiseröhre von 200 mm Hg.

Verlauf und Prognose

Die Patienten durchlaufen oft verschiedene diagnostische Einrichtungen und Institutionen, bis die korrekte Diagnose gestellt wird. Wegen der akuten Symptomatik wird zunächst eine kardiale Genese ausgeschlossen. Die Endoskopie und Radiologie sind nicht wegweisend und die probatorische PPI-Gabe erbringt keinen Schutz vor einer erneuten Episode. Ist die Diagnose einmal gestellt, so sind zwar die therapeutischen Möglichkeiten beschränkt, aber die Patienten können allein durch konsequente Aufklärung in ihrem Krankheitsverhalten verändert werden.

Therapie

Medikamentöse Therapie. Lediglich eine plazebokontrollierte Studie bei Patienten mit hyperkontraktilem Ösophagus konnte eine signifikante Verbesserung der Symptomatik durch Therapie mit dem Calciumantagonisten Nifedipin zeigen (68, 69). Bei einzelnen Patienten mit hyperkontraktilen Funktionsstörungen scheinen Antidepressiva eine Linderung der Symptome zu bewirken.

Interessanterweise führen die Nitrate und die Calciumantagonisten häufig zu einer Senkung der gesteigerten Kontraktionsamplituden, ohne die Schmerzsymptomatik zu beeinflussen. Daher wurde postuliert, dass die verstärkten Kontraktionen vermutlich nicht die Ursache der Schmerzentstehung sind.

Prävention und Prophylaxe

Vorbeugende Maßnahmen sind bisher nicht bekannt.

Steckbrief: hyperkontraktiler Ösophagus

Leitsymptom:
retrosternaler Thoraxschmerz

Leitbefund bei der körperlichen Untersuchung:
keiner

Apparativer Leitbefund:
Manometrie: gesteigerte Kontraktionsamplituden

Wichtigste Differenzialdiagnose:
gastroösophagealer Reflux

Therapie:
Versuch mit Spasmolytika, Aufklärung des Patienten

Hypertensiver unterer Ösophagussphinkter

Definition und Epidemiologie

Beim hypertensiven unteren Ösophagussphinkter findet sich eine isolierte Tonuserhöhung im unteren Ösophagussphinkter (> 45 mm Hg) bei erhaltener Relaxation (70 – 72).

Von einigen Autoren wird diese relativ seltene Störung in Frage gestellt und auch hier sind die Übergänge zum hyperkontraktilen Ösophagus und zur Achalasie fließend.

Die Häufigkeit dieser seltenen Störung ist nicht genau bekannt, sie liegt jedoch niedriger als die Inzidenz des diffusen Ösophagospasmus (< 0,2/100.000). Auslösende Faktoren oder Ursachen sind nicht bekannt.

Klinik und Diagnostik

Patienten mit einem hypertensiven Ösophagussphinkter klagen häufig über ein kontinuierliches Druckgefühl im Epigastrium mit gelegentlicher leichter Dysphagie. In der Regel liegt keine Refluxerkrankung vor.

Weder endoskopisch noch radiologisch lassen sich eindeutige oder spezifische Auffälligkeiten nachweisen. Die Diagnosestellung erfolgt über die Ösophagusmanometrie. Hier zeigt sich eine normale propulsive Ösophagusmotilität in der tubulären Speiseröhre mit normaler Kontraktionsamplitude und normaler Fortleitungsgeschwindigkeit. Am unteren Ösophagussphinkter findet sich ein massiv erhöhter Basaldruck (> 45 mm Hg), aber mit einer regelrechten und kompletten schluckinduzierten Erschlaffung (Abb. 4.**27**).

Unspezifische oder nichtklassifizierbare Motilitätsstörungen

Bei einer Vielzahl von Störungen der Ösophagusmotilität ist es nicht möglich, die festgestellten Abnormalitäten eindeutig einer der oben dargestellten Funktions- oder Motilitätsstörungen zuzuordnen. Hierbei finden sich mehrgipflige Kontraktionswellen, erniedrigte Kontraktionsamplituden, verlängerte Kontraktionsdauer, isolierte und spontane Kontraktionen oder erhöhter Druck im UÖS (73). Sehr häufig treten diese nicht klassifizierbaren Motilitätsstörungen im Rahmen der Refluxerkrankung auf, wobei nicht klar ist, ob diese Störungen Ursache oder Folge des gastroösophagealen Refluxes sind. Sie werden aber auch bei anderen organischen Erkrankungen der Speiseröhre beobachtet, bei Entzündungen, bei Z.n. Verätzungen oder Bestrahlung, bei Stenosen oder Passagebehinderungen und werden dann den sekundären Motilitätsstörungen zugeordnet (s. unten).

Symptome. Lässt sich keine Ursache der Motilitätsstörungen eruieren, so hängt die klinische Relevanz der Störungen vor allem vom Vorhandensein von ösophagealen Symptomen ab. Liegen klinische Symptome vor, die sich mit den Störungen korrelieren lassen, so ist ein ätiologischer Zusammenhang anzunehmen. Eine einheitliche Wertung und klinische Beurteilung ist aber nicht möglich. Ob es sich dabei lediglich um Abweichungen von der Norm oder um Varianten von anderen Funktionsstörungen handelt, ist nicht klar.

Irritabler Ösophagus. Eine weitere Entität geht mit einer erhöhten Sensibilität des distalen Ösophagus bei Kontraktionen, Dehnung oder Säureexposition einher und wird als irritabler Ösophagus bezeichnet. Diese Störung stellt einen fließenden Übergang zur nichterosiven Refluxerkrankung (NERD), zur funktionellen Dyspepsie und zum hyperkontraktilen Ösophagus dar.

Therapie

Die Therapienotwendigkeit basiert zunächst auf dem Vorhandensein von Symptomen. Liegen keine Symptome vor, die sich mit den Motilitätsstörungen korrelieren oder erklären lassen, so besteht natürlich keine Behandlungsindikation. Bestehen jedoch Symptome, so richtet sich die Therapie nach dem zugrunde liegenden gestörten Motilitätsmuster, wobei es hierzu aber keine eindeutigen Studien oder Untersuchungen gibt (27). In jedem Falle sollte eine refluxinduzierte Motilitätsstörung durch eine konsequente antisekretorische Therapie ausgeschlossen werden.

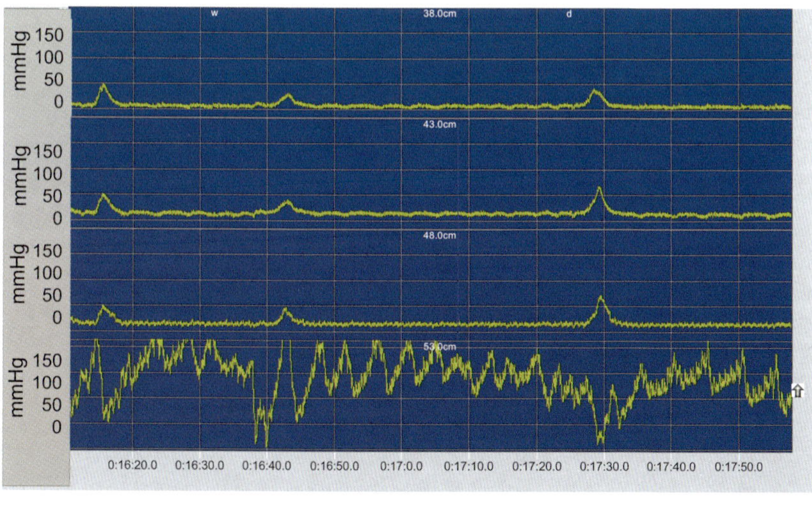

Abb. 4.27 Typischer Manometriebefund eines hypertensiven Ösophagussphinkters (mittlerer Druck 65 mm Hg, komplette Relaxation) bei einem 65-jährigen Patienten mit retrosternalem Druckgefühl ohne Sodbrennen. Kein Ansprechen auf PPI, in der 24-h-pH-Metrie keine vermehrte Säureexposition.

Sekundäre Motilitätsstörungen

Sekundäre Ösophagusmotilitätsstörungen treten entweder als Folge einer Ösophaguserkrankung (Enzündung, Tumor) oder einer übergeordneten systemischen Erkrankung mit Ösophagusbeteiligung auf.

Sekundäre Motilitätstörungen im Rahmen von Systemerkrankungen werden bei einer Vielzahl von Erkrankungen beobachtet, die sowohl den quergestreiften proximalen Anteil als auch den glattmuskulären distalen Anteil betreffen können.

Organische Erkrankungen des Ösophagus

Refluxerkrankung

Die Refluxerkrankung wird an anderer Stelle dieses Buches (Kapitel 4.4) ausführlich abgehandelt. Es ist aber festzuhalten, dass es sich bei der Refluxerkrankung vor allem auch um Motilitäts- und Funktionsstörungen der Speiseröhre bzw. der Kardia handelt.

Ätiologie. Ätiologisch werden bei der Entstehung von gastroösophagealen Reflux verschiedene Funktions- und Motilitätsstörugen des Ösophagus und der Kardia postuliert:

- inadäquate Erschlaffung des unteren ösophagealen Sphinkters (UÖS),
- Inkompetenz des UÖS,
- erniedrigter Basaldruck im unteren Ösophagussphinkter,
- Aufhebung des räumlichen-funktionellen Zusammenwirkens von unterem Ösophagussphinkter und Zwerchfellschenkel,
- verminderte Säure-Clearance des Ösophagus,
- gesteigerte vagovagale Reflexaktivität.

Als begünstigende Faktoren werden verschiedene Medikamente, das Vorliegen einer Hiatushernie, konstitutionelle und habituelle Einflüsse sowie eine verzögerte Magenentleerung angeschuldigt. Aus pathophysiologischer Sicht wäre es gerechtfertigt, die Refluxerkrankung bei den primären hypomotilen Ösophagusmotilitätsstörungen abzuhandeln. Andererseits kann der gastroösophageale Reflux aber auch selbst Motilitätsstörungen der Speiseröhre induzieren (diffuser Ösophagospasmus, hyperkontraktile Ösophagitis, unspezifische Motilitätsstörungen).

Intramurale Pseudodivertikulose

Bei der intramuralen Pseudodivertikulose kommt es durch rezidivierende intramurale Entzündungen in den Ausführungsgängen der Ösophagusdrüsen zu einer Wandverdickung, die häufig zu einer Lumeneinengung führt. Als Risikofaktoren der Erkrankung, die meist im 5.–7. Lebensjahrzehnt auftritt, gelten Diabetes mellitus, Alkohol- und Nikotinabusus und gastroösophagealer Reflux.

Klinik und Diagnostik. Klinisch im Vordergrund steht eine zunehmende Dysphagie (80%), die durch die entzündungsbedingte Lumeneinengung sowie durch die häufig vorhandenen Motilitätsstörungen bedingt ist. Bei der manometrischen Untersuchung der Speiseröhre können sich – vermutlich durch die Entzündung und Verdickung – sowohl hypotone Kontraktionen im verengten Segment zeigen als auch hypertone Kontraktionen vor dem engen Segment.

Die Diagnosesicherung erfolgt durch die Endoskopie (Candida-Ösophagitis, pseudodivertikelartige Einsenkungen der Schleimhaut) und durch den Ösophagusbreischluck (feine, mit Kontrastmittel gefüllte Spiculae und Strikturen, langstreckige Lumeneinengungen).

Differenzialdiagnostisch müssen andere entzündliche (Morbus Crohn, peptische Stenose, eosinophile Ösophagitis) und tumoröse Erkrankungen des Ösophagus ausgeschlossen werden.

Therapie. Die Therapie der Störung ist langwierig und schwierig. Es ist sinnvoll, begleitende systemische Probleme zu behandeln (Diabetes mellitus, Alkoholabusus), die meist bestehende Pilzinfektion zu therapieren und die Dysphagie durch wiederholte Dilatationen zu verbessern.

Verätzungen

Verätzungen können sowohl im Akutstadium als auch vor allem im chronischen Narbenstadium mit einer deutlich veränderten Motilität einhergehen. Vor allem nach Verätzungen 3. Grades mit Schädigungen des intramuralen Plexus kann die propulsive motorische Aktivität der Speiseröhre beeinträchtigt sein.

Medikamentös induzierte Ösophagitis

Durch die Retention von bestimmten Medikamenten (Tetracycline, Kaliumchlorid und Eisentabletten) an den physiologischen Engen des Ösophagus (Kehlkopf, Aortenbogen, linker Vorhof, Kardia) kommt es zur lokalen Gewebereizung und Entzündung. Es sind meist ältere Menschen und Patienten mit Ösophagusmotilitätsstörungen betroffen. Die Motilitätsstörungen sind also weniger die Folge als vielmehr die Ursache der Schädigung.

Anamnese und Befund. Typisch sind in der Vorgeschichte eine Tabletteneinnahme zur Nacht, meist mit wenig Flüssigkeit, und eine abrupt, meist am nächsten Tag einsetzende Dys- und Odynophagie oder starke retrosternale Schmerzen. Bei der Endoskopie zeigt sich häufig eine ausgestanzt wirkende Schleimhautläsion, die gelegentlich sogar noch Tablettenreste enthalten kann.

Strahlenösophagitis

Eine Strahlenösophagitis wird als häufige Komplikation nach Radiatio von Ösophagus-, Brust-, Lungen- oder Mediastinaltumoren beobachtet. Die Wahrscheinlichkeit einer Strahlenösophagitis nimmt mit der Strahlendosis sowie einer begleitenden Chemotherapie zu. Die Hauptsymptome bestehen in Dysphagie und Odynophagie.

Befunde. Endoskopisch imponiert die Schleimhaut atrophisch und leicht verletzlich und häufig lassen sich auffällige Gefäßneubildungen erkennen. Als Motilitätsveränderungen zeigen sich vor allem hypomotile und unkoordinierte Kontraktionsabläufe. Die Dysphagie kann insbesondere durch die Ausbildung von narbigen Strikturen, aber auch durch eine neuronale Schädigung nach der Bestrahlung auftreten.

Benigne und maligne Tumoren

Bei Obstruktionen und Passagebehinderungen durch benigne und maligne Tumoren steht die Dysphagie im Vordergrund. Die dadurch induzierten Motilitätsveränderungen sind vor allem als gesteigerte Kontraktionsamplituden vor der Obstruktion im Sinne einer Widerstandperistaltik zu werten. Die Motilitätsstörungen stehen bei der klinischen Symptombewertung dabei im Hintergrund.

Systemerkrankungen mit Ösophagusbeteiligung

Erkrankungen der quergestreiften Muskulatur

Entzündliche Myopathien

Entzündliche Myopathien der quergestreiften Muskulatur im Rahmen der Dermatomyositis, Myositis, Mixed connective Tissue Disease involvieren neben dem Larynx auch den proximalen Anteil des Ösophagus. Bis zu 20% der Patienten mit Myositis klagen über Dysphagie. Die entzündliche Erkrankung der quergestreiften Muskulatur ist vergesellschaftet mit deutlich erniedrigten Kontraktionsamplituden im proximalen Drittel der Speiseröhre und im Pharynx sowie mit einem erniedrigten Druck im oberen ösophagealen Sphinkter.

Die Motilitätsveränderungen bei entzündlichen Myopathien sprechen meist auf eine immunsuppressive Therapie an.

Muskeldystrophien

Myotonia dystrophica und okulopharyngeale Dystrophie führen ebenfalls zu einer reduzierten Kontraktilität im Pharynx und im proximalen Drittel des Ösophagus. Beide Erkrankungen können zu Schluckstörungen mit Neigung zu pulmonaler Aspiration führen.

Neurologische und neuromuskuläre Erkrankungen

Zentralnervöse Erkrankungen. Insbesondere bei zentralnervösen Erkrankungen kann die Funktion des Larynx/Pharynx und des oberen ösophagealen Sphinkters sowie des proximalen Abschnitts der Speiseröhre beeinträchtigt sein. Diese Erkrankungen umfassen zerebrovaskuläre Ischämien, Pseudobulbärparalyse, Morbus Parkinson, Chorea Huntington, multiple Sklerose, Hirnstammaffektionen und -tumoren. Auch periphere Neuropathien (Diabetes mellitus, Alkohol, Urämie, Zytostatika), Guillain-Barré-Syndrom, Poliomyelitis und Botulismus können zu Störungen in diesem Bereich führen.

Störungen der quergestreiften Muskulatur. Bei Hyper- und Hypothyreose, bei Corticoidtherapie, bei medikamentösen Nebenwirkungen, bei Stiff-Man-Syndrom können die Schluckfunktion und die Motilität im quergestreiften Abschnitt der Speiseröhre beeinträchtigt sein.

Myasthenia gravis. Bei der Myasthenia gravis kommt es über Antikörper gegen die Muskelendplatte zu einer charakteristischen Abnahme der Kontraktilität der quergestreiften Muskulatur. Auf eine systemische Therapie mit Acetylcholinesterase-Hemmstoffen (Physostigmin) bessern sich auch die Symptomatik und die Motiltitätsstörung im Bereich des Pharynx und des proximalen Ösophagus. Bei der Myasthenia gravis ist nur der quergestreifte Anteil der Speiseröhre betroffen, während die Motilität im glattmuskulären Anteil regelrecht ist.

Kollagenosen und Autoimmunerkrankungen

Progressiv systemische Sklerose – Sklerodermie

Eine Beteiligung des Ösophagus bei der systemischen Sklerodermie wird in bis zu 80% der Fälle beobachtet.

Ablagerung von Kollagengewebe in den glattmuskulären Abschnitten führen zu schwächer ausgeprägten Kontraktionen und später zu einer Aperistaltik der unteren zwei Drittel des Ösophagus (Wandstarre, vermehrter Luftfüllung im Stehen, klaffende Kardia). Auf Grund dieser Störung und der fehlenden peristaltischen Funktion kommt es zu einem ausgeprägten gastroösophagealen Reflux mit verminderter Säure-Clearance und dadurch häufigen sekundär entzündlichen Veränderungen bis hin zu peptischen Strikturen.

Diagnostik und Therapie. Neben der immunologischen und rheumatologischen Diagnostik zur Sicherung der

Grunddiagnose (SSa, Scl70, ACA, ANA) basiert die Diagnostik des Ösophagusbefalls auf dem typischen manometrischen Untersuchungsbefund. Die Therapie besteht einerseits in einer konsequenten Säureblockade (z.B. Omeprazol 2 × 40 mg) und zusätzlich in der Gabe von motilitätsfördernden Medikamenten (z.B. Domperidon), während eine Antirefluxoperation wegen der fehlenden propulsiven Ösophagusmotilität kontraindiziert ist.

› Andere Kollagenosen

Störungen der Ösophagusmotilität sind auch bei Lupus erythematodes, bei der Panarteriitis nodosa, bei Raynaud-Syndrom und bei rheumatischer Arthritis beschrieben. Bei der Polymyositis und Dermatomyositis kommt es zum Befall des quergestreiften Anteils des Ösophagus (s. oben).

Autonome Neuropathie

Der koordinierte Ablauf des Schluckaktes wird in den unteren $^2/_3$ der Speiseröhre durch das autonome Nervensystem gesteuert. Autonome Neuropathien können daher zu Störungen des koordinierten Ablaufes des Schluckaktes führen.

› Diabetes mellitus

Im Rahmen der diabetischen autonomen Neuropathie kann es zu hypo- und hypermotilen Motilitätsveränderungen kommen, die jedoch meist nicht zu Beschwerden führen. Dies kann darin begründet sein, dass im Rahmen der autonomen Neuropathie auch die afferente Funktion gestört ist.

→ Manometrie. Bei der manometrischen Diagnostik werden insbesondere eine reduzierte Ausbreitungsgeschwindigkeit der peristaltischen Welle bis zu einer Aperistaltik oder unkoordinierte, nicht propulsive Kontraktionen beobachtet. Weiterhin findet sich oft ein erniedrigter Basaldruck im unteren Ösophagussphinkter mit einer Inkompetenz des Sphinkterapparates (Abb. 4.**28**). Zusammen mit anderen Motilitätsstörungen (Gastroparese) kann dies zur Entstehung von gastroösophagealem Reflux beitragen.

→ Therapie. Wie bei anderen Manifestationen der autonomen diabetischen Neuropathie sind die Therapiemöglichkeiten beschränkt und konzentrieren sich vor allem auf eine strenge Blutzuckereinstellung. Die vorhandenen Prokinetika (Metoclopramid, Domperidon) sind am Ösophagus meist nur bedingt wirksam.

› Andere endokrine Störungen

Andere Stoffwechsel- und endokrine Störungen, die zu ebenfalls meist asymptomatischen Motilitätsstörungen der Speiseröhre führen können, sind die Hypo- und Hyperthyreose, sowie der Hypo- und Hyperparathyreoidismus. Die Motilitätsstörungen bedingen nur in den seltensten Fällen eine entsprechende therapiebedürftige Symptomatik.

FAZIT FÜR DIE PRAXIS

- Die Achalasie, die ein klinisch gut charakterisiertes Krankheitsbild darstellt, und die hypermotilen Ösophagusmotilitätsstörungen (hypertensiver Ösophagussphinkter, hyperkontraktiler Ösophagus und diffuser Ösophagospasmus), die teilweise nicht eindeutig voneinander abgegrenzt werden können, bilden zusammen die primären Ösophagusmotilitätsstörungen.
- Die Achalasie ist eine seltene Innervationsstörung des Ösophagus, bei der die Öffnung des unteren Ösophagussphinkters und die Motilität der tubulären Speiseröhre gestört sind. Durch die Behinderung der Ösophaguspassage kommt es vor allem zu Dysphagie, Thoraxschmerzen und zu aktiven und passiven Regurgitationen. Die Diag-

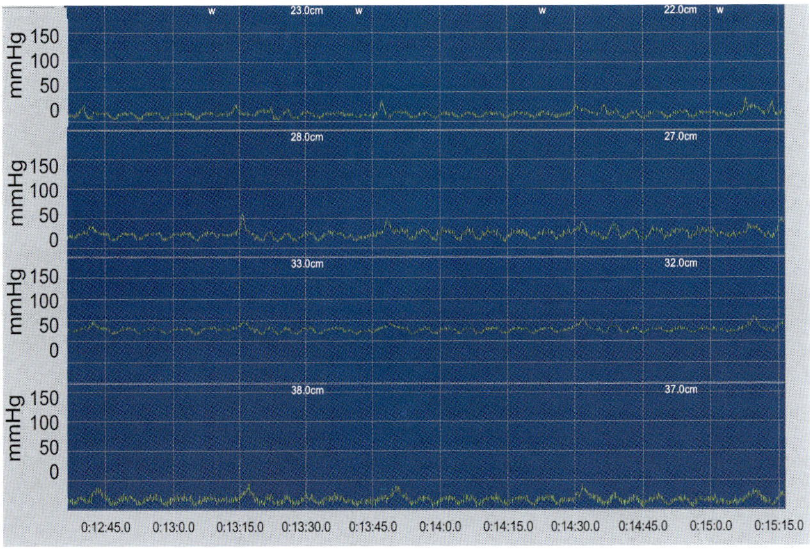

⊠ **Abb. 4.28** Ausgeprägte Ösophagushypomotilität bei langjährigem Diabetes mellitus. Weder bei Nass- noch bei Trockenschlucken erfolgt eine regelrechte peristaltische Ösophaguskontraktion.

nose basiert auf typischer Endoskopie und Kontrastmittelbreischluck und wird durch die Ösophagusmanometrie verifiziert. Die pneumatische Dilatation und bei Therapieversagern und sehr jungen Patienten die laparoskopische Myotomie stellen die Therapie der Wahl dar.
- Der diffuse Ösophagospasmus ist eine seltene Motilitätsstörung, die zu einer Aufhebung der propulsiven Aktivität des Ösophagus führt. Sie ist gekennzeichnet durch intermittierend auftretende krampfartige retrosternale Schmerzen und dysphagische Beschwerden. Die Diagnose erfolgt mittels Röntgenbreischluck und Ösophagusmanometrie. Die Behandlung basiert auf einer Reduktion der glattmuskulären Kontraktionen durch Pharmaka (Calciumantagonisten, Nitrate) oder durch die noch experimentelle Injektion von Botulinumtoxin.
- Der hyperkontraktile Ösophagus zeichnet sich durch gesteigerte, aber propulsive Kontraktionen der tubulären Speiseröhre aus. Klinisch manifestiert er sich durch krampfartige angina-pectoris-artige retrosternale Schmerzen. Diagnostisch wegweisend ist allein die Manometrie. Differenzialdiagnostisch ist immer eine kardiale Erkrankung auszuschließen. Eine etablierte Therapie steht nicht zur Verfügung.
- Beim hypertensiven unteren Ösophagussphinkter findet sich eine isolierte Tonuserhöhung im unteren Ösophagussphinkter (>45 mmHg) bei erhaltener Relaxation, wodurch bei den Patienten ein kontinuierliches Druckgefühl im Epigastrium mit gelegentlicher leichter Dysphagie hervorgerufen wird. Die Diagnosestellung erfolgt über die Manometrie.
- Sekundäre Ösophagusmotilitätsstörungen treten entweder als Folge einer Ösophaguserkrankung (Enzündung, Tumor) oder einer übergeordneten systemischen Erkrankung mit Ösophagusbeteiligung (Muskelerkrankungen, Kollagenosen und Autoimmunerkrankungen etc.) auf.

4.6 Ösophagustumoren

A. H. Hölscher, R. Jakobs, L. Gossner

EDITORIAL **Benigne Tumoren des Ösophagus sind selten und weisen ein nur geringes Entartungsrisiko auf. Die Notwendigkeit ihrer Therapie richtet sich daher nach Tumorgröße und klinischer Symptomatik.**

Unter den malignen Tumoren dominieren das Plattenepithel- und das Adenokarzinom. Beide unterscheiden sich hinsichtlich ihrer Pathogenese, der Risikofaktoren und der Epidemiologie. Leitsymptom des Ösophaguskarzinoms ist die Dysphagie, die meist erst bei fortgeschrittenen Tumoren auftritt. Eine umfangreiche Diagnostik, die histologische Sicherung und Erfassung der Tumorausbreitung und kardiopulmonaler und hepatischer Funktionseinschränkungen einschließt, dient der individuellen Therapieplanung. Das therapeutische Spektrum umfasst die endoskopische Mukosaresektion, die radikale Ösophagektomie mit Lymphknotendissektion, die neoadjuvante und definitve Radiochemotherapie sowie palliative Maßnahmen wie die endoskopische Stenteinlage, Tumorablation oder systemische Chemotherapie.

Benigne Tumoren

Gutartige Tumoren der Speiseröhre zeigen kein infiltratives oder metastasierendes Wachstum und sind selten. Mukosal-intraluminale werden von extramukosal-intramuralen Geschwülsten anhand ihrer hauptsächlichen Beziehung zu der jeweiligen Schicht der Ösophaguswand unterschieden. Polypartige intraluminale Tumoren sind seltener als intramurale. Ca. 75% aller benignen Ösophagustumoren stellen Leiomyome dar, gefolgt von Polypen, Lipomen, Fibromen (zusammen 12%), Neurinomen, Hämangiomen und Granularzelltumoren.

Leiomyome

Da die Leiomyome von der glatten Muskulatur ausgehen, werden sie meistens im distalen (56%) und mittleren (33%) Drittel des Ösophagus gefunden (zervikal 11%). Männer sind im Verhältnis 2 : 1 häufiger betroffen als Frauen. Das mittlere Manifestationsalter liegt bei 44 Jahren (12 – 80). Leiomyome sind in der Regel solitär und nur selten multipel (3%). Der Durchmesser beträgt meistens 2 – 5 cm, es sind jedoch auch sehr große Tumoren beobachtet worden. Maligne Entartung des primär benignen Leiomyoms ist extrem selten.

Klinik und Diagnostik. Typische Symptome sind Dysphagie und uncharakteristische Schmerzen, etwa 50% der Leiomyome sind jedoch asymptomatisch und werden zufällig gefunden. Die Diagnose kann sowohl radiologisch als auch endoskopisch gestellt werden. Bei der Kontrastdarstellung findet sich ein halbmondförmiger Defekt in der Kontur des Ösophaguslumens mit glatter Mukosa und klarer Grenze zwischen Tumor und normaler Wand. Die Endoskopie ist wichtig, um die Mukosa zu beurteilen, die sich mit normaler Oberfläche in das Lumen vorwölbt. Die Biopsie ist kontraindiziert, da sie die spätere chirurgische Entfernung durch Auslösung von Narben zwischen Mukosa und Muskularis erschwert. Endosonographisch kann die glatte Wand des Leiomyoms mit verdrängendem Wachstum zwischen Mukosa und Muskularis sehr gut identifiziert werden (Abb. 4.**29**). In Einzelfällen ist bei schwieriger Differenzialdiagnose ein Computertomogramm sinnvoll, um extramurale oder vaskuläre Raumforderungen auszuschließen.

Therapie. Kleine asymptomatische Leiomyome können unter periodischer Kontrolle beobachtet werden, da das Entartungsrisiko sehr gering ist.

Bei symptomatischen Tumoren und solchen über 3 – 4 cm ist die Operation indiziert. Therapie der Wahl ist die thorakoskopische Enukleation des Leiomyoms, die in der Regel von rechts in Linksseitenlage ausgeführt wird.

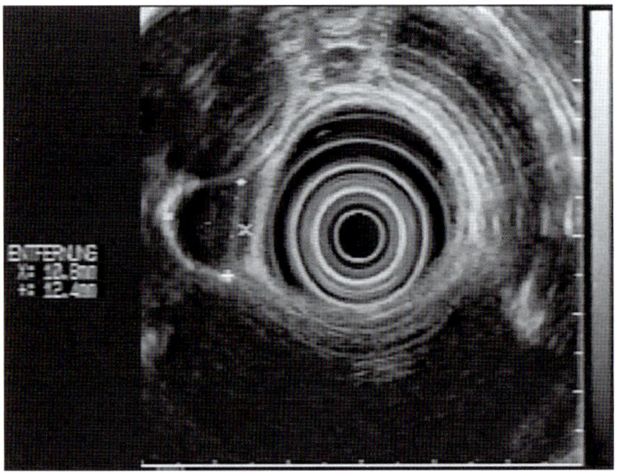

☒ **Abb. 4.29** Endosonographie eines Leiomyoms des thorakalen Ösophagus.

Dabei wird die Muskulatur über dem Tumor auseinandergedrängt und das Leiomyom vorsichtig von der Mukosa abpräpariert. Die Muskulatur wird nach kompletter Enukleation des Tumors wieder vernäht. Das Leiomyom wird über einen Bergebeutel geborgen und zur histologischen Untersuchung gegeben. Die Morbidität und Mortalität dieses minimal invasiven Verfahrens ist sehr gering. Nur in Ausnahmefällen ist bei sehr großen Leiomyomen die Thorakotomie, eventuell mit Ösophagektomie, notwendig (s. unten). Kleine Leiomyome können bei entsprechender Expertise auch endoskopisch nach Mukosaöffnung durch Dissektion von der darunter liegenden Muskulatur reseziert werden.

Andere benigne Tumoren

Polypen. Sie können durch die Ösophagusperistaltik einen langen Stiel entwickeln und bei entsprechender Größe das Lumen verlegen. Endoskopisch stellen sich Polypen weich mit glatter Mukosa und frei beweglich dar. Die therapeutische Methode der Wahl ist die endoskopische Schlingenabtragung. Es gibt jedoch sehr große Polypen, die nur durch Ösophagektomie komplett entfernt werden können.

Gastrointestinale Stromatumoren (GIST). Diese Tumoren sind in der Speiseröhre im Gegensatz zum Magen sehr selten. Kleine benigne GIST können eventuell endoskopisch entfernt werden, während große die Ösophagusresektion erfordern.

Hämangiome. Hämangiome machen 2 – 3% der benignen Ösophagustumoren aus. Das Hauptsymptom ist eine meist vorübergehende leichte obere gastrointestinale Blutung. Die Diagnostik und Therapie mit Blutstillung erfolgt endoskopisch durch Argon-Beamer-Koagulation. Nur in seltenen Fällen müssen Hämangiome exzidiert werden.

Granularzelltumoren (Abrikossoff-Tumoren). Sie sollen von den Schwann-Zellen ausgehen und werden vorwiegend im distalen Ösophagus gefunden. Nur etwa die Hälfte der Patienten wird symptomatisch mit Dysphagie, Schmerzen oder Erbrechen. Nur bei solchen Symptomen ist die Therapie indiziert, die in der Regel die endoskopische Entfernung und nur selten die Operation umfasst.

Ösophaguskarzinom

Hinsichtlich Ätiologie, Pathologie und Epidemiologie ist im Wesentlichen zwischen Plattenepithel- und Adenokarzinom des Ösophagus zu unterscheiden.

Ätiologie

Plattenepithelkarzinom

Entsprechend der normalen Innenschicht können sich Plattenepithelkarzinome in allen Abschnitten der Speiseröhre entwickeln (Abb. 4.**30 a**).

Die Ursache der Plattenepithelkarzinome liegt vorwiegend in exogenen Noxen, insbesondere Alkohol und Rauchen. In asiatischen Ländern spielt auch der gängige Verzehr nitrosaminhaltiger Nahrungsmittel eine große Rolle.

Patienten mit Achalasie, Verätzungsstrikturen, Plummer-Vinson-Syndrom, Tylose und Vorbestrahlung im Hals-Thorax-Bereich haben ein erhöhtes Risiko für die Entwicklung eines Plattenepithelkarzinoms des Ösophagus. Synchron oder metachron gehäuft auftretende weitere Tumoren finden sich vorwiegend im Hypopharynx, im Kehlkopf oder in der Lunge, die in gleicher Weise den genannten Noxen ausgesetzt sind.

Adenokarzinom

→ **Zylinderepithelmetaplasie.** Adenokarzinome entwickeln sich fast ausschließlich in einer Zylinderepithelmetaplasie der distalen Speiseröhre, die als Folge einer chronischen gastroösophagealen Refluxkrankheit auftritt (Abb. 4.**30b**). 85% der Patienten mit Barrett-Karzinom haben eine typische Refluxanamnese. Durch die Einwirkung von Säure- und Gallenkomponenten des Refluates wird das ortsständige Plattenepithel zerstört und durch spezialisiertes Zylinderepithel vom intestinalen Typ ersetzt. Als Ursprung dieses neuen Epithels werden die Zylinderepithelien submuköser Drüsen oder pluripotente Stammzellen in der Basalmembran der distalen Speiseröhre diskutiert. Diese Zylinderepithelmetaplasie wird nach ihrem Erstbeschreiber (1953) Barrett-Ösophagus genannt und der sich darin entwickelnde Tumor Barrett-Karzinom (Norman R. Barrett, Chirurg, London 1903 – 1979). Ein Synonym ist die im französischen Sprachraum von Lortat-Jacob geprägte Nomenklatur „Endobrachyösophagus" (innen kurze Speiseröhre) (Jean-Louis Lortat-Jacob, Chirurg, Paris 1900 – 1992).

Eine ösophageale Zylinderepithelmetaplasie kann in über 90% der Patienten mit Adenokarzinom nachgewiesen werden. Patienten mit Barrett-Ösophagus haben ein bis zu 125-mal höheres Risiko, ein Adenokarzinom der Speiseröhre zu entwickeln als die Normalbevölkerung.

→ **Intraepitheliale Neoplasie.** Vorstufen des invasiven Karzinoms sind im Rahmen der malignen Degeneration geringgradige und später hochgradige intraepitheliale Neoplasien, die durch unterschiedliche Mutationen bei genomischer Instabilität des Barrett-Epithels ausgelöst werden. Das Risiko für die Karzinomentwicklung ist bei einem langstreckigen Barrett-Ösophagus höher als bei kurzer Ausdehnung der Zylinderepithelmetaplasie (short segment).

→ **Zylinderepithelinseln.** In der Embryogenese ist der Ösophagus zunächst vollständig mit Zylinderepithel ausgekleidet, das ab dem 5.– 6. Fetalmonat durch Plattenepithel ersetzt wird. Durch Rückbildungsstörungen können Zylinderepithelinseln verbleiben, die grundsätzlich Ausgangspunkt hoch sitzender Adenokarzinome sein können.

Epidemiologie

Das Ösophaguskarzinom hat in Europa eine Inzidenz von 4 – 5 Neuerkrankungen pro 100.000 Einwohner pro Jahr und steht in Deutschland an 9. Stelle der Krebstodesursachen beim Mann und an 15. Stelle bei der Frau.

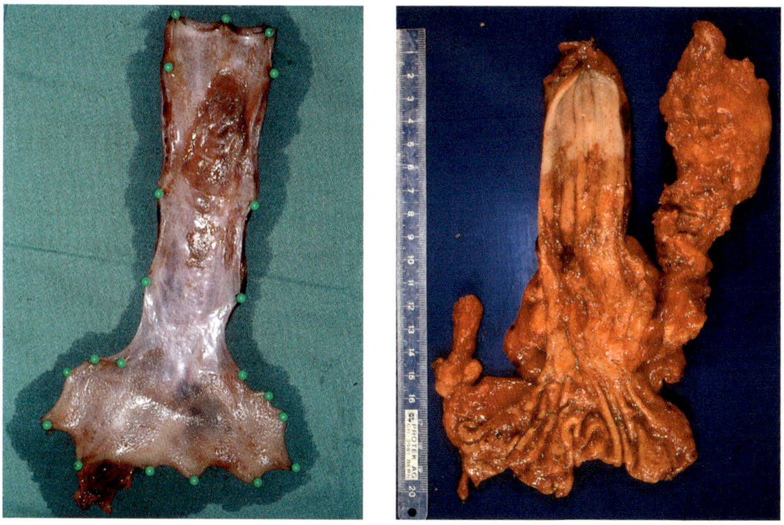

a b

Abb. 4.30 Plattenepithel- und Adenokarzinom.
a Resektat eines Plattenepithelkarzinoms des Ösophagus.
b Resektat eines Barrett-Karzinoms mit typischer langstreckiger Zylinderepithelmetaplasie und En-bloc-Lymphadenektomiepräparat.

Die Inzidenz des in Asien sehr seltenen Adenokarzinoms zeigt in den westlichen Ländern einen exponenziellen Anstieg. Das Barrett-Karzinom ist zurzeit der Tumor mit der höchsten Zuwachsrate aller Malignome.

Die Inzidenz des Plattenepithelkarzinoms ist dagegen gleich bleibend, jedoch mit großen regionalen Unterschieden. In Gebieten Chinas, Russlands, Irans und Südafrikas werden zum Teil 100–500 Karzinome pro 100.000 Einwohner pro Jahr beobachtet.

Im eigenen Krankengut von 1997–2004 wurden 55% Plattenepithelkarzinome und 45% Adenokarzinome behandelt. Männer sind bei beiden Tumorformen deutlich häufiger betroffen als Frauen: Adenokarzinom 9:1, Plattenepithelkarzinom 3:1. Patienten mit Plattenepithelkarzinom sind bei der Tumoroperation im Durchschnitt 6 Jahre jünger als die im Mittel 60 Jahre alten Barrett-Karzinomträger, die in der Regel zu einer höheren sozialen Schicht gehören. Neben der Refluxanamnese sind kardiovaskuläre Erkrankungen und Adipositas charakteristisch für Patienten mit Adenokarzinom, während Patienten mit Plattenepithelkarzinom bei chronischem Nikotinabusus häufiger pulmonale Funktionsstörungen und durch Alkoholabusus Lebererkrankungen aufweisen.

Klassifikation, Pathologie

WHO-Klassifikation. Die WHO-Klassifikation der malignen Ösophagustumoren umfasst:

- epitheliale Tumoren (Plattenepithelkarzinome, Adenokarzinome),
- mesenchymale Tumoren (Leiomyosarkome),
- seltene Tumoren (Melanome, kleinzellige Karzinome).

Die beiden letztgenannten Entitäten machen nur 4% der Ösophagusmalignome aus. Epitheliale Karzinome können ulzerierend oder exophytisch wachsen, erstere Form ist typisch für das Plattenepithelkarzinom, letztere mehr für das Adenokarzinom. Eine Multizentrizität des Tumorwachstums wird bei ca. 10% der Plattenepithelkarzinome gefunden. Diese Multifokalität, z. T. kombiniert mit Neoplasien, ist beim Adenokarzinom auf das Segment der Barrett-Metaplasie beschränkt.

TNM-Klassifikation. Die TNM-Klassifikation der UICC (Union Internationale Contra Cancrum) ist aus Tab. 4.**18** zu entnehmen.

Lymphknotenmetastasen

Regionale Lymphknoten. Die Lymphknotenmetastasierung ist abhängig vom Sitz des Primärtumors und betrifft in der Regel zunächst die benachbarten regionalen Lymphknoten.

Entsprechend ihrem Sitz verursachen Plattenepithelkarzinome in erster Linie Lymphknotenmetastasen im Mediastinum, während Adenokarzinome vorwiegend parakardial und an der kleinen Magenkurvatur lymphogen metastasieren.

Insbesondere im fortgeschrittenen Stadium können jedoch Adenokarzinome bis in das obere Mediastinum und Plattenepithelkarzinome bis an den Truncus coeliacus Lymphknotenmetastasen hervorrufen. Daher ist die radikale Lymphadenektomie im Rahmen der abdominothorakalen En-bloc-Ösophagektomie das theoretisch am besten begründete Verfahren.

Lymphknotenbefall und Infiltrationstiefe. Die Lymphknotenmetastasierungsrate korreliert mit dem T-Stadium und ist für die Therapieplanung und Prognose besonders relevant (Tab. 4.**19**). Unter dem Aspekt der Prognoseverbesserung durch Früherkennung und der technischen Möglichkeiten der lokalen endoskopischen Therapie steht die Häufigkeit des Lymphknotenbefalls beim Frühkarzinom im Zentrum des Interesses. Entscheidend ist dabei eine Differenzierung zwischen Mukosa und Submukosa und deren jeweiligem Drittel nach der japanischen Klassifikation. Unter diesen Voraussetzungen zeigt ein Vergleich zwischen Plattenepithel- und Adenokarzinomen keinen Unterschied in der Rate infiltrierter Lymphknoten. Mukosakarzinome beider Entitäten weisen praktisch nie einen Lymphknotenbefall auf, außer in seltenen Einzelfällen von m3 (Tab. 4.**19**). Dies liegt darin begründet, dass die Mukosa im Gegensatz zur Submukosa keine Lymphgefäße enthält.

Der entscheidende Schritt für die Lymphknotenmetastasierung ist die Infiltration der Submukosa. Bereits sm1-Karzinome können in 10–30% Lymphknotenmetastasen hervorrufen und sm3-Karzinome sind unter dem Aspekt der Lymphknotenmetastasierung durchaus mit fortgeschrittenen Tumoren vergleichbar (Tab. 4.**19**).

Berichte über deutlich häufigeren Lymphknotenbefall beim Plattenepithelkarzinom als beim Adenokarzinom im T1-Stadium beruhen in diesen Serien auf der überproportional häufigeren Submukosainfiltration, insbesondere sm3, der Plattenepithelkarzinome im Vergleich zu den Adenokarzinomen. Der stadiengerechte Vergleich fortgeschrittener Adenokarzinome/Plattenepithelkarzinome ab T2 weist ebenfalls keine Differenzen in der Häufigkeit von Lymphknotenmetastasen auf (Tab. 4.**19**).

Lymphknotenbefall als Fernmetastasierung. Fernmetastasen treten bei distalen Ösophaguskarzinomen vorwiegend in der Leber und am Peritoneum und bei proximalen Karzinomen vermehrt in der Lunge auf. Die Bewertung eines Lymphknotenbefalls als Fernmetastase, z. B. zöliakale Lymphknoten als M1a beim Adenokarzinom des distalen Ösophagus nach der TNM-Klassifikation von 2002 wird sehr kontrovers diskutiert (Tab. 4.**18**). Diese Konstellation ist prognostisch sehr viel günstiger als Fernmetastasen in Organen wie Leber oder Lunge.

Tabelle 4.18 TNM-Klassifikation des Ösophaguskarzinoms (UICC 2002 und Supplement 2003); die Unterteilung der Mukosa- bzw. Submukosakarzinome in Drittel entsprechend der Tiefeninfiltration ist noch nicht Bestandteil der gültigen TNM-Klassifikation

T – Primärtumor	
Tx	Primärtumor kann nicht beurteilt werden
T0	kein Anhalt für Primärtumor
Tis	Carcinoma in situ
T1	Tumor infiltriert Lamina propria oder Submukosa
T1a	Tumor infiltriert die Mukosa (m1, m2, m3)
T1b	Tumor infiltriert die Submukosa (sm1, sm2, sm3)
T2	Tumor infiltriert Muscularis propria
T3	Tumor infiltriert Adventitia
T4	Tumor infiltriert Nachbarstrukturen
N – Regionäre Lymphknoten	
Nx	regionäre Lymphknoten können nicht beurteilt werden
N0	keine regionären Lymphknotenmetastasen
N1	regionäre Lymphknotenmetastasen
Die regionären Lymphknoten sind:	
• zervikaler Ösophagus:	• Skalenuslymphknoten • Lymphknoten an der V. jugularis interna • obere und untere zervikale Lymphknoten • periösophageale Lymphknoten • supraklavikuläre Lymphknoten
• intrathorakaler Ösophagus (oberer, mittlerer, unterer):	• obere periösophageale Lymphknoten (oberhalb V. azygos) • subkarinale Lymphknoten • untere periösophageale Lymphknoten, ausgenommen zöliakale • mediastinale Lymphknoten • perigastrische Lymphknoten, ausgenommen zöliakale
M – Fernmetastasen	
Mx	Fernmetastasen können nicht beurteilt werden
M0	keine Fernmetastasen
M1	Fernmetastasen
Für Tumoren des unteren thorakalen Ösophagus:	
M1a	Metastase(n) in zöliakalen Lymphknoten
M1b	andere Fernmetastasen
Für Tumoren des oberen thorakalen Ösophagus:	
M1a	Metastase(n) in zervikalen Lymphknoten
M1b	andere Fernmetastasen
Für Tumoren des mittleren thorakalen Ösophagus:	
M1a	nicht anwendbar
M1b	nichtregionäre Lymphknoten oder andere Fernmetastasen

Tabelle 4.19 Rate an Lymphknotenmetastasen des Ösophaguskarzinoms ohne neoadjuvante Therapie in Abhängigkeit vom pT-Stadium

pT-Stadium	Patienten mit Lymphknotenmetastasen Adenokarzinome				Plattenepithelkarzinome			
Frühkarzinome								
	Westerterp 2005		Bollschweiler/ Hölscher 2006		Endo 2000		Bollschweiler/ Hölscher 2006	
	n	%	n	%	n	%	n	%
pT1 gesamt	120	16	36	25	236		24	46
• pT1 Mukosa	54	2	14	0	112	3	2	0
– m1		0		0		0		0
– m2		0		0		0		0
– m3		4		0		8		0
• pT1 Submukosa	66	27	22	41	124		22	50
– sm1		0		22		11		33
– sm2		35		0		30		17
– sm3		67		78		61		69
Fortgeschrittene Karzinome								
	Hölscher 2005				Hölscher 2005			
pT2	43	77				60		
pT3	58	83			70	73		
pT4	26	96				100		

Sitz des Karzinoms

Nach der UICC wird der Sitz der Karzinome in 4 Unterbezirke gegliedert:

1. zervikaler Ösophagus (bis 18 cm ab Zahnreihe),
2. oberer thorakaler Abschnitt (18 – 24 cm ab Zahnreihe),
3. mittlerer thorakaler Abschnitt (24 – 32 cm ab Zahnreihe),
4. unterer thorakaler Abschnitt (32 – 40 cm ab Zahnreihe).

Bezug zum Tracheobronchialsystem. Therapeutisch relevant ist der Bezug des Ösophagus zum Tracheobronchialsystem (Abb. 4.**31**). Durch die enge Nachbarschaft im mittleren/oberen Mediastinum und zervikal kann bei Durchwachsen der Ösophaguswand eine Infiltration in Luftröhre oder Bronchien auftreten. Diese Gefahr besteht im unteren Mediastinum nicht. Daher werden nach dem Sitz des Primärtumors Karzinome mit bzw. ohne Bezug zum Tracheobronchialsystem unterschieden:

- suprabifurkale oder in Höhe der Bifurkation wachsende Karzinome,
- infrabifurkale Karzinome.

Adenokarzinome Typ I–III. Eine weitere wichtige Einteilung bezieht sich auf die Unterscheidung der distalen Adenokarzinome von den Kardiakarzinomen und subkardialen Magenkarzinomen (Abb. 4.**32**). Typ-I-Adenokarzinome des ösophagogastralen Übergangs sind ganz überwiegend Barrett-Karzinome und werden wie Ösophaguskarzinome operiert, während Typ-II- und -III-Karzinome durch erweiterte Gastrektomie behandelt werden (s. Kapitel Magen).

Klinik und Diagnose

Symptomatik

Das Leitsymptom des Ösophaguskarzinoms ist die Dysphagie, seltener die Odynophagie. Bei den meisten Patienten treten eindeutige Schluckbeschwerden erst im fortgeschrittenen Tumorstadium auf; auch Frühkarzinome können jedoch dezente Dysphagie hervorrufen.

Bluterbrechen, Heiserkeit durch Rekurrensparese, respiratorische Symptome durch ösophagotracheale Fisteln, Gewichtsverlust und zervikale Lymphknotenschwellungen stellen Spätsymptome dar. Vermehrtes Sodbrennen ist bei ca. 20% der Patienten vorwiegend mit Barrett-Karzinom zu beobachten. Dieses Symptom wird wahrscheinlich durch ei-

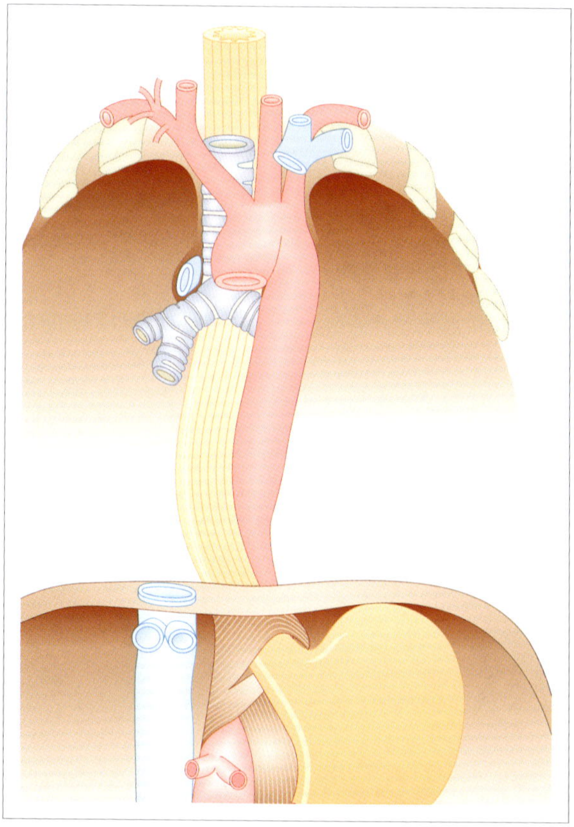

☒ **Abb. 4.31** Topographische Anatomie des Ösophagus. In Bifurkationshöhe und suprabifurkal besteht eine sehr enge Lagebeziehung zur Trachea bzw. rechtem und linkem Hauptbronchus.

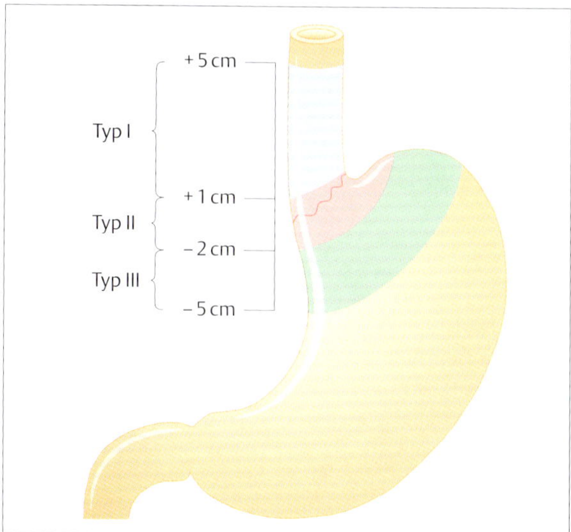

☒ **Abb. 4.32** Einteilung der Adenokarzinome des ösophagogastralen Übergangs entsprechend dem Sitz des Tumorzentrums nach Siewert und Hölscher (28).

ne tumorbedingte Störung der Clearance-Funktion der Speiseröhre hervorgerufen. Trotz des meist richtungweisenden Symptoms der Dysphagie wird die Therapie in Europa im Durchschnitt erst nach 3 Monaten begonnen. Frühkarzinome werden heute vorwiegend durch regelmäßige endoskopische Kontrolluntersuchungen bei bekanntem Barrett-Ösophagus diagnostiziert. T1-Plattenepithelkarzinome treten meist als Zufallsbefunde bei Endoskopie aus anderen Gründen in Erscheinung.

Diagnostik

Eine effektive und zielgerichtete Diagnostik gliedert sich erstens in die Tumorsicherung und zweitens in das Staging (Tab. 4.**20**).

Tumorsicherung

Die entscheidende Untersuchung für den Tumornachweis ist die Endoskopie mit Biopsie (Abb. 4.**33 a**). Damit wird die Malignität bewiesen und die histologische Entität geklärt. Gleichzeitig ergibt die Spiegelung wichtige Informationen zum Sitz, zur Ausdehnung und zur Wachstumsform des Tumors. Mit der Lupenendoskopie und der Chromoendoskopie können Frühkarzinome bzw. hochgradige Neoplasien besser dargestellt und Multifokalität insbesondere im Barrett-Ösophagus ausgeschlossen werden (Abb. 4.**38 b**).

Staging

Das anschließende Staging dient als Grundlage für die Therapieentscheidung.

Fernmetastasen. Da Ösophaguskarzinome mit Fernmetastasen nur noch palliativ behandelt werden können und in der Regel nicht operiert werden, kommt dem Ausschluss/Nachweis des M1-Stadiums (Organmetastasen) zentrale Bedeutung zu (Abb. 4.**37**). Wichtigste Untersuchung für diese Fragestellung ist die Computertomographie (CT) von Hals/Thorax und Abdomen (Abb. 4.**34**).

Die CT sollte höchste Qualität haben und daher als hochauflösendes Spiral-CT gefahren werden. Die Kernspintomographie bringt beim Ösophaguskarzinom keine besseren Ergebnisse.

Die Sonographie von Abdomen und Thorax ist als orientierende Untersuchung hilfreich, sie kann das obligate CT jedoch nicht ersetzen. Die Ganzkörper-Positronen-Emissionstomographie (PET) weist ebenfalls Fernmetastasen nach. Vor neoadjuvanter Therapie ist die PET besonders sinnvoll, da diese Behandlungsform im M1-Stadium unnütz ist. Als Standard bei jedem Ösophaguskarzinom kann die PET jedoch nicht angesehen werden. Die Skelettszintigraphie sollte ebenfalls speziellen Fragestellungen vorbehalten bleiben wie Verdacht auf Knochenmetastasen im CT.

Laparoskopie/Thorakoskopie. Bei unklarem Aszites und Verdacht auf Peritonealkarzinose ist die Laparoskopie indiziert, mit der diese M1-Situation durch Biopsie sicher nachgewiesen werden kann. Die Erkennung der oberflächlichen Peritonealkarzinose stellt nach wie vor eine Schwäche

Tabelle 4.20 Diagnostische Maßnahmen beim Ösophaguskarzinom

Untersuchung	Ziel/Erkennung von
Basisdiagnostik	
Endoskopie + Biopsie	Tumornachweis, Lokalisation, Ausdehnung, histologische Sicherung
Endosonographie	uT-Kategorie (uN nur bedingt)
hochauflösendes Spiral-CT von Thorax, Abdomen, evtl. Hals, evtl. CT-gezielte Punktion	Fernmetastasen, cT4 durch Infiltration von Nachbarorganen, vergrößerte Lymphknoten, Pleuraerguss, Aszites
Zusatzuntersuchungen entsprechend den Resultaten der Basisdiagnostik oder entsprechend der individuellen Situation	
Bronchoskopie + Biopsie	Infiltration von Trachea oder Hauptbronchien
Laparoskopie + Biopsie + laparoskopischer Ultraschall	Peritonealkarzinose, Lebermetastasen
Thorakoskopie	Pleurakarzinose, Lungenmetastasen
Röntgenkontrastdarstellung von Ösophagus + Kardia	Lage des Primärtumors mit Beziehung zur Trachea/Hauptbronchien, Stenosierungsgrad, Fisteln
Sonographie Abdomen/Thorax	Aszites, Lebermetastasen, Pleuraerguss
PET	Fernmetastasen, Response auf neoadjuvante Therapie
Skelettszintigraphie	Skelettmetastasen
Endoskopie „Lifting Sign"	Mukosa-/Submukosainfiltration
Chromoendoskopie	Frühkarzinom, Multifokalität

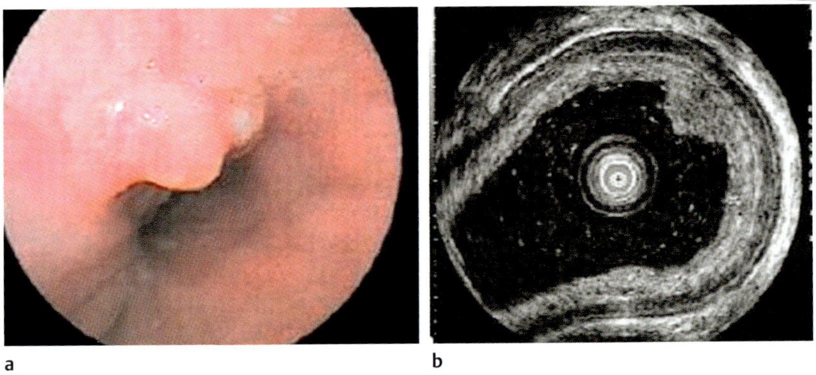

Abb. 4.33 Mukosakarzinom des Ösophagus (Plattenepithelkarzinom).
a Endoskopische Darstellung.
b Korrespondierende Endosonographie mit 25-MHz-Sonde.

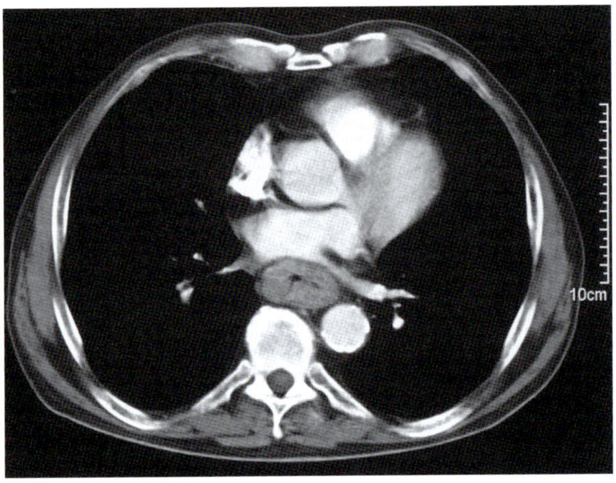

Abb. 4.34 Computertomographie eines T3-Plattenepithelkarzinoms des Ösophagus distal der Trachealbifurkation.

des CT dar. Peritonealkarzinose ist beim fortgeschrittenen Adenokarzinom deutlich häufiger anzutreffen als beim Plattenepithelkarzinom. Mit der Laparoskopie kann weiterhin die Leber beurteilt werden hinsichtlich einer Zirrhose und unter Einsatz des laparoskopischen Ultraschalls mit eventueller transkutaner Punktion bezüglich des Nachweises von Lebermetastasen. Durch das hochauflösende Spiral-CT sind überraschende Zusatzbefunde bei der Laparotomie selten geworden. Daher sehen wir aus der eigenen Erfahrung keine Indikation mehr zur obligaten Laparoskopie bei fortgeschrittenen Adenokarzinomen oder distalen Plattenepithelkarzinomen, auch nicht vor neoadjuvanter Therapie.

Die Indikation zur Laparoskopie sollte bei Verdachtsmomenten auf M1per oder M1hep jedoch weit gestellt werden, auch bei Hinweisen für eine Leberzirrhose, da diese Organerkrankung einen hohen Risikofaktor für die Ösophagektomie darstellt.

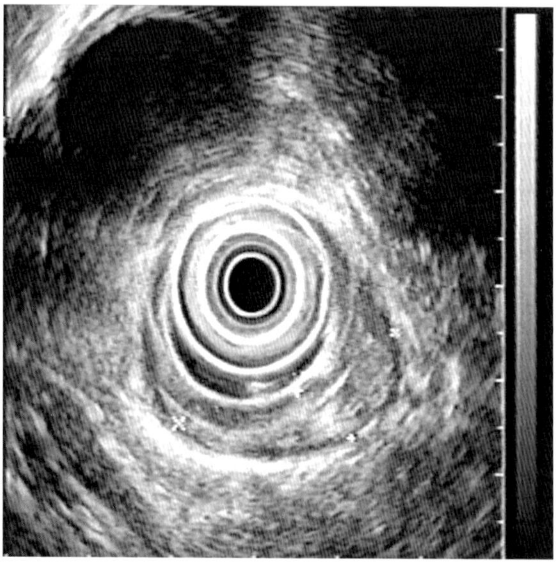

☒ **Abb. 4.35** Endosonographie eines Ösophaguskarzinoms im Stadium uT3.

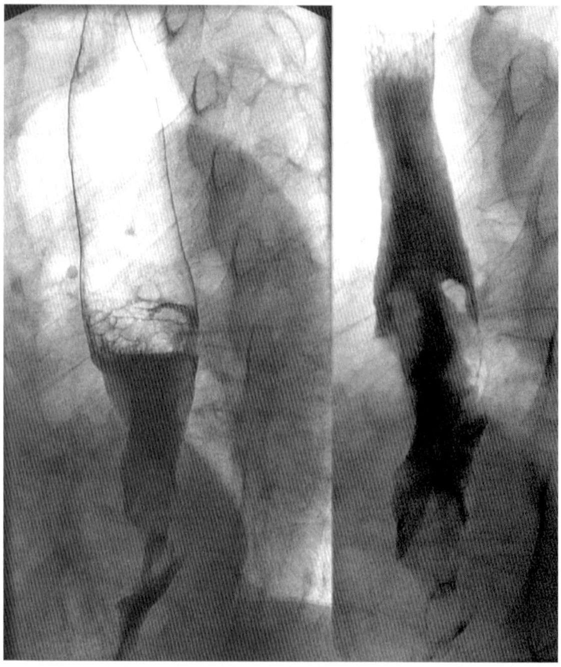

☒ **Abb. 4.36** Röntgenkontrastdarstellung eines infrabifurkalen Ösophaguskarzinoms.

Bei Pleuraerguss und Verdacht auf Pleurakarzinose oder oberflächliche Lungenmetastasen kann die Videothorakoskopie mit Biopsie eine Klärung herbeiführen.

→ **Staging des Primärtumors.** Nach dem Ausschluss von Fernmetastasen in Organen steht das klinische Staging des Primärtumors im Vordergrund, da das weitere Vorgehen von der cT-Kategorie abhängig ist (Abb. 4.**37**). Die beste Untersuchung dafür ist die Endosonographie, da die Wandschichten damit am sichersten differenziert werden können (Abb. 4.**33 b** u. 4.**35**). Die Genauigkeit für die Vorhersage der T-Klassifikation liegt bei 85%. Während der Vorhersagewert für T3 und T4 mit 89% bzw. 88% hoch ist, besteht sowohl beim T1- (81%) als auch beim T2-Karzinom (77%) eine Tendenz zum „Overstaging". Bei Tumorstenosen, die mit dem normalen Endoskop nicht passiert werden können, ist zumindest von einem cT3-Karzinom auszugehen. In diesem Fall kann das an der Spitze rigide Ultraschallendoskop in die Stenose eingelegt werden, dieses Verfahren erlaubt aber nur eine eingeschränkte Beurteilung. Mit der Spiral-CT kann die Frage der Infiltration von angrenzenden Strukturen (cT4) gut beurteilt werden, während die Differenzierung niedriger T-Kategorien weniger verlässlich ist (Abb. 4.**34**). Die Röntgenkontrastdarstellung des Karzinoms ist nur eine zusätzliche Untersuchung für die Therapieplanung des Chirurgen, die jedoch eine gute Zuordnung der Beziehung zur Trachealbifurkation erlaubt und Fisteln kenntlich macht (Abb. 4.**36**). Bei Verdacht auf Infiltration des Tracheobronchialsystems ist eine Bronchoskopie mit Biopsie indiziert. Der Nachweis des Tumoreinbruchs bedeutet Inoperabilität und im weiteren Verlauf palliative Behandlungsmaßnahmen (Abb. 4.**37**).

→ **Diagnostik der Frühkarzinome.** In der Diagnostik der Frühkarzinome ist die Unterscheidung von Mukosa- oder Submukosainfiltration wegen der Frage der endoskopischen Mukosektomie wichtig. Der erfahrende Endoskopiker kann meist eine Bewertung abgeben. Er orientiert sich zunächst am „Lifting Sign", d. h. dem Abheben der Mukosa nach endoskopischer submuköser Injektion mit Kochsalzlösung. Die endosonographische Differenzierung zwischen Mukosa und Submukosa ist auch mit Hochfrequenzultraschallköpfen unzuverlässig (Abb. 4.**33 b**) (20). Betrachtet man die endoskopische Mukosektomie als diagnostische Maßnahme, so erhält man bei gut erhaltenem Resektionspräparat vom Pathologen die genaueste Einschätzung der Infiltrationstiefe.

→ **Lymphknotenstaging.** Die N-Kategorie ist weder durch Endosonographie noch durch CT sicher zu erfassen, da die Bewertung nur auf dem Lymphknotendurchmesser beruht. Dabei werden Lymphknoten $<$ 1 cm als negativ und Lymphknoten $>$ 1 cm als befallen gewertet. Nach eigenen Untersuchungen mit aufwändiger Morphometrie aller Lymphknoten der Resektionspräparate besteht zwar eine mäßige Korrelation zwischen Lymphknotengröße und Befall, der Vorhersagewert mit der 1-cm-Grenze ist jedoch sehr gering (21, 24).

Bei einem Therapiekonzept mit radikaler Lymphadenektomie ist der regionale Lymphknotenstatus ohne entscheidende therapeutische Konsequenz, da diese Lymphknoten bei der Operation mit entfernt werden.

Daher sind transösophageale Lymphknotenpunktionen nicht weiterführend. Einzelne auffällig große nicht regionale Lymphknoten, z.B. abdominal, paraaortal oder zervikal, können präoperativ CT-gezielt punktiert oder bei der Operation gezielt mit entfernt werden. Die Bewertung regionaler Lymphknoten durch PET hat sich beim Ösophaguskarzinom als unzuverlässig erwiesen.

Präoperative Risikoanalyse

Risiko-Score. Der Zwei-Höhlen-Eingriff einer Ösophagektomie stellt eine große Belastung dar, vor allem, weil viele Patienten entweder durch Alkohol- und Nikotinabusus beim Plattenepithelkarzinom oder Adipositas und kardiovaskuläre Erkrankungen beim Adenokarzinom funktionell eingeschränkt sind. Es gilt daher, Risiken präoperativ zu erkennen, die Defizite auszugleichen oder entsprechende Patienten von einer Operation auszuschließen. Für die Erfassung eines individuellen Risikoprofils hat sich die Analyse der wichtigsten Organfunktionen bewährt (Tab. 4.**21**). Je nach festgelegten Grenzwerten werden Score-Punkte gegeben, die mit einem Faktor multipliziert und summiert werden. Die endgültige Punktzahl erlaubt die Einteilung in 3 Gruppen mit niedrigem, mäßigem oder hohem Operationsrisiko. Patienten mit hohem Risiko sollten von dem Eingriff ausgeschlossen werden. Bei Patienten mit mäßiger Risikoerhöhung sind alle Vorbereitungsmaßnahmen zur funktionellen Verbesserung auszuschöpfen und die spezifischen Risiken prospektiv für den postoperativen Verlauf einzukalkulieren.

Allgemein haben sich Leberzirrhose, insbesondere im Stadium Child Pugh B und C, florider Alkoholabusus mit drohendem Entzug und pulmonale Erkrankungen mit deutlicher Lungenfunktionseinschränkung als besondere Risikofaktoren erwiesen.

Neoadjuvante Radiochemotherapie. Obwohl die neoadjuvante Radiochemotherapie nach den vorliegenden Metaanalysen die OP-Mortalität erhöht, zeigen neue Auswertungen bei sorgfältiger präoperativer Risikoanalyse keine

Tabelle 4.21 Individuelle Risikoanalyse basierend auf den wichtigsten Organfunktionen: Beispiel für die Berechnung eines Gesamt-Scores

	Risiko	Steigerungsfaktor	Score
Pulmonale Funktion Risiko: 1 = normal; 2 = erhöht; 3 = stark erhöht	2	× 2	4
Kardiovaskuläre Funktion Risiko: 1 = normal; 2 = erhöht; 3 = stark erhöht	2	× 3	6
Renale Funktion Risiko: 1 = normal; 2 = erhöht; 3 = stark erhöht	1	× 1	1
Hepatische Funktion Risiko: 1 = normal; 2 = erhöht; 3 = stark erhöht	1	× 2	2
Stoffwechsel Risiko: 1 = normal; 2 = erhöht;	1	× 1	1
Allgemeinzustand/Verhalten Risiko: 1 = normal; 2 = erhöht; 3 = stark erhöht	2	× 4	8
Vorbehandlung Risiko: 0 = keine; 1 = mit Vorbehandlung	0	× 1	0
Gesamt-Score: 22			
• normales Risiko:13 – 16 • erhöhtes Risiko: 17 – 22 • hohes Risiko: 23 – 28			

gesteigerte Mortalität dieser Patienten. Im eigenen Krankengut von 85 Patienten mit neoadjuvanter Radiochemotherapie betrug die 90-Tage-Mortalität nach Ösophagektomie 4,1%.

Indikation und Verfahrenswahl

Primäres Ziel der Behandlung des Ösophaguskarzinoms ist die vollständige Tumorentfernung mit möglichst geringem Risiko und die Verhinderung von Tumorrezidiven.

Die Indikationsstellung ist heute sehr individualisiert und richtet sich nach der präoperativen cTNM-Klassifikation des Tumors und dem Risikoprofil des Patienten.

→ **Prämissen.** Der in Abb. 4.**37** vorgestellte Algorithmus geht von 4 Prämissen aus:

- Die endoskopische Mukosektomie hat bei entsprechender Indikation ihre Berechtigung und nimmt aufgrund der vorliegenden Studien beim Mukosakarzinom einen wichtigen Stellenwert ein (5).
- Die radikale Ösophagektomie ist das chirurgische Verfahren der Wahl, da die prospektive randomisierte holländische Studie Prognosevorteile gegenüber dem eingeschränkt radikalen transhiatal/zervikalen Verfahren beim Adenokarzinom gezeigt hat (14).
- Die radikale Ösophagektomie nach neoadjuvanter Radiochemotherapie ist beim fortgeschrittenen Plattenepithelkarzinom das Verfahren der Wahl gegenüber der definitiven Radiochemotherapie. Diese Strategie basiert auf der signifikant besseren lokalen Tumorkontrolle und besseren 3-Jahres-Überlebensrate durch Chirurgie im Vergleich zur Radiochemotherapie in der prospektiv randomisierten deutschen Studie über Plattenepithelkarzinome (31).
- Die distale Ösophagusresektion nach Merendino mit eingeschränkter Lymphadenektomie ist insbesondere indiziert bei distalen Mukosaadenokarzinomen, die nicht endoskopisch komplett abgetragen werden können. Eine Erweiterung dieses Stellenwertes hin zur Indikation beim Submukosakarzinom ist von Ergebnissen weiterer Studien abhängig und zurzeit nicht etabliert (Tab. 4.**19**).

→ **Endoskopische Mukosektomie.** Bei Mukosakarzinomen umschriebenen Ausmaßen von < 2 cm und Ausschluss von Multifokalität ist unter entsprechenden Voraussetzungen (s. u.) sowohl beim Plattenepithelkarzinom als auch beim Adenokarzinom die endoskopische Mukosektomie indiziert. Die Rationale für dieses lokale Verfahren ist das sichere Fehlen von Lymphknotenmetastasen bei der Infiltration von m1, m2 und zu 95% bei m3. Konstatiert der Pathologe am Mukosektomiepräparat einen R0-Status, so kann der Patient unter der Voraussetzung regelmäßiger Kontrollendoskopien weiter beobachtet werden.

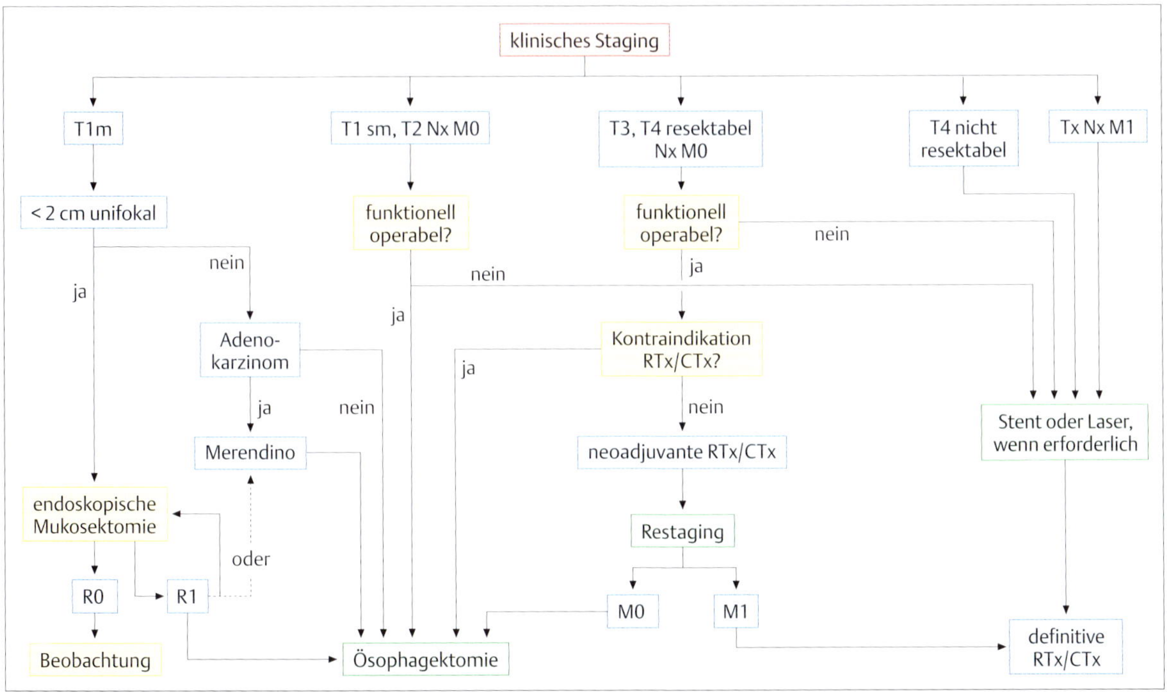

☒ **Abb. 4.37** Flussdiagramm für das Management des Ösophaguskarzinoms (Plattenepithelkarzinom und Adenokarzinom). RTx/CTx = Radiochemotherapie.

Ösophagektomie. Bei Infiltration des tiefen Abtragungsrandes ist von einer Submukosainfiltration auszugehen. Da diese eine Lymphknotenmetastasierungsrate von ca. 30% hat, besteht die Indikation zur radikalen Ösophagektomie. Eine Differenzierung der Submukosaschichten, z. B. sm1 von sm2, histologisch anhand eines tiefen Mukosektomiepräparates oder durch präinterventionelle Ultraschalluntersuchungen ist zu unsicher für weitere Therapieentscheidungen.

Bei Infiltration nur des seitlichen Abtragungsrandes des Mukosektomiepräparates kann die endoskopische Schleimhautexzision wiederholt werden. Ist dies nicht erfolgreich, so muss die Indikation zur Operation gestellt werden.

Eine primäre Indikation zur Operation des Mukosakarzinoms besteht auch bei zu großflächigen Herden oder Multifokalität. Handelt es sich in diesem Fall um ein distales Adenokarzinom in einem limitierten Barrett-Ösophagus, so kann die distale Ösophagusresektion nach Merendino ausgeführt werden (s. unten). Ist das Adenokarzinom hoch sitzend oder der Barrett-Ösophagus weit nach oral ausgedehnt, so ist die subtotale Ösophagektomie indiziert. Diese sollte dann als radikale Ösophagektomie angelegt werden, da das Risiko der Multifokalität mit möglichen Submukosakarzinomen mit der Länge des Barrett-Ösophagus zunimmt und das Operationsrisiko durch die Lymphadenektomie nicht wesentlich erhöht wird. Die En-bloc-Ösophagektomie ist beim nicht zur Mukosektomie geeigneten Plattenepithelkarzinom das Verfahren der Wahl.

Funktionell operable Patienten mit Submukosa- oder T2-Karzinom ohne Fernmetastasen werden primär einer radikalen Ösophagektomie zugeführt.

Definitive Radiochemotherapie. Bei funktionell inoperablen Patienten mit Tumorstadium T1sm, T2, T3, T4 oder irresektablem T4 bzw. Tx Nx M1 sollte entsprechend der Ausprägung der Dysphagie zunächst die Indikation für einen Stent oder eine endoskopische thermische Ablation überprüft werden. Danach erfolgt in der Regel die definitive Radiochemotherapie außer bei entsprechenden Kontraindikationen wie Trachealinfiltration wegen der Gefahr einer ösophagotrachealen Fistel.

Neoadjuvante Radiochemotherapie. Bei funktionell operablen Patienten mit T3- und resektablen T4-Adeno- und Plattenepithelkarzinomen wird zur Verbesserung der Ausgangssituation für eine R0-Resektion die neoadjuvante Radiochemotherapie durchgeführt, da die eigene Studie und 4 Metaanalysen einen Prognosevorteil der Patienten gegenüber alleiniger Chirurgie gezeigt hat, insbesondere bei Ansprechen des Tumors (s. unten). Dieses Vorgehen erfordert nach der Induktionstherapie und vor der radikalen Operation ein Restaging, bei dem die zwischenzeitliche Entwicklung von Fernmetastasen ausgeschlossen werden muss. Bei einigen grenzwertig funktionell operablen Patienten, z. B. über 70 Jahre, mit T3- und resektablen T4-Tumoren sollte die Risikoerhöhung durch neoadjuvante Therapie dennoch vermieden werden. Ein weiterer Grund für die direkte Operation fortgeschrittener Karzinome sind spezifische Kontraindikationen zur Radiochemotherapie wie vorangegangene Strahlentherapie, Lungen-, Nieren-, Herz- oder Leberkrankheiten.

Endoskopische Therapie

Endoskopische Mukosaresektion (EMR)

Die Indikationskriterien für eine kurative endoskopische Karzinomexzision sind folgendermaßen zusammenzufassen:

- Mukosakarzinom ohne Hinweis für Submukosainfiltration,
- Durchmesser bis 2 cm,
- polypöse oder nur leicht eingesenkte Wachstumsform (entsprechend der Paris-Klassifikation Typ I, II, IIa), kein Ulkus,
- histologisches Grading G1 oder G2,
- keine Lymphgefäß- oder Gefäßinvasion (L0, V0).

Die von einzelnen Studiengruppen propagierte Erweiterung der Indikation auf sm1-Karzinome (26) ist nur innerhalb von Studien vertretbar und aufgrund des erhöhten Risikos der Lymphknotenmetastasierung bei Erreichen der Submukosa kritisch zu sehen (32) (Tab. 4.**19**). Auch die kombinierte Mukosaresektion mit adjuvanter Radiochemotherapie zur Behandlung submukosainfiltrierender Plattenepithelkarzinome ist derzeit als experimentelle Therapiestrategie einzustufen.

Kappenmethode. Die im Ösophagus am häufigsten angewandte Technik der endoskopischen Mukosaresektion ist die Kappenmethode nach Inoue (30) (Abb. 4.**38**). Üblicherweise wird zunächst der abzutragende Schleimhautbezirk markiert und eine Injektion von Flüssigkeit (meist adrenalinhaltige Kochsalzlösung) in die Submukosa vorgenommen, um das mukosale Karzinom von der Unterfläche abzuheben. Das karzinomtragende Mukosaareal wird in die auf das Endoskopende aufgesetzte durchsichtige Kappe eingesaugt, an deren unterem Ende eine Polypektomieschlinge eingelegt ist. Die Schlinge wird zugezogen, danach wird mit Diathermiestrom die eingesaugte Mukosa abgetragen und anschließend komplett geborgen.

Ligaturtechnik. Eine andere Methode ist die Ligaturtechnik. Dabei wird um die Basis des angesaugten Mukosaareals wie bei der Varizenligatur zunächst ein Gummiring platziert und damit ein künstlicher Polyp geschaffen. Dieser wird danach mit der Schlinge unterhalb des Rings abgetragen und geborgen.

Weitere Techniken. Die direkte Abtragung nach Unterspitzung oder der Einsatz eines Doppelkanalendoskops, bei dem der abzutragende Schleimhauanteil mit der Fasszange abgehoben und dann mit der Schlinge entfernt wird, haben bei den Frühkarzinomen des Ösophagus nur untergeordnete Bedeutung.

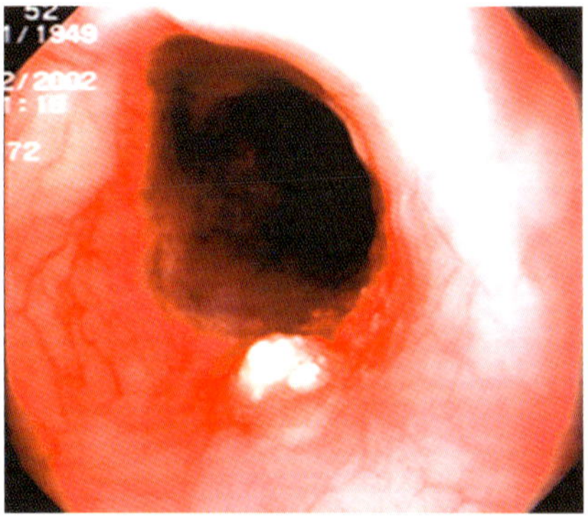

a

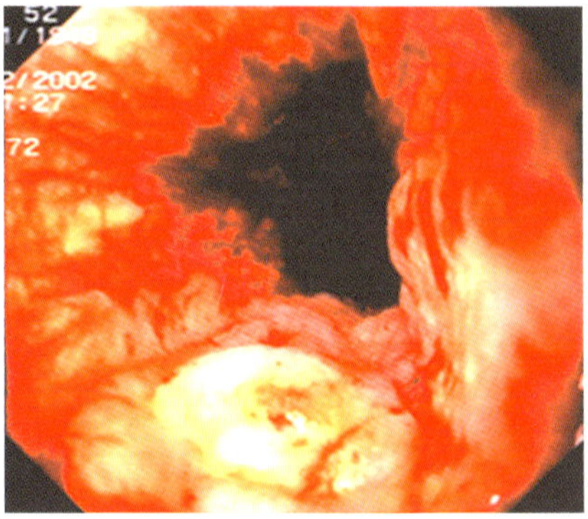

b

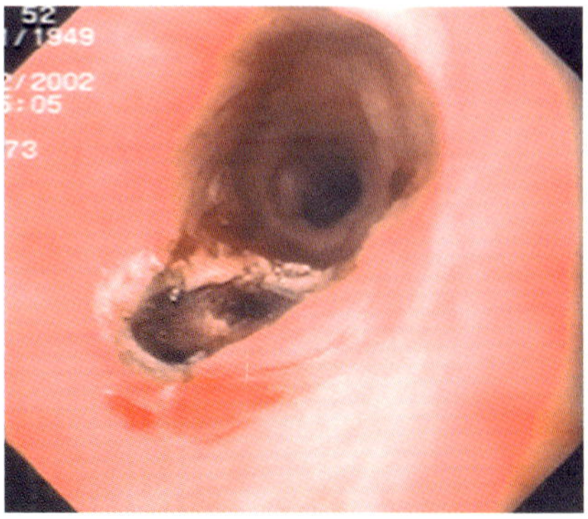

c

☒ **Abb. 4.38** Endoskopische Mukosaresektion (EMR).
a Native Videoendoskopie.
b Chromoendoskopie mit Lugol-Lösung.
c Resektionsareal nach EMR mit Kappenmethode.

Piecemeal-Resektion. Während kleinere Läsionen bis 1 cm Durchmesser mit den genannten Techniken sicher im Gesunden abgetragen werden können, erfordern größere Karzinome in der Regel eine Piecemeal-Resektion, zum Teil in mehreren Sitzungen. Diese Resektion hat den Nachteil, dass die histologische Bewertung der Abtragungsränder sehr schwierig oder unmöglich ist. Wichtigste Information des Pathologen ist in dieser Situation, dass der Tumor sicher auf die Mukosa beschränkt und basal R0 reseziert ist. Durch das Einhalten eines entsprechenden lateralen Sicherheitsabstandes muss der Endoskopiker die seitliche Abtragung im Gesunden gewährleisten. Ein engmaschiges endoskopisches Follow-up mit Biopsien ist nach Piecemeal-Resektion dringend zu empfehlen.

Ergebnisse. Ergebnisse der endoskopischen Therapie liegen vorwiegend zu Barrett-Frühkarzinomen und hochgradigen Neoplasien, weniger zum T1-Plattenepithelkarzinom vor. Der Nachteil der endoskopischen Mukosektomie ist die im Vergleich zur Operation von T1-Karzinomen deutlich niedrigere R0-Resektionsrate (74,5% vs. 100%) (33). Japanische Studien haben beim Magenfrühkarzinom nach endoskopischer R0-Resektion eine Rezidivrate von 3% vs. 16% bei inkompletter Abtragung gezeigt und bei Piecemeal-Resektion eine Rezidivrate von 17% vs. 4% bei der En-bloc-Abtragung. Die klinische Erfolgsrate ist jedoch insbesondere nach den Ergebnissen der Arbeitsgruppe von Ell sehr hoch. In diesen Zentren war das 5-Jahres-Überleben der endoskopisch behandelten Patienten mit Mukosakarzinom nicht signifikant unterschiedlich zum Überleben altersgleicher Normalpersonen. Die Bewertung der Erfolgsrate im Vergleich zur Operation ist jedoch sehr abhängig von den Eingangskriterien, insbesondere der Definition hochgradiger Neoplasie vs. invasives Adenokarzinom. Die totale endoskopische Mukosektomie des Barrett-Ösophagus mit hochgradiger intraepithelialer Neoplasie oder mukosalem Karzinom ist bisher nur in sehr kleinen Serien durchgeführt worden, die keine abschließende Bewertung erlauben (25).

Endoskopische Ablationsmethoden

Methoden. Zur endoskopischen Ablation werden thermische Verfahren wie die Laservaporisation und Argon-Plasma-Koagulation (APC) sowie nichtthermische Verfahren wie die photodynamische Therapie (PDT) eingesetzt.

Der Nachteil der lokal ablativen Verfahren ist, dass kein Präparat zur histologischen Untersuchung entsteht. Damit kann eine komplette Destruktion des Tumors nur durch die Rezidivrate im Langzeitverlauf beurteilt werden.

PDT. Die meisten Erfahrungen liegen mit der PDT bei der Behandlung des Barrett-Ösophagus vor. Prinzip der PDT ist, dass ein sog. Photosensitizer (5-Aminolävulinsäure oder Hämatoporphyrin) systemisch appliziert wird. Diese Substanz reichert sich dann semiselektiv im Tumorareal an. Über eine Glasfaser wird das betreffende Schleimhautareal mit Laserlicht geeigneter Wellenlänge (meist etwa 630–635 nm) bestrahlt. Es entstehen dabei intrazellulär toxische Sauerstoffradikale, die zum Untergang der Zelle führen. Bei Barrett-Ösophagus mit Low-Grade- und High-Grade-Dysplasien (nach alter Klassifikation) wurde dieses Verfahren mit hoher Effektivität eingesetzt (22). Bei umschriebenem Barrett-Karzinom wird die photodynamische Therapie meist in Kombination mit der endoskopischen Mukosaresektion angewandt. In dieser Situation werden zirkumskripte Areale mukosareseziert und bei unklarer lateraler R0-Situation oder multifokalen dysplastischen Barrett-Arealen eine PDT nachgeschaltet. Die totale Barrett-Ablation gelingt durch die PDT allerdings nur begrenzt, da in 10–50% der Fälle restliches Barrett-Epithel gefunden wurde. Ein weiterer Nachteil der photodynamischen Therapie ist die postinterventionelle Stenoserate von ca. 20% bei Verwendung von Hämatoporphyrin. Diese Stenosen erfordern zum Teil häufige Bougierungen.

Der Stellenwert der PDT ist insgesamt beschränkt. Bei inoperablen Patienten mit Mukosakarzinomen, bei denen die endoskopische Resektion nicht gelingt oder ein Submukosakarzinom vorliegt, besteht eine Indikation zur PDT. Als Alternative wäre in diesem Fall die perkutane Radiatio zu diskutieren.

Chirurgische Therapie

Auswahl des Operationsverfahrens

Primäres Ziel der onkologischen Ösophaguschirurgie ist die Erzielung einer R0-Situation und eine adäquate Lymphadenektomie.

Therapieoptionen. Folgende 4 wesentliche Optionen stehen zur operativen Therapie des Ösophaguskarzinoms zur Verfügung:

- *Transthorakale En-bloc-Ösophagektomie* mit radikaler mediastinaler Lymphadenektomie sowie abdominaler Lymphadenektomie (sog. 2-Feld-Lymphadenektomie) und Rekonstruktion mit hoch intrathorakaler oder zervikaler Anastomose nach Magenhochzug oder Koloninterposition. Eine Erweiterung ist durch sog. 3-Feld-Lymphadenektomie möglich (Abb. 4.**39**).
- *Transhiatal/zervikale* (synonym transmediastinale) *Ösophagektomie* mit Lymphadenektomie des unteren Mediastinums sowie abdominaler Lymphadenektomie und Rekonstruktion mit zervikaler Anastomose nach Magenhochzug oder Koloninterposition.
- Distale Ösophagusresektion mit Lymphadenektomie des unteren Mediastinums sowie partieller abdominaler Lymphadenektomie und Rekonstruktion durch Jejunuminterposition, sog. *Operation nach Merendino.*
- *Resektion des zervikalen Ösophagus* mit regionaler Lymphadenektomie und Rekonstruktion durch freie Jejunuminterposition mit mikrovaskulärem Gefäßanschluss.

Das Operationsverfahren der Wahl ab der Kategorie T1sm sowohl beim infrabifurkalen Plattenepithelkarzinom als auch beim Adenokarzinom ist die subtotale En-bloc-Ösophagektomie mit 2-Feld-Lymphadenektomie und hoch intrathorakaler Ösophagogastrostomie.

Transthorakale En-bloc-Ösophagektomie mit 2-Feld-Lymphadenektomie. Die Rationale für diese eigene Präferenz ist wie folgt: Bei allen Ösophaguskarzinomen ab der

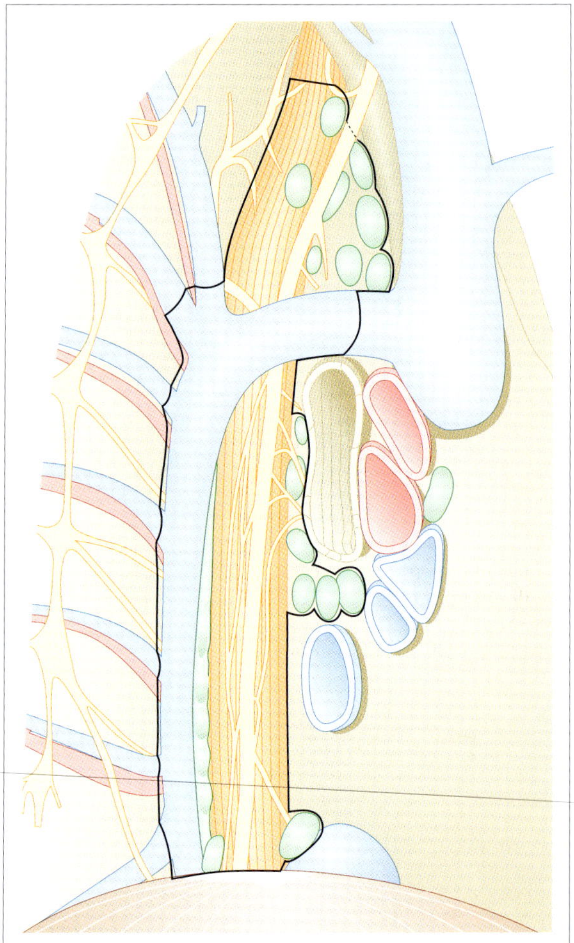

Abb. 4.39 Resektionsausmaß der En-bloc-Ösophagektomie im Mediastinum. Situs bei Thorakotomie rechts (nach 27).

Kategorie T1sm ist von einer Lymphknotenmetastasierungsrate von mehr als 30 % auszugehen (Tab. 4.**19**) Die befallenen Lymphknoten können sowohl beim Plattenepithelkarzinom als auch beim Adenokarzinom im Mediastinum und im regionalen abdominalen Lymphabflussgebiet lokalisiert sein. Nach den vorliegenden Studien besteht zwar je nach dem Sitz des Karzinoms eine bevorzugte Lymphdrainage, aber grundsätzlich ist ein bidirektionales Metastasierungsmuster für beide Entitäten nachgewiesen worden. Eine präoperative oder intraoperative sichere Unterscheidung infiltrierter von nicht infiltrierten Lymphknoten ist nicht möglich. Die Sentinel-Node-Technik erscheint außer in Studien noch nicht klinisch umsetzbar.

Transhiatal/zervikale Ösophagektomie. Bei der transhiatal/zervikalen Ösophagektomie werden die Lymphknoten des mittleren und oberen Mediastinums belassen, so dass der kurative Anspruch dieses Verfahrens geringer ist. Die prospektiv randomisierte holländische Studie mit Vergleich der transthorakalen und transhiatalen Ösophagektomie beim Adenokarzinom des Ösophagus hat einen

20%igen Überlebensvorteil für die Patienten mit dem radikalen Verfahren ergeben (14) Auch wenn diese Differenz wegen der Patientenzahl statistisch nicht signifikant war, haben viele Zentren der Ösophaguschirurgie einschließlich der Autoren der Studie ihr Verfahren auf die transthorakale Ösophagektomie umgestellt. Nur bei speziellen Patienten mit eingeschränkter Lungenfunktion ist aus funktionellen Gründen zur Vermeidung der Einseitenventilation die transhiatale Ösophagektomie als Alternative beim distalen Adenokarzinom anzusehen.

Hoch intrathorakale vs. zervikale Ösophagogastrostomie. Die meisten Ösophaguskarzinome sind im distalen oder mittleren Ösophagusabschnitt lokalisiert und können durch transthorakale Ösophagektomie hoch intrathorakal mit ausreichendem Sicherheitsabstand im Gesunden reseziert werden. Damit bietet sich eine Rekonstruktion durch hoch intrathorakale Ösophagogastrostomie an und eine Erweiterung des Eingriffs durch zervikale Freilegung kann vermieden werden. Nur bei Karzinomen oberhalb der Trachealbifurkation ist zur Erzielung eines größeren Sicherheitsabstandes die zervikale Ösophagusdurchtrennung und entsprechende Anastomose zu fordern.

Die hoch intrathorakale Anastomose hat bei gleicher postoperativer Mortalität eine geringere Insuffizienzrate als die zervikale Ösophagogastrostomie und führt zu einer guten Schluckfunktion des Patienten.

Bei zervikaler Anastomose entstehen durch die höhere Leckagerate häufiger Strikturen mit der Notwendigkeit der postoperativen Bougierung. Damit entwickelt ein Teil der Patienten wieder das gleiche Symptom der Dysphagie, mit dem er wegen des Karzinoms in die Klinik kam. Die früheren Bedenken gegen die intrathorakale Anastomose wegen der möglichen Gefährlichkeit bei Insuffizienz sind durch die Ergebnisse aktueller Serien ausgeräumt worden.

Operation nach Merendino. Bei der distalen Ösophagusresektion nach Merendino ist das Ausmaß der Lymphadenektomie noch geringer als bei der transhiatalen Ösophagektomie. Die Lymphknoten des mittleren und oberen Mediastinums werden belassen und die Lymphadenektomie an der kleinen Magenkurvatur ist zumindest bei der Vaguserhaltung limitiert. Daher eignet sich das Verfahren in erster Linie für Patienten ohne Verdacht auf Lymphknotenbefall, also mit Mukosakarzinomen im Barrett-Ösophagus oder in der Kardia. Wenn diese Tumoren durch endoskopische Mukosektomie nicht adäquat entfernt werden können, ist die Merendino-Operation eine gute Alternative. Die Voraussetzung ist jedoch die komplette Entfernung des Barrett-Ösophagus, um mögliche neben dem Mukosakarzinom bestehende multizentrische Karzinome oder Neoplasieherde mitzuerfassen und das maligne Potenzial dieses Segmentes zu eliminieren. Bei langem Barrett-Segment ist diese Forderung durch transhiatalen Zugang nicht zu erfüllen, so dass auf ein transthorakales Verfahren umgestiegen werden muss. Damit reduziert sich der Vorteil des rein abdominal konzipierten Eingriffs erheblich.

Für Submukosakarzinome mit Lymphknotenmetastasen bei sm2 in 35% und sm3 in 67% ist dieses Verfahren nicht geeignet, zumal gerade bei dieser Patientengruppe mit beginnender regionaler Lymphknotenmetastasierung durch radikale Lymphadenektomie alles eingesetzt werden muss, um den kurativen Anspruch zu erhalten.

Erste Vergleiche der Lebensqualität von Patienten nach Merendino und Ösophagektomie haben keine Unterschiede ergeben, so dass damit keine Argumentation für die distale Ösophagusresektion aufgebaut werden kann.

Zervikale Ösophagussegmentresektion. Beim Plattenepithelkarzinom des zervikalen Ösophagus besteht die Möglichkeit der kompletten Entfernung durch rein zervikale Ösophagussegmentresektion über einen zervikalen und oberen sternalen Zugang. Die Erweiterung zur totalen Ösophagektomie mit Magen- oder Kolonhochzug an den Hypopharynx würde zumindest hinsichtlich des luminalen Resektionsausmaßes keinen Vorteil erbringen, höchstens bezüglich der radikalen thorakalen Lymphadenektomie. Da der letztgenannte Eingriff aber mit einer höheren Morbidität und Mortalität als die zervikale Ösophagussegmentresektion belastet ist, ist dieses limitierte Verfahren gut begründet. Die Alternative wäre die definitive Radiochemotherapie; Vergleichsstudien wie beim thorakalen Plattenepithelkarzinom liegen jedoch nicht vor.

Operationstechnik

Vorbereitung

Da der Magen als Ersatzorgan verfügbar sein muss, ist bei der präoperativen Ösophagogastroduodenoskopie neben der Beschreibung des Tumors auf Ulzera und eventuelle Voroperationen zu achten. Bei einem voroperierten Magen, insbesondere Magenresektion, steht dieser für den Hochzug nicht zur Verfügung. Zur Vorbereitung der dann erforderlichen Koloninterposition (s. unten) ist eine Koloskopie im Rahmen der notwendigen orthograden Darmlavage wünschenswert. Die Notwendigkeit der Koloskopie ist nach der Analyse des eigenen Krankengutes jedoch nicht durch Fakten zu begründen.

Im Rahmen der Narkoseeinleitung mit seitengetrennter Intubation wird zur postoperativen Schmerztherapie ein Periduralkatheter (PDK) gelegt und eine dicke Magensonde eingeführt, um die Präparation des Ösophagus zu erleichtern.

› Transthorakale subtotale En-bloc-Ösophagektomie mit hoch intrathorakaler Anastomose

Die Operation beginnt mit der Vorbereitung des Mageninterponates in Verbindung mit der abdominalen Lymphadenektomie. Der Eingriff kann sowohl offen als auch laparoskopisch ausgeführt werden.

Mageninterponatbildung und abdominelle Lymphadenektomie. Das offene Operationsverfahren besteht in der Laparotomie in Rückenlage über einen Oberbauchquerschnitt mit Erweiterung durch mediane epigastrische Inzision. Beim laparoskopischen Verfahren wird ein Pneumoperitoneum angelegt und 5 Ports wie bei der Fundoplicatio verwendet. Das Zwerchfell wird nach ventral inzidiert und der Ösophagus bzw. die Kardia mit dem umgebenden Lymphgewebe des unteren Mediastinums ausgelöst. Das Mageninterponat wird über eine großkurvaturseitige Skelettierung des Lig. gastrocolicum und gastrolienale außerhalb der majorseitigen Gefäßarkade vorbereitet (Abb. 4.**40a**). Nach Freipräparieren der rechten Kolonflexur wird das Duodenum nach Kocher mobilisiert und eine Lymphadenektomie entsprechend den Regeln der Magenkarzinomchirurgie vorgenommen. Dabei werden die Lymphknotenstationen 1, 2 und 3 (Kompartment I) und 7 – 11 (Kompartment II) unter radikulärem Absetzen der A. und V. gastrica sinistra ausgeräumt. Über eine kleinkurvaturseitige Gastrotomie wird beim offenen Verfahren die Pylorusdilatation vorgenommen und die Gastrotomie wieder verschlossen. Beim laparoskopischen Vorgehen wird keine routinemäßige Pylorusdehnung ausgeführt, sondern postoperativ bei Patienten mit symptomatischer Magenretention eine endoskopische pneumatische Pylorusdilatation vorgenommen. Am Übergang vom mittleren zum distalen Drittel der kleinen Kurvatur erfolgt eine Skelettierung, und von dieser Stelle aus das Legen einer Klammernahtreihe in Richtung Magenfundus. Diese Vorbereitung des Mageninterponates wird später intrathorakal komplettiert (s. unten).

Laparoskopisches Vorgehen

In der eigenen Klinik wird nur noch das minimal invasive Verfahren eingesetzt außer bei starken Verwachsungen durch Voroperationen im Oberbauch. Bei einer kontinuierlichen Serie von 83 Patienten war nur 3-mal eine Konversion zum offenen Verfahren wegen Blutung (n = 1) oder Adhäsionen (n = 2) erforderlich und die Operation einschließlich der folgenden transthorakalen Ösophagektomie konnte mit niedriger Morbidität und ohne Mortalität ausgeführt werden.

Thorakotomie und intrathorakale Anastomose. Nach Umlagern des Patienten in Linksseitenlage erfolgt im 5. ICR rechts eine anterolaterale Thorakotomie. Bei artifizieller Atelektase der rechten Lunge wird das Mediastinum exponiert (Abb. 4.**39**). Nach Durchtrennen der V. azygos wird eine En-bloc-Ösophagektomie mit Exstirpation des periösophagealen Lymphgewebes unter Mitnahme der V. azygos und des Ductus thoracicus vorgenommen. Das periösophageale Gewebe wird auf der Adventitia der Aorta unter Umstechen bzw. Clipversorgung kleiner aortaler Äste abpräpariert.

Die Bifurkationslymphknoten und die Lymphknoten am rechten und linken Hauptbronchus werden komplett ausgeräumt. Die Vagusäste zum Herz und zur Lunge werden erhalten, währen die Vagusnerven zum Ösophagus auf Höhe der Bifurkation durchtrennt werden. Es wird eine Lymphadenektomie des oberen Mediastinums ausgeführt entlang der rechten und linken Lymphknotenkette des N. laryngeus recurrens unter der Darstellung der A. subclavia und des Rekurrensnervs rechts und links.

Nach kompletter En-bloc-Dissektion des Ösophagus wird hoch intrathorakal ca. 8 cm oberhalb der Trachealbifurkation der Ösophagus durchtrennt. Nach transhiatalem Hervorluxieren des offen oder laparoskopisch vorbereiteten Mageninterponates aus dem Bauchraum wird zwischen höchstem Punkt des Magenfundus und dem Ösophagusstumpf eine zirkuläre Klammernahtanastomose ausgeführt. Die kleine Kurvatur mit dem anhängenden Ösophagus wird über einer linearen Klammernahtreihe abgetrennt und zur histologischen Untersuchung gegeben (Abb. 4.**40 b**). In das Mageninterponat wird eine doppelläufige Magensonde zur Dekompression eingelegt. Bei nicht platzierbarem PDK wird auf Höhe der Thorakotomie eine Interkostalnervenblockade mit 20 ml 0,5 %igem Lokalanästhetikum vorgenommen. Nach Legen einer 24er Thoraxdrainage wird die Lunge gebläht und der Thorax verschlossen.

› Transthorakale subtotale En-bloc-Ösophagektomie mit zervikaler Anastomose

Bei hoch sitzendem Karzinom des thorakalen Ösophagus mit beabsichtigter zervikaler Anastomose wird die Operation rechts thorakal begonnen und die En-bloc-Ösophagektomie nach oben genannten Prinzipien ausgeführt. Der Ösophagus wird dabei jedoch nach Umstechung des Ductus thoracicus und der V. azygos epiphrenisch zum Magen hin und später hoch intrathorakal zum Hals hin jeweils mit Klammernahtreihen verschlossen und durchtrennt und zur histologischen Untersuchung gegeben. Nach Thoraxverschluss wird der Patient auf den Rücken gelagert, nach den oben genannten Prinzipien laparotomiert und das Mageninterponat vorbereitet. Dabei wird die kleine Kurvatur zusammen mit den Lymphknoten des Kompartments II über 1 – 2 Klammernahtreihen abgesetzt und damit das Interponat komplettiert. Die zervikale Freilegung des Ösophagus erfolgt über eine Inzision am Vorderrand des linken M. sternocleidomastoideus. Nach Hervorluxieren des Ösophagusstumpfes erfolgen der Magenhochzug über eine von zervikal durch das hintere Mediastinum in den Bauchraum geführte Thoraxdrainage und die zervikale Anastomosierung mit dem Ösophagus (Abb. 4.**40 b**).

Zweizeitiges Vorgehen. Die genannte Technik der Ösophagektomie kann bei Risikopatienten zur Reduktion

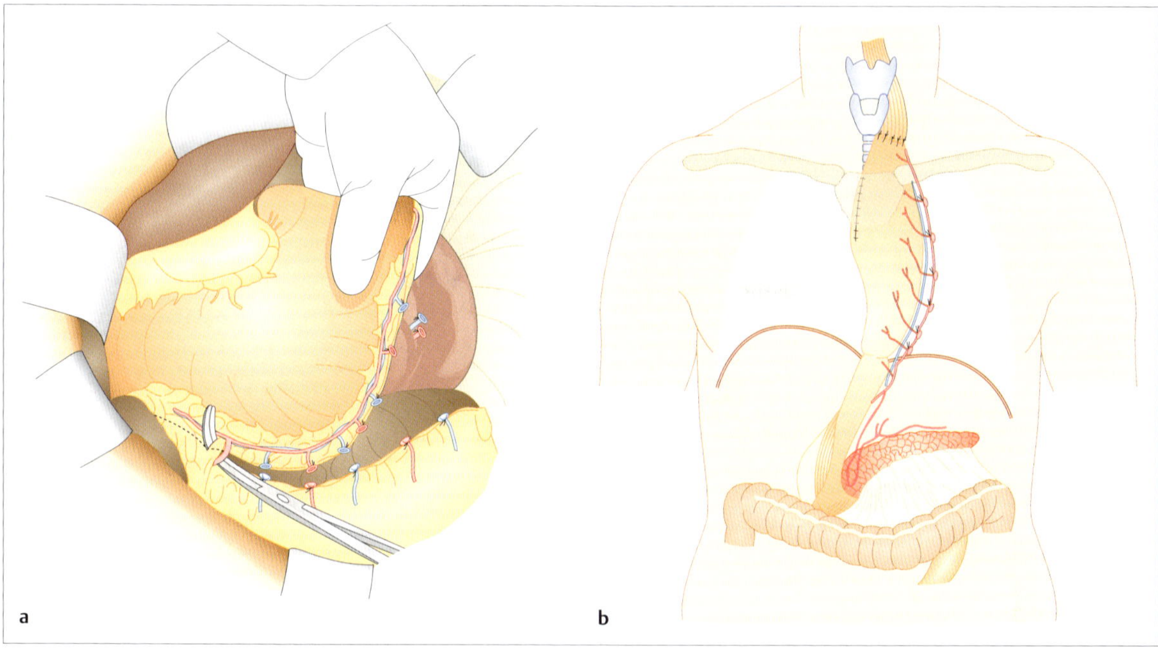

☒ **Abb. 4.40** Mageninterponatbildung und -hochzug.
a Mageninterponatbildung mit Vaskularisation über die A. und V. gastroepiploica dextra.
b Magenhochzug mit zervikaler Ösophagogastrostomie. Bei hoch intrathorakaler Anastomosierung liegt die Ösophagogastrostomie etwas tiefer (nach 27).

der einzeitigen Belastung auch zweizeitig ausgeführt werden. Dazu wird der Ösophagus zervikal vorübergehend als Stoma ausgeleitet und nach ein bis zwei Wochen der Magenhochzug retrosternal vorgenommen mit anschließender zervikaler Anastomose. Alternativ kann erst das Mageninterponat laparoskopisch vorbereitet werden und die Ösophagektomie 5 Tage später erfolgen. Dieses Vorgehen dient der ischämischen Konditionierung des Interponates (13)

Minimal invasives Vorgehen

Die thorakale En-bloc-Ösophagektomie mit Magenhochzug und zervikaler Anastomose kann auch komplett minimal invasiv ausgeführt werden. Die primäre mediastinale Dissektion erfolgt in Linksseitenlage über 4 rechtsseitige Ports. Das Resektionsausmaß unterscheidet sich nicht von der oben beschriebenen offenen Technik. Nach laparoskopischer Vorbereitung des Mageninterponates in der oben genannten Technik wird dieses ganz von der kleinen Kurvatur abgetrennt und die Interponatspitze mit dem Magenrest am Ösophagus durch Nähte verbunden. Dadurch kann das Ösophagusresektat zusammen mit dem anhängenden Mageninterponat durch die zervikale Freilegung der Speiseröhre herausgezogen und die Ösophagogastrostomie hergestellt werden.

Diese Technik hat den Nachteil, dass immer eine zervikale Anastomose angelegt werden muss. Eine intrathorakale Anastomose ist thorakoskopisch sehr schwierig und zu unsicher. Um die Vorteile der intrathorakalen Anastomose zu erhalten, führen wir daher die Ösophagektomie nach laparoskopischer Mageninterponatbildung offen aus.

Koloninterposition

Bei nicht verfügbarem Mageninterponat oder nach totaler Ösophagogastrektomie erfolgt die Rekonstruktion mit Koloninterposition.

Das am meisten standardisierte Verfahren ist die isoperistaltische Interposition des Colon transversum mit der linken und rechten Kolonflexur bei Vaskularisation über die A. und V. colica sinistra (Abb. 4.**41a**). Die meist erforderliche Länge von 40 cm kann damit gut erreicht werden. Die Ösophagokolostomie wird in der Regel zervikal End-zu-End angelegt; eine hoch intrathorakale Anastomose ist ebenfalls möglich. Das aborale Kolonlumen wird an den Magenrest oder nach Gastrektomie an das Duodenum bzw. die erste Jejunumschlinge mit Braun-Fußpunktanastomose angeschlossen (Abb. 4.**41 b**). Die zweite Möglichkeit besteht in der isoperistaltischen Interposition des rechten Hemikolons gestielt an der A. und V. colica media.

Transhiatal/zervikale Ösophagektomie

Dieses Verfahren ist nur für ganz distale Adenokarzinome geeignet, da die stumpfe Auslösung hoch sitzender Karzinome gefährlich sein kann und nur bei distalen Tumoren eine vertretbare Lymphadenektomie des unteren Mediastinums erreicht werden kann.

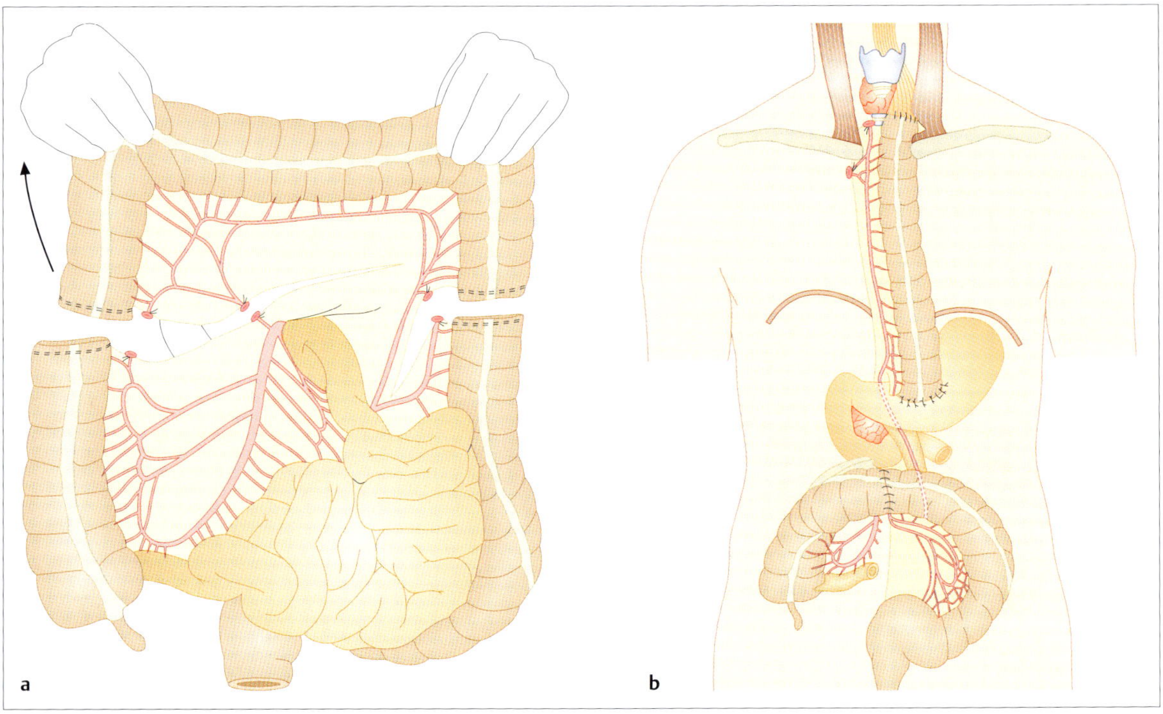

⊠ **Abb. 4.41** Koloninterposition.
a Vorbereitung des isoperistaltischen Koloninterponates aus dem Colon transversum gestielt an der A. und V. colica sinistra.
b Koloninterposition durch zervikale Ösophagokolostomie und abdominale Kologastrostomie bei voroperiertem Magen (nach 27).

Der Eingriff erfolgt in Rückenlage mit steriler Abdeckung von Bauch, Thorax und Hals. Eine Intubation mit Doppellumentubus ist nicht erforderlich. Nach Laparotomie wird das Zwerchfell nach ventral inzidiert, um das untere Mediastinum durch Einsetzen langer Haken gut zu exponieren. Der Ösophagus wird so weit wie möglich unter Sicht mit dem umgebenden mediastinalen Fettgewebe herauspräpariert. Die Dissektion der mit einem dicken Schlundrohr geschienten Speiseröhre im mittleren und oberen Mediastinum erfolgt digital stumpf ohne Sicht. Dabei ist es erforderlich, so nah wie möglich an der Ösophaguswand zu bleiben, um Läsionen größerer Gefäße oder Tracheobronchialverletzungen zu vermeiden. Zervikal wird die Speiseröhre wie oben beschrieben links freigelegt und unter Erhaltung ausreichender Länge durchtrennt. Der Ösophagus kann danach aus dem Mediastinum in den Bauchraum gezogen werden. Es folgt die Resektion zusammen mit der kleinen Kurvatur im Rahmen der oben beschriebenen Interponatbildung. Der Magenhochzug mit zervikaler Anastomose entspricht der oben genannten Technik nach transthorakaler Ösophagektomie. Die transhiatale Ösophagusdissektion kann auch laparoskopisch ausgeführt werden oder von zervikal als sog. Endodissektion mit einem speziellen Operationsmediastinoskop.

› Operation nach Merendino mit Vaguserhaltung

Nach medianer Oberbauchlaparotomie wird das Zwerchfell nach ventral inzidiert, so dass eine gute Exposition des unteren Mediastinums mit kompletter Entfernung des Fettgewebes zwischen Perikard und Aorta mit den darin befindlichen Lymphknotenstationen möglich ist. Im weiteren Verlauf werden beide Vagusstämme von der Speiseröhre und der proximalen kleinen Magenkurvatur abpräpariert und geschont. Nach Skelettierung des oberen Magenfundus und der subkardialen kleinen Kurvatur wird nach subkardialer Platzierung eines linearen Staplers der Magen abgesetzt. Die Speiseröhre wird im unteren Mediastinum durchtrennt und das Präparat abgegeben. Zur sicheren Entfernung des gesamten Barrett-Segmentes empfiehlt sich eine intraoperative Ösophagoskopie. Alle oben genannten Schritte werden unter Schonung der angeschlungenen Vagusstämme ausgeführt. Die Wiederherstellung der intestinalen Kontinuität erfolgt mittels eines von der mesenterialen Gefäßarchitektur geeigneten proximalen isoperistaltischen Jejunumsegmentes von ca. 15 cm Länge, das retrokolisch und retrogastral in den Oberbauch geführt wird (Abb. 4.**42 a**). Die Ösophagojejunostomie wird in End-zu-Seit-Technik mit Hilfe eines zirkulären Klammernahtgerätes ausgeführt, die jejunogastrale Anastomose erfolgt auf die Magenhinterwand in End-zu-Seit-Technik ebenfalls mit Hilfe eines zirkulären Staplers (Abb. 4.**42 b**).

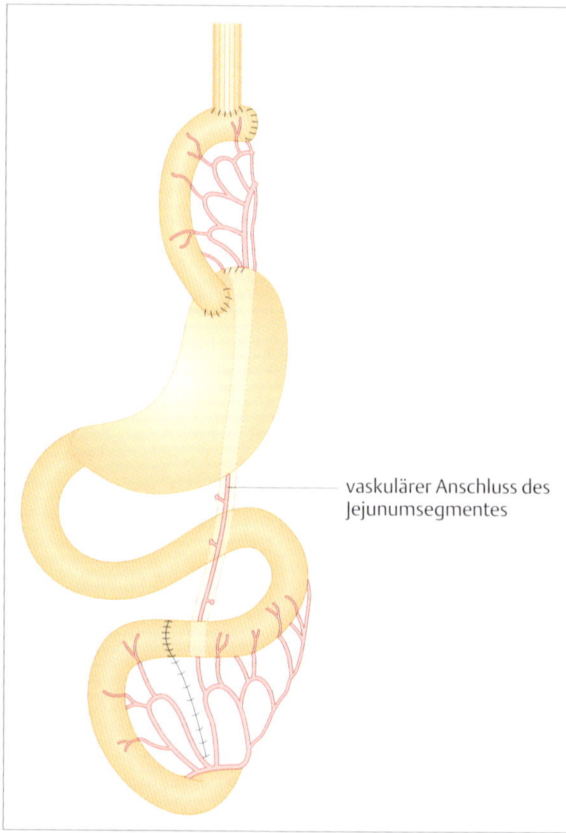

a

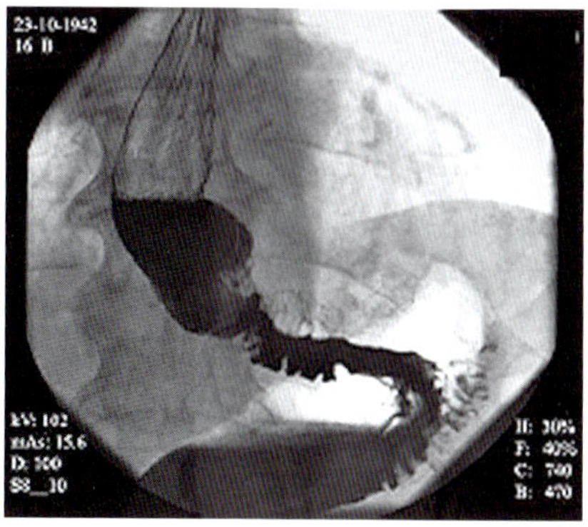

b

☒ **Abb. 4.42** Operation nach Merendino.
a Distale Ösophagusresektion und isoperistaltische Jejunuminterposition mit End-zu-Seit-Ösophagojejunostomie und End-zu-End-Ösophagogastrostomie.
b Röntgenkontrastdarstellung der zwischen Ösophagus und Magen interponierten Jejunumschlinge.

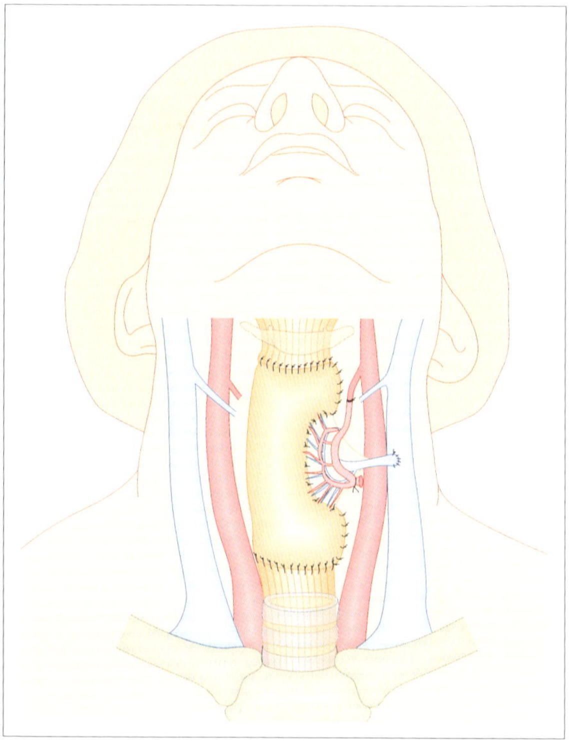

☒ **Abb. 4.43** Zervikaler Speiseröhrenersatz durch freies Jejunuminterponat mit mikrovaskulären Anastomosen (nach 27).

› Zervikale Ösophagusresektion mit freier Jejunuminterposition

Durch den Zugang am Vorderrand des linken M. sternocleidomastoideus mit Erweiterung durch obere Sternotomie kann der tumortragende zervikale Ösophagus sehr gut exponiert werden. Dieser wird zwischen Hypopharynx und oberem Thoraxeingang reseziert und eine zervikale Lymphadenektomie ausgeführt. Die Operation kann bei sehr fortgeschrittenen Tumoren auch mit En-bloc-Laryngektomie kombiniert werden. Zur Rekonstruktion wird über eine kleine mediane Mittelbauchlaparotomie ein Jejunumsegment von ca. 15 cm Länge mit möglichst langem Gefäßstiel entnommen. Die Kontinuität des verbleibenden Jejunums wird durch End-zu-End-Anastomose wiederhergestellt. Das freie Jejunumstück wird isoperistaltisch an den Hypopharynx genäht und distal mit dem Ösophagus anastomosiert (Abb. 4.**43**). Die Vene wird in der Regel an die V. jugularis interna End-zu-Seit angeschlossen. Die Arterie wird mit einem bei der Resektion bereits präparierten zervikalen Gefäß wie der A. thyreoidea inferior End-zu-End anastomosiert.

Postoperatives Management

⟶ **Beatmung und Atemtherapie.** Der Patient wird postoperativ beamtet auf die chirurgische Intensivstation verlegt und dort überwacht. Die Extubation sollte bis zum nächsten Morgen, d.h. innerhalb von ca. 12 h angestrebt werden. Die kontinuierliche Schmerztherapie über PDK ist essenziell zur Vermeidung einer Schonatmung und eines mangelnden Hustenstoßes. Restriktive Flüssigkeitszufuhr ist zur Vermeidung einer Überwässerung der Lungen von wesentlicher Bedeutung. Bei Patienten mit großen Mengen Bronchialsekretes, insbesondere nach Nikotinabusus, ist die Bronchoskopie zur Bronchialtoilette gezielt einzusetzen. Pleuraergüsse müssen durch Röntgenthoraxaufnahmen und Sonographie rasch erkannt und zur Vermeidung von dorsobasalen Atelektasen zügig drainiert werden. Die Normalisierung der Atmung wird durch Frühmobilisation und Spirometerübungen unterstützt. Die während der Operation in das Interponat eingebrachte Magensonde sollte zur Verbesserung der Atmung rasch entfernt werden.

Mobilisation und Ernährung. Drainagen am Bauch werden sobald wie möglich gezogen, um Schmerzen zu reduzieren und die Frühmobilisation zu unterstützen. Die orale Flüssigkeitszufuhr beginnt bei normalem postoperativem Verlauf am 6. Tag, gefolgt von einer täglichen Steigerung der Nahrungszufuhr. Eine Röntgenkontrastdarstellung der Anastomose erfolgt nicht routinemäßig, sondern nur bei klinischen Verdachtsmomenten auf Heilungsstörungen.

Bei ausgeprägter respiratorischer Insuffizienz und Langzeitbeatmung ist die frühzeitige endoskopische Tracheostomie besser als rezidivierende Reintubationen.

Postoperative Komplikationen/Mortalität

Nachblutungen im Thorax oder Bauch müssen anhand der Kreislaufparameter, Drainagensekrete oder durch Sonographie rasch erkannt und in der Regel durch operative Revision gestillt werden.

Die Diagnostik der im Folgenden genannten chirurgischen Komplikationen geht aus Tab. 4.**22** hervor.

Rekurrensparese. Ein nach der Extubation erkennbares Problem stellt die meist einseitige Rekurrensparese dar. Bei zervikaler Anastomose mit Zugang von der linken Halsseite handelt es sich in der Regel um eine linksseitige Rekurrensparese. Diese kann genau wie die rechtsseitige Rekurrensparese auch durch Nervenläsion bei der Lymphadenektomie im oberen Mediastinum entstehen.

Wichtig bei der Rekurrensparese sind die Unterstützung der Atmung und die Vermeidung einer Aspiration, die bei der ersten Flüssigkeitszufuhr droht. In Einzelfällen schwerer respiratorischer Insuffizienz durch Stridor muss die endoskopische Tracheotomie ausgeführt werden.

Trachea- und Hauptbronchienläsionen. Bei Läsionen im Bereich von Trachea und Hauptbronchien muss so schnell wie möglich, eventuell über frühzeitige Tracheotomie, die Spontanatmung angestrebt werden, um eine Vergrößerung des Defektes bei Langzeitbeatmung zu vermeiden. In Einzelfällen kann die Stentüberbrückung zur Ausheilung führen.

Anastomoseninsuffizienz. Entscheidend ist die rasche Erkennung, um septische Folgen zu verhindern.

Die Anastomoseninsuffizienz stellt die insgesamt wichtigste postoperative Komplikation dar.

Eine gerötete zervikale Wunde bei Fieber des Patienten sollte zügig geöffnet werden. Damit kann das Sekret der Anastomosenleckage entlastet und ein Absinken des Infektes in das Mediastinum verhindert werden. Die zervikale Anastomoseninsuffizienz hat bei ausreichender Drainage eine gute Abheilungstendenz. Bei umschriebener Insuffizienz einer thorakalen Anastomose mit gut durchbluteten Rändern kann heute durch frühzeitige innere Abdeckung durch Endostent eine rasche Entschärfung der Situation mit hoher Ausheilungstendenz erreicht werden. Der Stent wird nach ca. 4 Wochen wieder endoskopisch entfernt. Sehr kleine Leckagen ohne wesentliche Symptome und ohne tiefe Fistel in das Mediastinum können eventuell auch rein konservativ oder mit endoskopischer Fibrinklebung behandelt werden.

Bei größeren Defekten mit Mediastinitis oder Interponatnekrose ist jedoch die Rethorakotomie indiziert. Der septische Fokus muss sicher saniert werden, auch um den Preis einer Auflösung der Anastomose mit zervikaler Ausleitung

Tabelle 4.22 Postoperative chirurgische Komplikationen nach Ösophagusresektion

Komplikation	Diagnostik	Therapie
Rekurrensparese	klinisch, Bronchoskopie	Unterstützung der Atmung, Tracheotomie, Logopädie
Tracheobronchialläsion	Bronchoskopie	rasche Spontanatmung (Tracheotomie), Stent
Anastomosenleckage	Kontraströntgen, Endoskopie	thorakal: Stent, Rethorakotomie zervikal: Drainage, Wundöffnung
Interponatnekrose	Endoskopie	Interponatresektion
Interponatretention/ Pylorospasmus	Endoskopie, Kontraströntgen	Pylorusdilatation, Erythromycin
Anastomosenstenose	Kontraströntgen, Endoskopie	Bougierung
Chylothorax	Drainagensekret	(konservativ) Umstechung

oder Interponatresektion. In der eigenen Erfahrung konnte bei ausreichend langem Interponat zum Teil eine erfolgreiche Reanastomosierung erreicht werden. Bei Interponatresektion muss möglichst in gleicher Sitzung entweder über den meist distal zu erhaltenden Magenrest im Bauch oder über das Jejunum ein Katheter zur Sicherstellung der enteralen Ernährung eingesetzt werden. Die Rekonstruktion erfolgt nach langem Intervall über retrosternale Koloninterposition (s. oben).

Anastomosenstenosen. Diese resultieren vorwiegend aus der Abheilung zervikaler Insuffizienzen der Ösophagogastrostomie. Die Bougierung in mehreren Sitzungen ist das Mittel der Wahl. Die lokale endoskopische Corticoidinjektion soll nach Einzelberichten die Restenosierungstendenz reduzieren. Stenosen intrathorakaler Anastomosen sind sehr viel seltener und werden in gleicher Weise behandelt.

Entleerungsstörung des Interponates. Durch die Vagotomie im Rahmen der radikalen Ösophagusresektion können eine Entleerungsstörung des Interponates und ein Pylorospasmus ausgelöst werden. Wichtig ist die Prävention von Aspirationen besonders im Liegen. Die erste Maßnahme ist eine Dekompression des Interponates durch Magensonde mit Sog und die Gabe von Erythromycin. Die pneumatische endoskopische Pylorusdilatation führt zu einer besseren passiven Entleerung des Magens.

Chylothorax. Der postoperative Chylothorax ist an der hohen Sekretmenge in 24 h und der typischen Chylussekretion nach oralem Nahrungsaufbau leicht zu erkennen. Abzugrenzen sind davon jedoch der vermehrte postoperative Pleuraerguss bzw. intensive Lymphsekretion, die zwar protrahiert vorhanden sein können, aber meist spontan nach entsprechender Drainage sistieren. Der eindeutige Chylothorax sollte jedoch innerhalb der ersten 3 postoperativen Wochen durch Rethorakotomie oder Thorakoskopie gezielt umstochen und zur Ausheilung gebracht werden.

Allgemeine Komplikationen. Typische allgemeine Komplikationen nach Ösophagektomie umfassen Bronchopneumonie, Alkoholentzugssyndrom und Tachyarrhythmien, die in entsprechender Weise intensivmedizinisch behandelt werden müssen. Eine Überlagerung der Symptome mit denjenigen chirurgischer Komplikationen ist unbedingt einzukalkulieren.

Reduktion der Mortalität durch „High-Volume"-Zentren. Um gute Resultate in der Ösophaguschirurgie zu erreichen, müssen die Abläufe standardisiert werden. Es muss nicht nur der Chirurg trainiert sein, sondern das gesamte Behandlungsteam mit Anästhesisten, Intensivmedizinern, Operations- und Intensivpflegepersonal, Gastroenterologen, Onkologen, Strahlentherapeuten, Radiologen und Pathologen. Die detaillierte eigene Analyse von 13 Arbeiten über die chirurgische Therapie des Ösophaguskarzinoms zwischen 1994 und 2004 hat eine klare Reduktion der postoperativen Mortalitäten mit zunehmender Fallzahl pro Jahr gezeigt (11). Die Hauptgründe sind geringere postoperative Komplikationsraten und besseres Management von Komplikationen in den sog. „High-Volume"-Zentren.

Nach Literaturanalyse (11) sind 20 Ösophagektomien pro Jahr erforderlich, um eine Hospitalmortalität von unter 5 % zu erreichen, die heute in der onkologischen Ösophaguschirurgie zu fordern ist.

Multimodale Therapie

Neoadjuvante Therapie

Die chirurgische Resektion des Ösophaguskarzinoms ist nach wie vor die beste therapeutische Option, sofern eine komplette Resektion (R0-Resektion) erzielt werden kann. Das Ösophaguskarzinom wird jedoch überwiegend erst in einem lokal fortgeschrittenen oder metastasierten Stadium diagnostiziert und selbst im Falle einer frühzeitigen Erkennung sind häufig Lymphknotenmetastasen vorhanden. Nahezu alle Patienten mit T3- oder T4-Tumoren haben Lymphknotenmetastasen. Die Prognose eines Ösophaguskarzinoms mit Lymphknotenmetastasen ist in Anbetracht von 5-Jahres-Überlebensraten von 20 % schlecht. Der anatomische Bezug zum Tracheobronchialsystem stellt eine weitere Problemzone dar, da bei fortgeschrittenen Tumoren eine komplette Resektion in dieser Region häufig nicht gelingt.

Mögliche Vorteile. In diesem Kontext bietet die neoadjuvante multimodale Therapie zwei mögliche Vorteile:

- Die Steigerung der Rate von kompletten Resektionen und damit Verhinderung des Auftretens von Lokalrezidiven und Verbesserung der Prognose und
- die Elimination von systemischen Mikrometastasen.

Klassifikation der Tumorregression. Das ursprüngliche Konzept des Downstagings des Tumors durch eine Induktion mit Radio-, Chemo- oder Radiochemotherapie, z. B. cT3 in ypT2, war insofern irreführend, als ein Tumor unter neoadjuvanter Therapie nicht zentripetal in Richtung auf seinen Ursprung in der Mukosa des Ösophagus schrumpft. Selbst im Falle einer ausgedehnten Tumorregression bleibt die ursprüngliche T-Kategorie in der Mehrzahl der Fälle unverändert. Aus diesem Grund haben wir ein Klassifikationssystem für die Tumorregression basierend auf dem Prozentsatz der vitalen residualen Tumorzellen vorgeschlagen. Eine minimale residuale Tumorerkrankung mit weniger als 10 % Tumorzellen definiert einen hochgradigen histopathologischen Response mit ausgezeichneten Überlebenswahrscheinlichkeiten trotz ursprünglich lokal fortgeschrittener Tumorerkrankung (1, 23).

Modalitäten. Trotz aller theoretischen Vorteile muss sich die neoadjuvante Therapie des Ösophaguskarzinoms der kritischen Evaluation durch etablierte Kriterien der evidenzbasierten Medizin hinsichtlich ihres Nutzen und Risikos stellen. Drei verschiedene Optionen sind im Rahmen eines neoadjuvanten Behandlungskonzeptes beim Ösophaguskarzinom zum Einsatz gekommen:

- neoadjuvante Radiotherapie,
- neoadjuvante Chemotherapie,
- neoadjuvante Radiochemotherapie.

Tumorstaging. Die Behandlungsmodalitäten werden bevorzugt bei lokal fortgeschrittenen Tumoren (cT3, cT4, N0–1, M0) nach einem adäquaten Tumorstaging angewandt. Dieses beinhaltet als unverzichtbare Untersuchung den endoskopischen Ultraschall und das CT von Thorax und Abdomen sowie im Falle eines Bezuges zum Tracheobronchialsystem die flexible Bronchoskopie. Das Staging vor Induktionstherapie sollte durch das PET ergänzt werden, da dieses die Genauigkeit bezüglich systemischer Metastasen erhöht.

Neoadjuvante Radiotherapie

Historisch war die Radiotherapie die erste Modalität, deren Hereinnahme in ein neoadjuvantes Konzept beim Ösophaguskarzinom evaluiert wurde. Dabei ging man von der Hypothese aus, dass die neoadjuvante Radiotherapie die Resektionsraten erhöhen, Lymphknotenmetastasen eliminieren und die Dissemination und Implantation von Zellen während der Operation verhindern kann. Die Ergebnisse von 4 prospektiv randomisierten Studien sind in Tab. 4.**23** zusammengefasst. Die applizierte Strahlendosis variierte zwischen 33 und 40 Gy. Das behandlungsfreie Intervall zwischen Abschluss der neoadjuvanten Bestrahlung und der Operation lag zwischen 8 Tagen und 4 Wochen. Die Studienergebnisse waren sehr konsistent und zeigten, dass die präoperative Strahlentherapie zu keiner Steigerung der perioperativen Mortalität oder der Resektionsrate führte. Sie hatte insbesondere keinen signifikanten Einfluss auf die Prognose, so dass diese Therapieform zwischenzeitlich verlassen wurde.

Neoadjuvante Chemotherapie

Die neoadjuvante Induktionschemotherapie ist beim potenziell resektablen Ösophaguskarzinom in zwei randomisierten Studien mit adäquater Power überprüft worden (Tab. 4.**24**).

Studienergebnisse zur neadjuvanten Chemotherapie

Das US Intergroup Trial 0113 beinhaltete einen neoadjuvanten Studienarm (3 Zyklen Cisplatin/5-FU + Chirurgie + additive postoperative Zyklen Cisplatin/5-FU) und einen Kontrollarm (alleinige Operation) und konnte keinen signifikanten Unterschied hinsichtlich des Überlebens nachweisen.

Das UK Medical Research Council Trial zeigte hingegen einen signifikanten Überlebensvorteil für die neoadjuvante Chemotherapie hinsichtlich des Gesamtüberlebens (16,8 vs. 13,3 Monate, $p < 0,004$).

Obwohl die Chemotherapiedosis im MRC Trial niedriger war als im US Intergroup Trial betrug die Resektionsrate im Chemotherapiearm 92% gegenüber nur 80% im US Trial. Daraus könnte man schließen, dass die höhere Chemotherapiedosis im US Trial zu einer erhöhten Toxizität und damit zu einer niedrigeren Operationsrate mit dadurch bedingtem Verlust eines potenziellen Überlebensvorteils geführt hat.

Tabelle 4.23 Randomisierte Studien zur neoadjuvanten Radiotherapie + Resektion versus alleinige Resektion

Studie	Jahr	Protokoll	Histologie	n	RR	Mortalität	3-*/5-J-ÜLR	p
Launois	1981	Resektion	PC	57	70%	11%	11,5%	n.s.
		40 Gy + Resektion	PC	67	70%	14%	9,5%	n.s.
Gignoux	1992	Resektion	PC	114	82%	19%	9%	n.s.
		33 Gy + Resektion	PC	115	77%	24%	10%	n.s.
Wang	1994	Resektion	PC	102	85%	5%	30%	n.s.
		40 Gy + Resektion	PC	104	93%	5%	35%	n.s.
Girling	1996	Resektion	PC	106	72%	11%	6%*	n.s.
		35 Gy + Resektion	PC	111	81%	12%	19%*	n.s.

RR: Resektionsrate, PC: Plattenepithelkarzinom, n: Anzahl der Patienten; 3-/5-J-ÜLR: 3- oder 5-Jahres-Überlebensrate, n.s.: nicht signifikant

Tabelle 4.24 Randomisierte Studien zur neoadjuvanten Chemotherapie + Resektion versus alleinige Resektion

Studie	Jahr	Protokoll	Histologie	n	R0 RR	Mortalität	Medianes ÜL	2-J-ÜLR	p
Kelsen	1998	Resektion	PC + AC	227	59%	6%	16,1 Mo	37%	n.s.
		CDDP und 5-FU, 3 Zyklen + Resektion	PC + AC	213	62%	6%	14,9 Mo	35%	
MRC	2002	Resektion	PC + AC	400	54%	10%	13,3 Mo	34%	0,004
		CDDP und 5-FU, 2 Zyklen + Resektion	PC + AC	402	60%	10%	16,8 Mo	43%	

RR: Resektionsrate, R0: makroskopisch und mikroskopisch komplette Resektion nach UICC (%), CDDP: Cisplatin, 5-FU: 5-Fluorouracil, PC: Plattenepithelkarzinom, AC: Adenokarzinom, n: Anzahl der Patienten, medianes ÜL: medianes Überleben in Monaten; 2-J-ÜLR: 2-Jahres-Überlebensrate (%); n.s.: nicht signifikant

In beiden Studien konnte nachgewiesen werden, dass die Patienten, deren Tumoren einen pathologisch kompletten Response aufwiesen, eine signifikant bessere Prognose als Nonresponder oder Patienten mit alleiniger chirurgischer Therapie hatten. Dies verdeutlicht, dass die Subgruppe der Patienten mit Response auf die neoadjuvante Chemotherapie einen eindeutigen Prognosevorteil hat.

Neoadjuvante Radiochemotherapie

Die neoadjuvante Radiochemotherapie gefolgt von der chirurgischen Resektion hat sich in den letzten Jahren zum bevorzugten Konzept unter den 3 multimodalen Optionen entwickelt.

Tab. 4.**25** zeigt eine Zusammenstellung der Ergebnisse aller publizierten randomisierten Studien zur neoadjuvanten Radiochemotherapie beim Ösophaguskarzinom. Die Interpretation der Studienergebnisse ist aufgrund der geringen Power der meisten Studien, aber auch wegen des inadäquaten therapeutischen Stagings schwierig.

Studienergebnisse zur neadjuvanten Radiochemotherapie

Die Studie von Walsh zeigte eine signifikant bessere 3-Jahres-Überlebensrate von 32% für den Radiochemotherapie- und Chirurgiearm, verglichen mit nur 6% im Chirurgiearm ($p < 0{,}01$). Ein Problem dieser Studie ist die sehr geringe 3-Jahres-Überlebensrate im Chirurgiearm, die von vielen Experten als nicht akzeptabel eingestuft wurde.

In der Studie von Urba konnte eine 5-Jahres-Überlebensrate von 30% für den Vorbehandlungsarm, verglichen zu nur 16% im Chirurgiearm aufgezeigt werden. Das Problem dieser Untersuchung bestand darin, dass die Studie mit zu geringer Power ausgestattet war und deshalb auch bei einem offensichtlichen Prognosevorteil von 14% nicht signifikante Unterschiede aufzeigen konnte.

Die australische Studie von Burmeister hat zwar einen Überlebensvorteil von Patienten mit Plattenepithelkarzinomen hinsichtlich des rezidivfreien Überlebens nachweisen können ($p < 0{,}03$), für Adenokarzinome war diesbezüglich aber nur ein positiver Trend zu verzeichnen. Leider war auch hier keine adäquate Subgruppenanalyse aufgrund der zu niedrigen Fallzahlen möglich.

Metaanalysen. Die vorliegenden 4 Metaanalysen über die neoadjuvante Radiochemotherapie beim Ösophaguskarzinom ergeben zusammenfassend folgende 4 wichtige Resultate:

- Die behandlungsbedingte Mortalität ist höher.
- Die Resektionsrate ist niedriger.
- Die R0-Resektionsrate ist höher.
- Der Prognosevorteil liegt bei 5%.

Histomorphologische Tumorregression. Die eigene Studie ergab, dass die histomorphologische Tumorregression und der Lymphknotenstatus die Prognose nach neoadjuvanter Radiochemotherapie des Adenokarzinoms und Plattenepithelkarzinoms des Ösophagus bestimmen (Abb. 4.**47**). Responder profitieren im Vergleich zu Nichtrespondern durch signifikante Prognoseverbesserung (23).

Prädiktive molekulare Marker für den objektiven histomorphologischen Response auf die neoadjuvante Therapie, wie es für ERCC1- und c-Erb-B2-Gen-Expression von unserer Arbeitsgruppe nachgewiesen wurde, könnten daher von größtem Nutzen für die Selektion von Patienten in zukünftigen neoadjuvanten Therapiestudien sein.

Tabelle 4.25 Randomisierte Studien zur neoadjuvanten Radiochemotherapie + Resektion versus alleinige Resektion bzw. versus definitive Radiochemotherapie (31)

Studie	Jahr	Protokoll	Histologie	n	R0 RR	Mortalität	Medianes ÜL	3-*/5-J-ÜLR	p
Nygaardt	1992	Resektion	PC	41	37%	13%	7,5	9%	n.s.
		CDDP und BLM + 35 Gy + Resektion	PC	47	55%	24%	7,5	17%	
Le Prise	1994	Resektion	PC	45	84%	7%	10	13,8%	n.s.
		CDDP und 5-FU + 20 Gy + Resektion	PC	41	85%	8,5%	10	19,2%	
Apinop	1994	Resektion	PC	34	n.a.	15%	7,4	10%*	n.s.
		CDDP und 5-FU + 40 Gy + Resektion	PC	35	n.a.	14%	9,7	24%*	
Walsh	1996	Resektion	AC	55	n.a.	8%	11	6%	0,01
		CDDP und 5-FU + 40 Gy + Resektion	AC	58	n.a.	4%	16	32%	
Bosset	1997	Resektion	PC	139	n.a.	4%	18,6	25%*	n.s.
		CDDP + 37 Gy + Resektion	PC	143	n.a.	12,3%	18,9	25%*	
Urba	2001	Resektion	PC + AC	50	n.a.	2%	17,6	16%	n.s.
		CDDP, VBL und 5-FU + 45 Gy + Resektion	PC + AC	50	n.a.	7%	16,9	30%	
Burmeister	2002	Resektion	PC + AC	128	n.a.	4,6% n.a.	18,5	n.a.	n.s.
		CDDP und 5-FU + 35 Gy + Resektion	PC + AC	128			21,7	n.a.	
Stahl	2005	FLEP + 40 Gy + Resektion	PC	86	n.a.	12,8%	16,4	31,3%	0,02
		FLEP + 65 Gy	PC	86	n.a.	3,5%	14,9	24,4%	

RR: Resektionsrate, R0: makroskopisch und mikroskopisch komplette Resektion nach UICC (%), CDDP: Cisplatin, 5-FU: 5-Fluorouracil, BML: Bleomycin, VBL: Vinblastin, PC: Plattenepithelkarzinom, AC: Adenokarzinom, n: Anzahl der Patienten, medianes ÜL: medianes Überleben in Monaten, 3-/5-J-ÜLR: 3-/5-Jahres-Überlebensrate (%), n.a.: nicht angegeben, n.s.: nicht signifikant

Adjuvante Therapie/additive Therapie

Weder für die adjuvante Therapie (nach R0-Resektion) noch für die additive Therapie (nach R1/R2-Resektion) konnte durch prospektive Studien mit Radiotherapie, Chemotherapie oder Radiochemotherapie ein Prognosegewinn für die Patienten mit Ösophaguskarzinom gezeigt werden.

Der einzige Vorteil der postoperativen Bestrahlung lag in einer Studie in der Verbesserung der lokalen Tumorkontrolle im Mediastinum nach unvollständiger Tumorresektion. In zwei randomisierten Studien der Japanese Oncology Group zeigte die postoperative Chemotherapie weder im adjuvanten noch im additiven Modus einen signifikanten Prognosevorteil. Es besteht daher zum jetzigen Zeitpunkt weder beim Plattenepithelkarzinom noch beim Adenokarzinom der Speiseröhre eine gesicherte Indikation zur adjuvanten oder additiven postoperativen Bestrahlung oder Chemotherapie oder Radiochemotherapie.

Definitive Radiochemotherapie

Als Alternative zur Operation muss der Patient über die Möglichkeit der definitiven Radiochemotherapie aufgeklärt werden. Dabei muss betont werden, dass eine Operation bei persistierendem Karzinom oder Rezidiv nach kompletter Strahlentherapie in der Regel nicht mehr eingesetzt werden kann. Sog. Salvage-Operationen nach definitiver Bestrahlung eines Ösophaguskarzinoms sind wegen der ausgeprägten lokalen Vernarbung technisch schwierig und mit entsprechend hohen Komplikationsraten belastet.

Die Studie von Stahl mit dem Vergleich definitive Radiochemotherapie vs. neoadjuvante Radiochemotherapie plus Operation beim Plattenepithelkarzinom des Ösophagus (31) hat gezeigt, dass die lokale Tumorkontrolle und die 3-Jahres-Überlebensrate im Chirurgiearm signifikant besser sind als nach definitiver Radiochemotherapie (Tab. 4.**25**). Die Chirurgie gewinnt im Vergleich zur definitiven Strahlentherapie um so mehr an Bedeutung, je risikoärmer die Operation ausgeführt werden kann.

⇢ **Indikationen.** Bei Patienten mit hohem Operationsrisiko hat die primäre Radiochemotherapie ihren berechtigten Stellenwert. Eine weitere gute Indikation sind hoch sitzende zervikale Ösophaguskarzinome, bei denen zur chirurgischen Sanierung neben der Ösophagektomie die gleichzeitige Laryngektomie mit Tracheostoma ausgeführt werden müsste. Da diese Kombination in Mitteleuropa sehr selten vom Patienten akzeptiert wird, kommt in diesen Fällen die definitive Strahlentherapie häufig zum Einsatz.

Langzeitergebnisse

Das entscheidende Kriterium bei der Chirurgie des Ösophaguskarzinoms ist die Erzielung einer Resektion ohne Residualtumor (R0-Resektion).

⇢ **Residualtumorstatus.** Die Überlebenskurven zeigen am Beispiel des Adenokarzinoms, dass alle Patienten mit mikroskopischem oder makroskopischem Tumorrest innerhalb von 2 Jahren versterben, während Patienten ohne Residualtumor eine 5-Jahres-Überlebensrate von 40% aufweisen (Abb. 4.**44**). Die Prognose für die Gesamtgruppe von Patienten mit Plattenepithelkarzinom liegt in den meisten Serien etwas niedriger, da diese fortgeschrittenere Tumorstadien aufweisen und durch Zweittumoren belastet sind. Der Residualtumorstatus ist außer bei Fernmetastasen und den meisten T4-Tumoren chirurgisch durch geeignete Resektionstechnik beeinflussbar. Es kann jedoch auch bei einer kleinen Patientengruppe mit T4-Tumoren und einer großen Gruppe mit T3-Tumoren ein Langzeitüberleben erreicht werden (Abb. 4.**45**).

Das schlüssigste Konzept zur Erzielung einer R0-Resektion ist die oben als Standardtherapieverfahren favorisierte transthorakale En-bloc-Ösophagektomie.

⇢ **N-Status.** Genauso wie der T-Status ist der N-Status zwar vorgegeben; durch Chirurgie ist jedoch die Ausdehnung der Lymphknotendissektion modifizierbar. N0-Patienten haben eine signifikant bessere 5-Jahres-Überlebensrate als N1-Patienten (Abb. 4.**46**). Das Überleben der N1-Patienten hängt jedoch von dem Prozentsatz bzw. der Zahl der befallenen Lymphknoten ab. Je kleiner dieser Prozentsatz durch adäquate Lymphadenektomie gehalten wird, desto günstiger ist die Prognose. Die Ergebnisse der holländischen prospektiven randomisierten Studie unterstützen

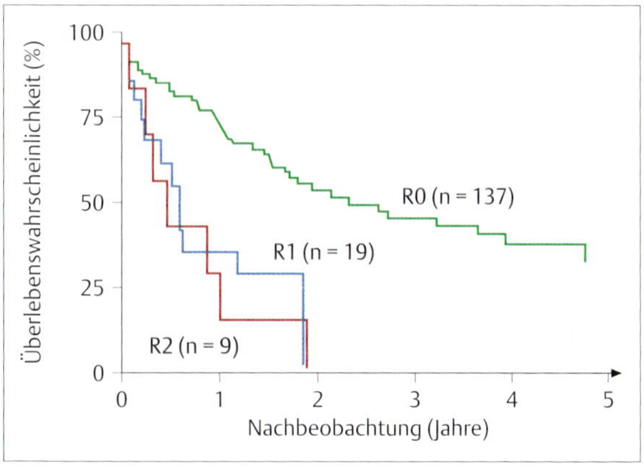

☒ **Abb. 4.44** Überlebenskurven von Patienten mit reseziertem Adenokarzinom des Ösophagus in Abhängigkeit vom Residualtumorstatus (8).

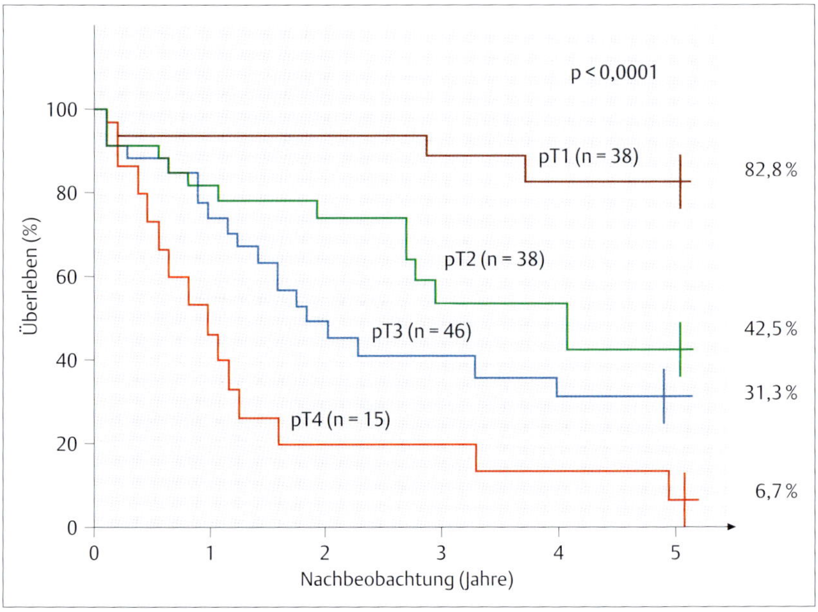

⊠ **Abb. 4.45** Überlebenskurven von Patienten mit R0-reseziertem Adenokarzinom des Ösophagus in Abhängigkeit von der pT-Klassifikation (8).

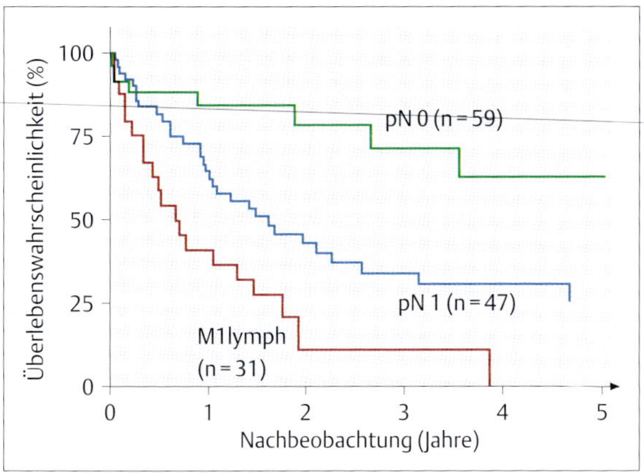

⊠ **Abb. 4.46** Überlebenskurven von Patienten mit R0-reseziertem Adenokarzinom des Ösophagus (n = 137) in Abhängigkeit von der pN-Klassifikation (8).

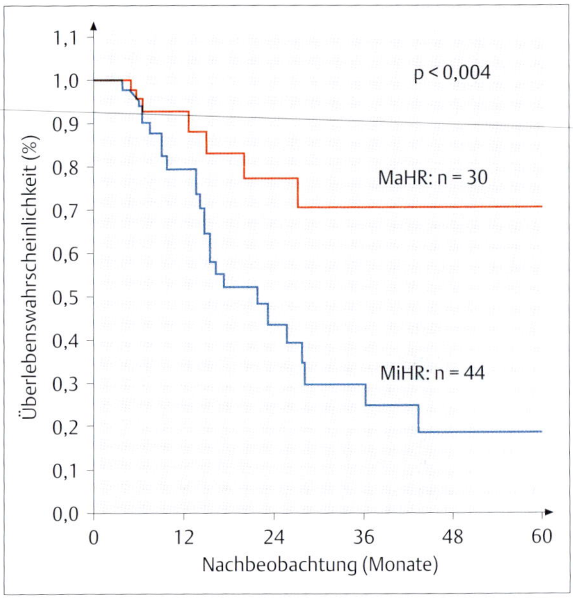

⊠ **Abb. 4.47** Überlebenskurven von Patienten nach neoadjuvanter Radiochemotherapie und transthorakaler En-bloc-Ösophagektomie bei Plattenepithelkarzinom oder Adenokarzinom des Ösophagus und gutem (MaHR) bzw. schlechtem Ansprechen (MiHR) (23).

das Konzept der radikalen Ösophagektomie beim Adenokarzinom mit deutlich besseren 5-Jahres-Überlebensraten im Vergleich zur weniger radikalen transhiatalen Ösophagektomie (14).

⇢ **Response auf Induktionstherapie.** Bei der neoadjuvanten Radiochemotherapie fortgeschrittener Ösophaguskarzinome bleibt der Lymphknotenstatus der wesentliche Prognoseparameter neben dem Ansprechen auf die Induktionstherapie (Abb. 4.**47**). Patienten mit ypT3/T4-Tumoren mit guter Response haben nach den eigenen Daten eine 5-Jahres-Überlebensrate von 70%; diejenigen ohne Lymphknotenbefall und mit gutem Ansprechen weisen sogar eine 5-Jahres-Überlebensrate von 90% auf (23).

Palliative Therapie

Patienten mit nichtresektablem Ösophaguskarzinom oder Fernmetastasen werden in der Regel durch definitive Radiochemotherapie behandelt. Die Dysphagie dieser Patienten sollte zusätzlich endoskopisch therapiert werden, um die Schluckfunktion und orale Nahrungszufuhr solange wie möglich zu erhalten. Die gleiche Situation findet sich bei Patienten mit Lokalrezidiven nach operiertem Ösophaguskarzinom oder primär erfolgreicher Radiochemotherapie.

Das erste Ziel der endoskopischen palliativen Behandlung ist die Reduktion der Dysphagie.

Verschiedene endoskopische Methoden sind dazu verfügbar.

Ösophagusstent

→ **Stenosen.** Während früher vorwiegend konventionelle Plastikstents verwendet wurden, sind heute selbstexpandierende Metallstents die Methode der Wahl zur endoskopischen Behandlung maligner Ösophagusstenosen. Der Vorteil dieser Metallstents im Vergleich zu den sehr viel billigeren Plastikstents ist die einfache Applikation ohne präliminare Dilatation der Stenose. Zusätzliche Vorteile sind der einfache Ersatz nach Dislokation und die Möglichkeit, den Stent zumindest innerhalb einer gewissen Zeiteinheit komplett zu entfernen. Insgesamt sind Reinterventionen nach selbstexpandierenden Metallstents maligner Stenosen selten. Diese Stents haben damit die Notwendigkeit wiederholter Bougierungen mit der Gefahr der Tumorperforation deutlich reduziert. Einige Autoren benutzen aus Kostengründen weiterhin Plastikstents. Deren Verwendung ist kombiniert mit der Notwendigkeit der schrittweisen Dilatation der Stenose vor der Stentimplantation.

Die selbstexpandierenden Metallstents haben zwar höhere Kosten, aber wenn die Indikation gut ist, besteht der große Vorteil der sofortigen Reduktion der Dysphagie ohne Notwendigkeit von Reinterventionen.

Die Applikation der Stents ist bei hohen zervikalen Stenosen limitiert, da eine Stentplatzierung durch den oberen Ösophagussphinkter zu einer hohen Aspirationsgefahr führt. Stents durch den gastroösophagealen Übergang haben eine höhere Tendenz zur Dislokation, wenn sie nicht fest genug im Tumor verankert sind.

→ **Fisteln.** Eine besondere Herausforderung ist das Vorhandensein einer ösophagotrachealen oder ösophagobronchialen Fistel im Falle eines sehr fortgeschrittenen Ösophaguskarzinoms. Diese Komplikation kann spontan oder nach palliativer Radiotherapie auftreten und führt zur chronischen Aspiration und konsekutiven Entwicklung von Pneumonien. Die entsprechenden Symptome dieser sehr ungünstigen Situation sind Dysphagie und Dyspnoe.

Eine chirurgische Therapie ist bei den sehr fortgeschrittenen fistelbildenden Tumoren nicht indiziert, da die Trachea nicht reseziert und ersetzt werden kann. Daher stellt die endoskopische interventionelle Therapie mit Stentimplantation die Methode der Wahl dar.

Die meisten dieser Fisteln können durch die Implantation eines alleinigen Ösophagusstents verschlossen werden. In ca. 15% der ösophagotrachealen Fisteln wird die zusätzliche Implantation eines trachealen oder bronchialen Stents im Verlauf der Erkrankung notwendig. In nur wenigen Fällen ist die primäre simultane Implantation eines Trachealstents und eines Ösophagusstents erforderlich. Dies ist insbesondere in den Fällen indiziert, in denen ein selbstexpandierender Ösophagusstent zu einer Kompression und konsekutiven Stenose des Lumens der Trachea oder des Bronchus führt. Weiterhin ist ein solches Doppelstenting erforderlich, wenn ein großer Anteil der tracheobronchialen Wand zerstört ist. Nach kombinierter Stentimplantation in den Ösophagus und das tracheobronchiale System konnten Überlebensraten von ca. 2 Monaten erreicht werden. Schwere Symptome wie Stridor, Aspiration und Pneumonie ließen sich dadurch effektiv behandeln.

Thermische und nichtthermische Verfahren

→ **Endoluminale Lasertherapie.** Vor der Entwicklung selbstexpandierender Ösophagusstents war die endoluminale Lasertherapie eine andere gute Option zur endoskopischen Palliation. Für dieses Verfahren wird ein Laserkatheter durch den Arbeitskanal des Endoskops in die maligne Stenose eingeführt und der polypöse Tumoranteil wird durch Laserapplikation sukzessive reseziert. Meist sind wiederholte Sitzungen erforderlich, um die Stenose wirklich deutlich zu verkleinern und eine Symptomverbesserung zu erreichen. Trotzdem können Tumorperforationen, Fisteln und Blutungen während der Lasertherapie auftreten. Weiterhin muss die Applikation oft wiederholt werden, um einen ausreichenden Durchmesser des Lumens für die Nahrungspassage zu erreichen.

→ **Argon-Plasmakoagulation.** Heute ist die endoskopische Tumorablation mit Laser meist durch die Argon-Plasmakoagulation (APC) ersetzt worden. Die Vorteile dieser Methode sind die einfache Anwendung ohne wesentliche Sicherheitsvorkehrungen im Vergleich zur Lasertherapie. Weiterhin sind die Komplikationsraten geringer wegen der besseren Kontrolle des Effektes des Argon-Gases auf die Ösophaguswand. Nachteile sind jedoch die hohe Rate an Reinterventionen, insbesondere bei langstreckigen Tumorstenosen.

→ **Photodynamische Therapie.** Die photodynamische Therapie basiert auf der Aktivierung des Laserlichtes und induziert freie Sauerstoffradikale, die die malignen Zellen zerstören. Der Vorteil dieser Methode ist der Effekt auf ein großes Areal. Die Nachteile sind jedoch postinterventionelle Komplikationen wie Strikturen oder Fisteln. In einer Serie von 215 Patienten mit palliativer endoskopischer Behandlung hatten 85% eine Verbesserung ihrer Schluckfunktion.

Endoluminale Brachytherapie

Eine andere Option für eine gute Palliation ist die Applikation einer endoluminalen Brachytherapie. Mehr als die Hälfte der so behandelten Patienten hat einen Benefit durch diese Methode bezüglich der Verringerung der Dysphagiesymptome über eine Periode von 10 Monaten. Die Kombination einer endoluminalen Brachytherapie mit einer externen Bestrahlung hat dagegen keine Vorteile hinsichtlich des Langzeitüberlebens gezeigt.

Die beschriebenen Methoden werden oft kombiniert, um die Ergebnisse der palliativen Rekanalisation maligner Stenosen zu verbessern. Die Kombination von Laser und Argon-Beamer mit einer zusätzlichen Brachytherapie scheint die Rate der Reinterventionen im Vergleich zur alleinigen Lasertherapie zu reduzieren.

Zukunftsaspekte

Neue Stents sind in Entwicklung mit dem Ziel der Reduktion der Dislokationsraten und weiterer Komplikationen. Die photodynamische Therapie im Vergleich zur endoskopischen Laser- oder Argon-Beamer-Therapie ist das Thema laufender Studien. Ein anderer neuer Weg der lokalen Behandlung im Ösophagus ist die endoskopische Applikation lokaler zytotoxischer Flüssigkeiten, die zu einer Reduktion des Tumorwachstums beitragen können.

Nachsorge

→ **Mukosakarzinome.** Die Nachsorge ist von besonderer Bedeutung bei der endoskopischen Therapie von Mukosakarzinomen.

Bei engmaschiger endoskopischer Kontrolle können Rezidive wiederum im Mukosastadium oder im Stadium der hochgradigen Neoplasie entdeckt und durch Mukosektomie behandelt werden. Dieses Vorgehen ist insbesondere bei der Überwachung des Barrett-Ösophagus von großer Bedeutung.

→ **Lokalrezidive.** Bei einem Lokalrezidiv nach Operation eines fortgeschrittenen Tumors im Bereich der Anastomose oder in mediastinalen Lymphknoten besteht keine Indikation zur erneuten Operation. In diesem Fall stellt die Radiochemotherapie das Verfahren der Wahl dar. Gleichzeitig sollten die oben genannten palliativen endoskopischen Möglichkeiten ausgeschöpft werden. Diese sind in gleicher Weise die einzige Option bei einem Rezidiv nach definitiver Radiochemotherapie.

→ **Nachsorgeempfehlungen nach Operation.** Die allgemeinen Nachsorgeempfehlungen nach Operation eines Ösophaguskarzinoms umfassen innerhalb des ersten Jahres dreimonatliche Kontrolluntersuchungen, im zweiten Jahr halbjährliche und ab dem dritten Jahr jährliche Kontrollen. Bei diesen Untersuchungen sollten neben der Anamneseerhebung eine klinische Untersuchung, die Bestimmung von Tumormarkern, Ultraschall und Röntgenaufnahmen des Thorax sowie halbjährlich bis jährlich eine Ösophagogastroduodenoskopie und eine Computertomographie durchgeführt werden.

FAZIT FÜR DIE PRAXIS

- Große und symptomatische benigne Ösophagustumoren werden endoskopisch, thorakoskopisch oder – selten – durch chirurgische Resektion entfernt.
- Histologische Diagnose und ein differenziertes Staging sind die notwendige Basis für die therapeutische Strategie beim Ösophaguskarzinom. Dabei kommen Endoskopie mit Biopsie, Endosonographie, CT von Hals, Thorax und Abdomen regelmäßig zum Einsatz. Sie werden im Einzelfall durch PET, Röntgenkontrastdarstellung, Laparoskopie, Bronchoskopie, Thorakoskopie und Skelettszintigraphie ergänzt.
- Insbesondere zur Frage der funktionellen Operabilität sind kardiopulmonale und hepatische Erkrankungen zu erfassen und zu quantifizieren.
- Primäres Therapieziel ist die vollständige Tumorentfernung in kurativer Intention. Bei kleinen Frühkarzinomen (≤ 2 cm, T1m, G1/2) erfolgt dies durch die endoskopische Mukosaresektion. In allen anderen Fällen stellt die radikale Ösophagektomie mit Lymphknotendissektion, bei lokal fortgeschrittenem Karzinom nach neoadjuvanter Radiochemotherapie, die Therapie der Wahl dar.
- Bei funktionell inoperablen Patienten oder bei metastasierten Karzinomen stehen die definitive Radiochemotherapie, die Stenteinlage oder eine endoskopische Thermoablation als palliative Maßnahmen zur Verfügung.

4.7 Fremdkörper, Ringe und Webs

G. Lux

EDITORIAL **Verschiedenste Fremdkörper werden aus unterschiedlichen Gründen verschluckt. In Abhängigkeit von ihrer Größe, Form, Oberflächenstruktur und ihrem Inhalt können sie asymptomatisch bleiben oder dysphagische Beschwerden und Komplikationen hervorrufen. Wichtig ist daher eine gründliche Anamnese.**

Ringbildungen im distalen Ösphagus und Webs im mittleren und oberen Ösophagus können zu Dysphagie führen. Eine Sonderform stellen multiple Ringbildungen („ringed" esophagus) dar, deren Genese mit der Refluxkrankheit, der eosinophilen Ösophagitis und angeborenen Fehlbildungen in Zusammenhang gebracht wird.

Fremdkörper

Definition

Fremdkörper sind zumeist peroral aufgenommene Gegenstände oder Nahrungsbestandteile, die nicht wie die übrige Nahrung aufgeschlüsselt und absorbiert werden und bei denen die Gefahr von Verletzungen des Verdauungstrakts besteht. Komplikationen können hervorgerufen werden durch die Größe des Fremdkörpers, durch spitze oder scharfe Kanten oder durch den Inhalt, wie z. B. bei Batterien. Komplikationen treten ein durch Obstruktion, Perforation, Fistelbildung oder Verätzung. Einige Fremdkörper werden auch pernasal oder transnasal aufgenommen. In seltenen Fällen entstehen sie – z. B. Bezoare – im Gastrointestinaltrakt selbst oder penetrieren transmural, z. B. Steine aus den Gallengängen, oder sie werden im Rahmen von medizinischen Maßnahmen eingebracht, z. B. T-Drainagen oder biliäre bzw. enterale Stents. Allen gemeinsam ist, dass sie bei gegebener Indikation in aller Regel durch endoskopische Methoden entfernt werden können.

Epidemiologie

Im klinischen Alltag spielen Fremdkörper und deren Behandlung eine marginale Rolle. Die Häufigkeit absichtlich oder unabsichtlich aufgenommener Fremdkörper ist zahlenmäßig schwierig zu erfassen. Es wird geschätzt, dass 1500 (14) bis 2750 (11) Patienten pro Jahr durch die Aufnahme von Fremdkörpern in den Vereinigten Staaten sterben. Die Zahl der jährlich von Kindern verschluckten Batterien wird für die Vereinigten Staaten auf 510 – 850 geschätzt (40). Viele, wenn nicht sogar die meisten Fremdkörper werden unbemerkt aufgenommen und verursachen keine Symptome.

Die Art der Fremdkörper ist abhängig von Alter und Lebensumständen der Patienten. 80% werden von Kindern (29) verschluckt. Bei Erwachsenen – insbesondere in den höheren Altersgruppen – bildet die akute Obstruktion durch einen Fleischbolus mit ca. 13/100.000 Untersuchungen/Jahr (41) die häufigste Indikation zur Fremdkörpertherapie.

Risikogruppen. Relativ selten sind bestimmte Risikoberufsgruppen wie Schneider oder Dachdecker betroffen, die zwischen den Zähnen oder Lippen festgehaltene Nadeln oder Nägel verschlucken.

Zwei weitere Risikogruppen verdienen Erwähnung: Strafgefangene und psychisch Kranke. Letztere verschlucken Fremdkörper häufig wiederholt. So wird über einen epileptischen Alkoholiker berichtet, der 49-mal wegen Fremdkörperingestion laparotomiert werden musste (68). Ein 54-jähriger Engländer verschluckte im Laufe von Jahren insgesamt 424 Münzen sowie 27 Drahtstücke (49). Strafgefangene und psychisch Kranke verschlucken die ungewöhnlichsten Fremdkörper wie Rasierklingen, Feuerzeuge, Bettfedern, Draht, Zahnpastatuben oder Ähnliches (71). Strafgefangene veranlasst nicht selten die Verlegung auf die Krankenstation oder auch die Prämedikation während der Endoskopie zum Schlucken von Fremdkörpern.

Topographische Anatomie

Der Ösophagus bildet das „Nadelöhr" des Gastrointestinaltraktes mit folgenden Engen: die Krikopharyngealregion, die Impression des Aortenbogens bzw. des linken Hauptbronchus und der untere Ösophagussphinkter.

In der Krikopharyngealregion bildet die Gefahr der Aspiration die wichtigste potenzielle Komplikation. In den tieferen Regionen sind es Perforation oder Blutung durch inkarzerierte Fremdkörper.

Im Ösophagus können Schatzki-Ring oder peptische Stenose, sehr selten Karzinome (8, 53) die Passage von Fremdkörpern verhindern. Motilitätsstörungen wie Achalasie, Ösophagusspasmus oder Nussknackerösophagus bilden ebenso selten die Ursache einer Fremdkörperimpaktion wie Laugenverätzungen oder Strikturen durch Medikamentenulzera.

Unterer GI-Trakt. Fremdkörper, die in den Magen gelangt sind, passieren den Gastrointestinaltrakt in der Regel unkompliziert, wenn der Durchmesser unter 2 cm bzw. die Länge unter 5 – 6 cm liegt. Die engsten Stellen im Verlauf des distalen Verdauungstraktes sind die Ileozäkalregion mit der Valvula ileocaecalis (Bauhini) und das Sigma.

Klinisches Bild

Verschluckte Fremdkörper können sowohl asymptomatisch bleiben als auch zu ausgeprägten und heftigen Beschwerden führen. Leitsymptome sind Dysphagie, Odynophagie und Hypersalivation. Schmerzen können sowohl retrosternal ausgeprägt sein als auch in die Kieferregion bzw. in den Nacken ausstrahlen.

Symptomatik bei Kindern. Die Symptome können unmittelbar oder verzögert nach Stunden, bei Kindern auch nach Monaten auftreten (63). Gerade bei zunächst asymptomatisch verlaufender Fremdkörperingestion kann es zu schweren Komplikationen kommen. Weitaus die größte Zahl an Kindern mit Fremdkörperingestion wird wegen fehlender Symptome nicht zum Arzt gebracht. Andererseits wiesen 44% der Kinder mit radiologisch im Ösophagus nachgewiesenen Münzen keine Symptome auf (30). Chronische Fremdkörper bei Kindern (>1 Woche) fallen eher durch respiratorische als durch gastrointestinale Symptome auf (50).

Da bei Kindern die Trachealknorpel komprimierbar sind, können noch vor der Dysphagie respiratorische Symptome wie Stridor, Husten und Atemnot auftreten (54, 72).

Diagnostik

Anamnese. Erwachsene und ältere Kinder können in der Regel eindeutige anamnestische Angaben über die Fremdkörperingestion machen. Bei jüngeren Kindern und Säuglingen sowie bei psychisch Kranken ist man häufig auf die Fremdanamnese und auf indirekte Zeichen aus der Umgebung angewiesen. Plötzliches Auftreten der Dysphagie während des Essens kann auf ein Steakhouse-Syndrom durch ein hastig verschlungenes und nicht genügend gekautes Stück Fleisch hinweisen oder durch Knochen bzw. Gräten oder Zahnstocher bedingt sein. Auch bei Erwachsenen kommt es vor, dass sich der Patient erst durch den extrahierten Fremdkörper an dessen versehentliches Verschlucken erinnert.

Körperliche Untersuchung. Die körperliche Untersuchung weist in aller Regel keine Besonderheiten auf. Wichtig sind die Inspektion des Rachenraumes zum Ausschluss von weiteren Fremdkörpern und die Auskultation, um aspirierte Fremdkörper rechtzeitig zu erkennen. Geachtet werden sollte ferner auf das Auftreten eines Hautemphysems als Folge einer Perforation.

Bei Verdacht auf Ingestion von Fremdkörpern, die inkarzerieren oder zu Verletzungen führen können, darf die weitere Diagnostik erst beendet werden, wenn eine Gefährdung des Patienten sicher ausgeschlossen ist.

Röntgenologische Untersuchungen. Die diagnostischen Maßnahmen sollen Art und Größe des Fremdkörpers, dessen genaue Lokalisation sowie mögliche Komplikationen erfassen und eventuell zugrunde liegende Erkrankungen der Speiseröhre nachweisen.

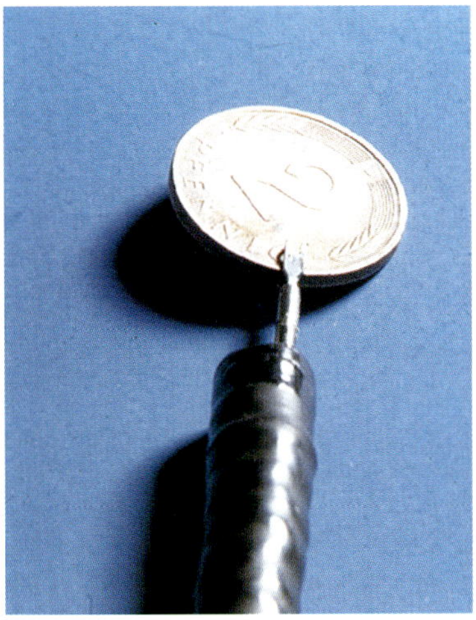

a

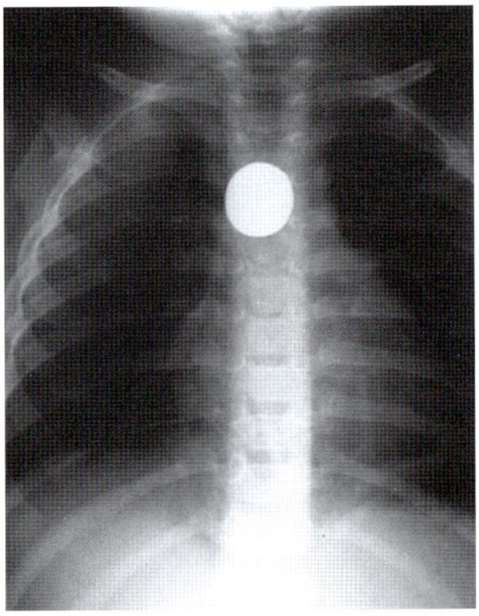

b

Abb. 4.48 10-Pfennig-Stück, bei einem 12-jährigen Kind.
a Münze mit Fremdkörperzange gefasst
b Röntgenaufnahme mit der im oberen Ösophagus inkarzerierten Münze.

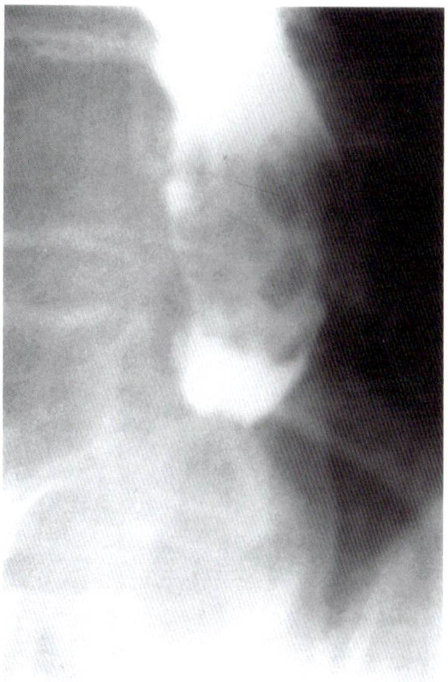

⊠ **Abb. 4.49** Fleischbolus im distalen Ösophagus. Gastrografindarstellung.

Besteht Verdacht auf einen röntgendichten inkarzerierten Fremdkörper in der Speiseröhre, so sind Röntgenaufnahmen des Thorax in a.p. und seitlicher Position, einschließlich der Halsweichteile indiziert (Abb. 4.**48**). Flache Metallfremdkörper können bei Röntgenaufnahmen in nur einer Ebene übersehen werden. Knopfbatterien zeichnen sich radiologisch durch eine typische Doppelkontur aus (39). Die genaue Zuordnung ist ebenfalls nur bei Röntgenaufnahmen in 2 Ebenen möglich. Gleichzeitig sollte immer auf ein Mediastinal- bzw. Hautemphysem und auf subphrenische Luftsicheln geachtet werden.

Von einigen Autoren wird ein Gastrografinschluck zum Nachweis des Kontrastmittelstopps beim Steakhouse-Syndrom für erforderlich gehalten (Abb. 4.**49**). Allerdings kann die Aspiration von osmotisch wirksamen Kontrastmitteln zu Komplikationen wie Pneumonie oder Lungenödem führen. Röntgennegative Fremdkörper entgehen dem radiologischen Nachweis. In Ausnahmefällen lässt sich ein Fremdkörper nur durch eine Computertomographie nachweisen (24).

⇢ **Endoskopie.** Bei fortbestehenden Symptomen ist in jedem Falle die weitere endoskopische Diagnostik erforderlich.

Differenzialdiagnose

Auch wenn klinisch der Verdacht besteht, dass Dysphagie, Odynophagie, retrosternale Schmerzen und Hypersalivation auf die beabsichtigte oder unbeabsichtigte Aufnahme eines Fremdkörpers zurückzuführen sind, müssen andere Ursachen der aufgeführten Symptome in die differenzialdiagnostischen Überlegungen einbezogen werden. Bei den meisten chronischen Erkrankungen wie Refluxkrankheit der Speiseröhre oder funktionell bedingter Dysphagien werden sich bereits aus der Anamnese erste Hinweise ergeben.

Verlauf und Prognose

80–90% der Fremdkörper, die den Magen erreichen, passieren auch den übrigen Verdauungstrakt und erfordern keine weitere Therapie (67, 81).

Der Einsatz der flexiblen Endoskopie zur Extraktion der Fremdkörper hat die Prognose deutlich verbessert. Bei entsprechender Erfahrung ist es möglich, 98% der Fremdkörper zu entfernen (7), ohne dass es hierbei zu wesentlichen Komplikationen kommt. Die nichtendoskopischen Methoden gehen in der Regel mit einem erhöhten Risiko einher und werden bis auf die Glucagonapplikation nicht mehr eingesetzt. Die chirurgische Entfernung bildet die Ausnahme und ist in der Regel nur bei Perforation oder anderen Komplikationen indiziert. Auch die laparoskopische Entfernung von Magenfremdkörpern ist beschrieben (Zahnprothese) (23).

Therapie

Abhängigkeit von der Art des Fremdkörpers

Das therapeutische Vorgehen hängt wesentlich von der Art des Fremdkörpers ab.

⇢ **Steakhouse-Syndrom.** Der häufigste Fremdkörper beim Patienten über 40 Jahre ist der Fleischbolus, zumeist distal im Bereich von Ösophagusstenosen (79, 83). Komplizierend kann bei diesem auch als Steakhouse-Syndrom bezeichneten Krankheitsbild das gleichzeitige Mitverschlucken von spitzen Knochenanteilen hinzukommen. Sie können sich, ähnlich wie Fischgräten, in den Ösophagus einspießen und diesen perforieren.

⇢ **Quellstoffe.** Auch Medikamente können zur Bolusobstruktion führen. Quellstoffe, wie z. B. Guar, können durch Wasseraufnahme im Ösophagus quellen und so das Lumen verschließen (55).

⇢ **Fremdkörper bei Kindern.** Gerade von Kindern werden alle nur vorstellbaren Gegenstände verschluckt. Dennoch finden sich am häufigsten Münzen, Murmeln, Spielzeugteile, Nägel, Stecknadeln, aber auch Uhren, Joghurtlöffel oder Ringe.

⇢ **Fremdkörper bei psychisch Kranken/Strafgefangenen.** Bei psychisch Kranken, Alkoholikern oder Strafgefangenen sind es nicht selten Rasierklingen, Teile von Bettfedern, Zahnpastatuben oder eigens für diesen Zweck angefertigte Fremdkörper. Manegold (43) beschreibt sog. Sputniks. Hierbei werden Nägel oder Nadeln kreuzweise mit einer Schnur verknotet. Im trockenen Zustand können sich die beiden parallel aneinanderlegen; bei Einwirkung von Feuchtigkeit strafft sich die Schnur, und die Nägel bilden gegeneinander einen Winkel von ca. 90°. Auf diese Weise kann die Extraktion derartiger Sputniks deutlich erschwert werden. Eine eigene Gruppe bilden Gegenstände, die zur Therapie eingeführt werden, wie Zahninstrumente, Teile von Inhalatoren, Ösophagusprothesen oder auch Teile von Zahnprothesen. Es wurden schon ganze Unterkieferprothesen verschluckt und konnten, im Ösophagus eingekeilt, endoskopisch entfernt werden.

Batterien. Batterien als Fremdkörper bedürfen besonderer Überlegungen. Der Anteil an Schwermetallen wie Quecksilber und alkalischen Substanzen wie Natrium- oder Kaliumhydroxid kann neben der lokalen Schleimhautschädigung durch Drucknekrosen oder Kriechströme (35) auch Verätzungen hervorrufen. Schwermetallvergiftungen sind in diesem Zusammenhang durchaus therapiebedürftig (76). Insbesondere frische, d. h. noch funktionsfähige Batterien dürfen nicht belassen werden, auch wenn sie nicht inkarzeriert sind.

Indikationsstellung

Die Indikation zur Entfernung der Fremdkörper ist in jedem Falle bei Beschwerden gegeben. Bei Erstickungsgefahr durch Verlegung des Kehlkopfeinganges ist die Extraktion natürlich unverzüglich erforderlich.

Spitze, scharfkantige oder lange Fremdkörper sind mit einer Perforationsrate von bis zu 35% behaftet (61) und müssen deshalb baldmöglichst entfernt werden. Gegenstände, die länger als 6 cm bei Kindern und länger als 13 cm bei Erwachsenen sind, können sich insbesondere im Zwölffingerdarm verkeilen (52). Rasierklingen, mit Ausnahme derjenigen, die aus nicht rostendem Stahl angefertigt sind, lösen sich durch Korrosion auf, wenn sie erst einmal den Magen erreicht haben.

Wichtige Fragen. Vor einer Therapie stellen sich folgende wichtige Fragen:

- Wann wurde der Fremdkörper verschluckt?
- Bestehen Symptome wie Schmerzen oder Atemnot?
- Um welchen/welche Fremdkörper handelt es sich (Größe, Kanten, Spitzen, Toxizität)?
- Lokalisation des Fremdkörpers zum Untersuchungszeitpunkt (evtl. Röntgenuntersuchung)?
- Sind gastrointestinale Stenosen vorbekannt?
- Muss der Fremdkörper endoskopisch extrahiert werden oder ist er spontan abgangsfähig?

Es ist sinnvoll, einen gleichartigen Fremdkörper zu beschaffen als Hilfe bei der Entscheidungsfindung und bei der Vorbereitung der möglichen Extraktion.

Endoskopische Extraktion

Verwendete Endoskope und Vorbereitung. Allgemein wird heute die Extraktion mit flexiblen (Fiberglas- oder Video-)Endoskopen bevorzugt (51). Durch die Entwicklung der Enteroskopie (Doppelballonenteroskopie) können auch Fremdkörper jenseits des Treitz-Bandes entfernt werden. Die starre Ösophagoskopie, meist in Vollnarkose, ist nur noch in Ausnahmefällen angezeigt. Wenn, wird sie im HNO-Bereich empfohlen, wobei eine Perforationsrate von ca. 3% angegeben wird (50). Werden längere Manipulationen erwartet, so ist eine Sedierung sinnvoll. Sie ist auch bei Kindern ab 2–3 Jahren meist ausreichend. Auf eine Narkose kann in der Regel verzichtet werden (4). Im Zweifelsfalle empfiehlt sich jedoch die Anwesenheit eines Anästhesisten. An Instrumenten werden übliche Endoskope mit Vorausblickoptik verwandt.

Zusatzinstrumente. Als Zusatzinstrumente zum Greifen des Fremdkörpers empfehlen sich Polypektomieschlinge, Körbchen und spezielle Fasszangen (Krokodilmaul-, Fremdkörperfasszange, Polypengreifer) (Abb. 4.**50**). In einigen Fällen wird man auch einen Tubus benötigen, um beim wiederholten Eingehen in den Magen dem Patienten das wiederholte Schlucken zu ersparen oder um bei scharfen Gegenständen, wie z. B. Rasierklingen, eine Verletzung der Speiseröhre zu vermeiden (84) (Abb. 4.**51**). In letzter Zeit beschriebene Hilfsmittel sind Mukosektomiekappe bei einem Kugelschreiber (31) oder das sonst zur Polypenbergung eingesetzte Roth-Netz bei Batterien (38). Für den Fall, dass ein Fremdkörper im Hypopharynxbereich verloren geht, sind Laryngoskop und Magill-Zange griffbereit zu halten.

Glatte Fremdkörper. Glatte Fremdkörper wie Münzen oder Murmeln lassen sich mit dem Dormia-Körbchen sicher greifen und extrahieren. Lässt sich der Fremdkörper nicht über den oberen Ösophagussphinkter herausziehen, sollte man den Patienten zum Schlucken auffordern, um die Passage zu erleichtern. Ringe können durch einen außen am Endoskop mitgeführten Faden aufgefädelt und somit durch Zug nach oben befördert werden (Abb. 4.**51c**).

Spitze Fremdkörper. Spitze Gegenstände sind stets am gegenüberliegenden Ende zu fassen, um eine Einspießung bei der Ösophaguspassage zu vermeiden. Nadeln können mit einer durch die Führungshülle eines Clipapplikators eingeführte Biopsiezange durch diesen bei liegendem Endoskop entfernt werden (21). Spezielle Latexkappen können auch zum Vermeiden von Verletzungen bei spitzen Fremdkörpern verwandt werden (6), wenn der Gebrauch dieser Methode auch Probleme in sich bergen kann. Liegt z. B. eine Sicherheitsnadel im Ösophagus mit der Spitze nach oben, kann sie am günstigsten in den Magen befördert, dort gewendet und anschließend extrahiert werden, indem man mit der geschlossenen Zange durch die Öse der Sicherheitsnadel fährt und die Branchen öffnet.

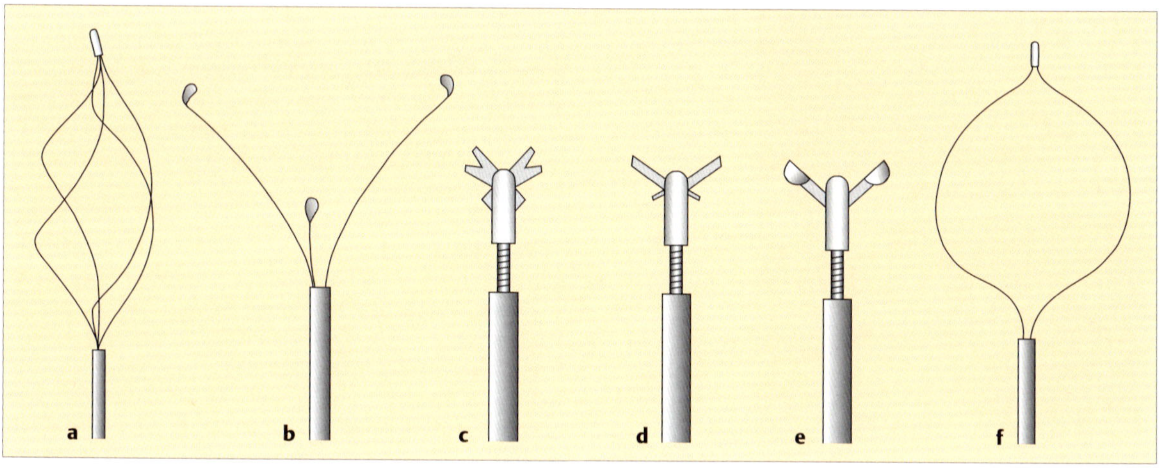

☒ **Abb. 4.50** Instrumentarium zur Extraktion von Fremdkörpern.
a Dormia-Korb.
b Polypengreifer.
c – e Fremdkörperfasszangen.
f Polypektomieschlinge.

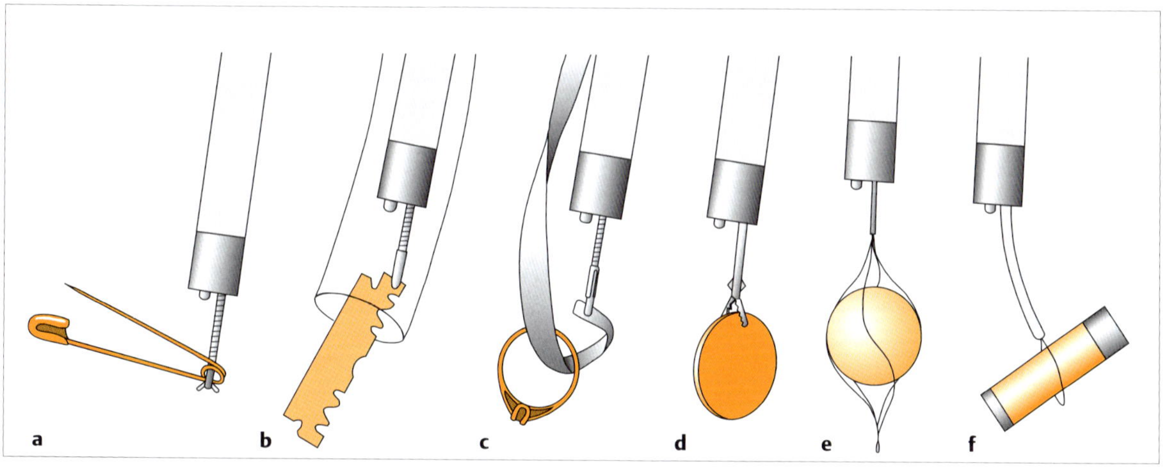

☒ **Abb. 4.51** Beispiele, wie endoskopisch Fremdkörper geborgen werden können.
a Sicherheitsnadel.
b Rasierklinge mit Tubus.
c Ring.
d Münze mit Fremdkörperfasszange.
e Murmel mit Dormia-Korb.
f Batterie mit Polypektomieschlinge.

Lange Fremdkörper. Lange Gegenstände sollte man tunlichst kurz, ebenfalls am stumpfen Ende, fassen, damit sie sich beim Herausziehen nicht querstellen. Der Phantasie und Geschicklichkeit sind bei der Bergung von Fremdkörpern keine Grenzen gesetzt; so hat Stadelmann (75) einen im Ösophagus verkeilten Knochen mit dem Laser zerteilt.

Fleischbolus. Hat sich ein Fleischbolus im Ösophagus festgesetzt, so gilt es, diesen ebenfalls mit Polypektomieschlinge oder Polypengreifer zu teilen und zu extrahieren (Abb. **4.52**). Je weniger Zeit seit der Aufnahme vergangen ist, desto günstiger sind die Chancen, den Fleischbolus als Ganzes zu extrahieren.

Der Fleischbolus ist die einzige Ausnahme von der Regel, dass Fremdkörper nie blind in den Magen vorgeschoben werden dürfen. Dies ist zumindest dann erlaubt, wenn durch Voruntersuchungen Stenosen im distalen Ösophagus ausgeschlossen sind (62).

Nichtendoskopische Methoden

Bei nicht scharfkantigen Fremdkörpern im Ösophagus, wie Münzen oder Batterien, sind Extraktionsversuche mit Ballonkathetern mit einer Erfolgsrate von 85 % beschrieben (45). Die Entfernung von Münzen gelang mit einem intragastralen Magneten (34).

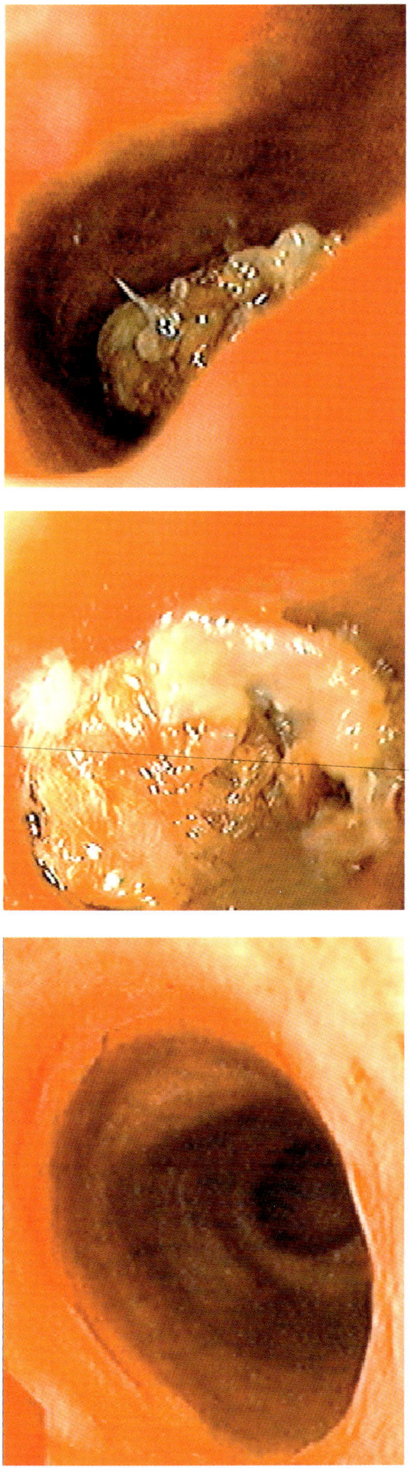

a b c

☒ **Abb. 4.52** Steakhouse-Syndrom.
a u. **b** Fleischbolus.
c Narbige Stenose.

⇢ **Drogenbehälter.** Besonderer Vorsicht bedarf es bei sog. „Body Packers", die mit Rauschgift gefüllte Gummibehälter (z. B. Kondome) verschlucken. Durch versehentliches Eröffnen des Behälters kann es zu tödlichen Intoxikationen kommen, so dass hier Abführmaßnahmen (Lavage) oder die operative Entfernung sicherer erscheinen als die endoskopische Therapie (16).

⇢ **Fleischbolus.** Bei einem Fleischbolus mag sich die Gabe von Glucagon zur Relaxierung des unteren Ösophagussphinkters empfehlen. Es wurden Erfolgsraten von 50% beschrieben (22). Andere Maßnahmen wie die Gabe von CO_2 freisetzenden Substanzen (73) oder die enzymatische Auflösung z. B. durch Papain (60) sollten u. E. für die Fälle reserviert bleiben, bei denen eine Endoskopie nicht möglich erscheint.

Komplikationen

Schleimhautverletzungen bis hin zur Wandnekrose mit nachfolgender Perforation und Penetration, Blutungen und Aspiration bilden die möglichen Komplikationen im Spontanverlauf nach Fremdkörperingestionen.

⇢ **Natürlicher Verlauf.** Besonders durch spitze und kantige Fremdkörper kann es zur Schleimhautverletzung kommen. Auch stumpfe Fremdkörper können bei länger anhaltender Inkarzeration zu Wandnekrosen führen (79). Bei Batterien kann zudem eine Leckage eine Nekrose verursachen. Die Folgen der Perforation und Penetration im thorakalen Ösophagus sind ösophagotracheale Fisteln, Pneumothorax, Mediastinitis oder Abszessbildungen. Nicht häufig sind Blutungen aus größeren Gefäßen (12). Massive Blutungen aus Aorta, A. subclavia oder V. azygos können aber noch nach Wochen, auch nach Entfernung des Fremdkörpers, auftreten.

⇢ **Fremdkörperextraktion.** Komplikationen durch die endoskopische Fremdkörperextraktion sind nur wenige beschrieben. Manegold (44) berichtet über eine Perforation nach Extraktion eines schon 15 Stunden in der Speiseröhre steckenden Fremdkörpers. Allerdings wird die Perforationsrate mit bis 5% beziffert (5); insbesondere bei tief in die Ösophaguswand penetrierenden Fremdkörpern kann auch eine primäre operative Therapie diskutiert werden (51).

Voraussetzungen für eine möglichst komplikationslose endoskopische Entfernung sind die gegebene Indikation und die ausreichende Erfahrung des Untersuchers. Wie bei der normalen Endoskopie muss für eine entsprechende Überwachung des Patienten, falls erforderlich in Anwesenheit eines Anästhesisten, gesorgt sein. Die rasche Intubation oder die Entfernung des Fremdkörpers aus dem Hypopharynx mit einer Magill-Zange muss gewährleistet sein.

Ringe und Webs

Definitionen

Unter Ringen und Webs versteht man kurzstreckige, ring- oder membranartige Stenosen des Ösophagus ohne Kompression von außen oder entzündliche Veränderungen.

Ringe finden sich im distalen Ösophagus, Webs sind im mittleren und oberen Ösophagus lokalisiert (19, 85).

Muskuläre Ringbildungen sind selten und finden sich etwa 2 cm proximal des gastroösophagealen Überganges (85).

Schatzki-Ring. Der untere Ösophagusring, zuerst von Tempelton (77) radiologisch beschrieben und heute allgemein als Schatzki-Ring (64) bezeichnet, findet sich zwischen Zylinder- und Plattenepithel am gastroösophagealen Übergang.

Epidemiologie, Ätiologie und Pathogenese

Ringe. Der untere Ösophagusring, auch Schatzki-Ring genannt, findet sich in 6–14% aller Röntgenuntersuchungen des Ösophagus. Nur bei 0,5% aller Untersuchungen ruft die Ringbildung Symptome hervor (65). Als Ursache werden Fehlbildung, chronische Entzündung oder gastroösophagealer Reflux diskutiert (46).

Ätiologisch wird die Ringbildung mit Eisenmangelanämie, Dysphagie, Splenomegalie und oropharyngealen Entzündungen (57, 78) in Zusammenhang gebracht. Frauen sind doppelt so häufig betroffen wie Männer. Die Inzidenz scheint rückläufig zu sein. Ebenfalls beschrieben wird ein gehäuftes Vorkommen bei Schilddrüsenerkrankungen (10) oder Zenker-Divertikeln (42). Auch über ein gehäuftes Vorkommen mit ektoper Magenschleimhaut wird berichtet (80).

Webs. Die Inzidenz der Web-Bildungen im zervikalen Ösophagus ist unbekannt. Webs finden sich bei 4,8% (82) bis 15% (18–20) aller Patienten mit Dysphagie. Web-Bildungen im mittleren Teil der Speiseröhre sind selten. Über ein Zusammentreffen mit Knochenmarktransplantation, möglicherweise auch infektiösen Ösophagitiden wird berichtet. Treten Webs multipel auf, so finden sie sich allerdings bevorzugt im mittleren Ösophagus (47). Auch eine Assoziation mit Hauterkrankungen wie Epidermolysis bullosa (1) Pemphigus (3), Psoriasis (28) und Stevens-Johnson-Syndrom (58) wurde berichtet.

Pathologische Anatomie

Der untere Ösophagusring findet sich nach allgemeiner Ansicht an der Schleimhautgrenze zwischen Zylinder- und Plattenepithel. Unterhalb der Ringbildung wurde sowohl Plattenepithel (27) als auch Zylinderepithel (17) gefunden. Goyal (25) fand in autoptischen Studien die proximale Seite mit Plattenepithel und die distale mit Zylinderepithel belegt. Die eigentliche Ringbildung wurde durch Bindegewebe verursacht. Die Muscularis mucosae war zumeist aufgesplittert.

Webs sind bindegewebige Strukturen, von Plattenepithel bedeckt.

Klinisches Bild, Anamnese und körperliche Untersuchung

Das Leitsymptom von Ring- und Web-Bildungen ist die Dysphagie, bei einem unteren Ösophagusring nicht selten in Form der akuten Bolusobstruktion.

Schatzki (66) fand eine Abhängigkeit zwischen Durchmesser des unteren Ösophagusringes und Häufigkeit des Symptoms Dysphagie. Bei einem Durchmesser von 3–12 mm hatten alle Patienten wiederholt dysphagische Beschwerden. Bei einem Durchmesser von 12–20 mm fanden sich bei 50% der Patienten Dysphagien. Bei einem Durchmesser von über 20 mm wurde Dysphagie nur in Ausnahmefallen angegeben.

Bei den ösophagealen Webs findet sich das Symptom Dysphagie bei 4,8 (82) bis 15% (18–20).

Diagnostik

Ring- und Web-Bildungen wurden zunächst radiologisch diagnostiziert. Der Schatzki-Ring findet sich meist in Kombination mit einer Hiatushernie und lässt sich radiologisch relativ sicher nachweisen.

Schatzki-Ring. Die endoskopische Diagnose gelingt bei Kenntnis des Krankheitsbildes häufig. Ott (56) zeigte, dass die Prallfüllung des Ösophagus eine Sensitivität von 95%, der Doppelkontrast von 46% gegenüber 58% der Ösophagoskopie aufweist. Die Sensitivität der endoskopischen Diagnose steigt mit abnehmendem Durchmesser des Schatzki-Ringes und steigendem Durchmesser des Instrumentes. Generell kann davon ausgegangen werden, dass größere Ringbildungen als der Endoskopdurchmesser schwierig darzustellen sind (Abb. 4.**53**).

Webs. Webs im zervikalen Ösophagus sind zumeist semizirkulär, besonders anterior oder anteriolateral ausgebildet. Da es sich um sehr dünne Membranen handelt, können die ösophagealen Webs auch radiologisch leicht übersehen werden. Sie sind am besten in der lateralen Aufnahme durch

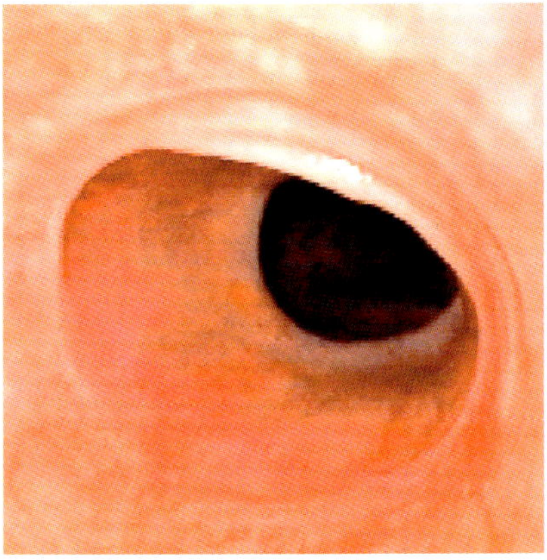

☒ **Abb. 4.53** Endoskopisches Bild eines Schatzki-Ringes im distalen Ösophagus mit proximaler Web-Bildung.

Kinematographie oder Videoösophagogramm nachzuweisen (69).

Differenzialdiagnose

Differenzialdiagnostisch kommt beim unteren Ösophagus- oder Schatzki-Ring am ehesten die peptische Stenose in Frage. Bei den relativ selten diagnostizierten Webs im zervikalen Ösophagus muss differenzialdiagnostisch immer an ein Ösophaguskarzinom gedacht werden, insbesondere da das Plummer-Vinson-Syndrom zu den präkanzerösen Konditionen des Ösophaguskarzinoms zählt.

Therapie

Bei symptomatischen Ring- und Web-Bildungen empfiehlt sich die Bougierung. Bei einem zervikalen Web ergibt sich die Therapie bereits häufig durch die – unbewusste – Zerreißung der Membranbildung mit dem Endoskop.

Auch beim Schatzki-Ring kann allein die Passage des Endoskops zu einer Erleichterung der Dysphagie führen. Ist dies nicht der Fall, empfiehlt sich die Bougierung bis zu einem Durchmesser von 15–17 mm über einen Führungsdraht (69). Die pneumatische Dilatation wurde ebenfalls angegeben (32), ebenso die mehrfache Inzision mit der Diathermieschlinge (59) und die Inzision mit dem Laser (36).

Multiple Ringbildungen („ringed" esophagus)

Definition und Epidemiologie

Multiple Stenosen, die in allen Abschnitten des Ösophagus auftreten können und mit normaler Mukosa überzogen sind, werden als „ringed esophagus" bezeichnet. Die Länge des betroffenen Ösophagussegmentes liegt zwischen 1,5 und 20 cm.

Die Häufigkeit ist unklar, da bislang nur kleine Serien beschrieben wurden. Katzka berichtet über 11 Patienten, die er innerhalb eines Zeitraumes von 2 Jahren beobachtete. In der Literatur überwiegen junge Patienten und Männer. Das Krankheitsbild wird allerdings bei zunehmender Kenntnis häufiger beobachtet.

Ätiologie

Ätiologisch werden gastroösophageale Refluxkrankheit, eosinophile Ösophagitis und kongenitale Stenosen diskutiert.

→ **Refluxkrankheit.** Da bei einigen Patienten endoskopisch und histologisch Hinweise auf eine gastroösophageale Refluxkrankheit zu sehen sind, wurden die multiplen Ringe mit Säurereflux in Zusammenhang gebracht, obwohl ausgeprägtere Zeichen einer gastroösophagealen Refluxkrankheit fehlen und ein erhöhter Reflux in der pH-Metrie oft nicht nachzuweisen ist (2, 9, 33, 48). Letzteres entspricht auch der eigenen Erfahrung.

→ **Eosinophile Ösophagitis.** Das häufig jugendliche Alter unter 30 Jahren, die Betonung des männlichen Geschlechts und die bei einem Teil der Patienten nachgewiesene erhöhte Zahl eosinophiler Granulozyten in der Biopsie spricht dafür, dass es sich bei einigen Patienten mit „ringed esophagus" um eine Erscheinungsform der eosinophilen Ösophagitis handelt (70).

→ **Kongenitale Ursache.** Eine kongenitale Ursache der multiplen Stenosen ist insbesondere bei den Patienten mit unauffälliger Histologie und fehlendem pathologischem gastroösophagealem Reflux möglich.

Klinik und Therapie

Das Beschwerdebild gleicht demjenigen anderer gutartiger Ösophagusstenosen mit Dysphagie und Odynophagie. Sodbrennen tritt selten auf.

Die Therapie gestaltet sich wie bei allen nichtmalignen Ösophagusstenosen symptomatisch mit diätetischen Maßnahmen und vor allem der Erweiterung der Stenosen.

Ob eine „Dysphagiekost" ohne Fleisch, Obst mit Schalen oder festem Brot wirklich eingehalten wird, ist fraglich. Der Erfolg einer endoskopischen Bougierung hält häufig nicht lange an, Schleimhautlazerationen (Abb. 4.**54**) und postinterventionelle Schmerzen sind wie bei der narbig abgeheilten Laugenstenose möglich (37). Der Erfolg einer Säuresuppression ist unsicher, insbesondere bei nicht erhöhtem gastroösophagealem Reflux.

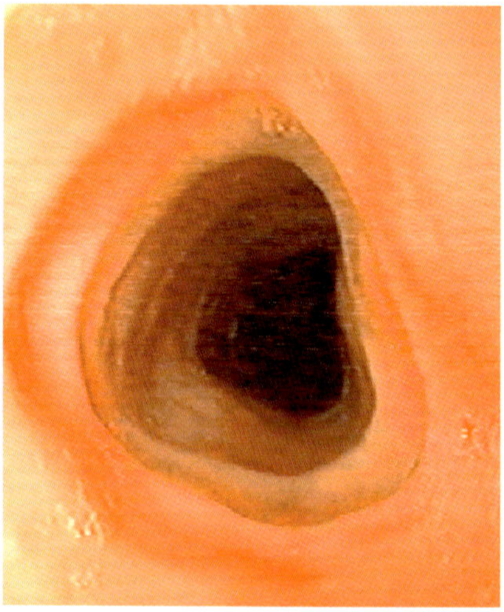

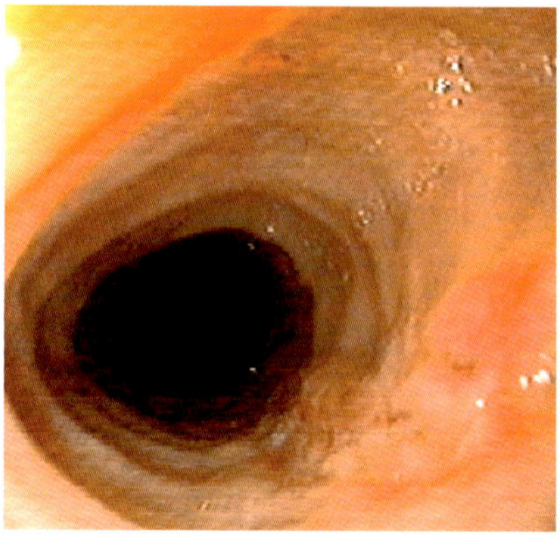

☒ **Abb. 4.54** „Ringed" Ösophagus.
a Multiple Ringbildungen sind erkennbar.
b Mit bougierungsbedingter Ulzeration.

Bei gesicherter eosinophiler Ösophagitis sind Corticosteroide indiziert und können zu einer Besserung der Stenosen führen (74). Fraglich ist der Erfolg einer allergenarmen Kost bei entsprechendem klinischem Verdacht (70).

FAZIT FÜR DIE PRAXIS

- Fremdkörper sind zu entfernen, wenn sie Beschwerden verursachen, vermutlich nicht spontan abgehen oder wenn aufgrund ihrer Größe, Form und ihres Inhalts Komplikationen zu befürchten sind. Dies richtig einzuschätzen, erfordert eine genaue Anamnese.
- Die Extraktion von Fremdkörpern erfolgt üblicherweise mit flexiblen Endoskopen und entsprechenden Zusatzinstrumenten.
- Symptomatische Ring- und Web-Bildungen werden endoskopisch bougiert.

4.8 Infektionskrankheiten der Speiseröhre

H.-J. Epple, T. Schneider, M. Zeitz

EDITORIAL **Infektionskrankheiten der Speiseröhre sind bei immunkompetenten Patienten selten. Durch die zunehmende Zahl immunsupprimierter Patienten ist es dennoch in den letzten Jahren zu einer deutlichen Steigerung der Inzidenz erregerbedingter Ösophagitiden gekommen. Weitaus am häufigsten ist die Infektion der Speiseröhre mit Candida-Spezies gefolgt von Viren der Herpesgruppe. Bei Stase des Speisebreis infolge einer Stenose kommt es auch zur bakteriellen Infektion der Speiseröhre. Die Therapie der infektiösen Ösophagitis richtet sich nach Ausmaß und Schwere des Lokalbefunds und umfasst spezifische antimikrobielle und virostatische Medikamente ebenso wie Maßnahmen zur Verbesserung eines möglicherweise zugrunde liegenden Immundefekts.**

Definition

Man spricht von einer Infektionskrankheit der Speiseröhre, wenn Erreger (Viren, Bakterien, Pilze oder Parasiten) dazu führen, dass die Schleimhaut der Speiseröhre geschädigt oder funktionell beeinträchtigt wird. Davon abzugrenzen ist eine Besiedlung der Speiseröhre mit Keimen, z. B. der Mundflora, die keine pathologischen Veränderungen induzieren.

Ätiologie und Pathogenese allgemein

Immunsuppression. Infektionskrankheiten der Speiseröhre sind in Europa selten und kommen meist nur bei Patienten mit Immunsuppression vor (7, 15).

Durch die steigende Zahl von Immunsupprimierten, z. B. erworbene Immunschwäche (AIDS), zytostatische Therapie bei Patienten mit malignen Erkrankungen, immunsuppressive Therapie nach Organtransplantation, haben diese Infektionen in den letzten Jahrzehnten allerdings zugenommen (6).

Gerade bei der HIV-Infektion zeigt sich der Zusammenhang zwischen Schwere des Immundefekts (gemessen an der abnehmenden Zahl von CD_4^+-T-Lymphozyten im Blut) und steigendem Risiko für opportunistische Infektionen besonders deutlich. So tritt die zu den häufigsten Infektionen bei HIV-Patienten zählende Soorösophagitis meist erst bei fortgeschrittenem Immundefekt, d. h. bei weniger als 200 CD_4^+-T-Lymphozyten pro µl Blut auf und zählt daher zu den sog. AIDS-definierenden Erkrankungen.

Aber auch bei anderen die Immunlage des Patienten verändernden Bedingungen, wie z. B. Leberzirrhose, Alkoholkrankheit, Malignome, Bestrahlung, können vermehrt Infektionen der Speiseröhre beobachtet werden (13).

Passagehindernisse. Begünstigende Faktoren für Infektionen der Speiseröhre sind ferner anatomische Varianten oder mechanische Ösophaguspassagehindernisse. Derartige Passagehindernisse im Ösophagus können sich als Folge von Speisestase und mechanischer Alteration des Ösphagusepithels sekundär infizieren. Sie entstehen häufig in Folge eines Ösophaguskarzinoms, nach Ösophagusoperationen, nach Verätzungen oder im Verlauf einer Achalasie.

Primäre Ösophagusinfektionen. Primäre Infektionskrankheiten der Speiseröhre, die auch ohne prädisponierende Grunderkrankungen auftreten, kennt man vor allem aus Mittel- und Südamerika, wo sich die Chagas-Krankheit (Trypanosoma cruzi) in Form eines Megaösophagus manifestieren kann. In Nordamerika werden gelegentlich auch Infektionen der Speiseröhre mit Histoplasma capsulatum beobachtet. In seltenen Fällen können sich auch systemische Infektionen mit z. B. Mykobakterien oder Treponema pallidum am Ösophagus manifestieren.

Pathophysiologie

Bei erhaltener Schleimhautbarriere und physiologischer Peristaltik mit damit einhergehender rascher Nahrungspassage ist eine Infektion der Speiseröhre selten. Unter den oben geschilderten Voraussetzungen können aber verschiedene Erreger doch die Speiseröhre dauerhaft kolonisieren und eine Schleimhautschädigung hervorrufen.

Von besonderer Bedeutung für die infektiöse Ösophagitis sind Erreger mit einem Tropismus für Plattenepithelien wie Candida oder Herpesviren.

Ein alternativer, obgleich sehr viel seltener vorkommender Infektionsweg ist das Übergreifen einer Infektion benachbarter Organe oder Lymphknoten auf den Ösophagus, z. B. in Form von Fistelgängen oder einer die Mukosa penetrierenden lokalen Entzündung.

Komplikationen. Umgekehrt kann es bei ulzerierender Ösophagitis zur Perforation in die Umgebung mit der Gefahr einer lebensbedrohlichen Mediastinitis kommen. Weitere Komplikationen infektiöser Schleimhautschädigungen sind Blutungen oder im Fall einer chronischen Entzündung die Ausbildung von Narbengewebe, die zu Stenosen führen kann. Schließlich scheint insbesondere in bestimmten geographischen Regionen, wie z. B. der Provinz Anyang in China, eine Infektion der Speiseröhre mit humanen Papillomaviren (Typ 16) ein wichtiger Kofaktor bei der Entstehung von Ösophaguskarzinomen zu sein (18).

Erreger, spezifische Aspekte, Klinik und Verlauf

Ösophagusinfektionen beim Immunkompetenten sind sehr selten. Neben Candida kommen Infektionen mit Mycobacterium tuberculosis und Herpesviren in Betracht. In tropischen oder subtropischen Ländern können auch seltene Pilzerkrankungen mit Beteiligung der Speiseröhre einhergehen.

Viel häufiger findet man Infektionen der Speiseröhre bei Patienten mit Immundefekt. Bei AIDS sind es in erster Linie die Candida- und Zytomegalievirusinfektion, bei Organtransplantierten findet man auch häufiger Herpes-simplex-Infektionen (1) (Tab. 4.**26**).

Erreger bei Immunkompetenten

Mykosen

Die invasive Candidainfektion ist auch bei immunkompetenten Patienten die häufigste Infektion der Speiseröhre. Sie wird vor allem bei älteren Patienten, Diabetikern oder bei Patienten unter Antibiotika- oder Steroidgabe beobachtet.

Klinik und Therapie der Soorösophagitis des immunkompetenten Patienten unterscheiden sich nicht wesentlich von der bei Immungeschwächten (s. dort). Andere Pilze, wie z. B. Blastomyces oder Histoplasma capsulatum, kommen als Ursache einer Ösophagusinfektion nur in ihrem außereuropäischen Verbreitungsgebiet vor.

Tabelle 4.26 Erreger von Ösophagusinfektionen

Bakterien
• Mycobacterium tuberculosis • Nichttuberkulöse Mykobakterien • Nocardia brasiliensis • Streptokokken • Klebsiellen • Staphylokokken • Actinomyces israeli • Treponema pallidum • Corynebacterium diphtheriae
Viren
• Zytomegalievirus • Herpes-simplex-Virus Typ 1 • Epstein-Barr-Virus • Papillomavirus • HI-Virus • Varizella-Zoster-Virus
Pilze
• Candida-Spezies • Histoplasma capsulatum • Blastomyces • Mucor • Cryptococcus neoformans
Parasiten
• Pneumocystis jiroveci (= Pneumocystis carinii) • Kryptosporidien • Trypanosoma cruzi • Entamoeba histolytica • Echinokokken

Virusinfektionen

Die zweithäufigsten Infektionen der Speiseröhre bei Immunkompetenten werden durch Viren verursacht. Am häufigsten ist hier die Infektion mit Herpes simplex Typ 1.

Endoskopisch oder bei Autopsie findet sich bei der Herpesösophagitis ein breites Spektrum verschiedener Schleimhautveränderungen, die von Vesikeln über Aphthen bis hin zu großen Ulzerationen reichen können (10, 12). Am häufigsten werden aber kleine Ulzerationen mit gelblichen Exsudaträndern beobachtet, die auch als „Vulkanulzera" bezeichnet werden. Bei Immunkompetenten heilen die Läsionen normalerweise ohne spezifische Therapie spontan ab. Allerdings wurde auch über schwerere Verläufe mit Blutungen und Perforation berichtet (4). Noch seltener als die Herpesösophagitis sind bei Immunkompetenten Infektionen der Speiseröhre durch andere Herpesvirusinfektionen (Varizella-Zoster-, Zytomegalievirus).

Bakterielle Infektionen

Eine Infektion der Speiseröhre mit Bakterien kommt fast ausschließlich bei Patienten mit lokaler Vorschädigung oder bei Patienten mit gestörter Immunabwehr vor (16). Unter solchen Bedingungen können sich im Prinzip fast alle humanpathogenen Bakterien auch in der Speisröhre ansiedeln und zur Verschlechterung der Klinik beitragen. So wurden unter anderem Streptokokken, Staphylokokken, Lactobacillus acidophilus und Klebsiellen als Ursache einer bakteriellen Ösophagitis identifiziert (5). In seltenen Fällen kann sich auch eine Tuberkulose (Mycobacterium tuberculosis) per continuitatem von mediastinalen Lymphknoten zur Speiseröhre hin ausbreiten. Infektionen der Speiseröhre mit Aktinomyzeten stellen eine Rarität dar. Früher wurde gelegentlich der Befall des Ösophagus im Rahmen einer tertiären Syphilis oder im Verlauf einer Diphtherie beobachtet.

Parasitäre Infektionen

Parasitäre Erkrankungen der Speiseröhre sind in Mitteleuropa sehr selten. Die Infektion mit Trypanosoma cruzi kann bei Manifestation an der Speiseröhre zu einem Megaösophagus führen. Die Erkrankung ist jedoch auf Mittel- und Südamerika beschränkt und nimmt auch dort durch die Kontrolle des Vektors (Raubwanzen) stetig ab. Infektionen der Speiseröhre mit Entamoeba histolytica oder Echinokokken sind sehr selten und meist auf die Endemiegebiete beschränkt.

Besonderheiten bei der HIV-Infektion/AIDS und anderen schweren Immundefekten

Mykosen

Die Infektion der Speiseröhre mit dem Sprosspilz Candida albicans gehört zu den häufigsten opportunistischen Infektionen bei HIV-infizierten und anderen schwer immunsupprimierten Patienten. Die Soorösophagitis ist bei HIV-positiven Patienten eine AIDS-definierende Erkrankung.

Klinik und empirische Therapie. In der Mehrheit der Fälle ist die Soorösophagitis mit einer oralen Candidose (s. auch Kapitel 7.9 „Gastrointestinale Manifestationen der HIV-Infektion") assoziiert. Bei niedriger Helferzellzahl, Vorliegen von Mundsoor und klinischem Verdacht auf ösophageale Beteiligung (Schluckbeschwerden, Globusgefühl, seltener retrosternale Schmerzen) ist daher der Versuch einer empirischen antimykotischen Therapie mit Fluconazol gerechtfertigt. Ein Ansprechen auf die Therapie gilt als Bestätigung der Diagnose.

Weiteres diagnostisches Vorgehen. Die endoskopische Diagnosesicherung bleibt den Fällen vorbehalten, bei denen trotz systemischer antimykotischer Therapie keine symptomatische Besserung eintritt. Das Spektrum der Schleimhautveränderungen reicht von einzelnen weißlichen Belägen (Abb. 4.**55**) bis zur kompletten Auskleidung der Ösophaguswand (Abb. 4.**56**). In einigen Fällen können sich auch ulzerierende Veränderungen ausbilden.

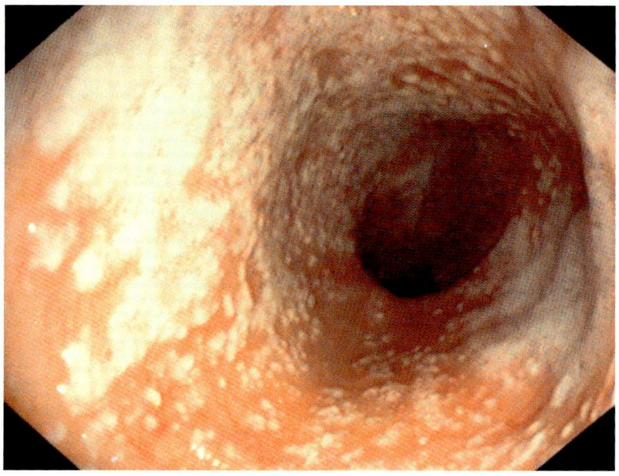

☒ **Abb. 4.55** Soorösophagitis mit typischen weißlichen Belägen (Pseudomyzel) des Ösophagusepithels.

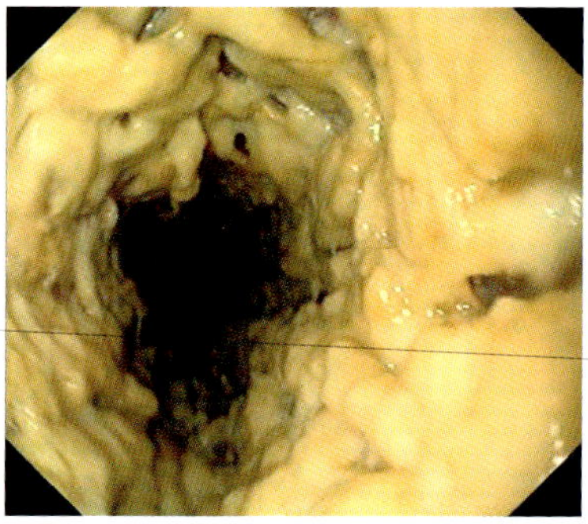

☒ **Abb. 4.56** Schwere Soorösophagitis mit kompletter Auskleidung des Ösophagusepithels durch Pseudomyzel.

Die definitive Sicherung der Diagnose erfolgt mittels Histologie oder Bürstenzytologie und dem Nachweis von Pseudomyzel. Neben Candida albicans können auch – meist Fluconazol-resistente – Nicht-Albicans-Candida-Spezies wie C. tropicalis oder C. glabrata Ursache einer Soorinfektion sein (14).

Systemische antimykotische Therapie. Anders als bei oralem Soor ist bei der Soorösophagitis von Immunsupprimierten immer eine systemische antimykotische Therapie indiziert. Therapeutikum der Wahl ist Fluconazol (200 mg/d nach einmaliger „loading dose" von 400 mg am ersten Tag).

Bei Persistenz über eine Woche unter Fluconazol-Therapie sollte die Diagnose endoskopisch-bioptisch gesichert werden. Häufig führt eine höher dosierte Fluconazol-Therapie (bis zu 800 mg/d) dann doch noch zum Erfolg.

Bei Persistenz oder bei Nachweis von Non-Albicans-Stämmen sollte Itraconazol-Suspension („loadingdose" 3–4 × 200 mg/d über 3 Tage, dann 2 × 200 mg/d) eingesetzt werden, wobei die zahlreichen potenziellen Medikamenteninteraktionen von Itraconazol zu beachten sind. Als Reservemittel wurde bisher Amphotericin B eingesetzt. Wegen seiner Toxizität werden in den letzten Jahren zunehmend auch neue Antimykotika wie Voriconazol (2 × 200 mg p.o. oder 2 × 3–6 mg/kg i.v.) oder die Echinocandine Caspofungin (50 mg/d) und Micafungin zur Therapie von Fluconazol-resistenten Candidainfektionen eingesetzt. Wie Amphotericin B weisen diese Präparate auch bei multiazolresistenten Mykosen eine gute Wirksamkeit auf. Nachteile sind der hohe Preis und im Falle der Echinocandine die Notwendigkeit der intravenösen Applikation.

Andere Pilzinfektionen. Im Rahmen einer disseminierten Pilzinfektion können sich bei AIDS-Patienten in ganz seltenen Fällen auch andere Pilzinfektionen als Candida im Ösophagus manifestieren. Zu diesen Mykosen zählen Infektionen mit Aspergillus fumigatus, Cryptococcus neoformans, Histoplasma capsulatum, Mucor oder Blastomyces.

Virusinfektionen

Ulzerierende Ösophagitis. Im Unterschied zur häufig schmerzlosen Dysphagie bei der Soorösophagitis äußert sich die ulzerierende Ösophagitis typischerweise in Form von Odynophagie und unabhängig vom Schluckakt auftretenden retrosternalen Schmerzen.

Häufigste Ursache einer ulzerierenden Ösophagitis ist bei HIV-Infizierten das Zytomegalievirus (3). An zweiter Stelle folgen idiopathische Ösophagusulzera. Seltener ist die durch HIV per se oder durch das Herpes-simplex-Virus verursachte ulzerierende Ösophagitis.

Zytomegalievirus. Die Infektion der Ösophagusmukosa mit dem Zytomegalievirus, die sog. CMV-Ösophagitis, ist fast ausschließlich auf schwer immunsupprimierte Patienten beschränkt, wie z. B. HIV-infizierte Patienten mit ausgeprägter Depletion der CD_4^+-T-Lymphozyten (< 100 pro µl Blut). Endoskopisch fallen meist einzelne große und tiefe Ulzera auf (9). Zur Sicherung der Diagnose ist der histologische Nachweis der charakteristischen nukleären Einschlusskörperchen bzw. die immunhistologische Detektion von CMV-infizierten Zellen notwendig. Wegen ihrer erheblichen Toxizität sollte die Therapie nur von erfahrenen Behandlern durchgeführt werden. Die meisten Erfahrungen liegen mit dem Virostatikum Ganciclovir vor. Ebenso wirksam sind jedoch Foscarnet und Cidofovir (mit jeweils eigenem Toxizitätsprofil). In der Regel wird mit intravenöser Gabe von Ganciclovir (2 × 5 mg/kg/Tag) begonnen, welches bei Ansprechen im Verlauf auf das oral verfügbare Valganciclovir (2 × 900 mg/d) umgesetzt werden kann.

Andere Viren. Virusinfektionen der Speiseröhre mit anderen Vertretern der Herpesgruppe sind bei HIV-Patienten sehr viel seltener als die CMV-Ösophagitis. Interessanter-

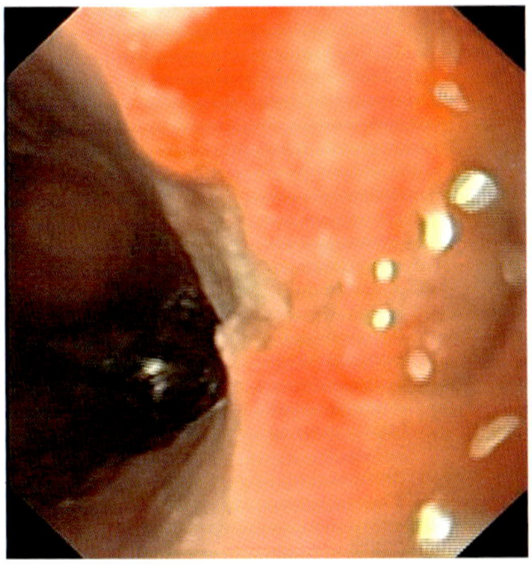

⊠ **Abb. 4.57** HIV-bedingtes Ösophagusulkus im Rahmen einer primären HIV-Infektion.

weise scheinen Herpes-simplex-Infektionen der Ösophagusschleimhaut bei HIV-Patienten nicht häufiger als bei Immungesunden aufzutreten (17). Die Ulzera bei der Herpesösophagitis sind im Vergleich zu CMV-Ulzera kleiner und tiefer. Eine endoskopische Differenzierung der beiden Entitäten ist jedoch nicht immer möglich. Klinisch beeindruckt die Herpesösophagitis häufig durch rasch einsetzende ausgeprägte Odynophagie sowie einen scharf lokalisierten retrosternalen Schmerz. Wie bei der CMV-Ösophagitis erfolgt die Sicherung der Diagnose (immun)histologisch. Ebenfalls selten bei HIV-Patienten sind Virusinfektionen der Speiseröhre durch das Epstein-Barr-Virus (EBV) und das Papillomavirus.

HI-Virus. Das HI-Virus ist auch selbst in der Lage, ulzeröse Veränderungen an der Schleimhaut der Speiseröhre hervorzurufen. Eindrucksvoll sind die manchmal im Rahmen der primären HIV-Infektion auftretenden Riesengeschwüre („giant ulcer") der Speiseröhre (Abb. 4.**57**). Obwohl andere Symptome bei der primären HIV-Infektion häufiger sind (s. Tab. 7.9., S. 953, Kapitel „Gastrointestinale Manifestationen der HIV-Infektion"), ist es gelegentlich diese Manifestation, die als spezifischer Befund eine primäre HIV-Infektion vermuten lässt, sofern sie nicht zunächst als Ösophaguskarzinom fehlgedeutet wird (2). Man findet im Randwall dieser Ulzera stark aktivierte T-Zellen. Eine Therapie mit Corticosteroiden führt sehr rasch zu einer Abheilung der teils sehr großen Ulzerationen.

Bakterielle Infektionen

Insgesamt sind bakterielle Infektionen der Speiseröhre auch bei HIV-Patienten sehr selten. Am häufigsten findet man noch Manifestationen einer systemischen Infektion mit nichttuberkulösen Mykobakterien. Diese Infektionen trifft man allerdings fast nur bei Patienten mit sehr niedrigen CD_4^+-T-Lymphozyten an (< 50 Zellen pro µl Blut).

Ösophageale Manifestationen einer Infektion mit Mycobacterium tuberculosis sind noch seltener. Zum Befall der Speiseröhre kommt es dabei – wie auch bei nicht HIV-Infizierten – meist durch eine von infizierten mediastinalen Lymphknoten ausgehende lokale Ausbreitung. In einigen Fällen wurde auch über die Manifestation einer Nokardiose im Bereich der Speiseröhre bei HIV-Patienten berichtet (11).

Parasitäre Infektionen

Parasitäre Infektionen der Speiseröhre sind auch bei HIV-Patienten und anderen immunsupprimierten Patienten Raritäten. Lediglich im Rahmen von schweren disseminierten Infektionen, z. B. mit Kryptosporidien oder Pneumocystis jiroveci (früher: Pneumocystis carinii), kann es sehr selten auch zu Manifestationen an der ösophagealen Schleimhaut kommen (8).

Klinisches Bild allgemein

Die Symptomatik der infektiösen Ösophagitis unterscheidet sich grundsätzlich nicht von anderen Erkrankungen der Speiseröhre. Zu den charakteristischen, aber unspezifischen Symptomen zählen Dysphagie, Odynophagie, Globusgefühl und retrosternale Schmerzen. Erbrechen, Hämatemesis oder auch Teerstuhl werden bei ausgeprägten und hämorrhagischen Ösophagitiden beschrieben. Tritt die Ösophagitis im Rahmen einer systemischen Infektion auf, können systemische Symptome wie Fieber, Nachtschweiß und Krankheitsgefühl hinzukommen.

Insbesondere bei immunkompromittierten Patienten mit konsumierender Grunderkrankung kann die Dysphagie zu einem häufig schon präexistenten Katabolismus beitragen und sollte daher rasch beseitigt werden.

Diagnostik

Laborbefunde. Blutuntersuchungen führen in der Regel nicht weiter. Charakteristische Laborveränderungen sind bei Infektionen der Speiseröhre nicht zu erwarten. Die serologische Erregerdiagnostik ist unergiebig.

Ösophagoskopie. Diagnostische Methode der Wahl ist daher die Ösophagoskopie, welche sowohl das makroskopische Ausmaß der Schleimhautschädigung erfasst als auch z. B. bei der Soorösophagitis (Abb. 4.**55** u. 4.**56**) eine erste Einschätzung hinsichtlich der Ätiopathogenese ermöglicht.

Histologische Untersuchungen an den bei der Ösophagoskopie gewonnenen Biopsien ermöglichen eine weitere differenzierte Diagnostik. Hierbei können neben charakteristischen morphologischen Veränderungen durch den Einsatz von immunhistologischen Verfahren insbesondere virale Erreger (z. B. CMV, HSV) direkt identifiziert werden. Anlage von Erregerkulturen und molekularbiologische Methoden ermöglichen weitere mikrobiologische Analysen und die – insbesondere bei therapierefraktären Verläufen – wichtige Resistenztestung.

Radiologische Methoden. Diese besitzen zur Darstellung des Ösophagus bei Infektionen der Speiseröhre nur einen begrenzten Stellenwert innerhalb des diagnostischen Arsenals. Zur Darstellung von Komplikationen (Stenosen, Fisteln, Perforationen) können allerdings konventionelle radiologische Verfahren wie Röntgenkontrastuntersuchungen sinnvoll sein. Natürlich muss darauf geachtet werden, dass bei klinischem Verdacht auf eine Perforation nur wasserlösliche Kontrastmittel zum Einsatz kommen. Schnittbildverfahren zur Darstellung des Ösophagus mit seinen Nachbarorganen kommen zum Einsatz, wenn die Infektion von der Umgebung der Speiseröhre ausgeht, wie z. B. bei der mediastinalen Lymphknotentuberkulose.

Differenzialdiagnose

Aufgrund der unspezifischen Natur der subjektiven Symptome ergibt sich eine Reihe von Differenzialdiagnosen.

Neben nichtinfektiösen Erkrankungen der Speiseröhre, wie z. B. Refluxkrankheit, Achalasie oder Ösophaguskarzinom, kommen auch andere thorakale Erkrankungen, wie z. B. akutes Koronarsyndrom, Aortendissektion, Lungenarterienembolie oder mediastinale Lymphomerkrankungen, als Differenzialdiagnosen in Betracht.

Natürlicher Verlauf und Prognose

Der Verlauf infektiöser Erkrankungen der Speiseröhre wird im Wesentlichen durch die zu Grunde liegende Immunsuppression bestimmt.

Immunkompetente Patienten. Eine Candidaösophagitis im Rahmen einer Antibiotikatherapie oder eine Herpes-simplex-Ösophagitis bei Immunkompetenten heilt meist spontan ab und muss daher nicht spezifisch behandelt werden. Bei den anderen, seltenen Infektionen der Speiseröhre sollte jedoch auch bei immunkompetenten Patienten eine erregerspezifische Therapie eingeleitet werden.

Patienten mit Immundefekt. Bei Patienten mit Immundefekt kommt es ohne spezifische Therapie meist zur Persistenz. Durch die fortbestehende Dysphagie verschlechtert sich der Ernährungszustand dieser Patienten. Durch die resultierende Malnutrition wird aber der ohnehin meist deutlich eingeschränkte Allgemeinzustand der Patienten weiter kompromitiert, so dass diese Infektionen nach Diagnosestellung spezifisch behandelt werden sollten. Außerdem kann durch eine rechtzeitige Therapie das Auftreten von Komplikationen, die bei Immunsupprimierten insgesamt häufiger sind, verhindert werden.

Die Rezidivwahrscheinlichkeit wie auch die Gesamtprognose von immunsupprimierten Patienten ist allerdings in erster Linie davon abhängig, ob es gelingt, im weiteren Verlauf eine Verbesserung des zugrunde liegenden Immundefekts zu erreichen.

Therapie

Auf die Therapie der Soorösophagitis sowie der HSV- und CMV-Ösophagitis wurde bereits eingegangen, wobei nochmals auf die wichtige Differenzierung hingewiesen sei, ob die genannten Erkrankungen einen immunkompetenten oder einen immunsupprimierten Patienten betreffen. Tab. 4.27 gibt einen Überblick über die therapeutischen Empfehlungen bezüglich der wichtigsten Infektionen der Speiseröhre.

Immunsupprimierte Patienten. Wie bereits erwähnt, ist bei den Patienten mit Immundefekt das wichtigste Therapieprinzip für eine langfristige Heilung der meisten Infektionen der Speiseröhre die Beseitigung des zu Grunde liegenden Immundefektes. Bei HIV-infizierten Patienten bedeutet dies, dass bei Auftreten einer erregerbedingten Ösophagitis neben der spezifischen Therapie der jeweiligen Infektion die Einleitung einer hochwirksamen antiretroviralen Therapie (HAART) in der Regel obligat ist (s. auch Kapitel 7.9 „Gastrointestinale Manifestationen der HIV-Infektion"). Zur Vermeidung von Rezidiven muss bis zum Erreichen einer immunologischen Verbesserung auch an eine erregerspezifische Sekundärprophylaxe gedacht werden (z. B. bei Soorösophagitis, CMV-Ösophagitis, rezidivierender HSV-Ösophagitis, s. oben).

Komplikationen

Komplikationen von Infektionen der Speiseröhre können spontan wie auch im Verlauf auftreten. Ulzerationen können zu Perforationen mit mediastinaler Infektion führen. Mykobakterielle Infektionen bilden in seltenen Fällen Fisteln, z. B. ins Bronchialsystem oder ins Mediastinum, aus. Eine häufigere Komplikation stellen Blutungen aus den Schleimhautläsionen dar, die meist zu einem chronischen Blutverlust führen.

Prävention

Eine Primärprophylaxe von Ösophagusinfektionen wird für Patienten mit Immundefekt zurzeit nicht empfohlen.

Tabelle 4.27 Therapie der häufigsten Infektionen der Speiseröhre

Erreger	Medikation	Tagesdosis
Bakterien		
Mycobacterium tuberculosis	Isoniazid	5 mg/kg KG
	plus Rifampicin	10 mg/kg KG
	plus Pyrazinamid	25 – 30 mg/kg KG
	plus Ethambutol	15 – 20 mg/kg KG
Nichttuberkulöse Mykobakterien	Behandlung der Grunderkrankung! zusätzlich Kombination:	
	Clarithromycin	2 × 500 mg
	(oder Azithromycin)	(1 × 600 mg)
	plus Ethambutol	1 × 1200 mg
	plus Rifabutin	1 × 300 mg
	evtl. zusätzlich:	
	plus Amikacin	2 × 7,5 mg/kg KG
	oder Ciprofloxacin	2 × 500 mg
Viren		
Herpes simplex Typ I	Aciclovir, bei leichten Formen oral	p. o. 5 × 400 mg
	ansonsten intravenös	i. v. 3 × 5 – 10 mg/kg KG
Zytomegalievirus	(Ganciclovir)	i. v. 2 × 5 mg/kg KG
	Valganciclovir	p. o. 2 × 900 mg
	oder Foscarnet	i. v. 2 × 90 mg/kg KG
Pilze		
Candida-Spezies	Fluconazol	p. o./i. v. 1 × 200(– 800) mg
	oder Itraconazol-Suspension	p. o. 2 × 10 – 20 ml
	oder Amphotericin B für 7 Tage gefolgt von Itraconazol	i. v. 0,8 mg/kg KG
Histoplasma capsulatum	Amphotericin B	i. v. 0,5 – 0,8 mg/kg KG
	oder liposomales Amphotericin B	3 mg/kg KG
Parasiten		
Pneumocystis jiroveci (= Pneumocystis carinii)	Cotrimoxazol	i. v. 3 × 2 – 3 g
	oder Pentamidin	i. v. 4 mg/kg KG
	oder Atovaquon	p. o. 2 × 750 – 1500 mg
	oder Clindamycin plus Primaquin	3 × 600 mg i. v. + 30 mg p. o.

Sekundärprophylaxe

⇢ **Soorösophagitis.** Obwohl Soorösophagitiden bei fortgesetzter Immunschwäche häufig rezidivieren, ist eine Sekundärprophylaxe nur selten indiziert, da sie für HIV-infizierte Patienten keinen Überlebensvorteil mit sich bringt und außerdem zur Selektion resistenter Spezies führen kann. Lediglich bei sehr häufigen und rasch auftretenden Rezidiven sollte eine Sekundärprophylaxe für Candidainfektionen der Speiseröhre erwogen werden. Mittel der Wahl ist Fluconazol (1 × 100 mg/Tag). Diese Prophylaxe sollte so lange aufrechterhalten werden, bis die Zahl der $CD4^{+}$-T-Zellen stabil über 200 Zellen pro µl Blut liegt.

⇢ **CMV-Ösophagitis.** Für die CMV-Ösophagitis gilt, dass bei ausgeprägtem Befall, deutlichen systemischen Auswirkungen oder bei Rezidiven im Anschluss an die Akuttherapie eine Sekundärprophylaxe (z. B. mit Valganciclovir, 2 ×

450 mg/d) durchgeführt werden sollte. Diese kann ausgesetzt werden, wenn durch eine wirkungsvolle HAART die Helferzellen über mindestens 6 Monate auf Werte über 100 – 150/μl angestiegen sind.

→ **Mykobakterien.** Bei gesicherter Infektion mit nichttuberkulösen Mykobakterien sollte bei Zeichen der systemischen Infektion ebenfalls eine Sekundärprophylaxe in Form einer Erhaltungstherapie (Makrolid + Ethambutol, kein Rifabutin) erwogen werden, die bei einer Helferzellzahl > 100/μl abgesetzt werden kann.

FAZIT FÜR DIE PRAXIS

- Infektionskrankheiten der Speiseröhre treten in der Regel infolge eines Immundefekts/einer Immunsuppression auf.
- Die Diagnosestellung erfolgt anhand der meist typischen Klinik und durch Ösophagoskopie. Nach Biopsieentnahme kann mittels (immun)histologischer Auswertung (CMV, HSV) und Erregeranzucht (Candida) die Diagnose definitiv gesichert werden. Insbesondere bei refraktären Pilzinfektionen oder bakterieller Ösophagitis sollte eine antimikrobielle Austestung zur Detektion ggf. vorhandener Resistenzen angestrebt werden.
- Am häufigsten ist die Candidaösophagitis, die beim Immunkompetenten häufig auch ohne spezifische Therapie ausheilt, während sie beim Immungeschwächten einer systemischen antimykotischen Therapie (Standardsubstanz Fluconazol) bedarf.
- Die nach der Soorösophagitis bei Immungeschwächten am zweithäufigen auftretende CMV-Ösophagitis muss antiviral (Standardsubstanz (Val)Ganciclovior) behandelt werden.
- Bei HIV-positiven Patienten mit erworbener Immunschwäche ist es für eine dauerhafte Ausheilung von Infektionen der Speiseröhre wie auch für die Gesamtprognose der Patienten von entscheidender Bedeutung, den Immunstatus des Patienten durch eine effektive antiretrovirale Kombinationstherapie zu verbessern.

Steckbrief Infektionskrankheiten der Speiseröhre

Leitsymptom:
Dysphagie, Odynophagie, Retrosternalschmerz

Leitbefund bei körperlicher Untersuchung:
evtl. Soorstomatitis, Herpesstomatitis, Zeichen einer Grunderkrankung (HIV/AIDS, Malignome)

Apparativer Leitbefund:
weißliche Beläge oder ulzerierende Läsionen in der Ösophagoskopie

Wichtigste Differenzialdiagnose:
nichtinfektiöse Ösophaguserkrankungen wie Ösophaguskarzinom, Achalasie

Therapie:
erregerspezifische Therapie und Verbesserung eines Immundefekts bzw. Therapie anderer prädisponierender Faktoren

5 Magen und Duodenum

5.1 Anatomie, Histologie, Embryologie, Entwicklungs-anomalien

H. Ruppin

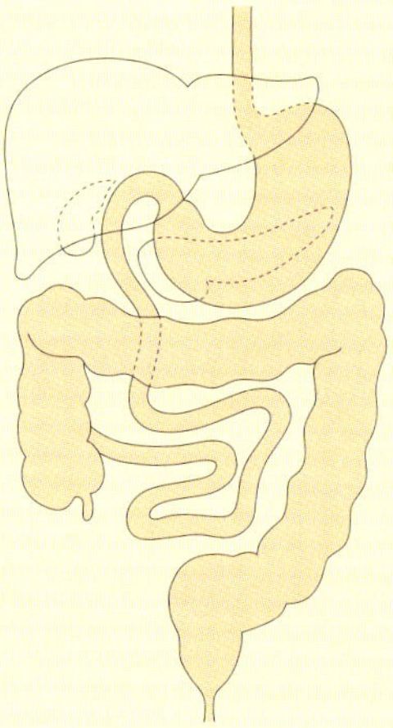

EDITORIAL **Der Beitrag gibt eine detaillierte Beschreibung von normaler anatomischer Lage, Lagevarianten und Missbildungen des Magens und des Duodenums sowie deren klinischer Symptomatologie. Die histologische Feinstruktur der Magen- und Duodenalschleimhaut, Blut-und Lymphgefäßversorgung, Muskulatur und die Innervation durch das intrinsische autonome und das extrinsische Nervensystem und deren Funktion werden gesondert dargestellt. Ein eigener Abschnitt widmet sich der Entwicklungsgeschichte von Magen und Duodenum. An pathologischen Besonderheiten werden Atresien, Membranen, Duplikaturen, Divertikel und der Magenvolvulus beschrieben.**

Anatomie und Histologie

Magen. Der Magen ist eine birnenförmige Aussackung des Verdauungskanals zwischen der Speiseröhre und dem Zwölffingerdarm. Er liegt überwiegend links der Wirbelsäule, ist fast vollständig von Bauchfell überzogen und eingebettet zwischen linkem Zwerchfell, Leber, vorderer Bauchwand, Milz, linker Niere, Pankreas, Bursa omentalis, Lendenwirbelsäule und Querkolon (Abb. 5.1). Maratka (9) unterscheidet pathophysiologisch sinnvoll 4 anatomische Magenabschnitte. Dies sind von proximal nach distal *Kardia*, *Fornix*, *Korpus* und *Antrum* (Abb. 5.1) Der Pförtner, *Pylorus*, stellt die funktionelle, aber nicht streng anatomisch definierte Grenze zwischen Antrum und Duodenum dar.

Duodenum. Das Duodenum beginnt am pyloroduodenalen Übergang zunächst intraperitoneal (Bulbus duodeni) und verläuft hinter dem Gallenblasenhals nach dorsokranial zur rechten Seite des zweiten Lendenwirbels ins Retroperitoneum. Von dort gelangt es links oder vor der V. cava inferior nach kaudal – Pars descendens – bis zum Unterrand des Pankreaskopfes in Höhe des 3.–4. LWK. Hier wendet es sich nach links vor die Wirbelsäule und hinter die Radix mesenterii – Pars horizontalis –, um schließlich kranialwärts und links der Radix in Höhe des LWK 2 wieder in die freie Bauchhöhle einzutreten – Pars ascendens – (2, 6, 9). In die Minorseite des duodenalen C schmiegt sich der Pankreaskopf mit den auf Papilla major und minor mündenden Ductus choledochus, Wirsungianus und Santorini.

Histologie

Fornix und Korpus. Die Schleimhaut von Fornix und Korpus zeigt lupenmikroskopisch an der Oberfläche höckerige Felder (Areolae gastricae), auf denen die Magengrübchen (Foveolae gastricae) münden. Die Foveolae sind die Mündungstrichter der schlauchförmigen Magendrüsen. Areolae und Foveolae werden von einem prismatischen, hochviskösen Schleim bildenden, einschichtigen Zylinderepithel bedeckt. Zwischen die Deckzellen schieben sich gelegentlich intraepitheliale Lymphozyten. Im Unterschied zum Dünn- und Dickdarm fehlt diesen Zellen des Oberflächenepithels ein Stäbchensaum (Mikrovilli). In der Lamina propria finden sich die Magendrüsen, umgeben von lockerem Bindegewebe, Blut- und Lymphgefäßen sowie vereinzelt Lymphfollikeln. Elektronenmikroskopische Untersuchungen haben gezeigt, dass sich im oberen Drittel der normalen Lamina propria keine Lymphgefäße befinden. Im Interstitium, vor allem zwischen den Drüsenhälsen, findet man eine lockere Ansammlung von Plasmazellen, Lymphozyten, eosinophilen Granulozyten und Makrophagen neben einem feinen Kapillarnetz und unmyelinisierten Nervenzellen.

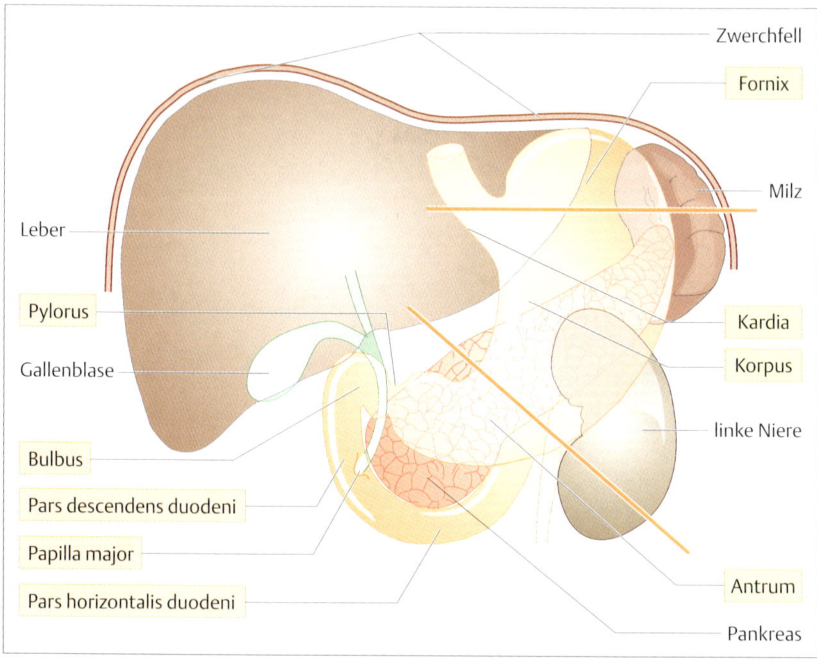

☒ **Abb. 5.1** Topographische Anatomie und Nomenklatur des Magens und Duodenums.

Die Glandulae gastricae bestehen aus dreieckförmigen, eosinophilen Belegzellen, die auch Parietalzellen genannt werden, Nebenzellen, basophilen Hauptzellen und argentaffinen endokrinen Zellen, die auch als enterochromaffine Zellen bezeichnet werden.

- Die *Nebenzellen* liegen im Drüsenhals. Ihr Zytoplasma enthält saure Glykosaminglykane, sie produzieren – wie die Oberflächenzellen – den für den Schutz der Magenschleimhaut notwendigen Schleim.
- Die *Hauptzellen* sind besonders zahlreich am Drüsengrund zu finden, wo sich auch die selteneren *endokrinen Zellen* aufhalten. Im apikalen Teil der Hauptzellen befinden sich Granula mit Pepsinogen der Gruppen I und II, den Vorstufen des Pepsins.
- Die *Belegzellen* sind besonders reich an Mitochondrien und im Drüsenhals besonders zahlreich anzutreffen. Über die intrazellulären, mit zahlreichen Mikrovilli besetzten Sekretkanälchen sondern die Belegzellen ihr H^+-Ionen-haltiges Sekret ab. Im Zytoplasma der Belegzellen finden sich ebenfalls zahlreiche Mitochondrien. Bei einer Stimulation der Säuresekretion werden die intrazellulären Sekretkanälchen mit ihren Mikrovilli besonders prominent. Zusätzlich zur Säuresekretion produzieren und sezernieren die Belegzellen den Intrinsic-Faktor (Abb. 5.**2**).

⇢ **Antrum und Pylorus.** Die Schleimhaut des Antrums und der Pylorusregion weist lupenmikroskopisch keine Areolae gastricae auf. Die Glandulae gastricae sind hier kürzer, stark gewunden, im Endteil verzweigt und durch breitere interstitielle Räume voneinander getrennt. Sie enthalten wesentlich mehr endokrine Zellen, die vorwiegend Gastrin und andere gastrointestinale Peptidhormone bilden, sowie Nebenzellen mit hellem Zytoplasma, die den Zellen der Brunner-Drüsen im Duodenum ähneln Abb. 5.**2**).

⇢ **Kardia.** Die Kardia weist ebenfalls überwiegend aus Nebenzellen bestehende Drüsenschläuche auf.

Die Grenze zwischen den verschiedenen Schleimhauttypen kann fließend oder scharf verlaufen, überwiegend scharf zwischen Kardia und Ösophagus, fließend zwischen Korpus und Antrum sowie zwischen Pylorus und Duodenum (14).

⇢ **Duodenum.** Im Duodenum findet sich die typische intestinale Schleimhaut des Dünndarmes mit langen, schlanken, fingerförmigen Zotten, die in das Darmlumen hineinragen, und der Drüsenschicht, deren Drüsenschläuche als Krypten bezeichnet werden. Zotten und Krypten werden von einem einschichtigen, hochprismatischen Zylinderepithel bedeckt bzw. ausgekleidet. Die Länge der Krypten beträgt nur maximal ein Drittel derjenigen der Zotten. Im proximalen Duodenum, vor allem dem Bulbus, können die Zotten niedriger sein als im Bereich der Pars horizontalis und ascendens. Für eine detaillierte Darstellung wird auf das Kapitel 6.1 verwiesen.

Muskulatur

Die übrigen Wandschichten von Magen und Duodenum werden durch die Tunica submucosa als Verschiebeschicht zwischen Mukosa und Muskelschlauch, die glattmuskuläre Tunica muscularis und die Serosa (von innen nach außen) gebildet.

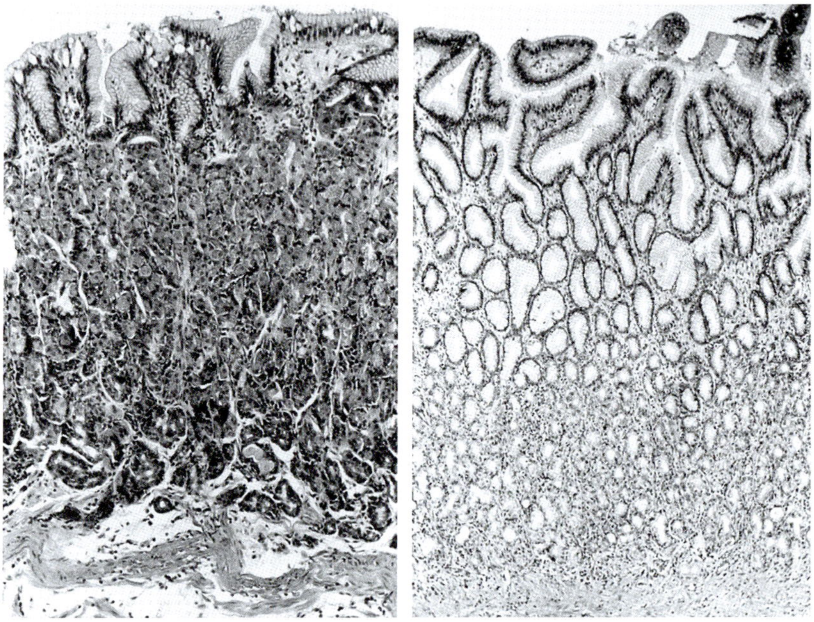

a b

⊠ **Abb. 5.2** Magenschleimhaut.
a Normale Korpusschleimhaut.
b Normale Antrumschleimhaut.

→ **Muskelschichten.** Die Muskularis des Magens und Duodenums besteht aus der dünnen *Muscularis mucosae*, die für das Faltenrelief der Schleimhaut sorgt, und der dickeren, zweischichtigen *Muscularis propria*, die zwischen Submukosa und Serosa liegt. Die innere Schicht der Muscularis propria besteht aus ringförmig angeordneten glatten Muskelzellen, die äußere Schicht wird durch längs gerichtete Muskelzellen gebildet. Die Tunica muscularis des Magens besitzt im Gegensatz zum Duodenum und allen anderen Darmabschnitten eine zusätzliche Muskelschicht, die *Fibrae obliquae*. Sie liegt der Ringmuskelschicht an und beginnt an der Kardia, wo sie halfterartig den Mageneingang umschlingt. Von dort verläuft sie parallel zur kleinen Kurvatur und biegt alsbald zur großen Kurvatur hin ab, um sich an Vorder- und Hinterwand des Magens auszubreiten. Die Fibrae obliquae und die Längsmuskelschicht dominieren im Korpus und sorgen hier vor allem für den Tonus des Magens. Im Antrum kommt die Ringmuskulatur für die gerichtete Peristaltik stärker zur Geltung.

→ **Innervation.** Die Muscularis mucosae unterliegt der neuralen Kontrolle des Plexus submucosus (Meißner), die Muscularis propria der des Plexus myentericus (Auerbach) zwischen Ring- und Längsmuskelschicht.

Eine Schädigung der Innervation, wie sie vorübergehend bei viralen Infekten vorkommt oder langfristig bis permanent bei Diabetes mellitus, kann sowohl die Magenentleerung durch Tonusbeeinflussung wie auch die Nahrungszerkleinerung durch die antrale Peristaltik behindern. Klinisch treten dann rasches postprandiales Druck- und Völlegefühl, Übelkeit, Brechreiz und übel riechendes Aufstoßen und bei insulinpflichtigem Diabetes mellitus eine unzureichende Einstellung des Glukosestoffwechsels auf.

Blutversorgung, Lymphgefäße, Innervation

→ **Blutversorgung.** Der Arterienbogen an der kleinen Kurvatur, der im Omentum minus verläuft, wird von der A. gastrica sinistra aus dem Truncus coeliacus und der A. gastrica dextra aus der A. hepatica propria (oder aus der A. hepatica communis) gebildet. Der Fornix und der Korpus des Magens werden von den Aa. gastricae breves aus der A. lienalis versorgt. Die Gefäße entlang der großen Kurvatur liegen im Lig. gastrocolicum. Der Arterienbogen entlang der großen Kurvatur wird durch die A. gastroepiploica sinistra aus der A. lienalis und die A. gastroepiploica dextra aus der A. gastroduodenalis gebildet. Die Grenze des Versorgungsgebietes liegt im Antrumbereich. Der andere Ast der A. gastroduodenalis, die A. pancreaticoduodenalis, läuft nach kaudal und versorgt mit ihren Ästen das Duodenum und das Pankreas.

Die *Venen* des Magens und des Duodenums verlaufen neben den zugehörigen Arterien und drainieren in die Pfortader. Im Bereich der Kardia anastomosieren Venen der Kardia und des Ösophagus miteinander. Sonographisch lassen sich diese bei portaler Hypertension darstellen. Die Vv. duodenales münden getrennt von den Arterien in die V. lienalis.

→ **Lymphgefäße des Magens.** Die Wege der Lymphgefäße folgen prinzipiell den Arterien und Venen. Im Bereich der kleinen Kurvatur sammelt sich die Lymphe in Gefäßen, welche mit der V. gastrica sinistra zu zöliakalen Lymphknoten gelangen. Die Lymphe aus dem Bereich von Fornix und Korpus fließt über die Lymphknoten der Milzregion ab. Die Lymphgefäße der großen Kurvatur ziehen entlang der V. gastroepiploica dextra und münden in die retropylorischen und hepatischen Lymphknoten. Schließlich drainieren alle Lymphknotengruppen in die zöliakalen Lymphknoten.

⇢ Extrinsisches vegetatives Nervensystem. *Parasympathisch* wird der Magen von den Nn. vagi versorgt. Durch die Drehung des Magens während der Embryonalentwicklung (s.u.) nach rechts geht der linke Vagus nach dem Zwerchfelldurchtritt auf die Vorderwand des Magens, der rechte in das Ganglion coeliacum und von dort auf die Magenhinterwand über. Der hintere Vagusstamm (Truncus vagus posterior), der meist den stärkeren Vagusstamm darstellt, verbindet sich mit den vegetativen Geflechten der Rückwand des Magens. Außerdem gibt er Äste an den Plexus solaris, zur Leber, zur Niere, zum Dünndarm und zur Milz ab. Die parasympathischen Nervenfasern ziehen zu Ganglien zwischen der zirkulären und längs gerichteten Muskulatur, dem Auerbach-Plexus, und zu submukös gelegenen Ganglien, dem Meißner-Plexus.

Die *sympathische* Nervenversorgung erhält der Magen über das Ganglion coeliacum. Die postganglionären Fasern folgen den arteriellen Gefäßen des Magens und führen sowohl afferente Schmerzfasern als auch motorische Anteile für das sphinkterartige Muskelgeflecht des Antrums.

⇢ Intrinsisches autonomes Nervensystem. Das intramurale autonome Nervensystem des Verdauungskanals, bestehend aus dem Meißner- und dem Auerbach-Plexus, kann mit seinen weitläufigen Vernetzungen einem Gehirn gleichgesetzt werden. Es ist in der Lage, nahezu unabhängig vom extrinsischen Nervensystem alle wesentlichen Aufgaben des Gastrointestinaltrakts zu steuern. Extrinsische Nervenimpulse modulieren die Funktionen dieses Systems. Insbesondere werden vagale Reflexe, wie der gastrogastrische, der enterogastrische und der gastrokolische Reflex über Schaltkreise in der Medulla oblongata, vor allem den Nucleus tractus solitarii (NTS) vermittelt. Der NTS hat direkte Verbindung zu präganglionären Motoneuronen von Vagus und Sympathikus einerseits sowie zu Thalamus, Hypothalamus, Amygdala und limbischem Kortex andererseits. Hierüber werden gastrointestinale mit kardiovaskulären und respiratorischen Aktivitäten verknüpft und autonome Reflexe wie Erbrechen gesteuert. Auch emotionale Einflüsse auf gastrointestinale Funktionen sind mit den gitterartigen Vernetzungen von Neuronen der Medulla oblongata, dem limbischen Kortex, dem extrinsischen und dem intrinsischen Nervensystem zu erklären. Eine übersichtliche Darstellung ist bei Ruppin (10) und Aziz u. Thompson (1) zu finden.

Embryologie und Entwicklungsanomalien

Regelrechte Entwicklung

Die topographischen Beziehungen des Magens und Duodenums lassen sich aus der Entwicklungsgeschichte ableiten.

⇢ Magen. Ab der 3. Embryonalwoche beginnt sich der Magen aus dem Kopfdarm durch spindelförmige Erweiterung des gerade gestreckten Urdarmrohres zu entwickeln. In der 5. Woche setzt infolge des raschen Wachstums der Verdauungsorgane eine Drehung des Magens in seiner Längsachse nach rechts ein. Seine linke Seite wandert nach ventral, die dorsale Kante mit dem *Mesogastrium dorsale* wird zur großen Kurvatur, die ventrale Kante mit dem *Mesogastrium ventrale* zur kleinen Kurvatur. Gleichzeitig kippt der Magen in seiner Sagittalachse im Uhrzeigersinn. Dadurch gelangen Kardia, Fornix und Korpus etwas nach links kaudal und der Pylorus etwas nach rechts kranial. Diese Drehbewegungen bei weiter bestehender Fixierung des Magens an Mesogastrium dorsale und ventrale sind die Ursache für das Entstehen der *Bursa omentalis.* Aus dem Mesogastrium ventrale bildet sich das *Omentum minus* mit den *Ligamenta hepatooesophageum und hepatoduodenale.* Aus dem Mesogastrium dorsale, in dem sich Pankreas und Milz entwickeln, wird das *Omentum majus* und das *Lig. gastrolienale*, wobei das Pankreas nach retroperitoneal wandert und die Milz intraperitoneal verbleibt. Nach der Geburt wird die embryonale Vertikalrichtung des Magens durch Senkung des Zwerchfelles und Druck des Darmes in kraniale Richtung zunehmend in eine horizontale Lage verändert.

⇢ Duodenum. Der dem Magen unmittelbar folgende Darmabschnitt wird durch die Magenrotation konvexbogig nach rechts gekrümmt und durch sein rasches Wachstum zur duodenalen C-Schlinge umgeformt. Gleichzeitig muss sich das Duodenum infolge seines Längenwachstums um den Pankreasgefäßstiel herum unter die *A. mesenterica superior* hindurch bis zur späteren *Flexura duodenojejunalis* ausdehnen. Das Wachstum erfasst auch die Wanddicke, sodass Magen und Duodenum vorübergehend weitgehend verschlossen sind. Öffnet sich das Lumen in der weiteren Entwicklung nicht im gebotenen Maße, entstehen Atresien und Stenosen, am häufigsten im Duodenum (12).

⇢ Epithel. Aus dem einschichtigen prismatischen Epithel, mit dem zunächst der ganze Magen-Darm-Trakt ausgekleidet ist, differenzieren sich bereits bis zum 4. oder 5. Schwangerschaftsmonat die magen- und darmspezifischen Schleimhautstrukturen. Enzyme wie Pepsin und Trypsin treten zu diesem Zeitpunkt bereits ins Magen- bzw. Darmlumen ein.

Entwicklungsanomalien

Entwicklungsanomalien, die kongenital angelegt sind oder sich postpartal entwickeln, betreffen Lage, Größe, Form, Wandaufbau und Anzahl der Anlagen (Duplikaturen), Atresien und Membranen.

› Lage, Größe, Form

Die klassischen röntgenanatomischen Form- und Lageanomalien von Magen und Duodenum bleiben klinisch stumm, weshalb auf eine Darstellung verzichtet wird. Lediglich der *Kaskadenmagen*, eine physiologische anatomische Variante, kann Beschwerden verursachen. Dabei hängt der Fornix nach dorsal herunter und füllt sich mit Speichel, Magensekret, Speise und Luft. Postprandiales Völlegefühl, Atemnot und Angina-pectoris-ähnliche Beschwerden können die Folge sein. Die *Dextrogastrie* findet sich bei Situs inversus totalis oder partialis.

Volvulus. Die pathologische Steigerung der normalen Rotation des Magens um seine beiden Achsen wird als Volvulus bezeichnet. Er kann unabhängig von Lebensalter und Geschlecht auftreten. Der Häufigkeitsgipfel liegt im 5. Dezennium. Als prädisponierende Faktoren gelten Zwerchfelldefekte, Traumata und Anomalien der mesenterialen Fixierung. So können eines oder mehrere der fixierenden Ligamente (Lig. gastrophrenicum, Lig. gastrocolicum, Lig. gastrosplenicum, Lig. gastrohepaticum) fehlen. Prinzipiell unterschieden werden der *organoaxiale* und der *mesenterikoaxiale* Volvulus:

- Beim organoaxialen Volvulus wandern Korpus und proximales Antrum ins hintere Mediastinum, wobei die große Kurvatur nach kranial zu liegen kommt.
- Beim mesenterikoaxialen Volvulus nähert sich der Pylorus der Kardia. Typische Symptome sind unproduktives Würgen, epigastrische Vorwölbung der Bauchwand und fehlende Passierbarkeit einer Magensonde.

Der *akute* Volvulus ist eine Notfallsituation, bei der drohende Folgen Gefäßverschlüsse mit Infarzierungen, kardiovaskulärer Schock und Magenruptur sein können, die das Mortalitätsrisiko auf 30–50% anwachsen lassen. Die Notoperation ist Methode der Wahl, endoskopische Rotationsmanöver sind nur beim High-Risk-Patienten zu empfehlen.

Der *chronische* Volvulus ist ein Zufallsbefund ohne subjektive Beschwerden oder mit unspezifischen dyspeptischen Symptomen, Würgereiz und Unfähigkeit, Luft aufzustoßen. Selbstinduziertes Erbrechen, Körperbewegungen und Akupunktur sind als erfolgreich beschrieben worden (15). Mit zunehmendem Alter treten chronische oder akute Blutungen aus der Kardiaregion auf. Die operative Korrektur ist daher notwendig.

Größenanomalien. Bei der *Agenesie* des Magens geht der dilatierte Ösophagus unterhalb des Zwerchfelles in den erweiterten Dünndarm über. Ein röhrenförmiger mittelständiger Magen wird als *Mikrogastrie* bezeichnet (11). Der *Riesenwuchs*des Magens ist mit Polypose vergesellschaftet. Vormagen, kongenitale *Riesenfalten* oder Fehlen der Kardia mit konsekutiver Refluxösophagitis sind weitere mögliche Missbildungen.

Atresien

Die *gastrale Atresie* entsteht durch Ausbleiben der Rekanalisation des in der Embryogenese vorübergehend verschlossenen Lumens. Der Magen endet dann blind in Höhe des Antrums oder Pylorus. Atresien des Dünndarmes finden sich mit 45% am häufigsten im Duodenum (Abb. 5.**3**). Einzelheiten über Form und Einteilung von Atresien finden sich bei Louw u. Cywes (8). Röntgenologisch geben sich Atresien beim Neugeborenen durch Luft im Magen und fehlenden Gasgehalt im Darm zu erkennen. Die Klinik ist durch gallefreies Erbrechen gekennzeichnet.

Membranen

Einfache *Mukosamembranen*, sog. *Webs*, stellen Abortivformen der Atresie dar und verschließen das Lumen nicht vollständig. Sie verzögern die Magen- oder Duodenalpassage (Abb. 5.**3**). Klinische Symptome in Form von Erbrechen treten meist erst im Erwachsenenalter auf. Die Therapie besteht in operativer Rekanalisation der Atresie durch Resektion und der heute meist endoskopisch möglichen Durchtrennung der Webs mit Papillotom, Laser oder neuerdings Argon-Beamer (3, 4).

Häufigste Indikation zur Operation im Kindesalter ist die hypertrophe Pylorusstenose (Abb. 5.**3**). Bei ihr tritt ab der 4. Lebenswoche gallefreies Erbrechen im Strahl nach dem Füttern auf.

Fehlende oder inkomplette retroperitoneale Fixierung des Duodenums sind die Ursachen des *Duodenum mobile*. Das *Megaduodenum* entsteht bei Fehlen oder Missbildung der intramuralen Nervenplexus, kann aber auch ohne erkennbare nervale Veränderungen auftreten (5).

Duplikaturen

Sie können Magen, Duodenum oder Dünndarm abschnittsweise oder jeweils auch ganz betreffen und alle Wandschichten separat enthalten. Magenduplikaturen finden sich meist in der Umgebung der großen Kurvatur. Selten kommunizieren sie mit dem Hauptlumen. Im Magen imponieren sie dann als Riesendivertikel. Sie können perforieren, aus peptischen Läsionen bluten oder abdominelle Raumforderungen verursachen (Abb. 5.**3**). Meist führen sie schon in der Kindheit zu Symptomen in Form von Magenentleerungs-oder Darmpassagestörungen. Die Therapie der Wahl ist die operative Entfernung.

Divertikel

Divertikel sind Ausstülpungen der Mukosa und Submukosa durch Lücken der Muskularis entweder kongenital als Missbildungen oder erworben als Pulsions- oder Traktionsdivertikel.

Kongenitale *Magendivertikel* sind zu 75% an der Hinterwand, 2 cm distal der Kardia zu finden. Seltener treten sie in der Umgebung der großen Kurvatur als vorgetäuschte Riesendivertikel auf (s. o. „Duplikaturen"). Erworbene Divertikel sind selten und finden sich überwiegend im Antrum präpylorisch als Folge narbiger Abheilung von Ulzera oder im Bereich dysontogenetischer Pankreasheterotopien.

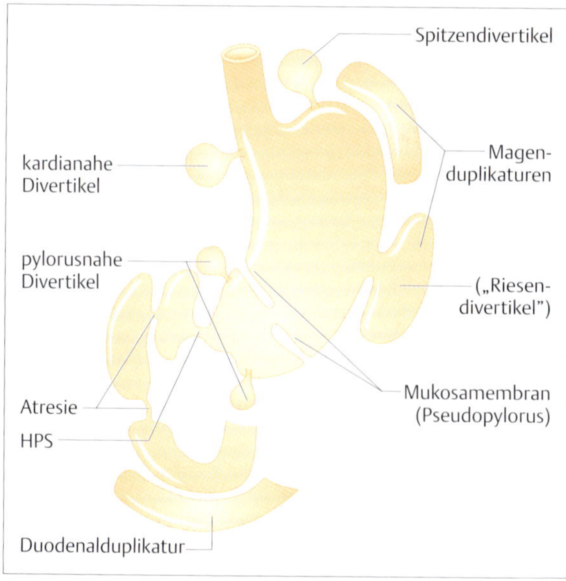

☒ **Abb. 5.3** Magendivertikel und typische Missbildungen von Magen und Duodenum. HPS = hypertrophe Pylorusstenose.

Duodenaldivertikel sind vor allem in unmittelbarer Nachbarschaft der Papilla major lokalisiert. Dann findet sich die Papille nicht selten am Divertikelhals, in der Wand oder am Grund des Divertikels.

⇢ **Klinik und Therapie.** Divertikel bleiben meist klinisch stumm und werden zufällig bei endoskopischen oder röntgenologischen Untersuchungen entdeckt. Dyspeptische Beschwerden in Form von Völle- oder Druckgefühlen im Oberbauch treten gelegentlich bei sehr großen Divertikeln auf. Peripapilläre Duodenaldivertikel können Cholestasesymptome und akute Pankreatitiden infolge Abflussbehinderung in Ductus choledochus und Ductus Wirsungianus durch Kompression des Gallenganges oder Verdrängung der Papillenöffnung verursachen (7). Blutung oder Perforation von Divertikeln sind extrem seltene Ereignisse. Eine bakterielle Überwucherung des Dünndarms mit Malassimilationssyndrom bei einzelnen oder multiplen Duodenal- und Jejunaldivertikeln ist beschrieben worden (13). Nur sehr große symptomatische Divertikel müssen operativ entfern werden. Die endoskpische Papillotomie ist bei peripapillären Duodenaldivertikeln mit Cholestase und rezidivierender akuter Pankreatitis erforderlich.

FAZIT FÜR DIE PRAXIS

- Obere gastrointestinale Beschwerden können in seltenen Fällen durch anatomische Varianten oder Missbildungen von Magen oder Duodenum verursacht werden.
- Für die Praxis empfiehlt es sich, bei therapieresistenten Symptomen differenzialdiagnostisch an Fehlbildungen, wie Volvulus, Atresien, Membranen, Duplikaturen oder Divertikel zu denken.
- Mit der Ösophagogastroduodenoskopie oder röntgenologischen Untersuchungen (Doppelkontrast, Computertomographie) sowie sonographischen Verfahren lassen sich anatomische Varianten meist problemlos klären.
- Störungen der Innervation des Magens äußern sich vor allem durch Entleerungsverzögerung seines Inhaltes.

5.2 Physiologie

W. Schepp

EDITORIAL **Der Magen spielt eine zentrale Rolle bei der Verdauung von Nahrung: Er vervollständigt die durch den Kauvorgang begonnene Zerkleinerung der Nahrungsbestandteile und durchmischt sie. Darüber hinaus säuert der Magen den initial neutralen Speisebrei allmählich an. Die Sekretion des Magens und seine Motorfunktion unterliegen einer komplexen neuralen und humoralen Regulation durch aufeinander abgestimmte lokale und systemische Mechanismen. Darüber hinaus erfordert das im Vergleich zu allen übrigen Kompartimenten des Körpers einzigartig saure Mileu des Magenlumens hoch effiziente protektive Mechanismen, mit denen die Magenschleimhaut ihre anatomische Integrität und ihre Funktionalität bewahrt.**

Bedeutung der Magensekretion

Der Magen dient als Reservoir, aus dem die Nahrung portioniert und verzögert in den Dünndarm abgegeben wird. Die Zumischung von Magensekret verflüssigt den Speisebrei erheblich und erleichtert hierdurch seinen Transport.

Magensäure. Mit zunehmender Dauer der Magenentleerung wird der pH des Chymus durch die allmählich steigende Beimischung von Magensäure immer niedriger bis zu pH < 3. Diese Werte werden jedoch erst ca. 1,5 h nach Beginn der Nahrungsaufnahme erreicht. Zu diesem Zeitpunkt ist die Magenentleerung bereits fortgeschritten. Daher besteht der für die Aktivierung von Pepsinogen erforderliche niedrige pH nur relativ kurzfristig, bevor der Chymus im Duodenum erneut neutralisiert und Pepsin dadurch inaktiviert wird. Schon aus diesem Grunde ist die pepsinabhängige Verdauung von Nahrungseiweißen quantitativ weit weniger bedeutsam als die durch pankreatische Proteasen.

Chemorezeptoren des oberen Dünndarms perzipieren die pH-Erniedrigung des Chymus. Diese initiiert als taktgebendes Signal die zeitgerechte Zumischung von Pankreassekret und Gallenflüssigkeit zum Speisebrei, ferner die für dessen Weitertransport erforderliche intestinale Motilität. Reduzierte Säuresekretion infolge potenter pharmakologischer Säureblockade, atrophischer Gastritis oder Magenresektion führt jedoch keineswegs zur Malassimilation. Die Bedeutung der Magensäure für die optimale Aufschlüsselung der Nahrungsbestandteile im Dünndarm und für ihre vollständige Resorption ist daher eher gering. Schließlich ist das saure Milieu des Magenlumens von einer gewissen Bedeutung bei der Abwehr von mit der Nahrung zugeführten bakteriellen Erregern, Hypochlorhydrie führt jedoch nicht zu klinisch relevanten intestinalen Infektionen.

Prinzipien der neuralen und humoralen Regulation von Sekretion und Motilität

Zur Regulation aufeinander abgestimmter sekretorischer und motorischer Funktionen verfügt der Gastrointestinaltrakt über eine Vielzahl sich ergänzender und gegenseitig kontrollierender neuraler und humoraler Mechanismen. Unter den neuralen sind die klassischen cholinergen und adrenergen von den peptidergen zu unterscheiden, also von den durch Neuropeptide vermittelten („non-cholinergen, non-adrenergen" [NANC]) Mechanismen. Unter den humoralen sind endokrine, also hormonvermittelte von parakrinen Mechansimen zu unterscheiden, die von lokal wirksamen Botenstoffen vermittelt werden.

Zahlreiche Peptide können sowohl als Hormone oder parakrine Botenstoffe als auch als peptiderge Neurotransmitter wirken.

Hormone. Mehrere Kriterien charakterisieren einen Botenstoff als Hormon: Ein Hormon wird in endokrin aktiven Zellen synthetisiert und durch Nahrungsaufnahme oder andere physiologische Stimuli ins venöse Blut freigesetzt. Der hierdurch bedingte Anstieg seiner Konzentration im Plasma ist von einem charakteristischen biologischen Effekt auf ein spezifisches Zielorgan gefolgt. Der gleiche biologische Effekt kann erzielt werden, wenn das Hormon exogen intravenös infundiert wird, bis Plasmakonzentrationen erreicht werden, die denen entsprechen, die auch nach physiologischer Stimulation der endogenen Freisetzung erreicht werden.

Parakrin freigesetzte Botenstoffe. Als parakrin bezeichnet man dagegen die Freisetzung eines Botenstoffes aus seiner spezifischen epithelialen Ursprungszelle in den Interzellulärspalt. Durch diesen diffundiert der Botenstoff an eine nahe gelegene benachbarte Zielzelle und beeinflusst deren Funktion durch Aktivierung eines spezifischen Rezeptors. Parakrine Zellen bilden z. T. lange zytoplasmatische Fortsätze aus, durch die sie ihre Produkte unmittelbar an benachbarte Zellen heranführen. Neurale und parakrine Signale zeichnen sich durch raschen Beginn und, aufgrund der schnellen lokalen Inaktivierung der Botenstoffe, durch rasche Beendigung aus.

Morphologische Organisation der Regulationsmechanismen

Endo- und parakrine Zellen der Magenschleimhaut

Die Magensäuresekretion wird durch verschiedene Hormone reguliert (Tab. 5.1). Einige, z. B. Gastrin, werden in der Magenschleimhaut selber gebildet und aus ihr in die systemische Zirkulation freigesetzt. Sie erreichen die Magenschleimhaut wieder über die arterielle Durchblutung und beeinflussen spezifisch deren Funktionen, z. B. Säure- oder Histaminsekretion. Andere Hormone, z. B. Cholecystokinin (CCK), Sekretin und Gastric inhibitory Peptide (GIP) werden aus dem Dünndarm in die systemische Zirkulation freigesetzt, über die sie schließlich die Magenschleimhaut erreichen und deren Funktionen meist inhibitorisch beeinflussen.

Tabelle 5.1 Endokrine Zellen des Gastrointestinaltraktes, deren Hormonprodukte die Magensekretion beeinflussen

Zelltyp	Lokalisation	Hormon	Offen/ geschlossen
G-Zelle	Antrum	Gastrin	offen
D-Zelle	Korpus	Somatostatin	geschlossen
	Antrum		offen

Tabelle 5.2 Neurale Lokalisation von Neuropeptiden, die als non-adrenerge, non-cholinerge (NANC) Neurotransmitter Funktionen des Magens regulieren

	N. vagus	Nn. splanchnici	Intrinsisches Nervensystem
Opiopeptide	+	+	+
Thyreotropin Releasing Hormone (TRH)	-	-	+
Substance P	+	+	+
Vasoactive Intestinal Polypeptide (VIP)	+	+	+
Bombesin	-	+	+
Calcitonin Gene-related Peptide (CGRP)	-	-	+
Cholecystokinin (CCK)	+	+	+
Gastrin	+	-	-
Somatostatin (SRIF)	+	+*	+*

Offene und geschlossene endokrine Zellen. Offene werden von geschlossenen endokrinen Zellen des Gastrointestinaltrakts unterschieden. Offene endokrine Zellen speichern ihre Produkte in sekretorischen Granula in ihrer breiten Basis, die in der Tiefe des Schleimhautepithels liegt. Mit ihrer schmalen Spitze erreichen sie jedoch das Magenlumen. Von dort aus präsentieren offene endokrine Zellen Mikrovilli mit Sensoren, die den pH und spezifische Nahrungsbestandteile im Magenlumen registrieren können. Hierdurch wird die sekretorische Aktivität der offenen endkrinen Zellen reguliert. So gehören z. B. G-Zellen zu den offenen endokrinen Zellen, da sie niedrige intraluminale pH-Werte registrieren und daraufhin die Gastrinsekretion einschränken und umgekehrt. Auch ist es für G-Zellen als offene endokrine Zellen charakteristisch, dass sie Amine aus dem Magenlumen passiv aufnehmen, die die Gastrinsekretion steigern. Die Funktion geschlossener endokriner Zellen wird dagegen nicht direkt durch das intraluminale Milieu des Magens beeinflusst.

Parakrine Zellen. Die bedeutendsten parakrinen Zelltypen der Magenschleimhaut sind die ECL-Zellen der Korpusschleimhaut und die D-Zellen in der Schleimhaut von Korpus und Antrum, deren Produkte Histamin bzw. Somatostatin die Funktion eng benachbarter Parietal- bzw. G-Zellen regulieren.

Nervensystem des Magens

Extrinsisches Nervensystem

N. vagus. Auf Höhe des Zwerchfells führt der N. vagus beim Menschen ca. 55.000 afferente, aber nur 3000 efferente Fasern. Über die Letzteren erreichen cholinerge Impulse den Magen. Der Ursprung dieser efferenten Neurone liegt im Nucleus originis dorsalis und im Nucleus ambiguus nervi vagi der Medulla oblongata. Die unmyelinisierten Axone verlassen die Medulla am Sulcus lateralis posterior und ziehen in periösophagealen Geflechten zum Magen. Ein Teil der Vagusfasern erreicht die Magenschleimhaut unumgeschaltet. Ein weiterer Teil der Vagusfasern gelangt über die Nn. splanchnici zum sympathischen Plexus mesentericus superior und wird dort umgeschaltet. Die meisten Vagusfasern werden in intramuralen Ganglien der Magenwand auf Neurone des intrinsischen Nervensystems umgeschaltet. Diese bilden den Plexus myentericus und den Plexus submucosus. Sie enthalten nicht nur Acetylcholin als Neurotransmitter, sondern zum Teil auch Noradrenalin oder verschiedene Peptide (Tab. 5.**2**).

Sympathikus. Adrenerge Impulse erreichen den Magen über sympathische Neurone des extrinsischen Nervensystems. Ihre Zellkörper liegen im Nucleus intermediolateralis im lateralen Horn des thorakalen und lumbalen Rückenmarks. In Höhe der Segmente C8 bis L3 verlassen die Axone das Rückenmark über die Vorderwurzeln und die Rami communicantes albi. Die meisten Neurone werden in den paravertebralen Ganglien der Grenzstränge auf die postganglionären Fasern umgeschaltet.

Einige Axone aus den thorakalen Segmenten 6 – 11 verlassen die paravertebralen Ganglien jedoch ohne Umschaltung. Sie verlaufen in den Nn. splanchnici zu den unpaaren praevertebralen Ganglien, in denen erst die Umschaltung erfolgt. Bei diesen Ganglien handelt es sich im Bereich des Gastrointestinaltrakts um die Plexus coeliacus und mesentericus superior („Plexus solaris") und um den Plexus mesentericus inferior.

Die postganglionären Neurone ziehen in periarteriellen Geflechten zum Magen. Hier gewinnen sie Kontakt zu den Plexus myentericus und submucosus des intrinsischen Nervensystems.

Während in den myelinisierten präganglionären Axonen Acetylcholin als Neurotransmitter dient, enthalten die unmyelinisierten postganglionären Axone Noradrenalin, aber auch verschiedene Peptide (Tab. 5.**2**).

Viele sympathische enden auf cholinergen postganglionären Neuronen, auf denen der sympathische Neurotransmitter Noradrenalin mit präsynaptischen α_2-Rezeptoren interagiert und die Freisetzung von Acetylcholin hemmt. Die Blutgefäße der Magenschleimhaut werden durch noradrenerge sympathische Neurone innerviert, die eine Vasokonstriktion vermitteln.

Intrinsisches Nervensystem

Plexus submucosus und Plexus myentericus. Das in der Magenwand lokalisierte intrinsische Nervensystem besteht aus dem Plexus submucosus (Meissner) und aus dem Plexus myentericus (Auerbach), der zwischen Längs- und Ringmuskelschicht lokalisiert ist. In diesen Geflechten liegen die Ursprungszellen überwiegend peptiderger Nervenfasern, die die beiden Plexus miteinander verbinden oder sich in der Magenwand verzweigen. Insgesamt sind im intrinsischen Nervensystem ca. 20 Neuropeptide nachgewiesen worden (Tab. 5.**2**), die ein unterschiedliches Verteilungsmuster aufweisen: Während das vasoaktive intestinale Polypeptid (VIP) vorwiegend in Neuronen des Plexus submucosus vorliegt, wurden Substance P und Enkephaline überwiegend im Plexus myentericus gefunden. Somatostatinhaltige Neurone sind dagegen gleichmäßig auf beide Plexus verteilt.

Die Neurone des Plexus myentericus innervieren vor allem die longitudinale und die zirkuläre glatte Muskulatur der Magenwand und regulieren die Motilität dieses Organs. Dagegen innerviert der Plexus submucosus die exkretorischen Drüsen des Magenschleimhautepithels, dessen endo- und parakrine Zellen sowie die in der Submukosa verlaufenden Blutgefäße und reguliert dadurch die exo- und endokrine Magensekretion. Hierbei setzen intrinsische Neurone Transmitter frei, z.B. vasoaktives intestinales Polypeptid (VIP) und Nitric Oxide (NO), die die für die digestiven Funktionen des Magens wichtige Vasodilatation und Hyperämie vermitteln.

Das intrinsische Nervensystem besitzt zwar eine gewisse Autonomie, die durch die große Zahl seiner Neurone (ca. 100 Millionen im gesamten Gastrointestinaltrakt) und deren Vernetzungen bedingt ist. Ganz wesentlich ist jedoch der modulierende Einfluss vagaler Neurone auf das intrinsische Nervensystem.

Hormonale, parakrine und neurale Regulationsmechanismen der Magensekretion

Hormonale Regulatoren: Synthese und Regulation der Freisetzung

Gastrin

Gastrin ist eines der ersten Hormone, die zu Beginn des 20. Jahrhunderts beschrieben wurden. Seine Isolation und Charakterisierung 1964 ermöglichte detaillierte physiologische Untersuchungen seiner sekretionsstimulierenden und proliferativen Effekte. Klonierung und Charakterisierung des Gastrinrezeptors verbesserten seit 1992 das differenzierte Verständnis der durch unterschiedliche Rezeptoren vermittelten physiologischen Effekte von Gastrin und des ihm strukturverwandten Peptids CCK.

Isopeptide. Prä-Pro-Gastrin wird von einem einzelnen, auf dem Chromosom 17 lokalisierten Gen kodiert und in den G-Zellen synthetisiert. Das 101 Aminosäuren umfassende Peptid wird enzymatisch durch posttranslationale Abspaltung N-terminaler Aminosäuren in biologisch aktive Isopeptide umgewandelt, die unterschiedliche Kettenlängen aufweisen (Makroheterogenität). Unter diesen Isopeptiden überwiegen G-34 und G-17 quantitativ bei weitem die kleineren molekularen Formen, z.B. G-14 und G-6. Derivatisierung einzelner Aminosäuren der Gastrinisopeptide bedingt dagegen ihre Mikroheterogenität. So führt die Sulfatierung des Tyrosins in Position 6 oder die Amidierung des Phenylalanins am C-terminalen Ende des Gastrinmoleküls zu weiteren Varianten, die in gut vergleichbaren Konzentrationen in Plasma und Gewebe gemessen werden und gleiche biologische Aktivitäten aufweisen. Das C-terminal amidierte Tetrapeptid Try-Met-Asp-Phe-NH_2 ist allen Gastrinpeptiden gemeinsam, an diese Sequenz ist die volle biologische Aktivität gebunden. Die Gastrinisopeptide weisen unterschiedliche biologische Aktivitäten auf: Für die Stimulation der Säuresekretion ist G-17 das bedeutendste Isopeptid. G-34 und G-17 sind nahezu äquipotent. Das C-terminale Tetrapeptid G-4 weist dagegen nur 10% der Potenz von G-17 auf.

Freisetzung. Alle diese biologisch aktiven Gastrinpeptide werden in sekretorischen Granula der G-Zellen gespeichert und hieraus in die systemische Blutzirkulation freigesetzt. Die Gastrinsekretion wird v.a durch Nahrungsaufnahme und durch die daraus resultierende Dehnung der Magenwand stimuliert (Abb. 5.**4**). Dieses Signal wird durch vagale Reflexbögen auf die G-Zellen übertragen. Auch Nahrungsbestandteile, v.a. Proteine, Peptide und freie aromatische Aminosäuren, können die G-Zellen direkt stimulieren. Weitere Stimuli sind Serumcalcium, Adrenalin und Adenosin (79) sowie proinflammatorische Zytokine (92). Die Hemmung der Gastrinfreisetzung erfolgt, abhängig vom pH im Magenlumen, durch negative Feedback-Kontrolle. Weitere Inhibitoren der Gastrinfreisetzung sind Sekretin, GIP, VIP, Glucagon, Calcitonin und Galanin (63, 78).

Normwerte. Die Plasmahalbwertszeit der kleineren Isoformen G-14 und G-17 liegt mit 2–3 min unter der des größeren G-34 (15 min). Physiologische Gastrinspiegel liegen im Nüchternzustand bei 5–15 pmol/l Plasma. Steigerung des intragastralen pH um > 1,0, z.B. nach Eintritt neutralisierender Nahrung in den Magen, verdoppelt gegenregulatorisch den Gastrinspiegel auf 15–35 pmol/l.

Hypergastrinämie. Eine moderate Hypergastrinämie (postprandial bis 100 pmol/l Plasma) wird durch säurehemmende Pharmakotherapie ausgelöst.

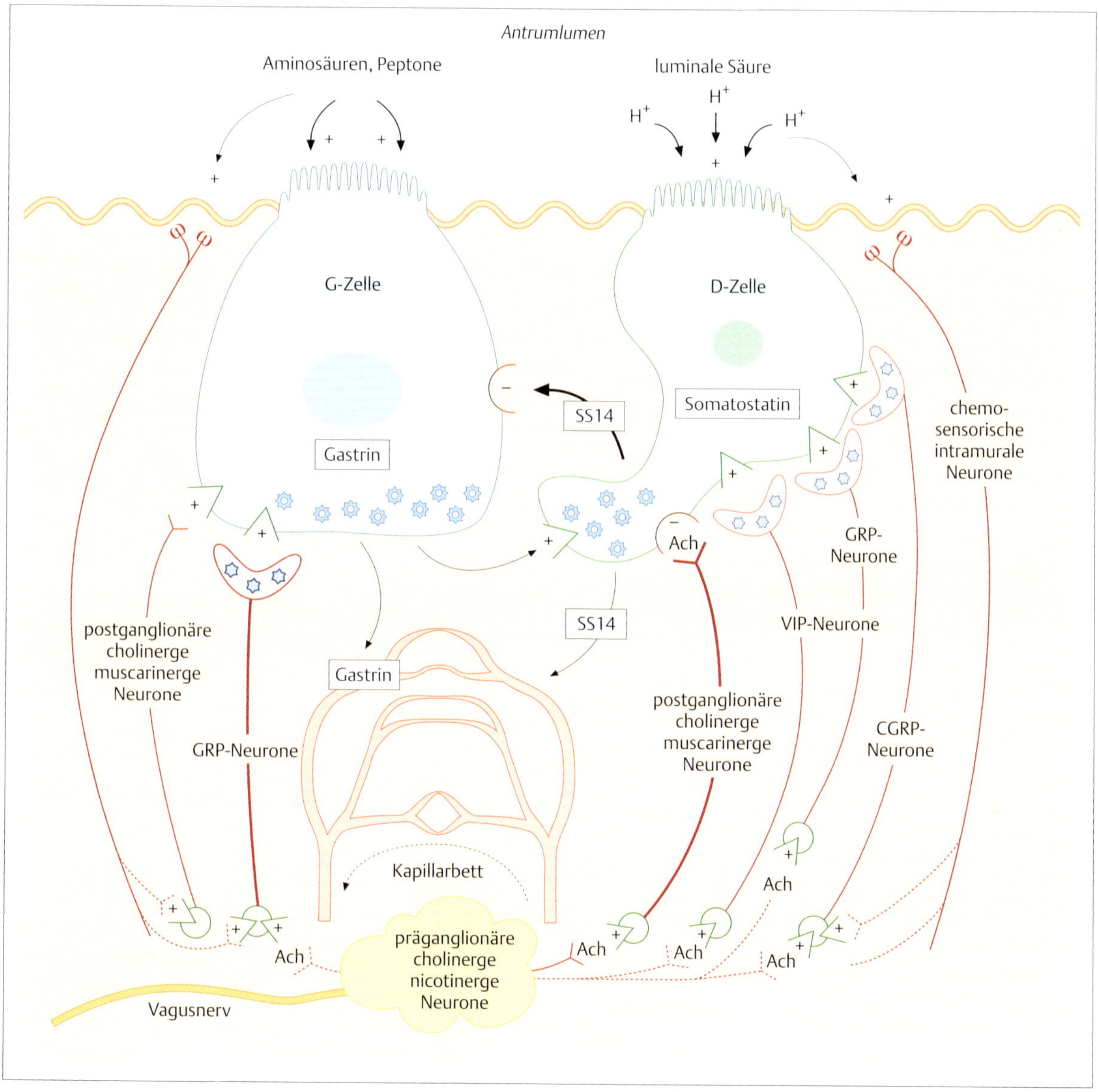

☒ **Abb. 5.4** Antrumschleimhaut: Regulation der Gastrin- und Somatostatinsekretion durch luminale (H^+, Aminosäuren, Peptone) Faktoren sowie durch parakrin freigesetzte (Somatostatin) Agonisten, ferner durch das intrinsische (Gastrin Releasing Peptid [GRP], vasoaktives intestinales Polypeptid [VIP]) und extrinsische Nervensystem (Acetylcholin) (nach: Physiology of the gastrointestinal tract. Johnson LR, Barrett KE, Ghishan FK, Merchant JL, Said HM, Wood JD. 4. edt. Burlington, San Diego, London: Elsevier Academic Press, 2006).

H_2-Rezeptorantagonisten verdoppeln die Gastrinspiegel, während die antisekretorisch potenteren Protonenpumpenhemmer die Gastrinsekretion vervierfachen. Dagegen führt die chronisch-atrophische Gastritis der Korpusschleimhaut aufgrund der vollständigen Achlorhydrie zu exzessiv erhöhten Serumgastrinspiegeln (postprandial bis 500 – 1000 pmol/l Plasma).

Auch eine langstreckige Dünndarmresektion kann – wahrscheinlich aufgrund der Reduktion intestinaler hormonaler Inhibitoren – zur Hypergastrinämie führen. Chronische Niereninsuffizienz vermindert die renale Inaktivierung von Gastrin wahrscheinlich nicht signifikant, vielmehr resultiert die Hypergastrinämie aus der Stimulation der G-Zellen durch die Akkumulation retinierter harnpflichtiger Substanzen im Serum. Eine weitere Ursache der Hypergastrinämie kann in einer G-Zellhyperplasie oder -überfunktion bestehen. Gastrin-produzierende Tumoren (Gastrinom, Zollinger-Ellison-Syndrom) sind meist im Duodenum lokalisiert und können zur exzessiven Hypergastrinämie führen.

Cholecystokinin-Pankreozymin (CCK)

Isopeptide. CCK ist strukturell eng mit Gastrin verwandt und weist wie dieses eine ausgeprägte Makro- und Mikroheterogenität auf. CCK wird in I-Zellen des Duodenums und oberen Jejunums synthetisiert. Prä-Pro-CCK enthält 58 Aminosäuren (CCK-58). Posttranslational entstehen durch N-terminale Abspaltung kleinere Isopeptide (CCK-39, CCK-33, CCK-12, CCK-8). Allen ist das gleiche C-terminale Pentapeptid gemeinsam, das auch die Gastrinisopeptide aufweisen. Auch das C-terminale Tetrapeptid CCK-4 ist in Geweben nachgewiesen worden. Anders als bei Gastrin finden sich keine nichtsulfatierten CCK-Isopeptide.

Freisetzung. Die Freisetzung von CCK (überwiegend CCK-12 und CCK-8) in die Zirkulation wird durch Kontakt von Nahrungspeptiden und -aminosäuren sowie von Fettsäuren mit der Schleimhaut des oberen Dünndarms stimuliert.

Durch den CCK-induzierten Zufluss von Galle und Pankreassekret ins Duodenallumen wird die wenig effiziente gastrale Proteolyse von Nahrungspeptiden massiv gesteigert.

Hierdurch wird eine positive Feedback-Kontrolle mit steigender CCK-Freisetzung bewirkt, bis der Speisebrei den oberen Dünndarm verlassen hat. Die Plasmahalbwertszeit von CCK liegt bei 5 min.

Sekretin

Sekretin (27 Aminosäuren) wird von den S-Zellen des oberen Dünndarms gebildet. Strukturell ist Sekretin nicht mit Gastrin und CCK verwandt, sondern mit Glucagon, Glucagon-like peptide-1, VIP und GIP. Sekretin wird nur in *einer* molekularen Form sezerniert, synthetische Fragmente sind biologisch inaktiv.

Freisetzung. Die Sekretion wird durch Nahrungspeptide und -aminosäuren stimuliert, ferner durch Kontakt der Schleimhaut des Bulbus duodeni mit Magensäure. Durch die sekretininduzierte pankreatische Bicarbonatsekretion wird Magensäure im Duodenum neutralisiert. Hierdurch ist eine negative Feedback-Kontrolle der Sekretinfreisetzung gewährleistet. Die Plasmahalbwertszeit liegt bei 5 min.

Gastric inhibitory Peptide (GIP)

GIP (42 Aminosäuren) ist strukturell eng mit Sekretin verwandt und wird in den K-Zellen der Schleimhaut von Duodenum und oberem Jejunum gebildet. Das 42 Aminosäuren umfassende Peptid wird durch Kontakt der Dünndarmschleimhaut mit Glucose und Fett freigesetzt (94).

Motilin

Das 22 Aminosäuren umfassende Peptid wird von enterochromaffinen und Mo-Zellen des Magens, Dünndarms und Kolons gebildet und in zyklischen Intervallen von jeweils ca. 100 min während der interdigestiven Phase in die systemische Zirkulation sezerniert (19).

Ghrelin

Ghrelin (28 Aminosäuren) ist der endogene Ligand eines hypothalamischen Rezeptors, der die Freisetzung von Wachstumshormon vermittelt (GHS-R). Das Peptid wurde erstmals aus dem Rattenmagen isoliert. Seine Sequenz umfasst 28 Aminosäuren und weist strukturelle Verwandschaft mit Motilin auf. Ghrelin wird aus X/A-Zellen der Magenschleimhaut in die systemische Zirkulation sezerniert.

Ghrelin spielt eine wesentliche Rolle in der Energiehomöostase. Es steigert über zentralnervöse Effekte Appetit und Nahrungsaufnahme und reduziert die Fettutilisation während Phasen der negativen Energiebilanz (18).

Darüber hinaus steigert das Hormon zumindest im Tierexperiment die Magenentleerung, wahrscheinlich durch Interaktion mit spezifischen Rezeptoren, die auf cholinergen enterischen Neuronen lokalisiert sind (20).

Peptid YY (PYY)

Peptid Tyrosin-Tyrosin (PYY) ist nach den beiden Aminosäuren an seinen N- und C-terminalen Enden benannt und ist strukturell mit dem Neuropeptid Y (NPY) und mit dem pankreatischen Polypeptid (PP) verwandt, mit dem es die Sequenz von 18 seiner 36 Aminosäuren teilt. PYY wird in enteroendokrinen Zellen vor allem des Ileums gebildet (95).

Parakrine Regulationsmechanismen

Histamin

ECL-Zellen. Histamin wird in enterochromaffin-like (ECL) Zellen der Korpusschleimhaut des Magens (70) durch die zytoplasmatische Histidin-Decarboxylase aus L-Histidin gebildet und in sekretorischen Vesikeln gespeichert. Von den ECL-Zellen wird Histamin durch lange zytoplasmatische Fortsätze rasch zu den räumlich eng benachbarten Parietalzellen transportiert (Abb. 5.**5**). Die Freisetzung von Histamin aus diesen Zellfortsätzen wird v. a. durch Gastrin via CCK-2-Rezeptoren stimuliert, die von ECL-Zellen exprimiert werden (67). Durch L-Typ-Kanäle strömt extrazelluläres Calcium ein. Synaptobrevin, Synaptosom-assoziiertes Protein 25 kD (SNAP-25), Synaptophysin, Synaptotagmin und Syntagmin katalysieren die Exozytose (14, 25, 33, 69, 97). Gastrin stimuliert direkt die Transkription des vesikulären Monoamin-Transporters Subtyp 2 (VMAT-2) (69). Auch die cholinerge Stimulation via M_3-Rezeptoren der ECL-Zellen ist möglich, spielt physiologisch jedoch wahrscheinlich eine geringere Rolle als die durch Gastrin, wenn lediglich ein einzelner Stimulus aktiv ist. Vagale, wahrscheinlich cholinerge Mechanismen steigern jedoch die Sensitivität der ECL-Zellen gerade gegenüber submaximalen Gastrinkonzentrationen im Serum und potenzieren damit deren stimulierenden Effekt auf die Histaminsekretion (56, 57, 99).

Gastrale Mastzellen. Darüber hinaus wird Histamin auch in Mastzellen der Magenschleimhaut und des Bindegewebes der Submukosa gebildet. Gastrale Mastzellen spielen

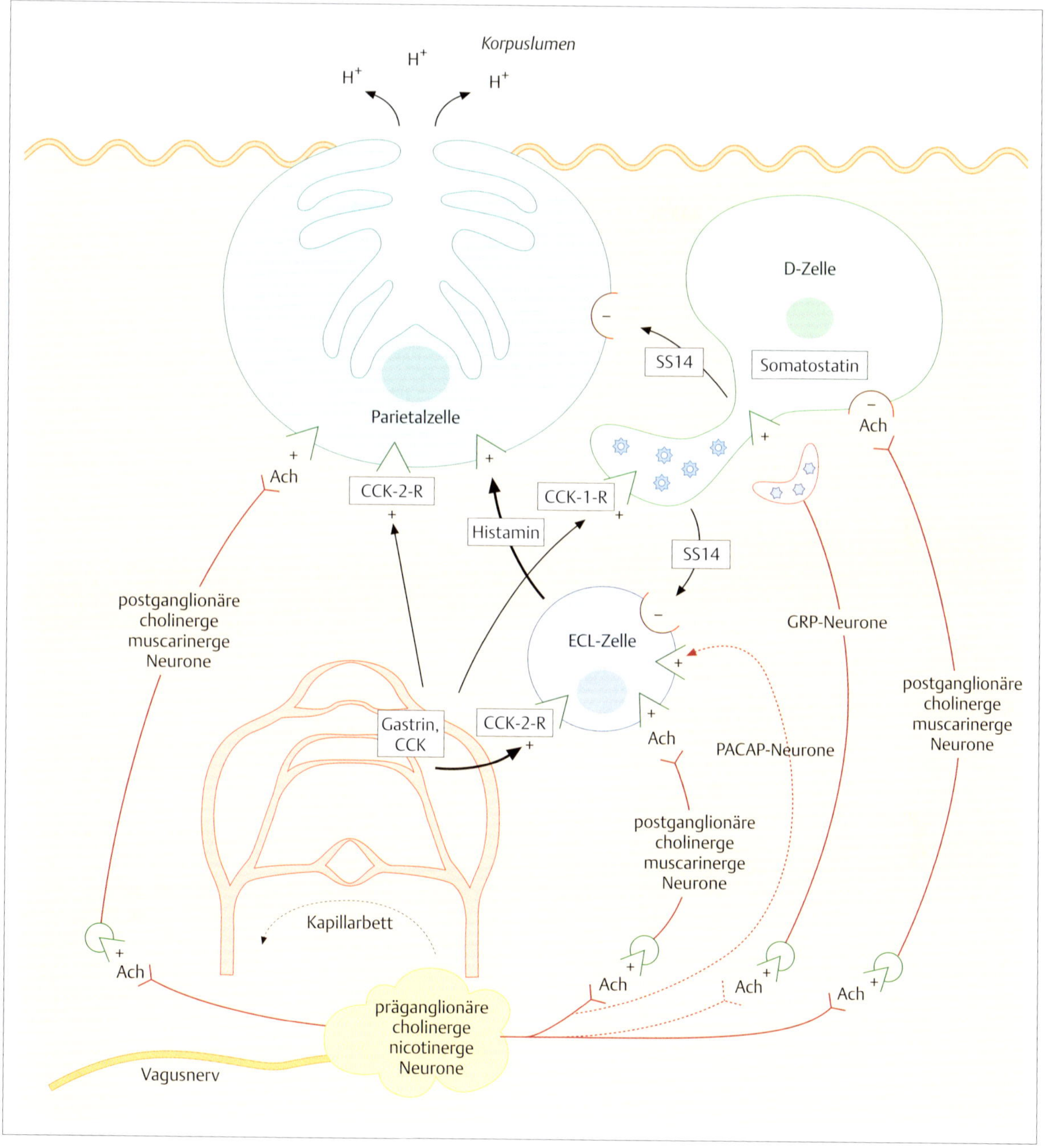

⊠ **Abb. 5.5** Korpusschleimhaut: Regulation der Säuresekretion durch zirkulierendes Gastrin. Das Hormon stimuliert die Säuresekretion v. a. indirekt, indem es mit CCK-2-Rezeptoren der ECL-Zellen interagiert. Deren daraufhin parakrin freigesetztes Produkt Histamin aktiviert über Interaktion mit H_2-Rezeptoren der Parietalzellen deren Säureproduktion. Die direkte Stimulation der Säuresekretion durch Interaktion von Gastrin mit CCK-2-Rezeptoren der Parietalzellen ist von untergeordneter Bedeutung. Durch Interaktion mit CCK-1-Rezeptoren der D-Zellen wird die Somatostatinsekretion stimuliert, wobei diese Rezeptoren eine deutlich höhere Affinität für CCK als für Gastrin aufweisen. Durch Interaktion mit CCK-1-R wird die überschießende Histaminsekretion der ECL-Zellen im Sinne eines negativen Feedback gehemmt und damit eine überschießende Säureproduktion verhindert. Der Gastrineffekt auf die Säuresekretion wird durch postganglionäre parasympathische vagale Neurone und durch das intrinsische Nervensystem (z. B. Pituitary Adenylate Cyclase-activating Polypeptid [PACAP]) moduliert (modifiziert nach: Physiology of the gastrointestinal tract. Johnson LR, Barrett KE, Ghishan FK, Merchant JL, Said HM, Wood JD. 4. edt. Burlington, San Diego, London: Elsevier Academic Press, 2006).

jedoch keine Rolle bei der physiologischen Regulation der Säuresekretion. Weder die Histaminsekretion noch die Proliferation gastraler Mastzellen sind durch Gastrin stimulierbar. Gastrale Mastzellen scheinen vielmehr bei entzündlichen und allergischen Prozessen der Magenschleimhaut von Bedeutung zu sein.

Somatostatin

Somatostatin wird in D-Zellen der Magenschleimhaut gebildet und in Form der Isopeptide Somatostatin-14 und -28 gebildet, wobei Somatostatin-28 wahrscheinlich als Prohormon für -14 dient. Die Freisetzung erfolgt v. a. parakrin über lange zytoplasmatische Fortsätze, die die G-Zellen (Abb. 5.**4**) und Parietalzellen (Abb. 5.**5**) erreichen, aber auch endokrin in die systemische Zirkulation, wobei aus dem Magen – im Gegensatz zum Dünndarm – überwiegend Somatostatin-14 freigesetzt wird. Darüber hinaus wird Somatostatin auch im intrinsischen Nervensystem des Gastrointestinaltrakts gebildet und als Neurotransmitter freigesetzt

Freisetzung. Niedriger pH des Magenlumens sowie CCK, Sekretin, Glucagon, Glucagon-like Peptide-1, Oxynthomodulin, VIP, GIP, Calcitonin gene-related Peptid (CGRP), Gastrin releasing Peptide und seine Analoga sowie β-Adrenergika und NO (2) stimulieren die Somatostatinfreisetzung aus gastralen D-Zellen. Hierbei wirkt CGRP als peptiderger Neurotransmitter Capsaicin-sensitiver afferenter intrinsischer Neurone. Dagegen hemmen cholinerge Agonisten, Substance P und endogene Opiopeptide die Somatostatinsekretion. Auch eine autokrine Hemmung der D-Zellfunktion durch Somatostatin ist beschrieben worden.

Prostaglandine

In der Magenschleimhaut werden v. a. PGE_2 und PGI_2 (Prostacyclin) synthetisiert. Wahrscheinlich sind verschiedene Zelltypen an der Prostaglandinproduktion beteiligt, darunter auch Parietal- und ECL-Zellen. Interleukin-1β, Tumornekrose-Faktor-α und Bradykinin stimulieren die Prostaglandinproduktion von ECL-Zellen (47). In Parietalzellen stimulieren cholinerge Agonisten die PGE_2-Produktion durch die Aktivierung intrazellulärer Mechanismen, die die Steigerung der zytoplasmatischen Ca^{2+}-Konzentration und der Proteinkinase-C-Aktivität sowie die Aktivierung des Transkriptionsfaktors NF-κB beinhalten und letztlich die Expression der Cyclooxygenase-2 (COX-2) steigern (62). Auch Hypergastrinämie steigert die Expression der COX-2 in Parietalzellen.

Leukotriene, Platelet activating Factor (PAF)

Leukotriene (LT) sind Arachidonsäureprodukte der 5-Lipoxygenase.

Leukotriene sind im Rahmen von Entzündungsreaktionen in der Magenschleimhaut für die Rekrutierung Neutrophiler, für die Steigerung der Chemotaxie und für die Regulation mikrovaskulärer Funktionen verantwortlich.

In der Magenschleimhaut wird v. a. das Sulfidopeptid-LTC_4 produziert und durch zelluläre Mechanismen freigesetzt, die eine Erhöhung der zytoplasmatischen Ca^{2+}-Konzentration einschließen (31, 36).

PAF ist ein Lipid und wird aus seinem Präkursor, Lyso-PAF, von Endothelzellen, Neutrophilen, Makrophagen, Thrombozyten und von Mastzellen gebildet. Auch Helicobacter pylori kann Lyso-PAF in PAF umwandeln (84).

Zytokine

Zytokine sind Polypeptide oder Glykoproteine, die von immunmodulatorischen Zellen in der Magenschleimhaut freigesetzt werden und deren Epithelzellen in ihrer Funktion beeinflussen können. Hierzu gehören Interleukine (IL-1 bis IL-12), Tumornekrosefaktoren (TNFα, TNFβ), Lymphotoxine und die Interferone α und γ.

Zytokine werden wahrscheinlich v. a. im Rahmen entzündlicher und allergischer Reaktionen in der Magenschleimhaut freigesetzt.

Neurale Regulationsmechanismen

Cholinerge Regulation

Acetylcholin wird in cholinergen Neuronen des ex- und intrinschen Nervensystems synthetisiert, gespeichert und nach Depolarisation des Neurons freigesetzt (Abb. 5.**4** u. 5.**5**). Es interagiert mit muskarinergen Rezeptoren auf postsynaptischen Neuronen oder auf endo- oder exokrinen Epithelzellen und glatter Muskulatur. Hier werden 5 Rezeptorklassen unterschieden (M_1–M_5). Epithelzellen (z. B. Parietal-, ECL- und G-Zellen) exprimieren M_3-Rezeptoren (93), auf postganglionären Neuronen überwiegen M_1-Rezeptoren.

Adrenerge Regulation

Adrenerge Transmitter des enterischen Nervensystems sind Norepinephrin und Dopamin. Nach Freisetzung durch neurale Depolarisation interagieren sie mit α- oder β-adrenergen G-Protein-gekoppelten Rezeptoren auf postsynaptischen Neuronen oder auf endo- oder exokrinen Epithelzellen der Magenschleimhaut (Abb. 5.**4** u. 5.**5**).

Serotoninerge Regulation

Serotonin wird in Neuronen des enterischen Nervensystems aus Tryptophan gebildet. Nach Freisetzung interagiert es als Neurotransmitter mit spezifischen Rezeptoren, von denen inzwischen 7 Subtypen charakterisiert sind ($5\text{-}HT_1$ bis $5\text{-}HT_7$). Sie sind auf enterischen Neuronen, enterochromaffinen Zellen und auf Zellen der glatten Muskulatur des Gastrointestinaltrakts lokalisiert. Über diese Rezeptoren übt Serotonin Effekte vor allem auf die Motilität des Gastrointestinaltrakts aus, aber auch auf die intestinale Sekretion und Absorption.

Vasoaktives intestinales Polypeptid (VIP)

Das 28 Aminosäuren umfassende Neuropeptid wird in Neuronen des Gastrointestinaltrakts gebildet. Es ist strukturell eng mit Sekretin verwandt. Plasmaspiegel resultieren lediglich aus der venösen Drainage des neural freigesetzten Peptids, die Plasmahalbwertszeit beträgt 2 min.

VIP hemmt die Magensäuresekretion, wenngleich seine übrigen Effekte – Stimulation der intestinalen Wasser- und Elektrolytsekretion, Relaxation der Dünndarmmuskulatur und der

Sphinkteren (Kardia, Papilla Vateri), intestinale Vasodilatation und Steigerung der intestinalen Durchblutung – physiologisch wesentlich bedeutsamer sind.

Pituitary Adenylate Cyclase-activating Polypeptide (PACAP)

Das Neuropeptid PACAP ist ein weiteres Mitglied der strukturell verwandten Peptidfamilie Sekretin, Glucagon und VIP. Die beiden biologisch aktiven Isoformen umfassen 27 und, im C-terminal erweiterten Molekül, 38 Aminosäuren. PACAP wird sowohl im Hypothalamus als auch aus den Neuronen des intrinsischen Nervensystems freigesetzt. Es beeinflusst sowohl die Säuresekretion als auch die Motilität des Magens (43, 53).

Gastrin-releasing Peptide (GRP)

Der intrinsische Neurotransmitter GRP und die mit ihm strukturell eng verwandten Peptide Neuromedin B und C sind in ihrem C-terminalen Dipeptid (-Leu-Met-NH_2) identisch. GRP, Neuromedin B und C sind eng verwandt mit dem amphibischen Peptid Bombesin, das in Säugern nicht gebildet wird.

GRP ist ein 27 Aminosäuren umfassendes Peptid. Seine 7 C-terminalen Aminosäuren sind mit denen von Bombesin identisch. Die 10 C-terminalen Aminosäuren von GRP entsprechen der Sequenz von Neuromedin C. Neuromedin B unterscheidet sich in nur einem Aminosäurerest vom C-terminalen Heptapeptid des GRP. Die biologische Aktivität dieser Peptide ist an die übereinstimmende Sequenz der 7 C-terminalen Aminosäurereste gebunden.

GRP und die Neuromedine B und C werden im intrinsischen Nervensystem gebildet und aus vagalen Nervenfasern freigesetzt, die unmittelbar an den G-Zellen enden. Sie vermitteln die vagal stimulierte Gastrinfreisetzung und damit indirekt die Säuresekretion.

Calcitonin Gene-related Peptide (CGRP)

CGRP ist ein 37 Aminosäuren umfassendes Neuropeptid. Es entsteht durch eine für Nervengewebe spezifische Variierung einer mRNA, die von einer vom Calcitonin-Gen transskribierten tRNA abgelesen wird. CGRP ist als Neuropeptid im gesamten Gastrointestinaltrakt lokalisiert, die höchsten Konzentrationen werden im Magen nachgewiesen, wo CGRP ausschließlich in Neuronen des intrinsischen Nervensystems vorliegt. CGRP hemmt sehr effektiv und potent die Säuresekretion unabhängig von vagalen Mechanismen. Möglicherweise kommt der antisekretorische Effekt durch eine Stimulation der Somatostatinsekretion aus gastralen D-Zellen zustande.

Substance P

Das Neuropeptid Substance P gehört zu den Tachykininen. Es wird von Neuronen des intrinsischen Nervensystems freigesetzt. Die zirkuläre Muskulatur des Magens ist dichter mit Substance-P-positiven Neuronen innerviert als die longitudinale und die Mukosa. Das Peptid wird durch Aktivierung vagaler Neurone und Capsaicin-sensitiver Afferenzen freigesetzt (80).

Nitric Oxide (NO)

NO wird durch mindestens 3 Isoenzyme der NO-Synthase (NOS) aus L-Arginin gebildet (neuronale nNOS bzw. NOS I, induzierbare iNOS bzw. NOS II, endotheliale eNOS bzw. NOS III). NO wurde ursprünglich als im Endothel gebildeter vasodilatierend wirkender Faktor beschrieben. Inzwischen ist NO-Produktion jedoch auch in extrinsischen und intrinsischen Nervenzellen sowie in Makrophagen und anderen Immunzellen nachgewiesen worden, aber auch in Epithelzellen der Magenschleimhaut (Parietal-, Haupt-, Schleim- und bislang nicht näher identifizierte endokrine Zellen der Korpusschleimhaut [66]). Im enterischen Nervensystem findet die NO-Produktion vor allem in den nichtadrenergen, nichtcholinergen inhibitorischen Neuronen statt und stellt den wichtigsten die glatte Muskulatur relaxierenden Neurotransmitter dar. Im extrinsischen Nervensystem ist die NO-Synthase (NOS) vor allem im N. vagus nachweisbar und ist hier für viele hemmende Effekte des N. vagus verantwortlich (z.B. im Bereich des unteren Ösophagussphinkters, s. Kapitel 4.5 „Motilitätsstörungen des Ösophagus“).

Drei Subtypen der NOS sind bekannt: NOS I in Neuronen und NOS III in Endothelzellen werden durch steigende Konzentrationen von freiem zytoplasmatischen Calcium aktiviert, NOS II in Immunzellen dagegen durch Zytokine. NOS bildet NO aus dem Substrat L-Arginin.

Das instabile Gas mit kurzer Halbwertszeit gelangt per diffusionem als neuro- oder parakriner Agonist durch den Interzellulärspalt zu seinen eng benachbarten Effektorzellen. Auch eine autokrine Beeinflussung der Funktion von Magenschleimhautzellen ist möglich. In seinen Effektorzellen verursacht NO direkt, also rezeptorunabhängig, verschiedene biologische Effekte.

Exkretorische Magensekretion

Die Magenschleimhaut produziert ca. 2500 ml Sekretvolumen in 24 h. Der pH des Sekrets liegt bei 1,0. Neben der exzessiven Konzentration von H^+ beinhaltet das Magensekret als weitere wesentliche Bestandteile Na^+, K^+, Mg^{2+}, Cl^- und HCO_3^-, ferner die Enzyme Pepsin und Lipase (in geringerer Konzentration) sowie protektiven Schleim und den für die spezifische Resorption von Vitamin B_{12} im Ileum erforderlichen Intrinsic Factor.

Bestandteile der Magensekretion

Säure

Parietalzellen. Die Parietalzelle ist der für die Produktion der Magensäure verantwortliche Zelltyp in der Korpus- und Fundusschleimhaut des Magens. Mit 16 – 25 μm Durchmesser ist die Parietalzelle der größte Zelltyp des Magenepithels. Auf der basolateralen, der Lamina propria mit ihren Blutgefäßen zugewandten Membran sind die Rezeptoren lokalisiert, durch deren Aktivierung neuro-, para- oder endokrine Botenstoffe die Parietalzellfunktion beeinflussen. H_2-, M_3-und Gastrin- (CCK-2-) Rezeptoren vermitteln eine Stimulation der Säureproduktion, Somatostatin- und Prostaglandin-Rezeptoren eine Hemmung (Abb. 5.**6**). Durch die apikale, dem Drüsenlumen zugewandte Membran wird die Säure aus den Parietalzellen ausgeschleust.

Ultrastrukturelle Veränderungen. Die Ultrastruktur der ruhenden Parietalzelle ist durch ein ausgeprägtes Netz von Canaliculi und Tubulovesikeln gekennzeichnet, in denen die H^+/K^+-ATPase immunzytochemisch nachgewiesen worden ist. Die Stimulation der Säureproduktion findet ihr morphologisches Korrelat in der dramatischen Zunahme der Canaliculi und in einer gleichzeitigen Abnahme der Tubulovesikel, die mit der apikalen Plasmamembran verschmelzen. Die Innenseite der sekretorischen Canaliculi wird mit zahlreichen Mikrovilli besetzt, ihre Gesamtoberfläche nimmt dabei im Vergleich zum Ruhezustand um ein Vielfaches zu. Gleichzeitig werden auch die H^+/K^+-ATPase und die funktionell zugehörigen Transporter für K^+ und Cl^- aus den Tubulovesikeln in die sekretorischen Canaliculi verlagert. Nach Beendigung der Säuresekretion werden die Mikrovilli ins Zytoplasma zurückverlagert. Gleichzeitig wird das tubulovesikuläre System reorganisiert. Diese aufwändigen und extrem schnell ablaufenden ultrastrukturellen Veränderungen werden durch kontraktile Proteine des Zytoskeletts ermöglicht, z. B. durch Ezrin. Die ultrastrukturellen Veränderungen und die zum Teil gegen Konzentrations-, zum Teil gegen elektrische Gradienten erfolgenden Ionentransporte erfordern einen hohen Energiebedarf, der von der in Parietalzellen ungewöhnlich hohen Zahl von Mitochondrien in Form von ATP bereitgestellt wird.

H^+/K^+-ATPase. Die H^+/K^+-ATPase ist ein Heterodimer, das aus einer großen α- und einer deutlich kleineren β-Untereinheit zusammengesetzt ist (Abb. 5.**7**). Die α-Untereinheit ist die für den H^+- und K^+-Transport entscheidende, an

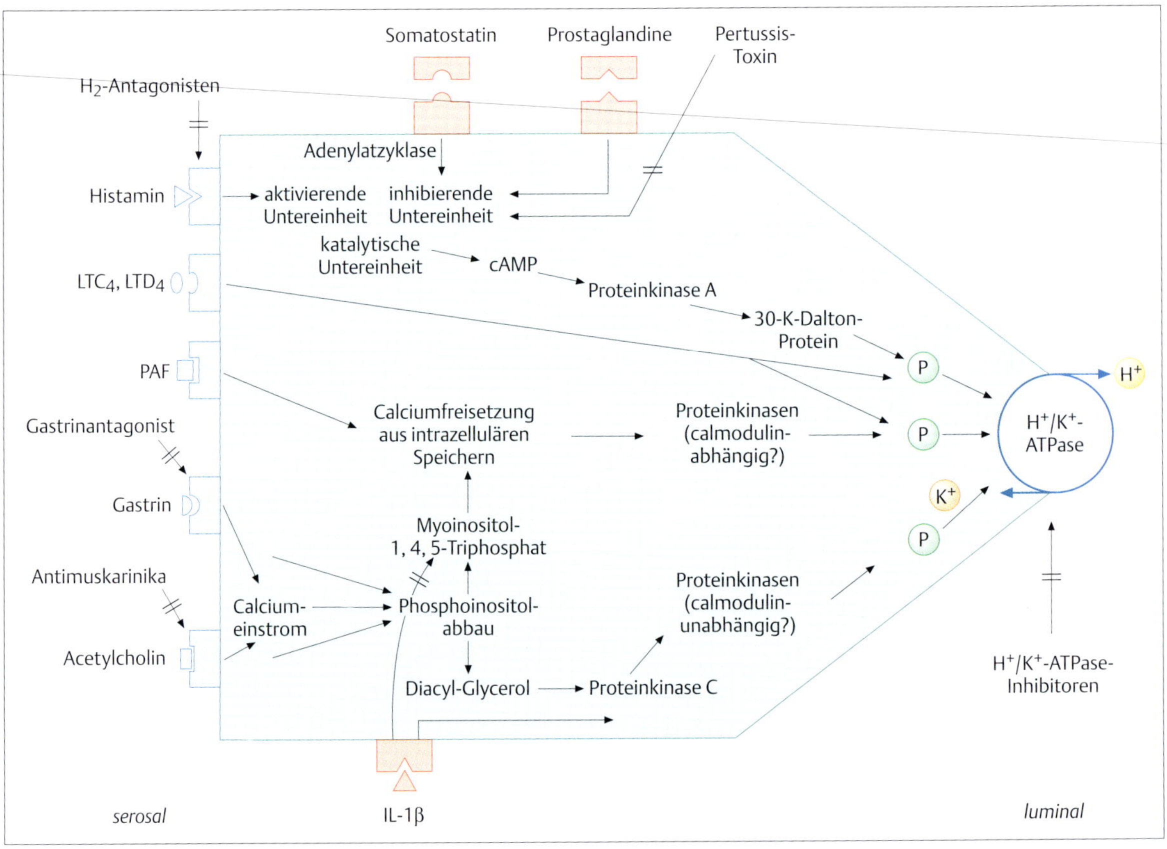

Abb. 5.6 Rezeptoren und intrazelluläre Mechanismen der Signaltransduktion, die die Säureproduktion der Parietalzellen regulieren. Rezeptoren der Subtypen H_2, M_3, CCK-2 bzw. EP(3), SSTR2, vermitteln die Stimulation der Säureproduktion durch Histamin, Acetylcholin und Gastrin bzw. ihre Hemmung durch Prostaglandine und Somatostatin. Möglicherweise exprimieren Parietalzellen auch Rezeptoren des Subtyps CysLT(2), über die LTC_4 und LTD_4 annähernd äquipotent die prästimulierte Säureproduktion potenzieren. Hierbei aktivieren die Sulfidopeptidleukotriene noch nicht definierte intrazelluläre Mechanismen, auf die sowohl die Ca^{2+}- als auch die cAMP-abhängige Signaltransduktion konvergieren. Darüber hinaus exprimieren Parietalzellen spezifische Rezeptoren, über die IL-1β die Säureproduktion hemmt, sowie andere, über die PAF die Säureproduktion stimuliert.

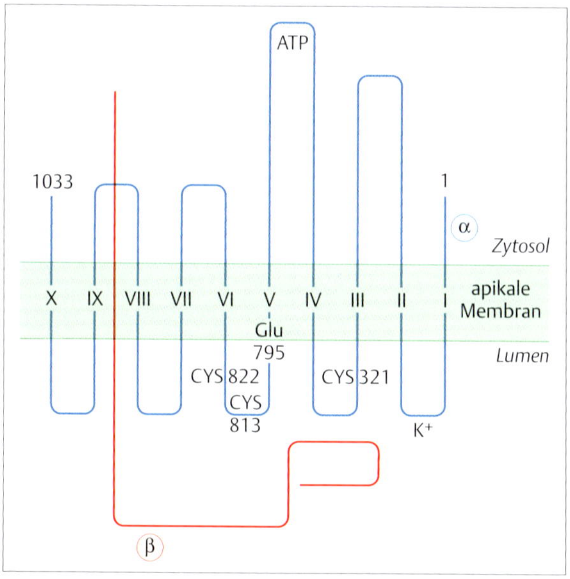

☒ **Abb. 5.7** Zweidimensionales Schema der H^+/K^+-ATPase. Die α-Untereinheit verfügt über 10 transmembranäre Domänen (I–X). Die luminale K^+-Bindungsstelle liegt zwischen I und II, die zytosolische ATP-Bindungsstelle zwischen IV und V, der luminale Cys_{813}-Rest, an den alle säureaktivierten irreversiblen Protonenpumpenhemmer binden, zwischen V und VI. Lansoprazol bindet zusätzlich an Cys_{321}, Pantprazol an Cys_{822}. K^+-kompetitive reversible Inhibitoren der H^+/K^+-ATPase binden wahrscheinlich an einer Position nahe Glu_{795}. Die β-Untereinheit überquert dagegen die Membran nur 1 Mal zwischen VIII und IX und stabilisiert die sterische Struktur der α-Untereinheit (modifiziert nach: Munsen K et al. Analysis of the membrane domain of the gastric H^+/K^+-ATPase. J Exp Biol 2000; 203:161 – 170).

der auch die Inhibitoren des Enzyms ihren spezifischen Angriffspunkt haben. Als irreversible Inhibitoren binden substituierte Benzimidazole kovalent über eine Disulfidbrücke an unterschiedliche Cystein-Reste der α-Untereinheit. Allen gemeinsam ist die erstmals für Omeprazol beschriebene Bindung an Cys_{813}, das für die Funktion des Enzyms offenbar entscheidend ist (54). Zusätzlich hierzu bindet Lansoprazol an Cys_{321}, Pantoprazol an Cys_{822} (83). Dagegen sind Imidazo-1,2α-Pyridine K^+-kompetitive, reversible Inhibitoren der H^+/K^+-ATPase. Die präzise Lokalisation ihrer Bindung an das Enzym ist noch nicht bekannt, offenbar binden sie jedoch reversibel an einer Position nahe Glu_{795}. Die β-Untereinheit ist wahrscheinlich nach Beendigung des H^+-Sekretionsprozesses für die Rückverlagerung des Enzyms in die Tubulovesikel bedeutend, die während der ultrastrukturellen Reorganisation bei Rückkehr in den Ruhezustand der Zelle beobachtet wird.

⇢ **Säureproduktion.** In den Parietalzellen beginnt die Säureproduktion mit der Dissoziation von 2 Molekülen H_2O in H_3O^+ und OH^- (Abb. 5.**8**). H_3O^+ (nicht H^+) ist offensichtlich das von der H^+/K^+-ATPase durch die apikale Membran hindurch ins Magenlumen transportierte Ion, gegen das das Enzym elektroneutral ein K^+ im Tausch in die Zelle hineintransportiert. Dieses K^+ wird mit Hilfe eines funktionell assoziierten Konduktionsmechanismus wieder aus der Parietalzelle ausgeschleust und steht extrazellulär zum Austausch für das nächste transportierte H_3O^+ zur Verfügung. Das bei der Bildung von H_3O^+ entstandene OH^- reagiert – katalysiert von dem in Parietalzellen besonders intensiv expri-

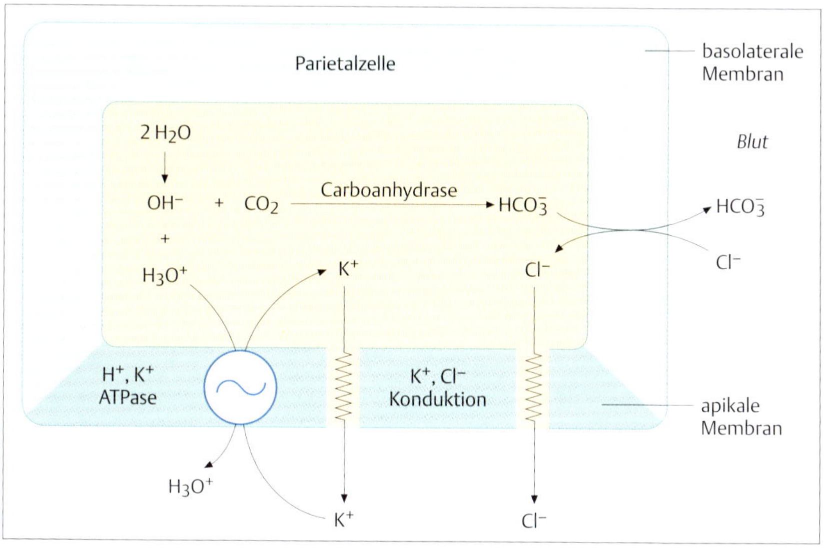

☒ **Abb. 5.8** Modell der H^+-Produktion durch die H^+/K^+-ATPase in Parietalzellen. Das Enzym tauscht Hydroniumionen (H_3O^+) gegen K^+-Ionen aus. Mit diesem Energie verbrauchenden Transport ist ein Konduktionsmechanismus für K^+ und Cl^- eng verbunden. Aus der Parietalzelle ausgeschleustes K^+ wird größtenteils wieder aufgenommen und steht für den nächsten Transportvorgang zur Verfügung, während Cl^- zusammen mit H^+ ins Magenlumen sezerniert und nicht mehr in die Parietalzelle aufgenommen wird. Aus H_3O^+ entsteht OH^-, dessen Reaktion mit CO_2 zu HCO_3^- durch die Carboanhydrase II katalysiert wird. HCO_3^- wird ins venöse Blut abgegeben, aus dem die Parietalzelle zum elektroneutralen Ausgleich Cl^- aufnimmt. Ein weiterer mit der H^+/K^+-ATPase assoziierter Konduktionsmechanismus transportiert Cl^- durch die apikale Membran ins Lumen, wo es sich mit dem aus H_3O^+ stammenden H^+ zu HCl vereint (nach: Physiology of the gastrointestinal tract. Johnson LR, Barrett KE, Ghishan FK, Merchant JL, Said HM, Wood JD. 4. edt. Burlington, San Diego, London: Elsevier Academic Press, 2006).

mierten Enzym Carboanhydrase II – mit CO_2 zu HCO_3^- und verlässt die Zelle durch die basolaterale Membran ins venöse Blut. Von dort nimmt die Parietalzelle zum elektroneutralen Ausgleich ein Cl^- auf. Dieses wird durch einen ebenfalls eng mit der H^+/K^+-ATPase assoziierten Konduktionsmechanismus durch die apikale Membran ins Magenlumen transportiert. Dort kann es sich mit dem aus H_3O^+ stammenden H^+ zu HCl vereinen.

Die Parietalzellen produzieren ein Sekret, das 0,17 N HCl entspricht. Diese isotonische Lösung enthält jeweils 160 meq/l H^+ und Cl^- und weist einen pH von 0,87 auf.

Im Vergleich zum Plasma und zu ihrem eigenen intrazellulären Mileiu steigern die Parietalzellen durch die aktive Transportleistung ihrer H^+/K^+-ATPase die H^+-Konzentration ihres Sekretes um 8 Zehnerpotenzen, während der pH ihres eigenen Zytoplasmas bei 7,0–7,2 konstant gehalten wird. Die Sekretion des reinen Parietalzellsekretes in das große Volumen des aus verschiedensten Zelltypen stammenden Gemisches des Magensekretes resultiert immer noch in einem pH von ca. 1,0.

Bestimmung der Säuresekretion. Die quantitative Bestimmung der Säuresekretion erfordert die Aspiration des Sekrets über eine Magensonde nach 12-stündiger Nüchternperiode einschließlich Nikotinkarenz und nach 1-tägigem Absetzen einer eventuell vorbestehenden antisekretorischen Therapie mit H_2-Rezeptorantagonisten, Sedativa oder Trizyklika. Protonenpumpeninhibitoren müssen aufgrund ihrer längeren biologischen Halbwertszeit sogar 4 Tage vor einer Magensekretionsanalyse abgesetzt werden. Die vollständige Aspiration ist technisch störanfällig, vor allem aufgrund des niedrigen *basalen* Sekretionsvolumens.

BAO, MAO und PAO. Die Titration und quantitative Bestimmung der sezernierten Säure erfolgt extern im Aspirat, das in 6 sequenziellen 15-Minuten-Portionen gewonnen wird, die beiden ersten unter basalen und die 4 folgenden unter stimulierten Bedingungen. Unter basalen Bedingungen beträgt die H^+-Sekretion 0–5 meq/h, im Durchschnitt ca. 2 meq/h (basal acid output, BAO). Die maximale H^+-Sekretionskapazität (maximal acid output, MAO) wird als Summe der Säuresekretion errechnet, die in den 4 15-Minuten-Portionen nach hormonaler Stimulation mit dem synthetischen Analogon Pentagastrin (6 μg/kg Körpergewicht s.c.) bestimmt wurde. Ein anderer Parameter ist die H^+-Spitzensekretion (peak acid output, PAO) als mit dem Faktor 2 multiplizierte Summe der beiden höchsten Säuresekretionsraten in 2 benachbarten 15-Minuten-Portionen.

Bei Normalpersonen liegt PAO zwischen 10 und 40 meq/h bei Frauen sowie bei bis zu 60 meq/h bei Männern. Bei Patienten mit Gastrinom (Zollinger-Ellison-Syndrom) werden BAO-Werte zwischen 15 und 150 meq/h erreicht, die durch Pentagastrin nur noch gering oder gar nicht mehr zu steigern sind.

Pepsinogen

Haupt- und Schleimzellen. Die Hauptzellen des Magenkorpus sowie Schleimzellen der gesamten Magenschleimhaut sezernieren zwei immunologisch unterschiedliche Isoformen des Pepsinogens ins Magenlumen. Pepsinogen I wird nur in der Korpus-/Fundusschleimhaut gebildet, Pepsinogen II darüber hinaus auch in den Drüsen von Kardia und Antrum sowie in den Brunner-Drüsen des Duodenums. Etwa 1% des synthetisierten Pepsinogen I und II werden nicht ins Magenlumen sezerniert, sondern gelangen ins Blut. Ihre radioimmunologisch bestimmbaren Serumspiegel korrelieren mäßig mit dem PAO der Magensäure (s. o.). Darüber hinaus korrelieren niedrige Serumspiegel von Pepsinogen I und eine niedrige Pepsinogen-I/II-Ratio im Serum mit Atrophie der Korpusschleimhaut, geringgradiger Dysplasie und der Entwicklung von Adenokarzinomen des Magens. Auf der basolateralen, der Lamina propria mit ihren Blutgefäßen zugewandten Membran sind Rezeptoren lokalisiert, durch deren Aktivierung neuro-, para- oder endokrine Botenstoffe die Pepsinogensekretion der Hauptzellen beeinflussen. Hierbei vermitteln CCK-1-, M_3- und Sekretinrezeptoren eine Stimulation.

Pepsin. Pepsinogen (MW = 42,5 kD) ist lediglich die inaktive Vorstufe der Protease Pepsin. Im sauren intragastralen Milieu werden bei pH $< 5{,}4$ vom N-terminalen Ende des Moleküls 44 Aminosäuren abgespalten, so dass als Endprodukt Pepsin entsteht (MW = 35 kD). Diese Protease initiiert bereits im Magen die Verdauung von Nahrungseiweißen, die während der Dünndarmpassage des Speisebreis durch die pankreatischen Proteasen wesentlich effizienter fortgesetzt wird. Die Denaturierung der Nahrungseiweiße durch Magensäure erleichtert die Proteolyse durch Pepsin und durch pankreatische Proteasen. Pepsin spaltet in Nahrungseiweißen v. a. Bindungen, an denen die aromatischen Aminosäuren Phenylalanin und Tyrosin beteiligt sind, die wiederum besonders effiziente Stimuli der Gastrinsekretion sind. Auf diese Weise bewirkt die Proteolyse von Nahrungseiweißen durch Pepsin eine gastrinvermittelte weitere Stimulation der Säuresekretion, die für anhaltende Optimierung der Wirkungsbedingungen von Pepsin sorgt.

Inaktivierung von Pepsin. Das Wirkoptimum von Pepsin wird nämlich bei pH 1,8–3,5 erreicht; bei pH 5,0 erfolgt die reversible Inaktivierung, bei pH 7–8 die irreversible. Pepsinogen ist also ineffektiv, wenn der intragastrale pH auf Werte > 4 steigt. Diese Werte werden intermittierend bei Eintritt von neutralisierender Nahrung in den Magen erreicht, unter pharmakologischer Säurehemmung liegen sie sogar kontinuierlich vor. Unter diesen pH-Bedingungen ist also die Spaltung von Nahrungseiweißen ausschließlich auf pankreatische Proteasen angewiesen.

Selbst unter langfristiger hoch dosierter Einnahme potenter antisekretorischer Pharmaka und daraus resultierender Ineffektivität von Pepsin sind keine Zustände von Mangelernährung infolge unzureichender Proteolyse von Nahrungseiweißen bekannt geworden.

Lipase

Die Magenschleimhaut sezerniert, wahrscheinlich aus den Hauptzellen (5, 86), ein 379 Aminosäuren umfassendes, weitgehend säureresistentes Peptid ins Lumen. Dieses initiiert als Enzym (humane gastrale Lipase, HGL) die Lipolyse von Nahrungstriglyceriden bei einem pH-Optimum von 4,5 – 5,5, also im deutlich saureren Bereich als pankreatische Lipase. Seine Sekretion wird gehemmt, sobald Nahrungsfette ins Duodenallumen gelangen. Wahrscheinlich wird diese Hemmung durch Glucagon-like Peptide-1 (GLP-1) vermittelt. Die HGL kann bei verminderter Sekretion pankreatischer Lipase deren Anteil an der gesamten Fettverdauung lediglich zu einem geringeren Teil übernehmen.

Schleim

Mucine. Mukus- und Oberflächenepithelzellen der Magendrüsen sezernieren Schleim, Oberflächenepithelzellen zusätzlich auch HCO_3^-. Der funktionell wesentliche Bestandteil des Schleims sind große Glykoproteine („Mucine"; MW = ca. 2000 kD), die als Polymere aus 4 gleichen, durch Disulfidbrücken zusammengehaltenen Untereinheiten bestehen. Die individuellen Blutgruppeneigenschaften einer Testperson entsprechen exakt den antigenen Determinanten von Magen-Mucinen. Die Mucinsekretion erfolgt kontinuierlich und steht im Gleichgewicht mit dem proteolytischen Abbau durch Pepsin. Bei gegebener *wissenschaftlicher*, nicht *klinischer* Fragestellung kann als Parameter der Schleimsekretion N-Acetyl-Neuraminsäure (NANA) in Magensaftaspiraten bestimmt werden, eine für die Viskosität und Stabilität des Schleims funktionell wichtige Sialinsäure. Bei gesunden Probanden liegt die NANA-Konzentration freier und an Glykoproteine gebundener NANA bei 20 bzw. 40 mol/l. Die Sekretion von Schleim und HCO_3^- wird möglicherweise durch lokal in der Magenschleimhaut produzierte Prostaglandine stimuliert, v. a. durch PGE_2. N-Acetylcystein und nichtsteroidale Antiphlogistika fördern den Abbau der Mucine.

Der frisch sezernierte Schleim mit intaktem Zusammenhalt der Mucinpolymere bildet eine nur 0,2 – 0,6 mm dicke, flexible, gelförmig-visköse Schicht unmittelbar auf der Mukosa und schützt diese vor luminalen aggressiven chemischen Faktoren und vor mechanischer Beschädigung.

Lumenwärts aufgelagert liegt eine dickere Schicht mit den unter Pepsineinfluss bereits im Abbau befindlichen, weniger viskösen Bruchstücken von Mucinpolymeren, die schließlich zu löslichen Fragmenten abgebaut und vom Sekret weggespült werden. Die Schleimschicht wird von fingerförmigen Kanälchen durchbrochen, die den Durchtritt von H^+ aus der Korpusschleimhaut ins Magenlumen ermöglichen. Andererseits verzögert der Schleim auch die Rückdiffusion von luminalen H^+ in die Schleimhaut.

Trefoil-Peptide. Als weiteren für die Protektion wesentlichen Bestandteil enthält der Magenschleim säureresistente Peptide mit einer kleeblattartigen Tertiärstruktur („trefoil peptides"). Die verschiedenen Subtypen weisen eine gemeinsame Struktur mit 6 Cystein-Resten und 3 Disulfidbrücken auf. Sie werden von denselben Zellen gebildet und freigesetzt, die auch die Mucine bilden. Trefoil-Peptide steigern Viskosität, Elastizität und Gelbildung des Schleims und fördern die Angioneogenese unter physiologischen Bedingungen und bei der Prävention und Reparatur von Mukosaschäden. Tierexperimentell beeinträchtigt der Knockout von Trefoil-Peptiden die histologische Integrität der Magenschleimhaut und begünstigt die Entwicklung benigner und maligner Tumoren.

Bicarbonat

pH-Gradient. HCO_3^- wird zusammen mit Mukus von Oberflächenepithelzellen der gesamten Magenschleimhaut produziert. In der Schleimschicht gefangene HCO_3^--Ionen fangen aus dem Lumen in die Schleimhaut zurückdiffundierende H^+-Ionen ab und reagieren mit ihnen zu CO_2 und H_2O. Damit ermöglichen gastrales Bicarbonat und Schleimschicht gemeinsam den Aufbau eines pH-Gradienten. Dieser kann von 1,0 auf der Seite des Magenlumens bis 7,0 auf der Oberfläche des Magenepithels reichen. Bei diesem pH vermag auch zurückdiffundierendes Pepsin die Magenschleimhaut nicht mehr zu schädigen. Die HCO_3^--Sekretion ist ein Energie verbrauchender Transportprozess. Diesem liegt ein elektroneutraler Ausgleich der HCO_3^--sezernierenden Zelle mit gleichzeitiger Aufnahme von Cl^- oder Abgabe von Na^+ zugrunde.

Berechnung der Bicarbonatsekretion. Aufgrund des massiven Überschusses von H^+ im Magensekret kann in Aspiraten kein Bicarbonat gemessen werden, es sei denn, dass zuvor die H^+-Produktion durch hoch dosierte Protonenpumpeninhibitoren vollständig blockiert wurde. Ersatzweise kann HCO_3^- im Magensekret indirekt aus pCO_2 und pH über die Henderson-Hasselbalch-Gleichung errechnet werden, die Ergebnisse sind jedoch ungenau, da dieses Verfahren an nicht einhaltbare praktische Voraussetzungen gebunden ist. Alternativ kann die gastrale Bicarbonatsekretion nach einem Zwei-Komponenten-Modell (Parietalzell-Komponente des Sekrets mit H^+, Nichtparietalzell-Komponente mit HCO_3^-) berechnet werden. Hierfür müssen Volumen und Osmolalität des Magensekrets bestimmt werden. Die Plasmaosmolalität wird mit der des Nichtparietalzellsekretes gleichgesetzt. H^+-Konzentration und Osmolalität des reinen Parietalzellsekrets werden mit 160 meq/l und der 1,1fachen Plasmaosmolalität angenommen.

Bei gesunden Probanden liegt die gastrale HCO_3^--Sekretion bei ca. 50% der H^+-Sekretion. Unter basalen Bedingungen werden 2,5 mval/h HCO_3^- sezerniert. Diese Rate wird durch Pentagastrin nicht gesteigert, während Cholinergika oder PGE_2-Derivate (nur in pharmakologischen Dosen) die HCO_3^--Sekretion verdoppeln.

Intrinsic Factor

Komplexbildung mit Vitamin B_{12}. Die Magenschleimhaut sezerniert zwei unterschiedliche säureresistente Glykoproteine, die für die Resorption von Cyanocobalamin (Vitamin B_{12}), einem cobalthaltigen Vitamin der Nahrung, von Bedeutung sind. Intrinsic Factor (MW = 49 kDa) ist ein Produkt der Parietalzellen, R-Proteine (Cubulin; Haptocorrin) werden von verschiedenen gastralen und extragastralen (z.B. Speicheldrüsen) Zelltypen gebildet. Im sauren intragastralen Milieu ist die Komplexbindung von Vitamin B_{12} an R-Proteine wesentlich effektiver als die an Intrinsic Factor. Erst im Duodenum wird Vitamin B_{12} durch pankreatische Proteasen von den R-Proteinen gelöst und geht eine Komplexbindung mit Intrinsic Factor ein, die resistent gegen pankreatische Proteasen ist. Dieser Komplex wird im terminalen Ileum an das hochaffine Apolipoprotein Cubilin gebunden und durch Endozytose in die Enterozyten aufgenommen.

Regulation. Die Sekretion von Intrinsic Factor wird durch alle Agonisten stimuliert, die auch die Säuresekretion fördern. Demzufolge reduzieren alle antisekretorischen Rezeptorantagonisten (H_2, M_3), die prosekretorische Parietalzellrezeptoren blockieren, nicht nur die Säure-, sondern auch die Intrinsic-Factor-Sekretion.

Die Intrinsic-Factor-Sekretion bleibt jedoch unbeeinflusst von Protonenpumpeninhibitoren, die rezeptorunabhängig spezifisch nur die Säureproduktion der Parietalzellen hemmen.

Rezeptorvermittelte Signaltransduktion zur Regulation der Magensekretion

Die exkretorische Magensekretion unterliegt der Regulation durch die oben dargestellten endo-, para- und neurokrinen Botenstoffe. Diese interagieren mit spezifischen Rezeptoren auf exo- und endokrinen Zellen der Magenschleimhaut (45) und beeinflussen deren biologische Funktion durch Aktivierung spezifischer Mechanismen der rezeptorabhängigen Signaltransduktion. Die Botenstoffe und die durch sie ausgelösten zellulären Effekte werden im Folgenden in der Reihenfolge ihrer Bedeutung für die Regulation der Säuresekretion dargestellt.

Histamin

H_2-Rezeptoren. Aus ECL-Zellen freigesetztes Histamin interagiert mit spezifischen H_2-Rezeptoren der Parietalzellen (4). Diese sind über stimulierende G-Proteine (Gs) an eine membranständige Adenylatzyklase gekoppelt. Die histaminstimulierte cAMP-Produktion aktiviert die Proteinkinase A und – über letztlich noch nicht geklärte Zwischenschritte – die H^+/K^+-ATPase (Abb. 5.**6**). Gleichzeitig steigert Histamin jedoch auch unter Vermittlung durch Inositoltriphosphat (IP_3) die Konzentration des freien zytoplasmatischen Ca^{2+} in Parietalzellen. Wahrscheinlich wird über diesen zusätzlichen Signaltransduktionsweg weniger die Aktivierung der H^+/K^+-ATPase bewirkt als vielmehr die dramatische Veränderung der Ultrastruktur nach Stimulation der Parietalzellfunktion, die über Ca^{2+}- und Calmodulin-abhängige bewegliche Proteine des Zytoskeletts bewerkstelligt wird.

Pharmakologische Blockade der H_2-Rezeptoren der Parietalzellen hemmt spezifisch die histaminstimulierte Säureproduktion.

H_3-Rezeptoren. H_3-Rezeptoren werden von ECL-Zellen der Magenschleimhaut exprimiert. Sie vermitteln eine autokrine Hemmung der Funktion der ECL-Zellen durch deren eigenes Produkt, nämlich Histamin. Über H_3-Rezeptoren übt Histamin also eine negative Feedback-Kontrolle seiner eigenen Freisetzung aus und hemmt damit indirekt die Säuresekretion (4, 17, 98).

H_1-Rezeptoren. H_1-Rezeptoren werden offenbar nicht auf exo- oder endokrinen Zellen der Magenschleimhaut exprimiert, die für die Magensekretion oder für ihre Regulation von Bedeutung sind. Sie scheinen vielmehr im Rahmen entzündlicher und allergischer Reaktionen für vasomotorische Effekte von Histamin verantwortlich zu sein, das aus Mastzellen der Magenschleimhaut freigesetzt wird (4) (s. Abschnitt „Histamin" unter „Parakrine Regulationsmechanismen").

Acetylcholin

M_3-Rezeptoren der Parietalzellen. Acetylcholin interagiert mit hoch- und niedrigaffinen M_3-Rezeptoren der Parietalzellen, die an unterschiedliche G-Proteine gekoppelt sind. Sowohl hoch- als auch niedrigaffine M_3-Rezeptoren vermitteln einen Anstieg der freien zytoplasmatischen Ca^{2+}-Konzentration, jedoch auf unterschiedlichen Wegen:

- *Hochaffine* M_3-Rezeptoren steigern die Leitfähigkeit der Zellmembran für den raschen Einstrom von *extrazellulärem* Ca^{2+}, was zu einer unmittelbar eintretenden Spitze der zytoplasmatischen Ca^{2+}-Konzentration führt.
- *Niedrigaffine* M_3-Rezeptoren aktivieren dagegen die Phospholipase C. Diese Phosphodiesterase katalysiert die Umwandlung eines Phospholipids der Zellmembran, Phosphatidylinositol-4,5-Diphosphat, in D-Myoinositol-1,4,5-Triphosphat (IP_3) und 1,2-Diacylglycerol. IP_3 mobilisiert *intrazelluläres* Ca^{2+} aus seinem Speicher im endoplasmatischen Reticulum und verstärkt so das durch Einstrom von extrazellulärem Ca^{2+} ausgelöste Signal. Die gesteigerte zytoplasmatische Ca^{2+}-Konzentration führt über Aktivierung einer Calmodulin-abhängigen Proteinkinase und weiterer, noch unzureichend charakterisierter Schritte zur Stimulation der H^+/K^+-ATPase. Das bei der IP_3-Produktion durch die Phospholipase C ebenfalls gebildete 1,2-Diacylglycerol führt zur Phosphorylierung Calmodulin-unabhängiger nachgeordneter Enzyme.

Kurz- und langfristige Säurestimulation. Für die initiale, aber nur kurzfristige Stimulation der Säureproduktion durch Acetylcholin ist der Einstrom von extrazellulärem Ca^{2+} wahrscheinlich das effizientere Signal als die Mobilisierung von intrazellulärem Ca^{2+}. Diese und die 1,2-Diacylglycerol-abhängigen Mechanismen sind dagegen für die verzögert einsetzende längerfristige Stimulation der Säureproduktion verantwortlich (Abb. 5.**6**). Die cholinerge Aktivierung von M_3-Rezeptoren der Parietalzellen stimuliert für sich allein, also auch in Abwesenheit anderweitiger Stimuli, sowohl in vivo als auch in vitro die Säureproduktion erheblich. Der Effekt der ausschließlich cholinergen Stimulation wird jedoch potenziert, wenn die Parietalzellfunktion zusätzlich zu den M_3-Rezeptor-abhängigen Ca^{2+}/IP_3-vermittelten Transduktionsmechanismen auch durch die dem H_2-Rezeptor nachgeordneten cAMP-abhängigen Signale aktiviert wird.

M_3-Rezeptoren sind neben Parietalzellen auch auf Haupt-, G- (93), ECL- und D-Zellen der Magenschleimhaut lokalisiert. Sie vermitteln dort eine Stimulation der Pepsinogen-, Gastrin- und Histaminsekretion und hemmen die Somatostatinfreisetzung über analoge intrazelluläre Signaltransduktionsmechanismen wie in Parietalzellen.

IP_3. IP_3 ist ein uniformer Botenstoff, der für die Signaltransduktion ganz unterschiedlicher Rezeptoragonisten (z. B. Acetylcholin, Gastrin, CCK) verantwortlich ist. Amplitude und Frequenz des wiederkehrenden Anstiegs der zytoplasmatischen Ca^{2+}-Konzentration sind jedoch für den Agonisten, der die IP_3-Produktion induziert, charakteristisch. Die agonistenspezifische Signaltransduktion durch IP_3 wird wahrscheinlich erst dadurch ermöglicht, dass der Botenstoff in Abhängigkeit von seinem Stimulus an unterschiedliche Isoformen (Typ I, II, III) des intrazellulären IP_3-Rezeptors bindet. Diese unterscheiden sich u. a. hinsichtlich ihrer Modulation durch ATP und Proteinkinase A sowie in ihrer Verteilung in subzellulären Kompartimenten (26, 29, 32, 37, 49, 87, 89, 90).

M_1-Rezeptoren. Im Gegensatz zu M_3- sind M_1-Rezeptoren nicht auf den Epithelzellen der Magenschleimhaut lokalisiert, sondern auf Ganglien des intrinsischen Nervensystems in der Submokasa des Magens. Diese M_1-Rezeptoren kontrollieren die Freisetzung von Acetylcholin (und peptidergen Stimuli?) aus postganglionären Fasern, die als neurokrine Stimuli mit M_3- bzw. mit Peptidrezeptoren auf Epithelzellen der Magenschleimhaut interagieren. Daher hemmt der anticholinerge, relativ M_1-spezifische Rezeptorantagonist Pirenzepin die vagal stimulierte M_1-Rezeptor-vermittelte Säuresekretion *in vivo* äquipotent wie der nonselektive Antagonist Atropin. In isolierten Parietalzellen dagegen, die *in vitro* über keine übergeordnete neurale Regulation und damit über keine M_1-Rezeptoren mehr verfügen, hemmt Pirenzepin die über M_3-Rezeptoren cholinerg stimulierte Säureproduktion auf äquimolarer Basis ca. 100- bis 200fach schwächer als Atropin.

Gastrin

CCK-2-(CCK-B)Rezeptoren. Gastrin induziert seine spezifischen biologischen Effekte durch Interaktion mit Rezeptoren der Cholezystokinin(CCK)/Gastrin-Rezeptorfamilie (Abb. 5.**4** u. 5.**5**). Diese umfasst CCK-1- (frühere Bezeichnung: CCK-A [alimentary]) und CCK-2-Rezeptoren (frühere Bezeichnung: CCK-B [brain]), die aufgrund einer Sequenzhomologie > 50% strukturell eng verwandt sind. CCK-1-Rezeptoren sind v. a. in Pankreas und Gallenblase lokalisiert und weisen eine 1.200fach höhere Affinität für CCK-8 als für Gastrin auf. CCK-2/Gastrin-Rezeptoren sind dagegen v. a. im Gehirn und im Magen lokalisiert, sie weisen eine 5fach höhere Affinität für Gastrin als für CCK-8 auf. In der Magenschleimhaut interagiert Gastrin mit CCK-2/Gastrin-Rezeptoren auf ECL-, Parietal- und Hauptzellen. Die durch diese Rezeptoren vermittelten biologischen Effekte von Gastrin umfassen die Stimulation der Histamin-, Säure- und Pepsinsekretion sowie proliferative Effekte v. a. auf die ECL- und Parietalzellen.

Geringe direkte Säurestimulation. Für die gastrininduzierte Stimulation der Säuresekretion sind in vivo die CCK-2-Rezeptoren der ECL-Zellen von wesentlich größerer Bedeutung als die der Parietalzellen. Dies wird durch experimentelle Befunde belegt: Hochspezifische H_2-Rezeptorantagonisten hemmen die gastrinstimulierte Säuresekretion nahezu vollständig, ohne die Bindung von Gastrin an CCK-2-Rezeptoren auf ECL- oder Parietalzellen zu behindern. Vielmehr blockieren H_2-Rezeptorantagonisten die Bindung von endogenem Histamin, dessen Freisetzung aus ECL-Zellen durch Gastrin stimuliert wurde, an die H_2-Rezeptoren der Parietalzellen. Die Interaktion von Gastrin mit CCK-2-Rezeptoren der Parietalzellen selbst ist also zunächst von physiologisch untergeordneter Bedeutung für die *direkte* Stimulation der Säuresekretion.

Sowohl in ECL- als auch in Parietalzellen koppelt ein stimulierendes G-Protein (Gs) den CCK-2-Rezeptor an eine nachgeordnete intrazelluläre Signalkaskade, durch deren Aktivierung Gastrin die Sekretion von Histamin bzw. Säure stimuliert. Diese Kaskade beinhaltet Ca^{2+}-, IP_3- und Proteinkinase-C-abhängige Mechanismen (98), ähnlich der dem M_3-Rezeptor nachgeordneten Signaltransduktion (Abb. 5.**6**). In isolierten Parietalzellen in vitro ist Gastrin als alleiniger Stimulus jedoch sehr wenig effektiv. Die maximale Stimulation der H^+/K^+-ATPase durch Gastrin wird erst erreicht, wenn zeitgleich die cAMP-Produktion der Parietalzellen durch Histamin via H_2-Rezeptoren stimuliert wird, so dass eine potenzierende Interaktion zwischen cAMP- und Ca^{2+}/IP_3-vermittelten Transduktionsmechanismen zu Stande kommt. Dies bestätigt erneut, dass Gastrin als *direkter* Stimulus der Parietalzellfunktion lediglich eine modulierende Rolle spielt.

GRP

Der Interaktion von GRP sowie von Neuromedin B und C mit ihrem spezifischen Rezeptor auf G-Zellen ist eine durch Ca^{2+} und IP_3 vermittelte Signaltransduktion nachgeordnet (77).

Sie weist das gleiche Muster des Anstiegs der intrazellulären Ca^{2+}-Konzentration auf wie die Proteinkinase-C-abhängige Signalkaskade des CCK-1-Rezeptors und führt schließlich zur Freisetzung von Gastrin aus den G-Zellen. Über dieselbe Signalkaskade stimulieren GRP und seine Analoga die Somatostatinsekretion von D-Zellen des Magenkorpus durch Interaktion mit spezifischen, auf diesen Zellen lokalisierten Rezeptoren (74).

Somatostatin

Im Magen interagiert Somatostatin mit spezifischen Rezeptoren des Subtyps SSTR2 auf ECL-, G- und Parietalzellen sowie auf myenterischen Neuronen, die die Nitric-Oxide-Synthase exprimieren (81).

Durch diese Rezeptorinteraktionen von Somatostatin wird die Hemmung der Histamin-, Gastrin- und Säuresekretion ebenso vermittelt wie die der Magenmotilität.

Darüber hinaus exprimiert die glatte Muskulatur des Magens Somatostatinrezeptoren des Subtyps SSTR3, die die Relaxation der Magenwand hemmen (27).

Der Somatostatinrezeptor ist über Pertussistoxin-sensitive inhibitorische G-Proteine (Gi) mit der Phospholipase-C- und IP_3-abhängigen Freisetzung von Ca^{2+} aus dessen intrazellulären Speichern verbunden. In die weitere Signaltransduktion des durch Somatostatin gesteigerten zytoplasmatischen Ca^{2+} sind die Proteinkinase C und die Calmodulin-abhängige Kinase II eingebunden (Abb. 5.**6**). Auch die Signalkaskade Inhibitor-κB-Kinase (IKK)/NF-κB wird durch SSTR2 unter Vermittlung von Gi-Proteinen aktiviert (1, 15, 23, 48, 64, 71, 72). Darüber hinaus hemmt Somatostatin in Parietalzellen durch Gi-Protein-abhängige Mechanismen die cAMP-Produktion und die von ihr abhängige histaminstimulierte Säuresekretion.

Cholecystokinin

CCK-1-(CCK-A) sowie CCK-2-(CCK-B)Rezeptoren. CCK interagiert mit CCK-1- und -B-Rezeptoren der Magenschleimhaut. Durch Interaktion mit CCK-1-Rezeptoren gastraler D-Zellen hemmt das Hormon die Sekretion von Magensäure *indirekt*, indem es die Freisetzung von Somatostatin stimuliert, das seinerseits die Gastrinsekretion und dadurch letztlich die Histaminsekretion hemmt (Abb. 5.**4**). Diesem Effekt steht eine nur gering effektive Stimulation der Säuresekretion gegenüber, die CCK als schwacher Agonist an den CCK-2-Rezeptoren der Parietalzellen in vitro *direkt* bewirken kann. In vivo werden die CCK-2-Rezeptoren sogar durch den schwachen Agonisten CCK für die Interaktion mit dem stärkeren Agonisten Gastrin partiell blockiert. In Summe erklären diese gegenläufigen Effekte, warum CCK – anders als Gastrin – kein physiologisch relevanter Nettostimulus der Säuresekretion ist und die gastrinstimulierte Säuresekretion sogar hemmt.

Über die Effekte auf die Somatostatin- und Säuresekretion hinaus stimuliert CCK die Pepsinogensekretion von Hauptzellen, hemmt die Magenentleerung und steigert den Tonus des Pylorussphinkters, wodurch CCK dem duodenogastralen Reflux entgegenwirkt. Ferner umfassen die biologischen Wirkungen von CCK auf den Gastrointestinaltrakt die Stimulation der Gallenblasenkontraktion sowie der exokrinen Pankreassekretion, speziell der Sekretion von Enzymen und HCO_3^-.

Nachgeordnete Signaltransduktion. Auch den CCK-1-Rezeptoren der D-Zellen der Magenschleimhaut sind Ca^{2+}- und IP_3-abhängige Mechanismen zur Stimulation der Zellfunktion, hier der Somatostatinsekretion, nachgeordnet. Diese Mechanismen unterscheiden sich jedoch von der Signaltransduktion, die Acetylcholin via M_3-Rezeptor auslöst: CCK induziert, anders als Acetylcholin, eine Proteinkinase-A-abhängige Phosphorylierung des Subtyps III des IP_3-Rezeptors. Dies führt zu einer langsameren Rate des oszillierend wiederkehrenden Anstiegs des zytoplasmatischen Ca^{2+} unter fortbestehender Stimulation durch CCK. Diese Verlangsamung wird bei Acetylcholin-induzierter, M_3-Rezeptor-vermittelter Stimulation der Ca^{2+}- und IP_3-abhängigen Signaltransduktion nicht beobachtet. Durch Aktivierung spezifischer Subtypen des IP_3-Rezeptors kann auch in ein und demselben Zelltyp eine *agonistenspezifische* Signaltransduktion durch Ca^{2+} und IP_3 erreicht werden, sogar mit entgegengesetzten biologischen Resultaten: In gastralen D-Zellen wird die Somatostatinsekretion durch CCK stimuliert, durch Acetylcholin dagegen gehemmt, beides unter Vermittlung durch Ca^{2+} und IP_3.

PACAP

PAC1-Rezeptoren. Tierexperimentell stimuliert PACAP die Säuresekretion. Dieser Effekt ist jedoch indirekt vermittelt, da Parietalzellen keinen Rezeptor für das Neuropeptid aufweisen. PACAP interagiert vielmehr mit hochaffinen PAC1-Rezeptoren auf ECL-Zellen, die über ein Gs-Protein an die nachgeordnete intrazelluläre Signaltransduktion gekoppelt sind. Diese umfasst den Einstrom von extrazellulärem Ca^{2+} durch Kanäle vom L- und vom rezeptorabhängigen Typ. In ECL-Zellen wird die dem PAC1- ebenso wie die dem CCK-2-Rezeptor nachgeordnete Ca^{2+}-abhängige Signaltransduktion durch Somatostatin gehemmt. In ECL-Zellen induziert PACAP die Histidin-Decarboxylase-(HDC-)Promotor-Aktivität durch einen Mechanismus, der sich von dem der Aktivierung durch Gastrin unterscheidet. Infolgedessen stimuliert PACAP die Synthese und Sekretion von Histamin additiv zum durch Gastrin induzierbaren Effekt. Darüber hinaus stimuliert PACAP die Proliferation von ECL-Zellen potenter als Gastrin. An der intrazellulären Signaltransduktion dieses Effektes sind cAMP, IP_3-Kinase, Protein-Tyrosinkinase und Mitogen-aktivierte Proteinkinase beteiligt (3, 44, 46, 52, 59, 65, 73).

Zentralnervös und i.v. appliziertes PACAP. PAC1-Rezeptoren wurden auch auf myenterischen Neuronen des Magens identifiziert. Tierexperimentell steigert zentralnervös appliziertes PACAP über vagale Mechanismen die Motilität des Magens, hemmt jedoch seine Entleerung. Dies ist wahrscheinlich Folge einer durch PACAP verschlechterten

Koordination antropyloroduodenaler Kontraktionen. Auch intravenös appliziertes PACAP verzögert die Magenentleerung, freilich bei verminderter Motilität des Magens. Die Grundlagen der diskrepanten Effekte von intravenös und zentralnervös appliziertem PACAP sind noch unklar (43, 53, 60).

Substance P

Im Magen interagiert Substance P mit NK-1-Rezeptoren auf Neuronen und Muskulatur, mit NK-2-Rezeptoren auf der Muskulatur und mit NK-3-Rezeptoren auf Neuronen. Das Neuropeptid stimuliert die Motilität des Magens. Die Säuresekretion wird durch Substance P moderat gehemmt, dieser Effekt wird jedoch wahrscheinlich indirekt vermittelt durch die Freisetzung anderer inhibitorischer Transmitter (80).

Sekretin

Die physiologische Relevanz der Hemmung der Säuresekretion durch Sekretin beim Menschen ist unsicher.

Tierexperimentell und in vitro steigert Sekretin die Freisetzung von Somatostatin und endogenen Prostaglandinen. Zur daraus resultierenden Hemmung der Säuresekretion trägt auch ein inhibitorischer Sekretineffekt auf die Histaminsekretion bei. Dieser ist freilich durch Somatostatin und PGE_2 vermittelt, nicht Folge eines direkten, rezeptorvermittelten Sekretineffektes auf die ECL-Zellen (16, 24, 82, 85).

Die Freisetzung von Sekretin durch Ansäuerung des Bulbus duodeni mit anschließender Stimulation der gastralen Somatostatinsekretion und resultierender Hemmung der Magensäuresekretion charakterisiert Sekretin als Bulbogastron. Darüber hinaus stimuliert Sekretin cAMP-abhängig die Pepsinsekretion von Hauptzellen und steigert den Tonus des Pylorussphinkters. Schließlich stimuliert Sekretin die Volumen-, Enzym- und Bicarbonatsekretion des Pankreas.

Prostaglandine

PGE_2 und EP(3)-Rezeptor. PGE_2 interagiert mit spezifischen Rezeptoren auf Parietal-, ECL- und Schleimzellen der Magenschleimhaut (58). Vor allem PGE_2 hemmt in vitro die Säureproduktion isolierter Parietalzellen durch Interaktion mit Rezeptoren des Subtyps EP(3). Auch die Histaminsekretion kultivierter ECL-Zellen wird durch PGE_2 gehemmt, möglicherweise durch einen autokrinen Effekt, den das in ECL-Zellen gebildete Prostaglandin durch Interaktion mit vom selben Zelltyp exprimierten EP(3)-Rezeptoren ausübt. Es ist jedoch unsicher, ob endogenen Prostaglandinen in vivo eine physiologische Relevanz als Inhibitoren der Säuresekretion zukommt. Schließlich stimuliert PGE_2 die gastrale Schleimproduktion (39).

Die dem PGE_2-Rezeptor der Parietalzellen nachgeordnete Signaltransduktion umfasst die Aktivierung Pertussistoxin-abhängiger inhibitorischer Gi-Proteine, die die Hemmung der dem Histamin-H_2-Rezeptor nachgeordneten Adenylatzyklase vermitteln und zu einer Reduktion der histamininduzierten cAMP-Produktion und Proteinkinase-A-Aktivität führen (Abb. 5.**6**).

Leukotriene, PAF

LTC_4 und LTD_4. Die Sulfidopeptid-Leukotriene LTC_4 und LTD_4, nicht aber LTB_4, potenzieren die durch Histamin und cholinerge Agonisten stimulierte Säureproduktion isolierter Parietalzellen in vitro, wahrscheinlich durch Interaktion mit spezifischen Rezeptoren auf diesen Zellen. Da LTC_4 hierbei nicht weniger potent ist als LTD_4, könnte es sich um Rezeptoren des Subtyps CysLT(2) handeln. LTC_4 und LTD_4 tragen hiermit wahrscheinlich zur vaskulär vermittelten Schädigung der Magenschleimhaut durch Alkohol bei (76, 91).

PAF. PAF ist für die Rekrutierung von Entzündungszellen in die Magenschleimhaut von Bedeutung und stimuliert die Produktion proinflammatorischer Zytokine. Hierdurch vermindert PAF die Schleimhautdurchblutung und erhöht die Permeabilität mukosaler Blutgefäße. Darüber hinaus stimuliert PAF tierexperimentell die Gastrinsekretion isolierter G-Zellen via Steigerung des Ca^{2+}-Einstroms durch L-Typ-Kanäle und konsekutive Aktivierung der Proteinkinase C. Parietalzellen exprimieren den PAF-Rezeptor, durch dessen Aktivierung die Säureproduktion über Ca^{2+}-abhängige Transduktionsmechanismen stimuliert wird (6, 55).

Zytokine

Zytokine haben physiologische und im Rahmen einer Entzündungsreaktion auch pathophysiologische Effekte sowohl auf die Funktion endo- und exokriner Epithelzellen als auch auf Proliferation und Immunität.

IL-1β aktiviert einen spezifischen Rezeptor auf Parietalzellen und hemmt hierdurch die Säureproduktion. Dieser Effekt wird durch Aktivierung der Proteinkinase C sowie durch Hemmung der IP_3-Produktion und des Anstiegs des zytoplasmatischen Ca^{2+} vermittelt (7, 75). Auch für IL-2 und Interferon γ ist ein inhibitorischer Effekt auf die Säuresekretion beschrieben worden (61). IL-1β hemmt die Histaminsekretion von ECL-Zellen in vitro, hierzu trägt eine Stimulation der endogenen Prostaglandinproduktion dieser Zellen bei (68). TNFα stimuliert die Somatostatinsekretion von D-Zellen des Magenkorpus in vitro; dieser Effekt wird durch IL-8 potenziert (8). TNFα und IL-1 aktivieren die Gastrin-Genexpression via MAPK- und Proteinkinase-C-abhängiger Mechanismen (88).

PYY

PYY hemmt die vagal stimulierte Säuresekretion und Motilität des Magens. Das Hormon gelangt durch die Area postrema und den Nucleus tractus solitarii in das zentrale Nervensystem. Hier interagiert es mit inhibitorischen Rezeptoren des Subtyps Y2, um zentrale vagale Stimulationsmechanismen der Säuresekretion zu hemmen (96). Darüber hinaus interagiert PYY auf ECL-Zellen der Magenschleimhaut mit Rezeptoren des Subtyps Y1, die die durch zytoplasmatisches Calcium vermittelte Histaminsekretion hemmen. Hierbei inhibiert PYY L-Typ-Ca^{2+}-Kanäle über Pertussistoxin-abhängige Gi-Proteine.

Gastric inhibitory Polypeptide

GIP interagiert mit einem spezifischen Rezeptor (GIPR), der über ein stimulierendes Gs-Protein an die Adenylatzyklase gebunden ist. GIPR ist bislang auf pankreatischen Inselzellen, auf Adipozyten sowie im zentralen Nervensystem nachgewiesen worden, nicht jedoch in der Magernschleimhaut.

GIP galt lange als Kandidat für die Funktion des Enterogastrons, also des Dünndarmhormons, das die Magensekretion hemmt. Grundlage dieser Hypothese waren tierexperimentelle Beobachtungen, dass GIP durch Perfusion des Dünndarmlumens mit Fetten freigesetzt wird und nach i. v. Applikation in pharmakologischen Dosen sowohl die Sekretion von Säure und Pepsin als auch die Magenmotilität hemmt. Hierbei scheint die Stimulation der Somatostatinfreisetzung aus D-Zellen der Magenschleimhaut eine Rolle zu spielen. Beim Menschen sind jedoch nach i. v. Dosen, die physiologische postprandiale Plasmaspiegel von GIP nachahmen, inhibitorische Effekte auf den Magen nur sehr gering ausgeprägt. Stattdessen induzieren physiologische GIP-Plasmaspiegel die Insulinsekretion. Daher ist heute der Name „glucose-dependent insulinotropic polypeptide" für GIP als Inkretin angemessener als die ursprüngliche Bezeichnung (94).

Motilin

Strukturell ist der Motilinrezeptor eng verwandt mit dem für Ghrelin (GSH-R) (19, 20, 21, 51). Im Magen sind Motilinrezeptoren auf glatten Muskelzellen vor allem des Antrums, aber auch des Korpus lokalisiert. Diese werden durch das Hormon direkt zur Kontraktion stimuliert, aber auch indirekt über Motilinrezeptoren auf Neuronen des intrinsischen Nervensystems der Magenwand. Motilinrezeptoren werden aber auch im Hippocampus exprimiert. Durch diese zentralnervösen Rezeptoren wird, vermittelt durch non-cholinerge, non-adrenerge Efferenzen eines vagovagalen Reflexes, die gastrale Motilität gesteigert. Motilinrezeptoren binden auch das Antibiotikum Erythromycin mit intrinsischer Aktivität (28, 38).

Kontraktion glatter Muskelzellen. Motilin ist von wesentlicher Bedeutung für die Initiierung migrierender Motorkomplexe der glatten Muskulatur des Gastrointestinaltrakts zwischen den Mahlzeiten. Motilin führt zu einer biphasischen Kontraktion von Myozyten des Magens: Motilinrezeptoren sind durch G-Proteine an eine intrazelluläre Signalkaskade gekoppelt, die den Einstrom von extrazellulärem Ca^{2+} durch L-Typ-Kanäle induziert und durch Ca^{2+}- und Calmodulin-abhängige Mechanismen die Myosin-Leichtketten-(MLC-)Kinase aktiviert. Hierdurch kommt es zunächst zu einer unmittelbaren vorübergehenden Kontraktion der Myozyten. Anschließend führt die Aktivierung von zwei MLC-Phosphatase-Inhibitoren, nämlich CPI-17 über die Proteinkinase C und MYPT1 über die Rho-Kinase, dazu, dass die Deaktivierung der MLC-Kinase verhindert wird. Infolgedessen kommt es zu einer zweiten anhaltenden Kontraktion der Myozyten (35).

NO

NO diffundiert in seine Zielzellen und stimuliert dort direkt, also rezeptorunabhängig, die Guanylatzyklase und damit die cGMP-Produktion. Hierdurch bewirkt NO am Magen Vasodilatation und Steigerung der Mukosadurchblutung sowie Relaxation der glatten Muskulatur, z. B. des Pylorussphinkters, aber auch Hemmung der Säureproduktion humaner Parietalzellen und Stimulation der Pepsinogensekretion isolierter Hauptzellen des Schweins in vitro. Unabhängig von cGMP kann NO jedoch auch durch Aktivierung der Adenosindiphosphat-(ADP-)Ribosyltransferase biologische Effekte induzieren, so z. B. die Somatostatinsekretion kultivierter D-Zellen des Kaninchenmagens. Somatostatin könnte die tierexperimentell beobachtete Hemmung vermitteln, die NO auf die postprandiale Gastrinsekretion und auf die gastrinstimulierte Histaminsekretion ausübt (2, 9–13, 22, 30, 34, 40, 41).

Integrierte Regulation der Säuresekretion

Basale Sekretion

Als „basal" wird die Säuresekretion bezeichnet, sobald die Resorption der Nahrung im Dünndarm und die damit verbundene intestinale Phase der Säuresekretion abgeschlossen sind. Dies ist ca. 6 h nach der vorangegangenen Nahrungsaufnahme erreicht.

Im Basalzustand werden ca. 10% der maximal stimulierbaren Säurekapazität sezerniert. Die basale Sekretion wird überwiegend durch den vagalen Ruhetonus aufrechterhalten, zum geringeren Teil durch die basale Freisetzung von Histamin und Gastrin.

Zephale Phase

Konditionierter Reflex. Anblick, Geruch oder Geschmack von Speisen oder der Gedanke daran führen durch Aktivierung zentralnervöser Mechanismen zu einer Steigerung der Säuresekretion. Hierbei handelt es sich um einen in einer frühen Lebensphase erworbenen konditionierten Reflex. Optische Reize werden in hypothalamische Kerngebiete und zum Nucleus dorsalis n. vagi geleitet, Geruchsempfindungen über den Nucelus tractus solitarii zu den Ursprungskernen des N. vagus sowie in hypothalamische Kerngebiete. Elektrische Reizung des Nucleus tractus solitarii, der Nuclei amygdalae sowie des lateralen und anterioren Hypothalamus stimulieren die Säuresekretion, während die Reizung des ventromedialen Hypothalamus einen inhibierenden Effekt hat.

Experimentell kann die zephale Phase der Säuresekretion durch Scheinfütterung ausgelöst werden, die die Säuresekretion um 50–60% des „peak acid output" (PAO) steigert. Atropin sowie spezifische GRP-Rezeptorantagonisten hemmen die zephale Phase der Säuresekretion nach Scheinfütterung nahezu vollständig, der Opiatrezeptorantagonist Naloxon zumindest partiell. Die zephale Phase der Säuresekretion wird also offenbar durch zentrale und/oder periphere cholinerge oder peptiderge Neurone (GRP, Enkephaline) vermittelt.

Rolle von Neuropeptiden. Es ist offen, ob für die zephale Stimulation der Säuresekretion des Menschen weitere Neuropeptide eine Rolle spielen, die hierfür tierexperimentell von Bedeutung zu sein scheinen, nämlich Thyreotropin Releasing Hormone (TRH), Gastrin und CCK als Stimuli sowie Calcitonin oder Calcitonin Gene-related Peptide als Inhibitoren der Säuresekretion. Die Bedeutung der Gastrinfreisetzung aus dem N. vagus ist schwierig einzuschätzen, da sie quantitativ erheblich geringer sein dürfte als die aus den G-Zellen der Magenschleimhaut.

Die durch die zephale Phase aktivierten Vagusfasern stimulieren die Parietalzellen sowohl direkt als auch indirekt, indem sie die Gastrinfreisetzung aus den G-Zellen in die systemische Zirkulation steigern. Die indirekte Stimulation via Gastrin ist quantitativ von geringerer Bedeutung.

Gastrale Phase

Durch den Eintritt von Nahrung in den Magen wird die Säuresekretion stimuliert. Mechanische Dehnung der Magenwand und konsekutiv gesteigerte Gastrinsekretion vermitteln ca. 75% dieses Effekts. Dehnung des Magenkorpus wirkt hierbei effektiver als Dehnung des Antrums.

Magendehnung. Die Magendehnung aktiviert neurale Reflexe, die in intramuralen Mechanorezeptoren ihren Ausgang nehmen und über vagale Afferenzen zu den Ursprungskernen des N. vagus gelangen. Von dort erreichen lange efferente Vagusfasern die Magenschleimhaut, über die nach Umschaltung auf kurze postganglionäre Neurone sowohl die Parietal- als auch die G-Zellfunktion aktiviert werden. Auch kurze, vollständig intramural verlaufende Reflexbögen können nach Dehnung der Magenwand eine Stimulation von Säure- und Gastrinsektretion vermitteln, ohne zentralnervöse Strukturen oder den N. vagus einzubeziehen. Die postganglionären Fasern sowohl der langen als auch der kurzen Reflexbögen setzen als Neurotransmitter nicht Acetylcholin frei, sondern Gastrin Releasing Peptide (GRP), das die G-Zellen durch einen eigenen, spezifischen Rezeptor direkt stimuliert. Infolgedessen kann Atropin die nahrungsstimulierte Gastrinfreisetzung nicht hemmen. In Relation zur Stimulation der Säuresekretion ist der Effekt der Magendehnung auf die Gastrinsekretion nur moderat. Hierfür ist wahrscheinlich die parallele Aktivierung inhibitorischer cholinerger Mechanismen verantwortlich, z. B. die der Somatostatinsekretion antraler D-Zellen.

Stimulation durch Nahrungsbestandteile. Ca. 25% der Stimulation der Säuresekretion während der gastralen Phase werden durch Nahrungsbestandteile hervorgerufen. Hierbei spielen v. a. Peptone als durch Pepsineinwirkung gebildete Spaltprodukte von Nahrungseiweißen eine Rolle. Freie Aminosäuren fallen dagegen unter physiologischen Bedingungen im Magen nur in geringer Menge an, da dort die Proteolyse von Nahrungseiweißen durch Pepsin quantitativ noch unbedeutend ist. Insofern ist auch die physiologische Bedeutung der hervorragenden Stimulation der Gastrinsekretion offen, die experimentell durch die intragastral oder in vitro applizierten freien aromatischen Aminosäuren Phenylalanin und Tryptophan erzielt werden kann. Diese werden im Magenlumen decarboxyliert, die resultierenden Amine werden daraufhin passiv in die G-Zellen aufgenommen und stimulieren deren Funktion in vitro. Kaffee, auch entkoffeinierter, stimuliert die Säuresekretion, wahrscheinlich in Abhängigkeit von seinem Röststoffgehalt. Wein und Bier steigern ebenfalls die Säuresekretion. Hierfür sind wahrscheinlich die Fermentationsprodukte Malein- und Succinylsäure als Inhaltsstoffe dieser Getränke verantwortlich, nicht aber ihr Alkoholgehalt.

Negative Feedback-Regulation. Eine überschießende Säuresekretion während der gastralen Phase wird durch negative Feedback-Regulation der G-Zellfunktion auf verschiedenen Wegen verhindert. H^+-Ionen können durch direkten Effekt die G-Zellen inhibieren und D-Zellen stimulieren, deren Somatostatinsekretion ihrerseits die G-Zellen hemmt. D-Zellen können jedoch auch durch H^+-sensitive Neurone der Magenschleimhaut aktiviert werden. In beiden Fällen wirkt Somatostatin lokal als parakriner Inhibitor der benachbarten G-Zellen. Schließlich protonieren H^+-Ionen die aus decarboxylierten Aminosäuren der Nahrung entstandenen Amine und verhindern so deren Aufnahme in die G-Zellen und damit ihren stimulierenden Effekt auf die Gastrinsekretion.

Intestinale Phase

Mit der Magenentleerung und dem Eintritt von Speisebrei in den Dünndarm beginnt die intestinale Phase der Säuresekretion. Wanddehnung, luminale Säurebeladung von Bulbus duodeni und oberem Dünndarm sowie spezifische Chymusbestandteile sind wahrscheinlich ihre bedeutendsten Auslöser.

Die intestinale Phase ist sowohl durch stimulierende als auch hemmende Effekte von neuralen Reflexbögen und endokrinen Botenstoffen charakterisiert. Unter den Chymusbestandteilen vermitteln Nahrungspeptide und freie Aminosäuren stimulierende, Lipide und Kohlenhydrate dagegen inhibitorische Effekte auf die Säuresekretion.

Säure stimulierende Effekte. Die Stimulation der Säuresekretion während der intestinalen Phase erreicht nur 7% des PAO. Es ist unklar, welche Mechanismen die Stimulation der Magensäuresekretion während der intestinalen Phase auslösen. Eine neurale Vermittlung zumindest durch das extrinsische Nervensystem ist unwahrscheinlich. Ein infolge der Dünndarmdehnung in die systemische Zirkulation freigesetztes Säure stimulierendes Hormon („Enterooxyntin“) ist zwar postuliert, bislang aber nicht zweifelsfrei identifiziert worden. Auch die Stimulation der Gastrinsekretion durch intestinal resorbierte freie Aminosäuren konnte als

Vermittler der intestinal stimulierten Säuresekretion bislang nicht belegt werden.

⇢ Säure inhibierende Effekte. Von erheblich größerer physiologischer Bedeutung sind die vom Dünndarm ausgehenden inhibitorischen Signale. Nach Eintritt des sauren Chymus in den Dünndarm ist nämlich seine Neutralisation erforderlich, um ein optimales pH-Milieu für die Pankreasenzyme einzustellen. Eine fortbestehende Stimulation der Säuresekretion in dieser Phase der Digestion wäre kontraproduktiv. Die daher physiologisch erforderliche Hemmung der Säuresekretion wird zumindest nicht über neurale Mechanismen des extrinsischen Nervensystems vermittelt, während eine Beteiligung intramuraler Reflexbögen des intrinsischen Nervensystems nicht ausgeschlossen werden kann. Wahrscheinlicher ist jedoch eine Säurehemmung durch inhibitorische Hormone, die durch intraluminale Säure aus dem Bulbus duodeni freigesetzt werden („Bulbogastron"), aber auch durch Nahrungslipide aus tiefer gelegenen Dünndarmabschnitten („Enterogastron"). Sowohl Bulbo- als auch Enterogastrone hemmen die Sekretion von Magensäure wahrscheinlich indirekt, indem sie gastrales Somatostatin freisetzen. Ein einzelnes Bulbo- bzw. Enterogastron ist bislang noch nicht identifiziert worden. Kandidaten als Bulbogastrone sind CCK und Sekretin. Neurotensin könnte als Enterogastron wirken.

Möglicherweise liegt jedoch den Wirkprinzipien des Bulbo- bzw. Enterogastrons kein einzelnes Hormon zugrunde, da die physiologischen postprandialen Serumspiegel keines einzelnen Hormons die Säuresekretion ausreichend effektiv hemmen. Vielmehr dürfte die Wirkung des Bulbo- bzw. Enterogastrons aus der Kombination der Effekte verschiedener Hormone resultieren, die durch Säure bzw. durch Nahrungslipide aus dem Dünndarm in die systemische Zirkulation freigesetzt werden.

Magenmotilität

Elektrophysiologische Grundlagen

⇢ Schrittmacherzellen. Der zentrale Schrittmacher der Magenmotorik ist großkurvaturseitig im Korpus lokalisiert. Hier sind in der äußeren zirkulären Muskelschicht interstitielle Cajal-Zellen in unmittelbarer Nachbarschaft zum Plexus myentericus des intrinsischen Nervensystems lokalisiert. Cajal-Zellen sind sternförmige mesenchymale Zellen mit Eigenschaften glatter Muskelzellen. Sie senden vielfach verzweigte Fortsätze in die Muskulatur des Magens aus. Diese Schrittmacherzellen sind der Ursprungsort des 3-mal pro Minute wiederkehrenden myoelektrischen Grundmusters der langsamen Welle („slow wave"). Die Cajal-Zellen ermöglichen durch ihre interstitielle Vernetzung die aktive Weiterleitung langsamer Wellen vom Schrittmacher in zirkumferenter und longitudinaler Richtung. Die longitudinale Propagation erfolgt in aborale Richtung und endet am Pylorus. Hierdurch werden eine propulsive Peristaltik und eine Trennung zwischen gastraler und duodenaler Motorik gewährleistet. Langsame Wellen werden über gap-junctions auf die glatten Muskelzellen des Magens weitergeleitet und können diese depolarisieren.

Ausschließlich auf dem Höhepunkt einer langsamen Welle können durch Spitzenpotenziale phasische Kontraktionen des Magens ausgelöst werden. In allen Regionen des Magens löst die Depolarisation der glatten Muskelzellen über die mechanische Schwelle hinaus grundsätzlich eine Kontraktion aus.

⇢ Fundus. Im Fundus liegt bereits das Ruhepotenzial (-48 mV) permanent über der mechanischen Schwelle (-52 mV), so dass hier keine phasischen Kontraktionen auftreten, sondern eine dauerhafte tonische Kontraktion aufrechterhalten wird. Deren Intensität wird durch neurale und humorale Signale gesteigert oder vermindert. Diese Modulation wird ganz wesentlich durch interstitielle Cajal-Zellen vermittelt, die vor allem in der Nähe der Endigungen intrinsischer und sympathischer inhibitorischer Neurone lokalisiert sind.

⇢ Korpus und Antrum. Dagegen liegt im Korpus die mechanische Schwelle geringfügig (-10 mV), im Antrum sogar erheblich (-30 mV) über dem Ruhepotenzial. Vom Schrittmacher ausgehende Depolarisation über die mechanische Schwelle hinaus induziert ein spontanes, rasch und steil ansteigendes Aktionspotenzial, das mit einem Einstrom von Ca^{2+} in die Muskelzellen verbunden ist und zu einer *ersten*, nur gering ausgeprägten und propulsiv kaum wirksamen Kontraktion führt. An diese initiale Depolarisation schließt sich eine längere flache Plateauphase an. Wegen des im Korpus geringen Abstandes zwischen Ruhepotenzial und mechanischer Schwelle überschreitet in dieser Lokalisation auch die Plateauphase des Aktionspotenzials grundsätzlich die mechanische Schwelle und führt zu einer ausgeprägten propulsiven *zweiten* Kontraktion. Dagegen wird im Antrum aufgrund des größeren Abstandes zwischen Ruhepotenzial und mechanischer Schwelle diese von der Plateauphase nur dann überschritten, wenn zusätzliche neurale oder humorale Stimuli wirksam werden, so dass schließlich auch hier eine ausgeprägte *zweite* Kontraktion ausgelöst wird. Deren Amplitude, und Dauer können in Korpus und Antrum durch neurale und humorale Signale gesteigert oder vermindert werden. Hierbei werden die Frequenz der Depolarisationen und der Tonus der Magenwand durch Acetylcholin gesteigert und durch Noradrenalin gesenkt.

⇢ Pylorus. Im Pylorus sorgt aufgrund der hier anatomisch bereits erheblich geringeren Lumenweite sogar die schwach ausgeprägte erste Kontraktion für einen wirksamen Verschluss dieses Sphinkters vor Eintreffen der zweiten, propulsiv effektiven Kontraktion. Hierdurch wird eine vorzeitige Magenentleerung verhindert und die mechanische Zerkleinerung der Nahrungspartikel gefördert.

Repolarisation. Die Plateauphase des Aktionspotenzials kehrt allmählich auf das Niveau des Ruhepotenzials zurück, diese Repolarisation ist mit einem K^+-Ausstrom aus den Muskelzellen verbunden. Das Ruhepotenzial ist in nahezu allen Lokalisationen von Korpus und Antrum stabil. Ausschließlich in der Region des Schrittmachers kommt es zu einer neuerlichen spontanen Drift des Ruhepotenzials in Richtung auf das weniger negative Niveau der mechanischen Schwelle. Nach deren Überschreiten wird das nächste Aktionspotenzial ausgelöst.

Nüchternmotilität

Im Nüchternzustand ist der „migrating motor complex" (MMC) das beherrschende Grundmuster der gastrointestinalen Motilität. Der Magen weist eine zyklische Motoraktivität auf, die eng auf die intestinalen MMC bezogen ist.

Phasen des MMC. Jeder MMC beginnt mit einer Phase motorischer Ruhe (Phase I), der unorganisierte und irreguläre Kontraktionen folgen (Phase II), ehe eine Salve ununterbrochener phasischer Kontraktionen den Höhepunkt bilden (Phase III). Im Gegensatz zum Dünndarm, in dem MMC in aboraler Richtung propagiert werden, beginnen und enden die MMC des Magens simultan in allen Regionen dieses Organs.

Mit Beginn der Phase III im oberen Duodenum werden auch im Magen hochamplitudige Kontraktionen beobachtet, deren Frequenz vom Korpus (1/min) zum Antrum zunimmt (5/min). Die antralen Kontraktionen können den Pylorus im Sinne einer antropyloroduodenalen Koordination überqueren. Diese simultan gesteigerte duodenale und gastrale Motoraktivität würde unweigerlich zu duodenogastroösophagealem Reflux führen. Dieser wird jedoch dadurch verhindert, dass sich im unteren Ösophagussphinkter einander überlagernde phasische Kontraktionen aufbauen und dort zu einer Drucksteigerung führen. Im Magen wird die Phase II der MMC vor allem vagal vermittelt, während die Phase III offensichtlich hormonal durch Motilin ausgelöst wird, das aus dem Duodenum freigesetzt wird.

Die physiologische Bedeutung der MMC ist noch nicht gesichert, wahrscheinlich dienen sie der vollständigen Entleerung und Reinigung des Magenlumens vor Aufnahme der nächsten Mahlzeit. Zu diesem Zeitpunkt enden die MMC abrupt.

Prandiale Motilität

Relaxation des proximalen Magens. Der Tonus von Magenfundus und -korpus wird vagal kontrolliert, indem cholinerge Mechanismen tonussteigernd wirken, NO dagegen relaxierend. Bereits das Schlucken von Nahrung führt zu einer NO-vermittelten rezeptiven Relaxation des Magenfundus. Darüber hinaus werden mit Eintreten der Nahrung in den Magen Dehnungsrezeptoren in seiner Wand aktiviert, die über einen vagovagalen Reflex Tonus und phasische Kontraktionen in Magenfundus und -korpus hemmen. Vor allem NO, aber auch VIP und CCK vermitteln diese Inhibition. Die resultierende rezeptive Relaxation des proximalen Magenanteils führt zur 2- bis 3fachen Zunahme seines Volumens. Hierin können dadurch größere Nahrungsportionen aufgenommen werden, bis sie ins Antrum abgegeben werden. Auch Dehnung von Antrum oder Duodenum sowie dessen Durchströmung mit Säure, Proteinen oder Fetten führen zu einer Relaxation des proximalen Magenanteils und damit zu einer Steigerung seines Fassungsvermögens.

Insgesamt beendet der Eintritt von Nahrung in den Magen die zyklische Folge von MMC und löst stattdessen eine intensive Kontraktionsaktivität aus, die typisch für die postprandiale Motilität ist. Erst 2–8 h später setzt die oben beschriebene Nüchternmotilität wieder ein.

Magenentleerung

Bei der Magenentleerung kooperieren Antrum, Pylorus und Duodenum als funktionelle Einheit.

Flüssigkeiten. Die Entleerung von Flüssigkeiten verläuft rasch und unterscheidet sich grundsätzlich von der fester Nahrung. Untersuchungen mittels hochauflösender Manometrie legen nahe, dass nicht der Tonus des Fundus die Flüssigkeitsentleerung aus dem Magen reguliert, sondern der antroduodenale Druckgradient. Dieser wird modifiziert durch den Pylorus mit seinem gegenüber dem Magen erheblich kleineren, nicht erweiterbaren Lumen sowie mit seinem spezifischen Tonus. Nährstoffhaltige, speziell fettreiche, hochosmolare oder kohlensäurehaltige Flüssigkeiten werden langsamer entleert als nährstoffarme, speziell fettfreie, niedrigosmolare und kohlensäurefreie.

Zerkleinerungsphase. Feste Bestandteile eines gemischt flüssig-festen Mahls werden zunächst im Korpus zurückgehalten, während die flüssigen Nahrungsbestandteile ins Duodenum entleert werden. In dieser Phase werden die festen Nahrungsbestandteile allmählich ins Antrum transportiert. Hier werden sie durch die antropylorische Motilität zerkleinert: Koordinierte hochamplitudige Kontraktionen wandern vom proximalen Antrum in aborale Richtung. Während sie das mittlere Antrum erreichen, steht der Pylorus offen, der duodenale Tonus ist reduziert. Durch diese antropyloroduodenale Koordination wird jedoch nur die Entleerung von Nahrungsbestandteilen ermöglicht, die eine Partikelgröße unter 1 mm erreicht haben. Die antrale Kontraktion erreicht schließlich den Pylorus und schließt ihn. Hierzu tragen auch isolierte Kontraktionen bei, die durch repetitive Spitzenentladungen pylorischer Muskelzellen ausgelöst werden, aufgesetzt auf die Plateauphasen spontaner Aktionspotenziale. Durch den resultierenden aktiven Verschluss des Pylorus werden Partikel mit einer Größe über 1 mm ins Antrum zurückgedrängt, bis sie die nächste hochamplitudige Antrumkontraktion erneut gegen den Pylorus treibt. Die Dauer dieser Phase der Zerkleinerung hängt von der Größe und Konsistenz der Nahrungspartikel ab und beträgt im Mittel 60 min.

Entleerung ins Duodenum. Sobald die Zerkleinerung ausreichend fortgeschritten ist, nehmen Phasen der antropyloroduodenalen Koordination zu und ermöglichen die Entleerung ins Duodenum, während die Frequenz der isolierten Pyloruskontraktionen zurückgeht. Dehnung des Duodenums durch den entleerten Mageninhalt sowie die Durchströmung seines Lumens mit Säure, Proteinen oder Fett hemmen die antropyloroduodenale Koordination und steigern die isolierten Kontraktionen des Pylorus sowie dessen spezifischen Tonus. Durch diesen CCK-vermittelten Feedback-Mechanismus wird die Magenentleerung verzögert.

Für solide Nahrungsbestandteile gilt, dass fettreiche Nahrung langsamer aus dem Magen entleert wird als proteinreiche, diese wiederum langsamer als kohlenydratreiche.

Unverdaubare Partikel. Unverdaubare feste Partikel, deren Partikelgröße der Magen nicht unter 1 mm reduzieren kann, werden erst während der folgenden Nüchternmotilität durch die Phase III der wieder einsetzenden MMC entleert.

Extrinsische Regulation der gastralen Motoraktivität und der Magenentleerung

Vagale Neurone. Die myenterischen Ganglien des Magens werden zu einem wesentlich größeren Anteil von vagalen Neuronen des extrinsischen Nervensystems erreicht als die des Dünn- oder Dickdarms. Die meisten dieser vagalen Neurone sind spontan aktiv und liefern damit die Grundlage des vagalen Tonus der Magenwand. Die vagalen Neurone können sowohl inhibitorische als auch exzitatorische Signale an die Muskulatur des Magens vermitteln.

Sympathische Neurone. Sympathische Neurone der Nn. splanchnici vermitteln dagegen vor allem inhibitorische Signale. Stressbedingte Aktivierung sympathischer Neurone unterbricht die antropyloroduodenale Koordination während der prandialen Phase der Motilität und hemmt dadurch die Magenentleerung. Als peptiderger Neurotransmitter ist hieran auch Corticotropin Releasing Factor (CRF) beteiligt.

Die Magenentleerung verläuft bei Frauen langsamer als bei Männern. Auch wenn hierfür hormonelle Ursachen angenommen werden, ist eine enge Korrelation mit dem Menstruationszyklus nicht nachgewiesen worden.

Gastrale Sensibilität

Sensorische Neurone. In den Schichten der Magenwand sind unterschiedlich spezialisierte Neurone lokalisiert, die durch Dehnung, Spannung und Verformung der Magenwand aktiviert werden oder durch Säure oder andere chemische Stimuli. Zu diesen Afferenzen gehören die intrinsischen primären afferenten Neurone (IPAN) in Submukosa und Plexus myentericus. Sie repräsentieren den sensorischen Schenkel intrinsischer enterischer Reflexe. Weitere sensorische Neurone der Magenwand sind vagale sowie splanchnische oder primäre spinale Afferenzen, die in vagovagale und in spinale Reflexbögen eingebunden sind. Vagale Afferenzen spielen wahrscheinlich eine wichtige Rolle bei der Übertragung säureinduzierter Schmerzen. Zu den spinalen Afferenzen gehören Capsaicin-sensitive unmyelinisierte Fasern, die CGRP, VIP, Somatostatin, Dynorphin, Substanz P und Neurokinin A als peptiderge Neurotransmitter enthalten. Diese Capsaicin-sensitiven Fasern sind wahrscheinlich nozizeptiv und für die Übertragung von Schmerzsignalen des Magens von Bedeutung.

Dyspeptische Beschwerden. Das Zusammenspiel dieser Afferenzen bei der Entstehung dyspeptischer Beschwerden ist noch unzureichend verstanden. Dehnung des Antrums ruft Völlegefühl und Übelkeit hervor, nicht jedoch das Gefühl der Sättigung. Dagegen führt Dehnung des Korpus zu Meteorismus. Übelkeit, Völlegefühl und Meteorismus werden durch experimentelle Ballondehnung des Antrums bereits bei viel geringeren Volumina erzeugt als im Korpus und Fundus, so dass davon ausgegangen werden muss, dass diese Missempfindungen bei dyspeptischen Patienten eher im Antrum als im Korpus ausgelöst werden.

Rolle des Magens bei der Regulation der Nahrungsaufnahme

Sättigungs- und Hungergefühl. Der Magen spielt eine bedeutsame Rolle bei der Regulation der Nahrungsaufnahme, ohne dass die hierfür entscheidenden Mechanismen bereits vollständig verstanden sind. Dehnungsrezeptoren der Magenwand registrieren die Füllung des Magens durch Nahrung. Dieses Signal wird von afferenten Vagusfasern zum paraventrikulären Vaguskern weitergeleitet und löst im Hypothalamus die Freisetzung anorektisch wirksamer Neurotransmitter aus. Hierzu gehören u. a. CCK, GLP-1 und Cocaine- and Amphetamine-regulated Transcript Peptides (CART) (42). Diese vermitteln ein Sättigungsgefühl und wirken der weiteren Nahrungsaufnahme entgegen. In der späteren postprandialen Phase steigt die während der Nahrungsaufnahme zunächst supprimierte Freisetzung von Ghrelin wieder an. Dieses Hormon bewirkt im ZNS ein Nachlassen des Sättigungsgefühls und induziert stattdessen ein Hungergefühl.

Wachstum

Das Wachstum der Magenschleimhaut spiegelt die Balance zwischen Proliferation und Apoptose wider. Nahrungsinhaltsstoffe und andere luminale Faktoren haben hierauf ebenso Einfluss wie Wachstumsfaktoren, die in der Magenschleimhaut selber gebildet werden (50).

Gastrin-defiziente transgene Mausmodelle weisen eine verminderte Parietal- und ECL-Zellzahl sowie eine erheblich reduzierte Säuresekretion auf, die auch durch Histamin oder Acetylcholin nicht stimuliert werden kann. Auch Mausmodelle mit knock-out des Gastrinrezeptors weisen eine Reduktion von Parietal- und ECL-Zellzahl sowie eine verminderte Säuresekretion auf.

Bei Hypochlorhydrie mit reaktiver Hypergastrinämie ist möglicherweise auch endogenes Histamin unter Vermittlung von H_1-Rezeptoren an einem proliferativen Effekt auf das Wachstum von ECL-Zellen beteiligt.

Protektion

⇢ **Mukosaschädigung durch Histamin.** Tierexperimentelle Schädigung der Magenschleimhaut durch Rückdiffusion von Säure oder anderen chemischen Noxen (z. B. Alkohol) aus dem Lumen führt zur Histaminfreisetzung aus Mastzellen der Mukosa und Submukosa des Magens. Das freigesetzte Histamin interagiert mit H_1-Rezeptoren auf Blutgefäßen der Submukosa. Die H_1-Rezeptoren aktivieren den nachgeordneten nukleären Transkriptionsfaktor NFκB und vermitteln hierdurch eine Erweiterung kapillarer Blutgefäße und deren Durchlässigkeit für makromolekulare Eiweiße, ferner Störungen der kapillaren Schleimhautdurchblutung, die letztlich zu Erosionen führen. Vorbehandlung mit H_3-Rezeptorantagonisten oder Mastzellstabilisatoren hemmt die dieser Schädigung zugrunde liegende Histaminfreisetzung aus Mastzellen, spezifische H_1-Rezeptorantagonisten blockieren den Histamineffekt auf die Mukosakapillaren.

⇢ **Mukosaprotektion durch Histamin.** Bei tierexperimentellem Kälte-Restriktionsstress scheinen H_1-Rezeptoren dagegen einen gastroprotektiven Effekt von Histamin zu vermitteln. Diesem liegt eine verminderte Produktion des proinflammatorischen Zytokins IL-1β ebenso zugrunde wie eine Steigerung der DNA-Synthese der Magenschleimhaut und die Freisetzung protektiver Neurotransmitter aus Capsaicin-sensitiven Afferenzen des intrinsischen Nervensystems.

FAZIT FÜR DIE PRAXIS

- Die physiologische Bedeutung des Magens als Reservoir, in dem die Nahrung zerkleinert, durchmischt und verflüssigt wird und aus dem sie portioniert in den Dünndarm abgegeben wird, ist unstreitig.
- Die Ansäuerung des Speisebreis zur zeitgerechten Induktion der Zumischung von Galle und Pankreassekret im Duodenum ist nur essenziell, solange eine möglichst vollständige Nährstoffassimilation gewährleistet werden muss. Diese war in der entwicklungsgeschichtlichen Frühzeit des Menschen wichtig wegen des geringeren Kaloriengehaltes der Nahrung, wegen ihres hohen Anteils schwer verdaubarer Nahrungsbestandteile und wegen der fehlenden Nahrungsmittelhygiene, die den bakteriziden Effekt der Magensäure unverzichtbar machte.
- Die heutigen Lebensbedingungen, unter denen leicht verdaubare Nahrungsbestandteile mit einem hohen bis übermäßigen Kaloriengehalt in hygienisch unbedenklichem Zustand im Überfluss verfügbar sind, relativieren die physiologische Bedeutung der Magensäure ganz offensichtlich. Patienten, deren Säuresekretion durch moderne antisekretorische Medikamente auch langfristig massiv reduziert wird, leiden weder unter Malassimilation noch unter klinisch relevanten gastrointestinalen Infektionen.
- In der entwicklungsgeschichtlichen Frühzeit des Menschen war wegen der größeren digestiven Bedeutung der Magensäure deren effektive Regulation erforderlich, um eine zeitgerechte und quantitativ ausreichende Säuresekretion zu gewährleisten. Hierfür wurden neurale, humorale und parakrine Regulationsmechanismen entwickelt, die sehr komplex miteinander interagieren. Diese Mechanismen sind auch erforderlich, um gerade im Nüchternzustand die Säuresekretion zu reduzieren und deren hohes Aggressionspotenzial gegenüber der gastroduodenalen Schleimhaut zu kontrollieren.
- Die Kontrolle der Säuresekretion ist heute umso wichtiger, als aufgrund der dramatisch gestiegenen Lebenserwartung die Magenschleimhaut jetzt ausgeprägtere Alterungsprozesse realisiert und eine erheblich verlängerte Expositionszeit gegenüber Helicobacter pylori. Hinzu kommt die Exposition zu bis dahin unbekannten exogenen Noxen, wie z. B. nichtsteroidalen Antiphlogistika, die das Aggressionspotenzial der Magensäure steigern und noch wirksamere Kontrollmechanismen erfordern.
- Aufgrund der entwicklungsgeschichtlich parallelen Anlage multipler physiologischer Regulationsmechanismen sind diese jeweils lediglich partiell effektiv. Sie bieten daher keine ausreichende Grundlage für eine therapeutisch wirksame antisekretorische Intervention. Erst die gemeinsame Endstrecke aller Regulationsmechanismen, die Säureproduktion in Parietalzellen, speziell der H^+/K^+-ATPase, bietet die Möglichkeit zur therapeutischen Intervention mit definierten hoch wirksamen antisekretorischen Medikamenten. Der therapeutische Einsatz dieser Medikamente ist heute unverzichtbar, um säureassoziierte Erkrankungen wie Refluxösophagitis und Ulkuskrankheit effektiv behandeln zu können und um die Infektion mit Helicobacter pylori wirksam sanieren zu können.
- Das Verständnis der gastralen Sensorik, der Übertragung und zentralnervösen Verarbeitung nozizeptiver Signale des Magens ist noch unzureichend, um die Ätiologie dyspeptischer Beschwerden zu verstehen und spezifische Therapieansätze zu entwickeln. Hier werden jedoch ebenso Fortschritte gemacht wie im Verständnis der vom Magen ausgehenden Signale, die das Sättigungsgefühl und damit die Nahrungsaufnahme regulieren und künftig Ansätze zur medikamentösen Therapie der Adipositas bieten werden.

5.3 Pathologische Anatomie und Histologie

M. Vieth

EDITORIAL **Pathologische nichttumoröse Veränderungen der Magenlichtung sind zum Teil angeboren (Divertikel, Duplikaturen, konnatale hypertrophische Pylorusstenose, membranöse Stenosen). Erworben sind Entleerungsstörungen, die auf einer diabetischen Gastroparese, Invagination, Intussuszeption, Magenschleimhautprolaps, Volvulus, bestimmten Formen der Magenausgangsstenose, Veränderungen im Rahmen einer Sklerodermie, Linitis plastica, Gallensteinileus oder Achalasie beruhen. Die Therapie richtet sich nach der Ursache der Veränderungen. Entscheidend für die Diagnose sind die Endoskopie und andere bildgebende Verfahren sowie Funktionstests, jedoch nicht die Histologie.**

Bei Erosionen und Ulzerationen der Magenschleimhaut lässt sich anhand der Histologie eine ätiopathogenetische Zuordnung treffen. Mit hinreichender Genauigkeit kann histologisch eine ischämische bzw. medikamentös-toxische Läsion von Helicobacter-plyori-induzierten Läsionen abgegrenzt werden.

Die häufigste tumoröse Veränderung des Magens ist der Magenpolyp. 81 % der Magenpolypen zählen zu den tumorartigen Läsionen. Nur 19% zählen zu den Neoplasien, die vom Epithel oder vom Mesenchym ausgehen können. Aufgrund dieser Verteilung ist zunächst eine bioptische Abklärung ausreichend, wenn der Polyp nicht sofort abgetragen werden kann. Das weitere Prozedere richtet sich dann nach dem Ergebnis der histologischen Untersuchung. Als Adenom werden intraepitheliale Neoplasien bezeichnet, die flach oder erhaben sein können. Adenome sind per definitionem eine geringgradige intraepitheliale Neoplasie und müssen gegen Adenome mit hochgradiger intraepithelialer Neoplasie abgegrenzt werden. In der Praxis sind Adenome mit hochgradiger intraepithelialer Neoplasie sehr selten. In den allermeisten Fällen liegen bereits Karzinome vor.

Durch die Verbesserung der lokalen endoskopischen Therapieoptionen lassen sich frühe Neoplasien sehr gut therapieren. Dies gilt auch für Siegelringzellkarzinome. Notwendig ist allerdings immer eine interdisziplinäre Zusammenarbeit mit Chirurgen und Pathologen, um das Potenzial dieser Methoden voll auszuschöpfen.

Nichttumoröse Läsionen

Nichtulzeröse Veränderungen

Volvulus

Definition. Ein Volvulus ist eine Drehung des Magens, die über die Längsachse des Magens oder um die Längsachse des kleinen Netzes erfolgen kann (Abb. 5.**9**).

Voraussetzung für eine Magendrehung ist immer eine abnorme Beweglichkeit, die angeboren oder erworben sein kann.

Ursachen. Eine Magendrehung kann sekundäre Folge von Zwerchfelldefekten oder Hiatushernien sein. Fehlbildungen, die eine abnorme Beweglichkeit bewirken können, sind: Malrotation von Dünn- und Dickdarm, Rektumatresie, Asplenie (2), kardiale Fehlbildungen. Ein Volvulus kann auch durch eine akute Überfüllung des Magens durch Flüssigkeit (z. B. bei Pylorusstenose) oder Luft (Aerophagie) ausgelöst werden. Defekte oder das Fehlen der Haltebänder sowie angeborene Adhäsionen können weitere Ursachen eines Volvulus darstellen.

Klassifikation. Der Volvulus kann mehrfach unterteilt werden (1, 3, 4):

- primärer Volvulus ohne weitere Organveränderungen,
- sekundärer Volvulus mit zusätzlichen Organveränderungen (Magenulzera oder Tumoren, Bauchwand- oder Zwerchfellhernien, Splenomegalie), die oftmals ätiopathognomonisch für den Volvulus sein können,
- nach Richtung der Rotationsachse: anteriore oder posteriore Rotation,
- nach der Lage der Rotationsachse: axial ($^2/_3$ der Fälle), mesenterioaxial (kleines Netz, eher Torsion als echter Volvulus) und Kombinationsformen (selten),
- nach der Ausprägung: komplette (ganzer Magen) oder partielle Magendrehung (z. B. nur Pylorusregion),
- nach der Verlaufsform: akut oder chronisch (intermittierend).

Epidemiologie. Der Magenvolvulus gehört zu den seltenen Erkrankungen. Bis heute sind einige hundert Fälle publiziert. Ein Drittel der Fallbeschreibungen betrifft Säuglinge bzw. kleine Kinder. Bei Erwachsenen liegt ein Häufigkeitsgipfel zwischen 40 und 50 Jahren. Es liegt keine Geschlechtsprädisposition vor (5). Bei Kindern besteht ursächlich zumeist eine Zwerchfellhernie. Familiäre Häufungen sind beschrieben.

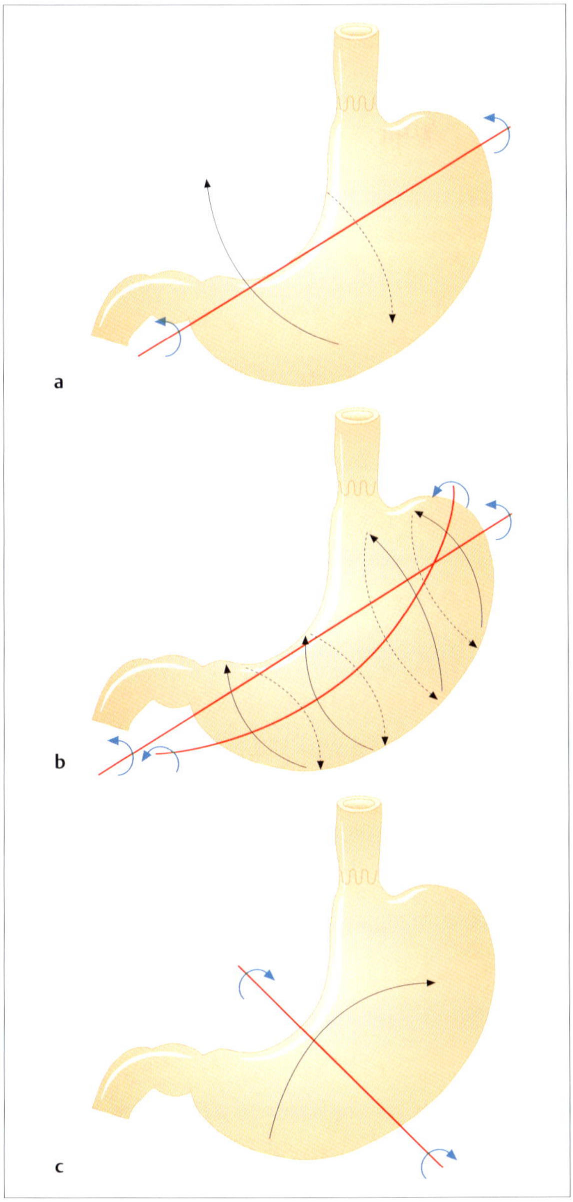

☒ **Abb. 5.9** Drehachsen des Magenvolvulus (modifiziert nach 1).
a Vordere Rotation um die Längsachse des Magens.
b Organoaxiale Rotation um die Längsachse des Magens.
c Mesenterioaxiale Rotation um die Längsachse des kleinen Netzes.

Klinik. Ein chronischer Volvulus ist von jahrelangen intermittierenden Oberbauchbeschwerden begleitet. Symptomlose oder -arme Fälle sind beschrieben.

Der akute Volvulus löst ein akutes Abdomen aus (1/3 der Fälle). Im Vergleich zur Mesenterialvenenthrombose entwickelt sich die Schocksymptomatik gewöhnlich verzögert. Dramatisch kann die begleitende Hämatemesis sein.

Histologie. Die histologischen Veränderungen des Magens sind vom Schweregrad des Volvulus abhängig und vor allem durch die sekundären (unspezifischen) Folgen geprägt, die bis zu Magenwandnekrosen und zahlreichen Gefäßthrombosen führen können.

Verlauf. Die Letalität des akuten Vovulus liegt bei knapp 50%, bei chronischem Volvulus liegen die Angaben bei 10%. Bei Kindern wurde die Letalität in den letzten Jahrzehnten durch die rechtzeitige Diagnostik und Therapie auf 5% gesenkt. Bei der Operation zeigt sich vor allem eine ausgeprägte Füllung des Magens mit Gas und Flüssigkeit.

Divertikel

Epidemiologie. Divertikel des Magen sind eine angeborene oder erworbene, seltene Erkrankung. In größeren Serien liegt die Häufigkeit innerhalb der untersuchten Kollektive unter 0,1%. Zumeist werden Divertikel in Kardianähe (2 cm unterhalb der Z-Linie an der Hinterwand) beschrieben und meistens erst im Erwachsenenalter diagnostiziert. Frauen sollen häufiger als Männer betroffen sein.

Formen. Die Divertikel lassen sich unterteilen in echte Divertikel (von der Muscularis propria umgeben) und Pseudodivertikel (Schleimhautdivertikel durch die Muscularis propria). Ursächlich ist ein erhöhter Mageninnendruck (Pulsionsdivertikel) oder (Narben-)Zug in der Umgebung (Traktionsdivertikel). Divertikel können intramural liegen ohne Ausstülpungen der Magenwand nach außen zu verursachen. Differenzialdiagnostisch sind ulzerierte Tumoren von der Divertikelmündung abzugrenzen, die zuweilen auch stärker entzündlich verändert sein kann.

Invagination und Intessuszeption

Invagination ist die Verlagerung des Magens in ein benachbartes Organ. Intussuszeption ist die Einstülpung benachbarter Organe in den Magen.

Invagination. Bei der gastroösophagealen Invagination werden Magenwandanteile durch die Kardia in den Ösophagus, z. B. bei Antiperistaltik bei Erbrechen und Singultus, eingestülpt. Häufiger ist die gastrogastrale Invagination, bei der Teile des Magens entweder in den weiter proximal oder distal gelegenen Teil eingestülpt werden (6). Eine gastrogastrale Invagination kann vorkommen, wenn ein Magenpolyp von der Peristaltik erfasst wird und die Magenwand an der Polypenbasis mitzieht. Ein ähnlicher polypenabhängiger Mechanismus liegt bei den meisten gastroduodenalen Invaginationen vor. Die zuweilen größeren Peutz-Jeghers-Polypen sollen eine höhere Wahrscheinlichkeit der Invagination bedingen. Verschiedene Verlaufsformen sind bekannt:

- spontane Rückbildung,
- chronisch rezidivierende Form,
- Persistenz mit dann gegebener Indikation zur Operation.

Intussuszeption. Sie kommt häufiger als die Invagination vor. Eine ösophagogastrale Intussuszeption kann eine Komplikation einer axialen Gleithernie mit zumeist spontaner Rückbildung sein. Nach Billroth-Magenresektionen kann es zu einer jejunogastralen Intussuszeption kommen, bei der sich die zu- oder abführende Dünndarmschlinge in den Magen hineinschiebt (7). Im Vergleich mit einer Billroth-II-Resektion kommt diese Form der Intussuszepion häufiger bei Gastroenterostomien ohne Resektion vor. Das Zeitintervall nach der Operation ist variabel und kann wenige Tage bis mehrere Jahrzehnte betragen. Bei frühem postoperativem Auftreten ist erst ein konservatives Behandlungsschema indiziert, um die spontane Rückbildung abzuwarten. Bleibt diese aus, muss eine operative Korrektur durchgeführt werden. Beschreibungen der Intussuszepion als Folge eines großen Polypen (z. B. Lipom) existieren ebenfalls (8).

Schleimhautprolaps

Im Gegensatz zur Invagination und Intussuszeption prolabieren beim Schleimhautprolaps lediglich Anteile der Schleimhaut ohne Magenwandung in ein benachbartes Organ.

Die häufigste Form ist sicher der Magenschleimhautprolaps, bei dem wegen Würgens – oft während der Gastroskopie – Schleimhaut prolabiert. Die Folgen sind endoskopisch wie histologisch sichtbar: umschriebene, frische apikale Einblutungen in die Schleimhaut.

Einteilung. Ein Prolaps wird als primär bezeichnet, wenn eine angeborene Variante des Magenausgangs vorliegt, und als sekundär, wenn ein erworbenes Grundleiden, wie Gastritis, Ulkus oder Neoplasie besteht.

Daneben gibt es den echten Prolaps mit Verlagerung von Schleimhautanteilen in ein Nachbarorgan:

- gastroduodenaler Schleimhautprolaps (häufigste Form), Häufigkeit 1–5%, Altersgipfel 30–50 Jahre, Männer häufiger betroffen (9),
- gastroösophagealer Schleimhautprolaps, oft bei Hiatushernien,
- nach Magenteilresektionen können auch jejunogastrale und gastrojejunale Schleimhautprolabierungen (9) vorkommen.

Verlauf. Der Verlauf wird von den sekundären Folgen und der Grundkrankheit bestimmt. Eine Inkarzeration des betroffenen Magenschleimhautanteils kann zu unstillbarem Erbrechen und Blutungen führen. Im Allgemeinen wird konservativ behandelt, bei Inkarzeration wird endoskopisch oder chirurgisch reponiert.

Magenausgangsstenosen

Die meisten erworbenen Magenausgangstenosen werden durch plyorusnahe Ulzera oder distale Magenkarzinome verursacht.

Bei der progressiven septischen Granulomatose, der ein Makrophagendefekt zugrunde liegt, kommt es durch die granulomatösen Entzündungsinfiltrate zu einer ringförmigen Einengung des Magenantrums. Selten führt eine entzündliche Infiltration bei Morbus Behçet, systemischem Lupus erythematodes, Kryptosporidiose bei HIV-Infizierten etc. (10–13) zu einer Magenausgangsstenose.

Magendilatation

Die akute Magendilatation (Gastrektasie, akute postoperative Magendilatation, akute gastroduodenale Atonie, „cast syndrome") tritt heute wesentlich seltener auf als noch vor einigen Jahren. Dies ist auf ein verbessertes postoperatives Management zurückzuführen (14). Ursächlich sind:

- eine reflektorische Hemmung der Magenmotilität,
- Einengung der Pars descendes duodeni durch die Mesenterialwurzel (spitzer Winkel zwischen Aorta und A. mesenterica superior) vor allem bei vorangegangenem Gewichtsverlust, Hyperlordose und Gipskorsett (cast = Gipsverband).

Diabetische Gastroparese

Die diabetische Gastroparese wird bei insulinpflichtigen Diabetikern beobachtet (15). Ätiologisch werden eine Neuropathie (N. vagus), aber auch Hyperglykämie, Elektrolytstörungen und Mikroangiopathie diskutiert. Die Patienten klagen zumeist über postprandiale Übelkeit und Erbrechen. Eine Gastroparese ist auch bei Herpes-zoster-Infektionen beschrieben (16).

Linitis plastica

Eine Linitis plastica wird dann diagnostiziert, wenn ein kleiner Magen mit verdickter Wandung und reduzierter Lichtung (17) vorliegt, wie z. B. bei diffus infiltrierenden Magenkarzinomen, aber auch bei entzündlichen Veränderungen (Tuberkulose, Lues) oder GIST (18). Bei Sarkomen der Magenwandung wird das Bild einer Linitis plastica nur sehr selten beobachtet.

Viszerale Sklerodermie

Eine isolierte Magenbeteiligung bei Sklerodermie ist nicht beschrieben. Wie überall im Gastrointestinaltrakt können bei Sklerodermie jedoch eine submuköse und subseröse Fibrose in Verbindung mit einer Schleimhautatrophie und eine Atrophie und Fibrose v. a. der äußeren Ringmuskulatur der Muscularis propria beobachtet werden. Der Pyloruskanal stellt diesbezüglich einen Locus minoris resistentiae dar. Typische muzinöse Aufquellungen der Intima kleiner Kapillaren sind ebenfalls beschrieben (19).

Lipidinseln

Epidemiologie und Ätiologie. Die Häufigkeit der endoskopisch gelblich imponierenden Lipidinseln des Magens liegt in der Normalbevölkerung schätzungsweise zwischen 0,05 und 0,25% (20). Männer sind häufiger betroffen. Lipidinseln treten in höherem Lebensalter auf (21). Lipidinseln können einzeln oder multipel vorkommen und sind meist leicht über das Schleimhautniveau erhaben.

Ätiologisch liegen den Lipidinseln vermutlich lokale entzündliche Prozesse zugrunde (z. B. Gallereflux mit Cholesterinresorption).

Warum bei den Atombombenopfern in Japan eine Häufung von 58% beobachtet werden konnte, ist unklar. Auch hier werden Restzustände abgeheilter Schleimhautläsionen angenommen (22).

Histologie. Mikroskopisch wird die Lipidinsel durch eine Ansammlung schaumzellreicher Makrophagen gebildet (immunhistochemisch positiv für CD68). Außerdem enthalten Lipidinseln LDL und oxidiertes LDL, wobei der Nachweis von oxidiertem LDL bedeutet, dass aus dem Blutstrom stammendes LDL vor der Aufnahme durch Makrophagen durch freie Radikale oxidiert worden sein muss. Eine Rolle spielen hier auch die Form der Gastritis und ein Mangel an Antioxidanzien (z.B. Vitamin-E-Mangel). Obwohl die Ätiologie letztendlich noch ungeklärt ist, können Parallelen zum Entstehen arteriosklerotischer Herde gezogen werden (23).

Differenzialdiagnostisch dürfen Lipidinseln nicht mit Siegelringzellen verwechselt werden.

Verlauf. Lipidinseln sind harmlos und können verschwinden, aber auch wieder auftreten. Sie entarten jedoch niemals. Eine spezifische Therapie ist nicht notwendig.

Amyloidose

Bei primärer Amyloidose ist der Gastrointestinaltrakt immer betroffen. Bei sekundärer Amyloidose ist der Magen in 50% der Fälle mit betroffen. Das Amyloid kann in den inneren Schichten der Blutgefäße und auch in der Muscularis mucosae abgelagert werden (z.B. Mittelmeerfieber); bei primären Formen und beim Plasmozytom liegt das Amyloid in den äußeren Schichten der kleinen und mittleren Gefäße und in den Muskelschichten (24). Komplikationen sind Blutungen (10–40%), Ulzera, Motilitätsstörungen und ein Malabsorptionssyndrom (24). Ein Drittel aller Patienten in der 9. Lebensdekade weist eine generalisierte oder fokale gastrointestinale Amyloidose (Altersamyloid) auf. Mehrere Typen von Amyloid können teils immunhistochemisch, teils molekular nachgewiesen werden (25). Isolierte Amyloidtumoren ohne generalisierte Amyloidose sind extrem selten.

Gastrointestinale Mikrovillus-Einschlusskörper-Krankheit

Klinisch liegt eine im frühen Kindesalter einsetzende therapieresistente wässrige Diarrhö vor. Endoskopisch besteht im Duodenum und Jejunum eine Zottenatrophie. Histochemisch lassen sich im Oberflächenepithel des Gastrointestinaltrakts (Dünn- und Dickdarm-, Antrumschleimhaut) die charakteristischen Einschlüsse nachweisen. In der Lamina propria soll die Anzahl von Entzündungszellen erhöht sein (26). Neuerdings wird als therapeutische Option eine Dünndarmtransplantation diskutiert (27)

Ulkuskrankheit

Klinik und Komplikationen. Siehe Kapitel 5.6 „Ulkus und Ulkuskomplikationen".

Ätiologie. Bis Mitte der 90er Jahre des letzten Jahrhunderts war die Hauptursache (70%) für Erosionen und Ulzerationen der Magenschleimhaut Helicobacter plyori. Mittlerweile hat sich dieses Bild gewandelt.

Aufgrund einer niedrigeren Durchseuchung der Bevölkerung mit Helicobacter und des weiter angestiegenen Gebrauchs von NSAR und ASS gehen Schätzungen davon aus, dass heute 70% der Magenerosionen und -ulzerationen durch NSAR/ASS-Präparate verursacht werden.

Pathogenese und Histologie NSAR/ASS-Präparate lösen einerseits durch eine Endothelschwellung kleiner Kapillaren, aber auch toxisch eine Vasokonstriktion aus. Diese Vasokonstriktion kann im Verlauf zu ischämischen Nekrosen der Schleimhaut führen. Histologisch kann man ischämische Nekrosen an der esosinophilen, fibrinreichen und zellarmen Nekrose erkennen, die zumeist bandartig in das angrenzende Epithel führt. Helicobacter-induzierte Läsionen weisen im Vergleich eine relativ zellreiche Nekrose aus Zellschutt und vielen neutrophilen Granulozyten auf. Die unterschiedliche Art der Nekrosen kann man histologisch nutzen, um auf die Ursache der Ulzeration oder Erosion rückzuschließen. Es gibt nur wenige Arbeiten zu diesem Thema (28, 29), die bezüglich der Anamnese der Patienten Schwächen zeigen, da die Serumspiegel der Medikamente nicht überprüft wurden und einige Patienten einen Schmerzmit-

Tabelle 5.3 NSAR/ASS-Erosionen und -Ulzera des Magens versus H.-pylori-induzierte Läsionen

	Ulzera	Erosionen
Sensitivität	85%	79%
Spezifität	53%	69%
Positiver prädiktiver Wert	85%	81%

telgebrauch möglicherweise nicht zugegeben haben (Tab. 5.**3**).

Tumoröse Veränderungen

Magenpolypen

Polypen sind Erhebungen über Schleimhautniveau und werden in neoplastische und nichtneoplastische Läsionen eingeteilt. Zumeist sind die Magenpolypen benigne Läsionen, deshalb genügt in vielen Fällen auch eine Biopsie zur Artdiagnose.

Epidemiologie. Die Häufigkeit schwankt in Sektionsstatistiken um 0,4%, in japanischen Massen-Screening-Untersuchungen um 0,23%. Bei gastroskopierten Patienten liegen in 3–5% der Fälle Magenpolypen vor (30). Im Rahmen bestimmter Grundkrankheiten liegt die Prävalenz wesentlich höher. Bei Patienten mit familiärer adenomatöser Polyposis (FAP) finden sich in über 80% Magenpolypen, bei Patienten mit Autoimmungastritis in 6%.

Definition. Als Polyp wird allgemein jede Vorwölbung über Schleimhautniveau bezeichnet. Die Ätiologie spielt hierbei keine Rolle. Ursächlich können reaktive, neoplastische oder mesenchymale Läsionen sein. Aus diesem Grund darf die Bezeichnung Polyp auch nur als makroskopische Beschreibung angewendet werden (31, 32). Empfehlenswert ist stets eine zumindest bioptisch abgesicherte Artdiagnose, nach der sich das weitere Vorgehen richten sollte.

Klassifikation. Die erste logische und ordnende Klassifikation der Magenpolypen geht auf den Pathologen Kurt Elster zurück (33). Heute wird die WHO-Klassifikation verwendet (34). Die benignen Polypen des Magens werden unterteilt in neoplastische und tumorähnliche Läsionen (Tab. 5.**4**).

Tabelle 5.4 Einteilung benigner Magenpolypen nach WHO; der häufigste Magenpolyp überhaupt sind die sog. Elster-Drüsenkörperzysten

Neoplastisch		
Epithelial	**Endokrin**	**Mesenchymal**
Adenom • tubulär • „pyloric gland" (= gastral differenziertes Adenom) • tubulopapillär • papillär	Karzinoidtumoren	GIST Leiomyom neurogene Tumoren (Neurofibrom, Neurinom) Granularzelltumor eosinophiles Granulom Hämangiom Lymphangiom Glomustumor Osteom Osteochondrom Sarkom MALT-Lymphom
Tumorähnlich		
Elster-Drüsenkörperzysten Hyperplasiogener Polyp Entzündlich fibromatöser Polyp Brunner-Drüsen-Heterotopie Pankreasheterotopie (azinär/duktal) Peutz-Jeghers-Polyp Cronkhite-Canada-Polyp Juveniler Polyp Reaktiv: • foveoläre Hyperplasie • Lymphfollikelbildung • Riesenfalten (M. Ménétrier) • Gastrits cystica profunda (heute sehr selten!) • Gastritis varioliformis Haout		

Tabelle 5.5 Teilanalyse aus dem Bayreuther Magenpolypenregister: aufgeführt sind tumorähnliche Läsionen und Neoplasien; Patienten mit Elster-Drüsenkörperzysten sind nicht berücksichtigt (35, 36)

Tumorähnliche Läsionen	n = 1890
Hyperplasiogene Polypen	60,1%
Entzündlich fibromatöse Polypen	3,5%
Pankreasheterotopie	1,2%
Brunner-Drüsen-Heterotopie	0,3%
Peutz-Jegher Polypen	0,3%
Juvenile Polypen	0,2%
Cronkhite-Canada Polypen	0,1%
Neoplasien	**n = 888**
Adenome:	
- tubulär	20,3%
- „pyloric gland"	2,7%
- tubulopapillär	8 1,2%
- papillär	0,1%
Adenokarzinome	6,1%
Karzinoidtumoren	2,7%
Metastasen	1,2%

Neoplasien können epithelial, endokrin oder mesenchymalen Ursprungs sein. Nur Neoplasien zeigen ein autonomes, irreversibles Wachstum und können maligne entarten.

Bei den Magenpolypen überwiegen die tumorähnlichen Läsionen, wobei die Elster-Drüsenkörperzysten mit ca. 50% am häufigsten sind. An zweiter Stelle stehen die hyperplasiogenen Polypen, gefolgt von den tubulären Adenomen. In Deutschland bietet das seit knapp 30 Jahren bestehende Bayreuther Magenpolypenregister repräsentative Angaben zur Häufigkeit der einzelnen Polypen an einem sehr großen Untersuchungsgut. Mittlerweile sind fast 7000 Patienten mit Magenpolypen in dieses Register eingeschlossen (Tab. 5.**5**).

Adenome

Definition und Einteilung. Adenome sind umschriebene benigne Tumoren, die aus tubulären und/oder villösen Strukturen bestehen und eine auf das Epithel beschränkte Neoplasie darstellen. Das „gewöhnliche" tubuläre Adenom ist definiert als eine zweifelsfrei geringgradige intraepitheliale Neoplasie (früher: Dysplasie). „Mittelgradige" Neoplasien werden seit über einem Jahrzehnt von der WHO nicht mehr zugelassen. Adenome mit hochgradiger intraepithelialer Neoplasie sind sehr selten. In der Praxis liegen meist bereits invasive Karzinome vor. Aus diesen Gründen ist es nur dann sinnvoll neben dem Adenom eine intraepitheliale Neoplasie zu erwähnen, wenn diese hochgradig ist.

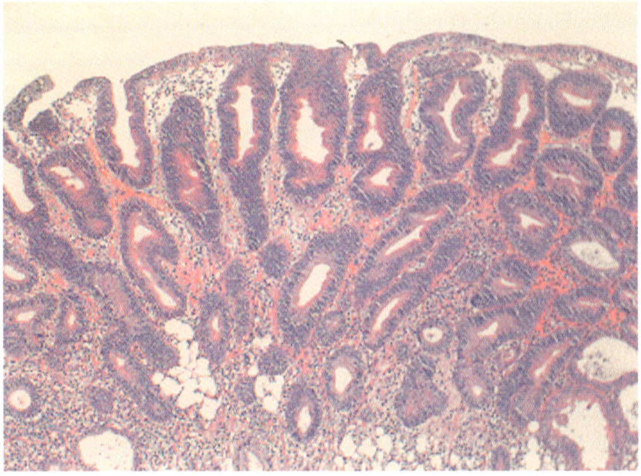

Abb. 5.10 Tubuläres Adenom der Magenschleimhaut mit palisadenartig angeordneten stiftförmig verlängerten hyperchromatischen Zellkernen.

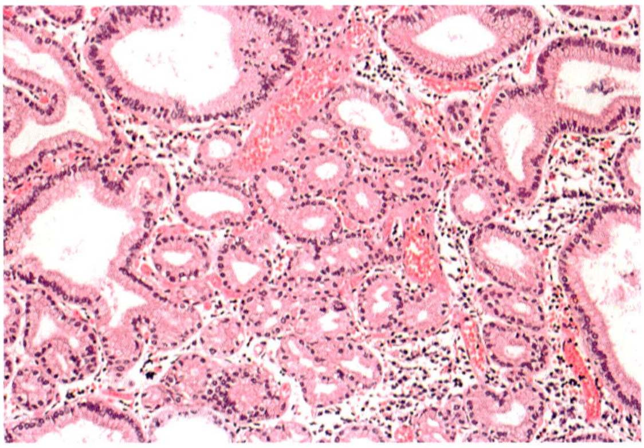

Abb. 5.11 Gastral differenziertes Adenom („pyloric gland"-Adenom) der Magenkorpusschleimhaut mit hellem Zytoplasma, dicht liegenden Drüsenschläuchen und abgerundeten kleinen Zellkernen.

Morphologie. Die Adenome des Magens unterscheiden sich je nach ihrem Ursprung in der Morphologie. Das tubuläre Adenom ist der häufigste Typ im Magen, gleicht in seiner intestinalen Differenzierung den viel häufigeren Kolonadenomen und ist zumeist oberflächlich erhaben, kann aber auch flach oder eingesenkt sein (Abb. 5.**10**). Die gastral differenzierten Adenome („pyloric gland"-Adenome) (Abb. 5.**11**) bestehen aus tiefen gastralen Drüsen und können im gesamten Gastrointestinaltrakt vorkommen (Barrett-Ösophagus, Magen, Dünndarm, Rektum, Gallenwege) (36, 37).

Entartungswahrscheinlichkeit. Die Entartungshäufigkeit hängt auch von der Größe der Adenome ab. Auch für die Magenadenome gilt die Adenom-Karzinom-Sequenz. Bis auf das tubuläre Adenom wird in der Literatur für die „pyloric gland"-Adenome, die selteneren tubulopapillären und papillären (villösen) Adenome eine Entartungsfrequenz von 30–75% angegeben. Bereits bei der Erstdiagnose werden relativ häufig Übergänge in ein Adenokarzinom gefunden (35, 36).

Eine vollständige Polypektomie eines Adenoms ist immer empfehlenswert. Um eine Zuordnung tubulär/papillär/gastral/tubulopapillär zu treffen, müssen mindestens 20% der Komponenten vorhanden sein.

Hyperplastischer Polyp

⇢ **Definition.** Der hyperplastische oder hyperplasiogene Magenpolyp ist ein nichtneoplastischer Polyp, der aus oberflächlichen foveolären hyperplastischen Drüsenanteilen besteht (Abb. 5.**12**). Eine maligne Entartung ist für die hyperplastischen Polypen selten beschrieben (in größeren Serien zwischen 0,3 und 1,7%) (38–44).

⇢ **Differenzialdiagnose.** Erosionen kommen vor und können unreifes Regenerationsepithel entstehen lassen. Dies darf histologisch nicht zu einer Neoplasiediagnose führen. Eine fokale foveläre Hyperplasie als Restzustand nach Abheilung einer Läsion darf ebenfalls nicht mit einem hyperplastischen Polypen verwechselt werden. Hyperplastische Polypen sind in der Regel größer als 1 cm und liegen zumeist im Korpus, während sich die foveoläre Hyperplasie meist im Antrum findet (40).

Fokale foveläre Hyperplasie

Foveoläre Hyperplasien sind kleine, flache polypöse Läsionen vorwiegend im Antrum oft als Restzustand nach Abheilung einer chronischen Erosion. Ätiopathogenetisch liegt den oft perlschnurartig aneinander gereihten Läsionen zumeist eine Helicobacter-pylori-Gastritis zugrunde. Die foveoläre Hyperplasie ist unabhängig von hyperplasiogenen Polypen und geht auch nicht in diese Polypen, die sich oft im Rahmen einer Autoimmungastritis finden, über (45).

Lymphfollikelbildung

Im Magenantrum können sich im Rahmen einer Helicobacter-Gastritis als Immunantwort lymphatische Aggregate und Lymphfollikel bilden. In Routinebiopsien lassen sich diese Infiltrate bei Helicobacter-Gastritis in 54% der Fälle histologisch nachweisen (46).

Die Lymphfollikelbildung kann so ausgeprägt sein, dass eine sog. Gänsehaut der Magenschleimhaut entsteht. Aus diesen Infiltraten können sich Non-Hodgkin-Lymphome vom MALT-Typ entwickeln. Diese Lymphome können durch eine Helicobacter-Eradikationstherapie rückbildungsfähig sein (47, 48).

Riesenfalten

Riesenfalten können entzündlich, neoplastisch (v. a. diffuses Karzinom, Lymphom) und durch eine Hyperplasie (Zollinger Ellison-Syndom) bedingt sein. Entzündliche Riesenfalten treten im Gegensatz zu der antrumprädominanten Helicobacter-Gastritis ausschließlich im Korpus auf und sind zumeist entzündliche Folge einer Helicobacter-Gastritis und nach Keimeradikation rückbildungsfähig. Die Submukosa ist an der Faltenbildung beteiligt. Die zuweilen bizarren polypoiden Formationen sind definiert durch eine fehlende Verstreichbarkeit trotz verstärkter Luftinsufflation.

Einiges spricht dafür, dass das seltene Ménétrier-Syndrom mit ausgeprägter foveolärer Hyperplasie und enteralem Eiweißverlust auch Folge einer Helicobacter-Infektion ist (49).

Hamartomatöse Polypen

Hamartomatöse Polypen gehören zu den tumorähnlichen Läsionen, die ortsständiges, aber fehlerhaft angeordnetes Gewebe enthalten. Beim Peutz-Jeghers-Polyp-Syndrom

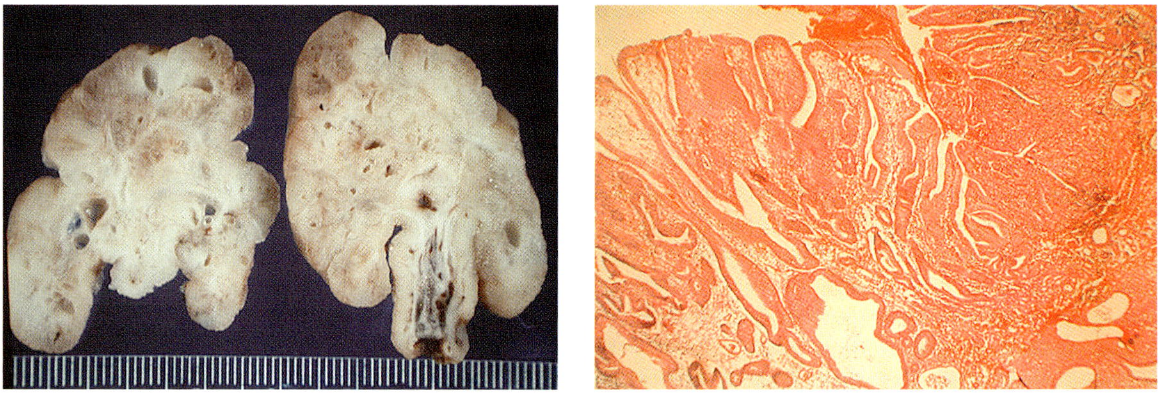

a b

☒ **Abb. 5.12** Hyperplastischer Magenpolyp.
a Schnittfläche mit den typischen zystisch aufgeweiteten Drüsenschläuchen.
b Histologisches Bild mit hochprismatischen Epithelzellen und zystisch aufgeweiteten Drüsenschläuchen.

(gastrointestinale Polypen + mukokutane Pigmentflecke) kommen neben den typischen Dünndarmpolypen auch eine Magen- und Kolonbeteiligung vor. Sehr selten finden sich einzelne sporadische Peutz-Jeghers-Polypen (50). Morphologisch typisch sind Bündel glatter baumartig aufgesplitterter Muskulatur, die bis knapp unter das Deckepithel reichen. Eine Komplikation stellt die gastroduodenale Invagination dar (s. o.).

Eine maligne Entartung wird in 1–3% der Fälle erwartet und ist unter anderem abhängig von der Größe der Polypen. Im Verlauf kann es zu Magen-, Kolon-, Pankreas-, Mamma- oder Ovarialkarziomen kommen.

Juveniler Polyp

Juvenile Polypose. Der juvenile Polyp kann sporadisch vorkommen und besitzt dann zumeist eine glatte Oberfläche, während juvenile Polypen im Rahmen einer familiären juvenilen Polypose (nur Magen) oder einer juvenilen gastrointestinalen Polypose (51) zumeist eine astartig aufgefaltete Oberfläche besitzen. Hauptsächlich kommen juvenile Polypen im Kolon vor. Der Erbgang ist autosomal dominant. Eine juvenile Polypose wird immer dann diagnostiziert, wenn mehr als 5 kolorektale juvenile Polypen vorliegen oder eine entsprechende Familienanamnese vorliegt oder aber beliebig viele juvenile Polypen im gesamten Gastrointestinaltrakt vorliegen. Diskutiert wird, dass die Karzinome auf synchrone Adenome zurückzuführen sind (52).

Im Rahmen der juvenilen Polypose können sich in über 17% der Fälle gastrointestinale Karzinome entwickeln, so dass die Patienten zu überwachen sind.

Differenzialdiagnose. Differenzialdiagnostisch darf der juvenile Polyp nicht mit einem hyperplastischen Polypen verwechselt werden. Hilfreich sind die Morphologie und die Kombination von zystisch erweiterten Drüsenschläuchen mit lockerem ödematösem Stroma.

Drüsenkörperzysten

Definition. Nach dem Erstbeschreiber werden diese Polypen auch als Elster-Drüsenkörperzysten bezeichnet. Die Drüsenkörperzysten werden zwar den Polypen zugeordnet, da auch sie Vorwölbungen über dem Schleimhautniveau bilden, jedoch liegt keine erhöhte Proliferation epithelialer Anteile zugrunde, sondern eher eine funktionell sekretorische Störung (Sekretstau?). Drüsenkörperzysten finden sich nur in normaler Magenmukosa und gelten als harmlos (33). Sie kommen nur im Magenkorpus vor und werden immer dann diagnostiziert, wenn eine Erweiterung des Drüsenlumens auf mehr als das Dreifache des regulären Durchmessers vorliegt.

Koinzidenz mit Karzinomen. Wegen der statistisch signifikanten erhöhten Koinzidenz mit kolorektalen Adenomen und Karzinomen (bis über 50%) ist eine Koloskopie empfehlenswert (53). Bei Patienten mit familiären adenomatösen Polyposen werden Drüsenkörperzysten bei über 80% der Betroffenen beobachtet. In ungefähr 50% dieser Fälle findet man an der Oberfläche der Drüsenkörperzysten Adenome, die auch maligne entarten können (54). Auf der Kuppe einer sporadischen Drüsenkörperzyste wurde in der Literatur auch ein Fall einer hochgradigen intraepithelialen Neoplasie beschrieben (55). Drüsenkörperzysten entstehen auch unter Therapie mit Protonenpumpeninhibitoren (PPI), allerdings treten sie in Kontrollgruppen ähnlich häufig auf und wurden lange vor der Einführung der PPI beschrieben, so dass zurzeit nicht von einem kausalen Zusammenhang ausgegangen werden kann (56).

Drüsenköperzysten können endoskopisch diagnostiziert werden und bedürfen im Allgemeinen auch keiner Polypektomie.

Entzündlich fibromatöser Polyp

Ein entzündlich fibromatöser Polyp wird immer dann diagnostiziert, wenn in relativ lockerem Stroma reichlich eosinophile Granulozyten vorhanden sind. Nach Stolte (pers. Mitteilung) sind entzündlich fibromatöse Polypen regenerativ bedingt und eine Reaktionsform im Rahmen der Abheilung einer Läsion. Neuere Daten aus der Literatur scheinen dies zu unterstützen (57). Diese Polypen sind selten und kommen in jedem Lebensalter vor, sind aber bei Kindern sehr selten zu diagnostizieren. Meist finden sich entzündlich fibromatöse Polypen im Antrum. Die Läsion darf nicht – wie fälschlicherweise in der Literatur nachzulesen – als eosinophiles Granulom in Analogie zu Skelettbefunden bezeichnet werden und hat auch nichts mit der letztgenannten Veränderung gemein (58).

Cronkhite-Canada-Polyp

Beim Cronkhite-Canada Syndrom handelt es sich um eine seltene, nichterbliche Polypose mit gastrointestinalen Polypen (Ösophagus, Magen, Dünndarm, Kolon), Pigmentstörungen von Haut, Schleimhäuten und Netzhaut. In ca. der Hälfte der Fälle liegen zusätzlich Alopezie und Onychodystrophie vor.

Das Cronkhite-Canada-Syndrom wird im Mittel bei 60-Jährigen diagnostiziert. Männer sind etwas häufiger betroffen (59). Leitsymptom ist die wässrige Diarrhö, die durch die exsudative Gastroenteropathie zustande kommt und zu Elektrolytverlusten und Hypoproteinämie führt. Die klinische Symptomatik korreliert nicht mit der Ausprägung der Polypose (59). Morphologisch ähneln die Polypen juvenilen Polypen. Zur Unterscheidung sollte die klinische Symptomatik mitherangezogen werden (Tab. 5.**6**).

Tabelle 5.6 Häufigkeit der klinischen Symptomatik bei Patienten mit Cronkhite-Canada-Syndrom (59)

Onychodystrophie	51%
Alopezie	50%
Wässrige Diarrhö	47%
Hyperpigmentationen	46%
Erniedrigtes Gesamtprotein	46%
Ödeme	31%
Albumin < 3 g/dl	30%
Anorexie	21%
Hypothyreose	2%

Sonstige gastrointestinale Polyposen mit Magenbeteiligung

Familiäre Adenomatosis coli. Die familiäre Adenomatosis coli wird autosomal dominant vererbt mit einer 95%igen Penetranz des FAP-Gens. 60% der Fälle sind familiär bedingt. Adenome kommen im Kolon, Rektum, Dünndarm und Magen vor, im Magen häufig an der Kuppe von Drüsenkörperzysten.

Gardner-Syndrom. Das Gardner-Syndrom gehört in die Gruppe der familiären Adenomatosen und obligaten Präkanzerosen und wird autosomal dominant vererbt. Zwei Drittel der Betroffenen entwickeln ein Karzinom im Gastrointestinaltrakt. Charakteristisch sind Adenome im gesamten Gastrointestinaltrakt und die Kombination mit Osteomen bzw. Exostosen, mesenchymalen Tumoren (Fibrome, Lipome) sowie multiplen Epidermiszysten, Desmoidtumoren und überzähligen Zahnanlagen. Ist der Dünndarm mitbetroffenen, wird auch vom Devic-Syndrom gesprochen. Treten Adenome und Knochenfehlbildungen ohne andere Tumoren auf, spricht man von einer bisymptomatischen Form oder Zanca-Syndrom.

Turcot-Syndrom. Das Turcut-Syndrom kann genetisch nur schwer von der FAP abgegrenzt werden. Es ist nicht klar, ob hier tatsächlich ein von der FAP unabhängiges Krankheitsbild vorliegt. Charakteristisch ist die Kombination der intestinalen Adenome mit malignen Tumoren des Zentralnervensystems. Zusätzlich wurden Café-au-lait-Flecken (20%) beschrieben. Es werden 3 Typen unterschieden:

- Typ 1 mit weniger als 100 relativ großen Adenomen und Hirntumoren, vermutlich autosomal rezessiv vererbt,
- Typ 2 mit mehr als 100 kleinen (< 0,5 mm) Adenomen mit autosomal dominantem Erbgang,
- Typ 3 wahrscheinlich mit isolierten Neumutationen, da eine leere Familienanamnese vorliegt.

HFAS (hereditäres Flaches-Adenom-Syndrom). Das HFAS wird wie die FAP autosomal dominant vererbt. Der Genort liegt wie bei der FAP auf dem langen Arm von Chromosom 5. Zumeist entwickeln sich weniger als 100 flache Adenome, in der Regel in höherem Lebensalter (Median: 55 Jahre). Neben Kolonadenomen kommen Dünndarm- und Magenadenome sowie Drüsenkörperzysten vor. Eine klare Abgrenzung zur FAP und zum Lynch-Syndrom ist schwierig. Möglicherweise liegen verschiedene Mutationen ein und desselben Gens vor.

Cowden-Krankheit. Das Cowden-Syndrom wird mit variabler Expressivität autosomal dominant vererbt. Neben gastrointestinalen Polypen gehören orokutane Hamartome, fibrozystische Mastopathie, Mammakarzinome, Schilddrüsenkarzinome, Ovarialzysten und Uterusmyome zum Krankheitsbild.

Devon-Family-Syndrom. Es handelt sich um die Beschreibung von 3 Generationen einer englischen Familie in Devon mit multiplen entzündlich fibromatösen Polypen in Ileum und Antrum des Magens (60).

Karzinoidtumor (neuroendokriner Tumor)

Karzioindtumoren des Magens sind selten. Weniger als 30% weisen Metastasen auf. Zuerst werden die regionalen Lymphknoten befallen, seltener die Leber. Die Größe des Tumors spielt bei der Dignitätsbeurteilung eine wichtige Rolle. Die meisten Karzinoide (75%) sind klein (6–10 mm) und treten zumeist bei Autoimmungastritis auf. Frauen sind häufiger betroffen als Männer (61).

Formen. Unterschieden werden:

- neuroendokrine Tumoren bei Autoimmungastritis,
- sporadrische neuroendokrine Tumoren,
- neuroendokrine Tumoren bei MEN-I-Syndrom,
- neuroendokrine Tumoren bei Zollinger Ellison-Syndrom.

In einer größeren Serie von neuroendokrinen Tumoren bei Autoimmungastritis sind keine Metastasen beobachten worden (61). In der Literatur wird von einer Metastasierungsfrequenz von 4,5% ausgegangen. Obwohl die Karzinoidtumoren bei Autoimmungastritis selten maligne entarten, stellt die Autoimmungastritis per se eine präkanzeröse Kondition dar (wenngleich Magenkarzinome bei Autoimmungastritis relativ selten zu sein scheinen). Die sporadischen Karzinoidtumoren sind seltener, metastasieren aber häufiger (39 % der Fälle) lymphogen oder hämatogen. Im Rahmen von neuroendokrinen Karzinomen werden in über 85% der Fälle Metastasen beschrieben (62). Bei MEN-I-Syndrom mit Zollinger-Ellison-Syndrom sind in bis zu 12% Metastasen beschrieben (63).

Magenkarzinom

Das Magenkarzinom ist ein maligner Tumor der Magenschleimhaut mit glandulärer Differenzierung (34). Zumeist tritt das Magenkarzinom in Form eines Adenokarzinoms auf und kann intestinal oder gastral differenziert sein (Tab. 5.**7**). Daneben gibt es noch die Siegelringzellkarzinome. Innerhalb eines Tumors können die Differenzierungen wechseln.

Risikofaktoren. Als präkanzeröse Läsionen gelten Atrophie und intestinale Metaplasie, die das Risiko auf das 3- bis 4fache erhöhen. Daneben ist es vor allem die Gastritis vom korpusdominanten Typ, die das Risiko der Karzinomentwicklung auf das über 30fache steigert. Üblicherweise ist die Helicobacter-Gastritis antrumdominant, es gibt jedoch auch Fälle bei denen eine Korpusdominanz der Entzündungsaktivität vorliegt. Diese Korpusdominanz erklärt z. B., warum in Thailand mit hoher Hp-Durchseuchung im Vergleich zu Japan mit niedrigerer Durchseuchung weniger Karzinome beobachtet werden. In Japan ist die korpusdominante Helicobacter-Infektion wesentlich häufiger (64).

Intestinale Metaplasie

Definition. Metaplasie bedeutet den Ersatz eines Epithels durch ein resistenteres Epithel nach vorausgegangener Schädigung. Im Falle der intestinalen Metaplasie kommt es zu einem Ersatz des Oberflächenepithels des Magens durch ein becherzellhaltiges Epithel. Becherzellen kommen normalerweise im Magen nicht vor.

Tabelle 5.7 Histologische Einteilung der Magenkarzinome nach WHO

Histologie	ICD-O
Adenokarzinom	8140/3
• intestinaler Typ	8144/3
– tubulärer Typ	8211/3
– papillärer Typ	8260/3
– muzinöser Typ	8480/3
– gastraler Typ	keine ICD-O-Nummer, da tubulär zugerechnet
• diffuser Typ	8145/3
– Siegelringzellkarzinom	8490/3
Adenosquamöses Karzinom	8560/3
Plattenepithelkarzinom	8170/3
Kleinzelliges Karzinom	8041/3
Undifferenziertes Karzinom	8020/3
Sonderformen: • hepatoides Adenokarzinom • Parietalzellkarzinom • Chorionkarzinom • Embryonalzellkarzinom • endodermaler Sinustumor	

Ursachen. Die intestinale Metaplasie nimmt ihren Ausgang von der foveolären Drüsenhalsregion, wo man die Stammzellen vermutet. Das Ausmaß der intestinalen Metaplasie nimmt mit andauernder Entzündung (zumeist Helicobacter) weiter zu und kann schließlich weite Areale einnehmen. Hiervon ist die intestinale Metaplasie mit Atrophie bei Autoimmungastritis abzugrenzen, die nur im Magenkorpus und -fundus auftritt. Das Entstehen der intestinalen Metaplasie wird durch Keimfaktoren (Pathogenitätsinsel CagA führt schneller zu intestinaler Metaplasie) und Wirtsfaktoren bestimmt (Individuen mit IL-1β- und TNFα-Polymorphismus entwickeln häufiger eine intestinale Metaplasie). Auch bei Gallereflux (C-Gastritis!), Rauchen und Vitamin-C-Mangel kann es zu einer intestinalen Metaplasie kommen. Dass eine intestinale Metaplasie nicht per se eine präkanzeröse Läsion darstellt, lässt sich daraus ableiten, dass bei C-Gastritis mit intestinaler Metaplasie so gut wie nie Magenkarzinome entstehen.

Einteilung. Die intestinale Metaplasie kann in 3 unterschiedliche Typen eingeteilt werden (**Filipe** =IM):

- Typ I: Dünndarmtyp, komplette intestinale Metaplasie, häufigster Typ (70 – 80 %),
- Typ II: inkomplette intesinale Metaplasie (Häufigkeit 20 – 30 %), kein sicher malignes Potenzial,
- Typ III: inkomplette enterokolische Metaplasie, seltenste Form (3 %), hochspezifisch für intestinale Magenkarzinome, Sensitivität aber nur 35 %.

Die intestinale Metaplasie und Atrophie scheinen eher parakanzeröse als präkanzeröse Läsionen darzustellen, die Ausdruck einer lang andauernden Epithelschädigung sind und daher neben einer Eradikationstherapie (bei gegebener Indikation) keinen gezielten Überwachungsstrategien oder Therapien unterliegen.

Bezüglich der Frage nach der Reversibilität von intestinaler Metaplasie und Atrophie hat sich gezeigt, dass nach Eradikation zumindest keine Progression auftritt.

Pathologische Anatomie und Histologie

Die Häufigkeit des Auftretens von Magenkarzinomen ist abhängig von der Lokalisation innerhalb des Magens. Am häufigsten tritt das Magenkarzinom im distalen Drittel nahe der kleinen Kurvatur auf. Das Tumorwachstum kann polypoid, flach oder exkaviert sein (Abb. 5.**13**).

Besonders bei den ulzerierten Tumoren muss darauf geachtet werden, dass auch aus dem Ulkusrand ausgiebig biopsiert wird, da der Ulkusgrund meist nur kapillarreiches Granulationsgewebe enthält.

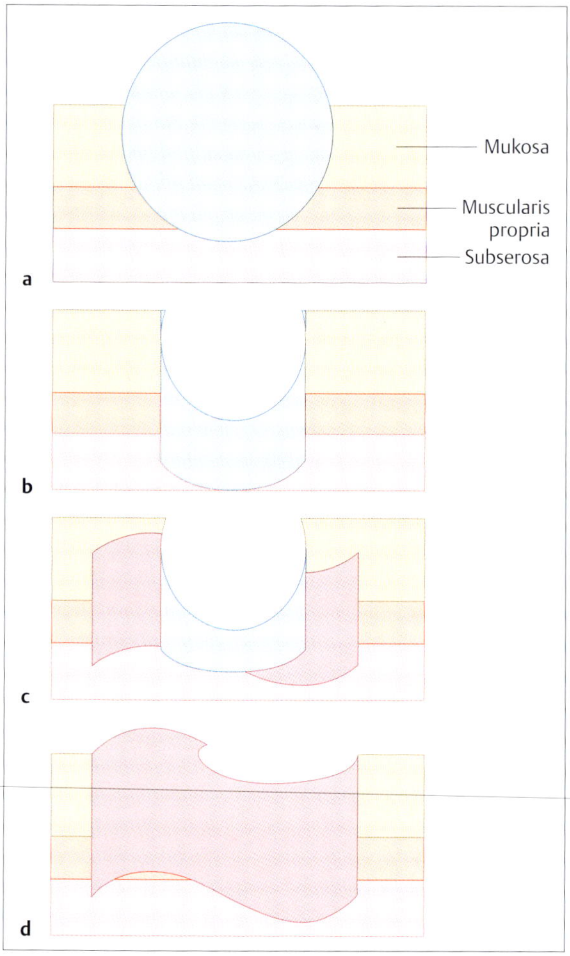

☒ **Abb. 5.13** Wachstumsformen des fortgeschrittenen Magenkarzinoms nach Borrmann.
a Typ I: polypoid.
b Typ II: ulzeriert.
c Typ III: diffus mit Ulzeration.
d Typ IV: diffus infiltrierend.

Klassifikation nach Laurén. Nach der Klassifikation des Magenkarzinoms nach Laurén werden unterschieden:

- intestinaler Typ: überwiegend drüsiger Typ, meist gut abgrenzbar und
- diffuser Typ: überwiegend Einzelzellen, weite Infiltration, schlecht abgrenzbar, verstreute Tumorzellen.

Ähnlich wie alle anderen Karzinomen im Verdauungstrakt entwickelt sich auch das Magenkarzinom über einen mehrstufigen Prozess über präkanzeröse Bedingungen und Läsionen bis zum invasiven Karzinom. Bislang wurde dieser Mehrschrittprozess jedoch nur für das intestinale Karzinom nach Laurén gezeigt. 30% der Karzinome enthalten sowohl intestinale wie auch diffuse Anteile. Dies unterstreicht wie „unglücklich" diese Begriffe gewählt worden sind, die ja weder einen Gegensatz noch eine Ergänzung ausdrücken, sondern zum einen eine Wachstumsform (diffus) und zum anderen eine Differenzierung (intestinal). Verwirrend kommt hinzu, dass die gastral differenzierten Karzinome allesamt fälschlicherweise, aber der Einfachheit halber den intestinal differenzierten Tumoren zugeordnet werden. In ihrer ursprünglichen Version ist die Laurén-Klassifikation somit nicht mehr zeitgemäß.

Histogenetische Klassifikation. Histogenetisch lassen sich folgende Tumortypen unterscheiden:

- intestinaler Typ,
- gastraler Typ,
- intestinal-gastraler Typ.

Diese unterschiedlichen 3 Typen können diffus oder glandulär wachsen. Aus diesem Grund haben Borchard und Stolte (65) vorgeschlagen, den intestinalen Typ durch einen glandulären Typ, der intestinal oder gastral differenziert sein kann, zu ersetzen. Der diffuse Typ bleibt erhalten; beide Typen können gastral, intestinal oder einen Mischtyp bilden (65). Leider werden diese Erkenntnisse in der Praxis noch zu wenig umgesetzt.

Frühkarzinome. Durch die Verbesserung der endoskopischen Technik und die Übernahme morphologischer Kriterien aus Japan (Abb. 5.**14**) (66) werden auch in Europa immer mehr Frühkarzinome diagnostiziert. Klare Karzinome mit Störung der Foveolenarchitektur, „Abtropfen" einzelner Tumorzellen in das angrenzende Stroma, Lymph- und Blutgefäßeinbrüche des Tumors sowie das infiltrative Wachstum fortgeschrittener Karzinome bereiten im Allgemeinen keine Probleme. Diffuse Karzinome können im Routine-HE-Schnitt zuweilen durch eine ausgeprägte desmoplastische Stromareaktion maskiert werden. Man kann die Tumorzellen jedoch durch eine PAS-Reaktion, die Schleim färbt, sichtbar machen. Im Zweifelsfall kann zusätzlich noch eine Immunhistochemie gegen Panzytokeratin durchgeführt werden, die einzelne diffus wachsende Tumorzellen sichtbar machen kann.

Endoskopische Resektion des Frühkarzinoms. Die 5-Jahres-Überlebensraten liegen bei den Mukosafrühkarzinomen bei 95–100%, bei Submukosainfiltration bei 80–90%. Anhand großer Serien in Japan konnte gezeigt werden, dass selbst frühe Siegelringzellkarzinome lokal endoskopisch therapiert werden können und dass sich in einer Kohorte von über 5000 Patienten bei korrekt gestellter Indikation keine Metastasen entwickelten. Die Infiltrationstiefe wurde bis in das obere Drittel der Submukosa (sm1) oder 500 µm noch für eine endoskopische Resektion akzeptiert (67–69).

Intraepitheliale Neoplasie. Der zurzeit beste Risikomarker für die Entwicklung eines Magenkarzinoms stellt der Nachweis einer intraepithelialen Neoplasie dar. Eine

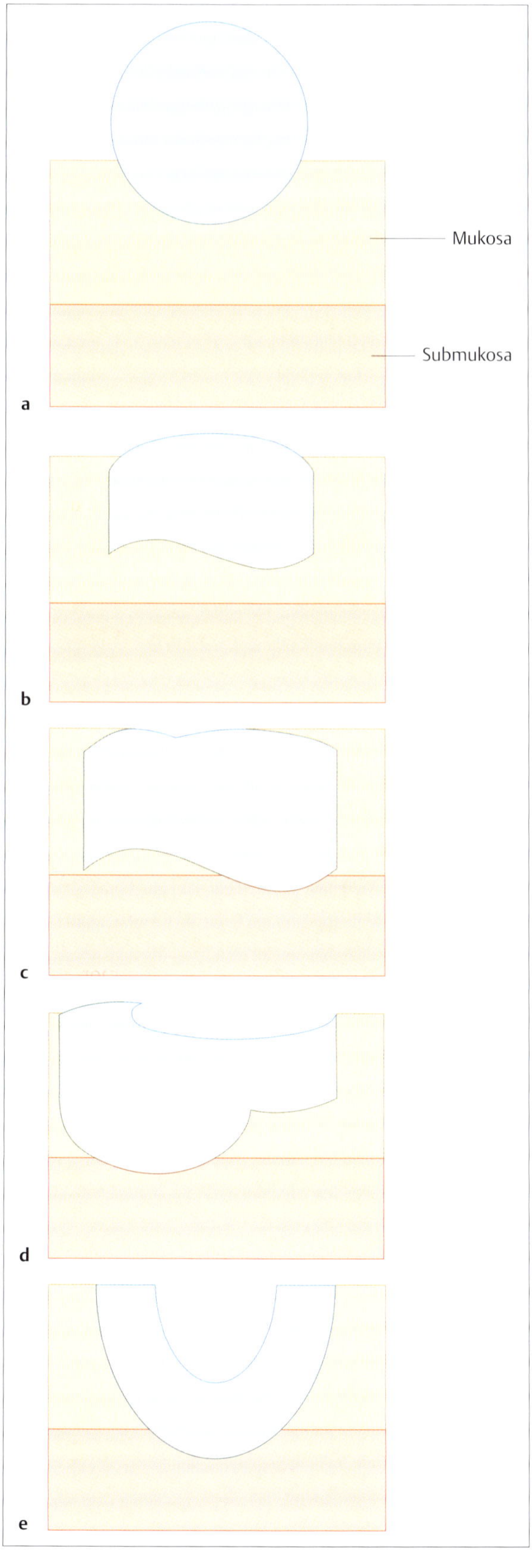

◀ ⊠ **Abb. 5.14** Japanische Klassifikation der Magenfrühkarzinome. Oft kommen Mischtypen vor. Der Typ IIc ist der häufigste Typ. Endoskopisch sind zuweilen nur eine verstärkte Rötung und vermehrte Granularität des Oberflächenepithels zu beobachten.
a Typ I: polypoid.
b Typ IIa: flach erhaben.
c Typ IIb: flach.
d Typ IIc: flach eingesenkt.
e Typ III: ulzeriert.

zweifelsfreie geringgradige intraepitheliale Neoplasie wird als Adenom bezeichnet, das flach oder erhaben sein kann. Dieses Adenom kann eine hochgradige intraepitheliale Neoplasie als letzte Vorstufe vor dem Karzinom enthalten. In der Praxis ist die hochgradige intraepitheliale Neoplasie im Vergleich zum Karzinom eine seltene Diagnose (37).

Der Nachweis einer hochgradigen intraepithelialen Neoplasie macht eine sofortige nochmalige ausgiebige endoskopisch-bioptische Kontrolle erforderlich, um ein invasives Magenkarzinom nicht zu übersehen. Nach entsprechender klinischer Abklärung der Größe und Tiefeninfiltration der Läsion ist eine primär lokale endoskopische Therapie anzustreben, sollte sich herausstellen, dass es sich noch um eine frühe Läsion handelt.

› Immunhistologie, Molekularbiologie

Magenkarzinome werden üblicherweise bereits im HE-Routine-Schnitt zuverlässig diagnostiziert. Sonderfärbungen sind im Allgemeinen nicht notwendig. Proliferationsmarker wie ki76 sind natürlich in der Neoplasie erhöht, aber im Einzelfall hilft der Proliferationsindex nicht, die entsprechende Läsion von einer reaktiven Läsion abzugrenzen. Auch p53 eignet sich weniger gut, um ein Karzinom sicher zu diagnostizieren, da selbst mit sehr sensitiven Methoden nur 20–40% der Reaktionen aller eindeutigen Karzinome negativ für diesen Marker ausfallen. Im Zweifelsfall kann man wegen der zuweilen morphologisch schwer von Makrophagen und Fibroblasten abgrenzbaren Siegelringzellen eine PAS-Färbung durchführen. Der intrazelluläre Schleim der Siegelringzellen führt zu einer positiven Reaktion, während Fibroblasten und Makrophagen negativ reagieren.

Bei der Biopsieentnahme gilt zu beachten, dass eine sog. Matrix-Diagnostik (Tumor + je 2 Antrum- und Korpusbiopsien) sehr empfehlenswert ist, um Über- bzw. Unterdiagnosen zu vermeiden.

Beispielsweise würde man in einer histologisch normalen Magenschleimhaut die Entstehung eines Karzinoms nicht erwarten.

Blutgruppenantigene. Individuen mit Blutgruppe A haben ein erhöhtes Risiko der Entwicklung eines Magenkarzinoms. Dies ist vermutlich dadurch bedingt, dass H. pylori an Lewis-b-Blutgruppenantigene binden (70–72).

Molekulargenetik. In den letzten Jahren sind zahlreiche Studien zum Verlust der *Heterozygotität* bei Magenkarzinomen publiziert worden. Die am häufigsten beschriebenen Verluste und Zugewinne an DNA sind für die Chromosomen 3p, 4, 5q (30 –40% am oder nahe des APC-Locus) (73, 74), 6q, 9p, 17p (über 60% p53!) (73), 18q (75) und 20q (76–78) beschrieben. Weitere Verluste sind bei proximalen wie distalen kolorektalen Karzinomen für das Chromosom 11 beschrieben (11p15) (79). Verluste nahe 7q wurden häufiger bei Fällen mit Peritonealkarzinose beobachtet.

Mikrosatelliteninstabilitäten werden vor allem bei fortgeschrittenen intestinal differenzierten Magenkarzinomen in bis zu 44% der Fälle gefunden (80). Ursächlich dürften zumeist Hypermethylierungen für den Verlust der hMLH1- oder hMSH2-Protein-Expression sein (81, 82). Letztendlich werden hierdurch zahlreiche Gensequenzen betroffen, z. B. TGFβ-II-Rezeptor, BAX, IGFRII, hMSH3, hMSH6 und E2F-4 (83, 84).

Allelverluste von TP53 werden in 60% der Fälle gefunden, Mutationen sind abhängig von der eingesetzten Methodik (85, 86).

Eine reduzierte oder abnorme *E-Cadherin-Expression* wird vor allem bei sporadischen diffusen Karzinomen gefunden (87, 88) und korreliert mit invasivem Wachstum und schlechter Differenzierung, was mit einer schlechteren Prognose assoziiert sein soll (89).

Somatische APC-Mutationen betreffen vor allem japanische Patienten mit Magenkarzinom (90). Es besteht die Vermutung, dass nahe des APC-Locus ein Tumorsupressorgen lokalisiert ist, das durch die genetischen Veränderungen inaktiviert wird und zum Tumorwachstum beiträgt (91).

Auch Alterationen von *Wachstumsfaktoren* sind für die gastrale Karzinogenese verantwortlich: c-met, (92), Epidermal Growth Factor, TGFα, Interleukin 1a, Cripto, Amphiregulin, Platelet-derived Growth Factor und K-sam (93). Die Amplifikation von c-erbB-2 wird in ungefähr 10% der Fälle gefunden, was mit einer schlechten Prognose verbunden ist (94).

Telomerase-Aktivität wurde vor allem bei fortgeschrittenen Tumoren mit schlechter Prognose gefunden (95).

Stadieneinteilung

Die Prognose für den einzelnen Patienten hängt entscheidend vom Ausmaß der Tumorausbreitung ab. Die Tab. 5.**8** und 5.**9** zeigen die TNM-Klassifikation für das Magenkarzinom und die Stadieneinteilung anhand der TNM-Klassifikation.

Tabelle 5.8 TNM-Klassifikation des Magenkarzinoms

T – Tiefeninfiltration des Primärtumors	
Tx	Primärtumor kann nicht beurteilt werden
T0	kein Anhalt für Primärtumor
Tis	intraepithelialer Tumor
T1	Mukosakarziom oder Submukosakarzinom (Submukosa kann noch in oberes, mittleres, unteres Drittel unterteilt werden: sm1–sm3)
T2	Tumor infiltriert die Muscularis propria
– T2a	Tumor infiltriert die Muscularis propria
– T2b	Tumor infiltriert die Subserosa
T3	Tumor penetriert die Serosa ohne Infiltration von Nachbarorganen
T4	Tumor infiltriert Nachbarorgane
N – Nodalstatus	
Nx	regionäre Lymphknoten können nicht beurteilt werden
N0	keine regionären Lymphknotenmetastasen
N1	Metastasen in 1–6 regionären Lymphknoten
N2	Metastasen in 7–15 regionären Lymphknoten
N3	Metastasen in mehr als 15 regionären Lymphknoten
M – Fernmetastasen	
Mx	Fernmetastasen können nicht beurteilt werden
M0	keine Fernmetastasen
M1	Fernmetastasen

Tabelle 5.9 Stadieneinteilung anhand der TNM-Klassifikation

	pM0			pM1
	pN0	pN1	pN2	
pT1	IA	IB	II	IV
pT2	IB	II	IIIA	IV
pT3	II	IIIA	IIIB	IV
pT4	IIIA	IIIB	IV	IV

Primäres Magenlymphom

Die primären Magenlymphome entwickeln sich aus dem lymphatischen Gwebe, welches im Rahmen einer Helicobacter-Infektion sekundär in den Magen eingewandert ist. Normalerweise ist im Magen kein lymphatisches Gewebe zu finden.

Histopathologische Klassifikation. Aufgrund des klinisch unterschiedlichen Verhaltens ist die Abgrenzung der

Tabelle 5.10 Histologische Unterteilung der primären Magenlymphome

B-Zell-Lymphome	T-Zell-Lymphome
• Niedrigmalignes B-Zell-MALT-Lymphom • Hochmalignes B-Zell-MALT-Lymphom • Mediterranes Lymphom (entspricht der malignen Form der „immunoproliferative small intestinal disease") • Zentrozytisches Lymphom (lymphomatöse Polypose • Alle anderen malignen Lymphome	• Enteropathieassoziierte T-Zell-Lymphome • andere T-Zell-Lymphome

nodalen von den extranodalen und gastrointestinalen Lymphomen notwendig (96). T-Zell-Lymphome haben im Vergleich zu den B-Zell-Lymphomen eine schlechtere Prognose (Tab. 5.**10**). Niedrigmaligne MALT-Lymphome des Magens nehmen im Allgemeinen einen sehr langsamen Verlauf.

MALT-Lymphom des Magens

Zumeist liegt neben den Lymphominfiltraten eine chronisch aktive Helicobacter-Gastritis vor. Der Drüsenkörper ist in der Umgebung der lymphoiden Infiltrate aufgehoben. Bei niedrigmalignen Lymphomen finden sich die typischen lymphoepithelialen Destruktionen von Drüsenschläuchen mit mäusebissähnlichen lymphoiden Infiltraten der Drüsenschläuche bis zur völligen Zerstörung der Drüsen mit nur noch in der Immunhistochemie gegen Panzytokeratin nachweisbaren verbliebenen einzelnen Drüsenzellen innerhalb der lymphoiden Infiltrate. Hierdurch können Siegelringzellen vorgetäuscht werden, die nicht mit einem Siegelringzellkarzinom verwechselt werden dürfen.

Zu beachten ist, dass Frühlymphome oft einen großen Durchmesser aufweisen, aber nur an der Oberfläche wachsen und nicht primär in die Tiefe der Magenwandung.

Differenzialdiagnose. Differenzialdiagnostisch sollte ein *T-Zell-Lymphom* durch die stark positive immunhistochemische Reaktion gegen den T-Zell-Marker CD3, insbesondere bei HIV-Infektion und bei ATLL ausgeschlossen werden.

Das seltene *Mantelzelllymphom* ist oft Teilsubstrat einer lymphomatösen Polypose des gesamten Verdauungstrakts. Histologisch und zytologisch besteht kein Unterschied zu den nodalen Mantelzelllymphomen. Hier kann eine Immunhistochemie gegen CD5 und Cyclin D1 helfen.

Undifferenzierte Karzinome lassen sich gut immunhistochemisch gegen die Lymphome, die positiv auf B- bzw. T-Zell-Marker reagieren, abgrenzen.

Schwierig kann die Abgrenzung *reaktiver lymphoider Aggregate* zum Lymphom sein. Es gibt keinen sicheren immunhistochemischen oder molekularbiologischen Marker, der das Lymphom eindeutig identifizieren kann. Aus diesem Grund ist es bei den Lymphomen umso wichtiger, dass das endoskopische Bild mit in Betracht gezogen wird und die histologische Diagnose mit diesem in Einklang gebracht werden kann. Bei Lymphomverdacht sollten immer multiple Biopsate (mindestens 15 aus jedem endoskopisch verdächtigen Areal) entnommen werden. Hierdurch gelingt die Einteilung in reaktiv, gering- oder hochmalignes Lymphom wesentlich besser (97).

Histologische Kriterien. Histologische Kriterien des MALT-Lymphoms sind der Nachweis:

- von diffusen lymphozytären Infiltraten mit partiellem Ersatz der Drüsen,
- verbreiterte Marginalzone,
- lymphoide „Kolonisation" der Follikel und
- lymphoepitheliale „Destruktionen" oder „Läsionen".

Der Nachweis von lymphoepithelialen Destruktionen ist das wichtigste Kriterium. Oft zeigen sich gleichzeitig eine Zerstörung der Drüsenarchitektur und degenerative eosinophile Veränderungen der angrenzenden Epithelzellen, die differenzialdiagnostisch, wie bereits oben ausgeführt, nicht mit Siegelringzellen verwechselt werden dürfen.

Weitere histologische Kriterien von Lymphomen sind die sog. Dutcher-Bodies, die Zytologie der neoplastischen Infiltrate; Keimzentren können des öfteren auch bei MALT-Lymphomen beobachtet werden (98). Die Zytologie bei MALT-Lymphomen kann variabel sein: Oft liegen die typischen zentrozytoiden Zellen vor, aber immer wieder können die Infiltrate kleinen reifen B-Lymphozyten oder auch monozytoiden Zellen ähneln. Zuweilen finden sich Infiltrate, die an Plasmazellen denken lassen. In einem solchen Fall sollte natürlich ein Plasmozytom ausgeschlossen werden.

Grading. Das histologische Grading der Magenlymphome wird nach De Jong et al. (97) vorgenommen:

- Gruppe A: typisches MALT-Lymphom, keine Cluster, keine Blasten,
- Gruppe B: MALT-Lymphom mit Blasten: vorwiegend typisches MALT-Lymphom, kleine Cluster von Blasten, selten größere Cluster (> 20 Blasten),
- Gruppe C: DLBCL (diffuse large B-cell lymphoma) mit MALT-Lymphom und großen Clustern von Blasten, Blastenanteil > 10 %, kleiner typischer MALT-Anteil,
- Gruppe D: DLBCL: diffuse Blasteninfiltration.

PCR. Die Immunhistochemie in der Diagnostik der Lymphome ist etabliert und weit verbreitet. Der Nutzen einer zusätzlichen PCR zum Nachweis der Monoklonalität (Schwerketten-Gen-Rearrangement) wird kontrovers diskutiert. Dies wird damit begründet, dass bis zu 30% der eindeutigen Lymphome in der PCR negativ sind, und in fast derselben Prozentzahl falsch positive Ergebnisse vorkommen, bei denen lediglich eine Hp-Gastritis vorliegt.

Molekulargenetik. Molekulargenetisch kann vor allem der Nachweis von Translokationen hilfreich sein: Translokation (11,18); (1,14), bcl1, bcl2, bcl6, bcl10, p53, p16, c-myc, Trisomie 2 oder 12 sowie eine ganze Liste weiterer Veränderungen. Der Nachweis einer Translokation (11,18) ist sehr wichtig, da er möglicherweise ein Marker für das Ansprechen des Lymphoms auf eine Helicobacter-Eradikationstherapie sein soll (99, 100).

Ist die Biopsiediagnostik unsicher, sollte nicht sofort eine Helicobacter-Eradikationstherapie durchgeführt werden, da nach Eradikation der Nachweis des Lymphoms nahezu unmöglich werden kann und damit der Patient auch nicht einer tumorgerechten Nachsorge zugeführt wird. Es sollte vielmehr eine Kontrollendoskopie mit zahlreichen Biopsien (mindestens 15) aus allen auffälligen Arealen durchgeführt werden.

Therapieergebnisse. Nach Helicobacter-Eradikationstherapie bei niedrigmalignem MALT-Lymphom kann man von einer Regression des Lymphoms in 70–80% ausgehen. In Einzelfällen kann man sogar eine Regression hochmaligner Lymphome beobachten, die „irrtümlich" eine Eradikationstherapie erhalten haben. Kasuistisch ist auch eine Regression von niedrigmalignen MALT-Lymphomen nach Helicobacter-Eradikation in Duodenum, Rektum und in der Speicheldrüse beschrieben worden. Die Überlebensraten korrelieren mit der Gruppenzugehörigkeit (97). Nach Eradikationstherapie wird die Magenschleimhaut nach dem sogenannten GELA-System beurteilt (101) (Tab. 5.**11**).

Mesenchymale Tumoren des Magens

Gastrointestinale Stromatumoren (GIST)

Die meisten gastrointestinalen mesenchymalen Neoplasien sind gastrointestinale Stromatumoren (GIST) oder glattmuskuläre Tumoren. 60% aller GIST treten im Magen auf. In der Literatur wird ein Drittel als maligne angesehen (102).

Diese Tumoren sind charakteristischerweise immunhistochemisch CD117 positiv. Malignitätskriterien sind Metastasen, invasives Wachstum, Größe, Mitosenzahl, Nekrosen. Je nach Ausprägung der einzelnen Kriterien kennt man benigne, intermediäre und maligne Verlaufsformen.

Entwicklung des Begriffs „GIST". Zu Anfang wurde die Bezeichnung GIST für Tumoren verwendet, die weder Leiomyome noch Schwannome waren. Erst seit 1983 gibt es die Entität des gastrointestinalen Stromatumors, als man erkannte, das diese Untergruppe von mesenchymalen Tumoren im Gegensatz zu anderen mesenchymalen Tumoren immunhistochemisch vor allem gegen neuronale Marker (S-100, NSE, PGP9.5) reagiert. Anfang der 1990er Jahre entdeckte man die relativ spezifische Positivität für den Marker CD34. Entscheidend war die Entdeckung, dass GIST in 95% immunhistochemisch positiv gegen den Cajal-Zell-Marker CD117 reagieren. Mittlerweile weiß man, dass die Cajal-Zellen im Körper wesentlich verbreiteter sind, als zunächst angenommen. Dies könnte Fälle von GIST-Tumoren erklären, die außerhalb des Gastrointestinaltrakts entstanden sind.

Heute werden unter GIST fast alle mesenchymalen Tumoren des Magens zusammengefasst. Eine Ausnahme bilden die rein glattmuskulären Leiomyome und Leiomyosarkome (immunhistochemisch starke Reaktion gegen Aktin und Desmin). Die in der älteren Literatur beschriebenen Leiomyosarkome sind nach heutigen Maßstäben oft eigentlich den GIST zuzuordnen. Diese Tatsache führt immer wieder zu Missverständnissen und Problemen in der Abgrenzung dieser Tumorentitäten.

Tabelle 5.11 GELA: histologisches Graduierungssystem für die Evaluierung von gastralen MALT-Lymphomen nach Behandlung

Diagnose	Lymphoide Infiltrate	Epitheldestruktion	Stroma
CR (komplette Remission)	nicht vorhanden oder einzelne Plasmazellen	nicht vorhanden	normal, leere Tunica propria und/oder Fibrose
pMRD (wahrscheinlich minimale residuelle Infiltrate)	Aggregate lymphoider Zellen in Tunica propria oder Submukosa	nicht vorhanden	leere Tunica propria und/oder Fibrose
rRD (residuelle Infiltrate mit Ansprechen)	dichte, diffuse Infiltrate um die Drüsen	fokale LEL oder nicht vorhanden	fokal leere Tunica propria und/oder Fibrose
NC (keine Veränderung)	dichte, diffuse Infiltrate	vorhanden, zuweilen auch fehlend	keine Veränderungen

LEL = lymphoepitheliale Läsionen

Klinik

GIST bieten klinisch das gesamte Spektrum von benignen Läsionen bis hin zu hochmalignen Sarkomen. Ungefähr 30% der GIST werden als maligne beurteilt. Rezidive drohen bei nicht vollständiger Resektion. Bei malignen GIST kommt es oft zu intraabdomineller Aussaat und Metastasen in Leber, Lunge und Knochen. Die Tumoren verursachen vor allem durch ihre Größe unspezifische abdominelle Beschwerden.

Wachstum gegen das Lumen kommt sowohl bei benignen als auch malignen GIST vor, die auch ulzerieren können und zu Blutungskomplikationen führen können, so dass die Ulzeration per se nicht unbedingt als ein Malignitätskriterium zu werten ist.

GIST kommen in allen Wandschichten vor. Kleine GIST werden meist zufällig im Rahmen von abdominellen Operationen erkannt.

Histologie

Histochemisch sind die meisten GIST CD117 und CD34 positiv und zwar typischerweise als membranständige und diffuse intrazytoplasmatische, perinukleäre Färbereaktion (Tab. 5.**12**). Unterschiedliche Angaben der Spezifität der CD117-Reaktion liegen zumeist an den unterschiedlichen kommerziell erhältlichen Antikörpern und unterschiedlichen Protokollen in den jeweiligen Labors.

70% der GIST bestehen aus einer relativ uniformen Population von Spindelzellen, daneben gibt es noch epitheloide Varianten (20%) und eine Kombination beider Typen. Zumeist sind die Zellen in kurzen Wirbeln bzw. Faszikeln orientiert, die auch so palisadenartig angeordnet sein können, dass die Struktur eines Schwannoms (benigner Nervenscheidentumor) simuliert wird (Abb. 5.**15**). Den Tumor durchsetzende Kollagenbündel können ebenfalls beobachtet werden (Skenoid-Fasern). 5% der Fälle besitzen ein myxoides Stroma. Eine den neuroendokrinen Tumoren ähnliche Morphologie oder sogar eine Siegelringzellvariante sind beschrieben worden.

Differenzialdiagnose

Durch die morphologische Variabilität der GIST kommen differenzialdiagnostisch andere mesenchymale, neuronale und neuroendokrine Tumoren wie Leiomyom, Leiomyosarkom, Schwannom, maligner peripherer Nervenscheidentumor, solider fibröser Tumor, entzündlicher myofibroblastischer Tumor, Fibromatose, Synovialsarkom, Karzinoid, Inselzelltumor, gastraler Glomustumor, malignes Mesotheliom, Angiosarkom und sarkomatöses Karzinom in Frage.

Aufgrund der Therapieoption mit Tyrosinasekinase-Antikörpern ist es wichtig, die Diagnose exakt zu stellen. Die häufigsten Fehlinterpretationen eines GIST sind Fibrosarkom und Leiomyosarkom.

Tabelle 5.12 Positivität immunhistochemischer Marker

CD117 (c-KIT)	95%
BCL-2	80%
CD34	70%
Muskuläres Aktin	50%
Glattmuskuläres Aktin	35%
S-100	10%
Desmin	5%

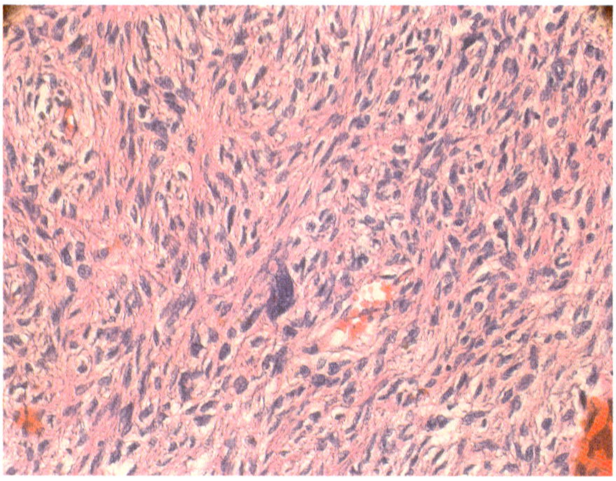

Abb. 5.15 Maligner GIST des Magens.

Tabelle 5.13 Risiko der malignen Entartung von GIST

Risiko	Größe in cm	Mitosen (pro 50 HPF)
Sehr niedrig	<2	<5
Niedrig	2–5	<5
Intermediär	<5 5–10	6–10 <5
Hoch	>5 >10 >1	>5 >1 >10

Prognose

Grading. Die Malignität wird an der mitotischen Aktiviät festgemacht, die auch von der Größe abhängt. Tumoren, die kleiner als 5 cm sind, sind selten maligne. Das histologische Grading richtet sich im Wesentlichen nach den Kriterien, die für die Weichteilsarkome gelten. Tumoren mit mehr als 10 Mitosen pro 10 HPF (high power field) gelten als hochmaligne. Die 5-Jahres- Überlebensrate für Tumoren über 10 cm liegt bei 20%, für Tumoren unter 5 cm Größe bei 60% (113).

Weitere Faktoren. Die histologische Untersuchung sollte auch immer die Bestimmung des Proliferationsindexes (z. B. Ki67) enthalten. Aneuploidie wird als prognostisch ungünstiger Faktor angesehen, aber eine Durchflusszytometrie wird nicht in allen Labors routinemäßig durchgeführt. GIST, die im Magen lokalisiert sind, haben zumeist eine bessere Prognose als Tumoren, die im Dünn- oder Dickdarm entstanden sind. Die Lokalisation gehört also auch zu den prognostisch wichtigen Faktoren.

Seit Tyrosinkinase-Hemmer zur Verfügung stehen (Imatinib/Infliximab) hat sich die Prognose selbst bei fortgeschrittener Erkrankung verbessert (104).

Rezidive. Rezidive an der Primärlokalisation sind vor allem bei malignen GIST häufig und weisen dann meist schon eine peritoneale Aussaat und Lebermetastasen auf. Lymphknotenmetastasen treten für gewöhnlich nicht auf, jedoch sind in bis zu 20% Rezidive auch noch nach Jahrzehnten selbst bei benignen Varianten beschrieben. Aus diesem Grund betrachten einige Autoren GIST nicht als benigne, sondern bestimmen lediglich das Risiko malignen Verhaltens (Tab. 5.**13**).

Genetik (Tab. 5.14)

GIST weisen unabhängig von der Dignität DNA-Verluste auf verschiedenen Chromosomen auf (1, 14, 15, 22). DNA-Gewinne wurden vor allem bei malignen Tumoren gefunden (Chromosome 3, 5, 8 und X). 80–85% der GIST weisen KIT-Tyrosinkinase aktivierende Mutationen auf. KIT ist ein 145 kD großes transmembranöses Glykoprotein. Die häufigsten Mutationen finden sich in Exon 11 (ca. 2/3 aller Fälle), gefolgt von Exon 9, 13 und 17. In einer größeren Serie von 322 GIST lagen auch Mutationen im PDGF-Rezeptor α (PDGFRA) vor. Die meisten (5,6%) betrafen das Exon 18 oder Exon 12 (1,5%). Die übrigen Tumoren (12%) enthielten den Wildtyp von KIT und PDGFRA. Oft gehören GIST mit phosphoryliertem PDGFRA dem epitheloiden Subtyp an. Interessanterweise sind es gerade diese GIST, die KIT nur schwach oder gar nicht exprimieren und deshalb nicht auf Infliximab reagieren. Therapiestudien laufen allerdings noch.

Mutationen der juxtamembranösen Domäne (Exon 11). In einer ersten Publikation 1998 (105) wurde nicht nur dokumentiert, dass GIST das KIT-Protein exprimieren, sondern auch gezeigt, dass zumeist die Mehrzahl (20–93% je nach Untersuchungsgut) der GIST-Tumoren eine (KIT-aktivierende) Mutation im Exon 11 (durch ligandenunabhängige Rezeptordimerisation) aufweisen (zumeist Deletionen, aber auch Punktmutationen). Eine Ursache der unterschiedlichen Frequenz der Mutationen ist in dem untersuchten Material selbst zu sehen. An aus Paraffinmaterial gewonnener genomischer DNA lassen sich weniger Mutationen als an Gefriermaterial nachweisen. Ergebnisse aus Studien mit High-Performance-Flüssigkeitschromatographie scheinen

Tabelle 5.14 Mutationen in GIST des Magens

GIST-Typ	Klinik
Sporadische KIT-Mutation	
Exon 11	gutes Ansprechen auf Infliximab
Exon 9	intermediäres Ansprechen
Exon 13	sensitiv in vitro, in vivo Erfolg beschrieben
Exon 17	sensitiv in vitro, in vivo Erfolg beschrieben
PDGFRA-Mutation	
Exon 12	sensitiv in vitro, in vivo Erfolg beschrieben
Exon 18	D842V-Mutation, schlechtes Ansprechen, andere Mutationen sensitiv
Wildtyp-GIST	schlechtes Ansprechen
Familiäre GIST	
KIT Exon 11 (V559A, delV559, W557R)	Pigmentierung der Haut, Urticaria pigmentosa, Mastozytose
KIT Exon 13 (K642E)	keine Hautpigmentation, keine Mastozytose
KIT Exon 17 (D820Y)	keine Hautpigmentation, keine Mastozytose, Ösophagusmotilitätsstörungen
GIST mit Paragangliom	autosomal dominant, oft endokrine Symptomatik
Kindliche GIST	
Sporadisch	KIT-Mutationen häufiger als bei Erwachsenen
Carney-Trias	gastrale GIST und plumonale Chondrome und/oder Paragangliome, Frauen : Männer = 7 : 1, keine KIT-Mutationen
GIST bei Neurofibromatose Typ1	keine KIT-Mutationen

hier zuverlässiger zu sein, um die entsprechenden Mutationen nachzuweisen.

Die häufigsten Deletionen finden im ersten Anteil des Exons statt (Codons 557 – 559). Punktmutationen sind auf 4 Codons limitiert (557, 559, 560, 576). Interne Tandem-Duplikationen können vor allem am Ende des Exons beobachtet werden.

⇢ **Mutationen der extrazellulären Domäne (Exon 9).** Exon-9-Mutationen können in GIST beobachtet werden, die ein intaktes Exon 11 aufweisen. Eine Insertion von nur 6 Nukleotiden führt zu einer Duplikation von Ala501 und Tyr502. Die Folge ist, dass die entstandene KIT-Isoform eine konstitutiv aktive Kinase aufweist. Diese Mutation soll vor allem in GIST mit Lokalisation im Dünndarm vorkommen. Einzelfälle einer FAF506 – 508-Duplikation/Insertion wurden beschrieben. Die Häufigkeit der Exon-11-Mutationen liegt bei ca. 10% aller GIST und bei 95% der im Dünndarm lokalisierten GIST. Sie scheinen insgesamt häufiger bei malignen GIST vorzukommen, wobei der Mechanismus des Zusammenhangs noch nicht klar ist. Denkbar wäre, dass Mutationen im Exon 9 zur Unterbrechung einer Antidimerisations-Motif in der extrazellularen Domäne führen. Im Vergleich zu Mutationen an Exon 11 scheinen Exon-9-Mutationen einen veränderten intrazellulären Signalweg zu bedingen und eventuell hierdurch zu dem beobachteten klinisch aggressiveren Verlauf zu führen.

⇢ **Mutationen in der Kinase-I-Domäne (Exon 13).** K642E war die erste nachgewiesene Punktmutation im KIT-Genom Exon 13. Diese Mutation ist selten (0,8 – 4,5% der Fälle). Diese Mutation soll zu einer ligandenunabhängigen Aktivierung des Rezeptors führen, wenn auch nicht klar ist, ob eine spontane Hypodimerisation des Rezeptors oder andere Mechanismen zugrunde liegen.

⇢ **Mutationen des aktivierenden Loop (Exon 17).** Mutationen des Exon 17 sind sehr selten (0 – 0,6%). Beschrieben sind N822K-, N822H-Mutationen und diskutiert wird eine Keimbahnmutation D820Y bei familiärem GIST, die nicht bei sporadischen Tumoren beobachtet werden kann. Der Mechanismus der Aktivierung der Kinasedomäne ist noch unklar. Interessanterweise weist ein benachbartes Codon im Exon 17 (Asp 816) bei anderen malignen Erkrankungen eine Mutation auf (Mastzellerkrankungen, Seminom, Dysgerminom, akute myeloische Leukämie und bestimmte T-Zell-Lymphome).

⇢ **KIT-Mutationen und Tumorprognose.** Exon-11-Mutationen sollen mit einem klinisch aggressiveren Verlauf assoziiert sein. Allerdings basieren viele diesbezügliche Studien auf Einzelstrangpolymorphismen und/oder direkter Sequenzierung von Exon-11-Amplifikaten aus Paraffinmaterial. Interessanterweise wurden auch Exon-11-Mutationen bei über 80% von kleinen Low-Risk-GIST nachgewiesen, was zu der Spekulation geführt hat, ob nicht bestimmte Subtypen von Exon-11-Mutationen zu einem erhöhten Risiko malignen Verhaltens führen. Diesbezügliche Studien stehen allerdings noch aus. Denkbar wäre, dass mehrere verschiedene Mutationen zu aggressiveren GIST führen könnten. Mehr als eine Mutation innerhalb eines GIST wurde allerdings bislang nicht beobachtet.

⇢ **Familiäre GIST.** Die Kombination von multiplen (benignen und malignen) GIST mit Hyperpigmentation der perinealen Haut und/oder von Axilla, Hand und Gesicht (unter Aussparung von Lippen und Wangenschleimhaut), häufig auch die Vergesellschaftung mit einer Mastozytose der Haut (Urticaria pigmentosa) sollte immer an die Möglichkeit eines familiären GIST-Erbgangs denken lassen. Die Erstmanifestation liegt im Jugendalter. Oft kann eine diffuse Hyperplasie der Cajal-Zellen der benachbarten Darmwandung beobachtet werden. Die bekannten Keimbahnmutationen sind auf wenige Lokalisationen beschränkt: V559A (Substitution Exon11), W557R (Mutation Exon 11), K642E (Substitution Exon 13, keine Mastzellproliferation, keine Pigmentstörungen), D820Y (Mutation Exon 17).

⇢ **Molekulare Progression von GIST.** Patienten mit Keimbahnmutationen entwickeln immer multiple GIST, jedoch erst im jungen Erwachsenenalter. Es sind noch weitere Mutationen notwendig, damit aus einer Cajal-Zell-Hyperplasie ein Stromatumor werden kann. Über 65% der GIST weisen entweder eine Monsomie 14 oder einen partiellen Verlust auf dem kurzen Arm des Chromosoms 14 auf (80, 90 – 94) auf. Vergleichende Studien zur genomischen Hybridisierung und Studien mit Nachweis des Verlusts der Heterozygozität haben 2 Regionen identifizieren können, die vermutlich Tumorsupressorgene darstellen: 14q11.1-q12 und 14q22 – 24. In 50% der GIST liegt ein Verlust des langen Arms von Chromosom 22 vor (mit Assoziation eines Bordeline-Verhaltens oder malignen Verhaltens).

Selten liegen Verluste auf 1p, 9p und 11p vor; diese sind jedoch häufiger mit einem malignen Verhalten verbunden. Verluste auf Chromosom 9 können zur Inaktivierung des Tumorsuppressorgens CDKN2A (p16INK4a) führen. Die Folge ist eine ungehemmte Proliferation. Metastasierende GIST weisen überzufällig DNA-Gewinne von Chromosom 8q und 17q auf.

Tab. 5.**15** zeigt ein mögliches Ablaufschema der genetischen Progression der GIST.

⇢ **Carney-Trias.** Die Kombination von gastralen Leiomyosarkomen, Paragangliomen und pulmonalen Chondromen wird als Carney-Trias bezeichnet. Die genetische Basis dieser seltenen, zumeist sporadischen Assoziation ist immer noch unbekannt. Die Magentumoren der in der Literatur bislang beschrieben Patienten sind sämtlich unter der Kategorie GIST zu subsumieren. Möglicherweise haben diese GIST jedoch keine KIT- oder PDGFRA-Mutationen.

Tabelle 5.15 Genetische Progression der GIST

KIT- oder PDGFRA-Mutation	
14q-Deletion	→
22q-Deletion	→
1p-Deletion	→ Malignität
8p-Gewinn	→ Metastasen
11p-Deletion	→ Malignität
9p-Deletion	→ Malignität
17q-Gewinn	→ Metastasen

Weitere mesenchymale Tumoren

Gastrointestinaler autonomer Nerventumor (GANT). Diese Bezeichnung wird für Tumoren verwendet, die ultrastrukturell Strukturen von autonomen Nerven aufweisen. Allerdings überlappt die Gruppe der GANT zum Teil mit den GIST, nicht zuletzt weil auch GANT CD117 positiv sein können.

Glomustumor. Glomustumoren des Magens sind sehr selten (Abb. 5.**16**). Im Antrum werden sie häufiger beobachtet und treten zumeist als 1 – 4 cm große intramurale Knoten auf, die ulzerieren können mit und ohne Blutungskomplikationen.

Schwannom. Schwannome sind seltene Tumoren des Gastrointestinaltrakts, die nicht mit der Neurofibromatose assoziiert sind. Typischerweise involvieren sie die Muscularis propria und sind von intakter Mukosa überzogen. Anhand des Wachstumsmusters lassen sich verschiedene Typen unterscheiden. Die Unterscheidung zwischen Schwannom und GIST ist wichtig, da Schwannome immer benigne sind. Immunhistochemisch sind Schwannome S-100 positiv und für CD117, Desmin und Aktin negativ.

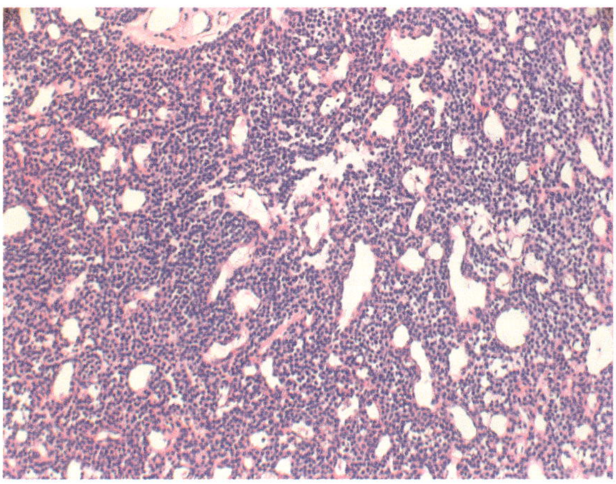

Abb. 5.16 Maligner Glomustumor des Magens.

Lipome. Lipome sind benigne Läsionen, bestehen aus reifzelligem Fettgewebe und wölben sich oft gegen das Lumen vor.

Granularzelltumor. Granularzelltumoren (Abrikossoff-Tumor) werden selten im Magen, jedoch häufiger im Ösophagus beobachtet. Granularzelltumoren sind oft submuköse Knoten und weisen charakteristischerweise in einer PAS-Reaktion ein granuläres Zytoplasma auf.

Kaposi-Sarkom. Kaposi-Sarkome treten vor allem bei HIV-positiven Patienten auf und sind relativ selten. Die Diagnose kann schon endoskopisch anhand der braunen Pigmentierung bei den betreffenden Patienten gestellt werden.

FAZIT FÜR DIE PRAXIS

- Pathologische nichttumoröse Veränderungen des Magens können sich als Lageveränderungen, Divertikel oder Invaginationen manifestieren. Abhängig vom Befund muss nicht zwingend operiert werden, sondern es kann konservativ zugewartet werden, ob sich der Befund spontan zurückbildet.
- Im Magen treten wesentlich mehr tumorartige als tumoröse Läsionen auf, deshalb ist eine bioptische Abklärung zur Artdiagnose und zum Festlegen des weiteren Vorgehens erst einmal ausreichend. Lokale endoskopische Verfahren, wie sie für die Therapie früher Neoplasien eingesetzt werden, eignen sich auch als diagnostische Maßnahme. Die histologische Untersuchung des endoskopischen Resektates legt die weitere Therapie fest.
- Die Diagnose eines MALT-Lymphoms sollte immer durch eine Referenzpathologie bestätigt werden, bevor eine Helicobacter-Eradikationstherapie durchgeführt wird.
- Um histologische Über- oder Unterdiagnosen zu vermeiden, ist immer eine sog. Matrix-Diagnostik mit Entnahme läsionsferner Antrum und Korpusschleimhaut (je 2 Biopsien) durchzuführen.

5.4 Funktionelle Dyspepsie

J. Keller, P. Layer

EDITORIAL **Nicht aufgrund ihrer Bedrohlichkeit in Bezug auf die Lebenserwartung, wohl aber aufgrund der Häufigkeit, der zum Teil gravierenden Einschränkung der Lebensqualität und der enorm hohen sozioökonomischen Kosten ist die funktionelle Dyspepsie (FD) ein wichtiges gastroenterologisches Krankheitsbild: Etwa 10–20% aller Besuche beim Gastroenterologen erfolgen aufgrund dieser Erkrankung. Der typische Symptomkomplex mit Oberbauchbeschwerden wie Schmerzen, frühe Sättigung, Übelkeit, Erbrechen, abdominelle Distension oder Blähungen wird nicht durch eine organisch fassbare Erkrankung verursacht. Dementsprechend gibt es kein morphologisches Korrelat, das die Symptome erklärt. Auch eine einheitliche Funktionsstörung, die zur positiven Diagnostik der FD herangezogen werden könnte, wurde bislang nicht identifiziert. Diagnostik und Therapie erfolgen in Abhängigkeit von Alter, Begleiterkrankungen und Vorliegen sog. Warnsymptome. Die große Zahl der unterschiedlichen zur Behandlung der FD eingesetzten Maßnahmen reflektiert die Unsicherheit bezüglich der zugrunde liegenden pathophysiologischen Mechanismen und das bisherige Fehlen von Therapieoptionen, die bei der Mehrzahl der Patienten dauerhaft zu zufrieden stellenden Ergebnissen führen.**

Definition und Klassifikation

Die FD, früher auch nichtulzeröse Dyspepsie genannt, gehört zu den funktionellen Erkrankungen des Magen-Darm-Traktes und ist definiert als auf den Oberbauch bezogener Symptomkomplex mit Schmerzen oder Unwohlsein im Sinne von früher Sättigung, Übelkeit, Erbrechen, abdomineller Distension oder Blähungen in Abwesenheit einer organischen Erkrankung, die diese Symptome erklärt.

Kriterien und Leitlinien. Neben anderen Definitionen wurden 2006 die Rom-III-Kriterien für die Einteilung funktioneller gastrointestinaler Erkrankungen veröffentlicht (Tab. 5.**16**), die nicht nur bestimmte Beschwerdemuster fordern, sondern auch, dass die Symptome mindestens während der letzten 3 Monate bestanden und vor mindestens 6 Monaten begonnen haben (84). Die Leitlinien der Deutschen Gesellschaft für Verdauungs- und Stoffwechselerkrankungen sehen vor, dass bei Patienten mit Dyspepsie ohne strukturelle Läsionen und einer Beschwerdedauer von mindestens 3 Monaten die Diagnose einer FD zu stellen ist. Bei Nachweis einer strukturellen Läsion ist die Diagnose andererseits nur dann ausgeschlossen, wenn die Abnormalität die Symptome mit hinreichender Sicherheit erklärt und wenn nach ihrer erfolgreichen Behandlung die Symptome dauerhaft verschwinden (55).

Subtypen. Anhand der führenden Symptome lässt sich die FD weiter unterteilen.

Beim Ulkus-Typ leiden die Patienten vorwiegend unter Schmerzen, während beim Motilitäts-Typ die motilitätsassoziierten Symptome dominieren wie frühe Sättigung, Übelkeit und Erbrechen. Darüber hinaus gibt es Patienten mit unspezifischen Beschwerden (Tab. 5.**17**).

Patienten mit überwiegend Sodbrennen, der sog. Reflux-Typ, sollten nach den Empfehlungen der Rom-II-Konsensus-Konferenz als nichterosive Refluxerkrankung (NERD) gewertet werden (84). Aktuell wird aber bezweifelt, ob der Ausschluss von Refluxsymptomen bei der Diagnose der FD dem klinischen Alltag gerecht wird (90). Überdies beruht die Differenzierung in Subtypen nicht auf spezifischen pathophysiologischen Mechanismen und kann weder den Er-

Tabelle 5.16 Definition der funktionellen Dyspepsie nach Rom III (84)

Vorliegen mindestens eines der folgenden Symptome:
1. unangenehmes Völlegefühl postprandial,
2. frühe Sättigung,
3. epigastrische Schmerzen,
4. brennendes Gefühl epigastrisch
UND fehlender Hinweis auf strukturelle Veränderungen (einschließlich der Befunde einer ÖGD), die die Beschwerden mit hinreichender Wahrscheinlichkeit erklären.
Die Symptome müssen mindestens während der letzten 3 Monate bestanden und mindestens 6 Monate vor Diagnosestellung begonnen haben.

Tabelle 5.17 Kategorisierung dyspeptischer Symptome (modifiziert nach 55)

Ulkus-Typ	Dysmotilitäts-Typ	Reflux-Typ (= NERD?)
Schmerzen im Oberbauch	Vorzeitige Sättigung	Sodbrennen
Präprandiale Schmerzen	Übelkeit	Saures Aufstoßen
Nüchternschmerzen	Erbrechen	
Besserung postprandial	Blähungen	
	Völlegefühl	
	Verstärkung postprandial	

NERD: nicht erosive Refluxerkrankung
Patienten, die keiner Untergruppe zugerechnet werden können, werden der Kategorie „unspezifische Dyspepsie" zugeordnet

folg einzelner therapeutischer Ansätze noch den Langzeitverlauf vorhersagen (29). Die klinische Bedeutung der Unterteilung in Subgruppen bleibt somit unklar.

Epidemiologie und Wertung

Bedeutung. Die erhebliche Bedeutung der FD liegt nicht in ihrer Bedrohlichkeit für das Leben des Einzelnen, da sie die Lebenserwartung nicht beeinträchtigt. Die FD ist aber ein außerordentlich häufiges Krankheitsbild, das für die Betroffenen mit einem hohen Leidensdruck verbunden sein kann. Dies drückt sich in einer Reduktion der Lebensqualität aus, die das gleiche Ausmaß wie bei Patienten mit Refluxerkrankung oder manifester Gastroparese erreicht (13, 26, 37). Darüber hinaus verursacht die FD sozioökonomisch gravierende, vor allem indirekte Kosten. Diese belaufen sich einer aktuellen Studie aus England zufolge dort auf etwa 1 Milliarde Pfund pro Jahr (86). In einigen Erhebungen wurden 90% der insgesamt anfallenden Kosten durch indirekte Kosten, insbesondere durch Arbeitsausfälle verursacht (67).

Prävalenz. Große Studien haben gezeigt, dass die Prävalenz dyspeptischer Beschwerden in Europa und den USA zwischen 20 und 45% liegt (12, 37, 55). Für Deutschland liegen keine größeren epidemiologischen Studien vor; Daten, die bei gesunden Blutspendern erhoben wurden, weisen aber auf vergleichbare Prävalenzen hin (32). Von den Betroffenen sucht ca. ein Drittel bis die Hälfte medizinische Hilfe. Aufgrund der großen Häufigkeit dyspeptischer Beschwerden erfolgen somit 2 – 5 % aller Arztbesuche beim Hausarzt (7) und 20 – 40% aller Vorstellungen beim Gastroenterologen wegen einer Dyspepsie (86). Etwa in der Hälfte der Fälle lässt sich eine organische Ursache der dyspeptischen Beschwerden eruieren (Tab. 5.**18**). Die Prävalenz der FD wird dementsprechend in mehreren Studien übereinstimmend mit ca. 12 – 15% angegeben (1, 19, 20, 75). Wenn man allerdings alle Patienten ausschließt, die überlappend Symptome eines Reizdarmsyndroms zeigen, dann betrifft die „reine" FD nur ca. 3 – 4% der Bevölkerung (19, 51) (Abb. 5.**17**).

Während Frauen den meisten bevölkerungsbezogenen Studien zufolge nicht häufiger unter einer FD leiden als Männer, ist ihr Anteil an denjenigen Patienten, die medizinische Hilfe in Anspruch nehmen, tendenziell höher (13).

Tabelle 5.18 Ursachen dyspeptischer Beschwerden bei Erstvorstellung (modifiziert nach 55)

Peptische Ulzera	15 – 25%
Refluxösophagitiden	25%
Malignome	1 – 2%
Sonstige organische Erkrankungen	<9%
Funktionelle Dyspepsie	ca. 50%

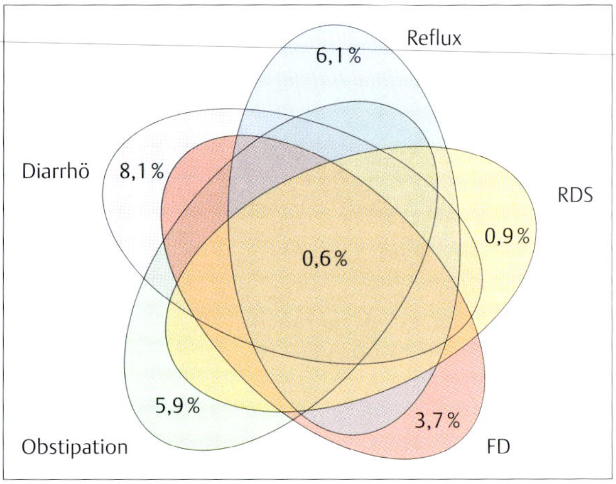

Abb. 5.17 Symptomüberlappung bei funktionellen Erkrankungen des Gastrointestinaltraktes (nach 51). FD: funktionelle Dyspepsie, RDS: Reizdarmsyndrom.

Risikofaktoren und Pathologie

Wesentliche pathophysiologische Mechanismen, die an der Entstehung der Symptome bei FD beteiligt sind, sind Motilitätsstörungen, viszerale Hypersensitivität und psychosoziale Faktoren. Darüber hinaus wird aktuell die mögliche ätiologische Bedeutung gastrointestinaler Infketionen oder einer genetischen Prädisposition diskutiert.

Motilitätsstörungen

Zu den Motilitätsstörungen, die wiederholt zumindest bei Subgruppen von Patienten mit FD nachgewiesen wurden, gehören Magenentleerungsstörungen (sowohl Verzögerung als auch Beschleunigung möglich), eine gestörte gastrale Akkomodation nach Nahrungsaufnahme, antrale Hypomotilität, gastrale Dysrhythmien und eine gestörte antroduodenale Motilität (45, 88). Allerdings wurden bislang weder die zugrunde liegenden Ursachen geklärt noch eine feste Assoziation zwischen Motilitätsstörungen und dyspeptischen Symptomen gefunden.

Gestörte Verarbeitung viszeraler Reize

Bei Patienten mit funktionellen Erkrankungen des Gastrointestinaltrakts einschließlich der FD wurde eine gestörte Verarbeitung viszeraler Reize als wesentlicher Pathomechanismus beobachtet (11). Die Störung könnte hierbei sowohl auf der Ebene des Gastrointestinaltraktes als auch des autonomen oder zentralen Nervensystems liegen.

→ **Viszerale Hypersensitivität.** Der Begriff beschreibt eine vermehrte Empfindlichkeit gegenüber physiologischen oder gering supraphysiologischen Stimuli. Diese betrifft bei FD den Magen und den oberen Dünndarm bzw. das Duodenum, ist allerdings nur bei einem Teil der Patienten zu beobachten (6, 80). So nehmen Patienten mit FD eine Ballondistension des Magens bei niedrigeren Ballonvolumina wahr („Hypersensitivität") und empfinden früher Schmerzen („Hyperalgesie") als Gesunde. Diese Hypersensitivität gegenüber gastraler Ballondistension soll spezifisch für die FD sein (6, 59) und Patienten mit FD nicht nur von Gesunden, sondern auch von Patienten mit organischen Erkrankungen unterscheiden (59). Außerdem ist die Hypersensitivität nicht auf mechanische Reize beschränkt, sondern es besteht auch eine vermehrte Chemosensitivität gegenüber intraduodenaler Säure- und Fettexposition (73, 74, 79).

Assoziation zwischen sensorimotorischen Störungen und Symptomen

Feste Beziehungen zwischen definierten sensorimotorischen Störungen und spezifischen Symptomen gibt es nicht, bestimmte Alterationen der motorischen und sekretorischen Funktionen sind aber bevorzugt mit verschiedenen Symptomen assoziiert: Etwa die Hälfte aller Patienten mit FD zeigt eine viszerale Hypersensitivität gegenüber gastraler Distension, und bei diesen Patienten sind Oberbauchschmerzen sowie Gewichtsverlust besonders häufig (80). Bei Patienten mit Akkomodationsstörungen finden sich vor allem Gewichtsverlust und frühe Sättigung (82). Ausgeprägtes Völlegefühl, Übelkeit und Erbrechen tritt besonders bei Patienten mit Magenentleerungsstörungen auf (77). Unklar bleibt, ob diese Störungen Ursache oder Folge der Erkrankung sind und ob sie zentral oder peripher generiert werden.

Modell des „antralen Defekts" bei FD

Ein elegantes und zumindest teilweise mit experimentellen Daten gut belegtes Modell, das allerdings beispielsweise Beschwerden im Nüchternzustand nicht erklären kann, weist dem Antrum eine besondere pathophysiologische Bedeutung zu (8): Beim Gesunden induziert der Übertritt von Nahrung in das Antrum einerseits die Magenentleerung und triggert andererseits die reflektorische Fundusrelaxation. Nahrungsbestandteile, die in das Duodenum gelangen, insbesondere Fette, hemmen ihrerseits die Magenentleerung und verstärken die Fundusrelaxation (Abb. 5.**18a**). So kommt es einerseits zur Akkomodation des Magens an die Mahlzeit und andererseits zu einer entsprechend der Energiedichte geregelten Magenentleerung.

Nach den experimentellen Daten und dem daraus entwickelten Modell von Caldarella et al. (8) besteht bei Patienten mit FD ein antraler Defekt sowohl in Bezug auf die reflektorische Induktion von Magenentleerung und Fundusrelaxation als auch in Form einer antralen Hypersensitivität (Abb. 5.**18b**). Intraduodenale Nahrungsbestandteile – Fette haben hierbei wiederum eine besondere Bedeutung – hemmen zudem die Magenentleerung exzessiv und verstärken die antrale Hypersensitivität. Dyspeptische Symptome kommen somit durch die mangelnde Akkomodation und Magenentleerung mit distaler Verschiebung des Chymus und antraler Überdehnung bei vorbestehender antraler Hypersensitivität zustande, und das Antrum ist als „schmerzhaftes Segment" zu werten.

Infektionen

Die Rolle gastrointestinaler Infektionen, speziell von Helicobacter pylori (H.p.), für die FD wird kontrovers diskutiert.

→ **Helicobacter pylori.** Cag-A-positive H.p.-Stämme könnten auch in Bezug auf die FD von besonderer Bedeutung sein (53, 66). Gut kontrollierten Studien zufolge scheint die H.p.-Infektion aber nicht mit gastroduodenalen Motilitätsstörungen assoziiert zu sein. Auch in Bezug auf die Beeinflussung sensorischer Funktionen liegen widersprüchliche Daten vor: Einzelne Studien zeigen niedrigere Perzeptions- und Schmerzschwellen sowie eine höhere mukosale Konzentration schmerzreizvermittelnder Neuropeptide bei H.p.-positiven im Vergleich zu H.p.-negativen Patienten (63). Andere Studien haben im Gegensatz dazu gleiche Symptommuster, gastrale Sensitivität, Akkomodation und Magenentleerung für Patienten mit und ohne H.p.-Infektion ergeben (72). Dem entspricht, dass Eradikationsstudien allenfalls einen geringen Vorteil von Verum gegenüber Placebo bei FD zeigen: Malfertheiner et al. (57) fanden in einer plazebokontrollierten Multicenterstudie ein Ansprechen auf die Eradikation bei ca. 10% der Patienten. Die kombinierte Analyse von 2 anderen Studien (ORCHID und OCAY) ergab ein Ansprechen nur bei Reflux- und Ulkus-Typ, nicht

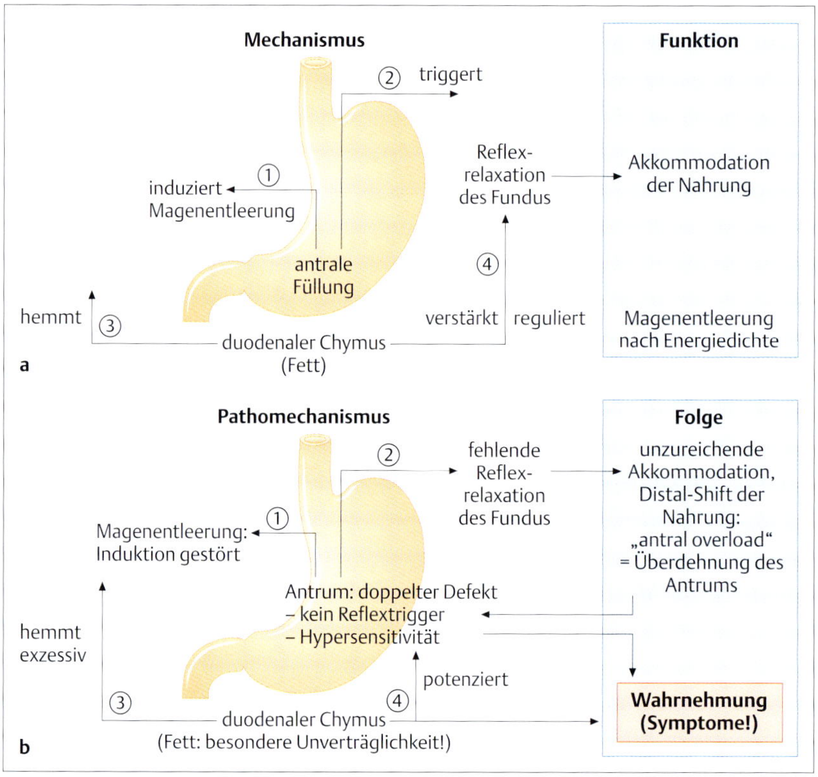

Abb. 5.18 Modell der Pathophysiologie bei funktioneller Dyspepsie.
a Prandiale Physiologie des Antrums (nach 8).
b Prandiale Pathophysiologie des Antrums.

aber beim Motilitäts-Typ (92), während eine 2001 publizierte Metaanalyse allenfalls einen tendenziellen, aber keinen signifikanten Vorteil für die H.p.-Eradikation zeigte (48). Insgesamt wird der mögliche therapeutische Effekt der H.p.-Eradikation auf höchstens 20% geschätzt (3).

Andere Infektionen. Die Bedeutung anderer gastrointestinaler Infektionen für die Entstehung der FD ist noch weniger gesichert. Anders als beim Reizdarmsyndrom scheint eine akute Gastroenteritis kein Risikofaktor für das Auftreten einer FD zu sein (68). Es gibt allenfalls vage Hinweise darauf, dass Infektionen mit einer FD assoziiert sein können: Bei insgesamt 400 Patienten mit FD ließ sich eine Subgruppe identifizieren (17%), bei der die Symptomatik akut begonnen hatte. Dies wurde von den Autoren als Hinweis auf eine infektiöse Erkrankung interpretiert. Patienten mit akutem Beginn hatten eine ausgeprägtere Symptomatik als Patienten mit schleichendem Beginn (81). Weitere Belege dafür, dass eine infektiöse Gastritis für die Entstehung einer gastralen Hypersensitivität bedeutsam sein könnte, liefern tierexperimentelle Daten, die zeigen, dass eine (allerdings chemisch induzierte) milde Gastritis die Aktivität spinaler sensorischer Neurone verändert (4).

Psychosoziale Faktoren

Psychosoziale Faktoren können sowohl die Entstehung gastrointestinaler Symptome als auch deren Bewertung und die daraus resultierende Inanspruchnahme medizinischer Leistungen beeinflussen.

Für eine kausale Bedeutung spricht die hohe Prävalenz psychiatrischer Komorbiditäten – insbesondere von depressiven Störungen und Angststörungen – bei Patienten mit funktionellen gastrointestinalen Erkrankungen (79, 93). Allgemein wurde gezeigt, dass Dyspeptiker, die einen Arzt aufsuchen, ein höheres Ausmaß an psychischer Belastung und Somatisierung bei schlechteren Coping-Strategien aufweisen als solche, die keine medizinische Hilfe in Anspruch nehmen (14). Retrospektive Studien weisen darauf hin, dass sexuelle, körperliche und psychische Gewalterfahrungen mit einer deutlichen Häufung funktioneller gastrointestinaler Beschwerden verbunden sind. Aktuell erlebte häusliche Gewalt ist bei 70% der betroffenen Frauen mit Symptomen einer FD und/oder eines Reizdarmsyndroms assoziiert (70). Diese Befunde sprechen für eine bedeutsame Rolle psychischer Faktoren für Entstehung und Verlauf der FD.

Auf der anderen Seite ist Somatisierung, d. h. die Neigung, emotionale Dysphorie in Form körperlicher Beschwerden auszudrücken, einer aktuellen Untersuchung zufolge nur schwach mit dem Ausmaß dyspeptischer Beschwerden assoziiert (39). Hieraus kann man folgern, dass, obwohl Patienten mit FD ein höheres Maß psychiatrischer Leiden aufweisen, die Stärke dyspeptischer Symptome und das Ausmaß der psychischen Belastung kaum assoziiert sind. Diese Befunde wurden bei Patienten in hausärztlicher und ambulanter gastroenterologischer Versorgung erhoben und sind somit für die Mehrzahl der Patienten mit FD repräsentativer als die oben dargestellten in hoch spezialisierten Zentren häufig an weitgehend therapierefraktären Patienten ermittelten Daten. Sie legen nahe, dass im Allgemeinen dyspeptische Beschwerden und psychiatrische Auffälligkeiten weitgehend unabhängig voneinander auftreten (39).

Pathologie

Typische pathologische oder histologische Veränderungen, die zur Diagnose einer FD herangezogen werden könnten, gibt es nicht.

Genetik

Eine familiäre Häufung der FD wurde berichtet (52), und Zwillingsstudien belegen allgemein eine genetische Prädisposition für Patienten mit funktionellen gastrointestinalen Erkrankungen (49, 65). Darüber hinaus gibt es erste Daten, die eine Häufung bestimmter Genpolymorphismen, die eine Veränderung der Ansprechbarkeit relevanter Rezeptoren bewirken, sowohl bei Patienten mit Reizdarmsyndrom als auch bei solchen mit FD zeigen (10, 17, 35, 46, 95). Auch die Häufung bestimmter mitochondrialer Mutationen wurde bei Patienten mit FD berichtet (24, 60). Das Auftreten und der Verlauf funktioneller gastrointestinaler Erkrankungen könnten somit partiell durch genetische Mechanismen bestimmt oder zumindest moduliert werden.

Klinik und Diagnostik

Primäre Diagnostik

Dyspeptische Beschwerden sind nur Symptome und erlauben keine ursächliche Zuordnung zu einer organischen Erkrankung oder einer FD. Das heißt, auch wenn es typische Symptommuster gibt, die für eine FD sprechen, kann die Diagnose nur nach Ausschluss organischer Erkrankungen erfolgen.

Symptome und Warnsymptome. Typische Beschwerden bei FD sind Schmerzen oder ein unangenehmes Gefühl im Oberbauch, frühe Sättigung, Übelkeit, Erbrechen, abdominelle Distension und Blähungen, die chronisch (kontinuierlich oder intermittierend) vorliegen müssen (Tab. 5.**16** u. 5.**17**). Gewichtsverlust, Erbrechen, Dysphagie oder gastrointestinale Blutung sind als Warnsymptome (Tab. 5.**19**) zu werten, die den Ausschluss einer organischen Erkrankung mittels weiterführender Diagnostik erfordern (55, 84). Allerdings finden sich einer aktuellen Untersuchung zufolge ein deutlicher Gewichtsverlust, starke Schmerzen und Appetitlosigkeit bei FD mindestens genauso häufig wie bei organischen Erkrankungen des oberen Gastrointestinaltraktes. Insgesamt diskriminierte das Vorliegen sog. Warnsymptome besser zwischen Reizdarmsyndrom und organischer Erkrankung des unteren Gastrointestinaltraktes als zwischen FD und organischer Erkrankung des oberen Gastrointestinaltraktes (28).

Tabelle 5.19 Warnsymptome bei funktioneller Dyspepsie (modifiziert nach 55)

Gewichtsabnahme
Dysphagie
Rezidivierendes Erbrechen
Appetitlosigkeit
Anämie/Zeichen der gastrointestinalen Blutung
Fieber

Die körperliche Untersuchung ist bei FD im Wesentlichen unauffällig. Es kann sich allerdings eine vermehrte Druckempfindlichkeit im Oberbauch finden.

Ösophagogastroduodenoskopie. Nach den Rom-III-Kriterien ist eine unauffällige Ösophagogastroduodenoskopie (ÖGD) bzw. eine Untersuchung ohne Befunde, die die Beschwerden wahrscheinlich erklären, erforderlich, bevor die Diagnose einer FD gestellt werden kann (Tab. 5.**16**).

In jedem Fall ist die ÖGD die wichtigste apparative Untersuchung im Rahmen der Evaluation von Patienten mit Dyspepsie.

Um aussagekräftig zu sein, sollte sie während einer symptomatischen Episode ohne säuresuppressive Therapie erfolgen (84). Darüber hinaus wird ein Test auf H. pylori empfohlen. Bei Patienten mit bislang nicht weiter untersuchten Beschwerden, die H.p.-positiv sind, wird es sich vielfach um eine Ulkuserkrankung handeln.

Nach dem „Test-and-treat"-Ansatz wird empfohlen, bei unter 45- bis 50-jährigen H.p.-positiven Patienten initial auf eine ÖGD zu verzichten und stattdessen zunächst die H.p.-Eradikation anzustreben. Auch eine probatorische Therapie mit Protonenpumpeninhibitoren oder Prokinetika bei H.p.-negativen jungen Patienten ohne Alarmsymptome ist zu vertreten (55). Demgegenüber ist eine ÖGD bei Patienten mit Beschwerdebeginn im höheren Lebensalter oder bei Vorliegen von Alarmsymptomen unerlässlich (84). Auch bei Patienten, die mit nichtsteroidalen Antirheumatika, einschließlich Acetylsalicylsäure, behandelt werden, sollte in jedem Fall eine ÖGD erfolgen (55) (vgl. Abb. 5.**19**). Darüber hinaus ist eine endoskopische Abklärung immer dann erforderlich, wenn Patienten 4 Wochen nach Einleitung einer probatorischen Therapie immer noch Beschwerden aufweisen.

Endoskopischer Befund. Uneinigkeit besteht darüber, welche endoskopischen Befunde mit der Diagnose FD zu vereinbaren sind. Während manche einen kompletten endoskopischen Normalbefund fordern, akzeptieren andere auch geringergradige Veränderungen der ösophagealen und gastroduodenalen Mukosa, deren Assoziation mit Beschwerden unklar ist. Hierzu zählen z. B. die exsudative und die atrophische Gastritis, Gefäßektasien oder Polypen. Praktikabel scheint, Veränderungen, die mit einer Zerstörung des Gewebes oder groben Veränderungen einhergehen, als Grenze zwischen organischer und funktioneller Dyspepsie zu definieren (89).

Die primäre Diagnostik der FD beruht somit auf einer sorgfältig erhobenen und gezielten Anamnese, der klinischen Untersuchung sowie einer gezielten ÖGD. Eine positive Diagnose der FD anhand eines einzelnen Testverfahrens ist nicht möglich.

Volumenbelastungstest. Die höchste Aussagekraft hätte vermutlich der Nachweis einer gastralen Hypersensitivität und/oder einer verminderten Akkomodationsfähigkeit des Magens. Die Differenzierung würde aber aufwändige und wenig standardisierte Testverfahren erfordern, die klinisch (noch) nicht einsetzbar sind. Außerdem finden sich diese Störungen nur bei einem Teil der Patienten. Ein einfaches und möglicherweise aussagekräftiges Verfahren, das Störungen der gastralen Sensitivität und Motilität erfassen kann, ist der Volumenbelastungstest (5, 38, 64). Hierbei müssen die Patienten so viel Wasser oder kalorische Flüssigkeiten trinken, wie sie können (bis starkes Sättigungsgefühl, starke Schmerzen, Übelkeit oder Blähungen auftreten). Das von Patienten mit FD tolerierte Volumen ist deutlich geringer als bei Gesunden, und der Test besitzt nach den Daten einzelner Untersuchungen eine hohe Sensitivität und Spezifität (64). Allerdings zeigen andere Untersucher, dass das Ergebnis des Trinktests nicht nur durch die gastrale Akkomodationsfähigkeit bestimmt wird, sondern von weiteren Faktoren wie der gastralen Hypersensitivität abhängt, deren relative Bedeutung nicht differenziert werden kann. Darüber hinaus gibt es kein einheitliches Protokoll zur Durchführung des Tests. Auch wurde bislang nicht gezeigt, dass sich nicht nur Gesunde, sondern auch Patienten mit organisch bedingten dyspeptischen Beschwerden von solchen mit FD abgrenzen lassen.

Labor und Sonographie. Blutuntersuchungen sind von den meisten Autoren in der primären Diagnostik der FD bei jungen Patienten ohne Alarmsymptome nicht vorgesehen, können aber auch hier wesentlich zur Beruhigung des Patienten beitragen. Bei älteren Patienten dienen gezielte Laboruntersuchungen (Tab. 5.**20**) zusammen mit der Abdomensonographie dem Ausschluss der in dieser Altersgruppe gehäuft auftretenden benignen und malignen Erkrankungen außerhalb von Magen und Darm. Auch bei Patienten, die auf eine 4-wöchige probatorische Therapie nicht ansprechen, sollten Blutuntersuchungen und eine Sonographie erfolgen.

Tabelle 5.20 Zur Abklärung einer Dyspepsie empfohlene Laborparameter (nach 55)

Kleines Blutbild
CRP/BSG
γ-GT
GOT/GPT
Kreatinin
Lipase

Koloskopie. Im Einzelfall können dyspeptische Beschwerden auch durch Kolonerkrankungen verursacht werden und daher die Durchführung einer Koloskopie rechtfertigen. Bei Patienten über 50 Jahre, die bislang nicht koloskopiert wurden, ist eine solche Untersuchung schon allein aus Vorsorgegründen anzustreben (55).

Differenzialdiagnosen und Differenzialdiagnostik

Bei Vorliegen dyspeptischer Beschwerden kommt neben der FD eine breite Palette anderer Erkrankungen differenzialdiagnostisch infrage, die Ulkusleiden, GERD, chronische Pankreatitis, Morbus Crohn, Kohlenhydratmalabsorption, Gallenwegserkrankungen, systemische Erkrankungen, Motilitätsstörungen, Infektionen, intestinale Ischämien, Medikamentennebenwirkungen und natürlich auch maligne Erkrankungen umfasst.

Säureassoziierte Erkrankungen des oberen Gastrointestinaltraktes machen den weitaus größten Anteil der mit dyspeptischen Beschwerden verbundenen organischen Erkrankungen aus.

In Tab. 5.**21** sind weitere differenzialdiagnostisch in Erwägung zu ziehende Erkrankungen mit wegweisender Diagnostik aufgeführt.

Weiterführende Diagnostik

Weiterführende diagnostische Maßnahmen sind erforderlich, wenn Patienten nicht innerhalb eines angemessenen Zeitraums, d. h. innerhalb von ca. 4 Wochen, auf therapeutische Maßnahmen reagieren. Sofern nicht initial durchgeführt, ist spätestens zu diesem Zeitpunkt eine ÖGD erforderlich.

Ein begrenztes Laborprogramm (Tab. 5.**20**) dient der Suche nach systemisch entzündlichen, Leber-, Pankreas- und Nierenerkrankungen und muss bei entsprechenden Befunden gezielt erweitert werden. Die Abdomensonographie liefert vorwiegend Aussagen zu Gallenwegs- und Pankreaserkran-

Tabelle 5.21 Differenzialdiagnosen dyspeptischer Beschwerden (modifiziert nach 37)

Diagnose	Wegweisende Diagnostik
Funktionelle Dyspepsie	Anamnese + klinische Untersuchung + ÖGD
Refluxerkrankung (GERD)	ÖGD, pH-Metrie
Magen- und Duodenalulzera	ÖGD
Medikamentös induzierte Beschwerden (v.a. durch NSAR, Antibiotika, Eisenpräparate, Kalium, Herzglykoside)	ÖGD
Kohlenhydratmalabsorption (Lactose, Fructose, Sorbit)	H_2-Atemtests
Cholelithiasis / Choledocholithiasis	Sonographie, MRCP, ERCP
Chronische Pankreatitis	(Endo-)Sonographie, MRCP, ERCP, Funktionstests
Morbus Crohn	ÖGD + Histologie, ggf. weitere endoskopische/bildgebende Verfahren
Systemerkrankungen (Diabetes mellitus, Schilddrüsenerkrankungen, Hyperparathyreoidismus, Nebenniereninsuffizienz, Bindegewebserkrankungen)	spezifische Laborparameter
Schwere Motilitätsstörung (Gastroparese, chronische intestinale Pseudoobstruktion)	Magenentleerungsszintigraphie, ^{13}C-Oktansäure-Atemtest, Dünndarmmanometrie, Histologie (Vollwandpräparat)
Infektiöse/parasitäre Erkrankungen	Endoskopie, Stuhlkulturen
Abdominelle Tumoren (v.a. Magen- und Pankreaskarzinom)	Endoskopie, Sonographie, CT, MRT
Chronische intestinale Ischämie	Angiographie, Angio-CT, Angio-MRT

kungen. Schwere Magenentleerungsstörungen im Sinne einer Gastroparese lassen sich mit Hilfe szintigraphischer Methoden oder mittels ^{13}C-Oktansäureatemtest erfassen (41). Aufwändigere manometrische Untersuchungen können bei Verdacht auf schwere Motilitätsstörungen sinnvoll sein (42). Konventionelle radiologische Verfahren sowie die CT oder MRT kommen z.B. zum Ausschluss entzündlicher Veränderungen im Bereich des Dünndarms zur Anwendung. Auch spezifische H_2-Atemtests zum Nachweis von Unverträglichkeiten gegenüber Lactose oder Fructose können sinnvoll sein, vor allem wenn Symptome wie ein aufgeblähter Oberbauch vorherrschen (41). Bei Patienten mit Refluxsymptomatik kann eine 24-Stunden-pH-Metrie eine nichterosive Refluxerkrankung nachweisen (69).

Verlauf und Prognose

Die FD ist ein „gutartiges" Krankheitsbild, das die Lebenserwartung des einzelnen nicht einschränkt. In der Regel bestehen die Symptome aber über einen langen Zeitraum, wenn nicht lebenslang.

Innerhalb von 1 Jahr werden etwa 10% der Patienten beschwerdefrei, bei anderen kann die Symptomatik gleich bleiben oder es zu einer Symptomverschiebung zu einer anderen funktionellen Erkrankung des Magen-Darm-Traktes kommen. So wurden 14% einer mehr als 1000 Einwohner umfassenden dänischen Bevölkerungsstichprobe zunächst der Diagnose FD zugeordnet. Bei einer erneuten Erhebung 1 Jahr später wurde dieses Krankheitsbild nur noch bei 43% der vorher Betroffenen diagnostiziert, bei 12% lagen keine Beschwerden mehr vor, bei den übrigen war es zu einer Änderung der Symptomatik gekommen (1). Einer anderen Studie zufolge weisen etwa die Hälfte aller Patienten mit FD gleichzeitig Reizdarmsymptome auf. Die Betroffenen sind häufiger weiblich, haben einen höheren Gewichtsverlust und schwerere Symptome (16). Auch die oben genannten Subgruppen der FD – Ulkus-, Motilitäts- und unspezifischer Typ – sind im Langzeitverlauf nicht stabil (29).

Therapie

Die große Zahl der unterschiedlichen zur Behandlung der FD eingesetzten therapeutischen Maßnahmen reflektiert die Unsicherheit bezüglich der zugrunde liegenden pathophysiologischen Mechanismen und das Fehlen einer Therapieoption, die bei der Mehrzahl der Patienten dauerhaft zu zufrieden stellenden Ergebnissen führt. Hinzu kommt, dass in Studien mit Patienten mit FD ein ausgesprochen hoher Plazeboeffekt beobachtet wird (21).

In Analogie zur Behandlung des Reizdarmsyndroms (36) kann auch bei der Therapie der FD in basistherapeutische und gezielte (medikamentöse) Maßnahmen unterschieden werden.

Basistherapie

Zur Basistherapie gehört es, nach adäquater Diagnostik zum Ausschluss relevanter organischer Veränderungen das Krankheitsbild dem Patienten zu erklären und ihn über die Ungefährlichkeit aufzuklären.

Aufklärung. Die im Folgenden aufgeführten Punkte, die dem Patienten konkret vermittelt werden sollten, wurden wiederum für Patienten mit Reizdarmsyndrom entwickelt (87), sind aber für Patienten mit FD ebenso relevant:

- Die Symptome sind real, nicht eingebildet oder ausschließlich psychosomatischer Natur.
- Das Krankheitsbild verläuft chronisch fluktuierend.
- Es gibt zahlreiche und individuell unterschiedliche Triggerfaktoren, die Beschwerden auslösen können. Hierzu zählen Nahrungsaufnahme, vor allem fettreiche, große Mahlzeiten, Stress, Medikamente und Irritanzien, z. B. Alkohol, Coffein oder scharfe Gewürze.
- Die häufige Beeinflussbarkeit der Symptomatik durch psychische Faktoren wird durch die engen neurohumoralen Verbindungen zwischen Gehirn und Darm („brain-gut-axis") erklärt.
- Es bestehen keine Lebensbedrohung und keine Krebsgefahr.
- Ständige Wiederholungen der diagnostischen Untersuchungen sind unnötig, bei Änderung der Symptomatik sollte aber ein Arzt aufgesucht werden.

Allgemeine Maßnahmen. Zur Basistherapie gehört des Weiteren, die Eigenverantwortung des Patienten zu fördern durch Ernährungsberatung, Klärung von Konflikten im psychosozialen Bereich, Aufzeigen einfacher Entspannungsmöglichkeiten sowie allgemein roborierender Maßnahmen. Bei einem Teil der Patienten bedarf es keiner zusätzlichen medikamentösen Therapie.

Medikamentöse Therapie

Die medikamentöse Therapie der FD orientiert sich an den Leitsymptomen, auch wenn diese keine eindeutige Vorhersage des Ansprechens auf die verschiedenen therapeutischen Optionen erlauben.

Patienten, die vorwiegend unter Schmerzen leiden (Ulkus-Typ), werden initial mit Protonenpumpeninhibitoren (PPI) behandelt. Versagen diese (auch nach Dosissteigerung), kommen evtl. niedrig dosiert trizyklische Antidepressiva infrage. Patienten mit FD vom Dysmotilitäts-Typ können initial mit säuresuppressiven Medikamenten oder mit Prokinetika (Domperidon 3 × 10–20 mg) behandelt werden (37). Darüber hinaus sind bestimmte Phytotherapeutika und evtl. Entschäumer (z. B. STW-5 3 × 20 Tropfen bzw. Simethicon 3 × ca. 100–200 mg) für die Behandlung von Patienten mit FD geeignet. Weitere Medikamente sind entweder noch gar nicht oder zumindest nicht für diese Indikation zugelassen.

Säuresuppressive Therapie

Es gibt keinen eindeutigen Anhalt dafür, dass die Magensäuresekretion bei Patienten mit FD erhöht ist. Allerdings hat zumindest ein Teil der Patienten mit FD eine erhöhte duodenale Säurebelastung und Säuresensitivität (79). Dies könnte die pathophysiologische Basis einer säuresuppressiven Therapie bei FD sein. Einer Metaanalyse von 1998 zufolge sind H_2-Antagonisten wie Cimetedin und Ranitidin kaum effektiver als Plazebo (22), deshalb wurden bei neueren Studien PPI eingesetzt. Auch diese Studien ergeben kein ganz einheitliches Bild; die Zusammenfassung von 2 großen, multizentrischen und plazebokontrollierten Studien (BOND und OPERA, zusammen mehr als 1200 Patienten) zeigt aber, dass unter Therapie mit 10–20 mg Omeprazol pro Tag 36–38% aller Patienten beschwerdefrei wurden, unter Plazebo hingegen nur 28% (83). Besonders gut war das Ansprechen bei Patienten mit FD vom Reflux-Typ (45–54% vs. 23%) und Ulkus-Typ (35 –40% vs. 27%).

Zusammenfassend sind PPI in der Therapie der FD wirksamer als H_2-Antagonisten, Antazida gelten als unwirksam. PPI wirken bevorzugt (wenn nicht ausschließlich) bei Patienten mit Beschwerden vom Ulkus- und Reflux-Typ.

Helicobacter-pylori-Eradikation

Die Eradikation von H.p. bei Patienten mit FD wird empfohlen, auch wenn dies nur bei einem kleinen Teil der Betroffenen, d. h. ca. 10–20% zu einer Besserung der Beschwerden führt (56).

Der kleine, aber statistisch signifikante Effekt im Vergleich zu Plazebo wird auch durch eine aktuelle Cochrane-Analyse (61) bestätigt. Daten von 2 großen multizentrischen, plazebokontrollierten Studien zufolge ist das Ansprechen wiederum beim Reflux-und Ulkus-Typ wahrscheinlicher als beim Dysmotilitäts-Typ (92).

Endoskopie vs. „test and treat" bei jungen Patienten

Die lange Diskussion darüber, ob auch junge H.p.-positive Patienten ohne Alarmsymptome in jedem Fall endoskopiert werden sollten oder ob initial nach Nachweis von H.p. zunächst eine Eradikationstherapie erfolgen sollte („test and treat"), könnte von einer aktuellen Metaanalyse kanadisch-europäischer Arbeitsgruppen beantwortet werden: Diese Arbeit kommt nach Analyse der Daten von 1924 Patienten zu dem Schluss, dass Patienten, die prompt endoskopiert wurden, zwar ein geringfügig geringeres Risiko hatten, nach einem Jahr noch symptomatisch zu sein (relatives Risiko 0,95), dieses Vorgehen aber mit wesentlich höheren Kosten verbunden ist (fast 400 $ mehr). Allerdings wurden auch bei dieser Untersuchung die Kosten einer Gastroskopie in den USA zugrunde gelegt, die weit über den Kosten der Untersuchung in Deutschland liegen. Die Ergebnisse sind also nicht ohne Weiteres übertragbar (23).

Prokinetika

Cisaprid und Domperidon. Die therapeutische Wirksamkeit von Prokinetika bei FD zu untersuchen, ist nahe liegend, da ein Teil der Patienten mit FD eine gegenüber Gesunden verzögerte Magenentleerung aufweist. Metaanalysen zu dieser Fragestellung belegen insgesamt die Überlegenheit gegenüber Plazebo (22, 62, 91). Dies gilt insbesondere für Cisaprid, das in Deutschland nicht mehr verfügbar ist, und Domperidon (22). Allerdings wurde in einigen Studien kein Zusammenhang zwischen einer Verbesserung der Magenentleerung und der symptomatischen Besserung gefunden, in anderen sogar ein besserer Effekt bei Patienten, die zu Beginn eine normale Magenentleerung hatten im Vergleich zu Patienten mit Magenentleerungsstörung (15, 18, 43).

Mit Hilfe von Prokinetika kann also ein symptomatischer Benefit bei Patienten mit FD erzielt werden, es ist aber nicht möglich, Patienten, die auf diese Therapie ansprechen, vorab anhand einer verzögerten Magenentleerung zu identifizieren.

Motilinagonisten. Erythromycin und neuere Motilinagonisten haben eine besonders starke prokinetische Wirkung und beschleunigen auch bei Patienten mit FD die Magenentleerung deutlich, ohne aber zuverlässig eine Besserung der Symptome zu bewirken (2, 85). Dies trifft auch auf Patienten mit vorbestehender Magenentleerungsstörung zu und ist vermutlich dadurch zu erklären, dass Motilinagonisten gleichzeitig die Akkomodationsfähigkeit des Magens beeinträchtigen (40).

Tegaserod. Ein weiteres Prokinetikum, das möglicherweise zukünftig bei Patienten mit FD eingesetzt werden könnte, ist der 5-HT4-Agonist Tegaserod. Tegaserod beschleunigt die Magenentleerung und verbessert die gastrale Akkomodation, so dass insgesamt eine günstige Wirkung erzielt werden könnte (79). Das Präparat ist derzeit aber nur in wenigen europäischen Ländern zugelassen (u.a. in der Schweiz), und es wurden bislang keine großen plazebokontrollierten Studien zur Wirksamkeit bei FD publiziert.

Phytotherapeutika

Das Phytotherapeutikum STW-5 besteht aus dem Frischpflanzenauszug Iberis amara und Drogenauszügen aus 8 weiteren Heilkräutern. Plazebokontrollierte, doppelblinde, randomisierte Studien und Metaanalysen der verfügbaren, valide durchgeführten Studien belegen seine Wirksamkeit bei FD (31, 54, 58). Bei Patienten mit FD vom Dysmotilitäts-Typ ist STW-5 genauso wirksam wie Cisaprid (71). In letzter Zeit wurden auch potenzielle Wirkmechanismen sorgfältig experimentell untersucht, und es wurde gezeigt, dass einzelne Komponenten positive Effekte auf die Akkomodation, antrale Motilität und gastrale (Hyper-)Sensitivität haben und dass die Wirkstoffkombination den Einzelsubstanzen in vieler Hinsicht überlegen ist (30, 50, 78). Darüber hinaus könnte STW-5 antiulzerogen wirken (44).

Entschäumer

Zu der Frage, ob Entschäumer bei FD positive Effekte haben, gibt es nur 2 doppelblind randomisierte Studien aus einer Arbeitsgruppe. Diese zeigen, dass Simethicon besser wirksam ist als Plazebo und mindestens so effektiv ist wie Cisaprid (33, 34). Wegen der Ungefährlichkeit des Medikamentes erscheint trotz der unbefriedigenden Datenlage ein Therapieversuch vor allem dann gerechtfertigt, wenn Blähungen und Distension im Bereich des Oberbauchs im Vordergrund der Symptomatik stehen.

Antidepressiva

Trizyklische Antidepressiva haben positive Effekte bei Patienten mit funktionellen gastrointestinalen Erkrankungen gezeigt, allerdings ist die Datenlage gerade in Bezug auf die FD unbefriedigend. Der Einsatz trizyklischer Antidepressiva (vorzugsweise in Zusammenarbeit mit einem Psychiater/Psychosomatiker) kommt dennoch infrage bei Patienten, die vorwiegend unter Schmerzen leiden und auf andere Behandlungsoptionen nicht ansprechen, oder bei Patienten, bei denen eine deutliche psychische Beeinträchtigung erkennbar ist. Es werden niedrigere Dosen verwandt als zur Behandlung einer Depression. Ob Serotonin-Wiederaufnahme-Hemmer auch wirksam sind, ist unklar. Ebenfalls unklar ist bislang, ob der positive Effekt trizyklischer Antidepressiva auf einer Beeinflussung der gastralen Sensitivität oder auf psychischen Effekten beruht (79).

Psychologische Interventionen und Plazeboeffekt

Psychotherapie. Eine aktuelle systematische Analyse klinischer Untersuchungen zu psychologischen Interventionen bei FD kommt zu dem Schluss, dass aufgrund der verfügbaren Datenlage ein Benefit dieser Behandlungsmethoden nicht belegt ist (76). Insbesondere die Vielzahl und Aufwändigkeit der infrage kommenden Verfahren macht Vergleiche schwierig. Einzelne Studien haben positive und anhaltende Effekte u.a. für eine psychodynamisch-interpersonelle Psychotherapie und die Hypnotherapie gezeigt (9, 27).

Im klinischen Alltag bleiben psychologische Interventionen für therapierefraktäre Patienten reserviert und ggf. für solche, bei denen eine begleitende Psychopathologie deutlich erkennbar ist.

Plazeboeffekt. Plazebokontrollierte Studien haben bei Patienten mit FD einen ausgesprochen hohen Plazeboeffekt gezeigt. Die Ansprechrate auf Plazebo bewegt sich in den einzelnen Studien zwischen weniger als 10% und mehr als 70% und liegt im Mittel bei ca. 40% (21). Abgesehen davon, dass dies auf den fluktuierenden Verlauf der Erkrankung und die erhebliche Beeinflussbarkeit der Symptomatik durch psychische Faktoren hinweist, dürfte es auch die besondere Bedeutung der Basistherapie belegen, da im Rahmen klinischer Studien alle Patienten eine ausführliche Diagnostik, Diagnoseaufklärung und allgemeine Betreuung erhalten.

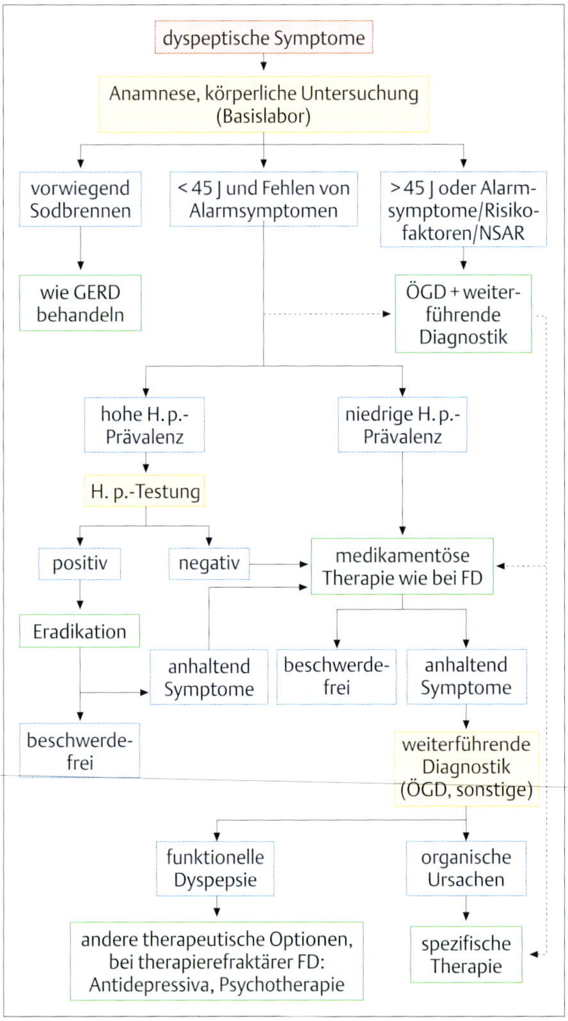

⊠ **Abb. 5.19** Diagnostischer und therapeutischer Algorithmus bei funktioneller Dyspepsie (FD) (modifiziert nach 79).

FAZIT FÜR DIE PRAXIS

- Der in Abb. 5.**19** beschriebene Algorithmus stellt die wichtigsten diagnostischen und therapeutischen Maßnahmen in Abhängigkeit vom Alter und der jeweils vorherrschenden Symptomatik dar.
- Alle Patienten, die mit dyspeptischen Beschwerden erstmalig vorstellig werden, sollten sorgfältig anamnestiziert und körperlich untersucht werden.
- Bei denjenigen Patienten, die vorwiegend unter Sodbrennen leiden, ist eine gastroösophageale Refluxerkrankung die wahrscheinlichste Ursache der Beschwerden. Sie sollten in aller Regel einmalig gastroskopiert und sowohl bei Nachweis einer erosiven Refluxerkrankung als auch ohne Nachweis von Läsionen (dann V.a. nichterosive Refluxerkrankung) zunächst mit einfacher Standarddosis eines PPI über 4–8 Wochen behandelt werden (47).
- Bei Patienten unter 45 Jahren und ohne Alarmsymptome sind unterschiedliche diagnostische und therapeutische Strategien denkbar:
  - Erstens ist auch bei diesen Patienten eine initiale Gastroskopie zu rechtfertigen.
  - Alternativ kann in Gebieten mit niedriger H.p.-Prävalenz zunächst eine empirische Therapie mit PPI oder Domperidon erfolgen. Bei Wunsch des Patienten nach einem pflanzlichen Präparat bzw. bei entsprechender Symptomatik ist auch eine Behandlung mit Iberogast oder einem entschäumenden Mittel (z.B. Simethicon) möglich. Bestehen 4 Wochen nach Therapiebeginn immer noch Beschwerden, sollte der Patient einer weiterführenden Diagnostik, insbesondere einer Gastroskopie zugeführt werden.
  - In Gebieten mit hoher H.p.-Prävalenz ist eine nichtinvasive H.p.-Testung sinnvoll. Fällt diese positiv aus, erfolgt die Eradikation. Patienten, deren Beschwerden mehrere Wochen nach (erfolgreicher) Eradikation immer noch bestehen, und solche, die H.p.-negativ sind, können anschließend in der oben beschriebenen Weise empirisch therapiert werden. Bei Nichtansprechen ist dann spätestens nach 4 Wochen eine Gastroskopie, ggf. in Kombination mit weiteren diagnostischen Maßnahmen, erforderlich.
- Alle Patienten mit trotz empirischer Therapie anhaltenden Beschwerden und selbstverständlich alle älteren Patienten bzw. solche mit Alarmsymptomen oder Risikofaktoren sollten umgehend endoskopiert und ggf. weiteren diagnostischen Maßnahmen zugeführt werden. Erst wenn hierbei kein pathologisches Korrelat gefunden wird, das die Symptomatik hinreichend erklärt, kann die Diagnose einer funktionellen Dyspepie mit entsprechenden therapeutischen Konsequenzen gestellt werden.

Steckbrief Funktionelle Dypepsie

Leitsymptom:
auf den Oberbauch bezogene Schmerzen oder Beschwerden
Körperliche Untersuchung:
normal
Apparativer Leitbefund:
Normalbefund bei ÖGD oder Befund, der Beschwerden nicht erklärt
Wichtigste Differenzialdiagnose:
säureassoziierte Erkrankungen des oberen Gastrointestinaltraktes
Therapie:
Basistherapie mit Diagnosevermittlung, medikamentöse Therapie nach Leitsymptom: PPI, ggf. H.p.-Eradikation, Prokinetika, Phytotherapeutika, Entschäumer, niedrig dosierte Antidepressiva erwägen bei therapierefraktären Patienten mit Schmerzen

5.5 Gastritis und Gastropathie

P. Malfertheiner, M. Vieth

EDITORIAL **Von der Wiederentdeckung eines spiralförmigen pathogenen Keims im Magen im Jahre 1983 durch Warren und Marshall nahm die Ärzteschaft zuerst kaum Notiz. Die Fülle an Fakten und Wissen, die inzwischen über Helicobacter pylori zusammengetragen wurde, hat entscheidend zum Verständnis der Gastritis beigetragen. Von der WHO wurde Helicobacter als ein Karzinogen ersten Grades eingestuft. Helicobacter spielt bei vielen Erkrankungen des oberen Gastrointestinaltraktes eine große Rolle (Ulcus ventriculi et duodeni, MALT-Lymphom und Magenkarzinom). Erst durch das bessere Verständnis der Interaktion von Helicobacter mit der Magenschleimhaut und der damit verbundenen klinischen Symptome und Folgen war es möglich und notwendig, wirksame Eradikationstherapien zu entwickeln. Dieses Verständnis der Interaktion hat auch zur Vereinheitlichung und Verbesserung der histologischen Diagnostik der Gastritis geführt: Der histologischen Diagnose muss immer eine ätiologische Ursache der Entzündung beigefügt werden, denn nur dann kann aus der Histologie eine klinische Konsequenz gezogen werden. In Deutschland ist das sog. ABCD-Schema der Gastritiden weit verbreitet (A = autoimmune Gastritis, B = bakterielle Gastritis, C = chemisch reaktive Gastritis, D = andere Sonderformen der Gastrtitis). Die sozioökonomische Bedeutung der Gastritis liegt vor allem in den Kosten der Eradikationstherapie und der (Langzeit-)Säuresuppression. Während in Industrienationen bei Kindern und Jugendlichen eine Helicobacter-Infektion bei weniger als 10% vorliegt, liegt diese Häufigkeit mit allen klinischen Folgen bei über 80% in den Entwicklungsländern.**

Definition und Klassifikation

Man sollte meinen, dass Gastritis lediglich eine Magenentzündung bedeutet, jedoch gibt es keine simple und allgemeingültige Definition, da zu viele historisch gewachsene Diagnoseentitäten existieren. Gerade in Deutschland ist die Begriffsbestimmung zum Teil schwierig. Unter Gastritis wird nicht nur eine endoskopische oder histologische Diagnose verstanden, sondern immer auch noch eine klinische Diagnose. Die klinische Diagnose einer „Gastritis" wird oft anhand von Oberbauchsymptomen gestellt, die aber sehr unspezifisch sind. Die Beschwerden dieser Patienten sollten besser unter dem Begriff „Dyspepsie" subsumiert werden.

Auch korreliert die endoskopische Diagnose zumeist weder mit der klinischen Symptomatik noch mit der Histologie, so dass man außer deskriptiven Termini durch die Endoskopie oft keine Rückschlüsse auf die Ätiologie der Entzündung ziehen kann.

Das endoskopische Bild der Gastritis ist variabel: Die Magenschleimhaut kann normal erscheinen, während histologisch ausgeprägte Veränderungen vorliegen und umgekehrt. Erst die Histologie ermöglicht eine ätiologische Zuordnung des Gastritisstatus, aus der sich dann klinische Konsequenzen ergeben.

Epidemiologie

Die Helicobacter-Gastritis ist weltweit mit 80–90% die häufigste aller Gastritiden mit großen regionalen Unterschieden. In den USA ist nur noch ein Bruchteil der Jugendlichen mit Helicobacter infiziert. An zweiter Stelle steht weltweit die C-Gastritis mit ca. 7–15%. Auch hier gibt es regionale Unterschiede. Im deutschen Routineuntersuchungsgut liegt der Anteil der C-Gastritis mittlerweile bei 30%. Relativ selten ist die Autoimmungastritis, die auf die Magenkorpusschleimhaut beschränkt ist (ca. 3–6%). Sonstige Gastritiden machen 3–4% aller Fälle aus (Tab. 5.**22**).

Helicobacter-pylori-Gastritis

Helicobacter wirkt als Antigen auf die Magenschleimhaut und induziert eine Immunantwort, durch die es zu einer chronisch aktiven Gastritis kommt.

Pathogenese

› Übertragung

Es wird ein peroraler Infektionsweg in der Kindheit angenommen. Im Erwachsenenalter sind akute Infektionen zumeist selbstlimitierend. Dies konnte durch einen Selbstversuch von Marshall (1983) und Morris (1987) gezeigt werden. Beide Kollegen hatten vor dem Schlucken einer Helicobacter-angereicherten Kulturlösung keine Helicobacter-Infektion. Innerhalb von 1–2 Wochen entwickelte sich ein

Tabelle 5.22 Häufigkeit und Ätiopathogenese der 3 wichtigsten Gastritisformen

Gastritis	Häufigkeit	Ätiopathogenese	Komplikationen
Autoimmungastritis	3–6%	AK gegen Parietalzellen (90%), AK gegen Intrinsic-Faktor (50%), ca. 50% Helicobacter-induziert	Vitamin-B_{12}-Mangel, perniziöse Anämie, präkanzeröse Kondition, Karzinoidentwicklung
Bakterielle Gastritis	80–90%	zumeist H. plyori, seltner H. heilmannii (1,5%), virale Gastritiden (z. B. Masern), andere invasive Bakterien	chronisch aktive Entzündung, Erosionen, Ulkus, MALT-Lymphom, präkanzeröse Kondition
Chemische Gastritis	7–15%	Gallereflux (schwer zu quanitfizieren), NSAR/ASS-Gebrauch	Erosionen, Ulcus ventriculi, intestinale Metaplasie, keine Neoplasieentstehung

akutes Krankheitsbild mit Aufstoßen, Völlegefühl, Hunger, Würgen, gelegentlichem Erbrechen, Halitosis, Blähungen, jedoch kein Fieber. Histologisch war eine akute Gastritis mit zahlreichen neutrophilen Granulozyten nachzuweisen, bei Morris zusätzlich ab dem 11. Tag auch die typische chronische Komponente (Lymphozyten und Plasmazellen). Bei Marshall heilte die akute Gastritis selbstlimitierend wieder ab. In dieser akuten Phase dringen die Keime vermutlich zwischen die Epithelzellen ein (durch Zerstörung der Tight Junctions). Intrazellulär lassen sich dann Bakterienprodukte und bestimmte Endotoxine nachweisen.

Infektionswege. Bei Menschen kommen 3 Infektionswege in Betracht:

- Übertragung von Mensch zu Mensch (oral und fäkooral):
  - oral: Selbstversuch Marshall und Morris,
  - fäkooral: der Keim ist im Stuhl nachweisbar (Stuhltest),
  - Infektion durch kontaminierte Elektroden und Endoskope,
  - Nachweis der Bakterien in Zahnbelägen.
- Zoonose: Übertagung durch tierische Nahrungsmittel oder Haustier:
  - Helicobacter heilmannii Typ I ist identisch mit Helicobacter suis (Hausschwein), H.-heilmannii-Infektionen kommen gehäuft bei Tierärzten, Landwirten, Schlachthofmitarbeitern, Hunde- und Katzenbesitzern vor,
  - die kokkoide Form von Helicobacter könnte die Umweltpersistenz erklären.
- Umweltinfektion: kontaminiertes Wasser oder pflanzliche Nahrungsmittel:
  - in „kontaminiertem" Wasser sind nur wenige vitale Helicobacter-Bakterien, trotzdem mögliches Reservoir.

Der Magen muss als Hauptreservoir für Helicobacter pylori angesehen werden. Damit kann die Infektion oral-oral, gastrooral (bei Erbrechen), und fäkooral weitergegeben werden.

Beobachtungen deuten in einigen Fällen auch auf eine Zoonose (Helicobacter heilmannii) (Abb. 5.**20**), bzw. Infektion über kontaminiertes Wasser und Nahrungsmittel hin.

Durchseuchung

Abnahme der Konversion. Das Hauptinfektionsalter liegt in der Kindheit. Kontrovers wird eine Infektion im Erwachsenenalter diskutiert. Prävalenzstudien gehen von einer Zunahme der Infektion von 1% pro Lebensjahr aus. Die Kontroverse liegt in der Tatsache begründet, dass in den Industrieländern eine Abnahme der Konversion im Erwachsenalter beobachtet wird. Dieser Rückgang wird mit 10% pro Lebensdekade angegeben (2). Den Prävalenzstudien liegen zum Teil epidemiologische Untersuchungen mit kleiner Patientenzahl und anderen methodischen Schwächen zugrunde. Kritiker gehen von einem Kohortenphänomen aus. Das sog. Kohortenphänomen besagt, dass die Infektionsrate unter Jugendlichen in den letzen Jahrzehnten sehr stark zurückgegangen sein muss.

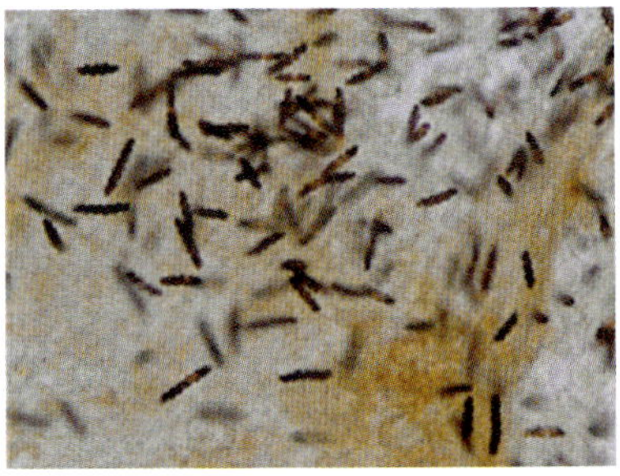

Abb. 5.20 Warthin-Starry-Versilberung von Heliocbacter heilmannii. Deutlich ist die korkenzieherartig gewundene Form zu erkennen.

In den nächsten Jahrzehnten kann für die Industrienationen ein weiterer Rückgang der Helicobacter-Durchseuchung angenommen werden. Dies liegt nicht nur an vermehrten antibiotischen Therapien, sondern allgemein an verbesserten hygienischen Umständen.

Nur so sind Beobachtungen zu deuten, dass es bereits in den 50 Jahren des 20. Jahrhunderts vor Einführung der Antibiotika zu einem Rückgang von Neuinfektionen gekommen ist.

Situation in Entwicklungsländern. In Entwicklungsländern scheint gerade der fäkoorale Übertragungsweg von Bedeutung zu sein, während in den Industrienationen eher der oroorale bzw. gastroorale Weg eine Rolle spielt. Wenn es nicht gelingen sollte, die hygienischen Bedingungen in den betreffenden Ländern zu verbessern, dann ist eine flächendeckende Sanierung der Mägen vermutlich nur in Form einer Impfung zu erreichen. Antibiotika sind für die betroffenen Länder mit hohen Kosten und individuellen und umweltschädigenden Nebenwirkungen verbunden. Gegen einen generellen Einsatz von Antibiotika spricht auch, dass es widersprüchliche Daten zu einer generellen Prophylaxe gibt.

Morphologie

Helicobacter gehört zu den gramnegativen Bakterien. Mikrobiologisch erkennt man Helicobacter an folgenden Charakteristika: typische Morphologie (gebogenes, spiralförmiges Bakterium mit 6–8 umhüllten Geißeln) (Abb. 5.**21**), Gramnegativität, charakteristische Koloniemorphologie in der Kultur, Ureaseaktivität, postiver Katalasetest, positiver Oxidasetest, keine Nitratreduktase, keine Hippurat-Hydrolyse, Nachweis von γ-Glutamyltranspeptidase, Resistenz gegen Nalidixinsäure, Sensibilität gegen Cefalotin.

Kokkoide Formen. Seit der Wiederentdeckung von Helicobacter durch Warren und Marshall 1983 wurde immer wieder beobachtet, dass Helicobacter in Anwesenheit von Antibiotika und im Wasser bei längerer Bebrütung in kokkoide (Rundformen) Formen übergehen kann. Die epidemiologische Bedeutung dieser „Rundformen" ist nicht ganz geklärt. Eine Anzüchtung und Rekultivierung ist bislang nur in einem Mäuseexperiment gelungen, weshalb die Hypothese, dass es sich um „Ruheformen" handeln könnte, bislang kontrovers diskutiert wird. Zumal die angezüchteten kokkoiden Formen zwei frisch isolierten Stämmen angehörten, aber zwei weitere Stämme aus der Stammsammlung nicht rekultiviert werden konnten.

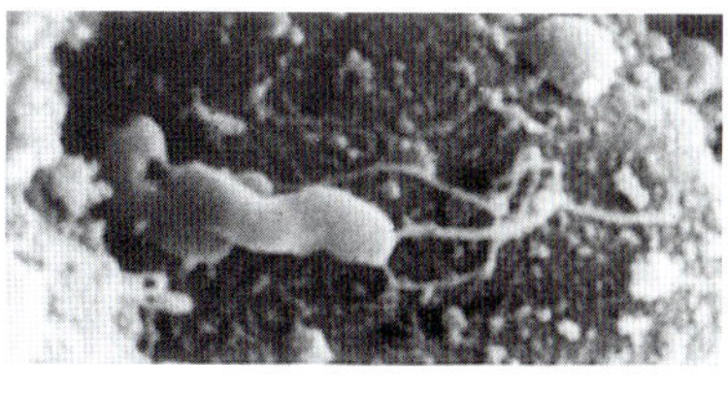

Abb. 5.21 Elektronenmikroskopie von Helicobacter plyori: Spiralform, unipolar begeißelt mit 2–6 Geißeln, aufgetriebene Enden, gramnegativ, 1,5–5,0 µm lang und 0,3–0,5 µm breit.

Virulenzfaktoren

Virulenzfaktoren sind die Eigenschaften eines Bakteriums, die es ihm ermöglichen, den Wirt zu kolonisieren und der körpereigenen Abwehr zu entgehen und sich trotz Immunantwort im Wirtsorganismus vermehren und überleben zu können. Virulenzfaktoren können therapeutische Ziele darstellen.

Allgemein gibt es 3 Gruppen von Virulenzfaktoren:

- Kolonisationsfaktoren,
- Persistenzfaktoren,
- Toxine.

Ammoniakproduktion. Die Fähigkeit zur Ammoniakproduktion durch die Produktion größerer Mengen von Urease ist ein bekanntes Merkmal von Helicobacter. Unter den verschiedenen Helicobacter-Familien kann die Aktivität dieses Enzyms variieren. Durch den Ammoniak steht Helicobacter ein überlebenswichtiger Mechanismus zur Verfügung, dem sauren Milieu im Magen durch Säureneutralisation zu entgehen. Helicobacter kann hierdurch theoretisch 50% der innerhalb von 24 h produzierten Säure im menschlichen Magen neutralisieren. Die gewöhnliche Antrumprädominanz einer Helicobacter-Gastritis soll dadurch zustande kommen, dass die Helicobacter-Dichte durch die schnellere Abpufferung von Ammoniak im Säure produzierenden Korpus geringer ist als im Antrum.

Geißeln und Adhäsine. Die außergewöhnliche Beweglichkeit von Helicobacter ermöglicht es dem Bakterium, sich im viskösen Magenschleim zu bewegen und die Epithelschicht zu erreichen. Die Beweglichkeit wird durch 8 Geißeln (Flagellen) erreicht. Geißelhüllen schützen die säurelabilen Filamente der Geißeln. Um mit den Epithelzellen in Kontakt treten zu können, weist Helicobacter wie viele andere Bakterien Adhäsine auf. Diese Adhäsine erlauben eine feste und spezifische Bindung an Rezeptoren der Wirtszelle. Helicobacter bindet an das Lewis-B-Blutgruppenantigen an der Oberfläche von Zellen bei Individuen mit der Blutgruppe 0. Dies könnte die Ursache für die Häufung der Ulkuskrankheit bei Gruppe-0-Trägern.

Zytotoxin VacA. Helicobacter kann in vitro und in vivo eine Zellschädigung in Form einer Vakuolisierung der Magenschleimhautzellen hervorrufen. Daher wird angenommen, dass die Zytokine, die für die Vakuolisierung verantwortlich sind auch die Epithelschäden bedingen. Eine orale Verabreichung bei Mäusen führte zu Erosionen und Ulzera im Magen der Tiere. Das vakuolisierende Zytotoxin (VacA) und das kodierende Gen konnten identifiziert werden (vacA). VacA wird erst aktiv, wenn es kurzzeitig sauerem Milieu ausgesetzt ist.

Pathogenitätsinsel cag. Die Pathogenitätsinsel cag ist in der Helicobacter-Serologie bedeutsam, weil das zugehörige CagA-Antigen von ca. 70% der Helicobacter-Stämme (in Asien von 100%) gebildet wird und sich zudem serologisch als Nachweistest einer Helicobacter-Infektion eignet. Die eigentliche Bedeutung liegt in der Hypothese, dass die cag-Pathogenitätsinsel eine Rolle bei der Bildung einer „molekularen Injektionsspritze“ spielt. Außerdem ist eine Korrelation mit der Schwere der Gastritis, einer verstärkten Freisetzung von Entzündungsmediatoren und dem Risiko der Patienten, eine Komplikation (Ulkus, Karzinom, MALT-Lymphom) zu erleiden, mittlerweile gut belegt.

Hitzeschockproteine. Diese konnten auch bei Helicobacter mit teilweise hohen Serumantikörpertitern nachgewiesen werden. Hitzeschickproteine vermögen bei ungünstigen Bedingungen einen Schutz des Bakteriums zu erreichen.

Mimikry. Wie alle gramnegativen Bakterien enthält auch die äußere Membran von Helicobacter das Endotoxin Lipopolysaccharid. Im Gegensatz zu vielen anderen Bakterien besitzen Bakterien mit langer Persistenz im Wirtsorganismus ein abgeschwächtes Lipopolypsaccharid durch einen veränderten von drei Bausteinen. Einer dieser Bausteine, das O-Seitenkettenpolypsaccharid bildet exakt Oberflächenantigene humaner Zellen nach (Lewis$_x$- oder Lewis$_y$-Antigene). Dieser Nachweis humaner Antige bei Helicobacter wird Mimikry genannt. Noch umstritten sind Hypothesen, dass Helicobacter eine Immunmodulation im Wirtsorganismus zur Erlangung der Langzeitpersistenz auslöst.

Hypochlorhydrie. Durch bestimmte Fettsäuren und Proteine kann Helicobacter eine Hemmung der Säureproduktion (Hypochlorhydrie) der Parietalzellen auslösen. Die Phase der Hypochlorhydrie vor allem zu Beginn der Infektion ist epidemiologisch möglicherweise wichtig, weil die Hypothese aufgestellt wurde, dass eine verminderte Säurekapazität des Magens zu einer Begünstigung der fäkalen Ausscheidung und damit einer fäkal-oralen Transmission führt.

Phospholipasen. Darüber hinaus bildet Helicobacter Phospholipasen, die es ermöglichen, die phospholipidreiche Schutzschicht der Magenschleimhaut zu durchdringen.

Die wichtigsten Faktoren, die die Pathogenität von Helicobacter bedingen sind: die Motilität, die Hämagglutininproduktion, Adhäsionsmoleküle, Proteasenbildung, Zytoxinfreisetzung mit Vakuolisierung der Epithelzellen, die Urease, Phospholipasen, Katalase, Plättchen aggregierender Faktor und Acetaldehyd. Unter den verschiedenen Helicobacter-Stämmen kann die Fähigkeit, diese Faktoren zu bilden, unterschiedlich ausgeprägt sein.

Diagnostik

Biopsie

Eine Endoskopie des oberen Gastrointestinaltrakts ohne Biopsie ist immer insuffizient und damit eine unvollständige Diagnostik. Um ausreichend repräsentatives Gewebe für die histologische Untersuchung zu erhalten, wird im „Updated Sydney-System “ (Abb. 5.**22**) empfohlen, jeweils 1 Biopsiepartikel aus dem Antrum 2–3 cm oral des Pylorus von der großen und kleinen Kurvatur, aus dem Korpus 4 cm proximal der Incisura angularis an der kleinen Kurvatur und ca. 8 cm aboral der Kardia in Korpusmitte an der großen Kurvatur zu entnehmen. Empfohlen wird auch eine Biopsie an der Incisura angularis, die aber in praxi seltener entnommen wird. Gerade diese Biospie scheint jedoch von besonderer Bedeutung bei der Abschätzung des Risikos der Neoplasieentwicklung zu sein.

Histologischer Befund

Eine Gastritis ist immer ein histologischer Befund. Der Pathologe ist gezwungen, immer eine Ätiologie für die histologischen Veränderungen anzugeben.

Parameter. Erfasst werden histologisch der Grad (Chronizität) der Gastritis (Infiltration mit Lymphozyten und Plasmazellen), Aktivität der Gastritis (Infiltration mit neutrophilen Granulozyten), Dichte der Kolonisation mit Helicobacter (Tab. 5.**23**). Die Dichte der Kolonisation bestimmt letztendlich auch den Ausprägungsgrad der Gastritis. Der Pathologe beginnt seine Diagnostik nicht mit der Suche nach Helicobacter, sondern orientiert sich zuallererst am Muster der Entzündungsreaktion (Immunantwort auf Helicobacter): das Maß, die Dichte und Verteilung von Lymphozyten, Plasmazellen und neutrophilen Granulozyten. Ist zudem noch das Oberflächenepithel durch Regeneratepithel ersetzt und lässt sich eine Schleimdepletion (Schleimproduktionsverminderung) nachweisen, dann ist das Auf-

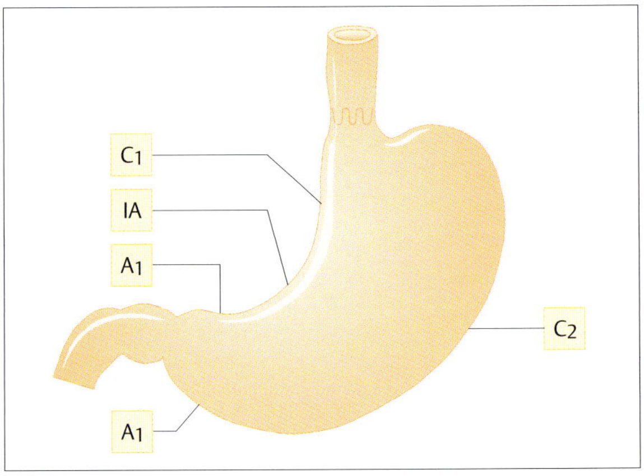

Abb. 5.22 Empfohlene Biopsielokalisationen im Magen (A1/A2 = Antrum, C1/C2 = Korpus, IA = Incisura angularis).

Tabelle 5.23 Vorschlag des Updated Sydney-System zur Graduierung der wichtigsten histologischen Gastritisparameter (Chronizität = Dichte der Lymphozyten und Plasmazellen in der Tunica propria, Aktivität = Dichte der neutrophilen Granulozyten in der Tunica propria)

Graduierung	H.-plylori-Dichte	Chronizität	Aktivität
Normal	keine	wenige Lymphozyten und Plasmazellen	keine
Gering	wenige Bakterien an der Epitheloberfläche	gleichmäßig lockere Infiltration durch Lymphozyten und Plasmazellen	wenige neutrophile Granulozyten ohne Leukopedese in das Epithel
Mittelgradig	fast vollständige Bedeckung des Oberflächenepithels	mäßig dichte Infiltration der Tunica propria durch Lymphozyten und Plasmazellen	mäßig viele neutrophile Granulozyten, Leukopedese in das Epithel
Hochgradig	sehr dichte Besiedelung mit H. pylori mit Bakterienhaufen	sehr dichte Infiltration der Tunica propria durch Lymphozyten und Plasmazellen	reichlich neutrophile Granulozyten mit Leukopedese in das Epithel und Leukozytenpfröpfen in den Grübchen

finden von Helicobacter in der Routine HE-Färbung meist nicht schwierig. Nur in Zweifelsfällen oder unklaren Befunden sind Spezialfärbungen indiziert. Als „Goldstandard" wird die Warthin-Starry-Versilberung zum besseren morphologischen Nachweis von Helicobacter angesehen. Durch diese Färbung gelingt es zuweilen auch besser, Helicobacter pylori von dem vermutlich als Zoonose erworbenen Helicobacter heilmannii abzugrenzen. Man kann den Keim auch immunhistochemisch (Kosten!), mittels modifizierter Giemsa- oder Genta-Färbung, besser sichtbar machen.

„Goldstandard" ist die Warthin-Starry-Versilberung. Die routinemäßige Anwendung von Sonderfärbungen zum Helicobacter-Nachweis ist aus Kostengründen nicht zuletzt angesichts knapper werdender Ressourcen abzulehnen.

Topographie in Antrum und Korpus. Für gewöhnlich sind Aktivität und Grad der Helicobacter-Gastritis im Antrum stärker ausgeprägt als im Korpus. Das im Korpus des infizierten Magens durch die Urease gebildete Ammoniak wird durch die hier reichlicher vorhandene Säure schneller abgepuffert. Im Antrum ist dieser Faktor durch die fehlende Säureproduktion nicht im selben Maße vorhanden.

Nichtinvasive Nachweistests für Helicobacter pylori

Atem- und Stuhltest. Die Besonderheit der H.-pylori-positiven Gastritis liegt darin, dass sie auch durch eine Vielzahl nichtinvasiver Tests nachgewiesen werden kann. Primär werden in der Klinik folgende Nachweistests eingesetzt: ^{13}C-Harnstoff-Atemtest sowie der H.-pylori-Antigen-Nachweis im Stuhl (H.-pylori-Stuhltest). Beide Tests ermöglichen den Nachweis einer aktiven H.-pylori-Infektion, die immer von einer Entzündungsreaktion (Gastritis) begleitet ist.

Serologische Nachweisverfahren. Diese sind hinsichtlich Sensitivität und Spezifität dem Atem- und Stuhltest deutlich unterlegen, da der Nachweis von Antikörpern nicht zwischen noch bestehender oder durchgemachter Infektion unterscheiden kann. Sowohl Speichel- als auch Urin-Antikörper-Bestimmungen unterscheiden sich in ihrer Wertigkeit kaum von den serologischen Methoden.

Endomikroskopischer Nachweis. Nicht ausreichend evaluiert ist bislang der endomikroskopische Helicobacter-Nachweis mittels der konfokalen Laserendoskopie, die eine 1000fache beziehungsweise eine elektronische Vergrößerung auf das 10.000fache und hierdurch einen In-vivo-Nachweis von Helicobacter erlaubt (1).

Diagnostischer Einsatz. Die nichtinvasiven Tests zum H.-pylori-Nachweis (^{13}C-Harnstoff-Atemtest, H.-pylori-Stuhltest) eignen sich im klinischen Einsatz bei jungen Patienten unter 45 Jahren, die wegen dyspeptischer Beschwerden ohne begleitende Alarmsymptome zum Arzt kommen. Der Nachweis von H. pylori durch die oben genannten Testmethoden erlaubt *ohne* weiterführende Abklärung mittels Endoskopie eine H.-pylori-Therapie durchzuführen.

Die zu Grunde liegende epidemiologische Rationale der Eradikationstherapie ohne endoskopische Abklärung ist, dass maligne Erkrankungen bei jungen Patienten mit dieser Symptomatik selten sind und selbst bei Vorliegen eines peptischen Ulkus, die H.-pylori-Eradikation die Therapie der Wahl darstellt.

Therapiekontrolle. Eine Kontrolle der Helicobacter-Eradikation kann mittels ^{13}C-Harnstoff-Atemtest, H.-pylori-Stuhltest und endoskopisch-bioptisch erfolgen. Bei besonderen histologischen Befunden mit Verdacht auf Präkanzerose muss die Kontrolle endoskopisch-bioptisch erfolgen.

⇢ Bestimmung der Antibiotikaresistenz. Bei erfolglosen Eradikationsversuchen und der Notwendigkeit zur Bestimmung der Antibiotikaresistenz von H. pylori stehen 2 Methoden zur Verfügung: Die eine basiert auf einer Anzüchtung und Resistenztestung aus Magenbiopsien, die andere, der weniger verbreitete sog. Fadentest, besteht in der Einnahme einer Kapsel, die mit einem dünnen Faden verbunden ist und sich im Magen auflöst. Die Spitze des daraufhin aus dem Magen entfernten Fadens wird ebenfalls in Kultur verbracht zur Bestimmung eines Antibiogramms.

Therapie

⇢ Indikationen. Die Indikationen für die Eradikationstherapie der H.-pylori-positiven Gastritis können unterteilt werden in „streng empfohlene" und in „ratsame" Indikationen (Tab. 5.**24**).

Die Therapie der H.-pylori-Infektion bei gleichzeitig bestehenden Oberbauchbeschwerden (funktionelle Dyspepsie) ohne Schleimhautläsionen ist eine Option, bei der darauf hingewiesen werden muss, dass nur etwa 8% der derartig Therapierten trotz Heilung der Gastritis auch von ihren Oberbauchbeschwerden befreit werden. Derzeit ist keine bessere Alternativbehandlung verfügbar. Dringend zu empfehlen ist die Therapie der H.-pylori-Gastritis zur Prävention bei fortgeschrittenen Veränderungen, atrophischen Veränderungen der Gastritis sowie als Prävention bei Familienangehörigen ersten Grades von Patienten mit Magenkarzinom.

⇢ Eradikationsschemata. Die Therapie der H.-pylori-Gastritis besteht aus einem säuresekretionshemmenden Medikament (Protonenpumpenhemmer in Standarddosierung 2-mal täglich) in Kombination mit 2 Antibiotika ebenfalls je 2-mal täglich über 7 – 10 Tage. Die Details dieser Therapie werden ausführlich im Kapitel 5.6 „Ulkus und Ulkuskomplikationen" abgehandelt.

Eine erfolgreiche Eradikation von Helicobacter kann erst dann dokumentiert werden, wenn frühestens 4 Wochen nach Therapieende kein Helicobacter mehr nachzuweisen ist.

Tabelle 5.24 Maastricht-Empfehlungen zur Eradikationstherapie

Streng empfohlene Indikation
Ulcus duodeni
Ulcus ventriculi
MALT-Lymphom
Atrophische Gastritis
Z.n. partieller Magenresektion (wegen Neoplasie oder Ulkus)
Verwandte ersten Grades von Patienten mit Magenkarzinom
Patientenwunsch
Ratsame Indikation
Funktionelle Dyspepsie
NSAR/ASS-Begleittherapie
Gastroösophageale Refluxkrankheit (bei Langzeitsäuresuppression)
Zusätzliche Indikation
Patienten mit Morbus Crohn
Kinder
Lymphozytäre Gastritis
Präatrophische Autoimmungastritis
Korpusdominante H.p.-Gastritis (Gastritis vom Karzinomphänotyp)

› Veränderungen unter medikamentöser Therapie der Helicobacter-Gastritis

⇢ Suppression von Helicobacter. Wie bereits oben geschildert, kann eine ASS oder NSAR-haltige Medikation Helicobacter supprimieren, ohne dass der Keim jedoch „eradiziert" wird. Ähnliches trifft auf die früher eingesetzte Bismuth-Monotherapie zu. Eine Suppression bedeutet keine Eradikation des Keims. Die verbesserte Gastritis wird sich nach Absetzen des Medikaments wieder dem Ausgangsstadium angleichen.

⇢ Säuresuppression. Eine medikamentöse Säuresuppression durch Antazida, Sucralfat, H_2-Rezeptorenblocker und Prostaglandinanaloga sowie durch Protonenpumpeninhibitoren und die reversiblen Kalium-Kanal-Blocker führt wie die Vagotomie zu einer Verstärkung der Aktiviät der Korpusgastritis. Nur die Gruppe der Protonenpumpeninhibitoren und Kalium-Kanal-Blocker führen darüber hinaus zu einer Verbesserung der Antrumgastritis.

Vermutlich wird durch die weniger vorhandene Säure unter Therapie das Magenkorpus für die Keime „interessanter", da hier der Ort der Säurebildung und damit die „letzte" Säure im Magen vorliegt. Nicht ganz geklärt ist jedoch, warum es bei reduzierter Keimzahl zu der verstärkten Aktivität der Entzündung kommt. Wegen der verstärkten Ausprägung der Gastritis wird unter Langzeitsäuresuppression eine Helicobacter-Eradikation empfohlen, um das mögliche Risiko einer korpusdominanten Helicobacter-Gastritis (Gastritis vom Karzinompähnotyp) möglichst klein zu halten. Allerdings ist unter Protonenpumpeninhibitoren noch keine maligne Entartung durch die Verschiebung der Aktivität in das Magenkorpus beschrieben worden.

Auch durch lang andauernde Säuresuppression ist eine Reduktion der Keimzahlen zu erreichen, die aber ebenfalls nicht zu einer Eradikation führt. Nach Absetzen der Medikamente kommt es wieder zu einer Keimvermehrung.

⇢ Eradikationstherapie. Auch eine Eradikation verändert die Gastritis: Die neutrophilen Granulozyten verschwinden relativ schnell, während Lymphozyten und Plasmazellen in geringerer Dichte noch jahrelang persistieren können. Lymphozytenaggregate und Lymphfollikel „schmelzen" im Laufe der Zeit ein. Zuweilen bleibt eine leere Tunica propria dort übrig, wo größere Aggregate vor Eradikation sichtbar waren. Dies ist insbesondere der Fall nach Regression eines MALT-Lymphoms. Atrophie und intestinale Metaplasie sind vermutlich nicht rückläufig. Die Datenlage ist hier uneinheitlich. Zumindest lässt sich aber festhalten, dass keine Progression dieser Läsionen nach Eradikation stattfindet.

Vorgehen in der Praxis bei Gastritis

Abhängig von der Grunderkrankung: Bei Helicobacter-Infektionen und entsprechender Indikationsstellung ist eine Eradikationstherapie die Methode der Wahl. Nach (mehrfach) erfolgloser Eradikationstherapie ist eine mikrobiologische Resistenzbestimmung sinnvoll.

Oft hatten die Patienten jahrzehntelang unspezifische Oberbauchbeschwerden, die nach der Eradikationstherapie verschwinden mit einem deutlichen Gewinn an Lebensqualität. Der Erfolg der Eradikationstherapie sollte durch nicht-invasiven Test oder erneute Biopsie 4–6 Wochen nach Beendigung der antibiotischen Therapie dokumentiert werden.

Sonderform Riesenfaltengastritis

Die Riesenfaltengastritis stellt eine Sonderform der antrumprädominanten Helicobacter-Gastritis dar. Bei wenigen Patienten kommt es zu einer besonders starken entzündlichen Reaktion als Folge der Helicobacter-Infektion im Korpus unter Ausbildung von lokalen oder diffusen Riesenfalten, in seltenen Fällen unter dem Bild eines Morbus Menétriér. Unter einer Helicobacter-Eradikation normalisiert sich das Schleimhautbild. Persistieren die Riesenfalten, so ist an andere Ursachen, wie Lymphominfiltrate oder diffuse Karzinome zu denken.

Chemisch reaktive Gastritis (C-Gastritis)

Die C-Gastritis mit der typischen apikalen Fibrose und den in der Tunica propria aszendierten glatten Muskelfasern tritt nur in der Antrum- oder Intermediärzonenschleimhaut auf (Abb. 5.**23**). Lymphfollikel treten bei der C-Gastritis nicht auf. Das Korpus ist zumeist völlig normal. Zuweilen können mehr oder weniger ausgeprägt intestinale Metaplasien (Ersatz des Oberflächenepithels durch becherzellhaltiges Epithel) auftreten, die jedoch nicht zur Entwicklung eines Magenkarzinoms führen (deswegen wird übrigens die Rolle intestinaler Metaplasien bei der Karzinomentwicklung eher parakanzerös als präkanzerös angesehen).

Ursächlich für eine C-Gastritis sind NSAR- oder ASS-haltige Medikamente sowie Gallereflux.

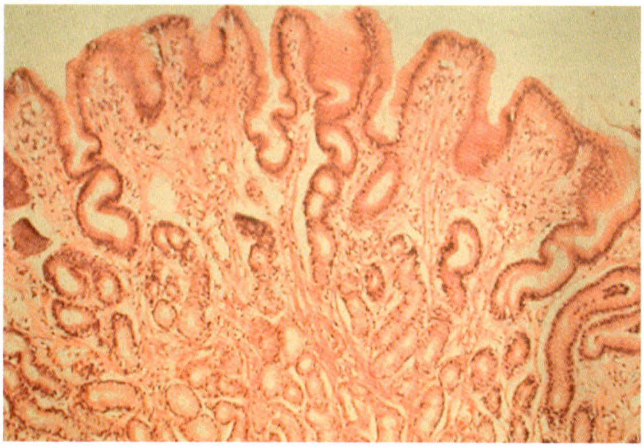

⊠ **Abb. 5.23** Chemisch-reaktive Gastritis (C-Gastritis) der Antrumschleimhaut mit apikaler Fibrose, Vermehrung der in die Tunica propria aszendierten glatten Muskulatur, foveolärer Hyperplasie und Kapillarektasie.

⇢ **Gallereflux.** Allerdings ist der Gallereflux sehr schwer zu quantifizieren. Gallereflux in den luftinsufflierten Magen bei der Endoskopie kann durch die Insufflation bedingt sein. Dauer und Menge der während der Endoskopie in den Magen refluierten Galle sind artifiziell und damit nicht quantifizierbar. Entsprechende Sonden messen zwar bestimmte Bestandteile der Galle, doch auch hier ist nicht klar, was letztendlich gemessen wird. An der Tatsache, dass Galle eine C-Gastrits auslösen kann, besteht jedoch kein Zweifel, da Gallerefluxgastritiden in der Vergangenheit regelmäßig nach Teilgastrektomien aufgetreten sind.

⇢ **NSAR- und ASS-haltige Medikamente.** Diese können neben der Schleimhautschädigung (Abb. 5.**24**) auch zu einer Suppression, Dezimierung und Verschiebung von Helicobacter in die Korpusschleimhaut führen. Aus diesem Grund sind zur Gastritisdiagnostik immer Antrum- und Korpusbiopsien notwendig.

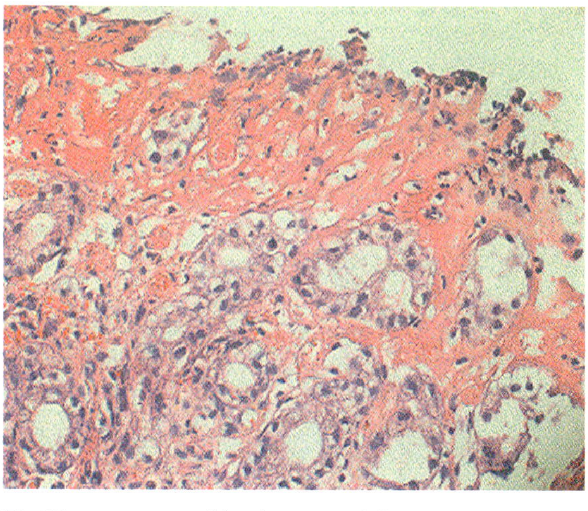

⊠ **Abb. 5.24** Antrumschleimhaut mit apikaler Erosion vom ischämischen beziehungsweise medikamentös-toxischen Typ.

Autoimmungastritis (A-Gastritis)

Die Diagnose einer Autoimmungastritis, die immer auf das Magenkorpus beschränkt ist, kann in den Anfangsstadien schwierig sein. Der typische völlige Verlust der Parietalzellen und Hauptzellen liegt in den Anfangsstadien noch nicht vor. Lediglich eine diffuse lymphozytäre Infiltration der Tunica propria mit herdförmiger Destruktion einzelner Drüsenkomplexe ist nachzuweisen. Wie unter Protonenpumpeninhibitortherapie kommt es zu einer gastrinstimulierten Hypertrophie der Parietalzellen, da die Autoantikörper die Protonenpumpen blockieren.

⟶ **Diagnostik.** Sehr oft ist dieser Befund Helicobacter-induziert und manchmal gelingt sogar der morphologische Keimnachweis am Biopsiegut. Sind noch Parietal- und Hauptzellen nachweisbar, kann aber selbst bei fehlendem morphologischem Nachweis von Helicobacter die Serologie positiv für Helicobacter sein. Eine entsprechende Serologie mit der Bestimmung von H.p.-Antikörpern und Antiparietalzell-Antikörpern im Serum kann dann Klärung verschaffen. In vielen Fällen sind die Parietalzellantikörper negativ im Serum.

⟶ **Therapie.** Eine Eradikationstherapie kann in allen Fällen einer Helicobacter-induzierten präatrophischen Autoimmungastritis den Drüsenkörper innerhalb von 6–9 Monaten nach erfolgreicher Therapie normalisieren. Bei ausgebrannter Autoimmungastritis ohne Parietalzellreste bringt eine Eradikationstherapie keine Verbesserung des Drüsenkörpers mehr.

Sonderformen der Gastritis und Gastropathie

Lymphozytäre Gastritis

Die seltene lymphozytäre Gastritis wird immer dann diagnostiziert, wenn mehr als 25 intraepitheliale Lymphozyten pro 100 Epithelzellen nachgewiesen werden können. Das endoskopische Bild der lymphozytären Gastritis kann unauffällig sein, Riesenfalten zeigen oder das typische Bild von zahlreichen erhabenen Erosionen auf den Kuppen der Falten der Korpusschleimhaut bieten.

Im letzteren Fall spricht man dann auch von einer Gastritis varioliformis Haout nach dem Erstbeschreiber. Eine Kombination mit einer Sprue ist bekannt. Nach erfolgreicher Eradikationstherapie normalisiert sich das Schleimhautbild, auch wenn der Keim morphologisch trotz entsprechender Serumbefunde oft nicht nachweisbar ist.

Andere infektöse Gastritiden

Neben der Helicobacter-Infektion gibt es noch die Gruppe der infektiösen, nicht durch Helicobacter bedingten Gastritiden. Diese Gastritisformen weisen fokale Foveolenabszesse ohne wesentliche Begleitentzündung der angrenzenden Tunica propria auf. Das Bild erinnert sehr stark an eine infektiöse Kolitis durch invasive Keime. Diese Form der Gastritis ist zumeist selbstlimitierend und bedarf keiner weiteren Therapie. Bei Autoimmungastritis (Hypochlorhydrie!) sind diese Infektionen häufiger zu beobachten. Nicht verwechselt werden dürfen fokale Gastritiden mit Vaskulitiden wie beispielsweise der Vasukulitis Schönlein-Henoch. Bei Patienten mit Immundefizit kommen auch opportunistische Infektionen des Magens wie Krytosporidien-Infektionen vor.

⟶ **Parasiten.** Selten treten parasitäre Infektionen des Magens wie die Strongyloides-Infektion auf.

⟶ **Virale Gastritiden.** Virale Gastritiden, vor allem durch Zytomegalievirus (CMV), verursachen Erosionen und Ulzera und können Neoplasien vortäuschen. Insbesondere immunkompromitierte Patienten stellen eine Risikogruppe für die CMV-Gastritis dar. Die typischen Eulenaugenzellen fehlen meist. Die Viruseinschlusskörperchen lassen sich aber mit Erfahrung bereits im Routine-HE-Schnitt identifizieren. Finden sich die Viruseinschlüsse nicht nur im Epithel, sondern auch im Endothel, ist auf die Gefahr der septischen Streuung hinzuweisen. Eine Herpes-Gastritis ist im Gegensatz zur Herpes-Ösophagitis sehr selten.

Eine durch die systemische Beteiligung aller Schleimhäute häufige, aber bislang erst einmal dokumentierte Gastritis ist die Maserngastritis mit den typischen Warthin-Finkeldey-Riesenzellen im Epithel und in der Tunica propria.

Helicobacter-heilmannii-Gastritis

Im Gedenken an den 1990 verstorbenen Erstbeschreiber Konrad Heilmann wird dieser Keim, der fast nur im Antrum zu finden ist, als Helicobacter heilmannii bezeichnet. Die Helicobacter-heilmannii-Gastritis ist sehr viel seltener und ihre Inzidenz wird auf 3 von 1000 Fällen mit Gastritis geschätzt. Die Entzündungsreaktion ist relativ mild und wenig aktiv. Der Keim wird wahrscheinlich von Haus- und Nutztieren übertragen. Er ist 2- bis 3-mal so lang wie Helicobacter plyori und korkenzieherartig gewunden. Eine Doppelinfektion mit anderen Helicobacter spp. kommt in ungefähr 10% der Fälle vor (eigene nicht publizierte Daten). Selten treten Erosionen oder Ulzerationen im Rahmen einer Helicobacter-heilmannii-Infektion auf, interessanterweise ist allerdings eine Häufung von MALT-Lymphomen beschrieben worden. Die Therapie kann in gleicher Weise wie die H. pylori-Therapie erfolgen.

Eosinophile Gastritis

Die eosinophile Gastritis ist ein Teilsubstrat der eosinophilen Gastroenteritis und kann isoliert oder in Kombination mit Befall anderer gastrointestinaler Abschnitte auftreten. Das Befallsmuster variiert von Patient zu Patient (fokal, segmental). Folgende Befallsmuster sind bekannt:

- Befall der Mukosa,
- Befall der Muscularis propria (nicht zangenbioptisch zu sichern!),
- Befall der Subserosa (nicht zangenbioptisch zu sichern!),
- Kombinationen der ersten 3 Punkte.

Bei der Mehrzahl der Patienten liegt eine allergische Diathese vor. Die klinische Symptomatik ist sehr variabel (Bauchschmerzen, Diarrhöen, Übelkeit und Erbrechen abhängig vom Befallsmuster). Eine begleitende Bluteosinophilie und erhöhte IgE-Spiegel finden sich ebenfalls. Eosinphilenleukämien sind auszuschließen. Bei gleichzeitigem Asthma bronchiale ist an das sehr selten Churg-Strauss-Syndrom zu denken. Therapeutisch sind nach fehlender Ausmachung eines allergischen Agens Corticosteroide oder Antiallergika wirksam.

Granulomatöse Gastritis

Die Diagnose einer granulomatösen Gastritis ist ein deskriptiver Begriff, der immer dann verwendet wird, wenn Granulome (häufig mit Riesenzellen) in der Magenschleimhaut nachgewiesen werden können.

Ätiologie. Ursachen von Epitheloidgranulomen können sein:

- *infektiöse Granulome:* TBC (Miliartuberkulose mit hämatogener Streuung), Syphilis, Parasiten (Histoplasmose, Anikariasis),
- *Granulome bei granulomatösen Erkrankungen:* Morbus Crohn, Morbus Boeck (Sarkoidose), allergische Granulomatose (cave: nicht verwechseln mit septischer Granulomatose!), granulomatöse Vaskulitis,
- *Fremdkörpergranulome:* Medikamente, Nahrungsbestandteile, Fadenmaterial etc.,
- *endogene Granulome:* Schleimgranulome nach Abheilung entzündlich zerstörter Foveolen und Schleimextravasate,
- *Sarcoid-like Lesions:* vor allem im Lymphabflussgebiet von Karzinomen,
- *idiopathische granulomatöse Gastritis.*

Die Therapie richtet sich nach der Grundkrankheit.

Crohn-Gastritis. Bei Morbus Crohn ist die Diagnose einer diskontinuierlichen Crohn-Gastritis, die oft ohne die charakteristischen Granulome und Riesenzellen vorliegt, hilfreich, falls im unteren Gastrointestinaltrakt ein Morbus Crohn nicht sicher diagnostiziert werden kann. Wenn Granulome vorhanden sind, so sind diese meist klein und kommen in den unteren Anteilen der Mukosa zu liegen. Granulome bei Sarkoidose sind größer und können konfluieren.

Tuberkulose. Im Rahmen einer Tuberkulose müssen gastrointestinale Granulome nicht zwingend eine Verkäsung aufweisen. Lassen sich morphologisch keine säurefesten Stäbchen nachweisen, kann eine entsprechende Untersuchung des Materials mittels PCR-Sonden angeraten sein, um den Keimnachweis zu führen.

Kollagene Gastritis

Die kollagene Gastrits ist sehr selten. Vergleichbar mit der kollagenen Kolitis findet sich ein subepitheliales Kollagenband (> 10 μm). Eine Kombination der kollagenen Gastritis mit kollagener Kolitis kann gesehen werden. Das Kollagenband besteht aus regelrechtem Kollagen, das nicht abgebaut wird.

Ätiologie. Ätiologisch wird eine erworbene Einschränkung der Makrophagenfunktion diskutiert, beispielsweise durch eine persistierende Infektion. Dass eine Infektion eine Rolle spielt, weiß man von Befunden, bei denen eine infektiöse Gastritis oder Kolitis in eine kollagene Verlaufsform übergeht. Eine Symptomatik der kollagenen Gastritis ist im Unterschied zur kollagenen Kolitis (wässrige Durchfälle) nicht bekannt.

Portale Staungsgastropathie

Die portale Stauungsgastropathie wird vor allem bei Patienten mit Leberzirrhose beobachtet, aber auch bei Leberfibrose und extrahepatischer Pfortaderobstruktion. 25 – 65 % der Patienten mit Leberzirrhose sind betroffen.

Endoskopisch zeigt sich bei der Stauungsgastropathie ein ganzes Spektrum von kleinen rötlichen Herden über eine rötlich gesprenkelte Schleimhaut bis hin zu großen rötlichen Flecken mit oder ohne Blutungen. Im Extremfall sind auch Erosionen oder Ulzerationen beschrieben.

Histologie. Mikroskopisch sieht man eine Vermehrung von Kapillaren und dickwandige Arteriolen und Venolen mit umgebender Fibrose in der Submukosa. Ektatische Kapillaren reichen bis knapp unter das Deckepithel. Im Gegensatz zur gastral antralen vaskulären Ektasie (GAVE) fehlen Mikrothromben stets.

Gastrale antrale vaskuläre Ektasie (GAVE)

Synonym wird der auch der Ausdruck „Wassermelonenmagen“ verwendet. Dieser Ausdruck beschreibt die typischen streifigen auf den Pylorus zulaufenden Rötungen der Schleimhaut. Die rötlichen Streifen kommen zustande durch ektatische Gefäßkonvolute in Faltenkämmen. Ältere Frauen in der 7.–8. Lebensdekade sind häufiger betroffen als Männer. Jeder 2.–3. Fall ist mit einer Leberzirrhose kombiniert. 75% der Patienten weisen A- oder Hypochlorhydrie auf. Durch die Blutungsneigung besteht zumeist eine Eisenmangelanämie.

→ **Histologie.** Typisch sind die vermehrten, teils thrombosierten ektatischen Kapillaren in der Mukosa, eine fibromuskuläre Obliteration (glatte Muskelfasern um die Drüsenschläuche) und eine verbreiterte Submukosa mit geschlängelten Gefäßen.

→ **Therapie.** Medikamentös kommen Steroide ohne und in Kombination mit Serotonin, Östrogen und Progesteron in Frage.

Eine zuverlässige Behandlung ist jedoch nur durch die endoskopische Laserkoagulation möglich. Diese verödet die Gefäße und verhindert die Blutungsneigung.

Bei unstillbaren Blutungen besteht die Möglichkeit einer Resektion des distalen Magens.

Vaskuläre Fehlbildungen

Gefäßmissbildungen wie die Angiodysplasie und Morbus Osler-Weber-Rendu sind nicht so selten Ursache gastrointestinaler Blutungen. Diese Erkrankungen sind häufiger als sie diagnostiziert werden. Der Magen ist zumeist doppelt so häufig betroffen wie das Duodenum. Diese Missbildungen kommen bei Männern häufiger vor als bei Frauen. Endoskopisch liegen leicht erhabene rötliche Bezirke von 2–10 mm Größe vor, die stecknadelkopfförmig oder spinnenförmig sein können. Mikroskopisch sieht man dilatierte Gefäße, die bis knapp unter das Oberflächenepithel reichen.

→ **Ätiologie.** Die Ätiologie und Pathogenese der Angiodysplasie ist ungeklärt. Bei Patienten mit kardiovaskulären Erkrankungen (Aortenstenose) kommen Angiodysplasien häufiger vor. Eine Kombination mit Angiodysplasien des Kolons ist beschrieben. Beim Morbus Osler-Weber-Rendu ist das Kolon in 60% der Fälle mitbetroffen.

→ **Therapie.** Zur Therapie werden ablative Verfahren eingesetzt (Elektro- und Laserkoagulation) sowie endoskopisches Clipping und chirurgische Resektionen. Zur Langzeitprophylaxe kommen Östrogen und Progesteron zur Anwendung.

FAZIT FÜR DIE PRAXIS

- Gastritis ist eine histologische Diagnose, da die Histologie die Ätiologie der Entzündung immer mit einschließt.
- Die Endoskopie und Histologie korrelieren nicht miteinander und nicht mit der Ausprägung der klinischen Symptomatik.
- Die Eradikationstherapie ist indiziert bei: Ulkus, nichtulzeröser Dyspepsie, MALT-Lymphom, Riesenfaltenmagen und Risikopatienten (wie Kinder, Jugendliche, junge Erwachsene, Patienten mit Magenadenom oder Magenkarzinom oder Restmagen nach Operation), familiärem Magenkarzinom, Verwandten 1. Grades von Patienten mit Magenkarzinom, H.-heilmannii-Infektion, präatrophischer Autoimmungastritis, lymphozytärer Gastritis und Patienten mit Morbus Crohn, um eine mögliche Crohn-Gastritis besser herausdifferenzieren zu können.
- Eradikationstherapien sind kosteneffiezient.
- Helicobacter verursacht nicht die gastroösophageale Refluxkrankheit.

Steckbrief Gastritis

Leitsymptome:
unspezifische Oberbauchbeschwerden
Leitbefund:
Histologie, ABCD-Schema + Updated Sydney-System
Therapie:
bei entsprechender Indikationsstellung: Helicobacter-Eradikationstherapie
Wichtigste Differenzialdiagnosen
(klinisch): Dyspepsie, Refluxkrankheit
Bemerkungen:
unterschiedliche Ätiologie in Industrieländern und Entwicklungsländern

5.6 Ulkus und Ulkuskomplikationen

A. Schneider, J. Stein

EDITORIAL **Die seit den späten 80er Jahren verfügbaren hochpotenten Protonenpumpeninhibitoren und das Verständnis um die Zusammenhänge der peptischen Ulkuskrankheit mit Helicobacter pylori (HP) haben erhebliche Veränderungen bei der Therapie der peptischen Ulkuskrankheit gebracht. Andererseits stellt die hohe Verbreitung nichtsteroidaler Antirheumatika (NSAR) aus kardiovaskulärer oder analgetischer Indikation neue Anforderungen an den Umgang mit der gastrointestinalen Toxizität dieser Medikamente. Zudem trifft der klinisch tätige Arzt zunehmend auf Helicobacter-assoziierte peptische Ulzera, die auf die empfohlenen Erst- und Zweitlinientherapien zur Eradikation nicht ansprechen. Somit ist eine adäquate Risikostratifikation zur Primär- und Sekundärprophylaxe langfristig die eigentliche Herausforderung in der Therapie der peptischen Ulkuskrankheit.**

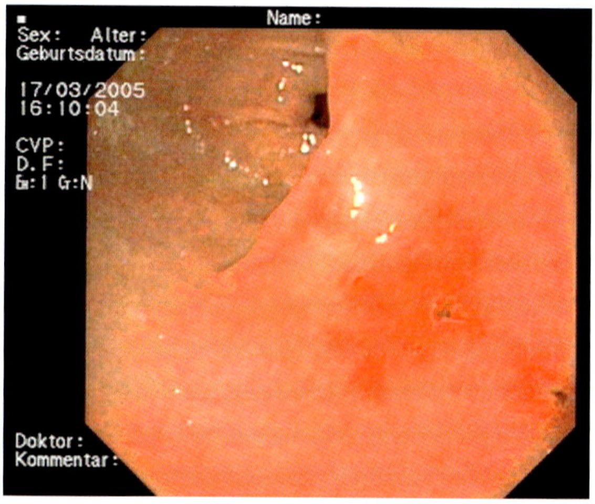

☒ **Abb. 5.25** Flache, mit wenig Hämatin belegte Erosionen im präpylorischen Antrum.

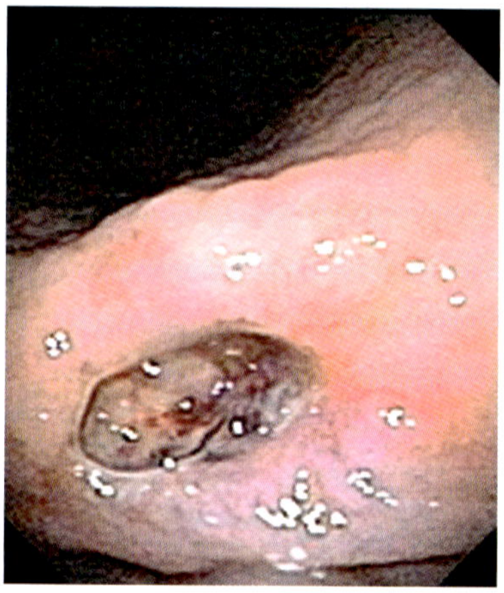

☒ **Abb. 5.26** Tiefes Ulkus direkt distal der Angulusfalte (Endoskop in Inversion), HP-positiv und Einnahme von NSAR.

Peptisches Ulkus und Erosionen

Definition und Klassifikation

Die Bezeichnung „peptisches Ulkus" und „peptische Erosion" ist nach heutigen pathophysiologischen Kenntnissen unscharf, da sich hierunter verschiedene Entitäten verbergen. Die peptische Ulkuskrankheit beschreibt primär nur die Prädisposition zur Entwicklung mukosaler Defekte im gastroduodenalen bis in den jejunalen Bereich. Dabei beschränkt sich die Erosion pathoanatomisch auf die Mukosa, während das Ulkus mindestens bis in die Muscularis mucosae reicht. Die endoskopische Differenzierung von Erosion und Ulkus orientiert sich meist pragmatisch an der Größe einer Schleimhautläsion, wobei Oberflächenverluste unter 5 mm Durchmesser als Erosionen bezeichnet werden, während größere als Ulzera gelten (Abb. 5.**25** u. 5.**26**).

Epidemiologie und Wertung

Noch immer sind das peptische Ulkus und Erosionen epidemiologisch relevante Erkrankungen, die in erheblichem Ausmaß ambulante und stationäre Behandlungskosten bestimmen.

Prävalenz und Inzidenz werden heutzutage überwiegend durch die Häufigkeit von Helicobacter pylori und den Gebrauch nichtsteroidaler Antirheumatika bestimmt.

Bis zur Mitte des 19. Jahrhunderts war die peptische Ulkuskrankheit eine seltene Entität. Danach stieg zuerst die Anzahl von Berichten über das Ulcus ventriculi, später solche über Ulcera duodeni stark an. Ob diese Beobachtung einer tatsächlichen Zunahme der Inzidenz oder dem zunehmenden Interesse an wissenschaftlichen Untersuchungen zugeschrieben werden muss, ist unklar (15).

NSAR und Helicobacter. In Deutschland und Westeuropa liegt die Prävalenz des Ulcus ventriculi bei etwa 0,2 – 0,3%, die des Ulcus duodeni bei 1 – 1,5%. 10% aller Patienten, die NSAR einnehmen, leiden unter gastroduodenalen Ulzera; hiervon entwickeln wiederum bis zu 10% im weiteren Verlauf eine intestinale Blutungskomplikation (4, 90, 108, 180). 90% aller peptischen Ulzera können auf Helicobacter pylori und NSAR zurückgeführt werden. US-amerikanische Daten deuten jedoch auf eine Zunahme HP- und NSAR-negativer Ulzera hin. Während Erstere auf eine fortschreitende medikamentöse Eradikation zurückzuführen sein könnten, darf die Zuverlässigkeit anamnestischer Daten zum Gebrauch von NSAR in manchen Fällen bezweifelt werden. Somit bleibt die peptische Ulkuskrankheit ein bedeutsames Problemfeld in der klinischen Praxis.

Risikofaktoren

Helicobacter pylori

Durchseuchung und Übertragung. Es kann davon ausgegangen werden, dass Ulcera duodeni in 80 – 95% und Ulcera ventriculi in 65 – 90% mit Helicobacter pylori assoziiert sind. Eine bestehende HP-Infektion gilt als unabhängiger Risikofaktor für die Entwicklung einer Ulkuskrankheit. Vice versa findet sich in Populationen mit geringer Ulkusinzidenz nur eine geringe Durchseuchung mit HP. Die Prävalenz bei Kindern ist generell niedrig, nimmt jedoch mit steigendem Alter abhängig von der Region unterschiedlich zu (203). In Deutschland weisen etwa 10% aller Jugendlichen HP auf, pro Lebensjahr nimmt dieser Anteil um 0,3 – 1% zu. Insgesamt nimmt jedoch die Prävalenz in Westeuropa und den USA langsam ab (10, 266). Trotzdem sind in westlichen Industrieländern bis zu 50% der über 60-Jährigen HP-positiv, während in Entwicklungsnationen eine Prävalenz von über 80% schon von 50-Jährigen erreicht wird. Der Unterschied in der Infektionsdynamik scheint u. a. mit dem sozioökonomischen Status zusammenzuhängen, da beengte Wohnverhältnisse und eingeschränkte hygienische Verhältnisse sowohl die oral-orale als auch die fäkal-orale Übertragung begünstigen (101, 244). Auch die Übertragung durch Haustiere oder kontaminiertes Trinkwasser wird vermutet, gilt jedoch nicht als Hauptreservoir für die Infektion. Nach erfolgter Kolonisierung des Magens ist die spontane Elimination des Keimes beim Erwachsenen selten. Bei Kindern ist die Eradikation in der Folge einer antibiotischen Therapie, z. B. sinubronchialer Infekte, beschrieben.

Charakteristika von HP. Das gramnegative, spiralförmige Bakterium hat eine Größe von ca. 1 × 3 µm und besitzt 2 – 7 unipolare Flagellen. Nach der Ingestion des Keimes ermöglichen die Flagellen eine gewisse Mobilität in dem viskösen Schleim des Magens.

Die hydrolytische Aktivität der bakteriellen Urease führt im Weiteren zur Produktion von CO_2 und Ammonium. Letzteres bildet ein neutralisierendes Mikromilieu in der sauren Umgebung des Magens für die weitere Kolonisierung von HP (102). Die weitere Pathogenese der HP-Infektion wird durch Adhäsionsmechanismen und Pathogenitätsfaktoren bestimmt.

Adhäsions- und Pathogenitätsfaktoren. Der wichtigste Adhäsionsfaktor von HP ist das auf gastralen Epithelzellen exprimierte Lewis-Blutgruppen-Antigen, an das das Adhäsionsmolekül BabA2 bindet (138). Die Abhängigkeit der HP-Kolonisierungsdichte von der Expression dieses Antigens verdeutlicht die Bedeutung dieses Adhäsionsmechanismus (113).

Die zwei wichtigsten Pathogenitätsfaktoren des Keimes sind CagA und VacA. Die sog. „cag-pathogenicity island" (cag-PAI) ist eine HP-Genregion, die unter anderem für das 120 kd große CagA-Protein kodiert. CagA wird über einen spezifischen Sekretionsmechanismus in die gastrale Wirtszelle transloziert und induziert dort nach einer Phosphorylierung die Zytokinproduktion (129, 232). Partielle Deletionen in der cag-Genregion führen zu einer verminderten Zytokinproduktion und konsekutiv geringeren Entzündungsreaktion (3, 79, 133). Neben cagA exprimieren die meisten HP-Stämme das Zytotoxin VacA. VacA gelangt gleichfalls in die Epithelzelle und löst dort apoptotische Mechanismen und die Sekretion von Bicarbonat und organischen Anionen aus (306). Darüber hinaus scheint die VacA-vermittelte erhöhte Expression von Tumorsuppressorproteinen (p53, p21, Bax) in der Entwicklung gastraler Karzinome eine tragende Rolle zu spielen (166).

Wirtsfaktoren. Die eigentliche Pathogenität vermittelt der Keim nicht durch eine direkte Invasion der Epithelzelle, sondern durch o.g. Pathogenitätsfaktoren, die über Zell-Bakterien-Kontakt vermittelt werden (293). Die Präsentation bakterieller Antigene (Lipopolysaccharid, Heat-Shock-Protein etc.) auf Makrophagen in der Lamina propria triggert die Immunantwort des Wirtes. Konsekutiv wird die Expression u. a. von IL-1, IL-2, IL-6 und IL-8 erhöht (335). Letzteres Chemokin ist dabei von zentraler Bedeutung, da seine Expression erheblich durch die Präsenz einer intakten cag-PAI bei dem infizierenden HP-Stamm beeinflusst wird (133). Auch Wirtsfaktoren bestimmen den Verlauf einer HP-Infektion: So entwickeln Patienten mit bestimmten Polymorphismen von IL-1 β häufiger Duodenalulzera und gastrale Adenokarzinome (71, 134, 309). Diese Erkenntnis erklärt zumindest zum Teil, weshalb das jährliche Risiko aller HP-positiven Personen, ein Ulkus zu entwickeln, nur bei ca. 1% liegt.

Immunantwort. HP induziert in der Folge sowohl zelluläre als auch humorale Immunantworten. Da der Keim seine Pathogenität nahezu ausschließlich extrazellulär vermittelt, wäre eine überwiegend Th2-vermittelte Immunantwort zu erwarten. Trotzdem induziert HP eine kräftige

Th1-Helferzell-Antwort, die über eine Zytokinausschüttung die Gastritis unterhält. Humorale Effekte werden über B-Zellen vermittelt, die z.B. Autoantikörper gegen die Protonenpumpe der Parietalzellen produzieren und zu einer Atrophie führen. Ein langfristiger, HP-vermittelter Proliferationsreiz wird als Substrat von B-Zell-Lymphomen des MALT (mucosa-associated lymphoid tissue) angesehen (290).

Erhöhte Säuresekretion

Noch immer gilt der Grundsatz „ohne Säure kein Ulkus" als pathophysiologisch relevante Prämisse für die Entwicklung eines Duodenalulkus.

Die gastrale Säuresektion wird überwiegend durch 2 Hormone reguliert, nämlich Gastrin (stimulierend) und Somatostatin (hemmend) (156, 215). Gastrin stimuliert das Wachstum von Parietalzellen und enterochromaffinähnlichen Zellen (ECL-Zellen). Parietalzellen produzieren via H^+/K^+-ATPase direkt Säure, während die ECL-Zellen wiederum indirekt über Histamin die Parietalzellen stimulieren (35).

Säuresekretion bei HP-Infektion. Primär führt eine HP-Infektion durch inflammatorische Prozesse meist zu einer verminderten Säuresekretion, die sich im Verlauf normalisiert bzw. supranormale Werte erreichen kann (72). Welche Prozesse genau zu einer Hyperazidität im Gefolge einer HP-Infektion führen, ist noch nicht schlüssig geklärt. In Frage kommen u.a. eine „Enthemmung" der Gastrinproduktion durch eine verminderte Dichte somatostatinempfindlicher D-Zellen im Magenantrum. Ulcera duodeni sind häufig mit einer antrumbetonten Gastritis verbunden. Diese Verteilungsform trägt auf Grund der dadurch erhaltenen Parietalzellfunktion im Korpusbereich des Magens auch zu einer erhöhten Säuresekretion bei. Nach erfolgreicher HP-Eradikation ist die Hyperazidität innerhalb eines Jahres rückläufig (72, 234).

Für das Ulcus duodeni kommt zusätzlich eine HP-bedingte Verminderung der duodenalen Bicarbonatsekretion in Betracht, die auch experimentell im Tiermodell nachgewiesen werden konnte. Magensäure wird dadurch im Duodenum nur insuffizient abgepuffert und kann in der Folge – trotz ggf. gleichzeitig bestehender gastraler Metaplasien im Duodenum – die Schleimhaut angreifen. Diese Überlegungen treffen wohlgemerkt auf das Duodenalulkus zu.

Bei gastralen Ulzera proximal des präpylorischen Antrums ist dagegen überwiegend mit einer Hyp- oder Normazidität auf Grund der entzündungsbedingten Parietalzellzerstörung zu rechnen. Ausnahmen bilden präpylorische Magenulzera oder synchrone Magen-und Duodenalulzera, die regelmäßig mit hochnormaler oder erhöhter Säureproduktion einhergehen.

Nichtsteroidale Antirheumatika

Siehe Abschnitt „Ulkus und Erosionen durch Medikamente".

Nikotin

Schon Ende der 80er Jahre wiesen Studien eine erhöhte Prävalenz peptischer Ulzera bei Rauchern nach. Zudem gestaltete sich die Therapie schwieriger und die Rezidivrate war höher. Eine Assoziation der Anzahl konsumierter Zigaretten und der Ulkusabheilung wurde insbesondere für Duodenalulzera beschrieben. Trotzdem sind diese alten Daten zur Therapie nicht uneingeschränkt auf die heutige Situation zu übertragen, da sie der Ära vor der Entdeckung von HP entstammen. Nach erfolgreicher HP-Eradikation konnte nämlich keine erhöhte Rezidivrate bei Rauchern im Vergleich zu Nichtrauchern festgestellt werden. Diese Daten nivellieren einen relevanten Einfluss von Nikotin auf die Entstehung von Ulcera duodeni. Andererseits hat Nikotinkonsum jedoch einen erwiesenermaßen negativen Einfluss auf die Abheilung von Ulzera und ist mit einer erhöhten Rezidivhäufigkeit assoziiert. Ursachen hierfür sind in einer durch den Tabakkonsum verminderten Schleimhautdurchblutung und reduzierten duodenalen Bicarbonatsekretion sowie der verschlechterten Wirkung säurehemmender Medikamente zu suchen (68).

Alkohol

Die kurz- und langfristigen Effekte von alkoholischen Getränken und ihren Beistoffen sind vielfältig. Bekannt sind u.a. eine Entzündungsreaktion der Magenmukosa sowie eine verzögerte Magenentleerung nach Genuss von Alkoholika (279). Obwohl diese Faktoren potenziell ulzerogene Wirkungen ausüben können, ist Alkohol als unabhängiger Risikofaktor für die Entstehung gastraler oder duodenaler Ulzera bisher nicht identifiziert worden.

Ähnlich wie bei Nikotin führt jedoch ein erhöhter Alkoholkonsum zu einer verschlechterten Heilung bestehender Ulzera und mehr Rezidiven. Dies muss nicht zuletzt oft auch auf eine reduzierte Patienten-Compliance zurückgeführt werden.

Andere Faktoren

Milch und Milchprodukte. Obwohl die Ernährung als möglicher Risikofaktor für die Ulkusentstehung diskutiert wird, sind nur wenige objektivierte Daten publiziert. Eine große schwedische Studie kam zu dem Schluss, dass ein hoher Milchgenuss mit einem um das 1,17fach erhöhten Risiko für die Entwicklung einer Ulkuskrankheit verbunden ist (70). Personen, die überwiegend fermentierte Milchprodukte konsumieren, weisen dagegen eine auf das 0,82fache reduzierte Ulkuswahrscheinlichkeit auf. Die theoretische Grundlage hierfür könnte u.a. in einer erhöhten Säureproduktion nach Milchgenuss liegen, die potenziell puffernde

Effekte überwiegt. Ob diese Erkenntnisse langfristig in eine klinische Konsequenz münden, die über die üblichen Ernährungsempfehlungen hinausgeht, bleibt fraglich.

→ **Adipositas und Malnutrition.** Betrachtet man die Datenlage zu Adipositas auf der einen und Malnutrition auf der anderen Seite im Hinblick auf die Entstehung gastroduodenaler Ulzera, so sind ebenfalls keine validen Aussagen zu treffen. Der Nachweis, dass Ulkuspatienten nach einer HP-Eradikationstherapie vermehrt Hyperlipidämie und Adipositas entwickeln, lässt einen Umkehrschluss nicht zu (149). Bei malnutritierten Patienten spielen mutmaßlich führend die zugrunde liegende Grunderkrankung und weniger das Körpergewicht allein eine Rolle bei der Entstehung etwaiger Ulzera.

→ **Familiäre und/oder genetische Faktoren.** Diesen dürfte bei der Entstehung von Ulzera auch eine Bedeutung zukommen. Hintergrund für diese Annahme ist die Beobachtung, dass Verwandte ersten Grades von Patienten mit Ulcus ventriculi oder duodeni ein gegenüber der Normalbevölkerung um das ca. 3fache erhöhtes Risiko für die Entwicklung eines Ulkus in der gleichen Lokalisation haben (205).

→ **Duodenogastraler Reflux.** Durch die Verfügbarkeit der Bilitec-Methode wurde in den letzten 10 Jahren die Rolle des duodenogastralen Refluxes in der Entstehung gastraler Veränderungen extensiv untersucht. Die Studien konnten eine Assoziation retrograden Refluxes mit einer im Antrum betonten Gastritis zeigen. Auch hierbei fehlen jedoch Hinweise zum Einfluss eines duodenogastralen Refluxes auf die Entstehung von Ulzera bei Personen ohne vorangegangene Magenoperationen oder Vagotomie.

→ **Psychische Faktoren.** Die Rolle psychischer Faktoren auf die Entstehung von Ulzera wurde in den letzten Jahren kaum noch beforscht (63, 191, 250). Hiervon ausgenommen sind „Stressulzera" bei schwerstkranken Patienten, die ein anderes pathophysiologisches Konzept umfassen. Die psychische Verarbeitung subjektiv empfundenen Stresses oder ein spezifischer Persönlichkeitstyp mögen ulzerogene Faktoren darstellen – die Datenlage lässt jedoch die Benennung psychischer Auslöser als eigenständiges pathogenetisches Konzept peptischer Ulzera nicht zu. Es ist fraglich, ob sich die Evidenzbasis hinsichtlich dieser Frage in den kommenden Jahren ändern wird.

Pathologie

Hierzu wird auf das Kapitel 5.3 „Pathologische Anatomie und Histologie" verwiesen.

Klinik und Diagnose

Symptome

→ **Ulcus duodeni.** Als „typisch" für das Ulcus duodeni werden rezidivierende, Stunden nach der Nahrungsaufnahme auftretende Oberbauchschmerzen angesehen. Manchmal strahlen die Schmerzen auch in den Rücken aus, evtl. bedingt durch eine nach retroperitoneal gerichtete Lage des Ulkus. Pathophysiologisch werden diese Beschwerden auf eine protrahierte Säuresekretion nach Passage der Speisen aus dem Magen zurückgeführt. Eine nächtlich starke Säureproduktion soll auch verantwortlich für Schmerzen sein, die nachts oder in den frühen Morgenstunden auftreten. Der Säurereiz auf den betroffenen Schleimhautbereichen ist zumindest eine Teilkomponente der Schmerzentstehung. Nahrungsaufnahme kann die Beschwerden durch die puffernde Wirkung im Einzelfall bessern.

→ **Ulcus ventriculi.** Die Beschwerden beim Magenulkus treten dagegen oft während des Essens auf und sind bei Nahrungskarenz rückläufig. Die Schmerzqualität ist oft von kolikartigem oder auch bohrendem Charakter.

Die klinische Praxis lehrt jedoch, dass die „typischen" Symptomkonstellationen nur in der Minorität der Fälle zutreffen. Weder Art, Lokalisation noch zeitliches Auftreten der Beschwerden lassen eine klare Diagnose zu.

→ **Asymptomatische Ulzera.** Auch muss mit einem erheblichen Anteil asymptomatischer Ulzera gerechnet werden: Erosionen und Ulzera können bei bis zu 50% asymptomatischer Patienten unter einer NSAR-Therapie nachgewiesen werden (195, 231). Gerade bei älteren multimorbiden Patienten finden sich nicht selten oligo- oder asymptomatische Riesenulzera. Umgekehrt kann eine funktionelle Dyspepsie vom Ulkustyp mit schwersten Beschwerden einhergehen. Darüber hinaus ist durch die experimentelle Instillation von Salzsäure nicht bei allen Personen mit Duodenalulzera ein Schmerzperzeption auszulösen. Auch ist die Ulkusabheilung nicht zwangsläufig mit einer Beschwerdefreiheit verbunden. Dies kann als Hinweis dafür gewertet werden, dass noch andere Faktoren, z. B. individuelle Schwellen der Schmerzwahrnehmung, Ulkuslokalisation, -größe etc., eine Rolle spielen.

→ **Komplizierter Verlauf.** Verschiedene Symptome können auf einen komplizierten Verlauf einer Ulkuskrankheit hinweisen und müssen Anlass für eine weiterführende Diagnostik geben. Eine Zunahme der Schmerzen trotz säuresupprimierender Therapie, eine persistierende Ausstrahlung in den Rücken, eine Verschlechterung des Allgemeinzustands oder hinzutretendes Fieber können Hinweise auf eine gedeckte Perforation bzw. Penetration sein. Plötzlich auftretende, starke abdominelle Schmerzen weisen auf eine offene Perforation hin. Eine ulkusbedingte Stenosierung kann sich durch zunehmendes Völlegefühl oder Erbrechen äußern. Teerstuhl und/oder Hämatemesis stellen Zeichen einer gastrointestinalen Blutung dar.

Anamnese und körperliche Untersuchung

Medikamentenanamnese und Vorgeschichte. Entsprechend der Pathogenese peptischer Ulzera lohnt es sich, Patienten nach der Einnahme nichtsteroidaler Antirheumatika und Corticosteroide zu fragen. Darüber hinaus muss eine komplette Medikamentenanamnese einschließlich etwaiger Antikoagulanzien erhoben werden. Wichtig ist die Frage nach vorangegangenen Ulzera und deren Therapie. Eventuell kann der Patient Auskunft über eine frühere HP-Eradikationstherapie, die dabei verwendete Medikamentenkombination und ggf. den Eradikationserfolg geben. Weiterhin sollten abdominelle Voroperationen erfragt werden, um vor einer endoskopischen Untersuchung möglichst klare Angaben über eine veränderte Anatomie zu besitzen. Eine relevante Gewichtsabnahme in den letzten Wochen kann auf ein Malignom hinweisen.

Körperliche Untersuchung. Bei der körperlichen Untersuchung liegt das Augenmerk auf der Beurteilung abdomineller Schmerzen und ggf. palpabler Resistenzen. Eine spezifische Aussage zur Diagnose lassen diese Parameter jedoch nicht zu. Lokal begrenzte Peritonitiszeichen, ein bretthartes Abdomen oder diffuser Loslassschmerz deuten jedoch auf eine Perforation mit entsprechendem Notfallcharakter hin. Finden sich klinische Zeichen einer Blutung (Tachykardie, Hypotonie, Blässe) oder berichtet der Patient über Teerstuhl, so muss eine rektal-digitale Untersuchung erfolgen, um diesen Befund zu objektivieren.

Frisches Blut bei der rektalen Untersuchung (Hämatochezie) ist zwar oft ein Hinweis auf eine untere intestinale Blutung (d. h. distal des Treitz-Bandes), schließt jedoch in keinem Fall eine schwere Blutung aus einem gastroduodenalen Ulkus aus.

Laboruntersuchungen

Klinische Chemie. Die klinische Chemie dient überwiegend der differenzialdiagnostischen Abklärung abdomineller Schmerzen. Hierzu zählen die Lipase und ggf. Amylase (akute Pankreatitis), die Cholestasewerte γ-GT und Bilirubin (Choledocholithiasis, Cholangitis) sowie das Troponin T und die Kreatinkinase (CK) zum Ausschluss eines akuten Koronarsyndroms. Die CK kann zusammen mit der LDH und dem Lactat auch Hinweise auf einen Mesenterialarterienverschluss geben.

Blutbild. Vor der Durchführung einer Ösophagogastroduodenoskopie (ÖGD) mit ggf. Biopsieentnahmen ist zusätzlich die Kenntnis des kleinen Blutbilds und der Gerinnungswerte wünschenswert. Neben klinischen Zeichen einer Blutung kann u. a. die Erythrozytenmorphologie helfen, die Dynamik eines Blutverlustes und damit die Notwendigkeit einer Notfallendoskopie abzuschätzen (hypochrom-mikrozytär = eher chronischer Blutverlust; normochrom-normozytär = wahrscheinlich akute Blutung; hyperchrom-makrozytär = z. B. Alkoholabusus oder perniziöse Anämie).

Bei klinischem Verdacht auf eine Blutung sollte eine Kreuzblutprobe frühzeitig zur Bereitstellung von Blutkonserven abgenommen werden, um diese im Notfall ohne Zeitverzögerung substituieren zu können. Bei Verdacht auf eine Perforation ist darüber hinaus die Bestimmung von Lactat im Serum und ggf. eine Blutgasanalyse zur Objektivierung einer metabolischen Azidose indiziert.

Bildgebende Diagnostik

Sonographie

Sofern kein akuter Notfall im Sinne einer Blutung oder Perforation vorliegt, so ist die Sonographie integraler Bestandteil der primären Diagnostik abdomineller Schmerzen. Hierbei können Zeichen einer symptomatischen Cholezystolithiasis oder Cholezystitis, einer extrahepatischen Cholestase, einer akuten oder chronischen Pankreatitis, einer Nephrolithiasis oder der Nachweis retroperitonealer Raumforderungen einschließlich eines abdominellen Aortenaneurysmas weitere Hinweise liefern. Zudem stellt die Sonographie ein hochsensitives Verfahren zum Nachweis von Aszites dar und ermöglicht in der Hand des erfahrenen Untersuchers manchmal auch die Detektion freier Luft.

Röntgendiagnostik

Während in den USA aus verschiedenen Gründen die konventionellen radiologischen Verfahren zum Teil noch zur Diagnostik der Ulkuskrankheit eingesetzt werden, spielen diese in Westeuropa nahezu keine Rolle mehr. Die Sensitivität des Bariummonokontrastes im Nachweis von Ulzera liegt bei etwa 50%, die der Doppelkontrastuntersuchung bei bis zu 90% (192).

Ulcus ventriculi. *Benigne* Magenulzera stellen sich radiologisch klassischerweise als rundliches oder ovaläres Kontrastmitteldepot dar. Linear geformte Depots entsprechen meist in Abheilung befindlichen Ulzera. Der in der Exkavation gelegene Kontrastmittelanteil kann manchmal vom intraluminalen Anteil durch eine bandförmige Aussparung, die sog. „Hampton-Linie", abgetrennt sein. Die umgebenden Magenfalten laufen konzentrisch auf das Ulkus zu, die Peristaltik ist in diesem Bereich durch entzündliche und narbige Veränderungen reduziert. Intrapylorische Ulzera können die radiologische Diagnostik durch luminale Stenosierung erschweren und sind von narbigen Pseudodivertikeln manchmal schwierig zu differenzieren. *Maligne* Ulzera sind durch Kontrastmitteldepots im Niveau der Magenschleimhaut charakterisiert, sind unregelmäßig konfiguriert und von einem intraluminal protrudierenden Randwall umgeben. Die angrenzenden Magenfalten brechen ab und laufen nicht homogen in das Ulkus hinein.

⇢ Ulcus duodeni. Duodenalulzera werden mit bis zu 85%iger Sensitivität radiologisch erkannt. Richtungsweisend ist der Nachweis einer Ulkusnische im narbig-entzündlich verformten Bulbus.

Die fehlende Möglichkeit einer histologischen Sicherung, die mangelnde Sensitivität im Nachweis kleiner Ulzera < 5 mm Durchmesser und die Strahlenbelastung haben die Röntgendiagnostik in den Hintergrund treten lassen.

Endoskopie

Standard der weiteren Diagnostik ist die ÖGD mit der Entnahme von Biopsien. Zur besseren Beurteilung der Schleimhaut kann die Untersuchung auch in Buscopan- oder Glucagon-Hypotonie durchgeführt werden. Sehr wichtig ist eine möglichst genaue Dokumentation und Beschreibung der erhobenen Befunde, um verlässliche Unterlagen für nachfolgende Verlaufsbeurteilungen oder therapeutische Interventionen bereitzustellen (125). Die unten beschriebenen Charakteristika von Ulzera spiegeln sich in der endoskopischen Terminologie wieder (Lokalisation, Tiefe, Größe, Randwall, Umgebung, Form). Nur in Kenntnis dieser Kriterien lassen sich Ulzera hinsichtlich der potenziellen Genese und Dignität einschätzen.

⇢ Klassifikation nach Johnson. Johnson (146) teilte Magenulzera in 3 Typen ein und leitete hieraus therapeutische Konzepte ab:

Typ I „hypazid": kleine Kurvatur → Billoth I oder Ulkusexzision mit selektiv proximaler Vagotomie (SVP),

Typ II „hyperazid": Ulcus ventriculi + Ulcus duodeni → Ulkusexzision mit SVP,

Typ III: präpylorisch → Antrektomie, gastrale Vagotomie, Billroth I.

Diese Unterteilung trägt jedoch den heutigen Verhältnissen mit ganz überwiegend medikamentösen Therapieoptionen **nicht** mehr Rechnung. Ein gewisser Stellenwert kommt dieser Klassifikation allenfalls noch in der chirurgischen Therapie von Ulkuskomplikationen zu.

⇢ Lokalisation von Magenulzera. Im Magen findet sich die Majorität benigner Ulzera (> 90%) hinterwandseitig sowie kleinkurvaturseitig im distalen Korpus und Antrum sowie teils intrapylorisch. Multiple Ulzera sind in bis zu 30% der Fälle nachweisbar. Diese sind im distalen Korpus und Antrum lokalisiert und deuten meist auf eine NSAR-Genese hin. Multiple Ulzera sind deshalb auch in den allermeisten Fällen benigne. Ulzera, die an der großen Kurvatur des proximalen und mittleren Korpus sowie im Fundus oder im Kardiabereich liegen, müssen dagegen primär als suspekt angesehen werden.

⇢ Ulkusgröße und -form. Im Gegensatz zur Ulkuslokalisation lassen weder Ulkustiefe noch -größe valide Aussagen zur Histologie zu. Geschwüre mit einem Durchmesser über 3 cm werden als „Riesenulzera" bezeichnet. Die Genauigkeit der endoskopischen Größenbeurteilung ist jedoch beschränkt (103). Die bei der radiologischen Ulkusdifferenzierung erwähnten Punkte zu Form, Randwall und Umgebung lassen sich auf die endoskopische Beurteilung übertragen: Benigne Ulzera sind meist rund-oval geformt und weisen einen entzündlichen Randwall auf, der regelmäßig konfiguriert ist. Der Randwall kann homogen gerötet sein, die umgebenden Falten scheinen auf einen virtuellen Punkt in der Mitte des Ulkus einzustrahlen. Chronische Ulzera sind relativ klar begrenzt ohne relevanten entzündlichen Randwall.

Eine lokal aufgehobene Peristaltik im Ulkusbereich kann einerseits allein entzündlich oder narbig bedingt sein, sollte jedoch gerade bei dysproportional kleinen Schleimhautveränderungen den Verdacht auf ein szirrhös wachsendes Magenkarzinom lenken. Auch abrupte Faltenabbrüche am Ulkusrand, ein polypoid oder unregelmäßig geformter Randwall können Hinweise auf ein Malignom geben.

⇢ Endoskopische Kontrolle und Biopsie. Vor dem geschilderten Hintergrund gilt noch heute die endoskopische Kontrolle gastraler Ulzera bis zur völligen Abheilung mit zusätzlichen Biopsieentnahmen als Standard (64). Mindestens 5 Biopsien aus dem Randbereich und 2 aus dem Ulkusgrund müssen bei Magenulzera entnommen werden. Maligne Ulzera neigen bei der Biopsie zur Blutung. Sollte eine akute Blutung oder eine kompromittierte Gerinnungssituation die Entnahme von Biopsien verhindern, so muss diese zeitnah – spätestens 4–8 Wochen nach der Erstdiagnose – nachgeholt werden. Dieses Vorgehen wird jedoch in letzter Zeit auf Grund einer evtl. überbewerteten Anzahl maligner Magenulzera und beschränkter Ressourcen zunehmend in Frage gestellt (302, 334). Ob endoskopische Kontrolluntersuchungen in Zukunft nur noch bei primär malignitätsverdächtigen Ulzera zur Anwendung kommen sollten, ist derzeit noch nicht geklärt.

Bis zur Formulierung anders lautender Empfehlungen bleiben jedoch bei Magenulzera die Biopsieentnahmen bei Diagnosestellung und eine gastroskopische Kontrolle 4–8 Wochen nach der initialen ÖGD Standard. Bei der Kontrolluntersuchung sollten mindestens 6 Biopsien aus dem Ulkus bzw. dem Narbenbereich entnommen werden.

⇢ Ulcus duodeni. Duodenalulzera sind ganz überwiegend im Bulbus duodeni und im Bereich wenige Zentimeter weiter distal lokalisiert und können die gesamte Zirkumferenz umfassen (Abb. 5.**27** u. 5.**28**). Gefährlich sind tiefe Ulzera im Bereich der Bulbushinterwand, da sie anatomisch an die A. gastroduodenalis grenzen und im Falle einer Arrosion des Gefäßes zu schwersten Blutungen führen können, die dann gehäuft operativ versorgt werden müssen. Eine Sonderform sind sog. „kissing ulcers", die an der Vorder- und Hinterwand des Bulbus duodeni lokalisiert sind. Multiple Ulzera im postbulbären Duodenum bis in das Jejunum müs-

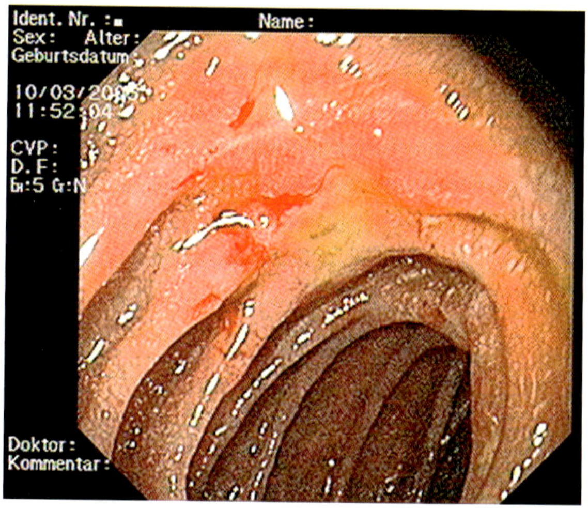

☒ **Abb. 5.27** Flaches Ulkus in der Pars descendens duodeni.

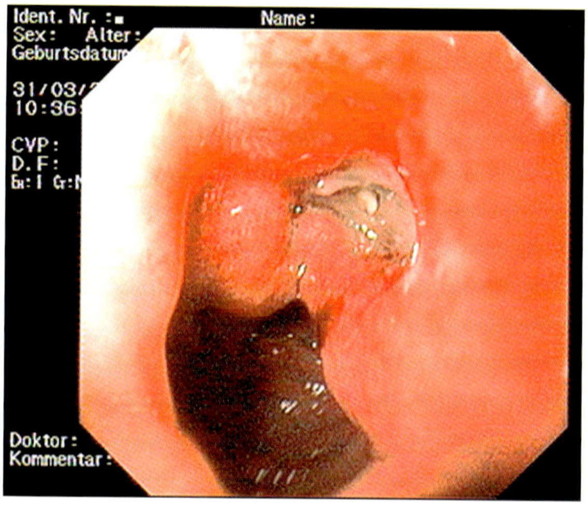

☒ **Abb. 5.28** Tiefes Ulkus im Bereich der Bulbushinterwand ohne Blutungsstigmata. Stattgehabte Blutung (Forrest III).

sen an ein Zollinger-Ellison-Syndrom denken lassen, sind jedoch auch bei NSAR-Gebrauch, als ischämischer Schaden nach Schock oder bei Infektionen zu finden. Auf Grund der extrem seltenen malignen Genese duodenaler Ulzera (< 0,1 %) sind Biopsieentnahmen aus den Ulzera selbst selten notwendig. Indikationen stellen protrahiert abheilende oder makroskopisch suspekte Ulzera, der Verdacht auf einen Morbus Crohn oder potenziell infektiös bedingte Ulzera (Zytomegalievirus, Mykobakterien etc.) dar.

Biopsieentnahmen

HP-Diagnostik. Integraler Bestandteil der endoskopischen Diagnostik ist – unabhängig von der Ulkuslokalisation – die Entnahme von Biopsien für die Diagnostik einer Helicobacter-pylori-Infektion. Obwohl HP-negative Ulcera duodeni noch immer relativ selten sind, sollte auch hier ein HP-Nachweis geführt werden. Nachteil fast aller Verfahren ist jedoch, dass die Sensitivität unter einer Therapie mit Protonenpumpenhemmern oder Antibiotika deutlich sinkt. Dies trifft auch für erst eine wenige Tage bestehende Präparateeinnahme zu. Soweit möglich, sollten daher Protonenpumpenhemmer mindestens 7 Tage pausiert und eine HP-Eradikationstherapie länger als 4 Wochen beendet sein. Auch eine akute Ulkusblutung hat Einfluss auf die Genauigkeit der Verfahren. Eine Kombination verschiedener Verfahren kann die Ergebnisse verbessern.

Durch die Biopsieentnahme aus einem Magenulkus erübrigt sich nicht die separate Gewinnung von Biopsaten für die HP-Diagnostik an den unten genannten Lokalisationen.

Bei den bioptischen Methoden stehen 3 verschiedene Möglichkeiten zur Verfügung:

- Für die *histologische Untersuchung* sollten mindestens je 2 Biopsien aus der präpylorischen Region und aus dem proximalen Korpusbereich entnommen werden. Die Kombination beider Lokalisationen vermindert die Wahrscheinlichkeit falsch negativer Befunde, da der Keim in bis zu 20 % der Fälle allein im Antrum oder im Korpus nachzuweisen ist. Biopsien z. B. aus dem Angulusbereich bringen keinen Zugewinn (75). Die Sensitivität der Histologie beträgt mit der HE-Färbung bis zu 96 %, die Spezifität wird mit nahezu 99 % angegeben.
- Der *HP-Urease-Test (HUT)* hat eine gegenüber der Histologie leicht verminderte Sensitivität (90–95 %), ist jedoch vergleichbar spezifisch. Hierbei werden je eine Biopsie aus Antrum und Korpus in das Testmedium gegeben. Ein positives Testergebnis stellt sich durch einen Farbumschlag des Mediums auf Grund der katalytischen Aktivität der HP-Urease dar. Der HUT ist preiswert, leicht durchführbar und liefert meist innerhalb von 2–3 h ein verwertbares Ergebnis.
- Die *mikrobiologische Kultur* von HP ist besonderen Indikationen vorbehalten, zumal das Verfahren keine größere Genauigkeit als die beiden erstgenannten aufweist. Für die initiale Diagnostik hat die Kultur keinen Stellenwert, sofern ein HP-positiver Patient nicht erfolglos mit einer Eradikationstherapie behandelt worden ist.

Auf Grund der zunehmenden Problematik von Antibiotikaresistenzen von HP ist jedoch die Kultur mit Resistenzbestimmung zum wichtigen Instrument nach stattgehabter erfolgloser Eradikationstherapie geworden.

⇢ Zeitpunkt der Kultur. Unklar ist noch, ob die HP-Anzüchtung mit der Erstellung eines Antibiogramms schon nach einer erfolglosen Erstlinientherapie (Empfehlung des nationalen Referenzzentrums für Helicobacter pylori, Freiburg) oder erst bei HP-Persistenz nach einer Zweitlinientherapie (entsprechend den Empfehlungen des Maastricht-Konsensus) zum Einsatz kommen sollte (74, 206). Der zur Drucklegung noch nicht in publizierter Form vorliegende Maastricht-III-Konsensus spricht sich weiterhin für eine Resistenztestung nach erfolgloser Zweitlinientherapie aus.

Differenzialdiagnose

Angesichts der oft unspezifischen klinischen Symptomatik im Sinne von Oberbauchschmerzen kommt ein breites Spektrum differenzialdiagnostischer Möglichkeiten in Betracht. Die funktionelle Dyspepsie zählt sicherlich zu den häufigsten und ist letztendlich eine Ausschlussdiagnose. Ein Magenkarzinom ist insbesondere bei „Alarmsymptomen" im Sinn von Gewichtsverlust, Dysphagie, Blutungen oder Anämie und auch bei positiver Familienanamnese zu bedenken. Bei immunsupprimierten Patienten (HIV, Z.n. Stammzelltransplantation u.a.) kommen seltene Infektionskrankheiten wie Tuberkulose, atypische Mykobakterien, CMV und Strongyloidiasis in Betracht. Weitere Ursachen sowohl gastraler als auch duodenaler Erosionen und Ulzera sind ein Morbus Crohn und seltene infiltrative Erkrankungen (Mastozytose, Langerhanszell-Histiozytose, Sarkoidose). Eine vorangegangene Radiotherapie kann auch zu schweren mukosalen Schädigungen führen, sofern der Magen bzw. das Duodenum im Strahlenfeld lagen. Ischämische Läsionen sind meist arteriosklerotisch bedingt und können sich selten auch als Erosionen oder Ulzera im gastroduodenalen Bereich manifestieren.

Verlauf und Prognose

Ältere Studien über den Langzeitverlauf peptischer Ulzera berichten über eine hohe Rate spontaner Heilungen. Bei 18 von 40 Patienten (45%) mit bekannten Ulcera ventriculi ohne zwischenzeitliche Therapie konnte nach Jahren kein Ulkus mehr nachgewiesen werden (147). Duodenalulzera heilen im Verlauf von 2 Jahren in 20–25% spontan ab (150). Unter der medikamentösen Therapie kann eine Abheilung peptischer Ulzera in weit über 90% der Fälle erreicht werden. Erheblichen Einfluss auf die Ergebnisse haben der Erfolg einer HP-Eradikation sowie die Ausschaltung anderer ulzerogener Faktoren.

Therapierefraktäre Ulzera sollten an mangelnde Medikamenten-Compliance, einen falsch negativen HP-Nachweis, NSAR-Abusus, Karzinom, Morbus Crohn, fortgesetzten Nikotinkonsum sowie eine Säurehypersekretion bei Gastrinom denken lassen.

Endoskopisch lässt sich ein florides Stadium mit einem Randwall und fibrinbelegtem Ulkusgrund von der Abheilungsphase, die mit einer zunehmenden Reepithelialisierung einhergeht, unterscheiden. Eine narbige Schleimhautdiskoloration mit ggf. verzogenem Faltenrelief stellt den Residualzustand des Narbenstadiums dar.

⇢ Ulkusrezidive. Auch Ulkusrezidive hängen eng mit den o.g. Risikofaktoren zusammen. Im Hinblick auf Duodenalulzera stellen zusätzlich die Histologie (insuffiziente lokale Schleimhautregeneration) als auch anatomische Veränderungen (narbige Verziehung des Bulbus) Faktoren für ein Rezidiv dar (34, 240). Rezidive von Magenulzera entstehen oft aus inkomplett abgeheilten Ulkusnarben (298). Diese Daten stammen jedoch überwiegend aus einer Zeit, in der weder hochpotente säuresupprimierende Substanzen noch HP-Eradikationstherapien verfügbar waren. Die Übertragbarkeit auf die heutige Situation ist daher nicht uneingeschränkt gegeben. Auf jeden Fall muss in Hochrisikogruppen eine langfristige Rezidivprophylaxe erwogen werden (s. Therapie).

Therapieziele und Maßnahmen

Die erwähnten Risikofaktoren der peptischen Ulkuserkrankung definieren die therapeutischen Angriffspunkte. Ein bestehender Nikotinkonsum sollte so weit wie möglich beendet oder zumindest reduziert werden. Auch übermäßiger Alkoholkonsum ist im Hinblick auf die bekannten mukosalen Schädigungen zu vermeiden. Konkrete Empfehlungen zur Ernährung bei peptischer Ulkuskrankheit existieren nicht. Patienten sollten die Nahrungsmittel zu sich nehmen, die subjektiv am besten vertragen werden. Ein übermäßiger Milchkonsum ist durch die calciumvermittelten prosekretorischen Effekte auf die Magenschleimhaut kontraproduktiv.

Helicobacter-pylori-positive Ulzera

› Eradikation von Helicobacter pylori

⇢ Indikationen. HP-positive gastroduodenale Ulzera stellen eine klare Indikation zur Durchführung einer Eradikationstherapie dar. Eine Übersicht über die Datenlage zu weiteren möglichen Indikationen gibt Tab. 5.**25**. Gegenüber einer alleinigen säuresupprimierenden Therapie bringt die Eradikation Ulzera zwar nicht schneller zur Abheilung, senkt jedoch die Rezidivrate signifikant (82, 176). Insofern stellt gerade in Notfallsituationen nicht primär die Einleitung einer Eradikationstherapie, sondern die Gewährleistung einer adäquaten Säuresuppression die wichtigste Maßnahme dar.

⇢ Schemata. Eine Erfolgsrate von über 90%, eine gute Verträglichkeit und eine kurze Therapiedauer sind die generellen Forderungen an eine Eradikationstherapie. Entsprechend den Empfehlungen der Maastricht-Konferenz (206) sollte die initiale „First-line"-Eradikationstherapie bestehen aus (Abb. 5.**29**):

Tabelle 5.25 Indikationen und Wirkung einer HP-Eradikationstherapie (nach 78)

	HP-Einfluss gesichert	Effekt einer HP-Eradikation
Peptische Ulkuskrankheit	+	Ulkusheilung und Reduktion der Rezidivrate
Primärprävention eines NSAR-Ulkus	bei primär naiven NSAR-Anwendern: ja bei chronischem NSAR-Gebrauch: noch unklar	reduziert Ulkusinzidenz (in Europa jedoch ohnehin relativ geringe Inzidenzrate), bei Risikopersonen erwägen
Rezidivprophylaxe eines Ulkus bei Low-Dose-ASS	+	reduziert Blutungsrate bei Rezidivulzera, wahrscheinlich auch Inzidenz von Rezidivulzera, bei Risikopersonen erwägen
Rezidivprophylaxe eines Ulkus bei klassischen NSAR	+	nicht gesichert
Magenkarzinom	+	unsicher
Verwandte ersten Grades von Patienten mit Magenkarzinom	+	unsicher
Atrophische Gastritis	+	+
MALT	+	Remissionen beschrieben
Funktionelle Dyspepsie	nein	wenige Patienten sprechen an
GERD	unklar, evtl. sogar Protektion vor GERD durch HP	unklar
Eisenmangelanämie	wahrscheinlich	kann Besserung bedingen

- einem Protonenpumpeninhibitor (PPI) oder Ranitidin-Wismut-Citrat,
- Clarithromycin und
- Amoxicillin oder Metronidazol.

→ **Säurehemmung.** Die begleitende Therapie mit einem Säurehemmer dient vorrangig dazu, den intragastralen pH-Wert in den optimalen therapeutischen Bereich der verwendeten Antibiotika, insbesondere Amoxicillin und Clarithromycin, anzuheben. Ranitidin-Wismut-Citrat ist in Deutschland nicht zugelassen und nur in der Schweiz unter dem Namen Pylorid im Handel. Die Effektivität von Ranitidin-Wismut-Citrat ist nur bei einer Kombination mit Clarithromycin und Metronidazol, nicht bei Amoxicillin, einer PPI-basierten Eradikation diskret überlegen (94).

Die derzeitige Datenlage favorisiert keinen der zum jetzigen Zeitpunkt verfügbaren Protonenpumpenhemmer im Hinblick auf eine Eradikationstherapie.

Auswahl des PPI

Für die initiale Tripletherapie wurde die Gleichwertigkeit von Pantoprazol 40 mg, Esomeprazol 20 mg, Rabeprazol 30 mg und Lansoprazol 30 mg, jeweils zweimal täglich, gegenüber 20 mg Omeprazol bestätigt.

In den letzten Jahren wurde die Verwendung von Esomeprazol propagiert, da dieser (S-)Isomer von Omeprazol zu einer schnelleren und effektiveren Säuresuppression führen soll. Theoretisch erlaubt die Verwendung eines Enantiomers eine Dosisreduktion auf die Hälfte der Primärsubstanz. Die in den Studien verwendeten Esomeprazolmengen waren jedoch meist höher als die theoretische Äquivalenzdosis gegenüber den Vergleichspräparaten (145). Diese Daten werden daher jenseits von Marketingaspekten kritisch bewertet, so dass eine generelle Bevorzugung dieses Präparates nicht empfohlen werden kann (29, 116, 209).

Zahlreiche PPI werden über das Zytochrom (CYP) P450 2C19 metabolisiert. Insofern können genetische Polymorphismen, die die Aktivität des CYP 2C19 erhöhen, die Wirkung verschiedener PPI in unterschiedlichem Maße vermindern. Theoretische Erwägungen des Einflusses von CYP-2C19-Polymorphismen auf die Effektivität einer Eradikationstherapie haben jedoch bisher keinen Einfluss auf die klinische Routine (36, 85, 89). Zudem sind CYP-2C19-Polymorphismen im europäischen Raum von untergeordneter Bedeutung und kommen eher in pazifischen Regionen zum Tragen. Letztendlich entscheiden bei der Wahl des PPI auch die Kosten einer Therapie, so dass oft auf Generika zurückgegriffen wird.

→ **Antibiotika.** Während die Auswahl des PPI von untergeordneter Bedeutung ist, ist die Selektion der antibiotischen Kombinationspartner von zunehmender Relevanz. Der Anteil primär Metronidazol-resistenter Keime wird in Deutschland nach den Daten des Nationalen Referenzzent-

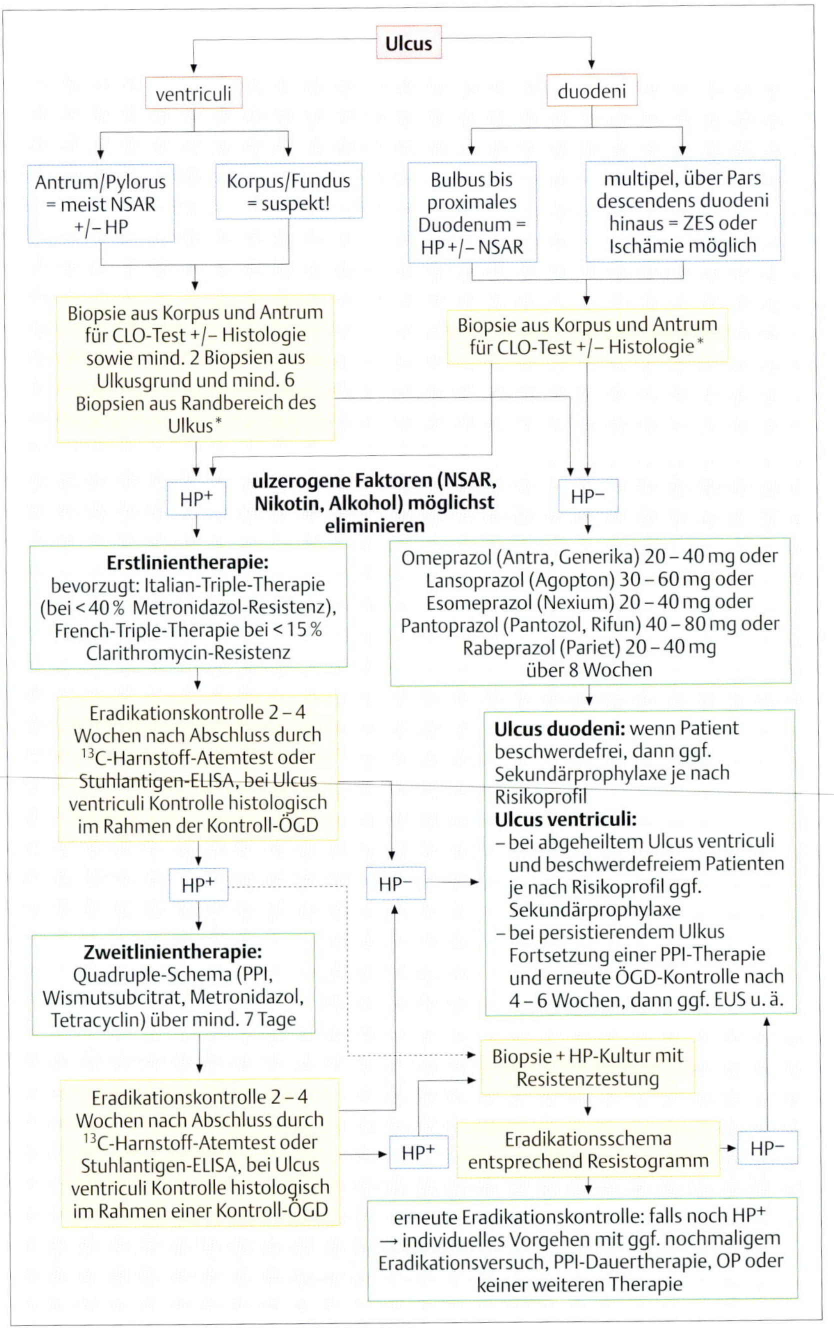

Abb. 5.29 Therapiealgorithmus gastroduodenaler Ulzera entsprechend dem Maastricht-III-Konsensus.
*Falls Biopsieentnahmen auf Grund von Gerinnungsstörung oder einer Blutung nicht möglich sind, sollte ein ^{13}C-Harnstoff-Atemtest oder eine Stuhldiagnostik auf HP-Antigen erfolgen. Bei vorbestehender PPI-Therapie oder akuter Blutung ist die Sensitivität aller diagnostischen Verfahren zum HP-Nachweis herabgesetzt. Falls in dieser Situation der HP-Nachweis negativ ausfällt, sollte die HP-Diagnostik nach Abschluss der Säurehemmertherapie wiederholt werden.
ZES: Zollinger-Ellison-Syndrom, CLO-Test: Urease-Schnelltest.

rums für Helicobacter pylori mit 28,6%, die der Clarithromycin-resistenten mit 5,5%, angegeben (74). Noch dramatischer stellt sich die Situation nach vorangegangenen Eradikationsversuchen dar: Nach einmaliger Eradikationstherapie sind 53,1% Clarithromycin- und 55% Metronidazol-resistent und nach mehrfachen Therapien 84,2% bzw. 81,6%. Derzeit wird jedoch noch eine Kombinationstherapie mit Metronidazol („Italian-Triple") statt Amoxicillin („French-Triple") bei der Erstbehandlung bevorzugt, da der Einfluss einer In-vitro-Resistenz gegen Metronidazol auf die Eradikationsrate nach derzeitigem Kenntnisstand gering ist (107, 153).

Ergebnisse der Triple-Therapien. Leider wird die angestrebte Eradikationsrate von über 90% in der Praxis von keinem der empfohlenen Erstlinien-Triple-Schemata erreicht. Erschwert wird die Vergleichbarkeit der zahlreichen Studien durch regionale Unterschiede (Asien, USA, Europa), die unterschiedlichen Therapieindikationen (peptisches Ulkus oder funktionelle Dyspepsie), die Arten und Dosen der verwendeten Säurehemmer und Antibiotika, die Dauer der Therapie (meist 7, 10 oder 14 Tage) sowie die Differenzierung ulzerogener Kofaktoren – insbesondere der klassischen NSAR oder einer Medikation mit Low-Dose-ASS.

Als Quintessenz kann für die „Italian-Triple"-Therapie im Alltag mit einem primären Eradikationserfolg von 79% (Spannweite 42–100%) gerechnet werden (142). Dieser entspricht in etwa dem der „French-Triple", liegt jedoch unter den Eradikationsraten früherer Berichte von bis zu 90% (222).

Die „French-Triple"-Therapie führt in der klinischen Routine ebenfalls in 79% (24–95%) der Fälle zum Erfolg (97, 142, 153, 230, 284). Diese Therapie ist relativ gut verträglich und trägt daher zu einer hohen Patienten-Compliance bei. Die unvollständige Einnahme der Medikation hat einen starken Einfluss auf das Eradikationsergebnis (329).

Neue Erstlinientherapie. Nach einer erfolglosen Ersttherapie wird über eine Resistenz gegenüber Clarithromycin bzw. Metronidazol in teils über 60% der Fälle berichtet (207, 247). Daher wird in Italien zunehmend eine Sequenzialtherapie mit PPI, Amoxicillin, Clarithromycin und Tinidazol (einem Nitroimidazol-Derivat) für die Primärtherapie propagiert (Tab. 5.**26**). Für diese Eradikationsform werden Eradikationsraten bis 97% bei sehr guter Verträglichkeit angegeben (119, 342, 343). Es bleibt abzuwarten, ob sich das relativ komplizierte Schema auch im deutschsprachigen Raum etablieren kann und die hohe Eradikationsrate in der Praxis hält.

Zweitlinien-Quadruple-Therapie. Die im Gegensatz zu den Maastricht-Empfehlungen vom nationalen HP-Referenzzentrum ausgesprochene Empfehlung für eine Resistenzbestimmung nach erfolgloser Primärtherapie ist in Hinsicht auf die Resistenzraten nachvollziehbar. Die Alternative besteht derzeit noch in der Anwendung einer einwöchigen Quadruple-Therapie mit PPI, Wismutsubcitrat, Tetracyclinhydrochlorid und Metronidazol (Tab. 5.**26**). Obwohl eine hohe Eradikationsrate und Patienten-Compliance auch bei der Erstlinienanwendung von Vierfachtherapien angegeben wird (81), ist die Übertragbarkeit auf die klinische Routine fraglich. Zudem müssen die Medikamente in unterschiedlicher Häufigkeit am Tag eingenommen und die Therapie über mindestens 7 Tage durchgehalten werden. Während dieses Schema in den USA auch zur primären Therapie der HP-Infektion empfohlen wird, trifft dies für Europa nicht zu (132). Ob die Quadruple-Therapie primär oder erst nach erfolgloser Triple-Therapie zur Anwendung kommt, hat weniger einen relevanten Einfluss auf die zu erwartende Eradikationsrate als auf die Kosteneffektivität (210).

Resistenzbestimmung. Sollte sich der Behandler schon nach einer erfolglosen Erstlinientherapie zu einer Resistenzbestimmung entschlossen haben, hängt das weitere Vorgehen von der Resistenz gegenüber Metronidazol und/oder Clarithromycin ab:

Bei Metronidazol-Resistenz nach initialer Italian-Triple-Therapie kann z. B. eine Therapie mit einer auf 10–14 Tage prolongierten Therapie nach dem French-Triple-Schema angeschlossen werden. Bei einer Clarithromycin-Resistenz sollte dagegen dann ein Vierfach-Schema mit PPI, Tetracyclin, Metronidazol und einem Wismutpräparat erfolgen (308).

Wurde die Resistenztestung erst nach erfolgloser Zweitlinien-Quadrupel-Therapie durchgeführt, stehen zahlreiche andere Schemata zur Verfügung, die mit Erfolgsraten um 75% behaftet sind. Die Auswahl der Kombinationstherapie ist dann eine individuelle Entscheidung. In jedem Fall ist die Mehrzahl der verwendeten Medikamente für diesen Anwendungsbereich nicht zugelassen („off-label-use"), und die Therapie ist oft mit hohen Kosten verbunden.

Kontrolle des Eradikationserfolgs

Nach jedem Eradikationsversuch muss eine Erfolgskontrolle erfolgen. Hierzu stehen verschiedene diagnostische Tests zur Verfügung:

^{13}C-Harnstoff-Atemtest. Der ^{13}C-Harnstoff-Atemtest besitzt eine Sensitivität von deutlich über 90% und eine Spezifität über 95%, diese hängen jedoch erheblich vom Zeitpunkt einer vorangegangenen säuresupprimierenden Therapie oder Antibiose ab.

Eine PPI- oder H_2-Rezeptorblocker-Therapie sollte bei Durchführung eines ^{13}C-Harnstoff-Atemtests mindestens 2 Wochen und eine Antibiotikamedikation (einschließlich Eradikationstherapie) mindestens 4 Wochen zurückliegen.

In den letzten Jahren hat sich eine verkürzte Variante des Urea-Atemtests etabliert, bei der nur noch 50 mg ^{13}C-markierter Harnstoff verwendet werden und das Intervall zwischen den 2 Atemproben auf 20 min verkürzt ist (88). Dies vermindert einerseits die Kosten und erhöht andererseits die Patientenzufriedenheit.

HP-Stuhlantigene. Eine nichtinvasive Alternative zum Harnstoff-Atemtest stellt der Nachweis von HP-Stuhlantigenen dar. Während die ersten auf dem Markt befindlichen polyklonalen Tests Mitte der 90er Jahre noch insuffiziente Ergebnisse erbrachten, ist eine hohe Genauigkeit der derzeit verfügbaren monoklonalen Stuhlantigentests gut belegt. Die Sensitivität und Spezifität werden für die Diagnostik therapienaiver Patienten mit 96% bzw. 97% und bei der Eradikationskontolle mit 86–100% bzw. 82–100% angegeben (95, 189, 300, 313, 314, 327, 339). Diese Zahlen sind auch für die Anwendung bei Kindern und Jugendlichen bestätigt worden (154, 155, 159). Vergleichbar dem ^{13}C-Harnstoff-Atemtest sinkt die Genauigkeit des Stuhltests bei aktiven Blutungen im oberen Gastrointestinaltrakt und unter der Therapie mit Protonenpumpenhemmern (95, 99). Daten zu einem neuen Stuhl-Immunoassay-Schnelltest geben eine

Tabelle 5.26 Auswahl von Therapieschemata zur Behandlung der Helicobacter-pylori-Infektion

Präparat	Dosis tgl.	Dauer
First-Line-Therapie („Italian-Triple")*		
• PPI in Standarddosis, z. B.		7 Tage
– Omeprazol (Antra, Generika) oder	2 × 20 mg	
– Lansoprazol (Agopton) oder	2 × 30 mg	
– Esomeprazol (Nexium) oder	2 × 20 mg	
– Pantoprazol (Pantozol, Rifun) oder	2 × 40 mg	
– Rabeprazol (Pariet)	2 × 20 mg	
• Clarithromycin	2 × 500 mg	
• Metronidazol	2 × 400 mg	
Alternative First-Line-Therapie („French-Triple")		
• PPI in Standarddosis		7 Tage
• Clarithromycin	2 × 500 mg	
• Amoxicillin	2 × 1000 mg	
Second-Line-Quadruple-Therapie		
• PPI in Standarddosis		mindestens 7 Tage
• Wismutsubcitrat	4 × 120 mg	
• Tetracyclinhydrochlorid	4 × 500 mg	
• Metronidazol	3 × 400 – 500 mg	
Neue Erstlinientherapie in Evaluation (nicht zugelassen) (Zullo 2005, Zullo 2003, Hassan 2003)		
Erste Phase:		
• PPI in Standarddosis, z. B. Omeprazol	2 × 20 mg	5 Tage, danach:
• Amoxcillin	2 × 1000 mg	
Zweite Phase:		
• PPI in Standarddosis, z. B. Omeprazol	2 × 20 mg	5 Tage
• Clarithromycin	2 × 250 – 500 mg	
• Tinidazol	2 × 500 mg	
Alternative Schemata		
Gisbert 2003, Perri 2001		
• PPI in hoher Dosis, z. B. Omeprazol	2 × 40 mg	10 Tage
• Amoxicillin	2 × 1000 mg	
• Rifabutin	2 × 150 mg	
Labenz 1994, Ellenrieder 1999		
• PPI in hoher Dosis, z. B. Omeprazol	3 × 40 mg	10 Tage
• Amoxicillin	3 × 1000 mg	
Treiber 2002, Qasim 2005		
• PPI in Standarddosis, z. B. Lansoprazol	2 × 30 mg	7 Tage
• Tetracyclin	4 × 500 mg	
• Wismutsubcitrat	2 × 240 mg	
• Furazolidone	2 × 200 mg	

*Die Italian-Triple-Therapie sollte bevorzugt bei einer primären Metronidazol-Resistenz unter 40 % angewendet werden.

über 90 %ige Sensitivität und Spezifität dieses Verfahrens an. Weitere Studien müssen den Stellenwert dieses Tests – der vergleichbar dem Guajak-Test auch in der Praxis innerhalb von 5 min durchgeführt werden könnte – weiter definieren (87).

Serologischer HP-Antikörpernachweis. Der serologische HP-Antikörpernachweis der Klassen IgG oder IgA kann zwar in der initialen Diagnostik angewendet werden, hat aber bei der Eradikationskontrolle keine Bedeutung. Für die primäre Diagnostik liegen Sensitivität und Spezifität der verschiedenen Testkits der Serum-IgG gegen HP bei 95 % und 70 – 85 %. Bei der Eradikationskontrolle ist die Aussagekraft durch das protrahierte Ansprechen der Antikörpertiter begrenzt. Wird die serologische Kontrolle des IgG-Titers nach 6 Monaten durchgeführt, betragen die Sensitivität und Spezifität eines Titerabfalls um über 25 % zwischen 72 % und 99 % bzw. 90 – 100 % (18, 25, 312). Andere Testverfahren benötigen weniger Wartezeit nach dem Abschluss der Therapie und ermöglichen daher eine frühere Entscheidung über eine ggf. nochmals durchzuführende Eradikation.

Urinproben. Auch Urinproben sind zur Primärdiagnostik der HP-Infektion geeignet. Hierbei kommen Tests auf der Basis von ELISA oder Immunchromatographie, die Antikörper der Klasse IgG gegen HP nachweisen, zur Anwendung. Im Screening haben die Urintests eine Sensitivität und Spezifität zwischen 86% und 99% bzw. 79% und 100% (189, 333). Für die Eradikationskontrolle kommen diese Verfahren jedoch nicht zur Anwendung.

Histologie und Urease-Schnelltest. Sofern eine endoskopische Kontrolle im Verlauf einer peptischen Ulkuskrankheit notwendig ist, können hierbei auch Biopsien aus der Korpus- und Antrumregion für den histologischen Nachweis oder für die Durchführung eines Urease-Schnelltests entnommen werden.

Alleinige Kontrollbiopsien aus der Antrumregion sind diagnostisch nicht immer repräsentativ, da sich in einem – medikamentös oder durch eine atrophe Gastritis bedingten – hypaziden Milieu die Kolonisation mit HP in den Fundusbereich verschieben kann (194).

Nach erfolgreicher HP-Eradikation

Nach einer erfolgreichen HP-Eradikation stellt sich die Frage nach der Indikation für eine Anschlusstherapie im Sinn einer fortgesetzten Säuresuppression oder einer anderen gastroprotektiven Medikation.

Patienten ohne Risikofaktoren. Bei unkomplizierten peptischen Ulzera ohne Risikofaktoren schützt die erfolgreiche HP-Eradikation fast vollständig vor Rezidiven (131, 179, 316). Patienten ohne fortgesetzte NSAR-Medikation entwickeln nach der Eradikation nur selten Rezidivulzera (316).

Sekundärprophylaxe bei Risikofaktoren. Anders stellt sich die Situation bei Personen mit Risikofaktoren, d.h. NSAR-Einnahme oder stattgehabter Ulkusblutung dar. Die derzeitigen Daten sprechen dafür, dass bei einer fortgesetzten Low-Dose-Therapie mit ASS eine alleinige Helicobacter-Eradikation ein Rezidivulkus zuverlässig verhindert (31).

Ist ein Ulkus unter einer Medikation mit nichtselektiven NSAR (außer low-dose-ASS) entstanden und muss diese Therapie fortgeführt werden, so ist eine Sekundärprophylaxe mit einem Protonenpumpenhemmer in niedriger Dosis (einmal täglich Standarddosis) oder einem H_2-Antagonisten (zweimal täglich) sinnvoll.

Die Therapie mit einem H_2-Antagonisten scheint dabei eine der PPI-Therapie vergleichbare Senkung der Rezidivrate zu ermöglichen. Diese reduziert die Häufigkeit von Ulkusrezidiven um über 50% (31, 104, 124).

Zur Sekundärprophylaxe in besonderen Problemfällen, wie Perforationen oder Riesenulzera, ist die Datenlage dünn. Hier wird ein individuelles Vorgehen nach Einschätzung der Gesamtkonstellation ratsam sein. Letztendlich dürfte sich aber auch hier die Mehrzahl der Behandler für eine PPI-Langzeittherapie als Rezidivprophylaxe entscheiden, da komplizierte Ulzera größtenteils auf NSAR zurückzuführen sind.

HP-negative peptische Ulzera

Bevor die Diagnose eines Helicobacter-pylori-negativen peptischen Ulkus gestellt und auf eine Eradikationstherapie verzichtet wird, sollte mindestens einer der validierten Tests zum Nachweis einer HP-Infektion (Histologie, Urease-Schnelltest, ^{13}C-Harnstoff-Atemtest, Stuhlantigen-Nachweis) negativ sein.

In diesem Zusammenhang sei nochmals an die Verminderung der Sensitivität der HP-Nachweisverfahren durch eine Ulkusblutung, eine säuresupprimierende oder antibiotische Therapie erinnert. Im Zweifelsfall muss der HP-Status mit einem alternativen Testverfahren nochmals überprüft werden.

Parallel zur Einleitung einer antisekretorischen Therapie ist die Notwendigkeit einer Weiterführung potenziell ulzerogener Medikamente zu überprüfen. Hierzu zählen vornehmlich sowohl nichtselektive als auch selektive NSAR, Bisphosphonate, Immunsuppressiva (Mycophenolatmofetil) und Kaliumchlorid-Tabletten.

Therapie

Für die Therapie HP-negativer Ulzera stehen verschiedene Substanzen zur Wahl, die sich jedoch deutlich in der Effektivität unterscheiden.

Protonenpumpeninhibitoren (PPI). Unter einer Therapie mit Protonenpumpenhemmern heilen 80–100% aller peptischen Ulzera innerhalb von 4 Wochen ab (59, 253, 269, 322). Empfohlen wird eine Dosis von 40 mg Omeprazol-Äquivalent täglich. Relevante Unterschiede bei der Heilungsrate finden sich unter den verschiedenen PPI-Präparaten nicht. Allein die subjektiven Symptome scheinen unter neueren PPI (Rabeprazol, Pantoprazol, Lansoprazol, Esomeprazol) schneller als unter Omeprazol abzuklingen.

H_2-Rezeptor-Antagonisten. H_2-Rezeptor-Antagonisten waren bis zur Einführung der PPI der Goldstandard in der Therapie peptischer Ulzera. Die Heilungsraten liegen jedoch nach 2 Wochen im Durchschnitt um 20–30%, nach 4 Wochen Therapie etwa 10–20% niedriger als unter PPI (49, 76, 148, 253, 322). Ranitidin (300 mg tgl.) und Famotidin (40 mg tgl.) erreichen im Vergleich zu Cimetidin (800 mg tgl.) eine schnellere Ulkusheilung (57, 118, 183, 263), die Heilungsrate nach 8 Wochen unterscheidet sich jedoch nicht. Das Nebenwirkungsprofil von Cimetidin ist durch zahlreiche potenzielle Medikamenteninteraktionen über das Zytochrom-P450-System gekennzeichnet: Cimetidin kann die Halbwertszeit u.a. von Carbamazepin, Theophyllin, Cyclosporin A verlängern und wird deshalb im deutschsprachigen Raum kaum noch eingesetzt. Die anderen H_2-Antagonisten sind recht gut verträgliche Substanzen mit einer Inzidenz unerwünschter Wirkungen von unter 1%.

Prostaglandinanaloga. Das Prostaglandinanalogon Misoprostol wird nicht mehr zur Therapie peptischer Ulzera verwendet, da das Nebenwirkungspotenzial im Vergleich zu den PPI ungleich höher ist. Häufig werden unter einer Therapie mit Misoprostol Diarrhö und abdominelle Koliken, zum Teil auch Uteruskontraktionen beklagt (218). Zudem ist die Heilungsrate von Ulzera unter einer Therapie mit dem Prostaglandinanalogon allenfalls der unter Cimetidin vergleichbar (100, 256). Beim Vergleich einer antiphlogistischen Therapie mit COX-2-selektiven NSAR und nichtselektiven NSAR zusammen mit Misoprostol oder PPI war die Indikation für eine Schleimhautprotektion mit dem Prostaglandinanalogon wieder diskutiert worden. Die Anwendung eines PPI in Verbindung mit einem unselektiven NSAR ist jedoch kosteneffektiver und verbessert die Lebensqualität in höherem Maße als Misoprostol (73, 337).

Antazida. Antazida (Magnesiumhydroxid, Aluminiumhydroxid) werden bei der Ulkustherapie nicht mehr verwendet. Die Wirkung dieser Substanzen beruht auf einer chemischen Säurebindung (z.B. $Al(OH)_3 + 3\ HCL \rightarrow AlCl_3 + 3\ H_2O$). Zwar ist die Ulkusheilung unter diesen Substanzen signifikant höher als unter Plazebo, hält dem Vergleich zu einer Säuresekretionshemmung jedoch nicht Stand. Zudem können die Substanzen die Bioverfügbarkeit anderer Pharmaka verändern. Antazida werden heute als „Over-the-Counter"-Präparate allenfalls noch zur symptomatischen Therapie dyspeptischer Beschwerden bei Patienten ohne Risikofaktoren oder Warnsymptome zur Anwendung kommen.

Sucralfat. Obwohl die Ulkusheilungsrate unter Sucralfat, einem Aluminiumsalz von Saccharosesulfat, nach 8 Wochen der von H_2-Blockern entspricht, wird der Wirkstoff selten verwendet (6, 171, 252). Die Therapie ist generell gut verträglich, da das Präparat nicht resorbiert wird. Nachteilig ist die Notwendigkeit einer 4-mal täglichen Applikation.

Therapierefraktäre Ulzera

Sind peptische Ulzera nicht innerhalb von 8–12 Wochen abgeheilt, so spricht man von therapierefraktären Ulzera.

Ursachen. In diesem Fall kommen verschiedene Ursachen in Betracht:

- Malignität (insbesondere bei Magenulkus),
- fortgesetzter NSAR-Gebrauch,
- andere ulzerogene Medikamente,
- Noncompliance,
- extremer Nikotinkonsum,
- falsch negativer Helicobacter-Nachweis,
- Motilitätsstörungen,
- Zollinger-Ellison-Syndrom (Duodenal-/Jejunalulzera),
- Ischämie,
- infektiöse Genese des Ulkus (Viren, Mykobakterien),
- andere Ulkusgenese (Morbus Crohn etc.).

Bei einem therapierefraktären Ulkus ventriculi sollte dem Ausschluss eines malignen Prozesses durch mehrfache Biopsieentnahmen und ggf. eine ergänzende endosonographische Untersuchung besondere Beachtung geschenkt werden. Die virologische Untersuchung von Biopsaten kann bei immunsupprimierten Patienten, die einer erhöhten Gefahr einer CMV-Infektion unterliegen, sinnvoll sein.

Falsch negativer Helicobacter-Nachweis. Zudem sollten die Voraussetzungen für die valide Durchführung der angewendeten HP-Nachweisverfahren überprüft werden, d.h. eine Antibiotika- oder Säurehemmertherapie sollte mindestens 2 Wochen zurückliegen. Bestehen Zweifel an der Richtigkeit eines negativen HP-Nachweises, so sollte die Diagnostik wiederholt und evtl. um eines der alternativen HP-Nachweisverfahren ergänzt werden.

Schlechte Compliance. Eine mangelnde Compliance bleibt ein häufiger Grund scheinbar therapierefraktärer Ulzera. Es ist bekannt, dass der Erfolg einer HP-Eradikationstherapie in erheblichem Maße von dem tatsächlich applizierten Anteil der notwendigen Medikamente abhängt (106). Mindestens 60% aller Tabletten einer Eradikationstherapie sollten eingenommen werden, um eine annähernd 90%ige Eradikationsrate zu erreichen.

Jeder Patient sollte deshalb vor dem Beginn einer Eradikationstherapie auf die Wichtigkeit einer konsequenten Medikamenteneinnahme hingewiesen und über mögliche Nebenwirkungen aufgeklärt werden (186). Auch dürften möglichst einfache Therapieschemata helfen, die Zusammenarbeit des Patienten zu erhöhen (236).

Insuffiziente Säuresuppression. Eine insuffiziente Säuresuppression kann bei Patienten unter alleiniger PPI-Therapie durch eine 24-h-Magen-pH-Metrie verifiziert werden. Durch diese Untersuchung können ebenfalls Hinweise auf extrem seltene „CYP 2C19-high-metabolizer" gewonnen werden. Bei diesen Personen muss die PPI-Dosis deutlich erhöht werden, um eine adäquate Säuresuppression zu erreichen und eine HP-Eradikationstherapie zum Erfolg zu führen (86).

NSAR. Es muss davon ausgegangen werden, dass bis zu 40% aller Patienten mit therapierefraktären Ulzera einen fortgesetzten Gebrauch von NSAR nicht berichten (179). Hierbei können letztendlich nur ein vertrauensvolles Gespräch mit Patient und Angehörigen oder der laborchemische Nachweis von Salicylaten im Urin Klärung bringen (202). Vergleichbares gilt für einen fortgesetzten exzessiven Nikotinkonsum (68, 164).

Motilitätsstörungen. Zwar bedingt eine HP-Infektion allein keine verzögerte Magenentleerung (14). Auch verändert die HP-Eradikation die Magenentleerung nicht (201). Möglich ist jedoch eine verschlechterte Heilungstendenz bei sekundären Magenmotilitätsstörungen, z.B. einer diabetischer Gastroparese. Das therapeutische Prozedere ist in dieser besonderen Situation dann höchst individuell.

Zollinger-Ellison-Syndrom und Morbus Crohn. Die Bestimmung des Serumgastrins, ggf. ergänzt durch einen Sekretinstimulationstest, ist bei weit in das distale Duodenum reichenden Ulzera zum Ausschluss eines Zollinger-Ellison-Syndroms indiziert. Wenn diese Untersuchungen unauffällige Befunde erbringen, empfiehlt sich eine ergänzende Darmsonographie und Ileokoloskopie, um einen Morbus Crohn auszuschließen (111).

Ischämische Gastropathie. Auf Grund der ausgedehnten Kollateralisierung manifestieren sich arteriosklerotische Veränderungen selten im gastroduodenalen Bereich. Dagegen können operative Eingriffe im Oberbauch als auch angiographische Embolisationsverfahren zu einer ischämischen Gastropathie bis hin zu Ulzera führen (27, 160, 274).

Werden die o.g. Einflussfaktoren beachtet, sind tatsächlich therapierefraktäre peptische Ulzera die Ausnahme.

Chirurgie

Die elektive chirurgische Therapie peptischer Ulzera ist in den letzten 20 Jahren zunehmend in den Hintergrund getreten, während die Häufigkeit von Notfalloperationen allenfalls gering abgenommen hat.

Operative Verfahren kommen nur noch bei komplizierten Verläufen (Perforation, Obstruktion oder endoskopisch nicht beherrschbare Blutung) oder in besonderen klinischen Situationen zur Anwendung.

Eine solche kann z.B. nach mehrfachen erfolglosen HP-Eradikationsversuchen bei jüngeren Patienten mit peptischen Ulzera oder bei Personen mit einer geringen Medikamenten-Compliance diskutiert werden.

Verfahren. Magenulzera werden in der Mehrzahl der Fälle durch eine distale Magenresektion und Gastroduodenostomie nach Billroth I, in manchen Kliniken auch durch eine Billroth-II-Rekonstruktion (Gastrojejunostomie) therapiert. Die chirurgische Therapie von Duodenalulzera ohne Blutung oder Perforation ist eine Seltenheit, da diese heutzutage fast immer durch eine medikamentöse (Dauer-)Therapie zur Abheilung gebracht werden können. Die Indikation zu einer „klassischen" Vagotomie ist somit eine Rarität. Die Verfahren können in der Hand des Erfahrenen in vielen Fällen laparoskopisch durchgeführt werden (9, 66).

Komplikationen und deren Therapie

Die Komplikationen der Ulkuskrankheit lassen sich in 3 Bereiche untergliedern:

- Penetration und Perforation,
- Blutung,
- Obstruktion.

Ulkuspenetration und -perforation

Definition

Tritt im Verlauf einer Ulkuskrankheit eine Wandnekrose auf, die einem angrenzenden Organ adhärent ist, so spricht man von einer Penetration bzw. „gedeckten Perforation". Die Penetration kann sowohl in parenchymatöse Organe (z.B. Leber) als auch abdominelle Hohlorgane (Kolon, Gallenblase) auftreten. Hierbei kommt es nicht zu einem Austritt von Darminhalt in die freie Bauchhöhle. Eine Perforation entspricht dagegen einer nekrosebedingten Öffnung des Ulkus in die Bauchhöhle und geht häufig mit dem Austritt intestinaler Flüssigkeit einher.

Epidemiologie

Die Inzidenz perforierter gastroduodenaler Ulzera hat in den letzten Jahren, wahrscheinlich auf Grund der deutlich gestiegenen Verschreibungen von Protonenpumpeninhibitoren und der Durchführung von HP-Eradikationen, signifikant abgenommen (30, 127, 270).

Parallel hierzu hat sich auch die Rate an akuten operativen Eingriffen auf Grund von Ulkusperforationen reduziert. Besonders gefährdet sowohl für Perforationen als auch Blutungen bleiben jedoch ältere Patienten, während die Komplikationsrate unter den jüngeren Patienten in den letzten Jahrzehnten abgenommen hat (12, 28, 130, 295, 304). Dies kann wiederum mit der vermehrten Anwendung nichtsteroidaler Antiphlogistika in höherem Alter zusammenzuhängen (98). Das in früheren Zeiten deutlich häufigere Auftreten von Perforationen bei Männern gegenüber Frauen (10 : 1) hat sich in den letzten Jahrzehnten auf 1,5 : 1 nahezu angeglichen (28, 295). Das Lebenszeitrisiko einer Perforation bei Patienten mit peptischer Ulkuskrankheit wird mit 5% angegeben (315). Daher müssen jährlich 1–3 Personen pro 100.000 Einwohner auf Grund einer Perforation operiert werden (20, 127, 239).

Risikofaktoren

Über die Hälfte der Perforationen hängen mit der Einnahme von NSAR zusammen (177). Bisher ist noch nicht klar, ob eine HP-Infektion die Inzidenz von Ulkusperforationen erhöht (229, 259). Die Prävalenz der HP-Infektion bei perforierten Duodenalulzera wird zwischen 0% und 81% (37, 228) angegeben. Die in der größten Studie von 163 Patienten berichteten 47% HP-positiven Personen können jedoch zumindest für den asiatischen Bereich als realistischer Mittelwert gelten (39). Die Tatsache, dass nach chirurgischem Verschluss eines perforierten Duodenalulkus bei 84,5% der Patienten mit einem Ulkusrezidiv im Gegensatz zu 3,5% ohne Rezidivulkus eine persistierende HP-Infektion nachweisbar war, deutet jedoch auf HP als eigenständigen Risikofaktor für eine Ulkusperforation hin (39).

In seltenen Fällen kann durch Cocainabusus eine Ulkusperforation hervorgerufen werden (184). Der Pathomechanismus scheint in diesen Fällen auf einer lokalen Vasokonstriktion oder vaskulären Thrombose mit konsekutiver Darmwandischämie zu beruhen.

Klinik und Diagnostik

Symptome. Die klinische Symptomatik ist im Falle einer Ulkusperforation meist durch die Zeichen einer peritonitischen Reizung geprägt. Die Patienten berichten über einen plötzlich einsetzenden epigastrischen Schmerz. Der weitere Verlauf kann durch eine Schmerzausbreitung über das gesamte Abdomen oder auch eine Ausstrahlung in den Rückenbereich gekennzeichnet sein. Im frühen Stadium kleinerer Ulkusperforationen ist ein sehr lokalisierter Schmerz möglich, der jedoch nicht über die potenziell schwerwiegenden Ausmaße einer verschleppten Diagnostik hinwegtäuschen sollte.

Röntgen und Sonographie. Jeder Verdacht auf eine Ulkusperforation bedarf der weiteren Abklärung durch eine Röntgen-Abdomenübersichtsaufnahme. Abhängig vom klinischen Zustand des Patienten sollte diese im Stehen oder in der Seitenlage durchgeführt werden. Bei etwa 3 von 4 Patienten mit Perforationen findet sich freie Luft unter dem Zwerchfell (im Stehen) oder im Bereich der lateralen Bauchwand (in der Seitaufnahme) (110). Die Sonographie kann zwar in Einzelfällen Hinweise auf eine Ulkuspenetration oder -perforation liefern, macht jedoch die konventionell radiologische Diagnostik nicht entbehrlich (84, 323). Die perkutanen Ultraschallverfahren können jedoch einerseits bei der differenzialdiagnostischen Bewertung anderer Ursachen abdomineller Schmerzen helfen als auch fortgeschrittene Zeichen einer Peritonitis (Aszites, Abszess etc.) erkennen.

Für eine valide Beurteilung des Abdomens sollte die Sonographie vor einer ÖGD erfolgen, da ansonsten die Sicht durch die insufflierte Luft deutlich beeinträchtigt sein kann.

ÖGD. Die ÖGD selbst dient im Weiteren dem Ulkusnachweis. Sofern es der klinische Zustand des Patienten und die Gerinnungssituation erlauben, sollten im Rahmen der ÖGD auch Biopsien zum Nachweis von Helicobacter pylori entnommen werden. Perforationen sind in ca. 60% im Bulbus duodeni und in jeweils 20% im Pylorus und Magenkorpus lokalisiert (112). Penetrationen können in das biliopankreatische System, die Leber, das Omentum majus, das Mesokolon und Kolon sowie die Milz erfolgen.

Eine unzureichende Magenentfaltung unter Luftinsufflation während der ÖGD sollte in jedem Fall den Verdacht auf eine Perforation wecken. Die insufflierte Luft strömt dann durch die Perforation in den Bauchraum und führt zu einem Pneumoperitoneum – erkennbar an einer schnell zunehmenden Abdominaldistension.

Nicht immer ist eine klare Perforation eines tiefen Ulkus endoskopisch sicher erkennbar, da sowohl ein entzündlich aufgeworfener Ulkusrand die Beurteilung kleinerer Perforationen als auch ein inhomogen-nekrotischer Ulkusgrund die Beurteilung erschweren können. Auch bei multiplen Ulzera ist darüber hinaus die Lokalisation einer Perforation nicht immer klar ersichtlich. Wurde in der Röntgen-Abdomenübersicht freie Luft nachgewiesen, so muss jedoch beim Nachweis gastraler oder duodenaler Ulzera von einer Perforation in diesem Bereich ausgegangen werden.

Erneute Röntgendiagnostik. Bestehen nach der endoskopischen Untersuchung noch Unsicherheiten, so kann bei gedeckten Perforationen bzw. Penetrationen ohne primär pathologischen Röntgenbefund eine erneute Röntgenaufnahme nach der ÖGD dann doch im Verlauf freie Luft durch die vorangegangene endoskopische Luftinsufflation nachweisen. Letztendlich liegt diesen Fällen eine sekundäre Perforation einer primär gedeckten Ulkusperforation durch die endoskopische Luftinsufflation zugrunde.

CT. Sofern die Diagnose unsicher bleibt, ist in Einzelfällen auch die Durchführung einer Computertomographie des Abdomens indiziert. Der Nachweis einer Magen- oder Duodenalwandverdickung mit entzündlichen Veränderungen angrenzender Organe (Pankreas, Leber) deutet auf eine gedeckte Perforation im jeweiligen Bereich hin (141).

Therapie

In den letzten 20 Jahren hat die chirurgische Therapie von Ulkusperforationen einen Paradigmenwechsel erfahren. Noch in den 80er Jahren des 20. Jahrhunderts stellte die Resektion von Ulzera im Zusammenhang mit chirugischen Verfahren zur definitiven Unterbindung der Säureproduktion den Standard dar. Die medikamentösen Möglichkeiten zur effektiven postoperativen Säuresuppression haben jedoch die gastrale Denervation durch Vagotomie in den Hintergrund treten lassen.

Nichtoperative Therapie der Ulkusperforation – Studienergebnisse

Auch besteht eine anhaltende Diskussion, ob alle Ulkusperforationen operativ versorgt werden müssen oder nicht. In der Literatur wird ein spontaner Verschluss perforierter Ulzera in über 50% beschrieben (52, 61, 62, 301, 325). Die Forderung nach einer nichtoperativen Therapie der Perforation ist somit nachvollziehbar. Unter 83 Patienten mit einem perforierten peptischen Ulkus, die randomisiert primär konservativ (Dekompression über nasogastrale Sonde, Antibiose, Ranitidin) oder chirurgisch behandelt wurden, ergab sich weder ein Unterschied in der Morbiditäts- noch in der Mortalitätsrate. Die Dauer des stationären Aufenthaltes lag jedoch bei den primär konservativ therapierten Personen um 35% höher (53). Eine spätere Studie zeigte, dass etwa zwei Drittel aller Patienten mit Perforationen peptischer Ulzera erfolgreich konservativ therapiert werden können (213).

Konservativer Therapieversuch. Der Beschwerdedauer zum Zeitpunkt der Diagnose kommt eine zentrale Bedeutung für die Planung des weiteren therapeutischen Prozedere zu: Nach einem symptomatischen Intervall von über 12–24 h steigt die Mortalität signifikant an (128, 294). Hieraus ergibt sich die Konsequenz, Patienten für eine primär konservative Therapie kritisch zu selektieren, engmaschig zu kontrollieren und beim Ausbleiben einer klinischen Besserung zügig einer Operation zuzuführen (341).

Ein konservativer Therapieversuch kommt bei primär oligosymptomatischen, hämodynamisch stabilen Patienten ohne Peritonitis in Frage, deren Beschwerden kürzer als 12–24 h bestehen. Betroffene Patienten müssen eine nasogastrale Ablaufsonde, eine protektive Antibiose und Protonenpumpenhemmertherapie sowie eine Thromboseprophylaxe (LMW-Heparin) erhalten. Wenn sich die abdominellen Schmerzen verstärken oder septische Zeichen auftreten, muss die Operation unverzüglich erfolgen.

Chirurgische Therapie. Für die chirurgische Therapie *duodenaler Ulkusperforationen* reicht eine Ulkusübernähung meist aus. Diese kann durch eine zusätzliche Abdichtung mit einem Omentumstück (sog. „Graham-Patch") ergänzt werden (109). Dieses Vorgehen ist bei *Magenulzera* nicht ausreichend, da die histologische Untersuchung des Ulkus für einen definitiven Ausschluss eines Malignoms notwendig ist. Aus diesem Grund muss zumindest die komplette Exzision des Ulkus erfolgen. Während in Osteuropa häufiger eine Ulkusexzision mit trunkaler Vagotomie durchgeführt wird, bevorzugen deutsche Chirurgen bei den definitiven, resezierenden Verfahren die partielle Gastrektomie nach Billroth I oder auch Billroth II (280). Begründet werden kann dieses definitive Vorgehen bei Patienten, bei denen eine Incompliance im Hinblick auf eine medikamentöse Sekundärprophylaxe, ein fortgesetzt hohes Rezidiv- bzw. Blutungsrisiko unter einer NSAR- oder Antikoagulanzientherapie oder ein Z.n. mehrfachen erfolglosen HP-Eradikationsversuchen besteht.

Laparotomie vs. Laparoskopie. Derzeit werden die Eingriffe weiterhin meist durch eine Laparotomie durchgeführt, da die bisherigen Studien keinen relevanten Vorteil eines laparoskopischen Vorgehens nachweisen konnten (182, 220). Allein der postoperative Analgetikabedarf war bei den laparoskopisch operierten Patienten niedriger – andererseits benötigte das laparoskopische Vorgehen signifikant länger als der konventionelle Zugang. Große Ulzera oder ein schlechter Allgemeinzustand des Patienten gelten in jedem Fall als Kontraindikationen für die laparoskopischen Verfahren.

Prognose

Zahlreiche Studien haben in den letzten Jahren die Faktoren definiert, welche die Prognose von Ulkusperforationen bestimmen. Sofern die o. g. Indikationen für ein primär konservatives Vorgehen beachtet werden, könnten theoretisch ca. 60% der Patienten mit Penetrationen oder Perforationen ohne Operation geführt werden, 30% müssten direkt und 10% im Verlauf nach Versagen der konservativen Maßnahmen operiert werden (213). Diese Verteilung entspricht jedoch nicht dem Vorgehen in der klinischen Routine, bei der die Mehrzahl der Perforationen operiert wird. Die Ursachen könnten in einer kürzeren stationären Verweildauer operierter Patienten und den möglichen langfristigen Komplikationen abgeheilter Ulzera (Stenosen) zu suchen sein. Zudem kann eine chirugische Expertise bei nichtonkologischen Magenoperationen nur durch eine ausreichende Anzahl von Eingriffen aufrechterhalten werden.

Die Beobachtung, dass zwar die Gesamtzahl chirurgischer Eingriffe bei Ulzera extrem abgenommen hat, die Häufigkeit von Notfalloperationen perforierter Ulzera jedoch weitgehend stagniert, deutet auf eine „Negativ-Selektion" von Risikopatienten hin (38, 239).

Mortalitätsrisiko. Notfalleingriffe bei Ulkusperforationen bergen ein Mortalitätsrisiko von 6–30% (20, 22, 127, 185, 219, 238, 294, 320, 341). Patienten mit einem Alter über 70 Jahre, Komorbiditäten (Nierenversagen, Leberzirrhose u. a.) oder einer Verzögerung der Operation über 12–24 h hinaus sind mit einer 2,5- bis 16fach erhöhten Mortalität behaftet (341). Daneben ist die Mortalität bei Perforationen im Magen verglichen mit Duodenalulkusperforationen 2- bis 3fach erhöht. Dieser Unterschied kann zum Teil dadurch erklärt werden, dass die Ulkusresektion im Magen im Gegensatz zur Übernähung im Duodenum den größeren Eingriff darstellt und darüber hinaus 2–5% der gastralen Perforationen auf ein Malignom zurückgeführt werden müssen (188, 283).

Ulkusblutung

Epidemiologie

Entsprechend den Daten einer aktuellen niederländischen Studie hat sich die Häufigkeit oberer gastrointestinaler Blutungen im Jahr 2000, verglichen mit Anfang der 90er Jahre, von 61,7 auf 41,1 pro 100.000 Personen reduziert (318). Über 40% der Blutungen stammten aus peptischen Ulzera, von denen wiederum mehr als die Hälfte mit NSAR assoziiert waren. Die bis Ende des 20. Jahrhunderts berichtete Stagnation in der Inzidenz von Ulkusblutungen scheint somit durchbrochen worden zu sein (233).

Risikofaktoren

NSAR. Obwohl blutende peptische Ulzera keine erhöhte Prävalenz von Helicobacter pylori aufweisen, führt die Eradikation – abhängig von einer fortgesetzten NSAR-Therapie – zu einer signifikanten Reduktion der langfristigen Rezidivblutungsrate (105, 126, 143, 168, 170, 261, 264, 271). Unter einer NSAR-Medikation ist das primäre Blutungsrisiko um durchschnittlich 4- bis 6fach erhöht (180, 278). Das relative Risiko für eine Blutung ist dabei auch von dem verwendeten Präparat abhängig und reicht von 2,0 für Ibuprofen über 4,2 für Diclofenac bis zu 23,7 für Ketoprofen (180). Die Blutungsgefahr nimmt auch mit höheren NSAR-Dosen und bei Kombinationen mehrerer NSAR (z. B. Low-Dose-ASS + nichtselektives NSAR) deutlich zu.

Zusammengenommen muss bei Patienten unter einer NSAR-Therapie pro Jahr mit einem Risiko von 1% für die Entstehung einer Ulkusblutung gerechnet werden.

Andere Risikofaktoren. Weitere unabhängige Risikofaktoren für ein erhöhtes Blutungsrisiko sind: orale Antikoagulanzien (7,8fach), früheres Ulkus (3,8fach), Herzinsuffizienztherapie (5,9fach), orale Antikoagulanzien (2,7fach), antidiabetische Therapie (3,1fach) und Nikotinabusus (1,6fach) (326). Ein fraglich erhöhtes Blutungsrisiko unter der Einnahme von Calciumantagonisten konnte in späteren Studien nicht bestätigt werden (152, 237, 326).

Diagnostik

Anamnese und körperliche Untersuchung. Die Anamnese sollte eine detaillierte Befragung zu Komorbiditäten und zur Medikation beinhalten, um NSAR-assoziierte Blutungen und Risikopatienten frühzeitig einschätzen zu können. Integraler Bestandteil der körperlichen Untersuchung sollte auch die rektale Untersuchung sein, die ggf. Teerstuhl oder eine Hämatochezie verifiziert. Weist der Patient klinische und anamnestische Hinweise auf eine mögliche gastrointestinale Blutung auf, so muss zeitnah eine ÖGD durchgeführt werden.

Die Dringlichkeit der ÖGD hängt nicht zuletzt vom klinischen Zustand des Patienten und der Dauer der Blutungssymptome ab. In der klinischen Praxis sollte ein Intervall zwischen 2 und 4 Stunden realisierbar sein.

Intensivmedizinische Versorgung. Trotz des therapeutischen Vorteils der Endoskopie muss jedoch gleichzeitig eine intensivmedizinische Betreuung des Patienten gewährleistet sein. Die frühzeitige Bereitstellung von Blutprodukten, die Korrektur von Koagulopathien und das hämodynamische Monitoring senken die blutungsbedingte Mortalität (11). Hierzu gehört auch die Notwendigkeit, hämodynamisch instabile Patienten protektiv zu intubieren, um eine Aspiration von Blut oder Speiseresten aus dem Magen zu verhindern und die erfolgreiche Durchführung des endoskopischen Eingriffs nicht zu gefährden.

ÖGD. Probleme können sich durch frisches Blut und Koagel im Magen ergeben, welche die endoskopische Beurteilbarkeit erschweren. Diese kann durch die präinterventionelle intravenöse Gabe von 250 mg Erythromycin zur Beschleunigung der Magenentleerung signifikant verbessert werden (45). In jedem Fall sollte eine vollständige ÖGD mit der Beurteilung des Duodenums erfolgen, da in ca. 10% der Fälle mehrere unterschiedliche Blutungsquellen gefunden werden können.

Klassifikation nach Forrest. Die Einteilung der Ulkusblutungen erfolgt nach der Klassifikation von Forrest (s. Kapitel 2.6 „Obere gastrointestinale Blutung"). Obwohl verschiedene andere Klassifikationssysteme propagiert wurden, erlaubt die Forrest-Klassifikation eine weitgehend reproduzierbare und wenig aufwändige Risikoeinschätzung.

Forrest-Ia- (spritzend) und -Ib-Blutungen (sickernd) bedürfen der sofortigen endoskopischen Blutstillung. Forrest-IIa-Ulzera (mit Gefäßstumpf) haben ein sehr hohes Risiko einer Rezidivblutung und müssen ebenfalls einer endoskopischen Therapie zugeführt werden.

Dagegen müssen die den Forrest-IIb-Ulzera adhärenten Koagel zuerst endoskopisch entfernt werden, um den Ulkusgrund beurteilen zu können. Die weitere Klassifikation lässt dann meist Forrest-IIa-Ulzera mit weiterem Therapiebedarf von Forrest-IIc-Ulzera (hämatinbelegt) ohne Notwendigkeit interventionell-endoskopischer Maßnahmen unterscheiden.

Endoskopischer Doppler. Sofern verfügbar, können Forrest-IIc- oder -III-Ulzera (ohne endoskopische Blutungsstigmata) ergänzend mit dem endoskopischen Doppler untersucht werden. Ulzera mit positivem Dopplersignal weisen eine signifikant erhöhte Gefahr einer Rezidivblutung auf und sollten aggressiv therapiert werden (158). Der Nachweis einer Mortalitätsreduktion durch die Anwendung dieses Verfahrens steht jedoch noch aus (317).

Endoskopische Therapie

Die Überlegenheit einer endoskopischen Blutstillung zur Therapie blutender Ulzera ist gut belegt (48, 268). Bis zu 99% der Ulkusblutungen können primär endoskopisch beherrscht und zwischen 90 und 95% definitiv therapiert werden.

Methoden. Zu den jeweiligen endoskopischen Methoden der Blutungsstillung siehe Kapitel 2.6 „Obere gastrointestinale Blutung".

Zusammenfassend gibt es keinen gesicherten Vorteil einer der verfügbaren – Injektion von Kochsalzlösung, verdünntem Suprarenin oder Fibrinkleber, Hämoclip, Argon-Plasma-Koagulation, Elektrohydrothermosonde – endoskopischen Blutungsstillungsverfahren (40, 41, 43, 91, 120, 241).

Die Injektionstechnik mit verdünntem Adrenalin (1 : 10.000) oder isotonischer Kochsalzlösung dürfte nahezu flächendeckend verfügbar sein. Neuere Daten deuten zumindest darauf hin, dass ein Injektionsvolumen von 35–45 ml im Vergleich zu kleineren Volumina bei diesem Verfahren mit einer geringeren Rezidivblutungsrate einhergeht (242). Der blutungsstillende Effekt wird dabei weniger einer katecholaminvermittelten Gefäßkonstriktion als vielmehr einer lokalen Gefäßkompression zugeschrieben. In vielen Kliniken zählt die gezielte Platzierung eines oder mehrerer Hämoclips beim Nachweis eines Gefäßstumpfes zum Standard (19). Trotzdem ist ein Vorteil dieses Vorgehens gegenüber den anderen Verfahren auf die Anzahl von Rezidivblutungen und die Mortalität nicht nachgewiesen.

Endoskopische Kontrolle. Die Diskussion um die Sinnhaftigkeit einer Second-Look-Endoskopie nach einer erfolgreichen primären Blutungsstillung ist ebenfalls noch nicht abschließend gelöst. Zwar konnte eine Metaanalyse aus 4 Studien eine absolute Risikoreduktion von Rezidivblutungen durch eine zeitnahe endoskopische Kontrolle mit ggf. erneuter Therapie nachweisen (211). Andererseits wurden aber weder Mortalität noch die Anzahl chirurgischer Interventionen durch dieses Vorgehen reduziert. Im Einzelfall wird somit das therapeutische Prozedere durch die jeweils verfügbare Infrastruktur, die Erfahrung des Untersuchers und den klinischen Zustand des Patienten bestimmt.

Rezidivblutungen. Dasselbe gilt ebenfalls für die Anzahl von Reinterventionen bei kurzfristigen Rezidivblutungen. Bei 15–30% aller Patienten muss mit Rezidivblutungen noch während des stationären Aufenthaltes gerechnet werden (42, 181, 255, 303). Einem besonders hohen Risiko unterliegen Patienten im Schock, mit spritzenden Blutungen, mit einer Blutungslokalisation an der Hinterwand des Bulbus duodeni und mit Anastomosenulzera. Trotzdem lassen sich 70–80% der Rezidivblutungen endoskopisch erfolgreich beherrschen. Klare Daten über die Erfolgsraten weiterer endoskopischer Reinterventionen liegen nicht vor. Nach spätestens der zweiten Rezidivblutung muss jedoch die Operation erwogen werden – sofern der Gesamtzustand und die Prognose des Patienten dies zulassen.

Medikamentöse Säuresuppression und HP-Eradikation

Die endoskopischen Maßnahmen sollten durch den frühzeitigen Beginn einer säuresupprimierenden Therapie ergänzt werden. Protonenpumpenhemmer reduzieren die Häufigkeit von Rezidivblutungen signifikant, haben jedoch keinen nachgewiesenen Effekt auf die Mortalitätsrate (190).

PPI-Therapie. Protonenpumpenhemmer sind den H_2-Antagonisten überlegen (96, 135). Die Dosis, die Dauer und die Form der PPI-Applikation waren in den Studien sehr heterogen. Meist werden eine „loading dose" von 80 mg Omeprazol oder Pantoprazol als intravenöse Kurzinfusion appliziert und danach 200 mg der Substanz täglich kontinuierlich über 3 Tage infundiert. Diese Therapieform wird als kosteneffektiv eingeschätzt (13). Eine intravenöse, hoch dosierte Applikation von PPI über 3 Tage hinaus erbringt jedoch keinen Zugewinn. Nach dieser Phase kann eine weitere Säuresuppression durch die orale Gabe von z. B. 40 mg Omeprazol täglich fortgeführt werden.

Sofern Patienten entlassen werden, bevor das Ergebnis der Bestimmung des Helicobacter-Status eingegangen ist, müssen die Nachbeobachtung und eine ggf. notwendige Durchführung einer Eradikationstherapie gewährleistet sein.

Chirurgie

Zeitpunkt des operativen Vorgehens. Operative Maßnahmen zur Blutungsstillung kommen zum Tragen, sofern die endoskopische Therapie die Blutung nicht dauerhaft beherrschen kann. Dies trifft auf 1,5–2% aller Ulkusblutungen zu. Sinnvoll ist sicherlich eine interdisziplinäre Besprechung des weiteren therapeutischen Vorgehens spätestens nach dem dritten erfolglosen endoskopischen Therapieversuch (d. h. der 2. Rezidivblutung), da in diesen Fall die Erfolgsrate weiterer endoskopischer Interventionen unter 50% sinkt (151). Eine schlechte Prognose für die endoskopische Therapie stellt auch ein Bedarf von über 5 Erythrozytenkonzentraten dar (44). Zudem darf der Zeitpunkt, in dem sich der Patient noch in einem hämodynamisch stabilen Zustand befindet, nicht verpasst werden. 75% der chirurgisch therapiebedürftigen Ulkusblutungen sind im ersten Teil des Duodenums, 20% im Magen und 5% im Pylorus lokalisiert.

Duodenalulzera. Bei Blutungen aus Duodenalulzera ist in den meisten Fällen eine Pyloroduodenotomie mit einer Gefäßumstechung ausreichend. Größere Duodenalulzera erfordern in manchen Fällen eine ergänzende extraduodenale Ligatur der A. gastroduodenalis, um eine definitive Therapie zu gewährleisten. Bei einem Viertel der Patienten mit Duodenalulzera wird die Indikation zu einer Pyloroplastie gestellt, um nach der longitudinalen Pylorotomie eine narbige Stenosierung zu verhindern (341).

Magenulzera. Für die Blutungen aus Magenulzera trifft das gleiche Vorgehen wie bei Perforationen zu:

Auf Grund der Möglichkeit eines Karzinoms muss normalerweise bei operativer Therapie von Magenulzera die partielle Gastrektomie nach Billroth I oder II erfolgen. Nur in ausgewählten Einzelfällen kann eine Exzision des Ulkus ausreichend sein.

Auf Grund der zur Verfügung stehenden potenten medikamentösen Säuresuppression und der postoperativen funktionellen Probleme wird im deutschsprachigen Raum die Indikation zur ergänzenden Vagotomie nur noch extrem selten gestellt.

Prognose. Notfalloperationen sind mit einer Mortalität von bis zu 30% assoziiert (28, 324). Ein Apache-II-Score über 15 geht mit einer besonders hohen Mortalitätsrate von 55% einher, seine Berechnung ist jedoch in der klinischen Routine nicht praktikabel (28). Die zuvor genannten Risikofaktoren für die Rezidivblutungen bieten dagegen eine einfache Hilfe zur Einschätzung der Prognose. Sind diese erfüllt, so muss der Alternative einer frühelektiven Operation der Vorzug vor wiederholten endoskopischen Therapieversuchen eingeräumt werden (139).

Obstruktion

Epidemiologie und Risikofaktoren

Die Obstruktion im Magenausgangs- oder Duodenalbereich tritt bei 1 – 2% aller Ulkuspatienten auf. Hierbei sind 80% der Obstruktionen die Folge von Duodenalulzera. Oft sind Ausgangsstenosen mit rezidivierenden oder komplizierten Ulzera in der Vorgeschichte verbunden.

Klinik und Diagnostik

Symptomatik. Pathophysiologisch kommt der Stase im Magen als Folge der Obstruktion eine zentrale Rolle zu. Diese führt einerseits zu einer Hypergastrinämie mit konsekutiver Hyperazidität und bedingt andererseits die klinische Symptomatik. Typischerweise berichten Patienten über Völlegefühl und Übelkeit bis hin zu saurem Erbrechen. Die Folgen dieser Beschwerden sind eine Gewichtsabnahme und im Extremfall die Entgleisung des Säure-Basen-Haushaltes sowie der Elektrolyte.

Gastroskopie. Schon sonographisch lässt sich durch den Nachweis eines flüssigkeitsgefüllten, distendierten Magens die Verdachtsdiagnose einer Obstruktion stellen. Die anschließende Gastroskopie muss mit besonderer Vorsicht durchgeführt werden, da die Patienten auf Grund der Magenstase einem erhöhten Aspirationsrisiko unterliegen. Oft muss schon beim Einführen des Endoskops in den Ösophagus entgegenschwappendes Sekret abgesaugt werden. Die Ösophagusschleimhaut ist häufig entzündlich verändert. Nachdem der Magen erreicht ist, wird die im Fundus und Korpus gestaute Flüssigkeit möglichst vollständig abgesaugt, bevor mit der Untersuchung fortgefahren wird. Die weitere endoskopische Inspektion zielt auf die Einschätzung der Lokalisation und Genese einer Stenose ab.

Polypoide Strukturen vor oder in einer Stenose sollten immer den Verdacht auf eine maligne Genese wecken, während glatt begrenzte Verengungen eher narbig-entzündlicher Genese sind. Ist die Stenose passierbar, so wird deren Länge abgeschätzt und aus dem stenosierten Segment können Biopsien entnommen werden.

Darüber hinaus muss die Schleimhaut genau beurteilt werden, um entzündliche Veränderungen, floride Ulzera und narbig fixierte Stenosen voneinander zu differenzieren.

Röntgen. Ist die Stenose endoskopisch nicht passierbar, so kann entweder periinterventionell eine Röntgendurchleuchtung mit Kontrastmittelapplikation in die Stenose oder eine separate radiologische Magen-Dünndarm-Passage erfolgen, um die Länge der Stenose abzuschätzen. Diese Befunde bestimmen letztendlich das therapeutische Vorgehen.

Therapie und Prognose

Konservative Therapie. Primär sollte eine Entlastung der Magenstase durch die Platzierung einer nasogastralen Ablaufsonde gewährleistet werden. Die orale Nahrungszufuhr muss vermieden und eine säurehemmende Therapie eingeleitet werden. Gleichzeitig wird der Patient unter regelmäßiger Kontrolle der Elektrolyte parenteral ernährt. Besteht die Symptomatik erst seit Kurzem, so kann dieses Vorgehen über 3 – 5 Tage durchgeführt werden. Bleibt nach Ablauf dieser Zeit eine klinische Besserung aus, so sind weiterführende Therapiemaßnahmen indiziert.

Ballondilatation. In den meisten Fällen wird als nächster Schritt eine endoskopische Ballondilatation durchgeführt, die in 70% der Fälle eine langfristige Beschwerdefreiheit gewährleistet (285). Für den Eingriff stehen Ballonkatheter zur Verfügung, welche entweder durch den Instrumentierkanal des Endoskops (bis 20 mm Durchmesser) oder über einen endoskopisch platzierten Führungsdraht (bis 25 mm) in die Stenose eingebracht werden (Abb. 5.**30**). Die Therapie erfolgt mit graduell ansteigenden Ballondurchmessern über meist 2 – 5 Sitzungen. Welche Patienten besonders geeignet sind für die Ballondilatation, ist nicht bekannt.

Tendenziell spricht eine möglichst kurzstreckige, noch entzündlich veränderte (d. h. nicht vollständig narbig fixierte) Stenose eher für den Erfolg einer Ballondilatation.

Ein primäres Versagen dieser Therapie oder ein frühzeitiges Rezidiv kann mit einer insuffizienten säuresupprimieren-

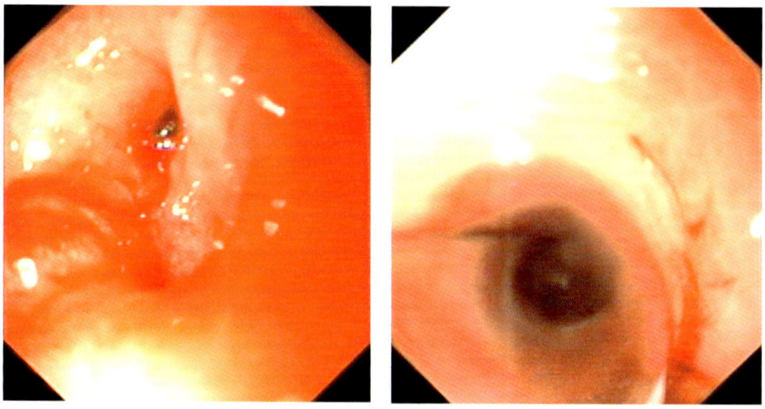

a b

☒ **Abb. 5.30** Ballondilatation einer Pylorusstenose.
a Hochgradige entzündliche Pylorusstenose durch intrapylorische Ulzera, endoskopisch nicht passierbar.
b Ballondilatation unter endoskopischer Sicht mit einem „Through-the-scope"-Ballon. Endoskopischer Blick durch den transparenten Ballon während der Dilatation. Durch den Ballon verläuft der Führungsdraht.

den Therapie oder aber einer nichtpeptischen Genese der Obstruktion zusammenhängen. Diagnostische Zweifel erzwingen dann im Hinblick auf die Möglichkeit eines zugrunde liegendes Karzinoms, einer extraluminalen zirkumferenten Kompression oder einer Crohn-bedingten Stenose weiterführende Maßnahmen (Endosonographie, Ileokoloskopie, Röntgen-Sellink, CT etc.).

→ **Operatives Vorgehen.** Versagt die endoskopische Therapie, so muss die Stenose operativ angegangen werden. Hierbei gibt es kein standardisiertes Vorgehen. Das Spektrum reicht von der Pyloroplastik bis hin zu einer partiellen Magenresektion. In Einzelfällen reicht – eine konsequente langfristige Säuresuppression vorausgesetzt – auch eine Gastrojejunostomie unter Umgehung des stenosierten Segmentes aus (17, 341).

Prävention

Trotz des klaren Zusammenhangs von Helicobacter pylori und peptischen Ulzera ist die Eradikation aller HP-positiven Personen nicht sinnvoll. Die wenigsten Patienten mit einer HP-Infektion entwickeln Ulzera. Bisher ist nicht geklärt, ob zumindest in Populationen mit einer erhöhten Inzidenz von Magenkarzinomen (Asien) das „Search-and-eradicate"-Vorgehen die Karzinominzidenz reduziert (331). Daneben spricht die zunehmende Anzahl von Antibiotikaresistenzen gegen eine generelle Eradikationstherapie.

Präventive Maßnahmen konzentrieren sich derzeit auf eine kritische Verschreibung von NSAR als dem epidemiologisch wichtigsten (Ko)Faktor der peptischen Ulkuserkrankung.

Eine prophylaktische HP-Eradikation vor der Einleitung einer NSAR-Therapie kann derzeit nur bei besonderen Risikokonstellationen empfohlen werden (s. Abschnitt „Ulkus und Erosionen durch Medikamente").

Steckbrief peptische Erosionen und Ulzera

Leitsymptom:
meist abdominelle Schmerzen, ältere Patienten unter NSAR sind oft schmerzfrei trotz komplizierter Verläufe

Leitbefund bei der körperlichen Untersuchung:
Druckschmerz im Epigastrium

Apparativer Leitbefund:
gastroskopischer Ulkusnachweis

Wichtigste Differenzialdiagnose:
Karzinom

Therapie:
Eradikation von Helicobacter pylori, Säurehemmung, Ausschaltung ulzerogener Medikamente

Bemerkungen:
Prävention durch kritische Indikationsstellung für NSAR, bei Risikopatienten ist HP-Eradikation und/oder langfristige säurehemmende Therapie sinnvoll

Ulkus und Erosionen anderer Genese

Infektionen

Neben Helicobacter pylori können in besonderen klinischen Situationen auch andere Infektionserreger Magenschleimhautveränderungen bis hin zu Ulzera hervorrufen. Häufig fällt jedoch die Differenzierung zwischen primärer ulzerogener Infektion und sekundärer Kolonisierung eines Ulkus nicht leicht. Dies trifft in besonderer Weise auf den Nachweis von Pilzen zu (344).

Die Mehrzahl der für die Ulkusentstehung kausalen Infektionen tritt im Zusammenhang mit einer Immundefizienz auf.

Zytomegalievirus (CMV)

Obwohl ein Fallbericht über ein Magenulkus als einzige Manifestation einer CMV-Infektion bei zwei immunkompetenten Personen berichtete, sind CMV-assoziierte gastroduodenale Veränderungen fast ausschließlich bei immunkompromittierten Patienten anzutreffen (319).

Diagnostik. Der endoskopische Befund kann von fleckigen Schleimhautveränderungen über polypoide oder erosive Defekte bis hin zu Magen- oder Duodenalulzera reichen (Abb. 5.**31**). Diese wirken oft wie „ausgestanzt" (Abb. 5.**32**). Die Häufigkeit weiterer intestinaler Manifestationen synchron zu einem gastroduodenalen Befall ist nicht bekannt.

Finden sich diese Veränderungen bei HIV-infizierten Patienten, so muss differenzialdiagnostisch neben einem CMV-Ulkus auch ein Lymphom ausgeschlossen werden.

Die CD4-Helferzellzahl liegt in beiden Fällen meist unter 50 – 100/µl. Der histologische Nachweis CMV-assoziierter intrazytoplasmatischer Einschlusskörperchen in den Endothelzellen lässt ein CMV-Ulkus vermuten. Zusätzlich sollten die Biopsate mittels Immunhistochemie und qualitativer PCR zur Detektion von CMV-DNA untersucht werden. Trotzdem müssen positive PCR-Befunde vor dem Entschluss zu einer antiviralen Therapie immer im Zusammenhang mit den endoskopischen, histologischen und klinischen Befunden bewertet werden: Bei über 200 organtransplantierten Personen konnte in über 40% ein positiver CMV-Nachweis aus Schleimhautbiopsien des Magens geführt werden. Die klinische Symptomatik und die histologischen Veränderungen unterschieden sich jedoch nicht von den Personen ohne CMV-Nachweis (246).

Verlaufskontrolle. Nach der Initiierung einer virustatischen Therapie müssen engmaschige Kontrolluntersuchungen erfolgen, um die Abheilung der Veränderungen zu dokumentieren und im Falle des Ausbleibens einer Befundbesserung nochmals Biopsien zu entnehmen. Serologische Untersuchungen sind für die Verlaufsbeurteilung ungeeignet.

Herpes-simplex-Virus

Die Beteiligung der Viren der Herpes-simplex-Gruppe an der Entstehung gastroduodenaler Ulzera wurde auf Grund serologischer Untersuchungen Anfang der 90er Jahre des letzten Jahrhunderts vermutet (7). Trotz einer erhöhten Seropositivität für anti-HSV-1 unter Patienten mit perforierten Duodenalulzera bleibt die Kausalität von HSV fraglich (117).

Mycobacterium tuberculosis

Die Möglichkeit einer intestinalen Manifestation einer Tuberkulose ist gut dokumentiert. Die Infektion erfolgt entweder über das Schlucken abgehusteter pulmonaler Bakterien, eine hämatogene Streuung, die orale Ingestion von Erregern über infizierte Nahrung (Milch) oder per continuitatem über benachbarte Organe. Insofern beweist der Erregernachweis in Magenbiopsaten zwar eine Infektion – eine gastroduodenale Erkrankung muss damit jedoch nicht einhergehen.

Klinik und Diagnostik. In über 70% der intestinalen Manifestationsformen finden sich ulzeröse Veränderungen im Ileozäkalbereich. Der gastrale Befall mit Mycobacterium tuberculosis ist dagegen selten und wird in Autopsiestudien

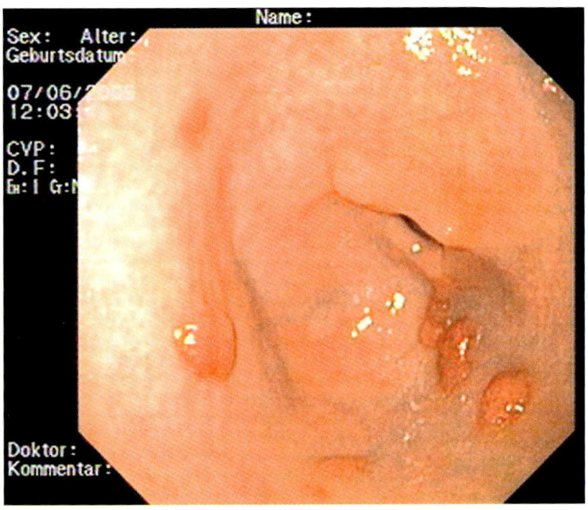

⊠ **Abb. 5.31** CMV-assoziierte erhabene Schleimhautrötungen im Antrum.

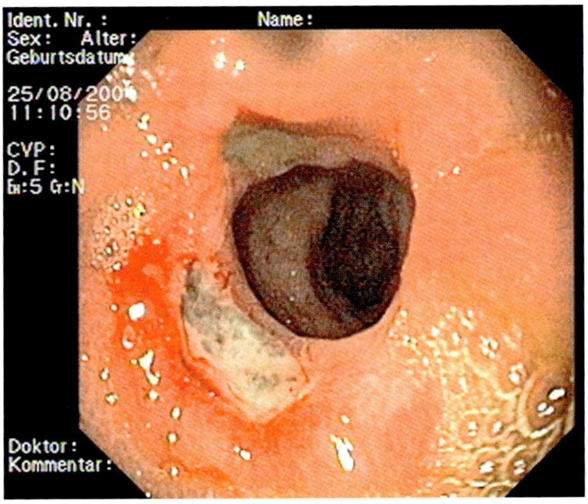

⊠ **Abb. 5.32** CMV-Ulzera im präpylorischen Antrum und intrapylorisch. Artifizielle Blutung nach Biopsieentnahmen.

bei Patienten mit pulmonaler Tuberkulose zwischen 0,3–2,3% angegeben (275). Die Patienten beklagen oft Oberbauchschmerzen, Übelkeit und Gewichtsverlust. Diagnostisch wegweisend bleiben der Mendel-Mantoux-Test sowie ein Röntgenbild des Thorax. Trotzdem kann auch ein isolierter intestinaler Befall vorliegen, der nur durch Gewebsentnahmen aus den betroffenen Organbereichen gesichert werden kann. Weitere diagnostische Hinweise können Lymphknotenvergrößerungen im Bereich des Truncus coeliacus geben, welche sonographisch nachweisbar sind. Endoskopisch finden sich Erosionen und Ulzera überwiegend im präpylorischen Antrum, während das Duodenum eher selten befallen ist (196, 292).

Im Rahmen der endoskopischen Untersuchung sollten sowohl eine ausreichende Anzahl von Biopsien für die pathohistologische Untersuchung als auch für die mikrobiologische Kultur entnommen werden (je mindestens 4). Auf dem Anforderungsscheinen sollte die Frage nach Mykobakterien explizit formuliert werden, damit eine Ziehl-Neelsen-Färbung angefertigt wird.

Therapie. Die Therapie sollte primär eine tuberkulostatische 4fach-Kombination umfassen. Die Dauer der Applikation sollte sich nach dem Gesamtzustand des Patienten, den Komorbiditäten (evtl. zusätzliche antiretrovirale Therapie) und dem Ansprechen orientieren, jedoch mindestens 6 Monate betragen.

Pilze

Candida. Candida albicans ist in über 40% der peptischen Ulzera nachweisbar (92). Dies stellt aber eine sekundäre Infektion präexistenter Ulzera dar und kann und beeinflusst nicht die Heilung unter einer säuresuppressiven Therapie (332, 344). Das Hinzufügen einer antimykotischen Medikation ist somit nicht erforderlich. Ebenso spielen serologische Bestimmungen für die Diagnostik und die Verlaufsbeurteilung keine Rolle, da die Dichte der Pilzbesiedlung nicht mit der Höhe der Antikörper korreliert (345). Andererseits kann eine Pilzbesiedlung das endoskopische Erscheinungsbild eines peptischen Ulkus auf Grund entzündlicher Veränderungen so verändern, dass der Aspekt eines malignen Ulkus entsteht.

Mucor. Mucor-Infektionen als Ursache schwerer Verläufe von Ulzera wurden in Einzelfallberichten publiziert, stellen aber eine absolute Rarität dar.

Nichtinfektiöse Ulzera und Erosionen

Morbus Crohn

Der Morbus Crohn kann in über 50% mit einer Beteiligung des oberen Intestinaltraktes einhergehen. Hierbei können histologische Veränderungen oftmals in makroskopisch unauffälligen Bereichen nachgewiesen werden. Umgekehrt ist die isolierte Manifestation eines Morbus Crohn im gastroduodenalen Bereich eine Seltenheit.

Diagnostik. Obwohl nicht alle Patienten symptomatisch sind, wird die ÖGD auch in der initialen Diagnostik des Morbus Crohn empfohlen (287). Bei einem Befall des oberen Intestinums ist das Duodenum in etwa 80% der Fälle beteiligt, darüber hinaus ist das präpylorische Antrum eine weitere Prädilektionsstelle (Abb. 5.**33**). Die Lokalisation Crohn-bedingter Ulzera prädisponiert – vergleichbar dem unteren Intestinaltrakt – zur Entwicklung von Stenosen (56, 83, 267) (Abb. 5.**34**). Diagnostisch wegweisend ist der Nachweis nicht verkäsender, epitheloidzelliger Granulome in den Biopsaten, die möglichst auch tiefer gelegene Schleimhautabschnitte erfassen sollten.

Unter einer Standardtherapie schlecht heilende duodenale oder intrapylorische Ulzera müssen besonders bei Patienten unter 50 Jahren an die Möglichkeit eines Morbus Crohn denken lassen.

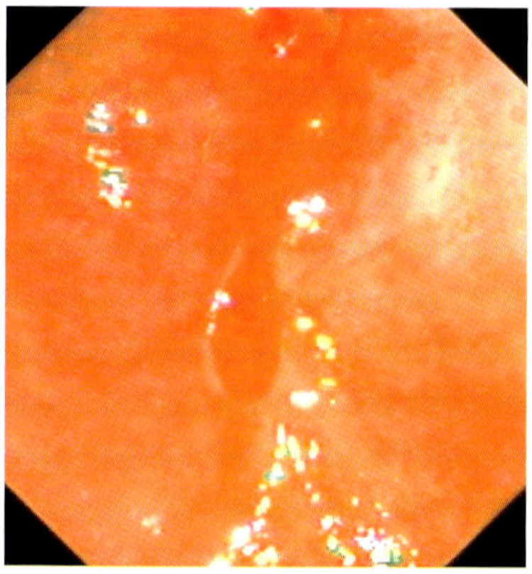

Abb. 5.33 Aphthöses Crohn-Ulkus im Magenantrum.

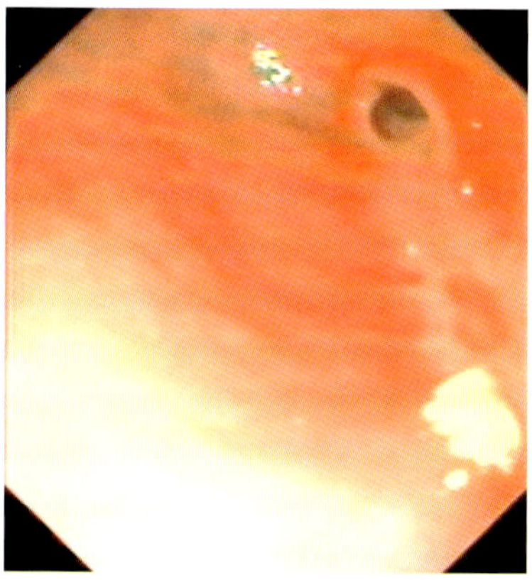

Abb. 5.34 Hochgradige narbige Pylorusstenose als Folge von Ulzera bei Morbus Crohn.

Der nächste diagnostische Schritt wäre dann die Ileokoloskopie – ungeachtet einer möglicherweise fehlenden abdominellen Symptomatik. Zu den therapeutischen Konsequenzen verweisen wir auf Kapitel 6.12 „Morbus Crohn“.

Sarkoidose

Der Befall des Magens im Rahmen einer Sarkoidose ist eine weitere Differenzialdiagnose granulomatöser Erkrankungen (80, 165, 235). Häufig beklagen die Patienten unspezifische abdominelle Beschwerden. Das endoskopische Bild umfasst ein breites Spektrum, welches von Schleimhautrötungen bis hin zu malignitätsverdächtig erscheinenden Ulzera reicht. Der Befall des Duodenums ist nochmals seltener als die gastrale Manifestation einer Sarkoidose. In der ganz überwiegenden Mehrzahl der Fälle dürfte eine pulmonale Sarkoidose der Diagnose vorausgehen. Andernfalls führt eine Röntgenaufnahme des Thorax weiter, die eine pulmonale oder mediastinale Beteiligung dokumentiert. Wie bei allen granulomatösen Erkrankungen müssen die differenzialdiagnostischen Erwägungen den Morbus Crohn, die Tuberkulose, einen Morbus Whipple oder Fremdkörpergranulome umfassen.

Karzinom

Die Möglichkeit eines malignen Ulkus bildet die Grundlage für die Notwendigkeit einer endoskopischen Verlaufskontrolle von Magenulzera. Für den Dünndarm gilt diese Empfehlung nicht, da hier maligne Ulzera nur sehr selten vorkommen. Zu Magen- und Dünndarmkarzinomen s. Kapitel 5.7 „Magentumoren“ und 6.10 „Dünndarmtumoren“.

Lymphom

Gastrointestinale Lymphome sind eine sehr heterogene Gruppe der NHL, die in 75 % den Magen und in ca. 15 % den Dünndarm betreffen. Ebenso heterogen ist das endoskopische Erscheinungsbild der Lymphome, so dass diese immer eine differenzialdiagnostische Alternative zu peptischen Ulzera und Erosionen darstellen. Für detaillierte Informationen s. Kapitel 5.7 „Magentumoren“ und 6.10 „Dünndarmtumoren“.

Ulkus Dieulafoy

Die Exulceratio simplex (Ulkus Dieulafoy) stellt kein Ulkus im eigentlichen Sinne dar, sondern ein aberrantes submukosales Gefäß, welches die Schleimhaut arrodiert (Abb. 5.**35a**). Die das Gefäß umgebende Entzündungsreaktion ist allenfalls gering, so dass die übliche Pathogenese peptischer Ulzera hier nicht vorliegt. Möglicherweise handelt es sich um eine kongenitale Gefäßanomalie.

→ **Diagnostik.** Die Läsion ist endoskopisch oft nicht oder nur schwierig zu identifizieren, zumal das Ulkus Dieulafoy fast ausnahmslos als Ursache einer akuten Blutung diagnostiziert wird. Die Läsion findet sich öfters im proximalen Korpusbereich, kann jedoch alle Magenabschnitte betreffen (187). Sofern zum Zeitpunkt der Gastroskopie noch eine aktive Blutung vorliegt, besteht die Chance, die Läsion zu behandeln. Ansonsten muss nach der Stabilisierung des Patienten eine erneute genaue endoskopische Inspektion der gesamten Magenschleimhaut erfolgen. Nicht selten vergehen mehrere Blutungsepisoden, bis das Ulkus Dieulafoy identifiziert werden kann.

→ **Therapie.** Therapeutisch kommt das gesamte endoskopische Armentarium zur Anwendung – abhängig von der Erfahrung des Untersuchers.

Da es sich beim Ulkus Dieulafoy um eine kleine, lokalisierte Blutungsquelle handelt, bietet sich die gezielte Applikation eines Hämoclips an (243) (Abb. 5.**35b**). Ein Vorteil dieses Vorgehens gegenüber anderen therapeutischen Verfahren konnte jedoch bisher nicht nachgewiesen werden.

Manchmal können mehrere endoskopische Blutstillungen notwendig sein, bis die Läsion dauerhaft erfolgreich thera-

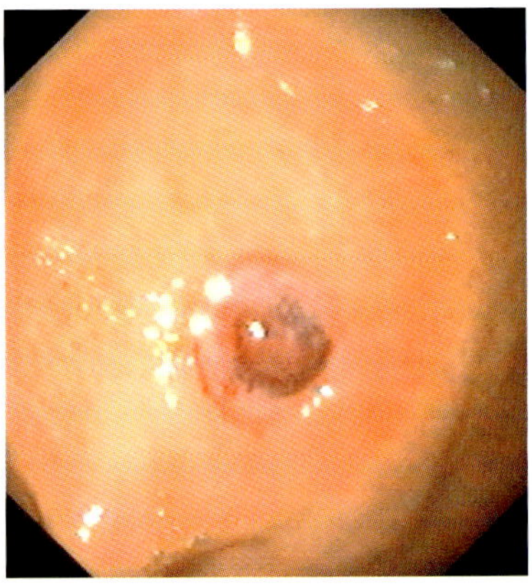

a

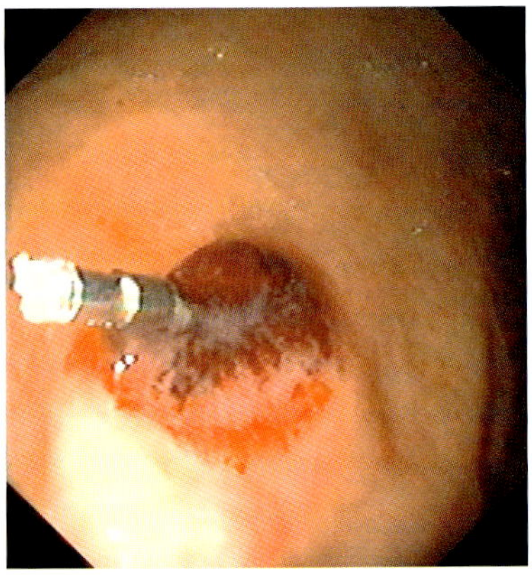

b

Abb. 5.35 Ulkus Dieulafoy.
a Ulkus Dieulafoy nach stattgehabter Blutung.
b Nach Applikation eines Endoclips zur Rezidivprophylaxe einer Blutung.

piert ist. Sofern die endoskopische Therapie die Rezidivblutungen nicht verhindern kann, muss die Operation erfolgen. Voraussetzung hierzu ist jedoch die exakte Lokalisation des Ulkus Dieulafoy und dessen präoperative Markierung durch einen Clip oder Farbinjektion. Die Rezidivgefahr nach einer alleinigen chirurgischen Übernähung ist hoch. Therapie der Wahl ist die – ggf. auch laparoskopische – Keilresektion des ulkustragenden Bereichs (24).

Hyperparathyreoidismus

Pathogenese. Schon der Merksatz „Stein-, Bein- und Magenpein" umreißt die klinischen Manifestationsformen des Hyperparathyreoidismus (HPT). Ca. 15% der Patienten mit einem primären Hyperparathyreoidismus entwickeln gastroduodenale Ulzera (50). Daten zur Häufigkeit von Ulzera auf dem Boden eines sekundären oder tertiären Hyperparathyreoidismus existieren nicht. Es kann jedoch davon ausgegangen werden, dass auch hierbei vermehrt Ulzera entstehen, da Patienten mit terminal dialysepflichtiger Niereninsuffizienz verglichen mit Dyspepsiepatienten signifikant häufiger unter Duodenalulzera leiden. Dies ist jedoch nicht durch eine erhöhte Prävalenz von Helicobacter pylori erklärlich (2). Die Pathogenese von Ulzera bei einem primären HPT bleibt weiterhin unklar. Eine durch die Hyperkalziämie vermittelte vermehrte Gastrinausschüttung konnte nicht sicher nachgewiesen werden. Hingegen besteht bei einem sekundären Hyperparathyreoidismus ein protrahierter Anstieg des Serumgastrinspiegels, der pathogenetisch bedeutsam für die Ulkusgenese sein könnte (26).

Therapie. Die Resektion des autonomen Nebenschilddrüsengewebes steht bei dem primären HPT therapeutisch im Vordergrund. Die sekundäre und tertiäre Form des HPT erfordern die adäquate Behandlung der Grundkrankheit, diese kann jedoch bis zur operativen Entfernung der hyperplastischen Epithelkörperchen reichen.

Systemische Mastozytose

Die systemische Mastozytose ist gekennzeichnet durch eine Mastzellinfiltration verschiedenster Organe sowie eine unkontrollierte Freisetzung von Mediatorsubstanzen. Während die Erkrankung früher als Rarität angesehen wurde, so hat sich in den letzten Jahren ein zunehmendes Bewusstsein für dieses Krankheitsbild entwickelt (223).

Klinik und Diagnostik. Durch die vielgestaltigen Angriffspunkte der verschiedenen Mastzellmediatoren ergibt sich eine sehr heterogene klinische Symptomatik. Diese kann sowohl Allgemeinsymptome (Flush, Kollaps) als auch organbezogene Beschwerden wie Dyspnoe, abdominelle Schmerzen und langfristig auch eine Osteoporose hervorrufen. Die Bauchbeschwerden gehen zum Teil mit Erbrechen oder Durchfall einher. Vereinzelt lässt sich freie abdominelle Flüssigkeit als Ausdruck der peritonealen Entzündung nachweisen.

Die Spannbreite der endoskopisch nachweisbaren Veränderungen bei systemischer Mastozytose reicht von unauffälliger Schleimhaut bis hin zu ausgedehnten Ulzerationen, die den ganzen Darmtrakt betreffen können (5).

Die Diagnose wird durch den Nachweis einer Mastzellinfiltration im Knochenmark oder anderen betroffenen Organen, durch die molekulargenetische Detektion der ursächlichen Mutation im c-kit-Gen und eine erhöhte Tryptasenkonzentration im Serum gestellt.

Therapie. Die Verhinderung einer Mastzelldegranulation steht im Vordergrund der Therapie. Diese ist in hohem Maße individuell und umfasst sowohl diätetische Maßnahmen als auch verschiedenste medikamentöse Therapieansätze (Cromoglicinsäure, Glucocorticoide, Antihistaminika, Immunsuppressiva).

Ischämie

Ischämische Ursachen gastroduodenaler Schleimhautveränderungen umfassen sowohl makro- als auch mikrovaskuläre Erkrankungen.

Mesenterialarterienischämie

Eine relevante Mesenterialarterienischämie kann sich als postprandialer Schmerz ankündigen, der protrahiert verschwindet und nicht bei jeder Mahlzeit auftreten muss. Während Stenosen im Bereich des Truncus coeliacus in hohem Maße durch die Kollateralisierung kompensiert werden, sind symptomatische Ischämien überwiegend in den Stromgebieten der A. mesenterica superior und inferior zu finden (286).

Risikofaktoren. Die Diagnosestellung erfolgt auf Grund der Seltenheit der Erkrankung und langfristiger konservativer Therapieversuche der primär als peptisch eingestuften Ulzera vielfach erst nach Monaten.

Schlecht oder nicht abheilende Ulzera im präpylorischen Antrum oder proximalen Duodenum sollten bei Patienten mit einer gleichzeitigen peripheren arteriellen Verschlusserkrankung oder einer koronaren Herzerkrankung den Verdacht auf eine ischämische Genese wecken.

Auch ein chronisches Vorhofflimmern oder frühere Operationen im Bereich des oberen Intestinums und des biliopankreatischen Systems können auf eine vaskuläre Insuffizienz im Mesenterialgebiet hinweisen (160, 274). Eine transarterielle Chemoperfusion oder Chemoembolisation gehören ebenfalls zu den Eingriffen, die ischämische Läsionen auslösen können (277).

Diagnostik und Therapie. Die abdominelle Sonographie mit dem Duplexdoppler der Mesenterialarterien kann

Hinweise auf eine arterielle Stenose liefern (224). Sofern es der Zustand des Patienten und die lokale Infrastruktur zulassen, kann die MR-Angiographie eine Mesenterialstenose mit hoher Genauigkeit nachweisen. Die konventionelle Angiographie mit der Option einer direkten Gefäßdilatation und ggf. Stentplatzierung bleibt jedoch die Methode der Wahl. Operative Revaskularisierungen bzw. Bypassverfahren sind ausgewählten Fällen vorbehalten.

› Mikrovaskuläre Erkrankungen

Mikrovaskuläre Veränderungen können in Zusammenhang mit Vaskulitiden stehen, führen jedoch selten zu Veränderungen im oberen Intestinaltrakt. Einzelfallberichte erwähnen den Morbus Behçet als Ursache eines Ulkus Dieulafoy und multiple Magenulzera als Manifestation einer Polyarteriitis nodosa (8, 227). Die koronarangiospastischen Effekte von Kokain sind bekannt, können jedoch auch zu komplizierten Verläufen von Duodenalulzera führen: Bei Personen mit „Crack"-Abusus fanden sich gegenüber einer Vergleichsgruppe signifikant häufiger Perforationen von Duodenalulzera (184, 276). Plötzliche abdominelle Schmerzen können bei dieser Personengruppe somit Ausdruck eines Entzugssyndroms sein, jedoch auch auf ein kompliziertes Ulkusleiden hindeuten.

Seltene iatrogene Ulkusursachen

Nach endoskopischen Biopsieentnahmen, Resektionen oder Blutstillungsmaßnahmen können ebenfalls Ulzera auftreten. Schleimhautdefekte nach Resektionen heilen meist problemlos ab, dagegen wird eine Persistenz ulzeröser Veränderungen besonders nach der *Injektion von Histoacryl* zur Therapie gastraler Varizen beobachtet (Abb. 5.**36**). Vereinzelt treten Erosionen oder Ulzera auch nach einer *Radiatio* auf. Unklar ist jedoch, ob diese kasuistisch berichteten Schleimhautveränderungen pathogenetisch allein auf die Bestrahlung zurückgeführt werden müssen oder ob zusätzlich andere Faktoren involviert sind. (163). Auch eine *Chemotherapie* ruft nur selten mukosale Defekte, die über eine alleinige Gastroduodenitis hinausgehen, hervor. Bei einem Duodenalulkus unter lokaler Chemoperfusionstherapie über einen in die A. hepatica implantierten Katheter ist ursächlich eher mit einem peptischen Ulkus oder einer katheterbedingten Komplikation zu rechnen (265).

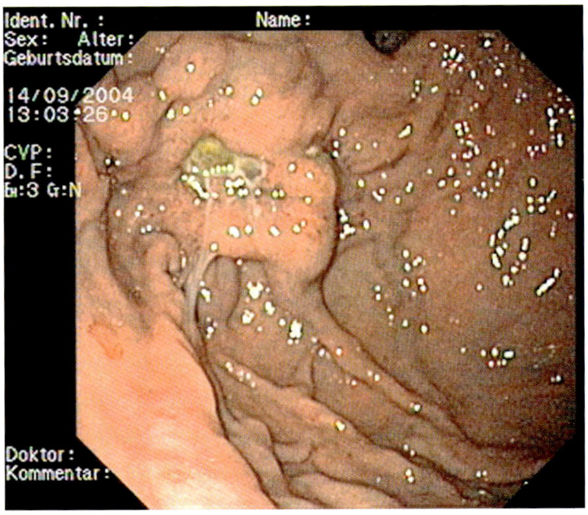

⊠ **Abb. 5.36** Chronisches Ulkus mit aufgeworfenem Randwall im Fundus nach Histoacryl-Therapie einer blutenden Fundusvarize bei Leberzirrhose.

Ulkus und Erosionen durch Medikamente

⇢ **NSAR.** Im Hinblick auf gastrointestinale Nebenwirkungen kommt im Vergleich zu anderen Medikamenten nichtsteroidalen Antirheumatika bzgl. Häufigkeit und Schwere eine überragende Rolle zu. NSAR zählen zu den weltweit am häufigsten verordneten Medikamenten. In den Jahren 1970–1985 kam es zu einer dramatischen Zunahme der ärztlichen Verordnungen. NSAR werden in analgetischer, antiinflammtorischer und antithrombotischer Absicht bei einer Vielzahl von Krankheiten eingesetzt. Da die Häufigkeit mehrerer Indikationen mit dem Alter ansteigt, kommt es bei zunehmender Überalterung zwangsläufig zur stetigen Zunahme des NSAR-Konsums (321).

⇢ **Andere Medikamente.** Neben NSAR gilt eine Vielzahl weiterer Medikamente als potenziell schleimhautschädigend:

- Reserpin,
- Dihydralazin,
- Kaliumchlorid,
- Eisensalze,
- Tetracycline,
- p-Aminosalicylsäure,
- Zytostatika (v. a. MTX, 5-FU),
- Thiazide,
- Etacrynsäure,
- Corticosteroide (erhöhen das Ulkusrisiko nur bei gleichzeitiger NSAR-Einnahme).

Allerdings fehlen im Gegensatz zu NSAR bei der Mehrzahl dieser Substanzen systematische bzw. aussagekräftige Untersuchungen an größeren Kollektiven.

⇢ **Alkohol.** Während die schleimhautschädigende Potenz hochprozentigen Alkohols unbestritten ist, ist die Beurteilbarkeit der Wirkung 5–10%iger Alkoholika schwierig. Im Gegensatz zu NSAR ist die Schleimhautschädigung durch Alkohol säureunabhängig. Allerdings fehlen auch weiterhin sichere Daten, dass chronischer Alkoholgenuss das Risiko für gastroduodenale Schleimhautschäden erhöht.

Epidemiologie

Präparate. Schätzungsweise 300 Mio. Menschen nehmen weltweit NSAR ein, etwa 30 Mio. davon täglich; davon sind ca. 40% < 60 Jahre. Zu den bekanntesten Substanzen (empfohlenen Tagesdosen) gehören *Diclofenac* (Voltaren, Novartis pharma, 50 – 150 mg/Tag), *Indometacin* (Amuno, MSD, 75 – 150 mg), *Ibuprofen* (Dolormin, Woelm Pharma, 200 – 400 mg/Tag), *Piroxicam* (Felden, Pfizer, 20 – 40 mg/Tag) und *Naproxen* (Proxen, Synthex Roche, 250 – 1250 mg/Tag).

Verbrauchszahlen. Während seit Mitte der 1980er Jahre keine weitere wesentliche Zunahme im Verbrauch verschreibungspflichtiger NSAR zu verzeichnen ist, zeichnet sich v. a. in den USA eine drastische Zunahme bei der Einnahme sog. OTC-Präparate („over-the counter") ab. Nach neueren Schätzungen liegt die Einnahme derartiger OTC-NSAR-Präparate etwa 7fach höher als die von verschreibungspflichtigen NSAR. Im Jahr 2001 betrug der weltweite Umsatz an Analgetika 25 Bill US $, davon entfielen etwa 50% auf NSAR. Bis zum Jahr 2010 wird sich dieser Betrag nach neuesten Schätzung auf 41,5 US $ fast verdoppeln. Der Anteil COX-2-selektiver NSAR wird sich in diesem Zeitraum von 23% (unselektive NSAR 30%) auf schätzungsweise 31% (unselektive 16%, NO-NSAR 2%, LOX/COX-NSAR 2%) erhöhen (260).

Ätiologie

NSAR. 10% aller Patienten, die NSAR einnehmen, leiden unter gastroduodenalen Ulzera; hiervon entwickeln wiederum bis zu 10% im weiteren Verlauf eine intestinale Blutungskomplikation (4, 90, 108, 180). Die Inzidenz von Magen- oder Duodenalulzera unter NSAR-Einnahme reicht bis zu 5% und kann mit Blutungen und Perforationen einhergehen (177, 288, 330).

NSAR-Konsumenten haben ein 4- bis 6fach höheres Ulkusrisiko sowie höheres Risiko für Ulkuskomplikationen. Relevante gastrointestinale Probleme treten etwa bei 1/60 bis 1/600 Patienten/Jahr auf, Todesfälle bei 1/1000 Patienten/Jahr.

Während ihre multiplen, z. T. lebensbedrohlichen Nebenwirkungen am oberen Gastrointestinaltrakt seit langem bekannt sind, finden sich in neuerer Zeit zunehmend Berichte, die unter Einnahme von NSAR Schleimhautschäden distal des Duodenums beschreiben. Für das Auftreten NSAR-induzierter Läsionen im oberen Gastrointestinaltrakt gelten besondere Risikofaktoren (Abb. 5.**37**). Dies sind vor allem:

- positive Ulkusanamnese,
- vorausgegangene gastrointestinale Blutung,
- Alter > 65 Jahre,
- hohe NSAR-Dosis und/oder Kombination mehrerer NSAR,

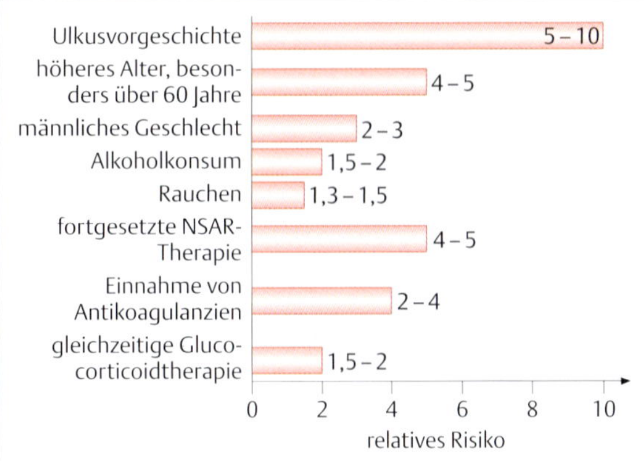

Abb. 5.37 Zusätzliches Ulkusrisiko für die Einnahme von NSAR.

- begleitende Antikoagulanzien oder Corticosteroideinnahme,
- schwere Komorbidität,
- Alkoholabusus.

Entgegen der weitläufigen Meinung ist eine alleinige Einnahme von Corticosteroiden nicht mit einem erhöhten Ulkusrisiko verbunden!

Niedrig dosiertes Aspirin. Zur Prophylaxe kardio- und zerebrovaskulärer Erkrankungen werden seit langem niedrig dosierte Aspirinpräparate (< 300 mg/Tag) eingesetzt. Mehrere gerade in den letzten Jahren durchgeführte kontrollierte Studien unterstreichen allerdings, dass selbst die Einnahme von nur 75 mg/Tag ein mehr als doppeltes Ulkusrisiko mit sich bringt.

Pathogenese

Ursächlich diskutiert für das erhöhte Ulkusrisiko durch NSAR werden neben dem Zusammenspiel lokal toxischer NSAR-Wirkungen und einer Prostaglandindepletion aufgrund einer Zyklooxygenasehemmung auch vaskuläre Effekte.

Zyklooxygenasehemmung. Sowohl therapeutische (antiinflammatorische) als auch ein Teil der unerwünschten Wirkungen sind auf eine Hemmung der Zyklooxygenase(n) zurückzuführen. Zyklooxygenasen (synonym: Prostaglandinendoperoxydasen, Prostaglandin-G/H-Synthestasen) zählen neben der 5- bzw. 15-Lipoxygenase und Cytochrom-P450-Epoxygenase zu den Schlüsselenzymen im Stoffwechsel der Arachidonsäure. Derzeit kann zumindest von 2 Isoformen (COX-1, COX-2) ausgegangen werden, die beide als bifunktionelle Enzyme zunächst über den Einbau von 2 O_2-Atomen (Zyklooxygenaseaktivität) zur Bildung eines instabilen Intermediärproduktes (Prostaglandin G) mit nachfolgender Reduktion zu Prostaglandin H (Peroxydaseaktivität) führen, woraus dann die einzelnen zelltypischen Prostaglandine entstehen.

Die für den Gastrointestinaltrakt charakteristischen Prostaglandine E_2, I_2, und $F_{2\alpha}$ weisen ausgeprägte zytoprotektive Eigenschaften auf. Neben der Stimulation der mukosalen Bikarbonat- und Mukussekretion, der Beschleunigung der Zellproliferation und Stimulierung oberflächenaktiver Phospholipide, wird v. a. die Aufrechterhaltung der mukosalen Durchblutung als Mechanismus dieser schleimhautprotektiven Wirkung diskutiert.

Lokale Toxizität. Lokal toxisch wirken in erster Linie saure NSAR (z. B. ASS). Die zumeist schwachen organischen Säuren diffundieren im sauren Magenmileu in protonierter Form problemlos über die Zellmembran und akkumulieren im basischen Zellinneren in deprotonierter Form („ion trapping").

Daneben spielen eine Verminderung der Hydrophobizität der suprazellulären Mukusschicht des Magens als Magensaftbarriere sowie eine Entkopplung der oxidativen Phophorylierung (s. NSAR-Entero-/Kolonopathie) in den epithelialen Mitochondrien eine Rolle.

Im Gegensatz zu Schleimhautblutungen und Erosionen erscheinen für die Ulkusentstehung lokal-toxische Wirkungen von untergeordneter Rolle, da auch parenteral und rektal applizierte NSAR ulzerogen wirken (330).

Vaskuläre Wirkungen. Für die NSAR-induzierte Beeinträchtigung des mukosalen Blutflusses sowie die beobachteten Endothelschäden zeichnet eine vermehrte Adhärenz neutrophiler Granulozyten ans vaskuläre Endothel verantwortlich, die mit der Prostaglandinsynthesehemmung zeitlich koinzident verläuft.

Störung der mukosalen Wundheilung. Ständig auftretende kleinere Epithellücken werden normalerweise rasch durch Migration benachbarter Epithelzellen geschlossen („mucosale restitutio"). Zuvor kommt es zu einer vorübergehenden provisorischen Abdeckung des Epithelzelldefekts durch einen sog. „mucoid cap", bestehend aus Mukus, Lipiden, Zelldebris und Fibrin. Als Ausdruck einer Beeinträchtigung der Mikrozirkulation kommt es zu einem kritischen Abfall des pH-Wertes im „mucoid cap". In den späteren Phasen der Ulkusheilung hemmen NSAR die Angiogenese (330).

NSAR und Helicobacter pylori. Da sowohl NSAR als auch eine Infektion mit Helicobacter pylori als wesentliche pathogenetisch bedeutsame Faktoren für die Entstehung peptischer Ulzera gelten, wurde wiederholt eine mögliche – zumindest additive – Risikoerhöhung beim Zusammentreffen beider Faktoren diskutiert. ASS, auch niedrig dosiertes, und HP potenzieren sich in ihrer gastroduodenalen Toxizität, d. h. ein HP-infizierter Magen ist für ASS-induzierte Läsionen besonders anfällig (1). Ob eine HP-Eradikation in dieser Situation sinnvoll ist und inwieweit sie eine prophylaktische Säuresekretionshemmung entbehrlich macht, wird weiterhin kontrovers diskutiert. Jüngere publizierte Studie weisen – im Gegensatz zur HELP-Studie (124) – auf einen protektiven Effekt der Helicobacter-pylori-Eradikation vor Naproxen-Einnahme hin (31 – 33, 167).

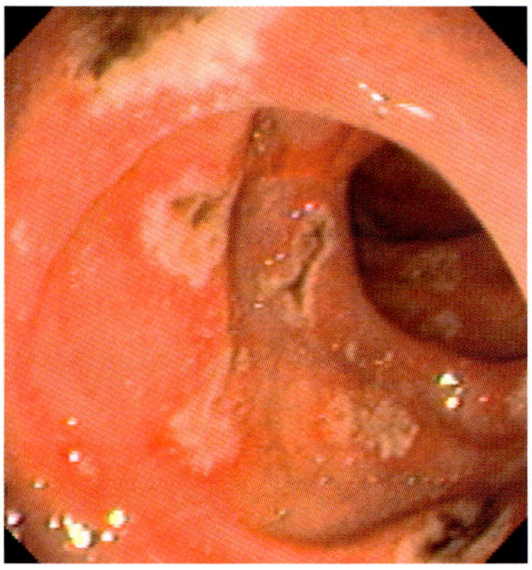

Abb. 5.38 Endoskopisches Bild typischer NSAR-Läsionen im Duodenum.

Eine Metaanalyse von 21 kontrollierten Studien ergab, dass sowohl die Helicobacter-pylori-Infektion als auch die Einnahme von NSAR unabhängig voneinander das Risiko für ein Ulkus bzw. eine Ulkusblutung erhöhen und beide nur teilweise synergistisch wirken (136).

Klinik

Das Spektrum gastroduodenaler Mukosaläsionen umfasst subepitheliale Petechien und Hämorrhagien, Erosionen, Ulzera sowie ulkusassoziierte Läsionen (Perforationen, Blutungen, Strikturen). Oftmals finden sich meist mehrere Läsionen unterschiedlicher Größe typischerweise im Antrum, unmittelbar präpylorisch und im Bereich der großen Kurvatur. Typisch sind auch sehr große Ulzera (> 2 cm) an der Magenhinterwand und im Duodenum (Abb. 5.**38**). Bereits 2 – 5 h nach Einnahme von NSAR kommt es zu ersten subepithelialen Petechien.

Zeitlich ereignen sich die meisten Ulkuskomplikationen innerhalb der ersten 3 Monate der NSAR-Einnahme. Die Letalität einer Ulkusblutung ist mit und ohne NSAR etwa vergleichbar, steigt aber bei gleichzeitiger Corticosteroideinnahme. Als problematisch erweist sich zudem, dass unter einer Therapie mit NSAR nur ca. ein Drittel der Ulzera symptomatisch werden (bei Nicht-NSAR-Ulzera ca. zwei Drittel!). Demgegenüber haben gut die Hälfte der Patienten, die regelmäßig NSAR einnehmen, dyspeptische Beschwerden, die jedoch nicht oder nur sehr schlecht mit dem endoskopischen Befund korrelieren (54).

Therapie und Prophylaxe (Tab. 5.27)

Abheilung. Erster therapeutischer Schritt bei Komplikationen ist das Absetzen bzw. Umsetzen der NSAR auf andere Analgetika (Paracetamol oder Opiatanaloga sind ohne ulzerogenes Potenzial). Die Wahl von NSAR mit niedrigerem ulzerogenem Potenzial stellt eine weitere, jedoch noch nicht ausreichend belegte Option dar (s. u.).

Bei erforderlicher Fortsetzung der NSAR-Therapie wird die Abheilung durch Protonenpumpenblocker (PPI) gefördert und entsprechend mit einem PPI in Standarddosierung behandelt (z. B. Omeprazol 1-mal 40 mg). Für eine bessere Wirkung höherer Dosierungen gibt es derzeit keine Studiendaten (178).

Sekundärprophylaxe. Zur Sekundärprophylaxe, d. h. nach Abheilung der NSAR-assoziierten Ulzera und bei Fortsetzung der NSAR-Therapie, ist die Gabe von PPI als Langzeittherapie etabliert und ist beim Magenulkus dem Prostaglandinanalogon Misoprostol ebenbürtig und beim Ulcus duodeni überlegen (s. u.).

Primärprophylaxe. Für die Primärprophylaxe zur Vermeidung von NSAR-induzierten Ulzera bei Risikopatienten sind PPI ebenfalls am effektivsten (Abb. 5.39). Für diese Indikation ist auch Misoprostol geeignet, weist aber erheblich höhere NW auf. Zum (noch) eingeschränkten Stellenwert gilt, dass die gesenkte Ulkusinzidenz bislang nur über einen Beobachtungszeitraum von 6 Monaten bestätigt ist (s. u.).

Versuche, durch galenische und/oder pharmakologische Modifikationen insbesondere die lokal toxischen Wirkungen zu vermindern, erbrachten bei längerfristiger Einnahme keine signifikante Reduktion der Nebenwirkungen.

Sulcrafat erwies sich im Gegensatz zur Stressulkusprophylaxe in der Prophylaxe und Therapie NSAR-induzierter Ulzera als nicht bzw. nur wenig wirksam.

Substanzgruppen im Einzelnen

Säuresuppression. Dass keiner der derzeit verfügbaren H_2-Rezeptorantagonisten (H_2-RA) in der Lage ist, NSAR-induzierte Magendarmulzera effektiv zu verhindern, wurde durch zahlreiche Studien wiederholt gezeigt. Lediglich Hochdosis-Famotidin (2 × 40 mg) scheint eine Ausnahme zu machen (296).

Tabelle 5.27 Prävention und Therapie NSAR-assoziierter Ulzera im oberen Gastrointestinaltrakt

Ziel	Therapie	Evidenzgrad
Prävention		
NSAR-Einnahme und Risikopatient	PPI 1-mal Standarddosis Misoprostol 400 – 800 µg/Tag	Ia Ia
Langzeiteinnahme bei gleichzeitig bestehender H.-pylori-Infektion	Eradikation	
Alternative zur PPI-Langzeiteinnahme	COX-2-selektive statt klassischer NSAR	Ib
Ulkusheilung	PPI (1-mal Standarddosierung), 8 Wochen Misoprostol 400 – 800 µg/Tag	Ia IIa
Sekundärprävention nach Ulkuskomplikation	PPI (1-mal Standardosierung), bei H.-pylori-Infektion Eradikation zusätzlich empfohlen, aber alleine nicht ausreichend!	Ib Ib

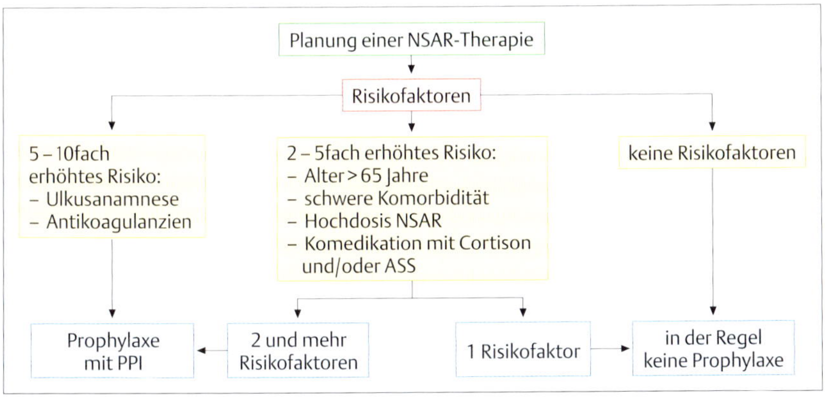

Abb. 5.39 Therapiealgorithmus für die Primärprophylaxe von NSAR-Läsionen.

Die Überlegenheit von Protonenpumpeninhibitoren (PPI) in der Akuttherapie gastroduodenaler Läsionen gilt heute als unbestritten. Neueren Untersuchungen zufolge scheint dies auch für die Ulkusprophylaxe zuzutreffen.

In nahezu allen Studien erwiesen sich die eingesetzten PPI sowohl H_2-RA als auch Prostaglandinderivaten überlegen. Derzeit fehlen Studien zum Vergleich von PPI mit Hochdosis-H_2-RA.

Prostaglandinderivate. Misoprostol, ein Prostaglandin-E-Dimethylderivat, erwies sich in mehreren klinischen Studien in einer Dosierung von 400 – 800 μg/Tag in der Reduktion NSAR-induzierter Duodenalulzera H_2-Rezeptorantagonisten zumindest ebenbürtig in der Reduktion von Magenulzera überlegen. Als nachteilig erwiesen sich allerdings dosisabhängige Diarrhöen wie auch abdominelle Krämpfe, die den Einsatz der Prostaglandinderivate weitestgehend einschränken. Ein direkter Vergleich von Pantozol und Misoprostol bei älteren Patienten mit rheumatischen Erkrankungen, die eine Langzeitmedikation von klassischen NSAR benötigen, ergab hinsichtlich Effektivität und Verträglichkeit eine klare Überlegenheit des PPI (291).

COX-2-selektive NSAR. Die geringere gastrointestinale Toxizität von COX-2-selektiven Inhibitoren (Coxibe) steht heute außer Zweifel. Bis 2002 wurde in mehreren großen randomisierten Multizenterstudien (23, 32, 122, 123, 281) für Rofecoxib und Celecoxib im Vergleich zu konventionellen NSAR einheitlich ein günstigeres gastrointestinales Nebenwirkungsprofil belegt. Übereinstimmend ist aber auch deutlich geworden, dass diese neuen Substanzen nicht völlig frei von gastrointestinalen Nebenwirkungen sind. Sie reduzieren das Risiko von Ulzera und deren Komplikationen, eliminieren sie aber nicht (198). Darüber hinaus verlieren sich die Vorteile der Coxibe gegenüber konventionellen NSAR bei gleichzeitiger Einnahme von ASS (175).

Studienergebnisse zu COX-2-Inhibitoren

Ulkusblutung. Eine erste plazebokontrollierte randomisierte Studie (32) verglich über 6 Monate die Potenz eines COX-2-Inhibitors (Celecoxib 2 × 200 mg) mit der Einnahme eines PPI (Omeprazol 20 mg) plus NSAR (Diclofenac 2 × 75 mg) bei Patienten die unter NSAR-Einnahme eine Ulkusblutung bekommen hatten. Die Wahrscheinlichkeit einer Rezidivblutung lag bei 4,9% (3,1 – 6,7) in der COX-2-Gruppe bzw. bei 6,4% (4,3 – 8,4) in der PPI-Gruppe und unterschied sich damit nicht. Die Ergebnisse werden durch eine Metaanalyse unterstrichen. Sie schließt 9 randomisierte Studien an insgesamt 15.187 Patienten mit Osteoarthritis oder rheumatoider Arthritis ein, die mit Celecoxib oder anderen NSAR bzw. Plazebo behandelt wurden (58).

Kardiovaskuläres Risiko. Erste Hinweise auf kardiovaskuläre Nebenwirkungen fanden sich bereits in der VIGOR-Studie. Nachfolgende Post-hoc-Analysen blieben widersprüchlich. Unklar bleibt weiterhin ob es sich um einen „Klasseneffekt" handelt oder nur bestimmte Coxibe betroffen sind. So findet sich in mehreren Studien ein günstigeres kardiovaskuläres Nebenwirkungsprofil für Celecoxib und Lumicoxib. Letzteres zeigte in der TARGET-(Therapeutic Arthritis Research and Gastrointesinal Event Trial)Studie im Vergleich zu Naproxen und Ibuprofen bei einer fast 4fachen Abnahme der Ulkuskomplikationen keine erhöhte Rate kardiovaskulärer Ereignisse (273).

Stellenwert der H.-pylori-Eradikation bei NSAR-assoziierter Gastroduodenopathie

Primärprophylaxe. Trotz der synergistischen Wirkung von NSAR-Einnahme und HP-Infektion bei der Entstehung gastrointestinaler Läsionen sind Notwendigkeit und Wirksamkeit einer Eradikationsbehandlung zur Ulkusprimärprophylaxe von NSAR bei mangelnder Studienlage derzeit noch umstritten.

Vor Beginn einer Langzeitmedikation mit NSAR empfiehlt sich zumindest bei Risikogruppen (Komorbidität, Antikoagulation, > 65 Jahre, häufige und/oder komplizierende Ulzera) eine HP-Eradikation, da nach der derzeitigen Datenlage HP in diesen Fällen das Ulkusrisiko erhöht.

Inwieweit eine HP-Eradikation vor Einleitung einer niedrig dosierten ASS-Medikation Sinn macht ist bis dato ungeklärt. Die im Jahr 2002 begonnene HESASS-Studie (HP-Eradikation vs. Säuresekretionshemmung bei Low-Dose-ASS) soll Aufschluss bringen.

Bei vorbestehender NSAR-Medikation besitzt eine Eradikation kein präventives Potenzial.

Nach Ulkusblutung. Ist es unter NSAR-Einnahme zu einer Ulkusblutung gekommen, schützt die alleinige HP-Eradikation bei weiterer NSAR-Einnahme nicht ausreichend, was die Dauertherapie mit einem PPI impliziert. Ob hier eine Wechsel auf einen COX-2-selektiven Inhibitor die bessere Alternative darstellt, bleibt derzeit noch offen (32).

NSAR-Enteropathie und -Kolonopathie

Obwohl der obere Gastrointestinaltrakt im Brennpunkt des Interesses NSAR-induzierter Nebenwirkungen steht, sollte bei unklarer Anämie und/oder unklarer abdomineller Symptomatik stets auch an die Nebenwirkungen am Dünndarm (NSAR-Enteropathie) und Dickdarm (NSAR-Kolonopathie) gedacht werden (Ausnahme: ASS).

Therapie. Therapeutisch im Vordergrund steht auch hier das Absetzen der NSAR, wenn immer möglich. Metronidazol und Sulfasalazin reduzieren im Gegensatz zu Misoprostol die entzündlichen Darmveränderungen. Protonenpumpenblocker bieten nachweislich keinen Schutz. Der Stellenwert COX-2-selektiver NSAR wird z.T. konträr diskutiert und bleibt derzeit unklar. Falls eine NSAR-Einnahme fortgesetzt werden muss, kann ein Wechsel auf Nabumeton versucht werden.

Stressulkus

Definition

Der Begriff Stressulkus, 1936 erstmals von Hans Seyle geprägt, bezeichnet eine akute Schleimhautläsion des Magens und/oder Duodenums, die im Rahmen einer schweren, plötzlich einsetzenden Grunderkrankung wie z.B. Schädel-Hirn-Traumata (SHT), Verbrennungen, Polytrauma oder Sepsis auftritt.

Epidemiologie

Schätzungsweise 4,4 Mio. Patienten werden weltweit jährlich auf eine Intensivstation eingewiesen, von ihnen versterben etwa 12% (500.000 Patienten). Gastrointestinale Komplikationen (z.B. Motilitätsstörungen, Stressläsionen der Magenschleimhaut) gelten hierbei als negative Prädiktoren (262, 338). Die Prävalenz stressbedingter Schleimhautläsionen beim kritisch Kranken hängt wesentlich von der Definition bzw. der Diagnostik ab. So finden sich bei endoskopischen Untersuchungen für Mukosaschäden Inzidenzen von 75 – 100%, okkulte Blutungen lassen sich bei 15 – 50% nachweisen. Klinisch bedeutsame Blutungen sind sehr viel seltener und liegen je nach Prophylaxe und Studie bei 0,17 – 3,5% (46, 47, 249). Dennoch stellen Stressläsionen des Magens einen Risikofaktor für Mortalität und Liegedauer kritisch Kranker dar (46).

Ätiologie und Pathogenese

Als bedeutsamste Risikofaktoren gelten die respiratorische Insuffizienz mit einer Beatmungsdauer > 48 h und die Koagulopathie. Auch bei Patienten mit Schockzuständen, (Multi-)Organversagen, Schädel-Hirn-Traumata, Brandverletzten (> 35% der Körperoberfläche) kommt es deutlich häufiger zu Stressblutungen (Tab. 5.**28**).

Dagegen erwies sich in der von Cook und Mitarbeitern durchgeführten Metaanalyse eine enterale Ernährung als protektiv (47).

Entgegen der weitläufigen Meinung ist ein erhöhtes Ulkusrisiko bei akutem psychischem Stress (z.B. durch sog. belastende Lebensereignisse – „life events") wissenschaftlich nicht belegt worden.

Verlust protektiver Faktoren. Auch stressbedingte Ulzerationen des Magens entstehen letztendlich durch ein Ungleichgewicht zwischen protektiven und mukosaschädigenden Faktoren (Abb. 5.**40**). Allerdings kommt dem Verlust protektiver Faktoren, insbesondere lokalen Störungen der Mukosadurchblutung, hierbei eine größere Bedeutung zu. Für die Aufrechterhaltung einer intakten Mukosabarriere ist eine ausreichende Mukosadurchblutung Grundvoraussetzung. Mikrozirkulationsstörungen führen im Rahmen einer Hypotension (z.B. im Rahmen einer Sepsis oder eine Volumenmangelschocks) zu einer Abnahme der Prostaglandinsynthese sowie der Magenschleim- und Bicarbonatproduktion. Die Ischämie führt weiterhin zu einem Abfall des zellulären ATP-Gehalts mit konsekutiver Abnahme der Zellproliferation und somit einer Beeinträchtigung der Reparaturmechanismen. Hohe Tidalvolumina, v.a. aber hohe endexspiratorische Drücke (PEEP) im Rahmen der mechanischen Beatmung (= bedeutendster Risikofaktor!) reduzieren die kardiale Vorlast und führen so über eine Abnahme der kardialen Auswurfleistung zur Verminderung der Splanchnikusperfusion (217, 328). Hoher PEEP führt zudem zur Erhöhung der Plasma-Renin-Angiotensin-Aktivität und zur vermehrten Freisetzung von Katecholaminen (197, 299).

Tabelle 5.28 Multivariante Analyse von Risikofaktoren für die Entstehung von gastrointestinalen Blutungen bei Intensivpatienten (nach 47)

Risikofaktor	Multivariante Odds ratio	Regression p-Value
Respiratorische Insuffizienz	15,6	< 0,0001
Beatmung > 48 h	4,3	< 0,0001
Koagulopathie	3,7	0,08
Sepsis	2	0,17
Leberinsuffizienz	1,6	1,27
Niereninsuffizienz	1,6	0,26
Enterale Ernährung	1	0,99
Corticosteroidtherapie	1,5	0,26
Organtransplantation	1,5	0,42
Antikoagulanztherapie	1,1	0,88

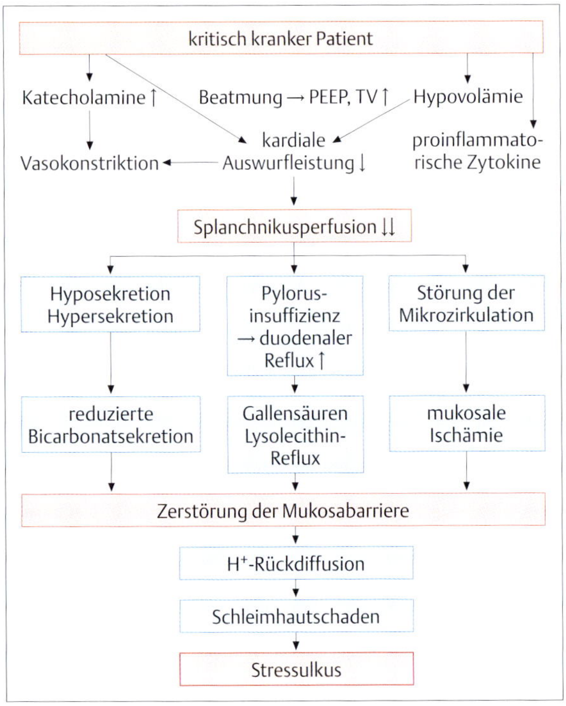

⊠ **Abb. 5.40** Pathogenese des Stressulkus beim kritisch Kranken.

⇢ **Schleimhautschädigende Faktoren.** Hier sind Reperfusionsschaden, systemische Azidose und der als Folge einer nahezu regelhaft vorliegende Pylorusinsuffizienz auftretende Gallereflux von Bedeutung (67).

Eine Hyperazidität des Magens scheint von untergeordneter Bedeutung zu sein, da bei zahlreichen kritisch Kranken eher eine reduzierte Säuresekretion zu finden ist (289). Eine kausale Bedeutung von H. pylori gilt derzeit als nicht erwiesen und eine prophylaktische Eradikation daher als nicht gerechtfertigt (115, 272).

Klinik

Innerhalb der ersten 24 h nach einem Stressereignis finden sich im gesamten GI-Trakt Stressläsionen mit einem Locus maximus im proximalen Magen, weniger in den sonst ulkustypischen Anteilen Antrum und Duodenum. Sie imponieren endoskopisch als multiple subepitheliale Petechien bis zu hin zu oberflächlichen Läsionen, selten auch als diskrete Läsionen. Typische histomorphologische Merkmale sind der Verlust des Oberflächenepithels und Koagulationsnekrosen der Mukosa (289). Okkulte Blutungen entwickeln sich typischerweise am 2.–4. Tag, schwere Blutungen meist ab dem 4. Tag (212).

Diagnose und Differenzialdiagnose

Akute obere gastrointestinale Blutungen sind heute nur noch zu einem kleinen Teil auf alleinige Stressläsionen zurückzuführen. In weit mehr als der Hälfte derartiger Ereignisse liegt eine Exazerbation einer bereits präexistenden Blutung bzw. Erkrankung, wie z. B. Blutungen aus malignen Prozessen, Ulzera, Varizen, vor.

Prophylaxe und Therapie

⇢ **Prophylaxe.** Aufgrund der in den letzten Jahren deutlich rückläufigen Prävalenz von Stressläsionen bei kritisch kranken Patienten und einer auch deutlich geringeren Rate von klinisch bedeutsamen Blutungen ist eine generelle medikamentöse Stressulkusprophylaxe nicht zu befürworten.

Neben der Minimierung von Risikofaktoren und hier insbesondere eine Optimierung von Analgosedierung (Sedationstiefe) und maschineller Beatmung (PEEP, Tidalvolumina) gilt eine frühzeitig einsetzende enterale Ernährung (= Verbesserung der Mukosadurchblutung über Freisetzung von Ghrelin!) als wirksame prophylaktische Maßnahme (65, 199).

Eine Indikation zur Stressulkusprophylaxe ist nach dem gegenwärtigen Stand der Literatur (51, 55, 65, 289) bei Patienten mit den Risikofaktoren Beatmung (> 2 Tage), Schädel-Hirn-Traumata, großflächigen Verbrennungen, hypotonen Kreislaufssituationen (z. B. im Rahmen einer Sepsis) und Koagulopathien in jedem Fall gegeben (Abb. 5.**41**). Sie sollte dann mit H_2-Blockern (Ranitidin, Famotidin) oder Sulcrafat durchgeführt werden, deren Wirksamkeit in zahlreichen prospektiv randomisierten Studien und Metaanalysen belegt ist (Tab. 5.**29**) (47, 289).

- *Sucralfat:* Als Vorteil von Sulcralfat gilt seine bakteriostatische Wirkung, was die in mehreren Studien nachgewiesene im Vergleich zu H_2-Blockern niedrigere Pneumonierate erklärt (Übersicht bei 226, 65).

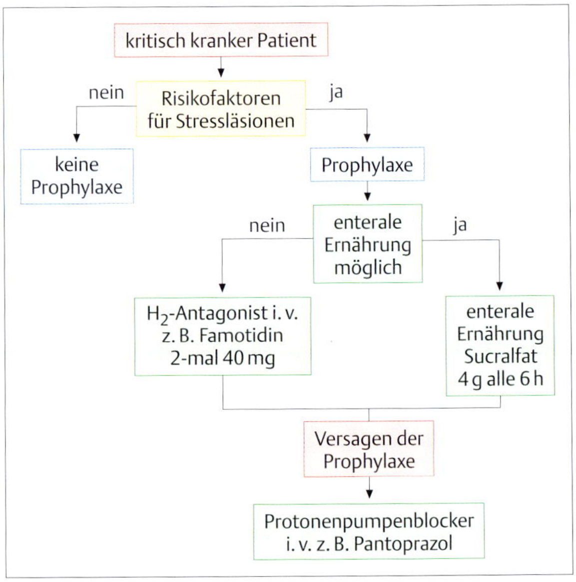

⊠ **Abb. 5.41** Algorithmus zur Prävention bzw. medikamentösen Therapie des Stressulkus beim kritisch Kranken.

Tabelle 5.29 Empfehlungen zur Stressulkusprophylaxe beim kritisch Kranken (s. auch Abb. 5.**41**)

Minimierung bzw. Ausschalten von Risikokatoren (s. Tab. 5.28)	**Indikationen zur medikamentösen Stressulkusprophylaxe**
• Optimierung der Beatmungsparameter → Minimierung von PEEP und Tidalvolumina → ausreichende Oxygenierung • Optimale „Abschirmung" des Patienten → optimale Analgosedierung • Korrektur des Säure-Basen-Haushaltes • frühzeitige enterale Ernährung	• Beatmung < 2 Tage • Koagulopathie (Thrombozyten < 50.000, PTT > 1,5 der Norm) • Schädel-Hirn-Traumata • Großflächige Verbrennungen • Hypotone Kreislaufsituation • Ranitidin: 50 mg i. v. Bolus, anschließend 0,125 mg pro kg KG/h • Sulcrafat: 6-mal 1 g/Tag

- *H_2-Blocker:* Steht die Hyperazidität im Vordergrund, wie z. B. bei Schädel-Hirn-Traumata und Sepsis, sollte H_2-Blockern der Vorzug gegeben werden. Aufgrund einer besseren Wirksamkeit bei geringerer Nebenwirkungsrate (negative chrono- und inotrope kardiale Wirkungen) sollte eine kontinuierliche Infusion von H_2-Blockern einer mehrmals täglichen Bolusapplikation der vorgezogen werden (65).
- *Prostaglandinderivate:* Unter pathophysiologischem Gesichtspunkt erschiene die Gabe von Prostaglandinen (z. B. Misoprostol) am zweckmäßigsten (65): In der bisher einzigen prospektiven Studie erwies sich Misoprostol 200 µg alle 4 h) der Antazidagruppe zumindest ebenbürtig (340). Hohe Kosten und eine bei 25 % der Patienten aufgetretene Diarrhö erübrigen einen weiteren Einsatz.
- *Antazida:* Ebenso obsolet erscheint heute die sehr arbeitsintensive Gabe von Antazida (1- bis 2-stündige Einnahme von 30 – 60 ml). Neben einer nicht zu akzeptierenden Belastung des Organismus mit 20 – 80 g/Tag Aluminium bzw. Magnesium und der Volumenbelastung des Magens (erhöhtes Reflux- und Pneumonierisiko) erwiesen sich Interaktionen mit einer Vielzahl von Medikamenten als problematisch (65, 289).
- *Pirenzepin:* Ebenso wurde die Wirksamkeit des M_1-Blockers Pirenzepin (3-mal 10 mg i. v.) in der Stressulkusprophylaxe in mehren Studien nachgewiesen. Bei Patienten mit Schädel-Hirn-Traumata und neurochirurgischen Erkrankungen erwies sich die Substanz den H_2-Blockern sogar überlegen. Zugrunde liegt eine Steigerung der Mukosadurchblutung (weniger die pH-Anhebung über 3,5) sowie Zunahme der Mukus- und Bicarbonatproduktion, die auf eine vermehrte Prostaglandinsynthese zurückzuführen ist. Problematisch erweisen sich allerdings die oftmals nicht unerheblichen Herzrhythmusstörungen (297, 310).
- *PPI:* Der Stellenwert von Protonenpumpenblockern ist nach der derzeitigen Studienlage offen, wird aber wegen potenzieller Komplikationen (Pneumonierate, bakterielle Fahlbesiedlung des Dünndarms, Clostridium-difficile-assoziierte Diarrhö) eher kritisch gesehen (65, 289).

→ **Therapie.** Die Therapie der stressbedingten Blutung unterscheidet sich nicht von der der oberen gastrointestinalen Blutung außerhalb der Intensivstation. Neben der endoskopischen Intervention ist der Stellenwert von Protonenpumpenblockern (2-mal 40 mg i. v.) unbestritten. Somatostatin scheint insbesondere bei Patienten mit portaler Hypertension von Vorteil.

Prognose

Patienten mit Stressulkusblutungen haben mit einer Letalität von 35 – 77 % eine schlechte Prognose. Die Letalität von Stressläsionen ohne manifeste Blutung liegt dagegen nur bei 9 % (47, 65, 214). Während in den 70er Jahren noch 28 % der Stressläsionen letal verliefen, sank die Zahl nach 1985 auf unter 5 % (144). Neben der Verbesserung endoskopischer Verfahren ist dies auf eine Verbesserung allgemein-intensivmedizinischer Maßnahmen wie der Analgosedierung und auf eine frühzeitige enterale Ernährung zurückzuführen.

FAZIT FÜR DIE PRAXIS

- Die Inzidenz sowohl der HP-Infektion als auch der peptischen Ulkuskrankheit sinkt. HP-negative Ulzera nehmen wahrscheinlich auf Grund der vermehrten Einnahme von NSAR relativ zu.
- Die Eradikationstherapie stößt durch die Antibiotikaresistenzen auf zunehmende Probleme. Bei HP-positiven, nicht NSAR-assoziierten Ulzera stellt die Eradikationstherapie eine definitive Maßnahme dar. Bei NSAR-assoziierten Ulzera muss eine differenzierte Bewertung der Maßnahmen zur Sekundärprophylaxe erfolgen. Die Datenlage hierzu ist noch nicht vollständig. Eine gute Motivation des Patienten ist in jedem Fall essenziell für die erfolgreiche Therapie der peptischen Ulkuskrankheit.
- Magenulzera sollten zum Ausschluss eines Karzinoms weiterhin bis zur vollständigen Abheilung endoskopisch kontrolliert werden.
- Es gibt keine nebenwirkungsfreien NSAR und alle bisher verfügbaren Präparate gehen ausnahmslos bei bis zu der Hälfte der Patienten mit gastrointestinalen Läsionen einher.

- NSAR-Konsumenten haben ein 5- bis 6fach höheres Ulkusrisiko. Bei Patienten mit Ulkuskomplikationen lässt sich in mehr als 60% der Fälle eine NSAR-Einnahme eruieren. Relevante gastrointestinale Probleme unter NSAR-Einnahme treten etwa bei jedem 60.–600. Patienten pro Jahr auf.
- Die Überlegenheit der Protenpumpenblocker (z.B. 20–40 mg Omeprazol) in der Akut- und Sekundärtherapie NSAR-assoziierter gastroduodenaler Ulzera gilt heute als unbestritten. Bei „Risikopatienten" (Komorbidität, Alter > 65 Jahre, frühere gastrointestinale Komplikationen, Komedikation von ASS, Corticosteroiden oder Antikoagulanzien) sollte prophylaktisch ein PPI in der Standarddosierung gegeben werden.
- Bei Hochrisikopatienten (anamnestisch Ulkuskomplikationen) sollte auf NSAR gänzlich verzichtet werden. Ist dies nicht möglich, wäre nach entsprechender Aufklärung der Einsatz eines „sicheren" Coxibes (Celecoxib, Lumiracoxib, Valdecoxib) gerechtfertigt.
- Bei NSAR-Einnahme und H.-pylori-Infektion sind Notwendigkeit und Wirksamkeit der Eradikationsbehandlung zur Ulkusprimärprophylaxe derzeit umstritten. Die H.-pylori-Eradikation sollte aber Bestandteil jeder Ulkussekundärprophylaxe sein. Bei Patienten ohne spezielles Risiko (s.o.) ist eine Primärprophylaxe verzichtbar und die H.-pylori-Eradikation zur Sekundärprophylaxe ausreichend.

5.7 Magentumoren

W. Fischbach, K. Wirths, R. Engemann, H. Neuhaus

EDITORIAL **Obwohl die Inzidenz des Magenkarzinoms rückläufig ist, stellt es noch immer eine der häufigsten Krebstodesursachen dar. Die Genese ist multifaktoriell, von besonderer Bedeutung sind die Helicobacter-pylori-Infektion und eine genetische Komponente. In der Therapie der malignen Magentumoren haben sich in den letzten Jahren einige Veränderungen ergeben.**

Die Therapie des Magenkarzinoms basiert auf dem präoperativen Staging und prognostischen Faktoren. Wichtigste, die Prognose bestimmende Maßnahme ist das Erreichen einer R0-Resektion. Ist eine R0-Resektion nicht möglich oder unwahrscheinlich, bietet die neoadjuvante Chemotherapie die Chance auf eine Tumorverkleinerung und eine mögliche sekundäre R0-Resektion. Die adjuvante Chemotherapie hat zu keinen überzeugenden Ergebnissen geführt und wird nicht allgemein empfohlen. Auch die adjuvante Radiochemotherapie bleibt derzeit Einzelfällen vorbehalten. Das Magenkarzinom ist ein chemosensibler Tumor. Eine palliative Chemotherapie ist daher angezeigt. Die Endoskopie bietet in Form der endoskopischen Mukosaresektion (EMR) unter bestimmten Voraussetzungen ein potenziell kuratives Verfahren beim Magenfrühkarzinom an. Beim fortgeschrittenen Karzinom eröffnet sie palliative Optionen wie die Bougierung von Tumorstenosen, die Stenteinlage, die Tumorablation oder die Anlage von enteralen Ernährungssonden.

Die Prognose der Magenlymphome ist heute insgesamt sehr gut. Die pathogenetische Bedeutung des Helicobacter pylori für die Entstehung und Progression eines MALT-Lymphoms ist fest etabliert. Im Stadium I bietet die alleinige Eradikationsbehandlung sehr gute Erfolgsaussichten. Helicobacter-pylori-negative MALT-Lymphome und solche im Stadium II werden vorzugsweise mittels Strahlentherapie behandelt. Großzellige B-Zell-Lymphome werden in kurativer Intension chemotherapiert.

Unter den mesenchymalen Magentumoren stellen die gastrointestinalen Stromatumoren (GIST) die größte Gruppe dar. Sie werden chirurgisch reseziert und im Falle einer Metastasierung mit dem selektiven Tyrosinkinase-Inhibitor Imatinib behandelt.

Gutartige Tumoren/Polypen

Definition, Klassifikation, Epidemiologie und Pathologie

Polypen des Magens fallen meist als Zufallsbefund bei einer Endoskopie auf (20). Ihre Inzidenz bei Routinegastroskopien beträgt ca. 2%. Nach der WHO-Klassifikation von 2000 werden benigne Polypen des Magens in tumorähnliche und neoplastische Läsionen unterteilt (s. Kapitel 5.3 „Pathologische Anatomie und Histologie"). Maligne Entartungen primär benigner polypöser Magenschleimhautveränderungen sind selten. Eine Ausnahme bilden die Adenome, für die die Adenom-Karzinom-Sequenz gilt. Die Schwierigkeit liegt in der sicheren Erkennung von benignen und potenziell malignen polypoiden Läsionen, die letztlich nur über die Histologie gelingt.

Tumorähnliche Magenpolypen

Foveoläre Hyperplasie

Der foveolären Hyperplasie können ätiologisch 3 Krankheitsformen zu Grunde liegen:

- der sehr seltene Morbus Ménétrier,
- die lymphozytäre Gastritis,
- die Helicobacter-pylori-assoziierte Gastritis mit foveolärer Hyperplasie.

Von den 3 Krankheitsformen der foveolären Hyperplasie ist allein der Morbus Ménétrier mit einem erhöhten Karzinomrisiko assoziiert.

Sporadische Drüsenkörperzysten (DKZ)

Drüsenkörperzysten sind die häufigsten tumorähnlichen Magenpolypen (26). Sie sind im Fundus und Korpus lokalisiert und treten nahezu immer multipel auf. Sie sind meist nicht größer als 1 cm, sessil und gut von der umgebenden Mukosa abzugrenzen. DKZ entstehen in einer normalen (meist nicht von H. pylori besiedelten) Magenschleimhaut und sind generell harmlos, so dass keine Indikation zur endoskopischen Resektion besteht. Eine Sicherung der Diagnose mittels Biopsie ist ausreichend, da eine Adenomentwicklung bei sporadischen DKZ eine Rarität ist.

Einige unkontrollierte Untersuchungen weisen daraufhin, dass bei Patienten mit DKZ des Magens eine erhöhte Koinzidenz mit kolorektalen Adenomen und Karzinomen besteht (13). Die bisherigen Daten sind jedoch nicht ausreichend, um Koloskopien zu empfehlen, die über Empfehlungen zur Vorsorge des kolorektalen Karzinoms hinausgehen.

DKZ bei Polyposis-Syndromen

DKZ bei Polyposis-Syndromen, bei denen Magenkorpus und -fundus oft mit Polypen übersät sind (Abb. 5.**42**), kommt eine Indikatorfunktion zu. Bei der FAP beträgt ihre Prävalenz ca. 50 % (2). In seltenen Fällen entstehen auf der Kuppe dieser DKZ Mikroadenome (27, 29), die endoskopisch reseziert werden.

Hyperplastische (hyperplasiogene) Polypen

Hyperplasiogene Polypen sind meist solitär und sessil (Abb. 5.**43**) (22). Sie können eine zentrale Erosion aufweisen, die sie endoskopisch schwer von solitären erhabenen Erosionen unterscheiden lässt.

Fokale neoplastische Veränderungen. In seltenen Fällen können sie ein Karzinom beherbergen. Histologische Aufarbeitungen endoskopisch resezierter hyperplasiogener Polypen haben in 1,5 – 3,1 % fokale Karzinome nachgewiesen (3, 9, 19).

Die Wahrscheinlichkeit einer malignen Läsion steigt mit zunehmender Größe (9, 11, 22). Daher sollten hyperplastische Polypen ≥ 1 cm komplett endoskopisch entfernt werden. Polypen < 5 mm können zangenbioptisch abgetragen werden (6).

In jedem Fall sollten sie komplett entfernt werden, um nicht kleine fokale neoplastische Veränderungen zu übersehen (19). Hyperplasiogene Polypen mit Nachweis einer Dysplasie sollten unabhängig von der Größe entfernt werden. Die wichtigste Differenzialdiagnose der hyperplasiogenen Polypen ist die Unterscheidung zu adenomatösen Läsionen, die histologisch gestellt wird.

Helicobacter pylori. Es gibt Hinweise auf einen Zusammenhang zwischen hyperplasiogenen Polypen und einer

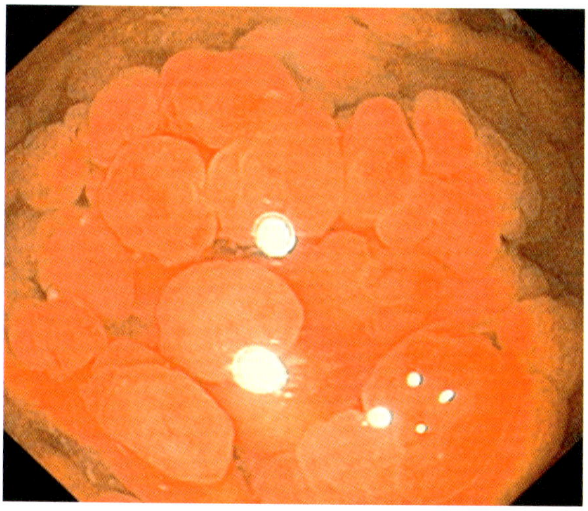

Abb. 5.42 Multiple Drüsenkörperzysten des Magens bei FAP.

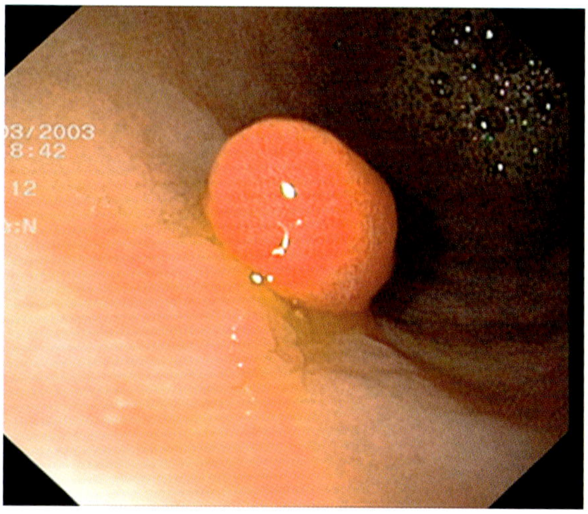

Abb. 5.43 Hyperplasiogener Magenpolyp.

Helicobacter-pylori-Gastritis. Eine erfolgreiche Eradikation führte in einer randomisierten kontrollierten Studie aus Japan zu einer Rückbildung der Polypen in 80% (21).

Neoplastische Magenpolypen

Adenome

Adenome gelten als Präkanzerosen und folgen der Adenom-Karzinom-Sequenz. Sie sollten daher komplett entfernt werden.

Adenome entstehen meist vor dem Hintergrund einer H.-pylori-assoziierten Gastritis und sind häufig im Magenantrum lokalisiert (17). Zunehmende Tumorgröße und Nachweis einer hochgradigen Dysplasie sind Risikofaktoren für eine maligne Entartung.

Neuroendokrine Tumoren (NET) des Magens

Typ-1-, Typ-2- und Typ-3-Karzinoide. Die häufigsten neuroendokrinen Tumoren des Magens sind die Typ-1-Karzinoide, die vor dem Hintergrund einer chronisch atrophischen Typ-A-Gastritis auftreten (24, 28). Üblicherweise fallen im Magenkorpus und -fundus mehrere zumeist kleine, rundliche, breitbasig auf der Magenschleimhaut aufsitzende Polypen auf. Sie sind funktionell inaktiv und machen etwa 70–80% der NET des Magens aus (4, 16). Die Diagnose wird einerseits durch die Biopsie der Polypen, andererseits durch Biopsien der Magenschleimhaut aus Antrum, Korpus und Fundus mit Nachweis der Autoimmungastritis gestellt. Typ-2-Karzinoide sind mit einer MEN-1-Erkrankung und einem Zollinger-Ellison-Syndrom assoziiert. Ursache beider Karzinoidtypen ist eine Hypergastrinämie, die zur Hyperplasie der ECL-Zellen („enterochromaffin-like") führt.

Differenzialdiagnose und Malignität. Die Differenzialdiagnose dieser beiden NET erfolgt über die Magenschleimhautdiagnostik: Liegt eine Typ-A-Gastritis vor, handelt es sich um Typ-1-NET. Endosonographisch bieten Karzinoide ein uneinheitliches Bild, da sie sowohl in der Mukosa als auch in der Submukosa liegen können (15). Das maligne Potenzial gastraler NET ist abhängig von der Pathogenese, der Tumorgröße und der Histologie. Typ-1- und Typ-2-Tumoren kleiner 1 cm sind selten maligne und werden jährlich verlaufsbeobachtet (23). Typ-3-Karzinoide kommen sporadisch vor, sind meist solitär und vielfach bereits bei Diagnosestellung metastasiert (7, 24).

Duodenale Polypen

Duodenale Polypen sind selten. In einer prospektiven Studie von Jepsen at al (12) traten sie mit einer Prävalenz von 4,6% auf. Die häufigsten gutartigen, nicht neoplastischen polypoiden Veränderungen finden sich im proximalen Anteil des Duodenums, insbesondere im Bulbus duodeni. Zu den typischen benignen polypoiden Läsionen zählen die Brunnerome, der hyperplastische Polyp und die ektope Magenschleimhaut. Die Prävalenz echter neoplastischer Veränderungen im Bulbus ist gering. Die Biopsie erfolgt vor allem zum Ausschluss adenomatöser Veränderungen. Adenome finden sich meist im Duodenum descendens, sind häufig flach und breitbasig. Der Nachweis von mehreren Adenomen spricht für ein Polyposis-Syndrom. Bei Nachweis einer FAP erfolgt eine Risikostratefizierung der duodenalen Adenome durch makroskopische und histologische Parameter (25).

Prädilektionsstelle der Adenome bei der FAP ist die periampulläre Region, die daher gesondert, ggf. auch mit einem Seitblickgerät inspiziert werden sollte (2).

Klinik, Diagnostik und Therapie

Magenpolypen bedingen nur ausnahmsweise Beschwerden. Sie werden nahezu immer zufällig im Rahmen einer Endoskopie entdeckt. Die große Mehrheit der Magenpolypen ist nicht neoplastischer Natur. Deshalb werden sie üblicher Weise zunächst nur biopsiert. Das histologische Ergebnis bestimmt das weitere Vorgehen.

Hyperplasiogene Polypen

Sie können gelegentlich auf Grund ihrer Größe, Lokalisation (z.B. im Pylorus) und Blutungsneigung eine Entfernung erfordern. Die Resektion kann mit einer Schlinge mit oder ohne Unterspritzung erfolgen. Die Blutungsrate nach Schlingenresektion liegt bei etwa 7%, die der schweren Komplikationen bei 1,4% (19). Eine weitere therapeutische Option ist die simple Ligatur der Polypen, die zu einer Nekrose mit nachfolgender Ulkusbildung führt. Im Gegensatz zu den resezierenden Verfahren traten dabei keinerlei Komplikationen wie Perforation oder Blutung auf (18). Der Nachteil besteht in der fehlenden Histologie und damit dem möglichen Übersehen karzinomatöser Anteile.

Adenome

Adenome müssen auf Grund ihres Entartungsrisikos immer mittels Polypektomie oder endoskopischer Mukosaresektion abgetragen, in Ausnahmefällen auch laparoskopisch oder offen chirurgisch durch Vollwandexzision reseziert werden.

Follow-up-Endoskopien sind erforderlich, um residuale oder metachrone Läsionen zu entdecken und ggf. erneut einer lokalen endoskopischen Behandlung zuzuführen. Die Datenlage zur endoskopischen Resektion sporadischer duodenaler Adenome ist spärlich. Lokalrezidive nach endoskopischer Therapie treten bei etwa einem Viertel der Patienten im Verlauf auf, die bei konsequenter Überwachung erneut endoskopisch reseziert werden können (1, 5). Bei kleinen Residuen können ergänzende ablative Verfahren, wie die Argon-Plasma-Koagulation ausreichend sein.

Neuroendokrine Tumoren

Tumoren vom Typ 1 und Typ 2 mit einer Größe über 1 cm sollten entfernt werden. Eine endoskopische Resektion kann erfolgen, wenn die Tiefenausdehnung nicht über die Submukosa hinausgeht. Daher sollte vor der Abtragung eine Endosonographie erfolgen.

Aufgrund der Seltenheit der Tumoren gibt es keine Berichte mit größeren Fallzahlen. Ichikawa (10) erreichte in 4 von 5 Fällen eine histologisch vollständige endoskopische Resektion mittels endoskopischer Mukosaresektion. Das rezidivfreie Follow-up betrug im Mittel 33 Monate. Zeigen sich histologisch keine Malignitätszeichen (fehlende Angioinvasion, Beschränkung des Tumorwachstums auf Mukosa und Submukosa), kann auf eine weitere Diagnostik beim Typ-1-NET verzichtet werden. Jährliche endoskopische Verlaufskontrollen werden empfohlen (23). Die sporadisch auftretenden Typ-3-Karzinoide werden in Abhängigkeit von der Größe operativ mit Lymphknotendissektion saniert.

Magenkarzinom

Definition und Klassifikation

Das Karzinom ist der häufigste maligne epitheliale Tumor des Magens. Die heute gebräuchlichen Klassifikationen zur Einteilung der Magenkarzinome sind die WHO-Klassifikation und die Klassifikation nach Lauren.

WHO-Klassifikation. Sie umfasst folgende histologische Typen:

- Adenokarzinom (95%): papillär, tubulär, muzinös, Siegelringzellkarzinom,
- adenosquamöses Karzinom (4%),
- andere (selten): Plattenepithel, kleinzellig, undifferenziert.

Dem histologischen Typ des Karzinoms wird sein Differenzierungsgrad zur Seite gestellt, dem prognostische Bedeutung zukommt: gut differenziert (G1), mäßig differenziert (G2), schlecht differenziert (G3) und undifferenziert (G4).

Klassifikation nach Lauren. Hier werden ein intestinaler und ein diffuser Typ des Magenkarzinoms unterschieden, die sich durch Besonderheiten in Ätiologie, Lokalisation und Wachstumsmuster sowie Prognose auszeichnen. Ein Sondertyp ist das szirrhöse Magenkarzinom, das eine ausgeprägte desmoplastische Reaktion aufweist.

Die spezifischen histologischen, immunhistochemischen und molekulerbiologischen Charakteristika und die diagnostischen Kriterien des Magenkarzinoms sind in Kapitel 5.3 „Pathologische Anatomie und Histologie" beschrieben und werden daher hier nicht detailliert aufgeführt.

Epidemiologie und Wertung

Inzidenz. Die Inzidenz des Magenkarzinoms geht seit Jahrzehnten zurück. So haben sich in Japan, Deutschland und den USA bei unterschiedlichen Absolutzahlen die altersstandardisierten Mortalitätsraten in der zweiten Hälfte des 20. Jahrhunderts bei Männern und Frauen in etwa halbiert. Dennoch stellt das Magenkarzinom weltweit immer noch das vierthäufigste Karzinom und die zweithäufigste krebsbedingte Todesursache dar. In Europa wurden im Jahr 2000 130.810 neu erkrankte Magenkarzinomfälle diagnostiziert. Dies entspricht einem Anteil von 22,6% unter allen gastrointestinalen Karzinomen (89). Die Inzidenz des Magenkarzinoms liegt derzeit bei etwa 25 : 100.000 für Männer und bei 9 : 100 000 bei Frauen.

Magenfrühkarzinom. Eine besondere Bedeutung kommt den Magenfrühkarzinomen zu. Sie sind in Westeuropa selten (148). Zum einen ist die Inzidenz niedriger als in asiatischen Ländern, zum anderen werden Magenkarzinome hierzulande meist erst in einem fortgeschrittenen Stadium diagnostiziert. In Japan werden aufgrund der höheren Inzidenz und von Screeningprogrammen Magenkarzinome wesentlich früher entdeckt und behandelt (146).

Ätiologie. Die großen regionalen Unterschiede in der Häufigkeit des Magenkarzinoms (höchste Inzidenz in Japan mit > 100 neuen Fällen pro Jahr im Vergleich zu < 10 in den USA; Nord-Süd-Gefälle in den USA und in Europa) weisen auf den Einfluss der Ernährung oder generell von exogenen Faktoren in seiner Entstehung hin. Hierfür sprechen auch die Ergebnisse von Migrantenstudien. Im Vergleich zu den Ernährungs- und Umwelteinflüssen kommt ethnischen und genetischen Faktoren eine geringere Bedeutung zu. Das Magenkarzinom ist eine Erkrankung des höheren Alters. Nach den Daten des nationalen Krebsregisters der USA lag der Anteil von Patienten über 65 Jahre bei 68,5% aller Magenkarzinome (201). Männer sind etwa doppelt so häufig betroffen wie Frauen.

Während früher das distale Magenkarzinom zahlenmäßig klar dominierte, beobachten wir in den letzten Dekaden eine Umverteilung zu Gunsten des proximalen Karzinoms.

Proximales Magenkarzinom. Nach Empfehlung der WHO sollte der frühere Begriff des „Kardiakarzinoms" nicht mehr verwendet werden, da eine Kardiazone nur schwer exakt zu definieren ist. Man spricht heute vom Karzinom des gastroösophagealen Übergangs oder aber vom proximalen Magenkarzinom. Vor dem Hintergrund unterschiedlicher operativer Strategien differenziert Siewert basierend auf der Lokalisation des Tumors 3 Typen:

- Adenokarzinom des distalen Ösophagus (Barrett-Karzinom; adenocarcinoma of the esophago-gastric junction AEG Typ I,

- das Kardiakarzinom im engeren Sinn (AEG Typ II),
- die Tumoren des proximalen Magendrittels (AEG Typ III) (170).

Risikofaktoren und Pathologie

Das Magenkarzinom hat zweifelsohne eine multifaktorielle Genese. Tab. 5.**30** fasst die Schutz- und Risikofaktoren des Magenkarzinoms entsprechend der gegenwärtigen Sicht zusammen.

Protektive Faktoren. Die abnehmende Inzidenz des Magenkarzinoms in den letzten 5–6 Dekaden geht sicherlich zu einem gewissen Teil auf die veränderten Konservierungsmöglichkeiten der Nahrungsmittel zurück. An die Stelle des Pökelns und Räucherns sind Kühlketten und die Aufbewahrung der Lebensmittel in Kühl- und Gefrierschränken getreten. Im gleichen Zeitraum standen immer mehr frisches Obst und Gemüse zur Verfügung, deren protektive Wirkung in Fall-Kontroll-Studien nachgewiesen werden konnte (160). Sie basiert wohl auf dem antioxidativen Potenzial, das besonders hoch in Knoblauch, Kohl, Spinat und Orangen ist.

Helicobacter-pylori-Infektion

Eine besondere Bedeutung für die Entstehung des Magenkarzinoms kommt zweifelsohne der Helicobacter-pylori-Infektion zu.

Dieses 1983 von Warren und Marshall wiederentdeckte Bakterium wurde bereits 1994 von der WHO als ein Gruppe-I-Karzinogen eingestuft (67). Diese Einschätzung erfolgte zu einem Zeitpunkt, als die pathogenetische Bedeutung des Helicobacter pylori für das Magenkarzinom noch auf vergleichsweise wenigen Daten beruhte. Heute sprechen verschiedenste Erkenntnisse für sein karzinomatöses Potenzial:

Tabelle 5.30 Schutz- und Risikofaktoren des Magenkarzinoms

Schutzfaktoren	Risikofaktoren
Frisches Obst Frisches Gemüse β-Caroten Ascorbinsäure Helicobacter-pylori-Eradikation ASS/NSAR	Hoher Salzkonsum Pökeln, Räuchern Hoher Nitratgehalt des Trinkwassers Rauchen Helicobacter pylori Niedriger sozioökonomischer Status Blutgruppe A Typ-A-Gastritis/Perniziosa Morbus Ménétrier Magenstumpfkarzinom Familiäre Belastung

- epidemiologische Daten,
- die Induktion einer chronischen Gastritis mit der konsekutiven Entwicklungsmöglichkeit einer atrophischen Gastritis und intestinalen Metaplasie,
- die Senkung der gastralen Ascorbinsäurekonzentration,
- die Induktion einer Hyperproliferation,
- die Ausbildung einer Hypochlorhydrie und Hypergastrinämie,
- tierexperimentelle Daten,
- prospektive Beobachtungsstudien,
- Interventionsstudie.

Epidemiologische Daten. Das epidemiologische Bild des Magenkarzinoms und der Helicobacter-pylori-Infektion weist bemerkenswerte Parallelen auf. In Regionen mit hoher Magenkarzinominzidenz ist auch die Prävalenz des Helicobacter pylori hoch und umgekehrt. In Risikopopulationen wird die Infektion frühzeitig, meist schon in der Kindheit, erworben, so dass ein für eine karzinomatöse Wirkung des Helicobacter pylori zu fordernder Zeitfaktor wirksam werden kann. Sozioökonomische Verhältnisse korrelieren in gleicher Weise mit Helicobacter pylori und dem Magenkarzinom. Schließlich haben mehrere prospektive Fall-Kontroll-Studien übereinstimmend eine Assoziation des Helicobacter pylori mit dem Magenkarzinom aufgezeigt. Nach den vorliegenden Metaanalysen bedingt eine Helicobacter-pylori-Infektion eine etwa zweifache Risikoerhöhung für die Gesamtheit aller Magenkarzinome, für die Nichtkardiakarzinome resultiert eine dreifache Risikoerhöhung (60, 65). Diese Assoziation wird sogar eher noch unterschätzt, bedenkt man eine mögliche spontane Keimelimination und die begrenzte Sensitivität und Spezifität serologischer Nachweisverfahren. In einer Reanalyse einer Fall-Kontroll-Studie aus Deutschland auf der Basis strengerer Ausschlusskriterien für falsch negative Testergebnisse errechnete sich ein relatives Risiko für das Nichtkardiakarzinom von 18 für eine Helicobacter-pylori-Infektion und von 28,4 für CagA-positive Infektionen (15).

Rolle der Eradikationstherapie. Die überzeugenden epidemiologischen Daten und die anderen o.g. theoretischen Aspekte, die in ihrer Zusammenschau zweifelsfrei eine kausale Bedeutung des Helicobacter pylori für die Entstehung des Magenkarzinoms belegen, lassen die Frage unbeantwortet, ob eine erfolgreiche Eradikationstherapie die Chance auf eine Prävention eröffnet. Eine prospektive, randomisierte, plazebokontrollierte Interventionsstudie an 1630 Infizierten aus einer Provinz Chinas mit hohem Magenkarzinomrisiko hat keine Evidenz für eine Senkung der Karzinominzidenz innerhalb einer 7,5-jährigen Beobachtungszeit erbracht. Bei genauer Betrachtung hat sich indessen gezeigt, dass Patienten ohne präkanzeröse Veränderungen – keine Atrophie, intestinale Metaplasie oder Dysplasie – sehr wohl von einer Eradikationsbehandlung im Sinne der Karzinomprävention profitieren (195).

Man kann also vermuten, dass eine Keimeradikation umso eher präventiv wirksam ist, je früher sie erfolgt. Ist bereits ein irreversibler Prozess der Karzinomentwicklung ausgelöst, bleibt sie ineffektiv.

Allerdings gibt es durchaus auch Hinweise, dass sich eine multifokale Atrophie und intestinale Metaplasie nach einer Helicobacter-pylori-Eradikation signifikant zurück bilden können (24).

Genetische Faktoren

Familiäre Häufung. Eine Magenkarzinomerkrankung bei Verwandten ersten Grades gilt als Risikofaktor für die anderen Familienmitglieder. Es hat sich gezeigt, dass die familiäre Häufung von Magenkarzinomen zumindest teilweise auf einer Konzentration der Helicobacter-pylori-Infektion zurückzuführen ist. Andererseits erwiesen sich familiäre Magenkarzinomanamnese und Helicobacter-pylori-Infektion als unabhängige Risikofaktoren (16, 17). Man diskutiert, dass eine genetische Disposition bei einer bestehenden Helicobacter-pylori-Infektion Lokalisation und Ausprägung der Gastritis im Sinne einer Risikokonstellation determiniert. Eine Risikogastritis (Grad und Aktivität der Gastritis und intestinale Metaplasie im Korpus stärker ausgeprägt als im Antrum) ist für Verwandte von Magenkarzinompatienten beschrieben worden (129). Neben dem Helicobacter pylori und seinen Virulenzfaktoren ist offensichtlich das genetische Profil des Wirts ein wesentlicher prädisponierender Faktor für die Karzinomentstehung (120). Ein proinflammatorischer Wirtsgenotyp, determiniert durch Polymorphismen des TNFα, IL-10 und weiterer Zytokine, begünstigt die Entwicklung einer Hypochlorhydrie und Atrophie bei Helicobacter-pylori-Infektion des Magens und ist damit Wegbereiter eines gastralen Adenokarzinoms (36).

Hereditäres Magenkarzinom. Eine eigenständige Entität stellt das 1998 erstmals beschriebene hereditäre Magenkarzinom durch Keimbahnmutationen im CDH-1/E-Cadherin-Gen dar.

Andere Risikofaktoren

Autoimmungastritis (Typ-A-Gastritis). Sie bedingt entgegen früheren Sektionsstatistiken nur ein gering erhöhtes Karzinomrisiko. Eine große Studie aus Schweden ergab für Patienten mit Perniziosa ein relatives Risiko von 2,4 für ein Nichtkardiakarzinom (202). Es erscheint fraglich, ob eine endoskopische Überwachung überhaupt gerechtfertigt ist. Für sie spricht indirekt die Tatsache, dass bei Perniziosa auch vermehrt Karzinoide beobachtet werden (104, 202).

Immer sollte bei atrophischer Gastritis und gleichzeitig bestehender Helicobacter-pylori-Infektion eine Eradikation durchgeführt werden, da im Individualfall durchaus eine Reversibilität vor allem in frühen Stadien möglich ist.

Magenstumpfkarzinom. Eine wegen einer nichtmalignen Erkrankung vorausgegangene Magenoperation erhöht nach einer Latenzzeit von 15–20 Jahren das Risiko eines Magenstumpfkarzinoms um den Faktor 1,5–3 (54). Ein endoskopisches Screening ist, wenn überhaupt, erst nach 20 Jahren und in größeren Intervallen diskutabel.

Klinik und Diagnostik

Symptome

Ein großer Teil der Patienten mit einem Magenkarzinom beklagt zum Zeitpunkt der Diagnosestellung unspezifische Symptome. Gerade Patienten mit Frühkarzinomen haben häufig keine Beschwerden oder aber ulkusähnliche Symptome (37). Abdominelle Schmerzen, Appetitlosigkeit, Gewichtsverlust und Leistungsminderung sind Zeichen eines fortgeschrittenen Tumorleidens (186). Dysphagie, Übelkeit oder rezidivierendes Erbrechen können auf ein stenosierendes Tumorleiden hinweisen und sollten Anlass zu einer weiteren Diagnostik sein. Bei fortgeschrittenen Tumoren können Tumorblutungen auftreten, die sich durch Meläna oder Hämatemesis bemerkbar machen.

Körperliche Untersuchung

Magenkarzinome verursachen meist keine spezifischen Befunde bei der körperlichen Untersuchung. Es kann ein Druckschmerz im rechten oder mittleren Oberbauch vorliegen, wobei auch diese Zeichen unspezifisch sind. Bei fortgeschrittenen Magenkarzinomen können Metastasierungszeichen wie Aszitesbildung oder Leberraumforderungen sichtbar bzw. tastbar sein.

Laborbefunde

Bei fortgeschrittenen Magenkarzinomen ist die Anämie ein häufiges laborchemisches Zeichen. Eine Leberwerterhöhung kann Ausdruck eines metastasierten Magenkarzinoms sein.

Einen spezifischen laborchemischen Marker für die Diagnose eines Magenkarzinoms gibt es nicht. Serologische Marker wie CEA, CA 72–4, CA 19–9 können erhöht sein, haben aber keinen Stellenwert in der Initialdiagnostik eines Magenkarzinoms.

Screeningaspekte. In den westlichen Ländern haben Screeninguntersuchungen der Allgemeinbevölkerung wegen der niedrigen Inzidenz und der geringen Kosteffektivität keinen Stellenwert (109).

Ösophagogastroduodenoskopie (ÖGD)

Der endoskopischen Diagnostik kommt ein besonderer differenzialdiagnostischer Stellenwert zu (179). Die ÖGD wird am nüchternen Patienten nach lokaler Rachenanästhesie und/oder in leichter Sedierung durchgeführt. Der Vorteil der ÖGD gegenüber Röntgen-Doppelkontrast-Untersuchung und CT liegt neben der makroskopischen Oberflächenbetrachtung in der Möglichkeit der direkten Probeentnahme. Die Röntgen-Doppelkontrast-Untersuchung hat keinen Stellenwert in der Erstdiagnostik mehr. Die CT ergänzt das Tumorstaging vor allem im Hinblick auf Fernmetastasen.

Endoskopischer Befund. Der endoskopische Aspekt von Magenkarzinomen ist nicht einheitlich. Maligne Tumoren im Magen können durch ein polypöses, exophytisches, ulzerierendes oder auch vorwiegend submuköses Wachstumsmuster auffallen. Es können Zeichen spontaner Tumorblutungen vorliegen. Größere Tumoren können durch stenosierendes Wachstum die Passage behindern.

Die endoskopische Deskription der Magenkarzinome umfasst die Tumorgröße und -ausdehnung, die Lage, den topographischen Bezug zu anderen Organstrukturen sowie die Klassifikation (s. u.).

Eine standardisierte Erhebung dieser Daten ist insbesondere im Hinblick auf geplante Resektionsverfahren wichtig. Die Bilddokumentation ist obligater Bestandteil der Diagnostik (114: Leitlinie der DGVS: online version unter http://www.dgvs.de/download/OGD.pdf). Wird der Verdacht auf einen malignen Prozess gestellt, so muss eine bioptische Sicherung erfolgen.

Einteilung fortgeschrittener Tumoren. Die endoskopisch-makroskopische Beschreibung der fortgeschrittenen Magenkarzinome folgt der Einteilung nach Borrmann. Dies ist eine relative grobe Klassifikation, die sich ausschließlich nach dem makroskopischen Erscheinungsbild richtet. Die Entwicklung der hochauflösenden Videoendoskope inklusive der Möglichkeit der Strukturverstärkung sowie der Chromoendoskopie hat in den letzten Jahren wesentlich zu einer verbesserten Detailerkennung der Schleimhaut geführt und so die Detektion von kleinen Läsionen ermöglicht. Mit diesen Techniken lassen sich regionale Strukturunregelmäßigkeiten wie flache Erhabenheiten oder kleine Einsenkungen sowie unterschiedlich gerötete Schleimhautareale erkennen, die auf Frühkarzinome hindeuten können.

Einteilung von Frühkarzinomen. Die Frühkarzinome werden analog der japanischen Klassifikation der Magenfrühkarzinome eingeteilt (die japanische Klassifikation des Magenkarzinoms kann in der englischen Version unter: http://www.jgca.jp/PDFfiles/JCGC-2E.PDF eingesehen werden). Eine aktuelle Klassifikation, die sog. Paris-Klassifikation (Ergebnis einer Konsensus-Tagung 2003), implementiert oberflächliche Läsionen in die gängige Klassifikation von Borrmann (Paris Endoscopic Classification, Gastrointest Endosc 2003). Nach dem makroskopischen Erscheinungsbild werden 6 Typen unterschieden, wobei der Typ 0 für oberflächliche Läsionen verwendet wird und in weitere Subtypen aufgegliedert wird (Abb. 5.**44**). Wichtig ist die Unterscheidung der Typen 0-Is und 0-IIa, die über das Verhältnis der Tumorhöhe zur Höhe einer tangential zum Tumor platzierten geschlossenen Biopsiezange (Durchmesser etwa 2,5 mm) (Abb. 5.**45**) angegeben wird. Der morphologische Typ ist prädiktiv für eine Submukosainfiltration. So haben Läsionen des Typ 0-I und 0-IIc häufiger eine Submukosainfiltration als die anderen oberflächlichen makroskopischen Typen.

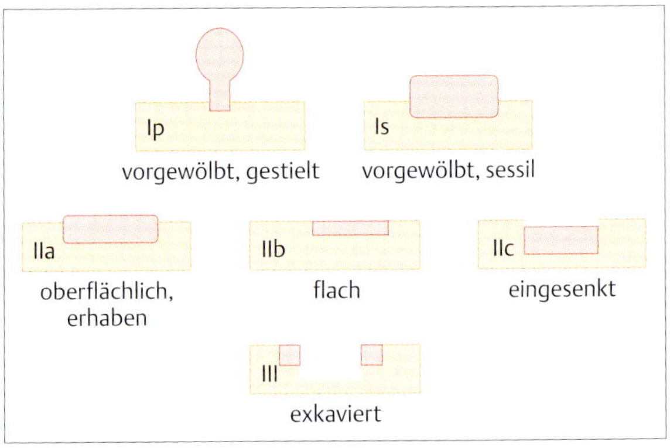

Abb. 5.44 Paris-Klassifikation der oberflächlichen neoplastischen Läsionen im Gastrointestinaltrakt. Typ 0-I bis 0-III.

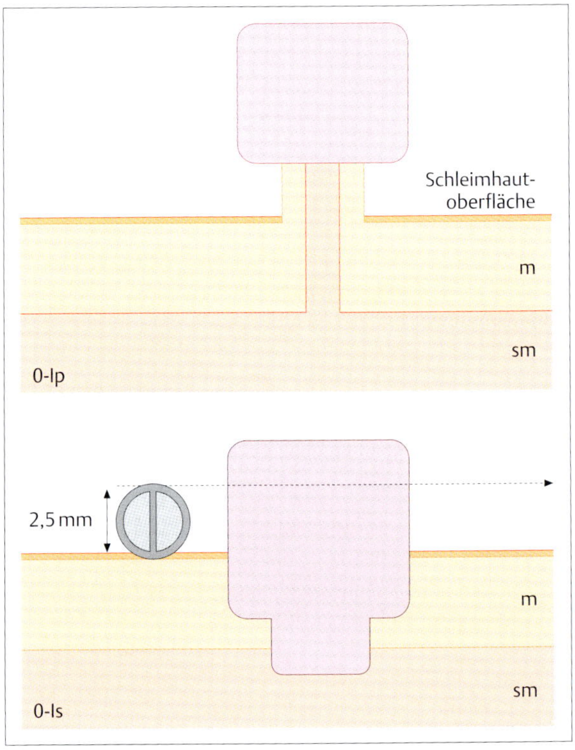

Abb. 5.45 Paris-Klassifikation. Die Unterscheidung der makroskopischen Typen 0-I und 0-II erfolgt über den Vergleich mit der Höhe einer geschlossenen Biopsiezange.

Spezielle endoskopische Verfahren. Die Technik der Endoskopie hat sich in den letzten Jahren rasant weiterentwickelt. Chromoendoskopie, Magnifikations- oder Zoomendoskopie und Narrow Band Imaging (NBI) sind Verfahren, die gerade auch beim Magenkarzinom zunehmend Verwendung finden. Noch experimentellen Charakter hat die konfokale Laserendoskopie. Diese Methoden sind im Kapitel 3.4 (Endoskopie) ausführlich beschrieben.

Endosonographie. Die Endosonographie leistet keinen Beitrag zur Differenzialdiagnose zwischen Neoplasie und nichtneoplastischen Läsionen. So kann auch ein peptisches Ulkus alle Kriterien eines Karzinoms im Stadium T3 erfüllen. Der Endosonographie kommt dagegen eine wichtige Bedeutung im Staging von gesicherten Malignomen zu.

Histologiegewinnung

Biopsie

Zur Bestätigung der Malignität sollte jede verdächtige Läsion biopsiert werden. Eine größere Zahl an Biopsien steigert die Sensitivität der Diagnostik (52). Bei ulzerösen Läsionen sollten Proben nicht nur aus dem Tumor, sondern auch aus dem Rand genommen werden.

Im Zentrum ist ein ulzerierter Tumor häufig nekrotisch und der Pathologe kann kein vitales Tumorgewebe mehr erkennen. Zusätzlich sollten Proben aus Antrum und Korpus zur H.-pylori-Bestimmung erfolgen. Schwierigkeiten sowohl in der endoskopischen Detektion als auch in der bioptischen Sicherung können vorwiegend submukös wachsende Karzinome machen. Sie fallen eher durch eine Wandstarre und fehlende Ausdehnung trotz maximaler Luftinsufflation auf als durch Ulzeration. Biopsien können besonders in diesen Fällen falsch negativ sein.

Feinnadelpunktion (FNP)

Bei vorwiegend submukösen oder szirrhös wachsenden Tumoren kann neben der endosonographischen Diagnostik die zytologische bzw. histologische Sicherung über eine endosonographisch gesteuerte Punktion erfolgen. Alternativ kann auch eine Knopflochbiopsie oder eine rein diagnostische Mukosaresektion die Verdachtsdiagnose histologisch bestätigen.

Staginguntersuchungen

Zu den Staginguntersuchungen beim Magenkarzinom zählen neben der ÖGD die abdominelle Sonographie, die Endosonographie, die Computertomographie der Oberbauchorgane sowie die Röntgenaufnahme des Thorax. Die Klassifikation der anatomischen Ausbreitung erfolgt anhand des TNM-Systems (194).

Lokales Staging mittel EUS

Bezüglich des lokalen Stagings (T-Stadium) ist die Endosonographie weiterhin das genaueste Verfahren. Sie ermöglicht eine Darstellung des Tumors in Bezug zu den einzelnen Magenwandschichten analog der TNM-Klassifikation (90, 154, 205) und dient damit der Erstellung eines Behandlungskonzeptes.

T-Stadium. Das Tumorstaging gelingt für das T-Stadium mit einer Genauigkeit zwischen 61 und 90% (4, 91, 164, 193) in Abhängigkeit von Faktoren wie der Arbeitsfrequenz, des Schallkopfes (longitudinal bzw. radial) und lokalen Faktoren wie Tumorgröße und -lokalisation. Ungenau ist die EUS bei der akkuraten Diagnostik des T2-Stadiums. Sie weist hier in Subgruppenanalysen z.T. nur eine Sensitivität zwischen 31% und 63% auf (164, 193). Der Grund ist ein Overstaging der T2-Tumoren, da endosonographisch Tumoren, die die Muscularis propria überschreiten, als T3 klassifiziert werden. Histopathologisch liegt ein T3-Stadium aber erst bei Nachweis der Penetration der Serosa vor.

Lymphknotenstaging. Das N-Stadium konnte bislang mit einer Treffsicherheit zwischen 66 und 90% und mit einer Sensitivität von 88–100% vorhergesagt werden (4, 90, 193). Nach der neuen TNM-Klassifikation (194) ist die endosonographische Bestimmung des Lymphknotenstatus erschwert, da sich das N-Stadium nicht mehr nach der Lokalisation der Lymphome, sondern nach der Anzahl der befallenen regionären Lymphknoten richtet. Grundsätzlich kann die EUS nicht zwischen einem malignen und benignen Lymphknoten unterscheiden. Vier endosonographische Kriterien deuten auf eine maligne Genese hin:

- Größe ≥ 10 mm,
- echoarmes Binnenreflexmuster,
- gute Abgrenzbarkeit und
- runde Form (19).

Die Wahrscheinlichkeit eines malignen Lymphknotens steigt mit der Anzahl der vorhandenen Kriterien. Trotzdem ist die diagnostische FNP immer noch sensitiver als alle 4 Kriterien zusammen (20), wobei die Mehrfachpunktion die diagnostische Ausbeute erhöht (110).

Stenosierende Tumoren. Im Falle von stenosierend wachsenden Tumoren kann eine vorherige Dilatation z.B. mit Savary-Miller-Bougies erforderlich sein. Andernfalls kann nur das Tumorwachstum oberhalb der Stenose angegeben werden. Bei subtotal stenosierenden Tumoren kann die Infiltrationstiefe mit einer Minisonde beurteilt werden, die über den Arbeitskanal eines therapeutischen Gerätes vorgebracht wird. Limitationen sind allerdings in Abhängigkeit von der Arbeitsfrequenz die geringe Eindringtiefe.

Komplikationen. Die Komplikationen der rein diagnostischen EUS liegen unter 1% (141). Sie erhöhen sich, wenn feinnadelpunktiert wird auf etwa 1%. In einer prospektiven Multizenterstudie lag die Rate schwerer Komplikationen bei der Punktion solider Raumforderungen bei 0,5% (191).

Aszites. Die Detektion von Aszites ist ein kritischer Parameter im Staging des Magenkarzinoms. Größere Mengen werden von den üblichen bildgebenden Verfahren zuverlässig detektiert.

In der Diagnostik geringer Mengen Aszites ist die EUS der CT überlegen. Trotzdem bleibt die Laparaskopie der Goldstandard, da eine Peritonealkarzinose auch ohne Aszites auftreten kann und dann der endosonographischen Diagnostik entgeht (21).

Magenfrühkarzinome. Die Erfassung der Tiefenausdehnung bei den Magenfrühkarzinomen hat einen prädiktiven Wert für die potenziell kurative Abtragbarkeit. Die Hochfrequenz-Ultraschall-Minisonden arbeiten mit höheren Frequenzen, die eine verbesserte Ortsauflösung auf Kosten einer geringeren Eindringtiefe ermöglichen. Statt der 5 Schichten lassen sich hier korrespondierend zum histologischen Schichtaufbau 9 Schichten erkennen (4, 200). Die Genauigkeit des T-Stagings bei der Minisonden-EUS nimmt mit zunehmender Eindringtiefe ab, deshalb macht ein Einsatz von endoskopischen Ultraschallgeräten nur bei frühen Tumoren Sinn. Konventionelle EUS und Minisonden-EUS sind Verfahren, die sich ergänzen.

Staging mittels CT

Fernmetastasen. Die CT weist eine geringe Genauigkeit in der Evaluation des T-Stadiums und des regionalen Lymphknotenstagings auf (13, 56). Sie komplettiert das Staging beim Magenkarzinom aber im Hinblick auf die Fernmetastasierung. Dabei gelingt zum Beispiel die Detektion von Lebermetastasen mit einer Sensitivität von ca. 72%, wie eine Metaanalyse 2002 zeigen konnte (96). Weiter entwickelte Geräte mit Multidetektorscannern und hoher Ortsauflösung werden bezüglich der Detektionsrate auch im Hinblick kleinerer Tumoren besser (27), weisen aber vor allem im Staging der Frühkarzinome eine geringe Sensitivität auf.

PET-CT. Hier kann vielleicht in Zukunft das PET in Fusion mit dem CT als sog. PET-CT eine diffizilere Diagnostik bieten. Metastatisch befallene Lymphknoten reichern unabhängig von der Größe an und können in einem zweiten Schritt mittels CT lokalisiert werden. Dieses Verfahren ist allerdings aufgrund des Aufwandes und der Kostenfrage weit davon entfernt, ein diagnostisches Verfahren für die Routine zu sein.

Verlauf und Prognose

Die Tatsache, dass die Todesrate nur etwa 20% unter der Inzidenz des Magenkarzinoms liegt, spiegelt die unverändert schlechte Prognose der Erkrankung wider. Die 5-Jahres-Überlebensraten in Europa schwanken zwischen 11% und 28%, in Deutschland betragen sie 27% (89). Unbehandelt führt zumindest das fortgeschrittene Magenkarzinom in der Regel rasch zu einer tumorbedingten Kachexie, an deren Folgen die Patienten versterben.

Prognostisch relevante Faktoren sind sowohl für den betroffenen Patienten und seinen persönlichen Entscheidungsspielraum wie auch für die zu wählende therapeutische Strategie von Bedeutung. Insbesondere der Einsatz adjuvanter und neoadjuvanter Therapiestrategien wird wesentlich von individuellen Prognosefaktoren bestimmt. Es können tumor-, patienten- und therapiebezogene Prognosefaktoren unterschieden werden (Tab. 5.**31**).

Tumorstadium und R0-Resektion. Unbestritten determiniert das Tumorstadium entsprechend der TNM-Klassifikation wesentlich die Überlebenschancen (132). Während sie für das Magenfrühkarzinom mit 5-Jahres-Überlebensraten von über 90% exzellent sind, sinken sie mit zunehmendem Tumorstadium drastisch (136). Dies liegt vor allem daran, dass parallel hierzu die Rate der R0-Resektionen deutlich abnimmt.

Tabelle 5.31 Prognosefaktoren beim Magenkarzinom und ihre klinische Relevanz

Tumorbezogene Prognosefaktoren	
• Tumorstadium (UICC I–IV)	+++
• Lymphknoten-Ratio	++
• Lymphknotenmikrometastasen	?
• Tumorlokalisation (proximal versus distal)	+
• Tumorzellen in der Peritoneallavage	+
• Zytokeratin-positive Zellen im Knochenmark	?
• tumorbiologische Faktoren	+
• serologische Tumormarker (CEA, CA 72–4)	(+)
Patientenbezogene Prognosefaktoren	
• Alter	+
• Allgemeinzustand	++
• Begleiterkrankungen	++
Therapiebezogene Prognosefaktoren	
• R0-Resektion	+++
• Lymphknotendissektion	(+)
• Ansprechen auf neoadjuvante Chemotherapie	+
• Bluttransfusionen	?
• Perioperative Ernährungstherapie	+
• High Volume Center	++
• Operateur	+++

+++ von entscheidender klinischer Relevanz
++ von klinischer Relevanz
+ wahrscheinlich von klinischer Relevanz
(+) unter bestimmten Umständen von klinischer Relevanz
? von fraglicher klinischer Relevanz

Die R0-Resektion stellt indessen nach den Daten der Deutschen Magenkarzinomstudie einen entscheidenden unabhängigen Prognosefaktor dar (167). So lag die 10-Jahres-Überlebensrate im Gesamtkollektiv der Studie bei 26%, bei den R0-resezierten Patienten hingegen bei 36%.

Lymphknotenstatus. Eine eigenständige prognostische Bedeutung kommt beim resezierten Karzinom auch der Lymphknoten-Ratio, d. h. dem Verhältnis zwischen vom Tumor befallenen Lymphknoten zur Zahl der entfernten Lymphknoten, zu. In der Subgruppe der Patienten mit R0-Resektion erwiesen sich in einer multivariaten Analyse der Lymphknotenstatus (pN0 versus pN1 und pN2), die T-Kategorie (pT1 versus pT2–4), das Auftreten postoperativer Komplikationen, das Vorhandensein von Fernmetastasen und der Tumordurchmesser als unabhängige prognostische Faktoren. Patienten mit einem Karzinom im Stadium II profitierten in dieser Studie auch von einer D2-Lymphadenektomie. Dagegen konnte in 4 prospektiv randomisierten Studien, die D1- und D2-Dissektion direkt miteinander verglichen, kein Überlebensvorteil für die eine oder andere Strategie verifiziert werden (11, 26, 33, 80). Das Ausmaß der Lymphknotendissektion bleibt weiterhin umstritten.

Immunhistologische und -chemische Befunde. Kontrovers wird derzeit noch die prognostische Bedeutung von immunhistochemisch detektierten Lymphknotenmikrometastasen diskutiert (48, 111). Man versteht darunter nach konventionellen Kriterien (HE-Färbung) negative Lymphknoten, in denen jedoch durch Antikörper gegen Zytokeratin Tumorzellen oder Cluster von Tumorzellen mit Stromareaktion nachgewiesen werden können. In ähnlicher Weise ist der prognostische Stellenwert von zytokeratinpositiven Zellen im Knochenmark noch nicht endgültig zu beurteilen. In einer Metaanalyse konnten sie nicht als unabhängiger Prognosefaktor identifiziert werden (49). Auch der zytologische Nachweis von Tumorzellen in der Abdominallavage bedarf noch einer definitiven prognostischen Einschätzung. Gegenwärtig stellen immunhistologisch identifizierte Tumorzellen in Lymphknoten (pN0(i+)) oder Knochenmark (M0(i+)) und zytologisch verifizierte Tumorzellen in Peritonealspülungen (M1(cy+)) keine Indikation für eine adjuvante Chemotherapie außerhalb von Studien dar.

Tumorbiologische Faktoren. Den klinischen Stellenwert von tumorbiologischen Faktoren gilt es zukünftig noch zu definieren. Hierzu zählen u. a. Mutationen des Tumorsuppressorgens p53, membrangebundene Oligosaccharide, Adhesine wie das E-Cadherin, Matrix-Metalloproteinasen (MMP), Wachstumsfaktoren und deren Rezeptoren, das c-erb-B-2-Protein und die Mikrosatelliteninstabilität. Serologische Tumormarker wie das CEA, CA 19–9 und das CA 72–4 sind im Einzelfall hilfreiche Verlaufsparameter der Therapie und weniger Prognosefaktoren im engeren Sinn.

Patienten- und therapiebezogene Faktoren. Alter, Allgemeinzustand und vorhandene Komorbiditäten sind in die individuelle Therapieentscheidung einzubinden, als unabhängige Prognosefaktoren sind sie weniger bedeutsam. Unter den therapiebezogenen Prognosefaktoren ist das Ansprechen auf eine neoadjuvante Chemotherapie als prognostisch günstig, die Notwendigkeit von allogenen Bluttransfusionen als eher ungünstig zu werten. Neuere Daten weisen auf einen positiven Effekt einer perioperativen Ernährung mit enteraler Supplementernährung hin (50). Die oben geschilderte herausragende prognostische Bedeutung der R0-Resektion induzierte wesentlich eine aktuelle Diskussion, die durch Begriffe wie „center of excellence", „high volume center " oder ähnliche geprägt ist. Sie bringt zum Ausdruck, dass Institutionen, die in großer Zahl Patienten mit Magenkarzinomen behandeln und aus dem ganzen Potenzial eines interdisziplinären Therapieansatzes schöpfen können, die Prognose des Betroffenen verbessern. Wichtigster Prognosefaktor bleibt aber letztlich der Operateur.

Definition des Therapieansatzes

Die Therapie des Magenkarzinoms ist in den letzten Jahren immer differenzierter geworden. Der Grund hierfür waren die unbefriedigenden Therapieergebnisse und die Erkenntnis, dass eine alleinige operative Therapie bzw. eine Therapie, die prognostische Faktoren nicht berücksichtigt, wenig Erfolg versprechend ist.

Beim Festlegen des individuellen therapeutischen Konzeptes gilt es zunächst den Therapieansatz auf der Basis der Diagnostik und der Prognosefaktoren zu definieren:
- kurativ intendierte Therapie,
- potenziell kurativ intendierte Therapie,
- palliative Therapie.

Danach richtet sich die Entscheidung für eine endoskopische oder chirurgische Therapie des Magenkarzinoms, eine systemische Chemotherapie oder eine kombinierte Therapie. Aus persönlicher Erfahrung halten wir es für sehr empfehlenswert, den individuellen Therapieplan gemeinsam in einer interdisziplinären Tumorkonferenz festzulegen.

Endoskopische Therapie des Magenfrühkarzinoms

Die Standardtherapie des Magenfrühkarzinoms war bislang die operative Sanierung. Aufgrund vieler chirurgischer und histologischer Daten ist belegt, dass gut differenzierte Frühkarzinome, die auf die Mukosa beschränkt sind, selten Lymphknotenmetastasen aufweisen. Mit dieser Kenntnis und im Bestreben, die Risiken und Folgen einer Gastrektomie zu vermeiden, sind lokal resezierende Verfahren in kurativer Intention mit Erfolg durchgeführt worden. Die Langzeitdaten nach Mukosaresektion zeigen dabei ähnliche

Überlebensdaten wie nach operativer Therapie (103, 173, 175, 176).

Indikationen

Standardkriterien. In Japan gelten die folgenden Kriterien als gesicherte Indikationen zur endoskopischen Resektion von Magenfrühkarzinomen (51, 62, 176, 178):

- gut differenzierte mukosale Karzinome,
- flach erhabene Tumoren (Typ 2a) ≤ 2 cm ohne Ulzeration,
- flache sowie flach eingesunkene Tumoren (Typ 2b und 2c) ≤ 1 cm ohne Ulzeration,
- keine Infiltration von lymphatischen oder venösen Gefäßen.

Magenfrühkarzinome, die diese Kriterien aufweisen, gehen so gut wie nie mit Lymphknotenmetastasen einher (91, 199).

Die EMR gilt bei Vorliegen der Standardkriterien als kuratives Verfahren unter der Voraussetzung einer histologisch gesicherten vollständigen Resektion im Gesunden (62, 103).

Erweiterte Indikationen. Mehrere retrospektive Studien der letzten Jahre haben belegt, dass das Risiko der Lymphknotenmetastasierung nicht nur von der Tumorgröße bzw. -fläche, sondern auch von der Infiltrationstiefe und histologischen Parametern (Differenzierungsgrad, Tumortyp) abhängt. Bei einem reinen Mukosakarzinom liegt das Risiko von Lymphknotenmetastasen zwischen 0 und 3,4% und steigt bei einem Befall der Submukosa auf bis zu 20% an (51, 103, 178). In einer retrospektiven Studie aus dem National Cancer Institut in Tokio wurden Resektate von 5265 gastrektomierten Patienten im Hinblick auf die Inzidenz von Lymphknotenmetastasen in Abhängigkeit von Tumorsubgruppen untersucht. Für die in Tab. 5.**32** genannten Subgruppen betrug die Inzidenz von Lymphknotenmetastasen 0%. Aufgrund dieser Daten und in Anbetracht der Risiken und Lebensqualitätseinschränkungen nach Gastrektomie haben mehrere Autoren dafür plädiert, die Indikation zur EMR beim mukosalen Frühkarzinom um die in Tab. 5.**32** genannten Kriterien zu erweitern (5, 51, 199). Leider bestehen keine vergleichbaren Daten für westliche Länder, und es bleibt offen, ob die japanischen Studienresultate übertragbar sind.

Tabelle 5.32 Vorschlag zur Erweiterung der Indikation zur endoskopischen Resektion von Magenfrühkarzinomen (nach 51)

- pT1a, differenziert, keine lymphatische oder venöse Gefäßinfiltration,
Tumor < 3 cm mit oder ohne Ulzerationen
- pT1a, differenziert, keine lymphatische oder venöse Gefäßinfiltration,
ohne Ulkus unabhängig von der Größe
- pT1a, undifferenziert, keine lymphatische oder venöse Gefäßinfiltration,
Tumor < 3 cm ohne Ulzerationen
- pT1b(sm1), differenziert, keine lymphatische oder venöse Gefäßinfiltration,
Tumor < 3 cm

Patientenauswahl/Indikationsstellung. Vor einer geplanten Resektion sollte – wie bei anderen Tumoren im GI Trakt auch – ein Staging erfolgen. Das lokale Staging umfasst neben der endosonographischen Bestimmung der Tiefenausdehnung und der Beurteilung der Lymphknoten auch die genaue Inspektion des restlichen Magens (s. Abschnitt „Klinik und Diagnostik"). Frühkarzinome können in bis zu 14% multizentrisch auftreten. Koexistente Adenome finden sich in bis zu 7% (175).

Das endosonographische Staging, insbesondere im Hinblick auf die kritische Unterscheidung m-Typ versus sm-Typ, gelingt bei Einsatz der Minisonde mit einer Genauigkeit zwischen 73 und 80% (4, 200), so dass eine Restunsicherheit verbleibt. Der Patient sollte daher über alternative Therapieverfahren aufgeklärt werden und Kenntnis über eventuelle Konsequenzen des histologischen Ergebnisses nach der EMR haben.

Ausschlusskriterien. Ausschlusskriterien zur endoskopischen Therapie sind nicht korrigierte Blutgerinnungsstörungen. Bezüglich blutgerinnungshemmender Medikamente erscheint das Risiko einer interventionellen endoskopischen Therapie nicht durch die Einnahme von Aspirin oder nichtsteroidalen Antiphlogistika erhöht zu werden. Aufgrund unzureichender Daten sollten jedoch Clopidogrel oder Ticlopidin zumindest 7 Tage vor einem Eingriff abgesetzt werden.

Methoden

Das Prinzip der endoskopischen Resektion beruht auf einer endoluminalen Entfernung der meist flachen, flach erhabenen oder leicht eingesenkten Läsionen durch eine Trennung der Läsion von der Submukosa bzw. Muscularis propria.

Konventionelle Techniken der endoskopischen Resektion von Magenfrühkarzinomen: endoskopische Mukosaresektion (EMR)

Tada entwickelte 1984 in Japan die so genannte „strip-biopsy" zur endoskopischen Resektion von Frühkarzinomen. Dabei wird die Läsion mit einer Zange angehoben und dann mit einer Schlinge, die üblicherweise über den zweiten Kanal eines Doppelkanalendoskops vorgeführt wird, abgetragen (173). Bei der von Inoue entwickelten Kappentechnik wird der Endoskopspitze eine transparente Kappe aufgesetzt, die eine innere Rinne zum Einlassen einer geöffneten Schlinge enthält. Die Resektion erfolgt nach Einsaugen der

Läsion in die Kappe, indem die Schlinge um die Läsion geschlossen und mit Diathermie abgetragen wird (72). Eine Vielzahl weiterer Techniken sind mittlerweile entwickelt worden und stammen überwiegend aus Japan (Abb. 3.**108**, Kapitel 3.4 „Endoskopie") (Übersicht bei 73). Bei den meisten dieser Verfahren wird die Läsion zunächst unterspritzt. So entsteht ein artifizieller Polyp mit einem submukösen Flüssigkeitskissen, das als Perforationsschutz dient. Hebt sich der Tumor während der Unterspritzung gut ab, ist dies ein Zeichen einer fehlenden tiefer gehenden Infiltration (sog. positives „lifting-sign").

Ergebnisse. Mit diesen Techniken gelingt die komplette Resektion von Tumoren, die die Standardkriterien erfüllen, in zwischen 72% und 93% (69, 172, 177). Auch wenn die Resektion nicht „en-bloc" gelingt, bestätigen die Verlaufsdaten hohe lokale Kurationsraten zwischen 84% und 99% (69, 173, 175).

„Piecemeal"-Technik. Der Nachteil dieser konventionellen Verfahren ist die Resektatgröße, die durch die Schlingen bzw. Kappengröße determiniert ist. Läsionen größer 20 mm können üblicherweise nicht in einem Stück entfernt werden und müssen stückweise in der „Piecemeal"-Technik abgetragen werden. Die „Piecemeal"-Resektion geht mit erhöhter Rate von inkompletten Resektionen und Rezidiven einher (133, 177). Deshalb wurden weitergehende Techniken entwickelt, um „En-bloc"-Resektionen auch bei ausgedehnteren Frühkarzinomen zu ermöglichen (s. ESD).

Neuere Techniken der endoskopischen Resektion von Magenfrühkarzinomen: endoskopische Submukosadissektion (ESD)

Das Grundprinzip der ESD besteht wie bei der EMR in einer Unterspritzung der Läsion (Abb. 5.**46**), die dann außerhalb eines endoskopisch markierten Sicherheitsabstandes zirkumferenziell umschnitten wird (Inzision) (Abb. 5.**47**). Anschließend wird der Tumor mit einem endoskopischen Messer sukzessive von der Submukosa abpräpariert (Dissektion). Das Verfahren kann sowohl mit einem Standardendoskop als auch mit einem Doppelkanalendoskop durchgeführt werden. Die ESD mit einem Doppelkanalendoskop hat den theoretischen Vorteil, dass die Läsion simultan mit einer Zange angehoben und mit einem über den zweiten Arbeitskanal vorgebrachten Messer abgetragen werden kann. Ziel der ESD ist die Tumorresektion in einem Stück („en-bloc") (Abb. 5.**48**). Sie ist wegen der niedrigeren Rate an Rezidiven und residualen Tumorinseln erstrebenswert, jedoch nicht immer realisierbar.

Ergebnisse. In den bislang veröffentlichten Studien werden R0-Resektionsraten zwischen 41 und 95% angegeben (133, 134, 197, 198). Die Rezidivraten liegen bei 1,5–4,1% für die En-bloc-Resektion und steigen auf bis zu 17% bei Piecemeal-Resektionen (133, 177). Alle diese Verfahren sind zeitaufwändig und haben eine lange Lernkurve. Aufgrund der längeren Dauer und der Aspirationsgefahr werden die Eingriffe zum Teil in Vollnarkose durchgeführt.

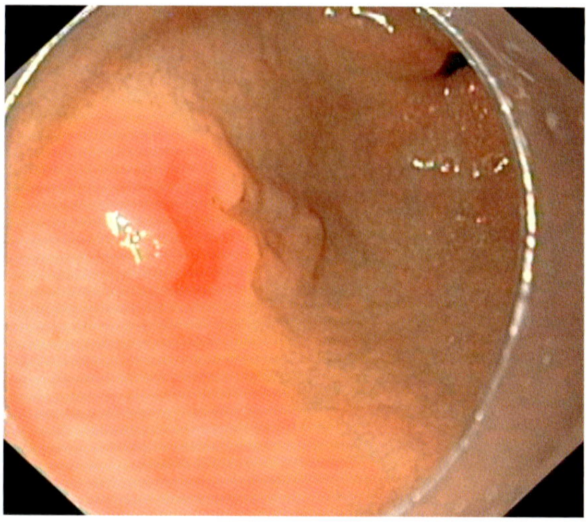

Abb. 5.46 Ca. 30 mm große, flach-erhabene und zentral eingesenkte Läsion, Läsion vom Typ 2a+2c im Antrum, großkurvaturseitig (Biopsie: Adenom).

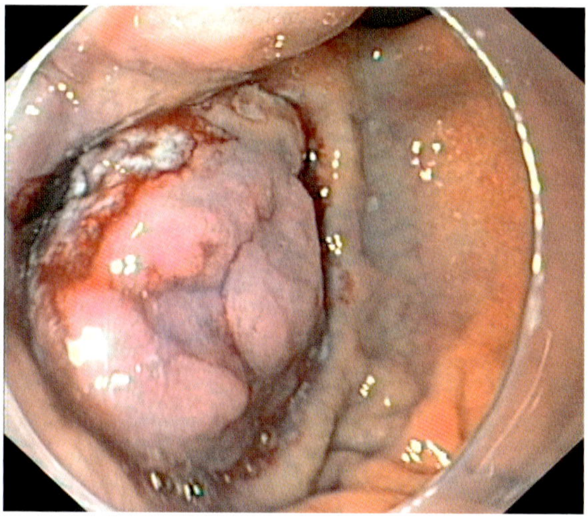

Abb. 5.47 Vollständige zirkuläre Umschneidung der unterspritzten Läsion.

Es ist zu betonen, dass sich diese Methoden noch in der klinischen Evaluation befinden. Unabhängig davon, welche Technik benutzt wird, müssen alle Patienten engmaschig überwacht werden, um Rezidive oder metachrone Läsionen in einem Stadium zu erkennen, in dem sie einer erneuten Therapie zugänglich gemacht werden können.

Komplikationen

Blutungen. Die häufigste Komplikation im Rahmen der endoskopischen Tumorentfernung ist die Blutung, deren Ausmaß in vielen Studien nicht klar definiert wird. Interventionelle oder postinterventionelle Blutungen nach EMR treten mit einer Häufigkeit von 1,7–12,2% auf (69, 176, 177), nach ESD in bis zu 22% (144). Die Blutstillung erfolgt mit den üblichen endoskopischen Hämostasetechniken, wie Clip-Applikation, Unterspritzung oder Koagulation mit speziellen Diathermiezangen. Dabei hat die Koagulation den Vorteil, dass die Resektion ungehindert von Fremdmaterial wie Clips fortgesetzt werden kann.

Perforationen. Perforationen sind mit 0,8 – 5% im Rahmen der ESD-Techniken (133, 146) etwas häufiger als mit den konventionellen EMR-Techniken, insgesamt aber bei ausreichender Erfahrung mit der Methode selten. Sie lassen sich zumindest nach den Erfahrungen aus japanischen Zentren nahezu immer durch endoskopische Platzierung von Clips verschließen. Solange keine Zeichen einer Peritonitis auftreten, kann dann ein konservativer Therapieversuch mit Nahrungskarenz und Antibiotikagabe unternommen werden (83). Dieser kann auch erfolgen bei endoskopisch nicht identifizierbaren „Mikroperforationen“, die bei Nachweis von freier intraabdominaler Luft angenommen werden müssen. Dabei können die Luftmengen, auch bei kleinsten Leckagen, erheblich sein infolge des Ventileffekts einer endoskopischen transgastralen Insufflation bei den z.T. langwierigen Eingriffen. In symptomatischen Fällen muss die Luft mit einer durch die Bauchdecke eingeführten Kanüle abpunktiert werden. Eine operative Sanierung einer Perforation wird bei größeren, endoskopisch nicht verschließbaren Defekten sowie in allen Fällen bei Zeichen einer auftretenden Peritonitis erforderlich. Im Einzelfall sollte das Vorgehen rechtzeitig interdisziplinär festgelegt werden.

Nachbehandlung und Überwachung

Durch die Resektion entsteht ein artifizielles Ulkus, das mit Protonenpumpenblockern (PPI) in Standarddosis behandelt wird. Auch großflächige Ulzerationen heilen hierunter innerhalb von 8 Wochen ab (86). Die sich anschließenden endoskopischen Kontrollen werden in engem Zeitabstand, z.B. alle 3 Monate im ersten Jahr und dann halbjährlich, durchgeführt. So können residuale oder metachrone Tumoren frühzeitig erkannt und erneut endoskopisch therapiert werden (174). Immerhin treten beim Magenkarzinom in bis zu 14% metachrone Tumoren auf (139). Diese Rate wird durch die Eradikation bei positivem H.-pylori-Status gesenkt, wie eine nicht randomisierte Studie zeigen konnte (183).

Präparatebeurteilung/Konsequenzen aus der histologischen Diagnose

Das gewonnene Präparat wird auf Kork aufgespannt (Abb. 5.**48**) und in Formalin fixiert. Der Pathologe beurteilt das Resektat im Hinblick auf die folgenden Kriterien:

- histologischer Typ inklusive der Beschreibung eines Venen- oder Lymphgefäßeinbruchs,
- Differenzierungsgrad und
- maximale Infiltrationstiefe des Tumors.

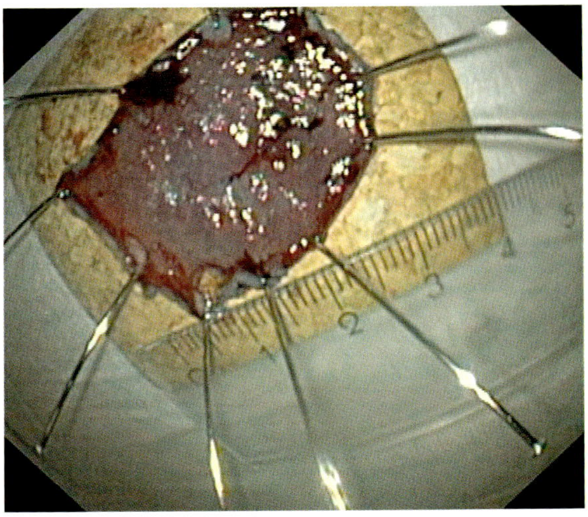

Abb. 5.48 En-bloc-Resektat, auf Kork aufgespannt. Histologie: gut differenziertes, auf die Mukosa beschränktes tubuläres Magenfrühkarzinom (R0, pL0, pV0, G1, intestinaler Typ).

Probleme in der Beurteilung der kompletten Resektion bereiten Tumoren, die in Piecemeal-Technik abgetragen wurden. Zudem kann der Präparaterand durch Diathermiefolgen histopathologisch schlecht beurteilbar sein.

Besteht pathologisch der Verdacht auf residuale Tumoranteile, muss nachreseziert werden. Eine operative Sanierung sollte erfolgen, wenn die o. g. japanischen Standardkriterien, die evtl. auf die neuen Kriterien erweitert werden können, nicht erfüllt werden.

Ansonsten gilt die EMR bei vollständiger Resektion als potenziell kuratives Verfahren.

Limitationen für die EMR

Anatomische Lokalisationen wie die Kardia oder die kleine Kurvatur stellen aufgrund der erschwerten Zugänglichkeit und der erhöhten Perforationsgefahr eine besondere Herausforderung für die endoluminale Tumorresektion dar. Neuere Geräte versprechen eine bessere Handhabung und werden derzeit evaluiert (140). Probleme können auch bei Wiederholungseingriffen entstehen. Nach jeder Resektion entstehen Narben, die trotz Unterspritzung die Trennung von Mukosa und Muscularis propria erschweren. In diesen Fällen kann mittels Minisondenuntersuchung eine Separation erkannt werden und somit eine Vorhersage zur Abtragbarkeit getroffen werden (78).

Chirurgie des Magenkarzinoms

Therapieziele und Techniken

Ziele jeder Resektion eines Magenkarzinoms sind die vollständige Entfernung des Tumors, also die R0-Resektion nach der Definition der UICC, sowie die Erhaltung oder Wiederherstellung einer möglichst physiologischen Nahrungspassage.

Dies gelingt in Abhängigkeit von der T- und N-Kategorie in 40% bis fast 100% (Tab. 5.**33**). Die vollständige Entfernung bezieht sich auf den Primärtumor und auf die Lymphabflussgebiete.

R0-Resektion. Dabei müssen die Sicherheitsabstände nach oral und aboral zu den Resektionsrändern je nach histologischem Tumortyp eingehalten und, besonders beim proximal gelegenen Karzinom, die dritte Dimension der Ausdehnung berücksichtigt werden. Diese Sicherheitsabstände richten sich nach dem T-Stadium und der Laurén-Klassifikation. Beim diffusen Typ soll nach den derzeitigen Leitlinien (AMWF 2004) ein Abstand von ≥ 8 cm und beim intestinalen Typ ein Abstand von ≥5 cm eingehalten werden. Nach anderen Autoren reichen 5 cm für den diffusen bzw. 2 cm für den intestinalen Typ. Vordringliches Ziel ist es, weder an den Resektionsrändern des Präparates noch an den Grenzlymphknoten Tumorzellen zurückzulassen.

Lymphadenektomie. Das Ausmaß der Lymphadenektomie (LAD) richtet sich nach dem Ausmaß des Lymphknotenbefalls und wird in chirurgischen Kreisen zum Teil kontrovers diskutiert (s. u.). Akzeptiert ist jedoch, dass die Anzahl der entfernten Lymphknoten (LK) die Zahl der metastatisch veränderten LK erheblich übertreffen muss, d. h. der LK-Quotient befallen/entfernt soll ≤ 0,2 sein, wenn die Prognose des Patienten durch die Resektion verbessert werden soll (166).

Sind Tumor und Lymphknotenmetastasen im primären Abflussgebiet nicht komplett entfernt, ist von einer palliativen Situation aus zu gehen.

Tabelle 5.33 R0-Resektion in Abhängigkeit von der pT- und pN-Kategorie (nach 151)

Kategorie	R0-Resektion (%)
pT1	98,2
pT2	86,7
pT3	59,7
pT4	40,6
pN0	95,6
pN1	74,7
pN2	60,2

Chirurgische Techniken. Die chirurgische Technik richtet sich nach der durch die Tumorausdehnung und das Tumorstadium zu erwartenden Lymphknotenmetastasierung. Es lassen sich 3 Hauptgruppen bilden:

- die Magenfrühkarzinome (Stadium IA, early gastric cancer EGC), die ohne oder mit einer eingeschränkten LAD operiert werden können, sofern sie nicht einer endoskopischen Resektion zugeführt werden können (s. o.),
- die Stadien, in denen mit einer hohen Wahrscheinlichkeit bereits Lymphknotenmetastasen vorhanden sind (Stadium IB, II und IIIA) und
- die schon weit fortgeschrittenen Gruppen der Stadien IIIB und IV, in denen allenfalls palliative Maßnahmen zu überlegen sind.

Magenfrühkarzinom (EGC)

Das Frühkarzinom ist histologisch ein Adenokarzinom des Magens, das auf die Mukosa oder Mukosa und Submukosa beschränkt ist und zwar unabhängig vom Lymphknotenbefall (85). Es macht ca. 10 – 20% der Resektionen in westlichen Ländern aus, in einigen japanischen Zentren bis 50% (77). In Japan werden ca. 74% aller Magenkarzinome früh entdeckt (157), in der westlichen Welt ca. 13% (12).

Lymphknotenbefall. Der metastatische Lymphknotenbefall beim EGC wird in großen Serien mit 1 – 3% für Karzinome, die auf die Mukosa beschränkt sind, angegeben und mit 11 – 20% bei Invasion in die Submukosa (1). Er beträgt 2%, wenn die Primärtumoren bestimmte Eigenschaften aufweisen:

- auf die Mukosa beschränkt,
- < 1,5 cm im Durchmesser,
- makroskopisch erhaben,
- makroskopisch vertieft ohne Narbe oder Ulkus,
- histologisch differenziert (156).

Lymphknotenmetastasen, die beim Magenfrühkarzinom entdeckt wurden, waren immer mit einer sumukösen Infiltration des Primärtumors verbunden (8).

5-Jahres-Überlebensrate. Nach Resektion beträgt sie ca. 90%, in einigen japanischen Untersuchungen sogar 100% (Tab. 5.**34**). Die Patienten sind im Mittel in den westlichen Serien ca. 10 Jahre älter (69 Jahre vs. 59 Jahre), was den Unterschied in der Überlebensrate zumindest zum Teil erklären könnte (12). Wenn Operationsletalität und nicht karzinombezogene Letalität abgezogen werden, liegen z. B. die Ergebnisse in der französischen retrospektiven Analyse mit 92% nur wenig unterhalb der Ergebnisse (92,5 – 96,0%) japanischer Serien (100, 121, 145).

Tabelle 5.34 5-Jahres-Überlebensrate in westlichen und japanischen Studien in Abhängigkeit von der histologischen Eindringtiefe beim Frühkarzinom

Autor	Jahr	Anzahl der Patienten	Mukosa (%)	Submukosa (%)
Maruyama	1986	1491	94,2	85,0
Nakamura	1992	3163	90,7	86,9
Kim	1994	3926	91,0	85,9
Folli	1995	223	95,7	89,2
JRSGC	1995	5969	100	96,9
Jatzko	1995	91	100	81,1
Basili	2001	116	97,5	82,5

Prognosefaktoren. Der LK-Status und das Erreichen der Submukosa sind signifikante Prognosefaktoren in vielen japanischen und westlichen Untersuchungen. Ca. 85–90% der Patienten mit EGC sind LK-negativ mit einer spezifischen 5-Jahres-Überlebensrate von 95–96%. Das Risiko steigt mit Einbruch in die Submukosa, wobei die Metastasierung meistens auf die D1-Lymphknoten beschränkt ist (ca. 80–90% der LK-positiven EGC). Nach ausgiebigen Analysen (147) sind beim Mukosakarzinom nur die perigastrischen (pN1) LK und selten der LK 7 (A. gastrica sinistra) befallen. Diese Erkenntnisse haben zu der Überlegung geführt, dass eine weniger invasive Chirurgie durch eine eingeschränkte Lymphadenektomie und/oder durch eine eingeschränkte Resektion des Magens zu erreichen ist (163).

Ein weiterer Prognosefaktor ist die Lage des Tumors in den oberen zwei Dritteln des Magens. Dieses wird durch univariate und eine multivariate Analyse (12) unterstützt.

Für Tumoren im unteren Drittel des Magens ist eine subtotale Gastrektomie mit Lymphadenektomie genauso wirksam wie eine totale Gastrektomie mit Lymphadenektomie (12, 152).

Operative Techniken beim Magenfrühkarzinom

Beim Magenfrühkarzinom hängt die Technik von der Eindringtiefe des Karzinoms ab. Der präoperative endoskopische Ultraschall hat jedoch nur eine Genauigkeit von unter 80%. Für die Tumoren, die die oben skizzierten Kriterien erfüllen (156), ergeben sich die Möglichkeiten der endoskopischen Mukosaabtragung oder der Vollwandresektion, die als „wedge-resection" offen oder auch mit minimal invasiven Methoden durchgeführt werden kann (142, 143).

Distal gelegenes Karzinom. Zahlreiche neuere Untersuchungen haben gezeigt, dass bei einem Befall der Submukosa bei Vorliegen bestimmter Kriterien eine D1- oder sogar eingeschränkte D1-Lymphadenektomie ausreichend ist (1). Als Standardoperation wurde hier beim distal gelegenen Karzinom die konventionelle, distale Gastrektomie (CDG), meist in der Form einer BI-Resektion, durchgeführt. Um die bekannten postoperativen Symptome wie Dumping, duodenogastraler Reflux oder gastroösophagealer Reflux zu vermeiden, rückten Fragestellungen zu einer funktionelleren Resektion in den Vordergrund. So wurde die von Maki et al. 1967 zur Behandlung des Magenulkus eingeführte pylorus-erhaltende distale Gastrektomie (PDG) auch bei Frühkarzinomen in zahlreichen jüngeren Publikationen untersucht (70, 76, 137, 158). Als Indikationen für diese Operationstechnik werden angegeben:

- Alter < 70 Jahre,
- Tumor in Magenmitte,
- Karzinominfiltration in Mukosa oder Submukosa oberste Schicht,
- Tumorgröße < 3,0 cm (137).

Ergebnisse der pyloruserhaltenden distalen Gastrektomie

In einer prospektiven, randomisierten, multizentrischen Studie wurde an insgesamt 74 Patienten gezeigt, dass hinsichtlich der Früh- und Spätergebnisse kein Unterschied zwischen PDG und CDG besteht, lediglich die Frühdumpingrate liegt mit 8% bei der PDG signifikant niedriger als mit 33% für die CDG (161). In einer retrospektiven Vergleichstudie wurde ein neues Operationsverfahren, Vagusnerv und Pylorus erhaltende distale Gastrektomie mit Jejunum-Pouch-Rekonstruktion, im Vergleich zur CDG nach 5 Jahren getestet. Die Ergebnisse zeigen durchweg eine Verbesserung der gastrointestinalen Symptome bei leicht verzögerter Magenentleerung (182).

Proximal gelegenes Karzinom. Für im proximalen Magendrittel gelegene Frühkarzinome wird ebenfalls eine schon lange bekannte Operation wiederentdeckt: So zeigten Katai et al. 2003 in einer prospektiven Studie an 45 Patienten, dass die Merendino-Rekonstruktion (Dünndarminterposition zwischen Ösophagus und Magen) nach proximaler Gastrektomie mit LK-Dissektion von Gruppe 7, 8, 9 und 11p sicher mit einer exzellenten 5-Jahres-Überlebensrate von 90,5% durchgeführt werden kann (87).

Fortgeschrittenes Karzinom

Resektionsausmaß

Das Ausmaß der Resektion beim fortgeschrittenen Magenkarzinom ist abhängig von Tumorstadium, Lokalisation und histologischem Tumortyp (s. o.).

Beim T1- und T2-Magenkarzinom vom intestinalen Typ im distalen Magendrittel ist zur chirurgischen Behandlung eine subtotale Gastrektomie hinsichtlich der gastralen Radikalität ausreichend. Ein Sicherheitsabstand von 2–3 cm muss eingehalten werden.

Die deutsche Magenkarzinomstudie zeigt ebenfalls für T1- und T2-Karzinome vom intestinalen Typ für kurative Operationen keine prognostischen Unterschiede zwischen den beiden Verfahren totale und subtotale Gastrektomie. Die Möglichkeit, eine R0-Resektion durchzuführen, nimmt jedoch mit größer werdender pT- und pN-Kategorie ab (Tab. 5.**33**). Karzinome vom diffusen Typ nach Laurén müssen fast immer durch eine totale Gastrektomie therapiert werden (bezüglich der Lebensqualität s. 150).

Ausmaß der Lymphadenektomie

Abb. 5.**49** zeigt die Lymphknotenstationen bei Magenkarzinom. Eine schon lange geführte Diskussion befasst sich mit dem Ausmaß der Lymphadenektomie (D1-Dissektion: LK-Stationen 1–6; D2-Dissektion: LK-Stationen 1–11.

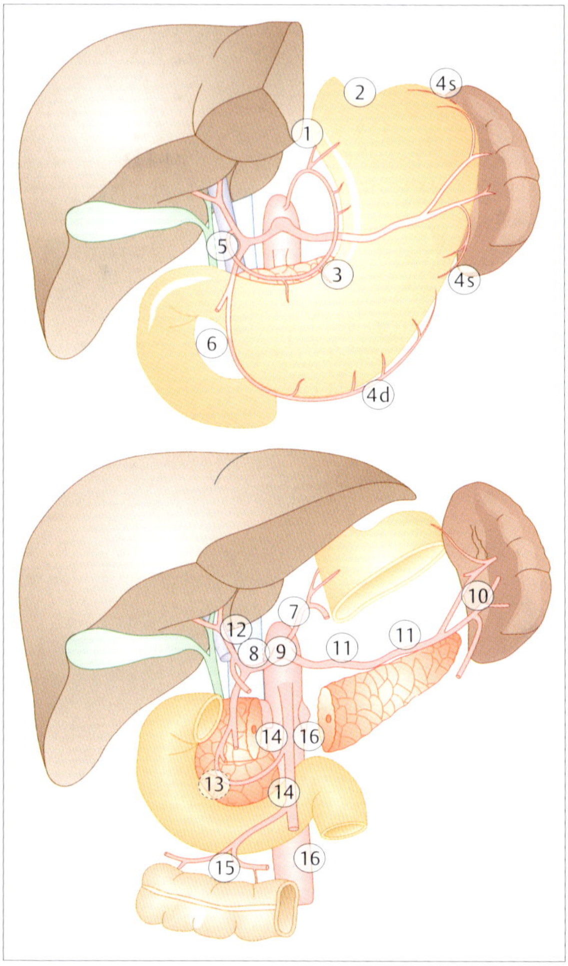

Abb. 5.49 Lymphknotenstationen (nach 85).

Studienergebnisse D1- vs. D2-Resektion

In Europa haben zwei randomisierte kontrollierte Studien (British Medical Research Council Trial und die Dutch Gastric Cancer Group) keinen Überlebensvorteil für die D2-Dissektion gegenüber der D1-Dissektion gesehen bei einer erhöhten Morbidität und Mortalität für die D2-Dissektion (10, 11, 26). In einer Metaanalyse dieser zwei randomisierten und zweier nicht randomisierter Studien sowie von 11 Kohortenstudien über je einen Dissektionstyp wurde eine limitierte D1- vs. erweiterte D2-Lymphadenektomie nach Gastrektomie bezüglich der 5-Jahres-Überlebenrate und Letalität untersucht (126). Für die D2-Dissektion zeigten die Studien keinen Überlebensvorteil (risk ratio [RR]= 0,95; Konfidenzintervall 0,83–1,09) und eine erhöhte postoperative Letalität (RR = 2,23; Konfidenzintervall 1,45–3,45), zurückzuführen auf die Pankreasschwanzresektion, Milzresektion und chirurgische Unerfahrenheit. Einen Trend zu einem Überlebensvorteil zeigte sich für T3+-Tumoren (RR = 0,68; Konfidenzintervall 0,42–1,10). In den nicht randomisierten Vergleichsstudien ergab sich kein Überlebensvorteil, aber eine verminderte postoperative Letalität.

Auch in einer Spätanalyse der holländischen Magenstudie nach 10 Jahren (58) zeigte sich für die D2-Dissektion kein allgemeiner Vorteil gegenüber der D1-Dissektion (Morbidität 43 % vs. 25 %, Letalität 10 % vs. 4 %) Von den Subgruppen profitierten lediglich Patienten mit einer N2-Erkrankung (nach neuer Nomenklatur UICC 2002). Eine eindeutige Evidenz für einen Überlebensvorteil nach D2-Dissektion ist möglicherweise nur für eine Untergruppe gegeben, wenn Pankreatektomie und Splenektomie vermieden werden können (57).

Ähnlich zeigte Siewert (167, 169), dass Patienten im Stadium II und IIIa von einer D2-Lymphadenektomie profitieren. Der Überlebensvorteil war am stärksten ausgeprägt, wenn eine N0- oder eine frühe N1-Situation vorgelegen hat. Siewert unterscheidet zwischen „microinvolvement“ and „micrometastasis“ (wenn schon eine Stromareaktion im LK stattgefunden hat) und zeigt, dass ein negativer prognostischer Wert nur für Patienten mit mehr als 3 Tumorzellen pro LK in mehr als 10 LK gilt. In diesen Fällen liegt die gleiche Prognose vor wie bei einer LK-Ratio von > 16 %. Er sieht das häufige Vorkommen eines „microinvolvement“ als ein strenges Argument für eine D2-Resektion in der frühen Phase der Lymphknotenmetastasierung. Der Vorteil liegt aber möglicherweise nur in einem besseren Staging (stage migration).

Nach neueren Untersuchungen kann die minimal notwendige Zahl von Lymphknoten für eine korrekte pN0-Klassifikation von 15 auf 10 reduziert werden, für eine pN1- bis pN3-Klassifikation sollten 20 oder mehr Lymphknoten untersucht werden, 30 oder mehr wären wünschenswert. Nur so kann eine „stage migration" verhindert werden.

Die Indikation zur Pankreasresektion besteht nur noch bei direktem Tumorbefall (101), d. h. die Pankreaslinksresektion ist (in Deutschland) nicht mehr Bestandteil der radikalen Lymphadenektomie.

Die 5-Jahres-Überlebensrate nach Gastrektomie und D2-Resektion (Abb. 5.**50** und 5.**52**) wird in großen Studien mit 57,3% (zwischen 43% und 63,5) angegeben bei einer Letalität von 3,9% (1,4–5,9%) (Tab. 5.**35**).

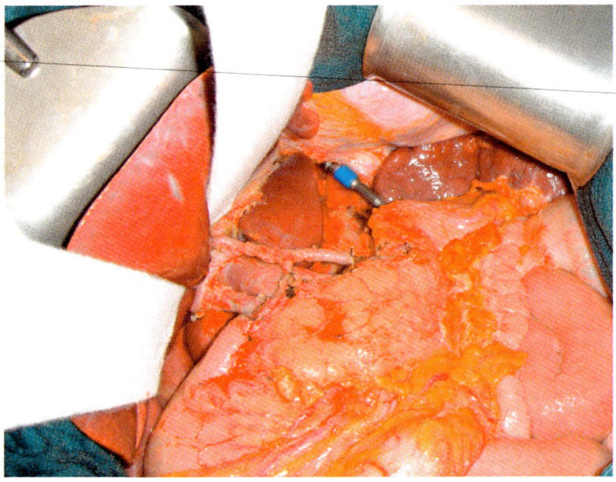

Abb. 5.50 Situs nach Lymphadenektomie und Gastrektomie, D2-Resektion.

Sentinel Lymph Node (SN) beim Magenkarzinom

In japanischen Untersuchungsserien beträgt der Anteil der T1-Karzinome knapp 50%, mehr als 80% der Patienten zeigen jedoch bei der Standardgastrektomie mit Lymphadenektomie keine Lymphknotenmetastasen (68). Möglicherweise kann durch eine zuverlässigere Vorhersage der Lymphknotenmetastasierung das Ausmaß der Lymphadenektomie eingeschränkt und mehr von endoskopischen oder laparoskopischen Resektionsverfahren Gebrauch gemacht werden.

Das Konzept des „sentinel lymph node" besagt, dass es in frühen Stadien einer Tumorerkrankung einen sog. Filterlymphknoten gibt, dessen Befall oder Nichtbefall repräsentativ für die anderen, nachgeschalteten Lymphknoten ist.

Beim Mammakarzinom und beim malignen Melanom wird das Verfahren bereits klinisch eingesetzt, im Gastrointestinaltrakt liegen erste Erfahrungen vor. Grundsätzlich kann die Markierung bei z. B. endoskopischer Erreichbarkeit des Tumors präoperativ durch eine Radiokolloidinjektion oder intraoperativ durch eine Farbstoffinjektion erfolgen. Auch Kombinationen sind möglich.

Ergebnisse. In ersten klinischen Studien beim Magenfrühkarzinom (Tab. 5.**36**) wird ein negativer prädiktiver Wert von 96% angegeben (68) mit einer Sensitivität von 100% (63). Bei kompletter Zerstörung der Lymphknoten durch Tumorbefall sind aber auch falsch negative Ergebnisse beschrieben, so dass bei höheren Tumorstadien eventuell die falsch negative Rate ansteigt. Wegen der komplexen Lymphabflussverhältnisse am Magen ist möglicherweise nur eine Markierungsmethode mit Farbstoff nicht ausreichend; weiter abgelegene (D2- oder D3-) SN können hingegen in bis zu 30% mit einer Radionukleidmethode erfasst werden (97). Doppelmarkierungen scheinen die besten Ergebnisse zu haben (18).

Tabelle 5.35 Prozentuale 5-Jahres-Überlebensrate und postoperative Letalität nach D2-Resektion (nach 126)

Autor	Jahr	Anzahl der Patienten	5-Jahres-Überlebensrate (%)	Letalität (%)
Arak et al.	1994	260	46,1	5,9
Bozzetti et al.	1997	618	63,5	1,8
Degiuli et al.	1998	191	55	3,1
Kodera et al.	1997	224	76	1,3
Lee et al.	1996	239	59,4	2,0
Lisborg et al.	1994	318	57,8	4,4
Llanos et al.	1999	375	43	6,1
De Almeida et al.	1994	166	61,3	3,6
Roukos et al.	1998	146	52,3	1,4
		insgesamt 2537	57,3*	3,9*

*Mittelwert

Tabelle 5.36 Sentinel-Lymphknoten-Mapping beim Magenkarzinom (nach 18)

Autor	Patienten (n)	Markierungstechnik	Detektionsrate (%)	Lymphknoten positiv (%)	Sensitivität (%)	Upstaging durch IHK (%)
Aikou et al.	18	Farbstoff und Radionuklid	94	28	82	19
Hiratsuka et al. 2001	74	Farbstoff intraoperativ	99	14	90	n.s.
Kitagawa et al. 2002	145	Radionuklid präoperativ	95	17	100	n.s.
Ichikura et al. 2002	62	Farbstoff intraoperativ	99	24	97	n.s.
Hundley et al. 2002	14	Farbstoff intraoperativ	100	71	79	0
Gretschel et al. 2003	15	Radionuklid präoperativ	93	58	86	14
Kim et al. 2004	46	Radionuklid präoperativ	100	93	84	0

Rekonstruktionsverfahren

Das häufigste Rekonstruktionsverfahren nach totaler Gastrektomie ist die einfache Y-Roux-Rekonstruktion (Abb. 5.51). Trotz wiederhergestellter Nahrungspassage nach Gastrektomie treten oft schwerwiegende Symptome wie anhaltender Gewichtsverlust (> 10% nach 6 Monaten), Reflux sowie Dumping-Symptome auf. Zur Angleichung an die physiologische Magenfunktion –Reservoirfunktion und Refluxvermeidung – stehen zurzeit 3 Operationsverfahren zur Verfügung:

- die Bildung eines Reservoirs (Jejunum-Pouch) (Abb. 5.52, Abb. 5.53a),
- der Erhalt der Duodenalpassage (mit Jejuminterponat) und
- eine Kombination aus beidem (Abb. 5.53b).

Ergebnisse. Eine Pouch-Rekonstruktion verbessert die Nahrungsaufnahme in den ersten Monaten nach Gastrektomie. Dabei wird die Nahrungsabgabe in die tieferen Dünndarmabschnitte wahrscheinlich durch eine Verminderung der dehnungsabhängigen Dünndarmperistaltik verzögert. Eine Hypoperistaltik (z. B. durch einen zu großen Pouch), die zur Stase führen kann, sollte vermieden werden. Zu späteren Untersuchungszeitpunkten findet eine verbesserte Anpassung auch nach der einfachen Y-Roux-Rekonstruktion

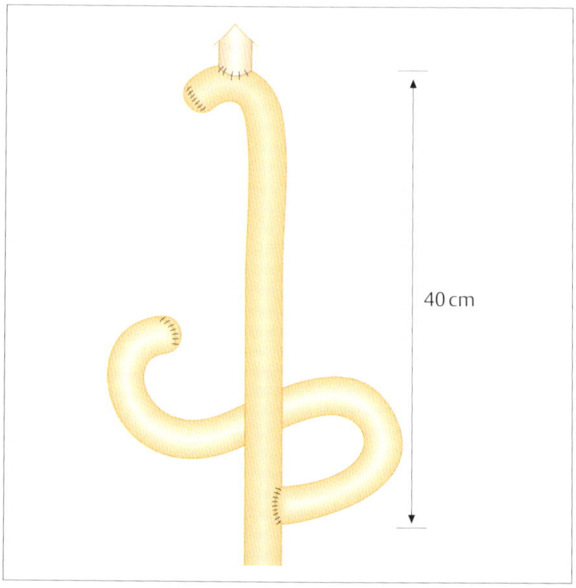

Abb. 5.51 Y-Roux-Rekonstruktion (nach 113).

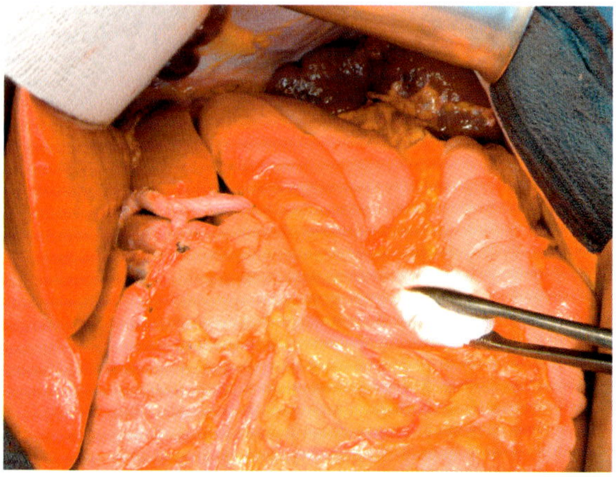

Abb. 5.52 Situs mit Y-Roux-Pouch-Rekonstruktion nach Gastrektomie.

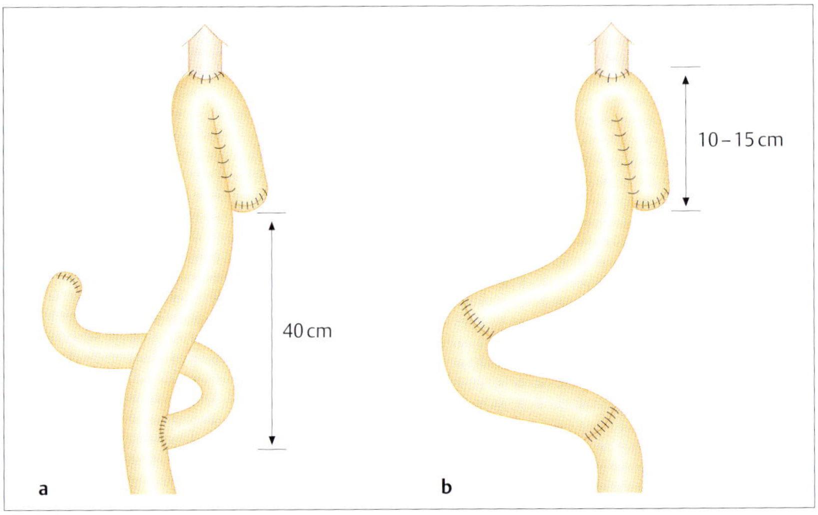

⊠ **Abb. 5.53** Rekonstruktionen mit Pouch (nach 113).
a Y-Roux-Rekonstruktion mit J-Pouch.
b Interposition mit J-Pouch.

statt. Aussagen zum Dumping sind widersprüchlich mit einem Trend zur Verbesserung nach Pouch-Anlage. Eine Refluxösophagitis kann durch eine ausreichende Länge der Y-Roux-Schlinge (40 – 50 cm) vermieden werden. Sie tritt bei Pouch-Rekonstruktion in 2 – 4% auf (47). Die Lebensqualität nach Gastrektomie mit Pouch scheint besser zu sein als nach einfacher subtotaler Gastrektomie (64, 113, 152).

Der Erhalt der Duodenalpassage lässt keine klinisch relevanten Vorteile erkennen, er verbessert die Nahrungsaufnahme nicht und hat auch keinen gesicherten positiven Einfluss auf den postoperativen Gewichtsverlauf oder die Refluxösophagitis (47).

Als Fazit lässt sich zurzeit sagen, dass die Wiederherstellung der duodenalen Passage wenig klinische Relevanz zeigt und dass eine Reservoirbildung die Nahrungsaufnahme in der frühen postoperativen Phase verbessert und somit zur Erhöhung der Lebensqualität beiträgt.

Adjuvante und neoadjuvante Therapie

Adjuvante Therapie

Die adjuvante Therapie des Magenkarzinoms setzt eine R0-Resektion und das Fehlen einer Tumormanifestation voraus. Ihr Ziel ist es, das Risiko für ein lokoregionäres Rezidiv oder eine Metastasierung zu verringern. Das Rationale für ein solches Vorgehen ist leicht nachzuvollziehen, bedenkt man die schlechte Prognose von Patienten mit Magenkarzinom trotz erfolgter R0-Resektion.

⇢ **Adjuvante Chemotherapie.** Eine Vielzahl von Studien mit Monosubstanzen und Zytostatikakombinationen ist hierzu erschienen.

Eine Prognoseverbesserung durch eine adjuvante Chemotherapie im Vergleich zur alleinigen chirurgischen Resektion konnte in entsprechenden Studien und in Metaanalysen nicht belegt werden (124, 162). Eine Empfehlung für eine adjuvante Chemotherapie des Magenkarzinoms außerhalb von Studien kann daher derzeit nicht ausgesprochen werden.

⇢ **Adjuvante Radiochemotherapie.** Dies gilt prinzipiell auch für eine adjuvante Radiochemotherapie, obwohl sich in einer viel beachteten Multizenterstudie aus den USA vor einigen Jahren ein vermeintlicher Überlebensvorteil für eine solche postoperative Therapie abzeichnete (119). Bei genauer Betrachtung der Studienergebnisse zeigt sich, dass bei mehr als der Hälfte der Patienten nur eine D0-Dissektion durchgeführt worden ist, d. h. sie waren nicht entsprechend den zu fordernden Kriterien der Magenkarzinomchirurgie (s. oben) behandelt worden. Die adjuvante Radiochemotherapie bleibt daher derzeit nur eine Option für den Einzelfall.

⇢ **R1-Resektion.** Einen Sonderfall stellt die R1-Resektion, d. h. der mikroskopische Nachweis von Tumorresten nach einer kurativ intendierten Resektion, dar. In dieser Situation sollte nach Möglichkeit eine Nachoperation mit dem Ziel der R0-Resektion angestrebt werden. Ist diese nicht möglich, wird üblicherweise keine adjuvante Therapie durchgeführt. Kommt es im Verlauf zu einer sichtbaren Tumorprogression ist über eine palliative Therapie zu entscheiden.

Neoadjuvante Therapie

Bei der neoadjuvanten (präoperativen) Chemotherapie gilt es 3 Situationen zu differenzieren:

- Resektables Magenkarzinom (T1–2): Hier ist eine präoperative Chemotherapie nicht indiziert.
- Lokal fortgeschrittenes (T3–4), nur potenziell resektables Magenkarzinom: Eine Chemotherapie kann hier durchaus relevante Tumorregressionen induzieren. Auch erhöht sie nicht die perioperative Morbidität und Mortalität. In der jüngst publizierten MAGIC-Studie aus England, die randomisiert die alleinige Operation mit einer perioperativen Chemotherapie mit dem ECF-Schema (Epirubicin, Cisplatin, Fluorouracil) verglich, fand sich ein signifikanter Vorteil für die kombinierte Therapie im Hinblick auf progressionsfreies und Gesamtüberleben (25). Diese Therapiestrategie wird sich vermutlich auch außerhalb kontrollierter Studien rasch etablieren.
- Lokal fortgeschrittenes, nicht resektables Magenkarzinom: Die Beurteilung der Irresektabilität erfolgt dabei laparoskopisch oder durch Laparotomie. In dieser Situation kann durch eine Chemotherapie eine Tumorregression erreicht werden, die die Chance auf eine sekundäre R0-Resektion eröffnet. Nach der Literatur wird dieses Ziel in 40–50% der Fälle erreicht (192). Zur Chemotherapie bieten sich die gleichen Protokolle wie bei der palliativen Therapie an.

Sonderformen. Sonderformen der Behandlung des Magenkarzinoms stellen die intraoperative Radiotherapie und die intraperitoneale Chemotherapie dar. Beide haben derzeit einen experimentellen Charakter.

Palliative Therapie

In der palliativen Situation stehen neben der Überlebensverlängerung die Vermeidung, Linderung und Behandlung von tumorbedingten Symptomen ganz im Vordergrund. Letztere umfassen ein breites Spektrum: Dysphagie, Übelkeit und Erbrechen durch ein stenosierendes Tumorwachstum, Gewichtsverlust, Anämie in Folge einer Tumorblutung, Schmerzen. Eine Linderung dieser Tumorsymptomatik und eine Verbesserung der Lebensqualität können durch endoskopische, chirurgische und konservative Therapiemaßnahmen angestrebt werden.

Palliative endoskopische Therapiemöglichkeiten

Die Möglichkeiten der endoskopischen Palliation umfassen:

- die Bougierung,
- die Stenteinlage (selbstexpandierender Metallstent = SEMS, Plastikprothese),
- die palliative endoskopische Tumorablation (APC/Laser/Nd:YAG-Laser),
- enterale Ernährungssonden (PEG/PEJ).

Bei stenosierend wachsenden Magenkarzinomen ist die Wiederherstellung der Nahrungspassage das Ziel der endoskopischen Palliation. Zur Erreichung diese Ziels stehen im Wesentlichen zwei Maßnahmen zur Verfügung: eine Dehnung mit Bougies oder Ballonkathetern oder die Stenteinlage.

Die Dilatation kommt hauptsächlich für Kardiakarzinome in Betracht. Üblicherweise werden dazu Savary-Miller-Bougies benutzt. Da der Erfolg nicht lange anhält, muss eine Dilatation meist in kurzen Abständen wiederholt werden. Sie sollte daher als alleinige Maßnahme Patienten mit einer kurzen Lebenserwartung vorbehalten bleiben. Häufig wird sie vor einer Anlage selbstexpandierender Metallstents (SEMS) nötig und kann auch vor Anlage einer PEG erforderlich sein. Nachhaltiger als eine alleinige Dilatation wirkt die Einlage eines Stents.

Im Folgenden sind einige klinische Situationen und die entsprechenden palliativen endoskopischen Maßnahmen beschrieben.

Stenosen am ösophagokardialen Übergang

SEMS. Mit den heutzutage verfügbaren SEMS bietet sich ein endoskopisch relativ einfaches Verfahren mit einer schnellen Symptomkontrolle bei Mageneingangsstenosen an. SEMS zeigen ihre volle Entfaltung meist nach 48 h. Ist der Tumor zu rigide und der Stent nicht voll entfaltet, kann eine Nachdilatation mittels Ballon sinnvoll sein. Patienten mit einer malignen Stenose am ösophagogastralen Übergang sollten über die Möglichkeit einer Regurgitation bzw. Aspiration nach SEMS-Anlage aufgeklärt sein. In bis zu 40% führt der fehlende Verschlussmechanismus des unteren Ösophagussphinkters durch die Stentanlage zu einer Ösophagitis. Protonenpumpenblocker können diese Symptome mildern. Spezielle Stents haben am distalen Stentende eine Plastikkappe oder Kunststofflasche, die als Antirefluxklappe dient. Hierdurch werden die ösophageale Säureexpositionszeit und die damit einhergehenden Beschwerden im Vergleich zu konventionellen SEMS signifikant vermindert (35, 107). Diese Studien beziehen sich jedoch im Wesentlichen auf Ösophaguskarzinome. Die Effektivität bei Stenosen, die größere Anteile der Kardia und des Fundus einbeziehen, lässt sich nicht ausreichend beurteilen. Bei diesen häufig abgewinkelten Engstellen ist besonders bei rigiden Stents darauf zu achten, dass die distale Öffnung nicht durch anliegende Anteile der Magenwand verschlossen wird.

Ummantelte Metallstents. Das Problem der Tumorüberwucherung bei den Metallstents wurde durch die Entwicklung ummantelter Metallstents weitgehend gelöst. Für Tumoren des ösophagokardialen Übergangs stehen verschiedene ummantelte Stenttypen aus Edelstahl oder Nitinol zur Verfügung. Stents aus Nitinol haben gegenüber Stahl den Vorteil, dass sie sich der Anatomie der häufig angulierten Stenosen besser anpassen und somit auch für intragastrale Stenosen geeignet sind. Allerdings ist ihre Expansionskraft geringer.

Unabhängig davon, welcher Stent appliziert wird, haben alle eine hohe technische Erfolgsrate und führen zu einer raschen Symptomerleichterung und damit zu einer Verbesserung der Lebensqualität.

Komplikationen. Die Komplikationsraten für die ösophagokardialen Stents liegen zwischen 18 und 36% (165, 188) und beinhalten vor allem die Stentdislokation und die Überwucherung an den Stentenden. In beiden Fällen kann die Einlage eines zweiten überbrückenden Stents sinnvoll sein (108). Bei einer tumorösen Stentüberwucherung kann zudem die APC-Therapie zur Reduktion des exzentrischen Tumorgewebes eingesetzt werden.

Plastikstents. Plastikstents können mit einer genauso guten Symptomkontrolle eingesetzt werden. Ihr Nachteil sind die höhere Migrationsrate und die höhere Rate an schwerwiegenden Komplikationen. Daher sind SEMS den Plastikstents vorzuziehen. Sie sind zudem kosteneffektiver (30, 98).

Maligne Magenausgangsstenosen

Im Unterschied zur Stenteinlage bei ösophagogastrischen Tumoren kommen für maligne Magenausgangsstenosen ausschließlich endoskopisch platzierbare SEMS in Frage.

Papillenregion. Bezieht die Stenose die Papillenregion bzw. die Gallenwege ein, so sollten diese vorher mit Metallstents versorgt werden, wenn eine Cholestase vorliegt (Abb. 5.**54**). Ein späterer Zugang zu den Gallenwegen ist zwar möglich, aber durch die Verlegung der Papille durch den Metallstent erschwert. Zudem kann die Passage des Endoskops durch den Metallstent zu Schäden am Endoskop führen (88, 159).

Ergebnisse. Die technischen Erfolgsraten selbstexpandierender Metallstents bei Magenausgangsstenosen liegen zwischen 90 und 100%. Die klinischen Erfolgsraten sind mit 80–90% ebenfalls hoch (88, 92, 122, 138, 203).

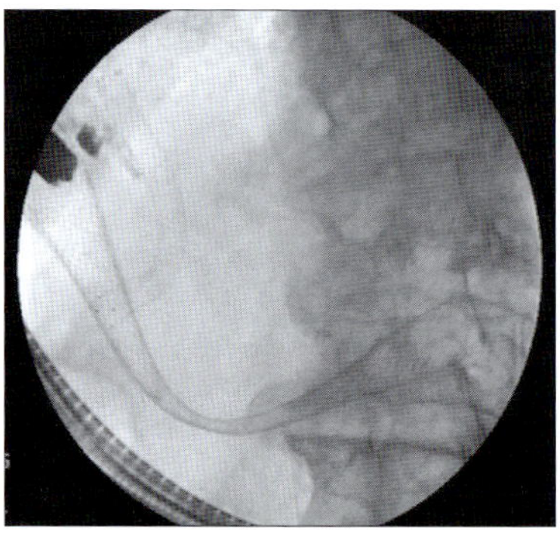

Abb. 5.54 Radiologisches Bild eines kombinierten Stentings bei maligner Magenausgangsstenose mit Einbeziehung der Gallenwege.

Im Vergleich zur palliativen operativen Therapie besticht vor allem die rasche Symptomverbesserung, die sich in einer schnelleren oralen Nahrungsaufnahme, einer frühzeitigeren Magenentleerung und einer verkürzten Krankenhausverweildauer ausdrückt (39, 131).

Dieses palliative endoskopische Konzept ist zudem kosteneffektiver im Vergleich zur palliativen Gastrojejunostomie (203).

SEMS eignen sich nicht bei sehr langstreckigen oder multiplen Stenosen, wie sie z. B. im Rahmen einer Peritonealkarzinose vorkommen können. Weitere Ursachen für einen klinischen Misserfolg können Motilitätsstörungen, z. B. im Rahmen einer Morphintherapie, sein.

Komplikationen. Die Komplikationsraten für die enteralen Stents bei Magenausgangsstenosen liegen bei ca. 30%. Obstruktion und Migration sind die häufigsten Komplikationen und treten bei etwa 2/3 der behandelten Patienten auf (122). Die Obstruktion mit Nahrungsresten kann meistens endoskopisch behoben werde. Bei einer Tumorüberwucherung des Stents kann ein zweiter SEMS mit gutem Erfolg eingelegt werden (180). Die Perforation ist eine sehr seltene Komplikation, die eine chirurgische Intervention erforderlich macht.

Tumorreduktionsverfahren

Eine weitere Alternative zur Wiederherstellung der Nahrungspassage ist die endoskopische Ablation des Tumorgewebes mit Laser oder Argon-Plasma-Koagulation (APC). Bei großer Tumormasse sind diese Verfahren allerdings zeitaufwändig und können in einem nicht unerheblichen Prozentsatz schwere Komplikationen wie Perforation und Fistelbildung hervorrufen (59). Im direkten Vergleich mit SEMS schneidet die Lasertherapie bezüglich der Symptomerleichterung schlechter ab, zumal eine hohe Rate an Reinterventionen beschrieben wird (2).

Sowohl die Laserablation als auch die APC-Fulguration können als Maßnahmen zur Symptomkontrolle bei kurzstreckigen tumorösen Stenosen oder Stentüberwucherungen sinnvoll sein. In Einzelfällen können diese Verfahren auch zur lokalen Blutstillung eingesetzt werden.

Ernährungstherapie

Mangelernährung. Tumorpatienten sind häufig mangelernährt. Die Ursachen sind vielfältig und können nicht immer allein auf lokale Ursachen wie ein stenosierendes Tumorwachstum zurückgeführt werden. Auch eine Chemotherapie, die analgetische Medikation mit Morphinen, eine begleitende Depression oder Tumorschmerzen können zur verminderten Nahrungsaufnahme führen. Patienten mit Mangelernährung haben erhöhte Komplikationsraten bei medizinischen Eingriffen. Ein schlechter Ernährungsstatus ist mit einer längeren Krankenhausverweildauer und höheren Kosten verbunden (150).

Die Indikation zu einer enteralen Therapie besteht bei Tumorpatienten, die weniger als 500 kcal/Tag spontan aufnehmen, in Abhängigkeit von der Dauer der Mangelernährung (Leitlinien der deutschen Gesellschaft für Ernährungsmedizin).

PEG/PEJ. Ist der Patient selbst nicht mehr zu einer ausreichenden oralen Nahrungsaufnahme in der Lage, kann die Anlage einer PEG erwogen werden. Die PEG-Anlage gelingt in über 90% mit einer niedrigen Komplikationsrate (127). Für Patienten mit Aszites sollten Verfahren gewählt werden, bei denen die ventrale Magenwand mit Fäden an der Bauchdecke fixiert wird, da eine ausreichende Adaptation durch alleinigen Sondenzug in diesen Fällen nicht gewährleistet ist. Bei ausgedehnter tumoröser Magenwandinfiltration und/oder eingeschränkter Peristaltik sollte eine perkutane endoskopische Jejunostomie anstelle einer PEG erfolgen.

Palliative chirurgische Therapie

Staging der palliativen Situation. Der Wert einer chirurgischen Resektion in einer palliativen Situation wird in der Literatur unterschiedlich gesehen. Während in der älteren Literatur Überlebensvorteile gesehen wurden, zeigen jüngere Analysen keine Vorteile. Das ist im Wesentlichen durch ein ungleiches Patientengut mit nicht vergleichbaren Tumorstadien verursacht. Von einer palliativen Situation ist nämlich nicht nur auszugehen, wenn neben dem Primärtumor eine Peritonealkarzinose und/oder Lebermetastasen vorhanden sind, sondern auch bei Patienten, bei denen sich eine im Ansatz „kurative" Operation im Nachhinein als R1- oder R2-Resektion erweist (mit evtl. nur minimalem Residualtumor). Auch sie haben nur eine mittlere Überlebenszeit von 9 Monaten (168). Zum exakteren Staging der palliativen Situation kann die japanische Klassifikation herangezogen werden (Tab. 5.**37**), die eine genauere Unterteilung des Metastasierungsgrades ermöglicht.

Tabelle 5.37 Klassifikation der Metastasen der Japanese Research Society for Gastric Cancer (85)

Peritoneale Metastasen	
P0	keine peritonealen Metastasen
P1	Metastasen der Bursa omentalis und des kleinen und großen Netzes
P2	wenige Metastasen im übrigen Peritoneum
P3	zahlreiche Metastasen im übrigen Peritoneum
Lebermetastasen	
H0	keine Lebermetastasen
H1	auf einen Lappen begrenzt
H2	einige Metastasen in beiden Lappen
H3	zahlreiche Metastasen in beiden Lappen
Fernmetastasen	
M0	keine Fernmetastasen (außer Peritoneum und Leber)
M1	Fernmetastasen (außer Peritoneum und Leber)

Palliative Resektion. Patienten mit palliativen Resektionen zeigen in erfahrenen Zentren eine Morbidität von ca. 30% und eine 30-Tage-Letalität um 7%, die 90-Tage-Letalität wird mit 17% angegeben (168). Diese Daten müssen in der Entscheidungsfindung einer Therapie berücksichtigt werden.

Studienergebnisse palliative Resektion vs. Bypass

Bei Patienten mit inkurablem Magenkarzinom hat das Ausmaß der präoperativen Symptome einen signifikanten Einfluss auf das Überleben und die Lebensqualität. Beide Kriterien werden nicht durch die Art der Operation beeinflusst, wie Kahlke et al. 2004 in einer Kohortenstudie mit 169 palliativ operierten Patienten zeigen konnten (84). Es wurde retrospektiv unterschieden in Patienten mit schweren und leichten Symptomen. Die Überlebenszeit betrug bei gleicher Krankenhausmorbidität und -letalität 4 bzw. 6 Monate ohne Einfluss der Operation (Exploration inklusive Bypass vs. Gastrektomie subtotal und total).

Zu vergleichbaren Ergebnissen kamen Yoshikawa et al. 2003 in einer multivariaten Analyse mit 128 Patienten mit einer palliativen Ausgangslage (204). Sie fanden keine statistisch signifikanten Unterschiede in Letalität, Morbidität und perioperativer Letalität zwischen Bypassoperation und Resektion.

Zu einer ähnlichen Aussage kamen Kunisaki et al. 2003, die in einer multivariaten Analyse nur bei P0-CY1- und P1-Patienten mit einem Tumordurchmesser von weniger als 100 mm eine Indikation zur Resektion sehen (105). Die mittlere Überlebenszeit betrug 9 Monate mit palliativer Resektion gegenüber 3 Monaten ohne Resektion oder ohne Operation.

Gastroenterostomie. Durch eine Partitionierung des Magens kann möglicherweise eine Verbesserung der Lebensqualität erreicht werden, indem die postoperative Magenentleerung durch die Gastroenterostomie (GE) verbessert wird (106). Ähnliches wird mit einer kompletten Magendurchtrennung und proximal davon angelegter GE erreicht.

Zusammenfassend lässt sich sagen, dass ein palliativer chirurgischer Eingriff immer nur zum Ziel haben sollte, die Symptome und Beschwerden des Patienten zu verbessern bzw. zu lindern, z. B. durch Anlage einer GE bei Magenausgangsstenose. Eine primäre Resektion wird nur bei Tumorblutung mit Anämie als indiziert angesehen.

Palliative Chemotherapie und supportive Therapie

Indikation. Entgegen früherer Ansichten gilt das Magenkarzinom heute als chemosensibler Tumor. Es hat sich gezeigt, dass eine palliative Chemotherapie im Vergleich zu alleinigen supportiven Maßnahmen die Überlebenszeiten signifikant verlängert und die Lebensqualität verbessert (192). Liegen eine R2-Resektion oder Fernmetatsasen vor, besteht demnach grundsätzlich die Indikation zur Chemotherapie. Diese sollte, sofern keine Kontraindikationen vorliegen, möglichst frühzeitig, d. h. auch bei Fehlen tumorbedingter Symptome, eingeleitet werden.

Kombinationstherapien. In einer großen randomisierten Phase-III-Studie der EORTC hatten sich für die Kombinationen ELF (Etoposid, Leukovorin, Folinsäure), FUP (5-FU, Cisplatin) und FAMTX (5-FU, Doxorubicin, Methotrexat) mit Tumoransprechraten von 9%, 20% und 12% bzw. Überlebenszeiten von 7,2, 7,2 und 6,7 Monaten gleich schlechte Ergebnisse gezeigt (184).

Heute können cisplatinhaltige Protokolle mit infusionalem 5-FU (z. B. PLF oder Cisplatin-DeGramont) und Kombinationen mit Epirubicin (ECF) oder Mitomycin (MCF) als Standard der palliativen Chemotherapie angesehen werden (Tab. 5.**38**).

Diese Kombinationstherapien haben den Vorteil ambulant durchführbar zu sein und nur vergleichsweise selten zu klinisch bedeutsamen Nebenwirkungen zu führen. Mit diesen Kombinationen werden Remissionsraten von 50% und mehr erreicht, die medianen Überlebenszeiten liegen bei 9–11 Monaten. Kombinationstherapien der dritten Generation, die Taxane, Irinotecan oder Oxaliplatin enthalten, scheinen eine vergleichbare Wirksamkeit zu besitzen. Sie kommen bei Kontraindikationen von Cisplatin oder in der Zweitlinienbehandlung zum Einsatz, wobei eine Second-Line-Therapie beim Magenkarzinom bislang nicht fest etabliert ist. Steht eine Peritonealkarzinose mit Aszites im Vordergrund, bietet sich die intraperitoneale Gabe von Mitoxantron als eine Option an.

Supportive Therapiemaßnahmen. Diese umfassen eine adäquate Behandlung tumorbedingter Schmerzen, die Prophylaxe und Therapie von Übelkeit und Erbrechen, die Sicherstellung einer enteralen oder parenteralen Ernährung sowie das weite Spektrum der psychischen und sozialen Betreuung.

Prävention

Präventive Maßnahmen umfassen die Vermeidung und Ausschaltung der bekannten Risikofaktoren (Tab. 5.**30**). Strategien der primären Prävention werden dabei nur langfristig und in begrenztem Umfang Erfolg zeigen. Eine Chemoprävention, wie sie durch die Einnahme von ASS und nichtsteroidalen Antirheumatika prinzipiell möglich er-

Tabelle 5.38 Gebräuchliche Chemotherapieprotokolle bei Magenkarzinom

PLF
Cisplatin 50 mg/m² Tag als Kurzinfusion 1, 15, 29 Leucovorin 500 mg/m² als Kurzinfusion Tag 1, 8, 15, 22, 29, 36 5-FU 2000 mg/m² als 24-h-Dauerinfusion Tag 1, 8, 15, 22, 29, 36 Wiederholung Tag 49
Cisplatin-DeGramont
Cisplatin 35 mg/m² Tag 1 Folinsäure 200 mg/m² als 2-h-Infusion Tag 1 und 2 5-FU 400 mg/m² als intravenöser Bolus Tag 1 und 2 gefolgt von 5-FU 500 mg/m² als 22-h-Dauerinfusion Tag 1 und 2 Wiederholung Tag 15
ECF
Epirubicin 50 mg/m² i. v. Tag 1 Cisplatin 60 mg/m² als Kurzinfusion Tag 1 5-FU 200 mg/m² als 24-h-Dauerinfusion Tag 1 Wiederholung Tag 21
FOLFOX
Oxaliplatin 85 mg/m² Tag 1 Folinsäure 200 mg/m² als 2-h-Infusion Tag 1 und 2 5-FU 400 mg/m² als intravenöser Bolus Tag 1 und 2 gefolgt von 5-FU 500 mg/m² als 22-h-Dauerinfusion Wiederholung Tag 15
FOLFIRI
Irinotecan 180 mg/m² Tag 1 Folinsäure 200 mg/m² als 2-h-Infusion Tag 1 und 2 5-FU 400 mg/m² als intravenöser Bolus Tag 1 und 2 gefolgt von 5-FU 500 mg/m² als 22-h-Dauerinfusion Wiederholung Tag 15
DCF
Docetaxel 75 mg/m² Tag 1 Cisplatin 75 mg/m² Tag 1 5-FU 750 mg/m² als 24-h-Dauerinfusion Tag 1–5 Wiederholung Tag 21
Taxotere (Zweitlinientherapie)
75–100 mg/m² als Kurzinfusion Tag 1 Wiederholung alle 3–4 Wochen
Irinotecan (Zweitlinienbehandlung)
100–125 mg/m² als Kurzinfusion Tag 1, 8, 15, 22 Wiederholung Woche 8

scheint, kann unter Risiko-Nutzen-Aspekten derzeit nicht ernsthaft empfohlen werden.

Helicobacter-pylori-Eradikation. Bleibt die Helicobacter-pylori-Eradikation als einfache und leicht durchführbare Prävention. Obwohl die ätiopathogenetische Bedeutung des Helicobacter pylori für das Magenkarzinom nicht mehr angezweifelt werden kann, stellt die Eradikation allein aus präventiven Überlegungen heraus bislang kein allgemein akzeptiertes Konzept dar. Dies liegt in erster Linie an gesundheitsökonomischen Gründen.

Die Durchseuchungsrate der Bevölkerung mit Helicobacter pylori ist hoch, das individuelle Risiko der Karzinomentwicklung gleichzeitig gering, d. h. die Kosten-Nutzen-Relation ist ungünstig.

Indikationen. Eine Indikation für eine prophylaktische Eradikation ist gegeben, wenn eine der folgenden Situationen vorliegt:

- nach endoskopischer Abtragung einer hochgradigen Dysplasie oder eines Magenfrühkarzinoms oder nach Magenteilresektion,
- familiäre Karzinombelastung,
- Risikogastritis (korpusdominante Gastritis),
- junger Patient,
- Patientenwunsch.

Magenlymphom

Definition und Klassifikation

Die Definition primärer Magenlymphome in Abgrenzung zu einem sekundären Befall des Gastrointestinaltraktes im Rahmen der Dissemination eines nodalen Lymphoms, der in bis zu 20% beobachtet werden kann (43), basierte lange Zeit ausschließlich auf dem Disseminationsmuster des Lymphoms (28, 61, 115). Erst die Erarbeitung histomorphologischer und immunhistochemischer Charakteristika und die Etablierung des MALT-(mucosa-associated lymphoid tissue)Konzeptes (75) haben dazu geführt, dass die primär gastrointestinalen Lymphome als eigenständige Entität betrachtet werden, wie dies in der WHO-Klassifikation (79) zum Ausdruck kommt (Tab. 5.**39**).

Epidemiologie und Wertung

Etwa ein Drittel der Non-Hodgkin-Lymphome haben einen extranodalen Ursprung. Unter ihnen stellt der Magen die häufigste Manifestation dar. 5% der Malignome des Magens sind Lymphome. Die Inzidenz der Magenlymphome liegt bei 1–2/100.000 pro Jahr. Magenlymphome sind eine Erkrankung des mittleren und höheren Alters mit einem Gipfel um das 60. Lebensjahr (44). Das Geschlechterverhältnis ist in etwa ausgeglichen mit einem tendenziellen Überwiegen der Männer.

Risikofaktoren und Pathologie

Helicobacter-pylori-Infektion

Die ätiopathogenetische Bedeutung der Helicobacter-pylori-Infektion für die MALT-Lymphome des Magens steht angesichts der überzeugenden Evidenz aus epidemiologischen, morphologischen, molekularbiologischen und tierexperimentellen Daten außer Zweifel (44).

Wenn es noch eines weiteren Beweises hierfür bedurft hätte, so wurde dieser in den letzten Jahren durch den Erfolg der Eradikationsbehandlung bei lokal begrenzten MALT-Lymphomen erbracht (s. Therapie). Spezifische genetische Marker des Helicobacter pylori als Wegbereiter des MALT-Lymphoms und die Rolle des Wirts und seines Immunsystems sind gegenwärtig Gegenstand der Forschung. Es erscheint denkbar, dass noch andere Mikroorganismen pathogenetisch bedeutsam sein könnten. Eine Assoziation des gastralen MALT-Lymphoms mit Helicobacter Heilmannii gilt als gesichert (171). Auch chronische Entzündungen bei Autoimmunerkrankungen wie der Hashimoto-Thyreoiditis und dem Sjögren-Syndrom gehen mit einer erhöhten Inzidenz von MALT-Lymphomen einher.

Tabelle 5.39 WHO-Klassifikation primärer gastrointestinaler Lymphome

B-Zell-Lymphome	T-Zell-Lymphome
Marginalzonen-B-Zell-Lymphom vom MALT-Typ	Enteropathie-assoziiertes T-Zell-Lymphom (EATZL)
Follikuläres Lymphom (Grad I–III)	Peripheres T-Zell-Lymphom (Nicht-EATZL)
Mantelzelllymphom (lymphomatöse Polypose)	
Diffuses großzelliges B-Zell-Lymphom mit/ohne MALT-Typ-Komponente	
Burkitt-Lymphom	
Immundefizienz-assoziierte Lymphome	

Nicht in der WHO-Klassifikation erwähnt sind die ulzerative Jejunitis und das sprueähnliche T-Zell-Lymphom

Pathogenese der Magenlymphome

Abb. 5.**55** gibt einen Überblick über die aktuellen Vorstellungen zur Pathogenese der Magenlymphome. Dabei wird deutlich, dass die Infektion mit Helicobacter pylori zur Ausbildung einer Gastritis und zur Akkumulation von Lymphfollikeln führt. Auf dem Boden einer B-Zell- und T-Zell-Stimulation entwickeln sich in Einzelfällen autoreaktive B-Zell-Klone, die bei einem selektiven Wachstumsvorteil zur Entstehung eines MALT-Lymphoms führen können. Das Potenzial zu einer hochmalignen Transformation wie das Ansprechen auf eine Eradikation des Helicobacter pylori sind nach jüngsten Erkenntnissen offensichtlich von genetischen Alterationen abhängig, die zukünftig Eingang in therapeutische Überlegungen finden dürften. So scheint der Nachweis der Translokation t(11;18) mit einem schlechteren Ansprechen auf die Eradikation einherzugehen (117). Andererseits sind es die t(11;18)-negativen Lymphome, die multiple genetische Veränderungen aufweisen und mitunter einen Übergang in hochmaligne großzellige B-Zell-Lymphome (DLCBL) beobachten lassen. Letztere entwickeln sich allerdings häufig auch de novo unter Umgehung der aufgezeigten pathogenetischen Zusammenhänge. Praktisch wichtig ist, dass der Übergang von einer antigenabhängigen Lymphomproliferation in ein autonomes Wachstum fließend erfolgt. Dies macht verständlich, warum etwa 20% der Patienten mit einem lokalisierten niedrigmalignen MALT-Lymphom auf eine erfolgreiche Keimeradikation nicht mit einer konsekutiven Lymphomregression reagieren und warum sich in Einzelfällen auch hochmaligne Lymphome nach Elimination des Helicobacter pylori zurückbilden können (135). Die Rolle der Fusion von Apoptose-Inhibitor-2 und dem MALT-1-Gen könnte hier eine Rolle spielen (71). Keine Erklärung in diesem pathogenetischen Konzept finden die seltenen Fälle eines MALT-Lymphoms des Magens mit sicher (auch serologisch) negativem Helicobacter-pylori-Status.

Histopathologie

→ **Niedrig- und hochmaligne Magenlymphome.** Lymphoepitheliale Läsionen stellen das histomorphologische Charakteristikum der niedrigmalignen MALT-Lymphome dar. Weitere Kriterien sind die mukosale Proliferation monoklonaler Marginalzonenzellen („centrocyte like cells") und die Immunphänotypisierung (CD5-, CD10-, CD19+, CD20+, CD22+, CD23-, CD38-, sIg+, IgD. Im Falle der hochmalignen Lymphome ohne erkennbare niedrigmaligne Anteile ist zur Definition eines primären Magenlymphoms weiterhin ein Rückgriff auf das Ausbreitungsmuster erforderlich. Die Mehrzahl der Magenlymphome sind Marginalzonen-B-Zell-Lymphome vom MALT-Typ. Diesen niedrigmalignen Lymphomen stehen die großzelligen B-Zell-Lymphome als hochmaligne Variante gegenüber.

Klinik und Diagnostik

Die klinische Symptomatik (Oberbauchbeschwerden, Schmerzen, Übelkeit, Erbrechen, Gewichtsabnahme) ist ebenso unspezifisch wie das endoskopische Erscheinungsbild (polypoide Tumoren, Ulzerationen, gastritisähnliche Veränderungen). Komplikationen wie Obstruktion, Perforation oder Blutung sind, anders als bei den intestinalen Lymphomen, selten.

Malignitätsgrad (niedrigmaligne, sekundär hochmaligne, hochmaligne) und Dissemination (Stadium) des Lymphoms als die beiden entscheidenden prognostischen Faktoren (22, 149) und therapeutischen Determinanten stellen hohe Anforderungen an die Diagnostik und das klinische Staging.

→ **Diagnosestellung.** Für die Magenlymphome sollte ein Vorgehen im Sinne eines bioptischen „Mappings" obligat sein. Dabei werden mindestens 10 Biopsien aus der/den Tu-

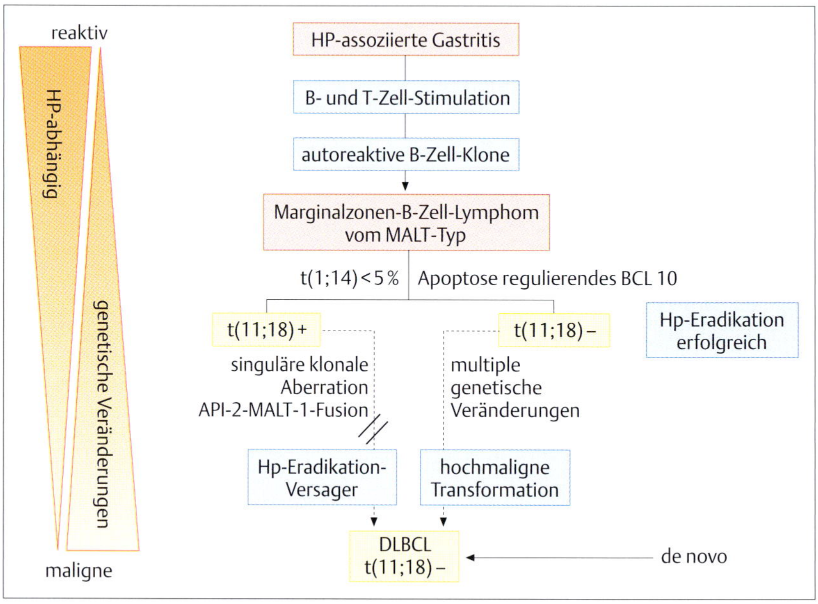

⊠ **Abb. 5.55** Pathogenese der Magenlymphome.

morläsion/en, Quadrantenbiopsien aus makroskopisch unauffälliger Schleimhaut des Antrums und Korpus sowie aus dem Fundus entnommen und ein Ureaseschnelltest angelegt.

Staging. Ist die Diagnose eines Magenlymphoms etabliert, so schließen sich verschiedene Untersuchungen zur Erfassung der Ausbreitung des Lymphoms („staging") an: Ileokoloskopie, zervikale und abdominelle Sonographie, Computertomographie des Thorax und des Abdomens, radiologische Dünndarmdoppelkontrastuntersuchung oder Kernspintomographie-Sellink sowie zytologische und histologische Begutachtung einer Knochenmarkpunktion.

Für die Magenlymphome nimmt die Endosonographie einen besonderen Stellenwert ein, erlaubt sie doch als einziges bildgebendes Verfahren eine Differenzierung der Magenwandschichten und die Erfassung perigastraler Lymphome, d. h. eine prognostisch bedeutsame Zuordnung zu den Stadien I1, I2 und II1.

Stadieneinteilung. Für die Stadieneinteilung wird üblicherweise nach wie vor die Ann-Arbor-Klassifikation in ihrer Modifikation nach Musshoff und unter Berücksichtigung der Differenzierung des Stadiums I nach Radaszkiewicz benutzt (Tab. 5.**40**). Es ist zu wünschen, dass sich zukünftig eine modernere Stadieneinteilung etablieren wird, die auf der Basis der TNM-Klassifikation beruht („Paris staging system").

Verlauf und Prognose

Magenlymphome verhalten sich biologisch völlig anders als Karzinome.

Bei den Marginalzonen-B-Zell-Lymphomen vom MALT-Typ in den lokalisierten Stadien I und II sowie bei den hochmalignen großzelligen B-Zell-Lymphomen in allen Stadien besteht grundsätzlich ein kurativer Therapieansatz.

Insgesamt ist bei diesen Lymphomen die Prognose wesentlich günstiger einzuschätzen als bei den Karzinomen. In der deutsch-österreichischen Multizenterstudie I lagen die 5-Jahres-Überlebensraten für alle Tumorstadien bei den niedrigmalignen MALT-Lymphomen bei etwa 90% und bei den hochmalignen Lymphomen bei etwa 75%. Nach erfolgreicher Helicobacter-pylori-Eradikation scheint der natürliche Krankheitsverlauf bei den MALT-Lymphomen im Stadium I selbst dann langfristig sehr günstig zu sein, wenn histologisch Lymphomresiduen persistieren. Nach den jüngsten Erfahrungen der EGILS (European Gastrointestinal Lymphoma Study Group) ließen 95% der Patienten mit einer derartigen „minimalen Resterkrankung" keine Lymphomprogression oder hochmaligne Transformation erkennen.

Die anderen gastralen Lymphomentitäten (Tab. 5.**39**) sind zu selten, als dass eine konkrete Einschätzung der Prognose möglich wäre. Sie ist eher schlecht bei den Mantelzelllymphomen, dagegen offensichtlich gut bei den follikulären Lymphomen Grad I des Duodenums.

Therapie

Die letzten Jahre haben gezeigt, dass eine nach Malignitätsgrad und Stadium stratifizierte Therapie zu ausgezeichneten Ergebnisse führt.

Helicobacter-pylori-Eradikation. In den letzten Jahren konnte ein Erfolg der Eradikationsbehandlung bei lokal begrenzten MALT-Lymphomen gezeigt werden.

Tabelle 5.40 Stadieneinteilung primärer gastrointestinaler Lymphome entsprechend dem Ann-Arbor-Staging-System (1971) unter Berücksichtigung der Modifikation durch Musshoff (1977) und der Differenzierung des Stadiums I nach Radaszkiewicz (1992) sowie der TNM-Klassifikation (2003)

Ann-Arbor-System	TNM-Klassifikation	Ausbreitung des Lymphoms
E*I 1	T1 N0 M0	Mukosa, Submukosa
EI 2	T2 N0 M0	Muscularis propria, Subserosa
EI 2	T3 N0 M0	Serosapenetration
EI 2	T4 N0 M0	per continuitatem Infiltration benachbarter Organe
EII 1	T1 – 4 N1 M0	Befall regionaler Lymphknoten (Kompartiment I + II)
EII 2	T1 – 4 N2 M0	Befall entfernter Lymphknoten (Kompartiment III einschließlich retroperitonealer, mesenterialer und paraaortaler Lymphknoten)
EIII	T1 – 4 N3 M0	Befall von Lymphknoten auf beiden Seiten des Zwerchfells
EIV	T1 – 4 N0 – 3 M1	diffuser oder disseminierter Befall extragastrointestinaler Organe

*E = primär extranodale Lokalisation

Für die niedrigmalignen MALT-Lymphome des Magens im Stadium I stellt die Helicobacter-pylori-Eradikation die initiale Behandlung der Wahl dar. Sie führt in etwa 80 % zu einer kompletten Lymphomremission.

Lange Zeit wurde angezweifelt, ob es sich dabei tatsächlich um einen langfristigen Therapieerfolg handelt. Zwischenzeitlich liegen Langzeitbeobachtungen vor, die dies eindrucksvoll belegen und davon ausgehen lassen, dass die Helicobacter-pylori-Eradikation für die Mehrzahl dieser Patienten eine echte Heilungschance eröffnet (42). Jüngst deutet sich darüber hinaus an, dass Patienten mit minimaler Resterkrankung nach erfolgreicher Eradikation – d. h. Normalisierung des endoskopischen Befundes, aber histologisch persistierende Lymphomresiduen – ebenfalls eine günstige Prognose aufweisen (41). Für sie stellt ein Zuwarten mit regelmäßigen (alle 3 Monate in den ersten beiden Jahren, danach halbjährlich, nach 5 Jahren jährlich) endoskopisch-bioptischen Kontrollen („Watch-and-wait"-Strategie") ein durchaus gerechtfertigtes Vorgehen dar, zumal alle anderen therapeutischen Optionen erhalten bleiben.

Strahlentherapie. Patienten mit einem Helicobacter-pylori-negativen Rezidiv eines MALT-Lymphoms im Stadium I, einem initial (auch serologisch) negativen Helicobacter-pylori-Status sowie alle Patienten im Stadium II werden einer Strahlentherapie zugeführt. Sie hat bei vermutlich gleicher Wirksamkeit gegenüber der chirurgischen Resektion den Vorteil des Organerhalts und damit der besseren Lebensqualität (99). Üblicherweise erfolgt sie heute im Sinne einer Extended-Field-Bestrahlung mit 30 Gy und einer lokalen Aufsättigung der Tumorregion von 10 Gy. Im Stadium II wird mancherorts ein abdominelles Bad bevorzugt, das allerdings eine deutlich höhere Toxizität aufweist.

Chemotherapie. Bei den seltenen MALT-Lymphomen in den fortgeschrittenen Stadien III und IV sind angesichts eines fehlenden kurativen Ansatzes, eines häufig blanden Krankheitsbildes und einer langsamen Tumorprogression therapeutische Maßnahmen grundsätzlich zu hinterfragen. Entscheidet man sich für ein aktives Vorgehen, kommen gängige Chemotherapeutika wie Chlorambucil oder Kombinationsprotokolle wie Cyclophosphamid, Adriamycin, Vincristin, Prednison (C(H)OP), neuerdings auch Fludarabin in Frage. Eine Standardtherapie in dieser Situation existiert nicht.

Die Chemotherapie ist die unbestrittene Therapie der Wahl bei den diffusen großzelligen B-Zell-Lymphomen. Als Standard kann unverändert CHOP-21 oder CHOP-14 mit/ohne Wachstumsfaktoren angesehen werden.

Ergänzungen der Chemotherapie. Nach der Chemotherapie wird bislang allgemein eine Bestrahlung empfohlen, wenngleich die alleinige Chemotherapie durchaus kurativen Anspruch erheben darf. Bei großzelligen Lymphomen mit einer MALT-Komponente, den sog. sekundär hochmalignen MALT-Lymphomen, müssen eine Helicobacter-pylori-Eradikation und/oder eine Strahlentherapie die Chemotherapie ergänzen.

Rituximab. Der Einsatz des CD20-Antikörpers Rituximab bietet sich auf Grund der positiven Erfahrungen in der Behandlung nodaler Lymphome an, ein Wirksamkeitsnachweis bei den Magenlymphomen steht allerdings bislang aus.

Chirurgische Resektion bei Komplikationen. Die chirurgische Resektion von Magenlymphomen, über Jahrzehnte die etablierte Therapie dieser Tumoren, bleibt heute

Tabelle 5.41 Stadienbezogene Therapieempfehlungen bei Magenlymphomen

Stadium	MALT-Lymphome	Großzelliges B-Zell-Lymphom
I1 / T1 N0 M0	Hp-Eradikation (II-a)	(R) + CTx ± Radiatio (II-a)
I2 / T2 N0 M0	Hp-Eradikation* (III)	(R) + CTx ± Radiatio (II-a)
I1 – 2 / T1 – 2 N0 M0 Hp-negativ, Eradikation-Nonresponder, Rezidiv	Radiatio (Op) (II-a)	
I1 – 2 / T1 – 2 N0 M0, MRD	watch and wait (IV)	
II1 – 2 / T1 – 4 N1 – 2 M0	Radiatio (Op) (II-a)	(R) + CTx ± Radiatio (II-a)
III / T1 – 4 N3 M0	CTx (II-a)	(R) + CTx ± Radiatio (II-a)
IV / T1 – 4 N0 – 3 M1	CTx (II-a)	(R) + CTx ± Radiatio (II-a)

In Klammer: Evidenzgrad der Therapieempfehlung

* Die meisten Studien haben nur im Stadium I1/T1 eine Eradikationstherapie durchgeführt. Der Behandlungserfolg im Stadium I2/T2 ist geringer einzuschätzen. Ein Versuch erscheint jedoch gerechtfertigt.

CTx: Chemotherapie

Hp: Helicobacter pylori

MRD: minimal residual disease (endoskopische Normalisierung nach erfolgreicher Hp-Eradikation, histologisch Persistenz von Lymphomresiduen)

Op: Operation; nur bei Komplikationen (Perforation, Blutung) oder Patientenwunsch

R: Rituximab

Komplikationen wie Blutung oder Perforation vorbehalten oder bietet sich als Alternative zur Strahlentherapie bei entsprechendem Patientenwunsch an.

Derzeitige Therapieempfehlungen. Die gegenwärtige Therapie der Magenlymphome fasst Tab. 5.**41** zusammen. Es muss betont werden, dass diese klar umrissenen Empfehlungen nur für die MALT-Lymphome und die großzelligen B-Zell-Lymphome gelten. Die anderen Entitäten (Tab. 5.**39**) werden meist in ähnlicher Weise behandelt, wenngleich Daten hierzu weitgehend fehlen.

Prävention

Vor dem Hintergrund der pathogenetischen Bedeutung der Helicobacter-pylori-Infektion für die MALT-Lymphome des Magens wäre prinzipiell eine Prävention durch eine Eradikationsbehandlung möglich. Noch weitaus mehr als beim Magenkarzinom sprechen aber die Häufigkeit der Infektion einerseits und die Seltenheit der MALT-Lymphome andererseits gegen eine solche Empfehlung.

Mesenchymale Magentumoren

Definition und Klassifikation

Mesenchymale Tumoren des Magens stellen eine heterogene Gruppe dar. Ihre Definition und histologische/immunhistochemische Charakterisierung sind in Kapitel 5.3 „Pathologische Anatomie und Histologie" beschrieben. Karzinoide werden in Kapitel 39 „Neuroendokrine Tumoren des gastroenteropankreatischen Systems" abgehandelt.

GIST. Innerhalb der mesenchymalen Magentumoren stellen die gastrointestinalen Stromatumoren (GIST) die zahlenmäßig größte Gruppe dar (189).

GIST sind durch die Expression einer aktivierenden Mutation des c-kit-Protoonkogens charakterisiert. Der Nachweis des CD117 (c-kit) auf der Tumorzelloberfläche ist für die GIST pathognomonisch.

Viele der früher als Leiomyosarkome klassifizierten Tumoren werden heute den GIST zugeordnet. Die anderen mesenchymalen Magentumoren stellen Raritäten dar.

Epidemiologie und Wertung

GIST sind mit 80% die häufigsten mesenchymalen Tumoren des Magens. Bezogen auf alle malignen Magentumoren liegt ihr Anteil indessen nur bei etwa 1%. Da GIST bis in die jüngste Vergangenheit nicht als eigenständige Entität bekannt waren, existieren kaum Daten zu ihrer Häufigkeit. Nach einer retrospektiven Auswertung aller Magentumoren, die als mögliche GIST während der Jahre 1983 – 2000 in Schweden diagnostiziert worden waren, ist von einer Inzidenz von 20/1 Mio. pro Jahr auszugehen (95). Geschlechtsunterschiede scheinen nicht zu bestehen. GIST treten von der Jugend bis ins hohe Alter auf, ihr Altersgipfel liegt in der 7. Lebensdekade. Mehr als die Hälfte aller GIST manifestieren sich im Magen; andere Lokalisationen sind Dünndarm (25%), Rektum (5%), Ösophagus (2%) und sehr selten weitere Organe (23).

Risikofaktoren und Pathologie

Risikofaktoren, die zur Entstehung von GIST oder anderen mesenchymalen Magentumoren prädisponieren, sind nicht bekannt. Zur Pathologie s. Kapitel 5.3. Es sei an dieser Stelle nur darauf hingewiesen, dass molekulare Klassifikationen der GIST (23) zukünftig sehr viel besser geeignet sein werden, die Heterogenität dieser Tumoren wiederzugeben, insbesondere auch vor dem Hintergrund des therapeutischen Ansprechens auf Imatinib (s. Therapie).

Durch den immunhistochemischen Nachweis von CD117 können GIST heute sicher von einem CD117-negativen Leiomyom/Leiomyosarkom oder Schwannom differenziert werden.

Klinik und Diagnostik

Symptome. Die klinische Symptomatik der GIST ist vielfältig und unspezifisch. Sie können abdominelle Schmerzen verursachen, mit Gewichtsverlust und Blutungsanämie einhergehen, als palpable Tumormasse auffallen oder auch nur zufällig im Rahmen diagnostischer Maßnahmen entdeckt werden (153, 196). Gerade in frühen Stadien sind GIST häufig asymptomatisch.

Endoskopie, Endosonographie, FNP. Endoskopisch manifestieren sie sich oft als polypös-tumoröse Läsionen mit zentraler Erosion oder vulkankraterartiger Ulzeration, aus denen mitunter heftige Blutungen resultieren können (Abb. 5.**56**). Endosonographisch imponieren die GIST als echoarme Tumoren der Muscularis propria oder mucosae (Abb. 5.**57**).

Eine endosonographisch gesteuerte Feinnadelpunktion stellt eine diagnostische Option dar, wenn die oberflächlichen, bei der Gastroskopie entnommenen Biopsien nicht wegweisend sind. Auch eine Abgrenzung gegen die endosonographisch nicht unterscheidbaren Leiomyome ist so möglich.

Die Diskriminierung zwischen GIST und Leiomyomen erfolgt durch den Nachweis des c-kit-Antigens mit CD117, dessen Expression auch am zytologischen Präparat durchgeführt werden kann (55, 190). Die Dignitätsbeurteilung der GIST ist am Feinnadelpunktat allerdings schwieriger. Auch wenn durch die Zuhilfenahme von Proliferationsmarkern

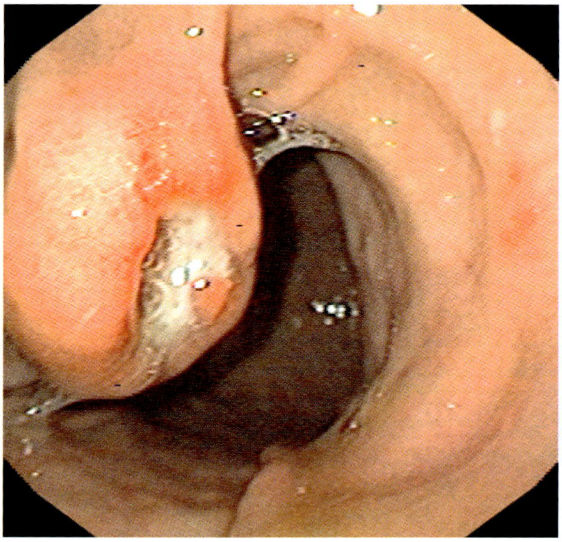

⊠ **Abb. 5.56** Endoskopisches Bild eines gastrointestinalen Stromatumors (GIST) des Magens.

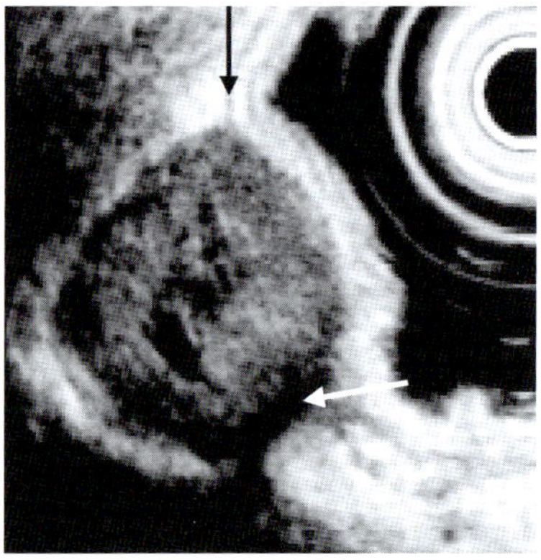

⊠ **Abb. 5.57** GIST im endoskopischen Ultraschall. Der Tumor geht von der 4. Schicht (Muscularis propria; Pfeil oben) aus.

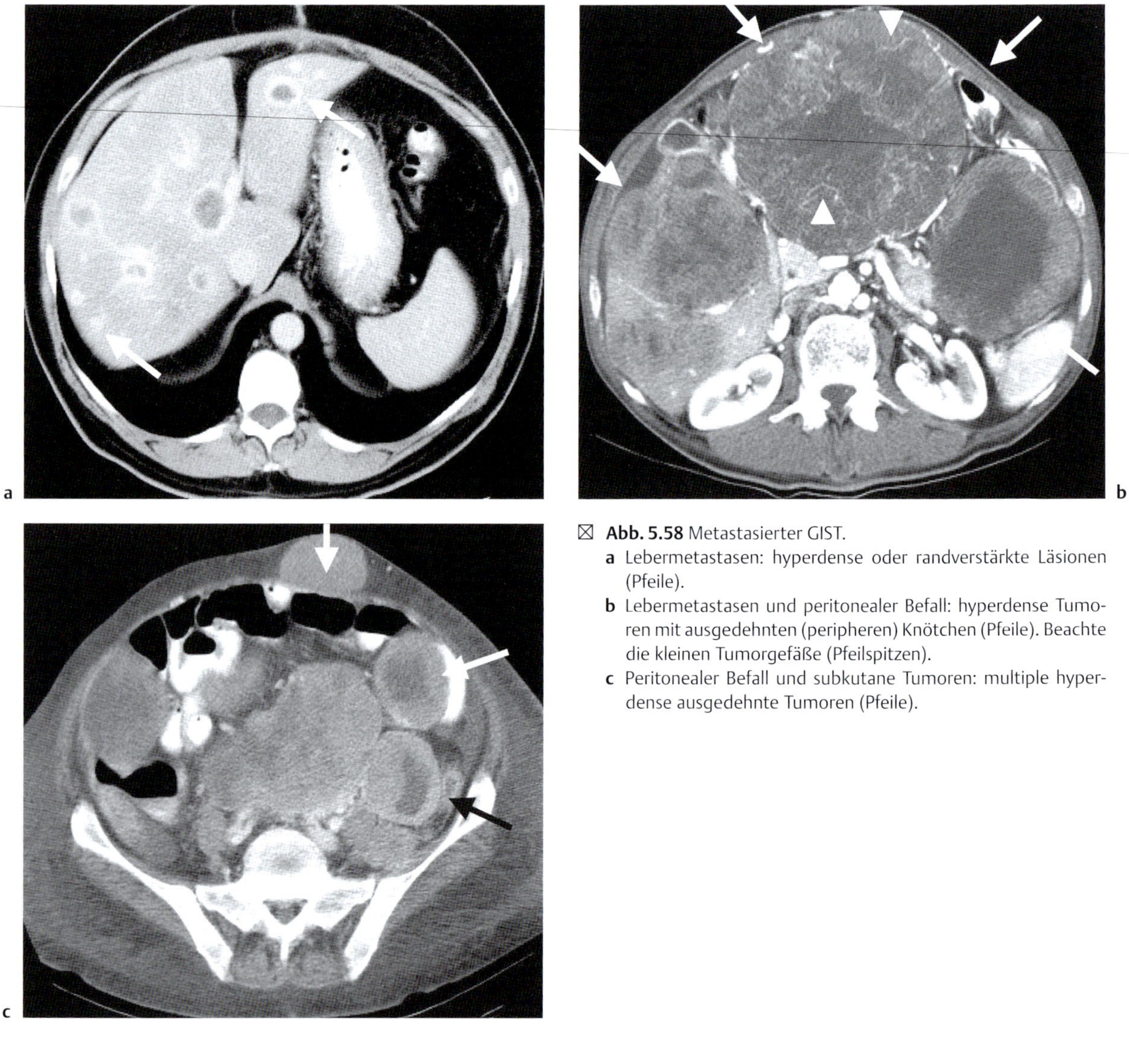

⊠ **Abb. 5.58** Metastasierter GIST.

a Lebermetastasen: hyperdense oder randverstärkte Läsionen (Pfeile).

b Lebermetastasen und peritonealer Befall: hyperdense Tumoren mit ausgedehnten (peripheren) Knötchen (Pfeile). Beachte die kleinen Tumorgefäße (Pfeilspitzen).

c Peritonealer Befall und subkutane Tumoren: multiple hyperdense ausgedehnte Tumoren (Pfeile).

ein genauer Indikator für ein malignes Potenzial vorliegt (6), muss berücksichtigt werden, dass das gewonnene Aspirat nicht immer für den gesamten Tumor repräsentativ sein muss.

→ **Staging.** Maligne GIST metastasieren meist ins Peritoneum und in die Leber (Abb. 5.**58**). Das Staging bei gesichertem malignem GIST entspricht dem auch bei Magenkarzinomen üblichen Vorgehen.

→ **Andere mesenchymale Tumoren.** Auch die Symptomatik der anderen mesenchymalen Magentumoren ist uncharakteristisch. Lipome fallen endoskopisch durch einen gelblichen Farbton und eine prallelastische Konsistenz auf. Endosonographisch stellen sich Lipome und Fibrome als echogene Tumoren der Submukosa dar.

Verlauf und Prognose

Eine Konsensuskonferenz des NIH und des National Cancer Institute 2001 hat Tumorgröße und Mitoseindex als die für eine Risikostratifikation wichtigsten prognostischen Parameter der GIST beschrieben (Tab. 5.**42**) (45). Die Bedeutung der Tumorgröße wurde auch in einer retrospektiven Analyse von 200 resezierten GIST deutlich (32). Das krankheitsspezifische 5-Jahres-Überleben betrug 20% bei einer Tumorgröße von über 10 cm, dagegen 60%, wenn die Tumoren kleiner als 5 cm waren. Bis zu 30% aller neu diagnostizierten GIST sind als maligne einzuschätzen (130), aber selbst unter den GIST mit niedrigem Risiko können durchaus Rezidive nach Resektion auftreten. Deshalb gelten alle GIST als potenziell maligne. GIST metastasieren bevorzugt in die Leber und das Peritoneum, Lymphknoten und andere Organe sind eher selten betroffen.

Therapie

→ **Chirurgische Resektion.** Vor dem Hintergrund des malignen Potenzials und der Fähigkeit zur Metastasierung ist die Entfernung eines GIST anzustreben.

Das Standardverfahren in der Behandlung von lokalisierten GIST ist die komplette chirurgische Resektion des Tumors mit tumorfreien Schnitträndern (9).

Wenn technisch möglich, ist eine „wedge-resection" ausreichend. Bei größeren Tumoren kommen die chirurgischen Standardverfahren der Magenresektionen zur Anwendung. Da eine Metastasierung in regionale Lymphknoten selten vorkommt, sollte eine LAD nur bei sichtlichem Befall der Lymphknoten vorgenommen werden. Dagegen sollten intraoperativ das Peritoneum genau inspiziert und metastasenverdächtige Herde entfernt werden.

→ **Laparoskopische und endoskopische Resektion.** Eine laparoskopische Resektion, vorzugsweise endoskopisch endoluminal kontrolliert, wird nur bei Tumoren bis 2 cm wegen der möglichen größeren Gefahr der Tumorruptur und konsekutiven peritonealen Tumorzellausbreitung empfohlen (Abb. 5.**59**). Eine endoskopische Resektion stellt bei kleinen von der Muskelschicht ausgehenden Tumoren eine Alternative dar. Abhängig vom prognostischen Index muss im Einzelfall über eine Nachresektion entschieden werden.

→ **Tyrosinkinase-Inhibitoren.** Selbst nach R0-Resektion rezidivieren Tumoren mit hohem Risiko (Tab. 5.**42**) regelmäßig. Dennoch ist bislang eine adjuvante Therapie nicht etabliert. Eine Chemotherapie oder kombinierte Radio-/Chemotherapie ist bei GIST nicht Erfolg versprechend. Grundlegend neue Behandlungsoptionen für metastasierende GIST haben sich jedoch durch die Entdeckung des selektiven Tyrosinkinase-Inhibitors Imatinib, erstmals eingesetzt zur Therapie der Philadelphia-Chromosom-positiven chronischen myeloischen Leukämie, ergeben (34). Partielle Remissionen werden damit in etwa 50% beobachtet, bei einem weiteren Drittel der Patienten kann eine stabile Erkrankung erreicht werden (185). Die übliche Tagesdosis liegt bei 400 mg, bei Tumorprogression ist eine Steigerung auf 800 mg möglich. Die Therapie sollte so lange fortgeführt werden, wie keine Progression oder relevante Unverträglichkeiten auftreten, da nach einem Absetzen häufig eine Tumorprogression zu beobachten ist, die durch sekundäre

Tabelle 5.42 Prognosefaktoren bei GIST

Risiko	Größe (cm)	Mitoserate*
Sehr niedrig	<2	<5
Niedrig	2–5	<5
Intermediär	<5	6–10
	5–10	<5
Hoch	>5	>5
	>10	jede
	jeder	>10

*pro 50 Gesichtsfelder bei großer Vergrößerung

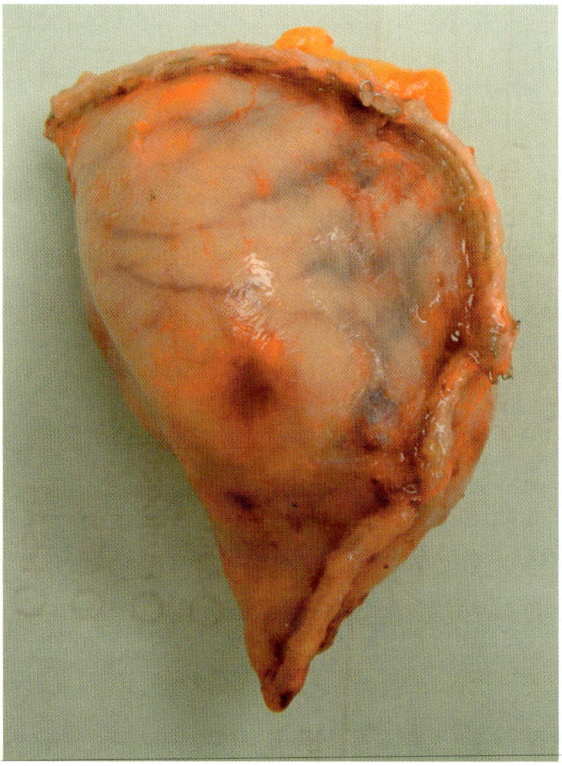

☒ **Abb. 5.59** Laparoskopisch unter endoskopischer-endoluminaler Assistenz resezierter GIST.

Resistenzentwicklung ihrerseits refraktär auf die erneute Gabe von Imatinib sein kann. Gegenwärtig prüfen mehrere Phase-II/III-Studien den adjuvanten und neoadjuvanten Einsatz von Imatinib sowie ein mögliches besseres Ansprechen auf höhere Dosierungen. Auch ist zu erwarten, dass zukünftig weitere Tyrosinkinase-Inhibitoren, wie z. B. Sunitinib, zur Verfügung stehen werden (38).

→ **Andere mesenchymale Tumoren.** Therapie der Wahl der anderen malignen mesenchymalen Magentumoren ist deren komplette Resektion. Bei metastasierten Leiomyosarkomen kommt eine Chemotherapie analog zu den Weichteilsarkomprotokollen in Betracht, wenn es Alter und Allgemeinzustand der Patienten erlauben.

FAZIT FÜR DIE PRAXIS

- Unter den Magenpolypen nehmen die Adenome wegen ihres Entartungsrisikos eine Sonderstellung ein. Sie müssen in toto endoskopisch oder – selten – chirurgisch entfernt werden.
- Bei einer Risikogastritis (korpusdominante Gastritis, Atrophie, intestinale Metaplasie), einer familiären Karzinombelastung oder nach endoskopischer Resektion eines Magenfrühkarzinoms bzw. einer Magenteilresektion empfiehlt sich eine Helicobacter-pylori-Eradikation zur Prävention des Magenkarzinoms bzw. eines Rezidivs.
- Die Therapie des Magenkarzinoms sollte vor dem Hintergrund eines subtilen prätherapeutischen Stagings, das Endosonographie und im Einzelfall Laparoskopie einschließt, interdisziplinär abgestimmt sein.
- Wichtigster prognostischer Faktor für das Magenkarzinom ist das Erreichen einer R0-Resektion. Ist sie primär nicht möglich oder erscheint sie unwahrscheinlich, sollte eine neoadjuvante Chemotherapie mit der Chance auf eine Tumorverkleinerung und sekundäre R0-Resektion durchgeführt werden. Chirurgischer Standard ist eine (sub)totale Gastrektomie mit D1- oder D2-Lymphknotendissektion. Eine adjuvante Chemotherapie oder kombinierte Radiochemotherapie ist beim Magenkarzinom bislang nicht etabliert und bleibt Einzelfällen vorbehalten.
- In der palliativen Situation des Magenkarzinoms sollte den Patienten eine Chemotherapie mit einem cisplatinhaltigen Protokoll und infusionalem 5-FU angeboten werden. Endoskopische oder chirurgische Palliativmaßnahmen sind in besonderen Situationen zur Besserung oder Aufrechterhaltung der Lebensqualität angezeigt.
- Magenlymphome bedürfen einer sorgfältigen endoskopisch-bioptischen Diagnostik im Sinne des „gastric mapping" und eines umfassenden Stagings, da histologischer Malignitätsgrad und Stadium die Therapie bestimmen.
- MALT-Lymphome im Stadium I werden mit gutem Erfolg einer alleinigen Helicobacter-pylori-Eradikation zugeführt. Rezidive, Helicobacter-pylori-negative MALT-Lymphome und MALT-Lymphome im Stadium II sollten heute strahlentherapiert werden. Bei den diffusen großzelligen B-Zell-Lymphomen ist die CHOP-Chemotherapie, zunehmend in Kombination mit dem Anti-CD20-Antikörper Rituximab, mit und ohne nachfolgende Strahlentherapie der derzeitige Standard.
- GIST sollten nach Möglichkeit chirurgisch R0 reseziert werden. Im metastasierten Stadium stellt der selektive Tyrosinkinase-Inhibitor Imatinib eine neue, viel versprechende Therapieoption dar.

5.8 Postoperative Folgen und perioperative ernährungsmedizinische Aspekte

A. Weimann, C. Spiegler

EDITORIAL **Da die elektive Ulkuschirurgie heute keine Bedeutung mehr besitzt, stehen im oberen Gastrointestinaltrakt einschließlich Pankreaskopf und distalem Gallengang Karzinomoperationen im Vordergrund. Hier können die durch Resektion und Rekonstruktion entstehenden Veränderungen an Magen und Duodenum funktionelle Beeinträchtigungen nach sich ziehen. Auch wenn bei den Karzinomeingriffen zugunsten der onkologischen Radikalität funktionelle Einschränkungen in Kauf genommen werden müssen, werden mit dem Ziel des Funktionserhalts bestimmte Operationsverfahren besonders empfohlen. Zur Frage der Evidenz theoretisch begründeter Verfahren stehen aus prospektiven kontrolliert randomisierten Studien jedoch nur begrenzt Daten zur Verfügung.**

Bei der in den letzten Jahren zunehmenden Zahl adipositaschirurgischer Eingriffe mit „Gastric banding" und Magen-Bypass werden hingegen zugunsten der Gewichtsabnahme bewusst Beeinträchtigungen der Funktion in Kauf genommen.

Allgemein resultieren die Funktionseinschränkungen aus der veränderten Passage mit konsekutiven Auswirkungen auf den Ernährungsstatus bis hin zur manifesten Mangelernährung und schweren metabolischen Problemen.

Die genaue Kenntnis des Operationsverfahrens ist für das Verständnis postoperativ auftretender funktioneller Probleme entscheidend. Für den Endoskopiker ist die veränderte postoperative Anatomie wichtig, da für diagnostische oder interventionelle Fragestellungen an Gallenwegen oder Pankreas in Abhängigkeit vom Operationsverfahren kein Zugang mehr bestehen kann.

Definitionen und Klassifikationen

Postvagotomiesyndrom

Die Vagotomie war über Jahrzehnte die Therapieoption zur Hemmung der Magensäuresekretion bei der Behandlung chronischer Duodenalulzera. Als Postvagotomiesyndrom wurden die mit der Operation einhergehenden Magenentleerungs- und Passagestörungen bezeichnet. Eine Pyloroplastik bzw. Gastroenterostomie wurde bei der trunkalen Vagotomie als obligat angesehen. Mit dem Ziel einer selektiven Hemmung der Säurebildung bei erhaltener Innervation des Antrums ohne funktionelle Einschränkung des Pylorus wurde die Vagotomie später proximal selektiv und zuletzt im Bereich der Abgänge des N. Latarjet hochselektiv durchgeführt (2, 24). Mit Einführung der Protonenpumpenhemmer und der Helicobacter-pylori-Eradikation hat die Ulkuschirurgie an Bedeutung verloren. Die Magenchirurgie ist somit im Wesentlichen eine Karzinomchirurgie bzw. eine Notfallchirurgie bei Ulkusperforation oder interventionell nicht beherrschbarer Ulkusblutung. Auch benigne Magenausgangsstenosen als Operationsindikation bei chronischen Duodenalulzera sind selten geworden.

Postgastrektomiesyndrom

Nach partieller und totaler Magenresektion kommt es durch den Verlust der Reservoirfunktion zu einer beschleunigten Passage des Speisebreis. Typisch insbesondere nach Gastrektomie ist ein über Monate anhaltender Gewichtsverlust. Die hieraus resultierenden Symptome werden als „Postgastrektomiesyndrom" zusammengefasst. Postprandial können früh- sowie spätzeitig gastrointestinale und kardiovaskulär-vasomotorische Symptome auftreten, die als Dumping-Syndrom bezeichnet werden.

→ **Frühdumping.** Beim Frühdumping führt die beschleunigte Passage des noch unverdauten hyperosmolaren Speisebreis in das Jejunum zu einer raschen Flüssigkeitsverschiebung aus dem Splanchnikusgebiet von intravasal in das Darmlumen. Die Folge sind abdominelle Beschwerden und Orthostasestörungen.

→ **Spätdumping.** Das seltene Spätdumping entsteht durch die rasche Passage der unphysiologischen Konzentration von Kohlenhydraten in das Jejunum. Dies bedingt eine erhebliche Steigerung der Insulinsekretion, die in einer späten Phase nach 2 – 3 h durch eine relative Hyperinsulinämie eine reaktive Hypoglykämie mit den typischen Beschwerden nach sich zieht.

Vorkommen. Das Dumping-Syndrom ist aus der Ulkuschirurgie seit Jahrzehnten bekannt und korreliert auch mit bestimmten Rekonstruktionsverfahren, hierbei besonders nach Billroth II. Von besonderer Bedeutung ist der Verlust des Pylorus (65). Dumping-Beschwerden können subklinisch bei genauer Anamnese, insbesondere bei Einsatz eines „Dumping- oder gastrointestinalen Lebensqualitäts-Scores“ (Tab. 5.**43**) (11, 67), nach allen resezierenden Eingriffen des Magens beobachtet werden. Die Prävalenz hat aufgrund der Abnahme resezierender Mageneingriffe wegen Ulkusleidens insgesamt deutlich abgenommen. Bei klinisch relevantem „Dumping“ ist durch die langfristige Adaptation der Dünndarmschleimhaut und entsprechende diätetische Beratung des Patienten (häufige kleine Mahlzeiten) in der Regel eine Besserung zu erwarten.

Tabelle 5.43 Sigstad-Dumping-Score (67); bei einem Score ≥ +7 wird die sichere Diagnose eines Dumping-Syndroms gestellt, ein Index ≤ +4 ist normal

Prä-Schock	+5
Bewusstlosigkeit	+4
Wunsch, sich hinzulegen oder zu sitzen	+4
Atemnot, Dyspnoe	+3
Schwäche, Erschöpfung	+3
Schläfrigkeit, Drowsiness, Gähnen	+3
Palpitation	+3
Ruhelosigkeit	+2
Schwindel	+2
Kopfschmerzen	+1
Wärmegefühl, Schwitzen, Blässe, feuchte Haut	+1
Übelkeit	+1
Abdominelles Völlegefühl, Meteorismus	+1
Bauchgluckern, -knurren (Borborygmie)	+1
Aufstoßen von Luft	-1
Erbrechen	-4

Billroth-II- und Roux-Y-Rekonstruktion. Nach partieller Magenresektion ist die klassische Billroth-II-Rekonstruktion mit sog. Omegaschlinge, d. h. einer zu- und einer abführenden Schlinge (Abb. 5.**60**), vor allem in Deutschland bereits vor über 20 Jahren zugunsten der Roux-Y-Rekonstruktion verlassen worden (40). Wesentlich trug hierzu die Vermeidung eines chronischen galligen Refluxes in die Gastrojejunostomie aus der zuführenden Schlinge bei, da diesem aufgrund experimenteller Daten eine wesentliche Rolle bei der Karzinomentstehung im operierten Magen zugeschrieben wird (9). Prospektiv randomisiert wurde gezeigt, dass mit der Roux-Y-Rekonstruktion ein enterogastrischer galliger Reflux aus der zuführenden Schlinge vermieden werden kann. Dies ist ohne Auswirkungen auf die Säuresekretion des Restmagens (60). Durch das Verlassen der klassischen Billroth-II-Rekonstruktion sind auch das Syndrom der „zuführenden“ Schlinge („afferent loop“) und der abführenden Schlinge („efferent loop) selten geworden.

Syndrom der zuführenden Schlinge. Beim Syndrom der zuführenden Schlinge handelt es sich um eine Abflussbehinderung von Galle- und Pankreassekret, z. B. durch Abknickung einer zu langen Schlinge. Dies kann zusätzlich eine bakterielle Überwucherung nach sich ziehen, was als Syndrom der blinden Schlinge („blind loop) bezeichnet

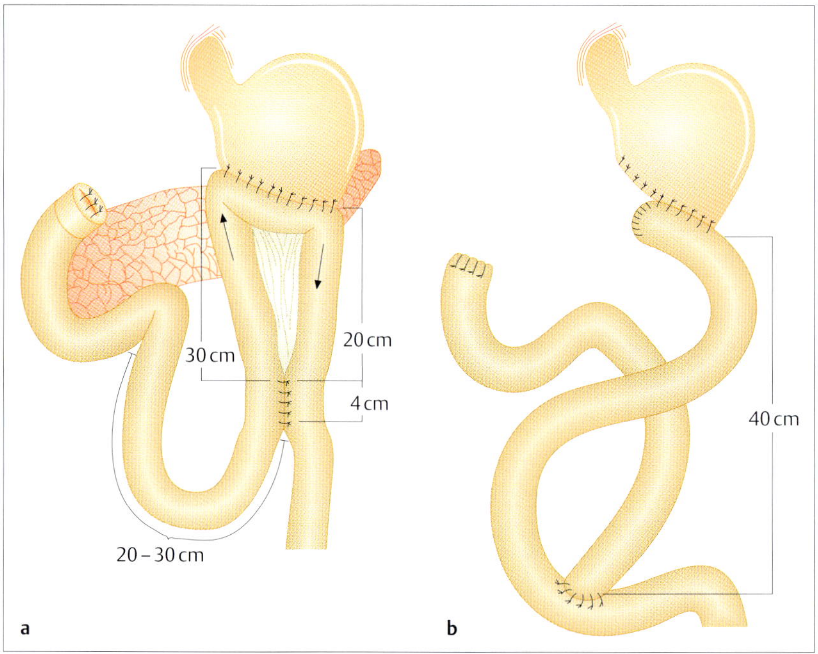

Abb. 5.60 Billroth-II-Resektion.
a Billroth-II-resezierter Magen mit Omegaschlinge.
b Billroth-II-resezierter Magen mir Rekonstruktion durch Jejunumschlinge nach Roux-Y.

wird. Seltener ist die Entleerung von Mageninhalt vorzugsweise in die zuführende Schlinge, welche zumeist als Folge einer flusstechnisch ungünstigen Anastomosenanlage entsteht. Das Syndrom tritt seltener bei Patienten mit Braun-Enteroenterostomie als zusätzlichem Abfluss auf. Folge ist durch Dekonjugation von Gallensäuren eine gestörte Fettresorption mit Steatorrhö.

Syndrom der abführenden Schlinge. Beim Syndrom der abführenden Schlinge handelt es sich um eine gestörte Passage des Speisebreis aus dem Restmagen in das Jejunum. Dies kann akut durch innere Hernie mit Abknickung der Schlinge im Mesokolonschlitz oder chronisch durch Stenose (entzündlich durch rezidivierende Anastomosenulzera) durch Tumorrezidiv oder Verwachsungen entstehen. Klinisch relevant sind rezidivierendes Erbrechen von Mageninhalt bzw. die Zeichen eines hohen Ileus.

Für den Endoskopiker wichtig ist, dass nach klassischer Billroth-II-Rekonstruktion der Zugang für eine endoskopisch retrograde Cholangiographie über die zuführende Schlinge erschwert bzw. unmöglich sein kann.

Spezielle funktionelle Auswirkungen der verschiedenen Operationsverfahren an Magen und Duodenum

Gastrektomie (Tab. 5.**44**)

Die Rekonstruktion nach „totaler" Gastrektomie erfolgt überwiegend entweder durch Ausschalten und „Hochziehen" einer Jejunumschlinge nach Roux-Y mit oder ohne eine zusätzliche Pouch-Bildung oder durch Jejunuminterponat nach Longmire zwischen Ösophagus und Duodenum (Abb. 5.**61**) (53).

Roux-Y-Anastomose mit und ohne Pouch. Allgemein gilt die einfache Roux-Y-Anastomose als risikoärmste und sicherste Rekonstruktion (53). Der Wiederherstellung der physiologischen duodenalen Passage unter Vermeidung einer pankreozibalen Asynchronie nach Longmire ist gerade unter funktionellen Aspekten besondere Aufmerksamkeit zuteil geworden. Durch die im Duodenum nahrungsinduzierte Hormonausschüttung (Enteroglukagon, Glucagon-like-peptide etc.) mit physiologischer intestinaler Passage und Verdauung wird ein günstiger Einfluss auf den postoperativen Gewichtsverlauf, das Auftreten von Dumping-Beschwerden und die Lebensqualität angenommen (12, 56). Diese Vorteile sind in den verfügbaren Studien gerade im Langzeitverlauf nicht eindeutig (Tab. 5.**44**). Bei der Roux-Y-Rekonstruktion spricht für die Anlage eines Pouches die durch die Reservoirbildung erhöhte Aufnahmekapazität mit den Folgen einer verzögerten intestinalen Passage und hierdurch verbesserten Resorption.

In prospektiven randomisierten Studien zeigen sich im Vergleich von einfacher Roux-Y- und Roux-Y-Rekonstruktion mit Pouch sowie Jejunuminterponat vor allem in der Frühphase signifikante Vorteile für den Jejunum-Pouch bezüglich des Körpergewichts (36, 45, 57), des Auftretens von Dumping-Beschwerden (1, 28, 44) und galligem Reflux (1, 36) sowie der Lebensqualität (36). Dieses Ergebnis zugunsten der Rekonstruktion nach Roux-Y mit Jejunum-Pouch ist in einer Metaanalyse von 19 Studien mit 866 Patienten bestätigt worden (42).

Von Horvath (26) ist mit dem Ziel der Vermeidung eines pouch-ösophagealen Refluxes und einer weiteren Verbesserung der Resorption die Anlage des Pouches aboral in Höhe der Fußpunktanastomose, d. h. der Einmündung von Pankreassekret und Galle, vorgeschlagen worden. Im Vergleich mit der einfachen Roux-Y-Rekonstruktion wurden signifikante Vorteile für die Fettresorption und die Lebensqualität gezeigt. Eine prospektive Studie zum Vergleich konventioneller vs. aboraler Pouch liegt derzeit nicht vor.

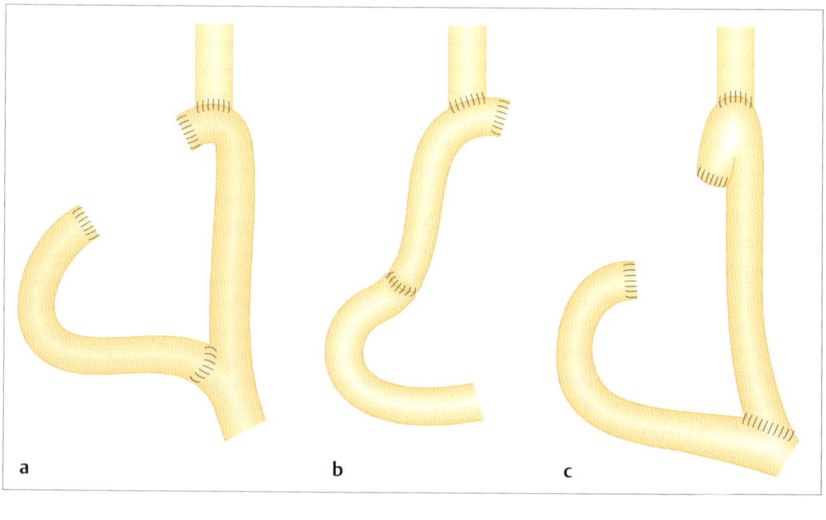

Abb. 5.61 Gastrektomie.
a Gastrektomie mit Rekonstruktion durch Jejunumschlinge nach Roux-Y.
b Gastrektomie mit Rekonstruktion durch Jejunuminterponat nach Longmire.
c Gastrektomie mit Rekonstruktion nach Roux-Y mit Pouch.

Tabelle 5.44 Prospektiv kontrollierte Studien zum Einfluss der Rekonstruktion nach Gastrektomie auf die postoperative Funktion

Autor	Jahr	N	Design	Ergebnis
OP-Vergleich				
Adachi et al.	2003	30	PRCT Rekonstruktionen nach Y-Roux (RY), Y-Roux und Pouch (RP), Jejunuminterponat mit Pouch (JP)	keine signifikanten Unterschiede bei Operationszeit, Blutverlust, Letalität; KH-Aufenthalte bei JP am längsten
Hori et al.	2004	187	PRCT Gastroduodenostomie nach distaler Gastrektomie → handgenähte Anastomosen (HA, n = 95) vs. Stapler-Anastomosen (SA, n = 92)	Anastomoseninsuffizienzen: 1 in SA-Gruppe und 2 in HA-Gruppe ohne signifikanten Unterschied zwischen den Gruppen; Magensondenentfernung, Beginn mit Flüssigkeits- und mit fester Nahrungsaufnahme, KG-Verlust postoperativ: kein signifikanter Unterschied zwischen beiden Gruppen; mittlerer KH-Aufenthalt 2 Tage kürzer in SA-Gruppe (18 ± 11,7 Tage)
Endoskopie bzw. Funktionsdiagnostik, pH-Werte				
Basso et al.	1985	22	PRCT Gastrektomie mit Jejunuminterponat (JI) vs. Gastrektomie mit Roux-Y-Rekonstruktion (RY)	bei allen Patienten Nachweis einer gut funktionierenden Ösophagojejunostomie (6, 12, 24, 30 Monate postoperativ); Biopsien im Anastomosenbereich: 3 Patienten der JI- und 4 Patienten der RY-Gruppe mit Zeichen der chronischen Ösophagitis und hyperplastischen Kornealzellen; kein signifikanter Unterschied zwischen beiden Gruppen
Kodama et al.	1995	64	Pylorus erhaltende proximale Gastrektomie (PPG) vs. konventionelle distale Gastrektomie (CDG)	Schleimhauterosionen im Restmagen signifikant häufiger bei CDG; pH-Werte signifikant niedriger bei PPG
Hori et al.	2004	187	PRCT Gastroduodenostomie nach distaler Gastrektomie → handgenähte Anastomosen (HA, n = 95) vs. Stapler-Anastomosen (SA, n = 92)	Anastomosenstenosen: 4 in SA-Gruppe und 6 in HA-Gruppe; keine Signifikanz; Anastomosendurchmesser: kein signifikanter Unterschied zwischen den Gruppen
Körpergewicht				
Basso et al.	1985	22	PRCT Gastrektomie mit Jejunuminterponat (JI) vs. Gastrektomie mit Roux-Y-Rekonstruktion (RY)	kein signifikanter Unterschied zwischen beiden Gruppen; 30 Monate postoperativ: 85 % der JP-Gruppe erreichen präoperative Werte und 95 % der RY-Gruppe
Faß et al.	1993	68	Rekonstruktion nach Y-Roux oder Jejunuminterposition nach Longmire	günstigere Gewichtsentwicklung bei Jejunuminterponat (ab 3. Monat postoperativ); Y-Roux insgesamt verlängerte Essenszeiten pro Mahlzeit
Nakane et al.	1995	30	PRCT Rekonstruktion: Y-Roux und Pouch (RP) vs. Y-Roux (RY) vs. Pouch und Jejunuminterponat (PJ)	Nahrungsaufnahme, Ernährungsstatus: RP ist günstiger als RY oder PJ

Tabelle 5.44 Fortsetzung

Autor	Jahr	N	Design	Ergebnis
Körpergewicht				
Liedman et al.	1996	89	subtotale, distale Resektion (ST) vs. totale Gastrektomie (TG) vs. TG und Pouch (TP) (alle Rekonstruktionen nach Y-Roux)	Gewichtsverlust geringer nach ST; bei TP keine verbesserte Nahrungsaufnahme vs. TG geringere Energieaufnahme bei TG 12 Monate postoperativ vs. TP oder ST
Iivonen et al.	1998	46	PRCT Jejunum-Pouch (JP) vs. Y-Roux-Rekonstruktion (RY)	keine postoperativen Unterschiede beim Gewichtsverlust
Liedmann et al.	1998	36	PRCT totale Gastrektomie mit Pouch (GP) vs. totale Gastrektomie mit Roux-Y-Rekonstruktion (GY)	signifikant größerer Gewichtsverlust postoperativ nach GY
Horváth et al.	2001	46	PRCT aborale Pouch-Rekonstruktion (PA) vs. Y-Roux (RY)	kein signifikanter Unterschied bei KG und BMI
Adachi et al.	2003	30	PRCT Rekonstruktionen nach Y-Roux (RY), Y-Roux und Pouch (RP), Jejunuminterponat mit Pouch (JP)	Körpergewichtsentwicklung bei RP am positivsten
Kono et al.	2003	50	totale Gastrektomie mit Jejunum-Pouch (JP) vs. totale Gastrektomie mit Roux-Y-Rekonstruktion (GY)	Erholung des KG signifikant besser in JP-Gruppe; signifikant größere Nahrungsmengen pro Mahlzeit möglich bei JP (3 und 12 Monate postoperativ)
Shibata et al.	2004	81	PRCT multizentrisch Pylorus erhaltende proximale Gastrektomie (PPG) vs. konventionelle distale Gastrektomie (CDG)	bei Long-term-Outcomes kein signifikanter Unterschied
Reflux				
Rieu et al.	1989	19	Billroth II vs. Y-Roux	Gallensäurenkonzentration signifikant erhöht bei Rekonstruktion nach Billroth II (enterogastrischer Reflux bei Billroth II ohne Effekt auf Restmagenfunktion)
Kodama et al.	1995	64	Pylorus erhaltende proximale Gastrektomie (PPG) vs. konventionelle distale Gastrektomie (CDG)	Gallereflux signifikant Häufiger bei CDG
Hotta et al.	2001	64	Pylorus erhaltende proximale Gastrektomie (PPG) vs. Billroth I	6 Monate postoperativ PPG signifikant weniger Reflux
Adachi et al.	2003	30	PRCT Rekonstruktionen nach Y-Roux (RY), Y-Roux und Pouch (RP), Jejunuminterponat mit Pouch (JP)	Gallereflux bei RY häufiger als bei RP und JP
Kono et al.	2003	50	totale Gastrektomie mit Jejunum-Pouch (JP) vs. totale Gastrektomie mit Roux-Y-Rekonstruktion (RY)	Gallereflux signifikant erhöht in RY-Gruppe (48 Monate postoperativ)
Dysphagie				
Basso et al.	1985	22	PRCT Gastrektomie mit Jejunuminterponat (JI) vs. Gastrektomie mit Roux-Y-Rekonstruktion (RY)	keine signifikante Erhöhung in beiden Gruppen postoperativ

Fortsetzung Tab. 5.**44** ▶

Tabelle 5.44 Fortsetzung

Autor	Jahr	N	Design	Ergebnis
Magen-Darm-Passage				
Faß et al.	1993	68	Rekonstruktion nach Y-Roux oder Jejunuminterposition nach Seo-Longmire	6.–12. Woche postoperativ: Y-Roux zeigt langsamere Entleerung; 1 Jahr postoperativ: ausgeglichen zwischen Y-Roux und Jejunuminterponat
Iivonen et al.	1998	46	PRCT Jejunum-Pouch (JP) vs. Y-Roux-Rekonstruktion (RY)	Dauer der Magen-Darm-Passage: kein signifikanter Unterschied
Dumping				
Geer et al.	1990	10	PRCT doppelblind Octreotid-Therapie vs. Placebo	Langzeit-Somatostatin-Analoga (Octreotid-Acetat) sind sehr effektiv bei der Verhinderung von schwerem Dumping-Syndrom
Hasler et al.	1996	8	doppelblind Octreotid-Therapie vs. Placebo	signifikante Verminderung der Symptome durch Octreotid
Hotta et al.	2001	64	Pylorus erhaltende proximale Gastrektomie (PPG) vs. Billroth I	Frühdumping bei PPG signifikant weniger
Adachi et al.	2003	30	PRCT Rekonstruktionen nach Y-Roux (RY), Y-Roux und Pouch (RP), Jejunuminterponat mit Pouch (JP)	RY signifikant häufiger Dumping-Syndrom
Shibata et al.	2004	81	PRCT – multizentrisch Pylorus erhaltende proximale Gastrektomie (PPG) vs. konventionelle distale Gastrektomie (CDG)	Frühdumping signifikant häufiger bei CDG
Diarrhö				
Basso et al.	1985	22	PRCT Gastrektomie mit Jejunuminterponat (JI) vs. Gastrektomie mit Roux-Y-Rekonstruktion (RY)	keine signifikante Erhöhung in beiden Gruppen postoperativ
Horváth et al.	2001	46	PRCT aborale Pouch-Rekonstruktion (PA) vs. Y-Roux (RY)	öfter bei Y-Roux, keine signifikanten Unterschiede bei anderen postprandialen Symptomen
Bakterielle Überwucherung				
Iivonen et al.	1998	46	PRCT Jejunum-Pouch (JP) vs. Y-Roux-Rekonstruktion (RY)	kein signifikanter Unterschied bei der Häufigkeit des Auftretens einer bakteriellen Überwucherung, diese hat aber bedeutsamen Effekt beim Auftreten von postoperativen Symptomen
Orthostatische Dysregulation				
Hasler et al.	1996	8	PRCT – doppelblind Octreotid-Therapie vs. Plazebokontrollen	signifikante Verminderung durch Octreotid

Tabelle 5.44 Fortsetzung

Autor	Jahr	N	Design	Ergebnis
Blutglucosespiegel				
Basso et al.	1985	22	PRCT Gastrektomie mit Jejunuminterponat (JI) vs. Gastrektomie mit Roux-Y-Rekonstruktion (RY)	24 Monate postoperativ: kein signifikanter Unterschied bei der JI-Gruppe zwischen prä- und postoperativen Glucosespiegeln; in RY-Gruppe postoperativ signifikant niedrigere Glucosespiegel im Vergleich zu präoperativen Ausgangswerten
Hasler et al.	1996	8	PRCT – doppelblind Octreotid-Therapie vs. Plazebo	Dauer der maximalen Plasmaglucosespiegel signifikant verlängert nach Octreotidgabe; Hypoglykämie signifikant häufiger vermieden
Anämie, Protein und Calcium im Serum				
Basso et al.	1985	22	PRCT Gastrektomie mit Jejunuminterponat (JI) vs. Gastrektomie mit Roux-Y-Rekonstruktion (RY)	Anämie: 1 Patient der JI-Gruppe und 3 Patienten der RY-Gruppe zeigten Zeichen einer leichten Anämie bei normalen Serumeisenspiegeln, keine Signifikanz; Gesamtprotein, Albumin, Serumcalcium, Phosphat: in beiden Gruppen Normalisierung auf präoperative Ausgangswerte nach 12 und 24 Monaten postoperativ
Lebensqualität				
Svedlund et al.	1997	64	PRCT subtotale, distale Resektion (ST) vs. totale Gastrektomie (TG) vs. TG und Jejunum-Pouch (TP) (alle Rekonstruktionen nach Y-Roux)	signifikant besser nach ST; kein Unterschied zwischen TG und TP
Kono et al.	2003	50	totale Gastrektomie mit Jejunum-Pouch (JP) vs. totale Gastrektomie mit Roux-Y-Rekonstruktion (GY)	bei JP-Gruppe höher als bei RY-Gruppe in Kurz- und Langzeitbetrachtung

PRCT: prospektive, randomisierte klinische Studie

Eingeschränkt radikale Operationen. Eine prospektive Studie fehlt ebenfalls zu der von Nomura et al. (58) für distale und proximale Magenresektionen bei eingeschränkt radikaler Operation eines Magenfrühkarzinoms empfohlenen Jejunum-Pouch-Interposition, bei deren Durchführung sich in einer Nachuntersuchung nach einem Jahr funktionelle Vorteile ergaben.

Für die eingeschränkt radikalen Resektionen beim Magenfrühkarzinom ist von Shibata et al. (65) in einer multizentrischen randomisierten Studie eine signifikant niedrigere Inzidenz des frühen Dumping-Syndroms bei Pylorus erhaltender Magenresektion (PPG) im Vergleich mit einer distalen Magenresektion mit Billroth-I-Anastomose gezeigt worden.

Endoskopisch ist nach Roux-Y-Rekonstruktion unabhängig von der Pouch-Anlage ein Zugang zu Gallenwegen und Pankreas kaum mehr möglich.

Ösophagusresektion mit Magenhochzug

Die Indikation zur subtotalen Ösophagusresektion ist in der Regel ein Karzinom des Ösophagus. Die Standardrekonstruktion stellt die Umwandlung des Magens in einen Schlauch dar. Dieser wird zur Anastomosierung im alten Ösophagusbett des hinteren Mediastinums oder retrosternal hochgeführt (Abb. 5.**62**). Die Anastomose wird thorakal

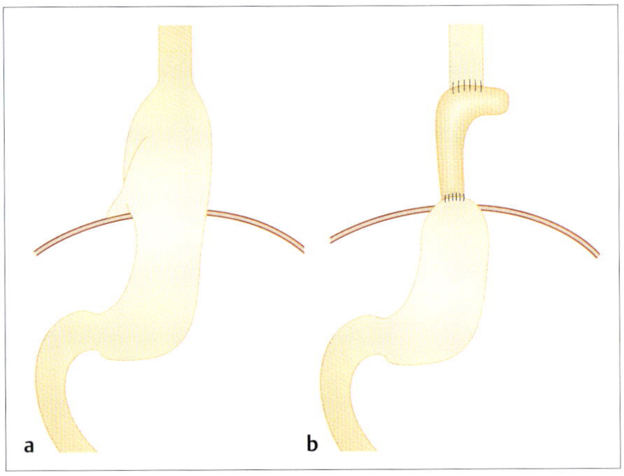

Abb. 5.62 Ösophagusresektion.
a Magenhochzug nach subtotaler Ösophagusresektion.
b Distale Ösophagusresektion mit Rekonstruktion durch Jejunuminterponat nach Merendino.

oder kollar angelegt. Für die Funktion der postoperativen Nahrungspassage sind die Frage der Route des vagotomierten Magenschlauchs sowie die möglichen Vorteile einer Pyloroplastik in prospektiven randomisierten Studien ohne eindeutige, teils kontroverse Ergebnisse untersucht worden (15, 18, 29, 50, 51).

Pyloroplastik. Zieren et al. (87) konnten Vorteile einer Pyloroplastik bezüglich Verdauungsbeschwerden und radiologischer Passage weder unmittelbar noch bis zu 6 Monaten postoperativ nachweisen und raten zum Verzicht auf diese Maßnahme auch im Hinblick auf mögliche Komplikationen einer Insuffizienz oder narbigen Pylorusstenose. Ludwig et al (48) fanden bei einer Nachuntersuchung von 48 Patienten ohne Pyloroplastik einen guten Ernährungsstatus nach einem Jahr mit 104% des idealen Körpergewichts. In einem Drittel der Fälle bestand gelegentlich Dysphagie in Abhängigkeit von der Nahrung, in einem Viertel gelegentlich Regurgitation. In vielen Kliniken wird nicht zuletzt aufgrund dieser Ergebnisse auf die regelhafte Pyloroplastik verzichtet.

Jejunuminterponat nach Merendino. Bei frühen Adenokarzinomen des ösophagokardialen Übergangs ist in den letzten Jahren nach der Resektion zur Vermeidung eines Refluxes die Überbrückung des Defekts durch ein gefäßgestieltes Jejunuminterponat nach Merendino empfohlen worden (68) (Abb. 5.**62b**). Hierbei ist der Erhalt der vagalen Innervation von Bedeutung. Zu den erwarteten günstigeren funktionellen Ergebnissen liegen derzeit noch keine Daten aus prospektiven randomisierten Studien vor.

Pankreasresektion mit Beteiligung von Duodenum und Magen

Partielle Duodenopankreatektomie nach Whipple. Die in der Regel wegen Karzinomen durchgeführte partielle Duodenopankreatektomie nach Whipple schließt typischerweise auch die Resektion des distalen Magens ein. Nach dieser Operation können ein guter Ernährungsstatus und eine gute Lebensqualität erreicht werden (52, 64, 73). Im Vordergrund funktioneller Probleme steht die exokrine Pankreasinsuffizienz mit dem Bedarf einer exogenen Enzymsupplementierung. Shamberger et al. (64) berichteten über 5 wegen benigner Erkrankungen operierte Kinder, bei denen unter adäquater Substitution der Pankreasenzyme und fettlöslichen Vitamine eine normale körperliche Entwicklung mit altersentsprechendem Längenwachstum beobachtet wurde.

Pylorus preserving Pancreaticoduodenectomy. Aus physiologischen Gründen wird heute dem Pyloruserhalt (Pylorus preserving Pancreaticoduodenectomy = PPPD) der Vorzug gegeben (14), da keine prognoserelevante Verbesserung der onkologischen Radikalität durch die distale Magenresektion erreicht wird. In einer Metaanalyse von 6 randomisierten kontrollierten Studien ist die Effektivität der PPPD ohne signifikanten Unterschied in Morbidität, Letalität und Überlebensrate bestätigt worden (9a). Von Wenger et al. (82) konnten in einer prospektiven randomisierten Studie gegenüber dem klassischen Verfahren signifikant weniger postprandiale Symptome und eine günstigere Gewichtsentwicklung bei Pyloruserhalt gezeigt werden. Die Lebensqualität war ohne Unterschied. Als Problem des Pyloruserhalts wird das häufigere Auftreten einer schweren Magenatonie früh postoperativ angesehen. Vermindert wird die Magenatonie bei antekolischer Anlage der Duodenojejunostomie beobachtet (21a). Ursachen können neben einer Schwellung des erhaltenen Pylorus eine Inhibition der transanastomotischen neuronalen Impulse und auch intraabdominelle Komplikationen sein (71). In einer prospektiven randomisierten multizentrischen Studie bei 170 im Langzeitverlauf beobachteten Patienten fanden sich keine signifikanten Unterschiede Pylorus erhaltender und konventioneller Operationstechnik (70). Insbesondere bestand auch früh postoperativ kein Unterschied im Auftreten einer Verzögerung der Magenentleerung und des Körpergewichts. In einer weiteren großen prospektiv randomisierten Studie mit 110 Patienten konnten Seiler et al (63) im Langzeitverlauf ebenfalls keine signifikanten Unterschiede bezüglich der Überlebensrate, der Lebensqualität und der Gewichtszunahme feststellen. In der Gruppe mit Pyloruserhalt waren jedoch nach 6 Monaten signifikant mehr Patienten arbeitsfähig.

Pankreatogastrostomie vs. Pankreatojejunostomie. Chirurgischerseits wird immer wieder die technische Durchführung der komplikationsträchtigen Anastomose des Restpankreas diskutiert (Abb. 5.**63**). Die Annahme einer geringeren Insuffizienzrate bei Anastomosierung in den Magen als Pankreatogastrostomie konnte gegenüber der Pankreatojejunostomie in zwei großen prospektiven randomisierten Studien nicht bestätigt werden (10, 85). In einer aktuellen Metaanalyse fanden sich Vorteile nur bei den 13 nicht randomisierten Studien, während in nun drei rando-

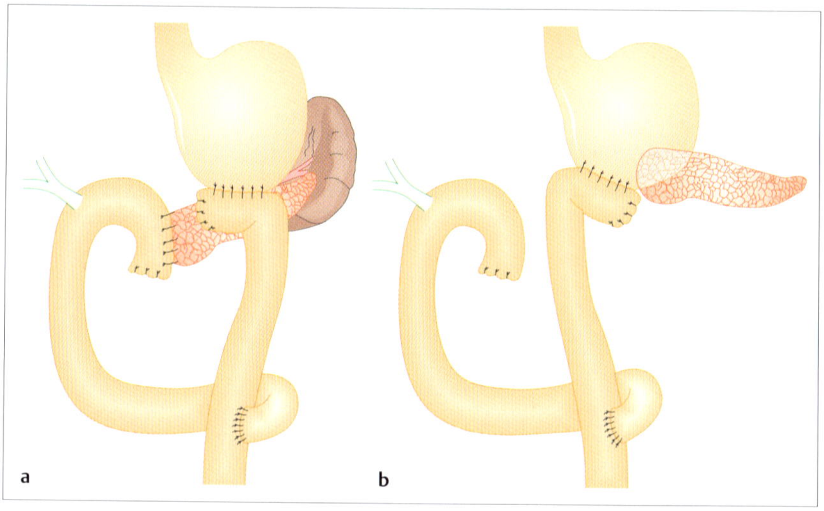

⊠ **Abb. 5.63** Partielle Duodenopankreatektomie.
a Partielle Duodenopankreatektomie mit zwei Schlingen und Pankreatojejunostomie.
b Partielle Duodenopankreatektomie mit zwei Schlingen und Pankreatogastrostomie.

misierten kontrollierten Studien kein Vorteil für eine der beiden Techniken gezeigt wurde (82a). Auch die funktionellen Ergebnisse unter besonderer Berücksichtigung des Ernährungsstatus und exo- sowie endokriner Aktivität des Restpankreas sind unabhängig von der durchgeführten Anastomose (35, 73). Konishi et al. (35) beobachteten prospektiv in beiden Gruppen die Erholung des Körpergewichts innerhalb eines Jahres.

⟶ **Duodenumerhaltende Pankreaskopfresektion.** Bei der chronischen Pankreatitis wird unter funktionellen Aspekten die Pankreaskopfresektion unter Erhalt des Duodenums mit sehr guten Langzeitergebnissen gegenüber der partiellen Duodenopankreatektomie favorisiert (6). In zwei randomisierten und einer nicht randomisierten Studie haben sich ohne Unterschied in postoperativer Morbidität und Letalität vor allem Vorteile bezüglich Schmerzen, endokriner und exokriner Hormonantwort, Gewichtsentwicklung, Rekonvaleszenz und Lebensqualität gezeigt (7a, 30a, 83a). In der nicht randomisierten Studie erweist sich auch im 5-Jahres-Langzeitverlauf der Duodenumerhalt mit geringeren Schmerzen und besserer Lebensqualität als günstiger (56a).

Fundoplikatio

Die laparoskopische Fundoplikatio ist das Standardverfahren zur operativen Behandlung der gastroösophagealen Refluxkrankheit geworden (17).

⟶ **Totale vs. partielle Fundoplikatio.** Eine anhaltende Diskussion besteht über die funktionellen Auswirkungen einer klassischen totalen Fundoplikatio nach Nissen (Abb. 5.**64**) im Vergleich zur partiellen oder Hemifundoplikatio in verschiedenen technischen Variationen (41). Fuchs (17) konnte in einer systematischen Literaturübersicht der prospektiv randomisierten Studien zur Frage der totalen vs. partiellen Manschettenbildung keine signifikanten Unterschiede in der postoperativen Morbidität, der Refluxrezidivrate und dem Auftreten einer Dysphagie feststellen. Insgesamt bestand bei den Patienten nach totaler Fundoplikatio eine Tendenz zum häufigeren „Gas-Bloat"-Syndrom.

⟶ **Funktionelles Ergebnis.** Zur Beurteilung des funktionellen Ergebnisses nach Antirefluxoperation sollte mindestens ein Jahr abgewartet werden. Nicht selten sind echte Rezidive, z. B. durch Auflösen der Manschette. Problematisch ist das häufige Fehlen einer Korrelation zwischen Symptomatik und endoskopischer sowie pH-metrischer Befundbesserung und umgekehrt zwischen auch postoperativ pathologischen Befunden bei fehlenden Refluxsymptomen.

Ohne Hinweise auf technisches Versagen sollte die Indikation zur Reoperation nach Antirefluxoperation äußerst kritisch gestellt werden.

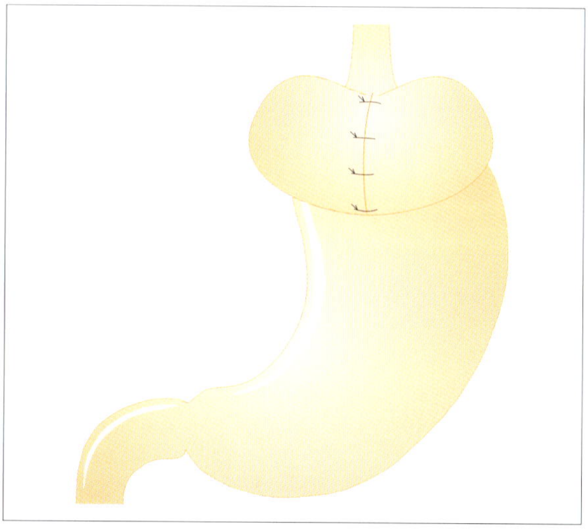

⊠ **Abb. 5.64** Totale Fundoplikatio nach Nissen.

Adipositaschirurgie – Gastric Banding und Magen-Bypass

Gastric Banding. Bei der chirurgischen Behandlung der Adipositas stellt das laparoskopisch implantierte verstellbare Magenband derzeit in Europa das am meisten durchgeführte rein „restriktive" Verfahren für Patienten mit Körpermassenindex (BMI) > 40 dar (16). Ziel ist es hierbei, durch Regulation des Einlasses der Nahrungsmenge in den Magen die Kalorienzufuhr zu reduzieren.

Prospektiv randomisiert sind Vorteile der Platzierung des Bandes 1–3 cm unterhalb des unteren Ösophagussphinkters gegenüber dem „ösophagogastrischen" Banding mit Überlappung des Sphinkters gezeigt worden (81). Dies betrifft eine verstärkte Behinderung der Sphinkterrelaxation und das hieraus resultierendende Risiko für eine Ösophagusdilatation und -stase.

Operationen mit malabsorptiver Wirkung. Invasiver sind der laparoskopische Roux-Y-Magen-Bypass als ein kombiniert restriktiv-malabsorptives Verfahren, während die biliopankreatische Trennung mit duodenalem Switch vor allem malabsorptiv wirkt (Abb. 5.**65**). Bei beiden Verfahren können Dumping-Symptome auftreten. Die malabsorptive Wirkung lässt im Langzeitverlauf metabolische Defizite wie eine schwere Osteoporose erwarten.

Wenn es nach Magen-Bypass zur Entstehung von Magen- oder Duodenalulzera kommt, besteht aufgrund der operationsbedingten Diskontinuität kein endoskopischer Zugang.

Lebensqualität. Die Lebensqualität korreliert mit der Höhe des Gewichtsverlusts, der ausgeprägter und länger anhaltend beim Magen-Bypass und duodenalen Switch ist, während beim Magenband im Verlauf ein Plateau erreicht wird (8, 79, 80). Zum Vergleich der verschiedenen Verfahren liegen vergleichende prospektive randomisierte Studien derzeit nicht vor.

Perioperative Risiken aus ernährungsmedizinischer Sicht

Die prognostische Bedeutung des Ernährungsstatus für den postoperativen Verlauf chirurgischer Patienten ist prospektiv und retrospektiv immer wieder belegt worden. Komplikationen mit protrahiertem Verlauf und längerfristiger Intensivbehandlung führen durch den Verlust an Körperzellmasse zu einem weiteren Defizit des Ernährungszustandes, was in Verbindung mit den operationsbedingten funktionellen Einschränkungen nur sehr schwer wieder auszugleichen ist.

Gerade vor den großen Oberbauchoperationen mit funktioneller Beeinträchtigung des Gastrointestinaltrakts bedarf es der möglichst frühen Erkennung von ernährungsmedizinischen Risikopatienten, damit frühzeitig postoperativ mit der Einleitung einer Ernährungstherapie begonnen werden kann (72). Gegebenenfalls muss diese auch poststationär fortgesetzt werden.

Die Verbesserung der ernährungsmedizinischen Versorgung in Krankenhäusern ist in einer Resolution des Ministerkomitees des Europarats vom 12. November 2003 gefordert worden (https://wcm.coe.int/rsi/CM/index.jsp).

Scores. Für ein einfaches präoperatives ernährungsmedizinisches Screening sind folgende einfache Scores geeignet:

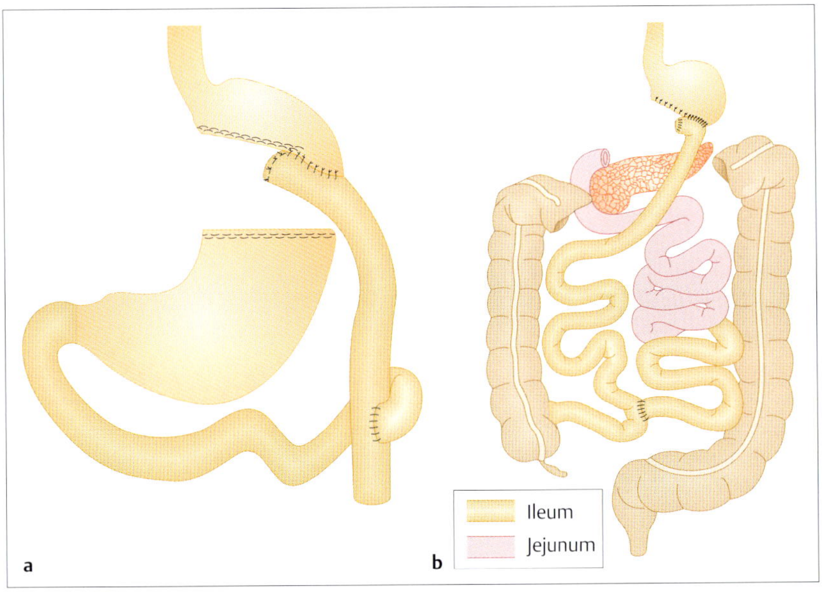

Abb. 5.65 Adipositaschirurgie.
a Magen-Bypass nach Roux-Y.
b Biliopankreatische Trennung mit duodenalem Switch. (Colon transversum zur Übersicht nicht dargestellt)

- Nutritional Risk Screeninng (NRS) der Europäischen Gesellschaft für Parenterale und Enterale Ernährung (ESPEN) nach Kondrup et al. (34):
  - Erfassung des aktuellen BMI (< 20),
  - Gewichtsverlust in den letzten 3 Monaten vor der Krankenhausaufnahme (> 5%),
  - akute Erkrankung mit Beeinträchtigung der Nahrungsaufnahme.
- Subjective Global Assesssment (SGA) nach Jeejeebhoy et al. (30) im Rahmen einer sorgfältigen Eingangsuntersuchung:
  - Änderungen des Gewichts, der Nahrungszufuhr, der Leistungsfähigkeit,
  - gastrointestinale Symptome,
  - körperliche Untersuchung (Ödeme, Aszites, Muskel- und Fettmasse).
- Minimal Nutritional Assessment (MNA) (21):
  - besonders für alte Menschen geeignet, da hier auch allgemeine Faktoren der Lebenssituation und Mobilität Berücksichtigung finden.

Definition der schweren Mangelernährung. Die Arbeitsgruppe Chirurgie der Europäischen Gesellschaft für Enterale und Parenterale Ernährung (ESPEN) definiert eine schwere Mangelernährung bei Vorliegen mindestens eines der nachfolgenden Kriterien (77, 78):

- Gewichtsverlust > 10 – 15% innerhalb von 6 Monaten,
- BMI < 18,5 kg/m^2,
- Serumalbumin < 30 g/l (keine Einschränkung der Leber- und Nierenfunktion),
- Subjective Global Assessment nach Jeejeebhoy: Schweregrad C.

Hierbei ist das Serumalbumin weniger Ausdruck des Ernährungszustands, sondern vor allem prognostischer Faktor bei chirurgischen Patienten für das Auftreten postoperativer Komplikationen (31, 37).

Therapieziele und Maßnahmen

Präoperative Ernährung und Konditionierung

Unterschieden werden muss die präoperative Ernährung zum Ausgleich eines Kaloriendefizits von den Konzepten der metabolischen und immunologischen Konditionierung. Karzinombedingte Dysphagie und Magenausgangsstenose sind aktuell in einer prospektiven multizentrischen Beobachtungsstudie als unabhängige Faktoren beim Auftreten einer Anastomoseninsuffizienz nach Gastrektomie identifiziert worden (54). Es besteht heute Konsens, dass die Verschiebung einer Operation zur Durchführung einer gezielten Ernährung nur bei mäßiger oder schwerer Mangelernährung angezeigt ist (3, 76, 78).

Sofern möglich, sollte immer eine enterale Zufuhr bevorzugt und zur Vermeidung nosokomialer Infektionen möglichst prästationär durchgeführt werden.

Immunmodulierende Substrate. Für Tumorpatienten wird vor großen viszeralchirurgischen Operationen (Ösophagusresektion, Gastrektomie, partielle Duodenopankreatektomie) der Einsatz einer Trinknahrung mit immunmodulierenden Substraten (Arginin, ω-3-Fettsäuren und Ribonukleotide) für die Dauer von 5 – 7 Tagen empfohlen.

Glucosehaltige Trinklösung. Eine enterale Ernährung wird üblicherweise bis zum Abend vor der Operation durchgeführt (76). Mit dem Ziel einer „metabolischen Konditionierung" und der Vermeidung einer unnötigen präoperativen Nüchternheit wird heute vor großen Operationen in der Nacht und 2 h vorher die Einnahme einer glucosehaltigen Trinklösung (12,6 g/100 ml) empfohlen. Hierdurch kann früh postoperativ das Auftreten von Übelkeit und Erbrechen vermindert werden (23). Ob dies auch zu einer geringeren Komplikationsrate mit günstiger Beeinflussung der Verweildauer führt, ist derzeit noch nicht abschließend geklärt (77, 78, 86).

Vermeidung einer Magen- und Darmatonie

Fast-Track-Konzept. Mit dem Ziel einer raschen Rekonvaleszenz und Rehabilitation (ERAS) hat das sog. „Fast-Track-Konzept" an Bedeutung gewonnen. Dieses wurde zunächst für Kolonoperationen validiert, ist aber letztlich im Prinzip auf alle Operationen im Abdomen übertragbar. Zur Verhinderung einer länger anhaltenden postoperativen Magen- und Darmatonie erfolgen Narkose und perioperative Analgesie unter Vermeidung von motilitätsinhibierenden Opiaten über einen Periduralkatheter (7). Eine unkritische perioperative parenterale Flüssigkeits- und Natriumzufuhr kann das Wiedereintreten der Peristaltik und die Magenentleerung hemmen (47). Experimentelle Daten zeigen, dass Manipulationen am Jejunum eine „pan"-enterische Entzündungsreaktion und Dysmotilität unter Einbeziehung von Magen und Kolon auslösen (62). Dies unterstreicht die Notwendigkeit einer minimal invasiven und schonenden Operationstechnik.

Besonders nach partieller Duodenopankreatektomie mit und ohne Pyloruserhalt tritt häufig eine schwere Magenatonie mit Verzögerung der Magenentleerung auf.

Medikamentöse Maßnahmen. Zur Stimulation der Magen-Darm-Tätigkeit werden in einem aktuellen europäischen Konsensusprotokoll die Einnahme von Magnesiumoxid (2 × täglich 1 g) mit Beginn am Abend nach der Operation bis zur Entlassung empfohlen (13). Die intravenöse Gabe von 250 mg Erythromycin führt zu einer signifikanten Beschleunigung der gastrointestinalen Passage und sollte bei protrahierter Magen-Darm-Atonie Anwendung finden. (83).

Erhalt und Verbesserung des Ernährungsstatus

Früh postoperativ

Der Verlaufskontrolle des Ernährungsstatus wird gerade nach größeren resezierenden Eingriffen häufig zu wenig Beachtung geschenkt. Wichtig sind bereits im frühen postoperativen Verlauf die Beobachtung und Dokumentation der oral eingenommenen Kalorienmenge sowie der Gewichtsverlauf.

Trinklösung. Bei über längere Zeit zu erwartendem Nettodefizit der oralen Kalorienaufnahme in Relation zum geschätzten Energiebedarf ist die enterale Supplementierung zunächst mit Trinklösungen zu empfehlen. Die perioperative und poststationär fortgeführte Gabe einer Trinklösung kann ohne absolute Kostenerhöhung zu einem signifikant geringeren Gewichtsverlust, einer signifikant geringeren Rate an kleinen Komplikationen und auch zur Verbesserung der Lebensqualität führen (5, 49, 66).

Enterale Ernährung. Die Indikation zur künstlichen Ernährung besteht auch bei Patienten ohne Zeichen der Mangelernährung, die perioperativ voraussichtlich mehr als 7 Tage keine orale Nahrungszufuhr oder mehr als 14 Tage oral eine nicht bedarfsdeckende Kost (< 60%) erhalten. Hier wird ohne Verzögerung der Beginn einer enteralen Ernährung empfohlen (76).

Von einer postoperativen enteralen Sondenernährung profitieren vor allem Patienten nach Ösophagusresektion, Gastrektomie und partieller Duodenopankreatektomie, bei denen die orale Kalorienzufuhr frühestens nach einigen Tagen begonnen werden kann. Bei diesen Patienten wird die Schaffung eines geeigneten Sondenzugangs während der Operation z. B. als Feinnadelkatheterjejunostomie (FKJ) empfohlen. Die Implantation einer FKJ ist bei standardisierter Technik mit sehr geringem Risiko belastet (76). Mit der Sondenernährung sollte möglichst innerhalb von 24 h unter Zufuhr geringer Mengen (5 – 10 ml/h) begonnen werden. Ebenso wird für diese Patientengruppe der Einsatz von immunmodulierenden Sondennahrungen (enthalten Arginin, ω-3-Fettsäuren und Ribonukleotide) empfohlen. Wahrscheinlich ist die postoperative Gabe immunmodulierender Sondennahrung bei unkompliziertem Verlauf für eine Dauer von 5 – 7 Tagen ausreichend. Wenn die jeweilige postoperative Infektionsrate über 3% liegt ist diese Maßnahme auch unter Kosten-Nutzen-Aspekten gerechtfertigt.

Zyklische Applikation. Eine postoperative kontinuierliche Ernährung über eine Feinnadelkatheterjejunostomie kann nach partieller Duodenopankreatektomie mit und ohne Pyloruserhalt das Auftreten einer Magenatonie begünstigen, wahrscheinlich durch kontinuierlich erhöhte Cholezystokininspiegel. Hier ist eine zyklische Applikation mit längeren Pausen zu empfehlen. Der Effekt motilitätssteigernder Prokinetika dürfte begrenzt sein (71).

Postationäre Applikation. Bei liegender Feinnadelkatheterjejunostomie kann die enterale Ernährung auch poststationär über Wochen bis Monate supplementierend zur oralen Zufuhr fortgesetzt werden. Ferner bietet die zunächst belassene Feinnadelkatheterjejunostomie einen sicheren Zugang für die enterale Ernährung nach Ösophagusresektion im Fall einer oftmals erst nach Wochen eintretenden Anastomosenstenose, z. B. bei kollarer Anastomose des Magenschlauchs.

Nur wenn der Energie- und Nährstoffbedarf durch orale und enterale Zufuhr allein nicht gedeckt werden kann, besteht die Indikation zur kombiniert enteralen und parenteralen Ernährung (77, 78).

Spät postoperativ

Ernährungsberatung. Auch wenn für strenge diätetische Einschränkungen nach großen Oberbaucheingriffen keine Daten vorliegen, ist dennoch in jedem Fall eine diätetische Beratung mit Wiederholung im Verlauf zu empfehlen. Dies gilt für die Verteilung der Kalorienzufuhr auf kleine 5 – 6 oder mehr Mahlzeiten zur Vermeidung eines Dumping-Syndroms. Ziel ist eine ausgewogene Ernährung unter besonderer Berücksichtigung der Zufuhr von Vitaminen und Spurenelementen. Grundsätzlich sollten vor allem stark blähende Speisen vermieden werden. Entscheidend ist jedoch die individuelle Toleranz des Patienten.

Grunddiät. Im eigenen Vorgehen wird für den oralen Kostaufbau eine modifizierte „strenge“ Grunddiät mit 6 – 8 Mahlzeiten bevorzugt. Diese enthält:

- Eiweiß 20 Energie%,
- Fett 25 Energie%,
- Kohlenhydrate 55 Energie%.

Die Diät ist ballaststoffarm. Vermieden werden starke Geschmacksintensität in den Grundgeschmacksrichtungen, scharfe Gewürze, Fruchtsäure, Röstprodukte, gesäuerte und gepökelte Speisen.

Dumping-Symptome. Mit dem Ziel der Verhinderung eines raschen Übertritts eines hyperosmolaren Nahrungsbreis in das Jejunum sollte bei Dumping-Symptomen zusätzlich beachtet werden: komplexe Kohlenhydrate, keine Getränke zu den Mahlzeiten, hypotone, zuckerfreie Getränke. Nicht selten besteht zusätzlich eine Lactoseintoleranz, so dass auch Milchprodukte problematisch sein können.

Verlaufskontrolle des Ernährungsstatus

Körpermasse. Der Körpermassenindex (BMI) ist zur Beurteilung und Verlaufskontrolle des Ernährungszustands bei Patienten nach abdominalchirurgischem Eingriff nur sehr eingeschränkt geeignet. Bei Patienten nach Gastrektomie ist vor allem ein Verlust an Fettmasse gezeigt worden (46). Ein Problem ist auch die Vermehrung der Extrazellulärmasse zu Ungunsten der Körperzellmasse bei konstantem oder sogar steigendem Gewicht. So kann die alleinige Messung des Körpergewichts eine vermeintliche Verbesserung des Ernährungsstatus vorspiegeln.

Körperzusammensetzung. Hier führt die Messung der Körperzusammensetzung mit der bioelektrischen Impedanzanalyse (BIA) zu einer differenzierteren Aussage. Die Methode ist einfach durchführbar. Trotz häufiger Kritik an den in der Methoden-Software enthaltenen Formeln zur Berechnung von Extrazellulär- und Körperzellmasse, welche vor allem in Kollektiven Gesunder erstellt wurden, ist der intraindividuelle Aussagewert der BIA im Verlauf hoch. Unter Umgehung der Formeln kann der aus den Widerständen berechnete Phasenwinkel als solider Parameter für den Zellanteil und das Verhältnis von Extrazellulär-/Körperzellmasse betrachtet werden (38).

Eine Verschlechterung des Ernährungsstatus nach Karzinomoperation muss insbesondere nach zwischenzeitlicher Stabilisierung immer zunächst den Verdacht auf ein Tumorrezidiv lenken. Hier steht in der Diagnostik die Endoskopie unter Kenntnis des Operationsverfahrens an erster Stelle.

Ernährungsambulanz. Sowohl die Einleitung einer geeigneten Ernährungstherapie präoperativ als auch die postoperative Fortführung und Verlaufskontrolle sind heute ambulante Aufgaben. Für den Gastroenterologen und Chirurgen erfordert dies Grundkenntnisse in der klinischen Ernährung sowie die enge Zusammenarbeit mit einem interdisziplinären Ernährungsteam und niedergelassenen Ärzten mit Fachkunde Ernährungsmedizin. Gerade in dem Bereich Ernährungsambulanz eröffnen sich Möglichkeiten für die Entwicklung integrierter Versorgungskonzepte (75).

Medikamentöse Therapie (Tab. 5.45)

Ghrelin. Der nach Gastrektomie beobachtete Gewichtsverlust ist möglicherweise auch vermittelt durch den Wegfall des im Magen gebildeten Appetit stimulierenden Hormons Ghrelin. Die schrittweise einsetzende Stabilisierung des Körpergewichts kann als Adaptation an diesen Mangel aufgefasst werden. Während bei mangelernährten Dialysepatienten durch subkutane Gabe von Ghrelin eine signifikante Steigerung der Energiezufuhr gezeigt werden konnte (84), wirkt die exogene Zufuhr offensichtlich nicht nach Operationen des Magens, die mit einer Vagotomie einhergehen, so dass eine vagale Interaktion angenommen werden kann (43).

Tabelle 5.45 Postoperative Symptome nach Operationen an Magen und Duodenum (modifiziert nach 39)

Symptom	Ursache	Therapie
Früh postoperativ		
Magen-/Darmatonie	Narkosewirkung, Opiatanalgesie, OP-Verfahren, z.B. Pylorus erhaltende partielle Duodenopankreatektomie (PPPD)	Vermeidung von Opiaten, Periduralkatheter, Metoclopramid, Erythromycin, Laxanzien
Gewichtsverlust	Katabolie, gemessen am Energiebedarf zu niedrige Kalorienzufuhr	perioperative Ernährungstherapie
Spät postoperativ		
Ungewollter Gewichtsverlust	verminderte Nahrungsaufnahme durch Inappetenz, Übelkeit, Erbrechen, Dumping Diarrhö etc. erhöhter Energiebedarf durch Malabsorption, Tumorrezidiv	Monitoring des Ernährungsstatus Ernährungstherapie mit Diätberatung Diagnostik mit Endoskopie, Rö-Kontrastmittelpassage evtl. indirekte Kalorimetrie
Dysphagie	Anastomosenstenose/-rezidiv nach Ösophagusresektion, Gastrektomie zu enge Manschette nach Fundoplikatio	Endoskopie, Biopsie, Rö-KM-Schluck Bougieren, Stent ggf. Re-OP
Probleme beim Aufstoßen („Gas bloat")	zu enge Manschette nach Fundoplikatio, Teleskopphänomen	Verlaufsbeobachtung bei Persistieren > 1 Jahr und morphologischem Korrelat Indikation zur Re-OP

Fortsetzung Tab. 5.45 ▶

Tabelle 5.45 Fortsetzung

Symptom	Ursache	Therapie
Spät postoperativ		
Sodbrennen	GERD-Rezidiv nach Fundoplikatio (Manschettenlösung?)	Endoskopie, Rö-Ösophagusschluck Protonenpumpenblocker ggf. Re-OP
Übelkeit, Erbrechen	Pylorusstenose Syndrom der zu- und abführenden Schlinge nach Billroth-II-Resektion Ulkus im Restmagen	Endoskopie, Kontrastmittelröntgen symptomatisch mit Metoclopramid, Protonenpumpenblocker ggf. Umwandlungsoperation
Galliger Reflux	Z. n. partieller und totaler Gastrektomie	Diätberatung Antazida, Sucralfat, Cholestyramin ggf. Re-OP: Roux-Y mit langer abführender Schlinge ca. 40 cm
Dumping	Z.n. partieller und totaler Magenresektion	synthetische Sandostatinanaloga ggf. Umwandlungs-OP
Chronische Diarrhö, Steatorrhö	Z.n. partieller Magenresektion und Vagotomie Z.n. Gastrektomie (vor allem bei Rekonstruktion nach Roux-Y), partieller Duodenopankreatektomie – funktionelle exokrine Pankreasinsuffizienz	Substitution mit exokrinen Pankreasenzymen Quantalan, Loperamid
Anämie	Z. n. partieller und totaler Gastrektomie – Mangel an Intrinsic Factor, Folsäure, Eisen	Differenzialdiagnostik prophylaktische Substitution mit Vitamin B_{12} vierteljährlich, ggf. Folsäure und Eisengabe
Osteoporose	Z. n. Gastrektomie, Magen-Bypass	Diätberatung, Substitution mit Calcium und Vitamin D

Sandostatinanaloga. Beim Dumping-Syndrom vermag die Therapie mit Sandostatinanaloga (Octreotid) vor allem über die Verbesserung der Hämodynamik die frühzeitige Orthostase des Dumping-Syndroms zu mindern. Die Vermeidung der späten Hypoglykämie resultiert aus der Hemmung der Insulinfreisetzung. Nicht beeinflusst wird die beschleunigte Passage (22).

Pankreasenzyme. Verdauungsproblemen mit Diarrhöneigung, unter Umständen auch Steatorrhö, beruhen zumeist auf der pankreozibalen Asynchronie. Hier besteht die Indikation zur Substitution mit Pankreasenzymen.

Vitamin B_{12}. Zur Vermeidung einer megaloblastären Anämie wird nach Gastrektomie trotz über Jahre ausreichender Depots eine vierteljährliche Vitamin-B_{12}-Substitution durchgeführt (1000 µg i. m.).

Calcium und Vitamin D. Zur Vermeidung einer Osteoporose wird nach Gastrektomie die Supplementierung mit Calcium und Vitamin D empfohlen.

Pneumokokkenvakzine. Heute wird bei einer Gastrektomie wegen Magenkarzinom nicht mehr regelhaft eine Splenektomie durchgeführt. Sofern doch – z.B. bei einem Karzinom im ösophagokardialen Übergang – eine Splenektomie erfolgen musste, wird auch bei Tumorpatienten zur Vermeidung eines Overwhelming-Postsplenectomy-Syndroms (OPSI) die Pneumokokkenvakzinierung empfohlen (61).

Umwandlungs- und Korrekturoperationen

Die Indikation für Umwandlungs- bzw. Korrekturoperationen mit dem Ziel einer funktionellen Verbesserung sollte besonders kritisch und erst nach längerer Verlaufsbeobachtung von mindestens einem Jahr gestellt werden. Vorausgehen muss eine sehr eingehende Diagnostik, um die Beschwerden mit den operativ mechanisch beeinflussbaren Größen zu korrelieren. Auch psychische Faktoren sollten besondere Berücksichtigung erfahren.

Billroth-II-Operation. Bei klassischer Billroth-II-Operation mit zu- und abführender Schlinge ist das am häufigsten angewandte risikoarme Verfahren die Umwandlung in eine Roux-Y-Rekonstruktion. Auch die Umwandlung in eine Billroth-I-Anastomose mit isoperistaltischem Jejunuminterponat ist möglich.

⋯→ **Roux-Y-Rekonstruktion.** Nach Gastrektomie mit Roux-Y-Rekonstruktion ist bei belastendem und medikamentös nicht therapierbarem Gallereflux durch eine risikoarme Neuanlage der Fußpunktanastomose zur Verlängerung der abführenden Roux-Y-Schlinge auf mindestens 35 cm eine Beschwerdebesserung möglich.

FAZIT FÜR DIE PRAXIS

- Grundsätzlich kann nach resezierenden bzw. umstellenden Operationen mit Beteiligung von Magen und Duodenum eine gute gastrointestinale Lebensqualität erreicht werden.
- Auch ohne Erhalt bzw. Wiederherstellung der Duodenalpassage kommt es in der Regel zu einer guten funktionellen Adaptation.
- Besondere Bedeutung kommt der bereits präoperativ zu erhebenden ernährungsmedizinischen Risikostratifizierung und einer perioperativen evidenzbasierten Ernährungstherapie zu.
- Wann immer möglich, sollte bei der perioperativen Ernährung die enterale Zufuhr bevorzugt werden.
- Nicht nur unmittelbar perioperativ, sondern auch langfristig spielen die Beobachtung des Ernährungsstatus und ggf. die supplementierende Ernährungstherapie eine entscheidende Rolle.

6 Dünn- und Dickdarm

6.1 Anatomie, Histologie, Embryologie, Entwicklungs-anomalien

C. Wittekind

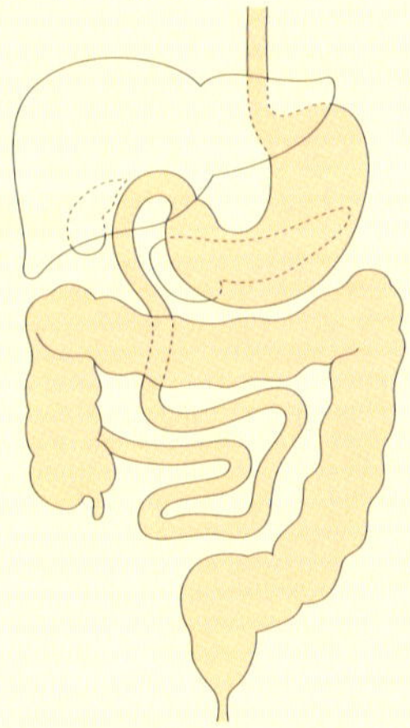

EDITORIAL **Dieses Kapitel bietet eine detaillierte Darstellung von normaler anatomischer Lage, Lagevarianten und Missbildungen des Dünn- und Dickdarms. Auf die histologische Feinstruktur der Dünn- und Dickdarmschleimhaut, insbesondere auf die typischen Merkmale der Schleimhaut der einzelnen Darmabschnitte und ihre Innervation wird gesondert eingegangen. An Missbildungen werden Form- und Lageanomalien, Atresien und Stenosen sowie Innervationsstörungen unter besonderer Berücksichtigung ihrer entwicklungsgeschichtlichen Entstehung und ihrer klinischen Konsequenzen beschrieben.**

Anatomie

Der Dünndarm (Intestinum tenue) schließt an die intraperitoneal gelegene Pars pylorica des Magens an, verläuft dann zunächst retroperitoneal in den Unterbauch und füllt diesen wieder intraperitoneal gelegen mit den Dünndarmschlingen weitgehend aus. Der Dünndarm mündet rechts im Unterbauch mit der Dickdarmklappe (Bauhin-Klappe) in den Anfang des Dickdarms. Der Dünndarm hat beim Lebenden eine Gesamtlänge von 2,5 – 4 m; die Länge ist abhängig vom Kontraktionszustand der Muskelwand.

Die Kaliberunterschiede, die durch die Bezeichnung Dickdarm und Dünndarm als Unterscheidungskriterien betont werden, sind häufig nicht hilfreich. So kann ein stark kontrahierter Dickdarmabschnitt ein kleineres Kaliber haben als ein dilatierter Dünndarmabschnitt.

Dünndarm

Der Dünndarm ist in die 3 Abschnitte Duodenum, Jejunum und Ileum gegliedert (Tab. 6.1). Zwischen Duodenum und Jejunum kann nach topographischen und mikroskopisch-anatomischen Kriterien eine ungefähre Grenze festgelegt werden, zwischen Jejunum und Ileum jedoch nicht. Der mikroskopische Vergleich zwischen dem Anfang des Jejunums und dem Ende des Ileums macht quantitative Unterschiede im Bau beider Darmabschnitte deutlich (s. nachfolgenden Abschnitt „Histologie").

Duodenum

Das Duodenum, der Zwölffingerdarm, der an die Pars pylorica des Magens anschließt, ist 22 – 30 cm lang und hat einen Durchmesser von bis zu 5 cm. Noch intraperitoneal beginnt der Anfangsteil, die Pars superior. Retroperitoneal liegen Pars descendens und Pars horizontalis (unterhalb des Pankreaskopfes) sowie die nach links vor der Wirbelsäule ansteigende Pars ascendens. Über die Mitte der Pars descendens zieht die Wurzel des Mesocolon transversum hinweg, die Grenze zwischen Ober-und Unterbauch. Die untere Hälfte der Pars descendens, die Pars horizontalis und die Pars ascendens liegen im Unterbauch. Das Duodenum ist im

Tabelle 6.1 Topographische Regionen des Darmes nach dem Internationalen Verschlüsselungscode der ICD-O (26)

C17	**Dünndarm**
C17.0	Duodenum
- C17.01	- Duodenum, Pars superior
- C17.02	- Duodenum, Pars descendens
- C17.03	- Duodenum, Pars horizontalis
- C17.04	- Duodenum, Pars ascendens
C17.1	Jejunum
C17.2	Ileum (ohne Ileozäkalklappe)
C17.3	Meckel-Divertikel
C17.8	Dünndarm (mehrere Teilbereiche überlappend)
C17.9	Dünndarm ohne nähere Angaben
C18	**Dickdarm**
C18.0	Zäkum einschließlich Ileozäkalklappe
C18.1	Appendix
C18.2	Colon ascendens
C18.3	Flexura coli dextra
C18.4	Colon transversum
- C18.41	- Colon transversum, rechtes Drittel
- C18.42	- Colon transversum, mittleres Drittel
- C18.43	- Colon transversum, linkes Drittel
C18.5	Flexura coli sinistra
C18.6	Colon descendens
C18.7	Colon sigmoideum (ohne Rektosigmoid, Übergang = C19.9)
C18.8	Dickdarm, mehrere Teilbereiche überlappend
C18.9	Dickdarm ohne nähere Angaben
C20	**Rektum**
- C20.93	- Rektum, oberes Drittel: 12 – 16 cm
- C20.92	- Rektum, unteres Drittel: 6 bis < 12 cm
- C20.91	- Rektum, unteres Drittel: weniger als 6 cm

retroperitonealen Bindegewebe verschieblich. Bei Inspiration und im Stehen verlagert sich das Duodenum etwa um eine Wirbelhöhe tiefer.

Pars superior und descendens. Die Pars superior beginnt mit einem Segment, dessen Lumen weitergestellt ist, dem Bulbus duodeni, etwa vor dem 1. Lendenwirbel gelegen. Sie läuft wenige Zentimeter an der Oberfläche der Leber nach rechts hinten aufwärts und geht dann unter dem Gallenblasenhals in einer Biegung (Flexura duodeni superior) in die Pars descendens über. Hinter dieser kreuzt der Ductus choledochus, aus dem Lig. hepatoduodenale kommend, am Pankreaskopf entlang abwärts zur medialen Seite der Hinterwand der Pars descendens. Aufwärts zieht die Portalvene zur Leberpforte. Hinter der Pars superior verläuft zudem die A. gastroduodenalis, die der Duodenalwand so eng anliegt, dass sie von Geschwüren des Duodenums arrodiert werden kann. Die Pars descendens zieht rechts der Wirbelsäule vor dem Hilus der im Retroperitoneum gelegenen rechten Niere abwärts.

Da der Gallenblasenfundus vor dem oberen Anteil der Pars descendens liegt, können Gallenblasensteine an dieser Stelle nach entzündlicher Verwachsung von Gallenblase und Vorderwand der Pars descendens in das Duodenum perforieren.

Der *Ductus choledochus* tritt etwa auf der Mitte des hinteren Umfangs der Pars descendens von oben schräg in die Wand des Zwölffingerdarms ein. Er durchzieht die Wand in schräger Richtung von kranial nach kaudal und wirft eine etwa 2 cm lange, in Längsrichtung des Darmes verlaufende Schleimhautfalte, die Plica longitudinalis duodeni, auf. Der *Ductus pancreaticus* hat einen weniger steilen Verlauf. Er vereinigt sich in der Regel mit dem Ductus choledochus und mündet mit diesem gemeinsam am unteren Ende der Plica longitudinalis auf einer warzenförmigen Erhebung der Schleimhaut, der Papilla duodeni major (Vater). Die beiden Gänge können jedoch auch getrennt münden (bei etwa 40% aller Menschen). Es gibt zahlreiche Variationsmöglichkeiten der Einmündung. Etwa 2 cm oralwärts von der Papilla duodeni major liegt bei 35 – 40% aller Menschen eine kleinere Papilla duodeni minor (Santorin), auf der ein akzessorischer Pankreasgang münden kann. Die Pars descendens setzt sich in Höhe des 3.–4. Lendenwirbels mit einem flachen Bogen als Flexura duodeni inferior in die Pars horizontalis fort.

Pars horizontalis. Diese kreuzt vor der V. cava inferior und vor der Wirbelsäule zur linken Seite und mündet dabei ohne deutliche Biegung in die Pars ascendens ein. Über die Vorderfläche der Pars horizontalis hinweg verlaufen zwischen Incisura pancreatis und Radix mesenterii die A. mesenterica superior und rechts von ihr die V. mesenterica superior. Bei lang anhaltendem Zug am Mesenterium kann der Gefäßstrang äußerstenfalls die Pars horizontalis abklemmen.

Pars ascendens und Flexura duodenojejunalis. Die Pars ascendens schließlich steigt vor der Bauchaorta zur Flexura duodenojejunalis auf. Auf der Höhe des ersten bis zweiten Lendenwirbels links der Wirbelsäule geht die retroperitoneal verlagerte Pars ascendens des Duodenums als Flexura duodenojejunalis in das intraperitoneal liegende Jejunum über. Die Flexur wird sichtbar, wenn das Mesocolon transversum angehoben wird und die Dünndarmschlingen zur rechten Seite verlagert werden.

Wie auch an anderen sekundär retroperitoneal verlagerten Darmanteilen sind an der Flexura duodenojejunalis Falten (Plicae) und Taschen (Recessus) ausgebildet. In die Recessus können sich Dünndarmschlingen einschieben und „innere Hernien" (Treitz-Hernien) bilden.

Die *Plica duodenalis superior* zieht von der oberen Begrenzung der Flexura duodenojejunalis im Bogen nach links aufwärts. Die Falte, in der die V. mesenterica inferior aufwärts hinter den Unterrand des Pankreas zur V. splenica (lienalis) verläuft, bedeckt den Recessus duodenalis superior. Die *Plica duodenalis inferior* strebt vor dem Recessus duodenalis inferior von der unteren Begrenzung der Flexur bogenförmig der oberen Falte entgegen. Beide Falten zusammen bilden einen zur Flexur hin offenen Halbkreis. Dieser kann von einer weiteren, links davon ausgebildeten konzentrischen Falte (Plica paraduodenalis) umgeben werden, die aufwärts bis zum wulstförmig vorspringenden unteren Pol der linken Niere reicht und den Recessus paraduodenalis bedeckt. Die Recessus öffnen sich alle nach rechts in Richtung zur Flexura duodenojejunalis. Der *Recessus retroduodenalis*, eine weitere Peritonealtasche, erstreckt sich aus dem von Falten umgrenzten Halbkreis nach rechts unter die Flexura duodenojejunalis und kann bis zur Aorta reichen.

Beweglichkeit. Obwohl das retroperitoneal gelegene Duodenum mit der Hinterfläche der Bauchwand breit verwachsen und durch den M. suspensorius duodeni am Truncus coeliacus oder am Zwerchfell fixiert ist, besitzt der Darmabschnitt als Ganzes eine gewisse Beweglichkeit. Röntgenaufnahmen zeigen, dass das Duodenum zusammen mit dem Kopf des Pankreas, den es umfängt, im Zusammenhang mit der Magenfüllung und mit Lageveränderungen des Körpers sowie mit der Atmung um etwa eine Wirbelbreite absinken kann. Im Rahmen der Altersptose der Eingeweide sinkt das Duodenum bis zum 4.–5. Lendenwirbel ab. Die Pars inferior kann vor dem Promontorium liegen.

Jejunum und Ileum

Lage. Jejunum (Leerdarm) und Ileum (Krummdarm) folgen dem Duodenum und liegen im ganzen Verlauf intraperitoneal. Sie bilden die Dünndarmschlingen, die insgesamt „Dünndarmkonvolut" genannt werden. Das Jejunum beginnt in der Höhe des 2. Lendenwirbels an der Flexura duodenojejunalis. Man rechnet die oberen zwei Fünftel der am Gekröse befestigten Darmschlingen des Dünndarms zum Jejunum und die unteren drei Fünftel zum Ileum. Das Dünndarmkonvolut füllt im Unterbauch den vom Dickdarm gebildeten „Rahmen" aus. Das Dünndarmkonvolut ist (bei geöffnetem Bauchraum) am Mesenterium aufgehängt, beweglich. Ausbildung und Lage der Jejunum- und der Ileumschlingen variieren stark. Das Jejunum liegt hauptsächlich im oberen linken Teil des Unterbauchs und geht allmählich in das Ileum über, das gelegentlich etwas weniger kontrahiert und etwas dunkler gefärbt ist als das Jejunum. Das Ileum füllt mit seinen Schlingen den unteren rechten Teil des Unterbauchs aus. Die Schlingen reichen bis in das kleine Becken. Die letzte Ileumschlinge steigt regelmäßig aus dem kleinen Becken zur Dickdarmklappe auf. Die Lage des Ileumendes hängt mithin von der Lage des Blinddarmes ab, die variabel ist.

Dickdarmklappe. Die Dickdarmklappe (Valva ileocaecalis, Bauhin-Klappe) ist eine sphinkterartige Bildung des Ileumendes. Dieses durchdringt als runder oder ovaler Wulst die Dickdarmwand und ragt als Papille mit der Ileummündung, Osteum ileocoecale, in das Dickdarmlumen vor. Am Aufbau der Dickdarmklappe ist zudem die Muskelwand des Dickdarms beteiligt. Dieser Aufbau der Bauhin-Klappe verhindert den Rücktritt von Fekalmassen in das Dünndarmlumen.

Mesenterium. Das Mesenterium (Gekröse), das die Leitungsbahnen für Jejunum und Ileum enthält, ist mit der 15 – 18 cm langen Wurzel (Radix mesenterii) an der Hinterwand der Peritonealhöhle befestigt. Die Radix mesenterii folgt einer Linie, die von der linken Seite der Flexura duodenojejunalis aus zunächst in nach rechts gerichtetem Bogen über den 2. Lendenwirbelkörper und die Pars ascendens des Duodenums hinweg läuft (oberes Segment) und dann vor Aorta und V. cava inferior (mittleres Segment) schräg abwärts über den rechten Anteil des M. iliopsoas hinweg (unteres Segment) zur rechten Darmbeinschaufel zieht. Das Mesenterium breitet sich von der kurzen Wurzel bis zum langen Dünndarmansatz um etwa das 20fache aus. Entsprechend der Schlingenbildung des Dünndarms ist die Mesenterialkrause in Falten gelegt. Die Länge des Mesenteriums nimmt in kraniokaudaler Richtung bis zu maximal etwa 25 cm zu. In das obere Segment der Radix mesenterii treten die Vasa mesenterica superior, die Gefäße für Jejunum und Ileum sowie für Zäkum, Appendix vermiformis, Colon ascendens und Colon transversum ein.

Dünndarmschlingen können in einen Bruchsack der Rumpfwand eintreten und äußere Hernien bilden oder – seltener – im Recessus der Bauchhöhle als innere Hernie festgehalten werden (Gefahr der Drosselung von Blutgefäßen). Als Darmdrehung (Volvulus) bezeichnet man in der Klinik eine mit der Drosselung der Blutgefäße verbundene Drehung des Dünndarmkonvoluts am Mesenterialstiel.

Dickdarm

Dickdarmteile. Am Dickdarm (Intestinum crassum) unterscheidet man 3 ungleich lange Teile, den kurzen Blinddarm (Zäkum) am Anfang, das Kolon als weitaus größtes Mittelstück, zusammengesetzt aus aufsteigendem, querem, absteigendem und S-förmigem Kolon und schließlich den 16 cm langen Mastdarm, der mit dem After endet. Die Länge des gesamten Dickdarms beträgt ca. 110 – 165 cm, die des Zäkums und des Colon ascendens zusammen etwa 25 cm, des Colon transversum 50 cm, des Colon descendens 25 cm, des Colon sigmoideum 45 cm und des Rektums 16 cm.

Typische Merkmale. Vom Dünndarm unterscheidet sich der Dickdarm (ausgenommen Wurmfortsatz und Mastdarm) äußerlich durch typische Merkmale:

- durch Tänien, 3 schmale Längsmuskelstreifen, von denen einer – die Taenia libera – ohne Weiteres sichtbar ist,
- durch Plicae semilunares und Haustren sowie
- durch Appendices epiploicae.

Haustren sind Wandausbuchten zwischen den *Tänien.* Die Haustren werden durch abschnittsweise quer verlaufende Falten (Plicae semilunares) voneinander abgegrenzt. Die Plicae semilunares sind im Gegensatz zu den strukturell fixierten Plicae circulares des Dünndarms nicht dauernd vorhanden. Sie treten dadurch auf, dass sich an gewissen Stellen Längs- und Ringmuskulatur sowie Muscularis mucosae kontrahieren, während die Muskulatur in den dazwischen liegenden Abschnitten gleichzeitig erschlafft. Beobachtet man beim Lebenden den Dickdarm nach Gabe von Kontrastmittel eine Zeit lang vor dem Röntgenschirm, so kann man sehen, wie dort, wo zunächst eine Haustre lag, eine Plica semilunaris auftritt und wie sich anstelle einer Plica semilunaris eine Haustre bildet. Komplexe von Plicae und Haustren können in regelmäßiger Folge so auftreten, dass der Darminhalt analwärts transportiert wird. Sie können aber auch in ganz unregelmäßiger Verteilung und zeitlicher Abfolge erscheinen. Dann wird der Darminhalt nicht weiter bewegt, sondern durchmischt.

Bei dem Unterscheidungsmerkmal *Appendices epiploicae* handelt es sich um subseröse Fettgewebsanhängsel im Tänienbereich. Sie bilden im Colon ascendens und im Colon descendens 2 Reihen, am Colon transversum eine Reihe. Am Zäkum, an der Appendix vermiformis und am Rektum fehlen sie. Je nach Konstitutionszustand sind sie unterschiedlich groß und dick. Man nimmt an, dass sie nicht nur der Fettspeicherung dienen, sondern auch die Bewegung des Dickdarms erleichtern.

Lage. Der Dickdarm, der während der fetalen Entwicklung ursprünglich intraperitoneal und größtenteils zusammen mit dem Dünndarm am Mesenterium dorsale commune angeheftet lag, legt sich mit dem Blinddarm, dem aufsteigenden und dem absteigenden Kolon sekundär der Bauchwand an. Diese Dickdarmanteile liegen damit (sekundär) retroperitoneal. Sie sind nur auf der einen Seite von Peritoneum bedeckt, auf der anderen Seite mit der Wand der Peritonealhöhle verwachsen. Da das Ausmaß der sekundären retroperitonealen Verlagerung lokal variiert, entstehen in der Umgebung dieser Dickdarmanteile häufig unterschiedlich stark ausgeprägte Bauchfellnischen, die Recessus. Die Lage der sekundären retroperitonealen Dickdarmabschnitte zum Peritoneum kann sich ändern, wenn sich das Kolon stark kontrahiert.

Normale Histologie

Normale Dünndarmschleimhaut

Die der Sekretion und Resorption dienende Schleimhaut des Dünndarms, die im Duodenum und Jejunum zu hohen Falten (Plicae circulares) aufgeworfen ist, hat Strukturen, die allen Abschnitten des Dünndarms gemeinsam sind. Diese sollen zuerst besprochen werden. Im Anschluss werden die histologischen Besonderheiten dargestellt.

Zotten und Krypten

Die Dünndarmschleimhaut hat eine samtartige Oberfläche. Diese Eigenschaft beruht auf dem Vorhandensein von 0,5 – 1 mm hohen Zotten (Villi intestinales), die überwiegend blatt- und zungenförmig gestaltet sind. An der Basis der Zotten münden kurze schlauchförmige Darmdrüsen, die Krypten (Cryptae oder Glandulae intestinales, Lieberkühn-Krypten). Die Krypten haben einen etwas kleineren Durchmesser als die Zotten und sind zahlreicher. Auf eine Zotte kommen mehrere Krypten. Durch die Anlage der Zotten und Krypten wird die Oberfläche der Dünndarmschleimhaut um das 7- bis 14fache vergrößert und erreicht einen Wert von 4 m^2.

Die *Zotten* sind vom Darmepithel überzogene Erhebungen der Schleimhaut. Ihr Gerüst wird vom Gefäßsystem gebildet. Zusätzlich zu den Arteriolen, Kapillaren und feinen Venen verlaufen in jeder Zotte ein oder zwei zentrale Lymphkapillaren. Die fettreiche milchig-weiße Darmlymphe wird Chylus genannt. Die *Krypten* sind kurze tubuläre Drüsen, die Orte der Sekretion und Zellerneuerung darstellen. Ihre Wand besteht aus verschiedenen Zelltypen, darunter vor allem spezielle Drüsenzellen und teilungsfähige Zellen, aus denen der Nachschub für die zugrunde gehenden Darmepithelien erfolgt. Diese verschiedenen Zellelemente leiten sich nach neuerer Auffassung von der gleichen Stammzelle her.

→ **Saumzellen mit Mikrovilli.** Am häufigsten sind die Saumzellen, vielfach auch Enterozyten genannt. Sie tragen einen Bürstensaum aus Mikrovilli. Durch die Mikrovilli wird die innere Oberfläche weiterhin um das 14- bis 40fache vergrößert. Der am weitesten lumenwärts gelegene Bestandteil des Bürstensaums ist die Glycokalix, die neutrale und saure Mukosubstanzen mit Carboxyl- und Sulfatgruppen enthält. Im Bürstensaum sind nicht nur verschiedene Disaccharidasen, Peptidasen und Lipasen, die eine entscheidende Rolle bei der Endverdauung der Kohlehydrate, Eiweißkörper und Fettsubstanzen der Nahrung spielen, sondern auch Transportproteine (z.B. für Gluvose und Aminosäuren) und nicht enzymatische Rezeptoren, die Vitamin B_{12} und Calcium selektiv binden, lokalisiert.

→ **Becherzellen.** In den Zotten und Krypten kommen zwischen den Saumzellen zahlreiche Becherzellen (goblet cells) vor. Diese Zellen liegen einzeln und fallen durch ihren zum Lumen hin kelchförmig erweiterten Zellleib auf. Die Becherzellen haben nur sehr wenige Mikrovilli. Diese Zellen sind auf den Zotten seltener und nehmen vom proximalen Jejunum zum distalen Ileum hin progredient ab. Der von ihnen produzierte Schleim dient dazu, die Mukosa gegen potenziell schädigende Substanzen von der Darmlichtung her zu schützen.

→ **Paneth-Zellen.** Diese nach ihrem Erstbeschreiber benannten Zellen (nach ihrem färberischen Verhalten aber auch oxyphile Körnchenzellen genannt), liegen vorwiegend am Grund, aber auch an den Seitenwänden der Krypten. Sie zeigen eine prominente eosinophile Granulation als Ausdruck einer aktiven Proteinsynthese. Ihr Lysozym-, α_1-Antitrypsin- und Immunglobulingehalt spricht dafür, dass sie protektive Aufgaben ausüben, indem sie zur Regulation der Dünndarmflora beitragen. Ihre genaue Funktion ist bis heute jedoch nicht befriedigend geklärt.

→ **M-Zellen** (membraneous cells). Diese wegen ihres Membranenreichtums so genannten Zellen kommen ausschließlich im Bereich kappenartiger Strukturen, die sich im Ileum über den Peyer-Plaques hochwölben, vor. Sie tragen statt der typischen Mikrovilli flache Oberflächenleisten und -falten, die nur ein Drittel bis ein Fünftel der Mikrovillushöhe erreichen. Nicht selten liegt ein Lymphozyt, der sich von unter her eingestülpt hat, mitten in einer M-Zelle. Man nimmt an, dass in den M-Zellen auf diese Weise der Kontakt zwischen enteral durch Pinozytose aufgenommenen Antikörpern und Lymphozyten hergestellt wird (19). Die so geprägten Lymphozyten wandern dann in das darunter liegende Gewebe der Peyer-Plaques und lösen eine Immunantwort aus. Den M-Zellen entsprechende Zellen finden sich auch im Oberflächenepithel anderer lymphoepithelialer Organe.

→ **Enteroendokrine Zellen.** Sie finden sich ebenfalls im Epithel der Zotten und Krypten und fallen bei lichtmikroskopischer Betrachtung durch ein helles Zytoplasma auf. Diese auch endokrin oder parakrin genannten Zellen kommen innerhalb des Epithelverbandes in unterschiedlichen Formen vor:

- P-Zellen im oberen Dünndarm, die Peptide produzieren,
- D_1-Zellen, die ebenfalls fragliche Peptide produzieren,
- EC-Zellen (enterochromaffine Zellen), die 5-Hydroxytryptamin und Peptide produzieren,
- D-Zellen (Deltazellen), die Somatostatin produzieren,
- S-Zellen (Sekretin bildende Zellen),
- I-Zellen, die Cholezystokinin produzieren,
- K-Zellen, die gastrales inhibitorisches Polypeptid bilden,
- M_0-Zellen, die Motilin produzieren,
- L-Zellen, die Glucagon-like Immunoreaktivität produzieren,
- G-Zellen (Gastrin bildende Zellen) und
- in geringerer Zahl N-Zellen, die Neurotensin produzieren.

L- und N-Zellen kommen häufiger im unteren Dünndarm vor, der außerdem wenige E-Zellen, wenige D_1-, D-, S-, I-, K- und M_0-Zellen enthält.

→ **Zellneubildung.** Die Seitenwände der Krypten werden von prismatischen Epithelzellen mit basal gelegenen Zellkernen ausgekleidet. Es handelt sich um noch teilungsfähige undifferenzierte Zellen, die den Nachschub für zugrunde gegangene und in das Lumen abgestoßene Darmepithelien liefern. Durch die ständige Abschilferung der Epithelzellen werden pro Tag etwa 250 g Zellmasse, das entspricht etwa 25 g Proteinen, in das Darmlumen abgegeben. Neu gebildete Saumzellen wandern in 5 – 6 Tagen von der Kryptenwand an die Zottenspitze. Becherzellen verhalten sich ähnlich. Paneth-Zellen haben eine bedeutend längere Lebensdauer.

Bei zahlreichen Erkrankungen, nach Röntgenbestrahlung, nach Aufnahme bestimmter Pharmaka, insbesondere Zytostatika, können die komplizierten Vorgänge der Zellerneuerung gestört werden.

Wenn die Zellen vermehrt zugrunde gehen, kann eine erhebliche Beschleunigung der Zellneubildung durch eine Erhöhung der Mitoserate beobachtet werden. Wenn die Zellteilung aus verschiedenen Gründen gehemmt ist, kommt es zu reversiblen Veränderungen der Zotten, die dann niedriger erscheinen. Für die Einzelheiten der komplexen Steuerungsmechanismen muss auf die Spezialliteratur verwiesen werden (12).

Duodenum

Brunner-Drüsen. Das Duodenum unterscheidet sich von anderen Abschnitten des Dünndarms durch das Vorkommen der Brunner-Drüsen (Glandulae duodenales). Es handelt sich um verzweigte tubuloalveoläre Drüsen (Abb. 6.**1a**). Sie liegen hauptsächlich in der Submukosa unterhalb der Muscularis mucosae, aber auch in der Muscularis propria. Ihre Zahl und die Dichte ihrer Lagerung nehmen nach distal ab, ihr Vorkommen endet in der Regel an der Flexura duodenojejunalis (23). Die Funktion der Brunner-Drüsen ist unklar; vermutlich schützt ihr Sekret die Duodenalschleimhaut vor saurem Magensaft und saurem Chymus. Das schleimige Sekret der Drüsen enthält Glykoproteine und Bicarbonat.

Die Lamina propria mucosae enthält relativ wenige solitäre Lymphfollikel. Der Aufbau der tiefen Wandschichten (Muscularis propria, Tela subserosa und Serosa der intraperitonealen Abschnitte) entspricht demjenigen des übrigen Dünndarms.

Lymphabfluss und nervale Versorgung. Die Lymphe aus dem Duodenum drainiert in die Nodi lymphatici pancreatici superiores und inferiores am oberen und unteren Rand des Pankreaskopfes. Von dort aus führt der weitere Abflussweg in die Nodi lymphatici coeliaci.

Der kraniale Teil des Duodenums wird vom Plexus coeliacus, der kaudale vom Plexus mesentericus superior nerval versorgt.

Jejunum und Ileum

Das Jejunum ist in seinem oberen Abschnitt durch hohe Plicae circulares und dicht stehende Zotten gekennzeichnet. In den Mikrovilli der Saumzellen lässt sich eine besonders große Zahl von Enzymen nachweisen. In diesem Bereich spielen sich die wichtigsten Resorptionsvorgänge ab, so dass die Aufnahme von Fetten, Eiweiß und Zucker schon nach etwa 100 cm Jejunum weitgehend beendet ist. Im distalen Teil des Jejunums und im Ileum stehen die Plicae circulares weiter auseinander, und es treten Solitärfollikel in der Schleimhaut auf (Abb. 6.**1b**).

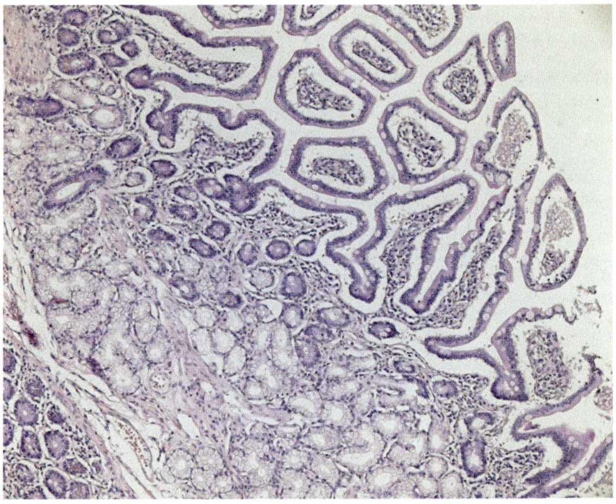
a

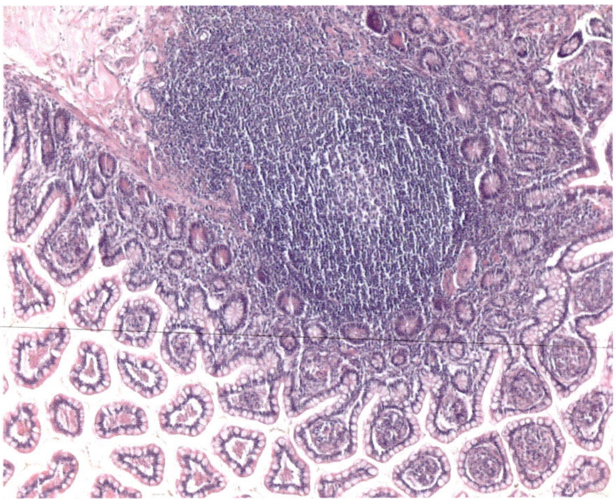
b

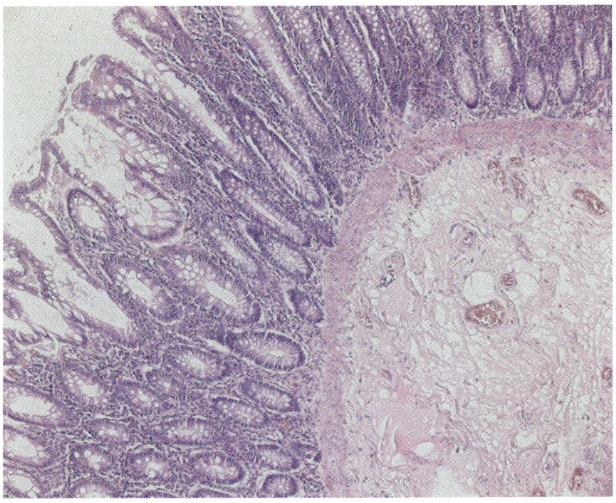
c

Abb. 6.1 Normale Schleimhaut von Duodenum (**a**), Ileum (**b**) und Zäkum (**c**).

Immunsystem. Intraepitheliale Lymphozyten gehören sowohl zu den B- als auch zu den T-Lymphozyten und spielen zweifellos eine Rolle bei der immunologischen Erkennung schädigender Agenzien im Darmlumen. Sie sind vor allen Dingen bei der Zöliakie stark vermehrt. Die Lamina propria der Dünndarmmukosa besteht aus einem retikulären Bindegewebe, das Makrophagen, Plasmazellen und Mastzellen sowie neutrophile und eosinophile Granulozyten enthält. Unter den Immunglobulin produzierenden Zellen dominieren die IgA produzierenden Zellen mit etwa 70%. Eine Anhäufung lymphatischen Gewebes findet sich in Form von lymphatischen Solitärfollikeln und der Peyer-Plaques, sog. Folliculi lymphaticae aggregati. Diese liegen an der dem Mesenterium gegenüber liegenden Seite. Die Peyer-Plaques enthalten bis zu 400 Follikel und werden bis 12 cm lang.

Muskelschichten. Die *Muscularis mucosae* besteht aus einer vorwiegend zirkulär verlaufenden inneren und einer vorwiegend längs verlaufenden äußeren Lage von Muskelzellen. Die darunter anschließende Tela submucosa bildet die eigentliche Verschiebeschicht und besteht aus einem dichten Gitter kollagener Fasern, das zwischen der Muscularis mucosae und der Muscularis propria ausgespannt ist. Es enthält Blut- und Lymphgefäße sowie das Gewebe des Plexus submucosus (Meißner).

Die *Muscularis propria* ist aus der inneren Ring- und der äußeren Längsmuskulatur aufgebaut. Dazwischen liegt eine schmale Bindegewebsschicht mit dem Plexus myentericus (Auerbach). Hierauf folgen schließlich die Subserosa mit ihren gitterartig angeordneten kollagenen Faserzügen und das Mesothel der Serosa.

Lymphabfluss. Der Lymphabfluss beginnt mit blind endenden Kapillaren innerhalb der Zotten, die an das axiale Chylusgefäß oder in ein Kapillarnetz an der Zottenbasis münden. Von hier aus fließt die Lymphe in Transportgefäße des Mesenteriums, passiert zahlreiche mesenteriale Lymphknoten, deren Größe zur Mesenterialwurzel hin zunimmt, und gelangt in die Trunci intestinales (Vasa efferentia der Mesenteriallymphknoten), von dort in die Cisterna chyli und den Ductus thoracicus.

Normale Dickdarmschleimhaut

Appendix

Der mikroskopische Wandaufbau entspricht im Prinzip demjenigen des übrigen Dickdarms. Jedoch enthält die Lamina propria sehr zahlreiche Lymphfollikel, die vielfach die Muscularis mucosae durchbrechen. Die Muscularis mucosae bildet ein Ring- und Scherengitter, die Muscularis propria eine innere Ring- und äußere Längsschicht.

Zelltypen. Die Schleimhautkrypten werden wie beim Dickdarm von einem zylindrischen Epithel ausgekleidet, das von Becherzellen durchsetzt ist. In der Kryptenbasis kommen außerdem enteroendokrine Zellen und einzelne Paneth-Zellen vor. In der Lamina propria mucosae existieren zahlreiche extraepitheliale enterochromaffine Zellen (ECC). Sie werden dem neuralen Plexus der Appendixwand zugeordnet und enthalten immunhistochemisch nachweisbares Serotonin. Vermutlich bilden diese Zellen einen durch Serotonin als Neurotransmitter vermittelten Zusammenhang zwischen dem Epithel und den tieferen intramuralen Anteilen des Nervensystems in der Appendixwand.

Lymphabfluss und nervale Versorgung. Die Lymphgefäße aus der Appendix gelangen über die Nodi lymphatici iliocolici in die Lymphknoten entlang der A. mesenterica superior. Es gibt Anastomosen zwischen den ileozäkalen und retroperitonealen Lymphgefäßen, die für die Ausbreitung pathologischer Prozesse Bedeutung erlangen können.

Die Nervenfasern kommen aus dem Plexus myentericus und umfassen zentripetal und zentrifugal leitende autonome Fasern.

Dickdarm

Die Schleimhaut ist in allen Abschnitten des Dickdarms mit Ausnahme des Analkanals gleichartig und insgesamt einfacher gebaut, als die des Dünndarms. Plicae circulares und Zotten fehlen (Abb. 6.**1c**).

Krypten. Die Krypten hingegen sind ein Bauelement der Schleimhaut. Der Kryptenabstand beträgt etwa 0,6 – 2 mm. Stereomikroskopisch zeigt sich ein feines Bienenwabenmuster. Im Zentrum jeder sechseckigen Wabe mündet eine Krypte. Diese Krypten sind etwa 0,4 – 0,6 mm lang und werden von einer aus Fibroblasten und kollagenen Fasern bestehenden perikryptalen Bindegewebshöhle umscheidet. In der Wand der Krypten liegen Saumzellen, Becherzellen, enteroendokrine Zellen und undifferenzierte Stammzellen.

Die Becherzellen sind im Verhältnis zu den Saumzellen häufiger als im Dünndarm. Die Gesamtmasse der Becherzellen entspricht etwa der Größe des Pankreas. Sie können enorme Mengen von Schleim absondern (Schleimstühle).

Die von den Becherzellen des Dickdarms gebildeten Muzingranula unterscheiden sich histochemisch von denen des Dünndarms durch einen hohen Gehalt an Sulfatgruppen (10). Der Zellnachschub zur Schleimhautoberfläche erfolgt durch Migration vom Kryptengrund zur Oberfläche hin. Die Oberfläche wird vorwiegend von *Zylinderepithelien* bedeckt; Becherzellen sind hier spärlich. Paneth-Zellen sind in der Dickdarmschleimhaut gewöhnlich nicht oder nur in geringer Anzahl vorhanden. Sie enthalten z.T. Lysozym und α_1-Antitrypsin. Lymphozyten und eosinophile Granulozyten können zwischen den oberflächlichen Epithelzellen nachweisbar sein. Gelegentlich sieht man apoptotische Vakuolen mit Zelldetritus, die nicht mit neutrophilen Granulozyten verwechselt werden dürfen. Dieser Zelltyp kommt normalerweise im Oberflächenepithel nicht vor.

Basalmembran. Eine dünne Basalmembran, die aus Kollagen und anderen Proteinen aufgebaut ist, unterstützt das Kolonepithel. Die einzelnen Komponenten der Basalmembran sind lichtmikroskopisch nicht erfassbar. Sie ist permeabel für Ionen, Wasser und Proteine und erlaubt den Durchtritt von Lymphozyten der Lamina propria in das Epithel. Mit speziellen Bindegewebsfärbungen lässt sich zeigen, dass die Basalmembran nur wenige Mikrometer dick ist. In den letzten Jahren wurde zunehmend auf die wichtige Rolle der Basalmembran bei der beginnenden Invasion von Tumoren hingewiesen.

Lamina propria mucosae. Die Lamina propria mucosae erstreckt sich von der Basalmembran zur Muscularis mucosae. Sie enthält neben locker angeordneten kollagenen Fasern zahlreiche Blut-, aber praktisch keine Lymphgefäße.

Das nahezu völlige Fehlen der Lymphgefäße im Stroma der Schleimhaut ist für die Klassifikation der kolorektalen Karzinome insofern wichtig, als von einem invasiven Karzinom erst dann gesprochen wird, wenn eine Infiltration der Submukosa vorliegt, da die Gefahr lymphogener Metastasierung von der Lamina propria mucosae aus zu vernachlässigen ist.

Die meisten Zellen der Lamina propria dienen der lokalen, immunvermittelten Abwehr von Noxen, die vom Darmlumen her wirken. Es dominieren *Plasmazellen* (B-Zellen), die überwiegend Immunglobuline der IgA-Klasse sezernieren, in geringerem Maße solche der IgM-, IgG- und IgE-Klasse. *T-Lymphozyten* finden sich nicht nur in der Lamina propria, sondern auch intraepithelial und in der Submukosa. Es handelt sich zum größten Teil um Helferzellen (CD4-Zellen). Makrophagen, eosinophile Granulozyten und Gewebsmastzellen kommen ebenfalls vor. Muziphagen, Makrophagen entsprechend, die ein Muzin enthalten, das von Becherzellen durch die Basalmembran in die Lamina propria abgegeben wurde, sind am besten in der Alzian-Blau-Färbung erkennbar. Neuroendokrine Zellen kommen in geringer Zahl vor und können mit spezifischen Antikörpern gegen neuroendokrine Substanzen nachgewiesen werden. Aus diesen Zellen können neuroendokrine Tumoren entstehen (früher: Karzinoide).

Übrige Wandschichten. An die Lamina propria schließt sich die Muscularis mucosae an, deren glatte Muskulatur unterschiedlich dick sein kann. Auf die Muscularis mucosae folgt die Tela submucosa, die neben reichlich kollagenem und retikulärem Bindegewebe auch Fettzellen, Blut- und Lymphgefäße sowie Nervenfasern und Ganglienzellen enthält. Die aus der inneren Ring- und äußeren Längsmuskulatur aufgebaute Muscularis propria schließt sich an. Den äußeren Abschluss der Dickdarmwand bilden die Subserosa und die Serosa.

Ileokolischer Sphinkter. Besondere Erwähnung verdient der ileokolische Übergang aufgrund seiner großen physiologischen Bedeutung. Mikroskopisch ist die Ringmuskulatur verdickt und einem Sphinkter vergleichbar. Man nimmt an, dass dieser ileokolische Sphinkter folgende Funktionen hat: Speicherung des Chymus im terminalen Ileum und periodische Abgabe in das Kolon und Verhinderung des Rückflusses von Koloninhalt in den Dünndarm, wodurch eine Besiedlung des Dünndarms durch die Bakterienflora des Dickdarms verhindert werden soll.

Lymphabfluss. Die Lymphgefäße beginnen in sehr geringer Zahl in der Tiefe der Lamina propria mucosae und sind zahlreicher in der Submukosa. Sie transportieren die Lymphe entlang der Vasa mesenterica superior und inferior ab. Auf diesem Weg passiert die Lymphe 3 Lymphknotenstationen:

- die parakolischen Lymphknoten im subserösen Fettgewebe des Dickdarms entlang den Endverzweigungen der Blutgefäße,
- die intermediären Lymphknoten entlang den Vasa colica,
- die zentralen paraaortalen Lymphknoten um die Gefäßabgänge aus der Aorta herum.

Nervale Versorgung. Die autonome Innervation erfolgt durch sympathische und parasympathische Nervenfasern. Die sympathischen Fasern stammen aus dem thorakalen Rückenmark, die präganglionären parasympathischen Nervenfasern für das proximale Kolon aus dem N. vagus, für das distale Kolon aus dem Plexus sacralis, dessen Ganglienzellen im 2.–4. Sakralsegment des Rückenmarks liegen.

Der Plexus myentericus (Auerbach) scheint vorwiegend für die Kolonmotorik zuständig zu sein, während der Plexus submucosus (Meißner) in die Steuerung der Sekretion eingreift. Beide Plexus sind durch Reflexionsbögen miteinander verbunden.

Anatomische Variationen und Lageanomalien

Form des Duodenums. Die Eigenform des Duodenums variiert in ihrer Ausprägung. Man unterscheidet 3 Typen: den mehr ringförmigen Typ (etwa 60 %), den mehr V-förmigen ohne deutlichen Winkel zwischen Pars descendens und Pars inferior (15 %) und den hufeisenförmigen Typ (25 %), der eine ausgeprägte Pars horizontalis (inferior) hat.

Kurzdarmsyndrom. Zum Kreis der Formanomalien wird eine Dünndarmhypoplasie gezählt, die auch als „Kurzdarmsyndrom" bezeichnet wird. Bei den betroffenen Fällen beträgt die Länge des Darmes 30–100 cm (normal beim Neugeborenen 150–400 cm, beim Frühgeborenen 160–240 cm). Diese Formanomalie ist fast immer mit einer angeborenen Verkürzung des Kolons kombiniert. Gleichzeitig besteht dann eine Malrotation bzw. ein Caecum mobile.

Meckel-Divertikel. Ein Meckel-Divertikel (Diverticulum ilei) (Abb. 6.**2**) kommt in etwa 2 % aller Menschen im Bereich des Ileums vor. Es liegt beim Neugeborenen 30–50 cm, beim Erwachsenen 60–90 cm proximal vor dem Dünndarmende. Das Divertikel, eine blind endende handschuhfingerförmige Ausstülpung der Darmwand, ist ein nicht rückgebildeter Rest des Dotterganges. Das Divertikel ist 3–30 cm lang und endet meist frei in der Bauchhöhle oder ist durch einen Bindegewebsstrang mit dem Nabel verbunden. In seltenen Fällen besitzt es als „Dottergangsfistel" eine Öffnung zur äußeren Oberfläche der Bauchwand. Auch eine mit dem Darm und der Bauchwand lediglich durch Bindegewebsstränge verbundene Dottergangszyste kann als Rest des Dottergangs erhalten sein. Der Bau der Divertikelwand gleicht weitgehend dem der Dünndarmwand, doch kommen auch Inseln von Magenschleimhaut und Pankreasgewebe vor. Bei den Betroffenen kann manchmal ein zu kurzes Mesenterium ausgebildet sein.

→ **Lageanomalien.** Die Lageanomalien (und Missbildungen) gehen zumeist auf Hemmungen der fetalen Darmdrehungen zurück. Dickdarm (und Dünndarm) können alle möglichen Stadien der Darmdrehung beibehalten. Da die endgültigen Mesenterialverhältnisse erst mit Abschluss der Darmdrehung erreicht werden, sind die Mesenterien hierin immer einbezogen. Persistiert (relativ häufig) die Situation am Anfang der Darmdrehung, so liegt der Dickdarm links, der Dünndarm rechts in der Bauchhöhle. Beide haben noch ein Mesenterium commune. Diese Lage birgt die Gefahr der Stieldrehung. Tritt die Hemmung kurz vor Abschluss der Drehung ein, so liegt das Zäkum rechts unter der Leber im Sinne eines Hochstandes oder bereits in der rechten Fossa iliaca. Ist aber das Mesozäkum noch nicht endgültig parietal verlötet, entsteht ein Caecum mobile. Es kann nach links und kaudal (etwa 18%) oder rechts und kranial (etwa 12%) verschoben sein. Die beiden Kolonflexuren gelten als relativ lagestabil, doch werden Verschiebungen abhängig von Atmung und Körperhaltung von bis zu 4 Wirbelhöhen beobachtet. Dabei ändert sich auch die Lage der Flexur zur Niere.

Medianlage nennt man die Situation, in der das Querkolon von der linken Flexur aus entlang der Radix mesenterii, häufig auch mit ihr verwachsen, zur rechten Fossa iliaca läuft.

Das Mesosigmoid kann ebenfalls verschieden lang sein. Das Sigma kann im Extremfall die Leber oder das Zäkum erreichen (Sigma elongatio).

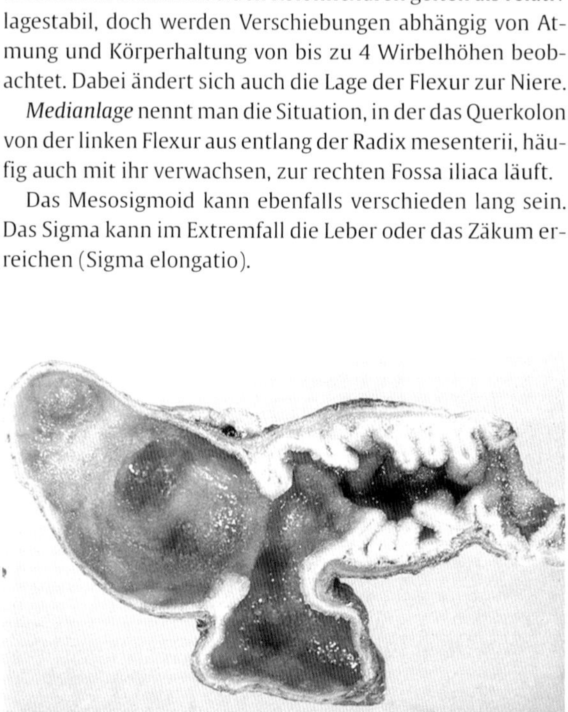

⊠ **Abb. 6.2** Meckel-Divertikel.

→ **Atresien** (Okklusionen). Sie kommen am häufigsten im Analkanal (Persistenz der Analmembran) vor, können als Rest der embryonalen Epithelokklusion aber grundsätzlich jeden Darmteil betreffen.

Missbildungen

Missbildungen der einzelnen Darmabschnitte lassen sich auf eine gestörte oder behinderte Rotation zurückführen oder sind durch die Fehlentwicklung von Nachbarorganen bedingt.

Missbildungen des Duodenums

› Gewebeheterotopien und Malrotation

→ **Gewebeheterotopien.** Am häufigsten sind Gewebeheterotopien und besonders die der Magenschleimhaut. Sie kommen bei etwa 2% der Bevölkerung vor. Eine Entwicklungsanomalie sollte nur dann angenommen werden, wenn mehr als ein Epitheltyp daran beteiligt ist und wenn die Heterotopie aus üblich breiter bzw. regelrecht strukturierter Fundusmukosa besteht. Ansonsten ist die Heterotopie als „erworben" anzusehen. Diese erworbene Form sollte in etwa 20% aller Magenresektionspräparate vorkommen, besonders häufig bei peptischen Geschwüren des Duodenums (antrale Metaplasie).

→ **Malrotationen des Duodenums.** Unter Auslassung der unten zu besprechenden Malrotation, die den ganzen Darm betrifft, wird hier auf die isolierten Malrotationen des Duodenums eingegangen. Nach Röntgenuntersuchungen sollen diese häufiger vorkommen, und zwar vor dem 20. Lebensjahr häufiger (60%) als nach dem 35. Lebensjahr (25%). Häufig wird eine Kombination mit peptischen Duodenalulzera beschrieben.

› Intraluminale Duodenaldivertikel

Hierbei handelt es sich um in der Duodenallichtung liegende sackförmige Gebilde, die der Duodenalwand an umschriebener Stelle oder selten auch zirkulär anhaften. Sie sind bis 12 cm lang und bis 6 cm weit. Der Eingang in die Divertikeltasche ist meist 2–3 cm weit. Die Divertikel werden beidseits von Duodenalschleimhaut bedeckt und besitzen eine dünne Wand mit wenigen zarten Muskelfasern und Gefäßen. Im Kuppenbereich können sich manchmal Nekrosen mit der Gefahr einer Perforation ausbilden. Duodenaldivertikel bevorzugen den mittleren Abschnitt des Duodenums, d. h. die Umgebung der Papilla duodeni major. Sie sind oft mit anderen Fehlbildungen kombiniert, z. B. mit einem Pancreas anulare oder Magen-, Ileum- und Gallengangsduplikaturen. Seltener werden gleichzeitig mediastinale oder Ösophaguszysten beobachtet, Ventrikelseptumdefekte oder ein offener Ductus arteriosus (Botalli) (24). Manchmal liegt das Divertikel nicht in der Lichtung, sondern submukös in der Wand des Duodenums (intramurales Divertikel) oder am Pankreaskopf.

› Konnatales Megaduodenum

Sowohl die obstruktive als auch die nicht obstruktive Form des Megaduodenums können angeboren vorkommen. Die obstruktive Form wird u. a. bei Atresien, Membranstenosen, Ladd-Bändern und beim Pancreas anulare beobachtet. Die nicht obstruktive Form kann mit einer Aganglionose und mit dem Ehlers-Danlos-Syndrom vergesellschaftet sein (2, 3).

› Konnatale (erworbene) Duodenalstenosen

Die konnatale Stenose findet sich bei ca. 0,02% aller Neugeborenen und ist beim männlichen Geschlecht etwas häufiger (56%). Man unterscheidet nach der Pathogenese 2 Formen:

- *innere Duodenalstenosen* mit folgenden wichtigen Ursachen: Atresien, Membranstenosen und intraluminale Divertikel, Aplasie der duodenalen Muskulatur (extrem selten), konnatales Megaduodenum, Invagination (extrem selten) und intramurales Hämatom (als Folge eines Geburtstraumas);
- *äußere Duodenalstenosen* infolge von Malrotationen und Kompressionen des Duodenums von außen (Ladd-Bänder), Gefäßkompression (arteriomesenterialer Darmverschluss, präduodenaler Verlauf der Pfortader, Aortenaneurysma, Tumoren oder Treitz-Hernie).

Die Duodenalstenose führt in aller Regel zum Megaduodenum, d. h. zur Dilatation des proximalen Darmabschnittes. Die Angaben zur Letalität schwanken mit 0 – 60% ganz erheblich.

› Duodenalatresien

Die Duodenalatresie ist für ca. 10 – 37% der konnatalen Duodenalstenosen verantwortlich und kommt einzeln (Abb. 6.**3**) oder multipel vor. Nach der Okklusionstheorie von Tandler beruht sie auf einer ungenügenden Rekanalisation des Duodenallumens vom dritten Embryonalmonat an und tritt häufig in Kombination mit einem sog. Polysplenie-Syndrom auf.

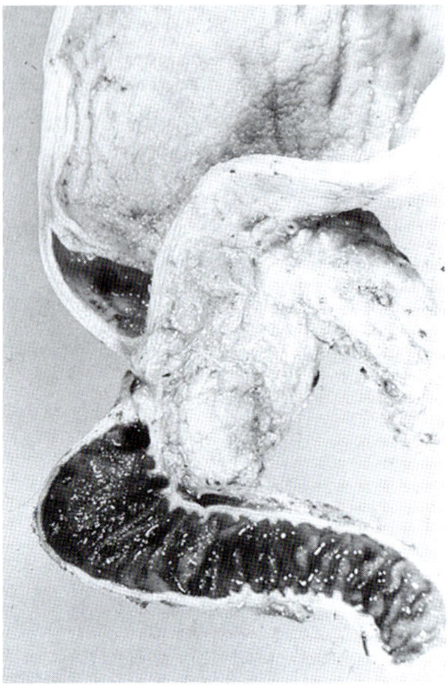

⊠ **Abb. 6.3** Duodenalatresie.

› Membranstenosen

Sie sind in ca. 30% die Ursache duodenaler Passagehindernisse und besitzen keine (komplette Membranstenose) oder eine kleine (inkomplette Membranstenose) meist zentral gelegene Öffnung. Aus der inkompletten (anatomischen) Membranstenose kann durch Stauung des Darminhalts vor der Stenose eine funktionelle Atresie hervorgehen. Die Membranen (Diaphragmen) sind mit über 80% im mittleren Duodenum nahe der Papille lokalisiert und häufig mit anderen Fehlbildungen kombiniert. Sie werden auf beiden Seiten von Duodenalschleimhaut bedeckt. Glatte Muskulatur ist nur selten in ihnen nachweisbar.

Atresien und Membranstenosen können eine erbliche Störung darstellen oder aber pränatal – wahrscheinlich auch postnatal – erworben sein. Für die letztere Annahme sprechen das gelegentliche Vorkommen im Erwachsenenalter (bis zum 7. Lebensjahrzehnt) und der Nachweis entzündlicher Veränderungen in der Wand.

Missbildungen des Jejunums und Ileums

Agenesie. Unter einer Agenesie versteht man das völlige Fehlen des Dünndarms. Derartige Veränderungen wurden bisher nur bei Acardius amorphus oder bei Holo- bzw. Hemiacardius beschrieben.

Duplikaturen. Duplikaturen des Dünndarms sind selten und finden sich bei 0,02% aller Säuglingssektionen. Man unterscheidet

- eine rundliche (sphärische) (84%) und
- eine röhrenförmige (tubuläre) (16%) Duplikatur.

Omphalozele (Exomphalus)

Hierbei handelt es sich um einen vollständigen Defekt der vorderen Bauchwand, bei dem die Bauchwandmuskulatur, die Faszien, das Subkutangewebe und die Haut fehlen. Der unterschiedlich große Defekt wird von einer Membran bedeckt, die innen von parietalem Peritoneum (Zölomepithel), außen von Amnion und zwischen diesen beiden Häuten von mesenchymalem Bindegewebe gebildet wird (Abb. 6.**4**).

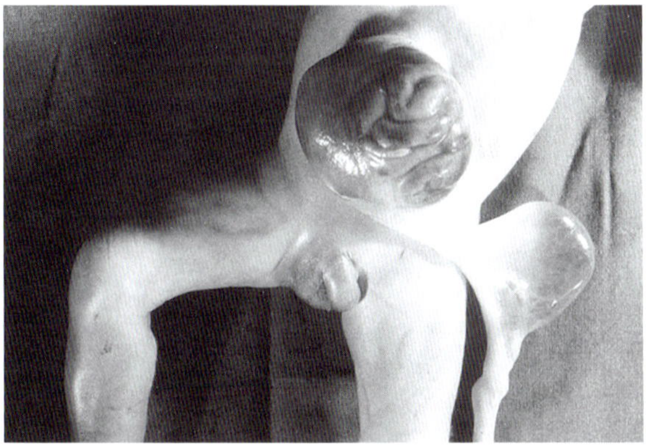

☒ **Abb. 6.4** Omphalozele bei einem Frühgeborenen.

Entwicklungsgeschichtliche Entstehung. Entwicklungsgeschichtlich entspricht die Omphalozele einer Persistenz des Bauchstiels und der physiologischen Nabelhernie. Bei großen Defekten können allerdings neben Dünndarmschlingen auch weitere Teile vom Magen-Darm-Trakt, Leber und Milz in den Bruchsack verlagert sein. Sehr kleine Omphalozelen enthalten dagegen nur die unterste Ileumschlinge oder das Zäkum. Entsprechend der entwicklungsgeschichtlichen Entstehung geht bei der Omphalozele die Nabelschnur direkt in den Omphalozelensack über.

Epidemiologie. Die Omphalozele ist etwa gleich häufig, nach anderen Angaben nur halb so häufig, in manchen Literaturhinweisen auch häufiger als die Gastroschisis. Sie wird aber wesentlich häufiger (66% gegenüber 23% bei der Gastroschisis) von anderen Missbildungen, speziell von kardialen Fehlbildungen (in etwa 52%), begleitet (13).

Die Angaben über die Häufigkeit von Chromosomenaberrationen schwanken erheblich (5–40%), wobei es sich in der Regel um Trisomien 13 oder 18 handelt. Die Omphalozele soll stark gehäuft bei einer mütterlichen Schwangerschaftstoxikose auftreten, die Letalität variiert zwischen 18% und 34%.

Gastroschisis

Für diese Erkrankung gibt es einige Synonyma: Laparoschisis, Paraomphalozele, Abdominoschisis, rupturierte embryonale Omphalozele. Im Gegensatz zur Omphalozele handelt es sich bei der Gastroschisis um einen gewöhnlichen, 2,5–4 cm großen, manchmal auch längeren paramedianen Bauchwanddefekt (gewöhnlich rechts von der Mittellinie), dem ein Bruchsack fehlt. Die Nabelschnur inseriert an regelrechter Stelle, also meist links von dem Defekt.

Entwicklungsgeschichtliche Entstehung. Nach neueren Untersuchungen entsteht die Gastroschisis in Folge einer zeitlichen Diskordanz in der Gefäßversorgung der rechten Bauchwandseite bei zu früher oder zu später Involution der rechten Umbilikalvene. Durch den so entstandenen Bauchwanddefekt tritt ein verkürzter Darm mit verdickter Wand nach außen vor.

Epidemiologie. Die Häufigkeit der Gastroschisis wird mit 1 ÷ 5000 bis 1 ÷ 14.000 Geburten angegeben. Als jüngster überlebender Patient wurde ein Frühgeborenes von 630 g Geburtsgewicht angegeben (21). Die Kinder sind häufiger Frühgeborene als bei der Omphalozele (65 gegenüber 23%). Häufigste Begleitfehlbildungen sind die Nonrotation bzw. Malrotation und verschiedene Formen der Darmatresie.

Gemeinsame Rotationsstörungen

Zu den Rotationsstörungen gehören der Situs inversus sowie mehrere Formen der Malrotation, eingeschlossen das sog. Mesenterium commune und das Caecum mobile (Tab. 6.**2**).

Missbildungen des Dickdarms

Missbildungen der Appendix

Agenesie und Duplikaturen. Fehlbildungen der Appendix sind selten. Unter 50.000 Patienten wurden nur 8 Fälle (4 Agenesien, 4 totale oder partielle Duplikaturen) beobachtet (0,016%) (7). Die Agenesiehäufigkeit wird mit 1 ÷ 10.500 Laparotomien angegeben. Bei kompletten Duplikaturen spricht man von einer Appendix duplex, bei inkompletten von einer Appendix bifida. Meistens liegen gleichzeitig Zäkumduplikaturen vor.

Lageanomalien. Diese finden sich bei Situs inversus bzw. bei Lage- und Fixationsanomalien des Zäkums und können zu einer linksseitigen Appendizitis (0,07% aller Appendektomien) führen.

Seltene Missbildungen. *Divertikel* sind extrem selten und oft mit Fehlbildungen anderer Organe kombiniert. Dagegen finden sich in 1% aller operativ entfernten Appendices erworbene *Pseudodivertikel.*

Unter einer *Appendix helicina* versteht man schnecken- und korkenzieherartige Windungen, für die es entwicklungsgeschichtlich keine Erklärung gibt. *Dystope Gewebeinseln*, Magen-, Ileum- oder Ösophagusschleimhaut sind außerordentlich selten.

Die Einzelfallbeschreibung (1) einer intramuralen Appendix lokalisierte diese im Bereich der hinteren Zirkumferenz des Zäkums.

Missbildungen des Kolons und Rektums

Kolonatresie und -stenose. Die konnatale Kolonatresie ist vergleichsweise selten. Die Literatur enthielt bis 1979 Berichte über knapp 100 erfolgreich behandelte Fälle (22). Man rechnet mit einem Fall auf 15.000–30.000 Geburten. Die Kolonatresie und -stenose soll für 1,8–15% aller konnatalen intestinalen Obstruktionen verantwortlich sein. Bis zu 90% der Kinder haben zusätzliche Anomalien des Darms.

Tabelle 6.2 Rotationsstörungen des Dünn- und Dickdarmes

Lageanomalien	Formen
Situs inversus	• Situs inversus totalis = symmetrische seitenverkehrte Verlagerung der Bauchorgane • Situs inversus partialis superior = symmetrische seitenverkehrte Verlagerung von Magen und Duodenum • Situs inversus partialis inferior = symmetrische seitenverkehrte Verlagerung von Dünn- und Dickdarm • Kartagener-Syndrom = Situs inversus totalis/partialis mit Bronchiektasen und Polyposis nasi
Malrotation (Störung der embryonalen Nabelschleifen- und Darmdrehung)	• fehlende Nabelschleifendrehung bei Omphalozele: Darmanlage entspricht etwa der 5.–6. Embryonalwoche • Nonrotation: entspricht dem Zustand der initialen fehlenden Drehung +90°-Drehung der Nabelschleife → Dünndarn rechts, Dickdarm links im Abdomen • Malrotation I (pathologische +180°-Drehung): Zäkum und Colon ascendens liegen vor den Dünndarmschlingen, in der Mittellinie fixiert • Malrotation II: erste Drehung regelrecht (+90°), folgende Drehung entgegen dem Uhrzeigersinn (-90°). Das distale Duodenum liegt vor der Mesenterialwurzel, das Kolon dahinter • weitere Rotationsstörungen bei Otto u. Mitarbeitern (18)
Mesenterium commune	• fehlende Verwachsung des Mesokolons mit der hinteren Bauchwand → schmale, stielartige Radix mesenterii, an der das Colon ascendens und die Dünndarmschlingen frei beweglich aufgehängt sind
Caecum mobile	• nur partielle Anheftung des Mesokolons an der hinteren Bauchwand; Zäkum und unterschiedlich lange Teile des Colon ascendens bleiben frei beweglich; Gefahr: Ileozäkalvolvulus, Caecum-mobile-Syndrom = rezidivierende Torsionen des Colon ascendens

Die Kolonatresie ist am häufigsten im Sigma und Colon ascendens lokalisiert; in 15% ist sie multipel. Dem Schweregrad nach unterscheidet man 3 Typen:

- Typ 1 = komplette Obstruktion der Darmlichtung in Form eines Diaphragmas,
- Typ 2 = strangförmige Verbindung zwischen proximalem und distalem Ende des atretischen Kolons,
- Typ 3 = komplette Trennung von proximalem und distalem Kolon bei zusätzlichem V-förmigem Mesenterialdefekt.

Die Letalität der nicht operierten Fälle beträgt 100%.

Hypoplasie. Die Hypoplasie entspricht dem Microkolon congenitum und kann familiär vorkommen. Die Dickdarmlänge beträgt 25–40 cm. Gleichzeitig kommen Dünndarmverkürzungen sowie oft angeborene pylorische Hypertrophien vor. Eine Kombination mit anderen Fehlbildungen ist möglich. Die genaue Ursache ist nicht bekannt, diskutiert wird ein Mekoniumileus oder eine Malrotation.

Dolichocolon. Hierunter versteht man ein abnorm langes und geschlängeltes Kolonsegment, meistens im Sigmabereich, häufig aber auch im Bereich der linken Flexur, des Colon transversum oder descendens. Die Häufigkeit im Sektionsgut (bzw. bei systematischen Röntgenuntersuchungen) beträgt 14–16%. Häufigstes klinisches Symptom ist lebenslange Obstipation und Flatulenz (je ca. 70%).

Duplikaturen. Kolonduplikaturen können als Mesenterialzysten (im Kolonmesenterium oder retrozäkal), als Divertikel (mesenterial oder antimesenterial) oder in derselben Form als lange Kolonduplikatur mit 2 getrennten Mündungen nach außen im Bereich der Analregion, des Perineums, intraurethral oder -vaginal bzw. blind enden.

Chilaiditi-Syndrom. Hierunter versteht man eine Interposition oder Verlagerung von Dickdarmschlingen zwischen Leber und rechter Zwerchfellkuppe, wobei die rechte Flexur am häufigsten betroffen ist. Die Patienten klagen über uncharakteristische abdominelle Beschwerden.

Bei einer Leberpunktion ist bei einem Patienten mit Chilaiditi-Syndrom Vorsicht geboten!

Heteropien. Diese sind im Kolon und Rektum selten und kommen meistens kombiniert mit Duplikaturen oder Divertikeln vor. Sie sind häufiger im Rektum als im Kolon lokalisiert. Am häufigsten findet sich Magenschleimhaut, seltener Pankreasgewebe oder ein Plattenepithel, dessen Herkunft nicht ganz klar ist (Ösophagusepithel-, anale Epithelversprengung?).

Innervationsstörungen des Kolons und des Rektums

Angeborene Innervationsstörungen des Dickdarms existieren in verschiedenartigen Formen und sind schwierig zu diagnostizieren. Letzteres hängt damit zusammen, dass die angewandten Methoden nicht standardisiert sind und zudem einige Entitäten erst in den letzten Jahren genauer charakterisiert wurden (4).

Aganglionose. Die häufigste Innervationsstörung ist die Aganglionose (Morbus Hirschsprung). Die Erkrankung tritt im Wesentlichen in 2 Formen auf, in einer klassischen Form, deren Häufigkeit mit 63 % aller Innervationsstörungen angegeben wird und in einer ultrakurzen Form, die 3 % ausmacht und die bis maximal 3 cm oberhalb der Anokutanlinie reicht (15).

Bei der Aganglionose kann man mit enzymhistochemischen Methoden eine parasympathische Zusatzinnervation des distalen Kolons mit Nervenfasern aus den Rückenmarkswurzeln S2–S4 nachweisen. Dabei findet sich eine starke Erhöhung der Acetylcholinesterase-Aktivität. Die Ursache dieser erhöhten Enzymaktivität sind synchrone Entladungen der parasympathischen Nervenfasern aus dem Rückenmark, welche in Folge des Mangels an Ganglienzellen des Plexus myentericus zu einer unmodulierten Ausschüttung von Acetylcholin führen. Die dauerhafte Stimulation der Ringmuskulatur führt zu einem Dauerspasmus des aganglionären Segments.

Ultrakurze Aganglionose-Form. Die Diagnose eines ultrakurzen Hirschsprung-Segments ist schwieriger als die Diagnose eines klassischen, mehrere Zentimeter Darmlänge umfassenden Morbus Hirschsprung. Die Enzymaktivität der Nervenfasern in der Lamina propria mucosae ist schwächer ausgeprägt und die Diagnose kann nur aufgrund der Enzymaktivität gestellt werden und nicht anhand des Vorliegens oder Fehlens von Ganglienzellen. Aufgrund der Schwierigkeiten der Diagnose und der Seltenheit von 2–3 % aller Dysganglionosen wurde die Frage gestellt, ob ein solches Krankheitsbild überhaupt existiert. Einige Autoren konnten aber doch fast zweifelsfrei die eigenständige Existenz dieser besonderen Form einer Innervationsstörung des Darms darstellen (6, 15).

Neuronale intestinale Dysplasie. Die neuronale intestinale Dysplasie (NID) wurde 1972 erstmals von Meier-Ruge beschrieben (14) und später von anderen Autoren bestätigt (20). Fadda und Mitarb. (8) haben 2 klinisch und morphologisch verschiedene Formen der NID unterschieden und definieren können:

- eine Aplasie/Hypoplasie des Sympathikus (NID-Typ A) im Bereich des Plexus myentericus und der Schleimhaut und
- eine Dysganglionose des Plexus submucosus (NID-Typ B).

Beide Formen zeigen eine mäßig starke Steigerung der Acetylcholinesterase-Aktivität parasympathischer Nervenfasern in Lamina muscularis mucosae und Lamina propria mucosae. Das Vorhandensein von Ganglienzellen spricht gegen einen Morbus Hirschsprung, an den man aufgrund der erhöhten Enzymaktivität denken müsste.

Typisch für den *Typ A* ist das Auftreten von Entzündungen der Kolonschleimhaut. Eine ulzerierende Kolitis im frühkindlichen Alter sollte sofort den Verdacht auf eine NID-Typ A lenken.

Klinisch finden sich bei Typ A außerdem Darmspasmen, Diarrhöen, blutige Stühle und eine Hirschsprung-ähnliche Symptomatik. Diese Erkrankungsformen sind mit 2% aller Innervationsstörungen relativ selten.

Bei der *NID-Typ B* liegt eine Hyperplasie des Plexus submucosus vor. Sie macht etwa 18 % aller Innervationsstörungen des Kolons aus. Es finden sich viele Riesenganglien in der Submukosa. Im Gegensatz zum Typ A der NID trifft man bei der Dysganglionose des Plexus mucosus auf eine deutliche Megakolonbildung, die sehr wahrscheinlich die Folge fehlender Druckrezeptoren des Plexus submucosus ist. Bei diesem Krankheitsbild kommt man meistens mit konservativen Maßnahmen aus, da die Krankheit eine starke Darmträgheit aufweist, die meistens chirurgische Maßnahmen nicht rechtfertigt.

Nicht selten kommt die NID gemeinsam mit einem Morbus Hirschsprung vor. Die Kombination beider Läsionen führt zu einer Überlagerung der Symptome. Die Häufigkeit, mit der beide Innervationsstörungen gemeinsam beschrieben wurden, variierte zwischen 20 und 75 % (5).

FAZIT FÜR DIE PRAXIS

- Der Dünndarm hat beim Lebenden eine Gesamtlänge von 2,5–4 m, der Dickdarm von 110–165 cm. Die Kaliberunterschiede sind klinisch häufig nicht hilfreich, da ein stark kontrahierter Dickdarmabschnitt ein kleineres Kaliber haben kann als ein dilatierter Dünndarmabschnitt.
- Die Dünndarmschleimhaut hat eine samtartige Oberfläche. Dies beruht auf dem Vorhandensein von 0,5–1 mm hohen Zotten (vom Darmepithel überzogene Erhebungen der Schleimhaut) und kurzen, an der Basis der Zotten mündenden, schlauchförmige Krypten (Darmdrüsen). Durch die Anlage der Zotten und Krypten wird die Oberfläche der Dünndarmschleimhaut um das 7- bis 14fache vergrößert und erreicht einen Wert von 4 m^2 (Vergrößerung der Resorptionsfläche).
- Die Wand der Dündarmkrypten besteht aus verschiedenen Zelltypen: Saumzellen mit Mikrovilli, Schleim produzierenden Becherzellen, Paneth-Zellen, M-Zellen und zahlreichen verschiedenen enteroendokrinen Zellen.
- Die 3 typischen makroskopischen Merkmale des Dickdarms sind Tänien, Plicae semilunares und Haustren sowie Appendices epiploicae. Mikroskopisch fehlen Zotten. In der Wand der Krypten liegen Saumzellen, Becherzel-

len, enteroendokrine Zellen und undifferenzierte Stammzellen. Die meisten Zellen der Lamina propria des Dickdarms dienen der lokalen, immunvermittelten Abwehr von Noxen, die vom Darmlumen her wirken (Plasmazellen, T-Lymphozyten, Makrophagen etc.).

- Missbildungen der einzelnen Darmabschnitte lassen sich auf eine gestörte oder behinderte Rotation zurückführen oder sind durch die Fehlentwicklung von Nachbarorganen bedingt.
- Missbildungen mit u. U. erheblicher klinischer Bedeutung sind die Duodenalstenose (meist durch Atresien oder Membranstenosen verursacht), die in aller Regel zum Megaduodenum führt, die Omphalozele, bei der es sich um einen vollständigen Defekt der vorderen Bauchwand (Bauchwandmuskulatur, Faszien, Subkutangewebe und Haut) handelt, sowie Innervationsstörungen des Kolons und des Rektums (Aganglionose, euronale intestinale Dysplasie).

6.2 Physiologie und Pathophysiologie des Dünn- und Dickdarms

W. F. Caspary

EDITORIAL **Angeborene oder erworbene Störungen der Resorption von Nahrungsprodukten wie Kohlenhydraten, Proteinen und Fetten im Dünndarm sowie Störungen der intestinalen Sekretion von Wasser und Elektrolyten im Dünn- und/oder Dickdarm führen zu Durchfällen: osmotische bzw. sekretorische Diarrhö. Infektionen des Dünn- oder Dickdarms wie auch chronisch entzündliche Darmkrankheiten (Morbus Crohn, Colitis ulcerosa) bewirken über unterschiedliche Mechanismen (Hemmung der Resorption, Steigerung der Sekretion, Motilitätsstörungen) Durchfälle, die wässrig oder blutig sein können. Störungen der Darmmotilität vermögen primär Durchfälle oder Obstipation hervorzurufen, Motilitätsstörungen können jedoch auch sekundär über eine Beeinflussung von Sekretion oder Resorption zu Durchfällen führen.**

Physiologie der Resorption von Nahrung

Resorption von Kohlenhydraten

Aufspaltung der Kohlenhydrate. Stärke, Saccharose und Lactose sind die wichtigsten Kohlenhydrate der menschlichen Nahrung. Stärke (Amylopektin, Amylose) wird durch die pankreatische α-Amylase im Duodenum zu Maltase, Maltotriose und α-Grenzdextrinen sehr rasch (10 min) aufgespalten. Diese hydrolytischen Spaltprodukte werden an der Bürstensaummembran durch die Disaccharidasen Maltase und Glukoamylase zu Glucose hydrolisiert. Saccharose wird an der Bürstensummembran durch Saccharase zu Fructose und Glucose, Lactose durch Lactase zu Galactose und Glucose aufgespalten.

Transportsysteme. Glucose und Galactose werden über ein Na^+-abhängiges Transportsystem in und aus der Epithelzelle ausgeschleust. Luminal benutzen Glucose und Galactose mit je 2 Na^+ den *SGLT-1-Transporter* für den Eintritt und den *GLUT-2-Transporter* zum Austritt. Fructose tritt ohne Na^+ über den *GLUT-5-Transporter* in die Zelle ein und wird ebenfalls über den GLUT-2-Transporter aus den Zellen über die basolaterale Membran ausgeschleust (Abb. 6.**5**). Fructose wird erheblich langsamer resorbiert als Glucose, ihre Resorption kann durch Zugabe von Glucose deutlich verbessert werden (6, 11, 16, 20). Die Lactaseaktivität ist das schwächste Glied der terminalen Digestion von Kohlenhydraten (9, 10, 11).

Der SGLT-1-Transporter operiert optimal, wenn im Darmlumen Glucose und Natrium im stöchiometrischen Verhältnis 1 : 2 vorhanden sind. Dies ist die therapeutische Grundlage für die Wirkungen der *WHO-Glucose-Elektrolytlösung* zur Rehydratation bei starken Durchfällen (z. B. Cholera).

Resorption von Proteinen

Proteine der Nahrung werden im Magen durch verschiedene Pepsine denaturiert. Die entstehenden großen *Polypeptide* werden durch *pankreatische Proteasen* (Trypsin, Chymotrypsin, Elastase, Carboxypeptidase) intraluminal zu *Oligopeptiden* (2 – 8 Aminosäuren) und geringen Mengen an freien Aminosäuren hydrolisiert. Die terminale Digestion von Oligopeptiden erfolgt auf 2 Wegen (8, 11, 20):

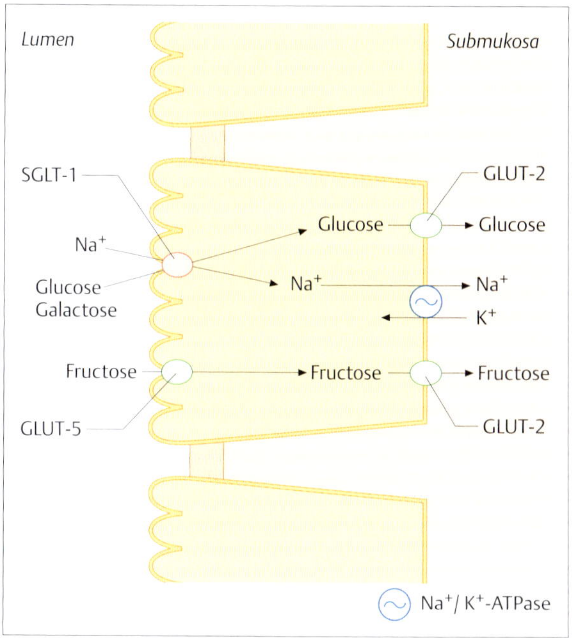

☒ **Abb. 6.5** Transport von Monosacchariden im Enterozyten. Glucose und Galactose werden mit 2 Na^+ entlang einem einwärts gerichteten Na^+-Gradienten über den SGLT-1-Transorter in die Zelle transportiert. Der Na^+-Gradient wird durch die an der lateral-basalen Membran gelegene ATPase-Pumpe aufrechterhalten. Der Ausstrom von Glucose zur Blutseite erfolgt über den GLUT-2-Transporter. Die Aufnahme von Fructose erfolgt Na^+-unabhängig durch die Bürstensaummembran über den GLUT-5-Transporter, ihr Austritt aus der Zelle ebenfalls über den GLUT-2-Transporter.

- Hydrolyse an der Bürstensaummembran durch Peptidasen und anschließender Transport der freien Aminosäuren über verschiedene Aminosäurentransportsysteme (z. B. Transporter für neutrale oder basische Aminosäuren) in das Zellinnere,
- Übertritt von intakten Di- und Tripeptiden durch die Membran und anschließende Aufspaltung durch intrazelluläre Peptidasen zu freien Aminosäuren im Zellinnern.

Resorption der Nahrungsfette

90% der Nahrungsfette bestehen aus *Triglyceriden*, der Rest aus Phospholipiden, Cholesterin, Fettsäuren, fettlöslichen Vitaminen. Man unterscheidet eine *luminale* von einer *mukosalen Phase* der Fettverdauung.

⇢ **Luminale Phase.** Diese besteht aus 3 sequenziellen Schritten (11, 16, 20):

1. mechanische Dispersion großer Fetttropfen (Emulgierung),
2. enzymatische Hydrolyse der Triglyceride durch pankreatische *Lipase* (Lipolyse) im Duodenum unter dem Schutz der Bicarbonatsekretion des Pankreas; saurer pH-Wert hemmt die Aktivität der Lipase,
3. Konversion der wasserunlöslichen lipolytischen Produkte (2-Monoglyceride, Fettsäuren) zu wasserlöslichen Mizellen mit Gallensäuren (*Mizellenbildung*).

⇢ **Mukosale Phase.** Die Fettresorption beginnt im Duodenum und ist in den ersten 100 cm des Jejunums abgeschlossen. Nach Penetration der mizellar gelösten lipolytischen Endprodukte durch die sog. „unstirred layer“ und die Epithelzellmembran erfolgt intrazellulär im endoplasmatischen Retikulum die Resynthese zu Triglyceriden, die dann im Golgi-Apparat mit Apolipoproteinen Chylomikronen bilden, die schließlich über Pinozytose die Zelle verlassen und über das Lymphsystem abtransportiert werden.

Triglyceride bestehen aus langkettigen Fettsäuren (C_{14}–C_{22}). Die in der Therapie von Fettresorptionsstörungen eingesetzten *mittelkettigen Triglyceride* (MCT, C_6–C_{12}) können unproblematischer resorbiert werden als Triglyceride aus langkettigen Fettsäuren.

MCT sind besser wasserlöslich, werden leichter durch Lipase gespalten und bedürfen kaum der Lipolyse (11, 26). Zudem müssen sie in der Zelle nicht reverestert werden und werden über das Portalvenensystem abtransportiert.

Resorption von Vitamin B_{12}

Vitamin B_{12} kommt in der Nahrung nur in tierischen Produkten vor. Vegetarier haben deshalb das Risiko, einen Vitamin-B_{12}-Mangel zu entwickeln.

Es besteht eine *enterohepatische Zirkulation* von Vitamin B_{12}, was die klinische Beobachtung erklärt, dass zur Entwicklung eines Vitamin-B_{12}-Mangels durch mangelnde diätetische Zufuhr von Vitamin B_{12} 10 – 20 Jahre benötigt werden, während Patienten mit Vitamin-B_{12}-Malabsorption schon nach 2 – 3 Jahren einen Vitamin-B_{12}-Mangel entwickeln.

⇢ **Bindungsproteine.** Der Magensaft enthält 2 wichtige Vitamin-B_{12}-Bindungsproteine: *Haptocorrin* (R-Protein) und *Intrinsic Factor* (IF). Haptocorrin wie auch IF werden durch den Magensaft nicht beeinflusst, pankreatische Proteasen verändern Haptocorrin jedoch zu einem kleineren Molekül mit geringerer Bindungsaktivität für Vitamin B_{12}; IF wird durch pankreatische Proteasen nicht beeinflusst. Die Sekretion des IF durch die Parietalzellen des Magens wird in Gegenwart von Säureblockern (H_2-Rezeptorenblocker, Protonenpumpenhemmer) kaum beeinflusst.

Resorptionsvorgang. Vitamin B_{12} wird nach Bindung an Haptocorrin (R-Protein) im Dünndarm an den IF transferiert und wird als Vitamin-B_{12}-IF-Komplex im terminalen Ileum über den *IF-Vitamin-B_{12}-Rezeptor*in Gegenwart von Calcium resorbiert. In der Epithelzelle wird Vitamin B_{12} vom IF auf ein anderes Bindungsprotein (Transcobalamin II) transferiert und verlässt die Zelle durch die basolaterale Membran als TC-II-Vitamin-B_{12}-Komplex (6, 11, 16) (Abb. 6.**6**).

Resorption von Folsäure

Folsäure besteht aus 3 Komponenten:

- einem Pteridin-Ring,
- einer Methylen-Bindung an Para-Aminobezoesäure (PABA) und
- einer Peptidbindung an Glutaminsäure.

In der Natur kommen Folate meist in der *Polyglutamatform* (bis zu 9 Glutamatreste) vor.

Bakterien des Darms synthetisieren Tri- und Tetraglutamate. Folsäure wird in die Galle sezerniert und unterliegt einem enterohepatischen Kreislauf.

Folsäurekonjugase. Im Lumen des Dünndarms müssen Folate der Polyglutamatform zu Monoglutamaten durch das Enzym Folsäurekonjugase (pH-Optimum: 6,5 – 7,0, Aktivierung durch Zn^{2+}) der Bürstensaummembran hydrolisiert werden.

Alkohol hemmt die Folsäurekonjugase und ist für den häufig anzutreffenden Folsäuremangel bei Alkoholikern verantwortlich.

Sulfasalazin kann ebenfalls eine Hemmung der Folsäurekonjugase und damit auch eine Resorptionshemmung bewirken.

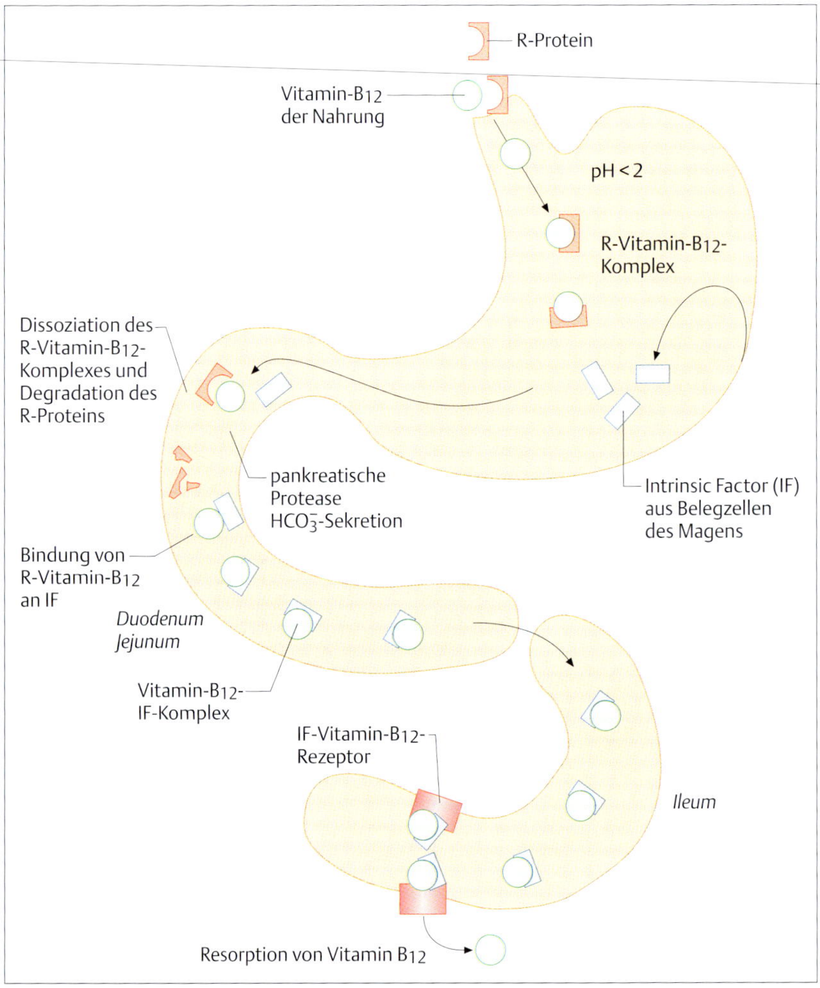

Abb. 6.6 Resorption von Vitamin B_{12}. Im Magen wird das mit der Nahrung aufgenommene Vitamin B_{12} an das aus den Speicheldrüsen stammende Haptocorrin (R-Protein) gebunden. Pankreatische Proteasen wandeln Haptocorrin in ein kleineres Molekül mit geringerer Bindungsaffinität für Vitamin B_{12} um, so dass Vitamin B_{12} im Duodenum an den im Magen gebildeten Intrisic Factor (IF) gebunden wird. Im terminalen Ileum erfolgt die Bindung des IF-Vitamin-B_{12}-Komplexes unter Vermittlung von Ca^{2+}-Ionen an spezifische Rezeptoren. Nach der Aufnahme des Komplexes wird Vitamin B_{12} an ein anderes Bindungsprotein, Transcobalamin II, transferiert.

Resorptionsvorgang. Die Resorption im Dünndarm erfolgt bei niedrigen Konzentrationen über einen pH-abhängigen Transporter, bei hohen Konzentrationen über passive Diffusion. Im Enterozyten wird Folsäure zu 5-Methyltetrahydrofolat methyliert (11).

Resorption von Calcium

Milchprodukte decken mehr als 55% des täglichen Bedarfs an Calcium.

Resorptionsvorgang. Calcium wird im Dünndarm und Dickdarm resorbiert: bei *hohen intraluminalen Konzentrationen* über passive Diffusion auf parazellulärem Weg, bei *niedrigen Konzentrationen* über einen energieabhängigen transzellulären Transportweg, der durch 1,25-Dihydroxy-Vitamin D_3 stimuliert wird:

1. Der *Eintritt* in die Zelle erfolgt über die Bürstensaummembran entlang einem abwärts gerichteten elektrochemischen Gradienten,
2. Translokation durch den Enterozyten,
3. Austritt aus der Zelle an der basolateralen Membran gegen einen elektrochemischen Gradienten unter Vermittlung von ATP-abhängigen Calciumpumpen (Calcium transportierende ATPase) (6, 11, 16).

$1{,}25(OH)_2\,D_3$ stimuliert sowohl den Eintritt in die Zelle wie auch die Translokation durch den Enterozyten und den Austritt. Geschwindigkeitsbestimmender Schritt bei der Resorption von Calcium sind Durchtritt und Austritt aus der Zelle.

Vitamin-D-Mangel. Mangel an Vitamin D führt zu einer Reduktion der Calciumresorption. Meiden von Milch und Milchprodukten (bei Laktoseintoleranz) bewirkt deshalb langfristig einen Calciummangel und eine Osteopenie. Phosphate, Oxalate, Phytate und Fettsäuren vermögen im Darmlumen lösliches Calcium zu präzipitieren, auch verschiedene Ballaststoffe („dietary fiber") vermögen durch Bindung von Calcium die Verfügbarkeit zu reduzieren.

Eine verminderte Resorption von Calcium ist bei zahlreichen Krankheiten des Dünndarms, aber auch bei anderen extraintestinalen Krankheiten und unter Medikamenten (Chlorothiazide) zu finden (11, 16).

Resorption von Eisen

Eine mikrozytäre hypochrome Anämie ist die häufigste klinische Manifestation eines Eisenmangels.

Nahrungseisen kommt als Häm-Eisen (Fleischprodukte) vor sowie in verschiedenen Nicht-Häm-Substanzen (pflanzliche Produkte). Nicht Häm-gebundenes Eisen ist überwiegend dreiwertiges Eisen (Fe^{3+}). Dreiwertiges Eisen ist nur bei saurem pH-Wert löslich, präzipitiert bei einem pH >3. Vitamin C fördert die Eisenresorption durch Verbesserung der Löslichkeit sowie Förderung der Bildung von Fe^{2+} aus Fe^{3+}.

Resorptionsvorgang. Eisen wird in zweiwertiger Form im Duodenum und oberen Dünndarm resorbiert. Man unterscheidet 3 Schritte bei der Resorption (11, 24):

1. Reduktion von Fe^{3+} zu Fe^{2+} an der Bürstensaummembran durch die duodenale *Eisen*$^{3+}$*-Reduktase* (Dcytb), dann apikale Aufnahme aus dem Darmlumen in die Mukosazelle über den *divalenten Metalltransporter* (DMT 1),
2. proteinvermittelter intrazellulärer Transport,
3. luminale Abgabe durch die basolaterale Membran über den Transporter *Ferroportin* – aktiviert durch *Hephaestin*= Homolog des Coeruloplasmins mit Ferroxidaseaktivität – an das Eisentransportsystem des Blutes.

Verminderte Resorption. Anazidität des Magens sowie morphologische Veränderungen der Dünndarmmukosa – Mangel an Transportprotein – bewirken eine Reduktion der Eisenresorption. Normal werden 10% des Nahrungseisens resorbiert, die Resorptionsquote kann aber auf bis zu 40% gesteigert werden bei fallendem Eisenbestand oder gesteigertem Bedarf.

Eisen aus *Hämoglobin* und *Myoglobin* des Fleischs wird leichter resorbiert als aus vegetarischer Kost, da Eisen in Pflanzen oft komplex gebunden ist (z. B. als Phytat in Getreideprodukten, an Oxalsäure oder Tannine). Reine vegetarische Kost prädisponiert somit zum Eisenmangel (11).

Störungen der Resorption, Sekretion und Motilität

Die wichtigste Aufgabe des Dünndarms ist die *Resorption der Nahrung.* Nach pankreatischer Vorverdauung erlaubt die große Resorptionsfläche des Dünndarms eine effektive Resorption der Nahrung über verschiedene spezifische Transportprozesse, die im Dünndarm teils unterschiedliche Lokalisationen haben. Die Wasser- und Elektrolytresorption ist überwiegend an die Resorption der Nahrungsbestandteile gekoppelt. (6, 15, 16).

Rolle der Motorik. Damit der Dünndarm postprandial nicht mit Nahrung überschwemmt wird, spielt die Motorik (Motilität) des Gastrointestinaltrakts eine wichtige Rolle (10). Zum einen bremst die Magenentleerung den Weitertransport in den Dünndarm, zum anderen fördert die *Eigenmotorik* des *Dünndarms* den Transport des Nahrungsbreis durch den Dünndarm.

Störungen der Motilität (z. B. diabetische Gastroparese = neurogene Magenentleerungsstörung bei lange bestehendem Diabetes mellitus Typ I), Fehlen von Magenanteilen nach Operation (Magenresektion nach Billroth II) können somit zu Störungen der Resorption führen (Postgastrektomie-Malabsorption mit Steatorrhö, Anämie, Osteomalazie, Osteoporose) (2).

→ Ursachen von Resorptionsstörungen. Eine *unvollständige Resorption* von Nahrungsbestandteilen (Kohlenhydraten, Fetten, Proteinen, aber auch von Vitaminen, Eisen, Calcium und Spurenelementen (Selen, Zink, Magnesium) aus dem Dünndarm kann vorkommen bei (1, 6, 9, 10, 12, 13, 15, 19, 27, 28):

- Störungen der exokrinen Pankreasfunktion (z. B. chronische Pankreatitis),
- Reduktion der Gallesekretion in das Darmlumen (Cholestase),
- zu kurzem Darm (Darmresektion, Kurzdarmsyndrom),
- morphologischen Veränderungen des Dünndarms (z. B. Zottenverlust und damit Oberflächenverlust),
- genetisch bedingtem Fehlen spezifischer Transportprozesse oder Enzyme der Endverdauung in der Mukosazelle (z. B. Glucose-Galactose-Malabsorption, Lactasemangel),
- Abflussbehinderung im Lymphsystem (Fettmalabsorption),
- zu schneller Passage durch den Dünndarm („intestinal hurry").

Malassimilation – Maldigestion und Malabsorption

Die *normale* Digestion und Resorption erfolgt über folgende Schritte:

- mechanische Zerkleinerung der Nahrung (Kauen, antrale Magenmotorik),
- luminale Digestion (Magen-, Pankreas-, Gallen- und Darmsekret),
- mukosale Endverdauung an der Bürstensaummembran der Epithelzellen (z. B. Disaccharidasen, Peptidasen),
- Resorption durch die apikale Membran der Epithelzellen (erleichterte Diffusion, verschiedene Transporter),
- Metabolisierung und Verarbeitung in der Mukosazelle (z. B. Chylomikronenbildung),
- Abtransport über Blut- oder Lymphgefäße.

- *Maldigestion* ist eine Störung der Verdauungsfunktion und enzymatischen Spaltung der Nahrungsprodukte im Magen-Darm-Trakt.
- *Malabsorption* ist eine Störung der Resorption digestiver Nahrungsendprodukte aus dem Dünndarm.
- Beide Funktionsstörungen werden unter dem Oberbegriff *Malassimilation* zusammengefasst. Leitsymptome sind Gewichtsverlust und osmotische Durchfälle.

Maldigestion und Malabsorption kommen bei Krankheiten des Pankreas, der Leber, der Galle, des Dünndarms und bei Motilitätsstörungen vor. Sie können zahlreiche klinische Symptome hervorrufen, deren pathophysiologischen Ursachen in Tab. 6.**3**zusammengefasst sind.

› Resorptionsstörungen von Nahrungsfetten

→ Steatorrhö. *Triglyceride*, die aus dem Dünndarm bei fehlender Resorbierbarkeit in den Dickdarm gelangen, können dort nicht mehr rückresorbiert werden, werden aber bakteriell zu *freien Fettsäuren* und *Hydroxyfettsäuren*abgebaut, wobei Letztere insbesondere im Dickdarm laxativ wirken. Es resultiert eine Steatorrhö (Stuhlfettausscheidung > 7 g/Tag) (6, 9, 13, 19, 28, 32).

Eine Malabsorption von Nahrungsfetten kann beim Mangel pankreatischer Lipase (exokrine Pankreasinsuffizienz), bei Mangel an Gallensäuren (Verschlussikterus, Gallensäurenverlustsyndrom, bakterielle Überbesiedlung des Dünndarms), bei reduzierter Resorptionsfläche (Darmresektion oder Zottenschwund) oder auch bei Lymphabflussstörungen auftreten (Tab. 6.**4**).

Eine Steatorrhö führt zu einem erhöhten Kalorienverlust, Durchfällen, enteralem Verlust von Calcium und zu einer gesteigerten Oxalatresorption mit „enteraler" Hyperoxalurie, da Oxalat durch intraluminalen Calciummangel bei Steatorrhö „ungebremst" (keine Bindung mehr an Calcium zu unlöslichem Calciumoxalat) resorbiert wird (14).

→ Störungen des Gallensäurenkreislaufs. Für die Resorption der Fettspaltprodukte ist die Mizellenbildungsfähigkeit der Gallensäuren essenziell. Ein erhöhter enteraler Gallensäurenverlust kann durch Synthesesteigerung der Leber ausgeglichen werden, so dass beim *kompensierten* Gallensäurenverlustsyndrom zwar wässrige Durchfälle auftreten, die Fettresorption aber noch gewährleistet ist.

Übersteigt der enterale Gallensäurenverlust bei ausgedehnter Resektion (> 100 cm) des unteren Dünndarms (Ileum) oder Kurzdarmsyndrom die Synthesekapazität der Leber, dann reicht die Gallensäurenkonzentration im Duodenum nicht mehr zur Mizellenbildung aus; es kommt zum *dekompensierten Gallensäurenverlustsyndrom* mit Diarrhö und Steatorrhö (= *Fettsäurediarrhö*) (6, 9, 10, 16, 19, 28, 37).

Man unterscheidet 3 Typen der Gallensäurenmalabsorption:

Tabelle 6.3 Symptome und klinische Befunde der Malabsorption und pathophysiologische Ursache

Symptome, Befunde	Pathophysiologische Ursachen
Gastrointestinale Symptome	
Diarrhö	osmotische Aktivität von Kohlenhydraten oder kurzkettigen Fettsäuren sekretorische Aktivität von Gallensäuren, Fettsäuren verminderte Resorptionsfläche
Meteorismus, Flatulenz	bakterielle Gasproduktion aus Kohlenhydraten im Kolon oder bakterielle Überbesiedlung des Dünndarms
Fauler Geruch des Stuhls	Malabsorption von Proteinen oder intestinaler Proteinverlust
Schmerzen	Flatulenz
Aszites	Proteinverlust oder Malabsorption
Muskel-/Skelettsystem	
Tetanie, Muskelschwäche, Parästhesien	Malabsorption von Vitamin D, Calcium, Magnesium, Phosphat
Knochenschmerzen, Osteomalazie, Frakturen	Protein-, Calcium- oder Vitamin-D-Mangel
Haut und Schleimhäute	
Hämatome, Ekchymosen, Petechien	Vitamin-K- und -C-Mangel
Glossitis, Cheilosis, Stomatitis	Mangel an Vitamin-B-Komplex, B_{12}, C, Folsäure und Eisen
Ödeme	Proteinverlust oder Malabsorption
Akrodermatitis	Mangel an Zink und essenziellen Fettsäuren
Follikuläre Hyperkeratose	Vitamin-A-Mangel
Hyperpigmentierte Dermatitis	Niacinmangel (Pellagra)
Dünne Fingernägel	Eisenmangel
Trommelschlegelfinger	schwere Malabsorption
Andere Symptome	
Gewichtsverlust, Hyperphagie	Malabsorption der Nahrung
Wachstumsverzögerung	Malabsorption bei Kindern und Jugendlichen
Anämie	Mangel an Eisen, Vitamin B_{12} und Folsäure
Nierensteine	gesteigerte Resorption von Oxalat im Kolon
Amenorrhö, Impotenz, Infertilität	multifaktoriell (Proteinmalabsorption, sekundärer Hypopituitarismus, Anämie)
Nachtblindheit, Xerophthalmie	Vitamin-A-Mangel
Periphere Neuropathie	Vitamin-B_{12}- oder Thiaminmangel
Müdigkeit, Schwäche	Kalorienmangel, Eisen- und Folsäuremangel, Anämie

- Typ 1: sekundäre Gallensäurenmalabsorption nach Ileumresektion (häufig),
- Typ 2: primäre Gallensäurenmalabsorption durch angeborene Mutation des ASBT-Gens im Ileum,
- Typ 3: funktionelle Gallensäurenmalabsorption nach Cholezystektomie, nach Ulkuschirurgie, chronischer Pankreatitis, Zöliakie, Diabetes mellitus, Mukoviszidose, Medikamenten (z. B. Metformin).

Bakterielle Überbesiedlung des Dünndarms. Eine bakterielle Überbesiedlung des Dünndarms kommt bei anatomischen Veränderungen des Dünndarms wie Divertikeln, Fisteln, Strikturen und Stenosen, aber auch bei Motilitätsstörungen wie diabetischer Neurogastroenteropathie und Sklerodermie vor und bewirkt eine vorzeitige *Dekonjugation konjugierter Gallensäuren*. Die dabei entstehenden dekonjugierten und sekundären Gallensäuren (z. B. Deoxycholsäure) wirken toxisch (Steigerung der Permeabilität) auf das Darmepithel und induzieren Durchfälle. Durch die bakterielle Aktivität wird im Darmlumen die Konzentration

Tabelle 6.4 Krankheiten, die häufig mit einem Malabsorptionssyndrom einhergehen

Maldigestion durch Mangel oder Inaktivierung pankreatischer Enzyme (= pankreatische Phase)
• chronische Pankreatitis • Pankreasresektion • Pankreaskarzinom • Mukoviszidose • Zollinger-Ellison-Syndrom
Maldigestion durch Mangel intraluminaler Gallensäuren (= biliäre Phase)
• Verschlussikterus • intrahepatische Cholestase • primär biliäre Zirrhose • primär sklerosierende Cholangitis • bakterielle Überwucherung des Dünndarms (Blind-Loop-Syndrom, Fisteln, Strikturen, Divertikel, Afferent-Loop-Syndrom, Motilitätsstörungen bei Sklerodermie und diabetischer Neurogastroenteropathie) • Ileumresektion (dekompensiertes Gallensäurenverlustsyndrom) • Morbus Crohn des Ileums
Maldigestion/Malabsorption bei Dünndarmkrankheiten (= intestinale Phase)
1. Primäre Malabsorption: angeborene Erkrankungen mit selektivem Ausfall einzelner funktioneller Elemente der Mukosazellen (Bürstensaummembranerkrankungen): • Laktoseintoleranz • Saccharose-Isomaltose-Intoleranz • Trehaloseintoleranz • Enterokinasemangel • Glucose-Galactose-Intoleranz • Hartnup-Krankheit • Zystinurie • Tryptophanmalabsorption („Blue-diaper"-Syndrom) • Methioninmalabsorption (Oasthouse-Syndrom) • Lowe-Syndrom • Vitamin-B_{12}-Malabsorption (angeborenes Fehlen von Intrinsic Factor oder Vitamin-B_{12}-IF-Rezeptor-Mangel) • Abetalipoproteinämie (Bassen-Kornzweig-Syndrom) • „Microvillus inclusion disease" • „Tufting- Enteropathie"
2. Sekundäre Malabsorption: erworbene Dünndarmkrankheiten: • Zöliakie des Kindes • Dermatitis herpetiformis Duhring • autoimmun Enteropathie • tropische Sprue • Morbus Whipple • primäres intestinales Lymphom • Hypogammaglobulinämie (CVID) • selektiver IgA-Mangel • eosinophile Gastroenteritis • Mastozytose • Amyloidose • Parasiten (Lamblien, Strongyloides, Askariden, Ancylostoma duodenale) • HIV-Enteropathie mit Waisting-Syndrom • Tuberkulose • Lymphogranulomatose • Kwashiorkor • Darmresektion, Kurzdarmsyndrom • intestinale Ischämie • Strahlenschädigung des Dünndarms

Tabelle 6.4 Fortsetzung

Krankheiten mit verschiedenen Störungen der Digestions- und/oder Resorptionsphasen
• Postgastrektomiesyndrom • Postvagotomiesyndrom • Diabetes mellitus (diabetische Neurogastroenteropathie) • Endokrinopathien: Hyper- und Hypothyreose, Hyper- und Hypoparathyreoidismus, Morbus Addison), Glukagonom, Gastrinom, Karzinoid, VIPom • Sklerodermie • Erythematodes visceralis • Perniciosa
Mediamente
Luminal wirkende: – Ethylalkohol – Neomycin – Colestyramin, Colestipol – Lactulose, Lactitol, Sorbit, Fructose
Mukosal wirkende: • Zottenreduktion – Neomycin – Colchicin – Methotrexat – andere Zytostatika • Strikturen – nichtsteroidale Antirheumatika
Auf die Enterozyten wirkende: • direkte Toxizität – Ethylalkohol – Eisensalze • Büstensaumenzyme – Neomycin – Ethylalkohol – Acarbose • intrazellulär – Laxanzien (diphenolische Laxanzien) – p-Aminosalicylsäure (PAS) – Biguanide (Metformin) – nichtsteroidale Antirheumatika – Colchicin

konjugierter Gallensäuren unterschritten, so dass eine *Malabsorption von Fett* und fettlöslichen Vitaminen (A, D, E, K) resultiert (3, 28, 29).

Die bakterielle Überwucherung des Dünndarms führt auch zu vorzeitiger *Fermentation* von *Kohlenhydraten* im Dünndarm sowie zur Bindung und Metabolisierung von Vitamin B_{12} zu unwirksamen Cobamiden und damit zum *Vitamin-B_{12}-Mangel* (Tab. 6.**5**) (3, 10, 28, 29).

Malabsorption von Kohlenhydraten

Stärke, Saccharose und Laktose sind die wichtigsten verdaulichen Kohlenhydrate der Nahrung. Störungen der Resorption von Kohlenhydraten können entstehen durch:

- einen Mangel an pankreatischer Amylase,
- Mangel oder Fehlen von Disaccharidasen der Dünndarmmukosa oder
- eine Reduktion der Resorptionsfläche des Dünndarms.

Primäre und sekundäre Malabsorption. Bei der *primären Malabsorption* von Kohlenhydraten fehlen einzelne funktionelle Elemente des Digestions- oder Resorptionsvorganges (Lactase, Saccharase, Glucose-[SGLT1-]Transporter) ohne morphologische Veränderungen der Dünndarmmukosa (Tab. 6.**4**) (6, 10, 13, 15, 18, 27, 36, 39). Eine generelle Verminderung der Digestions- und Resorptionskapazität besteht bei morphologischen Schleimhautveränderungen (z. B. Zottenschwund bei Zöliakie) und bedingt eine *sekun-*

däre Malabsorption. Beim Zottenschwund der Zöliakie, aber auch häufig nach Infektionen des Dünndarms, entsteht eine Laktoseintoleranz, bedingt durch einen Mangel der sehr vulnerablen Disaccharidase Lactase.

Die weltweit *häufigste* Malabsorption ist die Laktoseintoleranz; sie ist bedingt durch ein genetisch bedingtes Verschwinden der Disaccharidase Lactase im Jugendalter (15, 18, 28, 32).

Für *Fructose* besteht wegen der langsamen Resorbierbarkeit eine physiologische Kohlenhydratmalabsorption, wenn mehr als 25 g aufgenommen werden. *Sorbit* wird praktisch nicht im Dünndarm resorbiert und führt bei reichhaltigem Genuss von kalorienverminderten Lebensmitteln (u. a. Kaugummi) zu Diarrhö („Kaugummidiarrhö") und Flatulenz (5, 15, 17, 39).

Fermentation von Kohlenhydraten. Im Dünndarm nicht resorbierte Kohlenhydrate werden im Dickdarm durch Bakterien weiter abgebaut. Terminaler Schritt des bakteriellen Abbaus von Kohlenhydraten ist die durch anaerobe Bakterien induzierte Fermentation. Dabei entstehen im Darmlumen *kurzkettige* (C_3–C_6) *Fettsäuren* – Butyrat, Propionat, Acetat, Lactat – sowie die Gase CO_2, H_2, CH_4. Butyrat ist ein wichtiges Substrat für die Epithelzellen des Dickdarms und scheint zudem antineoplastische Wirksamkeit zu besitzen (4, 10, 11, 12, 33). Kurzkettige Fettsäuren können energetisch vom Körper durch effektive Rückresorption aus dem Kolon noch weiter genutzt werden (Energiesparmechanismus).

Die bakterielle Fermentation ist die Ursache für die wässrigen Stühle mit saurem pH bei Kohlenhydratmalabsorption sowie Meteorismus und Flatulenz. Die fermentative H_2-Produktion ist in der Klinik diagnostisch nutzbar als H_2-Atemtest zur Erfassung einer Kohlenhydratmalabsorption (z. B. bei Laktoseintoleranz) (Abb. 6.**7**).

Malabsorption und enteraler Verlust von Proteinen

Störungen der Verdauung und Resorption von Proteinen treten bei einer Verminderung pankreatischer Proteasen (exokrine Pankreasinsuffizienz), bei seltenen isolierten Resorptionsstörungen (Hartnup-Krankheit) sowie bei einer morphologischen Veränderung mit Reduktion des Zottenepithels (Zöliakie) auf.

Klinisch von größerer Bedeutung ist ein gesteigerter enteraler Verlust von Protein aus dem Darm mit Entwicklung einer Hypoproteinämie/Hypalbuminämie und Ödemen. Beim enteralen Proteinverlust besteht immer eine Lymphopenie, da mit dem Eiweiß auch vermehrt Lymphozyten in den Darm gelangen (9, 13, 28).

Störungen der Vitamin-B_{12}-Resorption

Krankheiten oder Zustände, die zu einer Vitamin-B_{12}-Malabsorption führen, sind in Tab. 6.**5** aufgeführt. Vitamin B_{12} kann durch anaerobe Bakterien im Dünndarm zu unwirksamen Metaboliten (Cobamiden) verstoffwechselt werden. Eine pathologische Vitamin-B_{12}-Resorption ist deshalb die Regel bei einer bakteriellen Überbesiedlung des Dünndarms und kann diagnostisch genutzt werden (pathologischer Schilling-Test mit Normalisierung nach Antibiotikatherapie) (3, 7, 9, 28, 29) (Tab. 6.**5**).

Ein Vitamin B_{12}-Mangel führt zur megaloblastären (perniziösen) Anämie sowie neurologischen Veränderungen (funikuläre Myelose).

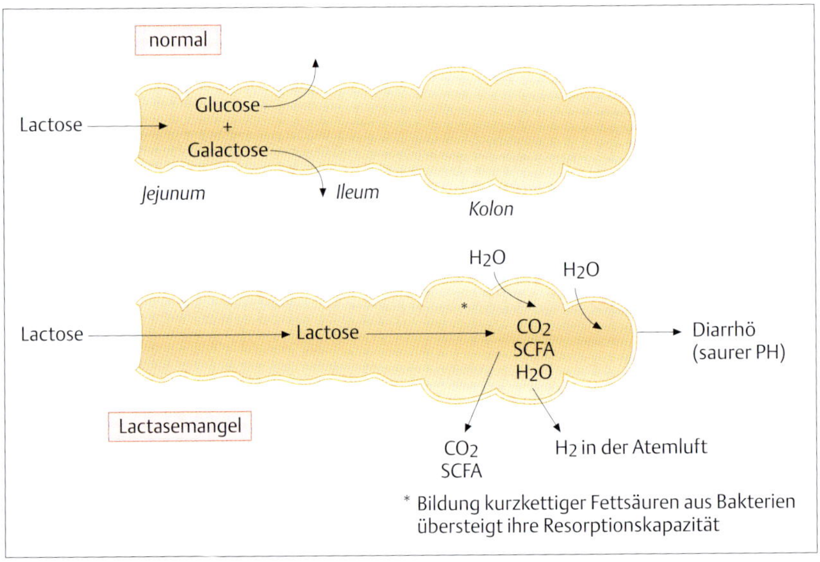

Abb. 6.7 Pathophysiologie der Diarrhö und der intestinalen Gasproduktion beim Lactasemangel nach Lactosegabe. Im Dünndarm nicht resorbierte Lactose wird im Dickdarm zu kurzkettigen Fettsäuren (SCFA) sowie zu CO_2 und H_2 fermentiert. Durch die osmotische Wirkung von Lactose und den kurzkettigen Fettsäuren strömt Wasser in den Dickdarm. Es kommt zur Diarrhö mit saurem Stuhl-pH sowie zu einer gesteigerten Gasproduktion, die in der Atemluft (H_2) erfassbar ist.

Tabelle 6.5 Vitamin-B_{12}-Resorption (Schilling-Test) bei verschiedenen Krankheiten

Test	Perniziosa/ Gastrektomie	Sprue/ Zöliakie	Bakterielle Überbesiedlung	Primäre Vitamin-B_{12}-Malabsorption oder Ileumresektion	Pankreasinsuffizienz
Vitamin B_{12}	niedrig	niedrig/normal	niedrig	niedrig	niedrig
Vitamin B_{12} + Intrinsic Factor	normal	niedrig/normal	niedrig	niedrig	niedrig
Vitamin B_{12} nach Antibiotikatherapie	niedrig	niedrig/normal	normal	niedrig	niedrig
Vitamin B_{12} nach glutenfreier Diät	niedrig	normal	niedrig	niedrig	niedrig
Vitamin B_{12} nach Pankreasenzymsubstitution	niedrig	niedrig/normal	niedrig	niedrig	normal

Osmotische und sekretorische Diarrhö

Flüssigkeitsbewegungen im Dünn- und Dickdarm. Von großer Bedeutung ist auch, dass die mit der Nahrung aufgenommene *Flüssigkeit* sowie die *Sekrete* des Magens, der Galle und des Pankreas im Dünndarm wieder rückresorbiert werden. Ca. 8–10 l Wasser (aus exogener Nahrungszufuhr und endogener Sekretion) gelangen täglich in das Duodenum. Nur 1,5 l davon erreichen den Dickdarm und nur ca. 100 ml (d. h. 1% der exogenen und endogenen Zufuhr) werden mit dem Stuhl ausgeschieden. Dieser Konzentrationseffekt entspricht fast exakt dem der Niere (8, 16, 35, 40, 41).

Ursachen. Akute oder chronische Durchfälle entstehen durch Störungen der *Resorption* (z. B. Malabsorption bei Zöliakie, Gabe von Lactose bei Laktoseintoleranz) oder durch eine gesteigerte *Sekretion* im Dünn- und/oder Dickdarm (z. B. bei den meisten bakteriell oder viral bedingten akuten Durchfallkrankheiten). Krankheiten des Dünn- und Dickdarms gehen häufig mit Durchfällen einher. Eine Diarrhö kann durch folgende pathophysiologische Mechanismen entstehen:

- abnorme Resorption → osmotische Diarrhö,
- abnorme Sekretion → sekretorische Diarrhö,
- abnorme Motilität → motorisch bedingte Diarrhö.

Differenzialdiagnose. Eine Unterscheidung zwischen *osmotisch* und *sekretorisch* bedingter *Diarrhö* ist häufig möglich durch klinische Beobachtung und durch einfache Stuhlanalyse (Bestimmung der osmotischen Lücke, s. u.) (8, 40):

- Bei der osmotischen Diarrhö (z. B. durch fehlerhafte Resorption aus dem Dünndarm = Malabsorption) sistieren die Durchfälle, wenn der Patient keine Nahrung mehr zu sich nimmt,
- eine sekretorische Diarrhö hält aber unvermindert auch bei Nahrungskarenz an.

Osmolalität und osmotische Lücke. Normalerweise beträgt die *Osmolalität* des frischen Stuhls 290 mosmol/kg H_2O und entspricht damit der Osmolalität des Plasmas, d. h., der Stuhl ist *isoton*. Die Konzentrationen von Na^+ + K^+ determinieren wesentlich die Stuhlosmolalität. Um die obligaten (meist organischen) Anionen im Stuhl zu bestimmen, braucht man nur die Konzentrationen von Natrium und Kalium zu bestimmen und mit 2 zu multiplizieren: $2 \times [Na^+ + K^+]$. Die Differenz zwischen Stuhlosmolalität (290 mosmol/l) und $2 \times [Na^+ + K^+]$-Konzentration sollte < 100 mosmol/kg H_2O sein (8, 40).

Als *osmotische Lücke* („osmotic gap") bezeichnet man die Differenz der immer vorhandenen Stuhlosmolalität (290 mosmol/kg H_2O) und der durch Messung von Kalium und Natrium im Stuhl ermittelten Osmolalität. Ist das Stuhl-Na^+ > 90 mmol/l und die osmotische Lücke < 50 mosmol/kg H_2O, handelt es sich um eine *sekretorische Diarrhö.* Beträgt das Stuhl-Na^+ < 60 mmol/l und die osmotische Lücke > 100 mosmol/kg H_2O, liegt eine *osmotische Diarrhö* vor, d. h. unter diesen Bedingungen wird das Natrium unter Wahrung der Isotonie durch fehlresorbierte Nahrung (z. B. Kohlenhydrate) oder deren Fermentationsprodukte (kurzkettige Fettsäuren) ersetzt bzw. verdrängt.

Pathophysiologische Mechanismen der Sekretion im Darm

Erst nach 1965 wurde entdeckt, dass der Dünndarm nicht nur Wasser und Elektrolyte resorbiert, sondern auch Wasser und Elektrolyte zu sezernieren vermag. Michael Field entdeckte 1968 die Bedeutung der intrazellulären *zyklischen Nukleotide* für die Sekretion von Chlorid und Wasser. Später kam hinzu, dass sowohl Neurotransmitter wie Hormone, Bakterientoxine und auch verschiedene Laxanzien die Sekretion von Chlorid und Wasser durch Veränderungen von intrazellulärem cAMP, cGMP oder ionisiertem Ca^{2+} induzieren (8, 16, 22, 23, 34, 35, 41). Während die *Resorption* an der Oberfläche der *Mikrozotten* stattfindet, sind die *Sekretionsmechanismen* im Dünndarm in der *Kryptenregion* lokalisiert.

Sekretorische Diarrhöen werden durch spezifische Veränderungen der Mechanismen des Wasser- und Elektrolyttransports, meist durch Stimulation der Chlorid- und Bicarbonatsekretion und Hemmung der Natrium- und Chloridresorption, induziert. Die Sekretion wird am häufigsten durch intrazelluläre Messenger (cAMP, intrazelluläres Ca^{2+}) vermittelt (8, 16, 21, 22, 35, 40).

Bei zahlreichen bakteriellen oder viralen Infektionen wie auch bei Vorliegen von Hormon produzierenden Tumoren (Karzinoid, VIPom) treten sekretorische Durchfälle auf.

› Orale Rehydratation – Basistherapie bei akuten Durchfallkrankheiten

Die unterschiedliche Lokalisation von Resorptions- und Sekretionsmechanismen im Dünndarm lässt es auch zu, den bei sekretorischen Durchfällen übermäßigen *Flüssigkeitsverlust* durch optimale Resorption wieder auszugleichen. Bei *sekretorischen Durchfällen* ist die Resorption z. B. für Kohlenhydrate, Wasser und Elektrolyte intakt, es besteht lediglich eine massiv gesteigerte Sekretion.

Optimal für die Resorption – und damit Therapie der Wahl zur oralen Rehydratation bei sekretorischen Durchfällen – eignet sich eine Lösung, die Na^+ und Glucose im stöchiometrischen Verhältnis von 2 : 1 enthält (*WHO-Lösung*: Na^+ 90, K^+ 20, Cl^- 80, Citrat^{3-} 30, Glucose 111 mmol/l; in Deutschland: Elotrans).

Eine Nahrungskarenz ist deshalb bei bakteriell bedingten sekretorischen Durchfällen nicht sinnvoll. Die Rehydratation kann – wenn der Patient nicht erbricht – durchaus oral mit der WHO-Lösung erfolgen (8, 40).

› Adaptation des Dünndarms

Nach *Dünndarmresektionen* hat der untere Dünndarm (Ileum) eine erheblich höhere Adaptationspotenz und kann alle Funktionen des oberen Dünndarms bald übernehmen. Der obere Dünndarm (Jejunum) vermag jedoch nicht die spezifischen Mechanismen der Gallensäurenrückresorption und der Vitamin-B_{12}-Resorption des terminalen Ileums zu erwerben.

⇢ Gallensäurenverlust. Nach Resektionen von mehr als 40–50 cm terminalen Ileums tritt ein enteraler Gallensäurenverlust auf, der im Kolon durch seine membranschädigende Wirkung *wässrige Durchfälle* bewirkt (chologene Diarrhö) (9). Die durch Gallensäuren bedingte Permeabilitätssteigerung im Kolon bewirkt eine *Hyperresorption von Oxalsäure*, die zur enteralen Hyperoxalurie und Bildung von Nierensteinen (Oxalatsteine) führen kann (14).

⇢ Vitamin-B_{12}-Mangel. Ebenso kann es nach ausgedehnter Ileumresektion (37) durch defekte Resorption des IF-Vitamin-B_{12}-Komplexes zu einem Vitamin-B_{12}-Mangel kommen mit den Folgen einer perniziösen (megaloblastären) Anämie sowie den entsprechenden neurologischen Veränderungen (Parästhesien und Hyperästhesie der Extremitäten, gestörtes Vibrationsempfinden, Muskelschwäche, Ataxie, Areflexie, Paresen), die als funikuläre Myelose zusammengefasst werden.

Enterales Nervensystem – Bedeutung für Resorption, Sekretion und Motilität

Die Vorgänge der Resorption, Sekretion und Motilität des Dünndarms stehen eng mit dem *enteralen Nervensystem* („Darmgehirn") in Verbindung und werden dadurch reguliert. Neurotransmitter des „Darmgehirns" im Plexus myentericus beeinflussen die Motilität, Neurotransmitter im Plexus submucosus die Sekretion und auch die Resorption von Wasser und Elektrolyten.

⇢ Diabetische Neuro(gastro)enteropathie. Bei der diabetischen Neuro(gastro)enteropathie (Durchfälle nach lange bestehendem Diabetes mellitus) ist die α-adrenerge Innervation im Dünndarm gestört. Da die α-adrenerge Wirkung zur Steigerung der Resorption von Wasser und Elektrolyten aus dem Dünndarm beiträgt, überwiegt bei der diabetischen Diarrhö die Sekretion von Wasser und Elektrolyten in das Darmlumen.

Durch medikamentöse Gabe von α-Adrenergika (Clonidin) kann über eine Resorptionssteigerung der Sekretion entgegengewirkt werden; somit können sekretorische Durchfälle bei der diabetischen Diarrhö effektiv mit Clonidin behandelt werden (21).

Durchfälle und Steatorrhö (= erhöhte Stuhlfettausscheidung) bei der diabetischen Enteropathie können jedoch auch durch eine *bakterielle Überbesiedlung* des Dünndarms verursacht sein, die durch Motilitätsstörungen im Dünndarm hervorgerufen wird (25). Antibiotika (Metronidazol, Doxycyclin, Norfloxacin) sind dann die Therepeutika der Wahl.

Motilität des Dünndarms

Die motorische Funktion des Dünndarms bewirkt:

- eine *koordinierte Durchmischung* des Chymus mit den Pankreasenzymen und der Galle,

- eine zeitgerechte Exposition des Darminhalts gegenüber der intestinalen Resorptionsfläche sowie
- den aboralen Transport des Chymus und unverdaulicher Nahrungsbestandteile (z. B. „Ballaststoffe“, Zell- und Bakteriendetritus) in das Zäkum.

Eigenmotilität des Dünndarms – Reinigungswirkung

Im Dünndarm existiert eine Eigenmotilität in der Nüchternperiode: migrierender myoelektrischer (= motor) Komplex (MMC). Es handelt sich dabei um ein zyklisches motorisches Muster, das mit Regelmäßigkeit im Nüchternzustand abläuft, durch Nahrungszufuhr aber unterbrochen wird. Man unterscheidet dabei 4 *Phasen* (10, 42):

- Phase I = Ruhephase (40 – 60% der Zykluslänge),
- Phase II = zunehmende, aber unregelmäßige Kontraktionen (20 – 30% der Zykluslänge),
- Phase III = maximale Kontraktionsfrequenz (11 – 12/min im Duodenum, 7 – 8/min im Ileum),
- Phase IV =Übergangsphase zur Ruhephase.

Dekontaminationsfunktion. Der *Phase III* kommt dabei die wichtige propagatorische Funktion zu. Nach Nahrungszufuhr ändert sich das motorische Verhalten abrupt: Es treten kräftige Kontraktionen (1 – 3/s) auf, die durch Ruhephasen von 5 – 40 s unterbrochen werden. Die Eigenmotilität im Nüchternzustand hat offenbar eine wichtige Funktion für die *Dekontamination* des Dünndarms von Bakterien des Dickdarms und wird deshalb auch als *intestinaler „housekeeper“* bezeichnet (42).

Bei Störungen der Nüchternmotilität (z. B. bei diabetischer Neurogastroenteropathie) kommt es zu einer bakteriellen Aszension von Keimen aus dem Dickdarm in den Dünndarm (bakterielle Überbesiedlung).

Störungen der Dünndarmmotilität können Durchfälle oder auch eine Obstipation bewirken. In der Regel führen die Motilitätsstörungen jedoch zu einer bakteriellen Überwucherung mit den o.g. klinischen Konsequenzen. Motilitätsstörungen des Dünndarms können primär (selten) oder sekundär als Spätfolgen anderer Krankheiten vorkommen.

Epitheliale Barrieren und ihre Beeinflussung

Die epitheliale Barriere hat im Dünn- und Dickdarm eine wichtige Funktion in der Verhinderung des Eindringens von Bakterien, Viren und größeren Molekülen (34).

Zerstörungen der Barriere, z. B. durch nichtsteroidale Antiphlogistika (NSAR), können somit zu einem Eindringen von Produkten aus dem Darm führen, gegen die das Immunsystem aktiviert werden muss. Verschiedene Entzündungsmediatoren, z. B. Zytokine, können ebenfalls zu einer Störung der Barrierenfunktion des Darms führen.

Intakte Barrierenfunktion. Von Bedeutung für den *Abwehrmechanismus* und die Entstehung von Krankheiten durch Bakterien, Viren, Protozoen, Toxine oder aber auch Antigene ist eine intakte Barrierefunktion des Dünndarmepithels (34). Die epitheliale Dünndarmbarriere ist komplex und dynamisch, sie verhindert eine passive Permeation von Substanzen, die sich nach Eindringen in die Mukosa schädlich auswirken könnten. Die Aufrechterhaltung einer „gesunden“ Barriere hängt von der Integrität der Zellmembranen, von den „tight junctions“ (epitheliale Schlussleisten) sowie von den epithelialen sekretorischen Produkten (z. B. Bicarbonat, IgA) ab.

Schädigungen der Barrierenfunktion. Die *Zerstörung der Barriere* führt zu einem gesteigerten Eindringen von schädlichen luminalen Bestandteilen wie Antigenen (z. B. α-Gliadin bei Sprue/Zöliakie), Proteasen, H^+ oder Faktoren, die chemotaktisch auf Entzündungszellen wirken. Eine so hervorgerufene Entzündung kann durch Beeinflussung subepithelialer Gewebe sekundär den epithelialen Transport und die Barrierefunktion beeinflussen. Die *Reparaturmechanismen* der Mukosa sind komplex, Erneuerung und gesteigerte epitheliale Zellproliferation spielen dabei eine wichtige Rolle.

Die *Beeinflussung der Barrierefunktion* lässt sich besonders gut bei der Entstehung akuter Durchfälle darstellen. Dabei können durch ein infektiöses Agens die Epithelzellen direkt geschädigt (E. histolytica, Rotavirus, Shigella) oder nur durch Toxine subzelluläre Mechanismen (Sekretion) beeinflusst werden (E. coli, Lamblien, Kryptosporidien, Helminthen) (8, 16, 40).

Eine *Schädigung der Epithelzellen* kann jedoch auch durch eine Aktivierung des Immunsystems, durch eine Hypersensitivitätsreaktion (z. B. Sprue/Zöliakie) oder idiopathisch/autoimmun bei Colitis ulcerosa und Morbus Crohn entstehen.

Permeabilitätsmarker. Störungen der Barrierefunktion unterschiedlicher Genese lassen sich *diagnostisch* durch eine erhöhte Permeabilität der Dünndarmmukosa nachweisen. Hierzu appliziert man oral kleinmolekulare Substanzen (Lactulose, Rhamnose, Mannit, ^{51}Cr-EDTA), die normalerweise kaum die Darmmukosa durchdringen können, und wertet deren erhöhtes Erscheinen im Urin als Hinweis für eine gesteigerte Permeabilität. Es handelt sich hierbei jedoch nur um einen unspezifischen Parameter, der zwar Information über die Permeabilitätsstörung gibt, jedoch nicht über deren Genese. Nichtsteroidale Antirheumatika (NSAR) bewirken insbesondere im Dickdarm eine Permeabilitätssteigerung, die zum Ausbruch einer Colitis ulcerosa führen kann (38).

Obstipation

- Unter Obstipation verstehen wir eine Störung der Stuhlpassage durch das Kolon und/oder Anorektum, wobei in der Regel eine normale Passage durch den Dünndarm erfolgt.
- Bei einer neu aufgetretenen Obstipation ist in erster Linie an ein mechanisches Hindernis zu denken. Es kann eines der ersten Zeichen für das Vorliegen eines Kolon- oder Rektumkarzinoms sein.

→ **Störungen der Dickdarmmotilität.** Da eine detaillierte Untersuchung der Dickdarmmotilität erst in den letzten Jahren technisch möglich wurde, ist bisher nur sehr wenig über spezifische Veränderungen bei Krankheiten bekannt.

Hingegen kann eine *chronische Obstipation* auch durch eine funktionelle *Auslassobstruktion* des Anorektums bedingt sein, die zuverlässig mittels anorektaler Manometrie identifiziert werden kann. So lässt sich bei Kindern mit *Morbus Hirschsprung* (angeborene Aganglionose des Rektums) regelhaft ein Fehlen der Internusrelaxation nachweisen. Selten führt eine erworbene Verhaltensstörung, der sog. *„Anismus"* im Erwachsenenalter zur Obstipation. Hierbei wird während der Defäkation paradoxerweise die Puborektalismuskulatur kontrahiert (statt relaxiert) wodurch eine Behinderung der rektalen Entleerung verursacht wird (10).

Ursachen der Obstipation

Pathophysiologisch unterscheiden wir zwischen einer *primären* motorischen Störung und *sekundären motorischen Ursachen* in Verbindung mit anderen Grundkrankheiten oder Medikamenteneinnahme.

Häufig kommt eine chronische Obstipation als Nebenwirkung oft verordneter Medikamente vor, seltener tritt sie als Erstmanifestation metabolischer (Diabetes mellitus, Hypothyreose, Hyperkalziämie, Schwermetallintoxikation), neurologischer (Morbus Parkinson, multiple Sklerose) oder obstruktiver Darmkrankheiten (Dickdarm-, Rektumkarzinom) auf.

Auch das Reizdarmsyndrom geht in der Regel mit einer Obstipation einher.

Chronische Krankheiten mit physischer und geistiger Inaktivität können zu hartnäckiger Obstipation führen. Dabei kann die Stuhlretention zu einem Megarektum führen, zu verminderter rektaler Sensitivität und schließlich zur Stuhlausmauerung des Rektums, die nur durch manuelle Ausräumung beseitigt werden kann.

Habituelle Obstipation

Die pathophysiologische Ursache der idiopathischen (habituellen) Obstipation ist nicht klar. Man unterscheidet zwischen einer sog. *slow transit constipation* (gestörte Stuhlpropagation durch das Kolon) und einer *Beckenbodendysfunktion*(Störung der Stuhlevakuation aus dem Rektum, sog. outlet-obstruction). Beide Motilitätsstörungen können auch kombiniert auftreten. Wenn sie mit Schmerzen verbunden sind, liegt in der Regel ein Reizdarmsyndrom vor.

Patienten mit chronischer Obstipation haben auch häufiger Symptome und Beschwerden in anderen Organregionen: Ösophagusdysmotilität, verlangsamter Dünndarmtransit, Blasenbeschwerden. Diese Störungen lassen eine neurogene Ursache vermuten; der pathophysiologische Mechanismus, der zur chronischen Obstipation führt, ist noch nicht exakt definiert.

FAZIT FÜR DIE PRAXIS

- Die wichtigste Aufgabe des Dünndarms ist die Resorption der Nahrung. Über verschiedene spezifische Transportprozesse, die im Dünndarm teils unterschiedliche Lokalisationen haben, werden u.a. resorbiert: Kohlenhydrate, Proteine, Nahrungsfette, Vitamin B_{12}, Folsäure, Calcium, Eisen. Die Wasser- und Elektrolytresorption ist überwiegend an die Resorption der Nahrungsbestandteile gekoppelt.
- Störungen der Resorption sind die Maldigestion (Störung der Verdauungsfunktion und enzymatischen Spaltung der Nahrungsprodukte im Magen-Darm-Trakt) und die Malabsorption (Störung der Resorption digestiver Nahrungsendprodukte aus dem Dünndarm), die unter dem Oberbegriff Malassimilation zusammengefasst werden. Leitsymptome sind Gewichtsverlust und osmotische Durchfälle.
- Die weltweit häufigste Malabsorption ist die Laktoseintoleranz. Ihre Ursache ist ein genetisch bedingtes Verschwinden der Disaccharidase Lactase im Jugendalter. Mit dem H_2-Atemtest ist sie diagnostisch nachweisbar.
- Eine osmotische Diarrhö beruht auf abnormer Resorption, eine sekretorische Diarrhö auf abnormer Sekretion und eine motorisch bedingte Diarrhö auf einer abnormen Motilität. Die Differenzialdiagnose zwischen osmotisch und sekretorisch bedingter Diarrhö ist häufig möglich durch klinische Beobachtung und durch Stuhlanalyse (Bestimmung der osmotischen Lücke).
- Optimal für die Resorption – und damit Therapie der Wahl zur oralen Rehydratation bei sekretorischen Durchfällen – eignet sich eine Lösung, die Na^+ und Glucose im stöchiometrischen Verhältnis von 2 : 1 enthält (WHO-Lösung, Elotrans).
- Unter Obstipation versteht man eine Störung der Stuhlpassage durch das Kolon und/oder Anorektum. Bei einer neu aufgetretenen Obstipation ist in erster Linie an ein mechanisches Hindernis zu denken. Es kann eines der ersten Zeichen für das Vorliegen eines Kolon- oder Rektumkarzinoms sein.

6.3 Pathologische Anatomie und Histologie

M. H. Bohrer

EDITORIAL **In diesem Kapitel kann lediglich eine kleine Auswahl aus den zahlreichen Krankheitsentitäten des Dünn- und Dickdarms angesprochen werden, wobei viele Entitäten nur kurz unter den Gesichtspunkten der pathologischen Anatomie und Histologie angerissen werden, da sie in den folgenden klinischen Beiträgen erschöpfend behandelt werden.**

Entzündungen

Überblick

Da in der täglichen Routine die Kolitisdiagnostik eine zentrale Rolle spielt, soll diese im Folgenden schwerpunktmäßig behandelt werden. Eine Übersicht über die wesentlichen Kolitisformen gibt Tab. 6.**6**.

→ **Kolitiden mit histomorphologischen Leitsymptomen.** Aus der Sicht des Pathologen lassen sich die Kolitiden zum einen in Formen mit richtungsweisenden histomorphologischen Leitsymptomen einteilen, die sich daher relativ zuverlässig diagnostizieren lassen (2). Zu diesen zählen die sog. ischämische Kolitis bei intestinalen Zirkulationsstörungen, die pseudomembranöse Kolitis, der Formenkreis der mikroskopischen Kolitis (lymphozytäre und kollagene Kolitis), die radiogene Kolopathie, die Veränderungen beim Mukosa-Prolaps-Syndrom und einige erregerbedingte Kolitiden (z.B. Amöbiasis, CMV-Kolitis, Kryptosporidiose und Spirochätose).

→ **Kolitiden mit charakteristischer Befundkonstellation.** Den weitaus größeren Anteil machen jedoch die Kolitiden mit einer charakteristischen Befundkonstellation aus, bei denen sich die Diagnose aus einer synoptischen Wertung von allerdings teilweise überlappenden Befunden ergibt. Zu dieser Gruppe zählen die chronischen entzündlichen Darmerkrankungen mit Colitis ulcerosa und Morbus Crohn sowie die infektiöse Kolitis.

→ **Kolitisdiagnostik.** Zufriedenstellende Ergebnisse werden bei der Kolitisdiagnostik nur durch eine funktionierende klinisch-pathologische Kooperation mit ausreichender Kommunikation und gegenseitiger Information zu erzielen sein.

Tabelle 6.6 Kolitisformen (nach 2)

Ätiologie unbekannt	Ätiologie bekannt – infektiös	Ätiologie bekannt – andere Ursachen
CED (chronisch entzündliche Darmerkrankung): – Colitis ulcerosa – Morbus Crohn – unklare CED (sog. undeterminierte Kolitis) Autoimmunologisch? – kollagene Kolitis – lymphozytäre Kolitis Immunologisch (systemisch): – Kolitis bei Kollagenosen – Kolitis bei septischer Granulomatose – Graft-versus-Host-Disease – Nahrungsmittelallergie – eosinophile Kolitis	Invasiv: – bakterielle, selbstlimitierende Kolitis (Salmonellen, Shigellen, Campylobacter, Yersinien u. a.) – Entamöbenkolitis – Kolitis bei AIDS Nichtinvasiv: – pseudomembranöse Kolitis (bei Clostridium difficile)	Ischämische Kolitis Radiogene Kolopathie Medikamentenkolitis Diversionskolitis Kolitis bei Divertikulose Prolapssyndrom Kolitis bei Koprostase

Tabelle 6.7 Wesentliche klinische Angaben zur bioptischen Kolitisdiagnostik (nach 2)

Klinische Symptome
Dauer der Erkrankung
Indikation zur Endoskopie und Biopsie
Wesentliche endoskopische Befunde mit Lokalisationsangaben (ggf. mit Endoskopiebefund und Bildern)
Weitere wichtige Befunde (z. B. Bakteriologie)
Therapie vor Biopsie
Außerhalb erhobene Vorbefunde

In Tab. 6.7 sind die wesentlichen Informationen aufgelistet, die der Kliniker dem Pathologen zur Verfügung stellen sollte. Wünschenswert wäre, dass der Pathologe mit dem Biopsiematerial eine Kopie des Endoskopiebefundes erhält.

Zu den häufigsten Kolitisformen zählen die infektiöse Kolitis (28–33%), die Colitis ulcerosa (29–36%) und der Morbus Crohn (11–18%) (2, 38).

Chronische entzündliche Darmerkrankungen

Die chronischen entzündlichen Darmerkrankung (Morbus Crohn und Colitis ulcerosa) werden heute als Allgemeinerkrankungen aufgefasst, die ihren Manifestationsschwerpunkt im Gastrointestinaltrakt haben, jedoch von zahlreichen intestinalen und extraintestinalen Komplikationen überlagert werden können.

Morbus Crohn

Makroskopie. Typisch sind eine *diskontinuierliche* Manifestation mit segmentaler Entzündungsausbreitung und interponierten entzündungsfreien Abschnitten sowie eine *disproportionierte* Entzündung, die die Submukosa stärker als die Mukosa betrifft. Dies und eine *transmurale* Entzündungsausbreitung führen letztlich zu einer entzündlich-narbigen Darmwandverbreiterung, aus der narbige *Strikturen* mit prästenotischer Dilatation resultieren können. Aphthöse Schleimhautläsionen können in die sehr Crohn-typischen fissuralen Entzündungen (Abb. 6.8) übergehen, die zum Ausgangspunkt von intra- und transmuralen *Fisteln und Abszessen* werden können. Dies begünstigt gemeinsam mit der transmuralen Entzündung unter Einbeziehung der Serosaoberflächen verschiedener betroffener Darmsegmente die Ausbildung entzündlicher *Konglomerattumoren.* Segmentaler Befall und Wandfibrose werden zur Grundlage des sog. Gartenschlauch-Phänomens, Ödem und polypöse Schleimhautregenerate in der Umgebung diskontinierlicher Erosionen und Ulzerationen führen zum sog. *Pflastersteinrelief.*

Mikroskopie. Die auch histologisch *diskontinuierlich* ausgebildete Entzündung ist charakterisiert durch Lymphozyten, Plasmazellen und meist reichlich *eosinophile Granulozyten*, während neutrophile Granulozyten eher spärlich nachweisbar werden. Die Kryptenarchitektur bleibt erhalten und ist allenfalls herdförmig gestört, die Krypten werden dabei eher hypertroph, nicht jedoch atroph. Trotz florider Kryptitis (mit intraepithelialen und intraluminalen Granulozytenansammlungen in den Krypten) bleiben *Becherzellreifung* und Schleimproduktion im Wesentlichen erhalten.

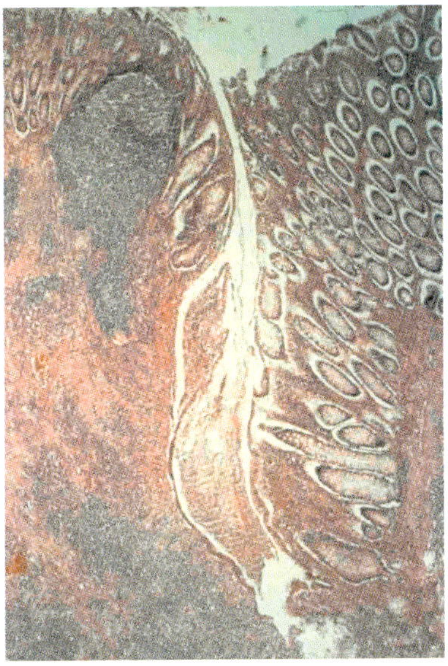

Abb. 6.8 Crohn-typische fissurale Entzündung.

Die typischen nekrosefreien *sarkoiden Granulome* aus Epitheloidzellen und Riesenzellen werden in allenfalls 40–50% aller Fälle gesehen, sind eher in tieferen Darmwandabschnitten nachweisbar und darüber hinaus keinesfalls Crohn-spezifisch (z. B. auch bei erregerbedingten Enterokolitiden bei Infektion mit Yersinien, Campylobacter jejuni, Chlamydien, Thropheryma whippelii und Mykobakteriosen sowie bei Divertikulitiden und chronischen ischämischen Reaktionen).

Zusammenfassend ist festzuhalten, dass die morphologische Diagnose eines Morbus Crohn auf der Basis von Einzelbefunden nicht möglich ist und immer die synoptische Wertung aller Befunde unter Einbeziehung der Klinik erfordert.

Verteilungsmuster. Am häufigsten (30–50%) manifestiert sich der Morbus Crohn als *kombinierte Ileokolitis* (Übersicht bei 29 und 34), eine isolierte Kolitis wird in 20–27% gesehen. Da das Rektum häufig (75%) ausgespart ist, sollten bei der Diagnostik entzündlicher Dickdarmerkrankungen unter differenzialdiagnostischen Aspekten grundsätzlich Rektumschleimhautbiopsien gewonnen werden. Ein isolierter Rektumbefall ist mit 2 % als Rarität anzusehen.

Perianale Fisteln können der klinischen Erkrankungsmanifestation um Jahre vorausgehen und treten bei insgesamt etwa einem Drittel der Crohn-Patienten auf.

Nach neueren Untersuchungen ist der *obere Gastrointestinaltrakt* in bis zu 70% einbezogen (25).

Es ist daher v. a. bei unklaren oder differenzialdiagnostisch problematischen Fällen die komplementäre endoskopische und bioptische Untersuchung des oberen Verdauungstraktes zu empfehlen, um die Diagnose eines Morbus Crohn zu untermauern.

Colitis ulcerosa

Makroskopie. Die morphologischen Befunde sind abhängig vom Schweregrad und der Dauer der Entzündung, vom Stadium (floride, aktive Colitis ulcerosa; Remissionsstadium) und werden von therapeutischen Maßnahmen modifiziert (Übersicht bei 29 und 2).

Die Colitis ulcerosa *beginnt im Rektum* und breitet sich *kontinuierlich* nach proximal aus. Ausnahmen vom quasi obligaten Rektumbefall sind Erkrankungsfälle bei Kindern, bei denen das Rektum ausgespart sein kann (23: Rektumbefall in lediglich 50%; 8: in 23% eine relative und in 3% eine vollständige Aussparung des Rektums), sowie ein Zustand nach lokaler (27) und oraler entzündungshemmender Therapie, die nahezu einen Normalzustand herstellen kann (2).

In Abhängigkeit vom Krankheitsstadium ist die Schleimhaut makroskopisch ödematös verquollen, samtartig granuliert, diffus hyperämisch, exulzeriert und verschorft. Im weiteren Verlauf entwickeln sich polypöse Schleimhautregenerate, und die Schleimhaut wird zunehmend atroph und vernarbt, die Haustrierung ist nicht mehr nachweisbar.

Mikroskopie. Histologisch sieht man im akuten Stadium eine zumeist auf die Mukosa beschränkte *diffuse Entzündung* mit deutlicher *Störung der Kryptenarchitektur*, vermehrter Epithelregeneration und *Becherzellverlust*, diffuser, basal betonter Lymphoplasmozytose und *neutrophil-granulozytärer Kryptitis* (Abb. 6.**9**). Die Schleimhautoberfläche ist villös transformiert, an der Schleimhautbasis sieht man eine zunehmende Distanzierung der Kryptenbasis von der Muscularis mucosae.

In klinischen Remissionsphasen kann die Schleimhaut makroskopisch weitgehend normal aussehen, während die histologische Untersuchung so gut wie immer das Bild einer Defektheilung mit narbiger Störung der Kryptenarchitektur zeigen wird.

Verteilungsmuster. Bei 40–50% findet sich eine isolierte Proktits bzw. Proktosigmoiditis, in 30–40% eine linksseitige Kolitis und in etwa 20% eine Pankolitis (13). In 10–20% aller totalen Kolitiden ist das terminale Ileum im Sinne einer sog. Backwash-Ileitis in den entzündlichen Prozess einbezogen (29).

Eine scheinbar diskontinuierlich-segmentale Entzündungsausprägung (vor allem in der oralen Randzone der Entzündung) kann aus einer diskontinuierlichen Remission der inflammatorischen Veränderungen (mit und ohne Therapie) resultieren und bei kindlichen Erkrankungsfällen gesehen werden (8), die darüber hinaus auch durch eine geringere Störung der Krpytenarchitektur und eine geringere floride Kryptitis mit geringerer Epithelschädigung gekennzeichnet sein können (32), woraus sich prinzipiell die Differenzialdiagnose einer Colitis Crohn ergibt.

Für die bioptische Kolitisdiagnostik sind mithin Rektumschleimhautbiopsien und Angaben des Klinikers zum endoskopischen Befund, zur Krankheitsdauer und zur Therapie unabdingbare Voraussetzungen (s. o. und Tab. 6.**7**). Bei kindlichen Erkrankungsfällen ist darüber hinaus zum Nachweis oder zum Ausschluss eines Morbus Crohn dringend die endoskopisch-bioptische Abklärung des oberen Gastrointestinaltrakts anzuraten (Crohn-Gastritis? Crohn-Duodenitis?).

Toxisches Megakolon. Das toxische Megakolon ist eine seltene, aber dramatische, akut-fulminant verlaufende Komplikation der Colitis ulcerosa. Es tritt in 1–6% der Erkrankungsfälle entweder als primäre Manifestationsform der Erkrankung oder als akute Exazerbation einer chronisch-rezidivierenden Verlaufsform (29) auf. Makrosko-

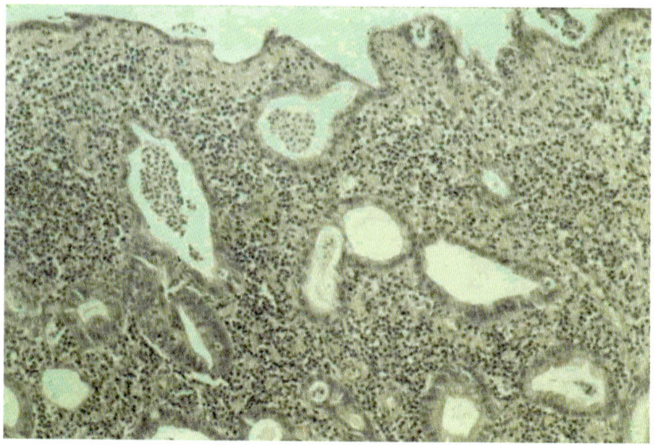

Abb. 6.9 Aktive Colitis ulcerosa.

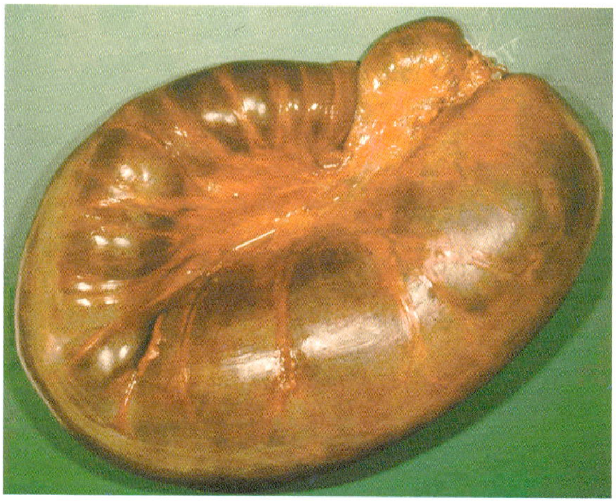

Abb. 6.10 Toxisches Megakolon.

pisch findet sich eine extreme Dilatation des Kolons (v. a. Colon transversum) mit papierdünner, leicht verletzlicher, düsterroter Darmwand (Abb. 6.**10**). Histologisch liegt eine akut-fulminant und transmural verlaufende Entzündung mit tiefgreifenden, Gefäße und Nervenplexus einbeziehenden Ulzerationen vor. Gefürchtete Folgekomplikationen sind Perforationen und diffuse Peritonitiden.

Das toxische Megakolon ist eine prototypische Manifestation des multifunktionalen Darmversagens (s.u.) mit Störungen der intestinalen Schrankenfunktionen, der intestinalen Motorik und Motilität und der intestinalen Mikrozirkulation und wird als Komplikation noch bei einer Reihe anderer Dickdarmerkrankungen gesehen (z. B. pseudomembranöse Kolitis und intestinale Amöbisis).

Intraepitheliale Neoplasie

Kolitisassoziierte intraepitheliale Neoplasien (IEN) werden als die Vorstufen der kolitisassoziierten kolorektalen Karzinome angesehen und manifestieren sich als erhabene oder flache Befunde, die in Low- und High-Grade-Läsionen unterteilt werden.

Differenzialdiagnose. Die polypösen Ausprägungen einer kolitisassoziierten IEN werden auch als DALMs (dysplasia-associated lesion or mass) bezeichnet (3). DALMs haben bereits auf Grund ihrer Architektur die Wertigkeit von High-Grade-Läsionen (12). DALMs und flache High-Grade-Läsionen sind in 40% mit Karzinomen assoziiert. Da in diesen Fällen prinzipiell eine Kolektomie indiziert ist, kommt hier in Anbetracht der therapeutischen Konsequenzen der Differenzialdiagnose eine ganz besondere Bedeutung zu: DALMs müssen von sporadischen Adenomen abgegrenzt werden, für die eine einfache Adenomabtragung die ausreichende Therapie darstellt. Sowohl DALMs wie auch flache Formen der IEN müssen von entzündlich-reaktiven Veränderungen differenziert werden.

Mikroskopie und Makroskopie. Die kolitisassoziierte IEN ist histologisch durch ein adenomartiges Wachstum gekennzeichnet. Während sporadische Adenome makroskopisch meist scharf begrenzt sind, finden sich bei DALMs oft samtartige oder verruköse Beete, flache plaqueartige Erhabenheiten oder unscharf begrenzte Polypen oder eine Kombination aus verschiedenen makroskopischen Befunden. Unter besonderer Berücksichtigung der Makroskopie lassen histomorphologische Detailbefunde (Übersicht bei 42) in den meisten Fällen eine Differenzierung zu.

Zusatzuntersuchungen. Für die oft schwierige Differenzierung zwischen entzündlich-reaktiven Veränderungen und einer IEN ist unverändert die *lichtmikroskopische Untersuchung* durch einen in dieser Problematik erfahrenen Pathologen als der *Goldstandard* anzusehen, eine Reihe von Zusatzuntersuchungen können jedoch wesentliche Argumente für eine differenzialdiagnostische Wertung zur Abgrenzung gegenüber entzündlich-reaktiven Läsionen einerseits und Adenomen andererseits liefern (12, Übersichten bei 42 und 43).

- Eine Mutation im p53-Gen (mit immunhistochemisch fassbarer *p53-Überexpression*) ist bei der kolitisassoziierten IEN im Gegensatz zur klassischen Adenom-Karzinom-Sequenz ein frühes Phänomen (mit daher häufig nachweisbarer p53-Überexpression) und bei entzündlich-reaktiven Veränderungen nicht zu erwarten.
- Eine *vermehrte Ki67-Expression* (immunhistochemische Darstellung des Proliferationskompartiments) ist bei der kolitisassoziierten IEN von der Kryptenbasis bis hin zur Oberfläche unter Einbeziehung der Deckepithele nachweisbar, während bei Adenomen typischerweise lediglich eine oberflächenbezogene und oberflächenbetonte Expression nachweisbar wird. Demgegenüber sieht man bei entzündlich-reaktiven Läsionen eine Epithelausreifung zur Oberfläche hin, typischerweise sind die Deckepithele dabei nicht in das Proliferationskompartiment einbezogen.
- Auch *DNA-zytometrische Untersuchungen* können hilfreich sein: Bei entzündlich-reaktiven Veränderungen und sporadischen Adenomen ist ein euploider Befund zu erwarten, während bei kolitisassoziierten intraepithelialen Neoplasien in nahezu 80% ein aneuploider Befund nachweisbar wird.

Wien-Klassifikation. Das Ergebnis der histologischen Untersuchung lässt sich auf die Kategorien der Wien-Klassifikation projizieren (Tab. 6.**8**). Bei einem Befund der Kategorie 2 („indefinite" für Neoplasie, aber V.a. Adenom oder IEN) ist zunächst eine Wiederholung der Koloskopie mit Biopsie im entzündungsfreien Remissionsstadium anzuraten.

Ergibt die abschließende Diagnose den Befund einer DALM oder einer flachen High-Grade-Läsion, ist vor einer therapeutischen Entscheidung die Einholung einer Zweitmeinung durch einen zweiten unabhängigen, auf diesem Gebiet erfahrenen Pathologen anzuraten.

Tabelle 6.8 Modifizierte Wien-Klassifikation der gastrointestinalen epithelialen Neoplasien

Kategorie	Befund
1	keine Neoplasie
2	„indefinite" für Neoplasie
3	geringgradige Neoplasie der Schleimhaut (Low-Grade-Adenom/Dysplasie)
4	hochgradige Neoplasie der Schleimhaut
5	Karzinom mit Invasion der Submukosa oder tiefer

Infektöse (erregerbedingte) Kolitis

Diese Form der Kolitiden wird durch invasive Keime verursacht (Tab. 6.**6**). Auf Grund eines frühzeitigen Einsatzes von Endoskopie und Biopsie bei entsprechender Symptomatik (fieberhafte Diarrhöen mit kurzer Anamnese) werden die erregerbedingten Kolitiden zunehmend häufig diagnostiziert.

Kriterien. Nach einem Konsensuspapier der britischen Pathologen (17) sprechen 5 Kriterien für eine erregerbedingte Kolitis:

- Erhaltung der Kryptenarchitektur,
- oberflächliche entzündliche Infiltrate,
- Granulozyteninfiltrate in der Frühphase,
- Muzinverarmung der Becherzellen,
- diskontinuierliche Entzündung mit fokaler Kryptitis.

Verteilungsmuster. Aus dem morphologischen Bild (diskontinuierliche Verteilung!) ergeben sich Überlappungen zu den chronisch-entzündlichen Darmerkrankungen, v. a. zum Morbus Crohn in frühen Erkrankungsphasen. Nach Borchard (unveröffentlichte Daten) sind jedoch nur etwa 55% der infektiösen Kolitiden durch ein diskontinuierliches Verteilungsmuster gekennzeichnet, bei 35% findet sich hingegen eine kontinuierliche Entzündung und in 10% der Fälle sind in unterschiedlichen Lokalisationen beide Muster realisiert.

Bei der bakteriologisch bestätigten Diagnose einer erregerbedingten Kolitis sollte immer auch bedacht werden, dass auch chronische entzündliche Darmerkrankungen durch infektiöse Schübe überlagert werden können. Auch hier wird nur die synoptische Wertung aller Befunde zur korrekten diagnostischen Einschätzung führen.

Antibiotikaassoziierte Kolitis

Erreger. Antibiotikaassoziierte Kolitiden werden durch *Toxin bildende Erreger* verursacht (v. a. Clostridium difficile, aber auch Staphylococcus aureus). Antibiotika können die physiologische intestinale Flora stören, dies kann zu einem Überwuchs von Clostridium difficile (aber auch anderer Erreger wie Enterobacter, Proteus, Staphyolococcus aureus sowie von Candida) führen.

Klinische Ausprägungen. Eine antibiotikaassoziierte intestinale Symptomatik kann in verschiedenen klinischen Ausprägungen auftreten (29):

1. antibiotikaassoziierte Diarrhö,
2. Diarrhöen mit (nicht-pseudomembranöser) Kolitis,
3. Diarrhöen mit pseudomembranöser Kolitis.

Toxine von Clostridium difficile werden im Stuhl von Patienten der Gruppe 1 in 2–25% gefunden, in der Gruppe 2 in 50–70% und in der Gruppe 3 in nahezu 100%.

Makroskopie und Mikroskopie. Bei der pseudomembranösen Kolitis sind die Läsionen im gesamten Kolon ausgebildet (Abb. 6.**11**), das Ileum ist in der Regel nicht befallen. Da das Rektum in ca. 10% der Fälle ausgespart ist, wird für die definitive bioptische Diagnostik eine Koloskopie bis 60 cm gefordert (33).

Bei frühen Läsionen werden schmale, oberflächliche Erosionen von einer vulkanartigen Exsudatfahne überlagert (Abb. 6.**12**), mit zunehmender Ausprägung der Erkrankung wird die Schleimhaut unter den Pseudomembranen schließlich in gesamter Breite zerstört (wichtigste Differenzialdiagnose: intestinale Zirkulationsstörungen, sog. ischämische Kolitis).

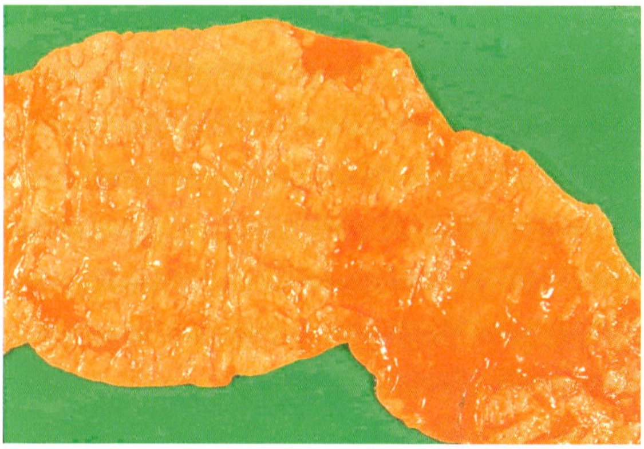

☒ **Abb. 6.11** Makroskopie der pseudomembranösen Kolitis.

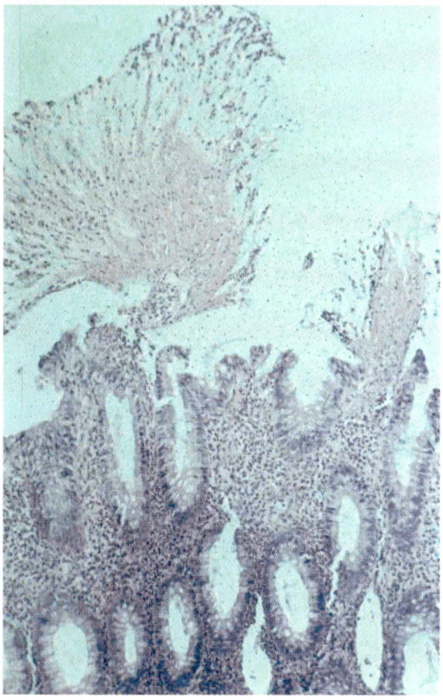

☒ **Abb. 6.12** Histologie der pseudomembranösen Kolitis.

Die pseudomembranöse Kolitis
- wird meist durch Antibiotika bedingt,
- kann gelegentlich aber auch ohne Antibiotika auftreten,
- ist meist durch Clostridium difficile bedingt,
- kann gelegentlich aber auch durch andere Erreger verursacht werden.

Enterokolitiden bei Immunschwäche

Bei immunsupprimierten Patienten (also auch bei AIDS-Patienten) finden sich in kolorektalen Biopsaten zum einen unspezifische entzündliche Veränderungen, in etwa der Hälfte der Fälle jedoch opportunistische Infektionen mit ätiologisch definierten Entzündungen. Am häufigsten treten dabei wahrscheinlich Infektionen mit Zytomegalieviren (CMV), atypischen Mykobakterien (MAI: Mycobacterium avium intracellulare) und Kryptosporidien auf (29).

CMV-Kolitis. Die CMV-Kolitis, die in seltenen Fällen auch bei nicht immunkompromittierten Patienten auftritt, manifestiert sich als vorwiegend rechtsseitige Kolitis mit hämorrhagisch, selten pseudomembranös überlagerten Ulzera. Da bei AIDS-Patienten die serologische Diagnostik unzuverlässig sein kann, kommt der histologischen Diagnostik ein besonderer Stellenwert zu. Die Zytomegalie-infizierten Zellen sind typischerweise vergrößert („cytomegal") (Abb. 6.**13 a**) und können v. a. bei ausgeprägtem Befall und in späten Phasen der Infektion Einschlusskörperchen aufweisen (Eulenaugenzellen). Betroffen sind dabei weniger die Epithele als vielmehr Makrophagen, Myozyten und v. a. Endothele. Die hieraus resultierende CMV-Vaskulitis kann überlagernde ischämische Läsionen verursachen.

Tritt eine CMV-Kolitis bei immunkompetenten Patienten auf, ist daran zu denken, dass möglicherweise eine latente Beeinträchtigung der Immunkompetenz durch einen bislang okkulten malignen Tumor zugrunde liegen könnte (22). Darüber hinaus liegt eine (oft nur durch immunhistochemische Zusatzuntersuchungen zu diagnostizierende)

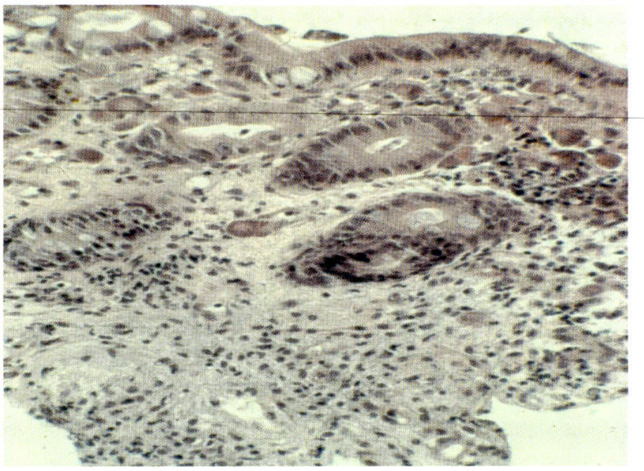
a

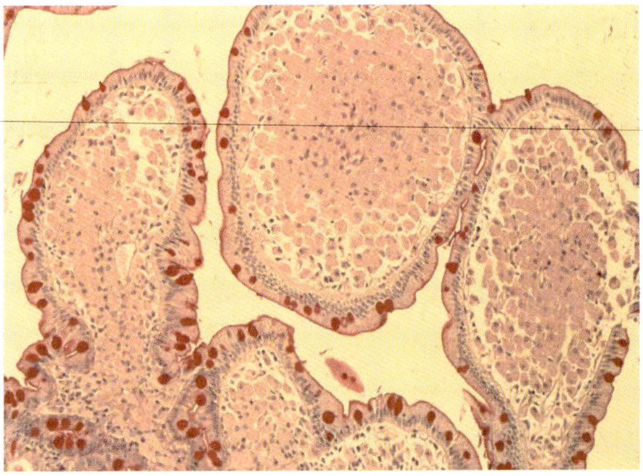
b

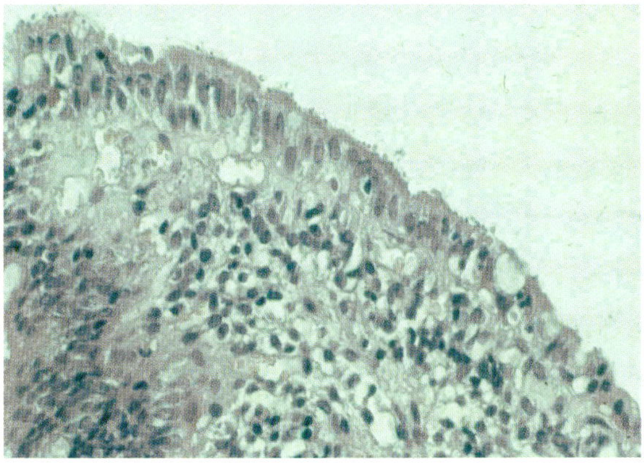
c

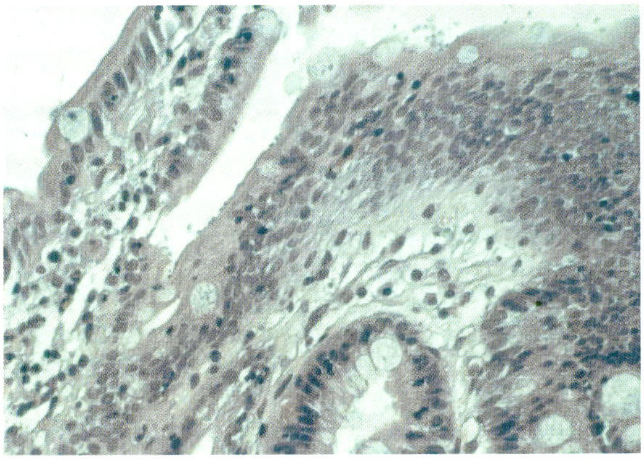
d

⊠ **Abb. 6.13** Enterokolitiden bei Immunschwäche.
a Zytomegaliekolitis.
b Kolitis bei MAI-Infektion (Mycobacterium avium intracellulare). PAS.
c und **d** Kolitis bei Kryptosporidiose.

CMV-Superinfektion 25% der steroidrefraktären Colitis-ulcerosa-Fälle zugrunde (19).

→ **MAI-Infektionen.** Diese treten bei immunkompromittierten Patienten für gewöhnlich disseminiert mit akzentuiertem Befall des Gastrointestinaltrakts auf und verursachen hier in Abhängigkeit von der Intensität des Befalls unspezifische abdominelle Beschwerden bzw. schwere Diarrhöen mit Steatorrhöen und exsudativer Enteropathie. Die Lamina propria der Schleimhaut wird flächenhaft von PAS-positiven Makrophagen durchsetzt (Abb. 6.**13b**), die in der Ziehl-Neelson-Färbung Myriaden säurefester Stäbchen aufweisen.

→ **Kryptosporidien-Infektionen.** Diese Infektionen führen beim immunkompetenten Patienten zu akuten, kurzen, selbstlimitierenden Diarrhöen, während bei immunkompromittierten Patienten mit schweren, therapeutisch schwer zu beeinflussenden Diarrhöen gerechnet werden muss. Die Erreger sind offenbar nicht invasiv und liegen als runde 2–4 μm große Mikroorganismen der Oberfläche der Darmepithele auf (Abb. 6.**13c** u. **d**). Die Schleimhaut bleibt intakt, eine wesentliche entzündliche Stromareaktion wird nicht gesehen.

Mikroskopische Kolitis

Unter dem Oberbegriff der mikroskopischen Kolitis (MK) werden die lymphozytäre Kolitis (LK) und die kollagene Kolitis (KK) zusammengefasst, die beide das klinische Bilde der wässrigen Diarrhö bieten bei gleichzeitig unauffälligem endoskopischem und bakteriologischem Befund (Übersicht bei 31).

Auch wenn bei einem kleinen Teil der Patienten Übergangsformen zwischen LK und KK beschrieben wurden (41), ist die Pathogenese der beiden Erkrankungsformen wahrscheinlich unterschiedlich, wobei – offenbar allerdings unterschiedliche – immunpathogenetische Mechanismen zu Grunde liegen (20).

→ **Lymphozytäre Kolitis.** Bei der LK findet sich eine Vermehrung der intraepithelialen Lymphozyten (IEL) in einer kryptenarchitektonisch regelhaften Dickdarmschleimhaut. Der kritische Grenzwert wird in der Literatur mit 20 IEL pro 100 Epithele angegeben (normalerweise finden sich 3–5 IEL pro 100 Epithele). Es handelt sich hierbei um zytotoxische CD8-positive Lymphozyten, die zu regressiven Veränderungen der Deckepithele führen. Die Lamina propria zeigt einen kontinuierlich etwas vermehrten Gehalt v.a. an Lymphozyten und Plasmazellen, aber auch an eosinophilen Granulozyten. Eine neutrophil-granulozytäre Kryptitis kann fallweise vorkommen. Aus dem histologischen Bild kann sich daher die Notwendigkeit der differenzialdiagnostischen Abgrenzung einer Zöliakie, eines Morbus Crohn und einer infektiösen Colitis ergeben.

→ **Kollagene Kolitis.** Auch bei der KK sind die IEL vermehrt, daneben findet sich hier jedoch charakteristischerweise eine Verbreiterung der sog. subepithelialen Kollagentafel auf mindestens 10 μm. Dieser bislang geltende, willkürlich festgesetzte Wert wird möglicherweise nach unten korrigiert werden müssen: Auch bei dünneren Kollagenbändern, die sich immunhistochemisch sensitiv mit der Tenascin-Markierung darstellen lassen, kann das klinische Bild der wässrigen Diarrhö ausgebildet sein (24).

→ **Bioptische Diagnostik.** Es gibt Hinweise, dass die Symptome der MK dem voll entwickelten histologischen Bild vorausgehen können (36). Dies unterstreicht nochmals die Notwendigkeit, dass der Endoskopiker den Pathologen über das klinische Bild und den endokopischen Befund informiert (Tab. 6.**7**), so dass der Pathologe in die Lage versetzt wird, auch frühe Veränderungen mit inkomplett ausgebildetem histologischem Bild zumindest im Sinne einer Verdachtsdiagnose zu werten.

Dies gilt umso mehr, als die Inzidenz der MK in den letzten Jahren offenbar angestiegen ist. Olesen et al. (28) fanden, dass LK und KK in Schweden mit der gleichen Häufigkeit wie der Morbus Crohn auftreten und die MK insgesamt die gleiche Inzidenz wie die Colitis ulcerosa aufweist.

Bei der bioptischen Diagnostik von Patienten mit dem Syndrom der wässrigen Diarrhö ist darauf zu achten, dass die MK präferenziell in der rechten Kolonhälfte und im Colon transversum ausgebildet sein kann. Bei der KK können Rektum und Sigma in bis zu 30% der Fälle nicht betroffen sein, so dass prinzipiell in dieser klinischen Situation etagierte Dickdarmschleimhautbiopsien anzuraten sind.

→ **Erweitertes Spektrum.** Das histologische Spektrum der MK muss darüber hinaus möglicherweise erweitert werden: In der Literatur wird auf paucizelluläre Formen der LK (mit weniger IEL), darüber hinaus auf asymptomatische Formen der LK hingewiesen (9). Warren et al. (44) schlagen eine vorläufige Klassifikation der MK vor, in der neben den bekannten Formen (LK und KK) noch eine Unterform mit Riesenzellen (vom Typ konfluierter Makrophagen) und eine Unterform mit uncharakteristischer Entzündung, jedoch ohne Vermehrung der IEL und ohne subepitheliale Kollagenablagerung abgegrenzt werden. Diese erweiterte Einteilung bedarf jedoch sicher noch einer Überprüfung in Langzeitstudien.

Alle diese Überlegungen weisen darauf hin, dass sowohl der Endoskopiker wie auch der Pathologe beim klinischen Symptom der wässrigen Diarrhöen zunehmend mehr den Formenkreis der MK in die differenzialdiagnostischen Überlegungen einbeziehen muss, dass der Pathologe histologische Frühveränderungen subtil zur Kenntnis nehmen muss und dass die MK wahrscheinlich bereits den Anschluss an die „großen Drei" (Colitis ulcerosa, infektiöse Kolitis und Colitis Crohn) in der Kolitisdifferenzialdiagnostik gewonnen hat.

So genannte ischämische Kolitis

Zirkulationsstörungen im Bereich des Dickdarms werden üblicherweise unter dem Begriff der „ischämischen Kolitis" bei den Entzündungen abgehandelt, stellen jedoch sicher keine primären Entzündungen dar und werden daher unter Berücksichtigung der wesentlichen Pathogenese im Kapitel „Zirkulationsstörungen" besprochen (s. u. „Morphologie und Terminologie der akuten intestinalen Zirkulationsstörung").

Störungen der intestinalen Zirkulation und Schrankenfunktionen, Ileus: multifunktionales Darmversagen

Definition

Multifunktionales Darmversagen. So wird die komplette Ausprägung eines in der modernen Akutmedizin relativ häufigen Krankheitsbildes bezeichnet, welches durch komplexe Interaktionen seiner 3 tragenden pathogenetischen Säulen bedingt wird (4). Diese 3 wesentlichen pathogenetischen Säulen sind:

- Störungen der intestinalen Mikrozirkulation,
- Störungen der intestinalen Schrankenfunktionen,
- Störungen der intestinalen Motorik und Motilität (Ileus).

Diese Trias der sich gegenseitig beeinflussenden und aggravierenden, interaktiven Organfunktionsstörungen charakterisiert das multifunktionale Darmversagen als ein organotypisches Reaktionsmuster des Darms. Dieses organotypische Reaktionsmuster ist polyätiologisch und multipathogenetisch bedingt, läuft letztlich aber stereotyp ab, auch im Hinblick auf die resultierende Morphologie.

Die unter dem Aspekt der pathoanatomischen Systematik „klassischen" Kapitel der intestinalen Zirkulationsstörungen und des Ileus werden daher gemeinsam unter dem Krankheitsbild des multifunktionalen Darmversagens abgehandelt, da unter pathophysiologischen Aspekten erhebliche Interferenzen und Interdependenzen gegeben sind.

Pathophysiologie

Das Intestinum wird außerordentlich häufig zum Schauplatz komplexer pathophysiologischer Krankheitsprozesse, die im Zusammenhang mit einer ungemein breiten Palette ätiopathogenetischer Noxen stehen können.

Diese Polyätiologie lässt sich auf 3 organotypische pathogenetische Reaktionsmuster des Intestinums projizieren (Abb. 6.**14**). Diese 3 Prinzipien beeinflussen und perpetuieren sich wechselseitig. Ihre Polyätiologie wird in der Abb. 6.**14** durch die zahlreichen Pfeile symbolisiert und wird in Tab. 6.**9**–6.**11** aufgegliedert.

Primäre Störung der Mikrozirkulation. Eine primäre Störung der intestinalen Mikrozirkulation wird über die resultierende ischämische Hypoxidose zur hypoxischen Paralyse der glatten Muskulatur und somit zur Störung der intestinalen Motorik unter dem Bild eines paralytischen Ileus führen.

Gleichzeitig wird die ischämische Hypoxidose der Schleimhaut zu Störungen der intestinalen Schrankenfunktionen führen unter dem Bild einer hypoxisch bedingten Schädigung der Mukosabarriere und einer gleichfalls hypoxisch bedingten Schädigung der vaskulären Schrankenfunktion mit gesteigerter Kapillarpermeabilität. Die hieraus resultierende Flüssigkeitsextravasation in den 3. Raum wird nun ihrerseits zu einer Versteifung der Darmwand mit konsekutiver Störung der intestinalen Motilität führen.

Die zuletzt genannte Wechselbeziehung gilt selbstverständlich auch für primäre Störungen der intestinalen Schrankenfunktionen (nach Maßgabe der Tab. 6.**10**).

Primäre Störung der Schrankenfunktionen. Bei primären Störungen der intestinalen Schrankenfunktionen werden Sequestration von Wasser und Elektrolyten in das

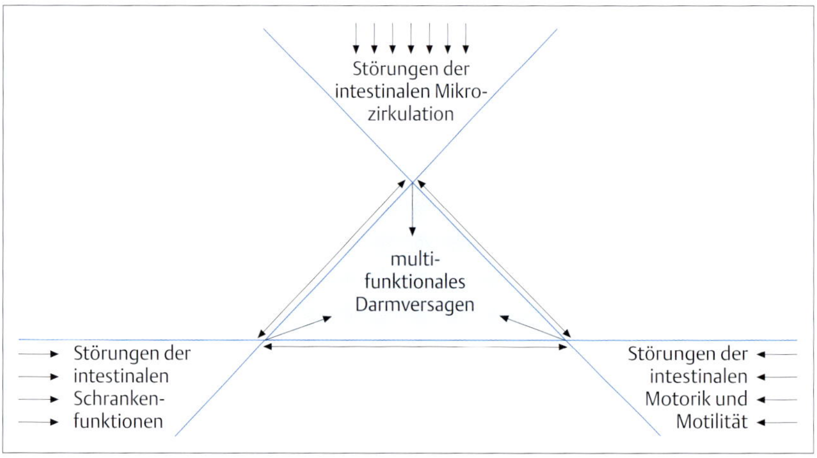

Abb. 6.14 Multifunktionales Darmversagen: pathogenetische Trias und Polyätiologie.

Tabelle 6.9 Störungen der intestinalen Zirkulation

Verminderung der arteriovenösen Druckdifferenz (primäre Störungen der Makrozirkulation)
Arterieller Druckabfall • arterielle Embolie, Thrombose, Vasokonstriktion • Mesenterialarteriensklerose und linksventrikuläre Vorwärtsinsuffizienz Venöser Druckanstieg • portale Hypertonie • Mesenterialvenenthrombose (radikulär/trunkulär) Kombination aus arteriellem Druckabfall und venösem Druckanstieg • globale Herzinsuffizienz • portale Hypertonie und Blutung
Erhöhung des peripheren Strömungswiderstandes (primäre Störungen der Mikrozirkulation)
Einengung der peripheren Gefäße • Wandveränderungen (z. B. Mikroangiopathien) • Fehlregulation des Gefäßtonus • Erhöhung des Gewebedrucks (z. B. Ödem und Ödemfibrose bei Lymphabflussstörung) Gestörte Rheologie • Hyperzellularität (z. B. Polycythaemia vera) • Abnahme des zirkulierenden Blutvolumens (z. B. Exsikkose, Hypalbuminämie) • Wandfaktoren (z. B. entzündliche Endothelläsionen)

Darmlumen und in den 3. Raum zur lokalen intestinalen Hypovolämie und Hämokonzentration mit zunehmender Vasodilatation, progredienter Viskositätssteigerung, konsekutiver Thrombozytenaggregation und intravasaler Gerinnungsaktivierung, schlussendlich also zur sekundären Störung der intestinalen Mikrozirkulation führen, die auch ihrerseits wiederum sekundäre Auswirkungen auf die Störungen der intestinalen Motorik haben wird.

Primäre Störung der Motilität. Letztendlich werden auch primäre Störungen der Motorik und Motilität im Gefolge der Ileussituation über eine erhöhte intramurale Wandspannung zur Erhöhung des peripheren Strömungswiderstands und damit zur sekundären intestinalen Mikrozirkulationsstörung führen. Dies gilt selbstverständlich insbesondere für die Formen des komplizierten mechanischen Ileus, die primär mit einer Störung der Blutzufuhr einhergehen (Tab. 6.11). Auch bei primären Störungen der intestinalen Motorik und Motilität werden konsekutive Störungen der intestinalen Schrankenfunktionen auftreten, die ihrerseits wiederum die Störung der Motilität perpetuieren werden.

Die 3 pathogenetischen Grundprinzipien – Störungen der intestinalen Mikrozirkulation, Störungen der intestinalen Schrankenfunktionen und Störungen der intestinalen Motorik und Motilität (Ileus) – werden mithin zu einem komplexen pathophysiologischen Verbundsystem, das – einmal angestoßen – die Gefahr der Selbstperpetuierung in sich trägt.

Tabelle 6.10 Störungen der intestinalen Schrankenfunktionen

Hypoxische Schrankenstörung
• ischämische Hypoxidose bei Minderperfusion • hypoxämische Hypoxidose (z. B. Anämien, Lungenfunktionsstörungen) • histotoxische Hypoxidose (z. B. Inhibitoren und Entkoppler der Atmungskette)
Toxische Schrankenstörung
• Säuren, Laugen, Quecksilber • Medikamente • Erregertoxine (z. B. Cholera)
Entzündliche Schrankenstörung
• erregerbedingte Enterokolitiden • (auto-)immunologische Erkrankungen (z. B. Kollagenosen, Nahrungsmittelallergien) • idiopathische Enterokolitiden (z. B. Morbus Crohn, Colitis ulcerosa)

Tabelle 6.11 Störungen der Motorik und Motilität

Funktioneller Ileus
Paralytischer Ileus (adynam) • reflektorisch (z. B. Nieren-/Gallenkoliken) • infektiös-toxisch (z. B. Allgemeininfekte) • chemisch-toxisch (z. B. Urämie, Azidose) • hypoxisch Spastischer Ileus (dynam) • Bleivergiftung • Porphyrie • Tabes dorsalis
Mechanischer Ileus
Einfacher mechanischer Ileus (mit erhaltener Blutzufuhr) • Obturation/Obstruktion (z. B. Gallenstein, Karzinom) • Striktur (z. B. postoperative Briden, Sklerodermie) • Kompression (z. B. abdominelle Tumoren, Lymphknotenvergrößerungen) Komplizierter mechanischer Ileus (mit gestörter Blutzufuhr) • Strangulation (z. B. äußere und innere Hernien) • Volvulus (z. B. narbige Adhäsionen, Meckel-Divertikel) • Invagination (z. B. gestielter Polyp)

Störungen der intestinalen Zirkulation

Korrespondierend mit den hohen sekretorischen und resorptiven Leistungen des Gastrointestinaltrakts ist die physiologische Durchblutung dieser Region ausgezeichnet: Etwa 25 % des Herzminutenvolumens gelangen über die 3 großen unpaaren Viszeralarterien (Truncus coeliacus, A. mesenteria superior und inferior) in das Splanchnikusstromgebiet.

Physiologischerweise bestehende Anastomosen („Anastomosen" definiert als Verbindungen zwischen den 3 Gefäßhauptstämmen) und Kollateralen (definiert als Verbindungen zwischen den Aufzweigungen eines Gefäßhauptstamms) (Abb. 6.**15**) bedingen eine relativ umfangreiche Kompensationsbreite gegenüber einer intestinalen Ischämie, werden aber auch zur strukturellen Grundlage von Steal-Phänomenen und bestimmen die Ausprägung des morphologischen Bildes bei Auftreten ischämischer Nekrosen (*hämorrhagische Nekrose*).

Einteilungen. Intestinale Zirkulationsstörungen können *akut* entstehen oder sich *chronisch* entwickeln. Im Hinblick auf die Pathogenese können intestinale Zirkulationsstörungen *okklusiv* (durch Gefäßverschluss) oder *nicht okklusiv* bedingt sein. Die Pathogenese der Gefäßverschlüsse und ihre Akuität modifizieren das klinische Erscheinungsbild und die Prognose.

Wie in jeder Gefäßprovinz ist auch die Durchblutung im Splanchnikusstromgebiet abhängig von

- der arteriovenösen Druckdifferenz,
- dem peripheren Strömungswiderstand.

Daher können alle Veränderungen, die mit einer Verminderung der arteriovenösen Druckdifferenz und einer Erhöhung des peripheren Strömungswiderstandes einhergehen, zu intestinalen Zirkulationsstörungen führen (Tab. 6.**9**).

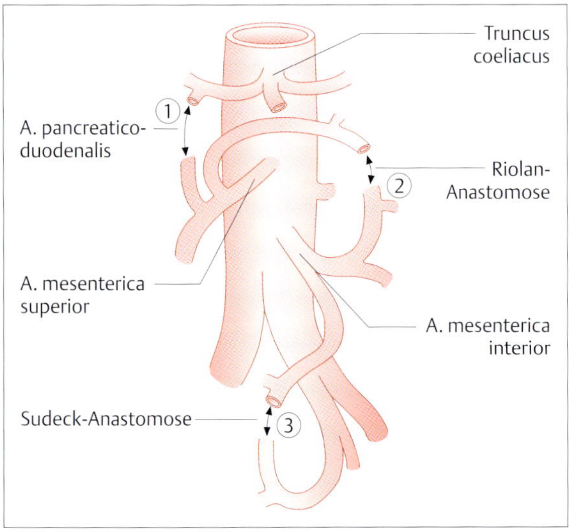

Abb. 6.15 Blutversorgung des Splanchnikusstromgebiets: arterielle Gefäßstämme des Intestinums und wesentliche Anastomosen. 1. zwischen A. gastroduodenalis (aus Truncus coeliacus) und A. pancreaticoduodenalis (aus A. mesenterica superior), 2. Riolan-Anastomose zwischen A. mesenterica superior und A. mesenterica inferior, 3. Sudeck-Anastomose zwischen A. mesenterica inferior und A. iliaca interna.

Akute mesenteriale Zirkulationsstörungen

Ursachen. Akute mesenteriale Zirkulationsstörungen sind häufiger durch

- *okklusive* Erkrankungen bedingt (arterielle Embolie: 39%; arterielle Thrombose: 29%; venöse Thrombose: 14%) als durch
- *nicht okklusive* Erkrankungen (18%) (14).

Seltene Ursachen einer okklusiven Zirkulationsstörung sind Vaskulitiden (z. B. Panarteriitis nodosa, mikroskopische Polyangiitis, Schoenlein-Henloch-Vaskulitis), periphere diabetische Mikroangiopathie, die Amyloidose submuköser Gefäße und die sympathikoadrenerg vermittelte intestinale Vasokonstriktion bei Marathonläufern.

Im klinischen Alltag sind als Ursache einer Ischämie auch vasopressorische *Medikamente* (z. B. NSAR, Digitalispräparate) zu bedenken, bei jüngeren Patienten können orale Kontrazeptiva und ergotaminhaltige Präparate ursächlich zugrunde liegen.

Die sog. *ischämische Diversionskolitis* bei intestinaler Obstruktion (s. Ileus) oder Pseudoobstruktion belegt nochmals eindrucksvoll die oben ausgeführten pathophysiologischen Interdepedenzen zwischen Störungen der intestinalen Motorik und Motilität einerseits und intestinalen Zirkulationsstörungen andererseits.

Embolien und Thrombosen. Quellherd der *mesenterialarteriellen Embolie* ist zumeist der linke Ventrikel (Myokardinfarkt, Vitium, Myokarditis) oder der linke Vorhof (Tachyarrhythmia absoluta), seltener die Aorta (arteriosklerotische Plaques, Aneurysma).

Mesenterialarterienthrombosen sind zumeist arteriosklerotisch, selten vaskulitisch bedingt.

Mesenterialvenenthrombosen entstehen bei systemischer oder lokal bedingter Hyperkoagulabilität (z. B. Antithrombin-III-Mangel, Polycythaemia vera, Sepsis, portale Hypertonie, Antikontrazeptiva) oder bei lokalen Gefäßwandschäden und lokaler Gefäßwandkompression (z. B. Tumoren, Entzündungen, Briden).

Als *trunkuläre Pfortaderaderthrombose* bezeichnen wir den Verschluss des Pfortaderhauptstamms, als *radikuläre Pfortaderthrombose* den Verschluss der zuführenden Äste (V. mesenterica superior, V. lienalis, V. mesenterica inferior). Manifeste intestinale Zirkulationsstörungen treten eher bei radikulären Pfortaderthrombosen auf, da bei peripheren Verschlüssen die Möglichkeit kollateraler venöser Abflussmöglichkeiten geringer ist.

Nicht okklusive Mesenterialischämie. Mit Zunahme der altersbedingten Multimorbidität unserer Patienten spielt die nicht okklusive Mesenterialischämie eine zunehmend größere Rolle (z. B. die Kombination von stenosierender Mesenterialarteriosklerose und progredienter linksventrikulärer Vorwärtsinsuffizienz bei systolischer Funktionsstörung). Von besonderer Bedeutung für die Entwicklung einer intestinalen Zirkulationsstörung ist auch die Kombination aus arteriellem Druckabfall und venösem Druckanstieg, etwa bei rechtsventrikulärer Rückwärtsinsuffizienz und linksventrikulärer Vorwärtsinsuffizienz im Rahmen einer globalen Herzinsuffizienz sowie die Kombination von portaler Hypertonie etwa bei Leberzirrhose und überlagernder, hämodynamisch wirksamer gastrointestinaler Blutung.

Eine primäre Störung der intestinalen Mikrozirkulation bei *Erhöhung des peripheren Strömungswiderstandes* kann systemisch den gesamten Organismus, aber auch isoliert das Splanchnikusstromgebiet betreffen, steht klinisch aber oft nicht im Vordergrund und wird daher aus der Erfahrung des Sektionssaals selten klinisch diagnostiziert, kann jedoch den individuellen Krankheitsverlauf entscheidend beeinflussen (z. B. intestinale Mikrozirkulationsstörungen bei Exsikkose).

Prädilektionsorte. In Abhängigkeit von der Pathogenese können intestinale Zirkulationsstörungen im gesamten Splanchnikusstromgebiet lokalisiert sein.

Prädilektionsorte sind jedoch zweifellos die Grenzzonen zwischen den arteriellen Versorgungsgebieten, die bei inadäquat ausgebildeten Anastomosen (Abb. 6.**15**) zum Locus minoris resistentiae vor allem bei nicht okklusiven Zirkulationsstörungen werden.

Besonders betroffen sind dann die Umgebung der linken Kolonflexur (Grenzzone zwischen A. mesenterica superior und inferior) und der Sigmabereich (Grenzzone zwischen A. mesenterica inferior und A. iliaca interna).

Differenzialdiagnose. Histologisch kann die zunehmend häufiger werdende *NSAR-Kolopathie* (die wahrscheinlich durch einen lokal vermittelten Spasmus submuköser Gefäße verursacht wird) ein identisches Bild wie die ischämische Kolopathie bieten, manifestiert sich aber eher im Bereich des Colon coecum und ascendens und bildet unregelmäßig verteilte herdförmige Erosionen und Exulzerationen aus im Gegensatz zu den eher flächenhaften Läsionen der ischämischen Kolopathie. Hieraus ergibt sich – wie bereits mehrfach betont – die Notwendigkeit, bei Entnahme von Probebiopsien den Pathologen über den Entnahmeort und das makroskopische Bild zu informieren.

Morphologie. Unabhängig von der Ätiologie und Pathogenese der intestinalen Zirkulationsstörung entwickelt sich regelmäßig organotypisch-stereotyp eine *homogene eosinophile Koagulationsnekrose* (mit schattenhaft verdämmernden Krypten und fugenlosem Übergang in die flankierende Schleimhaut), die mehr oder minder *von Blutungen überlagert* wird, da es sich bei dem Splanchnikusstromgebiet um ein habituelles Zweistromgebiet handelt (aufgrund von Anastomosen zwischen den 3 großen Gefäßstämmen). Das histomorphologische Korrelat der intestinalen Zirkulationsstörung ist mithin die *hämorrhagische Nekrose* (Abb. 6.**16**), die sektorförmig in der Schleimhaut beginnt, bei klinisch blanden Verläufen auf diese beschränkt bleiben kann, bei schwereren Verläufen sich jedoch transmural ausbreitet und von Mikrothromben begleitet wird, gefolgt von einer entzündlichen Demarkation der Nekrosen, einer sekundären bakteriellen Darmdurchwanderung und einer fibrinös-eitrigen Durchwanderungsperitonitis. Das Gesamtbild entspricht dann einem *hämorrhagischen Darminfarkt.*

Terminologie. Eine Terminologie, die die Pathogenese impliziert (etwa hämorrhagischer Infarkt für arterielle Erkrankungen und hämorrhagische Infarzierungen für venöse Erkrankungen) trifft nicht die monomorphen stereotypen Abläufe in der Mikrozirkulation und ist als obsolet anzusehen.

Die betroffenen Darmabschnitte sind weit gestellt und überbläht, die Darmwand ist ödematös durchtränkt, ver-

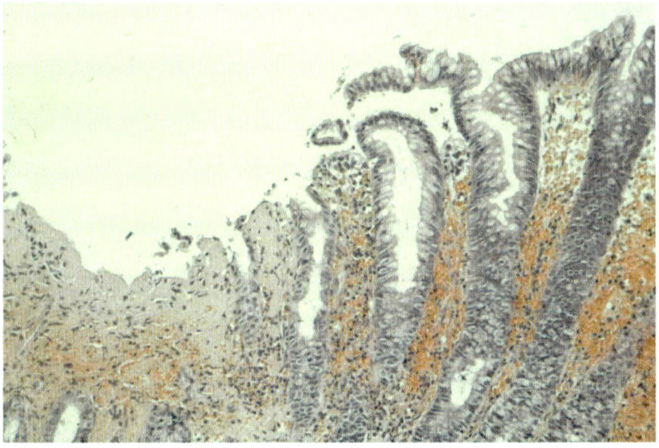

Abb. 6.16 Hämorrhagische Nekrose der Darmschleimhaut bei intestinaler Ischämie.

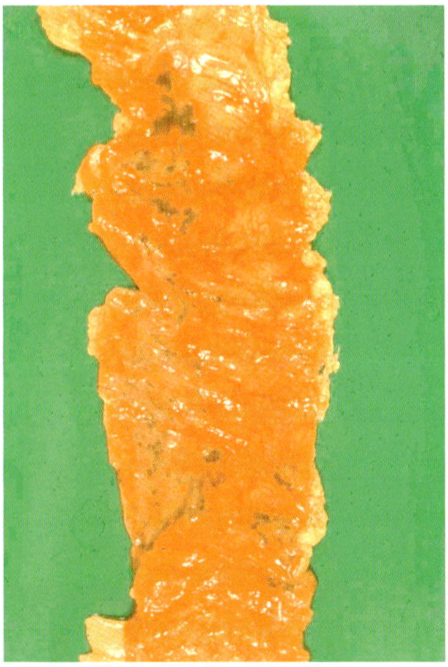

Abb. 6.17 Makroskopie der intestinalen Zirkulationsstörung

steift und düsterrot, die Schleimhaut ist exulzeriert und verschorft, die Serosa ist getrübt und fibrinüberlagert (Abb. 6.**17**).

Für dieses makroskopisch und histologisch stereotype Bild des multifunktionalen Darmversagens hat sich bedauerlicherweise der Terminus „ischämische Enterokolitis" eingebürgert. Die Entzündung ist jedoch lediglich ein Epiphänomen der ätiologisch zu Grunde liegenden Ischämie, so dass den Begriffen „ischämische Enteropathie" oder „intestinale Zirkulationsstörung" der Vorzug zu geben ist (wir bezeichnen den Herzinfarkt ja auch nicht als ischämische Myokarditis!).

Chronische intestinale Zirkulationsstörungen

Morbus Orthner. Den chronischen Durchblutungsstörungen liegen in der Regel progrediente arteriosklerotische Gefäßstenosen zu Grunde, die klinisch relevant werden, wenn eine Durchblutungsgröße von 30% in der entsprechenden Gefäßprovinz unterschritten wird. Diese chronischen, auch als relative Durchblutungsstörungen bezeichneten Zirkulationsstörungen werden dann relevant, wenn postprandial ein erhöhter Sauerstoffbedarf eintritt, der nicht abgedeckt werden kann. Das resultierende Krankheitsbild, die *Dyspraxia abdominalis intermittens angiosclerotica*, der Morbus Orthner ist durch etwa 15 – 30 min postprandial auftretende krampfartige Beschwerden im Ober- und Mittelbauch gekennzeichnet.

Die chronisch rezidivierende intestinale Minderperfusion führt zur Schleimhautatrophie und über narbig organisierte ischämische Läsionen zu Strikturen und narbigen Stenosen, die auch als Komplikationen akuter intestinaler Zirkulationsstörungen auftreten können, wenn diese überlebt werden.

Störungen der intestinalen Schrankenfunktionen

Störungen der intestinalen Schrankenfunktionen (Tab. 6.**10**) können die *epitheliale Schranke* mit Beeinträchtigung oder Zusammenbruch der Mukosabarriere und die *vaskuläre Schranke* mit erhöhter Kapillarpermeabilität betreffen.

Mukosabarriere. Die Mukosabarriere wird gewährleistet durch die strukturelle und funktionelle Integrität der Schleimhaut, die auch durch das mukosaassoziierte lymphatische Gewebe (MALT) und wohl auch durch die intestinale Flora (10) unterstützt wird. Der Schleimhautbarriere kommt eine entscheidende Bedeutung zu bei der Aufrechterhaltung der Integrität des Organismus gegenüber dem Darminneren, das ja als nach innen verlagerter Teil der Außenwelt zu verstehen ist.

Als Folge der gestörten intestinalen Schrankenfunktionen kann es zu erheblichen Flüssigkeits- und Elektrolytsequestrationen in das Darmlumen und in den 3. Raum mit konsekutiver Hypovolämie und Elektrolytverschiebungen (sog. Transmineralisation) kommen.

Der Zusammenbruch der Mukosabarriere führt auch zur enterogenen Keimtranslokation und Einschwemmung enterogener Toxine, die dann systemisch wirksam werden können, was in das Vollbild eines enterogenen (septischen) Schocks einmünden kann.

Störungen der intestinalen Motorik und Motilität (Ileus)

Störungen der intestinalen Motorik und Motilität werden unter dem klinischen Begriff des Ileus subsumiert (Übersicht bei 29) Allen Formen des Ileus gemeinsam ist die *Behinderung der Darmpassage.*

Einteilung. Die mannigfaltigen Erscheinungsformen des Ileus lassen sich in 2 Untergruppen klassifizieren: den funktionellen und den mechanischen Ileus (Tab. 6.**11**).

Der *funktionelle* Ileus wird unterteilt in den

- *paralytischen* (adynamen) Ileus, der reflektorisch, infektiös-toxisch, chemisch-toxisch und hyoxisch bedingt sein kann und den
- *spastischen* (dynamischen) Ileus, der als seltene Komplikation bei Bleivergiftungen, akuter Porphyrie, Grippe, Nikotinabusus, Tabes dorsalis und als spastische Komponente bei Fremdkörperileus gesehen werden kann.

Der *mechanische* Ileus tritt auf als

- *einfacher mechanischer* Ileus mit zunächst erhaltener Blutzufuhr bei Obstruktion und Obturation sowie bei Strikturen und Kompression von außen sowie als
- *komplizierter mechanischer* Ileus mit primär gestörter Blutzufuhr bei Strangulation, Volvulus und Invagination.

Komplikationen. Die Komplikationen des Ileus ergeben sich aus den pathophysiologischen Implikationen des multifunktionalen Darmversagens (s. o.) mit regelmäßig auftretenden sekundären intestinalen Zirkulationsstörungen und Störungen der intestinalen Schrankenfunktionen. Der Dickdarmileus ist dabei für gewöhnlich durch einen protrahierteren Verlauf als der Dünndarmileus gekennzeichnet.

Zöliakie (glutensensitive Enteropathie, einheimische Sprue)

Die wesentlichen histologischen Kriterien der Zöliakie sind (Übersicht bei 26):

- Vermehrung der intraepithelialen Lymphozyten (IEL),
- Störungen der Histoarchitektur.

Vermehrung der IEL. IEL sind im Gastrointestinaltrakt und im Respirationstrakt vorkommende T-Lymphozyten, die möglicherweise bei der Infekt- und Tumorabwehr eine wesentliche Rolle spielen. Ihr Auftreten ist also ein physiologisches Phänomen, pathologisch ist ihre kritische Vermehrung. Als Grenzwert für eine pathologische IEL-Erhöhung werden mehr als 40 IEL pro 100 Darmepithelen angesehen, wobei bei eindeutigen Zöliakiefällen meist 60 IEL und mehr auf 100 Darmepithele gesehen werden. Zur besseren Visualisierung der IEL ist vor allem bei unklaren Fällen eine immunhistochemische Darstellung der T-Lymphozyten (z. B. mit CD3) zu empfehlen. Die signifikante Erhöhung der IEL wird begleitet von einer vermehrten gemischtzelligen entzündlichen Stromainfiltration und degenerativen Epithelveränderungen.

Die Vermehrung der IEL ist zwar nicht absolut spezifisch für eine Zöliakie, stellt jedoch die erste und sensitivste Reaktion der Schleimhaut auf das krankheitsursächliche Gliadin dar und wird damit zum wichtigsten Parameter bei der histologischen Diagnostik der Zöliakie.

Störung der Histoarchitektur. Die erste histoarchitektonische Störung bei einer Zöliakie ist eine *Kryptenhyperplasie*, zu der sich in weiter fortgeschrittenen Stadien eine zunehmende *Zottenatrophie* gesellt. Diese wird graduiert in eine milde, hochgradige (subtotale) und eine totale Zottenatrophie mit flacher, „kolonisierter" Schleimhaut (sog. Psilosis).

Modifizierte Marsh-Klassifikation. Diese 3 Kriterien, IEL, Kryptenhyperplasie und zunehmende Zottenatrophie gehen in die modifizierte Marsh-Klassifikation ein, mit der 5 verschiedene histologische Schweregrade der Zöliakie unterschieden werden (Typ 0 bis Typ 4, Typ 3 substratifiziert in 3a bis 3c) (Tab. 6.**12**).

- *Marsh Typ 0:* Beim Marsh Typ 0 findet man eine völlig normale Schleimhaut. Diese Diagnose kann nur gestellt werden, wenn bei einer vorbefundlich histologisch gesicherten Zöliakie nach glutenfreier Diät eine Vollremission erzielt wurde.
- *Marsh Typ 1:* Hier zeigt sich bei nomaler Histoarchitektur ein vermehrter Gehalt an IEL (daher auch sog. infiltrativer Typ). Dieser Befund ist für eine Zöliakie nicht beweisend (sog. potenzielle Zöliakie) und bedarf weiterer Untersuchungen (serologische und histologische Kontrollen). Differenzialdiagnostisch sind (v. a. bei Kindern) Nahrungsmittelproteinintoleranzen oder eine (ernährungsbedingte?) Normvariante zu bedenken.
- *Marsh Typ 2:* Der Marsh Typ 2, der aufgrund der Kryptenhyperplasie auch als *hyperplastischer Typ* bezeichnet wird, ist ein in der Diagnostik nur sehr selten beobachtetes Übergangsstadium vom Typ 1 zum Typ 3 und kommt fast ausschließlich bei Erkrankungsfällen mit fokalen Zöliakieläsionen zur Darstellung (sog. patchy lesions, v. a. bei Zöliakiepatienten, die präbioptisch bereits eine glutenfreie Diät eingehalten haben).
- *Marsh Typ 3:* Dieser sog. *destruktive Typ* wird in Abhängigkeit von der Ausdehnung der Zottenatrophie in 3 Stadien unterteilt (3a bis 3c), die in der Regel als diagnostisch für eine Zöliakie angesehen werden können, wobei allerdings auch hier eine Reihe von Differenzialdiagnosen zu bedenken ist, die teilweise morphologisch, teilweise aber auch nur bei gesamthafter Wertung unter Einbeziehung serologischer Befunde und klinischer Verlaufsbeobachtungen unter glutenfreier Diät ausgeschlossen werden können (z. B. Autoimmunenteropathie, tropische Sprue, Nahrungsmittelproteinintoleranz, hypogammaglobulinämische Sprue, infektiöse Duodenitis und protrahierter Infekt, intestinale T-Zell-Lymphome in Frühstadien, Morbus Crohn, erworbenes Immunmangelsyndrom).
- *Marsh Typ 4:* Der *hypoplastische Typ* wird heute kaum noch gesehen. Er ist wie das Stadium 3c durch eine völlige Zottenatrophie gekennzeichnet. Eine Kryptenhyperplasie, eine Vermehrung der IEL, eine vermehrte entzündliche Schleimhautinfiltration und degenerative Epithelveränderungen sind in diesem Endstadium einer ausgebrannten Zöliakie nicht mehr nachweisbar.

Zur histologischen Diagnosesicherung sollten 4 Biopsien aus der Pars descendens duodeni oder Flexura duodenojejunalis

Tabelle 6.12 Modifizierte Marsh-Klassifikation (nach 26)

Typ	IEL (IEL/100 Epithele)	Krypten	Zotten
Typ 0	< 40	normal	normal
Typ 1	> 40	normal	normal
Typ 2	> 40	Hyperplasie	normal
Typ 3a	> 40	Hyperplasie	leichte/mäßige Atrophie
Typ 3b	> 40	Hyperplasie	subtotale Atrophie
Typ 3c	> 40	Hyperplasie	totale Atrophie
Typ 4	normal	normal	totale Atrophie

gewonnen werden. Jeweils 2 Biopsien aus Antrum und Korpus zur Matrixdiagnostik können sehr hilfreich für die Diagnosefindung und zum Ausschluss differenzialdiagnostischer Überlegungen sein (lymphozytäre Gastritis bei Zöliakie? Crohn-Gastritis?).

Kolorektale Karzinome

Adenome als wesentliche Vorläuferläsionen der kolorektalen Karzinome werden in einem eigenen Beitrag abgehandelt (Polypen und Polyposen).

Von den vielfältigen Aspekten, die für die kolorektalen Karzinome von Bedeutung sind, soll im Folgenden lediglich eine kleine Auswahl angesprochen werden, bei der die histologischen Befunde von besonderer Bedeutung sind.

Risikostratifizierung der pT1-Karzinome

Nach einer endoskopischen Resektion von Adenomen mit submukös-invasiven Adenokarzinomen stellt sich regelmäßig die Frage, ob die stattgehabte lokale Exzision ausreicht oder ob eine onkologische Operation mit Entfernung der regionären Lymphknoten angeschlossen werden muss.

Ist das Risiko von Lymphknotenmetastasen geringer einzuschätzen als das Operationsrisiko, ist eine onkologische Operation nicht zwingend erforderlich.

Hoch- und Niedrigrisikogruppe. In der Literatur wurden Kriterien herausgearbeitet, die eine Einteilung der pT1-Karzinome in eine Hochrisiko- und eine Niedrigrisikogruppe gestatten (Übersicht bei 5). Diese Risikostratifizierung soll dem Gastroenterologen als Entscheidungshilfe für die weitere falladaptierte Therapieentscheidung an die Hand gegeben werden

In einer Metaanalyse zahlreicher Studien werden folgende durchschnittliche Häufigkeiten für das Auftreten von Lymphknotenmetastasen bei pT1-Karzinomen angegeben:

- Niedrigrisikogruppe: 1,4%,
- Hochrisikogruppe: 14,4%.

Hochrisikokriterien. Kriterien, die zu einer Eingruppierung in die Hochrisikogruppe führen, sind:

- R1-Resektion (histologisch randbildendes Karzinom nachweisbar),
- undifferenziertes Karzinom (undifferenziert im histogenetischen Sinn) und Siegelringzellkarzinom,
- G3-Karzinom,
- Lymphangioinvasion,
- sm3-Invasion (Invasion des basalen Drittels der Submukosa),
- mäßiggradige bis ausgeprägte Tumorzelldissoziation an der Invasionszone,

Bei Anwendung dieser Kriterien gehört knapp ein Drittel der Hochrisikogruppe an, während die übrigen zwei Drittel der Niedrigrisikogruppe zuzurechnen sind.

Die Frage, ob bereits eine sm3-Invasion oder noch eine sm1/2-Invasion vorliegt, kann am endoskopischen Resektat oft nicht hinreichend eindeutig beantwortet werden, da naturgemäß der Beginn der Muscularis propria als Bezugspunkt nicht miterfasst wurde. Egashira et al. (6) haben daher eine submuköse Invasion von 2 mm und mehr in die Gruppe der Indikatoren für die Risikogruppen aufgenommen.

Weitere Risikoindikatoren für eine lymphogene Metastasierung sind nach Maßgabe dieser Autorengruppe eine fehlende lymphoide Infiltration des Karzinoms sowie Veneneinbrüche.

Ist einer der genannten Risikoparameter realisiert, ist aus isolierter histomorphologischer Sicht eine tumorgerechte chirurgische Intervention anzuraten. Selbstverständlich kann diese morphologisch getragene Aussage nur ein Baustein für die endgültige Therapieentscheidung sein.

Auch bei Anwendung der aufgeführten Risikoparameter wird immer noch ein wesentlicher Teil der sekundär operierten Patienten lymphknotennegativ sein, also einer Übertherapie zugeführt worden sein. Zur weiteren engmaschigeren Eingrenzung der Risikogruppe sind daher prinzipiell prospektive Multizenterstudien zur Evaluierung des Risikos einer lymphogenen Metastierung des kolorektalen pT1-Karzinoms wünschenswert.

Prognosefaktoren kolorektaler Karzinome

pTNM-Stadium. Unverändert ist der entscheidende Prädiktor für die Prognose des primären kolorektalen Karzinoms das Tumorstadium, das postoperativ vom Pathologen als pTNM-Stadium angegeben wird (40). Dies macht die pTNM-Klassifikation zum Goldstandard für die Evaluierung weiterer, klinisch-pathologischer und molekularer Prognoseparameter (Übersicht und Diskussion molekularbiologischer Parameter bei 1).

Tab. 6.**13** gibt die Prozentzahlen für ungefähres krankheitsfreies 5-Jahres-Überleben von Patienten mit kolorektalen Karzinomen in den Stadien I–IV an (diese Stadien ergeben sich aus der pTNM-Klassifikation).

Histopathologische Charakteristika. In Tab. 6.**14** sind die prognostisch relevanten histopathologischen Charakteristika kolorektaler Karzinome zusammengefasst. Diese Parameter können überwiegend als etabliert angesehen werden. Nicht ganz unumstritten ist jedoch die Relevanz von Lymphangioinvasion, venöser Invasion und perineuraler In-

Tabelle 6.13 Ungefähre 5-Jahres-Überlebensraten von Patienten mit kolorektalem Karzinom ohne adjuvante Therapie in Abhängigkeit vom pTNM-Stadium (nach 15)

TNM-Stadium	Ungefähres krankheitsfreies 5-Jahres-Überleben
I	85–90%
II	70–75%
III	35–40%
IV	<5%

Tabelle 6.14 Prognostisch bedeutsame histopathologische Charakteristika kolorektaler Karzinome (nach 1)

- Pathologisches Tumorstadium
- Lokale Ausbreitung (pT)
- Regionale Lymphknotenmetastasen (pN)
- Fernmetastasen (pM)
- Differenzierungsgrad (signifikant schlechter bei G3/4)
- Invasion lymphatischer und venöser Gefäße
- Perineurale Infiltration
- Dedifferenzierung im Bereich der Invasionsfront
- Lymphoide (peri)tumoröse Infiltration
- R-Status (Vollständigkeit der Tumorresektion)

filtration für eine schlechtere Prognose. Die lymphoide Infiltration des Tumors bzw. des peritumorösen Gewebes wird als prognostisch günstiger Faktor angesehen.

Kontrovers wird die Prognose *muzinöser Karzinome* diskutiert, die nach Maßgabe der aktuellen WHO-Klassifikation (12) ebenso wie Siegelringkarzinome vereinbarungsgemäß als wenig differenzierte (G3) Karzinome angesehen werden, während andererseit muzinöse Karzinome häufig eine Mikrosatelliteninstabilität (MSI) aufweisen und Karzinome mit MSI als prognostisch günstiger angesehen werden (s. unten) (11, 16).

Neuere Untersuchungen weisen auf die prognostische Bedeutung von Neovaskularisation und tumorassoziierten Makrophagen hin (21): *Wenig tumorassoziierte Makrophagen* und eine *hohe Gefäßdichte* in der Invasionfront sind mit einer *schlechteren Prognose* vergesellschaftet.

Endoglin (CD 105). Endoglin wird immunhistochemisch vor allem in aktivierten Endothelen der Tumorangiogenese und nicht oder nur schwach in normalen Blutgefäßen nachweisbar, ist also ein spezifischer und sensitiver *Marker für die Neovaskularisation* im Tumor. Die Endoglin-Expression korreliert mit Lymphgefäßeinbrüchen, Lymphknotenmetastasen und Lebermetastasen und ist daher nach den Untersuchungen von Saad et al. (35) von prognostischer Bedeutung.

Typ der fibrösen Stromareaktion. Nach Ueno et al.(39) ist der Typ der fibrösen Stromareaktion im Randbereich fortgeschrittener kolorektaler Karzinome ein unabhängiger Prognoseparameter: Die „reife" fibröse Stromareaktion (mit reifen Kollagenfasern und Fibrozyten) geht mit besseren 5-Jahres- bzw. 10-Jahres-Überlebensraten (79,5% bzw. 74,5%) einher als die intermediäre Stromareaktion (breite, eosinophile, keloidartige Kollagenbänder; 54,2% bzw. 45,2%) und die unreife Stromareaktion (keloidartige Kollagenbündel mit myxoidem Stroma; 27,2% bzw. 20,8%).

Mikrosatelliteninstabilität

Da Mikrosatelliteninstabilität (MSI) bei kolorektalen Karzinomen einerseits prognostisch und therapeutisch relevant ist (30) und andererseits mit einer typischen Morphologie assoziiert ist (Übersicht bei 37 u. 45), soll die MSI hier unter dem Aspekt prognostischer Parameter angesprochen werden.

Mikrosatelliten sind einfache und kurze repetitive DNA-Sequenzen, die während der S-Phase des Zellzyklus oft fehlerhaft kopiert werden. Die Korrektur dieser postreplikativen Fehler ist Aufgabe der Mismatch-Repair-(MMR-)Gene. Die MSI wird somit zum Epiphänomen genetischer Alterationen (Mutationen oder DNA-Methylierung) in den MMR-Genen (in mehr als 90% betroffen: hMLH1 und hMSH2) und wird zum wesentlichen Teilbestand der genetischen Veränderungen im Rahmen der neoplastischen Transformation, wenn Mikrosatelliten im Bereich von kodierenden Regionen von Genen betroffen sind, die Zellwachstum und Zelldifferenzierung kontrollieren.

MSI findet sich bei sporadischen Karzinomen (die etwa 65% aller kolorektalen Karzinome ausmachen) in 10–20% und beim Syndrom des nicht polypösen hereditären Colon Cancer (HNPCC), das etwa 2–3 % aller kolorektalen Karzinome ausmacht, in etwa 90%.

MSI-Karzinome. Trotz einer G3-Histomorphologie (Tab. 6.**15**) ist die Prognose der MSI-Karzinome besser als die der mikrosatellitenstabilen (MSS) Karzinome. Darüber hinaus haben MSI-Karzinome häufig einen muzinösen Anteil oder ein gemischtes Pattern mit 2 oder mehr unterschiedlichen Differenzierungsmustern und weisen zahlreiche tumorinfiltrierende Lymphozyten (TIL) und zahlreiche peritumorale Lymphozyten auf. Der diesbezüglich sensibilisierte Pathologe ist also mit relativ hoher Sicherheit in der Lage, die Karzinome mit MSI konventionell-mikroskopisch zu diagnostizieren.

Sporadische MSI-Karzinome und hereditäre MSI-Karzinome unterscheiden sich darüber hinaus signifikant v.a. durch das Patientenalter (mittleres Erkrankungsalter: 74,5 Jahre bei den sporadischen und 47 Jahre bei den hereditären Karzinomen).

Immunhistochemische Analyse. Die konventionelle histologische Untersuchung kann durch die immunhisto-

Tabelle 6.15 Mikrosatelliteninstabilität und Tumorphänotyp (34a)

	MSI-H	MSS	p <
Wachstum und Differenzierung			
• expansives Wachstum	15%	8%	n.s.
• G3 (> 70% solid-trabekulär)	34–57%	13%	0,0001
• G3 (> 70% medullär und Lymphozyteninfiltration)	14%	0,4%	0,0001
• Karzinom mit muzinösem (siegelringzelligem) Anteil > 10%	22 (13)%	5–7%	0,0001
• pures Siegelringzellkarzinom	0%	3/231	n.s.
• kribriformes Pattern (fokal)	13%	28%	0,004
• gemischtes Pattern (≥ 2 Differenzierungsmuster)	bis 80%	4%	0,001
Lymphozytäre Infiltration			
• TIL (= 4/40 × Obj.)	60–70%	3%	0,0001
• peritumorale Lymphozyten	20–30%	17%	0,05
• Crohn's like (≥ 3 Lymphozytenaggregate /4 × Obj.)	50–60%	36%	n.s.

TIL: tumorinfiltrierende Lymphozyten
n.s.: nicht signifikant

chemische Analyse der MMR-Proteine ergänzt werden, die den MSI-Status mit relativ hoher Sicherheit voraussagen kann (37: Sensitivität 76%, Spezifität 100%). Jover et al. (18) fordern daher, dass wegen der Bedeutung für Prognose und Therapie alle sporadischen kolorektalen Karzinome immunhistochemisch auf MSI untersucht werden sollten (mit Antikörpern gegen hMLH1 und hMSH2).

Der Pathologe ist also durch die differenzierte Wahrnehmung des MSI-assoziierten Phänotyps und durch ergänzende immunhistochemische Analysen in der Lage, MSI-Karzinome mit großer Treffsicherheit zu erkennen und vermag hierdurch auch einen entscheidenden Beitrag zur Erkennung hereditärer Karzinomformen (v. a. des HNPCC-Syndroms) zu leisten.

Wie Tab. 6.**16** zu entnehmen ist, soll entsprechend den vereinfachten Bethesda-Kriterien eine Untersuchung auf MSI (mit erstem orientierendem immunhistochemischem Screening) u. a. bei allen Patienten unter 50 Jahren mit kolorektalen Karzinomen und bei MSI-typischer Morphologie bei Karzinomen vor dem 60. Lebensjahr durchgeführt werden, darüber hinaus ohne Altersbegrenzung bei syn- oder metachron auftretenden kolorektalen Karzinomen oder anderen HNPCC-assoziierten Karzinomen (Endometrium, Ovarien, Magen, Dünndarm, Gallengang, Ureter und Nierenbecken).

FAZIT FÜR DIE PRAXIS

- Für die bioptische Kolitisdiagnostik sind Rektumschleimhautbiopsien und Angaben des Klinikers zum endoskopischen Befund, zur Krankheitsdauer und zur Therapie eine unabdingbare Voraussetzung.
- Die morphologische Diagnose eines Morbus Crohn auf der Basis von Einzelbefunden ist nicht möglich, vielmehr

Tabelle 6.16 Vereinfachte Bethesdakriterien (gültig ab 2003, 34a)

MSI/ICH-Screening sollte durchgeführt werden
• bei CRC vor dem 50. Lebensjahr
• bei syn- oder metachronem CRC oder anderem HNPCC-assoziiertem Tumor (ohne Altersbegrenzung)
• bei CRC mit MSI-H-typischer Morphologie vor dem 60. Lebensjahr
• bei CRC und einem oder mehreren erstgradig Verwandten mit CRC oder HNPCC-assoziiertem Tumor, wobei ein Karzinom vor dem 50. oder ein Adenom vor dem 40. Lebensjahr aufgetreten ist
• bei CRC und 2 oder mehreren Verwandten mit CRC oder HNPCC-assoziiertem Tumor (ohne Altersbegrenzung)

MSI: Mikrosatelliteninstabilität
ICH: immunhistochemische Untersuchung
CRC: kolorektales Karzinom
HNPCC: hereditäres nicht polypöses Kolonkarzinom

ist immer die synoptische Wertung aller Befunde unter Einbeziehung der Klinik erforderlich. V.a. bei unklaren oder differenzialdiagnostisch problematischen Fällen ist daher die komplementäre endoskopische und bioptische Untersuchung des oberen Verdauungstraktes zu empfehlen, um die Diagnose eines Morbus Crohn zu untermauern.

- DALMs und flache High-Grade-Läsionen, die in 40% mit Karzinomen assoziiert sind und bei denen therapeutisch prinzipiell eine Kolektomie indiziert ist, müssen von sporadischen Adenomen abgegrenzt werden, für die eine einfache Adenomabtragung die ausreichende Therapie darstellt. In diesen Fällen ist vor einer therapeutischen Entscheidung die Einholung einer Zweitmeinung durch einen zweiten unabhängigen, auf diesem Gebiet erfahrenen Pathologen anzuraten.
- Bei der bioptischen Diagnostik von Patienten mit dem Syndrom der wässrigen Diarrhö ist darauf zu achten, dass die mikroskopische Kolitis präferenziell in der rechten Kolonhälfte und im Colon transversum ausgebildet sein kann. Bei der kollagenen Kolitis können Rektum und Sigma in bis zu 30% der Fälle nicht betroffen sein, so dass prinzipiell in dieser klinischen Situation etagierte Dickdarmschleimhautbiopsien anzuraten sind.
- Die 3 organotypischen pathogenetischen Reaktionsmuster des Intestinums – Störungen der intestinalen Mikrozirkulation, Störungen der intestinalen Schrankenfunktionen und Störungen der intestinalen Motorik und Motilität (Ileus) – stellen ein komplexes pathophysiologisches Verbundsystem dar, das – einmal angestoßen – die Gefahr der Selbstperpetuierung in sich trägt und in ein multifunktionales Darmversagen einmünden kann.
- Zur histologischen Diagnosesicherung der Sprue sollten 4 Biopsien aus der Pars descendens duodeni oder Flexura duodenojejunalis gewonnen werden. Jeweils 2 Biopsien aus Antrum und Korpus zur Matrixdiagnostik können sehr hilfreich für die Diagnosefindung und zum Ausschluss differenzialdiagnostischer Überlegungen sein (lymphozytäre Gastritis bei Sprue, Crohn-Gastritis).
- Der Pathologe ist durch die differenzierte Wahrnehmung des MSI-assoziierten Phänotyps und durch ergänzende immunhistochemische Analysen in der Lage, MSI-Karzinome mit großer Treffsicherheit zu erkennen und vermag hierdurch auch einen entscheidenden Beitrag zur Erkennung hereditärer Karzinomformen (v.a. des HNPCC-Syndroms) zu leisten.

6.4 Allergische Gastroenteropathie

S. C. Bischoff

EDITORIAL **Nahrungsmittelunverträglichkeiten sind Volksbeschwerden: Sie betreffen ca. 20% der Allgemeinbevölkerung in westlichen Ländern. Bei etwa einem Viertel der betroffenen Kinder und einem Zehntel der betroffenen Erwachsenen liegt der Unverträglichkeit eine Allergie, d.h. eine immunologisch vermittelte Unverträglichkeitsreaktion, zugrunde. In einem Drittel dieser Fälle treten gastrointestinale Symptome auf. Nahrungsmittelallergien werden durch IgE-abhängige oder IgE-unabhängige immunologische Reaktionen ausgelöst, welche zu einer Entzündungsreaktion führen, an der Mastzellen, eosinophile Granulozyten u.a. Zellen beteiligt sind. Sowohl genetische als auch Umweltfaktoren werden ursächlich diskutiert. Nahrungsmittelallergien sind von nichtimmunologisch vermittelten Nahrungsmittelintoleranzen und funktionellen Darmerkrankungen abzugrenzen.**

Definition und Klassifikation

Hypersensitivitätsreaktionen. Nahrungsstoffe, insbesondere Nahrungsproteine, sind unverzichtbarer Bestandteil unseres Lebens und müssen regelmäßig zugeführt werden. Andererseits können Nahrungsstoffe krankheitsauslösend werden, wenn sie vom Immunsystem des Gastrointestinaltrakts fälschlicherweise als schädliche Agenzien betrachtet werden und entsprechende immunologische Reaktionen auslösen. Solche aberranten immunlogischen Reaktionen verursachen Autoimmunerkrankungen und Allergien, die sich per definitionem zunächst dadurch unterscheiden, dass das auslösende Antigen entweder endogen synthetisiert oder exogen zugeführt wird. Beide Formen aberranter Immunreaktionen werden unter dem Begriff „Hypersensitivitätsreaktionen" zusammengefasst, welche nach Coombs und Gell in 4 Formen klassifiziert wurden (1).

→ **Entzündungsreaktion.** Die Konsequenz solcher Hypersensitivitätsreaktionen ist in aller Regel eine pathologische Entzündungsreaktion, die je nach Ausmaß und Dauer die Funktion einzelner Organe und im Extremfall des gesamten Organismus beeinträchtigt. Nahrungsproteine, welche solche allergischen Reaktionen auslösen, werden Nahrungsmittelallergene genannt.

Nahrungsmittelallergien (NMA) und Nahrungsmittelintoleranzen (NMI) sind zwei Unterformen von abnormalen Reaktionen auf Nahrungsmittel („adverse reactions to food", ARF, oder Nahrungsmittelunverträglichkeiten, NMU), wobei NMA eine Immunpathogenese zugrunde liegt, während NMI auf anderen Pathomechanismen beruhen (Abb. 6.**18**).

Epidemiologie

→ **Kindes- und Erwachsenenalter.** NMA treten besonders häufig im frühen Kindesalter auf und verschwinden spontan mit zunehmendem Alter bis zur Einschulung. Manchmal werden die frühkindlichen NMA abgelöst von Allergien gegen inhalative Allergene wie Pollen, Milben oder Tierepithelien. Nur wenige Kinder behalten ihre NMA bis zum Erwachsenenalter. Auf der anderen Seite gibt es Erwachsene, die an NMA leiden, ohne in der Kindheit betroffen gewesen zu sein. Die Prävalenz der NMA beträgt 4–8% bei Kindern und 1–2% bei Erwachsenen (2–4). Dagegen steht, dass etwa 20% aller Erwachsenen in Industrienationen über Nahrungsmittelunverträglichkeiten (NMU) klagen. Die Mehrzahl der Fälle von NMU ist jedoch nicht immunologisch vermittelt, wobei die Laktoseintoleranz die häufigste Form in westlichen Ländern darstellt.

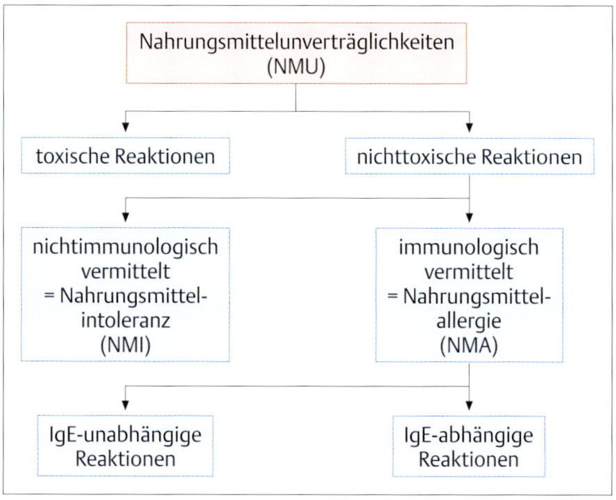

Abb. 6.18 Klassifikation von Nahrungsmittelunverträglichkeiten nach den zugrunde liegenden Mechanismen.

→ **NMA und RDS.** NMA manifestieren sich je nach Altersstufe in bis zu 50% vor allem in Form von gastrointestinalen (GI) Symptomen. Deshalb konsultieren viele der Patienten mit NMA den Gastroenterologen, der in den meisten Fällen nicht ausreichend mit dem Krankheitsbild vertraut ist (5–7). Häufig werden die Patienten dann als „psychosomatisch" deklariert oder die Beschwerden als „funktionell" oder „Reizdarmsyndrom" (RDS) klassifiziert, ohne das tatsächliche Problem zu definieren. Andererseits ist bekannt, dass RDS und NMU häufig miteinander assoziiert sind, und dass die NMA manchmal ein zugrunde liegender Mechanismus für Symptome bei einer Subgruppe von Patienten mit RDS ist (8, 9).

Das Thema NMA wurde zusätzlich relevant durch die Erkenntnis, dass durch Nahrungsmittel ausgelöste allergische Reaktionen die häufigste Ursache für lebensbedrohliche Anaphylaxien sind (10).

→ **Hygiene und immunologische Erkrankungen.** Es ist anzunehmen, dass analog zur Entwicklung von allergischen Erkrankungen im Allgemeinen auch NMA in den letzten Jahrzehnten deutlich zugenommen haben. Allerdings liegen konkrete Zahlen, die eine Zunahme der Prävalenz von NMA belegen, nur für die Erdnussallergie vor (11, 12). Die Gründe für eine solche Zunahme sind nicht vollkommen klar, wenngleich kürzliche epidemiologische Studien vermuten lassen, dass ein gesteigerter Hygienestatus in den Industrienationen mit einer gesteigerten Allergieinzidenz assoziiert ist (13). In jüngster Zeit konnte gezeigt werden, dass ausreichende Exposition mit bakteriellem Lipopolysaccharid (LPS) in den ersten Lebensjahren einen protektiven Effekt hinsichtlich der Entwicklung allergischer Erkrankungen haben könnte (14). Diese Beobachtungen, die zur Formulierung der „Hygienetheorie" führten, deuten darauf hin, dass für die Entwicklung allergischer Erkrankungen das angeborene Immunsystem im Mittelpunkt steht, während die Manifestation allergischer Reaktionen durch das spezifische Immunsystem getriggert wird.

„Hygienetheorie"

Die Hygienetheorie besagt, dass eine ausgeprägte hygienische Umgebung mit reduzierter mikrobieller Exposition einen Risikofaktor darstellt für die Entwicklung von Atopie, weil der inhibierende Einfluss von Th1-Zytokinen vermindert ist. Sie gründete sich zunächst auf epidemiologische Beobachtungen und wird derzeit experimentell verifiziert.

Die Hygienetheorie bezieht sich auf die zunehmende Inzidenz nicht nur von allergischen Erkrankungen, sondern auch von anderen immunologischen Erkrankungen wie rheumatischer Arthritis, Diabetes mellitus Typ 1 und chronisch entzündlichen Darmerkrankungen (15).

Immunpathogenese allergischer Erkrankungen

IgE-vermittelte Typ-I-Reaktion. Die am besten charakterisierte immunologische Überempfindlichkeitsreaktion gegen Nahrungsmittel ist die IgE-vermittelte Typ-I-Reaktion, welche auch vielen Fällen von Asthma bronchiale, saisonaler Rhinitis, Urtikaria und atopischem Ekzem zugrunde liegt. Manche Menschen entwickeln nach der akuten IgE-Reaktion eine verzögerte Reaktion, welche durch eine erhöhte zelluläre Infiltration des betroffenen Gewebes mit Entzündungszellen und schließlich durch eine Gewebedysfunktion gekennzeichnet ist. Solche Mechanismen spielen sowohl bei milch- und sojaproteininduzierten Enteropathien als auch bei der Zöliakie eine Rolle. Immunologischen Reaktionen gegen Nahrungsmittel können auch gemischte IgE-abhängige und IgE-unabhängige Reaktionen zugrunde liegen. Insbesondere Typ-IV-Hypersensitivitätsreaktionen gegen Nahrungsproteine werden vermutet aufgrund der Präsenz von nahrungsmittelantigenspezifischen T-Helfer-Zellen und zytotoxischen T-Zellen (6).

Voraussetzungen für die Entwicklung einer allergischen Reaktion

Für die Entwicklung einer allergischen Darmentzündung werden eine ausreichende Menge an Allergen im Darm und ein hyperreagibles mukosales Immunsystem benötigt.

Der erhöhten Antigenexposition kann eine genetisch determinierte Veränderung von Schlüsselmolekülen der Darmbarriere, eine Unreife der Darmbarriere, eine erworbene Störung des angeborenen Darmimmunsystems, beispielsweise bedingt durch eine Darminfektion, oder eine Kombination hieraus zugrunde liegen. Unspezifische Entzündung, ausgelöst durch Bakterien, Viren oder Toxine, kann den Verlust der immunologischen Toleranz und die nachfolgende Entwicklung einer Hypersensitivität des mukosalen Immunsystems gegen luminale Antigene triggern. Ähnliche Mechanismen wurden für andere Entzündungserkrankungen des GI-Trakts wie chronisch entzündliche Darmerkrankungen (CED) beschrieben, wobei dort eher Bakterienantigene als Nahrungsantigene Auslöser zu sein scheinen (15).

Spezifisches und angeborenes Immunsystem. Eine verzögerte Entwicklung des protektiven IgA-Systems innerhalb des „gut-associated lymphoid tissue" (GALT) in der postnatalen Phase oder ein gesteigerter Switch hin zu IgE produzierenden B-Lymphozyten ist mit einem erhöhten Risiko für die Entwicklung von allergischen Erkrankungen assoziiert. Allerdings ist nicht nur das spezifische Immunsystem, sondern auch das angeborene („innate") Immunsystem bei der Entstehung von NMA involviert. Die Charakterisierung von Schlüsselmolekülen der angeborenen Immunabwehr wie Defensine, Mucine oder Synactin und ihrer möglichen Veränderungen bei Allergikern sind deshalb für das Verständnis der Mechanismen und die Entwicklung neuer Therapiekonzepte von zentraler Bedeutung (16). Störungen innerhalb des angeborenen Immunsystems können auch für Deviationen des spezifischen Immunsystems verantwortlich sein, welche beispielsweise in die Überproduktion von spezifischem IgE münden.

Th2-Zytokine. Im Verlauf der allergischen Reaktion werden naive Lymphozyten des GALT zur Bildung von Th2-Zytokinen wie IL-4 und IL-13 veranlasst, welche die Entwicklung IgEproduzierender Plasmazellen fördern. In klinischen Studien konnte gezeigt werden, dass IgE lokal umschrieben in der respiratorischen und gastrointestinalen Mukosa produziert wird. Dies erklärt, warum Serum-IgE-Messungen und Hauttests nicht eng mit mukosalen allergischen Reaktionen im Darm korrelieren. Bei Atopikern sind die erhöhten IgE-Spiegel eng korreliert mit IL-13, dessen Gen einem Polymorphismus unterliegt, welcher mit Atopie assoziiert ist.

Die IgE-vermittelte, allergische Immunantwort kann in 3 Phasen eingeteilt werden:

- die klinisch stumme Sensibilierungsphase, meist im Säuglings- oder Kindesalter,
- die symptomatische Effektorphase, welche sich aus einer akuten und einer fakultativen verzögerten Reaktion zusammensetzt,
- und die chronische, organzerstörende Phase, die ein Resultat repetitiv auftretender verzögerter Reaktionen sein könnte (6).

Entzündungszellen. Entzündungsmediatoren aus Mastzellen und Eosinophilen sind primär verantwortlich für die klinischen Symptome der Patienten mit Nahrungsmittelallergie. Man findet bei diesen Patienten erhöhte Spiegel von Histamin (bzw. Methylhistamin), Tryptase, eosinophilem kationischem Protein (ECP), IL-5 und TNFα in Serum, Urin, Darmspülflüssigkeit und Stuhlproben (6, 17). Histologische Untersuchungen zeigen, dass Mastzellen und Eosinophile in der Darmmukosa nach lokaler Provokationstestung degranulieren und Mediatoren wie Zytokine freisetzen (18). Auch Zellen des enterischen Nervensystems (ENS) sind an der Regulation von allergischen Entzündungszellen wie Lymphozyten, Mastzellen und Eosinophilen beteiligt. Die morphologische funktionelle Assoziation zwischen Immunzellen und Nervenzellen wurde primär für Mastzellen beschrieben und teilweise auf Eosinophile ausgeweitet (19, 20).

Was ist ein Nahrungsmittelallergen?

Die Voraussetzungen dafür, dass ein Antigen als Allergen fungiert, sind bis heute weitgehend unklar.

Tabelle 6.17 Häufigkeiten relevanter Nahrungsmittelallergene in % der Betroffenen in Deutschland (Quelle: Weißbuch – Allergy in Germany". In: Ring J, Fuchs T, Schultze-Werninghaus G (Hrsg.). Urban & Vogel 2002)

Erwachsene		Kinder	
Früchte	35%	Kuhmilch	70%
Nüsse	23%	Hühnerei	40%
Gewürze	18%	Früchte	8%
Fisch etc.	10%	Nüsse	5%
Zerealien	7%	Fisch	5%
Kuhmilch	7%	Zerealien	4%
Hühnerei	4%		

Biochemische Eigenschaften. Generell sind lösliche Proteine eher tolerogen als partikuläre oder globuläre Proteine. Andere biochemische Eigenschaften bestimmen den Absorptionsgrad und die Stabilität des Allergens im Darm. Beispielsweise ist das Erdnussprotein Ara h1 höchst resistent gegen Degradation im GI-Trakt aufgrund der Bildung von stabilen Homodimeren, was zur besonderen Relevanz dieser Form von Nahrungsmittelallergie wesentlich beiträgt. Auch die Allergendosis spielt eine Rolle, denn es konnte gezeigt werden, dass niedrige Dosen eher regulatorische T-Zellen (Th3) aktivieren, während hohe Dosen zu Anergie oder Apoptose führen.

Wichtigste Allergene. Obwohl viele Nahrungsproteine als Allergene fungieren können, werden tatsächlich 90% der NMA durch einige wenige Nahrungsmittel ausgelöst. Die „Hitliste der Nahrungsallergene" ist abhängig von den Ernährungsgewohnheiten, die in verschiedenen Altersstufen (Säugling, Kind, Erwachsener) und in verschieden kulturellen Kreisen z. T. erheblich variieren können. In Tab. 6.17 sind die in Deutschland wichtigsten Allergene zusammengestellt.

Kreuzreaktionen. Von besonderer Bedeutung sind die Kreuzreaktionen zwischen unterschiedlichen Nahrungsallergenen aus ähnlichen botanischen Familien und insbesondere zwischen Nahrungsallergenen und Pollen-, Milben- oder Latexallergenen (21, 22). Kenntnis über solche Kreuzallergien ist hilfreich für die gezielte Anamnese, Diagnostik und Eliminationsdiät; außerdem erlaubt sie neue Einblicke in die „funktionelle Anatomie" der Allergenmoleküle (Details unter http://www.allergome.org). Die dadurch nun verfügbaren rekombinanten Allergene eröffnen neue Möglichkeiten für die Diagnostik und Therapie von allergischen Erkrankungen (23).

Klinisches Bild der Nahrungsmittelallergie bzw. -intoleranz

Nahrungsmittelallergien

Symptomatik. Allergische Symptome variieren von geringfügigen Beeinträchtigungen bis hin zu lebensbedrohlichen Schockreaktionen. Von den Patienten mit echter NMA leidet etwa ein Drittel an gastrointestinalen Symptomen wie Übelkeit, Erbrechen, Krämpfe, Blähungen und Diarrhöen; andere klagen über Hautsymptome (Urtikaria, Quincke-Ödem, atopische Dermatitis), respiratorische Symptome (Rhinitis, Asthma bronchiale), Schocksymptomatik oder weniger gut definierte systemische Beschwerden (Migräne, Fatigue-Syndrom, Ödeme, Hypotension, Arthritis etc.). Während dermatologische, respiratorische und systemische Manifestationen allergischer Erkrankungen hinreichend bekannt und etabliert sind, gilt dies nicht für GI-Manifestationen, die häufig durch Nahrungsantigene ausgelöst werden und schwierig zu diagnostizieren und behandeln sind. Diese Defizite sind z. T. dadurch begründet, dass der GI-Trakt weniger leicht zugänglich ist als z. B. die Haut, um neue Methoden zur Diagnostik und Therapie von NMA zu entwickeln (6, 7). Die wichtigsten klinischen Symptome der NMA innerhalb und außerhalb des Gastrointestinaltrakts sind in Tab. 6.18 zusammengefasst.

NMA ist typischerweise eine Erkrankung der Haut, der Atemwege, des GI-Trakts oder einer Kombination hieraus. Gelegentlich kommen Symptome hinzu wie Migräne, Arthritis, generalisierte Ödeme, Hypotension und chronische Müdigkeit, die allerdings eher typisch sind für nichtimmunologisch vermittelte Intoleranzen wie Histaminintoleranz (24).

Anaphylaxie. Hervorzuheben ist, dass die NMA im Gegensatz zur NMI zu einer lebensbedrohlichen systemischen Anaphylaxie führen kann. Tatsächlich wird die NMA als Hauptursache für Anaphylaxie in Industrieländern wie USA und Europa angesehen (10). Die Prävalenz der Erdnussallergie (0,5 – 7% der Erwachsenen in den USA und Großbritannien) und ihre potenziell fatalen Konsequenzen haben bereits heute Auswirkungen auf Reglements in Schulkantinen bis hin zu den Fluggesellschaften. Fatale Anaphylaxie kann bereits durch geringste Allergenmengen ausgelöst werden wie beispielsweise solche, die durch einen Kuss übertragen werden. Gelegentlich tritt die Anaphylaxie nur unter gleichzeitiger körperlicher Anstrengung auf. Beispielsweise kann durch Getreide ausgelöste, anstrengungsinduzierte Anaphylaxie durch das Majorallergen Omega-5-Gliadin (Tri a 19) getriggert werden, nachdem die Anstrengung eine Aktivierung von Gewebstransglutaminase in der Darmmukosa bewirkt hat, welche zu einer Kreuzvernetzung von Omega-5-Gliadinpeptiden führt, wodurch größere Allergenkomplexe gebildet werden, die dann eine anaphylaktische Reaktion auslösen können. Acetylsalicylate und andere NSAID kön-

Tabelle 6.18 Klinische Symptome der Nahrungsmittelallergie

Organ	Krankheitsbild	Betroffene
GI-Trakt	orales Allergiesyndrom (OAS)	alle
	eosinophile Entzündungen	alle
	IgE-unabhängige Entzündungen	Kinder
	Zöliakie	alle
	Reizdarmsyndrom?	Erwachsene
Atemwege	Heuschnupfen, Asthma	alle
	Otitis serosa	Kinder
Haut	Urtikaria	alle
	Neurodermitis	Kinder
Gelenke	Arthritis etc.	Erwachsene
Nervensystem	Migräne, Kopfschmerzen	Erwachsene
	anhaltende Müdigkeit	Erwachsene
	psychische Auffälligkeiten	Erwachsene
	hyperkinetisches Syndrom	Kinder
Herz-Kreislauf	Gefäßentzündungen	alle
	Ödeme	alle
	anaphylaktischer Schock	alle

nen ebenfalls zu einer Verstärkung allergische Symptome beitragen.

Altersabhängige Manifestationen. Gastrointestinale Manifestationen der NMA sind bei Kindern typischerweise die nahrungsproteininduzierten Proktitiden bzw. Enteropathien, evtl. kombiniert mit atopischer Dermatitis. In neuerer Zeit wurden zusätzlich die eosinophile Ösophagitis und die allergische Obstipation als Manifestationen der NMA beschrieben (5, 25). Bei Teenagern und Erwachsenen ist das orale Allergiesyndrom (OAS) häufigste Manifestationsform einer NMA, wenngleich auch andere Manifestationen wie eosinophile Enteropathien (s. Kapitel 6.5 „Eosinophile Gastroenteritis") und die Zöliakie vorkommen (6).

Orales Allergiesyndrom. Das OAS wird typischerweise durch pflanzliche Proteine ausgelöst, die mit bestimmten inhalativen Antigenen Kreuzreaktionen aufweisen, insbesondere mit Birkenpollen. Exposition mit kreuzreagierenden Nahrungsmitteln kann zu Pruritus, Kribbeln und Schwellung der Zunge, der Lippen, des Gaumens oder des Pharynx und gelegentlich auch zu Bronchospasmus oder sogar systemischen Reaktionen führen, welche üblicherweise bereits wenige Minuten nach Allergeningestion auftreten. Da diese Reaktionen fast ausschließlich IgE-vermittelt sind, kann die Diagnose in der Regel mittels Pricktest oder Messung von spezifischem IgE im Blut bestätigt werden.

Intestinales Allergiesyndrom. Vom OAS abzugrenzen ist das intestinale Allergiesyndrom (IAS), bei dem die gastrointestinalen Symptome (Übelkeit, Erbrechen, abdominelle Schmerzen und Diarrhö) oft in Verbindung mit extraintestinalen Symptomen auftreten. Die typischen Allergene, die solche Reaktionen auslösen können, sind Milch, Ei, Erdnuss, Fisch und Meeresfrüchte, je nach dem, welche Essgewohnheiten dominieren (6).

Nahrungsmittelintoleranzen

Die Mehrzahl der abnormalen Reaktionen auf Nahrungsmittel sind Nahrungsmittelintoleranzen (NMI). Dazu gehören bakterielle Lebensmittelvergiftungen, postinfektiöse Reizdarmsymptomatik und chronische Intoleranzreaktionen (Tab. 6.**19**).

Pseudoallergische und pharmakologische Reaktionen. Diese Reaktionen werden durch Nahrungsmittel induziert, welche die IgE-abhängige Mastzelldegranulation imitieren, indem sie Mastzellen IgE-unabhängig aktivieren. Trigger sind meist Nahrungsmittelzusatzstoffe wie Sulfide, Tartrazin und Glutamat, die Darmsymptome auslösen, welche nicht selten mit Asthma vergesellschaftet sind. Glutamat verursacht bei Betroffenen innerhalb weniger Minuten charakteristische Symptome wie Hitzewallungen, Engegefühl, Kopfschmerzen und epigastrische Beschwerden

Tabelle 6.19 Nahrungsmittelintoleranzen

- Nahrungsmittelvergiftung (Bakterien bzw. Bakterientoxine)
- Laktoseintoleranz (Mangel an Laktase)
- Histaminintoleranz (Mangel an Diaminooxidase)
- Intoleranz von anderen biogenen Aminen u.Ä. (Tyramin, Serotonin, Glutamat)
- „Pseudoallergien" (unspezifsche Mastzellaktivierung durch Nahrungsmittel)
- Psychologische Nahrungsmittelunverträglichkeit (z. B. nach frühkindlicher Gewalt)
- Physiologische Nahrungsunverträglichkeit (besonders bei GI-Vorerkrankungen)

(„Chinasyndrom", weil Glutamat in der chinesischen Küche reichlich als Gewürz bzw. Geschmacksverstärker Einsatz findet).

Histaminintoleranz. Zu den klassischen NMI mit gastroenterologischen Manifestationen gehört die Histaminintoleranz, bei der das biogene Amin Histamin (auch mit Serotonin oder Tyramin möglich) allergieähnliche Symptome auslöst wie Kopfschmerzen, Hypotension, Erytheme und GI-Symptome. Die Pathophysiologie der Histaminintoleranz umfasst eine durch einen gestörten Histaminabbau bedingte Akkumulation von Histamin und somit eine erhöhte Empfindlichkeit gegen eher kleine Mengen von Histamin in Nahrungsmitteln. Ursache ist ein Mangel an Diaminooxidase (DAO), dem wichtigsten Abbauenzym für Histamin, oder an DAO-Koenzymen wie Vitamin B_6 und evtl. C. Die Bestimmung von Plasmahistamin und DAO sowie Provokationstests mit Histamin erlauben die Sicherung der Diagnose (24).

Laktosemalassimilation. Häufigste NMI beim Erwachsenen ist die Laktosemalassimilation, fälschlicherweise auch Laktoseintoleranz bezeichnet, die meist durch eine abnehmende Expression von Laktase im Darm mit zunehmendem Lebensalter verursacht wird, in seltenen Fällen aber auch primär genetisch bedingt sein kann. Die Symptome wie Blähungen, Flatulenz und Diarrhö treten üblicherweise dosisabhängig auf. Ein sekundärer Laktasemangel kann bei viraler Gastroenteritis, Morbus Crohn und Zöliakie auftreten. Für die Behandlung der Patienten ist es wichtig zu wissen, dass Betroffene im Gegensatz zu Milchallergikern

- nicht an einer potenziell lebensbedrohlichen Erkrankung leiden und
- Milchprodukte mit relative wenig Laktose (durch Zusatz Laktase produzierender Bakterien) wie Käse und Joghurts vielfach vertragen (26).

Diagnostik

Kürzlich sind Leitlinien zur Diagnostik und Therapie von Nahrungsmittelallergien von der Amerikanischen Gastroenterologischen Assoziation (AGA) sowie von der Deutschen Gesellschaft für Allergologie und Immunologie (DGAI) als Positionspapiere veröffentlicht worden (27, 28).

Anamnese und Ausschlussdiagnostik. Grundlage der Diagnostik ist eine sorgfältig erhobene Anamnese zu den Nahrungsmitteln, die nicht vertragen werden und die mit spezifischen Symptomen korrelieren. Offene Provokationstests sind hilfreich, wenngleich sie subjektiver Natur sind und es einer Bestätigung durch objektivere Testmethoden bedarf, bevor eine dauerhafte Eliminationsdiät empfohlen werden kann. Aufgrund der Tatsache, dass kein Test die Verdachtsdiagnose NMA eindeutig bestätigen kann, ist eine sorgfältige Ausschlussdiagnostik erforderlich, die bei Erwachsenen umfangreicher sein muss als bei Kindern (Erwachsene: Ausschluss von NMI, Reflux, Ulkus, Gastritis, Zöliäkie, Morbus Whipple, CED, mikroskopische Kolitis, Infektionen, Tumoren; Kinder: Ausschluss von Infektionen und Zöliäkie).

Allergietests

Die Allergietestung sollte den Nachweis der Unverträglichkeit bestimmter Nahrungsmittel und des immunologischen Mechanismus der Unverträglichkeit erbringen

Obwohl alle Allergietests aufgrund begrenzter Sensitivität und Spezifität weder die Verdachtsdiagnose bestätigen noch ausschließen können, erlangen sie gute Vorhersagewerte, wenn sie bei einem sorgfältig vorselektierten Patientenkollektiv angewandt werden. Dies bedeutet, dass Patienten mit Verdacht auf NMA nach standardisierten Schritten entsprechend eines Flussschemas diagnostiziert werden sollten (Abb. 6.**19**).

Allergie-Hauttests. Diese auch Pricktests genannte Tests sind einfach durchzuführende, kostengünstige Methoden zur Evaluation von Sensibilisierungen bei Kindern und Erwachsenen. Allerdings sind Limitationen zu bedenken, die sich insbesondere auf einen begrenzten positiven Vorhersagewert dieses Testverfahrens begründen. Eine weitere Limitation des Pricktests ist bedingt durch die ungenügende Standardisierung und Stabilität vieler Extrakte von Nahrungsmittelallergenen, welche zur Testung verwendet werden. Dieses Problem könnte reduziert werden durch die Verwendung rekombinanter Allergene, welche in zunehmender Anzahl zur Verfügung stehen, bzw. durch die Verwendung von nativen Nahrungsmitteln mittels Prick-to-Prick-Test, wobei zuerst das Nahrungsmittel, dann die Haut des Patienten mit derselben Lanzette „gepricktʺ werden. Neuerdings steht auch der Epikutantest zur kutanen Testung verzögerter Reaktionen zur Verfügung, der derzeit in klinischen Studien evaluiert wird.

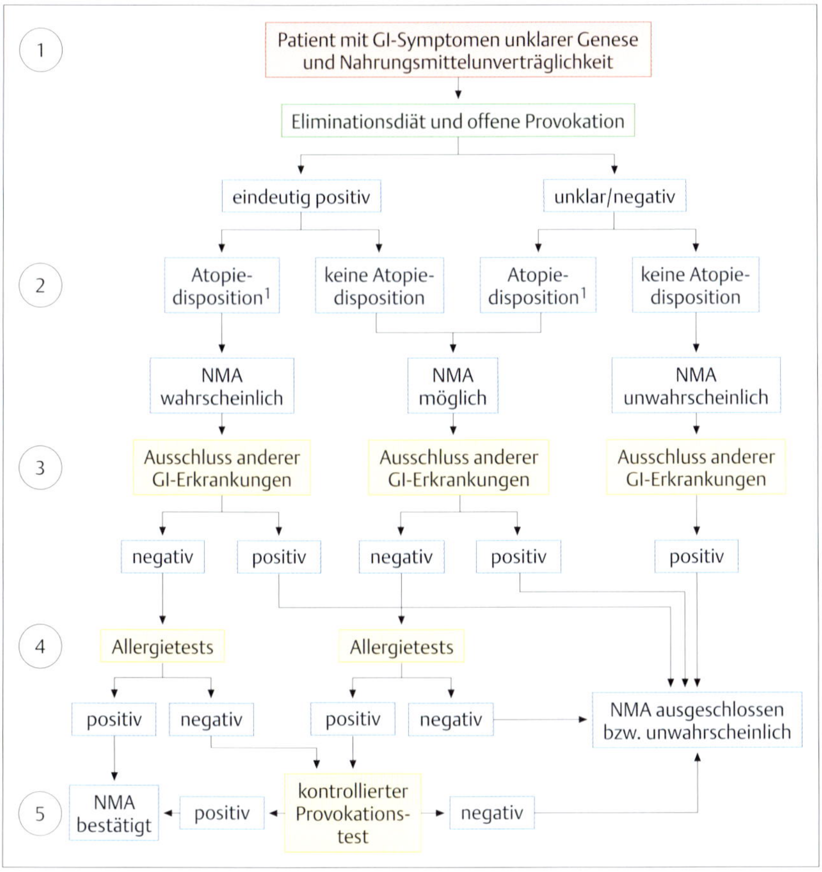

Abb. 6.19 Flussdiagramm zur Diagnostik von Nahrungsmittelallergien (modifiziert nach 6). 1: definiert als Vorhandensein anderer Allergien als NMA beim Patienten oder bei Verwandten ersten Grades oder positive Allergietests in der Vergangenheit.

In-vitro-Allergiediagnostik. Eine Alternative bzw. Ergänzung der Hauttests ist die Messung von spezifischem IgE im Serum, ein Laborverfahren, das eine höhere Spezifität und aufgrund der Unabhängigkeit vom Untersucher eine höhere Reliabilität aufweist. Dieser Test, der auch unter dem Begriff RAST (radio-allergo-sorbent-test, weil spezifisches IgE früher radioaktiv gemessen wurde) bekannt ist, kann auch bei Patienten mit Hautbeteiligung, z. B. atopischer Dermatitis, durchgeführt werden, wo Hauttests nicht empfohlen werden. Eine mögliche Ursache für die häufig berichtete Diskrepanz zwischen Ergebnissen aus Anamnese, Hauttests und Messung von spezifischem IgE begründet sich darin, dass NMA im GI-Trakt durch lokal produziertes IgE vermittelt wird, was sich nicht in veränderten IgE-Serumspiegeln niederschlagen muss. Schließlich wird die Messung IgE-unabhängiger Parameter empfohlen, beispielsweise Eosinophilenmediatoren wie ECP und EPX im Serum und in den Fäzes, weil damit auch IgE-unabhängige allergische Reaktionen erfasst werden können (6, 7, 17).

Provokationsverfahren. In unklaren Fällen ist ein kontrollierter Provokationstest, in der Regel in Form einer „double-blind placebo-controlled food challenge" (DBPCFC), erforderlich, wobei Nahrungsantigene oral oder direkt intestinal über eine Magensonde bzw. in Form einer Gelatinekapsel, die das Allergen enthält, zugeführt werden.

Das Verfahren der DBPCFC wird als Goldstandard für die Bestätigung der Diagnose NMA angesehen und sollte in allen unklaren Fällen obligater Bestandteil in der Diagnostik sein (7, 28).

Andererseits weist auch dieses Verfahren Schwächen auf, insbesondere, wenn es um die Abklärung einer NMA mit gastrointestinaler Manifestation geht. Das Readout dieses Tests ist hinsichtlich gastrointestinaler Symptome kaum standardisiert und validiert, d. h. es handelt sich eher um einen subjektiven als einen objektiven Test. Zweitens wird keine immunologische Reaktion verifiziert, d. h. der Test prüft Nahrungsmittelunverträglichkeit, aber nicht -allergie. Eine Alternative zur DBPCFC stellt die koloskopische Allergenprovokation (COLAP) bei gastroenterologischen Patienten dar, ein lokales Testverfahren, das in klinischen Studien validiert wurde (18).

Diagnostik von Nahrungsmittelintoleranzen

Zur Diagnostik von Nahrungsmittelintoleranzen stehen wenige objektive, validierte Testverfahren zur Verfügung. Insofern sind Anamnese, Eliminationsdiäten und insbesondere Provokationsverfahren hier von zentraler Bedeutung.

⇢ Kohlenhydratmalabsorption. Hervorzuheben sind die Atemtestverfahren, die nach Provokation für die Diagnose von Kohlenhydratmalabsorption (z.B. Laktose, Fruktose) verwendet werden (29). Einzelheiten dazu sind an anderer Stelle beschrieben (Kapitel 3.2 „Allgemeine und spezielle Labor- und Funktionsdiagnostik"). Darüber hinaus gibt es die Möglichkeit, Enzymaktivitäten und Polymorphismen für enzymkodierende Gene zu messen. Für die Laktosemalabsorption kann die Enzymaktivität in der Darmmukosa bestimmt werden (nicht als Routineverfahren etabliert), außerdem sind Polymorphismen für das Laktasegen beschrieben, die mit der Wahrscheinlichkeit korrelieren, im Lauf des Lebens an Laktosemalabsorption zu erkranken. Allerdings können diese Tests, die die aktuelle Krankheitsaktivität nicht spiegeln, in keiner Weise den Laktose-H_2-Atemtest ersetzen.

⇢ Histaminintoleranz. Für die Diagnose der Histaminintoleranz kann das Histamin abbauende Enzym Diaminooxidase (DAO) bzw. Kofaktoren der DAO wie Vitamin B_6 bestimmt werden, Laborwerte, welche in Kombination mit Anamnese und Provokationsverfahren die Sicherung der Diagnose in den meisten Fällen erlauben (24).

Therapie

Nahrungsmittelintoleranzen

Da die Mechanismen der Nahrungsmittelintoleranzen unbekannt bzw. therapeutischen Interventionen nicht zugänglich sind, steht als Therapiestragegie bei Nahrungsmittelintoleranzen lediglich die Eliminationsdiät zur Verfügung.

Die Eliminationsdiät erfordert eine eingehende, individuelle Beratung und Schulung des Patienten. Er muss lernen, seine Ernährung weg von Fertignahrungsmittel auf Primärnahrungsmittel umzustellen und Etiketten zu lesen.

Nahrungsmittelallergie

⇢ Eliminationsdiäten. Die Grundlage für die Behandlung einer Nahrungsmittelallergie ist ebenfalls die Vermeidung der Exposition mit dem/den Symptome auslösenden Allergen(en). Dies ist bei Allergien wie Erdnussallergie von besonderer Relevanz, bei denen bereits winzige Allergenspuren relevante Reaktionen auslösen können. Die Praktikabilität solcher Eliminationsdiäten ist jedoch begrenzt. Sie erfordert eine geschulte Beratungskraft, Zeit und hohe Motivation von Seiten des Betroffenen.

⇢ Medikamentöse Therapie. Wenn eine Eliminationsdiät nicht vollständig durchgeführt werden kann oder wenn nicht alle auslösenden Nahrungsmittel klar identifiziert werden können, ist eine ergänzende medikamentöse Therapie erforderlich. Hierfür ist magen-/darmtaugliche Präparation von Cromoglicinsäure verfügbar (30). In schwereren Fällen kann eine (passagere) Therapie mit Corticosteroiden unvermeidlich sein. Inwieweit lokal wirksame Steroide wie Budesonid für die Therapie der gastrointestinalen Nahrungsmittelallergie geeignet sind, wurde in kontrollierten Studien bislang nicht getestet. Es gibt auch keine eindeutige Datenlage für den Einsatz von oraler oder systemischer Desensiblisierung, für prophylaktische medikamentöse Therapie oder ähnliche Ansätze zur Behandlung von NMA.

⇢ Notfallset. Da eine ungewollte Exposition mit Nahrungsantigenen nicht immer vermieden werden kann, müssen Patienten mit Anaphylaxieanamnese mit einem sog. Notfallset an Medikamenten ausgerüstet werden.

Zentraler Bestandteil des Notfallsets ist Adrenalin, in dessen Anwendung in Notfallsituationen Betroffene sorgfältig eingewiesen werden müssen. Weiterhin sollte das Set ein Corticosteroid (2 × 100 mg Prednisolon-Äquivalent) sowie ein Antihistaminikum (doppelte Standardtagesdosierung) enthalten.

Nahrungsmittelallergiker sollten auch lernen, Etiketten auf Nahrungsmitteln zu lesen und hinsichtlich versteckter bzw. kreuzreagierender Allergene zu interpretieren (31).

⇢ Hypoallergene Kostformen. Diese werden während der Schwangerschaft bzw. der Stillzeit empfohlen für atopische Mütter, um die Inzidenz der Nahrungsmittelallergie bei ihren Kindern zu reduzieren. Nahrungsmittel mit besonders hohem Allergiepotenzial sollten verzögert in den Speiseplan der Risiko-Babies eingeführt werden, um die Wahrscheinlichkeit einer NMA zu minimieren.

Studien zu Probiotika

Kürzlich wurden Studien publiziert, nach denen Probiotika, wie z. B. Lactobacillus rhamnosus GG, in der Lage sind, die Allergieinzidenz bei Kindern aus Hochrisikofamilien für die Entwicklung allergischer Erkrankungen zu reduzieren. Beispielsweise wird die Prävalenz der nahrungsinduzierten atopischen Dermatitis durch die Behandlung mit Lactobacillus GG während und unmittelbar nach der Schwangerschaft um ca. 50% reduziert, wie Erhebungen 2 bzw. 4 Jahre nach Geburt der Kinder belegten (32).

⇢ Neue Therapieansätze. Gebiete der modernen Allergieforschung sind die Entwicklung neuer therapeutischer Ansätze wie tolerogene Peptide, rekombinante Epitope zur Hyposensibilisierung, anti-IgE-Antikörper und DNA-Impfung mit Allergen-DNA, anti-Zytokin-Antikörper bzw. Zytokinrezeptor-Antagonisten gegen Th2-Zytokine wie IL-4 sowie anti-c-kit-Antikörper als neue Antimastzellenmedikamente. Darüber hinaus sind Methoden zur genetischen bzw. chemischen Modifikation von Antigenstrukturen von Nahrungsmittelallergenen mit dem Ziel der Reduzierung des allergenen Potenzials entwickelt worden bzw. mit dem Ziel der Entwicklung einer Impfung gegen allergische Erkrankungen (30). Antikörper gegen den Fc-Teil des IgE, das an den hochaffinen IgE-Rezeptor bindet, konnten in tierexperimentellen und klinischen Studien mit Asthmatikern erfolgreich eingesetzt werden und bieten auch ein Potenzial zur Therapie von NMA. Tatsächlich wurde die anti-IgE-Therapie bei Patienten mit Erdnussallergie bereits erfolgreich eingesetzt (33).

FAZIT FÜR DIE PRAXIS

- Nahrungsmittelallergien (NMA) sind definiert als individuell auftretende spezifische Unverträglichkeiten, denen eine Immunpathogenese zugrunde liegt. Nahrungsmittelintoleranzen (NMI) sind der Sammelbegriff für nicht-immunologisch bedingte Unverträglichkeiten wie Laktoseintoleranz, Histaminintoleranz oder Pseudoallergie, welche durch unspezifische Mastzellaktivatoren ausgelöst werden.
- Die Prävalenz der NMA beträgt 4–8% bei Kindern und 1–2% bei Erwachsenen, die der NMI liegt bei ca. 10–15%. 90% der NMA werden durch maximal 10 Nahrungsmittelsorten ausgelöst. Kreuzreaktionen zwischen Nahrungsallergenen und insbesondere zwischen Nahrungsallergenen und Pollen-, Milben- oder Latexallergenen sind zu beachten.
- NMA ist typischerweise eine Erkrankung der Haut, der Atemwege, des GI-Trakts (in einem Drittel der Fälle beteiligt) oder eine Kombination hieraus. Manchmal treten auch extraintestinale Symptome wie Migräne, Arthritis, Ödeme oder Fatigue auf. NMA kann im Gegensatz zur NMI zu einer lebensbedrohlichen systemischen Anaphylaxie führen.
- Die Diagnostik von NMA und NMI sollte so weit wie möglich leitlinienorientiert erfolgen. Ausschlussdiagnostik ist obligatorischer Beststandteil der Abklärung von NMA und NMI. Allergietests (Hauttests: Prick u.Ä., Bluttests: Messung von spezifischem IgE) können in der Regel aufgrund begrenzter Sensitivität und Spezifität weder die Verdachtsdiagnose NMA bestätigen noch ausschließen. Ein kontrollierter Provokationstest ist nur in unklaren Fällen zur Diagnosesicherung obligat.
- Eliminationsdiät ist die Grundlage der Therapie von Nahrungsmittelintoleranzen und Nahrungsmittelallergien. Sie erfordert eine geschulte Beratungskraft, Zeit und hohe Motivation von Seiten des Betroffenen. Als supplementäre medikamentöse Therapie von Nahrungsmittelallergien kommen Cromoglicinsäure und (lokal wirksame) Corticosteroide in Frage.
- Für den Einsatz von oraler oder systemischer Desensibilisierung bei Nahrungsmittelallergie gibt es keine eindeutige Datenlage. Patienten mit Nahrungsmittelallergie und Anaphylaxieanamnese müssen mit einem sog. Notfallset an Medikamenten (Adrenalin, Steroid, Antihistaminikum) ausgerüstet werden.

6.5 Eosinophile Gastroenteritis

S. C. Bischoff

EDITORIAL **Eosinophile Erkrankungen des Verdauungstrakts sind gekennzeichnet durch eine Infiltration des Gewebes mit eosinophilen Granulozyten. Diese neue entzündliche Krankheitsentität betrifft vorwiegend Kinder und junge Erwachsene. Sie tritt typischerweise in Form einer Gastroenteritis auf, kann sich aber auch auf den Ösophagus (eosinophile Ösophagitis, DD zur gastroösophagealen Refluxkrankheit) oder auf das Kolon (eosinophile Kolitis, DD zur Colitis ulcerosa) begrenzen. Die Symptome umfassen bei Befall des oberen GI-Trakts Dysphagie, retrosternale Schmerzen und Erbrechen, bei Befall des unteren GI-Trakts abdominelle Schmerzen und Diarrhö, ggf. auch Motilitätsstörungen und Aszites, je nach dem, welche Wandschichten des Darms betroffen sind. Allergien als zugrunde liegender Pathomechanismus finden sich assoziiert bei ca. 50% der Betroffenen, die nicht selten zusätzlich an Asthma bronchiale leiden. In ca. zwei Dritteln der Fälle ist auch eine Eosinophilie im peripheren Blut zu sehen.**

Definitionen

Eosinophile Granulozyten sind multifunktionelle Entzündungszellen, die an der Abwehr von Parasiten, der Modulation von Immunantworten und der Initiierung von Entzündungsreaktionen beteiligt sind (1, 2).

Eosinophile Erkrankungen können prinzipiell alle Abschnitte des Verdauungstraktes befallen. Es werden 3 typische Manifestationsformen unterschieden (Tab. 6.**20**). Dabei werden lokalisierte Formen (auf den Gastrointestinaltrakt beschränkt) von generalisierten Formen (mit anderem Organbefall außer Blut und Knochenmark) unterschieden. Weiterhin sind benige Formen (häufig) von malignen Formen (selten) abzugrenzen. Die Krankheitssymptome sind abhängig vom Befallsmuster, aber auch von den Wandschichten, die befallen sind (Tab. 6.**21**).

Tabelle 6.20 Klassifikation von eosinophilen Erkrankungen des Gastrointestinaltrakts

Eosinophile Erkrankung		Symptomatik
1	eosinophile Ösophagitis	Dysphagie, retrosternale Schmerzen, Erbrechen
2a	eosinophile Gastritis	Übelkeit, epigastrische Schmerzen, Erbrechen
2b	eosinophile Gastroenteritis	Übelkeit, diffuse Bauchschmerzen, ggf. Erbrechen
3a	Eosinophile Enterokolitis	diffuse Bauchschmerzen, Diarrhö, ggf. Malassimilation
3b	eosinophile Kolitis	Diarrhö, ggf. blutige Diarrhö
3c	eosinophile Proktitis	Schmerzen bei Defäkation, ggf. Stuhl mit Blutauflagerung

Tabelle 6.21 Befallsmuster von eosinophilen Erkrankungen des Gastrointestinaltrakts

Befallene Wandschicht	Symptomatik
Mukosa/Submukosa	Beschwerdebild wie in Tab. 6.**20** angegeben
Muskularis	zusätzlich Motilitätsstörungen
Serosa	(zusätzlich) Aszites

Tabelle 6.22 Differenzialdiagnose von eosinophilen Erkrankungen des Gastrointestinaltrakts

- Parasitosen
- Chronisch entzündliche Darmerkrankungen (besonders Colitis ulcerosa)
- Zöliakie
- Bindegewebserkrankungen
- Tumorerkrankungen
- Medikamentenallergien

Allgemeine Diagnostik

Die Diagnostik von eosinophilen Erkrankungen des Gastrointestinaltrakts basiert auf einer typischen Symptomatik (Tab. 6.**20** u. 6.**21**), dem Ausschluss von Erkrankungen, welche typischerweise mit Gewebseosinophilie im Gastrointestinaltrakt einhergehen (Tab. 6.**22**), und der Anwendung spezieller Testverfahren (Tab. 6.**23**).

Obligat sind das Differenzialblutbild (50 % Eosinophilie im peripheren Blut, definiert als > 400 Eosinophile per µl), die Endoskopie mit Gewebeprobe (100 % Eosinophilie im Gewebe des Gastrointestinaltrakts, definiert als > 20 Eosinophile im „High-Power-Field" (HPF) bei 400facher Vergrößerung) sowie die Allergiediagnostik (Allergieanamnese, Hauttests, Messung von Gesamt-IgE und spezifischem IgE im Serum, in unklaren Fällen kontrollierte Allergieprovokation).

Eosinophilenmarker. Fakultativ ist die Messung von Eosinophilenmarkern (Tab. 6.**24**) in verschiedenen Körperflüssigkeiten (Serum, Darmlavage, Fäzes), die sich insbesondere zur Aktivitätsbeurteilung im Verlauf der Erkrankung bewährt haben. Die Werte im Blut bzw. in Darmlavage oder Fäzes korrelieren mit den Eosinophilenzahlen im Differenzialblutbild bzw. im Darmgewebe, allerdings zeigen die Eosinophilenmarker im Gegensatz zu den reinen Zellzählungen zusätzlich den Aktivierungsgrad der Eosinophilen an, was klinisch bedeutsam sein kann.

Die FACS-Analyse von eosinophilen Granulozyten ist speziellen Fragestellungen vorbehalten. Beispielsweise können manchmal bestimmte Subtypen von Eosinophilen differenziert werden, Aktivierungsmarker eingesetzt werden oder mittels mechanischer (Gating) oder immunologischer (Tumormarker) Methoden die Verdachtsdiagnose maligne Eosinophile gestellt werden, welche durch Knochenmarksbiopsie verifiziert werden muss.

Tabelle 6.23 Diagnostik bei eosinophilen Erkrankungen des Gastrointestinaltrakts

- Differenzialblutbild
- Endoskopie und Gewebeprobe mit Histologie (HE-Färbung oder Immunhistochemie)
- Messung von eosinophilenspezifischen Entzündungsmediatoren (ECP, EDN, EPO, MBP)
- Allergiediagnostik
- Evt. Knochenmarksbiopsie bei V.a. generalisierte oder maligne Genese
- (FACS-Analyse auf Eosinophilenmarker, Messung von IL-5 und Eotaxin 1/2/3)

Tabelle 6.24 Eosinophilenmarker

ECP	eosinophil cationic protein
EDN	eosinophil-derived neurotoxin (= EPX, eosinophil protein X)
EPO	eosinophil peroxidase
MBP	major basic protein

Ätiologie und Pathophysiologie: Rolle der Allergie

Nach der Ätiologie werden folgende Formen der eosinophilen Erkrankungen des Gastrointestinaltrakts unterschieden:

- idiopathische Formen,
- allergisch bedingte Formen (besonders Nahrungsmittelallergien und Zöliakie),
- andere immunologisch-entzündliche Formen (besonders bei Colitis ulcerosa),
- infektionsbedingte Formen (besonders Parasitosen und Wurmerkrankungen).

Zytokine und Chemokine. Die Regulation der eosinophilen Granulozyten, die aus myeloischen Vorläuferzellen im Knochenmark gebildet und über das Blut ins Gewebe transportiert werden, ist in vielen Einzelheiten bekannt. Wichtigstes regulatorisches Zytokin für die vermehrte Bildung von Eosinophilen im Knochenmark und für die Chemotaxis in den Ösophagus ist Interleukin-5 (IL-5), das von T-Helferzellen und Mastzellen gebildet wird. Im Darm spielt IL-5 allerdings keine Rolle für den Eintritt von Eosinophilen ins Gewebe. Hier spielen vor allem bestimmte Chemokine eine Rolle, insbesondere die Eotaxin-Varianten 1/2/3 und RANTES (3 – 5).

Allergische Genese. Während bei den idiopathischen Formen die Trigger für die vermehrte Freisetzung von IL-5 und Chemokinen unklar sind, ist es im Fall der allergieassoziierten oder der mit Colitis ulcerosa assoziierten Enterokolitis der entzündliche Prozess der Grunderkrankung.

Es ist belegt, dass in mindestens 50 % aller eosinophilen Erkrankungen des Gastrointestinaltrakts eine allergische Genese zugrunde liegt (6 – 8). Deshalb soll bei jedem Patienten, bei dem eine eosinophile Erkrankung des Gastrointestinaltrakts neu diagnostiziert wurde, eine gründliche Allergiediagnostik erfolgen mit spezieller Fokussierung auf Nahrungsmittelallergien, wenn es sich um eine eosinophile Enterokolitis handelt.

Ziel ist es, nicht nur die Verdachtsdiagnose Allergie zu bestätigen oder auszuschließen, sondern auch im Falle einer Bestätigung zu eruieren, welche Allergene von Relevanz sein könnten. Dadurch können wertvolle Informationen für ein wirksames Therapiekonzept erhoben werden.

Klinische Präsentation und Therapie

Eosinophile Ösophagitis

Die eosinophile Ösophagitis ist eine chronisch entzündliche Erkrankung des Ösophagus, die durch eine Eosinophilie der Ösophagusmukosa gekennzeichnet ist, durch IL-5 verursacht wird und nicht auf Säureblockade anspricht. In der Regel ist es eine benigne Erkrankung, die sich auf den Ösophagus beschränkt. Betroffen sind Männer und Frauen (m : w = 3 : 1), die Diagnose wird meist im Jugendalter oder jungen Erwachsenenalter gestellt.

Symptomatik. Leitsymptom ist die Dysphagie (93 % der Fälle), gefolgt von Strikturen und Passagehindernissen (62 %), seltener kommt es zu retrosternalen Schmerzen (24 %) und Erbrechen (9). Unbehandelt persistiert die Gewebseosinophilie, allerdings sind die Zahlen im Verlauf rückläufig (10). Der Entzündungsprozess führt mit der Zeit zu einer Fibrose der Lamina propria der Ösophagusschleimhaut.

Die eosinophile Ösophagitis wurde primär bei Kindern beschrieben. Untersuchungen zur Milchelimination bei Kindern mit Refluxerkrankung zeigten, dass ca. ein Drittel der Refluxerkrankungen durch Kuhmilch verursacht wird (11, 12). In solchen Fällen führt eine klassische medikamentöse Antirefluxtherapie zu keiner Besserung und die histologische Untersuchung zeigt eine ausgeprägte Infiltration mit eosinophilen Granulozyten, was der Erkrankung den Namen gab. Nahrungsmittelallergien finden sich assoziiert bei den meisten Betroffenen, die nicht selten zusätzlich an Asthmasymptomen leiden (11).

Eosinophile Ösophagitis und Allergie

Nach einer kürzlich publizierten Datenbank mit 315 Kindern mit histologisch gesicherter eosinophiler Ösophagitis beträgt die Prävalenz der Erkrankung in dieser Altersgruppe in Ohio/USA 0,43 Promille mit einer Inzidenz von 1 per 10.000. Von den Betroffenen wiesen mehr als die Hälfte eindeutige Zeichen einer Allergie auf, 46 % Zeichen einer Nahrungsmittelallergie (17). Ähnliche Beobachtungen wurden in Europa für Erwachsene gemacht: Hier zeigten ebenfalls mehr als 50 % Zeichen allergischer Erkrankungen, allerdings nur 9 % Zeichen einer Nahrungsmittelallergie (18). Die Nahrungsmittelallergie als wichtigster ätiologischer Faktor für die eosinophile Ösophagitis wurde in Folgepublikationen wiederholt bestätigt (6, 7). Allerdings ist unklar, ob die Sensibilisierung typischerweise intestinal durch Nahrungsmittel oder pulmonal durch kreuzreagierende Pollen erfolgt (19). Jedenfalls ist aus diesen Studien eindeutig abzuleiten, dass eine Allergiediagnostik bei Patienten mit eosinophiler Ösophagitis obligat ist und dass bei positiven Befunden eine Allergenelimination bzw. eine antiallergische Therapie indiziert ist.

Endoskopische Befunde. Die endoskopische Präsentation zeigt eher unspezifische Veränderungen der Ösophagusschleimhaut (13 – 15). Im Anfangsstadium imponieren diskrete Unregelmäßigkeiten der Schleimhautoberfläche, vermehrte Schleimhautfragilität und auch Schleimhautödeme (in 59 % der Fälle, passend zu unspezifischer Entzündung), später können solitäre oder multiple konzentrische Ringe (49 %), Strikturen (40 %) und rhagadenförmige Ulzerationen dazukommen (9). Unspezifische Motilitätsstörungen werden in ca. 40% der Fälle beobachtet. Das endoskopische Bild ist nicht leicht abzugrenzen von einer Refluxösophagitis, die im distalen Ösophagus auch mit einer leichten Gewebseosinophilie einhergehen kann.

Diagnosestellung. Die Diagnose wird gestellt durch Gewebeprobeentnamen und histologische Untersuchungen (15, 16). Eine Akkumulation von Eosinophilen (> 20 Eosinophile per HPF) bestätigt die Diagnose, wenn andere Ursachen für Gewebseosinophilie ausgeschlossen sind. Im Ösophagus kommt differenzialdiagnostisch die Refluxösophagitis in Frage, die im distalen Ösophagus zu einer leichten Eosinophilie führen kann (typischerweise 5 – 10 Eosinophile per HPF), im mittleren Ösophagus allerdings normale Eosinophilenzahlen zeigt (< 5 Eosinophile per HPF).

Daraus kann gefolgert werden, dass der Nachweis von Gewebseosinophilie im mittleren Ösophagus quasi pathognomonisch ist für die eosinophile Ösophagitis, die typischerweise auf Therapie mit Protonenpumpenblocker nicht anspricht.

Therapie der idiopathischen Form. Die Therapie der eosinophilen Ösophagitis ist abhängig von der Ätiologie der Erkrankung. Bei der idiopathischen Form werden inhalative Steroide (Dauertherapie) oder systemische Steroide (schwere Initialphase) empfohlen (9, 20, 21). Fluticason und Beclomethason Sprays wurden erfolgreich einsetzt. Dabei wird der Patient aufgefordert, das Medikament in den Rachen zu sprühen, ohne zu inhalieren und dann hinunterzuschlucken (9, 22). In einer Studie wurde die Wirksamkeit von Montelukast, einem Leukotrienrezeptorantagonist, als Alternativtherapie belegt (23). Allerdings ist die Studienlage zur medikamentösen Therapie noch unzureichend, um auf hohem Evidenzniveau Empfehlungen aussprechen zu können (24). Endoskopische Behandlung mit Pushdilatatoren wurde ebenfalls als wirksame Intervention, besonders bei Stenosen, berichtet, allerdings verbunden mit erheblichen Nebenwirkungen wie flächige Schleimhautablösungen bis hin zur Perforation (9).

Antiallergische Therapiekonzepte. Aufgrund der hohen Prävalenz von Allergien bei Patienten, insbesondere bei Kindern, mit eosinophiler Ösophagitis wurden antiallergische Therapiekonzepte eingesetzt (20, 25, 26). Nach diesen Studien zeigte sich, dass es auch bei diesen Patienten sinnvoll ist, mit einer Corticosteroidtherapie zu beginnen, wie zuvor beschrieben, allerdings wurden die besten Langzeiterfolge mit einer Nahrungsmitteleliminationsdiät, welche auf Ergebnissen von Allergiehauttests beruhte, oder mit einer Elementardiät, wenn multiple Sensibilisierungen auf Nahrungsmittel vorlagen, erzielt (25, 27).

Zusammenfassend handelt es sich bei der eosinophilen Ösophagitis um ein relativ neues Krankheitsbild von Kindern und vorwiegend jungen Erwachsenen mit Symptomen, die denen der gastroösophagealen Refluxerkrankung ähneln können. Aktuelle Therapiekonzepte umfassen die lokale Corticosteroidtherapie, die Eliminationsdiät bei Hinweisen auf eine allergologische Ätiologie und zukünftig möglicherweise die Immunmodulation, z. B. mittels Hyposensibilisierungstechniken oder mittels Anti-IL-5-Therapie (28).

Eosinophile (Gastro-)Enterokolitis

Die eosinophile Gastroenterokolitis ist eine seltene, heterogene Erkrankung mit eosinophiler Infiltration der Magen-/Darmmukosa. Die Lokalisation und Tiefe der Infiltration mit eosinophilen Granulozyten bestimmen die unterschiedlichen Manifestationsformen und sind Grundlage für die Klassifikation in mukosale, muskuläre und serosale Formen der Erkrankung. Abdominelle Schmerzen, Erbrechen und Diarrhö kommen bei über 50% der Patienten gleichzeitig vor. In mehr als zwei Dritteln der Fälle ist auch eine Eosinophilie im peripheren Blut zu sehen. Die Differenzialdiagnose der eosinophilen Gastroenteritis umfasst bei Kindern Parasitosen, chronisch entzündliche Darmerkrankungen – insbesondere Colitis ulcerosa –, Bindegewebserkrankungen, Tumorerkrankungen und Medikamentenallergien (29, 30).

Diagnosestellung. Die eosinophile Gastroenterokolitis selbst ist, wie die eosinophile Ösophagitis, insbesondere bei Kindern eng assoziiert mit Nahrungsmittelallergie und anderen atopischen Erkrankungen, bzw. einer Familienanamnese mit Allergien in 50 – 70% der Fälle (30 – 32). Die Diagnose basiert auf dem histologischen Nachweis einer Gewebseosinophilie (> 20 Eosinophile per HPF), oft mit milder Mastozytose (16, 33, 34). Der Mechanismus der Infiltration von Darmgewebe mit Eosinophilen ist offensichtlich anders als bei eosinophiler Ösophagitis: Im Darm spielt IL-5 keine zentrale Rolle für die Eosinophilenakkumulation, vielmehr sind Chemokine die entscheidenden Steuermoleküle (3). Schließlich wird eine basale Infiltration von Eosinophilen in der intestinalen Mukosa durch den a4b7-Adhesion-Komplex gewährleistet (4). Als Marker für die Aktivierung von eosinophilen Granulozyten im Gastrointestinaltrakt haben sich eosinophile kationische Proteine und „major basic protein" bewährt (Tab. 6.**24**), die im Serum, in den Fäzes und im Gewebe gemessen werden können (32, 35).

Symptomatik. Die Symptome umfassen bei Diagnose abdominelle Schmerzen (74%), Erbrechen (72%), Übelkeit (61%), und Diarrhöen (61%). Seltener kommen Appetitlosigkeit (53%), Sodbrennen (46%) und Gewichtsverlust (44%) bei Kindern vor (30). Selten präsentiert sich die Erkrankung als akutes Krankheitsbild, das einer akuten Appendizitis ähneln kann (36). Gelegentlich kann die eosinophile Enteritis mit Aszites einhergehen, wenn die Serosa befallen ist. In diesen Fällen kann die mukosale Biopsie unauffällig sein und die Diagnose wird gestellt durch Nachweis von eosinophilem Infiltrat im Aszites (37). Eine Darmeosinophilie ist nicht selten assoziiert mit chronisch entzündlichen Darmerkrankungen, insbesondere mit Colitis ulcerosa (38, 39). Vereinzelt finden sich extraintestinale Manifestationen der eosinophilen Enteritis im Pankreas, in den Gallenwegen oder in der Leber nach Transplantation, ohne dass die zugrunde liegenden Mechanismen geklärt sind (40–43).

Therapieprinzipien. Die Therapieprinzipien bei eosinophiler Gastroenterokolitis ähneln denen, die für die eosinophile Ösophagitis vorgestellt wurden.

Grundsätzlich spricht die eosinophile Gastroenterokolitis auf Corticosteroide an, die in der symptomatischen Initialphase das Mittel der Wahl sind und appliziert werden sollen, nachdem die Diagnostik inklusive Allergiediagnostik abgeschlossen ist.

Bei rein intestinalem Befall kann jedes orale Steroid einschließlich Budesonid verabreicht werden. Bei extraintestinalem Befall sollte ein systemisch wirkendes Steroid bevorzugt werden.

Dauertherapie. Die Dauertherapie richtet sich nach der Ätiologie der Erkrankung. Bei allergischer Genese kann eine spezifische Eliminationsdiät versucht werden, wenn relevante Nahrungsmittelallergene identifiziert werden konnten (30). Einzelberichte lassen darauf schließen, dass auch antiallergische Medikamente wie Ketotifen (2 × 1 mg/d p.o.) oder Cromoglicinsäure (3 × 200 mg/d p.o.) erfolgreich eingesetzt werden können (44, 45). Bei idiopathischer eosinophiler Gastroenterokolitis muss eine Dauertherapie mit Steroiden, bevorzugt mit topischen Steroiden wie Budesonid (1–2 × 3 mg/d), erwogen werden (46). Eine mögliche Alternative ist Montelukast, ein Leukotrienrezeptorantagonist (Dosierung 10 mg/d p.o.), allerdings sind die Daten widersprüchlich (47, 48). Bei isoliert rektalem Befall können Steroide und antiallergische Medikamente auch als Klysmen oder Rektalschaum eingesetzt werden. Ob eine Anti-IL-5-Therapie (49) oder Anti-Chemokin-Therapie klinische Relevanz bekommt, müssen zukünftige Studien zeigen.

Die aktuellen Therapiestrategien sind in Tab. 6.**25** zusammengefasst.

FAZIT FÜR DIE PRAXIS

- Eosinophile Erkrankungen des Verdauungstrakts sind chronisch entzündliche Prozesse, die durch eine Infiltration des Gewebes mit eosinophilen Granulozyten gekennzeichnet sind. In ca. 2/3 der Fälle ist auch eine Eosinophilie im peripheren Blut zu sehen. Die Ätiologie ist z.T. unklar, in mehr als 50% der Fälle liegt eine Allergie zugrunde.
- Man unterscheidet nach Befallsort die eosinophile Ösophagitis von der eosinophilen Gastroenterokolitis. Eine isolierte eosinophile Proktitis kann auch vorkommen. Die Prävalenz der eosinophilen Ösophagitis beträgt 40, die Inzidenz 10 pro 100.000 Einwohner. Die Prävalenz der eosi-

Tabelle 6.25 Therapiestrategien bei eosinophilen Erkrankungen des Verdauungstrakts

Eosinophile Ösophagitis	Eosinophile Gastroenterocolitis
Initialtherapie	
Systemische Steroide oral (z.B. Prednisolon 0,5–1 mg/kg KG/d)	Systemische Steroide oral (z.B. Prednisolon 0,5–1 mg/kg KG/d)
Topische Inhalationssteroide oral (z.B. Fluticason Spray oder Beclomethason Spray, 2 × 1 Hub/d)	Topische Steroide oral bei intestinalem Befall (z.B. Budesonid 6–9 mg/d)
Evtl. Leukotrienrezeptorantagonist oral bei Steroidunverträglichkeit (z.B. Montelukast 10 mg/d)	Steroidklysmen/Schaum rektal bei distalem Befall (z.B. Colifoam 1-mal/d)
Evtl. Elementardiät bei allergischer Diathese bzw. multiplen Sensibilisierungen auf Nahrungsmittel	Evtl. Elementardiät bei allergischer Diathese bzw. multiplen Sensibilisierungen auf Nahrungsmittel
Anti-IL-5-Therapie???	Anti-IL-5-Therapie???
Erhaltungstherapie	
Topische Inhalationssteroide oral (z.B. Fluticason Spray oder Beclomethason Spray, 1 × 1 Hub/d)	Topische Steroide oral bei intestinalem Befall (z.B. Budesonid 3–6 mg/d)
Evtl. Leukotrienrezeptorantagonist oral bei Steroidunverträglichkeit (z.B. Montelukast 10 mg/d)	Steroidklysmen/Schaum rektal bei distalem Befall (z.B. Colifoam 1-mal alle 2 d)
Spezifische Eliminationsdiät bei allergischer Genese nach Anamnese und Haut-Prick/Rast-Befund	Spezifische Eliminationsdiät bei allergischer Genese nach Anamnese und Haut-Prick/Rast-Befund
Evtl. antiallergische Medikamente (z.B. Ketotifen 2 × 1 mg/d p.o. oder Cromoglicinsäure 3 × 200 mg/d p.o.)	Evtl. antiallergische Medikamente (z.B. Ketotifen 2 × 1 mg/d p.o. oder Cromoglicinsäure 3 × 200 mg/d p.o.)

nophilen Gastroenterokolitis ist nicht genau bekannt. Typischerweise sind Jugendliche und junge Erwachsene betroffen

- Leitsymptom der eosinophilen Ösophagitis ist die Dysphagie, ggf. mit Strikturen; Leitsymptome der eosinophilen Gastroenterokolitis sind Bauchschmerz und Diarrhöen. In Sonderfällen kann ein Aszites (Serosabefall) oder eine Motilitätsstörung (Muskularisbefall) im Vordergrund stehen.
- Die Erkrankung muss abgegrenzt werden von Parasitosen, Colitis ulcerosa und Morbus Crohn, Zöliakie und hypereosinophilem Syndrom.
- Die Diagnostik von eosinophilen Erkrankungen des Gastrointestinaltrakts basiert auf einer endoskopischen Untersuchung mit Gewebeprobe, die eine Eosinophilie im Gewebe zeigt, definiert als >20 Eosinophile im „High-Power-Field". In allen Fällen sollte zusätzlich eine Allergiediagnostik erfolgen (s. Kapitel 6.4 „Allergische Gastroenteropathie").
- Die Therapie der eosinophilen Ösophagitis ist abhängig von der Ätiologie der Erkrankung. Bei der idiopathischen Form werden inhalative Steroide (Dauertherapie) oder systemtische Steroide (schwere Initialphase) empfohlen. Bei Assoziation mit Allergie wird initial ebenso mit Steroiden behandelt, nach Abklingen der Symptome wird eine Dauertherapie mittels Eliminationsdiät erreicht.
- Die Therapie der eosinophilen Gastroenterokolitis erfolgt analog, allerdings werden statt inhalativer Steroide topisch wirkende Steroide (z. B. Budesonid) als Dauertherapie der idiopathischen eosinophilen Gastroenterokolitis eingesetzt.

6.6 Zöliakie (einheimische Sprue)

S. Daum, M. Zeitz

EDITORIAL **Das klassische Krankheitsbild der Zöliakie mit starker Gewichtsabnahme und Fettstühlen wird im Vergleich zu den atypischen milden Formen heutzutage deutlich seltener diagnostiziert. Zu den atypischen Manifestationen der Zöliakie zählen inzwischen nicht nur internistische Krankheitsbilder wie Leber- und Gelenkserkrankungen, sondern auch gynäkologische, dermatologische und neurologische Erkrankungen. Daneben sollte die erhöhte Koinzidenz einer Zöliakie bei Vorliegen eines Diabetes mellitus Typ 1, eines IgA-Mangels und anderer autoimmuner Erkrankungen bedacht werden.**

Als schwierig zu diagnostizierende Entitäten wurden in den letzten Jahren die latente und die potenzielle Zöliakie neu definiert. Hier kann bei milden histologischen Duodenalbefunden oder sogar unauffälliger Histologie häufig nur die sich bessernde Klinik unter glutenfreier Therapie zu einer Diagnose beitragen. In größeren prospektiven Studien muss die Abgrenzung der latenten und potenziellen Zöliakie zum Reizdarmsyndrom neu definiert werden.

Geschichte

Eine erste Erwähnung des Krankheitsbildes wird Aretäus, dem Kappadokier, welcher im ersten bis zweiten Jahrhundert vor Christus lebte, zugeschrieben. Der Begriff „Sprue" wurde durch Vincent Ketelaer, einen belgischen Arzt, geprägt. In seinem Buch „De aaphthis nostratibus, seu Belgarium Sprouw", erwähnte er erstmalig 1669 das Auftreten von Mundaphthen („Sprouw") begleitet von voluminösen Stühlen. Eine mögliche Assoziation mit der Nahrung vermutete erstmalig der englische Wissenschaftler Samuel Gee 1888, wobei er noch die Begriffe tropische und einheimische Sprue synonym verwandte.

→ **Schleimhautumbau.** Anfang dieses Jahrhunderts beschrieb Rudolf Benecke, Institutsdirektor des Pathologischen Instituts Marburg, zum ersten Mal den Befund einer Schleimhauttransformation. Er sprach vom „Kahlschlag der Schleimhaut" und meinte damit den Verlust der Zotten. In der Folge wurde diese Beschreibung nicht adäquat gewürdigt, da sie als postmortale Veränderung interpretiert worden war. Histologische Veränderungen mit entsprechender Aussagekraft wurden dann erst wieder durch den US-Amerikaner Schein 1947 beschrieben, der eine rasche Obduktion nach Exitus bei Patienten mit einer Zöliakie durchführte (71). Erst im Jahre 1954 wurde der mukosale Schleimhautumbau bei der Zöliakie endgültig als „pathognomonischer" Befund von dem Engländer Paulley herausgestellt. Dieser unterzog mehrere Patienten mit aktiver Zöliakie einer operativen Exploration und konnte auf diese Weise die intravitale Veränderung der Schleimhauttransformation definitiv belegen (59). Die Entdeckung des Glutens als schädigendes Agens gelang parallel nach aufwändigen klinischen Tests Dicke und Kollegen im Jahre 1953 (16).

Erst 1969 wurden in einer Konsensus-Konferenz Standards zur Diagnostik festgelegt: Die morphologischen Veränderungen der Dünndarmschleimhaut und deren Rückbildung nach Glutenentzug sollten die wesentlichen Kriterien einer Zöliakie darstellen (64).

→ **Weitere Differenzierung und Forschung.** Aufgrund weiterer Beobachtungen besonders aus dem Arbeitskreis von Anne Ferguson in Edinburgh wurde der Begriff der latenten Zöliakie, die minimale histologische Veränderungen der Duodenalschleimhaut aufweisen kann, eingeführt (1, 2, 22). 1993 konnte in einer Screeninguntersuchung mittels serologischer Testung in Italien eine Häufigkeit der Zöliakie von 1 ÷ 300 auch bei asymptomatischen Patienten nachgewiesen werden, die sich in Folgeuntersuchungen weltweit bestätigen ließ (6, 39, 49). 1997 gelang durch den Arbeitskreis um Detlef Schuppan die Charakterisierung des Autoantigens, der Gewebetransglutaminase, welche wiederum als Grundlage diente für weitere immunologische und molekulare Untersuchungen (18).

Ziel aktueller Forschungsvorhaben ist unter anderem die genaue Charakterisierung der ursächlichen antigenen Epitope für die Immunantwort, um nichtallergene Getreidesorten gentechnisch herstellen zu können.

Definition und Klassifikation

→ **Klassische Zöliakie.** Der Nachweis einer typischen Dünndarmhistologie in Verbindung mit einer raschen und kompletten Besserung der klinischen Symptomatik unter glutenfreier Diät ist prinzipiell zur Diagnose einer Zöliakie ausreichend (31, 88). Die serologische Diagnostik ist nicht zwingend erforderlich, trägt jedoch zur weiteren Sicherung der Diagnose bei und kann ein Verlaufsparameter zur Kontrolle der Einhaltung einer glutenfreien Kost sein. Eine Verlaufsbiopsie zur Kontrolle des Schleimhautaufbaus und zur Kontrolle der glutenfreien Diät wird bei klarer klinischer Besserung nicht gefordert (31).

Um eine international einheitliche Sprachregelung zu finden, empfiehlt die Expertenkommission der Deutschen Zöliakiegesellschaft generell den Begriff „Zöliakie" zu verwenden und auf den Begriff der „einheimischen" oder „glutensensitiven Sprue" zu verzichten (31).

→ **Atypische/subklinische Zöliakie.** Es finden sich bei dieser Form der Zöliakie dieselbe Dünndarmhistologie sowie Serologie wie bei der klassischen Zöliakie. Im Unterschied zur klassischen Zöliakie weisen die Patienten jedoch nur eine subtile, überwiegend extraintestinale Klinik auf oder sind monosymptomatisch (31). Zu den Symptomen zählen z. B. die Eisenmangelanämie oder die Osteoporose.

→ **Latente Zöliakie.** Diese asymptomatische bzw. oligosymptomatische Patientengruppe umfasst alle Patienten mit weitgehend unauffälliger Serologie und Histologie, die zu einem früheren Zeitpunkt oder später im Krankheitsverlauf eine belegte Zöliakie aufwiesen bzw. entwickeln (22, 31). Unter einer Glutenbelastung kann es bei dieser Form zu zöliakietypischen Veränderungen kommen, die dann die Diagnose bestätigen.

→ **Potenzielle Zöliakie.** Im Gegensatz zur latenten Zöliakie sind bei der potenziellen Zöliakie keine zöliakietypischen Veränderungen in der Vorgeschichte nachweisbar. Die klinische Besserung unter glutenfreier Kost kann – ähnlich zur latenten Zöliakie – der einzige Hinweis auf eine Glutenunverträglichkeit darstellen (31).

→ **Transiente Zöliakie.** Bei dieser erst kürzlich genauer definierten Patientengruppe bestand zumeist im Kleinkindalter eine Zöliakie, die sich unter einer glutenfreien Diät besserte. Nach Jahren der Glutenfreiheit finden sich dann unter einer Glutenbelastung weder eine klinische Symptomatik noch eine positive Serologie oder histologische Veränderungen im Sinne einer Zöliakie (44).

→ **Refraktäre Zöliakie.** Eine refraktäre Zöliakie kann primär oder sekundär nach initialer Besserung unter glutenfreier Diät auftreten. Die refraktäre Zöliakie wird definiert als histologisch persistierende Zottenatrophie, in der Regel mit Nachweis einer erhöhten Anzahl von intraepithelialen Lymphozyten einhergehend, trotz einer streng glutenfreien Diät über mindestens 6–12 Monate (13). In Einzelfällen kann eine Zöliakie auch bei primärer Behandlungsbedürftigkeit vor einem Zeitraum von 6–12 Monaten als „refraktär" definiert werden. Ausführlich wird auf die refraktäre Zöliakie im Kapitel 6.10 „Dünndarmtumoren" im Abschnitt „Primär intestinale T-Zell-Non-Hodgkin-Lymphome " eingegangen.

Epidemiologie und Wertung

Die epidemiologischen Daten zur Zöliakie stützen sich nahezu ausschließlich auf die klassische Definition von 1969 und 1990 (88) und klammern damit vermutlich den größeren Teil der betroffenen Personen mit latenter oder potenzieller Zöliakie aus.

→ **Problem Untererfassung.** Im Rahmen eines serologischen Screenings zeigte sich in einer italienischen Studie aus dem Jahre 1993, dass eine erhebliche Untererfassung der Zöliakiefälle zu verzeichnen ist: Catassi et al. untersuchten 3351 Schüler auf das Vorliegen einer Zöliakie mittels Nachweises typischer Zöliakie-assoziierter Antikörper. Bei Nachweis von Antikörpern gegen Endomysium und Gliadin im Serum wurde die Diagnose morphologisch überprüft. Es zeigte sich, dass die Prävalenz nicht diagnostizierter Zöliakiefälle in diesem Kollektiv 3,28/1000 betrug (6). Diese Daten konnten in weiteren – auch außereuropäischen – Screeninguntersuchungen bestätigt werden.

Epidemiologische Daten für Deutschland liegen von einer Arbeitsgruppe aus Dresden vor und wiesen eine Prävalenz von 2/1000 in einer asymptomatischen Bevölkerung nach (27).

Bei Kindern manifestiert sich die Zöliakie häufig nach Abstillen und Zufuhr von Gluten im 1. oder 2. Lebensjahr. Ein weiterer Erkrankungsgipfel tritt um das 40. Lebensjahr auf (66). Das weibliche Geschlecht ist ungefähr doppelt so häufig betroffen wie das männliche.

Risikofaktoren und Pathogenese

→ **Gliadine.** Bei den für die Zöliakiepatienten toxischen Gliadinen handelt es sich um die alkohollöslichen Komponenten des Getreideklebers Gluten, Polypeptidketten mit 250–650 Aminosäuren. Bei Gluten handelt sich nicht um eine einheitliche Fraktion, sondern um verschiedene Gliadine, die elektrophoretisch bei saurem pH in mindestens 4 Subfraktionen, die Alpha-, Beta-, Gamma- und Omega-Gliadine, auftrennbar sind. Das Molekulargewicht dieser Gliadine liegt zwischen 30.000 und 75.000 kDa, wobei die Toxizität nach peptisch-tryptischer Verdauung erst unterhalb eines Molekulargewichts von etwa 7000 kDa verloren geht (23).

→ **HLA-Klasse-II-Gene.** Eine familiäre Disposition für die Entwicklung einer Zöliakie, ist seit längerem bekannt. Zahlreiche Familienstudien ergaben, dass Verwandte ersten Grades in 5–15% und monozygote Zwillinge in 70 % betroffen sind (61, 73, 78). Die Zöliakie ist zu fast 100% mit HLA-DQ2 oder HLA-DQ8 – zwei Genen der HLA-Klasse-II-Region – assoziiert. Die genetische Assoziation schwankt geringfügig in Abhängigkeit von der geographischen Region (32, 73, 74). Daneben wird vermutet, dass mindestens ein weiteres nicht mit dem HLA-Komplex verbundenes Gen assoziiert ist, jedoch nicht diese enge Assoziation wie die HLA-Klasse-II-Gene erreicht (54, 57, 82).

Die HLA-Klasse-II-Gene spielen eine wesentliche Rolle in der Antigenpräsentation für T-Zellen und sind Teil des einen Arms des Pathomechanismus der Zöliakie, der T-Zell-vermittelten Immunantwort.

Dieser Mechanismus konnte 1993 mit dem Nachweis von gliadinspezifischen CD4+-T-Zellen aus Duodenalbiopsien von Patienten mit einer Zöliakie belegt werden (46) (Abb. 6.**20**).

→ **Gewebetransglutaminase.** Ein weiterer Baustein wurde 1997 durch die Berliner Gruppe um Detlef Schuppan und Ernst-Otto Riecken mit der Entdeckung der Gewebetrans-

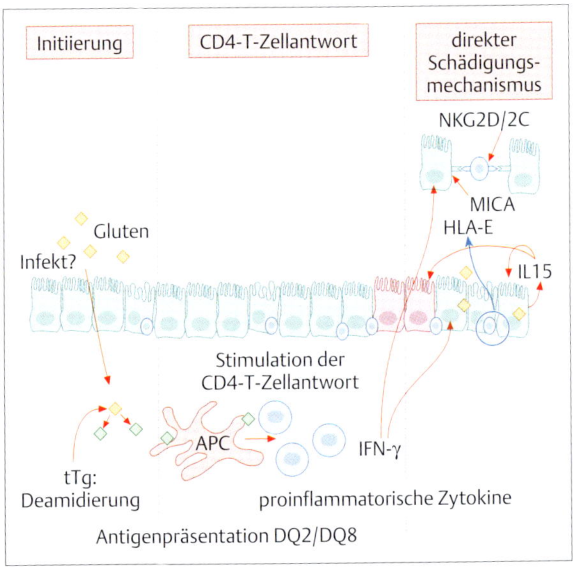

Abb. 6.20 Pathomechanismus der Zöliakie. Die Initialisierung der Zöliakie könnte durch eine Schädigung der Mukosaarchitektur mit konsekutiv erhöhtem Durchtritt von Gluten sowie vermehrter Freisetzung der Gewebetransglutaminase erfolgen. Nach einer Auslösung der Immunantwort mit Stimulation von CD4+-T-Zellen erfolgt eine Ausschüttung von Interferon-γ, welches zu einer Expression von HLA-E und Aktivierung von intraepithelialen T-Zellen führt. Dies führt neben einer möglichen direkten Stimulation des Epithels über Gluten zu einer fortgesetzten Apoptose von Epithelzellen durch aktivierte zytotoxische CD8+-T-Zellen.

glutaminase (tissue transglutaminase, abgekürzt tTG oder auch Transglutaminase 2) als Autoantigen der Zöliakie beigetragen (17). Die damals völlig unklare Rolle dieses Enzyms konnte inzwischen weiter charakterisiert werden. Die Gewebetransglutaminase wird bei Zellschädigung vermehrt synthetisiert, konsekutiv freigesetzt und ist an der Wundheilung beteiligt. Spezifisch bei der Zöliakie führt sie jedoch zu einer Deamidierung und damit vermehrt negativen Ladung T-Zell-spezifischer Peptide des Gliadins, wodurch die Bindung an HLA-DQ2 und -DQ8 und damit die immunologische Antwort potenziert wird (83). Über eine Synthese von Entzündungsmediatoren wie Interferon-γ durch die in der Lamina propria liegenden CD4+-T-Zellen könnte die Verbindung zu der bei der Zöliakie typischen intraepithelialen Entzündung erfolgen. Die Synthese von Interferon-γ führt zu einer Expression von HLA-E auf Enterozyten und dadurch Suszeptibilität für die Interaktion mit NK-Zellrezeptoren auf aktivierten intraepithelialen CD8+-T-Zellen, die wiederum in aktiviertem Zustand Interferon-γ sezernieren (53, 75).

Direkte Schädigung durch Gliadin. Neben diesem T-Zell-vermittelten Mechanismus wird inzwischen ein schon früher vermuteter direkter Schädigungsmechanismus durch das Gliadin diskutiert (20, 48). Hierfür sprechen Daten, die eine Veränderung der Dünndarmschleimhaut nach Glutenexposition innerhalb weniger Stunden nachwiesen (41). Eine Erklärung hierfür könnte eine vermehrte Interleukin-15-Synthese durch Enterozyten nach Glutenexposition sein (47, 52). Interleukin-15 führt auch in Abwesenheit von Gluten zu einer Aktivierung von intraepithelialen Lymphozyten mit Expression von NK-Zellrezeptoren wie den NKG2D. Diese könnten – über eine Bindung an nichtklassische MHC-Klasse-I-Moleküle auf Enterozyten wie MIC – zu einer Apoptose der Enterozyten und konsekutiver Schleimhautschädigung führen (14, 33). Warum es letztlich zu dieser abnormen Ausschüttung von Interleukin-15 bei Patienten mit Zöliakie kommt, ist noch völlig unklar.

Zwei-Phasen-Theorie. Der initiale Schritt der Glutenunverträglichkeit bleibt ebenfalls bisher weitgehend unklar. Die aktuell favorisierte Hypothese geht von einer Zwei-Phasen-Theorie aus, nach der eine genetisch disponierte latente glutensensitive Enteropathie (HLA-DQ-Status plus eventuell zusätzliches zweites Nicht-HLA-II-Gen) einer zweiten Noxe oder Schädigung zur Entwicklung der typischen intestinalen Läsion bedarf. Als mögliche Schädigungsfaktoren sind hier eine erhöhte Gliadinbeladung, Episoden der Permeabilitätssteigerung oder adjuvante Effekte durch intestinale Infekte zu nennen (36, 40). Hierdurch kommt es zu einer vermehrten Freisetzung der Gewebetransglutaminase, welche bei gleichzeitigem Vorhandensein von Gluten zu einem Verlust der Immuntoleranz und Potenzierung der Immunantwort gegen Gluten bei genetisch prädisponierten Personen führt (Abb. 6.**20**).

Morphologische Veränderungen. Der Mechanismus der Schleimhautschädigung lässt sich teilweise durch die morphologischen Veränderungen erläutern.

Bereits initial kommt es zu einer Vermehrung von intraepithelial gelegenen T-Lymphozyten, die CD103 exprimieren (sog. Marsh-1-Läsion) (43, 50). Erst dann tritt eine Vertiefung des Kryptenreliefs (Marsh-2-Läsion) und im Weiteren die eigentliche Verkürzung der Zotten auf (Marsh 3a–c).

Die kompensatorisch vertieften Krypten weisen eine hochgradig gesteigerte mitotische Aktivität auf (Abb. 6.**21**). Das Oberflächenepithel wird ebenfalls geschädigt und zeigt eine

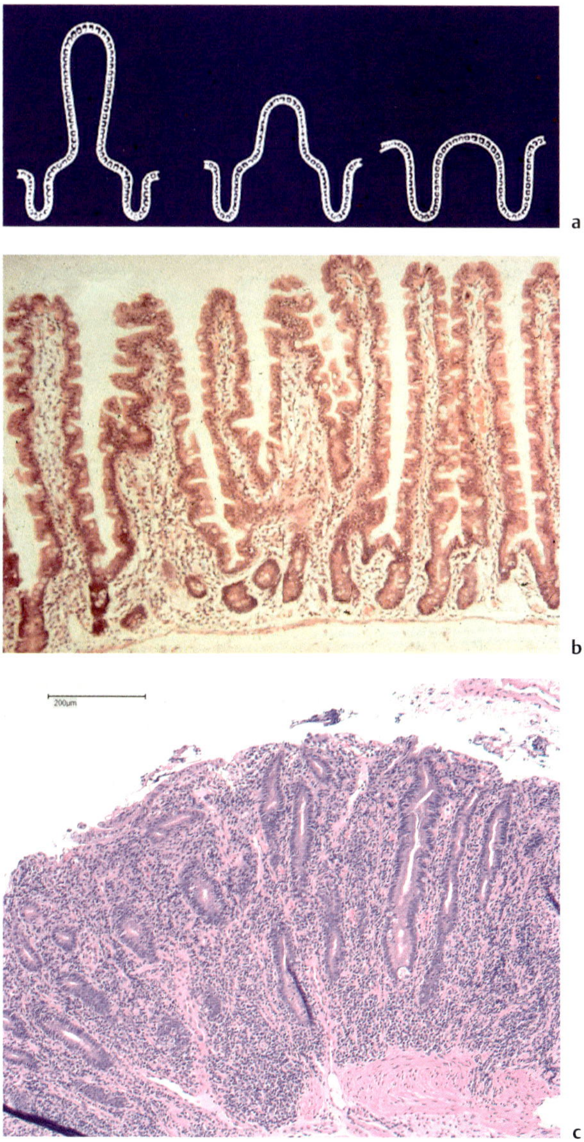

Abb. 6.21 Schleimhautumbau bei Zöliakie: Über eine Vermehrung der intraepithelialen Lymphozyten (Marsh 1) kommt es zunächst zu einer Kryptenvertiefung bei noch normalen Zotten (Marsh 2) und schließlich zu einer Abflachung der Zotten (Marsh 3a–c).
a Schematische Darstellung der Umbauvorgänge.
b Marsh 1.
c Marsh 3c.

hochgradige Abflachung sowie den Verlust oder eine Reduktion der normalen Enzymausstattung (4, 50, 58).

Schädigungsmechanismen. Der Kollaps der Zottenarchitektur wird auf eine Ausschüttung von Zytokinen (Interleukin-6, Interferon-γ, TNF-α) und Matrixmetalloproteinasen (MMP-1, MMP-3 und MMP-12) zurückgeführt. Die Sequenz T-Zell-Stimulation – Zytokinausschüttung – Aktivierung von Fibroblasten – Ausschüttung von Matrixmetalloproteinasen konnte an explantiertem fetalem Darm und zum Teil auch an Duodenalbiopsien von Patienten mit einer aktiven Zöliakie nachvollzogen werden (12, 60). Neben diesen Veränderungen im Bereich der extrazellulären Matrix und deren Zellen sieht man allerdings auch eine erhöhte Epithelzellexfolation sowie eine massiv gesteigerte Apoptose der Epithelzellen, welche sich zum Teil durch die oben genannten Interaktionen mit aktivierten CD8+-T-Zellen erklären lassen (56). Die gegenseitigen Wechselbeziehungen zwischen den verschiedenen Zellkompartimenten (Immunsystem, Epithelzellen, Fibroblasten) dürften in der Pathophysiologie der mukosalen Veränderungen eine entscheidende Rolle spielen (Abb. 6.**20**).

Diagnostik

Serologische Diagnostik

Zöliakie-assoziierte Antikörper

Gliadin-, Endomysium- und tTG-Antikörper. Für die serologische Diagnostik standen bisher Tests für Gliadinantikörper sowie Antikörper gegen Bindegewebsstrukturen wie Retikulin, Endomysium und Gewebetransglutaminase zur Verfügung (Übersicht in 30). Auf Grund einer vergleichsweise schlechteren Spezifität wurden die Bestimmungen der IgG-Antikörper außer bei vorliegendem IgA-Mangel aufgegeben.

In den 80ern und 90ern stellten die Gliadin-IgG- und IgA-Antikörper trotz einer relativ schlechten Spezifität von nur ca. 70% das Standbein der serologischen Diagnostik. Einen Fortschritt in der serologischen Diagnostik markierte die Entdeckung der Endomysium-Antikörper bei Patienten mit Zöliakie (7). Die Endomysium-IgA-Antikörper wiesen in großen Studien im Gegensatz zu den Gliadinantikörpern deutlich bessere Spezifitäten von bis zu 95% auf (18, 38).

Durch die Entdeckung der tTG-Antikörper und die Einführung kommerzieller ELISAs konnte die serologische Diagnostik vereinfacht und standardisiert werden (17).

Diese ersetzten die teuren und aufwändigeren Endomysium-Antikörpernachweise, die an Schnitten vom Affenösophagus durchgeführt wurden.

Sensitivität und Spezifität. Die Genauigkeit der Endomysium- und tTG-Antikörper ist vergleichbar gut. Sie erreichen bei Patienten mit einer klassischen Zöliakie eine Sensitivität von ca. 90–95% und eine Spezifität von ca. 92–98% (9, 18, 79) (Tab. 6.**26**). Obwohl tTG das Antigen des „Endomysium" darstellt, werden immer wieder einzelne Patienten beschrieben, die lediglich einen der beiden genannten Antikörper aufweisen (38, 80). Die exzellenten Werte für Spezifität und Sensitivität wurden in prospektiven Untersuchungen in Forschungslabors erreicht, wobei Patienten mit Marsh-1- und Marsh-2-Läsionen ausgeschlossen waren. Daher muss in der täglichen Praxis von niedrigeren Sensitivitäten und Spezifitäten für alle genannten Antikörper ausgegangen werden (67). Falsch positive tTG-Befunde können bei Patienten mit autoimmunen Lebererkrankungen und Leberzirrhose auftreten (84). Nachgewiesener IgA-Mangel stellt eine Indikation zur tTG-IgG-Antikörperbestimmung dar. In einigen Zentren wird deshalb bereits initial zur Antikörperdiagnostik eine IgA-Quantifizierung durchgeführt.

Die Diagnose der Zöliakie stützt sich im Wesentlichen auf Klinik und Histologie. Daher kann die Antikörperdiagnostik heutzutage mit Hilfe der tTG-IgA-Tests zur Diagnosesicherung und Verlaufskontrolle bestritten werden (31).

Tabelle 6.26 Spezifität und Sensitivität von Zöliakie-assoziierten Antikörpern

Antikörper	Sensitivität (%)	Spezifität (%)	Positiver prädiktiver Wert (%)	Negativer prädiktiver Wert (%)
IgA-Endomysium-Ak	85–98	97–100	98–100	80–95
IgA-Transglutaminase-Ak (Antigen vom Meerschwein)	95–98	94–95	91–95	96–98
IgA-Transglutaminase-Ak (Antigen vom Menschen)	93	99	99	93
IgG-Gliadin-Ak	75–90	82–95	28–100	65–100
IgA-Gliadin-Ak	69–85	73–90	20–95	41–88

Daten auf der Basis von 3 großen Studien (in 21)

› HLA-DQ2- und HLA-DQ8-Bestimmung

Die Bestimmung von HLA-DQ2 und HLA-DQ8, welche bei fast allen Patienten mit Zöliakie gefunden werden, ist nur in Ausnahmefällen sinnvoll. In Einzelfällen kann z. B. bei unklarem Spruesyndrom mittels negativer Tests für HLA-DQ2/DQ8 eine Zöliakie weitgehend ausgeschlossen werden (45, 90). Die Genetik bei der Zöliakie wurde bereits im Abschnitt „Risikofaktoren und Pathogenese" diskutiert.

Apparative Diagnostik

→ ÖGD und Kapselendoskopie. Zur Diagnosesicherung dient die Ösophagogastroduodenoskopie mit Entnahme von Quadrantenbiopsien aus dem tiefen Duodenum (Pars descendens oder tiefer). Makroskopisch ist eine Abflachung der Falten beschrieben worden oder das sog. Rattenbissphänomen. Hierbei finden sich in den Kerckring-Falten kleine Einkerbungen. Die diagnostische Aussagekraft hierfür ist jedoch sehr unsicher. Mittels Kapselendoskopie lassen sich recht eindrückliche Bilder generieren, die eine Zottenatrophie, eine sog. Mikronodularität und ein sog. „mosaicism" beschrieben (63) (Abb. 6.**22**). Die Kapselendoskopie bleibt besonderen Fragestellungen im Rahmen einer refraktären Zöliakie vorbehalten (→ Kapitel 3.4).

→ Radiologische/sonographische Diagnostik. Bei glutensensitiver Zöliakie ist eine radiologische oder sonographische weiterführende Diagnostik nicht sinnvoll. Die bildgebende Diagnostik hat ihren Stellenwert bei Patienten mit refraktärer Zöliakie. Beschrieben sind bei der Zöliakie die sog. Jejunisierung des Ileums sowie eine Wanddistension im Enteroklysma nach Sellink. Dies erklärt sich durch die entzündliche Infiltration der Dünndarmwand. Sonograpisch wurde das sog. „Klaviertastenphänomen" beschrieben. Hier sieht man Chymus in Dünndarmschlingen herumwirbeln (19). Sonographisch können vergrößerte mesenteriale Lymphknoten gesehen werden, die sich nach glutenfreier Diät wieder komplett normalisieren sollten (25).

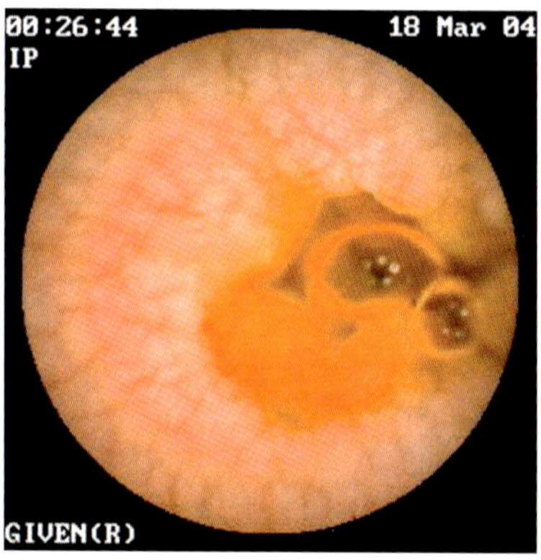

⊠ **Abb. 6.22** Kapselendoskopisches Bild einer Jejunalschleimhaut bei refraktärer Sprue: Es zeigt sich eine sog. Mikronodularität und eine vor allem in der Seitenaufsicht zu sehende Zottenatrophie.

Pathologie

Der Goldstandard der Diagnostik ist und bleibt der Nachweis der zöliakietypischen histologischen Veränderungen der Dünndarmschleimhaut und ihre weitgehende Normalisierung unter einer streng glutenfreien Kost (25).

Eine komplette Restitutio ad integrum scheint jedoch nicht möglich. Eine milde Vermehrung der intraepithelialen Lymphozyten und hier besonders der γ/δ-positiven Lymphozyten scheint ein Reststadium der Zöliakie darzustellen (42). Die detaillierten Veränderungen der Schleimhaut werden im Kapitel 6.3 „Pathologische Anatomie und Histologie" beschrieben. Bei der potenziellen und latenten Zöliakie kann man zelluläre Veränderungen wie die Vermehrung der intraepithelialen Lymphozyten in der Duodenalschleimhaut finden. Eine Vermehrung von intraepithelialen Lymphozyten stellt eine unspezifische Reaktion dar und kann auch bei gastrointestinalen Infektionen, wie zum Beispiel bei der Lambliasis, gesehen werden (91).

Klinik

Klassische gastrointestinale Verlaufsform

Die klassische Form der Zöliakie, wie sie von den Erstbeschreibern, Dicke et al, 1953 dargestellt wurde, findet sich im Erwachsenenalter eher selten (16). Diese ist vor allem gekennzeichnet durch eine Malabsorption mit großen voluminösen Fettstühlen und nachfolgender Gewichtsabnahme trotz ausreichender Nahrungszufuhr. Eine erhöhte Stuhlfrequenz und abdominelle Beschwerden können, müssen aber nicht vorliegen. Bei der klinischen Untersuchung findet man ein vorgewölbtes Abdomen, eine trockene Haut und verhältnismäßig schlanke Extremitäten (25) (Abb. 6.**23**). Eine Laktoseunverträglichkeit besteht in aller Regel parallel.

Der Schweregrad der Symptome korreliert gut mit dem Grad der Mukosaveränderungen. Insgesamt ist das klinische Bild extrem variabel.

Weniger bekannt sind Berichte über Patienten mit akuten abdominellen Beschwerden bei Zöliakie, die zur Einweisung in eine chirurgische Klinik führten (68). Die klinischen Symptome sollten unter einer überprüften streng glutenfreien Diät innerhalb weniger Wochen rückläufig sein.

Atypische Formen

› Gastrointestinale Symptomatik

Neben der klassischen Form haben die atypisch verlaufenden Formen in den letzten Jahren an Bedeutung gewonnen. Hierunter fallen Patienten mit einer „silenten", „latenten" oder „potenziellen" Zöliakie (s. „Definition und Klassifikation"). Unter die Bezeichnung der transienten Zöliakie fallen

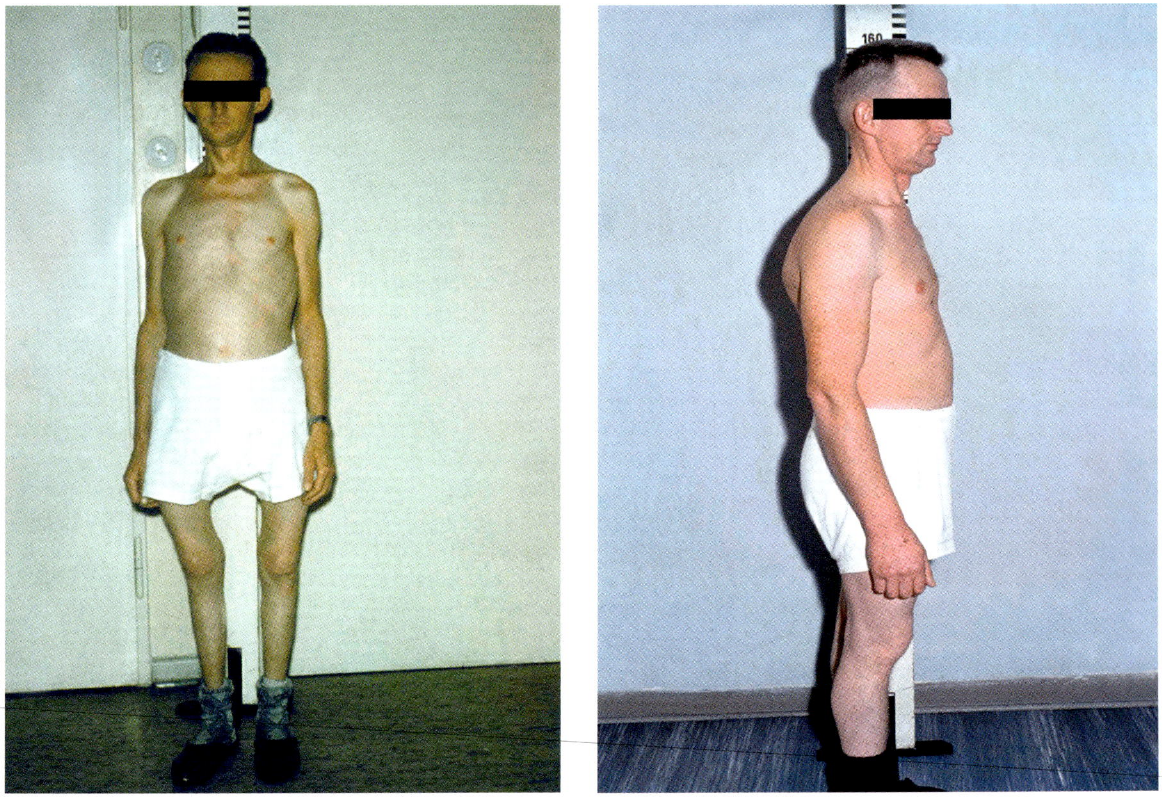

a b

⊠ **Abb. 6.23** Bild eines typischen Zöliakiepatienten mit kachektischen Extremitäten.und vorgewölbtem Abdomen vor (**a**) und nach (**b**) glutenfreier Diät (mit Dank von Prof. Dr. E.-O. Riecken).

zum Beispiel Jugendliche, bei denen in der Kindheit eine Zöliakie gesichert wurde und die nach Jahren wieder zu einer Normalkost zurückkehren ohne erneut histologische, serologische oder klinische Zeichen der Zöliakie zu entwickeln (44). Bei einem Teil der Patienten lässt sich das sog. „coeliac like intestinal antibody pattern" – im Succus entericus nachweisbare Antikörper gegen Gliadin, β-Laktoglobulin und Ovalbumin bei gleichzeitigem Fehlen dieser Antikörper im Serum – nachweisen. Beide Patientengruppen können klinisch asymptomatisch sein. Ein Teil der Patienten beklagt eine erhöhte Stuhlfrequenz und unspezifische abdominelle Beschwerden (87). Von besonderem Interesse ist diese Fragestellung in der großen Gruppe der Patienten mit Reizdarmsyndrom und diarrhoischer Komponente. Auch wenn randomisierte prospektive Studien fehlen, scheint ein Teil dieser Patienten von einer glutenfreien Diät zu profitieren (87). Möglicherweise stellt der Nachweis der Zöliakie-assoziierten Antikörper im Succus entericus eine diagnostische Möglichkeit dar, zu eruieren, ob ein Ansprechen auf eine glutenfreie Kost zu erwarten ist.

Extraintestinale Symptomatik

Neben den eben beschriebenen gastrointestinalen Beschwerdebildern existiert eine Vielzahl von nicht gastroenterologischen Erkrankungen, die mit der Zöliakie assoziiert sind beziehungsweise Manifestationsformen darstellen.

Hautveränderungen. Klassisch beschrieben ist die Dermatitis herpetiformis. Hier finden sich makroskopisch häufig symmetrisch auftretende juckende Bläschen, vor allem an Ellenbogen, Knien, Oberschenkel, Gesicht, Hals und Stamm (Abb. 6.**24**). Mikroskopisch zeigen sich granuläre IgA-Ablagerungen im Bereich des dermoepidermalen Übergangs. Das Autoantigen stellt hier die mit der Gewebetransglutaminase eng verwandte epidermale Transglutaminase dar.

Bei der Dermatitis herpetiformis besteht eine fast 100%ige Konkordanz mit dem Vorliegen von Zöliakie-assoziierten Antikörpern beziehungsweise mit Veränderungen in der Duodenalarchitektur inklusive einer erhöhten Anzahl von intraepithelialen Lymphozyten (10).

Eine Häufung von Psoriasis und atopischen Hauterkrankungen bei Zöliakiepatienten ist ebenfalls beschrieben (10).

Andere extraintestinale Veränderungen. Andere milde Verlaufsformen stellen die chronische Eisenmangelanämie, die unter glutenfreier Diät regrediente Transaminasenerhöhung sowie möglicherweise eine ebenfalls regrediente Erhöhung von Pankreasenzymen, eine monosymptomatische Osteopenie/Osteoporose und andere Erkrankungen dar (Tab. 6.**27**) (25). Bisher wenig bekannt ist eine deut-

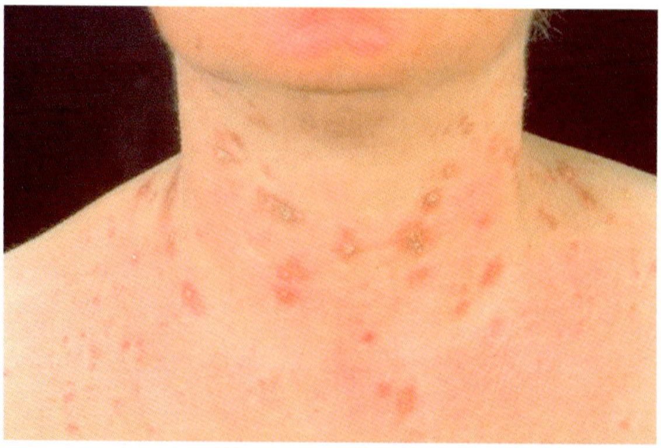

☒ **Abb. 6.24** Dermatitis herpetiformis bei einer Patientin mit unbehandelter Zöliakie.

▤ **Tabelle 6.27** Erkrankungen, die bei Zöliakie gehäuft auftreten

Malabsorptionsassoziiert

- Mikrozytäre Anämie
- Osteopenie/Osteoporose/Kleinwuchs
- Polyneuropathie
- Zahnschmelzhypoplasie

Nicht malabsorptionsassoziiert

- Aphthöse Stomatitis
- Chronische (autoimmune) Hepatitis
- Chronische autoimmune Gastritis
- Dermatitis herpetiformis
- Diabetes mellitus Typ 1
- Infertilität/Frühgeburten/Aborte
- Kollagenosen/rheumatoide Arthritis
- Psoriasis und andere dermatologische Erkrankungen
- Psychiatrische/neurologische Erkrankungen
- Autoimmune Thyreoiditis (Hashimoto-Thyreoiditis)

lich erhöhte Rate von Aborten bei der Zöliakie, die sich unter Einhalten einer glutenfreien Diät normalisiert (24).

Autoimmune Erkrankungen. Eine ganze Reihe von autoimmunen Erkrankungen findet sich gehäuft bei Patienten mit einer Zöliakie: Diabetes mellitus Typ 1, autoimmune Schilddrüsenerkrankungen, Kollagenosen, Sjögren-Syndrom, rheumatoide Arthritis, chronische autoimmune Hepatitis, chronische autoimmune Gastritis (Tab. 6.**27**). Hier ist die Pathogenese – Prädisposition für autoimmune Erkrankungen durch eine zu Grunde liegende Zöliakie oder vice versa – nicht geklärt. Die einfachste Erklärung wäre eine Prädisposition durch HLA-DQ2 für autoimmune Erkrankungen (72). Jedoch ist eine zunehmende Rate von autoimmunen Erkrankungen in Korrelation mit der Dauer der Glutenexposition beschrieben (85). Dies spräche für einen anderen Pathomechanismus, wie z. B. eine vermehrte Stimulation des intestinalen Immunsystems mit konsekutiv verminderter Immuntoleranz. Allerdings existieren hierzu kontroverse Daten (69). In Einzelfällen kann eine glutenfreie Diät eine autoimmune Erkrankung in Remission bringen (70).

Konstellationen mit erhöhtem Risiko für die Entwicklung einer Zöliakie

Mit hoher Sicherheit genetisch bedingt, findet sich bei Patienten mit einem Down- und Turner-Syndrom, mit einem IgA-Mangel und mit einer hereditären Fruktoseintoleranz ein erhöhtes Risiko, eine Zöliakie zu entwickeln (8, 15) (Tab. 6.**28**).

Die genaue Ursache ist nicht bekannt. Bei den Patienten mit hereditärer Fruktoseintoleranz fand sich eine leicht erhöhte Prävalenz für das HLA-DQ2-Molekül mit 30%.

Die frühe glutenhaltige Ernährung und andere Risikokonstellationen werden im Abschnitt „Prävention" besprochen.

Differenzialdiagnose

Die klinische Differenzialdiagnose umfasst zunächst die verschiedensten Ursachen für eine Diarrhö, Gewichtsabnahme, abdominelle Beschwerden und Malabsorption. Hierzu zählen die Laktoseintoleranz, das diarrhödominante Reizdarmsyndrom einschließlich des postinfektiösen Reizdarmsyndroms, der Morbus Crohn oder die Pankreasinsuffizienz.

Bei typischem klinischem Beschwerdebild und Ansprechen auf eine strikt glutenfreie Diät bei gleichzeitiger initialer typischer Histologie, ist die Zöliakie gesichert, so dass bei dieser Konstellation keine weiteren Differenzialdiagnosen diskutiert werden müssen.

Nichtansprechen auf glutenfreie Diät. Bei Nichtansprechen auf eine glutenfreie Diät mit Nachweis einer Zottenatrophie und Kryptenvertiefung engt sich der Kreis der Differenzialdiagnosen deutlich ein (Tab. 6.**43**, Kapitel „Dünndarmtumoren"). Eine Lambliasis kann durch Immunfluoreszenzuntersuchungen des Stuhls am sensitivsten diagnostiziert werden. Bei Verdacht auf einen Morbus Crohn muss eine Ausbreitungsdiagnostik mit Stufenprobenentnahmen durchgeführt werden. Eine bakterielle Fehlbesiedelung lässt sich durch eine quantitiative Keimanalyse aus dem Duodenalsaft oder einen H_2-Atemtest mit Glucose wahrscheinlich machen. Eine entsprechende Anamnese

▤ **Tabelle 6.28** Konstellationen mit erhöhtem Risiko für Entwicklung einer Zöliakie

- Angehörige ersten und zweiten Grades von Patienten mit Zöliakie
- HLA-Typ DQ2/DQ8
- IgA-Mangel
- Sehr frühe glutenhaltige Ernährung
- Down-Syndrom
- Turner-Syndrom

weist auf eine tropische Sprue oder eine Strahlenenteritis hin. Zur Differenzialdiagnose einer kollagenen Sprue, einer immunoproliferativen Dünndarmerkrankung (IPSID), einer autoimmunen Enteropathie bedarf es einer Spezialdiagnostik bzw. eines exzellenten Pathologen. Die differenzialdiagnostische Abklärung der refraktären Sprue Typ I versus Typ II wird im Abschnitt „Primär intestinale T-Zell-Non-Hodgkin-Lymphome" im Kapitel 6.10 „Dünndarmtumoren" besprochen.

Malignomrisiken

Höheres Risiko. Bei der Zöliakie besteht nicht nur ein erhöhtes Risiko für gastrointestinale Karzinome (Ösophagus-, Pankreas-, Gallenwegs- und Kolonkarzinom), sondern auch für nodale Non-Hodgkin-Lymphome (62, 89). Die Ursache für dieses erhöhte Malignomrisiko bleibt unklar. Das relativ erhöhte Risiko scheint insgesamt gering (2- bis 3fach erhöht) und sinkt mit zunehmender Dauer der glutenfreien Kost. Neben diesen relativ gering erhöhten Risiken sind deutlich erhöhte Risiken für die Entwicklung eines intestinalen T-Zell-Lymphoms und eines Dünndarmkarzinoms beschrieben worden (29). Dieselbe Arbeitsgruppe konnte zeigen, dass auch hier eine glutenfreie Kost vor der Entwicklung dieser Komplikationen schützen kann (28). Das initial durch Holmes et al. aufgezeigte 70fach erhöhte Entartungsrisiko wurde in den aktuellen populationsbezogenen Untersuchungen mit 18fach für hämatologische Erkrankungen und 8fach für das Dünndarmkarzinom angegeben (62). Insgesamt bleibt aber die Inzidenz des intestinalen T-Zell-Lymphoms und des Dünndarmkarzinoms trotz des erhöhten Risikos immer noch extrem niedrig.

Niedrigeres Risiko. Relativ konsistent konnten im Vergleich zu einer Kontrollgruppe niedrigere Inzidenzen für das Mamma- und Bronchialkarzinom nachgewiesen werden (3, 89). Während man die niedrigere Inzidenz des Bronchialkarzinoms mit häufigerer Nikotinabstinenz erklären kann, bleibt Erklärungsbedarf für die niedrigere Inzidenz des Mammakarzinoms bei Patienten mit einer Zöliakie.

Verlauf und Therapie

Bei der Mehrzahl der Patienten führt eine strikt glutenfreie Diät innerhalb weniger Wochen zu einem Verschwinden der Symptome (25).

Dagegen hinkt die morphologische Normalisierung der Duodenalschleimhaut der klinischen Besserung deutlich hinterher. Es sind Fälle mit einem histologischen Ansprechen nach erst einem Jahr beschrieben (86).

Substituierung. In Abhängigkeit von der Klinik sollte bei Kachexie eine parenterale Ernährung, die allerdings seltenst notwendig ist, erwogen werden. Mangelzustände sollten ausgeglichen werden, wobei eine dauerhafte Fortführung bei Normalisierung der Zottenatrophie nicht nötig ist (Vitamin B_{12}, Folsäure, Eisen, Vitamin K, Magnesium, Zink) (25). Eine zusätzliche Calcium- (ca. 1 g/Tag) und Vitamin-D- (1000 i.E./Tag) Zufuhr sollte initial in jedem Fall erfolgen, da durch die häufig parallel vorliegende Laktoseunverträglichkeit zu wenig Milchprodukte konsumiert werden können.

Knochendichtemessung. Selbst bei bereits bei der Erstdiagnose vorliegender manifester Osteoporose kommt es unter einer strikt glutenfreien Diät und konsekutiver Normalisierung der Zottenatrophie zu einer weitgehenden Normalisierung der Knochendichte, so dass von einer generellen Indikation zur Knochendichtemessung abgesehen werden kann (11, 51, 55, 81). Die Indikation zur Durchführung einer Knochendichtemessung stellt sich bei entsprechender Frakturanamnese, schwerwiegender Malabsorption, niedrigem BMI (body mass index), refraktärer Zöliakie oder parallel vorliegenden additiven Risikofaktoren wie einer frühen Menopause oder fehlender körperlicher Betätigung (11).

Da sich ein erhöhtes Risiko für Knochenfrakturen bei Patienten mit responsiver Zöliakie bisher nicht sichern ließ, gibt es keine generelle Empfehlung für ein Osteoporose-Screening bei Patienten mit Zöliakie.

Handhabung der glutenfreien Diät. Die glutenfreie Diät ist obligate Basistherapie der Zöliakie. Daher wird von Beginn an ein intensiver Kontakt mit den behandelnden Ärzten und betreuenden Diätassistenten empfohlen. Die Anbindung an Selbsthilfegruppen wie die Deutsche Zöliakiegesellschaft (DZG) leistet wertvolle Hilfe im alltäglichen Umgang mit der Erkrankung (DZG: Tel.: 0711 459 9810; e-mail: dzg.e.v.@t-online.de).

Generell sind Weizen, Gerste und Roggen zu meiden, ebenso Produkte wie Malz, Einkorn, Bulgur und Couscous, welche Weizen enthalten (25). Trotz intensivster Anstrengung wird es nicht gelingen, Kontaminationen mit geringsten Mengen von Gluten zu vermeiden. International existieren unterschiedliche Definitionen von Glutenfreiheit. In Deutschland wird Glutenfreiheit bei einer Menge < 0,02% Gewichtsanteil definiert. Nach europäischer Rechtsprechung müssen alle Lebensmittel, die Gluten oder dessen Folgeprodukte enthalten, seit 2005 mit einer Übergangsregelung gekennzeichnet werden (Richtlinie 2003/89/EG im Amtsblatt EU L 308/15 vom 25.11.2003). Diese Verordnung kann zu Verwirrungen führen, da Folgeprodukte, die mittels gängiger Nachweisverfahren kein Gluten mehr enthalten, trotzdem als „glutenhaltig" gekennzeichnet werden müssen. Da die Reaktion auf glutenkontaminierte Lebensmittel von Patient zu Patient unterschiedlich ist, kann in Bezug auf die absolute Striktheit einer glutenfreien Ernährung keine allgemeingültige Empfehlung gegeben werden. Generell wird jedoch eine lebenslange strikt glutenfreie Kost empfohlen (31).

Die Aufnahme von Hafer in den Speiseplan bietet immer noch Grund für Diskussionen. In jedem Fall sollte eine Haferzufuhr erst in einer klinisch stabilen Phase Erwägung finden, um eine mögliche Verschlechterung frühzeitig zu erkennen. Bei Beschränkung auf einzelne definierte Haferproduzenten, die standardisierte Anbau- und Verarbeitungsmethoden anwenden, scheint es nicht zu einer Verschlechterung der Klinik und Histologie zu kommen (26, 37).

→ **Verlaufskontrollen.** Im Verlauf der Erkrankung sollten zunächst halbjährliche Antikörperbestimmungen (tTG-AK ausreichend) zur Kontrolle der Diät durchgeführt werden, da – bis auf definierte Einzelfälle – eine gute Korrelation zwischen strikt glutenfreier Diät und dem IgA-Antikörpertiter besteht (5). Auf eine Kontrollbiopsie unter klinisch erfolgreicher Diät kann bei entsprechender Normalisierung der Antikörpertiter verzichtet werden (31).

Prävention und Ausblick

→ **Stillen und Nahrungsumstellung.** Die genetische Prädisposition kann als Risikofaktor nicht beeinflusst werden. Mitte der 80er Jahre führte in Schweden eine massive Zunahme der Zöliakieinzidenz bei Kindern unter 2 Jahren zu landesweiten epidemiologischen Studien. In diesen Arbeiten wurde erstmalig eine Assoziation zwischen frühem Abstillen mit einer raschen Umstellung der kindlichen Ernährung aufgezeigt (35, 36). In weiteren Untersuchungen konnte diese Arbeitsgruppe nachweisen, dass sich ein Weiterführen des Stillens parallel zur Nahrungsumstellung protektiv auswirkt, während die zugeführte Menge an Gluten einen weiteren Risikofaktor darstellt (34). Diese Daten konnten in der Folge von anderen Arbeitsgruppen in prospektiven Studien weitgehend nachvollzogen werden (76). Spekulativ bleibt der Mechanismus dieser Protektion. Induziert die schrittweise Zufuhr von Gluten und/oder parallel vorhandenes IgA aus der Muttermilch eine mukosale Toleranz in Individuen, die genetisch ein erhöhtes Risiko für eine Zöliakie aufweisen?

Auf Basis der genannten Untersuchungen wird aktuell empfohlen eine glutenhaltige Kost schrittweise ab dem 4–6. Lebensmonat in den kindlichen Speiseplan aufzunehmen, parallel weiterzustillen und die Menge an Gluten im ersten Lebensjahr gering zu halten (34).

Da Kinder eines Elternteils mit Zöliakie ein bis zu 10%iges Risiko besitzen, eine Zöliakie zu entwickeln, sollten diese Empfehlungen bei diesen Familien bevorzugt umgesetzt werden.

→ **Ausblick.** Inwieweit Patienten mit einer latenten Zöliakie eine lebenslange Diät einhalten müssen, bleibt eine der Fragen, die in Zukunft geklärt werden müssen. Aktuelle Forschungsprojekte befassen sich unter anderem mit der Induktion einer Toleranz gegen Gluten bei Patienten mit einer Zöliakie, dem Einsatz von oralen Enzymen, die Gluten in nicht mehr immunogene Fragmente zersetzen (77) und mit der Entwicklung von gentechnisch veränderten nicht immunogenen Getreidesorten.

FAZIT FÜR DIE PRAXIS

- Das früher häufig gesehene Krankheitsbild der klassischen Zöliakie hat sich zu Gunsten der nichtklassischen Formen, wie der subklinischen, latenten und potenziellen Zöliakie verschoben. Daneben kann sich die Zöliakie als atypische Form durch assoziierte Erkrankungen manifestieren.
- Im Zentrum der Diagnostik steht neben einer Antikörperdiagnostik (Anti-Transglutaminase- bzw. Anti-Gliadin-Antikörper vom IgA-Typ) nach wie vor die tiefe Duodenalbiopsie. Die Diagnostik ist bei den milden Verlaufsformen erschwert, und in unklaren Fällen ist eine probatorische glutenfreie Diät mit eventueller Glutenexposition unter kontrollierten Bedingungen diagnostisch wegweisend.
- Patienten mit IgA-Mangel weisen selbst bei schwersten Zöliakieformen keine Transglutaminase- oder Gliadin-IgA-Antikörper auf und müssen histologisch oder durch Ansprechen auf eine Diät diagnostiziert werden.
- Bei der Mehrzahl der Patienten führt eine strikt glutenfreie Diät innerhalb weniger Wochen zu einem Verschwinden der Symptome, während die morphologische Normalisierung der Duodenalschleimhaut der klinischen Besserung deutlich hinterherhinkt.
- Möglicherweise kann eine Prävention durch ein schrittweises Hinzunehmen von Gluten in die kindliche Ernährung ab dem 4.–6. Lebensmonat und begleitendes Stillen erreicht werden.

Steckbrief

Leitsymptome:
Diarrhö, unspezifische abdominelle Beschwerden, Gewichtsabnahme

Leitbefund bei der körperlichen Untersuchung:
am häufigsten weitgehend unauffälliger körperlicher Status

Apparativer Leitbefund:
endoskopische Abklärung häufig makroskopisch unauffällig, histologische Aufarbeitung an Quadrantenbiopsien aus dem tiefen Duodenum essenziell

Wichtigste Differenzialdiagnose:
Reizdarmsyndrom, chronisch-entzündliche Darmerkrankungen, intestinale Infektionen

Therapie:
glutenfreie Kost, möglichst nach Diätberatung durch Diätassistentin

Bemerkungen:
Chamäleon, kann sich durch assoziierte (autoimmune) Erkrankungen manifestieren

6.7 Morbus Whipple

A. Stallmach, T. Marth

EDITORIAL **Die chronische Infektionskrankheit Morbus Whipple tritt meist bei Männern mittleren Alters auf. Die Erkrankung verläuft oft schleichend über Jahre. Kürzlich konnte der Erreger, Tropheryma whipplei, phylogenetisch definiert und angezüchtet werden. Trotz der weiten Verbreitung des Erregers in der Umwelt ist die Erkrankung selten; diese Diskrepanz ist wahrscheinlich mit zellulären Immundefekten erklärbar. Da das klinische Bild vielfältig ist, wird die Diagnose mittels Duodenalbiopsie oft erst nach langer Verzögerung gestellt. Obwohl eine adäquate antibiotische Therapie meist eine Remission erzielt, gibt es eine Reihe von Patienten, die auf die Therapie nicht anspricht oder gefährliche Rezidive erleiden.**

Definition

George Hoyt Whipple beschrieb im Jahre 1907 bei einem Missionar eine tödlich verlaufende Erkrankung, die mit Gewichtsverlust, Arthritis, chronischem Husten und Fieber einherging (15). Diese Erkrankung, zunächst als intestinale Lipodystrophie bezeichnet, wird heute nach ihrem Erstbeschreiber Morbus Whipple benannt. Der im histologischen Schnitt mittels Perjodsäure-Schiff-(PAS-)Färbung gut darstellbare Erreger konnte erst jüngst mit molekulargenetischen und -immunologischen Methoden und später in der Kultur und Sequenzierung als Aktinomyzete *Tropheryma whipplei* (griechisch: trophe = Ernährung, eryma = Schranke) identifiziert werden. Unbehandelt sind die bakterielle Gewebsinfiltration und der klinische Verlauf progredient, während eine geeignete prolongierte Antibiotikatherapie häufig Remissionen erzielt.

Epidemiologie

Der Morbus Whipple ist selten. Genaue Angaben zur Häufigkeit sind nicht verfügbar, eine jährliche Inzidenz von ca. 1 : 1 000 000 wurde geschätzt. Die Diagnose wird am häufigsten in Mitteleuropa und Nordamerika gestellt, dabei sind Männer etwa 8-mal häufiger als Frauen betroffen; neuere Zahlen sprechen für ein Geschlechtsverhältnis von 3 : 1. Die meisten Patienten sind zum Diagnosezeitpunkt in der 5. Lebensdekade. Ein familiäres Auftreten wurde bislang ganz selten berichtet (1, 4, 10). Die früher angenommene HLA-B27-Assoziation besteht in einer neuen, großen Serie nicht (Biagi, Martinetti et al., persönliche Mitteilung).

Eine Reihe von neuen Daten weist daraufhin, dass der Erreger in der Umwelt vorkommt. So wurde der Erreger mittels Polymerasekettenreaktion (PCR) in Trinkwasser und Kläranlagen nachgewiesen. Zudem finden sich Berichte über eine häufige Präsenz des Erregers z. B. im Speichel, im Magen oder im Stuhl bei Gesunden (8, 10), aber auch bei Arbeitern in Kläranlagen (Müller, persönliche Mitteilung). Dafür spricht auch, dass in einer Studie spezifische T.-whipplei-Antikörper bei ca. 70% gesunder Personen beobachtet wurden (11).

Pathologie und Ätiopathogenese

Makroskopische Pathologie

Makroskopisch sind das Duodenum und das Jejunum nahezu immer betroffen. Man erkennt oftmals verdickte und ödematöse Darmwände. In verplumpten und abgeflachten Zotten finden sich erweiterte Lymphgefäße.

Die Zottenatrophie und die Lymphstase tragen vermutlich zum klinischen Bild der Steatorrhö und der exsudativen Enteropathie beim Morbus Whipple bei (1).

Mikroskopische Pathologie

SPC-Zellen. Unter dem Mikroskop finden sich körnige Zytoplasmaeinschlüsse in großen, polygonalen Makrophagen, die auch als „sickleform-particle-containing“-(SPC-) Zellen bezeichnet werden. Diese Einschlüsse sind in der PAS-Färbung intensiv rot (Abb. 6.**25**). Die PAS-positiven Einschlüsse sind diastaseresistent, silberpositiv und häufiger gramnegativ. Sie repräsentieren mehr oder weniger intakte Bakterien, wobei die PAS-Positivität wahrscheinlich auf Mucopolysaccharide in der Bakterienwand zurückzuführen ist (1, 4, 15).

Die betroffenen Zellen liegen meist im Bereich der oberen Lamina propria der Mukosa. Während im akuten Erkrankungsstadium Bakterien intra- und extrazellulär zu sehen sind, ist nach Anbehandlung zuerst ein Verschwinden der Zellen extrazellulär zu beobachten, gefolgt von einer zögerlichen intrazellulären Degradation. Mittels Ziehl-Neehlsen-Färbung kann eine mykobakterielle Infektion, insbesondere

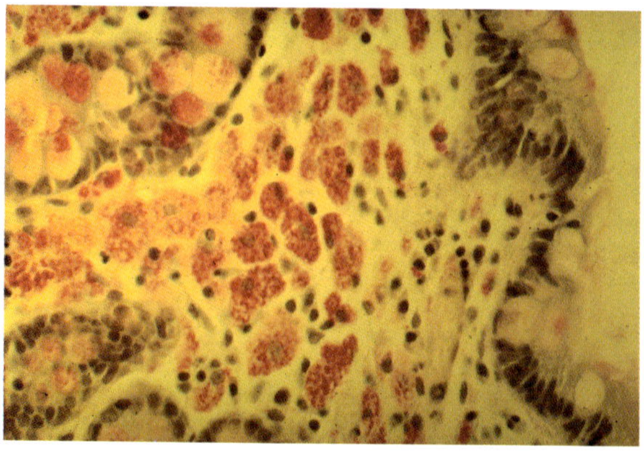

⊠ **Abb. 6.25** Schnitt aus einer verplumpten Zotte der Duodenalschleimhaut eines Patienten mit Morbus Whipple. Die Lamina propria ist gefüllt mit großen Makrophagen, deren Zytoplasma schaumig aufgetrieben ist. Die PAS-Färbung ist intensiv rot (× 125).

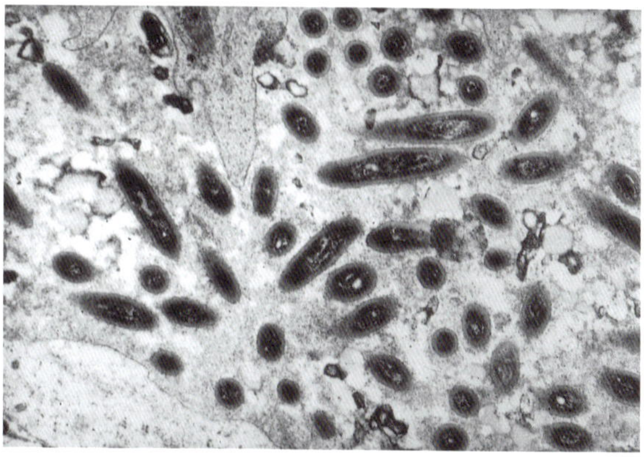

⊠ **Abb. 6.26** Elektronenmikroskopisches Bild von T. whipplei (× 20.000). Multiple längliche Bakterien mit dreischichtiger Zellmembran und einer Größe von 0,5 – 1,5 × 2,5 μm im Zytoplasma eines Makrphagen aus der Lamina propria.

die dem Morbus Whipple morphologisch ähnliche Mycobacterium-avium-intracellulare-Infektion, ausgeschlossen werden (1, 10).

Extraintestinale Organe. Die beschriebenen SPC-Zellen und die PAS-Positivität können jedoch auch in extraintestinalen Organen beobachtet werden. So sind häufig z. B. paraaortale, mesenteriale, inguinale, zervikale oder axilläre Lymphknoten betroffen. In den Lymphknoten wurden in Einzelfällen nicht verkäsende Epitheloidzellgranulome beschrieben. In der Literatur finden sich Berichte über eine positive PAS-Färbung in fast allen Zelltypen und in nahezu allen Organen und Körperflüssigkeiten: Herz, Lunge, Zentralnervensystem (ZNS), Liquor, Auge, Augenflüssigkeit, Leber, Milz, Aszites, Lymphknoten, endokrine Drüsen, Gelenke, Synovialflüssigkeit und Knochenmark. Der Pathologe beobachtet häufiger Peri- und Myokarditis, Pleuritis, Hepatosplenomegalie, Aszites oder Polyserositis, Uveitis und – auf das ZNS bezogen – u. a. Ependymitis, Kortexatrophie und Demyelinisation.

Insbesondere Herzklappen, die im Rahmen eines unklaren Fiebers oder unklarer Klappendestruktionen reseziert wurden, können eine entsprechende positive Färbung zeigen. In ca. einem Drittel aller Autopsiefälle von Patienten mit Morbus Whipple waren Herzklappen mitbetroffen (1, 4)

Mikrobiologie

Tropheryma whipplei ist ein stäbchenförmiges Bakterium von etwa 1,5 – 2 μm Länge, das elektronenmikroskopisch eine ungewöhnliche dreischichtige Zellmembran aufweist (Abb. 6.**26**).

Die innerste Schicht besteht aus Polysacchariden und ist wahrscheinlich für die PAS-Reaktion verantwortlich (1, 8).

Kultivierung. Bei der ersten erfolgreichen Kultur wurden Interleukin-(IL-)4 deaktivierte Makrophagen benutzt, Subkulturen waren jedoch nicht möglich. Die reproduzierbare Kultivierung des Erregers gelang Raoult et al. (11), die eine humane Fibroblastenlinie verwendete, welche mit T. whipplei aus exzidierten Herzklappen inokuliert wurde. Nach fast einem Jahr Inkubation konnten 120 positive Zellkulturen erzielt werden. Die Verdopplungszeit des Erregers wurde zunächst auf 18 Tage geschätzt, 6 Tage länger als die des langsam wachsenden Mycobacterium leprae (6, 11). Inzwischen ist die Verdopplungszeit unter Verwendung spezieller, auch zellfreier Medien auf weniger als zwei Tage gesunken (8). Die amplifizierte 16S-rRNA der Bakterien dieser Zellkultur ist identisch mit der natürlicher Whipple-Bakterien. Die Erreger der Zellkultur ließen sich überdies mit IgM-Antikörpern von anderen Patienten mit Morbus Whipple anfärben. Andere Ergebnisse der Arbeitsgruppe von Raoult weisen darauf hin, dass etwa drei Viertel einer Gruppe Normalpersonen IgG-Antikörper gegen den Erreger aufweisen, was mit dem Konzept eines ubiquitären Erregers bei seltener, individueller Suszeptibilität gut zu vereinbaren ist (6, 11). Kürzlich ist zudem der Erreger mittels monoklonaler Antikörper im Duodenum und in zirkulierenden Monozyten darstellbar geworden (Abb. 6.**27**) (10).

Molekulare Charakterisierung. Die molekulare Charakterisierung zeigt, dass T. whipplei phylogenetisch in die Gruppe der Aktinomyzeten mit einzuordnen ist. Möglicherweise gibt es mehrere Untertypen von T. whipplei, über deren biologische Unterschiede derzeit noch nichts bekannt ist (8, 10, 11). Die offizielle Bezeichnung des Erregers „Tropheryma whipplei" ist nach Deposition eines Isolates (6) vom internationalen Komitee für systematische Bakteriologie 2002 anerkannt worden. Vor kurzem konnten schließlich 2 Arbeitsgruppen über die komplette Sequenzierung des Erregers berichten. Hierbei wird die phylogenetische Einordnung des Erregers bestätigt und darauf hingewiesen,

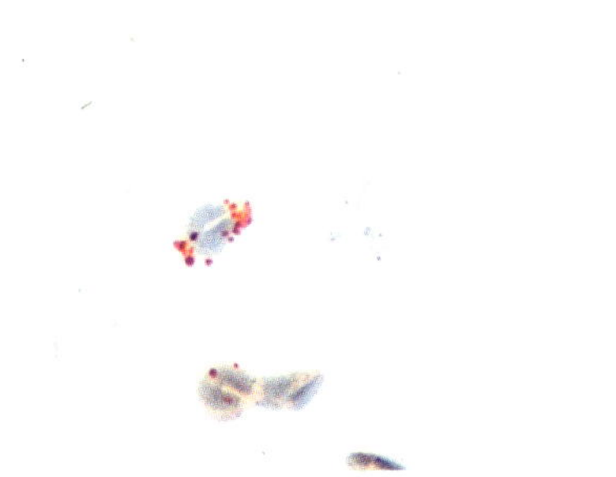

a

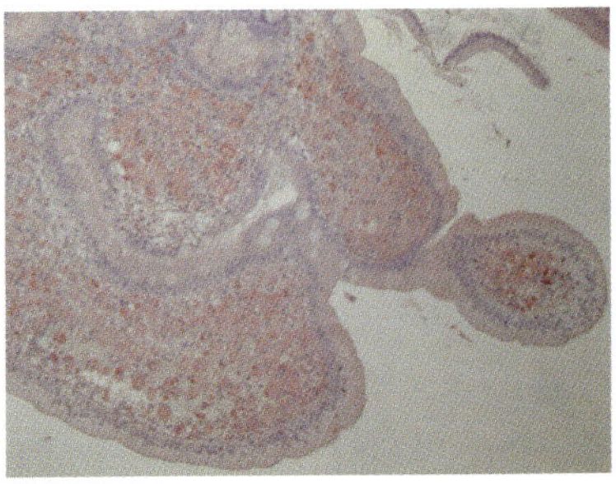

b

Abb. 6.27 Immunhistologische Darstellung von T. whipplei mittels monoklonaler Antikörper.
a In zirkulierenden Monozyten (× 100).
b Im Schnitt aus der Lamina propria (× 10) (Abdruck mit freundlicher Genehmigung der Profs. D. Raoult und B. La Scola sowie Dr. H. Lepidi, Marseille).

Tabelle 6.29 Erregerprofil Tropheryma whipplei

Größe	0,3 µm Durchmesser 1,5 – 2 µm Länge
Elektronenmikroskopie	trilamellare Zellwandstruktur mit innerer Plasmamembran
Färbung	PAS +, Silber +, Diastase -, oft Gram -
PCR Nachweis (seit 1991)	Zielsequenzen 16S rRNA, 23S rDNA, rpoB, hsp65, ITS Verwendung von ≥ 2 Primer-Paaren zur Diagnostik sinnvoll
Kultur	zuerst in Fibroblastenzelllinie seit jüngster Zeit auch in zellfreien Medien
Verdopplungszeit (seit 2000)	minimal in zellfreiem Medium 28 h
Verbreitung	ubiquitär (Wasser, Kläranlagen etc.) wahrscheinlich gibt es auch eine Reihe gesunder Träger des Erregers
Phylogenetische Einordnung	hoher Guanin- und Cytosingehalt nächste Verwandschaft zu Actinomyces pyogenes und Rothia dentocariosa (Erreger ebenso in der Umwelt vorkommend) Actinebakterium, Aktinomyzet
Sequenzierung (2003)	Genom ca. 926.000 Basenpaare spezielles zirkuläres Chromosom einzige Aktinobakterinspezies mit Genom kleiner 1 MB Defizienzen im Aminosäurenstoffwechsel Fehlen eines Systems für Thioreduxin und Thioreduxinreduktase Genrepeats als Trigger zum Genomrearrangement, die zur Expression verschiedener Zelloberflächenproteine führt (möglicher Schutz vor Immunerkennung durch den Wirt)
Stämme	aus verschiedenen Organen wurden bislang mehr als 6 Stämme von T. whipplei kultiviert und teils sequenziert

dass T. whipplei ein spezielles zirkuläres Chromosom aufweist und Defizite im Aminosäurenstoffwechsel hat, die auf eine Wirtsabhängigkeit hindeuten. Diese interessanten mikrobiologischen Arbeiten lassen auf baldige antikörperbasierte Diagnosemöglichkeiten und auf eine antibiotische Suszeptibilitätstestung hoffen (Übersicht in 8) (Tab. 6.**29**).

Immunpathogenese

Der sehr seltene Morbus Whipple tritt sporadisch auf und verläuft trotz längerer Antibiotikatherapie in einigen Fällen chronisch rezidivierend. Meist sind Männer mittleren Alters betroffen. Dies ist ungewöhnlich vor dem Hintergrund des ubiquitären Vorkommens des Erregers. Daher wurden wirtsbezogene Faktoren vermutet (1).

Defekte des zellulären Immunsystems. Als Hinweise auf persistierende Defekte des zellulären Immunsystems bei Morbus Whipple wurden eine verminderte mitogen induzierte Proliferation der T-Lymphozyten, inhibitorische Serumfaktoren und Verschiebungen von T-Zell- und Lymphozytensubpopulationen beschrieben. Eine Reihe von Daten weist darauf hin, dass beim Morbus Whipple im Vergleich zu Kontrollen eine Reduktion von monozytärem IL-12 auf peripherer und mukosaler Ebene vorliegt (9, 13). IL-12 nimmt eine Schlüsselrolle bei der Steuerung und Initiation der zellvermittelten Immunität ein. Es bewirkt eine Promotion der T-Helferzell-1-Differenzierung (Th1), eine Verstärkung zytotoxischer Reaktionen sowie eine Steigerung der Interferon-(IFN-)γ-Sekretion von T- und Natural-Killer-(NK-)Zellen, wodurch wiederum verschiedene antimikrobielle Funktionen der phagozytischen Zellen verstärkt werden. Zusätzlich wurde beschrieben, dass die Spiegel der Th1-Zytokine IL-2 und IFN-γ auch in der Mukosa reduziert sind, wohingegen das Th2-Zytokin IL-4 vermehrt exprimiert war (9).

Als weitere Hinweise auf eine zelluläre Immunfunktionsstörung wurden eine kutane Hypoergie auf diverse Antigene sowie eine eingeschränkte Degradation der Bakterien in Makrophagen beschrieben. Viele dieser Befunde sind auch noch bei Patienten in jahrelanger Remission nachweisbar. Unklar ist jedoch, ob der Defekt genetisch determiniert ist (1, 9).

Erregerspezifische Immundefizienz. Neue Daten unter Verwendung des nun verfügbaren T.-whipplei-Antigens weisen auf eine erregerspezifische Immundefizienz bei Morbus-Whipple-Patienten hin (Schneider et al., persönliche Mitteilung). Da eine Reduktion der Th1-assoziierten Zytokine die verzögerte Elimination von T. whipplei in Makrophagen mitbedingen könnte, wurde bei einem antibiotikarefraktären Patienten mit Morbus Whipple klinisch erfolgreich eine adjuvante Therapie mit rekombinantem IFN-γ eingesetzt, die auch zur Eradikation des Erregers aus Duodenum und Liquor führte (13).

Der beim Morbus Whipple beschriebene persistierende Defekt der zellulären Immunität, der vermutlich eine Störung der Phagozytose und eine verzögerte intrazelluläre Elimination von T. whipplei sowie schließlich eine Invasion des Erregers von der Darmmukosa in periphere Organe mitbedingt, mag somit die Diskrepanz zwischen ubiquitärem Vorkommen des Erregers und Seltenheit der Erkrankung erklären (Tab. 6.**30**).

Tabelle 6.30 Beschriebene Immunalterationen bei Morbus Whipple

Immunkompartiment	Alteration
T-Lymphoyzten	↓ T-Zellproliferation ↓ Rosettierfähigkeit ↑ Interleukin-(IL-)4-Sekretion ↓ Interferon-(IFN-)γ-, IL-2Produktion
Monozyten/ Makrophagen	↓ Phagozytose ↓ Degradationsfähigkeit ↓ Komplementrezeptor 3 (CR3, CD11b) ↓ IL-12-Produktion
Humorale Immunität	↓ IgG_2, IgA ↑ IgM
Serum	↓ IL-12 p40 ↓ Transforming Growth Factor (TGF) β inhibitorische Serumfaktoren
Sonstiges	↓ kutane Reagibilität auf Recall-Antigene

Klinik und Diagnostik

Symptomatik

Der Morbus Whipple wird am häufigsten nach Auftreten von Diarrhöen diagnostiziert, da dann die Indikation zu einer Duodenalbiopsie gestellt wird. Dennoch sind die Symptome Gewichtsverlust und Gelenkbeschwerden eher häufiger als Diarrhö.

Die Leitsymptome Gewichtsverlust, Gelenkbeschwerden, Abdominalschmerzen und Diarrhöen finden sich bei ca. drei Viertel aller Patienten gleichzeitig zum Zeitpunkt der Diagnose (3, 4) (Tab. 6.**31**).

Arthropathien. Im eigenen Patientengut waren die Arthropathien, die häufig als chronisch migratorische, seronegative, nicht destruierende Arthritiden und Arthralgien der peripheren Gelenke in Erscheinung treten, mit 63% das weitaus häufigste Frühsymptom. Vom Erstsymptom bis zur Diagnose vergehen oftmals viele Jahre; in unserer Serie betrug die durchschnittliche Zeit vom Erstsymptom bis zur Diagnose etwa 10 Jahre. Häufiger sind die Arthropathien auch von Myalgien begleitet. Da die Diagnose nun auch mittels PCR aus der Synovia oder der Synovialflüssigkeit möglich ist, könnten diese Patienten zukünftig eventuell früher einer Therapie zugeführt werden (3, 7).

Diarrhö und Gewichtsverlust. Die Diarrhö beginnt bei vielen Patienten schlagartig, und es handelt sich meist um wässrig-breiige, voluminöse Stühle. Häufiger wird auch eine Steatorrhö beobachtet. Aber auch ein schubweiser Verlauf der Diarrhöen ist möglich. Viele Patienten klagen über charakteristische, teils allerdings auch kolikartige abdominelle Beschwerden. In ca. einem Viertel der Fälle ist auch okkultes Blut im Stuhl nachweisbar. Obwohl die Diarrhöen we-

Tabelle 6.31 Klinische Manifestationen und bei Morbus Whipple

Symptome	Prozent (nach Literaturangaben)
Leitsymptome	
• Gewichtsverlust	85 – 100
• Arthropathie	70 – 100
• Diarrhö	70 – 85
• abdominelle Schmerzen	50 – 90
Häufige Symptome	
• Fieber	40 – 60
• Lymphadenopathie	40 – 60
• Hyperpigmentation	35 – 60
• Hypotonie	30 – 80
• periphere Ödeme	20 – 45
• Herzgeräusche	30 – 40
• okkultes Blut	20 – 30
• Myalgie	25
• abdominelle Raumforderung	15 – 25
• chronischer Husten	20
• Splenomegalie	5 – 20
• Hepatomegalie	15
• Aszites	10
Andere klinische Zeichen	
• Pleuritis • Pleuraerguss • Endokarditis • Muskelabbau • Glossitis • periphere Neuropathie • Augenbeteiligung (z. B. Sehschwäche, Sehverlust, Uveitis, Retinitis) • ZNS-Symptome (z. B. Demenz, Ophthalmoplegie, Myoclonus, Ataxie, Nystagmus)	
Spezifischer Organbefall	
• Gastrointestinaltrakt	95 – 100
• Herz-Kreislauf-System	55
• Lunge	50
• ZNS	20 – 30
• Auge	10

sentlich zur Inappetenz, zur Exsikkose und auch zur eventuellen Kachexie der Patienten beitragen, ist der Gewichtsverlust bei nahezu allen Betroffenen, also auch bei Patienten ohne Diarrhö anzutreffen (3, 4). Interessant ist die kürzliche Beobachtung, dass eine immunsuppressive Therapie, eingesetzt auf dem Boden einer ungeklärten, seronegativen Arthropathie, häufiger in Zusammenhang mit dem Auftreten einer Diarrhö gebracht werden kann; die letztere Symptomatik führt dann zur wegweisenden endoskopischen Diagnostik (7). Bezüglich der Gewichtsverluste handelt es sich meistens um einen erheblichen Substanzabbau (in einer Serie etwa 20% des Ausgangsgewichtes), der oftmals laborchemisch mit einer Entzündungskonstellation verbunden ist (3).

Weitere Symptome. Weitere häufige Symptome und Untersuchungsbefunde sind Fieberschübe, Nachtschweiß, Hyperpigmentierung (insbesondere lichtexponierter Körperpartien), Lymphadenopathien im abdominellen Bereich, Aszites, Hepatosplenomegalie, chronischer unproduktiver Husten, Pleuritis, Hypotonie und Ödeme (1, 3, 4) (Tab. 6.**31**).

Herzbefall. Ein Befall des Herzens und der Kreislauforgane ist relativ häufig und wurde in den letzten Jahren auch des Öfteren als primär klinisch relevant beschrieben. Es kann hier zu Herzgeräuschen und Herzrhythmusstörungen kommen, häufig basierend auf einer Aorten- oder Mitralinsuffizienz. Bei einigen Patienten liegt auch eine blutkulturnegative Endokarditis vor, die durch die histopathologische Untersuchung des Herzklappenexzidates diagnostiziert wurde (6, 10).

ZNS-Beteiligung. Bei Beteiligung des ZNS sieht man Gedächtnisstörungen, Ophthalmoplegien, Myoklonien, Nystagmus, Ataxie und epileptische Anfälle. Es kommt häufig zu einem gestörten Schlaf-Wach-Rhythmus und zu Persönlichkeitsveränderungen, wobei das Spektrum der neurologischen Symptomatik sehr breit sein kann. Das ZNS kann auch bei fehlendem intestinalem Befall betroffen sein (2) (Tab. 6.**31**).

Diagnostik

Endoskopie. Die Diagnose des Morbus Whipple erfolgt meist mittels der Duodenalbiopsie. Bei der makroskopischen Betrachtung fallen häufiger eine erythematöse oder erosive, oft auch eine kontaktvulnerable Mukosa im postbulbären Duodenum und Jejunum auf (Abb. 6.**28**). Zusätzlich können weißliche oder gelbliche Auflagerungen erkennbar sein. Die Biopsieentnahme sollte im proximalen und distalen Duodenum und – wenn möglich – auch jenseits des Treitz-Bandes im Jejunum erfolgen, da der Befall fleckförmig sein kann.

Das endoskopische Bild ist des Öfteren auch ein wichtiges Kriterium zur Beurteilung des Ansprechens auf die Therapie. Makroskopisch kommt es häufig bereits nach einigen Wochen zum Verschwinden der Schleimhautveränderungen (1, 10).

Histopathologie. In der Lamina propria des Duodenums findet sich in sehr vielen Fällen das PAS-positive Ma-

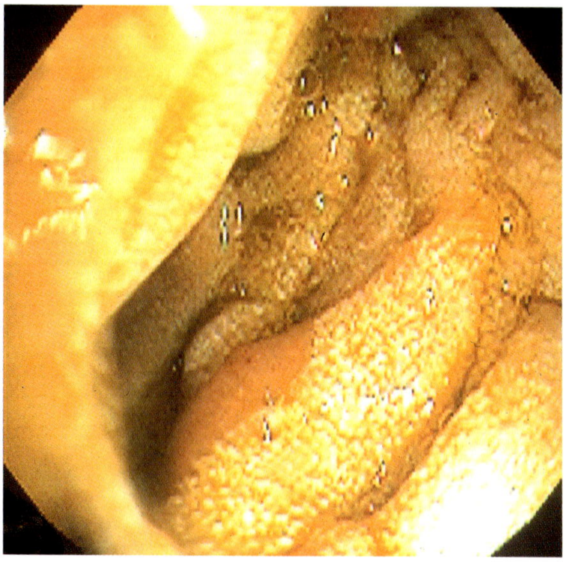

☒ **Abb. 6.28** Endoskopische Ansicht der Pars descendens duodeni bei einem Patienten mit Morbus Whipple.

terial, das zur Diagnose Morbus Whipple führt. Je nach Klinik sollten aber auch andere Körpergewebe mit zur Diagnostik herangezogen werden, insbesondere die Liquorflüssigkeit, da etwa jeder zweite Patient zum Diagnosezeitpunkt eine mittels PCR nachweisbare Präsenz von T. whipplei im Liquor zeigt (1, 10, 14).

Eine Infektion mit Rhodococcus equii und Mycobacterium-avium-intracellulare, jedoch auch Infektionen mit Pilzen, Histoplasma und einigen anderen seltenen Erregern können histologisch ähnlich PAS-positiv wie der Morbus Whipple aussehen. Die Lipidablagerungen und die Lymphangiektasie müssen von anderen möglichen Ursachen differenziert werden. Die Biopsieentnahme aus dem Rektum ist häufig verwirrend, da es hier z.B. bei Melanosis coli oder Histiozytose zu PAS-positiven Einschlüssen kommt (10).

⇢ **PCR.** Zwar kann bei PAS-Positivität an der Duodenalmukosa in der Regel von einem Morbus Whipple ausgegangen werden, jedoch sollte nach aktuellen Empfehlungen und zur Vereinfachung der Verlaufskontrolle ein weiteres diagnostisches Verfahren, am besten eine PCR, durchgeführt werden. Nur bei weiter zweifelhaften Fällen ist die Durchführung einer (eher aufwändigen) Elektronenmikroskopie zum Erregernachweis indiziert (8).

Derzeit besteht noch kein einheitliches Konzept bezüglich der Verlässlichkeit und der Sensitivität der PCR. Ein interner Ringtest des Europäischen Projektes für Morbus Whipple (weitere Informationen: www.whipplesdisease.info) hat eine hohe Zuverlässigkeit für die PCR-Testung hinsichtlich der Sensitivität gezeigt. Dennoch gab es von einigen Arbeitsgruppen Berichte über eine hohe Frequenz einer PCR-Positivität für T. whipplei aus dem oberen Magen-Darm-Trakt bei Normalpersonen, die andere Untersucher nicht bestätigen konnten (8, 10).

PCR – Praktisches Vorgehen

Die PCR kann aus der Duodenalbiopsie, aus der Synovialflüssigkeit, aus Lymphknoten, aus Herzklappen, Liquor und anderen Körperflüssigkeiten durchgeführt werden. Blut scheint nach bisherigen Berichten dagegen kein geeignetes Material zur Erregerdiagnostik zu sein. Der Erregernachweis mittels Realtime-PCR ist nach neusten Ergebnissen viel versprechend und muss noch gegen herkömmliche PCR-Techniken evaluiert werden. Bis dahin sollten zur Diagnose zwei PCR-Testergebnisse (d.h. zwei unterschiedliche Primer-Paare) zur Verhinderung falsch positiver Ergebnisse eingesetzt werden (8).

⇢ **Immunohistochemie und Kultur.** Interessante Entwicklungen haben sich durch die mögliche Entdeckung des Erregers mittels Immunohistochemie ergeben. Die Untersuchungen wurden auf Schnitten der Lamina propria und in zirkulierenden Monozyten etabliert (Abb. 6.**27**). Auch die Diagnostik über die Serologie könnte zukünftig klinischen Stellenwert erhalten. Bislang gelingt die Kultur des Erregers oft nur aus sterilen Geweben (8, 10). Im Falle von klinischen Rezidiven oder bei komplizierten Patienten sollten möglichst Anstrengungen zum Ansetzen einer Kultur unternommen werden. Weltweit gibt es nur wenige Laboratorien, die damit Erfahrung besitzen (Kontakt über das Europäische Projekt für Morbus Whipple).

In jedem Falle sollte der Kliniker die histopathologischen und molekulargenetischen Ergebnisse sowohl für die Diagnostik als auch für das Monitoring des Patienten kritisch vor dem Hintergrund des klinischen Bildes sehen. Positive PCR-Befunde ohne klinisches Korrelat sollten nicht zur Therapieeinleitung führen.

⇢ **Bildgebende Verfahren.** Andere mögliche klinisch diagnostische Methoden bei Patienten mit Verdacht auf Morbus Whipple umfassen Röntgenuntersuchungen, Ultraschall des Abdomens, CT oder MRT, bei denen abdominelle Lymphome, spezifische Organmanifestationen, u.a. Hepatosplenomegalie, Aszites oder ZNS-Veränderungen sichtbar werden können (1, 4).

⇢ **Laboruntersuchungen.** Bei den Laboruntersuchungen finden sich häufig Zeichen einer Malabsorption mit vermindertem Serumcarotin, Verminderung verschiedener Vitamine (B_{12}, D, K, Folsäure), Hypalbuminämie, niedriges Serumcholesterin und Elektrolytmangel. Die Stuhlfettausscheidung ist häufig vermehrt, die D-Xylose-Absorption öfter vermindert. Häufiger werden auch eine Lymphozytopenie, eine Eosinophilie sowie eine Verminderung von IgG_2 oder IgM bei hohem IgA beobachtet. Ins Auge fallen jedoch zunächst im Routinelabor bei vielen Patienten die deutliche Erhöhung der Blutkörperchensenkungsgeschwindigkeit, die Erhöhung der Akutphaseproteine (insbesondere des C-reaktiven Proteins), eine Thrombozytose und eine hypochrome Anämie (3, 4).

Verlauf, Therapie und Prognose

Vor der Einführung der antibiotischen Therapie galt der Morbus Whipple als Erkrankung mit definitiv infauster Prognose. Nachdem in den frühen 50er Jahren des vorigen Jahrhunderts der erste Patient mit Chloramphenicol behandelt wurde, haben in der Folge viele Einzelberichte die rasche Verbesserung der klinischen Symptomatik nach Einleitung einer Antibiotikatherapie und eine oft lang anhaltende Remission gezeigt (1).

Verlauf unter Therapie. Die Diarrhöen und das Fieber verschwinden nach Beginn der Antibiotikatherapie meistens innerhalb von Wochenfrist, Gelenkbeschwerden und andere Symptome sind meist nach einigen Wochen nicht mehr nachweisbar. Die Laborwertveränderungen bilden sich häufig innerhalb einiger Wochen zurück. Parallel zur klinischen Verbesserung der Patienten kommt es zu einem graduellen Verschwinden der Zottenatrophie und zu einer Bakterieneradikation über mehrere Wochen. Während einige der oben genannten Immunparameter, wie z. B. IgA oder Änderungen der T-Zell-Subpopulationen, nach einigen Monaten nicht mehr nachweisbar sind, perisistieren einige der zellulären Immundefekte für zumindest einige Jahre (3, 9).

Antibiotische Therapie. Eine Reihe von Antibiotikaregimen haben gute klinische Erfolge gezeigt. Vor 1980 wurden die meisten Patienten mit einer 2-wöchigen Therapie mit Penicillin plus Streptomycin, gefolgt von Tetracyclin oral behandelt. Da jedoch dieses Behandlungsregime in bis zu 40% zu Rezidiven, teils auch zu ZNS-Rezidiven, geführt hat, wurde aufgrund neuerer Daten seit Anfang der 90er Jahre die Therapie mit Cotrimoxazol favorisiert. Dies basiert wohl auch auf der Tatsache, dass Cotrimoxazol die Blut-Hirn-Schranke relativ gut überwindet.

Cotrimoxazol ist Tetracyclin in einer größeren Serie mit Patienten sowohl mit als auch ohne ZNS-Symptome überlegen (3).

Im Falle allergischer Reaktionen gegenüber Cotrimoxazol gilt Doxycyclin als Zweitlinienantibiotikum, trotz der genannten Rezidivquoten. Auch Cephalosporine oder Fluochinolone wurden in einzelnen Fällen oder kleinen Serien eingesetzt.

Therapiestudien und -zentren

Die Kultivierung des Erregers T. whipplei und die bevorstehende Einführung von Suszeptibilitätstestungen mag zwar zukünftig einen gezielteren Therapieansatz ermöglichen, derzeit stehen jedoch noch keine veröffentlichten prospektiven Studien für die optimale Antibiotikagabe zur Verfügung. Die Rekrutierung der ersten prospektiven Studie (Studie zur Initialtherapie des Morbus Whipple SIMW) ist abgeschlossen. Hier wurde ein initialer 2-wöchiger intravenöser Zyklus des bislang häufig verwendeten Ceftriaxons mit dem neuen antibiotischen Ansatz Meropenem in Hinsicht auf die klinischen Resultate und mögliche ZNS-Rezidive verglichen (Feurle et al., persönliche Mitteilung); eine Nachfolgestudie wurde bereits eingeleitet. Bis zum Erhalt prospektiver Studienergebnisse sollte versucht werden, die Patienten an ein Zentrum anzubinden, hier sei wiederum auf das Europäische Projekt für Morbus Whipple (www.whipplesdisease.info) verwiesen (Tab. 6.**32**). Insbesondere bei Patienten mit besonderen Konstellationen, Begleiterkrankungen, Befall des Endokards oder des Knochenmarks sollte Kontakt gesucht werden.

Verlaufskontrollen. Trotz des häufig zu beobachtenden, raschen und guten klinischen Ansprechens sollte der Patient weiterhin klinisch verfolgt werden. Nach ca. 6 und 12 Monaten nach Therapiebeginn wird in der Regel eine Duodenalbiopsie und (im Falle des primären ZNS-Befalls) eine Liquorpunktion durchgeführt (Tab. 6.**32**). Sofern das PAS-positive Material dann nicht mehr nachweisbar ist bzw. die PCR inzwischen negativ wurde, kann die Antibiotikatherapie beendet werden. Wir empfehlen, bei diesen Patienten auch später klinische Kontrollen vorzunehmen (10).

Tabelle 6.32 Empfohlene Therapie des Morbus Whipple

Initiale parenterale Therapie 2 Wochen Ceftriaxon (2 g täglich i. v.) (Alternative: Meropenem 3 × 1 g i. v.)
Langzeittherapie mindestens 1 Jahr Cotrimoxazol (160/800 mg 2-mal täglich oral) (Alternative: Doxycyclin 100 mg p. o. täglich oder orale Cephalosporine)
Individueller Therapieansatz Primärer ZNS-Befall Rezidiv mit ZNS-Manifestation Endokarditis Resistenz oder Refraktärität gegenüber antibiotischer Therapie • In diesen Fällen sowie zum Einschluss von Patienten in Studien: Kontaktaufnahme zum Europäischen Projekt Morbus Whipple (Information: **www.whipplesdisease.info**)

Es existieren keine klaren Erkenntnisse darüber, wie mit Patienten zu verfahren ist, die nach einem Jahr noch PAS- oder PCR-positiv im betroffenen Gewebe sind. Ein von unseren Gruppen geübter Vorschlag ist, den Patienten bei fortgesetzter Antibiotikagabe weiter engmaschig klinisch zu verfolgen. Sollte sich über etwa 2 Jahre keine wesentliche Änderung der PAS-Positivität auf der Duodenalmukosa ergeben, kann ein Absetzen des Antibiotikums versucht werden.

Ernährungstherapie. Immer wieder werden sehr kranke, kachektische Patienten mit einem längeren Verlauf des Morbus Whipple gesehen. Beim Vorliegen eines Malabsorptionssyndroms ist es daher häufig initial notwendig, den Patienten mit Flüssigkeit, Elektrolyten, Vitamin D und Calcium zu supplementieren. Bei Kachexie ist oft auch die Gabe von Eisen, höher dosierten Kalorien und Proteinen sinnvoll.

Rezidive. Rückfälle sind häufig einige Monate oder wenige Jahre nach Absetzen der Antibiotikatherapie zu beobachten. In der Regel wird bei diesen Patienten das primär erfolgreiche Antibiotikum nochmals eingesetzt. Die ernst zu nehmenden ZNS-Manifestationen treten häufiger im Rahmen eines Rezidivs auf und bedürfen einer intensiv überwachten antibiotischen Therapie. Diese Patienten, wie auch Patienten mit einem antibiotikarefraktären Verlauf, sind schwierig zu behandeln. Ob eine Kombination der Antibiotikatherapie mit einer immunmodulatorischen Therapie oder eine Behandlung auf dem Boden einer Suszeptibilitätstestung für diese Patienten von Nutzen ist, muss in folgenden Therapiestudien evaluiert werden.

FAZIT FÜR DIE PRAXIS

- Der Morbus Whipple ist eine seltene Infektionskrankheit meist bei Männern mittleren Alters mit dem kürzlich definierten Erreger Tropheryma whipplei.
- Die Erkrankung bietet oft ein vielfältiges klinisches Bild, wobei häufig Entzündungskonstellation, Gewichtsabnahme, Gelenkbeschwerden oder Arthropathien anzutreffen sind.
- Differenzialdiagnostisch ist es wichtig, frühzeitig an den Morbus Whipple zu denken!
- Die Diagnose wird sehr oft mittels Duodenalbiopsie gestellt, die Diagnosesicherung erfolgt mit histopathologischer PAS-Färbung und PCR.
- Die Therapie sollte über ein Jahr, davon ca. 2 Wochen intravenös, z.B. mit Ceftriaxon, gefolgt von Cotrimoxazol oral, durchgeführt werden.
- Eine klinische Nachbeobachtung ist essenziell, da es häufig zu Rezidiven kommt.
- Eine Anbindung von Patienten an Zentren, insbesondere bei speziellen Konstellationen, ist anzustreben.

Steckbrief Morbus Whipple

Ursache:
seltene Infektion mit Tropheryma whipplei

Klinik:
vielfältige klinische Manifestation; häufig Gewichtsverlust, Gelenkbeschwerden, Diarrhö bei Männern mittleren Alters

Diagnose:
PAS-Färbung oder PCR aus der Duodenalbiopsie

Therapie:
Ceftriaxon 2 Wochen intravenös, dann ein Jahr Cotrimoxazol oral

6.8 Infektionen

W. Schmitt

EDITORIAL **Akute (Entero-)Kolitiden sind weltweit die zweithäufigsten Erkrankungen (nach akuten Atemwegserkrankungen). Obwohl Typhus und Cholera in den westlichen Industrieländern keine wesentliche Rolle mehr spielen, stellen andere infektiöse Enterokolitiden mit Hunderten von Millionen Erkrankungsfällen pro Jahr in den USA und vergleichbaren Zahlen in Europa ein bedeutendes medizinisches und volkswirtschaftliches Problem dar (20).**

Der internationale Reisetourismus, Nahrungsmittel- und Tierfutterhandel, problematische Massentierhaltung, auf-

tretende antimikrobielle Resistenzen, immundefiziente Patienten (AIDS, Chemotherapie, Hypogammaglobulinämie etc.) stellen neue Herausforderungen für Diagnostik und Therapie dar.

Belegt sind weltweit oder multinational aufgetretene Epidemien von Yersinia enterocolitica, Salmonella enteritidis, Shigellosen, Norwalk-Viren und anderen Erregern, die über kontaminierte Nahrungsmittel oder Tierfutter im Gefolge des globalen Handels importiert wurden (33).

Definition

Zu den infektiösen Darmerkrankungen rechnet man die bakteriellen Enterokolitiden, die viralen Kolitiden (Zytomegalievirus, Norwalk-, Rotaviren usw.), die Pilzerkrankungen und die parasitären Infektionen (Lamblien, Amöbenkolitis, Bilharziose des Darmes, Würmer etc.) (→ **Kapitel 6.9**). Die opportunistischen Infektionen bei der HIV-Erkrankung sowie die besonderen Verlaufsformen intestinaler Infektionen bei HIV werden im Kapitel 7.9 abgehandelt. Die sexuell übertragbaren anorektalen Infektionen (venerische Erkrankungen) stellen eine eigene Erkrankungsgruppe dar (→ **Kapitel 6.20**).

Epidemiologie

In Europa sind die häufigsten Erreger der akuten infektiösen Enterokolitiden: Campylobacter jejuni, Salmonellen, Viren, E.-coli-Arten, Shigellen und Yersinien (28). In den subtropischen Gebieten spielen enterotoxische E. coli, Vibrio cholerae, Rotaviren, Campylobacter jejuni und Shigellen die Hauptrolle. Die infektiösen Darmerkrankungen sind meldepflichtig (Tab. 6.**33**). In Tab. 6.**34** sind die durch Lebensmittel- und Genussmittel übertragbaren darmpathogenen Erreger dargestellt (13).

Tabelle 6.33 Meldepflicht bei infektiösen Darmerkrankungen nach §6 Infektionsschutzgesetz (Fassung vom 01.01.01)

Meldepflicht bei Krankheitsverdacht, Erkrankung und Tod (§6 Infektionsschutzgesetz vom 01.01.01)

- Cholera
- Enteritis infectiosa (Salmonellose, alle übrigen Formen einschließlich mikrobiell bedingter Lebensmittelvergiftung)
- Paratyphus A, B, C
- Shigellenruhr
- Typhus abdominalis
- enteropathisches hämolytisch-urämisches Syndrom (HUS)

Meldepflicht bei Erkrankung und Tod

- Tuberkulose (aktive Form)

Meldepflicht von Ausscheidern von:

- Choleravibrionen O1 und O139
- Salmonellen, Shigella species
- Salmonella typhi
- Salmonella paratyphi A, B, C
- Campylobacter species, darmpathogen
- Yersinia enterocolitica, darmpathogen
- Escherichia coli, enterohämorrhagische Stämme (EHEC)
- Listeria monocytogenes
- Rotavirus
- Norovirus

Tabelle 6.34 Lebensmittelinfektionsquellen (nach 13)

Salmonellenarten
- Geflügel
- Fleisch
- Rohmilch
- Eier

Campylobacter jejuni
- Geflügel
- Fleisch
- Rohmilch
- Wasser

E. coli (enterohämorrhagische Stämme)
- Rindfleisch
- Rohmilch

Yersinia enterocolitica
- Schweinefleisch
- Rohmilch
- Salat
- Geflügel

Staphylococcus aureus
- kalte Speisen
- Zubereitung mit Milch, Eiern oder Fleisch

Vibrio parahaemolyticus
- Fisch
- Muscheln
- Krebse

Clostridium perfringens
- Fleisch
- Geflügel

Bacillus cereus
- wasserarme Lebensmittel

Listeria monocytogenes
- Käse
- Fleisch
- Milch
- Salat

Die Keimaufnahme geschieht in der Regel oral, die Übertragung erfolgt fäkooral.

Pathomechanismen der infektiösen Diarrhö

Nach pathogenetischen Gesichtspunkten kann man 5 verschiedene Mechanismen unterscheiden (7):

- **Enterotoxinbildung:** Diese Toxine stellen Exotoxine dar, die zu einer Sekretions- und Motilitätssteigerung führen; es kommt zu keinen Gewebsschäden.
- **Zytotoxinbildung:** Der Erreger produziert ein Endotoxin bzw. Zytotoxin, das im Gegensatz zum Enterotoxin eine Gewebsschädigung hervorruft, aber nicht invadiert. Außerdem unterscheidet man hiervon noch Cytoskeleton-Toxine, die nur minimale Zellveränderungen bewirken, und nervenstimulierende oder immunstimulierende Toxine, die zur Ausschüttung von Neurotransmittern bzw. von Entzündungsmodulatoren (z. B. Cytokine) führen. Viele Toxine können in mehrere der Kategorien eingeordnet werden. Eine Reihe von Erregern kann sowohl Enterotoxine als auch Zytotoxine produzieren (31). Selten gibt es auch Erreger die Neurotoxine produzieren (s. Abschnitt „Klinik").

- **Invasion:** Der Erreger invadiert die Mukosa mit konsekutiver Gewebsschädigung. Es erfolgt keine Toxinbildung.
- **Enteroadhärenz:** Fakultativ pathogen. Die Erreger haften fest an Oberflächenepithelien, die ihre Mikrovilli verloren haben (Enteroadhärenz), im Gegensatz zu adhärenten Erregern, bei denen nur eine lose Verbindung zu intakten Mikrovilli vorherrscht (Adhärenz).
- **Bürstensaum- und Mikrovillischädigung:** Über die Adhäsion an die Darmmukosa kommt es zu einer Bürstensaum- bzw. Mikrovillischädigung. Es erfolgt keine Gewebsschädigung und keine Toxinbildung.

Die Pathomechanismen der wichtigsten enteropathogenen Erreger zeigt Tab. 6.**35**.

Infektionsrisiko. Magenoperierte Menschen, magensäuresupprimierte Patienten haben ein höheres Risiko der Infektion; eine intakte Darmflora, eine normale intestinale Motilität sowie eine ungestörte zelluläre und humorale intestinale Immunität stellen Schutzfaktoren dar. Träger mit der Blutgruppe 0 scheinen mit erhöhtem Infektionsrisiko belastet zu sein. Die Infektionsdosis beträgt für Campylobacter-jejuni-, Shigellen- und EHEC- sowie Clostridium-difficile-Infektion nur 10^2 Erreger, für Salmonelleninfektionen werden in der Regel $10^3 – 10^5$ Keime benötigt, bei Vibrio cholerae sind $10^5 – 10^8$ Erreger erforderlich (11).

Tabelle 6.35 Pathomechanismen der wichtigsten Erreger

Bürstensaum- und Mikrovillischädigung	EPEC
Adhärenz bzw. Enteroadhärenz	EPEC EAEC
Enterotoxin bildende Erreger	ETEC Vibrio cholerae Staphylococcus aureus Yersinien Campylobacter jejuni Salmonellenarten
Zytotoxische Erreger	Clostridium difficile EHEC Shigella dysenteriae Rotaviren Yersinien Campylobacter jejuni
Enteroinvasive Erreger	Campylobacter jejuni Shigella-Arten EHEC Aeromonas hydrophila Chlamydien MAC (bei HIV)
Penetrierende Erreger (tief invadierend)	Yersinien Salmonella typhi und paratyphi

Das Infektionsrisiko ist vom Verseuchungsgrad der Umgebung, der Pathogenität des Keimes und den Abwehrmechanismen des Empfängers abhängig (15).

Viele Faktoren sind noch nicht richtig verstanden. So gibt es Erreger, bei denen die Infektionsdosis niedrig ist, das Überleben in der Umwelt bzw. der Verseuchungsgrad hoch ist, der Kontagionsindex aber niedrig ist: Beispielsweise treten nach Campylobacter-jejuni-Ingestion nur bei einem kleinen Prozentsatz der Patienten klinische Symptome auf (4).

Klinik

Selbstlimitierender Verlauf. Die überwiegende Mehrzahl der Fälle von infektiöser Diarrhö in Gestalt der plötzlich auftretenden akuten wässrigen Diarrhö hat einen unkomplikativen, selbstlimitierenden Verlauf und dauert nur wenige Tage. Großvolumige, wässrige Stühle sprechen eher für eine Enteritis, kleinvolumige schleimige Stühle für eine Kolitis, häufig ist die Kombination von beidem. Für die Dickdarmbeteiligung wird im angloamerikanischen Schrifttum der Terminus „acute self-limiting colitis" (ASLC) benutzt. Eine ätiologische Abklärung ist in diesen Fällen in der Regel (außer bei Personen aus dem Gastronomiegewerbe!) weder nutzen- noch kosteneffektiv (15) und nicht indiziert!

Warnsymptome, die einen komplikativen Verlauf bedeuten können, sind: Durchfall mit mehr als 6 Stuhlentleerungen pro 24 h, ein progredienter Krankheitsverlauf innerhalb von 48 h, hohes und anhaltendes Fieber (> 38,5 °C), Blut- und Schleimbeimengungen, massives Erbrechen, Dehydratation sowie starke abdominelle Schmerzen (9). In diesen Fällen sind eine Diagnostik und Therapie sowie ggf. eine stationäre Krankenhauseinweisung erforderlich.

Komplikative Verlaufsformen. Übelkeit und Erbrechen weisen auf Enterotoxin produzierende Erreger hin, die Symptome treten frühzeitig nach 1 – 18 h infolge Genusses verdorbener Lebensmittel auf (klassische Intoxikation bzw. Nahrungsmittelvergiftung mit Staphylococcus aureus, Bacillus cereus, Clostridium perfringens). Bauchschmerzen können ein Hinweis für Zytotoxin produzierende Bakterien sein, Fieber und Blut im Stuhl sprechen für invadierende Erreger (z. B. Campylobacter jejuni oder Shigellosen). Hier spricht man auch von akut inflammatorischer Diarrhö (synonym Dysenterie). Therapeutisch stehen die Flüssigkeits- und Elektrolytsubstitution sowie die Behandlung mit Probiotika im Vordergrund. Antibiotika sind nur bei schweren Krankheitsverläufen invadierender Erreger erforderlich.

Hoch komplikative Verläufe. Sehr selten sind hoch komplikative Verläufe bei invadierenden Erregern mit und ohne Zytotoxinbildung, die zur transmuralen Nekrose mit Mikroperforationen und sekundärer Peritonitis führen können (32). Klinisch kann das Bild eines toxischen Megakolons bestehen. Bekannt sind auch Fälle von akutem Abdomen bei Säuglingen (23), schwerkranken Alterspatienten und/oder immundefizienten Patienten im Rahmen einer Clostridium-difficile- oder Candida-Infektion. Hier ist die einzige therapeutische Möglichkeit ein protektives Ileostoma und eine chirurgische Peritoneallavage, bei dramatischen Verläufen auch eine notfallmäßige Kolektomie. Differenzialdiagnostisch muss daran gedacht werden, dass eine Kombination von primärer Ischämie und sekundärer Infektion vorliegen kann.

Eine weitere seltene klinische Variante ist das Auftreten eines paralytischen Ileus, der zum hochvolumigen Erbrechen und neurologischen Ausfallserscheinungen führen kann. Schuld daran sind Erreger, die Neurotoxine produzieren können. Das Krankheitsbild kann insbesondere nach Genuss von kontaminierten Schalentieren auftreten (21).

Extraintestinale Manifestation

Im Gefolge einer enteropathogenen Infektion sind folgende Erkrankungen und Symptome beschrieben: aseptische reaktive Arthritis, septische Arthritis (purulente Synovitis), Spondylodiszitis, Spondylitis, Guillain-Barré-Syndrom, Iritis, Konjunktivitis, Balanitis inklusive Reiter-Syndrom (Trias Arthritis, Konjunktivitis, Urethritis), hämolytisch-urämisches Syndrom (HUS oder Gasser-Syndrom), Erythema nodosum, Urtikaria, zervikale und generalisierte Lymphadenopathie. Die klinisch relevanten Ereignisse werden bei den einzelnen Erregern besprochen.

Differenzialdiagnose

Chronisch entzündliche Darmerkrankungen. Im Normalfall lassen sich klinisch Morbus Crohn und Colitis ulcerosa von infektiösen Kolitiden abgrenzen. Chronisch entzündliche Darmerkrankungen (CED) beginnen in der Mehrzahl der Fälle schleichend, Fieber tritt selten auf, der Patient sucht spät den Arzt auf, abdominelle Symptome sind über einen längeren Zeitraum für die typischerweise in Schüben bzw. Phasen verlaufende Erkrankung anamnestizierbar (29). Problematisch zuzuordnen sind aber Fälle mit einem Akutereignis und protrahiertem Verlauf oder Fälle mit chronischer Diarrhö (über 4–6 Wochen andauernde Diarrhö). Infektiöse Kolitiden können (selten) über einen längeren Zeitraum von bis zu 1 oder 2 Jahren verlaufen, was insbesondere für die Yersiniose nachgewiesen werden konnte (17, 24). Sogar extraintestinale Manifestationen sind beschrieben. Außerdem können erregerbedingte Kolitiden ähnliche oder gar identische endoskopische Bilder produzieren wie Colitis ulcerosa und Morbus Crohn. So kann die Campylobacter-jejuni-Kolitis das Vollbild einer hämorrhagischen, diffusen Pancolitis ulcerosa imitieren; die Yersiniose kann wie eine diskontinuierliche Ileocolitis Crohn imponieren.

Grundsätzlich ist für die sichere Diagnose einer CED ein mindestens 3-monatiger Verlauf und der sorgfältige Ausschluss einer infektiösen Ursache Voraussetzung (15). Klinische, laborchemische, endoskopische und histopathologische Parameter alleine reichen in der einmaligen Erstuntersuchung aufgrund ihrer mangelnden Sensitivität und Spezifität jedoch nicht aus, um die richtige Diagnose zuverlässig stellen zu können.

Viele Fälle eines Morbus Crohn oder einer Colitis ulcerosa, die nie rezidivieren, sind keine Spontanheilungen, sondern tatsächlich selbstlimitierte, zuvor protrahiert verlaufende infektiöse Kolitiden. Erhöhte Thrombozytenzahlen sprechen für eine CED (12, 19). Über das vermehrte Auftreten von Superinfektionen bei CED-Patienten wurde mehrfach berichtet, so dass eine infektiöse Kolitis einen CED-Schub auslösen bzw. vortäuschen kann (5).

Weitere Differenzialdiagnosen. Differenzialdiagnostisch ist bei Diarrhö und Schmerzen auch an eine Ischämie, eine akute Divertikulitis und an eine Appendizitis zu denken.

Diagnostik

Rolle der Endoskopie

Bei unkomplikativer akuter Durchfallserkrankung besteht keine Indikation für eine endoskopische Untersuchung.

Indikationen. Bei Auftreten von peranalen Blutungen ist die Indikation immer gegeben (auch zum Ausschluss nicht entzündlicher kolorektaler Erkrankungen). Eine wichtige Indikation zur Koloskopie mit Stufenbiopsie stellt die protrahierte Diarrhö (> 4–6 Wochen klinische Symptomatik) dar: zur Abgrenzung gegenüber nicht infektiösen „Kolitiden" wie lymphozytäre Kolitis, kollagene Kolitis, postinfektiöses Colon irritabile, Goldkolitis, Amyloidbeteiligung des Kolons, eosinophile Enterokolitis, Strahlenkolitis, NSAR-Kolopathie, chronisch-ischämische Kolitis etc. Außerdem ist die Koloskopie indiziert als Basisdiagnostik beim V.a. eine Erstmanifestation einer chronisch entzündlichen Darmerkrankung (Einschränkung s. oben), was in der Regel zur Diagnosebestätigung eine Kontrollkoloskopie mit Stufenbiopsie nach Ablauf von 6–12 Monaten erforderlich macht. Auch bei fehlendem Toxinnachweis bei vermuteter antibiotikaassoziierter Erkrankung wird die Koloskopie mit Gewebesicherung empfohlen (15).

Bei unklaren Fällen einer protrahiert verlaufenden mutmaßlich erregerbedingten Ileokolitis kann der Erregernachweis über die Biopsie (sog. bioptische Mikrobiologie) mittels Immunhistologie versucht werden. Dies wird insbesondere bei der Yersiniose empfohlen (s. dort) (17, 24).

Kriterien für eine Infektion. Typische und charakteristische, aber nicht beweisende endoskopische Kriterien einer infektiösen Kolitis sind fleckartige disseminierte flache entzündliche Läsionen (Erosionen), die häufig segmental auftreten und gehäuft im distalen Kolon zu beobachten sind (Abb. 6.**29**).

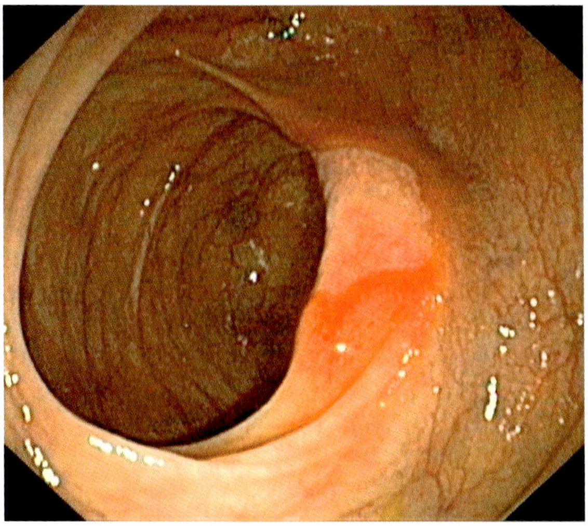

a

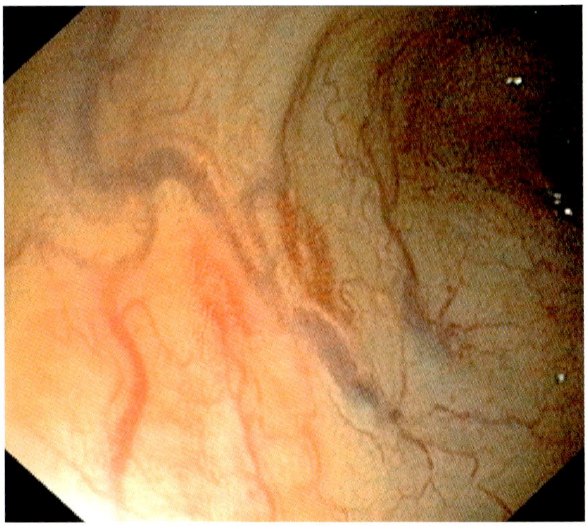

b

⊠ **Abb. 6.29** Infektiöse Kolitis.
a Valvula-Ulkus durch Campylobacter jejuni.
b Zwei ringförmige Erosionen, sog. red ring sign (proximal und distal des Gefäßes).

Rolle der Sonographie

Der Ultraschall stellt die wichtigste apparative Untersuchung dar. Neben der Darmsonographie (Lokalisation einer Darmwandverdickung, Ausmaß der Entzündung, Verteilungsmuster, Fistel- oder Abszessnachweis) ergibt der Nachweis einer mesenterialen Lymphadenopathie (Abb. 6.**30**) oder freier peritonealer Flüssigkeit weitere wichtige Informationen.

Darüber hinaus ist die differenzialdiagnostische Abgrenzung zu einer Divertikulitis und Appendizitis in der Regel sonographisch gut möglich (25).

Bakterielle Infektionen

Campylobacter

› Epidemiologie und Ätiologie

Der wichtigste Vertreter dieser Gruppe ist Campylobacter jejuni, Campylobacter coli spielt nur eine untergeordnete Rolle (ca. 10% der Fälle). Weltweit und auch in Europa ist Campylobacter jejuni inzwischen der häufigste Erreger akuter infektiöser Diarrhö. Saisonal im Frühsommer tritt die Infektion gehäuft auf. Das erst 1972 entdeckte gramnegative Stäbchen gehört zu den invadierenden Erregern. Bakteriämie, Enterotoxin- und Zytotoxinbildung (Shiga like toxin)

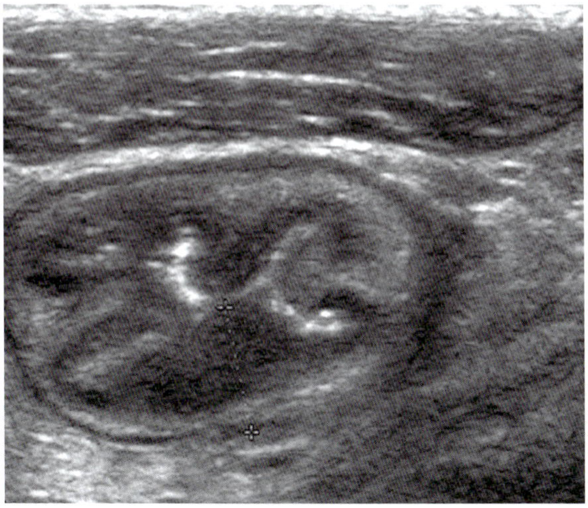

a

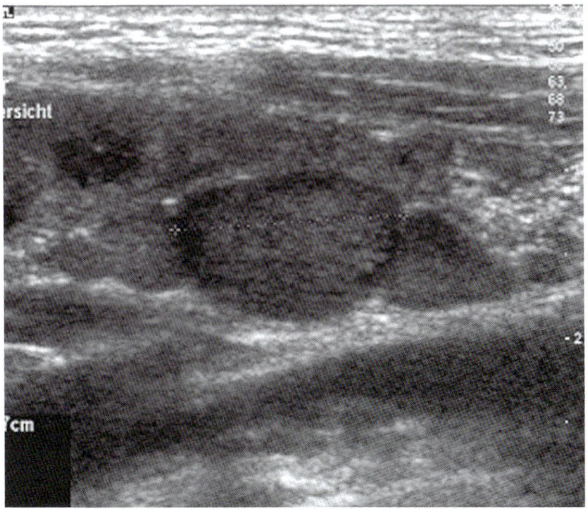

b

⊠ **Abb. 6.30** Mesenteriale Lymphadenopathie bei infektiöser Enterokolitis.
a Zirkuläre Wandverdickung des terminalen Ileums.
b Vergrößerte mesenteriale Lymphknoten.

sind möglich und bestimmen die Schwere des klinischen Krankheitsbildes.

Übertragung. Die Übertragung geschieht durch Geflügel, Fleisch, Rohmilch, Trinkwasser und Haustiere. Der Keim ist als Zoonose in der Veterinärmedizin bekannt. Eine Übertragung von Mensch zu Mensch ist selten, eine Übertragung zwischen homosexuellen Männern ist aber gesichert. Die Gründe für den niedrigen Kontagionsindex sind unbekannt. Dies erstaunt, denn schon eine geringe Infektionsdosis von 10^2-10^3 Keimen kann zur infektiösen Diarrhö führen. Jedoch erkrankt klinisch nur ein kleiner Prozentsatz der Personen, welche die Infektionsdosis ingestiert haben. Der Erreger ist in der Außenwelt lange überlebensfähig, vermehrt sich allerdings nicht bei Zimmertemperatur. Die Inkubationszeit beträgt 2–7 Tage.

Klinisches Bild

Das klinische Bild ist durch wässrig-schleimige, manchmal auch blutige Diarrhöen gekennzeichnet. Fieber bis 39–40 °C tritt auf. Bei einem Drittel der Patienten ist ein 12- bis 24-stündiges Prodromalstadium mit Kopfschmerzen, Fieber, Myalgien und Übelkeit, gelegentlich auch Meningismus zu beobachten. Charakteristisch sind als Initialsymptom kolikartige intensivste Bauchschmerzen, die auch wie eine Appendizitis imponieren können. Ca. 30% der Infektionen verlaufen monosymptomatisch nur mit Schmerzen ohne Diarrhö. Normalerweise heilt die Erkrankung nach einer Woche aus. In 10–20% der Fälle verläuft die Erkrankung chronisch protrahiert, vor allem auch bei immundefizienten Patienten. In 0,5% der Fälle gibt es Dauerausscheider, in bis zu 20% können klinische Rezidive auftreten.

Endoskopisches Bild. Interessanterweise treten häufig (endoskopisch gesichert) große und tiefe Valvula-Ulzera auf (Abb. 6.**29a**). Das koloskopische Bild variiert, es ist in manchen Fällen von einer Colitis ulcerosa totalis nicht zu unterscheiden. Auch Crohn-artige Bilder mit Ileitis terminalis und Aspekte einer pseudomembranösen Kolitis kommen vor. Bei milden Infektionen ist nur der Dünndarm betroffen.

Extraintestinale Manifestationen. Erwähnenswert ist das Auftreten von extraintestinalen Manifestationen wie Arthritis, Konjunktivitis, Iritis bzw. Uveitis, Urtikaria, Erythema nodosum, Meningitis, Cholezystitis und Begleitnephritis. Ca. 25% der Patienten mit Guillain-Barré-Syndrom haben in der Vorgeschichte eine Campylobacter-jejuni-Infektion (26). Auch ein toxisches Megakolon ist beschrieben (32). Eine Begleithepatitis im Rahmen der Infektion sowie eine Begleitpankreatitis sind möglich.

Diagnostik

Der Nachweis des Erregers in der Stuhlkultur ist das übliche diagnostische Verfahren. Serologische Tests sind sinnvoll, wenn bei reaktiver Arthritis oder Guillain-Barré-Syndrom die Stuhlkulturen negativ sind. Sowohl kulturell als auch serologisch können nur ca. 60% der Infekte erfasst werden.

Therapie

Eine antibiotische Therapie ist in der Regel nicht erforderlich; Flüssigkeit- und Elektrolytsubstitution sind ausreichend.

Bei kleinen Kindern, alten Menschen und immuninkompetenten Personen (z. B. AIDS-infizierte) werden im Falle schwerer Verläufe Erythromycin 20–30 mg/kg Körpergewicht pro Tag für 4–5 Tage oder Gyrasehemmer als orale Medikation empfohlen. Die Chinolon-Resistenzraten haben in den letzten Jahren deutlich zugenommen.

Salmonellosen

Epidemiologie und Ätiologie

Seit Mitte der 80er Jahre ist es zu einer stetigen Zunahme von Salmonelleninfektionen gekommen. In Deutschland ist die Salmonellose die häufigste Durchfallerkrankung mit 70–80 gemeldeten Fällen pro 100.000 Einwohner und Jahr (zusätzlich hohe Dunkelziffer!). 2004 wurden 52.000 Erkrankungsfälle gemeldet (27). Die häufigsten Erreger sind: Salmonella enteritidis (67%) und Salmonella typhimurium (19%) sowie Salmonella flexneri. Die gramnegativen Salmonellen gehören zu den Enterobacteriaceae.

Übertragung. Für die Infektion verantwortlich sind insbesondere kontaminierte Futtermittel (z. B. Fischmehl) sowie der Salmonellenbefall des Geflügels. Zwei Infektionswege werden hierbei unterschieden:

- die Kontamination des gelegten Hühnereies mit Salmonellen, wobei die Erreger die intakte Eischale penetrieren können,
- die transovarielle Infektion im Huhn, also vor Umhüllung mit der Eischale.

Inzwischen werden ca. 20% aller Salmonellose-Fälle mit dem Konsum von Schweinefleisch assoziiert, auch die Übertragung durch Gewürze, Tee und Schokolade ist möglich. Die Infektionsdosis ist mit 10^5-10^8 Keimen hoch. Im Gegensatz zu Typhus spielt die direkte Übertragung von Mensch zu Mensch nur eine geringe Rolle. Nur etwa 20% der Infizierten erkranken (geringer Manifestationsindex). Das Infektionsrisiko für HIV-Patienten ist allerdings 20- bis 100fach erhöht. Der Hauptinfektionsort ist der Dünndarm, aber auch Kolonbefall ist häufig. Endotoxinbildung ist möglich. Die Inkubationszeit beträgt 5–72 h.

Klinisches Bild

Die Symptome reichen von leichter Diarrhö bis zu wässrigen, massiven, hochfieberhaften Brechdurchfällen, begleitet von Tenesmen. Nach 3–7 Tagen ist die Erkrankung in der Regel ausgeheilt. Die Erregerausscheidung im Stuhl hält 4–5 Wochen an. Bei AIDS-Patienten sind wiederum schwerste, ja sogar tödliche Verläufe beschrieben. Hier kommen auch Rezidive vor. Bei Kindern können Bauchschmerzen ohne Diarrhö im Vordergrund stehen (DD Appendizitis). Asymptomatische Träger gibt es in 1% der Fälle. Chronische Dauerausscheider nach Infektion sind selten (0,2 – 0,6%), es handelt sich häufiger um Frauen und Patienten mit Gallengangsanomalien.

Komplikationen. Mit 5% sind die Komplikationen und septischen Verläufe selten: Arthritis, Endokarditis, Perikarditis, Meningitis, Osteomyelitis, infizierte orthopädische Prothesen, lokale Abszesse (sog. „metastatische Infekte").

Diagnostik

Die Diagnostik erfolgte durch die Stuhlkultur und serologisch nach dem Kauffmann-White-Schema (O- und H-Antigene, Gruppen- und Speziesklassifikation, über 2000 Seroformen).

Therapie

Bei der unkomplizierten salmonellenbedingten Gastroenteritis ist eine antibiotische Therapie nicht notwendig. Die Antibiose verzögert die Keimelimination und führt zu einer verlängerten Salmonellenausscheidung. Ausreichende Elektrolyt- und Flüssigkeitssubstitution sind erforderlich.

Eine Senkung des pH-Wertes im Kolon führt zur rascheren Keimelimination. Deshalb können Laktobazillen bzw. Lactulose verabreicht werden, wenn die klinische Symptomatik, die damit verbundene Steigerung der Diarrhö zulässt.

Septischer Verlauf. Beim seltenen septischen Verlauf muss eine invadierende Infektion angenommen werden. Hier ist eine antibiotische Therapie indiziert. Mittel der Wahl sind die Chinolone (Ciprofloxacin, Ofloxacin) oder auch Cotrimoxazol.

Prävention

Zur Prophylaxe und Prävention der Salmonellosen und prinzipiell aller infektiösen Enterokolitiden gilt die Empfehlung, alle tierischen Produkte, die nicht ausreichend erhitzt wurden, zu vermeiden oder nur dann zu verzehren, wenn sichergestellt ist, dass die Kühlkette nicht unterbrochen wurde. Beim Auftauen gefrorener Hähnchen besteht die Gefahr der Kontamination mit anderen Nahrungsmitteln und dem Kücheninstrumentarium.

Typhus

Epidemiologie und Ätiologie

Durch verbesserte Hygienemaßnahmen sind der Typhus und der Paratyphus in unseren Breiten stark zurückgegangen. Durch den internationalen Reisetourismus gibt es aber importierte Fälle. Der Erreger ist Salmonella typhi. Im Gegensatz zu allen anderen Salmonellosen ist Typhus primär keine Darm-, sondern eine Systemerkrankung. Vor allem in Entwicklungsländern spielt Typhus eine große Rolle.

Übertragung. Im Gegensatz zu den nichttyphösen Salmonellosen geschieht die Infektion fast ausschließlich von Mensch zu Mensch fäkooral (4F-Regel: „faeces, fingers, food and flies"). Typhus- und Paratyphuserreger haben nur den Menschen zum Wirt. Schmierinfektionen über Typhuskranke sowie Dauerausscheider und kontaminierte Lebensmittel stellen Infektionsquellen dar. Auch verseuchtes Trinkwasser spielt eine große Rolle. Protektiv ist stark gechlortes Wasser. Die Infektionsdosis ist mit $10^7 – 10^9$ Keimen hoch. Endotoxine sind für die Schwere des klinischen Krankheitsbildes verantwortlich. Die Inkubationszeit beträgt 7 – 14 Tage.

Klinisches Bild

Typhusfieber, Delirium (griechisch typhos = Nebel), Bauchschmerzen, Hepatosplenomegalie, Darmblutung einschließlich Darmperforation, vorzugsweise im terminalen Ileum, sowie Cholezystitis kennzeichnen das Bild.

Verlauf. Die Erkrankung verläuft im klassischen Fall in 4 Stadien; jedes Stadium dauert ca. 1 Woche:

- *Stadium 1*, Stadium incrementi: Kopfschmerzen, Bauchschmerzen, treppenförmig ansteigendes hohes Fieber, relative Bradykardie, Obstipation.
- *Stadium 2*, Stadium fastigii: Continua, Spleno(hepato)megalie, Roseolen (typischer lachsfarbener makulopapulärer Ausschlag an den Flanken), relative Leukopenie, Eintrübung des Sensoriums.
- *Stadium 3:* schweres septisches Krankheitsbild, erbsbreiartige Diarrhö, Darmblutung (in 20%) eventuell mit Perforation (in 3%).
- *Stadium 4*, Stadium decrementi: Fieberabfall, Rückbildung der Symptome.

Abweichende Verlaufsformen. Nicht selten ist ein nicht klassischer Verlauf mit zunächst dem Bild einer enterokolitisbedingten Durchfallsymptomatik und Auftreten von Fieber, wenn der Durchfall zum Stillstand kommt. Fieber tritt jedoch nicht immer auf. Nur 20 – 40% der Patienten haben Bauchschmerzen. Unspezifische Symptome wie Frösteln, Kopfweh, Anorexie, Husten, Halsschmerzen kommen vor. Kopfweh und Muskelschmerzen sind häufig, insbesondere vor der Fieberphase.

Komplikationen. Hier sind zu nennen: Pneumonie, Pyelonephritis, Hirnabszesse, Osteomyelitis, septische Arthritis, Ikterus, Alopezie.

Differenzialdiagnostisch müssen bei der Trias Fieber, Bauchschmerzen und Hepatosplenomegalie eine Malaria, eine Amöbeninfektion, eine viszerale Leishmaniose und das Dengue-Fieber abgegrenzt werden.

Diagnostik
Blutkulturen in den frühen Stadien sind hoch positiv, Stuhlkulturen erst in der 3. und 4. Woche.

Therapie
Früher wurden Chloramphenicol und Ampicillin, heute werden Gyrasehemmer, z. B. Ciprofloxacin, verabreicht. Die überstandene Erkrankung hinterlässt in der Regel eine lebenslange Immunität.

Prävention
Es gibt die orale Lebendimpfung mit TY21A, entweder als Suspension oder als magensäurestabile Kapseln in 4 Dosen jeden zweiten Tag. Hiermit erreicht man in 70% einen Infektionsschutz in den ersten 3 Jahren. Der Vorteil der parenteralen Vakzine ist die Einmalanwendung und dass keine Kühlkette für den Impfstoff erforderlich ist.

Paratyphus

Salmonella paratyphi A, paratyphi B sowie paratyphi C können das Krankheitsbild des Typhus komplett imitieren. Der Krankheitsverlauf ist im Allgemeinen günstiger. Die Diagnose wird bakteriologisch im Stuhl gestellt.

Yersiniosen

Epidemiologie und Ätiologie
Yersiniosen sind in Deutschland die dritthäufigsten Erreger der mikrobiellen Enterokolitiden. Man unterscheidet Infektionen mit Yersinia enterocolitica (bedeutsam Serotypen 03 und 09) sowie selten mit Yersinia pseudotuberculosis (bedeutsam Serotyp 1). Yersinia pseudotuberculosis ist auch als Zoonose bekannt und kommt beim Menschen am häufigsten bei Kindern vor. Es handelt sich um tief invadierende gramnegative Stäbchenbakterien aus der Familie der Enterobacteriaceae. Beide Erreger können ein Enterotoxin und ein Zytotoxin produzieren. Interessanterweise führen Yersiniosen zur Eisenakquisition. Bei Hämochromatose werden eine gehäufte Infektion sowie septische Verläufe beschrieben. Bei älteren Blutkonserven (Lagerung über 3 Wochen) können Kontaminationen auftreten, Septikämien während der Transfusion sind die Folge.

Übertragung. Als Infektionsquelle kommen in Betracht: Schweinefleisch, Rohmilch, Salat, Geflügel, Trinkwasser und Haustiere. Die Infektion erfolgt oral. Die Inkubationszeit beträgt 3 – 10 Tage.

Klinisches Bild
Es gibt 3 klassische Verlaufsformen:

- enteritisch (Erwachsene, häufig),
- pseudoappendizitisch (Kinder, Jugendliche),
- septisch (typhös), selten.

Bei jungen Menschen ist die Trias fieberhafte, schmerzhafte Diarrhö, Erythema nodosum und akute Arthritis (z. B. Kniegelenkserguss einseitig) charakteristisch.

Der Durchfall stellt das Initialsymptom dar, 2 – 3 Wochen später treten dann die anderen Symptome auf. In zwei Dritteln der Fälle bestehen Bauchschmerzen. Die Erreger werden bis 7 Wochen nach der Infektion im Stuhl in geringer Menge ausgeschieden. Die Erkrankung verläuft in der Regel selbstlimitiert.

Komplikationen und extraintestinale Manifestationen. Komplikative Verläufe wie Appendizitis, intestinale Perforation mit Peritonitis, toxisches Megakolon und Mesenterialvenenthrombose sind selten. Eine extraintestinale Beteiligung kommt in 20 % der Fälle vor (HLA-B27-positive Arthritis, Reiter-Syndrom, Uveitis, Leberabszesse, Empyem, Panophthalmitis etc.).

Lymphadenopathie, Erregerpersistenz. Die Yersinien penetrieren über die Darmschleimhaut in die intestinalen Lymphknoten und Peyer-Plaques. Vergrößerte Lymphknoten im Ileozäkalbereich sind charakteristisch. Ihre Ausdehnung kann ein generalisiertes Lymphadenopathiesyndrom erreichen. Sehr häufig lässt sich sonographisch eine mesenteriale Lymphadenopathie feststellen. Die mögliche Persistenz der Erreger über Monate bis Jahre in der tiefen Submukosa des Darmes, in den Lymphknoten, ja sogar in der Leber stellt ein diagnostisches und therapeutisches Problem dar. In ca. 5% der Yersiniosen tritt bei Erwachsenen eine rezidivierende Ileokolitis auf, die den Morbus Crohn imitiert (14).

Diagnostik
Die mikrobiologische Diagnostik ist schwierig. Die Stuhlkultur ist oft negativ, weil der Keim nur in geringen Mengen bei ganz frischen Infektionen hierin nachweisbar ist. Die Widal-Reaktionen im Blut bzw. KBR sind nur in der postakuten Phase 1 – 2 Wochen nach Infektion positiv und fallen nach einem Monat wieder ab (Tab. 6.**36**).

Tabelle 6.36 Yersinia-enterocolitica-Diagnostik (nach Heesemann)

Akute Krankheitsphase	• Stuhlkultur positiv • Widal-Reaktionen positiv • Immunoblot (IgM, IgA, IgG) positiv
Chronische Krankheitsphase	• Stuhlkultur negativ • Widal-Reaktionen negativ • Immunoblot (IgA, IgG) positiv • Immunhistologie positiv
Pathogenitäts- und Virulenznachweis	• Virulenzplasmid • Invasionsgen

Antikörperdiagnostik. Bei akuter Infektion sind die klassenspezifischen Antikörper (IgM, IgA, IgG) positiv. Nach 3 Monaten ist kein IgM und bei unkompliziertem Verlauf nach 6 Monaten kein IgA mehr nachweisbar. Das IgG kann noch 6 Jahre post infectionem nachgewiesen werden. Bei chronischem Yersinienbefall persistiert IgA und der Erreger ist im Gewebe (Darmbiopsie) mittels indirekter Immunfluoreszenzmethode nachweisbar (Immunhistologie). Diese Diagnoseverfahren stellen eine Möglichkeit dar, eine chronisch persistierende Yersiniose von einem Morbus Crohn zu unterscheiden (14).

Therapie

Therapeutisch kommt eine 4- bis 6-wöchige Behandlung mit hochdosierten Gyrasehemmern (z. B. 1,5 g Ciprofloxacin pro Tag) oder eine Tetracyclingabe in Betracht; bei therapieresistenten Fällen kann auch eine Chloramphenicol-Behandlung indiziert sein.

Escherichia coli

Epidemiologie und Ätiologie

Bei E. coli findet man exemplarisch alle Pathomechanismen der infektiösen Diarrhö (Tab. 6.**35**). Kolibakterien sind gramnegative Stäbchen und gehören zu den Enterobacteriaceae. Sie werden nach ihren Antigenen systematisiert: Körper: O-Antigene (mehr als 100 Typen), Kapsel: K-Antigene, Geißel: H-Antigene. Die E. coli werden in 5 Gruppen eingeteilt (Tab. 6.**37**).

EPEC- und EAEC-Infektionen. Die enteropathogenen E. coli (EPEC) sind die Erreger der Säuglingsdiarrhö (Schmierinfektionen). Die enteroaggregativen E. coli (EAEC) sind mit den EPEC verwandt und lösen bei Kindern, insbesondere in Entwicklungsländern, Diarrhöen aus. Sie sind auch von Bedeutung bei der Reisediarrhö und bei AIDS-Patienten.

ETEC-Infektionen. Die enterotoxischen E. coli (ETEC) produzieren Enterotoxine, die das klinische Bild mit wässrigen Durchfällen auslösen. Mehr als die Hälfte der Reisediarrhöen sind durch ETEC verursacht. Die Symptome treten typischerweise zwischen dem 5. und 15. Tag nach Ankunft im Endemiegebiet auf. Die Inkubationszeit beträgt 14 – 50 h. Die klinische Symptomatik dauert in der Regel nur 3 – 5 Tage an. Bauchschmerzen und Fieber treten nicht auf. Eine antibiotische Therapie ist nicht notwendig. Die Prävention mit Trimethoprim/Sulfamethoxazol oder Ciprofloxacin ist sicher.

Tabelle 6.37 Escherichia-coli-Stämme

- Enteropathogene E. coli (EPEC)
- Enteroaggregative E. coli (EAEC)
- Enterotoxische E. coli (ETEC)
- Enteroinvasive E. coli (EIEC)
- Enterohämorrhagische E. coli (EHEC)

EIEC-Infektionen. Die Infektionen mit enteroinvasiven E. coli (EIEC) sind klinisch den Shigellosen ähnlich. Sie sind vor allem in Südostasien, aber auch in anderen warmen Ländern verbreitet. Als Prodromi kommen Kopfschmerzen und Erbrechen vor. Die Durchfälle dauern bis zu 2 Wochen. 10% entwickeln blutig-schleimige Diarrhöen (Dysenterien). Therapeutisch kommen Ciprofloxacin und Ofloxacin in Betracht.

EHEC-Infektionen. Die interessanteste Gruppe sind die erst seit 1982 bekannten enterohämorrhagischen E. coli (EHEC), die mit einer Zytotoxinbildung einhergehen können. Der wichtigste Vertreter ist O157:H7, andere wichtige Serogruppen sind: O26:H11, O103:H2 und O111:H⁻ und O145:H28. Es gibt über 200 weitere verschiedene Serotypen. Der Keim hat eine große Umweltstabilität. Zur Infektion reichen weniger als 100 Erreger aus. Die Keimausscheidung dauert normalerweise nur 5 – 10 Tage. Allerdings gibt es auch asymptomatische Dauerausscheider.

Das produzierte Zytotoxin ist mit dem Shiga-Toxin von Shigella dysenteriae Typ 1 identisch. Man kann 2 verschiedene Zytotoxine (Shigalike Toxin I und II) unterscheiden. Diese Toxine binden sich an bestimmte Zellwandrezeptoren, zusätzlich kommt es über einen sog. Typ-III-Sekretionsapparat zu einer raschen Zytolyse, vor allen Dingen des Gefäßendothels.

Die Bedeutung des Keimes liegt in der Möglichkeit auftretender schwerer Komplikationen. Die Infektion erfolgt fäkal-oral. Als Erregerreservoir werden angegeben: nicht durchgegartes Rindfleisch (Steaks), Hühner- und Lammfleisch, Kuhmilch, rohe Milch, Hamburger (deshalb auch als Big-Mac-E.-coli bekannt!), Sandwiches, Kartoffeln, Wildfleisch und Bade- sowie Trinkwasser. Rinder und andere Wiederkäuer gelten als Hauptreservoir. Für ausgewachsene Tiere sind die Keime nicht pathogen. Obwohl viele Epidemien in USA, Kanada und Großbritannien beobachtet wurden, sind in Deutschland nur Einzelerkrankungen und kleine Epidemien bei Säuglingen und Kleinkindern publiziert worden (18).

Klinisches Bild

Leitsymptome sind: kolikartige Leibschmerzen, vor allem auch im rechten Unterbauch, initial wässrige, später blutige Diarrhöen, die plötzlich beginnen.

Hämolytisch-urämisches Syndrom. Bei Hämolyse, akutem Nierenversagen und hämorrhagischer Kolitis muss an eine EHEC-Infektion gedacht werden. In 5 – 10% der Fälle tritt die schwerste Komplikation auf: das hämolytisch-urämische Syndrom (HUS oder Gasser-Syndrom) mit 5- bis 10%iger Letalität. Das Syndrom ist charakterisiert durch das Auftreten einer hämolytischen Anämie, einer Thrombozytopenie und eines akuten Nierenversagens. Der zugrunde liegende Pathomechanismus ist eine mikroangiopathische hämolytische Anämie bei disseminierter intravasaler Koagulopathie (DIC-Konstellation). Das HUS kann auch inkomplett bzw. oligosymptomatisch ohne wesentliche Diarrhö, lediglich mit Zeichen einer Niereninsuffizienz oder auch einer alleinigen Hämolyse einhergehen. Zwei Drittel aller Fälle mit HUS sind durch EHEC bedingt. Drei Viertel aller symptomatischen EHEC-Infektionen und 90% aller HUS-Erkrankungen treten im ersten Lebensjahrzehnt auf!

Andere Komplikationen. Weitere Komplikationen sind: thrombotisch-thrombozytopenische Purpura Moschkowitz (TTP), eine hämorrhagische Zystitis, eine hämorrhagische Balanitis sowie neurologische Störungen (Schlaganfälle, Krampfanfälle). In ganz seltenen Fällen kann die hämorrhagische Rechtsseitenkolitis auch mit einer Perforation oder dem Bild eines toxischen Megakolons einhergehen.

Verlauf. Die Inkubationszeit beträgt 1–3 Tage, manchmal auch 8 Tage. Bei den meisten Patienten verläuft die Erkrankung erfreulicherweise wie bei jeder akuten infektiösen Diarrhö selbstlimitierend. Risikofaktoren für schwere Verlaufsformen sind offenbar ein Zustand nach Magenresektion oder Gastrektomie (fehlende Magensäure!), höheres Lebensalter (Heimsituation) und das Kindesalter (6, 18). Koloskopisch findet man in 10–20% der Erkrankten eine segmentale hämorrhagische rechtsseitige Kolitis, die das Bild einer Ischämie oder einer diffusen Kolitis vom Typ einer Colitis ulcerosa aufweisen kann. Bis zu 40% aller hämorrhagischen Kolitiden sollen durch EHEC verursacht sein, die Serotypen O2:5 und O91:H14 spielen möglicherweise auch eine Rolle bei Entzündungsschüben chronisch entzündlicher Darmerkrankungen, vor allem bei Colitis ulcerosa (10).

Diagnostik

Das Ziel der Labordiagnostik ist die Erregerisolierung mit Toxinnachweis. Üblicherweise erfolgt der Nachweis durch den Shigatoxin-ELISA (Zeitbedarf 20–24h) aus Anreicherung oder direkt aus dem Stuhl. Außerdem ist ein Shigatoxin-Gen-Nachweis mittels PCR möglich. Weiterhin stehen serologische Tests mit Antikörpernachweis bzw. Austestung der Serotypen zur Verfügung. Bei HUS oder TTP sollte zusätzlich eine Untersuchung des Serums auf LPS-Antikörper gegen E. coli O157:H7 erfolgen.

Therapie

Eine antibiotische Therapie ist kontraindiziert. Sie kann die Bakterienausscheidung verlängern und zur Stimulierung der Toxinbildung führen.

Bei HUS ist eine Hämodialyse erforderlich, ein Teil dieser Fälle geht in eine chronische dialysepflichtige Niereninsuffizienz über. Bei TTP wird eine Plasmapherese durchgeführt. Ansonsten besteht die Therapie wie üblich in der Flüssigkeits- und Elektrolytsubstitution. Die Gabe von motilitätshemmenden Pharmaka (z.B. Imodium) muss vermieden werden, da eine intestinale Stase die Absorption der Zytotoxine fördern kann.

Shigellosen

Epidemiologie und Ätiologie

Die Erreger der Bakterienruhr gehören ebenfalls zu den Enterobacteriaceae. Man unterscheidet 4 Gruppen:

- Gruppe A (Shigella dysenteriae),
- Gruppe B (Shigella flexneri),
- Gruppe C (Shigella boydii),
- Gruppe D (Shigella sonnei).

In Europa sind vor allem die Enterotoxin bildende Shigella sonnei und Shigella flexneri von Bedeutung. Ähnlich wie bei den Salmonellosen nimmt die Häufigkeit der Shigellosen deutlich zu. Shigella dysenteriae kann ein starkes Zytotoxin (Shiga-Toxin) produzieren. Dieses seit 1903 bekannte Shiga-Toxin kann auch von anderen Bakterien gebildet werden: Salmonella typhimurium, Salmonella flexneri, Vibrio cholerae, Vibrio parahaemolyticus, E. coli O157:H7 und anderen mehr (5).

Übertragung. Wie beim Typhus haben die Erreger der Ruhr auch keinen natürlichen Zwischenwirt, d.h. die Infektion erfolgt von Mensch zu Mensch anal-oral. Die Shigellosen gehören zu den Erregern, die mit der geringsten Infektionsdosis symptomatisch werden können: Die Inokulation von nur 10 Keimen kann die Erkrankung hervorrufen. Der Keim kommt häufiger in Massenunterkünften und Kindertagesstätten vor, zusammen mit Rotaviren und Lamblien sind die Shigellen dort die häufigsten Pathogene.

Im Gegensatz zu den vorwiegend im Dünndarm wirksamen Salmonellen penetrieren die Shigellen den Dickdarm (Invasion). Es kommt praktisch immer zu einem Rektumbefall. Die Inkubationszeit beträgt wenige Stunden bis 2 Tage.

Klinisches Bild

Typisch sind häufige (bis zu 100!), niedervolumige Blutabsonderungen und Bauchkrämpfe, die nach 2–7 Tagen spontan sistieren. Sehr häufig ist Fieber assoziiert. Auch Pus und Mukus können peranal abgehen. Es kann zur Ausbildung einer Proktitis und eines Rektumprolapses kommen. In unseren Breiten verläuft die Shigellose üblicherweise mild und selbstlimitiert. Allerdings gibt es auch schwere Verläufe, insbesondere wenn Shiga-Toxin-Bildung vorliegt.

Komplikationen und extraintestinale Manifestationen. An Komplikationen sind ein toxisches Megakolon, die Darmperforation sowie die Ausbildung eines HUS (analog EHEC, s. dort) möglich. Leukämoide Blutbilder mit bis zu 50.000 Leukozyten können auftreten. An extraintestinalen Manifestationen sind insbesondere bei Kindern Krämpfe zu nennen, bei Erwachsenen das Reiter-Syndrom, eine Konjunktivitis, eine Iridozyklitis und eine Enzephalopathie.

Diagnostik
Die Diagnose wird durch Stuhlkultur und serologisch gestellt.

Der Stuhl muss so rasch wie möglich, am besten körperwarm untersucht werden, da der Keim schnell abstirbt und andere Mikroorganismen die Shigellen inaktivieren können.

Therapie
Zu Therapieempfehlungen s. Abschnitt „Salmonellosen".

Antibiotikaassoziierte Erkrankungen

Epidemiologie und Ätiologie

Man unterscheidet antibiotikaassoziierte Diarrhö, antibiotikaassoziierte Kolitis und antibiotikaassoziierte pseudomembranöse Kolitis.

Antibiotikaassoziierte Diarrhö. Die Diarrhö tritt bei ca. 10 – 20 % der Patienten auf, die Antibiotika einnehmen. In ca. 20 % der Fälle nach Clindamycin- und Lincomycin-Behandlung, in 10 – 25 % nach Amoxicillin-Gabe, in 5 – 10 % nach Ampicillin-Verordnung und in 2 – 5 % der Fälle von Cephalosporin-, Chinolon-, Erythromycin-, Clarithromycin- und Tetracyclin-Applikation. Außer Clostridium difficile, das nur für 10 – 20 % der antibiotikaassoziierten Diarrhöen verantwortlich ist, rufen auch folgende Erreger eine antibiotikainduzierte Diarrhö hervor: Clostridium perfringens Typ A durch Enterotoxinproduktion, Staphylococcus aureus und Salmonellen durch antibiotikabegünstigte Kolonisierung sowie Candida albicans, wobei es zur Überwucherung der Flora kommt. Dies ist von Bedeutung, weil eine Therapie mit Metronidazol in diesen Situationen ineffektiv ist.

Verantwortlich für den Durchfall ist eine Störung der intestinalen Mikroflora, die zu einer Proliferation endogener pathologischer Stämme führt, auch die Übertragung von Mensch zu Mensch spielt eine Rolle, so z. B. bei der nosokomoial erworbenen Kolitis, deren Hauptursache Clostridium difficile ist.

Bei der antibiotikaassoziierten Diarrhö (ohne Kolitis) spielen weitere Phänomene eine Rolle: Motilitätssteigerung durch Stimulation der Motilinrezeptoren (vor allem bei Erythromycin), Beschleunigung der Magenentleerung (Erythromycin-Effekt), Steigerung der Dünndarmmotilität (Amoxicilline), Reduktion der Konzentration der Anaerobier mit konsekutiver osmotischer Diarrhö, weil Kohlenhydrate vermindert metabolisiert werden sowie ein veränderter Gallensäuremetabolismus.

Antibiotikaassoziierte Kolitis. In fast allen Fällen einer antibiotikaassoziierten Kolitis ist Clostridium difficile ursächlich. Penicillin kann allerdings auch unabhängig von Clostridium difficile eine segmentale Kolitis hervorrufen.

Clostridium difficile ist ein grampositives, Sporen bildendes, nicht invadierendes Stäbchenbakterium. Es produziert Zytotoxine, von denen Zytotoxin B 1000-mal toxischer als Zytotoxin A ist. Auch Enterotoxinbildung kommt vor. Zwischenzeitlich wurde ein epidemisch auftretendes neues Clostridium difficile entdeckt (BI/NAP1) mit einem binären Toxin, welches durch die üblichen Stuhltests nicht erkannt wird und gehäuft nach Fluorchinolon-Therapie auftreten soll.

Etwa 3 % aller Menschen sind von Haus aus Keimträger oder Keimausscheider. Von den infizierten Personen werden nur etwa 50 % symptomatisch. Das Vollbild einer schweren Kolitis bis zum Stadium der pseudomembranösen Kolitis kommt nur in etwa 1 – 2 % der Infektionen vor. Bemerkenswert hoch ist die Rate von ca. 20 % rezidivierend verlaufenden Erkrankungen.

Klinisches Bild
Je nach dem, ob lediglich eine antibiotikaassoziierte Diarrhö vorliegt, die sich von selbst limitiert oder aber das Vollbild einer pseudomembranösen Kolitis, ist das klinische Bild sehr unterschiedlich ausgeprägt. Der Beginn der Erkrankung ist oft plötzlich, typischerweise innerhalb von 2 Tagen bis zu mehreren Wochen nach Antibiotikaeinnahme mit wässrigen Diarrhöen, Bauchkrämpfen und Fieber. Teilweise gibt es auch Verläufe ohne Diarrhö bei alten Menschen, vermehrt nach viszeral-chirurgischen und gefäßchirurgischen Eingriffen. Normalerweise bessert sich die Situation rasch, wenn das Antibiotikum abgesetzt wird. In seltenen Fällen kann das Bild eines toxischen Megakolons auftreten. Auch Perforationen ohne vorangehende Diarrhö kommen vor (1, 34) mit in der Regel konsekutiver chirurgischer Therapie.

Diagnostik
Die Diagnose wird durch den Nachweis des Zytotoxins im Zytotoxinassay gestellt. Es gibt Tests zum Nachweis von Zytotoxin A sowie zum Nachweis von Toxin A und Toxin B. Die Sensitivität der handelsüblichen Tests ist mäßig und erreicht maximal 80 %. Der Enzymimmunoassay ist noch weniger sensitiv als der Zytotoxinassay. Bei klinischem Verdacht und schwerem Krankheitsbild muss deshalb trotz negativen Toxinnachweises antibiotisch behandelt werden (s. unten). Am genauesten ist der sehr aufwändige Zytotoxinassay aus Zellkulturen. Die Erreger können im Stuhl angezüchtet werden, dies dauert aber 3 – 4 Tage. Inzwischen gibt es einen immunologischen Schnelltest, der einen Toxin- und Antigennachweis aus dem Stuhl in einer halben Stunde liefert.

Endoskopisches Bild. Das endoskopische Bild einer pseudomembranösen Kolitis (Abb. 6.**31**) ist typisch.

In einer entzündeten Schleimhaut zeigen sich bei der pseudomembranösen Kolitis weißlich-gelbe, mehrere Millimeter bis Zentimeter große (pfropfartige) Plaques.

Jedoch ist die pseudomembranöse Kolitis nur eine von verschiedenen Erscheinungsformen der Clostridium-difficile-Kolitis. Viel häufiger sieht man lediglich Bilder wie bei anderen mikrobiellen Kolitiden (s. Abschnitt „Rolle der Endosko-

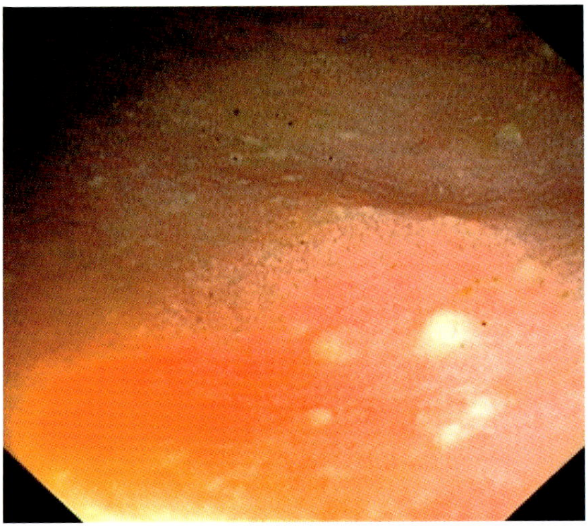

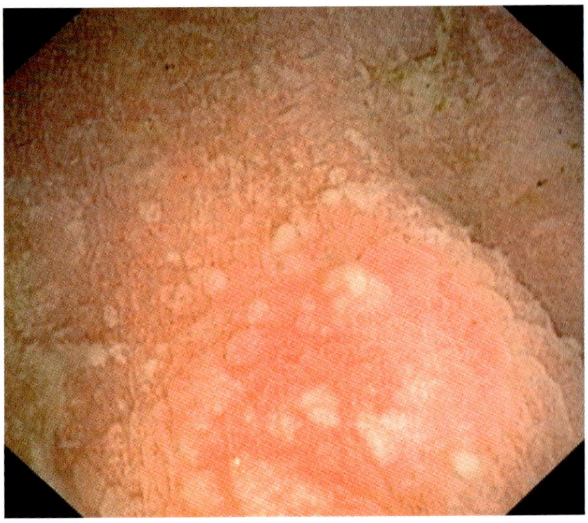

a b

Abb. 6.31 a u. b Pseudomembranöse Kolitis mit plaqueartigen Pfröpfen. Nachweis von Clostridium difficile.

pie") mit samtartigen vereinzelten Rötungen etc. Auch Colitis-ulcerosa-artige Bilder kommen vor sowie segmentale Manifestationen, z. B. im rechten Hemikolon.

Histologie. Das histologische Bild ist charakteristisch. Neben Entzündungsinfiltraten findet man die typischen pseudomembranartigen Fibrin- und Schleimpfröpfe, welche die Schleimhautnekrosen bedecken.

Differenzialdiagnose. Unter dem morphologischen Bild einer pseudomembranösen Kolitis können sich auch andere Entitäten verbergen: z. B. eine Kolonischämie, eine Amöbenkolitis oder Schwermetallvergiftungen wie z. B. mit Beryllium (16). Auch E. coli O157:H7 oder Campylobacter-jejuni-Infektionen können in seltenen Fällen als pseudomembranöse Kolitis auftreten, auch bei Patienten mit Chemotherapieschemata mit 5-FU oder cisplatinhaltigen Regimen ist dies möglich.

Therapie

Die Therapie ist abhängig vom Schweregrad der Erkrankung. Nach Absetzen der Antibiotika benötigen die meisten Patienten keine weitere Behandlung. Bei persistierenden Diarrhöen kommt zusätzlich eine Therapie mit Saccharomyces cerevisiae oder boulardii in Frage (Perenterol).

Schwere Fälle mit Kolitis, Fieber und Leukozytose oder dem Bild der pseudomembranösen Kolitis müssen antibiotisch behandelt werden. Standardtherapie ist die orale Gabe von Metronidazol 3 × 400 mg oder die orale Gabe von Vancomycin 4 × 125 (bis 500!) mg über jeweils 10 Tage. Eine Heilung ist hiermit in 90–97% der Fälle möglich.

Parenterale Therapie. Wenn schwerste klinische Verläufe eine intravenöse Therapie erforderlich machen, kann nur Metronidazol als Antibiotikum verwendet werden, weil die parenterale Vancomycin-Gabe nicht zur Akkumulation der Substanz im Kolon führt und somit die Gewebespiegel im Kolon nicht ausreichend sind; parenterales Vancomycin ist deshalb unwirksam. Als Dosis werden bei diesen schweren Fällen alle 6 h 500 mg Metronidazol Kurzinfusionen empfohlen.

Praktisches Vorgehen

- Grundsätzlich soll bei allen Fällen die orale Metronidazol-Therapie bevorzugt werden (Ausnahme Schwangere!), weil es kostengünstiger ist und das gefürchtete Auftreten von vancomycinresistenten Enterokokkosen verhindert wird.
- Wenn nach 5 Tagen einer oralen Therapie mit Metronidazol keine Besserung eingetreten ist, soll auf orale Vancomycin-Therapie umgestellt werden.
- Sollte auch hierunter kein Therapieerfolg eintreten, ist die Diagnose zu überprüfen bzw. bei klinischem Fortschreiten auch an eine chirurgische Therapie zu denken.
- Problematisch sind die ca. 20% Rezidive, die 6–21 Tage nach Abschluss der Therapie auftreten. Hier wird eine erneute Behandlung in Standarddosierung über einen verlängerten Zeitraum von 4–6 Wochen empfohlen.
- 3–5% der Patienten weisen aber bis zu 6 Rezidive auf! Hier wird dann eine dosisverminderte, gepulste Therapie (d. h. jeweils einen Lückentag) empfohlen, um die intestinale Flora möglichst wenig zu beeinträchtigen und das Bakterium im Sporenstadium zu halten. Die Gabe von Vancomycin soll in diesen Fällen in wöchentlich fallender Dosis erfolgen. Auch die Behandlung mit möglichen Toxinadsorbenzien wie Cholestyramin (3-mal täglich 4 g) oder intravenöse Immunglobulingabe werden empfohlen. Die Literaturempfehlung der humanen Stuhlspende (30), die gute Behandlungserfolge aufweisen soll, ist nicht praktikabel.
- Wichtig ist, dass auch nach erfolgreicher Therapie bei danach asymptomatischen Patienten der Zytotoxinnachweis im Stuhl bei ca. einem Drittel der Fälle über einige Wochen positiv bleiben kann. Dies sind keine klinischen Rezidive, eine neuerliche Therapieindikation besteht nicht (1).

Prophylaxe. Zur Vermeidung weiterer nosokomialer Infektionen bzw. von Epidemien wird dem Klinikpersonal empfohlen, neben den gängigen Maßnahmen (häufiges Händewaschen mit Seife, desinfizieren, Handschuhe, Schutzkittel) die Oberflächen der Einrichtungen des Krankenzimmers mit sporiziden Desinfektionsmitteln zu behandeln, keine rektalen Temperaturmessungen durchzuführen und insbesondere stuhlinkontinente Patienten in Einzelzimmern zu isolieren.

Cholera

Epidemiologie und Ätiologie

Der Erreger der Cholera, Vibrio cholerae ist ein gramnegatives Bakterium und ein klassischer Enterotoxinbildner (Choleratoxin). Die sekretorische Diarrhö führt zu massivem NaCl- und Wasserverlust. Kontaminiertes Trinkwasser ist die Hauptinfektionsquelle. Die Inkubationszeit beträgt nur wenige Stunden. Hohe Keimmengen von ca. 10^9 Keimen müssen inokuliert werden, um Cholera auszulösen. Die Blutgruppe 0 stellt einen besonderen Risikofaktor für schwere Infektionen dar. Der El-Tor-Biotyp ist der zweitwichtigste Erreger dieser Gruppe. Die Erkrankung ist weniger dramatisch.

Klinisches Bild

Schwerste Diarrhöen (Reiswasserstühle) mit manchmal mehr als einem Liter Stuhlverlust pro Stunde (!) können innerhalb von 3–4h zum Tode führen. Dehydratation, akutes Nierenversagen und hypovolämischer Schock kennzeichnen das klinische Bild.

Die Letalität beträgt auch heute noch bis zu 50%, vor allem bei Kleinkindern, Unterernährten und bei Hypazidität des Magens.

Die Erkrankung tritt epidemisch und endemisch in Indien, Asien, Afrika, Süd- und Zentralamerika auf. Eine fatale Verlaufsform ist die sog. Cholera sicca, bei der die anfängliche Diarrhö und das Erbrechen sistieren und ein Ileusbild (Hypokaliämie) sowie plötzlicher Kollaps im Vordergrund stehen.

Diagnostik

Der O1-Biotyp wird im TCBS-Agarstuhl kulturell angezüchtet; im Dunkelfeld und Phasenkontrastmikroskop sind die typischen Vibrionen ebenfalls gut erkennbar.

Therapie

Orale oder intravenöse Flüssigkeitssubstitution ist lebensrettend. Tetracyclin (40mg pro kg/Tag in 4 Dosen über 2 Tage) verkürzt den Krankheitsverlauf.

Auch Gyrasehemmer sind hoch wirksam, vor allem auch bei tetracyclinresistenten Stämmen.

Prävention

Orale inaktivierte Vakzinen stehen zur Verfügung. Sie erzeugen eine Immunität lediglich bis zu 6 Monaten bei ca. 50% des geimpften Kollektivs. Diese Impfung wird deshalb nicht länger empfohlen. Orale Lebendimpfstoffe sind in Erprobung. Seit 2005 wird die Schluckimpfung mit Dukoral empfohlen.

Weitere bakterielle Darmerkrankungen

Nur summarisch genannt werden die wichtigsten bakteriellen Darmerkrankungen mit Clostridium septicum und Clostridium tertium bei der sog. neutropenischen Kolitis (in Zusammenhang mit hämatologischen Systemerkrankungen, die mit einer Granulozytose oder Panzytopenie einhergehen, außerdem bei Kolonkarzinomen beschrieben), die Aeromonas-Enterokolitiden, die Edwardsiellen-Enterokolitis, Infektion mit Vibrio parahaemolyticus (Übertragung über rohe Austern!), die Darmtuberkulose und die Darmaktinomykose sowie die Infektionen mit Staphylococcus aureus, Clostridium perfringens, Streptococcus haemolyticus, Citrobacter freundii, Bacillus cereus, Plesiomonas shigelloides, Proteus, Pseudomonas aeruginosa, Providencia, Listerien, Legionellenarten, Spirochäten, Chlamydia trachomatis usw.

Virale Infektionen

Noroviren (früher Norwalk-Viren genannt). Die Noroviren gehören zu den Caliciviren. Sie sind mit 90% der Fälle die häufigsten Erreger der mikrobiellen Enteritiden in den USA sowie auch in Europa und Japan (22). Endemien in Schulen, Pflegeheimen, Kasernen, Krankenhäusern, Kindergärten und auf Kreuzfahrtschiffen sind häufig. Der Kontagionsindex ist mit 98% außerordentlich hoch, die Inokulationsdosis mit nur 100 Keimen sehr niedrig. Das RNA-Virus ist sehr umweltstabil, die Übertragung findet über kontaminierte Lebensmittel und Trinkwasser statt sowie von Mensch zu Mensch über eine Tröpfcheninfektion. Der Nachweis erfolgt über die RNA im Stuhl (RT-PCR) sowie immunologisch (EIA). Nach einer Inkubationszeit von 24h treten plötzlich Übelkeit und Erbrechen, abdominelle Krämpfe und wässrige Durchfälle auf. Fieber ist selten. Die Erkrankung verläuft über 12–16h selbstlimitierend. Einen Impfstoff gibt es bisher nicht.

Rotaviren. Diese treten vor allem bei Kindern auf und sind ebenfalls hoch infektiös. Wie die Caliciviren sind sie sehr umweltstabil. Die Inkubationszeit beträgt 1–3 Tage, die Viren werden 1–2 Wochen lang über den Stuhl ausgeschieden. Klinisch verläuft die Erkrankung ähnlich wie die vom Norwalk-Virus verursachte. Derzeit werden Impfstoffe erprobt. Beim zuletzt verfügbaren Impfstoff (Rotshield) wurde eine erhöhte Rate von Darminvaginationen berichtet (3). Inzwischen stehen zwei neue Lebend-Oralvakzinen zur Verfügung: Rotarix und Rotateq. Weitere darmpathogene Viren sind: Adeno-, Entero-, Astro- und Corona-Viren.

⟶ **Zytomegalievirus.** Das Zytomegalievirus tritt in der Regel bei immunsupprimierten Patienten auf. Gastrointestinale Manifestationen sind im Ösophagus, Magen, Dünn- und Dickdarm möglich. Häufig kommt es zur Ausbildung von Ulzera, die teilweise transfusionsbedürftige Blutungen auslösen können. Bei therapierefraktären Fällen von Colitis ulcerosa ist auch an eine Superinfektion mit diesem Virus zu denken. Laborchemisch wird die Bestimmung von pp65-Antigen empfohlen (8). Histologisch erfolgt der Nachweis über charakteristische Eulenaugenzellen mit basophilen Einschlusskörperchen. Die höchste Sensitivität hat der Nachweis von Virus-DNA in der Polymerasekettenreaktion (PCR). Therapeutisch wird dann Ganciclovir für 2 Wochen gegeben.

Über Virusinfektionen und AIDS-Erkrankungen wird im Kapitel 7.9 informiert.

Pilzerkrankungen

⟶ **Candida albicans.** Der Sprosspilz Candida albicans ist nur fakultativ pathogen. Im Gastrointestinaltrakt ist am häufigsten der Ösophagus betroffen, eine Candidose des Kolons kann in Form einer ulzerösen bzw. hämorrhagischen Enterokolitis und einer pseudomembranösen Kolitis unter bestimmten Umständen auftreten. Ob es eine candidaassoziierte Diarrhö gibt, ist umstritten. Die Pilzkolitis tritt insbesondere bei hämatologisch-onkologischen Patienten auf und ist dann therapiepflichtig. Bei immunkompetenten Patienten ist der Pilznachweis in der Mundhöhle und im Stuhl nicht repräsentativ für eine manifeste Mykose und nicht behandlungspflichtig. Bei Gesunden findet man bis zu 10^4 KBE/g Stuhl Candidaspezies (2).

⟶ **Andere Candida-Arten.** Non-Candida-albicans-Arten sind: Candida glabrata, Candida tropicalis, Candida parapsilosis, Candida krusei, Candida guilliermondii und Candida lusitaniae. Candida dubliniensis wird bevorzugt bei AIDS-Patienten gefunden.

Über den Gastrointestinaltrakt können sich bei antibiotischer oder Kortikoidsteroidtherapie, bei Immunsuppression, bei intestinalen Perfusionsstörungen (Ischämie), fehlender enteraler Ernährung (Beispiel Pankreatitis) eine Vermehrung sowie eine systemische Ausbreitung ereignen, die dann ein schweres therapiepflichtiges Krankheitsbild verursachen können.

FAZIT FÜR DIE PRAXIS

- Die häufigsten Erreger der akuten infektiösen Enterokolitiden sind in Europa Campylobacter jejuni, Salmonellen, Viren, E.-coli-Arten, Shigellen und Yersinien. Die Keimaufnahme geschieht in der Regel oral, die Übertragung erfolgt fäkooral.
- Die überwiegende Zahl der Fälle von infektiöser Diarrhö verläuft selbstlimitiert als plötzlich auftretende akute wässrige Diarrhö und dauert nur wenige Tage.
- Warnsymptome, die einen komplikativen Verlauf bedeuten können, sind: Durchfall mit mehr als 6 Stuhlentleerungen pro 24 h, ein progredienter Krankheitsverlauf innerhalb von 48 h, hohes und anhaltendes Fieber (>38,5 °C), Blut- und Schleimbeimengungen, massives Erbrechen, Dehydratation sowie starke abdominelle Schmerzen. In diesen Fällen sind eine Diagnostik und Therapie sowie ggf. eine stationäre Krankenhauseinweisung erforderlich.
- Die Sonographie ist das wichtigste apparative Untersuchungsverfahren. Neben Darmwandverdickungen, Ausmaß der Entzündung, Verteilungsmuster, Fisteln und Abszessen können auch mesenteriale Lymphadenopathie oder freie peritoneale Flüssigkeit dargestellt werden.
- Flüssigkeit- und Elektrolytsubstitution sind meist therapeutisch ausreichend. Eine antibiotische Therapie ist bei akuten infektiösen Enterokolitiden in der Regel nicht erforderlich, teilweise verzögert die Antibiose die Keimelimination und führt zu einer verlängerten Ausscheidung. Ausnahmen sind Typhus und Paratyphus, Yersiniose, pseudomembranöse Kolitis und Cholera sowie alle infektiösen Enterokolitiden mit komplikativen und septischen Verlaufsformen. Hier sind die entsprechenden antibiotischen Therapien indiziert.

6.9 Parasitäre Erkrankungen des Darmes

A. Stich

EDITORIAL **Eine Besiedelung des Darmes mit Parasiten ist häufig. Nach Angaben der Weltgesundheitsorganisation sind mehr als 2 Milliarden Menschen, ein Drittel der Weltbevölkerung, von intestinalen Parasiten – Protozoen oder Würmern – besiedelt. Damit ist der Nachweis eines Parasiten kein ungewöhnlicher Befund, wenngleich die Besprechung einer solchen Diagnose beim Patienten manche angsterfüllte Reaktion hervorrufen kann.**

Intestinale Parasitosen sind bei sehr vielen akuten und chronischen Symptomen von Darmerkrankungen differenzialdiagnostisch zu bedenken. Sie werden hierzulande sicher unterdiagnostiziert! Bei so manchem Patienten steht der Nachweis eines solchen Erregers am Ende eines langen Leidensweges mit umfangreichen invasiven Voruntersuchungen, da nicht frühzeitig an diese Möglichkeit gedacht und eine entsprechende zielführende Diagnostik veranlasst wurde. Eine Zuordnung von Symptomen zu spezifischen Erregern ist nur in Ausnahmefällen möglich.

Allerdings ist umgekehrt nicht jeder Parasitennachweis mit Krankheitserscheinungen verbunden und zwangsläufig therapiebedürftig. Im Zweifelsfall ist deshalb immer die Rücksprache mit einem der parasitologischen oder tropenmedizinischen Institute ratsam, deren Kontaktadressen über die Internetseite der Deutschen Gesellschaft für Tropenmedizin und Internationale Gesundheit e.V. (www.dtg.org) aktualisiert abgefragt werden können.

Intestinale Parasitosen durch Protozoen

Protozoen sind einzellige eukaryotische Organismen, von denen zahlreiche Arten pathogene Bedeutung haben. Die human- und veterinärmedizinisch bedeutsamen Krankheitserreger werden zahlreichen unterschiedlichen Familien zugeordnet. Giardien und Amöben sind dabei am wichtigsten.

Giardiasis

Giardia lamblia gehört zu den häufigsten Parasiten des Menschen. In Ländern mit niedrigem hygienischem Standard, insbesondere in den Tropen, ist die überwiegende Mehrzahl der Menschen chronisch infiziert. Nur ein Teil von ihnen entwickelt typische Symptome.

Übertragung. Die Übertragung der Erreger erfolgt durch Zysten, die mit dem Stuhl infizierter Patienten ausgeschieden werden, sehr umweltresistent sind und leicht über Nahrung und Trinkwasser wieder aufgenommen werden können. Die Erreger besiedeln die Mukosa von Duodenum und Jejunum, breiten sich aber nie systemisch aus. Deshalb sind bei der Giardiasis weder Veränderungen von Blutbild und Serumchemie, noch eine serologisch messbare Antikörperantwort zu erwarten.

Klinik. Das klinische Bild der Giardiasis ist vielfältig. Es reicht von unspezifischen Symptomen wie dumpfen Oberbauchschmerzen und postprandialem Völlegefühl über das Bild von chronisch persistierenden Durchfällen bis hin zum klassischen Malabsorptionssyndrom. Insbesondere bei der frischen Infektion kann es zu ausgeprägten Durchfallsbeschwerden kommen, die gehäuft in den frühen Morgenstunden auftreten. Typischerweise wachen die Patienten auf und verspüren sofort einen imperativen Stuhldrang. Auf der Toilette entleert sich dann reichlich übel riechender, oftmals hellfarbener Stuhl.

Diagnostik. Die Diagnostik erfolgt im ersten Schritt über den Nachweis von Zysten im Stuhl. Allerdings ist die Bildung dieser Zysten abhängig von der parasitären Beladung und scheint gewissen Rhythmen zu unterliegen. Deshalb schließt der fehlende Nachweis von Zysten eine Giardiasis in keinem Fall aus. Deutlich sensitiver ist der Nachweis von Giardia-Antigen im Stuhl mittels ELISA (so genannter Kopro-Antigentest).

Die höchste diagnostische Trefferrate bei der Giardiasis hat die Duodenalsaftanalyse, die im Rahmen einer Gastroduodenoskopie durchgeführt werden kann.

Dabei werden in das distale Duodenum 10 ml physiologischer Kochsalzlösung eingebracht und anschließend abgesaugt. Das gewonnene Material wird sofort zentrifugiert und auf Zysten untersucht (Abb. 6.**32a**). Die Untersuchung muss zeitnah erfolgen. Aus diesem Grund sollten Labor und endoskopische Einheit bei dieser Verdachtsdiagnose eng zusammenarbeiten. Die histologische Befundung der Duodenalschleimhaut kann ebenfalls den Parasitennachweis erbringen und zeigt im fortgeschrittenen Stadium der Giardiasis eine komplette Zottenatrophie, die vom histomorphologischen Bild der glutensensitiven Enteropathie nicht mehr unterscheidbar ist.

Therapie. Die Therapie der Giardiasis kann einige Probleme bereiten. Tinidazol wird inzwischen nicht mehr hergestellt. Mittel der Wahl ist Metronidazol in einer Dosierung von 2 × 400 mg per os über 5 Tage. Da der Wirkstoff aber bereits im oberen Dünndarm resorbiert wird, kann unter Umständen in den distaler gelegenen Darmabschnitten keine ausreichende lokale Konzentration erreicht werden, um die an der Mukosa anheftenden Trophozoiten von Giardia lamblia zu erreichen. Das Überleben einzelner Erreger ist deshalb leicht möglich, ohne dass eine echte Resistenz auf Metronidazol vorliegen muss, da bei hoher Erregerzahl und Befallsausdehnung in mittlere und untere Dünndarmabschnitte einzelne Giardien vom ersten Therapiezyklus nicht erfasst werden konnten. Eine Wiederholung der Therapie (maximal 3 Zyklen in 2-wöchigen Abständen) ist deshalb der erste Schritt beim erneuten Nachweis von Erregern. Erst dann kann man von einer echten Erregerpersistenz sprechen.

Chronische Giardiasis

Eine trotz Therapieversuchen über 3 Monate fortbestehende Giardiasis wird als chronisch bezeichnet. Ursachen können sein:

- echte medikamentöse Resistenz,
- Re-Infektion,
- Immunmangelkrankheiten.

Medikamentöse Resistenz. Eine Resistenz auf Metronidazol und verwandte Wirkstoffe aus der Gruppe der Nitroimidazole lässt sich bei Giardien in vitro sehr leicht erzeugen. In wie weit sie in vivo eine relevante Rolle spielt, ist unklar. Nach dem Versagen von Metronidazol sollten alternative Medikamente zum Einsatz gebracht werden. Diese sind:

- das nicht resorbierbare Aminoglykosid Paromomycin (z.B. Humatin): 3 × 500 mg über 5 Tage,
- Nitazoxanid (Alinia): 2 × 500 mg über 3 Tage, in Deutschland nicht zugelassen,
- Albendazol (Eskazole): 2 × 400 mg über 7 Tage.

Re-Infektion. Manchmal sind enge Familienmitglieder, vor allem Kleinkinder, oder eine unsaubere Wasserquelle (Pumpbrunnen im Garten) die Ursache von Re-Infektionen. Eine Umgebungsuntersuchung ist deshalb sinnvoll.

Immunmangelkrankheiten. Eine chronische Giardiasis ist bei Patienten mit Immundefekten relativ häufig. Sie wird regelmäßig bei Patienten mit fortgeschrittener HIV-Erkrankung oder mit Antikörpermangelsyndromen diagnostiziert. Insbesondere der IgA-Mangel ist mit einer Inzidenz von 1 ÷ 600 in der europäischen Bevölkerung weit verbreitet. Verschiedene Formen des einfachen variablen Immundefektes (common variable immunodeficiency syndrome, CVID) sind mit einer chronischen Giardiasis assoziiert. Das Fehlen der mukosalen Immunbarriere führt zu einer massiv verminderten Resistenz gegenüber Giardia lamblia, so dass eine Eradikation des Erregers – wenn überhaupt – nur durch mehrmalige und verlängerte Therapiezyklen gelingen kann. In ausgeprägten Fällen eines Immunmangelsyndroms sind zusätzlich parenteral applizierte Immunglobuline indiziert, allerdings unter den Maßgaben einer allgemeinen Immuntherapie.

Eine der Therapie trotzende Giardiasis ist ein vergleichsweise häufiges klinisches Phänomen. Man sollte den Ehrgeiz einer Erregereradikation nur dann entwickeln, wenn die Erkrankung auch symptomatisch und klinisch relevant ist.

Umgekehrt ist zur Diagnose einer chronischen Giardiasis der Erregernachweis zu fordern. Symptome wie Oberbauchschmerzen, Flatulenz und Diarrhö bei fehlendem Nachweis von Giardia sind häufig Ausdruck einer Zweitpathologie wie beispielsweise einer postinfektiösen Laktoseintoleranz.

Amöbiasis

Eine große Zahl von Amöben kann im Darmlumen, insbesondere in den distalen Kolonabschnitten, angetroffen werden. Nur eine einzige Art, Entamoeba histolytica, ist dabei von relevanter humanpathogener Bedeutung.

Amöbenruhr. Entamoeba histolytica lebt von organischem Material im Darm. Nur diese Amöbe verfügt über Invasionsfaktoren, die sie dazu befähigen, die Mukosabarriere zu durchbrechen und gewebsinvasive („histolytische") Eigenschaften zu entwickeln. Bei schwerem lokalem Befall führt dies zum Krankheitsbild der Amöbenruhr mit blutigen, schleimigen Diarrhöen, die sich in der Regel allmählich über mehrere Tage steigern. Im Gegensatz zur bakteriellen Ruhr, z.B. durch Shigellen, ist das Krankheitsbild in aller Regel weniger dramatisch. Hochfieberhafte oder gar septische Verläufe sind selten. Allerdings kann es über die im distalen Kolon entstehenden Ulzerationen zur sekundären Einschwemmung von bakteriellen Erregern bis hin zur bakteriellen Sepsis kommen. Entamoeba histolytica kann außerdem über den Mesenterialkreiskauf in die Leber eingeschwemmt werden und dort einen Amöbenleberabszess verursachen. In den meisten Fällen ist eine Amöbenruhr selbstlimitierend, sollte aber dennoch unbedingt erkannt und behandelt werden.

Diagnostik. Die Diagnostik erfolgt über den Nachweis von vegetativen Formen (erythrozytophage Trophozoiten) (Abb. 6.**32b**) im frischen Stuhlpräparat.

Für den Nachweis der erythrozytophagen Trophozoiten ist eine sofortige Mikroskopie des noch „warmen" Stuhles erfor-

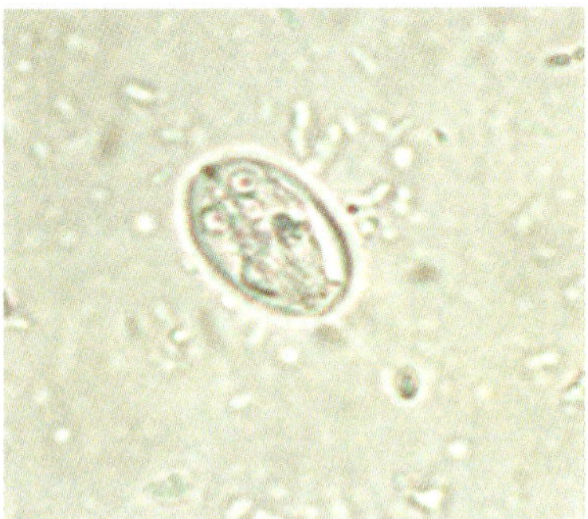

a

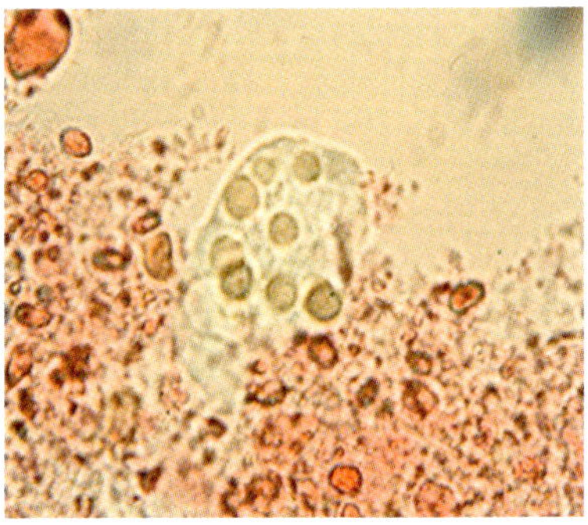

b

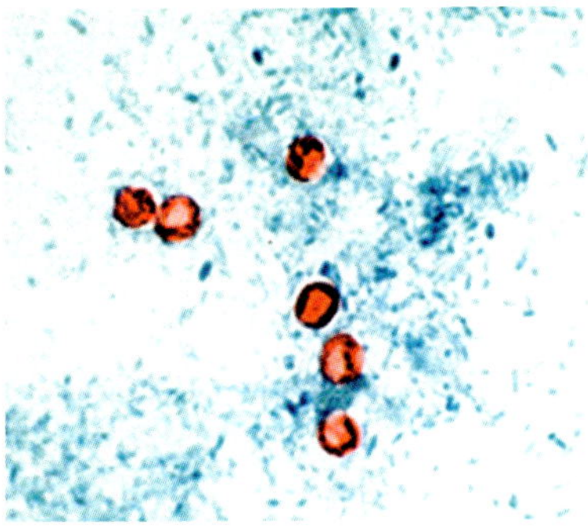

c

Abb. 6.32 Intestinale Protozoen.
a Giardia-Zyste (ungefärbt im Duodenalsekret).
b Erythrozytophager Trophozoit von Entamoeba histolytica.
c Cryptosporidium parvum (modifizierte Ziehl-Neelsen-Färbung).

derlich. Am besten eignen sich dafür Schleimflocken, die man mit einer Öse auf einen Objektträger verbringt und direkt der mikroskopischen Untersuchung zuführt.

Laborchemisch findet sich meist eine Leukozytose mit deutlichen Entzündungszeichen. Eine Eosinophilie besteht nicht. Bei der invasiven Amöbiasis lassen sich Antikörper im peripheren Blut nachweisen, beim alleinigen Zystenträger bleiben diese allerdings häufig negativ.

Therapie. Die Therapie der Amöbenruhr besteht in der Gabe von Metronidazol, möglichst intravenös, um verlässlich hohe Gewebsspiegel zu erreichen. Die Dosierung beträgt 3 × 10 mg/kg KG/d (maximal 3 × 800 mg) für insgesamt 10 Tage. Eine daran anschließende Therapie des Zystenausscheiders (Darmlumensanierung) erfolgt mit Paromomycin in einer Dosierung von 3 × 500 mg über 10 Tage.

Chronische intestinale Infektion. Vom Patienten mit der akuten Amöbenruhr ist der Amöbenträger mit chronischer intestinaler Infektion zu unterscheiden. Krankheitssymptome können hier vollkommen fehlen, allerdings scheidet ein solcher Patient Zysten, das infektiöse Agens der Amöbiasis, aus. Zysten von Entamoeba histolytica lassen sich allerdings lichtmikroskopisch nicht von Zysten der apathogenen Zwillingsart Entamoeba dispar unterscheiden. Eine Differenzierung ist nur durch den Einsatz von Stuhl-Antigentests (Kopro-Antigentests) oder – als sensitivste Methode – mittels Nukleinsäureamplifikationstechniken (PCR) möglich.

Eine Therapie von Amöbenträgern mit Paromomycin erscheint bereits beim generellen Nachweis von Entamoeba-Zysten ohne weitere Differenzierung in E. histolytica oder E. dispar gerechtfertigt.

Kryptosporidiose

Die Infektion durch Cryptosporidium parvum (Abb. 6.**32c**) ist vor allem als Ursache der chronischen Diarrhö bei immunsupprimierten Patienten, z. B. der Wasting Disease bei AIDS, bekannt geworden. Eine Therapie (z. B. mit Nitazoxanid) ist schwierig, da ein funktionstüchtiges zelluläres Immunsystem für die Überwindung der Infektion erforderlich ist. Die Kryptosporidiose ist durch den Einsatz der hochaktiven antiretroviralen Therapie bei der HIV-Infektion wieder seltener geworden.

Weitere intestinale Protozoen

Neben den 3 erwähnten gibt es noch weitere Erkrankungen, die durch intestinale Protozoen hervorgerufen werden können. Meist handelt es sich bei den Betroffenen um Patienten mit schwerer Immunsuppression, z. B. im Rahmen einer fortgeschrittenen HIV-Erkrankung (Beispiel: Isosporiasis), oder um Bewohner tropischer Gebiete, in denen noch eine Vielzahl anderer Erreger endemisch sind.

Die so genannten Schleimhautamöben Entamoeba coli, Entamoeba hartmanni, Iodamoeba bütschlii und Endolimax nana gelten als nicht humanpathogen und sind daher auch nicht therapiepflichtig. Ihr Nachweis deutet allerdings darauf hin, dass der Patient einer fäkal-oralen Infektion ausgesetzt war, in deren Verlauf durchaus auch andere virale, bakterielle oder parasitäre Erreger übertragen worden sein könnten. Deshalb sind in diesen Fällen Kontroll- und Nachuntersuchungen indiziert.

Helmintheninfektionen des Darmes

Würmer (Helminthen) sind phyllogenetisch hoch entwickelte Parasiten von Mensch und Tier, die sich im Rahmen einer langen Co-Evolution eng an ihren Wirt angepasst haben. Wurminfektionen des Darmes sind häufige Erkrankungen in Ländern mit niedrigem hygienischen Standard oder bei Patienten in enger Lebensgemeinschaft mit Tieren.

Auftreten von Symptomen. Klinisch relevante Symptome einer intestinalen Wurmerkrankung können entstehen

- beim Absetzen von Würmern oder Wurmbestandteilen mit dem Stuhl oder gar dem spontanen Auswandern von Würmern aus Körperöffnungen,
- bei hoher parasitärer Beladung (z. B. Askaridenileus, Anämie bei Hakenwurmbefall),
- dem Einwandern von Würmern in Nachbarstrukturen (z. B. bei Askariden ins Gangsystem der Gallenwege) oder
- bei der Gewebswanderung von Wurmlarven im Rahmen ihrer Reifung (z. B. eosinophiles Lungeninfiltrat bei Askaridenwanderung).

Diagnostische Möglichkeiten. Serologische Untersuchungen zur Diagnose eines intestinalen Helminthenbefalls sind mit wenigen Ausnahmen (z. B. bei Strongyloidiasis) nicht zielführend.

Im Zentrum der Diagnostik von Helmintheninfektionen steht die Mikroskopie des Stuhles mit der Suche nach Wurmeiern und Larven.

Eine Bluteosinophilie ist dann nachweisbar, wenn intensiver Kontakt des Immunsystems mit Wurmantigenen stattgefunden hat. Dies ist vor allem bei Infektionen durch Helminthenlarven der Fall. Bei der Besiedelung des Darmes durch die adulten Würmer klingt die Eosinophilie rasch ab und ist oft bereits wieder im Normbereich, wenn der Wurmbefall diagnostiziert wird. Eine normale Zahl der eosinophilen Granulozyten im Differenzialblutbild schließt also eine intestinale Helmintheninfektion in keiner Weise aus und ist auch als Suchtest wenig geeignet.

Trematoden-Infektionen

Trematoden sind Saugwürmer, die sich mit Saugnäpfen am Epithel von Hohlorganen oder am Endothel von Blutgefäßen anhaften. Sie unterliegen einem komplexen Entwicklungszyklus, in dessen Verlauf Süßwasserschnecken und häufig auch Fische eine besondere Rolle spielen. Deshalb ist das Vorkommen von Trematoden an spezifische Bedingungen der Umwelt (Klima, Wasser, Erregerreservoir, Nahrungsgewohnheiten) gekoppelt.

› Intestinale Schistosomiasis

Die Schistosomiasis oder Bilharziose (so benannt nach ihrem Entdecker Theodor Bilharz) gehört zu den wichtigsten tropischen Infektionskrankheiten. Die Infektion erfolgt durch die Penetration der Haut durch Wurmlarven (Zerkarien), die in schneckenhaltigem Süßwasser vieler tropischer Länder vorkommen. Nach ihrer Reifung und Paarung besiedeln die adulten Schistosomen die kleinen Gefäße im Bereich des Beckens oder Mesenteriums, wo die Weibchen mit der Eiablage beginnen.

→ **Klinik.** Eier von Schistosomen (Abb. 6.**34f**) setzen einen starken antigenen Reiz. Die Fremdkörperreaktion, die rund um die abgelegten Eihaufen entsteht, führt zu einer granulomatös-ulzerierenden Entzündung in der Wand der betroffenen Hohlorgane, in deren Verlauf die Eier in das jeweilige Lumen ausgestoßen werden.

Im Fall der Blasenbilharziose (durch Schistosoma haematobium) betrifft die Entzündungsreaktion vor allem die Harnblase und die ableitenden Harnwege. Im Falle der intestinalen Bilharziose (durch Schistosoma mansoni, intercalatum, japonicum und mekongi) dominiert eine ulzerierende Kolitis.

Nur ein Teil der abgelegten Eier erreicht die Wand der Hohlorgane und schließlich deren Lumen. Ein anderer Teil wird mit dem mesenterialen Blutstrom weggeschwemmt und bleibt im Rete mirabilis des Pfortaderkreislaufes hängen. Die jetzt in der Leber entstehenden Granulome führen zu einer Behinderung des Pfortaderdurchflusses und bei starkem Befall schließlich zu einer präsinusoidalen Fibrose. Das Spätstadium der intestinalen Schistosomiasis besteht im Vollbild einer portalen Hypertension mit Aszites, Splenomegalie und der Entstehung von Umgehungskreisläufen. Im Gegensatz zur portalen Hypertension auf dem Boden einer Leberzirrhose ist die plasmatische Gerinnung wenig beeinträchtigt, was die Therapie von Ösophagusvarizen und das Management von gastrointestinalen Blutungen erleichtert.

→ **Diagnostik.** Endoskopisch lassen sich typische Eigranulome als weißliche Stippchen besonders in den unteren Kolonabschnitten identifizieren. In der Biopsie können dann die typischen Schistosomen-Eier, umgeben von einer granulomatösen Entzündungsreaktion mit Einwanderung zahlreicher eosinophiler Granulozyten, nachwiesen werden.

→ **Therapie.** Die Therapie der Schistosomiasis dauert einen Tag und besteht in der Gabe von Praziquantel (Biltrizide) in einer Dosierung von 40 – 60 mg/kg Körpergewicht, verteilt auf 1 – 3 Einzeldosen. Bei starkem Befall wird zu einer Wiederholung der Praziquanteltherapie nach 4 – 12 Wochen geraten.

› Andere intestinale Trematoden-Infektionen

Die Besiedelung des Kolons mit adulten Trematoden verschiedener Arten (Fasciolopsis, Heterophyes und viele andere) ist eine bei der ländlichen Bevölkerung Ostasiens häufige Erkrankung, die allerdings bei Europäern nur selten diagnostiziert wird. Leitsymptome sind Abdominalbeschwerden, Durchfallsepisoden und mitunter eine Bluteosinophilie. Die Diagnose erfolgt durch den Nachweis typischer Trematodeneier im Stuhl. Die Therapie besteht in einer Einmalgabe von Praziquantel.

Zestoden-Infektionen

Zestoden sind Bandwürmer, deren Körper aus zahlreichen einzelnen Gliedern bestehen. Die Infektion erfolgt durch den Genuss rohen Fleisches, das die Larvenstadien (Finnen) der Bandwürmer enthält. Je nach Zestodenspezies handelt es sich bei den befallenen Tieren um Rinder (Rinderbandwurm Taenia saginata), Schweine (Schweinebandwurm Taenia solium) oder Fische (Fischbandwurm Diphyllobothrium latum), daneben gibt es noch eine Anzahl seltener Bandwurmarten. Getriggert durch die Säure des Magens kommt es zur Ausstülpung des Bandwurmkopfes und zum Beginn eines langsamen Wachstums, im Fall des Fischbandwurmes bis zu einer Länge von 20 Metern.

→ **Klinik.** Die Symptome eines intestinalen Bandwurmbefalles sind völlig unspezifisch.

Das beträchtliche Wachstum des Parasiten resultiert in einem vermehrten Nährstoffbedarf, was beim Patienten manchmal zu Gewichtsverlust und verschiedenen Mangelsymptomen (z. B. Vitamin-B_{12}-Mangel beim Fischbandwurmbefall) führen kann.

So besteht auch eine alternative Heilmethode bei der Therapie der Adipositas in der gezielten Infektion mit dem Rinderbandwurm. Manche Patienten klagen über Metallgeschmack und abdominelles Völlegefühl. Der Bandwurmbefall kommt meist erst zur Diagnose, wenn einzelne Endglieder (Proglottiden) des Parasiten mit dem Stuhl ausgeschieden werden. Es handelt sich dabei um weißliche, bandnudelartige Strukturen, die durch ihre Eigenbeweglichkeit und mitunter relativ rasche Wanderung die Patienten durchaus erschrecken können.

→ **Therapie.** Die Therapie des intestinalen Bandwurmbefalls bestand früher in der Verabreichung von Anthelmintika, die den Wurm in seiner Gesamtheit austrieben

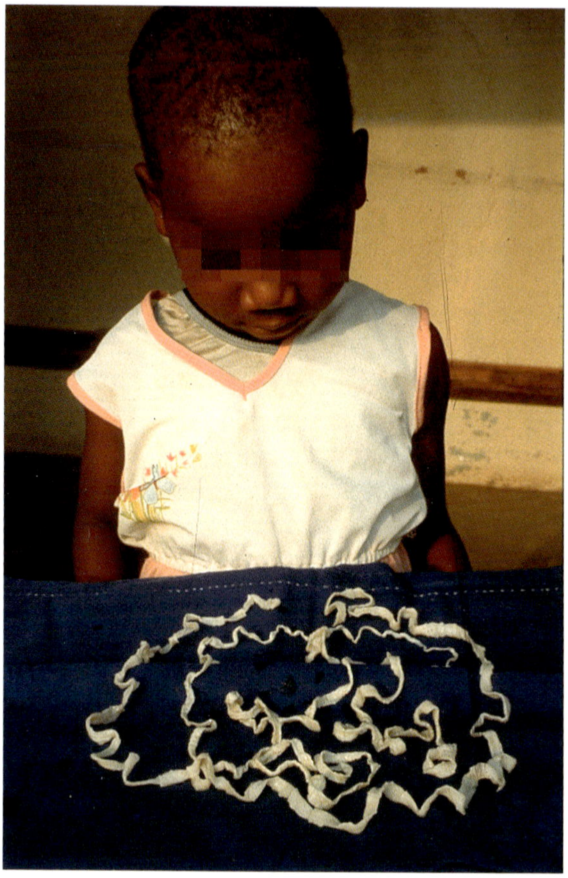

☒ **Abb. 6.33** Taenia saginata. Patient nach Abgang eines Rinderbandwurmes.

(Abb. 6.**33**). Diese Methode ist heute verlassen. Die Gabe von Praziquantel führt bereits noch im Körper des Patienten zu einer Desintegration des Parasiten, der anschließend als gallertige Masse vermengt mit dem normalen Stuhl ausgeschieden wird.

Zystizerkose. Ein klinisches Problem besteht bei der Infektion mit dem Schweinebandwurm (Taenia solium). Im Gegensatz zum häufigeren Rinderbandwurm (Taenia saginata) kann der Mensch bei diesem Parasiten auch die Rolle des Zwischenwirtes einnehmen und das Larvenstadium beherbergen. Dieses Krankheitsbild heißt Zystizerkose. Es kommt dabei zur Einkapselung von Bandwurmlarven im Gehirn, der Muskulatur, seltener auch in Auge, Knochen und anderen Organen. Die Zystizerkose entsteht durch die Aufnahme von Eiern, die im Stuhl von Infizierten ausgeschieden werden. Aus diesem Grund sind Patienten mit Schweinbandwurmbefall infektiös für ihre Umgebung. Im Extremfall können sie sich auch selbst anstecken (Autoinfektion), weswegen bei solchen Patienten auch zum Eigenschutz bis zur Beendigung der Therapie auf Hände- und Toilettendesinfektion zu achten ist.

Nematoden-Infektionen

Es gibt eine Vielzahl von Rundwürmern oder Nematoden, die den menschlichen Darm besiedeln können. Nur die wichtigsten sind in diesem Kapitel dargestellt (Abb. 6.**34 a–e**). Die medikamentöse Therapie der intestinalen Nematodeninfektionen ist in Tab. 6.**38** zusammengefasst.

Askariasis

Der Spulwurm (Ascaris lumbricoides) gehört zu den häufigsten Parasiten des Menschen. Über 1 Milliarde Menschen beherbergen diesen sehr mobilen Wurm in ihrem Darm. Askariden haben die Tendenz, aus dem Darm heraus zu wandern und Öffnungen zu erkunden. Immer wieder kommt es dabei zur Inkarzeration von Spulwürmern in den Gallenwegen oder im Ductus pancreaticus. Manchmal finden Spulwürmer auch den Weg über die Speiseröhre in den Schlund oder die Nase des Patienten. Sie können auch durch Einwanderung in Operationswunden postoperativ zu Nahtdehiszenzen führen.

Befruchtete Ascaris-Weibchen erreichen eine Länge von über einem halben Meter und produzieren bis zu 200.000 Eier pro Tag (Abb. 6.**34 a**). Aus diesem Grund ist die Diagnose über den Nachweis von Eiern im Stuhl relativ leicht zu stellen.

Übertragung und Entwicklung. Die Infektion erfolgt durch die Ingestion von reifen Eiern, die über fäkal verunreinigte Nahrung (beispielsweise kopfgedüngte Salatblätter) aufgenommen werden. Im oberen Gastrointestinaltrakt schlüpfen die Larven, die dann zunächst die Darmwand durchdringen und in einem Migrationsstadium zahlreiche Organe des Patienten durchwandern. Sie gelangen letztlich in die Lunge, wandern entlang der Trachea hoch in den Schlund und werden schließlich abgeschluckt, wonach sie sich im Darm zu adulten Würmern zu entwickeln. In dieser Phase, die typischerweise 4 – 16 Tage nach der Infektion auftritt, leiden die Patienten häufig an starkem Reizhusten, manchmal sind röntgenologisch pulmonale Infiltrate nachzuweisen (Löffler-Lungenifiltrat). Im Differenzialblutbild besteht sehr häufig eine ausgeprägte Eosinophilie.

Trichuriasis

Der Peitschenwurm (Trichuris trichiura) besiedelt die unteren Kolonabschnitte. Eine starke Wurminfestation kann zu einer Hypermotilität bis hin zum Rektumprolaps führen. Da sich die adulten Würmer oft tief in die Mukosa des Darmes eingraben, kann es bei einigen Patienten zu einem chronischen Blutverlust oder zum Auftreten blutiger Diarrhöen kommen.

Enterobiasis

Der Madenwurm (Enterobius vermicularis) ist weltweit verbreitet. Er ist eine typische Erkrankung im Kindesalter und kommt auch in Ländern mit hohem Hygienestandard, sozusagen in den besten Familien, vor.

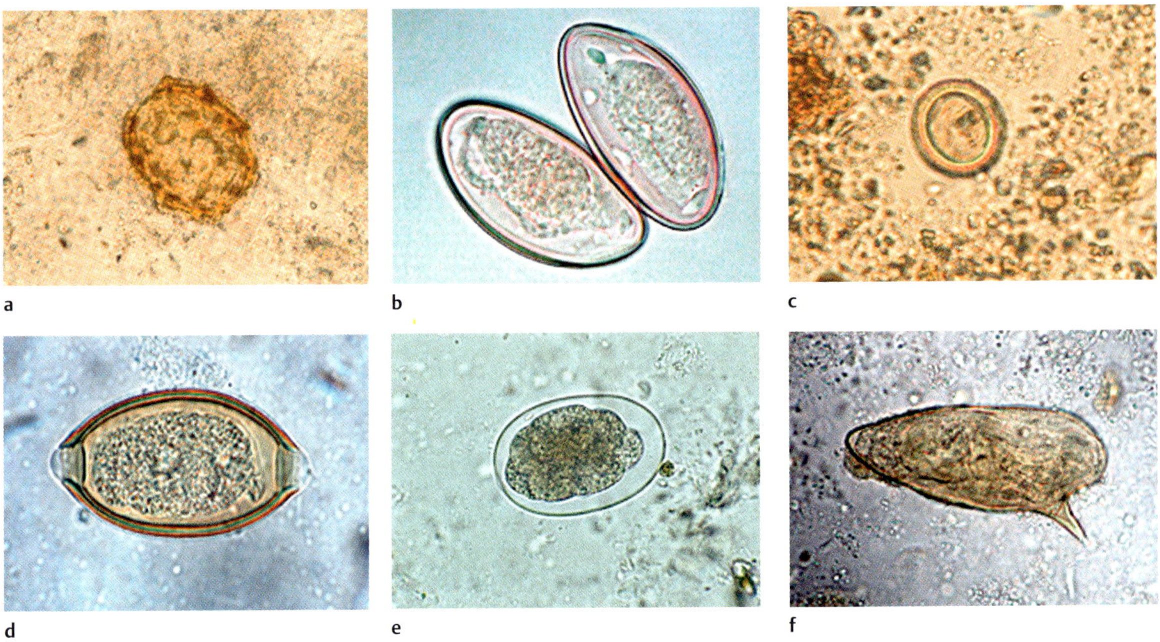

Abb. 6.34 Helmintheneier.
a Ascaris lumbricoides.
b Enterobius vermicularis.
c Taenia spec.
d Trichuris trichiura.
e Hakenwurm.
f Schistosoma mansoni.

Tabelle 6.38 Antihelminthische Therapie von intestinalen Nematodeninfektionen

Parasit	Wirkstoff	Dosierung
Ascaris lumbricoides	Mebendazol (z. B. Vermox) Albendazol (z. B. Eskazole)	2 × 100 mg für 3 Tage 2 × 400 mg für 3 Tage
Trichuris trichiura	Mebendazol (z. B. Vermox) Albendazol (z. B. Eskazole)	2 × 100 mg für 3 Tage 2 × 400 mg für 3 Tage
Enterobius vermicularis	Mebendazol (z. B. Vermox) Albendazol (z. B. Eskazole)	100 mg als Einmaldosis, evtl. Wiederholung nach 3 Wochen 400 mg als Einmaldosis, evtl. Wiederholung nach 3 Wochen
Ancylostoma duodenale Necator americanus	Mebendazol (z. B. Vermox)	100 mg als Einmaldosis, evtl. Wiederholung nach 1 – 3 Wochen
Strongyloides stercoralis	Ivermectin (Stromectol)* Albendazol (Eskazole)	200 μg/kg KG/d für 3 Tage, Wiederholung nach 1 – 2 Wochen 2 × 400 mg für 3 Tage, Wiederholung nach 1 – 2 Wochen

+ Präparat in Deutschland nicht zugelassen

Klinik. Die Weibchen des Madenwurmes leben im Kolon und verlassen nachts den Darm, um perianal ihre Eier abzulegen. Dieses Verhalten erzeugt beim Patienten heftigen Juckreiz, manchmal auch die Entstehung eines Analekzems. Die Kinder schlafen während dieser Episoden unruhig, kratzen sich am After und führen dann Eier, die an den Händen und unter den Fingernägeln kleben bleiben, wieder zum Mund. Manchmal können adulte Madenwürmer auch in den Wurmfortsatz einwandern und zu einer akuten Appendizitis führen.

Therapie. Die Behandlung eines singulären Madenwurmbefalls ist einfach. Dennoch kann die Behandlung der Enterobiasis in Lebensgemeinschaften mitunter echte therapeutische Probleme bereiten. Nicht selten fällt es schwer, Patienten dauerhaft wurmfrei zu bekommen. In solchen Fällen empfiehlt sich eine Therapie der gesamten Familie zum gleichen Zeitpunkt, danach ein komplettes Wechseln von Kleidung und Bettwäsche sowie ein gründliches Aussaugen der Wohnung und eine Wiederholung dieses Vorgehens nach 3 Wochen. Führt dies ebenfalls nicht zum Erfolg, sollte eine anthelmintische Therapie in regelmäßigen, z. B. Dreimonatsabständen über 2 Jahre erfolgen.

Hakenwurmerkrankung

Die beiden Hakenwurmarten Ancylostoma duodenale und Necator americanus, deren Eier lichtmikroskopisch nicht unterschieden werden können, besiedeln die oberen und mittleren Dünndarmabschnitte. Die adulten Würmer saugen sich dort an den Darmzotten fest, ein einzelner Parasit verursacht dabei bereits einen Verlust von 50–150 μl Blut pro Tag.

Bei massivem Befall kann die Hakenwurmerkrankung über einen chronischen Blutverlust zu einer Eisenmangelanämie führen, besonders wenn – wie bei Patienten in Entwicklungsländern – die Eisenreserven durch andere Erkrankungen bereits ausgeschöpft sind.

Eine Infektion mit geringer Parasitenlast verläuft hingegen meist asymptomatisch.

Strongyloidiasis

Wie die Hakenwürmer infiziert auch der Zwergfadenwurm Strongyloides stercoralis den Menschen über das Eindringen von Larven in die unverletzte Haut. Allerdings schlüpfen bei diesem Parasiten die Larven oft schon im Enddarm des Patienten, so dass bei Strongyloides eine Autoinfektion häufig ist.

Immundefizienz. Gefährlich wird das Phänomen der Autoinfektion dann, wenn eine Immundefizienz des Patienten vorliegt, z. B. im Rahmen einer hoch dosierten Steroidtherapie, einer HIV-Erkrankung oder eines anders gearteten angeborenen oder erworbenen Immundefektes.

Bei einer Beeinträchtigung der zellulären Immunität schaukeln sich Infektion und parasitäre Beladung langsam nach oben. Das dabei resultierende Hyperinfektionssyndrom ist mit einer hohen Letalität behaftet.

Aus diesem Grund sollten Patienten, die aus endemischen Gebieten oder schlechten hygienischen Verhältnissen stammen, vor Beginn einer immunsuppressiven Therapie spezifisch auf Strongyloidiasis untersucht werden. Dies geschieht durch den Nachweis von Larven im Stuhl, wobei zur Erhöhung der Sensitivität ein spezifisches Anreicherungsverfahren (Baermann-Technik) empfohlen wird.

Ungewöhnliche Parasitosen des Darmes

In parasitologischen Zentren wird immer wieder von Patienten berichtet, die Insektenmaden, Käfer oder Regenwürmer in ihrem Stuhl gefunden haben. Differenzialdiagnostisch ist immer auch an den Parasitenwahn zu denken, eine wahnhafte Störung, die auch von Psychiatern als sehr therapieresistent eingestuft wird. Bevor Patienten mit dieser Diagnose konfrontiert werden, sollte man jedoch ausgeschlossen haben, dass die in Frage kommenden Parasiten nicht durch die Nahrung (z. B. als verpuppte Insekten) aufgenommen worden sind oder den abgesetzten Stuhl sekundär besiedelt haben (z. B. in offenen Latrinen).

FAZIT FÜR DIE PRAXIS

- Erkrankungen durch Protozoen (einzellige Parasiten) und Würmer sind – weltweit gesehen – sehr häufige Erkrankungen des Intestinaltraktes.
- Bei vielen akuten und chronischen gastrointestinalen Symptomen sind sie differenzialdiagnostisch in Erwägung zu ziehen, besonders wenn Patienten eine typische Exposition (Aufenthalt in einem endemischen Gebiet, enge Lebensgemeinschaft mit Tieren, eingeschränkte hygienische Verhältnisse) aufweisen. Der wichtigste Schritt in der Betreuung dieser Patienten ist das „daran Denken".
- Im Zentrum der Diagnostik steht die korrekte mikroskopische Aufarbeitung des Stuhlpräparates. Laborchemische oder serologische Untersuchungen oder bildgebende Verfahren sind erst in zweiter Linie indiziert und meist von untergeordneter Bedeutung.
- Die Therapie richtet sich nach der Art des Erregers und führt in aller Regel zu dauerhaften Erfolgen.

6.10 Dünndarmtumoren

S. Daum, M. Zeitz

EDITORIAL **Dünndarmtumoren bleiben auf Grund ihrer Seltenheit und schwierigen Diagnostik in der klinischen Praxis häufig unerkannt. Dünndarmtumoren können familiär gehäuft (Peutz-Jeghers-Syndrom, familiäre adenomatöse Polyposis coli) oder sporadisch (Adenome, Lipome) auftreten. Sie können in Zusammenhang mit entzündlichen Dünndarmerkrankungen (Zöliakie, Morbus Crohn) oder infektiösen Erkrankungen (humanes Immundefizienz-Virus) stehen. Ebenso kann eine metastatische Mitbeteiligung bei malignen Grunderkrankungen (Melanom, Mammakarzinom, Bronchialkarzinom) vorliegen. Auf Grund der modernen Bildgebung wie der Spiral-CT oder der MRT inklusive Enteroklysma und neuer endoskopischer Verfahren wie der Kapselendoskopie und Doppelballonenteroskopie werden Dünndarmtumoren heute häufiger und früher diagnostiziert. Es bleibt jedoch abzuwarten, ob durch die Detektion in frühen kurativen Stadien die Prognose verbessert werden kann. Therapeutisch bedeutete der Einsatz von Imatinib, einem Tyrosinkinase-Inhibitor, die erste medikamentöse effektive Therapie bei gastrointestinalen Stromatumoren.**

Definition und Klassifikation

Zu den primären Tumoren des Dünndarms zählen alle Tumoren, die sich zwischen dem Pylorus und dem Zäkum befinden und ihre Ursprungszellen primär im Dünndarm haben. Dünndarmtumoren werden in primäre und sekundäre Tumoren (Metastasen oder Infiltration per continuitatem) des Dünndarms unterteilt. Adenome/Adenokarzinome der Papilla Vateri können zu den Dünndarmtumoren gezählt werden, sind hier allerdings in Kapitel 35 abgehandelt.

Eine Klassifikation kann entsprechend des Wachstumsmusters (benigne – maligne) oder der Herkunftszellen (Adenome, Lymphome, neuroendokrine Tumoren u. a.) erfolgen (Tab. 6.**39**). Bei einigen Entitäten ist die sichere Zuordnung zu den primären oder sekundären Dünndarmtumoren bei sowohl intestinaler wie extraintestinaler Tumorlast nicht sicher möglich, da die Histologie nicht immer eine definitive Entscheidung zulässt.

Tabelle 6.39 Klassifikation der Dünndarmtumoren

Benigne	Leiomyom Adenom „Low-Grade-GIST" Lipom Hamartom der Brunner-Drüsen Hämangiom noduläre lymphoide Hyperplasie
Maligne	Adenokarzinom „High-Grade-GIST" Lymphom Leiomyosarkom andere Sarkome ampulläres Adenokarzinom
Neuroendokrin	(non-)funktionelle neuroendokrine Tumoren Ganglioneurom Gastrinom Somatostatinom VIPom
Hereditäre Syndrome	Peutz-Jeghers-Syndrom Neurofibromatose 1 hereditäre Multiple-Polyposis-Syndrome
Metastatisch	Melanom Bronchialkarzinom Mammakarzinom

Epidemiologie und Wertung

Obwohl die Fläche des Dünndarms 90% der gesamten gastrointestinalen Fläche ausmacht, entwickeln sich lediglich maximal 2% aller gastrointestinalen Malignome im Bereich des Dünndarms (123). Die Gründe für die relativ seltene Malignomentwicklung im Vergleich zum Kolon und Magen, insbesondere der Adenokarzinomentwicklung, bleiben weiter unklar (53). Im Unterschied zum Kolon und Magen sind lediglich ca. 30–40% der Dünndarmmalignome Adenokarzinome, während vergleichsweise häufig in 25–30% neuroendokrine Tumoren und zu 15–20% Dünndarmlymphome auftreten (41, 53, 55).

Wie in Autopsiestudien gezeigt werden konnte, bleiben die meisten benignen Dünndarmtumoren asymptomatisch, während Dünndarmtumoren, die zu Lebzeiten Beschwerden machen, in der Regel maligner Natur sind (123).

Leider sind sowohl die Diagnostik als auch die Therapie von Dünndarmtumoren unbefriedigend. Neue diagnostische Methoden wie die Kapselendoskopie, die Doppelballonenteroskopie oder auch die Schnittbildgebung mittels CT oder MRT, kombiniert mit der Dünndarmdarstellung durch ein Enteroklysma, erbrachten in den letzten Jahren entscheidende Fortschritte (15, 84,165). Diese diagnostischen Fortschritte wurden begleitet von therapeutischen Innovationen, so dass insgesamt zumindest für einzelne Tumorentitäten bessere Prognosen zu erwarten sind.

Risikofaktoren und Pathologie

Diese werden unter den einzelnen Entitäten behandelt.

Klinik und Diagnostik

Klinische Präsentation

Das klinische Bild der Dünndarmtumoren ist häufig unspezifisch, kann jedoch Hinweise auf die jeweilige Tumorentität geben. Solitäre Tumoren wie Adenome oder Karzinome verursachen meist unspezifische Beschwerden wie wechselnde abdominelle Schmerzen oder einen gastrointestinalen Blutverlust. Neuroendokrine Tumoren können sich primär durch ihr Metastasierungsverhalten in die Leber, intestinale Lymphome durch eine Malabsorption oder eine B-Symptomatik manifestieren. Intestinale Hämangiome weisen typischerweise chronische gastrointestinale Blutungen auf. Adenokarzinome im Bereich des Duodenums können durch eine Stenosierung des Ductus hepatocholedochus zu einem mechanischen Ikterus führen (→ Kapitel 35), daneben aber auch zu den Symptomen einer Magenausgangsstenose. Intermittierende gastrointestinale Blutungen und parallel eine Stenosesymptomatik können Folge einer Intussuszeption – am häufigsten bei Lipomen – sein. Generell weist ein Gewichtsverlust eher auf einen malignen Tumor hin.

Auf Grund ihrer Seltenheit werden Dünndarmtumoren häufig übersehen und nach Ausschluss eines pathologischen Befundes im Magen und Kolon z. B. als Reizdarmsyndrom gedeutet.

Bildgebende Diagnostik

Radiologische Diagnostik

Das Problem der Bildgebung des Dünndarms besteht in der geringen Sensitivität der häufig angewandten Methoden wie abdomineller Ultraschall, Röntgen nach Sellink oder CT des Abdomens. Diese Methoden mögen in fortgeschrittenen Stadien zur Diagnose führen, jedoch in frühen, noch operablen Stadien den Tumor übersehen.

Ultraschall. Der abdominelle Ultraschall vermag Darmwandverdickungen über längere Strecken detektieren, jedoch kleinere intramurale oder gar intraluminale Tumoren werden in der Regel nicht gesehen (111). Daneben existieren die bekannten Limitationen für den abdominellen Ultraschall wie Luftüberlagerung, Abhängigkeit vom jeweiligen Untersucher und Konstitution des Patienten.

Röntgen, CT und MRT. Die Röntgenuntersuchung nach Sellink vermag durch die Doppelkontrastierung bei guter Qualität Wandunregelmäßigkeiten und intraluminale Tumoren darstellen, jedoch ist auch bei dieser Methode die Beurteilung der Wand selbst kaum gegeben. Diese Limitation wird zum Teil durch die Kombination des Enteroklysmas mit der CT des Abdomens oder der MRT des Abdomens umgangen. Hier wird zunächst mittels einer transnasal in das Duodenum gelegten Sonde Methylcellulose (CT) oder eisenhaltiger Saft (MRT) gegeben, um anschließend den prall gefüllten Dünndarm inklusive intraabdomineller Strukturen geschichtet darzustellen (15). Intussuszeptionen oder Hämgiome sind fast nur durch die computertomographische Darstellung mit oder ohne Enteroklysma nachzuweisen. Hier fehlt dem konventionellen Röntgen nach Sellink die Möglichkeit der Wanddarstellung und der intravenösen Kontrastmittelgabe mit konsekutiver Gefäßdarstellung (71).

Auf Grund der Echtzeit der Untersuchung kann beim Röntgen nach Sellink eine Aussage über bestimmte Dünndarmfunktionen gemacht werden: prästenotische Dilatation, Stenosen und deren Relevanz durch eine eventuell vorhandene Pendelperistaltik. Diese Aussagekraft versucht die funktionelle MRT aufzunehmen (108). Vergleichende Daten hierzu fehlen jedoch.

Dünndarmendoskopie

Kapselendoskopie. Seit Einsatz der Kapselendoskopie sind erstmalig ohne operativen Zugang Bilder aus dem gesamten Dünndarm möglich (84). Methodisch bedingt können leider weder Biopsien gewonnen werden noch ist ein therapeutischer Einsatz möglich. Auf Grund der sehr unterschiedlichen Propulsionszeiten und der begrenzten Batteriedauer werden mit der aktuellen Technik lediglich ca. 75%

der Dünndarmoberfläche eingesehen. Daneben können intramurale Befunde bei normaler Schleimhautoberfläche übersehen werden.

Ein unauffälliger Kapselendoskopiebefund schließt daher einen pathologischen Befund nicht aus. Bei weiterem Abklärungsbedarf muss ggf. eine parallele Bildgebung (CT-Enteroklysma oder MRT-Enteroklysma) veranlasst werden.

Obwohl die ersten Geräte zur Dünndarmendoskopie bereits vor ca. 10 Jahren entwickelt und auch eingesetzt wurden, hat diese Methode erst aktuell eine weitere Verbreitung gefunden (165). Hierzu beigetragen hat der Einsatz der Kapselendoskopie, wodurch bisher nicht detektierte Befunde gesehen, häufig aber nicht näher eingeordnet oder therapiert werden konnten (34, 156).

Doppelballonenteroskopie. Durch diese diagnostische und therapeutische Lücke ergab sich der Druck der Weiterentwicklung der „Doppelballonenteroskopie". Durch die Doppelballonenteroskopie wird in der Regel eine Einsicht bis zu ca. 2 m des Dünndarms von oral oder anal ermöglicht (113, 165). Die bisherige Standardtechnik, die „Push-Enteroskopie", hatte ihre Limitation vor allem in der kompliziert zu handhabenden Technik und der letztendlich doch geringen Reichweite, so dass sie sich nicht durchsetzen konnte (28).

Intraoperative Enteroskopie. In Notfällen, oder wenn ein Weiterkommen mit der Doppelballonenteroskopie nicht möglich ist, muss die intraoperative Enteroskopie von oral oder anal zum Einsatz kommen. Alternativ kann hier das Endoskop auch nach Anlage z. B. einer Jejunostomie offen über einen möglichst aseptischen Zugang eingeführt werden. Die Kooperation Chirurgie – Gastroenterologie ermöglicht die rasche und sichere Exploration des gesamten Dünndarms und konsekutiv auch die Markierung pathologischer Befunde (14). Einen Nachteil stellt der offene Zugang dar, was möglicherweise durch eine Laparoskopie umgangen werden kann (96).

Praktisches Vorgehen

Der Einsatz der jeweiligen Methode ist abhängig von der aktuellen Klinik, eventuellen therapeutischen Konsequenzen und dem Allgemeinzustand des Patienten. Normalerweise werden zur Abklärung gastrointestinaler Beschwerden und bei Verdacht auf einen Dünndarmtumor die Standardtechniken wie Ösophagogastroduodenoskopie (ÖGD)/Koloskopie und das CT-Abdomen mit oraler Darmkontrastierung durchgeführt. Im Anschluss folgt eine Dünndarmbildgebung, wobei hier die Standardtechnik des konventionellen Röntgens nach Sellink mit einem CT-Enteroklysma oder gar MRT-Enteroklysma konkurriert. Bei Ausschluss einer Stenose und weiterem Abklärungsbedarf kann eine Kapselendoskopie durchgeführt werden. Eine Doppelballonenteroskopie würde sich je nach erhobenen Befunden anschließen oder schon zu einem früheren Zeitpunkt durchgeführt werden. Diese muss gegen eine möglicherweise vorliegende Operationsindikation abgewogen werden (Abb. 6.**35**).

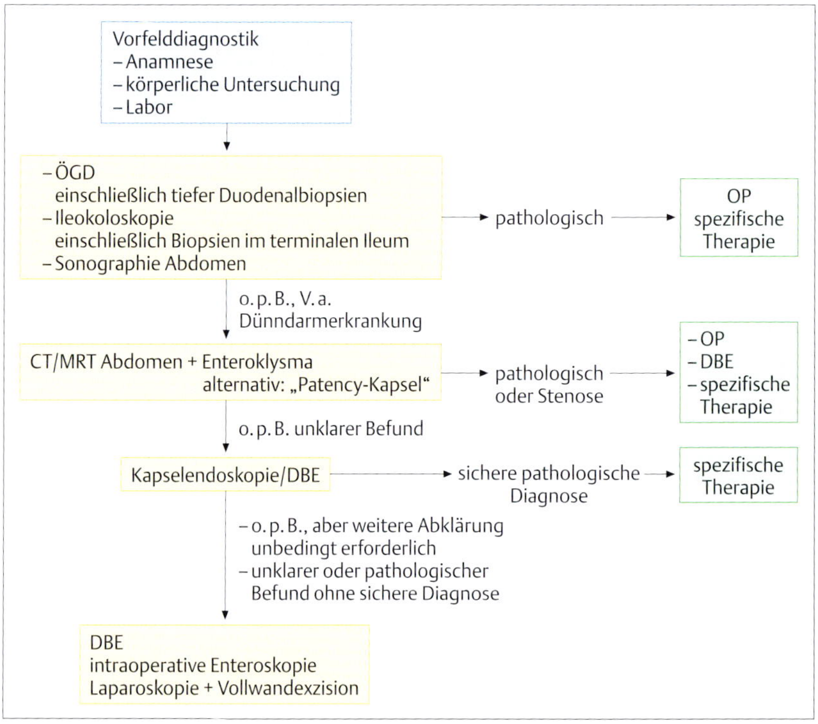

Abb. 6.35 Dünndarmdiagnostik. Am Anfang stehen immer Anamnese und körperliche Untersuchung. Bei unauffälligem Befund in der ÖGD und Ileokoloskopie, aber weiterem Abklärungsbedarf, sollte zunächst eine radiologische Diagnostik, auch zum Ausschluss einer Stenose, vor einer Kapselendoskopie erfolgen. Bei dringendem Verdacht auf einen pathologischen Befund im Dünndarm, der histologischer Abklärung bedarf, kann die Kapselendoskopie umgangen werden und direkt eine endoskopische Exploration oder sogar ein operativer diagnostischer Eingriff erfolgen. o.p.B.: ohne pathologischen Befund, DBE: Doppelballonenteroskopie, ÖGD: Ösophagogastroduodenoskopie.

Benigne Tumoren

Adenome

Die meisten singulären Dünndarmadenome entstehen ohne genetische Prädisposition. Multiple Dünndarmadenome sind zumeist mit einer der hereditären Polyposis-Syndrome assoziiert. Sie stellen die häufigsten asymptomatischen Dünndarmtumoren dar. Histologisch werden sie wie die Kolonadenome in tubuläre, tubulovillöse und villöse Adenome unterteilt. Hochgradige Dysplasien, ein villöser Anteil und eine Größe > 2 cm sind Malignitätsfaktoren (127, 162). Auf Grund einer fast 50% erreichenden Malignitätsrate bei villösen Adenomen des Duodenums wird die chirurgische oder endoskopische Entfernung empfohlen (11, 127).

Die Prognose hängt ab vom Vorliegen maligner Anteile und der Begrenzung der malignen Anteile auf oberflächliche Schichten (11). Im Falle einer lokalen Tumorentfernung werden jährliche Kontrollendoskopien empfohlen.

Lipome

Lipome entstehen sporadisch ohne prädisponierende Faktoren und sind meist distal im Dünndarm lokalisiert. Histologisch finden sich Fettzellen. Eine maligne Transformation ist nicht bekannt. Zumeist zeigen sich Lipome als Zufallsbefunde bei Autopsien (123). Wenn klinisch apparent, fallen sie durch eine intermittierende Stenosesymptomatik oder eine gastrointestinale Blutung durch Intussuszeption auf. Lipome können radiologisch auf Grund ihrer scharfen Demarkation und Formänderung nach Kompression oder Positionsänderung von anderen Dünndarmtumoren differenziert werden. In der CT stellen sie sich homogen mit einer entsprechenden Fettattenuation dar (20). Typische endoskopische Charakteristika sind eine gelb-orange Farbe und eine beim Betasten weiche, eindrückbare Oberfläche (Abb. 6.**36**). Nach Biopsie entleert sich häufig eine gelbliche Flüssigkeit. Bei Zufallsbefunden ist keine weitere Therapie nötig.

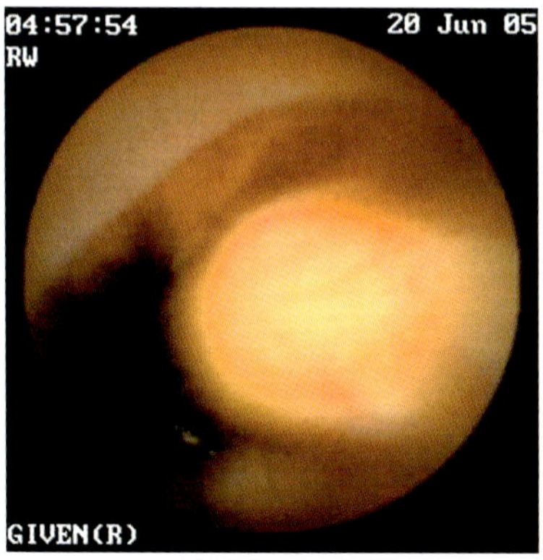

⊠ **Abb. 6.36** Nachweis eines Lipoms in der Kapselendoskopie: typische gelbliche Farbe, relativ scharf begrenzte Konturen.

Brunner-Hamartome

Diese sehr seltenen Tumoren kommen ausschließlich im proximalen Duodenum vor und werden in der Regel inzidentell im Rahmen einer ÖGD diagnostiziert. Gelegentlich können größere Hamartome zur gastrointestinalen Blutung und Obstruktion führen (103). Histologisch bestehen sie aus Brunner-Drüsen, Bindegewebe, lymphoiden Infiltraten und teilweise Fettgewebe. Die Oberfläche ist in der Regel mit normaler Schleimhaut bedeckt, so dass eine konventionelle Biopsie häufig nicht weiterführend ist. Endosonographisch können Brunner-Hamartome sowohl solide wie auch zystisch imponieren (78, 94). Über eine maligne Transformation von Brunner-Hamartomen gibt es Einzelfallberichte (17). Bei entsprechender Symptomatik kann eine endoskopische oder auch offene chirurgische Resektion erfolgen (78).

Hämangiome

Intestinale Hämangiome stellen eine Rarität dar und können multipel auftreten. Klinisch können sie sich durch rezidivierende Blutungen oder abdominelle Beschwerden inklusive einer Stenosesymptomatik präsentieren (135). Die kontrastmittelgestützte CT möglichst mit Enteroklysma und intravenöser Kontrastmittelapplikation kann diagnostische Aussagekraft besitzen und das Ausmaß eingrenzen (15). Im Falle einer akuten Operationsindikation empfiehlt sich jedoch die intraoperative Endoskopie, um die Ausdehnung einzugrenzen und das zu resezierende Areal zu markieren.

Andere Gefäßtumoren

Im Rahmen des seltenen „blue rubber bleb nevus„-Syndroms können multiple kutane und gastrointestinale venöse Malformationen auftreten (19). Eine autosomal dominante Vererbung auf Basis einer Mutation auf Chromosom 9p wurde beschrieben. Primär sollte eine endoskopische Therapie angestrebt werden, da rezidivierende Läsionen beschrieben sind. Im Notfall kann jedoch eine chirurgische Resektion notwendig werden. Weitere vaskuläre Syndrome mit gastrointestinaler Beteiligung sind: Osler-Weber-Rendu-Syndrom, von Hippel-Lindau-Syndrom, Sturge-Weber-Syndrom, Lippel-Trenaunay-Weber-Syndrom und die diffuse intestinale Hämangiomatose.

Intestinale noduläre Hyperplasie

Die intestinale noduläre Hyperplasie ist durch multiple Lymphfollikel charakterisiert, die als submuköse Tumoren erscheinen. Die intestinale noduläre Hyperplasie tritt gehäuft auf bei Patienten mit einem IgA-Mangel oder einer „common variable immunodeficiency" und betrifft dann häufig das gesamte Intestinum (38). Bei Patienten ohne Immundefizienz sind das distale Jejunum bis terminale Ileum betroffen, selten das proximale Kolon und das Rektum. Die intestinale noduläre Hyperplasie stellt im Erwachsenenalter ohne zugrunde liegende Immundefizienz eine Zufallsdiagnose dar, bei Kindern tritt sie gehäuft mit einer Intussuszeption auf (32). Ein Zusammenhang der intestinalen nodulären Hyperplasie mit dem Entstehen eines intestinalen Non-Hodgkin-Lymphoms ist nicht belegt.

Leiomyome

Leiomyome des Dünndarms zählen zu den mesenchymalen Tumoren, worunter auch die Schwannome, Neurofibrome, Desmoidfibrome, Glomustumoren, aber auch die gastrointestinalen Stromatumoren (GIST) fallen. Durch die Charakterisierung der GIST als eigene Entität wird die Diagnose eines Leiomyoms heutzutage sehr viel seltener gestellt. Leiomyome können klinisch, ähnlich wie die GIST, durch eine Eisenmangelanämie, eine chronische intestinale Obstruktion oder eine Intussuszeption auffällig werden (12). Ein inzidenteller Befund bei Autopsie ist jedoch auch möglich.

Diagnostik. Die Diagnostik erfolgt entsprechend dem in Abb. 6.**35** dargestellten Algorithmus. Die wichtigste Methode zur differenzialdiagnostischen Abgrenzung vom GIST stellt die immunhistologische Färbung auf c-kit (CD117) dar (75). Bei Nachweis von c-kit muss die Diagnose eines GIST gestellt werden (s. Abschnitt „Gastrointestinale Stromatumoren").

Therapie. Therapeutisch sollte bei Symptomen die Resektion erfolgen (12). Bei fehlendem Nachweis einer malignen Differenzierung kann eine Enukleation ausreichen. Entsprechend der benignen Histologie ist die Prognose gut. Auf Grund der häufigen Lage der Leiomyome in der Muscularis propria geht eine endoskopische Abtragung mit einer erhöhten Komplikationsrate einher und ist bisher trotz kleinerer Fallserien nicht Standard (151).

Maligne Tumoren

Adenokarzinom (ohne ampulläres Karzinom)

Epidemiologie und Wertung

Das Adenokarzinom stellt mit 30–40% den häufigsten malignen Dünndarmtumor dar. Trotzdem kommt es 50-mal seltener vor als das kolorektale Karzinom. Das Hauptmanifestationsalter liegt bei 70 Jahren mit einem gehäuften Auftreten bei Männern (123).

Risikofaktoren und Pathologie

Prädisponierende Erkrankungen sind eine Zöliakie, die Neurofibromatose und Urinableitungen über den Dünndarm, wie z.B. ein Ileumkonduit (129). Für den Morbus Crohn scheint es eine Assoziation zu geben, wobei dies bisher nicht sicher bewiesen werden konnte (10, 147). Die multipel auftretenden Adenome und Adenokarzinome bei Polyposis-Syndromen, vor allem bei der familiären adenomatösen Polyposis, werden getrennt behandelt. Für die sporadisch auftretenden Adenokarzinome wird pathogenetisch die hohe Konzentration von Gallensäuren und Pankreasenzymen im Duodenum und proximalen Jejunum, der primären Lokalisation, diskutiert (139). In Fall-Kontroll-Studien wurde ein zweifach erhöhtes Risiko für das Auftreten eines Adenokarzinoms vermutet, wenn rotes Fleisch mindestens einmal wöchentlich und geräuchertes und gepökeltes Fleisch mindestens dreimal monatlich verzehrt werden (31, 122). In Tiermodellen wurden verschiedene Karzinogene aufgezeigt (112). Letztlich bleibt aber weiter die hohe Inzidenz von kolorektalen Karzinomen im Vergleich zu Adenokarzinomen des Dünndarms unklar. Unterschiedliche Konzentrationen und Zusammensetzungen der bakteriellen Flora wie auch die unterschiedliche Transitzeit könnten eine Rolle spielen.

Prinzipiell entsteht das Adenokarzinom des Dünndarms ähnlich dem Kolonkarzinom aus einem Adenom im Sinne der Adenom-Karzinom-Sequenz (148). Das Risiko eines Adenokarzinoms korreliert mit der Größe des Adenoms, dem Nachweis von villösen Strukturen und dem Auftreten von hochgradigen Dysplasien (162).

Klinik und Diagnostik

Adenokarzinome sind in der Regel im Duodenum und Jejunum lokalisiert (123). Im Zusammenhang mit einem Morbus Crohn können auch weiter distal gelegene Lokalisationen vorkommen (130). Klinisch präsentieren sich Patienten mit einem Adenokarzinom des Dünndarms häufig mit einer Stenosesymptomatik, einer gastrointestinalen Blutung, Gewichtsverlust oder einem Spätsymptom, dem Ikterus.

Diagnostik. In der körperlichen Untersuchung findet sich selten eine abdominelle Resistenz. Bei fortgeschrittenen Prozessen können ein lokaler Peritonismus, Borborygmi und ein geblähtes Abdomen hinzukommen (123, 124). Die Diagnose von proximalen Befunden gelingt durch die ÖGD häufig unkompliziert. Bei Assoziation mit einem Morbus Crohn ist die Diagnose auf Grund der Abgrenzbarkeit zu entzündlichen und stenotischen Veränderungen zusätzlich erschwert (116). Bei dringendem Verdacht auf ein Adenokarzinom des Dünndarms folgt die Diagnostik dem in Abb. 6.**35** dargestellten Algorithmus auch unter Einsatz aller invasiven Untersuchungen (inklusive intraoperative Enteroskopie). Typischerweise findet sich in der Dünndarmbildgebung ein intraluminaler Tumor, evtl. assoziiert mit einer Ulzeration (15, 140).

Therapie

Chirurgische Therapie. Obwohl Adenokarzinome des Dünndarms im Vergleich zu anderen Dünndarmtumoren früher detektiert werden, sind sie häufig bereits bei Diagnose nicht mehr kurativ resektabel (118).

Das Staging erfolgt analog dem TNM-System. Eine Kuration kann lediglich chirurgisch oder bei kleineren Tumoren durch eine endoskopische Mukosaresektion erzielt werden (77).

Bei Adenokarzinomen der Pars descendens duodeni muss bei kurativer Intention und Resektabilität eine Pankreatikoduodenektomie erfolgen. Bei Lokalisation in anderen Dünndarmsegmenten erfolgt eine großzügige Segmentresektion unter Mitnahme des Mesenteriums (123).

Prognose. Negative Prognosefaktoren stellen eine duodenale Lokalisation und ein Alter über 75 Jahren dar. Weiter wird die Prognose durch die Resektabilität, die R-Situation, das histologische Grading und das Vorhandensein von Lymphknotenmetastasen bestimmt (155). Das 5-Jahres-Gesamtüberleben für Patienten mit einem duodenalen Adenokarzinom wird mit 20–35% angegeben (82). Bei Beschränkung des Tumors auf die Mukosa konnte ein 100%iges 5-Jahres-Überleben gezeigt werden. Bei weiter distal gelegenen Läsionen spielt der Lymphknotenbefall die Hauptrolle: Bei fehlendem Lymphknotenbefall wurde ein 5-Jahres Überleben von 45–70% im Vergleich zu 12–14% bei Befall von Lymphknoten nachgewiesen (9, 90, 98).

Chemotherapie. Bei fortgeschrittenen, metastasierten Befunden oder R1-Resektionen erfolgt eine Chemotherapie in Analogie zum Vorgehen bei kolorektalen Karzinomen (82). Ähnlich wird im adjuvanten Setting bei Lymphknotenbefall verfahren. Auf Grund der Seltenheit der intestinalen Adenokarzinome gibt es hier keine prospektiven Daten. Auf eine Strahlentherapie wird auch auf Grund der möglichen Nebenwirkungen wie der Strahlenenteritis verzichtet.

Gastrointestinale Stromatumoren

Definition

Die gastrointestinalen Stromatumoren (GIST) scheinen von den interstitiellen Zellen von Cajal abzustammen und müssen von anderen nichtepithelialen Tumoren des Gastrointestinaltrakts abgegrenzt werden (→ Kapitel 5.7) (75, Übersicht 143). Eine Differenzialdiagnose erfolgt vor allem durch den immunhistologischen Nachweis von c-kit (CD117) und CD34, welcher bei Leiomyomen negativ ausfällt (Übersicht Kapitel 5.3) (75, 143). In Abhängigkeit von ihrem Manifestationsort unterscheiden sich GIST. Unter anderem sind GIST des Dünndarms am seltensten CD34-positiv (117). Prinzipiell werden GIST in Abhängigkeit von ihrer Wachstumsfraktion in benigne (Wachstumsfraktion < 5%) oder maligne (Wachstumsfraktion > 5%) eingeteilt, wobei diese Unterteilung bei Dünndarmlokalisation mit Einschränkungen versehen werden muss (66).

Epidemiologie und Wertung

GIST mit niedriger Wachstumsfraktion (< 5%) sind die häufigsten benignen symptomatischen Tumoren des Dünndarms. Die Hauptinzidenz liegt zwischen dem 50. und 60. Lebensjahr, die Hauptmanifestation im Jejunum. Zumeist treten sie singulär auf (143). Makroskopisch sind sie fest, grau-weißlich, gut abgrenzbar und können eine zentrale Ulzeration aufweisen (137).

GIST mit hoher Wachstumsfraktion („high grade") sind die vierthäufigsten malignen Tumoren des Dünndarms und treten in der Regel im Jejunum, gefolgt von Ileum und Duodenum auf. Der Häufigkeitsgipfel liegt zwischen dem 60. und 70. Lebensjahr. „High Grade-GIST" werden im Dünndarm zu ca. 50% gefunden und damit deutlich häufiger im Vergleich zu GIST des Magens (16).

Klinik und Diagnostik

GIST mit niedriger Wachstumsfraktion. Die meisten intestinalen GIST mit niedriger Wachstumsfraktion bleiben asymptomatisch und werden dann bei einer Autopsie gefunden (12). Da GIST mit niedriger Wachstumsfraktion hoch vaskularisiert sind und ulzerieren können, ist die häufigste klinische Manifestation eine chronische oder gelegentlich auch akute gastrointestinale Blutung. Eine seltenere Manifestationsart ist die Intussuszeption, wobei diese am häufigsten im Bereich des Ileums auftritt. Seltener bleibt ein GIST mit niedriger Wachstumsfraktion trotz palpablen Tumors asymptomatisch. Der vermehrte Einsatz einer speziellen Dünndarmbildgebung/-Endoskopie könnte zu einer verbesserten Diagnostik und konsekutiv verbessertem therapeutischem Management führen (50).

GIST mit hoher Wachstumsfraktion. GIST mit hoher Wachstumsfraktion können erstaunliche Größen erreichen, bevor sie symptomatisch werden. Eine chronische gastrointestinale Blutung auf Grund einer zentralen Ulzeration sowie abdominelle Beschwerden sind die häufigsten Symptome. Klinisch kann man bei den Patienten häufig einen abdominellen Tumor finden. Eine B-Symptomatik ist eine Rarität (23). Die Unterscheidung zwischen „Low-Grade-GIST" und „High-Grade-GIST" stellt vor allem für die gastrale Manifestation ein Prognosekriterium dar, während bei Lokalisation im Dünndarm auch „Low-Grade-GIST" metastasieren und zum Wiederauftreten neigen (60, 166).

Therapie und Prognose

Bis vor ca. 5 Jahren war die einzige Behandlungsmöglichkeit die chirurgische Resektion. Bei Vorliegen eines niedrigen mitotischen Index und Erreichen einer R0-Resektion besteht eine ausgezeichnete Prognose. Da GIST nicht lymphogen metastasieren, kann auf eine Lymphknotendissektion verzichtet werden. Auf Grund der geringen Strahlen- und Chemosensitivität gab es bisher keine alternativen Therapiemöglichkeiten.

Revolutionär für diese Krankheitsentität war daher der Einsatz von Imatinib (Glivec), einem Tyrosinkinase-Inhibitor, der primär für die chronisch myeloische Leukämie entwickelt wurde. Imatinib hat inzwischen bei inoperablen GIST und auch präoperativ Anwendung gefunden (54) und wird initial in einer Dosis von 400 mg täglich gegeben (167). Bei Auftreten einer Imatinibresistenz kann auf Sunitinib gewechselt werden.

Neoplasien des lymphatischen Systems der Darmschleimhaut

Definition und Klassifikation

Die primären intestinalen Lymphome leiten sich von Lymphozyten des mukosaassoziierten Immunsytems ab. Daher wird auch synonym der Begriff „mucosa-associated lymphoid tissue"-(MALT-)Lymphome verwandt. Unter diesem Oberbegriff werden sowohl aggressiv wachsende wie auch indolente Lymphome zusammengefasst, wobei sich hierdurch wesentliche therapeutische und damit prognostische Faktoren ergeben. Des Weiteren existieren mit den frühen Stadien der „immunoproliferative small intestinal disease" (IPSID) – ähnlich wie bei den gastralen MALT-NHL – Übergangsstufen, die sich mittels antibiotischer Therapie behandeln lassen. Die exakte histologische Einordnung stellt eine unabdingbare Voraussetzung für die weitere Diagnostik und Therapie dar.

Neuere Definition. Den neuen epidemiologischen Studien liegt eine weniger strikt gefasste Definition für primär gastrointestinale Lymphome von 1994 zu Grunde (85). Gastrointestinale Beschwerden sollten die primären Symptome darstellen, und es sollte eine typische Histologie vorliegen. Die Hauptmasse des Lymphoms sollte im Gastrointestinaltrakt liegen, in Einzelfällen (z. B. bereits bei Diagnosestellung fortgeschrittenes T-Zell-Lymphom mit Knochenmarkinfiltration und konsekutiver Anämie) kann allerdings bei typischer Histologie auch hiervon abgewichen werden. Früher ging man in Studien lediglich dann von einem intestinalen Lymphom aus, wenn sich die Pathologie auf das Intestinum beschränkte bzw. der hauptsächliche Befall intestinal vorlag. Ein nodaler Befall durfte nicht vorhanden sein (51). Zum Teil erklären sich die epidemiologischen Daten mit höheren Fallzahlen aus dieser erweiterten Definition, die letztendlich dem Ausbreitungsmuster intestinaler Lymphome Rechnung trägt (41).

Tabelle 6.40 Klassifikation der gastrointestinalen Non-Hodgkin-Lymphome nach WHO

B-Zell-Lymphome	T-Zell-Lymphome
Marginalzonen-B-Zell-Lymphom vom MALT-Typ	Enteropathie-Typ T-Zell-Lymphom (ETZL)
Follikuläres Lymphom (Grad I–III)	Peripheres T-Zell-Lymphom (Nicht-ETZL)
Mantelzelllymphom (lymphomatöse Polypose)	
Diffuses großzelliges B-Zell-Lymphom mit/ohne MALT-Typ-Komponente	
Burkitt-Lymphom	
Immundefizienzassoziierte Lymphome	

Einteilungen und Staging. Die intestinalen Lymphome werden zum einen bezüglich ihres Zelltyps (B- versus T-NHL), zum anderen auf dem Boden der Ausbreitung und damit ihrer Behandelbarkeit eingeteilt (Tab. 6.**40**).

Das Staging orientiert sich an der Stadieneinteilung nach Ann-Arbor in der Modifikation nach Musshoff und Radaskiewicz (119, 134). Diese ist zwar primär für die Marginalzonenlymphome des Magens erarbeitet worden, jedoch auch für die intestinalen NHL anwendbar (Tab. 6.**41**).

Tabelle 6.41 Stadieneinteilung primärer gastrointestinaler Lymphome (entsprechend dem Ann-Arbor-Staging-System [1971] unter Berücksichtigung der Modifikation durch Musshoff 1977 und der Differenzierung des Stadiums I nach Radaszkiewicz 1992)

Stadium	Befund
I	uni- oder multilokulärer Befall des Gastrointestinaltraktes ohne Lymphknotenbeteiligung und ohne Organinfiltration per continuitatem
– I1	Befall von Mukosa und Submukosa
– I2	Infiltration über die Submukosa hinaus
II	uni- oder multilokulärer Befall des Gastrointestinaltraktes jeglicher Infiltrationstiefe und Befall infradiaphragmaler Lymphknoten
– II1	regionäre infradiaphragmale Lymphknoten
– II2	nichtregionäre infradiaphragmale Lymphknoten
III	uni- oder multilokulärer Befall des Gastrointestinaltraktes jeglicher Infiltrationstiefe; zusätzlich Befall infra- und supradiaphragmaler Lymphknoten einschließlich eines weiteren lokalisierten Organbefalls im Gastrointestinaltrakt, der Milz (IIIS) oder beider
IV	diffuser oder disseminierter Befall extragastrointestinaler Organe mit oder ohne Lymphknotenbeteiligung

Das Suffix E steht für infiltratives (per continuitatem) Wachstum in ein Nachbarorgan/Gewebe

Epidemiologie und Wertung

Primäre gastrointestinale Non-Hodgkin-Lymphome (NHL) stellen etwa ein Fünftel aller NHL (125). Die Inzidenz gastraler Lymphome in Europa ist doppelt so hoch wie die der intestinalen, die in einer dänischen epidemiologischen Studie bei 4–5/Mio./Jahr lag (41). Dies entspricht einer absoluten Anzahl neu diagnostizierter Fälle in Deutschland von ca. 400 pro Jahr. Mitte der 90er Jahre publizierte Daten über eine dramatische Zunahme der gastrointestinalen Lymphome haben sich nicht bestätigt (161). Primäre Kolonlymphome stellen lediglich 5–10% aller gastrointestinalen Lymphome, während sich 20–30% der Lymphome primär im Dünndarm manifestieren. Intestinale NHL sind in der Regel Erkrankungen des höheren Alters (Altersgipfel 50.–80. Lebensjahr), können aber in Einzelfällen auch bei Patienten unter 30 Jahren auftreten. Eine Infiltration des Kolons durch Lymphome des terminalen Ileums wird in ca. 30% beobachtet (48).

Enteropathie-Typ-T-Zell-Lymphome (ETZL), eine Sonderform der intestinalen Lymphome, wurden bisher hauptsächlich in westlichen Ländern beschrieben. Grund hierfür dürfte der kausale Zusammenhang mit einer unbehandelten Zöliakie darstellen (79).

Klinik und Diagnostik

Symptomatik. Häufig fallen primär intestinale NHL durch eine Notfallsituation auf: Während bei intestinalen T-NHL die Perforation mit 40% als häufigste Komplikation an erster Stelle steht, ist dies bei ca. 70% der Patienten mit einem intestinalen B-NHL eine Stenose. Etwa gleich häufig tritt mit etwa 10–20% bei beiden Entitäten eine relevante gastrointestinale Blutung auf (48). Gewichtsverlust und abdominelle Beschwerden finden sich bei einem Großteil der Patienten, Diarrhö und erhöhte Temperaturen signifikant häufiger bei Patienten mit einem intestinalen T-NHL. Insgesamt können die Symptome uncharakteristisch sein und es gilt bei Vorliegen einer B-Symptomatik sowie unspezifischen abdominellen Beschwerden auch ein intestinales NHL auszuschließen.

ETZL. Für Patienten mit einer bekannten Zöliakie gilt, dass sich ein ETZL prinzipiell zu jedem Zeitpunkt entwickeln kann, auch wenn das Risiko unter Einhaltung einer glutenfreien Diät auf das der Normalbevölkerung gesenkt werden kann (79). Wenn trotz glutenfreier Diät abdominelle Beschwerden, Diarrhö, Zeichen einer Malabsorption oder auch histologisch erneut eine flache Mukosa beobachtet wird, also ein refraktärer Verlauf besteht, sollte an ein intestinales NHL als Komplikation der Zöliakie gedacht werden. Ein ETZL kann auch nach einer klinischen Besserung unter glutenfreier Diät auftreten (6, 45). Daher ist zumindest bei allen erwachsenen Patienten mit einer Zöliakie eine histologische Kontrolle unter Diät bis zur „Normalisierung" der duodenalen Morphologie zu empfehlen.

Diagnostik. Die Diagnostik orientiert sich zunächst an der Klinik und sollte ein entsprechendes Stufenschema umfassen. Im Falle typischer endoskopischer Bilder, wie z. B. dem Mantelzelllymphom, das sich endoskopisch mit dem Bild einer lymphomatösen Polypose darstellen kann, kann die Verdachtsdiagnose endoskopisch gestellt und histologisch (Cyclin-D1-positive Lymphomzellen!) gesichert werden (Abb. 6.**37**). In diesen Fällen ist die Immunhistochemie – Färbung gegen Cyclin D1 – obligat. Ähnlich wie bei der Diagnostik chronisch entzündlicher Darmerkrankungen kommt die gesamte Palette der gastrointestinalen endoskopischen Bildgebung zum Einsatz.

Neben den klassischen bildgebenden Verfahren, der ÖGD und Ileokoloskopie, müssen sich die Enteroskopie und insbesondere die Kapselendoskopie noch etablieren und in ihrer Effizienz und Praktikabilität beweisen.

In Fallberichten konnte ein Nutzen für die Kapselendoskopie gezeigt werden, deren großer Nachteil in der fehlenden Entnahmemöglichkeit von Material zur histologischen Begutachtung liegt (65). In Einzelfällen scheint die Enteroskopie – vor allem wenn initial keine pathologischen Duodenalhistologien vorliegen – diagnostischen Wert zu besitzen. Bei Nachweis unklarer Läsionen im endoskopisch nicht zugänglichen Teil des Intestinums ist eine Laparotomie mit wanddurchgreifender Biopsie zum Teil unvermeidlich. Material sollte hier nicht nur in Formalin, sondern für molekularbiologische Untersuchungen auch in isotone Kochsalzlösung, die dann schockgefroren werden kann, verbracht werden.

ETZL-Diagnostik. In der Diagnostik unklarer Spruesyndrome zur Differenzialdiagnostik von ETZL heutzutage unerlässlich sind die Immunhistochemie und die Untersuchung des endoskopischen Materials auf Klonalität des T-Zellrezeptor-Gens (86). In verschiedenen Arbeiten konnten der Verlust von T-Zell-Antigenen auf intraepithelialen Lymphozyten und die Klonalität des Zellrezeptor-Gens als Zeichen eines intestinalen T-NHL gesichert werden (8, 29, 45). Daher sollten in Fällen mit therapierefraktärer Sprue immer

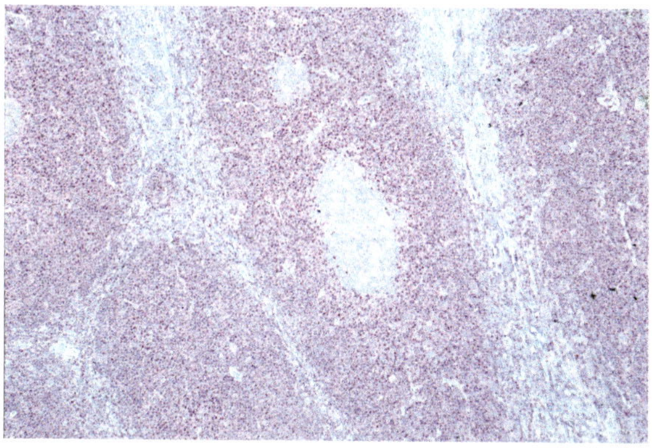

Abb. 6.37 Cyclin-D1-positive Lymphomzellen bei einem Mantelzell-NHL des Gastrointestinaltraktes.

Tabelle 6.42 Staginguntersuchungen bei intestinalen NHL

Endoskopie	Bildgebung	Spezifische Blutentnahmen	Anderes
Gastroduodenoskopie Ileokoloskopie	CT-Thorax CT-Enteroklysma abdominelle Sonographie	LDH β_2-Mikroglobulin	Knochenmarkpunktion HNO-Konsil

Proben zu einem erfahrenen Pathologen gehen, der die eben genannten diagnostischen Möglichkeiten anbietet.

Bei histologischer Sicherung eines primär intestinalen NHL schließt sich das gesamte Spektrum des prätherapeutischen Stagings entsprechend extranodaler NHL an (Tab. 6.**42**).

Differenzialdiagnose

Eine häufig schwierige Differenzialdiagnose stellt die intestinale noduläre Hyperplasie v.a. bei gleichzeitig vorhandenen gastrointestinalen Beschwerden dar. In diesen Fällen muss evtl. das komplette pathologische Armamentarium zur Anwendung kommen (Immunhistologie, Molekularpathologie). Andere Differenzialdiagnosen umfassen Erkrankungen, die mit einer Infiltration durch Immunzellen einhergehen, wie z.B. der Morbus Crohn, die intestinale Lymphangiektasie, Postinfektionssyndrome sowie die refraktäre Sprue ohne klonale T-Zellen. Gelegentlich ist man trotz Einsatz modernster Techniken (Positronen-Emissions-Tomographie, Doppelballonenteroskopie, Kapselendoskopie) gezwungen, den Chirurgen um eine Probelaparotomie und Vollwandbiopsie und/oder Exzision von mesenterialen Lymphknoten zu bitten.

Primär intestinale B-Zell-Non-Hodgkin-Lymphome

Immunoproliferative Small intestinal Disease (IPSID)

„Immunoproliferative small intestinal disease" (IPSID oder auch bekannt als „α-Ketten-Erkrankung", „mediterranes Lymphom") ist eine Erkrankung Asiens, des Mittleren Ostens und Südamerikas, die – außer bei Immigranten – in Industrieländern beinahe unbekannt ist (5). Eine dauerhafte bakterielle antigene Stimulation scheint die Ursache für diese Erkrankung zu sein. Hierfür sprechen die geographische Verteilung, der Nachweis von Campylobacter jejuni bei einem Teil der Patienten und die Behandelbarkeit mittels antibiotischer Therapie des IPSID in frühen Stadien (100). An IPSID erkranken häufig junge Patienten. Männer und Frauen sind gleich oft betroffen.

Histologie. Histologisch ist die Erkrankung durch ein dichtes plasmazellreiches Infiltrat der Lamina propria und gelegentlich der mesenterialen Lymphknoten gekennzeichnet. Die malignen Plasmazellen synthetisieren trunkierte schwere IgA-Ketten (deswegen „α-Ketten-Erkrankung"). Die IgA-Schwerketten können in ca. 70% auch im Serum nachgewiesen werden, jedoch typischerweise auf Grund von Kreuzvernetzungen nicht in der Eiweißelektrophorese (95). Das fortgeschrittene IPSID wird zu den lymphoblastischen Lymphomen gerechnet (136).

Klinik und Diagnostik. Klinisch ist das IPSID durch eine chronische Diarrhö, eine Malabsorption mit konsekutivem Gewichtsverlust, abdominelle Schmerzen, Uhrglasfingernägel und ggf. eine B-Symptomatik gekennzeichnet (3). Die Diagnose erfolgt endoskopisch-bioptisch, da das IPSID in aller Regel auch das Duodenum befällt. Das makroskopische Bild zeigt verplumpte und ödematöse Falten, gelegentlich Ulzerationen. Der Dünndarm erscheint eher hypomotil und eingeschränkt dehnbar (3).

Staging und Therapie. Das Staging bei IPSID orientiert sich nicht an der Ann-Arbor-Klassifikation, sondern folgt eigens entwickelten Klassifikationen (70, 95). Eine Korrelation des Überlebens mit dem Stadium konnte bisher durch keine der Klassifikationen nachgewiesen werden. Das Staging von Galian et al. (70) beschreibt im

- *Stadium A* ein diffuses, dichtes, aber gut differenziertes Infiltrat der Mukosa und/oder der Lymphknoten, während im
- *Stadium C* der Nachweis eines niedrig- oder hochmalignen Lymphoms mit oder ohne eine gut differenzierte lymphoplasmazytische Infiltration geführt wird.
- Das *Stadium B* stellt ein Intermediärstadium dar.

In allen drei Stadien wird in jedem Fall eine antibiotische Therapie zur Behandlung auch eventuell verdeckter Infektionen durchgeführt. Auch wenn in Einzelfällen eine Helicobacter-pylori-Eradikation zum Erfolg geführt hat, hat sich eine einfache lang dauernde Tetracyclin-Therapie durchgesetzt.

Möglicherweise profitieren die Patienten trotz Erreichens einer kompletten Remission von einer permanenten niedrig dosierten Tetracyclin-Therapie (27).

Die 5-Jahres-Gesamtüberlebensraten für IPSID-Patienten liegen bei ca. 75% (3). Patienten im Stadium A erreichen nach alleiniger Antibiotikatherapie in 71% eine komplette Remission und weisen nach 5 Jahren ein krankheitsfreies Überleben von ca. 42% auf (3).

In den Stadien B und C bzw. nach Versagen einer antibiotischen Therapie wurden bisher unterschiedlichste chemotherapeutische Regime eingesetzt: Hierzu gehören Cyclophosphamid, Vincristin, Prednisolon (COP), Cyclophosphamid, Vincristin, Doxorubicin, Prednisolon (CHOP), Cyclophosphamid, Vincristin, Procarbazin, Prednisolon (COPP) und Bleomycin, Doxorubicin, Cyclophosphamid, Vincristin, Prednisolon (BACOP) mit oder ohne Radiatio. Bei Fehlen einer immunoblastischen Komponente konnte in einer retrospektiven Studie mittels Gabe von COPP in 85% eine komplette Remission erzielt werden (3). Die Patienten mit einer immunoblastischen Komponente sprachen jedoch auf COPP nicht an. Bei entsprechend gutem Allgemeinzustand sollte daher primär mit einer anthracyclinhaltigen Therapie wie z.B. CHOP begonnen werden. Über Hochdosisregime mit konsekutiver Knochenmarkstransplantation existieren lediglich anekdotische Berichte (59). Die Strahlentherapie hat auf Grund fehlender Daten keinen Stellenwert.

Prävention. Eine mögliche Prävention sollte entsprechend der Infektionspathogenese hygienische Maßnahmen in Dritte-Welt-Ländern, wie Einrichtung einer Kanalisation, Zugang zu sauberem Wasser und eine antibiotische Therapie von persistierenden gastrointestinalen Infektionen, beinhalten.

Non-Hodgkin-Lymphom vom Marginalzonentyp

Duodenale Marginalzonen-Non-Hodgkin-Lymphome vom „Mucosa-associated lymphoid tissue"-Typ (MALT-NHL) ähneln denen des Magens. Eine Assoziation mit einer Helicobacter-Besiedelung des Magens ist beschrieben. Hier kann eine Eradikation zumindest in frühen Stadien zu einer Remission führen (121). Eine antibiotische Zweifachtherapie sollte auch ohne Helicobacter-Nachweis erfolgen und scheint auch bei MALT-NHL in anderen gastrointestinalen Segmenten erfolgreich zu sein (56). Da intestinale MALT-NHL extrem selten sind, existieren lediglich Daten durch Fallberichte. Ansprechraten bei Vorliegen von höhergradigen NHL auf eine Helicobacter-pylori-Eradikation sind nicht bekannt. Die Therapie erfolgt entsprechend der Klinik. Bei Vorliegen eines Zufallsbefundes ohne klinische Symptomatik sollte bei Vorliegen eines indolenten MALT-NHL zugewartet werden. Bei CD20-Positivität und einer Therapieindikation (Anämie, B-Symptomatik, abdominelle Beschwerden) erfolgt aktuell in Deutschland eine Multichemotherapie unter primärer Hinzunahme von Rituximab (CD20-Antikörper; sog. R-CHOP)

Follikuläre B-Zell-Non-Hodgkin-Lymphome

Die häufigste Lokalisation des primär intestinalen follikulären NHL ist das Duodenum (40). Die Diagnose erfolgt gelegentlich per Zufall bei Abklärung einer Eisenmangelanämie. Endoskopisch finden sich noduläre Veränderungen, die auch an einen Morbus Crohn des Dünndarms erinnern können (Abb. 6.**38**). Die Histologie entspricht der von nodalen follikulären NHL (40). Die Prognose ist auf Grund des häufig primären indolenten Verlaufs relativ gut. In den wenigen Fallsammlungen wurden unter Anwendung sehr unterschiedlicher und zurückhaltender Therapieschemata lange Verläufe beschrieben. Damaj et al. berichten ein 3-Jahres-Überleben von 88% unter Anwendung unterschiedlichster Therapien (40).

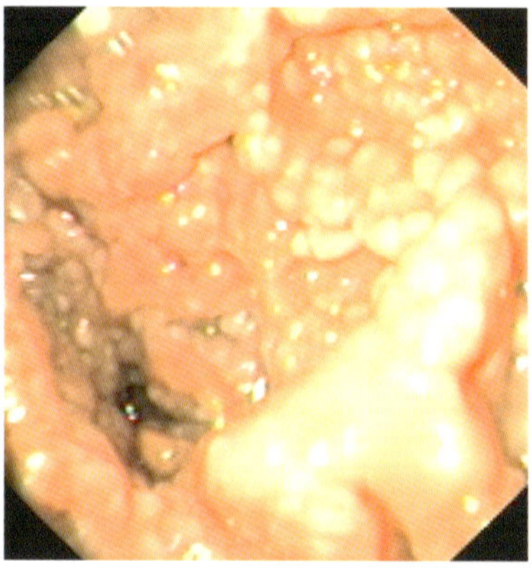

Abb. 6.38 Endoskopischer Aspekt eines follikulären Non-Hodgkin-Lymphoms im Duodenum.

Mantelzelllymphom (synonym „Multiple lymphomatöse Polyposis")

Auf Grund der charakteristischen Erscheinungsform erhielt das intestinale Mantelzelllymphom früher die Bezeichnung „multiple lymphomatöse Polyposis". Das klassische endoskopische Bild ähnelt dem der familiären adenomatösen Polyposis mit multiplen, zumeist bis maximal 1 cm messenden Polypen im Kolon sowie häufigem Mitbefall des Dünndarms, aber auch des Magens (Abb. 6.**39**).

Klinik und Diagnostik. An Beschwerden bestehen in ca. 33% eine Diarrhö, in ca. 20% eine Hämatochezie und in ca. 75% abdominelle Schmerzen bzw. eine intestinale Obstruktion. Die Diagnose wird zumeist in späten, nicht mehr kurativen Stadien gestellt, da häufig mehrere Abschnitte befallen

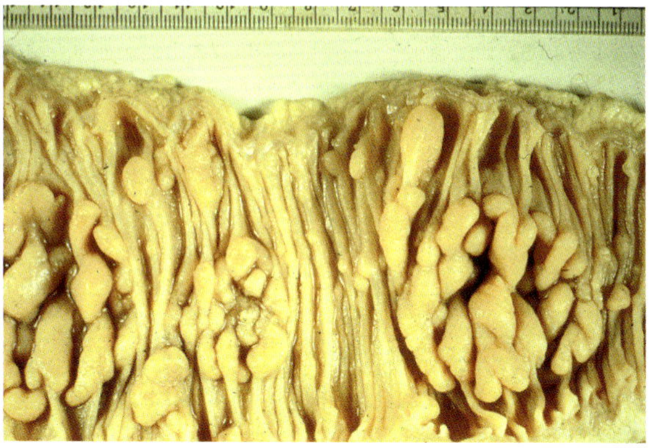

Abb. 6.39 Kolonresektat bei Mantelzell-Non-Hodgkin-Lymphom. Auffällig sind die multiplen kleinen Polypen ohne begleitende Ulzerationen.

sind (141). Entsprechend ist ein exaktes Staging obligat, da außerdem in ca. 30% der Patienten mit primär nodalem Mantelzelllymphom ein Mitbefall des Gastrointestinaltrakts nachgewiesen werden kann (138).

Therapie. Der klinische Verlauf stellt sich im Vergleich zu follikulären NHL aggressiver dar. Eine Kuration ist in den meisten Fällen nicht zu erreichen. Hochdosistherapien mit autologer Stammzellseparation müssen für einzelne Verlaufsformen individuell diskutiert bzw. im Vergleich zu neueren, weniger aggressiven Therapien evaluiert werden (141). Auch beim Mantelzelllymphom hat sich eine Therapie unter Einsatz des CD20-Antikörpers Rituximab etabliert. Dieser kann in Kombination mit CHOP oder Purinanaloga gegeben werden (163).

Diffus großzellige B-Non-Hodgkin Lymphome

Diffus großzellige B-Non-Hodgkin Lymphome (im Englischen: „diffuse large cell lymphoma" (DLCL)) stellen die häufigste Lymphomerkrankung des Dünndarms dar.

Im Vergleich zu primär intestinalen T-NHL treten etwas seltener Perforationen, Fieber oder Diarrhöen auf. Trotzdem kann eine Perforation auch bei DLCL die primäre Symptomatik darstellen (48). Im Unterschied zu den DLCL des Magens lassen sich keine niedrig malignen Anteile in den Dünndarmresektaten nachweisen (48). In der Regel treten DLCL bei älteren Patienten auf, auch wenn Einzelfälle mit 21 Jahren beschrieben sind. Eine Zöliakie spielt bei dieser Entität im Gegensatz zu den intestinalen T-NHL keine Rolle. Makroskopisch kann ein Tumor, aber auch eine Ulzeration imponieren.

Therapie. Der Stellenwert der primären Resektion ist bisher nicht geklärt. Bisher wurde eine Resektion zur histologischen Sicherung und Vermeidung von Komplikationen empfohlen. Hier sind neuere Daten abzuwarten. Auch ohne Resektion können durch alleinige Chemotherapie Remissionen erzielt werden (Abb. 6.**40**). Auf Grund der prospektiv erhobenen Daten scheint bei einem 2-Jahres-Überleben von 94% eine additive Radiatio zu einer Standardchemotherapie (CHOP-21) keinen Stellenwert zu besitzen (48).

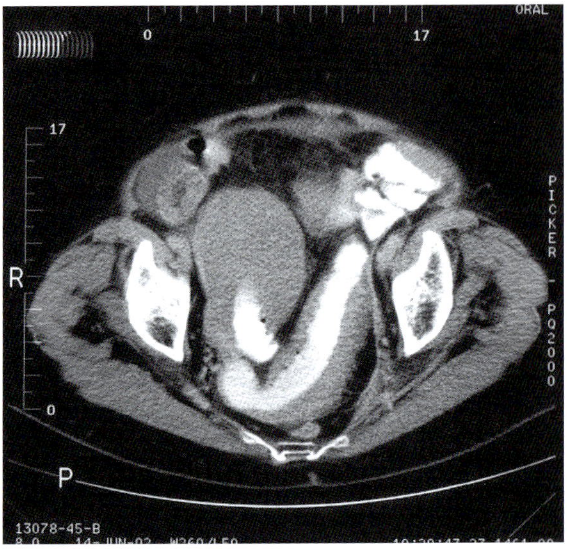

a

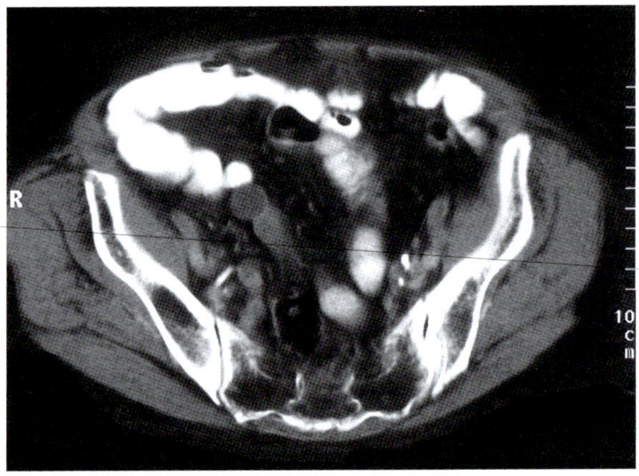

b

Abb. 6.40 CT-Abdomen einer 80-jährigen Patientin mit einem diffus großzelligen B-NHL vor (**a**) und nach (**b**) Chemotherapie mit CHOP.

Primär intestinale T-Zell-Non-Hodgkin-Lymphome

Refraktäre Sprue

Auf Grund der klinischen Problematik wird die refraktäre Sprue komplett in diesem Kapitel besprochen, auch wenn lediglich die refraktäre Sprue Typ II eine Erkrankung mit Charakteristika eines NHL darstellt (28, 45, 73).

Die Zöliakie ist in den westlichen Ländern die häufigste Ursache für eine Zottenatrophie/Kryptenhyperplasie. In der Regel folgt einer strikten glutenfreien Diät innerhalb von wenigen Wochen bis Monaten eine klinische und histologische Besserung (74). Die histologische Normalisierung braucht jedoch regelhaft Monate und in Einzelfällen Jahre. Eine strikt glutenfreie Diät führt allerdings in ca. 5–30% der Primärdiagnose Zöliakie nicht zu einer klinischen und/oder histologischen Besserung (81). Daneben lassen sich in einem nicht unbedeutenden Teil der Patienten bei persistierenden Symptomen und Normalisierung der Zottenmorphologie andere zu Grunde liegende Ursachen nachweisen, wie eine exokrine Pankreasinsuffizienz oder eine mikroskopische Kolitis (1). Nur bei einem kleinen Teil der Patienten findet sich somit tatsächlich eine refraktäre Sprue.

Eine refraktäre Sprue liegt vor, wenn sich trotz strikt glutenfreier Diät über 6–12 Monate keine Besserung der Dünndarmmorphologie und der Klinik einstellt oder wenn klinisch trotz strikter glutenfreier Diät und persistierender Zottenatrophie ein Interventionsbedarf besteht (43).

Refraktäre Sprue Typ I

Definition. Die refraktäre Sprue Typ I umfasst im weiteren Sinne alle Patienten, die in Abgrenzung zur refraktären Sprue Typ II keine Klonalität und keinen Antigenverlust der intraepithelialen Lymphozyten (CD8 und des T-Zellrezeptors-α/β) – bei typischer Morphologie der Dünndarmschleimhaut – aufweisen. Abzugrenzen sind seltene Fälle eines Zollinger-Ellison-Syndroms, einer Lambliasis oder eines Morbus Crohn (Tab. 6.**43**). Die Histologie der Dünndarmschleimhaut lässt sich in den meisten Fällen von dem Bild einer klassischen unbehandelten Zöliakie nicht unterscheiden.

Diagnostik. Ähnlich wie bei der refraktären Sprue Typ II werden aktuell „Staging-Untersuchungen" empfohlen (Ileokoloskopie, ÖGD, Röntgen-Thorax, Abdomensonographie). Eine Knochenmarkaspiration, die Kapselendoskopie und ein CT-Enteroklysma bringen in der Regel keine weitere Information (43) (Abb. 6.**41**). Der Nachweis von Dünndarmulzerationen stellt die Diagnose refraktäre Sprue Typ I in Frage und muss zu einer konsequenten Abklärung führen (6).

Komplikationen. Bei der refraktären Sprue Typ I treten neben infektiösen und autoimmunen auch gehäuft thrombembolische Komplikationen auf. Trotz des weitgehend fehlenden Risikos der Entwicklung eines manifesten T-NHL bei der refraktären Sprue Typ I besteht ein erhöhtes Mortalitätsrisiko auf der Basis von retrospektiv erhobenen Daten auf Grund infektiöser und thrombembolischer Komplikationen (49). Möglicherweise könnte eine frühe immunsuppressive Therapie diese Komplikationen verhindern.

Tabelle 6.43 Differenzialdiagnosen zur refraktären Sprue

Zumeist einhergehend mit erhöhter Anzahl von intraepithelialen Lymphozyten

- Lambliasis
- tropische Sprue
- postinfektiöse Diarrhö
- kollagene Sprue (gel. histologischer Subtyp der refraktären Sprue)
- Proteinintoleranz (z. B. Kuhmilch, Soja)

Zumeist einhergehend mit normaler Anzahl von intraepithelialen Lymphozyten

- Mykobakteriosen (andere als Mycobacterium tuberculosis)
- AIDS-Enteropathie
- „Common variable Immunodeficiency"-Syndrom (CVID)
- Morbus Whipple
- Strahlenenteritis
- IPSID (immunoproliferative small intestinal disease)
- Morbus Crohn
- eosinophile Gastroenteritis
- autoimmune Enteropathie

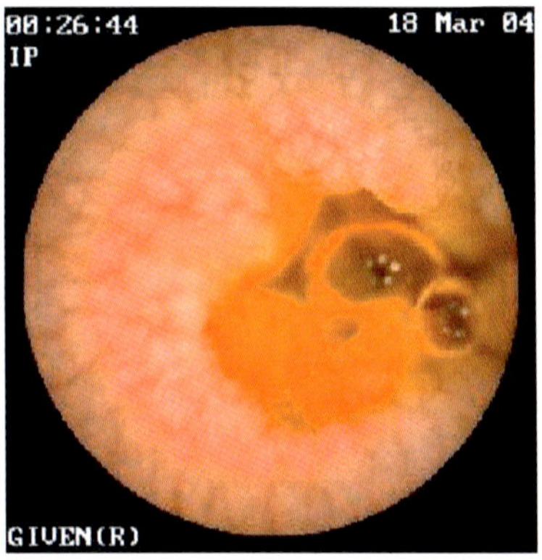

Abb. 6.41 Zottenatrophie bei refraktärer Sprue Typ I mittels Kapselendoskopie.

Therapie. Die Therapie besteht zunächst in einer profunden Prüfung der strikten glutenfreien Kost unter Zuhilfenahme einer Diätberatung und ggf. Einführung einer Exklusionsdiät.

Im Gegensatz zu Patienten mit einer refraktären Sprue Typ II scheinen Patienten mit einer refraktären Sprue Typ I von einer dauerhaften immunsuppressiven Therapie mit Azathioprin nach Induktion einer klinischen Remission durch Steroide zu profitieren (73).

Dauer und Dosis der Steroid- und Azathioprin-Therapie sollten sich an die Therapieempfehlungen bei chronisch entzündlichen Darmerkrankungen anlehnen. Langzeitbehandlung mit systemisch oder lokal wirksamen Steroiden kann bei Patienten mit refraktärer Sprue Typ I nur bei Unverträglichkeit gegen andere Immunsuppressiva empfohlen werden. Alternativ zu Azathioprin wurden in Einzelfällen Infliximab und Tacrolimus gegeben (72, 47). Cyclosporin A zeigte in einer prospektiven Untersuchung keine Remissionsinduktion (158). Auf Grund des Nebenwirkungsprofils sollte jedoch am Anfang einer Therapie Azathioprin stehen.

Refraktäre Sprue Typ II/ sprueähnliches intestinales T-Non-Hodgkin-Lymphom

Definition. Eine bei bekannter Zöliakie primär oder sekundär auftretende refraktäre Sprue ist zunächst hoch verdächtig auf ein frühes intraepitheliales T-NHL. Ein Antigenverlust von CD8 (Abb. 6.**42**) und dem α/β-Rezeptor sowie eine Klonalität des T-Zellrezeptor-Gens unterscheiden das frühe intraepitheliale T-NHL/refraktäre Sprue Typ II von der refraktären Sprue Typ I. Bei der refraktären Sprue Typ II besteht eine fast 100%ige Assoziation mit der Zöliakie. Entsprechend findet sich die refraktäre Sprue Typ II häufiger bei Frauen (28).

Diagnostik. Das Staging erfolgt analog zu anderen intestinalen Lymphomen, wobei hier insbesondere dem Ausschluss einer ulzerativen Jejunitis (Abb. 6.**43**) bzw. eines ma-

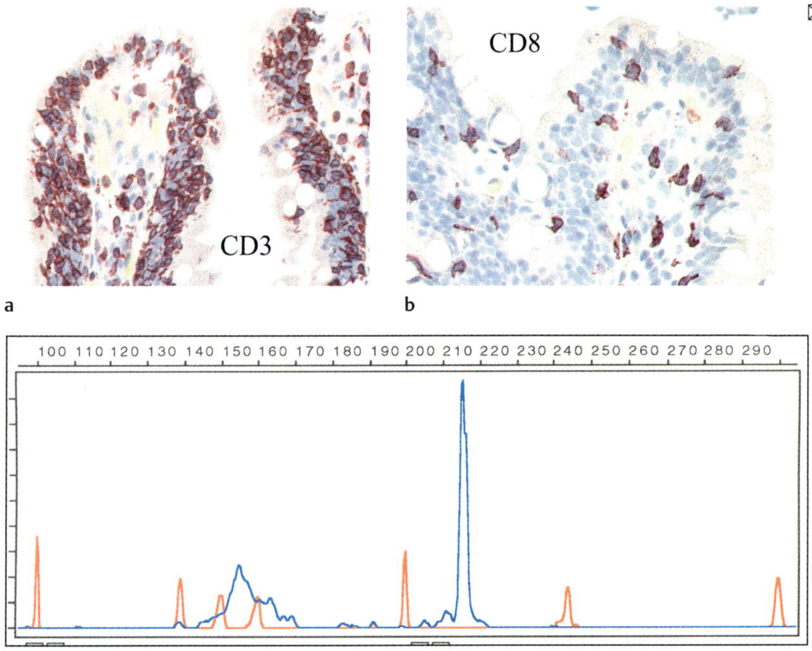

☒ **Abb. 6.42** Immunhistologischer Nachweis eines Antigenverlusts von CD8 bei gleichzeitig positiver Immunhistologie von CD3 in einer Duodenalbiopsie bei refraktärer Sprue Typ II. Daneben Nachweis einer klonalen Bande in der PCR des T-Zellrezeptor-Gens.

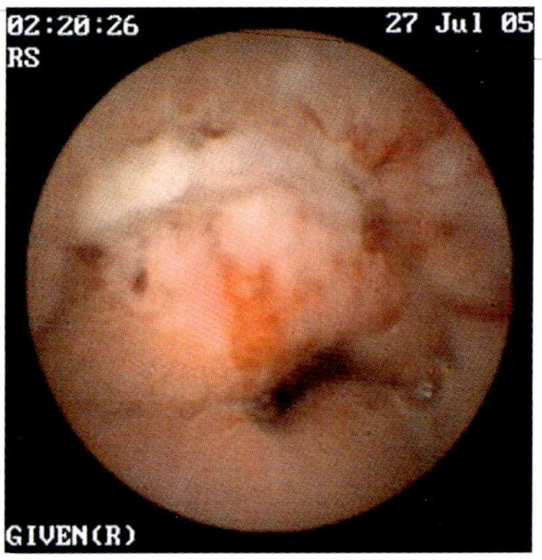

☒ **Abb. 6.43** Kapselendoskopiebild bei einer Patientin mit primär refraktärer Sprue Typ II mit Nachweis von multiplen Ulzerationen im Sinne einer ulzerativen Jejunitis.

nifesten intestinalen T-NHL das besondere Augenmerk gilt. Unabdingbar ist die Durchführung eines Abdomen-CT möglichst mit Doppelkontrastierung des Dünndarms („CT-Enteroklysma"). Möglicherweise reicht die alleinige Enteroskopie zur Differenzialdiagnose der ulzerativen Jejunitis aus (28). Der diagnostische und dann die Therapie beeinflussende Stellenwert der Kapselendoskopie ist für diese Konstellation bisher nicht geklärt (37, 43).

Therapie. Eine standardisierte Therapie konnte bisher auf Grund der Seltenheit der Erkrankung und fehlender prospektiver Studien nicht etabliert werden. Es empfiehlt sich eine symptomorientierte Behandlung, da auch Langzeitverläufe bei entsprechend milder Symptomatik beschrieben sind (29, 45). Hierzu gehört eine initiale systemische, dann eventuell lokale Steroidtherapie mit Budesonid (46). Bei persistierenden Symptomen müssen chemotherapeutische Schemata eingesetzt werden (29). Trotz teilweise auch intensiver Therapien ist die Prognose bei Progress der Erkrankung schlecht.

Ulzerative Jejunitis/ Enteropathie-Typ-T-Zell-NHL/ intestinales T-Non-Hodgkin-Lymphom ohne Enteropathie

Definitionen. Die *ulzerative Jejunitis* im engeren Sinne als Vorstufe des ETZL definiert sich durch:

- das Vorliegen einer Enteropathie (refraktäre Sprue Typ II, s. oben),
- durch eine zugrunde liegende Zöliakie und
- durch den Nachweis von in der Regel multiplen Ulzerationen im Dünndarm (6).

Eine Infiltration der Mukosa durch die Lymphomzellen kann vorliegen. Die bisherigen Untersuchungen definierten die ulzerative Jejunitis durch endoskopisch gewonnene Bilder. Auf Grund der bisher vorliegenden klinischen Daten scheint das Überleben von Patienten mit einer ulzerativen Jejunitis deutlich unter dem von Patienten mit einer „unkomplizierten" refraktären Sprue Typ II zu liegen (6).

Das *intestinale T-NHL* definiert sich durch das Vorliegen eines manifesten „Tumors" mit („Enteropathie-Typ-T-Zell-NHL") oder ohne gleichzeitige Enteropathie („peripheres T-NHL" nach WHO, früher „Non-Enteropathie-assoziiertes T-NHL").

Komplikationen. Das Risiko einer intestinalen Perforation oder Blutung ist bei den intestinalen T-NHL im Vergleich zu den primären diffus großzelligen B-NHL erhöht (48). Entsprechend schließt sich im Falle einer Komplikation therapeutisch die Resektion des betroffenen Segments an. Ein Tumor-Debulking im Sinne einer möglichst radikalen Resektion oder einer Lymphknotendissektion ist in seiner Wertigkeit nicht untersucht. Bei Auftreten einer Komplikation ist die Prognose schlechter im Vergleich zu Patienten ohne Komplikation (48).

Therapie. Auf Grund der frühen Dissemination vieler intestinaler NHL, der oft fortgeschrittenen Tumorerkrankung insbesondere bei älteren Patienten (und fehlender Operationsmöglichkeit) und der Verfügbarkeit neuerer diagnostischer Methoden (wie der Push-Enteroskopie oder der Doppelballonenteroskopie) muss die Lymphomresektion als initiale sinnvolle Therapiebasis heute neu diskutiert werden. Hierzu fehlen allerdings prospektive multizentrische Studien. Erste Daten zur Push-Enteroskopie belegen jedoch die Wertigkeit in Einzelfällen in der Diagnostik und dem Staging, so dass es möglich ist, ohne Laparotomie auszukommen (36).

Die Bedeutung der Chemotherapie postoperativ nach Diagnosestellung ist wegen der meist hochmalignen Lymphomerkrankung unbestritten für die frühen Lymphomstadien E I/II (57, 106, 134) und gilt gleichzeitig als alleinige Therapieoption für die Ann-Arbor-Stadien EIII/IV (169).

International wurden in Analogie zu den nodalen hochmalignen Lymphomen meist anthracyclinhaltige Therapieregime wie z.B. CHOP bzw. CHOP-ähnliche Kombinationen gegeben, wobei auch Berichte zu MACOP-B, ACVB, COPP oder anderen Therapien existieren (69, 83). In der einzigen prospektiven Studie mit einem größeren Anteil von Patienten mit intestinalen T-NHL ließ sich unter Einsatz von CHOP in 21-Tage-Intervallen bei Patienten mit frühen Stadien (I–II) nur ein 2-Jahres-Überleben von ca. 37% erreichen (48).

Neue Therapiemöglichkeiten. Neue Therapieoptionen bestehen nach ersten Erfahrungen bei nodalen NHL in Fludarabin als zytostatisch wirksamem Purinanalogon in der Second-Line-Therapie nach CHOP bei intestinalen T-NHL. Aktuelle Studien untersuchen die primäre Hochdosistherapie bei jungen Patienten bzw. den Antikörper Alemtuzumab als Konsolidierung nach einer alle 14 Tage gegebenen CHOP-Therapie (DSHNHL-2003 – 1). Daten über intensivierte Therapien liegen bisher nur für kleine Fallserien vor und sind nicht ermutigend (88).

Burkitt-Lymphom

Diese sehr seltene Entität besticht in der Regel durch eine ausgeprägte B-Symptomatik in Zusammenhang mit einer hohen LDH und einer kurzen Tumorverdoppelungszeit (30). Die Patienten sind häufig jünger, männlichen Geschlechts und es kann eine HIV-Assoziation bestehen (s. unten). Histologisch weisen die Zellen Blastencharakter auf. Sie sind im Gegensatz zu den diffus großzelligen B-NHL BCL-2-negativ aber CD10-positiv (30). Bei Unsicherheit kann der Nachweis einer t(8;14)-Translokation zur Diagnosesicherung weiterhelfen. Es gilt einen häufig auftretenden ZNS-Befall auszuschließen.

Die Differenzialdiagnose ist auf Grund der weiteren Therapie absolut entscheidend: Im Gegensatz zu den abzugrenzenden diffus großzelligen B-NHL werden Burkitt-Lymphome nach Leukämieprotokollen behandelt (93). Auf Grund der kurzen Tumorverdoppelungszeit und eventuell eintretender Komplikationen sollte ein rascher Therapiebeginn erfolgen.

Immunsuppressionassoziierte Lymphome

Humanes-Immundefizienzvirus-assoziierte intestinale Lymphome

Humanes-Immundefizienzvirus-(HIV-)assoziierte intestinale Lymphome stellen auf Grund ihrer Pathogenese, ihres Verlaufs und konsekutiv ihrer Prognose eine eigene Entität dar (24,76).

Epidemiologie. Entsprechend der HIV-Epidemiologie traten diese Lymphome in den Industrieländern fast ausschließlich bei Männern auf (150, 168). In der Ära vor Einführung der „hochaktiven antiretroviralen Therapie" (HAART) wurde ein NHL in ca. 2 – 3% der Patienten mit einer neuen Diagnose von AIDS gesehen (132). Unter der HAART kam es sowohl zu einem signifikanten Rückgang der NHL- wie auch der Kaposi-Fälle (133). In einer retrospektiven Untersuchung von HIV-Patienten waren 44% der NHL bei HIV-Patienten im Gastrointestinaltrakt lokalisiert (76).

Histologie und Klinik. Histologisch finden sich fast ausschließlich diffus großzellige Lymphome (inklusive immunoblastischer Differenzierung) und Burkitt- oder Burkitt-ähnliche Lymphome (76). Epstein-Barr-Virus lässt sich bei ca. 30% der Patienten mit einem Burkitt-Lymphom und ca. 80% der Patienten mit einem diffus großzelligen NHL nachweisen. Eine Assoziation mit dem humanen Herpes Virus Typ 8 wie bei dem „primary effusion lymphoma" findet sich nicht (146, 152).

Die Klinik entspricht dem der non-HIV-assoziierten intestinalen NHL. Bei Diagnosestellung finden sich in einem höheren Prozentsatz der Fälle fortgeschrittenere Manifestationen mit Beteiligung auch ungewöhnlicher Lokalisationen (Knochenmark, Leber, Gallengänge, Meningen) (76).

Therapie. Die Therapie wird häufig durch eine begleitende Zytopenie kompliziert.

Im Vergleich zu nicht-HIV-infizierten Patienten zeigt sich ein deutlich schlechteres Ansprechen und Überleben (76). Eine HAART sollte – falls nicht schon begonnen – in jedem Fall gestartet werden. Daneben muss auf eine Infektionsprophylaxe bei Lymphopenie geachtet werden.

In einer prospektiven Studie konnte keine Überlegenheit einer standarddosierten Chemotherapie (Methotrexat, Bleomycin, Doxorubicin, Cyclophosphamid, Vincristin, Dexamethason) gegenüber einer reduzierten Dosis aufgezeigt werden (92). Auf der Basis dieser Daten sollte – ausgenommen einzelne Patienten mit sehr gutem Performance-Status, CD4-Zahl > 200/nl und Alter < 35 Jahre – von einer normal oder höher dosierten Therapie abgesehen werden. In der zitierten Studie lag das mediane Überleben bei 8 Monaten (92).

Transplantationsassoziierte intestinale Non-Hodgkin-Lymphome

Intestinale transplantationsassoziierte Lymphome stellen eine Seltenheit dar, auch wenn kein unerheblicher Anteil von NHL bei transplantierten Patienten im Gastrointestinaltrakt lokalisiert sind (22: ca. 20%; 4: 60%). Immerhin liegt der Anteil von NHL bei ca. 20% aller Malignome bei transplantierten Patienten im Gegensatz zu ca. 5% in der Gesamtbevölkerung (64). Histologisch finden sich ähnlich zu den HIV-assoziierten NHL hochmaligne B-NHL. Diese sind ähnlich häufig (ca. 80%) mit einer Epstein-Barr-Virus-Infektion assoziiert (22). Die Diagnostik orientiert sich an den nicht transplantationsassoziierten Lymphomen.

→ **Therapie.** Therapeutisch wird primär versucht, die Immunsuppression zu reduzieren und gelegentlich auch komplett einzustellen. Hierbei hängt das Vorgehen vom transplantierten Organ ab. Häufig kommt es bereits unter der Reduktion der Immunsuppression zu einer Remission des Befundes. Bei fehlendem Ansprechen werden entsprechend der Histologie Antikörperstrategien oder ein chemotherapeutisches Vorgehen angewandt (4, 22, 61).

Neuroendokrine Tumoren

Die neuroendokrinen Tumoren werden auf Grund der besseren Übersicht komplett im Kapitel 39 behandelt.

Andere Syndrome assoziiert mit intestinalen Tumoren

Andere Syndrome oder Erkrankungen, assoziiert mit dem gehäuften Auftreten von Dünndarmtumoren, sind die

- Neurofibromatose 1 („von Recklinghausen"),
- das Peutz-Jeghers-Syndrom,
- das Cronkhite-Canada-Syndrom,
- das Cowden-Syndrom,
- Harnableitungen über den Dünndarm, wie z.B. ein Ileumconduit (129),
- die familiäre adenomatöse Polyposis coli (kurz „FAP" oder auch Gardner-Syndrom; Gardner-Syndrom wurde früher für eine betont extrakolonische Manifestation der familiären adenomatösen Polyposis coli benutzt) und
- die familiäre juvenile Polypose (s. Kapitel 6.18).

Neurofibromatose 1 („von Recklinghausen")

Die Neurofibromatose 1 ist eine autosomal dominant vererbte Erkrankung mit einer Prävalenz von 1 ÷ 3500 (68, Übersicht in 159).

→ **Kriterien.** Die Diagnose wird bei Vorliegen von mindestens 2 der folgenden Kriterien gestellt:

- 6 Café-au-lait-Flecke (> 0,5 cm vor Pubertät, > 1,5 cm nach Pubertät),
- 2 Neurofibrome oder plexiformes Neurofibrom,
- Sommersprossen der Hautfalten,
- okuläre Gliome
- 2 Irishamartome,
- Dyplasie des Os sphenoidalis oder Dyplasie der langen Röhrenknochen,
- erstgradiger Verwandter mit Neurofibromatose 1.

→ **Tumoren.** Daneben treten im Vergleich zur Normalbevölkerung gehäuft auf:

- Ganglioneurome,
- neuroendokrine Tumoren,
- gangliozytische Paragangliome und
- gastrointestinale Stromatumoren (ca. 200fach häufiger) (62).

Letztere weisen im Unterschied zu den sporadisch auftretenden GIST jedoch ein anderes molekulares Bild auf: Bei der Neurofibromatose 1 tritt eine inaktivierende Mutation des Neurofibromatose-1-(GAP-)Gens auf, dessen Proteinprodukt nicht in der Lage ist, RAS zu inhibieren (funktionell RAS aktivierend) (42).

Plexiforme Neurofibrome können auch intestinal vorkommen und entarten. Eine therapeutische Intervention ist dann bei Diagnose häufig nicht mehr möglich. Definierte Screeningprogramme existieren für die Neurofibromatose 1 bisher nicht.

Peutz-Jeghers-Syndrom

Definition und Epidemiologie

Das Peutz-Jeghers-Syndrom ist eine seltene autosomal dominant vererbte Erkrankung mit Auftreten von Hamartomen vor allem im Dünndarm, aber auch im übrigen Gastrointestinaltrakt. Daneben findet man charakteristischerweise Melaninpigmentierungen der Haut und Schleimhäute (Abb. 6.**44**). Die Penetranz des Peutz-Jeghers-Syndrom ist inkomplett. Histologisch zeigt sich beim Peutz-Jeghers-Polyp eine Schicht glatter Muskulatur, die von der Muscularis mucosae ausgeht. Das Peutz-Jeghers-Syndrom ist mit einer Prävalenz von 1 ÷ 100.000 selten und wird definiert durch mindestens zwei Peutz-Jeghers-Polypen oder einen Peutz-Jeghers-Polyp mit mukokutanen Pigmentflecken oder positiver Familienanamnese (153).

Risikofaktoren und Pathogenese

Zumeist werden auf Chromosom 19q13, im STK-11-Gen Mutationen unterschiedlicher Art gefunden, woraus man auf ein Tumorsuppressorgen schloss (89). Es wird angenommen, dass diese Mutationen zu einer klonalen Expansion einer Stammzelle mit konsekutiver Ausbildung einer Polypenformation aus epithelialem und mesenchymalen Gewebe führen.

Klinik

Die charakteristischen Pigmentierungen verblassen im Erwachsenenalter (Wangenschleimhaut, Lippen, Zahnfleisch, Gaumenschleimhaut, Nasenschleimhaut, Kornea, Nasenflügel, Stirn, Augenlider). Internistisch fallen die Patienten durch eine Intussuszeption oder eine chronische oder akute Gastrointestinalblutung auf. Es besteht ein ca. 18fach erhöhtes Karzinomrisiko für die Entstehung von

- Adenokarzinomen des Dünndarms,
- Ovarialtumoren (sex cord tumours with annular tubules),
- Zervixkarzinomen,
- Mammakarzinomen,
- Sertoli-Zell-Tumoren des Hodens,
- papillären Schilddrüsenkarzinomen,
- Pankreaskarzinomen,
- Gallenblasenkarzinomen und
- HNO-Tumoren (2).

Therapie

Prinzipiell ist die Abtragung aller Polypen zu fordern. Früher bestand die Therapie der Wahl in weit reichenden Dünndarmresektionen, die teilweise in Kurzdarmsyndromen endeten. Aktuell versucht man, die Resektionen auf das absolut notwendige Maß zu reduzieren.

Durch die Doppelballonenteroskopie besteht die Möglichkeit, einen Großteil der Hamartome endoskopisch abzutragen (58). Entsprechend des erhöhten Risikos für andere extraintestinale Malignome besteht die Indikation für jährliche Vorsorgeuntersuchungen:

- gynäkologische Vorsorgeuntersuchung inklusive Abstriche,
- Mammographie bzw. Mammasonographie,
- HNO-Inspektion und
- urologische Vorsorgeuntersuchung ab dem 10. Lebensjahr.

Cronkhite-Canada-Syndrom

Definition

Bei diesem sehr seltenen, nicht hereditären Polypose-Syndrom unklarer Ätiologie sind 60% der Patienten älter als 60 Jahre (Übersicht in 142). Es können einzelne Abschnitte, aber auch der gesamte Gastrointestinaltrakt befallen sein. Histologisch finden sich im Kolon und Dünndarm mit Schleim gefüllte, unregelmäßig zystisch dilatierte Polypen mit ödematöser Stromareaktion. Im Magen können diese Polypen eine Riesenfaltengastritis imitieren. Kasuistisch

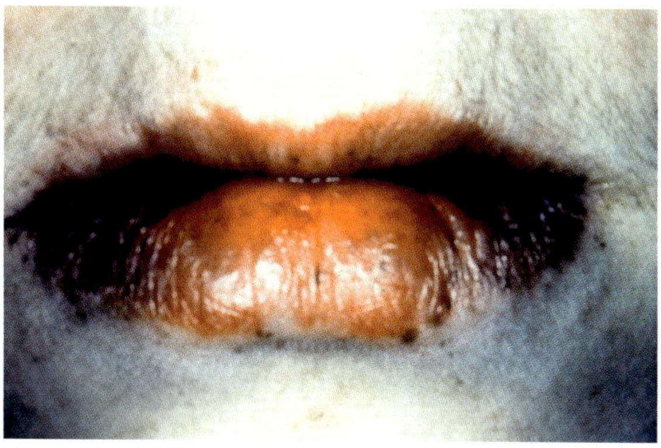

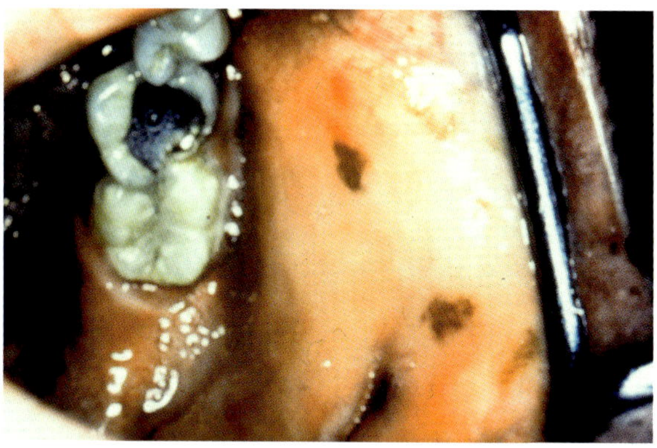

Abb. 6.44 Typische periorale Pigmentierungen bei einer Patientin mit einem Peutz-Jeghers-Syndrom.

Tabelle 6.44 Diagnostische Kriterien für das Cowden-Syndrom

Pathognomonische Kriterien	Hauptkriterien	Nebenkriterien
• mukokutane Läsionen • faziale Trichilemmome • akrale Keratosen • papillomatöse Papeln/ Schleimhautläsionen	• Mammakarzinom • Schilddrüsenkarzinom • Makrozephalie • Lhermitte-Duclos-Syndrom	• follikuläre Adenome der Schilddrüse oder Struma • mentale Retardierung • gastrointestinale Hamartome • fibrös-zystische Mastopathie • Lipome • Fibrome/Tumoren des Urogenitaltrakts

sind auch Kolonkarzinome beschrieben worden (120, 170).

Klinik

Klinisch können bei ausgeprägter wässriger Diarrhö, erhebliche Eiweiß- und Elektrolytverluste auftreten (110). Eine Abgrenzung zum Peutz-Jeghers-Syndrom und der juvenilen Polyposis gelingt nicht immer.

Eine richtige diagnostische Einordnung dieser Polypen kann mit der Kenntniss der assoziierten Symptome gelingen:

- Alopezie des Kopf- und Körperhaares,
- Dystrophie der Finger- und Fußnägel,
- herdförmige Hyperpigmentierungen der Haut (35).

Verlauf und Therapie

Beim Cronkhite-Canada-Syndrom existiert infolge der Malnutrition, der gastrointestinalen Blutung und des Auftretens rezidivierender Infekte immer noch eine erhebliche Mortalität.

Therapeutisch werden beim Cronkhite-Canada-Syndrom eine Ernährungstherapie inklusive parenteraler Heimernährung, eine antibiotische, aber auch eine Steroidtherapie durchgeführt (160).

Cowden-Syndrom

Definition

Das Cowden-Syndrom wird autosomal dominant vererbt und ist nach der erstbeschriebenen Familie benannt (109). Es findet sich ein paralleles Auftreten von Hamartomen des Magen-Darm-Trakts, verrukiformen Hautläsionen im Gesicht (Trichilemmome, Trichoepitheliome), Fibromen, Lipomen und Hämangiomen der Haut, keratotischen Papeln des Zahnfleischs sowie Schilddrüsen- und Mammatumoren. Das zusätzliche Auftreten einer Makrozephalie und von Kleinhirn-Gangliozytomen wird Lhermitte-Duclos-Syndrom genannt (105).

Die Diagnose des Cowden-Syndrom kann gestellt werden bei Nachweis eines

- pathognomonischen Kriteriums,
- zweier Hauptkriterien (eines hiervon Makrozephalie oder Lhermitte-Duclos-Syndrom),
- eines Haupt- oder dreier Nebenkriterien oder
- von vier Nebenkriterien (Tab. 6.**44**).

Pathogenese

Der genetische Defekt konnte auf Chromosom 10q lokalisiert werden, wobei die genaue Lokalisation noch nicht abgeschlossen ist (25, 107).

Klinik

Entsprechend dem Vorhandensein von Polypen reicht die gastrointestinale Klinik von einer chronischen Anämie bis zur Intussuszeption. Der gesamte Gastrointestinaltrakt ist mitbetroffen. Neben Hamartomen können auch Lipome, Fibrome, Ganglioneurome und Adenome auftreten (78). Daneben treten entsprechend der Ausprägung hauptsächlich extraintestinale Symptome auf. Das Lebenszeitrisiko für das Mammakarzinom für Frauen beträgt 50%, für das Schilddrüsenkarzinom 10% für Frauen und Männer. Mammakarzinome sind auch bei männlichen Betroffenen beschrieben worden.

Therapie und Prävention

Auf Grund der Komplikationen sollte die Abtragung aller Dünndarmpolypen erfolgen. Eine erhöhte Inzidenz maligner Tumoren im Intestinum ist nicht belegt (149).

Folgende Vorsorgeuntersuchungen werden empfohlen:

- jährliche Hautinspektion ab 18 Jahren (Frauen und Männer),
- jährlicher Ultraschall der Schilddrüse ab 18 Jahren (Frauen),
- Mammapalpation ab 25 Jahren (Frauen),
- Mammographie ab 35 Jahren (Frauen),
- jährlicher vaginaler Ultraschall inklusive Biopsie ab 35 Jahren (Frauen),
- bei Auftreten eines Nierenzellkarzinoms in der Familienanamnese Urinzytologie (131).

Dünndarmmetastasen

Eine sekundäre Dünndarmmetastasierung ist häufiger als ein maligner primärer Dünndarmtumor. Extrinsische Tumoren können den Dünndarm per continuitatem, durch eine peritoneale Ausbreitung oder hämatogen befallen. Klassischerweise können das Melanom, das Mamma- und das Bronchialkarzinom hämatogen in den Dünndarm metastasieren. 50% der primär durch die Metastasierung klinisch aufgefallenen Melanome stellten eine Dünndarmmetastasierung dar (13) (Abb. 6.**45**). Als Rarität ist neben einer Metastasierung auch eine De-novo-Entstehung aus der Epithelschicht des Dünndarms beschrieben (144). Die pathophysiologischen Gründe für das spezielle Metastasierungsverhalten von Melanomen sind weiterhin unklar. Eine spezifische Chemokinrezeptorexpression von CCR9 wird bei Dünndarmmetastasen vermehrt gefunden (101).

Für das Melanom hat sich auf Grund der besseren Lebensqualität bei noch entsprechendem Allgemeinzustand die Segmentresektion durchgesetzt. Langzeitverläufe nach Resektion sind beschrieben (157). Für das Mamma- und das Bronchialkarzinom existieren keine definitiven Empfehlungen.

Erkrankungen mit erhöhtem Risiko für Dünndarmtumoren

Morbus Crohn

Auch wenn Einzelfallberichte über ein gleichzeitiges Auftreten von Dünndarmtumoren (Adenokarzinom, Dünndarmlymphom) mit einem Morbus Crohn existieren, ist eine gehäufte Inzidenz von Dünndarmtumoren bei einem Morbus Crohn nicht durch populationsbezogene Beobachtungsstudien belegt (104).

⟶ **NHL.** Populationsbasierte Studien aus Schweden konnten für die Assoziation eines Morbus Crohn mit einem intestinalen NHL lediglich eine grenzwertig signifikant erhöhte Inzidenz nachweisen (7). Allerdings scheint eine Immunsuppression mit Azathioprin oder 6-Mercaptopurin zu einem gehäuften Anteil an Epstein-Barr-Virus-positiven Lymphomen zu führen (52, 164). Des Weiteren konnte eine Metaanlayse der 6 publizierten Kohortenstudien eine 4fach erhöhte Inzidenz von Lymphomen bei Patienten unter einer Therapie mit Azathioprin oder 5-Mercaptopurin nachweisen (91). Auf Grund dieser Daten sollte bei Vorliegen einer Immunsuppression und einer chronisch entzündlichen Darmerkrankung bei entsprechender Symptomatik an ein gleichzeitig auftretendes NHL gedacht werden. Die Therapie erfolgt in Anlehnung an die Histologie (s. oben).

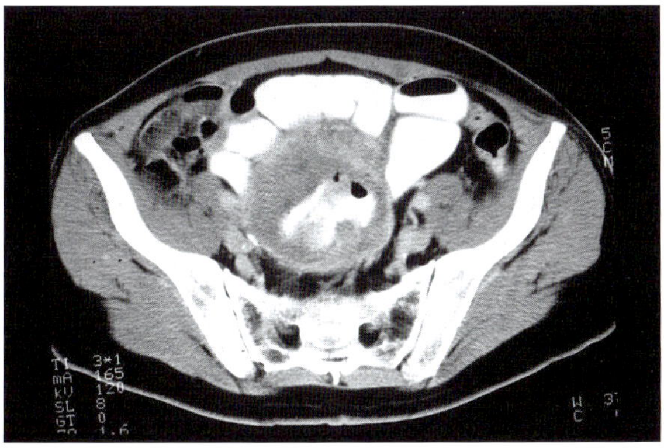

☒ **Abb. 6.45** CT-Abdomen bei einer Dünndarmmetastase eines Melanoms.

⟶ **Dünndarmkarzinome.** Auch für eine erhöhte Inzidenz von Dünndarmkarzinomen bei Morbus Crohn fehlen gesicherte populationsbezogene Daten. Allerdings muss aus einer Fülle von Einzellfallberichten und retrospektiven Daten von einer gering erhöhten Inzidenz ausgegangen werden (10, 126, 145). Lashner (99) identifizierte in einer Fall-Kontroll-Untersuchung die Einnahme von 6-Mercaptopurin und eine berufliche Exposition gegenüber Gefahrstoffen (Lösungsmittel, Asbest, organische Halogene) als Risikofaktoren für die Entstehung eines Dünndarmkarzinoms (99). Eine lange Laufzeit oder ein schwerer chronisch rezidivierender Verlauf eines Morbus Crohn konnten in einer Arbeit aus der Mayo-Klinik nicht als Risikofaktoren nachgewiesen werden (147).

Zöliakie

Holmes et al. konnten in einer Langzeitbeobachtung zeigen, dass eine strikt glutenfreie Diät vor der Entwicklung von malignen Komplikationen der unbehandelten Zöliakie schützen kann (79, 80). Neben den intestinalen T-NHL treten gehäuft Adenokarzinome des Dünndarms, aber auch andere gastrointestinale Malignome wie das Plattenepithelkarzinom des Ösophagus auf (Tab. 6.**45**) (128). Die Pathogenese für die nicht im Dünndarm gelegenen Tumoren ist weiterhin unklar. Screening-Empfehlungen für eine Zöliakie in der Normalbevölkerung existieren auf Grund der letztlich immer noch geringen Inzidenz nicht.

Immundefizienz-Syndrome

Für die „Common variable Immunodeficiency" (CVID) wurden in der Vergangenheit massiv erhöhte Risiken für die Entwicklung eines Magenkarzinoms (47fach: 97) wie auch

Tabelle 6.45 Gastrointestinale Malignome, deren Inzidenz bei Zöliakie erhöht ist

- Enteropathie-Typ-T-Zell-Lymphom
- Hochmalignes B-Zell-Lymphom des Dünndarms
- Adenokarzinom des Dünndarms
- Plattenepithelkarzinom des Ösophagus
- Plattenepithelkarzinom des Oropharynx

eines NHL (30- bis 259fach: 97 und 39) beschrieben, während für den primären IgA-Mangel bis 2002 keine Daten vorlagen. In einer skandinavischen prospektiven Untersuchung unter Einschluss von über 500 Patienten mit einem Immunglobulinmangel wurde für die CVID ein erhöhtes Risiko für die Entwicklung eines Magenkarzinoms (10fach) und eines NHL (12fach) bestätigt (114). Für den primären IgA-Mangel konnte jedoch kein signifikant erhöhtes Malignomrisiko nachgewiesen werden. Jedoch scheinen die NHL nicht primär gastrointestinal aufzutreten (39), wobei in der skandinavischen prospektiven Studie keine Lokalisation angegeben wurde (114).

Prävention

Eine Prävention von Dünndarmtumoren kann alleinig bei Erkrankungen, die im Rahmen eines bekannten Syndroms oder einer anderen möglicherweise diagnostizierbaren Erkrankung einhergehen, erfolgen. Hierzu gehören die familiäre adenomatöse Polyposis coli und das Peutz-Jeghers-Syndrom (87, 153).

Prospektive Studien zur Wertigkeit der Kapselendoskopie und frühen Adenomabtragung bei der familiären adenomatösen Polyposis stehen aus. Die frühe Diagnose einer Zöliakie scheint vor der Entstehung von malignen Komplikationen zu schützen (79). Bisher konnte sich ein bevölkerungsweites Antikörper-Screening zur frühzeitigen Diagnostik der Zöliakie auf Grund der hohen Kosten nicht durchsetzen. Hier sollte eine symptomorientierte Diagnostik erfolgen.

FAZIT FÜR DIE PRAXIS

- Dünndarmtumoren stellen auf Grund ihrer häufig unspezifischen Klinik, ihrer relativen Seltenheit und der diagnostischen Probleme eine besondere Herausforderung für den behandelnden Arzt dar.
- Auf Grund der möglichen Komplikationen und der in frühen Stadien kurativen Therapiemöglichkeiten sollte jedoch bei unklaren Situationen eine entsprechende moderne bildgebende Dünndarm- und Labordiagnostik durchgeführt werden.
- In Abhängigkeit von den Befunden sollte das weitere Vorgehen interdisziplinär mit einem erfahrenen Chirurgen und interventionellen Gastroenterologen bzw. Onkologen abgestimmt werden.

Steckbrief Dünndarmtumoren

Leitsymptome:
abhängig von der Entität: Diarrhöen, unspezifische abdominelle Beschwerden, Gewichtsabnahme, chronische gastrointestinale Blutung, B-Symptomatik, Hypersekretionssyndrome

Leitbefund bei der körperlichen Untersuchung:
am häufigsten weitgehend unauffälliger körperlicher Status

Apparativer Leitbefund:
CT mit Enteroklysma-Technik und entsprechender Wanddarstellung des Dünndarms; eine vorhergehende klassische endoskopische Abklärung ist häufig unauffällig; zunehmende Bedeutung erlangt die Kapsel- und Doppelballonenteroskopie

Wichtigste Differenzialdiagnose:
Reizdarmsyndrome, Angiodysplasien

Therapie:
symptomorientiert, aber bei malignen Entitäten möglichst kurative Resektion bzw. Chemotherapie bei Non-Hodgkin-Lymphomen

Bemerkungen:
heterogenes Krankheitsbild, daher an Symptomen und Entitäten orientierte Diagnostik und Therapie

6.11 Vaskuläre Erkrankungen des Intestinums

J. Schölmerich

EDITORIAL **Intestinale Durchblutungsstörungen umfassen neben der akuten mesenterialen Ischämie (arterielle Embolie, arterielle Thrombose, nichtokklusive Ischämie) und der mesenterialen Venenthrombose die chronische mesenteriale Ischämie unterschiedlicher Ursachen.**

Die akute mesenteriale Ischämie ist ein lebensbedrohlicher Notfall mit einer nach wie vor erschreckend hohen Letalität von 50–90%. Die klinischen Erscheinungsformen werden von Art und Ausmaß der vaskulären Läsion und von der zugrunde liegenden Erkrankung bestimmt. Die entscheidende Determinante der Prognose ist die Geschwindigkeit der Diagnose, die im Wesentlichen durch bildgebende Verfahren erfolgt. Die Behandlung der akuten Mesenterialarterienverschlüsse und der Mesenterialvenenthrombose ist meist chirurgisch, seltener interventionell, die nichtokklusiven Formen werden – wenn möglich – konservativ behandelt.

Die chronisch mesenteriale Ischämie ist schwierig zu diagnostizieren und wird in geeigneten Fällen interventionell oder gefäßchirurgisch therapiert.

Definition und Klassifikation

Die Gefäßversorgung des Magen-Darm-Traktes wird durch 3 große Arterien sichergestellt:

- Truncus coeliacus,
- A. mesenterica superior (AMS),
- A. mesenterica inferior (AMI).

→ **Anastomosen.** Tab. 6.**46** gibt die Versorgungsgebiete der Hauptäste dieser Gefäßstämme wieder. Diese Hauptstämme werden untereinander durch Anastomosen verknüpft. Diese bestehen zwischen Truncus coeliacus und AMS (Rio-Branco-Arkade) ebenso wie zwischen AMS und AMI (Riolan-Anastomose). Es besteht auch eine präformierte

Tabelle 6.46 Gefäßversorgung des Intestinums

Gefäßstamm	Hauptäste	Versorgungsgebiet
Truncus coeliacus	A. hepatica propria	Leber, Magen (über A. gastrica dextra)
	A. gastroduodenalis	Magen, Duodenum, Pankreaskopf
	A. lienalis	Milz, Pankreas, Magen
	A. gastrica sinistra	Magen, distaler Ösophagus
A. mesenterica superior	A. jejunales et ilei	Dünndarm
	A. ileocolica	Zäkum, proximales Colon ascendens, Appendix
	A. colica dextra	distales Colon ascendens, rechte Kolonflexur
	A. colica media	²/₃ des Querkolons
A. mesenterica inferior	A. colica sinistra	linkes Drittel des Querkolons, Colon descendens
	A. sigmoidea	Sigma
	A. rectalis superior	Rückseite des Rektums
A. iliaca interna	A. rectalis inferior	unteres Rektumdrittel
	A. rectalis media	mittleres Rektumdrittel

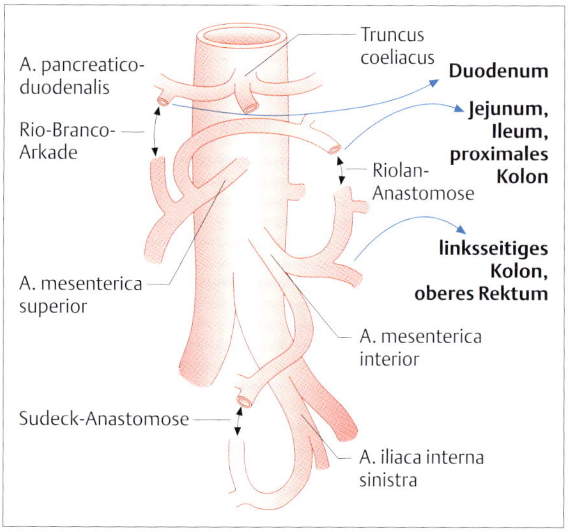

☒ **Abb. 6.46** Arterielle Gefäßversorgung des Intestinaltraktes mit präformierten Anastomosen.

Anastomose zur A. iliaca interna sinistra (Sudeck-Anastomose). Innerhalb der Versorgungsgebiete der Gefäßstämme bestehen ebenfalls zahlreiche Querverbindungen (Abb. 6.**46**).

Diese Anastomosenbildung gewährleistet, dass erst Ausfälle größerer Stromgebiete eine Mangelversorgung mit sich bringen, während Astverschlüsse der zweiten oder dritten Ordnung vollständig kompensiert werden können.

→ **Einteilungen.** Man unterscheidet einerseits akute und chronische Durchblutungsstörungen sowohl auf der arteriellen als auch auf der venösen Seite. Andererseits muss zwischen primär ischämischen Störungen bei Astverschlüssen oder Stenosen der Arterien und sekundären Ischämien bei Abflussstörungen unterschieden werden. Die arteriellen ischämischen Läsionen werden nochmals in die arterielle Embolie, die arterielle Thrombose und die nichtokklusive mesenteriale Ischämie (NOMI) eingeteilt. Dabei handelt es sich bei der NOMI um eine Ausschlussdiagnose: eine mesenteriale Ischämie, die weder durch Arteriosklerose, arterielle oder venöse Thrombosen, Embolien oder eine Vaskulitis verursacht wird, sondern Konsequenz einer verminderten Perfusion der Mesenterialgefäße aufgrund verschiedenster Ursachen ist (s. unten).

Epidemiologie und Wertung

→ **Akute mesenteriale Durchblutungsstörungen.** Es liegen keine klaren Zahlen zu Inzidenz und Prävalenz akuter mesenterialer Durchblutungsstörungen vor. Schätzungen gehen davon aus, dass etwa jeder tausendste hospitalisierte Patient ein solches Problem aufweist. Jüngere Mitteilungen lassen annehmen, dass zumindest die NOMI sehr viel häufiger ist und insbesondere bei multimorbiden Intensivpatienten zum letalen Ausgang beiträgt, ohne dass diese Diagnose angesichts der fehlenden Möglichkeiten der Beschwerdeäußerung durch den analgosedierten Patienten gestellt wird. In unterschiedlichen Serien ist die Verteilung der 4 Hauptkrankheitsentitäten weit streuend, sie betreffen in der Regel ältere Patienten, und die Letalität ist nach wie vor sehr hoch (Tab. 6.**47**).

Die akuten intestinalen Durchblutungsstörungen haben insgesamt wegen ihrer gravierenden Prognose und trotz ihrer relativen Seltenheit erhebliche Bedeutung im Krankenhausalltag, da nur eine rasche Diagnose die Prognose im Einzelfall verbessern kann.

→ **Chronische mesenteriale Ischämie.** Die chronische mesenteriale Ischämie ist wohl selten, genaue Angaben hierzu fehlen ebenfalls. In entsprechenden Zentren macht sie weniger als 5% aller Durchblutungsstörungen des Intestinaltraktes aus (40). Sie betrifft ebenfalls meist, aber nicht immer ältere Patienten, eine Ausnahme stellen insbesondere Patienten mit primären oder sekundären vaskulitischen Erkrankungen dar. Trotz der Seltenheit kann diese Erkrankung eine wichtige Ursache von abdominellen Schmerzen sein. Bei rechtzeitiger Erkennung und Therapie hat sie prinzipiell eine bessere Prognose als die akuten Durchblutungsstörungen.

→ **Mesenterialvenenthrombose.** Hierbei handelt es sich um eine seltene Form der intestinalen Gefäßobstruktion, die langsam und symptomlos, subakut über Wochen und Monate, aber auch als akutes schweres Krankheitsbild verlaufen kann (35). Insbesondere bei langsamer Entstehung und dadurch ermöglichter Ausbildung von Kollateralen kann das Krankheitsbild im Einzelfall auch völlig asymptomatisch verlaufen. Die Mesenterialvenenthrombose kann zu einer Pfortaderthrombose mit der Entstehung eines Pfortaderhochdrucks führen und wird gelegentlich dann bei

Tabelle 6.47 Häufigkeit, Alter und Prognose der akuten mesenterialen Durchblutungsstörungen

Formen	Verteilung (%)	Alter (Jahre)	Letalität (%)
Arterielle Embolie	39 (10–70)	73	71
Arterielle Thrombose	29 (10–67)	72	89
Nichtokklusive Ischämie	18 (2–48)	>60	83
Venöse Thrombose	14 (2–32)	70	67

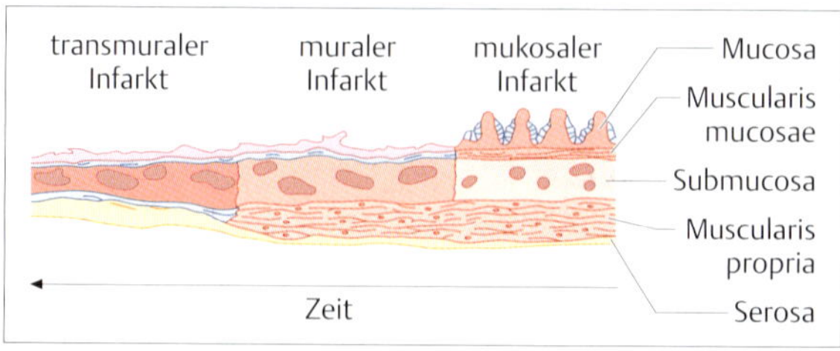

⊠ **Abb. 6.47** Ausbreitung der Nekrose bei mesenterialer Ischämie.

der Abklärung einer portalen Hypertension und deren Komplikationen, wie eine Ösophagusvarizenblutung, oder eines Hyperspleniesyndroms diagnostiziert.

Risikofaktoren und Pathophysiologie

Die Anatomie der intestinalen Gefäßversorgung wurde bereits dargestellt.

Grundlage der ischämischen Störungen ist eine Verminderung der Sauerstoffversorgung auf unter 50%. Ab dieser Grenze kommt es zu Funktionsstörungen des Darmes. Bei einem Abfall auf unter 20% tritt eine Nekrose auf.

Aufgrund der Anatomie der Gefäßversorgung (Serosa bis in die Villusspitzen) geht die Nekrose von der Mukosa aus und betrifft dann die gesamte Darmwand (Abb. 6.**47**). In der zeitlichen Abfolge sind zunächst eine Verminderung der Resorption, ein Motilitätsverlust, ein Ileus, eine Schleimhautablösung, eine Blutung, eine Permeabilitätssteigerung mit bakterieller Translokation, eine Peritonitis und schließlich eine Sepsis zu beobachten. Risikofaktoren ergeben sich aus Untersuchungen zur Komorbidität (Tab. 6.**48**), die sich verständlicherweise bezüglich arterieller Embolie und arterieller Thrombose sowie venöser Thrombose deutlich unterscheidet.

Arterielle Verschlüsse

⇢ **Embolie.** In der Mehrzahl der Fälle liegt eine Emboliequelle im Herzen, sehr viel seltener sind Aneurysmen der Aorta und der Mesenterialgefäße mögliche Streuquellen, Thromben im venösen Kreislauf mit paradoxer Embolie sind eine Rarität.

⇢ **Thrombose.** Die bei weitem häufigste Ursache der Mesenterialarterienthrombose ist eine vorbestehende Stenosierung der Arteriosklerose der Viszeralarterien. Seltenere prädisponierende Faktoren sind Vaskulitiden oder intraabdominelle Tumoren. Bei Vorliegen einer Vaskulitis ist eine intestinale Beteiligung eher selten, lediglich bei der Polyarteriitis nodosa, dem Churg-Strauss-Syndrom und der Purpura Schoenlein-Henoch wird diese häufiger beobachtet (Tab. 6.**49**) (33).

Tabelle 6.49 Häufigkeit intestinaler Beteiligung bei unterschiedlichen Vaskulitiden (33)

Vaskulitistyp	Häufigkeit (%)
Primäre Vaskulitiden	
• Polyarteriitis nodosa	30 – 50
• Churg-Strauss-Syndrom	25 – 50
• Morbus Behçet	bis 30
• Takayasu-Arteriitis	bis 15
• Wegener-Granulomatose	1 – 2
• Riesenzellarteriitis	1
Sekundäre Vaskulitiden	
• Purpura Schoenlein-Henoch	50 – 90
• systemischer Lupus erythematodes	bis 50
• Vaskulitis bei rheumatoider Arthritis	bis 10
• Thrombangitis obliterans	1

Nichtokklusive mesenteriale Ischämie

Bei einer NOMI finden sich andere Risikofaktoren (Tab. 6.**50**) (8). Hier ist im Wesentlichen eine verminderte Perfusion der Mesenterialgefäße entweder infolge einer Linksherzinsuffizienz, einer schock- oder sepsisbedingten Hypotonie oder einer Hypovolämie bei Dehydratation, Blutung oder überhöhter Diuretikatherapie ursächlich (23). Eine sekundäre

Tabelle 6.48 Komorbidität bei Patienten mit mesenterialen Durchblutungsstörungen

	Embolie	Arterielle Thrombosen	Venöse Thrombosen
Arrhythmie	72	–	–
KHK	36	77	75
Hypertonie	68	62	25
Diabetes	28	8	–
Lungenerkrankungen	20	39	25
Nierenerkrankungen	16	15	–
AT-III-Mangel	4	15	50

Tabelle 6.50 Begleiterkrankungen bei NOMI (8)

Erkranktes Organ	%
Herz	70
Niere	37
Pankreas	10
Hochdruck	10
Schock	40
Diabetes	23
Arteriosklerose	27

mesenteriale Vasokonstriktion infolge eines systemischen „Niedrigflusssyndroms" ist die wesentliche Ursache. Medikamente, die die splanchnische Perfusion beeinflussen, werden ebenfalls angeschuldigt, hier sind insbesondere Digoxin, Ergotamin, Katecholamine, Angiotensin 2, Vasopressin und Betablocker zu erwähnen, die alle auf Intensivstationen besonders häufig benutzt werden. Eine gestörte Sauerstoffutilisation bei Sepsis und die bei Intensivpatienten ebenfalls häufige Anämie und Hypoxie aufgrund anderer Ursachen verstärken den lokalen Ischämieeffekt (24). Eine seltene Ursache ist Cocainabusus.

Mesenterialenvenenthrombose

Hier ist eine erhöhte Gerinnungsneigung die häufigste Ursache – beispielsweise findet sich ein AT-III-Mangel bei etwa 50% der Patienten. Tab. 6.**51** gibt die Risikofaktoren wieder. Wenn diese zugrunde liegenden primären Störungen ausgeschlossen wurden, bleiben etwa 20% der Mesenterialvenenthrombosen ätiologisch ungeklärt (28). Eine primäre Pfortaderthrombose nach Lebertransplantation ist Folge des verminderten Perfusionsdrucks durch ausgedehnte präexistente Kollateralen und kann dann sukzessive zur Mesenterialvenenthrombose führen. Nach Splenektomie finden sich ein ebenfalls verminderter Perfusionsdruck und eine konsekutive Thrombozytose als Risikofaktoren.

Chronische mesenteriale Ischämie

Die chronische mesenteriale Ischämie ist Folge einer viszeralen Arteriosklerose. Diese ist relativ häufig und natürlich als Teilerscheinung eines generalisierten arteriosklerotischen Prozesses zu werten.

Es fand sich in einer unselektionierten Autopsieserie bei einem knappen Drittel der Patienten eine Stenose entlang der ersten Zentimeter der großen Splanchnikusstämme. Das Vorkommen dieser Stenosen korrelierte eng mit dem Alter der Patienten und mit einer gleichzeitig vorliegenden Koronarsklerose bzw. einer zerebralen Arteriosklerose (18). Wie bei der koronaren Herzerkrankung führt ein Missverhältnis zwischen Sauerstoffangebot und -bedarf zu der Angina abdominalis. Da der Blutfluss in den Intestinalgefäßen ebenso wie der Sauerstoffbedarf postprandial erheblich ansteigt (beispielsweise von 25 auf 35% des gesamten Herzzeitvolumens), kommt es intermittierend zu relativem Sauerstoffmangel. Pathologisch anatomisch findet sich das Bild einer erosiven Entzündung.

Tabelle 6.51 Risikofaktoren für eine Mesenterialvenenthrombose

Thrombophile Zustände
- Antithrombin-III-Mangel
- Protein-S-Mangel
- Protein-C-Mangel
- Faktor-V-Leiden
- G20210A-Mutation im Prothrombingen
- Phospholipidantikörper
- Hyperhomozysteinämie
- orale Antikontrazeptiva
- Schwangerschaft
- maligne Tumoren

Hämatologische Erkrankungen
- Polycythaemia vera
- essenzielle Thrombozythämie
- paroxysmale nächtliche Hämoglobinurie

Entzündliche Erkrankungen
- Pankreatitis
- Peritonitis und intraabdominelle Sepsis
- entzündliche Darmerkrankungen
- Divertikulitis

Postoperative Zustände
- abdominelle Operationen
- Splenektomie
- Sklerosierung von Ösophagusvarizen

Zirrhose und portale Hypertension

Verschiedene Ursachen
- abdominelles Trauma
- Dekompressionstrauma

Symptomatische Ischämie. Trotz der häufigen morphologischen Gefäßveränderungen, die beispielsweise autoptisch gefunden werden, ist das Krankheitsbild selten, was durch die ausgeprägte Kollateralisation der Mesenterialgefäße, die sich durch das langsame Fortschreiten der arteriosklerotischen Veränderungen zu einem noch weiteren Netz verzweigen kann, bedingt ist. So müssen in der Regel 2 der 3 Hauptstämme stenosiert sein, bevor es zu einer symptomatischen Ischämie kommen kann. Ein Überblick über mitgeteilte Serien von Patienten zeigt, dass 91% mindestens 2 und 55% sogar 3 Gefäßstämme okkludiert hatten, nur 7 bzw. 2% zeigten eine isolierte Okklusion der AMS oder des Truncus coeliacus (31). Interessanterweise kann auch die gleichzeitige Okklusion der A. iliaca interna sinistra und der AMI zur ischämischen Kolitis führen.

Tabelle 6.52 Häufigkeit der Symptome bei Mesenterialarterienembolie

Symptome	Häufigkeit (%)
Abdomineller Schmerz	90
Erbrechen	47
Diarrhö	19
Meteorismus	19
Schock	17
Hämatochezie	15
Fieber	13
Stuhlverhalt	6
Hämatemesis	3

Klinik und Diagnose

Bei der akuten mesenterialen Ischämie ist initial häufig eine Diskrepanz zwischen starken Schmerzen und diskreter Druckempfindlichkeit des Abdomens zu beobachten.

Klinisches Bild

Akute arterielle Embolie

Die Häufigkeit der Symptome bei der akuten Mesenterialarterienembolie ist in Tab. 6.**52** wiedergegeben. Leitsymptom ist der plötzlich auftretende Bauchschmerz, der in der Regel periumbilikal oder im rechten Unterbauch lokalisiert wird. Das subjektiv starke Schmerzempfinden steht häufig im Gegensatz zur klinischen Untersuchung, bei der das Abdomen noch weich und diskret druckempfindlich ist. Viele Patienten klagen über Übelkeit, Erbrechen und Durchfall (37). Von klinischer Bedeutung ist der zeitliche Verlauf der Symptomatik, wobei sich ein Initialstadium, ein „stilles Intervall" und ein Spätstadium unterscheiden lassen (Tab. 6.**53**). Insbesondere das stille Intervall ist Ursache vieler diagnostischer Probleme, da es vermeintlich die Dringlichkeit der Diagnostik reduziert.

Mesenterialarterienthrombose

Wegen der häufig in Folge der Arteriosklerose bereits ausgebildeten Kollateralen verläuft die Symptomatik weniger akut als bei der Embolie. Typisch sind allmählich zunehmende abdominelle Schmerzen mit einer Auftreibung des Bauches. Das Zeitintervall zwischen Beschwerdebeginn und Mesenterialinfarkt beträgt häufig 24 h. Gelegentlich finden sich auch länger zurückliegende Beschwerden einer chronischen mesenterialen Ischämie. Es besteht aber auch bei diesen Patienten zunächst eine Diskrepanz zwischen subjektiven Beschwerdeangaben und objektivem Befund. Bei bereits eingetretenem Mesenterialinfarkt kann sich allerdings rasch eine Sepsis mit Dehydratation, blutigen Durchfällen und Schockzeichen entwickeln.

Nichtokklusive mesenteriale Ischämie (NOMI)

Das klinische Erscheinungsbild leitet hier oft fehl, da die Patienten meist wegen einem zugrunde liegenden Krankheitsbild schwer krank oder frisch operiert sind und häufig auf der Intensivstation behandelt werden. Die intestinalen Symptome können unspezifisch sein und sich als Verstopfung, unspezifische Bauchschmerzen, Übelkeit, Erbrechen und schleimig blutige Durchfälle äußern. Wenn es zu einer intestinalen Gangrän gekommen ist, weist der Patient Zeichen einer Peritonitis oder einer Sepsis auf. Bei allen Patienten, die eine entsprechende Vorerkrankung haben und bei

Tabelle 6.53 Zeitlicher Verlauf der Klinik der arteriellen mesenterialen Embolie

Formen	Initialstadium	„Stilles Intervall"	Spätstadium
	0–6 h	**7–12 h**	**> 12 h**
Klinik			
Schmerz	+++	+	++
Ileussymptome	○	+	+++
Peritonismus	○	+	+++
AZ	○	–	– –
Labor			
Leukozytose	++	++	+++
Lactat	○	○	> 6 mmol/l
Therapie			
Revaskularisierung	+++	++	+
Resektion	○	++	+++
Letalität	ca. 25 %	ca. 60 %	80–90 %

denen mit Verschiebungen des Flüssigkeitshaushaltes oder Veränderungen der Durchblutung zu rechnen ist, muss bei Auftreten entsprechender Symptome oder bei unerklärten Laborveränderungen auf Intensivstation (Leukozytose, LDH-Erhöhung) an die NOMI gedacht werden. Auch die akalkulöse Cholezystitis wird in den Kontext dieses Krankheitsbildes gestellt und sollte an gleichzeitig bestehende intestinale Durchblutungsstörungen denken lassen.

Besonders problematisch ist die Tatsache, dass die Mehrzahl der Patienten infolge ihrer Analgosedierung gar keine Symptome angibt und Diagnose und erforderliche Therapiemaßnahmen ausschließlich durch aufmerksame klinische Beobachtung und Sichtung der routinemäßig erhobenen Kontrollparameter möglich werden.

Akute Mesenterialvenenthrombose

Auch bei diesem Krankheitsbild ist die klinische Symptomatik unspezifisch. Leitsymptom ist bei mehr als 90% der Patienten der Schmerz, wobei Dauer, Art, Schweregrad und Lokalisation große Variationen aufweisen. Meist bestehen die Schmerzen bei Aufnahme in die Klinik schon einige Tage, über 50% der Patienten geben auch Übelkeit und Erbrechen an. Blutige Diarrhöen, Hämatochezie oder Hämatemesis sprechen für einen erfolgten Mesenterialinfarkt. Die Mehrzahl der Patienten hat ein schmerzhaftes aufgetriebenes Abdomen mit abgeschwächten Darmgeräuschen, die Hälfte hat peritonische Zeichen und Temperaturen über 38 °C.

Subakuter Verlauf. Patienten mit einer subakuten Mesenterialvenenthrombose haben über Wochen oder Monate Bauchschmerzen, ohne dass es zu einem Mesenterialinfarkt kommt. Übergänge zur akuten Thrombose sind fließend.

Chronische mesenteriale Ischämie

Die CMI oder Angina abdominalis sive intestinalis ist durch postprandiale Schmerzen und Gewichtsverlust charakterisiert. Diese sind durch wiederholte transiente Episoden inadäquater intestinaler Durchblutung, meist provoziert durch vermehrten metabolischen Bedarf während des Verdauungsprozesses, bedingt.

Die Schmerzen treten in der Regel kurz nach Mahlzeiten auf und persistieren für 1–2 h. Sie können über Wochen und Monate im Schweregrad langsam zunehmen und führen zu einer Reduktion der Nahrungszufuhr und entsprechendem Gewichtsverlust. Seltenere Erscheinungsformen sind Durchfälle, Übelkeit und Erbrechen oder auch abdominelle Dauerschmerzen. Noch seltener sind therapieresistente Magen- oder Duodenalulzera (3).

Ischämische Kolitis. Selbstverständlich ist die Symptomatik auch von der Lokalisation der Durchblutungsstörung abhängig. Die ischämische Kolitis beispielsweise ist oft Folge einer Durchblutungsstörung im Bereich der AMI bei gleichzeitiger Mangelversorgung durch die AMS oder ggf. die A. iliaca interna sinistra. Sie präsentiert sich unter dem Bild ganz verschiedener Erkrankungen des Dickdarms. Angesichts der unspezifischen Symptome wird die Diagnose vermutlich relativ häufig verkannt.

Chronische Mesenterialvenenthrombose. Die Diagnose einer chronischen Mesenterialvenenthrombose kann gestellt werden, wenn diese symptomlos verläuft. Die Patienten können auf Dauer asymptomatisch bleiben oder insbesondere bei Ausdehnung der Thrombose auf Pfortader und Milzvenen durch Ösophagusvarizenblutungen auffallen.

Diagnostische Maßnahmen

Da Anamnese und klinischer Befund bei Patienten mit den verschiedenen mesenterialen Durchblutungsstörungen fast immer unspezifisch und vieldeutig sind, stellt die definitive Diagnose eine klinische Herausforderung dar. Dies um so mehr, da bei den akuten Formen der mesenterialen Ischämie der Zeitfaktor eine entscheidende Rolle für das Überleben der Patienten spielt.

Flüssigkeitsexsudation in das Darmlumen oder den Peritonealraum kann zur Hämokonzentration führen; Hypoxämie und prärenales Nierenversagen treten oft begleitend auf. Sind diese Komplikationen aber erst eingetreten, ist das „therapeutische Fenster" meist bereits geschlossen.

Laboruntersuchungen

Wie bei jeder akuten Erkrankung findet sich häufig eine Leukozytose, dies ist aber nicht differenzialdiagnostisch hilfreich. Es wurden Hoffnungen in die Bestimmung verschiedener im Darm vorkommender Enzyme (Kreatinkinase mit Isoenzymen, Lactatdehydrogenase, intestinale alkalische Phosphatase, Glutamat- und Oxalattransaminasen, Diaminoxidase und Hexosaminidase) gesetzt – diese haben sich aber alle nicht erfüllt. Eine LDH-Erhöhung ist häufig, aber unspezifisch. Die Wertigkeit erhöhter Phosphatspiegel ist umstritten, normale Werte schließen eine mesenteriale Ischämie aber nicht aus. Dasselbe gilt für erhöhte Lactatwerte und eine metabolische Azidose. Es werden immer neue Laborparameter propagiert, so das intestinale Fettsäure bindende Protein (FABP), nach wie vor ist aber kein sensitiver und spezifischer Laborparameter definiert.

Bezüglich der chronischen intestinalen Ischämie ist bislang ebenfalls kein brauchbarer Laborparameter entdeckt worden.

Sonographie

Die Sonographie ist das bildgebende Verfahren der ersten Wahl bei Patienten mit abdominellen Beschwerden. Bei akuter mesenterialer Ischämie können sonographisch eine verdickte Dünndarmwand (> 5 mm), Zeichen eines Subileus oder Ileus mit erweiterten Darmschlingen und fehlender

Peristaltik und – in fortgeschrittenen Fällen – freie intraabdominelle Flüssigkeit und Lufteinschlüsse im Portalgefäßsystem gefunden werden. Bei Auftreten dieser Veränderungen ist es allerdings in der Regel für eine frühe Diagnose zu spät.

Die wesentliche Bedeutung der Sonographie liegt im Ausschluss anderer abdomineller Erkrankungen (Aortenaneurysma, mechanischer Ileus, biliäre Erkrankungen etc.) (34).

Duplexsonographie. Die Duplexsonographie gilt als viel versprechende Methode bei der Suche nach der chronisch mesenterialen Ischämie. Eine systolische Spitzengeschwindigkeit von mehr als 275 cm/s in der AMS und mehr als 200 cm/s im Truncus coeliacus oder ein komplett fehlendes Flusssignal in einer oder beiden Arterien gelten als sensitive (89%) und spezifische (92%) Parameter für eine mehr als 70%ige Stenose oder einen Verschluss der Viszeralarterien (32). Bei der hohen Prävalenz einer viszeralen Arteriosklerose ist der Nachweis einer signifikanten Stenose allerdings nicht notwendigerweise gleichbedeutend mit einer mesenterialen Ischämie (36).

Die Rolle der Duplexsonographie beim *akuten Mesenterialarterienverschluss* ist bislang wenig untersucht. Die Untersuchung kann durch den häufig vorhandenen Meteorismus erheblich erschwert oder unmöglich sein. Wenn ein normaler Fluss in der AMS gefunden wird, ist eine Okklusion des Hauptstammes proximal der A. colica unwahrscheinlich, dennoch können signifikante Embolien in größere Gefäßabschnitte distal dieses Punktes vorliegen. Über die Möglichkeiten der Methode zum Nachweis der bei NOMI auftretenden Vasokonstriktion der Mesenterialgefäße liegen keine Daten vor (29).

Die *thrombosierte Mesenterialvene* kann in der farbkodierten Duplexsonographie als erweitertes röhrenförmiges Gebilde ohne Flusssignal dargestellt werden. Bei guten Untersuchungsbedingungen kann hier eine definitive Diagnose möglich sein.

Da in den meisten Fällen abdomineller Beschwerden in der Routine eine Sonographie erfolgt, erscheint es zweckmäßig, dann auch zu versuchen, die Abgänge der AMS und des Truncus coeliacus sowie die V. mesenterica zu untersuchen und den Fluss dort zu analysieren.

Endoskopie

Endoskopische Verfahren sind bei der Diagnostik der mesenterialen Ischämie bislang wenig hilfreich, da das betroffene Segment meist jenseits der Reichweite des Endoskops im Dünndarm liegt. Daten zur Videokapselendoskopie oder zur Doppelballontechnik liegen bisher nicht vor.

Koloskopie. Bei akuter mesenterialer Ischämie ist eine Koloskopie nicht zweckmäßig, da hier zu viel Zeit verloren geht. Bei chronischer Ischämie lässt sich eine ischämische Kolitis durch Erosionen, Petechien und eine chronisch entzündlich veränderte Schleimhaut, die häufig an einen Morbus Crohn erinnert, nachweisen. Bei Segmentalarterienverschluss findet sich häufig ein scharfer Übergang zwischen normaler und ischämischer Schleimhaut.

Gastroskopie. Eine Gastroskopie kann differenzialdiagnostisch sinnvoll sein, um Duodenal- oder Magenulzera auszuschließen. Insbesondere ist sie bei den oft älteren Patienten, die auch NSAD (non-steroid anti-inflammatory drugs) einnehmen, vor Durchführung einer Probelaparotomie angezeigt.

Laparoskopie. Die Rolle der Laparoskopie ist unklar, sie ermöglicht die Beurteilung des Mesenteriums und der Darmwand. Eine unauffällige Laparoskopie schließt eine mesenteriale Durchblutungsstörung jedoch nicht aus.

Radiologische Verfahren

Röntgen. Die Röntgenübersichtsaufnahme des Abdomens spielt heute in der Routinediagnostik keine wesentliche Rolle mehr. In jedem Falle ist diese Technik nicht geeignet, um frühe Formen der mesenterialen Ischämie zu erkennen. Pneumatosis intestinalis und der Nachweis von Gas im Portalgefäßsystem sind Zeichen einer fortgeschrittenen Ischämie und in der Regel mit einer infausten Prognose assoziiert.

CT. Die zunehmende Verbreitung der Computertomographie hat dazu geführt, dass bei vielen Patienten mit unklaren abdominellen Schmerzen diese Untersuchung relativ rasch und unkompliziert durchgeführt werden kann. Die CT ermöglicht eine direkte Darstellung der Darmwand und kann in einigen Fällen intramurale, mesenteriale oder portale Gasansammlungen nachweisen. Arterielle Mesenterialgefäßverschlüsse können nach Bolusinjektion von Kontrastmittel als Füllungsdefekt dargestellt werden (2, 27, 34). In früheren Studien war die CT nur bei 39% der Patienten diagnostisch, hingegen liegt in anderen Berichten die Sensitivität bei 80% (22). Durch die neuen Mehrzeilen-Detektor-CT kann die CT Methode der Wahl bei Verdacht auf mesenteriale Ischämie werden. Bei korrekter Technik ist die Identifikation einer Mesenterialvenenthrombose sicher und als diagnostisches Verfahren der Wahl anzusehen. Die Sensitivität liegt zwischen 90 und 100% (Abb. 6.**48**).

Angiographie. Nach wie vor Goldstandard zum Nachweis einer akuten oder chronischen mesenterialen Ischämie ist aber die Angiographie.

Die Angiographie ermöglicht die eindeutige Sicherung der Diagnose, eine ätiologische Zuordnung der Ischämie (okklusiv – nichtokklusiv, embolisch – thrombotisch) und liefert die entscheidenden Hinweise für die Therapieplanung.

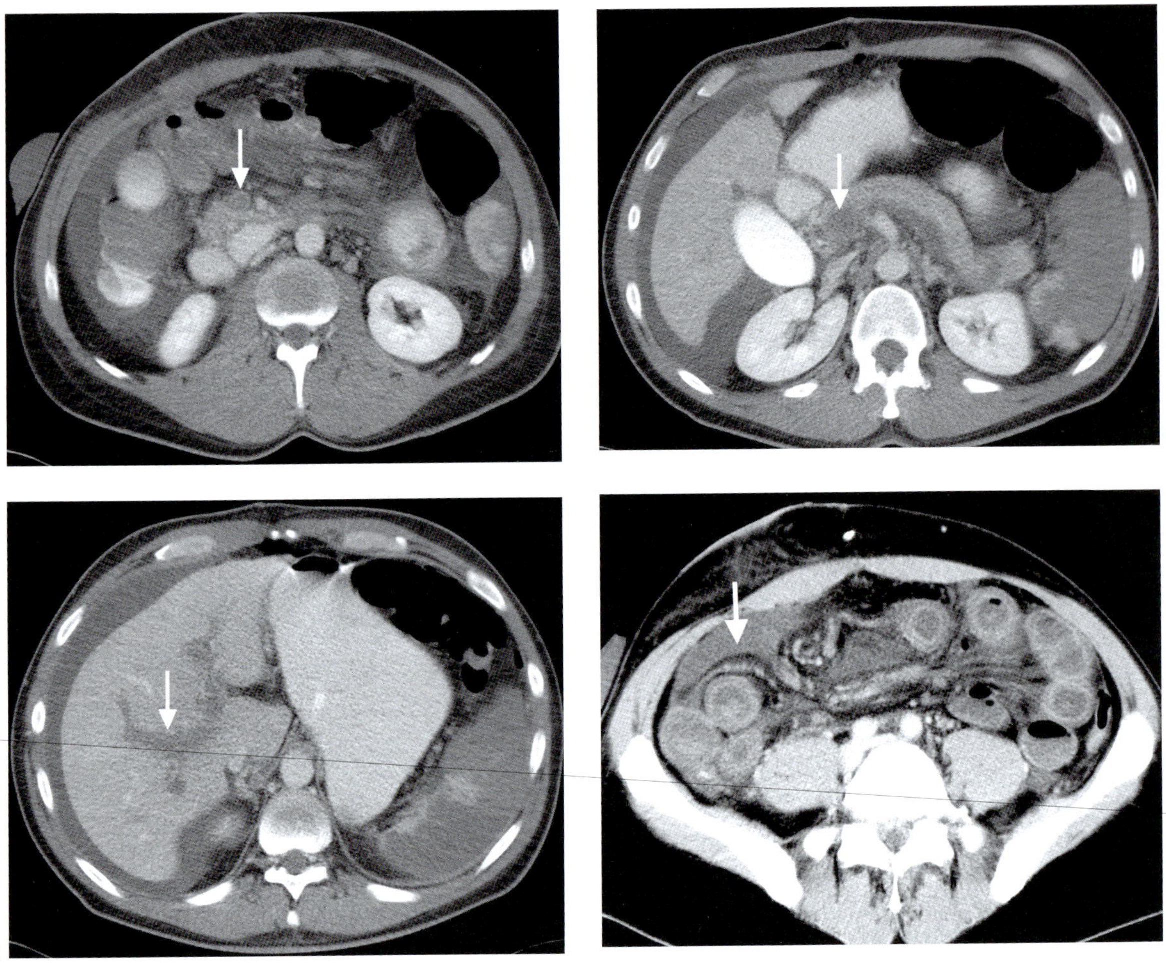

⊠ **Abb. 6.48 a – d** Computertomographie: Darstellung einer Mesenterialvenenthrombose (freundlicherweise zur Verfügung gestellt von S. Feuerbach, Regensburg). **a:** Thrombus in V. mesenterica (Pfeil); **b:** Thrombotisch verschlossener Pars confluens (PFeil); **c:** Thrombose der intrahepatischen Pfortaderäste (Pfeil); **d:** Aszites (Pfeil) und verdickte Darmwände.

Nach Darstellung der Aorta und der Abgänge des Truncus coeliacus sowie der AMS wird Letztere selektiv dargestellt. Bei unauffälligem Befund können anschließend AMI und Truncus coeliacus selektiv dargestellt werden (37). In der AMS findet sich meist ein abrupter Kontrastmittelabbruch, häufig am Gefäßabgang oder innerhalb von 1–2 cm nach dem Abgang (Abb. 6.**49**). Die Diagnose wird durch arteriosklerotische Veränderungen in anderen Gefäßen unterstützt. *Mesenterialarterienembolien* zeigen sich als scharfe, abgerundete Füllungsdefekte in der Kontrastmittelsäule („Meniskuszeichen"). Wie bei der Thrombose finden sich zusätzliche Vasospasmen. Die Embolien sind üblicherweise an Gefäßengen, Verzweigungen oder Bifurkationen und meist distal des Abgangs der A. colica media lokalisiert.

Für die *NOMI* ist die Mesenterialangiographie das einzig verlässliche Diagnoseverfahren – dieses sollte bei klinischem Verdacht und Fehlen eines Therapieerfolges von Allgemeinmaßnahmen wie Volumenersatz und Schocktherapie rasch angewandt werden. Die NOMI ist angiographisch durch eine diffuse Verengung der AMS und ihrer Äste als Ausdruck der zugrunde liegenden Vasokonstriktion charakterisiert. Die peripheren Gefäßarkaden können spastisch eng gestellt sein, weit gestellte und spastische Abschnitte der Gefäße können aufeinander folgen und das Bild kann dann an eine Kette von Würsten erinnern („string of sausage sign") (Abb. 6.**50**). Die intramuralen Gefäße werden nur schlecht gefüllt und der niedrigere Fluss in den Mesenterialgefäßen kann so zu einem verstärkten Rückfluss von Kontrastmittel in die Aorta während der selektiven Füllung der AMS führen.

Gelegentlich ist die Differenzierung zwischen Arteriosklerose und mäßiggradiger Vasokonstriktion schwierig. Eine Gefäßerweiterung nach Injektion von Papaverin kann hier diagnostisch hilfreich sein.

MRA. Die Magnetresonanzangiographie (MRA) spielt für die Diagnose der chronischen mesenterialen Ischämie ebenso wie die CT-Angiographie eine wichtige Rolle (9, 11) (Abb. 6.**51**). Tab. 6.**54** gibt Charakteristika unterschiedlicher Diagnoseverfahren bei Verdacht auf chronische mesenteria-

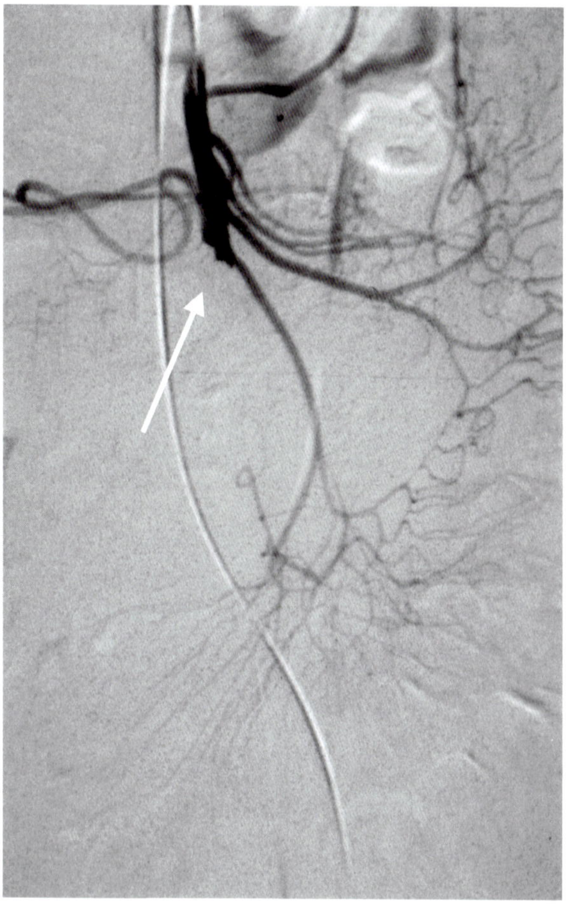

a

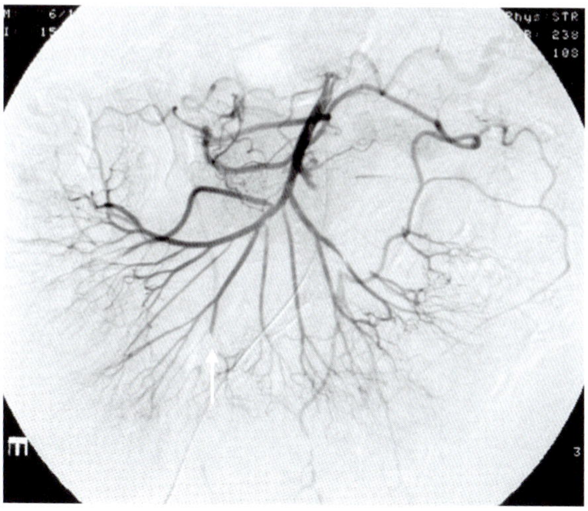

b

☒ **Abb. 6.49** Akute arterielle mesenteriale Ischämie.
a Hauptstammverschluss der A. mesenterica superior durch arterielle Thrombose.
b Astverschluss der A. mesenterica superior durch Embolie.

le Ischämie wieder (40). Jüngste Machbarkeitsstudien (26) weisen der MRA auch eine mögliche Rolle bei der akuten Ischämie zu.

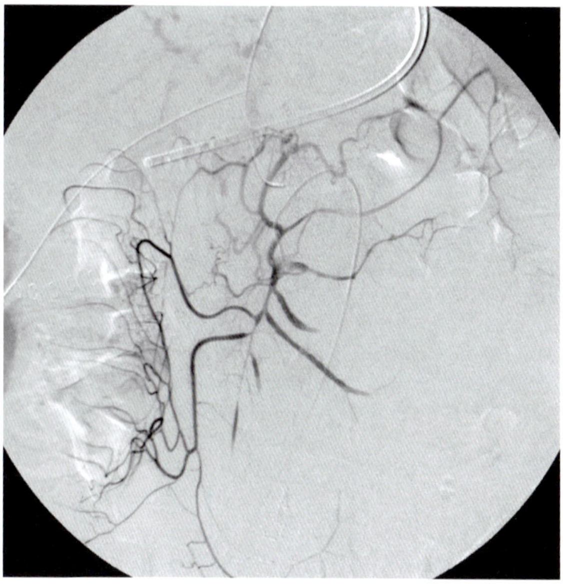

☒ **Abb. 6.50** Angiographische Darstellung einer nichtokklusiven mesenterialen Ischämie mit Wechsel von Spasmen und normal weiten Abschnitten der Gefäße (freundlicherweise zur Verfügung gestellt von T. Herold, Regensburg).

Andere Diagnoseverfahren

Laserdopplerflussmessung und endoluminale Pulsoxymetrie haben im Tierversuch interessante Ergebnisse erbracht, klinische Daten sind nach wie vor rar und die Techniken sind nicht in der Routine verfügbar. Die tonometrische CO_2-Bestimmung luminal wurde diskutiert, auch hier liegen aber keine relevanten klinischen Daten vor (28).

Praktisches Vorgehen

- Abb. 6.**52** gibt ein Schema zur Notfalldiagnostik bei Verdacht auf akute mesenteriale Ischämie wieder.
- Die chronisch mesenteriale Ischämie kann mit Hilfe der Duplexsonographie (15), der MR-Angiographie, der CT-Angiographie und der Angiographie diagnostiziert werden. Die Diagnose ist angesichts der hohen Prävalenz der viszeralen Arteriosklerose und der Verbreitung unspezifischer postprandialer Beschwerden aber schwierig, da es selten gelingt, den eindeutigen Zusammenhang zwischen Gefäßveränderungen und Klinik herzustellen (36).
- Die Diagnose der Kolonischämie erfolgt im Wesentlichen endoskopisch. Hier finden sich typische makroskopische Zeichen, während die histologische Untersuchung nicht wesentlich weiterführt. Weder die Angiographie noch der Bariumkontrasteinlauf geben beweisende Befunde für eine chronische Dickdarmischämie, so dass die Diagnose sich aus typischer Klinik, dem makroskopischen Befund bei der Endoskopie und im positiven Fall aus den Ergebnissen der anderen genannten Verfahren ergibt.

Tabelle 6.54 Diagnostische Verfahren bei chronischer mesenterialer Ischämie

	Duplexsonographie	CT-Angiographie	MR-Angiographie	Arteriographie
Invasivität	nein	nein	nein	ja
Sensitivität				
– Truncus coeliacus	80%	95–100%	95–100%	100%
– AMS	90%	95–100%	95–100%	100%
– AMI	N/A	N/A	25%	100%
Interobservervarianz	mäßiggradig	minimal	minimal	minimal
Komplikationen	keine	Kontrastmittelallergie Nephrotoxizität vermindert durch nichtionische Kontrastmittel	bedrohlich für Patienten mit Klaustrophobie	Kontrastmittelallergie Nephrotoxizität durch Kontrastmittel vaskuläre Blutung Pseudoaneurysmen
Kosten	+	++	++	+++

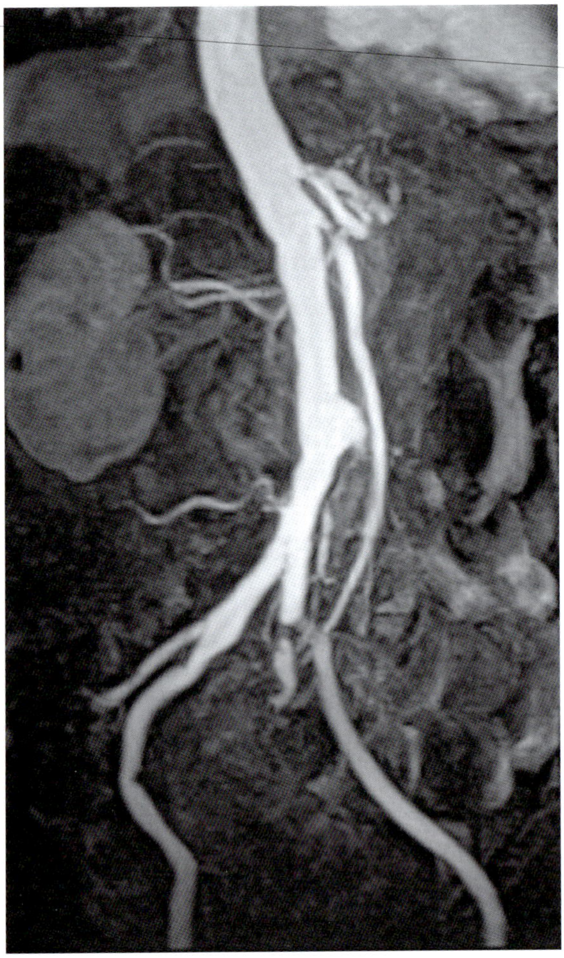
a

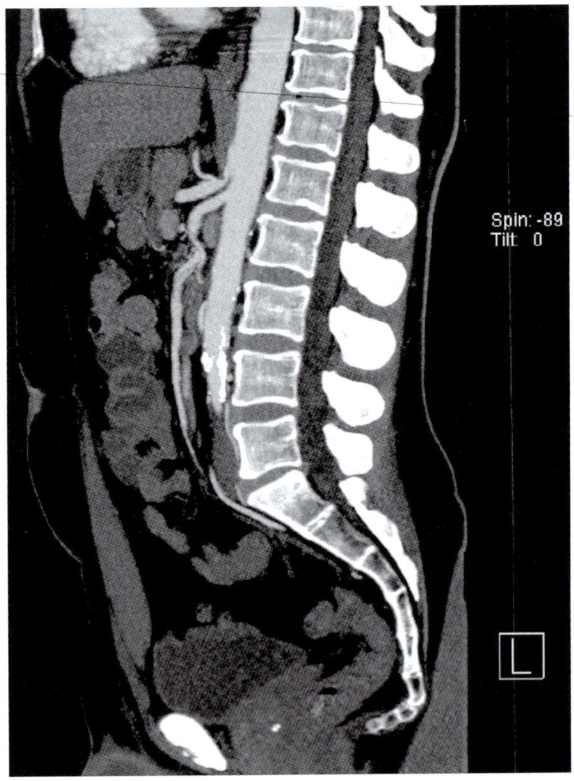

b

Abb. 6.51 Doppelstenose von Truncus coeliacus und A. mesenteria superior (freundlicherweise zur Verfügung gestellt von S. Feuerbach, Regensburg).
a CT-Angiographie.
b MR-Angiographie.

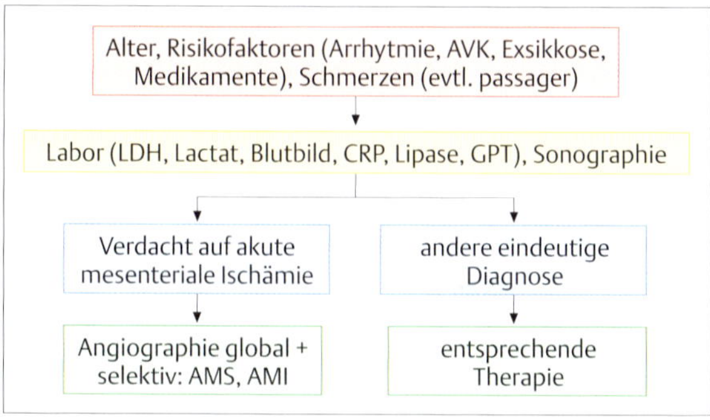

Abb. 6.52 Vorgehen bei Verdacht auf akute mesenteriale Ischämie.

Tabelle 6.56 Differenzialdiagnosen der ischämischen Kolitis

- Colitis ulcerosa
- Dünndarmischämie
- Morbus Crohn
- Mesenterialvenenthrombose
- Pseudomembranöse Kolitis
- Chronischer Volvulus
- Divertikulitis
- Kolonkarzinom
- Divertikelblutung
- NSAR-bedingte Kolitis
- Mikrobielle Kolitis
- Pankreatitis

Differenzialdiagnose

Akute mesenteriale Ischämie. Die Differenzialdiagnose der akuten mesenterialen Ischämie ist umfangreich; viele der Differenzialdiagnosen können durch klinische Untersuchungen, einzelne technische Verfahren wie Elektrokardiogramm, Sonographie, Computertomographie und Labormethoden ausgeschlossen werden (Tab. 6.**55**). Bis zum Beweis einer anderen Diagnose muss die Verdachtsdiagnose einer mesenterialen Ischämie aufrechterhalten und zügig weiter verfolgt werden.

Chronische mesenteriale Ischämie. Die Differenzialdiagnose der chronischen mesenterialen Ischämie umfasst alle chronischen Schmerzzustände des Abdomens, vertebragene und neurogene Störungen und insbesondere die funktionellen Magen- und Darmerkrankungen. Hier besteht die größte Schwierigkeit darin, den Nachweis von Gefäßveränderungen mit den Symptomen kausal zu verknüpfen. Die Differenzialdiagnose der ischämischen Kolitis umfasst ebenfalls eine Vielzahl von anderen Erkrankungen (Tab. 6.**56**).

Verlauf und Prognose

Akute mesenteriale Ischämie. Die verschiedenen Formen der akuten arteriellen mesenterialen Ischämie und die akute venöse Thrombose im Splanchnikusstromgebiet weisen nach wie vor eine sehr hohe Mortalität auf (Tab. 6.**47**). Dies ist teilweise durch die Begleiterkrankungen der Patienten, vor allem aber durch die häufig verzögerte Diagnose bedingt. Ein Überblick über die publizierten größeren Serien akuter mesenterialer Ischämie zeigt die Bedeutung einer *frühen Diagnose* für das Überleben der Patienten (7). Wenn die Diagnose vor Auftreten einer Gangrän erfolgt, liegen die Mortalitätsraten in den Studien, die dieses analysiert haben,

Tabelle 6.55 Mögliche Differenzialdiagnosen der akuten mesenterialen Ischämie

Diagnose	Verfahren zum Ausschluss
Akuter Myokardinfarkt (Hinterwand)	EKG
Ulcus ventriculi/duodeni mit Penetration/Perforation	CT, ÖGD
Sonstige Hohlorganperforation	CT
Akute Pankreatitis	Labor, CT
Akute Gastroenteritis	Anamnese
Mechanischer Ileus (inkarzerierte Hernie, Volvulus etc.)	CT
Gallenkolik	Sonographie
Peritonitis (Divertikulitis, Appendizitis, spontane bakterielle Peritonitis, Pseudoperitonitis diabetica etc.)	Klinisches Bild
Obstipation	Anamnese
Ureterenkolik	Sonographie, Urinstatus
Disseziierendes Aortenaneurysma	Sonographie, CT
Intoxikation (Blei, Arsen)	Anamnese
Akute intermittierende Porphyrie	Labor
Vertebragene Beschwerden	Anamnese
Funktionelle Erkrankungen	Anamnese, Erfahrung des Arztes

Tabelle 6.57 Bedeutung der frühen Diagnose der akuten mesenterialen Ischämie für das Überleben (7)

Jahr der Studie	Patientenzahl	Mortalität		Mortalität	
		keine Gangrän	Gangrän	<24 h	>24 h
1977	52	–	–	54	95
1981	47	–	–	57	73
1986	23	25	75	–	–
1990	65	25	68	–	–
1990	83	–	–	0	88
1990	98	26	71	–	–
1990	92	31	73	–	–
1997	141	–	–	44	92

unter 30% (Tab. 6.**57**). Erfreulicherweise lassen neue Übersichten (13, 38) erkennen, dass die Prognose sich in den letzten Jahren verbessert hat, wobei dies insbesondere für die Mesenterialarterienthrombose und für die -venenthrombose gilt. Die durchschnittliche Letalität in Studien nach 2000 lag bei 53% (13).

NOMI. Unverändert schlecht ist die Prognose der NOMI, die ja in der Regel Patienten betrifft, die a priori eine ungünstige Prognose aufweisen und bereits intensivpflichtig sind (23). Hier spielen auch die erheblichen Probleme der Erkennung des Krankheitsbildes bei analgosedierten Patienten eine Rolle, so dass die Prävalenz der NOMI und ihre Rolle für die Prognose dieser Patienten sicher immer noch unterschätzt werden.

Die Mortalität nach einer chirurgischen Therapie einer arteriellen Embolie und einer venösen Thrombose liegt mit 54,1 und 32,1% deutlich niedriger als nach Operation einer arteriellen Thrombose oder einer NOMI (77,4 und 72,7%) (38).

Chronische mesenteriale Ischämie. Zur Prognose der chronischen mesenterialen Ischämie liegen keine gesicherten Daten vor. Langzeitstudien an Patienten, die eine Revaskularisation des arteriellen Stromgebietes überlebten, zeigten ein 5-Jahres-Überleben von 81 – 86%. Unterschiede der Beobachtungszeit und kleine Fallzahlen limitieren die Wertigkeit dieser Zahlen allerdings, was auch für Daten zur perkutanen transabdominalen Angioplastie gilt (7). Zur Prognose der chronisch venösen Thrombose liegen keine relevanten Zahlen vor.

Therapieziele und -maßnahmen

Akute mesenteriale Ischämie

Kreislaufstabilisierung. Der erste Schritt der Therapie bei allen Formen der akuten mesenterialen Ischämie ist die Stabilisierung der Kreislaufverhältnisse. Anämie, Flüssigkeitsdefizite und Störung des Elektrolyt- und Säure-Basen-Haushaltes (Azidose!) sollten ausgeglichen, die Pumpleistung des Herzens optimiert und hämodynamisch relevante Arrhythmien behandelt werden. Zur hämodynamischen Überwachung muss ein zentraler Zugang gelegt werden, die Anwendung eines Pulmonalarterienkatheters ist strittig (28).

Antibiose. Bei klinischen oder laborchemischen Zeichen einer fortgeschrittenen Ischämie müssen unverzüglich Antibiotika (z. B. ein Cephalosporin der dritten Generation in Kombination mit Metronidazol) appliziert werden. Potenzielle vasokonstriktorische Medikamente (Digitalis!) sollten vermieden werden, das Gleiche gilt für Katecholamine.

Angiographie und Papaverin. Bei hypotensiven, hypovolämischen und im Schock befindlichen Patienten liegt immer eine mesenteriale Vasokonstriktion vor. Eine Angiographie in dieser Situation ist bei begründetem Verdacht auf eine NOMI daher nur sinnvoll, wenn Allgemeinmaßnahmen nicht zu einer Besserung führen. Dann muss eine andere Form der mesenterialen Ischämie als Ursache des Schocks sicher ausgeschlossen werden (29). Die Mehrzahl der Autoren empfiehlt bei angiographischem Nachweis einer mesenterialen Ischämie eine selektive Applikation von Papaverin in die AMS über Angiographiekatheter (4, 10, 19, 23, 37). Bei Vorliegen eines embolischen oder thrombotischen Gefäßverschlusses soll dadurch die häufig gleichzeitig vorhandene mesenteriale Vasokonstriktion behandelt werden. Bei der NOMI ist diese Maßnahme auch als definitive Therapiemöglichkeit anzusehen, wenn noch keine Nekrosen aufgetreten sind (28). Papaverin ist ein potenter Phosphodiesterase-Inhibitor und führt über eine Erhöhung der cAMP-Konzentration zu einer Vasodilatation. Die Dosierung liegt bei 30 – 60 mg/h (Applikation über eine Infusionspumpe).

Heparin darf wegen Inkompatibilität mit Papaverin nicht im gleichen System gegeben werden. Bei ausgeprägter Hypovolämie und Hypotonie ist Papaverin kontraindiziert. Während der Infusion muss eine kontinuierliche Überwachung von Blutdruck, Herzfrequenz und Herzrhythmus gewährleistet sein.

Bei korrekter Lage des Infusionskatheters in der AMS kommt es allerdings nur selten zu systemischen Blutdruckabfällen, da Papaverin während der ersten Leberpassage zu über 90% abgebaut wird. Beim plötzlichen Blutdruckabfall sollte die Infusion sofort gestoppt und die korrekte Lage des Angiographiekatheters überprüft werden. Eine seltenere Ursache einer akuten Hypotension ist eine Leberinsuffizienz mit inadäquater Clearance (28).

→ **Lokale Thrombolyse.** In jüngerer Zeit wird empfohlen, bei akuter Mesenterialarterienokklusion eine lokale Thrombolyse durchzuführen. Eine kürzliche Zusammenfassung von 20 Fallberichten und 7 kleinen Patientenserien, betreffend 48 Patienten mit akutem AMS-thromboembolischem Verschluss, ergab bei 43 Patienten eine Wiedereröffnung, bei 30 Patienten war keine weitere chirurgische Maßnahme erforderlich. 43 der 48 Patienten überlebten. Der beste Indikator eines Erfolges war ein rascher Rückgang der abdominellen Schmerzen (39). Nach wie vor besteht keine breite Erfahrung mit diesem Verfahren, so dass es als experimentell betrachtet werden muss (25). Die angewandten Substanzen entsprechen denen, die auch bei Verschlüssen anderer Gefäßsysteme benutzt werden. Andere Autoren raten von einer interventionellen lokalen Lyse ab, da schwere diffuse Mukosablutungen auftreten können (20).

Nach wie vor ist bei der Mesenterialarterienembolie und -thrombose nach Stabilisierung des Patienten die rasche operative Gefäßdesobliteration die Therapie der Wahl.

→ **Operatives Vorgehen.** Nach einer medianen Oberbauchlaparotomie wird zunächst das Intestinum beurteilt. Bei der Embolie ist das proximale Jejunum in der Regel unauffällig, die betroffenen Darmanteile können den gesamten übrigen Dünndarm und den Dickdarm bis ins Colon transversum einschließen. Wenn ein Embolus in der AMS angenommen wird, wird die Eröffnung der AMS im Mesenterium durchgeführt, nachdem der Patient systemisch heparinisiert wurde. Die Arteriotomie sollte proximal der A. colica media erfolgen. Nach erfolgreicher proximaler und distaler Embolektomie werden 30 min Reperfusion abgewartet, bevor eine Darmresektion durchgeführt wird.

→ **Beurteilung der Darmvitalität.** Vor der Darmresektion ist eine gründliche intraoperative Klärung der Darmvitalität nötig, um das Resektionsausmaß zu minimieren (16). Eine „Second-Look-Operation" kann 12 – 24 h später durchgeführt werden, um Regionen fraglicher Vitalität zu inspizieren. Dies hilft bei der Reduktion des initialen Resektionsausmaßes. Neuere Daten (21) lassen aber annehmen, dass eine „Second-Look-Operation" nicht in allen Fällen hilfreich oder erforderlich ist.

Wenn der gesamte Dünndarm gangränös ist, ist eine mehr oder weniger komplette Enterektomie mit konsekutiver lebenslanger intravenöser Ernährung gelegentlich die einzige Option, die dann aber mit den ansonsten vorliegenden Erkrankungen abgewogen werden muss.

Ist die Darmvitalität und Reperfusion nicht ausreichend beurteilbar, sollte keine die Kontinuität wieder herstellende Anastomose erfolgen, sondern zunächst ein Splitstoma angelegt werden, das eine Beurteilung der Durchblutung der beiden herausgeleiteten Darmenden erlaubt. Weitere operative Eingriffe werden dann von der Vitalität der Splitstomata abhängig gemacht.

Nichtokklusive mesenteriale Ischämie

→ **Mesenteriale Vasokonstriktion.** Bei einer NOMI besteht das Hauptproblem in der mesenterialen Vasokonstriktion, die nicht operativ korrigiert werden kann. Eine operative Exploration bei Patienten mit NOMI ist daher nur dann zweckmäßig, wenn die Patienten Zeichen einer Peritonitis aufweisen (28). Entsprechend den oben dargestellten pathophysiologischen Prinzipien besteht die frühe Behandlung in der Korrektur prädisponierender und präzipitierender Faktoren und einer effektiven Behandlung der mesenterialen Vasokonstriktion. Die oben genannten allgemeinen Behandlungsmaßnahmen sind daher in diesem Fall von besonderer Bedeutung (6, 19, 23).

→ **Papaverin und Prostagladin E1.** Die weitere Therapie erfolgt pharmakologisch mit Hilfe der selektiven Infusion von Papaverin (0,7 mg/kg KG/h), anschließend oder alternativ kann Prostagladin E1 (Bolus 20 μg, dann 0,3 – 2,5 μg/h Dauerinfusion) in die AMS infundiert werden. Die Angiographie muss nach 30 min wiederholt werden, um die Beseitigung der Vasokonstriktion zu dokumentieren. Im Erfolgsfall wird die Papaverin-Infusion für 24 h fortgesetzt und eine erneute Angiographie nach 30-minütigem Ersetzen der Papaverin-Infusion durch Kochsalz zur Definition des weiteren Vorgehens durchgeführt. Entsprechende Behandlungszyklen mit diesem Verfahren über bis zu 5 Tagen sind beschrieben, natürlich aber auch nicht durch Studien evaluiert. Ein Effekt der lokalen Pharmakotherapie kann durch extremen Gefäßspasmus und ausgedehnte Kollateralisierung ausbleiben.

Operatives Vorgehen bei Peritonitis. Wenn sich Zeichen einer Peritonitis entwickeln oder sich unter der Infusion nicht zurückbilden, muss eine chirurgische Exploration erfolgen. Die Papaverin-Infusion wird während und nach der Operation fortgesetzt. Eine Peritoneallavage mit warmer Kochsalzlösung (37 °C) kann die Vasokonstriktion ebenfalls reduzieren. Offensichtlich nekrotischer Darm wird reseziert; wenn die Operationsränder eindeutig vital sind, kann eine primäre Anastomose versucht werden. In allen anderen Fällen ist eine Exteriorisierung mit Anlage eines Splitstomas zur Beurteilung der Vitalität im weiteren Verlauf angezeigt.

„Second-Look-Operation". Die Entscheidung für eine „Second-Look-Operation" resultiert aus der fraglichen Vitalität während der initialen Operation.

Das Zurücklassen fraglich vitalen Darmes kann ein späteres Kurzdarmsyndrom vermeiden, da der Darm häufig unter den supportiven Maßnahmen revitalisiert wird und bei der zweiten Operation vitale und nichtvitale Segmente eindeutiger identifiziert werden können.

Als Zeitpunkt der Reoperation können 12, 24 oder 36 h festgelegt werden, bei Problemfällen erleichtert das Splitstoma die Entscheidung. Mit Hilfe dieses Konzeptes wurde beispielhaft eine Überlebensrate von 54% bei 26 Patienten erzielt, die damit eine deutliche Verbesserung gegenüber früheren Daten darstellt. Keiner der Überlebenden hat mehr als 1,2 m Dünndarm verloren (19).

Mesenterialvenenthrombose

Antikoagulation und Antibiose. Bei der akuten Mesenterialvenenthrombose ist in der Regel eine unverzügliche Antikoagulation notwendig. Wenn keine Peritonitis und keine Zeichen der Darmnekrose erkennbar sind, kann sich das weitere Vorgehen auf Antikoagulation beschränken. Diese muss in der Regel lebenslang weiter geführt werden. Wie bei der arteriellen Ischämie sind Antibiotika indiziert.

Thrombolytische Therapie. Eine thrombolytische Therapie bei akuter Mesenterialvenen- bzw. Pfortaderthrombose kann auf 3 Wegen durchgeführt werden: systemisch, regional oder portal regional (5). Die systemische Thrombolyse birgt die Gefahr der generalisierten Blutungsneigung. Die regionale Thrombolyse kann im Rahmen der Operation ermöglicht werden, indem über eine Mesenterialvene ein Katheter in die V. mesenterica oder die Pfortader eingelegt wird. Dies kann durch einen transjugulär-transhepatisch-intraportal gelegten Katheter ebenfalls erreicht werden (12, 14).

Operative Thrombektomie. Die operative Thrombektomie bei Pfortaderthrombose mit regionaler Thrombolyse wird vereinzelt beschrieben. Der operative Zugang hat durch das interventionelle Verfahren der TIPS-Katheterplatzierung an Bedeutung verloren.

Chronische mesenteriale Ischämie

Im Gegensatz zur akuten mesenterialen Ischämie spielt bei der chronischen Form der Faktor Zeit bei Diagnose und Therapie nur eine untergeordnete Rolle. Ziel der Therapie ist die Wiederherstellung des mesenterialen Blutflusses und damit die Beseitigung intestinaler Symptome sowie die Prophylaxe eines Mesenterialinfarkts.

Viele Patienten haben vor Diagnosestellung bereits erheblich an Gewicht verloren und befinden sich in einem reduzierten Allgemeinzustand. Präoperativ sollte auf eine ausreichende Hydrierung, ggf. auf eine intravenöse Ernährung geachtet werden.

Für den Therapieerfolg ist eine möglichst vollständige mesenteriale Revaskularisation entscheidend. Als chirurgische Methoden der Wahl gelten ein antegrader aortomesenterialer Bypass oder die transaortale mesenteriale Endarteriektomie.

Angioplastie. Die perkutane transluminale Angioplastie der AMS weist technisch Erfolgsraten von 79 – 100% auf, der klinische Erfolg variiert zwischen 63 und 100%. Die Fallzahlen der vorliegenden Untersuchungen sind allerdings mit 2 – 23 sehr klein. Die Rezidivraten liegen bei 0 – 67%, die Nachbeobachtungszeit schwankt ebenfalls weit mit 7 – 27 Monaten (7).

Antibiose. Eine längerfristige Antibiotikatherapie zur Verhinderung einer bakteriellen Translokation ist wiederholt empfohlen worden. Bislang liegen keine klinischen Daten zur Effizienz einer solchen Maßnahme vor, die sich nur auf experimentelle Studien stützt.

Prävention

Mesenterialarterienembolie und -thrombose. Eine Prävention der Mesenterialarterienembolie besteht in der Rhythmisierung der Herzaktion oder in einer konsequenten Antikoagulation bei Patienten mit persistierender absoluter Arrhythmie. Eine Prävention der mesenterialen Arterienthrombose kann mit Acetylsalicylsäure ähnlich wie in anderen Gefäßstromgebieten erfolgen. Hier ist allerdings auf Störungen der Nierenfunktion bei diesen Patienten zu achten.

NOMI. Eine Prävention der NOMI erfordert eine adäquate Volumentherapie in der Intensivmedizin, das Vermeiden von potenziell im Splanchnikusgebiet vasokonstriktorischen Medikamenten, wenn irgend möglich, und eine optimale Oxygenierung der Intensivpatienten. Bei besonderen Risikopatienten kann eine thorakale Periduralanästhesie (TH5 – TH11) oder Sympathikolyse eingesetzt werden. Eine Transfusion bei einer Hämoglobinkonzentration von unter 7 mg/dl wird empfohlen. Dobutamin (1 – 5 µg/kg KG/min) kann den mesenterialen Blutfluss verbessern, wenn eine Volumentherapie nicht erfolgreich ist (23).

⇢ **Mesenterialvenenthrombose.** Eine Prävention der Mesenterialvenenthrombose besteht in der Antikoagulation bei Patienten mit Thrombophilie, beispielsweise nach Splenektomie, bei essenzieller Thrombozythämie, angeborenen plasmatischen Veränderungen wie dem AT-III-Mangel und vielen anderen (Tab. 6.**51**).

⇢ **Chronische mesenteriale Ischämie.** Präventive Maßnahmen hinsichtlich der chronischen mesenterialen Ischämie entsprechen denen der Arteriosklerose im Allgemeinen.

Fazit

⇢ **Schnelle Diagnose.** Eine retrospektive Serie von 57 Patienten mit akuter mesenterialer Ischämie in einem schottischen Lehrkrankenhaus zeigte, dass nur 32% der Patienten vor Operation oder Tod eine korrekte Diagnose erfuhren (30). Das Überleben lag mit 19% erschreckend niedrig, die Mortalität war verglichen mit Patienten der vorangegangenen 12 Jahre unverändert. Der entscheidende Weg zu einem besseren Überleben ist eine schnelle Diagnose.

Je kürzer das Intervall zwischen ersten Symptomen und Behandlung ist, umso besser ist das Ergebnis. Lediglich bei einem Operationsbeginn innerhalb von 12 h ist bei Patienten mit embolischem Verschluss mit einer hohen Überlebensrate zu rechnen (17).

⇢ **Entscheidung zur Angiographie.** Der in den Anfangsstadien der mesenterialen Ischämie häufig noch weitgehend blande klinische Untersuchungsbefund kann den erstuntersuchenden Arzt in falsche Sicherheit wiegen. Darüber hinaus besteht bei den häufig multimorbiden Patienten, insbesondere bei NOMI, eine gewisse Hemmschwelle, sie einer invasiven Diagnostik zuzuführen. Es kann jedoch nur immer wieder betont werden, dass bloßes Abwarten und Kontrollieren in aller Regel gleichbedeutend mit dem Tod des Patienten ist. Angesichts des Fehlens einfacher und spezifischer Untersuchungsverfahren muss der Kliniker anhand der vorhandenen oft widersprüchlichen Informationen die Entscheidung treffen, ob er zur Sicherung (oder zum Ausschluss) einer mesenterialen Ischämie eine Angiographie durchführen lässt oder nicht. Tab. 6.**58** fasst die klinischen Kriterien, die Diagnoseverfahren und die Therapie der akuten mesenterialen Ischämie und der Mesenterialvenenthrombose zusammen.

Die im „Fazit für die Praxis" genannten 7 Grundsätze sollten als Entscheidungshilfe verstanden werden.

Tabelle 6.58 Klinische Kriterien und Vorgehen bei den verschiedenen Formen der akuten mesenterialen Durchblutungsstörung

	Prädisposition	Leitsymptom	Definitive Diagnosestellung	Therapie
Mesenterialarterienembolie	Herzrhythmusstörungen Z.n. Myokardinfarkt Aortenaneurysma	plötzlich auftretende heftige Bauchschmerzen	Angiographie, (Computertomographie)	Embolektomie; Resektion von infarziertem Darm
Mesenterialarterienthrombose	generalisierte Arteriosklerose	allmählich zunehmende Bauchschmerzen	Angiographie, Computertomographie	operative Revaskularisation; Resektion von infarziertem Darm
Nichtokklusive Darmischämie	Linksherzinsuffizienz ausgeprägte Hypotonie, Hypovolämie, Anämie, vasokonstriktorische Medikation	allmählich zunehmende Bauchschmerzen, aufgetriebenes Abdomen	Angiographie	Papaverin; Resektion von infarziertem Darm
Mesenterialvenenthrombose	Hyperkoagulabilität portale Hypertonie entzündliche intraabdominelle Erkrankungen postoperativ	allmählich zunehmende Bauchschmerzen, Übelkeit, Erbrechen	Duplexsonographie, Computertomographie, (Angiographie)	Darmresektion + Heparin; evtl. Thrombektomie in Einzelfällen nur Heparin oder Thrombolyse

FAZIT FÜR DIE PRAXIS

- Ähnlich wie beim Myokardinfarkt gibt es auch für den Mesenterialinfarkt ein bestimmtes Risikoprofil, das das Vorliegen einer mesenterialen Ischämie wahrscheinlich macht.
- Typisch für das Frühstadium der akuten mesenterialen Ischämie ist ein Missverhältnis zwischen der erheblichen Beschwerdeangabe des Patienten und dem relativ unauffälligen abdominellen Untersuchungsbefund. Bei akuten, heftigen, anderweitig nicht erklärbaren Bauchschmerzen muss immer auch an eine mesenteriale Ischämie gedacht werden.
- Pathologische Laborwerte wie eine sonst nicht zu erklärende Leukozytose, eine metabolische Azidose oder ein erhöhter Lactatwert können als Hinweis auf eine mesenteriale Ischämie, insbesondere bei Intensivpatienten, gedeutet und als Argument für eine angiographische Klärung verwendet werden. Das Fehlen dieser Parameter schließt eine mesenteriale Ischämie niemals aus.
- Die Angiographie als invasive Untersuchung kann zu Komplikationen führen, diese sind aber selten. Bei Patienten, bei denen eine mesenteriale Ischämie möglich erscheint, überwiegt der Nutzen einer frühen Angiographie deutlich die damit verbundenen Risiken. Zu rechtfertigen sind nicht die Angiographien, die veranlasst, sondern die, die unterlassen wurden.
- Bei begründetem Verdacht auf eine akute mesenteriale Ischämie sollten vor der Angiographie zunächst orientierend und möglichst zügig andere in Frage kommende Erkrankungen ausgeschlossen werden. Hier kann die Computertomographie eine wichtige Rolle spielen.
- Bei arteriellen Verschlüssen steht die Thrombektomie bzw. Embolektomie im Vordergrund gefolgt von der Antikoagulation. Bei venösen Thrombosen kann eine lokale Antikoagulation und Lyse durchgeführt werden, unterschiedliche Zugangswege sind möglich.
- Der wesentliche Grund für die häufige Verkennung der chronischen mesenterialen Ischämie ist die Tatsache, dass die oft uncharakteristischen und vieldeutigen Symptome in die Irre führen. Eine abgestufte geplante Diagnostik ist – sofern die Diagnose in Betracht gezogen wird – möglich; die Duplexsonographie und die MR-Angiographie sollten die Diagnose in Zukunft erleichtern.

6.12 Morbus Crohn

K. Herrlinger, E. F. Stange, F. Fischer, H.-P. Bruch

EDITORIAL **Derzeit erfolgt ein Paradigmenwechsel in den Hypothesen zur Ätiopathogenese des Morbus Crohn: Die „Dysregulation" des mukosalen Immunsystems wird inzwischen eher als adäquate Reaktion auf eine verstärkte bakterielle Invasion bei defekter chemischer Mukosabarriere (Defensindefekt) angesehen. Trotz verfeinerter Diagnostik beruhen Therapieentscheidungen meist mehr auf der klinischen Situation als auf Endoskopiebefund oder Laborwerten. Die Therapie muss leitliniengerecht, aber gleichzeitig individuell auf den Patienten und seine jeweilige klinische Situation abgestimmt sein. Typische Therapiefehler sind Langzeitbehandlung mit Steroiden und fehlende Immunsuppression. Trotz neuer Möglichkeiten mit „biologischen" Therapeutika wie Infliximab sind die Langzeitergebnisse unbefriedigend.**

Mit hoher Wahrscheinlichkeit müssen sich Patienten mit Morbus Crohn im Laufe der Erkrankung einem operativen Eingriff unterziehen. Die meisten Eingriffe werden elektiv bei Komplikationen oder Versagen der konservativen Therapie und nur wenige Operationen in der Notfallsituation durchgeführt. Dem Erhalt der Funktion und des funktionierenden Gewebes unter Hinblick auf Re-Eingriffe kommt eine große Bedeutung zu. Die minimal invasive Chirurgie bietet diesbezügliche Vorteile. Eine abschließende Wertung dieser Technik ist derzeit allerdings noch nicht möglich.

Definition und Klassifikation

K. Herrlinger, E. F. Stange

Der Morbus Crohn ist eine chronisch entzündliche Darmerkrankung, die prinzipiell den gesamten Gastrointestinaltrakt befallen kann, typischerweise aber Ileozäkalregion und Kolon. Charakteristische extraintraintestinale Manifestationen sind Arthritis, Sakroileitis, Uveitis und primär sklerosierende Cholangitis sowie Hauterkrankungen wie Erythema nodosum und Pyoderma gangraenosum (1).

Wiener Klassifikation. Die kürzlich in Montreal modifizierte Wiener Klassifikation (2) unterscheidet nach Alter bei Diagnose, Lokalisation und Krankheitsverhalten (Tab. 6.**59**). Das Alter bei Diagnose hat Einfluss auf die Krankheitslokalisation (häufiger Kolonbefall bei Kindern unter 8 Jahren, aber meist Dünndarmbefall bei älteren Kindern im Vergleich zu Erwachsenen), oft findet sich bei Kindern und Jugendlichen eine positive Familienanamnese. Die Lokalisation hat ihrerseits Einfluss auf die Symptomatik und die geeignete Medikation. Die Lokalisation ist im Verlauf bemerkenswert stabil, während das dritte Kriterium Krankheitsverhalten im Verlauf wechseln kann: Meist beginnt die Erkrankung inflammatorisch und wird dann zunehmend strikturierend, penetrierend oder beides.

Epidemiologie und Risikofaktoren

Epidemiologie

Zahlreiche populationsbasierte epidemiologische Untersuchungen belegen eine sehr variable Häufigkeit des Morbus Crohn im Verlauf der letzten Jahrzehnte und in unterschiedlichen Ländern (3, 4). Die jährliche Inzidenz liegt zwischen 1,6 (Portugal) und 14,6 (Kanada) pro 100.000, die Prävalenz bei 10 – 199 pro 100.000 Einwohner. Letzteres entspricht somit einer relativen Häufigkeit des Morbus Crohn in der Bevölkerung von 1/500. Trotz möglicherweise lokal unterschiedlicher diagnostischer Kriterien besteht sicher ein ausgeprägtes Nord-Süd-Gefälle mit besonders hoher Prävalenz in den skandinavischen Ländern und Kanada. In diesen Ländern scheint es nach einem Anstieg bis in die 80er Jahre zu einem Plateau gekommen zu sein, während in südlichen Ländern noch ein weiterer Anstieg zu verzeichnen ist. Besonders ausgeprägt ist dieser Anstieg bei Kindern.

Obwohl das Erstmanifestationsalter des Morbus Crohn meist am Ende der 2. und in der 3. Lebensdekade liegt, kann die Erkrankung bis ins hohe Alter auftreten. Mit einem Geschlechterverhältnis von 1,3 ist die Erkrankung etwas häufiger bei Frauen. Demographisch besteht eine positive Assoziation zu höherem sozialem Status, d. h. höherem Einkommen und kleineren Familien. Bei ethnisch gemischten Nationen findet sich der Morbus Crohn im Vergleich zur farbigen oder asiatischen gehäuft in der weißen Bevölkerung, wobei sich hier in letzter Zeit die Ethnien eher angleichen.

Umweltfaktoren

Rauchen. Im Gegensatz zur Colitis ulcerosa, bei der Rauchen eher protektiv wirkt, besteht beim Morbus Crohn eine klare Evidenz für eine Erhöhung des Krankheitsrisikos durch Nikotinabusus (5). Dieses relative Risiko liegt bei Rauchern bei einem Faktor 2,0. Gleichzeitig verdoppelt sich bei Crohn-Patienten das Risiko eines Rezidivs sowie der Notwendigkeit einer immunsuppressiven Therapie und einer Operation. Bei Ex-Rauchern normalisiert sich der Verlauf auf das Niveau von Nichtrauchern.

Insgesamt ist Rauchen der einzige sicher etablierte und behandelbare Risikofaktor für Auftreten und Verlauf dieser Erkrankung.

Umstrittene Umweltfaktoren. Demgegenüber ist die hormonelle Antikonzeption zwar in mehreren Fall-Kon-

Tabelle 6.59 Montreal-Klassifikation des Morbus Crohn

Alter bei Diagnose	
A1 16 Jahre oder jünger	
A2 17 – 40 Jahre	
A3 über 40 Jahre	
Lokalisation	**+ oberer Gastrointestinaltrakt (L4)**
L1 terminales Ileum	L1 + L4 terminales Ileum und oberer Gastrointestinaltrakt
L2 Kolon	L2 + L4 Kolon und oberer Gastrointestinaltrakt
L3 Ileokolon	L3 + L4 Ileokolon und oberer Gastrointestinaltrakt
L4 oberer Gastrointestinaltrakt	– nur oberer Gastrointestinaltrakt
Verhalten	**+ perianale Erkrankung (p)**
B1 nicht strikturierend oder penetrierend	B1p nicht strikturierend/penetrierend und perianal
B2 strikturierend	B2p strikturierend und perianal
B3 penetrierend	B3p penetrierend und perianal

troll-Studien als Risikofaktor gefunden worden, negative Kohortenstudien lassen aber an diesem Zusammenhang zweifeln.

Weitere umstrittene Umweltfaktoren sind gute hygienische Verhältnisse in der Kindheit, die in England (nicht aber in Frankreich) positiv mit Morbus Crohn assoziiert sind (6). In Diskussion, aber noch unklar ist auch die Rolle der Kühlkette bei Nahrungsmitteln, von Nahrungsinhaltsstoffen oder der Länge der Stillperiode. Insbesondere die Rolle von Diätbestandteilen wie Kohlenhydrate (raffinierte Zucker), Margarine oder Weizen- und Milchprodukte wurde intensiv diskutiert, ohne dass eine kausale Relevanz belegt werden konnte. Ebenso konnte ein „Clustering", d.h. eine zeitliche oder lokale Häufung nach Geburtszeitraum oder Lokalität des Aufenthalts von Crohn-Patienten, nie gesichert werden. Bisher konnte keine Infektion als kausal für den Morbus Crohn gesichert werden; auffälligerweise werden allerdings bei späteren Crohn-Patienten bereits vor Ausbruch der Erkrankung häufig Antibiotika eingesetzt (7), möglicherweise wegen einer gesteigerten Infektionsneigung (s. unten). Schließlich wurden nichtsteroidale Antirheumatika bisweilen als Auslöser angeschuldigt, hier spricht die Evidenz aber eher für die Verschlimmerung einer bereits – eventuell subklinisch – bestehenden Erkrankung.

Morbus Crohn und Psyche. Lange Zeit wurde der Morbus Crohn als eine psychosomatische Erkrankung angesehen. Dies ist in Anbetracht der oft schweren Beeinträchtigung von Selbstwertgefühl und Lebensqualität nicht verwunderlich. Nach heutiger Auffassung besteht ein Zusammenhang mit Depression, Ängstlichkeit, passiver Abhängigkeit sowie Unreife im Sinne sekundärer Krankheitsfolgen, oft als Anpassungsstörung mit inadäquatem Coping. Einen sicheren Hinweis auf einen primären psychologischen Defekt gibt es nicht, obwohl stressvolle Ereignisse oft als Auslöser für einen Schub erfahren werden.

Genetik

Zusätzlich zu Umweltfaktoren spielt sicher auch die Genetik eine bedeutsame, wenn auch im Vergleich zu Umweltfaktoren eher untergeordnete Rolle. Dies ergibt sich aus der Konkordanz des parallelen Auftretens eines Morbus Crohn bei monozygoten, d. h. genetisch identischen, Zwillingen, die bei 20–50% liegt (8). Demgegenüber liegt sie bei dizygoten Zwillingen nur bei 4–7%. In der gleichen Größenordnung liegt das Risiko bei Geschwistern (5 –7%) und bei Eltern (2–5%), somit deutlich über dem Risiko der Gesamtbevölkerung. Die Vererbung der chronisch entzündlichen Darmerkrankungen ist komplex und erfolgt nicht nach Mendel-Gesetzen, sondern beruht auf multiplen Suszeptibilitätsloci, genetischer Heterogenität und inkompletter Penetranz bei wesentlichen Umwelteinflüssen.

Polymorphismen im NOD2-Gen

Der Zusammenhang von HLA-Genen wie HLA-DR7 oder DRB3*0301 mit Morbus Crohn ist bei einer Odds-Ratio von maximal 2,2 begrenzt. Ähnliches gilt für andere Kandidatengene wie TNF-α oder Interleukin-1-Rezeptorantagonist. Wesentliche Fortschritte erbrachte demgegenüber die systematische Suche nach Polymorphismen im Genom. Mittels Mikrosatelliten-Screening wurden die Suszeptibilitätsloci IBD 1–7 für entzündliche Darmerkrankungen gefunden und teilweise repliziert. Der wichtigste Locus IBD1 kodiert das Gen NOD2 oder CARD15, für das eindeutig eine Assoziation mit Morbus Crohn gesichert werden konnte (9, 10). NOD2 ist ein intrazellulärer Rezeptor für eine Komponente der Bakterienmembran, Muramyldipeptid. Nach Aufnahme und Bindung dieses Liganden wird in Makrophagen und anderen Zellen mit NOD2-Expression, wie z B. den Paneth-Zellen im Dünndarm, eine proinflammatorische und antibakterielle Signaltransduktion gestartet. In diesem Rezeptor NOD2 wurden bei Morbus Crohn, seltener auch bei der Colitis ulcerosa oder Gesunden, mehrere Mutationen gefunden, die überwiegend zu einem Funktionsdefekt führen. Die Assoziation dieser Mutationen vor allem mit dem Morbus Crohn des Dünndarms wurde erklärt mit einem Funktionsdefekt der dortigen Paneth-Zellen bei der Produktion antibakterieller Peptide, sog. Defensine (11). Drei Single Nucleotide Polymorphisms (SNP) im NOD2-Gen (Arg702Trp, Gly908Arg und die Frameshift-Mutation Leu1007fsinsC) sind von besonderer Bedeutung, da sie beim Heterozygoten zu einem um den Faktor 3 erhöhten Risiko eines Morbus Crohn führen, bei Homozygoten sogar um den Faktor 38–44. Dies ist somit der wichtigste genetische Faktor für diese Erkrankung, obwohl Mutationen nur bei etwa 30% der Patienten vorkommen.

Weitere wichtige bei dieser systematischen genomweiten Suche identifizierte Krankheitsgene sind das OCT, ein Kationentransporter mit unklarer pathogenetischer Rolle sowie möglicherweise ein weiteres Protein, DLG5, dessen Assoziation mit Morbus Crohn allerdings umstritten ist.

Pathophysiologie und Pathologie

Die Ätiopathogenese der chronisch entzündlichen Darmerkrankungen ist trotz langjähriger intensiver Forschungsarbeit weiterhin ungeklärt. Unbestritten ist, dass die Immunreaktion polyklonal gegen die normale bakterielle Darmflora gerichtet ist, unklar bleibt die Ursache für diese Fehlreaktion. Einerseits würde ein primärer Defekt der Epithelbarriere viele der beobachteten Phänomene erklären, andererseits ist auch eine Dysregulation des mukosalen Immunsystems oder auch eine spezifische Infektion möglich.

Luminale Bakterien und antibakterielle Schleimhautbarriere

Veränderte bakterielle Darmflora. Die Ursache chronisch entzündlicher Darmerkrankungen in einer bisher unentdeckten Infektionskrankheit zu sehen, war schon seit jeher eine interessante Hypothese. Mycobacterium paratuberculosis ist beispielsweise bei Patienten mit Morbus Crohn häufiger nachweisbar als in den Kontrollgruppen und somit eventuell pathogenetisch bedeutsam (12). Auch von Listerien und von spezifischen schleimhautadhärenten E.-coli-Stämmen (13) wurde berichtet, ebenso konnten bisweilen Masernviren aus der Darmschleimhaut Morbus-Crohn-Kranker isoliert werden. Die Mukosa bei Patienten mit Morbus Crohn scheint somit eine Vielzahl ungewöhnlicher und potenziell pathogener Keime zu beherbergen.

Abwehrdefekt des Epithels. Der Morbus Crohn befällt bevorzugt das Ileozäkum und den Dickdarm, also Regionen mit hoher Bakteriendichte. Der proximale Dünndarm und der Magen, welche durch eine geringe Bakteriendichte gekennzeichnet sind, zeigen hingegen selten einen Befall. Die Fäzes mit ihren hohen Bakterienkonzentrationen waren bereits früh als krank machendes Agens betrachtet worden. Bekräftigt wurde diese Hypothese durch die Auslösung Crohn-typischer Läsionen durch Instillation von Dünndarminhalt in den abführenden Schenkel eines Ileostomas. Besonders eindrucksvoll ist die hochgradige Kontamination der Darmschleimhaut bei Patienten mit Morbus Crohn durch epithelial-adhärente und teilweise auch invasive Bakterien, wohingegen gesunde Mukosa weitgehend „steril" ist (14). Dies könnte auf einem defekten Abwehrsystem des Epithels beruhen.

Sog. Defensine, antimikrobiell wirksame Peptide, sorgen normalerweise als endogene Antibiotika für die Abtötung von Darmbakterien. Bei Morbus Crohn des terminalen Ileums sind die dort gebildeten α-Defensine vermindert, bei Kolonbefall steht eine mangelnde Induktion der β-Defensine im Vordergrund (15).

Entzündungsreaktion. Die Immunantwort ist dementsprechend weniger gegen spezifische pathogene Bakterien als gegen eine Vielzahl luminaler Bakterien gerichtet; diese sind letztendlich wohl auch für die Entzündungsreaktion verantwortlich. Ein primärer Defekt in der lokalen angeborenen Abwehr, welche üblicherweise die Mukosa vor unzähligen Mikroorganismen schützt und über Defensine vermittelt wird, könnte durch die langsame Translokation von luminalen Bakterien die für den Morbus Crohn charakteristische chronische Entzündungsreaktion erklären. Die bei Morbus Crohn veränderte bakterielle Darmflora wäre ebenfalls durch Störung der Expression und/oder Funktion der antibakteriellen Abwehr erklärbar.

Immunreaktion der Mukosa und Pathologie

Die massive immunologische Reaktion der Mukosa lässt sich entweder als adäquate Abwehrreaktion auf eine langsame bakterielle Invasion auf der Basis eines Barrieredefekts oder – alternativ – als „Dysregulation" mit Verlust der Toleranz (16) des mukosalen Immunsystems erklären (Abb. 6.**53**).

Reaktionen der Immunzellen. An diesem System sind prinzipiell alle zirkulierenden und lokalen Immunzellen wie Granulozyten, Makrophagen und insbesondere T-Lymphozyten beteiligt, d.h. sowohl angeborenes wie adaptives Immunsystem interagieren in einer gemeinsamen Verteidigungsstrategie gegen Bakterien, eventuell auch Viren oder Diätantigene. Dabei kommt es insbesondere in der akuten Entzündungsreaktion zu einer raschen, durch epitheliales IL-8 und die Adhäsionsmoleküle ICAM-1 und VCAM-1 vermittelten Immigration von im peripheren Blut zirkulierenden Granulozyten und Monozyten als primäre subepitheliale Abwehr. Diese und dendritische Zellen mit ihren zwischen Epithelzellen ins Lumen ragenden Zellfortsätzen aktivieren über die Zytokine IL-1β und IL-18 wiederum die spezifische Immunreaktion durch CD4-positive T-Lymphozyten und Antikörper produzierende Plasmazellen. Ebenso zentral sind die vorwiegend durch Makrophagen freigesetzten Zytokine IL-6 und TNF-α. Auch mesenchymale Zellen wie Myofibroblasten werden aktiviert und sezernieren TGFβ. Die Freisetzung von Sauerstoffradikalen und Proteasen trägt zur Gewebsdestruktion und Ulzeration bei, ebenso wie manche Zytokine und T-Zellen zytotoxisch wirken können. Dem Morbus Crohn wird hierbei vor allem eine Th1-Reaktion zugeschrieben mit ausgeprägter lymphozytärer Freisetzung der Zytokine IL-2 und Interferon γ sowie IL-12

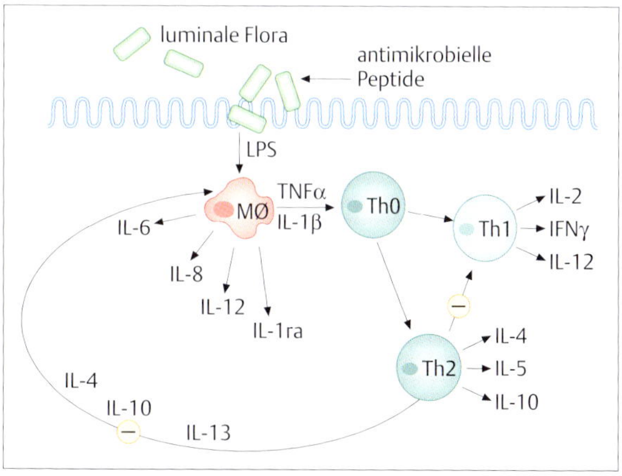

Abb. 6.53 Vereinfachte Darstellung der Mukosabarriere. Epithelzellen haben über die Sekretion von antimikrobiellen Peptiden eine primäre Abwehrfunktion. Die sekundäre Barriere wird durch Makrophagen und Lamina-propria-Lymphozyten repräsentiert. Im Normalfall besteht in der Mukosa ein Gleichgewicht pro- und antiinflammatorischer Signale.

(17). Ein zentraler proinflammatorischer Transkriptionsfaktor ist in den meisten Immunzellen NFκB sowie die STAT-Signalkaskade. Gegenläufig werden verschiedene protektive Mechanismen wie die epitheliale Proliferation zur Defektdeckung oder auch die vermehrte mesenchymale Bildung von Fibrosegewebe in Gang gesetzt, die allerdings wegen der für den Morbus Crohn typischen Stenosebildung nur eine Defektheilung darstellen. Im Extremfall kommt es nicht nur zur klassischen transmuralen Entzündung, sondern auch zu tieferen interenterischen oder enterokutanen Fisteln. Wie diese auch systemische Immunaktivierung zu extraintestinalen Manifestationen wie Arthritis oder Uveitis führt, ist bisher nicht komplett verstanden, obwohl Immunkomplexe mit Bakterienbestandteilen eine Rolle spielen dürften.

Pathologie und Histologie. Aus dieser Pathogenese ergibt sich die typische mukosale Pathologie mit – im akuten Schub – granulozytärer Infiltration und reichlich zytotoxischen T-Lymphozyten sowie aktivierten Makrophagen im Verlauf. Typisch, aber eher selten und keineswegs obligat, ist die Ausbildung von Granulomen mit epithelioiden Histiozyten, Riesenzellen und umgebenden Lymphozyten. Die als initial angesehene Läsion ist die kleine aphtoide Ulzeration. Klassisch sind ausgedehnte, meist longitudinal gerichtete tiefere Ulzerationen, nicht selten mit Pflastersteinrelief aus erhaltener Mukosa. Unabhängig von der Lokalisation ist die Entzündung meist fokal unterschiedlich ausgeprägt und im Verlauf des Intestinaltrakts diskontinuierlich (sog. „Skip Lesions").

Charakteristisch für den Morbus Crohn, im Gegensatz zur Colitis ulcerosa, ist somit nicht nur der diskontinuierliche Verlauf, sondern auch die transmurale tiefe Ausbreitung der Entzündung mit Ausbildung von Stenosen oder Fisteln bis hin zur offenen Perforation.

Klinik und Diagnose

Die Indikationsstellung für die verschiedenen Verfahren in der Diagnostik chronisch entzündlicher Darmerkrankungen hängt immer vom Zeitpunkt der Krankheitsgeschichte und der aktuellen Symptomatik ab. Besonders die Erstdiagnostik kann schwierig sein und die sichere Diagnose ist u. U. erst aus dem weiteren Krankheitsverlauf zu stellen. In der Regel reicht ein einzelnes diagnostisches Kriterium nicht aus; die sichere Diagnose eines Morbus Crohn ergibt sich vielmehr aus der Zusammenschau von Klinik, Laborbefunden und bildgebenden Verfahren.

Bei Erstmanifestation ist eine ausführliche bildgebende und endoskopische Diagnostik zu fordern, um das Befallsmuster der Erkrankung einschätzen zu können; im Verlauf richtet sich der Umfang der Diagnostik in der Regel nach der Klinik. Zur Karzinomvorsorge sollten allerdings Koloskopien unabhängig von der Krankheitsaktivität in regelmäßigen Abständen durchgeführt werden.

Klinik

Symptome. Das klinische Bild eines Morbus Crohn kann sehr unterschiedlich ausfallen. Der exakten Anamnese kommt eine tragende Rolle in der Diagnostik und Verlaufsbeurteilung zu, während die klinische Untersuchung meist wenig wegweisend ist. Typisch sind bei Morbus Crohn Diarrhöen, Bauchschmerzen und Gewichtsverlust, ggf. kommen extraintestinale Manifestationen hinzu wie das Erythema nodosum, Arthritiden oder Augenentzündungen.

Befallsmuster. Die klinische Präsentation hängt maßgeblich vom Befallsmuster des Morbus Crohn ab. Die Ausdehnung der Erkrankung ist typischerweise diskontinuierlich und kann den gesamten Gastrointestinaltrakt betreffen. Bisweilen isoliert befallen ist das terminale Ileum (30%), eine isolierte Kolitis liegt ebenfalls bei etwa einem Drittel der Patienten vor, ein weiteres Drittel weist einen kombinierten Befall von Dünn- und Dickdarm auf. Im Gegensatz zur Colitis ulcerosa ist die Präsentation mit rektalem Blutabgang eher die Ausnahme und weist dann auf einen Kolonbefall hin. Der Abdominalschmerz deutet häufig auf einen Dünndarmbefall hin, bei Stenosen hat dieser einen kolikartigen Charakter. Insbesondere der Dünndarmbefall kann für Mangelernährung und Gewichtsverlust verantwortlich sein. Bei Befall der Ileozäkalregion kann ein Konglomerattumor tastbar sein. Im Laufe ihrer Krankheitsgeschichte leiden etwa die Hälfte der Patienten an einem perianalen Befall der Erkrankung; eine typische Komplikation des Morbus Crohn ist die Ausbildung enteroenterischer und enterokutaner Fisteln sowie von Abszessen. Demgegenüber ist der proximale Befall von Ösophagus oder Magen weniger häufig, ebenso der Morbus Crohn des Duodenums.

Labor

Nachweis von Entzündung und Mangelzuständen. Die Bestimmung der Entzündungsparameter Blutsenkungsgeschwindigkeit, Blutbild und C-reaktives Protein gehört zur Routinediagnostik jeder entzündlichen Erkrankung und kann zur Einschätzung der Erkrankungsschwere beitragen. Bei schwerem Krankheitsverlauf und nach Resektionsoperationen kann ein Screening zum Ausschluss von Mangelzuständen sinnvoll sein, hier kommen vor allem Eisen, Zink und Selen in Betracht; bei Morbus Crohn mit Ileumbefall oder nach Ileozäkalresektion sollte an die Bestimmung von Vitamin B_{12} gedacht werden.

Autoantikörper. Die Differenzierung der beiden Krankheitsentitäten Morbus Crohn und Colitis ulcerosa kann manchmal schwierig sein. Eine wertvolle Hilfestellung insbesondere bei Erstmanifestation können dabei bestimmte Autoantikörper leisten. Hier haben sich vor allem Antikörper gegen Saccaromyces cervisiae (ASCA) für den Morbus Crohn und perinukleäre anti-neutrophilen zytoplasmatische Antikörper (p-ANCA) für die Colitis ulcerosa als hilfreich erwiesen. Bei kombinierter Verwendung beider Autoantikörper ist eine Spezifität bis zu 97% zu erreichen (18). Die niedrige Sensitivität beider Autoantikörper macht sie allerdings als Sreening-Instrumente unbrauchbar.

Calprotectin. Fäkales Calprotectin, ein calciumbindendes Protein aus neutrophilen Granulozyten, kann verlässlich eine intestinale Entzündung nachweisen und als zusätzlicher Marker für die Krankheitsaktivität chronisch entzündlicher Darmerkrankungen und insbesondere in der Abgrenzung des Reizdarmsyndroms hilfreich sein (19). Calprotectin, wie auch die routinemäßig eingesetzten serologischen Entzündungsparameter, können allerdings die Ursache der Inflammation nicht differenzieren, dies kann in der Differenzialdiagnostik zur infektiösen Diarrhö zu Problemen führen. Hilfreich kann hier auch der Serummarker Procalcitonin sein, dessen Erhöhung eine infektiöse Genese anzeigt (20).

Bei der Erstdiagnostik, aber auch zur Differenzialdiagnostik bei jedem akuten Schub sollten zum Ausschluss einer infektiösen Genese Stuhlkulturen angelegt werden.

Bildgebende Verfahren

Sonographie. Als nichtinvasives bildgebendes Verfahren hat der Ultraschall einen hohen Stellenwert in der Diagnostik, insbesondere bei akutem Schub sowie zur Verlaufskontrolle. Entzündliche Darmwandverdickungen, Pendelperistaltik bei Subileus und intraabdominelle Abszesse können detektiert werden, allerdings ist die Methode naturgemäß sehr untersucherabhängig und ein unauffälliger Ultraschall schließt pathologische Befunde nicht aus.

Kontrastmitteldarstellung nach Sellink. In der Dünndarmdiagnostik ist die Kontrastmitteldarstellung nach Sellink der Goldstandard (Abb. 6.**54**). Insbesondere bei Erstmanifestation sollte eine entsprechende Diagnostik zur Klassifikation der Erkrankung erfolgen, im weiteren Krankheitsverlauf ist sie nur bei entsprechender Klinik indiziert. Sie kann – vor allem durch die dynamische Darstellung der Peristaltik – Strikturen und Stenosen identifizieren. Zur Vermeidung der Strahlenexposition, insbesondere bei Frauen im gebärfähigen Alter, bietet die Magnetresonanztomographie mit Enteroklysma dem erfahrenen Untersucher die bessere Alternative.

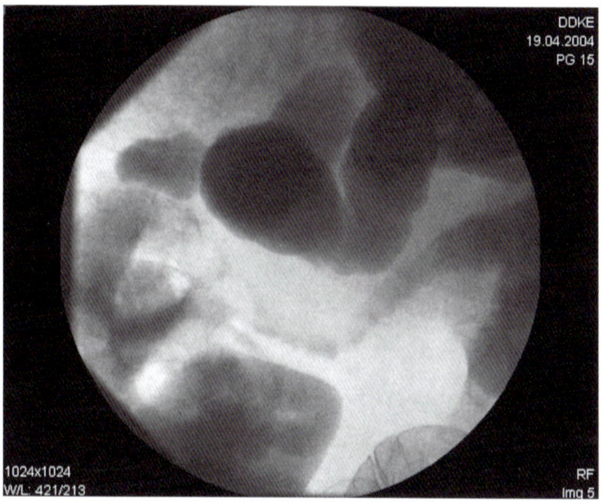

Abb. 6.54 Dünndarmkontrastmitteldarstellung nach Sellink: langstreckige Dünndarmstenose bei Morbus Crohn.

CT und MRT. Computertomographie und Magnetresonanztomographie dienen der Diagnostik von Fisteln und Abszessen. Eine Indikation zur routinemäßigen Durchführung besteht nicht, vor allem beim schweren und therapierefraktären Verlauf sollte jedoch immer auch an die Ausbildung von Abszessen gedacht werden.

Zur Diagnostik von perianalen Prozessen und bei klinischem Verdacht auf Fistelbildung im rektalen Bereich ist die Magnetresonanztomographie des Beckenbodens die diagnostische Methode der Wahl.

Endoskopie

Die Endoskopie stellt die zentrale Untersuchungsmethode in der Diagnostik chronisch entzündlicher Darmerkrankungen dar (Abb. 6.**55**). Sie gibt Aufschluss über Befallsmuster und Schwere der Entzündung und macht in der Regel die Differenzierung beider Krankheitsentitäten möglich. In der Erstdiagnostik ist eine komplette Ileokoloskopie obligat, eine Gastroskopie sollte zum Ausschluss eines Befalls des oberen Gastrointestinaltraktes zumindest einmal in der Krankheitsgeschichte erfolgen. Nicht jeder akute Schub erfordert eine komplette endoskopische Abklärung, allerdings hat die Ausdehnung der Erkrankung durchaus therapeutische Konsequenz.

Karzinomprophylaxe. Ein weiterer Aspekt ist die Karzinomprophylaxe. Insbesondere Patienten mit Pankolitis haben nach einer Krankheitsdauer von mehr als 7 – 10 Jahren ein deutlich erhöhtes Karzinomrisiko. Daher gilt die Empfehlung nach 7 Jahren Krankheitsdauer und extensiver Kolitis (auch im Falle einer Kolitis Crohn) in 1- bis 2-jährigen Abständen komplette Koloskopien durchzuführen. Dabei sollten multiple Stufenbiopsien im Abstand von 10 cm zur Dysplasiediagnostik entnommen werden. Inwieweit die

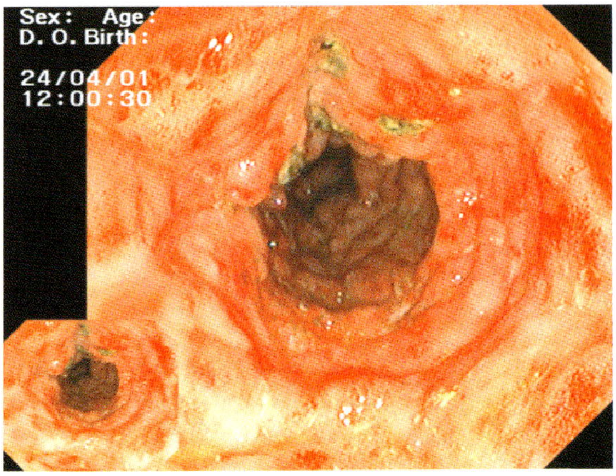

⊠ **Abb. 6.55** Typischer endoskopischer Befund bei Morbus Crohn.

Chromoendoskopie hier eine Hilfestellung geben kann und ggf. die unselektive Biopsieentnahme ersetzen kann, muss in weiteren prospektiven Studien evaluiert werden.

⟶ **Kapselendoskopie.** Eine neue Methode der Dünndarmdiagnostik ist die Kapselendoskopie. Sie kann zur Diagnostik eines Dünndarmbefalls hilfreich sein, allerdings ist der vorherige Ausschluss von Stenosen wegen der Gefahr der mechanischen Obstruktion obligat. Bei den derzeit noch erheblichen Kosten ist bei oft geringer therapeutischer Relevanz der routinemäßige Einsatz nicht gerechtfertigt. Ähnliches gilt für die Doppelballonendoskopie.

Differenzialdiagnose (Tab. 6.60)

⟶ **Colitis ulcerosa.** In erster Linie ist sicherlich die Differenzialdiagnose zur Colitis ulcerosa zu nennen. Etwa 10% der chronisch entzündlichen Darmerkrankungen können nicht sicher einer der beiden Entitäten Morbus Crohn oder Colitis ulcerosa zugeordnet werden, in diesem Fall spricht man von einer Colitis indeterminata. Häufig macht erst der Krankheitsverlauf eine endgültige Zuordnung möglich.

⟶ **Infektionen.** Zu Beginn der Erkrankung und im akuten Schub kann die Abgrenzung zur infektiösen Durchfallerkrankung bei negativen Stuhlkulturen manchmal schwierig sein. Die Endoskopie ist nicht immer diagnostisch wegweisend. Im Zweifel trägt auch hier der meist selbstlimitierende Verlauf ohne Rezidiv zur Klärung der Diagnose bei.

⟶ **Andere Kolitiden.** Sowohl das klinische als auch das endoskopische Bild einer chronisch ischämischen Kolitis können schwierig abzugrenzen sein. Hier sind die Anamnese mit Komorbidität, Komedikation und letztendlich die vaskuläre Bildgebung entscheidend. Chronische Durchfallbeschwerden treten auch bei der mikroskopischen Kolitis mit ihren beiden Entitäten lymphozytäre und kollagene Kolitis auf, wegweisend ist die makroskopisch unauffällige Endoskopie mit typischer Histologie. Das Reizdarmsyndrom kann ähnliche Symptome wie der Morbus Crohn hervorrufen, hier wird mit der Endoskopie ebenfalls eine Abgrenzung möglich sein.

Verlauf und Prognose

⟶ **Steroidresistenz und -abhängigkeit.** Der Morbus Crohn verläuft bei etwa der Hälfte der Patienten intermittierend, d. h. Ruhephasen der Erkrankung werden von Krank-

Tabelle 6.60 Differenzialdiagnosen

Diagnosen	Wegweisende Differenzialbefunde
Infektiöse Kolitis (insbesondere Salmonellen, Campylobacter, Yersinien)	• Anamnese: ggf. Auslandsaufenthalt, Fieber, klinischer Verlauf • Labor: Stuhlkulturen, Serologie, Procalcitonin i.S. • oft selbstlimitiert, nur selten chronischer Verlauf
Chronisch ischämische Kolitis	• Anamnese: Alter, Komorbidität, Komedikation (z. B. Digitalis) • Endoskopie: Linksseitenkolitis, Rektum meist entzündungsfrei • Bildgebung: Dopplersonographie, Angiographie
Morbus Behçet	• Mund- und Genitalulzera, ansonsten schwierige DD
Lymphozytäre Kolitis Kollagene Kolitis	• Anamnese: wässrige Diarrhö, i.d.R. höheres Alter • Endoskopie: makroskopisch normal • Histologie: intraepitheliale Lymphozytose bzw. subepitheliale Kollagenverdickung
NSAR-Kolitis	• Anamnese: Medikamente, Bestrahlung
Reizdarmsyndrom	• Anamnese: unspezifische, wechselnde Beschwerden • Endoskopie: unauffällig

heitsschüben unterbrochen. Bei Persistenz der Symptome über ein halbes Jahr trotz adäquater Behandlung sprach man früher von einem chronisch aktiven Verlauf. Hier werden zwei Untergruppen nach ihrem Ansprechen auf die Standardtherapie unterschieden:

- Wird nach einem Schub die Ruhephase der Erkrankung durch eine hoch dosierte Steroidtherapie nicht erreicht, bezeichnet man dies als Steroidresistenz.
- Bei der zweiten Gruppe gelingt zwar die Remissionsinduktion, allerdings nur um den Preis einer Dauergabe von Steroiden – einer Steroidreduktion folgt der nächste Schub (Steroidabhängigkeit).

Beim Morbus Crohn sind etwa 20% der Patienten steroidresistent, steroidabhängig sind etwa 30–40% der Patienten.

Therapieziele und Maßnahmen

Einfluss auf die jeweiligen Therapieentscheidungen haben die Schwere der Entzündungsaktivität, die Lokalisation und das Ausmaß der Erkrankung und insbesondere der bisherige Krankheitsverlauf.

Unterschieden werden beim Morbus Crohn der milde bis mäßiggrade sowie der schwere Schub. Die exakte Erhebung der Krankheitsaktivität scheint im klinischen Alltag außerhalb von Studien nicht praktikabel, Aktivitätsindizes können jedoch zur Orientierung herangezogen werden.

Für die Klassifizierung verschiedener Subgruppen des Morbus Crohn nach Befallsmuster, Alter bei Erstdiagnose und Krankheitstyp (inflammatorisch, stenosierend, penetrierend) ist die bereits erwähnte Montreal-Klassifikation (Tab. 6.**59**) erstellt worden.

„Step-up-" und Step-down"-Prinzip. Im Moment werden, angelehnt an das Vorgehen in der Rheumatologie, zwei grundsätzlich verschiedene Therapieansätze diskutiert, das „Step-up-" und das „Step-down"-Prinzip. Das Erstere empfiehlt eine stufenweise eskalierende Therapie, bei Letzterem wird eine möglichst frühe aggressive Therapie propagiert, die ggf. reduziert wird. Für die chronisch entzündlichen Darmerkrankungen fehlen vergleichende kontrollierte Studien. Auch besteht das Risiko einer nichtreversiblen Gewebedestruktion nicht vergleichbar wie bei der rheumatoiden Arthritis. Auf Grund der seltenen, aber schwerwiegenden Komplikationen verbietet sich unserer Ansicht nach ein frühzeitiger unselektierter Gebrauch des Tumornekrosefaktor-Antikörpers Infliximab. Andererseits wird zurzeit in Deutschland eine immunsuppressive Therapie mit Azathioprin eher zu selten und zu spät angewandt, immerhin leiden etwa die Hälfte der Patienten an einem immunsuppressivapflichtigen Verlauf ihrer Erkrankung (s.u.).

Leitlinienempfehlungen. Ziel sollte daher die konsequente Einhaltung der evidenzbasierten Indikationen für eine Immunsuppression entsprechend den Leitlinienempfehlungen sein:

- Patienten mit unkompliziertem, remittierendem Krankheitsverlauf sollten nur eine Schubtherapie erhalten.
- Bei Patienten mit steroidabhängigem Krankheitsverlauf besteht die Indikation zu einer dauerhaften immunsuppressiven Therapie.
- Bei therapierefraktären Patienten können außerdem sog. biologische Therapieformen zum Einsatz kommen, hier werden immer neue Stoffklassen an großen Patientenkollektiven getestet, die Ergebnisse und die Indikationsstellungen sind derzeit im Fluss.

Im Folgenden sollen diese 3 Stufen der Therapie anhand der entsprechenden Studienlage dargestellt werden, die Zusammenfassung und Wertung ist basierend auf Ergebnissen der nationalen und europäischen Konsensuskonferenz in Therapiealgorithmen graphisch dargestellt (Abb. 6.**56** und 6.**57**).

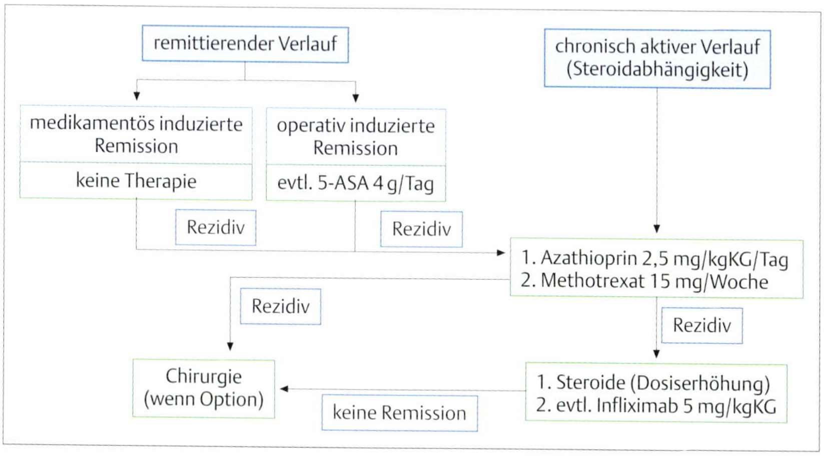

Abb. 6.56 Algorithmus für die Remissionserhaltung des Morbus Crohn.

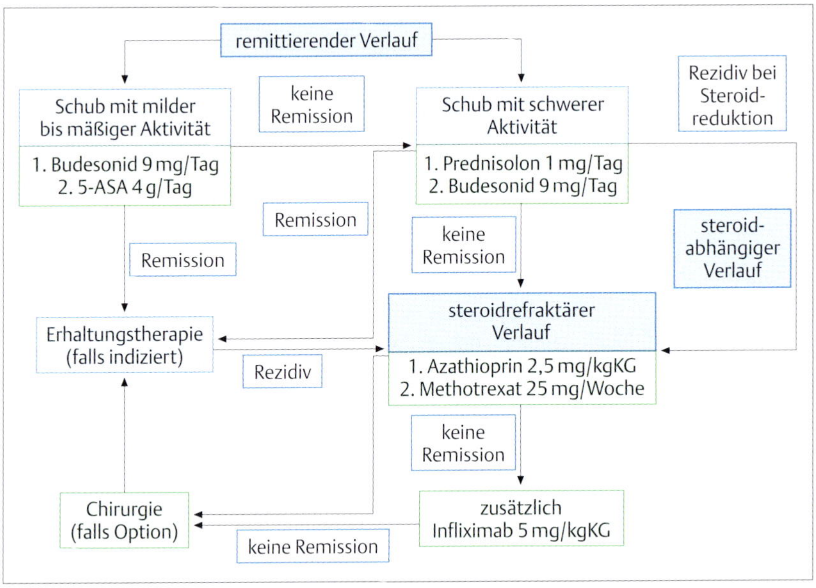

Abb. 6.57 Algorithmus für die Remissionsinduktion des Morbus Crohn.

Remissionsinduktion bei remittierendem Verlauf

Akuter Schub mit milder bis mäßiggradiger entzündlicher Aktivität

Budesonid. Beim akuten Schub mit geringer bis mäßiger Entzündungsaktivität kann und sollte versucht werden, die Gabe systemischer Steroide zu vermeiden.

Insbesondere bei Patienten mit Befall der Ileozäkalregion stellt das wegen seines raschen Abbaus in der Leber vorwiegend topisch wirksame Budesonid eine nebenwirkungsarme Alternative dar und ist in der optimalen Tagesdosis von 9 mg der Therapie mit systemischen Steroiden nur geringfügig unterlegen (Tab. 6.**61**).

5-Aminosalicylate. Als wenig effektiv hat sich die hoch dosierte Gabe von 5-Aminosalicylaten im akuten Schub des Morbus Crohn erwiesen (Tab. 6.**62**). Diese Therapie ist auch in der hohen Tagesdosis von 4 g deutlich schwächer wirksam als das Budesonid. Zuletzt erschienene Daten zu zwei negativen kontrollierten Studien lassen Zweifel an der Wirksamkeit aufkommen, allerdings wird das Mesalazin derzeit noch sowohl in der deutschen als auch in der europäischen Leitlinie als Mittel der zweiten Wahl bei ileozäkalem bzw. Kolon-Crohn aufgeführt (21, 22). Das klassische Sulfasalazin wird heute wegen der häufigen, durch den Sulfonamidanteil bedingten Nebenwirkungen kaum noch zur Therapie des Morbus Crohn eingesetzt, eine verbleibende Indikation besteht vor allem bei Vorliegen einer Kolitis Crohn zusammen mit Arthritisbeschwerden.

Systemisch wirksame Steroide. Bei Versagen der oben genannten topisch wirksamen Therapieoptionen besteht die Standardtherapie des akuten Schubes in der systemischen Gabe von Steroiden (Tab. 6.**61**). Durchgesetzt hat sich eine Dosis zwischen 40 und 80 mg Prednisolonäquivalent/Tag, die optimal wirksame Dosis liegt bei 1 mg/kg Körpergewicht. Bei 40 mg/Tag erreichen etwa die Hälfte der Patienten innerhalb von 8 Wochen eine Remission, bei der hohen Dosis (1 mg/kg KG) etwa 90%. Eine Langzeittherapie mit systemischen Steroiden muss wegen des breiten Nebenwirkungsprofils allerdings unbedingt vermieden werden, d.h. nach Erreichen der Remission hat eine zügige Dosisreduktion zu erfolgen.

Lokaltherapie. Bei distalem Befall in Rektum und Sigmoid können zusätzlich als Lokaltherapie Klysmen, Rektalschaum oder Suppositorien eingesetzt werden. Topisch wirksame Formulierungen beinhalten entweder Steroide oder Aminosalicylate. Bei distalem Kolonbefall empfehlen sich Klysmen, während bei anorektalem Befall Suppositorien vorzuziehen sind.

Akuter Schub mit schwerer entzündlicher Aktivität

In der Regel werden beim schweren Schub systemische Steroide in einer Dosis von 1 mg/kg Körpergewicht eingesetzt. Obwohl sich Budesonid in den Vergleichsstudien auch bei schwerem Verlauf als weniger wirksam erwiesen hat, kann auch im schweren Schub bei Befall der Ileozäkalregion ein initialer Therapieversuch mit Budesonid gerechtfertigt sein. Bei Subileus/Ileus, dem toxischen Krankheitsbild und bei der schweren Malabsorption, z. B. bei Kurzdarmsyndrom, sowie symptomatischen Stenosen sollte die Applikation systemischer Steroide parenteral erfolgen.

Remissionsinduktion bei Steroidabhängigkeit und -resistenz

Der schwere Verlauf des Morbus Crohn (Steroidabhängigkeit und Versagen der Steroidtherapie) stellt eine Indikation zur dauerhaften immunsuppressiven Therapie dar.

Tabelle 6.61 Remissionsinduktion des akuten Morbus Crohn mit systemischen und topischen Corticosteroiden

Autor	Behandlungsdauer	Dosis	n	Remission (%)		OR	NNT
	(Wochen)	(mg/Tag)		Plazebo	Budesonid		
Greenberg 1994 (82)	8	9		20	51*	4,1	3
				Prednison	Budesonid		
Rutgeerts 1994 (83)	10	40 vs. 9	176	66	53	0,6	8°
Gross 1996 (84)	8	60 vs. 9	67	73	56	0,5	6°
Campieri 1997 (85)	8	40 vs. 9 qd	57/57	60	60	1,0	–
		4,5 bid	58		42	0,5	6°
Bar-Meir 1998 (86)	8	40 vs. 9	201	53	51	0,9	67°

* statistisch signifikant, NNT: number needed to treat, um eine Remission zu erreichen, verglichen mit Plazebo.
° NNT, um eine Remission mit Prednison zu erreichen im Vergleich zu Budesonid; OR: Odds ratio, qd: täglich, bid: zweimal/Tag

Tabelle 6.62 Remissionsinduktion des akuten Morbus Crohn mit Mesalazin

Autor	Behandlungsdauer	Dosis	n	Remission (%)		OR	NNT
	(Wochen)			Plazebo	Mesalazin		
Singleton 1993 (87)	16	Plazebo vs. 1 g 2 g 4 g	80/80 75 75	18	23 24 43*	1,4 1,1 2,1	20 17 4
				Prednison	Mesalazin		
Prantera 1999 (88)	12	40 mg vs. 4 g Tabletten	31/35	61	60	1,0	100
		4 g Mikrogranula	28		79	2,3	6
Gross 1995 (89)	8	60 mg vs. 4,5 g	34	56	40	0,5	6°
				Budesonid	Mesalazin		
Thomsen 1998 (90)	16	9 mg vs. 4 g	182	62	36*	0,3	4°
				Ciprofloxazin	Mesalazin		
Colombel 1999 (91)	6	1 g vs. 4 g	40	56	55	1,0	100°

* statistisch signifikant, NNT: number needed to treat, um eine Remission zu erreichen, verglichen mit Plazebo
° NNT um eine Remission mit Prednison, Budesonid oder Ciprofloxazin zu erreichen im Vergleich zu Mesalazin
2 negative plazebokontrollierte Studien zur Remissionsinduktion mit Mesalazin wurden nie voll publiziert (Hanauer et al. 2004)

Substanzen und Wirkmechanismen. Zu den in der Therapie der chronisch entzündlichen Darmerkrankungen etablierten klassischen Immunsuppressiva gehören Azathioprin und 6-Mercaptopurin, Methotrexat, Ciclosporin und Tacrolimus. Ebenfalls getestet, aber nicht etabliert in der Therapie sind 6-Thioguanin, Mycophenolat, Cyclophosphamid und Leflunomid. Die klassischen Medikamente greifen relativ unspezifisch in den Stoffwechsel der Immunzellen ein und führen hierdurch zu einer in den meisten Fällen nur milden, jedoch generalisierten Immunsuppression. Ziel der sog. biologischen Therapieformen dagegen ist die selektive Inhibition einzelner Bestandteile der proinflammatorischen Entzündungskaskade in der Hoffnung, durch diese Selektivität eine höhere Wirksamkeit bei geringerer Toxizität zu erzielen. Zunächst soll auf die klassische immunsuppressive Therapie eingegangen werden, im Anschluss werden Indikationen und Limitationen der biologischen Therapieformen dargestellt.

Klassische immunsuppressive Therapie

Azathioprin und 6-Mercaptopurin. Therapeutikum der ersten Wahl bei schwerem chronischem Verlauf des Morbus Crohn mit häufigen Rezidiven ist das Azathioprin bzw. sein Metabolit, das 6-Mercaptopurin (Tab. 6.**63**). Deren Metabolit Thioguanintriphosphat bindet im CD4-T-Lymphozyten an die kleine GTPase Rac1, was zur Folge hat, dass GTP nicht mehr an Rac1 binden kann. Es kommt zur Blockade von Rac1 und dadurch zur Apoptose des T-Lymphozyten (23).

Die Wirksamkeit dieser Thiopurine ist im Falle des Morbus Crohn durch eine Metaanalyse (24) belegt. Zwischen 50 und 75% der behandelten Patienten erreichen unter Therapie mit Azathioprin bzw. 6-Mercaptopurin die Remission. Entscheidend für die Wirksamkeit der Thiopurine ist die Dauer der Behandlung. Nach Auswertung der entsprechenden Metaanalyse berichten nur 10% der Patienten über eine klinische Verbesserung bereits nach 4 Wochen und 20% der Patienten sprechen erst nach 4–7 Monaten auf die Therapie an. Daher sollte ein Therapieversuch mit Azathioprin immer für mindestens 6 Monate durchgeführt werden, die optimale Dosis liegt für den Morbus Crohn bei 2,5 mg/kg KG.

In der Behandlung der steroidabhängigen Verlaufsformen des Morbus Crohn ist das Azathioprin bzw. das 6-Mercaptopurin, der Goldstandard der Therapie.

Etwa jeder dritte Patient mit Morbus Crohn wird im Verlaufe seiner Erkrankung steroidabhängig, d. h. nach anfänglich induzierter Remission ist ein Unterschreiten einer individuell unterschiedlichen Steroiddosis nicht ohne ein erneutes Rezidiv möglich. Die Steroidabhängigkeit ist definiert durch zwei gescheiterte Reduktionsversuche innerhalb von 6 Monaten und stellt auf Grund des Nebenwirkungsprofils einer dauerhaften Steroidtherapie eine Indikation zu einer langfristigen Immunsuppression dar. An dieser Stelle soll darauf hingewiesen werden, dass nach langfristiger Steroidtherapie die Therapie auf Grund der Suppression der Nebennierenfunktion ausgeschlichen werden muss, vor endgültigem Absetzen kann ein ACTH-Test sinnvoll sein.

Zwei Drittel der behandelten Patienten sind in der Lage, unter einer Therapie mit Azathioprin oder 6-Mercaptopurin die Steroiddosis unter die tägliche Dosis von 10 mg Prednisolonäquivalent zu senken. Entscheidend für die Wirksamkeit ist wiederum die Dauer der Behandlung, ein Therapieversuch bis zur Beurteilung der Effektivität sollte für mindestens 6 Monate durchgeführt werden. Entsprechend langsam sollte auch die Steroidreduktion erfolgen, um keinen frühzeitigen Rückfall zu riskieren.

Methotrexat. Die einzige durch kontrollierte Studien etablierte Alternative zu den Thiopurinen ist das Methotrexat (MTX) (Tab. 6.**63**). Dessen exakter Wirkmechanismus ist noch unklar. Methotrexat wirkt antiproliferativ über eine Verminderung des reduzierten Folsäurepools, zusätzlich wird insbesondere bei der niedrig dosierten Therapie die Apoptoseinduktion aktivierter T-Lymphozyten diskutiert (25).

Zur Remissionsinduktion hat sich die intramuskuläre Gabe als effektiv erwiesen. Eine Therapie mit 25 mg MTX pro Woche führt bei nur 39% der Patienten nach 16 Wochen zu einer klinischen Remission (26). Aufgrund des weiter unten aufgeführten relativ unbefriedigenden Langzeiteffekts und der zumindest nach Studienlage initial notwendigen i. m. Applikation stellt MTX die Therapie der zweiten Wahl dar.

Ciclosporin. Ciclosporin hemmt, ähnlich wie Tacrolimus, über den Calcineurinweg die Aktivierung von T-Lymphozyten und die Freisetzung des proinflammatorischen Interleukin-2. 3 von 4 großen kontrollierten Studien zur Therapie des Morbus Crohn mit oralem Ciclosporin bei dieser Indikation zeigten ein negatives Ergebnis (Tab. 6.**63**). Ciclosporin ist somit bei chronisch aktivem Morbus Crohn nicht indiziert.

Mycophenolat und Leflunomid. Obwohl eine Azathioprin-kontrollierte Studie eine Wirksamkeit von Mycophenolat-Mofetil bei Morbus Crohn suggerierte (27), konnten die positiven Ergebnisse in 3 offenen Folgestudien nicht bestätigt werden, so dass ein Einsatz dieses Medikaments außerhalb von kontrollierten Studien zurzeit nicht empfohlen werden kann.

Erste Einzelberichte zum Einsatz von Leflunomid beim Morbus Crohn lassen noch keine Beurteilung bzgl. des potenziellen Stellenwertes als Reservemedikation zu (29).

Steroidrefraktärer Schub. Problematisch ist die Therapie des steroidrefraktären Schubs des Morbus Crohn.

Die besten Daten hinsichtlich des steroidrefraktären Schubs liegen für das Azathioprin vor, wobei die lange Latenzzeit von 2–6 Monaten bis zum Wirkeintritt gerade bei schweren Schüben problematisch ist.

Tabelle 6.63 Kontrollierte Studien zur Remissionsinduktion des Morbus Crohn mit Immunsuppressiva

Autor	Behandlungsdauer	Dosis	n	Remission (%)		Odds ratio	NNT
	(Monate)	**(mg/kg KG pro Tag)**		**Plazebo**	**Azathioprin**		
Willoughby 1971 (92)	6	4 für 10 Tage, dann 2	12	17	100*	23	1
Rhodes 1971 (93)	4	4 für 10 Tage, dann 2	16	13	13	1,0	-
Klein 1974 (94)	4	3	27	46	46	1,0	-
Summers 1979 (95)	4	2,5	136	26	36	1,6	10
Ewe 1993 (96)	4	2,5	42	38	76*	4,6	3
Candy 1995 (97)	3	2,5	63	67	76	1,6	11
				Plazebo	**6-Mercaptopurin**		
Present 1980 (98)	24	1,5	83	14	72*	10,5	2
Oren 1997 (99)	9	0,8	58	46	41	0,8	20
		(mg pro Woche)		**Plazebo**	**Methotrexat**		
Feagan 1995 (100)	4	25	141	19	39*	2,7	5
Oren 1997 (99)	9	12,5	52	46	38	0,7	13
		(mg pro Woche)		**Plazebo**	**Cyclosporin**		
Brynskov 1989 (101)	3	8	71	15	30*	2,5	7
Jewell 1994 (102)	3	5	146	43	36	0,7	14
Feagan 1994 (103)	18	5	302	49	40	0,7	11
Stange 1995 (104)	4	5	64§	13	27	2,5	7
		(g/Tag)		**Azathioprin**	**Mycophenolat**		
Neurath 1999 (27)	6	2	57	63	70	1,4	14°

* statistisch signifikant, ° NNT: number needed to treat, um eine Remission mit Mycophenolat zu erreichen, verglichen mit Aziathioprin

§ CDAI > 200 bei Studienbeginn

Einzelne unkontrollierte Studien befürworten die hochdosierte i.v. Gabe von *Ciclosporin*, wobei diese Therapieform nur als Überbrückungstherapie zu verstehen ist und aufgrund der häufigen Nierenfunktionsverschlechterung limitiert ist.

Einer kleinen unkontrollierten Studie zufolge hat die Gabe des Steroidhormons *Dehydroepiandrosteron* einen positiven Effekt bei steroidrefraktärem Morbus Crohn (30). Diese Daten müssen allerdings erst in einer kontrollierten Studie bestätigt werden, ob die Therapie dann auch bei schweren Verlaufsformen eine Alternative darstellt, bleibt abzuwarten.

Viel versprechend scheint im Falle schwerster therapierefraktärer Krankheitsverläufe die Gabe von *Cyclophosphamid* (750 mg/Monat) zu sein. In einer kleinen unkontrollierten Fallserie erreichten 6/7 Patienten unter dieser Therapie die Remission (31). Auch dieses Ergebnis muss zunächst durch größere, kontrollierte Studien bestätigt werden.

An dieser Stelle sei betont, dass die Therapierefraktarität des Morbus Crohn trotz adäquater Therapie immer differenzialdiagnostisch an Komplikationen wie narbig fixierte Stenosen oder Abszesse denken lassen sollte. Nach Ausschluss dieser Komplikationen besteht hier die Indikation für den Einsatz von Infliximab, der im Abschnitt der biologischen Therapieformen behandelt wird.

Limitationen der klassischen immunsuppressiven Therapie

Nebenwirkungen von Azathioprin und Mercaptopurin sind durch große Verlaufsstudien gut dokumentiert und treten bei 10 – 15 % – andere Studien berichten über milde Unverträglichkeiten bei bis zu 30 % –der Patienten auf. Zwei Arten von Nebenwirkungen werden unterschieden, nämlich allergische und dosisabhängige.

Allergische Nebenwirkungen. Zu den allergischen zählen Übelkeit, Durchfall, Gelenkschmerzen, Exantheme und die allergische Hepatitis. Hier ist ein Therapieversuch mit Mercaptopurin (1,5 mg/kg KG) häufig erfolgreich (32). Eine ernste allergische Nebenwirkung stellt die *thiopurininduzierte Pankreatitis* dar. Sie heilt in aller Regel nach Absetzen der Therapie ohne Residuen ab, allerdings muss anschließend auf beide Medikamente komplett verzichtet werden, da das Rezidiv bei erneutem Einsatz praktisch obligat ist.

Dosisabhängige Nebenwirkungen. Die zweite Gruppe der Nebenwirkungen ist dosisabhängig, hierzu zählen die *Knochenmarkstoxizität* und die *toxische Hepatitis*. Bei diesen Nebenwirkungen kann eine Dosisreduktion erfolgreich sein, bei Persistenz muss die Therapie allerdings beendet werden. Das Risiko einer erhöhten *Infektanfälligkeit* ist gering, dennoch ist vor allem bei einer Kombinationsimmunsuppression mit hoch dosierten Steroiden vermehrte Aufmerksamkeit gefordert.

Defekt der TPMT. Das Enzym Thiopurinmethyltransferase (TPMT) spielt eine entscheidende Rolle im Stoffwechsel der Thiopurine Azathioprin und Mercaptopurin. Genetische Unterschiede in der Aktivität dieses Enzyms machen „Langsammetabolisierer" zu einer Risikogruppe bezüglich des Nebenwirkungsprofils, insbesondere der Myelotoxizität. Allerdings ist die volle Ausprägung des zugrunde liegenden genetischen Defekts selten und liegt homozygot nur bei 1/300 Patienten vor. Nur bei 27 % der Crohn-Patienten mit Myelosuppression unter Azathioprin konnte diese Komplikation auf einen Defekt der TPMT zurückgeführt werden. Dies bedeutet, dass eine engmaschige Blutbildkontrolle auch bei normaler TPMT-Aktivität durchgeführt werden muss. Bei verminderter Enzymaktivität bei heterozygoten Trägern des Gendefekts kann eine Therapie mit reduzierter Dosis unter engmaschiger Kontrolle erfolgen, bei defizienter Enzymaktivität muss die Therapie in der Regel vermieden werden.

Spiegelbestimmung. Der Wert einer Spiegelbestimmung des aktiven Thiopurinmetaboliten, des 6-Thioguanins, zur spiegelgesteuerten Therapie und Toxizitätskontrolle ist umstritten und wird derzeit nicht empfohlen, die 6-Thioguanin-Spiegelkontrolle kann im Zweifel jedoch zur Compliance-Kontrolle genutzt werden.

6-Thioguanin. Unter der Vorstellung, schneller hohe Wirkspiegel erreichen zu können und die Bildung toxischer Metabolite zu umgehen, war die Wirksamkeit der direkten Gabe von 6-Thioguanin in verschiedenen Studien untersucht worden. Trotz initial viel versprechender Ergebnisse, insbesondere bei Patienten mit allergischen Thiopurinnebenwirkungen (33 – 35) wurde diese Therapieform verlassen, da unter Gabe von 6-Thioguanin vermehrt eine nodulär regenerative Hyperplasie der Leber auftritt (36).

Methotrexat. Auch unter der Therapie mit Methotrexat müssen wegen der Gefahr der Leukopenie regelmäßige Blutbildkontrollen durchgeführt werden, selten ist die Methotrexat-induzierte Leberfibrose. Unter dieser Therapie wird in Analogie zur Rheumatologie eine Folsäuresubstitution mit einer Dosis von 5 – 10 mg/Woche am Folgetag der Methotrexat-Gabe empfohlen.

Ausblick: Pharmakogenetik

Große Hoffnung wird in das Gebiet der Pharmakogenetik gesetzt. Ziel der Pharmakogenetik ist es, genetische Polymorphismen zu charakterisieren, die Einfluss auf den Stoffwechsel der entsprechenden Medikamente haben. Eindrucksvoll gelungen ist dies beim Azathioprin. Hier hat vor allem die Charakterisierung von Polymorphismen im TPMT-Gen (s.o.) schon Eingang in das Monitoring gefunden (37). Ein weiterer genetischer Polymorphismus im ITPase-Gen scheint mit allergischen Unverträglichkeitsreaktionen gegenüber Azathioprin assoziiert zu sein (38). Die Toxizität von Methotrexat ist mit einer genetischen Variante des MTHFR-Gens assoziiert (39).

Ziel zukünftiger Studien wird es sein, durch Identifikation weiterer relevanter Polymorphismen frühzeitig Patientengruppen zu charakterisieren, die vom Einsatz eines Medikaments profitieren bzw. bei denen der Einsatz mit erhöhtem Risiko für die Entwicklung einer Toxizität verbunden ist. Damit wird in Zukunft hoffentlich eine individualisierte und optimierte Therapie möglich sein.

„Biologische" Therapieformen: Infliximab

Zu den oben angeführten Immunsuppressiva bestehen aus der Transplantationsmedizin und vor allem der Rheumatologie langjährige Erfahrungen zu Effektivität, aber auch besonders zu Nebenwirkungsprofilen. Diese Informationen fehlen zu den neuen biologischen Therapeutika. Daher können diese Medikamente außerhalb von kontrollierten Studien derzeit nur die Reservetherapie bei ansonsten therapierefraktären Patienten darstellen. Eingang in die etablierte Therapie hat bisher nur der Tumornekrosefaktor-Antikörper Infliximab gefunden. Daher soll dieser getrennt mit seinen Indikationen und Limitationen dargestellt werden.

Infliximab wirkt weniger über eine Neutralisation von löslichem TNF als über die Induktion einer Apoptose von Immunozyten nach Bindung an membranständiges TNF. Somit ist es im eigentlichen Sinne auch ein Immunsuppressivum mit einem ähnlichen Mechanismus wie Azathioprin.

Indikationen. Infliximab hat in einer plazebokontrollierten Studie Effektivität in der Remissionsinduktion beim Morbus Crohn gezeigt (Tab. 6.**64**). Unter einer Dosierung von 5 mg/kg KG kann bei etwa der Hälfte der Patienten eine Remission erreicht werden (40). Diese Therapie ist in der Regel als „Bridging" bei schweren refraktären Fällen bis zum Eintritt der gleichzeitig zu verabreichenden Immunsuppression zu verstehen. Die Immunsuppression soll auch die Bildung von Antikörpern gegen diese nicht voll humanisierte Form des Antikörpers verhindern. Eine weitere Indikation für Infliximab stellt die Fistelkomplikation beim Morbus Crohn dar (s.u.).

Limitationen. Unter der Therapie mit Infliximab ist das Risiko opportunistischer Infektionen deutlich erhöht. In 3 großen Verlaufsbeobachtungen wird eine Letalität, vor allem durch infektiöse Komplikationen, von bis zu 2,8% berichtet (41 – 43). Auch aus diesem Grund muss die Indikation auf ansonsten therapierefraktäre Patienten beschränkt bleiben. Obligat vor Gabe von Infliximab ist der Ausschluss einer latenten Tuberkulose mittels Mendel-Mantoux-Test und Röntgen-Thorax, ein eventueller Verdacht auf Abszessbildung muss mittels Kernspintomographie ausgeräumt werden.

Andere biologische Therapeutika für den Morbus Crohn

Andere Inhibitoren von TNF-α. Nach den viel versprechenden ersten Erfahrungen mit Infliximab sind diverse andere Inhibitoren des Tumornekrosefaktor α untersucht

Tabelle 6.64 Positive kontrollierte Studien zur Remissionsinduktion des Morbus Crohn mit Biologika

Autor	Behandlungsdauer	Dosis	n	Remission (%)		NNT
	Wochen	**mg/kg KG einmalig**		**Plazebo**	**Infliximab**	
Targan 1997 (40)	4	5	51	4	45	2,4
		mg/kg 2malig		**Plazebo**	**Natalizumab***	
Ghosh 2003 (49)	6	3	129	27	44	5,9
		mg/kg Woche		**Plazebo**	**Anti-IL-12**	
Mannon 2004 (58)	7	3	23	0	38	2,6
		mg/kg KG/TAg		**Plazebo**	**GM-CSF**	
Korzenik 2005 (60)	8	6	124	19	40	4,8

*alle weiteren Studien zwischenzeitlich abgebrochen wegen des Auftretens einer Leukenzephalopathie

worden oder derzeit in Erprobung. Insgesamt sind die Ergebnisse relativ enttäuschend:

- Die humanisierte Form des Antikörpers *CDP571* (44) wie auch der lösliches TNF-α bindende Antikörper *Etanercept* (45) haben sich als unwirksam erwiesen.
- *Adalimumab*, eine weitere humanisierte Form dieses Antikörpers befindet sich derzeit kurz vor der Zulassung, bisherige Ergebnisse weisen auf eine Remissionsrate von 36% nach 4 Wochen hin (28). Adalimumab ist unkontrolliert auch bei Patienten getestet worden, die nach initialem Ansprechen auf Infliximab einen Rückfall oder Unverträglichkeitsreaktionen gezeigt hatten, hier scheint bei knapp 30% der Patienten wiederum eine Remissionsinduktion möglich zu sein (46).
- Schließlich ist noch *Certolizumab* zu erwähnen, ein Antikörper, der nur aus dem TNF bindenden Fab-Fragment besteht. In einer Phase-II-Studie konnte allerdings nach 12 Wochen kein signifikanter Benefit gegenüber Plazebo gezeigt werden (47).

→ **Thalidomid.** Thalidomid unterbindet die Bildung des Tumornekrosefaktors und ist in der Behandlung des steroidabhängigen Morbus Crohn ebenfalls getestet worden, hat sich aber nicht als überzeugend wirksam erwiesen (48).

→ **Natalizumab.** Die Verhinderung des „homing", des Einwanderns von Lymphozyten in die Darmmukosa, kann über Blockade gewisser Liganden erreicht werden. Auch hier waren die bisherigen Daten zu Natalizumab, einem Antikörper gegen das α4-Integrin, wenig überzeugend (49, 81), allerdings sind Fälle einer progressiven, JC-Virus-vermittelten Leukenzephalopathie unter dieser Therapie beschrieben.

→ **Unterbindung des „Cross-talks".** Einen weiteren experimentellen Therapieansatz stellt die Unterbindung des „Cross-talks" der Immunzellen über Zell-Zell-Kontakt dar. Allerdings sind hier bisher keine Erfolge zu verzeichnen gewesen. Der Versuch, die Lymphozyteninteraktion mittels Antisense-Molekülen gegen das interzelluläre Adhäsionsmolekül 1 (ICAM-1) zu behindern, hat sich in zwei kontrollierten Studien als unwirksam erwiesen (50, 51). Eine kürzlich erschienene Fallserie mit einem Anti-CD40-Antikörper, der die Interaktion zwischen Antigen präsentierenden Zellen und T-Lymphozyten unterbindet, war nicht überzeugend (52).

→ **Interleukin-10 und -11.** Auch die Gabe der antiinflammatorischen Zytokine Interleukin-10 und Interleukin-11 hat sich in mehreren kontrollierten Studien als unwirksam erwiesen (53–56). Insbesondere die Studien zu Interleukin-11 können als beispielhaft für das Dilemma der Studienlage bei den meisten Biologika gelten. In zwei plazebokontrollierten Studien war eine begrenzte Wirksamkeit für IL-11 in der Remissionsinduktion des Morbus Crohn gezeigt worden. Anschließend war dann eine kontrollierte Studie gegen Steroide initiiert worden. Diese dritte Studie, in der sich das Interleukin-11 mit dem Goldstandard der Remissionsinduktion, der Steroidtherapie, messen musste, ergab dann eine signifikante Unterlegenheit (54).

Ausblick: Neue biologische Therapeutika

MAP-Kinase-Inhibitor. Die klinische Effektivität eines sog. MAP-Kinase-Inhibitors ist bisher nur in einer kleinen Pilotstudie getestet worden (57). Resultate größerer kontrollierter Studien bleiben abzuwarten.

Antikörper gegen IL-12. Ein wöchentlich subkutan zu applizierender Antikörper gegen das proinflammatorische Interleukin 12 ist in einer plazebokontrollierten Phase-II-Studie getestet worden (58). Dabei konnte – bei sehr kleinen Patientengruppen – mit der optimalen Dosis von 3 mg/kg KG bei knapp 40% der Patienten nach 7 Wochen Therapie eine Remission induziert werden (Tab. 6.**64**). Auch diese Ergebnisse harren der Bestätigung in größeren Patientenkollektiven.

Fontolizumab. In einer plazebokontrollierten Studie war Fontolizumab, ein Antikörper gegen Interferon γ, in der Lage, bei knapp einem Drittel der behandelten Patienten mit Morbus Crohn eine Remission zu induzieren, allerdings war das Ergebnis nicht signifikant gegenüber Plazebo.

GM-CSF. In einer unkontrollierten Pilotstudie zum Einsatz von rekombinantem GM-CSF, dem Granylocyte-Macrophage-Colonystimulating-Faktor, hatten 8/15 Patienten nach 8 Wochen Behandlung eine Remission erreicht (59). Sagramostim wurde dann von der gleichen Arbeitsgruppe in einer plazebokontrollierten Studie mit 124 Patienten eingesetzt, und diese Therapie war signifikant effektiver in der Remissionsinduktion als Plazebo (40% vs. 19%) nach 8 Wochen Therapie (60). Die Ratio dieses Konzeptes – nämlich die angeborene (im Gegensatz zur erworbenen) Immunität zu stärken – eröffnet einen völlig neuen Therapieansatz und steht in Einklang mit neueren ätiopathogenetischen Erkenntnissen (15) (s. o.).

Remissionserhaltung

Mindestens 30% der Patienten erleiden nach erfolgreich induzierter Remission innerhalb des ersten Jahres und weitere 40% innerhalb von 2 Jahren ein Rezidiv. Daher ist eine remissionserhaltende Therapie bei einem großen Teil der Patienten notwendig. Generell kann eine solche Therapie jedoch nicht für jeden Patienten empfohlen werden. Als Risikofaktoren für einen neuen Schub sind die Anzahl der vorherigen Schübe und deren Schweregrad wie auch der Abstand zum letzten Schub und vor allem die Fistelkomplikation belegt.

→ **Postoperative Situation.** Als nicht oder nur marginal wirksam hat sich die remissionserhaltende Therapie mit Steroiden, Budesonid und die Gabe von 5-Aminosalicylaten nach medikamentös induzierter Remission erwiesen. Eine schwache, jedoch signifikante Risikoreduktion durch Mesalazin erfahren allerdings Patienten nach operativ induzierter Remission, so dass hier eine Therapie mit einer Tagesdosis von 3 – 4 g begonnen werden kann. Azathioprin ist in der postoperativen Situation zumindest gleichwertig wirksam (61), allerdings ist die diesbezügliche Datenlage derzeit noch nicht ausreichend für die Empfehlung einer postoperativen Immunsuppression.

Generell gilt, dass der unkompliziert remittierende Morbus Crohn in Abwägung von Nutzen und Nebenwirkungen der wirksamen Therapeutika keiner dauerhaften remissionserhaltender Therapie bedarf. Anders ist die Situation bei steroidrefraktären oder -abhängigen Verläufen des Morbus Cohn ebenso wie nach schweren und häufig rezidivierenden Schüben. In diesen Fällen sollte nach Remissionsinduktion immer eine dauerhafte Remissionserhaltung eingeleitet werden.

Azathioprin. Für die Remissionserhaltung bei diesen Patienten ist ebenfalls das Azathioprin gesichert wirksam und zwar wiederum in einer täglichen Dosis von 2 – 2,5 mg/kg KG (Tab. 6.**65**). Die Evidenz für Azathioprin/6-Mercaptopurin bei diesen Verläufen beruht für den Morbus Crohn auf einer Metaanalyse. Diese belegt, dass die Wirksamkeit vor allem bei Patienten mit noch akutem Schub optimal ist. Die Wahrscheinlichkeit einer Remissionserhaltung unter Azathioprin nach akutem Schub lag 3,1fach höher als unter Plazebo, bei Einleitung der Therapie in Remission liegt das Wahrscheinlichkeitsverhältnis bei 2,3 (62). Innerhalb der ersten 6 Monate nach akutem Schub wird meist noch kombiniert mit Steroiden therapiert, diese können jedoch bei der Hälfte der Patienten erfolgreich ausgeschlichen werden. Eine unkontrollierte Langzeitstudie unterstützte die Fortsetzung dieser Therapie über mindestens 4 Jahre. Wie jetzt eine aktuelle kontrollierte Azathioprin-Entzug-Studie bei Patienten in Remission zeigen konnte, profitieren die Patienten aber durchaus von einer darüber hinaus fortgeführten Therapie (63).

Methotrexat. Zu Methotrexat liegt für den Morbus Crohn eine kontrollierte Studie zur Remissionserhaltung vor (Tab. 6.**65**). In dieser Studie wurde die Therapie nach erfolgreicher Remissionsinduktion mit einer Dosis von 15 mg/Woche oral weitergeführt, allerdings ist die Wirksamkeit deutlich schwächer als unter Azathioprin/6-Mercaptopurin. Die Remissionserhaltung über ein Jahr gelingt nur bei 65% der initialen Responder, insgesamt profitieren damit also bei knapp 40% Remissionsinduktion nur etwa ein Viertel aller behandelten Patienten langfristig (64). Methotrexat ist somit Medikament der zweiten Wahl zur Remissionserhaltung bei chronisch aktivem Verlauf.

Infliximab. Zur Frage der Effektivität von Infliximab in der Remissionserhaltung des Morbus Crohn ist die sogenannte ACCENT-I-Studie konzipiert worden (Tab. 6.**66**) (43). Nach einer initialen Infusion mit 5 mg/kg KG Infliximab wurden die „Responder" in 8-wöchentlichen Abständen

Tabelle 6.65 Kontrollierte Studien zur Remissionserhaltung des Morbus Crohn mit Immunsuppressiva

Autor	Behandlungsdauer	Dosis	n	Remission (%)		NNT
	Wochen	**mg/kg pro Tag**		**Plazebo**	**Azathioprin**	
Candy 1995 (97)	52	2,5	45	10	56	2,2
Summers 1979 (95)	35	2,5	39	75	84	11,1
Rosenberg 1975+ (105)	26	2	20	50	80	3,3
O'Donoghue 1978 (106)	52	2	50	30	57	3,7
Willoughby 1971+ (92)	26	2	10	40	80	2,5
Lemann 2005* (63)	18 Monate	1,7	83	79	93	7,1
		mg/kg pro Tag		**Plazebo**	**Methotrexat**	
Feagan 2000 (64)	40	15	76	39	65	3,8

* Azathioprin-Entzug, + Steroidreduktion bei steroidabhängiger Remission

Tabelle 6.66 Kontrollierte Studien zur Remissionserhaltung des Morbus Crohn mit Biologika

Autor	Behandlungsdauer	Dosis	n	Remission (%)		NNT
	Wochen	mg/kg alle 8 Wochen		Plazebo	Infliximab	
Rutgeerts 1999 (107)	44	10	73	20	53	3
Hanauer 2002 (43)	30	10	222	21	45	4,2

über 46 Wochen weiterbehandelt. Nach 54 Wochen, also 8 Wochen nach der letzten Infusion, waren unter der optimalen Dosierung mit 10 mg/kg KG Infliximab noch 38% der Patienten in Remission. Problematisch ist die Interpretation der Studie, weil in die Randomisierung für die Weiterbehandlung nur die initialen „Responder" eingeschlossen wurden. Bezieht man aber die Erfolgsraten auf die Ausgangspopulation, dann wird in der optimalen Dosierung die langfristige Remissionserhaltung nur bei 26% aller behandelten Patienten erreicht. Damit ist diese teure und nebenwirkungsträchtige Langzeittherapie nur im Ausnahmefall gerechtfertigt.

Komplikationen und deren Therapie

Extraintestinale Manifestationen

Typischerweise ist der Morbus Crohn nicht auf den Gastrointestinaltrakt beschränkt, sondern kann sich an diversen extraintestinalen Organen manifestieren. Hierbei stehen Haut, Gelenke und Augen im Vordergrund.

Haut. Die häufigsten Hautmanifestationen sind das Erythema nodosum und das Pyoderma gangraenosum. Ersteres tritt in der Regel schubassoziiert auf, Zweiteres auch ohne intestinale Symptomatik. Für beide gilt, dass prinzipiell die Therapie der Grunderkrankung auch wirksam in der Behandlung dieser Komplikationen ist. Das Pyoderma gangraenosum bedarf unter Umständen einer aggressiven immunsuppressiven Therapie mit Ciclosporin oder Tacrolimus.

Gelenke. Der Gelenkbefall ist die häufigste extraintestinale Manifestation chronisch entzündlicher Darmerkrankungen. Es können sowohl das Achsenskelett im Sinne einer ankylosierenden Spondylitis oder einer Sakroileitis als auch die peripheren Gelenke betroffen sein. Der Befall des Achsenskeletts ist nicht schubassoziiert, daher stehen physikalische Therapie und Analgesie im Vordergrund. Beachtet werden sollte, dass nichtsteroidale Antirheumatika eine bestehende chronisch entzündliche Darmerkrankung verschlechtern können. Der Befall peripherer Gelenke kann durchaus schubassoziiert auftreten. Bei einer Kolitis Crohn kann hier das Sulfasalazin erfolgreich sein, bei chronischer Aktivität ist das Methotrexat zu bevorzugen.

Augen. Die Augenbeteiligung im Sinne einer Entzündung im Bereich der vorderen Augenkammer kann sich als Konjunktivitis, Iritis, Episkleritis oder Uveitis manifestieren. In den meisten Fällen ist sie schubassoziiert. Sie ist einer topischen Therapie mit Steroiden gut zugänglich, kann aber im Falle unzureichender Behandlung bis zur Blindheit führen. Ein Augenarzt sollte in jedem Fall konsultiert werden.

Niere und Lunge. Obwohl eine Organbeteiligung von Niere und Lunge im Sinne einer subklinischen Funktionsstörung häufig ist, stellt die klinisch im Vordergrund stehende extraintestinale Manifestation dieser Organe eine Rarität dar.

Kolonkarzinom

Das Risiko der Entwicklung eines Kolonkarzinoms ist bei Patienten mit einer Kolitis Crohn, ähnlich wie bei der Colitis ulcerosa, im Vergleich zur Normalbevölkerung erhöht. Hierbei sind ein frühzeitiger Krankheitsbeginn, eine langjährige Erkrankung und der ausgedehnte Kolonbefall bedeutende Risikofaktoren. Für diese Patienten sollten die gleichen Überwachungsstrategien gewählt werden mit jährlichen Koloskopien mit 4-Quadranten-Biopsien im Abstand von 10 cm (s. Abschnitt „Diagnostik").

Fisteln

Einfache und komplexe Fisteln. Etwa 40% der Patienten leiden im Verlauf ihrer Erkrankung an der Ausbildung von Fisteln. Eine Unterscheidung in einfache und komplexe Fisteln macht aufgrund des unterschiedlichen therapeutischen Vorgehens Sinn. Bei den perianalen Fiseln ist ihre Lokalisation in Bezug auf den Sphinkterapparat von Bedeutung. Tief sitzende Fisteln und die rein subkutan verlaufenden Fisteln zählen zu den einfachen Fisteln, während die hoch liegenden Fisteln mit Affektion des Sphinkterapparates, die hufeisenförmig um das Rektum verlaufenden Fisteln und die Fisteln mit Organübergriff (interenterisch, enterovaginal oder enterovesikal) zu den komplexen Fisteln gezählt werden.

Antibiotika. Unkontrollierten Fallserien zufolge sind die Antibiotika Metronidazol und Ciprofloxacin in der Akutbehandlung wirksam; bei bis zu 50% der Patienten kann ein Fistelverschluss erreicht werden, allerdings ist das Rezidiv nach Absetzen die Regel. Für eine Dauerbehandlung kommt Metronidazol auf Grund der Resistenzentwicklung und der Gefahr der Polyneuropathie nicht in Frage. Bei einfachen Fisteln ist in der Regel zunächst keine Dauertherapie indiziert.

Immunsuppression. Auf Grund der hohen Rezidivrate ist bei komplexen Fisteln in der Regel eine remissionserhaltende Therapie indiziert, bei einfachen Fisteln wird diese beim Rezidiv eingeleitet.

Azathioprin und 6-Mercaptopurin sind sowohl in der Abheilung als auch in der Remissionserhaltung effektiv, die Datenlage ist allerdings sehr begrenzt. In therapierefraktären Fällen stellt Ciclosporin eventuell eine, allerdings nicht durch kontrollierte Studien untermauerte Alternative dar.

Tacrolimus hat sich unter kontrollierten Bedingungen als nicht wirksamer als Plazebo erwiesen (65).

Infliximab. Eine Therapiealternative beim Fistelleiden stellt die Gabe von Infliximab dar. Nach dreimaliger Infusion von Infliximab heilten unter der optimalen Dosis von 5 mg/kg KG 55% der Fisteln ab, im Vergleich zu nur 13% in der Kontrollgruppe (66). Die Langzeittherapie ist weniger erfolgreich, bei wiederholter 8-wöchentlicher Gabe bleibt nur etwa jeder fünfte behandelte und nur jeder dritte initial ansprechende Patient dauerhaft in Remission (67).

Interdisziplinäres Vorgehen. Bei der Fistelkomplikation ist das interdisziplinäre Vorgehen von Gastroenterologe und Chirurg gefordert (s. Abschnitt „Chirurgie bei Morbus Crohn"). Zur Lokalisation und zum Ausschluss von Abszessen sollte in der Regel eine Bildgebung mittels Kernspintomographie erfolgen. Bei Diagnose müssen Abszesse, wenn möglich, drainiert werden. Die Einlage von Fadendrainagen bei perianalen Fisteln kann die Symptomatik verbessern, in therapierefraktären Fällen ist eine operative Fistelexzision zu erwägen.

Konglomerattumor und Abszesse

Eine typische Komplikation des Morbus Crohn ist die Ausbildung entzündlicher Konglomerattumoren aus verbackenen Dünn- und/oder Dickdarmschlingen. In der Regel sind diese einer medikamentösen Therapie nur schwer zugänglich, eine chirurgische Intervention mit Resektion des befallenen Darmabschnittes muss hier frühzeitig erwogen werden. Es kann manchmal schwierig sein, hier die Abgrenzung zur Abszessbildung zu vollziehen. Die Abszessdrainage bzw. -sanierung ist eine Domäne der Chirurgie, dies gilt für die Fistelkomplikation aber insbesondere für die intraabdominelle Abszessbildung (s. Abschnitt „Chirurgie bei Morbus Crohn").

Stenosen und Perforation

Der Morbus Crohn neigt insbesondere bei langjährigem Verlauf zur Stenosebildung. Wichtig, weil von therapeutischer Konsequenz, ist die Unterscheidung der entzündlichen Stenose von der narbigen Fixierung. Erstere ist unter Umständen einer intensivierten medikamentösen Therapie zugänglich, während Letztere einer operativen Intervention bedarf. Bei kurzen Stenosen kann eine endoskopische Ballondilatation eine Alternative zur Operation darstellen. Die Perforation mit freier Luft im Abdomen stellt einen Notfall mit der Notwendigkeit der sofortigen chirurgischen Intervention dar.

Chirurgie bei Morbus Crohn

F. Fischer, H.-P. Bruch

Inzidenz

Die kumulative Wahrscheinlichkeit für eine Operation bei Morbus Crohn beträgt 80% nach 20 Jahren Erkrankungsdauer. Zwei Drittel der Patienten mit isoliertem Dünn- oder Dickdarmbefall werden im Mittel nach 13 Jahren zum ersten Mal operiert (68). Bei mehr als 90% der Patienten mit Befall der Ileozäkalregion wird während des Krankheitsverlaufs eine Resektion durchgeführt (69).

Indikationen

Indikationen für eine Operation bei Morbus Crohn bestehen in den meisten Fällen in Komplikationen wie Stenosen, Fisteln, aber auch bei Versagen oder Nebenwirkungen der konservativen Therapie mit Schmerzen, Gewichtsverlust, Fieberschüben, abnehmender Leistungsfähigkeit oder Wachstumsstillstand (70, 71). Die Mehrzahl der Eingriffe wird elektiv durchgeführt, während Notfallsituationen wie Ileus, Perforation, toxisches Megakolon oder therapierefraktäre Blutungen nur 5% aller Operationsindikationen ausmachen. Wünschenswert ist, dass Gastroenterologe und Chirurg gemeinsam über den Operationszeitpunkt entscheiden.

Darmresektion

Der Morbus Crohn als Erkrankung des gesamten Gastrointestinaltraktes ist durch eine Operation nicht heilbar. Allerdings können Komplikationen oder der für die Aktivität der Erkrankung verantwortliche Herd beseitigt werden.

Operationsziel ist, den krankheitsaktiven bzw. funktionslosen Darmabschnitt unter maximalem Schutz funktionstüchtiger Darmareale zu entfernen. Deshalb gilt für Darmresektionen bei Morbus Crohn im Gegensatz zur onkologischen Chirurgie, eine fokusnahe Präparation und eine sparsame Resektion im makroskopisch unauffälligen Bereich.

Die Kontinuitätswiederherstellung erfolgt als End-zu-End- oder Seit-zu-Seit-Anastomose. Um möglichen Rezidivstenosen vorzubeugen, ist auf eine ausreichende Weite der Anastomose zu achten. In der Literatur wird der Einsatz von resorbierbarem Nahtmaterial empfohlen und die Verwendung von Klammernahtgeräten wegen der Fremdmaterialeinbringung abgelehnt. Nach derzeitiger Kenntnis besteht allerdings keine Evidenz, die diese Hypothese bestätigt (72).

Strikturoplastik

Im Falle von kurzstreckigen Stenosen (Strikturen) kann die Strikturoplastik, die an mehreren Positionen simultan durchgeführt werden kann, eine Alternative darstellen. Die Striktur wird längs inzidiert und quer vernäht. Die Technik ist mit einer geringen Morbidität und Rezidivrate vergesellschaftet, und gesundes Darmgewebe wird maximal geschont.

Fistelchirurgie

→ **Interenterische Fisteln.** Die interenterische Fistel ist die häufigste Fistelform.

Gehen interenterische Fisteln von einer Stenose aus oder haben sich durch eine Kurzschlusswirkung eine Malabsorption, Durchfälle oder andere Symptome eingestellt, ist die Operation indiziert.

Innere Fisteln zwischen Dünn- und Dickdarm oder dem Duodenum sind meistens mit erheblicher klinischer Symptomatik verbunden und entwickeln sich oft im Gefolge vorangegangener Resektionen im Bereich der Anastomose. In diesen Fällen ist die Nachresektion indiziert. Fistelmündungen am Duodenum werden exzidiert, ein möglicher Defekt kann über eine Y-Roux-Schlinge verschlossen werden.

→ **Enterovesikale und enterogenitale Fisteln.** Bei enterovesikaler Fistel besteht wegen der Gefahr der Urosepsis eine absolute Operationsindikation. Das befallene Darmsegment wird mit der Fistel entfernt und der Blasenwanddefekt verschlossen. Die enterogenitale Fistel, die sich meist als ano- oder rektovaginale Fistel manifestiert, wird bei ausgeprägter Symptomatik, Stuhlabgängen über die Vagina oder bei erheblichem Leidensdruck der Patienten versorgt. Möglichst in der Remission des Morbus Crohn oder auch nach entsprechender Resektion des befallenen Darmabschnitts kann der Verschluss der enterogenitalen Fistel als Augmentation (Advancement-Flap, Omentumplastik oder Gracilis-Plastik) ggf. unter Stomaschutz erfolgen. Bei manchen Patienten kann ein permanentes Stoma die einzige Alternative darstellen.

→ **Perianale Fisteln.** Diese machen 30% aller Crohn-Fisteln aus und treten mit einer Inzidenz zwischen 20% und 80% auf. Bei Vorliegen eines perianalen Abszesses wird dieser in jedem Fall breit inzidiert und drainiert. Eine perianale Fistel kann zunächst über eine Fadendrainage versorgt werden. Distal mündende Fisteln werden über einer Sonde gespalten oder exzidiert. Bei ausgeprägten Fistelsystemen oder rezidivierenden Abszessen kann die Anlage eines temporären Stomas erwogen werden. Die Sanierung hoher transsphinktärer oder supralevatorischer Fisteln bei Morbus Crohn kann problematisch sein. Vor Fistelsanierung sollte deshalb eine Evaluation des Kontinenzorgans mit Manometrie und Endosonographie erfolgen. Sowohl die Endosonographie als auch das MRT können detaillierte Auskunft über die Lage und Ausbreitung der Fistel geben. Bei therapierefraktärer Crohn-Proktitis oder häufigen rezidivierenden perianalen Fistelungen mit Vorschädigung des Kontinenzorgans kann die Anlage eines permanenten Kolostomas die ultima Ratio darstellen.

In Anbetracht der hohen Rezidivrate der perianalen Fistel bei Morbus Crohn ist jede chirurgische Maßnahme unter dem Gesichtspunkt des maximalen Funktionserhaltes (Kontinenzfunktion) durchzuführen.

Der Entscheid über die Therapie wird im Idealfall von Chirurgen und Gastroenterologen gemeinsam getroffen, da die operative Therapie der perianalen Fistel dann die größte Aussicht auf Erfolg hat, wenn kein weiterer Befall des Rektums vorliegt.

→ **Enterokutane Fisteln.** Sie sind häufig Folge eines vorangegangenen Eingriffs in Form einer Nahtinsuffizienz oder eines Anastomosenrezidivs. Bei Abszedierung, Stenose oder starker Fistelsezernierung mit Kurzdarmsyndrom bestehen absolute Operationsindikationen. Die operative Therapie in diesen Fällen besteht in der Resektion des befallenen Darmsegments, breiter Fisteleröffnung und ggf. Durchführung einer Omentumplastik.

Stomaanlage

Bei aktivem, therapierefraktärem Morbus Crohn kann die Anlage eines temporären Ileostomas in Kombination mit systemischer und lokaler Medikation erwogen werden. Der Therapieentscheid erfolgt gemeinsam durch den Chirurg und den Gastroenterologen.

Minimal invasive Chirugie

→ **Vorteile.** Die bekannten Vorteile minimal invasiver Techniken wie das bessere kosmetische Resultat, die geringere Beeinträchtigung der gastrointestinalen und pulmonalen Funktion, die schnellere postoperative Erholungsphase bei geringerem Blutverlust und reduziertem Schmerzmittelverbrauch und der verkürzte Krankenhausaufenthalt sind mittlerweile auch für den Morbus Crohn belegt (73, 74). Nach Msika et al. können laparoskopische Techniken trotz längerer Operationsdauer und größerem intraoperativem Aufwand bei Morbus Crohn zumindest kostenneutral durchgeführt werden (75). Weitere mögliche Vorteile sind die geringere Rate von Narbenhernien und adhäsionsbedingten Komplikationen (76). Die Morbiditätsrate aller laparoskopischen Verfahren bei Morbus Crohn liegt durchschnittlich bei 10–15% (77).

Am häufigsten werden derzeit die laparoskopische Ileozäkalresektion und die laparoskopische Stomaanlage durchgeführt, während Dünndarm-, Kolonresektionen oder Proktokolektomien seltener beschrieben sind.

→ **Einsatzmöglichkeiten und Kontraindikationen.** Der segmentale Befall von Kolon oder Dünndarm, kurzstreckige Stenosen, die Ileitis terminalis, das Anastomosenrezidiv oder der Befall des gesamten Kolons können problemlos laparoskopisch therapiert werden. Kontraindikationen für das laparoskopische Vorgehen stellen fortgeschrittene Ileuszustände, lebensbedrohliche Zustände (Perforation, Peritonitis oder profuse Blutung) oder sehr große Konglomerattumoren dar (78, 79). Interenterische oder enterovesikale Fisteln, Abszesse oder eine erhöhte entzündliche Aktivität stellen keine absoluten Kontraindikationen für einen laparoskopischen Eingriff dar. Die Anforderungen an den Operateur sind jedoch in diesen Fällen erhöht, und die Komplikations- bzw. Konversionsrate steigt. Auch Voroperationen oder Adhäsionen sind kein prinzipielles Hindernis für laparoskopische Verfahren. Inwieweit ein Eingriff bei diesen Patienten durchgeführt werden kann, hängt im Wesentlichen von der Erfahrung des Operateurs und der Anzahl und dem Ausmaß der Voroperationen ab.

→ **Offene Fragen.** Die laparoskopische Chirurgie bei Morbus Crohn wird in Händen erfahrener Operateure als sicher eingestuft (80). Allgemeingültige Aussagen können allerdings aufgrund des Fehlens von randomisierten Studien noch nicht getroffen werden. Ungeklärt ist derzeit, ob Patienten nach vorausgegangenen konventionellen Eingriffen von der laparoskopischen Technik profitieren. Der kosmetische Vorteil entfällt, und ob minimal invasive Verfahren zukünftigen Adhäsionen vorbeugen können, ist nicht abschließend geklärt. Unklar ist außerdem der Einfluss laparoskopischer Eingriffe auf die Dynamik des Morbus Crohn, da zumindest theoretisch die Entdeckung zusätzlicher Manifestationen des Morbus Crohn im Rahmen einer laparoskopischen Operation eingeschränkter ist als bei konventionellen Verfahren. Um dieses Risiko zu minimieren, ist deshalb bei jedem laparoskopischen Eingriff eine umfassende präoperative Diagnostik unter Einschluss des Gastroenterologen zu fordern.

FAZIT FÜR DIE PRAXIS

- Ursache des Morbus Crohn ist wahrscheinlich eine Störung der epithelialen Barrierefunktion der Mukosa. Umweltfaktoren wie Hygiene und Nikotinabusus spielen auf dem Boden einer genetischen Prädisposition eine entscheidende Rolle.
- Maßgeblich für die Therapieentscheidungen sind Verlaufsform, Lokalisation und bisheriges Ansprechen auf die Standardmedikation. Daher sind eine ausführliche Anamnese sowie bei Erstdiagnose eine komplette Diagnostik des Gastrointestinaltraktes erforderlich.
- Als Therapieprinzip sollte gelten: Wenn möglich eine topische Therapie mit z. B. Budesonid oder Klysmen bevorzugen oder zumindest ergänzen, wenn nötig frühzeitig die immunsuppressive Therapie einleiten. Etwa die Hälfte der Patienten sind Kandidaten für eine immunsuppressive Therapie mit Azathioprin.
- Bei therapierefraktären Verläufen ist an Komplikationen wie narbige Stenosen, Abszesse oder Perforation zu denken, ein interdisziplinäres Vorgehen unter Hinzuziehen des chirurgischen Kollegen ist hier frühzeitig angezeigt.
- Die chirurgische Therapie bei Morbus Crohn erfolgt unter maximalem Schutz des funktionstüchtigen Gewebes und unter maximalem Funktionserhalt.
- Anzustreben ist der gemeinsame Entscheid über den Operationszeitpunkt und die gemeinsame perioperative Therapie von Gastroenterologen und Chirurgen.
- Die Vorteile minimal invasiver Verfahren bestätigen sich bei der operativen Therapie des Morbus Crohn. Eine abschließende Wertung der Technik oder allgemeingültige Empfehlungen sind derzeit noch nicht möglich.

Steckbrief Morbus Crohn

Leitsymptom:
Durchfall, Schmerzen, Gewichtsverlust

Diagnostik:
bei Erstmanifestation komplette gastrointestinale Bildgebung inklusive Dünndarmdarstellung und Ileokoloskopie

Therapie:
wenn möglich topisch, wenn nötig systemisch, wenn indiziert frühzeitig immunsuppressiv, bei Komplikationen chirurgisch

6.13 Colitis ulcerosa

W. Kruis, A. J. Kroesen, A. Stallmach, H.-J. Buhr

EDITORIAL **Die Colitis ulcerosa ist die häufigste Form der sog. chronisch entzündlichen Darmerkrankungen (CED). Dadurch, dass die Entzündung im Rektum beginnt, lässt sie sich relativ leicht diagnostizieren und differenzialdiagnostisch abgrenzen. Wenngleich die Erkenntnisse zur Pathogenese erheblich zugenommen haben, bleibt die Ätiologie ungeklärt. Wahrscheinlich führt eine Kette von Ereignissen – verändertes Darmmilieu, spezifische Immunreaktionen –, die möglicherweise genetisch vorgegeben ist, zur Erkrankung. Aufgrund der vielfältigen klinischen Erscheinungen einer Colitis ulcerosa handelt es sich bei der Therapie um eine interdisziplinäre Aufgabe. Die Chirurgie mit der Möglichkeit der Entfernung des Zielorgans spielt eine besondere Rolle. Trotz der Schwere einer Colitis ulcerosa in Einzelfällen ist die Prognose insgesamt relativ gut, wenngleich die Anforderungen an eine dauerhafte medizinische Betreuung hoch bleiben können.**

Definition

Die Colitis ulcerosa ist eine entzündliche Erkrankung der Darmschleimhaut mit Befall eines Teils oder des gesamten Kolons. Sie verläuft chronisch in Schüben, gefolgt von Remissionsphasen, oder mit anhaltender entzündlicher Aktivität und klinischen Erscheinungen. Eine Besonderheit sind extraintestinale Manifestationen und assoziierte Organerkrankungen.

Epidemiologie

Patienten mit Colitis ulcerosa sind weltweit anzutreffen; es werden jedoch deutliche regionale und ethnische Unterschiede in der Häufigkeit beobachtet (zur Übersicht: 1). Die Inzidenz dürfte in Mitteleuropa etwa 10 pro 100.000 Einwohner im Jahr betragen; die Prävalenz liegt bei 50 – 80 pro 100.000 Einwohner. In Nordeuropa ist die Erkrankung häufiger als in Südeuropa. In einigen Bevölkerungsgruppen (z.B. Teile der jüdischen Bevölkerung der USA) kommt sie ebenfalls gehäuft vor. Weiße sind häufiger als Farbige betroffen. Männer und Frauen erkranken etwa gleich häufig. Das Alter der Erstmanifestation liegt meist zwischen dem 15. und 35. Lebensjahr, es können jedoch schon Kleinkinder erkranken. Ein zweiter Häufigkeitsgipfel wird zwischen dem 60. und 70. Lebensjahr beobachtet. Es besteht ein familiäres Risiko, so ist das Erkrankungsrisiko für Geschwister eines Patienten mit Colitis ulcerosa ca. 10-mal höher als das der Allgemeinbevölkerung. Sozioökonomisch besser gestellte Schichten scheinen etwas häufiger betroffen zu sein.

→ **Sozialmedizinische Bedeutung.** Die Patienten sind oft während ihrer gesamten beruflichen Tätigkeit und in ihrem Privatleben durch rezidivierende Schübe oder eine chronische Krankheitsaktivität eingeschränkt. Dementsprechend belasten sowohl die medizinischen Kosten als auch die indirekten Kosten (Arbeitsausfälle, Rente etc) unser Sozialwesen. Neuste Schätzungen gehen davon aus, dass 69% der Gesamtkosten, die durch die chronisch entzündliche Darmerkrankungen verursacht werden, indirekte Kosten sind.

Ätiologie und Pathogenese

Trotz intensiver Forschung während der vergangenen Jahrzehnte bleiben Ätiologie und Pathogenese der Colitis ulcerosa in vielen Aspekten noch unklar (zur Übersicht: 2).

Es kann jedoch als gesichert angesehen werden, dass die Erkrankung, wie auch der Morbus Crohn, aus einer gesteigerten oder unzureichend supprimierten Immunantwort gegenüber bisher nicht näher definierten luminalen Antigenen resultiert: Diese stammen möglicherweise aus der bakteriellen Flora.

Dieser entzündliche Prozess führt zu einer mukosalen Schädigung und Reduktion der Schleimhautbarriere, die ihrerseits wieder einen vermehrten Antigeneinstrom in die Mukosa zur Folge hat, wodurch der inflammatorische Prozess akzeleriert wird. Diese immunologischen Veränderungen können jedoch nur vor dem genetischen Hintergrund einerseits und den jeweiligen Umwelteinflüssen, denen das Individuum andererseits ausgesetzt ist, betrachtet werden.

Genetik

Eine Reihe prädisponierender Faktoren konnten für chronisch entzündliche Darmerkrankungen identifiziert werden (3). Hinsichtlich des genetischen Hintergrundes konnte etwa gezeigt werden, dass Juden eine höhere Suszeptibilität für Morbus Crohn und Colitis ulcerosa aufweisen. Andererseits entspricht die Inzidenz der CED bei Juden in unterschiedlichen Ländern der der umgebenden Population, was hingegen auf bedeutende Umwelteinflüsse hinweist. Insgesamt werden beide CED bei Nichtweißen nur selten beobachtet, besonders in unterentwickelten Ländern. Auch in diesem Vergleich zeigen jedoch Afroamerikaner und Amerikaner hispanischer Herkunft steigende Inzidenzraten, wenn sie in urbanen Regionen leben. Die Bedeutung genetischer Einflüsse wird auch durch ein erhöhtes Risiko für Verwandte ersten Grades gestützt. So ist das kumulative Risiko für die Entwicklung einer CED für Verwandte ersten Grades um das 3- bis 20fache erhöht. Weitere wertvolle Informationen haben Zwillingsstudien erbracht. Bezüglich der Colitis ulcerosa beträgt für zweieiige Zwillinge das Erkrankungsrisiko für das zweite Kind bei Erkrankung des ersten 1–3%, während das Risiko bei eineiigen Zwillingen gar 6–16% beträgt. Während für den Morbus Crohn zwischenzeitlich ein einzelnes Gen identifiziert werden konnte, das eine hohe Erkrankungssuszeptibilität vermittelt, liegen für die Colitis ulcerosa keine vergleichbaren Daten vor. Es konnte jedoch eine Assoziation mit HLA-DR2 dargestellt werden.

Umweltfaktoren

⇢ **Rauchen.** Rauchen stellt einen Umweltfaktor dar, der sich bei Colitis ulcerosa und Morbus Crohn gegensätzlich auswirkt. Während die negativen Auswirkungen des Rauchens auf den Verlauf des Morbus Crohn gezeigt werden konnten, scheinen die protektiven Effekte auf die Erkrankungsaktivität der Colitis ulcerosa zu überwiegen. Das relative Risiko von Nichtrauchern gegenüber Rauchern, die Erkrankung zu entwickeln, beträgt etwa 2,4. Ferner weisen frühere Raucher gegenüber Nichtrauchern ein etwa 1,7fach erhöhtes Erkrankungsrisiko auf (4).

⇢ **Appendektomie.** Ähnliche Unterschiede konnten auch für die Appendektomie gezeigt werden. Einer großen Kohortenstudie zufolge war das Risiko, eine Colitis ulcerosa zu entwickeln, für appendektomierte Menschen um 55% reduziert – allerdings nur bei einer Appendektomie vor dem 20. Lebensjahr und bei einer Operation wegen einer Appendizitis oder Lymphadenitis (5).

⇢ **Mikrobielle Keime.** Eine ursächliche Rolle ist auch für mikrobielle Keime diskutiert worden. Dies resultiert etwa aus der Beobachtung, dass beide Entitäten in den Regionen mit der größten Keimdichte des Gastrointestinaltraktes vorherrschen. Zudem konnte in Tiermodellen gezeigt werden, dass die chronisch entzündlichen Darmerkrankungen nur in Gegenwart der normalen Flora entstehen, nicht aber unter keimfreien Bedingungen. Zudem konnten in einigen Studien auch Probiotika einen therapeutischen Effekt erzielen – ein indirekter Hinweis auf die Bedeutung der intestinalen Flora. Wenngleich es in der Vergangenheit immer wieder Spekulationen um die Bedeutung etwa von Masern oder Mykobakterien in der Ätiologie und Pathogenese der CED gegeben hat, ist die kausale Rolle einzelner pathogener Keime in der Entwicklung der CED letztlich unbewiesen geblieben. Zwar scheint der „moderne" Lebensstil mit verringerten Kontakten zur mikrobiellen Umwelt für die Entwicklung des Morbus Crohn eine Bedeutung zu haben, für die Colitis ulcerosa wurden derartige Zusammenhänge bisher jedoch nicht dargestellt. Unbeantwortet ist letztlich auch die Frage, ob ein bestehender immunologischer Defekt zu einer mikrobiellen Infiltration der Darmwand führt, oder ob diese Infektion ein primäres Ereignis darstellt, das seinerseits zu der beschriebenen überschießenden Immunreaktion führt.

⇢ **Andere Umweltfaktoren.** Widersprüchliche Daten wurden für eine Reihe anderer Umweltfaktoren erhoben, so etwa für den Gebrauch oraler Kontrazeptiva. Auch wurde eine Vielzahl diätetischer Faktoren diskutiert, insbesondere der Genuss raffinierter Kohlenhydrate. Letztlich ist diesbezüglich aber unklar geblieben, ob der vermehrte Genuss dieser Nahrungsmittel ein primäres Ereignis im Sinne eines auslösenden Faktors darstellt, oder ob diese Nahrungsmittel nach Beginn der Erkrankung vermehrt verzehrt wurden, etwa um damit Symptome zu lindern, die durch schlechter verträgliche Nahrungsmittel ausgelöst werden würden.

⇢ **Psychosoziale Faktoren.** Die Bedeutung psychosozialer Faktoren wurde in der Vergangenheit intensiv diskutiert. Heutzutage ist jedoch allgemein anerkannt, dass kein konsistenter psychopathologischer Typus bei CED-Patienten vorliegt. Falls überhaupt vorhanden, werden heute solche Alterationen der Patienten als sekundäres Ereignis infolge eines komplizierten Erkrankungsverlaufes mit seinen vielen Unsicherheiten für die persönliche Zukunft interpretiert. Allerdings scheint Stress für viele Patienten eine Bedeutung hinsichtlich einer Exazerbation der Erkrankung zu spielen (6).

Pathogenese

⇢ **Th-Zellen und Zytokine.** Umfangreiche Untersuchungen haben das Verständnis der Rolle des mukosalen Immunsystems bei beiden CED verbessert (7). Während ein Ungleichgewicht zugunsten von Th1-Zellen eine Schlüsselrolle in der Pathogenese des Morbus Crohn spielt, sind *Th2-Zellen*, die durch die Synthese von Zytokinen wie Interleukin-

(IL-)4, IL-5, IL-10 und IL-13 gekennzeichnet sind, typisch für die Pathogenese der Colitis ulcerosa (8). Diese Th2-Zellen spielen eine zentrale Rolle für die Synthese von Antikörpern wie auch in der immunologischen Antwort gegenüber Allergenen und Helminthen.

IL-4 und IL-5 induzieren die Differenzierung sekretorischer IgA^+-B-Zellen in Plasmazellen. IL-4 ist zudem der wesentliche Induktor der B-Zell-Differenzierung zur IgE-Synthese, während IL-5 wichtig für die Proliferation und Aktivierung von Eosinophilen ist. Zudem stimulieren diese Zytokine die Synthese von IgM und Komplement bindenden IgG_1-Antikörpern. Letztere weisen in der Mukosa von CU-Patienten eine deutlich erhöhte Konzentration auf und sind in der Lage, die Komplementkaskade zu aktivieren.

Interessanterweise konnten eine Vielzahl von *Autoantikörpern* bei CU-Patienten identifiziert werden, die zumeist weder gewebespezifisch noch pathogenetisch bedeutsam scheinen, z. B. pANCA oder Antikörper gegen Kolonepithel-Antigene wie Tropomyosin.

Hinsichtlich des T-Zell-Zytokin-Profils konnte in einem Tiermodell für die Colitis ulcerosa eine deutlich vermehrte *IL-13-Produktion* durch NK-T-Zellen gezeigt werden. Zudem weisen auch Lamina-propria-T-Zellen von CU-Patienten eine höhere IL-13-Produktion bei reduzierter Interferon-γ-(IFN-γ-)Synthese auf, während sich bei Crohn-Patienten die entgegen gesetzte Konstellation findet. IL-13 ist ein wichtiges Effektorzytokin, das die epitheliale Barrierefunktion durch Einflüsse auf die Apoptoserate, Tight Junctions und die Restitutionsgeschwindigkeit der Mukosa beeinträchtigt (9).

⇢ **Differenzierung von T-Zellen.** Die für Colitis ulcerosa und Morbus Crohn charakteristischen Zytokine aus Th1- und Th2-Zellen zeigen zudem inhibitorische Effekte auf die Differenzierung und Effektorfunktion des jeweils reziproken Th-Phänotyps. Während IFN-γ die Th2-Differenzierung inhibiert, hat IL-10 ähnliche Effekte auf die Th1-Differenzierung. Dabei ist die Polarisation der T-Zellen vom jeweiligen stimulierenden Antigen abhängig. Während intrazelluläre Bakterien etwa via IL-12 zu einer Th1-Entwicklung führen, befördern Allergene und extrazelluläre Keime die Th2-Differenzierung. Ergänzend muss erwähnt werden, dass zwischenzeitlich weitere Untergruppen von T-Zellen beschrieben wurden, die als Th3- und „T regulatory"-(Treg-)Zellen bezeichnet werden. Diese Zellen sind durch die Produktion von TGFβ bzw. IL-10 charakterisiert und spielen eine zentrale Rolle in der Regulation der mukosalen Inflammation, insbesondere durch aktive Suppression des mukosalen Immunsystems, was als eine essenzielle Komponente zur Induktion einer peripheren Toleranz verstanden wird.

⇢ **Downstream-Entzündungskaskaden.** Neben den genannten Unterschieden in der Pathogenese der Colitis ulcerosa und des Morbus Crohn bestehen jedoch sehr ähnliche sog. Downstream-Entzündungskaskaden. Verschiedene proinflammatorische Zytokine und Chemokine werden exzessiv in der Mukosa beider Erkrankungen exprimiert, unter diesen etwa IL-1β, IL-6 und IL-8. Verschiedene Transkriptionsfaktoren vermitteln zentral inflammatorische Signale durch Bindung an spezifische Gen-Promoter-Regionen. NF-κB etwa dient als ein Regulator multipler Zytokingene in Lymphozyten, Monozyten und Epithelzellen. Zudem wird NF-κB reziprok durch eine Vielzahl von Zytokinen hochreguliert, woraus ein positiver Feed-back-Mechanismus resultiert, der erneut die Entzündung aggraviert. Zudem wird die NF-κB-Synthese auch über Mechanismen des angeborenen Immunsystems gesteigert, etwa vermittelt durch Toll-like-Rezeptoren (TLR) und „caspase recruitment domains" (CARD) (oder „nucleotide-binding oligomerization domain" – NOD), die zu den ältesten Strukturen in der Abwehr mikrobieller Pathogene gehören.

Pathologie

Bei der Colitis ulcerosa ist immer das Rektum betroffen (10). Die Entzündung kann sich kontinuierlich über den gesamten Kolonrahmen ausdehnen.

Bei etwa 40 – 50% der Patienten beschränkt sich die Erkrankung auf das Rektosigmoid, bei etwa 30 – 40% geht der Befall über das Sigma hinaus, betrifft aber nicht das gesamte Kolon, bei ca. 20 % ist das gesamte Kolon befallen (Pankolitis) und bei ca. 3% liegt lediglich eine Proktitis vor. In einigen Fällen ist auch das terminale Ileum im Sinne einer sog. Backwash-Ileitis betroffen (11). Stenosen oder Strikturen treten im Gegensatz zum Morbus Crohn selten auf (Tab. 6.**67**). Die Entzündung ist vorwiegend auf die Mukosa beschränkt. Mikroskopisch findet man in der Lamina propria ein gemischtes Infiltrat von Polymorphkernigen, Lymphozyten, Plasmazellen und Makrophagen. Neutrophile wandern in das Epithel und hier vorwiegend in die Kryptenregion, was bis zu den typischen Kryptenabszessen führen kann.

Klinisches Bild

⇢ **Leitsymptome.** In der Regel hängt die klinische Symptomatik der Colitis ulcerosa vom Ausbreitungsgrad ab.

Leitsymptome sind blutige Diarrhöen und gehäufte Stuhlentleerungen (nächtlicher Stuhldrang). Die Diarrhöe bei der Colitis ulcerosa ist typischerweise mit dem Abgang von Schleim und Blut kombiniert.

Wenn das Blut dem Stuhl aufgelagert ist, ist eine Verwechslung mit einer Hämorrhoidenblutung möglich. Das Fehlen von Blutbeimengungen spricht eher für einen Morbus Crohn. Liegt ein ausgedehnter Befall des Kolons oder gar eine Pankolitis vor, ist das Blut mit dem Stuhl vermischt. Neben Blut und Schleim können in manchen Fällen auch abgeschilferte Mukosabestandteile beigemengt sein. Bei schweren Verläufen sind Stuhlentleerungen mit einer Frequenz bis 30 – 40/Tag möglich, die dann fast nur noch aus Blut und

Tabelle 6.67 Differenzialdiagnostische Kriterien zwischen der Colitis ulcerosa und dem Morbus Crohn

Colitis ulcerosa	Morbus Crohn
Kontinuierliche Entzündung	Diskontinuierliche Entzündung („skip lesions")
Nur Kolonbefall (Ausnahme „Backwash-Ileitis")	Gesamter Gastrointestinaltrakt
Nichttransmurale Entzündung	Transmurale Entzündung
Leitsymptom: blutige Diarrhö	Leitsymptom: Schmerzen, nicht blutige Diarrhö
Abszedierung selten	Abszedierung häufig
Stenosen selten	Stenosen häufig
Kryptenabszesse typisch, Granulome fehlen	Kryptenabszesse untypisch, Granulome häufig
Aphthen untypisch	Aphthen häufig (auch in der Mundschleimhaut)

wässrigem Schleim bestehen. Begleitend können Tenesmen, imperativer Stuhldrang oder sogar eine Inkontinenzsymptomatik auftreten. Eine Anitis bzw. ein perianales Ekzem kann komplizierend hinzukommen. Schmerzen treten typischerweise im linken Unterbauch auf und haben vorwiegend krampfartigen Charakter. Durch die chronische Entzündung und die teilweise starken rektalen Blutverluste kann sich eine ausgeprägte Anämie einstellen.

Toxisches Megakolon. Bei schwerem Krankheitsverlauf kann sich als Komplikation ein „toxisches Megakolon" einstellen (Tab. 6.**68**). Klinisch imponiert bei diesen Patienten ein septisches Krankheitsbild mit akutem Abdomen, meist mit erhöhten Temperaturen und einer deutlichen Leukozytose. Auf der Abdomenübersichtsaufnahme findet man ein massiv dilatiertes Kolon mit einem Querdurchmesser vom mehr als 5 cm.

Extraintestinale Manifestationen. Wie beim Morbus Crohn können auch zahlreiche extraintestinale Manifestationen auftreten (Abb. 6.**58**). Hierzu gehören das Erythema nodosum, das Pyoderma gangraenosum (Abb. 6.**59**), orale Aphthen, die Episkleritis oder anteriore Uveitis, die Sakroileitis, Spondylitis ankylopoetica, Arthritiden und Arthropathien (Gelenkschmerzen ohne Schwellung). Bei den Arthritiden wird zwischen der sog. Typ-1- und Typ-II-Arthritis unterschieden (Tab. 6.**69**).

Primär sklerosierende Cholangitis. Eine weitere schwerwiegende Komplikation, die bei bis zu 13% der Patienten mit Colitis ulcerosa auftritt, ist die primär sklerosierende Cholangitis (PSC). Betroffene Patienten fallen bei entsprechenden Laborunteruntersuchungen durch eine Erhöhung der alkalischen Phosphatase auf. Die Diagnose wird mittels ERCP gestellt (perlschnurartige Gallengangsunregelmäßigkeiten und Strikturen); die MRCP als nichtinvasive Untersuchung scheint gerade für Frühformen nicht so sensitiv zu sein. Die PSC ist therapeutisch kaum zu beeinflussen und in einigen Fällen kommt es zum Vollbild der fortgeschrittenen Leberzirrhose.

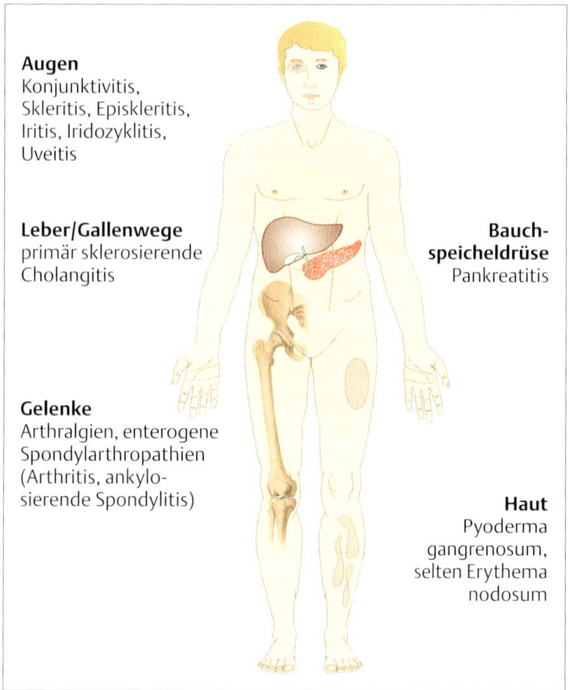

Abb. 6.58 Extraintestinale Manifestationen und assoziierte Organerkrankungen bei Colitis ulcerosa (nach Duchmann R. „Klinik der extraintestinalen Manifestationen und assoziierter Erkrankungen". In: Hoffmann JC, Kroesen AJ, Klump B (Hrsg.). Chronisch entzündliche Darmerkrankungen. Das CED-Handbuch für Klinik und Praxis. Stuttgart: Thieme 2004).

Tabelle 6.68 Definition des toxischen Megakolons (nach Fazio VW. Toxic megacolon in ulcerative colitis and Crohn's colitis. Clin Gastroenterol 1980; 9: 389–407)

Obligat: Kolondilatation (> 5 cm)
plus 2 der folgenden Kriterien:
- Tachykardie > 100/min
- Fieber > 38,6 °C
- Hypalbuminämie (< 3 g/l)
- Leukozytose (> 10.500/µl)

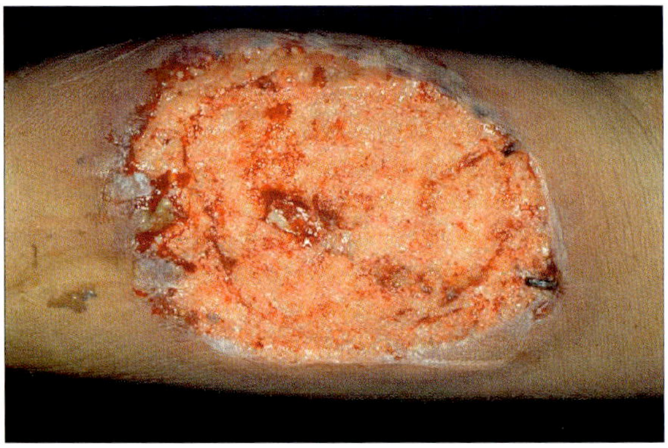

⊠ **Abb. 6.59** Pyoderma gangraenosum bei einem Patienten mit Colitis ulcerosa.

▤ **Tabelle 6.69** Kriterien der Typ-1- und Typ-2-Arthritiden bei Colitis ulcerosa

Typ 1 (pauciartikulär)
- weniger als 5 Gelenke betroffen
- akute, selbstlimitierende Attacken (< 10 Wochen)
- oft mit entzündlicher Aktivität der CED assoziiert
- starke Assoziationen mit (weiteren) extraintestinalen Manifestationen

Typ 2 (polyartikulär)
- 5 oder mehr Gelenke betroffen
- Symptome halten meist für Monate bis Jahre an
- von entzündlicher Aktivität der CED unabhängiger Verlauf
- Assoziation mit Uveitis, nicht aber mit anderen entzündlichen Gelenken

▤ **Tabelle 6.70** Risikofaktoren für die Entstehung eines kolorektalen Karzinoms bei Colitis ulcerosa

- Lange Erkrankungsdauer
- Ausgedehnte Erkrankung (Linksseitenkolitis bzw. Pankolitis)
- Frühzeitiger Krankheitsbeginn
- Vorhandensein einer primär sklerosierenden Cholangitis
- Positive Familienanamnese für ein kolorektales Karzinom

⇢ **Kolonkarzinomrisiko.** Als weitere schwerwiegende Komplikation ist die Entwicklung eines Kolonkarzinoms zu nennen (Tab. 6.**70**).

Die Colitis ulcerosa ist eine Präkanzerose. Insbesondere bei Patienten mit Pankolitis oder ausgedehnter Kolitis und langem Krankheitsverlauf kann es zur Ausbildung von Schleimhautneoplasien (epithelialen Neubildungen) kommen, aus denen sich ein Karzinom entwickeln kann.

In wissenschaftlichen Studien aus den 70er Jahren wird das Risiko der malignen Entartung bei Patienten mit Pankolitis nach 20-jährigem Krankheitsverlauf mit bis zu 20% angegeben. Neuere epidemiologische Daten zeigen, dass die Inzidenz des Kolonkarzinoms durch die Therapie mit 5-Aminosalicylsäure-Derivaten und regelmäßige endoskopische Kontrollen bei Risikopatienten (Pankolitis, lange Laufzeit der Erkrankung, Patienten mit PSC) gesenkt wird.

⇢ **Kolitisassoziiertes Karzinom.** Das kolitisassoziierte Karzinom kann – ähnlich wie die sporadischen Karzinome – in allen Kolonabschnitten auftreten. Es gibt jedoch einige Besonderheiten, die diese Neoplasie von den sporadischen Karzinomen unterscheidet: So ist das Alter der betroffenen Patienten meist geringer, in bis zu 20% der Fälle liegt ein multifokaler Tumor vor und der Differenzierungsgrad ist meist niedriger. Auch finden sich in der molekularpathologisch erfassbaren Sequenz vom Normalepithel zur Karzinomzelle einige Besonderheiten. So sind die Mutationen des APC- oder DCC-Gens beim kolitisassoziierten Karzinom deutlich seltener nachweisbar, wogegen in bis zu 50% der Fälle ki-ras- und p53-Mutationen nachzuweisen sind (12). Bisher gibt es keine Marker, die routinemäßig in der breiten Untersuchung von Risikopatienten eingesetzt werden können. Vorteile für Patienten könnten sich aus der konfokalen Laserendoskopie ergeben, ein Verfahren mit dem in vivo die Histologie der Mukosa beurteilt werden kann und das dem geübten Untersucher ermöglicht, Neoplasien direkt darzustellen, die dann gezielt biopsiert werden (13). Beim histologischen Befund der hochgradigen Neoplasie ist die Proktokolektomie indiziert.

Diagnostik und Differenzialdiagnostik

Die Diagnostik bei Verdacht auf eine bzw. bei nachgewiesener Colitis ulcerosa ähnelt der beim Morbus Crohn.

⇢ **Ausschluss infektiöser Diarrhöen.** Zunächst ist eine infektiöse Ursache für die Diarrhöen auszuschließen. Bei Patienten mit bekannter Colitis ulcerosa, die auf eine Steroidtherapie nicht ansprechen (s. Abschnitt „Medikamentöse Therapie"), sind sehr sorgfältig Infektionen auszuschließen. Dabei spielen die Zytomegalie-Virus-Infektionen (CMV) sowie die Clostridium-difficile-Toxinbildung eine besondere Rolle.

⇢ **DD Morbus Crohn.** In der Differenzialdiagnose zum Morbus Crohn gibt es keinen sicheren Differenzierungsparameter, Serumantikörper bzw. Autoantikörper können im Einzelfall einen Verdach erhärten, besitzen jedoch in der Gesamtsituation keine ausreichende Sensitivität und Spezifität. So kann bei Patienten mit einer sog. Colitis indeterminata der Nachweis von Antikörpern gegen Saccharomyces cerevisiae (ASCA) bei Fehlen von perinukleären antineutrophilen cytoplasmatischen Antikörpern (pANCA) als Hinweis für einen Morbus Crohn und die umgekehrte Konstellation als Hinweis auf eine Colitis ulcerosa interpretiert werden (14).

→ **Entzündungsparameter.** Laborchemisch finden sich im akuten Schub unspezifisch erhöhte Entzündungsparameter (CRP, BSG, Anämie, Leukozytose). Die Messung proinflammatorischer Zytokine oder anderer Entzündungsmediatoren im Serum (z. B. IL-6, TNF-α) bietet in der Klinik keinen relevanten Vorteil. Normalwerte schließen eine Colitis ulcerosa nicht aus, insbesondere bei Patienten mit distaler Kolitis und nur leichter bis mäßiger Entzündungsaktivität. Eine Leukozytose mit Linksverschiebung kann auf Komplikationen, wie z. B. ein toxisches Megakolon, hinweisen.

→ **Aktivitätsparameter.** Im Sinne einer effektiven und ökonomischen Diagnostik zur Beurteilung der Krankheitsaktivität ist die Bestimmung des CRP am sinnvollsten. Zur Beurteilung der Krankheitsaktivität und des Krankheitsverlaufs sind komplexe Aktivitätsparameter erstellt worden, in die unterschiedliche Laborparameter eingehen. In der klinischen Praxis haben sich diese aber nicht bewährt. Im Gegensatz dazu scheint die einfache Bestimmung fäkaler Entzündungsmediatoren, wie z. B des Calprotectin, mit hoher Sicherheit die Vorhersage eines Rezidivs der Erkrankung zu ermöglichen. Welche Bedeutung diese Bestimmung für die Dauer und Intensität einer remissionserhaltenden Therapie hat, muss jedoch noch in weiteren Studien geklärt werden (15).

→ **Endoskopie.** Bei der endoskopischen Untersuchung zeigt sich eine kontinuierlich vom Analkanal nach proximal fortschreitende Entzündung. Bei leichter Entzündung ist die Mukosa durch ein Ödem, eine Rötung und eine Granularität verändert. Bei stärkerer Entzündung finden sich dann zunächst punktförmige flache Ulzera, die an Größe zunehmen und konfluieren können. In schweren Fällen ist eine normale Mukosa nicht mehr zu erkennen und das Lumen wird vollständig von flächigen Ulzera eingenommen (Abb. 6.**60**). Die Bildung von Epithelregeneraten zwischen den Ulzerationen kann zur Entstehung von Pseudopolypen führen (Abb. 6.**61**). Die hierbei entnommenen Biopsien zeigen die typischen, oben genannten Veränderungen.

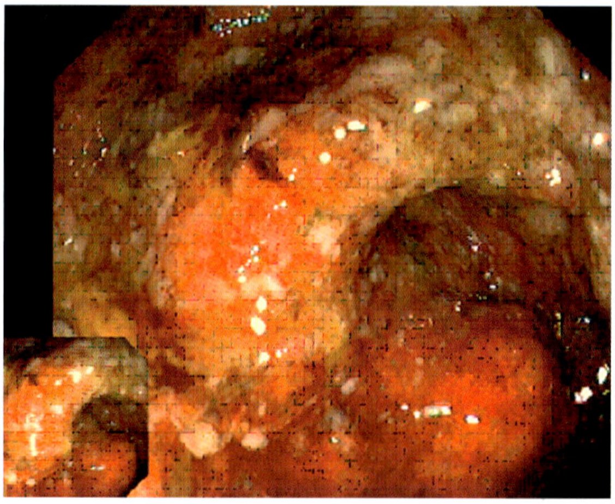

☒ **Abb. 6.60** Koloskopie: schwere Colitis ulcerosa.

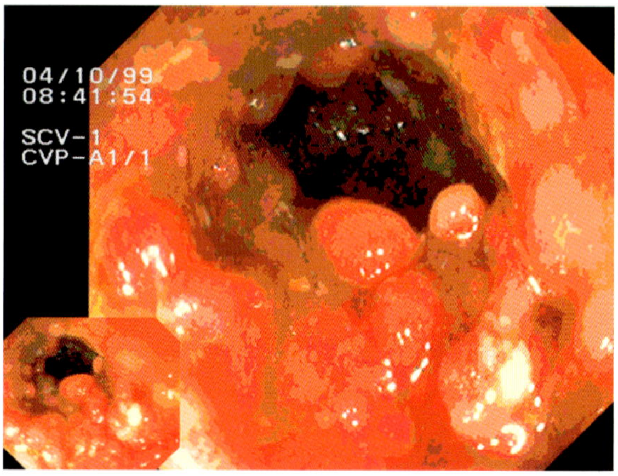

☒ **Abb. 6.61** Koloskopie: Pseudopolypen bei Colitis ulcerosa.

Im Gegensatz zum Morbus Crohn findet sich bei der Colitis ulcerosa eine Korrelation des endoskopischen Bildes mit der klinischen Krankheitsaktivität. Im akuten Schub ist die Koloskopie wegen der erhöhten Perforationsgefahr nur nach sorgfältiger Abwägung der Nutzen-Risiko-Situation durch einen erfahrenen Untersucher durchzuführen.

→ **Bildgebende Verfahren.** Das toxische Megakolon wird bei typischer Klinik u. a. mittels der Abdomenübersichtsaufnahme diagnostiziert. Bei den radiologischen Verfahren kommen auch das Enteroklysma nach Sellink bzw. die MRT-Sellink-Untersuchung zum Einsatz, die vorwiegend zur differenzialdiagnostischen Abgrenzung gegenüber dem Morbus Crohn in der Erstdiagnostik indiziert sind. Gelegentlich wird immer noch ein Kolonkontrasteinlauf, z. B. bei endoskopisch nicht passierbaren Stenosen, durchgeführt. Auch hier zeigen sich entsprechend dem endoskopischen Bild kontinuierliche entzündliche Veränderungen beginnend am Anus mit wechselnder Ausbreitung über das Kolon nach oral. Bei lang dauernder Erkrankung kann das klassische Bild des „Fahrradschlauches“ imponieren, der durch einen kompletten Verlust der Haustrierung bedingt ist.

Verlauf

Die Daten zum Langzeitverlauf und zur Prognose der Erkrankung werden ganz entscheidend durch das untersuchte Patientenkollektiv bestimmt. So besitzen Patienten aus sog. Schwerpunktpraxen oder Referenzzentren in der Regel eine schlechtere Prognose als Patienten, die in bevölkerungsbasierten Studien untersucht werden. In Referenzzentren werden naturgemäß schwerer kranke Patienten behandelt; der Verlauf der Erkrankung ist somit auch ungünstiger.

Grundsätzlich unterscheiden wir den intermittierenden Verlauf, der durch akute Schübe mit unterschiedlich langen Phasen der Remission charakterisiert ist, vom chronischen Verlauf, bei dem über eine längere Zeit klinische Krankheitsaktivität besteht.

Definitionen. Bei der *rezidivierenden Verlaufsform* dauern die einzelnen Schübe in der Regel 4 – 12 Wochen, dazwischen liegen Phasen der Remission, die wenige Wochen bis Jahre dauern können. Diese Verlaufsform tritt bei 50 – 80 % der Erkrankten auf. Vom *chronisch aktiven Verlauf* wird gesprochen, wenn trotz Steroidtherapie (s. unten) über mindestens 6 Monate keine klinische Remission zu erreichen ist. Die Intensität der Erkrankung kann dabei auch schubweise wechseln. Davon abzugrenzen ist die *akute, fulminante Colitis ulcerosa,* die –wenn sie auftritt – häufig die Erstmanifestation der Erkrankung darstellt.

Proktosigmoiditis. Bei der Proktosigmoiditis ist der Verlauf günstig, bei der überwiegenden Zahl der Patienten bleibt die Erkrankung auf die distalen Darmabschnitte beschränkt. Die Proktosigmoiditis greift nur in ca. 15 – 30 % der Fälle auf das proximale Kolon über.

Pankolitis. Bei Patienten mit Pankolitis (weniger als 10 % des Gesamtkollektivs, s. oben) sind Komplikationen, die zur Kolektomie zwingen (z. B. das toxische Megakolon), wesentlich häufiger. So mussten sich in einer skandinavischen Studie über 30 % der Patienten, die initial eine Pankolitis hatten, innerhalb des ersten Krankheitsjahres einer Kolektomie unterziehen. Demgegenüber mussten nur 8 % mit begrenzter Erkrankung operiert werden.

Langzeitverlauf. Der Langzeitverlauf der Erkrankung wird wesentlich durch die Krankheitsaktivität bestimmt. Treten bei Patienten nach Diagnosestellung häufig Rezidive auf, besteht auch in den nächsten Jahren ein hohes Rezidivrisiko für weitere Krankheitsschübe. Besteht im Gegensatz dazu über ein Jahr eine Remission, ist das Rezidivrisiko während der nächsten 12 Monate lediglich 20 %. Innerhalb eines Zeitraums von 10 Jahren hatte nahezu jeder Patient ein Rezidiv. Insgesamt nimmt jedoch die Zahl der Patienten mit chronisch aktiver Erkrankung mit zunehmender Dauer der Erkrankung ab.

Prognose – Planung der Therapie

Aus Unkenntnis der Ätiologie ist eine Heilung bei Colitis ulcerosa nicht möglich. Eine Proktokolektomie beseitigt das Zielorgan der Erkrankung, jedoch unter Inkaufnahme eines „Defektes“, der in der Regel nicht einem gesunden Zustand entspricht. Die nichtoperative Behandlung kann Beschwerdefreiheit erzielen, immer jedoch mit der Aussicht auf einen weiteren Schub, mit dem Risiko einer malignen Entartung (bei Risikopatienten) und unter Umständen mit der Problematik von Medikamentennebenwirkungen.

Tabelle 6.71 Bedingungen, die bei der Planung der Behandlung eines Patienten mit Colitis ulcerosa berücksichtigt werden müssen

Anamnese (komplizierter/therapieschwieriger/schwerer Krankheitsverlauf)
Krankheitserscheinung: • Befallsmuster • Aktivität (klinisch, endoskopisch/histologisch) • Komplikationen (extraintestinale Manifestationen, assoziierte Erkrankungen, Krankheitsfolgen)
Konservative – chirurgische Behandlungsmöglichkeiten
Entscheidung für „step up“ oder „top down“ (Intensität der Behandlung)

Die Entscheidung zwischen nichtoperativer und operativer Behandlung ist bei der Betreuung eines Patienten mit Colitis ulcerosa von grundlegender Bedeutung und erfordert interdisziplinäres Handeln.

Eine rege Studientätigkeit, traditionell auf der Basis empirischer Überlegungen, zunehmend jedoch infolge immer besserer Kenntnisse der Pathogenese, hat zu einer Vielzahl therapeutischer Vorschläge und etablierter Behandlungsverfahren geführt. Daraus ergibt sich die Verpflichtung, beim individuellen Patienten die jeweilige Krankheitssituation genau festzustellen und dementsprechend die bestmögliche Therapieoption zu wählen. In Tab. 6.**71** sind Bedingungen aufgelistet, die bei der Planung der Behandlung berücksichtigt werden sollten.

Step-up- und Top-down-Konzept

„Step-up“-Therapien, also die stufenweise, an den Krankheitsverlauf angepasste Intensivierung entspricht dem herkömmlichen ärztlichen Handeln. Demgegenüber steht das „Top-down“-Konzept, d. h. möglichst intensiv beginnen, um Verlauf und Prognose günstiger zu gestalten. Ein wichtiger Ausgangspunkt für die Wahl eines der beiden Konzepte ist die Kenntnis der Prognose. Insgesamt scheint der Langzeitverlauf der Krankheitsaktivität bei Colitis ulcerosa günstig zu sein.

Studien zum Langzeitverlauf der Colitis ulcerosa

- Nach dem ersten Jahr der Diagnose bleiben 18 – 28 % der Patienten schubfrei; 1 – 2 % der Patienten haben einen schweren Verlauf (16). In der europäischen Studie (17) waren nach 4 Jahren 48 % der Patienten vollständig und weitere 37 % teilweise beschwerdefrei. Über die Jahre kommt es zu einer stetigen Abnahme von stationären Krankenhausaufenthalten und Arztbesuchen (16).

- Repräsentative, neuere Untersuchungen aus Dänemark (18) und England (19) beschreiben eine normale Lebenserwartung bzw. eine geringe Übersterblichkeit (1,44) von Patienten mit Colitis ulcerosa. In beiden Studien wird jedoch auf das erhöhte Sterblichkeitsrisiko von Patienten mit (sub-)totaler Colitis ulcerosa und höherem Lebensalter (> 50 Jahre) hingewiesen.
- Von besonderem Interesse sind Art und Intensität der Behandlung im Langzeitverlauf. Die EC-IBD-Studie (17) berichtet, dass in den verschiedenen Ländern Europas nach 4 Jahren 9–23% der Patienten mit Steroiden behandelt waren, 0–6% der Patienten erhielten Immunsuppressiva, aber etwa ein Drittel der Patienten hatte überhaupt keine Medikation.
- Den unterschiedlichen Therapiekonzepten in verschiedenen Ländern zufolge ist der Anteil kolektomierter Patienten in Skandinavien besonders hoch. Der Prozentsatz von Patienten mit einer Proktokolektomie war in Dänemark im ersten Jahr 10 % (20) und in Europa 3% (17). Kumulativ waren in der dänischen Studie nach 18 Jahren 31% der Patienten operiert, in Schottland nach 5 Jahren 8% (21).
- Sehr wenig ist bekannt über Faktoren, die den Verlauf einer Colitis ulcerosa beeinflussen. Diskutiert wird der Einfluss von Infektionen (22). Allgemein akzeptiert ist die Annahme, dass nichtsteroidale antientzündliche Medikamente einen ungünstigen Einfluss auf die Erkrankung haben und deshalb vermieden werden sollten (23).
- Schließlich wäre es für die therapeutischen Überlegungen nützlich, die Prognose abschätzen zu können, zumindest Schübe vorauszusehen. Bisher gibt es jedoch dazu keine geeigneten Methoden (24). Die Messung von Calprotectin im Stuhl ist derzeit ein Verfahren, das zu Hoffnungen Anlass gibt.

Zusammengefasst ist die Prognose der Colitis ulcerosa bei der überwiegenden Zahl der Patienten günstig, insbesondere im weiteren Verlauf nach dem ersten Jahr, in dem die Diagnose gestellt wird. Der Krankheitsverlauf ist im Voraus nicht abschätzbar. Damit ergeben sich klare Argumente für ein Step-up-Vorgehen in der Therapieplanung. Es gilt, den Patienten möglichst gut und ohne zusätzliche Schäden durch die Behandlung über das erste Jahr (die ersten Jahre) der Erkrankung hinwegzubringen.

Medikamente

Im Folgenden sollen Eigenschaften und Wirkungen einiger Medikamente dargestellt werden, die bei der Behandlung der Colitis ulcerosa eine wesentliche Rolle spielen.

Aminosalicylate

Substanzen

Ursubstanz dieser Medikamentengruppe ist Sulfasalazin (Salicylazosulfapyridin), entwickelt von Nana Svartz in den 30er Jahren des vorigen Jahrhunderts, die ein Antibiotikum (Sulfapyridin) mittels einer Azoverbindung an eine antiinflammatorische Substanz (5-Aminosalicylsäure) koppelte, um rheumatoide Arthritis zu behandeln. Durch klinische Beobachtung wurde eine therapeutische Wirkung bei Patienten mit Colitis ulcerosa bemerkt. Ende der 70er Jahre wurde erstmals beschrieben, dass auch die 5-Aminosalicylsäure alleine therapeutisch wirksam ist (25). Daraufhin wurden neue Aminosalicylate entwickelt, ohne Sulfonamidanteil, um dessen unerwünschte Wirkungen zu vermeiden. In Europa heute gebräuchliche Spezialitäten sind neben Sulfasalazin Mesalazin, Olsalazin, Balsalazid und 5-Aminosalicylsäure.

Pharmakokinetik

Oral zugeführte 5-Aminosalicylsäure wird umgehend im oberen Gastrointestinaltrakt resorbiert und nach präsystemischer Acetylierung renal ausgeschieden (26). 5-Aminosalicylsäure gelangt somit nicht bis zum Ort der Entzündung in tieferen Abschnitten des Intestinums. Da aber von einer topischen Wirkung, d. h. von der luminalen Seite her kommend, ausgegangen wird, ist es das Ziel der verschiedenen Formulationen von Aminosalicylaten, den Transport der 5-Aminosalicylsäure in kaudale Abschnitte zu gewährleisten.

Dabei wird grob in 2 Prinzipien unterteilt (27): Azoverbundene Doppelmoleküle (Sulfasalazin, Balsalazid), im weiteren Sinne Prodrugs entsprechend, und 5-Aminosalicylsäure, die durch spezielle Galenik vor der Resorption bewahrt werden soll (Mesalazin). In Tab. 6.**72** sind wichtige Kennzeichen verschiedener Aminosalicylate aufgelistet. Für Aminosalicylate sind vielfältige Wirkungen nachgewiesen. Welche davon entscheidend ist (sind), bleibt unklar. Möglicherweise ist es auch gerade die Vielzahl der Wirkungen, die im Netzwerk der Entzündung zum antientzündlichen Effekt führt.

Wirkmechanismen

Lange bekannt sind die inhibitorischen Wirkungen der Aminosalicylate auf Entzündungsmediatoren aus dem Cyklooxygenase- und Lipoxygenase-Stoffwechselweg des Arachidonsäuremetabolismus (27). Aminosalicylate haben hemmende Wirkungen auf die Produktion gewebezerstörender Faktoren wie Platelet Activating Factor (PAF) und reaktive Sauerstoffradikale. Weiterhin sind zahlreiche Effekte auf Entzündungszellen bekannt wie die Inhibition zellvermittelter Immunprozesse an T- und B-Lymphozyten, Inhibition der Chemotaxis und Adhäsion von Makrophagen und Neutrophilen sowie Inhibition der Expression und Aktivierung von Adhäsionsmolekülen (28). Aminosalicylate interferieren mit IFN-γ und TNF-α sowie verschiedenen Interleukinen. Nicht nur Sulfasalazin, sondern auch Mesalazin ist in der Lage, die NF-κB-Aktivierung zu hemmen und so einen zentralen Prozess in der Entzündungsentstehung zu beeinflussen (29).

Die klinisch therapeutische Wirksamkeit wird in den folgenden Kapiteln beschrieben. Ob das „alte" Sulfasalazin oder die neueren Aminosalicylate wirksamer sind, wird

Tabelle 6.72 Verschiedene Aminosalicylate

Name	Formulation	Freisetzungsmechanismus	Ort der Freisetzung
Dimere:			
Sulfasalazin	5-ASA + Sulfapyridin	bakteriell	Kolon
Olsalazin	2 Moleküle 5-ASA	bakteriell	Kolon
Balsalazid	5-ASA + 4-Aminobenzoealanin	bakteriell	Kolon
Monomere:			
Mesalazin	Eudragit L überzogen	pH > 6	Jejunum und distal
	Eudragit S überzogen	pH > 7	Ileum und distal
	Mikrogranula, überzogen mit Ethylcellulose	Transit	Duodenum und distal
	Mikrogranula, überzogen mit Eudragit L	Transit + pH > 6	Ileum und distal
5-ASA:	5-Aminosalicylsäure		

ebenfalls dort diskutiert. Für die neueren Aminosalicylate gibt es nur wenige Vergleiche. Diese zeigen da und dort kleine Unterschiede, die wahrscheinlich im klinischen Alltag keine entscheidende Rolle spielen (30).

Als Konsequenz der komplizierten Diskussion um renale Nebenwirkungen werden in der Regel Kontrollen der Retentionswerte und des Harnbefundes empfohlen.

Sicherheit

Insgesamt gehören die Aminosalicylate – auch in der Langzeitanwendung – zu den sicheren Medikamenten. Nichtsdestotrotz ist eine Fülle von möglichen Nebenwirkungen bekannt geworden. Zu unterscheiden sind Fallberichte, in denen mitunter der Zusammenhang zwischen Komplikationen und Medikamenteneinnahme unklar bleibt, von vergleichenden Studien, in denen sich keine klinikrelevanten Unterschiede zwischen der Frequenz von unerwünschten Ereignissen von Aminosalicylaten und Plazebo bzw. verglichenen Substanzen gezeigt haben. Hier sei noch auf die Ergebnisse zum Teil langjährig durchgeführter Register über Berichte von Medikamentennebenwirkungen eingegangen (31, 32).

Renale Nebenwirkungen. Schon aus Gründen der Strukturähnlichkeit mit Phenacetin erregte eine potenzielle Nephrotoxizität der 5-Aminosalicylsäure besondere Aufmerksamkeit. Hohe Dosen von 5-Aminosalicylsäure führen im Tierversuch zu nephrotoxischen Erscheinungen. Fälle mit interstitieller Nephritis in Assoziation mit einer Aminosalicylattherapie sind die häufigsten Berichte renaler Komplikationen. Seltener wurde ein nephrotisches Syndrom oder eine Glomerulonephritis beschrieben. Unter Mesalazin scheinen diese Erscheinungen häufiger vorzukommen (32). In einer Fall-Kontroll-Studie blieb letztlich unklar, ob es sich bei renalen Miterkrankungen um Aminosalicylatnebenwirkungen oder Colitis-ulcerosa-assoziierte Erscheinungen handelt (33).

Pankreatitis. Ödematöse Entzündungen der Bauchspeicheldrüse unter einer Therapie mit Aminosalicylaten sind in nennenswerter Fallzahl berichtet worden. Auch hier ist der Zusammenhang – Assoziation oder Medikamentennebenwirkung – in vielen Fällen nicht klar. Numerisch sind mehr Fälle unter Mesalazin als unter Sulfasalazin berichtet worden (32). Eine Vorbeugung gegen diese Komplikation gibt es nicht. Eine Reexposition auch mit anderen salicylathaltigen Präparaten wird nicht empfohlen.

Hepatoxizität. Transaminasenerhöhung und Hepatitiden werden in nennenswerter Zahl berichtet, die meisten ohne signifikante klinische Bedeutung. Unterschieden werden müssen davon die sehr seltenen Fälle foudroyanter entzündlicher Reaktionen mit nachfolgender Leberinsuffizienz bei Hypersensitivitätsreaktionen.

Kardiale und bronchopulmonale Erkrankungen. Perikarditis (sehr viel seltener Myokarditis) und entzündliche Reaktionen in allen Abschnitten des Respirationstraktes können sowohl Ausdruck eines assoziierten Krankheitsgeschehens oder der Aminosalicylateinnahme sein. Dabei sind rasch auftretende Hypersensitivitätsreaktionen beschrieben, aber auch toxische Veränderungen bis Jahre nach der Therapie. Fallberichte betreffen alle Präparate mit 5-Aminosalicylsäure als Bestandteil. Diagnostisch ist möglicherweise eine bronchoalveoläre Lavage mit Nachweis hoher Zahlen an Lymphozyten oder eosinophilen Granulozyten (34).

Diarrhö. Im Unterschied zu Olsalazin, wo über Diarrhöen in 6–30% der behandelten Patienten berichtet wurde, gibt es für Mesalazin nur wenige Fallberichte. Die diarrhogene Eigenschaft von Olsalazin scheint eine Besonderheit des azoverbundenen 5-Aminosalicylsäure-Dimers zu sein. Vermeiden von intestinalen Spitzenkonzentrationen, d.h. möglichst viele Dosisportionen und Einnahme nach Mahlzeiten führt zu einer sehr niedrigen Diarrhöfrequenz (35).

Seltene Begleiterscheinungen. Es gibt Fallberichte zu allergischen Reaktionen, zu Hautveränderungen und Juckreiz, zu Allopezie, zu Blutbildveränderungen, zu muskoloskelettalen Begleiterscheinungen und zu peripheren Neuropathien. Sollten solche Erscheinungen in einen Zusammenhang mit einer Aminosalicylattherapie gebracht werden, empfiehlt sich das Absetzen des Medikaments. Gegebenenfalls kann ein Wechsel des Präparates oder eine Reexposition versucht werden.

Glucocorticoide

Substanzen

Mit Truelove und Witts begann 1955 nicht nur die Ära der Steroidtherapie bei chronisch entzündlichen Darmerkrankungen, sondern auch das Zeitalter plazebokontrollierter Studien (36). Sie konnten eine überlegene Wirksamkeit von Hydrocortison (100 mg/d) bei Patienten mit Erkrankungen unterschiedlicher Schweregrade zeigen. Wenig später berichteten Lennard-Jones et al 1960 über die therapeutischen Effekte von Prednison bei leichterer Krankheitsaktivität (37). Hydrocortison, ganz überwiegend Prednison/Prednisolon und seit jüngerer Zeit Budesonid sind die bei Colitis ulcerosa verwendeten Cortisone.

Wirkmechanismen

Glucocorticoide zeigen eine Vielzahl von Wirkungen antiinflammatorischer und immunsuppressiver Art. Diese werden überwiegend über den Glucocorticoidrezeptor vermittelt. Nachdem sich Cortison bindendes Globulin abspaltet, diffundieren Glucocorticoide über die Zellmembran ins Zytoplasma an den Rezeptor. Dieser ist an 90-kDa-Heat-Shock-Protein gebunden. Schließlich wird der Steroidrezeptorkomplex zum Zellkern transportiert, wo er mit verschiedenen Loci von 5'-Promotor-Regionen von bis zu 100 Genen reagieren kann. Unter den daraus resultierenden Wirkungen sind besonders die Inhibition von NF-κB sowie die Aktivierung von IκBα zu erwähnen. Daneben sind zahlreiche weitere inhibitorische Effekte auf proinflammatorische Zytokine (IL-1, TNF-α, IL-8, IL-2), auf Adhäsionsmoleküle (E-Selectin) und auf Enzyme der Entzündungskaskade (Phospholipase A_2, Cyclooxygenase II) beschrieben. Ein Teil dieser Wirkungen wurde speziell auch bei Patienten mit Colitis ulcerosa nachgewiesen (38).

Pharmakokinetik

Die Bioverfügbarkeit von oralem Prednison/Prednisolon ist gut (ca. 70%). Bei schwerer Colitis ulcerosa kann es zu Änderungen im Resorptionsverhalten von oral verabreichtem Prednisolon kommen (39). Prednison muss als Prodrug erst in der Leber zum aktiven Prednisolon verstoffwechselt werden, was bei fortgeschrittenen Lebererkrankungen Einschränkungen zur Folge haben kann.

Das als Rektalschaum verwendete Hydrocortisonacetat hat bei Patienten mit Colitis ulcerosa eine niedrige Bioverfügbarkeit (16%). Die Plasmaspiegel werden kaum erhöht, so dass wenige systemische Wirkungen zu erwarten sind (40).

Budesonid. Budesonid ist ein synthetisches Analog von Prednisolon. Es hat eine hohe Rezeptoraffinität, die auf potente Wirksamkeit der Substanz hinweist. Oral verabreichtes Budesonid wird rasch resorbiert, aber aufgrund eines ausgeprägten First-Pass-Effekts in der Leber ist die systemische Verfügbarkeit nur etwa 10%. Deshalb wird Budesonid unter der Vorstellung einer topischen Wirkung eingesetzt. Da zurzeit keine Präparate zur Verfügung stehen, die einen intestinalen Transport von Budesonid bis in das Kolon gewährleisten, wird es bei Colitis ulcerosa nur in der rektalen Therapie eingesetzt. Für Budesonid-Klysmen besteht eine systemische Bioverfügbarkeit von etwa 16% (41).

Sicherheit

Die chronische Anwendung von systemisch wirksamen Steroiden bei Colitis ulcerosa ist immer von ernsthaften Nebenwirkungen begleitet. Häufige Veränderungen sind Mondgesicht, Akne, Striae, Cortisonhaut, Hypertonie, Osteoporose und Infektionen. Besondere metabolische Komplikationen sind Hyperglykämie und Steatohepatose mit begleitenden Veränderungen der Leberwerte.

Von großer Bedeutung sind skelettale Folgen, selten in Form von aseptischen Knochennekrosen (Femurköpfe und andere), häufig als Osteoporose mit entsprechenden Komplikationen. Sowohl bei Patienten mit Morbus Crohn wie auch mit Colitis ulcerosa besteht eine Beziehung zwischen einer Osteopenie und der kumulativen Dosis an Glucocorticoiden (42).

Azathioprin/6-Mercaptopurin

Substanzen

Azathioprin und 6-Mercaptopurin sind Purinantimetabolite, ursprünglich für die Krebstherapie konzipiert. Azathioprin ist ein Prodrug von 6-Mercaptopurin. Die empfohlene Dosis von Azathioprin ist deshalb knapp doppelt so hoch wie die von 6-Mercaptopurin.

Beiden Substanzen werden dieselben therapeutischen Wirkungen zugerechnet, nicht jedoch dieselben Nebenwirkungen, weshalb sich bei einem Teil der Patienten mit unerwünschten Reaktionen unter Azathioprin ein Wechsel zu 6-Mercaptopurin lohnt.

› Pharmakokinetik

6-Mercaptopurin wird über 3 Stoffwechselwege abgebaut (Abb. 6.**62**). Zwei davon führen zu den wirksamen Metaboliten, 6-Methylmercaptopurin und 6-Thioharnsäure. Die beiden Enzyme für diese Schritte sind Thiopurinmethyltransferase (TPMT) und Xanthinoxidase (XO). Durch die enzymatische Aktivität von TPMT und XO wird also die Entgiftung bzw. die Wirksamkeit einer Therapie mit Azathioprin/6-Mercaptopurin geregelt. Die XO wird gehemmt durch häufig gebrauchte Substanzen wie z.B. Allopurinol, das deshalb nicht in Kombination mit Azathioprin/6-Mercaptopurin gegeben werden darf. Die TPMT-Aktivität kann routinemäßig bestimmt werden. (Genetisch bedingte) Niedrige Enzymaktivitäten sollten zu Dosisanpassungen (Verminderung) führen. Der 3. Stoffwechselweg führt über Thioguanin zu 6-Thioguanin-Triphosphat, das entscheidend für die klinische Wirksamkeit zu sein scheint (43).

› Wirkmechanismen

Azathioprin/6-Mercaptopurin und die Metaboliten haben verschiedene Effekte, u.a. Inhibition des Purinstoffwechsels und der DNA-Synthese, die Zellteilung und Proliferation beeinflussen. Kürzlich wurde Apoptose von T-Lymphozyten als wahrscheinlich entscheidende Wirkung beschrieben. Dabei kommt es zu einer CD28-abhängigen Rac1-Aktivierung von $CD4^+$-T-Zellen (44).

› Sicherheit

Bei der Berücksichtigung von Nebenwirkungen müssen zwei Kategorien betrachtet werden: allergische Reaktionen, die in den ersten Wochen der Behandlung auftreten können, und dosisabhängige Effekte, die grundsätzlich während der gesamten Therapiedauer entstehen können. Es gibt Hinweise dafür, dass zumindest ein Teil der unerwünschten Reaktionen genetisch determiniert ist, so dass in Zukunft durch Bestimmung von Markern eine Vorabschätzung der Tolerabilität gegenüber der Therapie möglich sein könnte (45). Zu den allergischen Erfahrungen werden Pankreatitis, Fieber, Übelkeit, Diarrhö und Hepatitis gezählt. Im Allgemeinen wird damit ein Absetzen der Therapie mit Azathioprin/6-Mercaptopurin erzwungen.

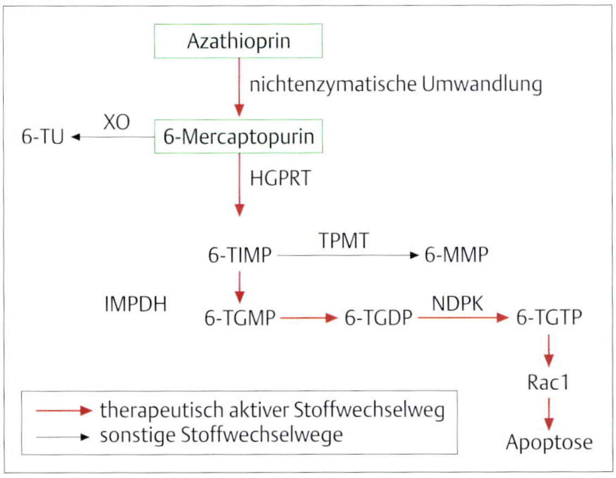

⊠ **Abb. 6.62** Stoffwechselwege von Azathioprin und 6-Mercaptopurin.
Enzyme: TPMT Thiopurinmethyltransferase, XO Xanthinoxidase, HGPRT Hypoxanthin-Phosphoribosyltransferase, IMPDH Inosin-Monophosphatdehydrogenase, NOPK Nukleosid-Diphosphokinase.
Stoffwechselprodukte: 6-TU 6-Thioharnsäure, 6-MMP 6-Methylmercaptopurin, 6-TIMP 6-Thioinosinmonophosphat, 6-TGMP 6-Thioguaninmonophosphat, 6-TGDP 6-Thioguanindiphosphat, 6-TGTP 6-Thioguanintriphosphat.

Leukopenie. An dosisabhängigen Nebenwirkungen wird v.a. die Suppression des Knochenmarks beobachtet. Hierbei kann die Entstehung einer Leukopenie/Agranulozytose eine entscheidende Rolle für das Patientenschicksal spielen. Opportunistische Infektionen mit lebensbedrohlicher Sepsis drohen, v.a. bei Patienten, die gleichzeitig mit Glucocorticoiden oder anderen Immunsuppressiva behandelt werden (46).

Während einer Behandlung mit Azathioprin/6-Mercaptopurin muss deshalb regelmäßig die Zahl der Leukozyten im peripheren Blut überprüft werden, in den ersten 8 Wochen wöchentlich, dann in länger werdenden Intervallen, die sich danach richten, inwieweit sich ein stabiler Verlauf des Blutbildes zeigt.

Zu beachten ist, dass eine begleitende Therapie mit Glucocorticoiden die periphere Leukozytenzahl erhöhen kann, während es bei Aminosalicylaten zu einer Verminderung kommen kann. Im Falle einer klinisch wirksamen Leukopenie bzw. Agranulozytose kann (soll) mit Granulozyten stimulierenden Faktoren schnell eine Reversion der Knochenmarksuppression erzielt werden.

Maligne Erkrankungen. Ein besonderes Problem ist die Frage nach der Häufigkeit maligner Erkrankungen unter/nach einer Therapie mit Azathioprin/6-Mercaptopurin. Aus New York und London wurde anhand der Analyse zweier repräsentativer Fallserien über eine größere Zahl von Malignität berichtet. Allerdings wurde im Vergleich zur Allgemeinbevölkerung kein erhöhtes Risiko gesehen (47, 48). Eine neue Metaanalyse beschreibt ein etwa um das 4fache erhöhtes Risiko eines malignen Lymphoms für die Konstellation chronisch entzündliche Darmerkrankung und Behandlung mit Azathioprin/6-Mercaptopurin. Auch hier bleibt jedoch unklar, ob es sich um ein krankheitsbedingtes Risiko oder um ein Risiko, bedingt durch die Kombination Erkrankung und Therapie handelt. Zusammenfassend kann man feststellen, dass ein erhöhtes Risiko, eine Malignität – insbesondere ein Lymphom – zu erleiden für Colitis-ulcerosa- und Crohn-Patienten unter Azathioprin/6-Mercaptopurin nicht mit definitiver Sicherheit ausgeschlossen werden kann. Im schlimmsten Fall wäre dieses Risiko jedoch sehr gering.

Induktion einer Remission (Behandlung der aktiven Colitis ulcerosa)

Wichtigste Voraussetzungen für die Wahl der Therapie sind Einschätzung der Schwere und Ausdehnung sowie Vorgeschichte der Erkrankung.

Leichter bis mäßig schwerer Schub

Standardtherapie beim leichten bis mäßig schweren Schub sind Aminosalicylate, bei distaler Lokalisation bis zur linken Flexur mittels rektaler (topischer) Anwendung, bei (sub-)totalem Befall oral oder auch kombiniert.

Topische Anwendung. Für die topische Therapie wird bevorzugt Mesalazin verwendet, bei Proktitis in Form von Suppositorien (1,0 – 1,5 g/d), bei Proktosigmoiditis mit Rektalschäumen (1 g/d) und bei Linksseitenbefall mit Klysmen (1 g/d). Die Behandlung einer Proktitis wird mit Suppositorien besser akzeptiert als mit oraler Therapie (49). Höhere Dosen einer topischen Therapie konnten in verschiedenen Studien keine bessere Wirksamkeit zeigen. Schäume sind Klysmen in der Akzeptanz überlegen (50). Limitiert ist die topische Therapie durch die Fähigkeit des Patienten, das applizierte Medikament genügend lange (mindestens 1 h) zu retinieren.

Orale Anwendung. Bei Befall einer Colitis ulcerosa proximal der linken Flexur leichter bis mittlerer Schwere sind orale Aminosalicylate die bevorzugte Therapie. Im Vergleich zum sulfonamidhaltigen Sulfasalazin sind die neueren Präparate ohne Schwefelanteil tendenziell wirkungsvoller und signifikant besser verträglich (51), während sich kein eindeutiger therapeutischer Vorteil zwischen Mesalazin oder den Prodrugs Olsalazin und Balsalazid findet (30). In einer Dosisfindungsstudie mit täglichen Dosen von 1,5 g, 3 g und 4,5 g hat eine Tagesdosis von 3 × 1000 mg Mesalazin die beste Wirksamkeit gezeigt (52). Neue Untersuchungen deuten darauf hin, dass diese Dosis auch auf zweimal oder gar ungeteilt eingenommen werden kann.

Kombinierte Anwendung. Bei ausgedehntem Entzündungsbefall ist die kombinierte Gabe von oralem und rektalem Mesalazin (Klysmen) der alleinigen oralen Anwendung therapeutisch überlegen (53).

Schwerer Schub – nicht ausreichende Wirkung von Aminosalicylaten

Eine allgemeine Definition von Therapieversagen der Aminosalicylate aufgrund der Behandlungsdauer ist nicht etabliert. Abhängig vom Schweregrad und Verlauf wird empfohlen, spätestens nach 8 Wochen auf eine Therapie mit Glucocorticoiden umzusteigen. Unbenommen davon bleibt die primäre Behandlung mit Steroiden. Die Studienlage für Steroide ist beschränkt und bezieht sich vor allem auf ältere Daten, weshalb viele Fragen nicht evidenzbasiert beantwortet werden können.

Die empfohlene Dosis beträgt 40 – 60 mg/d Prednisolonäquivalente. Die Dosisreduktion erfolgt nach klinischen Symptomen. Eine Kombinationstherapie mit Aminosalicylaten wird häufig durchgeführt, ist jedoch durch Studien nicht belegt.

Applikationsform. Eine weitere ungeklärte Frage betrifft die Applikationsform. Je nach Krankheitsschwere wird man oral oder intravenös beginnen. Die zusätzliche Gabe von Hydrocortison Rektalschaum ist therapeutisch effektiv (54). Bei distaler Colitis ulcerosa hat sich die topische Anwendung von Steroiden im Vergleich zu Aminosalicylaten nicht als wirksamer erwiesen (55). Eine kleine Studie zeigt jedoch einen zusätzlichen therapeutischen Effekt durch die kombinierte topische Behandlung mit Steroiden und Aminosalicylaten (56).

Sehr schwere Colitis ulcerosa, fulminante Kolitis, toxische Kolitis

Kommt es im Rahmen einer schweren Colitis ulcerosa zu zunehmenden Zeichen einer systemischen Erkrankung (Fieber, Tachykardie, Hypotonie, transfusionspflichtige Anämie) und/oder einer Überblähung des Darms bis hin zur Entwicklung eines Megakolons, spricht man von einer sehr schweren oder einen toxischen Kolitis. In der Klinik sind die Übergänge fließend. Entwickelt sich dieser Zustand sehr rasch, wird von einer fulminanten oder auch foudroyanten Kolitis gesprochen.

Intravenöse Therapie. Therapiestudien mit höherer Evidenz liegen für diese Krankheitssituation kaum vor. Basierend auf den Arbeiten von Truelove 1974 (57) und (58), wird allgemein eine intravenöse Steroidtherapie empfohlen, wobei zugleich eine Substitution von Flüssigkeit, Elektrolyten, Albumin und Erythrozyten erfolgen sollte. Unterschiedlich wird der Wert einer zusätzlichen antibiotischen Therapie beurteilt. In Deutschland wird sie häufig durchgeführt (z. B. Ciprofloxacin in Kombination mit Metronidazol). Bei entsprechendem Ernährungszustand kann eine parenterale Ernährung angezeigt sein. Beachtet werden sollte das erhöhte Thromboserisiko bei Colitis ulcerosa, insbesondere bei zentralvenösen Zugängen. Eine Thromboseprophylaxe (Heparin) ist dringend angezeigt.

Eine intensive intravenöse Therapie wird innerhalb von 5 Tagen bei etwa 75% der Patienten zu einer substanziellen klinischen Besserung führen, 25% werden sich nicht bessern oder sogar verschlechtern. Die Sterblichkeit einer sehr schweren Colitis ulcerosa wird mit etwa 2% angenommen. Diese Zahlen geben Anlass zu therapeutischen Alternativen bei Versagen der intravenösen Steroidstandardtherapie.

Therapie bei Versagen der intravenösen Steroidtherapie

Bei zunehmender klinischer Verschlechterung oder bei fehlendem therapeutischem Ansprechen innerhalb von 10 – 14 Tagen muss interdisziplinär über die Entscheidung „Operation“ (Proktokolektomie) oder „medikamentöse Therapieintensivierung“ entschieden werden.

⟶ **Cyclosporin i. v.** Erfahrungen und Studienlage sprechen für intravenöses Cyclosporin als nächsten Therapieschritt. Ursprünglich wurde eine Dosis von 4 mg/kg KG/d für wirksam befunden (59), kürzlich zeigte eine Dosis von 2 mg/kg KG/d ähnliche therapeutische Effektivität (60). Schwere Infektionen (cave: Zytomegalieinfektion), Hypocholesterinämie und fortgeschrittene Niereninsuffizienz stellen Kontraindikationen dar. Eine klinische Besserung sollte sich innerhalb von etwa 10 Tagen einstellen, ansonsten muss erneut die Operation diskutiert werden.

⟶ **Umstellung auf orale Therapie.** Bei Ansprechen der intravenösen Therapie kann auf orales Cyclosporin umgestellt werden. Die Tagesdosis (zweigeteilt) sollte auf einen Serumspiegel von 300 – 350 ng/ml eingestellt werden. Überlappend wird mit Azathioprin (2,0 – 2,5 mg/kg KG/d) oder 6-Mercaptopurin (1,0 – 1,5 mg/kg KG/d) begonnen, mit dem Ziel, nach 3 – 4 Monaten sowohl Cyclosporin wie auch Steroide zu ersetzen. Alternativ zu oralem Cyclosporin kann orales Takrolimus eingesetzt werden (Anfangsdosis 0,1 mg/kg KG/d; Ziel: Serumspiegel ≤ 10 ng/ml).

Während der Phase der Dreifach-Immunsuppression (Cyclosporin, Azathioprin, Glucocorticoide) sollte eine Prophylaxe gegen Pneumocystis carinii (Cotrim) zumindest bedacht werden.

⟶ **Infliximab.** Eine Alternative zu Cyclosporin könnte aufgrund jüngster Studienergebnisse Infliximab sein. Eine einmalige Infusion mit 5 mg/kg KG führte bei i. v.-Betametasonrefraktären Patienten zu einer niedrigeren Operationsrate (61). In weiteren Studien wurde mit Erfolg Infliximab infundiert (5 mg/kg KG; Woche 0, 2, 6 und dann alle 8 Wochen) (62). Die Wiederholung der therapeutischen Infusionen macht nur Sinn, wenn auf die erste Gabe ein Ansprechen zu beobachten ist.

Chronische aktive Colitis ulcerosa

Anhaltende Symptome (über 8 – 12 Wochen) trotz adäquater Standardbehandlung (Aminosalicylate, systemische Steroide) oder erneute Krankheitszeichen bei Reduktion (Beendigung) der Induktionstherapie weisen auf einen chronisch aktiven Verlauf hin.

⟶ **Differenzialdiagnosen.** Zum differenzialdiagnostisch durchaus erwägenswerten Ausschluss funktioneller Beschwerden (postinflammatorischer Reizdarm) sollten die entzündlichen Veränderungen endoskopisch oder im Einzelfall auch durch Ultraschall bestätigt werden. Eine persistierende Entzündung kann auch mikrobiologisch unterhalten werden. Es sollten deshalb Stuhlkulturen einschließlich des Nachweises von Clostridium-difficile-Toxin und eine adäquate CMV-Diagnostik durchgeführt werden.

⟶ **Standardvorgehen.** Ein chronisch aktiver Verlauf sollte unter intensiver Einbindung des Patienten zur interdisziplinären Diskussion über die Entscheidung operatives oder weiteres medikamentöses Vorgehen führen. Erstes Ziel der nichtoperativen Therapie ist die Induktion einer Remission. Dazu kann im Wesentlichen den Empfehlungen der vorausgehenden Abschnitte gefolgt werden. Nächstes Ziel ist dann die Erhaltung der Remission und zwar ohne fortgesetzte Therapie mit systemischen Corticoiden. Dies bedarf mindestens einer kombinierten oralen und rektalen (Klysmen) Gabe von Salicylaten (63), in der Mehrzahl der Fälle jedoch einer immunsuppressiven Langzeittherapie mit Azathioprin oder 6-Mercaptopurin. Da diese erst nach wenigstens 3 Monaten zur Wirkung kommt, sollte überlappend in der Induktionsphase damit begonnen werden.

⟶ **Methotrexat.** Ist das therapeutische Vorgehen wie bisher beschrieben nicht erfolgreich oder bestehen schwerwiegende Gründe für eine Alternative, dann kann im Einzelfall die Gabe von Methotrexat erwogen werden. Eine plazebokontrollierte Studie war zwar nicht in der Lage, therapeutische Wirksamkeit zu zeigen, sie war jedoch mit der oralen Applikation von 12,5 mg/Woche ungewöhnlich dosiert und appliziert (64). Offene Studien mit einem Vorgehen analog zu erfolgreichen Untersuchungen bei Morbus Crohn (25 mg/Woche i. m.) zeigten jedoch auch bei Colitis ulcerosa günstige Effekte (65, 66). Nach erfolgreicher Induktion kann versucht werden (ebenfalls in Analogie zum Morbus Crohn), die Remission mit niedrigeren Dosen von Methotrexat zu erhalten, z. B. mit 15 mg/Woche i. m.

⟶ **Apherese.** Eine therapeutische Alternative ganz anderer Art ist der Einsatz extrakorporaler Behandlungssysteme (Apherese). Ziel ist es dabei, immunkompetente Zellen wie Leukozyten, Granulozyten, Monozyten und Makrophagen aus dem zirkulierenden Blut des Patienten zu entfernen. 3 Prinzipien der Apherese werden verfolgt: Zentrifugation, Filtrierung, Adsorption. Es liegen größere Erfahrungen aus offenen Behandlungsserien vor, vereinzelt auch mit Vergleichsgruppen, ganz überwiegend aus Japan (67). Kürzlich wurden auch Daten einer europäischen Studie bei Patienten mit chronisch aktiver Colitis ulcerosa publiziert (68). Ein häufig gewähltes Therapieverfahren betrifft eine Aphereseanwendung pro Woche, insgesamt 5 Sitzungen. Bemerkenswert ist neben den therapeutischen Ergebnissen auch bei Patienten, bei denen sich die Therapie insgesamt schwierig gestaltet, die sehr gute Verträglichkeit und Akzeptanz. Erste Ergebnisse deuten auf einen möglichen lang anhaltenden Effekt hin. Die größten Erfahrungen bestehen mit dem Adsorptionssystem (Adacolumn). Bis zur endgültigen Entscheidung über die Wertigkeit einer Apheresebehandlung bei Colitis ulcerosa bedarf es jedoch noch der Ergebnisse einer verblindeten plazebokontrollierten Studie.

Erhaltung der Remission (Verhinderung von Rezidiven)

Allgemein wird als Remission ein beschwerdefreier Zustand ohne durchfällige und/oder blutige Stühle verstanden. Unberücksichtigt bleiben dabei Symptome bei fehlenden strukturellen intestinalen Veränderungen, die man im Sinne eines postinflammatorischen Reizdarms definieren könnte. Neuerdings wird der Begriff des „mucosal healings" aufgeführt, der die im Einzelfall nicht näher definierte Abheilung der Darmschleimhaut meint. Inwieweit dieser Begriff Bedeutung für die Erkrankung hat, ist derzeit nicht geklärt.

Aminosalicylate. Eine Metaanalyse fand für eine remissionserhaltende Therapie mit Aminosalicylaten über ein Jahr einen therapeutischen Vorteil von annähernd 50% (69). Daraus ergibt sich eine starke Empfehlung. Zur Frage, wie lange die remissionserhaltende Therapie durchgeführt werden soll, gibt es kaum wissenschaftliche Daten. Für den Nutzen einer Behandlung über eine zweijährige Remissionsphase hinaus gibt es keinen Beleg (70).

Für die Praxis empfiehlt sich eine remissionserhaltende Behandlung für mindestens 2 Jahre und dann ein weiteres Vorgehen unter Berücksichtigung des individuellen Krankheitsverlaufs. Mittel der ersten Wahl sind Aminosalicylate.

Eine Metaanalyse fand eine therapeutische Überlegenheit von Sulfasalazin, wenn alle anderen 5-Aminosalicylsäure-Präparate dagegen verglichen werden (51). Allerdings werden in den jeweiligen Studien nur Sulfasalazin-tolerante Patienten berücksichtigt. Klinisch relevante Unterschiede zwischen den verschiedenen oralen Aminosalicylaten lassen sich nicht erkennen (30).

Applikationsformen und Dosierung. Aminosalicylate können zur Remissionserhaltung oral oder rektal oder auch in kombinierter Weise verabreicht werden. Aus pharmakologischen Gründen sollten rektale Formulationen verwandt werden, die nur 5-Aminosalicylsäure enthalten. Bei distaler Colitis ulcerosa gibt es Hinweise für eine therapeutische Überlegenheit der topischen Therapie im Vergleich zur oralen Anwendung (71). Die Kombination aus oraler und rektaler Therapie ist der oralen Monotherapie überlegen (63). Trotz einiger vergleichender Studien ist die Frage nach der optimalen Dosis nicht gelöst (72). Empfehlungen betreffen daher Dosen, wie sie sich als therapeutisch wirksam erwiesen haben. In Tab. 6.**73** findet sich eine Auflistung von Aminosalicylaten und deren Dosis in der remissionserhaltenden Behandlung.

Probiotika. Erkenntnisse zur Pathogenese der chronisch entzündlichen Darmerkrankung und der Rolle der intestinalen Flora haben zur (Wieder-)Einführung eines alternativen Prinzips mit Probiotika in der Remissionserhaltung

Tabelle 6.73 Aminosalicylate zur Remissionserhaltung bei Colitis ulcerosa

Präparat	Minimale wirksame Tagesdosis
Oral:	
Sulfasalazin	2 g/d
Mesalazin	1,5 g/d
Olsalazin	1,0 g/d
Rektal:	
5-Aminosalicylsäure-Klysmen	1,0 g/d 4,0 g jeden 3. Tag 4,0 g/d jeweils an den ersten 7 Tagen des Monats
5-Aminosalicylsäure Rektalschaum	1 g/d
5-Aminosalicylsäure Suppositorien	1 g an 3 Tagen pro Woche

geführt. Unter Probiotika versteht man lebende Mikroorganismen, die bei oraler Aufnahme in bestimmter Zahl Gesundheitseffekte jenseits der üblichen Ernährung bewirken (73). Schon 1918 wurde von A. Nissle über den günstigen Effekt eines später nach ihm benannten apathogenen E.-coli-Keims bei Colitis ulcerosa berichtet. Fehlende wissenschaftliche Aktivität hat dem probiotischen Therapiekonzept jahrelang die akademische Anerkennung verwehrt. Moderne Grundlagenforschung und jüngste Studienergebnisse mit hohem Evidenzgrad haben jedoch nicht nur zu neuem Interesse, sondern auch zu akademischer Akzeptanz geführt. Insgesamt 3 kontrollierte doppelblinde Studien (74–76) belegen die therapeutische Gleichwertigkeit in der Remissionserhaltung für E. coli Nissle 1917 (1 × 200 mg/d) mit Mesalazin (3 × 500 mg/d). Für ein Präparat, das 8 verschiedene Bakterien enthält (VSL #3), gibt es eine offene Beobachtung mit günstigen Effekten (77).

Azathioprin/6-Mercaptopurin. Bei Versagen der Primärbehandlung mit Aminosalicylaten und/oder E. coli Nissle 1917 müssen weitere medikamentöse Therapiemöglichkeiten gegen eine Operation abgewogen werden. Corticosteroide sind für die Remissionserhaltung nicht geeignet. Trotz erstaunlich limitierter Studienlage wird allgemein als nächster Therapieschritt Azathioprin (1,4–2,5 mg/kg KG/d) oder 6-Mercaptopurin (ca. 1,0–1,5 mg/kg KG/d) empfohlen. In einer plazebokontrollierten Studie fand sich im günstigsten Fall ein therapeutischer Vorteil von 30% (78). Erfahrungen aus Oxford bei 346 Patienten, die durchschnittlich mit 1,65 mg/kg KG/d Azathioprin behandelt wurden, zeigten Remissionsraten von 48 % nach 18 Monaten, von 40% nach 24 Monaten, von 26% nach 48 Monaten und von 22% nach 60 Monaten (79). Es existieren keine prospektiven Untersuchungen zur Frage, wie lange die Remissionserhaltung durchgeführt werden soll. Aus einer großen retrospektiven deutschen Patientenerhebung ergibt sich die Empfehlung, wenn möglich länger als 4 Jahre zu therapieren (80).

Andere Medikamente. Weitere Medikamente, für die so eingeschränkte Daten und Erfahrungen vorliegen, dass keine allgemeinen Empfehlungen gegeben werden und die eine sehr sorgfältige Abwägung im Einzelfall erfordern, sind Infliximab, Tacrolimus und die Leukozyten-/Granulozytenapherese.

Für *Infliximab* gibt es 2 plazebokontrollierte Studien über 30 Wochen, die im günstigsten Fall wiederholter Infusionen mit 10 mg/kg KG einen therapeutischen Vorteil von 25% zeigen, wobei nicht immer Steroide abgesetzt werden konnten (62).

Für *Tacrolimus* gibt es nur Erfahrungen bei kleinen Patientenzahlen. Bei 21 Patienten mit einer durchschnittlichen Therapiedauer von 8 Monaten (in Kombination mit Azathioprin und Mesalazin) konnte bei 63% eine Operation vermieden werden. Die Anfangsdosis sollte etwa 0,1 mg/kg KG/d (per os) betragen und dann einem Serumspiegel von < 10 ng/ml angepasst werden.

Die Evidenz für die remissionserhaltende Wirkung einer *extrakorporalen Therapie* ist sehr gering.

Weitere nichtoperative Behandlungsformen

Ernährung

Bemühungen, Ernährungsfaktoren für die Pathogenese der Colitis ulcerosa zu definieren, sind bislang gescheitert. Damit fehlt die Grundlage für eine spezifische Diät.

Es existieren keine Erkenntnisse, dass eine Ernährungstherapie die Krankheitsaktivität beeinflussen kann. Trotzdem spielt die Ernährungsberatung in der Betreuung von Colitis-ulcerosa-Patienten eine große Rolle und sei es, um das Fehlen einer Colitis-Diät klar zu machen.

Mitunter ist den Patienten dadurch eine Mangelsituation infolge einseitiger Empfehlungen zu ersparen, die nicht selten in der alternativen Szene zu hören sind. Ohne dass es dazu genaue Zahlen gibt, sind Patienten mit Colitis ulcerosa und Mangelernährung bekannt. Neben falschem Essverhalten sind aktive Krankheitszustände, psychogene Essstörungen und Appetitlosigkeit infolge der medikamentösen Therapie einige der Ursachen.

Ernährungstherapie. Bei Mangelzuständen sollte mit einer Ernährungstherapie begonnen werden. Eine Beziehung zwischen Malnutrition und Krankheitsverlauf ist zu vermuten, allerdings ist nur der Zusammenhang mit der Länge eines stationären Aufenthaltes belegt (81).

Die Ernährungstherapie sollte in Form einer Stufentherapie erfolgen: Ernährungsberatung, zusätzliche Ernährung durch Trinknahrung, Sondennahrung, parenterale Ernährung. Bei Letzterem muss das erhöhte Risiko eines zentralvenösen Zugangs beachtet werden und entsprechende Vorsorge getroffen werden.

Für die Remissionserhaltung ist der Wert einer speziellen Diät nicht erwiesen. Eine Supplementierung der Ernährung mit Plantago-ovata-Samenschalen hat sich als günstig erwiesen (82). Hingegen konnten verschiedene Studien keinen therapeutischen Nutzen für ω-3-Fettsäuren oder andere essenzielle Fettsäuren erbringen (83).

Substitutionstherapie (Eisen, Vitamine, Spurenelemente)

Eisen. Eisenmangel und Anämie sind häufig Erscheinungen einer Colitis ulcerosa. Primär kann eine orale Eisensubstitution mit ca. 100 mg/d versucht werden.

Bei Intoleranz einer oralen Eisensubstitution oder unzureichendem Hämoglobinanstieg wird auf eine intravenöse Eisengabe umgestellt (z.B. 200 mg Fe^{3+} als Kurzinfusion 2-mal/Woche) (84). Erythropoetin wurde additiv zu einer Eisensubstitution gegeben (85). Eine routinemäßige Anwendung wird jedoch nicht empfohlen.

Vitamine und Spurenelemente. Einer Empfehlung zu einer generellen Vitamin- oder Spurenelementsubstitution bei Colitis ulcerosa fehlt die wissenschaftliche Grundlage. Bei längerer Therapie mit Glucocorticoiden wird eine Gabe von Calcium und Vitamin D empfohlen. Ein Folsäuremangel kann Begleiterscheinung einer Therapie mit Sulfasalazin und Methotrexat sein. Eine begleitende orale Substitution wird empfohlen.

Heparin

Mehrere Fallberichte mit guten Ergebnissen hatten ursprünglich Hoffnung für eine Therapiemöglichkeit mit Heparin gegeben. Neuere kontrollierte Studien haben dieser Aussicht widersprochen, so dass dieses Konzept heute keine Rolle spielt. Erwähnt werden diese Therapieversuche dennoch, weil sie auf die Sicherheit der subkutanen Anwendung von Heparin bei Colitis ulcerosa hinweisen. Dies macht die Entscheidung zu der wegen der signifikanten Disposition besonders notwendigen Thromboseprophylaxe (bei schwerer Colitis ulcerosa) einfach.

Nikotin

Untersuchungen über den günstigen Einfluss des Rauchens auf Krankheitsaktivität und Verlauf bei Colitis ulcerosa haben Anlass zu Therapieversuchen mit Nikotinpflastern gegeben. Überlegungen zur Wirkungsweise betreffen Effekte auf proinflammatorische Zytokine (IL-2, TNF) und Schleimproduktion.

Als Ergebnis zweier kontrollierter Studien kann transdermales Nikotin (11 – 25 mg/d) als mäßig effektiv bei leicht bis mäßig aktiver Colitis ulcerosa gelten. Die Verträglichkeit ist jedoch schlecht und Nebenwirkungen sind häufig (86, 87).

Mikrobiologische Therapie

⇢ **Probiotika.** Seit langem ist wissenschaftliches Denken von der möglichen Rolle der intestinalen Flora auf Krankheitsprozesse fasziniert. Moderne Untersuchungen belegen den Einfluss auf die mukosale und systemische Immunität. Lange spielten sich Heilversuche mit probiotischen Bakterien, die Wirkungen auf enterische Flora mit gesundheitsfördernden Effekten haben, nur außerhalb der akademischen Medizin ab. Erst seit kurzem existieren kontrollierte Studien mit erforderlichen Qualitätsstandards, die für einen Stamm (E. coli Nissle 1917) remissionserhaltende Wirkung bei der Colitis ulcerosa zeigen. Weitere Studienergebnisse zu anderen probiotischen Bakterien sind in Bälde zu erwarten.

⇢ **Präbiotika.** Die enterische Flora kann nicht nur durch Probiotika, sondern indirekt auch durch Nahrungsbestandteile (Präbiotika) beeinflusst werden, die das Wachstum oder die Aktivität von im Kolon lebenden Bakterien fördern. Der therapeutische Einfluss von Plantago wurde schon an anderer Stelle erwähnt (s. Abschnitt „Ernährung"). Aber auch die Zugabe von löslichen Ballaststoffen, vor allem Inulin und Oligofructose, hat interessante Effekte auf die Wirkungen der Darmflora (73). Studienergebnisse werden berichtet über eine Verbesserung der mukosalen Barrierefunktion, über antientzündliche Wirkungen und über eine Stimulation der Produktion kurzkettiger Fettsäuren. Eine plazebokontrollierte Studie bei chronischer Pouchitis zeigte gute Wirkungen.

⇢ **Symbiotika.** Die Kombination von Präbiotika und Probiotika wird als Symbiotika bezeichnet. Auch hierzu gibt es erste Studiendaten. Eine kleine, aber plazebokontrollierte Studie mit einem Symbiotikum, das Bifidobacterium longum und Inulin enthält, zeigte bei aktiver Colitis ulcerosa mehrere biologische, aber auch klinische und endoskopische Effekte (88).

⇢ **Helminthen.** Würmer haben Einfluss auf unser Immunsystem (u. a. T-Lymphozyten), vor allem in dessen Entwicklungsphase (Toleranzentwicklung). Vor diesem Hintergrund gibt es Versuche, mit für den Menschen nicht pathogenen Helminthen zu therapieren. Die orale Verabreichung von Trichuris suis bei aktiver Colitis ulcerosa zeigte in einer ersten plazebokontrollierten Studie therapeutische Wirksamkeit (89). Diese Therapie ist derzeit wegen ungelöster Fragen der Produktsicherheit in Deutschland nicht erhältlich.

Psychotherapie

Die Diskussion um den Einfluss der Psyche auf die Pathogenese und damit auf die Behandlung chronisch entzündlicher Darmerkrankungen existiert annähernd so lange wie die Krankheiten bekannt sind. Heute besteht Konsens darüber, dass es keine krankheitspräexistierende Persönlichkeit gibt, sondern dass die bei dem Patienten zu findenden Persönlichkeitsveränderungen sekundärer Art sind (83). Es besteht eine Wechselbeziehung zwischen psychischen Störungen wie z. B. Depression, Angst und dem Krankheitsverlauf (90). Krankheitsaktivität wird auch durch chronische Stressbelastung („unter Druck stehen") beeinflusst (91).

⇢ **Psychische Betreuung.** Auf diesem Hintergrund sollten in der Betreuung von Patienten mit Colitis ulcerosa psychosoziale Aspekte berücksichtigt werden, wobei die Spanne der in Frage kommenden Beeinflussungsmöglichkeiten groß ist und auch auf die individuellen Bedürfnisse eingestellt werden muss. An erster Stelle steht das Gespräch, Zuhören und Beraten. Ratschläge, die in schwierigen Fragen zur Entscheidung verhelfen, werden gerne entgegengenommen. Information und Schulung führt zumindest zu einer besseren Patienten-Compliance (92). In diesem Zusammenhang sei auf die Unterstützung der Selbsthilfeorganisation hingewiesen (Deutsche Morbus Crohn/Colitis ulcerosa-Vereinigung, DCCV).

Im Einzelfall kann eine Psychotherapie sinnvoll sein. Vor allem für die Fähigkeit des Patienten zur Krankheitsbewältigung, zur Schmerzlinderung und für die Befindlichkeit sind erfolgreiche Verfahren beschrieben.

Komplementäre („alternative") Therapien

Die Aussicht, dass die Colitis ulcerosa durch Medikamente nicht geheilt werden kann, die Angst vor oder tatsächliche Nebenwirkungen der Standardtherapie sowie mangelnde Information lässt einen Großteil der Patienten sich zumindest versuchshalber alternativen Behandlungsverfahren zuwenden. Bei der Betreuung dieser Patienten ist es daher notwendig, sich von vornherein und offen mit dieser Tatsache auseinanderzusetzen. Den Patienten zu belächeln, zu beschimpfen oder gar mit dem Entzug konventioneller medizinischer Fürsorge zu drohen, ist kontraproduktiv und abzulehnen.

⇢ **Angewandte Verfahren.** Folgende komplementärmedizinische Verfahren werden bei Colitis ulcerosa eingesetzt: Homöopathie, Naturheilverfahren, traditionelle chinesische Medizin (TCM) einschließlich Akupunktur. Verfahren ohne einzunehmende Heilstoffe sind unter anderem Musik- und Maltherapie sowie Ordnungstherapie. Mit Ausnahme der Akupunktur gibt es keine höhergradige wissenschaftliche Evidenz im klassischen Sinne. Die Behandlung mit Akupunktur zeigte zumindest in China in einer entsprechenden Studie Wirksamkeit (93).

Besonders erwähnt werden soll die Therapie mit *Boswellia serrata* (Weihrauch). Anders als die weit verbreitete Meinung vermuten lässt, gibt es dazu, abgesehen von wenigen klinischen Beobachtungen aus Indien (94) keine kontrollierten Untersuchungen.

Mikrobiologische Therapien werden traditionell in großer Vielfalt verordnet. Einiges davon ist neuerdings wissenschaftlich untersucht und zum Teil in evidenzbasierte Therapievorschläge eingegangen (s. Abschnitt „Mikrobiologische Therapie"). Für viele darüber hinaus angewandte Verfahren gibt es keine ausreichende wissenschaftliche Grundlage.

Therapie extraintestinaler Manifestationen

Im Sinne einer systemischen Erkrankung geht die Colitis ulcerosa mit extraintestinalen Krankheitserscheinungen einher, die nahezu jedes Organ betreffen können. Im Folgenden werden die häufigsten Manifestationen und ihre Therapie beschrieben.

Gelenkmanifestationen

Für die Behandlung dieser Manifestation bestehen keine Studien.

→ **Schubassoziierte Beteiligung.** Bei schubassoziierter Gelenkbeteiligung erfolgt die Therapie im Rahmen der Behandlung der Grunderkrankung. Ziel ist eine ausreichende Analgesie. Diese kann mit Paracetamol oder Novaminsulfon durchgeführt werden oder in schwierigen Fällen auch mit Opioidanalgetika wie Tramadol oder Tilidin.

Der Einsatz von NSAR sollte vermieden werden, da ein ungünstiger Einfluss auf die Grundkrankheit angenommen wird. Etwa 25 % der betroffenen Patienten benötigen Steroide (Prednison).

→ **Schubunabhängige Beteiligung.** Bei chronischen und schubunabhängigen Gelenkbeteiligungen besteht die Basisbehandlung aus intensiver Physiotherapie und Analgesie wie angegeben. Wenn mit Salicylaten behandelt wird, sollte Sulfasalazin bevorzugt werden (3 g/d). Diese Empfehlung beruht auf seiner systemischen Wirksamkeit und den positiven Therapieerfahrungen bei der rheumatoiden Arthritis. Zu beachten ist der verzögerte (Wochen) Wirkeintritt. In schweren Fällen kann analog zur Rheumatherapie Methotrexat (25 mg/Woche i. m.) verabreicht werden. Bei ausgewählten, therapierefraktären Patienten ist ein Versuch mit Infliximab zu diskutieren.

Hautmanifestationen

Die häufigste assoziierte Hauterscheinung ist das Erythema nodosum, gefolgt von dem viel selteneren Pyoderma gangraenosum und weiteren teils sehr seltenen Effloreszenzen. Zur Behandlung dieser Hautmanifestationen liegen keine kontrollierten Studien vor, sondern lediglich Fallberichte.

Grundsätzlich entscheidend ist die erfolgreiche Behandlung der Grundkrankheit. Ansonsten steht die Immunsuppression im Vordergrund, im akuten Stadium mit hohen Dosen von Glucocorticoiden (Prednison). Einzelberichte gibt es zu folgenden Substanzen: Azathioprin, Cyclophosphamid, Cyclosporin, Dapsone, Infliximab, Leukozytenapherese, Mycophenolat, Tacrolimus, Thalidomid (83).

Erwähnenswert ist noch, dass die Therapie des Pyoderma gangraenosum nicht nach histologischer Diagnosesicherung erfolgen sollte. Die Biopsie dieser Läsionen kann zu Exazerbationen führen (95).

Augenmanifestationen

Typische okuläre Manifestationen bei Colitis ulcerosa sind die anteriore Uveitis (Iritis/Iridozyklitis) und die Episkleritis. Bei Verdacht auf eine okuläre Mitbeteiligung sollte in jedem Fall ein Augenarzt hinzugezogen werden. Die lokale Behandlung wird mit Steroiden und Atropin, gelegentlich auch mit NSAR durchgeführt.

Die Grundlage der Therapie bildet die Behandlung der Colitis ulcerosa. Bei therapierefraktären Situationen wurde in Fallberichten über erfolgreiche Anwendung von Cyclosporin und Infliximab berichtet.

Seltene sonstige extraintestinale Manifestationen

In häufig mitbetroffenen Organen oder auch in selten miterkrankten Organen gibt es zahlreiche Krankheitserscheinungen, bei denen schon aufgrund ihrer Seltenheit unklar ist, ob es sich um assoziierte oder koinzidentelle Manifestationen handelt. Spezifische oder gar evidenzbasierte Therapien gibt es dafür nicht. Es erfolgt eine Behandlung nach jeweiligen Krankheitserfordernissen (83).

Therapie assoziierter Organerkrankungen

Es gibt nahezu zu jedem menschlichen Organ mindestens einen Bericht über ein gemeinsames Auftreten einer Krankheitserscheinung mit der Colitis ulcerosa. Allen diesen assoziierten Erkrankungen gemeinsam ist die Erkenntnis, dass Aktivität, Lokalisation und Verlauf der zugrunde liegenden Colitis ulcerosa in keinem Zusammenhang stehen. Deren therapeutische Kontrolle spielt also keine Rolle.

Assoziierte Organerkrankungen werden nach den Empfehlungen bei den jeweiligen Krankheitsbildern behandelt. Im Einzelnen wird hier die Behandlung bei hepatobiliären und pulmonalen Erkrankungen beschrieben.

Primär sklerosierende Cholangitis

Zahlreiche Erkrankungen des hepatobiliären Systems werden in Zusammenhang mit einer Colitis ulcerosa beschrieben.

Allein die primär sklerosierende Cholangitis wird unumstritten als assoziiertes Krankheitsbild im engeren Sinne bezeichnet. Sie ist bei etwa bis zu 10% der Patienten mit Colitis ulcerosa anzutreffen, während bei etwa 70% der Patienten mit primär sklerosierender Cholangitis eine Colitis ulcerosa nachzuweisen ist.

⇢ **Ursodesoxycholsäure.** Unter den zahlreichen medikamentösen Therapieversuchen (unter anderem mit Steroiden, Azathioprin, Colchizin) hat allein die Gabe von Ursodesoxycholsäure Bedeutung erlangt. Mehrere, auch kontrollierte Studien mit Dosen bis 15 mg/kg KG/d haben widersprüchliche Ergebnisse gezeigt. Immer kann eine Verbesserung der Laborwerte erreicht werden, während die Effekte auf Histologie und harte Endpunkte(Transplantation) unterschiedlich sind. Eine große Studie mit höheren Dosen (17–23 mg/kg KG/d) hat keine bessere Wirksamkeit gezeigt (96).

⇢ **Stenteinlage.** Die endoskopische Intervention (ERCP) mit passagerem Einlegen von Stents bei funktionell wirksamen Stenosen zur Erreichung einer dauerhaften Weitung verengter Gallenwegsanteile hat auf die Prognose einer primär sklerosierende Cholangitis signifikanten positiven Einfluss (97).

⇢ **Transplantation.** Bei trotz konsequenter konventioneller Therapie fortschreitender Erkrankung oder bei bereits kompliziertem Krankheitsstadium (nicht beherrschbare Symptomatik, dekompensierte Leberzirrhose, evtl. dysplastische Veränderungen in den Gallenwegen) ist eine orthotope Lebertransplantation zu diskutieren.

Erkrankungen des respiratorischen Systems

Genaue Zahlenangaben zu Miterkrankungen des Respirationstraktes sind problematisch. Sehr häufig sind Dysfunktionen mit unterschiedlicher klinischer Bedeutung. Erkrankungen können alle Abschnitte des respiratorischen Organsystems betreffen und zeigen verschiedene Ausprägungen. Häufig sind sie als Komplikation der Grunderkrankung oder auch als Nebenwirkung von Medikamenten (u.a. Salicylate, Methotrexat) zu betrachten. Entsprechend ist die Behandlung.

Es gibt aber auch assoziierte Erkrankungen im engeren Sinne. Diese betreffen vor allem die Atemwege und das Interstitium (98). Zur Therapie werden im Wesentlichen Steroide verwandt, bei schweren Fällen i.v. (Prednison), sonst oral oder in leichteren sowie chronischen Situationen auch topisch (Betamethason, Budesonid) (98). Auffallend ist, dass in den einzelnen Fallberichten und Übersichten häufig hohe Dosen angegeben werden.

Osteoporose

Eine Kalksalzminderung unterschiedlicher Ausprägung findet sich bei Colitis ulcerosa häufig. Das Auftreten einer Osteoporose wird bis etwa 20% angegeben. Das Risiko für Frakturen ist etwa um den Faktor 1,4 erhöht. Die Pathogenese der Osteoporose bei Colitis ulcerosa ist vielfältig. Als Assoziation kann betrachtet werden, dass proinflammatorische Zytokine auch die Entstehung einer Osteoporose fördern. Dies ist ein weiteres Argument dafür, chronisch entzündliche Aktivität entschieden (z.B. mit Immunsuppression) zu behandeln.

Eine konsequente antientzündliche Therapie (möglichst ohne Steroide!) ist daher neben allgemeinen Regeln der Lebensweise (Bewegung, Nikotinabstinenz) wichtigster Bestandteil einer Osteoporoseprävention.

Zur Therapie der Osteoporose bei Colitis ulcerosa liegen bisher kaum Studiendaten vor. Calcium- und Vitamin-D-Supplementierung wird empfohlen, ebenso wie Aminobisphosphonate (99). Zu ergänzen ist, dass eine Hormonersatztherapie bei postmenopausalen Patientinnen mit Colitis ulcerosa während einer zweijährigen Beobachtung in einer offenen Studie nur geringe Änderungen der Knochendichte zur Folge hatte und glücklicherweise keine nennenswerten negativen Auswirkungen.

Therapie besonderer Patientengruppen

Konzeption und Schwangerschaft bei Colitis ulcerosa

Da die Colitis ulcerosa in denselben Jahren, in denen Familienplanung stattfindet, einen Häufigkeitsgipfel hat, spielen Fragen um dieses Thema in der Praxis eine häufige und wichtige Rolle.

› Mütterliche und kindliche Aspekte

Zahlreiche Studien beschreiben eine Unfruchtbarkeit von bis zu 10%, eine Zahl, die sich gut mit der allgemeinen Bevölkerung vergleichen lässt. Allerdings sinkt die Fruchtbarkeit deutlich nach einer (Prokto-)kolektomie (100).

⇢ **Zeitpunkt der Konzeption.** Die Krankheitsaktivität zum Zeitpunkt der Konzeption spielt eine bestimmende Rolle für den weiteren Verlauf.

Im Unterschied zu Frauen mit aktiver Colitis ulcerosa haben solche in Remission eine höhere Rate an Lebendgeburten und eine niedrigere Zahl von Frühgeburten sowie Spontanaborten (101).

Eine Colitis ulcerosa kann während und nach der Schwangerschaft erstmals auftreten. Ist die Diagnose bekannt, sollte die Konzeption idealerweise in eine Periode mit Remission erfolgen. Im anderen Fall einer aktiven Erkrankung bei Beginn der Schwangerschaft muss in zwei Dritteln der Patientinnen mit einem gleich bleibenden oder sich verschlechternden Krankheitsverlauf gerechnet werden. Die Möglichkeit einer Frühgeburt oder eines geringen Geburtsgewichtes nimmt damit zu (100). Ein weiterer ungünstiger Faktor für den Schwangerschaftsverlauf scheint eine ungeplante Konzeption zu sein (102), was auf die Bedeutung der Antikonzeptionsberatung hinweist.

Geburt. Die Geburt sollte im Allgemeinen nach den Regeln der Geburtshilfe erfolgen. Besondere Komplikationen sind nicht häufiger zu erwarten (103). Bei Patientinnen, die aufgrund ihres Krankheitsverlaufes ein höheres Risiko einer Proktokolektomie haben, wird zur Schonung des analen Sphinkterapparates eine Sectio caesarea empfohlen. Patientinnen mit ileoanaler Pouch-Operation haben mitunter während der Schwangerschaft vorübergehend eine Funktionsverschlechterung. Eine Empfehlung für eine besondere Form der Geburt gibt es nicht (104). Patientinnen mit Ileostoma haben während der Schwangerschaft häufiger Komplikationen (u. a. Prolaps, Obstruktion), einer vaginalen Entbindung steht in der Regel nichts entgegen.

Stillen. Zum Stillen gibt es keine Daten, die besondere Empfehlungen begründen könnten. Allerdings muss bedacht werden, dass sich die meisten Medikamente in der Muttermilch nachweisen lassen.

Langzeitverlauf. Es existieren nur wenige Erkenntnisse zum Einfluss einer Schwangerschaft auf den Langzeitverlauf einer Colitis ulcerosa. Eine Untersuchung fand eine niedrigere Schubrate in den 3 Jahren nach einer Geburt (105). Eine Erklärung dafür könnten Veränderungen des Immunsystems sein, die durch eine Schwangerschaft induziert werden.

Missbildungsrate. Eine große Zahl von Studien hat in verschiedenen Ländern die Missbildungsrate von Kindern bei Eltern mit chronisch entzündlichen Darmerkrankungen untersucht. Ganz überwiegend wurden keine von der allgemeinen Bevölkerung abweichenden Zahlen gefunden. Ausgenommen von dieser Feststellung bleibt das Risiko für das Kind, ebenfalls eine Colitis ulcerosa oder einen Morbus Crohn zu entwickeln.

Väterliche Aspekte

Samenqualität. Die Zeugungsfähigkeit wird wesentlich durch die Samenqualität bestimmt. Diese kann durch typische Medikamente für Colitis ulcerosa beeinflusst werden. Sulfasalazin verursacht über diesen Effekt Infertilität in bis zu 60% der männlichen Patienten. Meist erholt sich die Samenqualität nach zwei Monaten Einnahmepause. Präparate, die nur 5-Aminosalicylsäure enthalten, beeinflussen die Fertilität nicht (106). Auch Infliximab verändert die Samenqualität, wobei jedoch die klinischen Auswirkungen unklar sind (107).

Teratogenität. Es liegen kaum systematische Untersuchungen zur Teratogenität und den Auswirkungen einer Therapie zum Zeitpunkt der Zeugung vor. Für Azathioprin/6-Mercaptopurin gibt es widersprüchliche Daten. In der größten Serie mit Patienten mit Colitis ulcerosa, die zum Zeitpunkt der Zeugung unter Therapie standen, zeigten sich keine negativen Folgen (108).

Medikamente in der Schwangerschaft

Salicylate. Zur Einnahme von Salicylaten während der Schwangerschaft gibt es zahlreiche Untersuchungen. Zusammenfassend wird davon ausgegangen, dass es sich um eine sichere Therapie, auch in der Schwangerschaft handelt (109, 110). Gewisse Bedenken bestehen bezüglich einer möglichen Nephrotoxizität bei hohen 5-Aminosalicylsäure-Dosen (Mesalazin ≥ 4 g/d) (111), weswegen geraten wird, eine Dosis von ≥ 3 g/d möglichst nicht zu überschreiten. Bei einer Therapie mit Sulfasalazin wird eine Substitution mit Folsäure empfohlen.

Corticosteroide. Eine große Zahl von Studien über Steroidtherapie während der Schwangerschaft bei chronisch entzündlichen Darmerkrankungen und verschiedenen anderen Krankheiten hat keinen Nachweis darüber ergeben, dass es zu einer gesteigerten Zahl von Kindesmissbildungen oder fetaler Morbidität kommt. Eine erhöhte Teratogenität besteht nicht. Selbst die Diskussion um ein erhöhtes Risiko einer Gaumenspalte konnte nicht positiv entschieden werden (112). Im Gegensatz dazu gibt es für oral appliziertes Budesonid keine publizierten Erfahrungen.

Prednison/Prednisolon sollte entsprechend der Indikation für die Colitis ulcerosa gegeben werden ohne Rücksicht auf eine Schwangerschaft oder Stillphase.

Azathioprin/6-Mercaptopurin. Aus Tierversuchen liegen Hinweise für teratogene bzw. embryotoxische Wirkungen vor. Erfahrungen bei Patienten sind naturgemäß begrenzt. Neuere Übersichten bzw. Studien lassen weder bei Patienten allgemein (113) noch bei Patienten mit chronisch entzündlichen Darmerkrankungen ein erhöhtes Risiko erkennen (108). Trotzdem sollte die Indikation für eine Therapie mit Azathioprin oder 6-Mercaptopurin bei Kinderwunsch und in der Schwangerschaft sehr genau überprüft werden. In Abwägung der Risiken kommen mehrere Konsensuskonferenzen zu der Empfehlung, bei Indikation die Therapie durchzuführen (83, 114).

Beim Wunsch zu stillen sollte bedacht werden, dass Azathioprin/6-Mercaptopurin bzw. Metaboliten in der Muttermilch nachweisbar sind. Ob diese Spurenkonzentrationen für das Kind relevant sind, ist unklar. Aus grundsätzlichen Überlegungen wird vom Stillen unter Therapie abgeraten.

Eine allgemeine Empfehlung gilt in diesem Zusammenhang ganz besonders, nämlich die Situation mit der Patientin bzw. mit dem betroffenen Paar eingehend und offen zu besprechen. Ein zusätzliches Gespräch mit einer genetischen Beratungsstelle kann in diesem Zusammenhang von großem Nutzen sein.

Behandlung pädiatrischer Patienten

Im Allgemeinen gelten in der Pädiatrie die Behandlungskonzepte für Erwachsene. Alternative Richtlinien gibt es schon deswegen kaum, weil entsprechende Studien fehlen. Es werden deshalb auch Dosierungen verwendet, die empirisch festgelegt sind.

→ **Entwicklungsstörungen.** Eine besondere Herausforderung stellen Entwicklungsstörungen (Wachstumsretardierung, verzögerte Pubertät) dar, die häufig Folge einer chronischen Steroidtherapie sind oder als Begleiterscheinung einer Malnutrition auftreten. Mangelernährung ist zwar seltener als bei Morbus Crohn, kommt aber bei etwa 10% der jungen Patienten mit Colitis ulcerosa vor. Hier sollte eine konsequente Ernährungsbehandlung erfolgen (s. Abschnitt „Ernährung"). Eine verzögerte oder ausbleibende physische und psychische Entwicklung in der Jugend belastet das spätere Erwachsenendasein der Patienten mit einer schweren Hypothek und sollte deswegen unbedingt vermieden werden.

→ **Immunsuppression und operative Therapie.** Eine allein durch Steroide unter Kontrolle zu haltende Krankheitsaktivität stellt eine klare Indikation für eine Immunsuppression dar (Azathioprin, im Einzelfall Infliximab). Eine Alternative zur medikamentösen Therapie ergibt sich nicht zuletzt bei Kindern in Form der Proktokolektomie mit ileoanaler Pouchanlage.

Neben der Vermeidung von Medikamentenfolgen gilt als Argument für eine operative Therapie bei Kindern: Je jünger die Patienten, desto länger der Krankheitsverlauf, desto höher das Krebsrisiko.

Die Ergebnisse nach Operation sind bei Kindern erstaunlich gut (115). Inkontinenzen sind selten. Möglicherweise sind hierfür kurze Krankheitsdauer und „lernfähige" Sphinkterfunktion ursächlich.

Behandlung des älteren Patienten

In Anbetracht der Tatsache, dass für die Betrachtungen in diesem Abschnitt das kalendarische Alter eine geringere Bedeutung als das biologische spielt, wird auf eine Definition in Jahren verzichtet. Allgemein verändern sich physiologische Funktionen mit zunehmenden Jahren. Im Zusammenhang mit chronisch entzündlichen Darmerkrankungen von besonderem Interesse sind dabei die Änderungen in der enterischen Flora, in verschiedenen Immunreaktionen, in der anorektalen Funktion und in den Kenndaten der Pharmakogenetik. Etwa bei 10% der Patienten erfolgt die erste Diagnose einer Colitis ulcerosa nach dem 65. Lebensjahr, wobei das männliche Geschlecht führt.

Die Wahrscheinlichkeit einer Komorbidität wächst mit dem Alter. Zu nennen sind hier u. a. Diabetes, metabolisches Syndrom und Hypertonie. Die Anwendung systemisch wirksamer Steroide ist deshalb mitunter problematisch.

Es gibt Hinweise darauf, dass eine Colitis ulcerosa bei älteren Patienten schwerer verläuft und eine intensive Behandlung verlangt (116). Insbesondere eine topische Therapie distaler Kolitiden scheint weniger wirksam als bei jüngeren Patienten und eine systemische Therapie mit Glucocorticoiden ist häufig erforderlich. Möglicherweise liegt der Grund für diesen Unterschied in Problemen der Anwendung und in der Verminderung des Rektums zu retinieren.

→ **Operationsentscheidung.** Die Entscheidung zu einer Proktokolektomie bei schwerer Colitis ulcerosa sollte im Alter schneller fallen. Ältere Menschen haben bezüglich der Belastungen und damit der Ergebnisse bei Operationen geringere physiologische Reserven und häufig die zusätzlichen Risiken einer Komorbidität. Verzögerungen in der Operationsentscheidung bei älteren Patienten haben in einer Fallsammlung entscheidend zur Mortalität beigetragen (117). Lange galt höheres Alter als relative Kontraindikation für eine restaurative Proktokolektomie. Eine prospektive Studie bei Patienten mit Colitis ulcerosa zeigte jedoch keine funktionell schlechteren Ergebnisse bei Patienten über 60 Jahre (118, 119). Im Einzelfall kann es bei Älteren länger dauern, die Kontinenz zu trainieren.

Chemoprävention des kolorektalen Karzinoms

Wie die Studien aus Skandinavien zeigen, ist ein hoher Anteil an proktokolektomierten Patienten mit einer niedrigen Karzinomrate in den jeweiligen Patientenpopulationen assoziiert. Die Vorsorgekoloskopie bei Colitis ulcerosa kann intraepitheliale Neoplasien (dysplastische Veränderungen) erkennen und durch die gezielte Proktokolektomie die Entstehung eines fortgeschrittenen Karzinoms verhindern. Trotzdem bleibt es ein Ziel, durch medikamentöse Therapie die Entstehung jedweder Neoplasien zu verhindern.

→ **Aminosalicylate.** Die chemopräventiven Effekte der pharmakologischen Beeinflussung des Arachidonsäurestoffwechsels haben weites Interesse gefunden. Als Ergebnis dazu wurden auch Aminosalicylate untersucht. Es zeigte sich, dass 5-Aminosalicylsäure und Sulfasalazin nicht nur im Arachidonsäurestoffwechsel, sondern in vielen anderen

Ansätzen pharmakologisches Potenzial zur Chemoprävention haben (120). Mittlerweile gibt es eine größere Zahl retrospektiver Studien, die überwiegend ein niedrigeres Risiko, ein kolorektales Karzinom zu erleiden, für Patienten mit Colitis ulcerosa unter Aminosalicylaten beschreiben (121). Höhere Dosen scheinen einen besseren Effekt zu haben (122). Solange es jedoch keine prospektiven Interventionsstudien gibt, bleiben Wertigkeit und Anwendungseinzelheiten einer Chemoprävention mit Aminosalicylaten unklar.

Ursodesoxycholsäure. Nicht nur in einer retrospektiven Fall-Kontroll-Studie, sondern auch in einer prospektiven plazebokontrollierten Untersuchung zur Behandlung der primär sklerosierenden Cholangitis konnte bei Colitis-ulcerosa-Patienten unter Ursodesoxycholsäure eine Absenkung des Darmkrebsrisikos beobachtet werden (123). Weitere Ergebnisse werden die Wertigkeit für die Behandlung von Patienten klären müssen.

Chirurgische Behandlung

Nur etwa 20% aller an Colitis ulcerosa erkrankten Patienten bedürfen während ihrer Krankheitsgeschichte einer Operation. Dies macht eine differenzierte Indikationsstellung zur Operation notwendig. Die Indikation muss in den 4 nachfolgend dargestellten krankheitsspezifischen Situationen in enger Kooperation mit dem Gastroenterologen gestellt werden.

Operationsindikationen

Therapierefraktärer Verlauf

Die häufigste Operationsindikation (71 – 85%) stellt das Versagen einer konservativen Therapie mit chronisch rezidivierendem Verlauf dar. Hier sollte die Indikation großzügig gestellt werden, da die häufigen Klinikaufenthalte und die zunehmenden Medikamentennebenwirkungen die Lebensqualität erheblich beeinträchtigen, zu einer Desozialisierung führen und mit zunehmender Erkrankungsdauer das Karzinomrisiko steigt.

Gerade bei einem chronisch rezidivierendem Verlauf kann durch die Wahl des richtigen Operationszeitpunktes zwischen zwei Schüben ein guter Therapieerfolg erzielt werden (124 – 127).

Immunsuppressiva. Ein besonderes Problem stellt in diesem Zusammenhang auch der intensive Gebrauch von Immunsuppressiva dar, wenngleich einige wenige Studien suggerieren, der Gebrauch von Immunsuppressiva sei hinsichtlich der perioperativen Komplikationen bedenkenlos (128, 129). Andere Studien zeigen sowohl bei CED als auch nach Organtransplantationen eine deutlich erhöhte Komplikationsrate (130, 131). Daher sollte der Operationszeitpunkt zwischen Chirurgen und Gastroenterologen wohl aufeinander abgestimmt sein und nicht in jedem Fall alle Facetten der zur Verfügung stehenden Immuntherapie ausgereizt werden.

Medikamentennebenwirkungen

Neben den weniger ausgeprägten Nebenwirkungen der Aminosalicylate führen besonders die Steroide bei Langzeit- und Hochdosisanwendung langfristig zu erheblichen Nebenwirkungen an Gewebe (Cushing-Habitus), Immunsystem (reduzierte Infektabwehr), Magenschleimhaut (Ulzera) und Skelettsystem (Deckplatteneinbrüche der Wirbelsäule).

In der aktuellen Literatur und in unserem eigenen Krankengut wird die Indikation zur ileoanlalen Pouchanage IAP bei therapierefraktärem Verlauf und bei Medikamentennebenwirkungen in ca. 60% gestellt (132 – 136).

Kolitisassoziiertes Karzinom/intraepitheliale Neoplasie

Nach 10 Jahren erhöht sich die Anzahl der Kolitiskarzinome auf einen Anteil bis zu 1%, nach 30 Jahren Erkrankungsdauer steigt dieser Anteil auf bis 17%. Bei Vorliegen einer Pankolitis ist das Entartungsrisiko auf das 14,8fache erhöht. Die Karzinome können in allen Abschnitten des Kolons auftreten (Abb. 6.**63**).

Epitheldysplasien. Verdächtig auf ein Karzinom ist das Vorliegen von Epitheldysplasien. Daher muss bei allen Patienten mit einer Risikokonstellation (Erkrankungsdauer > 10Jahre, Pankolitis) eine jährliche Koloskopie mit Stufenbiopsien durchgeführt werden (83, 137).

Die Indikation zur Koloproktomukosektomie und ileoanaler Pouchanlage gilt bei geringgradigen intraepithelialen Neoplasien als relativ, wohingegen bei hochgradigen intraepithelialen Neoplasien eine absolute Operationsindikation vorliegt.

Niedriggradige intraepitheliale Neoplasien. Im Widerspruch zur bis dato gültigen Literatur (138, 139) stehen die Ergebnisse von zwei Arbeiten. In einer Studie wurden 60 Patienten mit Colitis ulcerosa und niedriggradigen intraepithelialen Neoplasien im Mittel 10 Jahre nachbeobachtet (140). Nur bei 2 Patienten konnte im Verlauf eine hochgradige intraepitheliale Neoplasie nachgewiesen werden. In einer retrospektiven Kohortenstudie mit 29 Patienten mit niedriggradiger intraepithelialer Neoplasie sowie 97 Patienten ohne Neoplasie und einem Follow-up von 10 Jahren entwickelten 3/29 Patienten eine hochgradige Neoplasie oder ein Karzinom, verglichen mit 4/97 Patienten in der Kontrollgruppe (141).

Es erscheint daher fraglich, ob jedem Patienten mit Nachweis einer intraepithelialen Neoplasie unabhängig vom Grad der intraepithelialen Neoplasie die Proktokolektomie empfohlen werden muss oder ob beim Vorliegen einer niedriggradigen intraepithelialen Neoplasie eine intensivierte Überwachungsdiagnostik (kürzere Endoskopieintervalle

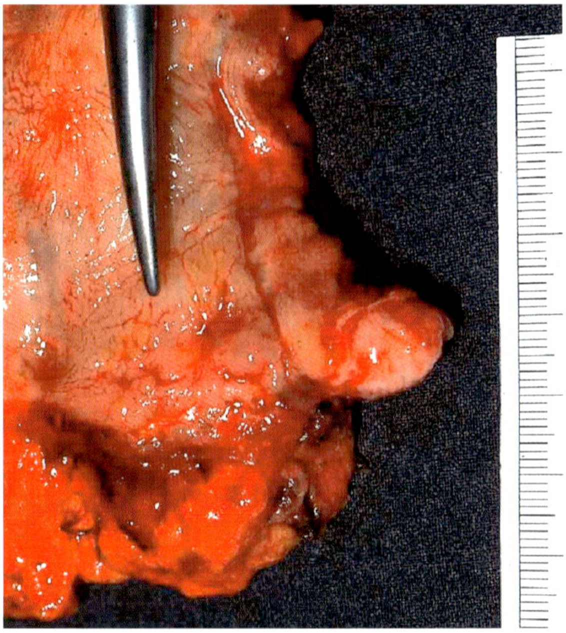

☒ **Abb. 6.63** Operationspräparat eines Patienten mit einem Colitis-ulcerosa-assoziierten Rektumkarzinom, bei submukösem Wachstum ist das Karzinom nur schwierig an der Scherenspitze zu erkennen.

z. B. 3 – 6 Monate, Chromo- bzw. Zoomendoskopie) erfolgen sollte. Dieses Vorgehen muss bei jedem Patienten individuell unter Berücksichtigung der Komorbidität/Risikofaktoren diskutiert werden. In diese Entscheidung sollte auch einfließen, ob der individuelle Endoskopiebefund auf eine hohe Gefahr einer Neoplasieentstehung hindeutet (z. B. Pseudopolypenrasen). In solchen Fällen kann auch ohne Nachweis von intraepithelialen Neoplasien eine Empfehlung zur Proktokolektomie sinnvoll sein, da eine solche Darmoberfläche nicht überwachbar ist.

DALM, Stenosen. Ebenso stellt der Nachweis einer DALM (dysplasia-associated lesion or mass) eine Indikation zur Proktokolektomie dar.

Bei einer anamnestischen Risikokonstellation in Kombination mit einer Stenose, die bei der histologisch gesicherten Colitis ulcerosa immer hochgradig karzinomverdächtig ist, sollte die Indikation zur Kolektomie gestellt werden.

In größeren publizierten Serien wurde die Operationsindikation in 0 – 4,3 % aufgrund eines Kolitiskarzinoms gestellt (132 – 136). Wesentlich häufiger ist hingegen die Indikationsstellung wegen Epitheldysplasien, die im großen Krankengut der Cleveland-Clinic 11,6 % beträgt (134). Dies verdeutlicht zusätzlich die besondere Problematik der Epitheldysplasien.

Notfallindikationen

Die Indikation zur Notfallkolektomie muss in 3 Situationen gestellt werden: beim toxischen Verlauf, der therapierefraktären Blutung und einer kolitisbedingten freien Kolonperforation. Die Notfallindikation wird bei zwischen 3,9 und 39 % der Colitis-ulcerosa-Patienten gestellt (132 – 136).

Perioperative Morbidität und Letalität. Besondere Wertigkeit erlangen die Notfallindikationen unter Berücksichtigung ihrer perioperativen Morbidität und Letalität. Es kommt in 18,1 % von 168 Patienten zur Entwicklung eines Sepsiszustandes im kleinen Becken und es besteht eine Mortalität von 6,3 % (132 – 136). Dies verdeutlicht, dass auch in der Ära einer deutlich verbesserten internistischen und Intensivtherapie für ein Krankengut mit hauptsächlich jungen Patienten eine außerordentlich hohe Morbidität und Mortalität besteht. Die Indikation zur Operation muss also gerade im Notfall früh genug erfolgen, um so die Morbiditäts- und Mortalitätsrate möglichst gering zu halten.

Toxischer Verlauf. Der toxische Verlauf kann eine lebensbedrohliche Notfallsituation darstellen. Vom Pathomechanismus her wird postuliert, dass durch die schwere Entzündungsreaktion im Kolon Bakterientoxine ungehindert in die Blutbahn gelangen und es zu einer nicht mehr zu durchbrechenden Sepsis kommt. Nachdem konservativ alle Möglichkeiten ausgeschöpft sind, besteht die einzige Möglichkeit für eine effektive Therapie in einer Kolektomie mit Loop-Ileostoma-Anlage und Sigmaschleimfistel. Ein lang dauernder konservativer Therapieversuch muss aufgrund der nach wie vor hohen Letalität des Krankheitsbildes unbedingt vermieden werden. In der akuten Phase müssen Chirurg und Gastroenterologe den optimalen Zeitpunkt abwägen. Das früher angewandte sog. Turnbull-Verfahren, bei dem multiple Kolostomata zur Entlastung des Kolons angelegt wurden, ist heutzutage obsolet.

Blutung. Erhebliche peranale Blutungen mit einem Konservenverbrauch von mehr als 4 Konserven/24 h erfordern ebenfalls eine Kolektomie. Die ileoanale Pouchanlage kann dann je nach den lokalen Gegebenheiten und nach dem Allgemeinzustand zwei-oder dreizeitig folgen (142).

Kolonperforation. Die in 16,7 % aller Notfallindikationen vorkommende freie Perforation (selten Perforation bei Endoskopie) des Kolons erfordert ebenfalls eine sofortige Kolektomie (132). Das Rektum wird entweder blind verschlossen oder als Sigmaschleimfistel im Hautniveau ausgeleitet. Nur bei gedeckten Perforationen mit Ausbildung eines intraabdominellen Abszesses kann zunächst eine interventionelle oder chirurgische Abszessdrainage durchgeführt und erst im Intervall die definitive Versorgung in Form einer Kolektomie angegangen werden.

Chirurgische Behandlungsmöglichkeiten

› Ileorektale Anastomose

Die ileorektale Anastomose stellte früher eine wichtige Therapieoption dar, heute ist sie nur noch eine Ausnahmemaßnahme. Möglich ist sie nur bei sehr gering ausgeprägtem Befall des Rektums, so dass das Rektum überwacht und ggf. mit topischen Corticoiden behandelt werden kann. Eine Indikation wird bei jungen Männern gesehen, da die ileoanale Pouchoperation eine Potenzstörungsrate von ca. 5% und Ejakulationsstörungen in 12% hat.

› Kock-Pouch (kontinentes Ileostoma)

Beim Kock-Pouch wird über einen aus Dünndarm konstruierten Ventilmechanismus mit Anlage eines prästomalen Reservoirs ein kontinentes Ileostoma geschaffen. Diese Methode ist jedoch aufgrund ihrer technischen Komplexität mit einer sehr hohen Komplikationsrate behaftet, so dass sich dieses Verfahren nicht durchsetzen konnte, wenngleich es in den Händen des schwedischen Chirurgen Kock gute Ergebnisse aufwies.

› Proktokolektomie mit terminalem Ileostoma

Bis Anfang der 80er Jahre stellte dieses Verfahren die einzige chirurgische Therapiemäglichkeit dar. Nach Einführung der ileoanalen Pouchoperation (IAP) wird das terminale Ileostoma nur noch bei erheblichen Kontraindikationen zur IAP – d. h. bei Analsphinkterinsuffizienz, perianalem Fistelleiden und tief sitzendem Rektumkarzinom – eingesetzt.

› Koloproktomukosektomie mit ileoanaler Pouchanlage (IAP)

1978 als S-Pouch durch Parks (143) erstmals beschrieben ist die IAP in den letzten 15 Jahren das chirurgische Therapieverfahren der Wahl geworden.

Während der anfänglichen Entwicklung dieser Operation wurden multiple Pouchdesigns angewandt. Durchgesetzt hat sich der 1980 durch Utsunomiya (144) eingeführte J-Pouch.

Kontraindikationen. Absolute Kontraindikationen stellen das Vorliegen eines Morbus Crohn (Crohn-Rezidiv im Pouch, Fistelbildung), Rektumkarzinom im unteren Rektumdrittel, eine Analsphinkterinsuffizienz und schwere perianale septische Prozesse dar. Eine relative Kontraindikation besteht bei einem Alter >70 Jahre und bei Vorliegen einer mäßiggradigen Analsphinkterinsuffizienz. Jedoch haben sich hier die konservativen Therapiemöglichkeiten zur Stärkung des Kontinenzorgans deutlich verbessert.

Operatives Vorgehen – IAP. Die Operation gliedert sich in zwei wesentliche Phasen: in die ablative und in die rekonstruktive Phase.

- Unter Erhalt des großen Netzes wird von abdominell die Kolektomie mit Teilproktektomie durchgeführt. Auf den Erhalt des terminalen Ileums einschließlich der Versorgung durch die A. ileocolica wird sorgfältig geachtet. Aus den letzten 2 cm des Rektums wird ab der Linea dentata durch Proktomukosektomie die befallene Schleimhaut (Mukosektomie) entfernt. So bleiben die muskulären Anteile des Analsphinkters erhalten.
- In der rekonstruktiven Phase ist die vollständige Mobilisierung des terminalen Ileums und der Mesenterialwurzel erforderlich. Zusätzlichen Längengewinn erreicht man mit Durchtrennen des Mesenteriums und Unterbindung peripherer Äste der A. mesenterica superior unter Schonung der Gefäßarkade und der A. ileocolica. Die Reservoirbildung erfolgt durch Umschlagen eines 15 cm langen Ileumschenkels unter breiter Enteroentero-Anastomose mit Staplern als J-Pouch (Abb. 6.**64**). Der so gebildete Pouch hat ein Fassungsvermögen von 100 – 150 ml.
- Anschließend wird der Pouch nach intrapelvin verlagert und die ileoanale Anastomose durchgeführt. Die Anastomose erfolgt entweder als transanale Einzelknopf-Handnaht oder nach vorheriger intersphinktärer Dissektion durch eine Stapler-Anastomose. Zur Protektion der ileoanalen Anastomose wird für 2 – 3 Monate ein Loop-Ileostoma angelegt.

Operative Strategie. In der Regel wird die IAP zweizeitig durchgeführt, d. h.:

- 1. Operation: Koloproktomukosektomie, ileoanaler Pouch, Loop-Ileostoma,
- 2. Operation: Ileostomarückverlagerung (Abb. 6.**65**).

Für bestimmte Sonderkonstellationen wird ein dreizeitiges Verfahren angewandt:

- 1. Operation: Kolektomie mit Rektumblindverschluss nach Hartmann, Lopp-Ileostoma-Anlage,
- 2. Operation: Restproktomukosektomie, ileoanale Pouchanlage,
- 3. Operation: Ileostomarückverlagerung.

Eine Indikation für ein dreizeitiges Vorgehen besteht bei toxischem Megakolon, hoher präoperativer Cortisondosis mit Cushing und bei erheblich reduziertem Allgemeinzustand.

Laparoskopisches Vorgehen. Die Erfahrungen mit der laparoskopisch assistieren Proktokolektomie mit ileoanaler Pouchanlage werden immer zahlreicher und sie gehört in spezialisierten Zentren zum Standard (145). Eine der vergleichenden Studien aus der Cleveland-Klinik in Ohio mit „matched pairs" mit je 20 Patienten konnte einen signifi-

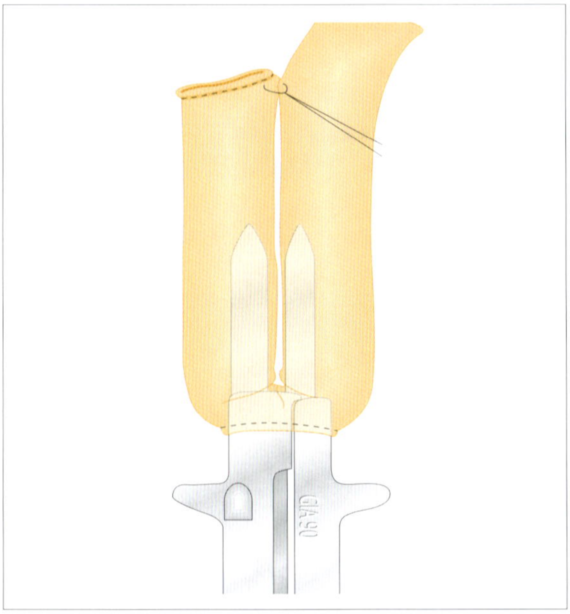

☒ **Abb. 6.64** Formation des Ileum-J-Pouches durch Seit-zu-Seit-Stapler-Anastomosierung der beiden Ileumschenkel.

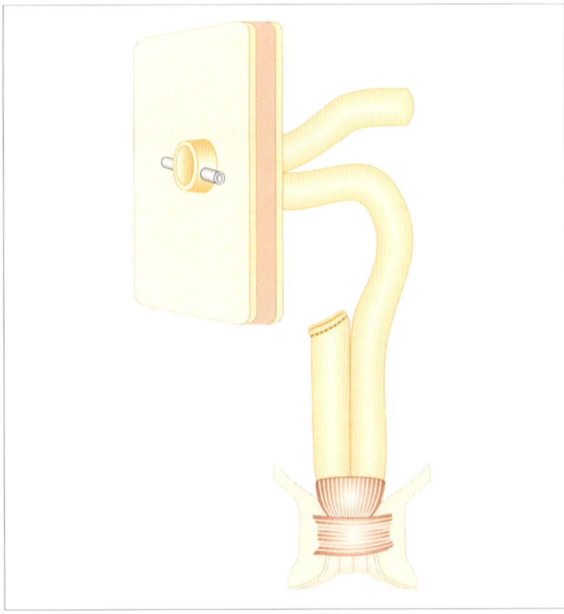

☒ **Abb. 6.65** Ileoanaler Pouch in situ mit protektivem Ileostoma, welches nach 3 Monaten zurückverlagert wird.

kanten Unterschied lediglich hinsichtlich einer längeren OP-Zeit, einem schnelleren Ingangkommen der Darmtätigkeit und einer kürzeren Krankenhausverweildauer bei der laparoskopische Proktokolektomie mit ileoanalem Pouch herausarbeiten (124). Hinsichtlich der perioperativen Komplikationsrate fanden sich keine Unterschiede (Abb. 6.**66**).

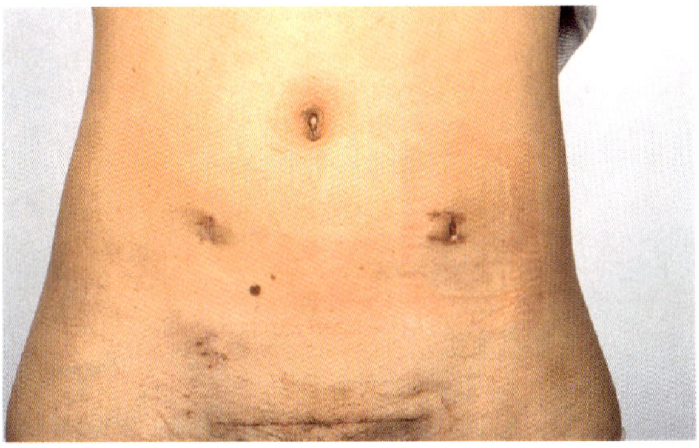

☒ **Abb. 6.66** Kosmetisches Ergebnis nach laparoskopisch assistierter Koloprotomukosektomie mit ileoanaler Pouchanlage.

Postoperative Komplikationen

Die wichtigsten Komplikationen nach IAP sind lokal septische Komplikationen, Nachblutungen, Anastomosenstenose, Ileus, Pouchitis und Analsphinkterinsuffizienz.

In einer aktuellen Metaanalyse aus 43 Studien stellen septische Komplikationen im kleinen Becken mit 9,5% die häufigste Komplikation dar. Ebenfalls in dieser Metaanalyse fand sich eine Pouchversagerrate von 6,8% (146). In 3% kommt es im späteren Verlauf zu so schweren Komplikationen (meist ischämische und peripouchale septische Probleme), dass der ileoanale Pouch exstirpiert werden muss. Neben den gut chirurgisch therapierbaren Komplikationen sind im postoperativen Management vor allem die Analsphinkterschwäche und die Pouchitis von großer klinischer Bedeutung.

Analsphinkterschwäche. Die in ca. 9% aller Pouchpatienten auftretende Analsphinkterschwäche kann über Analmanometrie noch vor Ileostomarückverlagerung verifiziert werden. Optimiert man nach Diagnosestellung durch Biofeedback-Training die Analsphinkterfunktion, so können noch vor Ileostomarückverlagerung Inkontinenzprobleme deutlich gemindert bzw. vermieden werden (147). Exakte Daten bezüglich der postoperativen Blasenfunktion speziell beim ileoanalen Pouch existieren nicht, so dass nur die Daten der tiefen anterioren Rektumresektion bei Rektumkarzinom postuliert werden können (7%) (148, 149).

Pouchitis. Ein Problem der Pouchoperation ist die Pouchitis. Sie tritt in 14–40% der Fälle postoperativ auf (150, 151). Die Pathogenese der Pouchitis ist unklar. Da die Pouchitis jedoch hauptsächlich nach Pouchanlage wegen Colitis ulcerosa auftritt, ist ein gemeinsamer Pathomechanismus mit der Colitis ulcerosa zu fordern. Als Pathomechanismus wird eine Stase des Darminhaltes in dem unphysiologischen Ileumreservoir, sowie eine Pouchflora mit Überwiegen von gramnegativen Bakterien postuliert (152–156). Als weitere Hypothese wird eine chronische Ischämie als Ursache für die Pouchitis diskutiert.

Die einmalige Pouchitis-Episode ist in der Regel gut therapierbar. Gefürchtet ist hingegen die sog. chronische Pouchitis. Das kumulative Risiko, eine chronische Pouchitis zu entwickeln, beträgt nach 50 Monaten 0,05 vs. 0,23 (151, 157–163).

Der wichtigste Therapieansatz ist die orale Metronidazol-Gabe (alternativ Ciprofloxacin). Bei schweren Fällen hat sich in einigen Studien auch die Therapie mit topischem Budesonid als effektiv erwiesen (164). Gionchetti konnte in seiner Arbeitsgruppe zeigen, dass eine langfristige Therapie mit Probiotika einen protektiven Effekt gegenüber einer chronischen Pouchitis hat (165).

› Funktionelle Ergebnisse

→ Lebensqualität. Die Lebensqualität wird durch die postoperative Kontinenz, Stuhlfrequenz, den Resozialisierungsgrad und das Auftreten von postoperativen Komplikationen bestimmt. Nach ileoanaler Pouchanlage beträgt die tägliche Stuhlfrequenz 5,4 Stuhlgänge. 90% der Patienten sind tagsüber voll kontinent. 25% müssen nachts gelegentlich Vorlagen tragen. In 91% besteht nach der Operation eine volle Arbeitsfähigkeit. Über eine Beeinträchtigung des Sexuallebens klagen ca. 10–18% der Frauen nach ileoanaler Pouchanlage. Bei Männern bestehen in 12% Ejakulationsstörungen und in 5% Impotenz. Schwangerschaften von „Pouch-Trägerinnen" wiesen gegenüber Gesunden keine vermehrten Komplikationen auf (132, 133).

→ Beurteilung. Insgesamt stellt die ileoanale Pouchanlage eine sehr gute chirurgische Therapielösung der Colitis ulcerosa mit gutem funktionellem Gesamtergebnis dar. Dennoch darf nicht vergessen werden, dass es ein sehr komplexes Verfahren mit mehreren potenziellen Komplikationsmöglichkeiten im früh- und spät-postoperativen Verlauf darstellt. Daher sollte dieses operative Verfahren mit der postoperativen Betreuung nur in hierauf spezialisierten Zentren durchgeführt werden.

FAZIT FÜR DIE PRAXIS

- Anhaltender, blutiger Durchfall ist typisch für die Colitis ulcerosa.
- Die in schwereren Fällen ulzerösen Schleimhautveränderungen können vom Rektum ausgehend in verschiedener Ausprägung bis zum Zäkum auftreten.
- Neben der Klinik sind Koloskopie und Histologie diagnostisch. Die Entzündung kann sich kontinuierlich über den gesamten Kolonrahmen ausdehnen.
- Die Ätiologie ist unbekannt. In der Pathogenese spielen verschiedene Faktoren eine Rolle wie Änderungen des Darmmilieus, Immunreaktionen und genetische Suszeptibilität.
- Die medikamentöse Therapie richtet sich nach Anamnese, Krankheitsschwere und -befall. Aminosalicylate, Corticosteroide und Azathioprin sind die am häufigsten verwendeten Substanzen.
- Ein besonderes Problem stellt das Kolitiskarzinom dar, das eine frühe Diagnose und chirurgische Behandlung erfordert.
- Etwa 20% aller Patienten mit Colitis ulcerosa müssen operiert werden. Die Koloproktomukosektomie mit ileoanaler Pouchanlage ist die Methode der Wahl.

6.14 Entzündliche (nicht CED) kolorektale Erkrankungen

A. Eickhoff, J. F. Riemann

EDITORIAL **Nicht CED-assoziierte entzündliche kolorektale Erkrankungen sind ein häufiges klinisches Problem mit enormer sozioökonomischer Bedeutung. Die Patienten berichten über prolongierte, z.T. wässrig-blutige Diarrhöen, diffuse Abdominalschmerzen, Tenesmen und/oder anorektale Schmerzen. Trotz multifaktorieller Genese reagiert das Kolon relativ einförmig auf die auslösenden Agenzien, so dass der endoskopische Befund keinen sicheren Rückschluss auf die zugrundeliegende Ursache gibt. In der weit überwiegenden Anzahl der Fälle kann durch supportive und medikamentöse Maßnahmen eine Ausheilung erzielt werden. Nur bei therapieresistenten Verläufen, Strikturen und/oder Perforation ist die chirurgische Intervention indiziert.**

Definition und Klassifikation

Zu den nicht CED-assoziierten entzündlichen Darmerkrankungen werden heute unter anderem gezählt:

- NSAR-(Entero-)Kolopathie,
- mikroskopische Kolitis,
- radiogene Kolitis (Strahlenenterokolitis),
- ischämische Kolitis,
- Diversionskolitis,
- pseudomembranöse Kolitis.

NSAR-Kolopathie. Diese ist gekennzeichnet durch das Auftreten von entzündlichen Läsionen im Kolon unter Therapie mit nichtsteroidalen Antirheumatika/Acetylsalicylsäure (NSAR/ASS). Dabei handelt es sich meist um Erosionen, Ulzerationen, Strikturen und/oder Web-Bildungen, die überwiegend im rechtsseitigen Kolon auftreten. Die Histologie zeigt häufig unspezifische entzündliche Infiltrate (24).

Mikroskopische Kolitis. Definitionsgemäß werden unter dem Begriff mikroskopische Kolitis die kollagene Kolitis und die lymphozytäre Kolitis zusammengefasst. Beide sind charakterisiert durch eine chronische Diarrhö, unauffällige endoskopische und radiologische Befunde sowie das Vorliegen von typischen histologischen Veränderungen. Bei der kollagenen Kolitis zeigt sich eine vermehrte (> 10 µm) subepitheliale Kollagenablagerung, während die lymphozytäre Kolitis gekennzeichnet ist durch eine erhöhte Anzahl (> 20 Lymphozyten/100 Epithelzellen) intraepithelialer Lymphozyten und entzündlicher Infiltration der Lamina propria. Auch andere intestinale Darmabschnitte und der Magen können betroffen sein (10, 25).

Strahlenkolitis. Bei der Strahlenkolitis handelt es sich um eine akute (bis 3 Monate nach Radiatio) und/oder chronische Schädigung des Darms nach therapeutischer Strahlenapplikation (12, 38). Häufig tritt sie bei Frauen nach externer und/oder lokaler Bestrahlung von Zervix- oder Uteruskarzinomen, in selteneren Fällen aber auch bei Männern nach Radiatio von Blase, Prostata oder Hoden auf (1, 19, 29). Das Ausmaß der entzündlichen Mukosaschäden ist abhängig von der applizierten Strahlendosis. Sicher tritt die Strahlenkolitis ab einer Dosis von 50 Gy auf und zumeist ist bei den Patienten das Rektum und/oder das Sigma betroffen (22, 31).

Ischämische Kolitis. Diese Kolitisform ist definiert als eine akute oder chronische Minderperfusion des Kolons im Stromgebiet der A. mesenterica inferior mit den daraus resultierenden lokalen und systemischen Organfolgeschäden (16).

Diversionskolitis. Bei der Diversionskolitis handelt es sich um eine wechselnd starke Entzündung in operativ ausgeschalteten und vorher entzündungsfreien Kolonabschnitten. Sehr häufig ist der ausgeschaltete Rektumstumpf nach Anlage eines endständigen Kolostomas betroffen (14).

Pseudomembranöse Kolitis. Sie wird auch als Antibiotika-assoziierte Kolitis oder Clostridium-difficile-Kolitis bezeichnet. Nach vorangehender Antibiotikatherapie finden sich Entzündungen der Kolonschleimhaut und eine Zerstörung der Darmflora durch Clostridium difficile (4).

Epidemiologie und Wertung

NSAR-Kolopathie. Über 80% aller medikamentös induzierten Gastroenteropathien werden durch die Substanzgruppen der NSAR/ASS hervorgerufen (2, 17). Weltweit nehmen 30 Mio. Menschen täglich NSAR ein, ferner werden ca. 40 Mio. Einzeldosen ASS jährlich in kardiovaskulärer Intention verordnet. Andererseits müssen alleine in den USA pro Jahr 107.000 Patienten wegen NSAR-induzierter Komplikationen (v.a. Gastrointestinaltrakt) stationär aufgenommen werden (5, 24).

Insgesamt erhöht sich das Risiko gastrointestinaler Komplikationen bei NSAR-Einnahme um den Faktor 3 – 10. Es handelt sich hierbei häufig um NSAR-induzierte Gastro-Intestino-Kolopathien mit Dyspepsie, Diarrhö, Ulzera in Magen und Duodenum sowie Strikturen des Ösophagus und des Kolons (2, 6).

Weit weniger bekannt als die Schädigung des oberen Gastrointestinaltrakts sind *Läsionen des Dünn- und Dickdarms* durch NSAR/ASS. Dies hat vor allem methodische Gründe, da insbesondere der Dünndarm bislang nicht routinemäßig – und wenn, dann häufig nicht vollständig – endoskopisch untersucht werden konnte. Dünndarmulzera fanden sich post mortem bei 8,4% aller Patienten, die NSAR eingenommen hatten. Die Rate an letal verlaufenden intestinalen Perforationen liegt zwischen 1 und 2% (6, 20, 37).

NSAR-induzierte *Kolonläsionen* werden zwar oft bei der routinemäßigen Koloskopie entdeckt, häufig werden sie jedoch als ischämische Kolitis, chronisch entzündliche Darmerkrankung oder „unspezifische" Kolitis verkannt. Eine Membranbildung oder Web-ähnliche Diaphragmata können endoskopisch u. U. mit normalen zirkulären Kolonfalten verwechselt werden. Die exakte Inzidenz NSAR-assoziierter Kolopathien ist daher nicht bekannt. Ältere Patienten scheinen besonders gefährdet zu sein. Im Bereich des *Anorektums* führen vor allem NSAR-Suppositorien in 10 – 30% zu Ulzerationen und Strikturen (24, 37).

Mikroskopische Kolitis. Unter dem Oberbegriff mikroskopische Kolitis werden die kollagene Kolitis und die lymphozytäre Kolitis zusammengefasst. Bislang wurde die Inzidenz der mikroskopischen Kolitis mit 0,6 – 2,3 pro 100.000 angegeben (27). Aktuelle epidemiologische Studien zeigen allerdings eine Häufigkeit von bis zu 10% bei Patienten mit chronischer Diarrhö (26). Die Dunkelziffer ist weiterhin hoch, da die Schleimhaut makroskopisch unauffällig imponiert und nur durch den histologischen Befund die Diagnose gesichert werden kann (25). Gehäuft treten kollagene Kolitis und lymphozytäre Kolitis bei Frauen in der 7. Lebensdekade auf. Eine familiäre Häufung wird beschrieben. Vermutet wird auch eine Assoziation mit koexistenten Autoimmunerkrankungen in bis zu 40%, einer Zöliakie oder der regelmäßigen Einnahme von NSAR. Auf eine sorgfältige Medikamentenanamnese sollte geachtet werden, da auch Substanzen wie Gold, Penicillamin, Salicylate, Lansoprazol und Simvastatin häufig mit einer milden mikroskopischen Kolitis einhergehen können (10).

→ **Strahlenkolitis.** Die Inzidenz der Strahlenkolitis liegt zwischen 10 und 15%, je nach Strahlendosis, Applikationsart und Bestrahlungsort (38, 39, 41). Die Latenz zwischen applizierter Radiotherapie und dem Auftreten von klinischen Symptomen ist außerordentlich variabel und kann zwischen Wochen und Jahren liegen. Ab einer Bestrahlungsdosis von 30 Gy sind in > 80% strahlenassoziierte Mukosaschäden nachweisbar. Eine akute Strahlenenterokolitis entwickeln 50–75% aller Patienten nach abdomineller Bestrahlung, eine Chronifizierung zeigt sich in 5–20% aller Fälle. Die meisten der Patienten bleiben allerdings trotz nachgewiesener Mukosaschädigung klinisch symptomlos (31). Die Inzidenz der *Strahlenproktitis* liegt beim Prostatakarzinom bei bis zu 30% und damit deutlich höher als in allen anderen Regionen des Intestinums (29). Aber auch nach Bestrahlung von Rektumkarzinomen, Hodenkarzinomen und Zervixkarzinomen werden Inzidenzen von 10–17% beschrieben.

Das Risiko einer Strahlenenterokolitis erhöht sich bei gleichzeitig applizierter Chemotherapie, abdominellen Voroperationen, mesenterialen Durchblutungsstörungen und Diabetes mellitus (12).

→ **Ischämische Kolitis.** Bei der ischämischen Kolitis handelt es sich um die häufigste Form einer intestinalen Ischämie. Es sind insbesondere ältere Patienten mit den entsprechenden vaskulären Veränderungen betroffen (3, 8). In knapp 90% aller Fälle handelt es sich um eine nicht gangränöse Verlaufsform, hervorgerufen durch eine kurzzeitige Ischämie im Stromgebiet der A. mesenterica inferior. Nur in ca. 10% aller Patienten wird eine akute Gangrän mit nachfolgend foudroyantem Verlauf und den entsprechenden systemischen Organschäden (Blutung, Sepsis, Schock) beobachtet (40).

→ **Diversionskolitis.** Zur Diversionskolitis liegen keine verlässlichen Daten aus validen Studien vor. Man kann von einer hohen Dunkelziffer ausgehen (14).

→ **Pseudomembranöse Kolitis.** Die pseudomembranöse Kolitis ist eine typische nosokomiale Erkrankung. In der gesunden Bevölkerung liegt die Durchseuchungsrate bei knapp 1%. Diese Rate steigt sprunghaft an auf über 25% bei Patienten, die mit Antibiotika behandelt werden (9, 32). Betroffen sind meist ältere, immunsupprimierte Patienten oder Menschen mit konsumierenden Erkrankungen. Der Beginn der Symptomatik ist häufig noch während der antibiotischen Therapie. Die klinische Symptomatik kann aber auch noch bis zu 4 Wochen nach Beendigung der Therapie auftreten.

Risikofaktoren und Pathologie

→ **NSAR-Koloenteropathie.** Das Risiko gastrointestinaler Komplikationen unter NSAR ist dosisabhängig, wobei aufgrund der zur Verfügung stehenden Daten keine exakte Schwellendosis bekannt ist. Pathophysiologisch bedeutsam ist das Eingreifen der NSAR/ASS in den Arachidonsäurestoffwechsel. Die Mechanismen der Schleimhautschädigung werden einerseits auf die substanzgruppentypische Hemmung der Cyclooxygenase (COX) als Schlüsselenzym der Prostaglandinsynthese, vor allem der Cyclooxygenase-1 (COX-1), zurückgeführt. Darüber hinaus spielen aber auch die substanzspezifischen Charakteristika wie pKa-Wert und Metabolisierungs- und Exkretionswege der einzelnen Wirkstoffe eine pathogenetische Rolle (2, 5).

Die Mechanismen der intestinalen Schleimhautschädigung durch NSAR sind dagegen bislang nur teilweise aufgeklärt (37). Im Gegensatz zur NSAR-Gastropathie scheinen bei der Koloenteropathie eine zunehmende bakterielle Besiedlung des Darms sowie eine vermehrte enterohepatische Rezirkulation der Substanzen pathophysiologisch entscheidend zu sein. Die klassischen Risikofaktoren des oberen Gastrointestinaltrakts sind auf den unteren Gastrointestinaltrakt nicht ohne weiteres übertragbar. Faktoren wie Alter, Geschlecht, Dosis, Grunderkrankung, Begleitmedikation und Protonenpumpeninhibitoren-(PPI-)Therapie haben nachweislich keinen Einfluss auf Häufigkeit und Schweregrad der NSAR-Entero- und Kolopathie (20). Durch diffuse entzündliche Wandveränderungen kann es zur Permeabilitätssteigerung mit Proteinverlust und Diarrhö kommen. Histologisch zeigen sich unspezifische entzündliche Infiltrate. Die NSAR-typischen Strikturen und Web-Bildungen entstehen nachfolgend im Kolon durch eine gesteigerte submuköse Fibrose (6).

→ **Mikroskopische Kolitis.** Der genaue Pathomechanismus der mikroskopischen Kolitis ist unklar. Diskutiert werden allerdings derzeit mehrere Hypothesen zur Pathogenese: das Vorliegen eines luminal-infektiösen Agens, verschiedene medikamentöse Wirkstoffe (s. oben) sowie ein verminderter Gehalt an Matrix-Metalloproteinase 1 (MMP-1) mit der Folge eines verminderten Kollagenabbaus (18, 27).

Bei der *kollagenen* Kolitis zeigt sich in der Histologie ein subepitheliales (> 10 µm, normal 3–5 µm) Kollagenband mit Infiltration der Lamina propria mit Lymphozyten, wenigen Granulozyten, Plasmazellen und Eosionophilen. Nachfolgend kommt es dann zur Abflachung des Deckepithels und zur Vermehrung der intraepithelialen Lymphozyten. Die *lymphozytäre* Kolitis zeigt dagegen ein vermehrt entzündliches Infiltrat und nur eine geringe Kollagenbande (25, 28).

Strahlenkolitis. Unterteilt werden die radiogenen Schäden der Darmschleimhaut in akute Nebenwirkungen (innerhalb der ersten 3 Monate nach Radiatio) und chronische Nebenwirkungen. Das Darmepithel ist aufgrund seiner hohen Zellteilungsrate besonders strahlensensibel. Diskutiert wird eine direkte toxische Schädigung der zellulären DNA mit Zelltod und/oder Verlust von Auto-Repair-Mechanismen (12).

Die *akute Schädigung* spielt sich vor allem am Epithel des Verdauungstrakts ab und aufgrund des hohen Zellumsatzes machen sich die klinischen Folgen der Strahlentherapie sehr schnell bemerkbar. Auf der anderen Seite besitzt das Darmepithel eine hohe Repopulationskapazität, so dass akute Strahlenschäden in der Regel reversibel und in kurzer Zeit beseitigt sind. Im Rahmen der akuten Schädigung zeigt sich makroskopisch ein leichtes Mukosaödem mit vermehrter Verletzbarkeit der Schleimhaut. Histologisch auffällig sind eine reduzierte mitotische Aktivität, eine Verkürzung der Krypten und Zotten sowie ein erhöhter Verlust an Lymphozyten in der Lamina propria.

Bei *chronischer* Schädigung ist die Darmmukosa leicht verletzbar und atroph, mikroskopisch zeigen sich eine Epithelatrophie, eine vermehrte Fibrosierung mit Endarteriitis sowie Anzeichen der chronischen Ischämie (22). Während im Rahmen der akute Toxizität vor allem die Zellen der Mukosakrypten geschädigt werden, so kommt es bei der chronischen Strahlentoxizität zur Schädigung der weit weniger strahlensensiblen Zellen des Gefäßendothels und des Bindegewebes. Die daraus resultierende Verminderung der absorptiven Oberfläche mit Veränderung der lymphatischen Gefäße und der intestinalen Mukosabarriere kann zu Diarrhöen, Motilitätsstörungen und bakterieller Fehlbesiedlung führen (41).

Ischämische Kolitis. Eine Vielzahl von Ursachen ist bei ischämischer Kolitis bekannt. So kann pathophysiologisch zwischen vaskulären, zirkulatorischen, mechanischen, medikamentösen und selteneren Ursachen differenziert werden (15) (Tab. 6.**74**). Je nach Ausprägung der Ischämie kann sich ein stark variierendes Bild vom leichten Schleimhaut-/Wandödem über eine ulzerierende Kolitis bis hin zur kompletten Ischämie mit schwarzer Gangrän des betroffenen Darmabschnitts zeigen.

Komplette Gefäßverschlüsse mit nachfolgender Gangrän sind allerdings selten, in den meisten Fällen handelt es sich um eine non-okklusive Verlaufsform der akuten Darmischämie mit günstiger Prognose (3, 23).

Dem Versorgungsgebiet der A. mesenterica inferior entsprechend, ist das linksseitige Kolon unter Aussparung des distalen Rektums betroffen. Dieses wird über die A. iliaca versorgt.

Diversionskolitis. Der Pathomechanismus einer Diversionskolitis nach Operation ist ursächlich vermutlich auf ei-

Tabelle 6.74 Ätiologie der ischämischen Kolitis

	Ätiologie
Vaskulär	• arteriell: Aortenaneurysma, Bypass-OP, Hämodialyse • venös: portale Hypertension, Thrombose • mikroangiopathisch: Vaskulitis, Radiotherapie
Zirkulatorisch	• Schock • „Low cardiac Output“ • Sepsis • Anaphylaxie
Mechanisch	• Kolontumor • Koprostase • Strangulation
Medikamentös	• Diuretika • Digitalis • Vasoaktive Substanzen (Ergotamin) • Antihypertensiva • Östrogene
Selten	• Infektionen (CMV) • idiopathisch (v. a. jüngere Patienten) • Extremsport (z. B. Marathon)

nen Mangel an kurzkettigen Fettsäuren (notwendig für die luminale Ernährung des Kolonepithels), Stase des Darminhaltes, bakterielle Dysbiose und/oder Infektionen der Darmwand zurückzuführen. Die bakterielle Invasion der Darmwand kann zu wechselnd starken Entzündungen des ausgeschalteten Darmsegments führen. Mikroskopisch zeigen sich eine vermehrte Neutrophileninfiltration und Kryptenabszesse. Die exakte Pathophysiologie ist letztlich noch ungeklärt (14, 34).

→ **Pseudomembranöse Kolitis.** Clostridium difficile ist ein anaerobes, grampositives Stäbchen und zählt zu den regulären Keimen der Darmflora im Kleinkindesalter. Im Erwachsenenalter ist dieser Keim normalerweise in der Darmflora nicht mehr nachweisbar. Eine Infektion mit diesem Erreger tritt meist nach antibiotischer Therapie auf (32). Durchfälle sind eine häufige Nebenwirkung von oral oder parenteral verabreichten Antibiotika (9).

Die Antibiotika-assoziierte Kolitis kann im Prinzip durch alle Antibiotika hervorgerufen werden, aber auch durch Zyto- und Virostatika. Besonders häufig tritt sie nach Therapie mit Cephalosporinen, Clindamycin und Ampicillin auf.

Weitere Risikofaktoren für die Ausbildung einer pseudomembranösen Kolitis stellen postoperative Zustände, Morbus Crohn, Tumor, Leukämie, Sepsis, Urämie und Verbrennungen dar. Im Rahmen einer nosokomialen Infektion kommt es zu einem Verlust der normalen Flora mit Kolonisation der Schleimhaut durch Clostridium difficile. Dieses produziert ein Toxin, welches für die Zellnekrosen verantwortlich ist. Endoskopisch zeigen sich in unterschiedlicher Ausprägung Ulzerationen, Mukus, Zelldetritus, Nekrosen (Pseudomenbranen) (4).

Klinik und Diagnostik

Anamnese

→ **NSAR-Kolopathie.** Der Anamnese kommt bei Patienten mit NSAR-Kolopathie eine große Bedeutung zu. Sehr subtil sollte nach Begleiterkrankungen wie KHK, rheumatoider Arthritis oder chronischen Schmerzen gefahndet werden. Patienten berichten häufig über unspezifische Bauchschmerzen, Schwäche, analen Blut-/Schleimabgang, Zeichen der Obstruktion (Striktur) und/oder Diarrhöen (24).

→ **Mikroskopische Kolitis.** Diese ist gekennzeichnet durch das Auftreten von akut, intermittierend oder chronisch verlaufenden wässrigen Diarrhöen ohne Schleim- und Blutbeimengungen. Die häufig therapieresistenten Diarrhöen können mit einer Frequenz von 5 – 10 (– 20) Stühlen pro Tag auftreten. Evident sind sie intermittierend auch nachts und persistieren über Monate bis Jahre. Gelegentlich können kolikartige Schmerzen, Übelkeit, Erbrechen und Gewichtsabnahme vorkommen (10).

→ **Strahlenenterokolitis.** Im Rahmen einer *akuten* Strahlenenterokolitis werden Übelkeit, Erbrechen, Diarrhö, Tenesmen und rektale Blutungen beobachtet (19). Anamnestisch berichtet der Patient mit *chronischer* Strahlenenterokolitis über kolikartige Bauchschmerzen, Inkontinenz, Darmobstruktionen, Malabsorption, wässrig-blutige Diarrhöen, Fisteln und Blutungen. Der Spontanverlauf kann bis zur Darmperforation, Peritonitis und/oder Sepsis reichen. Insbesondere bei *Strahlenproktitis* werden rektale Blutungen, Inkontinenzsymptome, Ulzerationen, Fisteln und anorektale Schmerzen angegeben (29).

→ **Ischämische Kolitis.** Plötzlich einsetzende, vor allem leichte bis mäßige Schmerzen im linken Abdomen sind kennzeichnend für eine ischämische Kolitis (15). Die klinischen Beschwerden sind abhängig vom Ausmaß und der Lokalisation der Ischämie. Gelegentlich berichten die Patienten über rektalen Blutabgang bzw. blutige Diarrhöen. Der gangränöse Verlauf ist gekennzeichnet durch fieberhafte Temperaturen, massive, z. T. blutige Diarrhöen, ausgeprägte abdominelle Schmerzen und im Verlauf Entwicklung eines protrahierten Schockgeschehens, häufig im Rahmen einer Sepsis. Bei der Anamnese der Patienten sollte gezielt nach kardiovaskulären Risikofaktoren (Tab. 6.**74**) gefahndet werden (16).

→ **Diversionskolitis.** Patienten mit Diversionskolitis nach abdomineller Voroperation berichten gehäuft über peranalen Abgang von Schleim und/oder Blut, darüber hinaus ebenfalls über abdominelle Krämpfe, Tenesmen und anorektale Schmerzen.

Die klinische Symptomatik beginnt n der Regel 3 – 36 Monate nach Operation und kann interindividuell unterschiedlich stark ausgebildet sein. Häufig verläuft die Diversionskolitis jedoch asymptomatisch (14).

→ **Pseudomembranöse Kolitis.** Bei pseudomembranöser Kolitis treten hingegen ausgeprägte abdominelle Unterbauchschmerzen und wässrig-schleimige Diarrhöen, z.T. mit Blutabgang, auf. Gelegentlich kommen fieberhafte Temperaturen, Übelkeit, Gewichtsabnahme und Exsikkose vor (4).

Körperliche Untersuchung

→ **NSAR-Kolopathie.** Insbesondere bei NSAR-induzierter Proktosigmoiditis kann durch die rektal-digitale Untersuchung Schleim und/oder But nachgewiesen werden. Der Hämokkult-Test ist bei NSAR-Kolopathie oft positiv. Im Weiteren kann es im Fall einer NSAR-bedingten Web-Bildung und Striktur klinisch zur Ausbildung eines Subileus oder Ileus kommen (37).

→ **Mikroskopische Kolitis.** Der Allgemeinzustand der Patienten ist bei mikroskopischer Kolitis nur selten stark beeinträchtig. Im Rahmen der körperlichen Untersuchung zeigen viele Patienten eine diffuse leichte Druckdolenz über dem gesamten Abdomen. Zeichen der Malabsorption sollten unter normaler Ernährung nicht auftreten. Gelegentlich wurden extraintestinale Symptome wie Arthralgien, Arthritis und Uveitis im direkten Zusammenhang mit einer mikroskopischen Kolitis beschrieben (10).

⇢ **Strahlen-, Diversions- und pseudomembranöse Kolitis.** Im Rahmen dieser 3 Kolitisformen finden sich in der körperlichen Untersuchung häufig unspezifische Abdominalbefunde. Durch die rektal-digitale Untersuchung kann vor allem bei chronischer Strahlenproktitis oft eine chronisch-ulzeröse Schleimhautschädigung verifiziert werden. In Ausnahmefällen werden auf diesem Wege auch postradiogene Analkanalstenosen und/oder perianale Fisteln erkannt.

⇢ **Ischämische Kolitis.** Hier zeigt sich das Abdomen häufig diffus abwehrgespannt mit Punctum maxiumum im linken Unterbauch. Bei der rektalen Untersuchung finden sich fast immer Blut und Schleim am Fingerling. Die Darmgeräusche können hochgestellt sein (23).

Laboruntersuchungen

⇢ **NSAR-Kolopathie.** Laborchemisch bieten Patienten mit NSAR-Kolopathie oft eine Eisenmangelanämie und einen positiven Hämokkult-Test. Darüber hinaus kann es bei Patienten mit enteralem Eiweißverlustsyndrom zur Ausbildung einer Hypoproteinämie kommen.

⇢ **Mikroskopische Kolitis.** Laboruntersuchungen sind bei mikroskopischer Kolitis meistens unergiebig. Berichtet wird in Einzelfällen allerdings über das Auftreten einer Anämie sowie über eine leichte Erhöhung der BSG und des CRP. Eine direkte Assoziation mit Autoantikörpern wie ANA, AMA und ANCA ist bisher nicht bewiesen, sondern oft Ausdruck einer gleichzeitig bestehenden Autoimmunerkrankung. Die Stuhluntersuchungen zeigen eine sekretorische Diarrhö mit fehlender oder nur geringer osmotischer Lücke, und es finden sich in mehr als 50% aller Fälle polynukleäre Leukozyten, was für eine entzündliche Genese spricht (25, 27).

⇢ **Strahlenenterokolitis.** Bei Vorliegen einer akuten oder chronischen Strahlenenterokolitis sollte auf eine Erhöhung der BSG und des CRP als Ausdruck einer entzündlichen Systemreaktion (Abszess, Fistel) geachtet werden. Wie bei der mikroskopischen Kolitis zeigen die Stuhluntersuchungen eine sekretorische Diarrhö. Die mikrobielle Diagnostik dient hier vor allem der Abgrenzung von akut entzündlichen Gastroenteritiden. Eine weitergehende spezifische Labordiagnostik ist bei Strahlenenterokolitis zur Diagnosestellung nicht notwendig (12).

⇢ **Ischämische Kolitis.** Nur bei kompletter Darmischämie finden sich laborchemisch Hinweise auf das Vorliegen von drohenden Organkomplikationen. Pathologisch erhöht zeigen sich bei 10% dieser Patienten die absolute Leukozytenanzahl, das Lactat, die Gesamt-CK sowie die LDH (3, 40). Patienten mit ischämischer Kolitis fallen dagegen oft durch eine entsprechende Klinik (blutige Diarrhöen) und den Nachweis einer Anämie auf.

⇢ **Pseudomembranöse und Diversionskolitis.** Pathognomonisch für eine pseudomembranöse Kolitis ist der Nachweis von Clostridium-Toxin im Stuhl. Ein Hämokkult-Test kann in Einzelfällen positiv sein. Ferner zeigen sich laborchemisch häufig Zeichen der Exsikkose und der Dyselektrolytämie (32). Auf der anderen Seite gibt es keine spezifischen Laborbefunde, die auf das Vorliegen einer Diversionskolitis hindeuten.

Koloskopie

Es muss betont werden, dass Kolitiden entzündlicher und nicht entzündlicher Genese sich häufig weder endoskopisch noch histologisch von einer CED-Kolitis sicher unterscheiden lassen. Das Kolon antwortet relativ monoton auf unterschiedlichste Noxen.

Eine gestörte Gefäßzeichnung, eine vermehrte Verletzlichkeit, flache Schleimhautdefekte mit z.T. fibrinoiden Belägen werden bei den meisten entzündlichen und nicht entzündlichen Kolitiden beobachtet, so dass eine rein makroskopische Diagnose oftmals nicht möglich ist (21).

⇢ **NSAR-Kolopathie.** Im Rahmen einer NSAR-Kolopathie zeigt die Koloskopie häufig im Bereich des rechtsseitigen Kolons Rötungen, Erosionen, wechselnd große, z.T. diffuse Ulzerationen ähnlich wie bei CED. Im Anorektum finden sich durch die topische Applikation von Suppositorien oftmals Ulzerationen und Strikturen. Bei chronischem Verlauf können ausgeprägte Strikturen und Web-Bildungen im gesamten Kolon beobachtet werden (Abb. 6.**67**) (5).

⇢ **Mikroskopische Kolitis.** Die Koloskopie mit Histologieentnahme zählt auch zum Goldstandard in der Diagnostik der mikroskopischen Kolitis. Die Kolonschleimhaut stellt sich makroskopisch typischerweise unauffällig dar. Gelegentlich kann eine leichte Rötung, ein minimales Schleimhautödem oder einer verwaschene Gefäßzeichnung auffallen.

Nur durch den histologischen Befund kann die Diagnose mikroskopische Kolitis letztendlich gestellt und eine Differenzierung zu anderen Kolitisformen vorgenommen werden (10, 25). Aufgrund des segmentalen Befallsmuster sollten Biopsieentnahmen aus allen Kolonabschnitten entnommen werden.

Zur Diagnose der *kollagenen* Kolitis wird ein auf > 10 µm verdicktes, subepitheliales Kollagenband gefordert. Dane-

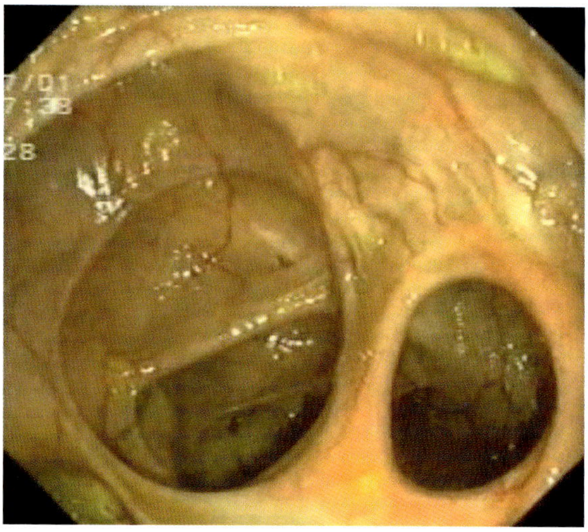

☒ **Abb. 6.67** Web-Bildung bei NSAR-Kolopathie.

ben findet sich immer ein entzündliches Infiltrat mit Vermehrung der intraepithelial gelegenen Lymphozyten. Die *lymphozytäre* Kolitis hat bis auf das normale Kollagenband dieselbe Histologie wie die kollagene Kolitis, wobei der Nachweis intraepithelialer Lymphozyten obligat gefordert wird (oft > 20/100 Epithelien) (Abb. 6.**68**) (27).

Strahlenenterokolitis. Bei Verdacht auf akute oder chronische Strahlenenterokolitis ist die Anamnese typisch und richtungsweisend. Die Proktosigmokoloskopie mit Biopsie zeigt bei *akuter* Schädigung eine dunkelrote, ödematöse Schleimhaut, gelegentlich Ulzera und rektale Blutungen (Abb. 6.**69**) (39). Bei *chronischer* Schädigung finden sich fokale Veränderungen entsprechend des Strahlenfeldes mit granulierten, leicht verletzbaren Schleimhautbezirken, Teleangiektasien, Ulzerationen, reduzierte Haustierung und Strikturen (1). Im Einzelfall sollte als wegweisende Zusatzdiagnostik die KM-Sonographie des Kolons bei V.a. Stenose oder eine Zystoskopie bei vermuteter enterovesikaler Fistel erwogen werden (14).

Ischämische Kolitis. Bei Verdacht auf ischämische Kolitis reicht zur Diagnosesicherung im Regelfall die Sigmoidoskopie aus. Die entsprechenden Schleimhautveränderungen finden sich im Stromgebiet der A. mesenterica inferior (Colon descendens und Sigma).

Die makroskopischen Veränderungen sind außerordentlich variabel und reichen von geringgradigen petechialen Hämorrhagien über submuköse Einblutungen bis hin zu teilweise bizarren Ulzerationen und Pseudomembranen. Durch diesen typischen makroskopischen Befund mit der eindeutigen Einhaltung der Lokalisation aufgrund der Gefäßversorgung und einer passenden Anamnese ist die Diagnose mittels Endoskopie in der Mehrzahl der Fälle möglich (3).

Diversionskolitis. Die Endoskopie zeigt bei Diversionskolitis ein Erythem, vermehrte Granularität, leichte Vulnerabilität, spontane Petechien und Exsudationen bis hin zu oberflächlichen Ulzerationen der Schleimhaut. Im Verlauf können sich aphthöse Ulzerationen, ein eitriges Exsudat mit Schleimhautödem, entzündliche Pseudopolypen und Blutungen der leicht verletzbaren Schleimhaut entwickeln. Entsprechende Veränderungen sind auch bei der Pouchitis nach ileoanaler Pouchanlage zu beobachten (14).

Pseudomembranöse Kolitis. Zur Diagnose einer pseudomembranösen Kolitis reicht die Anamnese fast immer aus. Die Endoskopie ist nur notwendig in Zweifelsfällen, bei Therapieresistenz und Komplikationen sowie zum Ausschluss einer anderen Ursache (z. B. CED). Bei der Endoskopie zeigen sich typischerweise zu Beginn der Erkrankung zarte, grau-fibrinöse Membranen, später eine ödematöse Schwellung der Schleimhaut und gelblich-weißliche

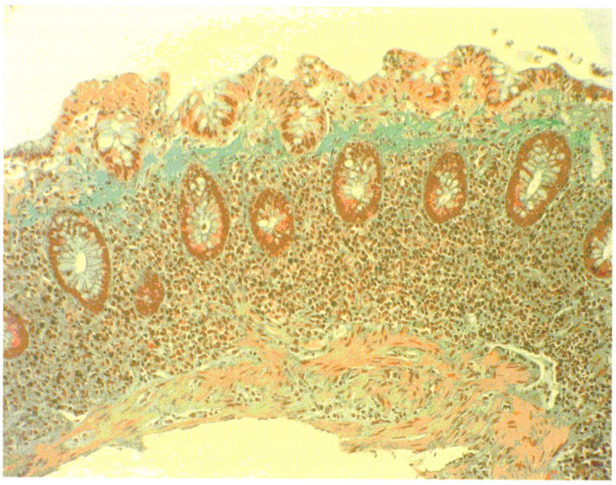
a

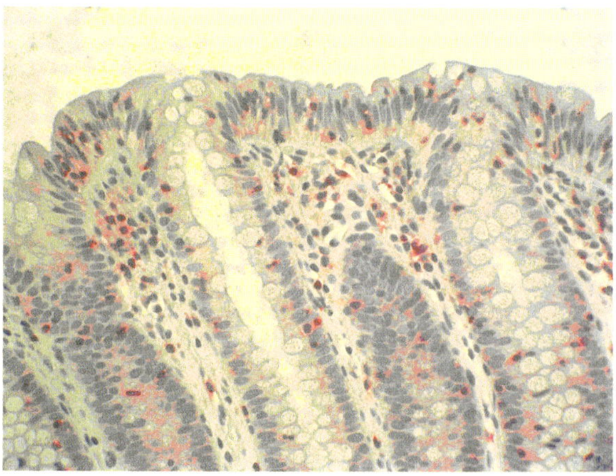
b

☒ **Abb. 6.68** Mikroskopische Kolitis.
a Kollagene Kolitis (Masson-Goldner, 200 ×).
b Lymphozytäre Kolitis ($CD3^+$, 200 ×).

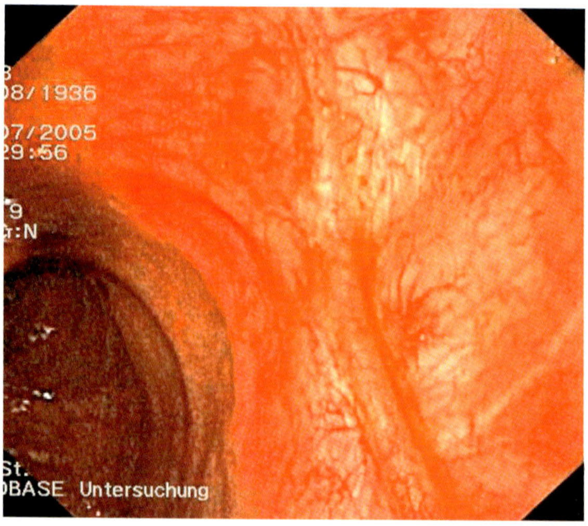

⊠ **Abb. 6.69** Strahlenkolitis.

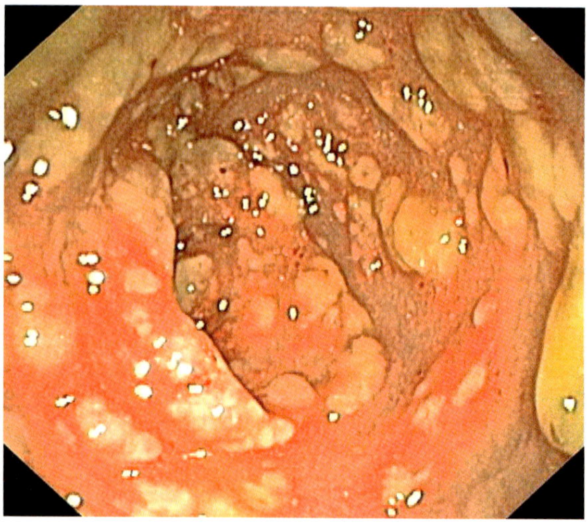

⊠ **Abb. 6.70** Pseudomembranöse Kolitis.

Plaques, die auf den Haustren als streuselkuchenartige Läsionen nachweisbar sind (Abb. 6.**70**). Diese Läsionen sind besonders häufig im linksseitigen Kolon anzutreffen (9).

Differenzialdiagnose

- In die Differenzialdiagnose der *NSAR-Kolopathie* sollten sämtliche infektiösen Enterokolitiden, ischämische Kolitis und Strahlenkolitis, Vaskulitiden sowie die chronisch entzündlichen Darmerkrankungen miteinbezogen werden (20).
- Bei Diagnose einer *mikroskopischen Kolitis* müssen wässrige Diarrhöen anderer Genese, infektiöse Kolitiden sowie ein Morbus Crohn und eine Colitis ulcerosa ausgeschlossen sein.
- Trotz der gemeinsamen Genese kann prinzipiell aufgrund der Unterschiede in Labor und Histologie auch die *kollagene* gegenüber einer *lymphozytären* Kolitis unterschieden werden. Insbesondere das fehlende verdickte Kollagenband bei der lymphozytären Kolitis, aber auch die unterschiedliche Geschlechtsverteilung, die differente Antikörperfrequenz und die HLA-Konstellation machen eine formale Unterscheidung beider Formen der mikroskopischen Kolitis heute möglich. Bei Zeichen der Malnutrition und bei Therapieversagen sollte immer auch eine Zöliakie ausgeschlossen werden (28).
- Wichtigste Differenzialdiagnose der *Strahlenkolitis* und der *Diversionskolitis* ist ebenfalls die akute infektiöse Kolitis. Des Weiteren müssen chronisch entzündliche Darmerkrankungen, ischämisch-segmentale Kolitiden, Tumostenosen und NSAR-induzierte Läsionen in die differenzialdiagnostischen Überlegungen einfließen.
- Neben den bereits genannten entzündlichen Kolitiden müssen bei *ischämischer Kolitis* auf der anderen Seite ebenso eine pseudomembranöse Kolitis, Divertikulitis, und ein Bridenileus mit Inkarzeration ausgeschlossen werden.
- Die Anamnese weist typischerweise sehr präzise auf das Vorliegen einer *pseudomembranösen Kolitis* hin. In die differenzialdiagnostischen Überlegungen müssen aber auch hier die o.g entzündlichen und nicht entzündlichen Kolitiden mit einbezogen werden.

Verlauf und Prognose

→ **NSAR-Kolopathie.** Bei frühzeitiger Diagnose und adäquater Behandlung ist der Verlauf der NSAR-Kolopathie meist günstig. Nach Beendigung der NSAR-Therapie kommt es innerhalb von 3 Wochen in den meisten Fällen zur Abheilung der akuten Läsionen. Im Langzeitverlauf und bei chronischer NSAR-Einnahme werden allerdings komplizierend Strikturen, Fibrosierungen und Web-Bildungen beobachtet (Abb. 6.**67**) (5, 24).

→ **Mikroskopische Kolitis.** Die Prognose bei mikroskopischer Kolitis ist heute gut. Der Krankheitsverlauf ist individuell sehr unterschiedlich und nicht vorhersagbar. Zumeist verläuft er chronisch rezidivierend und Spontanremissionen werden nur selten beobachtet. Eine günstige Prognose weisen andererseits junge Patienten mit kurzem Krankheitsverlauf auf. Zu den gefürchteten Langzeitkomplikationen zählen die möglichen Nebenwirkungen unter systemischer Steroidtherapie (26).

→ **Strahlenenterokolitis.** Bei *akuter* Strahlenenterokolitis mit milden Symptomen ist die Prognose gut. Sie heilt unter supportiver Therapie praktisch immer aus (12). Dagegen kann bei *chronischer* Schädigung der Mukosa häufig ein progredienter Verlauf mit therapieresistenten Beschwerden und der Ausbildung von Komplikationen beobachtet werden. Zu diesen im Rahmen einer chronischen Strahlenkolitis auftretenden Komplikationen zählen Strikturen, Obstruktionsileus, chronische Blutungsanämie und/oder Perforation (31).

⇢ **Ischämische Kolitis.** Dagegen verläuft die nicht gangränöse Verlaufsform der ischämischen Kolitis zumeist milde. Sie ist in knapp 90% aller Fälle selbstlimitierend. Die Zeit bis zur klinischen Besserung und objektiven Regression der Befunde kann im Einzelfall allerdings sehr protrahiert sein.

Die Mortalität der ischämischen nichtokklusiven Kolitis liegt bei knapp 6% (15). Diese steigt allerdings bei Vorliegen eines kompletten Verschlusses der A. mesenterica inferior mit Ausbildung eines akuten Abdomens bis hin zum septischen Schock auf > 50% an (23).

⇢ **Pseudomembranöse Kolitis.** Bei der pseudomembranösen Kolitis kommen symptomlose Verläufe vor, aber auch schwerste Kolitiden mit blutigen Diarrhöen und/oder exsudativer Aszitesbildung und toxischem Verlauf. Die Prognose ist bei der Mehrzahl der Patienten jedoch gut (32). Nach Abschluss der Therapie kommt es in 10–20% aller Fälle zu einem Rezidiv. Bei klinischer Notwendigkeit kann bei diesen Patienten die Therapie (z. B. Metronidazol) wiederholt werden (7).

Therapieziele und Maßnahmen (Tab. 6.75)

NSAR-Kolopathie

⇢ **Ersatz der auslösenden Substanz.** Zur Behandlung der NSAR-Kolopathie kann kein spezifisches Therapiekonzept formuliert werden. Zunächst sollten das auslösende Agens (NSAR/ASS) abgesetzt und, wenn nötig, durch andere Substanzen ersetzt werden. Ob die Gruppe der COX-2-Hemmer hinsichtlich der Inzidenz von NSAR-Entero-/Kolopathien Vorteile bietet, ist bislang ungeklärt; erste diesbezügliche Daten sind widersprüchlich (20, 36). So findet sich einerseits in der großen Herstellerstudie für Celecoxib eine gegenüber klassischen NSAR praktisch identische Diarrhöinzidenz, andererseits konnte ein aktueller prospektiver Vergleich von Naproxen versus Rofecoxib eine Risikoreduktion von 54% hinsichtlich schwerer gastrointestinaler Nebenwirkungen (v. a. Blutungen) für Rofecoxib demonstrieren.

⇢ **Misoprostol.** Für Misoprostol, das am oberen Gastrointestinaltrakt protektiv wirkt, existieren hinsichtlich Enteropathie und Kolopathie diskrepante Angaben. Während die meisten Autoren keine Schutzwirkung dieser Substanz am unteren Gastrointestinaltrakt beschrieben, konnte eine retrospektive Studie an Patienten mit Eisenmangelanämie unter NSAR-Therapie eine signifikante Verbesserung des Hb-Werts unter Misoprostoltherapie aufzeigen. Additiv können

Tabelle 6.75 Medikamentöse Therapieoptionen bei nicht CED-assoziierter Kolopathie

Kolitisform	Therapie
NSAR-Kolopathie	• bislang keine spezifische Therapie bekannt • (möglicherweise COX-2-Inhibitoren?, Misoprostol?, Sulfasalazin?)
Mikroskopische Kolitis	• Loperamid (max. 6 Kps./Tag) • 5-ASA 1,5–4,5 g/d • Cholestyramin (max. 4 × 4 g/d) • Budenosid (1 × 9 g oder 3 × 3 g/d) • (Metronidazol, Wismut, Octreotid)
Strahlenenterokolitis	• Loperamid (3 × 2 Kps., Tinctura opii 3 × 3 Tropfen/d) • Cholestyramin (max. 4 × 4 g/d) • Sucralfat (6 × 1 g oral oder 2 × 2 g Klysma/d) • 5-ASA (3 × 1 g/d, Klysma oder oral) • Prophylaxe: Sucralfat oral oder Misprostol (200 µg Supp./d)
Ischämische Kolitis	• Low-Dose-Heparin • 5-ASA (3 × 1 g Klysma/d)
Diversionskolitis	• 5-ASA (3 × 1 g Klysma/d) • kurzkettige Fettsäuren (Na-Acetat, NaCl, Na-Propionat topisch)
Pseudomembranöse Kolitis	• Metronidazol (4 × 400 mg/d über 10 Tage • Alternative: Vancomycin (3 × 1 g/d oral)

außerdem Substanzen wie 5-ASA und Metronidazol zur Therapie von NSAR-bedingten Folgeproblemen im unteren Gastrointestinaltrakt erfolgreich eingesetzt werden (5, 17, 24).

Mikroskopische Kolitis

Die Therapieindikation sollte bei Diagnose einer mikroskopischen Kolitis nur bei Vorliegen von klinischen Beschwerden gestellt werden.

Aufgrund der Seltenheit der Erkrankung liegen bis dato nur wenige kontrollierte Daten zur Therapie vor. Die Therapie kann auf verschiedenen Ebenen, rein symptomatisch, antiinflammatorisch oder antientzündlich ausgerichtet sein (11). Zunächst sollten auslösende Medikamente (z. B. NSAR) abgesetzt und die Koffeineinnahme vermindert werden. Rein symptomatisch kann mit Loperamid oder Tinctura opii behandelt werden. Die antiinflammatorische Therapie mit Mesalazin (1,5–4 g/d) oder Sulfasalazin zeigen zumindest empirisch eine Ansprechrate von ca. 80%. Bei einem Relaps sollte entweder eine Dauertherapie oder aber der additive Einsatz von Cholestyramin und/oder Metronidazol erwogen werden (10, 27).

Steroide. Bei Therapieversagen dieser Substanzen oder schwerem Krankheitsverlauf sprechen ca. 80% der Patienten auf *Prednison* (0,5 – 1 mg/kg Körpergewicht) an. Von Vorteil ist diesbezüglich das topisch wirkende *Budenosid* (1 × 9 mg/d oder 3 × 3 mg/d), welches in knapp 50% der Fälle eine klinische Besserung hervorruft (13). Eine aktuelle Cochrane-Analyse demonstrierte einen deutlichen Vorteil für Budenosid (9 mg/d) im Vergleich zu Bismuth-Salicylaten und Prednison bei Patienten mit mikroskopischer Kolitis. Ausreichende Erfahrungen zu Azathioprin oder Cylosporin fehlen derzeit noch (11).

Chirurgische Therapie. Nur in extrem seltenen Fällen, bei schwersten therapieresistenten Verläufen, ist eine chirurgische Intervention mit dem Versuch eines passageren Ileostomas indiziert. Darüber hinaus sollte eine totale Kolektomie mit ileoanalem Pouch nur für Patienten mit schwerstem, therapierefraktärem Verlauf in Betracht gezogen werden. Es muss immer berücksichtigt werden, dass Spontanheilungen im Verlauf auftreten können (27).

Strahlenenterokolitis

Die Indikation zur Intervention ergibt sich bei akuter oder chronischer Strahlenenterokolitis aus dem klinischen Beschwerdebild und den objektivierbaren Untersuchungsbefunden. Die kausale Therapie besteht zunächst im Aussetzen der Radiotherapie.

Glutamin wirkt möglicherweise protektiv (33). Eine supportive Therapie mit Elektrolyt- und Flüssigkeitssubstitution, ballaststoffarmer Diät und Gabe von Loperamid und/oder Cholestyramin sollte zu den Basismaßnahmen gehören.

Akute Strahlenenterkolitis. Die akute Strahlenenterkolitis ist in der Regel adäquat durch die Basistherapie und Therapie mit Kohle, Scopolamin, Loperamid, Spasmolytika und Opium-Tropfen beherrschbar. Bei Hinweis auf Lactasemangel kann eine lactosefrei Kost sinnvoll sein (12, 38).

Chronische Strahlenenterokolitis. Die Behandlung der chronischen Strahlenenterokolitis muss in konservative und operative Therapieoptionen unterschieden werden. Die konservative Therapie ist oft langwierig und meist durch einen protrahierten Verlauf gekennzeichnet. Zunächst sollte vor Beginn einer medikamentösen Therapie mit Spasmolytika, Loperamid, Cholestyramin und Opium-Tropfen eine intraluminale Stenose/Striktur ausgeschlossen sein (12). Die medikamentöse Therapie mit diesen Substanzen kann hilfreich sein bei Krämpfen, Tenesmen, Diarrhöen und vermehrtem Stuhldrang. Begleitend hat sich die Diätumstellung auf eine vermehrt hochkalorische, ballaststoffarme, vitaminreiche und fettarme Kost bewährt. In Einzelfällen kann allerdings auch einmal die Applikation einer total parenteralen Ernährung unumgänglich sein. Widersprüchliche Daten liegen zur Therapie mit Sucralfat (2 × 2 g/d Klysma, 6 × 1 g oral) und 5-ASA (3 × 1 g/d) vor. Die Kombination von Sulfasalazin (3 × 1 g/d) plus Prednison (20 mg/d) über 4 Wochen als Klysma scheint zu einem besseren Lokaleffekt zu führen. Ohne Wirkung blieben Versuche zur Hormontherapie mit Östrogenen/Gestagenen, kurzkettige Fettsäuren und hyperbare Sauerstofftherapie.

Endoskopische Therapie. Die konservative Therapie umfasst aber auch die endoskopischen Verfahren bei Vorliegen von Strikturen oder Blutungen. Insbesondere bei blutender Strahlenproktitis haben sich thermische Verfahren wie APC-Beamer, BiCap-Therapie und Lasertherapie etabliert (35). Die endoskopische Dilatation von Stenosen sollte aufgrund technischer Erfolgsrate und Nebenwirkungen nur bei kurzstreckigen Strikturen in Betracht gezogen werden.

Chirurgische Therapie. Die operativen Verfahren kommen dann zum Einsatz, wenn die konservativen Maßnahmen versagen bzw. bei Fisteln und/oder akuten schweren Komplikationen wie Abszess, Ileus, Perforation und Peritonitis. Die chirurgische Therapie erfolgt in Form einer Kolektomie oder Ileostomie und ist auch heute noch mit einer hohen perioperativen Morbidität und Mortalität verbunden. Berücksichtigt werden muss vor allem die hohe Rate an Anastomoseninsuffizienzen aufgrund verzögerter Wundheilung nach Radiotherapie. Diese Eingriffe sollten daher nur in Zentren mit entsprechender Expertise zur Anwendung kommen (19, 41).

Ischämische Kolitis

Die Therapieansätze bei ischämischer Kolitis sind vielschichtig. Zu den primären Maßnahmen zählen Volumensubstitution, Nahrungskarenz, Transfusionen sowie die Stabilisierung der Hämodynamik mittels unterstützender Medikamente (z.B. Katcholamine). Eine niedrig dosierte Antikoagulation mit fraktioniertem oder unfraktioniertem Heparin wird in der Initialphase empfohlen (40). Es mehren sich heute die Daten, dass durch die topische Applikation von 5-ASA-Präparaten der Heilungsverlauf forciert werden kann.

Im Falle eines foudroyanten Verlaufs und Verdachts auf akute Gangrän sollte, ggf. nach diagnostischer Laparoskopie, die chirurgische Resektion des betroffenen Darmsegments angestrebt werden (23).

Diversionskolitis

Bei Vorliegen einer Diversionskolitis besteht die Therapie der Wahl, sofern dies möglich ist, in der operativen Wiederherstellung der normalen Darmpassage. Falls dies unmöglich ist, können Einläufe mit kurzkettigen Fettsäuren (Na-Acetat, Na-Proprinat, Na-N-Butyrat, NaCl), 60 ml 2 ×/d intrarektal über 6 Wochen gegeben werden. Zudem wurden positive Effekte nach Gabe von Glucocorticoiden (oral/Klysma), teilweise in Kombination mit 5-ASA-Präparaten, beobachtet (34).

Pseudomembranöse Kolitis

Behandelt wird die symptomatische pseudomembranöse Kolitis mit Metronidazol 4 × 400 mg pro Tag über mindestens 10 Tage. Als Alternative kann Vancomycin 3 × 1 g pro Tag ebenfalls über 10 Tage gegeben werden.

Asymptomatische Träger von Clostridium difficile bedürfen keiner spezifischen Therapie.

Bei Versagen der antibiotischen Therapie und/oder schwerem Verlauf mit Komplikationen ist im Einzelfall die chirurgische Therapie (subtotale Kolektomie) erforderlich (7).

Komplikationen und deren Therapie

NSAR-Kolopathie. Die Inhibition der Prostaglandinsynthese führt zur entscheidenden Reduktion defensiver Mechanismen der Mukosabarriere und damit zur Ausbildung NSAR-assoziierter Läsionen im gesamten Gastrointestinaltrakt. Blutende Ulzerationen bei NSAR-Kolopathie werden mit den bekannten Techniken der endoskopischen Blutstillung behandelt. Strikturen und Web-Bildungen können heute exzellent mittels endoskopischer Ballondilatation dauerhaft aufgedehnt werden (Abb. 6.**71**). Bei therapieresistenten Strikturen oder Perforation sollte allerdings frühzeitig die chirurgische Intervention diskutiert werden (20, 24).

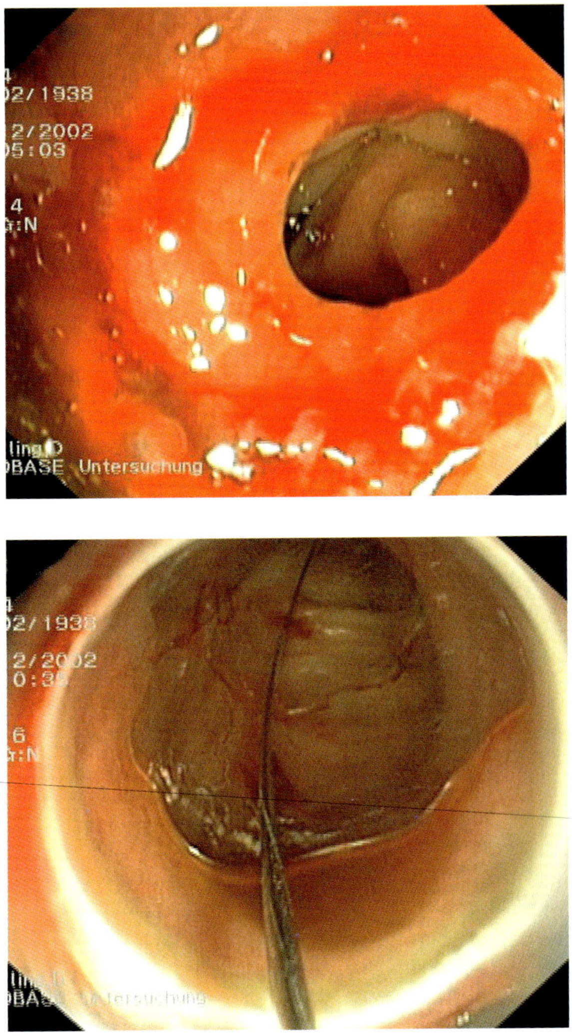

Abb. 6.71 a u. **b** Pneumatische Dilatation einer NSAR-Striktur.

Strahlenenterokolitis. Die Zerstörung der intestinalen Mukosabarriere im Rahmen einer Strahlenenterokolitis kann Elektrolytverluste, Ulzerationen, Blutungen, ischämische Nekrosen und bakterielle Infektionen zur Folge haben. Bei hämorrhagischer Prokto-/Rekto-/Sigmoiditis und klinischen Blutungszeichen hat sich die Lokaltherapie mittels Argon-Plasma-Koagulation (APC) bewährt (38).

Zu den *Langzeitkomplikationen* nach therapeutischer Radiotherapie zählen Strikturen, bakterielle Fehlbesiedlung, Ileus, Perforation, Fistelbildungen aber auch Strikturen an Harnleiter/Harnröhre und/oder Zystitiden. Schwerwiegende Spätfolgen werden vor allem in Rektum und Sigma nach Bestrahlung gynäkologischer Tumoren oder von Blasenkarzinomen aufgrund der dort applizierten hohen Lokaldosis gesehen (29).

Eine deutlich höhere Inzidenz lokaler Komplikationen zeigt sich zudem nach intraluminaler Kleinraumbestrahlung (Brachytherapie) von gynäkologischen Tumoren/Prostatakarzinomen sowie gleichzeitig applizierter Chemotherapie (kombinierte Radiochemotherapie (1).

Neben supportiven Maßnahmen sollte die Therapie dieser Komplikationen im interdisziplinären Konsens der beteiligten Fachdisziplinen entschieden werden (s. Abschnitt „Therapie"). Das Risiko der Entwicklung eines kolorektalen Karzinoms nach therapeutischer Radiotherapie (gynäkologische Tumoren, Prostata, Blase, Abdomen) erscheint insgesamt erhöht. Nach gynäkologischer Bestrahlung zeigte sich ein 2- bis 4fach erhöhtes Risiko, ein Rektumkarzinom zu entwickeln. Die Patienten sollten dementsprechend über das Risiko aufgeklärt sowie einer regelmäßigen endoskopischen Kontrolle unterzogen werden.

→ **Ischämische Kolitis.** Häufigste Komplikation im Langzeit-Follow-up nach ischämischer Kolitis ist die Ausbildung von narbigen Stenosen. Diese sind in den meisten Fällen asymptomatisch und sollten zunächst, wenn sie klinisch wirksam werden und es technisch möglich erscheint, mittels endoskopischer Ballondilatation aufgedehnt werden (23). Bei ausgeprägten Obstruktionen mit Ileussymptomatik kann eine primäre chirurgische Resektion angestrebt werden. In Ausnahmefällen muss bei multimorbiden, inoperablen Patienten die Implantation eines selbstexpandierenden Stents zur dauerhaften Überbrückung der Striktur diskutiert werden. Bei einem kleinen Anteil der Patienten entwickelt sich im Follow-up das Bild einer chronisch ischämischen Kolitis (15).

→ **Pseudomembranöse Kolitis.** Bei schwerem, therapieresistentem Verlauf einer pseudomembranösen Kolitis kann nachfolgend eine fulminante Kolitis mit paralytischem Ileus und toxischem Megakolon mit Perforation und Peritonitis auftreten. Sollte bei diesen Patienten der konservative Therapieversuch versagen, kommt als Ultima ratio nur der chirurgische Eingriff mit subtotaler Kolektomie in Betracht (4).

FAZIT FÜR DIE PRAXIS

- Zu den nicht CED-assoziierten entzündlichen Darmerkrankungen zählen: NSAR-Kolopathie, ischämische Kolitis, Strahlenkolitis, pseudomembranöse Kolitis, mikroskopische Kolitis und Diversionskolitis.
- Wichtigste Differenzialdiagnose sind die chronisch entzündlichen Darmerkrankungen.
- Während die klinische Symptomatik mit Diarrhöen und diffusen Abdominalschmerzen relativ unspezifisch ist, kann durch Anamnese, Labor und endoskopischen Befund häufig eine Eingrenzung der Diagnose möglich sein.
- Im Rahmen des diagnostischen Algorithmus kommt der subtilen Anamneseerhebung die entscheidende Bedeutung zu. Zum Ausschluss einer CED oder eines Malignoms sollte bei allen Patienten eine endoskopische Abklärung erfolgen.
- Je nach zugrunde liegender Ursache und klinischer Ausprägung stehen verschiedene Therapieoptionen zur Verfügung. Diese sollten, wenn nötig, im interdisziplinären Konsens diskutiert werden. Diese Optionen umfassen heute supportive Maßnahmen, pharmakologische und physikalische Therapieoptionen sowie chirurgisch-rekonstruktive Eingriffe

Steckbrief entzündliche (nicht CED) kolorektale Erkrankungen

Leitsymptom:
wässrige (z.T. blutig-schleimige) Diarrhöen, unspezifische Abdominalschmerzen, Fieber, Tenesmen

Leitbefund und körperliche Untersuchung:
diffuser abdomineller Druckschmerz, rektal-digitaler Blut-/Schleimnachweis

Apparativer Leitbefund:
Schleimhautrötung, Erosionen, Ulzerationen, Pseudomembranen und Strikturen in der Koloskopie

Wichtigste Differenzialdiagnose:
chronisch entzündliche Darmerkrankungen, Malignom

Therapie:
je nach Genese und Ausprägung topische/systemische Therapie (5-ASA, Budenosid), systemische Antibiose, antidiarrhöisch (Loperamid), endoskopische Therapie (Ballondilatation, APC) und chirurgische Therapie (subtotale Kolektomie)

Bemerkungen:
außerordentlich buntes Bild aufgrund der Vielzahl der assoziierten Grunderkrankungen, Anamnese oft entscheidend, Malignom und CED sollten immer ausgeschlossen werden

6.15 Divertikulose, Divertikulitis

U. Rinas, H. E. Adamek

EDITORIAL **Die Prävalenz der Divertikulose des Kolons hat in den westlichen Industrienationen in den letzten 100 Jahren massiv zugenommen. Als Hauptursachen gelten die Änderungen der Ernährungsgewohnheiten und das zunehmende Alter der Bevölkerung. 20 – 30 % der Divertikelträger entwickeln eine klinisch relevante Erkrankung. Die zunehmende Alterung der Gesellschaft lässt für die Zukunft einen weiteren Anstieg der divertikelbedingten Erkrankungen erwarten. Als Risikofaktoren für die Entwicklung einer Divertikelkrankheit gelten neben dem Alter und einer ballaststoffarmen Kost eine lang dauernde Immunsuppression, die Einnahme nichtsteroidaler Antirheumatika und Übergewicht.**

Bei der Divertikulitis ist neben einer verlässlichen Bildgebung, die das Ausmaß der Entzündung und ihre Komplikationen erfasst, auch die genaue Kenntnis des natürlichen Verlaufs der Erkrankung notwendig, um bei jedem Patienten eine differenzierte Entscheidung über das optimale Therapiekonzept zu ermöglichen. Die konservative Therapie besteht aus einer kalkulierten Antibiotikatherapie und – je nach Schwere des Krankheitsbildes – einer Einschränkung der oralen Nahrungszufuhr. Bei der chirurgischen Therapie der unkomplizierten, aber auch komplizierten Divertikulitis werden in den letzten Jahren zunehmend laparoskopische Verfahren eingesetzt, außerdem streben die Operateure eine einzeitige Operation mit Anlage einer primären Anastomose an. Bei der Divertikelblutung scheint die frühe endoskopische Diagnose mit gezielter endoskopischer Intervention die Rezidivrate deutlich zu senken.

Definition und Klassifikation

Ein Divertikel (lateinisch diverticulum = Abweg, Abweichung) ist eine sackartige Ausstülpung umschriebener Wandteile eines Hohlorgans, am häufigsten vorkommend im Verdauungstrakt, vom Ösophagus bis zum distalen Kolon.

Einteilungen. Unterschieden werden:

- *echte* Divertikel, deren Wand alle Wandschichten des Hohlorgans beinhaltet, und
- *falsche* (Pseudo-)Divertikel, bei denen die Mukosa und Submukosa durch Lücken der Muskularis hindurch treten.

Bei den Divertikeln des Kolons handelt es sich bis auf wenige Ausnahmen um Pseudodivertikel.

Klinisch unterscheidet man (Abb. 6.**72**):

- die *Divertikulose* (Anwesenheit eines oder mehrerer Divertikel ohne Symptome) und
- die *Divertikelkrankheit* (Divertikulose mit Symptomen).

Das Spektrum der Divertikelkrankheit umfasst:

- Patienten mit intermittierenden Symptomen, bei denen aber keine Entzündungsreaktion nachgewiesen werden kann (*symptomatische unkomplizierte Divertikulose*),
- die *Divertikulitis* (Entzündung eines oder mehrerer Divertikel) mit ihren Komplikationen (Abszess, Fistel, Obstruktion des Dünn- und Dickdarms sowie der freien intraperitonealen Perforation) und
- die *Divertikelblutung*.

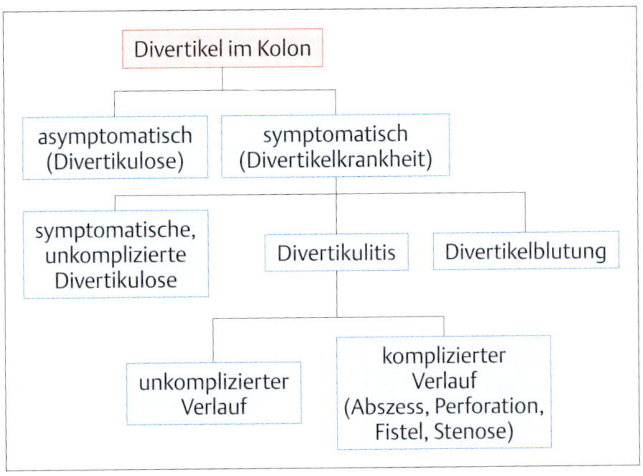

Abb. 6.72 Klassifikation der Divertikulose und Divertikelkrankheit.

Epidemiologie und Wertung

Divertikulose

Die Prävalenz der Divertikulose des Kolons hat im Verlauf des letzten Jahrhunderts deutlich zugenommen. In Untersuchungen zwischen 1920 und 1940 fand sich eine Prävalenz zwischen 2 und 10% (87). In autoptischen Untersuchungen aus dem Jahre 1969 sind bereits 35–50% von einer Divertikulose betroffen (47). Sie stellt in den westlichen Industrienationen die häufigste pathologische Wandveränderung des Dickdarms dar. In den Vereinigten Staaten wurden im Jahre 2000 über 223.000 Patienten wegen einer Divertikulitis oder Divertikelblutung stationär behandelt. Damit waren unter den gastrointestinalen Diagnosen die Divertikel des Kolons nach der Cholezystitis der zweithäufigste Grund eines stationären Aufenthaltes (102). Auch in Deutschland nimmt die Zahl der vollstationären Patienten mit der Hauptdiagnose „Divertikulose des Darmes (K57)" in den letzten Jahren stetig zu (Tab. 6.**76**).

Alter. Die Prävalenz der Divertikulose steigt mit zunehmendem Lebensalter an. So finden sich bei 5% der 40-Jährigen, bei 30% der 60-Jährigen und bei 65% der 85-Jährigen Divertikel im Kolon (87).

Geographische Herkunft. Abhängig von der geographischen Herkunft der untersuchten Subpopulation finden sich große Unterschiede in der Prävalenz und dem Verteilungsmuster der Divertikulose. In westlichen Industrienationen liegt die Prävalenz abhängig von Alter und Nachweismethode zwischen 5 und 65%. (87), in wenig industrialisierten Ländern in Afrika und Asien ist die Divertikulose dagegen selten.

Verteilungsmuster. Bei Menschen kaukasischer Herkunft trifft man Divertikel mehrheitlich im linken Hemikolon und hier insbesondere im Sigma an. Bei 65% ist das Sigma alleine betroffen, bei weiteren 30% finden sich Divertikel neben dem Sigma auch in anderen Kolonabschnitten. Nur bei 7% ist das rechte Hemikolon mitbetroffen (138). Ein isolierter Befall des rechten Hemikolons findet sich nur bei 2,5% der Betroffenen (47). Das Rektum ist ausgespart, bei Divertikeln in diesem Bereich handelt es sich um kongenitale Duplikaturen ohne Bezug zur Divertikelkrankheit.

In Japan und Südostasien dagegen finden sich Divertikel in 70% der Fälle isoliert im rechten Hemikolon, bei 8–17,5% sind rechtes und linkes Hemikolon betroffen (79). Dieses Verteilungsmuster der Divertikel bleibt auch bei Japanern, die in den westlichen Kulturkreis auswanderten (z. B. Hawaii) bestehen. Obwohl die Divertikulose als eine erworbene Erkrankung gilt, spricht diese Beobachtung für einen genetisch bedingten Faktor in der Pathogenese der Erkrankung (120).

Geschlecht. Eine gesicherte Geschlechtsdisposition besteht nicht. Während bei Patienten unter 40 Jahren Männer häufiger betroffen zu sein scheinen (1), überwiegt bei Patienten über 50 Jahren das weibliche Geschlecht leicht (101).

Divertikulitis

Die Divertikulitis ist die häufigste Komplikation der Divertikulose und tritt bei 10–25% aller Menschen mit Kolondivertikeln auf. Die Inzidenz steigt wie die Prävalenz der Divertikulose mit zunehmendem Alter an. Sie beträgt beispielhaft (Daten aus Florida 1992) bei Patienten im Alter zwischen 65 und 69 Jahren 238/100.000 und bei Patienten >85 Jahren 631/100.000 (122). Nur 2–6% aller Patienten mit Divertikulitis sind jünger als 40 Jahre. Adipositas und männliches Geschlecht scheinen bei jungen Patienten (<40–50 Jahre) die Entwicklung einer Divertikulitis zu begünstigen. Die Divertikulitis tritt in großer Mehrzahl im Sigma auf, nur 1,5% der Divertikulitiden betreffen das rechte Hemikolon (30).

Divertikelblutung

5–15% aller Divertikelträger erleiden mindesten einmalig im Leben eine Divertikelblutung, bei 3–5% ist die Blutung schwer, d. h. hämodynamisch relevant. Die Divertikelblutung ist bei Patienten unter 65 Jahren die häufigste (42–55%) Hämatochezieursache (142). Peranale Blutverluste bei Patienten über 65 Jahren werden am häufigsten durch Angiodysplasien ausgelöst (38).

Risikofaktoren und Pathologie

Pathologie und Pathogenese der Divertikulose

An der Entwicklung von Kolondivertikeln sind nach heutigen Erkenntnissen strukturelle Schwächen der Kolonwand, ein erhöhter intraluminärer Druck im Kolon, Motilitätsstörungen und eine ballaststoffarme Ernährung maßgeblich beteiligt.

Tabelle 6.76 Vollstationäre Patienten mit der Hauptdiagnose Divertikulose des Darmes (K57) in Deutschland (Quelle: Statistisches Bundesamt Deutschland)

Jahr	2000	2001	2002	2003
K57 – Divertikulose des Darmes	72.677	80.862	89.208	103.423

Strukturelle Schwachstellen der Kolonwand

Bereits durch seine Anatomie ist das Kolon prädisponiert für die Ausbildung von Pseudodivertikeln. Die normale Kolonwand besteht aus Mukosa, Submukosa, einer Ringmuskel- und einer Längsmuskelschicht. Im Gegensatz zum Dünndarm und Rektum, die beide in ihrer gesamten Zirkumferenz von 2 durchgehenden Muskelschichten umgeben sind, verläuft die außen liegende Längsmuskelschicht im Kolon gebündelt in einer mesenterischen und 2 antimesenterischen Tänien. Die arteriellen Gefäße (Vasa recta), die – vom Mesenterium ausgehend – in Richtung der antimesenterischen Tänien subserös verlaufen, penetrieren in regelmäßigen Abständen die zirkuläre Muskelschicht, um Mukosa und Submukosa mit Blut zu versorgen. Diese Muskellücken sind Prädilektionsstellen für die Ausbildung von Divertikeln und Ursache dafür, dass sich Divertikel typischerweise in 2–4 parallelen Reihen zwischen mesenterischer und antimesenterischer Tänie anordnen (Abb. 6.**73**). Ihre Anzahl variiert zwischen einem und – in schweren Fällen – mehr als 100 Divertikeln. Typischerweise misst ein Divertikel 5–10 mm, in seltenen Fällen wurden aber Riesendivertikel, sog. „giant diverticula" mit einem Durchmesser von 25 cm beschrieben (20).

Gewebeveränderungen der Darmwand. Neben diesen anatomisch bedingten Schwachstellen nimmt mit zunehmendem Alter und bei Patienten mit Divertikulose über den Einfluss des Alterungsprozesses hinaus die Vernetzung der Kollagenfasern in der Darmwand zu. Dies verursacht einen Elastizitätsverlust und eine abnehmende Resistenz gegen Dehnungskräfte (130). Auch die bei Divertikulosepatienten nachgewiesene vermehrte Bildung von Typ-III-Kollagen führt zu einer Abnahme der Zugfestigkeit der Mukosa (14). Der Einfluss von ultrastrukturellen Bindegewebsveränderungen der Darmwand auf die Entstehung von Divertikeln wird durch die frühe Ausbildung von Divertikeln bei Patienten mit Bindegewebserkrankungen (Marfan-Syndrom, Ehlers-Danlos-Syndrom) unterstrichen.

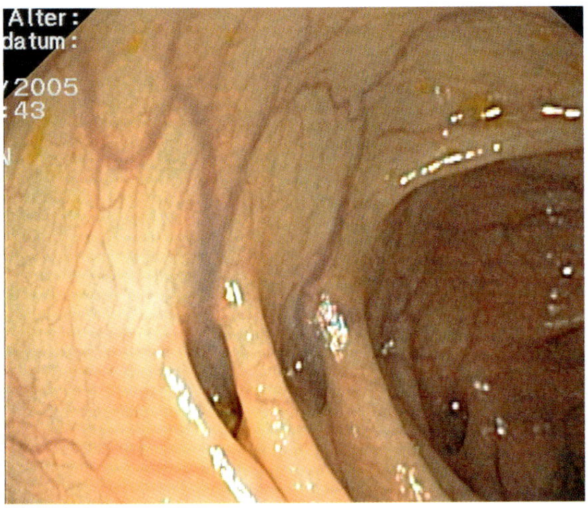

Abb. 6.73 Ausbildung von Divertikeln an Gefäßdurchtrittsstellen.

Motilitätsstörung

Makroskopisch fällt beim Vorliegen einer Divertikulose eine ziehharmonikaartige Umformung des Kolons mit einer Verdickung und Verkürzung der Ringmuskulatur und der Tänien auf. Trotz deutlicher Verdickung der Kolonwand findet sich jedoch weder eine Muskelhypertrophie noch eine -hyperplasie (75). Ursache für die Verdickung der Tänien ist eine vermehrte Einlagerung kontrahierter Elastinfasern (131). Diese verursachen eine Verkürzung der Tänien und eine Raffung des betroffenen Darmabschnittes. Die Ringmuskelschicht wird hierdurch vermehrt gefaltet und verdickt, die Haustrierung nimmt zu, es entsteht der typische ziehharmonikaartige Aspekt mit einer Übersegmentierung und Lumeneinengung (Myochosis). Durch die Lumeneinengung und vermehrte Segmentierung bilden sich nach einem Modell von Painter separate Kompartimente, in denen es im Rahmen der Peristaltik zu deutlich erhöhten intraluminären Drücken kommt (88). Diese Druckerhöhung bei Patienten mit Divertikulose ließ sich manometrisch in Ruhe, postprandial und nach Stimulation mit Neostigmin nachweisen (11). Die Lumeneinengung, die nach dem Gesetz von LaPlace (der intraluminäre Druck ist umgekehrt proportional zum Kolonradius) zu einer Steigerung des intraluminären Drucks führt, wird durch geringe Stuhlvolumina bei ballaststoffarmer Kost noch gesteigert. Als Folge dieser Druckerhöhung kann es zur Hernierung von Mukosa und Submukosa durch Schwachstellen in der Darmwand kommen.

Ballaststoffarme Ernährung

Eine große Anzahl epidemiologischer Daten spricht für eine Korrelation zwischen der Reduktion der Ballaststoffe in der Ernährung und der Zunahme der Prävalenz der Divertikulose.

Hierzu gehören die niedrige Prävalenz der Divertikulose in Ländern mit traditionell ballaststoffreicher Kost (Afrika, Asien) und die Beobachtung, dass mit Adaptation einer westlichen, ballaststoffarmen Ernährung die Prävalenz der Divertikulose auch in diesen Populationen zunimmt. So fand sich bei in Hawaii lebenden Japanern mit 52% eine deutlich höhere Prävalenz der Divertikulose als bei einer Vergleichsgruppe in Japan (120). Vegetarier, deren Kost sich hinsichtlich des Ballaststoffgehaltes signifikant von Nichtvegetariern unterscheidet (41,5 vs. 21,4 g/d), haben deutlich seltener Divertikel (12 vs. 33%) (35). Auch tierexperimentelle Daten unterstützen diese Hypothese. Ratten, die ballaststofffrei ernährt wurden, entwickelten deutlich häufiger Divertikel als eine Kontrollgruppe mit ballaststoffreicher Kost (42,1% vs. 0%) (129).

Pathogenese der Divertikulitis

Es wird vermutet, dass eingedickte, im Divertikel gefangene Nahrungsbestandteile (Fäkalithen) oder ein erhöhter intraluminärer Druck zu einer Erosion der Divertikelwand führen. In der Folge entwickelt sich eine Entzündung, die zu einer fokalen Nekrose führt und in eine *Mikro- oder Makroperforation* münden kann. Das Ausmaß und die Lokalisation der Perforation bestimmen den weiteren klinischen Verlauf. Aufgrund der Fülle umgebenden Bindegewebes (insbesondere Fett) kommt es meist zu einer Deckung der Perforation und einer aktiven Entzündung des perikolischen und mesenterialen Fettgewebes, zum Teil mit Ausbildung eines *perikolischen Abszesses*. Die Entzündung kann sich auch subserös sowohl zirkulär wie auch in Longitudinalrichtung ausdehnen und zu fissuralen Entzündungen führen, die mit einem Morbus Crohn verwechselt werden können. Rupturiert ein perikolischer Abszess, kommt es zu einer *eitrigen Peritonitis*. Weitaus seltener wird eine Peritonitis durch die freie Ruptur eines Divertikels selbst verursacht. Eine chronische oder rezidivierende Entzündung kann durch narbige Schrumpfung zu *Dickdarmstenosen* oder durch Umhüllung des Kolons mit fibrotischem Gewebe zu *Raumforderungen* führen, die makroskopisch von einem Neoplasma nicht mehr unterschieden werden können. Durch Einbeziehung anderer Organen wie Harnblase, Uterus, Vagina, Dünn- und Dickdarmschlingen in den Entzündungsprozess können intestinale Obstruktionen und Fisteln entstehen (65).

Pathogenese der Divertikelblutung

Die Vasa recta, an deren Durchtrittsstellen die Divertikel durch die Muscularis propria hernieren, verlaufen über die Kuppel des Divertikels und sind dort – nur bedeckt von Mukosa – mechanischem Stress ausgesetzt, der zu einer Ruptur des Gefäßes führen kann.

Typischerweise gehen Divertikelblutungen nicht mit einer Divertikulitis einher (71). Obwohl sich 75% aller Divertikel bei Patienten in westlichen Ländern im linken Hemikolon befinden, entstammen 50–90% aller Divertikelblutungen dem rechten Hemikolon.

Ursache für diese deutlich vermehrte Blutungsneigung der Divertikel des rechten Hemikolons könnte die Tatsache sein, dass die Divertikel hier größer sind und weitere Divertikelhälse als im linken Hemikolon aufweisen, wodurch die Vasa recta auf einer längeren Distanz mechanischen Alterationen ausgesetzt sind.

Risikofaktoren für die Entstehung der Divertikulose, Divertikulitis und der Divertikelblutung

Aus den epidemiologischen Daten ergeben sich als Risikofaktoren für die Entwicklung einer Divertikulose ein zunehmendes Alter, die Zugehörigkeit zu einer westlich geprägten Gesellschaft und eine ballaststoffarme Kost.

Studienergebnisse zu Risikofaktoren

- In einer großen prospektiven Kohortenstudie mit 47.678 Männern versuchten Aldoori et al. Risikofaktoren für die Entwicklung einer symptomatischen Divertikulose herauszuarbeiten. Vermehrter täglicher Ballaststoffverzehr (6) und eine intensive körperliche Aktivität (Joggen, Laufen) (4) wirkten protektiv, Nikotin-, Alkohol- und Koffeinkonsum dagegen hatten keinen wesentlichen Einfluss auf die Entwicklung einer symptomatischen Divertikulose (3). Der Verzehr von rotem Fleisch scheint das Auftreten einer symptomatischen Divertikulose zu begünstigen (6, 67). Junge, übergewichtige Männer haben ein erhöhtes Risiko für die Entwicklung einer Divertikulitis (106).
- Der negative Einfluss nichtsteroidaler Antirheumatika (NSAR) auf die Divertikelkrankheit konnte in diversen Studien nachgewiesen werden. So begünstigt die chronische Einnahme nichtsteroidaler Antirheumatika sowohl das Auftreten einer symptomatischen, nicht komplizierten Divertikulose (5) als auch Komplikationen wie Perforation und Peritonitis im Rahmen einer Divertikulitis (74, 132). Zudem steigt das Risiko einer Divertikelblutung durch Einnahme nichtsteroidaler Antirheumatika oder Paracetamol (5).

Tabelle 6.77 Risikofaktoren für Divertikulose, Divertikulitis und Divertikelblutung

Erkrankung	Risikofaktor
Divertikulose	zunehmendes Lebensalter ballaststoffarme Kost Zugehörigkeit zu einer westlichen Industrienation
Divertikulitis	übergewichtige junge Männer ballaststoffarme Kost
Freie Perforation	Immunsuppression nichtsteroidaler Antirheumatika Opiate
Divertikelblutung	nichtsteroidale Antirheumatika Paracetamol

- Die Einnahme von Opioiden scheint das Risiko freier Perforationen zu erhöhen (74). Als Ursache werden Spasmen der glatten Muskulatur mit konsekutiver Druckerhöhung vermutet. Ein sehr hohes Risiko einer freien Perforation im Rahmen einer akuten Divertikulitis haben immunsupprimierte Patienten (43% vs. 14%) (125).
- Anzahl, Größe und Verteilungsmuster der Divertikel korrelieren weder mit dem Ausmaß etwaiger Symptome noch mit der Häufigkeit der Entwicklung einer Divertikulitis oder anderer Komplikationen (91) (Tab. 6.**77**).

Klinik und Diagnose

Klinik

Divertikulose

Die unkomplizierte Divertikulose des Kolons ist in der Regel asymptomatisch. Sie stellt meist einen Zufallsbefund bei der Abklärung anderer Erkrankungen dar.

Symptomatische Divertikulose

Symptomatik. Ein Teil der Patienten mit Divertikulose klagt über meist kurzzeitige (0,1 – 12 h) krampfartige Bauchschmerzen, in der Regel im linken Unterbauch, über Meteorismus, Flatulenz und unregelmäßige Stuhlentleerung. Die Beschwerden bessern sich typischerweise nach Defäkation oder Flatulenz. Bei der körperlichen Untersuchung kann sich ein Druckschmerz im linken Unterbauch oder ein meteoristisch geblähtes Abdomen finden. Die Laborparameter sind unauffällig, und bildgebende wie endoskopische Verfahren ergeben keinen Hinweis auf eine Entzündung, Perforation, Peritonitis oder eine Obstruktion.

Ursache der Beschwerden. Die Ursache dieser Symptome ist unklar. Verschiedene Arbeiten schreiben die Symptome einer muskulären Dysfunktion mit erhöhtem Motilitätsindex, einer funktionellen Obstruktion, einer Distension des Kolons oder Muskelspasmen, die zu Gefäßverschlüssen und lokaler Ischämie führen, zu. Bei einem Teil dieser Patienten finden sich im Dickdarmresektat – trotz unauffälliger präoperativer Befunde – Zeichen einer akuten oder chronischen Entzündung wie eine leichtgradige Kolitis oder kleine perikolische Abszesse (46). Bei einem anderen Teil der Patienten besteht möglicherweise, ähnlich wie beim irritablen Darmsyndrom, eine viszerale Hypersensitivität, die durch eine vorherige Divertikulitisepisode ausgelöst wurde (115). Aufgrund der hohen Prävalenz sowohl des irritablen Darmsyndroms (7 – 16% in westlichen Gesellschaften) als auch der Kolondivertikulose ist zudem bei einem Teil der Patienten von einer Koinzidenz beider Entitäten auszugehen. Die Diagnose eines irritablen Darmsyndroms lässt sich nach den Rom-II-Kriterien bei Divertikulosepatienten jedoch nicht häufiger stellen als bei Patienten ohne Divertikulose (114).

Die symptomatische Divertikulose stellt somit ein erhebliches diagnostisches und therapeutisches Dilemma dar, da bei dieser Patientengruppe nicht sicher entschieden werden kann, ob die Beschwerden von der vorhandenen Divertikulose ausgehen, ob eine klinisch nicht fassbare Divertikulitis, eine postinflammatorische viszerale Hypersensitivität oder ein irritables Darmsyndrom vorliegt.

Divertikulitis

Symptomatik. Das klinische Erscheinungsbild der Divertikulitis hängt von der Schwere und Ausdehnung des zugrunde liegenden Entzündungsprozesses sowie vom Vorhandensein von Komplikationen wie Abszess, Fistel, Stenose oder Perforation ab. Typische Symptome sind meist anhaltende (bei 70% der Patienten), zum Teil auch intermittierende Schmerzen im mittleren bis linken Unterbauch. Die Beschwerden bestehen in der Regel (> 80%) schon länger als 24 h, bei der Hälfte der Patienten findet sich mindestens eine ähnliche Schmerzattacke in der Vorgeschichte. Häufig treten Stuhlunregelmäßigkeiten (Diarrhö oder Stuhlverhalt) und Fieber, seltener auch Übelkeit und Erbrechen auf. Dysurie oder Pollakisurie weisen auf eine entzündliche Mitbeteiligung der Harnblase hin. Pneumaturie, Fäkalurie oder rezidivierende Harnwegsinfekte sprechen für eine kolovesikale Fistel.

Untersuchungsbefunde. Bei der körperlichen Untersuchung findet sich ein druckschmerzhaftes, häufig geblähtes Abdomen. Bei 20% ist eine druckdolente Walze tastbar (91). Eine lokale Abwehrspannung deutet auf eine lokale Peritonitis hin, generalisierte abdominelle Schmerzen sprechen für eine diffuse Peritonitis.

Laborchemisch findet sich typischerweise eine Leukozytose mit Neutrophilie und Erhöhung der Entzündungsparameter (CRP, BSG). Bis zu 45% der Patienten haben jedoch eine normale Leukozytenzahl (10).

Divertikelblutung

In der Regel ist eine Blutung aus einem Kolondivertikel ein schmerzloses, abrupt einsetzendes Ereignis. Der Patient klagt ggf. über krampfartige Unterbauchschmerzen oder Stuhldrang, gefolgt von der Passage voluminösen, roten oder braunen Blutes oder von Blutkoageln (Hämatochezie). Bei Blutungen aus dem rechten Hemikolon mit geringer Intensität kann es auch zum Absetzen von Meläna kommen. Je nach Ausprägung des Blutverlustes treten hämodynamische Veränderungen wie Orthostase, Kollaps oder Synkope auf.

Diagnose

Divertikulose

Der Nachweis einer unkomplizierten Divertikulose erfolgt radiologisch oder endoskopisch.

Kolonkontrasteinlauf. Das sensitivste Verfahren ist der Kolonkontrasteinlauf mit Barium im Einfach- oder Doppelkontrast nach kompletter Darmreinigung (117). Hiermit lassen sich neben der Größe der einzelnen Divertikel auch die Verteilung der Divertikel im Kolon und Komplikationen wie Lokalisation und Ausdehnung von Strikturen am genauesten darstellen. Des Weiteren sind bereits in einem prädivertikulären Stadium Veränderungen wie die Verdickung der Plicae semilunares, die ziehharmonikaartige Raffung, eine Wandrigidität bei Luftinsufflation und Lumeneinengungen sichtbar (40).

Endoskopie. Endoskopisch werden Divertikel aufgrund ihrer Lage zwischen den Plicae semilunares beim Vorspiegeln besser erkannt als bei der Retraktion des Endoskops durch das dann gestreckte Kolon. Indirekte Zeichen der Divertikulose sind eine Raffung der oft verbreiterten Falten sowie eine Lumeneinengung und -deformation. Durch die mechanische Strapazierung der Darmwand bei der Stuhlpassage können bei ausgeprägter Divertikulose Hämorrhagien und Ischämien zu fleckigen Schleimhautrötungen führen. Diese sind keine Zeichen einer Divertikulitis.

Divertikulitis

Ist aufgrund der Anamnese, des klinischen Beschwerdebildes und der Laborparameter die Verdachtsdiagnose einer Divertikulitis gestellt worden, sollte diese durch eine bildgebende Diagnostik erhärtet werden. Hierfür stehen die Röntgenübersichtsaufnahme des Abdomens, die Sonographie, die Computertomographie, die Endoskopie, der Kolonkontrasteinlauf und die Kernspintomographie zur Verfügung (Tab. 6.**78**). Wird die Diagnose einer Divertikulitis allein anhand der Klinik gestellt, kommt es in 33 % der Fälle zu Fehldiagnosen (72).

Ziel der Diagnostik ist es, die Divertikulitis von ihren Differenzialdiagnosen abzugrenzen sowie unkomplizierte von komplizierten Verlaufsformen zu unterscheiden, um die Auswahl eines individuell angepassten Therapiekonzeptes zu ermöglichen.

Röntgen-Abdomen. Die Abdomenübersichtsaufnahme im Stehen kann die Diagnose einer Divertikulitis nicht sichern, aber auf Komplikationen hinweisen. Freie Luft subphrenisch deutet auf die freie Perforation eines Divertikels hin. Umschriebene Luftansammlungen in der Darmwand oder in den dem Darm benachbarten Geweben weisen auf eine gedeckte Perforation hin. Durch entzündlich bedingte Stenosierungen kann es zum Subileus oder Ileus mit entsprechender Spiegelbildung kommen. Bei 30 – 50% der Patienten mit einer akuten Divertikulitis finden sich in der Abdomenübersichtsaufnahme pathologische Befunde.

Ultraschall. Die Sonographie (Abb. 6.**74**) hat sich in den letzten Jahren als zunehmend sensitive und spezifische Technik für die Diagnose und Verlaufsbeobachtung der Divertikulitis und ihrer Komplikationen bewährt und ist in der Primärdiagnostik Methode der ersten Wahl. Verschiedene prospektive Studien geben eine Sensitivität zwischen 85 und 98% und eine Spezifität von 80 – 98% an (111, 135). In di-

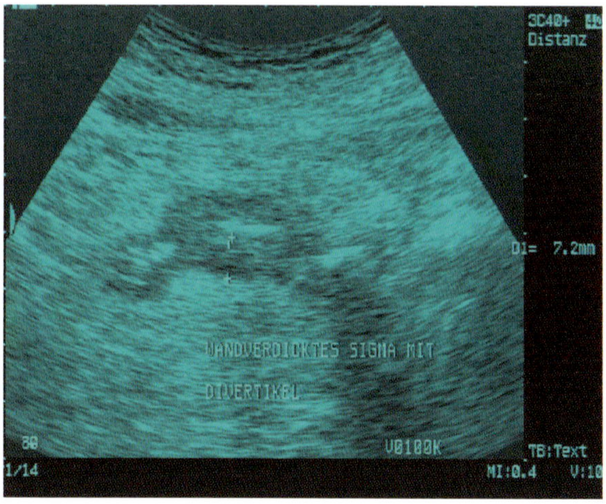

Abb. 6.74 Sonographisches Bild einer Divertikulitis: Wandverdickung des Sigmas auf 7 mm und Nachweis eines ebenfalls wandverdickten Divertikels.

Tabelle 6.78 Diagnostik bei Verdacht auf akute Divertikulitis

1. Anamnese, körperliche Untersuchung	Schmerztyp/-lokalisation/-dauer, Stuhlqualität, Peritonismus, Fieber, Pneumaturie?
2. Labor	Blutbild, CRP, Leberwerte, Pankreasenzyme, Gerinnung, Harnstatus
3. Sonographie	Darmwandverdickung, Divertikel, freie Flüssigkeit, Abszess, Ileus?
4. Ggf. Röntgenabdomenübersicht	freie Luft, Ileus?
5. Ggf. CT	unklare Befunde in der Sonographie, Prozesse im kleinen Becken, schweres Krankheitsbild
6. Koloskopie	akut: bei unklaren radiologischen Befunden: Neoplasma, segmentale Kolitis anderer Genese (infektiös, ischämisch, chronisch entzündlich)? 2 – 6 Wochen nach Abklingen der Divertikulitis: Polypen, Neoplasma, Stenose?

Tabelle 6.79 Sonographische Kriterien für eine Divertikulitis (92, 112)

- Meist kurzstreckige Wandverdickung > 5 mm
- Lokaler Druckschmerz
- Nachweis von Divertikeln
- Schießscheibenartiges Querschnittsbild des Kolons (Target-Zeichen) mit echoarmer Wand und echoreichem Zentrum
- Echoarme oder echofreie Raumforderung mit und ohne Gasbildung (Abszess)
- Breiter reflexreicher „Halo" um den entzündeten Darmabschnitt (Peridivertikulitis)
- Reduzierte oder aufgehobene Peristaltik des divertikulitischen Segments

versen Vergleichsstudien konnte die Gleichwertigkeit von Sonographie und Computertomographie hinsichtlich der Sensitivität und Spezifität bei der Divertikulitisdiagnostik nachgewiesen werden (27, 96, 111). Die Ergebnisse sind allerdings stark abhängig von der Erfahrung der Untersucher. Limitierend für die sonographische Diagnostik sind außerdem Luftüberlagerungen des befallenen Segmentes, sehr adipöse Patienten und die eingeschränkte Darstellbarkeit von Prozessen im distalen Sigma und kleinen Becken. Eine Ergänzung der transabdominellen Sonographie stellt die transrektale Sonographie dar, mit der die Beurteilbarkeit der von transabdominell schlecht einsehbaren Bereiche des kleinen Beckens verbessert werden kann (45). Sonographische Kriterien für eine Divertikulitis finden sich in Tab. 6.**79**.

Computertomographie. Die CT kommt zum Einsatz, wenn durch die Sonographie keine ausreichende Diagnosesicherheit erreicht werden kann oder wenn das Ausmaß der sonographischen Befunde und die Schwere der Erkrankung nicht ausreichend miteinander korrelieren.

Die CT gilt zusammen mit der Sonographie als Verfahren der Wahl für die Diagnosestellung und den Nachweis von Komplikationen (Perforation, Abszess, Fistel) der Divertikulitis (Abb. 6.**75**).

Im Unterschied zum Kolonkontrasteinlauf ermöglicht die CT neben der Darstellung der intraluminären Veränderungen auch die Beurteilung der extraluminären Komponenten der Erkrankung einschließlich der Beteiligung anderer Organe. Neben ihrer besseren Sensitivität (98% vs. 92%) ist die CT dem Kontrasteinlauf in der Detektion von Komplikationen und Abklärung von Differenzialdiagnosen überlegen (7). Bei 10% der Patienten lassen die CT-Befunde eine Unterscheidung zwischen Divertikulitis und Kolonkarzinom jedoch nicht zu (86).

Die Durchführung des CT mit alleiniger retrograder Kolonfüllung durch wasserlösliches *Kontrastmittel* ist der CT mit intravenöser und oraler Kontrastmittelgabe hinsichtlich der Sensitivität (93–97% vs. 93%) und Spezifität (jeweils 100%) nicht unterlegen, vermeidet aber die Risiken einer intravenösen Kontrastmittelgabe, reduziert die Kosten für orales und intravenöses Kontrastmittel und ermöglicht eine sofortige Untersuchung (98). Andere Untersucher empfehlen jedoch die routinemäßige intravenöse Kontrastmittelgabe und weisen auf die geringe Inzidenz von kontrastmittelinduzierten Komplikationen sowie die verbesserten Möglichkeiten zur Differenzierung der Wandverdickung und Darstellung darmferner Prozesse hin (13).

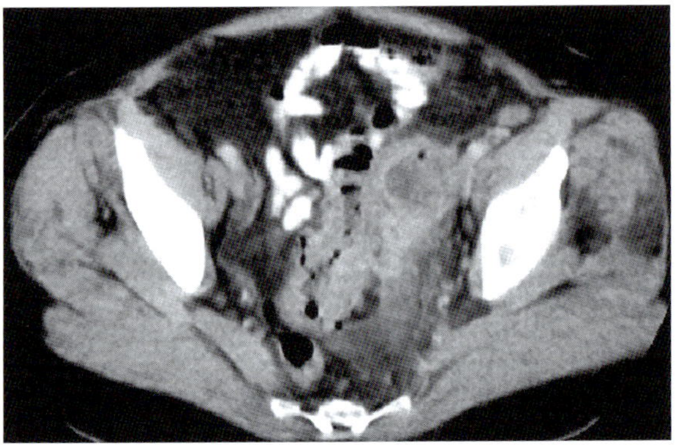
a

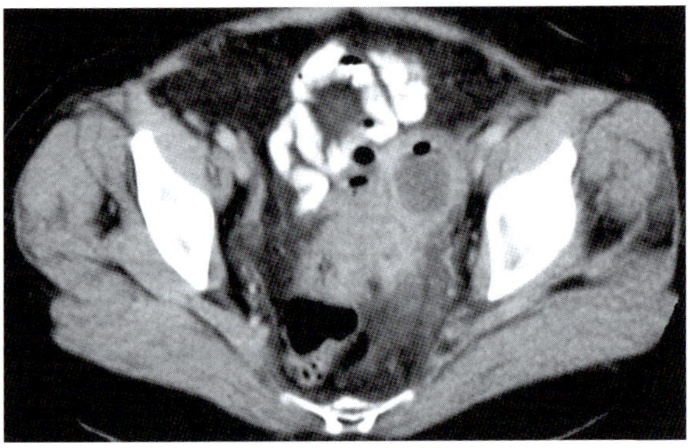
b

Abb. 6.75 Akute Divertikulitis mit Abszess.
a Wandverdicktes Sigma mit multiplen Divertikeln.
b Abszess mit Lufteinschluss.

CT-Kriterien für die Diagnose einer Divertikulitis finden sich in Tab. 6.**80**. Die CT ermöglicht zudem, ebenso wie die perkutane Sonographie, eine Drainage von Abszessen, wodurch eine sonst notwendige Operation aufgeschoben oder vermieden werden kann (81).

Kernspintomographie. Die MRT hat in kleineren Studien bereits eine ähnlich gute Sensitivität und Spezifität bei der Diagnose der Divertikulitis gezeigt wie die CT (109). Obwohl größere Vergleichsstudien noch fehlen, darf erwartet werden, dass sich insbesondere Komplikationen wie Abszesse, Perforationen und Fisteln mit gleich großer oder größerer Genauigkeit darstellen lassen wie mittels CT oder Sonographie.

Kolonkontrasteinlauf. Der Kolonkontrasteinlauf mit wasserlöslichem Kontrastmittel ist der CT in der Darstellung der Schwere der Divertikulitis unterlegen, da über das Aus-

Tabelle 6.80 Kriterien für die Diagnose einer Divertikulitis im CT in abnehmender Häufigkeit (nach 54)

- Wandverdickung des betroffenen Kolonabschnittes >4 mm
- Verdichtung des parakolischen Fettgewebes
- Nachweis von Divertikeln
- Faszienverdickung
- Freie Flüssigkeit
- „inflamed diverticulum" (Divertikel in verdichtetem parakolischem Fettgewebe)
- Freie Luft
- „arrowhead sign" (kontrastmittelgefüllter verschwollener Divertikelhals)
- Abszesse
- Phlegmone
- Intramurale Lufteinschlüsse
- Intramurale „sinus tracks" (lineare Flüssigkeitsansammlungen)

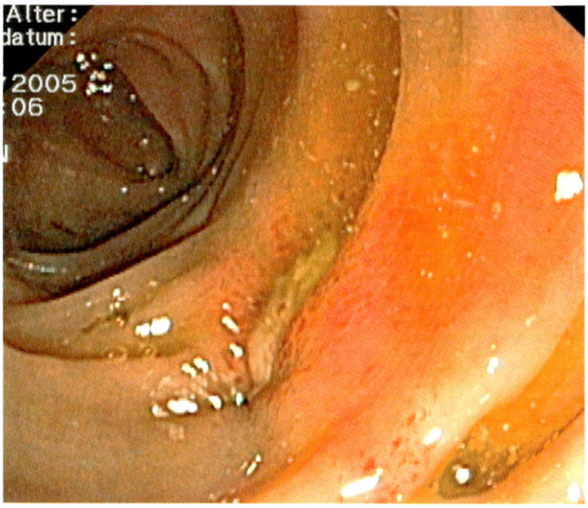

Abb. 6.76 Endoskopisches Bild einer Divertikulitis.

maß des peridivertikulitischen Entzündungsgrades keine Aussage gemacht werden kann. Die Bedeutung des Kolonkontrasteinlaufes in der Diagnostik der Divertikulitis hat daher in den letzten Jahren stark abgenommen. Er kommt zum Einsatz, wenn keine Möglichkeit zur CT-Untersuchung besteht oder das Kolonlumen genauer beurteilt werden soll.

Da sich bei der akuten Divertikulitis das Vorliegen einer Perforation in der Regel nicht vollständig ausschließen lässt, ist die Durchführung eines Kolonkontrasteinlaufes mit Barium aufgrund der Gefahr einer bariuminduzierten Peritonitis mit möglicherweise fatalen Folgen kontraindiziert.

Koloskopie. Die Endoskopie des Kolons sollte beim eindeutigen Vorliegen einer akuten Divertikulitis wegen der Gefahr einer Perforation vermieden werden und nur bei unklarer Symptomatik oder unergiebigen radiologischen Befunden, insbesondere zur Abklärung von Differenzialdiagnosen wie chronisch entzündlicher, infektiöser oder ischämischer Kolitis, zum Einsatz kommen. In dieser Situation sollte die Endoskopie nur von sehr erfahrenen Untersuchern mit äußerster Vorsicht durchgeführt werden. Endoskopische Kennzeichen der Divertikulitis sind eine Rötung der Schleimhaut mit Ödem und Lumeneinengung und ggf. aus der Öffnung des entzündeten Divertikels fließendes putrides Sekret (Abb. 6.**76**). Da es sich bei der Koloskopie jedoch um eine intraluminäre Diagnostik handelt, wird die Schwere der Erkrankung ähnlich wie beim Kolonkontrasteinlauf in der Regel unterschätzt. Wenn initial nur eine unvollständige Koloskopie durchgeführt wurde, sollte 2–6 Wochen nach dem Abklingen einer Divertikulitis eine komplette Koloskopie angeschlossen werden, um das Ausmaß der Erkrankung darzustellen und koexistente Erkrankungen wie Polypen oder Karzinome auszuschließen oder zu erfassen (133).

Divertikelblutung

Die Diagnostik der Hämatochezie sollte mit einer rektalen Untersuchung, Anoskopie und Proktoskopie beginnen, um eine Hämorrhoidalblutung auszuschließen.

Der Ausschluss einer oberen gastrointestinalen Blutung durch eine Ösophagogastroduodenoskopie ist insbesondere bei hämodynamischer Relevanz der Blutung sinnvoll, da sich bei 10–15% der Patienten mit Hämatochezie die Blutungsquelle im oberen Gastrointestinaltrakt befindet (140).

Falls sich durch diese Maßnahmen die Blutungsquelle nicht diagnostizieren lässt, ist die Koloskopie das diagnostische Mittel der Wahl. Ist eine endoskopische Untersuchung nicht möglich oder erfolgreich, stehen die Angiographie und die Szintigraphie zur Verfügung.

Koloskopie. Neben der präzisen Lokalisierung der Blutungsquelle ermöglicht die Koloskopie eine unmittelbare therapeutische Intervention. Die Beurteilbarkeit des Kolons wird durch eine orthograde Darmspülung deutlich verbessert. Durch eine rasche Spülung mit einer Polyethylenglykol-basierten Lösung (1 l alle 30–45 min p.o. oder via nasogastrischer Sonde) gelingt nach einer medianen Menge von 5,5 l nach 3–4 Stunden einer Säuberung des Kolons (51).

Bei frühzeitiger Durchführung einer Koloskopie, d.h. 6–12 (–24) h nach der stationären Aufnahme, kann dann in einer Vielzahl der Fälle eine Blutungsquelle identifiziert werden. In einer Metaanalyse von 13 Studien mit 1561 Patienten konnte bei 68% die Blutungsquelle identifiziert werden (141). Als Blutungsstigmata gelten neben einer aktiven Blutung (Abb. 6.**79a**) ein sichtbarer Gefäßstumpf, ein wandadhärentes Koagel (Abb. 6.**77a**) und ein ulzeriertes Divertikel mit frischem Blut in der unmittelbaren Nachbarschaft (Abb. 6.**77b**) (141).

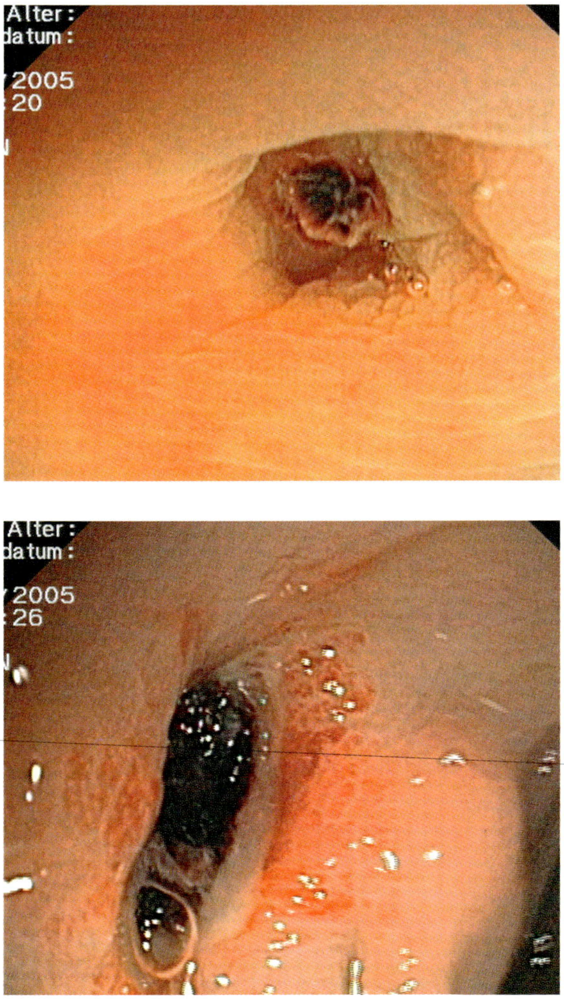

a

b

☒ **Abb. 6.77** Endoskopische Befunde bei Divertikelblutung.
a Kleines Koagel auf einem Gefäßstumpf an der Basis eines kleinen Divertikels.
b Koagel auf entzündlich ulzeriertem Divertikel.

Eine Divertikelblutung darf angenommen werden, wenn sich bei Vorhandensein einer Divertikulose keine sonstige Blutungsquelle im Kolon und im Rahmen einer Enteroskopie findet (50).

⇢ **Angiographie.** Wenn bei persistierender oder rekurrierender Blutung die Durchführung einer Koloskopie nicht möglich ist oder die Blutungsquelle trotz endoskopischer Abklärung verborgen bleibt, ist eine Angiographie indiziert. Eine Darmreinigung ist hierbei nicht notwendig. Die Angiographie muss zum Zeitpunkt der aktiven Blutung durchgeführt werden. Vorraussetzung für einen sicheren angiographischen Nachweis einer Blutung ist ein Blutverlust von mindestens 0,5 ml/min (tierexperimentell ermittelter Wert) (95). In 14 Studien mit insgesamt 675 Patienten konnte bei 47% der Patienten eine Blutungsquelle nachgewiesen werden (141). Bei positivem Nachweis einer Blutung ist eine genaue anatomische Zuordnung der Blutungsquelle in der Regel möglich, zudem ist eine Blutstillung durch Katheterembolisation (37) oder kontinuierliche, intraarterielle Vasopressingabe möglich.

⇢ **Szintigraphie.** Insbesondere bei intermittierenden Blutungen stellt nach unergiebiger endoskopischer Abklärung die Szintigraphie mit ^{99m}Technetium-markierten Erythrozyten eine nichtinvasive diagnostische Methode dar. Nach einmaliger Injektion der markierten Erythrozyten kann bis zu 24h lang mit der Gammakamera nach Gefäßlecks gefahndet werden. Eine Blutungsrate von 0,1 ml/min ist mit dieser Methode detektierbar. ^{99m}Technetium-markierte Kolloide haben dagegen nur eine kurze intravasale Verweildauer, so dass eine Untersuchung nur bei aktiver Blutung Erfolg verspricht. Die Szintigraphie mit ^{99m}Technetium-markierten Erythrozyten führt im Mittel in 45% der Fälle zu einem positiven Ergebnis (141). Nachteil der Szintigraphie ist die zum Teil ungenaue anatomische Zuordnung der Blutungsquelle. Ein elongiertes Sigma kann sich z.B. szintigraphisch durchaus in den rechten Unterbauch projizieren. In einer Metaanalyse von 16 Studien war die ermittelte Blutungslokalisation in 22 % der positiven Szintigraphien nicht korrekt. Aufgrund dieser Ungenauigkeit der Methode wird eine chirurgische Resektion allein auf der Basis einer Szintigraphie nicht empfohlen (141).

⇢ **Spiral-CT.** Eine neuere Technik stellt das Spiral-CT mit intravenöser Kontrastmittelgabe dar. In einer kleinen Studie konnte bei 4 von 5 Patienten mit unterer gastrointestinaler Blutung die Blutungsquelle lokalisiert werden (136). Diese Methode ist ohne Vorbereitungszeit rasch durchführbar und nichtinvasiv, größere Studien zur Klärung der Wertigkeit dieses Verfahrens müssen jedoch noch abgewartet werden.

Differenzialdiagnose

Aufgrund des breiten klinischen Spektrums der Divertikelkrankheit ergibt sich eine große Vielfalt von Differenzialdiagnosen. Sie reicht vom irritablen Darmsyndrom über die akuten und chronischen entzündlichen Darmerkrankungen bis zu den Differenzialdiagnosen des akuten Abdomens (s. Kapitel 2.4 „Bauchschmerzen") und der gastrointestinalen Blutung (s. Kapitel 2.8 „Untere gastrointestinale Blutung"). Eine (unvollständige) Liste wichtiger Differenzialdiagnosen der akuten Divertikulitis zeigt Tab. 6.**81**.

Verlauf und Prognose

Divertikulose

Ca. 70% der Patienten mit einer Divertikulose bleiben asymptomatisch, 15–25% entwickeln eine Divertikulitis, 5–15% eine Divertikelblutung. Verlässliche Zahlenangaben zu der Patientengruppe mit symptomatischer Divertikulose

Tabelle 6.81 Differenzialdiagnosen der akuten Divertikulitis

Differenzialdiagnose	Wegweisende Differenzialdiagnostik
Akute Appendizitis	CT, Sonographie, Laparoskopie
Morbus Crohn	Ileokoloskopie
Colitis ulcerosa	Ileokoloskopie
Kolonkarzinom	Koloskopie
Ischämische Kolitis	Koloskopie
Pseudomembranöse Kolitis, infektiöse Kolitis	Stuhluntersuchung, Sigmoidoskopie
Perforiertes Magen- oder Duodenalulkus	Röntgenabdomenübersicht, ÖGD
Adnexitis, Ovarialzyste, -abszess, -torsion	transvaginale Sonographie
Ektope Schwangerschaft	Schwangerschaftstest, Sonographie
Pyelonephritis	Urinstatus, Sonographie
Urolithiasis	Urinstatus, Sonographie, i. v.-Pyelogramm
Appendicitis epiploicae	Sonographie, CT

ohne Entzündungszeichen liegen, wahrscheinlich aufgrund der Unsicherheit in der ätiologischen Zuordnung der Symptome, nicht vor.

Divertikulitis

Erster Divertikulitisschub

Die Divertikulitis verläuft in 75% der Fälle unkompliziert, bei 25% der Patienten liegen Komplikationen wie Perforation, Abszess, Fistel oder Obstruktion vor. Komplikationen einer Divertikulitis treten in der überwiegenden Mehrzahl als Erstmanifestation einer Divertikelkrankheit auf, ohne dass ein unkomplizierter Divertikulitisschub vorausgegangen ist (Chapman 2006).

Der erste unkomplizierte Divertikulitisschub spricht in 85% auf eine konservative Therapie an, die übrigen Patienten müssen operiert werden (105). Das Vorliegen von Komplikationen führt in den allermeisten Fällen entweder akut oder elektiv zu einer chirurgischen Intervention, insgesamt benötigen 41% aller Patienten mit einer Divertikulitis eine Operation (105).

Wird eine komplizierte Divertikulitis konservativ behandelt, entwickeln sich in bis zu 86% der Fälle erneute Komplikationen (28). Die Mortalitätsrate beträgt insgesamt 1,3 – 5%. Nach dem ersten konservativ ausgeheilten Divertikulitisschub bleiben ein Drittel der Patienten anhaltend beschwerdefrei, ein Drittel leidet unter unspezifischen oder krampfartigen Schmerzen und ca. ein Drittel erleidet einen weiteren Divertikulitisschub (121). Das jährliche Risiko eines Divertikulitisrezidivs wird auf ca. 2% geschätzt (105) (Abb. 6.78).

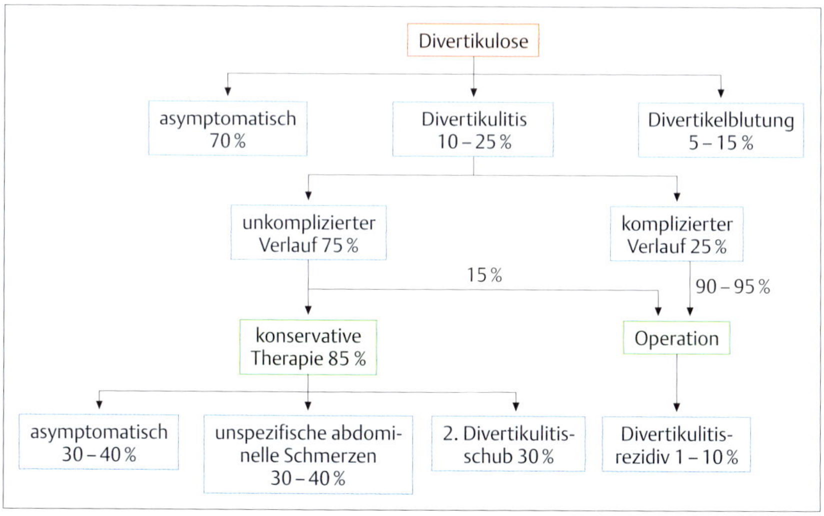

Abb. 6.78 Verlauf und Prognose der Divertikulose und Divertikulitis (modifiziert nach 139).

› Divertikulitisrezidive

Nach mehreren jüngeren Studien mit großen Patientenkollektiven (Broderick-Villa 2005, Anaya 2005, Makela 1998, Chautems 2001) sprechen Divertikulitisrezidive ebenso gut auf eine konservative Therapie an wie der erste Divertikulitisschub, das Risiko eines komplizierten Verlaufes, die Notwendigkeit einer Notfall-OP und die divertikulitisbedingte Mortalität waren zum Teil sogar geringer als beim ersten Divertikulitisschub. Für den meist unkomplizierten Verlauf von Divertikulitisrezidiven spricht auch die Tatsache, dass Komplikationen einer Divertikulitis meist als Erstmanifestation einer Divertikelkrankheit auftreten (Chapman 2006). Die auf älteren Untersuchungen (Parks 1975) basierende Vorstellung, Divertikulitisrezidive seien mit einer höheren Komplikationsrate und Mortalität behaftet als die erste Divertikulitisepisode, lässt sich angesichts dieser Datenlage nicht weiter aufrechterhalten. Die elektive Sigmaresektion nach zwei unkomplizierten Divertikulitisschüben scheint daher weder die Zahl der Notfalloperationen noch die Gesamtmortalität des Patientenkollektivs mit rezidivierenden Divertikulitiden vermindern zu können (146).

› Postoperativer Verlauf

Nach einer Sigmaresektion entwickeln 1 – 10,4% der Patienten ein Divertikulitisrezidiv, die wenigsten (0 – 3,1%) müssen erneut operiert werden (34). Möglicherweise wird die Rezidivrate durch die regelhafte Anlage einer distal der peritonealen Umschlagfalte liegenden Anastomose in Zukunft gesenkt. Bis zu 27% der operierten Patienten leiden unter einer Persistenz der präoperativ bestehenden Beschwerden (77). Bei einem Großteil dieser Patienten dürfte primär ein koexistentes irritables Darmsyndrom vorgelegen haben. Hierfür spricht auch der Befund, dass Patienten, bei denen im Dickdarmresektat keinerlei Zeichen einer Entzündungsreaktion zu finden waren, postoperativ 4-mal häufiger (60 vs. 15%) über eine Persistenz der abdominellen Beschwerden klagen als Patienten mit histologischen Zeichen einer Entzündung (16).

Divertikelblutung

5 – 15% der Patienten mit einer Divertikulose entwickeln im Verlauf eine Divertikelblutung, die bei 3 – 5% schwer, d.h. mit hämodynamischer Wirksamkeit, verläuft (69, 99, 142). Dabei handelt es sich in der Regel um ältere Patienten (mittleres Alter 68 – 77 Jahre) mit entsprechenden Komorbiditäten, so dass bei massiven Blutungen eine Mortalitätsrate von 10 – 20% zu erwarten ist (18, 126). Die Blutung aus Divertikeln im Kolon sistiert spontan bei 70 – 80% der Patienten. Werden in den ersten 24 h nach Beginn der Blutung weniger als 4 Bluttransfusionen benötigt, liegt die Wahrscheinlichkeit eines spontanen Blutungsstopps bei 99%. Die Rezidivgefahr beträgt in einer Studie mit 87 unbehandelten Patienten mit Divertikelblutung in den ersten 4 Jahren nach der Indexblutung 9%, 10%, 19% und 25% (63), nach einer zweiten Divertikelblutung steigt das Risiko einer erneuten Blutung auf bis zu 50% (69, 70, 142).

Therapie und Komplikationen

Die therapeutischen Strategien richten sich nach dem klinischen Stadium und unterscheiden die asymptomatische und symptomatische Divertikulose, die unkomplizierte und komplizierte Divertikulitis und die Divertikelblutung.

Eine allgemein verbindliche, international anerkannte Klassifikation, die das gesamte klinische Spektrum der divertikelbedingten Erkrankungen in therapie- und prognoserelevante Stadien einteilt, existiert nicht.

→ **Stadieneinteilungen.** Von Relevanz ist die international gebräuchliche Stadieneinteilung nach Hinchey (Tab. 6.**82**) (44). Sie teilt die perforierte Divertikulitis anhand der peritonealen Kontamination mit Abszesslokalisation und/oder Peritonitis ein und wurde von verschiedenen Autoren modifiziert, ohne dass sich eine der Modifikationen durchgesetzt hat. Andere Stadieneinteilungen, wie die von Hansen und Stock (Tab. 6.**83**) (42), schließen die unkomplizierte Divertikulose und Komplikationen wie Stenose und Fistel mit ein, genießen jedoch international keine Akzeptanz.

Therapie der asymptomatischen und symptomatischen Divertikulose

→ **Ballaststoffreiche Kost.** Die asymptomatische Divertikulose bedarf keiner Therapie. Patienten mit einer asymptomatischen Divertikulose sollte jedoch eine ballaststoffrei-

Tabelle 6.82 Stadieneinteilung der perforierten Divertikulitis (nach 44)

Stadium	
I	perikolischer Abszess
II	Abszess im Unterbauch, kleinen Becken oder im Retroperitoneum
III	generalisierte eitrige Peritonitis
IV	generalisierte kotige Peritonitis

Tabelle 6.83 Stadieneinteilung der Divertikelkrankheit (nach 42, modifiziert nach 36)

Stadium	Krankheitsbild
0	asymptomatische Divertikulose
I	akute unkomplizierte Divertikulitis
II	akute komplizierte Divertikulitis
A	Peridivertikulitis, phlegmonöse Divertikulitis
B	abszedierende Divertikulitis, gedeckte Perforation, Fistel
C	freie Perforation, generalisierte Peritonitis
III	chronisch rezidivierende Divertikulitis, Stenose, Fistel

che Ernährung empfohlen werden. Das Risiko, eine symptomatische Divertikulose zu entwickeln, war in einer großen prospektiven Studie signifikant negativ korreliert mit dem Gehalt der Nahrung an wasserunlöslichen Ballaststoffen (Cellulose, Hemicellulose, Lignin) und hier insbesondere mit dem Cellulosegehalt. Dieser Effekt war für wasserlösliche Ballaststoffe (Pektin, Guar, Betaglucan) nicht nachweisbar (2, 6). Die empfohlene tägliche Ballaststoffzufuhr für Erwachsene beträgt zwischen 21 und 38 g/Tag bzw. 14 g/1000 kcal (Nat Acad Sci 2002).

Studienergebnisse zur Therapie der symptomatischen Divertikulose

Die Empfehlung einer täglichen Ballaststoffzufuhr zwischen 21 und 38 g/Tag bzw. 14 g/1000 kcal gilt allgemein auch für symptomatische Patienten ohne Zeichen einer Divertikulitis, obwohl die Studienlage hierzu widersprüchlich ist. Sie stützt sich nur auf eine einzige doppelblinde, kontrollierte Studie mit 18 Patienten (17) und mehrere retrospektive Studien (48, 61), in denen eine symptomatische Besserung, weniger Komplikationen und chirurgische Eingriffe bei faserreicher Kost beschrieben werden. Demgegenüber fand eine randomisierte, doppelblinde, plazebokontrollierte Studie mit 58 Patienten bis auf einen Rückgang der Obstipationsbeschwerden keine Verbesserung der Symptome (84).

Für eine medikamentöse Intervention liegen kleinere, zumeist offene oder nicht randomisierte Studien vor, so dass der Evidenzgrad für eine solche Therapieempfehlung niedrig ist. Berichtet wird über eine Symptombesserung bei Patienten mit symptomatischer Divertikulose nach intermittierender Gabe von Mesalazin (21), einer Kombination von Rifaximin und Mesalazin (15) sowie nach probiotischer Therapie mit E.-coli-Stamm Nissle (33).

Grundlagen der konservativen und chirurgischen Therapie der Divertikulitis

Das Therapiekonzept einer Divertikulitis hängt ab von der Schwere der Entzündung, der klinischen Präsentation und dem Vorhandensein von Komplikationen. Zudem müssen patientenabhängige Variablen wie Alter, Komorbiditäten und Compliance in die Entscheidungsfindung einbezogen werden.

Grundlagen der Therapie sind:

- Die unkomplizierte Divertikulitis wird primär konservativ, entweder ambulant oder stationär, mit Antibiotika und Nahrungskarenz behandelt.
- Beim Auftreten einer Komplikation und beim Versagen der konservativen Therapie ist neben der intravenösen Antibiotikagabe und der parenteralen Ernährung in der Regel im weiteren Verlauf eine chirurgische Intervention indiziert.
- Hinsichtlich des Operationszeitpunktes werden unterschieden:
  - die *Notfall-OP*,
  - die *frühelektive OP* (7 – 10 Tage nach Symptombeginn) und
  - die *elektive Intervalloperation* (> 3 – 4 Wochen nach medikamentöser Ausheilung eines Divertikulitisschubes).
- Prophylaktische Operationen werden zur Verhinderung eines Divertikulitisrezidivs und der daraus resultierenden Komplikationen durchgeführt. Eine Zusammenfassung der Indikationen für eine elektive Resektion nach einer Divertikulitis zeigt Tab. 6.**84**.

Ziel der Operation und Verfahren. Ziel ist neben der Entfernung des entzündlich veränderten Darmabschnittes die Resektion der sog. Hochdruckzone am rektosigmoidalen Übergang, so dass die distale Anastomose unterhalb der peritonealen Umschlagfalte zu liegen kommt (Deszendorektostomie). Wird der rektosigmoidale Übergang nicht mitreseziert, steigt die Inzidenz postoperativer Divertikulitisrezidive (12). Nach proximal hin sollte das gesamte wandverdickte Kolon entfernt werden; normkalibriges, nicht entzündlich verändertes Kolon kann trotz Vorhandensein von Divertikeln belassen werden. Divertikulitisrezidive nach einer Resektion sind mit einer Frequenz von 1 – 10,4 % selten (34).

Operationsverfahren der Wahl ist die einzeitige Operation mit primärer Anastomosierung von Colon descendens und Rektum ggf. mit Anlage eines protektiven Stomas. Diese weist im Vergleich zur zweizeitigen Operation (Diskontinuitätsresektion nach Hartmann) eine niedrigere Mortalität und Morbidität auf (133).

Das dreizeitige Verfahren mit initialer Kolostomie und Drainage geht mit einer deutlich erhöhten Mortalität einher und ist daher heute obsolet (41).

Laparoskopische Techniken. Bei der elektiven Sigmaresektion im Rahmen der Divertikelkrankheit kommen als Operationstechniken die offene Laparotomie, die laparoskopisch assistierte Resektion und die laparoskopische Operation infrage. In den letzten Jahren entwickelten sich die laparoskopischen Techniken vielerorts zum Standardverfahren. Diverse Studien belegen gegenüber der offenen Sigmaresektion bei niedriger Komplikationsrate (< 10 %) einen rascheren Kostaufbau, einen niedrigeren Analgetikaverbrauch und eine Verkürzung des Krankenhausaufenthaltes bei

Tabelle 6.84 Indikationen zur elektiven chirurgischen Therapie (nach Konsens der Europäischen Gesellschaft für Endoskopische Chirurgie [57] und [146])

- Rezidivierende Divertikulitiden (individuelle Entscheidung)
- Unkomplizierte Divertikulitis bei lang andauernder Immunsuppression nach dem 1. Schub
- Komplizierte Divertikulitis nach dem 1. Schub
- Nicht ausgeschlossene Malignität
- Chronische Komplikationen wie Fisteln oder Stenosen

deutlich besserem kosmetischem Ergebnis (23, 55, 93, 110).

Therapie der unkomplizierten Divertikulitis

Konservative Therapie

Ambulante Therapie. Bei milder Symptomatik, mäßiger Temperaturerhöhung und fehlendem Peritonismus können kooperative Patienten, die sich oral ernähren können und keine schweren Komorbiditäten aufweisen, ambulant therapiert werden. Die Patienten sollten ausschließlich klare Flüssigkeiten zu sich nehmen und werden mit oralen Breitspektrumantibiotika behandelt. Die Wahl des Antibiotikums erfolgt empirisch. Sie basiert mehr auf klinischen Konsensusempfehlungen als auf randomisierten Studien. Es handelt sich regelhaft um eine endogene Mischinfektion aus Anaerobiern und gramnegativen Stäbchen (insbesondere Bacteroides fragilis, E. coli und Enterokokken). Mögliche Alternativen zur Erfassung dieses Erregerspektrums finden sich in Tab. 6.**85**. Nach 2 – 3 Tagen sollte es zu einer symptomatischen Besserung gekommen sein, danach ist ein langsamer Kostaufbau möglich. Die antibiotische Therapie sollte über 7 – 10 Tage fortgesetzt werden. Bei der Therapie von Schmerzen stehen Spasmolytika im Vordergrund, Opiate sollten gemieden werden, da diese den intrakolischen Druck erhöhen können.

Stationäre Therapie. Indikationen zur stationären Therapie sind ein höheres Lebensalter, das Vorliegen einer Immunsuppression, signifikante Komorbiditäten, hohes Fieber, eine signifikante Leukozytose oder ein fehlendes Ansprechen auf eine ambulante Therapie. Patienten mit schwerem Erkrankungsbild, welches eine stationäre Therapie notwendig macht, erhalten oral nur klare Flüssigkeiten oder bleiben nüchtern. Neben der Gabe intravenöser Flüssigkeit werden die Antibiotika intravenös appliziert. Mögliche Therapiealternativen finden sich in Tab. 6.**85**. Die Einlage einer Magensonde ist nur bei Vorliegen eines Ileus notwendig. Eine Besserung der Symptome sollte in 2 – 4 Tagen eintreten, danach ist ein langsamer Kostaufbau möglich. Die antibiotische Therapie sollte 7 – 10 Tage durchgeführt werden. Sollte es in dem angegebenen Zeitfenster nicht zu einer Besserung des Krankheitsbildes gekommen sein, muss nach Komplikationen und Differenzialdiagnosen gefahndet werden, und der Patient sollte chirurgisch vorgestellt werden. 15% der Patienten müssen in dieser Zeit operiert werden (105).

2 – 6 Wochen nach Ausheilung der Divertikulitis sollte eine Koloskopie durchgeführt werden, um die Ausdehnung der Divertikulose darzustellen und koexistente Erkrankungen wie Polypen oder Karzinome auszuschließen (133). Zur Prophylaxe eines Divertikulitisrezidivs wird eine ballaststoffreiche Kost empfohlen.

Chirurgische Therapie

Ungefähr ein Drittel aller Patienten muss nach der ersten konservativ ausgeheilten Divertikulitis mit einem Rezidiv rechnen (121). Die früher empfohlene elektive chirurgische Resektion nach der 2. Episode einer unkomplizierten Divertikulitis gründete sich auf ältere Studien (91), die den Rezi-

Tabelle 6.85 Kalkulierte Antibiotikatherapie der Divertikulitis nach den Empfehlungen des Paul-Ehrlich-Instituts (127, 128)

Indikation	Initialtherapie	Empfehlungsgrad
Divertikulitis, orale Therapie möglich	Amoxicillin + BLI	B
	Amoxicillin + Metronidazol	B
	Fluorochinolon Gruppe 2/3 + Metronidazol oder Clindamycin	B
	Fluorochinolon Gruppe 4	C
Divertikulitis mit lokaler Peritonitis	Aminopenicillin + BLI	A
	Acylaminopenicillin + BLI	A/B
	Cephalosporin Gruppe 2, 3, 4 + Metronidazol	A
	Carbapenem Gruppe 2	A
Diffuse Peritonitis	Acylaminopenicillin + BLI	A/B
	Carbapenem Gruppe 2	A
	Cephalosporin Gruppe 3a, 4 + Metronidazol	A
	Fluorochinolon Gruppe 2/3 + Metronidazol	A
	Fluorochinolon Gruppe 4	C

BLI: Betalactamase-Inhibitor

divschüben einer Divertikulitis ein schlechteres Ansprechen auf eine konservative Therapie und eine erhöhte Komplikations- und Mortalitätsrate zuschrieben. In mehreren jüngeren Studien (Broderick-Villa 2005, Anaya 2005) traten dagegen nur eine geringe Anzahl komplizierter Verläufe auf, so dass Notfalloperationen nur selten notwendig wurden (siehe Prognose und Verlauf). Somit scheint durch eine elektive chirurgische Resektion nach der 2. Episode einer unkomplizierten Divertikulitis weder die Zahl der Notfalloperationen noch die Gesamtmortalität signifikant verringert werden zu können.

Die Zahl der vorausgegangenen Divertikulitisepisoden gilt daher nicht mehr als hinreichende Indikation für eine elektive Darmresektion. Die Entscheidung zur elektiven Resektion des Sigmas sollte vielmehr nach einer individuellen Risiko-Nutzen-Analyse, die die Schwere und die Frequenz der Divertikulitisschübe, das bisherige Ansprechen auf eine konservative Therapie, persistierenden Beschwerden nach einer akuten Divertikulitis sowie Komorbiditäten und Allgemeinzustand des Patienten mit einbezieht, getroffen werden (Rafferty 2006).

Therapie der komplizierten Divertikulitis

Abszess

Klinisch muss ein Abszess bei einer tastbaren abdominellen Raumforderung oder persistierendem Fieber und/oder Leukozytose trotz adäquater antibiotischer Therapie vermutet werden. Die Inzidenz der Abszessbildung bei der Sigmadivertikulitis beträgt 15 – 20 % (8). Als therapeutische Alternativen stehen die konservative Therapie mit Antibiotika und Nulldiät, die perkutane Drainage, die chirurgische Drainage im Rahmen einer Laparotomie und neuerdings auch die laparoskopische Drainage zur Verfügung.

Konservative Therapie. Kleine (< 5 cm) peri- oder mesokolische Abszesse (Hinchey Stadium I) können häufig konservativ durch antibiotische Therapie und Nulldiät beherrscht werden (9).

Drainage. Abszesse mit einem Durchmesser > 5 cm und vom Divertikulitisherd entfernt liegende Abszesse im kleinen Becken oder Retroperitoneum (Hinchey Stadium II) sollten, falls zugänglich, perkutan ultraschall- oder CT-gesteuert drainiert werden. Relative Kontraindikationen hierfür sind multiple, gekammerte oder interenterisch gelegene Abszesse.

Vorteil der Drainage ist die rasche Kontrolle des septischen Geschehens und die Stabilisierung des Patienten ohne die Notwendigkeit einer Allgemeinnarkose. Nach der Drainage des Abszesses und bei gleichzeitiger, möglichst dann gezielter antibiotischer Therapie sollte es nach 2 – 3 Tagen zu einer Besserung der klinische Symptome und der Entzündungsparameter kommen.

Durch dieses Vorgehen – die Erfolgsrate liegt bei 74 – 93 % (52, 107, 119) – kann in der Regel eine zweizeitige Operation mit Anlage eines Stomas vermieden werden (133).

Primäre Operation. Ist eine Drainage nicht möglich oder erfolgreich, muss primär operiert werden. Hier wird die einzeitige Resektion mit primärer Anastomose angestrebt, eine Diskontinuitätsresektion nach Hartmann oder ein protektives Stoma sind nur selten notwendig. Erfolgreiche laparoskopische Verfahren bei der Behandlung von Abszessen wurden beschrieben, sind aber noch nicht weit verbreitet (32).

Elektive Resektion. Nach Ausheilung eines Abszesses wird allgemein eine frühelektive Resektion des befallenen Darmabschnittes empfohlen. Bei erfolgreich konservativ (mit oder ohne Drainage) therapiertem mesokolischem Abszess (Hinchey Stadium I) kann nach der ersten Divertikulitisepisode und nachfolgender Beschwerdefreiheit ein konservatives Vorgehen gerechtfertigt sein, da die Prognose dieser Patienten möglicherweise nicht schlechter als nach unkomplizierter Divertikulitis ist (8). Abszesse im kleinen Becken (Hinchey Stadium II) haben dagegen eine deutlich schlechtere Prognose, auch nach Ausheilung mit oder ohne Drainagetherapie kommt es bei 41,2 % der Patienten zu einem Divertikulitisrezidiv (52), so dass hier eine elektive Resektion des betroffenen Darmabschnittes empfohlen werden muss.

Peritonitis

Bei Vorliegen einer generalisierten eitrigen oder kotigen Peritonitis als Folge einer Makroperforation eines Divertikels besteht neben einer breiten antibiotischen Therapie die Indikation zur dringlichen Notfalloperation.

Die Hinchey-Klassifikation unterscheidet das Stadium III (eitrige Peritonitis) und das Stadium IV (kotige Peritonitis). Die Mortalität der eitrigen Peritonitis beträgt 6 %, die der kotigen Pertionitis 35 % (78).

Operationsverfahren. Oberstes Prinzip der chirurgischen Therapie der perforierten Divertikulitis ist die Elimination des Sepsisherdes. Als Operationsverfahren stehen hierfür die Diskontinuitätsresektion nach Hartmann und die primäre Kontinenzresektion mit oder ohne protektive Stomaanlage zur Verfügung. Das dreizeitige Verfahren, bei dem der Entzündungsherd nicht reseziert wird, ist aufgrund einer deutlich erhöhten Mortalität verlassen worden (41). Hinsichtlich der Verfahrenswahl der Operation gilt allgemein die Empfehlung bei diffuser und kotiger Peritonitis eine Diskontinuitätsresektion nach Hartmann durchzuführen (53, 133).

Im Stadium III nach Hinchey wird unter günstigen Voraussetzungen (geringe Stuhllast des Kolons, geringe Schwere des Krankheitsbildes (Wertung über Scores: APACHE, Mannheimer Peritonitis Index), geringgradige Komorbidität, auch eine primäre Anastomose mit oder ohne protektives Stoma mit guten Resultaten durchgeführt. Aufgrund des Fehlens von prospektiven, randomisierten Studien ist zurzeit eine evidenzbasierte Entscheidung über das optimale Operationsverfahren im Stadium III nicht möglich (104) und bleibt eine individuelle Entscheidung des Chirurgen.

Fisteln

Die häufigste Form der divertikulitisbedingten Fisteln ist die kolovesikale Fistel (65%), gefolgt von den kolovaginalen (25%), koloenterischen und kolouterinen Fisteln. Der protektive Effekt des Uterus wird für die vermehrte Inzidenz von kolovesikalen Fisteln bei Männern verantwortlich gemacht (Verhältnis Männer : Frauen = 2 – 3 : 1) (134). Klinisch sind eine urethrale oder vaginale Passage von Luft oder Stuhl pathognomonische Zeichen für das Vorhandensein einer kolovesikalen bzw. kolovaginalen Fistel. Weitere mögliche Symptome sind Dysurie, rezidivierende Harnwegsinfekte, Hämaturie oder vaginaler Ausfluss. Diarrhö und peranaler Urinabgang sind selten.

Diagnostik und Differenzialdiagnostik. Die sensitivste Methode zum Nachweis einer kolovesikalen Fistel ist die CT mit einer Sensitivität von 90%. Ähnlich gute Ergebnisse sind – ausgehend von den Erfahrungen bei Crohn-bedingten Fisteln – von der MRT zu erwarten. Im Rahmen einer Zystoskopie wird eine Fistel nur in 30 – 45% der Fälle direkt nachgewiesen, fokale Schwellung, Rötung und Ulzerationen der Blasenschleimhaut finden sich jedoch bei 80 – 100% und machen die Diagnose bei entsprechender Klinik sehr wahrscheinlich (134). Eine direkte Darstellung der Fistel durch Koloskopie, Kolonkontrasteinlauf oder Zystogramm gelingt in jeweils nur 30 – 40% der Fälle.

Andere Ursachen für die Entstehung von Fisteln, wie das Kolonkarzinom, chronisch entzündliche Darmerkrankungen oder eine radiogene Kolitis müssen sorgfältig ausgeschlossen werden.

Operative Therapie. Der Nachweis einer Fistel ist in der Regel eine Indikation für die Resektion des betroffenen Darmabschnittes (in der Regel des Sigmas, bei koloenterischen Fisteln auch des betroffenen Dünndarmsegmentes) und der Resektion und/oder Übernähung der fistelbedingten Läsionen in der Blase oder Vagina.

Der Eingriff kann in der Regel als elektive Intervalloperation und einzeitig durchgeführt werden. Derzeitiger Standard ist die offene Laparotomie, aber auch in dieser Indikation werden zunehmend erfolgreiche laparoskopische Operationen beschrieben (60).

Obstruktion

Reversible Formen. Störungen der Darmpassage treten im Rahmen der akuten Divertikulitis als Folge der perikolischen Entzündungsreaktion mit konsekutiver ödematös-entzündlicher Lumeneinengung oder Kompression durch einen Abszess auf. Wird ein Dünndarmsegment in den entzündlichen Prozess miteinbezogen, kann es zu einer Dünndarmobstruktion kommen. Die Passagestörungen im Rahmen der akuten Divertikulitis sind meist inkomplett und bilden sich unter konservativen Maßnahmen in der Regel zurück. Eine akute chirurgische Intervention ist somit nur selten notwendig.

Irreversible Formen. Irreversible Obstruktionen entstehen in der Folge rezidivierender (manchmal subklinischer) Divertikulitisschübe durch die Ausbildung fibrotischer Strikturen. Typisch sind schleichend zunehmende, unspezifische Symptome wie Obstipation und abdominelle Schmerzen. Die Diagnose einer Obstruktion erfolgt radiologisch durch einen Kolonkontrasteinlauf oder durch eine Koloskopie. Beim Vorliegen einer Stenose im Kolon muss ein Kolonkarzinom sicher ausgeschlossen werden. Mit Hilfe der Endoskopie ist die Klärung der Ätiologie einer Kolonstriktur jedoch nur bei 2 von 3 Patienten erfolgreich (31). Hier könnte in Zukunft eine MR-Kolonographie differenzialdiagnostisch hilfreich sein.

Wenn eine maligne Ursache der Stenose nicht sicher ausgeschlossen werden kann, muss chirurgisch offen reseziert werden. In den anderen Fällen besteht in der Regel ebenso die Indikation für eine chirurgische Intervention, hier kann jedoch auch laparoskopisch reseziert werden.

Als Therapiealternativen stehen in Einzelfällen, insbesondere bei eingeschränkter Operabilität, die Ballondilatation und die Metallstentimplantation (94) zur Verfügung.

Besondere Situationen

Divertikulitis bei jungen Patienten

Die Inzidenz der Divertikulitis bei Patienten unter 40 Jahren scheint in den letzten Jahren zu steigen. Während in Untersuchungen von Parks 1968 nur 2 – 5% der Divertikulitispatienten dieser Altersgruppe angehörten, stieg der Anteil in jüngeren Untersuchungen auf 10 – 25% (39). Es handelt sich vorwiegend um übergewichtige Männer.

Krankheitsverlauf. Diverse Studien konstatierten bei unter 40-Jährigen einen aggressiveren Verlauf der Erkrankung mit höheren Komplikationsraten und häufigerer Operationsnotwendigkeit bereits bei der ersten Divertikulitisepisode. Auch die Rezidivrate und die ultimative Operationsrate scheinen in dieser Altersgruppe höher zu sein als bei älteren Patienten. Daher wird in dieser Altersgruppe eine prophylaktische Sigmaresektion bereits nach der ersten gut dokumentierten Episode einer Sigmadivertikulitis empfohlen. Der aggressivere Krankheitsverlauf und die daraus resultierende schlechtere Prognose bei jüngeren Patienten wird durch Ergebnisse anderer Studien jedoch in Zweifel gezogen (39, 100, 118), so dass insbesondere nach der ersten Episode einer unkomplizierten Divertikulitis und nachfolgender Beschwerdefreiheit, nach Aufklärung des Patienten ein konservatives Vorgehen vertretbar erscheint (139).

Rechtsseitige Divertikulitis

In industrialisierten westlichen Ländern finden sich bei 7% der Patienten mit Divertikulose auch Divertikel im rechten Hemikolon (138). Nur 1,5% der Divertikulitiden betreffen das rechte Hemikolon (30). In Asien dagegen betrifft die Divertikulose in 20% der Fälle das rechte Hemikolon und 75% der Divertikulitiden treten im rechten Hemikolon auf (82, 123). Die Divertikulitis im Zäkum und Colon ascendens tritt zumeist bei jüngeren Patienten auf. Die korrekte Diagnose wird präoperativ nur in 4 – 16% der Fälle gestellt, meistens wird das Vorliegen einer akuten Appendizitis vermutet.

Therapieoptionen. Bei präoperativer Sicherung der Diagnose ist ein konservativer Behandlungsversuch mit parenteraler Ernährung und Antibiotika gerechtfertigt. Therapieversagen und Komplikationsrate sind im Vergleich zur linksseitigen Divertikulitis nicht erhöht (85), möglicherweise sogar erniedrigt (58). Bei intraoperativer Diagnose reichen die Empfehlungen von einer Appendektomie und anschließender antibiotischer Therapie oder Divertikulektomie bei milder Entzündung nur eines Divertikels bis zur rechtsseitigen Hemikolektomie bei ausgedehnter Entzündung oder Malignitätsverdacht (62, 82, 123).

Divertikulitis bei immunsupprimierten Patienten

Bei immunsupprimierten Patienten kann die Erkrankung mit einer deutlich geringeren Symptomatik einhergehen, so dass die Diagnose häufig verspätet gestellt wird. Hierzu gehören neben Patienten, die mit immunsuppressiven Substanzen (Chemotherapie, Corticosteroide, klassische Immunsuppressiva) therapiert werden, auch Patienten mit Diabetes mellitus, chronischem Nierenversagen und AIDS. Immunsupprimierte Patienten sprechen schlechter auf eine konservative Therapie an, haben eine erhöhte Inzidenz freier Perforationen (43 vs.14%), müssen häufiger operiert werden und haben eine deutlich erhöhte postoperative Mortalitätsrate (125) im Vergleich zu immunkompetenten Patienten. Aus diesen Gründen wird bei Patienten mit einer lang andauernden Immunsuppression, die trotz aggressiver konservativer Therapie kein rasches Therapieansprechen zeigen, ein frühes operatives Vorgehen empfohlen.

Bereits nach der ersten erfolgreich konservativ behandelten Episode einer Divertikulitis sollte eine elektive Resektion des betroffenen Darmsegmentes angestrebt werden (108).

Divertikelassoziierte Kolitis

Bei einem kleinen Teil der Patienten mit Divertikulose oder Divertikulitis (0,3 – 1,3%) findet sich eine segmentale Kolitis, die zumeist das Sigma betrifft. Das endoskopische Erscheinungsbild reicht von milden entzündlichen Veränderungen mit peridivertikulären Rötungen bis zu chronisch aktiven Entzündungen, die makroskopisch und histologisch Stigmata einer chronisch entzündlichen Darmerkrankung aufweisen können. Die Pathogenese dieser Veränderungen ist noch ungeklärt, als Ursache werden mechanischer Stress und lokale Ischämie bei redundanter Mukosa und/oder vermehrter Antigen- und Toxinkontakt bei Stase des Darminhaltes vermutet.

Die Patienten sind meist beschwerdefrei, können aber auch über abdominelle Schmerzen, Schleim- oder Blutabgang klagen. Differenzialdiagnostisch kommen eine chronisch entzündlichen Darmerkrankung, eine infektiöse Kolitis, eine NSAR-induzierte Kolitis und eine ischämische Kolitis in Betracht. Zum natürlichen Verlauf der divertikelassoziierten Kolits ist wenig bekannt. Nur wenige Patienten entwickeln im Verlauf eine Colitis ulcerosa oder einen Morbus Crohn. Symptomatische Patienten sprechen in Fallberichten auf ballaststoffreiche Kost, Antibiotika und/oder Aminosalicylate an (26, 65, 97).

Therapie der Divertikelblutung

Endoskopische Interventionen. Als therapeutische Optionen bei Nachweis einer Divertikelblutung wurden die Unterspritzung mit Epinephrin-Lösung (1 : 20000), die Koagulation des sichtbaren Gefäßstumpfes mit einer bipolaren Sonde (50) oder einer „heater probe" (Hitzesonde), das endoskopische Clipping (Abb. 6.**79**) (116) und das Banding des zuvor invertierten Divertikels (29) beschrieben.

Die frühe Endoskopie mit Intervention bei nachgewiesenen Blutungsstigmata kann die Rezidivblutungshäufigkeit möglicherweise deutlich senken.

In einer Studie von Jensen et al. 2000 (50) traten nach Intervention keine Rezidivblutungen und keine Komplikationen auf (n = 10), während die Blutung in der Kontrollgruppe ohne Intervention bei 53% (9/17) rezidivierte. Studien mit größeren Fallzahlen müssen hier noch abgewartet werden.

Katheterembolisation und arterielle Vasopressingabe. Bei angiographisch nachgewiesener Blutungsquelle ist eine Blutstillung durch Katheterembolisation oder kontinuierliche intraarterielle Vasopressingabe möglich. Die angiographische Embolisation mit subselektiver Kathetertechnik zeigt eine hohe definitive Blutstillungsrate (76%) mit geringem Risiko eines intestinalen Infarktes (37). Nach intraarterieller Vasopressingabe sistieren bis 91% der Blutungen, 50% der Patienten bluten jedoch nach Beendigung der Vasopressingabe erneut (18). Hiermit ist zumindest ein Zeitgewinn zu erreichen, der die hämodynamische Stabilisierung des Patienten und die Vorbereitung einer definitiven Blutstillung durch erneute endoskopische Maßnahmen oder eine chirurgische Therapie ermöglicht.

Chirurgische Therapie. Die chirurgische Therapie bleibt für Patienten reserviert, bei denen endoskopisch und angiographisch keine definitive Blutstillung möglich war. Bei zuvor lokalisierter Blutungsquelle wird eine Segmentresektion durchgeführt. Die Rezidivblutungshäufigkeit beträgt 0 – 14% (18, 70, 90). Bei massiver Blutung ohne Nach-

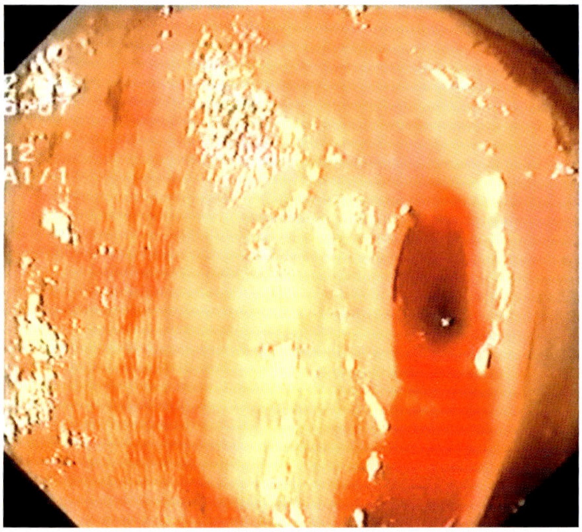

a

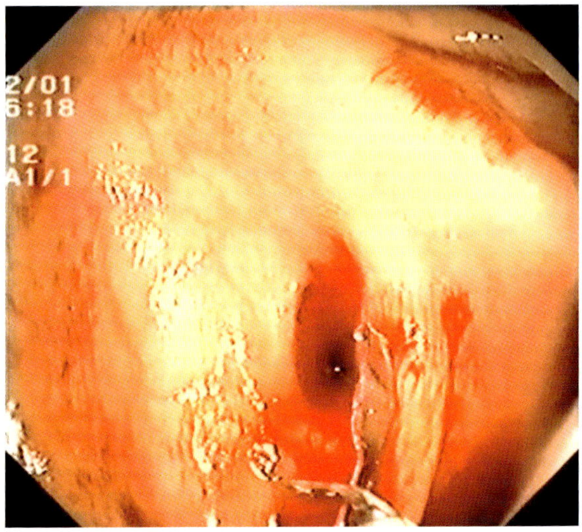

b

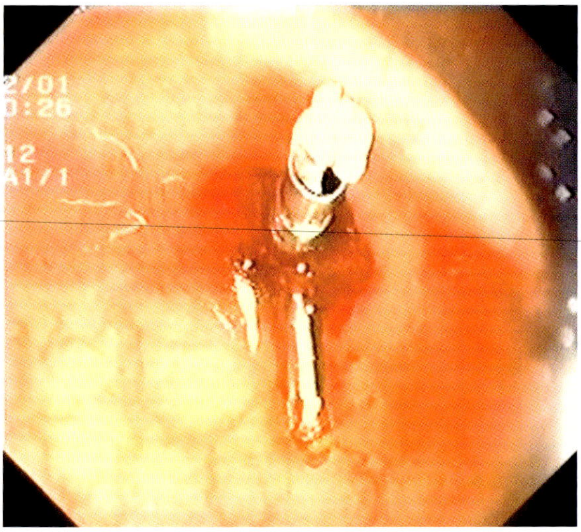

c

☒ **Abb. 6.79** Divertikelblutung.
a u. **b** Aktive Blutung aus einem kleinen Divertikel an der linken Flexur.
c Blutung sistiert nach dem Setzen zweier Clips.

weis der Blutungsquelle kann in seltenen Fällen eine subtotale Kolektomie notwendig werden. Diese ist mit einer hohen Morbiditätsrate (37%) und Mortalität (11 – 33%) vergesellschaftet (18, 70, 113).

Prävention

Primäre Prävention

Aus epidemiologischen und tierexperimentellen Daten lässt sich folgern, dass eine Erhöhung des Ballaststoffgehaltes der Nahrung sowohl der Entwicklung von Divertikeln (35, 130) als auch der Entstehung einer symptomatischen Divertikulose vorbeugen kann.

Der protektive Effekt ist möglicherweise für Cellulose (wasserunlöslicher Ballaststoff) besonders ausgeprägt (6). Durchschnittlich beträgt die tägliche Ballaststoffzufuhr in Europa 20 g, in den USA nur 12 – 15 g. Die empfohlene tägliche Ballaststoffzufuhr von Erwachsenen beträgt hingegen 21 – 38 g/Tag bzw. 14 g/1000 kcal (80). Für die Empfehlung, Divertikulosepatienten sollten Nahrungsmittel mit ganzen Körnern, Samen oder Nüssen meiden, da diese in Divertikel einklemmen und eine Divertikulitis auslösen könnten, fehlt jegliche wissenschaftliche Basis.

Sekundäre Prävention

Eine sekundäre Prävention, d. h. eine Krankheitsfrüherkennung ist bei der Divertikulose des Kolons nicht sinnvoll, da 70% der betroffenen Patienten Zeit ihres Lebens asymptomatisch bleiben und valide prospektive Aussagen, welche Patienten eine symptomatische oder komplizierte Divertikulose entwickeln werden, derzeit nicht möglich sind.

Tertiäre Prävention

Ballaststoffreiche Nahrung. Die allgemein akzeptierte Empfehlung, nach einer Divertikulitisepisode eine ballaststoffreiche Nahrung zu sich zu nehmen, basiert auf retrospektiven Studien, in denen eine symptomatische Besserung, weniger Komplikationen und chirurgische Eingriffe bei faserreicher Kost beschrieben werden (48, 61). Prospektive, randomisierte Untersuchungen liegen zu dieser Fragestellung nicht vor.

Pharmakologische Intervention. Ob eine Prävention eines Divertikulitisrezidivs durch eine pharmakologische Intervention möglich ist, untersuchten wenige, zum Teil sehr kleine, offene Studien. Ein Rückgang abdomineller Beschwerden und eine geringere Divertikulitisrezidivrate nach einer ausgeheilten Divertikulitisepisode wurden nach einer Therapie mit Rifaximin, einem schlecht resorbierbaren Antibiotikum (59), nach einer Kombination von Rifaximin und Mesalazin (124) und nach Einnahme einer polybakteriellen Suspension mit E. coli und Proteus vulgaris (22) oder E.-coli-Stamm Nissle (33) beobachtet. Epidemiologische Untersuchungen wiesen auf einen möglichen protektiven Effekt von Calciumantagonisten bei der Prävention einer Divertikelperforation hin (73). Eine evidenzbasierte Therapieempfehlung lässt sich aus den vorliegenden Studien nicht schlussfolgern. Hier müssen aussagekräftigere Studien abgewartet werden.

FAZIT FÜR DIE PRAXIS

- An der Entwicklung von Kolondivertikeln sind strukturelle Schwächen der Kolonwand, ein erhöhter intraluminärer Druck im Kolon, Motilitätsstörungen und eine ballaststoffarme Ernährung maßgeblich beteiligt.
- Die meisten Divertikelträger bleiben symptomlos, bei einem Teil (20–30%) entwickelt sich eine Divertikulitis mit möglichen Komplikationen, wie Abszess, Fistel, Peritonitis oder Stenose, oder eine Divertikelblutung.
- Als sensitivstes Verfahren bei der Akutdiagnostik gilt die Computertomographie, die Sonographie hat sich als weitgehend gleichwertig erwiesen. Bei unklaren Fällen, aber insbesondere im entzündungsfreien Intervall, kommt die Koloskopie zum Einsatz.
- Die unkomplizierte akute Divertikulitis wird mit Antibiotika, deren Spektrum gramnegative Erreger und Anaerobier einschließt, und mit Nahrungskarenz behandelt.
- Die Divertikulitiden mit Komplikationen bedürfen in der Regel einer chirurgischen Therapie, wobei zwischen Notfalloperation, frühelektiver Operation und elektiver Operation unterschieden werden muss.
- Eine Divertikelblutung sistiert spontan bei 70–80% der Patienten, eine frühzeitige endoskopische Diagnose mit gezielter Blutungsstillung reduziert das Rezidivrisiko.

Steckbrief Akute Divertikulitis

Leitsymptom:
meist anhaltender Schmerz im linken bis mittleren Unterbauch, Fieber, Stuhlunregelmäßigkeiten

Leitbefund bei der körperliche Untersuchung:
druckschmerzhaftes, häufig geblähtes Abdomen, druckdolente Walze tastbar, lokale oder generalisierte Abwehrspannung

Apparative Leitbefunde:
wandverdicktes Darmsegment mit Nachweis von Divertikeln in der Sonographie oder Computertomographie

Wichtigste Differenzialdiagnosen:
akute Appendizitis, ischämische Kolitis, Morbus Crohn, Kolonkarzinom

Therapie:
Antibiotika, Nahrungskarenz, bei Komplikationen in der Regel chirurgische Therapie (Notfalloperation, frühelektive oder elektive Operation)

Bemerkungen:
Rezidivierende akute Divertikulitiden sind in der Regel eine Indikation zur elektiven Resektion des betroffenen Segmentes im entzündungsfreien Intervall.

Steckbrief Divertikelblutung

Leitsymptom:
Hämatochezie

Leitbefund bei der körperlichen Untersuchung:
rektaler Blutnachweis, bei unauffälligem abdominellem Tastbefund

Apparative Leitbefunde:
endoskopischer Nachweis einer aktiven Divertikelblutung bzw. Blutungsstigmata (Gefäßstumpf, Koagel) oder Ausschluss anderer Blutungsquellen im Gastrointestinaltrakt bei nachgewiesenen Divertikeln

Wichtigste Differenzialdiagnosen:
obere gastrointestinale Blutung, Blutung aus Hämorrhoiden, Angiodysplasien oder Kolontumoren

Therapie:
endoskopische Blutungsstillung durch Unterspritzung mit Epinephrin-Lösung, Clipping oder Koagulation des blutenden Gefäßes; angiographisch gesteuerte Katheterembolisation; Segmentresektion

Bemerkungen:
Die Blutung aus Divertikeln im Kolon sistiert spontan bei 70–80% der Patienten.

6.16 Reizdarm-syndrom

G. Holtmann, B. Adam

EDITORIAL **Mit der Verfeinerung der endoskopischen und sonstigen bildgebenden Diagnostik sowie der biochemischen und mikrobiologischen Untersuchungsverfahren wurde in den letzten Jahren deutlich, dass bei weniger als 50% aller Patienten, die sich mit chronischen abdominellen Beschwerden in ärztliche Behandlung begeben, eine strukturelle Läsion als Ursache der Beschwerden erkennbar ist. Bei diesen Patienten wird eine Funktionsstörung als Ursache der Beschwerden unterstellt und dementsprechend eine funktionelle Störung diagnostiziert. Ursächlich für die Symptome scheinen Veränderungen der viszeralen Motilität und Sensorik zu sein. Gehen die Beschwerden mit Obstipation oder Diarrhö einher oder stehen sie im Zusammenhang mit der Defäkation, wird ein Reizdarmsyndrom angenommen. Alle diagnostischen Maßnahmen zielen auf den Ausschluss (kurativ behandelbarer) Differenzialdiagnosen. Im Übrigen wird eine an den Symptomen orientierte Behandlung durchgeführt.**

Definition und Klassifikation

Funktionelle Magen-Darm-Erkrankungen. Das Reizdarmsyndrom (RDS), für das im englischsprachigen Raum der Begriff des „Irritable Bowel Syndrome" (IBS) gebräuchlich ist, zählt zu den funktionellen Magen-Darm-Erkrankungen. Funktionelle Magen-Darm-Erkrankungen sind gekennzeichnet durch charakteristische Symptome und das Fehlen von biochemischen oder strukturellen Abnormalitäten, die erkennbar werden, wenn die in der klinischen Routine verfügbaren Untersuchungsverfahren genutzt werden. Es wird heute allgemein angenommen, dass die Symptome durch bestimmte Funktionsstörungen (z.B. der Sensorik oder Motilität) verursacht werden, denen wiederum bestimmte biochemische, molekulare oder anatomische Abnormalitäten zugrunde liegen. Da es sich beim Reizdarmsyndrom um ein heterogenes Krankheitsbild handelt, muss angenommen, dass unterschiedliche Faktoren eine Rolle spielen und bislang nur ein kleiner Teil der Pathomechanimsmen identifiziert ist (37). Die im deutschsprachigen Raum auch verwandten Begriffe des „irritablen Kolon" oder des „spastischen Kolon" sollten heute nicht mehr benutzt werden, da sie nahelegen, dass die Symptome allein auf einer Störung im Bereich des Kolon beruhen.

Kriterien

In den letzten Jahren wurden von verschiedenen internationalen Arbeitsgruppen und insbesondere vom sog. Rom-Komitee Versuche unternommen, Definitionen und Kriterien für das Reizdarmsyndrom zu erarbeiten (50, 73, 74). Diese Definitionen sind auch für die klinische Anwendung gedacht; indes sind sie vor allem bedeutsam für die Durchführung klinischer Studien auf diesem Gebiet.

Kriterien der DGVS. Insbesondere im Hinblick auf die klinische Anwendung wurden die Kriterien der Deutschen Gesellschaft für Verdauungs- und Stoffwechselerkrankungen formuliert (38). Diesen zufolge kann ein RDS diagnostiziert werden, wenn:

- abdominelle Beschwerden bestehen,
- Veränderungen des Stuhlgangs oder der Defäkation bestehen und
- keine Läsionen des Gastrointestinaltrakts, die die Beschwerden erklären, nachweisbar sind, wenn die heute verfügbaren Untersuchungsverfahren eingesetzt werden.

Diese Definition stimmt weitgehend mit der jüngsten Rom-III-Definition (49) des Rom-Komittees für funktionelle Magen-Darm-Erkrankungen überein.

Manning- und Rom-Kriterien. In den Tab. 6.**86** und 6.**87** sind die sog. Manning-Kriterien bzw. die modifizierten Rom-Kriterien des Reizdarmsyndroms zusammengefasst. Wenn an dieser Stelle das Reizdarmsyndrom definiert werden soll, können diese Definitionen nicht ignoriert werden, zumal sie in zahlreichen Untersuchungen eingesetzt werden. Gegenwärtig finden in klinischen Studien meist die sog. modifizierten Rom-Kriterien (70) Anwendung.

Manning-Kriterien. Initial wurden Symptomkriterien vor allem erarbeitet, um die A-priori-Wahrscheinlichkeit einer organischen Ursache von Symptomen abzuschätzen und damit eine diagnostische Abklärung auf Patienten zu beschränken, bei denen mit hoher Wahrscheinlichkeit eine organische Ursache der Symptome vorliegt (50). Diese sog.

Tabelle 6.86 Die Manning-Kriterien* des irritablen Darms (37).

- Abdomineller Schmerz, der sich nach Defäkation bessert
- Breiig wässriger Stuhl zu Beginn der Beschwerdesymptomatik
- Zunahme der Stuhlfrequenz zum Zeitpunkt des Einsetzens der Schmerzen
- Aufgetriebener/geblähter Leib
- Peranaler Abgang von Schleim
- Gefühl der unvollständigen Entleerung

* Während heute allgemein akzeptiert ist, dass die Diagnose eines Reizdarmsyndroms den Ausschluss einer strukturellen Läsion voraussetzt, wurden die Manning-Kriterien initial entwickelt, um Patienten zu identifizieren, bei denen mit hoher Wahrscheinlichkeit *keine* strukturellen Läsionen vorliegen und bei denen entsprechend auf eine weitere diagnostische Abklärung verzichtet werden kann.

Tabelle 6.87 Modifizierte Rom-Kriterien (23)

Über einen Zeitraum von mindestens 3 Monaten abdominelle Schmerzen oder Beschwerden *und*

- Symptome gebessert nach Defäkation *oder*
- begleitet von Stuhlunregelmäßigkeiten *oder*
- begleitet von einer Veränderung der Stuhlkonsistenz

Über einen Zeitraum von mindestens 3 Monaten abdominelle Schmerzen oder Beschwerden und zwei oder mehr der folgenden Symptome, die zumindest bei jeder 4. Episode oder jeden 4. Tag auftreten:

- veränderte Stuhlfrequenz (mehr als 3 Defäkationen pro Tag oder weniger als 3 pro Woche) *oder*
- veränderte Stuhlkonsistenz (hart, breiig, wässrig) *oder*
- veränderte Stuhlentleerung (Gefühl der unvollständigen Darmentleerung, Drang-, Druckgefühl) *oder*
- peranaler Schleimabgang *oder*
- Blähungen oder das Gefühl eines aufgetriebenen Leibes

Manning-Kriterien werden aber häufig auch als Kriterien für die Diagnose eines Reizdarmsyndroms herangezogen (Tab. 6.**86**).

Rom-Kriterien. Das Auftreten von Schmerzen oder anderen Beschwerden zusammen mit Veränderungen des Stuhlgangverhaltens oder Beschwerden im Zusammenhang mit der Defäkation werden auch nach den zuletzt publizierten (modifizierten) Rom-Kriterien als zwingende Voraussetzung für die Diagnose eines Reizdarmsyndroms angesehen. Neben diesen Symptomen, welche immer auftreten müssen, kann ein weites Spektrum anderer Symptome, wie Gefühl der unvollständigen Entleerung nach der Defäkation, ein imperativer Stuhldrang, Völlegefühl, ein aufgetriebener (geblähter) Leib, Obstipation, peranaler Abgang von Schleim oder Blähungen, vorliegen (Tab. 6.**87**) (23). Zusätzlich werden bei Patienten mit Reizdarmsyndrom gehäuft extraintestinale Symptome wie Abgeschlagenheit, Rückenschmerzen, Kopfschmerzen, Gelenk- und Muskelschmerzen, Schlafstörungen, Depressivität, Schwindel oder Menstruationsstörungen beobachtet. Die Intensität der abdominellen und extraintestinalen Symptome des Reizdarmsyndroms ist im zeitlichen Verlauf sehr variabel.

Überlappungen und fluktuierende Symptome. Inzwischen liegen einige empirische Studien vor, die mit Hilfe statistischer Verfahren (Faktorenanalyse) bestimmte Cluster funktioneller Magen-Darm-Erkrankungen identifizieren konnten. Diese Cluster entsprechen zumindest teilweise dem Reizdarmsyndrom (72). Die strengen Kriterien, wie sie in den modifizierten Rom-Kriterien vorgesehen wurden, konnten allerdings bislang auch in größeren epidemiologischen Studien nicht vollständig verifiziert werden (68). Hinzu kommen eine ganz ausgeprägte Überlappung mit anderen funktionellen Magen-Darm-Erkrankungen und eine bemerkenswerte Fluktuation der Symptome im zeitlichen Verlauf (2). Insofern kann die Kategorisierung unterschiedlicher funktioneller Störungen grundsätzlich in Frage gestellt werden, wenn offensichtlich nicht von distinkten Krankheitsbildern ausgegangen werden kann. Vielmehr stellt das Reizdarmsyndrom wahrscheinlich eine bestimmte, im zeitlichen Verlauf nicht immer stabile klinische Manifestation einer funktionellen Störung dar. Diese wiederum kann auf gänzlich unterschiedlichen Störungen beruhen.

Probleme bei der klinischen Anwendung. Während die Rom-Kriterien vor allem wichtig sind, um in wissenschaftlichen Untersuchungen die Patientenkollektive zu charakterisieren, wird die Verwendbarkeit in der klinischen Routine oft kritisiert. Insbesondere die mangelnde Praktikabilität der Rom-Kriterien und die ausgeprägte Überlappung der RDS-Symptome mit Symptomen anderer funktioneller Magen-Darm-Erkrankungen werden als Hindernisse für eine breite klinische Anwendung angesehen. Dennoch sollten die Rom-Kriterien in der klinischen Praxis als Orientierung dienen; aus pragmatischen Erwägungen erscheint eine Anwendung sinnvoll, wenn symptomorientierte Behandlungsstrategien implementiert werden sollen oder in klinischen Studien Patienten mit ähnlichen klinischen Charakteristika behandelt werden.

Chronisch und chronisch rezidivierende abdominelle Beschwerden, die einhergehen mit Veränderungen der Stuhlgewohnheiten, sind die entscheidenden Kriterien für das Reizdarmsyndrom. In Abhängigkeit von begleitenden Diarrhöen oder Obstipation werden ein Diarrhö- und ein Obstipations-Typ unterschieden.

Epidemiologie und Wertung

In den westlichen Industrienationen leiden epidemiologischen Untersuchungen zufolge zwischen 15 und 40% (2, 40) der Bevölkerung an chronischen oder chronisch rezidivierenden abdominellen Beschwerden. Bemerkenswert ist dabei, dass bei weniger als 50% der Betroffenen, wenn sie sich in ärztliche Behandlung begeben, eine strukturelle Läsion als Ursache der Beschwerden nachweisbar ist. Auf den Unterbauch konzentrierte Beschwerden, die mit einer Veränderung der Stuhlgewohnheiten einhergehen (Obstipation oder Diarrhö oder ein Wechsel von Obstipation und Diarrhö) und damit grundsätzlich mit der Diagnose eines Reizdarmsyndroms vereinbar sind, finden sich bei 10 und 25% (30) der Bevölkerung (Tab. 6.**88**). Damit zählt das Reizdarmsyndrom zu den häufigsten Erkrankungen überhaupt, auch wenn sich nur etwa jeder Dritte mit Beschwerden wegen dieser Symptome in ärztliche Behandlung begibt.

Risikofaktoren und Pathophysiologie

Risikofaktoren

Betrachtet man epidemiologische Untersuchungen, fällt zunächst auf, dass das Verhältnis von Frauen zu Männern 2 : 1 beträgt (72) (Tab. 6.**88**). Insofern kann das weibliche Geschlecht als Risikofaktor für die Manifestation des Reizdarmsyndroms gelten. Weiterhin tritt das Reizdarmsyndrom gehäuft nach gastrointestinalen Infektionen auf. In diesem Fall wird auch von einem postinflammatorischen Reizdarmsyndrom gesprochen. Werden Unterschiede zwischen verschiedenen Rassen untersucht, fällt auf, dass Weiße etwa ein um den Faktor 2,5 gegenüber Schwarzen gesteigertes Risiko aufweisen, ein Reizdarmsyndrom zu entwickeln (78).

Ein großer Teil der Patienten mit RDS gibt eine Unverträglichkeit bestimmter Nahrungsmittel an. Allerdings ist es bislang in kontrollierten Untersuchungen nicht gelungen, bestimmte Nahrungsmittel oder Komponenten mit Symptomen in Zusammenhang zu bringen (20).

Tabelle 6.88 Prävalenz des Reizdarmsyndroms

Autoren	Land	Stichprobe, n (Alter)	Kriterien	Reizdarmprävalenz in % (Verhältnis w : m)
Talley et al. (71)	USA	835 (30 – 64)	≥ 3 Manning-Kriterien	12,8 (1,1 : 1)
Heaton et al. (34)	England	1896 (25 – 69)	≥ 3 Manning-Kriterien	9,5 (2,6 : 1)
Jones und Lydegard (40)	England	1620 (± 49)	≥ 2 Manning-Kriterien	21,6 (1,3 : 1)
Drossman et al. (22)	USA	5430 (49 ± 16)	Rom-Kriterien	9,4 (2 : 1)
Holtmann et al. (35)	Deutschland	423 (37,2 ± 13,9)	≥ 3 Manning-Kriterien	11,8 (1,8 : 1)
Kay et al. (41)	Dänemark		Obstipation oder Diarrhö und Schmerz, Besserung bei Defäkation	6,6 (1,4 : 1)
Zuckerman et al. (79)	USA (Bevölkerung)	905 (30,5 ± 9,3)	abdominelle Schmerzen in Kombination mit Diarrhö oder Obstipation	19,0 (2,3 : 1)
Taub et al. (72)	USA (Studenten)	1344 (21,2 ± 5,6)	≥ 3 Manning-Kriterien	15,0 (2 : 1) (Studenten mit weißer Hautfarbe)
Agreus et al. (2)	Schweden (Bevölkerung)	1059	Veränderung der Stuhlfrequenz oder peranaler Schleimabgang, geblähtes Abdomen, Kombination mit abdominellem Schmerz	12,5 (lediglich 13% der Patienten hatten ausschließlich IBS-Symptome; alle übrigen gaben auch Oberbauchsymptome an)
Schlemper et al. (64)	Niederlande Japan	500 (48,0) 226 (48,8)	≥ 3 Manning-Kriterien	25% 9%
Wigington et al. (78)	USA	990	Rom II	Afroamerikaner 9,6 weiße Amerikaner 13,1

Pathophysiologie

→ **Gestörte viszerale Nozizeption.** Die genauen Ursachen und Mechanismen des RDS sind bislang nicht geklärt.

Während für viele Jahre Störungen der gastrointestinalen Motilität als zentraler Faktor angesehen wurden (44), hat eine Reihe von Untersuchungen in den letzten Jahren eine gestörte viszerale Nozizeption bei Patienten mit Reizdarmsyndrom nachgewiesen (36).

Dabei weisen Patienten im Mittel erniedrigte viszerale Reizschwellen auf. Dies bedeutet, dass bei standardisierter Distension mit einem Barostaten bereits früher Beschwerden angegeben werden. Interessant ist in diesem Zusammenhang, dass die veränderten Reizschwellen einhergehen mit Unterschieden in der Wahrnehmung in bestimmten Hirnarealen, die für die affektive Bewertung von Informationen verantwortlich sind (15). Insofern scheint die zentrale Verarbeitung der vom Dickdarm ausgehenden Symptome eine wichtige Rolle zu spielen für die Manifestation der Beschwerden.

→ **Infektionen.** Neben der offensichtlichen Störung der viszeralen Nozizeption, die einhergeht mit einer bei Patienten geänderten Aktivierung bestimmter Hirnareale, ist bemerkenswert, dass akute gastrointestinale Infektionen einen relevanten Risikofaktor für die Manifestation des Reizdarmsyndroms darstellen (57). Tatsächlich konnte auch in tierexperimentellen Untersuchungen eine lang anhaltende viszerale Hyperalgesie nach einer einmaligen (chemisch induzierten) Entzündung der Dickdarmschleimhaut beobachtet werden (1, 29).

→ **Psychosomatische Faktoren.** Angesichts des Fehlens struktureller Läsionen oder einfach nachweisbarer biochemischer Abnormalitäten, die als Ursache der Beschwerden herangezogen werden können, werden häufig psychosomatische Faktoren als ursächlich für die Manifestation des RDS angesehen. Tatsächlich besteht bei Patienten mit RDS eine auffällige psychiatrische Komorbidität (77). Auf der anderen Seite sind bestimmte Persönlichkeitsmerkmale, wie z.B. Neurotizismus, Risikofaktoren für die Manifestation eines postinfektiösen RDS (31). In tierexperimentellen Untersuchungen kann das Ausmaß einer viszeralen Hyperalgesie durch psychischen Stress verstärkt werden (46). Insgesamt kann die Pathogenese dieses Krankheitsbildes einschließlich möglicher psychosomatischer Faktoren keinesfalls als abschließend geklärt angeshen werden.

Klinik und Diagnostik

Symptome

Das Krankheitsbild ist gekennzeichnet durch abdominelle Schmerzen und andere abdominelle Beschwerden, die mit Veränderungen der Stuhlfrequenz (Diarrhö oder Obstipation oder ein Wechsel von Obstipation und Diarrhö) einhergehen (38).

Für Patienten mit Reizdarmsyndrom ist auch kennzeichnend, dass sie häufig unter extraintestinalen Symptomen leiden. Dazu zählen ebenso Beschwerden von Seiten des Bewegungsapparates wie vertebragene Beschwerden als auch Zephalgien oder Depressionen und Angststörungen (53).

Die psychiatrische Komorbidität wird in der klinischen Routine oftmals unterschätzt (51, 77). Patienten mit Reizdarmsyndrom weisen darüber hinaus häufig begleitende Symptome einer funktionellen Dyspepsie auf (36). Ähnlich wie bei der funktionellen Dyspepsie besteht eine enge Assoziation mit Zephalgien (43).

Anamnese

Patienten mit Reizdarmsyndrom berichten typischerweise über Symptome, die seit vielen Jahren rezidivierend oder kontinuierlich auftreten. Bei einem Teil der Patienten sind die Symptome schwerwiegend, d.h. sie beeinträchtigen die Lebensqualität der Betroffenen erheblich. Da die Patienten meist viele Jahre unter den Beschwerden leiden, liegen häufig zahlreiche Befunde vor. Die Bewertung der Symptome und die Betrachtung der vorliegenden Befunde sind von entscheidender Bedeutung für die weitere Behandlung. Oftmals ist keine weitere Diagnostik erforderlich und die Zusammenschau der verfügbaren Befunde hinreichend für eine effiziente Behandlung der Patienten.

→ **Behandlungsziel identifizieren.** Die sorgfältige Erfassung der Beschwerden und der vorliegende Befunde ist sehr bedeutsam, um eine solide Grundlage für die weitere Behandlung zu schaffen. Hierbei ist es das wichtigste Ziel, ein realistisches Behandlungsziel zu identifizieren. Viele Patienten, die sich in ärztliche Behandlung begeben, sind beunruhigt über die Symptome und befürchten, dass eine lebensbedrohliche Erkrankung den Symptomen zugrunde liegen könnte. Hier ist oftmals Aufklärung allein hinreichend, um den Patienten zu beruhigen. Demgegenüber benötigt ein Patient, der durch die Symptome erheblich in der Lebensqualität beeintrachtigt ist, eine gänzlich andere Therapie.

Apparative Diagnostik und Laboruntersuchungen

Die Diagnose eines RDS kann in aller Regel aufgrund der klinischen Symptomatik mit hoher Sicherheit gestellt werden. Die weitergehende Diagnostik dient lediglich dazu,

- relevante Differenzialdiagnosen auszuschließen und
- möglicherweise bestehenden Ängsten, „es würde eine lebensbedrohliche Erkrankung vorliegen", entgegenzuwirken.

Für die Sicherung der Diagnose ist das klinische Bild von entscheidender Bedeutung. So sind bei Patienten, die die Rom-Kriterien erfüllen, nur selten organische Ursachen der Symptome nachweisbar (33).

Labor. Die Labordiagnostik beim Reizdarmsyndrom sollte insofern auf ein Minimum beschränkt werden und orientiert sich an den relevanten Differenzialdiagnosen. Ein Blutbild zum Ausschluss einer Anämie und einer Leukozytose erscheinen gerechtfertigt. Im Einzelfall kann eine immunologische Sprue-Diagnostik gerechtfertigt sein. Bei Diarrhö sollte eine mikrobiologische Stuhldiagnostik erfolgen (13).

Bildgebende Diagnostik. Da selbst bei asymptomatischen Personen im Alter über 50 Jahren eine Koloskopie im Sinne einer Kosten-Nutzen-Analyse gerechtfertigt ist, sollte die Indikation für die Koloskopie bei Patienten mit mutmaßlichem RDS sehr niedrig gesetzt werden (65). Alle Patienten mit Diarrhöen sollten koloskopiert werden, da hier einerseits eine chronisch entzündliche Darmerkrankung auszuschließen ist und andererseits eine kollagene Kolitis zu dem Krankheitsbild beitragen kann (13).

Differenzialdiagnose

Die Differenzialdiagnosen des RDS beinhalten alle chronischen Erkrankungen des Verdauungstraktes, die geeignet sind, RDS-Symptome zu verursachen. In erster Linie ist zu denken an chronisch entzündliche Darmerkrankungen und chronische gastrointestinale Infektionen. Weiterhin kann eine Sprue ähnliche Symptome verursachen. Die Maldigestion von bestimmten Kohlenhydraten (z. B. Lactose) stellt eine wichtige Differenzialdiagnose dar. Sie lässt sich durch einen H_2-Atemtest oder durch diätetische Maßnahmen abgrenzen. Allerdings muss bedacht werden, dass Patienten mit RDS durch eine gesteigerte viszerale Sensorik gekennzeichnet sind. Dies führt im Vergleich zu Gesunden bei der intraluminalen Entstehung von H_2 durch die bakterielle Verstoffwechselung von Kohlenhydraten bereits bei sehr geringer Distension zu deutlichen Symptomen. Insofern kann eine mäßiggradige Maldigestion von Kohlenhydraten bei RDS-Patienten wesentlich stärkere Symptome verursachen als bei Gesunden. Dies muss bei der Bewertung der Atemtests bedacht werden. Diagnostisch richtungsweisend ist meist ein konsequenter Auslassversuch.

Verlauf und Prognose

Das RDS ist gekennzeichnet durch einen einen fluktuierenden Verlauf. Die Intensität der Symptome und vor allem auch das Symptommuster sind häufig variabel (45).

Einige Patienten, die initial RDS-Symptome aufweisen, erfahren eine Verschiebung der Symptome und leiden dann unter Refluxsymptomen oder vice versa (2). Daten zum langfristigen Verlauf des RDS fehlen weitgehend. Allerdings erscheint die Prävalenz im zeitlichen Verlauf relativ stabil. Insofern kann – angesichts neu hinzukommender Patienten – davon ausgegangen werden, dass im zeitlichen Verlauf ein Teil der Patienten seine Symptome verliert.

Therapie

Ziele der Behandlung und klinische Studien beim Reizdarmsyndrom

Symptomorientierte Behandlung. Eine Heilung des RDS ist mit den heute verfügbaren Behandlungsmodalitäten nicht möglich. Insofern sind alle Maßnahmen darauf ausgerichtet, die Symptome des Reizdarmsyndroms zu lindern. Diese an den Symptomen orientierte Behandlung wird kompliziert durch das breite und meist fluktuierende Spektrum unterschiedlicher Beschwerden, unter denen die Patienten mit RDS leiden (68). Dies erschwert es, einzelne allgemeingültige Symptome als Zielparameter festzulegen.

Problemfeld „Zielparameter". Im Gegensatz zu „klassischen organischen" Erkrankungen mit definierten strukturellen Läsionen, die als Zielparameter herangezogen werden können, ist es beim RDS ein zentrales Problem, geeignete Zielparameter für die Erfassung des Behandlungserfolges zu bestimmen. Daraus kann abgeleitet werden, dass im Idealfall die Behandlung beim Reizdarmsyndrom nicht nur ein Symptom beeinflussen sollte, sondern entweder die zugrunde liegenden Pathomechanismen normalisieren oder gleichzeitig multiple Symptome beeinflussen sollte. Als Konsequenz wurden in den heute vorliegenden Studien sehr unterschiedliche Variablen und Parameter als Zielparameter erfasst. Zudem wurden die eingesetzten Instrumente zur Erfassung der Zielparameter häufig nicht hinreichend validiert. Dies erschwert einen Vergleich unterschiedlicher Studien und stellt ein Problem dar, welches in den bislang vorliegenden Metaanalysen nur unzureichend berücksichtigt wurde.

Richtlinien für die Durchführung von Studien

Vor dem Hintergrund der in den letzten Jahren begonnen Weiterentwicklung der Methodologie zur klinischen Prüfung von Pharmaka bei funktionellen Magen-Darm-Erkrankungen und der damit zusammenhängenden zunehmend kritischen Betrachtung früherer Studien wird die Wirksamkeit zahlreicher in der klinischen Praxis etablierter und scheinbar bewährter Behandlungsmodalitäten heute kritisch hinterfragt. So kommt bereits eine im Jahre 1988 publizierte Arbeit zu dem Schluss, dass keines der zu diesem Zeitpunkt verfügbaren Therapeutika aufgrund der vorliegenden Studien als wirksam angesehen werden kann (42). Dies hat dazu geführt, dass angesichts der großen Zahl betroffener Patienten und des zunehmenden Interesses pharmazeutischer Unternehmen an diesem Indikationsgebiet Richtlinien für die Durchführung von Studien bei Patienten mit funktionellen Magen-Darm-Erkrankungen erarbeitet wurden (17). Die einzelnen Kritikpunkte und möglichen Lösungsansätze für die Durchführung klinischer Studien bei Patienten mit funktionellen Magen-Darm-Erkrankungen bzw. dem Reizdarmsyndrom sind in der Tab. 6.**89** zusammengefasst. Sie haben zur Entwicklung spezifischer Richtlinien durch das Rom-Komitee geführt, die inzwischen auch bei den Zulassungsbehörden Beachtung finden.

⇢ **Nutzen-Risiko-Abwägung.** Ein weiterer wichtiger Aspekt, für die Bewertung der verfügbaren und in Entwicklung befindlichen Behandlungsverfahren ist die Nutzen-Risiko-Abwägung.

Da das RDS durch das Fehlen einer krankheitsassoziierten Mortalität gekennzeichnet ist, sind besonders hohe Anforderungen an das Sicherheitsprofil des jeweiligen Behandlungsverfahrens zu stellen.

Dies hat in letzter Zeit zu einer intensiven und z.T. kontroversen Diskussion geführt. Unerwartet sind bei einem in den USA und einigen anderen Ländern eingeführten Pharmakon (Alosetron) unerwünschte Ereignisse gehäuft aufgetreten. Bei diesem seit langem klinisch etablierten Präparat wurde die Nutzen-Risiko-Abwägung neu bewertet, was zu einem vorübergehenden Vertriebsstopp des Präparates geführt hat (47), der später wieder aufgehoben wurde, so dass in den USA die Substanz unter strenger Überwachung verfügbar ist (75).

Grundsätzliche Überlegungen zur Behandlung

⇢ **Basismaßnahmen.** Die Pharmakotherapie von Patienten mit RDS ist nur ein Teilaspekt des gesamten Behandlungskonzeptes. Basis ist die Sicherung der Diagnose anhand der einschlägigen Kriterien unter Beachtung der von den entsprechenden Fachgesellschaften erarbeiteten Empfehlungen.

Weiterhin ist die Basis der Therapie eine angemessene Aufklärung der Patienten, die Evaluation und Beratung der Patienten hinsichtlich potenzieller die Symptome aggravierender Verhaltensweisen (einschließlich diätetischer Handlungsanweisungen). Diese Maßnahmen können durch eine Pharmakotherapie keinesfalls ersetzt werden (38).

Die Etablierung eines soliden therapeutischen Arbeitsbündnisses zwischen Arzt und Patient und insbesondere die Aufklärung des Patienten über die Ursachen der Beschwerden

Tabelle 6.89 Methodische Limitationen bisheriger klinischer Studien beim RDS und mögliche Lösungsansätze

Methodische Limitationen bisheriger Studien zur medikamentösen Therapie beim RDS	Problemlösungen
Variable Einschlusskriterien für Studien zum RDS	Anwendung einheitlicher, allgemein akzeptierter Krankheitsdefinitionen und Einschlusskriterien
Ungenügende Charakterisierung der Stichproben	Weitgehend standardisiertes diagnostisches Vorgehen, Erfassung der Symptome mit Hilfe standardisierter Instrumente (z. B. BDQ)
Ausgeprägte Spontanfluktuation und hohe Plazeboansprechrate	Ausreichend große Stichproben um den β-Fehler zu kontrollieren; ausreichende Dauer der Studien (> 8 Wochen), um die spontanen Schwankungen der Erkrankungsaktivität zu erfassen; Plazebo-run-in sollte vermieden werden
Individuell unterschiedliche Beschwerdemuster (z. B. Schmerzen, Diarrhö oder Obstipation als Leitsymptom)	Festlegung eines adäquaten Zielparameters (z. B. subjektiv ausreichende Besserung der Beschwerden)
Statistik häufig nicht adäquat	Angemessene Methodik
Behandlungsdauer zu kurz (Tage oder wenige Wochen)	Behandlungsdauer > 8 Wochen
Keine Erfassung der generischen bzw. krankheitsspezifischen Lebensqualität	Einsatz validierter Instrumente zur Erfassung der generischen (z. B. SF36) bzw. krankheitsspezifischen Lebensqualität (IBS-QoL)

und der vorliegenden Befunde sind von zentraler Bedeutung. Die Befürchtung, dass eine relevante heilbare Erkrankung übersehen wurde, ist eine häufige Ursache für das „Doctor-Shopping", welches bei diesen Patienten beobachtbar ist.

Vereinbaren von Therapiezielen. Der nächste Schritt ist das Vereinbaren von (realistischen) Behandlungszielen. Dabei ist die Pharmakotherapie nur eine Säule der Behandlung neben der diätetischen Beratung. Dabei müssen sich alle Maßnahmen, einschließlich der Pharmakotherapie am klinischen Bild orientieren und entsprechend der klinischen Symptomatik eingesetzt werden (Abb. 6.**80**). Bei einem Teil der Patienten können zudem psychotherapeutische Interventionen notwendig sein.

Pharmakologische Interventionen

Es werden zahlreiche verschiedene medikamentöse Ansätze zur Behandlung von Patienten mit RDS verfolgt. Diese reichen von Phytopharmaka über oberflächenaktive Substanzen, wie z.B Simethicon, Ballaststoffe und die Motilität hemmende bzw. stimulierende Substanzen bis hin zu Antidepressiva.

Beeinflussung der Motilität. Diese Übersicht soll sich vornehmlich mit den auf die Motilität wirkenden Substanzen (Prokinetika, Antidiarrhoika und Spasmolytika) beschäftigen. Nicht außer Acht gelassen werden darf dabei, dass ein Teil der übrigen Substanzen möglicherweise auch Effekte auf die gastrointestinale Motilität besitzt. Da diese aber oft nicht hinreichend charakterisiert sind und somit eine Einordnung der Substanzen nicht möglich ist, soll hier ausschließlich auf Substanzen mit relativ klar charakterisierten Effekten auf die gastrointestinale Motilität eingegangen werden. Grundsätzlich können Pharmaka die Motilität stimulieren (z. B. die Zahl oder die Amplituden der Kontraktionen steigern) oder die Kontraktilität hemmen (d.h. die Zahl der Kontraktionen bzw. den Tonus reduzieren).

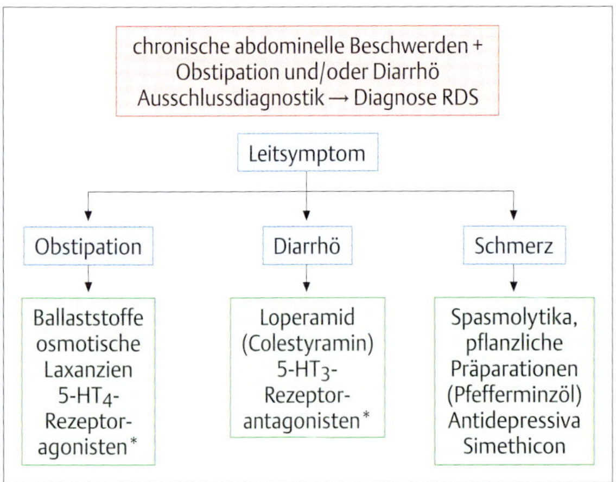

Abb. 6.80 Symptomorientierte Pharmakotherapie beim RDS. *: in Deutschland und den übrigen Ländern der EU außerhalb klinischer Prüfungen noch nicht verfügbar.

Wenn Pharmaka anhand dieser Kriterien eingeteilt werden, muss berücksichtigt werden, dass neben den unmittelbaren Wirkungen auf die Motilität auch Effekte auf die Sekretion und viszerale Sensorik auftreten können. Diese „Nebeneffekte" können aber für die erwünschten Wirkungen hinsichtlich einer Reduktion der Intensität der Symptome des RDS verantwortlich sein.

Motilitätssteigernde Substanzen

Ballaststoffe. Die einfachste Maßnahme zur Stimulation der Kolonmotilität ist die ausreichende Gabe von Ballaststoffen. Leider lassen die heute vorliegenden Daten keinesfalls den Schluss zu, dass durch eine gesteigerte Zufuhr von Ballaststoffen die Symptome des RDS hinreichend zu kontrollieren sind.

Nur ein kleiner Teil der Patienten mit RDS profitiert von einer gesteigerten Ballaststoffzufuhr. Die Mehrzahl der Betroffenen verspürt keine Linderung der Symptome (67), sondern sogar eine Aggravation der Beschwerden (26).

Dieser oft ungünstige Effekt von Ballaststoffen ist nur zu verständlich, angesichts der gesteigerten viszeralen Sensorik, die bei vielen Patienten nachweisbar ist und die entsprechend – bei einer vermehrten Distension des Darmes durch Ballaststoffe und einer oft gesteigerte Gasbildung durch bakterielle Fermentation der Ballaststoffe – eine Aggravierung der Symptome zur Folge hat. Insofern hat eine Reduktion der Ballaststoffzufuhr oft eine Besserung der Symptome zur Folge. Allerdings scheint auch die Wahl der Ballastoffe bedeutsam zu sein. So konnten Hotz und Plein (39) zeigen, dass eine Psyllium-Präparation, der Weizenkleie signifikant überlegen ist.

Cisaprid und Domperidon. In verschiedenen Untersuchungen wurden als Prokinetikum Cisaprid (25, 66, 76) und das hinsichtlich der Stimulation der Motilität vorwiegend auf den oberen Gastrointestinaltrakt wirkende Domperidon (12) eingesetzt und systematisch untersucht. Diese Studien (Tab. 6.**90**) zeigten überwiegend keinen signifikanten Effekt auf die Symptomatik von Patienten mit obstipationsbetontem Reizdarmsyndrom. Cisaprid wurde kürzlich wegen des Risikos, ein Long-QT-Syndrom mit konsekutiven Herzrhythmusstörungen auszulösen, vom Markt genommen. Während zahlreiche Substanzen in vitro und in vivo eine Stimulation der Kolonmotilität bewirken, besteht ein Mangel klinisch verfügbarer Substanzen für dieses Indikationsgebiet.

Tegaserod und Fedotozin. Eine andere prokinetische Substanz, das Tegaserod, erbrachte viel versprechende Ergebnisse in Phase-III-Studien (55, 56). Während diese Substanz inzwischen in vielen Ländern einschließlich den USA und Kanada verfügbar ist, wurde in der EU eine Zulassung bislang nicht erteilt. Im Einzellfall kann die Substanz über

Tabelle 6.90 Klinische Studien zur Wirksamkeit unterschiedlicher Substanzen mit Motilitätseffekten auf die Symptome des RDS

Autoren	Substanz	Studiendesign	Behandlungsdauer	Leitsymptome	Behandlungserfolg	Beeinflusste Symptome
Muskelrelaxanzien						
Dobrilla et al. (21)	Cimetropium	parallel	12		ja	abdominelle Schmerzen, Blähung
Centonze et al. (14)	Cimetropium	parallel	24	Schmerzen, Obstipation	ja	abdominelle Schmerzen, Darmstörung
Moshal und Herron (54)	Trimebutin	cross-over	4	Schmerzen, Obstipation		abdominelle Schmerzen, Verstopfung
Awad et al. (3)	Pinaverium	parallel	3		ja	abdominelle Schmerzen, Stuhl, anorektale Symptome
Piai und Mazzacca (60)	Cimetropium	parallel	12	abdominelle Schmerzen	ja	abdominelle Schmerzen
Baldi et al. (4)	Otilonium	parallel	4			abdominelle Schmerzen, Blähung
Battaglia et al. (6)	Otilonium	parallel	15		ja	abdominelle Schmerzen, Blähung
Liu et al. (48)	Pfefferminzöl	parallel	4			abdominelle Schmerzen, Blähung, Stuhlfrequenz
Prokinetika						
Cann et al. (12)	Domperidon	cross-over	4		nein	abdominelle Blähung
Schutze et al. (66)	Cisaprid	parallel	12	Verstopfung	nein	keine
Van Outryve et al. (76)	Cisaprid	parallel	12	Verstopfung	ja	Verstopfung, abdominelle Schmerzen, Blähung
Farup et al. (25)	Cisaprid	parallel	12	Verstopfung	nein	keine

Fortsetzung ▶

Tabelle 6.90 Fortsetzung

Autoren	Substanz	Studiendesign	Behandlungsdauer	Leitsymptome	Behandlungserfolg	Beeinflusste Symptome
Antidiarrhoika						
Cann et al. (11)	Loperamid	cross-over	5		ja	Durchfall, Stuhldrang
Efskind et al. (24)	Loperamid	parallel	5			Durchfall
Serotoninrezeptorantagonisten/-agonisten						
Maxton et al. (52)	Ondansetron	cross over	4	Verstopfung/ Durchfall	ja	Stuhlkonsistenz
Camilleri et al. (8)	Alosetron	parallel	12	Schmerzen, Durchfall	ja	Schmerzen, Stuhldrang, Durchfall
Opioidagonisten						
Dapoigny et al. (19)	Fedotozin	parallel	6		ja	abdominelle Schmerzen, Blähung

die Auslandsapotheke bezogen werden. Für den Opiodantagonisten Fedotozin, der sowohl die Motilität stimuliert als auch die Wahrnehmungsschwellen moduliert, gab es zunächst viel versprechende Daten (19). Allerdings sind die Effekte insgesamt begrenzt, so dass die Substanz wahrscheinlich nicht in absehbarer Zeit zugelassen wird.

Antidiarrhoika

Bei Patienten mit diarrhödominantem Reizdarmsyndrom ist eine Beschleunigung des Dünndarmtransits und der Passage durch das proximale Kolon nachweisbar.

Eine Verzögerung des Dünndarmtransits stellt somit bei diarrhödominantem RDS eine Maßnahme dar, die eine pathophysiologisch relevante Störung korrigiert, und eine Behandlung mit Antidiarrhoika ist hier grundsätzlich sinnvoll.

Loperamid. Als Leitsubstanz dieser Substanzklasse kann das Loperamid angesehen werden. Dabei handelt es sich um ein Opiod, das in einer Dosierung von 2–4 mg bis zu 3-mal täglich den Dünndarmtransit bremst und in der Folge die intestinale Wasser- und Elektrolytresorption steigert (28). Als Nebeneffekt steigert Loperamid den Ruhedruck des Analsphinkters (27). Dies ist bei einem Teil der Patienten mit diarrhöbedingtem Reizdarmsyndrom ein weiterer Vorteil. Auf der anderen Seite bessert Loperamid nur die unmittelbar diarrhöassoziierten Symptome (58, 63) und zahlreiche Patienten geben unter dieser Therapie eine Aggravation der Schmerzsymptomatik an.

Colestyramin. Als Mittel der Reserve kann Colestyramin für Patienten mit diarrhöbetontem Reizdarmsyndrom genannt werden. Colestyramin bindet Gallensalze und verhindert auf diese Weise die laxierenden Effekte der Gallensäure, falls diese infolge einer zu raschen ilealen Passage zu schnell absorbiert werden. Allerdings stellt in diesem Fall die Gabe von Loperamid zur Verzögerung der Dünndarmpassage den pathophysiologisch gut begründeten ersten Schritt dar.

Muskelrelaxanzien (motilitätshemmende Substanzen)

Zu den klassischen Muskelrelaxanzien zählen Spasmolytika vom Typ des Butylscopolamin und Calciumantagonisten vom Typ des Mebeverin oder das Pfefferminzöl.

Studienergebnisse zu Spasmolytika und Anticholinergika

Die bislang vorliegenden Studien zur Wirkung von Antispasmodika und Anticholinergika werden in der Literatur angesichts zahlreicher methodischer Limitationen kritisch bewertet (62). So war die Zahl der Patienten, die frühzeitig aus den Studien ausschieden, sehr groß, die Behandlungsdauer sehr kurz, und es zeigte sich eine zum Teil sehr große Plazebo-Response-Rate. Dennoch kam eine Metaanalyse von Poynard et al (62) zu dem Ergebnis, dass die Substanzklasse der Spasmolytika und Anticholinergika insgesamt eine Überlegenheit gegenüber Plazebo aufwies (globale subjektive Bewertung: aktive Behandlung vs. Plazebo 62 vs. 35%; Verbesserung, Schmerzbefreiung: 64 vs. 45%). In dieser Metaanalyse war von den in Deutschland verfügbaren Substanzen das Mebeverin Plazebo überlegen.

Für das Pfefferminzöl, das als Calciumantagonist ebenfalls eine motilitätshemmende Wirkung bzw. spasmolytische Wirkung haben sollte, fand sich in einer Metaanalyse kein signifikanter Effekt (61). Dies könnte einerseits auf methodische Limitationen der vorliegenden Studien beruhen. Andererseits kann Pfefferminzöl durch die Absenkung des Ruhedrucks des unteren ösophagealen Sphinkters einen gastroösophgealen Reflux begünstigen, so dass unter Umständen durch eine Zunahme refluxassoziierter Beschwerden der Effekt auf die Symptome des RDS überlagert wird.

Während Anticholinergika und Muskelrelaxanzien in klinischen Studien überwiegend als Dauertherapie eingesetzt werden, wird vereinzelt propagiert, diese Substanzen nur „on-demand" anzuwenden, da dies günstigere Wirkungen erzielen soll. Formale Studien zu dieser Frage stehen aber aus.

5-HT_3-Rezeptorantagonisten

Ein weiteres sehr viel versprechendes Behandlungskonzept ist die Gabe von 5-HT_3-Rezeptorantagonisten vom Typ des Alosetrons. Diese Substanzgruppe verzögert den Transit durch das Kolon und besitzt gleichzeitig antinozizeptive und proabsorptive Effekte (10).

Insgesamt konnte bei Patienten mit diarrhöbetontem Reizdarmsyndrom eine signifikante Besserung der Symptome unter Behandlung mit dieser Substanz beobachtet werden (5, 9).

Nebenwirkungen. Nachdem Alosetron als erste Substanz dieser Substanzklasse in den USA zugelassen wurde, traten in der Folge Nebenwirkungen auf. So kam es in Einzelfällen zu einer ausgeprägten Obstipation und Koprostase, wobei sich die Stuhlfrequenz in aller Regel nach temporärem Absetzen der Behandlung wieder normalisierte. In wenigen Fällen waren aber stationäre Aufnahmen und operative Interventionen wegen einer Koprostase erforderlich, die mit einer perioperativen Morbitität und Mortalität behaftet waren. Zusätzlich wurden in Einzelfällen ischämische Kolitiden beobachtet, die hinsichtlich des ätiologischen Zusammenhangs nur schwer mit der Behandlung mit dem 5-HT_3-Rezeptoranatagonisten in Zusammenhang gebracht werden konnten. Es ist insofern bislang völlig offen, ob die beobachteten unerwünschten Wirkungen für die Substanz spezifisch waren, einen Effekt der Substanzklasse darstellen oder aus einer schlechten Patientenselektion und nicht diagnostizierten Begleiterkrankungen resultieren. In der Folge wurde die Substanz in den USA vom Markt genommen und die Zulassungsanträge in der EU suspendiert.

In den USA ist Alosteron unter verschärften Auflagen wieder verfügbar und stellt für eine Untergruppe von Patienten eine wichtige Behandlungsalternative dar.

Bewertung der verschiedenen Pharmaka

Evidenzgrade. Im Rahmen der Konsensuskonferenz „Reizdarmsyndrom" der Deutschen Gesellschaft für Verdauungs- und Stoffwechselkrankheiten (38) wurde auch eine systematische Bewertung der verschiedenen medikamentösen Behandlungsmodalitäten vorgenommen. Dabei wurden Evidenzgrade zugrunde gelegt:

- 5 = gesichert: Wirksamkeit durch Studien belegt,
- 4 = wahrscheinlich: mehrere Studien legen eine Wirksamkeit nahe, weisen in die gleiche Richtung,
- 3 = möglich: einzelne oder widersprüchliche Studienergebnisse zur Wirksamkeit,
- 2 = unsicher: Substanz nicht ausreichend untersucht, Wirksamkeit aufgrund publizierter und eigener Erfahrungen sowie des Wirkprinzips möglich,
- 1 = unwahrscheinlich: Studien sprechen gegen eine Wirksamkeit.

Die Bewertung der verschiedenen motilitätsbeeinflussenden Substanzen ist in der Tab. 6.**91** zusammengefasst.

Beurteilung der Prokinetika. Insgesamt wurde aufgrund der Datenlage für die Prokinetika der Evidenzgrad 4 vergeben. Damit können Prokinetika zu den wirksamen Substanzen beim RDS gezählt werden. Dennoch kann nicht gefolgert werden, dass Prokinetika wie das Domperidon oder Metoclopramid, die nahezu ausschließlich die Motilität des oberen Gastrointestinaltrakts beeinflussen, ebenfalls günstige Effekte haben.

Psychotherapeutische Interventionen

Psychotherapeutische Interventionen. Psychosoziale Faktoren spielen bei Patienten mit RDS offensichtlich eine wichtige Rolle für die Verarbeitung (Coping) der Beschwerden und möglicherweise auch für die Manifestation der Symptome (59). Psychotherapeutische Interventionen wären daraus die logische Konsequenz. Allerdings sind sie kostspielig, weshalb Kosten-Nutzen-Analysen bedeutsam sind (16). Hier kommt zumindest eine Studie zu dem Ergebnis, dass eine akute psychotherapeutische Intervention (8 Sitzungen) langfristig die Symptome besserte, während nach Beendigung einer Behandlung mit Antidepressiva der Effekt nach kurzer Zeit nicht mehr nachweisbar war (18). Auf der anderen Seite kam vor einigen Jahren eine Analyse aller zu diesem Zeitpunkt verfügbaren Studien zu dem Ergebnis, dass die Wirksamkeit psychotherapeutischer Verfahren nicht belegt ist (69), und dies wurde auch in neueren Studien bestätigt (7).

Tabelle 6.91 Unter Berücksichtigung neuerer Studien aktualisierte Bewertung der Wirksamkeit unterschiedlicher Pharmaka zur Behandlung des RDS im Rahmen der Konsensuskonferenz RDS (38)

Substanz	Kategorien der Evidenz	Vorwiegende Indikation
Antidiarrhoika Loperamid Diphenoxylat	4	nur bei Diarrhö mit oder ohne Schmerzen
Psychopharmaka/Antidepressiva trizyklische Substanzen	4	chronische Schmerzen, Komorbidität mit Depression
(Prokinetika)*	(4)	Obstipation
Anticholinergika (Butylscopolamin u. a.)	3	Schmerzen/Spasmen
Muskelrelaxanzien Mebeverin Pfefferminzöl	3	Schmerzen/Spasmen
Oberflächenaktive Substanzen Polisiloxanpräparate	2	Blähungen
Bakterienpräparate z. B. E. coli Nissle	3	Blähungen
Phytotherapeutika	3	Blähungen und Schmerzen

* überwiegend Studien zu Cisaprid; diese Substanz wurde wegen potenzieller kardialer Nebenwirkungen (Long-QT-Syndrom) vom Markt genommen
Bewertung der Evidenz: s. Text

Insgesamt erscheinen psychotherapeutische Maßnahmen als kleine Psychotherapie durch den behandelnden Arzt unverzichtbar. Bei begleitender Komorbidität kommt der Psychotherapie eine wichtige Rolle zu.

Trizyklische Antidepressiva. In diesem Zusammenhang sind auch trizyklische Antidepressiva zu erwähnen. Ihre Wirksamkeit ist gut belegt, allerdings ist bemerkenswert, dass eine echte Dosis-Wirkungs-Beziehung nicht erkennbar ist (32). Tatsächlich sollten in der klinischen Praxis in aller Regel bei Patienten mit RDS sehr niedrige Dosierungen der Antidepressiva verwendet werden und die Dosis – falls ein Effekt initial ausbleibt – langsam gesteigert werden.

Zusammenfassung

Die Behandlung von Patienten mit Reizdarmsyndrom umfasst die differenzialdiagnostische Abklärung, die Aufklärung und Beratung hinsichtlich nichtmedikamentöser Maßnahmen sowie die medikamentöse Therapie. Keine der für die Behandlung dieser Erkrankung verfügbaren Substanzen kann das RDS heilen oder bei allen klinischen Ausprägungen des Syndroms therapeutisch gleichermaßen wirksam sein. Dies ist auch nicht zu erwarten, da die Genese des Reizdarmsyndroms wahrscheinlich multifaktoriell ist. Insofern darf auch nicht enttäuschen, dass auch neue, viel versprechende Entwicklungen jeweils nur einen Benefit gegenüber Plazebo zwischen 20 und 30% aufweisen. Insgesamt stellen die genannten pharmakologischen Modifikationen der Motilität ein wichtiges Standbein in der Behandlung von Patienten mit RDS dar. Sie lindern zumindest bei einem Teil der Patienten die Symptome. Die Erkenntnisse, die wir in den letzten Jahren zur Pathogenese gewonnen haben, werden es uns aber möglicherweise in absehbarere Zeit erlauben, kurative Behandlungsansätze zu erreichen.

FAZIT FÜR DIE PRAXIS

- Das Krankheitsbild ist gekennzeichnet durch abdominelle Schmerzen und andere abdominelle Beschwerden, die mit Veränderungen der Stuhlfrequenz (Diarrhö oder Obstipation oder ein Wechsel von Obstipation und Diarrhö) einhergehen. Es werden ein Diarrhö- und ein Obstipations-Typ unterschieden.
- In den letzten Jahren wurden von verschiedenen internationalen Arbeitsgruppen Definitionen und Kriterien (Manning-Kriterien, Rom-Kriterien) für das Reizdarmsyndrom erarbeitet. Diese sind auch für die klinische Anwendung gedacht, allerdings sind sie vor allem für die Durchführung klinischer Studien bedeutsam.
- Während lange Zeit Störungen der gastrointestinalen Motilität als zentraler Faktor angesehen wurden, haben Untersuchungen in den letzten Jahren eine gestörte viszerale

Nozizeption bei Patienten mit RDS nachgewiesen. Akute gastrointestinale Infektionen stellen einen relevanten Risikofaktor für die Manifestation des RDS dar. Psychiatrische Komorbidität bei Patienten mit RDS ist häufig.

- Für die Sicherung der Diagnose ist das klinische Bild von entscheidender Bedeutung. Patienten über 50 Jahre und alle Patienten mit Diarrhöen sollten koloskopiert werden.
- Basis der Therapie ist eine angemessene Aufklärung der Patienten, incl. der Evaluation und Beratung hinsichtlich potenzieller die Symptome aggravierender Verhaltensweisen (einschließlich diätetischer Handlungsanweisungen).
- Bei diarrhödominantem RDS ist die Behandlung mit Antidiarrhoika grundsätzlich sinnvoll. Leitsubstanz ist Loperamid.
- Ein viel versprechendes Behandlungskonzept ist die Gabe von 5-HT_3-Rezeptorantagonisten vom Typ des Alosetrons. Sie verzögern den Transit durch das Kolon und besitzen gleichzeitig antinozizeptive und proabsorptive Effekte. In den USA wurde Alosetron vorübergehend wegen Nebenwirkungen vom Markt genommen, in Europa ist es nicht zugelassen.

6.17 Prävention und Früherkennung des kolorektalen Karzinoms

J. F. Riemann, A. Rosenbaum

EDITORIAL **Eine effektive Prävention und Früherkennung ist die Grundvoraussetzung dafür, dass ein Krankheitsgeschehen frühzeitig aufgedeckt wird und im besten Fall sogar verhindert werden kann. Durch diese Maßnahmen kann zum einen persönliches Leid verringert werden, zum anderen können auch die Kosten für aufwändige Therapien dadurch reduziert werden.**

Der Präventionsproblematik beim kolorektalen Karzinom haben sich verschiedene nationale und internationale Fachgesellschaften angenommen und diesbezüglich nach aktueller Datenlage im Sinne der Evidence Based Medicine Empfehlungen formuliert (36, 44). Diese werden im Folgenden berücksichtigt.

Epidemiologie

Die Inzidenz des kolorektalen Karzinoms (KRK) hat sich von 1960 – 1980 verdoppelt und bleibt seither etwa stabil mit leicht sinkender Tendenz. Jährlich erkranken in Deutschland geschätzt über 70 000 Menschen neu, etwa 30 000 Patienten versterben. In der Statistik der krebsbedingten Todesursachen liegt das kolorektale Karzinom an zweiter Stelle hinter dem Bronchialkarzinom (1). Angesichts dieser Daten wird deutlich, wie wichtig effiziente Strategien zur Prävention und Früherkennung dieser Erkrankung sind.

Einteilung

Maßnahmen zur Prävention setzen beim KRK an 3 Punkten an:

- *Primäre Prävention* beinhaltet vorbeugende Strategien zur Verhinderung von Adenom- und Karzinombildung, im Sinne von Beeinflussung exogener („Lifestyle"-) Faktoren (diätetische Maßnahmen) bis hin zur gezielten Einnahme bestimmter protektiver Substanzen (Chemoprävention).
- *Sekundäre Prävention* zielt mit Verfahren der Früherkennung auf die Anfangsstadien der Adenom-Karzinom-Sequenz. Durch eine frühzeitige Therapie von präkanzerösen Polypen kann deren maligne Entartung verhindert werden. Weiterhin zählt auch die Detektion von Frühkarzinomen mit hoher Heilungschance zu den sekundären Präventionsmaßnahmen.
- *Tertiäre Prävention* beinhaltet demgegenüber die Tumornachsorge mit dem Ziel der frühzeitigen Erfassung von Metastasen oder Lokalrezidiven.

Primäre Prävention

Genese kolorektaler Karzinome. Von der Gesamtheit der kolorektalen Neoplasien treten ungefähr 75% spontan auf, d. h. ohne eine genetische Belastung oder sonstige prädisponierende Faktor beim Individuum (Abb. 6.**81**). Das derzeit gültige pathophysiologische Modell zur Genese kolorektaler Karzinome geht davon aus, dass eine genetische Prädisposition (endogene Faktoren) in der Manifestation von Umweltfaktoren beeinflusst wird (exogene oder „Lifestyle„-Faktoren). Die Adenom-Karzinom-Sequenz ist dabei genetisch festgelegt (Abb. 6.**82**) (43), aber exogene Einflüsse scheinen über Protektion, Akzeleration und zeitlichen Verlauf der karzinomatösen Entartung beim sporadischen Karzinom zu entscheiden.

Risikofaktoren. Übergewicht, Bewegungsmangel, der insulinpflichtige Diabetes mellitus Typ II, Nikotinabusus und die Ernährung sind in den westlichen Industrienationen mit einem zweifach erhöhten Risiko für kolorektale Karzinome assoziiert (8). Umgekehrt kann nach Expertenmeinung eine Verringerung der KRK-Inzidenz um bis zu 50% erreicht werden, indem man diesen Risikofaktoren entgegenwirkt und eventuell gezielt mit bestimmten Substanzen vorbeugt (9, 35). Dennoch bleiben einzelne Faktoren weiterhin umstritten aufgrund einer teilweise widersprüchlichen Datenlage. Häufig lassen sich experimentell gewonnene Daten nicht epidemiologisch oder prospektiv nachvollziehen. Daher sind aus der Vielzahl der Theorien über den Einfluss bestimmter Nahrungsbestandteile nur wenige in einschlägige Präventionsempfehlungen eingeflossen.

Aus den Ergebnissen großer epidemiologischer Studien sowie aus Fall-Kontroll- und Kohortenstudien können derzeit die nachfolgend dargestellten Punkte abgeleitet werden (36).

Lebensgewohnheiten

Bezüglich der Lebensgewohnheiten scheint regelmäßige körperliche Bewegung (etwa 30 – 60 min moderate Aktivität täglich) das Risiko zu senken, ebenso wie Nikotinkarenz. Starkes Übergewicht wird als Risikofaktor angesehen, wobei unklar bleibt, ob dies ein unabhängiger Faktor ist oder ob bei übergewichtigen Personen durch erhöhte Kalorienaufnahme und geringere Bewegung das Risiko steigt. Es sollte eine Gewichtsreduktion auf Normalgewicht (Body Mass Index von < 25) angestrebt werden.

Ernährung

Hinsichtlich der Ernährung ist eine ausgewogene Mischkost zur Risikoreduktion zu empfehlen. Gegenüber der üblichen „westlichen Diät" sollte die Aufnahme von Ballaststoffen erhöht werden auf etwa 30 g/Tag (4), ebenso der Konsum von Obst und Gemüse (5 Portionen am Tag). Rotes oder verarbeitetes Fleisch sollte nicht täglich verzehrt werden, insgesamt ist eine Reduktion des Fettkonsums auf < 30% der täglichen Energieaufnahme sinnvoll. Eine Limitierung des Alkoholkonsums auf < 20 g/Tag wird angeraten. Das Risiko korreliert positiv mit der aufgenommenen Menge Alkohol, unabhängig von der Art des Getränks.

Chemoprävention

Trotz jahrzehntelanger Forschung und vielfacher Hinweise in zahlreichen experimentellen und epidemiologischen Studien gibt es zurzeit keine gesicherten Daten dafür, dass durch Zufuhr bestimmter Mikronährstoffe oder Medika-

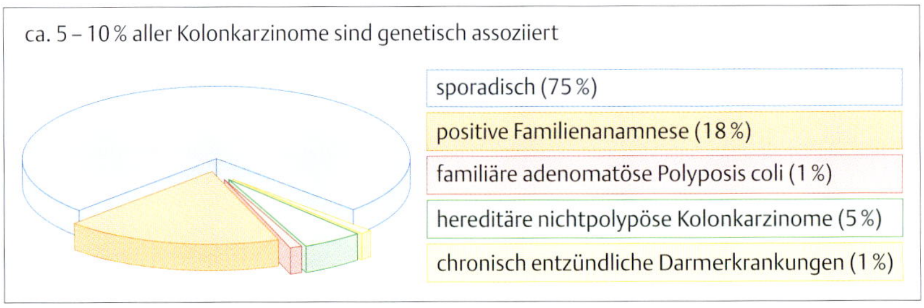

Abb. 6.81 Häufigkeitsverteilung der verschiedenen prädisponierenden Situationen für die Genese des kolorektalen Karzinoms im Vergleich zu sporadischer Entstehung (modifiziert nach 46).

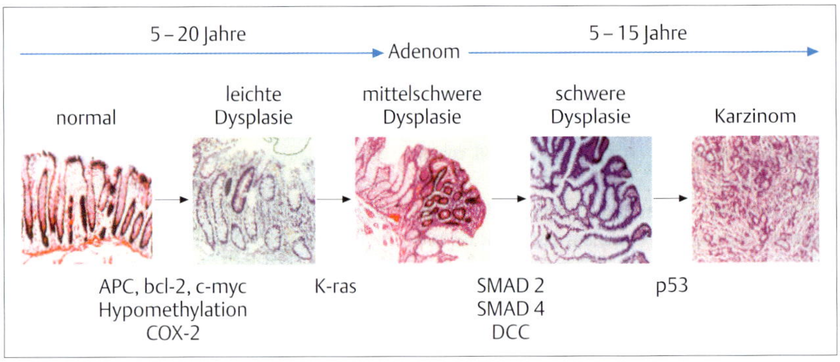

Abb. 6.82 Tumorgenese des kolorektalen Karzinoms nach der „Adenom-Karzinom-Sequenz" (heute auch als „Chromosomeninstabilitäts-Pathway" bezeichnet). Die Latenzzeit bis zur karzinomatösen Entartung beträgt 10 – 15 Jahre (modifiziert nach 43).

mente das Karzinomrisiko gesenkt werden kann. Für keine dieser Substanzen wie die Vitamine A, C, D, E, Calcium, Folsäure oder Selen, die immer wieder als möglicherweise protektiv gepriesen wurden, liegen eindeutige und aussagekräftige Daten in Bezug auf die Primärprävention vor. Dies gilt auch für Medikamentenwirkstoffe wie Acetylsalicylsäure, Sulindac, COX-2-Inhibitoren, 5-ASA, Cholesterinsyntheseinhibitoren oder Ursodesoxycholsäure. Es gibt zwar experimentelle Hinweise darauf, dass eine Hemmung der Prostaglandinsynthese die Entstehung von kolorektalen Neoplasien verhindern kann. Weiterführende prospektive Untersuchungen zielen jedoch bisher auf die Verhinderung von Adenomrezidiven bei Patienten mit nachgewiesenen Polypen und sind daher nicht auf die Primärprävention bei der asymptomatischen Bevölkerung anwendbar.

Für die Primärprävention des kolorektalen Karzinoms bleiben also wenig aufwändige und kostengünstige Modifikationen von Ernährung und Lebensgewohnheiten die vielversprechendste Strategie. Die Empfehlungen decken sich weitgehend mit Ratschlägen zur Vermeidung anderer „Zivilisationskrankheiten", vor allem aus dem Formenkreis des metabolischen Syndroms.

Dennoch werden diese Maßnahmen noch deutlich zu wenig beachtet. Hier setzt eine intensive Öffentlichkeitsarbeit an mit dem Ziel, ein verstärktes Bewusstsein und höhere Motivation für die Krebsvorbeugung zu erreichen.

Sekundäre Prävention bei sporadischem Karzinom

Die wichtigsten und effektivsten Maßnahmen zur Mortalitätsreduktion des KRK stellen die Strategien der Früherkennung, also der sekundären Prävention dar. Bei sinnvollem Einsatz der entsprechenden Methoden kann die Entstehung eines Karzinoms vermieden oder der Tumor in einem prognostisch günstigen Frühstadium erkannt werden. Patienten, bei denen der Tumor im UICC-Stadium I erkannt wird, haben eine 5-Jahres-Überlebensrate von 90%, wohingegen bei Stadium IV mit Fernmetastasierung diese Rate bei unter 3% liegt.

Screeningmaßnahmen. Effiziente Früherkennung ist beim kolorektalen Karzinom gut möglich, da die Neoplasie sich in den meisten Fällen (50–70%) über die klassische Adenom-Karzinom-Sequenz im Laufe vieler Jahre entwickelt. Hierbei spielen verschiedene Mutationen in Onkogenen und Tumorsuppressorgenen eine Rolle, die in definierter Reihenfolge auftreten (Chromosomeninstabilitäts-Pathway). Fußend auf diesem langsamen Verlauf wurden sinnvolle Screeningmaßnahmen etabliert, durch welche adenomatöse Polypen frühzeitig erkannt und abgetragen werden können (Polypektomie) oder zumindest das KRK in einem frühen Stadium diagnostiziert werden kann (5). Die prospektive National Polyp Study konnte zeigen, dass die gezielte endoskopische Polypektomie zu einem Rückgang des KRK von 76–90% führen kann (45).

Strategien für Hochrisikopatienten. Seit wenigen Jahren werden außerdem alternative Entartungsmodelle diskutiert, die sich auch im klinischen Verlauf von diesem klassischen Weg unterscheiden. So scheinen auch hyperplastische Polypen, die lange Zeit als harmlos galten, über das sog. „serrated adenoma" zum sporadischen Karzinom entarten zu können. Dies geschieht dann ebenso wie beim flachen Adenom als Ausgangsläsion über den Mikrosatelliteninstabilitäts-Pathway. Dieser Entartungsweg wurde zunächst bei den HNPCC-Tumoren, einer erblichen Form der Kolonkarzinome, entdeckt und weist eine deutlich schnellere Progression auf (21). Patienten mit Hinweisen für genetisch bedingte kolorektale Karzinome oder mit den genannten Läsionen zählen zu den Hochrisikopatienten. Für diese Gruppen müssen die allgemein gültigen Früherkennungsstrategien entsprechend modifiziert werden.

Krebsfrüherkennungsprogramm. In das gesetzliche Krebsfrüherkennungsprogramm in Deutschland wurden 1971 die rektal-digitale Untersuchung und 1977 der fäkale Okkultbluttest (FOBT) für alle Personen ab dem 45. Lebensjahr aufgenommen. Seit 2002 steht zudem allen gesetzlich Versicherten über 55 Jahre die hohe Koloskopie als optionale Untersuchung zur Verfügung. Sie kann bei unauffälligem Befund nach 10 Jahren wiederholt werden. Die Früherkennungskoloskopie wird wissenschaftlich begleitet (19). Der FOBT kann weiterhin ab dem 50. Lebensjahr jährlich in Anspruch genommen werden oder alternativ zur Koloskopie ab dem 55. Lebensjahr alle 2 Jahre.

Untersuchungsmethoden. Insgesamt steht derzeit für die Darmkrebsfrüherkennung eine Vielzahl an Untersuchungsmethoden zur Verfügung:

- fäkaler Okkultbluttest (FOBT),
- flexible Sigmoidoskopie,
- Sigmoidoskopie + FOBT,
- Koloskopie,
- CT-Kolonographie,
- MRT-Kolonographie,
- immunologische Testverfahren,
- molekulare Screeningverfahren,
- Kolon-Kapsel.

Geeignete Screeninginstrumente müssen bestimmte Kriterien erfüllen: Der Test muss möglichst sensitiv und spezifisch sein, bei geringem personellem und apparativem Aufwand kosteneffizient die Tumormortalität verringern und auch von der breiten Bevölkerung akzeptiert werden.

Stuhluntersuchung auf okkultes Blut (FOBT)

Die obigen Kriterien werden insbesondere durch den FOBT erfüllt. Er ist von allen Methoden mit dem geringsten finanziellen und apparativen Aufwand verbunden. Die Untersuchung beruht auf der Beobachtung, dass kolorektale Polypen und Karzinome im Vergleich zur normalen Kolonmukosa eine verstärkte Blutungsneigung aufweisen. Diese Spuren von Blut im Stuhl werden mit der Guajak-Methode nachgewiesen. Untersucht werden von 3 aufeinander folgenden Stuhlgängen jeweils 2 Proben (Abb. 6.**83**). Um die Zahl der falsch positiven Testergebnisse zu minimieren, sollte der Patient Informationen zu Ernährung und Medikamenten vor dem Test erhalten und auf die ordnungsgemäße Durchführung geachtet werden. Bei jedem positiven Testergebnis müssen im Anschluss eine Proktoskopie und eine komplette Ileokoloskopie erfolgen.

Studienergebnisse. Lediglich für den FOBT liegen bisher groß angelegte prospektiv-randomisierte Interventionsstudien vor (Abb. 6.**84**) (10, 16, 17, 24). Die Daten von insgesamt fast 300.000 Teilnehmern ergaben für den FOBT eine Sensitivität von 25–50% bei einer Spezifität von 90%. Eine zusammenfassende Auswertung aller 4 Studien in einer Metaanalyse konnte zeigen, dass durch diesen Test die Mortalität des KRK bei Menschen zwischen 45 und 80 Jahren um etwa 23 % reduziert werden kann (41).

Evidenzlevel 1A

Die evidenzbasierte Empfehlung zum FOBT lautet: Ab dem 50. Lebensjahr sollte der FOBT bei Personen mit durchschnittlichem Darmkrebsrisiko, welche keine Koloskopie wünschen, jährlich durchgeführt werden. Ein positives Ergebnis macht nach rektal-digitaler Untersuchung die komplette Proktokoloskopie erforderlich.

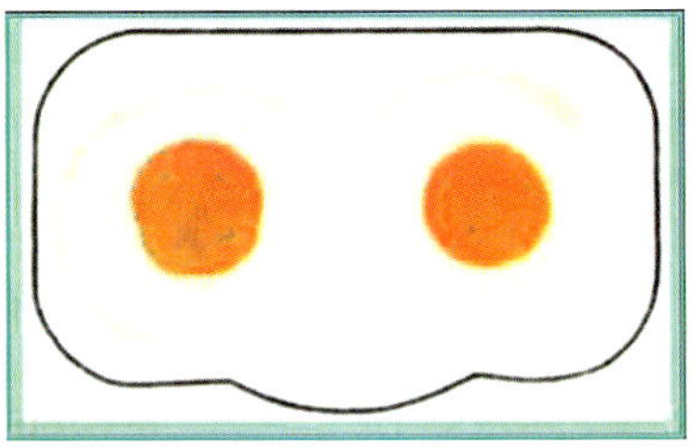
a

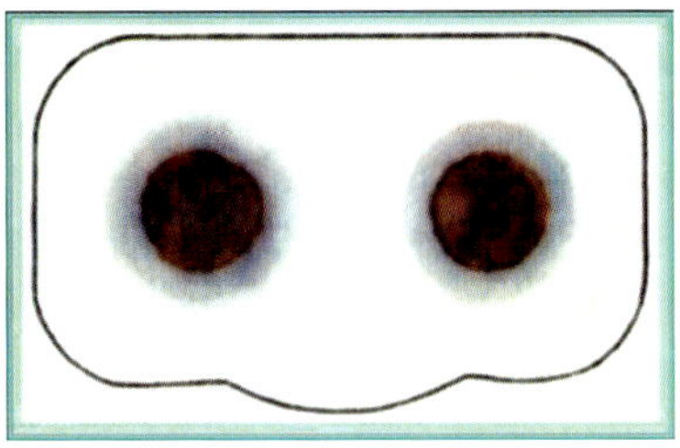
b

⊠ **Abb. 6.83** Negativer (**a**) und positiver (**b**) Test auf okkultes Blut im Stuhl (FOBT).

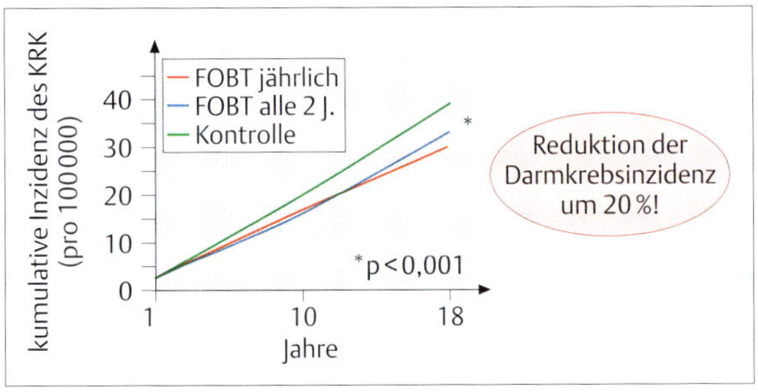

⊠ **Abb. 6.84** Inzidenz des kolorektalen Karzinoms mit und ohne Screening durch Okkultbluttest (FOBT) in der Minnesota Colon Cancer Control Study mit 18 Jahren Follow-up bei 46.551 Personen (modifiziert nach 24).

Flexible Sigmoidoskopie

In angelsächsischen Ländern wird seit langem zusätzlich zum FOBT regelmäßig die flexible Rektosigmoidoskopie durchgeführt. Diese Praxis beruht auf dem Ergebnis mehrerer Fall-Kontroll- und Kohortenstudien, die eine Inzidenzreduktion für das kolorektale Karzinom um 60% in den folgenden 10 Jahren belegen und für das alleinige Kolonkarzinom um 44% in den nachfolgenden 6 Jahren (26, 27, 37).

Alleinige Sigmoidoskopie. Eine aktuelle kontrolliert randomisierte Untersuchung mit 170.000 Teilnehmern in Großbritannien über den Stellenwert der Sigmoidoskopie als alleinige Screeningmethode brachte folgende Ergebnisse (2): In 12% der Fälle wurden distale Adenome, in 0,3% distale Karzinome gefunden, was zu einer Inzidenzreduktion um 60% führte. Die Koloskopie diagnostizierte 18,8% Adenome und 0,4% Karzinome. Die Sigmoidoskopie besitzt somit eine hohe Sensitivität und Spezifität für die Erkennung von adenomatösen Polypen des Rektosigmoids. Gegenüber dem FOBT besteht der Vorteil, dass in einem Untersuchungsgang die Abtragung und Histologiegewinnung erfolgt.

Nachteile. Allerdings können die proximalen Kolonabschnitte nicht eingesehen werden. Etwa 36% der Patienten mit distalen Polypen haben jedoch auch Polypen im proximalen Kolon (28, 33). Zudem wurde gezeigt, dass in 50% der Fälle mit fortgeschrittenen proximalen Adenomen keine distalen „Markerpolypen" vorhanden sind (23). Erschwerend kommt hinzu, dass nur bei 25% der Sigmoidoskopien die linke Flexur erreicht wird, weshalb 30% aller theoretisch erreichbaren Befunde übersehen werden (29).

Die Daten zur Sigmoidoskopie rechtfertigen deren Einsatz als Screeningmethode. Aufgrund der genannten Nachteile sollte sie jedoch nur optional eingesetzt werden, falls die Koloskopie abgelehnt wird.

FOBT + flexible Sigmoidoskopie. Da beide Methoden Nachteile aufweisen, wurde untersucht, ob eine Kombination aus FOBT und flexibler Sigmoidoskopie zur Erhöhung der diagnostischen Ausbeute führt. Dies erscheint vernünftig, da sich beide Verfahren theoretisch ergänzen und die jeweiligen methodischen Nachteile ausgeglichen werden könnten. Zu diesem Thema liegen mehrere randomisierte Studien vor, die diese Hypothese stützen und eine erhöhte Sensitivität, verglichen mit dem alleinigen FOBT, nachweisen (3, 31), auch wenn der Effekt in einer Untersuchung nur marginal war (22). In den aktuellen Leitlinien der DGVS wird daher empfohlen, den FOBT jährlich und die flexible Sigmoidoskopie alle 3–5 Jahre kombiniert durchzuführen. Dies allerdings nur, falls eine Koloskopie nicht durchgeführt werden kann. Die Effektivität der Kombination ist jedoch nicht abschließend geklärt.

Koloskopie

Verglichen mit den bisher vorgestellten Screeningstrategien erreicht die komplette Ileokoloskopie die höchste Sensitivität (95%) und Spezifität (100%) für die Erkennung von kolorektalen Karzinomen oder Adenomen. Sie ist das einzige Verfahren, welches die Möglichkeit bietet, in einem einzigen Schritt das gesamte Kolon zu untersuchen, präneoplastische Läsionen zu diagnostizieren und zu therapieren. Durch Polypektomie kann die Darmkrebsinzidenz nachweislich drastisch gesenkt werden (Abb. 6.**85**) (45).

Studienergebnisse. Daten zur Koloskopie liegen aus großen Fall-Kontroll- und Kohortenstudien vor (6, 13, 14, 23). Lieberman et al. (23) untersuchten die Wertigkeit der „Once-in-a-lifetime„-Koloskopie, wie sie in den angloamerikanischen Ländern favorisiert wird. Es wurden 3196 asymptomatische Probanden zwischen 50 und 75 Jahren untersucht, bei diesen fanden sich in 37,5% eine oder mehrere neoplastische Läsionen. Von 128 Patienten mit fortgeschrittenen proximalen Polypen waren bei 66 keine distalen Läsionen nachweisbar. Auch Imperiale et al. fanden in einer Untersuchung an 2686 Personen bei 23 von 50 mit fortgeschrittenen proximalen Adenomen keine distalen. Die Vorteile der Koloskopie liegen auf der Hand, sie ist gegenüber dem bisherigen Screening effizienter, wahrscheinlich kosteneffektiver und sicherer.

Evidenzlevel 3B, Empfehlung A

Trotz des Fehlens randomisierter Studien wird die Koloskopie daher inzwischen als Methode der Wahl angesehen und von den Fachgesellschaften als Standardmethode empfohlen (34, 36). In Deutschland wurde die Screeningkoloskopie im Jahr 2002 in die Krebsfrüherkennungsrichtlinien aufgenommen und steht seither jedem gesetzlich Versicherten mit Vollendung des 55. Lebensjahres zur Verfügung.

Bei negativem Befund sollte eine Wiederholung nach 10 Jahren erfolgen. Eine erste Auswertung der Screeningkoloskopie nach 2 Jahren Laufzeit ergab bisher, dass durch diese

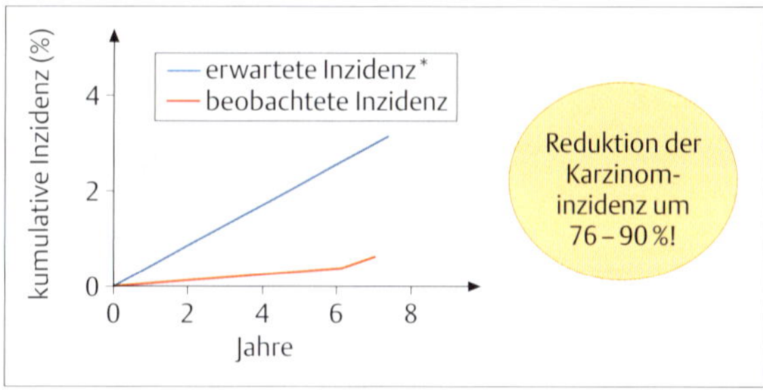

Abb. 6.85 Inzidenz des kolorektalen Karzinoms nach Polypektomie in der Kohorte der National Polyp Study (NPS) (modifiziert nach 45). *Mayo Clinic Kohorte (US), St. Mark's Kohorte (UK), SEER Programm (US).

Maßnahme 48% der Karzinome im frühen Stadium (UICC I) entdeckt werden (38). Patienten mit neoplastischen Polypen zählen zu den Risikopatienten, die in kürzeren Intervallen untersucht werden sollten, dies wird an späterer Stelle erläutert.

Weiterentwicklungen. In Zukunft werden technische Weiterentwicklungen der Koloskopie (z. B. Vergrößerungs- und Chromoendoskopie) dazu beitragen, dass bisher schwer zu detektierende Läsionen, wie flache oder eingesenkte Neoplasien, mit größerer Sicherheit diagnostiziert werden können (Abb. 6.**86**) (18, 32). Bisher liegen jedoch diesbezüglich noch keine Daten zur Beeinflussung von Inzidenz oder Mortalität vor. Eine weitere Neuentwicklung, die konfokale Laserendoskopie, liefert intraepitheliale Bilder ähnlich histologischen Schnitten und erfasst neoplastische Veränderungen mit hoher Sensitivität und Spezifität (97% bzw. 98%). Diese Technik könnte in Zukunft bei Risikopatienten mit hereditären Karzinomen oder chronisch entzündlichen Darmerkrankungen zum Einsatz kommen (18). Die Kapselendoskopie ist derzeit im Versuchsstadium.

Radiologische Verfahren

Vor einigen Jahren wurde die virtuelle Koloskopie (mittels CT oder MRT) entwickelt und wird seither kontinuierlich technisch verfeinert und in der Auflösung verbessert. Vorteil gegenüber der konventionellen Koloskopie ist die fehlende Invasivität (bei der MRT auch ohne Strahlenbelastung). Die Vorbereitung entspricht derjenigen für die endoskopische Kolonuntersuchung, die Darmreinigung beeinflusst das Ergebnis derzeit noch entscheidend. Während große Polypen (> 1 cm Durchmesser) sicher erkannt werden, liegt die Sensitivität für kleine Läsionen (< 0,5 cm) derzeit bei unter 50% (12, 15, 30). Flache Läsionen entgehen der Diagnostik komplett. Angesichts dieser bisherigen Ergebnisse, fehlender Feldstudien und des hohen Kostenaufwands kommt die virtuelle Koloskopie als Screeningverfahren außerhalb von Studien zurzeit nicht in Frage.

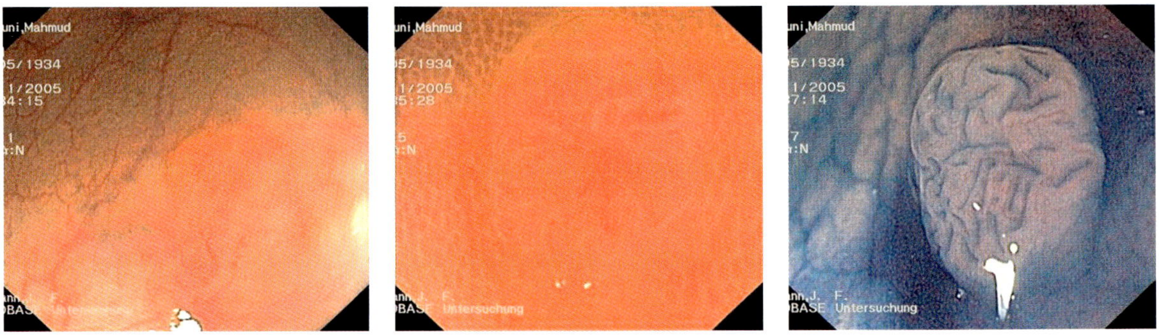

a b c

⊠ **Abb. 6.86** Verbesserte Detektion eines kleinen Polypen (**a**) durch Magnifikation (**b**) und Chromoendoskopie (**c**) (Färbung mit Indigokarmin).

Molekulargenetische und immunologische Verfahren

Aufgrund der charakteristischen genetischen Veränderungen im Rahmen der Adenom-Karzinom-Sequenz liegt es nahe, diese Mutationen im Stuhl (in der DNA von Epithelzellen) nachzuweisen und für die Früherkennung zu verwenden. Der Nachweis von beispielsweise Veränderungen des APC-Gens gelingt auch (42), zeigt bisher jedoch ebenso wie der Nachweis multipler Mutationen zu niedrige Sensitivitätsraten sowohl für Adenome als auch für Karzinome (40). Diese Methoden sollten im Rahmen von Studien weiter evaluiert werden, eignen sich derzeit jedoch auch wegen der Kosten nicht für das Screening der asymptomatischen Bevölkerung. Gleiches gilt auch für die Methoden zum immunologischen Nachweis von Hämoglobin oder Hämoglobin/Haptoglobin im Stuhl (20) sowie die Bestimmung von M2-PK (11). Zwar ist die Sensitivität dieser Tests höher als beim FOBT, sie sind jedoch bei weitem nicht so gut für das Screening evaluiert und deutlich teurer. Daher stellen sie derzeit keine Alternative für die flächendeckende Früherkennung dar.

Sekundäre und tertiäre Prävention bei Risikopatienten

Patienten mit einem gegenüber der Normalbevölkerung erhöhten Risiko für das kolorektale Karzinom werden als Risikopatienten definiert. Man unterscheidet 3 große Gruppen solcher Patienten, die je nach individuellem Risiko einer speziellen Überwachung bedürfen.

Positive Familien- oder Eigenanamnese

Bei diesen Patienten entwickelt sich das kolorektale Karzinom sporadisch, jedoch häufiger als in der Bevölkerung. Betroffen sind Menschen mit einer positiven Familien- oder Eigenanamnese ohne einen nachgewiesenen genetischen Defekt.

⇢ **Positive Familienanamnese.** Ein deutlich erhöhtes Risiko haben Patienten, bei denen ein Verwandter ersten Grades entweder am kolorektalen Karzinom erkrankt ist oder vor dem 50. Lebensjahr Adenome entwickelt hat (Indexpatient).

Diesen Patienten mit positiver Familienanamnese wird eine komplette Koloskopie empfohlen 10 Jahre vor dem Alter, in dem bei dem Indexpatienten die Neoplasie festgestellt wurde (36).

Nach den deutschen Leitlinien sollte die Koloskopie bei unauffälligem Ergebnis mindestens alle 10 Jahre wiederholt werden, in den USA wird ein kürzeres Intervall von 5 Jahren empfohlen (44).

⇢ **Positive Eigenanamnese.** Auch Patienten, bei denen in der eigenen Vorgeschichte kolorektale Adenome oder ein Karzinom aufgetreten sind, müssen in kürzeren Abständen als die Allgemeinbevölkerung kontrolliert werden. Zur Erkennung von eventuell übersehenen oder metachronen Adenomen sollte eine Kontrollkoloskopie in Abhängigkeit vom Ausgangsbefund erfolgen. Liegen nur einzelne kleine Adenome vor (< 1 cm), ist eine Kontrolle nach 5 Jahren ausreichend. Bei multiplen (≥ 3) großen (> 1 cm) oder hochgradig dysplastischen Adenomen sollte die Untersuchung bereits nach 3 Jahren erneut erfolgen. Bei Patienten mit Karzinom muss zunächst sichergestellt werden, dass der Darm komplett adenomfrei ist, dies bedeutet, dass bei vorliegender Stenose durch das Karzinom postoperativ die komplette Untersuchung angeschlossen wird. Ist diese unauffällig, erfolgt die erste Kontrolle nach 3 Jahren, die weiteren in Abständen von 5 Jahren.

Hereditäre kolorektale Karzinome

Diese Risikogruppe umfasst alle Anlageträger für monogen erbliche Formen des kolorektalen Karzinoms. Dazu zählen die familiäre adenomatöse Polypose (FAP), das hereditäre kolorektale Karzinom ohne Polyposis (HNPCC) und die hamartomatösen Polyposis-Syndrome. Karzinome auf dieser Basis sind mit weniger als 5% der Gesamtheit der kolorektalen Karzinome sehr selten, für den Einzelnen ist diese Diagnose jedoch mit erheblichen Konsequenzen verbunden.

› Familiäre adenomatöse Polypose

Bei der FAP handelt es sich um eine autosomal dominant vererbte Erkrankung mit einer Mutation des APC-Gens. Die Betroffenen entwickeln multiple (> 100) Adenome in Kolon und Rektum sowie im gesamten Gastrointestinaltrakt. Hinzu kommen extraintestinale Manifestationen in Form von Osteomen, Epidermoidzysten, Schilddrüsenkarzinomen, Tumoren des ZNS und anderen. Im spontanen Verlauf entsteht bei 100% der Patienten ein Kolonkarzinom. Bei der attenuierten Form der FAP treten weniger Kolonadenome (< 100) auf, das Manifestationsalter ist höher und das Entartungsrisiko nicht ganz so hoch. Zur Diagnostik ist neben der Familienanamnese eine molekulargenetische Untersuchung erforderlich.

⇢ Überwachungsmaßnahmen. Die nachgewiesenen Anlageträger und solche, bei denen die Mutation nicht sicher ausgeschlossen wurde, sollten sich ab dem 10. Lebensjahr jährlich einer Rektosigmoidoskopie unterziehen. Werden dabei Adenome festgestellt, muss die komplette Koloskopie stattfinden. Diese Strategie wird fortgesetzt bis zur Proktokolektomie, die nach abgeschlossener Pubertät erfolgen sollte. Familienmitglieder, die die Mutation nicht tragen, benötigen keine über die allgemein empfohlene hinausgehende Vorsorge.

Bei der attenuierten Form wird die Überwachungsstrategie entsprechend dem Alter des Patienten, der individuellen Zahl der Polypen und der Histologie angepasst. Solange keine Kolektomie durchgeführt wurde, sollte die koloskopische Überwachung jährlich erfolgen. Mitglieder einer solchen Familie sollten sich spätestens mit 15 Jahren zum ersten Mal koloskopieren lassen (36, 44).

› Hereditäres kolorektales Karzinom ohne Polyposis

Wie bei der FAP ist der Erbgang beim Syndrom des HNPCC autosomal dominant, es fehlt im Gegensatz dazu jedoch ein auffälliges klinisches Erscheinungsbild. Die Identifizierung dieser Patienten ist daher deutlich schwieriger, und die Diagnosestellung erfolgt nach bestimmten Kriterien (Amsterdam I und II, bzw. Bethesda), die, wenn sie erfüllt sind, eine molekulargenetische Untersuchung rechtfertigen. Mit einer Mutation verschiedener DNA-Reparatur-Enzyme, wodurch Basenfehlpaarungen bei der Zellteilung nicht mehr korrigiert werden können, geht die sog. „Mikrosatelliteninstabilität" einher. Klinisch treten verschiedene Karzinome auf. Am häufigsten sind solche in Kolon und Rektum, aber auch beispielsweise in Endometrium, Ovarien, Dünndarm, Magen oder Urothel. Im Gegensatz zum sporadischen entsteht das Kolonkarzinom beim HNPCC in den meisten Fällen bereits vor dem 45. Lebensjahr und ist häufig im rechten Kolon lokalisiert. Bei allen Risikopersonen aus Familien, in denen eine Mutation nachgewiesen wurde, sollte nach genetischer Beratung nach der Mutation gesucht werden.

⇢ Überwachungsmaßnahmen. Alle Risikopersonen sollten sich ab dem 25. Lebensjahr jährlich komplett koloskopieren lassen bzw. 5 Jahre vor dem bisher frühesten Auftreten eines KRK in der Familie (36). Auch hier gelten für Personen ohne Mutation die allgemeinen Krebsvorsorgeempfehlungen.

› Hamartomatöse Polyposis-Syndrome

Dazu zählen das Peutz-Jeghers-Syndrom, die juvenile Polyposis coli und das Cowden-Syndrom. Bei allen Patienten mit hamartomatösen Polypen ist unter anderem das Risiko für kolorektale Karzinome erhöht. Insgesamt sind diese Syndrome jedoch extrem selten, so dass die Datenlage sehr spärlich ist. Daher gibt es keine allgemeinen Empfehlungen zu Überwachung und Therapie. Beides sollte in Zusammenarbeit mit speziellen Zentren erfolgen und individuell angepasst werden.

Bei allen hereditären Formen des kolorektalen Karzinoms dürfen die speziellen extrakolischen und extraintestinalen Manifestationen nicht außer Acht gelassen werden. Sie müssen soweit wie möglich in die jährliche Vorsorge einbezogen werden.

Chronisch entzündliche Darmerkrankungen

Auch Patienten mit langjährigen chronisch entzündlichen Darmerkrankungen haben ein erhöhtes Risiko, an einem kolorektalen Karzinom zu erkranken. Dies gilt vor allem für die Colitis ulcerosa, für welche auch Präventionsempfehlungen existieren. Eine primäre Prävention mit Aminosalicylaten kann das Karzinomrisiko bei Colitis ulcerosa senken, wie mehrere Fall-Kontroll-Studien belegen (7). Zur Sekundärprävention sollten Patienten mit länger als 8 Jahre bestehender Pankolitis und solche mit linksseitiger Kolitis nach 15 Jahren einmal pro Jahr eine komplette Koloskopie mit Stufenbiopsien erhalten. Wird dabei eine hochgradige intraepitheliale Neoplasie in nicht entzündlicher Schleimhaut von zwei unabhängigen Pathologen gesehen, so muss dem Patienten zur elektiven Proktokolektomie geraten werden. Obwohl beim Morbus Crohn ebenfalls ein erhöhtes Risiko zu bestehen scheint, gibt es aufgrund fehlender Daten derzeit keine Präventionsempfehlungen.

Effizienz der Darmkrebsfrüherkennung und Kosten

Würden alle Empfehlungen zur Prävention kolorektaler Karzinome sowohl auf gesundheitspolitischer als auch auf individueller Ebene flächendeckend umgesetzt, könnten die Inzidenz und auch die Mortalität wohl sehr drastisch reduziert werden. Daten liegen vor für den FOBT, durch welchen sich die Inzidenz um etwa 23% senken lässt (41), und für die endoskopische Polypektomie, die zu einer Inzidenzsenkung von 76–90% führt (45). Man kann also davon ausgehen, dass bis zu 90% aller kolorektalen Karzinome vermeidbar wären. Demgegenüber stehen derzeit enorme Aufwendungen für die Therapie dieser Erkrankung.

Kosteneffektivität. Zur Kosteneffektivität der bisher eingeführten Screeningmethoden liegen hauptsächlich Daten aus den USA vor, die allerdings nicht eins zu eins auf deutsche Verhältnisse übertragen werden können. Zu Anfang liegen die anfallenden Kosten für die Koloskopie im Vergleich zum FOBT naturgemäß um ein Vielfaches höher. Dennoch zeigt eine amerikanische Studie, dass eine Vorsorgekoloskopie alle 10 Jahre in der Gesamtrechnung sowohl gegenüber dem jährlichen FOBT alleine als auch gegenüber FOBT + Sigmoidoskopie die kosteneffektivere Methode darstellt (39). Eine aktuelle Untersuchung aus Deutschland stellt eine detaillierte Kosten-Nutzen-Analyse auf für die koloskopische Vorsorge bei einer Risikogruppe, bei Verwandten ersten Grades von Karzinompatienten im Alter von 45–55 Jahren (25). Die Daten belegen einen eindeutigen Nutzen und Kosteneinsparungen beim Screening dieses Risikokollektivs. Die Studie zeigt zudem, dass der Nutzen umso größer wird, je mehr Personen sich am Screeningprogramm beteiligen. Darin liegt jedoch derzeit vor allem bei der Vorsorgekoloskopie ein großes Problem. Bisher machen noch deutlich zu wenige Menschen von der Möglichkeit der Darmkrebsfrüherkennung Gebrauch. Umgekehrt muss aber auch die Infrastruktur für die flächendeckende koloskopische Vorsorge erst aufgebaut werden. Ein Modellprojekt in Bayern hat gezeigt, wie die Beteiligung an der Vorsorge sowohl ärztlicherseits als auch auf Seiten der Patienten gesteigert werden kann (47).

Motivationsarbeit. Eine Säule der Motivation von Ärzten und Patienten ist eine intensive, breite Öffentlichkeitsarbeit. Zu diesem Zweck wurden die Kräfte gebündelt und vor einigen Jahren ein Netzwerk „Darmkrebsfrüherkennung" in Deutschland gegründet. Dazu gehören die deutsche Krebsgesellschaft, die deutsche Krebshilfe, die Gastro-Liga, die KBV und die Stiftungen Felix Burda (www.darmkrebs.de) und Lebensblicke (www.lebensblicke.de). Hauptziel dieser Allianz ist die Verringerung von Darmkrebsinzidenz und -mortalität durch Früherkennung.

FAZIT FÜR DIE PRAXIS

- Die Prävention und Früherkennung des kolorektalen Karzinoms befindet sich derzeit bereits auf einem sehr guten Weg.
- Für die Primärprävention des kolorektalen Karzinoms sind wenig aufwändige und kostengünstige Modifikationen von Ernährung und Lebensgewohnheiten die vielversprechendste Strategie.
- Ab dem 50. Lebensjahr sollte der FOBT bei Personen mit durchschnittlichem Darmkrebsrisiko, welche keine Koloskopie wünschen, jährlich durchgeführt werden. Dadurch kann die Mortalität des KRK bei Menschen zwischen 45 und 80 Jahren um etwa 23% reduziert werden.
- Die Koloskopie wird inzwischen als Screeningmethode der Wahl angesehen und von den Fachgesellschaften als Standardmethode empfohlen. In Deutschland wurde die Screeningkoloskopie in die Krebsfrüherkennungsrichtlinien aufgenommen und steht jedem gesetzlich Versicherten mit Vollendung des 55. Lebensjahres zur Verfügung.
- Ein großes Problem ist jedoch die zu geringe Inanspruchnahme, welche durch Verstärkung der Öffentlichkeitsarbeit in Zukunft deutlich gesteigert werden muss.

6.18 Polypen und Polyposen des Dünn- und Dickdarms

R. Kießlich, M. Stolte

EDITORIAL **Die Diagnostik und Therapie der Polypen und Polyposen des Dünn- und Dickdarms ist in den letzten 10 Jahren erheblich verbessert worden. Mehr und mehr werden auch die flachen Adenome, die offensichtlich häufig in Adenokarzinome übergehen, durch die enorme Verbesserung der endoskopischen Technik (hoch auflösende Videoendoskopie, Magnifikationsendoskopie und Chromoendoskopie) entdeckt. Ihre Dignität lässt sich vielfach schon durch die Pit-Pattern-Diagnostik und in Zukunft wahrscheinlich durch die konfokale endoskopische Lasermikroskopie (Endomikroskopie) bestimmen. Verbessert worden sind auch die endoskopischen Techniken der Resektion. Frühkarzinome werden zunehmend häufiger endoskopisch reseziert. Die histologische Begutachtung mit Bestimmung der Risikofaktoren der lymphogenen Metastasierung ist die Grundlage für die Entscheidung, ob bei diesen Frühkarzinomen eine anschließende chirurgische Therapie erforderlich ist oder nicht. Die Doppelballonenteroskopie ermöglicht** neuerdings die endoskopische Inspektion des gesamten Dünndarms und eröffnet somit auch die Polypektomie von Dünndarmpolypen in endoskopisch bislang unzugänglichen Darmabschnitten.

Große Fortschritte sind auch in der molekulargenetischen Ätiologie der hereditären Polyposen erarbeitet worden. Eine wichtige neue Erkenntnis ist auch, dass hyperplastische Polypen nicht „harmlos" sind, sondern in Subtypen unterteilt werden müssen. Die wichtigsten Subtypen sind das „traditionelle serratierte Adenom" und das „sessile serratierte Adenom", die Vorläufer eines Adenokarzinoms sein können.

Der größte Erfolg ist die Durchsetzung der koloskopischen Vorsorgeuntersuchung mit Früherkennung und Therapie der Vorstufen und frühen Stadien der kolorektalen Karzinome mit der berechtigten Hoffnung, die Inzidenz und Mortalität dieser häufigen Karzinome signifikant zu senken.

Definition und Klassifikation

„Polyp" (von griech. „Vielfuß") ist nur ein makroskopischer Begriff für eine Vorwölbung der Schleimhaut in das Darmlumen. Die Klassifikation und Bestimmung der Dignität erfolgt durch die histologische Begutachtung.

Polypen. Danach lassen sich die Polypen je nach ihrer Matrix einteilen in:

- epitheliale Polypen (neoplastisch, nichtneoplastisch und hamartomatös),
- neuroendokrine Polypen,
- mesenchymale Polypen,
- lymphoide Polypen,
- polypoide Metastasen,
- polypoide Heterotopien und
- andere seltene polypoide Läsionen (Tab. 6.**92**).

Polyposen. Die Klassifikation der hereditären Polyposen ist in Tab. 6.**93** zusammengefasst. Hinzu kommen seltene nicht hereditäre Polyposen wie:

- die lipomatöse Polypose,
- die entzündliche Polypose,
- die benigne und maligne lymphoide Polypose,
- die Pneumatosis coli und
- das Cronkhite-Canada-Syndrom.

Tabelle 6.92 Klassifikation der Polypen des Dünn- und Dickdarms

Epitheliale Polypen
Neoplastisch
– Adenome
• tubulär
• tubulovillös
• villös
• serrated
• gemischt hyperplastisch-adenomatös
– Adenokarzinome
• polypoide Adenokarzinome
• Adenokarzinome in Adenomen
Nichtneoplastisch
• hyperplastische
• entzündliche
Hamartome
• juveniler Polyp
• Peutz-Jeghers-Polyp
• Cowden-Syndrom-Polyp
Neuroendokrine Tumoren (Karzinoidtumoren)
Lymphoide Polypen
• benigne lymphoide Polypen
• maligne lymphoide Polypen
Benigne mesenchymale Polypen
• Lipome
• Leiomyome
• Lymphangiome
• Hämangiome
• gastrointestinale Stromatumoren
• Neurofibrome
• Ganglioneurome
• Schwannome (Neurinome)
• Granularzelltumoren
• gastrointestinale autonome Nerventumoren (GANT)
Polypoide Metastasen
Andere seltene polypoide Läsionen
• Heterotopien (Pankreas, Magen, Endometriose)
• fibrovaskuläre Polypen
• Polypen bei Schistosomiasis
• Polypen bei Malakoplakie
• Kappenpolyp
• Pneumatosis coli
• Prolapspolyp
• Colitis cystica profunda
• divertikelassoziierte Polypen
• Invaginationspolypen
• Atheroemboliepolypen
• „mucosal tag"

Epidemiologie und Wertung

Die Epidemiologie der verschiedenen Polypen des Dünn- und Dickdarms ist sehr unterschiedlich. Am häufigsten sind nach den Daten des Erlanger Polypen-Registers mit 63,8% die Adenome, gefolgt von den nichtneoplastischen Polypen (28,6%) – davon sind die meisten hyperplastische Polypen (26,9%) – und den Adenokarzinomen (7,0%), während die mesenchymalen Polypen nur in 0,6% registriert wurden (41). In einer weiteren großen Studie mit 1050 kolorektalen Polypen waren 95,4% neoplastisch oder hyperplastisch, 2,8% entzündlich und 1,5% mesenchymal (72). Bei asymptomatischen Personen im Alter von 40–49 Jahren wurde eine

Tabelle 6.93 Klinisch-pathologische Kriterien der hereditären Polyposis-Syndrome

Syndrom	Erblichkeit	Genetische Abnormalität	Klinische Bilder	Karzinom im Gastrointestinaltrakt
Familiäre adenomatöse Polypose	autosomal dominant	FAP-Tumorsuppressor-Gen auf Chromosom 5q21 – 22	Adenomatosis coli, Adenome in Dünndarm und Magen	ja
Gardner-Syndrom	autosomal dominant	wie FAP	wie FAP + Osteome und intraabdominale Fibromatose	ja
Turcot-Syndrom	autosomal dominant	wie FAP	wie FAP + Medulloblastom	ja
Peutz-Jeghers-Syndrom	autosomal dominant	STK11 (Tumorsuppressor-Gen auf Chromosom 19)	Peutz-Jeghers-Polypen des Gastrointestinaltrakts, sex cord tumors with annular tubules, large cell-calcifiying Sertoli cell tumor, Adenoma malignum der Zervix, Mammakarzinom, mukosale und kutane Hyperpigmentierung	ja
Juvenile Polypose	autosomal dominant	SMAD4 auf Chromosom 18a21.1, BMPR1A, TGF-β-Signaltransduktion	juvenile Polypen des Gastrointestinaltrakts	ja
Muir-Torre-Syndrom	autosomal dominant	wahrscheinlich Mismatch-Repair-Gene, hMLH1, hMLH2	Karzinom im Gastrointestinaltrakt und gynäkologische Karzinome	ja
Cowden-Syndrom	autosomal dominant	Chromosom 10q PTEN-Gen	hamartomatöse Polypen des Gastrointestinaltrakts, gingivale Hyperplasie und Karzinome der Mamma und der Schilddrüse	nein

Prävalenz der epithelialen Polypen von 21% beschrieben (65).

Für die Epidemiologie der Adenome und Adenokarzinome ist seit langem bekannt, dass diese am häufigsten in den westlichen Wohlstandsländern auftreten, in Asien, Afrika und in Entwicklungsländern mit niedrigem Lebensstandard dagegen relativ selten sind.

Risikoreduktion. Zur Risikoreduktion eines kolorektalen Karzinoms ist eine erhöhte Ballaststoffaufnahme zu empfehlen. Rotes bzw. verarbeitetes Fleisch sollte nicht täglich verzehrt werden. Eine höhere Zufuhr von Obst und Gemüse sowie die folsäure-und calciumreiche Ernährung sind mit einer reduzierten Häufigkeit von Kolonadenomen und Karzinomen assoziiert. Unklar ist jedoch, welche Bestandteile (Ballaststoffe, Flavonoide, Anthocyanine) einen protektiven Effekt haben. Ein hoher Alkoholkonsum ist mit einem erhöhten Risiko für ein Kolonkarzinom assoziiert, insbesondere bei reduzierter Folsäureeinnahme. Zusätzlich scheint ein negativer synergistischer Effekt zwischen Rauchen und Alkohol zu bestehen (129).

Angesichts der Häufigkeitsverteilung und der Bedeutung der Adenome als präkanzeröse Läsionen ist das wichtigste Ziel der Diagnostik und Therapie die Früherkennung und endoskopische Entfernung dieser Karzinomvorläufer mit dem Ziel der Prophylaxe der kolorektalen Karzinome (152).

Aber auch die seltenen hereditären Polyposen sind aufgrund der möglichen Entstehung maligner Tumoren ein weiteres wichtiges Ziel der Diagnostik, Therapie und Vorsorge.

Klinik und Diagnostik

Symptomatik

Die Polypen des Dünn- und Dickdarms sind in den meisten Fällen klinisch stumm und Zufallsbefund bei der endoskopischen Diagnostik. Wenn Symptome auftreten, sind diese von der Größe, Lokalisation, Zahl und Art der Polypen abhängig. Hauptsymptom der kolorektalen Adenome mit einem Durchmesser von mehr als 1 cm ist die zumeist okkulte Blutung. Seltener sind bei sehr großen Polypen – insbesondere Peutz-Jeghers-Polypen im Dünndarm – Invagination und Okklusion mit rezidivierenden Bauchschmerzen, Tenesmen und Ileus. Rezidivierende Blutungen können zur hypochromen Anämie führen.

Diagnostik

Eine sorgfältige Erhebung der Familienanamnese ist unverzichtbar, da nichtneoplastische epitheliale Polypen, Adenome und Karzinome familiär gehäuft auftreten. Dies gilt insbesondere für die hereditären Polyposen.

Die Methode der Wahl zur Diagnostik der kolorektalen Polypen ist die Koloskopie mit Inspektion des gesamten Dickdarms bis zum Zäkum (s. Kapitel 3.4 „Endoskopie"). Die meisten Adenome und Karzinome sind zwar im Rektum und Sigma lokalisiert, ohne komplette Koloskopie werden jedoch ca. 40 % der Neoplasien nicht diagnostiziert.

Laboruntersuchungen

Fäkale okkulte Bluttestung. Zur Effektivität der FOBT (Guaiak-Test) als Screeningmethode für ein kolorektales Karzinom liegen die Ergebnisse von 3 großen randomisierten Studien vor. In ihnen konnte eine Senkung der darmkrebsbedingten Mortalität von 15 – 33 % gezeigt werden (52, 84, 99). Eine Metaanalyse der Studien ergab eine durchschnittliche Senkung der Mortalität um 23 % (144). Der Effekt der FOBT beruht auf der Diagnose kolorektaler Karzinome in einem früheren, für die Prognose günstigeren Stadium. Vorteile des FOBT sind die leichte Durchführbarkeit sowie die geringen Kosten. Nachteilig ist jedoch die mäßige Sensitivität für Karzinome und eine unzureichende Sensitivität für Adenome.

Immunologische und molekulare Verfahren. Immunologische Stuhltestverfahren mit einer erhöhten Sensitivität für Hämoglobin oder dem Nachweis von Albumin oder Calprotectin im Stuhl sowie die M2-PK-Bestimmung im Stuhl sind neue Ansätze, die aber wegen der noch unzureichenden Datenlage nicht als Screeningverfahren empfohlen werden können. Das gleiche gilt für molekulare Screeningverfahren, bei denen der Stuhl auf DNA-Veränderungen untersucht wird (129).

Bildgebende Verfahren

Die röntgenologische Diagnostik erreicht nicht die Sensitivität und Spezifität der Koloskopie, die darüber hinaus noch den Vorteil hat, dass Polypen sofort für die histologische Begutachtung abgetragen werden können.

Virtuelle Koloskopie. Dies ist ein neues Verfahren, welches durch die rasante technische Weiterentwicklung der CT und der MRT möglich wurde. Nach analoger Darmvorbereitung wie für eine konventionelle Dickdarmspiegelung werden im Rahmen der virtuellen Koloskopie zunächst zweidimensionale Bilder mittels Spiral-CT oder hoch auflösender Kernspintomographen generiert, die dann computerbasiert mittels 3D-Volume-Rendering in dreidimensionale Bildinformationen umgewandelt werden. Aktuell gelingt es mit Hilfe der virtuellen Koloskopie nur, Polypen mit einer Größe von mehr als 1 cm zu identifizieren. Kleinere und vor allem flache Polypen können durch die virtuelle Koloskopie kaum diagnostiziert werden. Vor dem Hintergrund der möglichen Strahlenbelastung, der aktuell noch heterogenen Studienergebnissen, des fehlenden therapeutischen Ansatzes und der ungeklärten Frage der Kostenübernahme bleibt der Wert der virtuellen Koloskopie noch umstritten (25, 117, 124).

Endosonographie. Neben der Koloskopie ist die Endosonographie klinisch relevant bei breitbasigen Polypen des Rektums zum Nachweis bzw. Ausschluss eines Adenoms mit invasivem Karzinom und der Suche nach perirektalen Lymphknotenmetastasen (43).

Angiographie und Szintigraphie. Diese Verfahren können zum Nachweis einer gastrointestinalen Blutung diskutiert werden, wenn endoskopisch keine Blutungsquelle gefunden wurde (101).

Neue endoskopische Verfahren

Chromo- und Magnifikationsendoskopie. Die Endoskopietechnologie hat sich wesentlich weiterentwickelt. Hoch auflösende Endoskope ermöglichen eine detailtreue Analyse der mukosalen Oberfläche. Magnifikationsendoskope vergrößern das Bild bis auf das 150fache. Dadurch kann die oberflächliche Kryptenarchitektur exakt analysiert werden.

Die Kombination der Chromoendoskopie mit der hoch auflösenden bzw. Magnifikationsendoskopie führt nicht nur zu einer Demaskierung flacher Adenome, zusätzlich eröffnet die Analyse der Oberflächenmuster eine zuverlässige endoskopische Dignitätsvorhersage (79).

Pit-Pattern Klassifikation. Die Kartierung der Oberflächenmuster erfolgt mittels der sog. Pit-Pattern Klassifikation (86). 5 verschiedene Oberflächenmuster werden unterschieden (s. Kapitel 3.4 „Endoskopie"). Runde und sternförmige Krypten entsprechen hierbei nichtneoplastischen Veränderungen, wohingegen tubuläre, villöse oder unstrukturierte Kryptenanordnungen neoplastischen Veränderungen entsprechen (Abb. 6.**87**).

Die gängigsten Farbstoffe, die im Rahmen der Chromoendoskopie verwandt werden, sind Indigokarmin und Methylenblau. Das gezielte Aufsprühen der Farblösungen mittels Spraykatheter eröffnet die exakte Bestimmung der Polypenart (flach, eingesunken, erhaben).

Durch die Verwendung von Magnifikationsendoskopen kann die Dignität der Polypen signifikant besser vorherge-

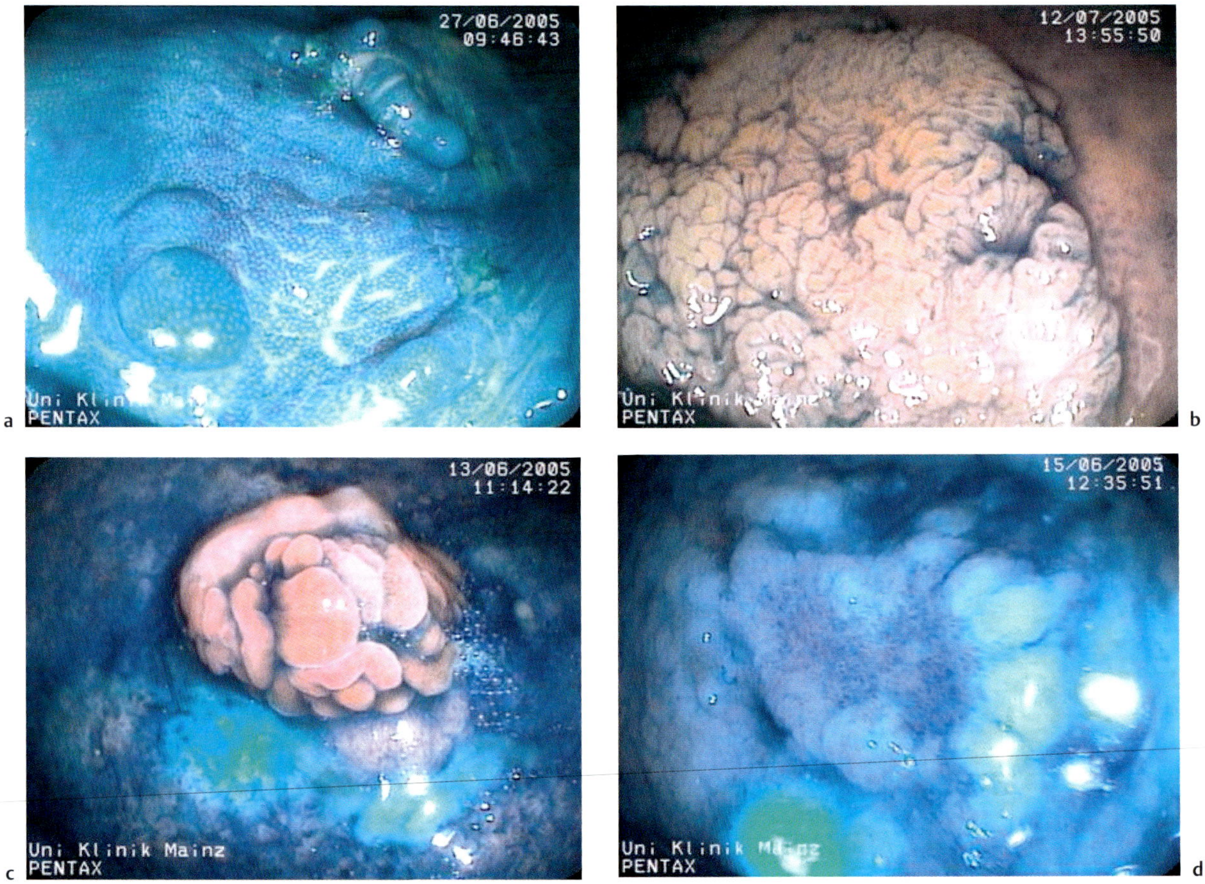

⊠ **Abb. 6.87** Chromoendoskopie und Magnifikationsendoskopie.

a Nach Methylenblaufärbung finden sich multiple Polypen mit regelmäßigem, punktförmigen Oberflächenmuster (Pit Pattern). Hierbei handelt es sich um hyperplastische Polypen.

b Die Oberflächenstruktur der flachen Läsion ist tubulär (Pit Pattern III). Die Grenzen der Schleimhautveränderung lassen sich nach Färbung deutlich erkennen. Histologisch handelte es sich um ein tubuläres Adenom mit leichtgradigen intraepithelialen Neoplasien.

c Die polypoide Formation weist ein gyriertes Oberflächenmuster auf (Pit Pattern IV). Hierbei handelt es sich um ein tubulovillöses Adenom.

d Die flach eingesunkene Läsion demaskiert sich erst nach gezielter Chromoendoskopie. Die eingesunkene Fläche weist ein unstrukturiertes Oberflächenmuster auf (Pit Pattern V). Hierbei handelt es sich um ein Frühkarzinom mit maligner Infiltration des oberen Drittels der Mukosa.

sagt werden als mit Hilfe von Standardvideoendoskopen (83). Auch aberrante Krypten (mögliche Vorstufen von Adenomen) können durch Kombination von Chromo- und Magnifikationsendoskopie sicher identifiziert werden (Abb. 6.**88**) (104, 141).

⇢ **Endomikroskopie.** Neben den verbesserten optischen Eigenschaften der Endoskope ermöglicht die Endomikroskopie erstmals die Mikroskopie noch während der laufenden Koloskopie (Abb. 6.**89**). Ein miniaturisiertes konfokales Mikroskop ist hierbei in das distale Ende eines üblichen Videoendoskops integriert. Eine Analyse der Mikroachitektur der Mukosa wird möglich und neoplasieverdächtige Areale können dadurch leichter identifiziert werden (77).

Endoskopisches Vorgehen

⇢ **Neoplastische epitheliale Polypen.** Endoskopisch werden die neoplastischen epithelialen Polypen nach der makroskopischen Wuchsform eingeteilt in (Abb. 6.**90**):

- gestielte und taillierte,
- breitbasige und
- flache Polypen.

Im Rahmen der Koloskopie ist neben der Identifikation polypoider Erhabenheiten die Suche nach flachen neoplastischen Polypen essenziell zur Krebsvorsorge. Flache und flach eingesunkene Adenome sind kein „japanisches Phänomen" mehr, sondern werden seit Einführung der Chromo-

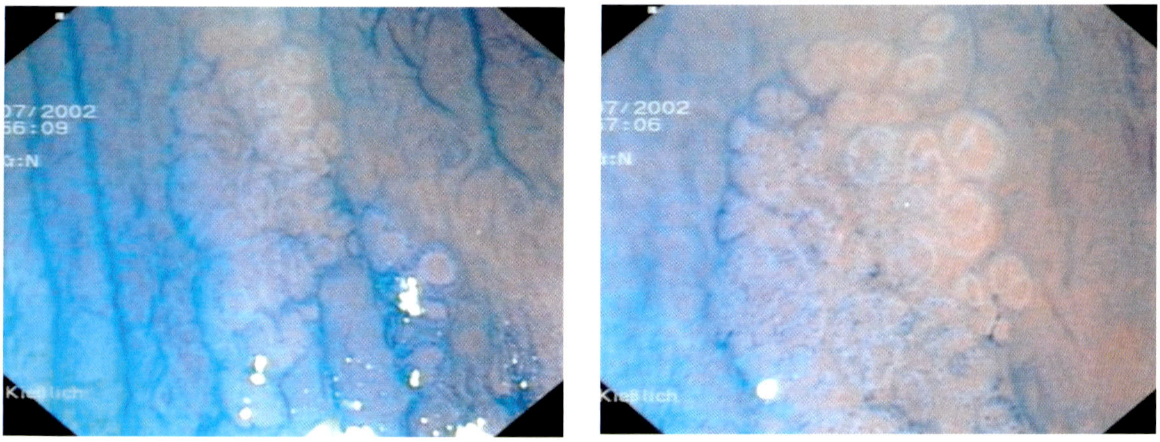

a b

☒ **Abb. 6.88** Aberrante Krypten.

a Die Chromoendoskopie ermöglicht es, aberrante Krypten zu identifizieren. Aberrante Krypten liegen immer im Schleimhautniveau und gelten als Vorstufen von kolorektalen Adenomen.

b Die Zoomendoskopie ermöglicht die Oberflächenanalyse auch dieser diskreten Schleimhautveränderungen.

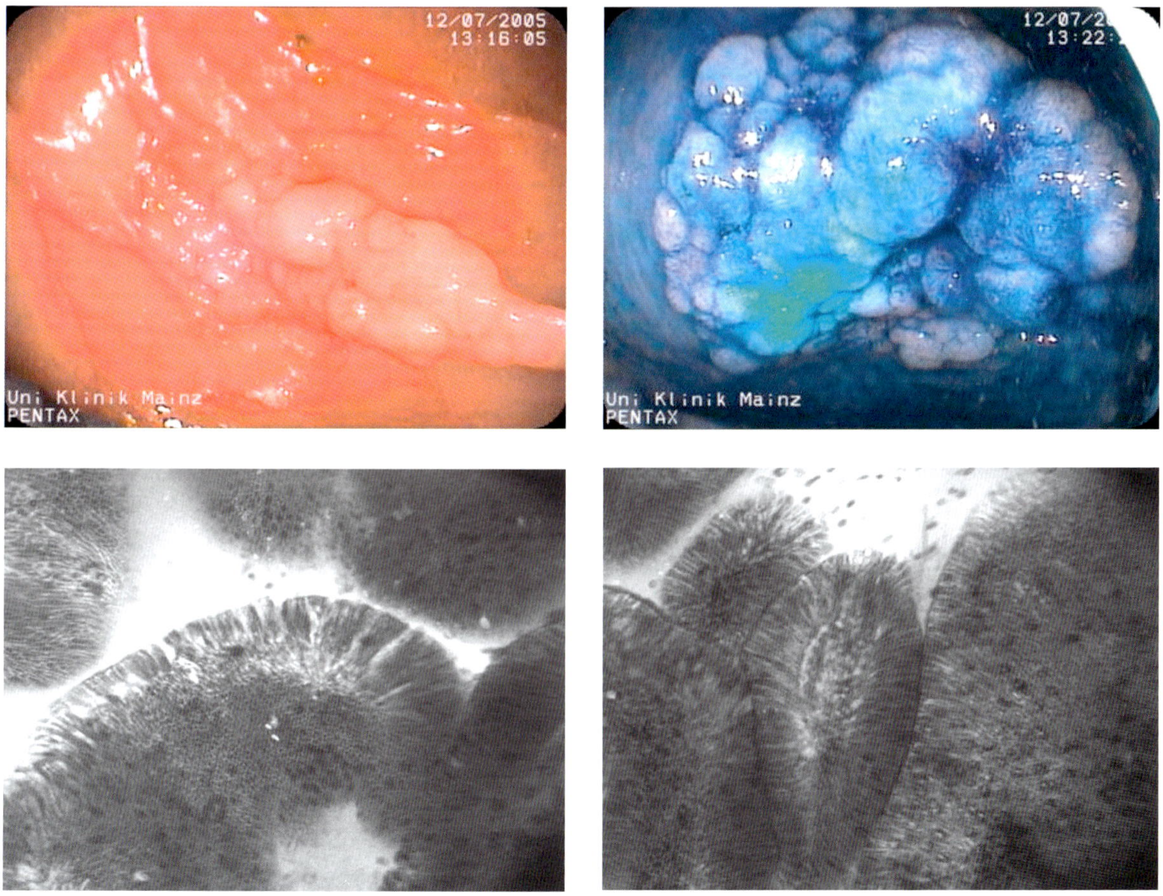

a b c d

☒ **Abb. 6.89** Endomikroskopie.

a Im Colon ascendens zeigt sich eine flache Läsion.

b Nach gezielter Chromoendoskopie und Unterspritzung mit verdünnter Adrenalinlösung können die Grenzen der Läsion exakt bestimmt werden.

c Die Endomikroskopie ermöglicht die Mikroskopie während der laufenden Endoskopie. Das Epithel sowie die Lamina propria können auf zellulärer Ebene analysiert werden.

d Die fluoreszenzbasierte Endomikroskopie zeigt ein tubulovillöses Adenom mit unregelmäßiger Verteilung der Becherzellen. Die konventionelle Histologie bestätigte nach endoskopischer Resektion die endomikroskopische Verdachtsdiagnose.

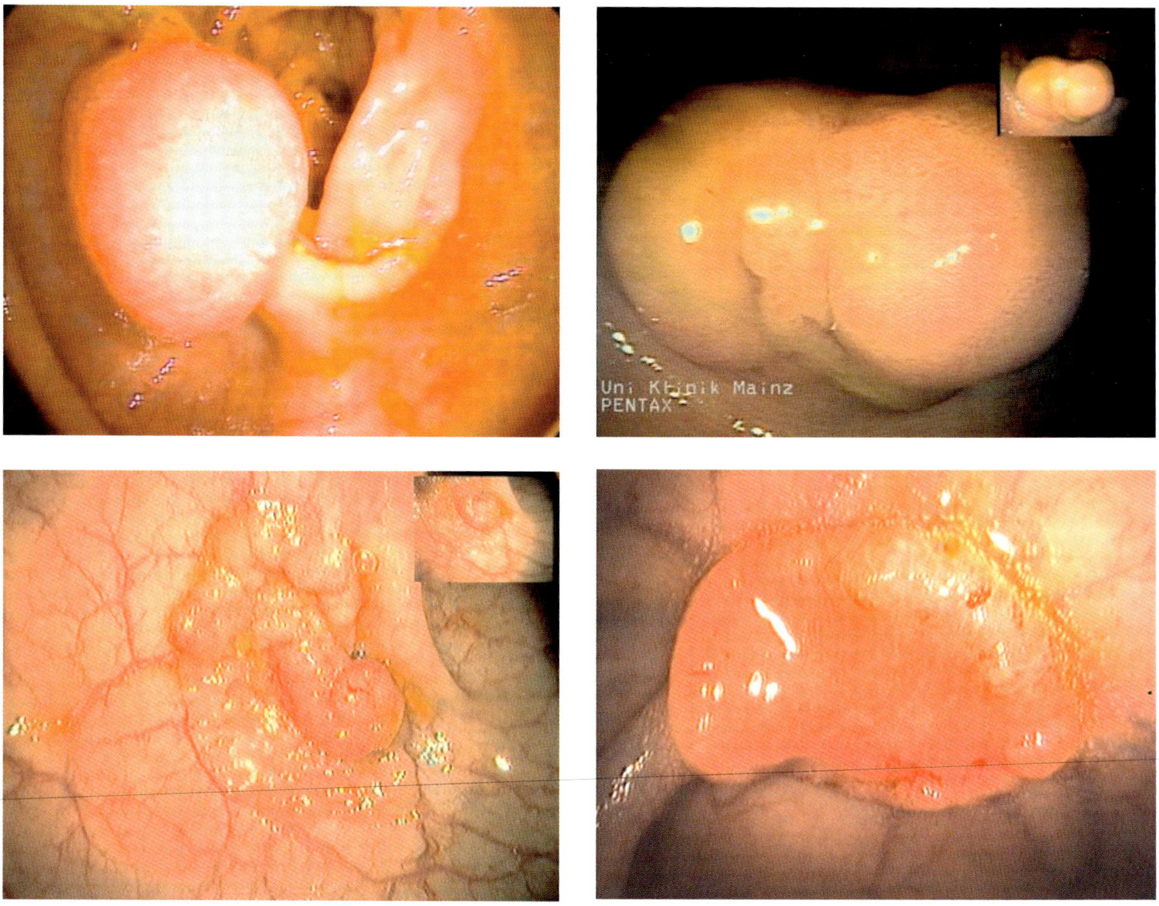

Abb. 6.90 Makroskopische Klassifikation kolorektaler Polypen.
a Gestielter Polyp.
b Taillierter Polyp.
c Sessiler Polyp.
d Flacher Polyp.

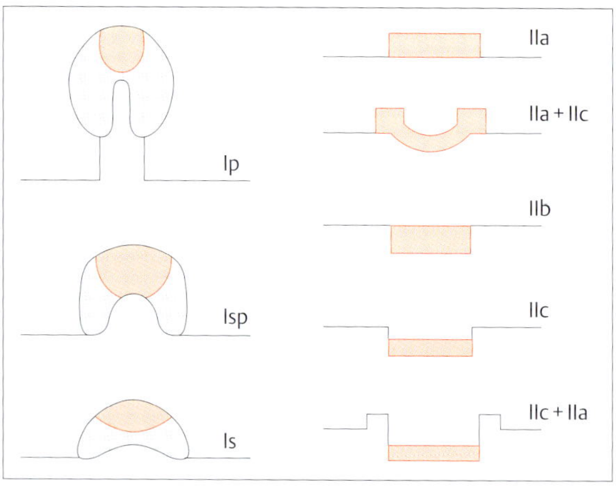

Abb. 6.91 Makroskopische Klassifikation der kolorektalen Frühkarzinome (modifiziert nach 86).

endoskopie im Westen in den letzten Jahren in bis zu 40% aller neoplastischen Polypen diagnostiziert (30, 63). Die flachen Adenome enthalten relativ häufig hochgradige intraepitheliale Neoplasien (Dysplasien) oder Karzinome.

Mini-de-novo-Karzinome. Relativ unbekannt ist die japanische Klassifikation der sog. Mini-de-novo-Karzinome (Abb. 6.**91**). Molekularpathologische Untersuchungen haben zwar gezeigt, dass auch diese Karzinome wahrscheinlich aus Adenomen entstehen, bei denen die molekularen Schritte nach dem genetischen Modell der Genese der kolorektalen Karzinome (148) schneller durchlaufen werden als in den polypösen Adenomen (106). Vielleicht ist aber der Begriff „Mini-de-novo-Karzinom" doch – wie vor Jahrzehnten der Begriff „Magenfrühkarzinom" – ein wichtiger Anreiz, nach derartigen Karzinomen gezielt zu suchen.

In den westlichen Ländern werden die sog. Mini-de-novo-Karzinome zurzeit in ca. 10 – 15% der pT1-Karzinome im Kolorektum diagnostiziert, in Japan dagegen in bis zu 30% (88). Der häufigste Typ der im Westen diagnostizierten Mini-de-novo-Karzinome ist der Typ IIa (Abb. 6.**92**) mit un-

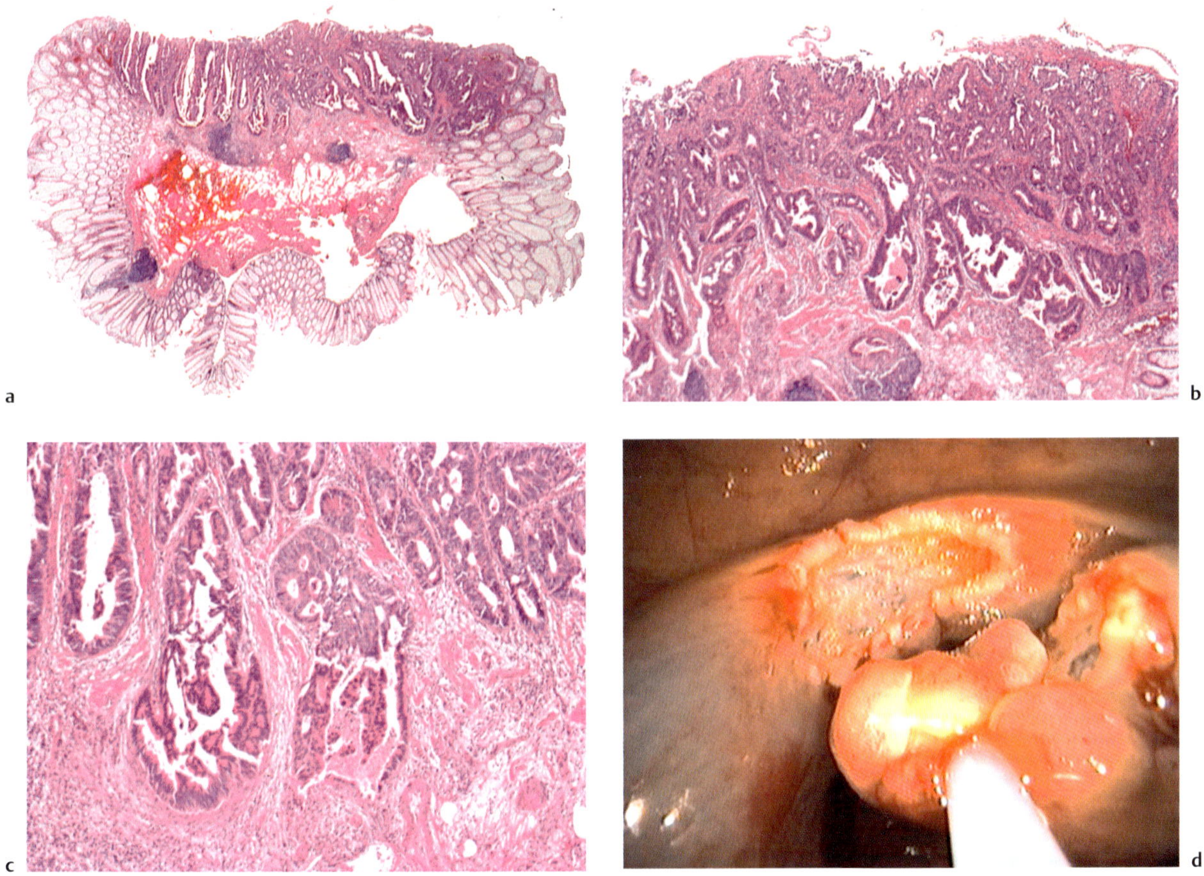

☒ **Abb. 6.92 a – d** Sog. Mini-de-novo-Karzinom Typ IIa mit Infiltration der Submukosa.

scharfer Begrenzung im Rand und vielfach mit zentraler konkaver Einsenkung (136).

Endoskopische Mukosaresektion. Zur Krebsvorsorge ist es entscheidend, dass alle neoplastischen und prämalignen Läsionen im Kolon komplett entfernt werden.

Eine vollständige Entfernung kann bei gestielten Polypen mittels Polypektomie leicht erreicht werden. Bei sessilen und flachen Läsionen ist jedoch die endoskopische Mukosaresektion indiziert (Abb. 6.**93**).

Hier erfolgt die Unterspritzung der Läsion mit physiologischer Kochsalzlösung (78). Die endoskopische Resektion ist essenziell, um eine fundierte und differenzierte histologische Diagnose zu erhalten und die Frage zu beantworten, ob die Neoplasie sicher entfernt worden ist.

Histologie

Einteilung. Histologisch werden die Adenome subklassifiziert in:

- tubuläre (wenigstens 75% neoplastische Tubuli),
- tubulovillöse (zwischen 25 und 75% neoplastische villöse Strukturen),
- villöse (wenigsten 75% neoplastische villöse Strukturen),
- serratierte und
- gemischte hyperplastisch-adenomatöse Polypen.

Grad der intraepithelialen Neoplasie

Der nächste Schritt der histologischen Begutachtung ist die Bestimmung des Grads der intraepithelialen Neoplasie (Dysplasie). In ca. 90% der Adenome besteht nur eine geringgradige intraepitheliale Neoplasie (Zusammenfassung der früheren „geringgradigen" und „mittelgradigen" Dysplasie).

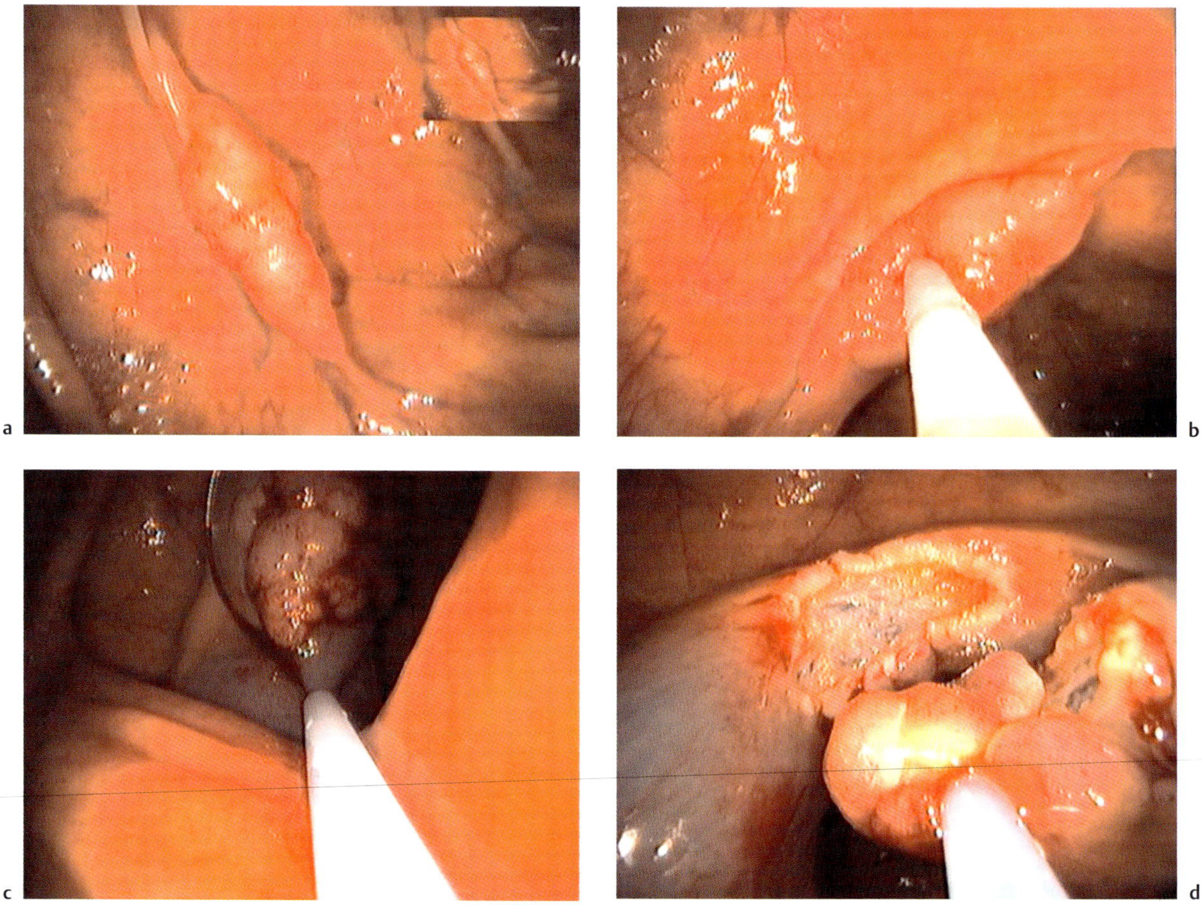

⊠ **Abb. 6.93** Endoskopische Mukosaresektion.

a Eine auf eine Falte begrenzte flache Läsion konnte koloskopisch idenfiziert werden.

b Es erfolgte die Unterspritzung der Läsion mit verdünnter Adrenalinlösung, um die Läsion anzuheben (Minimierung des Blutungs- und Perforationsrisikos).

c Nach Unterspritzung wird die Läsion in toto mit der Schlinge in einem Stück abgetragen.

d Der resezierte Polyp wurde mit der Schlinge geborgen und zur histologischen Untersuchung gesandt. Die Resektionsfläche zeigt kein residuales Polypengewebe. Die Mukosa und die Submukosa wurden reseziert. Im Boden der Resektionsfläche ist die Muscularis propria zu erkennen.

→ **Geringgradige intraepitheliale Neoplasie.** Die Diagnose Adenom mit geringgradiger intraepithelialer Neoplasie ist sprachlich ein Pleonasmus, deshalb kann man bei derartigen Adenomen den Grad der intraepithelialen Neoplasie weglassen oder die beiden Begriffe mit der Formulierung „Adenom, geringgradige intraepitheliale Neoplasie" nebeneinander stellen.

→ **Hochgradige intraepitheliale Neoplasie.** In der Terminologie der hochgradigen intraepithelialen Neoplasie existiert immer noch ein „Wirrwarr der Begriffe". Manche Pathologen diagnostizieren nur dann eine hochgradige intraepitheliale Neoplasie, wenn die hochgradig atypischen Zellen die Basalmembran der neoplastischen Tubuli oder Villi nicht durchbrochen haben. In der UICC-Klassifikation wird diese hochgradige intraepitheliale Neoplasie auch noch „Carcinoma in situ" genannt (154). Wenn eine Invasion der Tunica propria der Mukosa ohne Invasion der Submukosa vorliegt, sprechen jedoch viele Pathologen – insbesondere in Japan – von einem intramukosalen Karzinom (85).

Beide Begriffe „Carcinoma in situ" und „intramukosales Karzinom" sind zwar prinzipiell richtig, da aber diese auf die Mukosa begrenzten Neoplasien im Kolon und Rektum nicht metastasieren, also zwar histologisch, zytologisch und molekularpathologisch, aber nicht biologisch Karzinome sind, ist man auch in der neuesten WHO-Klassifikation (50) bei dem Begriff „hochgradige intraepitheliale Neoplasie" für derartige Befunde geblieben, um überflüssige Operationen zu verhindern.

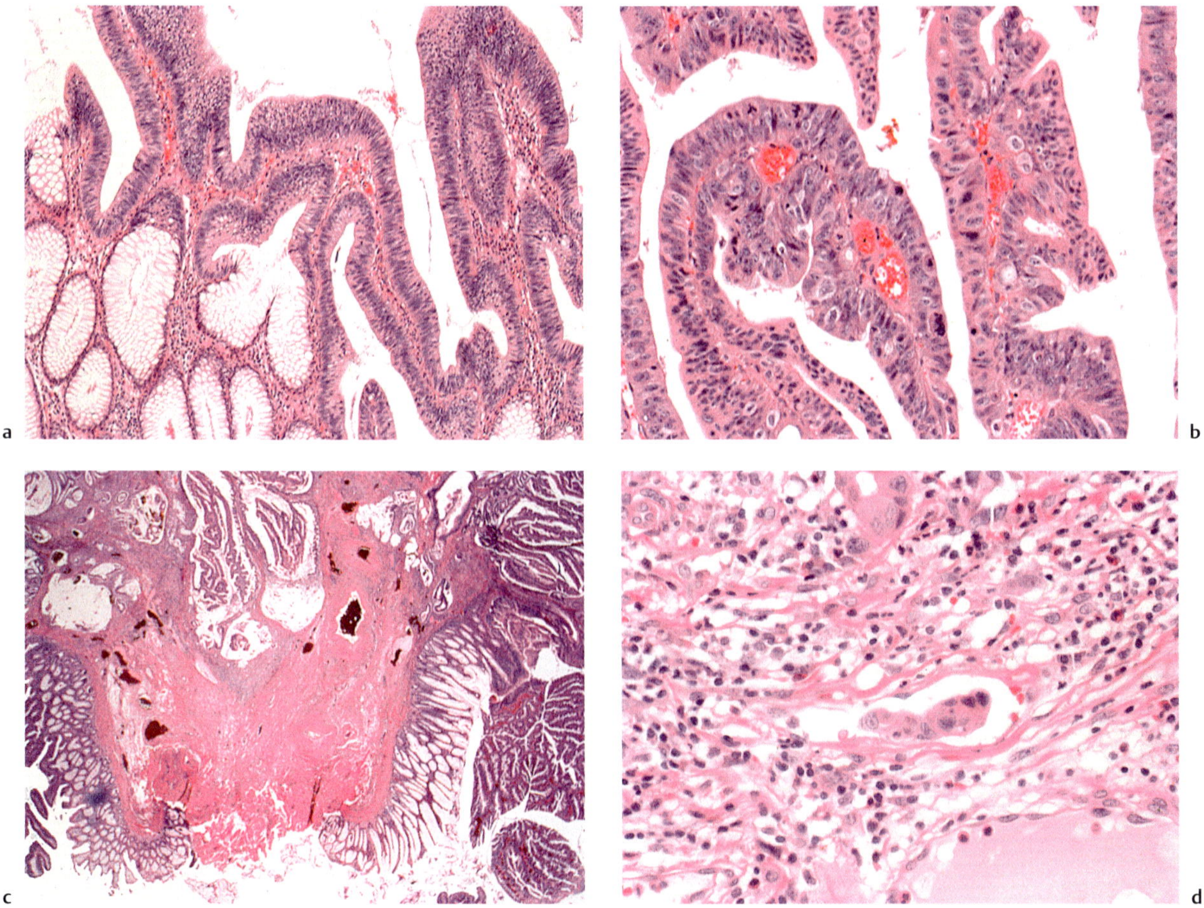

Abb. 6.94 Endoskopisches Polypektomiepräparat eines pT1-Adenokarzinoms in einem Adenom.
a Adenomanteil.
b Übergang in eine hochgradige intraepitheliale Neoplasie (Dysplasie).
c Infiltration der Submukosa im Polypenstiel.
d Einbruch in ein Lymphgefäß.

Wenn man dennoch die Begriffe „Carcinoma in situ“ oder „intramukosales Karzinom“ verwendet, muss im Kommentar zur Diagnose jedoch gesagt werden, dass die endoskopische Abtragung ausreichend und eine chirurgische Therapie nicht indiziert ist.

Der Pathologe muss außerdem in seiner Begutachtung aussagen, ob die Polypektomie „im Gesunden“, „nicht sicher im Gesunden“ oder „nicht im Gesunden“ erfolgt ist. Dabei ist die Beurteilung der Polypenbasis entscheidend. Reichen Adenomformationen bis in den lateralen Rand der Abtragung, kann die Ektomie dennoch im Gesunden erfolgt sein. Hier ist die Beurteilung und Beschreibung der Polypektomiestelle durch den Endoskopiker wichtig.

pT1-Karzinom und Risiko der lymphogenen Metastasierung

Es waren Pathologen, die die Adenom-Karzinom-Sequenz im Kolon und Rektum als erste beschrieben (33, 108) und die auch die Kriterien für das Risiko der lymphogenen Metastasierung erarbeiteten (56, 105).

Low Risk und High Risk. Ein kolorektales Karzinom wird nach der WHO-Klassifikation nur dann diagnostiziert, wenn das Karzinom die Submukosa infiltriert hat (Abb. 6.**94**). Nach den alten Risikokriterien (56, 105) besteht bei gut bis mäßig differenzierten Adenokarzinomen (G1, G2), die im Gesunden entfernt wurden und in denen keine Lymphgefäßeinbrüche nachweisbar sind, nur ein geringgradiges Risiko („low risk“) der lymphogenen Metastasierung (ca. 2%). Bei schlecht differenzierten und undifferenzierten Karzinomen (G3, G4) und Siegelringzellkarzinomen oder bei Karzinomen mit Lymphgefäßeinbrüchen (L1) besteht jedoch ein erhöhtes Risiko („high risk“) der lymphogenen Metastasierung von ca. 20% (Literatur in 28).

Kritisch muss hinsichtlich der Low- und High-Risk-Klassifikation der pT1-Karzinome angemerkt werden, dass es dazu keine prospektive kontrollierte randomisierte Studie gibt und alle diesbezüglichen Daten aus retrospektiven unkontrollierten Studien stammen. Im Einzelfall muss die Entscheidung zur operativen Therapie – auch im Low-Risk-Fall – individuell je nach Lokalisation des Karzinoms und Risiko-abwägung im Gespräch zwischen dem Gastroenterologen, Chirurgen und Patienten diskutiert werden.

In den letzten 10 Jahren sind noch zwei zusätzliche Risikofaktoren der lymphogenen Metastasierung erarbeitet worden: der Grad der Tiefeninfiltration der Submukosa und der Grad der Tumorzelldissoziation in der Invasionsfront des Karzinoms (Literatur in 28).

Tiefeninfiltration. Der Grad der Tiefeninfiltration der Submukosa wird unterteilt:

- sm1 = oberes Drittel,
- sm2 = mittleres Drittel und
- sm3 = unteres Drittel der Submukosa.

Bei Tiefeninfiltration bis in das untere Drittel der Submukosa (sm3) besteht ein erhöhtes Risiko der lymphogenen Metastasierung.

Tumorzelldissoziation in der Invasionsfront. Die Tumorzelldissoziation in der Invasionsfront wird graduiert in: geringgradig, mittelgradig und hochgradig (42). Bei hochgradiger Tumorzelldissoziation besteht ebenfalls ein erhöhtes Risiko der lymphogenen Metastasierung. Die Konsequenzen aus der Risikobeurteilung sind in Abb. 6.**95** dargestellt.

Pseudoinvasion

Durch Läsionen an der Kuppe des Adenoms mit Destruktion der angrenzenden Muscularis mucosae kann es zur Verlagerung von Adenomanteilen in die Submukosa kommen (107, 116). Diese „Pseudoinvasion" wird teilweise noch als Karzinom fehldiagnostiziert. Die Pseudoinvasion lässt sich histologisch an einer reaktiven Fibrose ohne desmoplastische Stromareaktion und an umgebenden Hämosiderin speichernden Makrophagen als Zeichen der vorausgegangenen Blutung erkennen. Das beste differenzialdiagnostische Kriterium ist der Nachweis von Anteilen der mit den neoplastischen Drüsen in die Submukosa verlagerten Tunica propria der Mukosa: Dies ist bei der Pseudoinvasion, nicht aber bei der karzinomatösen Infiltration der Submukosa nachweisbar.

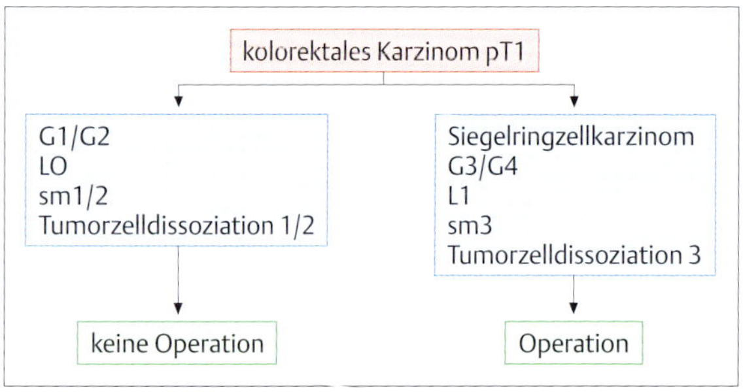

Abb. 6.95 Konsequenzen aus der histologischen Begutachtung eines kolorektalen pT1-Karzinoms.

Krankheitsbilder

Familiäre adenomatöse Polyposis (FAP) und FAP-Syndrome

Bei der familiären adenomatösen Polyposis besteht die autosomal dominant erbliche Disposition zu multiplen (über 100), oft bis zu Tausenden kolorektalen Adenomen sowie multiplen extrakolonischen Manifestationen (Abb. 6.**96**).

Ätiologie und Verlauf

Mutationen im APC-Gen. Die FAP wird durch eine Keimbahnmutation in dem APC (von Adenomatosis polyposis coli) genannten Tumorsuppressorgen verursacht. Das APC-Gen ist auf dem Chromosomenabschnitt 5q21-q22 lokalisiert (Literatur in 40). Bisher wurden über 800 verschiedene Mutationen im APC-Gen festgestellt, fast jede Familie hat eine andere Mutation. Die Position der Mutation im APC-Gen bestimmt den Schweregrad der Polyposis und die Expression der extrakolonischen Manifestationen.

Adenome entstehen oft schon im Kindesalter, gehäuft in der zweiten Lebensdekade (11). Unbehandelt führt die FAP obligat zur malignen Transformation einzelner Adenome (im Durchschnitt im Alter von 36 Jahren). Wenn die Diagnose erst nach Auftreten von Symptomen gestellt wird, liegt oft schon ein kolorektales Karzinom vor, im dänischen Polypenregister in 69% der Fälle (11).

Attenuierte adenomatöse Polyposis coli (AAPC). Die AAPC ist eine milde Verlaufsform der FAP, zumeist mit weniger als 100 kolorektalen Adenomen, die oft viel kleiner und flacher als bei der FAP und hauptsächlich im rechten Hemikolon lokalisiert sind und auch oft das Rektum aussparen. Die AAPC ist in der älteren Literatur (15) auch „hereditary flat adenoma syndrom" genannt worden.

Differenzialdiagnostisch muss man bei dieser Polypose wegen der bevorzugten Lokalisation im rechten Kolon und den flachen Polypen auch an das hereditäre nichtpolypöse Kolonkarzinom (HNPCC) denken und entsprechende molekulargenetische Untersuchungen durchführen.

Polypen bei MYH-Mutationen. Seit kurzem wurde die diagnostische Relevanz eines weiteren, 1996 erstmals beschriebenen Gens, das an der Entstehung der kolorektalen Karzinome beteiligt ist, nachgewiesen. Es handelt sich um das Exzisions-Reparatur-Gen MYH, benannt als „human homolog of E. coli mutY gene".

Etwa ein Drittel aller Patienten mit >15 kolorektalen Adenomen weist biallelische Mutationen im MYH-Gen auf (132). Bei Patienten mit FAP ohne Keimbahnmutation im APC-Gen wurden ebenfalls biallelische Mutationen im MYH-Gen nachgewiesen. Bei diesen FAP-Patienten überschritt die Zahl der Adenome niemals 100; es werden jedoch

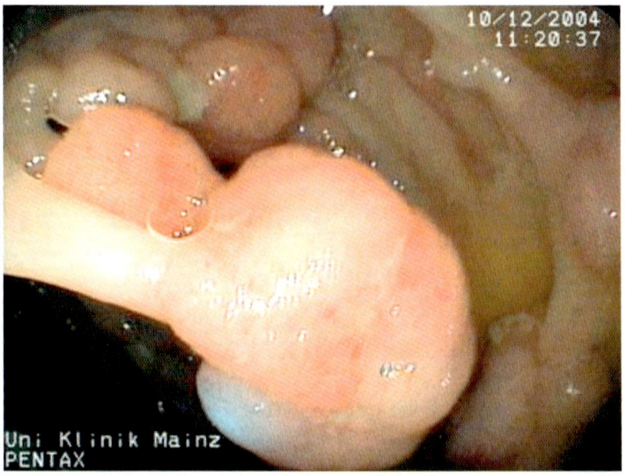

a

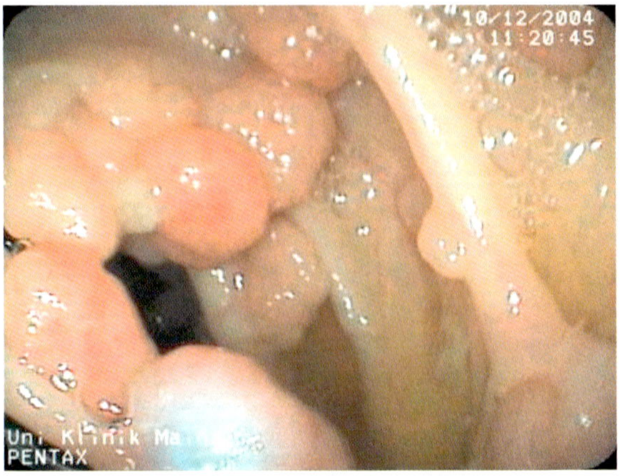

b

☒ **Abb. 6.96 a** u. **b** FAP-Syndrom. Das FAP-Syndrom ist mit einer Polyposis assoziiert. Im Kolon finden sich oft über 100 kolorektale Adenome verschiedener Wuchsformen.

zusätzliche extrakolische Erkrankungen beschrieben (94). Bei Patienten mit über 15 Adenomen und bei attenuierter FAP ist deshalb ein MYH-Screening vorgeschlagen worden (146, 149).

Klinik und Manifestationen

Symptome. Erste Symptome sind

- Blut- und Schleimbeimengung im Stuhl,
- Durchfälle oder Obstipation, häufig im Wechsel,
- unspezifische abdominelle Beschwerden.

Extrakolonische Manifestationen. Bei bis zu 90% der FAP-Patienten treten auch im oberen Gastrointestinaltrakt, vor allem im Duodenum und in der Papilla Vateri, Adenome auf (54). Bei diesen oft multiplen und rezidivierenden Adenomen im Duodenum ist das relative Risiko für ein Duodenalkarzinom im Vergleich zur Normalbevölkerung auf das 331fache und für ein Karzinom der Papilla Vateri auf das 124fache erhöht (12, 127).

Im Magen sind Adenome bei FAP dagegen selten (ca. 7%) und zumeist im Antrum lokalisiert. Dagegen finden sich in 80–95% im Korpus und Fundus multiple Drüsenkörperzysten (31, 64). An der Kuppe der Drüsenkörperzysten sind relativ häufig (11–70%) foveoläre Mikroadenome nachweisbar, die aber offensichtlich selten zu Magenkarzinomen werden, denn bis jetzt sind nur 3 Magenfrühkarzinome auf der Kuppe von Drüsenkörperzysten bei FAP beschrieben worden (Literatur in 138).

Nicht gastrointestinale Manifestationen. Bei etwa 80% der FAP-Patienten besteht eine charakteristische kongenitale Hypertrophie des retinalen Pigmentepithels (17).

Da die Hypertrophie des retinalen Pigmentepithels bereits kongenital nachweisbar ist, kann sie bei der Untersuchung von Kindern aus FAP-Familien als prädiktiver Marker für Anlageträger der FAP vor der Entstehung von kolorektalen Adenomen diagnostisch eingesetzt werden.

Osteome und Zahnanomalien sind bei 66–93% der FAP-Patienten nachweisbar (10), Osteome vor allem in der Mandibula, grundsätzlich aber auch in allen anderen Knochen. Auch Epidermoidzysten und Fibrome sind extragastrointestinale Manifestationen der FAP, ebenso wie Desmoidtumoren (aggressive Fibromatose) in 4–13% der FAP-Patienten (22, 71). Die Desmoidtumoren bei FAP-Patienten können überall im Körper auftreten, vorwiegend aber in der Bauchwand oder intraabdominal. Frauen haben ein doppelt so hohes Risiko für Desmoidtumoren wie Männer (140). Diese Desmoidtumoren sind aufgrund ihres invasiven destruktiven Wachstums mit Obstruktion der angrenzenden Darmstrukturen eine der häufigsten Todesursachen der FAP nach Proktokolektomie.

Mit der FAP sind außerdem endokrine Neoplasien der Schilddrüse, der Nebennieren und der Zirbeldrüse sowie Hirntumoren und kindliche Hepatoblastome assoziiert.

Gardner-Syndrom. Die Assoziation der FAP mit Osteomen, Fibromen, Epidermoidzysten und Desmoidtumoren wurde auch als Gardner-Syndrom zusammengefasst (44). Heute wird diese Assoziation als unterschiedliche Ausprägungen der FAP eingestuft und der Terminus „Gardner-Syndrom" nicht mehr benutzt (9).

Turcot-Syndrom. Auch dies ist zumeist eine allelische Variante einer Keimbahnmutation im APC-Gen mit Auftreten eines primären Hirntumors, in der Regel eines Medulloblastom (98).

Therapie

Die Therapie der Wahl ist nach Sicherung der FAP-Diagnose die prophylaktische Proktokolektomie im Alter von 18–22 Jahren (55).

Vor der operativen Therapie kann eine medikamentöse Therapie mit Acetylsalicylsäure, Sulindac oder COX-2-Hemmern, in Zukunft vielleicht auch mit dem HDAC-2-Hemmer 2-PPa, diskutiert werden, um die Zahl der Adenome und deren Progression in Adenokarzinome zu reduzieren (45, 90, 135, 153, 158).

Bei Nachweis von Adenomen im Duodenum und in der Papilla Vateri ist früher die chirurgische Therapie empfohlen worden, heute können diese Adenome aber auch prophylaktisch endoskopisch reseziert werden (18, 19).

Desmoidtumoren. Besonders problematisch ist die Therapie der Desmoidtumoren, bei denen eine R0-Resektion wegen des aggressiven infiltrativen Wachstums sehr schwierig ist. Selbst bei R0-Resektion ist die Rezidivrate hoch. In Einzelfällen ist eine Remission unter Therapie mit Sulindac oder Tamoxifen beschrieben worden, mit mäßigem Erfolg wurden auch eine Chemotherapie mit Anthracyclinen oder eine Strahlentherapie eingesetzt (47, 81).

Vorsorge

Vorsorgeuntersuchungen. Für Risikopersonen aus Familien mit FAP (Geschwister, Kinder) sind folgende Vorsorgeuntersuchungen ab dem 10. Lebensjahr indiziert (145):

- gründliche körperliche Untersuchung (Suche nach extragastrointestinalen Manifestationen),
- Rektosigmoidoskopie oder besser totale Koloskopie (insbesondere bei attenuierter FAP),
- Abdomensonographie und
- augenärztliche Untersuchung der Retina.

Selbst bei primär negativen Befunden ist eine jährliche Koloskopie bis zum Alter von 40 Jahren, danach bis zum Alter von 60 Jahren im Abstand von 3–5 Jahren indiziert.

Molekulargenetische Untersuchungen. Diese sind bei FAP-Patienten und deren Angehörigen (Kinder, Geschwister) für die prädiktive Diagnostik sinnvoll. Dabei muss zunächst wegen der Vielzahl der Mutationen im APC-Gen bei dem primär diagnostizierten FAP-Patienten die Mutation nachgewiesen werden, um anschließend bei den Verwandten ersten Grades diese Mutation nachweisen oder ausschließen zu können. Ein sicherer Ausschluss der FAP ist jedoch auch mit molekulargenetischen Methoden nicht möglich, denn selbst bei Patienten mit typischer FAP kann nicht bei jedem dieser Patienten eine Mutation im APC-Gen nachgewiesen werden (Literatur in 40).

„Traumziel" der Vorsorge ist die Gentherapie, also die Einschleusung des fehlenden APC-Gens in alle Darmepithelien, bevor die Zellen entarten.

Nichtneoplastische epitheliale Polypen und Polyposen

Hyperplastische Polypen

Ätiologie und Epidemiologie. Hyperplastische Polypen sind zumeist kleine, im Durchmesser unter 0,5 cm große, sessile Läsionen mit gleicher oder hellerer Färbung als die umgebende Schleimhaut. Die Pathogenese dieser hyperplastischen Polypen ist ungeklärt. Zellkinetische Untersuchungen haben ergeben, dass eine verlängerte Proliferationszone vorliegt, die bis zur Kryptenöffnung reicht und dass die Zellreifung und die Exfoliation der Oberflächenepithelien verzögert abläuft (53, 74). Die hyperplastischen Polypen werden auch metaplastische Polypen genannt, da die Epithelien Magenmuzin exprimieren (5). Sie kommen am häufigsten im Rektum vor. Die Prävalenz dieser Polypen steigt mit dem Alter auf bis zu 30% bei Personen über 50 Jahre an.

Histologie und Molekulargenetik. Histologisch finden sich verlängerte, sägeblattartig papillär aufgefaltete Krypten mit kleinen basalständigen Kernen ohne Atypien. Manchmal findet sich eine subepitheliale Ablagerung von Kollagenfasern. Nicht selten sieht man auch in hyperplastischen Polypen eine Pseudoinvasion.

Lange Zeit war man der Meinung, dass diese Polypen keine präkanzeröse Läsion sind. Molekularbiologische Untersuchungen haben jedoch ergeben, dass in diesen Polypen klonale genetische Veränderungen (Veränderungen des Onkogens K-ras und Deletionen des Chromosoms 1p) sowie phänotypisch die milde Form der Mikrosatelliteninstabilität (MSI-L) nachweisbar sind (8, 35).

Einteilung. Torlakovic et al (142) haben vorgeschlagen, die hyperplastischen Polypen (HP) in 4 Subtypen zu unterscheiden:

- Becherzell-HP,
- mikrovesikuläre HP,
- muzinarme HP und
- HP mit abnormer Proliferation.

Der Subtyp mit abnormer Proliferation scheint nach molekulargenetischen Untersuchungen der Vorläufer eines „serrated adenoma" zu sein (2, 69, 114, 156) (Abb. 6.**97**).

Neue Terminologie. Seit 2005 existiert eine neue Terminologie für die serratierten kolorektalen Polypen (165):

1. hyperplastischer Polyp:
   - mikrovesikulärer Typ,
   - becherzellreicher Typ,
   - muzinarmer Typ,

2. sessiles serratiertes Adenom,
3. traditionelles serratiertes Adenom,
4. gemischter serratierter Polyp,
5. sessiler serratierter Polyp mit Kommentar, ob es sich eher um einen hyperplastischen Polypen oder um ein sessiles serratiertes Adenom handelt.

Neu an dieser Terminologie ist das „sessile serratierte Adenom".

Sessiles serratiertes Adenom. Diese Diagnose wird auch ohne Nachweis von zytologischen Dysplasien gestellt, wenn folgende Architekturveränderungen vorliegen:

- „branching" Krypten,
- Dilatation der Kryptenbasis,
- parallel zur Muscularis mucosae wachsende T- oder L-förmige Krypten.

Dieses Wachstumsmuster ist oft kombiniert mit zytologischen Veränderungen:

- reife Zellen mit Becherzellen und foveolärer gastraler Metaplasie an der Basis der Krypten,
- Serration an der Basis der Krypten,
- kleine Herde mit Pseuostratifikation und eosinophilen Zytoplasmaveränderungen des Oberflächenepithels,
- Kernveränderungen wie irreguläre Kernkonturen, kleine prominente Nukleoli und Mitosen im oberen Teil der Krypten oder im Oberflächenepithel.

Die sessilen serratierten Adenome können ohne traditionelle adenomatöse Dysplasie in ein Adenokarzinom (Abb. 6.**98**) übergehen (162). Sie sind offensichtlich biologisch aggressiver als die „normalen" Adenome. Dies könnte eine Erklärung dafür sein, dass rechtsseitige Kolonkarzinome bei der Koloskopie in ca. 4% übersehen werden bzw. aufgrund der schnelleren Transformation 1 – 2 Jahre nach der Koloskopie

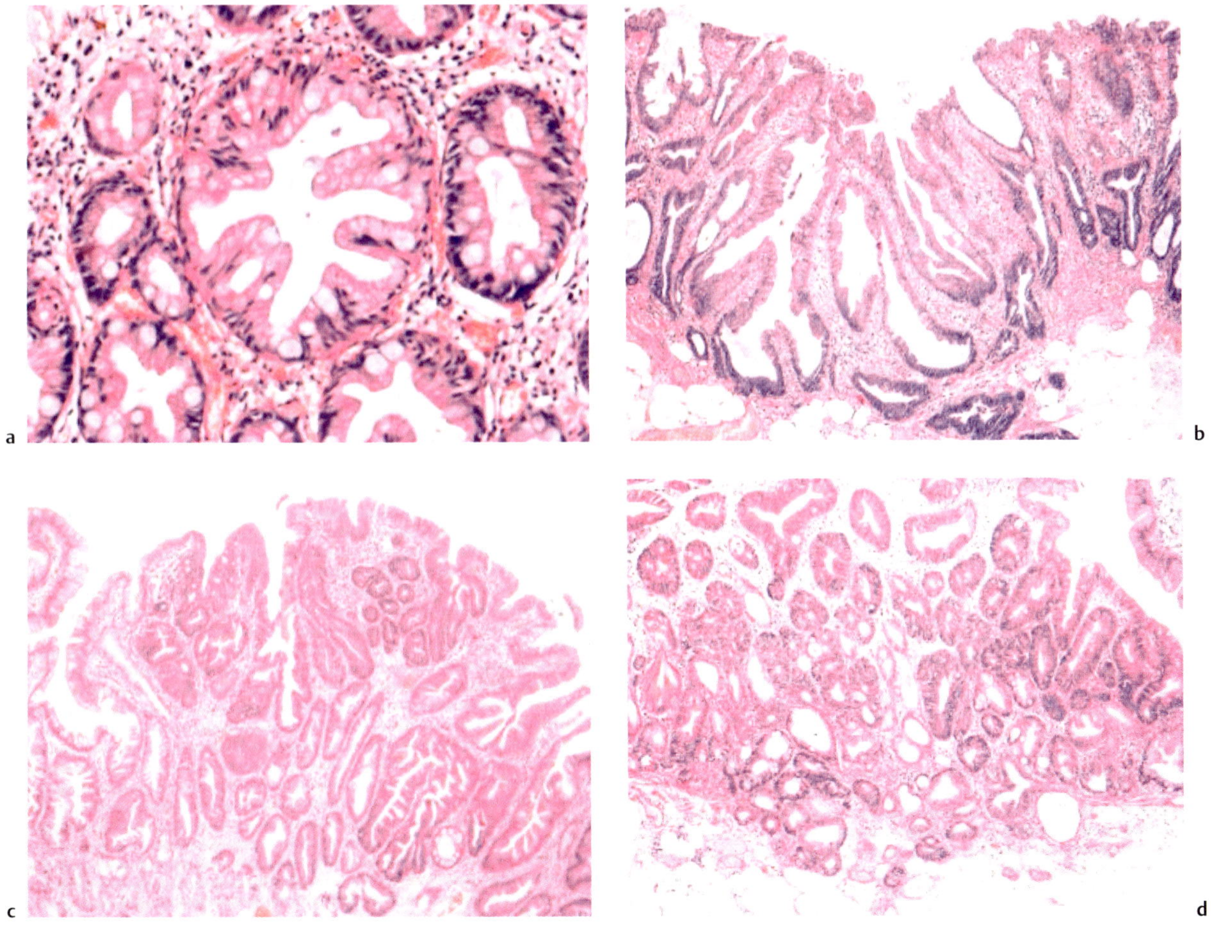

⊠ **Abb. 6.97** Hyperplastische Polypen.
a Hyperplastischer Polyp der kolorektalen Schleimhaut mit serratierten Krypten und reichlich Becherzellen.
b Hyperplastischer Polyp mit abnormer Proliferation.
c Hyperplastischer Polyp mit Übergang in ein serratiertes Adenom.
d Serratiertes Adenom mit Übergang in ein Adenokarzinom mit initialer Infiltration der oberen Submukosa.

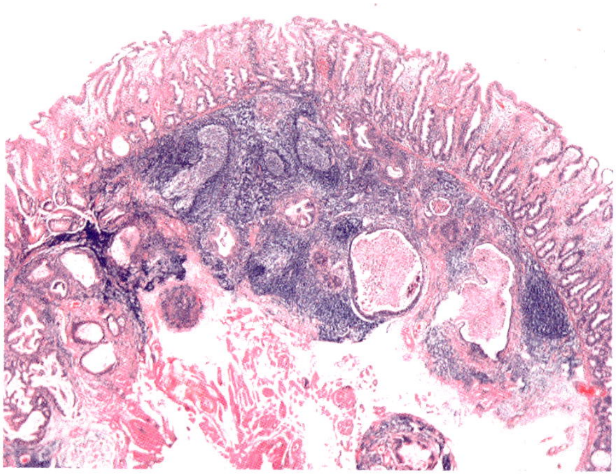

Abb. 6.98 Kolonfrühkarzinom mit Infiltration der Submukosa, in einem sessilen serratierten Adenom entstanden.

auftreten können. Dies könnte auch eine Erklärung dafür sein, dass die Inzidenz der rechtsseitigen Kolonkarzinome in den letzten 20 Jahren unverändert geblieben ist, während die Inzidenz der linksseitigen kolorektalen Karzinome als Folge der Koloskopie mit Polypektomie zurückgegangen ist.

Somit ist in den letzten Jahren klar geworden, dass es neben dem „klassischen" APC-Pathway der Adenom-Karzinom-Sequenz auch einen „serrated neoplasia pathway" mit anderen genetischen Alterationen der Karzinogenese im Kolon und Rektum gibt (163).

Genetische Aberrationen. 15% der sporadischen kolorektalen Karzinome enthalten eine hohe Mikrosatelliteninstabilität (MSI-H) und eine Methylierung von multiplen CpG-Inseln, ein Phänomen bekannt als CpG-Insel-Methylierungs-Phänotyp (CIMP). 92% der sessilen serratierten Adenome und der traditionellen serratierten Adenome sind CIMP-positiv und deshalb die wichtigsten Vorläufer für sporadische Karzinome mit hoher Mikrosatelliteninstabilität (MSI-H) und für CIMP-positive Karzinome. Diese Karzinome sind oft charakterisiert durch BRAF-Onkogen-Mutationen.

In einer prospektiven Studie sind die Häufigkeit dieser Polypen und die BRAF- und K-ras-Mutationen untersucht worden (164). Es ergaben sich folgende Häufigkeiten:

- 60% Adenome,
- 29% hyperplastische Polypen,
- 9% sessile serratierte Adenome,
- 1,7% traditionelle serratierte Adenome und
- 1,7% gemischte hyperplastisch-adenomatöse Polypen.

Die Häufigkeit der sessilen serratierten Adenome unter allen serratierten Polypen betrug 22%. 75% dieser Polypen fanden sich im rechtsseitigen Kolon, 64% waren größer als 5 mm, traten gehäuft bei Frauen (65%) auf und waren häufig mit mehreren Polypen assoziiert.

Die Untersuchung der Mutationen zeigte die in Tab. 6.94 dargestellten Unterschiede. Da BRAF-Mutationen mit CIMP-positiven Karzinomen assoziiert sind und diese Mutationen häufig in sessilen serratierten Adenomen, traditionellen serratierten Adenomen, gemischten Polypen und mikrovesikulären hyperplastischen Polypen nachweisbar sind, unterstützen diese Ergebnisse die Bedeutung des serratierten Polypen als Vorläufer von kolorektalen Karzinomen.

Daraus ergeben sich die Konsequenzen der notwendigen kompletten Abtragung serratierter Polypen und einer Nachsorge wie bei normalen Adenomen. Die frühere Auffassung, dass hyperplastische Polypen „harmlos" sind, muss endgültig revidiert werden.

Differenzialdiagnose. Differenzialdiagnostisch müssen die hyperplastischen Polypen vom „serrated adenoma" (96) abgegrenzt werden. Die „serrated adenoma" sind in der Regel größer als die hyperplastischen Polypen und von neoplastischem Epithel mit eosinophilem Zytoplasma ausgekleidet. Dieses Epithel reicht bis an die Oberfläche. „Serrated adenoma" sind präkanzeröse Läsionen. Die Kanzerogenese innerhalb dieser Adenome weicht jedoch von der klassischen Adenom-Karzinom-Sequenz ab und ist mit frühen p53-Mutationen und MSI assoziiert (57, 143).

Hyperplastische Polypose

Kriterien. Die erstmals 1980 beschriebene hyperplastische Polypose (151) wird dann diagnostiziert, wenn folgende Kriterien erfüllt sind (14):

- mindestens 5 hyperplastische Polypen proximal des Colon sigmoideum, von denen wenigstens 2 größer als 10 mm sind,
- jegliche Anzahl von hyperplastischen Polypen proximal des Colon sigmoideum bei einem Patienten mit einem Verwandten ersten Grades mit hyperplastischer Polypose oder
- mehr als 30 hyperplastische Polypen jeglicher Größe im gesamten Kolon.

Tabelle 6.94 Häufigkeit von BRAF- und K-ras-Mutationen

	BRAF	K-ras
Tubuläre Adenome	0,4%	5%
Villöse Adenome	0%	55%
Sessile serratierte Adenome	78%	8%
Traditionelle serratierte Adenome	66%	0%
Gemischte hyperplastisch-adenomatöse Polypen	47%	43%
Mikrovesikuläre hyperplastische Polypen	43%	11%

Die hyperplastische Polypose ist eine präkanzeröse Kondition, denn etwa ein Drittel der Patienten entwickelt Adenokarzinome (75, 82, 91).

Der genetische „Pathway" ist charakterisiert durch einen Verlust der Heterozygosität (LOH) auf Chromosom 1p, einer geringeren Häufigkeit von K-ras-Mutationen, einer p53-Überexpression und einer Mikrosatelliteninstabilität (122).

„Giant hyperplastic polyposis syndrome". Dieses Syndrom wurde erstmals in einer Karzinomfamilie beschrieben, in der die Amsterdam-Kriterien für die Diagnose eines HNPCC erfüllt waren, endoskopisch und histologisch aber keine Adenome, sondern multiple ungewöhnlich große hyperplastische Polypen vorlagen (70).

„Hyperplastic adenomatous polyposis syndrome". Dieses Syndrom ist durch ein gleichzeitiges Auftreten multipler hyperplastischer Polypen und adenomatöser Polypen charakterisiert (119). Es manifestiert sich zumeist bei Patienten im höheren Lebensalter (durchschnittlich 61 Jahre) und ist nicht hereditär. 50% dieser Fälle sind mit einem Adenokarzinom assoziiert.

Serrated-Adenoma-Syndrom. Dieses Syndrom wurde im Rahmen einer Reevaluation von Fällen, die primär als hyperplastische Polypose eingestuft worden waren und häufig kolorektale Karzinome entwickelt hatten, beschrieben (13, 143).

Entzündliche Polypen

Entzündliche Polypen sind nichtneoplastische epitheliale Polypen mit regeneratorischer Kryptenhyperplasie, Stromaveränderungen und entzündlichen Infiltraten.

Unter diesem Begriff lassen sich viele Polypen mit unterschiedlicher, teilweise ungeklärter Pathogenese zusammenfassen (Tab. 6.**95**).

Entzündliche „Pseudopolypen". Sie sind regeneratorische Folgen nach Abheilung von Ulzerationen bei Colitis ulcerosa, Morbus Crohn, aber auch bei abgelaufener ischämischer Kolitis, neonataler nekrotisierender Enterokolitis und infektiösen Kolitiden, insbesondere nach stark ausgeprägter pseudomembranöser Kolitis und CMV-Kolitis (26, 66, 92).

Makroskopisch sind sie zumeist relativ klein, bei Colitis ulcerosa vielfach filiform, es gibt aber auch „Riesenpolypen". Histologisch ist die Oberfläche bei großen Polypen oft erodiert und enthält Granulationsgewebe, manchmal mit bizarren großen Stromazellen mit hyperchromatischen Kernen, so dass ein Sarkom vorgetäuscht werden kann. Eine weitere diagnostische Falle sind regeneratorische Veränderungen bei aktiver chronisch entzündlicher Darmerkrankung (CED), die nicht selten als Dysplasie überdiagnostiziert werden.

Prolapstypische Polypen. Sie sind Folge abgeheilter, durch Prolaps induzierter Ulzera vorwiegend im Rektum mit regeneratorischer Kryptenhyperplasie und fibromuskulärer Obliteration der Tunica propria (20, 32), häufig mit Verlagerung von Krypten in die Submukosa – sog. Proctitis cystica profunda – was zur Fehldiagnose eines Karzinoms führen kann.

Tabelle 6.95 Entzündliche Polypen und deren Ursachen

Entzündliche Polypen	Ursachen
Entzündliche Pseudopolypen	Colitis ulcerosa, Morbus Crohn ischämische Kolitis, nekrotisierende neonatale Enterokolitis infektiöse Kolitis
Prolapsinduzierter Polyp	nach Abheilung eines prolapsinduzierten Ulkus, vorwiegend im Rektum
Divertikelassoziierte Polypen	bei Divertikulose und Divertikulitis, selten invertierte Divertikel
Kappenpolyp	unklare Ätiologie
Colitis cystica profunda	nach Abheilung von Ulzera mit Verlagerung von Drüsen in die Submukosa
Myoglanduläre Polypen	vorausgegangene Läsion?
Pneumatosis coli	nach infektiöser Kolitis mit Gas bildenden Bakterien und andere Ursachen
Entzündlich-fibromatöse Polypen	unklar, wahrscheinlich Folge der Verlagerung von Drüsen in die Submukosa nach vorausgegangener Läsion, Retentionszysten und Ruptur der Retentionszysten
Schistosomiasis-Polypen	große, breitbasige Polypen mit Schistosomen-Pärchen in den Blutgefäßen der Submukosa kleine gelbliche Erhabenheiten durch Eier in der Mukosa
Malakoplakie-Polypen	histiozytäres Granulom bei infektiösen Erkrankungen, kolorektalen Karzinomen und immunsuppressiver Therapie

Colitis-cystica-profunda-Polypen. Diese können nach Abheilung von Ulzera mit Verlagerung und zystischer Dilatation der Krypten in die Submukosa bei Prolaps, infektiöser Kolitis, nach Trauma und bei CED entstehen (48).

Divertikelassoziierte Polypen. Dies sind zumeist regeneratorische polypöse Kryptenhyperplasien, fokale ödematöse Schwellungen und prolabierte Falten im Rand von Divertikeln, vor allem bei Divertikulitis und nach abgelaufener Divertikulitis (38, 76). Selten können auch invertierte Divertikel Ursache eines Polypen sein (157).

Kappenpolypen. Hier handelt es sich um seltene, zumeist multiple („Cap-Polypose"), kleine breitbasige Polypen im Rektosigmoid mit einer „Kappe" aus Granulationsgewebe und regeneratorisch verlängerten Krypten, teilweise mit fokaler Fibrose oder fibromuskulärer Obliteration der Tunica propria wie bei Prolaps. Klinisch können diese Polypen zu Blutungen, Diarrhöen oder Tenesmen führen (34, 112, 125).

Myoglanduläre Polypen. Sie sind sehr selten und vorwiegend im Sigma lokalisiert (111), 0,4–2,5 cm groß und häufig gestielt. Histologisch finden sich ein dichtes Netz glatter Muskelfasern und hyperplastische zystisch dilatierte Krypten, an der Oberfläche vielfach Erosionen und Granulationsgewebe sowie Hämosiderinablagerungen in der Tunica propria, was für eine vorausgegangene Läsion als Ursache spricht.

Pneumatosis-coli-Polypen. Zur Ätiopathogenese der Pneumatosis coli gibt es mehrere widersprüchliche Hypothesen. Nach unserer Erfahrung sind die polypösen, breitbasigen Vorwölbungen durch submuköse Gasblasen jedoch zumeist Folge einer abgelaufenen infektiösen Kolitis mit Gas bildenden Keimen, wie auch die Mikropneumatose, die in der Literatur auch „Pseudolipomatose" genannt wird. Bioptisch finden sich unter der Muscularis mucosae als Auskleidung der Gasblase multiple Fremdkörperriesenzellen und Makrophagen (Abb. 6.**99**) (128).

Entzündlich-fibromatöse Polypen. Diese können prinzipiell im gesamten Gastrointestinaltrakt auftreten und sind am häufigsten im Magenantrum (137), aber auch im Ileum lokalisiert, im Kolorektum sehr selten (27, 51). Die breitbasigen, oberflächlich zumeist erodierten Polypen können sehr groß sein und bei Lokalisation im Dünndarm zur Intussuszeption führen. Histologisch ist die Muscularis mucosae destruiert; mit Schwerpunkt in der Submukosa findet sich ein fibromyxoides Stroma aus retikulären zwiebelschalenartig angeordneten Fasern und Infiltration mit eosinophilen Granulozyten. Die Ätiopathogenese ist unklar. Möglicherweise handelt es sich um eine reaktive posttraumatische Läsion mit Verlagerung von Drüsen in die Submukosa, Ruptur der so entstandenen Retentionszysten mit daraus resultierendem fibromyxoiden Stroma.

Hamartomatöse Polypen und Polyposen

Hamartomatöse Polypen sind herdförmige polypöse Proliferationen aus normalen epithelialen und stromalen Komponenten.

Hamartomatöse Polypen können sporadisch auftreten oder Teilsubstrat von folgenden hereditären Polyposen sein:

- Peutz-Jeghers-Syndrom,
- hereditäre juvenile Polypose,
- Cowden-Syndrom und
- Bannayan-Riley-Ruvalcaba-Syndrom.

Wahrscheinlich sind das Cowden-Syndrom und das Bannayan-Riley-Ruvalcaba-Syndrom Varianten derselben Entität.

Die Polypen des sehr seltenen Cronkhite-Canada-Syndroms ähneln juvenilen Polypen, sind aber nicht hereditär und ihre Ätiopathogenese ist nach wie vor ungeklärt.

Peutz-Jeghers-Polypen und -Syndrom

Peutz-Jeghers-Polypen sind Hamartome aus normalem ortstypischem Epithel und einem Geflecht der von der Muscularis mucosae aufsteigenden glatten Muskelfasern, die sich baumartig in der Tunica propria der Schleimhaut verzweigen (Abb. 6.**100**). Peutz-Jeghers-Polypen kommen im gesamten Gastrointestinaltrakt mit Schwerpunkt im Jejunum, aber auch im Magen, hier oft nur als multiple kleine erbsgroße Polypen vor.

Die Peutz-Jeghers-Polypen und das Peutz-Jeghers-Syndrom werden im Kapitel 6.10 „Dünndarmtumoren" abgehandelt.

Juveniler Polyp und familiäre juvenile Polypose

Juvenile Polypen sind hamartomatöse Polypen mit vielen zystisch dilatierten Krypten und reichlich entwickeltem Stroma. Sie kommen im gesamten Magen-Darm-Trakt, bevorzugt im Sigma und Rektum, vor. Insbesondere im Kindesalter in der 1. Dekade, aber auch in jedem anderen Lebensalter werden sie durch Blut im Stuhl und positiven Hämoccult-Test auffällig.

Die sporadischen juvenilen Polypen sind zumeist kugelig und oberflächlich erodiert, die familiären juvenilen Polypen dagegen oberflächlich traubenartig oder fingerförmig lobuliert und nicht erodiert (68). Die familiäre juvenile Polypose ist mit einem erhöhten Risiko für gastrointestinale Karzinome assoziiert.

Kriterien und Molekulargenetik. Die Diagnose einer familiären juvenilen Polypose wird nach den Kriterien von Jass et al (68) gestellt, wenn

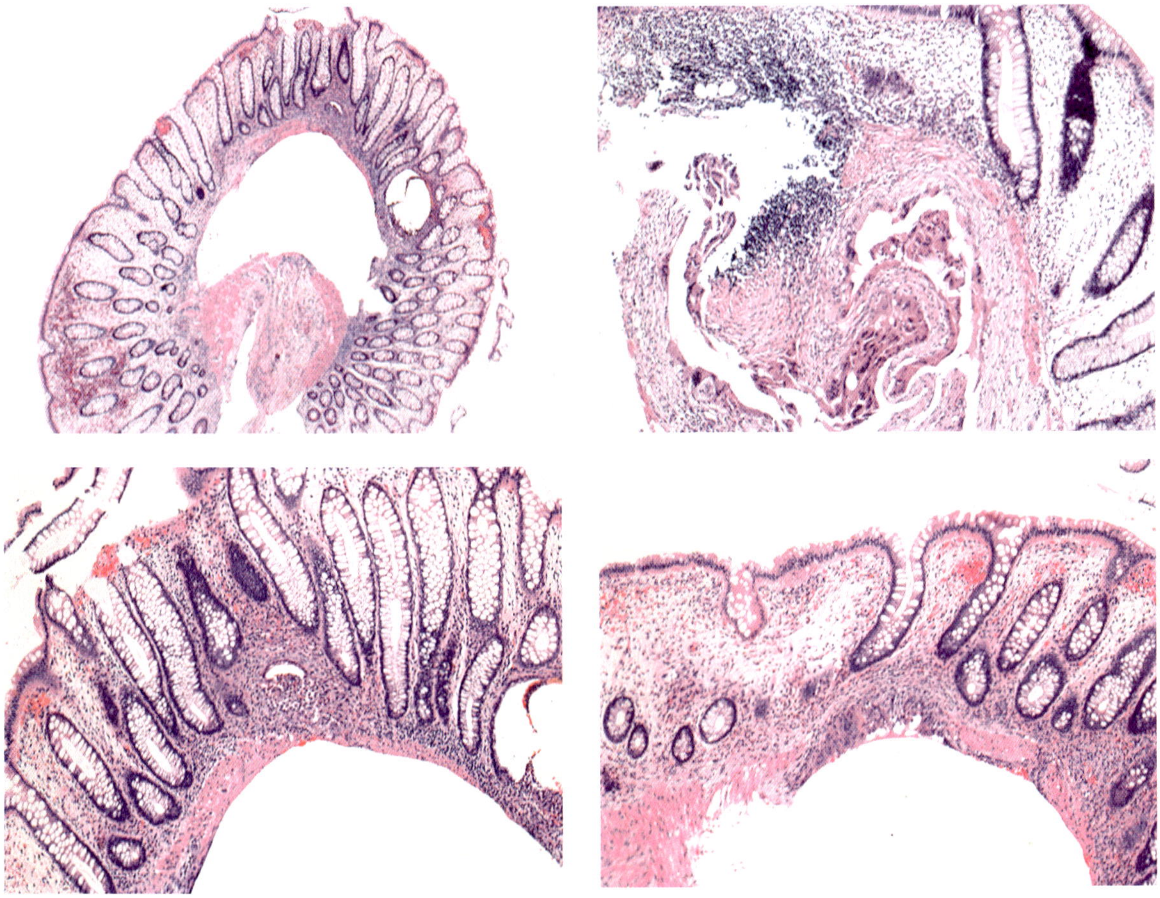

Abb. 6.99 a – d Biopsie aus der Kuppe einer polypösen Pneumatosis coli mit reichlich mehrkernigen Fremdkörperriesenzellen im Rand der submukösen Gasblase.

- mehr als 5 juvenile Polypen im Kolorektum auftreten und/oder
- juvenile Polypen im gesamten Gastrointestinaltrakt nachweisbar sind und/oder
- die entsprechende Familienanamnese vorliegt, bei jeder Zahl von juvenilen Polypen.

Bei 20 – 50 % der Patienten liegt eine familiäre Form vor (59), in der Mehrzahl der Fälle ist der Erbgang autosomal dominant (23). In einem Teil der Fälle ist eine Keimbahnmutation im DPC 4/SMAD 4-Gen nachgewiesen worden (39, 60, 62), für die meisten Fälle der familiären juvenilen Polypose gibt es jedoch noch keine eindeutige Klärung der molekulargenetischen Ätiologie.

Therapie und Vorsorge. Die *solitären sporadischen juvenilen Polypen* sind keine präkanzerösen Konditionen oder Läsionen. Juvenile Polypen sollten aber wegen der Blutungsgefahr vollständig abgetragen werden. Eine weitere Vorsorgeuntersuchung ist bei sporadischen juvenilen Polypen dann nicht erforderlich.

Bei Nachweis eines juvenilen Polypen sollte jedoch immer auch die Familienanamnese bezüglich einer *familiären juvenilen Polypose* abgeklärt werden (Abb. 6.**101**). Wenn diese aufgedeckt wird, ist eine gastroenterologische Vorsorgeuntersuchung bei allen Verwandten ersten Grades mit entsprechendem Follow-up, evtl. auch mit molekulargenetischen Untersuchungen zu empfehlen, da ein erhöhtes Risiko für gastrointestinale Karzinome mit einer Inzidenz von 17 bis zu 68 % besteht (23, 61). Das Karzinomrisiko ist aufgrund unserer Erfahrung und aufgrund der Daten aus der Literatur insbesondere bei der juvenilen Polypose des Magens erhöht, die häufig histologisch als „hyperplastische" (hyperplasiogene) Polypen fehlinterpretiert wird.

Die „Vorläufer" der Karzinome in juvenilen Polypen bei hereditärer juveniler Polypose im gesamten Gastrointestinaltrakt sind intraepitheliale Neoplasien, die dann vielfach als „Adenom" diagnostiziert werden.

Cowden-Syndrom. Dieses autosomal dominante Hamartom-Neoplasie-Syndrom ist nach dem Namen der ersten Familie mit diesem Syndrom benannt worden (95). Es wird im Kapitel 6.10 „Dünndarmtumoren" abgehandelt.

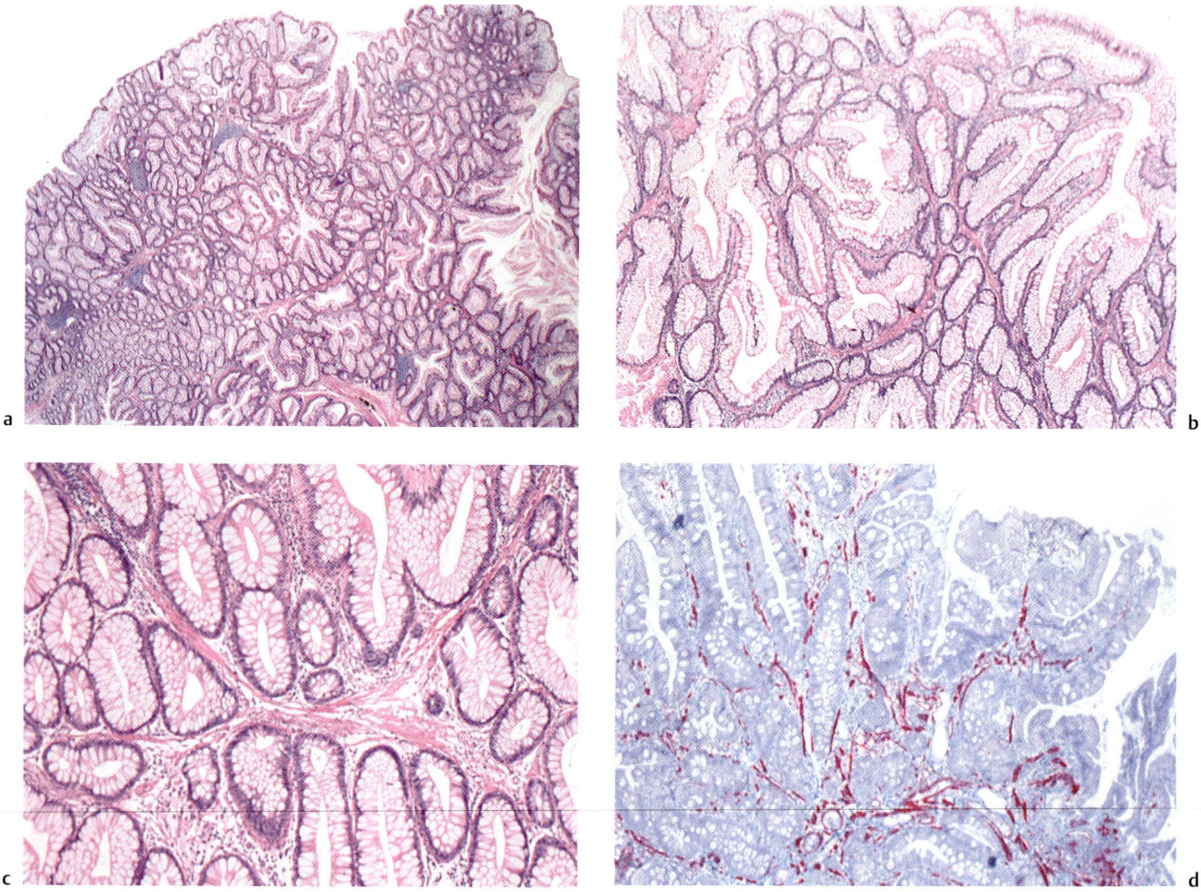

☒ **Abb. 6.100** Peutz-Jeghers-Polypen.
a – c Peutz-Jeghers-Polyp mit astartig verzweigter glatter Muskulatur zwischen den Krypten.
d Glatte Muskelfasern in einem Peutz-Jeghers-Polypen des Dünndarms (Aktin-Immunhistochemie).

→ **Bannayan-Riley-Ruvalcaba-Syndrom.** Dieses sehr seltene Syndrom mit intestinaler Polypose vom hamartomatösen Typ und genetischen Defekten im Bereich des Chromosoms 10q23 (PTEN-Gen) gehört wahrscheinlich zum Cowden-Syndrom. Es ist kombiniert mit einer Makrozephalie, mentaler Retardierung, ungewöhnlichen kraniofazialen Veränderungen und pigmentierten Läsionen im Bereich des Penis (97, 159).

→ **Cronkhite-Canada-Syndrom.** Dieses sehr seltene, nichthereditäre Polyposis-Syndrom unklarer Ätiologie fällt überwiegend bei älteren Patienten (80% der Patienten sind älter als 50 Jahre) auf. Die polypösen Veränderungen können den gesamten Gastrointestinaltrakt betreffen, aber auch nur einzelne Abschnitte befallen. Im Darm finden sich vielfach mikronoduläre Schleimhautveränderungen mit zystisch dilatierten Krypten. Im Magen können diese Polypen eine Riesenfaltengastritis imitieren, da dort die multiplen Polypen dicht an dicht stehen können. Histologisch finden sich im Kolon und Dünndarm mit Schleim gefüllte, unregelmäßig zystisch dilatierte Krypten (Abb. 6.**102**). Das Stroma ist stark ödematös verbreitert. Beim Cronkhite-Canada-Syndrom sind kasuistisch auch Kolonkarzinome beschrieben worden (110, 161). Das Syndrom wird ausführlicher im Kapitel 6.10 „Dünndarmtumoren" dargestellt.

Mesenchymale Polypen

Aus den verschiedenen mesenchymalen Komponenten der Darmwand kann eine Vielzahl von benignen und malignen submukösen und intramuralen polypösen Tumoren entstehen.

→ **Benigne mesenchymalen Polypen.** Dies sind:

- Leiomyome,
- Lipome,
- Hämangiome,
- Lymphangiome,
- Glomustumoren,
- Neurofibrome,

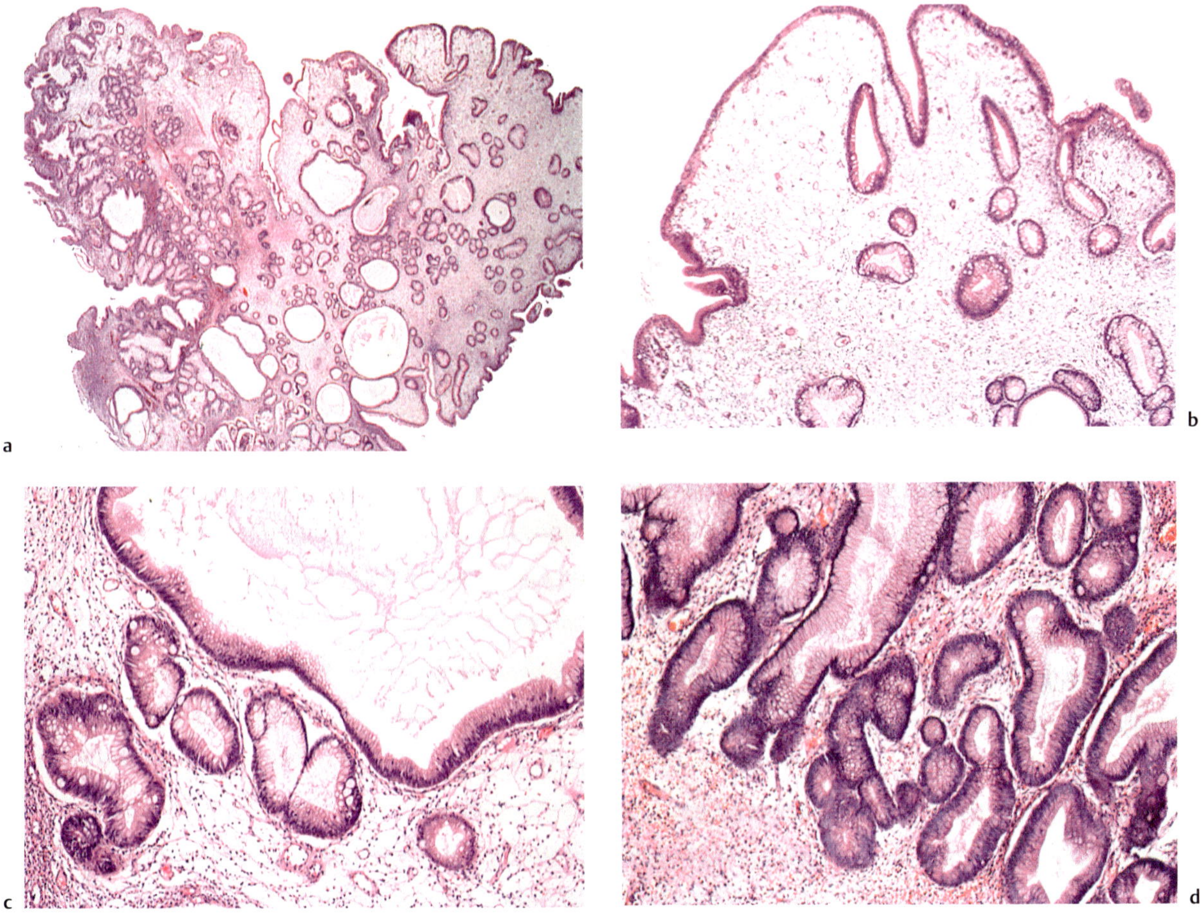

☒ **Abb. 6.101** Juveniler Polyp.

a u. **b** Juveniler Polyp bei hereditärer juveniler Polypose mit traubenartiger Oberfläche und stark verbreitertem Stroma.

c u. **d** Fokaler Übergang in eine geringgradige intraepitheliale Neoplasie.

- Schwannome,
- Ganglioneurome,
- Granularzelltumoren,
- gastrointestinale autonome Nerventumoren,
- gastrointestinale Stromatumoren.

Endoskopisch imponieren die mesenchymalen Polypen als breitbasige submuköse kugelige Polypen mit glatter Oberfläche. Große Polypen können an der Oberfläche ulzerieren und bluten und – vor allem im Dünndarm – zur Intussuszeption und Obstruktion führen.

⇢ **Lipome.** Diese sind am häufigsten im Colon ascendens und Zäkum lokalisiert (133), insgesamt aber selten (Inzidenz im Kolorektum 0,56%). Endoskopisch imponieren sie als weiche, gelbliche, breitbasige Polypen. Auch an der Valvula Bauhini können Lipome auftreten, häufiger ist hier aber eine lipomatöse Hyperplasie der Lippen der Ileozäkalklappe.

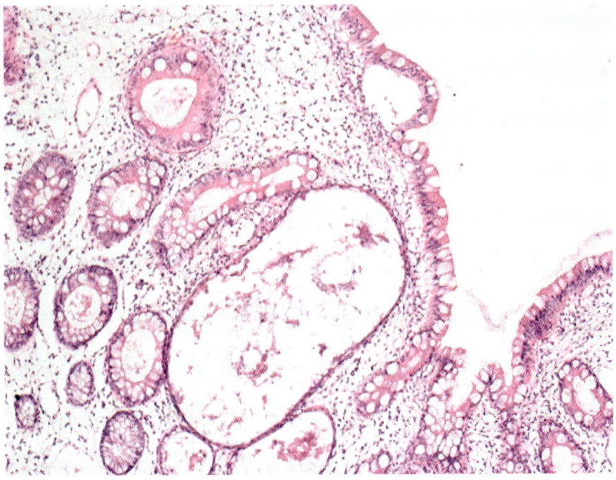

☒ **Abb. 6.102** Biopsie aus einem Kolonpolypen bei Cronkhite-Canada-Syndrom mit zystisch dilatierter Krypte.

Lipomatöse Polypose. Extrem selten wurde kasuistisch über eine lipomatöse Polypose mit über 50 polypösen submukösen Lipomen berichtet (93, 121), teilweise in Kombination mit multiplen Adenomen (126).

Leiomyome. Leiomyome der Muscularis mucosae sind die häufigsten mesenchymalen Tumoren des Kolons, am häufigsten im Rektosigmoid lokalisiert. Endoskopisch sind es zumeist kleine, wenige Millimeter große derbe submuköse Knoten.

Angiomatöse Polypen. Lymphangiome und Hämangiome (Abb. 6.**103**), die prinzipiell im gesamten Magen-Darm-Trakt auftreten können, sind sehr selten.

Kapilläre und kavernöse Hämangiome können als Teilkomponente folgender seltener familiärer Syndrome vorkommen:

- Blue-rubber-bleb-nevus-Syndrom (36),
- Klippel-Trenaunay-Syndrom (109),
- Teleangiectasia hereditaria Rendu-Osler (80, 130).

Neurogene Polypen und Polyposen

Neurofibrome. Diese Tumoren enthalten alle Komponenten der peripheren Nerven (Neuriten, Schwann-Zellen und Fibroblasten). Sie können isoliert auftreten oder im Rahmen der Neurofibromatose Typ 1 (Morbus Recklinghausen) als Polypose imponieren.

Neurofibromatose Typ 1. Diagnostische Kriterien dieser autosomal dominant vererbten, auf Keimbahnmutationen des NF1-Tumorsuppressorgens auf Chromosom 17qF.2 basierenden Erkrankung sind (49):

- mehr als 6 Café-au-Lait-Flecken der Haut,
- mehr als 2 Neurofibrome oder mehr als ein plexiformes Neurofibrom,
- Sommersprossen in der Axilla oder Leiste,
- Gliom des N. opticus,
- Hamartome der Iris (Lisch-Knoten),
- Knochenläsionen (z. B. Dysplasie der Kortex der langen Knochen),
- ein Verwandter ersten Grades mit Neurofibromatose Typ 1.

Die Neurofibromatose Typ 1 ist gehäuft assoziiert mit:

- Ganglioneuromen,
- neuroendokrinen Tumoren (vor allem im Duodenum periampullär),
- gangliozytischen Paragangliomen und
- gastrointestinalen Stromatumoren (1, 6, 37, 73, 160).

Am häufigsten treten Neurofibrome im Dünndarm, vorwiegend im Jejunum auf, gefolgt vom Magen, Kolon und Mesenterium (58). Auch das Risiko für Dünndarmkarzinome ist beim Morbus Recklinghausen erhöht.

Ganglioneurome. Diese enthalten Nervenfasern, Schwann-Zellen und Ganglienzellen und können im gesamten Gastrointestinaltrakt inklusive der Gallenblase auftreten, am häufigsten im Kolon und Rektum. Zumeist finden sich sporadische isolierte, sehr kleine, leicht erhabene Polypen (131, 134), die als asymptomatischer Zufallsbefund bei der Koloskopie entdeckt werden und nicht Teilsubstrat einer systemischen Erkrankung sind.

Ganglioneuromatose. Die Ganglioneuromatose ist eine Polypose mit multiplen kolorektalen Polypen in der Muscularis propria.

Diese Polypose kann assoziiert sein mit:

- dem Cowden-Syndrom,
- multiplen Lipomen und Tags der Haut,
- der juvenilen Polypose,
- kolorektalen Adenomen oder Karzinomen,
- dem Morbus Recklinghausen und
- dem MEN-Syndrom 2b.

Beim MEN-Syndrom 2b ist die Ganglioneuromatose mit 50–87% besonders häufig (16).

Gastrointestinale Stromatumoren (GIST). Sie entstehen aus den Cajal-Zellen und lassen sich immunhistochemisch durch die positive Reaktion mit dem c-kit-Antikörper (CD117) und dem CD34-Antikörper von anderen mesenchymalen Tumoren (102) abgrenzen.

Lymphoide Polypen

- Die *Lymphfollikelhyperplasie* kann als wenige Millimeter große breitbasige, zumeist leicht gelbliche Erhabenheit initiale Adenome vortäuschen.
- *Benigne lymphoide Polypen* sind breitbasige Polypen mit vorwiegend in der Submukosa lokalisierten dicht an dicht stehenden, teilweise konfluierenden hyperplastischen Lymphfollikeln.
- Die *maligne lymphomatöse Polypose* (MLP) ist zumeist ein Mantelzelllymphom, seltener ein follikuläres Lymphom oder Marginalzellenlymphom (21).

Andere seltene polypoide Läsionen

Heterotopien. Heterotopien wie die Endometriose, die Magenschleimhaut- und Pankreasheterotopie können als Polypen auftreten.

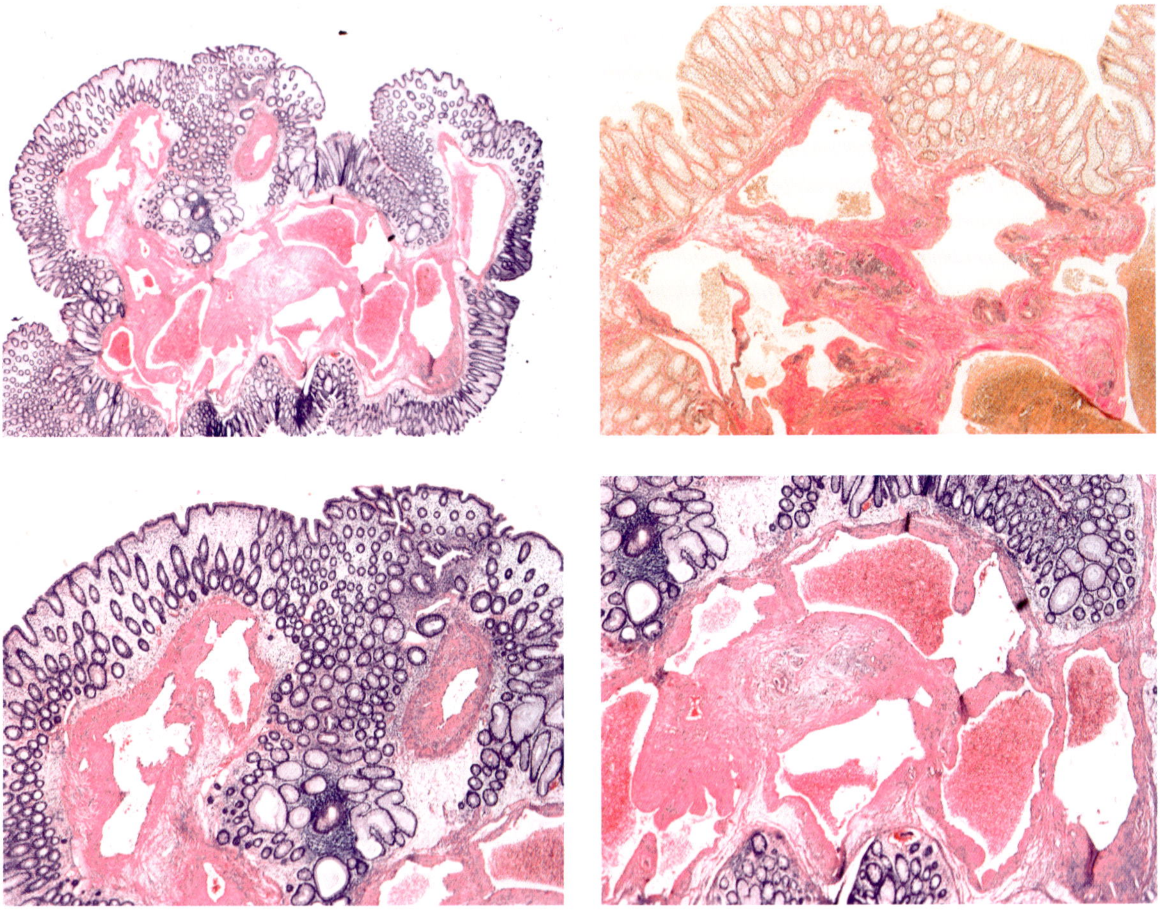

☒ **Abb. 6.103 a – d** Polypöses arteriovenöses Hämangiom aus dem Rektum.

- Die *Endometriose* ist zumeist im Rektosigmoid lokalisiert (3). Symptome sind: abdominelle Schmerzen, Blutungen, Diarrhö und Stenose. Die Endometriose ist vorwiegend in der Subserosa und Muscularis propria lokalisiert und macht deshalb selten das Bild eines Polypen, es gibt aber auch Berichte über Endometrioseherde in der Submukosa oder Mukosa in bis zu 66% der Fälle (155). Die Infiltration der Mukosa und Submukosa durch eine Endometriose kann ein Kolonkarzinom vortäuschen, lässt sich aber immunhistochemisch klären.
- *Pankreasheterotopien* sind überwiegend in der Submukosa des Duodenums und Magens sowie im Meckel-Divertikel lokalisiert.
- *Magenschleimhautheterotopien* imponieren zumeist nicht als Polypen. In der Heterotopie und auch in gastralen Metaplasien können aber gastral differenzierte Adenome und Karzinome entstehen, insbesondere im Duodenum (89). Kürzlich ist auch ein gastral differenziertes Adenom in einer Magenkorpusschleimhautheterotopie im Rektum beschrieben worden (147).

⇢ **Fibrovaskuläre Kolonpolypen.** Diese wurden erstmals 1994 beschrieben (67) und in Analogie zu den fibrovaskulären Ösophaguspolypen benannt. Sie sind identisch aufgebaut: Die Kuppe dieser fingerförmigen Polypen ist mit einer normalen Mukosa überzogen, im Zentrum findet sich die Submukosa mit vermehrten Blutgefäßen und einer lockeren Fibrose. Histologisch ähneln diese Polypen stehen gebliebenen Polypenstielen nach Autoamputation oder Ektomie des Polypenkopfes, hier findet man aber histologisch an der Kuppe regeneratorische Veränderungen der Schleimhaut, eine dichte angrenzende Fibrose der Submukosa und oft auch Hämosiderin speichernde Makrophagen als Folge der vorausgegangenen Blutung.

⇢ **Polypen bei Schistosomiasis.** Es handelt sich zumeist um kleine bis linsengroße gelbliche Erhabenheiten als Folge der Schistosomeneier in der Mukosa (100), sie können aber auch als breitbasige Polypen imponieren, in denen man in den Gefäßen der Submukosa Männchen und Weibchen der Schistosomen finden kann (29).

⇢ **Polypen bei Malakoplakie.** Die extrem seltene Malakoplakie im Kolorektum kann ebenfalls als breitbasiger, zumeist kleiner gelblicher Polyp bei entzündlichen Erkrankungen, Adenomen, kolorektalen Karzinomen und unter immunsuppressiver Therapie auftreten (118, 120, 123).

Muziphagen. Diese finden sich in der Tunica propria der Mukosa nach Abheilung von Schleimhautläsionen und können sehr selten als kleine polypoide Erhabenheiten imponieren (4).

Xanthome und Xanthogranulome. Sie bestehen aus Lipid speichernden Histiozyten („Lipidinsel") und kommen hauptsächlich im Magen, sehr selten auch im Sigma und Rektum vor (7, 103, 150). Diese wenige Millimeter großen, zumeist asymptomatischen gelblichen Papeln sind Zufallsbefunde bei der Koloskopie.

Invaginationspolypen. Invaginationspolypen können Folge einer Intussuszeption oder Invagination von Divertikeln sein. Auch die Appendix vermiformis kann partiell oder total invertieren (24, 115). Differenzialdiagnostisch muss man auch an Diaphragmabildungen nach Abheilung insbesondere von NSAR-induzierten Ulzera im Dünn- und Dickdarm denken (139).

Fokale polypoide Kryptenhyperplasien. Auch sie können als wenige Millimeter große Polypen imponieren („mucosal tag") und sind Folge einer kleinen abgeheilten Schleimhautläsion.

Embolieassoziierte Polypen. Als Folge von atherosklerotischen Embolien in die submukösen Blutgefäße entstehen nach Abheilung einer ischämischen Läsion diese Polypen mit reaktiver fokaler Submukosafibrose. Beweisend für diese Genese sind Cholesterinkristalle in den thrombosierten Blutgefäßen (46, 113).

FAZIT FÜR DIE PRAXIS

- Angesichts der Bedeutung der Adenome als präkanzeröse Läsionen ist das wichtigste Ziel deren Früherkennung und endoskopische Entfernung.
- Die Methode der Wahl zur Diagnostik der kolorektalen Polypen ist die Koloskopie mit Inspektion des gesamten Dickdarms bis zum Zäkum.
- Die Kombination der Chromoendoskopie mit der hoch auflösenden bzw. Magnifikationsendoskopie führt nicht nur zu einer Demaskierung flacher Adenome, sondern eröffnet durch die Analyse der Oberflächenmuster auch eine zuverlässige endoskopische Dignitätsvorhersage.
- Eine vollständige Entfernung kann bei gestielten Polypen leicht mittels Polypektomie erreicht werden, bei sessilen und flachen Läsionen ist jedoch die endoskopische Mukosaresektion indiziert.
- Als Risikofaktoren der lymphogenen Metastasierung von pT1-Karzinomen wurden neben dem Grading (G3/G4) und Lymphgefäßeinbrüchen (L1) noch zwei zusätzliche Faktoren erarbeitet: der Grad der Tiefeninfiltration der Submukosa und der Grad der Tumorzelldissoziation in der Invasionsfront des Karzinoms.
- Die familiäre adenomatöse Polyposis und die hyperplastische Polypose sind präkanzeröse Läsionen bzw. Konditionen. Die familiäre juvenile Polypose ist mit einem erhöhten Risiko für gastrointestinale Karzinome assoziiert, und bei der Neurofibromatose 1 ist das Risiko für Dünndarmkarzinome erhöht.

6.19 Kolorektales Karzinom

J. Dörfer, W. Hohenberger, W. Schmiegel, K. Schulmann, N. Andre

EDITORIAL **Bösartige Erkrankungen des Kolons und Rektums gehören weiterhin zu den häufigsten Tumorerkrankungen weltweit und stellen eine große medizinische sowie zunehmend sozioökonomische Herausforderung dar. Kaum ein Bereich der Onkologie hat in den letzten Jahren so deutlich von den Fortschritten in der medizinischen Entwicklung profitiert wie die gastroenterologische Onkologie. Der Para-**

digmenwechsel ist eindrucksvoll. Interdisziplinäre Therapieansätze, neue Operationstechniken und neue Medikamente haben die Behandlungsergebnisse dramatisch verbessert, und die Erkenntnisse über die genetischen Grundlagen der Erkrankungen ermöglichen erste Ansätze einer auf molekulargenetischer Grundlage entwickelten Therapieplanung. Insbesondere die Behandlung der metastasierten Erkrankung eröffnet nun erstmals die Chance, ein rein palliatives Therapiekonzept in ein nahezu kuratives bzw. Langzeitbehandlungskonzept zu transformieren.

Definitionen und Klassifikationen

Kolonkarzinom

Anatomische Grundlagen

Der ca. 1,5 m lange Dickdarm beginnt an der Einmündungsstelle des Ileums im Bereich der Valvula ileocoecalis (Bauhin). Kaudal findet sich das ca. 7 cm messende Coecum mit der Appendix vermiformis.

Das Colon ascendens liegt sekundär retroperitoneal und misst im Mittel 25 cm. An der Flexura hepatica geht es in das intraperitoneal gelegene, ca. 50 cm messende Colon transversum über. Die linke Kolonflexur stellt einerseits den Übergang des Colon transversum in das Colon descendens dar, zum anderen findet sich hier auch die Versorgungsgrenze zwischen N. vagus und den sakralen Teilen des Parasympathikus.

Das Colon descendens liegt sekundär retroperitoneal. Auf Höhe des linken Darmbeinkamms geht das Colon descendens in das intraperitoneal gelegene und in seiner Länge sehr variable Colon sigmoideum über.

Lokalisation kolorektaler Karzinome

Höhenangabe. Für die Lokalisation von Tumoren reicht im Allgemeinen die Zuordnung zu dem jeweiligen Darmabschnitt aus (Tab. 6.**96**). Lediglich bei Karzinomen im distalen Colon sigmoideum empfiehlt sich die Höhenangabe in Zentimetern, um aus strategischen Gesichtspunkten präoperativ zu erfassen, inwieweit eventuell eine Ausdehnung der Resektion auf das mittlere Rektum erforderlich wird. Allerdings ist die Höhenangabe mit dem flexiblen Koloskop ungenau, so dass ab dem distalen Sigma zur Planung des exakten Vorgehens stets eine starre Rektoskopie präoperativ zu empfehlen ist.

Im Falle polypöser Läsionen oder einer laparoskopisch geplanten Resektion empfiehlt sich die Markierung der angrenzenden Darmwand durch submuköse Injektion von Tusche oder mittels Clipplatzierung.

Faszienverhältnisse. Während für das Rektum und die operative Behandlung dieser Tumoren inzwischen die Kenntnis der Faszienverhältnisse (s. dort) allgemein verbreitet ist, trifft dies für Kolonkarzinome nicht zu. Tatsächlich wird aber in gleicher Weise das gesamte abdominelle Viszerum ebenfalls von einer viszeralen Faszie („Mesokolon") umkleidet, deren Verlauf nicht nur für die blutungsarme Präparation von Bedeutung ist, sondern deren Integrität während der Präparation wahrscheinlich ebenfalls prognostischen Einfluss hat.

Tabelle 6.96 Verteilungsmuster der Lokalisation kolorektaler Karzinome

Kolon	
Zäkum	12,5%
Colon ascendens	17,0%
Rechte Flexur	5,4%
Colon transversum	8,6%
Linke Flexur	5,4%
Colon descendens	5,1%
Colon sigmoideum	45,3%
Rektum	
Oberes Drittel	17,5%
Mittleres Drittel	35,6%
Unteres Drittel	46,9%

Daten des ERCRC (Erlanger Register kolorektaler Karzinome); Kolon: 1990–2001, Rektum: 1988–1999)

Gefäßversorgung und Lymphabfluss

Arterielle Versorgung (Abb. 6.**104**). Das rechte Hemikolon erhält seine Zuflüsse über die A. mesenterica superior. Diese gibt in der Regel eine A. ileocolica und eine A. colica media ab, die sich wiederum in einen linken und rechten Schenkel aufteilt. In nur ca. 10% findet sich eine A. colica dextra.

Das linke Kolon wird über die A. mesenterica inferior versorgt, wobei parakolisch entlang der linken Kolonflexur eine Arkade mit der Blutversorgung des rechten Kolons kommuniziert.

In der überwiegenden Mehrzahl der Fälle gehen aus dem Stamm der A. mesenterica inferior die A. colica sinistra (ascendens), mehrere kraniale Arterien zum Colon sigmoideum und schließlich die A. rectalis superior ab. Gelegentlich geht proximal links aus der A. mesenterica inferior eine zum linken Kolon ziehende A. colica sinistra accessoria ab, welche meistens parallel mit der ansonsten isoliert verlaufenden V. mesenterica inferior zieht.

Wege der lymphogenen Metastasierung. Der Lymphabfluss aus Karzinomen des Kolons erfolgt zunächst in einer Distanz von maximal 10 cm zu beiden Seiten über die perikolischen Lymphknoten und folgt dann den versorgenden Arterien zentralwärts, wobei bei weit fortgeschrittenen, lymphogen metastasierten linksseitigen Karzinomen die Metastasierung über den Stamm der A. mesenterica inferior

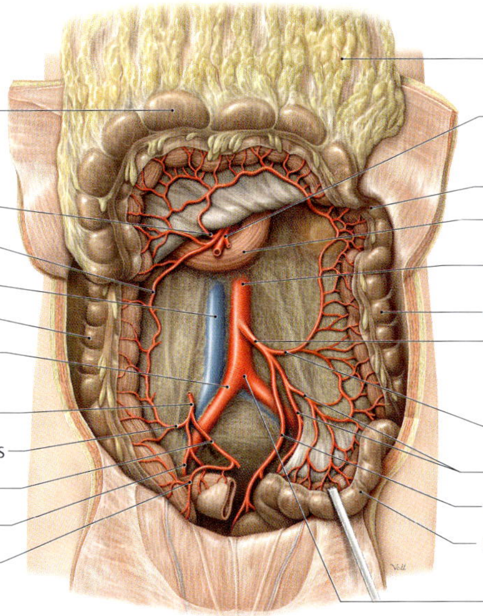

Abb. 6.104 Arterielle Versorgung des Kolons.

hinaus vor allem links paraaortal kranialwärts und weiter in die Lymphknoten der hinteren pankreatoduodenalen Gruppe und in das Lig. hepatoduodenale erfolgen kann.

Karzinome des Colon transversum metastasieren lymphogen vor allem in die Lymphknoten am Stamm der A. colica media und dann weiter in die zentral entlang dem Stamm der A. mesenterica superior liegenden Lymphknoten.

Daneben ist bei weiter fortgeschrittenen Karzinomen mit Metastasen an den rechten gastroepiploischen Gefäßen zu rechnen, bei solchen an der rechten Flexur zudem ventral über dem Pankreaskopf und bei solchen im linken Colon transversum und der linken Flexur auch am Pankreasunterrand.

TNM-Klassifikation

Die TNM-Klassifikation der UICC wurde im Jahr 2002 aktualisiert (84).

T-Kategorie (Tab. 6.97). Da beim Kolonkarzinom ohne Organmetastasen derzeit noch keine neoadjuvanten Therapiekonzepte diskutiert werden, ist bei dieser Tumorlokalisation die präoperative Erfassung der Tumorausbreitung vor allem bei organüberschreitend wachsenden Karzinomen von gewissem Interesse, um hier die Notwendigkeit multiviszeraler Resektionen zu erfassen, die betroffenen Patienten über mögliche Konsequenzen zu informieren und

Tabelle 6.97 T-Kategorie der UICC-Klassifikation des Kolonkarzinoms

T0	kein Anhalt für Primärtumor	
Tis	Carcinoma in situ	
Tx	Primärtumor kann nicht beurteilt werden	
T1	Tumor infiltriert die Submukosa	
T2	Tumor infiltriert die Muscularis propria	
T3	Tumor infiltriert durch die Muscularis propria in die Subserosa oder in nicht peritonealisiertes perikolisches Gewebe	
– pT3a	≤ 1 mm	Ausmaß der perimuskulären Invasion
– pT3b	> 1–5 mm	
– pT3c	> 5–15 mm	
– pT3d	> 15 mm	
T4	Tumor perforiert das viszerale Peritoneum oder infiltriert andere Strukturen, Organe oder Kolonteile	

Tabelle 6.98 N-Kategorie der UICC-Klassifikation des Kolonkarzinoms

N0	kein Anhalt für Befall regionärer Lymphknoten
N1	Metastasen in 1 – 3 regionären perikolischen oder perirektalen Lymphknoten
N2	Metastasen in 4 oder mehr regionären perikolischen oder perirektalen Lymphknoten
Nx	regionäre Lymphknoten können nicht beurteilt werden

Eine Aussage über den Lymphknotenstatus ist nur statthaft, wenn mindestens 12 regionäre Lymphknoten untersucht wurden.

sie ggf. entsprechend erfahrenen Chirurgen zuweisen zu können.

Auf Grund der prognostischen Relevanz der in sich inhomogenen pT3-Klassifikation erfolgt nach dem Ausmaß der perimukosalen Invasion eine Unterklassifikation in 4 Gruppen (TNM-Supplement).

T4-Karzinome sind charakterisiert durch Organinfiltration und/oder Perforation des viszeralen Peritoneums.

N-Klassifikation (Tab. 6.**98**). Eine Aussage zum Lymphknotenstatus ist gemäß der UICC-Klassifikation nur statthaft, wenn mindestens 12 perikolische Lymphknoten untersucht wurden. Neuere Studien (s. Leitlinien der DKG 2004, 77) weisen darauf hin, dass für ein exaktes Staging sogar mindestens 17 Lymphknoten erforderlich sind.

Wurden weniger als 12 Lymphknoten histologisch aufgearbeitet, ist eine Aussage zur N-Kategorie (pNx) nicht möglich. Als Qualitäts- aber auch Prognosefaktor wird bei radikal resezierten Karzinomen die Anzahl der dissezierten bzw. untersuchten Lymphknoten gewertet, was die Notwendigkeit der sorgfältigen Aufarbeitung der Präparate durch den Pathologen unterstreicht.

Zentrale, jenseits des Ursprungs benannter Kolongefäße sowie paraaortale Lymphknotenmetastasen gelten als Fernmetastasierung.

Fernmetastasen (Tab. 6.**99**). Sowohl prä- als auch intraoperativ muss das Vorliegen einer Fernmetastasierung überprüft werden. Extraregionäre Lymphknotenmetastasen (z. B. aortocaval) werden als Fernmetastasierung gewertet.

Tabelle 6.99 T-Kategorie der UICC-Klassifikation des Kolonkarzinoms

Mx	Beurteilung nicht möglich
M0	keine Evidenz für das Vorliegen von Fernmetastasen
M1	Fernmetastasen (einschließlich extraregionärer Lymphknotenmetastasen)

Stadieneinteilung

UICC-Stadien. Tab. 6.**100** zeigt die gültige UICC-Stadieneinteilung des Kolonkarzinoms.

Dukes-Klassifikation. Da die inzwischen differenzierte Therapie kolorektaler Karzinome ganz wesentlich auch z. B. auf einer weiteren Differenzierung basiert (z. B. lokale Therapiemaßnahmen, diskussionswürdige Notwendigkeit der Bestrahlung von pT3a N0-Karzinomen des Rektums), wird die Dukes-Klassifikation diesen Anforderungen nicht mehr gerecht, auch wenn versucht wurde, dieser Entwicklung durch Erweiterungen (z. B. Astler-Coller etc.) Rechnung zu tragen. Die Dukes-Klassifikation sollte deshalb nicht mehr verwendet werden.

Rektumkarzinom

Anatomische Grundlagen

Definitionsgemäß beginnt das Rektum am rektosigmoidalen Übergang etwa auf Höhe des zweiten Sakralwirbels. Die längs verlaufenden Tänien des Kolons gehen hier in die durchgehende Längsmuskulatur des Rektums über und die Appendices epiploicae fehlen. Im Rektum gibt es deshalb nie Pseudodivertikel.

Die Grenze zwischen Rektum und Sigma unterliegt geringen individuellen Schwankungen. Unter pragmatischen Gesichtspunkten ist deshalb die Festlegung mit dem starren Rektoskop sinnvoll. Das Rektum erstreckt sich damit, von der Anokutanlinie aus gemessen, über 16 cm.

Da auch der Analkanal individuelle Längenunterschiede aufweist, erlaubt eine Messung ab dem Oberrand der Linea dentata (= Beginn der Rektumschleimhaut) die sicherste Zuordnung eines Tumors zu Höhenlokalisation im 12 cm langen Rektum. Hierbei liegt die anteriore peritoneale Umschlagfalte in der Regel zwischen 8 und 10 cm oberhalb der Linea dentata, kann jedoch individuell stark variieren.

Höhenlokalisation

Da bei rektalen Tumoren die Höhenlokalisation eine entscheidende Rolle bei der Wahl des Therapieregimes spielt, muss präoperativ eine exakte Höhenangabe erfolgen. Das Rektum wurde bisher in ein oberes, mittleres und unteres Drittel von jeweils 4 cm Länge unterteilt.

Tabelle 6.100 Stadieneinteilung des Kolonkarzinoms (UICC)

				Anteil
UICC 0	Tis	N0	M0	
UICC I	T1 – 2	N0	M0	ca. 15 %
UICC II	T3 – 4	N0	M0	ca. 25 %
UICC III	jedes T	N1 – 2	M0	ca. 35 %
UICC IV	jedes T	jedes N	M1	ca. 25 %

Die Messung sollte mittels starrer Rektoskopie erfolgen, da so reproduzierbare Ergebnisse gewährleistet werden, während Untersuchungen mit dem flexiblen Endoskop als zu ungenau einzustufen sind.

In der durch die UICC 2004 festgelegten, jedoch klinisch weniger sinnvoll erscheinenden Einteilung erstreckt sich das untere Drittel bis 6 cm ab Linea anocutanea, bei 6 – 12 cm liegt definitionsgemäß das mittlere Drittel, von 12 – 16 cm das obere Drittel.

In den USA erfolgt entgegen diesen Grundsätzen eine Trennung von Tumoren proximal und distal von 12 cm ab Linea anocutanea. Proximal von 12 cm werden Tumoren dem Kolon zugeordnet, da diese hinsichtlich der Lokalrezidivrate größere Übereinstimmung mit Kolonkarzinomen aufweisen sollen.

Gefäßversorgung und Lymphabfluss

Blutgefäße. Die Blutzufuhr des Rektums erfolgt über die A. rectalis superior aus der A. mesenterica inferior und der A. rectalis inferior aus der A. iliaca interna bzw. A. pudenda. In ca. 20% tritt eine A. rectalis media auf (Abb. 6.**105a**). Der venöse Rückstrom erfolgt im oberen Rektumabschnitt über den Plexus rectalis superior in die Pfortader, im untersten Abschnitt über den Plexus rectalis inferior in die V. cava inferior (Abb. 6.**105b**).

Lymphgefäße und -knoten. Die Lymphgefäße des Rektums folgen den arteriellen Hauptgefäßen ganz überwiegend über die perirektalen Lymphknoten innerhalb der viszeralen Faszie (= Mesorektum) zu den Lymphknoten am Stamm der A. mesenterica inferior und von hier aus in weit fortgeschrittenen Fällen auch in die prä- und beidseitigen paraaortalen Lymphknoten.

Wege der lymphogenen Metastasierung. Die lymphogene Metastasierung kann auch kaudalwärts erfolgen. Während bei Karzinomen des oberen Drittels dies nur etwa bis 3 cm unterhalb des Tumorunterrands zu beobachten ist, werden bei tiefer gelegenen Karzinomen auch Lymphknotenmetastasen bis in den untersten Bereich des mesorektalen Sackes gefunden.

Bei Karzinomen im unteren Rektumdrittel werden zudem mit zunehmender Tiefeninfiltration auch Lymphknotenmetastasen außerhalb des Mesorektums entlang der A. iliaca interna mit einer Häufigkeit von bis zu 20 % berichtet.

Grenzschichten

Die Bedeutung der von Stelzner definierten „Grenzlamellen“ des Rektums für die Rektumchirurgie wurde von Heald neu gewertet („holy plane“) (Abb. 6.**106**). Diese Hüllschicht umfasst das Rektum mit seinem anhaftenden Fettkörper und den darin liegenden Lymphknoten in seinem extraperitonealen Anteil zirkulär. Nur die untersten 1 – 3 cm oberhalb der Linea dentata bleiben davon ausgespart. Kranialwärts lässt sich diese Faszie bis zum Stamm der A. mesenterica superior präparieren. Des Weiteren zieht sie auch nach kranial lateral weiter als dorsales Blatt des Mesosigma. Die genaue Kenntnis dieser Hüllschichten und Nervenstrukturen ist un-

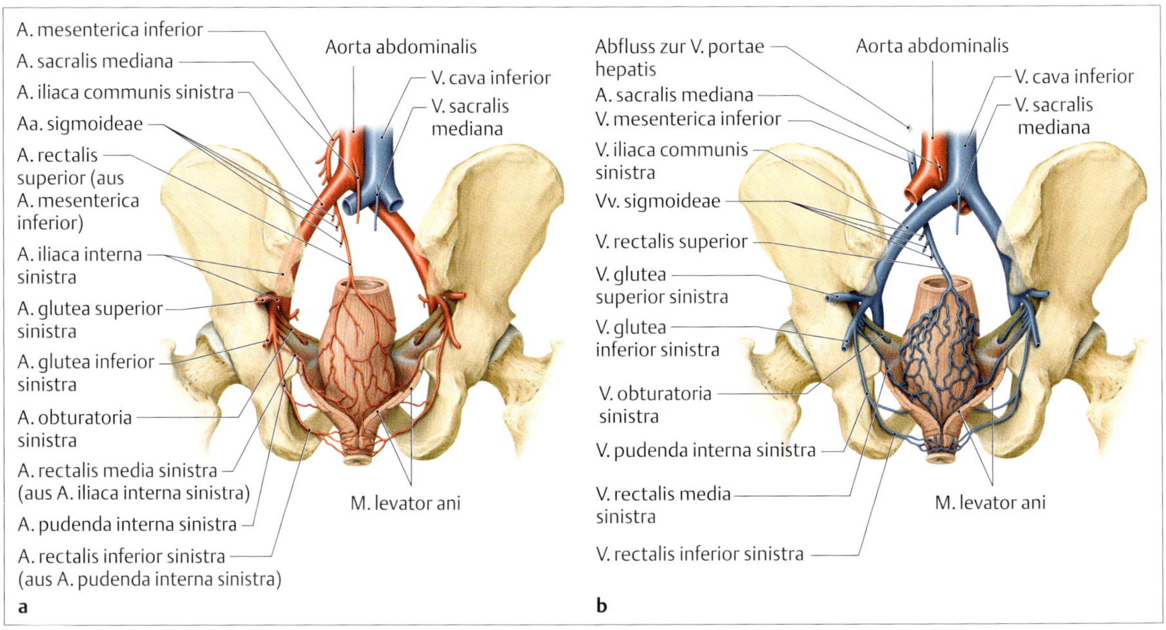

Abb. 6.105 Blutversorgung des Rektums.
a Arterien.
b Venen.

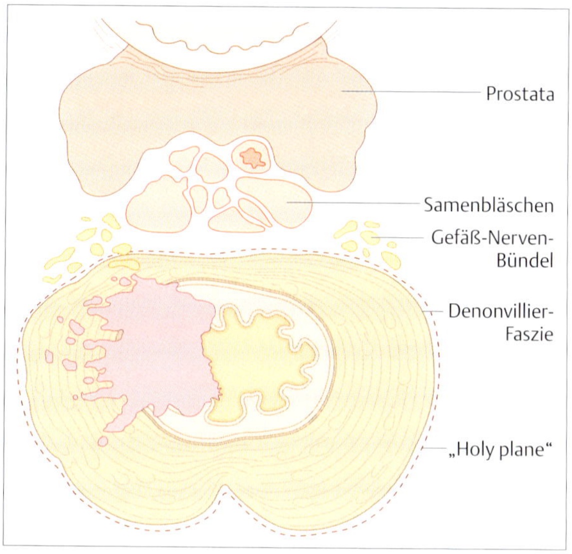

☒ **Abb. 6.106** Grenzschichten des Rektums. Die scharfe Exzision mit striktem Erhalt bzw. Integrität des Mesorektums (totale mesorektale Exzision) ist inzwischen als unabdingbare Voraussetzung akzeptiert, um möglichst niedrige Lokalrezidivraten zu erreichen und die Nervenstrukturen des kleinen Beckens weitgehend zu schonen.

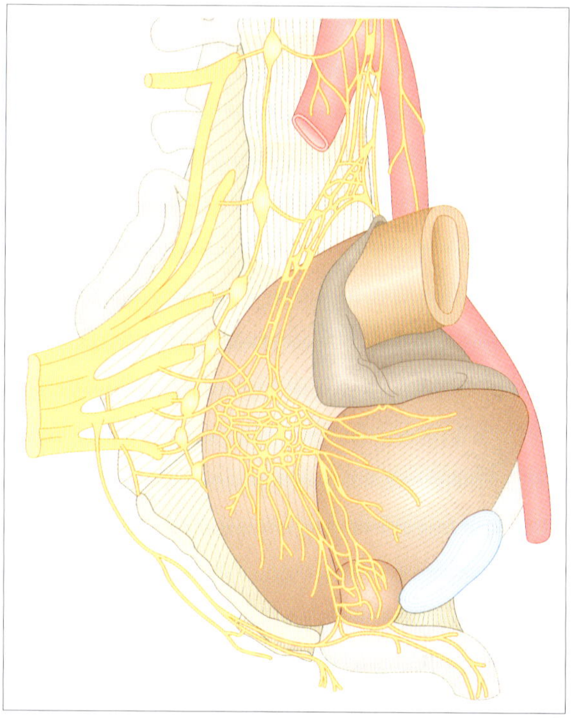

☒ **Abb. 6.107** Nervenstrukturen des kleinen Beckens.

abdingbar, um niedrige Lokalrezidivraten erreichen und postoperative Störungen der Blasen- und Sexualfunktion vermeiden zu können.

Bei fortgeschrittenen und neoadjuvant vorbehandelten Tumoren sowie bei Rezidiveingriffen können diese Grenzschichten gelegentlich nicht mehr sicher dargestellt werden.

Autonomes Nervensystem des kleinen Beckens

Hinsichtlich der Lebensqualität hat die operative Schonung der autonomen Nervenstrukturen präaortal und im kleinen Becken zunehmend an Bedeutung gewonnen, da durch sie Sexual- und Blasenfunktionsstörungen vermieden werden können.

Der Ursprung der sympathischen Innervation der Beckenorgane ist präaortal um den Stamm der A. mesenterica inferior zu finden. Die postganglionären Fasern bilden hier den Plexus hypogastricus superior, der sich auf Höhe des Promontoriums in einen linken und rechten N. hypogastricus teilt. Die parasympathische Innervation entstammt den Sakralnerven S2–S4 (Plexus sacralis), welche zusammen mit den beiden Nn. hypogastrici den Plexus hypogastricus inferior bilden (Abb. 6.**107**). Diese Nervengeflechte werden fälschlicherweise auch als „Ligamentum laterale“ bezeichnet. Die Beschreibung „Ligamentum sacrouterinum“ entspricht wahrscheinlich ebenfalls diesen Strukturen.

Weiter distal ziehen diese Strukturen nach ventral zu den Erfolgsorganen. Als feine Nervengeflechte umfassen sie die Samenblasen und ziehen medial kaudalwärts über der Prostata weiter (Denonvillier-Faszie) (Abb. 6.**106**). Über weite Strecken der Präparation des Mesorektums erfolgt diese in dem areolären gefäßlosen Gewebe zwischen der mesorektalen Faszie und den beschriebenen Nervengeflechten. Nur die Rectalis-media-Gefäße durchbrechen diese Präparierebene („T-Junction“ in der angloamerikanischen Literatur).

Tabelle 6.101 Grading

Gx	Differenzierung nicht zu beurteilen	
G1	gut differenziert	G1/2 = Low-Grade-Malignancy
G2	mäßiggradig differenziert	
G3	schlecht differenziert	G3/4 = High-Grade-Malignancy
G4	undifferenziert	

TNM-Klassifikation

Die TNM-Kategorisierung des Rektums entspricht der des Kolons. Die Klassifikation der AJCC, die weitgehend mit derjenigen der UICC identisch ist, unterteilt vor allem unter therapeutischen Gesichtspunkten (evtl. lokale Exzision) die pT1-Karzinome. Es ist zu beachten, dass pTis-Tumoren keinen malignen Tumoren entsprechen.

- pTis wird unterteilt in:
  - pTie = intraepithelial,
  - pTim = intramukosal.
- pT1 wird unterteilt in:
  - pT1a =*ohne* nachweisbare Invasion von Blut- oder Lymphgefäßen,
  - pT1b =*mit* nachweisbarer Invasion von Blut- oder Lymphgefäßen.

Malignitätsgrad

Nach geltenden WHO-Kriterien werden Tumorzellen aufgrund ihrer Differenzierung unterschiedlichen Malignitätsgraden zugeteilt (Tab. 6.**101**). Die entscheidende Bedeutung dieses Vorgehens liegt in der Erkenntnis, dass mit steigendem Malignitätsgrad zunehmend mit lymphogenen und Fernmetastasen zu rechnen ist.

Finden sich in einem Präparat mehrere Tumorzelldifferenzierungen, so ist für die Festlegung des Gradings der Tumoranteil ausschlaggebend, der die schlechteste Differenzierung aufweist.

Intramurales Tumorwachstum. Das submuköse intramurale Tumorwachstum geht bei gut oder mäßig differenzierten Karzinomen selten mehr als etwa 1 cm über die makroskopisch erkennbaren Tumorgrenzen hinaus. Bei schlecht differenzierten Karzinomen kann dieses Wachstum jedoch weiter gehen.

Stadieneinteilung

Die aktuelle Stadieneinteilung bei Rektumkarzinomen wurde durch die UICC im Jahr 2002 veröffentlicht (Tab. 6.**102**).

Neuere Erkenntnisse zeigen, dass das UICC-Stadium III hinsichtlich der prognostischen Aussagekraft inhomogen erscheint. In einer prospektiven Multizenterstudie konnte belegt werden, dass eine weitere Unterteilung des UICC-Stadiums III sinnvoll ist (Tab. 6.**103**) (62).

Epidemiologie und Wertung

Das kolorektale Karzinom (KRK) steht an Platz 2 der tumorbedingten Todesursachen in den westlichen Industrienationen. In Europa werden jedes Jahr etwa 376.000 neue Fälle

Tabelle 6.102 Stadieneinteilung des Rektumkarzinoms (UICC)

UICC-Stadium	T	N	M	5-Jahres-Überlebensrate
UICC 0	Tis	N0	M0	
UICC I	T1–2	N0	M0	ca. 90–100%
UICC II				ca. 60–90%
– IIA	T3	N0	M0	
– IIB	T4	N0	M0	
UICC III				ca. 30–80%
– IIIA	T1–2	N1	M0	
– IIIB	T3–4	N1	M0	
– IIIC	jedes T	N2	M0	
UICC IV	jedes T	jedes N	M1	ca. 15–20%

Tabelle 6.103 Unterteilung des UICC-Stadiums III

Substage				Anteil	5-Jahres-Überlebensrate
IIIA	pT1/2	pN1	M0	ca. 10%	ca. 80%
IIIB	pT3/4 pT1/2	pN1 pN2	M0 M0	ca. 50%	ca. 60%
IIIC	pT3/4	pN2	M0	ca. 40%	ca. 30%

Tabelle 6.104 Inzidenz und Mortalität nach Altersgruppe und Geschlecht, Deutschland 2000, Fälle pro 100.000

Alter (Jahre)	Männer, Inzidenz	Männer, Mortalität	Frauen, Inzidenz	Frauen, Mortalität
<45	3,6	0,9	4,1	0,8
45–60	72,8	22,2	52,8	14,4
60–75	279,1	105,3	172,6	60,0
75+	502,8	297,4	410,4	237,6
Insgesamt	81,3	34,0	81,2	36,4

diagnostiziert und ca. 200.000 Patienten versterben an der Erkrankung (14). Die Zahl der Neuerkrankungen in Deutschland lag im Jahr 2000 nach Schätzungen des Robert-Koch-Institutes bei 66.000 (Männer 32.000, Frauen 34.000) (Tab. 6.**104**) (www.rki.de, Analyse 2005). Eine genaue Erfassung ist bei einer bedauerlicherweise noch immer fehlenden flächendeckenden Registrierung von Tumorerkrankungen gegenwärtig nicht zu erstellen.

Erkrankungsrisiko und Prognose. Das individuelle Lebenszeitrisiko, an einem kolorektalen Karzinom zu erkranken, liegt für Deutschland bei 4–6%. 90% der kolorektalen Karzinome werden nach dem 50. Lebensjahr diagnostiziert. Von diesem Zeitpunkt an kommt es zu einer Verdopplung der Inzidenz und Mortalität pro Lebensdekade (63). Die Lebenserwartung verbesserte sich in den letzten 30 Jahren deutlich. Aufgrund des Zusammenhangs mit dem Krankheitsstadium bei Erstdiagnose ist diese Verbesserung zum Teil durch effektivere Screening-Maßnahmen zu erklären (51, 71). Aber auch die verbesserten Therapieoptionen tragen zu einem verlängerten Gesamtüberleben bei.

Die Prognose der Dickdarmtumoren korreliert streng mit dem Ausbreitungsstadium bei Diagnosestellung. So liegt die 5-Jahres-Überlebensrate im Stadium I bei 90–100%, im Stadium II bei 60–90%, im Stadium III bei 30–80% und im Stadium IV bei 15–20%.

Pathogenese und Risikofaktoren

Adenome, Adenom-Karzinom-Sequenz

Kolorektale Karzinome entstehen nicht in gesunder Schleimhaut, sondern entwickeln sich aus primär benignen Adenomen. Das Vorkommen der Adenome zeigt geographische Unterschiede: In der westlichen Welt ist die Prävalenz hoch, in Asien und Afrika niedrig. Mit zunehmendem Alter steigt sie ebenfalls, so finden sich bei etwa 33% der 50-Jährigen und bei 50% der 70-Jährigen Adenome.

Adenomtypen. Histologisch werden bei kolorektalen Adenomen tubuläre, villöse und tubulovillöse Adenome unterschieden:

- Mit 50% sind tubuläre Adenome die häufigsten kolorektalen Adenome. Tubuläre Adenome werden selten größer als 2 cm und zeigen ein der normalen Mukosa ähnliches Kryptenmuster.
- Villöse Adenome bestehen aus einem fingerförmig aufgezweigten Stroma, das von einem Schleim bildenden Epithel bedeckt wird und machen etwa 15% der kolorektalen Adenome aus. Villöse Adenome werden häufig größer als 2 cm.
- Die verbleibenden 35% entfallen auf tubulovillöse Adenome, die sowohl einen tubulären als auch villösen Aufbau zeigen.

Die Entwicklung eines kolorektalen Karzinoms aus einem Adenom benötigt zwischen 5 und 10 Jahren. Adenome >1 cm, villöse Adenome und Adenome mit höhergradigen Epitheldysplasien haben ein erhöhtes Entartungsrisiko. Diese Polypen werden daher als „advanced adenoma" gesondert bezeichnet und bewertet.

Maligne Transformation. Histologisch zeigt sich eine typische Transition vom hyperproliferativen Epithel über fokal dysplastische Krypten (ACF) zu makroskopischen tubulären Adenomen. Aus den progressiv dysplastischen und/oder villösen Adenomen entwickelt sich schließlich das invasive Adenokarzinom (Adenom-Karzinom-Sequenz). Nach Ergebnissen der National-Polyp-Study (91) weisen 2,5% aller abgetragenen Kolon- und Rektumpolypen ein invasives Adenokarzinom auf, 5% zeigen schwere Dysplasien im Sinne eines Carcinoma in situ. Die Gesamtquote der malignen Transformation beträgt bei villösen Adenomen >3 cm 35 bis über 50%.

Klinik und Therapie. Kolonpolypen verursachen meist keinerlei Beschwerden. Selten führen Bauchschmerzen oder Stuhlunregelmäßigkeiten zur Polypendiagnose. Villöse Polypen können zu sekretorischer Diarrhö und Kaliumverlusten führen. Nur 5% aller Kolonadenome verursachen okkulte Blutbeimengungen im Stuhl. Die Prognose der nichterblichen Polypen ist bei rechtzeitiger Entfernung gut.

Nach kompletter Abtragung kolorektaler Adenome ist das Karzinomrisiko in den folgenden 3 Jahren äußerst gering. Das Risiko, in der Folgezeit neue Adenome zu entwickeln liegt bei 40%, so dass eine Kontrollkoloskopie nach 3 Jahren empfohlen wird.

Molekulare Alterationen in der Adenom-Karzinom-Sequenz

Kolorektale Karzinome entstehen infolge einer Serie von genetischen Veränderungen, welche zur Transformation des normalen Epithels über die Zwischenstufe des adenomatösen Polypen hin zum Karzinom führen. Die Veränderungen auf molekularer Ebene sind gut untersucht (89). Nach dem daraus abgeleiteten Progressionsmodell (molekulare Adenom-Karzinom-Sequenz) entsteht die Neoplasie nicht aus einer einzelnen genetischen Veränderung, sondern resultiert aus der Akkumulation verschiedener Alterationen unterschiedlicher Tumorsuppressor- bzw. Onkogene (55) (s. Abb. 6.**82**, Kapitel 6.17 „Prävention und Früherkennung des kolorektalen Karzinoms").

CIN-Phänotyp

Aus heutiger Sicht muss ergänzt werden, dass das klassische Modell der Adenom-Karzinom-Sequenz nach Vogelstein et al. für den Großteil der KRK mit Nachweis einer chromosomalen Instabilität (CIN) gilt. Der CIN-Phänotyp liegt bei etwa 85% aller sporadischen KRK vor und gilt auch für die familiäre adenomatöse Polyposis (FAP). Er ist charakterisiert durch chromosomale Zugewinne und Verluste genetischen Materials (z. B. Amplifikationen, Deletionen, Aneuploidie).

Erste Phase: APC-Geninaktivierung. Als erster Schritt in der Kaskade der genetischen Alterationen konnte die biallelische Inaktivierung des APC-Gens identifiziert werden. Während bei sporadischen KRK die APC-Mutation dem klassischen „Two-Hit"-Modell der Tumor-Supressor-Inaktivierung im Sinne von zwei somatisch erworbenen Mutationen folgt, wird bei der FAP bereits über die Keimbahn ein defektes Allel autosomal dominant vererbt. Der Verlust des APC-Genprodukts führt zu einer ineffektiven Degradation des Transskriptionsfaktors β-Catenin. Die unphysiologische Akkumulation von β-Catenin bewirkt eine vermehrte Transkription von Zielgenen (z. B. c-myc, Zyklin D), welche die Zellproliferation, Zellzykluskontrolle und Apoptose-Inhibition beeinflussen (44, 70). Neuere Untersuchungen zeigen zudem, dass das APC-Protein an der regelrechten Ausbildung des mitotischen Spindelapparates beteiligt ist und der APC-Verlust zu einer chromosomalen Instabilität führt. Der aus den genannten Veränderungen resultierende Wachstums- und Überlebensvorteil öffnet die Pforte für eine klonale Expansion und für konsekutive genetische Alterationen. Daher wird das APC-Gen in diesem Zusammenhang als „gate keeper" bezeichnet. Die zentrale Bedeutung des APC-Gens bzw. der β-Catenin-Signaltransduktion in der Initiierung der Karzinomprogression wird belegt durch die Tatsache, dass sich in bis zu 80% aller kolorektalen Adenome und Karzinome eine biallelische APC-Geninaktivierung findet (56). Morphologisch ist dieses Stadium durch aberrante und dysplastische Krypten gekennzeichnet und findet sich bereits in frühen Adenomen.

Zweite und dritte Phase. In der zweiten Phase, der intermediären Phase kommt es zu aktivierenden Mutationen des K-ras-Onkogens und zu Alterationen auf dem langen Arm von Chromosom 18. Hier sind insbesondere die Gene SMAD4, SMAD2 und DCC lokalisiert. Histomorphologisch zeigen sich auf dieser Stufe low-grade intraepitheliale Neoplasien (IEN) (früher: leicht- bis mittelgradige Dysplasie). Die dritte Phase, der Übergang zu high-grade IEN (früher: hochgradige Dysplasie) bzw. Karzinomen wird durch Mutationen im Gen des Tumorsuppressors p53 auf Chromosom 17p eingeleitet.

Diese Veränderungen werden bei sporadischen wie auch bei FAP-assoziierten Kolonkarzinomen gefunden. Allerdings wird bei der FAP dieser Prozess dadurch begünstigt, dass durch eine Keimbahnmutation bereits ein Allel des APC-Gens mutiert ist und „nur noch" ein Allel durch exogene Einflüsse inaktiviert werden muss (somatische Mutation). Dies hat zur Folge, dass die Tumorinitiierung häufiger abläuft und daher eine Vielzahl von Polypen bereits in jugendlichem Alter entsteht.

MIN-Phänotyp

Demgegenüber weisen 15% der KRK keinen CIN-Phänotyp, sondern eine sog. Mikrosatelliteninstabilität auf (MIN-Phänotyp). MIN ist charakteristisch für Tumoren im Rahmen des hereditären nichtpolypösen KRK (HNPCC, Lynch-Syndrom), tritt aber auch bei 15% aller sporadischen KRK auf.

HNPCC. Beim Lynch-Syndrom liegt eine Keimbahnmutation in einem DNA-Mismatch-Reperaturgen (MLH1, MSH2, MSH6, PMS2) vor (MMR-System). Das MMR-System hat die Funktion, Replikationsfehler in der DNA bei der Zellteilung zu korrigieren. Bei Dysfunktion des MMR-Systems durch somatische Inaktivierung des zweiten Allels kommt es zu einer exponenziell beschleunigten Anhäufung von Replikationsfehlern bei der Zellteilung, bevorzugt in vom MMR normalerweise korrigierten repetitiven Sequenzen (Mikrosatelliten). Dieses Phänomen wird daher als hochgradige Mikrosatelliteinstabilität bezeichnet (MSI-H). Mikrosatelliten kommen sowohl in nichtkodierenden als auch in kodierenden Genregionen vor. Liegt eine Repeat-Längenveränderung innerhalb eines kodierenden Genabschnittes vor, kommt es zu häufig zur Veränderung des Leserasters (frameshift) und damit zur Synthese funktionsuntüchtiger Proteine. Entsprechend sind in der Adenom-Karzinom-Sequenz bei HNPCC bevorzugt Gene mit repetitiven Sequenzen mutiert (z. B. TGFβ-Rezeptor II, BAX), während Alterationen des p53, 18q und K-ras seltener betroffen zu sein scheinen.

Durch die Mikrosatellitenstabilität ist die Tumorprogression, d.h. das Durchlaufen der Adenom-Karzinom-Sequenz beschleunigt. Tumoren treten wegen einer bereits vorhandenen Keimbahnmutation und nur noch einem notwendigen zweiten Schritt (somatische Inaktivierung) im Vergleich zu sporadischen KRK deutlich früher auf.

Entsprechend sind hier Vorsorgeuntersuchungen deutlich engmaschiger durchzuführen (s. Abschnitt „Prävention").

› CIM-Phänotyp

Der Verlust der MMR-Genfunktion sowie weiterer Tumorsuppressorgene kann, insbesondere beim sporadischen KRK, auch durch sog. epigenetische Mechanismen entstehen. So kommt es durch Histon-Acetylierung oder Cytosin-Methylierung in genregulatorischen Abschnitten zu einer transkriptionellen Abschaltung der betroffenen Gene. Beim sporadischen KRK sind insbesondere Gene der Zellzyklusinhibition, Apoptosegene und MMR-Gene von einer Hypermethylierung CpG-reicher Sequenzen betroffen. Diese befinden sich vor allem auch in Promoter-Regionen. Eine Hypermethylierung führt hier oft zu einem Verlust der Transkription des betroffenen Gens. In diesem Zusammenhang ist seit einigen Jahren auch der Begriff des CIM-Phänotyps (CIMP) geprägt. Grundsätzlich sind epigenetische DNA-Modifikationen reversibel. Daraus ergibt sich ein möglicher Therapieansatz durch Histon-Deacetylierungsinhibitoren bzw. demethylierende Substanzen, welche eine Re-Aktivierung der inaktivierten Gene bewirken könnten. Da von der Hypermethylierung insbesondere auch das MLH1-Gen betroffen sein kann, liegt häufig gleichzeitig auch eine Mikrosatelliteninstabilität vor.

Life-Style-bedingte Risikofaktoren

Übergewicht, geringe körperliche Aktivität und eine „westliche" Ernährung (kalorienreich, fettreich, fleischreich, ballaststoffarm) sind nach heutigem Kenntnisstand mit einem erhöhten Risiko für ein KRK assoziiert (33, 90). Bezüglich des Fleischkonsums ist insbesondere der Verzehr von rotem, myoglobinhaltigem Fleisch mit einem etwa 3fach erhöhten Risiko für ein KRK assoziiert. Weiterhin ist der Genuss von scharf angebratenem Fleisch mit einem erhöhten Risiko assoziiert. Ursächlich ist wahrscheinlich die Bildung heterozyklischer Amine, insbesondere bei Menschen mit einer erhöhten N-Acetyltransferase-2-Aktivität.

Epidemiologische Studien konnten einen protektiven Effekt eines hohen Gemüsekonsums belegen (81). Entsprechend wird eine gemüse- und früchtereiche sowie fett- und fleischreduzierte Kost empfohlen. Auch Alkohol- und Nikotinabusus sind Risikofaktoren für die Entwicklung eines KRK (Kune et al. 1992, World Cancer Research Fund u. American Institute for Cancer Research 1996)

Hochrisikogruppen und assoziierte Besonderheiten der Erkrankung

Im Wesentlichen sind 3 verschiedene Hochrisikogruppen mit jeweils auch unterschiedlichen Risiken für metachrone Zweittumoren (kolorektal, extrakolonisch) und gesonderten Vorsorgeempfehlungen für Angehörige (s. Abschnitt „Prävention") abzugrenzen:

- familiäres kolorektales Karzinom,
- hereditäres kolorektales Karzinom,
- chronisch entzündliche Darmerkrankungen.

Familiäres kolorektales Karzinom

Bei etwa 65–75% aller Patienten mit KRK ist die Familienanamnese bzgl. KRK leer. Demgegenüber treten etwa 25–35% aller KRK familiär gehäuft auf. Verwandte ersten Grades eines Patienten mit einem KRK haben ein erhöhtes Risiko ein KRK zu entwickeln (17, 30, 91). Das relative Risiko ist bei einem Verwandten ersten Grades mit einem KRK etwa verdoppelt. Bei 2 Verwandten ersten Grades mit einem KRK beträgt das relative Risiko etwa 3–4 (13, 52). Das relative Risiko steigt mit jüngerem Erkrankungsalter der Verwandten bei Diagnosestellung (RR 5,37 bei Diagnose vor dem 40. Lebensjahr) (30). Auch wenn bei Verwandten ersten Grades kolorektale Adenome diagnostiziert wurden, ist das relative Risiko für ein KRK etwa 2- bis 3fach erhöht (3). Das Risiko steigt auch hier mit jüngerem Erkrankungsalter der Verwandten ersten Grades und in Abhängigkeit von der Zahl der Betroffenen in der Familie (91). Überwiegend werden polygenetische Veränderungen, wie z. B. Mutationen in rezessiven Genen und Mutationen in dominanten Genen mit niedriger Penetranz oder auch epigenetische Mechanismen, als Ursache angenommen. Bekannt sind bisher z. B. der I1307K-Polymorphismus des APC-Gens, Mutationen der Methylentetrahydrofolat-Reduktase (MTHFR), der N-Acetyltransferase 1 und 2 (NAT1 und NAT2) und des Transforming Growth Factor Receptor Typ I (TGF<b>R-I(6A)), die mit einem erhöhten Risiko für kolorektale Karzinome assoziiert sind (66).

Hereditäre kolorektale Karzinome

Bis zu 5% aller KRK sind einem der heute bekannten monogen erblichen, autosomal dominant vererbten Syndrome zuzuordnen (Tab. 6.**105**). Die Diagnose hat erhebliche Konsequenzen für die Patienten und ihre Verwandten. In jedem Verdachtsfall sollte ein spezialisiertes Zentrum kontaktiert werden.

Eine molekulargenetische Diagnostik bei erkrankten Patienten dient der Diagnosesicherung und ermöglicht die prädiktive Testung von Familienangehörigen. Eine entsprechende Keimbahnmutationssuche sollte entsprechend den Richtli-

Tabelle 6.105 Autosomal dominant vererbte Formen kolorektaler Karzinome

	Anteil an allen KRK (%)	KRK-Risiko	Mutationsnachweis	Gendefekt	Chromosom
HNPCC	2–5%	80%	50–80%	MLH1 MSH2 MSH6 PMS2	3p21 2p16 2p16 7q22
FAP	0,1%	100%	70–80%	APC	5q21
Peutz-Jeghers-Syndrom	0,1%	40%	50–90%	STK11	19p13.3
Juvenile Polyposis coli	0,1%	20–60%	50–60%	SMAD4 BMPR1A ENG	18q21.2 10q23 9q34.1

nien zur Diagnostik der genetischen Disposition für Krebserkrankungen der Bundesärztekammer erfolgen (16).

Neben einem erhöhten Risiko für kolorektale Karzinome haben alle Patienten und Risikopersonen dieser Gruppe ein zusätzlich erhöhtes Risiko extrakolonischer Neoplasien. Aufgrund des autosomal dominanten Erbganges haben Verwandte ersten Grades von Betroffenen ein 50%iges Risiko diese genetische Disposition ebenfalls geerbt zu haben. Vor einer prädiktiven genetischen Testung bei diesen gesunden Risikopersonen muss den Richtlinien entsprechend eine genetische Beratung erfolgen. Eine prädiktive Testung kann nur erfolgen, wenn eine zweifelsfrei pathogene Keimbahnmutation bei einem erkrankten Familienmitglied bereits nachgewiesen wurde.

Hereditäres nichtpolypöses kolorektales Karzinom (HNPCC, Lynch-Syndrom)

HNPCC ist eine autosomal dominant vererbte Tumordisposition mit hoher Penetranz (etwa 80%). Charakteristisch für das Syndrom ist das frühe Auftreten von überwiegend rechtsseitig lokalisierten kolorektalen Karzinomen, das Auftreten von syn-und metachronen kolorektalen Karzinomen sowie von Karzinomen anderer Organlokalisationen, vor allem in Endometrium, Nierenbecken/ableitenden Harnwegen, Dünndarm, aber auch in Magen, Ovarien, Gallengang, Gehirn und Haut (60, 88). Werden neben einer der genannten internen Neoplasien gut- oder bösartige Talgdrüsentumoren diagnostiziert, so bezeichnet man diese phänotypische Variante des HNPCC als Muir-Torre-Syndrom.

Auch bei HNPCC entsteht das KRK in aller Regel aus einem adenomatösen Polypen. HNPCC unterscheidet sich von der FAP vor allem darin, dass erheblich weniger, meist nur vereinzelte Adenome entstehen.

Amsterdam-Kriterien. Aufgrund fehlender pathognomonischer Charakteristika ist die klinische Diagnosestellung bei HNPCC schwierig. Als Grundlage für gemeinsame Studien an HNPCC-Familien wurden 1990 von einem internationalen Experten-Komitee (International Collaborative Group on HNPCC, ICG-HNPCC) die sog. Amsterdam-I-Kriterien definiert (87). Diese Kriterien wurden später erweitert, um auch die in den Amsterdam-I-Kriterien nicht berücksichtigten extrakolonischen Manifestationen einzuschließen. In den sog. Amsterdam-II-Kriterien werden neben den KRK in gleichwertiger Weise auch Karzinome des Endometriums, des Dünndarms und der oberen ableitenden Harnwege dem Syndrom zugerechnet (Tab. 6.**106**) (88).

Bethesda-Kriterien. Das breite Spektrum der Organlokalisationen, unvollständige Penetranz und Phänokopien sowie kleine Familien und mangelnde Kenntnis der Todesursache engster Familienangehöriger sind Faktoren, die das Erkennen der HNPCC-Familien auch bei sorgfältiger Anamneseerhebung erschweren. Der Personenkreis, bei dem – auch unabhängig von einer Familienanamnese – möglicherweise ein HNPCC vorliegen könnte, wird durch die Bethesda-Kriterien festgelegt (67), die kürzlich überarbeitet wurden (85).

Die revidierten Bethesda-Kriterien (Tab. 6.**107**), die etwas weiter gefasst sind, enthalten die derzeit empfohlenen Einschlusskriterien für den Personenkreis, bei dem – zur Über-

Tabelle 6.106 Amsterdam-Kriterien

1. Mindestens 3 Familienmitglieder mit HNPCC-assoziierten Karzinomen: Kolon, Rektum, Endometrium, Dünndarm, Urothel (Ureter/Nierenbecken)
2. Mindestens 2 aufeinanderfolgende Generationen betroffen
3. Mindestens ein Familienmitglied erstgradig verwandt mit den beiden anderen
4. Mindestens ein Erkrankter zum Zeitpunkt der Diagnose jünger als 50 Jahre
5. Ausschluss einer familiären adenomatösen Polyposis

Tabelle 6.107 Überarbeitete Bethesda-Kriterien

1. Diagnose eines KRK vor dem 50. Lebensjahr
2. Diagnose von syn- oder metachronen kolorektalen oder anderen HNPCC-assoziierten Tumoren: Kolon, Rektum, Endometrium, Magen, Ovar, Pankreas, Ureter, Nierenbecken, biliäres System, Gehirn (v.a. Glioblastom), Haut (Talgdrüsenadenome und -karzinome, Keratoakanthome), Dünndarm; unabhängig vom Alter bei Diagnose
3. Diagnose eines KRK vor dem 60. Lebensjahr mit typischer Histologie eines MSI-H-Tumors (tumorinfiltrierende Lymphozyten, Crohn's like lesions, muzinöse oder siegelringzellige Differenzierung, medulläres Karzinom)
4. Diagnose eines KRK bei mindestens einem Verwandten ersten Grades mit einem HNPCC-assoziierten Tumor, davon Diagnose mindestens eines Tumors vor dem 50. Lebensjahr
5. Diagnose eines KRK bei 2 oder mehr Verwandten ersten Grades mit einem HNPCC-assoziierten Tumor, unabhängig vom Alter

prüfung der Verdachtsdiagnose HNPCC – zunächst die Tumoren auf die für HNPCC charakteristische hochgradige Mikrosatelliteninstabilität (MSI-H) untersucht werden sollten.

Die alleinige Erfüllung eines der Bethesda-Kriterien ohne Nachweis einer MSI-H ist nicht einer HNPCC-Diagnose gleichzusetzen. In diesem Zusammenhang wird vom „Early-Onset KRK" gesprochen. Prädisponierende genetische Faktoren dieser Entität sind bisher nicht identifiziert.

Keimbahnmutationen. Bisher wurden pathogene Keimbahnmutationen in den MMR-Genen MSH2, MLH1, MSH6 und PMS2 identifiziert. Bisherige Mutationsanalysen an einem ausgewählten Patientenkollektiv aus Familien, welche die Amsterdam-Kriterien erfüllten, ergaben Keimbahnmutationen im MSH2-Gen und MLH1-Gen bei je etwa einem Drittel der Patienten. Bei etwa 10% der Patienten wird eine Mutation im MSH6-Gen gefunden. Nur bei wenigen Patienten wurden bisher Keimbahnmutationen im PMS2-Gen identifiziert.

Krebsfrüherkennungsprogramm. Personen mit einer MMR-Gen-Keimbahnmutation haben ein Lebenszeitrisiko von 80% für die Entwicklung eines bösartigen Tumors, wobei das KRK und das Endometriumkarzinom mit Abstand die häufigsten Tumorentitäten darstellen (1). Wegen des hohen Erkrankungsrisikos wird HNPCC-Patienten und ihren Angehörigen ein spezielles Krebsfrüherkennungsprogramm empfohlen (s. Abschnitt „Prävention"). Diese Früherkennungsmaßnahmen können die Entstehung eines Tumors nicht immer verhindern, sie dienen jedoch der Früherkennung und sollen damit zu einer besseren Prognose der Tumorerkrankung führen. Die Richtlinien für die Früherkennungsuntersuchungen orientieren sich an dem typischen Karzinommuster von HNPCC-Familien (77, 78).

Mehrere Studien belegen die mögliche Senkung der Inzidenz und Mortalität für das HNPCC-assoziierte KRK durch regelmäßige Koloskopien. Die Früherkennungskoloskopie führt zu einer günstigeren Stadienverteilung der Tumoren und damit verbunden zu einer besseren Prognose der Patienten (22, 23, 50).

Familiäre adenomatöse Polyposis (FAP)

Keimbahnmutation. Die FAP ist eine autosomal dominant vererbte Erkrankung, die mit einer Prävalenz von 1 : 10000 auftritt. In etwa 3 von 4 Familien lässt sich eine positive Familienanamnese erheben; die übrigen Erkrankungsfälle werden durch neu aufgetretene genetische Veränderungen verursacht (Neumutation). Patienten mit einer FAP tragen eine Keimbahnmutation des auf Chromosom 5q liegenden APC-Gens. Diese Inaktivierung des APC-Gens führt zu einer erhöhten Initiationsrate in der Adenom-Karzinom-Sequenz (Polyposis). Für FAP-Patienten besteht ein praktisch 100%iges Erkrankungsrisiko. Klinisch imponiert die Erkrankung durch das Auftreten multipler (> 100) kolorektaler Adenome, insbesondere im distalen Dickdarmbereich.

Das KRK-Risiko liegt unbehandelt bei nahezu 100%. Therapie der Wahl ist die prophylaktische, kontinenzerhaltende Proktokolektomie mit restaurativer ileo-pouch-analer Anastomose.

Extrakolonische Manifestationen. Häufig treten bei FAP-Patienten zusätzliche extrakolonische Polypen mit erhöhtem Karzinomrisiko auf, vor allem im Bereich des oberen Gastrointestinaltraktes (Adenome im Magen, im Duodenum, an der Papilla Vateri). Drüsenkörperzysten des Magens werden bei 40% der Patienten gefunden; diese sind jedoch nicht mit einem erhöhten Karzinomrisiko verbunden. Des Weiteren werden Zahn-/Kieferanomalien (15%), Osteome (75%), Epidermoidzysten (50%) und Desmoide (10%) beobachtet. Desmoide sind semimaligne, lokal infiltrativ wachsende Tumoren im Bereich von Hautnarben und häufig intraabdominell im Mesenterium. Nach prophylaktischer Kolektomie stellen Desmoide und Karzinome des oberen Gastrointestinaltraktes heutzutage die häufigsten krankheitsassoziierten Todesursachen bei FAP dar. Selten kommt es auch zu Hepatoblastomen, Schilddrüsenkarzinomen oder Medulloblastomen, die sich dann aber bereits im Kindesalter manifestieren können. Etwa 80% der FAP-Patienten weisen außerdem eine charakteristische Pigmentanomalie der Retina auf, die kongenitale Hypertrophie des retinalen Pigmentepithels (CHRPE).

Das Gardner-Syndrom sowie die attenuierte FAP (AAPC) sind keine eigenständigen Entitäten, sondern phänotypische Varianten der FAP.

Peutz-Jeghers-Syndrom

Klinik. Kennzeichnend für das seltene autosomal dominant vererbte Krankheitsbild ist das Auftreten von charakteristischen Polypen des Gastrointestinaltraktes und Pigmentflecken auf Lippen- und Wangenschleimhaut. Die Polypen entwickeln sich am häufigsten im Dünndarm, daneben aber auch im Dickdarm und im Magen. Die Dünndarmpolypen können zur Invagination mit kolikartigen Schmerzen bis hin zum akuten Abdomen aufgrund eines Ileus führen. Daneben besteht häufig eine chronische Blutungsanämie.

Die Symptomatik manifestiert sich meist bereits in der ersten und zweiten Lebensdekade, so dass entsprechende Untersuchungen (u. a. ÖGD, Koloskopie, Dünndarmdarstellung) bereits ab dem 10. Lebensjahr empfohlen werden, bei entsprechender Symptomatik auch bereits früher (79).

Die charakteristische periorale Pigmentierung sowie die Pigmentierung der Lippen- und Mundschleimhaut treten in der Regel in der Kindheit auf und können im Erwachsenenalter wieder verblassen. Allerdings gibt es Patienten, bei denen diese Hautmerkmale völlig fehlen (bis zu 10%).

→ **Histologie.** Histologisch sind die hamartomatösen Peutz-Jeghers-Polypen durch eine ausgeprägte, sich baumartig aufzweigende und fein verästelte Lamina muscularis mucosae gekennzeichnet, was die Abgrenzung zu anderen polypösen Erkrankungen ermöglicht.

→ **Keimbahnmutation.** 1998 wurde das STK11-Gen, das bei Peutz-Jeghers-Patienten verändert ist, kloniert. Es kodiert für eine Serin-Threonin-Kinase, die an der Regulation von Zellteilungs-, Differenzierungs- oder Signaltransduktionsprozessen beteiligt ist. Ältere Arbeiten haben gezeigt, dass bei etwa 50 – 60% der Peutz-Jeghers-Patienten Mutationen im STK11-Gen nachweisbar sind. In neueren Arbeiten kann durch die Mituntersuchung großer genomischer Deletionen des STK-11-Gens in bis zu 90% eine STK11-Keimbahnmutation identifiziert werden. In 20 – 40% der Patienten lässt sich keine Familienanamnese erheben (Neumutation).

→ **Karzinomrisiko.** Peutz-Jeghers-Patienten haben ein deutlich erhöhtes Karzinomrisiko (12, 35, 58, 61). Bis zum 60. Lebensjahr entwickelt die Hälfte der Patienten einen bösartigen Tumor. Peutz-Jeghers-Patienten haben zusätzlich zu dem erhöhten Risiko für kolorektale Karzinome auch ein erhöhtes Risiko für Tumorerkrankungen in anderen Geweben. Hier sind vor allem auch Mamma-, Dünndarm- und Pankreaskarzinome zu nennen. Weiterhin sind auch Tumoren von Magen, Ovar, Zervix, Hoden und der Schilddrüse beschrieben. Ein weiterer charakteristischer Befund ist das Auftreten von Keimleistentumoren mit anulären Tubuli in den Ovarien, die zumindest mikroskopisch bei fast allen Anlageträgerinnen nachweisbar sind. Diese Tumoren können hormonell aktiv sein und bei den betroffenen Mädchen zu einer Pubertas praecox führen. Ebenso können hormonaktive Tumoren bei männlichen Anlageträgern zu einer Pseudopubertas praecox führen. Vorsorgeuntersuchungen sollten auch das Risiko für extraintestinale Tumoren mitberücksichtigen (v. a. Pankreas, Mamma).

Familiäre juvenile Polyposis

Weniger gut charakterisiert ist das Krankheitsbild der juvenilen Polyposis. Dieses Syndrom tritt in 20 – 50% familiär auf.

→ **Klinik.** Die Polypen finden sich überwiegend im Kolorektum, sind an der Oberfläche oft entzündlich erodiert und weisen histologisch häufig zystische Strukturen auf. Klinisch stehen bei den Patienten eine chronische Blutungsanämie und Hypoproteinämie sowie eine damit verbundene Entwicklungsverzögerung im Vordergrund (79). Die klinische Diagnose kann gestellt werden, wenn entweder mindestens 5 juvenile Polypen bei einem Patienten vorliegen oder wenn bei Vorliegen von nur einem Polypen noch weitere Familienmitglieder mit juveniler Polyposis bekannt sind.

→ **Keimbahnmutationen.** Ursächlich sind Keimbahnmutationen im SMAD4- und BMPR1A-Gen. Außerdem gibt es wahrscheinlich noch weitere, bislang nicht identifizierte Gene, die ebenfalls zum Auftreten einer familiären juvenilen Polyposis führen können. Kürzlich wurde das ENG-Gen als Kandidatengen publiziert (75).

Patienten mit familiärer juveniler Polyposis haben ein Risiko von 20 – 60%, bis zu ihrem 60. Lebensjahr an einem Kolonkarzinom zu erkranken (2). Zusätzlich besteht ein erhöhtes Risiko für Magen- und Duodenalkarzinome. Das Vorsorgeprogramm sollte risikoadaptiert anhand der in der Familie aufgetretenen Erkrankungen und deren klinischem Erscheinungsbild erarbeitet werden.

Chronisch entzündliche Darmerkrankungen

Weiterhin ist das Risiko für die Entwicklung eines KRK bei einer Colitis ulcerosa (CU) deutlich erhöht, während das Risiko bei Morbus Crohn nicht signifikant erhöht ist (Askling et al. 2001). Ein erhöhtes Risiko bei Befall des Kolons bei Morbus Crohn wird diskutiert. KRK auf dem Boden einer chronisch entzündlichen Darmerkrankung stellen weniger als 1% aller KRK dar. Die bei CU auftretenden KRK folgen nicht regelmäßig der Adenom-Karzinom-Sequenz, sondern entwickeln sich häufig aus endoskopisch nur schwer erkennbaren flachen dysplastischen Läsionen. Als gesicherte Risikofaktoren für die Entwicklung eines KRK gelten die Erkrankungsdauer, die Ausdehnung der Erkrankung, eine begleitend auftretende PSC und der Nachweis von Dysplasien.

Karzinomrisiko bei Colitis ulcerosa

CU-assoziierte KRK werden durchschnittlich etwa 20 Jahre nach Erstdiagnose einer CU beobachtet. Das Risiko für die Entwicklung eines CU-assoziierten KRK ist bereits nach 8 – 10 Jahren Erkrankungsdauer signifikant erhöht (26, 27).

In einer Metaanalyse aus 116 Studien mit insgesamt 54.478 CU-Patienten ergeben sich kumulative Inzidenzraten nach 10, 20 und 30 Jahren nach Erstdiagnose von 2%, 8% und 18% (26).

Ausdehnung der CU. In mehreren Studien wurde die Ausdehnung der CU als unabhängiger Risikofaktor für die Entwicklung eines CU-assoziierten KRK identifiziert (u.a. 27). So weisen Patienten mit einer Proctitis ulcerosa ein 1,7faches, Patienten mit einer linksseitigen Kolitis ein 2,8fach erhöhtes Risiko auf. Demgegenüber ist das KRK-Risiko für Patienten mit einer Pankolitis 14,8fach erhöht. Für Patienten mit einer Pankolitis ergibt sich ein kumulatives KRK-Risiko von 30% nach 35 Jahren Erkrankungsdauer.

Die Diagnose eines CU-assoziierten KRK wird bei ausgedehntem Kolonbefall mehr als 10 Jahre früher gestellt als bei geringer Erkrankungsausdehnung. Weiterhin treten bei Pankolitis signifikant häufiger multiple KRK auf (31% vs. 7%).

Primär sklerosierende Cholangitis. Die primär sklerosierende Cholangitis (PSC) ist in 54–100% mit einer CU assoziiert. Umgekehrt tritt eine PSC in 2,5–7,5% aller Patienten mit CU auf. Patienten mit einer PSC und CU besitzen nicht nur ein erhöhtes Risiko für Tumoren der Gallenwege, sondern auch ein signifikant erhöhtes Risiko für die Entwicklung eines CU-assoziierten KRK. Das relative Risiko für CU-Patienten mit PSC, ein KRK zu entwickeln, ist etwa 5- bis 10fach erhöht (24). Das kumulative Erkrankungsrisiko 10, 20 und 25 Jahre nach Diagnose ist für Patienten mit CU und PSC mit 9%, 31% und 50% signifikant gegenüber CU-Patienten ohne PSC erhöht (2%, 5% bzw. 10 %) (15).

Intraepitheliale Neoplasien. Dysplastische Epithelveränderungen sind bereits das Ergebnis einer malignen Transformation. Entsprechend standardisierter Kriterien werden Low- und High-Grade-intraepitheliale Neoplasien (L-IEN und H-IEN) unterschieden. Aufgrund einer hohen inter- und intraindividuellen Variabilität bzgl. des Gradings wird bei Nachweis von IEN aufgrund der klinischen Konsequenzen eine konsiliarische Untersuchung durch eine Referenzpathologie empfohlen (45, 77). Endoskopisch-bioptisch nachgewiesene IEN treten nicht selten zusammen mit synchronen oder metachronen CU-assoziierten KRK auf. IEN müssen dabei dem KRK nicht unmittelbar benachbart sein und kommen meist multifokal vor. Sie treten in etwa 90% der Fälle makroskopisch nicht oder nur als flache Schleimhauterhabenheit in Erscheinung. Nur in 10% der Fälle sind erhabene Veränderungen endoskopisch identifizierbar (sog. dysplasieassoziierte Läsionen und Massen, DALM). Eine Metaanalyse aus 10 prospektiven Überwachungsstudien mit 1225 Patienten fand nach sofortiger Kolektomie bei Nachweis von DALM in 43%, bei H-IEN in 42% und bei L-IEN in 19% ein CU-assoziiertes KRK. Bei weiterer Überwachung und späterer Kolektomie fand sich bei H-IEN in 32%, bei L-IEN in 8%, bei fraglicher IEN in 9% und ohne IEN-Nachweis in 2% ein CU-assoziiertes KRK (10).

Das KRK-Risiko bei Nachweis von L-IEN ist mit 14–25% signifikant erhöht (10, 19, 59).

Pathologie

Kolon

Makroskopie. Erfahrenen Untersuchern gelingt meistens bereits makroskopisch die Unterscheidung zwischen maligner und benigner Raumforderung. Maligne kolorektale Tumoren zeigen charakteristische Wachstumsformen. Im Einzelnen lassen sich polypoide, plateauförmige, ulzeröse und szirrhöse Formen unterscheiden.

Histologie (Tab. 6.**108**). Die Mehrzahl der Kolonmalignome ist epithelialer Herkunft. Nichtepitheliale Tumoren sind selten.

- In ca. 85% der Karzinome liegt ein *Adenokarzinom* vor,
- *muzinöse Adenokarzinome* finden sich in ca. 13%.
- *Siegelring-, Plattenepithel-, adenosquamöse, kleinzellige und undifferenzierte Karzinome* machen zusammen nur etwa 2% aus. Siegelringkarzinome verhalten sich bezüglich des infiltrativen Wachstums und der Metastasierung besonders bösartig und sprechen auch schlechter auf Bestrahlung und systemische Therapie an.
- *Neuroendokrine Tumoren:* Diese sind in über 80% in der Appendix lokalisiert und zeichnen sich hinsichtlich ihres zum Adenokarzinom differenten Wachstumsverhaltens und durch eine unterschiedliche Therapie aus. Auch die histologische Einordnung endokriner Tumoren unterliegt gesonderten Gesichtspunkten. Zur Beurteilung der Dignität kommt die Capella-Klassifikation zur Anwendung. Als Hauptkriterium zur Beurteilung des Tumors gilt der Tumordurchmesser. Da frühe Formen neuroendokriner Karzinome mit einem

Tabelle 6.108 Histologie des Kolonkarzinoms

Histologie	Häufigkeit	Lymphogene Metastasierung (%)
Adenokarzinom	85%	45%
Muzinöses Adenokarzinom	10–15%	50%
Siegelringzell-karzinom	1%	70%
Plattenepithel-karzinom		
Adenosquamöses Karzinom	ca. 1%	
Undifferenziertes Karzinom		

Durchmesser von weniger als 2 cm selten metastasieren, ist hier eine lokale Exzision im Gesunden (R0) ausreichend. Bei fortgeschrittenem Lokalbefund und High-Risk-Tumoren erfolgt die Therapie nach den Maßgaben der radikalen onkologischen Chirurgie.

Rektum

Makroskopie. Die makroskopische Beurteilung des Wachstums von Rektumkarzinomen hat nur begrenzte Bedeutung. Polypös wachsende Tumoren mit einem Durchmesser von allenfalls 3 cm sollten für eine lokale Exzision diskutiert werden (s.u.).

Ein zirkuläres Wachstum ist häufig mit einer Infiltration über die Rektumwand hinaus verbunden, so dass besonders diese Karzinome für eine neoadjuvante Bestrahlung zu evaluieren sind.

Histologie (Tab. 6.**109**). Tumoren nichtepithelialer Herkunft, zu denen neuroendokrine Tumoren und Lymphome gerechnet werden, sind im Rektum selten.

- *Adenokarzinome* stellen die häufigste Tumorentität des Rektums dar. Ihr Anteil liegt bei 85 – 90 %. Sie treten als tubuläre, papilläre, azinöse oder cribriforme Unterformen auf.
- *Muzinöse Adenokarzinome* bestehen per definitionem zu über 50 % aus muzinösen Substanzen. Ihre Häufigkeit beträgt 5 – 10 %.
- *Siegelringzellkarzinome* kommen nur in ca. 1 % als primäre Rektumkarzinome vor. Definitionsgemäß muss der Anteil der Siegelringzellen bei über 50 % der Tumormasse liegen. Charakteristisch ist ihre frühe lymphogene Metastasierung. Bei Diagnosestellung liegen bereits in ca. 80 % Lymphknotenmetastasen vor.

Tabelle 6.109 Histologie des Rektumkarzinoms

Histologie	Häufigkeit	Lymphogene Metastasierung (%)
Adenokarzinom	85 – 90 %	
Muzinöses Adenokarzinom	5 – 10 %	
Siegelringzellkarzinom	1 %	80 %
Plattenepithelkarzinom		
Adenosquamöses Karzinom	ca. 1 – 3 %	
Undifferenziertes Karzinom		

- Weitere histologische Formen und Tumortypen sind *Plattenepithelkarzinom, adenosquamöses Karzinom, kleinzellige und undifferenzierte Karzinome.* Sie sind mit 1 – 3 % Häufigkeit ebenfalls selten.

Von den eigentlichen Rektumkarzinomen sind die Karzinome des Analkanals und Analrandes zu unterscheiden.

Klinik und Diagnostik

Hauptsymptome

Die Symptome des kolorektalen Karzinoms sind häufig unspezifisch. Störungen des Allgemeinbefindens treten meist spät in Erscheinung, da der Tumor langsam wächst und für Jahre klinisch stumm bleiben kann.

Warnzeichen können Stuhlunregelmäßigkeiten (Änderungen der Stuhlbeschaffenheit, Wechsel von Obstipation und Durchfall), Müdigkeit, Schwäche und Atemnot als Ausdruck einer Anämie sowie eine Verschlechterung des Allgemeinzustandes und eine ungeklärte Gewichtsabnahme sein.

Im asymptomatischen Stadium kann als früher Befund der okkulte Blutnachweis positiv sein. Dieser Befund wird umso häufiger erhoben, je größer und ulzerierter der Tumor ist. Bei fortgeschrittenen distalen, insbesondere Rektumkarzinomen, können auch makroskopisch sichtbare Blutauflagerungen und -abgänge auftreten.

Die Palpation der Bauchdecken kann gelegentlich, vorzugsweise bei hohem Sitz und fortgeschrittenem Stadium, den Tumor als Masse nachweisen lassen. Bei rektaler Lokalisation lässt sich der Prozess bei nicht zu hohem Sitz digital tasten. Auskultatorisch finden sich bei stenosierendem Wachstum hochgestellte Darmgeräusche. Ein stenosierendes Tumorwachstum kann zu Schmerzen von oft kolikartigem Charakter bis hin zum Vollbild des akuten Abdomens bei mechanischem Ileus führen.

Präoperative Komplikationen

Obstruktionsileus, kreislaufwirksame Blutungen und Tumor- bzw. Darmperforation sind die wichtigsten Komplikationen kolorektaler Tumoren (Tab. 6.**110**).

Ileus. Ein Ileus tritt in 10 – 15 % als Erstmanifestation eines kolorektalen Karzinoms auf. Diese Symptomatik ist bei Rektumkarzinomen seltener zu beobachten. Sofern keine sofortige Operationsindikation besteht (z. B. Perforationsverdacht), sollte nach initialen Maßnahmen (Magendekompression, Nahrungskarenz, Flüssigkeitsbilanzierung) eine gezielte Diagnostik zum Staging vor allem von distalem Sigma- und Rektumkarzinom erfolgen. Stellt sich die Indikation zu neoadjuvanten Therapieverfahren, so ist in diesem Falle meist die Anlage eines Deviationsstomas unumgänglich.

Tabelle 6.110 Indikationen zur Notfalloperation beim Kolonkarzinom

Indikation	Anteil
Obstruktion/Ileus	58,6%
Perforation	24,1%
Obstruktion + Perforation	6,8%
Blutung	7,1%
Sonstige	3,4%

Blutung und Perforation. Kreislaufwirksame Blutungen stellen selten die Indikation zur Notfalloperation dar. Die Tumor- oder Darmperforation stellt aufgrund der Ausbildung schwerer Komplikationen wie Peritonitis immer eine Indikation zur sofortigen operativen Intervention dar.

Auch Notfalloperationen sollten bezüglich der Radikalität möglichst den chirurgischen Prinzipien folgen, die für Elektiveingriffe gelten.

Obligatorische und fakultative Diagnostik

Obligatorisch. Neben der Eigen- sowie Familienanamnese (zur Erfassung einer möglichen genetischen Disposition) und der klinischen Untersuchung (einschließlich digitaler rektaler Untersuchung) umfasst die Diagnostik der Dickdarmtumoren folgende Untersuchungen: komplette Koloskopie mit nach Möglichkeit histologischer Diagnosesicherung (bei stenosierenden, nicht passierbaren Tumoren ist eine vollständige Koloskopie innerhalb von 3 Monaten postoperativ nachzuholen, um höher sitzende synchrone Karzinome auszuschließen), Sonographie des Abdomens, Röntgenthorax in zwei Ebenen, beim Sigma- und Rektumkarzinom zusätzlich Urinsediment, radiologische Darstellung des Kolons im Doppelkontrastverfahren bei Kontraindikation oder nicht durchführbarer Koloskopie sowie Laboruntersuchungen inklusive des Tumormarkers CEA.

Fakultativ. Fakultative Untersuchungen sind Spiral-CT des Thorax zum sicheren Metastasenausschluss sowie Zystoskopie und gynäkologische Untersuchung zum Ausschluss einer Infiltration in Nachbarorgane bei Vorliegen eines Sigma- oder Rektumkarzinoms. Darüber hinaus haben CT, MRT und Endosonographie bei Rektumkarzinomen aufgrund der Möglichkeit einer neoadjuvanten Radiochemotherapie zur exakteren präoperativen Klassifizierung mittlerweile einen hohen Stellenwert.

Bildgebende Verfahren beim Rektumkarzinom

Die präoperative bildgebende Diagnostik ist für die differenzierte Therapie des Rektumkarzinoms von großer Wichtigkeit. Neben der CT und der MRT steht mit der Endosonographie ein weiteres diagnostisches Verfahren zur Verfügung, um Tumorausdehnung und Tumorinfiltration sowie den peritumoralen Lymphknotenstatus zu beurteilen (Tab. 6.**111**). Die endorektale Magnetresonanzspule wird nur von wenigen Kliniken eingesetzt.

Computertomographie. Die CT dient heute als Standardschnittbildverfahren beim präoperativen Staging von Rektumkarzinomen. Die Gründe hierfür sind vor allem die nahezu flächendeckende Verfügbarkeit des Verfahrens und die – vor allem im Vergleich zur MRT – relativ niedrigen Kosten und geringen Untersuchungszeiten sowie die leichtere Standardisierung der Untersuchung.

Tabelle 6.111 Diagnostik beim Rektumkarzinom: bildgebende Verfahren im Vergleich (nach 11)

Kriterium	Methode	Sensitivität (%)	Spezifität (%)
Infiltration der Muscularis propria	EUS	94 (90–97)	86 (80–90)
	CT	o.A.	o.A.
	MRT	94 (89–97)	69 (52–82)*
Wandüberschreitendes Wachstum	EUS	90 (88–92)	75 (69–81)
	CT	79 (74–84)*	78 (73–83)
	MRT	82 (74–87)*	76 (65–84)
Organinfiltration	EUS	70 (62–77)	97 (96–98)
	CT	72 (64–79)	96 (95–97)
	MRT	74 (63–83)	96 (95–97)
Lymphknotenbefall	EUS	67 (60–73)	78 (71–84)
	CT	55 (43–67)	74 (67–80)
	MRT	66 (54–76)	76 (59–87)

* signifikant niedriger als EUS

Zu bedenken ist, dass bei eingeschränkter Nierenfunktion oder bei bekannter Kontrastmittelunverträglichkeit Einschränkungen oder Kontraindikationen der CT zum Tragen kommen.

Hinsichtlich ihrer diagnostischen Aussagekraft zeigt die CT vor allem bei fortgeschrittenen Tumorstadien (T3/T4) eine hohe Genauigkeit. Lymphogene oder hämatogene Metastasierungen können mit ausreichender Sicherheit diagnostiziert werden. Deutliche Einschränkungen scheinen sich bei der Beurteilbarkeit der perirektalen Lymphknoten zu ergeben.

→ **Kernspintomographie.** Einige Autoren sehen heute die MRT als Mittel der Wahl bei der Beurteilung des Primärtumors und hierbei insbesondere die Beziehung zur mesorektalen Faszie an. Vor allem bei der Beurteilung des Lymphknotenstatus scheint die MRT der CT überlegen zu sein, wobei durch die Entwicklung entsprechender Kontrastmittel die Genauigkeit weiter verbessert werden soll.

→ **Endosonographie.** Die Endosonographie (EUS) stellt ein für das Rektumkarzinom wichtiges Verfahren dar und kann in den Händen erfahrener Untersucher die Tiefeninfiltration mit einer Genauigkeit von bis zu 71 % einschätzen.

Hinsichtlich des wandüberschreitenden Wachstums von Tumoren (T1/2 vs. T3/4) erzielt die Endosonographie eine Sensitivität von bis zu 95%. Entscheidende Vorteile liegen bei der Einschätzung früher Tumorstadien (T1/2). Dieses Verfahren sollte daher obligat vor lokalen Verfahren zum Einsatz kommen.

Bezüglich der Einschätzung des Lymphknotenstatus scheint in den letzten Jahren eine diagnostische Verbesserung eingetreten zu sein. Während bisher die Beurteilung der perirektalen Lymphknoten – nicht zuletzt aufgrund der limitierten Eindringtiefe der Schallwellen – als zu ungenau eingestuft wurde, zeigen neuere Untersuchungen eine Sensitivität von bis zu 73%. Die Endosonographie neigt zum Overstaging. Idealerweise wird sie mit einem konventionellen Schnittbildverfahren (CT oder MRT) kombiniert. Limitationen bei der Anwendung treten bei stenosierenden Tumoren und solchen im oberen Drittel auf. Eine exakte Anwendung der Endosonographie gelingt hier meist nicht.

Je nach Verfügbarkeit und Anwendbarkeit sollte ein konventionelles Schnittbildverfahren (CT oder MRT) in Kombination mit der Endosonographie zum Einsatz kommen.

Durch die rasante Weiterentwicklung neuer Geräte hinkt die klinische Prüfung nicht selten hinterher.

Differenzialdiagnostik

Differenzialdiagnostisch sind vor allem benigne Erkrankungen wie Hämorrhoiden (peranale Blutabgänge), Divertikulose und Divertikulitis (Schmerzen, Stuhlgangveränderungen), Angiektasien und andere Blutungsquellen (Anämie, Blutabgänge), akute und chronische entzündliche Darmerkrankungen (Schmerzen, Stuhlgangveränderungen, Anämie, Blutabgänge) sowie andere maligne Ursachen (z. B. Lymphome, neuroendokrine Karzinome, sehr selten GIST) in Erwägung zu ziehen. Zur sicheren differenzialdiagnostischen Abklärung ist daher immer eine komplette Koloskopie erforderlich. Grundsätzlich muss auch an extrakolonische Ursachen gedacht werden (v. a. urogenitale Erkrankungen).

Bei Polypen ist makroskopisch oft nicht sicher zu beurteilen, ob ein Adenom oder ein nichtneoplastischer Polyp (hyperplastisch, inflammatorisch, Pseudopolyp) vorliegt. Zur differenzialdiagnostischen Abgrenzung ist daher immer eine Polypektomie erforderlich.

Therapieplanung

Kolonkarzinom

→ **Erfassen weit fortgeschrittener Karzinome.** Neoadjuvante multimodale Therapiekonzepte sind derzeit beim Kolonkarzinom bei lokal asymptomatischem Karzinom mit weit fortgeschrittener Lebermetastasierung zu diskutieren. In Einzelfällen kann es sinnvoll sein, bei distalen Sigmakarzinomen mit retroperitonealer Infiltration und der Unsicherheit einer lokalen R0-Resektion eine Radiochemotherapie der Resektion vorzuschalten. Nahezu immer ist dann die Anlage eines Kolostomas erforderlich. Unter allen Umständen muss jedoch eine Tumorkomplikation unter laufender Chemotherapie vermieden werden.

Deshalb hat die präoperative Ausbreitungsdiagnostik (Staging) beim Kolonkarzinom vor allem das Erfassen metastasierter oder lokal weit fortgeschrittener Karzinome zum Ziel, Letzteres auch unter dem Gesichtspunkt, dass diese Patienten in erfahrenen Zentren operiert werden.

→ **Erfassen hereditärer Karzinome.** Daneben kommt auch der sorgfältigen Erhebung der Familienanamnese eine besondere Bedeutung zu, um hereditäre Formen des kolorektalen Karzinoms zu erfassen (s. Abschnitt „Hochrisikogruppen und assoziierte Besonderheiten der Erkrankung“).

→ **Staginguntersuchungen** (Tab. 6.**112**). Zu den obligaten Untersuchungen zählen damit die Erhebung der Familienanamnese, die körperliche Untersuchung zur Erfassung grober Pathologika wie Aszites oder Hepatomegalie, die Hinweise auf eine weit fortgeschrittene Lebermetastasierung sein können, sowie die rektale digitale Untersuchung.

Tabelle 6.112 Staginguntersuchungen bei Kolonkarzinom

Obligate Untersuchungen

- Anamnese
- Körperliche Untersuchung, einschließlich rektal-digitaler Examination
- Komplette Koloskopie mit Biopsie
- Sonographie des Abdomens
- Röntgen-Thorax
- Tumormarker (CEA)

Fakultative Untersuchungen

- CT/MRT des Abdomens
- CT-Thorax
- Zystoskopie
- Gynäkologisches/urologisches Konsil
- Gastrographineinlauf (bei Erstpräsentation im Ileus)
- Positronenemissionstomographie
- Rektoskopie bei distalem Sigmakarzinom, um eine Rektumbeteiligung sicher auszuschließen

Die Koloskopie soll neben der Diagnose des Primärtumors auch Zweitkarzinome ausschließen.

Ist eine komplette Koloskopie durch eine hochgradige Tumorstenosierung nicht möglich, so muss diese innerhalb der ersten 3 Monate nach der Tumorresektion erfolgen, da intraoperativ Zweitkarzinome häufig nicht sicher zu erfassen sind.

Die Dickdarmdoppelkontrastuntersuchung als Alternative in solchen Fällen ist zu ungenau, so dass man auf sie verzichten kann.

Erbringt die Sonographie des Abdomens den Verdacht auf ein lokal weit fortgeschrittenes Karzinom oder Fernmetastasen, so schließt sich eine CT oder auch ein MRT an.

Der präoperative CEA-Wert dient vor allem der postoperativen Verlaufskontrolle. Daneben gilt er als eigenständiger Prognosefaktor.

Rektumkarzinom

Die Notwendigkeit des diagnostischen Spektrums wird durch die therapeutischen Konsequenzen im Einzelfall vorgegeben mit der Frage nach dem erforderlichen differenzierten chirurgischen Vorgehen wie auch nach der eventuellen Indikation einer neoadjuvanten Bestrahlung.

Lokoregionäres Staging (Tab. 6.**114**). Eine *digitale rektale Examinierung* vermittelt einen Eindruck von Tumorgröße, Höhenlokalisation und Infiltrationstiefe (Mason-Kriterien) (Tab. 6.**113**) und trägt ganz wesentlich zur Therapieentscheidung zwischen Sphinktererhalt und Exstirpation bei.

Tabelle 6.113 Mason-Kriterien

	Tastbefund	Wahrscheinliche Infiltrationstiefe
CS I	gut beweglich	Submukosa
CS II	beweglich	Muscularis propria
CS III	wenig beweglich	periproktal
CS IV	fixiert	Umgebungsinfiltration

Tabelle 6.114 Staginguntersuchungen bei Rektumkarzinom

Obligate Untersuchungen

- Anamnese
- Körperliche Untersuchung, einschließlich rektal-digitaler Examination
- Rektoskopie und Biopsie
- Endosonographie
- CT/MRT von Becken und Abdomen
- Röntgen-Thorax
- Komplette Koloskopie (wenn möglich)
- Tumormarker (CEA)

Fakultative Untersuchungen

- Gezielte Sonographie des Abdomens
- CT-Thorax
- Zystoskopie
- Gynäkologisches/urologisches Konsil

Als obligate Staginguntersuchungen gelten die *starre Rektoskopie* zur exakten Höhenbestimmung sowie die *Endosonographie* zur Beurteilung der Tumorinfiltrationstiefe und des regionären Lymphknotenstatus.

Eine weitere obligate Untersuchung zum lokoregionären Staging ist die qualitativ hochwertige Diagnostik des Beckens mittels *MRT oder CT*. Durch die Bildgebung lassen sich zum Primärtumor Aussagen über Tumorgröße und -lokalisation, Infiltrationstiefe, Lymphknotenstatus und voraussichtlicher Resektabilität im Gesunden treffen. Weitere Aussagen müssen zu Fernmetastasen und eventuellem Aszites gemacht werden.

Von verschiedenen Gruppen wird die Indikation für eine neoadjuvante Bestrahlung auch nach dem zu erwartenden radiären Tumorabstand zur mesorektalen Faszie gestellt, weswegen auch diese Frage mit Angabe des Abstands in Millimetern von der bildgebenden Diagnostik zu beantworten ist.

Weitere Staginguntersuchungen (Tab. 6.**114**). Bei unklaren Befunden, z. B. bei Verdacht auf hepatische Metastasierung, können gezielte ergänzende diagnostische Verfahren wie kontrastmittelgestützter Ultraschall oder MRT zum Einsatz kommen.

Weiterhin sollte ein präoperativer Röntgen-Thorax zum Ausschluss einer pulmonalen Metastasierung und weiterer pulmonaler Pathologika erfolgen. Bei nicht eindeutigen Befunden ist eine CT des Thorax indiziert.

Um mögliche Zweittumoren des Kolorektums zu erfassen, wird präoperativ eine komplette Koloskopie empfohlen. Ist dies, z. B. stenosebedingt, nicht möglich, sollte intraoperativ eine sorgfältige Examination des Kolons erfolgen, deren Treffsicherheit jedoch vor allem bei Frühkarzinomen sehr eingeschränkt ist. Deshalb muss in diesen Fällen eine Koloskopie innerhalb der nächsten 3 Monate durchgeführt werden.

In der Labordiagnostik sollte neben den üblichen präoperativen Parametern der Tumormarker CEA bestimmt werden, da er vor allem bei der Tumornachsorge von entscheidender Bedeutung ist. Der Tumormarker CA 19 – 9 ist unspezifisch und nur selten hilfreich.

Das Positronenemissionstomogramm (PET) spielt in der Primärdiagnostik derzeit keine Rolle.

Neoadjuvante Therapie

Kolonkarzinom

Neoadjuvante Therapiemodalitäten bei lokal fortgeschrittenen, nodal metastasierten oder wandüberschreitenden Kolonkarzinomen sind derzeit nicht etabliert. Lediglich bei distalen lokal weit fortgeschrittenen Sigmakarzinomen erscheint ggf. eine neoadjuvante Radiochemotherapie (RCT) sinnvoll. Bei drohender Tumorstenose muss dann die Anlage eines proximal des Tumors gelegenen Deviationsstomas diskutiert werden.

Weiterhin kann im Falle einer Metastasenleber (Hepatomegalie, Metastasenanteil > 60 %) ohne Symptome seitens des Primärtumors die primäre systemische Therapie in Frage kommen. Im Falle wesentlicher Remissionen der Lebermetastasen ist jedoch im Allgemeinen nach 2 Zyklen die Resektion des Primärtumors unbedingt erneut zu evaluieren.

Rektumkarzinom

Mehrere internationale Multizenterstudien konnten zeigen, dass durch neoadjuvante Bestrahlung im Stadium II und III die Lokalrezidivrate erheblich gesenkt werden konnte.

Bei organüberschreitenden oder auch tief sitzenden Karzinomen dient die neoadjuvante RCT auch der primären Tumorverkleinerung, um so eine R0-Resektion und ggf. koninenzerhaltendes Operieren zu ermöglichen.

Darüber hinaus wird mit der neoadjuvanten Radiochemotherapie auch ein sog. „Downstaging“ erreicht, z. B. mit kompletter Remission von Lymphknotenmetastasen in 10 – 15 %.

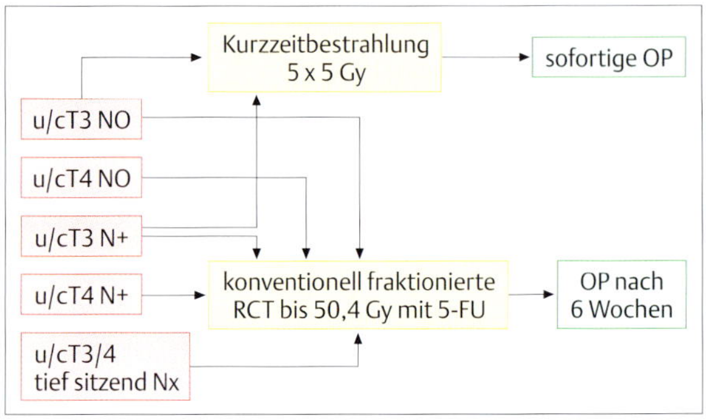

⊠ **Abb. 6.108** Neoadjuvante Radio-/Radiochemotherapie beim Rektumkarzinom.

T3/N+. Bei wanddurchsetzenden oder als nodal positiv eingestuften Befunden stehen prinzipiell zwei neoadjuvante Therapiemodalitäten zur Verfügung: Kurzzeitbestrahlung mit 5 × 5 Gy und anschließender sofortiger Operation bzw. konventionelle fraktionierte Radiatio bis 50,4 Gy mit simultaner 5-FU-basierter Chemotherapie und Operation im Allgemeinen 6 Wochen nach Beendigung (Abb. 6.**108**).

T4. Eine wesentliche Tumorverkleinerung ist nur durch die neoadjuvante Radiochemotherapie möglich. Im Allgemeinen 6 Wochen nach Beendigung der RCT muss eine Reevaluierung des Tumors, in der Regel durch erneuten Einsatz differenzierter Untersuchungsverfahren, erfolgen, wobei auch die Operationsplanung neu überdacht werden sollte. Insbesondere zum Kontinenzerhalt müssen häufiger sog. abdominoperanale intersphinktäre Resektionen des Rektums zum Einsatz kommen.

Chemotherapeutika. Als Chemotherapeutika werden neben der 5-FU-basierten Therapie zunehmend mehr Zytostatika wie Oxaliplatin oder Irinotecan, aber auch Antikörper gegen EGF- und VEGF-Rezeptoren geprüft. Mit diesen Substanzen werden deutlich höhere komplette Remissionsraten von über 20 % erreicht, allerdings auch häufig mit erhöhter Toxizität und Fibrose im kleinen Becken. Eine simultane Folinsäuregabe konnte in Studien keinen signifikanten Vorteil belegen.

Chirurgische Therapie des Kolonkarzinoms

Therapieziele

Kurative Intention. Das Ziel jeder chirurgischen Intervention muss die vollständige Entfernung des Primärtumors im Gesunden (R0) sein. Des Weiteren gilt eine radikale Lymphknotendissektion als obligat. Eventuell tumorinfiltrierte Nachbarorgane müssen en bloc mitreseziert werden. Die Resektionsquote beim Kolonkarzinom liegt aufgrund wesentlicher Fortschritte in der kolorektalen Chirurgie bei über 96 %. Bei über 76 % aller behandelten Patienten kann eine kurative Resektion erzielt werden.

Palliative Intention. Bei fortgeschrittenen, lokal nicht R0 resezierbaren Primärtumoren, bei diffuser Peritonealkarzinose oder multipler Fernmetastasierung muss eine sorgfältige Abwägung der Therapieoptionen erfolgen. Bei fortgeschrittenem Lokalbefund sollte auch bei (primär) nicht resektablen Fernmetastasen die Resektion des Primärtumors angestrebt werden, um tumorbedingten Komplikationen (Ileus, Blutung, Perforation) vorzubeugen. Ein weiteres Ziel ist die Wiederherstellung der Darmpassage.

Scheidet eine Resektion aus, so kann in den wenigen verbleibenden Fällen prinzipiell die Anlage eines Deviationsstomas proximal der Stenosierung oder die Anlage enteroenteraler Umgehungsanastomosen diskutiert werden. In manchen Zentren wird an Stelle des Deviationsstomas bei Obstruktionen im linken Kolon der endoskopischen Stentplatzierung der Vorzug gegeben.

Polypektomie

Abgetragene Polypen müssen unter Angabe der Abtragungslokalisation geborgen und einer histologischen Untersuchung zugeführt werden.

Exakte Klassifikation. Bei Vorliegen eines Karzinoms in einem Polypektomiepräparat ist die exakte Klassifikation von Infiltrationstiefe (T-Kategorie), Differenzierungsgrad (Grading) und Lymphgefäßinvasionsstatus (L-Kategorie) erforderlich. Zudem sollte auch die japanische sm-Klassifikation angewandt werden, welche ebenfalls als Entscheidungskriterium zur ausschließlich lokalen Exzision herangezogen wird (Tab. 6.**115**). Auf diese Weise lassen sich sog. Low-Risk-Karzinome (pT1-Karzinome von gutem oder mäßigem Differenzierungsgrad ohne Lymph- und Blutgefäßeinbruch mit sicherer Tumorentfernung im Gesunden; R0) von High-Risk-Karzinomen (pT1, G3 – 4, L1, R1) unterscheiden.

Tabelle 6.115 Varianten der japanischen sm-Klassifikation

Nivatvongs
- sm1: Invasion beschränkt auf oberes Drittel der Submukosa
- sm2: Invasion bis ins mittlere Drittel der Submukosa
- sm3: Invasion bis ins untere Drittel der Submukosa

Tanaka et al.
- sm1: Invasion bis 200 µm von Muscularis mucosae
- sm2: weder sm1 noch sm3
- sm3: Invasion bis an die Muscularis propria

Bei Low-Risk-Karzinomen ist bei vollständiger Tumorentfernung kein weiteres chirurgisches Vorgehen erforderlich. Bei High-Risk-Karzinomen besteht auch bei vollständiger Tumorabtragung aufgrund des erhöhten Risikos für Lymphknotenmetastasierung die Indikation zur radikalen chirurgischen Intervention.

Bei Low-Risk-Karzinomen verbleibt nach vollständiger Tumorentfernung mittels Polypektomie das Risiko belassener Lymphknotenmetastasen von etwa 3% und das eines Lokalrezidivs von etwa 6% (Tab. 6.**116**).

Resezierende Verfahren

Resektionsausmaß. Standardverfahren beim Kolonkarzinom ist die elektive radikale Resektion des tumortragenden Darmabschnitts mit systematischer Entfernung des Lymphabstromgebiets en bloc. Die Größe des Karzinoms spielt beim Resektionsausmaß nur eine untergeordnete Rolle. Entscheidend ist hier das erforderliche Ausmaß der Lymphdissektion. In der Regel gilt, dass perikolische Lymphknotenmetastasen maximal bis zur nächsten radiären Gefäßarkade, allenfalls 10 cm vom Tumorrand entfernt, auftreten und dann zentralwärts den versorgenden Arterien folgen.

Eine onkologisch sichere Lymphdissektion muss deshalb bis zum zentralen Gefäßabgang erfolgen, woraus sich das Resektionsausmaß ergibt.

Hierbei wird neuerdings zunehmend das Konzept der mesorektalen Exzision im Sinne der totalen Mesokolonexzision auf die Kolonchirurgie übertragen, deren Vollständigkeit wahrscheinlich ebenfalls auf die Häufigkeit lokoregionärer Rezidive und das Langzeitüberleben Einfluss hat. Nahezu immer schließt sich eine primäre Reanastomosierung an.

Tabelle 6.116 Lymphogene Metastasierung bei Low- und High-Risk-Karzinomen

T-Kategorie	Risiko	Klassifikation	Anteil lymphogener Metastasierung
pT1*	Low Risk	T1 G1 – 2 L0 V0 R0	ca. 3%
	High Risk	T1 G3 – 4 L1 V1 R1	ca. 27%
pT2**	Low Risk	T2 G1 – 2 L0 V0	ca. 12%
	High Risk	T2 G3 – 4 L1 V1	ca. 50%

* primäre Polypektomie bei Kolon/Rektumkarzinom
** Radikaloperation bei Rektumkarzinom

→ **Darmvorbereitung.** Um eine optimale Vorbereitung des Patienten zu gewährleisten, ist neben dem präoperativen Staging auch eine gezielte Darmvorbereitung sinnvoll, auch wenn inzwischen mehrere Studien belegt haben, dass der Verzicht auf eine präoperative Lavage keine Nachteile bezüglich postoperativer Komplikationen mit sich bringt (sog. Fast-Track-Konzepte). Bei relevanten Stenosen und Notfalleingriffen muss ohnehin auf drastische Abführmaßnahmen verzichtet werden. In Notfallsituationen kann durch intraoperative Lavage, z.B. durch Einbringen einer Spül-Saug-Vorrichtung via Appendektomie ein akzeptables Ergebnis erzielt werden.

→ **Perioperative Antibiotikaprophylaxe.** Postoperative Wundheilungsstörungen lassen sich durch perioperative Antibiotikagabe direkt bei Operationsbeginn bzw. bei lang dauernden Interventionen wiederholt, reduzieren. Hier hat sich eine Kombination aus einem Cephalosporin der 2. Generation mit Metronidazol bewährt.

Regeleingriffe

→ **Zäkum-/Aszendenskarzinome.** Standardoperation beim Zäkum- oder Aszendenskarzinom ist die Hemikolektomie rechts.

Hierbei erfolgt eine simultane En-bloc-Resektion der Lymphabstromgebiete im Bereich der A. ileocolica und der A. colica dextra, die jedoch nur in 10–15% der Fälle als eigenständiger, direkt der A. mesenterica superior entspringender Ast angelegt ist. Deshalb werden in der überwiegenden Mehrzahl die nach rechts ziehenden Äste der A. colica media zentral abgesetzt und der Dickdarm auf Höhe des Stammgefäßes durchtrennt. Das Omentum majus wird im Bereich des tumortragenden Kolons mitreseziert.

Aus onkologischer Sicht ist es ausreichend, die distalen 10cm des Ileums mit zu entfernen. Die Kontinuität wird durch Ileotransversostomie wiederhergestellt.

→ **Rechtseitige Flexur- und flexurnahe Karzinome.** Standardvorgehen bei Karzinomen an der rechten Flexur oder im rechtsseitigen Querkolon ist die erweiterte Hemikolektomie rechts (Abb. 6.**109**).

Im Unterschied zur Hemikolektomie rechts wird hier die A. colica media zentral an ihrem Abgang aus der A. mesenterica superior ligiert. Die Resektionsgrenze liegt nahe der linken Flexur. Das Omentum majus wird zusammen mit dem Lig. gastroepiploicum und der A. und V. gastroepiploica dextra reseziert. Um ein derartiges operatives Vorgehen zu ermöglichen, muss das distale Magenantrum großkurvaturseitig skelettiert werden.

Da bei Karzinomen an der rechten Flexur in ca. 5% mit Lymphknotenmetastasen im Bereich des Pankreas gerechnet werden muss, ist es erforderlich, dass auch die Lymphknotenstationen ventral über dem Pankreaskopf und zentral über dem Stamm der A. und V. mesenterica superior am Unterrand des Pankreas disseziert werden.

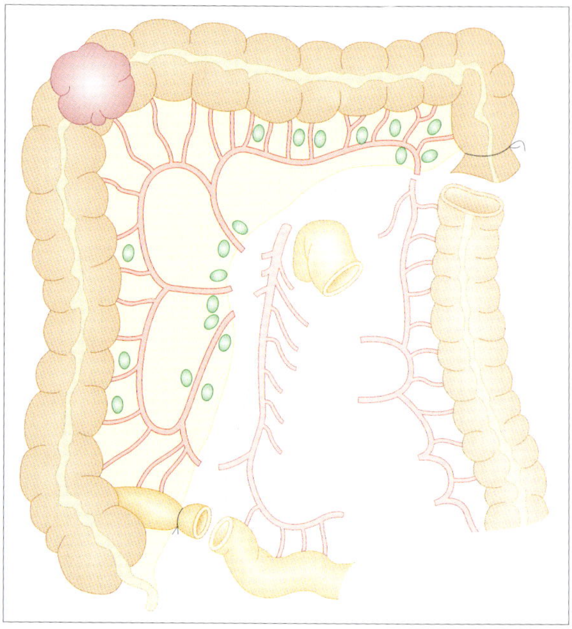

Abb. 6.109 Resektionsausmaß der erweiterten Hemikolektomie rechts.

Die Kontinuitätswiederherstellung erfolgt durch Ileotransversostomie oder bei Mitresektion der linken Flexur als Ileodeszendostomie.

→ **Transversumkarzinome.** Bei zentral gelegenen Transversumkarzinomen erfolgt nach stammnaher Ligatur der A. colica media eine Transversumresektion, wobei beide Flexuren mitreseziert werden (Abb. 6.**110**). Das Omentum majus und das Lig. gastroepiploicum werden mitsamt der tumornahen gastroepiploischen Gefäßarkade auf eine Länge von mindestens 20cm mit entfernt. Lymphknoten am Pankreasunterrand werden bei Karzinomen des linken Colon transversum ebenfalls unter strikter Schonung des Pankreasparenchyms abdisseziert.

Die Darmpassage wird durch Aszendodeszendostomie wiederhergestellt.

→ **Linksseitige Flexur- und flexurnahe Karzinome.** Als Standardeingriff gilt hier die erweiterte Helikolektomie links. Hierbei werden neben den tumortragenden Darmabschnitten auch die Lymphabflussgebiete von A. colica media und A. mesenterica inferior disseziert. Als äquivalent gilt die stammnahe Ligatur der A. colica sinistra bei gleichzeitiger Lymphdissektion am Stamm der A. mesenterica inferior unter Schonung des Plexus hypogastricus superior, wobei der Stamm der A. mesenterica inferior und somit die A. rectalis superior erhalten werden können. Dieses Vorgehen ermöglicht den Erhalt des distalen Colon sigmoideum.

Bei linksseitigen Flexur- oder flexurnahen Karzinomen können links paraaortale Lymphknotenmetastasen kaudal der

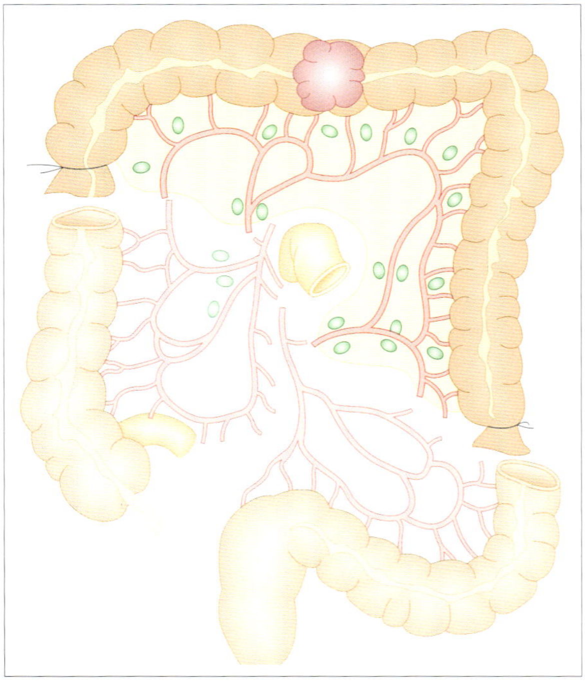

⊠ **Abb. 6.110** Resektionsausmaß der Transversumresektion.

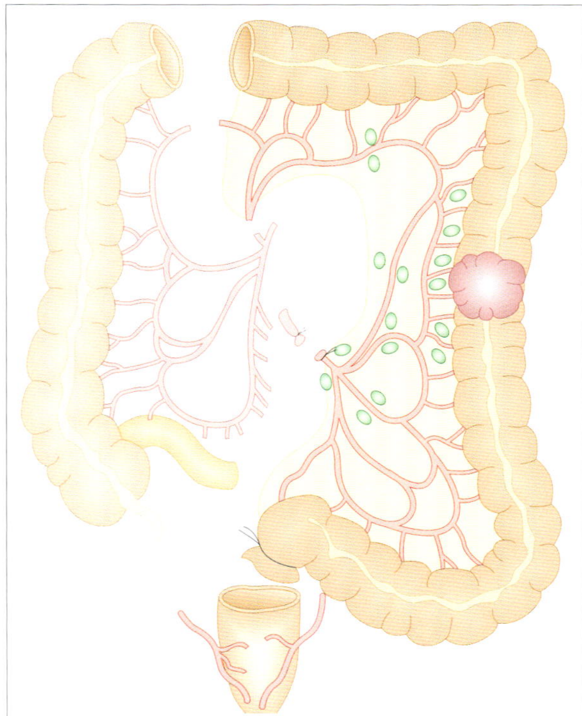

⊠ **Abb. 6.111** Resektionsausmaß der Hemikolektomie links.

linken Nierenvene auftreten. Bei intraoperativem Verdacht sollte eine Dissektion der Lymphknoten in diesem Bereich erfolgen.

Die Anastomosierung erfolgt in der Regel durch Transverso- oder Aszendosigmoidostomie oder ggf. auch durch Anastomosierung des proximalen Dickdarms auf das obere Rektumdrittel. Im Falle eines Längendefizits kann es notwendig werden, die Colica-media-Gefäße zentral zu durchtrennen, um eine ausreichende Mobilisierung der rechten Kolonflexur zu erreichen.

⟶ **Deszendenskarzinome.** Bei Karzinomlokalisation im absteigenden Dickdarmschenkel erfolgt eine Hemikolektomie links mit radikulärer stammnaher Unterbindung der A. mesenterica inferior. Die Resektionsgrenzen liegen proximal der linken Flexur, wobei mindestens eine radiär zur A. mesenterica superior ziehende Gefäßarkade mit reseziert werden muss, und im oberen Rektumdrittel (Abb. 6.**111**).

⟶ **Sigmakarzinome.** Bei Sigmakarzinomen wird die A. mesenterica inferior zentral abgesetzt. Die V. mesenterica inferior wird am Pankreasunterrand durchtrennt. Die Resektionsgrenzen liegen im proximalen Colon descendens und im distalen oberen Rektumdrittel (Abb. 6.**112**).

Die Kontinuitätswiederherstellung erfolgt durch Deszendorektostomie.

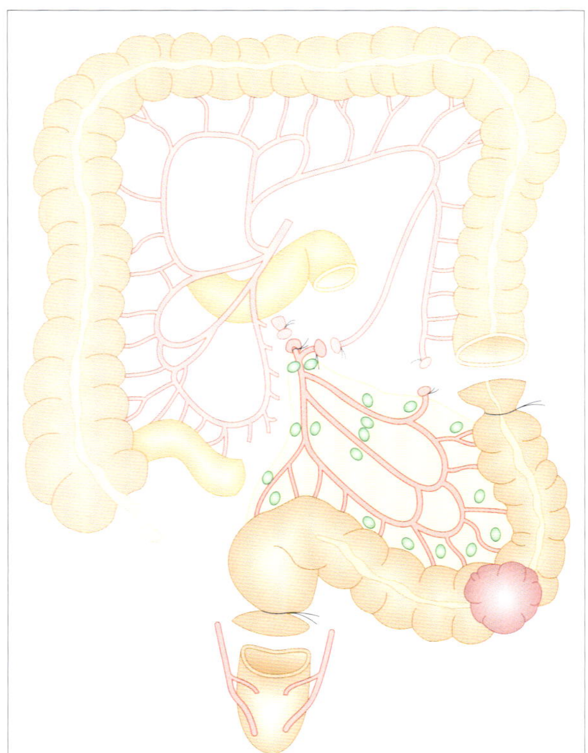

⊠ **Abb. 6.112** Resektionsausmaß der Sigmaresektion.

Anastomosentechnik. In der Kolonchirurgie haben sich weitgehend streng extramuköse, einreihige Nahttechniken etabliert. Bei ileokolischen und kolokolischen Anastomosen sind fortlaufende Naht und Einzelknopfnaht gleichwertig. Bei ileorektalen und kolorektalen Anastomosen ist jedoch die Einzelknopftechnik einfacher und sicherer durchführbar. Einige Chirurgen verwenden auch Klammernahtgeräte.

Wenn möglich, ist eine End-zu-End-Anastomosierung anzustreben, da End-zu-Seit- oder Seit-zu-Seit-Techniken zur Ausbildung von Blindsäcken mit erheblichen Komplikationen führen können.

Mehrfachkarzinome

Bei simultanen Karzinomen verschiedener Kolonabschnitte muss das Operationsausmaß gemäß dem Lymphabstrom der betroffenen Darmabschnitte erweitert werden. Es resultiert eine subtotale Kolektomie, wobei die Reanastomosierung durch Ileosigmoidostomie oder Aszendorektostomie erfolgt, oder eine Kolektomie, wobei die Kontinuität durch Ileorektostomie wiederhergestellt wird. Bei simultanem Tumorbefall des Rektums muss das Operationsausmaß gemäß den für das Rektumkarzinom geltenden Richtlinien erweitert werden. Gelegentlich können auch Mehrfachresektionen mit mehreren Anastomosen (zumeist zwei) sinnvoll sein.

Multiviszerale Chirurgie

Tumoren mit Kontakt zu Nachbarorganen bedürfen eines besonders umsichtigen Vorgehens, entsprechende Erfahrung mit solchen Operationen eingeschlossen.

Vorgehen. Da tumoröse Infiltrationen von entzündlichen Adhäsionen (in ca. 40%) intraoperativ nicht sicher unterschieden werden können und Probeinzisionen und Tumoreröffnung aus onkologischer Sicht zwingend zu vermeiden sind, muss von vorn herein eine En-bloc-Resektion der tumortragenden Darmabschnitte, der infiltrierten Organstruktur und der jeweiligen Lymphabstrombahn erfolgen. Beim Kolonkarzinom sind von Tumorinfiltrationen je nach Lokalisation vorwiegend Harnblase, Dünndarm, Adnexe, Uterus und Bauchdecke, gelegentlich aber auch Pankreas und Nieren betroffen (Abb. 6.**113**).

Prognose. Multiviszeral operierte Patienten weisen bei entsprechender Erfahrung nahezu die gleiche Überlebensrate wie die übrigen Patienten auf. Auch simultane Pankreas- und Leberresektionen zeigen gleich gute Langzeitergebnisse. Allerdings verdoppelt sich im Falle einer Pankreasresektion die postoperative Letalität, weshalb palliative Tumorresektionen mit Pankreasbeteiligung, vor allem bei betagten Patienten, überlegt angegangen werden sollten.

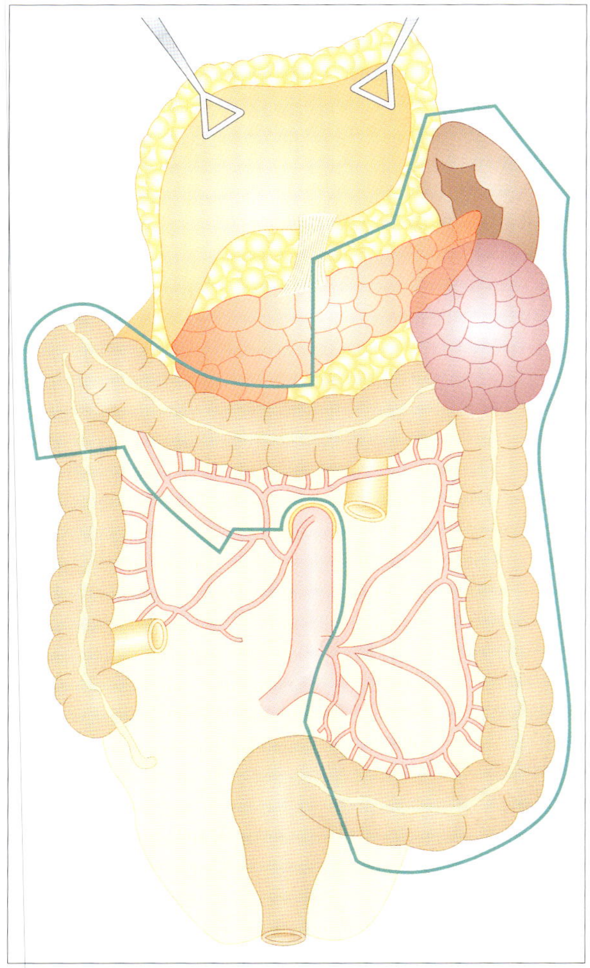

⊠ **Abb. 6.113** Beispiel einer multiviszeralen Resektion.

Resektionsausmaß bei FAP und HNPCC

Restaurative Proktokolektomie bei FAP. Bei der familiären Adenomatosis coli ist das Standardverfahren die restaurative Proktokolektomie unter Erhaltung des Sphinkters.

Die Wiederherstellung der Darmpassage erfolgt bei der restaurativen Proktokolektomie unter Bildung eines Dünndarmpouchs der unmittelbar mit der Linea dentata anastomosiert wird. Obwohl in den zurückliegenden Jahren mehrere Pouchrekonstruktionen geprüft wurden, hat sich der sog. J-Pouch am besten bewährt.

In der eigenen Klinik wird dieser mit einer Schenkellänge von 15 cm konstruiert, wobei andere Operateure z.T. eine kürzere Länge bevorzugen. Allerdings sollte die Schenkellänge nie mehr als 20 cm betragen, da es dann sehr häufig zu Evakuationsproblemen kommt. In der Regel wird zur Protektion der Anastomose diesem Pouch für etwa 3 Monate ein Stoma vorgeschaltet.

Kolektomie bei attenuierter FAP. Da bei etwa 20% die funktionellen Ergebnisse nicht vollständig befriedigen (neben Anastomosenkomplikationen auch gehäufte und nächtliche Stuhlentleerung), kann bei sog. attenuierten Formen der familiären Adenomatose mit nahezu fehlendem oder sehr geringem Adenombefall des Rektums dieses belassen und ausschließlich eine Kolektomie mit ileorektaler Anastomose durchgeführt werden, was deutlich bessere Ergebnisse bezüglich der Lebensqualität bringt. Allerdings müssen diese Patienten besonders gründlich nachuntersucht werden, mit der Konsequenz, dass die Betroffenen im weiteren Verlauf schließlich doch häufig eine Proktektomie erfahren.

Nachbeobachtung. Eine internationale Untersuchung hat gezeigt, dass das zu erwartende Risiko für das Auftreten eines Karzinoms des Rektums nach Kolektomie pro Jahr etwa 3% beträgt. Nach 12 Jahren war bei etwa 12% der Fälle ein erneuter Eingriff zur Proktektomie erforderlich.

Aber auch bei Patienten nach restaurativer Proktokolektomie müssen jährlich die Anastomose wie auch der Pouch inspiziert werden, da sich zum einen aus eventuell doch verbliebenen Resten der Rektumschleimhaut wie aber auch im Pouch Adenome entwickeln können.

In Studien konnte gezeigt werden, dass nach 10 Jahren in über 50% der Fälle Adenome im Ileumpouch nachzuweisen sind, nach 15 Jahren liegt diese Quote bereits bei 75%.

MYH-Mutation. Ähnlich wie die Adenomatosis coli verhält sich die derzeit nur in kleineren Serien untersuchte Form der erblichen kolorektalen Karzinome, die MYH-Mutation, welche rezessiv vererbt wird und phänotypisch der familiären Adenomatosis bezüglich der kolorektalen Ausdehnung ähnelt. Hier gelten gleiche Gesichtspunkte wie bei FAP.

HNPCC. Das hereditäre polypöse kolorektale Karzinom (HNPCC) findet sich häufig im rechten Kolon, kann jedoch ebenfalls das gesamte Kolorektum befallen. Da etwa die Hälfte dieser Patienten im Falle einer konventionellen Resektion in den folgenden 10 Jahren ein Zweitkarzinom entwickelt, wird diskutiert, bei gesichertem Nachweis primär im Falle eines Kolonbefalls eine vollständige Kolektomie mit ileorektaler Anastomose vorzunehmen. Daten aus einer prospektiven randomisierten Studie existieren hierzu nicht. Persönlich wird die Kolektomie bei Kolonkarzinomen vorgezogen. Allerdings stehen bei einem Rektumkarzinom die funktionellen Nachteile gegen eine eventuelle Risikominderung (s.o.).

Metastasenchirurgie

Bei synchronen Fernmetastasen ist über eine eventuelle simultane Resektion in Verbindung mit der Entfernung des Primärtumors zu entscheiden. Die hierzu vorliegenden Daten zeigen im Falle einer Simultanresektion keine wesentlichen Unterschiede der postoperativen Letalität. Grundsätzlich ist auch im Falle einer linksseitigen Kolonresektion beispielsweise eine simultane Hemihepatektomie rechts durchführbar, auch wenn die Operationslagerung des Patienten wie auch die Schnittführung bei getrennter Vorgehensweise unterschiedlich sind.

Sollte jedoch die aktuell zur Analyse anstehende Studie zur neoadjuvanten Chemotherapie von Lebermetastasen Überlebensvorteile zeigen, wäre zukünftig wahrscheinlich für die Mehrzahl der betroffenen Patienten ein zweizeitiges Vorgehen mit vorgeschalteter Chemotherapie vor einer Metastasenresektion vorzuziehen.

Behandlung der Peritonealkarzinose bei Kolonkarzinom

Unbehandelt haben Patienten mit Peritonealkarzinose eines Kolonkarzinoms eine mediane Lebenserwartung von 4–5 Monaten. Die systemische Therapie erbringt in solchen Fällen zudem die geringste Prognoseverbesserung im Vergleich zu anderen Fernmetastasen. Auch im Falle einer chirurgischen Entfernung von Peritonealmetastasen durch entsprechende lokale Peritonektomie lebt – auch mit anschließender systemischer Chemotherapie – in der Regel kein Patient länger als 4 Jahre.

Chirurgische Maßnahmen mit HIPEC. Dagegen sind durch chirurgische Maßnahmen mit kompletter Exzision aller sichtbaren peritonealen Herde in Verbindung mit Peritonektomie und Organresektion und zusätzlicher hyperthermer intraperitonealer Chemotherapie (HIPEC) über 90 min erstaunliche Langzeitverläufe zu beobachten, so dass sich z. B. im Falle der meist bei Diagnosestellung bereits weit peritoneal metastasierten Appendixkarzinome inzwischen 5-Jahre-Überlebensraten von ca. 30–50% unter Anwendung dieser Methode erreichen lassen. Voraussetzung für solche Resultate ist jedoch, dass makroskopisch keinerlei Tumorrest im Abdomen verbleibt. Des Weiteren sind bei einer auf einen Quadranten beschränkten peritonealen Aussaat die Ergebnisse deutlich besser als bei diffuser Metastasierung in der gesamten Bauchhöhle.

Diese Methode findet vermehrt Einzug in Therapiekonzepte. Möglicherweise können durch vorgeschaltete systemische Chemotherapie die Resultate noch verbessert werden.

Chirurgische Therapie des Rektumkarzinoms

Therapieziele

Die Tumorchirurgie des Rektums verfolgt 3 Hauptziele:

- die sichere Entfernung des Primärtumors im Gesunden (R0) und Vermeidung eines lokoregionären Rezidivs,

- Erhaltung der Schließmuskelfunktion und Wiederherstellung der Darmkontinuität,
- Schonung der autonomen Nervenstrukturen des kleinen Beckens zur Protektion postoperativer Störungen der Blasen- und Sexualfunktion.

Bezüglich der Priorität steht die Vermeidung des lokoregionären Rezidivs ohne Einschränkung im Vordergrund. Teilweise kann aber eine neoadjuvante Radiochemotherapie letztlich doch zur Einhaltung aller Zielkriterien führen, obwohl dies primär unmöglich erschien. Auch wenn eine neoadjuvante Radiochemotherapie zur Vermeidung eines lokoregionären Rezidivs sinnvoll ist, wird allerdings ein Sphinktererhalt – vor allen Dingen mit befriedigender Funktion – nicht zu erreichen sein, wenn es sich um T4-Karzinome mit breitflächiger Infiltration der Levator-Muskulatur oder bereits präoperativer Inkontinenz handelt.

⟶ **Auswahl des Operationsverfahrens.** In Abhängigkeit von Tumorlokalisation, Tumorgröße und weiteren Kriterien (s.o. Abschnitt „Polypektomie“) ist zunächst im Einzelfall zu prüfen, ob eine lokale Exzision in Frage kommt (ca. 5% aller Patienten).

Für die überwiegende Mehrzahl der Patienten ist festzulegen, welches der radikalen Operationsverfahren angewandt werden muss. Hierbei ist bei Karzinomen mit dem Unterrand nahe der Linea dentata nicht selten erst intraoperativ über die definitive Operationsmethode, d.h. über einen möglichen Sphinktererhalt, zu entscheiden.

Lokale Operationsverfahren

⟶ **Low-Risk-Karzinome.** Eine lokale kurative chirurgische Tumorexzision beim Rektumkarzinom durch Vollwandexzision als alleinige therapeutische Maßnahme ist nur bei Low-Risk-Tumoren indiziert. Diese definieren sich als pT1-Tumoren mit einem maximalen Durchmesser von 3 cm und guter oder mäßiger Differenzierung ohne Lymphgefäßeinbruch (pT1 G1 – 2 L0). Eine Entfernung im Gesunden (R0) ist obligat, wobei ein Sicherheitsabstand bis zu 1 cm anzustreben ist (Abb. 6.**114**).

⟶ **pT1-High-Risk-/pT2-Karzinome.** Bei pT1-High-Risk-Karzinomen (G3 – 4 L0/1) oder bei pT2-Tumoren ist das Risiko eventuell vorliegender Lymphknotenmetastasen mit 10 – 20% als zu hoch anzusehen. In diesen Fällen muss eine radikale Operation erfolgen. Bei R1-Situationen nach lokalen Abtragungsverfahren kann eine neoadjuvante RCT vor erneuter operativer Intervention sinnvoll sein, da das kontaminierte Tumorbett bei der anschießenden sofortigen Radikaloperation zwangsläufig eröffnet würde.

⟶ **ypT0-Karzinome.** Aktuell wird diskutiert, ob im Falle einer kompletten Remission nach neoadjuvanter Radiochemotherapie auch primär fortgeschrittener Karzinome (ypT0) auf eine Operation verzichtet werden kann. Derzeit muss auch in diesen Fällen eine radikale Operation empfohlen werden, da selbst nach kompletter Remission des Primärtumors noch in 5 – 10% mit persistierenden Lymphknotenmetastasen zu rechnen ist und die Lokalrezidivrate aufgrund neuster Daten nach 5 Jahren um 15 % beträgt.

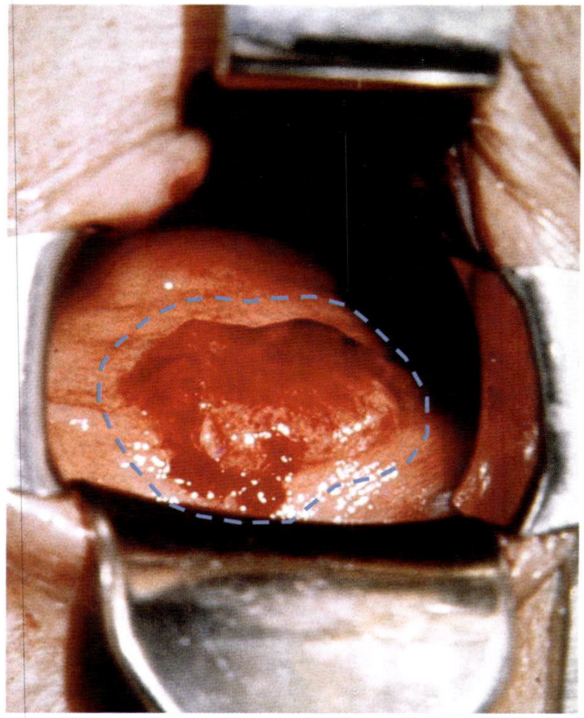

⊠ **Abb. 6.114** Lokale Exzision mit einem 1-cm-Sicherheitsabstand eines frühen, mäßig differenzierten Rektumkarzinoms (T1 N0 G2).

Der entscheidende Vorteil der lokalen Verfahren ist die geringe Morbidität und Mortalität. Bei entsprechender Erfahrung kann die Technik der mikrochirurgischen transanalen Exzision (transanal endoscopic microsurgery; TEM) hilfreich sein.

Die Ergebnisse bezüglich postoperativer Komplikationen und Lokalrezidivraten sind nach TEM jedoch keineswegs besser als nach einfacher peranaler Exzision.

Radikale Resektionsverfahren

⟶ **Onkologische Grundsätze.** Folgende onkologische Grundsätze müssen beachtet werden:

- Neben der Entfernung des Primärtumors mit adäquatem Sicherheitsabstand (s.u.) muss das regionäre Lymphabflussgebiet unter Absetzung der A. mesenterica inferior zumindest distal des Abgangs der A. colica sinistra mit entfernt werden. Eine abgangsnahe Unterbindung der A. mesenterica inferior ist aus onkologischer Sicht nicht zwingend zu belegen, ermöglicht aber eine ausreichende Mobilisation und spannungsfreie Anastomosierung des linken Hemikolons und wird somit weltweit derzeit von nahezu allen erfahrenen Chirurgen bevorzugt.

- Unter Beachtung der Integrität von Fascia pelvis visceralis und parietalis erfolgt bei Tumoren des mittleren und unteren Rektumdrittels eine komplette scharfe Dissektion und Entfernung des gesamten Mesorektums bis zum Beckenboden. Bei Tumoren des oberen Rektumdrittels kann diese Mesorektumexzision partiell erfolgen, wobei ein Sicherheitsabstand von mindestens 3 cm am späteren Resektat entsprechend 5 cm in situ ohne Ausdünnung am Mesorektum proximalwärts („Coning") eingehalten werden muss.
- Zur Vermeidung einer lokalen Tumorzelldissemination muss intraoperativ jeglicher Tumoreinriss oder ein Schnitt durch den Tumor vermieden werden. Ersteres Risiko besteht vor allem bei Karzinomen, welche in oder unmittelbar kranial der Excavatio zwischen Rektumvorderwand und Samenblasen bzw. Uterus liegen. Ist ein Karzinom an weiteren Organen des kleinen Beckens oder der Bauchhöhle fixiert, müssen diese en bloc ohne jegliche Ablösungsversuche in die Resektion einbezogen werden (multiviszerale Resektionen).
- Die autonomen Nervenstrukturen präaortal und im kleinen Becken sind zur Vermeidung postoperativer funktioneller Einbußen zu schonen.

→ **Operative Verfahren.** Für die radikale Operation von fortgeschrittenen Rektumkarzinomen stehen 3 operative Verfahren zur Verfügung (Abb. 6.**115**):

- die anteriore bzw. tiefe anteriore Rektumresektion,
- die abdominoperanale intersphinktäre Rektumresektion („Durchzugsoperation") und
- die abdominoperineale Rektumexstirpation.

→ **Therapieprinzipien.** Das wesentliche Prinzip der chirurgischen Therapie des Rektumkarzinoms – zumindest der beiden unteren Drittel – ist die totale mesorektale Exzision (TME) mit scharfer Präparation entlang der mesorektalen Faszie, welche das Rektum mit seinem anhaftenden Lymphknotenbindegewebe umfasst, und der an der Beckenwand und ventral über den urogenitalen Organen liegenden endopelvinen (somatischen) Faszie. Diese bedeckt lateral und dorsal die autonomen Nerven, nämlich den um den Abgang der A. mesenterica inferior präaortal liegenden Plexus hypogastricus superior und die hieraus abgehenden Nn. hypogastrici, welche sich mit den ganz überwiegend parasympathischen Nervensträngen aus dem Plexus sacralis zum Plexus hypogastricus inferior vereinigen.

Nur bei Karzinomen im oberen Drittel des Rektums reicht eine partielle mesorektale Exzision aus, die jedoch ohne Ausdünnung dorsal proximalwärts erfolgen muss (sog. Coning).

Die A. mesenterica inferior wird zentral abgesetzt, vor allem auch, um das darüber hinaus komplett zu mobilisierende linke Kolon einschließlich der linken Flexur mit Durchtrennung des Mesocolon transversum am Pankreasunterrand ausreichend mobilisieren zu können. Letzteres unterbleibt bei der Rektumexstirpation.

Eine anteriore Resektion mit partieller mesorektaler Exzision ist nur erlaubt, wenn in situ ein aboraler Sicherheitsabstand von 5 cm jenseits des Tumorunterrands erreicht werden kann. Ansonsten ist eine der nachfolgend beschriebenen Operationen erforderlich.

Tiefe anteriore und abdominoperanale intersphinktäre Rektumresektion

→ **Mittleres Rektumdrittel.** Da bei Karzinomen des mittleren Rektumdrittels Lymphknotenmetastasen auch im kaudalsten Bereich des Mesorektums auftreten können, ist bei Tumoren des mittleren und des unteren Drittels immer eine totale mesorektale Exzision erforderlich.

Das Mesorektum lässt die untersten 2 – 3 cm die Rektumwand aus, so dass bei der tiefen anterioren Rektumresektion die Durchtrennung des Mastdarms außerhalb des mesorek-

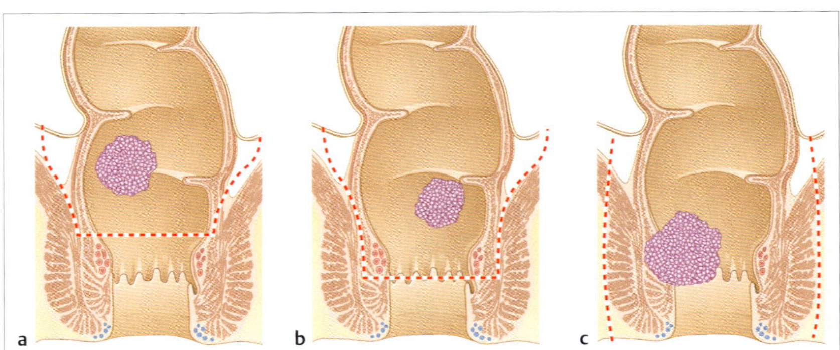

Abb. 6.115 Resektionsausmaße der tiefen anterioren Rektumresektion (**a**), der abdominoperanalen intersphinktären Rektumresektion (**b**) und der Rektumexstirpation (**c**).

talen Sacks erfolgt und damit die Durchtrennungsebene bis zu 2 cm oberhalb der Linea dentata liegt.

Unteres Rektumdrittel. Auch bei fortgeschrittenen Karzinomen des unteren Rektumdrittels kann in manchen Fällen noch eine ausschließlich transabdominelle tiefe Resektion durchgeführt werden, sofern der aborale Sicherheitsabstand mindestens 1 cm beträgt. Bei schlecht differenzierten Karzinomen reicht dieser Sicherheitsabstand allerdings nicht aus, da potenziell das intramurale Wachstum mehr als 1 cm über den makroskopischen Tumorrand hinausgehen kann. In solchen Fällen tief liegender Karzinome, bei denen potenziell der Sphinkter erhalten werden kann, empfiehlt es sich, eine neoadjuvante Radiochemotherapie der Resektion vorzuschalten.

Abdominoperanales Vorgehen. Vor allem bei älteren Frauen kann die Präparation vom Abdomen her noch weiter kaudalwärts vorangetrieben werden. Bei sehr großen Tumoren, adipösen Patienten oder jungen Männern mit einem sehr straffen Beckenboden ist dies von abdominell meist nicht mit ausreichender Sicherheit möglich, so dass dann eine intersphinktäre Operation notwendig wird, um den Sphinkter doch noch zu erhalten. Hierbei erfolgt die Präparation des unteren Rektumdrittels sowohl peranal wie auch von abdominell hier.

Voraussetzung für diese Art des Sphinktererhaltes ist allerdings, dass das Karzinom die Rektumwand zumindest im Bereich der umgebenden Levatorschlinge nicht erreicht, ein aboraler Sicherheitsabstand von 1 cm zu erhalten ist (eventuell unter partieller Exzision der Linea dentata) und die präoperative Sphinkterfunktion ungestört ist.

Da häufig der zirkumferenzielle Sicherheitsabstand sehr gering ist, ist in diesen Fällen eine neoadjuvante Radiochemotherapie zu empfehlen.

Funktionelle Darmentleerungsstörungen. Sowohl bei der tiefen anterioren wie auch bei der intersphinktären Resektion kommt es postoperativ potenziell zu funktionellen Darmentleerungsstörungen wie repetitivem Stuhlgang, Durchfallneigung oder auch Inkontinenz. Diese treten umso häufiger auf, je näher die Anastomose an der Linea dentata liegt. Letztlich werden sie bei etwa 20 % der sehr tiefen Anastomosen beobachtet. Dies ist ein Grund, warum bei Patienten, die bereits präoperativ an einer relevanten Stuhlinkontinenz leiden, die intersphinktäre Resektion nicht durchgeführt werden darf, obwohl es aus onkologischer Sicht möglich wäre. Werden diese Patienten und die Anlage sehr tiefer Anastomosen ausgeschlossen, treten muskulär bedingte Inkontinenzen an sich selten auf.

Öfter werden jedoch Probleme mit häufigen Stuhlentleerungen, zumeist anfänglich mit Durchfällen verbunden, beobachtet. Darüber hinaus kommen gelegentlich imperativer und unergiebiger Stuhldrang und eine unvollständige Entleerung vor.

Pouch und transverse Kolonplastik. Die genannten Funktionsstörungen lassen sich mildern, wenn anstelle der sog. geraden Anastomose aus dem zur Anastomose verwendeten terminalen Colon descendens ein J-förmiger Pouch gebildet wird (Abb. 6.**116**). Die Länge des Pouchs sollte 6 cm nicht überschreiten, da sonst gehäuft Evakuationsstörungen vorkommen können.

Bei adipösen Patienten kann die Rekonstruktion durch Pouchanlage nicht oder nur unter schwierigen Umständen möglich sein. Als Alternative kann die sog. transverse Kolonplastik zum Einsatz kommen. Diese ist jedoch im Vergleich zum Pouch hinsichtlich der funktionellen Ergebnisse weniger gut untersucht.

Lokalrezidivrisiko. Die Qualität der mesorektalen Exzision nimmt eindeutig Einfluss auf das Risiko eines lokoregionären Rezidives (vgl. unten). Deshalb wird zunehmend vom Pathologen die Kategorisierung der Qualität der mesorektalen Exzision nach der M.E.R.C.U.R.Y.-Einteilung vorgenommen.

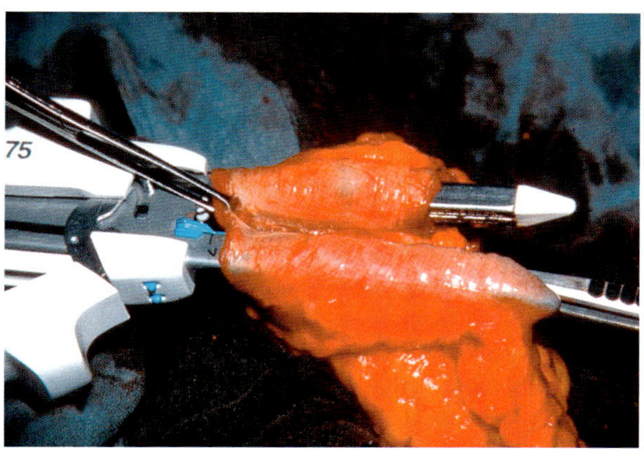

a

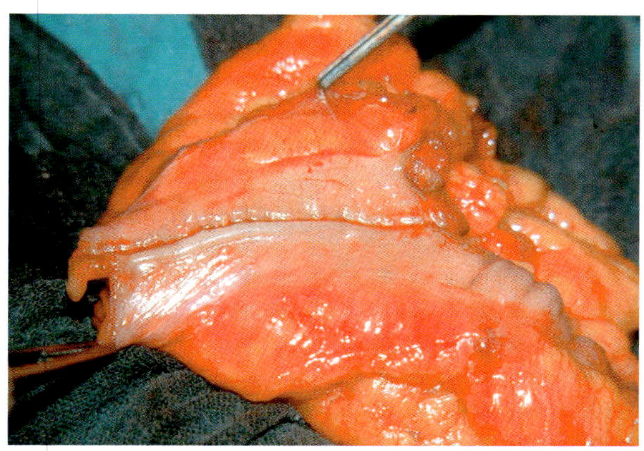
b

Abb. 6.116 a u. **b** Anlage eines Kolon-J-Pouch.

Rektumexstirpation

Aus onkologischen Gründen ergibt sich die Notwendigkeit einer Rektumexstirpation fast nur bei Karzinomen des unteren Drittels, z. B. wenn das Karzinom die Linea dentata infiltriert oder auch in die Externusmuskulatur hineinwächst.

Durch Vorschaltung einer neoadjuvanten Radiochemotherapie mit entsprechender Tumorremission lässt sich eine Rektumexstirpation in diesen Fällen nicht selten abwenden. Dies ist mit einer alleinigen Kurzzeitbestrahlung von 5 × 5 Gy nicht zu erreichen. Durch die Bestrahlung kann die Schließmuskelleistung negativ beeinflusst werden, entsprechende Auswirkungen zeigen sich jedoch nicht bei jedem Patienten.

Operationstechnik. Die Qualität der Rektumexstirpation ist vom Chirurgen abhängig. Insbesondere sind Einrisse des Präparats zwingend zu vermeiden, zudem sollte das Präparat von einem entsprechenden Weichteilmantel umgeben sein, möglichst unter Vermeidung einer sog. „Taillierung". Dies ist weniger vom Ausmaß der Hautexzision perianal als vielmehr von der adäquaten Durchtrennung der Levatormuskulatur abhängig, weswegen manche Chirurgen für den sog. perinealen oder sakralen Akt die Bauchlagerung des Patienten bevorzugen.

Insbesondere bei sehr großen Karzinomen oder Rezidiven mit entsprechender Infiltration der Beckenbodenmuskulatur können ausgedehnte perineale Hautweichteildefekte resultieren, für die sich die plastische Defektdeckung mit einem Muskel-Haut-Lappen empfiehlt. Hierzu stehen entweder der M.-rectus-abdominis- oder der M.-gluteus-Lappen zur Verfügung.

Totale mesorektale Exzision (TME)

Das sog. Mesorektum (Fascia visceralis recti) umfasst das dem Rektum anhaftende Binde- und Fettgewebe mit seinen regionären Lymphknoten. Diese anatomischen Strukturen wurden von Stelzner im Grundsatz bereits in den 60er Jahren beschrieben und von Heald in ihrer Bedeutung für die onkologische Rektumchirurgie erkannt und konsequent in die chirurgische Therapie eingesetzt. Als Grundlage dient die Erkenntnis, dass trotz Lymphabflusses oberhalb der Linea dentata streng in kraniale Richtung zur A. rectalis superior bei sorgfältiger histopathologischer Untersuchung Satelliten-Metastasen auch lateral und bis zu 4 cm distal des Tumors gefunden werden können.

Von japanischen Chirurgen wird zudem die sog. laterale Lymphknotendissektion entlang der A. iliaca interna bei fortgeschrittenen Karzinomen des mittleren Rektumdrittels favorisiert. Sie wird außerhalb Japans nicht praktiziert.

Die scharfe Exzision mit striktem Erhalt bzw. Integrität des Mesorektums ist inzwischen als unabdingbare Voraussetzung akzeptiert, um möglichst niedrige Lokalrezidivraten zu erreichen. Ziel der totalen mesorektalen Exzision ist zudem die weitgehende Schonung der Nervenstrukturen des kleinen Beckens.

In mehreren Studien wurde die Effektivität dieser Methode bestätigt (Tab. 6.**117**).

Tumorlokalisation. Bei Tumoren des oberen Rektumdrittels ist eine Präparation bis ca. 5 cm distal des Tumorunterrandes ausreichend, wobei bei der Präparatabsetzung ein horizontaler Schnitt erfolgen sollte. Das sog. „Coning", ein Ausdünnen des Mesorektums nach distal, muss vermieden werden.

Bei Rektumtumoren des mittleren und unteren Drittels muss die TME immer bis auf Höhe des Beckenbodens erfolgen.

MERCURY-Kriterien. Um die chirurgische und somit onkologische Qualität einer TME am pathologischen Präparat beurteilen zu können, wurden 2002 durch die M.E.R.C.U.R.Y.-Studie entsprechende Kriterien definiert (Tab. 6.**118** u. Abb. 6.**117**). Diese dienen auch Chirurgen zur Qualitätskontrolle der chirurgischen Therapie.

Anlage eines protektiven Stomas. Nach einer totalen mesorektalen Exzision liegt im Falle einer kontinenzerhaltenden Resektion die Anastomose allenfalls 2 cm oberhalb der Linea dentata und damit unmittelbar in der sog. Hochdruckzone des analen Sphinkterapparates. Selbst im Falle einer primär perfekt erscheinenden Anastomose liegt in

Tabelle 6.117 Ergebnisse der TME (nach 54)

	Konventionelle Therapie (n = 269)	TME (n = 661)
Lokalrezidive	16 %	9 %
Fernmetastasen	17 %	17 %
2-Jahres-Gesamtüberlebensrate	77 %	86 %

Tabelle 6.118 Klassifikation nach M.E.R.C.U.R.Y.-Studie (2002)

Grad I	intaktes Mesorektum mit nur geringen Unregelmäßigkeiten der glatten Mesorektumoberfläche, kein Defekt größer als 5 mm, kein Coning
Grad II	mäßige Menge von Mesorektum mit Unregelmäßigkeiten an der Mesorektumoberfläche, mäßiges Coning, Muscularis propria nicht sichtbar
Grad III	wenig Mesorektum mit Defekten bis zur Muscularis propria

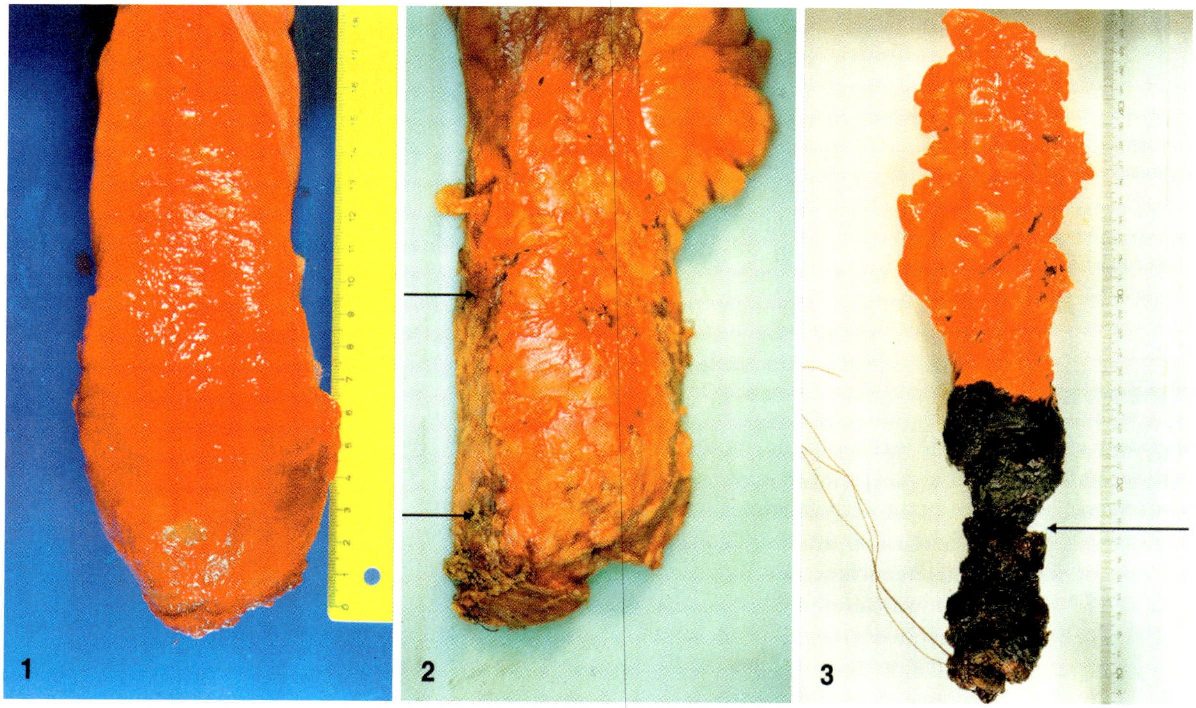

⊠ **Abb. 6.117** Präparate nach den MERCURY-Kriterien.

dieser Region die postoperative Anastomoseninsuffizienzrate in einer Größenordnung von bis zu 15%. Nicht nur die unmittelbaren Folgen einer diffusen Peritonitis mit hoher Letalität können durch die Vorschaltung eines protektiven Stomas entscheidend gemindert werden, sondern darüber hinaus auch tatsächlich die Insuffizienzen selbst auf deutlich unter 3% gesenkt werden. Deshalb ist bei einer tiefen Resektion die Vorschaltung eines Stomas verpflichtend. Von den meisten Chirurgen wird hierzu ein Loop-Ileostoma bevorzugt, annähernd ähnlich effektiv und durchaus nicht fehlerhaft ist die Vorschaltung eines Transversostomas.

Stellenwert der Laparoskopie bei der Therapie des kolorektalen Karzinoms

Die Bedeutung laparoskopischer Verfahren bei der Therapie des kolorektalen Karzinoms wird seit Jahren kontrovers diskutiert. Nur zum Kolonkarzinom liegen mehrere prospektiv randomisierte Studien zu onkologischen Ergebnissen, Lebensqualität und Kostenanalysen vor.

Studien zur laparoskopischen Therapie des kolorektalen Karzinoms

Hieraus ergibt sich Folgendes:

- Bei entsprechender Selektionierung des Patientenguts ist es heute dem erfahrenen Operateur möglich, bei gleichen onkologischen Ergebnissen laparoskopische Koloneingriffe durchzuführen.
- Zu den wichtigsten Ausschlusskriterien zählen Mehrfachkarzinome, Flexur- und Transversumkarziome, Notfalleingriffe, Infiltration von Nachbarorganen und als ASA IV eingestufte Patienten. Unter Berücksichtigung dieser Vorgaben können letztlich nur weniger als 40% der diagnostizierten Kolonkarzinome laparoskopisch operiert werden. Bei wiederum 10–20% dieser Patienten ist eine Konversion auf das offene Verfahren erforderlich.
- Im Falle der Konversion steigen die Operationskosten wie auch die postoperativen Komplikationsraten erheblich. Zu Langzeitergebnissen liegen nur entsprechende Daten zum Rektumkarzinom vor, wobei sich zeigt, dass sich die Lokalrezidivrate mehr als verdoppelt.
- Die Lernkurven für laparoskopische Verfahren sind im Gegensatz zu der offenen Vorgehensweise deutlich länger. Man geht heute davon aus, dass bei der laparoskopischen Kolonchirurgie mindestens 40, besser jedoch 60 Eingriffe von einem Operateur durchgeführt worden sein müssen, um gleichwertige onkologische Ergebnisse zu erzielen.
- Bezüglich der Beurteilung der Lebensqualität zeigt sich im direkten postoperativen Analgetikabedarf ein geringfügiger Vorteil für das laparoskopisch operierte Patientengut. Ab dem 2. postoperativen Tag wird die Lebensqualität von laparoskopisch und offen operierten Patienten jedoch gleich eingeschätzt, insbesondere wird nach zwei Monaten die Lebensqualität von beiden Gruppen gleich bewertet.

Die Krankenhausverweildauer kann bei laparoskopischem Vorgehen nur geringfügig reduziert werden.

- Deutliche Nachteile zeigen sich jedoch für die Patienten, die vom laparoskopischen zum offenen Verfahren konvertiert wurden. Diese haben einen signifikant höheren Schmerzmittelbedarf bei ebenfalls signifikant längerer Krankenhausverweildauer durch eine deutlich erhöhte postoperative Komplikationsrate. Die Lebensqualität wurde von diesem Patientenkollektiv zu jedem Zeitpunkt als geringfügig schlechter bewertet als von den beiden anderen Gruppen.
- Laparoskopische Verfahren führen im Vergleich zu der konventionellen Vorgehensweise zu signifikant höheren Kosten. Dies gilt nicht nur für die Operationskosten an sich. Auch im Gesamtbild der Behandlung zeigt sich eine signifikant höhere Kostenbelastung für laparoskopisch operierte Patienten. Berücksichtigt werden muss auch, dass bei den Patienten, die vom laparoskopischen zum offenen Verfahren konvertiert werden müssen, deutlich noch höhere Kosten entstehen.

Postoperative Ergebnisse

Lokalrezidive

Kolon. In der SGCRC-Studie zeigte sich bei allen kurativ resezierten Patienten mit Kolonkarzinom eine Lokalrezidivrate von durchschnittlich 10,5% mit einer Varianz von 4–24% in Abhängigkeit von den durchführenden Kliniken.

Lokalrezidive bei den Stadien I und II scheinen beim Kolonkarzinom eine eher untergeordnete Rolle zu spielen. Dagegen zeigt sich für das Stadium III und hier insbesondere für pN2 ein deutlicher Anstieg im Auftreten von lokoregionären Lymphknotenmetastasen (Tab. 6.**119**).

Rektum. Das Auftreten von Lokalrezidiven bei primär kurativ resezierten Patienten mit Rektumkarzinom ist neben dem initialen Tumorstadium auch abhängig von der Erfahrung des Operateurs, was in mehreren Studien belegt werden konnte.

Einflussfaktoren auf die Lokalrezidivrate sind neben Tumorstadium und Operationsmethode auch die eventuelle Durchführung einer neoadjuvanten oder adjuvanten Radiochemotherapie.

In einer prospektiv randomisierten Studie konnte belegt werden, dass Patienten mit Tumorstadium T3 oder T4 und/oder N+ von einer neoadjuvanten Radiochemotherapie im Vergleich zur adjuvanten Radiochemotherapie hinsichtlich der Ausbildung von Lokalrezidiven profitieren (neoadjuvant 3,8% vs. 10,3% postoperativ) (Tab. 6.**120**). Ein Einfluss auf das Gesamtüberleben konnte jedoch nicht nachgewiesen werden.

Tabelle 6.119 5-Jahres-Lokalrezidivrate beim Kolonkarzinom

UICC-Stadium	5-Jahres-Lokalrezidivrate
Alle	4,8%
I	1,1%
II	2,0%
III	11,0%
– pN1	6,6%
– pN2	19,7%

Tabelle 6.120 5-Jahres-Lokalrezidivrate beim Rektumkarzinom

UICC-Stadium	Nur OP	OP + nRCT	OP + adj. RCT
I	6,5%	3,1%	–
II	15,4%	16,2%	5,6%
III	20,9%	13,2%	15,5%

Daten des ERCRC, alle R0
nRCT: neoadjuvante Radiochemotherapie, adj. RCT: adjuvante Radiochemotherapie

Tabelle 6.121 5-Jahres-Überlebensrate beim Kolonkarzinom

UICC Stadium	5-Jahres-Überlebensrate	
	alle	bester Operateur
I–III	84,6%	90,0%
I	97,0%	100%
II	91,2%	94,1%
III	68,6%	76,3%
– pN1	83,5%	
– pN2	53,1%	

Langzeitüberleben

Kolon. Die tumorbezogene 5-Jahres-Überlebensrate nach kurativ durchgeführten Eingriffen ohne adjuvante Therapie am Kolon gibt Tab. 6.**121** wieder. Die Daten gehen auf Patienten des Erlanger Register Colorektaler Carzinome (ERCRC) zurück.

Rektum. Beim Rektumkarzinom ist die tumorbezogene 5-Jahres-Überlebensrate in verstärktem Maße abhängig von der Erfahrung des Operateurs, der Art der durchgeführten Operation, einer eventuell erfolgten neoadjuvanten oder adjuvanten Radiochemotherapie und dem Lymphknotenstatus, wobei auch hier – ähnlich wie beim Kolonkarzinom – ein deutliches Absinken der Prognose bei pN2-Tumorstadien zu verzeichnen ist (Tab. 6.**122**).

Tabelle 6.122 5-Jahres-Überlebensrate beim Rektumkarzinom

UICC-Stadium	5-Jahres-Überlebensrate
Alle	69,0%
y0	100%
I	95,9%
II	88,3%
III – pN1 – pN2	60,5% 71,6% 48,6%
IV	9,5%
R0	77,8%
R1	28,7%
R2	2,1%
Low Grade	74,5%
High Grade	39,6%

Die primäre Tumorlokalisation (oberes, mittleres oder unteres Drittel) scheint bei kurativ resezierten Patienten keinen Einfluss auf das Gesamtüberleben zu haben.

Die Daten basieren auf 1004 Patienten des ERCRC, wobei in 88,3% eine R0-Resektion erreicht werden konnte (R1: 1,9%, R2: 9,6%). In 76,9% erfolgte kein neoadjuvantes oder adjuvantes Therapieverfahren. 10,3% der Patienten wurden neoadjuvant und 12,8% adjuvant therapiert.

Postoperative Komplikationen

Anastomoseninsuffizienz

Häufigkeit. Wie oben bereits beschrieben, liegt die Rate klinisch manifester Insuffizienzen bei Anastomosen unmittelbar oberhalb der Linea dentata bei etwa 15% ohne protektives Stoma. Nach einer ausschließlich anterioren Resektion mit Lage der Anastomose etwa 4 cm oberhalb der Linea dentata sollte die Insuffizienzrate deutlich niedriger und im Bereich der Rate nach einer Kolonresektion liegen, d. h. allenfalls zwischen 1 und 3%. Der Anteil der klinisch manifesten Insuffizienzen liegt etwa um die Hälfte niedriger als der der radiologisch nachweisbaren.

Vorteile einer bestimmten Anastomosentechnik konnten bisher nicht allgemeingültig gefunden werden, wobei für Anastomosen im unteren Rektumdrittel ohnehin die zirkuläre Klammernaht oder eine peranale Handnaht technisch notwendig ist. Eine präoperative Radiochemotherapie bedingt nach heutigen Erkenntnissen kein höheres Risiko für das Auftreten einer klinisch manifesten Insuffizienz.

Therapie. Bei nachgewiesener Insuffizienz muss individuell das jeweilige Prozedere festgelegt werden.

Kleine Insuffizienzen – je nach Intervall zur Erstoperation ohne wesentliche Allgemeinsymptome – bedürfen selten einer erneuten Intervention, insbesondere wenn bereits intraoperativ ein protektives Stoma vorgeschaltet wurde.

Größere Dehiszenzen und solche, die bereits zu sekundären Komplikationen (Peritonitis, Abszess) geführt haben, müssen chirurgisch oder interventionell therapiert werden. Gegebenfalls muss eine Diskonnektion mit endständigem Kolostoma und Rektumblindverschluss in Einzelfällen auch eine intersphinktäre Rektumexstirpation erfolgen. Die eventuelle Wiederherstellung der Kontinuität sollte in solchen Fällen frühestens 6 Monate nach der letzten Operation erfolgen.

Neurogene Blasenstörung

Durch konsequente Schonung der autonomen Nervenstrukturen des kleinen Beckens und Anwendung der TME konnte das Auftreten neurogener Blasenstörungen deutlich gesenkt werden.

Insbesondere bei bereits vorbestehender Blasenstörung kann jedoch auch nach dem Entlassungszeitpunkt eine länger dauernde suprapubische Urinableitung erforderlich sein. Insgesamt sollte dieser Patientenanteil bei rektumresezierten Patienten weniger als 5% betragen. In der Regel kann davon ausgegangen werden, dass sich die Symptome im weiteren Verlauf häufig bereits innerhalb von 6 Wochen postoperativ bessern.

Störung der Kontinenzfunktion

Trotz sorgfältiger chirurgischer Präparation und Anwendung spezieller Rekonstruktionsverfahren, wie z. B. Kolon-J-Pouch, berichten viele rektumresezierte Patienten über eine negative Veränderung der Stuhlgewohnheiten.

Inkontinenz, Stuhldrang, Durchfall. Prinzipiell gilt, dass bei tieferen Anastomosen eine stärkere Beeinträchtigung der Kontinenzfunktion zu beobachten ist und sich in etwa 20% weitere Folgen wie imperativer oder repetitiver Stuhldrang zeigen. Tiefere Anastomosen gehen insgesamt meist mit einer deutlich höheren medianen Stuhlfrequenz einher. Diese Patienten sind auch häufiger auf den regelmäßigen Gebrauch von Vorlagen angewiesen aufgrund vermehrter fäkaler Inkontinenz, die bei Anastomosen in Höhe der Linea dentata noch häufiger sein kann.

Darüber hinaus kann sich vor allem nach Beseitigung eines protektiven Stomas und Wiederherstellung der normalen Darmpassage anfänglich Durchfall einstellen.

Evakuationsprobleme. Patienten, die einen Kolon-J-Pouch erhalten haben, zeigen in ca. 10% dauerhafte Evakuationsprobleme, vor allem wenn die Länge des Schenkels des Pouchs mehr als 6 cm beträgt.

Impotenz/Libidoverlust

Durch Schonung der autonomen Nervenstrukturen des kleinen Beckens und durch Einführung der TME konnte das Auftreten postoperativer Dysfunktionen erheblich reduziert werden.

Beim Mann sind hier in erster Linie Erektions- und Ejakulationsprobleme zu nennen, während bei der Frau eine verminderte vaginale Lubrikation und eine verminderte Orgasmusfähigkeit auftreten. Da auch bei konsequenter Beachtung der chirurgischen und anatomischen Vorgaben das Auftreten von Komplikationen nie ausgeschlossen werden kann, muss vor jeder Operation eine sorgfältige Aufklärung der Patienten erfolgen. So müssen insbesondere junge Männer auf die Möglichkeit einer bleibenden Potenzstörung hingewiesen werden.

Postoperative Mortalität

Kolonkarzinom. Im Rahmen der SGCRC-Studie wurden die Daten von über 1200 Patienten mehrerer Kliniken evaluiert, die aufgrund eines Kolonkarzinoms operiert wurden. Hierbei fand sich eine durchschnittliche postoperative Mortalität von 4,9 %. Es zeigte sich, dass Elektiveingriffe mit durchschnittlich 3,5% (0%–8%) eine deutlich geringere Mortalität aufweisen als Notfalleingriffe. Hier lag die postoperative Mortalität durchschnittlich bei 9,5% (2 –21%).

Als weitere wichtige Einflussfaktoren konnten das Alter des Patienten (> 70 Jahre: 7,4%), das erzielte Resektionsergebnis (R2: 9%) und die Begleiterkrankungen der Patienten (15–28%) nachgewiesen werden.

Rektumkarzinom. Nach Eingriffen am Rektum zeigen sich ähnliche postoperative Mortalitätsraten. Im eigenen Krankengut liegt diese in Abhängigkeit vom Operationsverfahren und Patientengut zwischen 1 und 6%, in der Serie des besten Operateurs derzeit sogar unter 1%.

Adjuvante Therapie

Kolonkarzinom

Voraussetzung für die Durchführung einer adjuvanten Therapie ist die vollständige chirurgische Resektion der Tumorläsion. Ziel der postoperativen adjuvanten Therapie ist die Verhinderung von Fernmetastasen und Lokalrezidiven.

In einer Vielzahl großer klinischer Studien konnte der therapeutische Nutzen von 5-Fluorouracil für Patienten im Stadium III (Lymphknotenbefall) belegt werden.

In einer Metaanalyse von 7 adjuvanten Therapiestudien verbesserte eine 5-FU-Therapie die 5-Jahres-Überlebensrate von 51% auf 64% (36). Die Datenlage für Patienten im Stadium II ist weiterhin uneindeutig (9, 29). Mit Ausnahme der Verkürzung der Therapiedauer von 12 auf 6 Monate hat die adjuvante Therapie im Stadium III mit 5-FU und Folinsäure in den letzten 10 Jahren keine signifikanten änderungen erfahren.

Oxaliplatin. Der additive Einsatz von Oxaliplatin hat die Fernmetastasierungsrate signifikant verbessert. In der MOSAIC-Studie wurden 2246 Patienten im Stadium II (40%) und Stadium III (60%) entweder mit Oxaliplatin plus infusionalem 5-FU/FS (FOLFOX4) oder nur mit infusionalem 5-FU/FS über jeweils 6 Monate behandelt. Dabei zeigte die FOLFOX-Gruppe eine verbesserte Wahrscheinlichkeit der Rezidivfreiheit nach 3 Jahren (78% vs. 73%, p = 0,002) (4). Ein weiteres Oxaliplatin-Protokoll wurde innerhalb der NSABP C07-Studie untersucht. 2707 Patienten mit Stadium II oder III erhielten entweder Bolus-5-FU/FS oder Bolus-5-FU/FS plus Oxaliplatin (92). Das krankheitsfreie überleben nach 3 Jahren zeigte bereits eine signifikante Verbesserung für die Oxaliplatin-Gruppe (76,5% vs. 71,6%).

Die Resultate dieser beiden Studien haben die adjuvanten Therapiemöglichkeiten deutlich erweitert und das FOLFOX-Protokoll kann bereits als das neue Standardprotokoll für Patienten im Stadium III angesehen werden. Dennoch müssen Nutzen und Risiko dieser potenziell toxischeren Protokolle für jeden Patienten individuell evaluiert werden.

Orale Fluoropyrimidine. Relevant für Europa ist insbesondere die XACT-Studie, in der Capecitabin gegen Standard-5-FU/FS bei 1987 Patienten mit einem Kolonkarzinom im Stadium III eingesetzt wurde (83). Obgleich die Studie ursprünglich auf Nichtunterlegenheit ausgelegt war, verfehlte die Verbesserung des krankheitsfreien überlebens durch den Einsatz von Capecitabin nur knapp das Signifikanzniveau. Neben dem fehlenden Unterschied bezüglich des Gesamtüberlebens zeigte sich ein deutlich günstigeres Toxizitätsprofil für die Capecitabin-Gruppe.

Patienten, die sich für ein Oxaliplatin-Protokoll nicht qualifizieren, sollten daher zukünftig Capecitabin statt 5-FU/FS in der adjuvanten Therapie erhalten.

Irinotecan. Irinitecan plus Bolus-5-FU/FS (IFL) und Irinotecan plus infusionales 5-FU/FS (FOLFIRI) zeigten keine Überlegenheit gegenüber den 5-FU/FS-Protokollen (73, 86). Irinotecan kann daher in der adjuvanten Situation gegenwärtig nicht empfohlen werden.

Kombination mit gezielten biologischen Therapien. Die im palliativen Bereich bereits gut untersuchten Substanzen Bevacizumab und Cetuximab werden gegenwärtig in großen Phase-III-Studien (AVANT und Intergroup NO 147) untersucht, präliminäre Ergebnisse sind jedoch nicht vor 2008 zu erwarten. Der Einsatz der sog. „Targeted

Therapies" in der adjuvanten Situation ist daher vorerst auf Studien beschränkt.

Behandlung von Patienten im Stadium II

Die Indikationsstellung zur adjuvanten Behandlung im Stadium II wird kontrovers diskutiert. Neue Daten aus Subgruppenanalysen der MOSAIC-Studie sowie der QUASAR-Studie (39) favorisieren jedoch den Einsatz einer adjuvanten Therapie nach dem FOLFOX-Protokoll für sog. Hochrisikopatienten im Stadium II. Hochrisiko bezieht sich in diesem Zusammenhang auf Patienten mit Ileus, Perforation, niedrigem Grading oder weniger als 10 untersuchten Lymphknoten. Letztlich sollte die Therapieentscheidung auch hier die individuelle Situation des Patienten berücksichtigen.

Rektumkarzinom

Radiotherapie und Radiochemotherapie

Prävention des Lokalrezidivs. Während das Kolonkarzinomrezidiv meist in Form von Fernmetastasen auftritt, stellt beim resezierten Rektumkarzinom das Lokalrezidiv ein zentrales Problem in der Behandlung dar. Es beeinflusst entscheidend die Prognose des Patienten und kann zu ausgeprägten lokalen Komplikationen wie Obstruktion oder kaum kontrollierbaren Schmerzen führen.

Die Prävention des Lokalrezidivs ist somit der wichtigste Zielpunkt in der Behandlung des resektablen Rektumkarzinoms.

Obwohl die Einführung der totalen mesorektalen Exzision (TME) als neues chirurgisches Standardverfahren bereits zu einer deutlichen Reduzierung der lokalen Rezidivraten geführt hat (43), ist die Tumorkontrolle weiterhin verbesserungswürdig. Aus diesem Grund werden Radiotherapie und Chemotherapie mit dem Ziel eingesetzt, die lokale Tumorkontrolle zu verbessern, die Morbidität zu senken und das überleben durch Rezidivvermeidung zu verlängern (53).

Strategieänderung. Für Patienten mit Rektumkarzinom im Stadium II und Stadium III wurde die postoperative adjuvante Radiochemotherapie lange als Standard eingesetzt, da sich im Gegensatz zu alleiniger Chirurgie oder Chirurgie plus Radiotherapie ein positiver Effekt auf lokale Kontrolle und Langzeitüberleben zeigen ließ (57). Neoadjuvante Protokolle wurden hauptsächlich für T4-Tumoren mit dem Ziel einer sekundären Resektabilität durch Reduktion der Tumormasse (Downstaging) eingesetzt. Diese Strategien haben inzwischen eine Modifikation erfahren, da gezeigt werden konnte, dass Patienten im Stadium II und III von einer präoperativen Radiochemotherapie profitieren (42).

Studienergebnisse – neoadjuvantes vs. adjuvantes Behandlungskonzept

In der holländischen Studie CKVO 95–04 wurde TME plus präoperative Kurzzeitbestrahlung (5 × 5 Gy) vs. TME allein untersucht. Nach einem medianen Beobachtungszeitraum von 2 Jahren lag die Lokalrezidivrate in der Strahlentherapiegruppe bei 2,4% vs. 8,2% in der TME-Gruppe ($p < 0{,}001$). Eine Verbesserung des überlebens konnte jedoch nicht gezeigt werden. In der viel beachteten deutschen CAO/ARO/AIO-94 Studie (74) wurde eine präoperative Radiochemotherapie (50,4 Gy plus infusionales 5-FU) mit einer konventionellen postoperativen Radiochemotherapie bei 823 Patienten mit resektablem Rektumkarzinom verglichen. Die lokale Rezidivrate nach 5 Jahren war in der Gruppe mit präoperativer Radiochemotherapie niedriger (6% vs. 13%, $p = 0{,}006$), Fernmetastasierung oder überleben zeigten jedoch keine Veränderung. Weiterhin war die präoperative Behandlung mit einer deutlich niedrigeren Toxizität sehr viel besser verträglich als die postoperative Behandlung (Grad-3/4-Toxizitäten 27% vs. 40%).

Diese Daten unterstützen das neoadjuvante Behandlungskonzept für Patienten mit resektablem Rektumkarzinom. Die adjuvante Therapie des Rektumskarzinoms sollte daher Situationen vorbehalten bleiben, in denen eine primär indizierte Radiochemotherapie nicht durchgeführt werden konnte (Notfalloperation) oder bei der das postoperative Tumorstadium überraschenderweise doch ein Stadium II oder III darstellt.

Palliative Therapie des kolorektalen Karzinoms

Ziele und Indikationen. Ziel der Behandlung im metastasierten Stadium ist die Verbesserung der Lebensqualität durch eine Reduzierung der tumorbedingten Beschwerden sowie eine Verlängerung der überlebenszeit. Dabei ist die systemische Chemotherapie der rein supportiven Behandlung in beiden Kriterien deutlich überlegen und stellt die evidenzbasierte Standardtherapie dar. Die Entscheidung zur Durchführung einer palliativen Chemotherapie sollte sich stets am klinischen Zustand des Patienten orientieren. Dabei ist zu beachten, dass tumorbedingte Symptome, welche eine Verschlechterung des Allgemeinzustandes bedingen, keine Kontraindikation, sondern eine Therapiechance darstellen. Auch ältere Patienten mit metastasiertem KRK profitieren von einer palliativen Chemotherapie und sollten bei der Indikationsstellung stets berücksichtigt werden.

Neue Therapieformen. In den letzten Jahren konnte durch die Anwendung neuer Chemotherapeutika (Irinotecan, Oxaliplatin) eine deutliche Verbesserung der Ansprechraten sowie des medianen Überlebens bei Patienten mit fortgeschrittenem KRK erreicht werden. Beträgt die Lebenserwartung bei ausschließlich supportiver Behandlung etwa 6 Monate, so lassen sich heute durch die sequenzielle Anwendung der neuen Kombinationstherapien überlebenszeiten von mehr als 20 Monaten erreichen. Weiterhin hat die Entwicklung enteral resorbierbarer 5-FU-Prodrugs aufgrund ihrer einfachen Applikationsform sowie der Reduzierung von Nebenwirkungen zu einem signifikanten Anstieg der Lebensqualität geführt. Auch die gezielte Beeinflussung molekularbiologischer Tumormechanismen durch neue Substanzen, sog. „Biologicals", zeigt beeindruckende Erfolge. Neben der erfreulichen Verbesserung der Behandlungsergebnisse hat die Einführung der genannten Substanzen jedoch auch zu einer gesteigerten Komplexität hinsichtlich der Therapieauswahl, Planung und Umsetzung geführt.

Erstlinientherapie

Alle großen Phase-III-Studien zur Erstlinien-Kombinationstherapie von Irinotecan bzw. Oxaliplatin mit 5-FU/FS haben die Überlegenheit im Vergleich zur 5-FU/FS-Monotherapie gezeigt (Tab. 6.**123**).

Dabei zeigt sich ein günstigeres Nebenwirkungsprofil für die Kombination mit infusionalem 5-FU im Vergleich zur Bolus-5-FU-Gabe. Die Entscheidung für einen primären Einsatz von Oxaliplatin oder Irinotecan sollte sich am unterschiedlichen Nebenwirkungsprofil, vorbestehenden Organerkrankungen und den spezifischen Wünschen des Patienten orientieren. Von besonderem Interesse ist derzeit die Frage, ob orale Fluoropyrimidine in der Lage sein werden, infusionales 5-FU/FS in den Kombinationsprotokollen mit Irinotecan und Oxaliplatin zu ersetzen. Erste Ergebnisse aus Phase-II-Studien zeigen, dass mit der Kombination von Capecitabin plus Oxaliplatin oder Capecitabin plus Irinotecan jeweils Remissionsraten von etwa 50% erzielt werden können (7, 40).

Zweitlinientherapie

Die Auswahl der Zweitlinientherapie sollte sich nach dem in der Erstlinientherapie angewandten Protokoll richten. Wenn in der Erstlinientherapie Irinotecan + 5-FU/FS eingesetzt wurde, sollte eine Kombination aus Oxaliplatin + 5-FU/FS für die Zweitlinientherapie gewählt werden. Bei Erstlinientherapie mit Oxaliplatin + 5-FU/FS kann entweder Irinotecan als Monotherapie oder Irinotecan + 5-FU/FS angewendet werden. Durch die Zweitlinientherapie mit den hier genannten Protokollen können eine Remissionsrate von 4–15%, eine Kontrolle des Tumorwachstums in 30–70% und ein Zeitintervall bis zur Tumorprogression von 3–5 Monaten erreicht werden (41, 82).

Tabelle 6.123 Erstlinientherapie des fortgeschrittenen kolorektalen Karzinoms: Phase-III-Studien zur Kombinationstherapie mit Irinotecan/Oxaliplatin

Arbeitsgruppe	Protokoll	N	Ansprechen (%)	PFü	Überleben (Monate)
Douillard 2000	5-FU/FS CI + Irinotecan vs.	198	41 s	6.7 s	17.4 s
	5-FU/FS CI	90	23	4.4	14.1
Saltz 2000	5-FU/FS Bolus + Irinotecan vs.	231	39 s	7 s	14.8 s
	5-FU/FS Bolus vs.	226	21	4.3	12.8
	Irinotecan	226	18	4.2	12
Köhne 2003	5-FU/FS AIO vs.	430	31.5	6.4	16.9
	AIO + Irinotecan		54.2 s	8.5 s	20.1 ns
de Gramont 2000	5-FU/FS CI + Oxaliplatin vs.	210	51 s	9 s	16.2 ns
	5-FU/FS CI	210	22	6.2	14.7
Giacchetti 2000	5-FU/FS cm + Oxaliplatin vs.	53	53 s	8.7 s	19.4 ns
	5-FU/FS cm	16	16	6.1	19.9
Goldberg 2004	5-FU/FS Bolus + Irinotecan	264	31	6.9	15.0
	Oxaliplatin + Irinotecan	264	35	6.5	17.4
	5-FU/FS CI + Oxaliplatin	267	45 s	8.7 s	19.5 s

s: signifikant, ns: nicht signifikant, CI: kontinuierliche Infusion, cm: chronomoduliert, PFÜ: progressionsfreies Überleben, AIO: Arbeitsgemeinschaft für internistische Onkologie

Kombination mit biologischen Wirkstoffen in der Erst- und Zweitlinientherapie

→ Cetuximab. Die Ergebnisse der BOND-Studie belegten erstmals die Effektivität von Cetuximab, einem monoklonalen Antikörper gegen den EGF-Rezeptor, innerhalb einer Studie zur Zweitlinientherapie des fortgeschrittenen KRK (20). Nach Versagen einer Irinotecan-Therapie wurden 579 Patienten auf positive EGFR-Expression im Tumormaterial getestet. 329 Patienten wiesen EGFR-positive Tumoren auf und erhielten nach Randomisation entweder Irinotecan + Cetuximab oder eine Cetuximab-Monotherapie. Hierbei zeigte die Kombinationstherapie eine Tumorrückbildungsrate von 22,9% gegenüber 10,8% für die alleinige Cetuximab-Gabe. Das Gesamtüberleben unterschied sich nicht signifikant (8,6 Monate vs. 6,9 Monate). Zur Erstlinientherapie existieren bisher nur Phase-II-Daten, welche in Kombination mit IFL, FOLFIRI oder FOLFOX hohe Ansprechraten zeigen (48%, 43% und beeindruckende 81%) (68, 69, 80).

→ Bevacizumab. Unter den biologischen Substanzen ist Bevacizumab, ein monoklonaler Antikörper gegen den Vascular Endothelial Growth Factor (VEGF), in der klinischen Anwendung am weitesten fortgeschritten. Die zentrale Phase-III-Studie verglich bei 815 Patienten IFL + Plazebo vs. IFL + Bevacizumab (48). In der Bevacizumab-Gruppe zeigten sich bei unwesentlicher Steigerung der Toxizität sowohl bessere Ansprechraten (45% vs. 35%) als auch eine Verlängerung des progressionsfreien (10,6 Monate vs. 6,2 Monate) und des Gesamtüberlebens (20,3 Monate vs. 15,6 Monate). In Europa ist die Zulassung für die Erstlinientherapie derzeit beschränkt auf die Kombination mit 5-FU/FS oder Irinotecan/5-FU/FS. Phase-III-Daten zur Erstlinienkombination mit 5-FU/Oxaliplatin werden erwartet (Studie NO 16966). In der Zweitlinientherapie zeigte die Kombination von FOLFOX mit Bevacizumab bei Irinotecan-refraktären Patienten in einer Phase-III-Studie erhöhte Ansprechraten sowie einen signifikanten überlebensvorteil gegenüber dem Kontrollarm (FOLFOX) (34).

→ Nebenwirkungen. Die klinische Einführung von Cetuximab und Bevacizumab bedingt jedoch auch ein neues Toxizitätsprofil.

Spezifische Nebenwirkungen von Bevacizumab sind Hypertonus (ca. 10%), Proteinurie, Blutungen, verzögerte Wundheilung, Thrombosen und gastrointestinale Perforationen (ca. 1,5%). Die Hauptnebenwirkung einer Therapie mit Cetuximab besteht in akneiformen Hautveränderungen.

Multimodale Therapiekonzepte: Sekundäre Resektion von Lebermetastasen nach systemischer Chemotherapie

Die neuen Kombinationstherapien zeichnen sich insbesondere durch eine hohe Remissionsrate von primär inoperablen Metastasen aus. Daraus ergibt sich die Chance einer sekundären kompletten chirurgischen Metastasenresektion, welche ein vergleichbares kuratives Potenzial wie die primäre Resektion von Lebermetastasen (5-Jahres-Überlebensrate 25–35%) verspricht. Die zu dieser Fragestellung vorliegenden prospektiven Studien zeigen, dass bei 15–20% der unselektierten Patienten mit metastasiertem KRK eine sekundäre R0-Resektion möglich ist (82). In einer Studie wiesen die sekundär resezierten Patienten ein medianes Überleben von 48 Monaten im Vergleich zu 15,5 Monaten bei den inoperablen Patienten auf (32). Es sollte daher im Verlauf der systemischen Therapie stets erneut geprüft werden, ob eine sekundäre Metastasenresektion möglich ist. Aufgrund des hohen Rezidivrisikos nach Metastasenresektion stellt sich die berechtigte Frage, ob Patienten nach einer sekundären Resektion von einer adjuvanten Chemotherapie profitieren. Die zu dieser Fragestellung bisher durchgeführten Studien zeigten allerdings keinen signifikanten Vorteil für die adjuvante Therapie.

Prävention

Primärprävention

→ Medikamente, Nahrungsergänzungsmittel. Es gibt derzeit keine gesicherten Daten zur wirksamen Prävention des KRK durch Mikronährstoffe und Medikamente. Trotz Studien, die eine mäßige Effektivität von Acetylsalicylsäure und Calcium in der Sekundärprävention von Adenomen zeigen, ist auch für diese Substanzen die Nutzen-Risiko-Relation unklar (77).

→ Life Style. Die DGVS empfiehlt zur Risikoreduktion eines kolorektalen Karzinoms regelmäßige körperliche Aktivität, eine Gewichtsreduktion bei übergewichtigen Personen, eine erhöhte Ballaststoffzufuhr und einen hohen Obst- und Gemüsekonsum.

Die Ernährung sollte folsäure- und calciumreich sein. Rotes bzw. verarbeitetes Fleisch sollte nicht täglich verzehrt werden. Eine Limitierung des Alkoholkonsums wird angeraten. Eine Nikotinkarenz wird empfohlen (77).

Screeninguntersuchungen – Allgemeinbevölkerung

Für die Allgemeinbevölkerung (leere Familienanamnese für KRK/Adenome) sollte mit einem Screening im Alter von 50 Jahren begonnen werden. Das Lebenszeitrisiko für die Entwicklung eines KRK beträgt etwa 6%.

→ Koloskopie. Durch endoskopische Diagnostik kann die Inzidenz und vermutlich auch die Mortalität um 60–80% gesenkt werden.

Als bevorzugte Screeningmethode wird die Koloskopie angesehen, da sie die höchste Sensitivität für KRK des gesamten Kolons besitzt und durch die Abtragung von Adenomen eine Karzinomentstehung effektiv verhindern kann.

Bei unauffälligem Befund erscheint eine Wiederholung nach 10 Jahren in der Regel ausreichend zu sein. Seit 2002 wird durch Entschluss des Bundesausschusses der Ärzte und Krankenkassen ab dem 55. Lebensjahr und nachfolgend alle 10 Jahre die Vorsorgekoloskopie erstattet. Vom 50.–54. Lebensjahr wird eine Testung auf okkultes Blut im Stuhl empfohlen.

Sigmoidoskopie. Wird die Koloskopie vom Patienten abgelehnt steht die Sigmoidoskopie zur Verfügung. Werden bei der Sigmoidoskopie Adenome entdeckt, sollte aufgrund einer erhöhten Inzidenz proximaler Neoplasien eine komplette Koloskopie erfolgen. Isolierte proximale Neoplasien werden mit der Sigmoidoskopie jedoch nicht diagnostiziert.

FOBT. Beim Ablehnen jeglichen endoskopischen Screenings sollte die jährliche fäkale okkulte Bluttestung (FOBT) in Form des Guiak-Verfahrens durchgeführt werden, wobei jeder positive Befund durch eine Koloskopie abgeklärt werden muss. Für den FOBT ist eine Senkung der KRK-bedingten Mortalität durch eine frühere Diagnose von Karzinomen in mehreren prospektiven Studien nachgewiesen. Eine Karzinomprävention ist aufgrund einer geringen Sensitivität für Adenome unwahrscheinlich.

Immunologische FOBT, CT- oder MR-Kolonographie (virtuelle Koloskopie) oder genetische Stuhluntersuchungen sollten aufgrund der bisher unzureichenden Datenlage derzeit nicht für das Screening eingesetzt werden.

Screeninguntersuchungen – Risikogruppen

Die Identifizierung von Risikopersonen für ein KRK ist von besonderer Bedeutung, da diese Personen ein im Vergleich zur Allgemeinbevölkerung deutlich erhöhtes Karzinomrisiko besitzen und daher einer gesonderten Vorsorge zugeführt werden sollten. Der Familienanamnese kommt hierbei eine entscheidende Bedeutung zu (s. Abschnitt „Hochrisikogruppen und assoziierte Besonderheiten der Erkrankung").

Positive Familienanamnese für KRK/Adenome

Verwandten ersten Grades von Patienten mit einem KRK (Eltern, Geschwister, Kinder) wird bei einem um 10 Jahre geringeren Lebensalter als das Erkrankungsalter des Betroffenen, spätestens jedoch mit 50 Jahren, eine Koloskopie empfohlen.

Das Risiko ist in Abhängigkeit von der Zahl der Betroffenen und dem Erkrankungsalter mindestens 2- bis 3fach erhöht. Verwandte ersten Grades von Adenomträgern, bei denen das Adenom vor dem 50. Lebensjahr diagnostiziert wurde, besitzen ebenfalls ein erhöhtes KRK-Risiko und sollten sich 10 Jahre vor dem Alter der Adenomdiagnose des Betroffenen koloskopieren lassen. In der Regel ist eine Wiederholung der Untersuchung bei unauffälligem Befund alle 10 Jahre angezeigt.

Colitis ulcerosa

Aufgrund des erhöhten KRK-Risikos in Abhängigkeit von der Ausdehnung und Laufzeit der CU wird eine regelmäßige endoskopische Überwachungsstrategie bei Pankolitis 8 Jahre nach Erstdiagnose der CU und bei linksseitiger Kolitis 12 Jahre nach Diagnose der CU empfohlen. Jährlich durchzuführen ist eine hohe Ileokoloskopie mit Stufenbiopsien (40–50).

Bei histologischem IEN-Nachweis sollte eine referenzpathologische Begutachtung durch einen zweiten Pathologen erfolgen. Bei Bestätigung der H-IEN oder bei Nachweis von DALM besteht die Indikation zur prophylaktischen Proktokolektomie.

Das Vorgehen bei L-IEN wird derzeit kontrovers diskutiert. Bei fraglichen Dysplasien sollte eine kurzfristige Kontrolle nach 6 Monaten erfolgen.

HNPCC

Das Lynch-Syndrom wird nach anamnestischen Kriterien (Amsterdam-Kriterien I und II, s. Abschnitt „Hochrisikogruppen und assoziierte Besonderheiten der Erkrankung") definiert. Mutationsträger haben ein Risiko von bis zu 80%, ein KRK zu entwickeln. Zusätzlich ist das Risiko erhöht, extrakolonische Neoplasien wie Endometrium-, Ovarial-, Magen- und Dünndarmkarzinome sowie Karzinome der ableitenden Harnwege zu entwickeln.

Aufgrund eines im Vergleich zur Allgemeinbevölkerung häufig jüngeren Erkrankungsalters sollten ab 25 Jahren jährlich eine Koloskopie, eine Abdomensonographie und bei Frauen eine gynäkologische Untersuchung inklusive transvaginalem Ultraschall durchgeführt werden.

Für Patienten mit Magenkarzinomen in der Familienanamnese wird derzeit darüber hinaus eine jährliche Ösophagogastroduodenoskopie (ÖGD) empfohlen.

Prognoseverbesserung. Mehrere Studien belegen die mögliche Senkung der Inzidenz und Mortalität für das HNPCC-assoziierte KRK durch regelmäßige Koloskopien. Die Früherkennungskoloskopie führt zu einer günstigeren Stadienverteilung der Tumoren und damit verbunden zu einer besseren Prognose der Patienten (22, 23, 50). Die Daten für Früherkennungsuntersuchungen bzgl. der extrakolonischen Tumoren erlauben bisher keine abschließende Einschätzung ihrer Effektivität.

FAP

Patienten mit einer FAP entwickeln nahezu ausnahmslos ein KRK und sollten daher abhängig vom Schweregrad der Polyposis möglichst nach Abschluss der Pubertät proktokolektomiert werden.

In der Regel erfolgt rekonstruktiv eine ileo-pouch-anale Anastomose. Bei Risikopersonen ist ab dem 10. Lebensjahr jährlich eine Sigmoidoskopie, beim Nachweis von Adenomen eine Koloskopie, durchzuführen. Wegen eines erhöhten Risikos für Schilddrüsenkarzinome und vor allem für abdominell lokalisierte Desmoide sollten ab dem 10. Lebensjahr eine Sonographie der Schilddrüse und des Abdomens erfolgen. Da die Mehrzahl der Betroffenen auch im Duodenum und seltener auch im Magen Adenome entwickelt, sollte regelmäßig eine ÖGD, ggf. mit Seitblickoptik zur Papilleninspektion, durchgeführt werden. Eine Wiederholung der ÖGD sollte in Abhängigkeit vom Schweregrad der Polyposis in 1- bis 3-jährigen Intervallen vorgenommen werden.

Hamartomatöse Polyposissyndrome

Sowohl das Peutz-Jeghers-Syndrom als auch die juvenile Polyposis werden durch Komplikationen des Polypenwachstums oft bereits in den ersten 2 Lebensdekaden symptomatisch. Bei entsprechender Familienanamnese oder nachgewiesener Mutation sollte etwa ab dem 10. Lebensjahr eine vollständige Untersuchung des Gastrointestinaltraktes erfolgen, bei symptomatischen Patienten auch bereits früher. Zur Karzinomfrüherkennung müssen vor allem beim Peutz-Jeghers-Syndrom ab dem 18. Lebensjahr zusätzlich auch die extraintestinal häufiger befallenen Organe überwacht werden (79). Aufgrund der Seltenheit der Syndrome sollte gemäß der DGS-Konsensusleitlinie Kontakt mit einem spezialisierten Zentrum aufgenommen werden.

Tumornachsorge

Nach Diagnose und Therapie eines KRK ist unabhängig vom Tumorstadium eine Tumornachsorge sinnvoll. Nach kurativer Therapie eines KRK besteht für 5 Jahre ein erhöhtes Risiko für ein Rezidiv oder Fernmetastasen. Durch eine Nachsorge sollte ein Rezidiv so frühzeitig entdeckt werden, dass ein operativer Zweiteingriff in kurativer Absicht möglich ist. Die Tumornachsorge folgt der aktuellen Leitlinie der Deutschen Gesellschaft für Verdauungs- und Stoffwechselkrankheiten (77). Abweichende Empfehlungen gelten für die Nachsorge bei FAP und HNPCC. Hier muss die Tumornachsorge um die jeweiligen krankheitsspezifischen Krebsfrüherkennungsuntersuchungen ergänzt werden.

Stadium UICC I. Eine regelmäßige Nachsorge bei Patienten mit einem sporadischen KRK im Stadium UICC I ist nach R0-Resektion in Anbetracht der geringen Rezidivrate und der günstigen Prognose nicht zu empfehlen. Zur Detektion metachroner Zweittumoren sollte eine Koloskopie nach 3 Jahren und anschließend alle 5 Jahre erfolgen. Sofern prä- oder intraoperativ keine komplette Koloskopie durchgeführt wurde, sollte diese innerhalb von 6 Monaten postoperativ erfolgen. Beim Rektumkarzinom sollten zusätzlich eine starre Rektoskopie sowie eine Endosonographie durchgeführt werden. Außer bei eindeutigen uT1/uT2 uN0-Karzinomen ist zum lokalen Staging eine Computertomographie oder MRT wünschenswert.

Tabelle 6.124 Programmierte Untersuchungen im Rahmen der Nachsorge bei kolorektalem Karzinom UICC II oder III

Untersuchung	Monate										
	3	6	9	12	15	18	21	24	36	48	60
Anamnese, körperliche Untersuchung, CEA		X		X		X		X	X	X	X
Koloskopie		X*							X**		
Abdomensonographie***		X		X		X		X	X	X	X
Sigmoidoskopie (Rektoskopie)****		X		X		X		X			
Spiralcomputertomographie[x]	X										
Röntgen-Thorax (kein Konsens)											

* wenn keine vollständige Koloskopie präoperativ erfolgt ist

** bei unauffälligem Befund (kein Adenom, kein Karzinom) nächste Koloskopie nach 5 Jahren

*** eine Metaanalyse ergab einen Vorteil für ein bildgebendes Verfahren zum Nachweis von Lebermetastasen in der Nachsorge; aus diesem Grund entschied sich die Expertenkommission, das einfachste und kostengünstigste Verfahren anzuwenden

**** nur beim Rektumkarzinom ohne neoadjuvante oder adjuvante Radiochemotherapie

[x] nur beim Rektumkarzinom 3 Monate nach Abschluss der tumorspezifischen Therapie (Operation bzw. adjuvante Strahlen-/Chemotherapie) als Ausgangsbefund

→ **Stadium UICC II und III.** Für Patienten mit einem sporadischen KRK im Stadium UICC II und III wird nach R0-Resektion das in Tab. 6.**124** dargestellte Schema empfohlen. Der Stellenwert eines regelmäßigen Thorax-Röntgens ist derzeit nicht abschließend geklärt.

FAZIT FÜR DIE PRAXIS

- Kolorektale Karzinome gehören weiterhin zu den häufigsten Tumorerkrankungen weltweit. Kaum ein Bereich der Onkologie hat in den letzten Jahren so deutlich von den Fortschritten in der medizinischen Entwicklung profitiert wie die Behandlung der kolorektalen Karzinome.
- Insbesondere die multimodalen Therapiekonzepte in der neoadjuvanten Therapie des Rektumkarzinoms und die multimodale Behandlung von Lebermetastasen erfordern eine enge interdisziplinäre Zusammenarbeit und die Definition von leitlinienkonformen Behandlungspfaden. Zukünftig werden Patienten mit kolorektalen Karzinomen zunehmend in spezialisierten, zertifizierten Darmzentren behandelt werden, um der Komplexität der therapeutischen Optionen gerecht werden zu können.
- Die Erkenntnisse über die molekulargenetischen Grundlagen ermöglichen heute erste Ansätze einer biologischen Tumortherapie mittels gezielter Blockade einzelner Signalwege.
- Wesentliche Voraussetzung für eine Senkung der Inzidenz und der Mortalität kolorektaler Karzinome ist die Erhöhung der Teilnahme der Bevölkerung an entsprechenden Vorsorgeuntersuchungen.
- Im Rahmen der Vorsorge ist insbesondere auch die Familienanamnese zur korrekten Eingruppierung in die entsprechenden Risikogruppen mit ihren jeweiligen Vorsorgeempfehlungen von grundlegender Bedeutung. Im Zweifel sollte ein Zentrum für familiären Darmkrebs kontaktiert werden.

Steckbrief Kolorektale Karzinome

Leitsymptom:
kein spezifisches Leitsymptom; Blut im Stuhl, positiver FOBT, Anämiesymptome, abdominelle Schmerzen, Stuhlgangsveränderungen, unklarer Gewichtsverlust sind möglich, können aber auch erst in späten Stadien auftreten

Leitbefund bei der körperlichen Untersuchung:
meist keiner, gelegentlich rektal tastbarer Tumor, gelegentlich von abdominell tastbarer Tumor

Apparativer Leitbefund:
Tumor in der Koloskopie

Wichtigste Differenzialdiagnose:
bei kleinen Tumoren ggf. noch benignes Adenom, bei großen Tumoren makroskopisch oft eindeutig; Bestätigung durch die Histologie

Therapie:
stadienabhängig: in frühen Stadien alleinige Operation, ggf. auch nur endoskopische Entfernung; in fortgeschrittenen Stadien palliative Chemotherapie und Resektion des Tumors; Überprüfung der Resektabilität von Metastasen, auch im Verlauf unter Therapie; bei lokal fortgeschrittenen Tumoren: (neo-)adjuvante Therapie

Bemerkungen:
Erfassung der Familienanamnese zur Erkennung hereditärer und familiärer Formen

6.20 Anorektale Erkrankungen

W. Brühl

EDITORIAL **Erkrankungen sind im Rahmen unserer Wohlstandsgesellschaft und zunehmender Lebenserwartung mit einer hohen Inzidenz belastet. Das betrifft sowohl Erkrankungen wie Hämorrhoiden, Ekzeme, Thrombosen, Fissuren, Abszesse und Fisteln, als auch funktionelle Störungen im Rahmen der Kontinenz und Defäkation. Bei den organischen Erkrankungen ermöglicht in erster Linie eine meist typische Anamnese und bei den funktionellen eine gelegentlich umfangreiche apparative Diagnostik die exakte Diagnose. Davon lässt sich eine gezielte und meist auch erfolgreiche Therapie ableiten.**

Erkrankungen der äußeren Analregion

Analekzem

Analekzeme gehören zu den häufigsten proktologischen Krankheitsbildern. Es handelt sich dabei nicht um eine Erkrankung sui generis, sondern um Folgen unphysiologischer Belastungen der Haut.

Klassifikation. Bei den Analekzemen unterscheidet man zwischen den akut-toxischen, den chronisch-degenerativen oder kumulativ-toxischen sowie den allergischen Analekzemen:

- Für das Auftreten *akut-toxischer Analekzeme* kommen unterschiedliche Ursachen in Frage (Tab. 6.**125**). Dazu gehören exogene Substanzen (Seifen, Salben, Waschmittel, Intimspray, Stuhlkonsistenz), organische Erkrankungen (Analfissuren, prolabierende Hämorrhoiden, Marisken, Kondylome, Fisteln) und funktionelle Störungen des Sphinkterorgans (Schließmuskelschwäche) (Abb. 6.**118 a**).
- Eine anhaltend unphysiologische Belastung der Haut führt zu *chronisch-degenerativen* Veränderungen, die irreversible Störungen hinterlassen können. Dann ist mit ständigen Beschwerden zu rechnen (Abb. 6.**118 b**).
- Bei dem *allergischen Analekzem* reagiert die Haut mit einer immunologisch verstärkten Entzündung (sog. Typ-IV-Allergie, Hypersensitivitätsreaktion) auf exogene Substanzen (Abb. 6.**118 c**).

Klinik. Das Analekzem betrifft den äußeren Analbereich. Bei der akuten Form finden sich meist symmetrisch angeordnete intensive Hautrötungen und gelegentlich Läsionen in Form von Erosionen und Rhagaden.

Tabelle 6.125 Ursachen des Analekzems

Morphologische Ursachen
- Trichteranus
- starke Behaarung
- anale Erkrankungen:
  - Fissur
  - Fistel
  - Condylomata acuminata
  - hypertrophierte, vorfallende Analpapillen

Funktionelle Ursachen
- Verschlussstörungen des Analkanals:
  - Sphinkterinsuffizienz
  - Hämorrhoidalprolaps
- Durchblutungsstörungen
- zu weiche Stuhlkonsistenz, zu hohe Stuhlfrequenz

Externe Ursachen
- Unverträglichkeit von z. B. Seifen, Cremes, Salben, Shampoo, Waschmitteln, Intimsprays usw.
- Feuchtigkeits- und Wärmestau durch luftundurchlässige Wäsche (z. B. Perlon)
- mangelnde oder falsche Hygiene

Sonstige Ursachen
- Würmer
- Hyperhidrose
- Operationsnarben im Analbereich
- idiopathische Entstehung

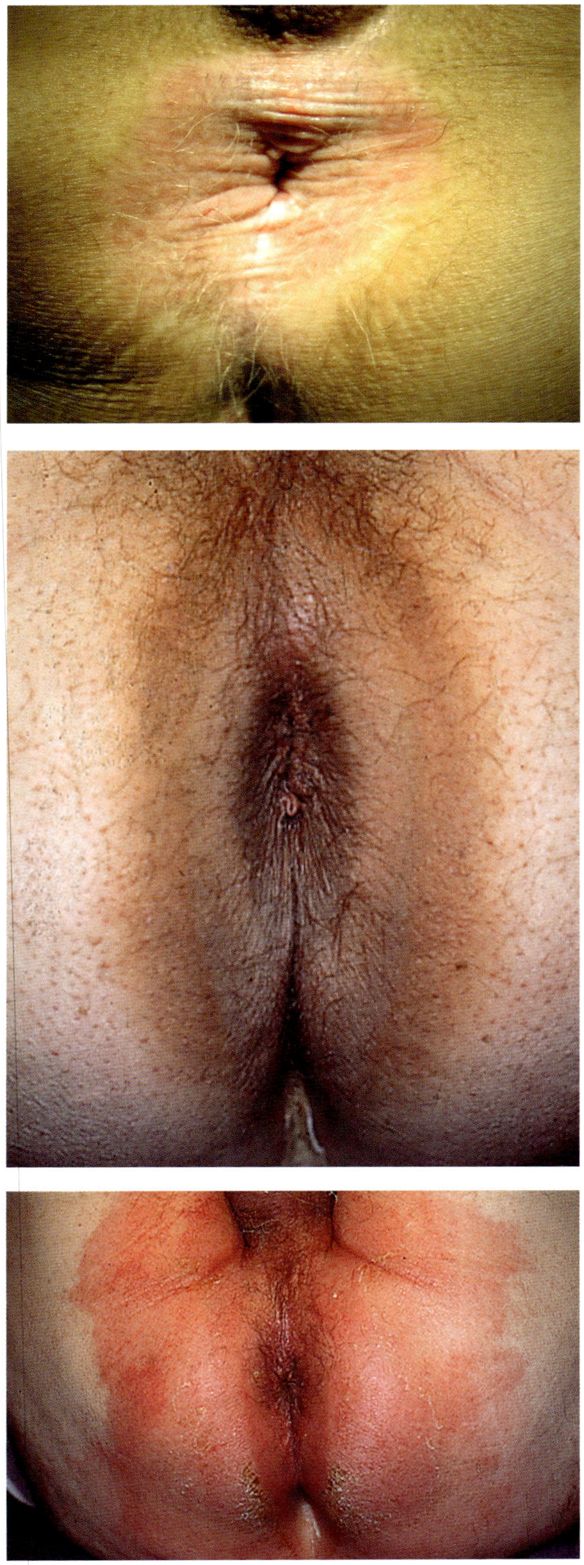

a b c

Abb. 6.118
a Akutes Analekzem.
b Chronisches Analekzem
c Allergisches Analekzem

Chronische Analekzeme sind durch grau-bräunliche und nach Rückgang der entzündlichen Veränderungen bleibende dunkle Farbtöne gekennzeichnet. Die Hautfelderung ist nicht mehr zu erkennen (Lichenifikation). Allergische Kontaktekzeme imponieren in Form einer oft intensiven, flächenhaften Rötung mit kleinlamellärer Schuppung.

Das Ausmaß der Entzündung geht mit der Intensität der Beschwerden meist parallel. Dies sind Jucken, Brennen, Stechen und ein unterschiedlich stark ausgeprägtes Nässen. Die Wäsche kann verschmutzt sein. Auch Blutspuren am Toilettenpapier können beim Analekzem auftreten.

Differenzialdiagnose.

- Perianale Mykosen bieten ein ähnliches Bild. Die *Candida-Mykose* oder Hefedermatitis zeichnet sich durch ekzematöse, leicht nässende Hautveränderungen von dunkelroter Farbe aus. In dem unscharf begrenzten Randbereich finden sich oft kleinste, mit einem trüben Sekret gefüllte Bläschen (Abb. 6.**119**).
- Die *Tinea* (Epidermophytie, Dermatomykose) fällt durch scharf begrenzte rötliche Herde mit einer randbetonten Schuppung auf. Fadenpilze (Trichophyton rubrum oder Trichophyton mentagrophytes) verursachen die Infektion (Abb. 6.**120**).
- Das *Erythrasma* ist eine Infektion der perianalen Haut mit einem Pigment produzierenden Corynebacterium. Diese führt zu großflächigen trockenen, dunkelbraunen bis rötlichen Hautveränderungen, die Jucken und Brennen verursachen (15).
- Die perianale *Streptokokkendermatitis* ähnelt dem Erysipel als scharf begrenztes Erythem, ohne aber Störungen des Allgemeinbefindens mit aufzuweisen (12).
- Keine erkennbare Ursache liegt bei der *Psoriasis inversa* oder intertriginösen Schuppenflechte vor. Sie imponiert als hochrote, *nicht* schuppende Dermatitis mit einer charakteristischen langen Rhagade in der Rima ani (Abb. 6.**121**).

Therapie. Analekzeme jeglicher Art sollten nach Möglichkeit kausal behandelt werden. Im Vordergrund steht dabei eine gründliche, aber schonende Analhygiene nach dem Stuhlgang. Am besten lässt sich das mit klarem Wasser ohne Zusätze unter der Dusche, auf dem Bidet oder der Duschtoilette erreichen. Analvorlagen zwischen den Gesäßhälften begünstigen die Abheilung. Unterstützend wirken sich bei nässenden Analekzemen Zinkpasten oder Farbstofflösungen aus. Auch andere Substanzen mit entzündungshemmenden oder adstringierenden Zusätzen in Form von Salben, Cremes oder Sitzbädern sind empfehlenswert. Die vorübergehende Behandlung hochakuter Analekzeme mit einem Cortisonpräparat (am besten Hydrocortison) kann durchaus befürwortet werden. Bei Mykosen empfiehlt sich die lokale Behandlung mit einem Antimykotikum. Eine Sanierung des Magen-Darm-Traktes ist auch bei positivem Nachweis von Pilzen im Stuhl selten erforderlich.

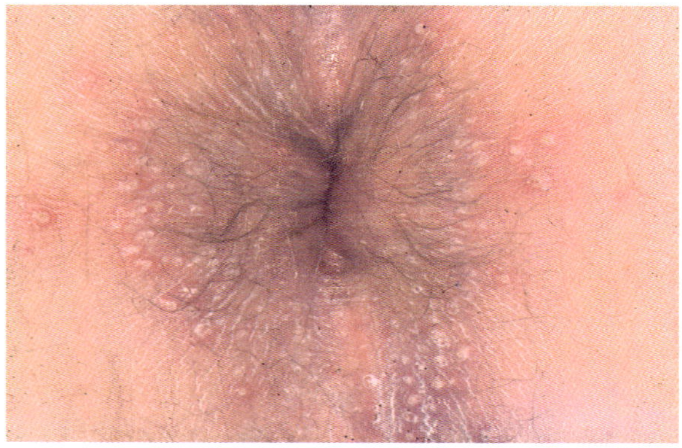

⊠ **Abb. 6.119** Candida-Mykose.

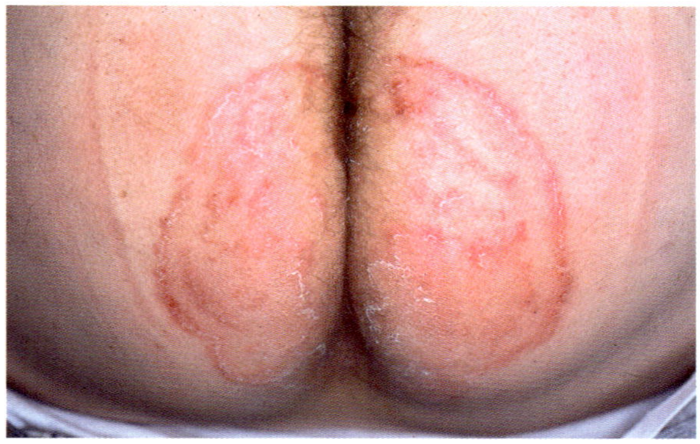

⊠ **Abb. 6.120** Tinea.

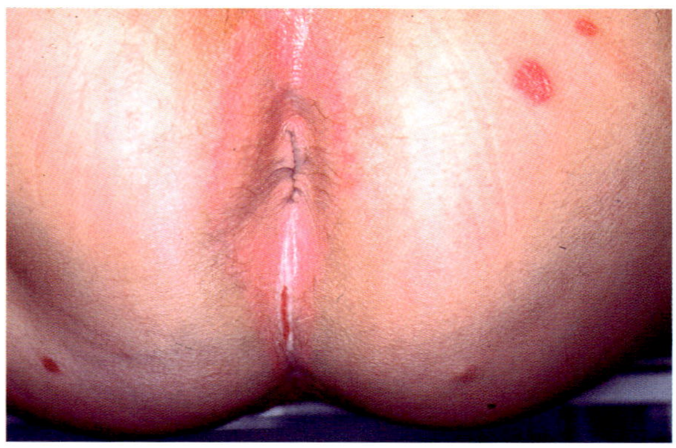

⊠ **Abb. 6.121** Anale Psoriasis.

Analvenenthrombose

Die Analvenenthrombose ist oft für den Betroffenen eine sehr eindrucksvolle proktologische Erkrankung, die fälschlicherweise gern als Hämorrhoiden angesprochen wird. Mit Hämorrhoiden hat sie nichts zu tun. Abgesehen von den gelegentlich sehr starken Schmerzen ist es eine harmlose Erkrankung, die nicht etwa wie Thrombosen anderer Blutgefäße eine ernsthafte Gefahr darstellt.

Definition. Bei der Analvenenthrombose handelt es sich um spontan auftretende Blutgerinnsel in den subkutanen und subanodermalen Venen des Analrandes. Die mancherorts gebräuchliche Definition perianaler Hämatome ist nicht korrekt, weil es sich um eine intravasale Thrombose handelt (10, 19).

Epidemiologie und Wertung. Die Analvenenthrombose ist eine relativ häufige perianale Erkrankung. In der proktologischen Sprechstunde ist in etwa 10% damit zu rechnen. Eine Abhängigkeit vom Alter liegt nicht vor, auch bei Jugendlichen ist durchaus damit zu rechnen. Ernsthafte Folgen, nennenswerte Komplikationen oder die Begünstigung anderer proktologischer Erkrankungen sind nicht zu erwarten.

Risikofaktoren und Pathologie. Es ist nicht eindeutig geklärt, welches die Ursachen sind, die zum Auftreten einer Analvenenthrombose führen. Ein Zusammenhang mit vergrößerten Hämorrhoiden besteht nicht. Auslösende Faktoren können durchfallartiger, aber auch ein zu harter Stuhl, das Sitzen auf kalten Unterlagen, die Menstruation oder der Genuss von scharf gewürzten Speisen bzw. konzentrierten Alkoholika sein (5). Innerhalb weniger Stunden bilden sich bis zu Taubenei große Knoten am äußeren Analrand (Abb. 6.**122**) oder im Analkanal. Oft findet sich ein begleitendes Ödem, so dass der Thrombus unter der Haut nicht zu erkennen ist. Eine Bevorzugung bestimmter Sektoren besteht nicht. Analvenenthrombosen können den Analrand auch zu mehreren perlschnurartig umrahmen. Gelegentlich finden sich im Analkanal vertiefte Krypten oder vergrößerte hypertrophierte Analpapillen, die das Auftreten einer Thrombose zu begünstigen scheinen.

Klinik. Analvenenthrombosen führen meist, abhängig von ihrer Größe, zu einem intensiven Dauerschmerz. Selten halten die Schmerzen länger als 8 Tage an. Blutungen können auftreten. Fast immer bildet sich die Thrombose wieder vollständig zurück. Rezidive finden sich häufig in denselben Sektoren.

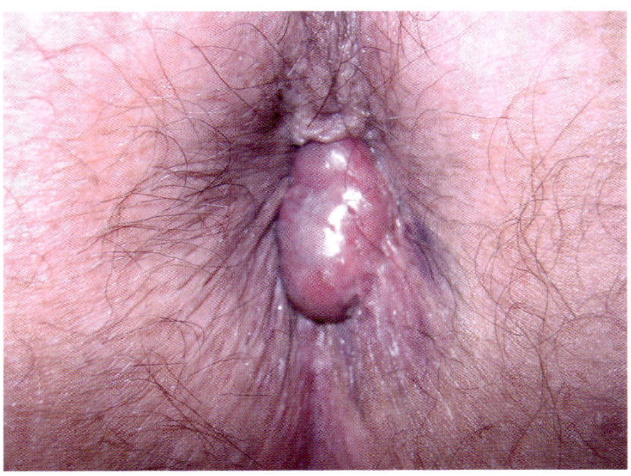

⊠ **Abb. 6.122** Perianale Thrombose.

Differenzialdiagnose. Schmerzhafte entzündliche Knoten am Analrand werden oft mit einer Analvenenthrombose verwechselt. Das betrifft den inkarzerierten Hämorrhoidalprolaps, periproktale Abszesse, aber auch entzündlich geschwollene Marisken.

Verlauf und Prognose. Nach 8–14 Tagen sind die Schmerzen fast immer wieder abgeklungen und in den nächsten Wochen bilden sich die Knoten zurück. Beim Auftreten von Blutungen wird dieser Prozess beschleunigt. Es gibt Patienten, die 3- bis 4-mal pro Jahr von einer perianalen Thrombose betroffen sind, und andere, bei denen es sich um ein einmaliges Ereignis handelt.

Therapie. Bei den meisten Analvenenthrombosen empfiehlt sich eine konservative Behandlung.

Antiphlogistische und analgetische Behandlungsmaßnahmen, die lokal und/oder systemisch zu verabreichen sind, führen meist nach 2–3 Tagen zu einer Schmerzfreiheit und einer anschließenden Rückbildung der Knoten.

Nur bei sehr starken Schmerzen geht man operativ vor. Dabei kann man mit einer Stichinzision den Thrombus entfernen und die Schmerzen schlagartig beseitigen. Mit Nachblutungen, einer Rethrombosierung und schmerzhaften Schwellungen muss man aber rechnen. Insofern ist es sinnvoller, den Knoten in toto abzutragen. Das verursacht zwar eine etwas größere Wunde, aber führt nicht zu den oben erwähnten Komplikationen. Auch ist in diesem Sektor mit einem Rezidiv nicht mehr zu rechnen.

Komplikationen und deren Therapie. Nennenswerte Komplikationen sind bei einer Analvenenthrombose nicht zu erwarten. Allenfalls können die Wunden nach operativen Eingriffen nicht abheilen und zu fissurartigen Defekten führen. Das erfordert eine Wundrevision.

Prävention. Die operative Korrektur morphologischer Veränderungen im Analkanal, wie z.B. vertiefter Krypten, hypertrophierter Analpapillen oder Narbenstrikturen, kann einen positiven Einfluss auf die Rezidivneigung haben. Auch eine Normalisierung der Stuhlbeschaffenheit bei durchfallartigem Stuhl oder Verstopfung ist empfehlenswert. Scharf gewürzte Speisen, konzentrierte Alkoholika oder Sitzen auf kalten Unterlagen sollte man bei der Neigung zum Auftreten perianaler Thrombosen meiden.

Marisken

Marisken sind die häufigsten morphologischen Veränderungen im Analbereich. Sie werden oft als äußere Hämorrhoiden bezeichnet, ohne dass dies zutreffend wäre.

Marisken verursachen kaum nennenswerte Beschwerden und haben auch keinen besonderen Krankheitswert.

Definition und Klassifikation. Bei den Marisken handelt es sich um Hautfalten, die einzeln, aber auch zu mehreren, den After oft kranzartig umrahmen. Sie können Linsen- bis Kastaniengröße erreichen. Man unterscheidet primäre und sekundäre Marisken:

- Die weitaus häufiger auftretenden *primären* Marisken sind geschwulstartige Hyperplasien der Haut, die sich ohne erkennbare Ursache entwickeln (Abb. 6.**123**).
- *Sekundäre* Marisken sind Folge bestimmter proktologischer Erkrankungen, wie z. B. eine Vorpostenfalte bei chronischen Analfissuren oder bei einem Morbus Crohn (7, 16).

Epidemiologie und Wertung. Marisken finden sich in jedem Lebensalter, selbst beim Säugling. Im Allgemeinen ist mit dem Auftreten der Marisken aber erst später zu rechnen. Bei Frauen ist das im 2. Lebensjahrzehnt und bei Männern im 4. Lebensjahrzehnt am häufigsten (17). 70–80% aller Menschen haben im höheren Lebensalter Marisken.

Risikofaktoren und Pathologie. Die Ursachen, die zum Auftreten von Marisken führen, sind nicht bekannt. Eine allgemeine Bindegewebsschwäche und zunehmendes Alter scheinen begünstigende Faktoren zu sein. Marisken sind von einem verhornten Plattenepithel bedeckt, das an das nicht verhornte Epithel des Analkanals angrenzt. Histologisch handelt es sich bei Marisken um ein locker aufgebautes Bindegewebe mit einer verstärken Vaskularisation.

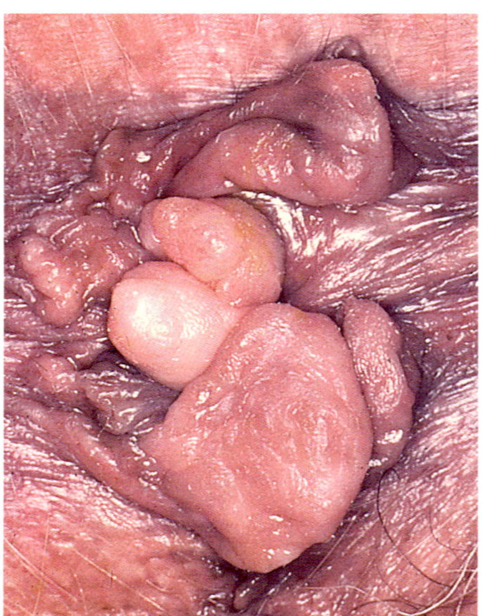

⊠ **Abb. 6.123** Marisken.

Klinik. Marisken finden sich oft bei der proktologischen Untersuchung, ohne dass sie von den Betroffenen bis dahin bemerkt worden wären. Größere Marisken erschweren die Reinigung des Afters nach dem Stuhlgang. Das kann zu entzündlichen Reaktionen mit leichten Druckschmerzen führen. Bei sekundären Marisken ist das häufig der Fall.

Differenzialdiagnose. Reizlose Marisken können gelegentlich mit Condylomata acuminata verwechselt werden. Entzündlich geschwollene Marisken ähneln manchmal Karzinomen des Analkanals oder des Analrandes. Auch nach kaudal verlagerte hypertrophierte Analpapillen sehen ähnlich aus wie Marisken.

Verlauf und Prognose. Die meisten Marisken bleiben symptomlos und nehmen – wenn überhaupt – nur langsam an Größe zu. Es ist nicht zu befürchten, dass sie maligne entarten oder andere proktologische Erkrankungen entscheidend begünstigen.

Therapie. Bei allen Marisken empfiehlt sich – auch aus präventiver Sicht – eine sorgfältige Analhygiene. Das betrifft in erster Linie die Reinigung des Afters nach dem Stuhlgang, die am besten mit Wasser vorgenommen wird. Nur selten ist es nötig, Marisken operativ zu entfernen. Aus kosmetischen Gründen sollte das nicht geschehen.

Komplikationen und deren Therapie. Von primären Marisken sind nennenswerte Komplikationen nicht zu erwarten. Sekundäre Marisken wie etwa eine Vorpostenfalte bei chronischen Analfissuren beeinträchtigen den Krankheitsverlauf. Bei einer Fissurektomie sollten sie immer mit entfernt werden.

Virusinduzierte Erkrankungen

Virusinduzierte Erkrankungen mit Manifestation im Analbereich sind vermehrt in Folge Promiskuität, Immunsupression und HIV-Infektionen zu erwarten. Überwiegend sind sie bei der sexuell aktiven Bevölkerung zu finden, aber auch bei Kindern und Säuglingen kommen sie vor (6).

Condylomata acuminata (Feigwarzen)

Condylomata acuminata sind die am häufigsten auftretenden Erkrankungen dieser Gruppe (Abb. 6.**124**). Sie zeichnen sich durch kleine, stecknadelkopfgroße einzelne, aber auch beetartig konfluierende Knoten aus, die zu hühnereigroßen Geschwülsten (Buschke-Löwenstein-Tumor) heranwachsen können.

Die Kondylome enthalten HPV-6- oder HPV-11-DNA (HPV = humanes Papillomvirus), selten das onkogene HPV-16. Bei Kindern wurden HPV-1, -2, -3, -16 und -18 nachgewiesen.

Klinik. Im Vordergrund steht ein unterschiedlich stark ausgeprägtes Jucken und Nässen. Meist zeigt sich ein progredientes Wachstum. Die Rückbildung ist nicht zu erwarten. Eine maligne Entartung ist möglich.

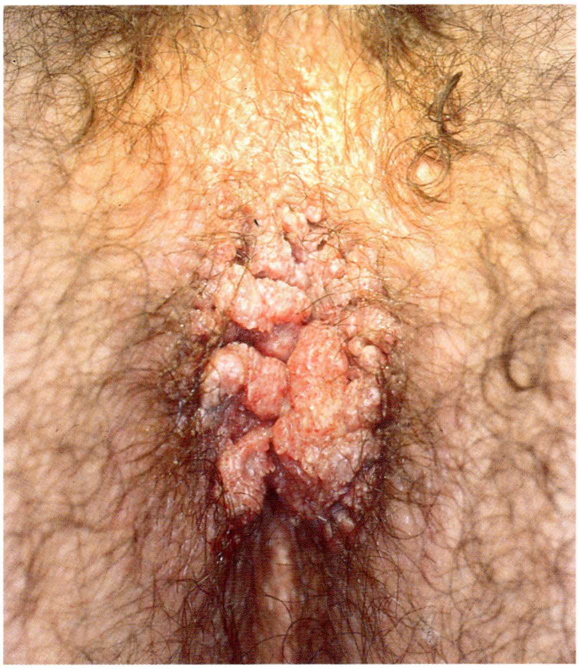

☒ **Abb. 6.124** Condylomata acuminata.

Die Therapie richtet sich nach dem morphologischen Befund. Kleinere, nicht entzündete oder blutende Kondylome sollten konservativ behandelt werden; größere operativ.

Konservative Behandlung. Hier eignet sich das Pharmakon Podophyllotoxin. Wartec-Creme ist zur Therapie im äußeren Genitalbereich bei Männern und Frauen zugelassen, während Condylox nur bei Männern angewandt werden darf. Die Heilungsraten liegen bei 68% und mit Rezidiven ist in 38% zu rechnen (8). Podophyllin ist keine reine oder standardisierte Verbindung. Mutagene Eigenschaften sind beschrieben worden (3). Die Behandlung mit dieser Substanz ist nicht zu empfehlen.

Mit Imiquimod (Aldara) ist eine Abheilung in 72% bei Frauen und in 33% bei Männern zu erwarten. Unter Trichloressigsäure (80–90% in Ethanol) bilden sich die Kondylome in 60–80% zurück, neigen aber vermehrt zu Rezidiven (>30%) (1).

Die Behandlung mit 5-Fluorouracil-Salbe oder mit Interferon kann zurzeit auf Grund mangelnder Wirkungsnachweise nicht empfohlen werden (13). Allenfalls kann man nach operativen Eingriffen Interferon (Fiblaferon-Gel) anwenden. Die Rezidivquote ist darunter mit 54% geringer als ohne diese Substanz (75%).

Operative Eingriffe. Diese sollten auf Grund der rein epithelialen Strukturen der Kondylome weder mit dem Messer noch der Schere durchgeführt werden. Es empfiehlt sich hierbei eine flüssigkeitsunterstützte Koagulation, d.h. mit einer Koagulationselektrode unter simultaner Wasserapplikation (18) oder unter Einsatz des Lasers.

Die Kryotherapie hat sich trotz guter Erfolge (70–96%) nicht durchsetzen können (14). Die photodynamische Therapie befindet sich noch in klinischer Erprobung.

Anale bowenoide Papulose

Es handelt sich um virusbedingte (HPV-16/18) papulöse graue bis rötlich-braune scharf begrenzte Hautveränderungen (Abb. 6.**125**). Histologisch sind sie vom Morbus Bowen nicht zu unterscheiden. Eine In-situ-Hybridisierung ermöglicht in der Epidermis eine Darstellung der HPV-16-DNA (4).

Klinik, Verlauf und Therapie. Beschwerden sind selten zu erwarten. Die spontane Remissionsquote ist hoch, obwohl auch der Übergang in ein invasives Karzinom möglich ist. Therapeutisch empfiehlt sich bei Persistenz der Erkrankung die lokale Applikation von 5-Fluorouracil (Verrumal-Lösung), die allerdings bei graviden Frauen kontraindiziert ist. Bei Versagen der konservativen Therapie lassen sich mit Elektro- oder Laserkoagulation die Papeln beseitigen (11).

Anorektaler Herpes simplex

Klinik. Diese durch 2 unterschiedliche Herpesviren (HSV-1 und HSV-2) hervorgerufenen bläschenförmigen, zum Teil erosiven Hautveränderungen im anogenitalen Bereich, die auch im Rektum mit auftreten können, gehen gelegentlich – besonders bei der Erstmanifestation – mit recht eindrucksvollen klinischen Symptomen einher: Schmerzen im Bereich der Läsionen, Schwellungen der inguinalen Lymphknoten, Kopfschmerzen, Fieber, Harnverhalt, Tenesmen, sakrale Parästhesien (9) (Abb. 6.**126**).

Therapie. Die Behandlung kann lokal und systemisch erfolgen. Zur Verfügung stehen Zovirax, Famvir und Valtrex. Bei Resistenz gegenüber diesen Pharmaka kann es zu sehr bedrohlichen Krankheitszuständen in Form einer aseptischen Meningitis oder einer Enzephalitis kommen (2).

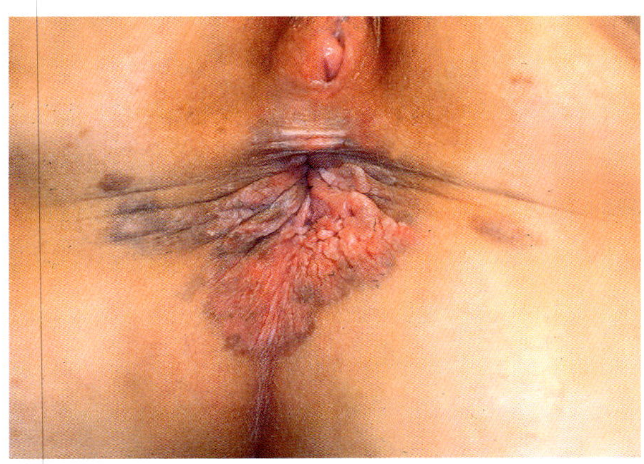

☒ **Abb. 6.125** Bowenoide Papulose.

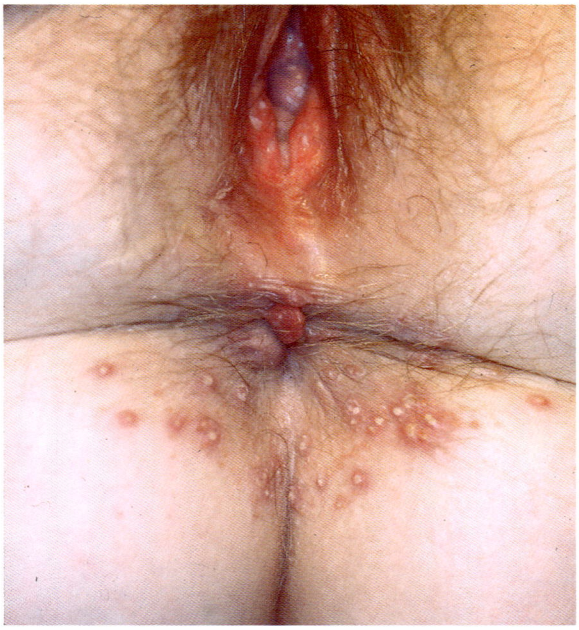

☒ **Abb. 6.126** Herpes simplex.

Venerische Erkrankungen

Uncharakteristische Befunde und schwer zuzuordnende Beschwerden im Analbereich sollten unter anderem denken lassen an die anale Gonorrhö, anale Syphilis und HIV-Infektion.

Die bei diesen Erkrankungen auftretenden morphologischen Veränderungen weisen keine typischen Befunde auf. Es finden sich entzündliche Schleimhautprozesse im Rektum, selten eitrige Absonderungen aus analen Krypten oder ulzeröse Defekte am Analrand.

→ **Diagnostik.** Die Diagnose lässt sich bei der Gonorrhö durch den Nachweis gramnegativer aerober Diplokokken, bei der Syphilis mit Hilfe des Treponema-pallidum-Hämagglutinationstests (TPHA) und bei HIV mit Hilfe des ELISA-Suchtests durch Nachweis spezifischer Antikörper sichern.

→ **Therapie.** Während die Therapie bei der Gonorrhö mit der einmaligen Gabe von Ceftriaxon (Rocephin) und bei der Syphilis mit Penicillin erfolgreich vorgenommen werden kann, sind die Erfolge bei HIV mit antiretroviralen Medikamenten in Form von Reverse-Transkriptase-Hemmer (Retrovir) und Proteasehemmer (Fortovase) sehr begrenzt.

Erkrankungen des Analkanals

Hämorrhoiden

Unsere Wohlstandsgesellschaft mit ungesunder Ernährung, Übergewicht, sitzender Lebensweise und mangelnder Bewegung hat u.a. zu einem vermehrten Auftreten hämorrhoidaler Probleme geführt. Allerdings sind die meisten im Analkanal vorkommenden Beschwerden auf andere proktologische Erkrankungen zurückzuführen, werden aber fälschlicherweise meist den Hämorrhoiden angelastet.

→ **Definition.** Unter der Rektumschleimhaut direkt oberhalb der Linea dentata findet sich bei jedem Menschen ein zirkulär angelegtes arteriovenöses Gefäßkonglomerat – das Corpus cavernosum recti (50). Bei einer Hyperplasie dieser Gefäßstrukturen spricht man von Hämorrhoiden und bei zusätzlich auftretenden Beschwerden von einem Hämorrhoidalleiden.

→ **Physiologie.** Das Corpus cavernosum recti sichert den Feinverschluss, indem die prall mit Blut gefüllten Gefäße während der Kontinenzphase sich wie Kissen aneinander pressen und damit selbst Winde und durchfallartigen Stuhl ungewollt nicht austreten lassen. Erst wenn der Schließmuskel relaxiert und den Abfluss des Blutes aus den Hämorrhoidalpolstern ermöglicht, kann der Stuhl ohne zu traumatisieren den Analkanal passieren.

→ **Epidemiologie und Wertung.** In den westlichen Industrienationen ist in etwa 80% mit Hämorrhoiden und in etwa 30% mit darauf zurückzuführenden Beschwerden zu rechnen. Die Tendenz ist steigend. Dadurch ist auch vermehrt mit anderen proktologischen Erkrankungen zu rechnen.

→ **Risikofaktoren und Pathologie.** Das Auftreten von Hämorrhoiden und den damit verbundenen Beschwerden ist einerseits genetisch bedingt und andererseits Folge einer gestörten Defäkation. Die Stuhlkonsistenz spielt dabei eine wichtige Rolle. Ein zu harter, oft schafskotartiger Stuhl lässt sich meist nur durch stärkeres Pressen entleeren und führt zwangsläufig zu einer Traumatisierung der Hämorrhoidalkonvolute. Aber auch ein zu weicher bis durchfallartiger Stuhl stellt eine unphysiologische Belastung dar. Unter diesen Umständen kommt es zu keiner ausreichenden Dehnung des Schließmuskels. Die abführenden Hämorrhoidalvenen bleiben kontrahiert und die Hämorrhoidalpolster mit Blut gefüllt. Damit sind sie beim Stuhlgang einer Verletzung verstärkt ausgesetzt.

→ **Klassifikation.** Aus morphologischer Sicht kommt es zu einer Vergrößerung der Hämorrhoidalkonvolute, die als Hämorrhoiden I.–IV. Grades bezeichnet werden (Tab. 6.**126**):

- Hämorrhoiden *I. Grades* sind am besten im Proktoskop als knotige Wülste mit Prädilektionsstellen bei 3, 7 und 11 Uhr zu erkennen. Die oberflächlichen Schleimhautgefäße – die nutritiven Gefäße – heben sich besonders bei Betätigung der Bauchpresse deutlich ab (Abb. 6.**127**).
- Hämorrhoiden II. Grades prolabieren bei der Defäkation, aber auch anderen körperlichen Betätigungen und ziehen sich anschließend spontan wieder zurück (Abb. 6.**128 a**).
- Hämorrhoiden III. Grades prolabieren ebenso wie Hämorrhoiden II. Grades; müssen aber anschließend reponiert werden.
- Hämorrhoiden IV. Grades sind außerhalb des Analkanals fixierte und nicht mehr zu reponierende Hämorrhoiden (Abb. 6.**128 b**).

Klinik und Diagnostik. Die häufigsten auf Hämorrhoiden zurückzuführenden Beschwerden sind *Blutungen*. Diese treten fast ausschließlich beim Stuhlgang auf und finden sich entweder am Toilettenpapier, auf dem Stuhl oder auch in der Toilette. Oft sind es nur Spuren – gelegentlich aber auch intensiv tropfende oder spritzende Blutungen, die durchaus Ursache ausgeprägter Anämien sein können. Die Intensität der Blutungen ist nicht vom Grad der Hämorrhoiden abhängig.

Tabelle 6.126 Stadien-Einteilung der Hämorrhoiden

I°	proktoskopisch sichtbare Polster
II°	Prolaps bei der Defäkation – retrahiert sich spontan
III°	Prolaps bei der Defäkation – manuell reponibel
IV°	Prolaps fixiert, fibrosiert, thrombosiert, irreponibel

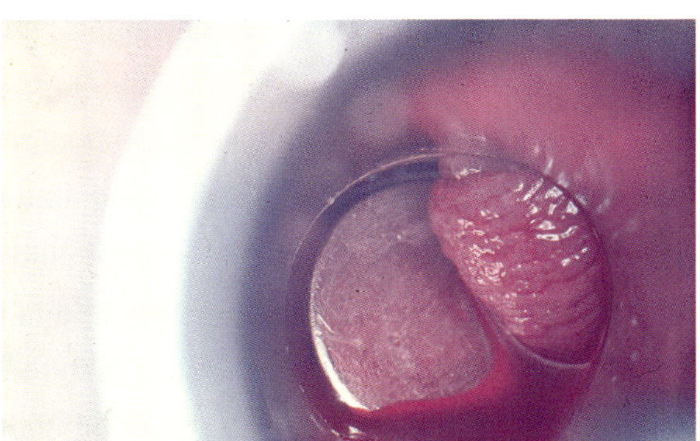

Abb. 6.127 Hämorrhoiden I. Grades im Blond-Proktoskop.

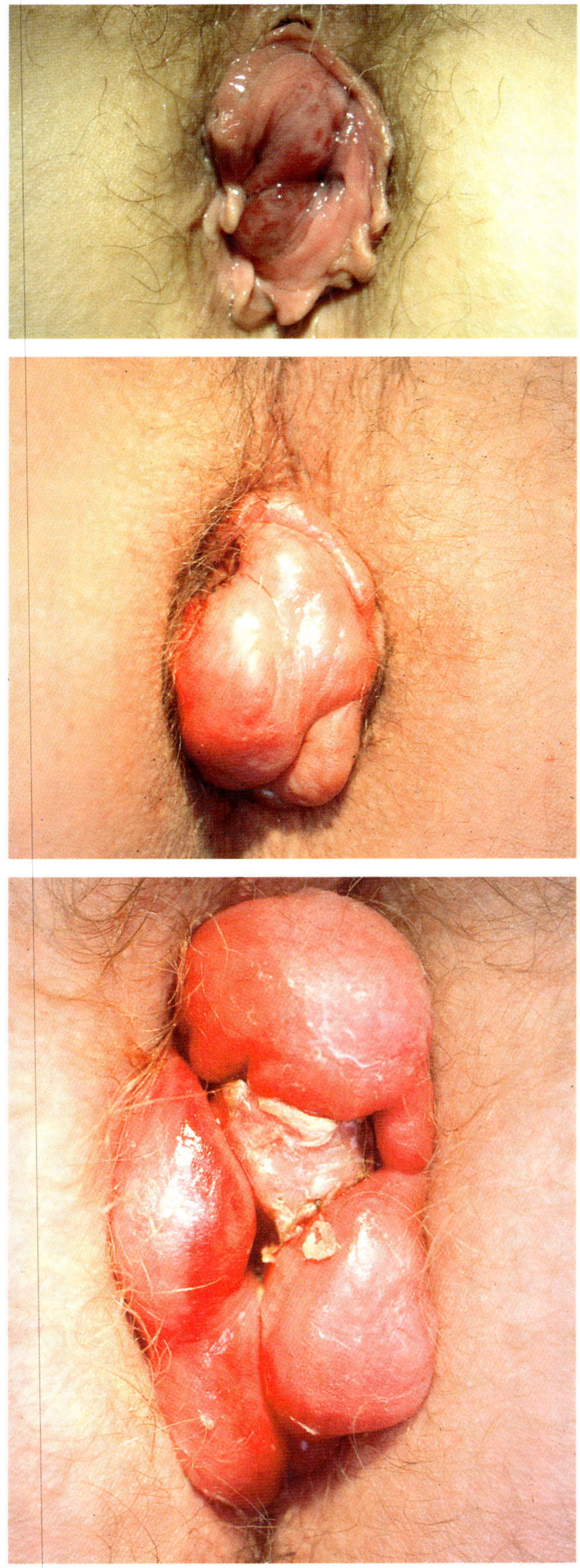

Abb. 6.128 a Prolabierende Hämorrhoiden.
b Fixierter Hämorrhoidalprolaps
c Inkarzerierter Hämorrhoidalprolaps

Bei der Proktoskopie lässt sich die Blutungsquelle nur selten erkennen. Es gibt Perioden, in denen die Blutungen bei jedem Stuhlgang wochenlang auftreten, um dann aber auch ohne jegliche Behandlung spontan wieder zu verschwinden.

Stark vergrößerte und prolabierende Hämorrhoiden beeinträchtigen die *Feinkontinenz*. Das erschwert nicht nur die Reinigung des Afters nach dem Stuhlgang, sondern geht mit einem unterschiedlich stark ausgeprägten Nässen, Schmieren und gelegentlich auch stuhlverschmutzer Wäsche einher. Sekundäre Analekzeme mit Jucken und Brennen sind eine häufige Folge.

Schmerzen sind bei Hämorrhoiden keine typischen Symptome. Manchmal wird über einen dumpfen Druck im Enddarm oder einen anhaltenden Stuhldrang nach der Defäkation bzw. das Gefühl einer unvollständigen Entleerung berichtet. Unter einer Behandlung der Hämorrhoiden mittels Sklerosierung oder Gummiringligatur klingen diese Beschwerden oft wieder ab. Es ist aber nicht gesichert, ob die Hämorrhoiden tatsächlich Ursache dafür waren.

Starke Schmerzen sind bei einem inkarzerierten Hämorrhoidalprolaps zu erwarten. Dabei ist es zu einer Thrombosierung mit Ödembildung bei prolabierten Hämorrhoiden gekommen (Abb. 6.**128 c**).

Differenzialdiagnose. Von *morphologischer Seite* werden perianale Thrombosen gelegentlich mit Hämorrhoiden verwechselt oder als solche bezeichnet. Es handelt sich dabei aber um eine ganz andere Erkrankung. Dasselbe trifft für Marisken zu, bei denen es sich *nicht* um sog. „äußere Hämorrhoiden" handelt.

Aus *klinischer Sicht* gibt es keine für Hämorrhoiden typischen Beschwerden. Viele Erkrankungen bieten ein ähnliches Bild. Auch hellrote Blutungen sind nicht für Hämorrhoiden typisch. Dahinter können sich auch andere Erkrankungen wie chronisch entzündliche Darmerkrankungen, eine hämorrhagische Proktitis, Polypen, Karzinome oder ein solitäres Rektumulkus verbergen.

Eine gestörte *Feinkontinenz* ist ebenso bei einem durch Narben veränderten Analkanal, nach operativen Eingriffen, bei hypertrophierten Analpapillen, tief sitzenden Rektumpolypen oder -karzinomen, dem Analkanalkarzinom oder anderen Knoten (z. B. Condylomata acuminata) möglich.

Missempfindungen bei vergrößerten und gestauten Hämorrhoiden sind nicht leicht von entzündlichen Prozessen im unteren Rektum und Analkanal (z. B. Kryptitis oder Papillitis) zu unterscheiden. Auch bei der Kokzygodynie sind die beim Sitzen auftretenden Schmerzen zwar meist im Bereich des Steißbeines lokalisiert, aber dennoch nicht immer einfach von hämorrhoidalen Beschwerden abzugrenzen.

Verlauf und Prognose. Das Hämorrhoidalleiden ist eine chronische Erkrankung, die unbehandelt eine ständige Zunahme der morphologischen Veränderungen und Beschwerden erwarten lässt. Der Prozess kann sich über Jahre hinziehen und muss keineswegs kontinuierlich fortschreiten. Ganz entscheidend sind dabei die auslösenden Ursachen. Der unphysiologischen Stuhlkonsistenz und -frequenz kommt dabei wohl die größte Bedeutung zu. Eine Normalisierung dieser Faktoren und eine gezielte Behandlung der morphologischen Veränderungen (z. B. Sklerosierung, Gummibandligatur, OP) lässt die Erkrankung oft über Jahre ruhen.

Therapie. Wenn irgend möglich, sollte eine *kausale* Therapie vorgenommen werden. Darunter ist je nach Bedarf eine physiologische Stuhlgangregulierung, die Vermeidung des Pressens auf der Toilette oder eventuell eine Gewichtsreduktion zu verstehen.

Insbesondere bei chronischer Verstopfung mit hartem Stuhl ist eine Stuhlgangregulierung mit ballaststoffreicher Kost wirksamer als eine Sklerosierungsbehandlung (29).

Bei der *symptomatischen* Therapie ist zwischen einem konservativen und operativen Vorgehen zu unterscheiden (Tab. 6.**127**).

Externa. Salben, Suppositorien oder Analtampons haben bei Beschwerden, die ausschließlich auf Hämorrhoiden zurückzuführen sind, keine große Wirkung und erst recht nicht auf den morphologischen Befund. Anders ist das bei der Sklerosierungsbehandlung.

Sklerosierung. Bei der *Blond-Technik* wird die Sklerosierungslösung (z. B. Thesit, Chinin, Calcium-Zinkchlorid) in einer Dosierung von etwa 1 ml tropfenweise zirkulär in die Hämorrhoidalpolster injiziert. Das erfolgt in einem zeitlichen Abstand von 8–14 Tagen und sollte spätestens nach 3–4 Behandlungen zum Erfolg geführt haben (25).

Tabelle 6.127 Therapie des Hämorrhoidalleidens

Kausal/prophylaktisch
- Stuhlgangregulierung
- Pressen beim Stuhlgang vermeiden
- Übergewicht reduzieren
- ggf. Sphinkterdehnung mit einem Analdehner

Symptomatisch
- konservativ
  - Salben, Suppositorien, Analtampons, Infrarot, Sklerosierung
- semioperativ
  - Gummibandligatur
  - Hämorrhoidenarterienligatur (HAL)
  - Rekto-Anal-Repair (RAR)
- operativ
  - Longo
  - Milligan-Morgan
  - Fansler-Arnold
  - Ferguson
  - Parks

Ähnlich ist das Verfahren nach *Bensaude bzw. Blanchard:* Hierbei wird eine größere Menge einer Sklerosierungslösung (etwa 10 ml Phenolmandelöl oder Phenolerdnussöl) in die Prädilektionsstellen bei 3, 7 und 11 Uhr appliziert.

Die Sklerosierungsverfahren sind die Therapie erster Wahl bei Hämorrhoiden I. Grades (23, 24).

Ein Behandlungserfolg ist bei der Blond-Technik in etwa 80% zu erwarten und bei der nach Bensaud in 75%, Die Rezidivquote liegt nach 5 Jahren bei 75%. Das erscheint hoch, wobei es sich dabei aber oft nur um gelegentlich auftretende Blutungen handelt.

Infrarotkoagulation. Mit der Infrarotkoagulation lässt sich ein sehr guter Effekt bei blutenden Hämorrhoiden I. Grades erreichen. Nach 2 Behandlungen ist bei 75% ein Sistieren der Blutungen zu erwarten. Komplikationen können selten in Form unterschiedlich starker Blutungen auftreten.

Gummibandligatur. Mit Hilfe eines speziellen Applikators werden an die Basis knotig vergrößerter Hämorrhoiden kleine Gummiringe platziert, die zu einer Nekrose des Gewebes führen. Damit lässt sich eine sichere Verkleinerung der Hämorrhoiden erreichen. Man kann in einer Sitzung mehrere Gummiringe setzen, geht damit aber auch ein erhöhtes Komplikationsrisiko ein (z. B. Blutungen, Schmerzen, Infektionen) (47). 2 – 3 Behandlungen im Abstand von 2 – 3 Wochen sollten ausreichend sein, um den gewünschten Behandlungserfolg zu erreichen.

Die Gummibandligatur ist das Therapieverfahren erster Wahl bei Hämorrhoiden II. Grades (39).

In 70% ist mit einer Rückbildung der Beschwerden und morphologischen Veränderungen während eines Zeitraumes von 3 – 5 Jahren zu rechnen (37, 45). Die Behandlungsergebnisse sind besser als mit der Sklerosierung ($p < 0{,}005$). Die Rezidivquote liegt bei 25%.

Dopplergesteuerte Hämorrhoidenarterienligatur (HAL). Hierbei handelt es sich um ein semichirurgisches Verfahren (41). Mit einem Spezialproktoskop, in das ein Doppler-Transducer eingebaut ist, lassen sich die Hauptstämme der Hämorrhoidalarterien orten und durch Umstechung legieren. Das führt über eine Schrumpfung und Verkleinerung der Hämorrhoiden zum Abklingen vorhandener Beschwerden. Die Ergebnisse sind sowohl im Hinblick auf die Beschwerden (90%) als auch auf den Schrumpfungsprozess (80 %) sehr zufrieden stellend. Es ist allerdings nicht eindeutig gesichert, ob es immer gelingt, die Hämorrhoidalarterien auch tatsächlich zu legieren und der therapeutische Effekt nicht eher in einer Raffung der Hämorrhoidalkonvolute und Schleimhautstrukturen ähnlich wie bei der Gummibandligatur zu sehen ist.

Rekto-Anal-Repair (RAR) Dieses Verfahren stellt eine Weiterentwicklung der HAL dar, bei dem nicht nur versucht wird, die Hämorrhoidalarterien zu unterbinden, sondern auch die oberhalb gelegenen Hämorrhoidealkonvolute mit einer fortlaufenden Naht spiralförmig zu raffen. Dazu benötigt man ein spezielles Instrument, mit dem sich in mehreren Sektoren dieser Eingriff vornehmen lässt. Obwohl die Nahtreihe oberhalb der Linea dentata liegt, ist die Therapie in den meisten Fällen mit nicht unerheblichen postoperativen Schmerzen verbunden. Deshalb empfiehlt es sich, den Eingriff nur in den Sektoren vorzunehmen, wo die Hämorrhoidalkonvolute am stärksten vergrößert sind. Die Behandlungsergebnisse sind selbst bei prolabierenden Hämorrhoiden gut; allerdings liegen kontrollierte Studien bisher noch nicht vor. Es empfiehlt sich aber durchaus auf dieses Verfahren zurückzugreifen, wenn Sklerosierung und Gummiringligatur keinen ausreichenden Erfolg versprechen und größere operative Eingriffe noch nicht angebracht sind.

Die Kryotherapie ist ein Verfahren, das heute zur Behandlung von Hämorrhoiden nicht mehr eingesetzt wird.

Operative Behandlungsverfahren.

Auf chirurgische Eingriffe wird man zurückgreifen, wenn konservativ kein ausreichender Behandlungseffekt zu erzielen bzw. zu erwarten ist.

- Bei der am häufigsten und am längsten angewandten Technik nach *Milligan-Morgan* werden nach Unterbindung der Hämorrhoidalarterien die Hämorrhoidalkonvolute bei 3, 7 und 11 Uhr exzidiert. Die Wunde verheilt sekundär.
- Die Techniken nach *Parks und Ferguson* sehen eine Adaptation der Wundränder vor.
- Bei außen fixierten, teils narbig veränderten Hämorrhoiden empfehlen sich plastisch-rekonstruktive Operationsverfahren *(Fansler-Arnold).*

Alle diese Verfahren sind oft mit nicht unerheblichen Schmerzen verbunden.

- Bei der *Stapler-Hämorrhoidopexie nach Longo* ist mit weitaus weniger Schmerzen zu rechnen, weil hierbei das hochsensible Anoderm im Analkanal unberührt bleibt und die Hämorrhoidalkonvolute oberhalb der Linea dentata herausgestanzt werden. Die Wundränder werden geklammert. Der postoperative Zustand lässt weniger Komplikationen erwarten.

Die Häufigkeit von Rezidiven beträgt bei allen Verfahren während eines Beobachtungszeitraumes von 5 Jahren bis zu 20% (35, 46). Die Schmerzen, der Verbrauch von Analgetika, die Dauer des Krankenhausaufenthaltes und die Krankschreibung sind bei der Hämorrhoidopexie besser als bei den anderen Verfahren.

⟶ **Prävention.** Über eine physiologische Stuhlgangregulierung bei chronischer Verstopfung oder Durchfallneigung, einer Reduktion vorhandenen Übergewichts und eine angemessene körperliche Bewegung lässt sich am ehesten den Hämorrhoiden vorbeugen. Allerdings spielt die genetische Komponente eine nicht unbedeutende Rolle, so dass trotz aller Bemühungen in manchen Familien kaum jemand von dieser Erkrankung verschont bleibt.

Steckbrief Hämorrhoiden

Leitsymptom:
typische hämorrhoidale Beschwerden gibt es nicht; hämorrhoidale Beschwerden werden oft als Befindlichkeitsstörung abgetan

Wichtigste Differenzialdiagnose:
Verwechslung mit bösartigen Erkrankungen ist möglich

Therapie:
physiologische Stuhlgangregulierung, evtl. Gewichtsreduktion; Sklerosierungsverfahren (bei Grad I), Gummibandligatur (bei Grad II); chirurgische Eingriffe, wenn konservativ kein ausreichender Behandlungseffekt zu erzielen bzw. zu erwarten ist

Bemerkung:
Hämorrhoiden sind Ausdruck unserer heutigen Wohlstandsgesellschaft.

Analfissur

Die Analfissur ist eine der eindrucksvollsten proktologischen Erkrankungen. Die intensiven stuhlgangabhängigen Schmerzen und der morphologische Befund sind charakteristische Merkmale. Die therapeutischen Optionen ermöglichen eine folgenlose Abheilung.

⟶ **Definition.** Bei der Analfissur handelt es sich um ein längliches Ulkus im Analkanal (Abb. 6.**129 a**). 80% der Analfissuren finden sich im Bereich der hinteren Komissur; etwa 10 – 15 % im Bereich der vorderen Komissur und wenige in den seitlichen Sektoren. Man unterscheidet akute und chronische Fissuren, wobei letztere Veränderungen in Form narbiger, oft unterminierter Ränder, hypertrophierter Analpapillen und Vorpostenfalten aufweisen können. Gelegentlich kommt es im Bereich der Fissur zum Auftreten inkompletter innerer Fisteln (Abb. 6.**129 b**).

⟶ **Epidemiologie und Wertung.** Genaue Zahlen über die Häufigkeit von Analfissuren liegen nicht vor. Sicher ist die Analfissur keine häufige Erkrankung; in der proktologischen Sprechstunde ist in < 10% damit zu rechnen. Chronische Krankheitsverläufe mit weitgehend oder auch voll-

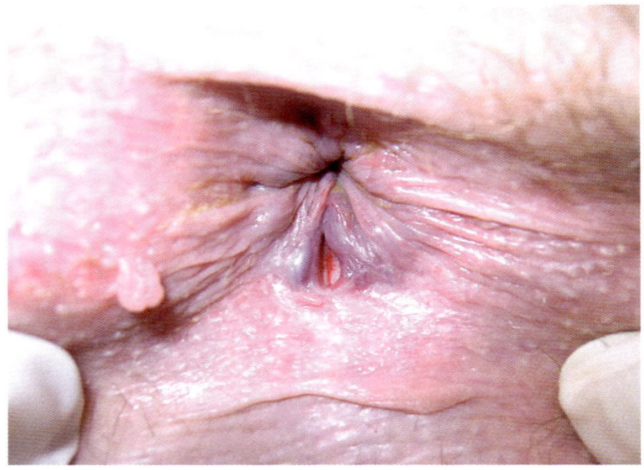
a

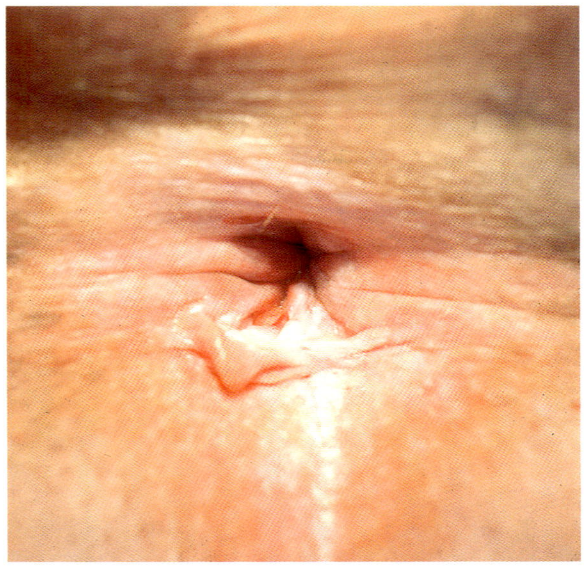
b

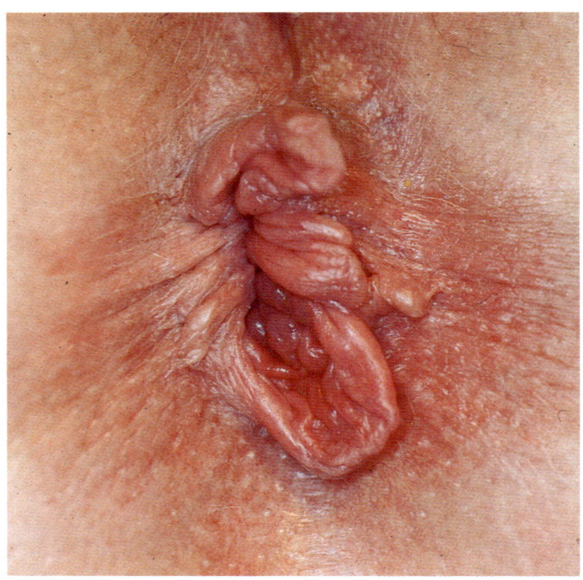
c

Abb. 6.129 a Akute Analfissur.
b Chronische Analfissur mit Vorpostenfalte
c Atypische Analfissur/Analkarzinom

ständig abgeklungenen Schmerzen können die Feinkontinenz beeinträchtigen.

Risikofaktoren und Pathologie. Das Auftreten von Analfissuren wird weniger durch einen zu harten, sondern mehr durch einen zu weichen bis durchfallartigen Stuhl begünstigt. Ein Stuhl solcher Konsistenz stellt eine unphysiologische Belastung für den Analkanal dar. Er führt zu einer mangelnden Sphinkterdehnung, einer unzureichenden Durchblutung des Analkanals und begünstigt entzündliche Prozesse in den Krypten der Linea dentata. Damit sind die Voraussetzungen für das Auftreten von schmerzhaften Einrissen im Bereich des Anoderms gegeben. Eine Verkrampfung der Sphinktermuskulatur mit Abdrosselung der Gefäße und reaktiver Minderdurchblutung des Gewebes sind die Folgen. Es hat sich ein Circulus vitiosus gebildet, der eine spontane Abheilung nicht erwarten lässt.

Klinik und Diagnostik. Typisch für die Analfissur sind intensive Schmerzen, die sich mit dem Stuhlgang einstellen und stundenlang anhalten können. Die schmerzhafte Verkrampfung der Sphinktermuskulatur lässt eine digitale oder eine Untersuchung mit dem Analspreizspekulum oft nicht zu. Der Stuhl ist meist nur bleistiftdick. Gelegentlich finden sich auf dem Stuhl streifenförmige Blutspuren. Die Unterspritzung der Analfissur mit einem Lokalanästhetikum erleichtert die Diagnostik; sie ist aber für den Patienten sehr schmerzhaft. Besser ist es, die Untersuchung in Sakralanästhesie vorzunehmen.

Differenzialdiagnose. Sog. atypische Analfissuren zeigen keine Prädilektionsstellen. Sie finden sich gelegentlich auch zu mehreren in allen Sektoren des Analkanals. Die klinische Symptomatik solcher Fissuren, etwa bei einem Analkanalkarzinom (Abb. 6.**129 c**) oder der Lues, ist ähnlich wie bei den typischen Analfissuren. Anders ist das bei Analfissuren des Morbus Crohn, die weder mit Schmerzen noch mit Verkrampfungen einhergehen. Eher zeigt sich ein hypotoner Sphinkter.

Spontane und unabhängig vom Stuhlgang auftretende Schmerzen, die nach 10 oder 20 min wieder abklingen, sprechen für eine Proctalgia fugax.

Verlauf und Prognose. Wenn bei akuten Analfissuren der oben beschrieben Circulus vitiosus nicht durchbrochen wird, ist mit einem chronischen Verlauf zu rechnen. Dann lässt die Intensität der Schmerzen zwar deutlich nach, aber eine folgenlose Abheilung ist damit nicht mehr möglich. Mit rezidivierend auftretenden Beschwerden ist zu rechnen. Eine zunehmende Rigidität des Analkanals beeinträchtigt die Feinkontinenz und begünstigt das Auftreten von Analekzemen.

Therapie.

Das wichtigste Ziel bei der Behandlung von Analfissuren muss in einer Beseitigung des Sphinkterspasmus zu sehen sein. Damit wird über eine verbesserte Durchblutung die Voraussetzung zum Abheilen der Fissur geschaffen.

Sowohl konservative als auch chirurgische Behandlungsmaßnahmen bieten sich dafür an (Tab. 6.**128**).

Konservative Therapie. Auf konservativer Seite stehen die Sphinkterdehnung mit einem Analdehner und die lokale Verabreichung medikamentöser Substanzen wie Glycerintrinitrat, Botulinumtoxin, Calciumantagonisten, Lidocain und Hydrocortison zur Verfügung. Während die Abheilung akuter Analfissuren auf diese Weise meist zu erwarten ist (70–80%), sind bei chronischen Fissuren die Vorteile gegenüber Plazebo nur gering (50–60%) (20, 26, 28, 40).

Operative Therapie. Bei der operativen Sanierung von Analfissuren ist das anders: In 97% ist eine Abheilung zu erwarten. Dies ist bei den einzelnen Verfahren (offene laterale Sphinkterotomie, geschlossene laterale Sphinkterotomie, posteriore Sphinkterotomie, Fissurektomie) weitgehend gleich, wobei im angloamerikanischen Sprachraum die laterale Sphinkterotomie bevorzugt wird. In Deutschland wird meistens auf die Sphinkterotomie verzichtet und eine reine Fissurektomie vorgenommen (21, 33, 38).

Patientenführung bei Analfissuren

- Die Patienten müssen darüber aufgeklärt werden, dass Analfissuren nichts mit Hämorrhoiden zu tun haben.
- Die Abheilung von Analfissuren wird durch einen wohlgeformten Stuhl und/oder durch einen Analdehner begünstigt.
- Die Patienten müssen verstehen, dass es grundverkehrt ist, den Stuhl etwa mit Abführmitteln zu weich halten zu wollen.
- Der Sinn einer protrahierten Sphinkterdehnung mit einem Analdehner muss den Patienten verständlich erklärt werden.

Komplikationen und deren Therapie. Bei konservativen Behandlungsmaßnahmen sind wesentliche Komplikationen nicht zu erwarten, wenn auch bei der Verabreichung von Glycerintrinitrat mit Kopfschmerzen und bei Botulinumtoxin mit einer reversiblen Einschränkung der Sphinkterfunktion zu rechnen ist.

Operative Behandlungen in Form der lateralen Sphinkterotomie führen in jedem Fall zu einer Beeinträchtigung der Sphinktermuskulatur. Meist kommt es dabei aber erst nach Jahren zu klinischen Symptomen. Bei der posterioren Sphinkterotomie ist ein sog. Schlüssellochdefekt nicht selten.

Prävention. Ein wohlgeformter Stuhl mit Dehnungseffekt auf den Schließmuskel ist die beste Maßnahme, um Analfissuren vorzubeugen. Auf diese Weise kann man auch das Auftreten von Rezidiven am besten vermeiden. Derselbe Effekt ist durch die protrahierte Sphinkterdehnung mit einem Analdehner gewährleistet.

Tabelle 6.128 Therapie der Analfissur

Kausal

- physiologische Stuhlgangregulierung
- Sphinkterdehnung mit einem Analdehner

Symptomatisch

- konservativ
  - Analtampons, Salben
  - Glycerintrinitrat
  - Botulinumtoxin
  - Calciumantagonisten
  - Lidocain
  - Hydrocortison
- operativ
  - laterale Sphinkterotomie nach Notaras oder Parks
  - mediale Sphinkterotomie nach Eisenhammer
  - Fissurektomie nach Gabriel

Steckbrief Analfissur

Leitsymptom:
intensive Schmerzen, die sich mit dem Stuhlgang einstellen und stundenlang anhalten können

Wichtigste Differenzialdiagnosen:
atypische Analfissuren, Analkanalkarzinom, Proctalgia fugax

Therapie:
Zur Abheilung von Analfissuren ist eine Entkrampfung der Sphinktermuskulatur Voraussetzung; das kann konservativ und operativ erreicht werden

Bemerkung:
Meist führt ein zu breiiger bis durchfallartiger Stuhl und nicht etwa der harte Stuhl zum Auftreten von Analfissuren. Patienten mit operativ sanierten Analfissuren sind oft die dankbarsten in der proktologischen Praxis.

Analabszesse und Analfisteln

Analabszesse und Analfisteln sind zwei eng miteinander verbundene Krankheitsbilder, die auf dasselbe Grundleiden zurückzuführen sind. Sie erfordern eine gezielte Therapie, weil sonst eine Beeinträchtigung, aber auch Zerstörung des Kontinenzorgans zu befürchten ist. Unterschiedlichste therapeutische Strategien deuten auf die Problematik dieser Krankheitsbilder hin.

Definition und Klassifikation. Der Abszess stellt im perianalen Bereich das akute Krankheitsereignis dar und die Fistel eine sekundäre Folge (Abb. 6.**130**). Selten treten Fisteln ohne einen vorausgegangenen Abszess auf (34). Man unterscheidet ischiorektale, intersphinktäre, subanodermale, subkutane und pelvirektale Abszesse und bei den Fisteln subanodermale, intersphinktäre, transsphinktäre, suprasphinktäre und extrasphinktäre Formen (44) (Abb. 6.**131**).

Epidemiologie und Wertung. Beim Mann treten Abszesse und Fisteln 3-mal häufiger auf als bei der Frau. Der Häufigkeitsgipfel liegt zwischen 30 und 40 Jahren. Sie machen etwa 5% eines proktologischen Krankengutes aus.

Klinik und Diagnostik. Für den Abszess sind Schmerzen typisch, die an Intensität zunehmen, bis eine spontane Perforation auftritt oder der Abszess operativ versorgt wird. Dann ist in 50% mit einer folgenlosen Abheilung des Abszesses zu rechnen; in den anderen Fällen kommt es zum Auftreten einer oder auch mehrerer perianaler Fisteln, die den chronischen Krankheitsverlauf darstellen. Schmerzen treten dann nicht mehr auf, aber es findet sich meist ein ständig eitriges, teils blutiges Nässen.

Differenzialdiagnose. Eine andere abszedierende und fistelnde Erkrankung im Analbereich ist der *Sinus pilonidalis*. Der entzündliche Prozess findet sich im Bereich der Rima ani, ohne eine Verbindung zum Analkanal aufzuweisen.

Bei einer analen Mitbeteiligung des *Morbus Crohn* treten ebenfalls fistelnde Abszedierungen auf, die sich nicht an vorgegebene morphologische Strukturen halten.

Die *Acne inversa* ist eine Entzündung der Talgdrüsen und Terminalhaarfollikel, die sich vorwiegend in den intertriginösen Räumen wie dem Analbereich, inguinal und/oder axillär findet. Die Erkrankung weist großflächige infiltrierte Areale auf, in denen sich subkutan gelegene Abszesse und verzweigte Fistelsysteme finden. Eine Verbindung zum Anorektum besteht nicht. Oft entleert sich ein übel riechendes eitriges Sekret (Abb. 6.**132**).

Verlauf und Prognose. Während der Abszess auch ohne therapeutische Maßnahmen spontan abheilen kann, ist das bei den Fisteln nicht zu erwarten. Wenn das eitrige Sekret ungehindert abfließt, hält der Zustand oft jahrelang an. Sonst ist mit erneuten Abszedierungen zu rechnen. Das Kontinenzorgan wird damit im Laufe der Zeit zunehmend zerstört.

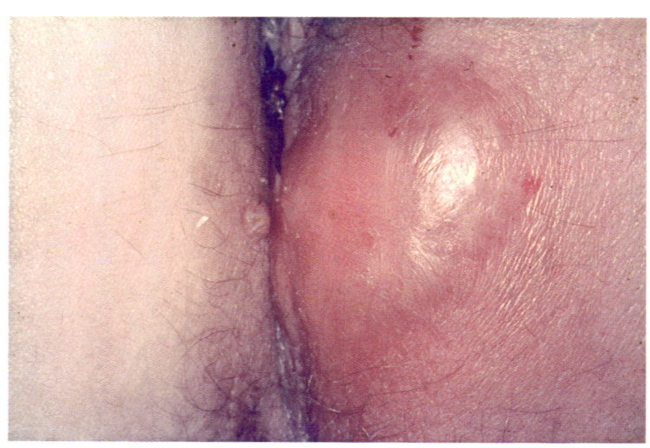

Abb. 6.130 Periproktaler Abszess.

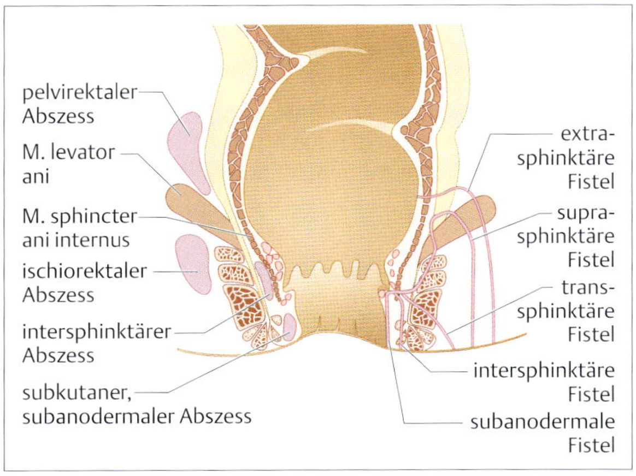

☒ **Abb. 6.131** Schema perianaler Abszesse und Fisteln.

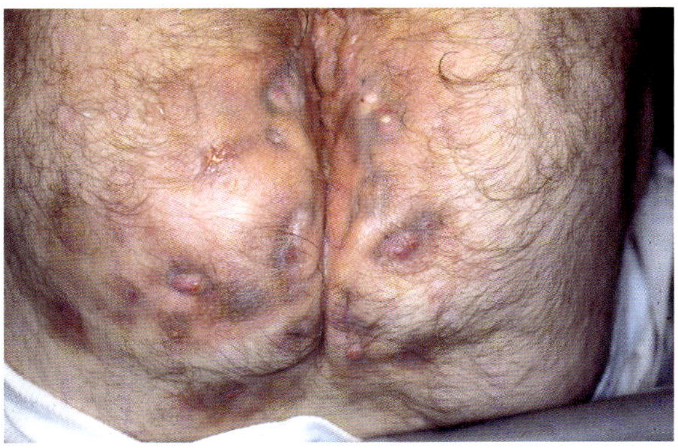

☒ **Abb. 6.132** Acne inversa.

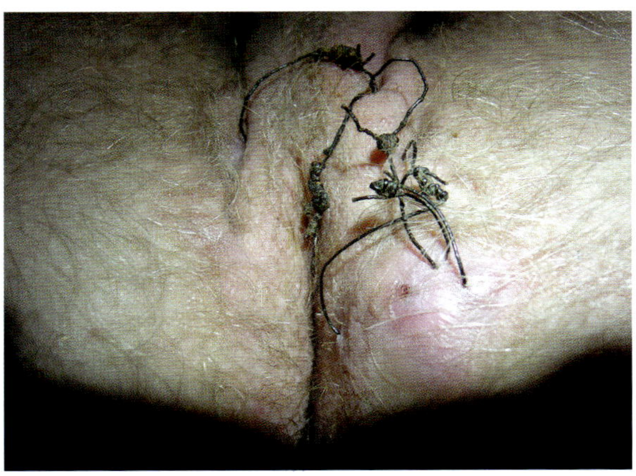

☒ **Abb. 6.133** Fadendrainage einer perianalen Fistel.

Therapieziele und Maßnahmen. Ein Abszess sollte sobald wie möglich operativ gespalten werden. Man darf nicht warten, bis er reif ist (43). Dagegen hat die operative Versorgung einer Fistel nicht unbedingt höchste Eile, und oft empfiehlt es sich, den Eingriff vorzunehmen, wenn die entzündlichen Veränderungen rückläufig sind. Das lässt sich mit einer langzeitigen Fadendrainage unterstützen, die in etwa 60% zu einem Austrocknen der Fistel ohne operativen Eingriff führt (27, 31) (Abb. 6.**133**). Generell ist es am besten, bei der operativen Spaltung eines Abszesses die immer vorhandene Fistel gleich mit zu versorgen (22).

Über die Behandlungserfolge mit Fibrinklebern liegen unterschiedliche Mitteilungen vor (32, 51, 52). Gut sind die Ergebnisse bei nur gering sezernierenden Fisteln.

Komplikationen und deren Therapie. Abszesse, die sich nicht ausreichend entleeren können, führen meist zu perianalen Fisteln. Bei der operativen Versorgung mancher Fisteln ist es nicht immer leicht, alle vorhandenen Nebengänge mit zu erfassen. Dann ist eine Abheilung kaum zu erwarten.

Prävention. Oft sind Abszesse und Fisteln Folge eines durchfallartigen Stuhlganges. Das kann auch bei chronisch entzündlichen Darmerkrankungen zu typischen Abszessen und Fistelbildungen führen. Die beste Prävention ist in einem wohlgeformten Stuhl zu sehen.

Hypertrophierte Analpapillen (HAP) und Kryptitis

Zu diesen beiden eng miteinander verbundenen morphologischen Strukturen existieren sowohl hinsichtlich ihrer klinischen Bedeutung als auch der therapeutischen Konsequenzen recht unterschiedliche Auffassungen. Oft sind sie eine Verlegenheitsdiagnose bei schwer einzuordnenden Beschwerden.

Definition und Pathophysiologie. Die Linea dentata wird von 10–15 abwechselnd aneinander gereihten analen Krypten und Analpapillen gebildet.

Entzündliche Prozesse können sowohl zu einer Hypertrophie der Analpapillen als auch vertieften Krypten führen. Oft ist das Folge eines durchfallartigen Stuhles.

Aber auch bei chronischen Analfissuren findet sich meist eine hypertrophierte Analpapille und eine Vertiefung der benachbarten Krypten. Nicht selten führt das zur Bildung inkompletter innerer Fisteln (36).

Klinik und Diagnostik. *Hypertrophierte Analpapillen* finden sich oft als Zufallsbefund bei der digitalen Untersuchung oder bei der Proktoskopie (Abb. 6.**134a**). Sie sind meist symptomlos. Größere können beim Stuhlgang prolabieren und zu Störungen der Feinkontinenz führen. Selten kommt es zu schmerzhaften Stieldrehungen. Anders ist das bei *vertieften Krypten*. Besonders bei durchfallartigem oder breiigem Stuhl stellen sich leicht Entzündungen ein und die Betroffenen klagen über einen dumpfen Druck, der oft erst nach dem Stuhlgang auftritt. Solche Krypten sind auf Grund ihrer Druckschmerzhaftigkeit bei der digitalen Untersuchung meist leicht festzustellen und können im Analspreizspekulum mit einer hakenförmigen Sonde gut untersucht werden. Gelegentlich kommt es zum Austritt einer eitrigen Flüssigkeit. Selten finden sich mehrere entzündlich veränderte Krypten.

Differenzialdiagnose. Tief sitzende Rektumpolypen können mit hypertrophierten Analpapillen verwechselt werden (Abb. 6.**134b**). Erstere sind beim Fassen mit einer Pinzette schmerzlos, während Letztere den Patienten darauf sehr empfindlich reagieren lassen.

Bei vertieften Krypten ist eine Verwechslung mit inkompletten inneren Fisteln möglich, die im Bereich chronischer Analfissuren vorliegen können.

Therapie. Therapeutische Maßnahmen sind nur bei Beschwerden angebracht. Von konservativer Seite empfiehlt es sich, auf einen wohlgeformten Stuhl zu achten. Analtampons wirken sich günstig auf entzündliche Prozesse aus. Bei anhaltenden Beschwerden lassen sich vertiefte Krypten gut in Lokalanästhesie – besser in Sakralanästhesie – mit einem hakenförmig gebogenen elektrischen Messer spalten (54). Falls die benachbarten Analpapillen hypertrophiert sind, sollten auch sie mit entfernt werden.

Maligne anale Erkrankungen

Malignome der Analregion sind selten. Nur 1% aller Malignome des Gastrointestinaltrakts fällt auf diesen Bereich. Die Verwechslung mit chronischen Hautveränderungen und tumorösen Prozessen anderer Art ist möglich.

Analkarzinome

Klassifikation. Bei diesen Karzinomen unterscheidet man zwischen denen des Analrandes und denen des Analkanals. Histologisch handelt es sich bei den *Analrandkarzinomen* um Plattenepithelkarzinome, Spinaliome und Stachelzellkarzinome. Bei denen des *Analkanals* um Plattenepithelkarzinome, seltener um Basalzellkarzinome und infiltrierende Adenokarzinome oder maligne Melanome (42) (Abb. 6.**135**).

Klinik und Diagnostik. Die klinische Symptomatik ist recht vielseitig und geht mit Jucken, Brennen, Nässen, aber auch Blutungen und gelegentlich sehr starken stuhlgangabhängigen Schmerzen einher. Die Diagnose ist in allen Fällen histologisch zu stellen.

Differenzialdiagnose. Morbus Bowen, bowenoide Papulose, extramammärer Morbus Paget, Basalzellkarzinom, kutanes T-Zell-Lymphom und Lichen sclerosus et atrophicus werden zu den prämalignen Erkrankungen des Analkanals gerechnet. Bei diesen Krankheitsbildern wurde bisher auf Grund des histomorphologischen Befundes von Präkanzerosen, Dysplasie, Leukoplakie oder Carcinomata in situ gesprochen (49). Diese Begriffe sind mittlerweile durch die Definition der *analen, intraepithelialen Neoplasie (AIN)* abgelöst worden.

Therapie und Maßnahmen. Die meisten Malignome sollten chirurgisch versorgt werden. Auch bei dem Analkarzinom empfiehlt sich eine Exzision, so lange der Tumor weniger als 1 cm Durchmesser aufweist.

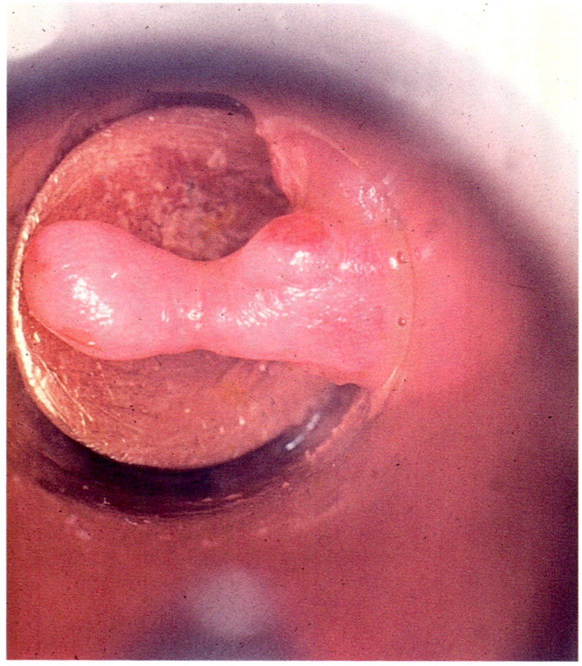
a

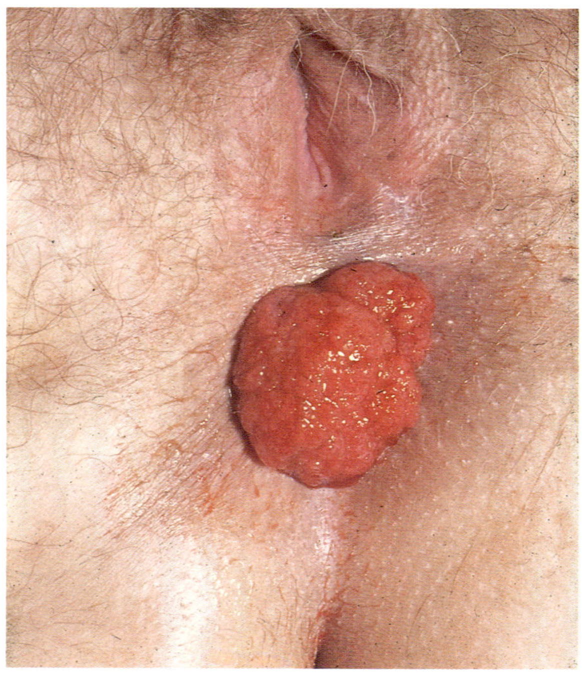
b

Abb. 6.134 a Hypertrophierte Analpapille im Blond-Proktoskop. **b** Prolabierter Rektumpolyp

Bei größeren hat sich die primäre Radiochemotherapie (Mitomycin und 5-Fluorouracil) gegenüber der Rektumexstirpation als überlegen erwiesen. Nur bei verbleibenden Resttumoren nach Radiochemotherapie oder bei Tumorrezidiven ist die abdominelle Rektumexstirpation erforderlich (48, 53).

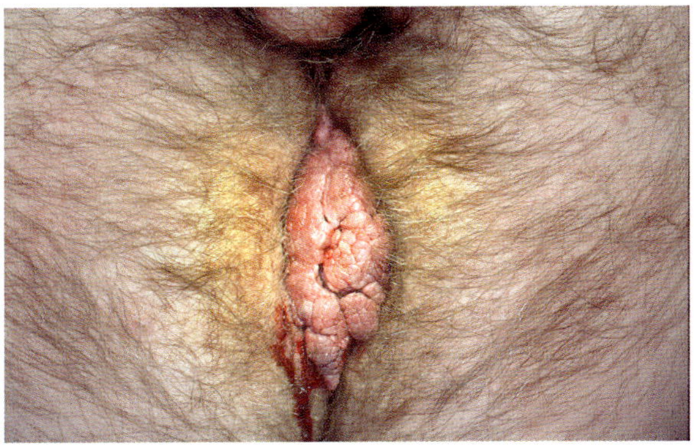

⊠ **Abb. 6.135** Analkarzinom.

Erkrankungen des Beckenbodens

Erkrankungen des Beckenbodens sind vorwiegend funktioneller Natur und betreffen den Defäkationsakt und die Kontinenz.

Anorektale Entleerungsstörungen (Outlet-Obstipation)

Entleerungsstörungen im Rahmen der Obstipation sind in der westlichen Welt bei etwa 20% der Bevölkerung anzunehmen (82). Mangelnde Bewegung, ballaststoffarme Ernährung, geringe Flüssigkeitszufuhr und zunehmendes Alter sind die wesentlichen Gründe für dieses Problem. Störungen, die allein den Defäkationsakt betreffen und nicht im Rahmen einer chronischen Obstipation (slow transit obstipation) zu sehen sind, stellen den überwiegenden Anteil dieser Erkrankung dar (69).

→ **Physiologie und Pathophysiologie.** Die Defäkation ist ein komplizierter und anfälliger Vorgang. Unter physiologischen Verhältnissen füllt sich das Rektum mit Stuhl und löst damit den Stuhldrang aus. Das führt zu einer Erschlaffung des inneren Schließmuskels, so dass der Stuhl in den oberen Analkanal eintreten kann. Damit ist eine Beurteilung der Stuhlqualität (fest, flüssig, gasförmig) möglich, und man kann entscheiden, ob man den Stuhldrang durch Kontraktion des M. sphincter ani externus unterdrückt oder es zur Defäkation kommen lässt. Dann richtet sich das Rektum auf, der anorektale Winkel flacht ab und durch Kontraktion der Rektummuskulatur wird der Stuhl ohne wesentliche Bauchpresse entleert.

Dieser Entleerungsvorgang kann sowohl durch funktionelle Störungen als auch organische Erkrankungen beeinträchtigt sein. Das betrifft den Analkanal, den Beckenboden und das Rektum (Tab. 6.**129**).

→ **Klinik und Diagnostik.** Entleerungsstörungen haben eine andere Symptomatik als die chronische Obstipation. Im Vordergrund stehen ein anhaltender Stuhldrang und das Gefühl einer unvollständigen Entleerung. Ein dumpfer Druck im Beckenboden, die Entleerung oft nur in kleinen Portionen und nicht selten die manuelle Unterstützung bei der Defäkation sind weitere Hinweise. Harte, nicht mehr zu entleerende Stuhlmassen im Rektum (Dyschezie) führen zu Kontinenzproblemen mit stuhligem Schmieren.

Die Diagnostik ist oft sehr umfangreich und differenziert. Sie ermöglicht aber auf Grund der in den letzten Jahren gewonnenen Erkenntnisse über die pathophysiologischen Zusammenhänge meist eine exakte Diagnose und eine darauf aufbauende Therapie (55, 57, 60, 66, 71, 73, 74, 80, 81).

Tabelle 6.129 Entleerungsstörungen (Outlet Obstipation) – Ursachen

Funktionell	
Analkanal	• Anismus • Spastik • psychogen
Beckenboden, Rektum	• gestörte zentrale autonome Innervation • idiopathische Inertia recti (z. B. propulsive Motilitätsstörungen)
Organisch	
Analkanal	• anorektale Stenosen • Analfissuren • dorsale Sphinkterdysplasie • Internushypertrophie • erbliche Myopathie
Beckenboden	• Dysganglionose • mangelnde Internusrelaxation (z. B. nach Rektumresektion)
Rektum	• Morbus Hirschsprung • Enterozele • Rektozele • Rektumprolaps • reduzierte Compliance (z. B. bei chronisch entzündlichen Darmerkrankungen) • obstruierender Tumor (z. B. Rektumkarzinom)

Praktisches Vorgehen

Für die Praxis empfiehlt sich ein schrittweises Vorgehen:
- 1. Schritt: Anamnese, Obstipationsscore, Proktoskopie, Rektoskopie und anorektale Manometrie. In den meisten Fällen ist damit eine Einstufung der Obstipationsproblematik möglich.
- 2. Schritt: Falls sich weitere Fragen ergeben, wird man auf Spezialuntersuchungen wie Transitzeitbestimmung mit Stuhlprotokoll, Defäkographie und neurophysiologische Diagnostik zurückgreifen.
- 3. Schritt: Sollte auch dann die Diagnose noch nicht eindeutig feststehen und sollten – besonders bei jüngeren Menschen – degenerative Veränderungen ausscheiden, ist eine adaptierte Ergänzungsdiagnostik notwendig. Das bedeutet: Koloskopie, Endosonographie, CT, dynamisches

MRT, szintigraphische Untersuchungen des Gastrointestinaltraktes, Motilitätsuntersuchungen, die Fäkoflowmetrie sowie urologische und gynäkologische Untersuchungen.

Therapiestrategie. Wie bei den meisten proktologischen Erkrankungen ist auch bei der Outlet-Obstipation eine kausale Therapie möglich.

Konservative Behandlungsmaßnahmen sollten primär zur Anwendung kommen und operative Eingriffe bei Therapieversagern oder bei einer eindeutig organischen Ursache (z. B. Analstenosen).

Konservative Therapie. Über eine Stuhlgangregulierung mit ballaststoffreicher Kost und Quellsubstanzen (z. B. Mukofalk), Entleerungshilfen mit Suppositorien (z. B. Lecicarbon) oder Klysmen (Praktoklist oder reines Wasser) ist oft schon ein ausreichender Erfolg zu erwarten.

Koordinationsstörungen (Beckenbodendysfunktion) sind therapeutisch schwerer zugänglich. Bei einem sog. „Re-Training" werden über Biofeedback-Maßnahmen dem Patienten optisch und akustisch seine Beckenbodenfunktionen dargestellt und durch operante Konditionierungen eine Funktionsänderung angestrebt (70).

Bei einer erhöhten Perzeptionsschwelle lässt sich ebenfalls über Biofeedback-Maßnahmen Einfluss auf die Entleerungsstörungen nehmen. Beim Anismus oder Spastik sind gute Ergebnisse über die Infiltration des Analsphinkters mit Botulinumtoxin zu erwarten (69).

Operative Therapie. Organische Veränderungen im Analkanal, wie Analstenosen bei chronischen Analfissuren, große hypertrophierte Analpapillen oder Narbenstrikturen, lassen sich meist ambulant operativ korrigieren.

Auf größere operative Eingriffe wird man zurückgreifen müssen, wenn etwa eine Kompression des Rektums durch eine Entero- oder Sigmoidozele vorliegt. Auch bei intrarektaler Intussuseption bzw. einem Rektumprolaps, einer ausgeprägten Rektozele, ist das oft der Fall. Solche Erkrankungen können mit einem Blasendeszensus und einem Vaginalprolaps verbunden sein, die eine interdisziplinäre Zusammenarbeit mit Gynäkologen und Urologen verlangen (56, 61, 77).

Komplikationen. Anhaltende Entleerungsstörungen mit übermäßig starkem Pressen bei der Defäkation führen zu einem Beckenbodentiefstand (Descensus perinei) und zunehmender Schließmuskelschwäche. Eine Inkontinenz ist die Folge. Die gleichzeitig in Folge der Beckenbodensenkung verursachte Überdehnung der Nn. pudendi verursacht neurologische Störungen, die die Inkontinenz mit verstärken.

Anorektale Inkontinenz

Kontinenzstörungen sind besonders mit zunehmendem Alter ein großes Problem. Überwiegend sind es Frauen, die davon betroffen sind. Eine gesellschaftliche Isolation und Ausgrenzung mit Depressionen und Frustrationen sind die Folge. Immense Kosten sind von den Betroffenen zu tragen. Die Inzidenz liegt zwischen 1% und 2%. Mit zunehmendem Alter erreicht sie 30%. In Altersheimen sind von den weiblichen Personen bis zu 80% davon betroffen.

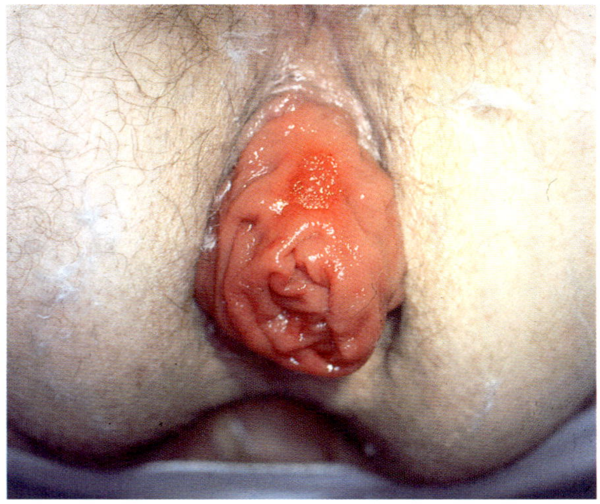

Abb. 6.136 Rektumprolaps.

Tabelle 6.130 Einteilung der anorektalen Inkontinenz

Inkontinenz I. Grades	Unfähigkeit, Winde zurückzuhalten
Inkontinenz II. Grades	Unfähigkeit, breiigen Stuhl zurückzuhalten
Inkontinenz III. Grades	Unfähigkeit, geformten Stuhl zurückzuhalten

Definition und Ätiologie. Als Kontinenz bezeichnet man die Fähigkeit, Stuhl und Winde zu unterscheiden, zurückzuhalten oder kontrolliert abzusetzen. Diese Funktion kann gestört sein und bewegt sich zwischen gelegentlich verschmutzter Wäsche bis zur vollständigen Unfähigkeit, festen Stuhl zu halten (Tab. 6.**130**).

Die Ursachen der Inkontinenz sind vielseitig. Altersbedingte Sphinkterschwäche mit einer Senkung des Beckenbodens (descending perineum syndrom), Folgen operativer gynäkologischer oder chirurgischer Eingriffe, Erkrankungen des Analkanals und des Rektums, Verletzungen des Beckenbodens durch Unfall oder Geburtstraumen, Rektumprolaps (Abb. 6.**136**), Missbildungen des zentralen Nervensystems, Spina bifida, Querschnittslähmungen und anderes (Tab. 6.**131**).

Klassifikation. Die frühere Einteilung in sensorisch, muskulär, neurogen und psychoorganisch wird heutzutage weniger angewandt, weil es sinnvoller ist, eine therapieorientierte Strukturierung vorzunehmen. Diese richtet sich nach den Funktionen, die bei der Kontinenz beteiligt sind, wie Sphinkterfunktion, anorektale Sensibilität, Rektumka-

Tabelle 6.131 Therapieorientierte Klassifikation anorektaler Inkontinenz

Veränderte Stuhlkonsistenz
- Diarrhö
- chronisch entzündliche Darmerkrankung
- irritables Kolon
- Malabsorption

Gestörte Kapazität und Compliance
- Rektumtumoren
- verändertes Rektumreservoir (Z.n. Operation, Ileumpouch)
- chronisch entzündliche Darmerkrankung
- Kollagenosen
- externe Rektumkompression

Störungen im Beckenboden
- Beckenbodendenervation (Pudendusneuropathie, Beckenbodensenkung)
- kongenitale Schäden (Analatresie, Spina bifida, Myelomeningozele)
- Sonstige (Rektumprolaps, Alter, chronische Obstipation)

Störungen des Sphinkters
- Tumor (infiltrierendes Rektumkarzinom, Analkarzinom)
- Sphinkterdefekt (Geburtstrauma, Z.n. Operation, Pfählungsverletzung)
- Sphinkterdegeneration (Internussklerose, Hypotrophie)
- lokale Entzündung (Morbus Crohn)

Gestörte Sensibilität
- Überlaufinkontinenz (Koprostase, Enkopresis, Medikamente)
- neurologische Ursachen (Demenz, Neuropathie, Trauma, Tumor)

pazität und Rektum-Compliance sowie Stuhlkonsistenz und -frequenz (Tab. 6.**131**) (78).

Klinik und Diagnostik. Die Patienten berichten über verschmutzte Wäsche trotz gründlicher Reinigung, den unkontrollierten Abgang von Winden oder Stuhl und bei auftretendem Stuhldrang immer weniger Zeit für den Gang zur Toilette zu haben.

Die Diagnose „Inkontinenz" stützt sich in erster Linie auf die Anamnese. Der kompliziert aufgebaute Sphinkterapparat verlangt eine differenzierte Untersuchung, um eine individuell gezielte Therapie aufbauen zu können.

Bei jeder anorektalen Funktionsstörung ist eine proktologische Basisdiagnostik mit Inspektion, Palpation, Proktoskopie und Rektoskopie erforderlich. Diese sollte in jedem Fall vorgenommen werden, um die Notwendigkeit weiterführender Spezialuntersuchungen festzustellen und dem Patienten unnötige Untersuchungen zu ersparen.

Folgende ergänzende Untersuchungsverfahren kommen je nach Ergebnissen der Basisdiagnostik in Betracht:

- Die *anorektale Manometrie* ist eine wichtige Messmethode, um die an der Kontinenz beteiligten Kompartimente zu differenzieren und zu beurteilen (64–68).
- Mit der *Endosonographie* lassen sich die morphologischen Verhältnisse im Analkanal aufzeichnen.
- *Neurophysiologische Untersuchungen* (Beckenboden-Elektromyographie, Pudendus-Latenzzeit-Bestimmung) ermöglichen eine Differenzierung zwischen neurogenen und muskulären Störungen (63, 72, 83).
- *Sensibilitätstests* erfolgen mit einem Ballon im unteren Rektum oder mit Pinsel und Nadel (74, 79).
- Die *Defäkographie* zeigt den Defäkationsvorgang (62, 66).
- Noch bessere Aussagen zur Funktion liefert die *dynamische MRT.* Veränderungen in Form einer möglichen Rektozele, Enterozele, einer Intussuseption oder eines Rektumprolapses lassen sich auf diese Weise gut darstellen. Auch bei angeborenen Missbildungen empfiehlt sich die MRT oder eine CT.
- Bei *Kontinenztests* wird das Rektum z. B. mit Quark-Milch-Brei gefüllt, um zu sehen, wie lange bzw. ob der Patient in der Lage ist, dies anzuhalten. Auch mit Wasser oder mit 2 cm großen Kugeln ist das möglich.
- Bei komplexen Kontinenzstörungen sind *gynäkologische oder chirurgische Untersuchungen* mit notwendig.

Therapie. Bei der Therapie gilt es nach Möglichkeit die auslösende Ursache zu beheben bzw. deren Folgen zu neutralisieren.

Konservative Therapie.

- Verbesserung einer zu weichen Stuhlkonsistenz,
- Beckenbodentraining,
- Biofeedback (elektronisch gesteuertes Muskeltraining); Erfolgsquote 74% (53–92%),
- anale Elektrostimulation; Erfolgsquote 34% (16–60%).

Operative Therapie.

Mit operativen Eingriffen lässt sich die Leistung einer insuffizienten Muskulatur zwar nicht verbessern, aber deren Effektivität steigern.

Unterschiedlichste Verfahren bieten sich dafür an:

- *Sphinkterrekonstruktion* bei postoperativen oder posttraumatischen Defekten,
- *„Post anal repair"* nach Parks (modifiziert auch als „pre anal repair" oder „total pelvic floor repair"). Hierbei liegen die Erfolge zwischen 60% und 80%; nach 5 Jahren aber nur noch bei 22–27%, so dass diese Verfahren wieder weitgehend verlassen worden sind (58, 76).
- *Sphinkteranalplastiken* in Form einer dynamischen Grazilisplastik (59) oder eines künstlichen Sphinktermuskels (arteficial bowel sphincter) (75) sind Therapieverfahren, die in Einzelfällen, besonders bei jünge-

ren Menschen, gezielt zur Anwendung kommen, aber nur bestimmten Zentren vorbehalten sind (84).

- Die *Stimulation der Sakralnerven* lässt bei neurogenen Störungen und intaktem M. sphincter ani externus in 89% (73 – 100%) Erfolg erwarten.

FAZIT FÜR DIE PRAXIS

- Erkrankungen der äußeren Analregion sind perianale Ekzeme, Analvenenthrombosen (oft sehr schmerzhaft, aber sonst harmlos), Marisken (unbedeutende morphologische Veränderungen), virusbedingte anale Erkrankungen (meist durch sexuellen Kontakt hervorgerufen) und venerische Erkrankungen. Während bei der Behandlung perianaler Ekzeme und bei Marisken eine sorgfältige Analhygiene im Vordergrund steht, sind bei den sexuell übertragenen Erkrankungen eine Mituntersuchung des Partners und eine spezifische Therapie erforderlich.
- Zu den Erkrankungen des Analkanals gehören Hämorrhoiden, Analfissuren, Abszesse und Fisteln, hypertrophierte Analpapillen und vertiefte Krypten sowie Malignome.
- Hämorrhoiden müssen nur bei Beschwerden behandelt werden. Die Therapie sollte sowohl kausal (Stuhlgangregulierung, ggf. Gewichtsreduktion) als auch symptomatisch (je nach morphologischem Befund Sklerosierung, Gummibandligatur, operativ) erfolgen.
- Akute Analfissuren, die extrem schmerzhaft sind, können unter einer konservativen Behandlung abheilen. Nicht abheilende Analfissuren oder chronisch rezidivierende Analfissuren sollten operativ saniert werden. Nennenswerte Kontinenzprobleme sind nach einer operativen Sanierung in Form einer Fissurektomie nicht zu erwarten.
- Nach Perforation oder Spaltung eines Abszesses können eine oder mehrere perianale Fisteln auftreten. Manche Fisteln können sich beiderseits des Afters zu sog. Hufeisenfisteln vereinigen. Die Behandlung besteht aus Fadendrainage und/oder operativer Sanierung; bei komplizierten Fisteln sollte sie interdisziplinär erfolgen.
- Malignome des Analrandes und Analkanals sind selten. Die Diagnose ist oft nur histologisch zu stellen. Die Prognose ist bei den einzelnen Malignomen sehr unterschiedlich, bei dem Analkarzinom gut.
- Entleerungsstörungen und Kontinenzstörungen sind Erkrankungen des Sphinkterorganes. Eine gesunde Lebensführung mit einer ballaststoffreichen Kost, reichlich Flüssigkeitszufuhr und körperlicher Bewegung sind bei Entleerungsstörungen die Basistherapie. Selten sind operative Eingriffe notwendig. Anale Kontinenzstörungen werden von den Betroffenen meist verschwiegen. Ein nicht aufwändiges, aber regelmäßiges Beckenbodentraining sollte jeder Frau ab dem 40. Lebensjahr nahe gelegt werden. Auch bei operativen Eingriffen ist ein regelmäßiges Muskeltraining Voraussetzung für den Behandlungserfolg. Eine feste Stuhlkonsistenz führt bei vielen Betroffenen schon zu einer deutlichen Besserung.

6.21 Operationsfolgezustände

S. Liebe

EDITORIAL **Operationen am Dünn- oder am Dickdarm werden aus den verschiedensten Gründen durchgeführt. Entzündungen, Tumoren, Durchblutungsstörungen, Fehlbildungen und Verletzungen sind die häufigsten Gründe. Deshalb sind auch Folgezustände nach Operationen eine sehr heterogen zusammengesetzte Erkrankungsgruppe. Sie können die Pathophysiologie der Verdauung (z. B. Kurzdarm) betreffen, ein Rezidiv der Grunderkrankung (z. B. Kolitis) darstellen, Folge der Operationsmethode selbst oder deren Komplikationen (z. B. Blindsack-Syndrom) sein oder durch die nicht vollständig beseitigte Grunderkrankung (z. B. Dickdarmkarzinom) bestimmt werden. Für den Arzt sind Anamnese und die genaue Kenntnis der durchgeführten Operation eine wichtige Voraussetzung, um Symptome richtig zuordnen zu können.**

Folgen nach Dünndarmoperation

Kurzdarmsyndrom

Definition

Das Kurzdarmsyndrom (Syndrom des Kurzdarms, short bowel syndrome, postoperative small intestinal insufficiency, short bowel malabsorption syndrome) umfasst Symptome, die nach Resektion von Dünndarmanteilen auftreten und durch Funktionsausfall oder deren Folgeerscheinungen entstehen. Die Reservekapazität des Dünndarms ist groß (78). Werden funktionell ersetzbare Darmanteile reseziert, treten Symptome erst nach Resektion von mehr als 50% der Gesamtlänge auf. Nach Resektion von Darmanteilen, die für spezielle Funktionen des Dünndarms verantwortlich sind, können Symptome auch nach weit weniger ausgedehnten Resektionen beobachtet werden. Von besonderer Bedeutung für eine ungestörte Funktion sind das Duodenum, das proximale Jejunum, das distale Ileum und die Bauhin-Klappe (58, 100). Das klinische Bild wird durch die Adaptations-

Tabelle. 6.132 Kurzdarmsyndrom: Einflussfaktoren seiner Entstehung

1. Ausdehnung und Sitz des resezierten Darmanteils
2. Funktionsfähigkeit des Restdarms (z. B. Morbus Crohn)
3. Adaptationsfähigkeit des Restdünndarms und des Dickdarms
4. Funktionstüchtigkeit der Ileozäkalklappe
5. Funktionstüchtigkeit an der Verdauung beteiligter Organe (Leber, Galle, Magen, Pankreas)

fähigkeit und Funktionstüchtigkeit des Restdarms, des Kolons, der Leber, der Galle und des Pankreas beeinflusst (Tab. 6.**132**).

Ursachen und Pathophysiologie

Die häufigsten Ursachen für Resektionen beim Erwachsenen sind Zirkulationsstörungen oder entzündliche Darmerkrankungen, insbesondere der Morbus Crohn (Abb. 6.**137**). Beim Kind hingegen stehen Mekoniumileus, Volvulus und Inkarzeration in einer Hernie an der Spitze (Tab. 6.**133**).

Tabelle 6.133 Ursachen einer Dünndarmresektion

Durchblutungsstörungen	• Thrombose oder Embolie der A. mesenterica superior • Thrombose der V. mesenterica superior • Strangulation (innere oder äußere Hernie) • Volvulus
Entzündungen	• Resektionen bei Morbus Crohn • Enteritis necroticans • innere Fistelbildung • Resektion bei Strahlenenteritis
Seltene Ursachen	• Resektionen nach Trauma • Jejunoilealer (-kolischer) Bypass • Mekoniumileus • Resektion bei Neoplasma • Zu tiefe gastroileale Anastomose

Allgemeine Folgen einer Dünndarmresektion. Die klinischen Auswirkungen hängen davon ab, welcher Teil des Dünndarms in welchem Ausmaß reseziert wurde. Resektion oder Ausschaltung des *Duodenums* führt zu Störungen der Resorption von Eisen, Folsäure und Calcium. Die Resektion *proximaler Dünndarmanteile* führt zu einer Verminderung der Aktivität an Bürstensaumenzymen (Disaccharidasemangel, Lactasemangel). Der Funktionsausfall kann teilweise durch den distalen Dünndarm und das Kolon kompensiert werden. Kleinere Resektionen des *mittleren Dünndarms* machen sich klinisch kaum bemerkbar, da dort keine spezifischen Resorptionsfunktionen lokalisiert sind. Resektionen von 50% der Dünndarmlänge können in diesem Bereich ohne wesentliche klinische Erscheinungen toleriert

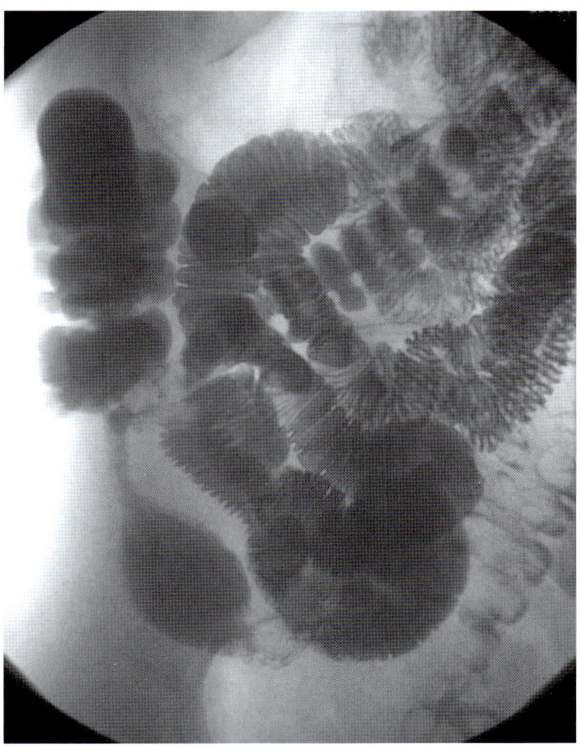
a

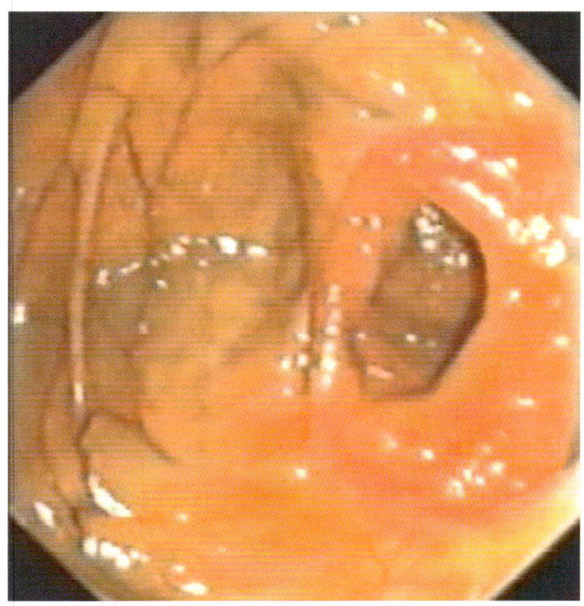
b

Abb. 6.137 Ileoaszendostomie bei Morbus Crohn.
a Röntgenologische Dünndarmdarstellung nach ausgedehnter Resektion des distalen Ileums.
b Endoskopischer Befund der Anastomose ohne pathologische Veränderungen.

werden. Mit einer Dünndarmlänge von 110–150 cm ist ein oraler Nahrungsaufbau in der Regel problemlos möglich (60). Der *distale Dünndarm* hat eine Reihe nicht ersetzbarer Funktionen und seine Resektion führt zu Störungen des Gallensäuren- und Vitamin-B_{12}-Stoffwechsels.

Gallensäurenstoffwechsel und Fettresorption. Gallensäuren werden im distalen Ileum resorbiert. Eine verminderte Resorption führt zum vermehrten Übertritt in den Dickdarm und zu bakterieller Dekonjugation mit Freisetzung toxischer unkonjugierter Gallensäuren, die zu einer Hemmung der Wasser- und NaCl-Resorption sowie zu einer zusätzlichen Sekretion führen (58). Die Folge ist eine *chologene Diarrhö.*

Ist die Resektion größer als 100 cm Ileum, kann die Leber den Verlust an Gallensäuren nicht mehr durch eine erhöhte Produktion ausgleichen, der enterohepatische Kreislauf dekompensiert und es entsteht ein Mangel an Gallensäuren im proximalen Dünndarm.

Die Folge ist eine herabgesetzte Mizellenbildung, die zu einer Resorptionsstörung von Fetten, fettlöslichen Vitaminen und Cholesterol führt. Der verminderte Gallensäurenpool führt zur Entstehung einer lithogenen Galle mit nachfolgender Gallensteinbildung. Der hohe Fettsäuregehalt im Stuhl führt zur Bindung von Calcium unter Bildung unlöslicher Kalkseifen. Dies hat zur Folge, dass freie Oxalsäure vermehrt resorbiert werden kann (22) und zur Bildung von Nierensteinen führt (s.u.). Durch die Fettsäurenmalabsorption gelangen langkettige Fettsäuren in das Kolon, die durch die bakterielle Flora in toxische Hydroxyfettsäuren umgewandelt werden. Diese hemmen die Wasser- und Elektrolytabsorption, stimulieren die Wassersekretion und tragen damit wesentlich zur Diarrhö bei.

Folgen für den Magen. Postoperativ wird eine *Hyperazidität* beobachtet, deren Ursache nicht exakt geklärt ist. Diskutiert werden eine vermehrte Ausschüttung oder ein verminderter Abbau von Gastrin. Die Hypergastrinämie ist vorübergehend und in der postoperativen Phase von Bedeutung. Die großen Magensekretvolumina und der saure pH können zu Inaktivierung von Pankreasenzymen führen und damit zu einer Maldigestion und Malabsorption. In dieser Phase können therapeutische Konsequenzen erforderlich sein (45, 93, 104, 108). Das Auftreten einer Refluxerkrankung oder eines Ulkusleidens ist nicht ungewöhnlich (100).

Resektion der Bauhin-Klappe. Bei Verlust der Bauhin-Klappe können eine Erhöhung des Stuhlgewichts, eine schnellere Passage und eine Keimaszension der Dickdarmflora in den Dünndarm beobachtet werden mit Ausbildung einer bakteriellen Überbesiedelung und deren Folgeerscheinungen. Diese Veränderungen können auch bei der Manifestation einer chologenen Diarrhö oder einer Steatorrhö beteiligt sein.

Folgen einer gleichzeitigen Kolonresektion. Eine gleichzeitige Kolonresektion kann zu einem gesteigerten Verlust von Elektrolyten und Wasser führen. Das Ausmaß dieser Resektion korreliert mit dem Stuhlgewicht und mit dem Verlust an Natriumchlorid. Die Transitzeit wird kürzer (17, 67). Bei jeder Dünndarmresektion sollte deshalb so viel wie möglich vom Kolon erhalten werden. Das Kolon ist Hauptresorptionsort für wasserlösliche Oxalate. Oxalsäure wird im Dünndarm zu einem großen Teil an Calcium gebunden, welches als wasserunlösliche Verbindung im Kolon nicht resorbiert werden kann. Bei Patienten mit Fettmalabsorption bindet sich Calcium an Fettsäuren, und größere Mengen Oxalat erreichen als resorbierbare Verbindungen das Kolon. Diese werden über die Nieren ausgeschieden und führen zur Nierensteinbildung. Ist das Kolon reseziert oder ein Ileostoma vorhanden, lässt sich die Hyperoxalurie nicht finden (22, 67). Auch für die Resorption mittelkettiger Triglyceride scheint ein noch vorhandenes Kolon von Bedeutung zu sein (44).

Folgen für den Dünndarm (Adaptation). Nach einer Resektion übernimmt der verbliebene Darm eine Reihe von Funktionen, die durch die Resektion ausgefallen sind. Es stellt sich eine Erhöhung der Gesamtbürstensaumaktivität verschiedener Enzyme und eine Erhöhung der Resorptionsraten ein. Diese Adaptationsphase kann beim Menschen 6 Monate bis ein Jahr dauern (14). Beim experimentellen Kurzdarmsyndrom kann man zeigen, dass die villöse Oberfläche, die Länge und der Umfang des Restdarms zunehmen. Die Motilität nimmt ab (109) und die Glucoseresorption zu (86). Die Steigerung der Absorption beruht nicht auf einer Kapazitätssteigerung der Einzelzelle, sondern auf einer Erhöhung der Zellzahl (106). Eine röntgenologische Dünndarmpassage kann den verkürzten Darm und eine Erweiterung des Restdarms als Zeichen der Adaptation nachweisen.

Ein entscheidender Faktor für eine ausreichende Adaptation ist eine frühzeitig einsetzende enterale Nahrungszufuhr. Disaccharide und freie Fettsäuren haben einen größeren stimulierenden Effekt als Monosaccharide oder Triglyceride (35, 102).

Die Rolle von Peptidhormonen bei Adaptationsvorgängen ist noch unklar. Eine Rolle wird dem Wachstumshormon und dem Glucagon-like Peptide 2 zugeschrieben (43, 88). Eine Mangelernährung und Malabsorption nach Dünndarmresektion führt regulativ zu einer Erhöhung der oralen Kalorienzufuhr durch den Patienten selbst (15, 16, 61).

Klinik

Das klinische Bild des Kurzdarmsyndroms wird durch Ausmaß und Lokalisation der Resektion, durch die zugrunde liegende Erkrankung, den Abstand zum Operationszeitpunkt und durch die Störungen bestimmt, die sich als Folge dieser Resektion zusätzlich einstellen können. Stets handelt es sich um ein mehr oder weniger ausgeprägtes Malabsorptionssyndrom.

Tabelle 6.134 Klinische Zeichen bei Kurzdarmsyndrom

- Diarrhö
- Steatorrhö
- Gewichtsabnahme
- Lactoseintoleranz
- Folgen einer Hypokalzämie
- Blutgerinnungsstörungen
- Zeichen einer Anämie
- Polyneuropathie
- Osteopathie
- Gallensteinleiden
- Nierensteinleiden

In der unmittelbaren postoperativen Phase stehen Wasser- und Elektrolytverluste im Vordergrund. Bald machen sich aber auch die Folgen der Resorptionsstörung für Nährstoffe bemerkbar. Gewichtsverlust, Antriebsarmut und allgemeine Schwäche sind Folge der verminderten Kalorienaufnahme (Tab. 6.**134**).

Die Diagnose eines Kurzdarmsyndroms wird durch die Anamnese und den Nachweis der Malabsorption gestellt. Leitsymptome eines Malabsorptionssyndroms sind Diarrhö, Steatorrhö und Gewichtsabnahme.

Diarrhö und Steatorrhö. Eine Diarrhö ist ein sehr häufig auftretendes Symptom und hängt wesentlich vom resezierten Teil des Dünndarms ab. Die Ursache kann sehr komplex sein. Auch bei sparsamer Resektion des terminalen Ileums tritt eine chologene Diarrhö auf. Stuhlfrequenz und -menge können bis zur wässrigen Diarrhö gesteigert sein. Bei Dekompensation des Gallensäurenstoffwechsels tritt die Steatorrhö hinzu, die ihrerseits durch die Bildung von Hydroxyfettsäuren die Diarrhö unterhält.

Diagnostik

Die Zahl der Stuhlentleerungen pro Tag, die Bestimmung des Stuhlgewichts und der Nachweis der Steatorrhö (evtl. Stuhlfettbestimmung) sind sinnvolle diagnostische Maßnahmen. Gleichzeitig müssen Störungen abgegrenzt werden, die ebenfalls zu einer Malabsorption führen können. Die Diagnostik konzentriert sich auf den morphologischen Nachweis des Kurzdarms, den Nachweis von Mangelerscheinungen, den Nachweis der Resorptionsstörung und den Nachweis von Folgeerscheinungen.

Nachweis des Kurzdarms. Eine röntgenologische Dünndarmuntersuchung kann den verkürzten Darm und eine Erweiterung des Restdarms als Zeichen der Adaptation nachweisen.

Nachweis von Mangelerscheinungen. Eine Vielzahl von Laborparametern kann erniedrigt sein. Sie sind aber nicht spezifisch für ein Kurzdarmsyndrom. Es können sich eine Hypokaliämie, Hyponatriämie, Zeichen der Dehydratation, hohe Gastrinspiegel, niedrige Calcium-, Magnesium- und Zinkspiegel, erniedrigte Prothrombinspiegel, Hypalbuminämie und Anämie finden. Die Serumkonzentrationen von Calcium, Magnesium, Phosphat, Zink und evtl. Kupfer können bereits frühzeitig verändert sein. Die Bestimmung der Thromboplastinzeit gibt einen Hinweis auf einen Mangel an Vitamin K. Erniedrigung des Vitamin-D- und des Vitamin-B_{12}-Spiegels gelten als Spätveränderungen. Die *Gewichtsabnahme* ist Symptom eines gravierenden Kurzdarmsyndroms oder entsteht nach längerer Zeit bei nicht ausreichend therapiertem Syndrom.

Nachweis von Resorptionsstörungen. Auch Resorptionsuntersuchungen (Xylose, Monosaccharide, Vitamin B_{12}, Oxalsäure, Eisen) sind nicht spezifisch für ein Kurzdarmsyndrom. Sie sind in der Differenzialdiagnose wichtig, können Hinweise auf drohende Mangelerscheinungen geben und bei Therapieentscheidungen (orale Substitution möglich oder nicht) hilfreich sein.

Nachweis von Folgeerscheinungen.

- *Lactoseintoleranz:* Ein Mangel an Lactase ist je nach Ausmaß der Resektion möglich.
- *Hypokalzämie:* Eine Hypokalzämie entsteht bei ausgeprägter Fettresorptionsstörung infolge von Kalkseifenbildung im Kolon. Das Vollbild der Tetanie wird selten beobachtet. Häufiger sind Zeichen der neuromuskulären Übererregbarkeit.
- *Blutgerinnungsstörungen:* Sie treten als Folge der gestörten Fettresorption mit begleitender Störung der Vitamin-K-Resorption auf.
- *Anämie:* Eine Anämie kann in Form einer perniziösen Anämie mit ihren hämatologischen und neurologischen Zeichen auftreten. Ein Vitamin-B_{12}-Mangel tritt besonders nach Resektion des terminalen Ileums auf. Die Menge des gespeicherten Vitamin B_{12} beträgt 2 – 3 mg und der tägliche Bedarf etwa 1 – 2 µg. Klinisch tritt eine Mangelerscheinung erst nach 2 – 4 Jahren auf. Bei ausgedehnten proximalen Resektionen kann ein Mangel an Folsäure und Eisen ebenfalls zu einer Anämie führen.
- *Neuropathien:* Nur bei ausgedehnten Resektionen ist mit der Entwicklung von Polyneuropathien auf dem Boden einer Resorptionsstörung für die Vitamine B_1, B_2, B_6 und B_{12} zu rechnen.
- *Osteopathie:* Die Osteopathie manifestiert sich mit Knochenschmerzen und vermehrter Knochenbrüchigkeit. Zum Nachweis der Osteopathie eignet sich am besten die Bestimmung der Knochendichte (28, 94).
- *Gallensteindiathese:* Die vermehrte Bildung von Gallensteinen ist auf den Mangel an Gallensäuren bei Resorptionsstörung derselben zurückzuführen.
- *Nierensteindiathese:* Die vermehrte Bildung von Nierensteinen geht auf eine vermehrte Rückresorption von Oxalsäure im Kolon zurück, die auf einem Mangel an Calciumionen beruht.

Differenzialdiagnose

Eine wichtige Hilfe in der Differenzialdiagnose ist die Anamnese. Sie wird immer die wichtigste Informationsquelle bilden und muss andere Operationsfolgen am Darm wie Verlust der Ileozäkalklappe mit beschleunigter Passage und evtl. bakterieller Überbesiedelung berücksichtigen. Ganz ähnliche Symptome wie die des Kurzdarmsyndroms können durch Malabsorptions- oder Maldigestionsstörungen anderer Genese hervorgerufen werden (Morbus Whipple, Zöliakie, Enzymdefekte, bakterielle Überwucherung, Pankreasinsuffizienz). Andere Ursachen einer Diarrhö (infektiöse und unspezifische entzündliche Darmerkrankungen) müssen ausgeschlossen werden. Endoskopische Untersuchungen, histologische Untersuchungen der Dick- und Dünndarmschleimhaut, Resorptionsuntersuchungen und Atemtests nach Belastung mit 14C-Xylose, Lactulose oder Glucose (48) können in der Differenzialdiagnose hilfreich sein.

Verlauf und Prognose

Die Prognose hängt sehr von Ausmaß und Sitz der Resektion ab. Patienten mit einem Dünndarmrest von mehr als 25 % haben eine gute Prognose, insbesondere wenn der resezierte Anteil nicht das Duodenum, das terminale Ileum oder das proximale Jejunum enthält.

Komplikationen. Den Verlauf können Infektionen komplizieren. Die Hyperoxalurie kann zu Nierensteinen mit allen nachfolgenden Komplikationen führen. Eine seltene Komplikation ist die Laktazidose (92). Die Ursache ist eine stark erhöhte Bildung von D-Lactat aus dem Überangebot nichtresorbierter Kohlenhydrate (insbesondere die Monosaccharide Glucose und Fructose) durch eine veränderte anaerobe Darmflora im Dick- oder Dünndarm. Wird die im Darm gebildete Lactatmenge nicht durch Bakterien weiter metabolisiert, wird sie vermehrt vom Organismus resorbiert. Während das L-Lactat rasch im Organismus verstoffwechselt wird, fehlt für D-Lactat die D-Lactatdehydrogenase zur Umwandlung in Pyruvat. Das D-Lactat akkumuliert im Organismus und muss renal eliminiert werden. Wichtig ist, an eine solche Komplikation zu denken und durch Bestimmung des Lactatspiegels zu beweisen. Die Behandlung besteht in Reduzierung der Kohlenhydrate und der Gabe von Antibiotika (Neomycin oder Vancomycin).

Ist eine totale parenterale Ernährung erforderlich, können alle Gefahren einer solchen die Prognose beeinträchtigen, insbesondere sind Leberveränderungen und Katheterinfektionen für Spättodesfälle verantwortlich (11, 29, 101).

Therapie

Der postoperative Verlauf nach ausgedehnter Dünndarmresektion verläuft in 3 Phasen (52, 55):

- Phase der Hypersekretion,
- Phase der Adaptation und
- Phase der Stabilisierung.

Hypersekretionsphase. In der Phase der Hypersekretion (Dauer etwa 1 – 2 Wochen) soll bereits in sehr begrenztem Umfang neben der parenteralen mit der enteralen Ernährung begonnen werden. Nach ausgedehnter Dünndarmresektion ist in der unmittelbaren postoperativen Phase eine sorgfältige Kontrolle der Wasser- und Elektrolytverluste erforderlich, um eine ausreichende parenterale Substitution sicherzustellen. Die Dauer einer erforderlichen parenteralen Ernährung ist vom Ausmaß der Resektion abhängig (78). Die Entwöhnung von der totalen parenteralen Ernährung setzt einen ausreichenden Ernährungsstatus und das Tolerieren einer oralen Diät voraus.

Adaptationsphase. Die postoperative adaptative Phase kann mehrere Monate dauern (14). Sie ist durch eine Übernahme von Funktionen des resezierten Darmanteiles durch andere Darmabschnitte gekennzeichnet. Ohne orales Nahrungsangebot erfolgt keine oder eine ungenügende enterale Adaptation (100). Die orale Nahrungsaufnahme soll deshalb so rasch wie möglich erfolgen. Eine parenterale Ernährung sollte jedoch gleichzeitig so lange fortgesetzt werden, bis sichergestellt ist, dass die orale Nahrungszufuhr allein ausreichend ist.

Der orale Nahrungsaufbau erfolgt über Tee, Elementardiäten und faserfreie Diäten. Die Fette sollten mittelkettige Fettsäuren enthalten. Sie führen gegenüber Fetten mit langkettigen Fettsäuren zu einer Verminderung der Diarrhö (37).

In dieser Phase eignen sich auch Elementardiäten, die durch eine Pumpe und eine gastrale Sonde kontinuierlich und entsprechend langsam appliziert werden können. Eine über den ganzen Tag verteilte Gabe nutzt die verfügbare Resorptionskapazität optimal aus. Hyperosmolare Zuckerlösungen sind zu vermeiden. Der Austausch von Glucose mit Maltodextrinen steigert die Absorption von Wasser und Natrium (8). Der Zusatz von Fetten eignet sich besonders als Energieträger (111).

Octreotid (80), Protonenpumpenblocker und H_2-Rezeptorantagonisten können die intestinale Flüssigkeitsmenge vermindern und die Passagezeit verlängern (68). Liegt zusätzlich eine Maldigestion auf dem Boden einer Hyperazidität vor (s. oben, Abschnitt „Pathophysiologie"), können Protonenpumpenblocker und H_2-Rezeptorantagonisten (13, 45, 64) sowie Pankreasenzympräparate hilfreich sein (Tab. 6.**135**).

Phase der Stabilisierung. Nach der Adaptationsphase muss eine Einstellung des Patienten derart erfolgen, dass der tägliche Bedarf an Nährstoffen und Kalorien gedeckt werden kann und Mangelzustände auf lange Sicht vermieden werden. Dies kann in vielen Fällen nur ein Kompromiss sein. Diarrhö und Steatorrhö sind auf ein unumgängliches Maß zu reduzieren. Insgesamt soll die Nahrung auf viele kleine Mahlzeiten verteilt sein. Die Mahlzeit soll fest sein und wenig Flüssigkeit enthalten, da feste Mahlzeiten den

Tabelle 6.135 Medikamentöse Therapie bei Kurzdarm (nach 90)

Symptomatik	Substanz/Gruppe	Dosierung
Gastrale Hypersekretion	Protonenpumpenblocker (alternativ H_2-Blocker)	20–40 mg p. o. oder i. v.
Hypermotilität	Loperamid Codein Tinctura opii	4–6 mg p. o. 30 mg p. o. 10–60 mg p. o.
Sekretorische Diarrhö	Octreotide Budenosid	2–3 × tgl. 50–100 µg s.c. 3 × 3 mg p. o.
Bakterielle Überbesiedelung	Tetracycline, aternativ: Ciprofloxacin oder Metronidazol	4 × 250 mg tgl. 2 × 0,5 g tgl. 750–1500 mg tgl.
Kompensiertes Gallensäurenverlust-syndrom	Cholestyramin	bis 4 g p. o. tgl.

Magen langsamer verlassen. Flüssigkeiten werden 1 Stunde nach den Mahlzeiten gegeben.

Diät und Substitution. Patienten mit Kurzdarm verlieren meist erhebliche Mengen an Nährstoffen durch eine ungenügende Resorption (112). Die tägliche Kalorienzufuhr sollte deshalb hoch sein. Die tägliche Fettzufuhr erfolgt überwiegend in Form von Fetten mit mittelkettigen Fettsäuren. Eine erhebliche Steatorrhö sollte vermieden werden. Sie würde Veränderungen insbesondere im Calciumstoffwechsel nach sich ziehen. Bei kompensiertem Gallensäurenverlust und chologener Diarrhö kann eine Behandlung mit Cholestyramin versucht werden (Tab. 6.**135**). Sie vermindert die Diarrhö, kann aber auch die Fettausscheidung erhöhen. Eine solche Therapie stellt zwangsläufig nur einen Kompromiss dar. Bei dekompensiertem Gallensäurenverlust verstärkt Cholestyramin die Diarrhö, da ein hochgradiger Mangel an Gallensäuren im Darmlumen vorliegt. In solchen Fällen muss die Fettmenge leider reduziert werden und eine Substitution mit fettlöslichen Vitaminen erfolgen. Eine therapeutische Option kann in diesen Fällen die Gabe der Gallensäure Cholylsarkosin sein, die nicht im Darmlumen gespalten wird und teilweise in den oberen Dünndarmabschnitten resorbiert wird. Auf diese Weise konnten die Fettresorption und die Diarrhö gebessert werden (36). Bei Zeichen des Lactasemangels müssen Milchprodukte gemieden werden. Zur Nierensteinprophylaxe, insbesondere bei intaktem Kolon, ist auf eine oxalatarme Nahrung zu achten, sofern die Oxalatausscheidung im Urin erhöht ist. Eine orale Calciumsubstitution kann die Oxalatresorption vermindern.

Calcium-, Magnesium- und Zinksubstitution sind bei schwerem Malabsorptionssyndrom erforderlich. Die Magnesiumsubstitution muss häufig parenteral erfolgen, da die orale Gabe zu einer Verstärkung der Durchfälle führt.

Bei Resektionen des oberen Dünndarms ist auf eine Substitution mit Eisen und Folsäure zu achten. Wasserlösliche Vitamine können zur Behebung oder Vermeidung von Mangelzuständen meist oral in hohen Dosen verabreicht werden. Sie können in ausreichender Menge im Ileum oder Jejunum resorbiert werden (Tab. 6.**136**).

Enterale und parenterale Ernährung. Nicht in allen Fällen genügen eine Diät und orale Substitution allein. Für eine kontinuierliche und langsame Applikation der Nährstoffe mit einem Pumpensystem zur optimalen Ausnutzung der Restfunktion des Darms kann eine enterale Ernährung mit nasogastraler Sonde oder seltener mit Hilfe einer PEG erforderlich sein. In manchen Fällen muss eine zusätzliche oder totale parenterale Ernährung eingesetzt werden. Sie ist als Heimernährung mit speziellen implantierbaren Kathetern möglich (11).

Medikamentöse Behandlungsmöglichkeiten. Das Hauptziel der medikamentösen Therapie ist die Beeinflussung der Diarrhö (Tab. 6.**135**). Generell sind bei oraler Medikamentengabe flüssige Zubereitungen zu bevorzugen, da diese besser und schneller resorbiert werden.

- *Motilitätshemmende Medikamente:* Am gebräuchlichsten ist Loperamid. Ziele sind die Verlängerung der Passagezeit und die Erhöhung der Kontaktzeit des Chymus mit der Darmwand und den Verdauungsenzymen.
- *Antibiotika:* Bei bakterieller Überbesiedelung ist das Ziel die Veränderung der Darmflora und damit eine Verbesserung der Fettverdauung und Fettresorption. Eine Behandlung über 2 Wochen kann die Diarrhö für viele Wochen bessern.

Tabelle 6.136 Substitution bei Kurzdarmsyndrom (modifiziert nach 2 und 4)

	Dosierung	Bemerkung
Vitamin A	10.000 – 50.000 IE tgl.	Spiegelkontrolle
Vitamin D	3.000 – 5.000 IE tgl.	Spiegelkontrolle
Vitamin E	300 mg tgl.	
Vitamin K	10 mg wöchentlich	Thromboplastinzeit beachten
Vitamin B_{12}	300 – 1000 µg s.c. wöchentlich	Spiegelkontrolle, besonders nach Ileumresektion
Folsäure	5 – 15 mg tgl.	
Vitamin C	200 – 500 mg tgl.	
Calcium	Calciumcarbonat 1 – 4 g tgl. p. o.	bei Mangel oder zur Nierensteinprophylaxe
Magnesium	bis 500 mg tgl. in 2 – 3 Dosen	Achtung: Verstärkung der Diarrhö möglich
Eisen	nach Bedarf	
Zink	25 – 75 mg tgl. (als Zinksulfat oder -gluconat	
Selen	50 – 100 mg tgl.	Spiegelkontrolle
Bicarbonat	nach Bedarf	

Die angegebenen Dosierungen sind Anhaltswerte und der individuellen Situation anzupassen.

- *Cholestyramin und Gallensäuren:* Cholestyramin kann bei chologener Diarrhö gegeben werden. Urso- und Chenodesoxycholsäure sind in der Diskussion zur Gallensteinprophylaxe.
- *Pankreasenzympräparate:* Sie sollten mit den Mahlzeiten gegeben werden, insbesondere wenn Zeichen der Maldigestion bestehen.
- *Protonenpumpenblocker, H_2-Rezeptorantagonisten:* Sie sind indiziert bei Inaktivierung von Pankreasenzymen durch Hyperazidität.
- *Budenosid:* Bei Vorliegen eines Ileostomas und großen Stuhlmengen konnte mit Budenosid bei Patienten mit Morbus Crohn eine signifikante Abnahme der Stuhlmenge erreicht werden (24).

Oral verabreichte Medikamente können sich bei Kurzdarmsyndrom pharmakokinetisch gänzlich anders verhalten. Deshalb ist eine Überwachung der Plasmaspiegel in einigen Fällen erforderlich. Dies kann beispielsweise für Glykoside und Antibiotika zutreffen.

Operative Behandlungsmöglichkeiten. Die Möglichkeiten sind sehr begrenzt. Sie sollten erst ins Auge gefasst werden, wenn die Adaptationsphase abgeschlossen ist und mit keiner weiteren Besserung gerechnet werden kann (99). Ziele sind die Verlängerung der intestinalen Transitzeit und die Vergrößerung der Absorptionsfläche. Neben Eingriffen am Darm selbst können Operationen an der Gallenblase wegen Cholelithiasis, am abdominellen Gefäßsystem und selten am Magen erforderlich sein. In einer Studie an 53 erwachsenen Patienten mit Kurzdarmsyndrom war eine Relaparotomie nach Klinikentlassung in etwa 50% der Patienten erforderlich (98).

Re-Eingriffe am Darm sollen immer auf die Erhaltung des Restdarms oder auf Wiedereinbeziehung ausgeschalteter Darmabschnitte gerichtet sein. Ein antiperistaltisches Segment vom Dünn- oder Dickdarm kann die Passagezeiten verringern (77). Die Erfahrungen sind jedoch begrenzt und es muss noch eine genügende Länge des Darms vorhanden sein. Erweiterte Dünndarmschlingen können für eine Verlängerung des Darms genutzt werden. Diese anspruchsvolle Technik wurde mit gutem Erfolg eingesetzt. Konstruktion eines künstlichen Sphinkters, die Bildung einer intestinalen Neomukosa auf in die Darmkontinuität eingefügte Serosa und intestinales Pacing sind weitere Versuche, die Passagezeit zu verlängern oder die Resorptionsfläche zu vergrößern (20). Keine der bisherigen Methoden erscheint jedoch effektiv und ausreichend sicher.

Transplantation. Seit moderne Immunsuppressiva verfügbar sind, wurde die Transplantation des Dünndarms in begrenztem Umfang erfolgreich eingesetzt. In der Regel wird das gesamte Spenderorgan transplantiert. Die Komplikationsrate ist jedoch beträchtlich (99, 101). Möglich sind die isolierte Dünndarmtransplantation, die Leber-Dünndarm-Transplantation und die Multiorgantransplantation. Indikation für eine Dünndarmtransplantation ist das Versagen der parenteralen Ernährung (Tab. 6.**137**), die ihrerseits wegen eines intestinalen Versagens notwendig ist (26). Das häufigste Problem ist das mit der totalen parenteralen Ernährung assoziierte Leberversagen. Solche Patienten sind Kandidaten für eine kombinierte Leber-Dünndarm-Transplantation.

Bakterielle Überbesiedelung

Definition

Unter bakterieller Überbesiedelung (bakterielle Fehlbesiedelung, Blindsacksyndrom, blind loop syndrome, bacterial

Tabelle 6.137 Indikationen zur Dünndarmtransplantation (nach 26)

Leberversagen	drohendes oder manifestes Leberversagen bei totaler parenteraler Ernährung
Gefäßkomplikationen	Verlust der venösen Zugänge (2 oder mehr zentrale Venen)
Katheterkomplikationen	rezidivierende Sepsis (2 oder mehr septische Zustände oder eine Pilzsepsis)
Dehydratation und Elektrolytentgleisung	häufige und schwere Episoden trotz ausreichender parenteraler Substitution

overgrowth syndrome) versteht man ein Malabsorptionssyndrom, welches durch eine bakterielle Überwucherung des Dünndarms mit einer anaeroben Kolonflora entsteht. Ursache der bakteriellen Fehlbesiedelung ist eine Verlangsamung oder Stase der Passage in einem Dünndarmabschnitt.

Ursachen und Pathophysiologie

Ursachen. Blindsäcke nach Darmoperationen können nach Anlage von Anastomosen (End-zu-Seit- oder Seit-zu-Seit-Anastomosen), eines Ileumpouches (kontinente Ileostomie, Ileumpouch mit ileoanaler Anastomose) und nach Bypass-Operationen entstehen. Eine Jejunoileostomie wurde zwischen 1970 und 1980 häufig zur Behandlung der Adipositas eingesetzt und ist heute verlassen worden. Die Komplikationsrate (Blindsacksyndrom, Gallensteinbildung, Nierensteinbildung) war hoch (42). Nach Resektion der Ileozäkalklappe kann sich durch Keimaszension das Syndrom ohne Blindsack im eigentlichen Sinne einstellen. Das Blindsacksyndrom ist nicht auf die chirurgische Anlage blinder Schlingen begrenzt (38), sondern andere Ursachen spielen bei der Herausbildung dieses Syndroms eine weit größere Rolle (Tab. 6.**138**). Bei diesen Erkrankungen entsteht eine Art funktioneller Blindsack, in dem eine bakterielle Überwucherung stattfinden kann (Abb. 6.**138**).

Pathophysiologie. Die Stase des Darminhalts bewirkt neben einer Zunahme der Keimzahl auch eine Verschiebung des Keimspektrums. Das Verhältnis von anaeroben zu aeroben Keimen nimmt zu (Kolonisierung der Dünndarmflora). Diese Keimflora führt zu Veränderungen des Darminhalts und der Schleimhaut im Blindsack. Im Blindsack kommt es zu einer bakteriellen Dekonjugation der Gallensäuren, als deren Folge eine Störung der Mizellenbildung eintritt. Dies ist Ursache der Fettresorptionsstörung mit Steatorrhö und mangelnder Resorption fettlöslicher Vitamine. Aus Fettsäuren entstehen bakteriell Hydroxyfettsäuren, die zusammen mit dekonjugierten Gallensäuren toxisch auf die Schleimhaut in der Schlinge selbst und in den nachgeschalteten Darmanteilen wirken und eine Stimulation der Sekretion auslösen.

Die Veränderungen an der Schleimhaut sind durch eine Reduktion der Zottenhöhe und Zunahme der Kryptentiefe charakterisiert. Die Anzahl der Glucosetransporter pro Fläche nimmt ab (59).

Aus nichtresorbierten Kohlenhydraten, Eiweißen und Fetten entstehen bakteriell in den unteren Darmabschnitten kurzkettige Fettsäuren, die ihrerseits die Diarrhö verstärken. Der Mangel an Vitamin B_{12} ist mit hoher Wahrscheinlichkeit auf einen bakteriellen Verbrauch zurückzuführen.

Tabelle 6.138 Ursachen einer bakteriellen Überbesiedelung

Folgen chirurgischer Eingriffe	• Enteroanastomosen • Bypass-Operation • B-II-Resektion • Resektion der Ileozäkalklappe • Pouch nach Proktokolektomie
Ohne chirurgische Eingriffe	• Dünndarmdivertikulose • Stenose bei Darmerkrankungen • Motilitätsstörungen • Hypo- oder Achlorhydrie • gastrokolische oder jejunokolische Fistel

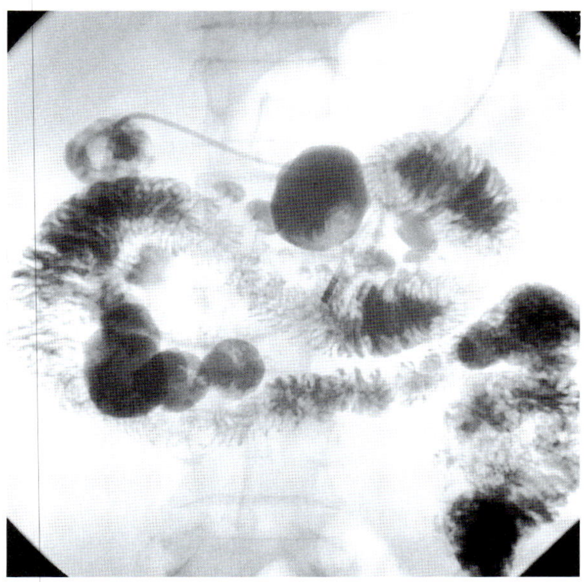

Abb. 6.138 Dünndarmdivertikulose bei klinisch bakterieller Überbesiedelung.

Klinik

Die Symptome einer bakteriellen Überbesiedelung können sehr verschieden ausgeprägt sein. Insbesondere nach einer Operation kann das Syndrom erst nach Jahren klinisch manifest werden. Allgemeine Symptome wie Bauchschmerzen, Blähungen und Krämpfe entwickeln sich bei Strikturen und operativ angelegtem Pouch oft lange vor dem Auftreten einer Diarrhö oder Steatorrhö. Sie können auch die einzigen Symptome bleiben. Wässrige Diarrhö, Steatorrhö, Anämie und Gewichtsverlust bilden das Vollbild des Syndroms. Die Anämie kann durch Eisenverlust oder durch B_{12}-Mangel verursacht sein. Folgen der Fettmalabsorption sind Mangelzustände an fettlöslichen Vitaminen. Seltener ist eine Hypoproteinämie infolge mangelnder Eiweißverdauung und Resorption.

Diagnostik

Die Diagnostik konzentriert sich auf die Folgen, den Nachweis und die Ursachen der bakteriellen Überbesiedelung.

Folgen der bakteriellen Überbesiedelung. Als Folge finden sich Zeichen der Malabsorption (s. auch Abschnitt „Kurzdarmsyndrom"). Nachweis des Vitamin-B_{12}-Mangels (makrozytäre Anämie, Vitamin B_{12} im Serum), Serumcalcium, Serumeiweiß und die Stuhlfettbestimmung sind wichtige Laboruntersuchungen.

Nachweis der bakteriellen Überbesiedelung. Der direkte und exakteste Nachweis gelingt durch die bakterielle Untersuchung des proximalen Dünndarmaspirates. Dies ist eine aufwändige Untersuchung (Entnahme unter anaeroben Bedingungen, aufwändige bakteriologische Techniken). Außerdem muss die abnorme Besiedelung nicht im oberen Dünndarm vorhanden sein. Eine Reihe von Tests weisen die pathogene Darmflora auf indirekte Weise an Hand ihrer metabolischen Aktivität nach.

- *H_2-Exhalationstest:* Nach oraler Gabe von 10 g Lactulose oder 50 g Glucose wird der Gehalt an Wasserstoff in der Atemluft bestimmt. Bakterien verstoffwechseln beide Zucker unter Freisetzung von Wasserstoff. Dies geschieht normalerweise erst im Dickdarm. Ein vorzeitiger Anstieg von Wasserstoff in der Atemluft weist auf eine Fehlbesiedelung hin. Eine schnelle Darmpassage führt zu Fehlinterpretationen.
- *^{14}C-Glykocholat-Atemtest:* Bakterien des Dickdarms können Gallensäuren dekonjugieren. Bei einer Fehlbesiedelung kommt es frühzeitig zu einem $^{14}CO_2$-Anstieg in der Atemluft durch Dekonjugation des Glykocholats. Falsch positive Ergebnisse können sich nach Dünndarmresektionen einstellen, wenn die Absorption von Gallensäuren gestört ist und konjugierte Gallensäuren in den Dickdarm gelangen. Nachteilig ist ferner die Verwendung eines radioaktiven Diagnostikums.
- *^{14}C-Xylose-Atemtest:* Xylose wird im menschlichen Organismus nicht metabolisiert, sondern im Dünndarm resorbiert und renal ausgeschieden. Bei bakterieller Überwucherung wird Xylose im Dünndarm von Bakterien metabolisiert und $^{14}CO_2$ gebildet, welches resorbiert wird und in der Atemluft erscheint. Xylose hat gegenüber Gallensäuren den Vorteil, dass sie überwiegend im proximalen Dünndarm resorbiert wird und eine schnelle Darmpassage oder eine Ileumresektion das Ergebnis weniger beeinflusst. Auch dieser Test hat den Nachteil der Verwendung eines radioaktiven Diagnostikums.

Ein Vergleich von ^{14}C-Xylose-Atemtest, Glucose-Atemtest und Lactulose-Atemtest an einer Patientengruppe mit gesichertem Overgrowth-Syndrom zeigte positive Werte von 95% für Xylose, 75% für Glucose und 55% für Lactulose (48). H_2-Atemtests sind einfach und billig, haben aber eine geringere Spezifität und die Ursachen falsch positiver und negativer Ergebnisse müssen beachtet werden. Die besten Resultate zeigte der Xylose-Atemtest.

Untersuchungen des Dünndarmsafts auf kurzkettige Fettsäuren oder Gallensäuren ist aufwändig und für die Praxis weniger geeignet.

Ursache der bakteriellen Überbesiedelung. Sie kann nach chirurgischen Eingriffen orientierend mit der Sonographie gesucht werden. Die röntgenologische Darstellung des Magen-Darm-Traktes ist jedoch zum Nachweis morphologischer Veränderungen am besten geeignet. Das weite Ursachenspektrum eines Blindsacksyndroms (Tab. 6.**138**) erfordert jedoch oft den Ausschluss vieler anderer Erkrankungen, die für ein Malabsorptionssyndrom verantwortlich sein können.

Differenzialdiagnose

Ausgeschlossen werden müssen Malabsorptionssyndrome anderer Genese wie Kurzdarmsyndrom, Morbus Crohn, Morbus Whipple und Zöliakie.

Verlauf und Prognose

Bei einer erfolgreichen chirurgischen Sanierung ist die Prognose ausgezeichnet. Oft ist jedoch eine intermittierende antibiotische und kontinuierliche diätetische Therapie erforderlich, wenn das Blindsacksyndrom nicht beseitigt werden kann.

Therapie

Die Therapie verfolgt 3 Ziele: Beseitigung der Ursache des Blindsacksyndroms, Behandlung der bakteriellen Überbesiedelung und Behandlung der Malabsorption und deren Folgen.

Liegt eine chirurgisch behandelbare Ursache vor, sollte diese in jedem Falle korrigiert werden (38). Dies ist nicht in allen Fällen technisch möglich. Auch wünschen beispielsweise manche Patienten die Korrektur oder Exzision ihres Pouches nicht. Deshalb muss bei vielen Patienten eine medikamentöse Therapie durchgeführt werden, die intermittierend und evtl. sogar dauerhaft sein kann. Ein Blindsacksyndrom spricht häufig gut auf eine antibiotische Therapie an. Bewährt haben sich Tetracycline (4-mal 250 mg oral). Eine Besserung sollte innerhalb einer Woche zu beobachten sein (34). Wirkungsvoll sind auch Ciprofloxacin, Norfloxacin oder Metronidazol (5, 21). Das Malabsorptionssyndrom muss diätetisch behandelt und substituiert werden (s. Kurzdarmsyndrom).

Folgen nach Dickdarmoperation

Definition

Operationsfolgen nach Dickdarmresektion bilden ein weites Spektrum von klinischen Erscheinungen, die von der Operationsmethode, vom Ausmaß der Resektion und von der zugrunde liegenden Erkrankung bestimmt sind. Dickdarmteilresektionen mit Wiederherstellung der Kontinuität bieten meist keine besonderen Probleme. Dies gilt auch für die totale Kolektomie mit Ileorektostomie.

Klinisch relevant werden Operationen, bei denen der Analsphinkter nicht erhalten werden kann und eine Kolostomie oder Ileostomie angelegt werden muss bzw. Zustände nach Proktokolektomie und kontinenzerhaltender Operation (Ileostomie mit ilealem Pouch, Kolektomie mit Proktomukosektomie und Anlage eines ileoanalen Pouches).

Auf die unmittelbaren postoperativen Folgen (Anastomosenleck, pelvine Sepsis, intestinale Obstruktion u. a.) soll an dieser Stelle nicht eingegangen werden.

Pathophysiologie

Nach einer Resektion von Kolonanteilen können am Restdarm Veränderungen der intestinalen Flora, der Mukosahistologie, der Absorption und der Motilität auftreten. Solche Veränderungen sind insbesondere nach Proktokolektomie mit und ohne Ileumpouch am Ileum anzutreffen und werden als Adaptation des Restdarms aufgefasst. Durch die Operation können Nerven des autonomen Nervensystems geschädigt werden und zu Innervationsstörungen der Nachbarorgane führen (Störungen von Blasen- und Sexualfunktion).

Intestinale Flora. Bei einer konventionellen Ileostomie liegt die bakterielle Flora des Stuhls qualitativ und quantitativ zwischen einer Ileum- und Kolonflora. Stuhl aus einem Ileostoma hat eine höhere Konzentration an Bakterien und eine etwas größere anaerobe Flora als der ileale Chymus gesunder Kontrollpersonen. Der Stuhl aus einem kontinenten Ileostoma oder einem ileoanalen Pouch ist der Kolonflora ähnlicher, d. h. die Gesamtzahl der Bakterien und das Verhältnis von anaerober zu aerober Flora sind größer als bei einem konventionellen Ileostoma. Allgemein kann man sagen, dass ein Ileostoma den Ileuminhalt kolonähnlicher macht und ein Pouch diese Veränderungen verstärkt. Bei einer Störung der Darmfunktion oder der Pouchfunktion wird die Kolonisation stärker (56, 76).

Histologie. Nach einer Proktokolektomie wird eine Umwandlung der Ileumschleimhaut in eine kolonähnliche Schleimhaut beobachtet. Diese Veränderungen sind bei Pouchbildung am stärksten und können bei einer Routinebeurteilung als Kolonschleimhaut interpretiert werden (53). Als Ursache werden die Veränderungen des bakteriellen Milieus angesehen.

Absorption. Durch den Verlust des Kolons verliert der Organismus an Resorptionskapazität für Elektrolyte und Wasser. Der Natriumverlust nach einer Ileostomie beträgt etwa 30–40 mmol am Tag und das Stuhlgewicht bei gut funktionierender Ileostomie 300–800 g täglich (74).

Obwohl das Ileum für die Konstruktion des Pouches verwendet wird, behält es seine Funktion, Vitamin B_{12} und Gallensäuren zu resorbieren (71). Die Ausscheidung der Gesamtgallensäuren bei ileoanalem Pouch und terminaler Ileostomie ist etwa gleich und liegt nur wenig über der von gesunden Probanden. Die Ausscheidung von sekundären und dekonjugierten Gallensäuren ist allerdings bei ileoanalem Pouch erhöht gegenüber den Patienten mit terminalem Ileostoma. Dies ist auf den geänderten bakteriellen Gehalt im Pouch zurückzuführen (66, 65, 76). Andere Untersuchungen zeigen allerdings eine erhöhte Ausscheidung von Gallensäuren nach jeder Art von Proktokolektomie (9) und die Ausbildung eines Lipidprofils, welches beim Gesunden ein niedriges Risiko für arteriosklerotische Prozesse anzeigt (69).

Besonders sorgfältig muss nachbeobachtet werden, wenn die Ileostomie mit einer Resektion von terminalem Ileum verbunden ist oder der Restdarm erkrankt ist (Morbus Crohn, evtl. Colitis ulcerosa), da hier Absorptionsstörungen von Gallensäuren und Vitamin B_{12} auftreten können.

Motilität. Das Kolon ist eine Region langsamen Transits. Die meisten Patienten haben keine wesentlichen Änderungen der Stuhlgewohnheiten nach einer partiellen Kolektomie. Das verbleibende Kolon erhöht seine Speicherkapazität und der Transport durch das Restkolon verlängert sich. Der Dünndarmtransport verändert sich nicht (25).

Bei einer Proktokolektomie oder Proktektomie wird der Analsphinkter entfernt und damit die physiologische Regulation der Stuhlentleerung gestört. Die Kontinenz kann vielfach durch besondere kontinenzerhaltende Operationen zufrieden stellend hergestellt werden.

Ilealer Pouch mit ileoanaler Anastomose

Operationsverfahren. Bei dieser Technik werden eine Kolektomie und eine mukosale Proktektomie mit einer endorektalen ileoanalen Anastomose verbunden. Die Muskulatur des distalen Rektums, des Beckenbodens und des

Sphinkters werden geschont. Ein ilealer Pouch vom terminalen Ileum wird geformt und mit der Linea dentata anastomosiert. Ein dauerhaftes Ileostoma wird vermieden. Bei Entfernung der Rektummukosa wird die Innervation von Blase, Genitalien und Analsphinkter weitestgehend geschont. Die Operation ist für Patienten mit familiärer Adenomatose und Colitis ulcerosa geeignet, nicht aber für Patienten mit Morbus Crohn. Die Vorteile bestehen insbesondere in der Entfernung nahezu aller Mukosaanteile, der Erhaltung des analen Sphinkterapparates und der weitgehenden Schonung autonomer Nerven des Beckens. Postoperative Probleme haben zur Entwicklung verschiedener Pouchformen und alternativer Operationsverfahren geführt (47). Das entlastende Ileostoma wird nach 3 Monaten verschlossen.

Bei ilealem Pouch mit *distaler rektaler Anastomose* werden Kolon, proximales und mittleres Rektum entfernt. Der ileale Pouch wird an das distale Rektum anastomosiert. Die Operation kann einzeitig durchgeführt werden, die Sensibilität des Analkanals und die Funktionstüchtigkeit der Sphinkteren können besser erhalten werden. Der winzige verbleibende Schleimhautrest berge nur ein minimales Risiko.

Nach Anlage eines ilealen Pouches mit ileoanaler Anastomose werden insbesondere Diarrhö, Inkontinenz, eine Pouchitis und Obstruktionen beobachtet.

Diarrhö und Inkontinenz

Klinik. Nach Verschluss der entlastenden Ileostomie, die etwa 3 Monate nach Pouchanlage erfolgt, reduzieren sich Gewicht, Konsistenz und Anzahl der Stühle. Es stellen sich durchschnittlich 4 – 5 weiche Stühle am Tage und 1 – 2 in der Nacht ein (12, 47, 72, 75, 96). Das Stuhlgewicht beträgt etwa 600 g täglich. Eine perfekte Kontinenz wird in etwa 80 % während des Tages und in etwa 50 % während der Nacht erreicht (47). Die Diskriminierung zwischen gasförmigem, flüssigem und festem Darminhalt gelingt in 50 – 90 % der Fälle (62, 105).

Verlauf und Prognose. Die Funktion des ileoanalen Pouches bessert sich während der ersten postoperativen Jahre. Dies zeigt sich an einer Erhöhung des willkürlichen Sphinkterdrucks, am Einstellen eines rektoanalen Hemmreflexes, an der Zunahme der Kapazität des Pouches und an der verbesserten Kontinenz (12, 62, 72, 81). Je kleiner das Stuhlgewicht und je besser die Stuhlkonsistenz sind, umso seltener sind die Stuhlentleerungen.

Differenzialdiagnose. Bei einer Diarrhö müssen eine mechanische Obstruktion, eine zusätzliche Ileumresektion, ein Morbus Crohn, eine Lactoseintoleranz und andere Ursachen einer Diarrhö ausgeschlossen werden (47, 76).

Therapie. Es gibt keine allgemeingültige Diät. Die Patienten sollten ein Ernährungsprotokoll führen und die Nahrungsmittel eruieren, welche für eine erhöhte Stuhlfrequenz verantwortlich sind. Zeitiges Abendbrot, stärkehaltige Nahrungsmittel und Reis führen zu einer Senkung der Stuhlfrequenz. Alkohol, Coffein, Schokolade und größere Flüssigkeitsmengen führen zu einer höheren Stuhlfrequenz (103). Trotzdem müssen die Patienten ausreichend trinken und auf ausreichende Kochsalzzufuhr achten. Dies gilt besonders für Phasen mit höherem Flüssigkeitsverlust (heiße Wetterphasen, körperliche Anstrengung). Kohlarten, Hülsenfrüchte und Sauerkraut werden erfahrungsgemäß schlecht vertragen.

Als symptomatische Maßnahme hat sich Loperamid in der Therapie am besten bewährt. Versucht werden auch Somatostatinanaloga. Bei Vorliegen einer bakteriellen Überbesiedelung bringt eine antibiotische Behandlung Besserung (s. oben). Bei nachgewiesener Analsphinkterschwäche kann ein Biofeedback-Sphinktertraining versucht werden.

Pouchitis

Definition. Unter einer Pouchitis versteht man die Entzündung der Schleimhaut des Ileumpouches nach ileoanaler Anastomose oder kontinenter Ileostomie.

Ursachen und Pathophysiologie. Die Ursache der Pouchitis ist unbekannt. Es ist nicht sicher, ob die Erkrankung ein Spezifikum des Pouches ist oder als Rezidivkolitis im Ileum aufzufassen ist. Es wird ein Zusammenhang mit der bakteriellen Besiedelung und der resultierenden Schleimhautumwandlung oder einer vermehrten Stase im Pouch gesehen (47, 74, 76). Allerdings unterscheidet sich die bakterielle Besiedelung nicht bei Patienten mit und ohne Pouchitis (12). Die Häufigkeit einer Pouchitis hängt von der Grunderkrankung ab (57). Patienten, die präoperativ oder postoperativ extraintestinale Manifestationen einer Colitis ulcerosa hatten, bekamen häufiger eine Pouchitis (54, 82).

Das kumulative Risiko, eine Pouchitis zu bekommen, beträgt 15 – 35 %. Sie tritt besonders in den ersten 6 Monaten nach Verschluss der Ileostomie auf. Bei familiärer Adenomatose des Kolons beträgt die Häufigkeit nur 3 – 14 % (19, 46, 82). Eine Exzision muss nur in 0,3 – 1,3 % der Fälle erfolgen. Eine Backwash-Ileitis ist kein Risikofaktor.

Klinik und Diagnostik. Die Diagnose wird anamnestisch und klinisch gestellt und endoskopisch-bioptisch gesichert. Schmerzen bei der Stuhlentleerung, Erhöhung der Stuhlmenge und Stuhlfrequenz sowie Minderung der Stuhlkonsistenz sind führende Symptome. Systemische Komplikationen einer Colitis ulcerosa werden bei Patienten mit Pouchitis häufig beobachtet (Tab. 6.**139**). Beschleunigung der Blutsenkung und eine Leukozytose können vorliegen.

Es ist wichtig, die Diagnose Pouchitis sicher zu stellen und möglichst keine empirische Therapie durchzuführen, da die Erkrankung rezidiviert und man sich sicher auf die gestellte Diagnose verlassen muss. Deshalb soll bei klinischem Verdacht erst die Endoskopie mit Biopsie gemacht werden.

Tabelle 6.139 Klinische Symptome bei Pouchitis (nach 82)

Symptom	Häufigkeit
Erhöhte Stuhlfrequenz	68%
Bauchschmerzen	74%
blutige Stühle	79%
Fieber	42%
Gewichtsverlust	42%
Ermüdbarkeit	79%
Arthralgien	26%

Das endoskopische Bild bietet eine diffus gerötete, ödematöse und leicht vulnerable Schleimhaut mit Verlust der Gefäßzeichnung, punktförmigen Blutungen und seltener oberflächlichen Ulzerationen. Histologisch finden sich Zeichen der akuten und chronischen Entzündung mit Infiltration von Lymphozyten, Plasmazellen und Eosinophilen (76, 82).

Differenzialdiagnose. Liegt dem Leiden eine Colitis ulcerosa zugrunde, muss auch an eine Manifestation der Grunderkrankung gedacht werden. Ein Morbus Crohn sollte in jedem Falle ausgeschlossen werden.

Verlauf und Prognose. Die Pouchitis ist eines der wesentlichsten Probleme, welche die Prognose eines ileoanalen Pouches mit ileoananler Anastomose bestimmen. Nach der Operation kehren 85% der Patienten in das normale Berufsleben zurück (27). Patienten mit ileoanalem Pouch, mit kontinentem oder inkontinentem Ileostoma verhalten sich gleich hinsichtlich des sozialen Lebens, der Eingliederung in den Arbeitsprozess und Gründung einer Familie (s. unten). Bei sexueller und sozialer Aktivität (Reisen, Sport u.a.) schneidet aber die ileoanale Anastomose gegenüber der kontinenten und inkontinenten Ileostomie am besten ab (49, 73, 63). Insgesamt wird insbesondere beim ileoanalen Pouch eine Verbesserung der Lebensqualität nach Operation beobachtet.

5–10% der Patienten müssen aufgrund postoperativer und später auftretender Komplikationen wie Pouchitis, pelvine Sepsis, nicht beherrschbare Diarrhö und unerkannte Crohn-Erkrankung ein dauerhaftes Ileostoma bekommen (47, 62, 72, 105, 103). Die Wahrscheinlichkeit einer Pouchexzision hat in den letzen Jahren abgenommen und ist für die Colitis ulcerosa höher als für die familiäre Adenomatose (82).

Verletzungen der autonomen Nerven des kleinen Beckens sind selten. Blasenfunktionsstörungen werden selten beobachtet und sind meist vorübergehend. Sexuelle Dysfunktionen werden bei Männern und Frauen beobachtet. Von den Männern werden am häufigsten Erektionsschwäche und retrograde Ejakulation angegeben (85). Dysmenorrhö ist das häufigste Symptom der Frau. Schwangerschaft und Geburt sind möglich (46, 62, 72, 74).

Die Langzeitprognose ist von der Grunderkrankung abhängig und normalerweise identisch mit gesunden Kontrollprobanden (74).

Antibiotische Therapie. Eingesetzt werden bei Pouchitis in erster Linie Metronidazol oder Ciprofloxacin für die Dauer von 14 Tagen (Tab. 6.**140**) (1, 33, 84). Nach 1–2 Tagen verspüren die Patienten eine Besserung.

Die chronisch rezidivierende Pouchitis kann eine Langzeittherapie erfordern. Eine Dauertherapie wird empfohlen, wenn die Pouchitis 3-mal innerhalb eines Jahres oder innerhalb eines Monats nach Absetzen der Therapie rezidiviert (84).

Allerdings werden unter Dauertherapie Nebenwirkungen, insbesondere von Metronidazol, in 33–55% der Patienten beobachtet mit Erbrechen, Übelkeit, Bauchschmerzen, Kopfschmerzen.

Andere Therapieoptionen. Bei Nichtansprechen der antibiotischen Therapie können auch rektal oder oral verabreichte Corticosteroide oder Budenosid (83) erfolgreich eingesetzt worden. Eine andere Therapieoption ist Mesalazin rektal (Zäpfchen, Einläufe) oder Sulfasalazin bzw. Mesalazin oral.

Ermutigende Ergebnisse in der Primärprophylaxe und in der Rezidivprophylaxe der Pouchitis konnten mit einer probiotischen Therapie erreicht werden (31, 32, 50, 51).

Es gibt Patienten, die auf keine medikamentöse Therapie ansprechen und mit einer permanenten Ileostomie versorgt werden müssen.

Die Anlage eines ileoanalen Pouches gilt bei Morbus Crohn allgemein als kontraindiziert. Trotzdem kann es nach einer Pouchanlage zu einem Diagnosewechsel kommen. Mögliche Komplikationen sind Fisteln und Pouchitis. Der

Tabelle 6.140 Medikamentöse Therapie der Pouchitis

Substanz	Dosierung/Bemerkung
Gesicherte Wirkung	
Ciprofloxacin oder	2 × 0,5 g tgl.
Metronidazol oder	750–1500 mg tgl.
Amoxicillin/Clavulansäure oder	2 × 1 g tgl.
Tetracyclin	4 × 250 mg tgl.
Nicht hinreichend gesicherte Wirkung	
Corticosteroide Budenosid Mesalazin oder Sulfasalazin	
Probiotische Therapie	Primär- und Sekundärprophylaxe

Einsatz von Infliximab kann in diesen Fällen hilfreich sein und zur Erhaltung des Pouches beitragen (41, 75, 79).

→ **Nachsorge.** Gründe für eine postoperative Kontrolle sind Beschwerden und die Grunderkrankung. Eine generelle engmaschige Nachsorge ist nicht erforderlich (89). Nach 3 Jahren sollte auch bei asymptomatischen Patienten eine Pouchoskopie mit Biopsie durchgeführt werden. Bei schwerer Zottenatrophie ist eine Stufenbiopsie im Pouch zur Suche nach intraepithelialen Neoplasien erforderlich. Das Auftreten eines Adenokarzinoms in der verbliebenen Rektummanschette oder im Pouch scheint ein eher seltenes Ereignis zu sein (39, 91, 97).

Obstruktion

Obstruktionen können an der Anastomose in Form von Strikturen oder als Dünndarmobstruktion auftreten und werden bei 10–20% der Patienten beobachtet. Diese Komplikationen sind im ersten Jahr am häufigsten und nehmen in den Folgejahren ab (62, 72).

Kontinente Ileostomien

→ **Operationsverfahren.** Die Anlage erfolgt als einzeitige Operation. Beim Morbus Crohn ist sie kontraindiziert. Die abgegebenen Stuhlmengen sind nicht wesentlich verschieden von denen konventioneller Stomien (74).

→ **Klinik und Diagnostik.** Die kontinente Ileostomie kann die Komplikationen eines Stomas (s. konventionelle Ileostomie) und eines Pouches (s. Pouch mit ileoanaler Anastomose) zeigen. Die Pouchitis hat eine ähnliche Bedeutung wie nach ileoanaler Technik und kann in bis zu 30% auftreten (74). Schmerzen, Erhöhung der Stuhlmenge und Blutungen sollen daran denken lassen. Auf Antibiotika erfolgt meist ein sofortiges Ansprechen. Selten kann sich auch ein Syndrom der blinden Schlinge entwickeln und mit den Zeichen der Malabsorption und Maldigestion einhergehen.

→ **Verlauf und Prognose.** Die Langzeitergebnisse sind bei den meisten Patienten gut. Durch die Anlage des Ileumpouches sind etwa 90% der Patienten kontinent. Die Lebenserwartung entspricht der nach inkontinenter Ileostomie, aber die Lebensqualität ist infolge der Kontinenz besser (49, 73).

→ **Nachsorge.** Die Nachsorge entspricht der nach ileoanaler Technik. Nach Operation wegen familiärer Adenomatose wurden tubulovillöse Adenome beobachtet (7).

Konventionelle Ileostomie und Kolostomie

→ **Operationsverfahren.** Nach einer Proktokolektomie mit konventioneller Ileostomie sind die Patienten inkontinent. Wenn möglich, wird eines der kontinenzerhaltenden Verfahren bevorzugt. Eine permanente Kolostomie kann insbesondere bei Patienten mit nicht kurativ behandelbaren malignen Geschwülsten des Rektums in Betracht kommen. Nachteilig ist der pflegerische Aufwand für das Stoma. Schwerwiegende pathophysiologische Veränderungen ergeben sind nicht.

→ **Klinik und Diagnostik.** An postoperativen Störungen können Diarrhö, Irritationen der das Stoma umgebenden Haut, eine prästomale Ileitis, Hernien, Prolaps, Fisteln, Abszesse und Obstruktionen auftreten (23). Die Komplikationsrate beträgt innerhalb von 5 Jahren weniger als 10%. Retraktionen, Fisteln und Abszesse müssen in der Regel operativ versorgt werden.

- *Diarrhö:* Nach einer Ileostomie werden zunächst bis zu 2 l täglich ausgeschieden. Diese Menge reduziert sich auf 500–600 ml. Die meisten Patienten können eine normale Nahrung zu sich nehmen. Speisen, die nicht vertragen werden, sollen die Patienten selbst herausfinden und diese meiden. Leichte Kost am Abend, die nicht zu spät eingenommen werden sollte, mindert die nächtliche Stuhlfrequenz. Beachtet werden muss, dass Stomaträger vermehrt anfällig für Reisediarrhö sind. Für manche Länder sollte man sich ausreichend mit Hilfsmitteln versorgen und in warmen Ländern neben der Flüssigkeit auch Salztabletten einnehmen.
- *Prästomale Ileitis:* Sie entwickelt sich bei mechanischen Hindernissen, aber auch ohne diese. Eine vorangegangene Backwash-Ileitis ist kein prädisponierender Faktor. Wenn das Stoma wegen eines Morbus Crohn angelegt wurde, kann es sich auch um eine Komplikation der Grundkrankheit handeln.

Symptome einer Obstruktion mit Fieber, Tachykardie und Anämie als Zeichen einer systemischen Toxizität sollen an eine prästomale Ileitis denken lassen. Das Ileum zeigt eine entzündlich veränderte Schleimhaut mit Ulzerationen. Die Therapie entspricht der einer Pouchitis.

- *Peristomale Hautveränderungen:* Sie sind eine häufige Komplikation. Um das Ileostoma finden sich Exkoriationen, Erosionen und sogar Fisteln. Bei ausgeprägten Veränderungen sollte auch an eine Allergie gedacht werden.
- *Obstruktion:* Sie entsteht bei nicht regelrechter Operation und äußert sich in krampfartigen Bauchschmerzen, Zunahme der abgesetzten Stuhlmenge in Form von flüssigem Stuhl und Dilatation des Dünndarms proximal der Obstruktion (76). Operativ behandelt werden nur solche Stenosen, die mit einer Funktionsbeeinträchtigung einhergehen und in der Regel mit dem Finger nicht mehr passierbar sind. Oft handelt es sich aber nur um einen Bezoar, der sich unmittelbar vor dem Stoma festgesetzt hat. Mit einem weichen Gummikatheter kann der Bezoar entfernt werden (Ballondurchzug, Einlauf).

Verlauf und Prognose. Die Lebenserwartung von Patienten mit einem Ileostoma oder Kolostoma ist nicht grundsätzlich kürzer als die der normalen Bevölkerung (18), wird aber insbesondere bei maligner Erkrankung durch das Grundleiden bestimmt. Eine Proktokolektomie eliminiert bei Colitis ulcerosa oder familiärer Adenomatose das Risiko für ein kolorektales Karzinom oder ein Krankheitsrezidiv. Meist wird von einem guten Resultat der Proktokolektomie hinsichtlich der Eingliederung in den Arbeitsprozess und in das soziale Leben gesprochen. Wird der emotionale Zustand der Patienten sorgfältig untersucht, finden sich aber häufig Depressionen und soziale Isolation. Ileostomie- und Kolostomieträger sollten ermuntert werden, ein normales soziales Leben zu führen. Die Hilfsmittel sind so verbessert, dass Sport und auch Schwimmen problemlos möglich sind.

Mit Störungen der Blasenfunktion und sexuellen Dysfunktionen ist nach Operationen am Rektum zu rechnen, insbesondere nach radikaleren Eingriffen wegen maligner Erkrankungen. Nach Operationen wegen Colitis ulcerosa oder familärer Adenomatose sind die Störungen seltener und milder. Die sexuellen Störungen können organischer oder funktioneller (psychogener) Natur sein. Für Männer wird die Häufigkeit nach Operationen wegen Colitis ulcerosa mit weniger als 10% angegeben. Sie kann in Erektionsschwäche, in fehlender oder retrograder Ejakulation und psychischer Behinderung durch das Stoma bestehen. Die Behandlung sollte mit einem erfahrenen Urologen abgestimmt werden (18). Bei Frauen ist das Problem Sexualität weniger gut untersucht.

Nachsorge. Es wurden wenige Patienten beschrieben, bei denen 25 – 34 Jahre nach Anlage einer Ileostomie Karzinome im Ileumstumpf beobachtet wurden. Es muss an diese Komplikation gedacht werden (95).

Ileorektostomie

Operationsverfahren. Das Ileum wird an das Rektum anastomosiert. Die Innervation von Blase und Genitalien bleibt erhalten, der anale Sphinkter wird erhalten. Das Verfahren ist in der Vergangenheit vielfach für die familiäre Adenomatose eingesetzt worden. Da die erkrankte Schleimhaut nicht vollständig entfernt wird, bevorzugen viele Chirurgen heute eine der anderen Methoden.

Klinik und Diagnostik. Die Patienten sind nach der Operation weitgehend kontinent. Diarrhöen können vorkommen (Therapie s. ileoanaler Pouch).

Verlauf und Prognose. Die Prognose ist von der Grunderkrankung abhängig und normalerweise identisch mit gesunden Kontrollprobanden.

Nachsorge. Je nach Indikation zur Operation ist eine Nachsorge erforderlich, da sich die Grundkrankheit im Rektum manifestieren kann (Colitis ulcerosa, familiäre Adenomatose, evtl. Kolonkarzinom).

Bei der familiären Adenomatose muss vom Patienten nach Ileorektostomie eine lebenslange Überwachung akzeptiert werden. Fast alle Patienten mit einer familiären Adenomatose müssen später erneut polypektomiert werden (3).

Das Risiko, an einem Karzinom zu erkranken, wird nach einer Beobachtungszeit von 15 – 20 Jahren bei Colitis ulcerosa mit etwa 5% angegeben. Die Angaben bei familiärer Adenomatose schwanken zwischen 4 und 23% (105). Bei Patienten mit familiärer Adenomatose muss das Rektum jährlich endoskopiert werden und bei Colitis ulcerosa richtet sich das Kontrollintervall nach Krankheitsdauer und Ausdehnung wie bei nichtoperierten Patienten.

FAZIT FÜR DIE PRAXIS

- **Kurzdarmsyndrom:** Symptome und Prognose werden ebenso wie die notwendige Substitution vom Ausmaß und Sitz der Darmresektion bestimmt. Alle Zeichen und Komplikationen einer Malabsorption oder Maldigestion können sich zeigen. Leitsymptome sind Diarrhö, Steatorrhö und Gewichtsabnahme.
  Ohne orales Nahrungsangebot erfolgt postoperativ keine oder nur eine ungenügende Adaptation der Verdauung. Deshalb sollte mit oraler Nahrungsaufnahme so früh wie möglich begonnen werden. Mangelzustände an Eiweiß, Kohlenhydraten, Fetten, Vitaminen, Mineralien und Spurenelementen müssen – bevorzugt oral – ausgeglichen werden.
- Die operativen Möglichkeiten zur Korrektur des Kurzdarmsyndroms sind begrenzt. Die Dünndarmtransplantation wird nach Versagen der totalen parenteralen Ernährung in Betracht gezogen.
- **Bakterielle Überbesiedelung:** Sie entsteht durch die Zunahme der Keimzahl und Verschiebung des Keimspektrums im Dünndarm, meist begünstigt durch Verlangsamung oder Stase der Passage des Darminhalts, wobei die operative Anlage blinder Schlingen nicht die Hauptursache für die bakterielle Überbesiedelung ist, sondern der Verlust der Bauhin-Klappe und Dünndarmbereiche, die sich funktionell wie eine blinde Schlinge verhalten.
- Folgen der Überbesiedelung sind Symptome eines Malabsorptionssyndroms. Wenn eine operative Korrektur nicht möglich ist, wird antibiotisch behandelt.
- **Ileoanaler Pouch:** Diarrhö ist ein häufiges postoperatives Problem und eine Besserung wird bis zu mehrere Jahre nach der Operation beobachtet. Ausgeschlossen werden müssen besonders der Morbus Crohn, eine Lactoseintoleranz und eine bakterielle Überbesiedelung. Symptomatisch hat sich Loperamid bewährt. Die Diarrhö führt selten zum Pouchverlust und zur Anlage einer endständigen Ileostomie.
- Die Pouchitits ist eines der wesentlichsten Probleme, welche die Prognose eines ileoanalen Pouches mit ileoanaler Anastomose bestimmen. Die Diagnose wird anamnestisch und klinisch gestellt und endoskopisch-bioptisch

gesichert. Ein Morbus Crohn sollte in jedem Falle ausgeschlossen sein. Es sollte möglichst keine empirische Therapie der Pouchitis erfolgen. Ciprofloxacin oder Metronidazol sind die Mittel der ersten Wahl. Beachtenswerte Ergebnisse zur Primär- und Rezidivprophylaxe wurden mit einer probiotischen Therapie erreicht.

6.22 Akute Pseudoobstruktion des Dickdarms und chronische intestinale Pseudoobstruktion

R. Keller

EDITORIAL **Die Diagnose einer akuten Pseudoobstruktion des Dickdarms ist zwar ein seltenes, aber dennoch typisches Krankheitsbild. Es wird jedoch häufig erst spät erkannt oder fälschlich als paralytischer Ileus gedeutet. Der Begriff „Pseudoobstruktion" wurde benutzt, um die klinische Situation einer akuten Dickdarmobstruktion zu beschreiben, bei der intraoperativ eine Obstruktion ausgeschlossen werden konnte. Die Genese der akuten Pseudoobstruktion des Dickdarms ist vielfältig. Unbehandelt kann die akute Pseudoobstruktion rasch zu einer ischämischen Darmwandnekrose und zur Kolonperforation führen.**

Patienten mit chronisch intestinaler Pseudoobstruktion erleben häufig eine Odyssee. Da das primäre Erscheinungsbild in vielen Fällen einem mechanischen Ileus entspricht, werden diese Patienten häufig notfallmäßig operiert. Erst bei Wiederauftreten des gleichen Beschwerdebildes ohne organisches Korrelat wird die Diagnose einer chronisch intestinalen Pseudoobstruktion in Betracht gezogen. Die Sicherung der Diagnose kann dann mittels Dünndarmmanometrie erfolgen, die jedoch nur in wenigen Zentren verfügbar ist.

Akute Pseudoobstruktion des Dickdarms

Definition

Die akute Pseudoobstruktion des Dickdarms bezeichnet die segmentale Überblähung des proximalen Kolons infolge einer Paralyse. Die Erstbeschreibung stammt von Sir H. Ogilvie, der 1948 zwei Patienten mit in den Truncus coeliacus metastasierenden Malignomen beschrieb, die unter einer Pseudoobstruktion des Dickdarms litten (10).

Die akute Pseudoobstruktion des Dickdarms ist heute definiert als massive lokalisierte oder segmentale Überblähung des proximalen Kolons, jedoch ohne pathologisches Korrelat für eine Obstruktion (3).

Risikofaktoren und Pathologie

→ **Parasympathische Dysfunktion.** Die Pathogenese der Erkrankung ist auch heute noch ungeklärt. Es gilt jedoch als wahrscheinlich, dass eine Störung im Gleichgewicht der autonomen Innervation des Kolons vorliegt. Als pathogenetische Mechanismen der Pseudoobstruktion werden eine Dysregulation der sakralen parasympathischen Nerven S2–S4 durch eine Grunderkrankung, Verletzungen, nach Operationen oder durch Medikamente angenommen (2, 12). Diese Dysregulation führt zu einer Suppression der exzitatorischen parasympathischen Innervation und damit zu einem Überwiegen der die Kontraktilität und Motilität hemmenden sympathischen Nerven (5, 13). Da die Nerven der Segmente S2–S4 das distale Kolon innervieren, führt eine Störung zu einer funktionellen Obstruktion des distalen Kolons mit konsekutiver Dilatation proximaler Kolonsegmente. In der radiologischen Diagnostik von Patienten mit akuter Pseudoobstruktion des Dickdarms kann häufig ein Kalibersprung des Kolons im Bereich der linken Flexur beobachtet werden (4). Die Theorie der parasympathischen Dysfunktion wird unterstützt durch den erfolgreichen Einsatz parasympathomimetischer Medikamente in der Therapie der akuten Pseudoobstruktion des Dickdarms.

→ **Risikofaktoren.** Der postoperative Status stellt mit 50–60% den häufigsten Risikofaktor für eine akute Pseudoobstruktion des Dickdarms dar (6, 9, 11). Die häufigsten vorausgehenden Operationen sind kardiovaskuläre und thorakale Eingriffe, gefolgt von orthopädischen Operationen und Operationen an der Wirbelsäule. Auch Frakturen und Verbrennungen stellen prädisponierende Erkrankungen dar. In dem nichtchirurgischen Krankengut überwiegen Patienten mit kardialen oder ischämischen Grunderkrankungen oder mit einer Sepsis. Zudem wurden metabolische Störungen wie Hypokaliämie, Urämie und Diabetes mellitus als Ursache beschrieben (8).

Klinik und Diagnose

Bei der körperlichen Untersuchung findet sich immer ein aufgetriebenes Abdomen mit deutlichem Meteorismus. Die meisten Patienten beklagen generalisierte abdominelle Schmerzen. Häufig finden sich auch peritoneale Zeichen wie Klopf- und Druckschmerz, jedoch keine Abwehrspannung. Die Pseudoobstruktion entwickelt sich über einen Zeitraum von 2–4 Tagen und wird meistens 5 Tage nach dem primären Geschehen diagnostiziert. Die Zeit bis zur Rückbildung oder bis zum Tod beträgt ca. 7 Tage (4, 13).

Die Diagnose der akuten Pseudoobstruktion basiert hauptsächlich auf der radiologisch nachweisbaren massiven Dilatation des Kolons und insbesondere des Zäkums mittels der Abdomenübersichtsaufnahme, Kontrastmitteldarstellung oder CT.

Die massive Überblähung kann zu ischämischen Wandläsionen, seromuskulären Einrissen und zur Perforation führen. Die kritische Grenze der Dickdarmausdehnung beträgt ca. 12 cm. Diese Grenze wird auch als absolute Indikation zur chirurgischen Intervention angegeben (7).

Therapie

Therapeutisch stehen 3 Optionen zur Verfügung: die konservative Therapie, die endoskopische Intervention und die chirurgische Intervention.

→ **Konservative Therapie.** Die Basistherapie besteht zunächst in konservativen Maßnahmen wie Elektrolytausgleich und effektiver Behandlung der Grunderkrankung. Die beste dokumentierte pharmakologische Therapie ist die intravenöse Gabe von Neostigmin in einer Dosierung von 2–2,5 mg, die bereits nach einmaliger Gabe bei zahlreichen Patienten zu einer raschen Dekompression des Kolons führt (3, 14).

→ **Endoskopische Dekompression.** Führen konservative Maßnahmen innerhalb von 24 h nicht zu einer signifikanten Rückbildung, besteht die Indikation zur Koloskopie und Einlage einer Dekompressionssonde in das Zäkum bzw. in das rechte Hemikolon. Die Einlage der Dekompressionssonde in das Zäkum muss nicht erzwungen werden, da die Ergebnisse für die Sondeneinlage in das Colon transversum und in das Colon ascendens vergleichbar sind (4, 6, 9). Aufgrund der Luftinsufflation bei der Koloskopie und der damit verbundenen Druckerhöhung im Kolon besteht die Gefahr, iatrogen eine Perforation zu induzieren. Die Möglichkeit der Entlastung durch die Koloskopie steht jedoch deutlich im Vordergrund.

→ **Chirurgische Intervention.** Bei Verdacht auf Darmischämie, Kolonperforation oder Versagen der konservativen Therapie besteht die Indikation zur chirurgischen Intervention. Eine mögliche Option ist die Anlage eines Zäkumstomas oder die partielle Kolonresektion. Die postoperative Mortalität ist jedoch mit 26% sehr hoch. Alternativ besteht die Möglichkeit, endoskopisch oder mittels computertomographisch gesteuerter Punktion eine perkutane, transperitoneale Zäkostomie anzulegen (1).

Verlauf und Prognose

Die Letalität der akuten Pseudoobstruktion des Dickdarms liegt zwischen 26 und 44%, die Morbidität bei ca. 35%. Die Prognose wird entscheidend von einer rechtzeitigen und adäquaten Therapie bestimmt, sie ist bei einer Darmischämie oder Kolonperforation am schlechtesten.

Steckbrief Akute Pseudoobstruktion des Dickdarms

Leitsymptom:
unspezifsche abdominelle Beschwerden, in der Akutphase Bild eines mechanischen Ileus

Leitbefund bei der körperlichen Untersuchung:
massiver Meteorismus

Apparativer Leitbefund:
massive Dilatation des rechten Hemikolons, insbesondere des Zäkums

Wichtigste Differenzialdiagnose:
mechanischer Dickdarmileus anderer Ursache

Therapie:
intravenöse Gabe von Neostigmin, endoskopische Dekompression, operative oder endoskopische Anlage einer Zäkalfistel

Bemerkung:
Bei persistierendem Krankheitsgeschehen besteht das Risiko einer ischämischen Darmwandnekrose mit konsekutiver Perforation.

Chronische intestinale Pseudoobstruktion

Definition und Klassifikation

Die chronische intestinale Pseudoobstruktion (CIPO) ist eine seltene, ätiologisch heterogene Erkrankung, bei der eine gestörte intestinale Motilität zu dem Bild eines Darmverschlusses führt, ohne dass eine mechanische Obstruktion vorhanden ist (20, 22).

Tabelle 6.141 Medikamente, die eine CIPO verursachen können

- Trizyklische Antidepressiva
- Anti-Parkinson-Mittel
- Anticholinergika
- Opiate
- Chemotherapeutika
- α_2-adrenerge Agonisten
- Phenothiazide
- Isoniazid

Formen. Die CIPO kann in eine neuropathische und eine myopathische Form eingeteilt werden. Der Übergang von einer neuropathischen Form in eine myopathische Form ist möglich (23). Die CIPO kann als primäre Erkrankung auftreten oder sekundär Folge als anderer Grunderkrankungen wie Erkrankungen der glatten Muskulatur des Magen-Darm-Trakts, neurologische oder endokrinologische Erkrankungen oder metabolische Störungen. Auch zahlreiche Medikamente können eine CIPO verursachen (Tab. 6.**141**) (19). Die Motilitätsstörungen können segmental den gesamten Magen-Darm-Trakt einschließlich der Gallenwege betreffen. Wiederholt ist insbesondere bei Kindern eine extraintestinale Manifestation im Urogenitalsystem beschrieben worden.

Kongenitale und erworbene CIPO. Die CIPO kann bereits im Kindesalter auftreten, wird jedoch meistens erst im Erwachsenenalter diagnostiziert. Tritt bereits bei Neugeborenen eine Pseudoobstruktion auf und persistiert sie mehr als 2 Monate, so wird sie als kongenitale CIPO bezeichnet (20). Die führenden Symptome bei Kindern sind Übelkeit, Erbrechen, Dysphagie, abdominelle Blähungen und Obstipation. Bei der CIPO des Kindesalters handelt es sich überwiegend um eine sporadisch auftretende primäre Form der CIPO. Möglicherweise haben Kinder mit kongenitaler CIPO spontane Mutationen, die die Entwicklung des enterischen Nervensystems, der interstitiellen Zellen von Cajal oder die Funktion der glatten enterischen Muskulatur betreffen. Bei der erworbenen Form wird nach einer Erkrankungsdauer von 6 Monaten von einer CIPO ausgegangen (20).

Epidemiologie

Die Prävalenz der CIPO ist nicht bekannt, aber Untersuchungen der amerikanischen Pseudoobstruktion- und Hirschsprung-Gesellschaft haben ergeben, dass in Amerika jährlich 100 Kinder mit CIPO geboren werden (15, 20).

Pathologie

Bei der *neuropathischen Form* der CIPO ist die Regulation der Motilität gestört. In der Dünndarmmanometrie finden sich Koordinationsstörungen der Phase-III-Komplexe, die den Abschluss eines Zyklus der Dünndarmmotilität bilden (18). Sie dauern normalerweise wenige Minuten an und sind durch nach aboral propagierte Kontraktionen gekennzeichnet.

Die *myopathische Form* der CIPO, die seltener ist und eine ungünstigere Prognose hat, ist gekennzeichnet durch eine ausgeprägte Hypomotilität und fehlende Stimulierbarkeit der Dünndarmmotilität. Das Motilitätsmuster weist reduzierte oder fehlende Amplituden auf (19).

Klinik, Diagnose und Differenzialdiagnose

Klinik. Symptome der CIPO sind sehr variabel. Das akute Erscheinungsbild gleicht einem mechanischen Ileus und führt daher in den meisten Fällen zu einer notfallmäßigen Laparotomie. Erst bei wiederholtem Auftreten und Ausschluss eines mechanischen Hindernisses wird dann die Differenzialdiagnose einer CIPO in Betracht gezogen. Häufig treten auch Phasen völliger Beschwerdefreiheit oder mit unspezifischen Symptomen wie Übelkeit und Erbrechen, Obstipation oder Diarrhöen auf. Diese Symptome lassen dann an das Vorliegen eines funktionellen Magen-Darm-Syndroms denken. Diarrhöen können auch Folge einer bakteriellen Dünndarmfehlbesiedlung sein, die eine häufige und das klinische Bild prägende Komplikation sein kann (17, 19, 20).

Diagnostik. In der akuten Phase zeigt die Abdomenübersichtsaufnahme entsprechend der Klinik das Vollbild eines mechanischen Ileus. Besteht der Verdacht auf das Vorliegen einer CIPO sollte zunächst mittels radiologischer und endoskopischer Untersuchungen ein mechanisches Hindernis ausgeschlossen werden. Da bei generalisierter gastrointestinaler Motilitätsstörung auch das Kolon betroffen ist, kann der Nachweis einer starken Verlängerung der Kolontransitzeit im Hinton-Test einen richtungsweisenden Befund für eine CIPO darstellen.

Diagnostisches Mittel der Wahl ist jedoch die Dünndarmmanometrie. Die hierbei registrierten Motilitätsmuster können die zugrunde liegenden pathophysiologischen Veränderungen identifizieren. Es kann dann zwischen der neuropathischen und myopathischen Form der CIPO unterschieden werden.

Im Einzelfall kann das Motilitätsmuster trotz fehlenden Nachweises einer mechanischen Obstruktion in der bildgebenden Diagnostik Hinweise für ein mechanisches Hindernis geben. Wahrscheinlich kann aber bei unauffälliger Phase-III-Aktivität und regelhafter postprandialer Aktivität eine CIPO ausgeschlossen werden.

Histologie. Eine histopathologische Diagnose ist nur nach operativer Vollwandresektion möglich. Bei der neuropathischen Form können Veränderungen der transmuralen Plexus und bei der myopathischen Form eine Degeneration glatter Muskelzellen nachgewiesen werden. Es ist nicht geklärt, ob der Aufwand einer histologischen Diagnosesicherung Komplikationen bzw. Folgen einer Operation mit dem Risiko einer postoperativen Bridenbildung und eines mechanischen Ileus rechtfertigt.

Therapie, Verlauf und Prognose

Therapeutische Maßnahmen bei der CIPO sind häufig unbefriedigend. Primäre Therapieziele sind Aufrechterhaltung eines ausreichenden Ernährungszustandes, Wiederherstellung einer intestinalen Propagation und Kontrolle und Behandlung der Komplikationen wie bakterielle Fehlbesiedlung oder ausgeprägte abdominelle Schmerzen.

Unnötige operative Eingriffe sollten vermieden werden, da hierdurch eine Bridenbildung möglich ist und das Risiko eines zukünftigen Bridenileus gesteigert werden kann. Im weiteren Verlauf kann dann möglicherweise nicht mehr sicher zwischen einer Exazerbation der CIPO oder einem tatsächlichen mechanischen Ileus unterschieden werden.

→ **Basistherapie.** Primäre Maßnahme ist die Verteilung der Nahrungsaufnahme auf mehrere kleine Mahlzeiten. Auf schwer verdauliche Speisen sollte verzichtet werden. In Einzelfällen ist die Aufnahme von flüssiger oder passierter Kost zu bevorzugen. Gelingt es Patienten mit CIPO nicht, mittels oraler Ernährung das Körpergewicht zu halten, kann eine enterale Ernährung über eine gastrale oder jejunale Ernährungssonde erfolgen. Bei schweren Verlaufsformen ist eine teilweise oder totale parenterale Ernährung notwendig (19).

→ **Medikamentöse Therapie.** Ein medikamentöser Therapieversuch kann mit Prokinetika unternommen werden. Die Anzahl möglicher Wirkstoffe ist jedoch begrenzt. Erythromycin oder Somatostatin bzw. Octreotid können zur Therapie der CIPO eingesetzt werden. Manche Patienten profitieren auch von einer Kombinationstherapie mit Erythromycin und Octreotid (19, 21).

→ **Endoskopische und operative Maßnahmen.** Bei Distensionsschmerzen besteht die Möglichkeit der endoskopischen Absaugung mit oder ohne Platzierung einer Dekompressionssonde. Bei schweren Verläufen kann unter Umständen die Anlage eines Entlastungsenterostomas zu einer Beschwerdebesserung führen.

In wenigen Fällen mit therapierefraktärer CIPO, insbesondere bei Kindern, ist eine Dünndarmtransplantation durchgeführt worden. Morbidität und Mortalität sind jedoch hoch und möglicherweise ist das 5-Jahres-Überleben nach Dünndarmtransplantation nicht höher als das 5-Jahres-Überleben einer schweren Verlaufsform der CIPO.

→ **Prognose.** Neonataler Beginn der CIPO, Beteiligung des Urogenitaltrakts, akuter Beginn und notwendige operative Therapiemaßnahmen sind mit einer schlechten Prognose verbunden sind (16).

Steckbrief CIPO

Leitsymptom:
unspezifische abdominelle Beschwerden, in der Akutphase Bild eines mechanischen Ileus

Leitbefund bei der körperlichen Untersuchung:
akutes Abdomen

Apparativer Leitbefund:
radiologisch in der Akutphase Bild eines mechanischen Ileus; typisches Motilitätsmuster in der Dünndarmmanometrie

Wichtigste Differenzialdiagnose:
mechanischer Ileus anderer Ursache, funktionelles Darmsyndrom

Therapie:
Prokinetika, Therapieversuch mit Somatostatin oder Octreotid

Bemerkung:
Bei wiederholt auftretendem Bild eines mechanischen Ileus frühzeitig CIPO als Diagnose in Betracht ziehen!

FAZIT FÜR DIE PRAXIS

- **Akute Pseudoobstruktion des Dickdarms:** Es handelt sich um ein seltenes Krankheitsbild, das klinisch einem akuten Dickdarmileus sehr ähnlich ist. Ein organisches Korrelat für eine Obstruktion ist jedoch nicht vorhanden. Der häufigste prädisponierende Faktor ist die postoperative Situation, insbesondere nach kardiovaskulären oder thorakalen Eingriffen.
- In der Abdomenübersichtsaufnahme ist typischerweise eine massive Dilatation des Zäkums bzw. des rechten Hemikolons nachweisbar. Bei persistierendem Krankheitsgeschehen droht eine ischämische Darmwandnekrose mit konsekutiver Perforation.
- Therapiemöglichkeiten der Wahl sind der medikamentöse Einsatz von Neostigmin und die endoskopische Dekompression. Bei Versagen der konservativen Therapie besteht die Indikation zur chirurgischen Intervention.
- **Chronische intestinalen Pseudoobstruktion (CIPO):** Das akute klinische Erscheinungsbild ist häufig ein mechanischer Ileus. Neben Phasen völliger Beschwerdefreiheit können auch unspezifische abdominelle Symptome auftreten, die an funktionelle Störungen denken lassen.
- Eine verzögerte Kolontransitzeit in Verbindung mit unspezifischen Symptomen wie Übelkeit und Erbrechen, Obstipation oder Diarrhöen kann Hinweis für das Vorliegen einer CIPO sein. Diagnostisches Verfahren der Wahl ist die Dünndarmmanometrie.

- Primäre therapeutische Maßnahme ist die Anpassung der Nahrungsaufnahme. Die medikamentöse Therapie kann mit Prokinetika oder mit Somatostatin oder Octreotid erfolgen. In therapierefraktären Fällen stellt die Dünndarmtransplantation die ultima Ratio dar.

6.23 Colitis cystica profunda und Pneumatosis cystoides coli

R. Keller

EDITORIAL **Erkrankungen mit zystischen Veränderungen der Darmwand sind selten. Wesentliche Erscheinungsformen sind die Colitis cystica profunda als Erkrankung ausschließlich des Rektums oder der gesamten Dickdarmwand und die Enteritis cystica profunda, die einer Dünndarmmanifestation entspricht. In den meisten Fällen liegt eine andere prädisponierende Darmerkrankung zugrunde.**

Die Pneumatosis cystoides coli ist zwar ein seltenes, aufgrund des ungewöhnlichen therapeutischen Ansatzes mit hyperbarer Sauerstofftherapie jedoch interessantes Krankheitsbild. In den Darmwänden und im Mesenterium entstehen überwiegend infolge prädisponierender Erkrankungen mit Gas gefüllte Zysten. Die Patienten beklagen ein wenig richtungsweisendes abdominelles Beschwerdebild.

Colitis cystica profunda

Definition und Klassifikation

Bei der Colitis cystica profunda (CCP) handelt es sich um eine seltene gutartige Erkrankung der Dickdarmwand. Charakteristisches Merkmal sind intramural liegende schleimgefüllte Zysten (1).

In der Mehrheit der Fälle tritt die CCP im Rektum als polypoider Tumor auf. Neben der CCP im Rektum gibt es noch eine weitaus seltenere Form: die diffuse CCP des gesamten Kolons und eine Form mit Befall des Dünndarms, die Enteritis cystica profunda (ECP). In diesen Fällen sind entweder plaqueähnliche Läsionen oder tiefe Ulzerationen nachweisbar.

Epidemiologie

Bis heute sind in der Literatur ca. 200 Fälle bei Erwachsenen sowie einzelne Fälle bei Kindern beschrieben worden. Die meisten Patienten sind zwischen 30 und 50 Jahre alt. Männer und Frauen sind gleichermaßen betroffen.

Pathogenese und prädisponierende Faktoren

⇢ **Hypothesen zur Ätiopathogenese.** Die Genese der CCP ist nicht genau geklärt. Die meisten Hinweise sprechen für eine erworbene Erkrankung bei Darmwandverletzungen oder entzündlichen Darmerkrankungen. Auch ein Zusammenhang zwischen dem solitären Rektumulkus (Ulcus simplex recti) und der CCP wird diskutiert (5). Einige Autoren sind der Meinung, dass es sich bei der CCP und dem solitären Rektumulkus um unterschiedliche Erscheinungsformen der gleichen Grunderkrankung handelt, denn auch in einigen Fällen mit solitärem Rektumulkus sind submuköse Zysten nachweisbar (2, 4).

Möglicherweise handelt es sich bei der CCP um das Ergebnis einer Epithelregeneration nach ulzerösem Schleimhautschaden, bei der es zum Einschluss von Drüsen der Kolonmukosa in die Submukosa und in einigen Fällen auch in die Muscularis propria kommt (1). Da die Drüsen Schleim produzieren, entstehen intramurale Zysten, die eine Größe bis zu mehreren Zentimetern entwickeln und endoskopisch wie ein polypoider Tumor imponieren können. Gelegentlich sind auch oberflächliche Ulzerationen nachweisbar.

⇢ **Risikofaktoren.** Prädisponierende Erkrankungen der CCP und der ECP sind chronisch entzündliche Dramerkrankungen (Colitis ulcerosa, Morbus Crohn), Peutz-Jeghers-Syndrom, infektiöse Darmerkrankungen, adenomatöse Polypen, tuberöse Sklerose, Strahlenkolitis und funktionelle Darmerkrankungen (3). Auch mechanische Faktoren beispielsweise beim Rektumprolaps spielen eine Rolle (7, 10).

Klinik und Diagnose

Klinisch imponieren peranale Blutungen, rektaler Schleimabgang und Diarrhöen, gelegentlich auch Tenesmen, abdominelle oder rektale Schmerzen, Rektumprolaps oder Gewichtsverlust (2).

Bei endoskopisch geäußertem Verdacht kann die Diagnose am besten mit der Endosonographie untermauert werden (9). Diese kann als endorektaler (starrer) Ultraschall oder bei proximal des Rektums liegenden Veränderungen als flexibler endoskopischer Ultraschall durchgeführt werden.

Da es sich um submuköse Veränderungen der Darmwand handelt, führt in den meisten Fällen die histopathologische Diagnostik nach Zangenbiopsie zu keinem weiteren Informationsgewinn. Erst Schlingenbiopsien können zur definitiven Diagnose einer CCP führen (3).

Differenzialdiagnose

Die klinischen Erscheinungsbilder von CCP und ECP sind unspezifisch und können durchaus akut oder chronisch entzündlichen Darmerkrankungen entsprechen.

Das histopathologische Erscheinungsbild kann große Ähnlichkeit mit einem hochdifferenzierten Zystadenokarzinom bzw. muzinösen Adenokarzinom haben (3). Im Vergleich zu Karzinomen sind bei der CCP jedoch keine Infiltrationen bzw. Invasionen von epithelialen Drüsen jenseits der Muscularis propria nachweisbar. Die Kontinuität der Muscularis propria war in allen bisher dokumentierten Fällen nicht unterbrochen (8). Das Drüsenepithel weist keine Dysplasien auf und das umgebende Stroma erscheint inaktiv ohne desmoplastische Reaktion.

Therapie, Verlauf und Prognose

⇢ **Basistherapie.** Eine eindeutige Therapieempfehlung existiert aufgrund der wenigen beschriebenen Fälle nicht. Bei rektalem Befall der CCP und sicherem Ausschluss eines Karzinoms kann zunächst ein konservativer Therapieversuch mit stuhlregulierenden Maßnahmen wie bei Patienten mit anderen Defäkationsstörungen erfolgen (ballaststoffreiche Kost, Beeinflussung der Stuhlkonsistenz, Vermeidung einer verstärkten Bauchpresse bei der Defäkation) (11).

⇢ **Medikamentöse Therapie.** Bei milder Symptomatik und kleinen Läsionen im Rektum kann durchaus ein medikamentöser Therapieversuch mit Applikation topischer Glucocorticosteroide unternommen werden, wenn auch bisher nur wenige Erfolge dieser konservativen Therapie publiziert worden sind.

⇢ **Operative Therapie.** Ein Rektumprolaps sollte chirurgisch korrigiert werden, um so die auslösende Erkrankung zu behandeln und mögliche Rezidive zu vermeiden.

In der Mehrheit der Fälle wird bei CCP und ECP eine chirurgische Segmentresektion erforderlich sein (2).Bei ausschließlich lokaler Exzision konnten Rezidivraten von 20 – 50 % beobachtet werden (2, 6). Dieses Verfahren sollte daher möglichst keine Anwendung finden.

Bei multilokulärem Kolonbefall ist in einzelnen Fällen sogar eine Kolektomie mit Proktomukosektomie in Betracht zu ziehen.

⇢ **Prognose.** Bis heute gibt es keine Hinweise, dass die CCP bei Patienten mit chronisch entzündlichen Darmerkrankungen das kolorektale Karzinomrisiko steigert.

Steckbrief CCP und ECP

Leitsymptom:
peranale Blutungen, rektaler Schleimabgang und Diarrhöen

Leitbefund bei der körperlichen Untersuchung:
abdominelle Schmerzen

Apparativer Leitbefund:
endoskopisch nachweisbare zystisch polypoide Tumoren, gelegentlich oberflächliche Ullzerationen

Wichtigste Differenzialdiagnose:
hoch differenziertes Zystadenokarzinom bzw. muzinöses Adenokarzinom

Therapie:
topische Therapie im Rektum, chirurgische Resektion bei Befall außerhalb des Rektums

Bemerkung:
Gleichzeitiges Auftreten von CCP und chronisch entzündlichen Darmerkrankungen steigert das kolorektale Karzinomrisiko nicht.

Pneumatosis cystoides coli

Definition und Klassifikation

Die Pneumatosis cystoides coli (PCC) ist eine seltene Erkrankung, deren Ätiologie ungeklärt ist. Sie stellt eine auf das Kolon beschränkte Sonderform der Pneumatosis cystoides intestinalis (PCI) dar.

Bei der PCI und PCC handelt es sich um eine Ansammlung von gasgefüllten Zysten in den Wänden und im Mesenterium von Dünn- und Dickdarm.

Es wird zwischen einer primären und sekundären Form unterschieden, wobei die sekundäre Form mit mehr als 80 % überwiegt (13, 16). Die primäre Form wird hauptsächlich im Kolon Erwachsener beobachtet. Die sekundäre Form ist durch das gleichzeitige Vorliegen einer assoziierten Erkrankung gekennzeichnet. Dabei kann es sich um intestinale (Tab. 6.**142**) oder um extraintestinale Erkrankungen (Tab. 6.**143**) handeln. Unklar ist, ob die Enterocolitis necrotisans einer Sonderform der akuten PCI darstellt. Diese Erkrankung ist bei Neugeborenen mit einer hohen Mortalität belastet (20).

Tabelle 6.142 Assoziierte intestinale Erkrankungen und prädisponierende Faktoren der PCC/PCI

Entzündliche Darmerkrankungen	• pseudomembranöse Kolitis • chronisch entzündliche Darmerkrankungen (Morbus Crohn, Colitis ulcerosa • nekrotisierende Enterokolitis
Vaskuläre Erkrankungen	• ischämische Kolitis
Magen-Darm-Stenosen	• Ösophagusstenose • Pylorusstenos • Sigmavolvulus
Iatrogen	• nach endoskopischer Diagnostik • nach Operationen mit intestinalen Anastomosen
Motilitätsstörungen	• Morbus Hirschsprung • paralytischer Ileus • idiopathisches Megakolon
Malassimilationssyndrome	• Sprue/Zöliakie • Morbus Whipple
Gastrointestinale Tumorerkrankungen	• intestinale Lymphome

Tabelle 6.143 Assoziierte extraintestinale Erkrankungen und prädisponierende Faktoren der PCC/PCI

Pulmonale Erkrankungen	• Lungenemphysem • chronische Bronchitis • Asthma • zystische Fibrose
Immunsupprimierende Erkrankungen	• AIDS • CMV-Infektion • Leukämien/Lymphome
Medikamentöse Therapien	• immunsuppressive Therapie • Chemotherapie
Kollagenosen	• Sklerodermie

Epidemiologie

Seit der Erstbeschreibung 1730 durch Du Veroni sind bis heute weniger als 1000 Fälle weltweit publiziert worden. Im Bereich des Dickdarms sind das Sigma und das Colon descendens am häufigsten betroffen. Isoliert befällt die Erkrankung am häufigsten den Dünndarm (42%, PCI), in 36% der Fälle ist das Kolon allein betroffen (PCC) und in 22% der Fälle kommen Zysten gemeinsam in Dünn- und Dickdarm vor. Die Zysten können Kindskopfgröße erreichen (18).

Die sekundäre Form der Pneumatosis cystoides tritt meistens zwischen dem 40. und 60 Lebensjahr auf. Männer sind häufiger betroffen als Frauen (m : w = 3 : 1).

Pathogenese und prädisponierende Faktoren

Für die sekundäre Form der PCI werden zwei pathogenetische Faktoren diskutiert: mechanische Faktoren und bakterielle bzw. biochemische Faktoren. Die Entstehung der Pneumatosis cystoides wird wahrscheinlich durch Schleimhautalterationen bei infektiösen oder ischämischen Darmerkrankungen, nach Chemotherapie oder Radiotherapie, bei Immunsuppression oder nach Transplantationen begünstigt (21). Auch im Zusammenhang mit HIV-Infektionen ist ein gehäuftes Auftreten der Pneumatosis cystoides zu verzeichnen.

→ **Mechanische Faktoren.** Zwei Eintrittswege von Luft bzw. Darmgas in die Darmwände sind möglich: Bei pulmonalen Erkrankungen wie chronisch obstruktiver Lungenerkrankung, zystischer Fibrose oder Asthma bronchiale kann Luft nach kleinen Alveolarwandrupturen über das Mediastinum bis in die Darmwände gelangen. Bei stenosierenden Prozessen im Intestinaltrakt kommt es zu einem erhöhten intraluminalen Gasdruck. In Verbindung mit Schädigungen der Mukosa kann dann Darmgas direkt in die Darmwände eindringen.

→ **Bakterielle bzw. biochemische Faktoren.** Durch bakterielle Invasion von im Darmtrakt physiologisch vorkommenden Gas bildenden Bakterien kann es zur Ausbildung von gasgefüllten Darmwandzysten kommen. Möglicher Wegbereiter ist hier jedoch ebenso eine gleichzeitig bestehende Darmwandschädigung. Auch bei gesteigerter intraluminaler Gasbildung infolge einer veränderten Nahrungszusammensetzung oder bei Störungen im Kohlenhydratstoffwechsel mit fermentativem Abbau von Kohlenhydraten sind zystische Darmwandformationen beschrieben worden (19).

Klinik und Diagnose

Symptome. Das klinische Erscheinungsbild der Pneumatosis cystoides ist unspezifisch und fluktuierend (12). Gehäuft klagen Patienten über diffuse abdominelle Schmerzen, Meteorismus, Erbrechen oder Gewichtsverlust. Bei Rektumbefall kann es zu Stuhlinkontinenz kommen. Es können jedoch auch wässrig-schleimige oder blutige Diarrhöen auftreten. Auch Obstipationen und Ileuszustände sind beschrieben. Die meisten Symptome scheinen Folge der mechanischen Effekte zu sein. Seltene schwere Komplikationen sind Invaginationen, mechanischer Ileus, Darmperforation, Volvulus oder akute untere intestinale Blutungen.

Diagnostik. Häufig ist die Pneumatosis cystoides ein Zufallsbefund bei der weiteren radiologischen Abklärung unspezifischer abdomineller Symptome.

In der Koloskopie imponieren große breitbasige polypoide Läsionen, die charakteristischerweise bei Kontakt gut eindrückbar sind. Werden Zysten durch Biopsieentnahme eröffnet, fallen sie in sich zusammen (sog. Kissenzeichen).

Zur Diagnosesicherung kann die CT beitragen, wobei erst eine Beurteilung der Darmstrukturen im Lungenfenster eine korrekte Diagnose erlaubt.

Therapie, Verlauf und Prognose

Konservative Therapie. Therapeutisch wird auch bei symptomatischen Fällen überwiegend ein konservatives Vorgehen bevorzugt. Zwei unterschiedliche Therapieansätze sind heute teilweise durch Studien belegt.

Neben der Applikation eines Antibiotikums, vorzugsweise Metronidazol, wird die Inhalation hoher Sauerstoffkonzentrationen (hyperbare Sauerstofftherapie) empfohlen (15, 17). Hierbei werden die hohen Sauerstoffkonzentrationen entweder über eine Sauerstoffmaske oder in einer Druckkammer verabreicht.

Die Erhöhung der Sauerstoffkonzentration führt zu einer verbesserten Gewebeoxygenierung, zu einer Rückdiffusion von Stickstoff und Kohlenmonoxid aus den Zysten und Abatmung über die Alveolen und zu einer direkten Schädigung Gas bildender Darmbakterien. Nach beiden Therapieformen sind Rezidive beschrieben worden.

Operative Therapie. Die chirurgische Therapie bleibt den komplizierten, konservativ nicht beherrschbaren Verläufen vorbehalten. Weitere Indikationen für eine chirurgische Therapie sind mechanische Komplikationen, Perforationen und Blutungen.

Prognose. Die Prognose der Pneumatosis cystoides ist gut, der Krankheitsverlauf ist gutartig. In bis zu 50% der Fälle kommt es zu einer spontanen Rückbildung der Zysten (14).

Steckbrief PCC und PCI

Leitsymptom:
diffuse abdominelle Beschwerden, kein führendes Leitsymptom

Leitbefund bei der körperlichen Untersuchung:
kein richtungsweisender Befund

Apparativer Leitbefund:
Nachweis der gasgefüllten Zysten in der Computertomographie des Abdomens

Wichtigste Differenzialdiagnose:
echte kolorektale Polypen oder solide Tumoren

Therapie:
Antibiotikatherapie vorzugsweise mit Metronidazol, hyperbare Sauerstofftherapie

Bemerkung:
spontane Rückbildung der Zysten in bis zu 50% der Fälle

FAZIT FÜR DIE PRAXIS

- **CCP und ECP:** Die Colitis cystica profunda (CCP) und die Enteritis cystica profunda (ECP) sind unterschiedliche Erscheinungsformen einer seltenen zystischen Erkrankung der Darmwände.
- Das klinische Erscheinungsbild ist unspezifisch und kann anderen akut oder chronisch entzündlichen Darmerkrankungen entsprechen. Die Diagnosestellung kann am besten an einer Schlingenbiopsie erfolgen, bei ausschließlichem Rektumbefall kann die Diagnose am besten mit dem endoskopischen Ultraschall untermauert werden.
- Bei lokalem Rektumbefall führt in den meisten Fällen eine Therapie mit topisch wirkenden Glucocorticosteroiden zu einer Besserung. In den Fällen mit ausgedehntem Befall außerhalb des Rektums ist jedoch eine chirurgische Therapie indiziert.
- **PCC und PCI:** Die Pneumatosis cystoides coli (PCC) ist eine seltene Erkrankung unklarer Genese mit Nachweis gasgefüllter Zysten in den Darmwänden und im Mesenterium und stellt eine auf das Kolon beschränkte Sonderform der Pneumatosis cystoides intestinalis (PCI) dar.
- Klinisch imponieren unspezifische abdominelle Symptome. Die Diagnose kann in den meisten Fällen mittels CT des Abdomens gestellt werden, häufig handelt es sich auch um einen Zufallsbefund.
- Neben der antibiotischen Therapie wird die hyperbare Sauerstofftherapie entweder über eine Sauerstoffmaske oder in der Druckkammer empfohlen.

6.24 Laxanzienkolon

R. Keller

EDITORIAL **Laxanzien sind eine Präparategruppe, die heute in der westlichen Welt zu den am häufigsten eingenommenen Medikamenten gehört. Da ein großer Teil frei verkäuflich ist, werden Laxanzien oft unkontrolliert eingenommen und können zu einem chronischen Missbrauch führen. Neben verschiedenen Nebenwirkungen kann auch das Bild eines Laxanzienkolons auftreten. Da aber zahlreiche Präparate aus der Gruppe der stimulierend wirkenden Laxanzien nicht mehr eingesetzt werden, handelt es sich bei dem Laxanzienkolon um ein heute sehr seltenes Krankheitsbild mit rückläufiger Inzidenz.**

Bei den Anthrachinonen, die auch zur Gruppe der stimulierend wirkenden Laxanzien gehören, besteht möglicherweise auch ein erhöhtes Risiko für ein kolorektales Karzinom. Diese Diskussion ist bis heute jedoch noch nicht abgeschlossen.

Pathogenese

Laxanzien werden heute in der westlichen Welt häufig als harmlos eingestuft und sind zum großen Teil frei verkäuflich. Werden Laxanzien nur gelegentlich eingenommen, führen sie auch nur zu geringen Nebenwirkungen. Bei häufiger und regelmäßiger Einnahme besteht das Risiko von physischen, psychischen, sozialen oder finanziellen Problemen. Abführmittel sind allgemein akzeptiert, so dass Abhängigkeiten häufig unerkannt bleiben (1).

Die am häufigsten verabreichten Laxanzien sind Füll- und Quellstoffe, osmotisch wirksame Laxanzien und stimulierend wirkende Laxanzien. Füll- und Quellstoffe sowie osmotisch wirksame Laxanzien sind relativ sichere Präparategruppen, die auch für eine Langzeittherapie geeignet sind.

Stimulierend wirkende Laxanzien sollten nur zur Therapie über einen kurzen Zeitraum eingesetzt werden, da ihr Einsatz mit signifikanten Nebenwirkungen verbunden ist.

Die normale Dickdarmfunktion kann gestört werden, Laxanzienabhängigkeiten können entstehen, am enterischen Nervensystem oder an intestinalen glatten Muskelzellen können Schäden auftreten und somit zu einer gestörten Kolonmotilität führen. Möglicherweise ist das Risiko eines kolorektalen Karzinoms erhöht (3, 5, 6). Neben diesen Nebenwirkungen kann jedoch auch das Vollbild eines Laxanzienkolons auftreten.

Klinik und Diagnose des Laxanzienkolons

Bei diesem sehr seltenen Krankheitsbild handelt es sich um anatomische Veränderungen des Kolons und des terminalen Ileums als Folgezustand eines chronischen Abusus mit stimulierend wirkenden Laxanzien. Die Diagnose basiert auf radiologischen Veränderungen wie Verlust der Haustrierung, Dilatation von terminalem Ileum und Kolon, weit gestellte Ileozäkalklappe und segmentale Spasmenbildung mit dem Bild von Pseudostrikturen des Kolons. Diese Veränderungen sind überwiegend im rechten Hemikolon nachweisbar.

Stimulierend wirkende Laxanzien können bei Langzeittherapie bzw. chronischem Missbrauch zu unspezifischen entzündlichen Schleimhautveränderungen mit oberflächlichen Ulzerationen führen. In der Folge entwickeln sich dann eine Atrophie der Mukosa und eine Infiltration der Submukosa durch mononukleäre Zellen und eosinophile Granulozyten. Konsekutiv kann es zu einer Hypertrophie und Fibrose der Muscularis mucosae und zu einer vermehrte Fetteinlagerung in die Submukosa kommen. Einige ältere stimulierend wirkende Laxanzien sind heute nicht mehr im Einsatz, was möglicherweise die rückläufige Inzidenz des Laxanzienkolons in den letzten 20 Jahren zur Folge hatte (1, 2, 3, 6).

Weitere Laxanziennebenwirkungen

Gastrointestinale Nebenwirkungen. Ein Laxanzienabusus kann auch unmittelbare gastrointestinale Nebenwirkungen verursachen. Das häufigste Symptom ist das Auftreten einer Diarrhö. Stimulierend wirkende Laxanzien führen zu einer osmotischen oder sekretorischen Diarrhö mit einer Stuhlfrequenz von bis zu 20 Stühlen täglich. Die direkte Schädigung der mukosalen Integrität scheint der primäre Mechanismus zu sein, der für die Wasser- und Elektrolytsekretion verantwortlich ist. Das klinische Erscheinungsbild unterscheidet sich nicht von Diarrhöen anderer Genese. Blutbeimengungen können ebenso auftreten wie nächtliche Stuhlentleerungen, krampfartige abdominelle Schmerzen oder Schmerzen bei der Defäkation. Diese Symptome werden teilweise durch die großen Stuhlvolumina und den direkten Effekt der Laxanzien auf die Darmmotilität verursacht. Auch scheint eine direkte Schädigung des enterischen Nervensystems und der glatten Muskelzellen durch stimulierende Laxanzien wahrscheinlich (1, 3, 6). Zusätzlich zu Diarrhöen können auch Übelkeit und Erbrechen auftreten.

⟶ **Melanosis coli.** Eine weitere Nebenwirkung stimulierend wirkender Laxanzien, insbesondere der Anthrachinone, ist das Auftreten der sog. Melanosis coli. Die direkte Schädigung der Kolonepithelzellen durch Anthrachinone führt zur Apoptose. Die apoptotischen Zellen werden von Makrophagen phagozytiert. Dabei entsteht ein lipofuszinähnliches Pigment, das in die Lysosomen der Makrophagen aufgenommen wird. Da sich die Makrophagen in der Lamina propria, in schweren Fällen auch noch in der Submukosa befinden, resultiert eine dunkelbraune Färbung der Schleimhaut. Die funktionelle Bedeutung der Melanosis coli ist heute noch nicht geklärt. Nach Beendigung des Laxanzienabusus kann sich die Melanosis coli langsam zurückbilden.

⟶ **Karzinomrisiko.** Auch eine kanzerogene Wirkung der Anthrachinone mit einem erhöhten kolorektalen Karzinomrisiko kann heute nicht mit Sicherheit ausgeschlossen werden (4).

FAZIT FÜR DIE PRAXIS

- Laxanzien haben ein breites Nebenwirkungsspektrum. Neben spezifischen gastrointestinalen Nebenwirkungen stellt das Laxanzienkolon eine besondere Nebenwirkung dar. Es handelt es sich um seltenes Krankheitsbild, das bei unkontrolliertem Einsatz stimulierend wirkender Laxanzien entstehen kann.
- Die Diagnose erfolgt durch den Nachweis anatomischer Veränderungen wie Verlust der Haustrierung, Dilatation von terminalem Ileum und Kolon, weit gestellte Ileozäkalklappe und segmentale Spasmenbildung mit dem Bild von Pseudostrikturen des Kolons.
- Das klinische Erscheinungsbild ist sehr variabel, überwiegend jedoch oligosymtomatisch.

7 Besonderheiten

7.1 Der gastroenterologische Intensivpatient

M. Bittinger, H. Messmann

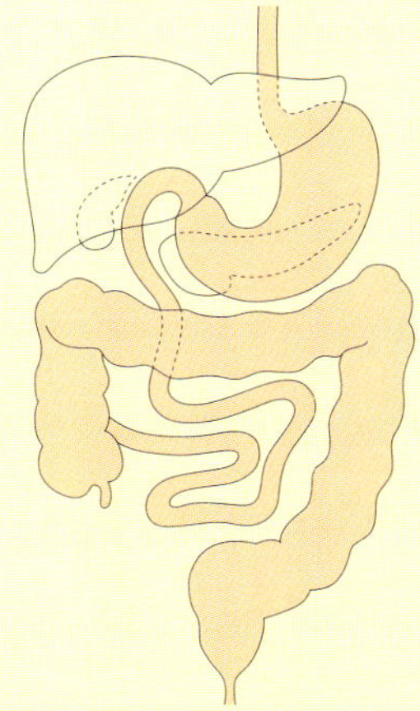

EDITORIAL **Zweck einer gastroenterologischen Intensivstation ist die Überwachung und Behandlung von Patienten mit gastroenterologischer Grundkrankheit, die ein hohes Risiko des Eintretens einer vitalen Organfunktionsstörung aufweisen oder bei denen eine solche Störung bereits eingetreten ist. Hierfür kommt eine Vielzahl an gastroenterologischen Grundkrankheiten in Betracht. Für diese Aufgabe sind räumliche, personelle und apparative Mindestanforderungen zu erfüllen. Die Überwachung und ggf. die Korrektur von Organfunktionsstörungen erfordert ein der Grundproblematik angepasstes Patientenmonitoring und den Einsatz unterschiedlich invasiver Therapiemaßnahmen, Umfang und Grenzen dieser Maßnahmen müssen aber immer im Sinne des Patienten unter ethischen Gesichtspunkten kritisch überprüft werden. Die wichtigsten intensivmedizinischen Syndrome, die auch bei vielen gastroenterologischen Grundkrankheiten vorkommen und trotz Fortschritten in der intensivmedizinischen Therapie nach wie vor eine relevante und zum Teil sehr hohe Letalität aufweisen, sind der Schock, die Sepsis sowie das akute Lungen- und Nierenversagen.**

Übersicht

Prinzipiell unterscheidet sich der gastroenterologische Intensivpatient nicht von anderen internistischen Intensivpatienten. Ziel der intensivmedizinischen Behandlung ist auch bei den gastroenterologischen Intensivpatienten neben einer möglichst gezielten und möglichst kausalen Therapie der Grundkrankheit die Überwachung essenzieller Organsysteme und -funktionen und im Falle einer relevanten Störung oder eines Ausfalls dieser Organfunktionen deren Kompensation durch eine medikamentöse oder apparative Therapie. Dieses hochgesteckte Ziel stellt hohe Anforderungen an die räumliche, personelle und apparative Ausstattung einer Intensivstation und erfordert in der überwiegenden Zahl der Fälle eine interdisziplinäre Zusammenarbeit verschiedener internistischer und nichtinternistischer Fachrichtungen.
Das vorliegende Kapitel behandelt:

- die räumlichen, personellen und apparativen Ausstattungsmerkmale einer modernen gastroenterologischen Intensivstation,

- das Indikationsspektrum aus dem gastroenterologischen Fachgebiet für eine intensivmedizinische Behandlung,
- ethische Aspekte zum individuellen Ausmaß der intensivmedizinischen Therapie,
- das Monitoring einschließlich der aktuellen Scoresysteme zur Beurteilung von Schweregrad und Prognose sowie
- wichtige spezielle intensivmedizinische Syndrome (Schock, SIRS und Sepsis, akutes Lungenversagen, akutes Nierenversagen), die bei einer Vielzahl von gastroenterologischen Grunderkrankungen vorkommen können.

Die entsprechenden gastroenterologischen Erkrankungen, die eine intensivmedizinische Therapie erfordern, und deren spezielle Therapie werden in den einzelnen Organkapiteln ausführlich behandelt.

Räumliche, personelle und apparative Ausstattungsmerkmale einer gastroenterologischen Intensivstation

Räumliche Ausstattungsmerkmale

→ Abhängigkeit von der Versorgungsstufe. Die Erfordernisse hinsichtlich Größe und baulichem Aufbau einer Intensivstation werden wesentlich bestimmt durch die zugeordneten Aufgabenbereiche (d. h. durch das zu versorgende Krankheitsspektrum), die Versorgungsstufe und die Gesamtstruktur des Krankenhauses. In vielen Krankenhäusern der niedrigeren Versorgungsstufen sind interdisziplinäre Intensivstationen vorhanden, die operative und nichtoperative Intensivpatienten gemeinsam versorgen, während in Häusern der oberen Versorgungsstufen in der Regel getrennte operative und nichtoperative Intensiveinheiten vorliegen. Lage und Ausstattung der Station sind diesen unterschiedlichen Funktionen anzupassen.

› DIVI-Empfehlungen

Die deutsche interdisziplinäre Vereinigung für Intensiv- und Notfallmedizin (DIVI) hat zur baulichen Gestaltung von Intensivstationen folgende Empfehlungen herausgegeben (31):

→ Lage. Innerhalb des Krankenhauses sollte die Intensivstation als räumlich abgetrennte Einheit ohne Durchgangsverkehr angelegt sein. Sie sollte in der Nähe der Notaufnahme, des Operationsbereichs und der für die Diagnostik und Therapie der zu versorgenden Krankheitsbilder erforderlichen Funktionsbereiche liegen.

Im Falle einer gastroenterologischen Intensivstation sollte eine möglichst enge Nachbarschaft zum Endoskopiebereich sowie zur Radiologie (CT, MRT, interventionelle Radiologiebereiche wie z. B. Angiographie) bestehen.

Auch eine räumliche Nähe zu anderen Intensivbereichen (z. B. Dialyseeinheit, operative Intensivstation) ist vorteilhaft.

→ Bettenzahl. Ein wichtiger Gesichtspunkt ist die erforderliche Bettenzahl. Als Richtgröße ist mit einem Bedarf von 5% der Gesamtbettenzahl des Krankenhauses zu rechnen, ergänzend müssen aber spezielle lokale Gegebenheiten des jeweiligen Hauses berücksichtigt werden. Bei großem Einzugsgebiet oder Fachabteilungen mit besonders hoher Frequenz intensivmedizinischer Behandlungsfälle kann der Bettenbedarf auch durchaus höher liegen. Zur Vermeidung organisatorischer und funktioneller Probleme sollte die Bettenzahl einer einzelnen Intensiveinheit nicht unter 6 Betten und nicht über 16 Betten liegen.

→ Architektonische Struktur. Hinsichtlich der architektonischen Struktur ist die geschlossene Bauweise mit räumlich getrennten Ein- bis Zweibettzimmern zu bevorzugen. Die früher übliche offene Bauweise ist mit hygienischen Problemen verbunden und trägt auch humanitären Aspekten der meist kritisch kranken Patienten deutlich schlechter Rechnung. Dies gilt insbesondere dann, wenn aufgrund des Krankheitsspektrums ein hoher Anteil an isolationsbedürftigen Patienten (infektiöse oder immunsupprimierte Patienten, Patienten mit multiresistenten Keimen) zu erwarten ist.

→ Patientenzimmer. Der Patientenbereich der Station sollte etwa 40–45% der Gesamtfläche umfassen. Einbettzimmer (Abb. 7.**1**) sollten eine Größe von mindestens 25 m^2 und Mehrbettzimmer von mindestens 20 m^2 pro Bett aufweisen, die Betten müssen gut von allen Seiten zugänglich sein, und es muss ausreichend Platz neben dem Patientenbett für Zusatzgeräte (z. B. Beatmungsgeräte, Hämofiltrationsgeräte) zur Verfügung stehen. Die Räume sollten nach DIN 1946 klimatisiert sein, die Temperatur zwischen 21 und 25 °C, die Luftfeuchtigkeit um 50% liegen. Eine ausreichende Anzahl an Versorgungsanschlüssen für Strom (20 Steckdosen pro Bett mit getrennten Stromkreisen einschließlich Notstromsteckdosen), Druckluft/Sauerstoff (mindestens 4 pro Bett) und Vakuum in guter Zugänglichkeit sind erforderlich, außerdem Infusionsflaschenhalterungen sowie Befestigungsmöglichkeiten für Infusomaten und Perfusoren und eine Alarmrufeinrichtung. Die Patientenbetten müssen fahrbar und ausreichend verstellbar sein, für Risikopatienten (Dekubitusgefährdung) sollten Speziallagerungsbetten verfügbar sein. In Nachbarschaft zum Patientenbett sollten ausreichende Ablage- und Arbeitsflächen für die pflegerische Versorgung des Patienten vorhanden sein, häufig gebrauchte Hilfsmittel (Wäsche, Spritzen, Notfallmedikamen-

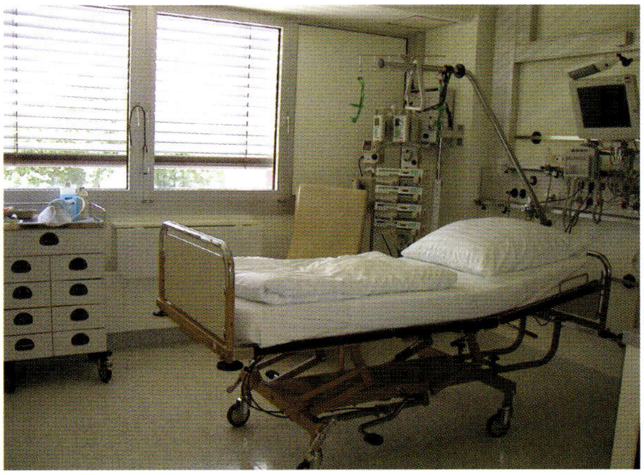

☒ **Abb. 7.1** Einbettzimmer auf einer gastroenterologischen Intensivstation. Das Bett ist im ausreichend groß dimensionierten Zimmer von allen Seiten gut zugänglich. Am Kopfende sind die Monitoreinheit und die Versorgungsanschlüsse zu sehen, links daneben die Infusomaten und Perfusoren. Unter dem Fenster ist ein abklappbarer Tisch zu sehen, der als Ablagefläche bei pflegerischen Maßnahmen dient. Links daneben findet sich der Notfallwagen mit den wichtigsten Notfallmedikamenten, Intubationsbesteck und Zubehör. Am Kopfende kann im Bedarfsfall das Beatmungsgerät neben dem Bett abgestellt werden, ohne den Zugang zum Patienten zu behindern.

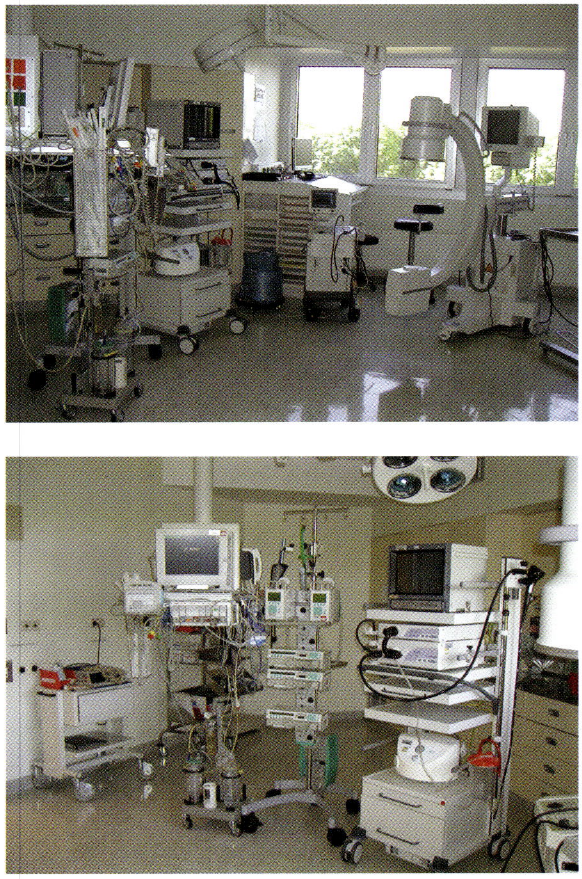

☒ **Abb. 7.2** Eingriffsraum einer gastroenterologischen Intensivstation.

a Von rechts nach links sind der Röntgen-C-Bogen, das fahrbare Sonographiegerät, der Videoendoskopieturm und die Platz sparend an einer Deckenampel montierte Monitoreinheit (von der Seite her gesehen) zu erkennen, hinter dem Sonographiegerät sieht man den Arztarbeitsplatz mit Stehpult und Zugang zum Hausnetz.

b Der Eingriffraum ist aus einer um 90° versetzten Sicht gezeigt. Man sieht jetzt neben dem Videoendoskopieturm die Perfusoren und Infusomaten, links daneben die Monitoreinheit und den Defibrillator.

te) sollten möglichst im Zimmer griffbereit sein. Die für das Monitoring des Patienten notwendigen Überwachungsgeräte müssen gut erreichbar sein, dürfen den Zugang zum Patienten aber nicht behindern.

⋯› **Eingriffsraum.** Erforderlich ist ein Eingriffsraum (Abb. 7.**2**) für Noteingriffe bzw. für das Legen von Kathetern und Sonden unter Röntgenkontrolle. Er sollte mindestens 35 m^2 groß sein, ein fahrbares Röntgendurchleuchtungsgerät (C-Bogen), eine Monitoreinheit zur Patientenüberwachung, Notfallwagen mit Notfallmedikamenten und Notfallinstrumentarium (z. B. Intubationsbesteck), einen Defibrillator, einen externen Schrittmacher sowie eine Beatmungseinrichtung aufweisen. Die zentralen Versorgungsleitungen für Strom, Sauerstoff, Druckluft und Vakuum müssen gut erreichbar in ausreichender Zahl zur Verfügung stehen, optimalerweise in Form einer Deckenampel. Ein automatisiertes und leicht bedienbares Notfalllaborgerät zur Bestimmung der wichtigsten Notfallparameter (Blutgase, Elektrolyte, Hämoglobin, Glucose, Lactat) sollte zur Verfügung stehen.

⋯› **Weitere erforderliche Räumlichkeiten.** Zur Intensivstation gehören weiterhin eine Stationszentrale mit einer zentralen Monitorüberwachung, an die alle Patientenmonitore angeschlossen sind, eine zentrale Medikamentenlagerungs- und -zubereitungsmöglichkeit einschließlich eines ausreichend groß dimensionierten Kühlschranks für kühl zu lagernde Medikamente sowie eines abschließbaren Medikamentenschranks für Betäubungsmittel und Wertgegenstände, getrennte Versorgungs- und Entsorgungsräume einschließlich eines Fäkalienentsorgungsraums, ein Gerätelagerraum für Beatmungs- und Hämofiltrationsgeräte nebst Zubehör, ein Arztzimmer mit den notwendigen Kommunikationseinrichtungen (Telefon, Fax, PC-Arbeitsplatz möglichst mit Zugang zu Hausnetzwerk und Internet, Kopiergerät) und Ausstattung für administrative Tätigkeiten (Aktenarbeit, Kurvenführung, Diktatmöglichkeit, DRG-Verschlüsselung), ein Sozial- und Pausenraum für das Personal sowie Toiletten für Personal und Angehörige. An die Station angeschlossen, sollten ein Warteraum für Angehörige, ein Besprechungsraum für Konferenzen, Fortbildungen und Gespräche mit Angehörigen sowie Umkleideräume für das Personal zur Verfügung stehen.

Personelle Ausstattungsmerkmale

DIVI-Empfehlungen

Auch zur personellen Ausstattung von Intensiveinheiten hat die DIVI Empfehlungen herausgegeben (32), die die über 30 Jahre alten Vorgaben der Deutschen Krankenhausgesellschaft (34) ergänzen.

Ärztliches Personal. Nach diesen Empfehlungen ist als Richtzahl für Ärzte von einer Arzt-Betten-Relation von 1 : 3 bei überwiegender Intensivüberwachung bzw. von 1 : 2 bei überwiegender Intensivbehandlung auszugehen. Bei einer Stationsgröße von 10 – 12 Intensivbehandlungsbetten ergibt sich somit ein Arztbedarf von 5 – 6 Ärzten, die im 24-h-Schichtdienst für die Versorgung der Patienten zuständig sind. Die Ärzte müssen dabei der Intensivstation fest zugeteilt sein und sie müssen vor Ort präsent sein. Die organisatorische Leitung sollte durch einen Arzt erfolgen, der den überwiegenden Teil seiner Tätigkeit dort ausübt und über eine intensivmedizinische Zusatzqualifikation verfügt.

Pflegepersonal. Bei der Berechnung der Zahl an notwendigen Pflegekräften stehen die von der DKG 1969 aufgestellten und 1974 korrigierten Richtzahlen (34) zur Verfügung, die von der DIVI 1984 (32) und 1994 modifiziert wurden: Demnach sind bei überwiegender Intensivüberwachung 1 Pflegeperson pro Bett und bei überwiegender Intensivtherapie 2 Pflegepersonen pro Bett anzusetzen, jeweils berechnet nach der Zahl der vorgehaltenen Betten. Eine zusätzliche Korrektur nach oben hin muss erfolgen, wenn viele Beatmungsfälle behandelt werden: Eine Relation von 3 Pflegepersonen pro Bett ist dann anzusetzen, wenn die Zahl der Beatmungsfälle im Jahresdurchschnitt 20% der Patienten übersteigt. Bei Überschreiten eines Anteils von 40% der Beatmungstage pro Jahr liegt der Bedarf bei 4 Pflegekräften pro Bett, bei einem Anteil von mehr als 60% bei 5 Pflegekräften pro Bett. Zudem muss sichergestellt sein, dass unabhängig von der Bettenanzahl mindestens 2 qualifizierte Pflegekräfte pro Schicht im Einsatz sind.

Hilfspersonal. Um das Pflegepersonal von Zusatzarbeiten zu entlasten, die nicht der unmittelbaren Patientenversorgung dienen (Patiententransport, Desinfektionsmaßnahmen, Versorgung mit Wäsche und medizinischem Material), ist zusätzliches Hilfspersonal in einer Relation von 1 Hilfskraft pro 4 Betten notwendig.

Berechnungsschlüssel. Intensiveinheiten stehen wie andere Klinikabteilungen unter zunehmendem Wirtschaftlichkeitsdruck, und der kostenintensivste Posten sind nach wie vor die Personalkosten. Vielfach wird der Personalschlüssel nach der Belegungsquote der Stationen berechnet, zumeist nach der sog. Mitternachtsstatistik. Dieses Verfahren ist für Intensivstationen ungeeignet, da hier nicht nur eine an die Gesamtklinikgröße angepasste definierte Zahl an Betten (s. vorheriger Abschnitt), sondern auch das zur Versorgung dieser Betten notwendige Personal ständig vorgehalten werden muss. Eine effiziente Intensivmedizin ist an eine ständige ärztliche und pflegerische Präsenz untrennbar gekoppelt.

Gerade bei kleineren Intensiveinheiten darf daher nicht starr am o.g. Berechnungsschlüssel festgehalten werden, sondern es sind Korrekturen nach oben hin erforderlich, um eine durchgehende 24-stündige Versorgung vitalgefährdeter Patienten zu gewährleisten.

Apparative Ausstattungsmerkmale

Abhängigkeit von der Versorgungsstufe. Bei der apparativen Ausstattung einer Intensivstation muss ihre Zielsetzung (fachgebunden oder interdisziplinär, operativ oder nichtoperativ) und die Versorgungsstufe des zugehörigen Krankenhauses berücksichtigt werden. Das Spektrum der gastroenterologischen Erkrankungen, die eine intensivmedizinische Behandlung erfordern, ist so weit gefächert, dass einfachere Erkrankungen (z. B. unkomplizierte, endoskopisch beherrschbare Blutung aus einem Ulcus duodeni) auch in kleinen interdisziplinären Einheiten problemlos beherrschbar sind, während andere Probleme (z. B. komplizierte nekrotisierende Pankreatitis mit Organversagen) das komplette Spektrum einer gastroenterologisch spezialisierten Intensiveinheit der höchsten Versorgungsstufe erfordern. Dementsprechend variiert auch der Bedarf an apparativer Ausstattung (Tab. 7.**1**).

Bildgebende Verfahren und Endoskopie. Von der in Tab. 7.**1** aufgeführten apparativen Ausstattung ist für eine gastroenterologische Intensivstation besonders die rasche Verfügbarkeit von bildgebenden Verfahren zur diagnostischen und therapeutischen Untersuchung der intraabdominellen und retroperitonealen Organe sowie des Ösophagus wichtig. Demzufolge sollten ein leistungsfähiges transportables Sonographiegerät (möglichst mit Doppler/Duplex) (Abb. 7.**3**) und auch eine mobile Endoskopieeinheit entweder auf der Station selbst stationiert sein oder kurzfristig aus der unmittelbaren Stationsumgebung beschaffbar sein. Optimalerweise steht ein Videoendoskopieturm mit leistungsfähiger Absaugeinrichtung zur Verfügung (Abb. 7.**4**).

Die Endoskopieeinheit ist nicht nur für gastroenterologische Endoskopien, sondern auch für Bronchoskopien zur bronchoskopischen Lavage und mikrobiologischen Sekretgewinnung sowie zur bronchoskopischen Intubation bei schwierigen Intubationsbedingungen notwendig.

Für das Legen und die Lagekontrolle von venösen und arteriellen Kathetern und gastrointestinalen Sonden (Ernährungssonden, Drainagen, Kompressionssonden bei endoskopisch nicht stillbaren varikösen Blutungen, Kolondekompressionssonden) ist ein leistungsfähiges Röntgendurchleuchtungsgerät (C-Bogen) erforderlich.

Tabelle 7.1 Empfehlungen zur apparativen Ausstattung einer Intensivtherapieeinheit (modifiziert nach den Empfehlungen der DIVI 1998). Bei Einheiten zur vorwiegenden Intensivüberwachung ist der apparative Aufwand entsprechend geringer (insbesondere der Gerätebedarf), im Vordergrund steht hier das Monitoring

	Hohe Versorgungsstufe	Niedrige Versorgungsstufe	Bemerkungen
1. Monitoring			• akustische und optische Alarme • mindestens 4 parallele Kanäle • gute Sichtbarkeit der Kurven und Zahlen • wählbares Darstellungsmenü • möglichst flexible Modultechnik • möglichst EDV-Vernetzung
EKG	bettseitig	bettseitig	möglichst mit Arrhythmieanalyse
Nichtinvasive Blutdruckmessung	bettseitig	bettseitig	
Arterielle Druckmessung	bettseitig	verfügbar (≥ 30 % der Betten)	
Zentralvenöse Druckmessung	bettseitig	verfügbar	
Mehrzweckdruckmessung (z. B. Pulmonaliskatheter)	bettseitig	optional	
Herzzeitvolumen und abgeleitete Parameter (z. B. PiCCO-System)	bettseitig	optional	
Temperatur	bettseitig	bettseitig	
Pulsoxymetrie	bettseitig	bettseitig	
Kontinuierliches Beatmungsmonitoring (Beatmungsdrücke, Volumina, I : E-Verhältnis, F_iO_2)	bettseitig	verfügbar (≥ 50 % der Betten)	in der Regel im Respirator integriert (mit eigener Alarmeinrichtung)
Kapnometrie	verfügbar	empfohlen	auch in Respirator integrierbar
Basislabor (Blutgase, Elektrolyte, Glucose, Hämoglobin, Lactat)	verfügbar	verfügbar	optimalerweise durch Kleinlaborautomaten (z. B. im Eingriffsraum)
Zentralvenöse Sauerstoffsättigung	empfohlen	empfohlen	
Geräte			
O_2-Insufflation	bettseitig	bettseitig	
Beatmungsbeutel mit Reservoirbeutel	bettseitig	bettseitig	diverse Größen
Respirator	verfügbar (100 % der Betten)	verfügbar (≥ 50 % der Betten)	ausreichende Zahl von Ersatzgeräten muss verfügbar sein (Reinigung, Instandhaltung)
CPAP-Gerät	verfügbar	verfügbar	ggf. Integration in Respirator möglich
Geräte zur Inhalationstherapie	verfügbar	verfügbar	
Absauggerät	bettseitig	bettseitig	
Geräte zur physikalischen Atemtherapie	verfügbar	verfügbar	
Ernähungspumpen	verfügbar	verfügbar	
Infusionspumpen und Perfusoren	bettseitig (6 – 8 Geräte/Bett)	bettseitig (2 – 4 Geräte/Bett)	Bedarf variiert stark nach aktueller Behandlungsintensität)
Mobiles EKG-Gerät (mind. 6 Kanäle)	verfügbar	verfügbar	

Tabelle 7.1 Fortsetzung

	Hohe Versorgungsstufe	Niedrige Versorgungsstufe	Bemerkungen
Defibrillator	verfügbar	verfügbar	
Externer Schrittmacher	verfügbar	verfügbar	
Notfallwagen mit Notfallmedikamenten	verfügbar	verfügbar	Zahl und Ausstattung variiert je nach Stationsgröße
Notfallinstrumentarium (Intubationsbesteck, Notfallkoniotomiebesteck, Thoraxdrainage)	verfügbar	verfügbar	optimalerweise zusammen mit Notfallmedikamenten im Notfallwagen
Transportmonitor, netzunabhängig	verfügbar	verfügbar	mindestes EKG, Blutdruckmessung und Pulsoxymetrie
Transportrespirator	verfügbar	verfügbar	mobil mindestens für 30 min funktionsfähig; inkl. Absaugvorrichtung
Extrakorporale Nierenersatzverfahren (z. B. Hämofiltration)	verfügbar	nicht notwendig	
Kühlungs- bzw. Erwärmungssystem für Patienten	verfügbar	nicht notwendig	
Wärmegerät für Bluttransfusion	verfügbar	empfohlen	
Bronchoskopie	verfügbar	verfügbar	
Mobile Einheit für gastrointestinale Endoskopie (ÖGD, Koloskopie)	verfügbar	empfohlen	optimalerweise fahrbarer Videoendoskopieturm mit Dokumentationsmöglichkeit
Sonographie	verfügbar	empfohlen	Ausstattung je nach speziellem Bedarf (Doppler/Duplex)
Echokardiographie	verfügbar (transthorakal und transösophageal)	verfügbar (transthorakal)	
Fahrbares Röntgengerät (C-Bogen)	verfügbar	verfügbar	
Saugeinrichtung für Drainagen	verfügbar	verfügbar	
Variabler Patientensessel	verfügbar	verfügbar	
Spezialbetten (z. B. Dekubitusbett)	optional	optional	Leasing bei Bedarf

Kooperation mit anderen Abteilungen. Nicht zur apparativen Ausstattung der Intensivstation selbst gehörig, für ihre Funktion aber unabdingbar, ist eine enge Kooperation mit dem Labor (insbesondere mit hämatologischer, biochemischer und mikrobiologischer Abteilung), mit der Blutbank, der Apotheke und der Klinikhygiene (besonders zur Prophylaxe und ggf. Begrenzung nosokomialer Infektionen, einem zunehmend häufigeren Problem auf Intensivstationen).

Indikationen aus dem gastroenterologischen Fachgebiet für eine intensivmedizinische Behandlung

Grundkrankheit. Wie bereits in der Einleitung ausgeführt, stellen prinzipiell alle Erkrankungen, die eine Überwachung essenzieller Organsysteme und -funktionen und im Falle einer relevanten Störung oder eines Ausfalls dieser Organfunktionen deren Kompensation durch eine medikamentöse oder apparative Therapie erfordern, eine Indikation zur intensivmedizinischen Betreuung dar. Diese Definition ist bewusst weit gefasst und würde daher bei einer Vielzahl von Patienten zumindest eine Überwachung auf der Intensivstation bedeuten.

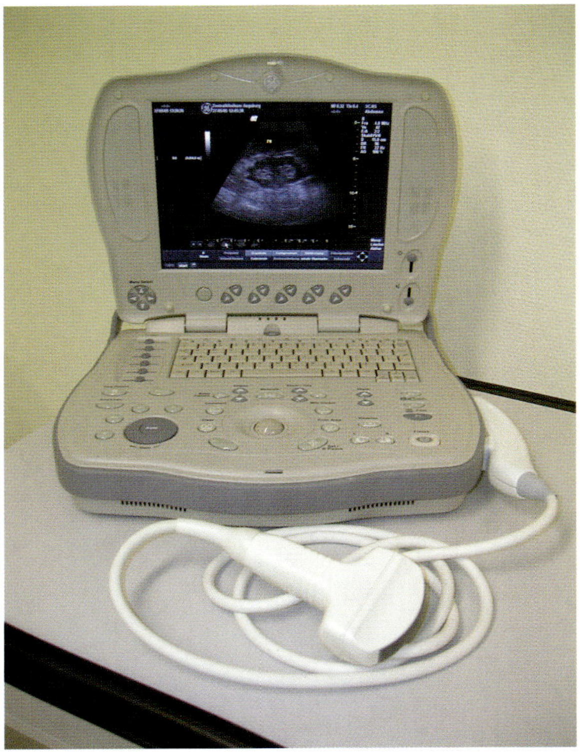

☒ **Abb. 7.3** Tragbares High-End-Sonographiegerät mit angeschlossenem Schallkopf.

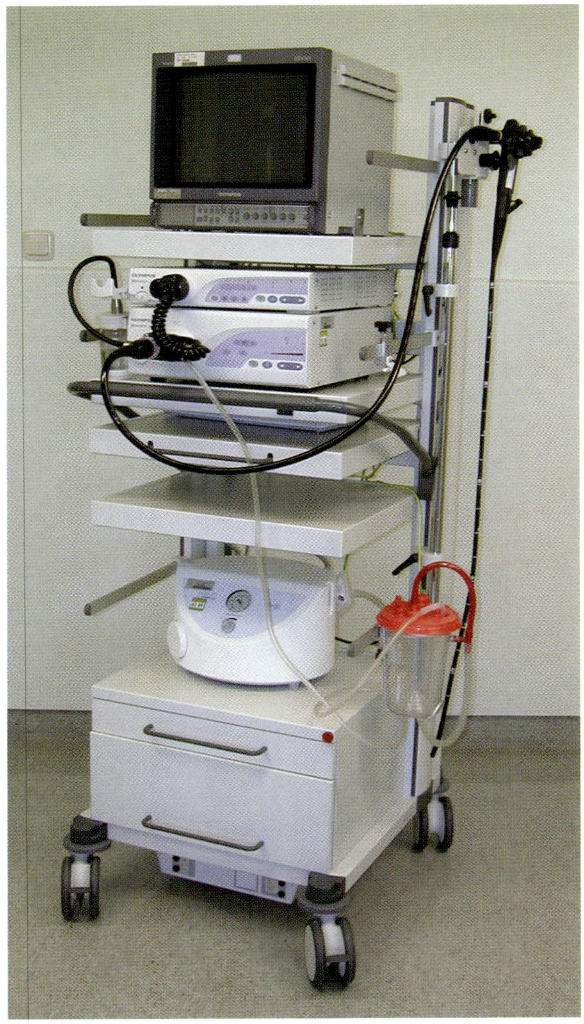

☒ **Abb. 7.4** Mobiler Videoendoskopieturm mit (von oben nach unten) Monitor, Prozessor, Lichtquelle mit angeschlossenem Videoendoskop und leistungsfähiger Absaugpumpe.

⇢ **Weitere Kriterien.** Zusätzlich zur Grundkrankheit müssen daher weitere Kriterien berücksichtigt werden. Wichtig sind:

- die Gesamtprognose des Patienten aufgrund der Grundkrankheit und unter Berücksichtigung von relevanten Begleiterkrankungen,
- der Wille des Patienten (Cave: Eine wirksame Entscheidungsfindung des Patienten setzt eine entsprechende Aufklärung voraus, sofern nicht bereits vorher durch eine Patientenverfügung der Wille des Patienten eindeutig festgelegt wurde, s. auch Abschnitt „Ethische Aspekte in der Intensivmedizin") und
- die vorhandenen räumlichen und personellen Ressourcen.

Insofern ist bei jedem Patienten mit einer potenziellen Intensivüberwachungs- oder -behandlungsindikation eine Einzelfallentscheidung unter Berücksichtigung dieser Punkte notwendig.

Die wichtigsten Indikationen aus dem internistisch-gastroenterologischen Fachgebiet zur Überwachung und Behandlung auf der Intensivstation sind in Tab. 7.2 aufgeführt.

Ethische Aspekte in der Intensivmedizin

Wie viele Errungenschaften der modernen Medizin hat auch die Intensivmedizin zweifellos dazu beigetragen, dass sich die Lebenserwartung des Menschen in den westlichen Ländern nahezu verdoppelt hat, und die moderne Intensivmedizin ist zwischenzeitlich in der Lage, auch komplexe Organstörungen immer länger zu kompensieren oder gar zu ersetzen. Auf der anderen Seite ist nicht immer alles technisch Machbare auch sinnvoll und ethisch ohne Probleme (Stichwort: „Apparatemedizin"), zudem stehen die behandelnden Ärzte in den Krankenhäusern unter immer höherem Wirtschaftlichkeitsdruck, gerade bei kostenintensiven Therapieformen wie der modernen Intensivmedizin. Die richtige Entscheidungsfindung ist in diesem Spannungsfeld meist komplex und muss immer den individuellen Einzelfall berücksichtigen.

Tabelle 7.2 Wichtigste Indikationen aus dem internistisch-gastroenterologischen Fachgebiet zur intensivmedizinischen Behandlung

Indikationsgruppe	Wichtigste Einzeldiagnosen
Gastrointestinale Blutung • obere gastrointestinale Blutung	• Ösophagusvarizenblutung • Magenvarizenblutung • Ulcus ventriculi (Forrest I und IIa/b) • Ulcus duodeni (Forrest I und IIa/b) • Ulcus Dieulafoy • Weitere Blutungsquellen (z. B. Mallory-Weiss-Syndrom, erosive Gastritis, portalhypertensive Gastropathie) in Abhängigkeit von Blutungsintensität, Ausmaß des Blutverlusts und Rezidivblutungsrisiko
• untere gastrointestinale Blutung	• schwere Divertikelblutung • Nachblutung nach endoskopischer Polypektomie • schwere Blutung aus Angiodysplasien • NSAR-Kolitis • Blutung aus ektopen Varizen (Kolon, Rektum)
Schwere akute Pankreatitis	• akute Pankreatitis mit Organkomplikationen (z. B. Nierenversagen) • schwerer akuter Schub einer chronischen Pankreatitis mit Organkomplikationen • nekrotisierende Pankreatitis
Schwere Lebererkrankungen mit drohendem oder manifestem Leberversagen	• schwere akute Hepatitis (z. B. bei Virushepatitis, Autoimmunhepatitis, Morbus Wilson) • schwere Alkoholhepatitis • höhergradige hepatische Enzephalopathie und Coma hepaticum • Komplikationen der Leberzirrhose (z. B. hepatorenales Syndrom, hepatopulmonales Syndrom, Leberversagen [„acute on chronic liver failure"]) • fulminantes, akutes und subakutes Leberversagen (z. B. medikamentös bedingt) • schwere schwangerschaftsassoziierte Lebererkrankungen (Schwangerschaftsfettleber, HELLP-Syndrom) • Transplantatversagen nach Lebertransplantation
Schwere chronisch entzündliche Darmerkrankungen	• fulminante oder therapierefraktäre Formen der Colitis ulcerosa oder des Morbus Crohn (z. B. toxisches Megakolon)
SIRS und Sepsis mit Infektquelle im Gastrointestinaltrakt	• schwere (eitrige) Cholangitis und Cholangiosepsis • Sepsis bei schwerer infektiöser Gastroenteritis (z. B. Salmonellose, Typhus, Cholera, Shigellose)
Exogene Schädigungen	• höhergradige Verätzungen des oberen Gastrointestinaltraktes • konservativ behandelbare iatrogene Perforationen (z. B. kleine retroperitoneale Duodenalperforation nach Papillotomie) • akute Strahlenschädigung (z. B. schwere Strahlenkolitis) • Intoxikationen mit Beteiligung gastrointestinaler Organe (z. B. akutes Leberversagen bei Pilzvergiftung)
Vaskuläre Erkrankungen	• schwere systemische Vaskulitis mit Beteiligung des Gastrointestinaltrakts • schwere ischämische Kolitis

Grundprinzipien des ärztlichen Handelns

Nutzen und Schadensvermeidung. Als Orientierungshilfe für die ärztliche Entscheidungsfindung wurden von Childress und Beauchamp (25) 4 Grundprinzipien aufgestellt, die das ärztliche Handeln bestimmen sollten: Hauptziel ärztlichen Handelns muss der Nutzen für den Patienten sein, dabei sollte gleichzeitig aber sichergestellt sein, dem Patienten durch sein Handeln nicht zu schaden (Schadensvermeidung). Diese beiden Prinzipien („bonum facere" und „primum non nocere") werden bereits seit der Antike als Leitlinien verwendet und finden sich auch im Wortlaut des Hippokratischen Eides.

Patientenautonomie. Jede ärztliche Entscheidung muss des Weiteren den Willen des Patienten und damit seine Patientenautonomie berücksichtigen. Gerade auf der Intensivstation ist dieses Prinzip aber oft schwierig umzusetzen. Intensivmedizinisch betreute Patienten sind häufig bewusstseinsgetrübt oder durch ihre Erkrankung in ihrer Entscheidungsfähigkeit eingeschränkt, zudem müssen viele Entscheidungen gerade zu Beginn der intensivmedizinischen Behandlung unter Zeitdruck getroffen werden, so dass häufig keine längere Überlegungszeit zur Verfügung steht. Vielfach muss man sich auf der Intensivstation vom mutmaßlichen Willen des Patienten leiten lassen. Nach den Grundsätzen der Bundesärztekammer (23) sind als Anhaltpunkte für den mutmaßlichen Patientenwillen frühere Erklärungen des Patienten (optimalerweise in Form einer schriftlichen eigenformulierten Patientenverfügung, die möglichst konkret die individuellen Wünsche des Patienten in Abhängigkeit von der jeweils zugrunde liegenden Krankheitssituation beschreibt), seine Lebenseinstellung, seine religiöse Überzeugung sowie seine Haltung zu Schmerzen und zu schweren bleibenden Schäden in der ihm verbleibenden Lebenszeit heranzuziehen. Bei der Ermittlung des mutmaßlichen Patientenwillens sollten auch Angehörige oder dem Patienten nahe stehende Personen einbezogen werden, die die Lebensumstände und die persönlichen Einstellungen des Patienten in der Regel besser kennen als der behandelnde Arzt. Problematisch bleiben bei der Ermittlung des Patientenwillens vage und allgemein gehaltene Patientenverfügungen, in denen z. B. ohne konkrete Gründe eine Intensivtherapie generell abgelehnt wird oder die vorformulierte Vordrucke verwenden, die vom Patienten nur unterschrieben werden.

Gerechtigkeit. Schließlich muss gewährleistet sein, dass die getroffenen Entscheidungen dem Prinzip der Gerechtigkeit unterliegen, d. h. dass keiner gegenüber dem andern bevorzugt oder benachteiligt wird. Hierzu gehört auch, dass eine sinnlose oder unzumutbare intensivmedizinische Therapie unterbleibt, die das Leiden eines sterbenden Patienten mit aussichtloser Grundkrankheit nur verlängert. Diese 4 Prinzipien sind aus ethischer Sicht in ihrer Wertigkeit als einander gleichgestellt zu betrachten.

Behandlungsstufen

Bei Beachtung dieser Grundprinzipien kann man in der Intensivmedizin zwischen verschiedenen Behandlungsstufen unterscheiden.

Neben der Maximaltherapie, bei der alle zur Verfügung stehenden Behandlungsoptionen ausgeschöpft werden, unterscheidet man die Therapiebegrenzung, die Therapiereduktion und den Therapieabbruch.

Therapiebegrenzung. Die Therapiebegrenzung beinhaltet die Entscheidung, die bisherige Therapiestufe beizubehalten, aber keine weitere Therapieeskalation vorzunehmen. Dies bedeutet z. B. bei Auftreten einer Infektion keine antibiotische Therapie mehr zu beginnen oder bei Nierenversagen kein Nierenersatzverfahren mehr einzusetzen. Eine Therapiebegrenzung wird zumeist bei Patienten mit kritischer Prognose (z. B. bei progredientem Multiorganversagen) oder sehr kurzer Lebenserwartung (z. B. bei fortgeschrittenem nichtkurativ behandelbarem Malignom) festgelegt.

Therapiereduktion. Dies bedeutet den Abbau, aber nicht die vollständige Einstellung aller Therapiemaßnahmen. Hierzu gehört z. B. die Reduktion des F_iO_2 auf 21 % bei maschineller Beatmung oder die Beendigung einer laufenden antibiotischen Therapie. Basis einer Entscheidung zu einer Therapiereduktion ist der Eintritt eines Erkrankungsstadiums, bei dem nach menschlichem Ermessen keine Überlebenschancen mehr bestehen, d. h. also der Eintritt des unmittelbaren Sterbeprozesses. Therapeutische Basismaßnahmen zur Leidenslinderung, wie z. B. eine adäquate analgetische Therapie, müssen aber auch in dieser Behandlungsstufe noch gewährleistet bleiben.

Therapieabbruch. Die vollständige Einstellung aller Therapiemaßnahmen entspricht schließlich dem Therapieabbruch, z. B. nach Feststellung des Hirntodes des Patienten.

Intensivmedizinisches Monitoring und Einschätzung von Schweregrad und Prognose (Scores)

Monitoring

Wie bereits in der Einleitung aufgeführt, gehört es zu den zentralen Aufgaben einer intensivmedizinischen Betreuung essenzielle Organsysteme und -funktionen zu überwachen, um relevante Störungen rechtzeitig erkennen und damit entsprechende therapeutische Maßnahmen ergreifen zu können (96). Insofern kommt einem adäquaten Patientenmonitoring eine entscheidende Bedeutung zu. Das Ausmaß und die Invasivität des im Einzelfall einzusetzenden Monitorings hängen von der jeweiligen Grundkrankheit ab. Es liegt auf der Hand, dass die intensivmedizinische Überwachung einer unkomplizierten Ulkusblutung weniger aufwändig und weniger invasiv sein muss als bei einer kompliziert verlaufenden nekrotisierenden Pankreatitis mit Organkomplikationen.

Kontinuierlich und intermittierend gemessene Parameter. Beim Monitoring kann man zwischen einem kontinuierlichen und einem intermittierenden Monitoring einzelner Parameter unterscheiden. Kontinuierlich gemessene Parameter beim Intensivpatienten sind z. B. das EKG, die Pulsoxymetrie oder die direkte Blutdruckmessung über arterielle Katheter. Kontinuierlich gemessene Parameter werden heutzutage in der Regel auf übersichtlichen Multifunktionsmonitoren mit mehreren simultanen Kanälen angezeigt, meist kombiniert als alphanumerische Anzeige mit

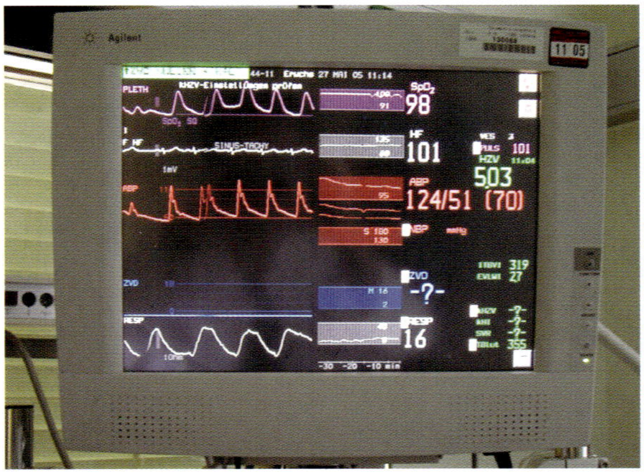

☒ **Abb. 7.5** Multifunktionsmonitor zur Patientenüberwachung. Die kontinuierlich gemessenen Parameter sind übersichtlich übereinander angeordnet. Von oben nach unten: Pulsoxymetrie mit Sauerstoffsättigung und Pulswellenkurve, EKG mit Rhythmusanalyse, invasive arterielle Blutdruckmessung mit Pulswellenkurve und numerischer Blutdruckanzeige (Mitteldruck in Klammern), ZVD sowie Atemfrequenz und Atemexkursionskurve. In den Feldern in der Mitte sind die Trends der gemessenen Werte in der letzten halben Stunde angezeigt. Rechts im Bild sind die Daten des invasiven hämodynamischen Monitorings (PiCCO-System) und die Körpertemperatur (unten rechts) angezeigt. Durch die übersichtliche Darstellung kann man sich auf einfache Weise einen raschen Überblick über alle wichtigen Parameter verschaffen.

gleichzeitiger Darstellung von Kurvendiagrammen (Abb. 7.5). Intermittierend gemessene Parameter sind z. B. die bei der klinischen Untersuchung erhobenen Befunde, Laborwerte wie die Blutgasanalyse oder die nichtinvasive Blutdruckmessung.

Basismonitoring

Zum Basismonitoring jedes Intensivpatienten gehört die Überwachung folgender Parameter:

- Herz-Kreislauf-Funktion,
- respiratorische Funktion,
- Nierenfunktion,
- ZNS-Funktion sowie
- einige wichtige Laborparameter (Blutbild, Gerinnung, Glukose, Elektrolyte).

Herz-Kreislauf-Funktion. Das Basismonitoring der Herz-Kreislauf-Funktion wird durch ein kontinuierliches EKG-Monitoring und eine nichtinvasive Blutdruckmessung sichergestellt. Die kontinuierliche *EKG-Anzeige* auf dem Monitor ermöglicht die sofortige Erfassung von Pulsfrequenz und aktuellem Herzrhythmus und deren Störungen. Um Fehlinterpretationen zu vermeiden, sollten mehrere umschaltbare EKG-Ableitungen zur Verfügung stehen, eine automatisierte Rhythmus- und Artefakterkennung erleichtert das Monitoring, entbindet aber das betreuende Team nicht davon, die Anzeige stets kritisch auf Fehler zu überprüfen. Die *nichtinvasive Blutdruckmessung* kann manuell (nach Riva-Rocci) erfolgen, wird aber heutzutage in der Regel von Messautomaten übernommen, die mit der Oszillationsmethode arbeiten. Beide Methoden sind aufgrund der indirekten Messmethode in ihrer Genauigkeit von zahlreichen Einflussfaktoren abhängig (z. B. von der korrekten Größe und Platzierung der Messmanschette). Zusätzlich muss bei der Oszillationsmethode berücksichtigt werden, dass bei dieser Methode die höchste Genauigkeit bei normalen Blutdruckwerten vorliegt und bei extrem hohen oder niedrigen Blutdruckwerten eine Tendenz zur „zentripetalen" Messung besteht, d. h. extrem hohe Blutdruckwerte werden oft zu niedrig und extrem niedrige Blutdruckwerte oft zu hoch angezeigt. Zudem messen viele oszillometrische Geräte nur den systolischen Blutdruck (Auftreten der ersten Oszillationen in der Manschette beim Ablassen des Drucks) und den Mitteldruck (maximale Oszillationen), während der diastolische Druck nur näherungsweise errechnet wird (84). Eine auch in Extremsituationen genaue und kontinuierliche Blutdruckmessung ist mit den indirekten Methoden nicht möglich, sondern nur durch eine direkte Messung über einen arteriellen Katheter.

Respiratorische Funktion. Das Basismonitoring der respiratorischen Funktion erfolgt neben der klinischen Überwachung durch Inspektion und Auskultation über eine Messung der Atemfrequenz und der Pulsoxymetrie, eine sinnvolle, aber noch nicht überall verfügbare Ergänzung stellt die Kapnometrie dar. Auch hier muss bedacht werden, dass diese Parameter nur indirekte Messverfahren mit entsprechenden Störungsmöglichkeiten darstellen, die im Einzelfall einer Objektivierung der respiratorischen Funktion durch eine arterielle Blutgasanalyse bedürfen. Die Bestimmung der Atemfrequenz ist bei vielen Multifunktionsmonitoren in das EKG-Monitoring integriert und bedarf somit keines eigenen Messfühlers. Es versteht sich von selbst, dass die Atemfrequenz alleine keinesfalls für ein suffizientes respiratorisches Monitoring ausreicht. Hierfür ist zumindest die Erfassung der arteriellen Sauerstoffsättigung (SaO_2) durch eine *Pulsoxymetrie* erforderlich. Pulsoxymeter verwenden das Prinzip der Spektralphotometrie, bei dem das unterschiedliche Absorptionsverhalten von oxygeniertem und desoxygeniertem Hämoglobin genutzt wird. Damit wird die Bestimmung der partiellen arteriellen Sauerstoffsättigung möglich (die bei normalen Spiegeln an COHb und MetHb der arteriellen Sauerstoffsättigung gleichgesetzt werden kann). Eine Bestimmung des pO_2 selbst ist aber mit der Pulsoxymetrie nicht möglich, eine Tatsache, die leider oft vergessen wird. Gerade im SaO_2-Bereich um 90% sind aufgrund des O_2-Bindungsverhaltens des Hämoglobins geringe Schwankungen der SaO_2 mit ausgeprägten Veränderungen des pO_2 verbunden, so dass trotz einer nahe dem Normbereich gelegenen SaO_2 bereits eine deutliche Hypoxämie bestehen kann. Störgrößen bei der Pulsoxymetrie sind zum einen Dyshämoglobinämien (hohe Anteile von COHb und MetHb führen zu falsch hohen SaO_2-Anzeigen), zum anderen Durchblutungsstörungen am Applikationsort der Messsonde (zumeist der Fingerbeere). Bei Vasokonstriktion, Hypovolämie, erniedrigtem HZV und Hypothermie ist eine korrekte Erfassung der systemischen SaO_2 an der Fingerbeere oft nicht möglich, in diesen Fällen sollte die Messung am Ohrläppchen durchgeführt werden (71). Die *Kapnometrie* nützt die Tatsache, dass normalerweise die endexspiratorische CO_2-Konzentration der Ausatemluft mit der alveolären CO_2-Konzentration und diese wiederum mit der arteriellen CO_2-Konzentration gleichgesetzt werden kann. Durch Infrarotmessung des CO_2-Gehalts in der endexspiratorischen Ausatemluft kann daher auf den $paCO_2$ rückgeschlossen werden. Erhöhte CO_2-Werte finden sich z. B. bei Hypoventilation, erniedrigte Werte bei Hyperventilation oder Verminderung des HZV (96).

Nierenfunktion. Das Basismonitoring der Nierenfunktion besteht in der Erfassung der Urinausscheidungsmenge und der Bestimmung der Elektrolyte (insbesondere Kalium) und der harnpflichtigen Substanzen (Kreatinin, Harnstoff) im Blut. Eine weiterführende Laboranalyse (z. B. der Bestimmung der Kreatinin-Clearance) ist im Rahmen des Basismonitorings nicht erforderlich.

ZNS-Funktion. Das Basismonitoring der ZNS-Funktion erfolgt durch die klinische Untersuchung (Vigilanzgrad, Orientierung, Motorik, Reflex- und Pupillenstatus).

Das Basismonitoring ist für die meisten Patienten ausreichend, die nur einer intensivmedizinischen Überwachung bedürfen (z. B. nach einer unkomplizierten gastrointestinalen Blutung) und eine stabile Herz-Kreislauf- und Atmungsfunktion aufweisen.

Erweitertes (invasives) Monitoring

Instabile Patienten oder Patienten, die nicht nur einer intensivmedizinischen Überwachung, sondern einer intensivmedizinischen Therapie bedürfen (insbesondere Organersatzverfahren), benötigen ein erweitertes bzw. invasives Monitoring zur Überwachung der essenziellen Organfunktionen bzw. zur Ermöglichung und Steuerung der intensivmedizinischen Therapie.

Zum erweiterten Monitoring gehören:

- zentralvenöse Katheter,
- arterielle Katheter,
- Pulmonaliskatheter,
- PiCCO-System (Pulskonturanalyse),
- Blasendruckmessung.

Zentralvenöse Katheter (ZVK). Diese sind eine Voraussetzung für eine intensivmedizinische Therapie. Eine Vielzahl von Medikamenten (z. B. vasoaktive oder hochosmolare Substanzen) können nur über ZVK appliziert werden, auch für die Durchführung einer passageren Nierenersatztherapie ist ein großlumiger venöser Katheter (Shaldon-Katheter) notwendig, der meist ebenfalls zentralvenös platziert wird. Als Zugangsweg für zentralvenöse Katheter eignen sich V. jugularis interna und externa, V. subclavia und (mit Einschränkungen) die V. basilica, als ultima ratio kommt auch eine Punktion der V. femoralis in Betracht. Bei absehbar längerem Bedarf für einen ZVK oder Bedarf für mehrlumige Katheter sollte der Zugang über die V. jugularis interna oder V. subclavia bevorzugt werden. Die wesentlichen Komplikationen zentralvenöser Katheter sind Fehlpunktionen bei der Katheteranlage (arterielle Fehlpunktion, Pneumothorax insbesondere bei Punktion der V. subclavia), Thrombophlebitis und Thrombose (besonders V. basilica) sowie Katheterinfektionen. In der Regel werden zentralvenöse Katheter auch über die Messung des *zentralvenösen Drucks* (ZVD) zum Monitoring des Volumenstatus und zur Steuerung der Volumenzufuhr verwendet. Man muss sich dabei aber bewusst sein, dass der ZVD ein relativ schlechter Parameter zur Beurteilung des Volumenstatus darstellt, der vielen Störmöglichkeiten unterliegt (z. B. Rechtsherzinsuffizienz, Erhöhung des intrathorakalen Drucks bei mechanischer Ventilation) und starke interindividuelle Unterschiede aufweist (66, 72). Zudem muss man sich immer vergegenwärtigen, dass der Rückschluss von einem Druckwert auf ein Volumen problematisch ist (dies gilt auch für die Messwerte, die sich mit dem Pulmonaliskatheter ermitteln lassen, s. u.).

Für die Abschätzung des Volumenbedarfs ist der ZVD alleine nicht ausreichend (insbesondere nicht einzelne Absolutwerte), die Verlaufsbeurteilung des ZVD kann aber bei der Volumentherapiesteuerung durchaus hilfreich sein.

Arterielle Katheter. Arterielle Katheter ermöglichen eine kontinuierliche und *direkte Blutdruckmessung* sowie die wiederholte Messung der *arteriellen Blutgase* zur Steuerung einer kontrollierten Beatmung. Als Zugangswege sind A. femoralis und A. radialis geeignet, wobei bei Verwendung der A. radialis vor deren Punktion die ausreichende Blutversorgung der Hand über die A. ulnaris überprüft werden sollte (z. B. durch den Allen-Test). Wichtigste Komplikationen arterieller Katheter sind neben Fehlpunktionen (mit der Möglichkeit der Entwicklung eines Hämatoms, eines Aneurysma spurium oder einer AV-Fistel) die Thrombose und die Katheterinfektion.

Arterielle Katheter müssen speziell gekennzeichnet sein, um eine versehentliche Medikamentenapplikation zu verhindern, die zu schweren Schädigungen der von der punktierten Arterie versorgten Organe führen kann.

Pulmonaliskatheter. Bei komplexen intensivmedizinisch zu behandelnden Erkrankungen wie Sepsis oder schweren instabilen kardiopulmonalen Erkrankungen ist ein hämodynamisches Monitoring erforderlich, das über die

Messung von ZVD und arteriellem Blutdruck hinausgeht und zusätzliche hämodynamische Parameter liefert, die genauere Rückschlüsse auf Volumenstatus, Funktion von linkem und rechtem Ventrikel und Funktionszustand des kleinen und großen Kreislaufs erlauben. Zum Monitoring dieser Parameter wurde 1970 von Swan und Ganz der Pulmonaliskatheter entwickelt. Der Katheter wird über einen zentralvenösen Zugangsweg eingeführt und durch den rechten Vorhof und Ventrikel hindurch bis in eine zentrale Pulmonalarterie vorgeschoben. In der Regel weist der Katheter zwei Lumina auf, mit denen bei korrekter Position die kontinuierliche Messung des rechtsatrialen und des pulmonalarteriellen Drucks möglich sind. An der Spitze ist ein über ein drittes Lumen blockbarer Ballon vorhanden, der eine Messung des *pulmonalkapillären Verschlussdrucks* (PCWP) ermöglicht, welcher (bei normaler Mitralklappenfunktion) mit dem linksventrikulären enddiastolischen Druck und damit mit der linksventrikulären Vorlast korreliert. Zusätzlich ist in den Katheter eine Thermistorsonde integriert, die über die Kältedilutionstechnik eine Messung des *Herzzeitvolumens* ermöglicht. Aus diesen direkt gemessenen Parametern können weitere Parameter und Indices errechnet werden, die Informationen über die Sauerstoffversorgung und den Funktionszustand des großen und kleinen Kreislaufs liefern (z.B. systemischer und pulmonaler Gefäßwiderstand) und so eine differenzierte Volumen- und Vasopressortherapie ermöglichen sollen. Die gemeinsame Interpretation der zahlreichen Parameter ist komplex und erfordert Erfahrung, da viele potenzielle Fehlerquellen und Einflussgrößen zu berücksichtigen sind. Zudem stellt der Pulmonaliskatheter ein sehr invasives Verfahren dar, das zahlreiche und teilweise schwerwiegende Komplikationsrisiken (z.B. Herzrhythmusstörungen, Lungeninfarkt, Pulmonalarterienperforation) aufweist. Obwohl die gewonnenen Informationen häufig Änderungen des Therapieregimes nach sich ziehen, ist es bisher trotz zahlreicher Studien nicht gelungen, einen messbaren positiven Effekt des Pulmonaliskathetermonitorings auf die Mortalität von Intensivpatienten nachzuweisen. In einer viel diskutierten großen multizentrischen Studie (28) wurde bei Einsatz des Pulmonaliskatheters sogar eine höhere Patientenmortalität bei gleichzeitig höherem Ressourcenverbrauch gemessen, allerdings wurde die Studie wegen der Zusammensetzung des analysierten Patientenkollektivs kritisiert. Dies unterstreicht, dass die Indikation zum Pulmonaliskatheter eher streng gestellt werden sollte, zumal inzwischen weniger invasive Methoden für ein hämodynamisches Monitoring zur Verfügung stehen.

→ **PiCCO-System.** Eines dieser Verfahren, das PiCCO-System, findet in letzter Zeit eine zunehmende Verbreitung. Das PiCCO-System nutzt zwei Prinzipien: die kontinuierliche Pulskonturanalyse der arteriell gemessenen Pulswelle und die transpulmonale Thermodilution. Durch Verwendung dieser beiden Prinzipien wird (im Gegensatz zum Pulmonaliskatheter, der Druckwerte misst) die direkte Messung und Abschätzung von Volumina (Herzzeitvolumen, intrathorakales Blutvolumen, extravasales Lungenwasser) möglich, die Pulskonturanalyse erlaubt dabei nach Eichung durch Thermodilution ein kontinuierliches Monitoring des Herzzeitvolumens (24). Zusätzlich können wie bei der Pulmonaliskathetermethode systemische hämodynamische Parameter wie der systemische Widerstand errechnet werden. Dies erlaubt eine differenzierte Steuerung der Volumen- und Vasopressortherapie (29). Die durch die PiCCO-Methode bestimmbaren Volumina (intrathorakales Blutvolumen, extravasales Lungenwasser) stellen wesentlich bessere Parameter zur Steuerung der Volumentherapie dar als die durch ZVK und Pulmonaliskatheter bestimmbaren Druckwerte wie ZVD und PCWP (19). Auf vielen Intensivstationen hat daher das PiCCO-System auch unter dem Aspekt der wesentlich geringeren Invasivität – es sind lediglich ein ZVK und ein spezieller arterieller Thermodilutionskatheter notwendig, der auch für die kontinuierliche arterielle Druckmessung und für arterielle Blutentnahmen (Blutgase) verwendet werden kann – und der deutlich leichteren Handhabbarkeit den Pulmonaliskatheter verdrängt. Allerdings ist wie für den Pulmonaliskatheter auch für das PiCCO-System bisher kein mortalitätssenkender Effekt nachgewiesen.

→ **Intraabdomineller Druck, Blasendruck.** Bei Patienten mit schweren abdominellen Erkrankungen, die zu einer akuten intraabdominellen Volumenzunahme führen können, besteht die Gefahr der Entwicklung eines abdominellen Kompartmentsyndroms. Dieses vielfach noch wenig bekannte Syndrom tritt vorwiegend als Folge einer intraabdominellen Massenblutung (stumpfes oder penetrierendes Abdominaltrauma, rupturiertes Aortenaneurysma) auf, kann sich aber auch bei internistischen Erkrankungen mit relativ rascher intraabdomineller Volumenzunahme (z.B. nekrotisierende Pankreatitis mit ausgedehntem intraabdomionellem Exsudat, Spannungsaszites bei Leberzirrhose) entwickeln. Übersteigt der intraabdominelle Druck einen Wert von 20–25 mm Hg, kommt es durch Kompression der großen intraabdominellen und retroperitonealen Gefäße zu einer kritischen Einschränkung des venösen Abstroms der abdominellen und retroperitonealen Organe, zudem wird auch die Ventilation durch den mechanisch bedingten Zwerchfellhochstand beeinträchtigt. Wird das Kompartmentsyndrom nicht erkannt und durch Druckentlastung beseitigt, entwickelt sich oft relativ rasch ein Multiorganversagen mit entsprechenden Konsequenzen für den Patienten (95). Bei Patienten, bei denen die Entwicklung eines abdominellen Kompartmentsyndroms in Betracht kommt, sollte der intraabdominelle Druck regelmäßig gemessen werden, und zwar durch Messung des Blasendrucks. Hierzu wird die Harnblase über einen Blasenkatheter vollständig entleert und anschließend mit 50–100 ml Kochsalzlösung wieder gefüllt. Der jetzt in der Blase über einen an den Katheter angeschlossenen Druckaufnehmer messbare Druck entspricht dem intraabdominellen Druck (95). Messwerte über 20 mm Hg sind sicher pathologisch und erfordern eine intraabdominelle Druckentlastung, Werte zwischen 15 mm Hg und 20 mm Hg liegen in einem kritischen Grenzbereich.

Die Messung des Blasendrucks gehört bei Patienten, bei denen die Gefahr eines intraabdominellen Kompartmentsyndroms besteht, wegen der entsprechenden Konsequenzen inzwischen zunehmend zum Standardmonitoring.

Einschätzung von Schweregrad und Prognose (Scores)

Patienten, die auf einer Intensivstation überwacht und behandelt werden, unterscheiden sich in der Schwere ihrer Erkrankung oft erheblich, wobei auch Begleiterkrankungen eine wichtige Rolle spielen. Der Schweregrad der Erkrankung und der Begleiterkrankungen hat eine entscheidende Bedeutung für die Prognose des Patienten. Die rein klinische Einschätzung des Gesamtschweregrades unterliegt subjektiven Einflüssen und ist stark erfahrungsabhängig, daher wurde versucht, den Erkrankungsschweregrad und indirekt damit auch die Prognose durch Entwicklung von Scoresystemen zu quantifizieren. Jeder Score ist letztlich eine Reduktion eines mehr oder weniger komplexen Gesamtzustandes auf einen Zahlenwert, der den Grad der Abweichung von der Norm und damit den Schweregrad des Einzelfalls beschreiben soll, bezogen auf das Gesamtkollektiv, an dem der betreffende Score ermittelt wurde.

Zur Ermittlung des Erkrankungsschweregrades von Intensivpatienten werden am häufigsten zwei Scores verwendet, die sich hinsichtlich der Auswahl der zur Berechnung des Scores verwendeten Parameter ähneln: der APACHE II (acute physiology and chronic health evaluation) und der SAPS II (simplified acute physiology score).

APACHE-II-Score. Der APACHE-II-Score wurde 1985 von Knaus und Mitarbeitern publiziert (60). In den Score gehen 12 Variablen ein, deren Grad der Abweichung von der Norm in den ersten 24 h nach Aufnahme auf die Intensivstation mit 0–4 Punkten (Ausnahme neurologische Beurteilung) bewertet wird, zusätzlich werden Punkte für das Lebensalter und für schwere Begleiterkrankungen vergeben (Tab. 7.**3**). Die Summe aller Einzelpunkte ergibt den Gesamtscorewert, der mit der Patientenletalität korreliert (Abb. 7.**6**). Der APACHE-II-Score ist nicht nur als intensivmedizinischer Score bekannt geworden, sondern wird auch bei der Prognosebeurteilung der akuten Pankreatitis verwendet (97). Nachteil des Scores ist seine relativ aufwändige Berechnung, weshalb er trotz der guten Korrelation mit der Prognose meist nur in Studien eingesetzt wird.

SAPS-II-Score. Der SAPS-II-Score (64) ist dem APACHE-II-Score sehr ähnlich, aber etwas weniger aufwändig und damit etwas einfacher bestimmbar. In diesen Score gehen 15 Parameter ein, für die unterschiedliche Punktwerte vergeben werden (Tab. 7.**4**); maßgebend ist jeweils die stärkste Abweichung von der Norm in den ersten 24 Stunden nach Aufnahme auf die Intensivstation. Auch hier entspricht die Summe aller Einzelwerte dem Gesamtscorewert, der ebenfalls mit der Letalität korreliert (Abb. 7.6).

Tabelle 7.3 Einzelparameter zur Berechnung des APACHE-II-Scores (60); es wird jeweils der am stärksten pathologische Wert des Einzelparameters während der ersten 24 h verwendet, der theoretisch mögliche Maximalwert beträgt 71 Punkte

Variable	Punktwert								
	4	3	2	1	0	1	2	3	4
Temperatur (rektal, C°)	≥ 41	39 – 40,9		38,5 – 38,	36 – 38,4	34 – 35,9	32 – 33,9	30 – 31,9	< 30
Arterieller Mitteldruck (mm Hg)	≥ 160	130 – 159	110 – 129		70 – 109		50 – 69		≤ 49
Puls (min^{-1})	≥ 180	140 – 179	110 – 139		70 – 109		55 – 69	40 – 54	≤ 39
Atemfrequenz (min^{-1})	≥ 50	35 – 49		25 – 34	12 – 24	10 – 11	6 – 9		≤ 5
Oxigenierung:									
– bei F_iO_2 > 0,5: $AaDO_2$	≥ 500	350 – 499	200 – 349		< 200				
– bei F_iO_2 < 0,5: paO_2 (mm Hg)					> 70	61 – 70		55 – 60	< 55

Tabelle 7.3 Fortsetzung

Variable	Punktwert								
	4	**3**	**2**	**1**	**0**	**1**	**2**	**3**	**4**
Arterieller pH	≥ 7,7	7,6 – 7,69		7,5 – 7,59	7,33 – 7,4		7,25 – 7,3	7,15 – 7,2	< 7,15
Natrium (mmol/l)	≥ 180	160 – 179	155 – 159	150 – 154	130 – 149		120 – 129	111 – 119	≤ 110
Kalium (mmol/l)	≥ 7	6,0 – 6,9		5,5 – 5,9	3,5 – 5,4	3,0 – 3,4	2,5 – 2,9		< 2,5
Kreatinin (mg/dl)*	≥ 3,5	2,0 – 3,4	1,5 – 1,9		0,6 – 1,4		< 0,6		
Hämatokrit (%)	≥ 60		50 – 59	46 – 49	30 – 45		20 – 29		< 20
Leukozyten (g/l)	≥ 40		20 – 39,9	15 – 19,9	3 – 14,9		1 – 2,9		< 1
Glasgow-Coma-Scale	15 minus aktueller Glasgow-Coma-Scale-Wert								
Zusatzpunkte nach Lebensalter									
Alter	**Punkte**								
≤ 44	0								
45 – 54	2								
55 – 64	3								
65 – 74	5								
≥ 75	6								
Zusatzpunkte für vorbestehende schwere Organinsuffizienzen (z. B. Leberzirrhose mit portaler Hypertension, Herzinsuffizienz NYHA IV, schwere COPD, dialysepflichtige Niereninsuffizienz) oder Immunschwäche									
Für nichtoperative Patienten oder Notfalloperation	5								
Für Elektivoperationen	2								

* bei akutem Nierenversagen wird dieser Scorewert mit 2 multipliziert

⇢ **Aufwandsscore.** Scores werden nicht nur für die Schweregrad- und Prognosebeurteilung verwendet, sondern auch zur Beurteilung des ökonomischen und organisatorischen Aufwandes und damit der Behandlungskosten des einzelnen Patienten. Dies hat inzwischen Eingang in den Klinikalltag gefunden: Seit 2005 ist es im Rahmen des DRG-Systems vorgeschrieben, bei Patienten, die länger als 24 h auf einer Intensivstation behandelt werden, einen Aufwandsscore zu bestimmen, der sich aus einem vereinfachten SAPS-II-Score (ohne Glasgow-Coma-Scale-Werte) und einem vereinfachten TISS-Score (dieser Score beschreibt das Ausmaß der am Patienten durchgeführten diagnostischen, therapeutischen und pflegerischen Maßnahmen) zusammensetzt. Beide Scorewerte müssen täglich bestimmt werden, aus der Summe aller erhobenen Scorewerte während des gesamten Intensivstationsaufenthalts wird eine OPS-Ziffer ermittelt, die den Grad des ökonomischen Aufwandes wiedergeben soll, der für die Intensivtherapie erforderlich war. Voraussichtlich ab dem Jahre 2008 wird diese OPS-Ziffer auch entgeltrelevant sein, d. h. im Rahmen der DRG-Ermittlung das für den betreffenden Patienten berechnete Gesamtentgelt signifikant beeinflussen.

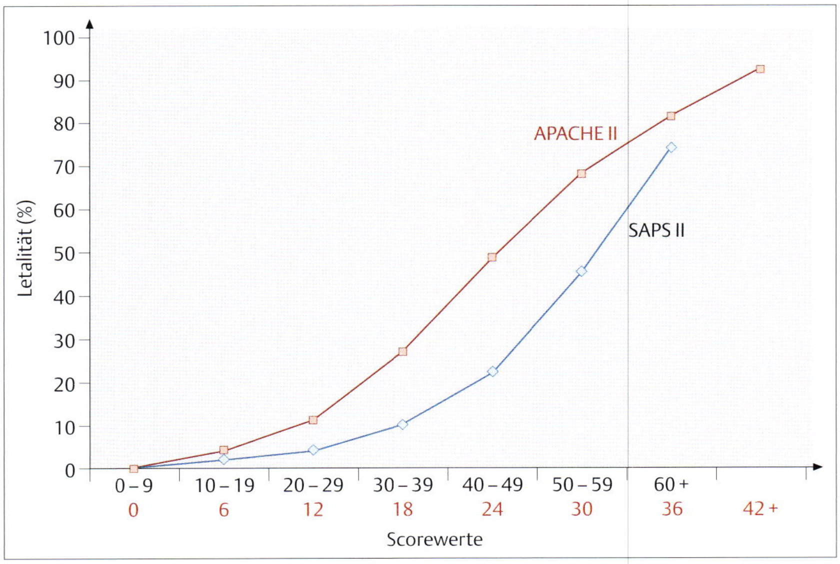

Abb. 7.6 Korrelation zwischen den Werten für zwei gebräuchliche intensivmedizinische Scores (APACHE-II-Score und SAPS-II-Score) und der Patientenletalität. Daten nach 60 und 64.

Tabelle 7.4 Einzelparameter zur Berechnung des SAPS-II-Score (64); der theoretische Maximalwert beträgt 163 Punkte

Variable	Punkte bei erniedrigten Werten				Keine Punkte	Punkte bei erhöhten Werten				
Alter					< 40	40–59	60–69	70–74	75–79	≥ 80
Punkte						7	12	15	16	18
Puls (min^{-1})			< 40	40–69	70–119	120–159	≥ 160			
Punkte			11	2		4	7			
RR_{syst} (mm Hg)			< 70	70–99	100–199	≥ 200				
Punkte			13	5		2				
Temperatur (C°)					< 39,0	≥ 39,0				
Punkte						3				
PaO_2/F_iO_2 (nur bei Beatmung)		< 100	100–199	≥ 200	–					
Punkte		11	9	6						
Urinmenge (l/24 h)			< 0,5	0,5–0,99	≥ 1,0					
Punkte			11	4						
Harnstoff (mg/dl)					< 60	60–179	≥ 180			
Punkte						6	10			

Tabelle 7.4 Fortsetzung

Variable	Punkte bei erniedrigten Werten				Keine Punkte	Punkte bei erhöhten Werten				
Leukozyten (g/l)				< 1,0	1,0 – 19,9	≥ 20				
Punkte				12		3				
Natrium (mmol/l)				< 125	125 – 144	≥ 145				
Punkte				5		1				
Kalium (mmol/l)				< 3,0	3,0 – 4,9	≥ 5,0				
Punkte				3		3				
Bicarbonat (mmol/l)			< 15	15 – 19	≥ 20					
Punkte			6	3						
Bilirubin (mg/dl)					< 4,0	4,0 – 5,9	≥ 6,0			
Punkte						4	9			
Glasgow-Coma-Scale	< 6	6 – 8	9 – 10	11 – 13	14 – 15					
Punkte	26	13	7	5						
Begleiterkrankungen						metastasiertes Karzinom		maligne hämatologische Erkrankung		AIDS
Punkte						9		10		17
Zuweisungsmodus auf Intensivstation					elektiv chirurgisch	nichtchirurgisch		ungeplant chirurgisch		
Punkte						6		9		

Nachteile. Obwohl Scores gut geeignete Werkzeuge sind, um den Schweregrad und die Prognose von Intensivpatienten abzuschätzen, bergen sie auch Gefahren. Nachdem alle Scores an bestimmten Patientengruppen entwickelt und validiert wurden, gelten die Scoreaussagen streng genommen nur für diese Patientengruppen wirklich genau.

Ein Score kann zudem nie alle einzelnen Facetten eines Einzelpatienten erfassen, so dass man bei der Prognosebeurteilung bzw. bei der Therapieentscheidung immer den klinischen Einzelfall mitberücksichtigen muss und sich nie alleine von den prognostischen Aussagen eines Scorewertes leiten lassen darf.

Wichtige spezielle intensivmedizinische Syndrome

Dieser Abschnitt soll einige wichtige spezielle Syndrome beleuchten, die als Komplikation bei einer Vielzahl von gastroenterologischen Grundkrankheiten vorkommen können und dann zur Notwendigkeit einer intensivmedizinischen Behandlung führen. Dies sind:

- der Schock,
- das SIRS (systemic inflammatory response syndrome) und die Sepsis,

- das akute Lungenversagen,
- das akute Nierenversagen.

Der Schock

Definition und Klassifikation

Allen Schockformen gemeinsam ist ein Missverhältnis von Sauerstoffangebot und Sauerstoffbedarf vitaler Organe als Resultat einer unzureichenden Gewebsperfusion mit der Folge einer Zell- und Gewebshypoxie, einer Anhäufung toxischer Metaboliten und einer Störung des Zellstoffwechsels (1). Unkorrigiert führt dies zu zunächst noch reversiblen, im Verlauf dann aber irreversiblen Organfunktionsstörungen bis hin zum Multiorganversagen. Der Schock ist keine eigentliche Krankheitsentität, sondern ein Syndrom mit verschiedenen ursächlichen Grundkrankheiten, aber letztlich gemeinsamer pathophysiologischer Endstrecke, der kritischen Mikrozirkulationsstörung.

Schockformen. Der Schock wird in der Regel nach ätiologischen Gesichtspunkten in mehrere Unterformen klassifiziert. Dies sind:

- der hypovolämische Schock,
- der kardiogene Schock,
- der septische Schock,
- der anaphylaktische Schock,
- der neurogene Schock.

Von diesen Schockformen finden sich bei gastroenterologischen Grundkrankheiten in erster Linie der hypovolämische Schock und der septische Schock (Tab. 7.**5**), auf die näher eingegangen wird. Der hypovolämische Schock wird am Ende dieses Abschnitts genauer beleuchtet, der septische Schock im Abschnitt „Sepsis" besprochen.

Ätiologie und Pathophysiologie

Die ursächliche Hauptrolle in der Genese der unzureichenden Gewebsperfusion beim Schock spielen in den meisten Fällen eine Reduktion des zirkulierenden Blutvolumens, eine kritische Einschränkung der Myokardfunktion und eine gestörte Gefäßregulation. Während zu Beginn des Schocksyndroms meist eine dieser drei Ursachen im Vordergrund steht (z. B. die kritische Reduktion des Blutvolumens beim hämorrhagischen Schock), kommt es im weiteren Verlauf des Schocks fast immer zu einer Kombination aus diesen ätiologischen Prinzipien, da sie sich gegenseitig beeinflussen.

Zentralisation. Das Schocksyndrom stellt eine gravierende Beeinflussung des Organismus dar, auf die er mit physiologischen Kompensationsmechanismen reagiert. Ziel der bei allen Schockformen einsetzenden Aktivierung des sympathoadrenergen Systems ist eine Steigerung der Organperfusion durch Erhöhung der Kontraktilität des Herzens und eine Anhebung des Blutdrucks durch Kontraktion des Gefäßsystems. Durch Umverteilung des Blutvolumens zugunsten von Herz und Gehirn soll die Funktion dieser Organe auf Kosten einer schlechteren Perfusion anderer Organe (Haut, Muskulatur, Intestinaltrakt, Niere) aufrechterhalten werden, man spricht von der Zentralisation.

Besteht die Zentralisation über längere Zeit, kommt es in der Folge zu einer zunehmenden Schädigung der peripheren Organe, die das Schocksyndrom weiter verstärkt und schließlich in ein irreversibles Multiorganversagen mündet. Die verschiedenen Organsysteme reagieren dabei unterschiedlich empfindlich auf die schockbedingte Zirkulationsstörung.

Haut und Muskulatur. Diese weisen eine hohe Toleranz auf, bleibende Schädigungen sind hier sehr selten. Relativ häufig wird eine unterschiedlich starke Rhabdomyolyse beobachtet, die sich durch Erhöhung der Muskelenzyme (CK) im Serum bemerkbar macht, nur in Einzelfällen kommt auch eine schwere Rhabdomyolyse vor, die zu einer zusätzlichen Nierenschädigung führen kann.

Leber. Auch die Leber weist eine relativ hohe Ischämietoleranz auf, sofern keine Vorschädigungen bestehen. Asymptomatische passagere Erhöhungen von Bilirubin und Leberenzymen im Serum sind als Schockfolge häufig zu beobachten. Bei ausgeprägtem Schocksyndrom mit länger bestehender Mikrozirkulationsstörung oder bereits bestehender Vorschädigung kann es aber zu einer Schockleber mit massiven Leberfunktionsstörungen bis hin zum akuten Leberversagen bzw. zu größeren Lebernekrosen kommen (43).

Darm. Der Darm ist ebenfalls relativ ischämieresistent, dauerhafte strukturelle Schädigungen im Rahmen eines Schocks sind selten. Durch passagere Mukosaschädigungen kann der Darm jedoch bereits in der Frühphase des Schocks als Eintrittspforte für Bakterien oder deren Toxine (intestinale Translokation) (36) fungieren, die dann im weiteren Verlauf zu einer Sepsis bzw. zu einem SIRS führen können. Die direkte bakterielle Translokation ist dabei wahrscheinlich die Ausnahme, wesentlich häufiger und relevanter scheint die Einschwemmung von Toxinen oder Entzündungsmediatoren zu sein.

Lunge. Schädigungen der Lunge als Folge eines Schocks findet man relativ häufig, im Extremfall entwickelt sich ein akutes Lungenversagen in Form eines ARDS, das noch genauer weiter unten behandelt wird. Als Folge der schockbedingten Mikrozirkulationsstörung entwickeln sich intrapulmonale Shunts und Mikroatelektasen, die durch eine Störung der Surfactant-Produktion infolge einer ischämiebedingten Schädigung der Pneumozyten noch weiter verstärkt werden. Das Resultat ist eine zunehmende Hypoxie, die das Schockgeschehen im Sinne eines Circulus vitiosus noch weiter anheizt.

Niere. Das klassische Schockorgan mit der geringsten Ischämietoleranz ist schließlich die Niere. Durch den schockbedingten Blutdruckabfalls und die Reduktion der

Tabelle 7.5 Gastroenterologische Grundkrankheiten, die zum Schocksyndrom führen können

Schockform	Ätiologisches Prinzip	Gastroenterologische Grundkrankheit	Beispiele
Hypovolämischer Schock	Blutverlust	obere gastrointestinale Blutung	• Blutungen bei Ulkuskrankheit • Varizenblutungen (Ösophagusvarizen, Magenvarizen) • Nachblutungen nach endoskopischer Therapie (Polypektomie, Mukosektomie, Papillotomie)
		untere gastrointestinale Blutung	• Divertikelblutung • Blutung aus ektopen Varizen • Nachblutungen nach endoskopischer Therapie (Polypektomie, Mukosektomie)
		Einblutungen in parenchymatöse Organe, Retroperitoneum oder Bauchhöhle	• Spontanblutungen bei ausgeprägter Lebersynthesestörung mit Gerinnungsentgleisung • Einblutung in Tumoren (z. B. Leberadenom) oder Metastasen • Milzruptur bei Mononukleose
	äußerer Flüssigkeitsverlust	schwere Diarrhö	• infektiöse Diarrhö (z. B. Cholera) • schwerer Schub einer chronisch entzündlichen Darmerkrankung
		schweres anhaltendes Erbrechen	• schwere Gastroenteritis
	innerer Flüssigkeitsverlust	gastroenterologische Erkrankungen mit Flüssigkeitsverlusten in den dritten Raum	• Ileus • schwere Pankreatitis • massiver Aszites
Septischer Schock	Gefäßregulationsstörung	Erkrankungen mit Sepsisquelle im Gastrointestinaltrakt	• Cholangitis und Cholezystitis • infektiöse Gastroenteritis • Divertikulitis • pseudomembranöse Kolitis • nekrotisierende Pankreatitis • Peritonitis • intraabdominelle Abszesse (z. B. Leberabszess, gedeckte Hohlorganperforation, Morbus Crohn)

Nierendurchblutung als Folge der Zentralisation kommt es zu einer zunächst funktionellen und in dieser Phase noch reversiblen Funktionseinschränkung mit Oligurie bzw. Anurie. Bereits nach relativ kurzer Ischämiezeit treten morphologische Schäden auf, in erster Linie eine Nekrose der Tubulusepithelien, deren Resultat das akute Nierenversagen darstellt, das ebenfalls weiter unten noch genauer beleuchtet wird.

Blutgerinnung. Störungen der Blutgerinnung werden beim Schock häufig beobachtet, sie stellen einen wesentlichen pathogenetischen Faktor im Rahmen des Schocksyndroms dar, insbesondere beim septischen Schock. Die Mirkozirkulationsstörung führt zu einer Aktivierung der Gerinnung in den minderperfundierten Gefäßen (Mikrothrombenbildung) mit dem Resultat eines Verbrauchs von Gerinnungsfaktoren im Sinne einer Verbrauchskoagulopathie. Dies führt zum einen durch die Mikrothrombenbildung zu einer weiteren Schädigung der betroffenen Organe, zum anderen durch den Verbrauch der Gerinnungsfaktoren im weiteren Verlauf zu einer hämorrhagischen Diathese mit einer diffusen Blutungsneigung. Typische Laborbefunde bei der Verbrauchskoagulopathie ist die Erniedrigung von Thrombozyten, AT III, Quick-Wert und Fibrinogen bei gleichzeitiger Erhöhung der D-Dimere als Ausdruck der sekundär einsetzenden Hyperfibrinolyse.

Säure-Basen-Haushalt. Ein manifestes Schocksyndrom führt über die diffuse Mikrozirkulationsstörung mit Sauerstoffunterversorgung der peripheren Organe regelhaft zu einer metabolischen Azidose in Form einer Laktatazidose. Das Ausmaß der Laktaterhöhung im Serum als Resultat des anaeroben Stoffwechsels in den hypoxischen peripheren Organen spiegelt das Ausmaß der Hypoxie indirekt wider, und es konnte ein Zusammenhang zwischen der Höhe des Laktatspiegels und der Letalität nachgewiesen werden (48).

Epidemiologie

Epidemiologische Daten zum Schock sind relativ spärlich vorhanden, vermutlich aufgrund der vielen verschiedenen Ursachen, die zum Schocksyndrom führen können. Die Inzidenz des kardiogenen Schocks ist in den letzten 20 Jahren relativ konstant geblieben, sie liegt für Patienten mit Myokardinfarkt bei etwa 7,5% (44). Die Inzidenz des septischen Schocks zeigt in den letzten 10 Jahren eine leicht steigende Tendenz und liegt gemäß einer prospektiven Erhebung etwa in der gleichen Höhe wie beim kardiogenen Schock, nämlich bei 8,2% (6). Für die Epidemiologie des hypovolämischen Schocks liegen derzeit keine vernünftig verwertbaren Daten vor.

Klinik und Diagnose

Allgemeinsymptome. Die typischen und prinzipiell allen Schockformen gemeinsamen Allgemeinsymptome des Schocksyndroms sind Ausdruck der generalisierten Hypoperfusion bzw. der einsetzenden neurohumoralen Kompensationsmechanismen (1):

- Tachykardie und arterielle Hypotension (positiver Schockindex),
- Agitiertheit und ggf. Bewusstseinstrübung,
- Tachypnoe und Hyperventilation,
- Oligurie.

Arterielle Hypotension. Ein wesentlicher Befund beim Schocksyndrom ist die arterielle Hypotension, d. h. ein systolischer Blutdruck unter 90 mm Hg oder ein Abfall unter 30–40% des Ausgangswerts bzw. ein Unterschreiten eines arteriellen Mitteldrucks von 60 mm Hg. Zu beachten bleibt aber, dass in der Frühphase des Schocksyndroms mit bereits kritischer Einschränkung der peripheren Mikrozirkulation noch normale arterielle Blutdruckwerte vorliegen können. In der Regel wird beim Schock die arterielle Hypotension von einer Tachykardie begleitet, d. h. einer Herzfrequenz über 90/min. Diese Herzfrequenzerhöhung kann aber fehlen, z. B. bei Vormedikation mit Betablockern.

Der häufig verwendete Schockindex als grober Orientierungsparameter für die Schwere des Schocks, insbesondere beim hypovolämischen Schock, stellt den Quotienten aus Herzfrequenz und systolischem Blutdruck dar. Als positiver Schockindex wird ein Wert über 1 bezeichnet, steigt der Wert über 1,5, liegt ein schwerer Schock vor.

Spezifische Symptome. Gerade in der Anfangsphase des Schockgeschehens zeigen die verschiedenen Schockformen neben den oben genannten gemeinsamen Symptomen häufig spezifische Unterschiede im klinischen Bild, die mit der jeweiligen Schockursache in Zusammenhang stehen. Bei primärer Gefäßregulationsstörung wie beim septischen und anaphylaktischen Schock findet sich zu Beginn infolge der Weitstellung der peripheren Gefäße eine warme und oft gerötete Haut ohne Zyanose, während beim hypovolämischen und kardiogenen Schock infolge der Vasokonstriktion sich die Peripherie kalt, blass und zyanotisch präsentiert. Beim kardiogenen Schock findet man fast immer eine Ein-

Tabelle 7.6 Monitoring beim Schocksyndrom (modifiziert nach 2)

Parameter	Einfaches Schocksyndrom (z. B. unkomplizierter hypovolämischer Schock)	Komplexes Schocksyndrom (z. B. protrahierter hypovolämischer Schock, septischer Schock)
Blutdruck	nichtinvasive automatische oszillatorische Blutdruckmessung	invasive kontinuierliche arterielle Blutdruckmessung
Puls/Herzrhythmus	kontinuierliche EKG-Ableitung	kontinuierliche EKG-Ableitung
Urinausscheidung	Ausfuhrbilanzierung (Blasenkatheter nur bei inkooperativem Patienten notwendig) Ziel: stündliche Urinausscheidung > 0,5 ml/kg KG	Blasenverweilkatheter Ziel: stündliche Urinausscheidung > 0,5 ml/kg KG
Respiratorisches Monitoring	Pulsoxymetrie	Pulsoxymetrie und Kapnometrie, wiederholte arterielle Blutgasanalysen (insbesondere bei Beatmungspflichtigkeit)
Temperatur	diskontinuierliche mehrmalige Messung der Köperkerntemperatur	kontinuierliche Messung der Körperkerntemperatur
Labor	Hb/Hk, Gerinnungsstatus (Quick, PTT, Thrombozyten, AT III), Lactat, Elektrolyte, Kreatinin	Hb/Hk, Gerinnungsstatus (Quick, PTT, Thrombozyten, AT III), Lactat, Elektrolyte, Kreatinin weitere spezifische Parameter (z. B. CK, Leberenzyme) nach Erfordernis bzw. Grundkrankheit
Erweitertes hämodynamisches Monitoring	nicht erforderlich	Pulskonturanalyse (PiCCO) oder Pulmonaliskatheter

flussstauung mit prominenten Halsvenen und erhöhten Füllungsdrücken (ZVD, PCWP), während beim hypovolämischen und septischen Schock infolge des Volumenmangels die Halsvenen kollabiert sind. Der anaphylaktische Schock zeigt sehr häufig allergisch vermittelte Hauterscheinungen wie Urtikaria oder flushartige Erytheme.

Monitoring. Zur Erkennung und grob orientierenden Bewertung eines unkomplizierten Schocksyndroms reichen die einfach zu bestimmenden Parameter systolischer Blutdruck und Herzfrequenz (und damit der Schockindex) sowie die Urinproduktion aus. Für eine nähere Beurteilung und Therapiesteuerung, insbesondere bei komplexeren Schocksyndromen (z. B. beim septischen Schock oder beim protrahierten hypovolämischen Schock), ist jedoch ein intensiveres Monitoring erforderlich (Tab. 7.**6**).

Die Anlage eines zentralen Venenkatheters ist beim unkomplizierten, rasch behebbaren hypovolämischen Schock nicht unbedingt erforderlich, bei allen anderen Schockformen aber notwendig (Messung des ZVD, ggf. Applikation von Inotropika und Vasokonstriktoren).

Verlauf und Prognose

Verlauf und Prognose hängen entscheidend davon ab, ob die Ursache des Schocksyndroms erkannt und korrigiert werden kann und damit die Voraussetzungen für ein Durchbrechen des Schocks geschaffen werden können. Gelingt es z. B. durch frühzeitige endoskopische Blutstillung die Ursache eines hämorrhagischen Schocks zu beseitigen, so kann durch Volumenersatz der Schockzustand aufgehoben werden, bevor sich eine dauerhafte Schädigung der peripheren Organe entwickelt; in diesem Falle ist die Prognose ausgezeichnet. Je länger die Störung der Organperfusion beim Schock besteht, desto höher wird die Sauerstoffschuld in den minderperfundierten Organen und desto ausgeprägter werden die dadurch ausgelösten Organschäden. Kommt es schließlich als Folge eines protrahierten Schocksyndroms zu Organinsuffizienzen („Schockorgane": Schockniere mit akutem Nierenversagen, Schocklunge mit Entwicklung einer respiratorischen Insuffizienz bis hin zum ARDS, Schockleber mit Leberinsuffizienz, Verbrauchskoagulopathie) hängt die Prognose vom Ausmaß der Organinsuffizienzen, evtl. vorhandener Begleiterkrankungen und Vorschädigungen ab. Bei Entwicklung eines Multiorganversagens sowie beim kardiogenen und septischen Schock muss noch immer mit einer hohen Letalität (> 50%) gerechnet werden (52).

Therapie

Ziel jeder Schocktherapie ist die Wiederherstellung einer adäquaten Gewebsperfusion zur Korrektur des im Schock vorhandenen Missverhältnisses von Sauerstoffangebot und Sauerstoffverbrauch. Entscheidend für die Therapiesteuerung – und wie bereits ausgeführt auch für die Prognose – ist die Erkennung und Therapie der den Schock bedingenden Grundursache. Dies erfordert je nach Ursache des Schocks unterschiedliche Therapiestrategien. Auf die spezielle Therapie beim hypovolämischen Schock und beim septischen Schock wird weiter unten noch gesondert eingegangen.

Zielgrößen der Ersttherapie. Unabhängig von der Schockursache wurden als erste Zielgrößen in der Primärtherapie des Schocks folgende Werte gefordert (63):

- mittlerer arterieller Blutdruck 65 – 90 mm Hg,
- zentraler Venendruck > 6 mm Hg,
- Hämoglobin > 8 g/dl,
- Herz-Index > 3,5 l/min/m².

Je nach auslösender Ursache ist in der Primärtherapie zum Erreichen der Zielgrößen eine Volumenzufuhr, die Gabe von Erythrozytenkonzentraten, Inotropika oder Vasokonstriktoren bzw. deren Kombination erforderlich.

Spezielle Aspekte des hypovolämischen Schocks

Hypovolämischer und hämorrhagischer Schock. Eine Vielzahl gastroenterologischer Krankheiten kann zu einem hypovolämischen Schock führen (Tab. 7.**5**), so dass sich dieses Syndrom häufig auf gastroenterologischen Intensivstationen findet. Vom hypovolämischen Schock im engeren Sinne, der durch innere oder äußere Flüssigkeitsverluste bedingt ist, kann man den hämorrhagischen Schock abgrenzen, der durch akute innere oder äußere Blutungen ausgelöst wird. Die gastrointestinale Blutung (in erster Linie aus dem oberen, weniger häufig aus dem unteren Gastrointestinaltrakt) ist aus dem gastrointestinalen Fachgebiet die häufigste Ursache für einen hypovolämischen Schock.

Pathogenese. Pathogenetisch steht beim hypovolämischen Schock die Reduktion des zur Verfügung stehenden intravasalen Volumens im Vordergrund. Beim hämorrhagischen Schock ist in erster Linie das Blutvolumen reduziert, während beim hypovolämischen Schock im engeren Sinne die Flüssigkeitsverluste und damit die Reduktion des Plasmavolumens dominieren. Dementsprechend ist in der Regel beim hypovolämischen Schock im engeren Sinne der Hämatokrit hochnormal bis erhöht, während er beim hämorrhagischen Schock erniedrigt ist. Durch die Hämokonzentration verschlechtern sich beim hypovolämischen Schock im engeren Sinne die rheologischen Eigenschaften des Blutes, so dass die durch die Hypovolämie bedingte Mikrozirkulationsstörung noch weiter verstärkt wird.

Klinik und Einteilung. Klinisch präsentiert sich der hypovolämische Schock durch die klassischen Schocksymptome Tachykardie und arterielle Hypotension (positiver Schockindex). In der Frühphase des hämorrhagischen Schocks kann trotz bereits ausgedehnter Blutverluste der arterielle Blutdruck durch die rasch einsetzenden neurohumeralen Kompensationsmechanismen mit Zentralisation, Kontraktion der venösen Kapazitätsgefäße und Erhöhung der Herzfrequenz noch normal sein, obwohl bereits eine deutliche Einschränkung der Gewebsperfusion vorliegt.

Tabelle 7.7 Einteilung des hämorrhagischen Schocks nach dem American College of Surgeons (modifiziert)

Parameter	Grad I	Grad II	Grad III	Grad IV
Blutverlust	< 15% (< 750 ml)	15 – 30% (750 – 1500 ml)	30 – 40% (1500 – 2000 ml)	> 40% (> 2000 ml)
Blutdruck	normal	normal bis erniedrigt	erniedrigt	stark erniedrigt
Herzfrequenz	normal	erhöht (> 100)	erhöht (> 120)	stark erhöht (> 140), flach
Atmung	normal	Tachypnoe (AF 20 – 30)	ausgeprägte Tachypnoe (AF > 30)	ausgeprägte Tachypnoe (AF > 30)
Haut	normal	blass	blass und kalt	blass und kalt
Bewusstseinszustand	normal	Unruhe	Unruhe und Verwirrtheit	Somnolenz

Umgekehrt kann trotz deutlicher Hypovolämie eine normale Herzfrequenz vorliegen, z. B. wenn Begleiterkrankungen oder eine entsprechende Vormedikation (z. B. mit Betablockern) vorliegen (49). Der Schweregrad des hypovolämischen Schocks ist vom Ausmaß der Hypovolämie und von der Dauer des hypovolämischen Zustandes abhängig. Beim hämorrhagischen Schock hat das American College of Surgeons eine Schweregradeinteilung in 4 Grade anhand des geschätzten Blutverlusts vorgeschlagen (Tab. 7.7).

Diagnostik. Im Vordergrund der Diagnostik beim hypovolämischen Schock muss die Suche nach der Ursache der Hypovolämie liegen. Im Falle eines hämorrhagischen Schocks bedeutet dies die umgehende Klärung der Blutungsquelle (s. Kapitel 2.6 bis 2.8). Liegen keine Hinweise auf eine obere oder untere gastrointestinale Blutung vor, so sind bildgebende Verfahren (Sonographie, CT) zur Suche nach Einblutungen in parenchymatöse Organe, Körperhöhlen oder ins Retroperitoneum notwendig. Beim hypovolämischen Schock im engeren Sinne ist die auslösende Grundkrankheit in der Regel aufgrund der Symptomatik (z. B. anhaltendes Erbrechen, starke oder länger bestehende Diarrhö) näher eingrenzbar, die Diagnostik richtet sich hier nach dem entsprechenden Leitsymptom. Das Monitoring beim hypovolämischen Schock ist vom Ausmaß und Schweregrad des Schocks abhängig (Tab. 7.6).

Beim unkomplizierten, rasch behebbaren hämorrhagischen Schock ist ein nichtinvasives Monitoring (Blutdruck, Puls, Urinausscheidung) ausreichend. Bei protrahiertem hypovolämischem Schock mit Katecholaminbedarf oder Entwicklung von Organinsuffizienzen muss hingegen ein invasives Monitoring inklusive eines erweiterten hämodynamischen Monitorings zur Therapiesteuerung eingesetzt werden.

Therapieziele. Primäres Therapieziel beim hypovolämischen Schock ist die Wiederherstellung einer Normovolämie, um dadurch die gestörte Gewebsperfusion wieder zu normalisieren. Hierzu ist eine ausreichende externe Volumenzufuhr durch Infusion erforderlich, wobei es primär wahrscheinlich unerheblich ist, welches Volumenersatzmittel verwendet wird, solange das Volumen ausreichend ist und eine Überfüllung des extravasalen Interstitiums vermieden wird (17). Für eine effiziente Volumenzufuhr ist eine ausreichende Anzahl an großlumigen venösen Zugängen erforderlich. Bei Blutverlusten im Rahmen eines hämorrhagischen Schocks können primär Verluste bis zu 30% des Blutvolumens durch blutfreie Lösungen (kolloidale und kristalloide Präparate) ersetzt werden. Es liegt auf der Hand, dass beim hämorrhagischen Schock eine rasche Blutstillung durch Auffindung und suffiziente Behandlung der Blutungsquelle notwendig ist. Dies ist insbesondere dann erforderlich, wenn sich bei einer massiven Blutung der Kreislauf des Patienten durch die Volumenzufuhr allein nicht suffizient stabilisieren lässt, was bei gastrointestinalen Blutungen eher selten der Fall ist, sondern eher bei polytraumatisierten Patienten vorkommt. In diesen Fällen kann es sogar sinnvoll sein, bis zu einer (meist chirurgisch-operativen) definitiven Blutstillung durch kontrollierten Katecholamin- und Volumeneinsatz vorübergehend niedrigere Blutdruckwerte (arterieller Mitteldruck um 50 mm Hg, systolischer Blutdruck um 80 mm Hg) zu akzeptieren (Konzept der permissiven Hypotension), um dadurch die Blutverluste geringer zu halten (38).

Kristalloide und kolloidale Lösungen. Als Volumenersatzmittel stehen kristalloide und kolloidale Lösungen zur Verfügung. Kristalloide Lösungen haben den Vorteil einer ausgezeichneten Verträglichkeit ohne Risiko allergischer Reaktionen sowie praktisch keine negativen Effekte auf das Gerinnungssystem und die Nierenfunktion, aber den Nachteil eines raschen Abstroms aus dem Intravasalraum ins Interstitium. Daher ist bei alleiniger Gabe von Kristalloiden zum Ausgleich eines Volumenverlusts eine sehr hohe und repetitive Flüssigkeitsgabe erforderlich, was das Risiko eines interstitiellen Ödems mit unter Umständen negativen Auswirkungen auf die pulmonale Funktion bzw. die periphere Gewebsoxygenierung (41) beinhaltet. Kolloidale Lösungen (heutzutage sind überwiegend Hydroxyethylstärke-(HES-)Lösungen im Gebrauch, nachdem Dextranpräparate wegen ihrer Nebenwirkungen nicht mehr eingesetzt werden und Gelatinepräparate ein deutlich höheres Allergierisiko als HES-Präparate haben) haben den Vorteil eines ausgezeichneten intravasalen Volumeneffekts, haben aber ein größeres Nebenwirkungsrisiko (Beeinflussung der Gerinnung bzw. der Thrombozytenfunktion, negative Auswirkungen auf die Nierenfunktion, Speicherung der Makromoleküle im RES) (2). HES-Lösungen werden anhand der Konzentration, des mittleren Molekulargewichts und des Substitutionsgrads der Hydroxyethylgruppen unterschieden, die die Volumenwirkung der jeweiligen Lösung bedingen. Für Patienten im hypovolämischen Schock kommen in erster Linie die 10%ige HES 200/05-Lösung und die etwas weniger volumenwirksame 6%ige HES 200/05-Lösung in Betracht. Beide haben eine volle intravasale Volumenwirkzeit von etwa 4 h (2). Die Frage, welchem Volumenersatzmittel der Vorzug gegeben werden soll, ist seit langem heftig umstritten und ungeklärt.

Bisher konnte keine Studie eine eindeutige Überlegenheit eines Volumenersatzmittels nachweisen (4). Die meisten Autoren empfehlen eine kombinierte Gabe von Kristalloiden und Kolloiden in unterschiedlichem Verhältnis (1 : 1 bis 1 : 4).

→ Hyperonkotisch-hyperosmolare Lösungen. Ein neues Konzept in der Therapie des schweren hämorrhagischen Schocks stellt die Infusion von hyperonkotisch-hyperosmolaren Lösungen dar. Diese Präparate bestehen aus einer Mischung aus einem Kolloid und einer hyperosmolaren Kristalloidlösung mit hoher NaCl-Konzentration. Das in Deutschland am häufigsten verwendete Präparat enthält eine Mischung aus einer 6%igen-HES 200/05 und einer 7,2%igen NaCl-Lösung. Bei rascher Infusion dieser Lösung (in der Regel in einer Dosis von 4 ml/kg Körpergewicht, was beim durchschnittlichen Erwachsenen einer Menge von 250 ml entspricht) kommt es als Folge der hohen Osmolarität zu einer raschen Erhöhung des intravasalen Volumens durch Einstrom von Flüssigkeit aus dem Interstitium und aus den Erythrozyten. Dadurch wird nicht nur die Makro-, sondern auch die Mikrozirkulation verbessert (16). Mögliche Risiken dieser Therapie liegen in der therapiebedingten passageren Hyperosmolarität (theoretisches Risiko einer pontinen Myelinolyse) und der Erzeugung einer intrazellulären Dehydratation. Schwerwiegende Nebenwirkungen wurden bisher aber auch in einer großen Studie nicht beobachtet. Trotz der theoretisch gut begründbaren Vorteile einer hyperonkotisch-hyperosmolaren Therapie konnte bisher jedoch in keiner Studie ein eindeutiger Vorteil gegenüber einer Standardtherapie mit kolloidalen und kristalloiden Lösungen nachgewiesen werden. Zudem kommt aufgrund des Wirkmechanismus (Flüssigkeitsmobilisierung aus dem Interstitium) diese Therapie nur für den hämorrhagischen Schock, nicht aber für den hypovolämischen Schock im engeren Sinne in Betracht, da aufgrund des allgemeinen Flüssigkeitsmangels bei Letzterem kein mobilisierbares Flüssigkeitsvolumen im Interstitium zur Verfügung steht.

→ Erythrozytenkonzentrate. Die Indikation zur Gabe von Erythrozytenkonzentraten beim hämorrhagischen Schock ist abhängig von der Menge des Blutverlusts und von Begleiterkrankungen des Patienten, insbesondere kardialer, pulmonaler und vaskulärer Natur. Insgesamt kann man davon ausgehen, dass bei Hb-Werten über 10 g/dl in der Regel eine Gabe von Erythrozyten nicht notwendig ist. Im Grenzbereich zwischen 7 g/dl und 10 g/dl ist eine Transfusion nur im Falle von Zeichen einer kritischen Hypoxie (kardiale Ischämiezeichen, Laktatanstieg, Abfall der zentralvenösen Sauerstoffsättigung) oder bei persistierenden Blutverlusten indiziert.

Beim klinisch stabilen Patienten ohne relevante Vorerkrankungen und ohne Ischämiezeichen ist ein Abfall des Hämoglobins bis auf 7 g/dl tolerierbar, eine Transfusion ist bei dieser Patientengruppe in der Regel erst nach Unterschreiten dieser Grenze notwendig (2).

→ Blutprodukte. Auch für die Gabe von Blutprodukten und Gerinnungsfaktoren kann prinzipiell ein restriktives Vorgehen empfohlen werden. Bei ansonsten Gesunden mit primär normalem Gerinnungsstatus tritt eine manifeste Gerinnungsstörung erst nach Verlust von etwa 70% des Plasmavolumens ein und ist dann durch entsprechende Laborveränderungen (Abfall des Quick-Werts und ggf. auch der Thrombozyten, Verlängerung der PTT) nachweisbar. Allerdings kommt es als Folge der Therapie (Volumenzufuhr) zu einer zusätzlichen Verdünnung der Gerinnungsfaktoren im Blut, so dass manifeste Gerinnungsstörungen bereits früher eintreten können, insbesondere bei Notwendigkeit einer Massentransfusion. Daher kann eine Substitution von Gerinnungsfaktoren auch bei Blutverlusten von weniger als 70% notwendig werden, insbesondere dann, wenn bereits eine Gerinnungseinschränkung vorbestand. Das wichtigste und am häufigsten verwendete Präparat zur Gerinnungsfaktorzufuhr ist gefrorenes Frischplasma (FFP).

Als Faustregel kann man einen Bedarf von 1 Einheit FFP pro Transfusion von 3–4 Erythrozytenkonzentraten veranschlagen; bei vorbestehender Gerinnungsstörung oder anhaltendem Blutverlust kann der Bedarf aber deutlich höher liegen (2).

→ Katecholamine. Der Einsatz von Katecholaminen beim hypovolämischen Schock ist nur zur Überbrückung einer durch Volumenersatz nicht beherrschbaren Hypotonie gerechtfertigt, im Vordergrund müssen in diesen Fällen die Behebung der Ursache (Blutstillung) und der adäquate Volumenersatz stehen. In der Regel werden entweder Noradrenalin oder Adrenalin verwendet, eindeutige, durch Studiendaten begründbare Argumente zugunsten eines der beiden Medikamente sind bisher nicht nachgewiesen. Tierexperimentelle Daten weisen darauf hin, dass möglicherweise Vasopressin besser als Adrenalin zur überbrückenden Vasopressortherapie des schweren hämorrhagischen Schocks geeignet ist (93), humanmedizinische Daten liegen hierzu aber noch nicht vor.

Steckbrief Schocksyndrom

Leitsymptom:
Hypotonie und Tachykardie (positiver Schockindex)

Leitbefund körperliche Untersuchung:
variiert nach Schockuntergruppe:
- hypovolämischer Schock: Zentralisation (Blässe und kühle Peripherie)
- septischer Schock: warme Peripherie, oft Fieber
- kardiogener Schock: Einflusstauung, Zentralisation
- anaphylaktischer Schock: Hautsymptome (z.B. Urtikaria), warme Peripherie

Apparativer Leitbefund:
kein spezifischer Leitbefund (vielfältige Schockursachen)

Therapie:
Wiederherstellung einer adäquaten Gewebsperfusion (durch Erreichen folgender Parameter: MAP 65–90 mm Hg, ZVD > 6 mm Hg, Hb > 8 g/dl, Herz-Index > 3,5 l/min/m²), je nach Ursache durch Volumensubstitution, Inotropika und/oder Vasokonstriktoren.

Bemerkung: Je rascher die Behebung des Schocks, desto weniger Folgekomplikationen

SIRS (systemic inflammatory response syndrome) und Sepsis

Das SIRS und die Sepsis sind wichtige und häufige Syndrome auf der Intensivstation, die aufgrund der komplexen pathophysiologischen Veränderungen, der vielfältigen Ursachen und der nach wie vor hohen Letalität von schwerer Sepsis und septischem Schock hohe Ansprüche an die intensivmedizinische Therapie stellen.

Definition und Klassifikation

SIRS. Das SIRS (systemic inflammatory response syndrome) wurde zu Beginn der 90er Jahre auf einer Konsensuskonferenz erstmalig definiert (18) und beschreibt die systemische inflammatorische Antwort des Körpers auf einen entsprechend schweren entzündlichen Stimulus, der unterschiedliche und nicht unbedingt infektionsbedingte Ursachen haben kann. Neben einer schweren Infektion können z.B. eine schwere Pankreatitis, ein schweres Trauma (z.B. Polytrauma) oder eine ausgedehnte Verbrennung zu einem SIRS führen. Die Diagnose eines SIRS wird gestellt, wenn mindestens 2 von 4 definierten Kriterien vorliegen (Tab. 7.**8**).

Sepsis. Zur Diagnose einer Sepsis müssen die Kriterien des SIRS erfüllt sein, zusätzlich muss aber mikrobiologisch oder aufgrund klinischer Befunde eine Infektion als Ursache des SIRS vorliegen (Tab. 7.**8**). Von einer *schweren*Sepsis spricht man, wenn neben den Sepsiskriterien mindestens eine sepsisbedingte Organdysfunktion vorliegt (Tab. 7.**8**). Die schwerste und prognostisch ungünstigste Form der Sepsis ist der *septische Schock*, der als Sepsis mit anhaltender arterieller Hypotension und/oder Notwendigkeit einer vasopressorischen Therapie trotz ausreichender Volumensubstitution mit daraus resultierender schockbedingter Gewebsperfusionsstörung und Zellhypoxie definiert ist (Tab. 7.**8**).

Pathophysiologie

Inflammatorische Reaktion. SIRS und Sepsis stellen die systemische Reaktion des Körpers auf einen schweren entzündlichen Stimulus dar, wobei bei der Sepsis eine infektionsbedingte Ursache für diesen entzündlichen Stimulus vorliegt.

Die systemische Reaktion des Organismus beinhaltet eine Aktivierung des Immunsystems sowohl auf zellulärer wie auch auf humoraler Ebene, die zur lokalen und systemischen Freisetzung einer Vielzahl von Entzündungsmediatoren (proinflammatorische und antiinflammatorische Zytokine, vasoaktive und gerinnungsaktive Substanzen, O_2-Radikale, Lipidmetaboliten) führt.

Während bei der Sepsis der Starter der inflammatorischen Reaktion in den Infektionserregern und deren Toxinen (Endotoxine [freigesetzte Lipopolysaccharide aus der Zellwand gramnegativer Erreger] und Exotoxine [z.B. Staphylokokkentoxine beim Toxic-Shock-Syndrom]) zu suchen ist, sind beim nichtinfektiösen SIRS die genauen Starterfaktoren nicht bekannt, wahrscheinlich spielen hier freie Sauerstoffradikale, Prostaglandine und degradierte Gewebsproteine eine wichtige Rolle (81). Die Ausprägung und der Verlauf der systemischen inflammatorischen Reaktion werden dabei durch die komplexe Interaktion dieser zellulären und humoralen Faktoren untereinander und mit dem Organismus bestimmt. Charakteristischerweise kommt es in der Frühphase von SIRS und Sepsis durch Überwiegen der proinflammatorischen Mediatoren (u. a. TNFα, IL-1, IL-6, IL-8, PAF, Prostaglandine, Leukotriene) zu einer hyperinflammatorischen Phase, die zum klinischen Bild des SIRS mit den typischen Organschädigungen und -dysfunktionen führt (Abb. 7.**7**). Parallel werden aber auch antiinflammatorische Mediatoren gebildet (u.a. IL-10, IL-4, IL-1-Rezeptoranatonist, aber teilweise auch IL-6), die die Entzündungsreaktion eingrenzen sollen. Diese an sich sinnvolle Gegenreaktion wird auch als CARS (compensatory anti-inflammatory response syndrome) bezeichnet, da sie überschießend verlaufen kann und dann im Verlauf der Sepsis zu einer sekundären Immunsuppression mit eintretenden Sekundärinfektionen führen kann (89).

→ **Gerinnungsstörungen.** Zu den humoralen Komponenten der Entzündungsreaktion gehören Komplementsystem, Kininsystem und Gerinnungssystem, die ebenfalls aktiviert werden. Gerade die Aktivierung des Gerinnungssystems spielt eine zentrale Rolle in den pathophysiologischen Veränderungen im Rahmen der Sepsis. Das extrinsische Gerinnungssystem wird durch Expression von „tissue factor" auf aktivierten Monozyten und Makrophagen, das intrinsische Gerinnungssystem durch die Aktivierung von Faktor XII durch mikrobielle Produkte (z. B. Endotoxin) in Gang gesetzt, hieraus resultiert eine überschießende prokoagulatorische Aktivität (81). Die parallel einsetzenden fibrinolytischen Gegenreaktionen zur Begrenzung der Gerinnungsaktivität werden unter anderem durch Plasminogenaktivator und aktiviertes Protein C vermittelt, es entstehen als Fibrinolyseprodukte die Fibrinspaltprodukte (D-Dimere). Das bei der Gerinnungsaktivierung entstehende Thrombin führt über eine Bindung an Thrombomodulin am Endothel zur Bildung des aktivierten Protein C, das wiederum durch Bin-

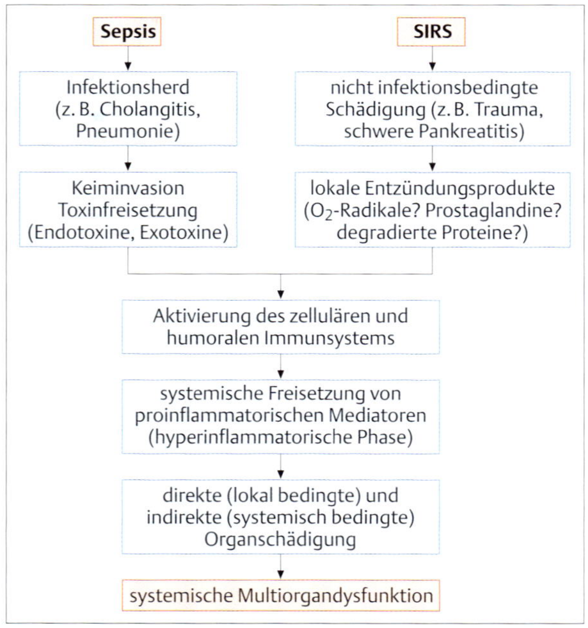

Abb. 7.7 Hyperinflammatorische Frühphase von SIRS und Sepsis. Sowohl SIRS als auch Sepsis führen beide zu einer Aktivierung des zellulären und humoralen Immunsystems mit Freisetzung zahlreicher proinflammatorischer Mediatoren, die über direkte und indirekte Schädigungen der peripheren Organe eine Multiorgandysfunktion auslösen können.

Tabelle 7.8 Kriterien zur Diagnose von SIRS, Sepsis, schwerer Sepsis und septischem Schock, modifiziert nach den Vorgaben des American College of Chest Physicians (ACCP) bzw. der Society of Critical Care Medicine (SCCM) (18)

SIRS (systemic inflammatory response syndrome)	Nachweis von mindestes 2 der folgenden 4 Kriterien: • Fieber > 38° oder Hypothermie < 36° (rektal) • Tachykardie > 90/min • Tachypnoe > 20/min oder Hyperventilation ($paCO_2$ < 32 mm Hg) • Leukozytose > 12/nl oder Leukopenie < 4/nl oder > 10% unreife neutrophile Vorstufen im Differenzialblutbild
Sepsis	mindestens 2 SIRS-Kriterien und zusätzlich Nachweis einer Infektion als Inflammationsursache durch mikrobiologische oder klinische Befunde
Schwere Sepsis	positive Sepsiskriterien und zusätzlich mindestens eine der folgenden sepisbedingten Organdysfunktionen: • akute Enzephalopathie: Vigilanzstörung, Desorientiertheit, Unruhe, Delir ohne medikamentöse, endokrine oder metabolische Ursache • renale Dysfunktion: Urinproduktion < 0,5 ml/kg/h für > 2 h trotz ausreichender Volumenzufuhr oder Kreatininanstieg über des 2fache des Normbereichs • pulmonale Dysfunktion: paO_2 < 75 mm Hg unter Raumluftatmung oder paO_2/F_iO_2 < 250 mm Hg bei O_2-Gabe ohne manifeste kardiale oder pulmonale Ursache • zirkulatorische Dysfunktion: systolischer RR < 90 mm Hg oder arterieller Mitteldruck < 70 mm Hg für > 1 h trotz ausreichender Volumenzufuhr ohne andere Ursache • hämatologische Dysfunktion: relative (Abfall der Thrombozyten > 30% des Ausgangswertes innerhalb 3 Tagen) oder absolute Thrombopenie (< 100/nl) ohne blutungs- oder medikamentenbedingte Ursache • metabolische Azidose: negativer Base Excess über 5 mmol/l oder > 1,5fache Laktaterhöhung
Septischer Schock	positive Sepsiskriterien und zusätzlich mindestens eines der folgenden klinischen Zeichen des Schocksyndroms: • systolischer RR < 90 mm Hg oder arterieller Mitteldruck < 70 mm Hg für > 2 h trotz ausreichender Volumenzufuhr • Notwendigkeit des Einsatzes von Vasopressoren zum Halten des systolischen RR > 90 mm Hg oder des arteriellen Mitteldrucks > 70 mm Hg trotz ausreichender Volumenzufuhr

dung von prokoagulatorischen Gerinnungsfaktoren (Va und VIIIa) und Hemmung von Plasminogenaktivator-Inhibitor 1 die Fibrinolyse fördert, die Gerinnungsaktivierung eindämmt und einen überschießenden Verbrauch von Gerinnungsfaktoren verhindert. Als Folge einer Endotheldysfunktion im Rahmen der Sepsis ist die Bildung von aktiviertem Protein C deutlich vermindert (98). Dies führt zu einer weiteren Enthemmung der prokoagulatorischen Aktivität mit dem Resultat einer exzessiven Thrombinbildung, welches wiederum zu einer Fibringeneration aus Fibrinogen mit Bildung von Mikrothromben und einem zunehmenden Verbrauch von Gerinnungsfaktoren (Verbrauchskoagulopathie) führt.

→ **Kardiozirkulatorische Veränderungen.** Diese spielen ebenfalls eine zentrale Rolle im Rahmen der Sepsis, wobei sich hier mehrere Faktoren kombinieren:

- periphere Vasodilatation,
- Mikrozirkulationsstörungen (Verteilungsstörungen auf Kapillarebene, erhöhte Gefäßpermeabilität),
- intravasales Volumendefizit,
- myokardiale Depression.

Die *periphere Vasodilatation* ist eines der klinisch gut erkennbaren Zeichen der Sepsis: Die Patienten zeigen eine warme und oft gerötete Haut mit guter Durchblutung. Die Vasodilatation wird wesentlich durch eine überschießende Produktion von Stickstoffmonoxid (NO) erklärt, das durch eine Aktivierung der induzierbaren NO-Synthetase durch verschiedene inflammatorische Mediatoren (z. B. TNFα, IL-1, PAF) bedingt ist. Hinzu kommt noch eine arterioläre Dysfunktion mit einer verminderten Ansprechbarkeit der Arteriolen auf Katecholamine (89). *Mikrozirkulationsstörungen* sind ebenfalls ein zentrales Merkmal der Sepsis. Als Folge der systemischen Entzündungsreaktion kommt es zu einer erhöhten Kapillarpermeabilität mit Übertritt von Flüssigkeit aus dem Intravasalraum in das Interstitium („capillary leakage syndrome"), gleichzeitig nimmt die Anzahl perfundierter Kapillaren ab als Folge einer Verlegung der Kapillaren durch Mikrothrombenbildung sowie die erhöhte Rigidität der Erythrozyten und aktivierten Leukozyten (89). Das Resultat ist eine rasch progrediente Sauerstoffunterversorgung auf Zellebene in den peripheren Organen. Die periphere Vasodilatation und der Flüssigkeitsverlust ins Interstitium führen zu einem *intravasalen Volumenmangel,*der bei der Sepsis oft sehr ausgeprägt ist und durch den erhöhten Flüssigkeitsbedarf (Fieber) noch verstärkt wird.

Wird der intravasale Volumenmangel nicht rasch ausgeglichen, kommt es im weiteren Verlauf zu einer systemischen Kreislaufregulationsstörung mit Blutdruckabfall bis hin zum septischen Schock, die wiederum die Mikrozirkulationsstörung weiter verschlechtert.

Aggraviert werden die Kreislaufregulationsstörungen noch durch eine im Rahmen der Sepsis zusätzlich eintretende *myokardiale Dysfunktion* (Begriff der „septischen Kardiomyopathie"): Obwohl die kardiale Pumpleistung gemessen am Herzzeitvolumen bei der Sepsis ansteigt, ist dieser Anstieg nicht adäquat zur massiven Reduktion des peripheren Gefäßwiderstands, vielfach kann man sogar eine deutliche Erhöhung der enddiastolischen und endsystolischen Ventrikelvolumina und eine erhebliche Reduktion der Auswurffraktion im Rahmen der Sepsis nachweisen, die sich bei erfolgreicher Therapie wieder vollständig zurückbilden. Die Genese dieser myokardialen Funktionseinschränkung ist nicht vollständig geklärt, kardiodepressorische Effekte der Entzündungsmediatoren (z. B. TNFα, IL-1, IL-6) erscheinen am wahrscheinlichsten, während kardiale Perfusionsstörungen keine wesentliche Rolle zu spielen scheinen (62).

Epidemiologie

→ **Inzidenzanstieg in den USA.** Die Inzidenz der Sepsis zeigt in den letzten 20 Jahren eine stetig steigende Tendenz. Dies belegt eine große retrospektive Studie aus den USA, die die Epidemiologie der Sepsis in den USA in den Jahren 1979 – 2000 untersucht (68): Im Jahre 1979 lag die Inzidenz bei 82,7/100.000 Einwohner, im Jahre 2000 hingegen bei 240,4/100.000 Einwohner; dies ergibt eine jährliche Steigerungsrate von 8,7%. Interessanterweise sind Männer etwas häufiger von der Sepsis betroffen als Frauen (relatives Risiko 1,28). Auch die Rate an Patienten mit mindestens einer Organinsuffizienz, also schwerer Sepsis oder septischem Schock, stieg in diesem Zeitraum deutlich an, nämlich von 16,8% im Zeitraum 1979 – 1984 auf 33,6% im Zeitraum 1995 – 2000. Obwohl die Mortalität durch Verbesserung der Therapie im gleichen Zeitraum von 27,8% auf 17,9% abnahm, ergibt sich aus der steigenden Patientenzahl mit Sepsis eine Verdreifachung der Zahl an sepsisbedingten Toten im untersuchten Zeitraum auf über 120.000 im Jahre 2000.

→ **Ursachen.** Die Gründe für die stetig steigende Sepsisinzidenz sind nicht ganz klar, in Betracht kommen ein höheres Lebensalter der Bevölkerung, die Entwicklung antibiotikaresistenter Bakterien und eine erhöhte Zahl an immunsupprimierten Patienten (Patienten nach Organtransplantation und Chemotherapie, Patienten mit HIV-Infektion). Auch das Erregerspektrum veränderte sich im beobachteten Zeitraum deutlich: Während bis 1987 am häufigsten gramnegative Bakterien als auslösende Erreger identifiziert werden konnten, führen seither grampositive Bakterien die Erregerliste an. Pilze zeigen seit Anfang der 90er Jahre einen steilen Häufigkeitsanstieg, über den gesamten beobachteten Zeitraum verdreifachte sich die Anzahl an Pilzsepsis. Im Jahre 2000 waren als auslösende Erreger in 52,1% grampositive Bakterien, in 37,6% gramnegative Bakterien und in 4,6% Pilze nachweisbar, der Rest wies mehrere Erregertypen auf.

→ **Europäische Daten.** Gute epidemiologische Daten aus Europa liegen nur aus der Endphase der 90er Jahre vor, und hier auch nur für Patienten, die auf der Intensivstation behandelt wurden. Eine europäische Multizenterstudie zeigte im Jahr 1997 eine Inzidenz von 21,1 % für ICU-Patienten, die wegen einer Infektion auf die Intensivstation aufgenommen wurden, davon wurden 82% als Sepsis oder septischer Schock klassifiziert. Dies ergibt eine Inzidenz von 17,3% für Sepsis und septischen Schock zusammen und eine Inzidenz von 5,1 % für den septischen Schock allein (3). Eine ähnliche Häufigkeit für den septischen Schock (8,2%) wird von Annane in einer Studie 2003 angegeben (6). Gute epidemiologische Daten aus Deutschland zur Sepsis fehlen leider, eine Studie (73) schätzt die Häufigkeit von Patienten mit schwerer Sepsis in Deutschland auf 44.000 bis 95.000/Jahr.

Klinik und Diagnose

Unspezifische Symptome. Wie oben ausgeführt, liegt definitionsgemäß eine Sepsis vor, wenn 2 von 4 SIRS-Kriterien nachweisbar sind und mikrobiologisch oder aufgrund klinischer Befunde eine Infektion als Ursache des SIRS vorliegt. Somit bieten septische Patienten gerade in der Frühphase der Sepsis klinisch häufig nur die relativ unspezifischen SIRS-Symptome, nämlich Fieber oder seltener Hypothermie sowie Tachykardie und Tachypnoe. Weitere ebenfalls unspezifische klinische Zeichen, die dann häufig bereits auf eine Organdysfunktion im Sinne einer schweren Sepsis hinweisen, sind Veränderungen des mentalen Status (Vigilanzstörungen, Unruhe, Verwirrtheit), Oligurie bis Anurie sowie arterielle Hypotonie.

Ein spezifisches klinisches Symptom für die Sepsis existiert nicht.

Laborbefunde. Weitere Hinweise auf das Vorliegen einer Sepsis können durch Laborwerte gewonnen werden. Zu den SIRS-Kriterien gehören die Leukozytose, die Leukopenie bzw. die Vermehrung unreifer Leukozytenvorstufen. Auch eine Thrombopenie, Veränderungen des Gerinnungsstatus (am häufigsten AT-III-Erniedrigung), eine metabolische Azidose (am häufigsten in Form einer Laktatazidose) und eine arterielle Hypoxämie finden sich oft. Im Verlauf der Sepsis kommt es regelhaft zu einem Anstieg der humoralen Entzündungsparameter. Der am häufigsten bestimmte Parameter ist das *C-reaktive Protein* (CRP). Problematisch ist bei diesem Marker aber, dass er auch bei schweren Infektionen erst mit einer Latenz von 24–28 h ansteigt, also zu Beginn der Sepsis oft noch normal ist. Ein normaler CRP-Wert schließt somit eine Sepsis keinesfalls aus. Ein besser geeigneter Parameter ist im Frühstadium der Sepsis die Bestimmung des *Procalcitonins.* Dieser Parameter bleibt bei leichten und begrenzten Infektionen bzw. bei Virusinfektionen in der Regel normal, steigt bei systemischen nichtviralen Infektionen und der Sepsis aber sehr rasch (innerhalb weniger Stunden) auf hohe Werte an (55). Mehrere Arbeiten (z. B. 67) konnten zeigen, dass das Procalcitonin dem CRP in der Diagnose der Sepsis überlegen ist, problematisch sind allerdings die hohen Kosten der Procalcitoninbestimmung. In neuerer Zeit werden auch zunehmend häufiger zur Diagnose einer Sepsis Zytokinspiegelbestimmungen vorgenommen (z. B. IL-6), die bei wiederholter Bestimmung auch prognostische Aussagen über den Sepsisverlauf erlauben sollen, hier müssen aber noch weitere Daten zum Wert dieser relativ teuren Laborparameter abgewartet werden.

Mikrobiologie. Da definitionsgemäß zur Diagnose der Sepsis der Nachweis einer Infektion gehört, sollte insbesondere in zweifelhaften Fällen, aber auch bei klinischem Nachweis eines Infektionsfokus (z. B. radiologischer Nachweis eines pneumonischen Infiltrats) unbedingt Material für mikrobiologische Untersuchungen gewonnen werden, bevor eine antibiotische Therapie begonnen wird (30). Im Falle eines positiven mikrobiologischen Erregernachweises kann die antibiotische Therapie gezielt eingegrenzt werden, was die Züchtung multiresistenter Erreger vermindert und häufig auch eine Kostenersparnis ermöglicht.

Zusammenfassend ist die Diagnose einer Sepsis in der Frühphase aufgrund des unspezifischen klinischen und laborchemischen Bildes häufig schwierig. Wichtig ist, dass man insbesondere bei unklarer Allgemeinzustandsverschlechterung mit klinischen Infektionszeichen immer an das Vorliegen einer Sepsis denken muss.

Verlauf und Prognose

Ähnlich wie bei anderen komplexen Syndromen ist der Verlauf bei der Sepsis sehr variabel und in hohem Maße abhängig davon, ob der auslösende Infektionsprozess (der septische Herd) rasch gefunden und saniert werden kann, ob und in welchem Ausmaß sich Organdysfunktionen entwickeln und ob relevante Vor- und Begleiterkrankungen zu Beginn der Sepsis bestehen. Nach der initialen hyperinflammatorischen SIRS-Phase kommt es (wie bereits oben erwähnt) durch Bildung antiinflammatorischer Mediatoren zu einer kompensatorischen Gegenreaktion, dem CARS, in der eine Immunsuppression eintreten kann, die die Patienten einer erhöhten Gefahr von Sekundärinfektionen aussetzt. Diese Infektionen sind dann häufig durch multiresistente Hospitalkeime bedingt, deren Therapie meistens komplex und zeit- und kostenintensiv ist.

Auch für die Beurteilung der Prognose der Sepsis sind Ausmaß der Sepsis und Begleiterkrankungen von entscheidender Bedeutung.

Prognostische Faktoren – Studienergebnisse.

Eine Analyse von über 11.000 Sepsispatienten auf 170 französischen Intensivstationen (22) ergab, dass die Mortalität innerhalb der ersten 3 Tage mit der Höhe des SAPS-II-Score-Wertes bei Aufnahme und der Zahl an Organinsuffizienzen assoziiert war, weitere Prognoseparameter für eine erhöhte 3-Tages-Mortalität waren eine Azidose (pH $<7{,}33$) und das Auftreten eines Schocks. Die Spätletalität innerhalb der ersten 28 Tage wurde in erster Linie von den Grund- und Begleiterkrankungen des Patienten bestimmt: Eine erhöhte Letalität

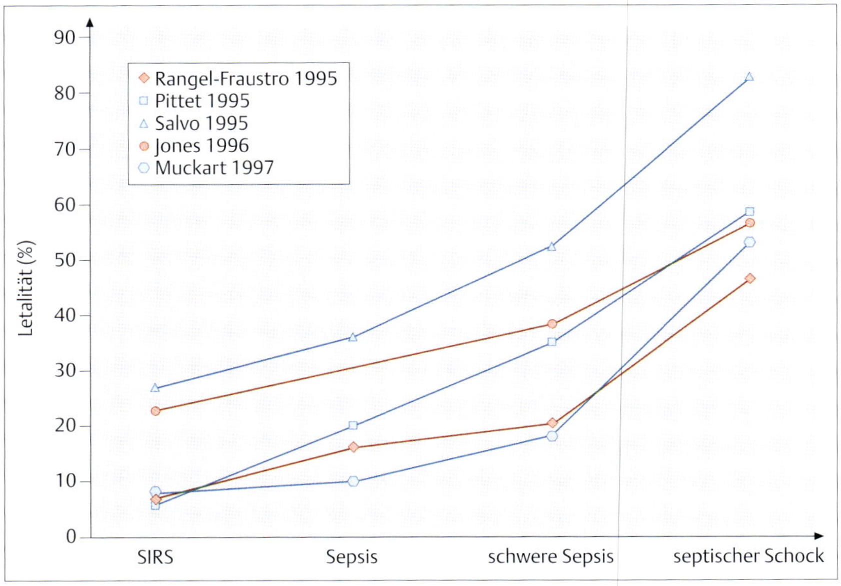

Abb. 7.8 Übersicht über die Letalität von SIRS, Sepsis, schwerer Sepsis und septischem Schock mit Daten aus 5 Studien (Rangel-Fraustro 1995, Pittet 1995, Salvo 1995, Jones 1996 und Muckart 1997). Die Letalität steigt mit der Schwere der Erkrankung deutlich an und erreicht beim septischen Schock Werte bis über 80 %.

fand sich bei einer Grundkrankheit mit rascher Progredienz oder ungünstiger Prognose, bei multiplen Infektionsquellen sowie bei vorbestehender Leber- oder Herzinsuffizienz. Auch das Auftreten einer Thrombopenie (als Hinweis auf eine Verbrauchskoagulopathie) und einer Hypothermie zeigte eine erhöhte 28-Tages-Mortalität an.

Die prognostische Wichtigkeit von frühen Veränderungen der Gerinnungsaktivität zeigt auch eine neue Studie aus Frankreich (35), die eine Korrelation zwischen dem Ausmaß der Veränderungen wichtiger Gerinnungsparameter (Quick, PTT, AT III) innerhalb des ersten Tages und der 28-Tages-Mortalität aufzeigen konnte. Ein weiterer prognostisch wichtiger Laborparameter ist der Laktatspiegel, dessen Höhe und dessen Dauer bis zur Normalisierung bei der Sepsis mit der Letalität korrelieren (9).

Der wichtigste prognostische Faktor für die Letalität scheint aber die Schwere der Sepsis zu sein. Eine Vielzahl von Studien zeigt, dass die Letalität vom SIRS zum septischen Schock hin drastisch ansteigt (Abb. 7.8) und bei Letzterem Werte von über 80 % erreichen kann.

Säulen der Therapie

Die Sepsistherapie gliedert sich in drei Säulen:

- kausale Therapie (Sanierung der Infektionsquelle und antimikrobielle Therapie),
- supportive Therapie (Korrektur und Wiederherstellung gestörter Organfunktionen),
- adjunktive Therapie (Beeinflussung der pathophysiologischen inflammatorischen Vorgänge bei der Sepsis).

Kausale Therapie

Beseitigung des Sepsisherdes. Die wichtigste kausale therapeutische Maßnahme in der Sepsistherapie ist die Identifizierung und Beseitigung des Infektionsherdes, der die Sepsis auslöst (30). Dies umfasst die Drainage von Empyemata und Abszessen (z. B. Leberabszesse, infizierte Pankreaspseudozysten), aber auch von infizierten aufgestauten Gangsystemen (z. B. Gallenwege, Harnwege), die Entfernung bzw. den Wechsel infizierter Katheter und Fremdkörper (z. B. infizierter ZVK) oder auch die chirurgische Sanierung eines Infektionsherdes (z. B. gangränöse Cholezystitis, intraabdominelle Hohlorganperforationen mit Peritonitis).

Antibiose. Zur kausalen Sepsistherapie gehört auch die antibiotische Therapie, insbesondere wenn kein drainierbarer oder chirurgisch entfernbarer Sepsisherd vorliegt (z. B. bei einer Pneumonie). Eine antibiotische Therapie sollte unmittelbar nach Gewinnung von Material für mikrobiologische Untersuchungen begonnen werden; nach den aktuellen Richtlinien der Surviving Sepsis Campaign sollte die antibiotische Therapie bei schwerer Sepsis innerhalb der ersten Stunde nach Diagnosestellung begonnen werden (30). Die Wahl der verwendeten Antibiotika richtet sich nach dem nachgewiesenen oder wahrscheinlichsten Infektionsherd und dem zu vermutenden Erregerspektrum (Tab. 7.9) (15). Hierbei ist auch zu berücksichtigen, ob eine extern erworbene oder eine nosokomiale Infektion vorliegt, in letzterem Falle müssen die klinikeigenen Resistenzstatistiken unbedingt berücksichtigt werden. Im Falle eines Erregernachweises im Verlauf sollte eine testgerechte Anpassung und Eingrenzung des Antibiotikaregimes gemäß der mikrobiologischen Resistenzprüfung durchgeführt werden, um eine Selektion multiresistenter Keime zu vermeiden. Des Weiteren ist darauf zu achten, dass die antimikrobielle Therapie ausreichend hoch dosiert wird und auch den Infektionsort

Tabelle 7.9 Empfehlungen der Paul-Ehrlich-Gesellschaft zur kalkulierten initialen parenteralen Antibiotikatherapie bei Erwachsenen bei Sepsis (15)

Infektionsherd und häufigste Erreger	Ambulant erworben	Nosokomial
Unbekannter Fokus • Staph. aureus • Streptokokken • E. coli • koag.-neg. Staphylokokken • Enterokokken • Klebsiella spp. • Pseudomonas spp.	• Ceph. II/IIIa ± Chinolon II/III oder Aminoglycosid • AMP/BLI + Chinolon II/III oder Aminoglycosid • ACP/BLI ± Chinolon II/III oder Aminoglycosid	• ACP/BLI ± Chinolon II/III oder Aminoglycosid • Ceph. IV ± Chinolon II/III oder Aminoglycosid • Chinolon II/III ± Ceph. IV • Carbapenem ± Chinolon II/III oder Aminoglycosid • bei Risikopatienten und hoher MRSA-Rate jeweils in Kombination mit Glykopetid oder Linezolid
Atemwege • Pneumokokken • Haemophilus influenzae • Staph. aureus • Enterobacteriaceae • Pseudomonas spp. • Anaerobier	• Ceph. II/III + Makrolid • ACP/BLI + Makrolid • Chinolon II/III/IV • Carbapenem (+ Makrolid in schweren Fällen)	• Ceph. IIIb/IV + Chinolon II/III oder Aminoglycosid • ACP/BLI ± Chinolon II/III oder Aminoglycosid • Chinolon II/III ± Ceph. IIIb/IV • Carbapenem + Chinolon II/III oder Aminoglycosid
Magen-Darm-Trakt • Enterobacteriaceae • Anaerobier • Enterokokken • Pseudomonas spp.	• ACP/BLI • Ceph. IIIa + Metronidazol • Carbapenem	• ACP/BLI • Ceph. IIIb/IV + Metronidazol • Chinolon II/III + Metronidazol • Carbapenem
Gallenwege • Enterobacteriaceae • Enterokokken • Pseudomonas spp. • Anaerobier	• ACP/BLI • Ceph. IIIa + Aminopenicillin • Chinolon II/III + Aminopenicillin • Carbapenem	• ACP/BLI • Ceph. IIIa + AMP • Chinolon II/III + AMP • Carbapenem
Harntrakt • E. coli • Proteus mirabilis • Pseudomonas spp. • Enterobacteriaceae	• AMP/BLI • Chinolon II/III • Ceph. IIIa	• Chinolon II/III • Ceph. III/IV • ACP/BLI • Carbapenem
Haut/Weichteile • Streptococcus pyogenes • Staph. aureus • Anaerobier • Enterobacteriaceae • Pseudomonas spp.	Ceph. I/II + Clindamycin	• Ceph. IIIb/IV + Clindamycin • ACP/BLI ± Clindamycin • Chinolon II/III + Ceph. II oder Clindamycin • Carbapenem
Katheterassoziiert • koag.-neg. Staphylokokken • Staph. aureus • gramneg. Stäbchen • Corynebacterium jeikeium • Propionibakterien (Cave: Candida spp.!)	• Glycopeptid ± ACP/BLI ± Ceph. IIIa/IV ± Carbapenem	• Glycopeptid ± ACP/BLI ± Ceph. IIIa/IV ± Carbapenem

AMP/BLI = Aminopenicillin + β-Lactamase-Inhibitor (z. B. Ampicillin/Sulbactam); ACP/BLI = Acylaminopenicillin + β-Lactamase-Inhibitor (z. B. Piperacillin + Tazobactam); Ceph. X = Cephalosporin der X. Generation (I = Cefazolin, II = Cefuroxim/Cefotiam, IIIa = Cefotaxim/Ceftriaxon, IIIb = Ceftazidim, IV = Cefepim); Chinolon II/III = Ofloxacin/Ciprofloxacin/Levofloxacin; Chinolon IV = Moxifloxacin erreicht. Zumindest zu Beginn der antimikrobiellen Therapie sollte daher eine parenterale Zufuhr obligat sein.

Es hat sich bewährt, bei lebensbedrohlichen Infektionen (also bei schwerer Sepsis und beim septischen Schock) zumindest initial eine antimikrobielle Kombinationstherapie durchzuführen; dies wird auch in den aktuellen Leitlinien der Paul-Ehrlich-Gesellschaft so empfohlen (15). Die erforderliche Dauer einer antibiotischen Therapie ist letztlich nicht geklärt, empfohlen wird eine Therapiedauer von 7 – 10 Tagen je nach klinischem Ansprechen (30).

Supportive Therapie

Die supportive Therapie hat die Korrektur und Wiederherstellung gestörter Organfunktionen zum Ziel.

Kardiozirkulatorische Stabilisierung. Eine der wichtigsten Maßnahmen in der supportiven Sepsistherapie ist die frühzeitige kardiozirkulatorische Stabilisierung der Patienten, da diese die Basis für eine Wiederherstellung einer suffizienten Gewebsperfusion und damit Funktion der Organe bildet. Dies gilt insbesondere für Patienten mit schwerer Sepsis bzw. Patienten mit Hypotension oder erhöhten Laktatspiegeln als Hinweis auf eine periphere Hypoperfusion. Nach den Vorgaben der SSC-Guidelines (30) sollte hierzu so früh wie möglich nach Erkennen des septischen Zustandes mit der Therapie begonnen werden und es sollten alle der folgenden 4 Zielgrößen innerhalb der ersten 6 Stunden erreicht werden:

- ZVD 8 – 12 mm Hg (bei beatmeten Patienten 12 – 15 mm Hg),
- arterieller Mitteldruck ≥ 65 mm Hg,
- Urinproduktion ≥ 0,5 ml/kg Körpergewicht pro Stunde,
- zentralvenöse oder gemischtvenöse Sauerstoffsättigung ≥ 70 %.

Die Studie von Rivers (82) hat 2001 gezeigt, dass das Erreichen dieser Zielgrößen durch eine aggressive Therapie mit Volumenzufuhr, Einsatz von Vasopressoren und Inotropika sowie durch Gabe von Erythrozytenkonzentraten (bei einem Hämatokrit < 30 %) und ggf. kontrollierter Beatmung (sog. early goal-directed therapy) (Abb. 7.**9**) die Letalität bei Patienten mit schwerer Sepsis bzw. septischem Schock deutlich reduziert (von 46,5 % auf 30,5 %).

Aggressive Volumenzufuhr. In aller Regel weisen septische Patienten zu Beginn einen deutlichen Volumenmangel auf, erkennbar an einem niedrigen ZVD. Die Volumenzufuhr sollte zu Beginn aggressiv erfolgen, um das Volumendefizit möglichst rasch auszugleichen und damit die Perfusion zu verbessern. Prinzipiell ist es gleichgültig, ob zur Volumenzufuhr Kristalloide oder Kolloide verwendet werden (die Vor- und Nachteile der beiden Substanzklassen wurden bereits im Abschnitt „Schock" diskutiert), bisher hat keine Studie einen Vorteil für einen der beiden Flüssigkeitstypen nachweisen können (26). Der Volumenbedarf ist anhand des ZVD oder alternativ nach Daten des invasiven hämodynamischen Monitorings mittels Pulmonaliskatheter (PCWP) oder Pulskonturanalyse (intrathorakales Blutvolumen) zu

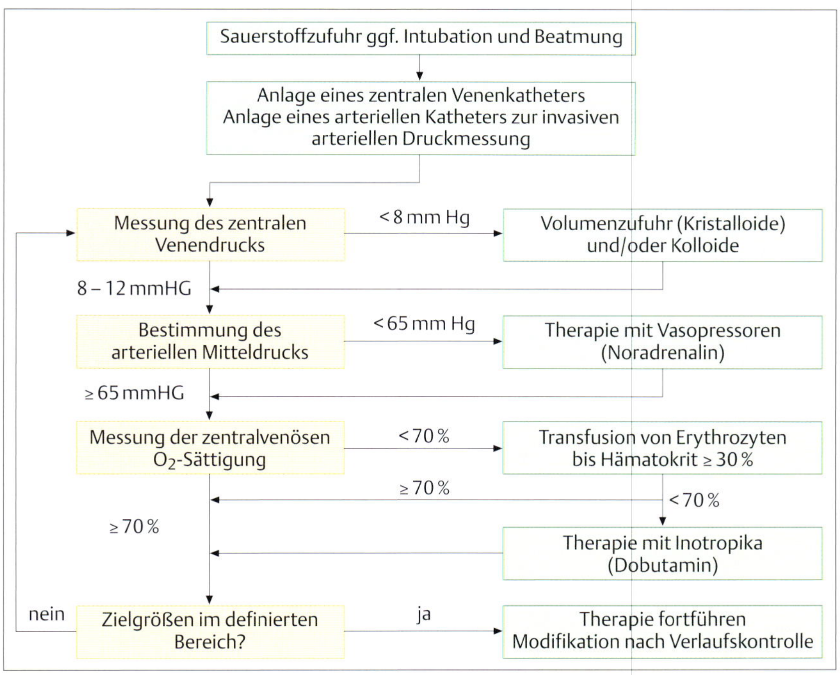

Abb. 7.9 Hämodynamische Therapie der schweren Sepsis und des septischen Schocks („early goal-directed therapy") nach Rivers 2001 (82). Durch aggressive Therapie wird ein Erreichen aller vorgegebenen Ziele innerhalb der ersten 6 h angestrebt; hierdurch lässt sich die Letalität der schweren Sepsis bzw. des septischen Schocks um mehr als 35 % senken.

steuern. Man beginnt mit der Applikation von 500 – 1000 ml Kristalloiden bzw. 300 – 500 ml Kolloiden in den ersten 30 min und gibt dann weiteres Volumen anhand des klinischen und hämodynamischen Ansprechens; zu Beginn hat man in der Regel einen Volumenbedarf von 4 – 6 l Kristalloiden bzw. von 1,5 – 3 l Kolloiden zu erwarten. Aufgrund der hohen Flüssigkeitsmengen bei alleiniger Kristalloidzufuhr wird meistens eine Kombination aus Kristalloiden und Kolloiden verwendet. Die unter Intensivmedizinern sehr kontrovers diskutierte Verwendung von Albuminlösungen hat in einer großen neuen Studie keine signifikanten Vorteile gegenüber Kristalloiden gezeigt (39).

Bei der sinnvollerweise anfangs hoch dosierten Volumenzufuhr muss eine Volumenüberfüllung durch engmaschige Überwachung vermieden werden, da sonst mit einem Übertritt von Flüssigkeit in das Interstitium zu rechnen ist, was zu einer Verschlechterung des pulmonalen Gasaustauschs führen kann. Insgesamt muss man aber davon ausgehen, dass der Volumenbedarf meist unterschätzt wird und somit eher zu wenig Volumen gegeben wird.

Vasopressoren. Lässt sich durch die aggressive Volumenzufuhr das Ziel eines arteriellen Mitteldrucks > 65 mm Hg nicht erreichen, ist eine Therapie mit Vasopressoren erforderlich. Während früher die primäre Gabe von Dopamin üblich war, gilt heute die Therapie mit Noradrenalin als vasopressorische Therapie der Wahl. Die Anwendung von Dopamin wird aufgrund negativer Effekte auf die Splanchnikusperfusion, wegen negativer endokrinologischer Einflüsse und wegen des höheren Arrhythmierisikos trotz des im Gegensatz zu Noradrenalin vorhandenen positiv inotropen Effekts nicht mehr empfohlen (53), auch die Anwendung von niedrig dosiertem Dopamin zur „Nierenprotektion" wird wegen der geschilderten negativen Effekte und fehlendem Wirksamkeitsnachweis nicht mehr empfohlen (13). Durch den vasokonstringierenden Effekt von Noradrenalin kommt es zu einer Anhebung des systemischen Perfusionsdrucks mit dem Resultat einer Verbesserung der Organperfusion. Die Noradrenalindosis wird nach dem arteriellen Mitteldruck gesteuert (der über 65 mm Hg liegen sollte), eine zusätzliche Bestimmung des peripheren Gefäßwiderstands durch ein invasives hämodynamisches Monitoring ist aber für die Dosisfindung oft hilfreich. Zu hohe Dosierungen sollten vermieden werden, da sonst der periphere Widerstand und damit die kardiale Nachlast in einen ungünstigen Bereich verschoben werden. Als Reservemedikation bei anhaltendem Schock trotz adäquater Volumenzufuhr und hoch dosierter Katecholamingabe steht noch die Anwendung von Vasopressin in einer Dosierung von 0,01 – 0,04 U/min zur Verfügung (30). Aufgrund der potenziellen Nebenwirkungen (negative Auswirkungen auf die Splanchnikusperfusion, Reduktion des HZV und der Myokardperfusion) ist diese Therapie aber konventionell nicht stabilisierbaren Patienten vorbehalten.

Inotropika. Patienten mit reduzierter myokardialer Pumpfunktion (Herzindex < 3 l/min/m²) trotz adäquater Volumenzufuhr oder anhaltenden Zeichen der peripheren Minderperfusion trotz adäquater Volumenzufuhr und ausreichender Anhebung des arteriellen Mitteldrucks durch Vasopressoren (erkennbar an einer persistierend erniedrigten zentralvenösen bzw. gemischtvenösen Sauerstoffsättigung < 70%) sollten mit Inotropika behandelt werden (30, 82). Das Katecholamin der Wahl hierzu ist Dobutamin, ein relativ spezifisches β_1-Mimetikum. Durch die Erhöhung der Kontraktilität werden das Herzzeitvolumen und damit die Organperfusion verbessert. Dobutamin führt häufig zu einer milden peripheren Vasodilatation, die durch Volumengabe und ggf. durch Gabe von Noradrenalin kompensiert werden kann. Aufgrund von widersprüchlichen Daten spielt derzeit das synthetische Katecholamin Dopexamin mit vorwiegend β_2-mimetischen Effekten keine Rolle in der Sepsistherapie. Zum Einsatz von Phosphodiesteraseinhibitoren bei myokardialer Funktionseinschränkung in der Sepsis existieren nur wenige Daten, immerhin war in einer Studie neben einer Erhöhung des Herzzeitvolumens im Vergleich zu Dobutamin eine Verbesserung der hepatosplanchnischen Perfusion zu verzeichnen (59). Aufgrund ihres vasodilatatorischen Effekts und der relativ schlechten Steuerbarkeit erscheinen Phosphodiesterasehemmer für die Sepsistherapie aber nicht ideal und allenfalls als Reservemedikamente bei anderweitig nicht beherrschbarer myokardialer Pumpfunktionsstörung geeignet.

Erythrozytensubstitution. Unterhalb welchen Hämoglobin- oder Hämatokritgrenzwerten eine Substitution von Erythrozytenkonzentraten erfolgen sollte, ist umstritten. In der oben ausgeführten „early goal-directed therapy" nach Rivers wird eine Erythrozytensubstitution empfohlen, falls die zentralvenöse Sauerstoffsättigung nach Anhebung des ZVD und des arteriellen Mitteldrucks unter 70% liegt und ein Hämatokrit < 30% vorliegt. Die SSC-Guidelines (30) sehen eine Indikation zur Erythrozytengabe erst bei einem Hämoglobinwert unterhalb von 70 g/l, sofern keine lokalisierten (z. B. bei KHE) oder systemischen Ischämiezeichen (z. B. in Form einer Laktaterhöhung) bzw. keine akute Blutung vorliegen. Für diese stabilisierte Patientengruppe wird ein Ziel-Hämoglobin-Bereich von 70 – 90 g/l empfohlen. Die Empfehlung gründet sich auf die TRICC-Studie (46), in der gezeigt werden konnte, dass ein restriktives Transfusionsverhalten nach den o.g. Grenzwerten im Vergleich zum konventionellen Vorgehen (Transfusion bei Unterschreiten eines Hämoglobinwertes von 100 g/l) nicht nur keine signifikanten Nachteile ergibt, sondern sogar eine reduzierte Krankenhausletalität und eine geringere 30-Tages-Letalität bei jüngeren Patienten mit nur leichter bis mittelschwerer Erkrankung. Es muss allerdings berücksichtigt werden, dass in der TRICC-Studie nur relativ wenige Patienten mit Sepsis eingeschlossen waren.

Insgesamt kann man für hämodynamisch stabilisierte Patienten ohne Zeichen einer Gewebshypoxie ein restriktives Transfusionsverhalten als gerechtfertigt ansehen, bei Patienten mit anhaltender Gewebshypoxie oder Grundkrankheiten mit erhöhter Ischämiegefahr wie einer KHE sollte die Transfusionsindikation großzügiger gestellt werden.

Erweitertes Monitoring. Durch ein erweitertes hämodynamisches Monitoring mit Messung von Herzzeitvolumen, peripherem Gefäßwiderstand und Parametern zur Beurteilung der Vorlast und des Volumenstatus (ZVD, intrathorakales Blutvolumen, extravasales Lungenwasser) lassen sich nach eigenen Erfahrungen die Katecholamintherapie und die Volumentherapie bei der Sepsis leichter und differenzierter steuern, wenngleich durch dieses auch andernorts geübte Vorgehen ein Überlebensvorteil bisher nicht nachgewiesen werden konnte.

Intensivierte Insulintherapie. Zur supportiven Therapie der Sepsis gehören auch eine intensivierte Stoffwechselkontrolle und ein frühzeitiger Wiederbeginn einer enteralen Ernährung. Es konnte gezeigt werden, dass durch eine intensive Kontrolle des Glucosestoffwechsels mittels intensivierter Insulintherapie bei Intensivpatienten eine deutliche Letalitätsreduktion erreicht werden konnte. Der letalitätsreduzierende Effekt war am stärksten bei Erreichen einer Normoglykämie mit Glucosewerten < 110 mg/dl, war aber auch bei Glucosewerten bis 150 mg/dl immer noch deutlich nachweisbar. Es ergab sich auch eine signifikante drastische Reduktion der Häufigkeit von nosokomialen Infektionen (46%), des Auftretens einer Critical-Illness-Polyneuropathie (44%), von Nierenversagen (41%) und der Transfusionshäufigkeit (50%) durch die verbesserte Glucoseeinstellung (92). Obwohl diese Studie nicht an Sepsispatienten, sondern einem Kollektiv chirurgischer Intensivpatienten durchgeführt wurde, so ergab sich dennoch gerade für die Untergruppe von Patienten mit Multiorganversagen als Folge einer Sepsis die deutlichste Letalitätsreduktion. Daher wurde die intensivierte Glucosekontrolle auch in die SCC-Guidelines mitaufgenommen, wobei hier empfohlen wird, den Glucosewert unter 150 mg/dl einzustellen (30).

Enterale Ernährung. Die Ernährung des septischen Patienten sollte baldmöglichst auf enteralem Wege erfolgen, sobald dies vom Patienten toleriert wird.

Sofern keine Zeichen der Mangelernährung vorliegen und eine bedarfsgerechte enterale Ernährung durchgeführt werden kann, ist der enteralen Ernähung gegenüber der parenteralen Ernährung der Vorzug zu geben (61).

Ist eine ausreichende alleinige enterale Kalorienzufuhr nicht möglich oder liegen Zeichen einer Mangelernährung vor, so sollte nach den DGEM-Guidelines die enterale Ernährung mit einer parenteralen Zusatzernährung kombiniert werden (61). Der Einsatz immunmodulierender enteraler Nahrungslösungen (besonders argininhaltige Lösungen) bei der Sepsis muss kritisch gesehen werden, da zumindest bei Patienten mit schwerer Sepsis damit ein erhöhtes Letalitätsrisiko verbunden ist (14), vermutlich aufgrund der Stimulation der NO-Produktion durch Arginin.

Die Therapie der häufig bei schwerer Sepsis auftretenden Insuffizienzen der Lunge (ARDS) und der Niere (akutes Nierenversagen) wird weiter unten gesondert besprochen.

Adjunktive Therapie

Die adjunktive Therapie der Sepsis beschränkt sich derzeit auf die Gabe von Hydrocortison in moderater Dosis (sog. Stressdosis) und auf die Therapie mit aktiviertem Protein C.

Für andere Therapieansätze (z. B. mit hoch dosiertem AT III, hoch dosierten Corticoiden, TNFα-Antikörpern, PAF-Antagonisten, Endotoxin-Antikörpern u. a.) konnte bisher kein signifikanter Benefit in der Sepsistherapie nachgewiesen werden.

Hydrocortison in „Stressdosis". Im Gegensatz zu hoch dosierten Corticoiden, die keinen nachweisbaren Nutzen für Patienten mit Sepsis erbrachten (27), konnte in einer großen Studie für eine Corticoidtherapie mit Hydrocortison in sog. „Stressdosis" (d. h. 300 mg/d) bei Patienten mit septischem Schock und relativer Nebenniereninsuffizienz (inadäquater Cortisolanstieg im ACTH-Test) eine Letalitätsreduktion von 63% auf 53% nachgewiesen werden (6). Der Wirkungsmechanismus dieser Therapie ist nicht ganz geklärt, in Betracht kommt zum einen eine verbesserte Ansprechbarkeit der Gefäße auf Katecholamine, zum anderen eine Beeinflussung der Entzündungsmediatoren bei der Sepsis. Für die These der verbesserten Katecholaminwirkung sprechen Daten aus einer anderen Studie, die eine verbesserte Schockstabilisierung mit reduziertem Katecholaminbedarf unter Hydrocortisongabe im septischen Schock ergab (21). Die zeitaufwändig Durchführung des ACTH-Tests und die relativ willkürlich festgelegten Grenzwerte in der Annane-Studie, aus denen die relative Nebenniereninsuffizienz diagnostiziert wurde, haben dazu geführt, dass viele Zentren auf einen ACTH-Test verzichten und gemäß der Empfehlung der SCC-Guidelines bei Patienten mit katecholaminpflichtigem septischem Schock eine Therapie mit Hydrocortison in einer Dosis von 200 – 300 mg/d durchführen (30).

Aktiviertes Protein C. Eine weitere adjunktive Therapieform bei schwerer Sepsis, für die in klinischen Studien ein signifikanter letalitätssenkender Effekt nachgewiesen werden konnte, ist die Therapie mit aktiviertem Protein C (aPC). Wie bereits weiter oben ausgeführt, besteht bei Patienten mit schwerer Sepsis in der Anfangsphase eine hohe prokoagulatorische Aktivität, die unter anderem dadurch bedingt ist, dass aufgrund einer Endotheldysfunktion das die Gerinnungsaktivierung bremsende und antiinflammatorisch wirkende aPC vermindert gebildet wird (99).

Aufgrund dieser pathophysiologischen Vorgänge wurde eine prospektive Studie durchgeführt (PROWESS), die den

Effekt einer Gabe von rekombinantem aPC (Drotrecogin α) bei Patienten mit schwerer Sepsis untersuchte (11). Es ergab sich dabei eine 28-Tage-Letalitätsreduktion von 30,4% auf 24,7%, und zwar unabhängig vom vorher gemessenen Ausgangs-Protein-C-Spiegel. Eine Subgruppenanalyse zeigte, dass sich ein signifikanter letalitätsreduzierender Effekt nur bei den Patienten zeigte, die mindestens zwei Organdysfunktionen zeigten, und zwar besonders bei Patienten mit kardiovaskulärer und pulmonaler Insuffizienz, während bei Patienten mit hepatischer und renaler Dysfunktion der Effekt nicht so deutlich war (40). Zudem erwies sich die sehr teure Drotrecogin-Therapie nur bei Patienten mit APACHE-II-Scorewerten > 25 als kosteneffektiv. Aus diesen Gründen ist sowohl in den USA als auch in Europa die Zulassung von Drotrecogin auf Patienten mit schwerer Sepsis mit mindestens zwei Organdysfunktionen beschränkt, in USA muss zusätzlich ein APACHE-II-Score von > 25 vorliegen (30, 40).

Wird eine Therapie mit Drotrecogin erwogen, müssen neben den o.g. Kriterien zwei weitere wichtige Punkte beachtet werden. Zum einen muss die Therapie sehr früh begonnen werden, da die letalitätssenkenden Effekte innerhalb der ersten 24 h nach Eintreten der sepsisbedingten Organdysfunktionen am größten sind. Dies und die Tatsache, dass eines der Einschlusskriterien in der PROWESS-Studie ein Therapiebeginn innerhalb von 48 h nach Auftreten der ersten Organdysfunktion war, rechtfertigt einen Therapiebeginn nach mehr als 48 h nicht mehr. Zum anderen muss beachtet werden, dass die Hauptnebenwirkung unter Therapie mit Drotrecogin die Auslösung von Blutungen darstellt. In der PROWESS-Studie fanden sich signifikant mehr Blutungen unter Drotrecogin-Therapie im Vergleich zur Kontrollgruppe (24,9% vs. 17,7%, somit Steigerung des Blutungsrisikos um 63%).

Es müssen einige Kontraindikationen für Drotrecogin strikt beachtet werden, da sonst das Risiko schwerer und lebensbedrohlicher Blutungen besteht. Hierzu gehören aktive Blutungen, ein liegender Epiduralkatheter, kürzlich zurückliegende zerebrale Blutungen oder chirurgische Eingriffe am ZNS bzw. relevante Schädel-Hirn-Traumata, laufende Heparintherapie, chronische schwere Lebererkrankung und Thrombopenie > 30.000/ml (40).

Steckbrief SIRS/Sepsis

Leitsymptome:
- SIRS: SIRS-Kriterien (Fieber oder Hypothermie, Tachykardie, Tachypnoe, Leukozytose oder Leukopenie)
- Sepsis: SIRS-Kriterien plus klinischer oder mikrobiologischer Nachweis einer Infektion

Leitbefund körperliche Untersuchung:
kein spezifischer Leitbefund, differiert je nach Sepsisursache

Apparativer Leitbefund:
kein spezifischer Leitbefund, differiert je nach Sepsisursache

Therapie:
- kausal: Beseitigung des Sepsisherdes, antibiotische Therapie
- supportiv: kardiozirkulatorische Stabilisierung (early goal-directed therapy), Therapie von Organinsuffizienzen, intensivierte Insulintherapie
- adjunktiv: Hydrocortison in „Stressdosis" bzw. Drotrecogin (Indikation beachten)

Bemerkungen: weiterhin sehr hohe Letalität bei septischem Schock

Akutes Lungenversagen

Das akute Lungenversagen ist ein Syndrom, das erstmalig 1967 von Ashbaugh beschrieben wurde. Es ist gekennzeichnet durch eine ausgeprägte respiratorische Insuffizienz, die in der Mehrzahl der Fälle eine Beatmung der Patienten erforderlich macht, sowie durch eine nach wie vor hohe Letalität.

Definition und Klassifikation

Das akute Lungenversagen ist gekennzeichnet durch folgende Befunde:

- arterielle Hypoxämie (in der Regel hochgradig) ohne kardiale Ursache,
- diffuse bilaterale pulmonale Infiltrate,
- reduzierte Compliance der Lunge,
- reduzierte funktionelle Residualkapazität.

Die Begriffe akutes Lungenversagen und ARDS (adult respiratory distress syndrome) werden häufig synonym verwen-

Tabelle 7.10 Definition des akuten Lungenversagens und des ARDS (acute respiratory distress syndrome) nach der American-European Consensus Conference (10)

Akutes Lungenversagen
akuter Erkrankungsbeginn Horowitz-Index (paO_2/F_iO_2) ≤ 300 mm Hg unabhängig vom PEEP-Niveau bilaterale diffuse Infiltrate auf dem Thoraxröntgenbild PCWP < 18 mm Hg oder keine klinischen Zeichen für eine kardiale Ursache
ARDS
akuter Erkrankungsbeginn Horowitz-Index (paO_2/F_iO_2) ≤ 200 mm Hg unabhängig vom PEEP-Niveau bilaterale diffuse Infiltrate auf dem Thoraxröntgenbild PCWP < 18 mm Hg oder keine klinischen Zeichen für eine kardiale Ursache

det, sind aber nach der aktuellen Definition der American-European Consensus Conference (10) als getrennte Syndrome zu betrachten (Tab. 7.**10**). Das *ARDS* wird hier als besonders schwere Verlaufsform des akuten Lungenversagens bezeichnet. Das *akute Lungenversagen* selbst wird definiert als ein entzündliches Syndrom mit gesteigerter Permeabilität, das mit einer Konstellation aus klinischen, radiologischen und physiologischen Abnormitäten einhergeht, die mit einer linksatrialen oder pulmonalkapillären Hypertonie vergesellschaftet sein können, aber nicht dadurch erklärbar sind. Aufgrund der vielfältigen möglichen Ursachen eines akuten Lungenversagens wurde die Definition bewusst weit gefasst, sie ist dadurch allerdings wenig spezifisch.

Ätiologie und Pathophysiologie

Primäres und sekundäres Lungenversagen. Eine Vielzahl von pulmonalen, aber auch extrapulmonalen Ursachen kann zum akuten Lungenversagen führen, man spricht auch von direkter Lungenschädigung bzw. primärem Lungenversagen bei pulmonaler Ursache und sekundärer Lungenschädigung bzw. sekundärem Lungenversagen bei extrapulmonaler Ursache (Tab. 7.**11**).

75% aller ARDS-Fälle werden durch 4 Ätiologien hervorgerufen: Pneumonie, Sepsis, Aspiration und Polytrauma (Abb. 7.**10**).

Die Unterscheidung zwischen primärem und sekundärem Lungenversagen ist nicht nur akademisch, sondern hat Auswirkungen auf die Therapie. Beim primären Lungenversagen steht die Compliance-Störung der Lunge selbst im Vordergrund, so dass eine Beatmung mit PEEP nur wenig Recruitment-Effekt (Wiedereröffnung kollabierter Alveolen) zeigt. Beim sekundären Lungenversagen führt hingegen die Compliance-Störung der Thoraxwand und des Zwerchfells mit erhöhtem intraabdominellem Druck, so dass hier mit PEEP über ein Recruitment eine Verbesserung der Beatmungssituation erreicht werden kann (42).

Entzündung des Lungenparenchyms. Der zentrale pathophysiologische Mechanismus, der zum Lungenversagen führt, ist die Entzündung des Lungenparenchyms, genauer der alveolokapillären Membran, durch einen pathologischen Trigger, der pulmonal oder extrapulmonal gelegen sein kann. Es kommt zu einer Aktivierung verschiedener proinflammatorischer Mediatoren in der Lunge (TNFα, IL-1, IL-8, Prostazykline, Leukotriene), auch das Gerinnungssystem wird aktiviert. Die Entzündungsvorgänge werden durch Einwanderung von Entzündungszellen (Granulozyten, Makrophagen, Monozyten) weiter verstärkt und unterhalten. Als Folge dieser massiven Entzündungsreaktion kommt es zu einer Schädigung der alveolokapillären Membran mit Zerstörung der Alveolarzellen mit der Folge einer Reduktion der Surfactant-Bildung, Schädigung der Lungenkapillaren mit der Folge einer massiv erhöhten Kapillarpermeabilität, Bildung von Mikrothromben in den Lungenkapillaren sowie Verdickung und späterer Fibrosierung des Lungeninterstitiums. Das Resultat ist eine massive Störung des pulmonalen Gasaustauschs, die sich in der für das Lungenversagen typischen schweren Hypoxämie widerspiegelt (65).

Tabelle 7.11 Ursachen des akuten Lungenversagens

Primäres Lungenversagen

- Diffuse pulmonale Infektion (Bakterien, Pilze, Viren)
- Aspiration (Mageninhalt, Ertrinken)
- Inhalation toxischer Gase (z. B. Rauchgase)
- Lungenkontusion
- Intoxikationen (z. B. Paraquat)
- Medikamentöse Schädigung (z. B. Bleomycin, Amiodaron)
- Längere Exposition gegenüber hohen O_2-Partialdrücken

Sekundäres Lungenversagen

- Sepsis
- Polytrauma
- Schock unterschiedlicher Genese
- Schwere akute Pankreatitis
- Verbrennungen
- Disseminierte intravasale Gerinnung
- Fruchtwasser- oder Fettembolie
- Blutprodukte (TRALI = transfusion related acute lung injury)
- Operationen mit extrakorporaler Zirkulation
- Sichelzellkrise, schwere Malaria

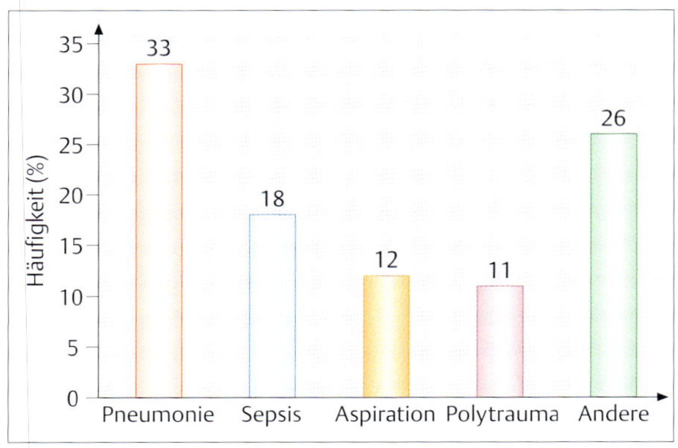

Abb. 7.10 Häufigste Ursachen für ein akutes Lungenversagen (nach 66). 3/4 aller Fälle werden durch 4 Ätiologien ausgelöst: Pneumonie, Sepsis, Aspiration und Polytrauma. Primäre Ursachen sind rot, sekundäre Ursachen weiß dargestellt.

Lungenödem. Die Folge der massiv erhöhten Kapillarpermeabilität ist die Ausbildung eines zunächst interstitiellen, im weiteren Verlauf dann auch alveolären Lungenödems, sichtbar an der diffusen Verschattung beider Lungen im Röntgenbild. Aufgrund der hydrostatischen Kräfte sind hiervon besonders die abhängigen Lungenbezirke betroffen, beim liegenden Intensivpatienten also die dorsalen Lungenabschnitte. Gerade diese schlecht oder nicht belüfteten Lungenabschnitte sind aber besonders gut perfundiert, so dass sich ein zunehmender Rechts-links-Shunt ausbildet, der sehr hohe Ausmaße annehmen kann. Umgekehrt sind die noch besser belüfteten ventralen Lungenabschnitte schlechter perfundiert. Zudem ist die Compliance, also die Dehnbarkeit der Lunge, durch die entzündliche Infiltration und Flüssigkeitseinlagerung („nasser Schwamm") stark reduziert. Die Folge ist eine erhebliche Ventilationsstörung, die sehr hohe Beatmungsdrücke erfordert, um ein adäquates Atemvolumen zu erreichen. Es entwickelt sich also beim Lungenversagen eine ausgeprägte Störung der Ventilations-Perfusions-Verteilung, die die Hypoxämie weiter verschlechtert und die aufgrund der hohen Rechts-links-Shuntanteile durch Erhöhung der F_iO_2 kaum kompensiert werden kann.

Durch die schwer gestörte Lungenphysiologie ist die Beatmung der Patienten mit akutem Lungenversagen schwierig und erfordert hohe Beatmungsdrücke und hohe F_iO_2-Werte; beides kann zu einer weiteren Schädigung der Lunge führen (beatmungsinduzierte Lungenschädigung) (36).

Fibrotischer Umbau. Im weiteren Verlauf kommt es schließlich zu einer zunehmenden Fibrosierung des Interstitiums, die zu einer Zerstörung der normalen Lungenarchitektur führt. Die anfangs noch funktionellen, durch Ödem bedingten Atelektasen sind nun durch die Fibrose fixiert und nur noch teilweise reversibel. Das Resultat ist eine je nach Ausmaß der Fibrose unterschiedlich schwere Gasaustauschstörung, die sich aber im Falle eines Überlebens der Akutsituation innerhalb von einigen Monaten langsam wieder verbessern kann (69).

Epidemiologie

Aufgrund der weit gefassten und unspezifischen Definition des akuten Lungenversagens sind epidemiologische Daten schwierig zu ermitteln, da die Patientenkollektive in den verschiedenen Studien unterschiedlich sind und damit die Zahlen schwer vergleichbar sind. Frühere Studien verwendeten striktere Kriterien für die Diagnose des Lungenversagens, so dass die Zahlen niedriger lagen. Drei aktuelle Studien, die die aktuelle Definition für Lungenversagen und ARDS verwendeten, ergaben eine Inzidenz für das akute Lungenversagen zwischen 18,9 und 64,2/100.000 Personen und für das ARDS zwischen 12,6 und 28/100.000 Personen (12, 45, 47).

Klinik und Diagnose

Das klinische Bild des akuten Lungenversagens wird von der zunehmenden respiratorischen Insuffizienz bestimmt. Insofern ist die Frühphase des Lungenversagens mit den klinischen Zeichen einer leichten bis mäßigen Dyspnoe und Hyperventilation klinisch kaum zuordenbar, zumal diese Befunde oft durch die Symptome der Grundkrankheit überlagert sind. Im manifesten Lungenversagen finden sich die klinischen Zeichen der ausgeprägten respiratorischen Insuffizienz, nämlich Dyspnoe, Tachypnoe, Zyanose, Unruhe und Verwirrtheit. Der pulmonale Auskultationsbefund ist unspezifisch und in der Anfangsphase oft noch normal, bei Ausbildung eines alveolären Lungenödems zeigen sich beidseitig feuchte fein- bis mittelblasige ohrferne Rasselgeräusche.

Diagnosestellung. Anhand der Diagnosekriterien für das Lungenversagen ist für die Diagnosestellung neben der Anamnese (akuter Beginn) der Nachweis einer Hypoxämie durch arterielle Blutgasanalyse und eine Thoraxaufnahme mit Nachweis bilateraler diffuser Infiltrate erforderlich, wobei in der Frühphase des Lungenversagens die Infiltrate noch sehr diskret sein können. Das vierte Diagnosekriterium (Ausschluss einer kardialen Ursache) wird durch Anamnese, EKG, Echokardiographie und ggf. Messung des PCWP mittels Pulmonaliskatheter überprüft.

Liegt ein primäres Lungenversagen mit eindeutiger Anamnese vor (z. B. Pneumonie mit nachfolgender Entwicklung diffuser beidseitiger Infiltrate, Aspiration oder Thoraxtrauma), ist die Diagnosestellung bei manifestem Lungenversagen in der Regel eindeutig möglich.

Schwieriger zu erfassen ist häufig das sekundäre Lungenversagen, insbesondere in der Frühphase. Wichtig ist in diesen Fällen bei einer extrapulmonalen Erkrankung, die zum Lungenversagen prädisponiert (z. B. Sepsis, Polytrauma, schwere Pankreatitis), im Falle einer sich abzeichnenden respiratorischen Insuffizienz an das akute Lungenversagen zu denken.

Differenzialdiagnosen

Bei akuter respiratorischer Insuffizienz und bilateralen Infiltraten im Thoraxbild muss in erster Linie eine Linksherzinsuffizienz durch die o.g. Diagnostik ausgeschlossen werden. Liegt keine Linksherzinsuffizienz vor, bleiben als seltene Differenzialdiagnosen die fulminante Lungenfibrose (Hamman-Rich-Syndrom), eine pulmonale Vaskulitis oder seltene diffuse Lungenerkrankungen. In der Regel verlaufen diese Erkrankungen aber nicht so rasch progredient wie das akute Lungenversagen, eine Differenzierung ist häufig nur durch eine Lungenbiopsie (z. B. transbronchial) möglich. In der Frühphase des Lungenversagens ist, wie gesagt, die Thoraxaufnahme oft noch normal, so dass man bei akuter respiratorischer Insuffizienz und normalem Thoraxbild differenzialdiagnostisch noch an eine ausgeprägte Lungenembolie denken muss.

Verlauf und Prognose

Der Verlauf des akuten Lungenversagens gliedert sich beim Vollbild der Erkrankung in 3 Phasen:

- Initialphase,
- exsudative Phase,
- proliferative Phase.

Initialphase. Diese ist durch die massiv einsetzende Entzündungsreaktion in den Lungen gekennzeichnet. Klinisch bieten die Patienten in dieser Phase die zunehmenden Zeichen der respiratorischen Insuffizienz, die Thoraxaufnahme zeigt zu Beginn oft noch unspezifische Befunde oder noch einen Normalbefund. In aller Regel wird die Initialphase mit ihren unspezifischen Befunden nicht diagnostiziert.

Exsudative Phase. In der exsudativen Phase tritt nun zunehmend die Permeabilitätsstörung mit Entwicklung des zunächst interstitiellen, dann alveolären Lungenödems in den Vordergrund. Zu diesem Zeitpunkt liegt praktisch immer eine deutliche respiratorische Insuffizienz vor, ein Großteil der Patienten ist jetzt beatmungspflichtig. Die Thoraxaufnahme bietet nun das typische Bild des ARDS mit bilateralen diffusen Infiltraten („weiße Lungen"). Die Dauer dieser Phase ist variabel und hängt vom Auslöser bzw. von der einsetzenden Therapie ab, in den meisten Fällen ist mit einer Dauer von 1 – 2 Wochen zu rechnen.

Proliferative Phase. Sie ist durch die einsetzende Fibrosierung des Interstitiums gekennzeichnet. Die Infiltrate im Thoraxbild nehmen jetzt ein eher netzig-retikuläres Muster an. Aufgrund der zunehmenden Compliance-Störung der Lunge wird die kontrollierte Beatmung in dieser Phase zunehmend schwieriger, da immer höhere Beatmungsdrücke notwendig werden und sich auch durch hohe PEEP-Werte keine Wiedereröffnung atelektatischer Bezirke mehr erreichen lässt. Erfreulicherweise treten durch verbesserte Beatmungsstrategien und frühere Diagnosestellung diese schwierig zu behandelnden fortgeschrittenen Stadien in den letzten Jahren seltener auf als früher.

Prognose. Die Prognose des akuten Lungenversagens (zumindest beim primären Lungenversagen) ist zwar in den letzten Jahren insbesondere durch veränderte Beatmungsstrategien besser geworden (51), die Letalität dieses Krankheitsbildes ist aber nach wie vor hoch. Wie bereits erwähnt, hängt die Prognose von der Ursache des akuten Lungenversagens ab. Ein Lungenversagen nach Polytrauma hat mit einer mittleren Letalität von 20 – 25 % eine bessere Prognose als das bei Pneumonie (40 – 45 %) oder Aspiration (50 – 55 %), die höchste Letalität findet sich nach wie vor beim ARDS im Rahmen einer Sepsis (65 – 70 %) (65).

Therapie

Zur Therapie des akuten Lungenversagens gehören mehrere Bausteine:

- Therapie der auslösenden Grundkrankheit,
- Lungen schonende Beatmungsstrategien („protective ventilation strategy"),
- vorsichtige Flüssigkeitsrestriktion (unter Sicherstellung einer ausreichenden Organperfusion),
- Lagerungstherapie,
- medikamentöse Therapieansätze.

Therapie der Grundkrankheit. Es liegt auf der Hand, dass – wo immer möglich – eine Therapie der auslösenden Grundkrankheit erfolgen muss. Dies beinhaltet z. B. eine konsequente Therapie von Infektionen, seien sie pulmonal (Pneumonie) oder extrapulmonal (septischer Focus), oder eine konsequente Schocktherapie (z. B. beim Polytrauma). Durch Behandlung der Grundkrankheit wird die extrapulmonale Produktion von Entzündungsmediatoren verringert, die zu einer sekundären Schädigung der Lunge führen. Eine konsequente und frühzeitige Schocktherapie verringert oder verhindert die durch Hypoxie und gestörte Perfusion bedingten sekundären Schäden an der Lunge, die im weiteren Verlauf zum akuten Lungenversagen führen.

Lungen schonende Beatmung. Die ausgeprägte respiratorische Insuffizienz macht in der überwiegenden Zahl der Fälle mit akutem Lungenversagen eine Beatmung notwendig. Wie bereits ausgeführt, besteht bei einer Beatmung immer die Gefahr einer weiteren Verschlechterung der pulmonalen Funktion durch beatmungsinduzierte Lungenschäden infolge hoher F_iO_2-Konzentrationen und hoher Beatmungsdrücke (36). Zur Vermeidung dieser therapieassoziierten Schäden wurde das Konzept der „protective ventilation strategy" entwickelt (5).

Eine der ersten Maßnahmen ist das Wiedereröffnen atelektatischer Alveolarbezirke durch die Anwendung eines *positiven endexspiratorischen Drucks* (PEEP). Dies ist in erster Linie beim sekundären Lungenversagen Erfolg versprechend (42). Angesichts der pathophysiologischen Veränderungen mit meist hoher pulmonaler Flüssigkeitseinlagerung sind in der Regel hohe PEEP-Werte erforderlich. Man beginnt mit einem PEEP-Wert von (5 –)8 cmH_2O und passt das PEEP-Niveau in kleinen Schritten (2 cmH_2O) an den erzielten Effekt an. Solange durch Steigerung des PEEP ein verbesserter paO_2 bei gleich bleibendem oder sinkendem $paCO_2$ erreicht werden kann, kann man von einem erfolgreichen Recruitment ausgehen (76). Bei schwerer respiratorischer Insuffizienz mit hohem F_iO_2-Bedarf kann durchaus ein PEEP von 14 – 20 cmH_2O erforderlich sein. Optimal wäre die Einstellung des PEEP 2 cmH_2O oberhalb des unteren „inflection point" der statischen Lungen-Compliance-Kurve (5), da hierdurch ein optimales Offenhalten der Alveoli in der Exspirationsphase gewährleistet wäre; die hierzu notwendige Bestimmung der Druck-Volumen-Kurve ist aber sehr aufwändig und nur an spezialisierten Zentren möglich. Die Anwendung hoher PEEP-Werte > 10 cmH_2O macht eine engmaschige Kreislaufüberwachung notwendig, da hier mit einer zunehmenden Behinderung des venösen Rückstroms zum Herzen zu rechnen ist, der ggf. durch Volumengabe kompensiert werden muss.

Durch Beatmung mit *niedrigen TIDAL-Volumina* (6 ml/kg) wird ein niedrigerer Beatmungsdruck erreicht, der endinspiratorische Beatmungsdruck sollte zur Vermeidung eines Barotraumas dabei unter 30 bis maximal 35 cmH_2O liegen. Die Effizienz einer solchen Beatmungsstrategie konnte durch eine große Studie belegt werden, die bei einer Beatmung mit einem TIDAL-Volumen von 6 ml/kg gegenüber der Kontrollgruppe (12 ml/kg) eine Letalitätsreduktion von 25 % nachweisen konnte (7). Die Beatmung mit so niedrigen TIDAL-Volumina führt zu Problemen hinsichtlich eines adäquaten Atemminutenvolumens, das zu einem Teil durch Erhöhung der Atemfrequenz bis auf maximal 30/min kompensiert werden kann. Bei einem Großteil der Patienten reicht aber dieses

Atemminutenvolumen nicht aus, um einen normalen $paCO_2$ zu erzielen. Bei langsamem CO_2-Anstieg und nicht zu stark ausgeprägter Azidose (pH > 7,2) kann dieser erhöhte $paCO_2$ ohne nachteilige Folgen für den Patienten akzeptiert werden (sog. *permissive Hyperkapnie*), sofern kein erhöhter intrakranieller Druck vorliegt. Dauerhaft hohe F_iO_2-Werte (> 0,5) sollten ebenfalls nach Möglichkeit vermieden werden (Sauerstofftoxizität). Es hat sich gezeigt, dass zum Erreichen dieses Ziels ein paO_2 von 60 mm Hg (entsprechend einer Sauerstoffsättigung um 90 %) toleriert werden kann.

Falls keine zwingende Indikation zur kontrollierten Beatmung vorliegt, sollten assistierte Beatmungsformen unter Erhalt der Spontanatmung bevorzugt werden.

Ist eine rein assistierte Beatmung (ASB [assisted spontaneous breathing] oder PSV [pressure supported ventilation]) aufgrund der Schwere des ARDS nicht möglich, so lassen moderne Beatmungsformen wie BIPAP (biphasic positive airway pressure) auch bei weitgehend kontrollierter Beatmung jederzeit eine spontane Zusatzatmung zu. Der Vorteil eines Erhalts der Spontanatmung liegt in einer Vermeidung einer Inaktivitätsatrophie der Atemmuskulatur, in einer Verringerung dorsokaudaler (also zwerchfellnaher) Atelektasen und einer Verringerung des intrapulmonalen Shunts (78). Die Anwendung von Beatmungsformen mit Verkürzung der Exspirationszeit (inversed ratio ventilation) wird hingegen in letzter Zeit wegen fehlenden Wirksamkeitsnachweises eher kritisch beurteilt.

→ Vorsichtige Flüssigkeitsrestriktion. Eines der Hauptprobleme beim akuten Lungenversagen ist die erhöhte Kapillarpermeabilität mit Entwicklung eines interstitiellen Ödems. Es gibt Hinweise, dass eine eher restriktive Flüssigkeitstherapie bei Patienten mit ARDS vorteilhaft sein kann (87). Allerdings müssen die potenziellen Nachteile einer negativen Flüssigkeitsbilanz bedacht werden. Die Beatmung mit hohem PEEP bei akutem Lungenversagen erfordert einen ausreichenden rechtsatrialen Füllungsdruck zum Erhalt eines suffizienten Kreislaufs. Eine der häufigen Ursachen des Lungenversagens sind Sepsis und Schock; beide Syndrome erfordern in der Regel eine hohe Flüssigkeitszufuhr zur Sicherstellung einer adäquaten Gewebsperfusion. Die theoretischen und in der klinischen Erfahrung auch nachvollziehbaren Vorteile einer vorsichtigen Flüssigkeitsrestriktion beim akuten Lungenversagen müssen daher immer gegen die potenziellen Nachteile abgewogen werden. Sie darf daher nur unter der Voraussetzung eines ausreichenden intravasalen Volumens und des Fehlens von Zeichen einer Organperfusionsstörung angewandt werden. Es hat sich bewährt, die Volumentherapie nach Daten eines invasiven hämodynamischen Monitorings (z. B. PiCCO-System mit der Möglichkeit der Bestimmung des extravasalen Lungenwassers) zu steuern, ob dies tatsächlich von Vorteil für die Patienten ist, ist aber durch Studiendaten nicht abgesichert.

→ Lagerungstherapie. Nachdem sich das Ödem beim akuten Lungenversagen besonders in den abhängigen Lungenanteilen entwickelt und in Rückenlage diese Areale besonders gut durchblutet sind, entwickelt sich in diesen Arealen ein hoher Shuntfluss. Durch Umlagern der Patienten in Bauchlage können diese Lungenanteile wieder besser belüftet und damit der Shuntanteil deutlich reduziert werden. Das Resultat ist eine häufig deutlich bessere Oxygenierung, oft in Verbindung mit einem Abfall des $paCO_2$. Die Effizienz dieser einfachen Lagerungsmaßnahme beim Lungenversagen konnte in Studien bestätigt werden, die Mehrzahl der Patienten mit schwerem Lungenversagen profitiert davon (75). Kontraindikationen für die Bauchlagerung sind instabile Kreislaufverhältnisse, instabile Frakturen (besonders der Wirbelsäule) und postoperativ offenes Abdomen.

→ Medikamentöse Therapieansätze. Diese haben beim akuten Lungenversagen in der Mehrzahl enttäuscht. Weder für eine exogene Surfactant-Zufuhr beim Erwachsenen noch für antiinflammatorisch wirksame Medikamente (Corticoide in der Akutphase, Ketokonazol, Alprostadil, Antioxidanzien, NSAR) konnte in kontrollierten Studien ein signifikanter Effekt nachgewiesen werden (94). In der Spätphase, also der proliferativen Phase des Lungenversagens, kann die Anwendung von hoch dosierten Corticoiden aber möglicherweise als Rescue-Therapie beim therapierefraktären ARDS von Nutzen sein (70). Trotz positiver Effekte (Verbesserung der Oxygenierung, Senkung des pulmonalarteriellen Drucks) konnten auch für die inhalative Therapie mit Stickstoffmonoxid (NO) kein letalitätssenkender Effekt und auch keine signifikante Reduktion der Beatmungszeit nachgewiesen werden (90, 94). Diese aufwändige Therapie bleibt daher Einzelfällen mit schwerstem ARDS und ausgeprägter pulmonaler Hypertonie als ultima ratio vorbehalten.

Steckbrief
Akutes Lungenversagen:

Leitsymptome:
Symptome der respiratorischen Insuffizienz (Dyspnoe, Tachypnoe, Zyanose, Unruhe und Verwirrtheit)

Leitbefund bei der körperlichen Untersuchung:
kein spezifischer Leitbefund

Apparativer Leitbefund:
diffuse bilaterale Infiltrate im Thorax-Röntgenbild

Wichtigste Differenzialdiagnose:
Lungenödem bei Linksherzversagen

Therapie:
Therapie der auslösenden Grundkrankheit, Lungen schonende Beatmungsstrategie (Vermeiden hoher Beatmungsdrücke und hoher F_iO_2-Werte, Beatmung mit PEEP), vorsichtige Flüssigkeitsrestriktion, Lagerungstherapie

Bemerkungen:
nach wie vor hohe Letalität

Akutes Nierenversagen

Auch das akute Nierenversagen ist ein häufiges intensivmedizinisches Syndrom mit vielfältigen Ursachen, das nicht selten als Komplikation im Verlauf von intensivmedizinisch zu behandelnden extrarenalen Grundkrankheiten auftritt.

› Definition und Klassifikation

Das akute Nierenversagen kann definiert werden als akute Verschlechterung der Nierenfunktion, die innerhalb von Stunden bis Tagen auftritt und prinzipiell reversibel ist. Das akute Nierenversagen verläuft häufig oligurisch (< 500 ml/24 h) oder anurisch (< 100 ml/24 h), kann aber auch mit normaler oder erhöhter Urinproduktion einhergehen (normurisches bzw. polyurisches [> 3000 ml/24 h] Nierenversagen). Folge des Nierenversagens ist ein Anstieg harnpflichtiger Substanzen im Blut (beim akuten Nierenversagen üblicherweise definiert als ein Anstieg des Serumkreatinins ≥ 0,5 mg/dl oder > 50% des Ausgangswerts) sowie von Fall zu Fall unterschiedlich ausgeprägte Störungen im Flüssigkeits-, Elektrolyt- und Säure-Basen-Haushalt. Weitere Definitionskriterien für das akute Nierenversagen sind ein Abfall der Kreatinin-Clearance > 50% oder die Notwendigkeit des Einsatzes eines Nierenersatzverfahrens (91).

Unter ätiologischen Gesichtspunkten wird das akute Nierenversagen üblicherweise in 3 Untergruppen eingeteilt: das prärenale Nierenversagen, das intrarenale Nierenversagen (auch intrinsisches Nierenversagen oder Nierenversagen im engeren Sinne genannt) und das postrenale Nierenversagen.

› Ätiologie und Pathophysiologie

Eine Vielzahl extrarenaler und renaler Ursachen kann zu einem akuten Nierenversagen führen (Tab. 7.**12**).

Prä- und postrenales Nierenversagen. Ursache des prärenalen Nierenversagens ist eine rein funktionelle Nierenstörung (d. h. ohne morphologische Schädigung) als Folge einer renalen Hypoperfusion, meist als Folge einer Hypovolämie oder einer ausgeprägten Reduktion des Herzzeitvolumens, so dass es zu einem Unterschreiten des notwendigen Perfusionsdrucks in den Glomeruli kommt. Aufgrund des Fehlens morphologischer Schäden ist das prärenale Nierenversagen nach Normalisierung der renalen Perfusion rasch und vollständig reversibel. Bei länger anhaltendem prärenalem Nierenversagen entwickeln sich aber schließlich ischämiebedingte morphologische Schäden an der Niere, so dass ein länger bestehendes prärenales Nierenversagen in ein intrarenales Nierenversagen übergehen kann. Das postrenale Nierenversagen ist Folge einer Obstruktion der ableitenden Harnwege. Nachdem die Funktion einer gesunden Niere in der Regel für eine ausreichende Ausscheidung von harnpflichtigen Substanzen ausreicht, muss beim postrenalen Nierenversagen entweder eine Obstruktion beider Harnleiter, eine Obstruktion innerhalb oder distal der Blase, ein Aufstau einer Einzelniere oder eine vorbestehende Funktionsstörung mindestens einer Niere vorliegen.

Intrarenales Nierenversagen. Das intrarenale oder intrinsische Nierenversagen ist in der Mehrzahl der Fälle (80 – 85%) ischämisch oder toxisch bedingt und geht in diesen Fällen mit einer Tubuluszellschädigung bis hin zur Tubulusnekrose einher. Im angloamerikanischen Sprachraum wird daher das intrarenale Nierenversagen häufig auch mit dem Begriff „acute tubular necrosis“ bezeichnet, was aber nicht korrekt ist, da nur ein Teil der Tubulusepithelien tatsächlich nekrotisch wird. Als Folge der Tubulusnekrose kommt es zu einer Verstopfung der Tubuli durch abgestoßenes Tubulusepithel sowie zu einem Funktionsverlust der Tubulusepithelien. Auch die glomeruläre Filtrationsrate ist als Folge der verminderten Nierenperfusion (ischämische Genese) bzw. aufgrund von noch nicht ganz geklärten intrarenalen Vorgängen (Freisetzung vasokonstriktiver Mediatoren und vasokonstriktiv wirksame tubuloglomeruläre Feedback-Mechanismen) hochgradig reduziert (20). Nur etwa 15 – 20% der Fälle von intrarenalem Nierenversagen sind durch eigentliche Nierenerkrankungen (interstitielle Nephritis, akute Glomerulonephritis) oder durch Erkrankungen der großen und/oder kleinen Nierengefäße bedingt (91).

› Epidemiologie

Das Problem bei der Ermittlung der Häufigkeit des akuten Nierenversagens liegt in der uneinheitlichen Definition in den verschiedenen Publikationen. Thadhani gibt als Häufigkeit des akuten Nierenversagens für alle Krankenhauspatienten zusammen etwa 1% bei Krankenhausaufnahme und etwa 3 – 5% während des Krankenhausaufenthalts an (91). Spezielle Patientengruppen weisen deutlich höhere Häufigkeiten für die Entwicklung eines akuten Nierenversagens auf, etwa Patienten nach Bypass-OP (bis 15%), Patienten auf Intensivstationen (17 – 30%) bis hin zu Patienten mit schwerer Sepsis und septischem Schock (23 – 51%) (86).

› Klinik und Diagnose

Symptome. In der Frühphase des akuten Nierenversagens fehlen in der Regel spezifische Symptome. Beim prärenalen Nierenversagen stehen die Symptome der Hypovolämie (Exsikkose, Durst, Tachykardie) bzw. der auslösenden Grundkrankheit im Vordergrund. Bei länger bestehendem Nierenversagen können sich Symptome der Urämie (Übelkeit, Erbrechen, Benommenheit bis hin zum Koma, Foetor uraemicus), der Hyperkaliämie (Muskelschwäche, Herzrhythmusstörungen), der Azidose (Hyperventilation) und bei oligo-/anurischem Nierenversagen der Überwässerung (Ödeme, Dyspnoe) entwickeln.

Diagnostik. In der Regel fällt das akute Nierenversagen durch einen Anstieg der harnpflichtigen Substanzen im Blut (Kreatinin, Harnstoff) sowie durch einen akuten Rückgang bzw. ein vollständiges Erliegen der Urinproduktion auf, Letzteres gilt allerdings nur für das oligo-/anurische Nierenversagen. Die jetzt einsetzende Diagnostik beim akuten Nierenversagen umfasst folgende Bausteine:

- Anamnese,
- Sonographie,
- Urindiagnostik,
- weiterführende Spezialdiagnostik (Laboruntersuchungen, bildgebende Untersuchungen, ggf. Nierenbiopsie).

Anamnese. Die Anamnese liefert wichtige Hinweise auf die Genese des akuten Nierenversagens.

Besonders von Bedeutung ist die Medikamentenanamnese, da eine Vielzahl von Medikamenten ursächlich am Nierenversagen beteiligt sein kann (Tab. 7.**12**).

Auch die Frage nach vorbestehenden Nierenfunktionseinschränkungen (sog. „acute on chronic renal failure") ist von großer Bedeutung, besonders unter prognostischen Gesichtspunkten.

Sonographie. Als nächster Schritt beim akuten Nierenversagen sollte eine Sonographie der Nieren durchgeführt werden. Mit dieser bettseitig durchführbaren nichtinvasiven Untersuchung kann ein postrenales Nierenversagen ausgeschlossen werden. Form, Größe, Echomuster und Parenchymbreite geben Hinweise auf eine vorbestehende chronische Nierenerkrankung, bei guten Schallverhältnissen und entsprechend versiertem Untersucher ist mittels Doppler/Duplexsonographie auch eine Aussage hinsichtlich vaskulärer Ursachen des Nierenversagens möglich.

7.12 Ätiologie des akuten Nierenversagens (ANV) (modifiziert nach 20); Ursachen mit potenziellem Bezug zur Gastroenterologie sind kursiv gekennzeichnet

Untergruppe	Pathophysiologisches Prinzip	Beispiele
Prärenales ANV (ca. 55 %)	Hypovolämie	• Blutung, Dehydrierung, *Fieber* • gastrointestinale *Flüssigkeitsverluste: Diarrhö, Erbrechen, Drainagen* • renale Flüssigkeitsverluste: Diuretika, osmotische Diurese • Flüssigkeitsverluste in den 3. Raum: *Pankreatitis, Peritonitis, Ileus*, Trauma, *schwere Hypalbuminämie*
	niedriges Herzzeitvolumen	Herzinsuffizienz, schwere Lungenembolie, Beatmung mit PEEP
	systemische Vasodilatation	*Sepsis*, Medikamente (Antihypertensiva), Anaphylaxie
	erhöhter renaler Gefäßwiderstand	*hepatorenales Syndrom*, Medikamente (z. B. Katecholamine, *Cyclosporin*)
	gestörte renale Autoregulation	ACE-Hemmer, Cyclooxygenasehemmer
Intrarenales ANV (ca. 40 %)	Ischämie	alle Ursachen des prärenalen ANV bei längerem Bestehen
	toxische Effekte	• exogen: *Röntgenkontrastmittel, Antibiotika (Aminoglycoside, Cephalosporine), Zytostatika (Cisplatin)*, organische Lösungsmittel • endogen: Rhabdomyolyse, Hämolyse, Harnsäure, *Oxalat*
	renovaskuläre Erkrankungen	Nierenembolie, Nierenarterienthrombose, Nierenvenenthrombose, Vaskulitiden, *hämolytisch-urämisches Syndrom*, Morbus Moschkowitz
	Glomerulonephritis	akute Glomerulonephritis
	interstitielle Nephritis	• allergisch: *Antibiotika (z. B. β-Lactamantibiotika, Trimethoprim)*, NSAR, Diuretika • infektiös: bakteriell (z. B. *Leptospiren*), viral (z. B. *Zytomegalie*), Pilze • neoplastisch: *Lymphom*, Leukämie
	tubuläre Obstruktion	Myelomproteine, Harnsäure, *Oxalate, Methotrexat*
	Transplantatversagen	Nierentransplantatabstoßung
Postrenales ANV (ca. 5 %)	Ureterobstruktion (beidseitig oder einseitig bei Einzelniere)	Uretersteine, Papillennekrosen, *Blutkoagel z. B. bei Gerinnungsstörung*, retroperitoneale Fibrose, *Tumorinfiltration von außen*
	Obstruktion in oder distal der Blase	Steine, Tumoren, *Blutkoagel z. B. bei Gerinnungsstörung*, neurogene Blasenentleerungsstörung, Prostatavergrößerung, Harnröhrenstriktur

Der typische sonographische Befund eines intrarenalen akuten Nierenversagens bei nicht vorgeschädigten Nieren sind eher große Nieren mit verdichtetem, meist leicht verbreitertem Parenchym und deshalb gut sichtbaren echoarmen Markpyramiden (57).

Urindiagnostik. In der Unterscheidung zwischen prärenalem und intrarenalem Nierenversagen kann die Urindiagnostik hilfreich sein, sofern keine vollständige Anurie vorliegt. Bei prärenalem Nierenversagen liegt typischerweise ein konzentrierter Urin mit niedriger Natriumausscheidung, hoher Osmolalität und niedrigem Volumen vor, während beim intrarenalen Nierenversagen meist als Folge der Tubulusschädigung eine Natriumrückresorptionsstörung besteht, so dass man eine relativ hohe Natriumausscheidung und eine eher niedrige Urinosmolalität bei variablem Urinvolumen findet (Tab. 7.**13**). Die Urinanalytik unterliegt allerdings zahlreichen Störmöglichkeiten und ist nicht besonders spezifisch, z. B. kann eine Diuretikatherapie die Natriumwerte im Urin auch beim prärenalen Nierenversagen deutlich erhöhen (20).

Spezialdiagnostik. Lässt sich durch diese einfachen diagnostischen Maßnahmen bzw. die entsprechenden Grundkrankheiten das akute Nierenversagen nicht suffizient erklären, ist eine weiterführende Spezialdiagnostik durch spezielle Laboruntersuchungen, weiterführende Bildgebung und ggf. Nierenbiopsie erforderlich, die den Umfang dieses Beitrags sprengen würde. Hierzu wird auf die nephrologische Spezialliteratur verwiesen.

Verlauf und Prognose

Das prärenale Nierenversagen und zumeist auch das postrenale Nierenversagen sind nach Korrektur der auslösenden Ursache rasch und vollständig reversibel, dementsprechend ist hier die Prognose in der Regel günstig.

Phasen des intrarenalen Nierenversagens. Das intrarenale Nierenversagen verläuft typischerweise in 4 Phasen:

- In der meist nur kurzen *Initialphase* kommt es zur Schädigung der Nieren (z. B. durch eine länger dauernde Minderperfusion der Niere mit daraus resultierender Ischämie oder durch Exposition gegenüber toxischen Substanzen).
- Es folgt nun das *manifeste Nierenversagen,* das in den meisten Fällen durch eine oligo-/anurische Erstphase mit Anstieg der harnpflichtigen Substanzen im Blut und den daraus resultierenden Symptomen und Konsequenzen einhergeht. Die Dauer dieser Phase ist höchst variabel, sie kann von einigen Tagen bis zu einigen Wochen reichen, in den seltenen Fällen einer fehlenden Erholung der Nierenfunktion auch dauerhaft anhalten.
- In aller Regel erholt sich die Flüssigkeitsausscheidungsfunktion der Nieren als erstes, so dass sich nun eine *polyurische Phase* anschließt, die durch Ausscheidung hoher Volumina eines unkonzentrierten Urins gekennzeichnet ist. In dieser Phase beginnen üblicherweise nun auch die Retentionswerte im Blut abzufallen.
- Auf die polyurische Phase folgt schließlich die *Restitutionsphase,* während der sich die Nierenfunktion langsam wieder erholt.

Bei den meisten Patienten erholt sich die Nierenfunktion wieder so weit, dass ein normales Leben gewährleistet ist, immerhin etwa 50% der Patienten zeigen aber eine messbare, wenngleich zumeist klinisch nicht relevante Nierenfunktionseinschränkung. Bei etwa 5 – 10% der Patienten erholt sich die Nierenfunktion nicht mehr, so dass hier eine dauerhafte Dialysetherapie notwendig wird. Bei weiteren 5% kommt es nach inkompletter Erholung der Nierenfunktion zu einer langsam progredienten chronischen Niereninsuffizienz (20).

Letalität. Nimmt man alle Patienten mit akutem Nierenversagen zusammen, so liegt die Letalität nach wie vor bei etwa 50% (20). Die Patienten versterben dabei in der Regel nicht am Nierenversagen selbst, das sich durch die modernen Nierenersatzverfahren meist gut überbrücken lässt,

Tabelle 7.13 Urindiagnostik zur Differenzierung zwischen prärenalem und intrarenalem akutem Nierenversagen (ANV) (modifiziert nach 20)

Parameter	Prärenales ANV	Intrarenales ANV
Urin-Natrium-Konzentration	< 10 mmol/l	> 20 mmol/l
Fraktionelle Natriumausscheidung	< 1%	> 1%
Urinosmolalität	> 500 mosm/kg	< 350 mosm/kg
Urinsediment	hyaline Zylinder (nicht obligat)	granulierte Zylinder (nicht obligat)

Die fraktionelle Natriumausscheidung wird nach folgender Formel berechnet:

$$\frac{\text{Urin-Natrium} \times \text{Serum-Kreatinin}}{\text{Serum-Natruim} \times \text{Urin-Kreatinin}} \times 100 = \text{fraktionelle Natriumausscheidung}$$

sondern an den Folgen der Grundkrankheit, die zum Nierenversagen geführt hat. Dementsprechend ist die Letalität für verschiedene Untergruppen des akuten Nierenversagens höchst unterschiedlich. Während das unkomplizierte prärenale Nierenversagen, dessen Ursache rasch beseitigt werden kann, eine gute Prognose mit nur geringer Letalität (bis 7%) (57) aufweist, liegt die Letalität beim toxischen Nierenversagen um 30% (20) und steigt beim Nierenversagen im Rahmen einer schweren Sepsis bis auf 80% und mehr (86).

Therapie

Post- und prärenales Nierenversagen. Die Therapie des postrenalen Nierenversagens liegt in der Beseitigung des Abflusshindernisses, wonach sich die Nierenfunktion in der Regel sehr rasch wieder erholt. Das prärenale Nierenversagen wird durch Korrektur der hämodynamischen Störung behandelt. Im Falle einer Hypovolämie bedeutet dies einen möglichst raschen Ausgleich des Volumenmangels, wobei man sich bezüglich der Menge an klinischen und ggf. an invasiv gemessenen Parametern (ZVD, PCWP, intrathorakales Blutvolumen) orientiert. Wegen der potenziellen nephrotoxischen Wirkungen von kolloidalen Lösungen wird man beim Nierenversagen eher zu Kristalloiden zum Volumenersatz greifen (79).

Gelingt die Korrektur der hämodynamischen Störung, bevor sich morphologische Schäden an der Niere gebildet haben, ist mit einer raschen und vollständigen Normalisierung der Nierenfunktion zu rechnen.

Supportive Therapie des intrarenalen Nierenversagens. Nur ein kleiner Teil der Patienten mit intrarenalem akutem Nierenversagen sind einer spezifischen Therapie zugänglich. Es sind dies die Patienten mit einer akuten Glomerulonephritis, einer renovaskulären Ursache und mit Einschränkung die Patienten mit interstitieller Nephritis (20). Zur Behandlung des ischämisch oder toxisch bedingten intrarenalen akuten Nierenversagens existiert hingegen keine spezifische Therapie. Im Vordergrund der konservativen Therapie stehen supportive Maßnahmen (Bilanzierung des Flüssigkeitshaushalts, Vermeidung nephrotoxischer Medikamente, Blutdruckoptimierung mit Anhebung des arteriellen Mitteldrucks auf > 70 mm Hg, Ausgleich einer metabolischen Azidose), auch muss daran gedacht werden, die Dosis von überwiegend renal eliminierten Medikamenten an die jeweilige Nierenfunktion anzupassen.

Diuretika und andere medikamentöse Ansätze. Diuretika werden häufig in der Therapie des akuten Nierenversagens eingesetzt. Bei einem Teil der Patienten kann man durch eine hoch dosierte Gabe von Schleifendiuretika wie Furosemid die Diurese wieder in Gang bringen oder ein oligurisches Nierenversagen in ein normurisches Nierenversagen überführen. Dies erleichtert zumindest die Flüssigkeitsbilanzierung und verringert die Gefahr einer Hypervolämie. Die kontinuierliche Gabe von Diuretika wird im Allgemeinen als etwas wirksamer und besser praktikabel angesehen als die wiederholte Bolusgabe. Man muss sich aber bewusst sein, das die Gabe von Diuretika beim akuten Nierenversagen keinen Einfluss auf das Überleben, die Notwendigkeit des Einsatzes eines Nierenersatzverfahrens oder die Erholung der Nierenfunktion hat (88). Die früher unter der Vorstellung einer renalen Perfusionsverbesserung häufig geübte Therapie mit niedrig dosiertem Dopamin gilt heute als obsolet, nachdem kontrollierte Studien weder in der Prophylaxe noch in der Therapie des akuten Nierenversagens einen eindeutigen Vorteil nachweisen konnten (58) und zudem mit negativen Effekten auf die Splanchnikusperfusion und den Hormonhaushalt sowie einem erhöhten Arrhythmierisiko gerechnet werden muss. Auch für andere medikamentöse Therapieansätze wie die Gabe von Calciumantagonisten, ANP oder Theophyllin sind bisher eindeutige Vorteile in der Therapie des akuten Nierenversagens nicht nachgewiesen worden.

Nierenersatztherapie. Bleiben die supportiven Maßnahmen bzw. ein Therapieversuch mit Diuretika erfolglos, so muss die Indikation zur Nierenersatztherapie gestellt werden.

Absolute Indikationen für ein Nierenersatzverfahren sind (91):

- Hyperkaliämie > 6,5 mmol/l,
- schwere Azidose mit pH-Werten < 7,2,
- ausgeprägte Überwässerung mit Lungenödem („fluid lung"),
- symptomatische Urämie bzw. deren Komplikationen (neurologische Symptome wie Krämpfe oder Bewusstseinstrübung, urämische Perikarditis oder Peritonitis).

In der Regel wird man bei einem akuten Nierenversagen, das trotz konservativer Therapiemaßnahmen progredient ist, das Eintreten einer absoluten Indikation nicht abwarten, sondern bereits vorher mit einem Nierenersatzverfahren beginnen. Der richtige Zeitpunkt dafür ist eine Einzelfallentscheidung, die von der klinischen Gesamtsituation und den Begleiterkrankungen abhängt. Im Allgemeinen werden Harnstoffwerte von mehr als 180 – 200 mg/dl oder anhaltende Kreatininanstiege von > 1 mg/dl pro Tag als Indikation für ein Nierenersatzverfahren gesehen.

Hämodialyse und Hämofiltration. Als Nierenersatzverfahren kommen entweder die intermittierende Hämodialyse oder die Hämofiltration in Betracht, Letztere in der Regel als kontinuierliche venovenöse Hämofiltration (CVVH). Für beide Verfahren sind großlumige zentralvenöse Zugänge (Shaldon-Katheter) oder (bei längerfristiger Nierenersatztherapie, also in der Regel nur für die Hämodialyse) die Anlage eines Cimino-Shunts erforderlich, um die hohen Blutflussmengen gewährleisten zu können.

Bei der *Hämodialyse* wird das Prinzip der Diffusion infolge von Konzentrationsunterschieden durch eine semipermeable Membran genutzt. Die Art der verwendeten Membran bestimmt dabei ihre Permeabilität, in der Regel liegt die Trenngrenze bei einem Molekulargewicht von 15–20 kD, wobei allerdings bereits Moleküle mit einer Größe von mehr als 5 kD nur noch sehr eingeschränkt die Membran passieren können (85). Die höchste Effektivität hat die Dialyse daher für kleinmolekulare wasserlösliche Substanzen (also z. B. Elektrolyte, Lactat oder Harnstoff) mit einem hohen Konzentrationsgefälle zwischen den beiden Seiten der Dialysemembran.

Bei der *Hämofiltration* werden Flüssigkeit und gelöste Stoffe durch Konvektion aus dem Blut eliminiert. Hierzu wird über eine maschinell erzeugte Druckdifferenz durch eine semipermeable Membran mit definierter Porengröße (meist 20–40 kD) aus dem Blut ein Ultrafiltrat abgepresst, das die darin gelösten Stoffe enthält. Das Volumen des Ultrafiltrates muss durch Zufuhr von Flüssigkeitslösungen wieder ersetzt werden. Aufgrund der hohen Filtratmenge lässt sich durch die Hämofiltration ein wesentlich effektiverer Flüssigkeitsentzug erreichen als mit der Hämodialyse, auch werden durch die passive Filtration mittelmolekulare Stoffe besser eliminiert als bei der Dialyse.

Zu den Vorteilen der CVVH zählen insbesondere beim Intensivpatienten ihre geringeren hämodynamischen Auswirkungen, die einfachere Handhabung und das fehlende Kontaminationsrisiko durch Infektionen (85). Wegen der geringeren Effektivität für kleinmolekulare Substanzen ist die Hämofiltration bei Elektrolytentgleisungen wie der Hyperkaliämie der Hämodialyse aber deutlich unterlegen, außerdem ist für die CVVH eine laufende Antikoagulation erforderlich, da sonst der Filter rasch okkludiert. Umgekehrt ist bei nur intermittierend notwendigem Nierenersatzverfahren (z. B. bei grenzwertigen Retentionswerten, aber noch erhaltener Diurese) und mobilem Patienten die Dialyse eindeutig besser geeignet als die Hämofiltration. Die Wahl des Nierenersatzverfahrens ist damit von der Gesamtsituation abhängig. Bezüglich der Prognose des akuten Nierenversagens sind beide Verfahren gleichwertig (50).

Steckbrief Akutes Nierenversagen

Leitsymptom:
Diureserückgang (beim oligo-/anurischen ANV), sonst keine spezifischen Symptome

Leitbefund bei der körperlichen Untersuchung:
kein spezifischer Leitbefund

Apparativer Leitbefund:
Nierensonographie (Harnaufstau bei postrenalem ANV, vergrößerte Nieren mit gut sichtbaren Markpyramiden bei intrarenalem ANV)

Therapie:
- prärenales ANV: Korrektur der hämodynamischen Störung (meist Volumenzufuhr)
- intrarenales ANV: supportive Maßnahmen (Flüssigkeitsbilanzierung, Kreislaufoptimierung), ggf. Diuretikaversuch, ggf. Nierenersatzverfahren
- postrenales ANV: Beseitigung der Harnobstruktion

FAZIT FÜR DIE PRAXIS

- Zur intensivmedizinischen Therapie und Überwachung gastroenterologischer Patienten sollten neben der intensivmedizinischen Grundausstattung eine fahrbare Endoskopieeinheit (möglichst Videoendoskopie) und ein leistungsfähiges Sonographiegerät zur Verfügung stehen.
- Der Grad des Patientenmonitorings ist von der Grundkrankheit und dem Zweck der Verlegung auf die Intensivstation (Überwachung vs. intensivmedizinische Therapie) abhängig zu machen. Das Ausmaß der Therapie muss 4 ethischen Gesichtspunkten genügen: Nutzen für den Patienten, Schadensvermeidung, Respektierung der Patientenautonomie und Gerechtigkeit in der Verteilung der verfügbaren Ressourcen.
- Intensivmedizinische Scoresysteme (z. B. APACHE II) sind wertvolle Hilfsmittel in der Prognosebeurteilung, es muss aber immer das Gesamtbild des Einzelfalls mitberücksichtigt werden.
- Das Schocksyndrom erfordert zur Vermeidung weiterer Schäden eine rasche Therapie, je nach Ursache in Form einer Volumentherapie, durch Inotropika und/oder Vasokonstriktoren.
- Die Sepsis muss so rasch wie möglich behandelt werden durch Sanierung des Sepsisfokus, durch kalkulierte und nachfolgend testgerechte antimikrobielle Therapie sowie durch supportive Maßnahmen (in erster Linie hämodynamische Therapie nach der „early goal-directed therapy") und ggf. durch adjunktive Therapie.
- Das akute Lungenversagen wird durch Therapie der Grundkrankheit sowie durch eine Lungen schonende Beatmungsstrategie, vorsichtige Flüssigkeitsrestriktion und Lagerungstherapie behandelt.
- Die Therapie des akuten Nierenversagens erfolgt bei prärenaler Ursache durch Korrektur der hämodynamischen Störung, beim postrenalen Nierenversagen durch Beseitigung der Harnabflussstörung und beim intrarenalen Nierenversagen durch supportive Maßnahmen, Diuretika und ggf. durch ein Nierenersatzverfahren.

7.2 Enterale und parenterale Ernährung

I. Blumenstein, J. Stein

EDITORIAL **Patienten mit Erkrankungen des Gastrointestinaltraktes (GIT) sind häufig betroffen von Ernährungsmangelzuständen. Mögliche Ursachen hierfür sind eine Beeinträchtigung der Nährstoffdigestion und/oder -absorption, erhöhte intestinale Verluste und Anorexie. Verbesserungen der Applikationstechniken und der Nährstofflösungen zur enteralen und parenteralen Ernährung in den letzten drei Jahrzehnten ermöglichen eine adäquate Versorgung auch von Patienten mit eingeschränkter Nährstoffaufnahme bzw. -ausnutzung. Die Entscheidung, welche Ernährungsart (enteral oder parenteral) gewählt werden soll, hängt von Faktoren wie dem Funktionszustand des Magen-Darm-Trakts, der zugrunde liegenden Erkrankung, der Dauer der notwendigen Ernährung und dem Wunsch des Patienten ab. Vor Beginn der Therapie ist als Grundlage für die Strategieplanung eine Ernährungsanamnese mit Erfassung des Ernährungszustandes zu erheben.**

Erfassung des Ernährungsstatus

Eine Beurteilung des Ernährungsstatus (ES) kann mittels anamnestischer Befunde (Anamnese, Minimal Nutrition Assessment) oder mittels diagnostischer Messverfahren (Anthropometrie, Laborparameter) erfolgen (Tab. 7.**14**).

Die Beurteilung des ES umfasst 3 Hauptkomponenten:

- die Bewertung der Nahrungszufuhr und der Krankheitsschwere,
- die Beurteilung des Körpergewichtes und der Körperzusammensetzung und
- die Evaluation der Organ- bzw. Körperfunktionen.

Tabelle 7.14 Möglichkeiten zur Erfassung des Ernährungszustandes

Anamnese und klinische Beurteilung

Art und Ausmaß der Nahrungszufuhr
- Nahrungskarenz
- derzeitiger Zustand

Anthropometrische Messmethoden

- Körpergewicht zu Körpergröße (BROCA, BMI)
- ungewollte Gewichtsabnahme in 2 Monaten
- Trizepshautfaltendicke und Armmuskelumfang
- Bioimpedanzanalyse (BIA)
- computerized axial Tomography (CAT), Isotopenmethode

Bilanzuntersuchungen

- indirekte Kalorimetrie
- Harnstoffproduktionsrate, Stickstoffbilanz, Bistrian-Index
- Kreatinin/(Höhen-)Index

Biochemische Größen

- Blutglucose, Triglyceride, Cholesterin, Plasmaaminosäuren
- Serumalbumin, Gesamteiweiß
- kurzlebige Plasmaproteine (Präalbumin, Serumtransferrin, Retinol bindendes Protein, Cholinesterase)
- Immunstatus (Multitest, T_4/T_8-Ratio, Lymphozyten)

Funktionelle Tests – Lebensqualität

- Muskelstärke, Reißfähigkeit der Haut
- Karnofsky-, Spitzer- und Barthels-Index
- Fragebogen zur Lebensqualität

Wichtige Elemente zur Ernährungsbeurteilung beim kranken Menschen sind die Patientenanamnese und die klinische Beurteilung („Allgemein- und Ernährungszustand") zu Behandlungsbeginn. Sie erlauben einen ersten Einblick in das Gesamtbild, führen aber ohne begleitende Erhebung von validen Parametern häufig zu einer Fehlbeurteilung. Einzelne anamnestische Parameter gehen in spezielle Untersuchungsscores wie Subject Global Assessment oder Minimal Nutrition Assessment ein und erlauben somit eine genauere Klassifizierung des Ernährungszustandes.

Anthropometrie und Körperzusammensetzung

Der Ernährungszustand (Ernährungsstatus) ist primär das Ergebnis der Bilanz von Bedarf und Verbrauch an Nahrungsenergie und essenziellen Nährstoffen. Sekundär sind innerhalb eines gegebenen Zeitraumes zahlreiche zusätzliche Determinanten mitbestimmend.

Für die klinische Beurteilung stehen Körpergröße, Körpergewicht, Gewichtsabnahme und Verteilung der Kompartimente (BIA, Magnetresonanzmethode) bzw. Parameter wie Hautfaltendicke und Armmuskelumfang zur Verfügung (Tab. 7.**14**).

Body Mass Index (BMI)

Die Verwendung des BMI hat sich in der Ernährungsbeurteilung gegenüber den Indikatoren Normgewicht (Normgewicht = Broca-Index = Körpergröße in cm minus 100) und Idealgewicht (Normgewicht minus 5–10% bei Männern und minus 10–15% bei Frauen) weitgehend durchgesetzt und gilt heute als Standardparameter. Er ist definiert als Quotient des Körpergewichts und dem Quadrat der Körpergröße:

BMI = Körpergewicht in kg/Quadrat der Körpergröße in m^2

Der BMI zeigt eine lineare Beziehung zum prozentualen und absoluten Fettanteil des Körpers, er eignet sich daher als Kenngröße zur Beurteilung und Klassifizierung der Adipositas.

Aussagekraft. Zwischen Mortalität und BMI besteht eine hyperbole Beziehung, die besagt, dass ein BMI >30 bzw. $<18{,}5\,kg/m^2$ mit einer deutlich erhöhten Mortalität einhergeht (Tab. 7.**15**). Bei einem BMI $<16{,}0\,kg/m^2$ besteht eine ausgeprägte Malnutrition, bei Werten zwischen 16,5 und 18,5 kg/m^2 eine klärungsbedürftige Malnutrition.

Für ältere Menschen beträgt der „normale" BMI 18,5 bis 27,5 kg/m^2. Die Verwendung des BMI für Kinder ist trotz seiner engen Beziehung zur Fettmasse und Körpergröße bis heute nicht etabaliert und ersetzt somit nicht die anthropometrischen Tabellen zur Wachstums- und Gewichtsentwicklung. Bei gestörter Flüssigkeitsverteilung (Intensivpatienten, Ödeme, Aszites) ist die Beurteilung des Körpergewichtes oft schwierig.

Körperzusammensetzung

Die Erfassung der Körperzusammensetzung stellt einen zentralen Bestandteil in der Beurteilung des Ernährungszustandes dar. Sie erlaubt eine differenziertere Erfassung des Ernährungsstatus und somit eine frühzeitigere Diagnostik einer Fehlernährung.

Modelle der Körperzusammensetzung

Je nach zugrunde liegender Methode existieren verschiedene Modelle der Körperzusammensetzung.

2-Kompartimenten-Modell. Es unterteilt den Organismus in *Körperfett* (total body fat = TBF) und *fettfreie Körpermasse* (fat free mass = FFM), die besonders stoffwechselaktiv ist und die Eiweißreserven beinhaltet (Tab. 7.**16** u. 7.**17**).

Hiervon abzugrenzen ist *die Lean Body Mass (LBM)*, die in der Ermittlung des Ernährungszustandes leider in der Regel mit der FFM synonym benutzt wird, da sie als Körpergewicht minus Fettgewebe definiert ist. Während die TBF mit dem Alter in % des Körpergewichtes zunimmt, führen Änderungen der Muskelmasse zur Abnahme der LBM.

3-Kompartimenten-Modell. Dieses Modell unterteilt die LBM weiter in Körperzellmasse (body cell mass = BCM) und extrazelluläre Masse (extracellular mass = ECM), so dass sich zusammen mit dem Körperfett 3 verschiedene Kompartimente ergeben. Unter der BCM versteht man die Summe der Sauerstoff verbrauchenden, kaliumreichen, Glukose oxidierenden Zellen, zu welcher Zellen der Muskulatur, des Gastrointestinaltraktes, des ZNS, des hämatopoetischen Systems, aber auch Knorpel, Knochen und Sehnen gehören.

Die BCM, die zu etwa 70% aus Protein besteht, kann somit als Maß der totalen Proteinsynthesekapazität des Organismus gelten.

Trizepshautfaltendicke (THF) und Oberarmmuskelumfang

Da annähernd 50% des gesamten Depotfettes im subkutanen Fettgewebe liegen, kann die Trizepshautfaltendicke zur

Tabelle 7.15 Klassifizierung von Über-/Untergewicht anhand des BMI (WHO 1998)

Klassifizierung	BMI (kg/m^2)	Relatives Risiko für Adipositas bedingte Komorbidität
Untergewicht	<18,5	–
Normalbereich	18,5–24,9	Gering
Übergewicht	25,0–29,9	↑
Adipositas Grad I	30,0–34,9	↑ ↑
Adipositas Grad II	35–39,9	↑ ↑ ↑
Adipoitas Grad III	>40	↑ ↑ ↑ ↑

Tabelle 7.16 Unterscheidung der einzelnen Körperkompartimente

Körperfettmasse	Menge der Triglyceride im Körper
Fettgewebe	Fett plus zelluläres und extrazelluläres Gewebe (83 % Fett, 2 % Eiweiß, 15 % Wasser)
Lean Body Mass (LBM)	Magermasse oder „Nicht-Fettgewebs-Körpermasse"
Fettfreie Masse (FFM)	LBM plus „Nicht-Fettanteile" des Fettgewebes
Muskelmasse	Summe der Muskeln
Körperzellmasse (BCM)	Zellen inklusive des intrazellulären Wassers (LBM minus extrazelluläres Wasser plus feste extrazelluläre Bestandteile)
Extrazelluläre Masse (ECM)	extrazelluläres Wasser plus feste extrazelluläre Bestandteile
Feste extrazelluläre Bestandteile	Knochenmasse plus Faszien und Knorpel

Tabelle 7.17 Köperzusamensetzung (nach Garrow SJ)

	Neugeborene	Kind (1 Jahr)	Erwachsene (25 Jahre)	Erwachsene (60 Jahre)	Malnutrierte Erwachsene	Adipositas
Körpergewicht (kg)	3,5	10	70	70	45	100
Wasser (%)	69	62	60	55	64	47
Eiweiß (%)	12	14	18	14	16	13
Fett (%)	16	20	16	26	13	35
Sonstiges (%)	3	4	6	5	7	5
Fettfreie Masse (kg)	2,94	8,0	59	56	33	65
Wasser (%)	82	76	73	71	78	73
Protein (%)	14,4	18	21	23	16	21
Natrium (mmol/kg)	82	81	80	80	85	82
Kalium (mmol/kg)	53	60	68	60	50	64
Phosphat (g/kg)	5,6	9,0	13,0	10,0	8,0	12,0

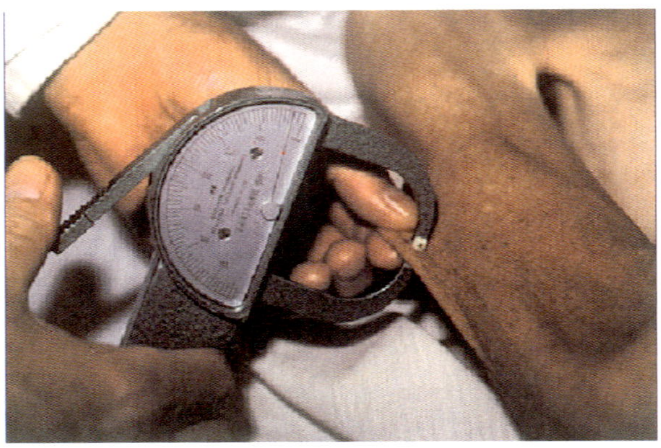

Abb. 7.11 Messung der Hautfaltendicke mit einem Caliper.

Beurteilung des Fettanteiles herangezogen werden (1) (Tab. 7.**18**, Abb. 7.**11**). Die von Blackburn angegebenen Werte entsprechen nicht immer der jeweiligen Population, zudem ist die Messung äußerst untersucherabhängig und erlaubt keine Aussagen über kurzfristige Veränderungen.

Der Oberarmmuskelumfang (OAM) wird aus dem Oberarmumfang (OAU in cm) und der Trizepshautfaltendicke (TSF in cm) berechnet:

OAM [cm]= OAU [cm]) – (0,314 × TSF [cm]

Dies ermöglicht eine grobe Abschätzung der Muskelmasse und somit indirekt der Eiweißreserven. Bezüglich der Validität gelten dieselben Aussagen wie bei der Trizepshautfaltendicke. Die Anwendung beider Methoden hat sich im klinischen Alltag nicht durchgesetzt.

Bioelektrische Impedanzanalyse (BIA)

Die Bioimpedanzanalyse (BIA) ist eine einfache nichtinvasive Methode zur Abschätzung der Körperzusammensetzung, die auf dem Zusammenhang zwischen Wechselstromwiderstand und Flüssigkeitsgehalt (Leitfähigkeit) des menschlichen Körpers beruht. Sie ermöglicht die Bestimmung von FFM, BCM und ECM. Die Erfassung der Fettmasse erfolgt indirekt aus der Differenz zwischen Körpergewicht und FFM.

Tabelle 7.18 Standardwerte und Klassifizierung der Abweichung für Trizepshautfaltendicke in mm und Angabe der Prozentwerte (oben) und Armmuskelumfang (unten) in cm und Angabe in Prozentwerten (modifiziert nach Blackburn, 1979): Oberarmmuskelumfang (cm) = Oberarmumfang (cm) – 0,314 × Trizepshautfaltendicke (mm)

	Normal	Unterernährung		
		mild	mäßig	schwer
Prozentwert	110–90%	< 90%	< 80%	< 60%
– **Männer, mm**	13,7–11,3	11,2–10,0	9,9–7,5	< 7,5
– **Frauen, mm**	18,1–14,9	14,8–13,2	13,1–9,8	< 9,8
Prozentwert	110–90%	< 90%	< 80%	< 60%
– **Männer, cm**	27,8–22,8	22,7–20,2	20,1–15,1	< 15,1
– **Frauen, cm**	22,5–20,9	20,8–18,6	18,5–13,9	< 13,9

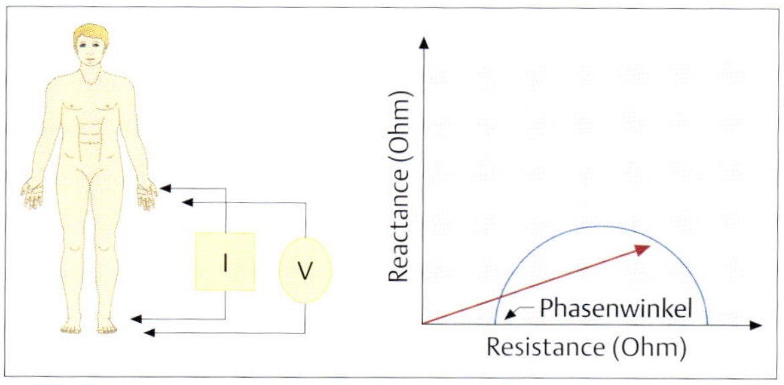

Abb. 7.12 Theorie der bioelektrischen Impedanzmessung (BIA): Zusammenhang zwischen Resistance und Reactance.

Prinzip. Mittels einer einfachen transkutanen Widerstandsmessung werden über 4 Hautelektroden, der Wechselstromwiderstand (Impedanz) und der Phasenwinkel (α) des Wechselstroms im Körpergewebe gemessen. Die Impedanz des Wechselstroms ist dabei frequenzabhängig: < 1 kHz läuft durch die *extrazelluläre* Flüssigkeit, d. h. bei niedrigen Frequenzen korrelieren die BIA-Daten mit der ECM. Über 1 kHz korrelieren die BIA-Daten mit dem Gesamtkörperwasser (TBW). Derzeitige Geräte arbeiten mit einem Wechselstrom von 50 kHz und 800 µA. Der bei niedrigen Frequenzen ermittelte ohmsche Widerstand R (Resistance) wird von Gewebeflüssigkeit und Elektrolyten bestimmt (ohne Fett, Knochen, kollagene Strukturen), während der bei hohen Frequenzen gemessene Widerstand Xc (Reactance) von den Kondensatoreigenschaften der Zellmembranen bestimmt wird (Abb. 7.**12**). Daher ist der Xc ein Maß für die Körperzellmasse. Das Verhältnis von Reactance (Xc^2) zu Resistance (R) wird durch den Phasenwinkel ausgedrückt, der ein Maß für die Phasenverschiebung von Strom und Spannungen an den distalen Elektroden darstellt und somit direkt Verschiebungen zwischen den beiden Kompartimenten TBW und BCM widerspiegelt. Die Ergebnisse der Widerstandsmessungen werden mittels verschiedener anhand von Referenzmethoden (z. B. Isotopendilution) erstellter Algorithmen in die Kenngrößen der Körperzusammensetzung umgerechnet.

Durchführung. Mit den heute gängigen Systemen wird über 4 Hautelektroden ein homogenes elektrisches Feld mit konstanter Stromstärke und hoher Frequenz angelegt (Abb. 7.**13**). Die Durchführung der Messungen sollte unter standardisierten Messbedingungen erfolgen, d. h.:

- Messung bei „*normalem Hydrationszustand*" (kein exzessives Schwitzen oder Dehydratation, keine Diuretikaeinnahme, kein übermäßiger Alkoholkonsum). Cave: Leber- und Nierenkrankheiten, Herzinsuffizienz, schwere Malnutrition!;
- konstante Hauttemperatur (Raumtemperatur etwa 21 °C, am Krankenbett keine Messungen unmittelbar nach Aufdecken der Bettdecke);
- korrekte Elektrodenplatzierung und vorherige Hautreinigung (Platzierung an Hand- und Fußwurzel nach Vorschrift, Fehlplatzierungen der Elektroden um 1 cm führen zu einem Messfehler > 2%; Hautreinigung mit Alkohol);
- Nüchternmessung (> 4 h nach der letzten Mahlzeit);
- keine körperliche Anstrengung (d. h. in Ruhe);
- mindestens 10 min liegend, Beine und Arme um 30–45° abduziert.

Bei normalem Flüssigkeitshaushalt und unter der Annahme eines konstanten Flüssigkeitsgehaltes von 73% lassen sich nach folgenden Gleichungen das Gesamtkörperwasser (TBW), die Magermasse (LBM) sowie die Fettgewebsmasse (FM) berechnen.

TBW [l] = 0,382 × Körperoberfläche [m²]/Resistance [ω] + 0,105 × Körpergewicht [kg] – 8,315

LBM [kg] = TBW/0,73

FM [kg] = Körpergewicht [kg] – LBM

Einziges Ausschlusskriterium ist das Tragen eines Herzschrittmachers.

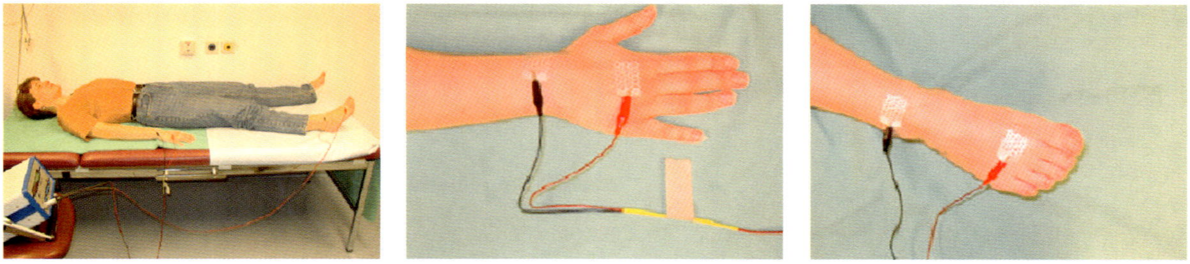

a b c

☒ **Abb. 7.13** Praktische Durchführung der bioelektrischen Impedanzmessung.

Sonstige Methoden zur Erfassung der Körperzusammensetzung

Eine genaue Bestimmung der einzelnen Körperkompartimente kann mittels der Dichtemessung (Fett zeigt eine geringere Dichte als Muskulatur), Messung des Gesamtkörperwassers (Isotopenmethode) und des Gesamtkörperkaliums erfolgen, wobei diese Methoden als „Goldstandard" zur Messung von Fett und fettfreier Masse dienen.

Neuere Methoden, DEXA (Dual-Energy X-Ray Absorptiometry), Ganzkörperzähler und Neutronaktivierungsanalyse, CT und MRT sind nur bestimmten Zentren zur Erarbeitung von wissenschaftlichen Maßzahlen vorbehalten und eignen sich nicht für den klinischen Alltag (Tab. 7.**19**).

Die hier beschriebenen Parameter geben einen wichtigen globalen Einblick in den Ernährungszustand, lassen aber keine Aussage zu spezifischen Substratdefiziten zu. Es können Mangelzustände (Alter, Malabsorption) bestehen und bestimmte Substrate (essenzielle Fettsäuren, Aminosäuren, Mineralstoffe, Spurenelemente und Vitamine) nur grenzwertig zur Verfügung stehen, so dass es bei Krankheiten mit erhöhtem Bedarf zur Dekompensation kommen kann.

Laborchemische Diagnostik

Zur genaueren Beurteilung des Ernährungszustandes (Substratressourcen) stehen zahlreiche biochemische und immunologische Parameter zur Verfügung, die jedoch vielfach durch die bestehende Krankheit mit beeinflusst werden, d. h. ihre Interpretation kann nur im Rahmen der Krankheit erfolgen.

Plasmaproteine

Da zur Synthese komplexer Plasmaproteine in der Leber Aminosäuren und Energie benötigt werden, kann sich eine

Tabelle 7.19 Methoden und Messparameter der Körperzusammensetzung

Kompartimente Elemente	Densitometrie	DEXA	Isotopendilution	^{40}Kaliumzählung	NAA	BIA	Anthropometrie
Fettmasse	+	+			+	(+)	+
FFM		+	+	(+)	+	+	
Calcium-/ Knochendichte		+			+		
BCM			+	+	+	+	
ECM			+		+	+	
Muskelmasse					+		+
Nichtmuskel-Magermasse							
Stickstoff bzw. Eiweiß					+		

BIA: bioelektrische Impedanzanalyse, DEXA: Dual Energie-Röntgenabsorptionsmessung, NAA: Neutronen-Aktivierungsanalyse, FFM: fettfreie Masse, BCM: Körperzellmasse, ECM: Extrazellulärmasse

Mangelernährung auch im Verhalten verschiedener Plasmaproteinkonzentrationen ausdrücken.

Serumalbumin und Gesamteiweiß

Das Serumalbumin kann als valider Parameter zur Ernährungsbeurteilung angesehen werden, chronische Mangelernährungszustände gehen mit einem starken Abfall der Albuminkonzentration einher und die Albuminkonzentration erholt sich rasch mit Beginn einer ausreichenden Ernährung und bei Stabilisierung des Stoffwechsels (2).

Als Grenzwert für einen klinisch bedeutsamen Eiweißmangel wird eine Konzentration von 30–35 g/l angegeben. Es wird in der Literatur eine direkte Korrelation zwischen der Höhe des Serumalbumins und der Infektionsgefährdung (bei Werten unter 25 g/l kommt es in 100% zu einer Infektion) beschrieben. Die Aussagekraft des Serumalbumins ist jedoch im weiteren Krankheitsverlauf (schwere Sepsis, Verbrennungstraumen und sonstige Krankheitszustände mit Flüssigkeitsverschiebungen, Nephrose) eingeschränkt. Albumin scheint sich gegenläufig zum C-reaktiven Protein zu verhalten. Bei den genannten Zuständen kann es zur Eröffnung der „tight junctions" kommen, wobei das Albumin in das Interstitium abwandert. Das Serumalbumin findet sich in zahlreichen Scores zur Ernährungsbeurteilung.

Das Gesamteiweiß korreliert mit dem Serumalbumin und kann als Ersatzparameter dienen, seine Unschärfe liegt in der Summation von ernährungs- und infektionsabhängigen Proteinen.

Plasmaproteine mit kurzer Halbwertszeit und Akutphasenproteine

Die kurzlebigen Plasmaproteine wie Präalbumin, Transferrin, Prothrombin, Cholinesterase und Retinol bindendes Protein sind Zeichen ernährungsbedingter Proteinveränderungen, während die Akutphasenproteine (CRP, Procalcitonin, Fibrinogen, Fibronectin, α_2-Makroglobulin, Neopterin) durch die Grundkrankheit (Infektion) beeinflusst werden. Präalbumin erweist sich als sehr sensitiver Parameter für die Ernährungsbeurteilung und besitzt eine kurze Halbwertszeit, wird jedoch zumeist im Routinelabor nicht bestimmt.

Bei Mangelernährung und bei gestörten Organfunktionen (Stress, Traum, Operation) zeigen sämtliche Parameter eine fallende Tendenz. Bei Stabilisierung der Organfunktionen (Leber) kommt es postoperativ bei unkompliziertem Verlauf wieder zu einer Normalisierung.

Bilanzuntersuchungen

Der Ernährungszustand ist nicht nur abhängig von der Körperzusammensetzung und den Substratressourcen, sondern auch vom aktuellen Energie- und Substratumsatz. Der Energieverbrauch und die damit verbundene tägliche Bildungsrate von Harnstoff und Kreatinin sind von der Nahrungszufuhr, vom Ernährungszustand, von der körperlichen und Stoffwechselaktivität des Patienten abhängig (1).

Verschiedene Krankheiten führen aufgrund der hormonellen Umstellungen (Katecholamine, Cortisol, Insulin, Wachstumshormon) oder der Gast-Wirt-Beziehung zu einem erhöhten Energie- bzw. Substratbedarf (Glukose, Fettsäuren, Aminosäuren und speziell Glutamin, Vitamine, Antioxidanzien). Dies beeinflusst wiederum den Ernährungszustand und kann zu einer Mangelernährung führen.

Indirekte Kalorimetrie

Der aktuelle Energiebedarf kann anhand der Schwere der Krankheit (Berechnung nach Harris-Benedikt, Aktivitätsfaktor) geschätzt oder mittels indirekter Kalorimetrie relativ exakt bestimmt werden (3).

Die indirekte Kalorimetrie beruht auf der Messung des O_2-Verbrauchs und der CO_2-Produktion, wobei der respiratorische Quotient und die Ausscheidung von Harn-Stickstoff als Funktion des Proteinabbaus mitberücksichtigt werden müssen (4). Technisch ergeben sich besonders beim beatmeten Patienten ($FiO_2 > 0{,}5$) größere Schwierigkeiten, so dass sich diese Methode im klinischen Alltag nicht allgemein durchgesetzt hat.

Formel nach Harris und Benedict. Basierend auf der indirekten Kalorimetrie haben sich verschiedene Formeln zur Berechnung des Grundumsatzes entwickelt, wobei die Formel nach Harris und Benedict am validesten erscheint:

Grundumsatz (männlich)= 66 + (13,7 × kg Körpergewicht) + (5 × Körpergröße in cm) – (6,8 × Alter in Jahren)

Grundumsatz (weiblich)= 655 + (9,6 × kg Körpergewicht) + (1,8 × Körpergröße in cm) – (4,7 × Alter in Jahren).

Körperliche Aktivität und unterschiedliche Stresssituationen (Krankheiten) führen zu einer Erhöhung des Energiebedarfes, dafür wurden der Aktivitäts- und Krankheitsfaktor eingeführt.

Funktionelle Tests – Lebensqualität

Neben den oben erwähnten messbaren organ- und stoffwechselspezifischen Parametern wird zur Erhebung des Ernährungszustandes auch die funktionelle und psychosoziale Dimension bestimmt, deren Erfassung heute noch ungleich schwieriger ist. Da der Ernährungszustand jedoch einen Einfluss auf die körperlichen und psychosozialen Funktionen ausübt, ist es wichtig, diese Parameter zu berücksichtigen.

Funktionstests

Der Ernährungszustand beeinflusst auch die Funktionen verschiedener Organe bzw. deren Leistungsumfang. Während einzelne Organfunktionen z.T. durch die oben dargestellten Labor- und Bilanzparameter beschrieben wurden, soll hier auf die Muskelfunktionen und die Wundheilung eingegangen werden.

Die Dynamometrie (Griffstärke, Adductor-pollicis-Test) wurde als Ernährungsparameter validiert, Probleme ergeben sich aber dadurch, dass die Messergebnisse stark von der Motivation des zu Untersuchenden und von der Untersuchungstechnik (elektrische Stimulation) abhängig sind. Die einzelnen Methoden haben sich im klinischen Alltag nicht durchgesetzt.

Es wurden Untersuchungen veröffentlicht, die die Reißfestigkeit von Wunden mit dem Ernährungszustand korrelieren, ihre Aussagen sind jedoch nur begrenzt verwertbar (Vorhandensein einer Wunde, Einfluss von Medikamenten).

Lebensqualität

Zur Erfassung der Lebensqualität werden Kriterien, die sich nach den Bedürfnissen des Menschen (z.B. Maslowsche Pyramide) richten, herangezogen.

Es wird nach einer Abstufung von Fähigkeiten vorgegangen, die für eine Lebensqualität auf verschiedenen Stufen wichtig sind, dabei stehen Fremdbeurteilungssysteme (Karnofsky-Index (Tab. 7.**20**), Barthel-Index, Spitzer-Index) und Eigenbeurteilungsfragebogen (EORTC:QLQ-C30, QLI) zur Verfügung. Diese Methoden sind an großen Patientenkollektiven gut validiert, gehen auf die Ernährung jedoch nicht direkt ein. Die Erfassung der Lebensqualität von Patienten ist für die Beurteilung des Ernährungszustandes noch eher ungebräuchlich und auch schwer in die übrige Diagnostik einzuordnen, einzelne Elemente gehen jedoch in verschiedene Scoring-Systeme ein.

Tabelle 7.20 Beurteilungskriterien nach dem Karnofsky-Index

%	Kriterien
100	normal, keine Beschwerden, keine Krankheitsanzeichen
90	Patient ist zu normaler Aktivität fähig, zeigt kleinere Krankheitssymptome
80	normale Aktivitäten, allerdings mit einiger Anstrengung; einige Krankheitssymptome
70	Patient versorgt sich selbst, ist jedoch weder zu normaler Aktivität noch aktiver Arbeit fähig
60	gelegentliche Unterstützung erforderlich, Patient kann sich jedoch weitgehend selbst versorgen
50	erhebliche Unterstützung sowie häufige medizinische Versorgung erforderlich
40	Patient ist behindert, benötigt besondere Versorgung und Unterstützung
30	schwer behindert, Krankenhauseinlieferung angezeigt, Patient ist jedoch nicht moribund
20	Patient ist schwerkrank, Krankenhausaufenthalt unerlässlich, aktive unterstützende Therapie ist erforderlich
10	Patient ist moribund, die tödlichen Prozesse schreiten rasch voran
0	Tod

Ernährungsbeurteilung anhand von Scores

Um eine leichtere Einschätzbarkeit des Ernährungszustandes (Ernährungsteams, Krankhausinformationssystem) und eine angemessene Vergleichbarkeit von Studien zu erreichen, ist es notwendig, ein einfach durchführbares und allgemein anerkanntes Score-System zu verwenden, das aber verschiedene Funktionszustände berücksichtigen soll.

Prognostic Nutrition Index

Am bekanntesten ist der Prognostic Nutritional Index (PNI) von Mullen, der sehr sensitiv und spezifisch in der Voraussage von perioperativen Komplikationen ist; er verwendet aber nur laborchemische Parameter. In den PNI gehen der Serumalbuminwert, die Trizepshautfaltendicke, das Transferrin sowie der Immunstatus ein:

PNI = 158% – 16,6 × Serumalbumin (g/dl) – 0,78 × Trizepshautfaltendicke (mm) – 0,2 × Transferrin (mg/dl)–5,8 × Immunstatus (1 = Anergie, 2 = intaktes Immunsystem).

Die Patienten können in „low risk" bei einem PNI < 40%, in „intermediate risk" bei einem PNI von 40 – 50% und in „high risk" bei einem PNI > 50% unterteilt werden. Es zeigte sich in verschiedenen Studien ein signifikanter Zusammenhang zwischen dem PNI und der Zunahme an Komplikationen, der Index hat sich in der Ernährungstherapie jedoch nicht entsprechend durchsetzen können.

Der PNI muss als prognostischer Index bewertet werden, er stellt den Ernährungszustand nur indirekt dar. Aufgrund der aufwändigen Parameter ist er für die Routine nicht geeignet.

Subjective Global Assessment (SGA)

Das Subjective Global Assessment geht im anamnestischen Teil auf den BMI, die Gewichtsveränderungen (Berücksichtigung auch der Gewichtszunahme), die Veränderung der Nahrungszufuhr, gastrointestinale Symptome, die Leistungsfähigkeit und die Auswirkungen der Krankheit auf den Nährstoffbedarf (Stress) ein (Tab. 7.**21**). Es werden keine la-

Tabelle 7.21 Fragebogen für das Subjective Global Assesssment

Subjective Global Assessment (SGA) – Einschätzung des Ernährungszustandes
nach Detsky et al., JPEN 1987; 11: 8–13

Name, Vorname: ______________ Untersuchungsdatum: __________
Geburtsdatum: ______________ Station: __________

A. Anamnese

1. Gewichtsveränderung
   - in den vergangenen **6 Monaten**: ______ kg (_____ % Körpergewicht)
     - Abnahme < 5% Körpergewicht ☐
     - Abnahme 5–10% Körpergewicht ☐
     - Abnahme >10% Körpergewicht ☐
   - in den vergangenen **zwei Wochen**:
     - Zunahme ☐
     - keine Veränderung ☐
     - Abnahme ☐

2. Nahrungszufuhr
   - Veränderungen im Vergleich zur üblichen Zufuhr: nein ☐ / ja → Dauer: __________ ☐
     - ○ suboptimale feste Kost
     - ○ ausschließlich Flüssigkost
     - ○ hypokalorische Flüssigkeiten
     - ○ keine Nahrungsaufnahme

3. Gastrointestinale Symptome (> 2 Wochen): nein ☐ / ja: ☐
   - ○ Übelkeit ○ Erbrechen
   - ○ Durchfall ○ Appetitlosigkeit

4. Beeinträchtigung der Leistungsfähigkeit:
   - in den vergangenen **6 Monaten**:
     - keine ☐
     - mäßig/eingeschränkt arbeitsfähig ☐
     - stark/bettlägerig ☐
   - in den vergangenen **zwei Wochen**:
     - Verbesserung ☐
     - Verschlechterung ☐

5. Auswirkung der Erkrankung auf den Nährstoffbedarf:
   - Hauptdiagnose: ______________
   - metabolischer Bedarf
     - kein/niedriger Stress ☐
     - mäßiger Stress ☐
     - hoher Stress ☐

B. Körperliche Untersuchung

	normal	leicht	mäßig	stark
Verlust von subkutanem Fettgewebe				
Muskelschwund (Quadrizeps, Deltoideus)				
Knöchelödem				
präsakrale Ödeme (Anasarka)				
Aszites				

C. Subjektive Einschätzung des Ernährungszustandes

A = gut ernährt ☐
B = mäßig mangelernährt bzw. mit Verdacht auf Mangelernährung ☐
C = schwer mangelernährt ☐

Übersetzt und bearbeitet von Dr. Tatjana Schütz und Prof. Dr. Mathias Plauth. Kontakt: elke-tatjana.schuetz@charite.de, Tel. 030-450 514 059 borchemischen Parameter verwendet. Bei den klinischen Daten werden Ödeme, Aszites, Muskelatrophie und der Verlust von subkutanem Fettgewebe berücksichtigt. Aus allen Parametern ergibt sich dann die subjektive Einschätzung, ob der Patient gut ernährt ist, mäßig mangelernährt bzw. mit Verdacht auf Mangelernährung oder schwer mangelernährt ist. Bei einem Vergleich mit dem Ernährungs-Score nach Hackl (nicht veröffentlicht) hat sich gezeigt, dass der SGA eine Mangelernährung nur unscharf zeichnet, da die anamnestischen Faktoren vor allem auf die Lebensqualität eingehen. In Verbindung mit einem diagnostischen Score dürfte das SGA jedoch sehr aussagekräftig sein.

Insbruck Nutrition Score (INS)

→ **Entscheidung zur Ernährungstherapie.** Dieser Ernährungsscore nach Hackl und Mitarbeitern geht in seiner ursprünglichen Form vor allem auf die Indikation zur Ernährungstherapie (prognostischer Test) ein. Für die anmnestische Beurteilung wird die Nahrungskarenz herangezogen, als anthropometrische Parameter dienen der BMI und die Gewichtsabnahme, als laborchemische das Serumalbumin und als Bilanzparameter der Harnstoff-/Kreatininwert. Bei der Nahrungskarenz wird nach der Dauer der gesamten Nahrungskarenz, d. h. prä- und postoperativ, gefragt und für das Ausmaß der Katabolie wird der Harnstoff/Kreatinin-Quotient herangezogen. Bei der Bewertung des Ernährungszustandes wird der höchste Wert aus den 4 Subgruppen herangezogen. Mit diesen Parametern, wobei der Ernährungszustand und die Nahrungskarenz gewichtet werden, lässt sich die Entscheidung treffen, ob eine Ernährungstherapie „unnotwendig" ist, ob sie „empfohlen" wird oder ob sie „unabdingbar" ist.

→ **Beurteilung des Ernährungszustandes.** Hierzu werden die einzelnen Parameter (BMI, Gewichtsabnahme, Serumalbumin und Harnstoff/Kreatinin-Quotient) getrennt bewertet und summiert, die Dauer der Nahrungskarenz wird nicht in die Berechnung einbezogen. Werte bis 2 gelten als „normaler Ernährungszustand", Werte von 2 bis 3,5 als „mäßig mangelernährt", Werte von 3,5 bis 5 als „mittelgradig mangelernährt" und Werte über 5 als „ausgeprägt mangelernährt ". Als Subparameter, die nicht gewertet werden, aber eine genauere Beurteilung erlauben, können noch das Präalbumin, die Trizepshautfaltendicke, das Serumcholesterin und die absolute Lymphozytenzahl herangezogen werden. Der Score ist relativ einfach zu erheben, jedoch fehlen noch Validierungen an verschiedenen Patientenkollektiven.

Enterale Ernährung

Sonden- und Applikationstechniken

Wahl der Sonden und Applikationstechnik

Nach Indikationsstellung zur künstlichen enteralen Ernährung (funktionsfähiger Intestinaltrakt) erfolgt die Auswahl des möglichen Zugangsweges und Sondierungsverfahrens. Entscheidend hierfür sind:

- Dauer der Ernährungstherapie,
- Allgemein- und Ernährungszustand des Patienten,
- Grundkrankheit (z. B. akute Pankreatitis, Gastroparese),
- Zeitpunkt (intraoperativ, postoperativ),
- anatomische Besonderheiten nach Voroperationen (z. B. Gastrektomie, B-II-Magen, Kurzdarmsyndrom).

Nasogastrale/nasojejunale Sonden

Den einfachsten Zugangsweg zum Gastrointestinaltrakt stellen transnasale Sondensysteme dar. Die Anlage erfolgt mittels Vorschubmethode transnasal in Magen, Duodenum oder Jejunum. Die Platzierung in distale Duodenalabschnitte oder in das Jejunum erfolgt meist unter Zuhilfenahme radiologischer oder endoskopischer Techniken (s. unten).

Nasale Sonden sind für eine längerfristige Ernährung (>6 Wochen) nur eingeschränkt geeignet, da diese ein Fremdkörpergefühl im Rachen erzeugen, eine Refluxösophagitis und Druckulzera auslösen können und zur Dislokation neigen.

› Indikationen und Kontraindikationen

Für den Patienten kann die nasale Sonde als psychische Belastung empfunden werden, da das offensichtliche Tragen der Sonde im sozialen Umfeld auf das Kranksein des Patienten schließen lässt, was insbesondere bei ambulanten Patienten ein Problem darstellen kann. Dementsprechend finden nasale Sonden primär Anwendung bei *kurzer* enteraler Ernährungsdauer und bei Bestehen von Kontraindikationen gegen andere Techniken der enteralen Nährstoffzufuhr.

→ **Indikationen.** Als Indikationen gelten:

- kurzzeitige Ernährungstherapie,
- schwere Gerinnungsstörungen (s. Kontraindikationen einer PEG),
- die Anlage einer perkutanen Ernährungssonde ist kontraindiziert,
- Duodenal- oder Jejunalsonden (bei erhöhter Aspirationsgefahr, besonders bei Bewusstlosen und Patienten mit Magenentleerungsstörungen, bei geplanter früher postoperativer Sondenernährung → gastrojejunale Dissoziation, s. unten).

→ **Kontraindikationen.** Dies sind:

- Entzündungen, Stenosen (relative Kontraindikation),
- Ösophagusperforation,
- Magenausgangsstenose oder Gastroparese (Magensonde),
- unstillbares Erbrechen,
- unkooperativer Patient.

Handhabung und Durchführung

Ist die Ernährung über einen transnasalen Ernährungskatheter indiziert, sollten dünnlumige (Ch. 8), gewebefreundliche Polyurethan- bzw. Silikonkautschuksonden Anwendung finden, die mit entsprechenden Pflastersets fixiert werden, um einer Dislokation bzw. einem Herausrutschen vorzubeugen.

Indikationsstellung, Verfahrenswahl und Sondenanlage sind grundsätzlich ärztliche Aufgaben. Der Arzt kann das Legen einer Magensonde an erfahrenes Pflegepersonal delegieren.

→ **Gastrale Sondenernährung.** Sie ist immer dann indiziert, wenn Erkrankungen mit Einschränkungen der Kau- und Schluckbewegungen (z.B. Operationen im Mund-, Kiefer- und Larynxbereich, Lähmungen der Kaumuskulatur, Innervationsstörungen des Kehlkopfs etc.) vorliegen.

Die Platzierung der Sonde ist auch beim intubierten, nichtkooperativen Intensivpatienten meist problemlos möglich.

Vor Beginn der Zufuhr der Sondennahrung muss eine Lagekontrolle entweder durch Aspiration von Magensekret oder durch Auskultation (Einblasen von Luft in die Magensonde bei gleichzeitiger Auskultation über dem Epigastrium) vorgenommen werden.

→ **Dünndarmsonden.** Eine duodenale und/oder jejunale Nährstoffzufuhr ist an weiche, filiforme Sonden gebunden, die vom Patienten bei längerer Liegedauer gut toleriert werden und nicht versteifen (!). Darüber hinaus erfordert diese Form geeignete Nährsubstrate sowie Pumpensysteme, die eine kontinuierliche Zufuhr sicherstellen.

Die Sonde wird, wie oben beschrieben, in den Magen vorgeschoben. Ist die Pyloruspassage schwierig oder ein schnelleres Vordringen erwünscht, so kann die Platzierung nach Kontrastmittelgabe auch unter Durchleuchtung erfolgen.

Bei neueren Sonden wird auf einen Ballon verzichtet, sie haben stattdessen einen Drahtmandrin zur Versteifung, so dass sie genauso wie normale Magensonden eingeführt werden können.

→ **Mehrlumige nasogastroduodenale Sonden: gastroduodenale Dissoziation.** Insbesondere zur kurzzeitigen postoperativen Ernährung und beim kritisch Kranken mit manifesten Magenentleerungsstörungen erweisen sich 2- und 3-lumige nasoenterale Sonden als vorteilhaft, da sie neben der enteralen Nahrungsapplikation die gleichzeitige Flüssigkeitsentlastung des Magens ermöglichen (Abb. 7.**14**) (5).

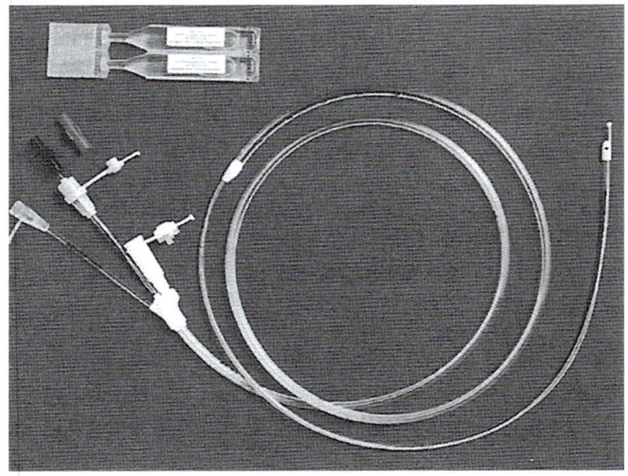

⊠ **Abb. 7.14** Doppellumige nasoenterale Sonden bieten insbesondere beim kritisch Kranken (reflektorische Magenatonie) die Möglichkeit der gleichzeitigen enteralen Nahrungsapplikation und gastralen Magensaftaspiration.

Komplikationen, Risiken

Eine konsequente Beachtung der Kontraindikationen machen die nasogastralen/-enteralen Sonden zu einer außerordentlich risikoarmen Methode. Als Komplikationen/Risiken gelten:

- Nasenbluten,
- Via falsa: Verletzung der Ösophagusschleimhaut → submukosale Platzierung! Sondierung in die Trachea,
- Cave: bei sedierten und bewusstlosen Patienten fehlen Schutzreflexe!
- Ösophagus- und Magenperforation: seltene Komplikation, nur bei Vorerkrankungen der Speiseröhre (Divertikel!) und des Magens (Ulkus),
- Druckulzera und Perforationen im Ösophagus und Magen bei längerer Liegedauer sowie erhöhte Aspirationsgefahr durch das Offenhalten des unteren Ösophagussphinkters.

Die nasale Platzierung ist bei Traumapatienten mit Beteiligung der Schädelbasis risikoreich.

Perkutane endoskopische Gastrostomie (PEG)

Die Nachteile der nasoenteralen Sondenernährung – insbesondere bei längeren Liegedauern: Irritationen im Nasen-Rachen-Raum, Dislokation, kosmetische Beeinträchtigung – führten zur Entwicklung der perkutan endoskopisch kontrollierten Gastrostomie. Seit ihrer Erstbeschreibung durch Gauderer u. Ponsky (6) wurde die Technik mehrfach modifiziert und verbessert und hat die herkömmlichen, mit einer deutlich höheren Komplikationsrate einhergehenden, chirurgischen Gastrostomieverfahren (Witzel-Fistel, Magenfistel nach Stamm) verdrängt. Im Folgenden wird dieses Verfahren anhand von 3 unterschiedlichen Möglichkeiten, der Fadendurchzugsmethode nach Gauderer, der Puschtechnik (Seldinger-Technik) und der perkutanen Direktpunktion ausführlicher dargestellt.

Indikationen und Kontraindikationen

Indikationen. Eine enterale Langzeiternährung chronisch Kranker über eine perkutan-endoskopisch kontrollierte Gastrostomie kann, sofern eine orale Nahrungsaufnahme unmöglich ist, indiziert sein bei:

- reversiblen und irreversiblen Schluckstörungen,
- Schädel-Hirn-Trauma,
- Hirntumoren,
- Tumorobstruktionen im oberen Gastrointestinaltarkt (Ösophagus, Kardia) bzw. HNO-Bereich (Oropharynx, Larynx),
- Strahlentherapie,
- Tumorkachexie,
- Bewusstseinstrübung,
- Kurzdarmsyndrom,
- Missbildungen,
- Intoleranz transnasaler Sonden.

Die PEG erweist sich darüber hinaus als eine geeignete Maßnahme zur Dekompression bei Tumorpatienten mit Obstruktion des oberen Gastrointestinaltrakts. Dabei reichen die üblichen 15-Ch.-Sonden aus (7, 8). Auch zur Gastropexie bei intermittierendem Magenvolvulus ist die PEG verwendet worden (9).

Die Indikation für eine PEG sollte in der Regel für mehr als 6 Wochen gegeben sein. Eine deutliche Diaphanoskopie vorausgesetzt, stellen auch gastrointestinale Voroperationen (z. B. Magenresektion nach Billroth I und II), keine absoluten Kontraindikationen dar. Ulcera ventriculi sollten vor der PEG-Anlage zur Abheilung gebracht werden.

Kontraindikationen. Eine strenge und konsequente Beachtung der Kontraindikationen machen die PEG zu einer außerordentlich risikoarmen Methode. Als Kontraindikationen gelten:

- fehlende Diaphanoskopie (absolute Kontraindikation),
- generelle Kontraindikationen gegen eine enterale Ernährung,
- Peritonitis,
- Peritonealkarzinose,
- Ileus,
- Aszites,
- akute Pankreatitis,
- akutes Abdomen,
- Peritonealdialyse,
- pathologische Magenwandveränderungen,
- Blutgerinnungsstörungen,
- Morbus Crohn (relative Kontraindikation),
- fehlendes Einverständnis des Patienten,
- stark limitierte Lebenserwartung.

Pulltechnik (Fadendurchzugsmethode) nach Gauderer

Prinzip. Bei der Fadendurchzugsmethode wird unter endoskopischer Kontrolle der mit Luft aufgeblasene Magen unter Lokalanästhesie durch die Bauchwand punktiert (10, 11, 12). Ein Faden wird durch die Punktionsnadel in den Magen geschoben, das Ende mit dem Endoskop gefasst und durch den Mund herausgezogen. Jetzt wird die Sonde selbst oder eine Schleuse an den Zugfaden gebunden und peroraltransösophageal in den Magen und mit ihrem äußeren Ende durch Magenwand und Bauchdecke gezogen. Eine innere Halteplatte als Widerlager liegt dann der Magenmukosa an und fixiert die Magenwand an die Bauchwand. Die Sonde wird auf der Bauchhaut unter mäßigem Zug durch die äußere Halteplatte fixiert. Die Schleuse kann entweder direkt zur gastralen Ernährung oder aber als Schleuse für eine dünnere jejunale Ernährungssonde, die eigens endoskopisch im Dünndarm platziert werden muss, dienen (13).

Komplikationsarmes Vorgehen. Dafür sind folgende Einzelheiten wichtig:

- Rasieren der epigastrischen Bauchhaut. Wenn nötig, ausreichende *Sedierung* und entsprechende *Überwachung* des zumeist schwerkranken Patienten. Es ist wichtig, dass die Patienten während des Eingriffs ruhig liegen, nicht würgen oder husten.
- Beginn in *Linksseitenlage* mit einer *vollständigen Gastroduodenoskopie*, gründliches Freisaugen des Magens (ohne Flüssigkeit keine Aspiration), Kennenlernen der anatomischen Verhältnisse (Ulkus, Tumor, Narben, Anastomosen, freie Passage).
- Drehen des Patienten in *Rückenlage*, Aufblasen des Magens, sehr gründliches und geduldiges Aussuchen der besten Punktionsstelle: die *Diaphanie* des endoskopischen Lichtes muss eindeutig, die Impression des Fingers von außen im Magen ebenfalls gut zu sehen sein. Sie soll an der Punktionsstelle den Magen nicht tangential, sondern mitten von anterior imprimieren. Andernfalls droht der Stich zum Schnitt zu werden mit Abgleiten der Nadel am Magen, Blutung und Perforation. An der ausgesuchten Stelle wird die *Lokalanästhesie* platziert, die Nadelspitze muss im Magen an gewünschter Stelle erscheinen (*Testpunktion*). Vorsicht mit dem Endoskop, nicht das Abwinkelungsgummi punktieren lassen.

- Nach einer *Stichinzision* der Haut mit einem Skalpell, *Punktion* mit der Schleuse, rasches Einführen des Fadens (darauf achten, dass die Luftfüllung erhalten bleibt), Greifen des Fadens mit der Biopsiezange, Extraktion nach außen. Dieser 4. Schritt muss sehr rasch und konzentriert erfolgen.
- Jetzt kann in Ruhe die *Sonde mit der Halteplatte* platziert und fixiert werden (Vorsicht bei der Passage stenosierender Ösophagustumoren – bei gefühlvollem Zug gelingt sie immer, wenn ein Endoskop passieren konnte).
- Die Lage der PEG muss nicht endoskopisch kontrolliert werden, *Instillation und Rückaspiration* von etwas Kochsalzlösung sind ausreichend. Die PEG kann bei korrekter Lage sofort benutzt werden.

Die PEG hat sich als sichere, nebenwirkungsarme, praktikable und für den Patienten wenig belastende Methode erwiesen.

Komplikationen. Als seltene schwerwiegende methodenbedingte Komplikationen sind bei allen Techniken Aspiration, Tumoraussaat im Punktionskanal, gastrokolische Fisteln, Blutungen, nekrotisierende Fasziitis, Magenperforation, Peritonitis mit einer Inzidenz von etwa 1% zu befürchten. Die Letalität liegt unter 0,5% (14–18).

Die häufigste Komplikation der PEG stellt die peristomale Wundinfektionen dar. Die Rate lokaler Infektionen liegt hier bei etwa 10–14%, ohne Antibiotikaprophylaxe doppelt so hoch (19–21).

Perkutane Direktpunktion

In manchen Fällen, z. B. bei hochgradiger maligner Ösophagusstenose, können die oben genannten Techniken nicht oder nur bei gleichzeitiger Intervention (z. B. Bougierung) eingesetzt werden. Komplikationen dieses Vorgehens, wie z. B. Perforationen und Bakteriämien, bedrohen die Patienten vital (18, 22). Bei Tumorpatienten besteht zusätzlich die Gefahr von Implantationsmetastasen durch Verschleppung von Tumorresten aus dem proximalen Gastrointestinaltrakt (15). In diesen Fällen werden meist alternativ laparoskopische oder radiologisch kontrollierte Techniken zur PEG-Anlage eingesetzt (23).

Das prinzipiell davon abweichende Verfahren der Direktpunktionstechnik, erstmalig 1994 von Russell (12) beschrieben, ist von den technischen Voraussetzungen für diese Patienten besser geeignet, da eine Passage des Oropharynx mit der Halteplatte vermieden wird.

Allen Verfahren der Direktpunktionstechnik ist gemeinsam, dass die Sonden mit einer Rückhaltevorrichtung ausgestattet sein müssen, die sich erst nach intragastraler Platzierung entfaltet. Es besteht insbesondere bei Verfahren ohne Gastropexie die Gefahr der Sondendislokation (16).

Ballonkatheterdirektpunktion (Introducer-Methode nach Russel). Nach Ausschluss einer Magenausgangsstenose und Nachweis der Diaphanoskopie erfolgt die lokale Anästhesie (z. B. 10 ml Xylocain 1%). Der Magen wird mittels einer 16-F-Splittkanüle nach der Seldinger-Technik sondiert (Abb. 7.**15**). Der am Ende des Katheters befindliche Ballon wird geblockt und die Splittkanüle entfernt. Problematisch und kritisch erweist sich bei dieser Methode die innere Fixierung der Sonde sowie die mögliche Beschädigung des Ballons mit Dislokation der Sonde (12).

Perkutane Direktpunktion (Introducer-Methode). Seit 2003 ist ein neues System zur Anlage einer PEG (Freka Directpunktionset FR 15) als endoskopisch kontrolliertes Direktpunktionsverfahren mit 2facher Gastropexie verfügbar. Dieses System findet Anwendung bei Patienten mit hochgradigen Stenosen, bei denen eine Durchzugs-PEG nicht mehr anzulegen ist, aber auch in Fällen, bei denen eine passagere PEG-Anlage z. B. perioperativ geplant ist (24).

- *Vorbereitung:* Die Anlage der PEG wird bei allen Patienten nach präinterventioneller Antibiotikaprophylaxe (z. B. 1 × 2 g Ceftriaxon i. v. 30 min vor der Untersuchung) und unter Analgosedierung (z. B. 5 mg Dormicum + 50 mg Dolantin i. v.) durchgeführt.
- *Geräte*: Die Endoskopie erfolgt mit einem Stenosegerät (z. B. GIF-N-30, Fa. Olympus) durch nasale oder orale Intubation (19). Ist die Passage primär nicht durchzuführen, kann das Endoskop mittels eines Führungsdrahts (0,035") geschient und das Gerät unter radiologischer Kontrolle platziert werden.
- *Durchführung:* Nach Ausschluss einer Magenausgangsstenose und Nachweis der Diaphanoskopie erfolgt die lokale Anästhesie (z. B. 10 ml Xylocain 1%), und der Magen wird mittels des doppellumigen Gastropexiegerätes unter chirurgischen Bedingungen punktiert. Bei sicherer intragastraler Lage wird die Schlinge geöffnet, der Gastropexiefaden eingebracht, nach Fixierung der Gastropexieapparat entfernt und eine Gastropexie angelegt. In einem Abstand von 2 cm erfolgt die Platzierung der zweiten Gastropexienaht. Nach einer ca. 1 cm breiten Stichinzision zwischen beiden Gastropexien punktieren wir mit dem Trokar einschließlich einer Peel-off-Schleuse. Hierbei ist auf eine gute Insufflation von Luft zu achten, um Verletzungen der Magenhinterwand durch den Trokar zu vermeiden. Bei sicherer intragastraler Lage wird der beiliegende 13-F-Ballonkatheter durch die Schleuse eingebracht, mit 4 ml physiologischer Kochsalzlösung 0,9% geblockt und das Endoskop entfernt. Danach wird die äußere Halteplatte mittels der beiliegenden Halteplatte fixiert.
- *Weitere Handhabung:* Die weitere Versorgung kann analog zu anderen PEG-Verfahren erfolgen. Am 10. Tag nach Anlage werden die beiden Gastropexiefäden entfernt. Die weiteren Verlaufskontrollen werden wöchentlich durchgeführt. Ein Wechsel des Ballonkathe-

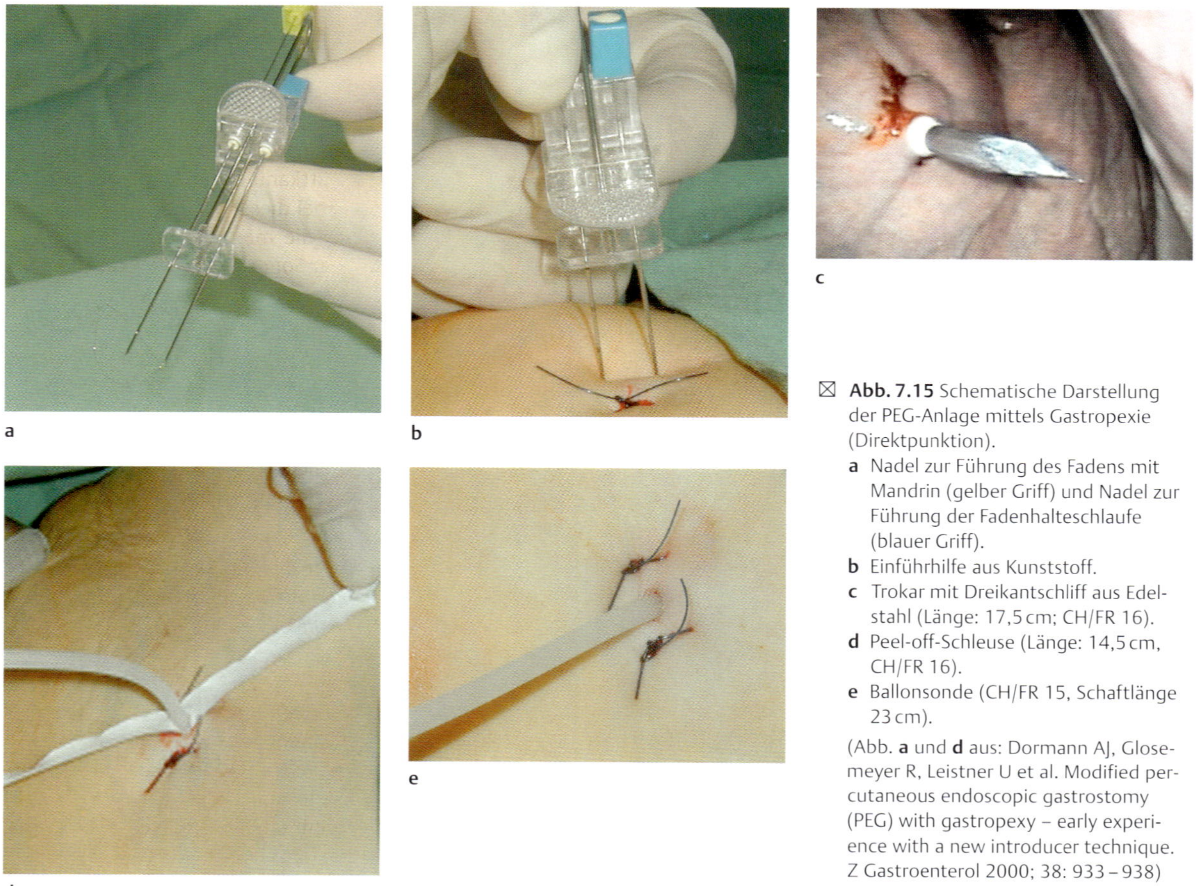

☒ **Abb. 7.15** Schematische Darstellung der PEG-Anlage mittels Gastropexie (Direktpunktion).
a Nadel zur Führung des Fadens mit Mandrin (gelber Griff) und Nadel zur Führung der Fadenhalteschlaufe (blauer Griff).
b Einführhilfe aus Kunststoff.
c Trokar mit Dreikantschliff aus Edelstahl (Länge: 17,5 cm; CH/FR 16).
d Peel-off-Schleuse (Länge: 14,5 cm, CH/FR 16).
e Ballonsonde (CH/FR 15, Schaftlänge 23 cm).
(Abb. **a** und **d** aus: Dormann AJ, Glosemeyer R, Leistner U et al. Modified percutaneous endoscopic gastrostomy (PEG) with gastropexy – early experience with a new introducer technique. Z Gastroenterol 2000; 38: 933 – 938)

ters erfolgt geplant nach ca. 30 – 40 Tagen, häufig wird dann gleichzeitig ein Buttonsystem angelegt, um eine bessere Langzeitstabilität zu erlangen (25).

Entfernung bzw. Austausch von PEG-/PEJ-Sonden

Bei komplikationslosem Langzeitverlauf gibt es keine klinische Notwendigkeit, eine PEG/PEJ-Sonde routinemäßig zu wechseln.

Bei adäquater Versorgung können enterale Sondensysteme über mehrere Jahre ohne Auswechselung benutzt werden (eigene Erfahrungen zeigen Liegedauern von >6 Jahren). Die Notwendigkeit zum Sondenwechsel besteht:

- beim Auftreten von Materialschäden (Leckagen, Sondenein- bzw. abriss),
- bei nicht behebbarer Verstopfung.

Endoskopische Entfernung. Auf Empfehlung einer interdisziplinären Konsensuskonerenz (26) wird für PEG-/PEJ-Sonden mit fixer innerer Halteplatte – trotz anders lautender Empfehlungen einzelner Studien – auch bei Erwachsenen die endoskopische Sondenentfernung vorgeschlagen. Der Grund dafür sind die potenziellen, dann aber meist schwerwiegenden Komplikationen (gastrointestinale Obstruktionen mit Ausbildung eines Ileus, Fistelbildungen, Perforationen mit z. T. letalen Ausgängen) bei nichtendoskopischer Entfernung.

Nichtendoskopische Entfernung. Bei zu erwartender zeitlich begrenzter, vorübergehender Notwendigkeit zur enteralen Ernährung mittels PEG (z. B. Strahlen- und/oder Chemotherapie) sollten PEG-Sondensysteme, die nichtendoskopisch gesteuert durch einfaches Herausziehen aus dem granulierten Stomakanal entfernt werden können, bevorzugt werden (z. B. Flexiflo inverta, Firma Abbott; Ponsky non-Balloon Austauschgastrostomie-Sonde, Fastrac Gastrostomiesystem (beide Firma Bard).

Sofern keine schwerwiegenden Komplikationen vorliegen, sollte eine frisch angelegte PEG/-PEJ-Sonde nicht innerhalb der ersten 10 Tage nach Anlage entfernt werden (unzureichende Granulation).

Nachsorge nach Sondenentfernung. Nach Entfernung der Sonde sollte unmittelbar ein externer Verband mit Kompresse angelegt werden, der bis zum Zuheilen (in der Regel 3–5 Tage) der externen Austrittstelle einmal täglich zu wechseln ist.

Bei komplikationsloser Sondenlage- und -entfernung kann der Patient unmittelbar essen und trinken. Gelegentlich kann es in den ersten Stunden zu einem meist geringen Austritt von Mageninhalt kommen.

Endoskopischer Sondenaustausch. Hierbei wird die liegende Sonde etwa 5 cm über dem Hautniveau abgeschnitten, ein Führungsfaden über die Sonde nach gastral vorgeschoben und das intragastrale Ende der PEG-Sonde mit einer Schlinge unmittelbar oberhalb der inneren Halteplatte mit dem Führungsdraht fixiert und nach peroral entfernt. Die Neuanlage erfolgt mittels Fadendurchzug. Alternativ kann im Einzelfall auch die Anlage eines Buttonsystems erwogen werden.

Nichtendoskopischer Sondenaustausch. Bei vorhandenem Stomakanal stehen für den nichtendoskopischen Austausch derzeit Sonden mit innerem weichem Haltedom (z. B. Ponsky non-Balloon Austauschgastrostomie-Sonde, Firma Abbott) bzw. – analog zum Buttonsystem – Sonden mit luftinsufflierbaren oder mechanisch extendierbaren inneren Halteplatten zur Verfügung (z. B. Bard Tri-Funnel Sonde, Flocare Gastrotube, Pfrimmer-Nutricia).

Beide Systeme erfordern eine radiologische Lagekontrolle nach Kontrastmittelgabe als Beleg der sicheren gastralen Lage nach Sondentausch.

Perkutan sonographisch gesteuerte Gastrostomie (PSG nach Gebel)

Diese von Gebel et al. 1991 (27) erstmals beschriebene Methode beruht auf einer sonographisch gesteuerten Direktpunktion des flüssigkeitsgefüllten Magens.

Indikationen. Als Indikationen gelten:

- nicht mehr für das Endoskop passierbare maligne Stenosen im Mund- und Rachenraum sowie der Speiseröhre und des Magens,
- nicht platzierbare Magen-, Duodenal- oder Jejunalsonde,
- nicht operabler Patient (schlechter Allgemeinzustand, hohes Narkoserisiko).

Handhabung und Durchführung. Kann der Patient nicht ausreichend trinken (z. B. okkludierendes Ösophaguskarzinom), erfolgt zunächst die Anlage einer nasogastralen Sonde mit Hilfe eines flexiblen Terumodrahts, worüber dann über einen Zeitraum von ca. 15 min 500–1500 ml physiologische Kochsalzlösung verabreicht werden. Zur Verzögerung der Magenentleerung erhält der Patient gleichzeitig 20–40 mg N-Butylscopolaminiumbromid i. v. Nach dopplersonographischem Ausschluss möglicher Gefäßanomalien im Punktionsgebiet erfolgt die sonographisch kontrollierte Direktpunktion (3,5-MHz-Schallkopf) und Anlage einer *Pigtailsonde* (alternativ Ballonsonde) nach der Seldinger-Technik. Nach der obligatorischen *radiologischen Kontrolle* der Sondenlage wird die Sonde zusätzlich durch eine Intrakutannaht von außen fixiert. Zur Vermeidung eines Refluxes wird über die noch liegende nasogastrale Sonde die verbliebene Flüssigkeit abgesaugt (Wiederfindung ca. 70 %) und anschließend die Sonde entfernt. Eine Benutzung der PSG ist 3 Tage nach Anlage möglich (27, 28).

Komplikationen. Eine erfolgreiche Anlage gelingt nach Aussagen der Autoren und eigenen Erfahrungen in etwa 90%. Lokale Entzündungen sind selten (< 5%). Ihre Handhabung erfolgt analog zum Vorgehen bei endoskopisch platzierten PEG-Sonden. Bei 10–13% kommt es zu materialbedingten Komplikationen. In etwa 8% wurde ein Sondenbruch beobachtet, in ca. 13% traten Sondenverschlüsse infolge von Medikamenteninkompatibilitäten auf.

Röntgenologisch gesteuerte Gastrostomie

Der Vorteil dieser Technik liegt analog zur PSG in der Anwendbarkeit auch bei okkludierenden Prozessen im Oropharynxbereich und Ösophagus.

Indikationen. Sie unterscheiden sich nicht von denen der PSG, d. h.

- endoskopisch nicht überwindbare Stenosen im Oropharynx oder Ösophagus,
- fehlende Diaphanoskopie (großer linker Leberlappen, Interposition des Kolons, Voroperationen).

Kontraindikationen. Als Kontraindikationen gelten auch hier:

- nicht behebbare Gerinnungsstörung,
- ausgedehnter perigastrischer Aszites,
- Interposition des Kolons,
- lokale abdominelle Voroperationen (Magenhochzug, Billroth I/II).

CT-gesteuerte Gastrostomie (bzw. Jejunostomie) nach Seitz (29)

Handhabung und Durchführung. Nach Platzierung einer nasogastralen Sonde bei – hochgradigen Stenosen des Oro- bzw. Hypopharynx oder des Ösophagus ggf. unter Durchleuchtung mittels eines Führungsdrahtes (z. B. 5-

French-Terumodraht) – werden 20 – 40 mg Butylscopalamin (Distension des Magens) appliziert und 500 – 1000 ml Raumluft über die Sonde insuffliert. Nach Lokalanästhesie (10 – 20 ml 1 %iges Lidocain) erfolgt die Punktion des Magens und die Freisetzung des T-Ankers im Magenlumen. Durch Zug am Ankerfaden wird die Magenvorderwand an der Bauchdecke fixiert und der Zugangsweg nach einer Hautinzision in kleinen Schritten (2 – 3 French) von 5 auf 16 F aufdilatiert. Anschließend wird die 17F-Einführungshülse („Peel-away-Sheet" eingebracht und nach Entfernung des Mandrins schließlich der 14F-Silikonballonkatheter eingeführt, der abschließend mit 5 ml 0,9 %iger Kochsalzlösung geblockt wird.

Anlage einer Gastrostomie unter Durchleuchtung

Die 1983 erstmals von Tao u. Gillies (30) beschriebene Gastrostomie unter Durchleuchtung unterscheidet sich hinsichtlich Komplikationsraten und Patienten-„Outcome" neueren Untersuchungen zufolge nicht wesentlich von der PEG oder chirurgischen Verfahren (31, 32).

Handhabung und Durchführung. Zur besseren Abgrenzen des Kolonrahmens erweist sich eine retrograde Füllung des Kolons mit wasserlöslichem Kontrastmittel oder die orale Gabe von Barium am Vortag als sinnvoll. Zusätzlich sollte die sonographische Abgrenzung des linken Leberlappens erfolgen. Nach Luftinsufflation (500 – 1000 ml Raumluft) und Lokalanästhesie (z. B. 10 – 20 ml 1 %iges Lidocain) wird der geblähte Magen unter Durchleuchtung nach der Seldinger-Technik punktiert. Nach ausreichender Dilatation (Ballonkatheter oder Dilatatorset) des Stomas, die in kleinen Abständen durchgeführt werden sollte (maximal 3 F Abstand), erfolgt die Anlage der Sonde analog zur Russel-Technik.

Gelingt die Einlage der nasogastralen Sonde nicht, muss eine CT-gesteuerte Punktion des undilatierten Magens erfolgen.

Komplikationen. Die erfolgreiche Anlage liegt bei über 97 %. Geringgradige und schwerwiegende Komplikationen liegen mit 6 bzw. 5,9 % unter denen der klassischen PEG und der chirurgischen Verfahren (29). An schwerwiegenden Komplikationen können Peritonitis (ca. 1 %), hämodynamisch wirksame Blutungen (> 1 %) oder in selten Fällen Katheterleckagen und Aspiration auftreten.

Button

Ergänzend zur perkutanen endoskopischen Gastrostomie (PEG) wurden in den letzten Jahren verschiedene Buttonsysteme („skin-level gastrostomy tube") entwickelt.

Vor- und Nachteile. Der seit 1984 erhältliche „Mushroom"-Button (Pilzkopf aus Silikon) bietet als Vorteile eine sichere Fixierung und ein flaches Profil. Zu seinen Nachteilen zählen schmerzhafte Anlage und Entfernung, da ggf. eine Dilatation notwendig ist. Relativ häufig treten Ventildefekte, Fistelverletzungen und Undichtigkeiten auf. Seit 1991 werden in Deutschland v. a. Silikonballonbuttons verwendet (Tab. 7.**22**). Ihre Vorteile liegen in der leichteren Platzierung, dem leichten Wechsel, den selteneren Ventildefekten und ihrer Größenvielfalt (25, 33, 34).

Der Button ist ein Austauschsystem zur Zweitplatzierung nach vorheriger Anlage einer PEG. Der Silikonballonbutton besteht aus einem in Hautniveau liegenden Ventilkopfsystem, einem in der Länge variierenden Verbindungskanal und einem Ballon.

Ventilkopfsystem. Im Ventilkopf befinden sich 2 Ventile. Über die seitliche Öffnung kann der Ballon mit 5 – 7,5 ml physiologischer Kochsalzlösung geblockt werden. Zentral befindet sich ein Antirefluxventil, das den Austritt von Magensaft verhindert. Eine Klappe dient zum Verschluss der zentralen Öffnung in Ernährungspausen.

Indikationen und Kontraindikationen

Hauptzielgruppen für die enterale Langzeiternährung über ein Buttonsystem sind mobile Patienten, z. B. mit amyotropher Lateralsklerose oder Tumoren, Kinder mit Mukoviszidose, Patienten mit Komplikationen bei liegender PEG (z. B. Ulkus, Ekzem), die sich nach Anlage oft spontan zurückbil-

Tabelle 7.22 Buttonsysteme mit Ballon im Vergleich

Name	Freka Gastrostomy	Flocare	Mic-Key
Hersteller	Fresenius-Kabi	Nutricia	Vygon
Größen [Ch. (Charrière)]	15	14, 18	14, 16, 18, 20, 24
Schaftlängen [cm]	15 Ch.: 1,1 – 4,5	– 14 Ch.: 1,1 – 4,0 – 18 Ch.: 1,0 – 4,5	– 14, 16, 18, 20 Ch.: 0,8 – 4,5 – 24Ch.: 1,0 – 4,5
Mandrin	+	–	–
Längenmesser	+	+	+

den können. Demente Patienten neigen häufig zu Eigenmanipulation an der PEG. Der Button wird wesentlich besser toleriert und senkt oft das Risiko von Verletzungen. Ein Button kann auch als Platzhalter bei Tumorpatienten in der Remission dienen.

Als Kontraindikationen gelten:

- floride Stomainfektion,
- ein PEG-Stoma, das nicht älter als 4 Wochen ist,
- ein langer (>4,5 cm), gewundener Fistelkanal,
- PEG-Dislokation und Fistelverschluss.

Anlage und Handhabung

Die in der Regel ambulante Anlage des Buttons erfolgt, wenn die PEG (>14 F) sicher eingeheilt ist.

Der Button darf nur in einen gut ausgebildeten und vollständig ausgeheilten Stomakanal eingesetzt werden, frühestens 4 Wochen nach Anlage der PEG.

Anlage des Buttons. Das Vorgehen entspricht zunächst dem Vorgehen analog zum Wechsel bzw. der Entfernung einer PEG. Unter endoskopischer Sicht wird die auf ca. 4–5 cm abgeschnittene PEG in den Magen gezogen. Der Längenmesser für das Stoma wird auf das abgeschnittene Ende der PEG-Sonde aufgesetzt und mit der PEG als Schienung in den Magen geführt. Nach Bestimmung der Stomalänge (Skalierung am Längenmesser) und Entfernung des Längenmessers wird der Button unter Zuhilfenahme von Gleitgel vorgeschoben (25).

Bei adipösen Patienten muss die Stomalänge im Sitzen bestimmt werden, da Längendifferenzen bis 1 cm bestehen.

In der Regel sollte der Button beim Erwachsenen im Hautniveau noch etwa 0,5 cm Spiel haben. Hierdurch werden Stomanekrosen vermieden. Der Ballon des Buttons wird *immer vor Anlage* durch Füllung auf Funktionstüchtigkeit überprüft.

Manipulationen mit Greifzangen von gastral dürfen wegen der Gefahr einer Beschädigung des Ballons in keinem Fall erfolgen. Die Lagekontrolle mittels radiologischer Durchleuchtung (röntgendichter Marker) ist bei der endoskopisch kontrollierten Erstanlage nicht notwendig.

Die *Applikation* der *Sondenkost* erfolgt durch einen Winkeladapter, der im Kanal des Buttons arretiert und direkt mit dem Überleitsystem verbunden wird.

Liegedauer. Bezüglich der durchschnittlichen Liegezeit und Haltbarkeit der verschiedenen Ballonsysteme sind lediglich Daten zum Mic-Key-Button mit einer Liegedauer von durchschnittlich 5,1 Monaten publiziert (25). Vergleichsdaten zu den verschiedenen Systemen liegen derzeit noch nicht vor.

Jejunostomie

Prinzipiell stehen 2 Techniken zur Verfügung. Zum einen kann eine bereits liegende PEG in eine Jejunostomie „umgewandelt“ werden (JET-PEG), zum anderen kann eine direkte endoskopisch kontrollierte Punktion des Jejunums erfolgen (EPJ).

Indikationen. Als Indikationen gelten:

- eine Gastroparese bei metabolischer Neuropathie (z. B. Diabetes mellitus),
- das Vorliegen einer Magen-, Pylorusstenose oder einer duodenalen Stenose,
- ausgeprägter gastroösophagealer Reflux,
- Störungen der antroduodenalen Motilität (Magenatonie), z. B. beim kritisch Kranken.

JET-PEG

Die Platzierung einer Sonde jenseits des Treitz-Bandes über eine liegende PEG (jejunal tube trough PEG = JET-PEG) ermöglicht eine jejunale Ernährung bei konventionell gelegter PEG.

Handhabung und Durchführung. Die Umwandlung einer bereits liegenden PEG in eine Jejunostomie (JET-PEG) erfolgt, indem durch die vorhandene Fistel eine Schleuse mit einer längeren, jejunal platzierten Sonde eingebracht wird (Abb. 7.**16**).

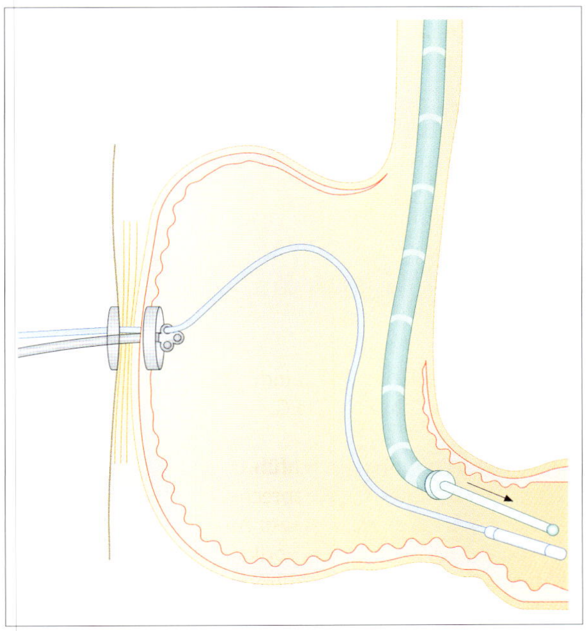

Abb. 7.16 Prinzip der transpylorischen endoskopischen Jejunostomie (JET-PEG). Die über PEG zunächst gastral platzierte Dünndarmsonde wird endoskopisch transpylorisch nach distal vorgeschoben.

Alternativ bietet sich die Anlage nach der Seldinger-Technik an: Hierbei wird zunächst endoskopisch (ggf. radiologisch) ein Führungsdraht durch die PEG-Sonde vorgeschoben, über den dann die Jejunalsonde jenseits des Treitz-Bandes platziert wird.

Eine wesentliche Voraussetzung für eine dauerhafte Platzierung der Dünndarmsonde ist, dass diese spannungsfrei und gerade – ohne Schlaufen – durch das Magenlumen in den Dünndarm gelegt wird. Eine im Magen verbleibende Schleife erhöht das Risiko einer Sondendisloktion.

Komplikationen. Die über eine liegende PEG transpylorische Applikation einer Duodenal- bzw. Jejunalsonde gilt allgemein als einfaches und modifizierbares endoskopisches Verfahren (zusätzlicher zeitlicher Mehraufwand 10 – 15 min). Lang- und Kurzzeitkomplikationen entsprechen denen einer normalen PEG. Als problematisch erwiesen sich jedoch im Langzeitverlauf Sondenokklusion, „Kinking", Sondendislokationen, vor allem aber das Umschlagen der Sonde und retrogrades Wandern in den Magen (21, 35, 36). Ginsberg et al. (37) schlagen eine Fixierung mit herkömmlichen Clips vor.

Endoskopische perkutane Jejunostomie (EPJ)

Ist eine PEG aus technischen Gründen nicht möglich, so steht neben der operativen Katheterjejunostomie (FKJ) die von Mellert et al. 1994 (38) erstmals beschriebene direkte endoskopische perkutane Jejunostomie (PEJ) zur Verfügung.

Indikationen und Kontraindikationen. Als Indikationen zur Anlage einer EPJ gelten (nach 39):

- Magen(teil)resektionen,
- Ösophagektomie,
- Magenhochzug,
- Anastomoseninsuffizienz nach Gastrektomie oder Ösophagusresektion,
- iatrogene Ösophagusperforation und ösophagotracheale Fisteln.

Absolute und relative Kontraindikationen entsprechen der Anlage einer PEG bzw. JET-PEG.

Handhabung und Durchführung. Handhabung und Durchführung einer EPJ entsprechen der Fadendurchzugsmethode (normales PEG-Set) zur Anlage einer PEG (8-stündige Nahrungskarenz, Antibiotikaprophylaxe, Sedierung). Nach Magenresektion (z. B. Billroth-II-Operation) genügt in der Regel ein einfaches Gastroskop zum Erreichen der 2. Jejunalschlinge. Ansonsten wird die Benutzung eines Kinderkoloskops oder eines Enteroskops (z. B. Olympus SIF-100) empfohlen. Wegen des engeren Lumens und der deutlich höheren Motilität des Darms ist eine Spasmolyse unverzichtbar.

Die im Gegensatz zur PEG oftmals schwierigere Diaphanoskopie (u. U. Abdunkelung des Raums) gilt als unabdingbares Muss!

Zur optimalen Punktion hat sich das Verfahren der „Double-needle"-Technik nach Mellert (38) während des Punktionsvorgangs bewährt. Zur Vermeidung einer Dislokation wird während des Punktionsvorgangs die Punktionskanüle endoluminal mittels einer Aligatorzange fixiert.

Im Gegensatz zur PEG-Anlage ist eine unmittelbare radiologische Kontrolle zum Ausschluss eines Extravasats und zur Lagekontrolle der Andruckplatte unbedingt erforderlich.

Komplikationen. Die EPJ ist ein standardisiertes und modifizierbares endoskopisches Verfahren mit einer geringen Komplikationsrate zur Sicherung der enteralen Ernährung bei Problempatienten (40). Im Vergleich zur operativen Katheterjejunostomie ist der Personal- und Sachkostenaufwand vergleichsweise gering.

Als Frühkomplikationen (< 3 Monate nach Anlage) finden sich in 3 – 4% der Fälle eine lokale Peritonitis und in 4 – 5% eine Wundinfektion. An Langzeitkomplikationen (> 3 Monate nach Anlage) finden sich eine peristomale Wundinfektion sowie peristomale Hypergranulation (< 1%). Bei der Anlage einer EPJ sind im Vergleich zur PEG häufiger Mehrfachpunktionen (14,5% vs. 1,9%) zu verzeichnen (39, 40).

Operative Verfahren zur Anlage gastroenteraler Ernährungssysteme

Klassische operative Verfahren wie Witzel-, Kader- und Janeway-Fistel oder die Gastrostomie nach Stamm spielen heute nur noch eine untergeordnete Rolle. Neben der chirurgisch oder laparoskopisch angelegten Feinnadelkatheterjejunostomie (41) erweisen sich zunehmend laparoskopische Verfahren wie die laparoskopische Gastrostomie nach Janeway (42, 43) als komplikationsarme Alternativen.

Feinnadelkatheterjejunostomie (FKJ)

Die Anlage einer FKJ erfolgt offen chirurgisch (intraoperativ) oder laparoskopisch.

Indikationen. Als Indikationen gelten:

- große abdominalchirurgische Eingriffe am oberen Gastrointestinaltrakt (z. B. Ösophagusresektion mit Magenhochzug, Whipple-Operation),
- fortgeschrittenes, nichtresektables Magen- oder Pankreaskarzinom, sofern eine Gastroenterostomie nicht möglich ist,
- schweres Polytrauma (sofern eine Indikation zur Laparotomie besteht und wenn eine längere künstliche Ernährung wahrscheinlich erscheint – *Ausnahme*: eine intraoperativ bestehende Darmschwellung s. Kontraindikationen).

⇢ Kontraindikationen. Als Kontraindikationen gelten:

- ausgeprägte Darmschwellung,
- chronische oder akute Entzündungen im Dick- und Dünndarm,
- schwere Peritonitis,
- fortgeschrittene Peritonealkarzinose.

⇢ Handhabung und Durchführung. Zunächst erfolgt die Wahl der Punktionsstelle im mittleren Drittel der Verbindungslinie zwischen Nabel und Rippenbogen. Die Bauchdecke wird mit einer Splittkanüle schräg durchstoßen, die Jejunalsonde ins Abdomen eingeführt und die Splittkanüle anschließend zurückgezogen, aufgebrochen und entfernt.

Mit der Splittkanüle tunnelt der Operateur den Dünndarm („Serosatunnel") in einer Länge von 5 – 10 cm und führt die Kanüle in das Darmlumen ein. Die bereits durch die Bauchdecke eingeführte Polyurethansonde (Ch. 9) wird durch den Splittkanal in das Darmlumen eingeführt. Die Splittkanüle wird anschließend gezogen und verworfen.

Um den Austritt von Sondenkost in die freie Bauchhöhle zu vermeiden, wird die Sondeneintrittsstelle am Dünndarm mittels einer Tabaksbeutelnaht gesichert und die Dünndarmschlinge mit Nähten am Peritoneum fixiert. Nach Verschluss des Abdomens wird die FKJ mit einer Fixationsplatte und einem besonders reißfesten Faden (z. B. Mersilene) von außen fixiert.

Vor Beginn der enteralen Ernährung sollte eine Röntgenkontrolle erfolgen. Bei korrekter Platzierung des Katheters ist das Risiko einer Leckage gering.

⇢ Komplikationen. Die Hauptgefahr ist das Entstehen eines Ileus, der von der fixierten Dünndarmschlinge ausgeht. Es muss daher unbedingt darauf geachtet werden, eine Torsion zu vermeiden (44).

› Perkutane laparoskopische Gastrostomie (PLG) und Jejunostomie (PLJ)

⇢ Laparoskopische Gastrostomie nach Janeway u. Kader. Die laparoskopische Gastrostomie nach Janeway ist eine Weiterentwicklung der bereits 1913 beschriebenen konventionellen Technik (42, 45). Das hierbei aus einer Längsfalte im Magenkorpus gebildete Stoma wird durch den M. rectus abdominis ausgeleitet, der dabei eine Sphinkterersatzfunktion übernimmt und dem Patienten die Unannehmlichkeit eines permanent liegenden Katheters erspart.

Komplikationsraten und Mortalität beider Techniken liegen nach mehreren prospektiven Studien < 5 % und damit deutlich unter denen klassischer chirurgischer, aber auch endoskopischer Verfahren (41, 46).

Der klinische Stellenwert, der in wenigen Zentren laparoskopisch durchgeführten Jejunostomie bleibt weiteren prospektiven Studien vorbehalten.

Applikationsformen und -techniken

Der gewählte Applikationsmodus (gastral/jejunal, Bolus/kontinuierlich) beeinflusst maßgeblich die Verträglichkeit und das Nebenwirkungsspektrum der enteralen Sondenernährung. Er richtet sich nach der Art der Grunderkrankung und der notwendigen Sondenlage.

› Bolusgabe

Bei der bei intakter gastroduodenaler Passage und Magenmotilität durchführbaren Bolusapplikation werden in einem Zeitraum von ca. 15 min bis zu 300 ml Sondennahrung portionsweise über eine großlumige Spritze (60 – 100 ml) appliziert.

Eine Bolusapplikation ist nur bei gastraler Sondenlage und intakter Reservoirfunktion des Magens indiziert. Bei gastralen Entleerungsstörungen und dem damit verbundenen gastroösophagealen Reflux- und Aspirationssrisiko ist sie kontraindiziert.

Sie findet vor allem bei Patienten mit Kopf- und Halstumoren sowie geriatrischen Patienten Anwendung. Beim kritisch kranken Patienten erweist sie sich aufgrund einer meist bestehenden Störung der gastroduodenalen Motilität in der Regel als ungeeignet.

⇢ Vor- und Nachteile. Als vorteilhaft erweisen sich der geringe Materialaufwand (keine Pumpe), weitgehender Erhalt der Mobilität sowie der geringere Schulungsaufwand (einfach zu erlernen). Nachteilig sind ein höherer Zeitaufwand (wiederholte Nahrungsgaben) sowie Verträglichkeitsprobleme (Übelkeit, Völlegefühl, Diarrhöen).

› Kontinuierliche Gabe

Die kontinuierliche Gabe gilt als Methode der Wahl beim kritisch Kranken (nahezu regelhaft gestörte antroduodenale Motilität) und schweren gastrointestinalen Motilitätsstörungen und ist unabdingbar bei transpylorischer jejunaler Sondenernährung. Moderne Pumpen ermöglichen zudem höhere Nahrungszufuhr (bis 200 kcal/h). Das geringe Eigengewicht neuerer portabler Pumpen ermöglicht auch den ambulanten Einsatz bei Kindern. In der Regel wird kontinuierlich über ca. 16 (14 – 18) h mit einer nächtlichen Pause appliziert.

› Applikationstechniken

Vor- und Nachteile der schwerkraft- und pumpengesteuerten Sondenapplikation sind in Tab. 7.**23** aufgeführt.

Sondennahrungen

Die Vielfalt der heute verfügbaren Trink- und Sondennahrungen sowie Ergänzungsnahrungen ermöglicht eine bedarfsgerechte Ernährung von Patienten, denen eine ausreichende orale Nahrungsaufnahme nicht möglich ist. Für die

Tabelle 7.23 Vor- und Nachteile unterschiedlicher Sondenapplikationsformen

Bolusapplikation	Schwerkraftapplikation	Pumpengesteuerte Applikation
Vorteile		
• wenig Materialbedarf • kurze Verweildauer der Sondennahrung in Behältnissen • relative Unabhängigkeit durch geringen Materialbedarf • geringe Kosten • einfache Handhabung, schnell zu erlernen	• geschlossenes System • einfache Handhabung • unkomplizierte Regulation per Rollklemme • Nachfüllen von Flüssigkeit möglich	• exakte Einstellung der Zulaufgeschwindigkeit (1 ml/h – 1000 ml/h) • langsamer, kontrollierter Kostaufbau • selten Unverträglichkeitsreaktionen • bei Störungen optische und akustische Alarmfunktionen • durch Akkubetrieb der Ernährungspumpen Mobilität für mehrere Stunden möglich
Nachteile		
• häufige Nahrungsgabe, z. B. 5 × 300 ml • hoher Zeitaufwand • sehr häufig Unverträglichkeitsprobleme, wie Völlegefühl, Übelkeit, Erbrechen, Diarrhö • hohe Kontaminationsgefahr bei unsachgemäßer Handhabung • unsauberes Handling • nur bei wachen, orientierten Patienten einzusetzen	• mehr Materialbedarf als bei Bolusapplikation • stetige Einlaufkontrolle nötig • nur bei wachen und orientierten Patienten einzusetzen • höhere Kosten	• mögliches Abhängigkeitsgefühl von technischen Geräten • relativ hohe Kosten der Materialien • ausführliche Einweisung und Schulung von Patient und betreuenden Personen erforderlich

Ernährung über enterale Zufuhrwege stehen industriell gefertigte bilanzierte Diäten zur Verfügung, die in ihrer Zusammensetzung weitestgehend dem als RDA („recommended daily allowances") definierten Tagesbedarf entsprechen. Modifizierte Spezialdiäten mit abweichender Nährstoffzusammensetzung orientieren sich an den Erfordernissen bei speziellen Erkrankungen (z. B. Spezialdiäten für Patienten mit Diabetes mellitus, Nieren- oder Leberinsuffizienz). Eine Entscheidungshilfe zur Sondenkostwahl ist in Abb. 7.**17** zu sehen.

Nährlösungen

Nach der Diätverordnung für diätetische Lebensmittel werden Nährlösungen zur enteralen Ernährung als bilanzierte Diäten bezeichnet. Auch frühere Bezeichnungen wie Formel- oder Formuladiäten sind gängige Begriffe.

Bilanzierte Diäten sind vorwiegend industriell hergestellte Zubereitungen mit exakt definierter Zusammensetzung. Ihre Nährstoffzusammensetzung bzw. die Mindest- und Höchst-

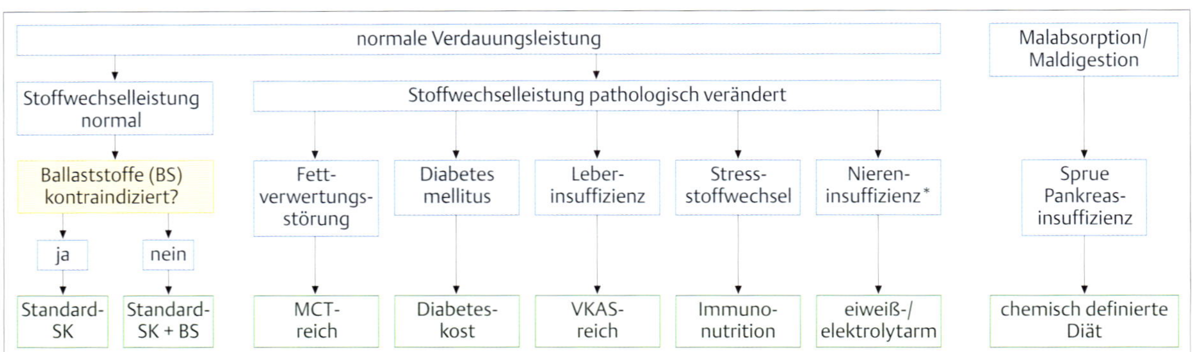

Abb. 7.17 Entscheidungshilfe zur Auswahl geeigneter Sondenkost (*cave: dialysepflichtige Patienten haben erhöhten Eiweißbedarf). SK: Sondenkost, BS: Ballaststoffe, MCT: mittelkettige Triglyceride, VKAS: verzweigtkettige Aminosäuren.

mengen der täglich verabreichbaren Nährstoffe ist in §14b sowie Anlage 6 und 7 der DiätVO geregelt (47).

In der Verordnung wird unterschieden zwischen bilanzierten Diäten zur vollständigen oder zur ergänzenden Ernährung.

Diäten zur vollständigen Ernährung. Diese müssen den Vorgaben der DiätVO zu Mindest- und Höchstmengen der verschiedenen Nährstoffe entsprechen. Eine bedarfsdeckende Zufuhr an Mikronährstoffen ist in der Regel bei Verabreichung von 1500 – 2000 ml einer bedarfsdeckenden bilanzierten Diät gesichert.

Diäten zur ergänzenden Ernährung. Sie können von diesen Vorgaben abweichen und beispielsweise nur ausgewählte Vitamine, Mineralstoffe und Spurenelemente enthalten und eine stark abweichende Nährstoffzusammensetzung aufweisen. Dementsprechend finden sie gezielt zur Supplementation bestimmter Makro- bzw. Mikronährstoffe Einsatz (z. B. Eiweißergänzungsnahrungen).

Sonden- und Trinknahrung. Bilanzierte Diäten kommen überwiegend in flüssiger, selten in pulvriger und fester Form in den Handel. Sie sind sowohl für die Verabreichung über Ernährungssonden als auch als Trinknahrung z. B. zur Ergänzung bei nicht bedarfsdeckender Normalkost geeignet. Als Sondenkost sind sie geschmacksneutral. Trinknahrungen werden in vielen verschiedenen Geschmacksrichtungen angeboten.

Kennzeichnungspflicht. Nach § 21 DiätVO unterliegen bilanzierte Diäten der Kennzeichnungspflicht durch den Hersteller, die zum einen dem Schutz des Verbrauchers dienen, zum anderen wichtige Informationen für den Anwender beinhalten (z. B. Art der Diät, empfohlener Anwendungsbereich, Nähr- und Wirkstoffverteilung, Energiedichte, Osmolalität bzw. Osmolarität, Darreichungsform).

Krankenernährung. Bilanzierte Diäten eignen sich sowohl in der klinischen Praxis als auch in der Heimversorgung in hervorragend für die Krankenernährung, da:

- die Menge und Relation der Nährstoffe an den durch die Erkrankung vorgegebenen Bedarf adaptiert werden können,
- Spezialdiäten zur Versorgung von Patienten mit eingeschränkter Verdauungs- oder Resorptionsleistung bzw. speziellen Stoffwechselanforderungen zur Verfügung stehen,
- flüssige Formen problemlos auch über dünnlumige Sonden applizierbar sind,
- sie bei korrekter Handhabung hygienisch einwandfrei sind und ein geringes Kontaminationsrisko darstellen,
- sie sich durch eine gute Lagerfähigkeit bei langer Haltbarkeit auszeichnen.

Selbst hergestellte Sondennahrungen. Diese erfüllen in der Regel nicht die Anforderungen einer industriell hergestellten bilanzierten Diät. Sie entsprechen nicht den gesetzlich festgelegten Anforderungen an Mindest- und Höchstmengen der Nährstoffzufuhr und sind nicht vollbilanziert herstellbar. Aus hygienischen Gesichtpunkten ist eine Herstellung unter strikten hygienischen Bedingungen erforderlich.

Bei den gängig verwendeten dünnlumigen Ernährungssonden (Ch. 7 – 15) kann es durch die schlechteren Fließeigenschaften der selbst hergestellten Sondenkost leicht zu Okklusionen kommen. Die Herstellung ist personal-, material- und daher kostenintensiv. Aus diesen Gründen sollte die sog. „Küchensonde" keinen Einsatz mehr finden (48).

Einteilung. Die bilanzierten Diäten können nach ihren Nährstoffkomponenten und ihrem Anwendungsbereich unterteilt werden in hochmolekulare, nährstoffdefinierte (NDD), niedermolekulare, chemisch definierte Diäten (CDD) und nährstoffmodifizierte Spezialdiäten (Tab. 7.**24**).

Inhaltsstoffe

Proteine

Proteine liegen in enteralen Nährlösungen als intakte Proteine oder als Proteinhydrolysate in Form von Oligopeptiden oder kristallinen Aminosäuren vor. Die wichtigsten Proteinquellen sind Milch- und Sojaeiweiß. Die überwiegende Zahl der auf dem Markt befindlichen Formeldiäten ist glutenfrei. Eiweißmodifizierte bilanzierte Diäten stehen zur Verfügung für Erkrankungen, bei denen die Menge und Art des zugeführten Eiweißes an die jeweilige Stoffwechselsituation angepasst werden muss, wie beispielsweise bei Leber- und Niereninsuffizienz (s. unten). Spezielle Aminosäuren (z. B. Glutamin, Arginin) sind in bilanzierten Diäten zur Ernährung kritisch Kranker zugesetzt.

Fette

Der Fettanteil von Formeldiäten kann zwischen 10 und 35 % schwanken. Sie sind als langkettige Triglyceride (LCT) – Fettsäuren mit einer Kettenlänge ab 12 C-Atomen – und/oder als mittelkettige Triglyceride (MCT) mit einer Kettenlänge von 6 – 12 C-Atomen enthalten. LCT werden aus Maiskeim- oder Sojaöl gewonnen. Die Quelle für MCT-Fette ist Kokosöl.

Bilanzierte Diäten sind wegen der ausschließlichen Verwendung pflanzlicher Öle als Fettkomponente cholesterinfrei. Modifikationen der Fettkomponente gibt es zum einen hinsichtlich der Art der Fette (LCT, MCT, ω-3-Fettsäuren) und zum anderen hinsichtlich des Anteils an der Gesamtenergie. In neuen Konzepten wird der Einsatz von kurzkettigen Fettsäuren und sog. strukturierten Lipiden diskutiert.

Tabelle 7.24 Einteilung definierter bilanzierter Diäten zur enteralen Ernährung

Nährstoffdefinierte Diäten (NDD)
Hochmolekulare Substrate

Standarddiät
- intaktes Protein, Poly-/Oligosaccharide, LCT
- 1 kcal/ml
- ballaststofffrei

Modifizierte NDD
- ballaststoffhaltig
- Energiedichte > 1,5 kcal/ml
- Proteingehalt > 20 % der Gesamtenergie
- MCT-haltig
- erhöhter Gehalt verzweigtkettiger Aminosäuren
- erhöhter Fettgehalt (> 45 % der Gesamtenergie)
- fettsäuremodifiziert (ω-3-Fettsäuren)
- glutaminhaltig

Chemisch definierte Diäten (CDD)
Niedermolekulare Substrate

Oligopeptiddiät
- Oligopeptide, Oligo-/Monosaccharide, MCT
- 1 kcal/ml
- ballaststofffrei

Modifizierte CDD
- krankheitsadaptiert durch Modifikation der Kohlenhydrat-, Fett- oder Proteinkomponente (z. B. nierenadaptiert: eiweißarm, elektrolytarm)

Strukturierte Lipide. Strukturierte Lipide werden durch Transesterifikation von MCT- und LCT-Fetten gebildet. Diese chemische Mischung erlaubt die Herstellung von Lipiden mit gewünschter Zusammensetzung. Vorteile strukturierter Lipide werden in der Möglichkeit gesehen, dass sowohl eine effiziente Energiequelle als auch essenzielle Fettsäuren bereitgestellt werden können. Die Nützlichkeit strukturierter Lipide in der enteralen Ernährung ist derzeit Gegenstand klinischer Untersuchungen (49).

Kurzkettige Fettsäuren. Zu den kurzkettigen Fettsäuren (KKFS) gehören Acetat, Propionat und Butyrat. Diese Fettsäuren entstehen physiologischerweise bei der bakteriellen Fermentation wasserlöslicher Ballaststoffe im Kolon. In Studien konnte gezeigt werden, dass KKFS den intestinalen Blutfluss fördern, die mukosale Proliferation stimulieren und die Resorption von Wasser und Elektrolyten steigern (50). Aufgrund dieser Effekte wird den KKFS eine mögliche positive Wirkung hinsichtlich der Vermeidung funktioneller und struktureller Veränderungen im Dünn- und Dickdarm, die häufig bei kritisch Kranken zu beobachten sind, zugesprochen (51). Bisher sind KKFS nicht in kommerziellen Formeldiäten enthalten. Einige Studien geben jedoch Anlass dazu, den KKFS eine Bedeutung als enterales Substrat in der Ernährung kritisch Kranker beizumessen (52).

Kohlenhydrate

Der Anteil von Kohlenhydraten in Formeldiäten beträgt 40 – 90 %. Kohlenhydrate liegen in Form von intakten Polysacchariden (Maltodextrin) oder als Oligo- bzw. Monosaccharide vor. Sie werden überwiegend aus Maisstärke gewonnen. Je geringer die Molekülgröße ist, desto höher ist die Osmolarität der Lösung und desto süßer deren Geschmack. Die industriell gefertigten Formeldiäten sind laktosearm bzw. laktosefrei (52). Für Patienten mit Diabetes mellitus bzw. gestörter Glucosetoleranz sind kohlenhydratmodifizierte bilanzierte Diäten verfügbar (Tab. 7.**25** u. Tab. 7.**26**).

Ballaststoffe

Einige nährstoffdefinierte Diäten (NDD) enthalten Ballaststoffe in einer Menge von ca. 10 g/1000 kcal (1 kcal = 4,187 kJ). Ballaststoffe werden ihren Eigenschaften entsprechend in lösliche und unlösliche Ballaststoffe unterteilt. Sie haben eine große Wasserbindungskapazität und erhöhen das Stuhlvolumen und -gewicht. Die damit verbundene Verminderung des intraluminalen Drucks und die quantitative und qualitative Änderung der Darmflora können klinisch von Nutzen sein. Im Dickdarm findet eine bakterielle Verstoffwechselung der wasserlöslichen Ballaststoffe zu kurzkettigen Fettsäuren wie Butyrat, Propionat und Acetat statt. Butyrat ist der Hauptenergielieferant der Kolonschleimhaut. Ein unzureichendes Angebot von Butyrat reduziert die Natrium- und Wasserresorption und hat negative Effekte auf die Zellproliferation der Dickdarmschleimhaut.

Stuhlregulation. Bei Patienten mit Diarrhö können ballaststoffhaltige Diäten einen positiven Effekt haben, da die erhöhte Verfügbarkeit kurzkettiger Fettsäuren zu einer Regeneration der Kolonschleimhaut führt. Gleichfalls können ballaststoffreiche Formula zu einer Stuhlregulation bei Obstipation beitragen (53).

Wasserunlösliche Ballaststoffe. Derzeit verfügbare Formeldiäten beinhalten zwischen 1,2 und 1,5 g Ballaststoffe, vorwiegend in Form von unlöslichen Ballaststoffen gewonnen aus Sojabohnen. Bei der Herstellung bilanzierter Diäten ist eine Zugabe von Ballaststoffen sowohl hinsichtlich der Menge als auch der Art der Ballaststoffe beschränkt, da diese durch Aufquellen zu Veränderungen der Fließeigenschaften führen und somit die Gefahr einer Sondenokklusion besteht (54). Durch technologische Verbesserungen sind aber mittlerweile zahlreiche Formeldiäten mit hohem Anteil wasserunlöslicher Ballaststoffe wie z. B. Pektin, Guar und Gummi Arabicum verfügbar. Diesen wird über die genannten Effekte hinaus eine Verbesserung der Glucosetoleranz und eine Senkung des Cholesterinspiegels zugesprochen (55).

Fructooligosaccharide. Einige Formeldiäten enthalten auch Fructooligosaccharide (FOS), die ebenfalls zu den wasserlöslichen Ballaststoffen gehören. Diese können eine positive Wirkung auf die Zusammensetzung der bakteriellen

Darmflora haben und sich positiv bei Patienten mit Obstipation auswirken (55).

Der Einsatz einer ballaststoffreichen NDD ist sinnvoll, wenn ein Patient mit intakter Digestions- und Resorptionsleistung enteral ernährt werden muss (56). Ballaststoffhaltige Formeldiäten sind bei Stenosen, entzündlichem Schub eines Morbus Crohn und beim postoperativen Kostaufbau nach großen abdominellen Eingriffen kontraindiziert.

› Wasser

Der Wassergehalt bilanzierter Diäten liegt zwischen 70 und 85%. Er ist abhängig von der Energiedichte eines Substrats. Bilanzierte Diäten mit einer Energiedichte von 1 kcal/ml (normokalorische bilanzierte Diät) haben durchschnittlich 80% freie Flüssigkeit. Bei höherer Energiedichte (hochkalorische bilanzierte Diäten) beträgt der Anteil freier Flüssigkeit nur ca. 70%. Dies ist bei der Flüssigkeitsbilanzierung zu bedenken.

Chemisch definierte niedermolekulare Diäten (CDD)

Die Hauptnährstoffe der chemisch definierten Diäten sind durch enzymatische Vorverdauung so weit aufgeschlossen, dass eine unmittelbare Resorption möglich ist.

→ **Eiweiß.** Die Eiweißkomponente besteht aus Proteinhydrolysaten (Oligopeptiden), die durch Hydrolyse von Kasein, Weizenproteinen und anderen Proteinen gewonnen werden (57). Die heute eingesetzten Oligopeptiddiäten zeigen einige Vorteile gegenüber den früher verfügbaren sog. Elementardiäten, die ausschließlich freie Aminosäuren enthielten. Zum einen bewirken Di- und Tripeptide eine *geringere Osmolarität* als freie Aminosäuren. Zum anderen scheint die Nettoresorption von Di- und Tripeptiden wesentlich schneller und effizienter zu sein als die entsprechender Mengen freier Aminosäuren, was insbesondere unter pathologischen Konditionen (z.B. bei Kurzdarmsyndrom und chronisch entzündlichen Darmerkrankungen) von herausragender Bedeutung ist (58, 59).

→ **Kohlenhydrate und Fette.** Kohlenhydrate liegen in Form von partiell hydrolysierter Stärke als Maltodextrin und Oligosaccharide vor. Die Fettkomponente enthält einen hohen Anteil an MCT-Fetten. Bei den CDD ist der Fettanteil mit 10–20% zugunsten des Kohlenhydratanteils von 60–70% reduziert. Die Energiedichte beträgt in der Regel 1 kcal/ml. CDD sind generell frei von Lactose und Ballaststoffen.

→ **Besonderheiten.** Bedingt durch die vorverdaute Form der Proteine und Kohlenhydrate weisen CDD eine erhöhte Osmolarität von 350–400 mosmol/l auf, was eine einschleichende Dosierung mit Hilfe einer Ernährungspumpe erforderlich macht. Die Resorption erfolgt nahezu vollständig in oberen Dünndarmabschnitten, was zu einer Reduzierung von Stuhlvolumen und Stuhlfrequenz führt. Eine langfristige orale Ernährung mit Oligopeptiddiäten erweist sich wegen des meist schlechten Geschmacks als sehr problematisch. Eine bessere Akzeptanz wird durch die Applikation von CDD über intestinal platzierte, dünnlumige Ernährungssonden erzielt.

→ **Anwendungsgebiete.** Aus physiologischer Sicht eignen sich chemisch definierte Diäten bei:

- Patienten mit *eingeschränkter Digestions- und Resorptionsleistung* (z.B. akuter Schub bei chronisch entzündlichen Darmerkrankungen, Kurzdarmsyndrom, Strahlenenteritis, Pankreasinsuffizienz),
- *Kostaufbau nach längerfristiger, alleiniger parenteraler Ernährung* (> 7–10 Tage), da eine alleinige totale parenterale Ernährung eine Atrophie der Dünndarmzotten verbunden mit Störungen der Nährstoffassimilation zur Folge haben kann,
- Patienten mit *Nahrungsmittelallergien* (aufgrund des Vorliegens der Eiweiße als Hydrolysate, haben CDD eine sehr geringe allergene Wirkung).

Klinische Studien konnten jedoch bei der Mehrzahl der ursprünglich mit chemisch definierten Diäten behandelten Krankheiten, wie z.B. chronisch entzündliche Darmerkrankungen (60) und Kurzdarmsyndrom, keinen Vorteil dieser Diäten belegen (57). Folglich gibt es derzeit nur noch wenige Indikationen für chemisch definierte Diäten (Tab. 7.**25**). Erfolgt ein Kostaufbau mit CDD sollte nach erfolgreicher Aufbauphase eine schrittweise Umstellung auf eine nährstoffdefinierte Diät (NDD) versucht werden.

Nährstoffdefinierte hochmolekulare Diäten (NDD)

→ **Zusammensetzung.** Die Standardpräparate der NDD entsprechen weitgehend der Nährstoffrelation von 15–20% Protein, 25–35% Fett und 45–55% Kohlenhydrate. Abweichungen von dieser Relation sind in bestimmten Situationen sinnvoll und sind in der Zusammensetzung enteraler Nährlösungen für spezielle Krankheitsbilder berücksichtigt. Die Hauptnährstoffe liegen als hochwertiges natives Protein (überwiegend Milch- und Sojaprotein), Oligo- und Polysaccharide (Maltodextrin) und pflanzliche Öle in Form von Triglyceriden mit langkettigen Fettsäuren (Sonnenblumen-, Sojaöl) vor.

Der Einsatz von NDD setzt dementsprechend eine weitgehend intakte Verdauungs- und Resorptionsleistung voraus. Die NDD entsprechen hinsichtlich des Gehalts an Protein, Kohlenhydraten, Fett, Vitaminen und Mineralstoffen den Empfehlungen der Deutschen Gesellschaft für Ernährung (DGE).

Tabelle 7.25 Produktübersicht chemisch definierter Diäten (Herstellerangaben, Stand Mai 2006, keine Garantie auf Vollständigkeit)

Art der Sondenkost	Indikation (beispielhaft)	Hersteller/Produktname
Chemisch definiert, Standard 1 kcal/ml Ballaststofffrei	bei ausgeprägter Malassimilation, Nahrungsmittelallergie	B. Braun: Nutricomp Peptid (S) Fresenius Kabi: Survimed OPD (S) Nestlé: Salvimulsin peptid (S) Peptamen und Peptamen Junior (S/T) Novartis: Isosource MCT (S/T) Novasource Peptide (S) Pfrimmer Nutricia: Peptisorb (S) SHS: Elemental 028 (0,86 kcal/ml, T)
fettfrei	bei ausgeprägter Malassimilation	Fresenius Kabi: Fresubin provide Xtra (1,5 kcal/ml, T)

S: Sondenkost, T: Trinknahrung

Energiedichte und Ballaststoffe. Modifikationen der NDD bestehen hinsichtlich der Energiedichte und des Ballaststoffgehalts. NDD werden angeboten mit einer Kaloriendichte von 1 – 1,5 kcal/ml. Sie werden sowohl mit als auch ohne Ballaststoffe angeboten. Die Osmolarität liegt mit 250 – 300 mosmol/l im physiologischen Bereich. Die Verabreichung erfolgt oral als Trinknahrung oder über enterale Ernährungssonden. NDD finden bei supplementärer oraler Verabreichung aufgrund der geschmacklichen Vielfalt gute Akzeptanz. Bei einer längerfristigen, ausschließlichen enteralen Nährstoffzufuhr ist jedoch in der Regel eine Applikationshilfe erforderlich.

Anwendungsgebiete. Der Großteil der Patienten, die einer enteralen Ernährungstherapie bedürfen, ist mit einem Standardpräparat der bilanzierten Diäten adäquat versorgt. Für Patienten, deren Krankheitsbild mit speziellen Anforderungen an die Ernährungstherapie einhergeht, stehen Spezialdiäten zur Verfügung. Ebenso sollten Kinder keine Erwachsenensondenkost, sondern spezielle kindgerechte Trink- und Sondennahrungen bekommen.

Nährstoffmodifizierte Spezialdiäten

Nährstoffmodifizierte Spezialdiäten weisen einen im Vergleich zu den Standardnahrungen abweichenden Gehalt an Eiweiß, Fett oder Kohlenhydraten auf, der den Erfordernissen bei speziellen Erkrankungen gerecht wird. Variationen können auch hinsichtlich des Gehalts an Mineralstoffen und Vitaminen bestehen. So gibt es z. B. Spezialdiäten zur Gabe bei Leber-, respiratorischer oder Niereninsuffizienz, bei Diabetes mellitus, mit einem hohen MCT-Fettanteil und für kritisch kranke Patienten (Tab. 7.**25** und 7.**26**).

Medikamentenapplikation über Sonden

Inkompatibilitäten. Über die Kompatibilität von Arzneistoffen mit enteralen Formuladiäten liegen oftmals nur unzureichende Erkenntnisse vor (61). Daher geht einer Applikation von Arzneimitteln über eine Ernährungssonde eine sorgfältige Auswahl eines geeigneten Präparates unter Berücksichtigung der Arzneiform und der Kinetik des Arzneistoffes voraus.

Besondere Beachtung sollten mögliche Wechselwirkungen mit der Sondennahrung, die Art der Zufuhr, Position des Sondenendes, Art der Sondenöffnung (endständig versus seitenständig), der Sondendurchmesser sowie die Applikationsrhythmen finden (62).

Unterschieden werden Interaktionen zwischen Arzneistoffen und Nährstoffen während der enteralen Ernährung wie physikalische, pharmazeutische, pharmakologische, physiologische und pharmakokinetische Inkompatibilitäten (63). Diese Interaktionen können zu einer wesentlichen Änderung der Pharmakodynamik und -kinetik eines Medikamentes beitragen. Die meisten Interaktionen, die zwischen Arznei- und Nährstoffen auftreten, sind auf eine der oben genannten Inkompatibilitäten zurückzuführen und lassen sich durch Berücksichtigung folgender Maßnahmen vermeiden (63):

- Die kontinuierliche enterale Ernährung sollte vor der Applikation des Arzneimittels gestoppt werden. Jedes Arzneimittel sollte separat und immer zur gleichen Zeit appliziert werden. Zwischen den Gaben verschiedener Arzneimittel sollte jeweils mit 3 – 10 ml warmem Wasser gespült werden.
- Vor und nach der Applikation sollte die Sonde mit 15 – 30 ml warmem Wasser gespült werden. Diese Maßnahme dient der Reinigung und Prüfung der Funktionstüchtigkeit der Sonde, der Verdünnung des applizierten Arzneimittels sowie einem erleichterten Wirkstofftransport in den Magen oder Dünndarm.

Tabelle 7.26 Übersicht über nährstoffmodifizierte Spezialdiäten (Herstellerangaben, Stand Mai 2006, keine Garantie auf Vollständigkeit)

Art der Sondenkost	Indikation (beispielhaft)	Hersteller/Produktname
Für Diabetiker geeignet	Diabetes mellitus, gestörte Glucosetoleranz	Abbott: Glucerna (S) B. Braun: Nutricomp Intensiv (S/T) Fresenius Kabi: Fresubin Diben (S/T) Nestlé: Sondalis G (S), Clinutren G (T) Novartis: Isosource Standard Balance(S) Resource Balance (T) Pfrimmer Nutricia: Diason (S) Diasip (T)
Fettreich	respiratorische Insuffizienz	Abbott: Pulmocare (S/T) Oxepa (S, Beatmungspatienten) B. Braun: Nutricomp Intensiv (S/T) Pfrimmer Nutricia: Respifor (T) Fresenius Kabi: Supportan (S/T)
Reich an MCT-Fetten	Fettverdauungsstörungen (z. B. Pankreasinsuffizienz, intestinale Lymphangiektasie, Chylothorax, Chylusfisteln)	B. Braun: Nutricomp MCT (S) Pfrimmer Nutricia: Nutrison MCT (S) Biosorb MCT (S) Abbott: Osmolite (S)
Reich an VKAS	Leberzirrhose, Katabolie	B. Braun: Nutricomp Hepa (S/T) Heparon Junior Pulver (S/T) Fresenius Kabi: Fresubin Hepa (S/T)
Immunonutrition* (reich an immunstimulierenden Substraten z. B. Glutamin, Arginin, RNS-Nukleotide, ω-3-Fettsäuren, Butyrat, Antioxidanzien)	kritisch Kranke, Intensivpatienten, Verbrennungen, Rekonvaleszenz, Wundheilungsstörungen, Operationen	B. Braun: Nutricomp Immun (S) Fresenius Kabi: Reconvan (S) Intestanim Novartis: Impact (S/T) Pfrimmer Nutricia: Cubison (S) Abbott: Perative (S) Nestlé: Crucial (S)
Angereichert mit Wachstumsfaktor TGF-β2	speziell für Patienten mit Morbus Crohn	Nestlé: Modulen IBD Pulver (S/T)
Protein- und elektrolytmodifiziert	Niereninsuffizienz mit und ohne Dialyse	Abbott: Suplena[1] (S/T) Nepro Abbott[2] (S/T)
1,3 – 2 kcal/ml, ballaststofffrei		Fresenius Kabi: Survimed renal (S/T)[1,a] Pfrimmer Nutricia: Renilon 4.0[1](T) Renilon7.5[2](T) Renilon Pulver[1] (S) Nutrison Concentrated[2](S)
Fettfreie Nahrung	nur zur ergänzenden Ernährung geeignet, z. B. bei ausgeprägter Fettverdauungsstörung	Nestlé: Clinutren fruit (T) Novartis: Resource fruit drink (T) Abbott: Enlive plus (T) Pfrimmer Nutricia: Fortijuice (T)

S: Sondenkost, T: Trinknahrung, MCT: mittelkettige Triglyceride, VKAS: verzweigtkettige Aminosäuren.

[1] Prädialyse, [2] Dialyse, [a] für Dialysepatienten nur in Kombination mit elektrolytarmem Eiweißpräparat geeignet, * einzelne Produkte sind nicht für alle aufgeführten Anwendungsgebiete geeignet. Details sind der Produktbeschreibung zu entnehmen.

- Die Arzneimittel sollten aufgrund von möglichen Inkompatibilitäten nicht direkt mit der enteralen Ernährung gemischt werden.
- Idealerweise sollten Suspensionsformen der Arzneimittel verabreicht werden. Alternativ kann die parenterale Form Verwendung finden.
- Feste Arzneiformen sollten nur in Notfällen zerkleinert und über die Sonde mit einem entsprechend großen Sondendurchmesser (mindestens 15 Ch) verabreicht werden.
- Flüssige Medikamente enthalten teilweise einen hohen Sorbitol-Anteil, was ab einer Tagesdosis von 20 g zu unerwünschten Nebenwirkungen wie Diarrhö führen kann.
- Flüssigkeiten sollten vor Arzneimitteln, die verdünnt werden, verabreicht werden.
- Zerkleinerte Tabletten bzw. der Inhalt von geöffneten Hartkapseln sollten in 10–30 ml Wasser von Raumtemperatur verdünnt werden und so über die Sonde appliziert werden. Weichgelatinekapseln können in 15–30 ml warmem Wasser aufgelöst werden. Alternativ können sie mit einer Nadel angestochen werden. Ihr flüssiger, meist öliger Inhalt kann mit Spritze und Kanüle aus der Hülle herausgezogen werden.
- Hypertone, visköse Arzneimittel oder solche, die zu Reizungen des Gastrointestinaltrakts führen, sind ebenfalls mit 15–60 ml Wasser zu verdünnen. Außerdem sollten Arzneistoffe, die gastrointestinale Nebenwirkungen hervorrufen können, verabreicht werden, während sich die enterale Formuladiät noch im Magen-Darm-Trakt befindet.
- Ist ein Medikament nüchtern einzunehmen, so sollte die Verabreichung der enteralen Formuladiät mindestens 15 min vorher bis 15 min nach der Arzneimittelgabe unterbrochen werden.
- Bei einer Okklusion der Sonde durch Arzneimittel sollte diese mit Wasser, kohlensäurehaltigen Getränken, Pepsinwein oder einer Suspension aus Pankreasenzympräparat und Natriumhydrogencarbonat gespült werden.

Kleine Spritzenvolumina sollten grundsätzlich vermieden werden, da es hierbei zu einer hohen Druckentwicklung mit Ruptur der Sonde kommen kann.

Unter Berücksichtigung dieser Maßnahmen können Nebenwirkungen vermieden und eine bessere Toleranz sowohl der Nahrung als auch des Medikaments gewährleistet werden.

Komplikationen

Die Komplikationen der enteralen Ernährung werden in gastrointestinale, sondenbedingte und metabolische Komplikationen differenziert. Die Art und Häufigkeit ist von zahlreichen Faktoren abhängig. Neben der Grunderkrankung und dem damit eng verbundenen metabolischen Status (Katabolismus, postoperativer Stress, Postaggressionsstoffwechsel) spielen Applikationstechnik (intermittierende vs. kontinuierliche Applikation, Art der Sondenkost) und Platzierung der Sonde (gastral vs. intestinal) eine entscheidende Rolle. Nicht zuletzt ist auch die Erfahrung des Therapeuten für den Verlauf der Ernährungstherapie von ausschlaggebender Bedeutung. Die Komplikationsrate lässt sich verringern, indem die Richtlinien zur Sondenernährung, wie Sondenkostaufbau, Zufuhrgeschwindigkeit, Portionsgröße, Pflege der Sonde und Überwachung des Patienten beachtet werden (62).

Gastrointestinale Komplikationen

Die häufigsten Komplikationen einer enteralen Ernährung sind gastrointestinalen Ursprungs (62). Gastrointestinale Komplikationen gehören in der Regel nicht zu den akuten Komplikationen, doch kann eine Ernährungstherapie dadurch in hohem Maße beeinträchtigt werden. Nicht selten muss die Zufuhr der Sondenkost aufgrund intestinaler Beschwerden wie Diarrhö, Übelkeit, Erbrechen oder abdomineller Krämpfe unterbrochen oder reduziert werden, wodurch eine ausreichende Nährstoffversorgung des Patienten gefährdet ist.

Ursachen. Die Ätiologie gastrointestinaler Beschwerden ist sehr komplex. Neben der enteralen Ernährung als solcher können auch therapeutische Maßnahmen wie Antibiotikatherapie, Chemo- und/oder Strahlentherapie oder die Grunderkrankung mit ihren häufig umfassenden Begleiterscheinungen ursächlich für die Entstehung von Komplikationen sein bzw. diese verstärken. Bei Auftreten von Komplikationen ist zunächst nach der Ursache zu forschen.

Ernährungsassoziierte Ursachen für gastrointestinale Beschwerden sind eine zu schnelle Steigerung der Zufuhrrate in der Initialphase der enteralen Ernährung, eine zu rasche Verabreichung, zu große und zu häufige Bolusportionen.

Durch Einhaltung der Richtlinien zur Sondenernährung – wie Sondenkostaufbau, Zufuhrgeschwindigkeit und Portionsgröße – lassen sich diese Komplikationen in der Regel vermeiden bzw. beheben. In seltenen Fällen sind Nährstoffintoleranzen (z. B. Laktoseintoleranz, Milcheiweißallergie, Fettmalabsorption) Auslöser gastrointestinaler Beschwerden. Die Auswahl einer entsprechend angepassten Formeldiät kann hier Abhilfe schaffen.

Diarrhö

Durchfälle werden häufig als unvermeidbare Konsequenz einer enteralen Ernährung angesehen. Tatsächlich zählt die Diarrhö zu den häufigsten Komplikationen einer enteralen Ernährung, die Angaben zur Häufigkeit in der Literatur schwanken jedoch stark. Man geht davon aus, dass bei etwa 25% der Patienten auf Normalstationen und bei bis zu 63%

der intensivpflichtigen Patienten unter enteraler Ernährung Durchfallepisoden auftreten (62).

Folgen. Diarrhöen bringen nicht nur Unannehmlichkeiten für den Patienten mit sich, sondern sind mit einem erheblichen pflegerischen Aufwand verbunden und erhöhen die Behandlungskosten (62). Ausgeprägte Diarrhöen bergen die Gefahr metabolischer Entgleisungen (z. B. Flüssigkeits- und Elektrolytimbalanzen). Außerdem nehmen das Risiko einer Kontamination mit enteralen Erregern und die Häufigkeit von Hautläsionen zu (20).

Diarrhöen führen nicht selten zu einer Unterbrechung bzw. Reduktion der enteralen Nährstoffzufuhr und beeinträchtigen in hohem Maße die Zielsetzung der Ernährungstherapie.

In Abb. 7.**18** ist ein Rationalisierungsschema zur Vorgehensweise bei Diarrhöen unter enteraler Ernährung dargestellt.

Pathogenese. Die Pathogenese einer Diarrhö bei Patienten mit enteraler Ernährung ist bisher noch ungeklärt. Als auslösende Faktoren werden unter anderem Hypoalbuminämie, bakterielle Kontamination der Sondennahrung, Zusammensetzung der Sondenkost und begleitende medikamentöse Maßnahmen diskutiert.

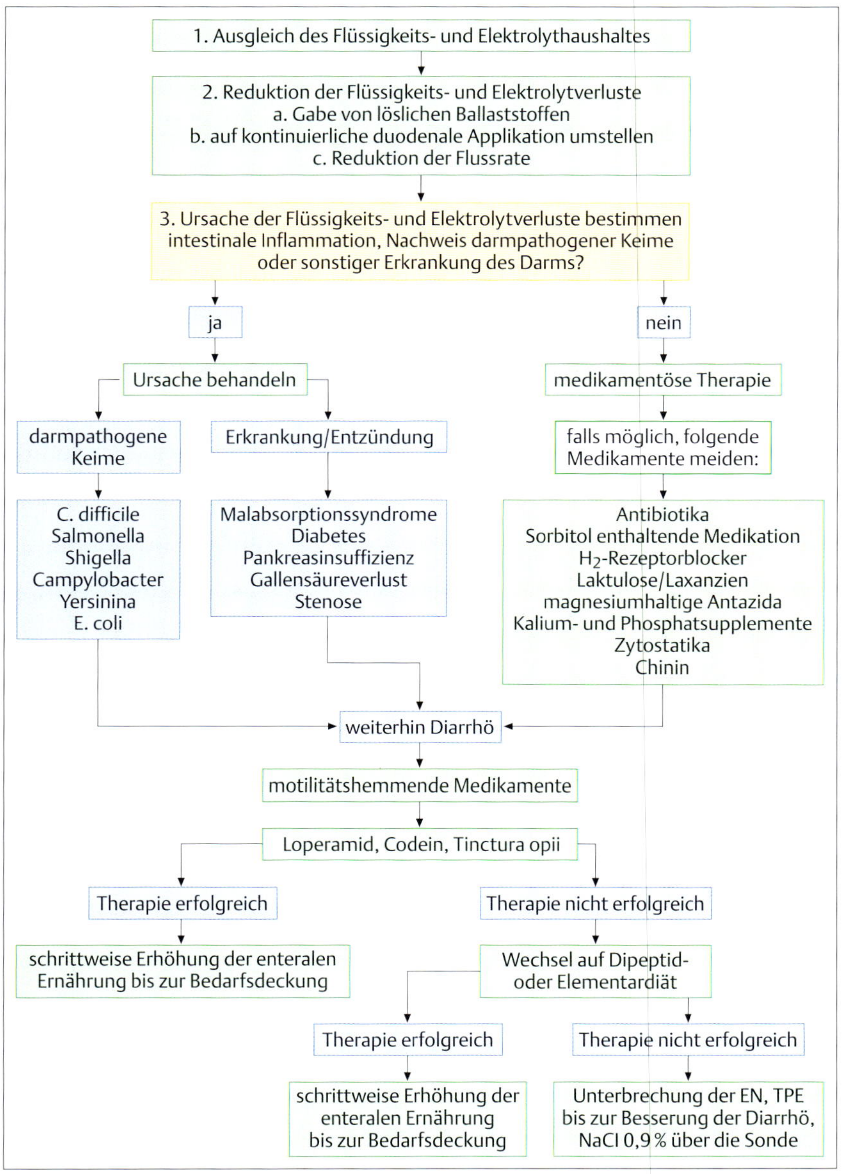

Abb. 7.18 Rationalisierungsschema zur Vorgehensweise bei Diarrhöen unter enteraler Ernährung (Shastri et al. 2006).

Antibiotikaassoziierte Diarrhö. Das Bestehen einer Verbindung zwischen einer mit der enteralen Ernährung assoziierten Diarrhö und einer antibiotischen Begleittherapie ist seit langem bekannt (64). Jedoch ist die Inzidenz einer Diarrhö bei enteral ernährten Patienten unter Antibiotikatherapie wesentlich höher als bei Patienten mit oraler Kost bei gleicher Medikation, was auf einen synergistischen Effekt der beiden Therapieoptionen hinsichtlich der Auslösung von Diarrhöen hindeutet (62).

Antibiotikaassoziierte Diarrhöen sind Folge einer akuten entzündlichen Darmstörung, die bei und nach Anwendung von Antibiotika auftreten. Die zugrunde liegenden pathophysiologischen Mechanismen sind noch nicht eindeutig geklärt. Als vorrangige Ursachen werden Störungen des mikrobiellen Kohlenhydratstoffwechsels angesehen (64).

Pathophysiologie der antibiotika-assoziierten Diarrhö

Unter physiologischen Bedingungen werden unverdaubare Nahrungsbestandteile, insbesondere wasserlösliche Ballaststoffe, im Kolon mikrobiell zu kurzkettigen Fettsäuren (KKFS) abgebaut, die für die Aufrechterhaltung einer normalen Kolonozytenfunktion essenziell und auch in die Natrium- und Wasserresorption involviert sind. Antibiotikainduzierte Veränderungen der Kolonflora führen zu einer Reduktion der KKFS-Produktionsrate (64). Ein therapeutischer Ansatz ist die Umstellung der Formeldiät auf ein Produkt mit hohem Anteil wasserlöslicher Ballaststoffe, da diese zu einem Ausgleich des intraluminalen Substratmangels beitragen können.

Weiterhin wird davon ausgegangen, dass eine Virulenzsteigerung von Clostridium difficile als Folge des antibiotikabedingten Verlusts der Kolonisationsresistenz im Dickdarm eine bedeutende Rolle in der Genese antibiotikassoziierter Diarrhöen spielt. Bis zu 30% der antibiotikabedingten Diarrhöen werden Clostridium difficile zugeschrieben (64).

In einigen Untersuchungen konnte ein positiver Effekt von Saccharomyces boulardii (z. B. Perenterol, Santax, Perocur), einem Hefepräparat, in der Prävention bzw. Behandlung antibiotikaassoziierter Diarrhöen und Clostridium-difficile-bedingter Diarrhöen bzw. Kolitiden belegt werden (64). Der Wirkmechanismus von Saccharomyces boulardii ist bisher noch nicht in allen Einzelheiten geklärt. Diskutiert werden unter anderem ein inhibitorischer Effekt auf die durch bakterielle Toxine induzierte intestinale Sekretion, die Stimulation der Sekretion von Immunglobulinen im Darm, Stimulation der Produktion von Bürstensaumenzymen (Hydrolasen) und ein antagonistischer Effekt gegenüber einer Fehl- bzw. Überbesiedlung mit pathogenen Keimen (64).

Mikrobielle Kontamination enteraler Nährlösungen. Enterale Nährlösungen bieten nach bakterieller Kontamination, insbesondere bei hohen Temperaturen, ideale Voraussetzungen für eine schnelle Proliferation der Keime. In verschiedenen Untersuchungen konnte eine Kontamination mit Clostridium difficile (65), Pseudomonas und Enterobacter species nachgewiesen werden. Studien zur Kontaminationsrate kommerziell und selbst hergestellter Sondennahrungen fanden Keimzahlen bis zu 10^9 KBE/ml (64). Es sind Patienten gefährdet, bei denen die Sondennahrung intestinal verabreicht wird bzw. die gleichzeitig Medikamente erhalten, die mit einer Erhöhung des pH-Wertes im Magen einhergehen (66).

Ein erhöhtes Risiko einer Keimbesiedlung besteht beim Anrühren pulverförmiger Formeldiäten und Mischen und Verdünnen gebrauchsfertiger Formeldiäten.

Ist der Einsatz pulverförmiger Formeldiäten indiziert, sollte zur Herstellung der flüssigen Form abgekochtes Wasser (2 min bei 100 °C) verwendet werden und die Zubereitung unter hygienischen Bedingungen in sauberen und trockenen Gefäßen erfolgen. Es sollte zügig gearbeitet und nur portionsgerechte Mengen zubereitet werden. Manche Autoren empfehlen eine Reduktion der Hängezeit dieser Präparate auf maximal 8 h. Diese Empfehlung basiert auf experimentellen Daten, die eine Log-Phase des bakteriellen Wachstums bei Raumtemperatur von 3 – 6 h belegen, gefolgt von einer logarithmischen Zunahme der Keimzahl in 2 – 10 h (67).

Hypoalbuminämie. Neuere klinische Studien belegen einen Zusammenhang zwischen einer Hypoalbuminämie und dem Auftreten von Diarrhöen bei enteraler Ernährung. Ein möglicher Erklärungsansatz für dieses Phänomen ist, dass eine Hypoalbuminämie mit einer Beeinträchtigung der intestinalen Flüssigkeitsresorption verbunden ist (62).

Es gibt Hinweise aus tierexperimentellen Studien, dass die Gabe von Peptiddiäten im Vergleich zu hochmolekularen Standarddiäten bei akuter Hypoproteinämie zu einer besseren intestinalen Resorption führt. Dies wird auf den effizienten Transportmechanismus von Di- und Tripeptiden zurückgeführt (68). Bisher fehlen jedoch Daten aus klinischen Studien an Patienten, die eine entsprechende generelle Empfehlung erlauben.

Osmotisch aktive Medikamente. Die Verabreichung einiger Medikamente bei enteral ernährten Patienten kann zur Auslösung von Diarrhöen führen (Tab. 7.**27**). Sorbitol wird häufig zur Geschmacksverbesserung Medikamenten beigemischt und ist in zahlreichen flüssigen Medikamenten enthalten. Es handelt sich hierbei um einen schlecht resorbierbaren Zuckeralkohol, der in höheren Dosen osmotisch wirksam werden kann. Einige Studien konnten sorbitolhaltige Medikamente als Auslöser von Diarrhöen bei enteral ernährten Patienten identifizieren (62). Bei Identifikation eines dieser Medikamente sollte eine Umstellung auf ein alternatives Präparat oder eine parenterale Verabreichung in Erwägung gezogen werden (63).

Tabelle 7.27 Medikamente, die häufig Diarrhöen bei enteral ernährten Patienten auslösen

Osmotisch
• magnesiumhaltige Antazida • sorbitolhaltige Medikamente • Kaliumsupplemente • Phosphatsupplemente • Magnesiumsupplemente • osmotisch wirksame Laxanzien (z. B. Laktulose)
Nicht osmotisch
• sekretorisch wirksame Laxanzien (z. B. Bisacodyl) • Antibiotika • Prokinetika (z. B. Cisaprid, Metoclopramid, Erythromycin)

Regurgitation/Aspiration

Störungen eines regelrechten aboralen Nahrungstransports durch gastrointestinale Motilitätsstörungen oder mechanische bzw. funktionelle Obstruktionen können eine Akkumulation der Nahrung mit nachfolgender Regurgitation hervorrufen und schlimmstenfalls zu einer Aspirationspneumonie führen (62).

Erste Anzeichen einer Störung des Weitertransports der Nahrung sind abdominelle Beschwerden, Blähungen und Übelkeit bzw. Erbrechen. Bei nichtkommunikativen Patienten können abdominelle Spannung und ein erhöhtes gastrales Residualvolumen Hinweise geben.

Gastroparese. Bei Auftreten dieser Symptome sollte zunächst die enterale Nährstoffzufuhr reduziert werden und nach der Ursache geforscht werden. Häufige Ursache ist eine Störung der Magenentleerung (Gastroparese). Dies wird insbesondere bei intensivpflichtigen Patienten als Folge eines erhöhten Sympathikotonus im Postaggressionsstoffwechsel beobachtet. Aber auch Homöostasestörungen wie Hypokaliämie, Hyperglykämie und Hypomagnesiämie und einige in der Intensivmedizin gängige Medikamente (z. B. Opiate, Dopamin) können mit einer Beeinträchtigung der Magenentleerung einhergehen.

Aspirationspneumonie. Eine Aspirationspneumonie zählt zu den schwerwiegenden Komplikationen einer enteralen Ernährung. Bereits die Aspiration geringer Mengen Sondenkost kann eine Aspirationspneumonie auslösen. Die Angaben in der Literatur zur Inzidenz einer Regurgitation mit nachfolgender Aspiration von Sondenkost weichen stark voneinander ab (5 – 95 %). Diese hohe Varianz ist möglicherweise Ausdruck der noch fehlenden Standardisierung der Definition des Begriffs Aspiration. Identifizierbare Risikofaktoren für eine Aspiration sind bereits vorausgegangene Aspirationspneumonien, ein beeinträchtigter mentaler Status, neurologische Erkrankungen, fehlender Husten- und Schluckreflex, mechanische Ventilationstherapie und das Alter des Patienten (62).

Risikofaktoren. Als Risikopatienten gelten Patienten mit bekanntem gastroösophagealem Reflux (GERD). Weiterhin ließ sich zeigen, dass eine kontinuierliche enterale Ernährung im Vergleich zu einer Bolusgabe mit einer geringeren Inzidenz an ernährungsassoziierten pulmonalen Komplikationen einhergeht (69). Entgegen der allgemeinen Annahme korrelieren Messungen der Magenentleerung und das gastrale Residualvolumen nicht mit dem Aspirationsrisiko (70).

Transnasale vs. perkutane Sonde. Der Einfluss der Art der Sonde ist gegenwärtig Gegenstand der Diskussion. Die Annahme, dass eine perkutane endoskopische Gastrostomie (PEG) einen Vorteil gegenüber einer transnasal platzierten Sonde aufweist, da diese nicht den bei transnasalen Sonden beobachteten Effekt einer Relaxation des unteren Ösophagussphinkters mit sich bringt, konnte durch prospektiv randomisierte Studien nicht bestätigt werden (71). Auch der Vorteil dünnlumiger im Vergleich zu dickerlumigen transnasalen Sonden hinsichtlich einer Verminderung von Regurgitation und Aspiration ist bisher noch unbewiesen (70).

Jejunale Sonde. Gesichert ist hingegen der Vorteil einer transpylorischen Positionierung der Sondenspitze, wobei die Applikation der Sondenkost intrajejunal distal des Treitz-Bandes die beste Protektion gegen Aspiration bietet (70).

Bei Patienten mit gastroösophagealem Reflux kann die jejunale Platzierung der Ernährungssonde zu einer Verbesserung des Refluxes führen, wenn gleichzeitig eine Dekompression des Mageninhalts über eine gastrale Ablaufsonde erfolgt (z. B. JET-PEG) (72).

Sondenbedingte Komplikationen

Sondenbedingte Komplikationen hängen mit der Art des gewählten Zugangs und dem Material und Durchmesser der verwendeten Ernährungssonden zusammen. Komplikationen, die durch die Anlagetechnik bedingt sind, werden ausführlich im Abschnitt „Sonden-und Applikationstechniken" besprochen. Hier soll der Schwerpunkt auf sondenbedingte Langzeitkomplikationen gelegt werden. Diese Art der Komplikationen kann durch korrekte Pflege und regelmäßiges Monitoring der Therapie sehr oft vermieden werden.

Druckläsionen

Sonden können durch permanenten Druck oder Zug Druckläsionen an Haut und Schleimhaut verursachen. An Druckpunkten im Bereich des Nasopharynx, Ösophagus, Magens und Duodenums kann es zur Entstehung von Ulzerationen, Nekrosen, Abszessen und schlimmstenfalls Perforationen kommen. Beschrieben wurde auch die Bildung von Ösophagotrachealfisteln als Folge von ausgedehnten ösophagealen Drucknekrosen (70).

→ **PVC-Sonden.** Besonders gefährdet sind Patienten, die mit einer nasoenteralen Ernährungssonde aus Polyvinylchlorid (PVC) versorgt sind. Hierin sind chemische Weichmacher enthalten, die sich bei Applikation von Sondenkost nach kurzer Zeit aus dem Material herauslösen. Die Sonden werden spröde und hart. Neben schmerzhaften Druckulzera, sog. „Ulzerastraßen", können diese Sonden ein ausgeprägtes Fremdkörpergefühl im Nasen-Rachen-Raum verursachen.

→ **Silikon- und Polyurethansonden.** Mit den mittlerweile verfügbaren dünnlumigen (≤ 12 Ch) Silikon- und Polyurethansonden sind die Komplikationen sehr selten geworden. Die Materialien enthalten keine zusätzlichen Weichmacher. Polyurethan hat eine hohe Knickstabilität und eine glatte Oberflächenstruktur, was einen optimalen Nahrungsdurchfluss gewährleistet. Silikonkautschuk ist weicher und instabiler. Für die Sondenplatzierung ist deshalb ein Mandrin erforderlich.

→ **Sondenfixierung.** Nach Anlage einer transnasalen Ernährungssonde muss diese zur Vermeidung einer Dislokation fixiert werden. Eine Fixation der Sonde unter Zug kann Läsionen an den Nasenflügeln und an der Nasenschleimhaut hervorrufen. Es muss darauf geachtet werden, eine korrekte Fixierung der Sonde ohne Zug auf die Nasenschleimhaut vorzunehmen. Zusätzlich sollte täglich eine gründliche Nasenpflege durchgeführt werden. Bei Auftreten von Ulzerationen ist die Haut- bzw. Schleimhaut sofort von dem Druck zu entlasten, ggf. ist die Ernährungssonde zu entfernen und eine Neuanlage durch das andere Nasenloch vorzunehmen.

Seltener werden Druckläsionen bei perkutan implantierten Sonden (PEG) beobachtet. Wird eine PEG-Sonde unter zu starkem Zug angelegt, können durch den Druck der inneren Halteplatte („Bumper") mukosale Ulzerationen an der Mageneintrittsstelle der Sonde entstehen. Bei fortbestehender Fixation unter Zug kann es zu einem Einwandern der inneren Halteplatte in die Mukosa kommen („Buried-Bumper-Syndom"; s. unten).

Sondendislokation

→ **Nasoenterale Sonden.** Eine akzidentelle Entfernung der Sonde ist eine häufige Komplikation bei nasoenteraler Sondenlage. Diese Sonden können schon durch schwache Zugwirkung herausgezogen oder in ihrer Lage verändert werden. Die Inzidenz wird in der Literatur mit 40–68 % angegeben. Risikofaktoren sind unruhige Patienten, starkes Husten, endotracheale Intubation und nasotracheales Absaugen (62, 70).

Hinweise auf eine Sondenfehllage sind: Aspiration von Magen- oder Dünndarmsekret nicht möglich, bei Luftapplikation kein Einströmgeräusch in den Magen hörbar oder die Markierung an der Sonde befindet sich nicht mehr in der korrekten Position. Bei Dislokation der Sondenspitze in den Ösophagus besteht eine erhöhte Aspirationsgefahr, was eine Neuanlage der Sonde erforderlich macht.

→ **Perkutane Sonden.** Dislokationen perkutaner Ernährungssonden sind wesentlich seltener. Möglich ist die intraabdominelle Dislokation einer FKJ-Sonde (Feinnadelkatheterjejunostomie) mit Gefahr des Einlaufens von Nährlösung in das Abdomen mit nachfolgender Peritonitis. Die aborale Dislokation von Gastrostomiekathetern mit innerer Halteplatte (z. B. PEG) kann zu einem Spasmus bzw. Verschluss des Pylorus mit Rückstau des Mageninhalts, Ileus, Ulzerationen und Pankreatitis als Folge einer Blockierung der Papilla Vateri führen. Bei sehr unruhigen Patienten kann es zu einer akzidentellen Entfernung der PEG-Sonde kommen. Tritt dies ein, bevor sich der Fistelgang gebildet hat (< 2 Wochen), besteht die Gefahr des Übertritts von Mageninhalt oder Sondenkost in die Peritonealhöhle. In diesem Fall ist eine endoskopisch kontrollierte Neuanlage erforderlich, nachdem sich das alte Stoma geschlossen hat. Bei bereits ausgebildetem Fistelkanal kann die PEG-Sonde gegen ein Button-System ausgetauscht werden, an dem ein unruhiger Patient durch die flache externe Halteplatte kaum manipulieren kann.

→ **Duodenale und jejunale Sonden.** Duodenal und jejunal platzierte Sonden können durch Bewegungen des Dünndarms umschlagen oder abknicken. Um ein Umschlagen der Sonde zu verhindern, sollte die Sondenspitze möglichst intrajejunal distal des Treitz-Bandes platziert werden.

Sondenokklusionen

Eine Obstruktion der Ernährungssonde ist eine häufige Komplikation der enteralen Ernährungstherapie.

→ **Nahrungs- und medikamentenbedingte Okklusion.** Primär tritt ein Verschluss des Sondenvolumens durch eine Koagulation von Sondenkost auf, indem die Sonde nicht ausreichend bzw. mit nicht geeigneter Spülflüssigkeit (z. B. säurehaltige Getränke oder Teesorten) gespült wird. Nicht selten kann es auch durch unsachgemäße Verabreichung von Medikamenten (z. B. durch nicht ausreichende Zerkleinerung von Medikamenten, Präzipitation inkompatibler Medikamente, Verabreichung nicht geeigneter Medikamente) zu Sondenokklusionen kommen (63). Grundsätzlich ist vor Verabreichung von Medikamenten über Ernährungssonden zu prüfen, ob und unter welchen Bedingungen dies möglich ist. Zur ausführlichen Information zum Thema der Medikamentenapplikation über Sonden sei auf den Artikel von Behnken et al. (63) verwiesen.

→ **Andere Ursachen.** Ein wesentlich höheres Risiko einer Sondenobstruktion scheint bei regelmäßiger Aspiration von Mageninhalt (z. B. zur Bestimmung des Residualvolumens) zu bestehen, da dies zu einer Koagulation der Sondenkost mit nachfolgender Verstopfung der Sonde führen kann (73). Weiterhin ist die Häufigkeit von Sondenokklusionen von dem Durchmesser des Sondenlumens abhängig. Liegt eine Obstruktion einer PEG-Sonde vor, ist zu prüfen, ob die Sonde im Stichkanal beweglich ist. Ist dies nicht der Fall, ist an das Vorliegen eines „Buried-Bumper-Syndroms" zu denken (s. unten).

Eine Obstruktion durch Abknicken der Sonde wird insbesondere bei dünnlumigen Silikonkautschuksonden beobachtet. Diese Sonden zeichnen sich zwar wegen des weichen Materials durch hohen Tragekomfort aus, neigen aber wegen der relativen Instabilität zum Abknicken.

Lösen von Okklusionen. Tritt eine Verstopfung der Sonde während der enteralen Ernährung auf, kann zunächst versucht werden, diese zu lösen. Das Spülen der Sonde mit warmem Wasser unter leichtem Druck und nachfolgendem Versuch der Aspiration des Sondeninhaltes wird in den meisten Fällen die Verstopfung beseitigen. Führt diese Maßnahme nicht zum Erfolg, kann versucht werden, durch Instillation von kohlensäurehaltigem Mineralwasser die Verstopfung aufzulösen (62, 70). Auch Cola, Pepsinwein und Multibionta finden Einsatz bei Sondenokklusionen. Von einigen Autoren wird eine Lösung aus Pankreasenzymen und Natriumbicarbonat zur Auflösung von Verstopfungen empfohlen.

Nicht geeignet zum Lösen von Okklusionen ist das Ausüben von hohem Druck mit kleinvolumigen Spritzen (< 20 ml) und das Durchstoßen mit einem Mandrin.

Sondendefekte

Unsachgemäße Handhabung. Die zur Herstellung gängiger Sonden verwendeten Materialien (Silikonkautschuk und Polyurethan) sind elastisch und flexibel und den üblichen Belastungen problemlos gewachsen. In der Regel können diese Katheter über mehrere Jahre liegen, ohne dass es zu Materialermüdungen kommt. Die in seltenen Fällen beobachteten Defekte wie Katheterbrüche, Perforationen und Knickstellen sind meist auf eine unsachgemäße Handhabung zurückzuführen. So kann es durch den Versuch, eine okkludierte Sonde mechanisch zu öffnen, zu einer Perforation kommen. Ein langzeitiges Abknicken der Sonde und Abklemmen der Sonde durch die Ritsch-Ratsch-Klemme immer an derselben Stelle kann zu nicht mehr korrigierbaren Knickstellen und nachfolgend zum Katheterbruch führen. Auch wurden Katheterbrüche infolge Applikation ungeeigneter Lösungen (z. B. hochprozentige Alkoholika) beschrieben.

Zur Vermeidung dieser Komplikationen sollte von Manipulationen an der Sonde, wie mechanisches Eröffnen von Okklusionen und unsachgemäße Reparaturversuche, abgesehen werden. Die Sonde sollte nicht dauerhaft abgeklemmt und die Position der Ritsch-Ratsch-Klemme regelmäßig gewechselt werden.

Neuanlage der Sonde. Tritt ein Katheterbruch bzw. eine Perforation des Katheters auf, ist in der Regel eine Neuanlage der Sonde indiziert. Ist bei perkutanen Sonden der Abstand des Defekts zur Sondeneintrittsstelle ausreichend (ca. 5 – 8 cm), kann die Sonde unterhalb des Defekts abgeschnitten und ein neuer Ansatz angebracht werden.

PEG-spezifische Komplikationen

Peristomale Wundinfektionen

Bei perkutan implantierten Ernährungssonden (PEG, PEJ, FKJ) kann es zu lokalen Wundinfektionen kommen. Bei der perkutanen endoskopischen Gastrostomie (PEG) stellt dies mit bis zu 30 % die häufigste methodenbedingte Komplikation dar (70, 74). Typische Zeichen einer lokalen Infektion an der Sondeneintrittsstelle sind Rötung, Schwellung, Schmerzen und Sekretbildung. Aber auch lebensbedrohliche systemische Infektionen wurden beschrieben.

Beobachtung und Versorgung. Das richtige und v. a. frühzeitige Erkennen von Infektionen im Bereich des PEG-Stomas ist ein entscheidender Faktor für die wirksame Behandlung und Vermeidung septischer Komplikationen. Dementsprechend sind eine regelmäßige Beobachtung der Inzisionsstelle und eine sorgfältige und systematische Dokumentation von besonderer Bedeutung. In der Klinik ist initial täglich eine Inspektion und Neuversorgung des PEG-Stomas notwendig. Bei ambulanter Versorgung können auch Laien, z. B. pflegende Angehörige, kurzfristige Veränderungen der Wunde als Entzündungszeichen erklärt werden. Sie sind darüber zu informieren, dass bei Auffälligkeiten der Inzisionsstelle eine Pflegefachkraft oder ein Arzt heranzuziehen ist.

Ursachen und Prophylaxe. Häufige Ursache für Wundinfektionen sind Lücken im hygienischen Verhalten der pflegenden Personen. Verbesserungen sind durch die Verwendung von Pflegestandards zu erzielen, die eine bindende Vorgehensweise pflegerischer Tätigkeiten entsprechend dem neuesten Stand der medizinischen Kenntnis vorgeben.

Nach den Richtlinien der Deutschen Gesellschaft für Verdauungs- und Stoffwechselkrankheiten (DGVS) für die Anlage einer PEG wird derzeit eine Antibiotikaprophylaxe mit z. B. 2 g eines Cephalosporins empfohlen (26). Diese Empfehlung gilt insbesondere für Patienten mit eingeschränkter Immunfunktion (z. B. HIV, Tumorerkrankungen).

Leckagen

Zu den Langzeitkomplikationen nach Anlage einer perkutanen Sonde (PEG, FKJ) zählen Leckagen von Magen-/Darminhalt oder Sondenkost durch den Stichkanal mit der Gefahr einer Peritonitis.

Ursachen. Ursächlich kann hierfür ein Sondendefekt, aber auch eine Infektion des Stomas und eine Erweiterung bzw. ein initial zu großzügig angelegter Stichkanal verantwortlich sein. Ist ein Sondendefekt die Ursache, ist in der Regel eine Neuanlage der Sonde erforderlich. Infektionen im Stomabereich werden durch entsprechende pflegerische Maßnahmen und ggf. antibiotische Behandlung therapiert.

Vorgehen bei Stomaerweiterung. Führen bei einem erweiterten Stoma pflegerische Maßnahmen nicht zum Erfolg, sollte die PEG-Sonde entfernt und Maßnahmen zur Reduktion der Fistelausfuhr (Nahrungskarenz, Gabe von H_2-Blockern, Platzierung einer Ablaufsonde) vorgenommen werden, um den Stomaverschluss zu fördern. Es besteht dann die Möglichkeit der Sondenplatzierung durch das bereits vorhandene Stoma, wenn dieses bis zu einem entsprechenden Stomadurchmesser abgeheilt ist (75), oder durch ein neu angelegtes Stoma.

„Buried-Bumper-Syndrom"

Definition. Das „Buried-Bumper-Syndrom" ist eine seltene, aber schwerwiegende Komplikation nach Anlage einer perkutanen endoskopischen Gastrostomie (PEG). Es kommt zu einer Überwucherung der inneren Halteplatte der PEG-Sonde durch hypertrophe Magenschleimhaut und zu einem Einwachsen der Halteplatte in die Magenwand. Es handelt sich hierbei um eine Komplikation, die meist erst nach Monaten oder Jahren einer enteralen Ernährungstherapie auftritt. Die Häufigkeit wird mit ca. 1,6% bei Patienten mit Langzeiternährung via PEG angegeben.

Begünstigende Faktoren. Begünstigt wird ein „buried bumper" wahrscheinlich durch *sukzessiven Zug* an den extrakorporalen Anteilen der PEG-Sonde. Hierdurch kann es zu nekrotischen Veränderungen der gastralen Mukosa und Submukosa mit Durchwanderung der inneren Halteplatte durch die Magenwand kommen. Die interne Halteplatte wird in der Folge durch regenerierendes Epithel überwuchert. Als weiterer begünstigender Faktor wird eine *nicht ausreichende Pflege* der PEG-Sonde, insbesondere eine mangelnde regelmäßige Mobilisation (Bewegung der Sonde im Stomakanal), angesehen (76).

Hinweise auf das Vorliegen eines „Buried-Bumper-Syndroms" sind ein zunehmender Widerstand beim Spülen der Sonde bis hin zum kompletten Verschluss, Austritt von Flüssigkeit neben der Sondeneintrittsstelle, entzündliche Veränderungen und Schmerzen im Bereich des Einstichkanals und eine eingeschränkte Beweglichkeit der Sonde im Stichkanal.

Endoskopische Diagnostik. Besteht der Verdacht eines „Buried-Bumper-Syndroms" ist eine umgehende diagnostische Abklärung und adäquate Behandlung erforderlich, da das Risiko einer Perforation der Magenwand oder auch der gesamten Abdominalwand mit Ausbildung einer gastrokutanen Fistel besteht (77).

Durch eine endoskopische Untersuchung ist die Lage der inneren Halteplatte zu kontrollieren (77). Bei einem „Buried-Bumper-Syndrom" ist die Halteplatte oftmals komplett mit Magenepithel überwuchert. Mitunter bildet sich in dem Regenerationsgewebe ein Fistelkanal, durch den die applizierte Flüssigkeit in das Magenlumen gelangt. Eine Lokalisation der Halteplatte ist häufig nur durch Anspülen der Sonde oder mittels eines durch die PEG-Sonde vorgeschobenen Führungsdrahts möglich. Bei einer beginnenden Überwucherung der Halteplatte kann diese in der Regel komplikationslos endoskopisch freigelegt werden. Gelingt die endoskopische Entfernung nicht, ist die chirurgische Explantation der PEG-Sonde indiziert.

Zur Vermeidung eines „Buried-Bumper-Syndroms" sollte nach Ausbildung des Stichkanals die Sonde in regelmäßigen Abständen im Stichkanal mobilisiert werden, indem die Sonde einige Zentimeter in den Magen vorgeschoben und um die eigene Achse gedreht wird, und es sollten eine tägliche Sondenpflege und -reinigung vorgenommen werden (76).

FKJ-spezifische Komplikationen

Dünndarmnekrose

Die Feinnadelkatheterjejunostomie (FKJ) stellt einen Zugang zur enteralen Ernährung dar, der im Rahmen großer abdomineller chirurgischer Eingriffe gelegt wird. Eine seltene Komplikation dieser Methode ist eine Dünndarmnekrose infolge Ischämie, die 0,15 – 0,29% der methodenbedingten Komplikationen ausmacht (78).

Ursachen. An der Entstehung einer Dünndarmnekrose bei chirurgischen Patienten, die mit einer Jejunostomie zur supplementären Ernährungstherapie versorgt wurden, scheinen verschiedene Faktoren beteiligt zu sein. Als zugrunde liegender Mechanismus wird ein vermehrter mesenterialer Blutfluss bei gleichzeitig metabolisch überlastetem Dünndarm angesehen. Ein bei kontinuierlicher Nährstoffzufuhr zusätzlich gesteigerter Blutfluss kann durch Hypoperfusion und/oder inadäquatem Flüssigkeitsersatz zu einer Dünndarmischämie mit nachfolgender Nekrose führen (79).

Risikofaktoren. Bei Patienten mit erhöhtem Risiko für einen verminderten mesenterialen Blutfluss, wie solchen mit chronischer Herzinsuffizienz, Arrhythmien, Hypotension, Hypovolämie, mesenterialen Durchblutungsstörungen und/oder antihypertensiver Therapie, besteht eine größere Gefahr einer Darmischämie bei jejunaler Nahrungszufuhr. Bei Auftreten von abdominellen Schmerzen und Zeichen eines Ileus sollte insbesondere bei diesen Patienten an die Möglichkeit einer Darmischämie gedacht und ein vorübergehendes Aussetzen der enteralen Ernährung in Betracht gezogen werden (78).

Pneumatosis intestinalis

Eine weitere seltene Komplikation der FKJ ist die Pneumatosis intestinalis. Hierbei handelt es sich um zystische Luftansammlungen in der Darmwand. Die Ätiologie bei Patienten mit FKJ ist bisher nicht eindeutig geklärt, scheint aber multifaktoriell zu sein. Diskutiert werden Darmhypoxie, anaerobe, Gas bildende Keime, Obstruktionen der Lymphwege und Eindringen intraluminaler Luft in die Mukosa durch die Kathetereintrittsstelle. In den meisten Fällen scheint eine erfolgreiche Behandlung dieser seltenen Komplikation mit konservativen Methoden wie parenterale Ernährung, Breitbandantibiotika, O_2-Therapie und Aufrechterhaltung einer regelrechten Hämoglobinkonzentration möglich zu sein (70).

Dünndarmobstruktion

Eine Dünndarmobstruktion infolge FKJ-Anlage tritt mit einer Häufigkeit von weniger als 1% auf. Sie resultiert aus einer Rotation des Jejunums um die an der Abdominalwand fixierte Jejunalschlinge. Dies kann zu einer Obstruktion ähnlich einem Volvulus führen (70).

Metabolische Komplikationen

Metabolische Komplikationen während enteraler Ernährung sind in der Regel mit einer bereits instabilen Stoffwechselsituation eines Patienten assoziiert. Zugrunde liegende metabolische Erkrankungen wie Diabetes mellitus, Nieren- und Leberinsuffizienz bedürfen bei der Planung und Durchführung einer enteralen Ernährungstherapie besonderer Berücksichtigung. In der Regel treten metabolische Störungen bei enteraler Ernährung häufiger bei kritisch kranken Patienten auf. Zu den möglichen Komplikationen zählen Wasserretention mit Ödembildung, hypertone Dehydratation („Tube-feeding-Syndrom"), Elektrolytstörungen, Hyperglykämie und ein Anstieg der harnpflichtigen Substanzen. Eine regelmäßige Kontrolle der Laborwerte ist notwendig, um metabolische Komplikationen frühzeitig erkennen und behandeln zu können.

In Tab. 7.**28** sind die möglichen metabolischen Komplikationen, deren Prävention und therapeutische Maßnahmen aufgeführt. Einige für die enterale Ernährung typische bzw. häufiger vorkommende metabolische Komplikationen sollen im Folgenden ausführlich diskutiert werden.

Dehydratation/„Tube-feeding-Syndrom"

Dehydratation. Bei enteraler Ernährungstherapie kann eine Dehydratation aufgrund zu geringer Flüssigkeitszufuhr oder exzessiver Flüssigkeitsverluste bei Diarrhö, Diurese, Ostomien, Fisteln, Wunden oder Fieber auftreten. Risikopatienten sind außerdem alte Menschen mit eingeschränktem Durstgefühl und intensivpflichtige Patienten (Trauma, Sepsis, SIRS). Die genaue Bestimmung des Flüssigkeitsbedarfs eines Patienten und eine exakte Ein- und Ausfuhrbestimmung sind hilfreich zur Erzielung einer ausgeglichenen Flüssigkeitsbilanz. Die Flüssigkeitszufuhr wird aus dem Flüssigkeitsgehalt der Sondenkost, der Flüssigkeit zum Spülen der Sonde und Verabreichen von Medikamenten und zusätzlich parenteral bzw. oral verabreichter Flüssigkeit berechnet. Der zusätzlich berechnete Bedarf wird über den Tag verteilt via Sonde verabreicht.

„Tube-feeding-Syndrom". Eine spezifische Komplikation der enteralen Ernährung ist das „Tube-feeding-Syndrom". Bei Zufuhr einer hyperosmolalen Nährlösung erfolgt im oberen Dünndarm eine schnelle Wiederherstellung der Isotonizität durch Einstrom von Flüssigkeit aus dem Körper. Bei gleichzeitig inadäquater Flüssigkeitszufuhr resultiert eine hypertone Dehydratation begleitet durch Hypernatriämie, Hyperosmolalität des Plasmas und hoher relativer Dichte des Harns.

Das „Tube-feeding-Syndrom" kann durch sorgfältige Flüssigkeitsbilanzierung und Vermeidung zu hoher Osmolalität der Nährlösung verhindert werden. Die Behandlung erfolgt durch Unterbrechung der enteralen Ernährung und einer Infusionstherapie zur Normalisierung der Plasmaosmolalität (70).

„Refeeding-Syndrom"

Ein bekanntes Phänomen einer forcierten Ernährungstherapie bei extrem mangelernährten Patienten ist das sog. „Refeeding-Syndrom". Hierbei handelt es sich um einen Zustand komplexer metabolischer Störungen, die aus einer exzessiven Nährstoffzufuhr mit dem Ziel eines schnellen Wiederaufbauens der Organspeicher und der Körperzellmasse resultieren (80). Kennzeichnend sind Hypophosphatämie, Hypokaliämie, Hypomagnesiämie und massive Natrium- und Flüssigkeitsretention. Symptomatisch äußerst sich das Refeeding-Syndrom durch Muskelschwäche, Tetanie, Arrhythmien, Herzmuskeldysfunktion und hämolytische Anämie bis hin zum Tod durch Herz- oder Lungenversagen (80).

Empfehlungen. Zur Vermeidung eines „Refeeding"-Syndroms werden folgende Punkte empfohlen:

- Identifizierung von Risikopatienten durch ausführliche Anamnese,
- Kontrolle der Serumelektrolyte vor Beginn der Ernährungstherapie,
- die initiale Zielsetzung der Ernährungstherapie sollte 20 – 30 kcal/kg KG/Tag und 1 – 1,2 g Protein/kg KG/Tag nicht überschreiten (80). Dies kann innerhalb von 1 – 2 Wochen, entsprechend der Toleranz bis zum errechneten Bedarf, gesteigert werden;
- initial 300 mg Thiamin i. v., danach 100 mg tgl. i. v./p. o.
- engmaschige Kontrolle der Laborparameter (insbesondere Kalium, Magnesium und Phosphat) und ggf. Supplementation,
- regelmäßiges Monitoring für Anzeichen von Flüssigkeitseinlagerungen,
- initial täglich Flüssigkeitsbilanzierung und Gewichtskontrolle,
- die Gewichtszunahme sollte 1 kg/Woche nicht überschreiten; jede zusätzliche Gewichtszunahme ist ein Hinweis auf Flüssigkeitsretention und muss entsprechend behandelt werden (80).

Tabelle 7.28 Metabolische Komplikationen: Ursachen, Prävention, Therapie

Komplikation	Ursache	Prävention/Therapie
Hypertone Dehydration	ungenügende Flüssigkeitszufuhr, große Flüssigkeitsverluste (Diarrhö, Ostomien, Fieber etc.), hohe Osmolalität der Nährlösung („Tube-feeding-Syndrom")	Steigerung der Flüssigkeitszufuhr entsprechend der Flüssigkeitsbilanz, Nährlösung mit physiologischer Osmolalität/Infusionstherapie zur Normalisierung der Plasmaosmolalität
Hyperhydration	aggressive Ernährungstherapie bei mangelernährten Patienten („Refeeding-Syndrom")	Identifizierung von Risikopatienten, Berücksichtigung der Einschleichphase/Reduktion der Zufuhrrate
Hyperglykämie	Insulinmangel, Stresssituationen	Sondenkost mit überwiegend komplexen Kohlehydraten einsetzen, kontinuierliche Applikation mit Ernährungspumpe
Hypernatriämie	inadäquate Flüssigkeitszufuhr, Verlust von freiem Wasser (Diabetes insipidus), Niereninsuffizienz	Flüssigkeitszufuhr steigern entsprechend der Flüssigkeitsbilanz, natriumarme Sondenkost
Hyponatriämie	zu geringe Natriumzufuhr, hohe Verluste (Diarrhöen, Ostomien etc.), Diuretika, exzessive Wasserzufuhr	Natriumsubstitution (enteral/parenteral), ggf. Flüssigkeitszufuhr einschränken
Hyperkaliämie	Niereninsuffizienz	Kaliumrestriktion
Hypokaliämie	aggressive Ernährungstherapie bei mangelernährten Patienten („Refeeding-Syndrom"), hohe Verluste (Diarrhöen, Ostomien etc.), Diuretika	Identifizierung von Risikopatienten, Berücksichtigung der Einschleichphase/Reduktion der Zufuhrrate, Kaliumsubstitution
Hyperphosphatämie	Niereninsuffizienz	Phosphatrestriktion
Hypophosphatämie	aggressive Ernährungstherapie bei mangelernährten Patienten („Refeeding-Syndrom"), hohe Kohlenhydratzufuhr	Identifizierung von Risikopatienten, Berücksichtigung der Einschleichphase/Reduktion der Zufuhrrate, Phophatsubstitution

Parenterale Ernährung

Applikation. Bei der parenteralen Ernährung werden Nährstoffe entweder periphervenös, zentralvenös (total parenterale Ernährung, TPE) oder subkutan verabreicht. Die subkutane Infusion von Nährlösungen ist auf geringe Mengen isotonischer Infusionslösungen beschränkt – sie dient somit vor allem der Hydrierung. Eine periphervenöse Ernährung erlaubt keine optimale und daher nur eine unvollständige kurzfristige Ernährungsform (bis zu 3 Tagen) und sollte nur supportiv, z. B. in der unmittelbaren postoperativen Ernährung, eingesetzt werden.

Lediglich die zentralvenöse Infusion erlaubt eine vollständige, bedarfsdeckende und im Einzelfall bedarfsüberschreitende vollständige parenterale Ernährung (TPE).

Indikationen und Kontraindikationen einer total parenteralen Ernährung

Indikationen. Die Indikation zur parenteralen Ernährung ist immer dann gegeben, wenn keine bedarfsdeckende enterale Ernährung möglich ist. Der ASPEN Board of Directors der American Society of Parenteral and Enteral Nutrition hat 1986 folgende Richtlinien für Indikationen zur parenteralen Ernährung Erwachsener erarbeitet:

- Die Unfähigkeit, Nährstoffe in *ausreichender Menge* über den Verdauungstrakt aufzunehmen, z. B. nach ausgedehnten Dünndarmresektionen (Kurzdarmsyndrom); Krankheiten des Dünndarmes, die im Einzelnen genannt werden, sind Sklerodermie, Zöliakie, Morbus Crohn, intestinale Ischämie, Strahlenenteritis, multiple enterokutane Fisteln sowie Erbrechen oder virale und bakterielle Enteritis.
- Bei hoch dosierter *Chemotherapie*, *Bestrahlung* oder *Knochenmarktransplantation* wird eine orale und/oder

Sondenernährung in der Regel schlecht vertragen. Übelkeit, Erbrechen und Diarhöen führen dann meist zu einer nicht unerheblichen Anorexie.
- Die *schwere Pankreatitis* bedarf in der Regel ebenfalls einer kompletten parenteralen Ernährung.
- Schwere Malnutrition infolge bleibender oder vorübergehender *Funktionsstörungen des Verdauungstrakts,* wie sie bei Ileus, frischen Anastomosen, Verbrennungen von mehr als 50% der Körperoberfläche, Polytrauma, ausgedehnten chirurgischen Eingriffen, Sepsis und schweren Entzündungen des Verdauungstraktes vorkommen.

Ambulante parenterale Ernährung. Indikationen einer langzeitigen ambulanten parenteralen Ernährung (APE) waren anfänglich neben dem Kurzdarmyndrom vor allem schwerwiegende Motilitätsstörungen (z. B. chronisch intestinale Pseudoobstruktion; CIPO). Heute wird die APE mit zunehmender Häufigkeit auch bei Patienten mit malignen Tumorerkrankungen und AIDS im fortgeschrittenen Stadium eingesetzt. Vor allem AIDS-Patienten befinden sich sehr häufig – im fortgeschrittenen Stadium praktisch immer – in einem Zustand der Mangelernährung. Hinzu kommt, dass Patienten mit AIDS im fortgeschrittenen Stadium wegen der häufig bestehenden Durchfälle (viral, bakteriell, parasitär oder AIDS-Enteropathie) nicht mehr enteral ernährt werden können.

Kontraindikationen. Kontraindikationen einer parenteralen Ernährung sind:

- funktionstüchtiger Gastrointestinaltrakt,
- deutliche Substratverwertungsstörungen,
- ausgeprägte Überwässerung (Hyperhydratation),
- instabile Kreislaufverhältnisse.

Energie- und Nährstoffbedarf

Eine parenterale Ernährung wird individuell entsprechend dem Energie- und Nährstoffbedarf unter Berücksichtigung weiterer klinischer Einschränkungen und Bedürfnisse berechnet. In ihrer konventionellen Form entspricht sie in ihrer Nährstoffzusammensetzung den für die Ernährung des Erwachsenen geltenden Empfehlungen.

Energiebedarf. Der Energiebedarf Erwachsener wird üblicherweise nach den Formeln von Harris und Benedict berechnet, bei Kindern und Jugendlichen sind Formeln nach Schofield zu verwenden.

Bei konventioneller parenteraler Ernährung werden 50 – 55% des Energiebedarfs in Form von Glucose-, 30 – 35% als Fett- und 10 – 15% als Aminosäurenlösung gegeben. Entsprechend der individuellen metabolischen Situation können die Nährstoffrelationen verändert werden. Elektrolyte, Vitamine und Spurenelemente werden entsprechend den Empfehlungen bzw. anhand klinisch-chemischer Verlaufsparameter substituiert.

Flüssigkeitsbedarf. Dieser ist individuell zu berechnen und beträgt:

- bei Erwachsenen: 30 – 40 ml/kg KG/Tag,
- bei Neugeborenen: 100 – 140 ml/kg KG/Tag (1. Lebensjahr),
- bei Kindern:
  - 80 – 120 ml/kg KG/Tag (2. Lebensjahr),
  - 60 – 80 ml/kg KG/Tag (2.– 10. Lebensjahr),
  - 50 – 70 ml/kg KG/Tag (10.– 14. Lebensjahr).

Die Flüssigkeitszufuhr wird dabei der Flüssigkeitsbilanz, hämodynamischen Messgrößen und der klinischen Gesamtsituation des Patienten angepasst. So ist bei beatmeten Patienten ein zusätzlicher Flüssigkeitsbedarf von 12 ml/kg KG (minus 300 ml) zu berücksichtigen.

Vorgehen in der Praxis

- Berechnung des *Ruheenergiebedarfs* (REB) nach Harris und Benedict.
- Schätzung des *aktuellen Energiebedarfs:* REB × 1,2 bzw. 1,5 – 1,7 bei katabolen Patienten,
- Berechnung des *Eiweiß- bzw. Aminosäurenbedarfs:* 0,8 g bei Patienten in ausgeglichenem Stoffwechsel bzw. 1,2 – 1,5 bei katabolen Patienten und in Ausnahmefällen 2,0 – 2,5 g Aminosäuren kg KG/Tag,
- Berechung der *„Nichteiweiß-Kalorien“*: Gesamtenergie minus „Eiweißkalorien“ (Aminosäurenmenge in g × 4,1 kcal), Aufteilung der „Nichteiweißkalorien“: 60% Glucose, 40% Fett bzw. 50% Glucose, 50% Fett bei Katabolie,
- Substitution von *Elektrolyten, Spurenelementen und Vitaminen* nach Empfehlungen (Tab. 7.**33** – 7.**35**),
- Deckung des *Flüssigkeitsbedarfs:* 30 – 40 ml/kg KG/Tag. Anpassung in Abhängigkeit von der Körpertemperatur: bei Fieber erhöht sich der Flüssigkeitsbedarf um ca. 10 ml/kg KG/Tag je 1 °C über 37 °C. Bei Patienten mit Störungen des Wasser- und Elektrolythaushaltes (z. B. bei Schock, Sepsis, Niereninsuffizienz) ist eine Bestimmung des Volumenstatus Voraussetzung für die Berechnung parenteral zugeführter Flüssigkeit (Gewichtsverlauf, Hautturgor, ZVD-Messung, sonographisch gemessene Füllung der V. cava, Bestimmung des Hämatokrits, des Serumnatriums sowie der Serum- und Urinosmolarität). Bei der Berechnung des Flüssigkeitsbedarfs werden die oral und enteral zugeführte Flüssigkeit sowie Flüssigkeitsverluste (z. B. Diarrhö) berücksichtigt.

Substrate einer total parenteralen Ernährung

Kohlenhydrate

Glucoselösungen. Glucose gilt als wichtigster Energieträger der parenteralen Ernährung. Sie liegt in Infusionslösungen als Monohydrat vor, weshalb der Kaloriengehalt im Vergleich zur Nahrungsglucose 3,4 kcal/g statt 4 kcal/g beträgt. Isotone Glucoselösungen haben einen relativ niedrigen Kaloriengehalt (z.B. 5%= 170 kcal/l), weshalb für die vollständige parenterale Ernährung benutzte Glucoselösungen in konzentrierter und somit in hypertoner Form verabreicht werden, was eine zentralvenöse Applikation notwendig macht. In der Regel werden meist 20- bis 40%ige Glucoselösungen (Osmolarität 1010 bzw. 2020 mOsm/l) verwendet. Wenn eine Flüssigkeitsrestriktion erforderlich ist (Herz- oder Niereninsuffizienz), werden neuerdings auch 60- bis 70 %ige Lösungen eingesetzt.

Dosierung. Zu beachten ist, dass die hoch dosierte Zufuhr von Glucose zusammen mit Insulin („Hyperalimentation") sowohl zu Hypokaliämien als auch zu ausgeprägten Hypophosphatämien führt (Übertritt von Kalium und Phosphat aus dem Extrazellulärraum in das zelluläre Kompartiment), was mit z.T. beträchtlichen neurologischen und metabolischen Störungen verbunden ist (s. Abschnitt „Refeeding-Syndrom"). Therapeutisch und prophylaktisch empfiehlt sich hier die rechtzeitige Gabe (phospholipidhaltiger) Fettemulsionen.

Die maximale Dosierung von Glucose beträgt 4 g/kg KG/Tag (5 mg/kg KG/min). Eher sollte die Zufuhrrate jedoch bei 2–3 mg/kg KG/min liegen. Vom menschlichen Organismus können maximal 4–5 g/kg KG/Tag oxidiert werden. Darüber hinaus bestehen nur geringe Möglichkeiten, überschüssige Energiemengen akut zu speichern.

Bei einer länger andauernden reinen oder überwiegenden Kohlenhydraternährung können vermehrte Fettablagerungen in den Leberzellen (Steatosis hepatis) beobachtet werden.

Folgen exzessiver Glucoseinfusion. Eine exzessive Glucoseinfusion kann zu symptomatischen Hyperglykämien führen. Die Hyperglykämie gehört zu den häufigsten iatrogenen metabolischen Störungen bei TPE. Die Folgen eines länger andauernden Blutglucosewertes über 9 mmol sind vielfältig. So kommt es zu:

- hyperosmolarer Dehydratation,
- osmotischer Diurese,
- Verlust von Natriumspeichern durch hyperglykämisch induzierte forcierte Diurese,
- überhöhter CO_2-Produktion, in der Folge zu erhöhter Atemarbeit,
- erhöhter Sympathikusaktivität,
- Flüssigkeitsretention,
- Hypophosphatämien (s. oben),
- Kaliummangel sowie
- reduzierter Infektabwehr und erhöhten Infektionsraten.

In Extremfällen kann es zu einer hyperosmolaren, hyperglykämen, nichtketotischen Dehydratation mit ausgeprägtem Koma kommen (81). Obwohl regelmäßig versucht werden kann, die erhöhten Blutglucosewerte mit Insulin zu senken, soll beachtet werden, dass es z.B. im Rahmen der intensivmedizinischen Behandlung zu peripherer (und zentraler) Insulinresistenz kommen kann. Daher sollte der Blutglucosewert engmaschig kontrolliert und damit auch stetig eine Adaptation der TPE erfolgen.

Studienergebnisse zur intensiven Insulintherapie

Eine intensive Therapie mit Insulin reduziert bei chirurgischen Intensivpatienten nachweislich Mortalität und Morbidität (82). Die intensive Insulintherapie bei internistischen Intensivpatienten ist jedoch hinsichtlich harter Endpunkte umstritten. In einer kürzlich veröffentlichten Studie an 1200 internistischen Intensivpatienten konnte gezeigt werden, dass bei Patienten, die mindestens 3 Tage auf einer internistischen Intensivstation verbringen, eine intensive Insulintherapie mit einem Zielblutzuckerspiegel von 80–110 mg/dl eine Mortalitäts- und Morbiditätsreduktion bedingte. Dieselbe Therapie mit dem Ziel einer normoglykämischen Stoffwechsellage führte jedoch bei Kurzliegern (< 3 Tage) zu einer erhöhten Mortalität (83).

Rebound-Hypoglykämie. Als weitere wichtige metabolische Akutkomplikation ist die sog. „Rebound-Hypoglykämie" aufgrund eines plötzlichen Absetzens einer TPE mit hoher Glucoseinfusionsrate zu erwähnen (81). Der Grund für diese Komplikation ist eine erhöhte, sich erst später herunterregulierende endogene Insulinproduktion. Daher sollte auf eine schrittweise Reduktion der Glucoseinfusionsrate beim Absetzen einer TPE/Glucoseinfusion geachtet werden.

Zuckeraustauschstoffe

Bei den in der TPE eingesetzten Zuckeraustauschstoffen handelt es sich um die Nichtglucosekohlenhydrate Fructose und Invertose und die Zuckeralkohole Sorbit und Xylit. Als vorteilhaft erweisen sich eine geringere Beeinflussung und somit bessere Steuerbarkeit des Blutzuckerspiegels (insulinunabhängig), insbesondere in Phasen des Postaggressionsstoffwechsels, sowie eine bessere Sterilisierbarkeit (fehlende Maillard-Reaktion).

Xylit

Im Gegensatz zu i. v. verabreichter Glucose, die zu etwa 80% insulinabhängig in der Muskulatur verstoffwechselt wird, wird Xylit insulinunabhängig von der Polyoldehydrogenase nahezu ausschließlich hepatisch verwertet. Dies erklärt, warum Xylit die hepatische Harnstoffproduktion wesentlich besser senkt als äquimolare Mengen Glucose. Seine Utilisation ist im Gegensatz zu Glucose auch im Postaggressionsstoffwechsel und bei peripherer (muskulärer) Insulinresistenz gut. Eine eigentliche Intoleranzreaktion gegen Xylit ist nicht bekannt. Die fehlende Rückresorption in der Niere führt bei höherer Dosierung zu einer osmotischen Diurese und somit zu nicht unerheblichen renalen Verlusten. Als weiterer Nachteil erweist sich das Auftreten von Oxalatkristallen sowohl in der Niere als auch in weiteren Organen. Die Xylitgabe sollte daher auf maximal 3 g/kg KG/24 h beschränkt bleiben (ca. 200 g/24 h).

Fructose und Sorbit

Fructose und Sorbit sollten aus der parenteralen Ernährung eliminiert werden, da für beide Zucker tödliche Zwischenfälle bei hereditärer Fructoseintoleranz beschrieben wurden.

Zugrunde liegt eine auf < 10% der Norm verminderte Aktivität der hepatischen Fructose-1-Phosphat-Aldolase (Untereinheit der Aldolase B). Die Akkumulation von Fructose-1-Phosphat in der Leber hemmt dann die Glykolyse und Glukoneogenese mit nachfolgender Hypoglykämie. Sorbit ist ein 6-wertiger Alkohol, der nach Oxidation zu Fructose ebenfalls in der Leber verstoffwechselt wird. Zwar handelt es sich mit einer Inzidenz von 1 : 20.000 bis 1 : 60.000 um eine seltene Stoffwechselstörung, es sind jedoch allein in Deutschland 10 Zwischenfälle mit tödlichem Ausgang bei meist postoperativer Fructose- oder Sorbitgabe beobachtet worden.

Fettemulsionen

Lipidemulsionen gelten als Energiequelle mit besonders hoher Energiedichte (9 kcal/g bei LCT-Fetten), sind aber auch Lieferanten für essenzielle Fettsäuren und Phospholipide. Sie bestimmen die Phospholipidzusammensetzung der Zellmembranen und beeinflussen damit eine Vielzahl rezeptorvermittelter Funktionen. Lipidemulsionen werden aus Sojabohnenöl, Distelöl oder Kokosöl (MCT-Fette) hergestellt und in Konzentrationen von 10, 20 und 30% als reine LCT-Fette oder MCT/LCT-Gemische (s. unten) angeboten. Da der Eilecithingehalt bei 10%igen Emulsionen relativ zu hoch ist, werden heute nur noch 20%ige Emulsionen empfohlen. Die derzeit auf dem Markt verfügbaren Lipidemulsionen unterscheiden sich in ihrem Gehalt an mehrfach ungesättigten Fettsäuren (Linolsäure, γ-Linolensäure, ω-3-Fettsäuren) erheblich.

Essenzielle Fettsäuren. Um den Bedarf an essenziellen Fettsäuren zu decken, müssen täglich 5 – 10% der Gesamtkalorien in Form von Fettemulsionen gegeben werden. Dies entspräche einer Gabe von 250 ml einer 10%igen Fettemulsion 2- bis 3-mal pro Woche. Unter einer parenteralen Ernährung ohne Fettgabe kommt es nach etwa 7 Tagen zu einem biochemisch nachweisbaren Mangel an essenziellen Fettsäuren (84), der durch Gabe von Lipidemulsionen korrigierbar ist (85). Klinische Zeichen eines Mangels an essenziellen Fettsäuren können eine schuppende, hyperkeratotische Dermatitis, Haarausfall, eine gesteigerte Infektionsanfälligkeit, eine gestörte Wundheilung, Transaminasenerhöhung bis hin zur Fettleber, Thrombopenie mit verminderter Thrombozytenaggregation sowie eine Anämie sein (86).

Die parenterale Lipidzufuhr sollte in der Regel etwa 25 – 40% der parenteralen Nichtprotein-Energiezufuhr betragen. Dieser Anteil kann bei bestimmten Krankheitsbildern (Leberzirrhose, pulmonale Erkrankungen) auf 50% erhöht werden.

Dosierung. Die empfohlene Tagesdosis für die parenterale Gabe von Lipidemulsionen bei Erwachsenen liegt zwischen 0,7 – 1,3 g Triglyceride/kg KG und kann bei hohem Energiebedarf auf 1,5 g/kg KG erhöht werden. Unter laufender parenteraler Lipidinfusion sollte die Triglyceridkonzentration im Serum 240 – 260 mg/dl nicht überschreiten (87). Eine unter Lipidinfusion auftretende Erhöhung des Triglyceridspiegels über diese Grenze kann durch Dosisreduktion kontrolliert werden (88). Bei Serumtriglyceridspiegeln > 350 – 450 mg/dl sollte die Infusion von Fetten unterbrochen werden. Bei mäßig erhöhten Triglyceridspiegeln (> 240 – 260 mg/dl) kann die Reduktion der Infusionsrate ausreichen. Es sollte daher in den ersten Tagen einer Fettinfusion die Triglyceridkonzentration im Serum gemessen werden, damit ggf. eine Dosisanpassung vorgenommen werden kann.

Bei akut kranken Patienten sollte die Fettemulsion über einen Zeitraum von mindestens 12 h verabreicht werden. Je kritischer die Stoffwechselregulation ist, desto eher ist eine kontinuierliche Applikation über 24 h empfehlenswert (89).

Verstoffwechselung von LCT- und MCT-Fetten. Fettemulsionen verringern die endogene Glykogen- und Fettspeicherung und verbessern stattdessen die Metabolisierungsrate von endogenem Fett. Insbesondere unter Zufuhr LCT-haltiger Emulsionen wird die Proteinsynthese der Leber gefördert. MCT-haltige Emulsionen enthalten dagegen Fettsäuren mit Kettenlängen von C8 bis C10. Sie werden aus Palmkern- und Kokosnussöl hergestellt und stets als physikalische Mischung (50% LCT und 50% MCT) mit LCT-Fetten angeboten. Ihr Energiegehalt ist mit 8,3 kcal/g etwas geringer als der von LCT-Emulsionen. MCT-Fette werden v. a. in der Leber metabolisiert, indem sie entweder oxidiert oder zu Ketonkörpern abgebaut werden. Ein Vorteil von MCT/LCT-Gemischen gegenüber reinen LCT-Emulsionen ist klinisch nicht eindeutig belegt. MCT-haltige Fette werden bei

Akutkranken nicht besser als reine LCT-Emulsionen verstoffwechselt. Bei chronisch Kranken kann die Hydrolyse der MCT-Fette im Vergleich zu LCT-Fetten gesteigert sein.

⇢ **Strukturierte Lipide.** Der Einsatz von sog. „strukturierten Lipiden" anstelle der bisher angebotenen physikalischen MCT/LCT-Gemische im Rahmen der parenteralen Ernährung ist derzeit Gegenstand der klinischen Forschung. Es handelt sich dabei um synthetische Triglyceride mit einem variierbaren Gehalt an lang-, mittel- und kurzkettigen Fettsäuren. Der klinische Wert ω-3-Fettsäuren-haltiger Fettemulsionen (z.B. in Form 10%iger Fischölpräparate; z.B. Omegaven) wird zurzeit in ersten klinischen Studien untersucht.

Kontraindikationen

- Hypertriglyzeridämien (Nüchterntriglyceridspiegel > 4 mmol/l oder 350 mg/dl bzw. unter Infusion ein Anstieg gegenüber dem Ausgangswert um mehr als das 3fache),
- anamnestische Unverträglichkeit gegen Fettemulsionen,
- „respiratory distress syndrome": hier sind unter Fettinfusion verstärkte O_2-Diffusionsstörungen beobachtet worden.

Intravenös verabreichte Lipide haben keine stimulierende Wirkung auf die exokrine Pankreasfunktion und sind deshalb bei akuter Pankreatitis nicht kontraindiziert. Einzige Ausnahme stellt die Hypertriglyzeridämie bei Pankreatitis dar.

Ebenfalls nicht mehr aufrechterhalten werden kann die These, dass Störungen der Leberfunktion eine Kontraindikation für eine parenterale Gabe von Fettemulsionen darstellen. Sie beruht ebenso wie die in früheren Arbeiten aufgezeigten Auswirkungen auf das Immun- und Gerinnungssystem auf Beobachtungen bei deutlich erhöhten Lipidinfusionsraten (> 1 g/kg KG/h).

Nebenwirkungen

⇢ **Allergische Reaktionen.** Akute Komplikationen aufgrund der Gabe von Fettemulsionen sind selten. Anaphylaktische Reaktionen wurden bisher nie beschrieben. Bekannt ist aber, dass unmittelbar nach Beginn der Infusion milde Nebenwirkungen auftretenden können, wie Urtikaria, makulopapulöse Hautrötungen, Tachykardien, Flush, Dyspnoe und Übelkeit. Sie sind im Allgemeinen harmlos und enden nach Unterbrechung der Infusion. Ursächlich verantwortlich gemacht werden dafür allergische Reaktionen auf Proteinverunreinigungen (Sojaeiweiß) im Rahmen des Herstellungsprozesses. Auch bei in Fett zubereiteten Medikamenten, wie z.B. Propofol, muss eine mögliche Eiweißunverträglichkeit(!) beachtet werden.

Davon abzugrenzen ist das sog. „Overloading-Syndrom", das u.a. bei älteren Fettemulsionen (Baumwollsamenöl) beobachtet wurde. Symptome sind Fieber, Ikterus, Anämie, Hepatosplenomegalie und Verschlechterung der Blutgerinnung.

⇢ **Hypertriglyzeridämie.** Die unter den neueren Fettemulsionen beobachten Komplikationen sind jedoch anders: Es handelt sich um eine durch zu hohe Fettzufuhr verursachte Überschreitung der normalen Lipidoxidationskapazität (1,2 mg/kg KG/min). Dabei kommt es häufiger zu Hypertriglyzeridämien und zu begleitender Hypercholesterinämie, die zu Fetteinlagerungen in die Lungen und zu Cholestase führen können, wobei es zu einer vorübergehenden Blockade des retikuloendothelialen Systems kommt. Das bei Hypertriglyzeridämien gebildete Lipoprotein X (LPX) kann nicht Substrat für andere Lipoproteine sein und wird in der Leber wesentlich langsamer eliminiert (81). Weiterhin können Fettemulsionen immunsuppressiv sein und die Leukozytenfunktion und damit die Abwehr von bakteriellen Erregern beeinträchtigen.

Eine vergleichende Zusammenstellung verfügbarer Lipidemulsionen findet sich in Tab. 7.**29**.

Aminosäuren und Peptide

Neben der Deckung des Energiebedarfs gilt als weiteres wichtiges Ziel einer parenteralen Ernährung die strukturelle und funktionelle Aufrechterhaltung lebenswichtiger Organe. Einerseits soll der Proteinkatabolismus vermindert, andererseits sollen die Voraussetzungen für anabole Stoffwechselprozesse geschaffen werden. Die hierzu eingesetzten Aminosäuren gliedern sich in unentbehrliche, entbehrliche und bedingt entbehrliche Aminosäuren sowie Vorläufer von bedingt entbehrlichen Aminosäuren (Tab. 7.**30**).

Bedarf, Dosierung

Problematisch bei der Empfehlung von Bedarfszahlen bei parenteraler Ernährung ist, dass die hierfür als Grundlage dienenden Bedarfszahlen auf einer oralen/enteralen Zufuhr beruhen (Tab. 7.**31** u. 7.**32**). Sowohl tierexperimentelle Daten (90–92) als auch Daten aus klinischen Studien (93) weisen jedoch auf eine unterschiedliche Verfügbarkeit der jeweiligen Aminosäuren bei enteraler Aufnahme hin (first pass).

Basierend auf der kürzlich veröffentlichten Metaanalyse aller Stickstoffbilanzuntersuchungen zum Proteinbedarf gesunder Erwachsener wird unabhängig von Alter und Geschlecht eine orale Proteinzufuhr von 0,8 g/kg KG/Tag empfohlen (94).

⇢ **Bedarf kritisch Kranker.** Ziel einer parenteralen Ernährungstherapie bei kritisch Kranken ist es, den Verlust der fettfreien Körperzellmasse zu minimieren. In Abhängigkeit von der Schwere des Krankheitsbildes sollte der oben genannte, für gesunde Erwachsene geltende Proteinbedarf angepasst werden:

Tabelle 7.29 Verfügbare Lipidemulsionen (Stand Mai 2006)

Emulsionsbasis	Immunsystem	Besonderheiten bei kritisch Kranken	Besonderheiten bei Langzeitanwendung
Sojaöl	proinflammatorisch	nicht empfohlen (190)	
Sojaöl-MCT Mischung 50 : 50	neutral (191)	verbesserte Stickstoffbilanz im Vergleich zur Gabe von Sojaemulsion (192, 193)	
Randomisiert veresterte MCT/LCT-Emulsionen		stärker positive Stickstoffbilanz in den ersten Tagen als unter Gabe von Sojaemulsionen (194) höhere Gesamtfett-Oxidationsrate bei postoperativen Patienten (195)	gleiche Sicherheits- und Verträglichkeitsparameter, jedoch raschere Normalisierung erhöhter Transaminasen als bei Gabe von Sojaemulsionen (196)
Olivenöl/Sojaöl-Mischung 80 : 20	im Vergleich zu LCT geringerer Einfluss auf Proliferation von Lymphozyten, Monozyten und Neutrophilen und deren Rezeptorexpression (197 – 199)	verbesserte Leberfunktion bei Verbrennungspatienten im Vergleich zur Gabe von Sojaöl-MCT (200)	unter Langzeitanwendung (>6 Monate) gleiche Verträglichkeit und Sicherheit wie bei Gabe von Sojaölemulsionen (201)
Fischöl basierte Emulsionen	immunsuppressiv	postoperative Patienten: kein Einfluss auf plasmatische Gerinnung, Thrombozytenaggregation, klinische Blutungsneigung (202) Überlebensvorteil bei chirurgischen Patienten, Patienten mit Peritonitis und Sepsis (202); Malignompatienten nach elektiven großen abdominalchirurgischen Eingriffen: geringere Leberwerterhöhung und Lipaseerhöhung als nach Gabe von Sojaölemulsion (203)	
Emulsion mit MCT, Sojaöl und Fischöl 5 : 4 : 1	neutral	nur begrenzte klinische Daten publiziert	
Emulsion aus Sojabohnenöl, MCT, Olivenöl und Fischöl (SMOF) (30 : 30 : 25 : 15)	neutral	Pilotstudie chirurgische Patienten: verkürzte Krankenhausverweildauer (204) geringerer Anstieg der Lebertransaminasen bei Intensivpatienten (205)	

- Bei nicht hyperkatabolen Patienten mit *akutem Nierenversagen* bzw. während der *polyurischen Erholungsphase* nach einem akuten Nierenversagen wurde eine Proteinzufuhr von 1,0 – 1,3 g/kg KG/Tag ermittelt, um eine ausgeglichene Stickstoffbilanz zu erreichen (95).
- Bei Patienten mit schwerer *akuter Pankreatitis* wird die Zufuhr von 1,2 – 1,5 g/kg KG/Tag empfohlen (96).
- Bei schwerst katabolen kritisch Kranken kann die bisher vorgeschlagene Obergrenze von 1,5 g/kg KG/Tag in Abhängigkeit vom Energiebedarf überschritten werden. Insbesondere bei *Verbrennungspatienten ohne Nieren- und Leberinsuffizienz* sowie bei kritisch Kranken mit *dialysepflichtiger Niereninsuffizienz* wurde von einigen Autoren eine Zufuhr von bis zu 2,5 g/kg KG/Tag zur Erlangung einer positiven Stickstoffbilanz empfohlen (97 – 99).

Tabelle 7.30 Klassifikation der Aminosäuren bei Erwachsenen und Schulkindern

Unentbehrliche AS	Entbehrliche AS	Bedingt entbehrliche AS (Vorläufer)
Isoleucin	Alanin	Arginin (Glutamat, Aspartat)
Leucin	Asparaginsäure	Cystein (Methionin, Serin)
Lysin	Asparagin	Glutamin (Glutaminsäure, Ammoniak)
Methionin	Glutaminsäure	Histidin (Serin, Cholin)
Phenylalanin	Glycin	Serin (Glutamat)
Threonin	Prolin	Tyrosin (Phenylalanin)
Tryptophan		
Valin		

Tabelle 7.31 Referenzwerte für die enterale Proteinzufuhr nach den D-A-C-H-Referenzwerten (206)

Alter	g/kg KG/Tag	g/Tag	
	m/w	m	w
19 bis < 25 Jahre	0,8	59	48
25 bis < 51 Jahre	0,8	59	47
51 bis < 65 Jahre	0,8	58	46
≥ 65 Jahre	0,8	54	44
Schwangere ab 4. Monat			58
Stillende			63

Tabelle 7.32 Altersabhängige empfohlene Zufuhr für unentbehrliche Aminosäuren (mg/kg KG/Tag) (206)

	≥ 19 Jahre	Schwangere	Stillende
Histidin	14	18	19
Isoleucin	19	25	30
Leucin	42	56	62
Lysin	38	51	52
Methionin + Cystein	19	25	26
Phenylalanin + Tyrosin	33	44	51
Threonin	20	26	30
Tryptophan	5	7	9
Valin	24	31	35

- Auch bei *mangelernährten Patienten* ist eine Anpassung der Proteinzufuhr > 1,5 g/kg KG/Tag sinnvoll (100).

Die Obergrenze der Proteinzufuhr wird entsprechend dem Konzept einer umsatzorientierten Substratzufuhr bei einem Serumharnstoffwert um die obere Normalgrenze gesehen.

→ **Stickstoff/Kalorien-Verhältnis.** Zur Gewährleistung einer optimalen Utilisation von Aminosäuren sollten ausreichend Nichtstickstoff-Energieträger zugegeben werden. Das optimale Verhältnis zwischen Energie- und Stickstoffzufuhr (Stickstoff/Kalorien-Verhältnis) sollte unter Normalbedingungen 1 : 100 bis 1 : 130 (g N : kcal) bzw. 1 : 16 bis 1 : 21 (g AS : kcal) betragen (101). Im Vergleich zu oralen/enteralen Proteinquellen existieren bezüglich eines optimalen Verhältnisses von unentbehrlichen/Gesamtaminosäuren (E/T-Ratio) keine Daten.

Bedingt unentbehrliche Aminosäuren

Neuere Untersuchungen stellen zunehmend in Frage, ob die klassische Einteilung in unentbehrliche und entbehrliche Aminosäuren in der klinischen Ernährungstherapie noch Gültigkeit besitzt (s. o.). So weisen zahlreiche Daten darauf hin, dass beim Erwachsenen einige der sog. entbehrlichen Aminosäuren in bestimmten Krankheitssituationen als bedingt unentbehrlich einzustufen sind (102) und somit exogen zugeführt werden müssen (103).

Glutamin. Bei katabolen Erkrankungen (z.B. elektive Chirurgie, Trauma, Pankreatitis, Verbrennungen, Hochdosischemotherapie) kommt es zu einem massiven intrazellulären Glutaminmangel in der Muskulatur. Belegt durch mehrere Studien, kann angenommen werden, dass Glutamin von Muskelgewebe und Lunge freigesetzt wird, um für andere Organe (Darm, Niere) und Immunzellen verfügbar zu sein. Damit stellt Glutamin die wichtigste Aminosäure für den Stickstofftransport zwischen Organen und Organsystemen dar.

Kritisch kranke Patienten ohne enterale Ernährung (einschließlich Verbrennungs- und Traumapatienten) sollten im Rahmen der parenteralen Ernährung in ausreichendem Maße Glutamin (0,3 – 0,57 g/kg KG/Tag) erhalten (LL-DGEM).

Studien zur Wirksamkeit glutaminhaltiger parenteraler Ernährung

Derzeit liegen 12 prospektiv randomisierte Studien sowie 2 Metaanalysen (104, 105) zur Wirksamkeit von glutaminhaltiger parenteraler Ernährung bei chirurgischen (106 – 112) und nichtchirurgischen kritisch kranken Patienten vor (113 – 116). Für chirurgisch kritisch Kranke zeigt sich eine *dosisabhängige* Reduktion der infektiösen Komplikationen und eine Verkürzung der Krankenhausverweildauer, beim nichtchirurgischen Krankengut findet sich eine ebenfalls *dosisabhängige* signifikante Reduktion von Komplikationen und der Mortalität.

Zur Wirkung von Glutamin bei Patienten mit akuter Pankreatitis sind 2 randomisierte Studien publiziert (117, 118). Aufgrund der jeweils kleinen Patientenzahl kann jedoch keine Empfehlung ausgesprochen werden. Zum Einsatz von Glutamin in der parenteralen Ernährung von Patienten nach Knochenmarktransplantation liegen wenige prospektiv randomisierte z. T. widersprüchliche Studien vor (119 – 121).

Wegen ihrer geringen Löslichkeit oder ihrer Instabilität enthalten Aminosäurelösungen nur geringe Mengen an Cystein, Tyrosin oder Glutamin. Diese Aminosäuren gelten in definierten Situationen zumindest als semiessenziell. Zwischenzeitlich wurden jedoch Di- und Tripeptide von Cystein, Glutamin und Tyrosin synthetisiert, die schnell hydrolysiert werden und die jeweiligen Aminosäuren verfügbar machen können.

Aufgrund der geringen Löslichkeit in wässriger Lösung und dem Abbau zu Pyroglutamat mit Freisetzung von Ammoniak müssen glutaminhaltige parenterale Lösungen frisch und unter strengen aseptischen Bedingungen bei 4 °C zubereitet werden. Außerdem sollte die Menge an zugesetztem Glutamin nur 1 – 1,5% [w/v] betragen, um ein Ausfällen zu verhindern. Da wegen der geringen Löslichkeit von Glutamin größere Mengen Flüssigkeit infundiert werden müssten, ist der Einsatz eingeschränkt.

Arginin. Studien zur gezielten parenteralen Gabe von Arginin liegen nur vereinzelt vor. Es wird angenommen, dass Arginin beim kritisch kranken Patienten eine günstige Wirkung auf die Funktion von Immunzellen und auf den Verlauf der Wundheilung hat (122). Arginin nimmt eine Schlüsselrolle in der Stickstoffhomöostase und bei der Bildung von Kreatin sowie den Polyaminen ein und ist das wichtigste Substrat für die Bildung von Stickstoffmonoxid (NO). So konnte bei Verbrennungspatienten gezeigt werden, dass es in Folge einer gesteigerten Ornithinsynthese (Ausgangssubstrat der Polyaminsynthese) zu einem deutlichen Abfall der Serumargininkonzentration kommt (122, 123). Die Steigerung der Argininzufuhr von 5 auf 7% der Gesamtaminosäuren kann offenbar eine Immunmodulation bewirken (122 – 124).

Aufgrund der insgesamt unzureichenden Datenlage zur Effizienz und Sicherheit der parenteralen Gabe von Arginin kann der Einsatz nicht generell empfohlen werden.

N-acetylierte Aminosäuren. Anfängliche tierexperimentelle Untersuchungen lieferten überzeugende Daten, dass die gut löslichen und stabilen N-acetylierten Aminosäuren Acetylcystein, Acetyltyrosin und Acetylglutamin effektiv deacetyliert und die frei werdenden Aminiosäuren gut verstoffwechselt werden (125). Nachfolgende Studien am Menschen konnten diese Daten nicht belegen. So werden ca. 50% der Substrate unverändert über den Urin ausgeschieden. Im Vergleich zu Dipeptiden liegt die HWZ für Acetylcystein nach i. v. Gabe ca. 40fach höher (126, 127). Dagegen gilt die Wirksamkeit von N-Acetylcystein (2 × 600 mg i. v. 12 h vor und 12 h nach) zur Prävention eines Nierenversagens nach Kontrastmittelgabe als erwiesen (128, 129).

Glycin. Die entbehrliche, gut wasserlösliche Aminosäure Glycin ist die einzige natürlich vorkommende Aminosäure, die nicht chiral und nicht optisch aktiv ist. Sie ist Bestandteil von Skleroproteinen sowie Zwischenprodukt der Biosynthese von Porphyrinen, Purinen, Kreatinin und Glutathion. Glycin dient als flexible Bindung für Proteine, die zur Helixformation notwendig sind und fungiert als extrazelluläres Signalprotein. Glycin spielt eine zytoprotektive Rolle bei ischämischen Insulten, allgemeinen Hypoxien und Reperfusionsschäden (130). Oral verabreichtes Glycin in Konjugation mit Glutamin dient der Zellreparatur, der Stoffwechseladaptation und dem Schutz der Darmmukosa nach

Darmresektion (131, 132). Beim Einsatz hoher Glutamin-Glycin-Dosierungen wurde eine gute Verträglichkeit ohne toxische Nebenwirkungen bei Polytraumapatienten beschrieben (133).

Verzweigtkettige Aminosäuren. Die Verwendung von parenteralen Aminosäurenlösungen, die mit verzweigtkettigen Aminosäuren (VKAS) angereichert werden, gilt als ein schon sehr lange bekanntes Beispiel für eine Pharmakotherapie mit Nährstoffen. Als Anwendungsspektrum findet sich in der Literatur eine Vielzahl von Wirkungen einer VKAS-Supplementation. Dazu gehören Lebererkrankungen (insbesondere mit hepatischer Enzephalopathie), Sepsis, Trauma, Störungen der gastralen Motilität und die Prävention eines Versagens der Atemmuskulatur bei der Beatmung.

Studien zur Wirksamkeit verzweigtkettiger Aminosäuren

Die Wirksamkeit verzweigtkettiger Aminosäuren in der Behandlung der hepatischen Enzephalopathie wurde in 7 kontrollierten Studien untersucht, deren Einzelresultate zwar widersprüchlich sind, in einer Metaanalyse jedoch einen Vorteil der VKAS-angereicherten Lösungen hinsichtlich Verbesserung der Enzephalopathie, nicht aber der Überlebensrate zeigen (134).

Zwar liegen derzeit erste kleinere randomisierte Studien zum Einsatz von Aminosäurelösungen mit einem erhöhten Anteil von VKAS bei kritisch Kranken vor, die eine Verbesserung des klinischen Status zeigen (135 – 137), die begrenzte Patientenzahl rechtfertigt allerdings derzeit noch keine generelle Empfehlung.

Ornithin-α-Ketoglutarat. Ornithin-α-Ketoglutarat (OKG) besteht aus einem Molekül α-Ketoglutarat (AKG) und 2 Molekülen Ornithin. Es dissoziiert nach i. v. Gabe zu beiden Bestandteilen (138). OKG ist gut verträglich, wird mit der Stimulation der Freisetzung von Insulin und Wachstumshormon in Verbindung gebracht und ist ein Substrat für die Polyaminsynthese. Weiterhin ist OKG durch seine beiden Bestandteile an der Glutaminbiosynthese beteiligt. Die i. v. Gabe von OKG bei postoperativen Patienten und kritisch Kranken führte in kleinen Studien zur Proteinkonservierung, zur Stimulation der Proteinsynthese in der Muskulatur und zur Verminderung des Abbaus der muskulären Glutaminpools (139 – 141).

Fazit. In der parenteralen Ernährung werden derzeit kristalline Aminosäurenlösungen in Konzentrationen von 3,5 – 15 % (Osmolarität 450 – 1450 mosmol/l) eingesetzt.

Keine der derzeit erhältlichen Lösungen ist bezüglich ihres Gehalts an unentbehrlichen und entbehrlichen Aminosäuren optimal konzipiert (142), was auf der schlechten Löslichkeit einzelner Aminosäuren (Tyrosin, Cystein) oder fehlender Stabilität in wässrigen Lösungen beruht (z. B. Glutamin, das zu Pyroglutamat und Ammoniak zerfällt), so dass nicht jede beliebige Mischung konservierbar ist.

Erst die seit kurzem verfügbaren Dipeptidlösungen ermöglichen entweder in Form von Komplettlösungen oder Supplementen eine Verbesserung der intravenösen Gabe größerer Mengen der genannten Aminosäuren.

Elektrolyte

Der Elektrolytbedarf (Tab. 7.**33**) variiert individuell in Abhängigkeit von der Grunderkrankung, wird aber auch durch die Art der TPE mitbestimmt. So nehmen Kalium-/ und Phosphatbedarf zu Beginn einer Infusion von Glucose infolge eines glucose-/insulinvermittelten Kalium/- und Phosphateinstroms in die Zellen zu. Bei eingeschränkter Nierenfunktion müssen Kalium- und Phosphatzufuhr reduziert werden. Bei der gleichzeitigen Gabe von Phosphat und Calcium oder Magnesium kann es zu Ausfällungen kommen. Elektrolytzugaben sollten deshalb unter Kontrolle der Serumelektrolytkonzentrationen verordnet werden. Elektrolytlösungen werden als Konzentrate oder als Halb- oder Vollelektrolytlösungen substituiert. Elektrolytlösungen (z. B. Natriumchlorid, Kaliumchlorid) sind so konzentriert, dass bei einwertigen Ionen 1 ml gleich 1 mmol Substanz entspricht. Vollelektrolytlösungen (z. B. Ringer-Lactat) haben eine dem Plasma entsprechende ionale Zusammensetzung und dienen auch als Ersatz von Extrazellulärflüssigkeit.

Mikronährstoffe (Vitamine und Spurenelemente)

Bei länger dauernder parenteraler Ernährung (> 7 Tage) muss eine tägliche Substitution wasser- und fettlöslicher Vitamine sowie von Spurenelementen in Form von Multivitamin- bzw. Spurenelementpräparaten erfolgen.

Empfehlungen. Die Empfehlungen für die tägliche parenterale Zufuhr von Vitaminen und Spurenelementen sind in Tab. 7.**34** und 7.**35** zusammengefasst. Neben den kombi-

Tabelle 7.33 Empfehlungen für die tägliche parenterale Elektrolytzufuhr

	mmol/kg KG
Natrium	1,0 – 1,5
Kalium	0,5 – 1,0
Phosphat	0,2 – 0,3
Calcium	0,1 – 0,3
Magnesium	0,1 – 0,2
Chlorid	1,0 – 2,0

Tabelle 7.34 Empfehlungen verschiedener Fachgesellschaften für die tägliche parenterale Vitaminzufuhr

Vitaminzufuhr	Nach DAKE[a]	Nach AGA[d]	Nach AMA[b] und ASCN[c]	
	für Erwachsene	für Erwachsene	für Kinder (< 11 Jahre)	für Erwachsene
Wasserlösliche Vitamine				
Vitamin B_1 (mg)	3–4	6,0	1,2	3,0
Vitamin B_2 (mg)	3–5	3,6	1,4	3,6
Vitamin B_6 (mg)	4–6	6,0	1,0	4,0
Niacin (mg)	40–50	40	17	40
Pantothensäure (mg)	10–20	15	5,0	15
Biotin (µg)	60–120	60	20	60
Folsäure (µg)	160–400	600	140	400
Vitamin C (mg)	100–300	200	80	100
Vitamin B_{12} (µg)	1000/3 Monate	5,0	1,0	5,0
Fettlösliche Vitamine				
Vitamin A (Retinolpalmitat) (µg)	1800	1000	690	990
Vitamin E (α-Tocopheroläquivalent) (mg)	20–40	9,1	4,7	6,7
Vitamin D (µg)	5	200 IU	10	5
Vitamin K (µg)	100–150	150	200	-

[a] Deutsche Arbeitsgemeinschaft für klinische Ernährung; [b] American Medical Association; [c] American Society for Clinical Nutrition; [d] American Gastroenterological Association

Tabelle 7.35 Empfehlungen für die tägliche parenterale Zufuhr von Spurenelementen

	Nach Bässler[a]	Nach AGA[c]	Nach AMA[b]		
	für Erwachsene	für Erwachsene	Für Erwachsene	für Kinder (pro kg)	für Neugeborene (pro kg)
Eisen (µmol)	10–75	18–27			
Zink (µmol)	21–75	38–61	38–60	1,5	4,5
Mangan (µmol)	3–14	3,6–14,6	3–14	0,14–0,20	0,04–0,20
Kupfer (µmol)	7–23	4,7–18,8	7–23	0,28	0,28
Molybdän (µmol)	0,2				
Chrom (µmol)	0,2–0,3	0,05–0,1	0,2–0,3	0,003–0,004	0,003–0,004
Selen (µmol)	0,25–0,80	0,25–1,0	0,50–1,00	0,025–0,028	0,025–0,028
Jod (µmol)	0,8–1,2	0,54–1,08			
Fluor (µmol)	49				

[a] Bässler 1990; [b] American Medical Association; [c] American Gastroenterological Association

nierten Spurenelement- und Vitaminpräparaten werden auch Einzelkomponenten angeboten (z.B. Zinkaspartat, Selenase). Aus Stabilitätsgründen stehen derzeit keine Vitamin-K-haltigen Multivitaminpräparate zur Verfügung. Neuere Untersuchungen zeigen jedoch, dass die kommerziell angebotenen intravenös zu verabreichenden Lipidemulsionen Vitamin K in Konzentrationen bis zum Doppelten des Tagesbedarfs (in 500 ml einer 10%igen Emulsion) enthalten. Zudem sprechen die derzeit vorliegenden Studien zur biologischen Aktivität für eine Bioverfügbarkeit des mit Lipidemulsionen verabreichten Vitamin K.

Tabelle 7.36 Risikokonstellation für einen möglichen Mehrbedarf an Vitaminen und Spurenelementen (nach 207)

Krankheitsbild	Möglicher Mehrbedarf
Trauma	Vitamin C und E, Zink (208 – 210)
Sepsis	Selen, Vitamin C und E? (210 – 214)
Verbrennung	Vitamin C, Zink, Kupfer, Selen (215 – 218)
ARDS	Vitamin C (209), N-Acetylcystein? (219)
Terminale Niereninsuffizienz	wasserlösliche Vitamine, z. B. Vitamin C, cave: Risiko der Oxalatbildung (220)
Wernicke-Enzephalopathie	Thiamin (sofern eine Risikokonstellation vorliegt: Alkoholismus, Dialyse, Malassimilation) (221 – 224)
Cholestatische Lebererkrankung	fettlösliche Vitamine A, D, E, K
Alkoholkrankheit	z. T. ubiquitärer Mikronährstoffmangel durch Malnutrition
Fortgeschrittene Leberzirrhose	Elektrolytverschiebungen, Zinkmangel

→ **Zusätzlicher Bedarf, Akkumulation.** Es sollte berücksichtigt werden, dass der Bedarf an Mikronährstoffen im Rahmen einer (Langzeit)parenteralen Ernährung z. T. erheblich von den für enterale Ernährung geltenden Empfehlungen abweicht und darüber hinaus für einige Spurenelemente schwerlich zu ermitteln ist. Zusätzlich ist ein durch die Grunderkrankung oftmals ausgeprägter Mangel einzelner Mikronährstoffe zu beachten. So benötigen katabole Patienten täglich schätzungsweise zusätzlich 5 – 10 mg Zink. Zu berücksichtigen sind auch erhöhte Verluste bei Gastro- oder Enterostomien, Diarrhöen oder Fisteln. Für jeden Liter verloren gegangene Intestinalflüssigkeit sind zusätzlich ca. 12 mg Zink zu substituieren. Umgekehrt können bei der Mikronährstoffversorgung aber auch Probleme durch eine bei bestimmten Erkrankungen (z. B. Leber- und Niereninsuffizienz) auftretende Akkumulation einzelner Vitamine und Spurenelemente entstehen. In diesen Fällen sind spezielle Empfehlungen zu beachten. Tab. 7.**36** zeigt eine Zusammenstellung von Krankheitsbildern und möglicherweise erhöhtem Bedarf an Mikronährstoffen.

Techniken

Der venöse Zugang bei parenteraler Ernährung richtet sich nach dem geplanten Ernährungsregime und der Dauer der parenteralen Ernährung.

→ **Peripherer Zugang.** Wird lediglich eine kurzzeitige (< 5 Tage) *begleitende* parenterale Ernährung angestrebt und ist die Osmolarität der Lösungen < 800 mosmol/l, kann die Infusion über (wechselnde) periphere Venen versucht werden. Der periphervenöse Zugang ist komplikationsärmer (143). Die Dauer der peripheren Infusionstherapie sollte maximal 7 – 10 Tage betragen, da bei längerer Dauer mit zunehmenden Komplikationen zu rechnen ist.

Zentralvenöser Zugang

Bei *total* parenteraler Ernährung ist aufgrund der hohen Osmolarität der Nährstofflösungen ein zentralvenöser Zugang (ZVK) zwingend erforderlich. Als zentralvenöse Zugänge bieten sich die V. jugularis interna, V. subclavia und V. basilica an. Wichtig ist, die Zugänglichkeit zum tiefen Venensystem zu beurteilen, dies sollte die Beurteilung des Gefäßstatus, die Anatomie des Venensystems sowie das Gerinnungssystem umfassen. Komplikationen im Rahmen der Katheteranlage sowie durch das Vorhandensein eines zentralvenösen Zuganges bewirken eine signifikante Zunahme der Morbidität und Mortalität (144). Es besteht eine enge Korrelation zwischen Liegedauer und Infektionsrisiko (145 – 147) und thrombotischen Komplikationen (148).

→ **Infektionsrisiko.** Strenge Asepsis (Mundschutz, steriler Kittel, sterile Handschuhe) muss bei einer ZVK-Anlage eingehalten werden (147, 149). Die Hautvorbereitung mit 2 %igem Chlorhexidingluconat zeigte eine geringere Kolonisationsrate durch Mirkoorganismen im Vergleich zu 10 %igem Polyvidon-Iod oder 70 %igem Alkohol (150). Eine antibiotische Prophylaxe während der Katheteranlage ist nicht effizient (151 – 153). Eine Reduktion der katheterassoziierten Infektionen kann durch spezifisch geschultes Pflegepersonal und mit einer Minimierung der Manipulation am Katheter erzielt werden (153 – 155).

Vor Manipulation am Katheter muss eine Desinfektion gemäß hygienischen Pflegestandards durchgeführt werden (156, 157). Zur Reduktion des Infektionsrisikos sollten Blutentnahmen über den ZVK vermieden werden (147, 157).

→ **Gefäßpunktion und Lagekontrolle.** Zwei Metaanalysen konnten zeigen, dass die ultraschallgesteuerte Direktpunktion der Gefäße, über die anschließend ein ZVK eingelegt werden soll, der konventionellen, an anatomischen Fixpunkten orientierten Standardmethode deutlich überlegen ist hinsichtlich der Versagerquote und der mechanischen Komplikationsrate (158, 159). Lagekontrollen nach Anlage können radiologisch, sonographisch oder elektrokardiographisch erfolgen (158, 160 – 162). Ein ZVK soll nicht routinemäßig und bei Infektionsverdacht nicht über den Führungsdraht gewechselt werden (147, 163, 164).

Implantierbare Verweilkatheter. Bei längerfristiger parenteraler Ernährung (> 1 Monat), vor allem im Rahmen einer heimparenteralen Ernährung, sollten implantierbare Verweilkatheter (Port, Hickman-Broviac-Katheter, Groshong-Katheter) Verwendung finden:

- Bei einem *Hickman-Broviac-Katheter* wird durch subkutane Tunnelung des Katheters ein möglichst großer Abstand zwischen Gefäßeintrittsstelle und Hauteinstichstelle geschaffen. Vorteile sind die geringere Gefahr einer Katheterdislokation und eine leichtere Pflege der Eintrittsstelle.
- Ein *Port-Katheter* besteht aus einem kleinen subkutanen Vorratsgefäß mit einer Silikondurchtrittsmembran und einem davon abgehenden Venenkatheter. Er kann wiederholt transkutan punktiert werden. Bei heimparenteral ernährten Patienten mit zyklischer Nahrungsapplikation wird der Portnadelwechsel jeden 3.– 7. Tag empfohlen (165 – 167). Falls keine Nährlösung und nur Medikamente (Zytostatika) über den Port appliziert werden, kann die Port-Nadel über 2 Wochen in situ belassen werden (168 – 170).

Wenn der ZVK temporär nicht benutzt wird, sollte er täglich mit isotonischer Kochsalzlösung gespült werden. Eine Heparinspülung wird nicht empfohlen, da sich kein Vorteil ergibt (171) und das Risiko für heparininduzierte Thrombozytopenien (HIT) und Inkompatibilitäten besteht.

Überwachung

Die Häufigkeit ärztlicher Untersuchungen und Kontrollen (Puls, Blutdruck, Atemfrequenz, Körpertemperatur) sowie die Erfassung von Laborparametern richten sich nach dem Erkrankungsstadium und dem Zustand des Patienten. Die tägliche Gewichtskontrolle gibt Auskunft über eine eventuelle Flüssigkeitseinlagerung. Bei aufbauender parenteraler Ernährung bei Patienten mit Malnutrition sollte eine wöchentliche Gewichtszunahme von 1 – 1,5 kg angestrebt werden. Aussagen zum Gesamtkörperwassergehalt und Lean Body Mass sind mittels bioelektrischer Impedanzanalyse (BIA) möglich. Bei langfristig (heimparenteral) ernährten Patienten sollte einmal monatlich eine BIA-Messung erfolgen. Eine Synopsis der wichtigsten Laborparameter ist in Tab. 7.**37** zusammengestellt.

Komplikationen

Die Komplikationshäufigkeit der TPE hat seit ihren Anfängen in den 60er Jahren durch verbesserte Kenntnis von Nährstoffbedarf und möglichen Stoffwechselkomplikationen einerseits sowie durch weitgehende Standardisierung der technischen Durchführung und Überwachung andererseits stark abgenommen. Dennoch zählen Katheterprobleme und Stoffwechselstörungen weiterhin zu den Hauptkomplikationen einer parenteralen Ernährung.

Stoffwechsel. Insbesondere bei langfristiger parenteraler Ernährung rücken Stoffwechselentgleisungen meist in Verbindung mit Mangelzuständen mit zunehmender Dauer der künstlichen Ernährung in den Mittelpunkt. In einer 1989 in Europa von Messing und Mitarbeitern durchgeführten Multizenteranalyse fanden sich bei 194 Patienten, die länger als 12 Monate parenteral ernährt wurden, in 30 % der Fälle metabolische Komplikationen, 20 % zeigten Knochenveränderungen, 29 % Leberfunktionsstörungen und 12 % Gallensteine.

Katheterkomplikationen

Katheterprobleme stellen nach wie vor die Hauptkomplikation der parenteralen Ernährung dar.

In einer retrospektiven Untersuchung zum Vergleich verschiedener zentralvenöser Zugangsysteme fanden sich je-

Tabelle 7.37 Laborkontrollen nach Beginn einer TPE

Parameter	Häufigkeit
Blutzucker	initial während der ersten 48 h: alle 4 – 6 h; wenn stabil: 2-mal täglich
Natrium, Kalium, Harnstoff, Kreatinin,	täglich
Phosphat, Calcium, Albumin, Transaminasen	3-mal wöchentlich
Triglyceride	initial täglich, dann 3-mal wöchentlich
Magnesium*, TPZ	1-mal wöchentlich
Zink*	bei gastrointestinalen Sekretverlusten (Fisteln, Diarrhö) einmal wöchentlich
Vitamin A, D, E, Selen	bei langfristiger TPE alle 6 – 8 Wochen
Blutbild	1-mal wöchentlich

* eine Serumbestimmung ist hier allerdings wenig aussagekräftig

doch bezüglich des kumulativen Risikos für Komplikationen bei den verschiedenen Zugangswegen recht unterschiedliche Komplikationsraten (Tab. 7.**38**), die den venösen Port für eine längerfristige parenterale Ernährung favorisieren. Vor Anlage und auch während der TPE sollten Phlebographien stattfinden, um den Gefäßstatus zu beurteilen und bei möglichen Komplikationen Ausweichmöglichkeiten zu kennen.

⇢ **Katheterblockierungen.** Blockierungen des Katheters durch Koagel oder Fett können durch akkurates Spülen mit Kochsalzlösung nach der Infusion verhindert werden. Sollte der Katheter durch ein Koagel verstopft sein, kann er durch Instillation von Urokinase oder rTPase (5000 IE/ml) eröffnet werden. Es sollte eine Einwirkzeit von 30 – 60 Minuten eingehalten werden (172, 173). Falls keine Blutentnahmen über das System vorgenommen werden, kommt eine Okklusion durch Rückstände der Nährlösungskomponenten in Betracht. Diese entstehen meist langsam über Tage. In diesem Fall kann die Instillation von Natriumhydroxid (NaOH [Natronlauge]: 0,1 mmol/l, 0,1 M, pH 13) erfolgreich sein. Die Alkoholspülung (Ethanol 96 %) wird von Silikonkatheterherstellern abgelehnt, da Alkohol dessen Oberfläche angreift. Eine weitere Ursache für Katheterokklusionen können Präzipitate sein, die durch Kristallisation, Interaktion oder durch Inkompatibilitäten von Medikamenten und Nährlösungen entstehen. Am häufigsten handelt es sich hierbei um Calciumphosphatpräzipitate, die beispielsweise durch pH-Veränderung auflösbar sind. Es sollte zur Auflösung von Präzipitaten Salzsäure (HCl: 0,1 M, pH 1) bzw. Natriumhydroxid (NaOH [Natronlauge]: 0,1 M, pH 13) oder Natriumbicarbonat ($NaHCO_3$: 8,4 %, pH 7 – 8,5) als basisches Mittel zur Auflösung verwendet werden (174, 175), wobei die routinemäßige Anwendung von Bicarbonat aufgrund der vielen Inkompatibilitäten nicht erfolgen sollte.

⇢ **Thrombosen.** Thrombosen der V. subclavia werden in der Regel durch eine fehlerhafte Lokalisation der Katheterspitze hervorgerufen. Diese sollte idealerweise in der V. cava superior oder besser im rechten Vorhof liegen. Vorhofthromben treten häufiger auf als bisher vermutet, regelmäßige echokardiographische Untersuchungen lassen diese klar erkennen. Bei 50 % der Patienten mit TPE lassen sich venöse Thrombosen erkennen, wovon nur ca. 5 % klinisch als relevant erscheinen.

⇢ **Thrombophlebitis.** Bei der Verwendung periphervenöser Zugänge ist die Thrombophlebitis die wichtigste und Therapie limitierende Komplikation. Die Inzidenz hängt von der Osmolarität und von der Infusionsgeschwindigkeit der Nährlösung ab (176). Ein Osmolaritätsmaximum von 800 mosmol/l sollte eingehalten werden. Die häufig verwendeten PE-Beutel aus Ethyl-Vinyl-Acetat (EVA) sind luftdurchlässig, Glucose kann daher zu Gluconsäure oxidieren (177). Experimentelle Versuche zeigen eine signifikante Korrelation zwischen erhöhter Azidität und dem Auftreten von Phlebitiden (176, 178). Die aktuelle Datenlage reicht jedoch nicht aus, den routinemäßigen Einsatz von Pufferzusätzen zu unterstützen, zumal die Auswirkungen auf die Stabilität der Nährlösungen nicht abschätzbar sind.

Während bisher eine erhöhte Phlebitis- und Infektionsrate bei einer Liegedauer von periphervenösen Zugängen von > 3 Tagen postuliert wurde, zeigen neuere Studien, dass das tagesspezifische Risiko einer Obstruktion, Phlebitis und Katheterkolonisation auch bei längerer Liegedauer gleich bleibt (179, 180). Periphere Verweilkanülen können daher so lange belassen werden, wie sie benötigt werden (180).

Bei Handvenenkanülen ist das Phlebitisrisiko im Übrigen gegenüber Venenzugängen im Bereich des Handgelenkes oder des Armes vermindert (181).

Tabelle 7.38 Vergleich verschiedener zentralvenöser Zugänge (nach Krupski et al. 1995)

	Venöser Porth-A-Kath	Zentralvenöser Katheter	Broviac-Quinton-Katheter
Prinzip	subkutane Injektionskammer	transkutaner Zugang	subkutan getunnelter, transkutaner Zugang
Implantationsort	ambulant, aseptische OP/ bedside Röntgen	ambulant/stationär, bedside	stationär, aseptische OP, Röntgen
Anästhesie	lokale Infiltration	lokale Infiltration	Vollnarkose
Positionierung	V. subclavia, V. jugularis, V. basilica	V. subclavia, V. jugularis, V. basilica	V. subclavia, V. jugularis
Lumina	1	1 – 3	1 – 3
Legedauer	30 min	15 – 20 min	30 min
Lagekontrolle	Thorax-Röntgen	Thorax-Röntgen	Thorax-Röntgen
Verweildauer	2000 – 3000 Punktionen	bis zu 14 Tage	Monate

Ergebnisse einer Literaturrecherche von 1989 – 1994

Kathetersepsis. Kathetersepsis ist fast immer bedingt durch eine Missachtung der aseptischen Technik. Die Infektion eines zentralvenösen Katheters ist eine potenziell lebensgefährliche Komplikation der parenteralen Ernährung, da es sich um eine Infektion im Gefäßbett handelt mit dem Risiko septischer Thrombosen, septischer Embolien und einer Endokarditis (182). Um die Verdachtsdiagnose eines katheterassoziierten Infektes zu bestätigen, müssen im Abstand von 2 h Blutkulturen aus dem ZVK (bei mehrlumigen Kathetern sollte die Entnahme von je einem Blutkulturpaar aus jedem Lumen erfolgen) und aus dem peripheren Blut entnommen werden (183 – 186). Abb. 7.**19** zeigt ein Flussschema zur Vorgehensweise bei Vorliegen eines Verdachts auf katheterinduzierte Sepsis. Bei fehlenden lokalen Infektzeichen und bei klinischer Stabilität wird der Katheter vorläufig belassen. Bei Patienten mit Zeichen einer akuten Sepsis in Verbindung mit Organdysfunktion und/oder hämodynamischer Instabilität muss der Katheter entfernt werden und dessen Spitze zur mikrobiologischen Untersuchung eingesandt werden (187). In diesem Fall muss eine systemische Antibiotikatherapie eingeleitet werden.

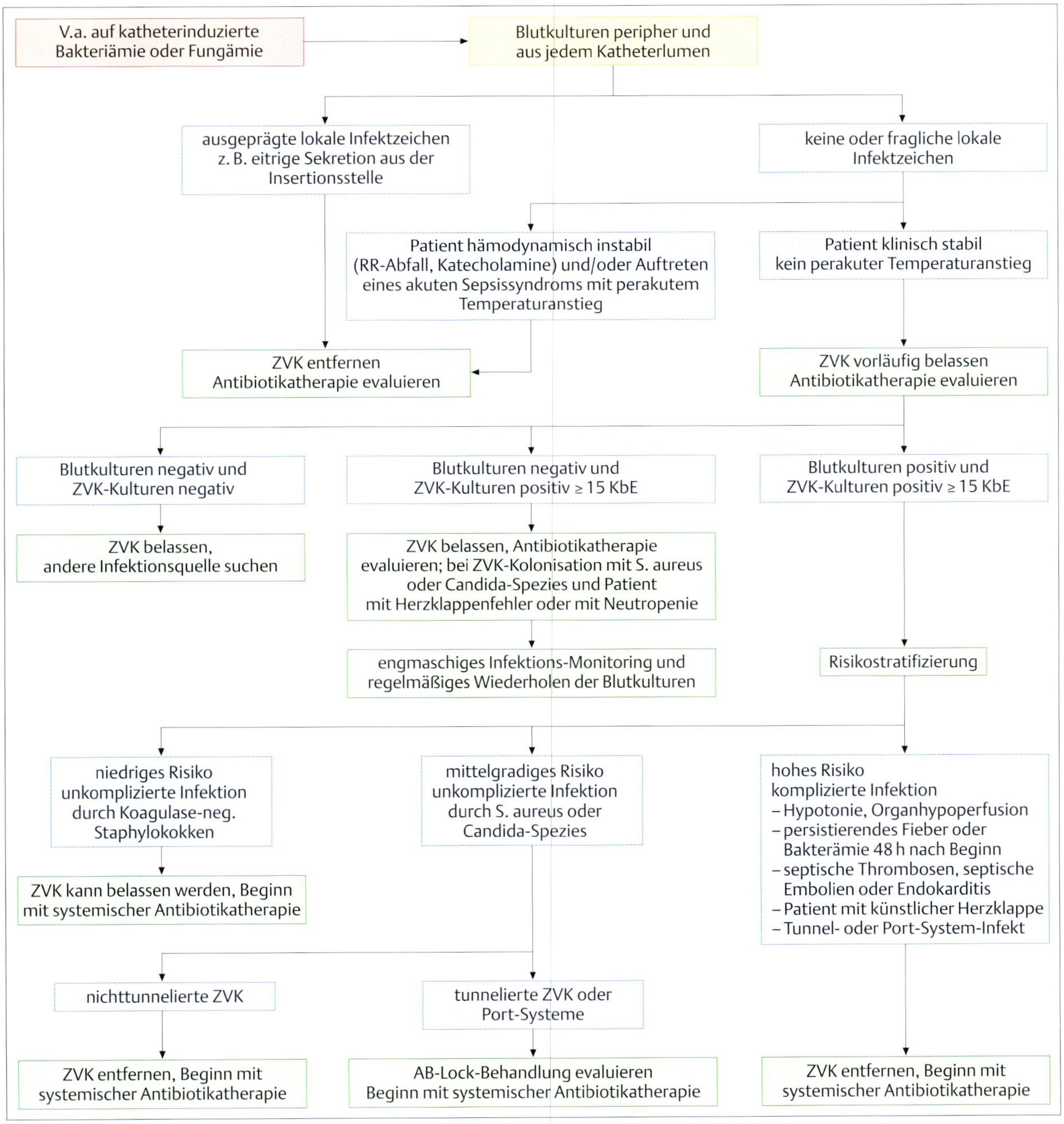

☒ **Abb. 7.19** Vorgehensweise bei V.a. katheterinduzierte Sepsis.

Leberfunktionsstörungen

Unter einer TPE können eine Reihe klinisch-chemischer und histologischer Veränderungen der Leber beobachtet werden. Die Häufigkeit liegt je nach Literatur zwischen 15% und 47% und umfasst in ihrem Spektrum alle Formen vom passageren Enzymanstieg bis zum fortschreitenden Leberzelluntergang. Kennzeichnend sind intrahepatische Cholestase, portale Fibrose, Gallengangsproliferationen, oftmals assoziiert mit morphologischen Veränderungen wie fettige Degenerationen und Rundzellinfiltrationen. Klinische Veränderungen können einen cholestatischen Ikterus, Hepatomegalie oder gar ein Leberversagen umfassen.

Klinisch bedeutsam ist die Unterscheidung zwischen frühzeitig (2 – 4 Wochen) auftretenden und meist reversiblen Leberbefunden sowie den erst im späteren Verlauf zu beobachtenden (> 2 Monaten) und dann oftmals nicht voll reversiblen Veränderungen. Letztere sind insbesondere bei Patienten mit Erkrankungen des Ileums oder ausgedehnten Dünndarmresektionen (Kurzdarmsyndrom) zu finden.

⇢ **Cholestase.** Dominieren bei parenteral ernährten Kindern die cholestatischen Syndrome, wird beim Erwachsenen in erster Linie die Steatosis hepatis beobachtet. Eine mit parenteraler Ernährung assoziierte Entwicklung einer cholestatischen Leberschädigung wird gehäuft bei unreifen Frühgeborenen mit septischen Infektionen beobachtet. Fallbeobachtungen legen nahe, dass diese Cholestase bei Kindern unter langzeitiger parenteraler Ernährung durch eine Reduktion der Fettzufuhr gebessert werden kann (188). Bei langzeitig parenteral ernährten Erwachsenen korreliert die Ausprägung der Cholestase hingegen mit der Kalorienzufuhr, nicht jedoch mit dem Fettanteil an der Energiezufuhr (189).

⇢ **Ursachen.** Ursächlich verantwortlich gemacht wird neben einem Überangebot von Kalorien in Form von Glucose ein Ungleichgewicht zwischen zugeführten Aminosäuren und Glucose, was zur gesteigerten Synthese von langkettigen Fettsäuren mit einer vermehrten Ablagerung von Triglyceriden in den Hepatozyten führt. Darüber hinaus wird der Mangel an essenziellen Fettsäuren für eine verminderte Synthese von Lipoproteinen verantwortlich gemacht, was einen gestörten transmitochondrialen Transport langkettiger Fettsäuren zur Folge hat. Der ebenfalls diskutierte Carnitinmangel bedingt eine nicht ausreichende Oxidation von Fettsäuren, die auf eine Verminderung des transmitochondrialen Transportes zurückgeführt wird. Ein relativer Mangel einzelner Aminosäuren (Glutamin) mit verminderter Lipoproteinsynthese wird ebenfalls diskutiert. Die mangelnde Stimulation des kürzlich beschriebenen hepatoenteralen Reflexes als Folge einer fehlenden enteralen Nahrungsaufnahme stellt einen neuen pathophysiologischen Erklärungsansatz dar.

⇢ **Therapie/Prävention.** Mögliche therapeutisch-präventive Ansätze bieten der Zusatz von Glutamin bzw. eine Optimierung der relativen Aminosäurenverhältnisse zugunsten SH-haltiger Aminosäuren (Methionin, Cystein). Als gesichert gilt, dass mindestens 30% der nicht Proteinkalorien in Form von Fett zugeführt werden sollten. Zur Vermeidung der Cholestase schlagen Beau und Mitarbeiter in einer kürzlich publizierten Studie die Dauergabe von Ursochendesoxycholsäure vor. In neueren Studien führte die Gabe von S-Adenosyl-L-Methionin (SAM) zu einem deutlichen Rückgang der Cholestaseparameter bei langzeitig parenteral ernährten Patienten. SAM kommt bei Sulfonierungsprozessen von Aminosäuren in der Leber eine Schlüsselrolle zu und könnte bei parenteraler Ernährung zu einem essenziellen Nährstoff werden.

Knochenstoffwechselstörungen

Eine weitere nahezu charakteristische Komplikation der langzeitigen parenteralen Ernährung stellen osteoporotische Knochenveränderungen dar. Beim Erwachsenen dokumentiert sich dies in zunehmenden Rückenschmerzen, periartikulären Knochenschmerzen und einer erhöhten Frakturhäufigkeit oft schon nach Bagatelltraumen. Hurley und McMahon schätzen, dass 40 – 100% der Patienten mit langzeitig parenteraler Ernährung zumindest histopathologische Veränderungen ihrer Knochenmatrix oder eine Abnahme ihrer Knochendichte aufweisen. Als prädisponierende Faktoren gelten eine vorbestehende Malabsorption, Lebererkrankungen und eine oftmals gleichzeitige Corticoidgabe.

⇢ **Ursachen.** Als pathophysiologische Korrelate werden ein Mangel an Calcium und Phosphat, eine direkte Toxizität von Vitamin D, Aluminium und Heparin diskutiert (Tab. 7.**39**). Für die sehr rasch einsetzende Hyperkalzurie werden neben zu hohen Kohlenhydratgaben eine Natriumüberladung und zu hohe Proteingaben diskutiert. Ursächlich wird hierfür der Verbrauch von Calciumcarbonat ver-

Tabelle 7.39 Mögliche Ursachen von Knochenstoffwechselstörungen bei langzeitig parenteral ernährten Patienten (nach Hurley und McMahon 1990)

Prädisponierende Faktoren
- Malabsorptionssyndrom
- bestehende Lebererkrankungen
- Corticoidtherapie

Hyperkalzurie
- Proteinüberladung
- Hyperglykämie
- Natriumüberladung

Toxizität
- Aluminium
- Vitamin-D-Überdosierung

Mangelzustände
- Calcium
- Magnesium
- Kupfer

antwortlich gemacht, das zur Pufferung von Säureäquivalenten benutzt wird, die im Rahmen der Metabolisierung S-haltiger Aminosäuren entstehen. Entsprechende Korrekturen im Ernährungsregime oder das Absetzen von Heparin blieben in der Behandlung der Osteoporose unter TPE jedoch erfolglos, was weitere, bis dato noch nicht bekannte Faktoren in ihrer Entstehung impliziert.

Ein möglicher neuer therapeutischer Ansatz könnte die regelmäßige (intravenöse) Gabe von Bisphosphonaten zur Hemmung der gesteigerten Osteoklastentätigkeiten bei diesen Patienten darstellen.

Vitamin- und Spurenelementmangel

Bei langfristiger parenteraler Ernährung kann ein Vitaminmangel trotz vollständiger Substitution auftreten. Innerhalb von 30 Tagen zeigen z. B. bis zu 80% der Patienten niedrige Plasmaspiegel für Vitamin C und B_6. Etwa 40% der langzeitig parenteral ernährten Patienten weisen erniedrigte Vitamin-A- und -E-Konzentrationen auf. Bei 10% findet sich ein Thiaminmangel. Bei Auftreten einer unklaren Laktazidose (pH $< 7{,}2$; Plasmalaktatspiegel > 8 mmol/l) sollte an das Vorliegen eines Thiaminmangels gedacht werden. Weltweit wurden inzwischen 5 Fälle eines Biotinmangels unter TPE beobachtet. Die Mangelzustände (Haarverlust, ekzematöse Dermatitis, Lethargie) traten im Mittel nach einem Jahr biotinfreier TPE auf.

Die Problematik einer adäquaten Spurenelementsupplementierung besteht darin, dass die gemessenen Blutspiegel nur eine unzureichende Aussagekraft besitzen und erst ein extremer Mangel zu klinisch manifesten Symptomen führt.

So sind Selenmangelzustände beschrieben, die sich über einen Zeitraum von 3 Jahren entwickelten und mit einer nicht reversiblen Enzephalopathie, Kardiomyopathie oder Myositiden einhergingen. Ähnlich langsam entwickeln sich Zinkmangelzustände bis charakteristische Haut-, Haar- und Nagelveränderungen sichtbar werden.

FAZIT FÜR DIE PRAXIS

- Vor Beginn einer Ernährungstherapie ist als Grundlage für die Strategieplanung eine Ernährungsanamnese mit Erfassung des Ernährungszustandes zu erheben. An diagnostischen Messverfahren stehen abhängig von der Situation und dem Zustand des Patienten die Ermittlung des Body Mass Index und der Körperzusammensetzung, laborchemische Messungen, funktionelle Tests und die Beurteilung anhand von Scores zur Verfügung.
- Besteht die Indikation zur Ernährungstherapie, ist bei funktionsfähigem Intestinaltrakt eine künstliche enterale Ernährung anzustreben. Nasale Sonden sind für eine Ernährung > 6 Wochen nur eingeschränkt geeignet, v. a. da sie eine Refluxösophagitis und Druckulzera auslösen können und zur Dislokation neigen.
- Die Indikation für eine PEG ist in der Regel für eine länger als 6 Wochen erforderliche enterale Ernährung gegeben. Die PEG hat sich als sichere, nebenwirkungsarme, praktikable und für den Patienten wenig belastende Methode erwiesen.
- Bestehen nicht mehr für das Endoskop passierbare maligne Stenosen im Mund- und Rachenraum, der Speiseröhre oder im Magen, kommt als Alternative zur PEG eine perkutan sonographisch oder röntgenologisch gesteuerte Gastrostomie in Frage. Bei Gastroparese, einer Pylorus- oder duodenalen Stenose und ausgeprägtem gastroösophagealem Reflux kann die Anlage einer Jejunostomie (JET-PEG oder EPJ) erforderlich sein. Die klassischen operativen Verfahren spielen heute nur noch eine untergeordnete Rolle.
- Bilanzierte Diäten zur enteralen Ernährung sind industriell hergestellte Zubereitungen mit exakt definierter Zusammensetzung. Sie können nach ihren Nährstoffkomponenten und ihrem Anwendungsbereich unterteilt werden in hochmolekulare, nährstoffdefinierte (NDD), niedermolekulare, chemisch definierte Diäten (CDD) und nährstoffmodifizierte Spezialdiäten, die bestimmten Erkrankungen Rechnung tragen.
- Die wichtigsten Komplikationen enteraler Ernährung sind gastrointestinaler Art (Diarrhö, Regurgitation/Aspiration), sondenbedingt (Druckläsionen, Sondendislokationen, -okklusionen, -defekte), PEG-spezifisch, wie peristomale Wundinfektionen, Leckagen und „Buried-Bumper-Syndrom" sowie metabolische Komplikationen (Dehydratation/„Tube-feeding-Syndrom", „Refeeding-Syndrom").
- Die Indikation zur parenteralen Ernährung ist immer dann gegeben, wenn keine bedarfsdeckende enterale Ernährung möglich ist. Eine kurzzeitige (< 5 Tage), begleitende parenterale Ernährung mit Osmolarität der Lösungen < 800 mosmol/l kann über (wechselnde) periphere Venen durchgeführt werden, eine vollständige, bedarfsdeckende parenterale Ernährung ist jedoch nur über einen zentralvenösen Zugang möglich. Bei längerfristiger parenteraler Ernährung (> 1 Monat) sollten implantierbare Verweilkatheter Verwendung finden.
- Eine Reduktion der katheterassoziierten Infektionen kann durch spezifisch geschultes Pflegepersonal, Minimierung der Manipulation am Katheter und Desinfektion vor Manipulationen gemäß hygienischen Pflegestandards erzielt werden. Blutentnahmen über den ZVK sollten vermieden werden.
- Bei konventioneller parenteraler Ernährung werden 50–55% des Energiebedarfs in Form von Glucose-, 30–35% als Fett- und 10–15% als Aminosäurenlösung gegeben. Elektrolyte werden anhand klinisch-chemischer Verlaufsparameter substituiert. Bei parenteraler Ernährung > 7 Tage muss eine tägliche Substitution wasser- und fettlöslicher Vitamine sowie von Spurenelementen den Empfehlungen entsprechend erfolgen.

7.3 Minimal invasive Chirurgie

R. Bittner

EDITORIAL Der Advent der minimal-invasiven Chirurgie hat das Gesicht der Viszeralchirurgie dramatisch verändert. In einer inzwischen nahezu unübersehbaren Vielzahl von Metaanalysen, systematischen Reviews, randomisierten, kontrollierten Studien sowie von mono-und multizentrischen Fallstudien konnten ihre Vorteile gegenüber der konventionellen Technik auf höchstem Level der evidenzbasierten Medizin nachgewiesen werden.

Die Entfernung der Gallenblase, die Appendektomie, Leisten- und Narbenbruchreparationen, Antirefluxoperationen sowie auch kolorektale Resektionen wegen gutartiger, aber auch bösartiger Erkrankungen werden in der neuen, revolutionären Technik heute standardmäßig durchgeführt. Während jedoch in Zentren bereits 50–70% aller viszeralchirurgischen Eingriffe minimal invasiv erfolgen, gehört die Laparoskopie – ausgenommen bei der Cholezystektomie – noch nicht zur täglichen Routine vieler chirurgischer Abteilungen. Der Grund hierfür liegt in der videoendoskopischen Operationstechnik mit den damit verbundenen vollkommen neuen Anforderungen an das „Video-Auge-Hand"-Koordinationsvermögen des Chirurgen mit entsprechend hohem Aus- und Weiterbildungsaufwand sowie auch nicht zuletzt in den höheren Operationskosten.

Die Vorteile der minimal invasiven Operationstechnik kommen nur dann zum Tragen, wenn der Eingriff sicher, komplikationsarm und auch kostengünstig durchgeführt werden kann. Voraussetzung hierfür ist eine streng standardisierte Operationstechnik sowie eine gut strukturierte Ausbildung. In dem folgenden Kapitel wird der „Ist-Zustand" der minimal invasiven Operationstechnik in der Therapie der häufigsten viszeralmedizinischen Krankheitsbilder dargestellt, und es werden auch zukünftige Perspektiven aufgezeigt. Auch wenn es sich nur um eine Momentaufnahme handelt, so erscheint die Zukunft der laparoskopischen Chirurgie doch äußerst viel versprechend, da sie infolge der Schmerzreduktion zu einer rascheren Erholung der Patienten führt und somit auch einen wesentlichen Beitrag zur Kostensenkung im Gesundheitssystem leisten kann.

Definition und Einführung

Der Begriff minimal invasive Chirurgie steht synonym für „minimale Zugangs-(access-)Chirurgie", „laparoskopische Chirurgie", „endoskopische Chirurgie", „Schlüsselloch-Chirurgie".

Minimal invasive Chirurgie bedeutet nicht eine Veränderung klassischer Operationsprinzipien, z.B. im Sinne einer reduzierten Operation, sondern lediglich Minimierung des Zuganges zum Operationsfeld. Der Operateur hat nicht mehr über einen großen Schnitt die direkte Sicht auf das Operationsfeld, sondern über eine Kamera wird das Operationsfeld auf dem Videoschirm sichtbar. Dies bedeutet ein neues Instrumentarium und infolge der Videoendoskopie mit dem zweidimensionalen Bild vollkommen neue Sehgewohnheiten. Der direkte Zugriff mit der Hand und entsprechend taktile Beurteilungen sowie Präparationsmöglichkeiten entfallen. Vorteile ergeben sich allerdings aus dem Vergrößerungseffekt durch die Optik, so dass beispielsweise nervale Strukturen besser erkennbar sind, und durch neuere verfeinerte Dissektionsinstrumente, die eine gewebeschonendere und blutsparende Operationstechnik ermöglichen. Da sich für den Viszeralchirurgen der weitaus überwiegende Anteil der Operationen im Bauchraum abspielt, wird in der Regel das Synonym „laparoskopische Chirurgie" gebraucht.

→ Vorteile. Die Einführung der laparoskopischen Chirurgie in die klinische Routine vor mehr als 15 Jahren hat das Gesicht der Chirurgie dramatisch verändert. In einer kaum noch zu überblickenden Zahl von Einzelstudien, aber auch in zahlreichen randomisiert kontrollierten Studien sowie einigen sorgfältig durchgeführten Metaanalysen konnten die Vorteile der neuen Technik auf höchstem Level der Hierarchie der evidenzbasierten Medizin belegt werden.

> Patienten mit einer laparoskopischen Operation haben weniger Schmerzen, eine geringere Beeinträchtigung der Vitalfunktionen, der Krankenhausaufenthalt ist kürzer und die Wiederaufnahme sämtlicher körperlichen Aktivitäten erfolgt rascher als nach einer konventionellen Operation.

→ Anteil minimal invasiver Operationen. Trotz dieser für den Patienten wesentlichen Vorteile ist auch heute noch die minimal invasive Chirurgie weit davon entfernt, die Standardtechnik für viszeralchirurgische Eingriffe zu sein, ausgenommen die laparoskopische Cholezystektomie. Aber auch die Cholezystektomie in laparoskopischer Technik ist nach jüngsten Umfragen in Deutschland nur bei etwa 70% der Patienten erfolgreich und mit einer Konversionsrate von etwa 7% belastet. Bei der Appendektomie liegen die Zahlen bei 30–40%, bei der Leistenbruchoperation zwischen 25 und 30% und bei den kolorektalen Resektionen unter 10%. Zwar erfolgen ca. 80% der Antirefluxchirurgie laparoskopisch, jedoch hier sind die Patientenzahlen insgesamt gering. Dies gilt auch für die übrigen Operationen wie z. B. Magen- oder Pankreasresektionen, die zum jetzigen Zeitpunkt lediglich kasuistische Bedeutung haben.

Schwierigkeiten für den Chirurgen. Die Gründe für diese schleppende Entwicklung der laparoskopischen Chirurgie, die immerhin als die dritte patientenfreundliche Revolution nach Einführung von Asepsis und Anästhesie bezeichnet wird, sind vielschichtig. Die laparoskopische Chirurgie wird als technisch schwierig eingestuft, da es sich um eine vollkommen neue Technik handelt, die selbst der erfahrene konventionelle Chirurg erst erlernen muss. Die Sehgewohnheiten sind vollkommen neu, ebenso das Instrumentarium. Das Arbeiten ist indirekt und das taktile Empfinden ist wesentlich gemindert. Der Blick auf das Operationsfeld, abgebildet auf einem mehr oder weniger entfernt stehenden Videomonitor, führt zu Veränderungen in der normalen Arbeitsachse zwischen Kopf, Arm, Auge und Operationsfeld. Das gesehene Bild ist zweidimensional, so dass es zu einem Verlust der stereoskopischen Tiefenwahrnehmung kommt, der vom Chirurgen neue Kompensationsstrategien erfordert. Die Schwierigkeiten werden vertieft dadurch, dass der Operateur keine direkte Kontrolle über das Operationsbild hat, da die Kamera vom Assistenten geführt wird, der sozusagen das „Auge" des Operateurs ist. Des Weiteren sind als ungünstige Faktoren die langen starren Instrumente hervorzuheben, die ein erhöhtes Maß an Geschicklichkeit erfordern. Während wir in der offenen Chirurgie 7 Freiheitsgrade haben, sind dies in der laparoskopischen nur 4.

Aufgrund der Vielzahl dieser Schwierigkeiten ist es nicht verwunderlich, dass die laparoskospische Chirurgie eine substanzielle Lernkurve hat. Sie erfordert vom Chirurgen Zeit, Geduld, seelische Stärke und Durchhaltevermögen. Insofern erstaunt es nicht, dass nahezu alle Chirurgen sich in der neuen Technik versuchen, jedoch nur wenige sie in ihre tägliche Praxis – ausgenommen die Cholezystektomie – integriert haben.

Aktueller Stand. Im Folgenden wird der aktuelle Stand der laparoskopischen Technik bei den häufigsten viszeralchirurgischen Operationen diskutiert. Wir müssen uns jedoch im Klaren sein, dass es sich hier bei diesem äußerst dynamischen jungen Bereich der Chirurgie um eine Momentaufnahme handelt, deren weitere Entwicklung noch nicht abzusehen ist. Die Zukunft wird sicher wesentlich von den jungen Chirurgen, die mit der neuen Technik heranwachsen, geprägt werden sowie durch die fortlaufenden enormen Fortschritte in der Videoendoskopie und in der Entwicklung neuer laparoskopischer Dissektionsinstrumente.

Cholezystektomie

Die erste Gallenblasenentfernung wurde durch Karl Langenbuch 1882 (1) durchgeführt. Mehr als 100 Jahre später, 1985, erfolgte durch Mühe (2) die erste Cholezystektomie über ein Laparoskop.

Die heutige Technik der laparoskopischen Cholezystektomie bei Bildung eines Pneumoperitoneums wurde 1987 durch Mouret (3) eingeführt. Seitdem kam es weltweit zu einer raschen Verbreitung dieser neuen Technik, so dass sie heute als der „Goldstandard" in der chirurgischen Therapie des Gallenblasensteinleidens gilt.

Vorteile. Zahllose randomisiert kontrollierte Studien konnten inzwischen signifikante Vorteile für die minimal invasive Technik gegenüber dem herkömmlichen Vorgehen nachweisen. Patienten mit einer laparoskopischen Cholezystektomie haben weniger Schmerzen, eine geringere Einschränkung ihrer Lungenfunktion, weniger Komplikationen, einen kürzeren stationären Aufenthalt, eine kürzere Rehabilitationszeit, weniger Narbenhernien und eine bessere Lebensqualität (4). Darüber hinaus konnte eine kürzlich publizierte Studie auch Vorteile der laparoskopischen Cholezystektomie im Hinblick auf die sozioökonomische Situation nachweisen (5).

Komplikationen. Während in den deutschen Krankenhäusern durchschnittlich 70–80% der Gallenblasen laparoskopisch entfernt werden bei einer Konversionsrate von etwa 7%, kann in Expertenhänden mit einer Erfolgsrate von etwa 98% bei einer Konversionsrate von ca. 1% gerechnet werden. Hauptproblem der laparoskopischen Cholezystektomie ist die Gefahr einer Verletzung des Ductus choledochus. Während anfänglich die Häufigkeit dieser gefährlichen Komplikation deutlich höher als bei konventioneller Operation lag, konnte rasch gezeigt werden, dass mit zunehmender Erfahrung eine Gallenwegsverletzung mit ca. 0,2% im gleichen Bereich liegt wie bei konventioneller Technik.

Cholezysto-/Choledocholithiasis. In der Behandlung der Cholezysto-/Choledocholithiasis hat sich weitestgehend das Konzept „Therapeutisches Splitting" durchgesetzt (s. Kapitel 31.2). Bei sorgfältiger präoperativer Diagnostik und selektiver Durchführung der ERC werden sog. Rezidualsteine in weniger als 1% nach der Operation beobachtet (6). Einige Studien konnten aber auch zeigen, dass das Konzept laparoskopische Cholezystektomie, routinemäßige intraoperative Cholangiographie und ggf. laparoskopische Choledochusrevision kosteneffektiv sein kann, zumindest in selektiven Fällen, vorausgesetzt der Operateur ist mit der Technik der Choledochusrevision vertraut und verfügt über das geeignete Instrumentarium.

Akute Cholezystitis. Die akute Cholezystitis ist heute keine Kontraindikation für die laparoskopische Technik. Von

Experten kann sie nahezu gleich erfolgreich laparoskopisch operiert werden wie die nicht entzündete Steingallenblase. Allerdings müssen eine deutlich längere Operationszeit sowie eine leicht erhöhte Morbidität in Kauf genommen werden. Der Vergleich mit den Ergebnissen der konventionellen Chirurgie bei akuter Cholezystitis zeigt jedoch auch hier eine deutlich geringere Morbidität und Letalität (4). Von mit entscheidender Bedeutung für den Erfolg ist der Operationszeitpunkt. Die eigenen Erfahrungen ebenso wie die Ergebnisse von 3 randomisiert kontrollierten Studien zeigen, dass die Konversions- und Morbiditätsrate umso geringer ist, je früher nach Beginn der Symptomatik operiert werden kann (7, 8, 9). Das Konzept zunächst mit Hilfe von Antibiotika ein „Abkühlen“ des Entzündungsprozesses zu erreichen und erst dann zu operieren, muss daher auch unter Kosteneffizienzgesichtspunkten verworfen werden.

Die laparoskopische Technik hat das Gesicht der Chirurgie entscheidend verändert. Während früher ein Patient nach konventioneller Operation nicht vor dem 10. bis 12. postoperativen Tag aus der Klinik entlassen wurde, gehen heute die Patienten nicht selten bereits am 1. oder 2. Tag nach der Operation nach Hause.

Kolorektale Chirurgie

Die Machbarkeit einer Kolonresektion in laparoskopischer Technik wurde erstmals 1991 gezeigt (10, 11, 12). Zwischenzeitlich wurden die abdominoperineale Resektion, die anteriore Resektion und auch die totale Mesorektumexzision in laparoskopischer Technik erfolgreich durchgeführt. In einer Vielzahl von Studien wurde nachgewiesen, dass die laparoskopische Technik auch bei Vorliegen einer Karzinomerkrankung für den Patienten nicht zum Schaden ist, vorausgesetzt der Chirurg hat die notwendige Erfahrung in der neuen Technik und den Patienten sorgfältig ausgewählt.

Vorteile. Nahezu alle Publikationen berichten über die bekannten Vorteile der laparoskopischen Technik: weniger Schmerzen, raschere Mobilisation, geringere Beeinträchtigung der Lungenfunktion mit reduzierter Pneumonierate, eine raschere Wiederherstellung der intestinalen Funktionen mit entsprechend rascherer Wiederaufnahme der oralen Nahrung, ein geringeres chirurgisches Trauma, eine bessere Lebensqualität sowie weniger Wundprobleme und spätpostoperative Narbenhernienbildung. Übereinstimmend mit den Anforderungen der evidenzbasierten Medizin konnten diese Vorteile in einer jüngsten Metaanalyse von 12 randomisiert kontrollierten Studien nachgewiesen werden (13). Die Metaanalyse zeigte zwar eine verlängerte Operationszeit bei Laparoskopie, jedoch eine signifikant geringere Morbidität.

Karzinome. Während bei gutartigen Kolonerkrankungen, im Besonderen bei der Divertikulitis, diese Vorteile voll zum Tragen kommen, stellt sich bei maligner Erkrankung die Frage, inwieweit die neue Technik mit den Prinzipien der onkologischen Chirurgie vereinbar ist. Mit Beginn der laparoskopischen Operationstechniken bei malignen kolorektalen Erkrankungen wurde über ein gehäuftes Auftreten von sog. Port-site-Metastasen, d. h. Metastasen im Bereich der Bauchdecke an den Trokareinstichstellen berichtet, die zunächst in einem direkten Zusammenhang mit dem notwendigen Pneumoperitoneum gesehen wurden. Inzwischen ist gesichert, dass diese Port-site-Metastasen im Wesentlichen auf eine inadäquate, traumatisierende chirurgische Technik zurückzuführen waren. Mit zunehmender Erfahrung ist bei Laparoskopie der Prozentsatz von Bauchdeckenmetastasen nicht höher als in der konventionellen Chirurgie. Darüber hinaus konnte in einer kürzlich publizierten Metaanalyse von insgesamt 35 Studien gezeigt werden, dass mit der laparoskopischen Technik eine identische onkologische Radikalität – gemessen an den Sicherheitsabständen und der Zahl der Lymphknoten – erreicht werden kann wie in der offenen Chirurgie (14). Zu einem vergleichbaren Ergebnis, auch gemessen am Langzeitüberleben, kam die aktuell publizierte erste große randomisierte Studie mit mehr als 800 Patienten und einem medianen Follow-up von 4,4 Jahren (15).

Karzinomerkrankungen stellen gemäß den aktuellen Studienergebnissen keine Kontraindikation für die laparoskopische Technik dar.

Rektumkarzinom. Während diese Schlussfolgerung für das Kolonkarzinom gilt, ist die Studienlage beim Rektumkarzinom zum jetzigen Zeitpunkt noch nicht gesichert. Wenngleich auch hier Vorteile für die laparoskopische Technik gezeigt werden konnten (16, 17), so ist doch das operative Vorgehen ungleich schwieriger und mit einer höheren Komplikationsfrequenz belastet als bei der Kolonresektion. Hier ist die Weiterentwicklung abzuwarten, bevor definitive Empfehlungen ausgesprochen werden können.

Gastroösophageale Refluxerkrankung

Die erste laparoskopische Nissen-Fundoplikation wurde 1991 von Dallemagne (18) durchgeführt. Die minimal invasive Technik hat die Chirurgie der Refluxerkrankung wiederbelebt bzw. ergänzt heute die konservative Therapie. In einer kürzlich publizierten randomisiert kontrollierten klinischen Studie, die erstmals die laparoskopische Chirurgie mit einer optimalen medikamentösen Therapie verglich, konnte gezeigt werden, dass die laparoskopische Fundoplikation zu einer signifikant geringeren Säurebelastung für den unteren Ösophagus nach 3 Monaten führt und nach 12 Monaten eine signifikant bessere Lebensqualität gewährleistet als die Behandlung mit Protonenpumpenhemmern (19). Des Weiteren kann als gesichert angenommen werden, dass im Vergleich zur konventionellen Antirefluxoperation die laparoskopische Technik mit einer signifikanten Reduktion der perioperativen Morbidität, der postoperativen Hospitalisationszeit und einer weniger eingeschränkten Immunfunktion verbunden ist (20).

Operationsergebnisse. Das funktionelle Langzeitergebnis ist nach beiden Operationen ähnlich, vorausgesetzt sie werden in einem Zentrum durchgeführt. Ein gutes bis sehr gutes Ergebnis ist in einer Größenordnung von 85–95% zu erwarten. Die Rate der Refluxrezidive liegt bei 4–10%, wobei die Lernkurve eine Erfahrung von mindestens 50 Operationen umfasst (21).

Mit der Ausnahme einer Studiengruppe (22, 23), die nach anteriorer 180°-Fundoplikation bzw. anteriorer partieller 90°-Fundoplikation eine geringere Inzidenz von Nebenwirkungen (z. B. Dysphagie) bei leicht erhöhtem Risiko für das Wiederauftreten von Refluxsymptomen im Vergleich zur klassischen 360°-Manschettenbildung nach Nissen fand, konnte die überwiegende Mehrzahl randomisierter Studien keinen Unterschied in den Erfolgsraten der verschiedenen Techniken nachweisen. Allerdings ist bei den Nissen-Patienten (Vollmanschette) eine Tendenz zu einer größeren „Gasbloat-Flatulenz-Problematik" zu beobachten (20).

Insgesamt zeigt eine Reihe sorgfältig durchgeführter Studien, dass die Lebensqualität von Patienten mit Refluxerkrankung signifikant durch eine laparoskospische Fundoplikation verbessert werden kann (20).

Operationstechniken in der Diskussion

Immer wieder in Diskussion ist die Frage nach der Notwendigkeit und der Art und Weise der *Hiatoplastik* um eine Migration der Manschette in das untere Mediastinum zu vermeiden. Der suffiziente Hiatusverschluss ist von wesentlicher Bedeutung für den Erfolg der Antirefluxoperation. Reoperationen aufgrund eines Refluxrezidivs konnten eindeutig zeigen, dass die insuffiziente Hiatoplastik mit Verlagerung der Manschette in das untere Mediastinum der häufigste morphologische Grund für das Versagen der Erstoperation war. Um einen derart ungünstigen Verlauf zu vermeiden, wird von einigen Autoren die Verstärkung der Hiatoplastik mit prothetischem Material empfohlen. Dies gilt im Besonderen für Hernien mit einem Defekt größer als 5 cm.

Kein Zweifel besteht, dass auch in der Behandlung der *paraösophagealen Hernie* die Hiatoplastik eine entscheidende Rolle spielt. Während in der Therapie der paraösophagealen Hernie der sichere Verschluss des Zwerchfelldefektes ganz im Vordergrund steht, wurde immer wieder die Notwendigkeit einer zusätzlichen *Fundoplicatio* in Frage gestellt. Da allerdings von einigen Autoren gezeigt werden konnte, dass bei Nichtdurchführen einer Fundoplicatio spät postoperativ mit einer signifikant höheren Rate postoperativer Refluxbeschwerden zu rechnen ist, wird heute auch bei der paraösophagealen Hernie die Fundoplicatio empfohlen.

Immer wieder in Diskussion ist das Phänomen *„short oesophagus"* als eine Rezidivursache. Heute gilt als gesichert, dass der sog. „short oesophagus" außerordentlich selten ist. Entscheidend für eine suffiziente Antirefluxoperation ist die adäquate Mobilisation der Speiseröhre im unteren Mediastinum mit vollständiger Reposition des Herniensackes aus dem Hiatus. In der Regel ist dann immer eine sichere Verlagerung der Kardia in die Bauchhöhle möglich.

Kosten-Nutzen-Analyse. Von Kritikern der chirurgischen Therapie wird immer wieder auf die höheren Kosten, im Besonderen der laparoskopischen Operation, hingewiesen. Sorgfältige Kosten-Nutzen-Analysen haben jedoch gezeigt, dass im Langzeitverlauf eine funktionierende Fundoplicatio kosteneffektiver als die medikamentöse Therapie ist, wobei der sog. „break-even-point", zu dem die Kosten der medikamentösen Therapie die der Chirurgie übertreffen, bei 3–5 Jahren liegt (24).

Barrett-Ösophagus. Die Frage, ob durch die laparoskopische Fundoplicatio die Entwicklung eines Barrett-Ösophagus und damit eines Barrett-Karzinoms verhindert werden kann, ist zum jetzigen Zeitpunkt noch nicht mit letzter Sicherheit zu beantworten. Zwar scheint nach der bisherigen Literatur bei bestehendem Barrett-Ösophagus durch eine Fundoplicatio die Entwicklung eines Karzinoms nicht sicher verhindert zu werden, eine aktuelle prospektiv randomisierte Studie zeigt jedoch, dass in der Gruppe mit effektiver Fundoplicatio im Vergleich zu den medikamentös therapierten Patienten keine Karzinome und signifikant weniger De-novo-Dysplasien auftraten (25, 26).

Magen-Pankeas-Leber-Chirurgie

Die Machbarkeit der laparoskopischen Magenresektion wurde erstmals von Goh (27), der Leberresektion von Azagra (28) und der Pankreasresektion von Gagner und Pomp (29) nachgewiesen. Verständlicherweise gibt es bezüglich der 3 Operationsgebiete nur wenige randomisierte Vergleichsstudien (30). Da zudem die veröffentlichten Serien in der Regel nur über geringe Fallzahlen berichten, ist ein Vergleich mit der konventionellen Technik zum jetzigen Zeitpunkt nicht möglich. Allerdings zeigen sich in einigen Zentren viel versprechende Entwicklungen, vor allem scheint bei diesen komplexen Eingriffen die roboterunterstützte Technik in bestimmten Operationsphasen Vorteile zu bringen (31, 32).

Appendektomie

Die erste laparoskopische Appendektomie wurde 1981 von dem Gynäkologen Kurt Semm durchgeführt (33). Obwohl in einer Reihe von Metaanalysen (34) Vorteile der minimal invasiven Technik gezeigt werden konnten, werden Indikation und Ergebnisse der laparoskopischen Appendektomie weiterhin kontrovers diskutiert (35). So werden in Deutschland zurzeit weniger als die Hälfte aller Patienten mit akuter Appendizitis laparoskopisch operiert. Eine große Studie aus den Vereinigten Staaten zeigt allerdings, dass der Prozentsatz der laparoskopischen Technik in den letzten 5 Jahren von 20 auf über 43% angestiegen ist (36).

Im Vergleich zur konventionellen Operation ist bei der laparoskopischen Technik der Krankenhausaufenthalt kürzer, die 30-Tage-Wiederaufnahmerate geringer, ebenso die Gesamtkomplikationsrate.

Nachteilig für die Laparoskopie wurden von den älteren Studien eine längere Operationszeit sowie ein gehäuftes Auftreten intraabdomineller Infektionen beobachtet. Jüngere Studien können diese Befunde jedoch nicht bestätigen, so dass auch hier der Erfahrung des Operateurs eine entscheidende Bedeutung zukommt.

→ **Korrekte Operationstechnik.** Für den Operationserfolg, im Besonderen bei komplizierter Appendizitis, sind das sichere Absetzen der Appendixbasis (in der Regel mit maschinellem Nahtapparat), die sorgfältige Spülung der Bauchhöhle, im Besonderen unter Berücksichtigung der „Schlammfänger" (Douglas, subhepatisch, subphrenisch) des Abdomens, sowie die Platzierung einer am tiefsten Punkt des Douglas-Raums gelegenen Drainage mit ggf. kontinuierlicher Bauchspülung ausschlaggebend. Der Einsatz eines maschinellen Nahtapparates zum Absetzen der Appendixbasis hat den Vorteil, dass bei Übergreifen der Entzündung auf den Zäkalpol dieser mühelos mit reseziert werden kann.

→ **Vorteile der laparoskopischen Technik.** Diese ergeben sich insbesondere bei muskelkräftigen Patienten mit adipöser Bauchdecke einerseits sowie bei stark entzündeter Appendix in ungünstiger Lokalisation, z.B. bei Zäkumhochstand, andererseits, da es bei diesen Patienten kaum möglich ist, über eine 3–4 cm lange Bauchdeckeninzision eine sichere Appendektomie durchzuführen.

Ein weiterer allgemein anerkannter Vorteil der laparoskopischen Technik bezieht sich auf den klinisch noch unklaren Befund.

Die diagnostische Laparoskopie erlaubt die weitestgehend zuverlässige Diagnose der akuten Appendizitis, ermöglicht andererseits aber eine wesentlich zuverlässigere Differenzialdiagnose, z. B. bei jungen Frauen zum Ausschluss einer Adnexerkrankung, als die konventionelle Technik.

→ **Perforierte Appendizitis.** Bei der perforierten Appendizitis mit Sekretansammlung in der gesamten Bauchhöhle ermöglicht die Laparoskopie zunächst eine übersichtliche Beurteilung, dann aber auch die sorgfältige Reinigung durch ausgiebige Spülmanöver. Die perforierte Appendizitis gilt daher heute nicht mehr als Kontraindikation für die minimal invasive Technik (37).

Nebenniere

Die erste laparoskopische Adrenalektomie wurde von Gagner 1992 (38) durchgeführt. Heute besteht kein Zweifel, dass Tumoren der Nebenniere eine ideale Indikation für die laparoskopische Technik darstellen, vorausgesetzt eine bestimmte Größe wird nicht überschritten. Konkurrierend bieten sich hier der transperitoneale und der retroperitoneale Zugang. Während beide Techniken möglicherweise gegenüber der konventionellen Technik Vorteile aufgrund weniger Schmerzen, einer rascheren postoperativen Erholung und eines kürzeren stationären Aufenthaltes haben, zeigt eine randomisierte kontrollierte Studie keinen Unterschied zwischen den beiden laparoskopisch/endoskopischen Zugangswegen bezüglich Operationszeit, Schmerzmittelverbrauch, Komplikationen und Dauer des stationären Aufenthaltes (39).

Zusammenfassung

Die minimal invasive Chirurgie stellt sich heute mit einer Vielzahl standardisierter und ausgereifter Operationstechniken vor. Sie ist weltweit nicht mehr aus dem Operationsspektrum wegzudenken. Auch in der täglichen Routine hat sie sich als eine wahrhaft patientenfreundliche Revolution erwiesen. In einer inzwischen nahezu unübersehbaren Vielzahl von Metaanalysen, systematischen Reviews, randomisiert kontrollierten Studien sowie von mono- und multizentrischen Fallstudien konnten ihre Vorteile auf höchstem Level der evidenzbasierten Medizin nachgewiesen werden.

→ **Vorteile.** Die Vorteile gegenüber der konventionellen Technik betreffen in erster Linie eine Reduktion der Schmerzen, einen verkürzten Krankenhausaufenthalt sowie eine raschere Wiederherstellung der körperlichen Aktivitäten. Darüber hinaus konnten zahlreiche Studien zeigen, dass bei laparoskopischer Operationstechnik auch mit einer geringeren Morbidität und einer geringeren Beeinträchtigung des Immunsystems zu rechnen ist. Des Weiteren gilt als gesichert, dass auch in der onkologischen Chirurgie bei minimal invasiver Operationstechnik mit keinen Nachteilen für den Patienten zu rechnen ist.

→ **Hoher Ausbildungsaufwand.** Trotzdem gibt es nach wie vor ernst zu nehmende kritische Stimmen. Diese betreffen in erster Linie den technischen Schwierigkeitsgrad und den damit verbundenen hohen Aus- und Weiterbildungsaufwand sowie die höheren Operationskosten. Es besteht kein Zweifel, dass der Lernprozess schmerzhaft sein kann und Geduld, Beharrlichkeit und auch Mut erfordert. Vergessen sollten wir nicht, dass auch die konventionelle Chirurgie mehr als 100 Jahre benötigt hat, um sich auf den heutigen hohen Standard zu entwickeln. Es war Anfang der 90er Jahre ein Irrtum zu glauben, dass der erfahrene Chirurg mühelos auf die laparoskopische Technik umsteigen kann. Kein Zweifel besteht sicherlich darin, dass der gute konventionelle Chirurg weniger Schwierigkeiten mit der laparoskopischen Technik haben sollte. Da es sich aber hier um eine völlig neue, geradezu revolutionäre Technik handelt, ist auch für ihn ein längerer, nicht selten mühevoller Ausbildungsprozess notwendig. Hilfreich für die zukünftige Weiterentwicklung ist sicherlich das sofortige Hineinwachsen der jungen Chirurgengeneration in die neue Technik. Der in dem vorliegenden Artikel berichtete aktuelle Stand entspricht einer Momentaufnahme, zukünftige Entwicklungen sind nur ansatzweise zu überschauen.

Die minimal invasive Operationstechnik hat das Gesicht der Chirurgie entscheidend verändert. Sie ist aus der konventionellen Chirurgie hervorgegangen, hat aber auch rückwirkend einen stimulierenden Einfluss auf die offene Technik, so dass zum Wohle der Patienten die Chirurgie heute ein insgesamt noch vor wenigen Jahren nicht vorstellbares höheres Niveau erreicht hat.

FAZIT FÜR DIE PRAXIS

- Die minimal invasive Operationstechnik muss auch von dem bereits erfahrenen Chirurgen vollständig neu erlernt werden. Der Lernprozess wird als schwierig eingestuft und erfordert einen hohen Aus- und Weiterbildungsaufwand. Eine standardisierte Operationstechnik sowie eine gut strukturierte Ausbildung sind die Schlüssel für eine erfolgreiche Operation. Nur bei unkompliziertem intra- und postoperativem Verlauf kommen die Vorteile der minimal invasiven Operationstechniken zum Tragen.
- In der Therapie des Gallenblasensteinleidens ist heute die laparoskopische Technik der „Goldstandard“. Gallenwegsverletzungen stellen das Hauptrisiko dar, liegen jedoch bei entsprechender Expertise im gleichen Bereich wie in der konventionellen Chirurgie. Gallengangsteine werden ausschließlich nach dem Konzept „Therapeutisches Splitting“ – erst endoskopische Gallenwegssanierung, dann laparoskopische Cholezystektomie – therapiert. Die akute Cholezystitis ist keine Kontraindikation für die laparoskopische Technik, allerdings sind die Konversions- und Morbiditätsrate umso geringer, je früher nach Beginn der Symptomatik operiert werden kann.
- In der Behandlung der Sigmadivertikulitis ist heute in vielen Kliniken die Laparoskopie die Standardtechnik, aber auch kolorektale Karzinome stellen heute keine Kontraindikation für die laparoskopische Technik dar. Onkologische Radikalität (Resektionsausmaß, Zahl entfernter Lymphknoten) sowie Langzeitüberleben sind zumindest für das Kolonkarzinom identisch zur konventionellen Technik. Bauchdeckenmetastasen im Bereich der Trokarkanäle treten nicht häufiger auf, als in den Narben nach konventioneller Chirurgie. Vergleichbare Schlussfolgerungen für das Rektumkarzinom lässt die derzeitige Studienlage noch nicht zu.
- In der chirurgischen Therapie der Refluxerkrankung ist die laparoskopische Technik die Methode der Wahl. Die Vorteile gegenüber der konventionellen Technik gelten als gesichert. Vollmanschettenbildung nach Nissen und Teilmanschettenbildung nach Toupet zeigen im Langzeitverlauf keine signifikanten Unterschiede. Eine Schlüsselrolle für den Erfolg der Antirefluxoperation hat die Hiatoplastik. In ausgewählten Fällen scheint die Verstärkung der Hiatusnaht mittels eines Kunststoffnetzes von Vorteil zu sein. Ob die laparoskopische Antirefluxoperation einer medikamentösen Langzeittherapie überlegen ist, kann zum jetzigen Zeitpunkt noch nicht definitiv beantwortet werden.
- Die Laparoskopie stellt einen wesentlichen Fortschritt in der Diagnostik und Therapie bei Schmerzen im Bereich des rechten Unterbauches, im Besonderen bei jungen Frauen, dar. Unnötige Appendektomien mit ihren nicht unbeträchtlichen Langzeitfolgen (Bridenileus) können nahezu vollständig vermieden werden. Vor allem bei Patienten mit muskelkräftigen und adipösen Bauchdecken ist die laparoskopische Technik der konventionellen Technik signifikant überlegen.
- Eine ideale Indikation für die minimal invasive Technik, sei es laparoskopisch oder retroperitoneoskopisch, sind die Tumoren der Nebenniere.
- Ausgedehnte Eingriffe an Ösophagus und Magen (totale Gastrektomie), der Bauchspeicheldrüse (partielle Duodenopankreatektomie, Linksresektion) sowie an der Leber sind machbar, bisher allerdings nur in wenigen Zentren und kleiner Fallzahl durchgeführt worden.

7.4 Gastroenterologie im Alter

M. Scheurlen

EDITORIAL **Die Überalterung der Bevölkerung nimmt in den Industrienationen generell und in Deutschland im Besonderen kontinuierlich zu. Hierzu trägt neben der abnehmenden Geburtenrate vor allem die Zunahme der Lebenser-**

wartung bei. Diese wird – ein ungebrochenes Fortschreiten des aktuellen Trends vorausgesetzt – bis zum Jahr 2050 auf im Mittel 86,6 Jahre (Frauen) bzw. 81,1 Jahre (Männer) ansteigen. Zu diesem Zeitpunkt würden dann auf 100 Menschen im erwerbsfähigen Alter ca. 77 Personen im Rentenalter kommen.

Diese Entwicklung wird zwangsläufig zu einer Verschiebung des Krankheitsspektrums hin zu den spezifischen Erkrankungen eines geriatrischen Patientenkollektivs führen und sich auch durch eine allgemein gesündere Lebensweise und eine deutlich verbesserte Krankheitsprävention nicht verhindern lassen. Die Medizin wird sich dieser Herausforderung stellen müssen. Vom Arzt wird zukünftig eine genaue Kenntnis der physiologischen und pathophysiologischen Veränderungen verlangt werden, die sich im alternden Organismus vollziehen. Der Gastroenterologe muss nicht nur mit den altersspezifischen Erkrankungen des Verdauungstraktes selbst vertraut sein. Von mindestens ebenso großer Bedeutung ist das Wissen über die Auswirkungen krankhafter Prozesse anderer Organsysteme auf den Magen-Darm-Trakt und die Leber sowie die Bedeutung der bei multimorbiden geriatrischen Patienten häufig erforderlichen Polypharmakotherapie auf diese Organe.

Altersbedingte Veränderungen am Verdauungstrakt

Zwar ist „Alter" per se natürlich keine Krankheit, und körperliche und geistige Gesundheit sind auch bei Hochbetagten häufig anzutreffen. Im Verlauf des Alterungsprozesses vollziehen sich allerdings physiologischerweise Veränderungen am Organismus, die die Resistenz gegenüber pathogenetisch wirksamen Einflüssen herabsetzen können. Zudem akkumulieren über die vielen bis ins Alter zurückgelegten Lebensjahre hinweg die latenten Einwirkungen von bei kurzfristiger Exposition unschädlichen exogenen Noxen, begünstigt durch eventuell vorhandene genetische Prädispositionen. Dadurch kommt es zum Ausbruch von Erkrankungen mit langer Pathogenese (z. B. von Tumoren) erst in den späten Lebensabschnitten. Zu beachten ist außerdem die im Alter häufige Polypharmakotherapie bei eventuell verändertem Fremdstoffmetabolismus, so dass mit Medikamenteninteraktionen und -nebenwirkungen gerechnet werden muss.

Um Besonderheiten von Erkrankungen des Verdauungstraktes bei alten Menschen einschätzen zu können, müssen die Auswirkungen altersassoziierter Krankheiten anderer Organsysteme von denen der natürlichen Alterungsprozesse des Magen-Darm-Traktes unterschieden werden.

Struktur, generelle Funktion

Der Gastrointestinaltrakt bleibt von den Folgen des altersbedingten Umbaus des Organismus und einem konsekutiven Funktionsverlust nicht ausgenommen (Tab. 7.**40**). Die funktionellen Reserven der Verdauungsorgane sind allerdings so reichlich bemessen, dass dies allein nicht zu manifesten Schäden (z. B. einer Malnutrition) führt, wenn nicht zusätzliche Noxen oder Erkrankungen hinzukommen.

Magen. Die Magensäuresekretion bleibt auch im Alter prinzipiell unverändert erhalten. Ein Rückgang der Säuresekretionsrate bei alten Menschen ist dementsprechend nicht Folge des Alterns per se, sondern meistens Folge einer Schleimhautatrophie auf dem Boden einer langjährigen chronischen, in der Regel durch Helicobacter pylori induzierten Gastritis. Zusätzlich gibt es allerdings Hinweise, dass die mukosale Prostaglandinproduktion im Magen mit dem

Tabelle 7.40 Altersassoziierte Veränderungen der Funktion des Gastrointestinaltraktes

Mund	• Xerostomie • Geschmacksempfinden vermindert?
Ösophagus	• Ruhedruck des oberen Ösophagussphinkters vermindert • Verlagerung des unteren Ösophagussphinkters nach intrathorakal • Relaxation des unteren Ösophagussphinkters vermindert • verzögerte Entleerung des Ösophagus • Geschwindigkeit und Dauer der Kontraktionen vermindert • Amplitude der distalen Kontraktionen gesteigert
Magen	• Magenentleerung ungestört? • Schleimhautprotektive Faktoren vermindert?
Dünndarm	• Motorik evtl. gering vermindert • Transitzeit evtl. gering gesteigert
Kolon	• Funktion weitgehend unbeeinträchtigt
Anorektum	• Compliance des Rektums vermindert • Sensorik des Rektums vermindert • Sphinkterdruck vermindert

Alter zurückgeht, was die Entstehung von Ulzera begünstigen würde.

Darm. Der Dünndarm bleibt während des Alterungsprozesses in Struktur und Funktion weitgehend unverändert. Am Kolon kann eine Abnahme elastischer Fasern und ihres Kollagengehaltes sowie konsekutiv der Wandelastizität beobachtet werden. Die motorische Funktion des Dickdarmes wird dadurch nicht signifikant beeinträchtigt.

Resorption

Bei geriatrischen Patienten ist die Rate von Mangelernährten erhöht. Die Ursachen für dieses Phänomen dürften vielfältig sein, eine altersassoziierte Malabsorption ist als alleinige Erklärung nicht ausreichend. Trotzdem lässt sich in entsprechend sensitiven Tests eine mit dem Alter abnehmende Resorptionskapazität für Kohlenhydrate, Fette und Aminosäuren nachweisen, die allerdings wahrscheinlich bei ansonsten gesunden alten Menschen und unter Normalbedingungen nicht zum Tragen kommt (28). Bei zusätzlichen, mit vermehrtem Stress assoziierten Krankheiten des Verdauungstraktes oder anderer Organsysteme (postoperative Situation, Sepsis, vaskuläre oder maligne Erkrankung, nebenwirkungsreiche Pharmakotherapie) könnte diese verminderte funktionelle Reserve eine Adaptation der intestinalen Funktion an die gesteigerten Anforderungen verhindern. Damit kann in derartigen Situationen bei alten Menschen eine orale oder parenterale Nahrungssupplementation erforderlich sein.

Immunsystem

Das Immunsystem unterliegt einem Alterungsprozess, der sich in einer auch klinisch bedeutsam reduzierten Funktion äußert. Auf dieses generelle Phänomen werden vor allem die deutlich reduzierte Infektabwehr und dadurch erhöhte Erkrankungsrate an Infektionen bei alten Menschen zurückgeführt.

Ebenso besteht ein reduzierter Schutz nach Impfungen bei älteren im Vergleich zu jüngeren Personen. Dass an der mit dem Lebensalter ansteigenden Tumorinzidenz neben einer lebenslangen Summation von Noxen auch eine verminderte immunologische Abwehr beteiligt sein könnte, ist zwar plausibel, aber nicht eindeutig belegt.

Intestinales Immunsystem. Das mukosale Immunsystem des Gastrointestinaltraktes ist von diesem generellen Alterungsprozess ebenfalls betroffen. Inwieweit die einzelnen Komponenten der intestinalen Immunabwehr einem altersbedingten Funktionsverlust unterliegen, ist bisher nur unvollständig geklärt (20). Systematische Untersuchungen zur Altersabhängigkeit von Antigen-Uptake und Antigenpräsentation liegen nicht vor. Vor allem die Migrationsfähigkeit von IgA-Immunoblasten, weniger ihre Reifung, scheint bei alten Menschen und anderen Säugetieren beeinträchtigt zu sein. Dagegen ist trotz initialer Vermutungen die IgA-Produktion selbst nicht altersbedingt vermindert.

Innervation, Motilität

„Der Darm wird im Alter träger" stellte bereits Hippokrates fest. In der Tat scheint es Allgemeingut zu sein, dass die motorische Funktion des Intestinums im Alter abnimmt bzw. sogar in pathologischer Weise gestört ist. Obgleich die Innervation der Hohlorgane des Verdauungstraktes im Alter abnimmt, zeigen systematische Untersuchungen allerdings, dass pathophysiologisch relevante Auswirkungen auf deren Funktion in aller Regel unterbleiben.

Ösophagus, Magen, Dünndarm. Am Ösophagus wird zwar ein altersabhängiger Rückgang der Zahl ortsständiger Neurone beobachtet (15), die Funktion der Speiseröhre bleibt hiervon jedoch weitgehend unbeeinträchtigt, wenn beispielsweise manometrische Untersuchungen herangezogen werden (4, 24). Aufgrund geringerer Amplituden der Kontraktionen im distalen Ösophagus ist allerdings die Clearance bei gastroösophagealem Reflux im Alter reduziert (4), was die Zunahme von Refluxbeschwerden bei älteren Personen erklärt. Sowohl die Magenentleerung als auch die Dünndarmtransitzeit sind bei gesunden alten Menschen ungestört (14).

Kolonmotorik. Veränderungen in der motorischen Funktion des Magen-Darm-Traktes werden meistens deutlich wahrgenommen und von alten Menschen auch häufig beklagt (3). Dabei ist es allerdings ausgesprochen schwierig, „autochthone", rein altersbedingte Funktionsstörungen des Kolons selbst von Störungen extraintestinalen Ursprungs abzugrenzen, die die Kolonmotorik erheblich beeinflussen können. Vor allem motilitätswirksame Medikamente, vaskuläre Erkrankungen oder Stoffwechselstörungen wie der Diabetes mellitus kommen hier in Frage. Dementsprechend sind die Ergebnisse vergleichender anatomischer bzw. physiologischer Untersuchungen betreffend die motorische Funktion des Dickdarmes bei alten und jungen Menschen widersprüchlich (2). Anatomische Studien zeigen zwar einen bereits in den ersten Lebensjahren beginnenden Verlust von Neuronen der Plexus submucosus und myentericus, der schließlich zwischen dem 20.–35. und dem 65. Lebensjahr ca. ein Drittel ausmacht (7). Diese erhebliche altersabhängige „physiologische" Veränderung am unteren GI-Trakt wird allerdings nicht in einem entsprechenden Funktionsverlust abgebildet.

Grundsätzlich ist somit die Motorik des Gastrointestinaltraktes beim alten Menschen nicht eingeschränkt. Allerdings gibt es organspezifische Faktoren, die bereits in jungen Jahren Einfluss haben – etwa eine ballaststoffarme Diät in Kombination mit einer individuellen Prädisposition – und deren Wirkung über Jahre akkumulieren und im höheren Alter auch zu manifesten anatomischen Veränderungen, wie z. B. der Kolondivertikulose, führen kann.

Extraintestinale Erkrankungen. Daneben können auch Krankheiten extraintestinaler Organe die Motilität des Magen-Darm-Traktes beeinträchtigen. Dies betrifft vor allem neurologische Erkrankungen wie den Morbus Parkinson oder die Demenz bzw. die bei neuropsychiatrischen Krankheiten eingesetzten Medikamente. Eine Vielzahl nicht im Bereich des Intestinums lokalisierter Probleme kann sich durch ihre Wirkung auf die Motorik des Magen-Darm-Traktes manifestieren. Dies betrifft Systemerkrankungen wie die Amyloidose oder endokrine Erkrankungen wie Diabetes mellitus, Hyperparathyreoidismus oder Schilddrüsenfunktionsstörungen (Hypothyreose *oder* Hyperthyreose).

Summenwirkung kanzerogener Einflüsse

Die „sporadischen" und nicht auf erbliche Defekte zurückzuführenden Tumorerkrankungen, die den weitaus größten Teil der Malignome des Verdauungstraktes ausmachen, treten typischerweise erst im fortgeschrittenen Lebensalter auf. Sie sind Folge eines mehrstufigen Prozesses, bei dem das Genom einer Zelle sequenziell mehrere für die Wachstumsregulation und -kontrolle spezifische Mutationen durchlaufen muss, bevor sie ein invasives malignes Wachstum zeigt. Die Akkumulation mehrerer kanzerogener Ereignisse in einer Zelle bzw. ihren Nachkommen ist damit statistisch relativ unwahrscheinlich und benötigt einen entsprechend langen Zeitraum. Der Mensch erkrankt daher nicht zuletzt deshalb erst im Alter an Krebs, weil sein Leben bereits lange genug gedauert hat, um den komplexen und Zeit raubenden Prozess der Tumorentstehung überhaupt zu ermöglichen. Eine altersbedingt erhöhte Suszeptibilität als Folge einer reduzierten antitumoralen Aktivität des gealterten Immunsystems mag allerdings hinzukommen.

Anatomie und Funktion der Leber im Alter

Gewicht und Blutversorgung. Die Einflüsse des Alterungsprozesses auf die Leber und ihre Funktion sind, insbesondere im Vergleich mit den teilweise tief greifenden Veränderungen anderer Organsysteme, gering. Das Organgewicht nimmt zwischen 6,5% bei Männern und 14,3% bei Frauen (19), nach anderen Autoren allerdings sogar um 20–30% ab (8). Die Perfusion des Organs wird naturgemäß von den altersbedingten Veränderungen des Gefäßsystems in den im Splanchnikuskreislauf vorgeschalteten Organen mitbetroffen, so dass der portale Blutfluss abnimmt (29, 30).

Metabolismus. Die Abnahme des portalen Blutflusses dürfte der Hauptgrund für die vor allem aus Tierexperimenten bekannte reduzierte oxidative Kapazität der „alten" Leber in vivo sein, da auf zellulärer Ebene der oxidative Phase-I-Metabolismus keiner altersabhängigen Abnahme unterliegt. Die Phase-II-Metabolisierung (Konjugationsreaktionen) bleibt ebenfalls mit dem Alter unverändert. Eine Reihe von Veränderungen der Leberfunktion sind im Wesentlichen aus Tierexperimenten belegt und am Menschen nicht gezeigt worden. Dies betrifft vor allem eine reduzierte Kupffer-Zellfunktion und eine bei alten Ratten gezeigte „Pseudofenestrierung" der Sinusoide, durch die Diffusionsprozesse beeinträchtigt sein könnten.

Eine langsamere Regenerationsgeschwindigkeit nach Noxen bleibt ohne Einfluss auf die Vollständigkeit der Regeneration, so dass auch bei alten Menschen Leberresektionen durchgeführt werden können, wobei allerdings mit einer verlängerten Rekonvaleszenz gerechnet werden muss.

Auftreten von Lebererkrankungen. Da die meisten Leberkrankheiten auf Schäden zurückgehen, die bereits seit der Jugend einwirken (chronische Virushepatitis, Alkohol) und in der Regel eine Latenz von ca. 20–30 Jahren bis zur Manifestation als Zirrhose benötigen, kumulieren die Erkrankungsraten für schwere Leberkrankheiten eher in den mittleren Lebensjahren. Eine Ausnahme stellt die hereditäre Hämochromatose dar, bei der der langsame Prozess der Eisenakkumulation besonders bei Frauen oft bis über das 60. Lebensjahr hinaus reicht, bevor eine manifeste Leberzirrhose entstanden ist. Eigene, exklusiv mit dem fortgeschrittenen Lebensalter assoziierte Leberkrankheiten existieren nicht. Besondere Umstände der nachlassenden Organfunktion bei alten Menschen sind allerdings in dem Maß zu beachten, in dem Patienten mit chronischen Leberkrankheiten ein fortgeschrittenes Alter erreichen.

Pharmakokinetik

Die Organe des Gastrointestinaltraktes einschließlich der Leber sind entscheidend für Resorption, Eiweißbindung, Metabolismus und Exkretion von Medikamenten.

Zulassungsstudien für Medikamente. Die Altersstruktur der Bevölkerung (medianes Alter in Deutschland > 41 Jahre, 21% > 65 Jahre) wird in der Auswahl der Kollektive in Zulassungsstudien für Medikamente im Allgemeinen nicht adäquat gewürdigt. Damit wird impliziert, dass Pharmakokinetik und pharmakologische Wirkung von Medikamenten sich zwischen alten und jungen Menschen nicht wesentlich unterscheiden. Andererseits sind es in der Mehrzahl ältere Menschen, die später diese Medikamente – häufig kombiniert im Rahmen einer Polypharmakotherapie – einnehmen werden. Altersbedingte Änderungen in der Pharmakokinetik und im Metabolismus von Medikamenten werden wahrscheinlich nicht ausreichend berücksichtigt (8).

Altersbedingte Einflüsse. Neben den Einflüssen einer veränderten Zusammensetzung des Körpers (geringerer Wasser-, höherer Fettanteil) und einer veränderten Hämodynamik sind vor allem Änderungen in der Leberzellmasse (s. o.) und des hepatischen Blutflusses bedeutsam. So nimmt

Tabelle 7.41 Altersabhängige Faktoren mit möglichem Einfluss auf den Medikamentenstoffwechsel

- Reduzierter hepatischer Blutfluss (um ca. 20–40%)
- Reduzierte Leberzellmasse (17–36%)
- Geringe Reduktion des Serumalbumins
- Inkonsistent geringe Funktionseinschränkung in globalen Funktionstests (z. B. Aminopyrin-Clearance)
- Aktivitäten der Enzyme des Phase-I- und Phase-II-Metabolismus nicht signifikant verändert
- Hepatische Enzyminduktion im Alter erhalten

die Leberdurchblutung jenseits des 65. Lebensjahres um 20–40% ab (12, 21). Der Einfluss eines im Alter etwas geringeren Albuminspiegels auf die Pharmakokinetik stark eiweißgebundener Pharmaka ist dagegen fraglich (Tab. 7.**41**).

Die Aktivitäten der Fremdstoff metabolisierenden Enzyme der Phasen I (Hydroxylierung, Reduktion, Dealkylierung) und II (Konjugation, Acetylierung, Methylierung) sind bei gesunden Personen bis auf wenige Ausnahmen vom Lebensalter unabhängig (Tab. 7.**42**).

Altersbedingte Einflüsse sind am ehesten auf den Metabolismus solcher Medikamente zu erwarten, die eine hohe hepatische Extraktionsrate besitzen und deren Abbau damit stark von der Leberperfusion abhängt und/oder die eine hohe Plasmaeiweißbindung aufweisen.

Polypharmakotherapie. Es ist nicht allein eine altersbedingte Abnahme der Leistungsfähigkeit der Verdauungsorgane für Aufnahme, Metabolismus und Exkretion von Pharmaka, durch die unerwünschte Medikamentenwirkungen bei alten Menschen entstehen. Wichtiger dürften die Auswirkungen der Polypharmakotherapie sein, die über Interaktionen auf pharmakokinetischer oder pharmakodynamischer Ebene zu Komplikationen führen können. Zudem werden aufgrund des generell häufigeren Einsatzes von Pharmaka bei alten Menschen zwangsläufig bei dieser Personengruppe auch seltenere Nebenwirkungen gelegentlich beobachtet.

Krankheitsspektrum am Verdauungstrakt bei alten Menschen

Vermehrtes Auftreten. Relevante Krankheiten des Verdauungstraktes werden bei alten Menschen häufiger als in der Jugend diagnostiziert. Gemäß einer Studie (11) wurde in insgesamt 951 Koloskopien oder Sigmoidoskopien bei Patienten über 80 Jahren nur in 23% ein Normalbefund erhoben. Die häufigsten Diagnosen betrafen Kolondivertikel (42%), Polypen (27%) und kolorektale Karzinome (8%).

Ursachen. Eine bevorzugte Manifestation gastrointestinaler Erkrankungen im fortgeschrittenen Lebensalter kann auf mehrere grundsätzliche Mechanismen zurückzuführen sein (Tab. 7.**43**):

Tabelle 7.42 Mögliche Altersabhängigkeit der Aktivität wichtiger Cytochrom-P450-abhängiger Fremdstoff metabolisierender Enzyme (nach 8)

Enzym	Metabolisierte Medikamente (Beispiele)	Altersabhängigkeit
CYP1A2	Coffein, Theophyllin	nicht wesentlich
CYP2C9	Diclofenac, Ibuprofen, Phenytoin, Warfarin	inkonsistent
CYP2C19	Mephenytoin, Omeprazol, Diazepam	im Alter Aktivität reduziert
CYP2D6	Amitriptyllin, Codein, Dextrometorphan	kein Einfluss
CYP2E1	Halothan, Paracetamol	geringer Einfluss
CYP3A3/4	Cyclosporin, Erythromycin, Lidocain, Midazolam, Nifedipin, Verapamil	geringer Einfluss

Tabelle 7.43 Typische Krankheiten der Verdauungsorgane bei alten Menschen

Krankheit	Ursache für die Latenz bis ins Alter
Refluxkrankheit	reduzierte Clearance-Funktion des Ösophagus
Magenkarzinom	Dauer der HP-Infektion, Akkumulation exogener kanzerogener Effekte
Hereditäre Hämochromatose	Eisenakkumulation
Divertikelkrankheit	langsame Degeneration
Kolorektales Karzinom	statistisch geringe Wahrscheinlichkeit der Akkumulation sequenzieller genetischer Hits
Intestinale Ischämie	lokale vaskuläre Insuffizienz, generalisierte Herz-Kreislauf-Erkrankungen

- als Folge natürlicher Abnutzungs-, Verschleiß- oder Degenerationsprozesse der Organe,
- durch die kumulative Wirkung von Noxen über viele Jahre,
- als Folge genetischer Defekte, deren Wirkung bis zur Krankheitsmanifestation eine lange Zeit benötigt. Da beispielsweise bei der hereditären Hämochromatose bis zum Ausbruch der Leberkrankheit > 20 g Eisen akkumuliert worden sein müssen, ist bei einer (geschlechtsabhängig) positiven Eisenbilanz von ca. 0,5 – 1 g pro Jahr mit einer manifesten Leberkrankheit im Allgemeinen erst nach dem 50. Lebensjahr, bei Frauen meist deutlich später, zu rechnen.

Zu den Verdauungskrankheiten im engeren Sinn kommen solche Erkrankungen hinzu, die primär andere Organsysteme betreffen, sich aber sekundär am Gastrointestinaltrakt manifestieren (vor allem kardiovaskuläre Erkrankungen). Ein wichtiges Problem stellen medikamentös oder toxisch induzierte Schäden oder Symptome dar.

Tab. 7.**44** stellt das Spektrum der Erkrankungen und Symptome des Gastrointestinaltraktes im Alter dar.

Tumorerkrankungen

Die meisten Tumorerkrankungen des Gastrointestinaltraktes sind Krankheiten des fortgeschrittenen Lebensalters. Ausnahmen bilden die Tumoren mit vorwiegend genetischer Prädisposition, v. a. die erblichen Tumorsyndrome Familiäre Adenomatöse Polypose (FAP) und Hereditäres Nichtpolypöses Kolonkarzinom (HNPCC), bei denen die Tumorentstehung aufgrund defekter endogener Reparaturmechanismen gewissermaßen im Zeitraffer abläuft. Diese hereditären Tumorsyndrome manifestieren sich typischerweise in jungem Alter; eine Ausnahme stellt die attenuierte Familiäre Polypose dar, an die bei Menschen jeden Alters gedacht werden muss, wenn auffällig viele Kolonadenome (10 – 100) gefunden werden.

Da bei den „sporadischen" Tumoren des Verdauungstraktes exogene Noxen im Sinne einer sequenziellen Abfolge multipler kleiner Schädigungen wirken, erstreckt sich der Prozess der malignen Entartung im Allgemeinen über viele Jahre oder Jahrzehnte (Tab. 7.**45**).

Divertikelkrankheit

Die Kolondivertikulose stellt einen vor dem 40. Lebensjahr ungewöhnlichen, nach dem 60. Lebensjahr häufigen Befund dar, der bei mehr als der Hälfte der alten Menschen gefunden wird. Es handelt sich um die typische degenerative Erkrankung des Dickdarms, begünstigt durch ballaststoffarme Ernährung und geringe körperliche Aktivität. Die meisten Betroffenen sind subjektiv beschwerdefrei; Bauchschmerzen und Wechsel zwischen Obstipation und Diarrhö können

Tabelle 7.44 Spezielle Aspekte der Gastroenterologie im Alter

Diagnosespektrum (Erstmanifestation)

Häufiger	• vaskuläre Erkrankungen • Tumorerkrankungen • „degenerative Erkrankungen" • Motilitätsstörungen • medikamentös bedingte Erkrankungen
Seltener	• chronisch entzündliche Darmerkrankungen • Zöliakie • Autoimmunhepatitis • Reizdarmsyndrom

Differenzialdiagnosen

- kardiopulmonale Erkrankungen
- vaskuläre Erkrankungen einschließlich Myokardinfarkt
- Tumorerkrankungen außerhalb des GI-Traktes
- neurologische Erkrankungen
- psychiatrische Erkrankungen

Aggravierende und modulierende Faktoren

- kardiovaskuläre Begleiterkrankungen
- Stoffwechselerkrankungen
- Medikamentenwirkungen
- Medikamenteninteraktionen
- psychosoziale Faktoren
- Demenz
- Kommunikations- und Übermittlungsprobleme

Atypische Klinik

- atypische oder fehlende Bauchschmerzen
- fehlende oder abgeschwächte Sepsiszeichen
- extraabdominelle Symptome führend (Kreislaufinsuffizienz, Bewusstseinstrübung)

Tabelle 7.45 Tumorerkrankungen des Verdauungstraktes im Alter (Quelle: Tumorregister München, 1990 – 1993)

Tumor	Häufigkeitsgipfel	% der Neuerkrankten > 65 Jahre
Magenkarzinom		
– Männer	70 – 75 Jahre	54
– Frauen	75 – 80 Jahre	72
Kolonkarzinom		
– Männer	70 – 75 Jahre	60
– Frauen	70 – 75 Jahre	65
Pankreaskarzinom	65 – 70 Jahre	50

durch die bei ausgeprägtem Befund mögliche Verkürzung v. a. des Sigmas (Myochose) auftreten.

Die Komplikationen der Divertikelkrankheit (Divertikulitis bzw. Divertikelblutung) sind bei geriatrischen Patienten relevant und potenziell lebensbedrohlich, insbesondere nachdem bei dieser Patientengruppe oligosymptomatische Verläufe die rechtzeitige Diagnose erschweren können.

Funktionelle Erkrankungen

Bei gesunden alten Menschen bleiben die Funktionen des Gastrointestinaltraktes prinzipiell erhalten. Trotzdem sind subjektiv empfundene Funktionsstörungen in der Gesamtheit dieser Altersgruppe häufig zu beobachten. Vor allem Beschwerden, die die gastrointestinale Motorik und speziell das Stuhlverhalten betreffen, gehören zu den häufigsten Ursachen für eine Vorstellung beim Gastroenterologen (5). Ursache sind eine Vielzahl von Erkrankungen und exogenen Faktoren, die die normale Funktion des Kolons beeinträchtigen können, und deren Ursachen und Auslöser nur zu einem geringeren Teil im Verdauungstrakt selbst liegen (Tab. 7.**46** u. 7.**47**).

Anamnese. Der exakten Anamneseerhebung kommt damit eine besondere Bedeutung zu. Die Symptome müssen genau definiert werden (z. B. Unterscheidung wirklicher Durchfälle von einer analen Inkontinenz oder lediglich weichem Stuhlgang mit normaler Frequenz und normalem Volumen). Sie müssen quantifiziert werden (Stuhlfrequenz), Schwere und Therapiebedürftigkeit beurteilt werden. Das Erfragen von Begleiterkrankungen anderer Organsysteme und die Medikamentenanamnese sind für die Diagnosestellung unverzichtbar.

Tabelle 7.46 Faktoren mit Auswirkungen auf die Stuhlpassage: Obstipation

Intestinal
- obstruierender Tumor
- Divertikulose
- Rektozele („outlet obstruction")

Neurologisch
- Morbus Parkinson
- Demenz
- Systemerkrankungen
- Amyloidose

Metabolische Erkrankungen
- Diabetes mellitus
- Hypokaliämie
- Hyperkalzämie (z. B. Hyperparathyreoidismus)
- Hypothyreose

Medikamente
- aluminiumhaltige Antazida
- Analgetika (Opiate)
- Antihistaminika
- Antihypertensiva (Betablocker, Clonidin)
- Antikonvulsiva
- Calciumpräparate
- Colestyramin
- Diuretika (besonders Kaliuretika)
- Eisenpräparate
- Anti-Parkinson-Mittel
- trizyklische Antidepressiva

Diätetische Ursachen
- faserarme Kost
- zu wenig Flüssigkeit

Sonstige
- körperliche Inaktivität
- Muskelschwäche (inadäquates Pressen)
- Probleme beim Benutzen einer Bettpfanne

Tabelle 7.47 Faktoren mit Auswirkungen auf die Stuhlpassage: Diarrhö

Intestinal
- Infektionen (akut)
- mikroskopische/kollagene Kolitis (chronisch)
- bakterielle Fehlbesiedlung (chronisch)
- Tumor (akut/subchronisch)
- Divertikulitis (akut)
- Ischämie (akut)

Systemerkrankungen
- Amyloidose (chronisch)
- Kollagenosen (chronisch)

Metabolisch
- Diabetes mellitus (chronisch)
- Hyperthyreose (akut/subchronisch)
- hormonaktiver Tumor

Medikamente (meist chronisch)
- 5-Aminosalicylate
- ACE-Hemmer (selten)
- Antibiotika
- Betablocker (gelegentlich)
- Colchicin
- Digitalis
- D-Penicillamin
- Gallensäurepräparate
- Goldpräparate
- Laxanzien
- Leflunomid
- Lithium
- Magnesiumpräparate (einschließlich magnesiumhaltiger Antazida)
- nichtsteroidale Antirheumatika
- Nitrate (selten)
- selektive Serotonin-Reuptake-Hemmer
- Zytostatika (5-Fluorouracil, Irinotecan)

Obstipation. Klagen über Obstipation sind häufiger als über Durchfall, entsprechend der Vielfalt und Relevanz der Faktoren, durch die dieses Symptom verursacht werden kann. Die Abklärung muss neben dem Ausschluss eines stenosierenden Prozesses vor allem die Identifikation extraintestinaler Faktoren umfassen.

Wenn eine Beseitigung der zugrunde liegenden Ursache für eine Obstipation nicht möglich ist, wie z. B. bei einer notwendigen Schmerztherapie mit Opiaten, müssen rechtzeitig Laxanzien eingesetzt werden, deren dogmatische Ablehnung bei korrekter Indikationsstellung nicht gerechtfertigt ist.

Medikamente. Arzneimittel als Auslöser für Funktionsstörungen des Verdauungstraktes sind im Alter von ganz erheblicher Bedeutung und dürften hier erheblich unterschätzt werden. In den wenigsten Fällen handelt es sich um Medikamente, die wegen einer Erkrankung der Verdauungsorgane selbst eingenommen werden. Hinsichtlich möglicher gastrointestinaler Nebenwirkungen solcher Medikamente muss die Therapie von entsprechendem Monitoring und Aufklärung der Patienten begleitet werden. Dies betrifft vor allem antineoplastische Substanzen, zentral wirkende Schmerzmittel, Antibiotika und nichtsteroidale Antirheumatika. Bei Zytostatika sind regelhaft gegen die Nebenwirkung gerichtete präventive oder lindernde Begleitmedikationen auch in die Therapieschemata integriert.

Atypische Klinik

Akute Appendizitis. Die für junge Menschen typischen Symptome der akuten Appendizitis (organtypische Schmerzlokalisation, Peritonismus, rektal-axilläre Temperaturdifferenz, typische Palpationszeichen) können bei geriatrischen Patienten fehlen. In diesen Fällen muss mit einer abgeschwächten, völlig fehlenden oder atypisch lokalisierten Schmerzcharakteristik gerechnet werden.

Die Appendizitis des alten Menschen kann ohne systemische klinische Infektionszeichen (v. a. Fieber) verlaufen. Stattdessen kann sich die Erkrankung zunächst mit Symptomen außerhalb des Abdomens manifestieren und durch Kreislaufinsuffizienz (Hypotonie!) oder zerebrale Funktionsstörungen (Bewusstseinstrübung, Verwirrtheit) auffallen.

Auf die Diagnose verweisen in diesen Fällen vor allem die laborchemischen Zeichen einer akuten Infektion (CRP-Erhöhung, Leukozytose oder -penie, Thrombozytopenie, Verbrauchskoagulopathie) und bildgebende Verfahren (Ultraschall, CT).

Gallenblasensteine. Die Prävalenz von Gallenblasensteinen nimmt mit dem Alter zu; dementsprechend werden die Komplikationen des Gallensteinleidens (Cholezystitis, Gallenblasenkolik, Choledochusverschluss, Cholangitis) bei alten Menschen häufiger beobachtet. Die der Entstehung von Gallensteinen zugrunde liegenden Faktoren scheinen sich von den Ursachen in jungen Jahren nicht zu unterscheiden; die Häufigkeit kalzifizierter Pigmentsteine ist allerdings offenbar bei alten Menschen höher (13). Vergleichbar der akuten Appendizitis können sich auch die Komplikationen der Gallensteinerkrankung bei alten Menschen atypisch manifestieren. Die akute Cholezystitis verläuft im Alter bei ca. 25% ohne vorausgegangene Kolik (25). Ca. ein Drittel der Patienten weist keine typischen Bauchschmerzen auf, eine Leukozytose fehlt trotz der aktiven Infektion häufig. Bei entsprechendem Verdacht lässt sich die Cholezystitis durch Ultraschall aufgrund der typischen Wandveränderungen der Gallenblase meistens leicht lokalisieren, sofern die Gallenblasenwand nicht bereits durch eine chronische Cholezystitis echoreich verdickt oder verkalkt ist.

Cholangiolithiasis. Der akute Steinverschluss des Ductus choledochus verläuft im Alter in bis zu einem Drittel der Fälle ohne Kolik als schmerzloser Ikterus und ist in diesen Fällen prima vista klinisch nicht von einem Tumorverschluss der extrahepatischen Gallenwege zu unterscheiden. Hinzu kommt, dass begleitende Komplikationen ebenfalls klinisch weniger auffällig verlaufen können. Eine akute Pankreatitis ist bei alten Menschen oft wenig schmerzhaft und kann daher leichter übersehen oder unterschätzt werden. Bei der Cholangiosepsis sind afebrile Verläufe möglich, die sich dann lediglich durch eine allerdings häufig dramatische Laborkonstellation mit metabolischer Azidose, Leuko- und Thrombopenie und/oder Verbrauchskoagulopathie manifestieren können, wodurch die Risiken einer interventionellen ERCP erheblich ansteigen können. Damit stellt die obstruktive Cholangiolithiasis bei geriatrischen Patienten trotz gelegentlich in täuschender Weise blander Klinik eine dringende Indikation zur Entlastung und Steinextraktion dar.

Peptische Ulzera. Die meisten epidemiologischen Studien haben gezeigt, dass peptische Ulzera bei alten Menschen länger schmerzfrei bzw. schmerzärmer verlaufen als in der Jugend und dann erst durch Komplikationen wie eine Ulkusblutung oder -perforation manifest werden. Bei geriatrischen Patienten werden auch größere und im Mittel weiter oral gelegene Ulzera gefunden (10).

Zöliakie. Die Zöliakie (glutensensitive Enteropathie, einheimische Sprue) gilt als eine typischerweise in der Kindheit oder Jugend manifest werdende und aufgrund einer spezifischen Klinik leicht zu diagnostizierende Krankheit. Sofern sich die typischen Symptome (Diarrhöen, Mangelernährung, Anämie, Osteomalazie) manifestieren, ist dies sicher der Fall. Allerdings können latente, oligo- oder asymptomatische Verlaufsformen der Zöliakie jahrzehntelang unbemerkt bleiben und erst im fortgeschrittenen Lebensalter entdeckt werden, so dass einige epidemiologische Studien zeigten, dass bis zu 25% der Patienten mit Zöliakie erst nach dem 60. Lebensjahr diagnostiziert werden (6). In der Tat stellt die glutensensitive Enteropathie die häufigste Ursache für eine Malabsorption jenseits des 50. Lebensjahres dar.

Oligosymptomatische Formen der Zöliakie werden im Rahmen der Abklärung einer Eisenmangelanämie, einer Transaminasenerhöhung oder einer Hypokalzämie bzw. eines sekundären Hyperparathyreoidismus entdeckt. Daraus folgt, dass bei alten Menschen in der Abklärung solcher Symptome nicht auf die gastroskopische Entnahme einer Duodenalbiopsie verzichtet werden darf unter der fälschlichen Annahme, dass der Patient wegen seines fortgeschrittenen Alters für die Differenzialdiagnose einer Zöliakie nicht mehr in Frage komme.

Eine gut kompensierte glutensensitive Enteropathie kann sich auch erst im fortgeschrittenen Alter durch nicht auf die Malabsorption zurückzuführende Symptome oder Erkrankungen bemerkbar machen. Hier sind vor allem die Dermatitis herpetiformis als kutane Manifestation der Erkrankung, assoziierte autoimmune Schilddrüsenerkrankungen (v.a. die Hashimoto-Thyreoiditis) und Dünndarmmalignome (Dünndarmkarzinom oder enteropathieassoziiertes T-Zell-Lymphom) zu nennen. Hinsichtlich der Diagnostik durch Endoskopie, Biopsie und Bestimmung der Antikörper gegen Tissue-Transglutaminase sowie in der diätetischen Therapie gelten bei der Zöliakie im Alter die gleichen Richtlinien wie bei jungen Patienten.

Komplizierter Verlauf

Hepatitis A. Bisher ist die Seroprävalenz für die Hepatitis A in der älteren Bevölkerung der Industrienationen hoch (bis >80% nach einer belgischen Studie) (1), während die Erkrankungsrate bei Kindern und Jugendlichen mittlerweile relativ gering ist. Mit fortschreitendem Lebensalter dieser Personen wird in Zukunft mit einer geringeren krankheitsbedingten Immunität auch bei älteren Individuen zu rechnen sein.

Da die Komplikationsrate der akuten Hepatitis A jenseits des 40. Lebensjahres deutlich höher ist und Verläufe bis zum akuten Leberversagen möglich sind, müssen diese Personen zumindest in Risikosituationen (Fernreisen, gleichzeitig bestehende weitere Leberkrankheit) gegen Hepatitis A geimpft werden.

Andernfalls kann es bei veränderter Altersstruktur nicht immuner Infizierter zu einer gesteigerten Inzidenz schwerer und potenziell fataler Infektionen mit Hepatitis A kommen.

Chronische Hepatitis C. Aufgrund der typischen Risikokonstellation für die chronische Hepatitis C wird seit dem Wegfall von Transfusionen als Ansteckungsquelle diese Erkrankung überwiegend in jüngeren bis mittleren Lebensjahren erworben. Unter diesen Bedingungen ist das Fortschreiten der Erkrankung bis zur Zirrhose oder zum Leberzellkarzinom meistens langsam und reicht über viele Jahre bis Jahrzehnte. Eine im Alter erworbene Hepatitis C schreitet demgegenüber wesentlich schneller zu diesen Komplikationen fort. Andererseits sind die therapeutischen Möglichkeiten bei alten Menschen mit chronischer Virushepatitis limitiert, da die auf α-Interferon basierende Therapie bei ihnen eine wesentlich schlechtere subjektive Verträglichkeit und höhere Komplikationsrate aufweist.

Gastrointestinale Symptome nichtgastroenterologischer Krankheiten

Kardiopulmonale, vaskuläre und neurodegenerative Erkrankungen nehmen im fortgeschrittenen Lebensalter in erheblichem Umfang zu. Obwohl nicht primär erkrankt, werden häufig auch die Organe des Verdauungstraktes in den Krankheitsprozess einbezogen. Gelegentlich können gastrointestinale oder abdominelle Symptome im Vordergrund stehen und das Krankheitsbild und den Verlauf nachhaltig beeinflussen.

Herzinsuffizienz. Bei fortgeschrittener Herzinsuffizienz können die Symptome einer Leberzirrhose bis hin zur Aszitesbildung und hepatozellulären Insuffizienz imitiert werden. Die Differenzierung ist gelegentlich schwierig, da es bei chronischem Verlauf der Herzinsuffizienz sekundär tatsächlich zu einem Leberumbau kommen kann und sich Symptome und systemische Folgen beider Krankheitsbilder überlappen können. Die Therapie ist wegen der teilweise eingeschränkten Wirksamkeit oraler Medikamente (verminderte Resorption durch gleichzeitigen Stau im Intestinum) und der Neigung zur Niereninsuffizienz unter der diuretischen Therapie (reduzierte arterielle und venöse renale Perfusion) erheblich schwieriger als bei einer „normalen" dekompensierten Leberzirrhose. Sie muss für jeden Einzelfall vorsichtig mit Aldosteronantagonisten, Schleifendiuretika, ACE-Hemmern und gelegentlich vorübergehender parenteraler Gabe von Sympathomimetika angepasst werden.

Intrathorakale Erkrankungen. Die akute Rechtsherzinsuffizienz bei Lungenembolie kann durch die Leberstauung die Symptome eines akuten Abdomens imitieren. Oberbauchschmerz bei Leberkapselspannung, Transaminasenerhöhung, Ikterus und akuter Abfall der hepatischen Synthesekapazität (Quick-Test!) können, falls die pulmonalen Symptome nicht im Vordergrund stehen, zunächst als Krankheit von Leber oder Gallenwegen fehlgedeutet werden. Die Differenzialdiagnose ist allerdings in der Regel bereits durch einfache Untersuchungen (Ultraschall mit Nachweis der erweiterten V. cava und der dilatierten Lebervenen!) leicht zu klären.

Auch andere intrathorakale Erkrankungen, beispielsweise eine basale Pneumonie oder ein Hinterwandinfarkt können die Schmerzsymptomatik in den Oberbauch projizieren und so zu Verwechslungen mit einer abdominellen Erkrankung führen. Bei heftigen Schmerzen kann das Bild eines akuten Abdomens imitiert werden. Auch hier sollte die differenzialdiagnostische Klärung durch entsprechende weiterführende Untersuchungen (EKG, laborchemische Infarktparameter, radiologische Verfahren einschließlich Computertomographie) nicht schwierig sein.

Vaskuläre Erkrankungen. Intraabdominelle vaskuläre Erkrankungen nehmen mit der altersbedingten Schädigung des Gefäßsystems zu.

Die Mesenterialarterienembolie und das rupturierte abdominelle Aortenaneurysma stellen dramatische und meistens unmittelbar lebensbedrohliche Differenzialdiagnosen des akuten Abdomens bei alten Menschen dar, die aufgrund ihrer eindrucksvollen Symptomatik meistens rasch diagnostiziert werden.

Demgegenüber sind die subakut verlaufenden meistens non-okklusiven ischämischen Erkrankungen des Kolons wegen ihrer variablen und weniger spezifischen Klinik schwieriger zu diagnostizieren. Die häufigsten Symptome (oft diffuse Bauchschmerzen, Tenesmen, Durchfälle mit oder ohne Blutbeimengung, Übelkeit, Erbrechen) sind nicht pathognomonisch für eine vaskuläre Erkrankung. Koloskopisch kann die meistens im linksseitigen Kolon lokalisierte segmentale Entzündung zwar dokumentiert werden, angesichts der im Intervall aber meistens wieder unauffälligen Angiographie des Mesenterialkreislaufes müssen andere entzündliche Erkrankungen des Dickdarms (Divertikulitis, Morbus Crohn, Infektionen) differenzialdiagnostisch in Betracht gezogen werden. Als Auslöser für eine nichtokklusive Ischämie kommen wiederum vorwiegend extraintestinale, gehäuft mit dem fortgeschrittenen Lebensalter assoziierte Ursachen (kardiale Erkrankung, Sepsis) oder Medikamente (Digitalis, Diuretika, Katecholamine, nichtsteroidale Antirheumatika) in Frage.

Morbus Parkinson. Bei Kranken mit Morbus Parkinson kommt es häufig zu gastrointestinalen Motilitätsstörungen, die sich in Dysphagie, verzögerter Magenentleerung bis hin zur Gastroparese, Obstipation bis hin zum Megakolon und gestörter Defäkation äußern können (18). Sie sind Folge der neuronalen Funktionsstörung, eine Verstärkung durch anticholinerge Effekte der Anti-Parkinson-Medikation ist möglich. Die Behandlung ist vielfältig und muss individualisiert gestaltet werden. Sie reicht von der Vermeidung eines sauren gastroösophagealen Refluxes durch Gabe von Protonenpumpenhemmern über die Sicherstellung einer adäquaten Ernährung (eventuell durch Anlage einer perkutanen Gastrostomie) bis zur Gabe von Prokinetika.

Gastrointestinale Probleme nichtgastroenterologischer Medikation

Die kausale Zuordnung gastrointestinaler Nebenwirkungen, insbesondere bei chronischer Medikamenteneinnahme, ist oft schwierig, da sie häufig zunächst auf subjektiven Angaben der Patienten aufbauen muss und – außer bei hepatobiliärer Toxizität – nicht durch einfache und objektivierbare Messverfahren zu erfassen ist.

Häufigste Nebenwirkungen. Die häufigsten unerwünschten Arzneiwirkungen am Verdauungstrakt sind:

- Interferenz mit Appetit und Nahrungsaufnahme, die kurzfristig schwer objektivierbar, bei einer Dauermedikation aber von hoher Relevanz ist (Beispiele: Antibiotika, nichtsteroidale Antirheumatika, trizyklische Antidepressiva),
- Interferenz mit der Magenentleerung (Beispiele: Psychopharmaka, Calciumantagonisten, Kaliumpräparate),
- Leberfunktionsstörungen, die nur selten vital bedrohlich und aufgrund der typischen Enzymkonstellation leicht zu erfassen sind; eine Vielzahl von Medikamenten (v.a. Antibiotika, psychotrope Substanzen, Hormone, nichtsteroidale Antirheumatika) kommen in Frage,
- Obstipation als häufige und, wenn neu aufgetreten, relativ leicht zu erfassende Nebenwirkung (Beispiele: Psychopharmaka, Morphin, Opiate),
- Diarrhö als Symptom von hoher individueller Prägung und unklarer Häufigkeit (Beispiele v.a. Antibiotika und Zytostatika). Durchfall ist ein selteneres Symptom einer Reihe allerdings häufig eingesetzter Medikamente (Antihypertensiva, Psychopharmaka, Antirheumatika), so dass therapieinduzierte Durchfälle immer wieder beobachtet werden.

Peptische Ulzera und ihre Blutungskomplikationen

Nahezu zwei Drittel aller Hospitalisationen wegen Komplikationen einer medikamentösen Therapie entfallen auf gastrointestinale Blutungen unter Einnahme von nichtsteroidalen Antirheumatika (NSAID) oder Acetylsalicylsäure (9). Damit verschiebt sich auch die Pathogenese der gastroduodenalen Ulkuskrankheit mit steigendem Lebensalter. Eine Analyse von 65 geriatrischen Patienten mit peptischen Ulzera (23) ergab mit 65% einen ungewöhnlich hohen Anteil HP-negativer Personen. Dies weist auf die zusätzlichen altersassoziierten Faktoren in der Ulkuspathogenese hin. Die Komplikationsrate in der untersuchten Gruppe war hoch (ca. 50%, wenn keine ulkusfördernden Medikamente eingenommen wurden, ca. 90% bei gleichzeitiger Einnahme von Aspirin mit einem nichtsteroidalen Antirheumatikum).

NSAID bei Patienten über 65 Jahren

In Großbritannien werden 50% der NSAID an Personen über 65 Jahren verschrieben (22); die Verhältnisse in Deutschland dürften ähnlich sein. Eine Dauereinnahme von NSAID ist bei älteren Menschen mit 15% wesentlich häufiger als bei jüngeren. Indikationen für die chronische NSAID-Einnahme sind nicht in erster Linie entzündliche Gelenkerkrankungen, sondern Gelenkschmerzen bei Arthrose oder degenerativ bedingte Rückenschmerzen. Hinzu kommen weitere Medikamente, die die gastrointestinale Blutungshäufigkeit und -intensität steigern können, v. a. die prophylaktische Einnahme von niedrig dosierter Acetylsalicylsäure in mit dem Lebensalter zunehmender Häufigkeit (27), aber auch orale Antikoagulanzien vom Cumarintyp, GPIIb/IIIa-Antagonisten oder Calciumantagonisten (17). Begleiterkrankungen anderer Organe (z. B. Niereninsuffizienz) können das Blutungsrisiko ebenfalls erhöhen. Somit steigt die Rate von Hospitalisationen wegen Ulkuskomplikationen in der Gruppe der Personen mit Einnahme von nichtsteroidalen Antirheumatika mit dem Lebensalter stark an und erreicht ihr Maximum jenseits des 80. Lebensjahres.

Neben einer Anamnese früherer gastrointestinaler Blutungen, der gleichzeitigen Einnahme von Antikoagulanzien (Komplikationsrisiko jeweils $>6\%$/Jahr) und der Einnahme hoch dosierter NSAID bzw. von Corticosteroiden (jeweils $>2\%$/Jahr) ist die Komplikationsrate unter NSAID auch ganz entscheidend vom Lebensalter abhängig. Während sie bei 50- bis 59-jährigen Personen nur 0,8% beträgt, sind es bei 60- bis 69-Jährigen 1,5% und bei 70- bis 80-Jährigen bereits 2,8%/Jahr (16). Damit handelt es sich um diejenige Patientengruppe, bei der sich auch vorrangig die kardiovaskulären Nebenwirkungen der COX-2-Inhibitoren manifestieren werden, so dass diese ebenfalls nur mit strenger Indikationsstellung eingesetzt werden können.

Wenn also auf den Einsatz eines nichtsteroidalen Antirheumatikums nicht verzichtet werden kann, muss insbesondere bei älteren Risikopatienten das Ulkusrisiko durch die gleichzeitige Einnahme eines Protonenpumpeninhibitors reduziert werden.

Obstipation und Diarrhö

Auf die Bedeutung von Medikamenten als Auslöser für Obstipation und Diarrhö wurde bereits hingewiesen.

⇢ **Obstipation.** Im Fall der Obstipation ist der pathogenetische Zusammenhang zwischen der Medikamentenwirkung und der Obstipation meistens aufgrund der pharmakologischen Wirkung evident. Am häufigsten handelt es sich um Pharmaka mit anticholinerger Wirkung bzw. Inhibition der Motilität auf anderem Weg. Da die obstipierende Wirkung oft von der therapeutisch erwünschten nicht zu trennen ist (z. B. bei Opioiden oder Morphin), muss ggf. bereits präventiv eine laxierende Begleitmedikation gegeben werden.

⇢ **Diarrhö.** Ursachen für medikamenteninduzierte Diarrhöen sind demgegenüber vielfältiger und reichen von einer Störung der Wasser- und Elektrolytresorption (Prostaglandine, Gallensäuren) über osmotische Wirkungen (Laxanzien, Magnesium) bis zu einer direkten Schleimhautschädigung (v. a. bei antineoplastischen Substanzen). Aufgrund der vielfältigen Pathogenese ist eine Prophylaxe oder Therapie meist schwieriger als bei der Obstipation. Allerdings ist es oft möglich, die Medikamentengruppe zu wechseln, da pharmakologisch erwünschter Effekt und Nebenwirkung nicht zwingend zusammenhängen müssen. Neben Präparaten, die häufig zu Durchfall führen, gibt es andere (v. a. Antihypertensiva), bei denen das individuelle Risiko für Diarrhö zwar gering ist, bei denen diese Nebenwirkung aber aufgrund des häufigen Einsatzes der Medikamente trotzdem gelegentlich beobachtet wird. Gerade Antihypertensiva sind allerdings häufig Bestandteil einer Kombinationstherapie, in der mehrere Pharmaka für die Diarrhö verantwortlich sein können (z. B. Betablocker, Nitrate, ACE-Hemmer). In diesen Fällen ist die verantwortliche Substanz nur schwer und auf jeden Fall unter guter Kooperation des Patienten zu identifizieren, da die Therapie schrittweise vorsichtig modifiziert werden muss.

Grundsätze für eine Pharmakotherapie bei geriatrischen Patienten

Da unerwünschte Begleitreaktionen am Verdauungstrakt die häufigsten und bedrohlichsten Nebenwirkungen von Medikamenten gerade bei alten Menschen darstellen, ist die Beachtung der Grundsätze für eine Pharmakotherapie bei geriatrischen Patienten hier von besonderer Bedeutung (26). Es gilt insbesondere zu beachten:

- einen möglicherweise veränderten Arzneimittelmetabolismus,
- mögliche Compliance-Probleme,
- Medikamenteninteraktionen bei Polypharmakotherapie,
- die Medikamentenwirkung modulierende Begleiterkrankungen,
- eine u. U. erhöhte Sensitivität der Zielorgane für eine Toxizität.

Wenn es die zu therapierende Erkrankung erlaubt, muss daher in der Pharmakotherapie geriatrischer Patienten nach dem Grundsatz „Start lower – go slower" vorgegangen werden.

Fazit für die Praxis

- Erkrankungen des Verdauungstraktes nehmen mit dem Alter an Häufigkeit zu. Die Gründe hierfür sind vielfältig, wobei die Auswirkungen der normalen endogenen Alterungsprozesse auf Struktur und Funktion der Verdauungsorgane eine vergleichsweise geringe Rolle spielen. Morbidität und Lebenserwartung des gesunden alten Menschen werden durch diese Alterungsprozesse allein vermutlich nicht in erheblichem Maß beeinträchtigt.
- Allerdings kumulieren mit zunehmendem Alter exogene schädigende Einflüsse auf die Organe des Verdauungstraktes, wodurch vor allem die mit dem Lebensalter zunehmende Inzidenz gastrointestinaler Tumoren erklärt ist.
- Hinzu kommt, dass auch ein per se gesunder Verdauungstrakt zwangsläufig durch die alters- und krankheitsbedingten Veränderungen anderer Organe (vor allem des kardiovaskulären und des metabolischen Systems) in Mitleidenschaft gezogen wird. In sekundären Symptomen und Erkrankungen des Verdauungstraktes spiegelt sich dann der allgemeine Gesundheitszustand des Körpers wider.
- Die Auswirkungen der bei geriatrischen Patienten häufigen Polypharmakotherapie auf den Gastrointestinaltrakt werden weithin unterschätzt. Durch altersbedingte Änderungen in Pharmakokinetik und Pharmakodynamik sind alte Menschen suszeptibler gegenüber unerwünschten Arzneimittelwirkungen. Medikamente müssen als Auslöser von Erkrankungen und pathologischen Symptomen im Bereich der Verdauungsorgane im Alter immer in Erwägung gezogen werden.
- Wie kaum ein anderer Spezialist muss – schon aufgrund des aktuellen und mehr noch des zukünftigen Altersspektrums seines Patientenkollektivs – der Gastroenterologe imstande sein, über die Grenzen seines Schwerpunktes hinaus zu sehen und in Differenzialdiagnose und Therapie auch die wichtigsten Aspekte sowohl der übrigen Teilgebiete der Inneren Medizin als auch anderer medizinischer Fächer berücksichtigen zu können.

7.5 Psychosomatik und Verdauungsorgane

G. Moser

EDITORIAL **Es erscheint zweckmäßig, die Psychosomatik der einzelnen Erkrankungen des Verdauungstraktes in den jeweiligen Kapiteln als Teil jeder speziellen Erkrankung zu beschreiben; die Zusammenfassung in einem eigenen Kapitel hat aber auch den Vorteil, Gemeinsamkeiten und Allgemeines im Verständnis psychosomatischer Medizin hervorzuheben. In diesem Kapitel wird ein integriertes Modell von psychosozialen Aspekten bei Erkrankungen des Verdauungstraktes dargestellt. Die Diagnostik nach den Symptomen der häufigsten psychischen Störungen im klinischen**

Alltag einer allgemeinen oder gastroenterologischen Praxis wird am Ende dieses Kapitels angeführt.

Definition

Psychosomatische Medizin erforscht das Zusammenwirken somatischer, psychischer und sozialer Faktoren bei körperlichen Beschwerden und Erkrankungen, um die Rolle dieser Faktoren in Diagnostik und Therapie berücksichtigen zu können.

Dies bedeutet, dass mit Psychosomatik nicht die Psychogenese oder Psychotherapie bestimmter Erkrankungen gemeint ist, sondern im biopsychosozialen Modell nach George Engel (56) geht es um eine Erweiterung der Diagnostik und Therapie aller Krankheiten, um die psychosoziale Dimension.

Integration der psychosomatischen Haltung und des biopsychosozialen Krankheitsverständnisses in die klinische Praxis

Bedeutung

Ergebnisse von Studien zum Bedarf an psychosomatischer Versorgung zeigen, dass bei ungefähr einem Drittel der stationären Patienten eines allgemeinen Krankenhauses (ohne psychiatrische Abteilungen) psychosoziale Faktoren wesentlich am Leiden mitbeteiligt sind (199). Allgemein wird nur die Hälfte der psychischen Störungen oder funktionellen Einschränkungen erkannt (23, 139). Patienten mit psychosozialen Belastungen weisen unabhängig von der Diagnose meist mehr psychosomatisch mitbedingte körperliche Beschwerden auf (159). Es ist daher nicht verwunderlich, wenn sich der diagnostische Prozess bei diesen Patienten häufig aufwändiger gestaltet.

→ **Bedarf.** Je nach Indikation zeigen ungefähr ein Viertel bis maximal zwei Drittel der stationären internistischen Patienten im allgemeinen Krankenhaus einen Bedarf an begleitender psychischer Betreuung:

- für Krankheitsbewältigungsprobleme und Sterbebegleitung (12 – 16 %),
- für eine eindeutig psychogene Gesundheitsstörung (20 %) oder
- für die gezielte Berücksichtigung der psychischen und sozialen Probleme als Folge bzw. im Verlauf der Erkrankung (ca. 60 %) (191).

In einer Studie zur psychosomatisch-psychosozialen Bedarfs- und Versorgungssituation im Akutkrankenhaus (190) beschreiben die Autoren eine breite Zustimmung bei internistischen Stationsärzten zur Integration psychosomatischer Organisationsformen und Weiterbildungsmöglichkeiten.

Kosten-Nutzen-Effekt integrierter psychosomatischer Versorgung

Einer der wichtigsten Parameter der Kostenforschung ist die Aufenthaltsdauer im Krankenhaus. Bei 12 – 18 % der Patienten ist die längere Aufenthaltsdauer durch psychosoziale und nicht durch medizinische Faktoren begründet (63, 72, 230). Patienten mit zusätzlichen psychischen Störungen liegen länger stationär. Eine Metaanalyse 58 kontrollierter Studien zeigte bei 85 % der Studien eine Reduktion medizinischer Inanspruchnahme nach psychotherapeutischen Interventionen und daher eine deutliche Kostenreduktion (166 zit. bei 90). Zwei Drittel der Einsparungen wurden durch Reduktion der Krankenhaustage erreicht. Am deutlichsten war der Kostenreduktionseffekt bei Patienten über 55 Jahren. Zudem konnte in Studien aus verschiedensten Fachdisziplinen nachgewiesen werden, dass eine begleitende Psychotherapie nicht nur die Kosten der Behandlung reduziert, sondern auch den Verlauf von Krankheiten und die Lebensqualität der Betroffenen positiv beeinflussen kann. In diesem Kapitel werden Erfolge psychotherapeutischer Interventionen jeweils bei den verschiedenen Erkrankungen des Verdauungstraktes beschrieben.

Verständnis von Gesundheit und Krankheit im biopsychosozialen Modell

→ **Dynamisches Geschehen.** Krankheit und Gesundheit sind im biopsychosozialen Modell nicht als ein Zustand definiert, sondern als ein dynamisches Geschehen (53).

Gesundheit bedeutet die ausreichende Kompetenz des Menschen, Störungen auf beliebigen Systemebenen autoregulativ zu bewältigen. Nicht das Fehlen von pathogenen Keimen (Viren, Bakterien etc.) oder das Nichtvorhandensein von Störungen/Auffälligkeiten auf der psychosozialen Ebene bedeuten demnach Gesundheit, sondern die Fähigkeit, diese pathogenen Faktoren ausreichend wirksam zu kontrollieren.
Krankheit stellt sich dann ein, wenn der Organismus die autoregulative Kompetenz zur Bewältigung von auftretenden Störungen nicht ausreichend zur Verfügung stellen kann und relevante Regelkreise für die Funktionstüchtigkeit des Individuums überfordert sind bzw. ausfallen.

Nach diesem Modell kann es keine psychosomatischen Krankheiten an sich geben. Krankheit und Gesundheit sind im biopsychosozialen Modell nicht als ein Zustand definiert, sondern als ein dynamisches Geschehen: Gesundheit muss in jeder Sekunde des Lebens „geschaffen" werden (53). Der Begriff der „psychosomatischen Krankheiten" suggeriert eine Dichotomie (entweder psychisch oder somatisch krank), die weder logisch noch richtig ist. Psychosoziale Faktoren können potenziell bei jedem Krankheitsprozess einfließen.

Multifaktorielles integratives Modell. Wie kann nun dieses mehrdimensionale „ganzheitliche" Krankheitsverständnis in die klinische Praxis von Gastroenterologen umgesetzt werden? Herbert Weiner (216) schlägt ein integratives Konzept vor, das als multifaktorielles integriertes Modell bezeichnet werden kann. So kann, umgesetzt auf die Verdauungskrankheiten, jedes Leiden sowohl diagnostisch als auch therapeutisch von der physiologischen, der psychologischen und der ökosozialen Ebene beurteilt werden (Tab. 7.48) (53). Dies entspräche dem Prinzip der „Simultandiagnostik" und „Simultantherapie" in einem multiprofessionellen Team. In gastroenterologischen Einrichtungen wird üblicherweise die Diagnose eines Leidens durch Zusammenführung der Befunde verschiedener Spezialdisziplinen erstellt: Beim Morbus Crohn ist nicht nur die klinische Erfahrung der Gastroenterologen bei Diagnose und Therapie gefragt, sondern auch die des Pathologen, des Röntgenologen sowie auch der Labormedizin usw. In der Behandlung kann auch die Chirurgie gefragt sein. Spezialisten in psychosomatischer bzw. psychotherapeutischer Medizin sind daher ebenso in die Diagnostik und Therapie einzubeziehen, insbesondere wenn ein Risikoprofil in der psychosozialen Anamnese erhoben wird (Details s. bei chronisch entzündlichen Darmerkrankungen). Jede Behandlung, die entweder die physische oder die psychologische Komponente verleugnet, ist suspekt und wird nicht den Anforderungen der „evidence based medicine" gerecht. Auch das subjektive Erleben von Kranksein ist für die Betroffenen nicht mehr gespalten in „psychisches Befinden" und „objektivierbare Befunde" eines Leidens, wenn psychosoziale Aspekte in das biomedizinische Denkmodell integriert werden können. Dass die Integration in die klinische Praxis auch für primär nicht in psychosomatischer Medizin ausgebildete Ärzte durch Kommunikationsschulung besser verwirklicht werden kann, zeigten Langewitz et al. (120). Auch haben sich Balint-Gruppen (94) für die Reflexion des täglich in der Praxis Wahrgenommenen bewährt.

Integrierte Erhebung psychosozialer Faktoren in der Anamnese

Offene und geschlossene Fragen. Die integrierte Erfassung psychosozialer Faktoren in der Erstanamnese kann am besten nach dem Engel-Schema (2) erfolgen. Hierbei kommt dem natürlichen Gesprächsverlauf und einer empathischen Haltung eine besondere Bedeutung zu. Wichtig ist es, zuerst „offene" Fragen zu stellen, auf welche der Patient weder mit „nein", „ja" oder einer Zahl antworten kann. Dies wären die „geschlossenen" Fragen, die erst am Ende eines Gesprächs zur Vervollständigung der Datenerhebung verwendet werden sollten. Am Ende jeder Anamnese soll geklärt werden, ob Unklarheiten bestehen oder alles verstanden wurde und ob der Betroffene sich ausreichend informiert fühlt. Der Patient sollte auch aufgefordert werden, weitere Fragen zu stellen.

Subjektive Krankheitstheorie. Zuletzt empfiehlt es sich, nach der subjektiven Krankheitstheorie („Kausalattribution") des Betroffenen zu fragen, z.B.: „Was meinen Sie, was die Ursache Ihrer Beschwerden sein könnte? " Damit werden oft wesentliche psychosoziale Bereiche enthüllt, die im bisherigen Gesprächsverlauf oft nicht zur Sprache kamen, aber für die weitere Arzt-Patient-Beziehung wichtig sein können. Klafft die subjektive Krankheitstheorie und die ärztliche schulmedizinische Theorie auseinander, so kann dies einen negativen Effekt auf die weitere Compliance der Betroffenen haben.

Tabelle 7.48 Biopsychosoziales Modell in der Praxis (nach 53)

Beobachtungsebene	Diagnostik	Therapie
	bisherige diagnostische Erkenntnisse (Fakten von Interpretationen trennen!)	Konsequenzen für die weitere Behandlung (konkrete Schritte und Überlegungen)
Biologisch organmedizinische Aspekte, biomedizinische Daten	z. B. ätiologische und pathogenetische Aspekte	physikalische, medikamentöse, chirurgische Interventionen
Psychologisch Eigenheiten des Erlebens und Verhaltens, individueller Lebensstil	z. B. auslösende und/oder aufrechterhaltende Faktoren, Persönlichkeitsaspekte, Bewältigungsstil, subjektive Krankheitstheorie	ärztliche Gespräche, psychologische Beratung, Entspannungstechniken, psychotherapeutische Verfahren
Ökosozial familiäre, beruflich-gesellschaftliche und andere umweltbezogene Lebensbedingungen	z. B. soziales Netzwerk/sozialer Rückhalt, akut oder chronisch belastende Stressoren in Beruf/Familie/Wohnbedingungen	informative Beratung, Vermittlung von helfenden Kontakten zu Selbsthilfegruppen, Beratungsstellen oder Vereinen, Familie, Arbeitsplatz, Behörden

Objektive und messbare Daten sind mit geeigneten Screeningmethoden erfassbar, subjektiv empfundene Beschwerden aber nur mit individuell angepassten Fragen. Diese müssen daher sinnvoll eingesetzt und kombiniert werden (technische Medizin und intuitives Denken).

Stellenwert der Anamnese. Die Anamneseerhebung erfolgt immer auf unterschiedliche (individuelle) Weise je nach der Situation und der Persönlichkeit des Arztes und des Patienten. Schätzungen zufolge werden in der täglichen ärztlichen Praxis mehr als 50% der Diagnosen aufgrund der Erstanamnese, weitere 30% aufgrund der klinischen Untersuchung und 20% aufgrund der Laboruntersuchungen gestellt. Untersuchungen zur ärztlichen Gesprächsführung haben ergeben, dass Patienten bereits nach durchschnittlich 22 Sekunden vom Arzt unterbrochen werden (119), spontan aber durchschnittlich nur 92 Sekunden bräuchten, um alles für sie Wesentliche darstellen zu können.

Kurzer historischer Rückblick in die Geschichte der psychosomatischen Forschung in der Gastroenterologie

Durchblutung/Sekretion und psychische Faktoren. Historisch gesehen, berichtete bereits 1833 Beaumont (14), ein kanadischer Chirurg, über Experimente bei einem Patienten mit einer gastrischen Fistel. Beaumont hat als einer der Ersten die Durchblutungsänderung der Magenschleimhaut und Änderungen der Sekretionsaktivität in Reaktion auf psychologische und physiologische Reize bei einem Patienten mit einer traumatisch verursachten Magenfistel beobachtet. Er beschrieb eine gesteigerte Magensekretion bei Ärger. Freud beschrieb die Wirkung von Angst auf Körpervorgänge und diskutierte ihre Bedeutung beim „Colon irritabile", wobei er die Unterschiede der Symptombildung bei akuter Angst und bei chronischer Angst diskutierte (62). Eine Assoziation zwischen gastrointestinalen Funktionen und Stimmungen wurde von mehreren bekannten Forschern wie Pavlov, Walter Cannon, Tom Almy und Stewart Wolf beschrieben: Pavlov (176) zeigte als Erster bei seinen Hunden, dass Säuresekretion durch psychische Faktoren über den Vagusnerv vermittelt werden kann. Studien an gastrischen Fisteln haben gezeigt, dass verschiedene Emotionen unterschiedliche Veränderungen in der Magenfunktion bewirken können (55, 225). Eine stärkere Schleimhautdurchblutung und eine gesteigerte Motilität sowie Sekretion waren assoziiert mit Zorn, Aggression, aber auch intensivem Wohlbefinden. Umgekehrt war Furcht oder Depression, z. B. bei Trennung oder Vernachlässigung durch andere, von Schleimhautblässe und einer verminderten Sekretion sowie Motilität begleitet.

Theorie „krankheitsspezifischer Konflikte/Persönlichkeitsstrukturen". Vor ungefähr 50 Jahren beschrieb Franz Alexander (3, 4) die Theorie, dass Erkrankungen auf Basis einer konstitutionellen Prädisposition, eines spezifischen intrapsychischen Konfliktes und äußerer auslösender Faktoren entstehen können: Diese Theorie wurde am Beispiel von 7 Erkrankungen beschrieben, die später als die klassischen „psychosomatischen Erkrankungen" bezeichnet wurden. Diese Theorie war damals ein Fortschritt, da nun verstärkt auch die psychosoziale Dimension dieser Krankheiten berücksichtigt und beforscht wurde; andererseits erwies sich dieses Konzept der spezifischen „Krankheits-Persönlichkeit" (als mögliche Prädisposition für die Erkrankung) bald als Bumerang, da spezifische Konflikte und Persönlichkeitsstrukturen postuliert wurden, häufig nicht verifiziert werden konnten und zum „Schubladisieren" oder Stigmatisieren der Betroffen führte. Leider hielt sich diese Bezeichnung „psychosomatische Erkrankung" hartnäckig für diese von Franz Alexander beschriebenen Leiden. Zu ihnen wurde auch die Colitis ulcerosa oder das Ulkusleiden gezählt, obwohl viele andere Erkrankungen ebenso bzw. erwiesen deutlicher dem Einfluss psychischer Faktoren unterliegen, wie z. B. die koronare Herzkrankheit. Jedenfalls ist der Nachweis prämorbider krankheitsspezifischer Konflikte oder einer krankheitsspezifischen Persönlichkeitsstruktur retrospektiv (bei bereits Erkrankten) kaum möglich.

Viele Erkrankungen der Verdauungsorgane verlaufen chronisch und sind derzeit nicht heilbar. Bei diesen stehen insbesondere die Krankheitsbewältigung, die Compliance, der Einfluss von Stress, Angst und Depression auf den Krankheitsverlauf sowie die Verbesserung der Lebensqualität und die Aufrechterhaltung des sozialen Lebens im Vordergrund.

In diesem Sinne werden die wichtigsten bzw. die häufigsten Erkrankungen des Verdauungstraktes unter diesen psychosozialen Aspekten betrachtet und beschrieben.

Einfluss von Emotion und Stress auf die Physiologie der Verdauungsorgane

Stress und Angst. Experimenteller Stress kann zur Verstärkung von Ösophaguskontraktionen (226) oder zu Veränderungen der Dünn- und Dickdarmmotilität führen. So kann z. B. experimentell induzierter Ärger oder Angst die Dickdarmmotorik steigern (5), wobei Patienten mit funktionellen Darmstörungen im Vergleich zu Beschwerdefreien eine gesteigerte und qualitativ unterschiedliche physiologische Reaktion auf Stress zeigen (98, 217). Gorard et al. (80) konnten nachweisen, dass Angst mit einer gesteigerten Transitzeit korreliert und depressive Patienten eine Tendenz zu einer Verlängerung der (gesamten und der orozäkalen) Transitzeit zeigten. Signifikant war in dieser Studie der Zusammenhang zwischen dem Schweregrad der Depression(-Scores) und der Transitzeit. In einer Studie wurde gezeigt, dass Stress auch die viszerale Perzeption verändern kann: Zum Beispiel nehmen bis zu 60% der Patienten mit einer Refluxsymptomatik unter Stressbedingungen ihre Beschwerden verstärkt oder überhaupt erst wahr (22). Bei gesunden Personen wird die Schmerzschwelle bei einer Ballondilatation im Dickdarm unter Stress angehoben, bei Patienten mit Reizdarm konnte dieser Effekt nicht nachgewiesen werden, was eventuell die Triggerfunktion von Stress bei funktionellen Störungen erklären könnte (180). Die Modulation der Reize erfolgt durch eine Vielzahl von Neurotransmittern und Neuropeptiden, die im ZNS und im Gastrointestinaltrakt gefunden werden, wie z. B. das vasoaktive intestinale Polypeptid (VIP), 5-Hydroxytryptamin (5-HT), Substance P, Nitric Oxide (NO), Cholecystokinin (CCK), Enkephaline u. a.

Biomechanisches Modell von Krankheiten. Durch die Entwicklung der Technologie wie Ultraschall, Endoskopie, Manometrie, Computertomographie, Magnetresonanz-Imaging sowie labortechnischen Methoden wurde ermöglicht, feinste Veränderungen und Abnormitäten in der Struktur und der Funktion der Organe des Verdauungstraktes zu messen oder sichtbar zu machen. Im Laufe der Zeit wurde damit aber auch ein biomedizinisches Konzept aufrechterhalten. In diesem wurde angenommen, dass die Struktur- oder Funktionsveränderung allein eine Erklärung für manche Erkrankungen und Beschwerdebilder darstellen könnten. Dieses, aus heutiger Sicht „reduktionistische" biomechanische Modell von Krankheiten nimmt hauptsächlich biologische Veränderungen als Ursache für komplexe Beschwerdebilder an und entspricht nicht dem modernen Verständnis von Krankheit und Leiden (s. oben).

Brain-Gut-Axis. Seit den 90er Jahren steigt die Zahl der wissenschaftlichen Untersuchungen über den Einfluss psychosozialer Faktoren auf das Beschwerdebild gastroenterologischer Erkrankungen und das Verständnis über die zentrale Modulation des viszeralen Schmerzes (Brain-Gut-Axis). Viszerale afferente Nervenfasern führen zu bestimmten Gehirnzentren und stellen dort Reize dar, die je nach der früheren Erfahrung oder dem Gefühlszustand der betroffenen Person unterschiedlich interpretiert werden können. In den letzten Jahren wurde das Phänomen der viszeralen Hypersensitivität gegenüber physiologischen Reizen intensiv untersucht und der Einfluss psychosozialer Faktoren auf den Beschwerdeverlauf studiert.

Mittlerweilen ist gut belegt, dass Stress und affektive (emotionale) Störungen einen (zentral) modulierenden Effekt auf biologisch getriggerte entzündliche Erkrankungen wie auch auf funktionelle Störungen des Verdauungstraktes haben.

Psychosomatische Aspekte der funktionellen gastrointestinalen Störungen – funktionelle Dyspepsie und Reizdarmsyndrom

Funktionelle Störungen des Verdauungstraktes wurden insbesondere in den letzten Jahrzehnten interdisziplinär und unter psychosomatischer Sicht intensiv beforscht. Bei dieser doch beinahe größten Diagnosegruppe in der Gastroenterologie ist das Zusammenwirken somatischer, psychischer und sozialer Komponenten bei der Entstehung und Aufrechterhaltung des Beschwerdebildes besonders zu beachten.

Rom-Gruppe und -Klassifikation. Die funktionellen gastrointestinalen Störungen (FGIS) wurden innerhalb der interdisziplinären „Rom"-Gruppe von Gastroenterologen, Psychiatern, Psychologen und Psychotherapeuten in der „Rom-II-Klassifikation" je nach dem betroffenen Abschnitt des Gastrointestinaltraktes eingeteilt (48). 2006 wurde die Rom-III-Klassifikation fertig gestellt und im Rahmen eines Supplements im Frühjahr und in Buchform im Sommer 2006 publiziert. Da bei bis zu einem Drittel der Betroffenen eine Überlappung verschiedener FGIS oder häufig ein Wechsel von einem zu einem anderen Beschwerdebild zu beobachten ist, werden die psychosomatischen Aspekte der häufigsten FGIS, dem Reizdarmsyndrom und der funktionellen Oberbauchbeschwerden (funktionelle Dyspepsie), gemeinsam beschrieben.

Epidemiologie. Funktionelle Oberbauchbeschwerden und/oder Reizdarmsyndrom werden weltweit in ca. 20% der Bevölkerung beobachtet, wobei ca. 20 – 50% der Betroffenen deswegen ärztliche Hilfe suchen (30 – 40% der Patienten einer gastroenterologischen Praxis). In den westlich industrialisierten Ländern suchen Frauen (60 – 75% der FGIS) häufiger ärztliche Hilfe als Männer. Mangels spezifischer organpathologischer Befunde liegt der Schwerpunkt auf einer symptombezogenen Diagnostik. Die für die betroffene Region der FGIS spezifischen Beschwerden sollten zumindest in den letzten 12 Monaten über insgesamt 12 Wochen (nicht durchgehend) vorhanden gewesen sein, und eine organische Erkrankung sollte ausgeschlossen sein.

Sozioökonomische Bedeutung. Wichtig für alle FGIS ist es, neben allen differenzialdiagnostischen Überlegungen auch die individuelle Situation und die psychosoziale Anamnese der Betroffenen zu explorieren. In einer großen Studie in den USA wurde festgestellt, dass im Vergleich zu beschwerdefreien Personen Reizdarmpatienten pro Jahr dreimal häufiger von der Arbeit und Schule fernbleiben und diese Erkrankung dem Gesundheitswesen enorme Kosten bereitet (44, 202). Aufgrund des großen Leidensdruckes, mangelnder Betreuung und Unsicherheiten werden nicht selten von Betroffenen und von Ärzten trotz aufrechter Diagnose weitere, meist kostenaufwändige und wenig sinnvolle Untersuchungen angestrebt. Patienten mit FGIS haben oftmals eine Odyssee von verschiedenen Durchuntersuchungen hinter sich, die nicht selten mit den Worten endete „Es ist alles in Ordnung, wir haben nichts Krankhaftes gefunden", „Sie müssen damit leben lernen" oder „Wir können Ihnen nicht mehr weiterhelfen, vielleicht suchen Sie doch besser einen Psychiater auf...".

Der tatsächliche Leidensdruck kann nur in einem Verständnis für die biopsychosoziale Situation erfasst werden, denn weder allein der somatische noch allein der psychische Zustand spiegelt das Beschwerdebild wider. Psychosoziale Faktoren beeinflussen ebenso wie physiologische Fehlregulationen die Krankheitserfahrung, das Patientenverhalten und den Beschwerdeverlauf.

Psychische Auffälligkeiten bei funktionellen gastrointestinalen Störungen

Prävalenz psychischer Störungen. 40–60% der Betroffenen mit FGIS in gastroenterologischen Zentren leiden auch an psychischen Störungen wie Depression, Angst, somatoforme Störungen, chronischen und/oder akuten Lebensbelastungen (Stress) oder posttraumatischen Stressstörungen. Bei 90% der Patienten wird im Laufe ihres Lebens („Lifetime"-Prävalenz) eine psychiatrische Diagnose gestellt (137). Im Gegensatz dazu weisen weniger als 25% der Patienten mit organischen Erkrankungen einer gastroenterologischen Ambulanz eine psychiatrische Störung auf (47). Diese psychischen Störungen werden bei Patienten, die wegen einer FGIS ärztliche Hilfe suchen, häufiger gefunden als bei Personen mit Symptomen einer FGIS, die keine ärztliche Hilfe suchen („non-patients"). Zum Beispiel weisen diese nur in 7,5% eine Depression im Laufe ihres Lebens auf, verglichen mit 2,9% in der Allgemeinbevölkerung ohne gastrointestinale Störungen (213). Psychosoziale Faktoren spielen also eine wesentliche Rolle bei den Personen, die sich als Patienten präsentieren und einen großen Leidensdruck aufweisen.

Missbrauchsanamnese. In mehreren Studien aus verschiedenen Kontinenten konnte auch nachgewiesen werden, dass physischer oder sexueller Missbrauch signifikant häufiger in der Anamnese der von FGIS Betroffenen gefunden wird als bei Patienten mit organischen Erkrankungen. Drossman et al. (43) untersuchten die Häufigkeit von sexuellem und physischem Missbrauch und fanden, dass 44% der Patientinnen mit FGIS und „nur" 17% der Patientinnen mit organischen Darmerkrankungen sexuellen oder physischen Missbrauch in der Anamnese aufwiesen. Delvaux et al. (36) konnten in ihrer Studie in Frankreich zeigen, dass bei ungefähr 10% der Patientinnen mit organischen gastroenterologischen Erkrankungen und bei 8% einer gesunden Vergleichspopulation eine Anamnese mit Missbrauch zu finden ist. Die Wahrscheinlichkeit von erlebtem Missbrauch scheint bei Patienten mit unteren gastrointestinalen Beschwerden vierfach erhöht (126). Missbrauch von Patientinnen mit gastroenterologischen Beschwerden ist assoziiert mit eher therapieresistenten Symptomen, häufiger Inanspruchnahme von medizinischen Institutionen („doctor shopping"), der Durchführung von wiederholten oder unnötigen invasiven Untersuchungen und operativen Eingriffen (45).

Leidensdruck. Dass die Betroffenen einem enormen Leidensdruck ausgesetzt sind, zeigt eine Untersuchung von Miller (152): An einer gastroenterologischen Spezialambulanz („tertiäres Zentrum") wiesen 38% der Patienten mit einem Reizdarmsyndrom Selbstmordgedanken aufgrund ihrer körperlichen Beschwerden auf. Im Vergleich wiesen „nur" 16% der Patienten mit chronisch entzündlichen Darmerkrankungen derartige Gedanken auf. Auch bei 16% der Betroffenen mit Reizdarmsyndrom in den Facharztpraxen bzw. bei 4% in den Allgemeinpraxen war dies der Fall. Von den Reizdarmpatienten in den Spezialzentren hatten 5% sogar einen Selbstmordversuch hinter sich. Die häufigsten Gründe waren Hoffnungslosigkeit wegen der Schwere der Symptome, dadurch Beeinträchtigung des Lebens und eine inadäquate Therapie.

Pathophysiologisches Erklärungsmodell und Einfluss psychischer Faktoren

Viszerale Hypersensitivität. Für die Entstehung der FGIS wurde in den letzten Jahren in verschiedenen wissenschaftlichen Studien ein Erklärungsmodell entwickelt. Nahm man in den Jahren zwischen 1950 und 1980 noch an, dass vorwiegend Motilitätsstörungen den Beschwerden zugrunde liegen würden, so konnte in den 90er Jahren gezeigt werden, dass neurophysiologische Prozesse im zentralen Nervensystem (ZNS) die Schmerzerfahrung durch Modulation der viszeralen afferenten Reize entstehen lassen. Patienten mit FGIS zeigen im Vergleich zu beschwerdefreien Personen ein gesteigertes viszerales Schmerzempfinden z.B. auf Dehnungsreize im Darm (150). Der Schmerz kann daher auf eine abnorme viszerale Sensation, eine Perzeptionsstörung im Sinne einer „viszeralen Hypersensitivität" zurückgeführt werden, ohne dass eine Störung der Darmtätigkeit vorliegt (oder vorliegen muss). Die somatische Schmerzempfindlichkeit ist allerdings nicht gesteigert (219). Diese viszerale Überempfindlichkeit wird nicht selten durch eines oder mehrere Ereignisse wie eine nicht behandelte Lactoseintoleranz oder eine infektiöse Enteritis oder enorme (lang andauernde bzw. immer wiederkehrende) Stresssituationen getriggert.

Psychosoziale Faktoren. Auch die Interpretation der Beschwerden durch die Betroffenen ist wesentlich (118). Hier entwickelt sich nicht selten ein Circulus vitiosus auf Basis einer ängstlich-hypochondrischen Haltung (Abb. 7.**20**). Gwee et al. (89) konnten in einer prospektiven Studie bei Patienten mit akuter Gastroenteritis, die ein Spital aufsuchten,

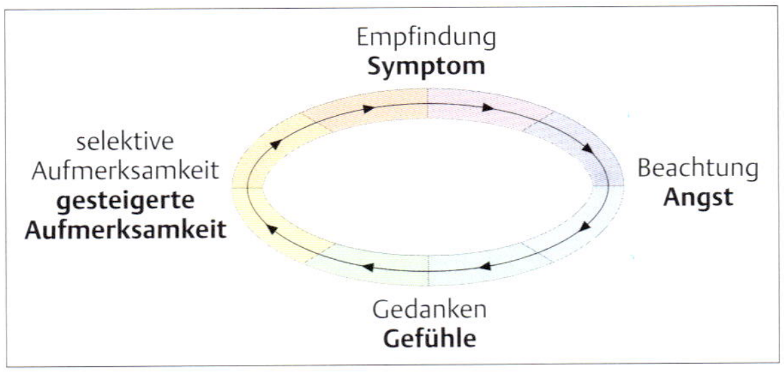

⊠ **Abb. 7.20** Circulus vitiosus.

zeigen, dass vor allem jene Patienten ein postinfektiöses Reizdarmsyndrom entwickelten, die eine größere Neigung zu Angst, Depression, Somatisierung und Hypochondriasis bereits zum Zeitpunkt der akuten Gastroenteritis aufwiesen und zudem häufiger belastende Lebensereignisse („life events") im Jahr vor bzw. um die Zeit der Gastroenteritis aufwiesen. Bei diesen war auch eine längere Persistenz von Entzündungszellen in der Mukosa nachzuweisen.

⇢ **Brain-Gut-Axis.** Offensichtlich scheint ein ungünstiges psychosoziales Milieu gemeinsam mit der prädisponierenden biologischen Situation die Entstehung einer funktionellen Störung zu begünstigen. Patienten mit FGIS zeigen im Vergleich zu Beschwerdefreien eine gesteigerte und qualitativ unterschiedliche physiologische Reaktion auf Stress (98, 217). Während psychologische Informationen die gastrointestinale Sekretion und Motilität beeinflussen, können gastrointestinale Aktivitäten auch die Schmerzempfindung, die Stimmung und Denkfunktionen beeinflussen (194). Viszerale afferente Nervenfasern führen zu bestimmten Gehirnzentren, insbesondere im Bereich des limbischen Systems und stellen dort Reize dar, die je nach der früheren Erfahrung oder dem Gefühlszustand der betroffenen Person unterschiedlich interpretiert werden können.

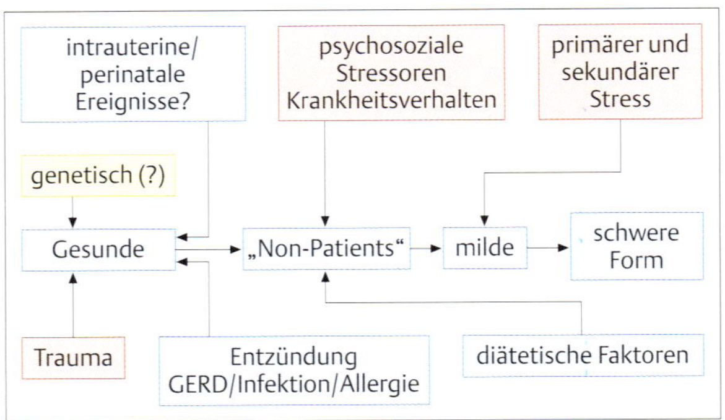

⊠ **Abb. 7.21** Entstehungsmodell für viszerale Hyperalgesie bei funktionellen gastrointestinalen Störungen (nach 144).

Mit diesen Erkenntnissen der „Brain-Gut-Axis" ist nach dem biopsychosozialen Modell von Erkrankungen (56) zu vermuten, dass neben biologischen Prozessen auch die psychische Situation einen wesentlichen Anteil am Entstehen und Aufrechterhalten der FGIS trägt (Abb. 7.**21**) (144).

Dies gilt zumindest für die Betroffenen, die sich als Patienten in den ärztlichen Praxen präsentieren und in überwiegender Zahl auch psychische Störungen aufweisen.

Psychosomatische Betreuung und Therapie

⇢ **Multimodale Therapie.** Eine Therapie, die all diesen Erkenntnissen bei FGIS gerecht werden will, muss daher eine multimodale sein, die einerseits die somatischen Regulationsmechanismen in einer symptomorientierten Behandlung beeinflusst und andererseits das psychosozial bedingte Leiden der Betroffenen berücksichtigt. Das bedeutet, dass Betroffene mit FGIS bei Bedarf psychotherapeutische Betreuung erhalten sollten, insbesondere wenn bisherige Behandlungen wenig Erfolg zeigten. Chronische und wenig beeinflussbare Schmerzen können auch erfolgreich mit Antidepressiva behandelt werden (s. unten).

⇢ **Richtlinien und Stufenmodell.** Allgemein ist die Therapie nach bestimmten Richtlinien durchzuführen, die aus Erfahrungen an der Mayo-Klinik gezogen und von Owens et al. 1995 (174) beschrieben wurden. Hierbei werden vor allem der Arzt-Patient-Beziehung, den Sorgen der Betroffenen, dem Kosten-Nutzen-Effekt und realistischen Therapiezielen Beachtung geschenkt. Die Therapie sollte – je nach Schweregrad – nach einem Stufenmodell erfolgen, wobei bei sehr starken, wenig beeinflussbaren funktionellen chronischen Beschwerden die Therapie mit Antidepressiva zur Hebung der Schmerzschwelle versucht werden sollte.

› Behandlungsrichtlinien der funktionellen gastrointestinalen Störungen

In den USA an der Mayo-Klinik evaluierte Richtlinien sind:

- Etablierung einer vertrauensvollen Arzt-Patienten-Beziehung, in der die Sorgen und Ängste der Patienten berücksichtigt werden (z. B. Krebsängste),
- verständliche (einfache) Information über Funktionsabläufe und Entstehung des Schmerzes (z. B. viszerale Hypersensitivität mittels graphischer Darstellung erklären),
- Beruhigung und Aufklärung über das Beschwerdebild als definierte (und nicht eingebildete) Krankheit,
- Kosten-Nutzen-Analyse bei jeder erweiterten Diagnostik,
- Involvieren der Betroffenen bei Behandlungsstrategien (z. B. mittels Symptomtagebuch),
- Gewährleisten einer kontinuierlichen und langfristigen Betreuung (z. B. regelmäßige vereinbarte Termine alle 3 Monate),
- Setzen realistischer Ziele (keine Heilung, aber Symptomverminderung, Verbesserung der Lebensqualität).

Es zeigte sich: Je mehr Punkte berücksichtigt wurden, desto weniger Arztbesuche wurden von den Patienten in Anspruch genommen.

Stufenmodell der Behandlung

Aufklärung/Beruhigung. Die Betroffenen müssen verstehen, dass verschiedene Stimuli wie Nahrungsmittel, Hormonveränderungen (Menstruationszyklus) oder Stress zur Überreaktion des Darmes führen können. Wichtig ist die Vermittlung des Wissens, dass die Beschwerden nicht eingebildet sind und es wissenschaftliche Erklärungsmodelle mit messbaren Veränderungen gibt.

Diät- und Lebensstilmodifikation. Nahrungsmittel sind am häufigsten Auslöser von Symptomen: Lactose, Coffein, fettreiche Nahrung, Alkohol, zuckerfreier Kaugummi (Sorbitol), große und/oder Gas produzierende Mahlzeiten, aber auch hastige Nahrungsaufnahme und Essen unter psychisch belastenden Umständen (unter Zeitdruck oder bei gleichzeitiger Problembesprechung usw.) können Beschwerden auslösen oder verstärken.

Monitoring und Identifikation von „Triggern". Das Führen eines Symptomtagebuchs (Tab. 7.**49**) dient der Identifikation von Symptome verstärkenden oder auslösenden Faktoren. Dabei sollen das Datum, die Uhrzeit, die Symptome (mit Schweregraduierung von 1 – 10), assoziierte Faktoren (z. B. Ernährung, körperliche Aktivität, belastende Situationen – „Wer war dabei?", Stress usw.), die Emotionen („bin traurig", „habe große Angst", „habe mich sehr geärgert"...) und die Denkmuster („bin zuversichtlich/hoffnungslos", „fühle mich außer Kontrolle"...) dokumentiert werden. Diese Aufzeichnungen sollen über ca. 2 Wochen, bei Frauen zur Erfassung hormoneller Einflüsse über 4 Wochen geführt werden. Der Patient soll bestärkt werden, selbst Assoziationen zu beobachten, diese bei der nächsten Visite in ca. 3 – 6 Wochen zusammenfassen und selbst Modifikationsvorschläge (Nahrung, Stressreduktion usw.) zu machen. Dies ist meist der erste (verhaltenstherapeutische) Schritt, den Betroffenen selbst Kontrolle über die Beschwerden zu geben und eventuell einen Einstieg für psychotherapeutische Methoden zu finden. Im Sinne eines salutogenetischen Ansatzes kann auch das Augenmerk auf die symptomfreien oder -armen Tage gerichtet werden, um Anhaltspunkte zu bekommen, wann und warum die Beschwerden nicht auftreten.

Psychotherapeutische Maßnahmen. Diese sollten zum Einsatz kommen, wenn die Symptombeherrschung und Patientenbetreuung schwierig erscheint und zusätzliche psychische Störungen oder Schwierigkeiten bzw. Traumata auffallend sind. Es ist wichtig, dass auch bei Überweisung zu einer entsprechenden psychosomatischen/psychotherapeutischen Betreuung (psychosomatische Spezialambulanz, Psychotherapie oder Psychiatrie) die primäre Betreuung bei dem zuweisenden Arzt fortgeführt wird. Vor Beginn ist es wesentlich, realistische Ziele zu setzen. Eine „Heilung" oder „Beschwerdefreiheit" zu versprechen, ist kontraproduktiv.

Im Rahmen psychotherapeutischer Maßnahmen soll vor allem die Verminderung der Beschwerden und die Besserung der Lebensqualität bzw. Kontrolle über die Symptome als erreichbares Ziel festgelegt werden.

Die prognostisch günstigen Faktoren für den Erfolg einer interpersonellen Psychotherapie sind in Abb. 7.**22** dargestellt.

Pharmakotherapie. Sie sollte symptomorientiert für das prädominante Symptom verordnet werden. Die medikamentösen Therapieoptionen werden in den Kapiteln 5.4 und 6.16. angeführt. Für Patienten mit chronischen und kaum beeinflussbaren Schmerzen haben Antidepressiva einen guten Erfolg gezeigt. Bisherige Studien wurden vorwiegend mit tricyclischen Antidepressiva durchgeführt (101), wobei aber Untersuchungen zu chronisch schmerzvollen Erkrankungen ebenso einen Therapieerfolg mit Serotonin-Reuptake-Hemmern (SSRI) vermuten lassen.

Tabelle 7.49 Symptomtagebuch

Datum	Zeit	Beschreiben Sie Ihre Symptome: Wie intensiv waren diese? (0 = gar nicht bis 10 = extrem)	Beschreiben Sie die Situation: Was machten Sie gerade? Was aßen Sie? Wer war dabei? Hatten Sie Ihre Regel?	Beschreiben Sie, wie Sie sich fühlten: Traurig? Zornig? Angst?	Was dachten Sie und was haben Sie unternommen? z. B. Entspannung gesucht, fühlte mich hoffnungslos

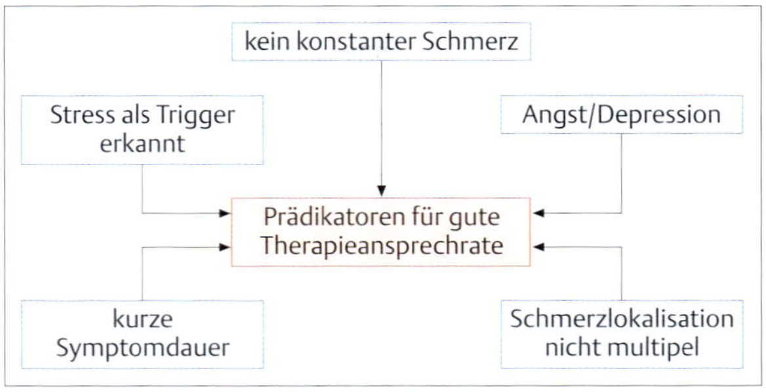

☒ **Abb. 7.22** Interpersonelle Psychotherapie.

Antidepressiva sind vor allem bei Patienten mit schweren Schmerzsymptomen, täglicher Beeinträchtigung und/oder depressiven bzw. panikähnlichen Symptomen indiziert. Mit Antidepressiva wird bereits in niedrigerer Dosis als für die antidepressive Wirkung notwendig eine Verminderung der Schmerzempfindung über Neuromodulation erreicht.

Wichtig ist immer die Erklärung für die betroffenen Patienten, dass die Therapie zur Änderung der Schmerzschwelle empfohlen und nicht primär zur antidepressiven Behandlung gegeben wird. Des Weiteren müssen die Patienten aufgeklärt werden, dass Nebenwirkungen in den ersten 3 Wochen stärker sein können und die eigentliche Wirkung erst ab der 3. Behandlungswoche zu erwarten ist. Viele Patienten setzen bei Unkenntnis dieser Tatsache die Medikation vorzeitig ab. Die Medikamente sollten 3–12 Monate eingenommen werden, dann kann versucht werden, diese wieder abzusetzen (auszuschleichen).

Erfolg von psychotherapeutischen Behandlungen und Kosten-Nutzen-Analyse

Psychotherapie bei Patienten mit FGIS wurde hauptsächlich bei therapierefraktären Fällen wissenschaftlich untersucht. In den prospektiven und kontrollierten Studien haben sich Verhaltenstherapie, psychodynamische (interpersonelle) Therapie, Hypnose, Entspannungsmethoden oder eine Kombination von diesen Techniken bewährt.

Studien zur Psychotherapie

Drossman (39) untersuchte 15 randomisiert kontrollierte Studien bei Reizdarmsyndrom, von denen 5 eine plazebokontrollierte Kontrollgruppe aufwiesen. Adäquate Kontrollgruppen für Psychotherapiestudien zu definieren ist an sich äußerst schwierig (203). In den meisten Studien wurde Psychotherapie mit „herkömmlichen" (medikamentösen) Behandlungen verglichen, und dabei zeigte die Psychotherapie einen besseren Erfolg. In den Studien mit Langzeitnachuntersuchung (9–40 Monate) war in 8 von 9 Studien die Psychotherapie der herkömmlichen Behandlung überlegen.

→ **Gutes Ansprechen der Therapie.** Positives Ansprechen auf die Psychotherapie ist wahrscheinlich, wenn

- Stress die Symptome verstärkt oder auslöst,
- milde Angst und Depression vorhanden ist,
- das vorherrschende Symptom Schmerz und Durchfall und nicht Verstopfung ist,
- der Schmerz sich mit Nahrungsaufnahme, Defäkation oder Stress verändert und nicht konstant vorhanden ist und
- das Beschwerdebild noch relativ kurz andauert.

Guthrie et. al (86) konnten nachweisen, dass bei Patienten mit schwerem Reizdarmsyndrom nach einer Psychotherapie die Veränderung der Toleranz auf eine Ballondehnung des Rektums mit der Veränderung des psychischen Status korreliert.

→ **Hypnose.** Die Arbeitsgruppe um Peter Whorwell in Manchester entwickelte eine spezifisch auf den Bauch gerichtete („gut-directed") Hypnose zur Behandlung von FGIS (221, 222). Der Ruf der Hypnose als Psychotherapie mag durch den Einsatz von Show-Hypnosen gelitten haben, Hypnose ist aber eine der ältesten Behandlungsmethoden von körperlichen und seelischen Störungen (93). Insbesondere konnte in wissenschaftlichen Studien mit standardisierten Methoden nachgewiesen werden, dass sich gastrointestinale Funktionen unter dem Einfluss von Hypnose verändern. So kann bei Gesunden die orozäkale Transitzeit ebenso verändert werden wie die Kontraktionsamplituden des Kolons bei Reizdarmpatienten (13, 220). Die Arbeitsgruppe um Whorwell zeigte unter anderem, dass sich die viszerale Hypersensitivität bei Reizdarmsyndrom unter Hypnose nachweislich normalisiert (123, 182). Die von diesem Team entwickelte spezifische „gut-directed hypnosis" zeigt nicht nur eindrucksvolle therapeutische Langzeiterfolge bei Patienten mit therapieresistentem Reizdarmsyndrom (77), sondern auch bei solchen mit funktioneller Dyspepsie (24).

Die Erfahrung der Arbeitsgruppe in Manchester hat ergeben, dass 12 Sitzungen zu je einer Stunde einmal wöchentlich (über ca. 3 Monate) die erfolgreichste Dauer der Hynose-Kurztherapie darstellt, um den gewünschten Langzeiterfolg zu erreichen (164).

Ein Überblick über die Forschung zu Hypnose beim Reizdarmsyndrom weist darauf hin, dass die Wirkung sowohl über die Veränderung der Psyche als auch der Physiologie zu erklären ist (204).

→ **Kosteneffizienzanalyse.** Jede Psychotherapie kann zu Beginn kostenintensiv sein, da sie multiple länger andauernde Sitzungen erfordert. Ihr positiver Effekt aber ist von Dauer oder wird mit der Zeit sogar stärker (87). Creed et al. (33) verglichen in einer randomisiert kontrollierten Studie

die individuelle Psychotherapie mit einer Therapie mit Paroxetin und mit Routinebetreuung (mit symptomorientierter Medikation). Psychotherapie und Paroxetin führten zu einer deutlichen Verminderung der Symptome und zu einer Besserung der Lebensqualität, verglichen mit herkömmlicher Betreuung. Eine signifikante Reduktion der gesamten Gesundheitskosten, die für die Betroffenen zustande gekommen waren, konnte nur für die Psychotherapie nachgewiesen werden, die auch einen positiven Langzeiteffekt aufweist. Insofern werden die anfänglichen Kosten der Psychotherapie durch eine spätere Kostenreduktion in der Betreuung wieder eingebracht, und es wird somit insgesamt Geld gespart.

Psychosomatische Aspekte der funktionellen Obstipation

Epidemiologische Studien zeigen, dass für die Obstipation als Symptom verschiedene ursächliche Faktoren berücksichtigt werden müssen. Psychosoziale Aspekte sind in der Diagnostik ebenso zu evaluieren wie Medikamenteneinnahme (Opiate, Psychopharmaka usw.), Ernährungsgewohnheiten (faserarm) und mangelnde körperliche Aktivität (196).

Definition

Nach den Rom-II-Kriterien (206) liegt eine funktionelle Obstipation vor, wenn innerhalb der letzten 12 Monate über einen (nicht unbedingt durchgehenden) Zeitraum von 12 Wochen 2 oder mehr der folgenden Symptome zutreffen:

- Anstrengung/Pressen bei mehr als einem Viertel der Stuhlentleerungen,
- harter oder knolliger Stuhl bei mehr als einem Viertel der Stuhlentleerungen,
- Gefühl der unvollständigen Entleerung bei mehr als einem Viertel der Stuhlentleerungen,
- manuelle Unterstützung (digitale Ausräumung oder manuelle Beckenbodenstützung) bei mehr als einem Viertel der Stuhlentleerungen,
- weniger als 3 Stühle pro Woche.

Psychische Auffälligkeiten bei Obstipation

Psychologische Aspekte wie Persönlichkeitsmerkmale, Krankheitsverhalten und psychische Störungen wurden in wenigen Studien (27) bei Obstipierten mittels standardisierter psychologischer und physiologischer Test- und Untersuchungsverfahren evaluiert. Psychische Auffälligkeiten, allen voran die Depression, wurden in mehreren Studien insbesondere bei obstipierten Patienten mit normaler Transitzeit beschrieben (84, 212). Aber auch Angst, Zwanghaftigkeit und hypochondrische bzw. hysterische Persönlichkeitsmerkmale wurden bei obstipierten Frauen im Vergleich zu Kontrollgruppen häufiger gefunden (37). Gorard et al. (80) konnten nachweisen, dass Angst mit einer gesteigerten Transitzeit korreliert und depressive Patienten eine Tendenz zu einer Verlängerung der (gesamten und orozäkalen) Transitzeit zeigten. Signifikant war in dieser Studie der Zusammenhang zwischen dem Schweregrad der Depression(-Scores) und der Transitzeit.

→ **„Erlernen" einer Obstipation.** Bei einer Subgruppe von Obstipierten, deren Beschwerden vor allem auf eine Beckenbodendyssynergie und mangelnde Relaxationsfähigkeit des Sphinkter externus zurückzuführen sind, scheint ein psychogen getriggerter Circulus vitiosus eine wesentliche Rolle bei der Verstärkung der Symptome zu spielen. Hierbei ist, bedingt durch Angst, das Zurückhalten des Stuhles (auch als Folge von Angst vor Schmerz) mit gesteigertem Muskeltonus ein entscheidender Faktor für die Verstärkung des Leidens. Dieses Fehlverhalten kann experimentell sogar bei Gesunden auf Dauer zu einer Obstipation führen: Klauser et al. (110) konnten bei beschwerdefreien Gesunden unter willkürlichem Zurückhalten des Stuhles über eine Woche im Vergleich zur Kontrollgruppe eine signifikant verminderte Stuhlfrequenz nachweisen, wobei sich die totale Transitzeit verlängerte. Auch segmental war eine Verlängerung der Transitzeit im Rektosigmoid und im rechten Hemikolon zu messen. Das „Erlernen" einer Obstipation unter bestimmten Bedingungen und Situationen darf daher gerade bei der Diskussion über die Pathogenese nicht unterschätzt werden.

Unterdrücken des Stuhldranges unter bestimmten psychosozialen Umständen, wie z. B. während des Schulunterrichtes oder in bestimmten Berufssituationen, in Pflegeheimen bei immobilen Menschen, aber auch bei ängstlicher Anspannung mit Erhöhung des Muskeltonus im Beckenbodenbereich (z. B. bei physischem, sexuellem und psychischem Missbrauch) kann einen wesentlichen Risikofaktoren darstellen.

Obstipation scheint bei vielen Patienten auch ein Verhalten (im wahrsten Sinne des Wortes) darzustellen, das in frühem Lebensalter erlernt wird. Ein Drittel bis die Hälfte aller obstipierten Kinder, und 53% der erwachsenen Obstipierten leiden unter einer Beckenbodendyssynergie. Psychologischen Faktoren, vor allem beim Toilettentraining während des Erlernens eines willkürlichen Stuhlverhaltens, kann daher – wenn auch spekulativ – eine ätiologische Bedeutung beigemessen werden. Tiefenpsychologische Theorien beschreiben das willkürliche Zurückhalten des Stuhles als kindliche Maßnahme zur Erlangung von Aufmerksamkeit bei Erziehungsberechtigten oder als einen kindlichen Konflikt zwischen „Geben/Schenken" und „Verweigern".

→ **Biofeedback-Training.** Für die These der „erlernten Obstipation" spricht auch die (rasche) Reversibilität dieser Dysfunktion durch Biofeedback-Training (175, 218). Immerhin kann bei annähernd 70% der obstipierten Kinder unter

Biofeedback-Training, kombiniert mit einem speziellen Therapieprogramm, innerhalb von 2 Jahren eine Heilung erreicht werden. Auch der Therapieerfolg durch Biofeedback wird durch psychologische Charakteristika sowohl der Patienten als auch der Therapeuten und deren Interaktion beeinflusst (136).

Obstipation als Begleitsymptom psychischer Störungen

Es ist bekannt, dass bei psychischen Erkrankungen die Obstipation ein Begleitsymptom darstellen kann. So haben ein Drittel aller Patienten mit Depression auch eine Obstipation (70). Patienten mit Essstörungen (Anorexia nervosa und Bulimie) klagen ebenfalls häufig (über 60%) unter Obstipation.

Psychische Störungen sollten daher immer simultandiagnostisch erfasst werden, um rechtzeitig eine psychische Störung wie Depression (s. unten) oder z. B. eine (beginnende) Essstörung behandeln zu können. Immerhin berichten 27% der depressiven Patienten, dass mit Beginn der psychischen Symptome sich gleichzeitig eine Obstipation entwickelt habe. Diese bildet sich allerdings bei Anorektikerinnen in der Mehrzahl unter erfolgreicher Therapie (mit Gewichtszunahme) auch in schweren Fällen zurück. Die Besserung des Gesamtzustandes bei einer Anorexie führt meist auch zu einer Normalisierung der häufig verlängerten Kolontransitzeit (29). Obstipierte Patienten mit Anismus (22%) weisen häufig auch sexuelle Störungen und Depressionen auf, wobei Anismus selbst oft einen Hinweis auf sexuellen Missbrauch darstellt (125). Patienten, deren Angaben zur Stuhlfrequenz mit erhebbaren Befunden nicht übereinstimmen, leiden häufiger an psychischen Störungen (10).

Psychosomatische Aspekte der funktionellen Diarrhö

Definitionen

Funktionelle Diarrhö. Die „funktionelle Diarrhö" wurde in den Rom-II-Kriterien 1999 als Beschwerde mit kontinuierlichen oder wiederkehrenden Phasen (mindestens 12 Wochen innerhalb der letzten 12 Monate) von ungeformten oder wässrigen Stühlen ohne abdominelle Schmerzen beschrieben.

Toddler-Diarrhö. Die funktionelle Diarrhö des Kindesalters wurde 1999 als „Toddler-Diarrhö" (183) definiert, wenn mindestens 3-mal am Tag über mindestens 4 Wochen anhaltende, tägliche, schmerzfreie, ungeformte oder wässrige Stühle auftreten. Das Auftreten der ersten Symptome erfolgt zwischen dem 6. Lebensmonat und dem 3. Lebensjahr, die Defäkation sollte nur während der Wachzeiten des Kindes erfolgen. Es sollten keine Entwicklungs- oder Wachstumsverzögerungen feststellbar sein.

Studienergebnisse bei Kindern mit Toddler-Diarrhö

Während es eine Fülle von Studien gibt, die sich mit den psychosozialen Aspekten des Reizdarmsyndroms beschäftigen, sind dementsprechende Studien bezüglich der funktionellen Diarrhö eher selten und wurden vor allem bei Kindern beschrieben.

In einer 1985 veröffentlichten Studie (50) zeigten Kinder, die an funktioneller Diarrhö litten, ein signifikant höheres Auftreten von persönlichem oder familiärem Stress im Vergleich zu einer Kontrollgruppe mit anderen physischen Erkrankungen. Dieselbe Forschergruppe (65) veröffentlichte 1986 zwei weitere Studien. Sie ließen Ärzte unabhängig voneinander das Ausmaß der Stressfaktoren schätzen, die auf zwei Gruppen von Kindern vom sozialen Umfeld oder der Familie aus einwirkten: Eine Gruppe litt an funktioneller Diarrhö und eine Kontrollgruppe an anderen Erkrankungen. Jeder „Rater" schätzte die Versuchsgruppe in beiden Stressskalen signifikant höher ein als die Kontrollgruppe. In der zweiten Studie (66) wurde Kindern mit Toddler-Diarrhö und diversen Verhaltensauffälligkeiten eine Behandlung angeboten, in der die Eltern bezüglich ihrer Ängste, der Möglichkeiten den Umgebungsstress zu vermindern und bezüglich ihrer Schwierigkeiten im Umgang mit ihren Kindern beraten wurden. Von 21 Familien, die die Behandlung abschlossen, waren 20 Kinder im Mittel 2,19 Monate gänzlich beschwerdefrei, ein Kind zeigte eine Verringerung in der Frequenz der Diarrhö. Auch nach weiteren 6 Monaten konnte eine bleibende Verbesserung der Durchfallbeschwerden wie auch der Verhaltensauffälligkeiten festgestellt werden.

Die Ergebnisse der beschriebenen Therapiemethode unterstützen auch bei der funktionellen Diarrhö den Ansatz einer psychosomatischen Behandlungsmodells, zumindest bei Kindern. Für Erwachsene stehen entsprechende Therapiestudien noch aus.

Psychosomatische Aspekte der gastroösophagealen Refluxkrankheit

Epidemiologie und Definition. In den westlichen Industriestaaten stellt die gastroösophageale Refluxkrankheit die häufigste Erkrankung des oberen Gastrointestinaltraktes dar. Symptome der Refluxkrankheit werden von 40% der weißen US-Bevölkerung monatlich, von 20% wöchentlich und von etwa 10% täglich angegeben (9). Etwa 50 – 70% weisen keinerlei Entzündungszeichen oder Veränderungen in der Speiseröhre auf (134), von diesen haben 40% auch eine normale Säurebelastung der Speiseröhre (58, 134). Dieses Beschwerdebild wird in der Rom-Klassifikation unter den funktionellen Ösophagusstörungen angeführt und als „functional heartburn" bezeichnet (31).

Säure und Symptomatik. Obwohl die Refluxerkrankung auf eine Störung in Ösophagus und Magen zurückzuführen ist, spielen Stress und andere psychologisch relevante Faktoren eine wichtige Rolle im Verlauf und in der Behandlung der gastroösophagealen Refluxkrankheit (107). Es konnte gezeigt werden, dass der Säurerückfluss, pH-metrisch gemessen, nicht mit dem Sodbrennen korreliert (173). Die veränderte Symptomwahrnehmung basiert vermutlich, wie bei anderen funktionellen Störungen, auf einer Schwellenerniedrigung der viszeralen Sensitivität.

Die Refluxsymptome werden unter Stressbedingungen (verstärkt) wahrgenommen (22), wobei eine geringe Korrelation zwischen der Säureexposition im Ösophagus und der Symptomwahrnehmung gegeben ist (195).

Weniger als 20% der objektiven Refluxepisoden gehen mit einer subjektiven Refluxsymptomatik einher (11).

Stresssensitive und stressunspezifische Refluxpatienten. Es gibt Hinweise (104), dass unterschiedliche Stressverarbeitungsstrategien im Umgang mit alltäglichen Belastungen zwischen stresssensitiven und stressunspezifischen Refluxpatienten bestehen. Stresssensitive Refluxpatienten geben neben einer vermehrten Refluxsymptomatik auch weitere gastrointestinale Beschwerden an. Über 90% der stresssensitiven Refluxpatienten lassen sich als „Tagrefluxer" beschreiben. Neurogastroenterologische Untersuchungen (109) geben Einblicke, wieso die Refluxkrankheit bzw. deren Symptomwahrnehmung bei einem Teil der Patienten offensichtlich durch Stress, emotionale Belastungen und bestimmte Persönlichkeitsmuster beeinflussbar ist. Dieses Wissen sollte daher in die medizinische Diagnostik und Therapie der Refluxerkrankung miteinbezogen werden.

Beachtung psychologischer Faktoren bei der Therapie der Refluxkrankheit

Begleitend zur medikamentösen Therapie werden die Patienten zumeist angehalten, bestimmte Verhaltensänderungen einzuleiten, um eine zusätzliche Verbesserung des Beschwerdebildes zu erzielen. Diese Maßnahmen (z.B. Gewichtsreduktion, Nikotinabstinenz, Vermeidung von Stress) und deren Einhaltung sind aber wesentlich von psychosozialen Faktoren bestimmt. Bei ca. einem Viertel der Patienten mit Refluxbeschwerden ist die Compliance hinsichtlich einer empfohlenen Medikation nicht gegeben, lediglich 40% folgen den ärztlichen allgemeinen Empfehlungen (108).

Bei chirurgischen Interventionsstudien konnte auch die Auswirkung von psychologischen Faktoren auf die subjektive Ergebnisqualität der Behandlung belegt werden (103, 215). Depression wirkt sich nachhaltig auf die Ergebnisqualität einer chirurgischen Refluxtherapie aus, ohne jedoch ein objektives Korrelat aufzuweisen (106, 208).

Begleitende psychotherapeutische Interventionsansätze

Die progressive Muskelentspannung nach Jacobson, ein leicht zu erlernendes Entspannungsverfahren, wird erfolgreich in der Angsttherapie und im Stressmanagement bei Patienten mit gastrointestinalen Erkrankungen eingesetzt.

McDonald-Haile et al. (145) konnten nachweisen, dass diese Therapiemethode sowohl zu einer subjektiven Symptomreduzierung als auch zu einer objektiv geringeren Säureexposition in der Speiseröhre und einer Angstreduktion führt. Auch hypnoseinduzierte Tiefenentspannung kann die Magensäuresekretion reduzieren (111). Eine Interventionsstudie belegt den positiven Effekt auf die subjektive Ergebnisqualität einer zusätzlich durchgeführten psychologischen Intervention bei chirurgischen Patienten mit stressassoziierter Symptomatik (105).

Psychosomatische Aspekte der Gastritis und des Ulkusleidens

Helicobacter pylori. Die Entdeckung des Helicobacter pylori (H. pylori) hat das Verständnis der Ulkuskrankheit revolutioniert und schien eine ursprüngliche Hypothese der Beteiligung psychischer Faktoren bei der Genese und Rezidivrate eines Ulkus völlig zu verdrängen. Andererseits ist die Tatsache einer H.-pylori-Infektion allein noch keine Erklärung für die Ulkusgenese, da nicht alle Personen mit H. pylori ein Ulkus entwickeln, sondern offenbar nur solche mit zusätzlichen und/oder auch davon unabhängigen Risikofaktoren.

Biopsychosoziale Betrachtungsweise. In den letzten Jahren sind nun wieder Fragen und Daten aufgetaucht, die einer biopsychosozialen Betrachtungsweise gerecht werden. So wurde gezeigt, dass bei 269 beschwerdefreien Personen in der Gastroskopie gerade jene Personen mit abnormen Befunden wie Gastritis, Erosionen oder Ulkus eine mangelnde soziale Unterstützung, schlechte Stressbewältigung und eine Neigung zur „Feindseligkeit" aufwiesen (64). Für das Ulcus pepticum ist festzuhalten, dass frühere Theorien von einer spezifischen Ulkuspersönlichkeit überholt sind. Aber der Einfluss psychologischer Faktoren scheint bei der Ulkuskrankheit nicht unwesentlich zu sein. Es konnten in einer prospektiven Langzeituntersuchung nicht nur ein niedriger sozialer Status und Analgetikaeinnahme als wesentliche Risikofaktoren bestätigt werden, es zeigten sich auch psychologischer Stress und schwere körperliche Arbeit als Einflussfaktoren für ein höheres Ulkusrisiko (128, 129).

Schwerer psychologischer Stress und Ulkuskrankheit

Nach dem Erdbeben in Hanshin-Awaji wurde von einer japanischen Arbeitsgruppe berichtet, dass die existenzielle Bedrohung durch das Erdbeben vor allem bei älteren Menschen ein Ulcus ventriculi nicht nur verursachen, sondern auch zu einer Progredienz der Ulkuskrankheit führen konnte (8). Das Erdbeben ereignete sich 1995. Danach wurden 61 Krankenhäuser, in denen 70% aller endoskopischen Untersuchungen des Gebietes durchgeführt werden, in die Untersuchung einbezogen. Die Autoren verglichen die Diagnosen von 10.831 Patienten, die innerhalb von 2 Monaten nach dem Erdbeben endoskopiert wurden, mit den Diagnosen von 16.100 Patienten, die 1994 in der entsprechenden Jahreszeit in denselben Krankenhäusern untersucht worden waren. Das Verhältnis von Ulcera ventriculi zu Ulcera duodeni stieg, insbesondere erhöhte sich die Zahl blutender Ulcera ventriculi.

Das peptische Ulkus ist ein gutes Beispiel für das biopsychosoziale Modell, weil hier offensichtlich Interaktionen zwischen psychologischen, immunologischen, endokrinen, infektiösen und verhaltensabhängigen Faktoren vorliegen (132).

Psychosoziale Faktoren. Der Anteil psychosozialer Faktoren am Entstehen eines Ulkus wird mit 30–65% geschätzt (132). In einer prospektiven Kohortenstudie (187) mit 2416 dänischen Erwachsenen wurden 11 Jahre lang die Inzidenz des peptischen Ulkus und der Zusammenhang zwischen psychosozialen und genetischen Aspekten beobachtet. Die Gesamtinzidenz, kumuliert über 11 Jahre, lag bei 2,9%, wobei 1,6% auf Ulcus duodeni und 1,3% auf Ulcus ventriculi entfielen. Ein schlechter sozioökonomischer Status erhöhte das Risiko an einem Ulkus zu erkranken, unabhängig von einer Infektion mit H. pylori und erklärte somit 17% aller Ulkusfälle. Hohe körperliche Aktivität bei der Arbeit erhöhte das Risiko einer Ulkuskrankheit bei Menschen mit einer H.-pylori-Infektion. Ulkusvorkommen in der Familie oder Lewis-Blutgruppenantigene konnten nicht mit der Inzidenz in Zusammenhang gebracht werden. Des Weiteren wurden chronische Angst im Sinne einer generalisierten Angststörung (78, 79) und Neurotizismus als unabhängige Risikofaktoren für ein peptisches Ulkus beschrieben (79). Umgekehrt konnte auch gezeigt werden, dass sich nach Abheilung von Ulzera eine eventuell vorhandene Angst und ein Neurotizismus normalisieren und daher eine enge Wechselbeziehung zwischen dem subjektiven Erleben und der Ulkuskrankheit anzunehmen ist (223).

Überlegungen zur Therapie. Eine Studie (172) zeigte auch, dass die Eradikation von Helicobacter pylori noch nicht den ungesunden Lebensstil der Betroffenen ändert und sich daher die Frage nach möglichen Interventionen stellt. In der Therapie der Ulkuskrankheit werden daher die klassische Helicobacter-pylori-Eradikation und die Säureblockade allein nicht ausreichend sein. Psychotherapeutische Interventions- und Präventionsstudien sind rar bzw. kaum vorhanden. Die Anwendung von Psychopharmaka und die Empfehlung einer Psychotherapie (z.B. Verhaltenstherapie oder Gestalttherapie) reduzierten in einer Studie (15) die Dauer des Heilungsprozesses und verhinderten das Wiederauftreten innerhalb eines Jahres.

Psychosomatische Aspekte der chronisch entzündlichen Darmerkrankungen

Historisches

Vor mehr als 50 Jahren entstand die Theorie, dass chronisch entzündliche Darmerkrankungen (CED) wie auch eine Reihe anderer Erkrankungen auf der Basis einer konstitutionellen Prädisposition, eines spezifischen intrapsychischen Konfliktes und äußerer auslösender Faktoren entstehen können (3, 4). Dieses historische Konzept der „psychosomatischen Erkrankung" war einerseits ein Fortschritt, da verstärkt auch die psychosoziale Dimension vor allem bei der Colitis ulcerosa berücksichtigt und beforscht wurde (34, 83, 167, 201, 224), andererseits wurden spezifische Konflikte und Persönlichkeitsstrukturen im Sinne einer psychogenetischen Prädisposition dieser Erkrankung postuliert, was häufig zu Schuldgefühlen und zum „Schubladisieren" oder Stigmatisieren der Betroffen führte.

Die psychosoziale Dimension der CED ist aber ein wesentlicher Faktor, der in der Diagnostik und Therapie dieser Krankheiten berücksichtigt werden muss, da dieses Leiden zumeist junge Individuen trifft, einen chronischen Verlauf nimmt, derzeit unheilbar ist und mit tabuisierten Beschwerden einhergeht.

Die moderne psychosomatische Medizin bezieht sich auf das biopsychosoziale Modell, in dem parallel die biologischen, psychischen und sozialen Faktoren bei der Entstehung und dem Verlauf der CED wie bei jeder Erkrankung zu berücksichtigen sind.

Beeinträchtigung der psychosozialen Situation durch die CED

Von CED Betroffene haben viele Belastungen zu bewältigen, die die psychosoziale Situation entscheidend beeinflussen können: Manche der Patienten mit CED kämpfen bereits seit dem Jugendalter mit unvorhersehbaren Phasen von Durchfällen mit Schmerzen, Abszessbildungen oder Fisteln im Intimbereich, bedürfen einer besonderen Fürsorge oder müssen um die Anerkennung ihrer Beeinträchtigung sowohl im familiären Bereich als auch im Berufsleben kämpfen. Sie werden von der andauernden Suche nach einer Toilette geplagt und können oft nicht zuverlässig zwischen Blähung und Stuhldrang unterscheiden. Die Betroffenen müssen mit einer nicht sichtbaren und tabuisierten Behinderung leben und werden von vielen Ängsten begleitet (162): Angst vor einem neuen Krankheitsschub, Angst vor sozialer Isolation, Angst vor dem Verlust der Attraktivität für den Sexualpartner, Angst vor Verlust des Arbeitsplatzes, Angst vor physisch und psychisch belastenden Untersuchungen oder Operationen, Angst vor der Nebenwirkung von Medikamenten usw.

„Alltagsprobleme" bei CED

Anlässlich einer Arzt-Patienten-Tagung (97) beschrieb ein Betroffener seine „Alltagsprobleme" wie folgt: „Obwohl wir mit der Zeit lernen, damit umzugehen, gehört die Angst, in eine bedrohliche Situation zu geraten, immer noch zu den größten Problemen in unserem Alltagsleben. In unserem häuslichen Umfeld kommen wir ganz gut damit klar, und sogar ein Einkaufsbummel in vertrauter Umgebung ist wieder relativ angstfrei möglich, weil wir ein regelrechtes „Toilettenkataster" im Kopf haben. Beim Betreten einer Gaststätte gilt unser erster suchender Blick dem „Fluchtweg", nämlich dem zur Toilette, und dann sind wir erst einmal beruhigt. ... Bevor wir uns darauf einlassen, uns in irgendein Abenteuer in unbekannter Umgebung zu begeben (z. B. lange Wanderungen in freier Natur), überlegen wir dreimal, ob wir nicht lieber eine unserer bewährten Ausreden bemühen sollten. Im Kino und Theater sind wir, sofern wir uns trauen, gern gesehene Gäste, denn wir setzen uns freiwillig auf die unattraktiven Außensitze – die beste Startposition auf der Flucht vor plötzlichem Stuhldrang und nicht kontrollierbaren Blähungen. ... Es gehört zu den großen Unaussprechlichkeiten, aber wie oft quälen wir uns über den Tag (oder durch die Nacht), weil wir uns vor unkontrollierten „Peinlichkeiten" fürchten. Und da wir nicht darüber sprechen, können wir auch nicht in den Genuss der Tatsache kommen, dass die Menschen, die uns wichtig sind und denen wir wichtig sind, viel toleranter sind, als wir ihnen vielleicht unterstellen!"

→ **Psychische Störungen als Folge der Erkrankung.** Es ist anzunehmen, dass viele der in früheren Studien beschriebenen psychischen Auffälligkeiten bei Patienten mit CED ein Ergebnis der Krankheit sind. Diese Annahme konnte kürzlich auch in ersten Ergebnissen einer prospektiven kontrollierten Studie (193) der „University of North Carolina Heart Study", bestätigt werden. Im Persönlichkeitstest MMPI, der bei Betroffenen viele Jahre vor Ausbruch der Erkrankung erhoben wurde, fand sich vor der Erkrankung kein Hinweis auf auffällige Persönlichkeitsmerkmale im Vergleich zur Kontrollgruppe. Die ursprüngliche Annahme, dass primäre psychische Faktoren wie eine bestimmte prämorbide Persönlichkeitsstruktur oder spezifische psychosoziale Störungen eine wesentliche Rolle bei der Entstehung der CED spielen, konnte bis dato nicht bestätigt werden (54, 171). Die Erkrankung selbst kann aber, insbesondere wenn diese im Jugendalter auftritt, zur psychischen Beeinträchtigung führen.

Engström und Lindquist (57) zeigten in ihrer Studie, dass Kinder und Jugendliche mit CED eine Population mit hohem Risiko für die Entwicklung einer psychischen Störung darstellen. Die Betroffenen müssen mit den negativen psychosozialen Folgen leben lernen (52). Mayberry et al. (143) berichteten, dass bis zu 30% der Patienten mit CED aufgrund ihrer Erfahrungen versuchen, die Krankheit am Arbeitsplatz aktiv zu verheimlichen. Sörensen et al. (197) fanden in ihrer Studie, dass 54% der Patienten mit Morbus Crohn meinten, dass die Krankheit ihr berufliches und privates Leben beeinträchtige.

Prävalenz von Depression bei CED

Die Krankheit fordert eine große Frustrationstoleranz, soziale Unterstützung und die Fähigkeit, unvorhersehbare Belastungen zu bewältigen. Waren diese Faktoren bereits vor Erkrankungsbeginn mangelhaft vorhanden, so wird das Leiden der Betroffenen nicht nur durch die CED, sondern vor allem auch durch die psychosozialen Folgen der Krankheit verstärkt. Viele Studien weisen darauf hin, dass Betroffene mit Morbus Crohn eine schlechtere Lebensqualität haben im Vergleich zu jenen mit Colitis ulcerosa oder solchen mit anderen gastrointestinalen Störungen. Betroffene mit Morbus Crohn weisen auch ein höheres Risiko für die Entwicklung psychischer Störungen (insbesondere Depression) auf (7, 30, 42, 88, 95, 116, 169, 188, 205). Je nach Krankheitsaktivität wird die Häufigkeit einer Depression von 20% bis über 50% angegeben. Einige dieser Berichte weisen darauf hin, dass Patienten mit CED in Remissionsphasen nicht wesentlich mehr oder gar weniger psychiatrische Störungen aufweisen als Patienten mit anderen Erkrankungen oder Personen der Allgemeinbevölkerung. Psychosoziale Schwierigkeiten hängen meist direkt mit der Schwere der Krankheit zusammen, wobei die psychosozialen Konsequenzen der CED mit steigendem Schweregrad der Erkrankung bedeutsamer werden (1, 26, 32, 85, 179).

Die Befindlichkeit der Betroffenen wird zumindest in demselben Maß von psychischen wie von somatischen Faktoren beeinflusst (46).

Einfluss von Depression auf die CED

Weil die Krankheit selbst zu häufiger Stressbelastung und zum Auftreten einer Depression führen kann, stellt sich die Frage, ob sich eine vorhandene Depression auch negativ auf den Verlauf der CED auswirken kann. Dies wurde in den letzten Jahren vor allem bei anderen chronischen Erkrankungen wie der rheumatoiden Arthritis, dem Diabetes mellitus und der koronaren Herzkrankheit untersucht.

Depressionen und Verlauf der CED

Folgende prospektive Studien widmeten sich diesem Thema bei den CED:

Andrews et al. (7) zeigten, dass bei gleicher Therapie die Präsenz einer psychischen Störung (insbesondere einer Depression) das Erreichen einer Remission beeinträchtigte. Allerdings wurde in dieser Publikation die Nachuntersuchungsdauer nicht angegeben. Levenstein et al. (131) zeigten in ihrer Untersuchung an Patienten mit Colitis ulcerosa den Einfluss von Langzeitstress auf die Krankheitsaktivität, konnten aber keinen Zusammenhang zwischen einer depressiven Stimmung und dem Krankheitsverlauf bei Colitis ulcerosa finden. North et al. (170) fanden eine milde Assoziation zwischen intestinalen Symptomen und depressiver Stimmung bei CED. Mittermaier et al. (155) zeigten in einer prospektiven Studie an 60 Patienten mit CED und einer 18-Monats-Nachuntersuchung, dass jene (28 %) Patienten mit depressiver Stimmung nach einer Akutphase trotz erfolgreicher Therapie im Vergleich zu nicht depressiven Patienten früher und häufiger eine neuerliche entzündliche Aktivität ihrer CED entwickelten (Abb. 7.**23**). Ähnliche Ergebnisse fanden Mardini et al. (140) bei 18 Patienten mit Morbus Crohn in einer prospektiven 2-Jahres-Nachuntersuchungsstudie: Angst, Hoffnungslosigkeit und aktuelle Lebensereignisse waren mit depressiven Symptomen assoziiert. Depressivität wiederum korrelierte mit zukünftigen Änderungen in der Krankheitsaktivität, gemessen mit dem Crohn's Disease Activity Index (CDAI) (17). Kürzlich konnte gezeigt werden, dass eine Depression auch einen Risikofaktor für Nichterreichung einer Remission bzw. die Notwendigkeit einer früheren neuerlichen Therapie mit Infliximab darstellt (177). Depressive Patienten (24 % wiesen eine „major depressive disorder" auf) hatten ein dreifach erhöhtes Wiederbehandlungsrisiko.

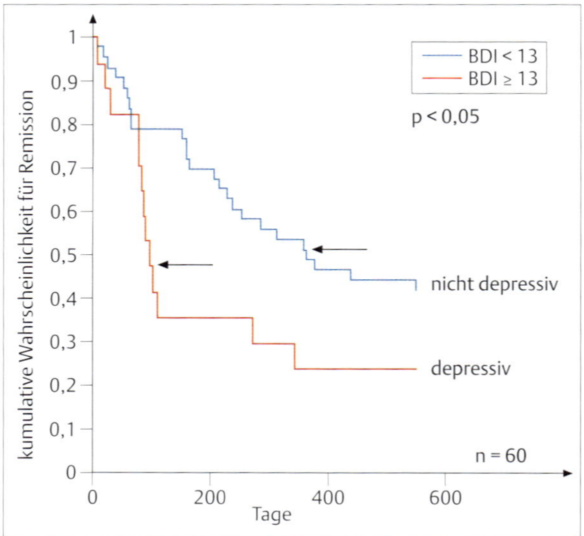

⊠ **Abb. 7.23** Depression und Rezidiv der CED. Die Zeitdauer bis zum ersten Rezidiv waren 97 Tage (Median) für Patienten mit Depression, verglichen mit 362 Tage für Nichtdepressive (nach 155). BDI = Becksches Depressionsinventar

Die Autoren und Autorinnen aller genannten Studien schlossen aus ihren Ergebnissen, dass die integrierte Erfassung psychologischer Faktoren helfen kann, Risikopatienten für frühere Exazerbationen zu identifizieren.

Einfluss von Stress auf den Verlauf der CED

Life Events und Krankheitsschübe

Die prospektiven Studien zur Frage, ob einzelne belastende Lebensereignisse („life events") einen Krankheitsschub auslösen können, zeigten zum Teil unterschiedliche Ergebnisse. Duffy et al. (49) fanden bei 124 CED-Patienten eine Korrelation zwischen belastenden Lebensereignissen und Symptomexazerbation. Sie fanden ein größeres Risiko für eine Krankheitsaktivierung innerhalb von 6 Monaten nach einer Belastung. Allerdings wurden auch krankheitsbezogene Belastungen zu den Life Events gezählt. Riley et al. (184) und North et al. (170) fanden bei einem kleineren Patientenkollektiv keinen signifikanten Zusammenhang zwischen einzelnen belastenden Lebensereignissen und den CED-Symptomen in einer prospektiven Studie über einen Beobachtungszeitraum von einem bzw. zwei Jahren. Wietersheim et al. (210) fanden ebenfalls kein signifikant höheres Risiko für einen Krankheitsschub nach einem belastenden Lebensereignis.

Chronischer Stress und Krankheitsaktivität. Die widersprüchlichen Daten in der „Life-Event-Forschung" spiegeln auch methodologische Probleme wider. Bei der Diskussion, ob psychische Belastungen bei CED zu einer Krankheitsaktivierung führen können, ist zu bedenken, dass Stressempfinden subjektiv und daher schwer objektivierbar ist. Oft sind für Betroffene nicht einzelne (objektivierbare) Ereignisse, sondern eher andauernde Belastungen, die als chronisch stressvoll empfunden werden, wesentlicher. Insofern sind folgende Studien zur Beziehung zwischen subjektiv empfundener Stressbelastung und Krankheitsaktivierung von Bedeutung: Garret et al. (69) und Green et al. (82) fanden einen signifikanten Zusammenhang zwischen täglichem Stress und Symptomwahrnehmung: Stress steigerte die Symptomwahrnehmung. Psychische Faktoren können daher auch die Scores der subjektiven Items (Allgemeinbefinden, Schmerz) der Aktivitätsindizes, wie z. B. des CDAI, steigern und den Gesamtscore der Krankheitsaktivität damit erhöhen (135, 157). Levenstein et al. (130) fanden allerdings auch bei asymptomatischen Patienten mit Colitis ulcerosa in Remission eine Beziehung zwischen subjektiv empfundener Stressbelastung und entzündlich veränderter Rektalschleimhaut. In einer prospektiven Langzeitstudie (131) bei 62 Patienten mit Colitis ulcerosa konnte die Arbeitsgruppe zeigen, dass chronisch empfundener Stress über 2 Jahre das Risiko für eine Aktivierung der Colitis innerhalb von 8 Monaten verdreifachte (Abb. 7.**24**). Das Ausmaß des Stressempfindens korrelierte mit der Häufigkeit der Exazerbationen, wobei dieser Zusammenhang nur bei Lang-

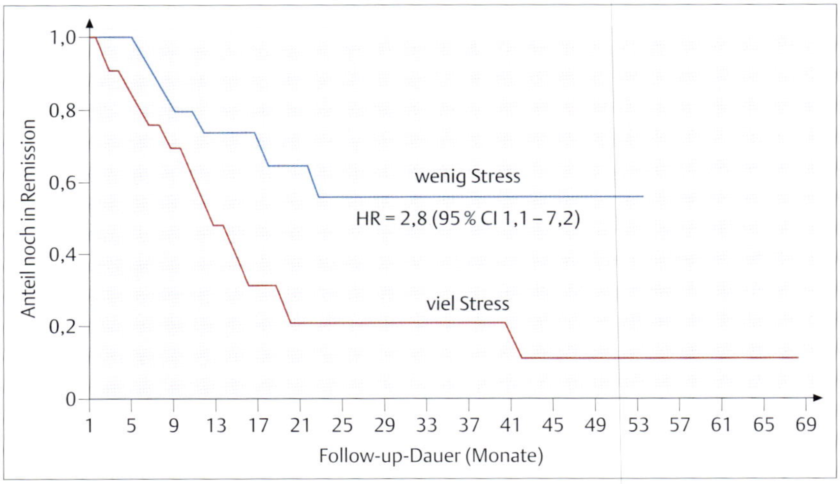

Abb. 7.24 Anhaltender Stress erhöht das Risiko der Kolitisexazerbation (nach 131).

zeitstress bestand. Bitton et al. (18) fanden in ihrer prospektiven Studie an 60 Patienten mit Colitis ulcerosa, dass auch kurzfristige stressvolle Ereignisse innerhalb eines Monats mit einer früheren Krankheitsaktivierung assoziiert waren. Betroffene mit CED sind selbst mehrheitlich davon überzeugt, dass psychischer Stress ihre Krankheit ausgelöst habe und auch für die Krankheitsschübe verantwortlich sei (160, 185]. Gomez et al. (76) beschrieben, dass dieser Zusammenhang insbesondere von Patienten mit Angst und Depression empfunden wurde.

Ärztliche Sichtweise. Eine Fragebogenuntersuchung von Mitchell et al. (154) bei Mitgliedern der US-amerikanischen gastroenterologischen Gesellschaft (AGA) zeigte, dass die Ärzte aus ihrer Erfahrung psychosoziale Faktoren zwar wenig bedeutsam für die Entstehung, jedoch wichtig für die Exazerbation der CED halten. Das gleiche Ergebnis fand sich bei der Befragung der Mitglieder der Konsensuskonferenzen für die Diagnostik und Therapie der CED der Deutschen Gesellschaft für Verdauungs- und Stoffwechselerkrankungen (158, 165) und auch der Europäischen Konsensuskonferenz zur Diagnose und Therapie des Morbus Crohn (161).

Beachtung psychosozialer Faktoren in der klinischen Betreuung

Die Erkrankung mit Morbus Crohn und Colitis ulcerosa macht es erforderlich, dass psychosoziale Faktoren in Diagnostik und Therapie integriert und berücksichtigt werden.

Die Erkenntnis, dass chronische Stressbelastungen (insbesondere bei der Colitis ulcerosa) und depressive Stimmung (insbesondere bei Morbus Crohn) ein Risiko für die Aktivierung der Entzündung darstellen, zeigt die Notwendigkeit einer Erfassung der psychischen Situation mit Erhebung von Belastungssituationen in der klinischen Routinebetreuung (psychosomatische Grundversorgung).

Schritte, die in der Praxis zu beachten sind

Erstaufklärung und Information. Martin et al. (141) berichteten, dass sich mehr als 60 % der Patienten mit CED unzureichend über ihre Krankheit informiert fühlen. Aufklärung und Informationsstand sind wesentliche Einflussfaktoren für das subjektive Befinden und die krankheitsbezogene Lebensqualität der Betroffenen (162).

Subjektive Krankheitstheorie der Betroffenen berücksichtigen. Patienten haben oft die unterschiedlichsten Vorstellungen, wodurch ihre Erkrankung ausgelöst wurde. Die Kausalattribution der Betroffenen enthält häufig Informationen über psychosoziale Belastungen, die in der Betreuung berücksichtigt werden können, unabhängig davon, ob ein ursächlicher Zusammenhang tatsächlich vorhanden ist.

Krankheitsbewältigung und Lebensqualität laufend evaluieren. Das medizinische Betreuungspersonal ist gefordert, sich gemeinsam mit den Betroffenen von Beginn an der Bewältigung der Krankheit zu widmen. Auf Wunsch der Betroffenen sind auch die Partner oder Familienangehörige in die Betreuung mit einzubeziehen, damit ein Gefühl der Isolation oder des „Ausgeliefertseins" vermieden werden kann. In der klinischen Praxis hat es sich bewährt, mit offenen und empathisch gestellten Fragen Einschränkungen in der Arbeitsfähigkeit, im partnerschaftlich-familiären Bereich (auch Sexualität) und den sozialen Aktivitäten bzw. der Freizeitgestaltung zu evaluieren. Des Weiteren sollten krankheitsbezogene Sorgen und Ängste erhoben werden. Zur quantitativen Erfassung kann auch der RFIPC (The Rating Form of IBD Patient Concerns) (41), ein Fragebogen zur Erfassung der krankheitsbezogenen Lebensqualität (25 Fragen) unterstützend zum ärztlichen Gespräch verwendet werden. Es empfiehlt sich, nach depressiven Symptomen wie Antriebslosigkeit, Freudlosigkeit, Neigung zum Grübeln, Weinen und Schlaflosigkeit aktiv zu fragen, da diese von den Betroffenen kaum spontan angegeben werden. Einfache Fragebögen zur Erfassung der Depression und Angst sowie des Bedarfs an psychischer Betreuung sind am Ende des Kapitels erwähnt.

Psychische Probleme – was ist zu beachten? (156, 198)

- Betroffene sind meist erleichtert, wenn sie über psychosoziale Belastungen sprechen können; bisweilen fühlt sich der betreuende Arzt überfordert! Supervision oder eine regelmäßige Auseinandersetzung im Team sind daher wichtig. Eine psychosomatische Zusatzqualifikation ist äußerst hilfreich für ärztliches Personal, das routinemäßig CED-Patienten betreut.
- Betroffene sollen ermutigt werden, über ihre Frustration mit der Behandlung und deren Nebenwirkungen zu sprechen. Ein Abbrechen der Therapie oder die vermehrte Anwendung alternativer bzw. unkonventioneller Heilmethoden korreliert mit der Unzufriedenheit mit der Betreuung in der Schulmedizin und mit krankheitsspezifischen Sorgen und Ängsten, die zu wenig durch Ärzte beachtet wurden (163).
- Bei belastenden Lebensumständen, wie Stress oder mangelnder sozialer Unterstützung, sollten Hilfestellungen gefördert werden, indem Bezugspersonen einbezogen oder z. B. Selbsthilfegruppen empfohlen werden. Supportive (stützende) Gespräche und das Erlernen von Entspannungstechniken (zur Stressbewältigung) können hilfreich sein.
- Sind psychische bzw. affektive Störungen wie Depression, Angst, mangelnde Krankheitsbewältigung und/oder Compliance offensichtlich, sollte eine individuelle psychotherapeutische Betreuung angeboten und eine Überweisung an eine (integrierte) psychosomatisch-psychotherapeutische Einrichtung oder kooperierende Psychotherapeuten veranlasst werden.

Die Rolle der Psychotherapie bei CED

Studienergebnisse zur Psychotherapie bei CED

Bereits 1954 berichteten Grace et al. (81) von einer niedrigeren Operationsrate und weniger schweren Komplikationen bei 34 Kolitispatienten mit Psychotherapie, verglichen mit einer Gruppe von 34 Patienten, bei denen die Behandlung hauptsächlich aus Medikamenten und Diät bestand. Künsebeck et al. (115) konnten in einer kontrollierten Studie nachweisen, dass eine stützende Psychotherapie bei stationären Patienten an einer internistischen Klinik hilfreich für eine bessere Bewältigung und rascheres Abklingen eines akuten Krankheitsschubes war. Eine Studie von Schwarz und Blanchard (192) zum Effekt von Entspannungstechniken mit kognitiven Krankheitsbewältigungsstrategien auf die CED-Symptome zeigte, dass die Kontrollgruppe unerwartet weniger Krankheitssymptome bei der Nachuntersuchung aufwies, die Patienten mit Psychotherapie aber eine deutlich bessere Krankheitsbewältigung, weniger CED-bezogenen Stress, weniger Angst und weniger depressive Symptome zeigten. Eine kanadische Studie beschreibt die positive Rolle, die ein Stressmanagement-Programm (mit Entspannungsmethoden) bei CED-Patienten für die Stressbewältigung haben kann (153). Diese Studie wies aber deutliche Mängel auf, da die Patienten der Kontrollgruppe einen signifikant niedrigeren CDAI schon zu Beginn der Studie aufwiesen und vermutlich deshalb die Patienten der Psychotherapiebehandlungsgruppe einen deutlicheren Rückgang der Krankheitsaktivität (CDAI) zum Zeitpunkt der Nachuntersuchung aufwiesen. Ein signifikanter Einfluss auf den Verlauf des Morbus Crohn einer die somatische Standardtherapie begleitenden Psychotherapie konnte in der deutschen Multizenterstudie bei 111 Patienten nicht nachgewiesen werden (102). Allerdings fand sich ein günstigerer Trend in der Psychotherapiegruppe: Patienten mit begleitender Psychotherapie zeigten einen Trend zu weniger operativen Eingriffen und Tendenz zur längeren Remission nach 2 Jahren. Die Daten zeigten allerdings keinen signifikanten Unterschied zur Kontrollgruppe (ohne zusätzliche Psychotherapie). Die in dieser Studie durchgeführten Psychotherapien beeinflussen aus der Sicht der Patienten die Krankheitsbewältigung und das Wohlbefinden positiv. Weitere Studien folgten mit ähnlichen Ergebnissen, die vor allem die Besserung der psychische Situation und Stressreduktion von Patienten mit CED zeigen konnten (68, 142, 168).

Fasst man die Ergebnisse der Psychotherapiestudien zusammen, so ist die alleinige Diagnose „Morbus Crohn“ oder „Colitis ulcerosa“ keine ausreichende Indikation für eine Psychotherapie. Sinnvoll sind psychotherapeutische Maßnahmen aber immer bei den sehr häufig vorhandenen begleitenden psychischen Störungen wie Depression, Angst, mangelnde Krankheitsbewältigung, partnerschaftliche oder familiäre Konflikte, Belastungssituationen (Arbeitsplatz oder Schule), soziale Isolation usw.

Zur standardisierten Erfassung des Bedarfs an psychischer Betreuung steht nun erstmals auch ein auf Deutsch validiertes Erhebungsinstrument, der ADAPT (Assessment of the Demand for additional psychological Treatment, 12 Fragen) zur Verfügung (151) (s. Ende des Kapitels).

Therapieformen und Ziele. Die Indikation und Wahl der adäquaten Psychotherapie soll je nach der vorhandenen Störung bzw. nach Einholung einer Fachmeinung erfolgen. Entspannungsübungen zur Stressreduktion sind allgemein sinnvoll. Eine spezielle Therapieform bei CED kann derzeit generell nicht empfohlen werden und ist je nach der individuellen Situation und Indikation bzw. Verfügbarkeit der Methodik zu wählen. Ziel der psychotherapeutischen Betreuung soll die Behandlung des psychischen Leidens und Hilfe bei der Krankheitsbewältigung sein, um somit die Lebensqualität und u. U. auch den Krankheitsverlauf der Betroffenen heben zu können. Eine integrierte psychosomatische Betreuung an gastroenterologischen Schwerpunktzentren ist zur adäquaten Versorgung der Patienten (z. B. durch psychosomatische Spezialambulanzen) anzustreben (209).

Psychische Aspekte bei endoskopischen Untersuchungen

Endoskopische Untersuchungen können für die betroffenen Patienten eine erhebliche psychische und auch physische Belastung darstellen. In der täglichen Routine sind sowohl Ärzte als auch Pflegepersonal mit Erwartungsängsten, aber auch Schmerzreaktionen und Schwierigkeiten bei der Durchführung der Endoskopie konfrontiert.

→ **Angst und Angstreduzierung.** In nur wenigen Studien wurde untersucht, welche Ängste Patienten vor endoskopischen Untersuchungen haben, wie belastend diese sind (61) und welchen Einfluss sie auf die Durchführung von endoskopischen Untersuchungen haben mögen (40). Gebbensleben und Rohde (71) fanden bei 98 konsekutiven Patienten, dass zwei Drittel von diesen Angst, die Hälfte davon sogar sehr große oder furchtbare Angst vor der geplanten endoskopischen Untersuchung hatten. Levy et al. (133) haben bei 243 Patienten ein stufenweises Informationsprogramm zur Angstreduzierung untersucht. Aber auch eine noch so detaillierte Beschreibung (inklusive Video) konnte die Angst von Patienten nicht vermindern. Ähnliche Ergebnisse fanden auch Lanius et al. (121) bei 379 Patienten in einer randomisierten Studie zur Evaluation eines Patienteninformationsheftes. Die Ergebnisse beider Studien weisen auf die Notwendigkeit einer individuellen, dem einzelnen Patienten angepassten Vorbereitung in einem adäquaten Kommunikationsprozess zwischen dem Patienten, dem ärztlichen und dem Pflegepersonal hin.

→ **Ängste als prädiktiver Faktor.** Die Zufriedenheit der Patienten mit der Endoskopie und prädiktive Faktoren für Schwierigkeiten bei der Durchführung der endoskopischen Untersuchung wurde bisher nur in einer Studie von Drossman et al. (40) an 793 Patienten der Universitätsklinik von North Carolina, Chapel Hill und des Montefiore Medical Center, New York durchgeführt. Es konnte gezeigt werden, dass bei Patienten mit größeren Sorgen und Ängsten bezüglich der Endoskopie die Wahrscheinlichkeit größer war, dass bei der endoskopischen Untersuchung Schwierigkeiten auftraten. Die Autoren schlossen daraus, dass weitere Studien zur Arzt-Patient-Beziehung, den Kommunikationsprozessen und angstbedingten Untersuchungsschwierigkeiten bei endoskopischen Untersuchungen erforderlich sind, um eine adäquate individuelle Vorbereitung oder ein Interventionsprogramm zur Endoskopievorbereitung entwickeln zu können.

Psychische Aspekte der Hepatitis C

Hepatitis C ist ein globales gesundheitliches Problem und eine der häufigsten infektiösen Erkrankungen weltweit. Seit der Entdeckung des Hepatitis-C-Virus im Jahre 1989 (28) wurden kontinuierlich immer mehr Patienten mit einer Hepatitis-C-Infektion registriert. Die Zahl der derzeit weltweit infizierten Personen wird auf über 100 Mio. geschätzt (6).

Psychosoziale Bedeutung der Infektion mit dem Hepatitis-C-Virus

Das Fortschreiten der Hepatitis C zu einer klinisch signifikanten Erkrankung dauert meist Jahre. Nur die Hälfte der Betroffenen entwickelt Symptome, die sie ärztliche Hilfe suchen lassen. Deshalb sind es oft Zufallsbefunde, die zu einer Diagnose führen. Die häufigsten Beschwerden der Betroffenen in frühen Stadien der Erkrankung sind unspezifisch, wie Gelenksschmerzen, Kopfschmerzen, Gewichtsabnahme, Oberbauchbeschwerden, Müdigkeit und Reizbarkeit. Obwohl diese Symptome nicht als lebensbedrohlich erlebt werden, so führen sie für die meisten Betroffenen mit Hepatitis C – wie für alle Patienten mit diesen unspezifischen Symptomen – zu einer reduzierten Lebensqualität mit verminderter Leistungsfähigkeit und folgender Beeinträchtigung des täglichen Lebens und der psychischen Situation (12, 21, 25, 35, 211, 214). Wird dann die Diagnose gestellt, fühlen sich viele Patienten durch die infektiöse Erkrankung stigmatisiert, manche leiden unter immensen Schuldgefühlen oder erleben ihre Erkrankung als fatal.

Depression bei Hepatitis C

In zahlreichen Studien konnte gezeigt werden, dass Betroffene mit Hepatitis C unter einer deutlich reduzierten Lebensqualität sowie häufigen Depressionen und Angstsymptomen leiden.

In einer Studie von Kraus et al. (112) wurden 113 mit dem Hepatitis-C-Virus infizierte Personen untersucht. Es wurde beschrieben, dass 22,4% der Betroffenen an Depressionen und 15,2% an Angst leiden, wobei die Art der Infektion (ob durch Drogen oder nicht) und der Schweregrad der Lebererkrankung keinen Einfluss auf den emotionalen Zustand hatten. Des Weiteren waren ältere Patienten (über 50 Jahre) signifikant häufiger depressiv. Betroffene, deren Diagnose länger als 5 Jahre zurücklag waren ebenfalls depressiver als jene, bei denen die Diagnose innerhalb der letzten 6 Monate gestellt wurde. Im Vergleich dazu leiden etwa 15% aller internistischen und chirurgischen Krankenhauspatienten aktuell an einer Depression. Die Lifetime-Prävalenz depressiver Erkrankungen in der Bevölkerung wird je nach Kontinent mit 5 – 15% angegeben. Eine ähnliche Rate an Depression wie bei Krause et al. beschrieben, fanden Lee et al. (124), die unabhängig von einer Interferontherapie bei 24% der Betroffenen eine Depression feststellen konnten. Depression war sogar die häufigste mit Hepatitis C assoziierte Störung. Fontana et al. (59) fanden gar in 35% der Betroffenen mit Hepatitis C, die keine Antivirustherapie erhielten, eine klinisch signifikante emotionale Störung.

Krankheitsbezogene Lebensqualität der Betroffenen mit Hepatitis C

Verschiedene Studien zur krankheitsbezogenen Lebensqualität haben gezeigt, dass diese auch ohne Leberzirrhose oder Therapienebenwirkung und unabhängig von der Art der Infektion signifikant reduziert ist (60). Dies gilt auch für Betroffene, die lang anhaltend auf eine antivirale Therapie angesprochen haben. Die Studie von Gallegos-Orozco et al. (67) konnte zeigen, dass die krankheitsbezogene Lebensqualität bei Patienten mit Hepatitis C auch ohne vorangegangene Interferontherapie deutlich reduziert war, was darauf hinweist, dass allein die Infektion mit dem Virus das Allgemeinbefinden deutlich beeinträchtigen kann. Depressive Patienten und solche mit einem schlechten Verständnis für bzw. Wissen um die Erkrankung hatten eine signifikant schlechtere Lebensqualität, verglichen mit depressiven Betroffenen mit einem guten Wissensstand über die Hepatitis C. Umgekehrt konnten Rodger et al. (186) zeigen, dass infizierte Personen mit Kenntnis ihres Serostatus eine signifikant schlechtere Lebensqualität hatten als Betroffene ohne Wissen um ihren Serostatus. Daraus ist zu schließen, dass auch die Einschätzung, Deutung und die Bewertung der chronischen Erkrankung an sich zu einer deutlichen psychischen Beeinträchtigung führen kann. Umso wichtiger scheint die psychische Betreuung und intensive Aufklärung der Betroffenen nach Mitteilung der Diagnose.

Bedeutung der psychischen Situation für die Therapie der Hepatitis C

→ **Nebenwirkungen der Therapie.** Die medizinische Therapie der Hepatitis-C-Infektion ist zwar erfolgreicher geworden, trotzdem können nur 40 – 50% der Betroffenen einen „anhaltenden" Erfolg (Hepatitis-C-Clearance) durch neue Therapien (Interferon α [IFN]/Ribavirin) erreichen (147, 181). Obwohl die krankheitsbezogene Lebensqualität bei den Patienten mit Therapieerfolg steigen kann (16, 147), ist doch die Toleranz der Medikation sehr häufig schlecht. Die Lebensqualität kann nicht nur durch die Therapie mit Interferon und Ribavirin selbst wieder beeinträchtigt sein, die Langzeittherapie mit Interferon α kann auch zu neuropsychiatrischen Komplikationen führen, wie Verlangsamung, enorme Müdigkeit, gesteigertes Schlafbedürfnis, Lethargie, depressive Stimmung, Merkfähigkeitsstörungen, Konzentrationsstörungen, Reizbarkeit, emotionale Labilität und sozialer Rückzug.

Durch die derzeit gängige Therapie der Hepatitis C mit Interferon α und Ribavirin können Depressionen durch Veränderungen im Serotoninsystem zusätzlich induziert oder noch verstärkt werden (19).

→ **Depressionen.** Bonaccorso et al. (19) beschrieben, dass nach 3 Monaten Therapie mit Interferon α 40,7% der Betroffenen nach den Kriterien des DSM-IV klinisch depressiv werden. Ähnliche Ergebnisse mit Ansteigen der Depression, Angst, Bereitschaft für Zornigkeit und Feindseligkeit unter Interferon-α-Therapie fanden auch neuere Studien (75, 99, 113, 228). Dies ist umso bedeutsamer, da berichtet wird, dass eine schwere Depression häufig eine Ursache für die Unterbrechung oder Dosisreduktion einer Immuntherapie darstellt. Interferoninduzierte neuropsychiatrische Störungen, insbesondere die Depression sind Nebenwirkungen, die eine besondere Herausforderung für behandelnde Ärzte darstellen. Sie können nicht nur die Therapie der Hepatitis C und deren Erfolg beeinträchtigen bzw. komplizieren, sondern auch fatale Folgen haben, inklusive Suizid (138, 207). Daher ist es wichtig, die psychischen Störungen nicht nur zu erkennen, sondern sie auch wirkungsvoll zu behandeln, damit den Betroffenen eine möglicherweise lebensrettende Therapie nicht vorenthalten werden muss.

Verschiedene Antidepressiva, insbesondere SSRI wie Citalopram, Fluoxetin oder Paroxetin wurden als effektiv in der Behandlung der interferoninduzierten Depression bei Hepatitis-C-Patienten beschrieben (73, 91, 114, 127).

Integrierte psychosomatische Betreuung und interdisziplinäre Kooperation

→ **Risikoevaluierung vor der Therapie.** Alle Studien weisen darauf hin, dass es sinnvoll scheint, vor Beginn der Therapie die allgemeine psychosoziale Situation der Betroffenen genau zu erfassen. In einer Studie von Schäfer et al. (189) erhielten zwar mehr Patienten mit vorbestehenden psychiatrischen Störungen Antidepressiva während der Behandlung mit Interferon α, aber niemand aus dieser Gruppe musste wegen der psychischen Störung die Therapie abbrechen. Das lässt den Schluss zu, dass bei einer guten interdisziplinären Versorgung und antidepressiven Therapie das vermutete Risiko für einen Therapieabbruch gering ist und eine vorbestehende psychiatrische Erkrankung nicht länger eine Kontraindikation für die Behandlung der Hepatitis C mit Interferon α und Ribavirin darstellt.

→ **Bedarfsadaptierte psychische Betreuung.** Bei einer integrierten psychischen Versorgung geht es nicht nur darum, Risikopatienten für eine interferoninduzierte psychische Störungen zu identifizieren, sondern je nach dem Leiden der Betroffenen bei Bedarf eine zusätzliche psychische Betreuung (ggf. auch Antidepressiva) bereits vor, jedenfalls aber während der Therapie zu gewährleisten. Des Weiteren können mit dem Erfassen von Depressionen, Angstzuständen und einer beeinträchtigten Lebensqualität bereits vor Therapie auch mögliche psychosoziale negative Folgen durch die Therapie und der psychische Betreuungsbedarf eingeschätzt werden.

Der hohe Prozentsatz von Betroffenen mit schwerwiegendem psychischem Stress und die deutlich verminderte Lebensqualität bei mangelndem Verständnis für die Krankheit weisen auf die Notwendigkeit hin, adäquate Aufklärung und zusätzliche psychische Betreuung integriert in die ärztliche Behandlung zumindest in den Schwerpunktzentren für die Betreuung von Patienten mit Hepatitis C anzubieten.

Betroffene mit Hepatitis C brauchen – ganz nach dem biopsychosozialen Modell jeder Erkrankung – nicht allein eine biomedizinische, sondern auch psychosoziale Betreuung, da die krankheitsbezogene Lebensqualität weniger vom Grad der Hepatitis als von der psychischen Komorbidität, dem Verstehen der Krankheit und den krankheitsbezogenen Sorgen wie Stigmatisierung (51, 74, 100, 92, 227) abhängt.

Diagnostik psychischer Störungen im klinischen Alltag (nach ICD)

Psychosoziale Faktoren sind aus den oben beschriebenen Gründen in der Diagnostik von Erkrankungen des Verdauungstraktes ebenso wichtig wie die Suche nach organischen oder physiologischen Störungen. Insbesondere soll eine Simultandiagnostik von somatischen und psychischen Symptomen unter Berücksichtigung der Umweltbedingungen und der sozialen Situation erfolgen, um rechtzeitig eine psychische Störung wie Depression oder Angststörung behandeln zu können.

⇢ **Depression.** Um eine Depression frühzeitig zu erkennen, sollte nach entsprechenden Symptomen wie Interessensverlust, Schlafstörungen, Grübelneigung, pessimistische Zukunftsgedanken, Schuldgefühle, Neigung zum Weinen, Lustlosigkeit, Konzentrationsstörungen, Einschränkung sozialer Aktivitäten usw. gefragt werden. Zum Teil können diese Symptome kurzfristig bei jeder körperlichen Krankheit auftreten, die Dauer von mehr als 2 Wochen und die Schwere der Symptome sind entscheidend für die Diagnose. Eine Verlangsamung und Energielosigkeit sind wie die Obstipation als depressive Begleitsymptome häufig.

⇢ **Angststörungen.** Angststörungen können spezifisch (Phobien) sein, viel häufiger findet sich in der Gastroenterologie die generalisierte Angststörung. Das wesentliche Symptom ist eine anhaltende Angst, die aber nicht auf bestimmte Situationen beschränkt ist (frei flottierende Angst). Ständige Nervosität, Muskelverspannung, Schwindelgefühle, aber auch Oberbauchbeschwerden sind häufig zu finden. Diese Störungen treffen häufiger Frauen, oft nach lang andauernder Belastung durch äußere Umstände, nicht selten auch durch schwere Erkrankungen.

⇢ **Posttraumatische Belastungsstörung.** Diese entsteht als eine verzögerte Reaktion auf ein belastendes Ereignis mit außergewöhnlicher Bedrohung (Katastrophen, Opfer von Terror oder Vergewaltigung, Zeuge von gewaltsamem Tod usw.). Es treten Symptome auf wie wiederholte unausweichliche Erinnerungen, Träume, aber auch emotionaler Rückzug und Gefühlsabstumpfung mit Vermeidung von Reizen, die eine Erinnerung an das Trauma hervorrufen können. Vegetative Störungen mit Angst und Depression sind häufig.

⇢ **Somatoforme Störungen.** Sie sind charakterisiert durch wiederholtes Darbieten körperlicher Symptome mit hartnäckigen Forderungen nach medizinischen Untersuchungen trotz wiederholter negativer Ergebnisse und der Versicherung der Ärzte, dass die Symptome nicht körperlich begründbar sind. Aufrechterhalten wird diese Störung (häufig unbewusst als Folge eines ungelösten Konfliktes) nicht selten durch die gesellschaftlich eher annehmbaren körperlichen Symptome des Leidens, während psychische Ursachen hartnäckig abgewehrt werden. Auch bei dieser Störung entwickeln sich Depression und Angst sehr häufig.

Fragebögen

⇢ **HAD-Skala** (Hospital Anxiety and Depression Scale). Mit 14 Fragen wurde die HAD-Skala in deutschsprachiger Fassung validiert (96, 229) und kann für die Evaluation und grobe Einschätzung des Schweregrades von Angst und Depression hilfreich sein.

⇢ **ADAPT-Fragebogen.** Zur Erfassung des psychischen Betreuungsbedarfs für Patienten mit chronischen Krankheiten steht ein ebenfalls auf Deutsch entwickelter und validierter Fragebogen mit nur 12 Fragen, der ADAPT (Assessment of the Demand for additional psychological Treatment), zur Verfügung (151). Dieser kann hilfreich für die Einschätzung sein, welche psychische Betreuung adäquat bzw. indiziert ist:

- eher intensivere krankheitsorientierte Beratung (durch betreuende Ärzte selbst) oder
- eine integrierte psychosomatische Betreuung (von Ärzten mit einer Zusatzqualifikation in psychosomatischer Medizin) bzw.
- eine Psychotherapie durch ausgewiesene Experten (psychotherapeutische Medizin, Psychotherapie).

FAZIT FÜR DIE PRAXIS

- Das biopsychosoziale Modell stellt einen wesentlichen Fortschritt im Verständnis aller Erkrankungen des Verdauungstraktes, insbesondere der funktionellen Störungen, dar. Bei integrierter Betrachtungsweise von biologischen, psychischen und sozialen Faktoren werden viele Beschwerdebilder verständlicher.
- Betroffene wie Betreuende profitieren von einer psychosomatischen Grundhaltung sowohl in der Diagnostik als auch in der Therapie, nicht zuletzt auch in ihrer persönlichen Zufriedenheit im klinischen Alltag.

- Die integrative Psychosomatik im Sinne des biopsychosozialen Modells versteht sich als Haltung in der täglichen klinischen Praxis und auch in der Forschung. Sie ist ein Fortschritt gegenüber dem reduktionistischen, rein biomedizinischen Verständnis von Krankheit und Gesundheit und erweitert die diagnostischen und auch die therapeutischen Möglichkeiten.
- Bei den funktionellen gastrointestinalen Störungen sind psychotherapeutische Verfahren auch in Form der Kurzzeittherapie als sehr effizient erwiesen, langfristig wirksam und auch kostengünstiger als herkömmliche Behandlungen.

7.6 Verdauungstrakt und Endokrinium

J. Teichmann

EDITORIAL **Erkrankungen des gastrointestinalen Systems zeigen eine Vielfalt von charakteristischen Symptomen, die häufig rasch und sicher zur Diagnosestellung führen. Bei einem wachsenden Anteil an Diabetikern und Patienten mit Endokrinopathien werden eigentlich typische gastroenterologische Leitsymptome jedoch verwässert erfasst und leicht falsch interpretiert. Das weite Spektrum der diabetischen und endokrinen Enteropathie bedarf somit einer sorgfältigen Abklärung.**

Klinische Leitsymptome endokriner Erkrankungen im Gastrointestinaltrakt

Anorexie/Inappetenz

Die Inappentenz, häufig zeitgleich mit einer Gewichtsabnahme auftretend, ist ein unspezifisches, aber häufiges Leitsymptom gastrointestinaler, jedoch auch metabolischer und psychischer Erkrankungen.

Insbesondere bei älteren Patienten zeigt sich Inappetenz als Frühsymptom einer Nebenniereninsuffizienz (75). Appetitverlust kombiniert mit einem erhöhten Serumcalciumwert kann Ausdruck eines Hyperkalzämiesyndroms sein, unabhängig von der Ursache des hohen Serumcalciums. Hier sind in der Differenzialdiagnose neben einer tumorassoziierten Hyperkalzämie der primäre Hyperparathyreoidismus und Medikamentennebenwirkungen zu beachten (75). Bei einem großen Anteil älterer Patienten besteht unter dem Einfluss von Diuretikatherapien eine Hypokaliämie, welche häufig von einer Anorexie begleitet wird (75). Unbedingt sind bei einer Anorexie die psychogenen Ursachen exakt abzugrenzen, dies ist gerade bei klinischen Parallelen zum Morbus Addison nur mit Hilfe eindeutiger klinischer Labormerkmale und Funktionstests möglich. Psychische Symptome können jedoch durch eine partielle Hypophysenvoderlappeninsuffizienz sowie durch eine Intoxikation mit Medikamenten und Drogen aggraviert werden (75, 77).

Hunger/Heißhunger

Neben physiologischen Phasen von Hunger und Heißhunger nach massiver körperlicher Aktivität treten Phasen mit Unterzuckerungen insbesondere bei Patienten mit Diabetes mellitus auf (75). Dabei bestehen nach übermäßiger physikalischer Aktivität die Phasen der Hypoglykämie häufig nur für Minuten oder wenige Stunden nach Beendigung der körperlichen Belastung.

Phasen gesteigerter Nahrungsaufnahme über Tage, Wochen oder Monate sind vor allem bei Patienten mit einer Hyperthyreose zu beobachten und insbesondere bei jungen Patienten ein wegweisendes Symptom. Dabei ist der Heißhunger eine physiologische Kompensation des vermehrten Kalorienverbrauchs. Eine passagere Inappetenz, besonders bei älteren Patienten mit einer Schilddrüsenüberfunktion, ist häufig zu Beginn einer thyreotoxischen Krise zu beobachten, die bei reduzierter Nahrungsaufnahme und der katabolen Situation der Hyperthyreose sowie verminderter Flüssigkeitsaufnahme zu einer Dekompensation des Organismus führt (76).

Übelkeit und Erbrechen

Nur in seltenen Fällen sind diese unspezifischen gastrointestinalen Manifestationen verschiedenster Erkrankungen endokriner Genese.

Häufig sind sie vergesellschaftet mit einer Elektrolytstörung: hyperkalzämische Krisen sowie Störungen des Kaliumstoffwechsels mit Hypokaliämie. Gelegentliche Subileuszustände werden auch bei diabetischer Ketoazidose sowie der nichtketotischen Hyperglykämie und der alkoholischen Ketose beobachtet (50, 75, 118, 126, 152). Daneben können Nebennierenrindeninsuffizienz, Hyperthyreose und Störungen des Porphyrinmetabolismus zu Erbrechen und Übelkeit führen.

Mit Ausnahme der Hyperthyreose, die normalerweise mit einer Hyperperistaltik einhergeht, stellen sich sämtliche angeführten Erkrankungen im Röntgenbild mit erweiterten Dünndarmschlingen mit Spiegelbildungen sowie klinisch mit Zeichen eines paralytischen Subileus oder Ileus mit spärlichen, hochgestellten Darmgeräuschen dar (75).

Meteorismus und Obstipation

Diese Symptome sind insbesondere bei älteren und übergewichtigen Patienten manifest. Vor allem diabetische Stoffwechselentgleisungen sowie diabetische Spätkomplikationen im Sinne einer diabetogenen Gastroparese oder einer transienten Gastroparese mit ausgeprägter Elongation des Magens können beobachtet werden (18, 53, 186). Zusätzlich spielen Elektrolytstörungen des Calcium- und Kaliumstoffwechsels eine Rolle, aber auch Medikationen (67, 75).

Mithilfe der Anamnese und klinischen Inspektion lassen sich eine Hypothyreose oder eine postoperative Hypothyreose bei mangelnder Schilddrüsenhormonsubstitution rasch ausschließen. Eine seltene Differenzialdiagnose ist das Myxödemkoma (76).

Abdominelle Krämpfe

Krampfartige abdominelle Oberbauchbeschwerden können in seltenen Fällen auf eine akute Porphyrie zurückgeführt werden. Diese sind unabhängig von der klinischen Untersuchung (75). Häufiger werden abdominelle Krämpfe jedoch bei Patienten mit ausgeprägten Sekundärkomplikationen eines Diabetes mellitus gesehen. Die diabetische Pseudoperitonitis ist eine oft verkannte Differenzialdiagnose des akuten Abdomens (75). Gleiches gilt – insbesondere auch bei älteren Patienten – bezüglich einer Addison-Krise (75).

Diarrhö

Bei der Hyperthyreose werden häufig mehrere Defäkationen pro Tag mit breiigen Stühlen beschrieben, wässrige Durchfälle sind jedoch eher selten und dann meist Ursache einer raschen Manifestation einer thyreotoxischen Krise mit Flüssigkeits-und Elektrolytverlustsyndrom. Dies ist insbesondere bei älteren Patienten schnell mit der Eintrübung des Bewusstseins vergesellschaftet (76).

Bei erhöhten Calcitoninspiegeln im Rahmen eines C-Zell-Karzinoms der Schilddrüse tritt gelegentlich eine Diarrhö auf, jedoch keineswegs obligat (76). Im Rahmen von Alkoholkrankheiten und einer alkoholischen Ketose können Phasen der Diarrhö ebenso auftreten wie bei Patienten mit ausgeprägter diabetischer autonomer Neuropathie. Der Wechsel zwischen Diarrhö und verzögerter Darmpassage mit subileusartigen Zuständen wird bei manifester Hypokaliämie und Alkoholismus beobachtet (75).

Störungen der somatotropen Achse

Akromegalie und der Gigantismus sind Folge einer vermehrten Sekretion von Wachstumshormonen. Dabei entstehen über 99% der Akromegalien auf dem Boden eines monoklonalen, Wachstumshormon produzierenden Adenoms des Hypophysenvorderlappens. Subjektiv beklagen die Patienten in erster Linie Kopf-, Gelenk- und Knochenschmerzen, eine allgemeine Abgeschlagenheit sowie eine vermehrte Schweißneigung. Die typischen Veränderungen des Aussehens werden von den Patienten selbst oft nicht bemerkt (75). Neben einer ausgeprägten Viszeromegalie belegen zahlreiche Studien eine erhöhte Inzidenz von benignen und malignen Tumoren bei Patienten mit aktiver Akromegalie. Insbesondere werden in den meisten Studien gehäuft Kolonpolypen, Kolonkarzinome und Leiomyome des Uterus beschrieben. Dabei ist eine erfolgreiche Therapie des Wachstumshormonexzesses in der Lage, die direkte Mortalität zu senken.

Persistierend erhöhte Wachstumshormonspiegel und Kolonkarzinome

Die United Kingdom Acromegaly Study Group konnte in einer retrospektiven multizentrischen Studie an 1362 Akromegaliepatienten die Auswirkung persistierend hoher Wachstumshormonspiegel in Form einer konsekutiv signifikant erhöhten Gesamtmortalität und insbesondere einer erhöhten Mortalität durch Kolonkarzinome, maligne Erkrankungen im Allgemeinen und kardiovaskuläre Erkrankungen belegen. Patienten mit normalisierten Wachstumshormonwerten wiesen jedoch eine normale Mortalität auf. Somit ergibt sich bei Patienten mit einem persistierend hohen Exzess von somatotropem Hormon sowie IGF-I die Pflicht zur endoskopischen Vorsorgeuntersuchung (68, 108, 187).

Störungen der kortikotropen Achse

Hyperkortisolismus

Neben einem ACTH produzierenden Hypophysenvorderlappenadenom sowie einem Nebennierenrindenadenom sind bei Hyperkortisolismus paraneoplastische Syndrome sowie corticosteroidhaltige Pharmaka in die Differenzialdiagnose einzubeziehen. Primäre gastrointestinale Manifestationen eines Hyperkortisolismus sind selten und werden häufig an Einzelfallberichten festgemacht.

Ösophagus und Magen. Neben oropharyngealen Mykosen sind Candidamykosen im Ösophagus beobachtet worden (163). Corticoide allein weisen mit Ulcera ventriculi/duodeni in der Literatur keinen, in der Kombination mit nichtsteroidalen Antirheumatika aber einen gesicherten Zusammenhang auf (140). Für einen endogenen Cortisolexzess konnte dieser Zusammenhang jedoch nicht belegt werden. Dennoch treten Ulcera ventriculi et duodeni unter einem Hyperkortisolismus auf und werden oft, da sie symptomarm mit geringen Schmerzen und ohne klassische Zeichen der Peritonitis verlaufen, spät erkannt. Somit ist die Gefahr einer übersehenen Perforation unter Corticoidexzess eindeutig erhöht.

Dünn- und Dickdarm. Systematische Erfassungen von Dünndarmulzerationen unter Einsatz modernster endoskopischer Techniken liegen gegenwärtig noch nicht vor; sie scheinen in ihrer Häufigkeit eindeutig hinter den Folgen einer NSAR-Therapie zu stehen. Dagegen treten unter Corticoidexzessen vermehrt Kolonperforationen auf. Diese werden verstärkt bei Patienten mit manifester Divertikulose/Divertikulitis beobachtet.

Unter exogenem Cortisonexzess sind besonders (ältere) Patienten mit rheumatischen Grunderkrankungen und Vaskulitis durch eine Kolonperforation gefährdet (16, 159). Diese Erkenntnisse sind in Anbetracht eines häufig symptomarmen oder symptomfreien klinischen Bildes hilfreich.

Nebennierenrindeninsuffizienz/Morbus Addison

Bei der primären Nebenniereninsuffizienz liegt ein Cortisolmangel vor. In Mitteleuropa resultieren nur 10% der Nebenniereninsuffizienzen aus einer Tuberkulose. Die wichtigste Ursache ist heute die Autoimmunadrenalitis mit etwa 90%. Zusätzlich zu den Nebennieren können andere Organsysteme mit betroffen werden wie die Schilddrüse, Pankreas, Integument, Magenschleimhaut, Nebenschilddrüsen, Gonaden.

Symptomatik. Typische Symptome der Nebenniereninsuffizienz – bezogen auf den Magen-Darm-Trakt – stellen dar:

- Gewichtsverlust in 97%,
- Anorexie, Übelkeit und Erbrechen in 90%,
- Hypoglykämie in 50%,
- unspezifischen Abdominalschmerzen in 37%,
- Diarrhö in 20%,
- Obstipation in 19% (75).

Neben den typischen Pigmentierungen von Haut und Schleimhaut sowie der Adynamie und der Müdigkeit lenken die Hyperkaliämie in 60% der Fälle sowie eine Hyponatriämie, erhöhtes Kreatinin, niedriger Blutzucker und Anämie die Aufmerksamkeit auf eine Nebennierenunterfunktion (75).

Die typischen Leitsymptome haben bei der primären Nebenniereninsuffizienz eine Spezifität von 100%, jedoch nicht bei der sekundären und der iatrogenen Nebenniereninsuffizienz. Somit ist das Schwierigste „das daran Denken".

Diagnostik und Therapie. Zur Diagnosesicherung sollte ergänzend zum Basislabor eine Bestimmung von Cortisol und ACTH im Serum vorgenommen werden. Nach entsprechender Flüssigkeitssubstitution, Substitution mit Hydrocortison und ggf. Gabe eines Antibiotikums sowie intensivmedizinischer Überwachung in der Akutphase ist eine chronische Substitutionstherapie obligat. Diese Maßnahmen führen rasch zu einer Besserung der klinischen Symptome.

Störungen der thyreotropen Achse

Schilddrüsenhormone spielen eine wesentliche physiologische Rolle in der Regulation der normalen intestinalen und hepatischen Funktionen. Dabei ist auf den enterohepatischen Kreislauf der Schilddrüsenhormone selbst gesondert zu verweisen (76).

Hyperthyreose. Klassische Symptome der Hyperthyreose sind in der beschleunigten Darmpassage mit erhöhter Stuhlfrequenz, nicht jedoch in der vermuteten Diarrhö zu sehen. Zusätzlich sind eine verminderte Stuhlkonsistenz und Zeichen der intestinalen Malabsorption bei Hyperthyreose zu beobachten (76). Die direkte Wirksamkeit von Schilddrüsenhormonen im Gastrointestinaltrakt ist nicht belegt, vielmehr erscheinen die Effekte über eine Beteiligung des sympathischen Nervensystems vermittelt. Auf die Besonderheiten der oligosymptomatischen Altershyperthyreose mit isolierter Übelkeit und Erbrechen und fehlender Hyperphagie sowie Inappentenz ist bereits hingewiesen worden (75).

Hypothyreose. Dagegen zeigen sich bei einer Schilddrüsenunterfunktion häufiger ein hypomotiler Darm mit verlangsamter Darmpassage, ein dilatiertes Kolon und Zeichen der Obstipation. Funktionelle Darmatonien, Pseudoobstruktion und das Auftreten eines paralytischen Ileus werden in einer hypothyreoten Stoffwechsellage beschrieben (76).

Autoimmune Schilddrüsenerkrankungen. Im Rahmen der immunogenen Endokrinopathien sind eine Autoimmunthyreoiditis vom Hashimoto-Typ sowie ein Morbus Basedow gelegentlich mit anderen Autoimmunerkrankungen, die den Gastrointestinaltrakt befallen, assoziiert. Dies betrifft insbesondere die atrophische Gastritis und perniziöse Anämie (2–5%) mit dem Vitamin-B_{12}-Mangel und einer möglichen megaloblastären Anämie, darüber hinaus die Zöliakie, chronisch entzündliche Darmerkrankungen, eine chronisch agressive Hepatitis und eine primär biliäre Zirrhose (83). Insbesondere Patienten mit einem Diabetes mellitus Typ 1 zeigen in ihrem Krankheitsverlauf oft nach Jahrzehnten klinische und laborchemische Zeichen einer Mitbeteiligung anderer Organsysteme (83).

Laborbefunde. Im gastroenterologischen Routinelabor können pathologisch veränderte Labormerkmale auf eine veränderte Schilddrüsenstoffwechsellage hinweisen. So kann die Erhöhung der alkalischen Phosphatase bei einer Hyperthyreose ossär bedingt sein. Die Erhöhung der Leberwerte (Bilirubin und Transaminasen) wird gelegentlich bei Schilddrüsenfunktionsstörungen, jedoch auch zu Beginn einer Schilddrüsenhormonsubstitution beobachtet.

Insbesondere bei einer Hyperthyreose empfiehlt sich vor Therapiebeginn eine Bestimmung der Leberwerte, um Veränderungen im Rahmen der Grunderkrankung von den Nebenwirkungen der Thyreostatikatherapie unterscheiden zu können.

Lebererkrankungen. Darüber hinaus können erhöhte Leberwerte bei Hyperthyreose auch durch eine begleitende Autoimmunhepatitis bedingt sein (76). Chronische Lebererkrankungen führen wiederum zu Veränderungen der Schilddrüsenhormonkonzentration und sind bei Interpretation laborchemischer Befunde des Schilddrüsenregelkreises zu beachten. So wird im Rahmen einer Leberzirrhose die typische Veränderung im Sinne eines Low-T_3/T_4-Syndroms beobachtet. Bei Hepatitiden führt die vermehrte Bildung von Thyroxin bindendem Globulin zu einer Hyperthyroxinämie (76).

Interferon-α-Therapie. Abschließend sei auf die Auswirkungen einer interferoninduzierten Hyper- und Hypothyreose hingewiesen. Diese immunogenen Schilddrüsenstoffwechselstörungen werden durch die bei Hepatitis eingeleitete Interferon-α-Therapie verursacht. Sie kommen sowohl bei vorbestehender latenter Schilddrüsenautoimmunerkrankung als auch bei asymptomatischen Patienten vor. Vor Beginn einer derartigen Therapie sollten in jedem Fall das basale TSH und der TPO-Antikörperstatus bestimmt werden. Unter der Interferontherapie ist eine Autoimmunthyreoiditis vom Hashimoto-Typ wesentlich häufiger als ein Morbus Basedow zu beobachten. Während Letzterer ein Kriterium zum Therapieabbruch darstellt, ist bei einer Hashimoto-Thyreoiditis die Fortsetzung der Interferontherapie mit konsekutiver Inkaufnahme der Nebenwirkung einer substitutionspflichtigen Hypothyreose zu akzeptieren, da die Thyreoiditis in der überwiegenden Mehrheit der Fälle als reversibel angesehen wird (76).

Störung des Calciumhaushaltes und des Parathormonstoffwechsels

Sämtliche Formen einer Überfunktion der Nebenschilddrüsen, bei der vermehrt Parathormon ausgeschüttet wird, werden als Hyperparathyreoidismus bezeichnet. Man unterscheidet den primären Hyperparathyreoidismus von dem sekundären Hyperparathyreoidismus.

Primärer Hyperparathyreoidismus. Beim primären Hyperparathyreoidismus findet sich ein Erkrankungsgipfel in der 4. und 5. Lebensdekade. Weibliche Patienten sind gehäuft betroffen. Initial können zufällig erhobene erhöhte Serumcalciumspiegel bei symptomlosen Patienten für die Diagnose wegweisend sein.

Vor allem sollte bei unspezifischen Magen-Darm-Beschwerden sowie erhöhtem Durstempfinden (Polydipsie), vermehrter Urinausscheidung (Polyurie), Übelkeit, Erbrechen, Verstopfung, Gewichtsabnahme, Anorexie und chronischer Erschöpfung eine Hyperkalzämie in die Differenzialdiagnose einbezogen werden.

In seltenen Fällen können vaskuläre und parenchymatöse Kalzifikationen in sonographischer und Schnittbildgebung auf einen primären Hyperparathyreoidismus mit Hyperkalzämie hinweisen (113).

Sekundärer Hyperparathyreoidismus. Der sekundäre Hyperparathyreoidismus ist durch eine dauerhafte Parathormonausschüttung bei chronischer Hypokalzämie charakterisiert. Neben der wesentlichen Abgrenzung von renalen Ursachen sind intestinale Malabsorptionssyndrome im Rahmen von Morbus Crohn, Colitis ulcerosa, Morbus Whipple, chronischer Cholestase, Leberzirrhose sowie Insuffizienz der exokrinen Pankreasfunktion zu berücksichtigen. Im weiteren Verlauf zeigen sich Calcium- und Vitamin-D-Mangel. Es kommt später zu Muskelkrämpfen, Tetanien und Knochenveränderungen, die meist einer Osteomalazie zuzuordnen sind. Somit dominieren in der klinischen Symptomatik ossäre Beschwerden, selten zeigen sich Diarrhö, Gewichtsabnahme und Pruritus (162).

Diabetes mellitus

Leitsymptome. Das wesentliche Kennzeichen des Diabetes mellitus ist die Hyperglykämie, sie führt zu den charakteristischen Diabetessymptomen Durst, Polyurie, Sehstörung und Gewichtsabnahme und beeinträchtigt das Allgemeinbefinden und die Leistungsfähigkeit (75). Nur im Falle schwerster Stoffwechseldekompensationen – speziell im absoluten Insulinmangel – kommt es zur Ketoazidose, zu hypoosmolaren Zuständen, zu Störungen der Vigilanz, zur Somnolenz bis hin zum Koma oder sogar zum Tod. Bei Ko-Manifestation einer Adipositas, Dyslipidämie und arterieller Hypertonie wird vom metabolischen Syndrom gesprochen.

Diabetes mellitus wird nicht immer anhand von Blutzuckermessungen diagnostiziert, sondern oft anhand der genannten klassischen Symptome sowie der Neigung zu Infektionen und Pruritus (29, 171). Da es jedoch keine spezifischen gastroenterologischen Leitsymptome des Diabetes mellitus gibt, kommt es hier in besonderer Weise darauf an, gezielt zu untersuchen und vor allem die Frage nach Diabetes mellitus in die Anamnese einzubeziehen.

Diabetische Polyneuropathie

Symptomatik. Die diabetische Stoffwechselstörung resultiert mit einem langen Krankheitsverlauf in verschiedenartigen klinischen Bildern der diabetischen Neuropathien. Dabei ist die spezielle Pathogenese unklar und sicherlich multifaktoriell. Zu der diabetischen Polyneuropathie gehören Störungen des peripheren sensomotorischen, aber auch des autonomen Nervensystems (170). Dabei ist die diabetische Polyneuropathie abzugrenzen von der alkoholinduzierten Neuropathie (12, 13, 57, 85, 98, 99, 148). Etwa ein Drittel aller Polyneuropathien sind diabetesbedingt. Die Häufigkeit der Diagnosestellung zeigt eine Abhängigkeit vom Lebensalter und der Dauer des Diabetes mellitus, betrifft jedoch gleichermaßen Typ-1- und Typ-2-Diabetiker (11, 84, 85, 87, 93, 96, 111, 121, 148, 149, 150, 188). Die autonome Neuropathie manifestiert sich in verschiedenen Organ- und Funktionssystemen (3, 41, 64, 66, 74, 78, 185). Die wichtigsten Symptome und Organmanifestationen sind in der Tab. 7.**50** dargestellt.

Therapie gastrointestinaler Manifestationen der Neuropathie

In der Therapie der diabetischen Neuropathie muss oberster Grundsatz die Optimierung der diabetischen Stoffwechseleinstellung sein, um durch eine intensivierte Insulintherapie das Auftreten einer Neuropathie zu verhindern bzw. eine bereits bestehende Neuropathie in ihrem weiteren Progress günstig zu beeinflussen (166).

Gastroparese. Bei der manifesten autonomen Neuropathie sollte eine symptomorientierte Therapie rechtzeitig eingeleitet werden. Mit Metoclopramid und Domperidon stehen Prokinetika zur Therapie der diabetischen Gastroparese zur Verfügung (95, 116, 122, 123, 125). Der Wirkstoff Cisaprid ist aufgrund verschiedener Nebenwirkungen nicht mehr im Handel (48, 80, 147). Erwartungen werden in neue Wirkstoffe, die vom Antibiotikum Erythromycin abgeleitet sind, gesetzt (81).

Diarrhö. Die diabetesassoziierte Diarrhö ist nach Ausschluss einer bakteriellen Überwucherung und einer zeitlich begrenzten Gabe von Antibiotika wie Tetracyclinen oder Ampicillin nur selten weiter medikamentenpflichtig. In seltenen Einzelfällen wurde über den erfolgreichen Einsatz von Loperamid und Clonidin berichtet (21, 48, 52, 53, 106, 181, 182).

Tabelle 7.50 Autonome Neuropathien des Gastrointestinaltraktese (15)

Funktion	Störungen und klinische Symptome
Ösophagusmotilität	• nichtpropulsive Kontraktionen • Kontraktionsschwäche des unteren Ösophagussphinkters
Magenmotilität	• gastrale Atonie • mangelhafte Peristaltik • verzögerte Magenentleerung • klinische Symptome: Übelkeit, Erbrechen, Völlegefühl, Hypoglykämien
Gallenblasenmotilität	• Gallenblasenatonie • Cholezystolithiasis(?)
Dünndarmmotilität	• verzögerter Dünndarmtransit • bakterielle Fehlbesiedelung • Störungen der intestinalen Barrierefunktionen mit Zunahme bakterieller Infektionen • beschleunigter Dünndarmtransit mit Resorptionsstörungen • Diarrhö, Steatorrhö bei exogener Pankreasinsuffizienz
Dickdarmmotilität	• Störung des gastrokolischen Reflexes • mangelhafte Propulsion • klinische Symptome: Obstipation, Ulzeration, Megakolon, Pseudoobstipation
Anorektaler Reflexbogen	• rektale Afferenzstörung • Sphinkterschwäche • klinische Zeichen: Inkontinenz

Obstipation. Bei der diabetesassoziierten Obstipation, die bevorzugt ältere Patienten betrifft, sind volumenfördernde Maßnahmen zu bevorzugen: Insbesondere ballaststoffreiche Kost, ausreichende Flüssigkeitszufuhr sowie osmotisch wirksame Laxanzien wie Lactose sind initial einzusetzen. Bei mangelhaftem Erfolg kann zur Motilitäts- und Sekretionssteigerung der Einsatz von Bisacodyl sowie Anthrachinonen erwogen werden (26, 27, 36, 68, 106, 111, 122, 137).

Inkontinenz. Das Problem der Inkontinenz erstreckt sich in einen Graubereich der interdisziplinären Betreuung von Diabetikern. Schätzungen gehen von etwa 20% betroffener Menschen mit Stuhl- und/oder Urininkontinenz aus. Bei der Stuhlinkontinenz selbst kann ein Versuch mit Antidiarrhoika und dem Einsatz von Biofeedback-Techniken unternommen werden. Häufig sind physikalisch-therapeutische Maßnahmen wie Beckenbodentraining nach Initiierung einer Trainings- und Schulungsphase erfolgreich (63, 183).

Spezielle Diagnostik von gastrointestinalen Motilitätsstörungen

Die vielfältigen Motilitätsstörungen des Gastrointestinaltraktes können jedoch nicht nur auf den Transit der Nahrung, sondern auch auf deren Metabolisierung Auswirkungen haben (103). Der geschulte und aufmerksame Diabetiker wird Störungen in seinem Blutzuckertagesprofil rasch bemerken. Bei deren Abklärung sind Symptome der diabetischen Gastroparese, aber auch des Dumpings zu erfassen und ggf. differenzialdiagnostisch als Störungen der gastrointestinalen Motilität richtig zu bewerten (43, 120, 180). Auch Manifestationen einer sensomotorischen Neuropathie sollten in diesem Zusammenhang erfragt und ggf. mittels Stimmgabel objektiviert werden.

Quantifizierende Diagnostik. Zur speziellen Quantifizierung entsprechender Funktionsstörungen im Gastrointestinaltrakt empfehlen sich zunächst einfache bildgebende Maßnahmen, wie die Messung der Magenentleerungszeit mittels Ultraschall als planimetrisches Verfahren oder der Gallenblasenfunktionstest nach Gabe einer Reizmahlzeit unter Ultraschallkontrolle, darüber hinaus aber auch spezielle Funktionsuntersuchungen. Stellvertretend sei an dieser Stelle auf den ^{13}C-Oktanoat-Atemtest zur Bestimmung der diabetischen Gastroparese, den Hinton-Test zur Bestimmung der Transitzeit sowie spezielle manometrische Untersuchungen im Bereich des Ösophagus, der Gallenblase (einschließlich der Dokumentation einer häufig manifesten Cholezystolithiasis), aber auch im Bereich des Analsphinkters hingewiesen (17, 18, 24, 38, 39, 36, 40, 70, 88,105 133, 134, 136, 137, 138, 144, 157, 160, 177, 178, 179, 181, 190).

Gastrointestinale Infektionen bei Diabetes mellitus

Patienten mit Diabetes mellitus haben ein erhöhtes Risiko für Infektionen mit B-Streptokokken, A-Streptokokken, Salmonellen und Staphyloccocus aureus (28, 34, 156, 157, 176).

Darminfektionen. Diabetiker erleiden signifikant häufiger Salmonella-enteritidis-Infektionen, was in einer verminderten Magenazidität und einer verlängerten Transitzeit und somit erhöhten Kontaktzeit begründet ist. In die Differenzialdiagnostik infektiöser Diarrhöen bei Diabetikern ist das gehäufte Auftreten von atypischen Keimen wie Pseudomonas, Kryptosporidien, Acrobacter butzleri und Aktinomykose einzubeziehen. Der Vollständigkeit halber sei auf das Problem der bakteriellen Überwucherung nochmals hingewiesen (9, 14, 107, 131, 172, 173, 175).

Oropharyngeale Infektionen. Oropharyngeale Infektionen treten klinisch sehr variabel in Erscheinung und werden in der allgemeinmedizinischen Betreuung häufig nicht wahrgenommen (5, 20, 109, 142, 153, 158). Neben einer Hyposalivation können Sicca-Symptomatiken mit oralen Candidosen einhergehen. Die destruierende Peridontitis ist eine wesentliche oropharyngeale Infektion und unabhängiger prognostischer Risikomarker für vaskuläre Komplikationen bei metabolisch schlecht therapierten Diabetikern (20, 101, 109, 143, 154, 158).

Helicobacter-pylori-Infektionen. Die Ergebnisse bezüglich einer erhöhten Prävalenz von Helicobacter-pylori-Infektionen bei Patienten mit Diabetes mellitus sind uneinheitlich und können einen derartigen Zusammenhang nicht überzeugend belegen. Zwischen der diabetischen Gastroparese und einer Helicobacter-pylori-Infektion besteht keine signifikante Beziehung. Die Ergebnisse nach Helicobacter-pylori-Eradikation sind bezüglich des Faktors Diabetes mellitus ebenfalls uneinheitlich (6, 8, 37, 82, 86, 92, 129, 135). Gehäuft tritt bei Typ-1-Diabetikern eine Typ-A-Gastritis auf (37).

Karzinomrisiko bei Diabetes mellitus

Große epidemiologische Studien belegen signifikante Zusammenhänge zwischen langjährigem Diabetes mellitus und der Manifestation von Karzinomen in Pankreas, Kolon und Rektum sowie Leber und Endometrium (2, 31, 35, 45, 46, 69, 115, 141, 151, 167).

Kolorektales Karzinom. Das Risiko, an einem kolorektalen Karzinom zu erkranken, ist für einen Diabetiker um den Faktor 2 erhöht. Neben den zusätzlichen Lifestyle-Faktoren Übergewicht (19, 60, 62, 100, 104, 108, 117, 132, 169) und Ernährungsgewohnheiten der westlichen Industrienationen als Korrelat des Bewegungsmangelsyndroms werden Alterationen des Insulin-like Growth Factor I und dessen Bindungsproteinen vermutet (47, 68, 108). Untersuchungen in Singapur widerlegen die alleinige Bedeutung des Lifestyle-Faktors. Ein weiterer Ansatz auf molekularer Ebene beschäftigt sich mit der Wirkung des Insulins auf den Insulinrezeptor und dessen Insulinrezeptorsubstrat. Mögliche zeitgleiche proliferative Effekte des Insulins über dieselbe Rezeptorkaskade neben der Glucoseregulation werden postuliert (22, 23).

Pankreaskarzinom. Auch für das Pankreaskarzinom ist ein manifester Diabetes mellitus ein unabhängiger Risikofaktor. Bis zu 38% der Pankreaskarzinompatienten weisen einen Diabetes mellitus auf, der wiederum in 73% der Fälle neu aufgetreten war. Die Neumanifestation des Diabetes mellitus geht der Karzinomdiagnose um etwa 2 Jahre voraus. In epidemiologischen Untersuchungen wurde gezeigt, dass sich der neu manifestierte Diabetes mellitus im Rahmen eines Pankreaskarzinoms über die Ausprägung der Insulinresistenz entwickelt und nicht als eigenständiger Risikofaktor in der Karzinogenese zu betrachten ist (7, 42, 49, 54, 55, 56, 89).

Gastrointestinale Organveränderungen

Nichtalkoholische Fettleber. Der Diabetes mellitus führt zu Hepatopathien, wobei die Leberverfettung die häufigste Veränderung darstellt.

Insbesondere übergewichtige Diabetiker mit unbefriedigender Stoffwechseleinstellung neigen zur Ausprägung einer nichtalkoholischen Fettleber.

Die Fettleber entsteht auf dem Boden einer gesteigerten Lipolyse mit erhöhtem Fettsäureangebot der Leber. Zur Diagnosesicherung wird nach sonographischer Bildgebung sowie laborchemischer Beschreibung und Abgrenzung zu anderen Hepatopathien eine Leberbiopsie initiiert. Die nichtalkoholische Steatohepatitis ist mit der Manifestation des Insulinresistenzsyndroms eng assoziiert und betrifft bereits Patienten mit erhöhter Nüchternglucose, isolierter arterieller Hypertonie sowie Patientinnen mit polyzystischen Ovarien (51, 73, 139, 184).

Lebererkrankungen und Glucosestoffwechsel. Chronische Lebererkrankungen führen wiederum zu Alterationen des Blutzuckerstoffwechsels. Leberzirrhotiker haben in 60–80% einen pathologischen Glucosetoleranztest und in 10 –50% einen manifesten Diabetes mellitus. Möglicherweise führen erhöhte Somatostatinspiegel zu einer peripheren Insulinresistenz. Ergänzend sei auf den Zusammenhang von Leberparenchymschädigung und -zirrhose sowie Diabetes mellitus bei Patienten mit Hämochromatose hingewiesen (30, 33, 44, 124, 168). Bei chronischer Hepatitis-C-Infektion ist die Prävalenz des Diabetes mellitus ebenfalls erhöht (128, 130). Unter Interferon-α-Therapie wurde eine Neumanifestation des Diabetes mellitus beschrieben. Eine bestehende diabetische proliferative Retinopathie kann sich unter Interferongabe verschlechtern (25, 94, 97).

Endokrines und exokrines Pankreas. Der funktionelle Zusammenhang zwischen endokrinem und exokrinem Pankreas ist sowohl auf molekularer und zellulärer Ebene als auch durch Tierexperimente gut belegt und soll hier nicht Gegenstand der vorliegenden Abhandlung sein. Dennoch belegen auch zahlreiche klinische Beobachtungen diesen Zusammenhang. So führen chronische kalzifizierende Pankreatitiden häufig zu einem Diabetes mellitus. Dabei gestaltet sich die Einstellung des pankreatobriven Diabetes mellitus mit häufig labilen Blutzuckerwerten und Hypoglykämien als schwierig, insbesondere unter zusätzlichem Alkoholkonsum (59, 71, 72, 102, 110, 127, 155).

Sonderformen des pankreatobriven Diabetes mellitus bei fibrokalkulöser Pankreatitis und chronischer kalzifizierender Pankreatitis sowie mitochondrialem Diabetes mellitus und Pankreatitis beim MELAS-Syndrom, bei der Mukoviszidose sowie bei endokrinen intestinalen Tumoren sollen hier nur Erwähnung finden. Dabei imponieren häufig die Symptome der exokrinen Pankreasinsuffizienz (161, 164).

Veränderungen der Kolonschleimhaut. In der Pathogenese der diabetischen Enteropathie sind die wesentlichen Erkenntnisse bereits angeführt worden. Zusätzlich sollen ultrastrukturelle Veränderungen der Kolonschleimhaut mit verdickter subepithelialer Kollagenschicht sowie seltener manifesten intestinalen Metaplasien zu Diarrhö führen (90, 119).

Zöliakie. Insbesondere Typ-1-Diabetiker zeigen ein gehäuftes Auftreten der Zöliakie (4, 83, 112, 146). Die wird sowohl durch endoskopische als auch histologische Untersuchungen sowie serologische Bestimmungen belegt. Diesen Zusammenhang weisen auch asymptomatische Verwandte 1. Grades von Typ-1-Diabetikern auf. Je nach Methode liegt die Prävalenz der Zöliakie bei Diabetikern um 2,6–10%.

Noch immer ist die Biopsie aus den tiefen Duodenum/Jejunum in der Zöliakiediagnostik Goldstandard; ergänzt um die Bestimmung der Antigliadin- und Endomysium-Antikörper bietet sie eine fast 100%ige Sensitivität und Spezifität (1, 32, 61, 79, 83, 114, 165).

FAZIT FÜR DIE PRAXIS

- Klassische gastrointestinale Symptome der Hyperthyreose sind die beschleunigte Darmpassage mit erhöhter Stuhlfrequenz sowie eine verminderte Stuhlkonsistenz und Zeichen der intestinalen Malabsorption, wohingegen sich bei einer Hypothyreose häufig ein hypomotiler Darm mit verlangsamter Darmpassage, ein dilatiertes Kolon und Zeichen der Obstipation zeigen.
- Bei unspezifischen Magen-Darm-Beschwerden sowie erhöhtem Durstempfinden (Polydipsie), vermehrter Urinausscheidung (Polyurie), Übelkeit, Erbrechen, Verstopfung, Gewichtsabnahme, Anorexie und chronischer Erschöpfung sollte differenzialdiagnostisch auch an eine Hyperkalzämie bzw. einen primären Hyperparathyreoidismus gedacht werden.
- Die neuropathischen Manifestationen diabetischer Spätschäden betreffen auch den Gastrointestinaltrakt. In der Prophylaxe und Therapie der diabetischen Neuropathie steht die Optimierung der diabetischen Stoffwechselein-

stellung an erster Stelle, um durch eine intensivierte Insulintherapie das Auftreten einer Neuropathie zu verhindern bzw. eine bereits bestehende Neuropathie in ihrem weiteren Progress günstig zu beeinflussen.
- Diabetiker haben ein erhöhtes Risiko für gastrointestinale Infektionen, Karzinome in Pankreas, Kolon und Rektum sowie Leber und Endometrium und für Hepatopathien (nichtalkoholische Fettleber).
- Insbesondere intestinale Motilitätsstörungen sind häufig Ausschlussdiagnosen. Daher ist bei ihrer Abklärung auch immer die Frage nach einem möglichen Diabetes mellitus und Endokrinopathien in Anamnese und Diagnostik einzubeziehen.

7.7 Vaskulitis und Verdauungsorgane

F. Hiepe, G.-R. Burmester

EDITORIAL **Die Vaskulitiden imponieren als heterogene, facettenreiche Krankheitsbilder. Bei der Systematik der Vaskulitiden wird zwischen den primären (idiopathischen) und den sekundären Formen unterschieden. Letztere finden sich bei ganz unterschiedlichen Erkrankungen.**

Definition und Klassifikation

Die Vaskulitis ist eine entzündliche Erkrankung der Blutgefäße mit einer infektiösen oder nichtinfektiösen Genese, die systemisch oder isoliert (begrenzt auf ein Organ) auftreten kann.

Die Einteilung der primären Vaskulitiden erfolgt unter Berücksichtigung des Befallmusters der Blutgefäße (Tab. 7.**51**). Sekundäre Vaskulitiden finden sich bei verschiedenen Erkrankungen. Hierzu gehören Infektionen, Kollagenosen, medikamentös bedingte Ursachen, Malignome, Vaskulitis nach Organtransplantation und Pseudovaskulitissyndrome bei Myxom oder Endokarditis.

Pathogenese

Die Ätiologie der primären Vaskulitiden ist weitgehend unbekannt. Zur Pathogenese (insbesondere der ANCA-assoziierten Vaskulitiden) konnten in den letzten Jahren jedoch erhebliche Fortschritte erzielt werden.

Aus immunpathogenetischer Sicht ist zu unterscheiden zwischen (Tab. 7.**52**):
- der Komplement verbrauchenden Immunkomplexvaskulitis,

Tabelle 7.51 Einteilung der primären Vaskulitiden nach der Chapel Hill Consensus Conference 1993

Vaskulitis der großen Gefäße
• Riesenzellarteriitis (Arteriitis temporalis) • Takayasu-Arteriitis
Vaskulitis der mittelgroßen Gefäße
• klassische Panarteriitis nodosa (PAN) • Morbus Kawasaki
Vaskulitis der kleinen Gefäße
• Wegener-Granulomatose (WG) • Churg-Strauss-Syndrom (CSS) • mikroskopische Polyangiitis (MPA) • Purpura Schoenlein-Henoch • essenzielle kryoglobulinämische Vaskulitis • kutane leukozytoklastische Vaskulitis

Tabelle 7.52 Pathogenetische Mechanismen bei Vaskulitiden

Immunkomplexvaskulitis
• klassische Panarteriitis nodosa • Purpura Schoenlein-Henoch • Kollagenosen (SLE, Sjögren-Syndrom)
ANCA-assoziierte pauziimmune Form
• Wegener-Granulomatose • mikroskopische Polyangiitis • Churg-Strauss-Vaskulitis
Riesenzellarteriitis (T-Zell-vermittelt)
• Takayasu-Arteriitis • Riesenzellarteriitis temporalis

- der ANCA-assoziierten, pauziimmunen Vaskulitis, die keine Immunkomplexablagerungen in der Gefäßwand aufweist, und
- der granulomatösen Riesenzellarteriitis, die mit mononukleären Zellinfiltraten der Gefäßwand (T-Zell-vermittelte, granulomatöse Vaskulitis) einhergeht.

Immunkomplexvaskulitis. Die Rolle zirkulierender Immunkomplexe (Antigen-Antikörper-Komplexe) bei der Entstehung einer Immunkomplexvaskulitis, die immunhistologisch nachweisbar ist, ist unumstritten. Der Nachweis von erhöhten Immunkomplexkonzentrationen im Serum ist jedoch nicht gleichbedeutend mit einer Vaskulitis. Die pathogenetische Bedeutung der zirkulierenden Immunkomplexe hängt von Größe, Ladung, Zusammensetzung und Komplementaktivierung, Störungen von Immunkomplex-Clearence-Mechanismen sowie von zusätzlichen Gefäßnoxen (mechanischer oder hydrostatischer Druck auf die Gefäßwände) ab.

Pauziimmune Vaskulitis. Die pauziimmunen Formen sind serologisch häufig durch den Nachweis von ANCA (antineutrophile zytoplasmatische Antikörper) und das Fehlen von Immunkomplexablagerungen in der Immunhistologie charakterisiert. Als Zielantigen für die cANCA, die ein zytoplasmatisches Fluoreszenzmuster aufweisen, gilt die Proteinase 3 (PR3), für die pANCA mit ihrem perinukleären Fluoreszenzmuster das Enzym Myeloperxidase (MPO). Nach gegenwärtigen Vorstellungen kommt es unter dem Einfluss proinflammatorischer Zytokine (TNFα, IL-1) zur Translokation der primär intrazellulär gelegenen Zielantigene auf der Zytoplasmamembran der neutrophilen Granulozyten. Gleichzeitig induzieren diese Zytokine eine Expression von Adhäsionsmolekülen auf den Granulozyten und Endothelzellen. Über die Adhäsionsmoleküle können sich die Granulozyten an die Endothelzellen anheften. Dies führt zu einem abgeschotteten Bereich zwischen Granulozyt und Endothelzelle. Die zirkulierenden ANCA wiederum aktivieren den adhärenten Granulozyten, der die Zielantigene auf der Zelloberfläche exprimiert hat. Als Folge dieser Aktivierung kommt es zur Freisetzung lysosomaler Enzyme und Bildung toxischer Sauerstoffradikale, die in dem abgeschotteten Bereich zwischen Granulozyt und Endothel, der Antiproteasen nicht zugänglich ist, zur Endothelzellschädigung führen. Als typisches Beispiel für diesen Pathomechanismus gilt die Wegener-Granulomatose.

Riesenzellarteriitiden. T-Zell-Reaktionen werden hingegen insbesondere bei den Riesenzellarteriitiden für die Gefäßschädigung verantwortlich gemacht.

Generelles klinisches Bild

Oftmals sind die ersten Symptome einer Vaskulitis uncharakteristisch. Indirekte klinische Hinweise für eine systemische Vaskulitis sind Allgemeinsymptome wie Fieber, Gewichtsverlust, Nachtschweiß und Leistungsinsuffizienz. Nicht selten kommen rheumatische Beschwerden in Form von Arthralgien und Myalgien vor. Die für die verschiedenen Vaskulitiden charakteristischen Leitsymptome treten häufig erst später in Erscheinung. Die Symptomatik hängt dabei wesentlich von dem befallenen Gefäßtyp und den Organmanifestationen ab.

Der Befall der kleinen Gefäße kann u. a. als Episkleritis, Hörsturz, Hämoptysen, Meläna, Mikrohämaturie, Proteinurie, Mono- und Polyneuritis, palpable Purpura und Perimyokarditis in Erscheinung treten. Infarkte von Herz, Hirn, Niere, Darm und Extremitäten sowie Mikroaneurysmen sind Ausdruck des Befalls der mittelgroßen Gefäße. Der Befall der großen Gefäße führt zu Stenosierungen, die je nach Lokalisation entsprechende Symptome hervorrufen.

Die Verdauungsorgane sind bei den verschiedenen Vaskulitiden in unterschiedlichem Maße betroffen.

Diagnostik

Eine gezielte und sorgfältig durchgeführte Anamnese sowie eine umfassende körperliche Untersuchung bilden die entscheidende Grundlage für das weitere diagnostische Vorgehen.

Laborparameter. Bei den Laborparametern sollten die unspezifischen Entzündungszeichen wie starke Erhöhung von BSG und CRP sowie Leuko- und Thrombozytose an eine systemische Vaskulitis denken lassen. Relevante Parameter für die Diagnosestellung sind ANCA (PR3-ANCA und MPO-ANCA), Eosinophile im Differenzialblutbild, Gesamt-IgE, HBs-Antigen und Kryoglobuline (Tab. 7.**53**). Bei den ANCA lassen sich mittels der indirekten Immunfluoreszenz zwei Haupttypen unterscheiden, die entweder durch ein zytoplasmatisches (cANCA) oder ein perinukleäres (pANCA) Muster charakterisiert sind. Als Zielantigen für die cANCA konnte die Proteinase 3 aus den primären Granula von Neutrophilen identifiziert werden. Die Myeloperoxidase ist dagegen zu 40% das Zielantigen für die pANCA, Atypische xANCA oder pANCA können bei verschiedenen entzündlichen gastrointestinalen Erkrankungen wie Colitis ulcerosa, Autoimmunhepatitis oder primärer sklerosierender Cholangitis vorkommen (Tab. 7.**54**).

ANCA-Testung. Entsprechend der internationalen Empfehlung zum Ablauf der ANCA-Testung sollten diese zunächst mittels der indirekten Immunfluoreszenztechnik nachgewiesen werden. Während für die Wegener-Granulomatose ein cANCA typisch ist (Abb. 7.**25**), werden perinukleäre pANCA häufiger bei der mikroskopischen Polyangiitis nachgewiesen (Abb. 7.**26**). Erst bei positivem ANCA-Nachweis in der indirekten Immunfluoreszenz sollte anschließend mittels ELISA die Reaktivität gegen Proteinase 3 (PR3) oder Myeloperoxidase (MPO) getestet werden.

Tabelle 7.53 Laborparameter bei Vaskulitiden und ihre differenzialdiagnostische Bedeutung

Laborparameter	Hinweis auf
Diagnoseassoziiert	
• PR3-ANCA	Wegener-Granulomatose
• MPO-ANCA	mikroskopische Polyangiitis
• Bluteosinophilie, IgE erhöht	Churg-Strauss-Vaskulitis
• Kryoglobuline	essenzielle kryoglobulinämische Vaskulitis
• ANA	Kollagenosen
• Anti-dsDNA	SLE
• Anti-C1q	hypokomplementämische urtikarielle Vaskulitis
Aktivitätsassoziiert	
• BSG-Erhöhung	alle primären Vaskulitiden
• CRP-Erhöhung	alle primären Vaskulitiden
• Leuko- und/oder Thrombozytose	alle primären Vaskulitiden
• Leuko- und/oder Thrombopenie	SLE, Sjögren-Syndrom
• Faktor-VIII-assoziiertes Antigen	alle primären Vaskulitiden
• Komplementverbrauch	Immunkomplexvaskulitis, hypokomplementämische urtikarielle Vaskulitis
• Anti-Endothelzell-Antikörper	Wegener-Granulomatose, Takayasu-Arteriitis
• Anti-dsDNA	SLE
Organbezogen	
• nephritisches Sediment	Nierenbeteiligung
• Proteinurie	Nierenbeteiligung
• Serumkreatinin	Nierenbeteiligung
• AP, GOT, GPT	Leberbeteiligung
• Amylase, Lipase erhöht	Pankreasbeteiligung
• CK erhöht	Myositis

Tabelle 7.54 Diagnostische Bedeutung der ANCA-Subtypen (nach Gross und Kallenberg u. Mitarb.)

Akronym	Zielantigen	Diagnose	Vorkommen (%)
cANCA	Proteinase 3 (PR3)	WG PAN MPA	60 – 100 bis 10 bis 10
pANCA	Myeloperoxidase (MPO)	MPA RPG CSS	60 – 100 60 – 100 10 – 20
Atypische xANCA oder pANCA	Lactoferrin, Lysozym, Cathepsin G	Colitis ulcerosa Morbus Crohn Autoimmunhepatitis PSC PBC	75 20 75 60 – 85 30

PSC: primär sklerosierende Cholangitis, PBC: primär biliäre Zirrhose, WG: Wegener-Granulomatose, MPA: mikroskopische Polyangiitis, CSS: Churg-Strauss-Syndrom, PAN: Panarteriitis nodosa, RPG: rapid progressive Glomerulonephritis

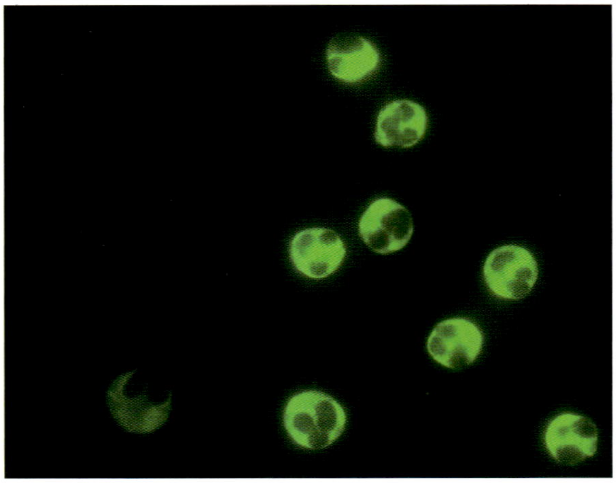

⊠ **Abb. 7.25** Antineutrophile zytoplasmatische Antikörper mit zytoplasmatischem Muster (cANCA) in der indirekten Immunfluoreszenz an ethanolfixierten neutrophilen Granulozyten.

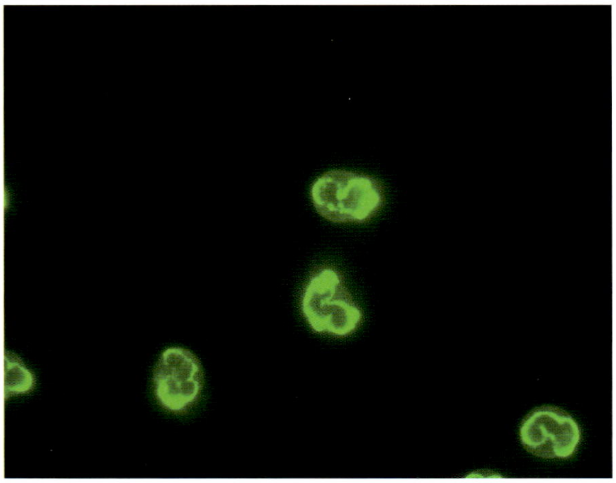

⊠ **Abb. 7.26** Antineutrophile zytoplasmatische Antikörper mit perinukleärem Muster (pANCA) in der indirekten Immunfluoreszenz an ethanolfixierten neutrophilen Granulozyten.

→ **Krankheitsaktivität.** Für die Beurteilung der Krankheitsaktivität sind unter Berücksichtigung des Vaskulitistyps neben den unspezifischen Entzündungsparametern das Faktor-VIII-assoziierte Antigen, von Willebrand-Antigen, die Titer der ANCA, der Antiendothelzellantikörper sowie Komplementfaktoren C3 und C4 von Bedeutung (Tab. 7.**53**).

Nach Möglichkeit ist eine histologische Sicherung der Diagnose anzustreben. Die vom American College of Rheumatology (ACR) erarbeiteten diagnostischen Klassifikationskriterien erleichtern bei vielen Vaskulitiden die diagnostische Zuordnung.

Therapie

Die Therapie hängt von Akuität, Schwere, Ausmaß der Organmanifestationen und Prognose der jeweiligen Erkrankung ab. Einen hohen Stellenwert besitzen dabei Glucocorticoide und Immunsuppressiva. Ausreichende Therapiestudien liegen insbesondere bei den ANCA-assoziierten Vaskulitiden Wegener-Granulomatose, Churg-Strauss-Syndrom und mikroskopische Polyangiitis vor.

Es wird zwischen einer Remissionsinduktion (Tab. 7.**55**) und einer remissionserhaltenden Therapie (Tab. 7.**56**) unterschieden. Insbesondere bei schweren systemischen Vaskulitiden ist eine hoch dosierte Therapie mit Cyclophosphamid zur Remissionsinduktion indiziert.

→ **Remissionsinduktion.** Üblicherweise erfolgt diese Therapie nach dem Fauci-Schema (Fauci u. Mitarb. 1983). Die Cyclophosphamiddosierung bei einer aktiven systemischen Vaskulitis beträgt 2 mg/kg KG/Tag per os, bei rapid-progressiven Verlaufsformen 3 – 4 mg/kg KG/Tag, wobei sich die Dosis an der Leukozytenzahl orientiert. Die Dosierung ist außerdem der Nierenfunktion anzupassen. Unter dieser Therapie erreicht die Mehrzahl der Patienten eine Remission. Der Einsatz von Cyclophosphamid ist jedoch aufgrund therapiebedingter Komplikationen limitiert. Neuere Studien der European Vasculitis Study Group belegen, dass eine Cyclophosphamidtherapie über 3 – 6 Monate im Vergleich zu einer 12-monatigen Therapiedauer gleichwertige Wirksamkeit erbringt, wenn anschließend eine Erhaltungstherapie mit Azathioprin erfolgt. Eine kürzere Therapiedauer reduziert die kumulative Cyclophosphamiddosis. Dies ist auch durch eine i. v. Cyclophosphamidbolustherapie in 2- bis 4-

Tabelle 7.55 Therapieempfehlungen zur Remissionsinduktion (1)

Therapie	Dosis	Grad der Evidenz	Grad der Empfehlung
Cyclophosphamid (Dauertherapie)*	2 mg/kg KG/Tag p. o.	Ib (WG, MPA) III (CSS)	A (WG, MPA) C (CSS)
Cyclophosphamid (Bolustherapie)*	15 – 20 mg/kg KG i. v. alle 15 – 21 Tage	Ia (WG, MPA) III (CSS)	A (WG, MPA) C (CSS)
Methotrexat*	0,3 mg/kg KG/Woche i. v.	Ib (WG, MPA) IIb (CSS)	A (WG, MPA) B (CSS)

* plus Prednisolon (beginnend mit 1 mg/kg KG/d)

Tabelle 7.56 Empfehlungen zur remissionserhaltenden Therapie* (1)

Therapie	Dosis	Grad der Evidenz	Grad der Empfehlung
Azathioprin	2 mg/kg KG/Tag p. o.	Ib (WG, MPA)	A (WG, MPA)
Methotrexat	0,3 mg/kg KG/Woche i. v./p. o.	Ib (WG)	A (WG)
Leflunomid	20 – 30 mg/Tag	Ib (WG)	A (WG)
Mycophenolat Mofetil	2 g/Tag	IIc (WG, MPA)	B (WG, MPA)

* Prednisolon sollte bei der Umstellung auf die remissionserhaltende Therapie nicht über 7,5 mg/Tag liegen

Tabelle 7.57 Biologika bei Vaskulitiden (7)

Vaskulitis	Standardtherapie	In Untersuchung	Nicht effektiv
Riesenzellarteriitis	–	Infliximab, Etanercept	–
Takayasu-Arteriitis	–	Infliximab	–
Hepatitis-B-assoziierte PAN	–	Interferon-α, Lamivudin	–
Morbus Kawasaki	–	Infliximab	–
Wegener-Granulomatose	–	Rituximab	Etanercept
Mikroskopische Polyangiitis	–	Rituximab	–
Churg-Strauss-Syndrom	–	Interferon-α	–
Rheumatoide Vaskulitis	–	Infliximab	–
Hepatitis-C-assoziierte kryoglobulinämische Vaskulitis	Interferon-α, Ribavirin	PEG-Interferon-α, Rituximab	–
Morbus Behçet	–	Infliximab, Etanercept, Interferon-α	–

wöchigen Abständen erreichbar. Die Bolustherapie scheint zumindest bei nicht organ- oder lebensbedrohlichen Manifestationen der oralen Dauertherapie hinsichtlich Wirksamkeit gleichwertig zu sein. Bei nicht lebensbedrohlichen Organmanifestationen kann auch eine Remissionsinduktion mit Methotrexat (0,3 mg/kg KG pro Woche) erzielt werden (Tab. 7.**55**).

Unter Remission versteht man, dass keine Hinweise für eine neu aufgetretene oder zunehmende entzündliche Organbeteiligung bestehen. Nach Erreichen einer Remission sollte die Therapie mit einem weniger toxischen Immunsuppressivum fortgesetzt werden. Generell eignen sich hierfür Azathioprin, Methotrexat und Leflunomid.

Remissionserhaltende Therapie. Zum Zeitpunkt der Umstellung auf eine remissionserhaltende Therapie sollte der tägliche Glucocorticoidbedarf des Patienten nicht über 7,5 mg Prednisolon liegen, da ansonsten das Risiko für Frührezidive (innerhalb der ersten 6 Monate) deutlich erhöht ist.

Wenn die Remission durch Methotrexat induziert wurde, kann die Therapie unverändert als remissionserhaltende Therapie fortgesetzt werden. Wurde die Remission mittels des Fauci-Schemas erzielt, stehen anschließend mehrere Immunsuppressiva zur Remissionserhaltung zur Verfügung. Die frühzeitige Umstellung (nach 3 – 6 Monaten) von Cyclophosphamid auf eine remissionserhaltende Therapie mit Azathioprin (2 mg/kg KG) scheint gleich effektiv wie eine prolongierte Cyclophosphamidtherapie zu sein. Im direkten Vergleich gegenüber Methotrexat wies Azathioprin bei der Remissionserhaltung keine eindeutige Überlegenheit auf, zeigte aber weniger nebenwirkungsbedingte Therapieabbrüche. Auch Leflunomid (30 mg/Tag) eignet sich zur Remissionserhaltung. Der Stellenwert von Mycophenolat Mofetil bei der remissionserhaltenden Therapie kann noch nicht abschließend beurteilt werden.

Therapierefraktäre Verläufe. Bei therapierefraktären Verläufen liegen erste Erfahrungen mit Biologika wie TNF-Blockern und Depletion der B-Lymphozyten durch monoklonale Anti-CD20-Antikörper vor (Tab. 7.**57**). Eine weitere Option bei refraktären Patienten mit lebensbedrohlichen Organmanifestationen ist die autologe Stammzelltransplantation.

Krankheitsbilder im Einzelnen

Takayasu-Arteriitis

Definition. Die Takayasu-Arteriitis ist eine granulomatöse Entzündung der Aorta und ihrer Hauptäste. Die Erkrankung, die in Mitteleuropa selten ist, befällt vor allem junge Frauen.

Klinisches Bild. Die Symptomatik als Folge der Ischämie hängt entscheidend von der jeweils veränderten Gefäßregion ab.

Stenosierungen im Bereich des Abgangs der A. mesenterica führen zu einer chronischen Darmischämie, die Angina abdominalis, Malabsorption und Malassimilation zur Folge hat.

Diagnostik. Die Diagnostik erfolgt durch den angiographischen und duplexsonographischen Nachweis singulärer oder multipler Gefäßstenosierungen und/oder Gefäßokklusionen im Bereich der Aorta und ihrer Hauptäste. Zunehmend werden CT/MRT mit 3-D-Rekonstruktion und PET eingesetzt. Oft sind Anti-Endothelzell-Antikörper feststellbar.

Die Klassifikationskriterien für die Takayasu-Arteriitis sind in der Tab. 7.**58** aufgeführt.

Therapie. Die Therapie richtet sich nach dem Entzündungsstadium. In der akuten Phase sind Glucocorticoide indiziert. Der Wert einer erweiterten immunsuppressiven Therapie ist bisher nicht belegt. Immunsuppressiva werden bei nicht ausreichender Wirksamkeit der Glucocorticoide gegeben. Bei therapierefraktären Patienten können Biologika (TNF-Blocker) eine Option darstellen. Vereinzelt wurde auch die autologe Stammzelltransplantation erfolgreich angewandt. In der chronischen Phase besteht das therapeutische Ziel in der Rekonstruktion und/oder Rekanalisation stenosierter bzw. verschlossener Gefäßabschnitte. Dies sollte durch antikoagulative und rheologische Maßnahmen unterstützt werden.

Tabelle 7.58 Kriterien des American College of Rheumatology (ACR) für die Klassifikation der Takayasu-Arteriitis (Arend et al. 1990)

1. Alter bei Krankheitsbeginn unter 40 Jahre
2. Claudicatio intermittens der Extremitäten (bewegungsabhängige Muskelbeschwerden mindestens einer Extremität, insbesondere der Arme)
3. Abgeschwächte Pulsation der A. radialis und/oder A. ulnaris
4. Systolische Blutdruckdifferenz von mehr als 10 mm Hg zwischen beiden Armen
5. Auskultierbare Gefäßgeräusche über der A. subclavia (ein- oder beidseits) oder über der Aorta abdominalis
6. Arteriographischer Nachweis typischer Gefäßveränderungen der Aorta, der aortalen Äste oder großer Arterien der proximalen oberen oder unteren Extremitäten (meist fokal-segmentale, stenosierende oder okklusierende Veränderungen), die nicht auf Arteriosklerose oder fibromuskuläre Dysplasie oder ähnliche Ursachen zurückzuführen sind

Das Vorliegen von mindestens 3 dieser 6 Kriterien macht das Vorliegen einer Takayasu-Arteriitis wahrscheinlich. Es besteht eine Sensitivität von 90,5 % und eine Spezifität von 97,8 % bei der Abgrenzung von anderen Vaskulitiden.

Riesenzellarteriitis (Morbus Horton, Arteriitis temporalis)

Definition. Die Arteriitis temporalis ist definiert als granulomatöse Arteriitis der Aorta und ihrer Hauptäste mit Bevorzugung der extrakraniellen Äste der A. carotis. Oft ist die A. temporalis beteiligt. Gefürchtete Komplikation ist die Erblindung infolge der Beteiligung der zentralen Augenarterie.

Die Riesenzellarteriitis ist die häufigste der primären systemischen Vaskulitiden in Westeuropa und Nordamerika. Sie tritt selten bei Patienten unter 50 Jahren auf.

Klinisches Bild. Oftmals beginnt die Erkrankung plötzlich. Ein wichtiges Leitsymptom ist der Kopfschmerz, meist im Bereich der Temporalarterien. Hinzu kommt oft eine Schmerzhaftigkeit der Kopfhaut. Eine Claudicatio-Symptomatik der Kaumuskulatur ist ebenfalls nicht selten. Sehstörungen weisen auf eine Beteiligung der A. ophthalmica hin. Gefürchtet ist der totale Sehverlust.

Als gastrointestinale Manifestation der Riesenzellarteriitis ist ein Mesenterialinfarkt möglich. Weiter wurde eine granulomatöse Hepatitis mit erhöhten Transaminasen und erhöhter alkalischer Phosphatase beschrieben. Die Riesenzellarteriits ist oft mit einer Polymyalgia rheumatica assoziiert.

Diagnostik. Die histologische Sicherung ist dringend zu empfehlen. Hierzu erfolgt eine Biopsie der A. temporalis. Als bildgebendes Verfahren eignet sich insbesondere der Farbduplex („HALO“-Phänomen). Zunehmend wird die PET eingesetzt, die sich auch für Verlaufsuntersuchungen eignet. Zur Klassifizierung einer Riesenzellarteriitis existieren ACR-Kriterien (Tab. 7.**59**).

Tabelle 7.59 ACR-Kriterien (1990) zur Klassifizierung der Riesenzellarteriitis temporalis (gefordert mindestens 3 der 5 Kriterien)

1. Alter über 50 Jahre bei Auftreten der Krankheit
2. Neu auftretende Kopfschmerzen
3. Deutlich erhöhte BSG
4. Klinische Symptomatik der Temporalarterien (Pulslosigkeit, Druckschmerz)
5. Typische Histologie

Therapie. Glucocorticoide sind die Therapie der Wahl. Begonnen wird mit einer Prednisolondosis von 60 – 80 mg/d, um eine Erblindung zu verhindern. Einige Autoren empfehlen eine initiale Bolustherapie mit 500 – 1000 mg/d Methylprednisolon i. v. über 3 – 5 Tage. Eine Reduktion der Glucocorticoiddosis um 10 – 20% in 2-wöchigen Abständen ist gängige Praxis; sie sollte jedoch von der Klinik und den Aktivitätsparametern abhängig gemacht werden. Die Mehrzahl der Patienten benötigt eine Glucocorticoidtherapie von mindestens 2 Jahren. Längere Behandlungsdauern von 4 und mehr Jahren sind nicht auszuschließen. Zur Einsparung der Glucocorticoide können Methotrexat, Azathioprin, Ciclosporin A, Dapsone und Cyclophosphamid gegeben werden.

Panarteriitis nodosa

Definition. Die klassische Panarteriitis nodosa (PAN) ist eine systemische nekrotisierende Vaskulitis der kleinen und mittleren Arterien, vor allem der Nieren-, Mesenterial- und Muskelgefäße sowie der Vasa nervorum.

Klinisches Bild. Das klinische Bild ist sehr variabel und wird von den Organmanifestationen bestimmt. Häufig bestehen Arthralgien und Myalgien.

Im Rahmen der Panarteriitis nodosa können Magen-Darm-Ulzera und schwere gastrointestinale Hämorrhagien auftreten. Die Beteiligung der Mesenterialgefäße kann zu Ischämie bzw. Mesenterialinfarkt mit Darmperforation unter dem klinischen Bild eines akuten Abdomens führen.

Tabelle 7.60 Klassifikationskriterien des American College of Rheumatology (ACR) für die klassische Panarteriitis nodosa (nach Ligthfoot et al. 1990)

1. Gewichtsverlust von mehr als 4 kg, Allgemeinsymptome
2. Livedo reticularis
3. Hodenschmerz und -schwellung
4. Myalgien, muskuläre Schwäche, Druckschmerz der Beinmuskulatur
5. Mono- oder Polyneuropathie oder Mononeuritis multiplex, ZNS-Symptome
6. Hypertonus (diastolischer Blutdruck > 90 mm Hg)
7. Serumkreatinin > 150 mg/l (130 µmol/l) oder Serumharnstoff > 600 mg/l (10 nmol/l)
8. HBV-Carrier-Status (HBs-Ag oder Anti-HB-IgG)
9. Arteriographische Befunde: Aneurysmen, Verschlüsse
10. Typische Histologie von kleinen oder mittleren Arterien mit Gefäßwand infiltrierenden polymorphkernigen neutrophilen Granulozyten

Das Vorhandensein von 3 der 10 Kriterien macht das Vorliegen einer Panarteriitis nodosa wahrscheinlich (Sensitivität 82,2%, Spezifität 86,6%).

Eine Cholezystitis, ausgelöst durch eine Arteriitis, ist bei diesem Krankheitsbild nicht so selten. Auch Fallberichte über die Ruptur eines intrahepatischen Aneurysmas oder die Entwicklung einer Pankreaspseudozyste liegen vor.

Diagnostik. Das HBs-Antigen ist bei 10 – 30% der Patienten nachweisbar. Autoantikörper als spezifische Marker der Erkrankung sind nicht bekannt. Die antinukleären Antikörper (ANA) in niedrigem Titer und die pANCA sind selten positiv. Auch Rheumafaktoren und Kryoglobuline können nachweisbar sein. Die Beteiligung des peripheren Nervensystems sollte mittels Elektromyogramm objektiviert werden. Eine Biopsie ist aus einem betroffenen Bereich zu entnehmen. Die charakteristischen multiplen Aneurysmen bis zu einer Größe von 1 cm an den betroffenen mittleren Arterien können angiographisch (Zöliakographie, Nierenangiographie) und auch farbdopplersonographisch dargestellt werden. In der Tab. 7.**60** sind die Klassifikationskriterien für die Erkrankung zusammen gestellt.

Therapie und Prognose. Unbehandelt hat die PAN mit einer Mortalität von 90% innerhalb der ersten 5 Jahre eine sehr schlechte Prognose, die durch die Glucocorticoid- und Immunsuppressivatherapie wesentlich verbessert werden konnte. Bei Hepatitis-B-assoziierter PAN liegen auch Erfahrungen mit Interferon-α und Lamivudin vor. Auch die Kombination von Plasmapherese mit einer antiviralen Therapie wird diskutiert. Prognostisch ungünstige Faktoren sind renale und gastrointestinale Komplikationen, Kardiomyopathie und ein Alter von über 50 Jahren.

Morbus Kawasaki

Morbus Kawaski ist eine systemische Vaskulitis, definiert als hochfieberhafte Erkrankung des Kleinkindesalters unbekannter Ätiologie mit polymorphem Exanthem, Palmar- und Plantarerythem, Schleimhautbeteiligung, schmerzhaften zervikalen Lymphknotenschwellungen und häufigen kardiovaskulären Manifestationen (Koronaritis mit Aneurysmabildung, Myokardinfarkt).

Die Erkrankung betrifft bevorzugt Knaben im Alter unter 5 Jahren. Sie ist häufiger in Südostasien und bei der afrokaribischen Bevölkerung anzutreffen.

Gastrointestinale Beteiligungen sind möglich. Sie können sich als abdominelle Schmerzen, Durchfälle und Erbrechen äußern. Ileus und Gallenblasenhydrops wurden beobachtet.

Die Standardtherapie besteht aus intravenösen Immunglobulinen und ASS. Bei nicht ausreichendem Ansprechen dieser Therapie liegen Berichte über eine erfolgreiche Therapie mit TNF-Blockern vor.

Wegener-Granulomatose

Definition. Die Wegener-Granulomatose (WG) ist eine Autoimmunerkrankung, die charakterisiert ist als eine nekrotisierende granulomatöse Entzündung des oberen und unteren Respirationstraktes zusammen mit einer Glomerulonephritis sowie weiteren Organmanifestationen im Rahmen einer Vaskulitis der kleinen Arterien und Venen.

Klinisches Bild. Es wird zwischen einer *Initialphase* mit Kopfsymptomatik (chronische hämorrhagische Rhinitis, Sinusitis, Otitis media, Augenbeteiligung mit Konjunktivitis, Uveitis und Episkleritis, Entwicklung einer Sattelnase, Ulzerationen im Bereich der Mundhöhle) sowie bei weiterer Ausdehnung in den unteren Respirationstrakt mit pulmonaler Beteiligung (Bronchusstenosen, Rundherde, Pseudokavernenbildung) und einer *Generalisationsphase* mit zunehmenden Organmanifestationen unterschieden (rapid progressive Glomerulonephritis, Herzbeteiligung in Form von Koronaritis, Valvulitis, Perikarditis oder Pankarditis, Hautmanifestationen mit Granulombildung, Ulzerationen, Nekrosen oder Purpura, Polyneuropathie, zerebrale Durchblutungsstörungen).

Eine Beteiligung der Verdauungsorgane bei WG ist selten. Ulzerationen im Bereich des Magen-Darm-Traktes können zu gastrointestinalen Blutungen oder Perforation mit nachfolgender Peritonitis führen (Abb. 7.**27**). Eine Splenomegalie mit Neigung zur Spontanruptur der Milz ist möglich.

Über das Auftreten einer Pankreatitis bei WG existieren wenige Fallberichte.

Diagnostik. Diagnostisch bedeutsam ist der Nachweis der PR3-ANCA, die in der Generalisationsphase bei nahezu allen Patienten zu finden sind. Entscheidend ist die histologische Sicherung einer granulomatösen Entzündung mittels Biopsie, die in der Regel aus der Nasenschleimhaut erfolgt. Die Klassifikationskriterien der WG finden sich in der Tab. 7.**61**.

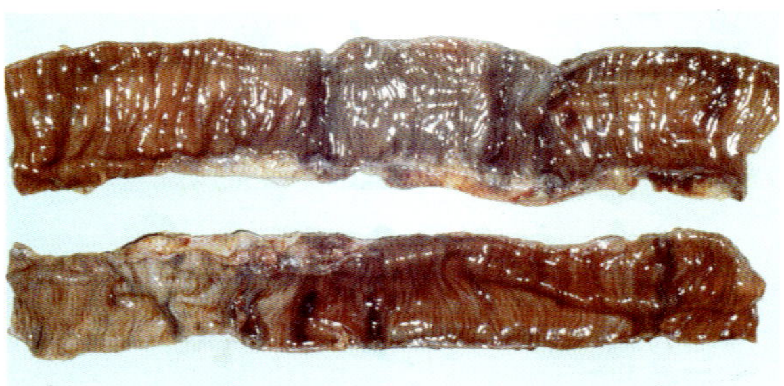

Abb. 7.27 Makroskopisches Präparat perforierter Dünndarmulzera mit zahlreichen Übernähungen bei Wegener-Granulomatose (freundlicherweise zur Verfügung gestellt von Frau Priv.-Doz. Dr. U. Göbel, Franz-Vollhard-Klinik Berlin Buch).

Tabelle 7.61 Klassifikationskriterien des American College of Rheumatology (ACR) für die Wegener-Granulomatose (nach Leavitt et al. 1990)

1. Nasale oder orale Entzündung: schmerzhafte oder schmerzlose orale Ulzerationen oder eitriger oder blutiger nasaler Ausfluss
2. Pulmonale Veränderungen im Röntgenbild: noduläre Veränderungen oder konstante pulmonale Infiltration mit Kavernenbildung
3. Nephritisches Urinsediment (Erythrozyturie von > 5 Erythrozyten/Gesichtsfeld, Erythrozytenzylinder)
4. Bioptisch nachgewiesene granulomatös entzündliche Veränderung in der Arterienwand, peri- oder extravaskulär

Das Vorhandensein von mindestens 2 dieser 4 Kriterien macht eine Wegener-Granulomatose wahrscheinlich (Sensitivität 88 %, Spezifität 92 %).

Therapie und Prognose. Unbehandelt ist die Prognose sehr schlecht. Insbesondere die immunsuppressive Therapie mit Cyclophosphamid hat zu einer deutlichen Verbesserung der Prognose beigetragen.

Churg-Strauss-Syndrom

Definition. Das Churg-Strauss-Syndrom (CSS) ist eine allergische granulomatöse Vaskulitis mit Beteiligung multipler Organe, insbesondere der Lunge, in Assoziation mit Bluteosinophilie und Asthma bronchiale

Klinisches Bild. Das Asthma bronchiale und eine Rhinitis allergica können der Erkrankung jahrelang vorausgehen. Klinisch imponieren schwere Asthmaanfälle.

Im Rahmen der Erkrankung ist eine eosinophile Gastroenteritis bis hin zu perforierenden Dünndarmulzera möglich. Das initiale Auftreten einer Cholezystitis stellt eine Rarität dar.

Das Krankheitsbild ist sehr selten. Bis auf Kinder können alle Altersgruppen erkranken. Das mittlere Lebensalter bei Diagnosestellung beträgt 40 – 50 Jahre. Männer und Frauen sind gleich häufig betroffen.

Diagnostik. Die Diagnose wird aus der klassischen Trias Asthma bronchiale, systemische Vaskulitis und Bluteosinophilie ($5-20 \times 10^9/l$) gestellt. Neben der Eosinophilie sind bei den Laborbefunden die unspezifischen Entzündungszeichen wie BSG-Erhöhung und Leukozytose vorhanden. Das Gesamt-IgE ist deutlich erhöht. Diagnostisch spezifische Autoantikörper sind nicht bekannt. Bei einem Teil der Patienten lassen sich die cANCA oder pANCA und Rheumafaktoren im Serum nachweisen. In der Röntgenuntersuchung des Thorax finden sich variable Infiltrate, die fleckförmig, nodulär oder diffus verteilt sein können und in der Re-

Tabelle 7.62 Klassifikationskriterien des American College of Rheumatology (ACR) für das Churg-Strauss-Syndrom (nach Masi et al. 1990)

1. Asthmatische Beschwerden in der Anamnese oder diffuse feinblasige exspiratorische Rasselgeräusche über der Lunge
2. Eosinophilie > 10% im Differenzialblutbild
3. Mononeuropathie, Mononeuropathia multiplex oder Polyneuropathie
4. Wandernde oder vorübergehende radiologisch nachweisbare pulmonale Infiltrationen
5. Akute oder chronisch rezidivierende Sinusitiden oder radiologische Veränderungen einer chronischen Sinusitis
6. Bioptische Sicherung einer Vaskulitis mit Nachweis einer eosinophilen Infiltration im extravaskulären Gewebe

Bei Nachweis von mindestens 4 dieser 6 Kriterien ist das Vorliegen eines Churg-Strauss-Syndroms wahrscheinlich.

gel nicht einschmelzen. Bei der Biopsie befallener Organe ergeben sich charakteristische histopathologische Merkmale einer granulomatösen Reaktion im Gewebe oder der Gefäßwand in Assoziation mit einer eosinophilen Infiltration. Die Klassifikation des CSS erfolgt mit Hilfe entsprechender Kriterien (Tab. 7.**62**).

Therapie und Prognose. Unbehandelt ist die Prognose mit einer 5-Jahres-Überlebensrate von 25% schlecht. Die Glucocorticoidtherapie hat sie auf über 50% verbessert. Komplette Remissionen sind möglich. Viele Patienten sprechen bereits auf eine Monotherapie mit Glucocorticoiden gut an. Bei fulminanten Verläufen mit multiplen Organmanifestationen muss die Glucocorticoidtherapie mit Immunsuppressiva (Azathioprin, Cyclophosphamid) kombiniert werden. Mittels Interferon-α-Therapie, die die Zahl der Eosinophilen deutlich reduziert, kann eine Remission induziert und ein Prednisolon sparender Effekt erzielt werden.

Essenzielle kryoglobulinämische Vaskulitis

Definition. Die essenzielle kryoglobulinämische Vaskulitis ist eine akral betonte kutane oder systemische Vaskulitis mit Purpura, Arthralgien, Myalgien, Glomerulonephritis, Polyneuropathie, Splenomegalie, kardialen und zerebralen Manifestationen, hervorgerufen durch kältelabile Proteine (Kryoglobuline, Kryofibrinogen), die insbesondere bei Abkühlung zu Viskositätserhöhung, Eiweißpräzipitation oder Gelifikation, Komplementaktivierung, Gerinnungsaktivierung und Endothelzellschädigung führen können.

Sehr häufig ist die Erkrankung mit einer chronischen Hepatitis-C-Infektion assoziiert. Aber auch eine chronische Hepatitis B und andere Infektionen sowie Neoplasien können eine Kryoglobulinämie induzieren. In all diesen Fällen handelt es sich eigentlich nicht um eine essenzielle kryoglobulinämische Vaskulitis.

Therapie. Schwere Verläufe mit Glomerulonephritis werden mit Glucocorticoiden und Cyclophosphamid therapiert. Hier können auch zusätzlich Plasmapheresen oder die Kryofiltration eine sinnvolle Ergänzung darstellen. Bei einer HCV-assoziierten Vaskulitis wird die antivirale Kombination von Ribavirin und Interferon-α als Standardtherapie vorgeschlagen.

Purpura Schoenlein-Henoch

Definition. Die Purpura Schoenlein-Henoch ist eine benigne leukozytoklastische Hypersensitivitätsvaskulitis mit palpabler Purpura, Arthralgien sowie gastrointestinaler und renaler Beteiligung.

Vorwiegend tritt die Erkrankung bei Kindern und Jugendlichen auf. Jedoch kann jede Altersgruppe betroffen sein. Männer erkranken 1,5-mal häufiger als Frauen.

Klinisches Bild. Für die Erkrankung ist ein akuter Beginn mit Fieber typisch. Alle Patienten weisen eine palpable Purpura vorwiegend in der Gefäßregion und den unteren Extremitäten auf.

Eine gastrointestinale Beteiligung wird bei 70% der Patienten mit Purpura Schoenlein-Henoch beobachtet. Sie äußert sich in kolikartigen abdominellen Schmerzen, die gewöhnlich mit Übelkeit, Erbrechen, Diarrhö oder Obstipation assoziiert sind und häufig von gastrointestinalen Blutungen geringeren Grades begleitet werden.

Ungefähr 45% der Patienten haben eine Nierenbeteiligung im Sinne einer milden Glomerulitis mit Eryhrozyturie und Proteinurie (IgA-Nephropathie). Die selten auftretenden schweren Formen können ein nephrotisches Syndrom und eine Niereninsuffizienz entwickeln.

Diagnostik. Für die Diagnose ist das klinische Bild richtungsweisend. Spezifische Laborbefunde existieren nicht. Je nach entzündlicher Aktivität finden sich eine BSG-Beschleunigung und eine milde Leukozytose mit oder ohne Eosinophilie. In einigen Fällen sind Rheumafaktoren und Kryoglobuline im Serum nachweisbar. Die Serumkomplementspiegel sind normal. Okkulte gastrointestinale Blutungen lassen sich mit dem Haemoccult-Test erfassen. Bei größeren Blutungen ist eine Endoskopie erforderlich. Laut histologischem Befund besteht eine Vaskulitis der kleinen Gefäße (postkapilläre Venolen, seltener Kapillaren und Arteriolen) mit fibrinoiden Nekrosen der Gefäßwand, Leukozytoklasie als Ausdruck von zerfallenen Zellkernen der Granulozyten und extravasaler Ansammlung von Erythrozyten, die für das klinische Bild der Purpura verantwortlich sind. Immunhistologisch finden sich Immunglobulin- (insbesondere IgA) und Komplementablagerungen in den Hautgefäßen und an den Glomeruli.

Differenzialdiagnose. Differenzialdiagnostisch müssen andere Vaskulitiden, speziell Hypersensitivitätsvaskulitiden, die thrombozytopenische Purpura und Glomerulonephritiden abgegrenzt werden.

Therapie und Prognose. Die Prognose der Erkrankung ist gut. Zu einer Remission bzw. Ausheilung kommt es oftmals nach wenigen Wochen. Rezidive oder chronische Verläufe sind selten.

Die meisten Patienten benötigen keine oder nur eine symptomatische Therapie. In hartnäckigen, rezidivierenden Fällen kann eine Glucocorticoidtherapie (täglich 1 mg/kg KG) notwendig sein. Bei schwerer Nierenbeteiligung ist eine immunsuppressive Therapie indiziert.

Hypokomplementämische urtikarielle Vaskulitis

Es handelt sich um eine Urtikaria-Vaskulitis (entzündliche Schädigung der Kapillaren und postkapillären Venolen), gekennzeichnet durch hyperpigmentierte Quaddeln, die länger als 24 h anhalten, in Kombination mit einer Hypokomplementämie (CH50, C1q, C3, C4) und dem Nachweis von Anti-C1q-Autoantikörpern. Sie kann als idiopathische (primäre) Erkrankung oder sekundär bei einer anderen zugrunde liegenden Erkrankung wie systemischem Lupus erythematodes (SLE), Sjögren-Syndrom etc. auftreten oder durch Medikamente induziert werden.

Gastrointestinale Symptome beinhalten abdominelle Schmerzen, Erbrechen, Übelkeit und Diarrhö. Blutungen im Bereich des Gastrointestinaltraktes wurden nicht beobachtet.

Morbus Behçet

Definition. Der Morbus Behçet ist eine in Schüben verlaufende Multiorganerkrankung mit rezidivierenden oralen und genitalen Ulzerationen sowie einer häufig zur Erblindung führenden Uveitis auf dem Boden einer Vaskulitis.

Klinisches Bild. Die oralen Ulzera, lokalisiert an Lippen, Gaumen, Zunge und Wangenschleimhaut, sind schmerzhaft und persistieren für 1 – 2 Wochen. Neben der Uveitis anterior sind auch andere Formen der Augenbeteiligung (Uveitis posterior, Konjunktivitis, Vasculitis retinalis, Keratitis, Optikusneuritis) möglich. Eine Hypopyonuveitis ist selten. Für eine Hautbeteiligung sprechen Erythema nodosum, Follikulitis und/oder akneähnliche Veränderungen. Die Hälfte der Patienten klagt über Arthralgien. Bei einem Viertel der Patienten kommt es zu oberflächlichen oder tiefen Beinvenenthrombosen. Weiterhin können Epididymitis und ZNS-Beteiligungen auftreten. Akute Schübe sind von Fieber begleitet.

Im Bereich des Gastrointestinaltraktes kann sich der Morbus Behçet als Kolitis manifestieren. Auch ein Budd-Chiari-Syndrom infolge der Thrombosierung der Lebervenen ist möglich.

Diagnostik. Bei den Laborbefunden fallen die unspezifischen Entzündungsparameter mit Erhöhung von BSG und CRP, Leukozytose und Hypergammaglobulinämie auf. Der Pathergietest (Pustel- oder Papelbildung 24 – 48 h nach intrakutaner Injektion von 0,1 ml physiologischer Kochsalzlösung an der Unteramvolarseite) kann positiv sein.

Therapie. Die Therapie ist vom Schweregrad und von den Organmanifestationen abhängig. Milde Verlaufsformen können auf Colchicin gut ansprechen. Schwere Formen mit Uveitis und ZNS-Beteiligung benötigen eine Therapie mit Glucocorticoiden und/oder Immunsuppressiva (Cyclophosphamid, Azathioprin, Chlorambucil, Ciclosporin A). Die Kolitis spricht auf Thalidomid gut an. TNF-Blocker und Interferon-α scheinen wirksame Optionen bei therapierefraktären Patienten zu sein.

Kollagenosen

Zu den Kollagenosen gehören der systemische Lupus erythematodes (SLE), systemische Sklerose, Sjögren-Syndrom, Myositiden und Overlaps wie die Mixed Connective Tissue Disease (MCTD). Charakteristisch für diese chronisch entzündlichen Autoimmunerkrankungen ist der Nachweis von Autoantikörpern, die vor allem gegen nukleäre Antigene (antinukleäre Antikörper, ANA) gerichtet sind (Tab. 7.**63**)

Systemischer Lupus erythematodes (SLE)

Definition. Der SLE ist eine schubweise verlaufende, chronisch-entzündliche Autoimmunerkrankung mit Befall zahlreicher Organsysteme. Charakteristisch ist der Nachweis von Autoantikörpern gegen Zellkernbestandteile (Tab. 7.**63**). Bei diesen Erkrankungen spielen pathophysiologisch Immunkomplexvaskuilitiden eine Rolle.

Klinisches Bild. Das klinische Bild ist sehr vielseitig und wird wesentlich von der Art der Organbeteiligung, die in unterschiedlicher Häufigkeit auftritt, mitbestimmt. Charakteristisch ist das Schmetterlingserythem an Wangen und Nasenrücken mit Aussparung der Nasolabialfalte, das jedoch nur bei der Hälfte der Patienten, vor allem nach Sonnenexposition, in Erscheinung tritt. Zu den prognostisch bedeutsamsten Organmanifestationen zählen Lupusnephritis und ZNS-Beteiligung. Zu den hämatologischen Manifestationen gehören die Coombs-positive hämolytische Anämie sowie Leuko-, Lympho- und Thrombozytopenien. Oft besteht eine mäßig ausgeprägte Lymphadenopathie und selten eine Splenomegalie.

Gastrointestinale Manifestationen. Gastrointestinale Manifestationen als Folge der Vaskulitis spielen eine eher

Tabelle 7.63 Wichtige Targets für Autoantikörper bei Kollagenosen

SLE
• dsDNA/Nukleosomen • Sm/U1RNP • ribosomales P • Ro/SS-A • La/SS-B • Phospholipid • C1q
MCTD
• Anti-U1RNP
Sjögren-Syndrom
• Ro/SS-A • La/SS-B
PM/DM
• tRNA-Synthetasen (Jo1) • Mi2
Sklerodermie
• Scl70/Topoisomerase I • Centromeren • PM-Scl

untergeordnete Rolle. Die Beschwerden der Patienten sind häufig uncharakteristisch. Oftmals ist es schwer zu entscheiden, ob der Grundprozess oder die medikamentöse Therapie zu der Symptomatik geführt hat. Ein Schleimhautbefall insbesondere im Bereich der Wangenschleimhaut oder des Gaumens in Form von Erythemen und Petechien, aus denen sich oberflächliche Ulzerationen entwickeln können, wird bei 9 – 16 % der Patienten angegeben. Eine Ösophagitis mit Ulzerationen kann bei 3 – 5 % der Patienten beobachtet werden. Sehr selten führt dies zur Perforation. Im Magen ist überwiegend eine Gastritis histologisch oder eine chronische atrophische Gastritis aufgrund des Nachweises von Antiparietalzellantikörpern feststellbar. Auch Magenschleimhauthämorrhagien sowie Ulcus duodeni oder ventriculi sind möglich.

Eine Vaskulitis des Dünndarms oder des Kolons gehört zu den schwerwiegendsten Komplikationen des SLE. Im Gegensatz zu den Veränderungen im Bereich des oberen Gastrointestinaltraktes, die oft auch durch die medikamentöse Therapie mit Glucocorticoiden und nichtsteroidalen Antirheumatika bedingt sein können, sind diese eindeutig auf vaskulitische Prozesse zurückzuführen.

Pathologisch-anatomisch reichen die Veränderungen von segmentalen Ödemen über diskrete Ulzerationen bis zu Gangrän und Perforation. Laut histologischem Befund sind sowohl die kleinen Arterien und Venen als auch größere Gefäße betroffen. Zu beachten ist, dass aufgrund der Therapie mit Glucocorticoiden das klinische Bild maskiert sein kann. Zusätzlich zu der vaskulitisassoziierten intestinalen Ischämie wurden Infarkte infolge von Thrombosierungen der Mesenterialarterie bei Anwesenheit von Antiphospholipidantikörpern beschrieben.

Eine Pankreatitis als Organmanifestation des SLE ist sogar als Initialmanifestation möglich. Bei länger bestehender Erkrankung ist die Therapie mit Glucocorticoiden und/oder Azathioprin als Ursache zu beachten. Entzündliche Gallenblasenerkrankungen bei SLE-Arteriitis sind extrem selten. Eine Peritonitis wurde autoptisch bei 63 % der SLE-Patienten nachgewiesen, während eine Peritonitis klinisch viel seltener erfasst wird.

Das klinische Bild der Peritonitis reicht von schmerzfreiem Aszites bis zur Symptomatik eines akuten Abdomens. Bei Aszites müssen differenzialdiagnostisch ein nephrotisches Syndrom, kongestive Perikarditis, Budd-Chiari-Syndrom sowie eine bakterielle Superinfektion bedacht werden.

Bei 30 – 50 % der SLE-Patienten besteht eine Hepatomegalie, die mit erhöhten Aminotransferasen assoziiert sein kann.

Diagnostik und Differenzialdiagnose. Die Hälfte der Patienten hat einen pathologischen Leberfunktionstest. Histologisch variieren die Befunde von leichter oder grobkörniger Verfettung über eine chronisch persistierende Hepatitis bis zu einer chronisch progressiven Hepatitis mit Umbau. Eine Leberbeteiligung bei SLE ist differenzialdiagnostisch von einer lupoiden Hepatitis bzw. Autoimmunhepatitis, die mit positiven ANA einhergehen können, abzugrenzen.

Der Nachweis von antinukleären Antikörpern (ANA) ist für die Diagnose eines SLE richtungweisend. Eine hohe Spezifität für den SLE besitzen die Anti-dsDNA-Antikörper, die mit der Krankheitsaktivität und schweren Organmanifestationen, insbesondere Nephritis und ZNS-Beteiligung, assoziiert sind, und die Anti-Sm-Antikörper. Ebenfalls sehr spezifisch sind Autoantikörper gegen ribosomale P-Antigene, die mit einer Leberbeteiligung assoziiert sind.

Therapie. Im Vordergrund steht die Therapie mit Antimalariamitteln, Glucocorticoiden und Immunsuppressiva (insbesondere Cyclophosphamid, Azathioprin, Mycophenolat Mofetil), die von der Aktivität der Erkrankung und den Organmanifestationen abhängt. Auch Biologika, insbesondere die B-Zell-Depletion, stellen eine neue Option dar.

Prognose. Die Prognose hängt von vielen Faktoren ab. Einfluss nehmende Faktoren sind der Organbefall und die Therapie. Die 2-Jahres-Überlebensrate liegt derzeit bei über 90 % (10-Jahres-Überlebensrate 80 – 90 %), während sie vor 30 Jahren 50 % betrug.

Systemische Sklerose

Definition. Die systemische Sklerose (SSc) ist eine chronisch-entzündliche Erkrankung des gefäßführenden Bindegewebes mit umschriebener oder generalisierter Fibrose der Haut und der inneren Organe. Es wird zwischen einer limitierten und einer diffusen Form unterschieden.

Klinisches Bild. Die Erkrankung lässt sich in eine initiale ödematöse Phase, ein Zwischenstadium der Induration und eine Phase der Atrophie unterteilen.

Bei den viszeralen Manifestationen steht die Ösophagusbeteiligung an erster Stelle. Schluckbeschwerden sind ein Hinweis auf Ösophagusmotilitätsstörungen. Bei Störung des unteren Ösophagussphinkters kommt es zu Refluxbeschwerden mit Sodbrennen.

Im unteren Ösophagus finden sich eine Atrophie der glatten Muskulatur, eine Fibrose der Lamina muscularis, der Submukosa und der Lamina propria sowie unterschiedliche Grade von Schleimhauterosionen. Die verminderte Motilität der glatten Muskulatur wird außerdem durch eine Störung des autonomen Nervensystems in diesem Bereich hervorgerufen. Die Folgen sind eine erosive Ösophagitis mit Entwicklung von Strikturen sowie Blutungen oder eines Barrett-Ösophagus. Die Refluxsymptomatik kann zur Aspiration und zu entsprechenden Komplikationen führen.

Als weitere gastrointestinale Manifestationen können vorkommen:

- Die Hypomotilität des Magens führt nur selten zu einer Symptomatik wie Völlegefühl.
- Bei Mitbeteiligung des Dünndarms kann es zu abdominellen Krämpfen, Diarrhö und zu Obstruktion und Pseudoobstruktion kommen. Fibrose und Atrophie der glatten Muskulatur mit begleitender autonomer Fehlregulation führen zur Entwicklung einer Malabsorption, die von einer bakteriellen Fehlbesiedlung begleitet wird.
- Selten tritt ein Befall des Kolons mit Obstipation und Pseudoobstruktion klinisch in Erscheinung. Radiologisch finden sich Sakkulationen. Rektalprolaps oder eine Inkontinenz des analen Sphinkters kommen selten vor.
- Eine Überlappung von SSc (zumeist der limitierten Form) mit der primären biliären Zirrhose ist möglich.

Diagnostik. Bei der Autoantikörperdiagnostik finden sich positive ANA bei über 85% der Patienten. Bei etwa 10% fällt ein nukleoläres Muster auf, das typisch für eine SSc ist. Anti-Topoisomerase-I-Antikörper (= Anti-Scl70) lassen sich bei 40 – 60% der Patienten feststellen. Sie besitzen eine hohe Spezifität für die SSc und sind insbesondere mit der diffusen Verlaufsform assoziiert. Anti-Centromere-Antikörper sind charakteristisch für eine limitierte Form der SSc wie dem CREST-Syndrom.

Therapie. Therapieziele sind die Unterdrückung von Entzündungsprozessen, Hemmung der Fibrogenese und Verbesserung der Mikrozirkulation. Für die Mehrzahl der eingesetzten Medikamente gibt es keine kontrollierten Studien. Bei Refluxsymptomatik werden Metoclopramid oder andere Prokinetika sowie H_2-Blocker oder Protonenpumpenhemmer eingesetzt. Durch Verbesserung der Mikrozirkulation mittels Prostacyclinanaloga haben wir auch günstige Effekte auf die Malabsorption beobachten können.

Sjögren-Syndrom

Definition. Das Sjögren-Syndrom (SS) ist eine chronisch entzündliche Autoimmunerkrankung der exokrinen Drüsen. Neben den hauptsächlich beteiligten Tränen- und Speicheldrüsen können auch die Drüsen des Pankreas, die Schleim sezernierenden Drüsen des Darmes, des Bronchialsystems und der Vagina sowie die Schweißdrüsen der Haut einbezogen sein.

Es wird ein primäres SS von einer sekundären Form unterschieden. Ein sekundäres SS liegt bei Assoziation mit einer anderen Autoimmunerkrankung wie rheumatoider Arthritis, SLE, SSc, Polymyositis und Dermatomyositis, primär biliärer Zirrhose oder chronischer aktiver Hepatitis vor.

Klinisches Bild. Folgen der Xerostomie sind Fissuren und Ulzerationen an Lippen und Mundwinkeln, Pharyngitis und Laryngitis, Schluckbeschwerden, „Ankleben" der Zunge, Zungenbrennen, vermehrte Karieshäufigkeit und Durstgefühl. Eine Parotisschwellung kann rezidivierend auftreten.

Das SS weist zahlreiche gastrointestinale Manifestationen auf. Hierzu gehören Dysphagie, Ösophagusmotilitätsstörungen, Gastritis, Pankreatitis und Leberbeteiligung. Lymphadenopathien und Splenomegalie lassen sich bei 50 bzw. 20% der Patienten feststellen.

Diagnostik. Eine verminderte Tränenproduktion lässt sich mittels Schirmer-Test objektivieren. Speichelflussmessung, Speicheldrüsenszintigraphie und Parotisszintigraphie dienen zum Nachweis einer Speicheldrüsenbeteiligung.

In der Autoantikörperdiagnostik sind Rheumafaktoren und antinukleäre Antikörper (ANA) meist positiv. Die ANA weisen oftmals einen hohen Titer auf. Charakteristisch sind Anti-Ro/SSA- und Anti-La/SSB-Antikörper, die jedoch auch bei anderen Kollagenosen nachweisbar sind. In der Lippenbiopsie finden sich in den kleinen Speicheldrüsen massive lymphozytäre Infiltrate mit Überwiegen der CD4+ T-Lymphozyten.

Therapie. Bei der Behandlung steht die symptomatische Therapie in Form der Substitution von Tränenflüssigkeit (Augentropfen, die Methylcellulose enthalten) und Speichel (künstlicher Speichel, z.B. Glandosane-Spray) im Vordergrund.

› Dermatomyositis/Polymyositis

Klinisches Bild. Dermatomyositis und Polymyositis sind entzündliche Muskelerkrankungen. Klinisch finden sich muskelkaterähnliche Schmerzen, Schwäche und später Atrophie vor allem der proximalen Muskelgruppen. Bei einer Beteiligung der Schlundmuskulatur kommt es zur Dysphagie. Bei der Dermatomyositis liegen zusätzlich Hautmanifestationen vor wie periorbitales Ödem mit rötlich-livider Verfärbung, Erytheme mit dem typischen lilaroten Kolorit an Schultern, Rücken, Dekolleté, Oberarmstreckseite und über den Metakarpophalangealgelenken (Gottron-Zeichen).

Diagnostik und Differenzialdiagnose. Erhöhung von Kreatinkinase, Aldolase und Myoglobin sind Ausdruck des Muskelzerfalls. Nur bei einem Teil der Patienten lassen sich antinukleäre (Anti-U1RNP, Anti-Mi2, Anti-SRP, Anti-Pm/Scl) oder antizytoplasmatische Antikörper (Anti-Synthetase-Antikörper) im Serum nachweisen. Im Elektromyogramm finden sich myopathische Veränderungen. Eine histologische Sicherung der Diagnose ist anzustreben.

Insbesondere bei älteren Patienten mit einer Dermatomyositis muss differenzialdiagnostisch an ein paraneoplastisches Syndrom gedacht werden.

Therapie. Die Therapie erfolgt mit Glucocorticoiden und/oder Immunsuppressiva (Methotrexat, Azathioprin). Bei therapierefraktären Patienten stellen i. v. Immunglobuline, TNF-Blocker und B-Zell-Depletion mit Rituximab therapeutische Alternativen dar.

› Mixed Connective Tissue Disease (MCTD, Sharp-Syndrom)

Die MCTD ist eine Mischkollagenose mit einer Kombination von Symptomen des systemischen Lupus erythematodes, der systemischen Sklerose und der Dermatomyositis/Polymyositis und Nachweis von hohen Titern antinukleärer Antikörper (granuläres Fluoreszenzmuster), die gegen U1-RNP gerichtet sind. Ob es sich bei diesem 1971 erstmals von Gordon Sharp beschriebenen Krankheitsbild wirklich um eine eigenständige nosologische Entität handelt, ist nicht sicher. Charakteristische Symptome sind Raynaud-Phänomen, Wurstfinger und Zeichen einer Myositis.

Eine Dysphagie bei Ösophagusmotilitätsstörung ist bei MCTD eine häufige Beteiligung des Gastrointestinaltraktes.

FAZIT FÜR DIE PRAXIS

- Die Einteilung der primären Vaskulitiden erfolgt nach dem Befallmusters der Blutgefäße in Vaskulitiden der großen, der mittelgroßen und der kleinen Gefäße. Aus immunpathogenetischer Sicht ist zu unterscheiden zwischen Komplement verbrauchenden Immunkomplexvaskulitiden, ANCA-assoziierten, pauziimmunen Vaskulitiden und der granulomatösen Riesenzellarteriitis (T-Zell-vermittelte, granulomatöse Vaskulitis).
- Sekundäre Vaskulitiden finden sich bei vielen verschiedenen Erkrankungen, wie Infektionen, Kollagenosen, nach Organtransplantation etc. Die Verdauungsorgane sind bei den verschiedenen primären und sekundären Vaskulitiden in unterschiedlichem Maße betroffen.
- Relevante Parameter für die Diagnosestellung sind ANCA (PR3-ANCA und MPO-ANCA), Eosinophile im Differenzialblutbild, Gesamt-IgE, HBs-Antigen und Kryoglobuline. Nach Möglichkeit ist eine histologische Sicherung der Diagnose anzustreben. Die vom American College of Rheumatology (ACR) erarbeiteten diagnostischen Klassifikationskriterien erleichtern bei vielen Vaskulitiden die diagnostische Zuordnung.
- Insbesondere bei schweren systemischen Vaskulitiden ist eine hoch dosierte Therapie mit Cyclophosphamid zur Remissionsinduktion indiziert. Nach Erreichen einer Remission sollte die remissionserhaltende Therapie mit einem weniger toxischen Immunsuppressivum erfolgen. Generell eignen sich hierfür Azathioprin, Methotrexat und Leflunomid.
- Vaskulitiden, bei denen gastrointestinale Manifestationen häufig auftreten, sind die Purpura Schoenlein-Henoch (abdominelle Schmerzen, Übelkeit, Erbrechen, Diarrhö oder Obstipation und gastrointestinale Blutungen geringeren Grades) sowie vor allem die systemische Sklerose, bei der die Ösophagusbeteiligung an erster Stelle der viszeralen Manifestationen steht mit Schluckbeschwerden (Ösophagusmotilitätsstörungen), Refluxbeschwerden und erosiver Ösophagitis (Strikturen, Blutungen, Barrett-Ösophagus).
- Darmischämien durch (Abgangs-)Stenosen der großen Darmgefäße und/oder Mesenterialinfarkte können bei zahlreichen Vaskulitiden als Komplikation auftreten, z. B. bei Takayasu-Arteriitis, Riesenzellarteriitis, Panarteriitis nodosa und systemischem Lupus erythematodes.

7.8 Alkoholfolgekrankheiten am Magen-Darm-Trakt

S. V. Siegmund, M. V. Singer

EDITORIAL Alkoholinduzierte Organerkrankungen besitzen einen hohen Anteil an der Gesamtmortalität der Weltbevölkerung und einen noch bedeutenderen Anteil an den durch Behinderung verlorenen Lebensjahren. Ungefähr 29% aller hospitalisierten Männer und 9% der Frauen in sämtlichen Fachrichtungen weisen alkoholassoziierte Erkrankungen auf. Durch alkoholinduzierte Krankheiten entstanden im Jahr 2000 volkswirtschaftliche Kosten in Deutschland von ca. 20,6 Mrd. €. Dabei werden in keinem anderen Bereich der Medizin so häufig Patienten mit alkoholinduzierten Organerkrankungen behandelt wie in der Gastroenterologie.

Ethanol hat vielfache unterschiedliche akute und chronische Wirkungen auf den Magen-Darm-Trakt und das Pankreas. Die meisten akuten Effekte sind dosisabhängig und reversibel, wie z. B. die Motilitätsveränderungen oder Schleimhautläsionen von Ösophagus, Magen und Dünndarm sowie Sekretionsveränderungen des exokrinen Pankreas.

Zukünftige epidemiologische, klinische wie auch experimentelle Studien werden zu analysieren haben, welche Faktoren der unterschiedlichen individuellen Empfänglichkeit zu Grunde liegen und welche – neben den bisher bekannten – weiteren molekularen Mechanismen auf zellulärer Ebene für alkoholinduzierte Organschäden verantwortlich sind. Da etliche Wirkungen von alkoholischen Getränken auf nichtalkoholische Begleitstoffe zurückzuführen sind, besteht auf diesem Gebiet ebenfalls noch erheblicher Forschungsbedarf.

Alkoholinduzierte Erkrankungen des Ösophagus

Alkoholinduzierte gastroösophageale Refluxkrankheit

Die Refluxkrankheit umfasst alle Beschwerden und morphologischen Veränderungen der Ösophagusschleimhaut als Folge von vermehrt auftretenden pathologischen gastroösophagealen Refluxen (85).

Pathophysiologie

Akute Alkoholwirkung. Beim gesunden Menschen führt die akute Verabreichung von Ethanol zu einer vorübergehenden Abnahme des Drucks im unteren Ösophagussphinkter und zur Hemmung der primären Peristaltik im distalen Drittel des Ösophagus mit folglicher verminderter ösophagealer Clearance (73, 100). Tierexperimentell wurde nachgewiesen, dass die hemmenden Wirkungen der akuten Ethanolverabreichung auf den distalen tubulären Ösophagus und unteren Ösophagussphinkter durch die direkte Einwirkung auf die glatte Muskulatur verursacht werden. Die akuten Effekte sind reversibel und werden z. T. durch cGMP-vermittelte cholinerge und nitrerge Mechanismen sowie durch Hemmung des glattmuskulären Calcium-Influx gesteuert (48, 93 – 95, 98, 99). Zusätzlich zur lokalen Wirkung scheint die hemmende Wirkung der akuten Ethanolverabreichung auf systemischen Effekten bzw. einer Beeinflussung des autonomen Nervensystems zu beruhen (73, 165, 182).

Chronischer Alkoholkonsum. Chronischer Alkoholkonsum bewirkt zusätzlich zu den oben beschriebenen Veränderungen eine veränderte sekundäre Peristaltik der distalen zwei Drittel des Ösophagus mit Kontraktionen erhöhter Amplitudenhöhe und Dauer sowie gehäuftem Auftreten sog. simultaner und „double-peaked" Kontraktionen. Es wird vermutet, dass es beim chronisch alkoholkranken Menschen zu Kompensationsmechanismen hinsichtlich der initial niedrigen Amplitudenhöhe kommt (96, 97). Beim abstinenten alkoholkranken Menschen ist die Amplitudenhöhe signifikant höher im Vergleich zum nichtabstinenten.

Therapie

Hinsichtlich der klinischen Manifestation und der Diagnostik der Refluxkrankheit sei auf Kapitel 4.4 verwiesen. Zusätzlich zur medikamentösen Therapie mit Säuresekretionsblockern sind Alkoholabstinenz und Allgemeinmaßnahmen wie Erhöhung des Bettkopfendes, Gewichtsabnahme und Modifikation der Essgewohnheiten (Meiden einer fettreichen Ernährung, Meiden refluxfördernder Nahrungsmittel wie Kaffee, Schokolade, Zitrusfrüchte und keine Spätmahlzeiten) sinnvoll. Die Dauer und Art der medikamentösen Therapie wird ebenfalls in Kaptel 4.4 besprochen.

Alkoholinduzierte Refluxösophagitis und Barrett-Syndrom

Der Begriff Refluxösophagitis umfasst nur die Formen der Refluxkrankheit, die mit makroskopisch (d.h. endoskopisch) sichtbaren entzündlichen Veränderungen der Ösophagusschleimhaut einhergehen. Die mit akutem und chronischem Alkoholkonsum assoziierte Refluxösophagitis unterscheidet sich weder makroskopisch noch histologisch von den Refluxösophagitiden anderer Genese (182). Für die Klassifikation, Ätiologie, Klinik und Therapie der Refluxösophagitis sowie des Barrett-Syndroms wird auf Kapitel 4.4 verwiesen.

Pathophysiologie der Mukosaläsion

Akute Ethanolwirkung. Anhand von tierexperimentellen In-vivo- und In-vitro-Studien wurde nachgewiesen, dass Ethanolkonzentrationen von 1–5% (v/v) akut und dosisabhängig zu Störungen des epithelialen Ionentransports ohne histologische Veränderungen führen. Konzentrationen über 10% (v/v) verursachen zunächst ein Schleimhautödem, über 20% (v/v) wird die Schleimhaut akut durch direkten Zelltod der Epithelzellen geschädigt (19, 20, 30, 144). Dieser Schädigungsmechanismus wird durch zusätzliche Einwirkung von H^+-Ionen potenziert (19, 30, 144).

Alkoholinduzierte gehäufte gastroösophageale Refluxe mit lokaler Ethanoleinwirkung verursachen eine Schwächung der Mukosabarriere durch Zerstörung von Lipid-Protein-Membranen und Tight Junctions sowie durch Reduktion der Mukus- und Bikarbonatsekretion.

Chronische Ethanoleinwirkung. Diese führt im Kaninchenmodell zu diffusen Ulzerationen der Ösophagusschleimhaut mit Hämorrhagien. Durch Bildung und Freisetzung von reaktiven oxidativen Metaboliten und Entzündungsmediatoren kommt es zur entzündlichen Infiltration von polymorphkernigen Granulozyten (30).

Epidemiologie

Der Stellenwert des akuten und chronischen Alkoholkonsums auf die Inzidenz der Refluxösophagitis sowie die Entstehung eines Barrett-Syndroms wird aufgrund von widersprüchlichen epidemiologischen Daten kontrovers diskutiert (6, 32, 141). Pathophysiologisch ist jedoch ein Zusammenhang von Alkoholkonsum und funktionellen bzw. morphologischen Veränderungen des Ösophagus mit alkoholassoziierter akuter bzw. chronischer Refluxösophagitis als Voraussetzung für die Entstehung eines Barrett-Ösophagus nachgewiesen.

Mallory-Weiss-Syndrom

Das Mallory-Weiss-Syndrom ist eine akute obere gastrointestinale Blutung, die auf akut auftretende in Längsrichtung gestellte Schleimhauteinrisse im distalen Ösophagus und/oder in der Pars cardiaca des Magens beruht.

Pathophysiologie

Eine pathophysiologische Erklärung für das gehäufte Vorkommen des Mallory-Weiss-Syndroms bei akutem und chronischem Alkoholkonsum ist neben der mechanischen Komponente eine gleichzeitig bestehende akute oder chronische Refluxösophagitis mit einer erhöhten Vulnerabilität der Ösophagusschleimhaut bei gleichzeitig ethanolinduziertem herabgesetztem Druck im gastroösophagealen Sphinkter.

Entscheidend für das Auftreten eines Mallory-Weiss-Risses ist ein akuter intraabdominaler Druckanstieg, gleich welcher Ursache (90). Hierbei können intragastrische Druckwerte bis zu 200 mmHg entstehen, die bei einer erhöhten Vulnerabilität der Schleimhaut zu den Mallory-Weiss-Rissen bzw. im Extremfall zur Ösophagusruptur führen.

Die Häufung bei chronisch alkoholkranken Menschen wird auf ein unkoordiniertes Erbrechen mit Störungen der Peristaltik zurückgeführt. Neurogene Fehlregulationen der Ösophagusperistaltik womöglich im Rahmen einer alkoholischen autonomen Polyneuropathie sollen zu einer hohen intramuralen Druckbelastung einzelner Areale führen (159).

Epidemiologie

Etwa 10–15% der massiven akuten oberen gastrointestinalen Blutungen werden durch ein Mallory-Weiss-Syndrom hervorgerufen. Männer erkranken 3-mal häufiger als Frauen mit einem Altersgipfel im 5. Lebensjahrzehnt.

Es wird eine Assoziation zwischen akutem und chronischem Alkoholabusus und dem Auftreten eines Mallory-Weiss-Syndroms vermutet, da bis zu 73% der betroffenen Patienten mit einem Mallory-Weiss-Syndrom alkoholisiert sind. Es existieren jedoch keine kontrolliert und systematisch durchgeführten Untersuchungen, die einen kausalen Zusammenhang zwischen Alkoholkonsum und dem Auftreten eines Mallory-Weiss-Syndroms belegen (69).

Klinische Manifestation – Diagnostik – Therapie

Anamnestisch geben die Patienten zumeist einen zuvor stattgehabten akuten Alkoholexzess bei chronischem Alkoholabusus, Übelkeit, heftiges Würgen und Erbrechen zunächst nur von Speise- und Getränkeresten an. Zeitlich verzögert am Ende des Erbrechens berichten die Patienten über Blutbeimengungen beim Erbrochenen; mitunter besteht eine massive Hämatemesis mit epigastrischen bzw. retrosternalen Schmerzen.

Die Diagnostik erfolgt mittels einer notfallendoskopischen Untersuchung der Speiseröhre und des Magens.

Die Blutung beim Mallory-Weiss-Syndrom sistiert spontan in 80–90%, in ca. 10% ist eine endoskopische Blutungsstillung notwendig. Rezidivblutungen sind mit 0–5% selten.

Boerhaave-Syndrom

Das Boerhaave-Syndrom ist eine spontane Ruptur der Ösophaguswand zumeist im distalen Drittel bzw. posterolateral.

Epidemiologie

Beim Boerhaave-Syndrom handelt es sich um ein seltenes Krankheitsbild; bis 1974 wurden 280 Fälle beschrieben. Das Verhältnis Männer : Frauen beträgt 8 : 1 bei einem Altersgipfel im 6. Lebensjahrzehnt. Präexistente pathologische Veränderungen wie Hiatushernien, Strikturen, Ösophagitiden oder Motilitätsstörungen oder selten die diffuse idiopathische Muskelhypertrophie begünstigen die Ruptur.

Da in den bisher publizierten Fallbeschreibungen eine Häufung bei chronisch alkoholkranken Menschen angegeben wird und die Ruptur bei Erbrechen oft nach voluminösen Mahlzeiten mit und ohne gleichzeitigen Alkoholkonsum, seltener bei der Defäkation, unter der Geburt oder während eines epileptischen Anfalls und spontan im Schlaf auftritt, werden neurogene Erkrankungen im Sinne einer alkoholischen und/oder diabetischen Neuropathie als prädisponierende Begleiterkrankungen des Boerhaave-Syndroms diskutiert. Jedoch gibt es bislang keine systematisch und kontrolliert durchgeführte Untersuchungen, die eine Assoziation zwischen akutem bzw. chronischem Alkoholkonsum und dem Auftreten des Boerhaave-Syndroms untersucht bzw. einen kausalen Zusammenhang nachgewiesen haben (68).

Diagnostik – Therapie

Die Ösophagusruptur wird mittels eines Ösophagogramms mit wässrigem Kontrastmittel (Gastrografin) und dem Nachweis eines Kontrastmittelparavasats im Bereich der Läsion diagnostiziert. Die Therapie erfolgt bis auf wenige seltene Ausnahmen chirurgisch.

Alkoholassoziiertes Ösophaguskarzinom

Histologie

Bei 95–98% aller Ösophagustumoren handelt es sich um Karzinome.

Chronischer Alkoholkonsum begünstigt vor allem die Entstehung von Plattenepithelkarzinomen.

Adenokarzinome gehen aus heterotopen Magenschleimhautinseln, persistierenden embryonalen Zylinderepithelinseln oder Schleimdrüsen der Ösophaguswand hervor, vor allem aber entstehen sie im Rahmen eines Barrett-Syndroms. Diese aus dem metaplastischen Epithel des sog. Barrett-Ösophagus entstehenden Karzinome sind mitunter nur sehr schwer von den Adenokarzinomen der Kardia zu unterscheiden (42).

Pathophysiologie

Prokarzinogene. Ethanol ist ein Kokarzinogen, besitzt selbst aber keine direkten karzinogenen Eigenschaften. Alkoholische Getränke, Nahrungsmittel und Tabak enthalten eine Vielzahl an Prokarzinogenen, welche nach Absorption im Gastrointestinaltrakt im Organismus aktiviert werden. Durch die direkte lokale toxische Wirkung von Ethanol auf die Integrität der ösophagealen Mukosabarriere wird die Bioverfügbarkeit an Karzinogenen, insbesondere der Nitrosamine und polyzyklischen Kohlenwasserstoffe gesteigert, welche länger und intensiver auf eine vorgeschädigte, in Regeneration befindliche und somit vulnerablere Mukosa (i.e. basale Regenerationsschicht) einwirken können (12, 72, 133).

Acetaldehyd. Weitere Mechanismen der alkoholbedingten Karzinogenese beruhen auf der Wirkung von Ethanolmetaboliten wie Acetaldehyd. Acetaldehyd, der erste Metabolit von Ethanol, ist ein hochpotentes Karzinogen (132, 143, 162). Er wird einerseits beim Alkoholabbau durch die Alkoholdehydrogenase (ADH) in Gastrointestinaltrakt und Leber gebildet, andererseits entsteht er bei chronischem Alkoholkonsum vermehrt durch hepatische Enzyminduktion mittels Aktivierung des mikrosomalen enzymatischen oxidativen Systems (MEOS), zu dem u. a. das Alkohol abbauende Enzym Cytochrom-P450 2E1 gehört. Hinzu kommt, dass die im oberen Gastrointestinaltrakt befindliche Bakterienflora durch Ethanolabbau erheblich zur lokalen Akkumulation von Acetaldehyd beitragen kann (74, 75) und dass chronischer Alkoholkonsum zur Atrophie der Speicheldrüsen mit vermindertem Speichelfluss führt, was die lokale Akkumulation von Acetaldehyd begünstigt (143). Acetaldehyd kann Punktmutationen verursachen oder kovalente Bindungen mit DNA eingehen und somit zur Karzinogenese führen (28, 46, 72, 123, 192). Außerdem beeinträchtigt Acetaldehyd DNA-Reparaturvorgänge durch Hemmung von Reparaturenzymen (z. B. O^6-Methylguanyltransferase) (43).

Epidemiologie und Risikofaktoren

Unabhängig von der geographischen Herkunft der untersuchten Populationen und trotz teilweise großer Unterschiede in der Art der untersuchten alkoholischen Getränke existiert eine signifikante dosisabhängige Beziehung zwischen täglichem Alkoholkonsum und dem Risiko der Entstehung von Pattenepithelkarzinomen des Ösophagus (23, 112, 135, 158, 187). Zwischen 50 und 75% dieser Ösophaguskarzinome bei Männern und Frauen können auf Alkoholkonsum zurückgeführt werden (140). Die Inzidenz von Adenokarzinomen hat in den 90er Jahren des letzten Jahrhunderts jedoch stark zugenommen, so dass heute in einigen westlichen Industriestaaten (z. B. USA) eine annähernd gleiche Verteilung von Plattenepithel- und Adenokarzinomen des Ösophagus vorliegt (34).

Kombination mit Tabak. Die Kombination von Alkohol und Tabak besitzt einen multiplikativen Effekt auf die Entstehung von Plattenepithelkarzinomen des Ösophagus (17, 31, 79, 88). Bei einer Annahme, dass bis zu einem Alkoholkonsum von 25 g/Tag keine merkliche Steigerung der Inzidenz von Ösophaguskarzinomen auftritt, erhöht sich das relative Risiko für Plattenepithelkarzinome bei Nichtrauchern um bis zu 10fach bei einem täglichen Alkoholkonsum von 80 g. Das relative Risiko steigt von 18 auf 44,4, wenn zu dieser Menge Alkohol zusätzlich über 20 Zigaretten pro Tag geraucht werden (188).

Der synergistische Effekt der Kombination Alkohol/Tabakrauch ist besonders von Bedeutung, da mehr als 75% aller chronischen Alkoholkonsumenten auch Raucher sind.

Unter histologischen Gesichtspunkten – Plattenepithelkarzinom versus Adenokarzinom – ist chronischer Alkohol- (i.e. mehr als 7 „Drinks"/Woche) und Nikotinabusus (i.e. über 20 Zigaretten/Tag) in bis zu 87% der Fälle mit dem Plattenepithelkarzinom (190) und vergleichsweise nur in bis zu 50% mit dem Adenokarzinom assoziiert (24, 190). Als Hauptrisikofaktoren für die Entstehung des Adenokarzinoms gelten Tabakabusus und Adipositas (24).

Art der alkoholischen Getränke. Die Art des konsumierten alkoholischen Getränkes hat beim Plattenepithelkarzinom keinen Einfluss auf die Inzidenz, wohingegen das Adenokarzinom (Kardiakarzinom) vor allem bei chronischem Abusus von hochprozentigen Spirituosen beobachtet wird (190). Das Karzinomrisiko ist z.B. bei chronischem Alkoholabusus mit Whiskey um das 25fache erhöht, bei Biertrinkern „nur" um das 10fache (105).

Weitere Risikofaktoren. Weitere Risikofaktoren für Ösophaguskarzinome sind die bei chronischem Alkoholkonsum bestehende Mangelernährung, ein niedriger sozialer Status sowie die Rasse und das Geschlecht. Männer mit schwarzer Hautfarbe haben die höchste Inzidenz, gefolgt von weißen Männern, Frauen mit schwarzer bzw. weißer Hautfarbe (Inzidenz: 16,7; 4,7; 3,7 bzw. 1,3 pro 100.000) (91).

Für detaillierte Ausführungen über die klinischen Manifestationen, Diagnostik und Therapie des Ösophaguskarzinomes sei auf Kapitel 4.6 verwiesen.

Ethanolwirkungen auf den Magen

Alkoholwirkungen auf die Magensäuresekretion

Die Wirkung von Ethanol allein auf die Magensäuresekretion ist dosisabhängig. Intragastrale Instillation von 500 ml 1,4%iger bzw. 4,0%iger (v/v) Ethanollösung haben mit 23% der pentagastrinstimulierten maximalen Säuresekretion (maximal acid output, MAO) einen geringen stimulierenden Effekt auf die Säuresekretion (168). Höher konzentrierte reine Ethanollösungen (bis zu 40% v/v) besitzen entweder keinen oder nur einen leichten hemmenden Effekt. Reine Alkohollösungen haben zudem keinen Einfluss auf den Plasmagastrinspiegel (167, 168, 170).

Im Gegensatz zu reinen Ethanollösungen sind durch Vergärung hergestellte alkoholischen Getränke (wie Bier oder Wein) starke Magensäure- und Gastrinstimulatoren (Abb. 7.**28**) (167, 168, 170). Außerdem verursachen Bier und Wein eine verstärkte Gastrinfreisetzung.

Höherprozentige Alkoholika hingegen, wie z.B. Whiskey (40% v/v) oder Cognac (40% v/v) stimulieren weder die Magensäuresekretion noch die Gastrinfreisetzung (Abb. 7.**28**) (168). Bei den Inhaltsstoffen, welche die Magensäure maximal stimulieren, handelt es sich um die nichtalkoholischen Dicarboxylsäuren Bernsteinsäure und Maleinsäure (Abb. 7.**28**) (67, 180, 183). Alkoholische Getränke, die durch

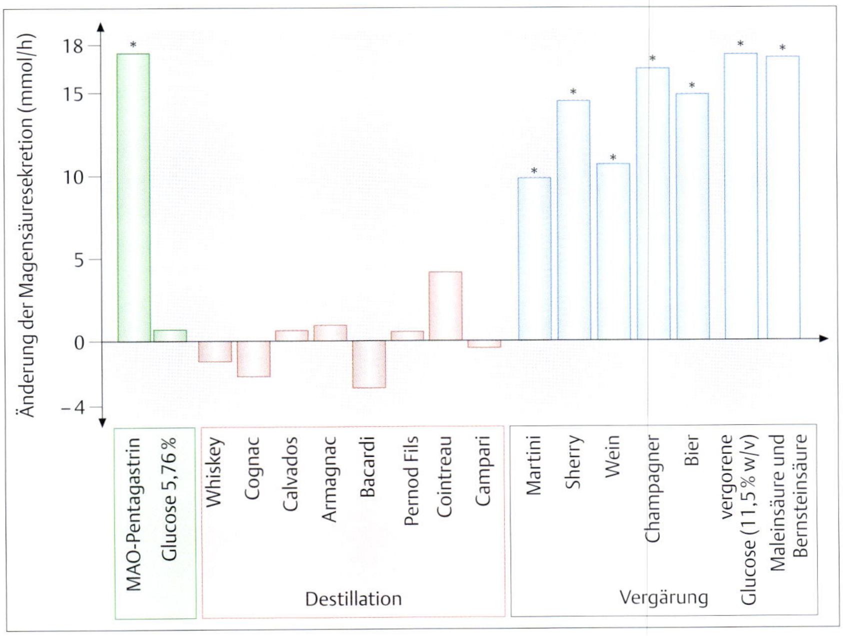

Abb. 7.28 Magensäuresekretion (mmol/h) nach Instillation verschiedener alkoholischer Getränke (Spirituosen, Aperitifs, Wein, Champagner und Bier), vergorener Glucose und den Dicarboxylsäuren Malein- und Bernsteinsäure im Vergleich zu maximaler Säuresekretion (MAO) durch Pentagastrin. Mittelwerte von 6 Probanden. Nach biochemisch-biophysikalischer Auftrennung vergorener Glucose (11,5% w/v), welche auch eine starke Magensäurestimulation bewirkt, konnten die beiden Dicarboxylsäuren Malein- und Succinylsäure als verantwortliche Stimulanzien der Magensäuresekretion von durch Vergärung hergestellten Alkoholika identifiziert werden. *$p < 0{,}05$ verglichen mit einer isotonischen Glucosekontrolllösung (5,76% w/v) (nach 170, 180).

alkoholische Vergärung und anschließende Destillation entstehen, wie der Großteil der Aperitifs und hochprozentige Spirituosen, stimulieren die Säuresekretion nicht, da Bernsteinsäure und Maleinsäure durch den Destillationsprozess entfernt werden (181).

Alkoholwirkungen auf die Magenmotilität

Ethanollösungen hemmen die Magenmotilität im Vergleich zu Wasser. Dagegen haben Rotwein, Bier bzw. isokalorische Glucoselösungen einen noch stärkeren inhibitorischen Effekt auf die Magenmotilität (33, 52, 89, 129). Interessanterweise weist Whiskey keinen signifikanten Unterschied zu einer Ethanollösung mit gleichem Ethanolgehalt auf, was auf einen zusätzlichen hemmenden Effekt von nichtalkoholischen Begleitstoffen auf die Magenentleerung in durch Vergärung hergestellten Alkoholika schließen lässt (52). Am In-vivo-Rattenmodell konnte demonstriert werden, dass inhibitorische Capsaicin-sensitive Neuronen des N. vagus sowie Cholecystokinin-(CCK-)Rezeptoren vom Typ A zur verzögerten Magenentleerung von reinem Ethanol maßgeblich beitragen (80, 81).

Die Magenentleerung fester Mahlzeiten wird durch Ethanollösungen bzw. alkoholische Getränke im Vergleich zu Wasser gehemmt (9, 52, 83).

Ethanol in niedrigen Konzentrationen (4 bzw. 10% (v/v)) sowie Bier und Wein verlängern die Magenentleerung fester Mahlzeiten dosisunabhängig sowie unabhängig vom Kaloriengehalt der Mahlzeit. Dabei induziert Rotwein eine deutlich stärkere Inhibierung der Magenentleerung als Bier oder entsprechende Ethanollösungen (52, 53).

Die Wirkungen von chronischem Alkoholkonsum auf die Magenmotilität sind noch weitgehend ungeklärt.

Akute alkoholinduzierte Gastritis

Die akute erosive oder hämorrhagische Gastritis ist Folge einer unmittelbaren Schädigung der Magenschleimhaut durch exogene Noxen, z. B. Ethanol. Diese Bezeichnung beinhaltet sowohl die Blutung aus der Mukosa des Magens als auch Erosionen, also den Verlust des charakteristischen Aufbaus der Magenschleimhaut.

› Pathophysiologie

Im Tiermodell führt Ethanol ab einer Schwellendosis zwischen 4 und 8% (v/v) dosisabhängig zu Schleimhautschäden und -ulzerationen (35, 36). Dies ist auf eine Schwächung der Mukosabarriere durch Ethanol und daraus folgender Rediffusion von H^+-Ionen in die Mukosa zurückzuführen. Darüber hinaus bewirkt Ethanol als proinflammatorische Substanz ab 10% (v/v) eine dosisabhängige Granulozyteninfiltration in der Schleimhaut (103). In hohen Konzentrationen zerstört Ethanol die Magenschleimhaut unabhängig von der begleitenden Inflammation durch Verringerung der mukosalen Mikrozirkulation und direkten Schädigung von Blutgefäßen (175). Dabei spielen Zytokine wie Tumornekrosefaktor (TNF) α bei der alkoholinduzierten Epithelzellschädigung (47) sowie Endothelin bei den mukosalen Mikrozirkulationsstörungen eine wichtige Rolle (78, 110, 111, 117).

→ Mukosaläsionen. Beim Menschen treten frühzeitig Schädigungen der Magenmukosa nach topischer Verabreichung von hochkonzentrierten reinen Ethanollösungen (40 – 80% v/v) auf (58, 104). Jedoch können auch niedrigprozentige Ethanollösungen (4 – 40% v/v) dosisabhängig beim Gesunden eine akute hämorrhagische Gastritis hervorrufen (Abb. 7.**29**) (101). Die in Abb. 7.**29 c** gezeigten Läsionen entstanden innerhalb von 30 min mit maximaler Ausprägung nach 60 min (Abb. 7.**29 d**). Interessanterweise führen die alkoholischen Getränke (Bier, Wein, Whiskey) zu geringeren Mukosaschäden als die vergleichbaren Ethanollösungen, was möglicherweise auf protektive nichtalkoholische Substanzen in diesen Getränken zurückzuführen ist (Abb. 7.**30**) (101). Schäden durch höherprozentige Alkoholika sind meist noch 24 h nach Konsum nachweisbar (Abb. 7.**29 f**).

Die mukosaschädigende Wirkung von Ethanol kann durch den häufig kombinierten Gebrauch von nichtsteroidalen Antiphlogistika potenziert werden, da sowohl z. B. Acetylsalicylsäure als auch Ethanol (über 8% v/v) über ähnliche Mechanismen die Mukosabarriere des Magens angreifen (35, 36).

Einen weiteren Risikofaktor für eine akute hämorrhagische Gastritis durch Alkoholkonsum stellt die Leberzirrhose mit portaler Hypertonie und hypertensiver Gastropathie dar (145).

› Klinische Symptomatik

Die hämorrhagische erosive Gastritis kann sich durch epigastrische Beschwerden mit Übelkeit und Erbrechen, die wenige Tage anhalten, äußern. Häufig verläuft sie jedoch asymptomatisch.

Eine akute alkoholinduzierte Gastritis kann zu einer plötzlichen und kreislaufrelevanten Blutung führen oder zu einem geringfügigen Blutverlust, der nur durch Teerstuhl oder durch die Entstehung einer leichten, asymptomatischen Anämie entdeckt werden kann. Schmerzen sind bei der erosiven Gastritis ungleich seltener als bei peptischen Ulzerationen.

Die schmerzlose diffuse Blutung ist meistens die einzige klinische Manifestation der erosiven hämorrhagischen Gastritis.

Klinisch imponieren dyspeptische Symptome sowie Blässe, Tachykardie und Hypotension als indirekte Hinweise auf eine kreislaufrelevante Blutung. Insbesondere bei gleichzeitiger Einnahme von Alkohol und Salicylaten kann es zu einer akuten Magenblutung kommen. Die klinischen Beschwerden sind reversibel und typischerweise 24 – 48 h nach Ethanolintoxikation nicht mehr nachweisbar.

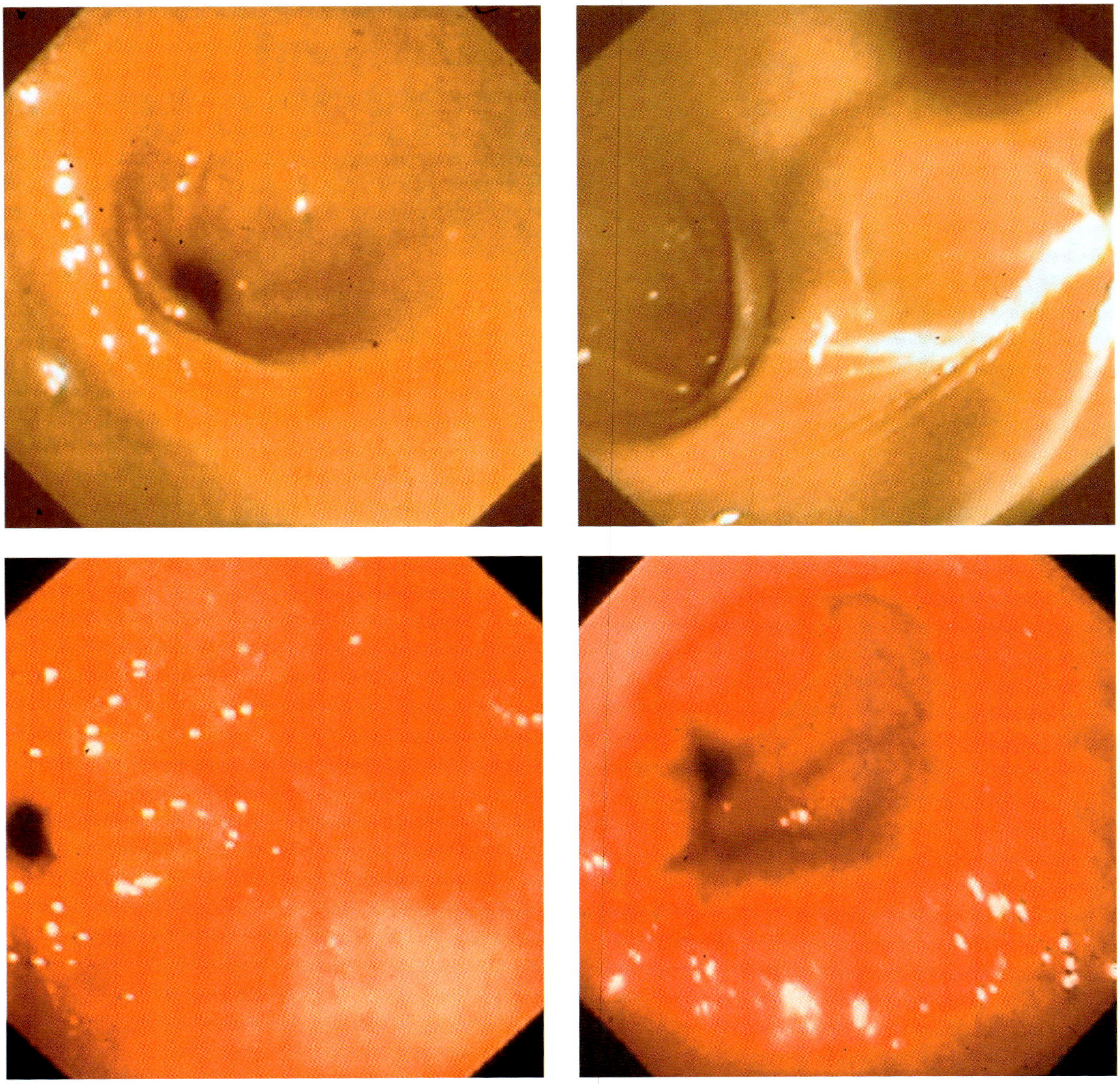

a b c d

☒ **Abb. 7.29** Wirkung von 100 ml Whiskey auf die Magenmukosa im Antrum. Whiskey wurde endoskopisch auf die Antrummukosa von gesunden, nüchternen Versuchspersonen appliziert.

a Vor der Verabreichung,
b während der Verabreichung,
c nach 30 min,
d nach 60 min,

Fortsetzung Abb. 7.**29 e** u. **f** ▸

Diagnostik

ÖGD. Die Diagnostik der alkoholinduzierten Gastritis beschränkt sich auf die Anamnese, körperliche Untersuchung und die Durchführung einer Ösophagogastroduodenoskopie (ÖGD) als wichtigste Untersuchung. Die Ösophagogastroduodenoskopie sollte aufgrund der Abheilung der Erosionen innerhalb von 24 h zeitnah nach Einnahme der Noxe durchgeführt werden (101).

Biopsien. Die Diagnose Gastritis wird anhand der histologischen Untersuchung von Biopsien aus der Magenschleimhaut gestellt. Deshalb sind – bei intakten Gerinnungsparametern – bioptische Entnahmen aus normaler und entzündlicher Magenschleimhaut notwendig (mindestens jeweils 2 Biopsien aus dem Antrum und Korpus). Bei Vorliegen von Erosionen sollten aus dem betroffenen Bereich weitere 3 Biopsien erfolgen (172). Der histologische Befund der ethanolinduzierten akuten Gastritis ist nicht ethanolspezifisch. Histologisch zeigt sich bei der akuten Gastritis ein rein neutrophil-granulozytäres Infiltrat in der Lamina propria mit extravasal gelegenem Blut in der Mukosa. Magenerosionen sind definitionsgemäß auf die Mukosa be-

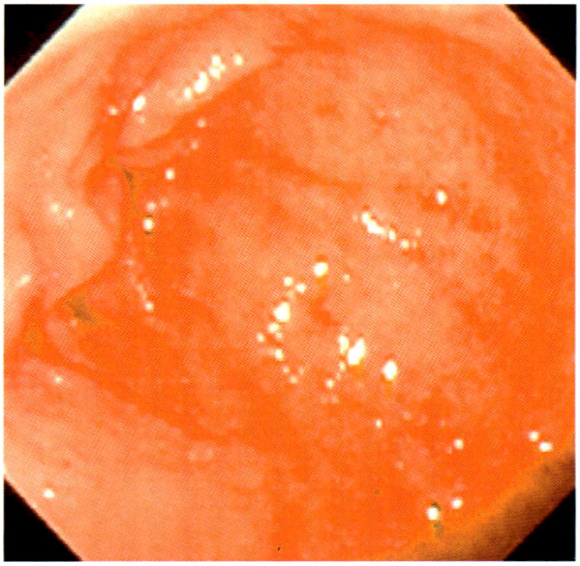

e

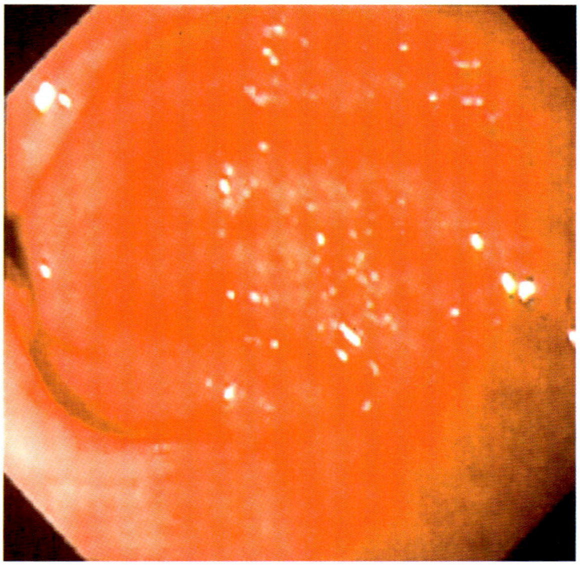

f

Abb. 7.29 Fortsetzung
e nach 240 min,
f nach 24 h.

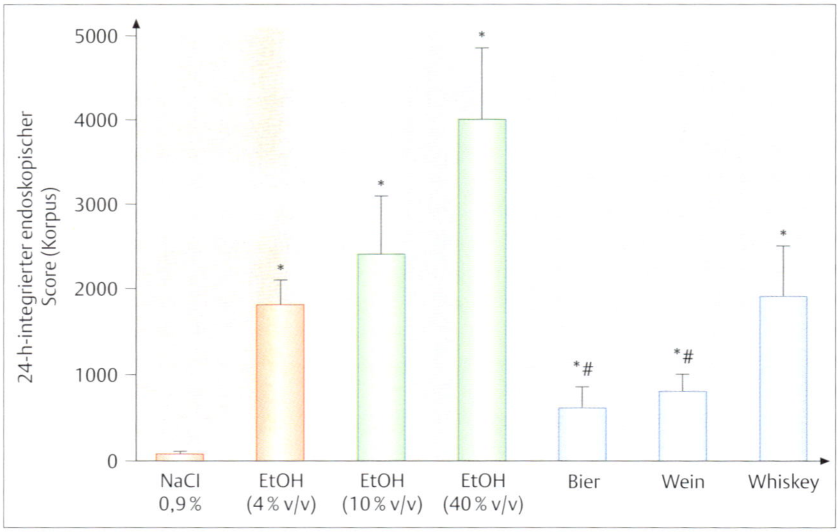

Abb. 7.30 24-h-integrierter endoskopischer Score im Magenkorpus nach intragastrischer Gabe von Bier, Wein und Whiskey sowie den entsprechenden Alkoholkonzentrationen (4 %, 10 %, 40 % v/v). Die Ergebnisse entsprechen Mittelwerten ± SEM von 6 Probanden, bei Whiskey 11 Probanden. *$p < 0{,}05$ vs. Kontrolle (NaCl 0,9 % w/v), # $p < 0{,}05$ vs. den entsprechenden Ethanollösungen (nach 101).

grenzt und durchbrechen nicht die Lamina muscularis mucosae.

Therapie

Bei der unkomplizierten Gastritis ist neben der Alkoholkarenz eine Nahrungskarenz sowie Flüssigkeitszufuhr ausreichend. Zusätzlich können für wenige Tage ein Antazidum und ggf. ein H_2-Rezeptorantagonist gegeben werden.

Antisekretorische Therapie. Bei persistierenden oder hämodynamisch wirksamen Hämorrhagien sollte eine hoch dosierte (1- bis) 3-tägige intravenöse antisekretorische Therapie mit einem H_2-Rezeptorantagonisten bzw. Protonenpumpeninhibitor durchgeführt werden. Im Anschluss hieran wird eine 2- bis 4-wöchige orale antisekretorische Therapie mit einem Protonenpumpeninhibitor in Standarddosierung empfohlen. Eine aktive Blutung kann jedoch trotz effektiver Erhöhung des intragastralen pH-Wertes durch Protonenpumpeninhibitoren meist nicht gestoppt werden (69).

Keine endoskopische Blutstillung. Im Gegensatz zur solitären Blutung aus peptischen Ulzerationen im Magen und Duodenum ist eine endoskopische Blutungsstillung bei der ethyltoxischen akuten hämorrhagischen Gastritis mit diffuser Blutung nicht effektiv. Entscheidend für den Verlauf der Blutung ist die suffiziente Behandlung einer möglicherweise im Rahmen des chronischen Alkoholismus bestehenden Koagulopathie und/oder Thrombozytopathie.

Somatostatin/Octreotid. Um persistierende hämodynamisch wirksame Blutungen zu stoppen, wird eine intravenöse Therapie mit dem Peptidhormon Somatostatin bzw. seinem länger wirksamen synthetischen Analogon Octreotid für bis zu 120 h empfohlen (Somatostatin: initial 250 µg als Bolus i. v., gefolgt von einer Dauerinfusion mit 250 – 500 µg/h; Octreotid: initial 50µg als Bolus i. v., gefolgt von einer Dauerinfusion mit 50 – 100µg/h).

Die Blutungshemmung durch Somatostatin/Octreotid erfolgt über ihre vasokonstriktorische Wirkung auf die Arteriolen der Aa. splanchnicae. Hierdurch werden der portalvenöse Druck und die Blutungsaktivität gesenkt (5).

Alkohol und chronisch atrophische Gastritis, Helicobacter-pylori-Infektion und Ulcus ventriculi et duodeni

Chronisch atrophische Gastritis. Die Folgen des akuten Alkoholkonsums auf die Magenschleimhaut legen die Vermutung nahe, dass chronischer Alkoholkonsum zu einer chronisch atrophischen diffusen Gastritis führen kann. Im Gegensatz zum Hund (29) existieren beim Menschen keine kontrollierten endoskopischen, histologischen oder epidemiologischen Studien, welche eine erhöhte Inzidenz einer chronischen atrophischen Gastritis bei chronischem moderatem Alkoholkonsum oder schwerem Alkoholmissbrauch im Vergleich zum Normalbevölkerung belegen (27, 41, 86, 134, 139, 160, 189). Dagegen scheint eher das Vorliegen einer Helicobacter-pylori-(H.p.)Infektion bei Alkoholikern für gehäuft auftretende chronische Gastritiden verantwortlich zu sein (160, 189).

Helicobacter pylori. Ob chronischer Alkoholkonsum als Risikofaktor für ein Neuauftreten sowie für die Aufrechterhaltung einer H.p.-Infektion gilt, ist bislang aufgrund der widersprüchlichen Datenlage ungeklärt. Mehrere Studien konnten jedoch v. a. moderatem Alkoholkonsum signifikante protektive Eigenschaften gegenüber einer H.p.-Infektion zuschreiben (8, 21, 22, 121, 186). Der für die mögliche Protektion verantwortliche Mechanismus wird in einer gesteigerten Eradikationrate des Keims durch die desinfizierende Wirkung des Ethanols vermutet (8, 21, 121). Eine synergistische Schädigung der Magen- oder Duodenalmukosa durch eine H.p.-Infektion zusammen mit Ethanolkonsum konnte bislang nur im Tiermodell, aber noch nicht beim Menschen nachgewiesen werden (174).

Ulzera. Chronischer Alkoholkonsum scheint kein Risikofaktor für die Inzidenz von Magen- oder Zwölffingerdarmgeschwüren zu sein (54, 84, 87, 125). Zudem konnte keine Assoziation zwischen der Art der alkoholischen Getränke sowie dem Auftreten von Ulcera ventriculi et duodeni festgestellt werden (84, 87).

Magenkarzinom

Chronischer Alkoholkonsum scheint nicht das Risiko für die Entstehung von Magenkarzinomen zu erhöhen (34). Dies gilt auch für starken chronischen Alkoholkonsum (über 200 g/Tag). Auch die Art der konsumierten Alkoholika, gleich ob Bier, Wein oder Spirituosen, scheint keinen Effekt auf eine mögliche Risikoerhöhung für Magenkrebs zu besitzen (18, 45, 82, 131, 140, 183). Auch hinsichtlich einer speziellen Risikoerhöhung durch chronischen Alkoholkonsum für die Entstehung eines Kardiakarzinoms gibt es keine epidemiologischen Hinweise, wobei die meisten Studien Tabakkonsum als dosisabhängigen Risikofaktor für Kardiakarzinome identifizieren.

Ethanolwirkungen auf den Dünndarm

Alkoholinduzierte Veränderungen der Darmmotilität

Diarrhö nach Alkoholexzess. Alkoholexzess hat bei Gesunden häufig Übelkeit und Durchfall zur Folge. Chronische Alkoholiker klagen gehäuft über Durchfall (49, 129). Bei der Entstehung der durch akuten und chronischen Konsum von alkoholischen Getränken hervorgerufenen Symptome spielen Störungen der intestinalen Motilität eine wichtige Rolle. Diese durch Alkohol induzierten Störungen werden mutmaßlich durch eine Kombination lokal-topischer (z. B. Schleimhautläsionen, Mikrozirkulations-, Resorptions-oder Sekretionsstörungen etc.) sowie zentral-systemischer Ethanolwirkungen (z. B. cholinerge Stimulation, Sekretionsveränderungungen von gastrointestinalen Hormonen etc.) hervorgerufen.

Im Duodenum, Jejunum und Ileum bewirkt akute Alkoholgabe eine Zunahme propagierter phasischer Kontraktionen. Topische Wirkmechanismen spielen hierbei wahrscheinlich eine größere Rolle, da diese Effekte auch nach intravenöser Ethanolgabe beobachtet werden, sobald Alkohol im Darmlumen nachweisbar ist (51). Aufgrund der dürftigen Datenlage zu Alkoholwirkungen auf die Kolonmotilität ist es bislang nicht geklärt, ob Kontraktionszunahmen die Ursache der häufig beobachteten passager auftretenden Diarrhö nach Alkoholexzess ist. Beispielsweise existieren hierzu keine aussagekräftigen intestinalen Transitzeitbestimmungen bei Gesunden oder chronischen Alkoholikern.

Chronische Ethanoleinwirkung. Chronische Alkoholwirkungen auf Motorfunktionen des Verdauungstraktes sind schlecht dokumentiert und entsprechen im Wesentlichen denjenigen nach akuter Alkoholgabe.

Sämtliche dokumentierten Wirkungen nach akuter und chronischer Alkoholgabe sind komplett reversibel. Diagnostische Standardverfahren existieren nicht. Entscheidend ist der Ausschluss mukosaler peptischer, insbesondere hämorrhagischer Läsionen mittels endoskopischer Untersuchungsverfahren.

Die kausale Therapie besteht in Alkoholkarenz, da hierunter eine komplette Normalisierung der Motilitätsparameter beobachtet wird.

Alkoholinduzierte Störungen der Absorption und des Stoffwechsels von Nahrungsbestandteilen

Monosaccharide

Absorption. Akute luminale Alkoholexposition hemmt den Glucosetransport sowohl in vitro als auch in vivo. Bei chronischem Alkoholkonsum wird nur eine passagere Hemmung der Glucoseabsorption beobachtet. Hierzu trägt wahrscheinlich neben der Hemmung des aktiven Glucosetransportes durch die Bürstensaummembran auch die Verminderung der passiven Diffusion bei (14). Eine Hemmung der Absorption von Pentosen (z. B. D-Xylose) durch Alkohol wird nur nach längerem Fasten beobachtet.

Chronischer Alkoholabusus vermindert die Lactaseaktivität und verstärkt somit die Neigung zur Laktoseintoleranz mit Durchfallneigung und Meteorismus nach Konsum von Milch.

Abbau. Außerdem reduziert chronischer Alkoholkonsum die Aktivität der Saccharidase. Akuter Alkoholkonsum bei gesunden Probanden sowie chronischer Alkoholabusus führen zu einer Aktivitätsabnahme mehrerer Enzyme der Glykolyse in der Dünndarmmukosa. Die Ursachen und Bedeutung dieser Aktivitätsänderungen für den Kohlenhydrat- und Energiestoffwechsel sind noch unklar.

Aminosäuren und Proteine

Absorption und Synthese. Akute Alkoholzufuhr führt ab ca. 2% (v/v) zu einer Absorptionshemmung verschiedener L-Aminosäuren, vermutlich aufgrund einer Hemmung des aktiven Transports. Der Einfluss von chronischer Alkoholzufuhr auf die Absorption von L-Aminosäuren ist bislang ungeklärt.

Tierexperimentell konnte gezeigt werden, dass akute und chronische Alkoholgabe die Proteinsynthese sowohl in der Mukosa als auch in der Muskel- und Serosaschicht des Jejunums hemmen (108, 109). Die Hemmung der Proteinsynthese kann sowohl zur Mukosaschädigung durch Alkohol als auch zu den Störungen der Funktion der glatten Muskulatur und damit zu Motilitätsstörungen des Dünndarms beitragen. Zusammen mit der Verdauungsstörung von Kohlenhydraten und Lipiden (s. unten) trägt die Absorptionsstörung von Aminosäuren möglicherweise zur Mangelernährung bei chronischem Alkoholismus bei.

Glutaminabbau. Außerdem beeinflusst chronische Alkoholaufnahme im Tiermodell den Glutaminstoffwechsel im Dünndarm und führt zu gesteigerter Ammoniakproduktion (191). Es wird davon ausgegangen, dass der Glutaminabbau im Dünndarm ca. 50–70% der Ammoniakbelastung der Pfortader ausmacht.

Lipide

Absorption und Synthese. Aufnahme höherer Alkoholmengen (über 1 g/kg Körpergewicht) führen zu einer Hemmung der Lipidabsorption (13). Dagegen bewirken akuter und chronischer Alkoholkonsum eine Steigerung der intestinalen Triglycerid-und Cholesterinsynthese. Parallel hierzu kommt es zu einer Induktion des an der Fettsäureveresterung beteiligten Enzymsystems (14). Sowohl akuter als auch chronischer Konsum größerer Alkoholdosen (2–3 g/kg Körpergewicht) steigern den Lymphfluss und die Aufnahme von Triglyceriden, Cholesterin, Phospholipiden und Transportproteinen in die Lymphe. Dieser Effekt wird nicht bei niedrigeren Alkoholdosen (bis 0,75 g/kg KG) beobachtet (71). Ob die gesteigerte intestinale Lipidsynthese eine quantitative Rolle in der Pathophysiologie der alkoholinduzierten Hyperlipidämie und Fettleber spielt, ist bislang ungeklärt.

Steatorrhö. Der Pathogenese der Steatorrhö bei Alkoholikern liegt hauptsächlich eine exokrine Pankreasinsuffizienz bei chronischer Pankreatitis zu Grunde.

Als Folge der Steatorrhö ist mit einer Störung der Absorption fettlöslicher Vitamine zu rechnen. Neben einer Fehlernährung kann die Absorptionsstörung für Vitamin D (s. unten) und Calcium Teilursache für die relativ häufige Alkoholosteopathie sein.

Vitamine

Folsäure. Alkohol hemmt den aktiven Transport in Gegenwart niedriger Folsäurekonzentrationen, hat jedoch keinen Einfluss auf die passive Absorption bei höherer Folatzufuhr. Ein Folsäuremangel verstärkt die durch Alkoholabusus induzierten Absorptionsstörungen anderer Nahrungsbestandteile.

Thiamin (Vitamin B_1). Akute Alkoholaufnahme führt bei gesunden Personen zu einer Hemmung der Thiaminabsorption.

Bei Patienten mit chronischem Alkoholabusus findet sich eine deutliche Reduktion der Thiaminabsorption. Dies ist eine wesentliche Ursache für den bei Alkoholikern häufigen (30–50%) subklinischen Thiaminmangel.

Alkohol hemmt den natriumabhängigen aktiven Thiamintransport durch die intestinale Mukosa und damit den entscheidenden Schritt für die Thiaminabsorption unter physiologischen Bedingungen (14).

Vitamin B_{12}. Akute Alkoholzufuhr hat wahrscheinlich keinen Einfluss auf die Vitamin-B_{12}-Absorption. Eine Malabsorption von Vitamin B_{12} wurde jedoch bei chronischem Alkoholabusus beschrieben, führt jedoch nur selten zu erniedrigten Konzentrationen des Vitamins im Blut bzw. klinischen Zeichen eines Vitamin-B_{12}-Mangels. Durch Gabe von Intrinsic Factor ist die Vitamin-B_{12}-Absorption nicht korrigierbar, so dass Alkoholkonsum wahrscheinlich die Absorption im terminalen Ileum beeinträchtigt.

Vitamin C. Niedrige Serumwerte der Ascorbinsäure bei chronischem Alkoholabusus sind hauptsächlich auf Mangelernährung, verstärkte Urinexkretion sowie erhöhten Verbrauch zurückzuführen. Dennoch scheint akuter Alkoholkonsum auch Absorptionsstörungen zu verursachen (13).

Fettlösliche Vitamine. Nach bisher vorliegenden Erkenntnissen hat Alkohol keinen Einfluss auf die Absorption fettlöslicher Vitamine beim Menschen. Zu einer Störung der Absorption von Vitamin A, D, E und K kommt es jedoch bei Vorliegen einer Maldigestion infolge einer durch Alkohol induzierten chronischen Pankreatitis oder ausgeprägter Cholestase bei Alkoholhepatitis oder -zirrhose.

Wasser, Elektrolyte, Spurenelemente

Absorption. Beim Menschen hat akute Alkoholverabreichung zwischen 2 und 10% (v/v) im Jejunum keinen Effekt auf die Absorption von Wasser, Natrium, Calcium oder Magnesium. Dagegen findet sich eine deutliche Hemmung der Absorption von Wasser und Natrium bei chronischem Alkoholkonsum. Eine solche Hemmung wurde sowohl bei gesunden Probanden festgestellt, bei denen über einen Zeitraum von 2 Wochen ein Drittel der täglichen Kalorienaufnahme aus Alkohol bestand, als auch bei chronischen Alkoholikern beobachtet (14, 129). Bei Patienten mit alkoholischer Leberzirrhose wird häufig auch eine reduzierte Calciumabsorption diagnostiziert, was wahrscheinlich auf einen Vitamin-D-Mangel zurückzuführen ist. Ferner ist auch eine Hypomagnesiämie ein häufiger Befund bei chronischem Alkoholkonsum. Jedoch beeinflusst nach jetzigem Kenntnisstand weder akuter noch chronischer Alkoholkonsum die Magnesiumabsorption. Hinsichtlich der Eisenaufnahme wurde nach Konsum von Whiskey eine Stimulierung der Absorption von Ferrichlorid beschrieben, während die Aufnahme von Ferroascorbat und Hämoglobineisen unbeeinflusst blieb (14). Ob Störungen der Zink- oder Selenabsorption dem häufig beobachteten Mangel dieser Spurenelemente bei chronischem Alkoholabusus zu Grunde liegen, ist bislang unklar.

Sekretion. Ferner verursacht starker chronischer Alkoholkonsum beim Menschen im Jejunum eine gesteigerte Sekretion von Wasser und Elektrolyten (14). Bei gleichzeitig bestehendem Folsäuremangel ist dieser Effekt besonders ausgeprägt. Als Ursache für die gesteigerte Sekretion von Natrium und Wasser durch Alkohol wird ein Anstieg des Gehaltes an zyklischem AMP und zyklischem GMP in den Enterozyten angenommen.

Klinische Konsequenzen – Diagnostik – Therapie

Symptomatik. Nur ein Teil der bisher dargestellten Einflüsse auf den Stoffwechsel und die Funktion des Dünndarms trägt zu gastrointestinalen Beschwerden oder Symptomen durch erhöhten akuten oder chronischen Alkoholkonsum bei (13, 14).

Akut können Störungen der Wasser- und Natriumabsorption und -sekretion zu Motilitätsstörungen mit weichem Stuhl bis zum Durchfall führen. Generell ist aber die funktionelle Reserve des gesamten Dünndarms so groß, dass partielle Funktionseinschränkungen kompensierbar sind.

Unter Abstinenz bilden sich diese Störungen meist innerhalb weniger Tage wieder zurück, es sei denn, es liegt eine ausgeprägte Mangelernährung bei chronischem Alkoholabusus vor.

Modifizierende Faktoren. Des Weiteren sind bei gleichzeitigem Konsum alkoholischer Getränke zusammen mit einer Mahlzeit wesentliche Modifikationen der Alkoholwirkung zu erwarten. Ferner können nichtalkoholische Begleitsubstanzen in Alkoholika ihrerseits eigenständige Effekte hervorrufen bzw. die Alkoholwirkung verändern. Weitere Faktoren, die die Alkoholwirkung beeinflussen können, sind höheres Lebensalter, Vorliegen von Begleiterkrankungen oder gleichzeitige Arzneimitteleinnahme.

Diagnostik. Bei Verdacht auf alkoholinduzierte Absorptionsstörungen beschränkt sich die Diagnostik auf die Abklärung von schwerwiegenden Begleiterkrankungen, wie einer exokrinen Pankreasinsuffizienz bei chronischer Pankreatitis. Alkoholabstinenz und eine ausgewogene, vitaminreiche Ernährung führen in der Regel zu einer raschen Normalisierung von Absorptionsstörungen bei Patienten mit Alkoholabusus. Zur Substitutionsbehandlung mit einzelnen Vitaminen, Mineralien und Spurenelementen wird auf das Kapitel 2.3 (Malassimilation) verwiesen.

Alkoholinduzierte Störungen der Dünndarmmukosa

Mukosaschädigung

Tiermodell. In unterschiedlichen Tiermodellen führt die akute orale oder enterale Verabreichung von Alkohollösungen dosisabhängig zu Mukosaschäden im oberen Dünndarm bis zur Exfoliation der Zottenspitzen und Hämorrhagien. Mikroskopisch findet sich ein epitheliales Ödem mit Zerstörung von intraepithelialen Tight Junctions (164). Hierfür ist eine Stase in der kapillären und lymphatischen Mikrozirkulation mit verstärktem transkapillärem Flüssigkeitsaustritt verantwortlich. Für die initiale Membranschädigung, die zur erhöhten Permeabilität des Dünndarmepithels sowie der kapillären Mikrozirkulationsstörung führt, wird eine durch Alkohol induzierte lokale Einwanderung neutrophiler Granulozyten und Mastzellen mit Freisetzung toxischer Metabolite, wie Histamin, Leukotriene und reaktiver Sauerstoffspezies, verantwortlich gemacht (10, 40).

Akute Alkoholeinwirkung. Nach akutem Alkoholexzess finden sich endoskopisch häufig ausgeprägte erosive oder andere entzündliche Veränderungen im Duodenalbulbus und absteigenden Duodenum. Bereits nach einmaliger Verabreichung einer größeren Alkoholmenge fand sich bei Probanden ein Duodenalerythem mit subepithelialen Einblutungen (58, 92).

Chronische Alkoholeinwirkung. Bei chronischem Alkoholabusus wurden nur bei einem Teil der Studien deutlichere morphologische Änderungen der Mukosa nachgewiesen. Chronische höher dosierte Alkoholverabreichung verursacht eine Höhenabnahme der Zotten mit Zunahme der Kryptenzahl sowie ultrastrukturelle Veränderungen in Mitochondrien. Die Veränderungen sind wegen der ausgeprägten Regenerationsfähigkeit des Mukosaepithels nach Abstinenzbeginn nur wenige Tage nachzuweisen. Eine deutliche Abflachung der Zotten wurde in erster Linie bei mangelernährten Alkoholikern mit Folsäuremangel gesehen und mit Absorptionsstörungen bei diesen Patienten in Zusammenhang gebracht.

Permeabilitätserhöhung

Die Mukosabarriere im Dünndarm ist physiologischerweise für geringe Mengen von Makromolekülen durchlässig. Aufgrund der Mukosaschädigungen durch akuten bzw. chronischen Alkoholkonsum wird die Permeabilität der Mukosa für solche Substanzen verstärkt. Dies wurde zunächst im Tierexperiment nach längerer Alkoholgabe für Makromoleküle, wie Hämoglobin, Meerrettichperoxidase und EDTA beschrieben (15). Eine entsprechende Steigerung der Permeabilität für große Moleküle mit Molekulargewichten bis zu 10.000 konnte bei Alkoholikern ohne Leberzirrhose nachgewiesen werden, während sich die intestinale Permeabilität für kleinere Moleküle mit einem Molekulargewicht von 400 nicht von Werten bei Kontrollpersonen ohne Alkoholabusus unterschied (11, 127). Diese gesteigerte Durchlässigkeit der Dünndarmschleimhaut für großmolekulare Substanzen begründet die bei Alkoholikern häufig nachweisbare Endotoxinämie (s. unten).

Bakterielle Fehlbesiedelung

Bei Patienten mit chronischem Alkoholabusus kann im Vergleich zu Gesunden eine deutlich erhöhte Gesamtkeimzahl im Sekret aus dem oberen Jejunum vorliegen. Bode et al. stellten bei ca. 40% der untersuchten Alkoholiker eine Keimzahl von über 10^6/ml fest, was dem Befund einer bakteriellen Fehlbesiedlung im oberen Dünndarm entspricht (16). Zusätzlich lag eine stärkere Besiedlung des Dünndarms mit Keimen der fäkalen Flora vor. Die Ursachen für diese alkoholinduzierte Fehlbesiedelung könnte neben einer schlechten Mundhygiene oder Motilitätsstörungen des Magens und Dünndarms auch ein verminderter Säuregehalt des Dünndarmsafts sein, da die Bakterienzahl im Dünndarmsaft eine enge Korrelation mit dem pH im Nüchternsekret des Magens aufwies. Bei Untersuchungen mittels H_2-Atemtest nach Gabe von Lactulose und Glucose konnte bei etwa 30 – 50% der untersuchten Alkoholiker ebenfalls eine bakterielle Fehlbesiedlung im Dünndarm diagnostiziert werden (15).

Die Fehlbesiedelung kann zu Meteorismus und anderen Abdominalbeschwerden sowie zu Absorptionsstörungen und Mukosaschäden beitragen. Vor allem kann es aufgrund der deutlich höheren Keimzahlen im oberen Dünndarm zu einer signifikanten Anhäufung bakterieller Toxine, insbesondere von gramnegativen Bakterien, kommen.

Endotoxinämie. Die oben beschriebene alkoholinduzierte Permeabilitätserhöhung bedingt eine gesteigerte Translokation dieser Toxine in den Pfortaderkreislauf, was zu einer Endotoxinämie führen kann. Zahlreiche experimentelle und klinische Daten zeigen, dass eine gesteigerte Aufnahme bakterieller Toxine, vor allem von Endotoxin, für alkoholinduzierte Schäden an der Leber und anderen Organen eine wesentliche Rolle spielt. Deutlich erhöhte Endotoxinkonzentrationen im peripher venösen Blut finden sich regelmäßig bereits bei Patienten mit Alkoholfettleber oder Alkoholhepatitis (56). Eine vorübergehende Endotoxinämie wird sogar nach einmaligem Alkoholexzess gefunden.

Ethanolwirkungen auf das Kolon und Rektum

Alkoholwirkungen auf die Kolonmukosa, Alkoholstoffwechsel durch Kolonbakterien

Da Ethanol vollständig im oberen Gastrointestinaltrakt absorbiert wird, entsprechen die intraluminalen Ethanolspiegel in Kolon und Rektum dem im Blut (143).

Abbau zu Acetaldehyd. Ethanol wird im Dickdarm hauptsächlich durch Darmbakterien mittels Alkoholdehydrogenase zu Acetaldehyd verstoffwechselt. Dieser Abbauweg kann eine beachtliche Kapazität erreichen. Ein Teil des entstehenden Acetaldehyds wird durch die Aldehyddehydrogenase in der Kolonmukosa oder durch bakterielle Aldehyddehydrogenasen weiter zu Acetat abgebaut. Jedoch kommt es durch die relativ niedrige Aktivität der Aldehyddehydrogenasen in der Kolonmukosa und in den Bakterien zur Akkumulation von Acetaldehyd im Dickdarm, was bei Alkoholoxidation zu höheren intrakolonischen Acetaldehydkonzentrationen als in der Leber führen kann (143). Ein Teil des Acetaldehyds wird nach Absorption in der Leber metabolisiert und kann zur Entstehung von alkoholinduzierten Leberschäden beitragen. Außerdem können hohe Acetaldehydkonzentrationen im Dickdarm zu Mukosaschädigungen führen (143).

Acetaldehyd werden auch Störungen der Epithelregeneration und Induktionen der Zellproliferation zugeschrieben, was zur Risikosteigerung für die Entstehung kolorektaler Neoplasien beiträgt.

Alkoholassoziierte kolorektale Neoplasien

Epidemiologie

Seit Ende der 70er Jahre mehren sich die epidemiologischen Daten, dass neben unterschiedlichen Ernährungsfaktoren auch ein gesteigerter chronischer Alkoholkonsum ein Risikofaktor für die Entstehung kolorektaler Karzinome darstellt (132).

In der Mehrzahl der Populations- sowie Kohorten- und Fallkontrollstudien fand sich ein erhöhtes Risiko für Rektumkarzinome bei erhöhtem Alkoholkonsum, wobei v. a. Bierkonsum ein höheres Risiko beinhaltete (197).

Eine Assoziation von Kolonkarzinom und Alkoholkonsum ist weniger gut belegt (132).

Pathophysiologie

In Tierversuchen konnte eine Begünstigung der Karzinogenese durch chronische Alkoholverabreichung vor allem im distalen Kolon und Rektum beobachtet werden. Chronische Alkoholfütterung bewirkte eine Beschleunigung und Verstärkung der durch chemische Karzinogene induzierten Karzinogenese, was vor allem durch den luminalen Acetaldehyd verursacht wurde. Ferner konnte eine Hyperproliferation des Epithels im Rektum nach chronischer Alkoholzufuhr festgestellt werden, welche als Folge einer Mukosaschädigung durch Acetaldehyd angesehen werden kann (161). Ein weiterer Mechanismus der alkoholassoziierten Karzinogenese im Dickdarm ist in der Aktivierung von Prokarzinogenen in der Leber wie auch im Dickdarm selbst zu sehen. Das durch chronischen Alkoholkonsum induzierte MEOS einschließlich des Cytochrom-P450 2E1 in der Leber (s. oben) führt zum beschleunigten Metabolismus verschiedener Xenobiotika. Dadurch nimmt auch die Aktivierung von Prokarzinogenen zu Karzinogenen, wie z. B. polyzyklische Kohlenwasserstoffe, Nitrosamine etc., zu (132).

Ethanol und Pankreas

Sekretorische Veränderungen

Die Wirkung von Ethanol auf das exokrine Pankreas wird von zahlreichen Faktoren, wie z. B. Art des alkoholischen Getränks, Dauer und Art der Verabreichung, Sekretionszustand des Pankreas oder gleichzeitige Nahrungsaufnahme, bestimmt (122).

Akute Alkoholwirkung. Akute, oral oder intragastral verabreichte Ethanollösungen bewirken beim Gesunden eine geringe Stimulation der pankreatischen Bicarbonat- und Enzymsekretion (38). Dagegen führt intravenöse Verabreichung zum Rückgang der basalen oder hormonell stimulierten Pankreassekretion (37, 102, 118, 122). Intraduodenale bzw. intrajejunale Instillation von Ethanol beeinflusst die Sekretion dagegen nicht (26, 62, 107, 118). Aus diesem Grund wird angenommen, dass die gesteigerte Magensäureproduktion durch Ethanol bei diesem Stimulationsmechanismus eine Rolle spielt, zumal Magensäure allein die Pankreassekretion anregt (122). Für die eher hemmenden Effekte von Ethanol werden cholinerge Mechanismen mit verantwortlich gemacht. In Tiermodellen zeigte sich bei Vagotomie bzw. pharmakologischer Blockade des N. vagus eine komplette Aufhebung der ethanolinduzierten Sekretionsinhibition (147, 184). Zusätzlich werden direkte Effekte auf die Azinuszellen im Pankreas diskutiert (176).

Durch Vergärung hergestellte Alkoholika haben bei intragastraler Verabreichung eine deutlich stärkere stimulierende Wirkung auf die exokrine Pankreassekretion als Ethanollösungen in vergleichbarer Konzentration oder Destillationsalkoholika (26). Dieser Mechanismus ist wahrscheinlich auf eine gesteigerte Magensäure-, CCK- und Gastrinfreisetzung durch nichtalkoholische Substanzen zurückzuführen, da vergorene Glucose dieselben Effekte hervorruft (26).

Chronische Alkoholeinwirkung. Im Gegensatz zu akuter Ethanolverabreichung bewirkt chronischer Alkoholkonsum eine Steigerung der Proteinsekretion im Pankreassekret (130, 136–138, 142). Dagegen ist der Bicarbonatgehalt im Pankreassaft alkoholischer Patienten geringer als bei Nichtalkoholikern (136, 142). Die gesteigerte Viskosität sowie die erhöhte Präzipitationsgefahr von Proteinen kann über Mikroverkalkungen zu Gangobstruktionen führen und schließlich zur Entstehung einer chronischen alkoholischen Pankreatitis beitragen (s. unten) (146, 150). Ferner verschiebt sich das Verhältnis von Trypsin zu Trypsininhibitor, was zu einer frühzeitigen Enzymaktivierung und somit zu einer alkoholischen Pankreatitis führen kann (171). Grund für die Veränderung der exokrinen Pankreassekretion unter chronischem Alkoholkonsum könnte, wie im Tiermodell am Hund gezeigt, eine Desensibilisierung des cholinergen Nervensystems sein (153–156). Jedoch sind die sekretorischen Veränderungen nach Alkoholabstinenz wieder reversibel (122, 156).

Alkoholische Pankreatitis

Epidemiologie

Die wesentliche alkoholbedingte Erkrankung der Bauchspeicheldrüse ist die chronische Pankreatitis (151, 169).

Es wird angenommen, dass der klinischen Erstmanifestation der alkoholischen Pankreatitis mehrere akute subklinische Schübe vorausgehen, da sich bei nahezu allen Patienten bei klinischer Erstmanifestation schon Zeichen einer chronischen Pankreatitis (z. T. Gangunregelmäßigkeiten, Verkalkungen, Zystenbildungen) finden (66, 115, 124, 169).

Da jedoch nur ca. 5–10% der Patienten mit ausgeprägtem chronischem Alkoholkonsum eine Schädigung des Pankreas aufweisen, kann die Entstehung einer alkoholischen Pankreatitis nicht auf den Alkoholkonsum allein zurückzuführen sein (44). Genetische wie auch Umweltfaktoren werden diskutiert (65, 195). Langzeitstudien haben gezeigt, dass es bei einem durchschnittlichen Alkoholkonsum von mehr als 80 g Alkohol (entspricht ca. 1 l Wein) pro Tag bei prädisponierten Männern nach 17 Jahren und Frauen nach 10 Jahren zur klinischen Manifestation einer chronischen Pankreatitis kommt. Es scheint keine untere Schwellendosis zu existieren, jedoch steigt das Pankreatitisrisiko ab ca. 20 g pro Tag logarithmisch an. Die Art der konsumierten Alkoholika spielt keine Rolle. Das Geschlechterverhältnis (Männer : Frauen) bei der chronischen alkoholischen Pankreatitis beträgt 10 : 1.

Pathophysiologie

Die alkoholische Pankreatitis ist ein chronischer nekroinflammatorischer und autodigestiver Prozess der Bauchspeicheldrüse, welcher zur Fibrose und Atrophie des Organs führt (Abb. 7.31). Die Pathogenese ist multifaktoriell.

Inflammation und Autodigestion. Unter chronischem Alkoholkonsum treten durch erhöhte Enzymsekretion, verringerte Sekretmenge und geringere Bicarbonatsekretion vermehrt Proteinpräzipitationen auf, welche möglicherweise über Mikroverkalkungen und Obstruktionen der kleinsten Ausführungsgänge zu einer Entzündungsreaktion des Organs beitragen können (122, 148–150). Ferner spielen die Azinuszellen des Pankreas selbst bei der Pathogenese eine äußerst wichtige Rolle. Azinuszellen verstoffwechseln Ethanol zu zelltoxischem Acetaldehyd und Fettsäureethylestern (FAEE), wobei zusätzlich oxidativer Stress entsteht. Diese Vorgänge begünstigen eine frühzeitige intraazinäre Aktivierung von Verdauungsenzymen, was zur Autodigestion, Inflammation und Nekrose des Organs führt (3, 4). Eine Reihe von tierexperimentellen Studien hat gezeigt, dass akute und vor allem chronische Ethanolverabreichung die Bauchspeicheldrüse für andere Noxen, wie z. B. das sekretionsinduzierende Hormon CCK, empfänglich macht und zur Pankreatitis führt (39, 59, 60, 126). Chronischer Ethanolkonsum führt im Pankreas außerdem zu Mikrozirkulationsstörungen (50, 152) und zu gesteigerter Permeabilität der Gangepithelien (70, 193). Diese Mechanismen begünstigen einerseits den azinären Zelluntergang und andererseits die Autodigestion des Organs durch lokale frühzeitige Enzymaktivierung.

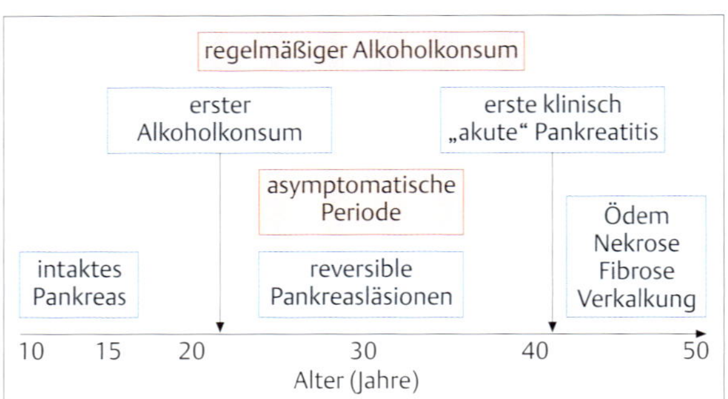

Abb. 7.31 Verlauf der chronischen alkoholischen Pankreatitis.

Immunsystem. In den letzten Jahren konnte die Wichtigkeit von Immunmechanismen bei der Entstehung sowie der Aufrechterhaltung der alkoholischen Pankreatitis verdeutlicht werden. Einerseits trägt die inflammatorische Infiltration von Immunzellen mit einhergehender zelltoxischer Zytokinproduktion (z. B. TNFα, Interleukin-1 und -6) im Pankreas zum Gewebeuntergang bei (39, 55, 60, 77, 163), andererseits weisen Patienten mit chronischer alkoholischer Pankreatitis Zeichen der systemischen Immunsystemaktivierung auf (63, 64, 128). Ferner führen die entzündlichen Vorgänge im Pankreas, die vermehrte Produktion von fibrogenen Zytokinen (z. B. Transforming Growth Factor β), Ethanol und seine Metabolite sowie oxidativer Stress zur Aktivierung von pankreatischen Sternzellen, welche – wie in der Leber – hauptsächlich für die Fibrosierung des Organs mit Parenchymverlust verantwortlich gemacht werden (3, 4, 7, 39, 114).

Genetische Disposition

Hinsichtlich einer genetischen Disposition für die Entstehung einer alkoholischen Pankreatitis sind bislang einige Kandidatengene untersucht worden. Dabei standen zunächst die für kationisches Trypsinogen und Pancreatic Secretory Trypsin Inhibitor/Serine Protease Inhibitor, Kazal Type 1 (PSTI/SPINK 1) kodierenden Gene im Mittelpunkt, welche für die Mehrzahl der Fälle von hereditärer Pankreatitis verantwortlich sind. Dabei konnte keine der Studien ein erhöhtes Vorkommen von kationischen Trypsinogen-Genmutationen bei Patienten mit alkoholischer Pankreatitis feststellen (116, 179, 185). PSTI/SPINK-1-Mutationen konnten bei bis zu 6% der Patienten mit alkoholischer Pankreatitis gefunden werden und scheinen somit keine wichtige Rolle bei der Ätiologie der Erkrankung zu spielen (157, 195, 196). Die Rolle von Mutationen im Zystische-Fibrose-Gen Cystic Fibrosis Transmembrane Conductance Regulator (CFTR), in immunmodulatorischen Genen wie TNFα oder von antioxidativen Enzymen ist noch unklar und weiterhin Gegenstand der Forschung (3, 4, 65, 195).

Diagnostik

Die Diagnose wird durch den zumeist typischen klinischen Verlauf, mittels Bildgebung sowie über Funktionstestungen gestellt. Die Anamnese und ggf. Fremdanamnese kann wichtige Hinweise auf einen Alkoholabusus erbringen. Für die klinische Symptomatik sowie die speziellen diagnostischen Verfahren wird auf Kapitel 38 und 39 (akute und chronische Pankreatitis) verwiesen.

Therapie

Die chronische alkoholische Pankreatitis ist eine unheilbare Erkrankung, bei der eine symptomorientierte Therapie im

Vordergrund steht. Wie bei allen anderen alkoholinduzierten Erkrankungen des Magen-Darm-Traktes ist eine Alkoholabstinenz absolut notwendig, da sich die fibrotischen Umbauvorgänge zwar nicht aufhalten lassen, jedoch eine günstige Beeinflussung des exokrinen und endokrinen Funktionsverlusts, der Schmerzsymptomatik sowie der Häufigkeit der akuten Pankreatitisschübe möglich ist (1, 61, 173). Für die spezielle Therapie der chronischen Pankreatitis wird auf Kapitel 39 (Chronische Pankreatitis) verwiesen.

Pankreaskarzinom

Es besteht zwar keine direkte, jedoch eine indirekte Verbindung zwischen chronischem Alkoholkonsum und der Entstehung eines Pankreaskarzinoms, denn Patienten mit einer alkoholinduzierten chronischen Pankreatitis weisen eine signifikante Steigerung der Inzidenz eines Pankreaskarzinoms auf (25, 106, 194).

Das kumulative Risiko für das Auftreten eines Pankreaskarzinoms beträgt 1,8% 10 Jahre nach Diagnostizierung einer chronischen Pankreatitis bzw. 4,0% nach 20 Jahren im Vergleich zur Normalbevölkerung. Dieses erhöhte Risiko ist vom Geschlecht des Patienten und der regionalen Herkunft, aber auch von der Ätiologie der Pankreatitis unabhängig (106). Neuere Studien zeigen zudem einen deutlichen Synergismus von Tabakkonsum und chronischer alkoholischer Pankreatitis hinsichtlich der Entstehung eines Pankreaskarzinoms (177, 178, 198). Somit muss die alkoholische chronische Pankreatitis als Präkanzerose betrachtet werden.

FAZIT FÜR DIE PRAXIS

- Nahezu ein Fünftel aller hospitalisierten Patienten weist alkoholbedingte Organschäden auf.
- Die meisten akuten alkoholbedingten Effekte sind dosisabhängig und reversibel (z.B. Motilitätsveränderungen oder Schleimhautläsionen von Ösophagus, Magen und Dünndarm).
- Für nahezu alle alkoholinduzierten Organschäden ist Alkoholabstinenz die wichtigste therapeutische Maßnahme.
- Klinische Manifestationen alkoholassoziierter Organschäden umfassen im Ösophagus die Refluxösophagitis, Barrett-Syndrom, Mallory-Weiss-Syndrom, Boerhaave-Syndrom sowie Ösophaguskarzinom, im Magen die akute hämorrhagische Gastritis und im Dünndarm die Absorptionshemmung essenzieller Nahrungsbestandteile sowie eine bakterielle Fehlbesiedelung des Dünndarms mit Permeabilitätserhöhung und folgender Endotoxinämie.
- Im Kolon und v.a. im Rektum begünstigt chronischer Alkoholkonsum die Entstehung von Neoplasien.
- Chronischer Alkoholabusus kann durch toxische Ethanolabbauprodukte, oxidativen Stress sowie Mikrozirkulationstörungen über subklinische rezidivierende Entzündungsschübe zur chronischen alkoholischen Pankreatitis führen.

7.9 Gastrointestinale Manifestationen der HIV-Infektion

H.-J. Epple, T. Schneider, M. Zeitz

EDITORIAL **Charakteristikum der unbehandelten HIV-Infektion ist die progrediente Verschlechterung des Immunstatus, die nach Jahren in einem schweren zellulären Immundefekt resultiert. Dieser betrifft nicht nur die systemische Immunabwehr, sondern in besonderem Maße auch das lokale Immunsystem des Gastrointestinaltrakts. Vielzahl und Häufigkeit HIV-assoziierter gastrointestinaler Erkrankungen unterstreichen nachhaltig die große Bedeutung des darmassoziierten mukosalen Immunsystems. Seit Einführung der hochaktiven antiretroviralen Therapie (HAART) haben Inzidenz und Prävalenz HIV-assoziierter Erkrankungen des Gastrointestinaltrakts stark abgenommen, ohne dass sich ihr klinisches Erscheinungsbild grundsätzlich verändert hätte.**

Schwere und Vielfalt der HIV-bedingten gastrointestinalen Sekundärerkrankungen erfordern ein effektives diagnostisches und therapeutisches Vorgehen. Von entscheidender Bedeutung für den Verlauf und die Prognose einer HIV-Infektion ist die rechtzeitige Initiierung einer HAART. Über den Mechanismus einer partiellen Immunrekonstitution ist die HAART eine wirkungsvolle Therapieoption für eine Reihe von HIV-assoziierten intestinalen Krankheitsbildern und darüber hinaus von zentraler Bedeutung für die Prophylaxe HIV-assoziierter Erkrankungen. Trotz der großen Erfolge der HAART besteht für HIV-Infizierte weiterhin ein erhöhtes Morbiditäts- und Mortalitätsrisiko für einige HIV-assoziierte Erkrankungen. Beispiele sind maligne Lymphome, das anorektale Karzinom und die HIV-Koinfektion mit Hepatitisviren. Dennoch ist die Gesamtprognose einer suffizient behandelten HIV-Infektion heutzutage insgesamt als günstig einzuschätzen.

HIV und AIDS

Definition, Klassifikation

Das erworbene Immundefektsyndrom AIDS (acquired immunodeficiency syndrome) wurde erstmals 1981 in den USA klinisch definiert. Anlass war eine auffällige Häufung ungewöhnlicher opportunistischer Infektionen und Neoplasien bei bis dahin gesunden jungen homosexuellen Männern, deren peripheres Blut eine starke Verminderung an CD4-positiven T-Lymphozyten aufwies (6, 7). Schon 1983 wurde von französischen Wissenschaftlern aus lymphatischem Gewebe dieser Patienten ein neues Retrovirus isoliert und als Ursache des AIDS identifiziert (2). Das Virus wurde zunächst als HTLV-III (human T-lymphotropic virus III) klassifiziert und später in HIV (human immunodeficiency virus) umbenannt.

CDC-Klassifikation

→ **Klinische Kategorien.** Um den Krankheitsverlauf stadienhaft abzubilden, wurden verschiedene Klassifikationssysteme entwickelt. Die aktuelle Klassifikation stammt aus dem Jahre 1993 und wurde von den US-amerikanischen Centers for Disease Control and Prevention (CDC) vorgeschlagen. Nach klinischen Kriterien werden dabei drei Kategorien gebildet (Tab. 7.**64**):

- Asymptomatische HIV-Infizierte und Patienten mit akuter HIV-Infektion werden in *Stadium A* zusammengefasst.
- Bestehen HIV-assoziierte Symptome und/oder Erkrankungen, die jedoch nicht AIDS-definierend sind, erfolgt die Einteilung in *Stadium B*.
- Das klinische *Stadium C* entspricht dem Vollbild der erworbenen Immunschwäche (acquired immunodeficiency syndrome, AIDS). Es liegt definitionsgemäß dann vor, wenn ein HIV-infizierter Patient als Folge einer schweren Einschränkung seiner zellulären Immunabwehr an einer sog. AIDS-definierender Erkrankungen erkrankt ist.

Der Katalog dieser AIDS-definierenden Indikatorerkrankungen wurde ebenfalls von den CDC festgelegt und zusammen

Tabelle 7.64 Klinische Kategorien der CDC-Klassifikation von 1993

Klinische Kategorien der CDC-Klassifikation	
Kategorie A Akute (primäre) HIV-Infektion Asymptomatische HIV-Infektion: • persistierende generalisierte Lymphadenopathie (LAS) **Kategorie B** Krankheitssymptome oder Erkrankungen, die nicht in Kategorie C fallen, aber der HIV-Infektion ursächlich zuzuordnen sind oder auf eine Störung der zellulären Immunabwehr hinweisen oder bei bestehender HIV-Infektion einen schwereren Verlauf nehmen. Beispiele sind: • bazilläre Angiomatose • Entzündungen des kleinen Beckens, besonders bei Komplikationen eines Tuben- oder Ovarialabszesses • idiopathische thrombozytopenische Purpura • konstitutionelle Symptome wie Fieber > 38,5 °C oder Diarrhö von > 1 Monat • Listeriose • Nokardiose • orale Haarleukoplakie (OHL) • oropharyngeale Candidose • periphere Neuropathie • persistierende oder schwer therapierbare vulvovaginale Candidose • rezidivierende bakterielle Endokarditis, Meningitis oder Sepsis • rezidivierender oder multidermatomaler Herpes zoster • zervikale Dysplasien oder Carcinoma in situ	**Kategorie C** AIDS-definierende Erkrankungen • Candidose von Bronchien, Trachea oder Lungen • Candidose, ösophageal • CMV-Infektionen (außer Leber, Milz, Lymphknoten) • CMV-Retinitis • Enzephalopathie, HIV-bedingt • Herpes-simplex-Infektionen: chronische Ulzera (> 1 Monat bestehend) oder Bronchitis, Pneumonie, Ösophagitis • Histoplasmose, disseminiert oder extrapulmonal • Isosporiasis, chronisch, intestinal, > 1 Monat bestehend • Kaposi-Sarkom • Kokzidioidomykose, disseminiert oder extrapulmonal • Kryptokokkose, extrapulmonal • Kryptosporidiose, chronisch, intestinal, > 1 Monat bestehend • Burkitt-Lymphom • immunoblastisches Lymphom • primär zerebrales Lymphom • Mycobacterium avium complex oder M. kansasii, disseminiert oder extrapulmonal • Mycobacterium, andere oder nicht identifizierte Spezies disseminiert oder extrapulmonal • Pneumocystis-jiroveci-Pneumonie • Pneumonien, bakteriell rezidivierend (> 2 innerhalb eines Jahres) • progressive multifokale Leukenzephalopathie • Salmonellen-Septikämie, rezidivierend • Tuberkulose • Toxoplasmose, zerebral • Wasting-Syndrom • Zervixkarzinom, invasiv

mit der aktuellen Klassifikation zuletzt 1993 modifiziert (Tab. 7.**64**). Das bei HIV-Infizierten häufig anzutreffende generalisierte Lymphadenopathie-Syndrom rechtfertigt dabei übrigens keine Zuordnung zu den Stadien B oder C.

Immunologische Kategorien. Neben der Einteilung in klinische Stadien sieht die CDC-Klassifikation eine immunologische Stratifizierung der Patienten anhand der bei ihnen gemessenen Anzahl der CD4-positiven T-Lymphozyten im Blut („Helferzellzahl") vor. Nach diesem Kriterium werden ebenfalls drei Kategorien gebildet (Kategorie 1 bei einer Helferzellzahl > 500, Kategorie 2 bei 200–500 und Kategorie 3 bei < 200).

Stadieneinteilung. Durch Kombination der klinischen und immunologischen Kategorien entsteht eine Matrix von 9 sich wechselseitig ausschließenden Stadien (Tab. 7.**65**), in welche individuelle Patienten eingeordnet werden können. Ein wichtiger Unterschied zwischen der US-amerikanischen und der europäischen Verwendung der Klassifikation betrifft die Zuordnung zum Stadium der erworbenen Immunschwäche. Nach der in Europa üblichen Konvention erfolgt die Einordnung eines Patienten in das Stadium der erworbenen Immunschwäche nur, wenn eine der oben genannten Indikatorerkrankungen vorliegt, während in den USA eine Helferzellzahl von weniger als 200 hierfür ausreicht, auch ohne dass eine Kategorie-C-Erkrankung vorliegt.

Schwächen der CDC-Klassifikation. Wie bereits erwähnt, ist die CDC-Klassifikation vor der Ära der hochaktiven antiretroviralen Therapie (HAART) entstanden. Zu diesem Zeitpunkt galt die progrediente Verschlechterung der Immunabwehr als nicht zu beeinflussendes Charakteristikum der HIV-Infektion. Daher sind Rückstufungen in bessere Stadien in dieser Klassifikation nicht vorgesehen. Das individuell erreichte „schlechteste" Stadium wird im weiteren Krankheitsverlauf beibehalten. Dies entspricht jedoch nicht mehr der aktuellen klinischen Realität, da durch eine effektive HAART oft eine erhebliche Verbesserung des geschädigten Immunsystems erreicht werden kann. Eine weitere Schwäche der CDC-Klassifikation ist die Unvollständigkeit des Katalogs der AIDS-definierenden Erkrankungen. So finden verschiedene opportunistische Infektionen oder Neoplasien keine Berücksichtigung, obwohl sie eindeutig mit der HIV-Infektion assoziiert sind und ebenso wie die von den CDC aufgelisteten Indikatorerkrankungen einen HIV-induzierten Immundefekt implizieren.

Beispiele sind die intestinale Mikrosporidiose, die HIV-assoziierte viszerale Leishmaniose, die in Südostasien verbreitete Penicillinose, der HIV-assoziierte Morbus Hodgkin und das HIV-assoziierte Analkarzinom. Diese Erkrankungen sollten klinisch als AIDS-Äquivalente gewertet werden, auch wenn sie formal nicht die Zuordnung zum klinischen Stadium C rechtfertigen.

Epidemiologie

Übertragungswege

Einziger Wirt des HIV ist der Mensch. Die Übertragung erfolgt im Wesentlichen durch Sexualkontakte, durch gemeinsame Benutzung kontaminierter Spritzenbestecke und vertikal, d. h. von Mutter auf Kind. Andere Transmissionswege sind selten und spielen epidemiologisch keine Rolle.

Sexualkontakte. Weltweit am häufigsten ist die Übertragung durch homosexuellen oder heterosexuellen Geschlechtsverkehr. In Europa und Nordamerika sind besonders häufig homosexuelle Männer betroffen. Durch die teils hohe Promiskuität konnte sich das Virus in dieser Gruppe besonders rasch ausbreiten. In Afrika, Süd- und Südostasien, Lateinamerika und anderen Regionen der Dritten Welt steht die Übertragung durch heterosexuellen Geschlechtsverkehr ganz im Vordergrund. Die Übertragungswahrscheinlichkeit pro Sexualkontakt hängt unter anderem stark von der Virusbelastung des infizierten Partners ab. Diese ist besonders hoch bei frisch erworbener HIV-Infektion und in späten Stadien der Erkrankung. Gleichzeitig bestehende Geschlechtskrankheiten begünstigen die sexuelle Transmission von HIV.

Kontaminierte Nadeln. Die intravenöse Applikation von Drogen mit gemeinsamer Benutzung kontaminierter Nadelbestecke („needle-sharing") ist in Deutschland und Nordamerika der zweithäufigste Übertragungsweg für HIV.

Tabelle 7.65 Stadieneinteilung der HIV-Infektion nach der CDC-Klassifikation von 1993

Klinische Kategorien	A (asymptomatisch)	B (symptomatisch)	C (AIDS-definierend)
Immunologische Kategorien (nach CD4+/µl Blut)			
Kategorie 1 (< 500)	A1	B1	C1
Kategorie 2 (200–499)	A2	B2	C2
Kategorie 3 (< 200)	A3	B3	C3

Durch die große Anzahl von Nutzern intravenöser Drogen besitzt diese Art der Übertragung eine besondere Bedeutung in einigen Ländern Ost- und Südeuropas sowie Zentralasiens.

Blut und Blutprodukte. Eine iatrogene Übertragung durch Verabreichung HIV-kontaminierter Blutkonserven oder Blutprodukte ist seit Einführung der obligatorischen Testung aller Blutspenden auf HIV-Antikörper in den Industrieländern zu einer Rarität geworden. Nach Schätzungen ist das Restrisiko in Ländern wie den USA und Deutschland kleiner als 1:1000000 (25). Mangels entsprechender Screening-Programme ist die HIV-Übertragung durch kontaminierte Blutprodukte in vielen Entwicklungsländern jedoch durchaus eine Realität, obwohl sie gegenüber der sexuellen Transmission epidemiologisch wenig ins Gewicht fällt.

Vertikale Transmission. Ein großes Problem der betroffenen Dritte-Welt-Regionen ist die vertikale Transmission von Mutter zu Kind. Durch Mikrotraumen kommt es insbesondere perinatal zur Übertragung. Eine Übertragung ist aber auch durch die Muttermilch möglich. Das Infektionsrisiko für Neugeborene unbehandelter HIV-positiver Mütter in Entwicklungsländern liegt zwischen 15 und 40% (8).

Verbreitung

Weltweit. Global zeigt die HIV-Pandemie eine beispiellose Dynamik. Seit der erstmaligen Diagnose von AIDS im Jahre 1981 sind mehr als 20 Millionen Menschen an den Folgen der Immunschwäche verstorben. Zum Ende des Jahres 2006 wird nach Angaben der UN weltweit von ca. 40 Millionen HIV-Infizierten ausgegangen (www.unaids.org). Allein im Jahr 2006 haben sich mehr als 4 Millionen Menschen mit dem HIV neu infiziert. Dies entspricht einer Zahl von etwa 12000 Neuinfektionen pro Tag. Unter diesen sind etwa 1500 Kinder unter 15 Jahren. Von den verbliebenen 10000 Neuinfektionen entfällt die Hälfte auf junge Menschen zwischen 15 und 24 Jahren. Die katastrophalen Auswirkungen der Pandemie auf die Lebensbedingungen in den am schwersten betroffenen Regionen Afrikas südlich der Sahara sind kaum abzusehen.

Deutschland und Europa. Nach Schätzungen des Robert-Koch-Instituts (www.rki.de) lebten in Deutschland zum Ende 2006 etwa 50000 HIV-infizierte Menschen. Die Zahl der Neuinfektionen lag lange Zeit konstant bei etwa 2000 Fällen pro Jahr. Dies hat sich in jüngster Zeit leider geändert. So wurden nach Angaben des Robert-Koch-Instituts im Jahr 2006 81% mehr HIV-Infektionen neu gemeldet als noch 2001. Anlass zur Sorge bieten auch die Zunahme venerischer Infektionen in Deutschland sowie die rasante Ausbreitung von HIV in einigen Ländern Osteuropas (z. B. Ukraine, Russland). Dort verbreitet sich die HIV-Epidemie in erster Linie unter jungen Drogenabhängigen, wobei in letzter Zeit auch die Transmission über heterosexuelle Kontakte eine zunehmende Rolle spielt.

Prävention

Da eine Schutzimpfung gegen HIV in absehbarer Zeit nicht zur Verfügung stehen wird, besitzt die Prävention eine zentrale Bedeutung in der Bekämpfung der HIV-Pandemie.

Dass präventive Maßnahmen auch in Entwicklungsländern zum Erfolg führen können, belegt das Beispiel von Uganda, wo durch ein umfassendes Präventionsprogramm seit den 1980er Jahren ein Rückgang der HIV-Prävalenz von 18% auf etwa 6% erreicht werden konnte.

Pathogenese der HIV-Infektion

HIV ist ein einzelsträngiges RNA-Virus und gehört zur Familie der Retroviren. Namensgeber für diese Viren ist das virale Enzym „reverse Transkriptase", welches die Umschreibung der viralen RNA in provirale DNA katalysiert. Zwei verschiedene HI-Viren, HIV-1 und HIV-2, sind für den Menschen pathogen. Wie schon erwähnt wurde HIV-1 erstmals 1983 isoliert (2). Die Isolation des HIV-2 erfolgte 3 Jahre später, im Jahr 1986. Das HIV-1 und das HIV-2 unterscheiden sich in der Organisation der Regulatorgene sowie im Molekulargewicht und in der Antigenität der viralen Proteine. Die Verbreitung von HIV-2 erstreckt sich bisher fast ausschließlich auf Westafrika. In Deutschland spielt es eine untergeordnete Rolle.

Replikationszyklus

Um die Ansatzpunkte der antiretroviralen Therapie verstehen zu können, benötigt man eine grundsätzliche Kenntnis des Replikationszyklus von HIV (Abb. 7.**32**).

CD4-Rezeptor. Der primäre zelluläre Rezeptor von HIV ist das CD4-Molekül. CD4, ein 58 kDa schweres Glykoprotein, befindet sich auf der Oberfläche einer Subpopulation der T-Lymphozyten („T-Helferzellen") sowie auf Makrophagen, dendritischen Zellen und Mikrogliazellen des ZNS. Der Eintritt von HIV in die Wirtszelle beginnt mit Bindung des HIV-Oberflächenproteins gp 120 an den CD4-Rezeptor. Nach einer Konformationsänderung kommt es zur Interaktion des gp 120 mit Korezeptoren der Wirtszelle, wodurch die Membranfusion eingeleitet wird.

Korezeptoren. Die wichtigsten Korezeptoren bei diesem Prozess sind die Chemokinrezeptoren CCR5 und CXCR4. Welcher der genannten Korezeptoren benutzt wird, hängt vom vorliegenden HIV-Typ ab. Während sog. M-trope Virusisolate CCR5 als Korezeptor nutzen, binden sog. T-trope Viren an CXCR4. In der Frühphase der HIV-Erkrankung sind bei den meisten Patienten M-trope (CCR5-trope) Viren prädominant. In fortgeschrittenen Erkrankungsphasen und bei Patienten mit rasch progredientem Verlauf überwiegen hingegen T-trope (CXCR4-trope) Virusisolate. Aus nicht völlig geklärten Gründen werden bei der Transmission von HIV

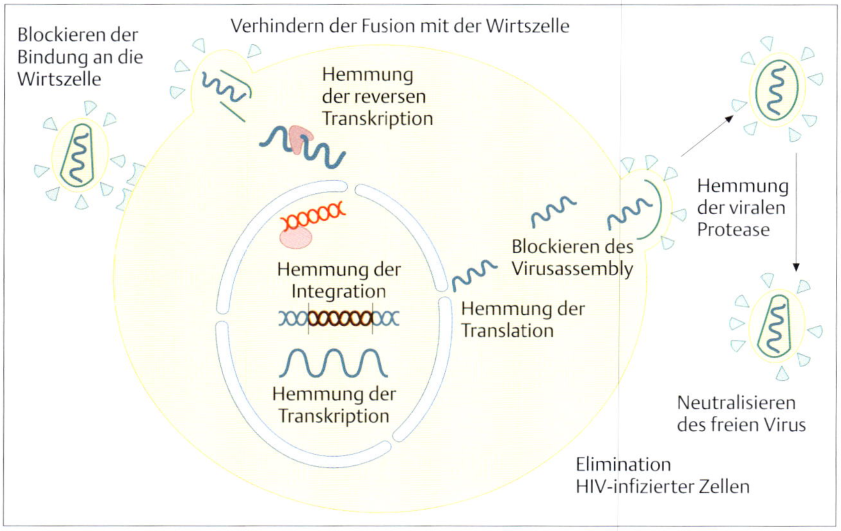

Abb. 7.32 Replikationszyklus des HIV und prinzipielle Möglichkeiten medikamentöser Beeinflussung.

fast ausschließlich CCR5-trope Viren weitergegeben, selbst wenn in der Infektionsquelle eine gemischte Viruspopulation vorliegt. Aus diesem Grund sind Individuen mit einer Deletionsmutation (CCR5δ32) des CCR5-Rezeptors gegenüber einer Infektion mit CCR5-tropen HI-Viren weitgehend resistent. Interessanterweise scheint der CCR5-Defekt keine funktionellen Auswirkungen zu haben. Daher ist die Frequenz der CCR5δ32-Mutation in der kaukasischen Bevölkerung relativ hoch mit ca. 20% heterozygoten und ca. 1% homozygoten Genträgern. In afrikanischen oder asiatischen Populationen dagegen wurde die CCR5δ32-Mutation bislang nicht gefunden.

Reverse Transkription, Aufbau neuer Virionen. Nach der Membranfusion und dem Einschleusen („uncoating") des Viruskerns in das Zytoplasma der Wirtszelle wird das Virusgenom freigesetzt und durch die reverse Transkriptase in doppelsträngige DNA umgeschrieben. Eine Aktivierung der Wirtszelle führt zur Translokation der proviralen DNA in den Zellkern mit anschließender, durch das virale Enzym Integrase vermittelter Integration in die Wirtszell-DNA. Nach Initiierung der Transkription viraler mRNA durch zelluläre Transkriptionsfaktoren wie NF-κB und anschließender Translation der viralen Proteine erfolgt der Aufbau neuer Virionen. Bei der Ausknospung („budding") infektiöser Viren aus der Wirtszelle spielt die virale Protease eine entscheidende Rolle.

Resistenzmutationen. Aufgrund der hohen Fehlerrate der reversen Transkription und der hohen Dynamik der HIV-Replikation – pro Tag werden in einem HIV-Infizierten ca. 10 Milliarden Viruspartikel gebildet (20) – entsteht im Verlauf der Infektion eine Vielzahl genetisch verschiedener Viren, sog. Quasispezies. Antivirale Medikamente üben auf diesen Prozess einen Selektionsdruck aus, der insbesondere bei inkompletter Wirksamkeit oder zu niedrigen Plasmaspiegeln zur Selektion resistenter Mutanten führen kann.

Durch Infektion langlebiger Immunzellen werden Viren, die Resistenzmutationen tragen, gewissermaßen „archiviert". Dadurch sind einmal erworbene Resistenzmutationen auch für künftige Behandlungsoptionen relevant, selbst wenn sie unter einem differenten Regime aktuell nicht nachweisbar sein sollten.

Der Gastrointestinaltrakt als Zielorgan der HIV-Infektion

Aus einer Vielzahl von Gründen nimmt der Gastrointestinaltrakt in der Pathogenese der HIV-Infektion eine Schlüsselposition ein.

Mukosales lymphatisches Gewebe. Das Mukosa-assoziierte lymphatische Gewebe des Gastrointestinaltrakts ist in seiner Gesamtheit das größte lymphatische Organ des Menschen und enthält bis zu 80% aller T-Lymphozyten des Körpers. Eine besondere pathogenetische Bedeutung in Bezug auf die HIV-Infektion besitzen die in der Lamina propria gelegenen T-Lymphozyten. Die Lamina-propria-T-Lymphozyten entsprechen nämlich mehrheitlich dem Phänotyp einer aktivierten Gedächtniszelle und exprimieren darüber hinaus den Chemokinrezeptor CCR5 (1, 40). Die mukosalen CD4+ T-Lymphozyten sind somit die idealen Zielzellen für HIV, da sie einerseits vom HIV infiziert werden können und andererseits nach Infektion erheblich zur HIV-Replikation beitragen. Im Vergleich zu den entsprechenden Veränderungen im peripheren Blut finden sich daher im Darm sowohl eine höhere Virusbeladung als auch eine ausgeprägtere Depletion von CD4+ Lymphozyten (4, 28, 34). Aus diesen Gründen wurde der Gastrointestinaltrakt inzwischen als das wichtigste primäre Zielorgan der HIV-Infektion erkannt.

Zerstörung des mukosalen Immunsystems. In der Konsequenz führt die Depletion mukosaler CD4+ T-Lymphozyten zusammen mit weiteren nur teilweise bekannten HIV-induzierten immunologischen Funktionsstörungen schließlich zum Zusammenbruch des mukosalen Immunsystems.

Die Störung der mukosalen Immunantwort bildet die Grundlage für die zahlreichen gastrointestinalen Komplikationen der HIV-Infektion durch sekundäre Erreger oder HIV-assoziierte Malignome. Die HIV-bedingten Veränderungen am Immunsystem des Gastrointestinaltrakts können somit als Prototyp eines zellulären mukosalen Immundefekts angesehen werden.

Klinik, Verlauf und Prognose

Der natürliche Verlauf der HIV-Infektion ergibt sich aus den Auswirkungen der Erkrankung auf das Immunsystem des Infizierten. Abb. 7.**33** fasst die im Infektionsverlauf regelmäßig ablaufenden virologischen und immunologischen Veränderungen zusammen. Nach dem Ausmaß der HIV-bedingten Schädigung des Immunsystems können mehrere klinische Stadien voneinander abgegrenzt werden.

Akutes retrovirales Syndrom – die primäre HIV-Infektion

Symptomatik. Etwa 2 – 3 Wochen nach primärer Infektion entwickeln zwischen 40 und 90% der Infizierten ein Krankheitsbild, dessen meist unspezifische Symptome als akutes retrovirales Syndrom zusammengefasst werden. Klinisch imponiert die akute HIV-Infektion typischerweise als Mononukleose-ähnliche Erkrankung. Die häufigsten Symptome sind Fieber, makulopapulöses Exanthem, orale Ulzerationen, Arthralgien, Pharyngitis, Abgeschlagenheit, Gewichtsverlust, aseptische Meningitis und Myalgien (Tab. 7.**66**). Von diesen besitzen orale Ulzerationen und Gewichtsverlust (> 2,5 kg) die höchste Spezifität für eine primäre HIV-Infektion. Nach 1 – 2 Wochen sistieren die Symptome. Nur gelegentlich kommt es zur Persistenz der Beschwerden über mehrere Wochen.

Serokonversion und Virämie. Diese initiale Phase der Infektion ist durch eine sehr hohe Virusvermehrung charakterisiert. Die Viruslast kann dabei Werte von mehr als 100 Millionen Kopien/ml Blut erreichen. Erst mit Einsetzen einer virusspezifischen Immunantwort fällt die Virämie in der Regel um mehrere Zehnerpotenzen ab. Von zentraler Bedeutung sind hierbei virusspezifische zytotoxische T-Lymphozyten, die der HIV-Vermehrung entgegenwirken, ohne sie allerdings völlig kontrollieren zu können. Das Einsetzen der HIV-spezifischen Immunantwort markiert auch den Beginn der Serokonversion, welche mittels sequenziell durchgeführter HIV-Westernblots an der Zunahme spezifischer Banden dokumentiert werden kann. Nach kompletter Serokonversion ist die akute HIV-Infektion abgeschlossen. Das Niveau der Plasmavirämie wird nun sowohl durch die Replikationsfähigkeit des Virus als auch durch immunologische Wirtsfaktoren determiniert.

Das individuelle Gleichgewicht der Virus- und Wirtsfaktoren bestimmt die Höhe der beim jeweiligen Patienten vorliegenden Virämie. Diese bleibt meist über längere Zeit konstant auf einem Niveau (sog. „Set-Point“) und gilt als wichtiger Prädiktor der Krankheitsprogression (29).

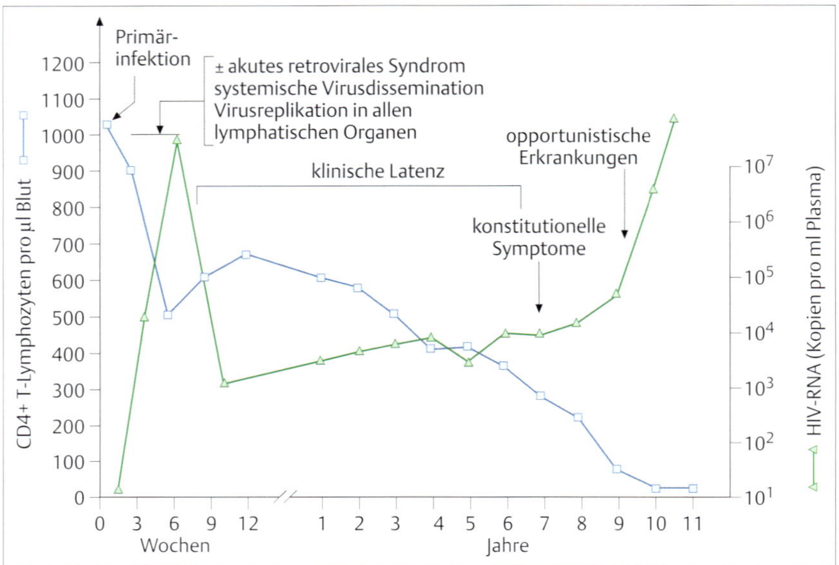

Abb. 7.33 Natürliche Pathogenese der HIV-Infektion (modifiziert nach 14).

Tabelle 7.66 Symptome der akuten HIV-Infektion (19)

Symptom	Häufigkeit (in %)
Fieber	80
Krankheitsgefühl	68
Arthralgie	54
Zephalgien	54
Exanthem	51
Myalgie	49
Fieber und Exanthem	46
Diarrhö	46
Pharyngitis	44
Orale Ulzera	37
Gewichtsverlust > 2,5 kg	32

Diagnostik. Die Schwierigkeit der Diagnosestellung der primären HIV-Infektion liegt in der unspezifischen Natur der Symptome. Schlüssel zur richtigen Diagnose sind daher klinischer Verdacht und Risikoanamnese. Im Blut findet sich typischerweise eine deutliche Minderung der CD4+ T-Lymphozyten verbunden mit einer sehr hohen Plasmavirämie. Da serologische Nachweisverfahren für die Diagnose der akuten HIV-Infektion ungeeignet sind, gründet sich die Diagnose auf den Nachweis viraler Proteine (p24-Antigen) bzw. viraler RNA aus dem peripheren Blut. Zeitgleich zur Serokonversion kommt es im Verlauf (s.o.) zum Abfall der Plasmavirämie und zum Anstieg der CD4+ T-Lymphozyten im Blut, die allerdings das Ausgangsniveau nicht wieder erreichen.

Asymptomatische HIV-Infektion

An das akute retrovirale Syndrom schließt sich in der Regel eine mehrere Jahre lang anhaltende Periode klinischer Latenz an. Bis auf das in der Mehrheit der Fälle (bis 90%) auftretende variable Lymphadenopathiesyndrom sind die Infizierten in dieser Phase klinisch unauffällig. Anders als zunächst vermutet wurde, ist die klinische Latenzperiode jedoch keineswegs auf eine „ruhende" oder nur gering aktive Virusreplikation zurückzuführen. Vielmehr findet während der gesamten Zeit der Infektion eine kontinuierliche Replikation des HIV statt. Dies führt zu einem deutlich erhöhten Umsatz an CD4+ T-Lymphozyten, so dass es über noch nicht vollständig geklärte Mechanismen während der Phase der klinischen Latenz sukzessive zum Verlust von CD4+ T-Lymphozyten kommt.

Frühe symptomatische HIV-Infektion

Symptome und Erkrankungen eines beginnenden zellulären Immundefekts charakterisieren die frühe symptomatische Phase der HIV-Infektion. Nach der aktuellen CDC-Klassifikation entspricht dies dem Stadium B. Beispiele für Stadium-B-Symptome und Erkrankungen sind in Tab. 7.**64** aufgeführt. Mit zunehmendem Immundefekt steigt die Plasmavirämie in dieser Phase wieder an. In der Betreuung von HIV-Infizierten ist es besonders wichtig, die Symptome oder Erkrankungen dieses Stadiums zu erkennen, damit durch eine rechtzeitig begonnene antiretrovirale Therapie eine mit dem Risiko erheblicher Mortalität und Morbidität einhergehende Progression in das Stadium der manifesten Immunschwäche verhindert werden kann.

Erworbene Immunschäche – AIDS

Der fortgeschrittene zelluläre Immundefekt wird bestimmt durch das Auftreten opportunistischer Infektionen und bestimmter Neoplasien sowie durch eine Vielzahl konstitutioneller, gastroenterologischer und neurologischer Symptome.

Tritt eine der in der CDC-Kategorie gelistete Indikatorerkrankung auf (Tab. 7.**64**), besteht definitionsgemäß das Stadium AIDS, d. h. das Vollbild der erworbenen Immunschwäche.

Bis auf einige Ausnahmen (z. B. HIV-assoziierte Tuberkulose oder HIV-assoziiertes malignes Lymphom) liegt die Zahl CD4+ T-Lymphozyten bei Auftreten AIDS-definierender Erkrankungen meist < 200/µl Blut. Die mediane Zeit zwischen Infektion und Auftreten von AIDS beträgt bei unbehandelten Patienten 8 – 10 Jahre. Die mediane Überlebenszeit eines nicht antiretroviral behandelten Patienten nach Eintreten der ersten AIDS-definierenden Erkrankung liegt bei 1,3 Jahren. Im Stadium der erworbenen Immunschwäche besteht somit eine dringliche Indikation zum Beginn einer hochaktiven antiretroviralen Therapie.

Prophylaxe opportunistischer Infektionen. Von großer Bedeutung ist in diesem Stadium auch die Prophylaxe opportunistischer Infektionen. So sollte jeder HIV-Patient mit weniger als 200 CD4+ T-Lymphozyten pro µl Blut eine Primärprophylaxe gegen die Pneumocystis-jiroveci-(früher Pneumocystis carinii) Pneumonie erhalten. Mittel der Wahl ist Cotrimoxazol (480 mg, einmal täglich), das zugleich auch ein effektives Prophylaktikum der zerebralen Toxoplasmose darstellt. Alternativ können bei Cotrimoxazol-Allergie Dapson, Atovaquon oder auch Pentamidin-Inhalationen eingesetzt werden. Bei Patienten mit Antikörpern gegen Toxoplasma sollte bei weniger als 100 CD4+ T-Lymphozyten pro µl Blut dann allerdings zusätzlich Pyrimethamin zur Prophylaxe einer zerebralen Toxoplasmose gegeben werden. Die Pneumocystis-/Toxoplasmose-Prophylaxe kann wieder ausgesetzt werden, wenn durch eine effektive HAART die Anzahl der CD4+ T-Lymphozyten stabil (dokumentiert über mindestens 3 Monate) über 200 Zellen pro µl Blut angehoben werden konnte.

Diagnostik

Such- und Bestätigungstest. Die Diagnose einer HIV-Infektion wird normalerweise serologisch gestellt. Sie basiert auf dem Nachweis von Antikörpern gegen das HIV. Das Standardvorgehen besteht aus zwei sequenziell zum Einsatz kommenden Testverfahren.

Als Suchtest wird in der Regel ein ELISA verwendet. Bei reaktivem Suchtest wird ein Westernblot als Bestätigungstest durchgeführt. Sollte auch dieser positiv ausfallen (charakteristisches Bandenmuster), muss die Diagnose an einer zweiten, unabhängig gewonnenen Blutprobe nochmals serologisch verifiziert werden.

Rechtliche Voraussetzung für die Durchführung des Tests ist das Einverständnis des Patienten, das vor Abnahme der Serumprobe unbedingt schriftlich fixiert werden sollte. Falsch negative Tests sind möglich, wenn der Test in der Frühphase der Infektion vor der Serokonversion abgenommen wird, und in den sehr seltenen Fällen einer atypischen Wirtsreaktivität. Die Sensitivität der derzeit verwendeten Suchtests liegt 6 Wochen nach Neuinfektion bei etwa 80%, 12 Wochen nach Neuinfektion bei annähernd 100 %.

PCR-Nachweis viraler RNA. In dem diagnostischen Fenster vor der Serokonversion kann die Diagnose einer HIV-Infektion über den HIV-RNA-Nachweis mittels PCR oder über den Nachweis des aus der HIV-Kernhülle stammenden p24-Antigens gestellt werden. Dieselben Verfahren müssen bei der Untersuchung Neugeborener HIV-infizierter Mütter eingesetzt werden, bei denen die Serologie wegen des Vorhandenseins maternaler Antikörper ebenfalls ungeeignet ist. Die größte Bedeutung besitzt der PCR-Nachweis viraler RNA allerdings nicht in der Primärdiagnostik der HIV-Infektion, sondern vielmehr in der quantitativen Einschätzung der Virusreplikation sowie in der Überwachung der antiretroviralen Therapie.

Resistenztestung. Die Resistenztestung ist ein in seiner Bedeutung zunehmendes diagnostisches Mittel, welches in erster Linie zur Optimierung der antiretroviralen Therapie eingesetzt wird. Hierfür stehen sowohl phänotypische als auch genotypische Verfahren zur Verfügung. Bei einem *phänotypischen* Resistenztest wird in der Zellkultur die virale Replikationsfähigkeit unter dem Selektionsdruck der antiretroviralen Substanzen gemessen und mit der des Wildtyp-Virus verglichen. Bei dem – auch aus Kostengründen – häufiger eingesetzten *genotypischen* Resistenztest wird mit einem Sequenzierungsverfahren im amplifizierten HIV-Genom nach Resistenzmutationen gesucht. Grundlage für die Interpretation genotypischer Resistenzmuster ist die Korrelation zwischen Geno- und Phänotyp, die aus In-vitro-Selektionsstudien, aus klinischen Beobachtungen oder aus zahlreichen Doppelmessungen abgeleitet wurden. Durch Einsatz umfangreicher und stetig wachsender Datenbanken wird die Prädiktion des Phänotyps anhand des bestimmten Genotyps immer präziser.

In Metaanalysen wurde gezeigt, dass durch Resistenztestung die langfristige Therapiekontrolle verbessert wird. Insbesondere bei guter Compliance stellt das Therapieversagen daher eine gesicherte Indikation zur Resistenztestung dar. Zu beachten ist, dass die Testung noch unter der versagenden Therapie durchgeführt werden muss.

Eine weitere von den Fachgesellschaften empfohlene Indikation zur Resistenztestung ist die primäre HIV-Infektion. Hintergrund ist die signifikante Prävalenz von bei der Infektion übertragenen Resistenzmutationen. In einer europaweiten Studie wurden bei 1600 Patienten, bei denen zwischen 1996 und 2002 eine frisch erworbene HIV-Infektion diagnostiziert wurde, in 13,5% Viren mit mindestens einer relevanten Resistenzmutation nachgewiesen (41).

Therapeutic Drug Monitoring. Die Bestimmung von Plasmaspiegeln antiretroviraler Medikamente (TDM = Therapeutic Drug Monitoring) ist ein weiteres bedeutsames Diagnostikum in der Therapieüberwachung von HIV-Patienten. Ausreichend hohe Plasmaspiegel der antiretroviralen Substanzen sind für den virologischen Therapieerfolg entscheidend, während subtherapeutische Spiegel ein erhöhtes Risiko für die Entstehung von Resistenzmutationen mit sich bringen. Andererseits sind erhöhte Plasmaspiegel mit einem höheren Risiko von Nebenwirkungen assoziiert. Ein weiterer Grund für die Plasmaspiegelmessung ergibt sich aus der Tatsache, dass sowohl Proteaseinhibitoren als auch nicht-nukleosidale Reverse-Transkriptase-Inhibitoren durch das hepatische CP450-System metabolisiert werden und dabei CP450-Isoenzyme hemmen oder induzieren können. Da auch sehr viele andere Medikamente über das CP450-System metabolisiert werden, ergibt sich eine kaum zu überschauende Vielzahl möglicher Arzneimittelinteraktionen, so dass Plasmaspiegel sowohl der antiretroviralen Substanzen als auch der Begleitmedikamente erheblich von therapeutischen Bereichen abweichen können.

Eine Messung von Plasmaspiegeln ist daher zu empfehlen bei komplexen Wirkstoffkombinationen und Begleitmedikationen, die zu Interaktionen führen können, bei mangelnder Wirksamkeit der antiretroviralen Therapie, bei eingeschränkter Leberfunktion oder Malabsorption sowie bei Auftreten toxischer Effekte.

Allerdings ist zu beachten, dass die Plasmaspiegelbestimmung derzeit nur für Proteaseinhibitoren und nicht-nukleosidale Reverse-Transkriptase-Hemmer etabliert ist.

Therapie

Die Therapie der HIV-Infektion ist komplex und erfordert spezialisierte Fachkenntnisse. Studien belegen eine signifikante Korrelation zwischen krankheitsspezifischer Erfahrung der HIV-Behandler und günstigem Krankheitsverlauf der von ihnen betreuten HIV-Patienten (22, 23, 26). Die Initiierung, Steuerung und Überwachung einer antiretroviralen Therapie sollten somit durch einen entsprechend ausgewiesenen Spezialisten vorgenommen werden. Die folgenden Ausführungen geben einen allgemeinen Überblick über Therapieprinzipien und verwendete antiretrovirale Substanzen, soweit sie für den Internisten oder Gastroenterologen von Interesse sind.

Hochaktive antiretrovirale Therapie

Die Einführung von Proteaseinhibitoren in der Mitte der 1990er Jahre markiert den Beginn der modernen antiretroviralen Therapie. Die nun mögliche Kombinationstherapie bestehend aus zwei nukleosidalen Reverse-Transkriptase-Inhibitoren und einem Proteaseinhibitor revolutionierte die Behandlung der HIV-Erkrankung. Mit einer solchen hochaktiven antiretroviralen Therapie (HAART) gelang es erstmals – volle Wirksamkeit der Medikamente und gute Compliance vorausgesetzt – die Virusreplikation dauerhaft zu inhibieren (17, 37). Rasch zeigte sich, dass die effektive Suppression der Virusreplikation nicht nur eine weitere Verschlechterung des Immunsystems verhindert. Vielmehr wird bei den meisten Patienten im Verlauf sogar eine partielle Rekonstitution des geschädigten Immunsystems mit Wiederanstieg der Helferzellen beobachtet (27, 35).

Änderung der Prognose. Obwohl eine Viruselimination mithilfe einer HAART wegen der Integration der proviralen DNA in langlebige „ruhende" Zielzellen aktuell nicht möglich ist, führt eine wirkungsvolle virostatische Kombinationstherapie zur klinischen Stabilisierung der behandelten Patienten. Entsprechend kam es in den hochindustrialisierten Ländern, in denen die HAART breit eingesetzt wurde, in der Folge zu einem dramatischen Rückgang der HIV-assoziierten Mortalität und Morbidität (11, 31). Zwar hat sich am klinischen Erscheinungsbild der HIV-assoziierten oder AIDS-definierenden Erkrankungen auch durch die Verfügbarkeit der HAART nichts geändert, über den Effekt der Immunrekonstitution stehen nun aber faszinierende Optionen für die Therapie bestimmter opportunistischer Infektionen zur Verfügung, die bisher nicht suffizient behandelt werden konnten, wie z. B. die intestinale Kryptosporidiose (33).

Auf eine kurze Formel gebracht, wandelte sich die HIV-Infektion mit Verfügbarkeit der HAART aus einer unheilbaren, progredienten Infektion mit letalem Ausgang in eine chronische, meist gut behandelbare Erkrankung. Wie aktuelle Kohortendaten belegen, wird durch HAART eine fast 90 %ige Risikoreduktion bezüglich Progression zu AIDS oder Tod erreicht (37).

Überraschenderweise ist der positive Einfluss der HAART umso deutlicher, je länger die Therapie durchgeführt wird. Während in der Prä-HAART-Ära das mediane Überleben nach Neuinfektion mit dem HI-Virus bei ca. 12 Jahren lag, gilt heute, dass bei optimaler Therapie die Prognose HIV-infizierter Patienten gegenüber der Allgemeinbevölkerung vermutlich nur geringgradig eingeschränkt ist.

Therapieziele. Vorrangige klinische Ziele der antiretroviralen Therapie sind somit die Verhinderung der HIV-verursachten Letalität und Mortalität mit entsprechender Verbesserung der Lebensqualität. Im Idealfall soll durch die antiretrovirale Therapie die Lebenserwartung der HIV-infizierten Patienten an die der HIV-negativen Allgemeinbevölkerung angeglichen werden. Voraussetzung zur Erreichung dieser Ziele ist die effektive und anhaltende Suppression der HIV-Replikation. Dadurch wird dem Immunsystem die Möglichkeit gegeben, seine Funktion zu erhalten oder sie – bei schon manifestem Immundefekt – zumindest partiell wiederherzustellen. Zur Vermeidung von Resistenzmutationen ist für den Langzeiterfolg der Behandlung eine dauerhafte Hemmung der Virusvermehrung unter die Nachweisgrenze der ultrasensitiven HIV-1-PCR (< 50 Kopien/ml) erforderlich.

Indikationsstellung zur antiretroviralen Therapie

Zeitpunkt des Therapiebeginns. Der optimale Zeitpunkt für den Beginn einer antiretroviralen Therapie ist Gegenstand einer bis heute anhaltenden wissenschaftlichen Kontroverse. Wie im Abschnitt zum natürlichen Verlauf der HIV-Infektion ausgeführt wurde, besitzt die HIV-Replikation auch in frühen Stadien der HIV-Erkrankung eine hohe Dynamik. Dies bedingt eine chronische Aktivierung des Immunsystems mit hohem Umsatz von CD4+ T-Lymphozyten. Aus mehreren Studien ergaben sich deutliche Hinweise dafür, dass die HIV-bedingte Überaktivierung des Immunsystems eine Schlüsselrolle in der Entstehung des charakteristischen Immundefekts spielt (10, 18, 36). Um sie zu bremsen, würde es aus virologisch-immunologischer Sicht durchaus Sinn machen, auch asymptomatische HIV-Infizierte mit gutem Immunstatus frühzeitig antiretroviral zu behandeln. Gegen einen frühen Therapiebeginn sprechen aber – Kostengründe außer Acht gelassen – sowohl die teils erhebliche kumulative Langzeittoxizität der antiretroviralen Medikamente als auch Daten aus HIV-Kohorten, die zeigen, dass das Ansprechen auf die Therapie und die Prognose der Patienten nicht schlechter ausfallen, wenn die Therapie erst zu einem späteren Zeitpunkt begonnen wird (9, 42). Wird andererseits jedoch zu spät mit der Therapie begonnen, steigt das Risiko für Komplikationen der HIV-Infektion deutlich an (12, 29) und die Erholung des Immunsystems fällt vergleichsweise schlechter aus (15).

Therapierichtlinien. Von den geschilderten Beobachtungen ausgehend, wurden von verschiedenen Fachgesellschaften Therapierichtlinien entwickelt, die dem HIV-Behandler bei der Indikationsstellung zum Beginn einer antiretroviralen Therapie helfen sollen.

Eine klare Therapieindikation besteht demnach bei Auftreten HIV-assoziierter Symptome und/oder HIV-assoziierter Sekundärerkrankungen (entsprechend klinischem Stadium B oder C). In Abwesenheit solcher klinischer Bezugspunkte richtet sich der Therapiebeginn nach CD4-Zellzahl und Viruslast.

Bei symptomfreien Patienten plädieren die aktuellen Richtlinien für eine Initiierung der Therapie, wenn die CD4-Zellzahl zwischen 200 und 350 Zellen/μl beträgt. Weniger konsistent sind die Empfehlungen bezüglich eines Therapiebeginns bei >350 CD4-Zellen/μl. Während sich manche Richtlinien (Evidenzgrad: Expertenmeinung) für einen Beginn der Therapie aussprechen, wenn die Viruslast >50 000–100 000 Kopien/ml beträgt, bevorzugen andere eine von der Viruslast unabhängige abwartende Haltung. In letzterem Fall sollten jedoch relativ engmaschige Kontrollen von Immunstatus und Klinik des Patienten gesichert sein.

Unabhängig von Helferzellstatus und HI-Viruslast sind weitere Indikationen für eine antiretrovirale Therapie die Postexpositionsprophylaxe nach perkutaner Exposition mit HIV-kontaminiertem Material (z. B. Nadelstichverletzung) und die Therapie von HIV-infizierten Schwangeren zur Verhinderung der vertikalen Transmission. Unklar ist derzeit die Frage, ob und, falls ja, wie Patienten mit einer akuten HIV-Infektion behandelt werden sollten.

Medikamente

Wirkstoffklassen. Aktuell stehen Medikamente aus 4 Wirkstoffklassen zur Behandlung der HIV-Infektion zur Verfügung: nukleosidale Reverse-Transkriptase-Inhibitoren (NRTI), nicht-nukleosidale Reverse-Transkriptase-Inhibitoren (NNRTI), Proteaseinhibitoren (PI) und – als jüngste Klasse – seit 2003 auch die sog. Fusionsinhibitoren, von denen bisher allerdings nur eine subkutan zu applizierende Substanz (Enfuvirtide) zugelassen ist.

Insgesamt sind in Deutschland aktuell mehr als 20 Einzelsubstanzen und Kombinationspräparate über die Apotheken erhältlich (Tab. 7.**67**), und die Zulassung weiterer Medikamente aus den beschriebenen, aber auch aus neuen Wirkstoffklassen (z. B. Chemokin-Rezeptorantagonisten) ist jetzt schon abzusehen. Aus der Vielzahl der potenziell möglichen Kombinationen haben sich einige Prinzipien besonders bewährt und werden daher für die Initialtherapie empfohlen.

Kombinationstherapien. Grundlage der Therapie bildet derzeit die Kombination zweier NRTI. Diese wird komplettiert durch entweder einen NNRTI oder einen PI. Beson-

Tabelle 7.67 Verfügbare antiretrovirale Medikamente (Stand 2005)

Substanzklasse	Wirkstoff	Abkürzung	Handelsname
NRTI (nukleosidale/nukleotidale Reverse-Transkriptase-Hemmer)	Zidovudin	AZT	Retrovir
	Zalcitabin	ddC	Hivid
	Didanosin	ddI	Videx
	Stavudin	d4T	Zerit
	Lamivudin	3TC	Epivir
	Abacavir	ABC	Ziagen
	Tenovofir	TDF	Viread
	Emtricitabine	FTC	Emtriva
	Kombinationen	AZT/3TC	Combivir
		ABC/3TC	Kivexa
		TDF/FTC	Truvada
NNRTI (nicht-nukleosidale RTI)	Delavirdin	DLV	(Rescriptor)*
	Nevirapin	NVP	Viramune
	Efavirenz	EFV	Sustiva
PI (Protease-Inhibitoren)	Saquinavir	SQV	Invirase
	Indinavir	IDV	Crixivan
	Nelfinavir	NFV	Viracept
	Ritonavir	RTV	Norvir
	Amprenavir	APV	Agenerase
	Fosamprenavir	FPV	Telzir
	Lopinavir	LPV	Kaletra
	Atazanavir	ATV	Reyataz
	Tipranavir	TPV	Aptivus
	Darunavir	DRV	Prezista
EI (Entry-Inhibitoren)	Enfuvirtide	T20	Fuzeon

* in Deutschland nicht zugelassen

ders klare Empfehlungen bezüglich der initialen HIV-Therapie geben die amerikanischen Leitlinien des Department for Health and Human Services (DHHS) (Tab. 7.**68**). Die Effektivität der vom DHHS vorgeschlagenen Regime ist besonders gut durch Studien belegt. Wie aber unter anderem den Deutsch-Österreichischen Richtlinien (Tab. 7.**69**) zu entnehmen ist, gibt es eine ganze Reihe von ebenso wirksamen Alternativen.

Unter Berücksichtigung von patientenbezogenen Faktoren (z. B. Immunstatus, Komorbidität, erwartete Compliance) und substanzspezifischen Eigenschaften (z. B. Toxizitätsprofil, Interaktionspotenzial, „Pill-burden") ist somit die Entscheidung für eine Kombination letztlich für jeden Patienten individuell zu treffen.

NNRTI vs. PI. Für den Einsatz der NNRTI sprechen gute Studienergebnisse und langjährige klinische Erfahrungen mit den verwendeten Substanzen. Neben der jeweiligen substanzspezifischen Toxizität (z. B. Hepatotoxizität, ZNS-Nebenwirkungen, Exanthem) ist der wichtigste Nachteil der NNRTI ihre niedrige Resistenzbarriere. Schon eine einzige Punktmutation an einer bestimmten Position des RT-Gens führt zum kompletten Wirkungsverlust aller aktuell zugelassenen Medikamente aus dieser Klasse. Dies gilt nicht für PI-basierte Regime. Hier konnte für einige Substanzen (wie z. B. Lopinavir) eine sehr hohe Resistenzbarriere belegt werden. Dadurch besitzen PI-basierte Regime ein besonderes Maß an therapeutischer Sicherheit. Nachteile vieler PI sind ausgeprägte Auswirkungen auf Fettstoffwechsel, Körperfettverteilung und die häufig auftretende Diarrhö.

„Boosterung" der PI. Umfangreiche Metaanalysen belegen, dass PI-basierte Regime erheblich an Wirksamkeit gewinnen, wenn der Metabolismus des verwendeten Proteaseinhibitors durch eine geringe zusätzliche Dosis von Ritonavir modifiziert wird. In der niedrigen Dosierung, die hierfür notwendig ist, übt Ritonavir selbst keinen antiviralen Effekt aus, steigert aber durch Hemmung des hepatischen Abbaus die Plasmakonzentration des wirksamen PI. Durch dieses wichtige, auch „Boosterung" genannte Prinzip wird die Sicherheit der Therapie in Bezug auf Wirkspiegelschwankungen und damit verbundenen kurzfristigen Durchbruchvirämien entscheidend verbessert.

Bei Einsatz von „geboosterten" PI werden bestimmte CP450-Isoenzyme stark inhibiert, was bei Komedikation mit hepatisch metabolisierten Medikamenten unbedingt zu beachten ist.

Tabelle 7.68 Empfehlungen des US-amerikanischen „Department of Health and Human Services" zur bevorzugten antiretroviralen Initialtherapie (Stand 2005). Aktuelle Informationen sind unter http://aidsinfo.nih.gov abzurufen.

	Regime
NNRTI-basiert	Efavirenz* + Zidovudin + Lamivudin *oder* Efavirenz* + Tenofovir + Emtricitabine
PI-basiert	Lopinavir/Ritonavir + Zidovudin + Lamivudin *oder* Lopinavir/Ritonavir + Zidovudin + Emtricitabine

* nicht bei Schwangeren im ersten Trimenon oder unsicherer Antikonzeption

Therapiesteuerung

Der Erfolg der antiretroviralen Therapie wird am Abfall der Viruslast und am Anstieg der CD4-Zellzahl gemessen. Wenn die Viruslast 8 Wochen nach Therapiebeginn um weniger als 2 Log-Stufen (Faktor 100) abgefallen ist, sollte geprüft werden, ob Gründe für ein schlechteres Ansprechen vorhanden sind. Alle Standardkombinationen verfügen über eine ausreichende Potenz, um die Virusreplikation unter die

Tabelle 7.69 Empfehlungen zur Initialtherapie gemäß der Deutsch-Österreichischen Leitlinien zur antiretroviralen Therapie (Stand 2004). Aktuelle Informationen sind unter http://www.rki.de abzurufen.

NRTI-Basiskombination				NNRTI oder PI
Lamivudin *oder* Emtricitabine	+	Zidovudin *oder* Tenofovir *oder* Abacavir	+	Efavirenz *oder* Nevirapin *oder* Lopinavir/Ritonavir *oder* Saquinavir/Ritonavir *oder* FosAmprenavir/Ritonavir *oder* Indinavir/Ritonavir

Nachweisgrenze sensitiver HIV-PCR-Tests zu senken, und dies sollte mit der Therapie unbedingt angestrebt werden.

Medikamentenexposition. Mehr als von der antiviralen Potenz des eingesetzten Regimes, hängt der Erfolg der Behandlung in erster Linie ab von einer ausreichenden Medikamentenexposition und von der Abwesenheit viraler Resistenzmutationen gegen die verwendeten Medikamente. Neben pharmakokinetischen Einflussgrößen wie Resorption und die bereits angesprochenen Interaktionen auf der Ebene des hepatischen Metabolismus ist die Medikamentenexposition natürlich in extremem Maße von der jeweiligen Compliance des Patienten abhängig. Obwohl scheinbar banal, haben Compliance und andere die Medikamentenspiegel beeinflussende Faktoren einen großen Einfluss auf den Langzeiterfolg der Therapie. Suboptimale Medikamentenexposition erlaubt nämlich eine Virusvermehrung in Anwesenheit nicht supprimierender Medikamentenspiegel. Dies führt häufig zur Selektion von Resistenzmutationen tragenden Quasispezies, die unter diesen Bedingungen gegenüber dem Wildtyp einen Selektionsvorteil genießen.

Es besteht somit ein direkter Zusammenhang zwischen unzureichender Medikamentenexposition und dem Risiko einer Resistenzentwicklung. Die große Bedeutung einer anhaltenden Adhärenz auf höchstem Niveau sollte dem Patienten daher vor Beginn der Therapie eindringlich vermittelt werden.

Bezüglich der zahlreichen Nebenwirkungen, Komplikationen und Interaktionen der antiretroviralen Therapie sei auf entsprechende Fachpublikationen verwiesen und nochmals betont, dass die Überwachung der antiretroviralen Therapie durch hierfür spezialisierte Ärzte vorgenommen werden sollte.

Organmanifestationen im GIT

Auswirkungen der HAART. Nicht nur die Behandlung der HIV-Infektion selbst, auch das Management gastrointestinaler Manifestationen der HIV-Infektion hat sich durch die Einführung der HAART in extremer Weise verändert. So hat der breite Einsatz der HAART in den Industrienationen zu einem dramatischen Rückgang der Inzidenz auch gastrointestinaler opportunistischer Infektionen geführt (30). Fraglos kommt der HAART über den Effekt der Immunrekonstitution eine entscheidende Bedeutung für den Langzeiterfolg der meisten HIV-bedingten Erkrankungen des GIT zu. Darüber hinaus hat sich die HAART für bestimmte opportunistische Infektionen des Gastrointestinaltrakts sogar als Primärtherapie etabliert. Allerdings besitzen viele antiretrovirale Medikamente auch erhebliche gastrointestinale Nebenwirkungen.

Daher sind bei HIV-Patienten, die unter einer effektiven HAART stehen, nicht opportunistische Infektionen oder Neoplasien die häufigsten Ursachen gastrointestinaler Symptome, sondern vielmehr unerwünschte Wirkungen der antiretroviralen Medikamente und andere nichtopportunistische Erkrankungen wie sie auch in der Allgemeinbevölkerung prävalent sind (5, 30).

Besonderheiten. Neben der Frage, ob der betreffende Patient unter einer suppressiven HAART steht, sind bei der Evaluation gastrointestinaler Symptome von HIV-infizierten Patienten einige spezifische Besonderheiten zu berücksichtigen.

- Für viele HIV-assoziierte Diagnosen besteht eine eindeutige Korrelation mit der CD4-Zahl des Patienten (Tab. 7.**70**).
- Bei HIV-infizierten Patienten liegen häufig Mehrfachinfektionen vor und sind gastrointestinale Pathogene oft Ursache systemischer Infektionen (Beispiele sind das CMV, die Salmonellen-Sepsis und die atypische Mykobakteriose).
- Ohne Immunrekonstitution durch eine effektive HAART sind Rezidive opportunistischer Infektionen vorprogrammiert, daher ist die HAART ein fester Bestandteil der Behandlung jeder opportunistischen Infektion eines HIV-Patienten.
- Nach Beginn einer HAART kann es durch Immunrekonstitutionsphänomene zum Aufflackern entzündlicher Symptome kommen, die von der Verschlechterung einer bestehenden oder dem Erwerb einer zusätzlichen Infektion differenziert werden müssen.
- Gastrointestinale Symptome HIV-Infizierter sind häufig unspezifisch. Die Intensität und Invasivität des diagnostischen Procedere sollte sich sowohl an der Schwere der aktuellen Symptomatik als auch am aktuellen Helferzellstatus orientieren.

Im Folgenden wird eine Übersicht über die wichtigsten, im Zusammenhang mit der HIV-Infektion auftretenden gastrointestinalen Erkrankungen gegeben. Die Gliederung orientiert sich dabei an den Abschnitten des Gastrointestinaltrakts, weil eine solche topografische Zuordnung meist auch anhand der klinischen Symptomatik möglich ist und deshalb für die Auswahl der primär eingesetzten diagnostischen Verfahren relevant erscheint. Die Darstellung konzentriert sich dabei auf eindeutig HIV-assoziierte Erkrankungen. Bezüglich nichtopportunistischer Infektionen, die teilweise bei HIV-Infizierten ebenfalls gehäuft auftreten, sei auf die entsprechenden Kapitel verwiesen. Des Weiteren wird das HIV-assoziierte Non-Hodgkin-Lymphom des Gastrointestinaltrakts nicht hier, sondern im Kapitel 6.10 „Dünndarmtumoren" abgehandelt, und die Darstellung der klinisch wichtigen HIV/HCV- und HIV/HBV-Koinfektion findet sich im Teil „Leber" (Kapitel 12.9 „Leberbeteiligung bei HIV").

Mundhöhle

Orale Manifestationen der HIV-Infektion sind sehr häufig. Vor Beginn der HAART-Ära kam es bei über 90% der Infizierten im Verlauf der Erkrankung zu HIV-bedingten oralen Symptomen. Mit zunehmendem Immundefekt steigt das Risiko für orale Komplikationen. Unbehandelt können orale Sekundärerkrankungen durch Odynophagie und Dysphagie gerade bei Patienten mit fortgeschrittenem Immundefekt die häufig schlechte Ernährungssituation noch weiter verschlechtern. Zudem kommt der Prävention und Behandlung oraler Komplikationen der HIV-Infektion erhebliche Bedeutung für die Lebensqualität der Patienten zu.

Daher sollte entsprechenden anamnestischen Hinweisen immer nachgegangen werden und auch ohne Angabe subjektiver Symptome regelmäßig die Mundhöhle des Patienten inspiziert werden.

Einteilung. Über 40 verschiedene orale Erkrankungen und Symptome wurden bei HIV-Patienten beschrieben. Inspektion und Palpation sind die wichtigsten diagnostischen Mittel, mit deren Hilfe bei entsprechender Sorgfalt nahezu alle signifikanten Läsionen detektiert werden können. Die wichtigsten lassen sich nach Erscheinungsbild in 3 Gruppen einteilen:

- weißlich-gelbliche nichtulzerierende Läsionen,
- rote und violette nichtulzerierende Läsionen,
- ulzerierende Läsionen.

Erwähnt werden sollten außerdem die bei HIV-Infizierten sehr häufigen Erkrankungen des Zahnhalteapparats und der Speicheldrüsen, die Anlass zur Konsultation anderer Fachdisziplinen geben sollten.

Weißlich-gelbliche nichtulzerierende Läsionen

Orale Candidose

Die orale Candidose (syn. Mundsoor) ist die häufigste Ursache weißlicher Läsionen in der Mundhöhle. Sie kann auch bei nicht HIV-Infizierten auftreten und ist dann assoziiert mit der Gabe von Breitspektrumantibiotika, Steroidtherapie, nicht-HIV-bedingter Immunsuppression oder Diabetes mellitus. Bei HIV-Patienten ist die orale Candidose die häufigste opportunistische Infektion, die bei unbehandelten HIV-Patienten in bis zu 80% der Fälle auftritt (16). Sie zeigt sich in der Regel in Form weißlicher abstreifbarer Beläge am Gaumen (s. Kapitel 4.8 „Infektionskrankheiten der Speiseröhre") oder an der bukkalen Schleimhaut, gelegentlich auch an der Zunge. Seltener sind die hyperkeratotische Variante mit weißlichen, nicht abstreifbaren hyperkeratotischen Arealen, die soorbedingte Cheilitis angularis und die atrophische Form mit Enanthem, die formal in die Gruppe der roten, nichtulzerierenden Läsionen fällt. Subjektiv bestehen Geschmacksstörungen und Mundbrennen.

Diagnostik. Die Diagnose gründet sich auf das typische Erscheinungsbild. In Zweifelsfällen kann die orale Candida-Besiedelung mittels Abstrich oder Rachenspülwasser kulturell nachgewiesen werden. Ein positives Ergebnis ist aber kein sicherer Beweis für das Vorliegen eines Mundsoors, da Candida auch als Kommensale die Mundschleimhaut besiedeln kann. Bei klinischem Verdacht bestätigt das Ansprechen auf eine antimykotische Therapie die Diagnose.

Therapie. Alle Formen der oralen Candidose sollten antimykotisch behandelt werden. Bei gutem Immunstatus kann ein Versuch mit topischen Antimykotika (z.B. Nystatin- oder Amphotericin-Lösung) unternommen werden. Häufig kommt es jedoch rasch zum Rezidiv.

Eine systemische Therapie bietet einen längeren Schutz vor Rezidiven. Mittel der Wahl ist Fluconazol. Eine einwöchige orale Therapie ist in der Regel ausreichend.

Bei Fluconazol-Resistenz und bei Non-Albicans-Stämmen sollte Itraconazol-Suspension versucht werden, wobei allerdings zahlreiche Interaktionen unter anderem mit antiretroviralen Medikamenten zu beachten sind.

Orale Haarleukoplakie

Als orale Haarleukoplakie wird eine asymptomatische, nicht abstreifbare, weiße, streifenförmige Hyperkeratose der seitlichen Zungenflächen bezeichnet. Falls keine Immunsuppression anderer Ursache besteht, ist sie diagnostisch für die HIV-Infektion.

In der Regel tritt die orale Haarleukoplakie erst bei bereits fortgeschrittenem Immundefekt auf und gilt als Marker einer drohenden Progression. Daher gehört die orale Haarleukoplakie zu den Stadium-B-Erkrankungen, und ihr Auftreten begründet die Indikation zum Beginn einer antiretroviralen Therapie.

Ätiologisch handelt es sich um eine durch das Epstein-Barr-Virus verursachte Hyperplasie der seitlichen Zungenschleimhaut.

Diagnostik und Therapie. Auch ohne spezifische Therapie kommt es unter effektiver antiretroviraler Therapie meist zur Rückbildung der oralen Haarleukoplakie, die überhaupt seit Verfügbarkeit der HAART selten geworden ist. Die Diagnosestellung erfolgt als Blickdiagnose (Abb. 7.**34**). In Zweifelsfällen kann eine differenzialdiagnostische Abgrenzung gegenüber einer Leukoplakie, einer hyperkeratotischen Candidose, oder einem Lichen planus histologisch erreicht werden, wobei der mukosale Nachweis von EBV (DNA oder Virus) angestrebt werden sollte. Obwohl eine spezifische Therapie mit Aciclovir oder Valaciclovir wirksam ist, wird diese in der Regel nicht eingesetzt, da es nach Absetzen rasch zum Rezidiv kommt und, wie bereits erwähnt, die orale Haarleukoplakie unter HAART in der Regel vollständig reversibel ist.

Rote und violette nichtulzerierende Läsionen

Kaposi-Sarkom

Das Kaposi-Sarkom (KS) ist eine maligne, durch neoplastische Proliferation von Gefäßendothelien bedingte multilokuläre Systemerkrankung. Neben der Haut als häufigster Lokalisation können auch Lymphknoten und mukosale Oberflächen wie Lunge und Gastrointestinaltrakt betroffen sein. Von der Mundhöhle bis zum Rektum kann jeder Abschnitt des Gastrointestinaltrakts befallen sein, wobei die Läsionen unabhängig von ihrer Lokalisation meist eine uniforme, recht charakteristische Morphologie aufweisen (Abb. 7.**35**).

Ätiologie. Verursacht wird das Kaposi-Sarkom durch eine sexuell oder über Blut übertragene Infektion mit dem humanen Herpesvirus 8 (HHV 8). Bei Immunsuppression kann die HHV-8-Infektion dann die typische Endothelproliferation induzieren. Neben HIV-Infizierten, die den Hauptanteil der KS-Patienten ausmachen, sind auch andere Immunsupprimierte betroffen. In Afrika und bei älteren Männern mediterraner Herkunft wird außerdem eine endemische Form des KS beobachtet.

Diagnostik. Bei Vorliegen einer HIV-Infektion gehört das Kaposi-Sarkom zu den AIDS-definierenden Erkrankungen. Obwohl bei der Mehrheit der Patienten bei Diagnosestellung eines Kaposi-Sarkoms ein bereits fortgeschrittener Immundefekt vorliegt (< 200 Helferzellen pro μl Blut), kann das Kaposi-Sarkom auch bei deutlich besserem Immunstatus auftreten. Perorale Läsionen sind häufig und gehen in bis zu 60 % der Fälle sogar den kutanen Läsionen voraus. Falls ein Kaposi-Sarkom bereits histologisch gesichert wurde, erfolgt die Diagnose einer oralen Mitbeteiligung allein durch Inspektion, andernfalls müssen KS-supekte orale Läsionen biopsiert und einer histologischen Beurteilung zugeführt werden.

Prognose und Therapie. Besonders aggressive Verläufe mit letalem Ausgang wurden vor allem bei HIV-Patienten mit schwerem und unbehandeltem Immundefekt beobachtet. In solchen Fällen betrug die mittlere Überlebenszeit nach Diagnosestellung weniger als ein Jahr. Mit der Einführung der HAART ist nicht nur die Häufigkeit des Kaposi-Sarkoms bei HIV-Infektion stark zurückgegangen, auch der klinische Verlauf der Erkrankung hat sich erheblich verbessert.

Durch die HAART-induzierte Immunrekonstitution und Suppression der HIV-Replikation kommt es in vielen Fällen zur Remission. Eine effektive HAART kann daher als Therapie der ersten Wahl des Kaposi-Sarkoms angesehen werden.

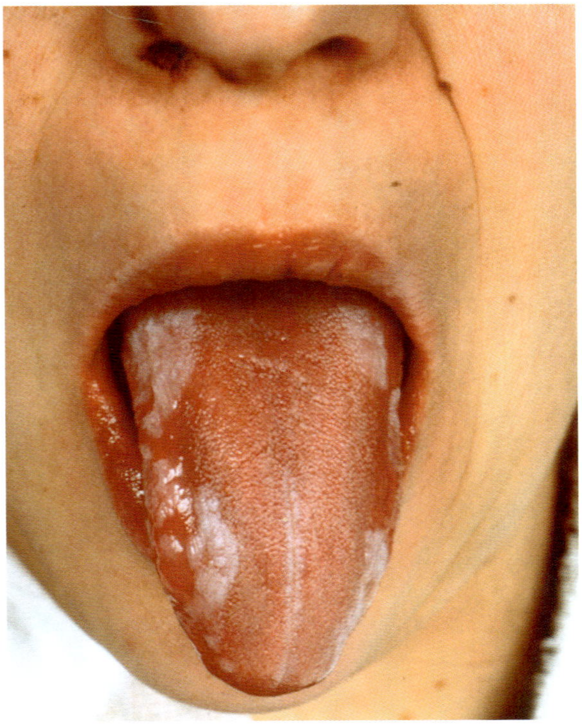

☒ **Abb. 7.34** Orale Haarzellleukoplakie bei einer untherapierten HIV-infizierten Patientin.

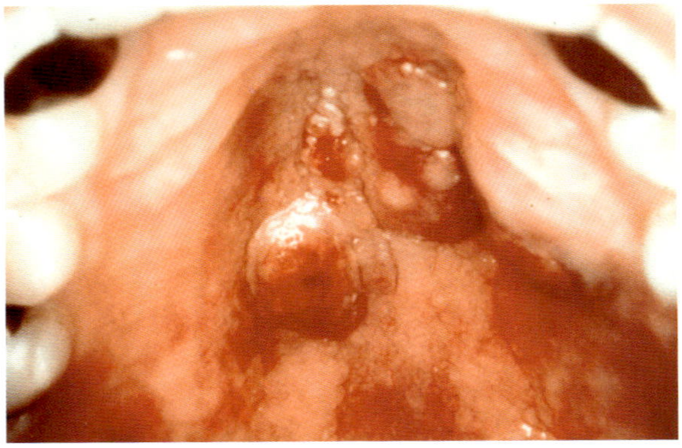

☒ **Abb. 7.35** Typische Läsionen eines mukosalen Kaposi-Sarkoms am harten Gaumen eines HIV-infizierten Patienten.

Weitere Behandlungsmodalitäten kommen je nach Ausmaß und Ausdehnung der Läsionen zum Einsatz. Für den Lokalbefall der Mundhöhle können lokale Therapiemaßnahmen wie Kryotherapie, Retinoide, Bestrahlung, intraläsionale Chemotherapieinfiltration in Erwägung gezogen werden. Eine systemische Therapie mit Interferon-α, Paclitaxel oder liposomalen Anthracyclinen ist nur bei ausgedehnter viszeraler Beteiligung und/oder Progression unter HAART erforderlich.

Non-Hodgkin-Lymphom

Häufigkeit. Das Non-Hodkin-Lymphom (NHL) ist nach dem Kaposi-Sarkom die zweithäufigste mit der HIV-Infektion assoziierte Tumorentität. Verglichen mit der Normalbevölkerung ist das Risiko von HIV-Patienten, an einem malignen Lymphom zu erkranken deutlich erhöht. Besonders häufig sind aggressive Non-Hodgkin-Lymphome der B-Zell-Reihe. Obwohl die Einführung der HAART auch zu einem Rückgang der HIV-assoziierten Non-Hodgkin-Lymphome geführt hat, ist dieser längst nicht so stark ausgeprägt, wie es für andere AIDS-definierende Erkrankungen der Fall ist. Durch die deutlich verbesserte Gesamtprognose HIV-Infizierter in den Industrienationen hat deshalb die relative Häufigkeit des Non-Hodgkin-Lymphoms an den AIDS-Erkrankungen in den letzten Jahren stark zugenommen. Bezüglich der aktuellen Klassifikation der Non-Hodgkin-Lymphome sei auf das Kapitel 6.10 „Dünndarmtumoren" verwiesen.

Diagnostik und Therapie oraler NHL. Orale Non-Hodgkin-Lymphome kommen fast ausschließlich bei HIV-Infizierten vor. Sie präsentieren sich typischerweise als progrediente, fokale, entzündlich gerötete, häufig auch schmerzhafte Schleimhautschwellung. Suspekte Läsionen müssen rasch bioptisch abgeklärt werden.

Die Behandlung erfordert eine systemische Chemotherapie. Bei großen Läsionen, die die Nahrungsaufnahme behindern, ist eine Resektion zu diskutieren. Bei schwieriger Lokalisation kann auch eine Radiotherapie erwogen werden. Das Aufrechterhalten einer sorgfältigen oralen Hygiene, regelmäßige Inspektionen der Mundhöhle sowie zahnärztliche Konsultationen senken zusätzlich das Risiko lokaler krankheits- oder therapiebedingter Komplikationen.

Ulzerierende Läsionen

Herpes-simplex-Infektion

Infektionen mit dem Herpes-simplex-Virus (HSV) können in allen Stadien der HIV-Infektion auftreten. Mit fortschreitendem Immundefekt kommt es zu immer häufigeren Rezidiven sowie zur Ausdehnung und Schwere der jeweiligen Episoden. Im Extremfall resultieren chronisch persistierende nekrotisierende Läsionen, die wegen ihrer Schmerzhaftigkeit eine erhebliche Belastung für den Patienten darstellen.

Bei Persistenz eines HSV-Ulkus über mehr als 4 Wochen oder bei Beteiligung des Ösophagus liegt definitionsgemäß eine AIDS-definierende Erkrankung vor.

Diagnostik. Die Verdachtsdiagnose ergibt sich aus dem Vorhandensein der typischen juckenden oder brennenden per- oder intraoralen Bläschen. Bei schmerzhaften intraoralen Läsionen kann die Nahrungsaufnahme erschwert sein. Atypische Läsionen sollten differenzialdiagnostisch gegen eine orale Lues (Primäraffekt, Plaques muqueuses), ein Ulcus molle, eine atypische Mykobakteriose sowie gegen durch andere Viren der Herpesgruppe verursachte Läsionen abgegrenzt werden. Im Zweifelsfall kann die Diagnose mittels Abstrich (Transport im Virus-Kulturmedium) und Biopsie (immunhistologischer Virusnachweis) gesichert werden.

Therapie. Bei gutem Immunstatus heilen die Läsionen auch ohne Therapie spontan ab. Bei häufigen Rezidiven, ausgeprägtem Befall oder chronischem Verlauf ist das Virostatikum Aciclovir (5 × 400 mg p.o.) Mittel der Wahl. Aciclovir wird meist gut vertragen und Resistenzen sind selten. Da die Substanz schlecht resorbiert wird, sollte in schweren Fällen und bei Organmanifestationen primär i.v. (3 × 5 – 10 mg/kg KG) therapiert werden. Die Therapie sollte bis zum kompletten Abheilen aller Läsionen durchgeführt werden.

Alternativen zu Aciclovir sind – für Immunsupprimierte allerdings noch nicht zugelassen – Valaciclovir (3 × 100 mg) und Famciclovir (3 × 250 mg) mit deutlich besserer oraler Verfügbarkeit. In therapierefraktären Fällen kann ein Versuch mit Foscarnet unternommen werden, das wegen seiner erheblichen Toxizität für diese Indikation ein Reservemittel darstellt. Schmerzhafte orale Läsionen sollten unbedingt mit topischer Applikation von Lokalanästhetika analgetisch behandelt wurden. Nur bei häufigen Rezidiven sollte eine Sekundärprophylaxe in Form einer Erhaltungstherapie mit niedrig dosiertem Aciclovir (z. B. 2 × 400 mg/d) durchgeführt werden.

Orale Infektion mit anderen Herpesviren

Neben Herpes simplex kann bei immunkompromittierten Patienten auch eine Infektion mit dem Zytomegalievirus (CMV) oder Varizella-Zoster-Virus orale Ulzerationen hervorrufen, obwohl diese sehr viel seltener sind als Herpes-simplex-bedingte Läsionen.

Herpes zoster. Der orofaziale Herpes zoster stellt durch sein charakteristisches Erscheinungsbild in der Regel kein diagnostisches Problem dar. In Zweifelsfällen kann die Diagnose mittels Virusabstrich bestätigt werden. Der faziale Zoster ist eine Indikation zur intravenösen Aciclovir-Therapie (3 × 10 mg/kg KG). Bei Vorliegen einer Aciclovir-Resistenz kann mit Foscarnet behandelt werden. Die Schmerzbehandlung von Zosterneuralgien ist sehr problematisch.

Analgetika sollten bei Herpes zoster großzügig gegeben werden, helfen aber nur partiell. Bei starken neuropathischen Schmerzen kann ein Versuch mit Gabapentin, Pregabalin oder Carbamazepin unternommen werden.

Zytomegalievirus. Ausgestanzte orale Ulzera ohne Abheilungstendenz bei einem Patienten mit fortgeschrittenem Immundefekt können ein Hinweis auf eine CMV-Stomatitis sein. Da eine gesicherte CMV-Stomatitis als Ausdruck einer systemischen CMV-Infektion gewertet werden muss, sollte bei entsprechendem Verdacht die Diagnose bioptisch gesichert werden. Neben dem Nachweis typischer Eulenaugenzellen in der konventionellen Histologie sollte unbedingt der Versuch des direkten Virusnachweises mittels Immunhistochemie oder In-situ-Hybridisierung unternommen werden. Hilfreich für die Diagnosestellung ist auch die quantitative Bestimmung von CMV im Blut (CMV-PCR oder pp65-Antigen). Zur Frage nach einer möglichen Augenbeteiligung (CMV-Retinitis) sollte außerdem eine Fundoskopie erfolgen. Zur Therapie einer systemischen CMV-Infektion s. Kapitel 4.8 „Infektionskrankheiten der Speiseröhre".

Aphthen

Aphthen sind charakteristische schmerzhafte, flache, scharf begrenzte Schleimhautdefekte mit rötlichem Rand, die mit einer Vielzahl von Erkrankungen assoziiert sind, in der Mundhöhle aber auch ohne Grunderkrankung rezidivierend auftreten können. Diese sog. habituellen Aphthen sind zwar auch in der Allgemeinbevölkerung nicht selten, wesentlich häufiger aber bei HIV-Infizierten. Ihre Ätiologie ist ungeklärt. Hinweise für eine infektiöse Genese wurden nicht gefunden. Nach ihrer Größe unterscheidet man kleine (< 1 cm durchmessend, ca. 80%) und große (> 1 cm) habituelle Aphthen. Kleine Läsionen heilen in 1 – 2 Wochen spontan ab und verursachen nur geringe Symptome. Große Aphthen erreichen jedoch gelegentlich eine beträchtliche Größe und Tiefe. In solchen Fällen kommt es zu erheblichen Schmerzen und – nach meist protrahierter Ausheilung – häufig auch zu Narbenbildung.

Diagnostik. Bei untypischem oder unklarem Erscheinungsbild sollte eine Biopsie entnommen werden. Die typische Histologie zeigt ein unspezifisches Ulkus mit diffuser mononukleärer Infiltration. Natürlich müssen andere Ursachen für aphthöse Läsionen der Mundschleimhaut wie z. B. ulzeröse Läsionen anderer Genese (s. o.), Medikamente (z. B. Foscarnet, Interferon-α, Zalcitabin), Mangelzustände (Eisen, Vitamin B_{12}, Folsäure) ausgeschlossen werden, bevor die Diagnose habitueller Aphthen gestellt werden kann.

Therapie. Da die Ursache der habituellen Aphthen unklar ist, steht eine spezifische Therapie nicht zur Verfügung. Topische, bei ausgeprägter Symptomatik auch systemische Glucocorticosteroide führen bei der Mehrheit der Patienten zur Besserung. Ein Problem der Corticosteroidtherapie ist jedoch das erhöhte Risiko für orale Candidosen. Andere immunmodulatorische Prinzipien wie z. B. Thalidomid, Azathioprin, Colchicin wurden in Studien ebenfalls mit Erfolg eingesetzt. Eine Schmerztherapie mit Lokalanästhetika (als Gel oder Lösung) sollte großzügig eingesetzt werden. Bei einigen Patienten kann durch orale Antiseptika (Chlorhexidinlösung) die Ausheilung beschleunigt werden.

Erkrankungen des Zahnhalteapparats und der Speicheldrüsen

Gingivitis und Paradontitis sind bei HIV-infizierten Patienten häufiger als in der Allgemeinbevölkerung. HIV-infizierte Patienten sollten daher über die Notwendigkeit einer sorgfältigen oralen Hygiene aufgeklärt werden und sich regelmäßig zahnärztlich untersuchen lassen.

Da es bei manifester Entzündung zu sehr schweren Verläufen kommen kann, sollte bei entsprechenden Symptomen (Zahnfleischbluten, Schmerzen) frühzeitig eine Vorstellung beim Zahnarzt und ggf. eine entsprechende zahnärztliche Intervention erfolgen.

Vergrößerung der Glandula parotis. Eine uni- oder bilaterale Vergrößerung der Glandula parotis kommt bei HIV-Infizierten ebenfalls gehäuft vor. Zum Ausschluss eines Malignoms (z. B. NHL) bedarf jeder Parotistumor der Abklärung. Die Abgrenzung einer zystischen gegenüber einer soliden Läsion erfolgt am besten mittels CT. Bei Verdacht auf einen proliferativen Prozess sollte eine Feinnadelpunktion erfolgen. Am häufigsten handelt es sich jedoch um einen benignen lymphoepithelialen Prozess, der keiner Therapie bedarf. Insbesondere von HIV-infizierten Kindern kann eine Vergrößerung der Glandula parotis auch als Teil des Lymphadenopathie-Syndroms beobachtet werden.

Speiseröhre

Infektiöse Ösophagitiden. Obwohl Störungen der Motilität bei HIV-Infizierten im Vergleich zur Normalbevölkerung ebenfalls gehäuft auftreten, sind diese meist asymptomatisch. Infektiöse Ösophagitiden hingegen verursachen meist Symptome (Dysphagie, Odynophagie und retrosternale Schmerzen) und signalisieren oft den Beginn der symptomatischen Phase der HIV-Infektion. Bei Immundefizienten wurden Infektionen des Ösophagus mit einer Vielzahl von Pilz-, Virus- und Bakterien-Spezies beschrieben, wobei die Pilzbesiedlung mit Candida die weitaus häufigste Ursache ist. Eine akute, gelegentlich auch ulzerierende Ösophagitis kommt manchmal im Rahmen der HIV-Primärinfektion vor. Eine ausführliche Darstellung von Klinik und Therapie der durch Sekundärinfektionen bedingten Ösophagitis bei HIV-Infizierten findet sich im Kapitel 4.8 „Infektionskrankheiten der Speiseröhre".

Idiopathische Ösophagusulzera. Ohne Beteiligung zusätzlicher Erreger werden bei HIV-infizierten Patienten gelegentlich Ösophagusulzera gefunden, die auch bei noch gutem Immunstatus auftreten können. Typisch für diese sog. idiopathischen aphthösen Ösophagusulzera sind große, landkartenartige Ulzerationen, bei denen sich aus Biopsien und Viruskulturen kein Hinweis für eine virale Genese ergibt. In kleinen Patientenkollektiven waren systemische Steroide (40 mg Prednisolon/d, wöchentliche Reduktion um 10 mg) oder Thalidomid (200 mg/d für 14 d) erfolgreich.

Kaposi-Sarkom und NHL. Seltener ist ein ösophagealer Befall bei mukokutanem Kaposi-Sarkom oder malignem Non-Hodgkin-Lymphom.

Für die meisten dieser Erkrankungen gilt prinzipiell, dass eine langfristige Heilung nur durch eine Besserung des Immunstatus zu erreichen ist. Aus diesem Grund stellen infektiöse Ösophaguserkrankungen bei HIV-infizierten Patienten mit fortgeschrittenem Immundefekt in aller Regel eine klare Indikation zum Beginn einer hochwirksamen antiretroviralen Therapie (HAART) dar.

Magen

Übelkeit, Erbrechen, Völlegefühl, epigastrische Schmerzen, Hämatemesis und Melaena deuten auf eine Erkrankung im oberen Gastrointestinaltrakt hin. Neben nicht-HIV-assoziierten Erkrankungen sind die CMV-Gastritis, das gastrale Kaposi-Sarkom sowie Non-Hodgkin-Lymphome mögliche Ursachen. In Anbetracht der teils hohen Medikamentenbelastung HIV-infizierter Patienten sind dyspeptische Beschwerden allerdings häufig auch Ausdruck unerwünschter Arzneimittelwirkungen.

CMV-Gastritis. Nicht nur in Mundhöhle und Speiseröhre, auch im Magen kann eine CMV-Infektion bei AIDS-Patienten zu Ulzerationen führen. Endoskopisch imponieren die Läsionen der CMV-Gastritis wie die im Kapitel 4.8 „Infektionskrankheiten der Speiseröhre“ beschriebenen CMV-Ulzera des Ösophagus. Die Sicherung der Diagnose erfolgt bioptisch-histologisch (Abb. 7.**36**). Die Therapie ist dieselbe wie bei der CMV-Ösophagitis (→ Kapitel 4.8).

Gastrales Kaposi-Sarkom. Bei ca. 40% der Patienten mit kutanem oder nodalem Kaposi-Sarkom kommt es zur Mitbeteiligung des oberen Gastrointestinaltrakts. In der überwiegenden Mehrzahl der Fälle sind diese submukösen Läsionen asymptomatisch, jedoch wurde wiederholt über obere gastrointestinale Blutungen als Komplikation des gastroduodenalen Kaposi-Sarkoms berichtet. Endoskopisch finden sich typische submuköse rote Knoten, die von normaler Schleimhaut überzogen sind (Abb. 7.**37**). Wegen der submukösen Lage der Läsionen gelingt eine histologische Sicherung der Diagnose nur in etwa 25% der Fälle. Bezüglich der Therapie gilt wie für orale KS-Manifestationen, dass eine systemische Chemotherapie in erster Linie bei Komplikationen und/oder ausgedehntem Befall zum Einsatz kommen sollte, während die Initiierung einer HAART obligat ist. Bezüglich sonstiger Therapiemöglichkeiten (z.B. Interferon) gelten die Ausführungen für das orale Kaposi Sarkom.

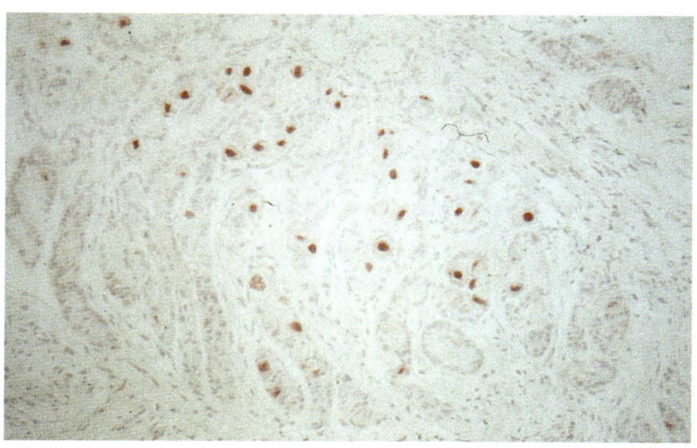

⊠ **Abb. 7.36** CMV-Gastritis bei einem AIDS-Patienten, immunhistologischer Nachweis CMV-infizierter Zellen (Institut für Pathologie, Universitätsklinikum Benjamin Franklin, Leiter: Prof. Dr. H. Stein).

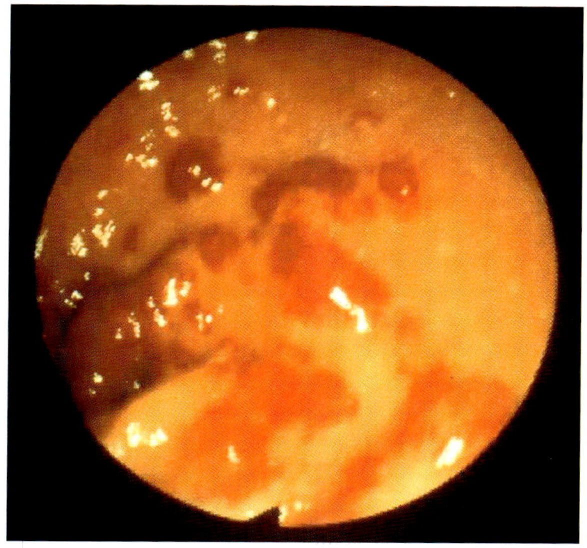

⊠ **Abb. 7.37** Gastrale Manifestation eines mukosalen Kaposi-Sarkoms.

Gastroduodenale NHL. Gastrale Non-Hodgkin-Lymphome können bei Lokalisation im Magenantrum zu einer Magenausgangsstenose führen. Neben Allgemeinsymptomen, Lymphadenopathie und Hepatosplenomegalie sind dyspeptische Beschwerden und gastrointestinale Blutungszeichen weitere klinische Hinweise. Während die nicht HIV-bedingten Magenlymphome initial meist auf den Magen begrenzt sind, findet man bei AIDS-assoziierten Lymphomen nicht selten schon bei der Erstdiagnose eine ausgedehnte Ausbreitung des Lymphoms im gesamten Abdomen. Einzelheiten zur Pathogenese, Klassifikation, Klinik und Therapie der HIV-assoziierten gastrointestinalen Non-Hodkin-Lymphome finden sich im Kapitel 6.10 „Dünndarmtumoren“.

Dünn- und Dickdarm

Chronische Diarrhö

Insbesondere Diarrhö, aber auch andere intestinale Symptome wie abdominelle Schmerzen und Malabsorption gehören zu den häufigsten Symptomen von HIV-Patienten.

Vor Einführung der HAART entwickelten mehr als 50% der HIV-Infizierten in Europa und den USA im Verlauf der HIV-Infektion eine Diarrhö. In Entwicklungsländern ist die chronische Diarrhö unter HIV-Infizierten noch heute ein ubiquitäres Problem mit hoher Mortalität und Letalität. Zwar ist es seit Einführung der HAART in den Ländern, in denen eine solche verfügbar ist, zu einem dramatischen Rückgang von Diarrhö und gastrointestinalen Infektionen gekommen, bei unbehandelten HIV-infizierten Patienten oder bei Patienten mit Therapieversagen stellt die Diarrhö jedoch immer noch ein großes Problem dar.

→ **Unbehandelte HIV-Patienten.** Bei HIV-Patienten ohne Therapie korreliert die Prävalenz der chronischen Diarrhö mit dem Verlust der CD4-positiven T-Lymphozyten. Obwohl auch in früheren Stadien der HIV-Infektion im Vergleich zur Allgemeinbevölkerung Diarrhöepisoden gehäuft auftreten, sind diese bei noch gutem Immunstatus in der Regel selbstlimitierend und bedürfen keiner spezifischen Therapie. Bei manifestem Immundefekt dagegen zeigen selbst Infektionen mit „konventionellen" Enteropathogenen eine Tendenz zur Bakteriämie und Persistenz. Zusätzlich müssen bei manifestem Immundefekt Darminfektionen mit opportunistischen Erregern berücksichtigt werden. Die hohe Prävalenz sekundärer intestinaler Erreger bei AIDS-Patienten mit intestinalen Beschwerden unterstreicht die Bedeutung dieser Sekundärinfektionen. Entsprechend umfasst das ätiologische Spektrum der erregerbedingten Diarrhö des unbehandelten HIV-Infizierten eine große Bandbreite von bakteriellen, viralen und parasitären Pathogenen. Tab. 7.**70** gibt einen Überblick über die wichtigsten sekundären intestinalen Erreger mit Angaben zu Diagnostik und Therapie. Es sollte aber betont werden, dass diese Liste lediglich die wichtigsten Erreger zusammenfasst und prinzipiell alle auch bei nicht HIV-infizierten Patienten vorkommenden intestinalen Pathogene selbstverständlich auch HIV-Patienten befallen können.

→ **Diarrhö unter HAART.** Auch Patienten, die eine wirkungsvolle hochaktive antiretrovirale Therapie erhalten, leiden häufiger unter einer chronischen Diarrhö als eine vergleichbare HIV-negative Population. Im Vergleich zu unbehandelten Patienten ist sie bei suppressiv Behandelten aber weitaus seltener, weniger stark an den Helferzellstatus gekoppelt und häufiger durch Medikamente verursacht, wobei hier insbesondere die antiretroviralen Medikamente selbst als Auslöser in Frage kommen.

Bakterielle Infektionen

Nichttuberkulöse Mykobakterien

Bei HIV-Infizierten mit schlechtem Immunstatus ist die intestinale Infektion mit nichttuberkulösen (= atypischen) Mykobakterien die häufigste enterale bakterielle Infektion. Häufigster Erreger ist *Mycobacterium avium complex*. Neben diesem gibt es aber eine Vielzahl anderer nichttuberkulöser Mykobakterien (z. B. *M. celatum*, *M. kansasii*, *M. xenopi*, *M. genavense*) mit vergleichbarem pathogenem Potenzial. Die intestinale Kolonisation mit atypischen Mykobakterien verursacht in der Regel nur geringe intestinale Symptome. Dass sie dennoch mit Nachtschweiß, Gewichtsverlust und erhöhter Mortalität assoziiert ist, erklärt sich aus ihrer pathogenetischen Rolle als Vorstufe der systemischen Mykobakteriose.

Anders als die Kolonisation des Gastrointestinaltrakts ist die systemische atypische Mykobakteriose eine typische AIDS-definierende Indikatorerkrankung. Sie tritt erst bei fortgeschrittenem Immundefekt, in der Regel bei weniger als 50 Helferzellen pro µl Blut, auf.

Ihre Prognose ist schlecht, falls es nicht gelingt durch eine effektive antiretrovirale Therapie den Immunstatus zu verbessern.

→ **Diagnostik und Therapie.** Eine gesicherte Therapieindikation der atypischen Mykobakteriose besteht daher lediglich bei Nachweis von Mykobakterien aus sterilem Material (z. B. Blut, Lymphknoten). Da der Erregernachweis (bei Verdacht Material zur Kultur an Referenzlabor senden) jedoch schwierig und langwierig sein kann, wird man bei unspezifischen Symptomen wie Fieber, Gewichtsabnahme und Diarrhö verbunden mit lediglich enteralem Nachweis eine Therapie erwägen. Als Standardschema hat sich die Kombination eines Makrolids (Clarithromycin oder Azithromycin) mit Ethambutol und Rifabutin etabliert (3). Trotz antibiotischer Therapie ist bei fortbestehendem Immundefekt keine Eradikation der Mykobakterien zu erzielen. Daher schließt sich an die Akuttherapie eine Sekundärprophylaxe mit Clarithromycin oder Rifabutin (alternativ auch mit Azithromycin) an. Diese kann ausgesetzt werden, wenn durch eine HAART die Helferzellen dauerhaft über 100/µl angehoben werden.

Salmonella, Shigella, Campylobacter

Wie bereits erwähnt kann eine akute Diarrhö auch beim HIV-Infizierten durch „klassische" Enteritiserreger hervorgerufen werden. Tatsächlich sind Infektionen mit Enteropathogenen wie Salmonellen, Shigellen oder Campylobacter jejuni bei HIV-Infizierten etwas häufiger als in der Allgemeinbevölkerung und führen im Fall der Salmonellenenteritis auch häufiger zum Dauerausscheidertum. Ihre Therapie erfolgt in Analogie zu den bekannten Empfehlungen für nicht HIV-infizierte Patienten.

Tabelle 7.70 Häufige Enteropathogene bei HIV-Infizierten; die angegebenen Helferzellzahlen sind als Anhaltspunkte zu verstehen, die Therapie erfolgt soweit möglich antibiogrammgerecht, die angegebenen Empfehlungen nehmen keinen Bezug auf mögliche Resistenzprobleme (modifiziert nach 13)

Pathogen	CD4-Zahl	Klinik	Diagnostik	Therapie
Bakterien				
Salmonellen	bei jeder CD4-Zahl, bei niedrigen CD4-Zahlen gehäuft	wässrige Diarrhö, Fieber, bei niedriger CD4-Zahl Risiko für Sepsis	Stuhlkultur, Blutkultur	Ciprofloxacin
Shigellen	bei jeder CD4-Zahl	wässrige Diarrhö, Dysenterie, Blutbeimengungen	Stuhlkultur	Ciprofloxacin
Campylobacter	bei jeder CD4-Zahl	wässrige Diarrhö, evtl. Blutbeimengungen	Stuhlkultur	Erythromycin
Clostridium difficile	bei jeder CD4-Zahl	Z. n. Antibiotikatherapie, wässrige Diarrhö, Krämpfe, Megakolon	Stuhlkultur, Toxinnachweis, Endoskopie, Pseudomembranen	Metronidazol (Vancomycin)
Atypische Mykobakterien	CD4 < 50/μl	Nachtschweiß, Gewichtsverlust, Diarrhö	Biopsie, Blutkultur, Stuhlkultur	Makrolid + Ethambutol + Rifabutin
Mycobacterium tuberculosis	bei jeder CD4-Zahl, gehäuft bei niedrigen CD4-Zahlen	Nachtschweiß, Gewichtsverlust, Diarrhö	Biopsie, Stuhlkultur	Rifampicin + Isoniazid + Pyrazinamid + Ethambutol
Parasiten				
Kryptosporidien	CD4 < 150/μl	wässrige Diarrhö, Wasting	Biopsie, Stuhl (Spezialfärbung)	HAART
Mikrosporidien	CD4 < 50/μl	wässrige Diarrhö, Wasting	Biopsie (EM), Stuhl (Spezialfärbung)	Albendazol, HAART
Isospora belli Cyclospora	CD4 < 100/μl	wässrige Diarrhö, Wasting	Stuhl (Spezialfärbung)	Cotrimoxazol, Ciprofloxacin
Giardia lamblia	bei jeder CD4-Zahl	Enteritis, Meteorismus, wässrige Diarrhö	Stuhl, Biopsie, Duodenalsekret	Metronidazol
Entamoeba histolytica	bei jeder CD4-Zahl	Kolitis, Krämpfe, Hämatochezie, auch asymptomatisch	Reiseanamnese, Stuhl: Parasiten, Ova	Metronidazol
Strongyloides stercoralis	bei jeder CD4-Zahl Disseminationsrisiko bei CD4 < 200/μl	Enteritis, Fieber, Übelkeit, abdominelle Schmerzen, Diarrhö, Gewichtsverlust Anämie	Stuhlnachweis, Serologie, Eosinophilie	Thiabendazol, Mebendazol, Ivermetecin
Pilze				
Histoplasma capsulatum	disseminierte Erkrankung bei CD4 < 150/μl in 90% d. F. < 100/μl	Reiseanamnese, Fieber, konstitutionelle und pulmonale Symptome, GI-Lokalinfektion in < 10% d. F. mit Diarrhö, Kolitis, Enteritis	systemische Infektion, Biopsie, Kultur (Blut, KM)	Amphotericin, Itraconazol
Viren				
CMV	CD4 < 100/μl	Fieber, Kolitis, Krämpfe, Perforation	Biopsie, Immunhistologie	Ganciclovir, Foscarnet, Cidofovir
Enteroviren: Rota, Adeno, Corona	bei jeder CD4-Zahl	akute wässrige Diarrhö, 30% chronisch	Stuhl (EM)	HAART?
HIV	bei jeder CD4-Zahl	HIV-Enteropathie bei niedrigen CD4	Ausschlussdiagnose, Histologie	HAART

Clostridium difficile

Die Prävalenz der *Clostridium-difficile*-assoziierten Diarrhö ist bei HIV-infizierten Patienten vermutlich aufgrund der in dieser Gruppe häufiger eingesetzten Antibiotika relativ hoch. Daher sollte bei allen Patienten mit Diarrhö und vorangegangener Antibiotikatherapie nach Clostridien und Clostridientoxin im Stuhl gesucht werden.

Im positiven Fall umfasst die Therapie wie üblich das Absetzen auslösender Antibiotika sowie – bei entsprechender Indikation – die orale Gabe von Metronidazol oder Vancomycin.

Parasiten

Mikrosporidien und Kryptosporidien

Mikrosporidien und Kryptosporidien gehören zu den häufigen sekundären Enteropathogenen bei Patienten mit erworbenem Immundefekt. Ihre Übertragung erfolgt meist fäkal-oral über kontaminierte Lebensmittel. Während die Infektion mit Mikrosporidien oder Kryptosporidien bei Immunkompenten asymptomatisch verläuft oder eine akute, selbstlimitierende Diarrhö hervorruft, verursachen sie bei Patienten mit Immundefekt ein enteritisches Krankheitsbild, dessen Schwere mit dem Ausmaß des zugrunde liegenden Immundefekts korreliert. Typische Symptome sind großvolumige wässrige Diarrhöen, Gewichtsverlust und Malabsorption.

Mikrosporidiose. Zum Nachweis von Mikrosporidien im Stuhl sind spezielle Färbungen (z. B. modifizierte Trichrom-Färbung) (21) erforderlich. Wegen ihrer geringen Größe ist die sichere Identifikation von Mikrosporidien aber an den elektronenmikroskopischen Nachweis in der Biopsie (Abb. 7.**38**) gebunden. Albendazol (2 × 400 – 800 mg/d) ist als Therapie der Mikrosporidien-Infektion etabliert. Die Wirksamkeit des Anthelminthikums erstreckt sich allerdings nur auf die häufigsten Mikrosporidien-Subtypen, *Septata intestinalis* und *Enterocytozoon bieneusi*. Ein dauerhafter therapeutischer Erfolg ist nur über eine HAART-induzierte Immunrekonstitution zu erzielen. Studien mit größeren Patientenzahlen, die dieses Konzept belegen, sind allerdings bisher noch nicht publiziert worden, was unter anderem auch darauf zurückzuführen ist, dass seit Einführung der HAART in den Industrienationen ein drastischer Rückgang der AIDS-assoziierten Mikrosporidiose zu verzeichnen ist.

Kryptosporidiose. Der Nachweis von Kryptosporidien-Oozysten (Abb. 7.**39**) im Stuhl gelingt mit Spezialfärbungen (z. B. säurefeste Kinyoun-Färbung, modifizierte Trichrom-Färbung). Vor Einsatz antiretroviraler Kombinationstherapien galt die Kryptosporidiose bei AIDS als unbehandelbar. Therapieversuche mit Paromomycin oder die symptomatische Therapie mit Loperamid oder Somatostatinanaloga führten in weniger als 50% der Fälle zur klinischen Besserung, die dann auch auf die Dauer der Anwendung der jeweiligen Therapeutika beschränkt blieb.

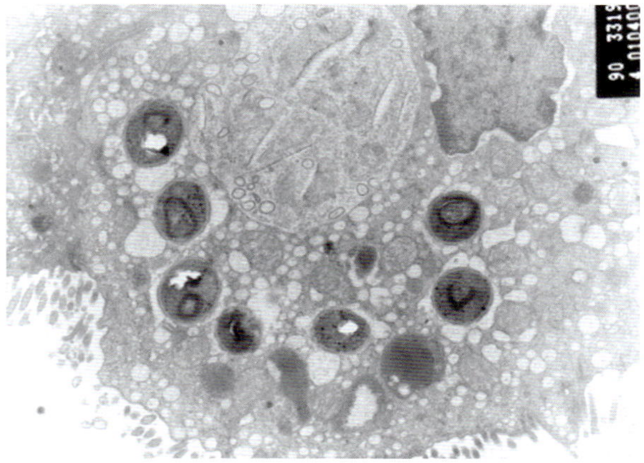

Abb. 7.38 In einer Wirtsepithelzelle (beachte Mikrovilli) gelegene Mikrosporidiensporen. Elektronenmikroskopisches Bild.

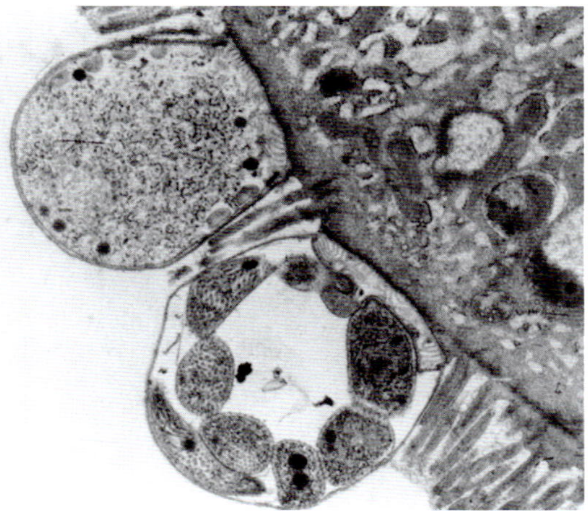

Abb. 7.39 Kryptosporidiose bei einem AIDS-Patienten. Die elektronenmikroskopische Aufnahme zeigt intrazellulär, aber extrazytoplasmatisch in einem Enterozyten gelegene Entwicklungsstadien von *Cryptosporidium parvum*.

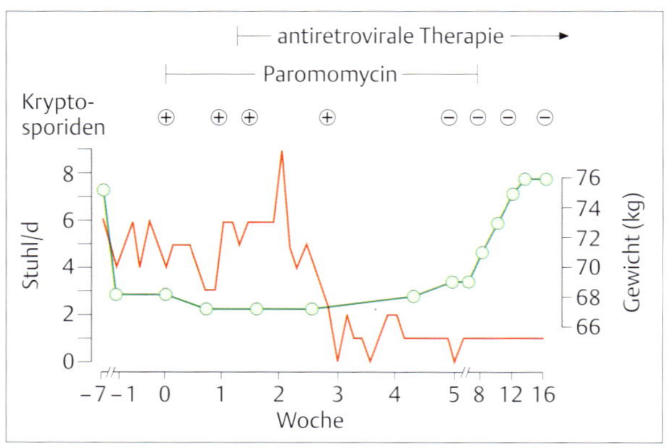

Abb. 7.40 Zeitlicher Verlauf der Symptome eines AIDS-Patienten mit intestinaler Kryptosporidiose. Während durch eine alleinige Therapie mit Paromomycin keine Besserung erreicht werden konnte, kam es nach Initiierung einer HAART zum Sistieren der wässrigen Diarrhö und zum Wiederanstieg des Körpergewichts (modifiziert nach 33).

Erst seit Verfügbarkeit einer potenten virostatischen Therapie existiert eine therapeutische Option, mit der eine echte Ausheilung der intestinalen Kryptosporidiose erreicht werden kann (Abb. 7.**40**).

Auch die intestinale Kryptosporidiose ist in den Ländern, in denen eine HAART breit eingesetzt wird, selten geworden.

Isospora belli, Cyclospora, Giardia lamblia

Isospora belli und Cyclospora. Die intestinale Infektion mit den Protozoen *Isospora belli* oder *Cyclospora cayetanensis* ist in Europa eine Rarität. In Endemiegebieten wie Haiti oder Afrika kommt sie häufiger vor, während sie in Deutschland nur bei Tropenheimkehrern diagnostiziert wird. Die Erreger können nur bei schwerem Immundefekt den Darm kolonisieren und verursachen dann Diarrhö und Malabsorption. Die Diagnose basiert auf dem färberischen Nachweis von Oozysten im Stuhl. Im Differenzialblutbild findet sich häufig eine Eosinophilie. Standardtherapie ist Cotrimoxazol (2 × 960 mg über 7 Tage). Bei Cotrimoxazol-Unverträglichkeit kann mit etwas geringerer Effektivität auch Ciprofloxacin (2 × 500 mg) eingesetzt werden. Bis zur Rekonstitution des Immunsystems sollte sich an die Akuttherapie eine Sekundärprophylaxe anschließen.

Lambliasis. Die erhöhte Inzidenz der Lambliasis bei HIV-Infizierten ist vermutlich auf den großen Anteil von Homosexuellen in dieser Patientengruppe zurückzuführen, da in anderen Risikogruppen kein gehäuftes Auftreten der Lambliasis beobachtet werden kann. Klinik, Diagnostik und Therapie der Lambliasis des HIV-Infizierten unterscheiden sich nicht von der HIV-negativer Patienten.

Entamoeba histolytica

Auch die Infektion mit *Entamoeba histolytica* ist bei HIV-Infizierten häufiger als in der Allgemeinbevölkerung vor allem wegen entsprechend erhöhter Inzidenz in der Gruppe der homo- oder bisexuellen Männer. Während die Klinik prinzipiell wie bei nicht HIV-infizierten Patienten verläuft, kommt der asymptomatische Trägerstatus bei HIV-Infizierten häufiger vor. Eine disseminierte Erkrankung ist auch bei HIV-Infektion selten, aber dennoch im Vergleich etwas häufiger als bei Immunkompetenten. Diagnose und Therapie erfolgen in Analogie zum Vorgehen bei Nicht-HIV-Infizierten (s. Kapitel 6.9 „Parasitäre Erkrankungen des Darmes“).

Strongyloides

Während eine intestinale Infektion mit Strongyloides unabhängig vom Immunstatus auftreten kann, prädisponiert ein Immundefekt zur Dissemination. Daher gehört die disseminierte Strongyloidiasis zu den AIDS-definierenden Indikatorerkrankungen.

Strongyloides stercoralis. Häufigste involvierte Spezies ist der Zwergfadenwurm, *Strongyloides stercoralis*. Er ist in tropischen Ländern endemisch, gelegentlich werden aber auch Infektionen aus gemäßigten Klimazonen berichtet. Erregerreservoir ist vornehmlich der Mensch, infektiöse Larven können sich aber auch exogen vermehren, so dass eine massive Umweltkontamination möglich ist. Eine Infektion erfolgt, indem infektiöse Larven perkutan in den Wirt eindringen und auf dem Blutweg über Alveolen, Bronchien, Trachea und Pharynx schließlich in den Darm gelangen. Die adulten weiblichen Würmer besiedeln den Dünndarm und legen hier ihre Eier ab, aus denen sich fadenförmige infektiöse Larven entwickeln. Diese gelangen mit den Fäzes nach außen, können aber auch durch Penetration der Mukosa oder der Haut der Perianalregion zur Autoinfektion des Wirts führen.

Klinik. Aus dem Infektionsmodus ergibt sich die typische Klinik der Strongyloidiasis. Korrelate der Hautpenetration sind eine juckende papulopustulöse Dermatitis (sog. Bodenkrätze) infolge sekundärer bakterieller Verunreinigung der von den Larven durchbohrten Hautstellen und bei Larven tierpathogener Arten das Bild der „Larva migrans externa“. Die Lungenpassage der Wanderlarven kann zu Hämorrhagien und pneumonischen Infiltraten führen. Das klinische Bild der intestinalen Phase ist das einer ulzerativen Enteritis und/oder Kolitis mit Fieber, Übelkeit, abdominellen Schmerzen, Diarrhö, Gewichtsverlust und Anämie. Bei AIDS-Patienten besitzt die Strongyloidiasis eine besondere Bedeutung, weil es als Folge der Immunschwäche bei diesen Patienten durch massive Autoinfektion zu heftigen systemischen Verläufen mit hoher Mortalität kommen kann.

Diagnose und Therapie. Die Diagnosestellung erfolgt am besten anhand des Nachweises von Wurmlarven in Stuhl, Duodenalsaft oder Sputum. Hilfreich sind auch serologische Tests. Therapeutisch wirksam sind Thiabendazol, Mebendazol oder Ivermectin. Bei AIDS-Patienten ist eine längere Therapiedauer (mindestens eine Woche), bei schlechtem Immunstatus gelegentlich sogar eine Dauertherapie erforderlich, die dann nach partieller Immunrekonstitution durch eine effektive antiretrovirale Therapie wieder ausgesetzt werden kann.

Viren

Zytomegalievirus

Das Zytomegalievirus (CMV) ist der häufigste pathogene Erreger, der im Gastrointestinaltrakt von AIDS-Patienten gefunden wird.

Eine intestinale CMV-Infektion ist regelmäßig mit gastrointestinalen Symptomen assoziiert. Sie tritt erst bei fortgeschrittenem Immundefekt, meist bei Helferzellen < 50/µl auf, wobei das Kolon häufiger betroffen ist als der obere Gastrointestinaltrakt.

Klinik und Diagnostik. Klinisch äußert sich die CMV-Kolitis typischerweise als chronische Diarrhö, verbunden mit abdominellen Schmerzen und schlechtem Allgemeinbefinden, und in etwa 10% der Fälle als untere gastrointestinale Blutung. Auch über Darmperforationen wurde wiederholt berichtet. Das Spektrum der endoskopisch sichtbaren Veränderungen reicht von geringgradiger, fleckenhafter Schleimhautrötung bis zu disseminierten tiefen Ulzerationen. Wie bei der CMV-Ösophagitis bzw. -Gastritis erfolgt die definitive Diagnose durch (immun)histologischen Nachweis CMV-infizierter Zellen in der Kolonmukosa und im Endothel intramukosaler Gefäße (Abb. 7.**36**).

Therapie. Die Therapie entspricht derjenigen bei der CMV-Ösophagitis. Für die Sekundärprophylaxe der CMV-Infektion des unteren Gastrointestinaltrakts sind bisher keine anerkannten standardisierten Empfehlungen entwickelt worden. Die Entscheidung muss deshalb individuell in Anhängigkeit von Ausprägung und Schwere des Befalls getroffen werden. Bei ulzerierender Entzündung halten wir eine Erhaltungstherapie für empfehlenswert, die – entsprechend den Empfehlungen für die CMV-Retinitis –bei HAART-induzierter partieller Immunrekonstitution beendet werden kann (vergl. Empfehlungen zur CMV-Ösophagitis).

Enteropathogene Viren

In mehreren Studien konnte nachgewiesen werden, dass auch Infektionen mit enteropathogenen Viren (z.B. Rota, Adeno, Corona) bei HIV-Infizierten gehäuft auftreten (32). Bei Immunschwäche können diese üblicherweise selbstlimitierenden Erkrankungen in bis zu einem Drittel der Fälle einen chronischen Verlauf nehmen. Der diagnostische Nachweis kann nur mittels Stuhlelektronenmikroskopie geführt werden, welche allerdings bei fehlenden therapeutischen Optionen selten veranlasst wird.

Neoplasien

Wie in der Mundhöhle und im Ösophagus können bei AIDS-Patienten auch im Dünn- und Dickdarm maligne Lymphome auftreten, die neben den typischen lymphomassoziierten Allgemeinsymptomen durch Lumenverlegung oder Perforation auch schwere akute Krankheitsbilder hervorrufen können. Häufigste Lokalisation intestinaler Lymphome beim AIDS-Patienten ist der Dünndarm. Prinzipiell kann aber jeder Abschnitt des Gastrointestinaltrakts von der Mundhöhle bis zum Rektum betroffen und mit entsprechenden Lokalsymptomen verbunden sein.

Intestinale Kaposi-Sarkome bleiben meist symptomlos, können jedoch in seltenen Fällen zu einer schweren exsudativen Enteropathie führen.

HIV-Enteropathie

Neben sekundären Infektionen beruht ein signifikanter Teil (ca. 20–30%) der Diarrhöen bei AIDS- Patienten auf einer idiopathischen Form, die vermutlich durch die HIV-Infektion per se ausgelöst wird. Für diese erregernegative Form der Diarrhö wurde der Begriff der HIV-Enteropathie geprägt (24, 39).

Pathophysiologie. Weil das mukosaassoziierte Immunsystem des Gastrointestinaltrakts zu den Hauptzielen der HIV-Infektion gehört (s. Abschnitt „Pathogenese der HIV-Infektion") finden hier erhebliche Veränderungen der zellulären Zusammensetzung und des Zytokinmilieus statt. Daher ist ein in seinen Einzelheiten allerdings noch unklarer immunologischer Mechanismus der wahrscheinlichste Auslöser der HIV-Enteropathie. Pathophysiologisch bestehen eine ausgeprägte epitheliale Barrierestörung (38) sowie eine mukosale Atrophie mit Reifungsstörung der Enterozyten und verminderter Expression von Bürstensaumenzymen im Dünndarm (39), die beide zur Diarrhö beitragen können.

Als Ausschlussdiagnose kann die HIV-Enteropathie erst nach Durchführung einer umfangreichen Diagnostik ohne Nachweis einer anderen Ursache für die Diarrhö gestellt werden.

Therapie. Bei fortgesetzt schlechtem Immunstatus ist die Therapie rein symptomatisch (Motilitätshemmer, ergänzende Substitution und Alimentation, selten Somatostatinanaloga). Da die HIV-Enteropathie durch immunologische Vorgänge ausgelöst wird, besteht ein kausaler Therapieansatz in der systemischen und mukosalen Immunrekonstitution durch Etablierung einer wirkungsvollen virostatischen Therapie.

Praktisches diagnostisches Vorgehen

Im Mittelpunkt der diagnostischen Bemühungen bei der Abklärung intestinaler Symptome beim AIDS-Patienten steht die Identifizierung bzw. der Ausschluss behandelbarer Sekundärerkrankungen. Wegen ihrer Häufigkeit ist insbesondere die Frage, wie intensiv die diagnostische Abklärung von Diarrhö bei der HIV-Erkrankung erfolgen soll, nicht nur von medizinischer, sondern auch von ökonomischer Bedeutung. Eine sinnvolle und rationelle Strategie verfolgt ein stufenweises diagnostisches Procedere.

Anamnese. Um unnötige Untersuchungen zu vermeiden, sollte vor Beginn der mikrobiologischen und endoskopischen Diagnostik die Frage geklärt werden, ob die Diarrhö möglicherweise Folge einer unerwünschten Medikamentenwirkung ist. Ist dies nicht der Fall, kann anhand der Symptome eine erste Einschätzung erreicht werden, welches Darmsegment vermutlich befallen ist. Großvolumige, wässrige Diarrhö, krampfartige Oberbauchschmerzen, Meteorismus und Übelkeit sprechen eher für eine Dünddarmbeteiligung, während kleinvolumige Diarrhö mit Tenesmen, Hämatochezie und Schleimbeimengung eher eine Kolitis implizieren.

Stuhlproben. Ergeben sich aus der Anamnese keine Hinweise für eine medikamentöse Ursache, erfolgt die wiederholte Untersuchungen von Stuhlproben auf bakterielle und protozoale Enteropathogene, wobei bei vorangegangener Antibiotikatherapie auch nach Clostridium difficile und Clostridium-difficile-Toxin gesucht werden sollte.

Endoskopie. Bei mehrfach (mindestens 3 – 6) erregernegativen Stuhlproben sollte sich eine endoskopische Abklärung anschließen. Das klinische Erscheinungsbild und Resultate parallel unternommener Laboruntersuchungen entscheiden darüber, ob primär der obere oder untere Gastrointestinaltrakt exploriert wird. Der Ösophagogastroduodenoskopie kommt hierbei neben dem Ausschluss einer möglichen Zweiterkrankung im oberen Gastrointestinaltrakt ein Stellenwert in der Diagnostik der CMV-Infektion sowie der Mikro- und Kryptosporidiose zu. In Anbetracht des häufigen Kolonbefalls bei der gastrointestinalen CMV-Infektion ist allerdings die Koloskopie nicht verzichtbar.

Im konkreten Fall wird das diagnostische Procedere in Abhängigkeit von den vorliegenden Symptomen, den erhobenen Befunde und nicht zuletzt auch vom Ansprechen auf die jeweils eingeleitete Therapie individuell modifiziert werden.

Anorektale Erkrankungen

Anorektale Erkrankungen können bei jedem HIV-infizierten Patienten auftreten, betreffen aber besonders häufig die Gruppe der homo- und bisexuellen Männer. Am häufigsten ist die infektiöse Proktitis durch sexuell übertragene Sekundärerreger wie die Erreger von Syphilis, Gonorrhö, Herpes genitalis, Lymphogranuloma venereum, die unabhängig von einem Immundefekt auftreten.

Von zunehmender Häufigkeit ist das mit der analen HPV-Infektion assoziierte Analkarzinom. Von der Pathogenese ist es gut mit dem Zervixkarzinom vergleichbar und sollte daher mit guter Berechtigung – wie das Zervixkarzinom – auch als Stadium-C-Diagnose gewertet werden. Ähnlich wie in Mundhöhle und Ösophagus können auch in der (Peri-)Analregion ohne Beteiligung weiterer Pathogene sog. idiopathische Ulzera auftreten, obgleich sie hier sehr viel seltener sind als in den vorgenannten Lokalisationen.

Wegen der Häufigkeit anorektaler Erkrankungen bei HIV-infizierten Patienten sollte eine umfassende körperliche Untersuchung immer auch die Inspektion der Genitoanalregion, die Palpation der lokalen Lymphknoten sowie die rektale Untersuchung umfassen. Alle Patienten mit auffälligen Befunden bei der körperlichen Untersuchung sollten einer endoskopischen Evaluation inklusive Biopsieentnahme zugeführt werden.

Infektiöse Proktitis

Die Differenzialdiagnose der Proktitis umfasst in erster Linie die infektiöse Proktitis durch sexuell übertragene Erreger wie Chlamydia spp., *Neisseria gonorrhoeae*, Herpes-simplex-Virus und *Treponema pallidum*. Die Assoziation mit HIV resultiert aus einem spezifischen Risikoverhalten in Subgruppen der HIV-Infizierten. Ausprägung und Verlauf der durch Infektion mit diesen Erregern hervorgerufenen Erkrankungen werden mit Ausnahme des Herpes analis durch eine simultan vorliegende HIV-Infektion nicht wesentlich modifiziert. Daher wird auf eine Beschreibung dieser sexuell übertragenen Erkrankungen hier verzichtet und auf entsprechende Lehrbücher der Proktologie bzw. Venerologie verwiesen.

Anorektales Karzinom

⇢ Assoziation mit HPV-Infektion. Homosexuelle Männer haben ein erhöhtes Risiko für das Analkarzinom, und das Risiko steigt nochmals dramatisch an, falls eine HIV-Infektion vorliegt. Das Analkarzinom ist wie das Zervixkarzinom der Frau assoziiert mit einer HPV-Infektion, die zu den am häufigsten sexuell übertragenen Virusinfektionen überhaupt gehört. Von den fast 100 mittlerweile bekannten HPV-Typen sind vor allem HPV-16, aber auch HPV-18 und möglicherweise noch andere mit einem besonders hohen Karzinomrisiko assoziiert.

Die formale Pathogenese des HPV-assoziierten Analkarzinoms bzw. Zervixkarzinoms sind identisch: Eine persistierende HPV-Infektion führt zunächst zu analen intraepithelialen Neoplasien, die nach vorliegendem Dysplasiegrad weiter graduiert werden. Bei invasivem Wachstum besteht definitionsgemäß ein Karzinom. Histologisch handelt es sich meist um Plattenepithelkarzinome, seltener auch um Übergangsepithelkarzinome.

Im Unterschied zu anderen HIV-assoziierten Neoplasien wie Kaposi-Sarkom oder Non-Hodgkin-Lymphom wurde seit Verbreitung der HAART keine Abnahme, sondern eine Zunahme HPV-bedingter Analkarzinome beobachtet. Daher wird aktuell daran gearbeitet für das Analkarzinom ein auf Inspektion, Abstrich mit Detektion von Dysplasien und HPV-Nachweis basierendes Vorsorgeprogramm zu entwickeln, wie es für das Zervixkarzinom schon lange etabliert ist.

⇢ Klinik und Diagnostik. Typische Symptome des Analkarzinoms sind rektale Blutungen, Schmerzen beim Stuhlgang, anales Brennen oder Pruritus. Bei entsprechenden Symptomen sollte daher unbedingt eine Proktoskopie mit Biopsieentnahme durchgeführt werden. Per continuitatem infiltriert das Analkarzinom frühzeitig den Sphinkter. Die Metastasierung erfolgt primär meist lymphogen je nach Lokalisation des Primärtumors in inguinale, pelvine, oder mesenteriale Lymphknoten. Fernmetastasen sind selten. Zum Staging sollten eine Endosonographie und ein CT des Beckens und des Abdomens durchgeführt werden. Differenzialdiagnostisch ist in erster Linie eine infektiöse Proktitis auszuschließen.

Therapie. Zum Einsatz kommende Therapiemodalitäten sind die nach Möglichkeit Kontinenz erhaltende Resektion sowie die kombinierte Radiochemotherapie mit Mitomycin und 5-FU.

Leber und Gallenwege

Das Spektrum hepatobiliärer Komplikationen bei HIV-infizierten Patienten ist breit. Es umfasst die chronische Virushepatitis durch Koinfektion mit HBV oder HCV, die Leberinfiltration bei disseminierten opportunistischen Infektionen oder Lymphomen, die AIDS-Cholangiopathie und nicht zuletzt auch die Folgen hepatotoxischer unerwünschter Medikamentenwirkungen.

Praktisches diagnostisches Vorgehen

Die diagnostische Abklärung hepatischer Symptome erfordert in besonderer Weise die Abwägung zwischen Intensität der diagnostischen Bemühungen und dem aus ihnen zu erwartenden Vorteil für den Patienten. Abgesehen von der Koinfektion mit dem Hepatitis-B- oder -C-Virus ist nämlich die leberassoziierte Letalität bei HIV-Infizierten gering, obwohl erhöhte Leberwerte und auch histologische Auffälligkeiten häufig bei HIV-infizierten Patienten zu beobachten sind. Darüber hinaus ist die Leberinfiltration bei opportunistischen Infektionen oder malignen Erkrankungen meist Teil eines systemischen Prozesses, der in der Regel auch ohne Leberhistologie an extrahepatischen Manifestationen diagnostiziert werden kann. Die Leberbiopsie sollte daher selektiv und nur dann eingesetzt werden, wenn andere Diagnostika zu keinem Resultat geführt haben.

Bei Gallengangskomplikationen hingegen muss frühzeitig ein invasives Vorgehen erwogen werden, da diese in der Regel mit Beschwerden einhergehen, unbehandelt komplikationsträchtig verlaufen und die endoskopische oder chirurgische Intervention häufig die Therapie der Wahl darstellt.

Koinfektion mit dem Hepatitis-B- oder -C-Virus

Neben Medikamententoxizität ist die Koinfektion mit dem HBV oder HCV die häufigste Ursache erhöhter Leberwerte beim HIV-Infizierten. Dabei sind Progressionsrisiko der Hepatitis und leberassoziierte Mortalität im Vergleich zu Monoinfizierten deutlich erhöht.

Der ungünstige Einfluss einer unbehandelten HIV-Infektion auf eine simultan bestehende Hepatitis C zeigte sich in einer Vergleichsstudie, bei der durch eine effektive HAART das Risiko für leberassoziierte Komplikationen signifikant gesenkt werden kann. Zu weiteren Einzelheiten bezüglich Diagnostik, Prognose und Therapie bei HIV/HBV und HIV/HCV-Koinfektion sei auf das Kapitel 12.9 „Leberbeteiligung bei HIV“ verwiesen.

Leberinfiltration bei disseminierten Infektionen

Nichttuberkulöse Mykobakterien. Bei schwerem Immundefekt mit weniger als 50 Helferzellen pro µl Blut wurden bei Leberbiopsien nichttuberkulöse Mykobakterien als häufigstes opportunistisches Pathogen gefunden. Die Infiltration mit atypischen Mykobakterien ist Ausdruck der disseminierten Erkrankung. Daher bestimmen in der Regel Allgemeinsymptome wie Fieber, Kachexie und Schwäche das Krankheitsbild. Wie bereits ausgeführt, ist ohne eine suffiziente antiretrovirale Therapie die Prognose einer disseminierten Mykobakteriose trotz antimykobakterieller Kombinationstherapie schlecht.

Lebertuberkulose. Die wichtigste Differenzialdiagnose der hepatischen nichttuberkulösen Mykobakteriose ist die Lebertuberkulose. Extrapulmonale Tuberkulosen sind bei Vorliegen von AIDS häufig und treten bei deutlich besserem Immunstatus auf als Infektionen mit atypischen Mykobakterien.

Weder Klinik noch Histopathologie vermögen eindeutig zwischen typischer und atypischer Mykobakteriose zu differenzieren. Daher sollte bei Biopsieentnahme unbedingt eine Kultur angelegt werden, die dann auch zur Resistenztestung verwendet werden kann.

Die Therapie erfolgt in Anlehnung an die Richtlinien bei Nicht-HIV-Infizierten, wobei die ausgeprägten Interaktionen zwischen bestimmten Tuberkulostatika (Rifampicin) und antiretroviralen Medikamenten (Proteaseinhibitoren, nicht-nukleosidale Reverse-Transkriptase-Inhibitoren) bezüglich Auswahl und Dosierung der verwendeten Medikamente Berücksichtigung finden sollten.

Peliosis hepatis. Eine weitere infektiöse hepatische Komplikation ist die Peliosis hepatis, die meist simultan mit der AIDS-definierenden bazillären Angiomatose auftritt und durch *Bartonella henselae* hervorgerufen wird. Neben den typischen Hauterscheinungen der bazillären Angiomatose leiden die Patienten häufig an Allgemeinsymptomen wie Fieber, Nachtschweiß sowie an Schmerzen im rechten Oberbauch und Knochenschmerzen bei ossärer Beteiligung. Laborchemisch imponieren erhöhte Transaminasen und Cholestaseparameter. Histopathologisch finden sich im Leberparenchym zahlreiche blutgefüllte zystische Läsionen ohne Endothelauskleidung. Für die Behandlung wurden erfolgreich Erythromycin, Doxycyclin, Ciprofloxazin und Tuberkulostatika eingesetzt, wobei die Therapie oft über Monate fortgesetzt werden muss.

Pilzinfiltration. Eine Pilzinfiltration der Leber wird nur bei systemischer Pilzinfektion beobachtet, am häufigsten bei der Kryptokokkenmeningitis, seltener bei disseminierter Infektion mit Histoplasma, Candida oder Sporothrix. Die Symptome sind unspezifisch und umfassen Fieber, Hepatomegalie und Leberwerterhöhung. Histologisch zeigt sich eine unspezifische granulomatöse Entzündung, meist kann die Diagnose jedoch auch ohne Leberbiopsie gestellt werden. Die Behandlung erfolgt in Analogie zu den Empfehlungen bezüglich systemischer Pilzinfektionen bei immunsupprimierten Patienten. Ohne Verbesserung des Immunstatus ist sie meist langwierig und von ungewissem Ausgang.

→ Pneumocystis jiroveci. Auch eine Infektion mit *Pneumocystis jiroveci* (alte Bezeichnung *Pneumcystis carinii*) kann in bis zu einem Drittel der Fälle mit einer Leberbeteiligung einhergehen, obwohl in aller Regel die pulmonale Symptomatik das klinische Bild beherrscht. Dennoch wurden auch einige Fälle einer primär hepatischen Manifestation berichtet. Histopathologisch findet sich ein typisches eosinophiles Infiltrat, in der Versilberung können die Pneumozysten nachgewiesen werden. Die Behandlung erfolgt wie bei der Pneumocystis-Pneumonie mit Cotrimoxazol oder mit Pentamidin i.v..

Maligne Leberinfiltration

→ Kaposi-Sarkom. Bei disseminiertem Kaposi-Sarkom (KS) kommt es in einem Drittel der Fälle zur Leberbeteiligung. Diese verursacht jedoch in der Regel nur geringe Symptome. Histologisch finden sich die typischen Kaposi-Sarkom-Läsionen, wobei nur selten eine Indikation zur Biopsie gegeben sein dürfte. Ein asymptomatisches hepatisches Kaposi-Sarkom stellt – von der antiretroviralen Therapie abgesehen – per se keine Therapieindikation dar, spricht aber wie auch KS-Läsionen an anderen Organen auf eine Chemotherapie oder Radiatio gut an. Wie bereits erwähnt, ist die wirksamste Dauertherapie des viszeralen KS eine effektive HAART.

→ Non-Hodgkin-Lymphom. Während Non-Hodgkin-Lymphome auch bei HIV-infizierten Patienten mit relativ gutem Immunstatus auftreten können, sind extranodale Manifestationen eines Non-Hodgkin-Lymphoms typisch für Patienten mit fortgeschrittenem Immundefekt. Eine Leberinfiltration ist dann meist Ausdruck einer disseminierten Erkrankung mit Beteiligung verschiedener Organe. Im Verlauf kommt es dann meist auch zu Erhöhung von Transaminasen und Bilirubin. Trotz Ansprechens auf verschiedene Chemotherapieschemata ist die Prognose, vermutlich auch aufgrund des meist fortgeschrittenen Immundefekts, häufig ungünstig.

Gallengangserkrankungen

Gallengangserkrankungen bei HIV-Patienten können in drei diagnostische Gruppen eingeteilt werden: HIV-unabhängige Erkrankungen des Gallengangsystems, die akalkulöse Cholezystitis und die AIDS-Cholangiopathie.

Bevor das Vorliegen einer HIV-assoziierten Erkrankung vermutet wird, sollten die üblichen, auch in dieser Patientengruppe häufig vorkommenden HIV-unabhängigen Gallengangserkrankungen (s. Kapitel 31 „Cholezysto- und Choledocholithiasis") ausgeschlossen werden.

→ Akalkulöse Cholezystitis. Die akalkulöse Cholezystitis ist eine seltene Erkrankung bei Patienten mit fortgeschrittenem Immundefekt. Es besteht eine Assoziation mit opportunistischen Infektionen durch das Zytomegalievirus oder *Cryptosporidium parvum*, die anamnestisch eruiert werden sollten. Klinisch präsentieren sich die Patienten mit den typischen Zeichen einer akuten Cholezystitis, die mittels Oberbauchsonogramm bestätigt werden kann. Die intestinale Kryptosporidiose verursacht darüber hinaus durch Infektion des Gallengangsystems eine sklerosierende Cholangitis, die auch zur Papillenstenose führen kann. Die Therapie erfolgt wie bei anderen Affektionen der Gallenblase oder des Gallengangssystems. Obligat ist die Etablierung einer effektiven HAART.

→ AIDS-Cholangiopathie. Die AIDS-Cholangiopathie präsentiert sich mit rechtsseitigem Oberbauchschmerz und Erhöhung der Cholestaseparameter. In der Abdomensonographie oder im CT zeigen sich die typischen Zeichen einer mechanischen Cholestase mit Erweiterung der intra- und/oder extrahepatischen Gallengänge. In einer prospektiven Serie wurden mittels ERCP in 28% der Fälle eine Papillenstenose, in 12% eine sklerosierende Cholangitis, in 49% eine Kombination der beiden Befunde und in 10% eine isolierte, langstreckige Striktur der extrahepatischen Gallengänge diagnostiziert. Die Papillotomie führt in aller Regel zur Schmerzfreiheit, wobei erhöhte Cholestaseparameter jedoch häufig persistieren. Eine Assoziation mit opportunistischen Infektionen wie CMV, Kryptosporidien, Mikrosporidien und nichttuberkulösen Mykobakterien wurde beschrieben. Sie ist aber schwächer als bei der akalkulösen Cholezystitis, und in mehr als 40% der Fälle konnte kein Sekundärerreger gefunden werden.

FAZIT FÜR DIE PRAXIS

- Bei suffizient antiretroviral behandelten HIV-infizierten Patienten sind gastrointestinale Symptome häufig durch Nebenwirkungen der Medikamente oder durch HIV-unabhängige Erkrankungen bedingt.
- Bei unbehandelten HIV-Patienten ist es das Ausmaß des Immundefekts, das bestimmt, welche HIV-assoziierten Sekundärerkrankungen in die differenzialdiagnostischen Überlegungen einzubeziehen sind.
- Das Risiko für opportunistische Erkrankungen des Gastrointestinaltrakts steigt stark an, wenn die Anzahl der CD4+ T-Lymphozyten im Blut unter 200 Zellen pro μl gesunken ist.
- Bei Patienten mit manifestem Immundefizienzsyndrom (AIDS) liegen häufig Mehrfachinfektionen vor und sind gastrointestinale Pathogene häufig auch Ursache systemischer Infektionen.

- Gastrointestinale Symptome HIV-Infizierter sind meist unspezifisch. Die Intensität und Invasivität der diagnostischen Maßnahmen sollten sich sowohl an der Schwere der aktuellen Symptomatik als auch am aktuellen Helferzellstatus orientieren.
- Ohne Immunrekonstitution durch eine hochaktive antiretrovirale Therapie (HAART) sind Rezidive opportunistischer Infektionen vorprogrammiert, daher ist die HAART ein fester Bestandteil der Behandlung jeder opportunistischen Infektion eines HIV-Patienten.
- Nach Beginn einer HAART kann es durch Immunrekonstitutionsphänomene zum Aufflackern entzündlicher Symptome kommen, die von der Aggravation einer bestehenden oder dem Erwerb einer zusätzlichen Infektion differenziert werden müssen.

7.10 Paraneoplastische Syndrome in der Gastroenterologie

D. Flieger

EDITORIAL **Paraneoplastische Syndrome bleiben in der Gastroenterologie oft unerkannt. Auffällige plötzlich auftretende Hautveränderungen, neurologische Störungen, spezifische hormonelle Entgleisungen und Elektrolytverschiebungen sollten Anlass sein, eine Paraneoplasie differenzialdiagnostisch in Erwägung zu ziehen. Es bedarf der interdisziplinären Arbeit, um frühzeitig ein paraneoplastisches Syndrom zu erkennen und eine Tumorsuche einzuleiten. Durch steigende Sensibilisierung der Ärzte wird die Dunkelziffer der unerkannten Paraneoplasien kleiner werden. Nach spezifischer Behandlung eines Tumors kann sich das manifestierte paraneoplastische Syndrom zurückbilden.**

Definition

Tumoren können Veränderungen oder Symptome in tumorfreien Organsystemen induzieren; diese werden als paraneoplastische Syndrome definiert. Manchmal können paraneoplastische Syndrome das erste Zeichen einer Malignität sein. Die Beschreibung und Beobachtung von bestimmten Symptomen, die mit paraneoplastischen Syndromen assoziiert sind, sollten zu einer Tumorsuche führen.

Epidemiologie und Wertung

Paraneoplastische Syndrome kommen sehr häufig bei neuroendokrinen Tumoren des Pankreas vor. Auch beim hepatozellulären Karzinom werden bei ca. 10 – 20 % der Patienten paraneoplastische Syndrome beschrieben (Tab. 7.**71**).

Bei den anderen gastrointestinalen Tumoren, wie z. B. dem häufigen kolorektalen Karzinom, sind paraneoplastische Syndrome eher seltene Ereignisse.

Risikofaktoren und Pathologie

Pathophysiologisch sind paraneoplastische Syndrome bedingt durch:

- vermehrte Produktion von Substanzen durch den Tumor, die in entfernten Organen Veränderungen verursachen,
- verminderte Produktion von Substanzen im Körper, die tumorunabhängige Symptome nach sich ziehen,
- Immunreaktionen des Körpers gegen den Tumor.

Tabelle 7.71 Paraneoplastische Syndrome beim hepatozellulären Karzinom

- Hautveränderungen
- Zeichen Leser-Trelat
- Porphyria cutanea tarda
- Paraneoplastischer Pemphigus
- Dermatomyositis
- Polymyositis
- Hypertrophe Osteoarthropathie
- Osteoporose
- Hypoglykämie
- Hyperkalzämie
- Hypercholesterinämie
- Gynäkomastie
- Diarrhö
- Thrombophlebitis migrans
- Polyglobulie

Ein Beispiel für die Produktion von Substanzen durch den Tumor mit Wirkung auf verschiedene Organsysteme ist ACTH beim kleinzelligen Bronchialkarzinom mit konsekutivem Hirsutismus, Diabetes mellitus, Nebennierenhyperplasie und Bluthochdruck. Bei Behandlung des Primärtumors wird auch eine Besserung des paraneoplastischen Syndroms beobachtet.

Als Beispiel eines paraneoplastischen Syndroms durch eine Immunreaktion des Körpers ist das Lambert-Eaton-Syndrom zu nennen. Hier wird der Tumor durch das Immunsystem als fremd erkannt. Die produzierten Antikörper gegen den Tumor weisen eine Kreuzreaktion gegen die neuromuskuläre Synapse auf. Dadurch entsteht ein myasthenieähnliches Krankheitsbild.

Klinik und Diagnostik

Dermatologische paraneoplastische Syndrome

Acanthosis nigricans. Es handelt sich um grau-braune hyperpigmentierte, symmetrische, samtartige Flecken, die oft den Hals, die Axillenregionen, Beugeseiten der Extremitäten, Anogenitalregion und manchmal auch die Schleimhäute befallen (Abb. 7.**41**) (7). Es gibt 4 Formen: die maligne, angeborene, endokrine und idiopathische Form. Die maligne Form ist charakterisiert durch eine schnelle Progression und Pruritus. Sie kann durchaus vor Diagnosestellung des Tumors, aber auch simultan oder nach Diagnosestellung auftreten. Sie ist häufig mit Adenokarzinomen des Gastrointestinaltrakts, insbesondere Magenkarzinomen, assoziiert.

Das Auftreten einer Acanthosis nigricans im Erwachsenenalter sollte Anlass zu einer Tumorsuche sein, da sie in einem hohen Prozentsatz mit einem malignen Tumor vergesellschaftet ist.

Palmare Hyperkeratose (tripe palms). Die palmare Hyperkeratose ist durch eine Verdickung der Falten an den Handflächen und Betonung der Falten mit einer samtigen Struktur und braunen Hyperpigmentationen gekennzeichnet (Abb. 7.**42**). Diese Veränderungen treten sehr häufig mit Tumoren, insbesondere Magenkarzinom und Lungenkrebs, auf. Es besteht bei bis ca. 77% der Fälle eine Assoziation mit Acanthosis nigricans. Gerade bei diesen Patienten wird häufig ein Magenkarzinom festgestellt.

Zeichen Leser-Trelat. Das Zeichen Leser-Trelat ist charakterisiert durch ein plötzliches Auftreten von seborrhoischen Warzen. Diese können den ganzen Körper befallen, befinden sich aber meistens am Rücken. Diese Paraneoplasie ist häufig mit einem Adenokarzinom des Magens, Dickdarms, aber auch Brustkrebs assoziiert. Die schnelle und deutliche Zunahme an Größe und Zahl der seborrhoischen Warzen beim Zeichen Leser-Trelat ermöglicht in der Regel eine Abgrenzung von Effloreszenzen bei nichtneoplastischen Erkrankungen.

Akrokeratose Bazex. Bei der Akrokeratose Bazex handelt es sich um eine psoriasiforme Keratose, die symmetrisch an den Fingerspitzen, Nasenrücken oder Ohrmuscheln auftritt und ein zentropetales Fortschreiten zeigt.

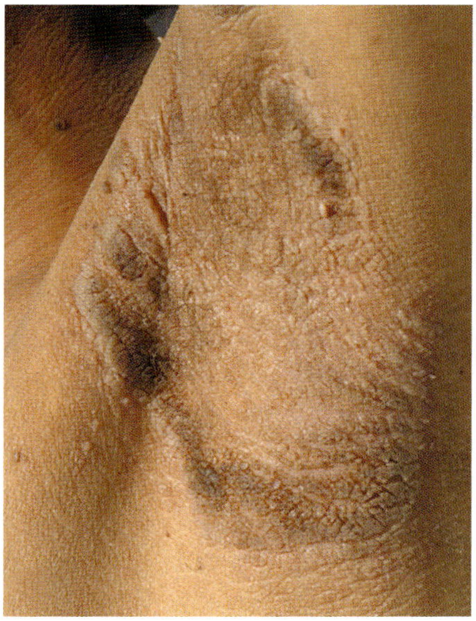
a

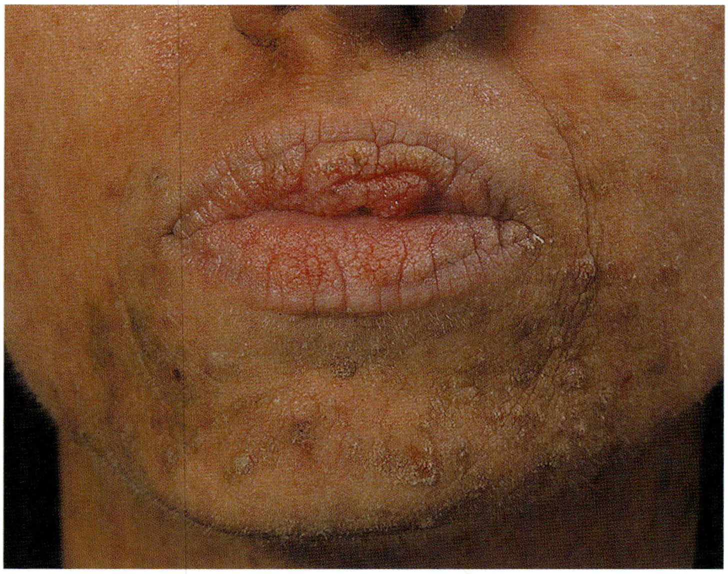
b

Abb. 7.41 Acanthosis nigricans maligna bei Adenokarzinom des Magens.
a Bräunliche Hyperpigmentierungen in der Axilla mit randbetonten papulo-verrukösen Hyperplasien und lichenifizierter Hauttextur.
b Beginnende papulo-verruköse Hyperplasien bei diffuser bräunlicher Hyperpigmentierung an Lippen und im Kinnbereich.

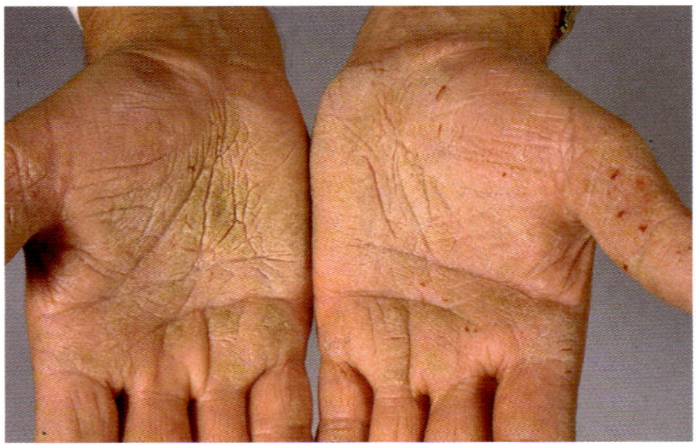

☒ **Abb. 7.42** Tripe palms bei Bronchialkarzinom. Großflächige Hyperkeratosen palmar beidseits.

Die Akrokeratose Bazex tritt fast immer mit Tumoren auf, insbesondere Ösophaguskarzinom, HNO-Tumoren und Bronchialkarzinome.

Ähnlich wie bei der Acanthosis nigricans kann diese Paraneoplasie vor der Tumordetektion, aber auch parallel mit der Tumordiagnose auftreten. Eine Überproduktion von Transforming Growth Factor A, aber auch Insulin-like Growth Factor 1 wird als pathophysiologisches Agens vermutet. Differenzialdiagnostisch müssen ein Ekzem sowie ein Lupus erythematodes chronicus discoides berücksichtigt werden.

⇢ **Erythema gyratum repens.** In der Dermatologie gibt es eine Reihe gyriformer Erytheme, aber nur eines ist immer mit Malignität assoziiert: das Erythema gyratum repens (gyratum: kreisförmig, repens: kriechend). Es handelt sich um eine Hautaffektion, die dramatisch das ganze Integument mit Aussparung von Händen, Füßen und Gesicht befällt. Eine Ichthyasis und ein quälender Pruritus sind meistens vorhanden. Die Effloreszenz beginnt mit einem makulösen Erythem, das später konzentrisch rote Kreise bildet.

Bei ca. 80 % der Patienten mit Erythema gyratum repens ist eine Tumorerkrankung, z. B. ein Ösophaguskarzinom, vorhanden.

⇢ **Erythema necrolyticum migrans.** Das Erythema necrolyticum migrans ist einzigartig unter den paraneoplastischen Syndromen, weil es ziemlich spezifisch für Glukagonome ist. Die Effloreszenz ist polymorph, bildet Erosionen und Krusten in den intertriginösen Falten, an Perineum und Extremitäten sowie im Gesicht (Abb. 7.**43**). Das Aussehen kann einem Pemphigus oder einer Acrodermatitis enteropathica ähnlich sein. Zusätzlich kommen eine Gewichtsabnahme, Durchfall, Steatorrhö, Anämie, thromboembolische Ereignisse und psychiatrische Erkrankungen vor. Im Blut ist der Glucagonspiegel erhöht, die Patienten weisen eine diabetische Stoffwechsellage sowie eine Hypalbuminämie auf.

⇢ **Paraneoplastischer Pemphigus.** Der paraneoplastische Pemphigus ist eine Blasen bildende Erkrankung, die eine atypische Form des Pemphigus vulgaris darstellt und Erscheinungen des Pemphigus vulgaris und Erythema multiforme beinhaltet. Es besteht eine Assoziation mit Malignomen des Gastrointestinaltraktes, aber auch mit hämatologischen und lymphatischen Neoplasien sowie Weichteilsarkomen (6). Dabei handelt es sich um schmerzhafte mukosale Erosionen, eine intraepidermale Akantholyse mit Deposi-

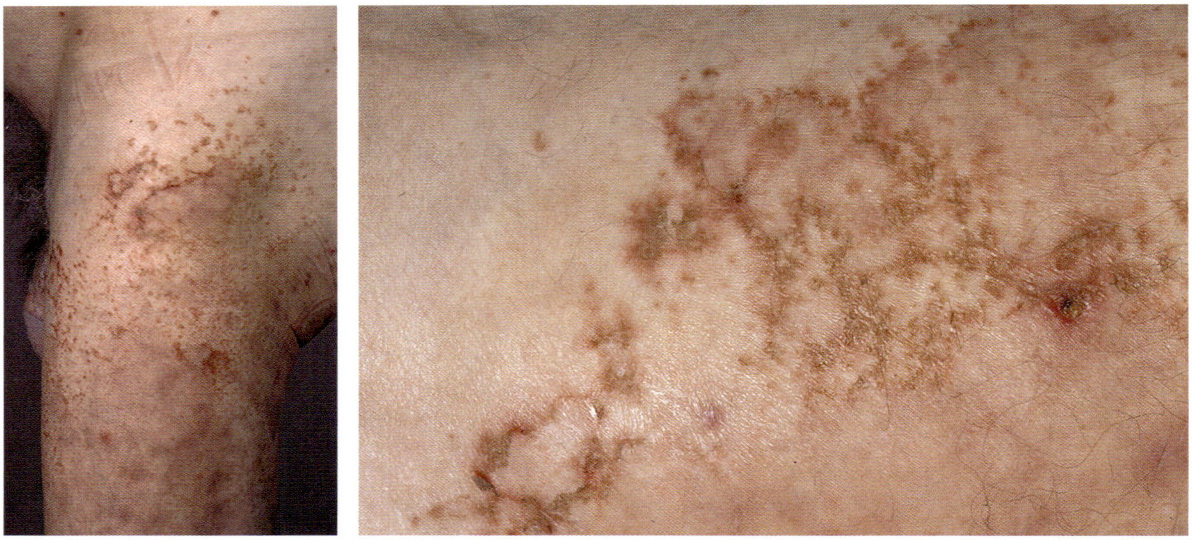

a b

☒ **Abb. 7.43 a** u. **b** Erythema necrolyticum migrans bei Glukagonom: punktförmige bis polyzyklische, randständig schuppende, teils erosive Erytheme am proximalen Oberschenkel.

tion von IgG und Komplementfaktoren entlang der Epidermis und Serumantikörper gegen Keratinozyten. Der paraneoplastische Pemphigus kann die Mundschleimhaut, die Lippen, die Konjunktiven, aber auch die Schleimhäute des Ösophagus und der Anogenitalregion befallen.

Hypertrichosis lanuginosa. Die Hypertrichosis lanuginosa acquisita ist eine seltene paraneoplastische Erkrankung, bei der im Gesicht, an den Ohren, Rücken und Beinen eine seidige, flaumähnliche Lanugohaar-Behaarung auftritt. Verschiedene Tumoren sind damit assoziiert, darunter kolorektale Karzinome.

Sweet-Syndrom. Das Sweet-Syndrom tritt mit Fieber, Vermehrung der Neutrophilen und Granulozyten im Blut und weiterhin mit bläulich-roten schmerzhaften Papeln der Haut auf (10). Ca. 20% der Patienten weisen eine Tumorerkrankung auf, darunter auch gastrointestinale Tumoren. Differenzialdiagnostisch müssen infektiöse oder immunologische Erkrankungen und Medikamentennebenwirkungen abgegrenzt werden.

Sister Mary Joseph Nodule. Der Ausdruck „Sister Mary Joseph Nodule" wurde von Dr. William Mayo in den anfänglichen Tagen der Mayo-Klinik zur Anerkennung seiner Assistentin Mary-Joseph geprägt (3). Klinisch wird ein palpabler periumbilikaler Knoten als erstes klinisches Zeichen eines metastasierten intrabdominellen gastrointestinalen Tumors beschrieben. Histologisch handelt es sich meistens um Adenokarzinome mit Ursprung in Magen, Kolon, Pankreas und Ovar.

Pruritus. Ein generalisierter hartnäckiger Pruritus ist zwar kein paraneoplastisches Syndrom, aber mit paraneoplastischen Syndromen assoziiert. Deswegen wird von manchen Autoren bei Pruritus eine Tumorsuche empfohlen. Manche Studien konnten indessen keine erhöhte Tumorinzidenz bei Pruritus aufzeigen.

Neurologische und neuromuskuläre paraneoplastische Syndrome

Diese Syndrome kommen vergleichsweise häufig bei kleinzelligen Bronchialkarzinomen, aber auch nichtkleinzelligen Bronchialkarzinomen, gynäkologischen Tumoren und Lymphomen vor. Bei Patienten mit gastrointestinalen Tumoren werden sie seltener beobachtet (1, 4).

Dermatomyositis oder Polymyositis. Ca. 30% der Patienten mit Dermatomyositis oder Polymyositis weisen eine Tumorerkrankung auf. Bei den Patienten kommt es im Verlauf von Wochen bis Monaten zu einer zunehmenden Schwäche der proximalen Muskulatur. Die Inzidenz eines Tumors ist vor allem bei Patienten über 60 Jahre mit Dermatomyositis sehr hoch. Bei diesen Patienten empfiehlt sich eine sorgfältige Tumorsuche. Laborchemisch sind die Muskelenzyme erhöht. Die Muskelbiopsie etabliert die Diagnose.

Myasthenia gravis. In seltenen Fällen ist eine paraneoplastisch bedingte Myasthenia gravis mit Pankreaskarzinomen assoziiert.

Lambert-Eaton-Syndrom. Die Pseudomyasthenie manifestiert sich als belastungsabhängige muskuläre Schwäche. Das Syndrom betrifft mehr Männer als Frauen. Durch die Elektromyographie kann die Diagnose erhärtet werden.

Die Inzidenz einer Malignität bei Vorliegen eines Lambert-Eaton-Syndroms ist 70% bei Männern und 25% bei Frauen. Meistens handelt es sich um kleinzellige Bronchialkarzinome.

Subakute zerebelläre Degeneration. Bei Patienten mit Kleinhirnsymptomatik, bei denen ein Tumor bekannt ist, ist eine zerebelläre Metastasierung häufiger als ein paraneoplastisches Syndrom. Klinisch ist ein subakutes progressives Kleinhirnversagen mit Ataxie von Armen und Beinen sowie Dysarthrie zu beobachten. Histologisch handelt es sich um eine progressive Destruktion der Purkinje-Zellen sowie spinozerebellären Strukturen. Antizerebelläre Antikörper werden als pathologisches Agens vermutet. Die subakute zerebelläre Degeneration wird in der Literatur in Form von Kasuistiken bei allen gastrointestinalen Tumoren beschrieben, insbesondere beim Magenkarzinom.

Guillain-Barré-Syndrom. Das Guillain-Barré-Syndrom ist als Paraneoplasie umstritten. In einer neueren Arbeit (14) wird eine Steigerung des relativen Risikos um 2,37 für die Entwicklung eines Tumors beschrieben.

Polyneuropathie. Die subakute sensorische Polyneuropathie ist eine seltene paraneoplastische Erkrankung, die durch Gefühlsstörungen der Extremitäten charakterisiert ist. Bei vielen Patienten tritt die Polyneuropathie vor der Diagnose des Tumors auf. Meistens handelt es sich um ein kleinzelliges Bronchialkarzinom. Histologisch zeigt sich eine inflammatorische Destruktion der sensorischen Fasern im Rückenmark. Eine Therapie dieser Polyneuropathieform ist nicht bekannt. Vereinzelt kann eine Besserung der klinischen Symptomatik nach einer spezifischen Tumorbehandlung mit Tumorremission erreicht werden.

Endokrinologische und nephrologische paraneoplastische Syndrome

Akromegalie. Karzinoide können ein Growth-Hormon-Releasing-Hormon (GHRH) produzieren. Das klinische Bild entspricht einer Akromegalie. Dagegen ist die Produktion von Corticotropin-Releasing-Hormon (CRH) und Thyreotropin-Releasing-Hormon (TRH) sowie von Thyroid-Stimulating-Hormon (TSH) durch gastroenterologische Tumoren eine Rarität.

Schwartz-Bartter-Syndrom (SIADH). Das Syndrom der inadäquaten ADH-Sekretion wird durch eine Erhöhung von

Vasopressin verursacht. Die Patienten entwickeln zentralnervöse Erscheinungen, Übelkeit, Erbrechen und eine bulbär paralytische Symptomatik. Es besteht eine Wasserintoxikation mit Hyponatriämie und Hypoosmolalität des Serums und Urins.

Das Schwartz-Bartter-Syndrom wird meistens durch Bronchialkarzinome induziert. Von den gastroenterologischen Tumoren können Karzinoide, Pankreas- und Duodenalkarzinome eine inadäquate ADH-Sekretion verursachen.

→ **Cushing-Syndrom.** Das paraneoplastisch bedingte Cushing-Syndrom wird durch die ektope Produktion von adrenocorticotropem Hormon (ACTH) hervorgerufen. Das klinische Bild des Morbus Cushing ist durch ein Vollmondgesicht, Stammfettsucht, Stiernacken, Diabetes mellitus, Osteoporose, Hypertonus, Striae rubrae und Hirsutismus charakterisiert. Laborchemisch findet sich eine hypokalämische Alkalose mit Hyperglykämie. Die Patienten neigen zu Ödemen und Bluthochdruck sowie Hyperpigmentierung. Die zugrunde liegenden Tumoren sind meistens Bronchialkarzinome, seltener aber auch gastroenterologische Tumoren, z. B. Pankreaskarzinome und Karzinoide.

→ **Hyperkalzämie.** Eine paraneoplastische Hyperkalzämie ist eine häufige tumorassoziierte endokrinologisch bedingte Stoffwechselstörung. Sie wird durch eine ektope Sekretion von parathormonähnlichen Substanzen und Zytokinen induziert. Weitere Faktoren wie die Produktion von Prostaglandin können involviert sein.

Von den Tumoren des Gastrointestinaltraktes können die Adenokarzinome des Kolons und Magens mit einer paraneoplastischen Hyperkalzämie auftreten.

→ **Glomerulonephritis.** Eine paraneoplastische Glomerulonephritis bleibt oft unerkannt. Hier handelt es sich meistens um eine membranöse Glomerulonephritis, die im Spätstadium der Erkrankung auftritt (9). Dabei spielen wahrscheinlich Immunkomplexe im Serum eine Rolle.

Hormone bei Tumoren im gastroenteropankreatischen Bereich

→ **Insulin.** Beim Insulinom werden Insulin und C-Peptid von den Tumorzellen freigesetzt. Die daraus resultierende Hypoglykämie induziert die Freisetzung von Katecholaminen mit vegetativen Symptomen wie Tremor, Schwitzen, Palpitationen und Tachykardien.

→ **Glucagon.** Glucagonome sind Pankreastumoren, die exzessive Mengen an Glucagon produzieren. Es kommt dadurch zur Glucoseintoleranz bis zum Diabetes mellitus, auch werden eine spezifische Dermatitis (Erythema necroliticum migrans), Gewichtsabnahme, Durchfälle, rezidivierende Thromboembolien und Anämie beobachtet.

→ **Vasoaktives intestinales Peptid (VIP).** Das VIPom ist ein pankreatischer Tumor. In Folge der Produktion von VIP kommt es zu massiven Durchfällen, Hypochlorämie und Hypokaliämie. Weiterhin bestehen Exsikkose, Gewichtsabnahme und krampfartige Bauchschmerzen.

→ **Somatostatin.** Die Somatostatinome des Pankreas produzieren größere Mengen an Somatostatin, das durch ein klinisches Syndrom mit Diabetes mellitus, Cholezystolithiasis, Durchfällen und Gewichtsabnahme charakterisiert ist.

→ **Hormon-Releasing-Faktor.** GRFome sind neuroendokrine Tumoren, die große Mengen an GRF produzieren. Ca. 30% der Tumoren finden sich im Pankreas, insbesondere Pankreasschwanz, 10% im Dünndarm und ca. 50% in der Lunge. Differenzialdiagnostisch sollte ein GRFom vermutet werden bei jedem Patienten mit:

- Akromegalie ohne Hypophysenadenom,
- Akromegalie mit Hyperprolaktinämie,
- paradoxer Reaktion von GRF auf TRH-Stimulation und
- Akromegalie, assoziiert mit einem abdominellen Tumor.

→ **Pankreatisches Polypeptid.** Das Pankreaspolypeptid (PP) wird von neuroendokrinen Tumoren des Pankreas (PPome) produziert. Dieses Hormon verursacht selbst keine Symptome.

→ **Gastrin.** Gastrinome induzieren durch die Überproduktion von Gastrin multiple duodenale Ulzerationen, die auf die Behandlung mit Protonenpumpenhemmern refraktär sind (Zollinger-Ellison-Syndrom). Weiterhin klagen die Patienten über chronische wässrige Durchfälle mit Malabsorption.

Hämatologische paraneoplastische Syndrome

→ **Polyglobulie.** Eine sekundäre Polyglobulie als paraneoplastisches Syndrom ist bedingt durch die Produktion von Erythropoetin.

Eine sekundäre Polyglobulie wird bei ca. 20% der hepatozellulären Karzinome beobachtet. Somit ist das hepatozelluläre Karzinom die zweithäufigste Ursache nach den Nierenzellkarzinomen für eine paraneoplastisch bedingte sekundäre Polyglobulie.

→ **Anämie.** Häufig findet sich eine chronische Anämie bei Tumorpatienten. Sie hat multifaktorielle Ursachen (2).

→ **Aplastische Anämie.** Eine aplastische Anämie wird gelegentlich bei Magenkarzinomen und Adenokarzinomen unklaren Ursprungs beobachtet. Die Diagnose wird mittels Knochenmarkpunktion gestellt.

Autoimmunhämolytische Anämie. Eine autoimmunhämolytische Anämie wird gelegentlich bei Tumoren des Gastrointestinaltraktes diagnostiziert. Wegweisend sind hier eine Erniedrigung des Haptoglobins und ein positiver Coombs-Test.

Thrombotische-thrombozytopenische Purpura (TTP: Morbus Moschcowitz). Laborchemisch ist die TTP durch eine Coombs-negative hämolytische Anämie, Thrombozytopenie und Nachweis von Fragmentozyten im peripheren Blutausstrich charakterisiert. Zentralnervöse Erscheinungen sind häufig. Paraneoplastisch ist diese Erkrankung mit Mucin produzierenden Adenokarzinomen des Gastrointestinaltraktes, insbesondere Magenkarzinomen, assoziiert.

Veränderung der Zellen der weißen Blutreihe. Als Ursache einer paraneoplastisch bedingten Leukozytose wird eine Erhöhung von hämatopoetischen Wachstumsfaktoren (G-CSF, GM-CSF) vermutet. Bei gastrointestinalen Tumoren wird gelegentlich auch eine Eosinophilie beobachtet.

Veränderungen der Thrombozyten. Eine Thrombozytose mit Werten über 400.000/μl wird bei Tumorpatienten häufig beobachtet. Dagegen ist eine Thrombozytopenie seltener. Gelegentlich kann eine idiopathische thrombozytopenische Purpura (ITP) Ursache einer paraneoplastischen Thrombozytopenie sein.

Thromboseneigung als paraneoplastisches Syndrom.

Bei ca. 30–50% der Patienten mit gastrointestinalen Tumoren finden sich vermehrt paraneoplastisch bedingte Hyperkoagulationszustände.

Als Ursache werden Veränderungen der Gefäßwand, Blutströmungsveränderungen bei krankheitsbedingter Immobilisation mit Bettruhe und Blutzusammensetzungsveränderungen, wie z.B. Erhöhung einzelner Gerinnungsfaktoren, aufgeführt (11). Gewebsthromboplastine aus den Tumoren können die Hyperkoagulabilität erklären. Klinisch werden tiefe Beinvenenthrombosen, oberflächliche Thrombophlebitiden und Lungenembolien beschrieben. Gelegentlich werden seltene Thrombosen wie z.B. das Budd-Chiari-Syndrom (Pfortaderthrombose) oder zerebrale Embolien beobachtet. Eine disseminierte intravaskuläre Gerinnung (DIC) wird bei der Mehrzahl der soliden Tumoren in fortgeschrittenen Krankheitsstadien in kompensierter Form beobachtet.

Systemische Paraneoplasien

Gewichtsverlust, Kachexie. Gewichtsverlust bzw. Kachexie sind unspezifische Leitsymptome maligner Tumoren. Bei gastrointestinalen Tumoren kommen diese Symptome bei einem Großteil der Patienten vor. Die Ursachen der Kachexie sind multifaktoriell (5).

Therapieziele und Maßnahmen

Durch Behandlung des Primärtumors kann durchaus eine Besserung des paraneoplastischen Krankheitsbildes erreicht werden. Bei immunologisch bedingten paraneoplastischen Syndromen bleibt ein Erfolg oft aus, da die Immunreaktion auch nach Rückbildung des Tumors weiter persistieren kann.

Symptomatische Behandlung. Ist eine adäquate Behandlung des Primärtumors nicht möglich, sollten die Symptome und Komplikationen der paraneoplastischen Syndrome angegangen werden: z.B. spricht ein systemischer Pruritus auf Paroxetin an (13), eine paraneoplastische Hyperkalzämie ist eine Indikation für eine Behandlung mit Bisphosphonaten. Die Behandlung der häufigen paraneoplastischen Syndrome bei neuroendokrinen Karzinomen und deren Symptomen wird in Kapitel 41 ausführlich behandelt.

MALT-Lymphom. Aktuelle Arbeiten zeigen, dass eine endoskopishe Mukosaresektion bei MALT-Lymphomen zu einer Rückbildung einer paraneoplastischen Immunthrombozytopenie führen kann (8). Ob sich hier die paraneoplastische Reaktion gegen das Lymphom oder den assoziierten H. pylori richtet, ist zurzeit nicht klar. Interessant erscheint, dass ca. die Hälfte der Patienten nach erfolgreicher H.-pylori-Eradikation einen Anstieg der Thrombozyten aufwies (12).

Thromboseneigung. Die Thromboseneigung als paraneoplastisches Syndrom bei gastrointestinalen Tumoren ist ein häufiges klinisches Problem. Hier zeichnet es sich in letzter Zeit ab, dass eine Behandlung oder Prophylaxe mit niedermolekularen Heparinen Vorteile gegenüber oralen Cumarin-Derivaten bietet (15).

FAZIT FÜR DIE PRAXIS

- Paraneoplastische Syndrome sind häufig bei Patienten mit neuroendokrinen Tumoren des Pankreas.
- Auch beim hepatozellulären Karzinom werden oft paraneoplastische Syndrome beobachtet.
- Bei den anderen gastrointestinalen Tumoren sind paraneoplastische Syndrome seltene, indessen oft nicht erkannte Manifestationen der Tumorerkrankung.
- Durch interdisziplinäre Kooperation können paraneoplastische Syndrome frühzeitig erkannt werden.
- Paraneoplastische Syndrome können einer bislang unerkannten Tumorerkrankung vorausgehen. Einige gehen mit einer deutlich erhöhten Tumorinzidenz einher und sollten daher Anlass für eine Tumordiagnostik sein.
- Die beste Behandlung paraneoplastischer Syndrome ist die erfolgreiche Therapie der zugrunde liegenden Erkrankung.

7.11 Dünndarm-transplantation

A. W. Lohse

EDITORIAL **Die Dünndarmtransplantation ist als die einzige definitive Therapie des Kurzdarmsyndroms anzusehen. Sie kann isoliert durchgeführt werden oder in Kombination mit einer Transplantation anderer Organe. Die Dünndarmtransplantation ist durch teils erhebliche Probleme der Transplantatabstoßung kompliziert und hat eine auch heute noch ernste Rate an Komplikationen, so dass die Indikation streng gestellt werden muss und das Verfahren wenigen spezialisierten Zentren vorbehalten bleiben sollte.**

Historie

Die technische Durchführbarkeit einer Dünndarmtransplantation wurde bereits vor über 100 Jahren beschrieben (1). Vor 50 Jahren wurde die Technik durch Experimente an Hunden weiterentwickelt und die spezifischen Komplikationen wurden erkannt (5). Erste klinische Erfahrungen waren dann aber fatal, so dass für viele Jahre die Entwicklung stagnierte. Erst durch den Einsatz von Tacrolimus in der Immunsuppression war es dann möglich, mit akzeptablem Erfolg Patienten zu transplantieren (6). Die erheblichen Fortschritte in der Ernährungstherapie, insbesondere die Entwicklung der totalen parenteralen Ernährung, haben aber für die Mehrzahl der Patienten eine Therapiemöglichkeit geschaffen, die eine Transplantation nur noch für Ausnahmen bzw. Komplikationen wirklich erforderlich macht.

Indikationsstellung

Wegen der weiterhin begrenzten Erfolge der Dünndarmtransplantation ist die Indikation eng zu stellen.

Grundsätzlich besteht eine Indikation bei denjenigen Patienten, die wegen eines Kurzdarmsyndroms Komplikationen erleiden. Die häufigste Indikation besteht in einer schweren sekundären Leberschädigung durch die totale parenterale Ernährung (TPN).

Leberschädigung. Die Pathogenese der Leberschädigung bei TPN ist multifaktoriell und im Kapitel 7.2 „Parenterale und enterale Ernährung" genauer erläutert: Als wichtigste Prävention gilt die Aufrechterhaltung eines intestinalen Reizes durch (begrenzte) orale Nahrungsaufnahme. Während frühe oder mäßiggradige Schädigungen der Leber bei Kurzdarm und TNP reversibel sind, ist der fortgeschrittene Leberschaden meist irreversibel, so dass bei diesen Patienten die Indikation zur kombinierten Transplantation von Dünndarm und Leber besteht (2). Die Mortalität der dekompensierten Leberschädigung bei Kurzdarmsyndrom beträgt nahezu 100%, weshalb hier die Risiken der kombinierten Leber-Dünndarm-Transplantation grundsätzlich gerechtfertigt sind.

Gefäßverschlüsse und rezidivierende Septikämien. Die zweite wesentliche Indikation zur Dünndarmtransplantation besteht in Problemen mit dem intravenösen Zugang zur parenteralen Ernährung. Diese Probleme sind entweder Folge von Gefäßverschlüssen oder rezidivierenden Septikämien. Bei Patienten, bei denen 2 der 4 geeigneten Versorgungsgefäße (V. jugularis interna rechts und links sowie V. subclavia rechts und links) verschlossen sind, ist grundsätzlich nach einer alternativen Versorgung zu suchen und eine Indikation zur Dünndarmtransplantation gegeben. Rezidivierende Septikämien sind häufig beherrschbar durch Beachtung strenger hygienischer Vorsichtsmaßnahmen, den Wechsel des Versorgungskatheters bzw. Port-Systems und durch die Anbindung an ein spezialisiertes Ernährungsteam. Sollten diese Maßnahmen nicht greifen, so ist auch bei diesen Patienten eine Transplantation zu erwägen.

Technik und Komplikationen

Operationstechnik. Für die reine Dünndarmtransplantation werden Jejunum und Ileum verwendet, während bei der kombinierten Leber- und Dünndarmtransplantation die Operation meist en bloc durchgeführt wird, so dass der Pankreaskopf oder auch das ganze Pankreas mit transplantiert werden. Spender und Empfänger müssen ABO-kompatibel sein. Die meisten Gruppen legen ein Ileostoma, damit ein einfacher, jederzeit verfügbarer Zugang zum Monitoring und zur bioptischen Diagnostik besteht. Grundsätzlich besteht auch die Möglichkeit der Lebendspende, die Erfahrungen hiermit sind aber noch sehr gering (3).

Postoperativ ist die Gefäßversorgung des Transplantates duplexsonographisch zu verfolgen. Prostaglandin E_1 kann zur besseren vaskulären Versorgung verabreicht werden.

Immunsuppression. Die Immunsuppression besteht typischerweise aus Tacrolimus mit einem initialen Talspiegel von 15 – 20 ng/ml, der im Laufe der folgenden Wochen und Monate vorsichtig reduziert wird auf Talspiegel zwischen 5 und 10 ng/ml. Prednisolon wird in Dosierungen um 20 mg/d verabreicht und vorsichtig reduziert. Als drittes Immunsuppressivum wurde meist Mycophenolatmofetil (MMF) verwendet, welches zunehmend durch Rapamycin (Sirolimus) ersetzt wird. Wegen seiner antiproliferativen Wirkung, die auch die Wundheilung stören kann, wird Rapamycin gerne erst nach 4 Wochen ergänzend in die Immunsuppression hineingenommen. Die initiale Immunsuppression wird meist ergänzt durch die Gabe eines Anti-Lymphozyten-Globulins (ATG) oder spezifischer monoklonaler Antikörper.

Die wichtigste und häufigste Komplikation sind Abstoßungen, gefolgt von infektiösen Komplikationen.

→ **Abstoßung.** Veränderungen der Dünndarmfunktion, sichtbare Veränderungen am Stoma und/oder Fieber sollten zu einer histologischen Klärung der Frage einer Abstoßungsreaktion führen. Da die Abstoßungsreaktion zunächst fokal verlaufen kann, sollten immer mehrere Biopsien gewonnen werden. Histologische Zeichen der Abstoßung sind mononukleäre Infiltrate, Kryptenarchitekturstörungen und Apoptose.

→ **Infektionen und lymphoproliferative Erkrankung.** Die relativ hohe Immunsuppression birgt das Risiko infektiöser Komplikationen. Eine antivirale Prophylaxe sollte deswegen bei allen anti-CMV-positiven Spenderorganen erfolgen, möglicherweise sogar bei allen Patienten. Insbesondere bei pädiatrischen Organempfängern besteht auch ein erhebliches Risiko einer lypmphoproliferativen Erkrankung (PTLD).

Prognose und Perspektiven

Das 1-Jahres-Überleben des Transplantates liegt zwischen 60 und 70%, das Patientenüberleben über 80% für die isolierte Dünndarmtransplantation, aber nur etwas über 60% für die kombinierte Leber-Dünndarm-Transplantation. Bei etwa 80% der überlebenden Transplantatempfänger entwickelt sich eine gute, autonome Dünndarmfunktion mit der Möglichkeit der vollständigen enteralen Ernährung. Die Langzeitergebnisse sind bei denjenigen Patienten, die im ersten Jahr eine gute Organfunktion haben, meist sehr gut.

Fazit für die Praxis

- Die Dünndarmtransplantation bedarf aufgrund der limitierten Erfahrung und der Gefahr der Transplantatabstoßung einer sehr strengen Indikation. Sie ist bislang wenigen spezialisierten Zentren vorbehalten.

7.12 Qualitätsmanagement und Gesundheitsökonomie

B. Birkner

EDITORIAL **Seit der Publikation „Evaluating the Quality of Medical Care" von Avedis Donabedian im Jahre 1966 in The Milbank Quarterly sind 40 Jahre vergangen. Die Erkenntnis, dass medizinische und ärztliche Versorgung in ihrer Qualität messbar und beurteilbar sind, hat die medizinische Versorgung seither verändert. Weder gesetzgeberische Maßnahmen noch der berufsständische Zwang zu Qualitätsmanagement können das Bewusstsein der Ärzteschaft zur kontinuierlichen Verbesserung der Versorgungsqualität ersetzen. Es ist die ureigene Verpflichtung und Verantwortung der Ärzteschaft, die Qualität, die Qualitätssicherung und das Qualitätsmanagement zu sichern, weiterzuentwickeln und in die klinische Forschung zu etablieren. Die Gastroenterologie hat sich dem nie verschlossen. Die Kapitel Qualitätsmanagement und Gesundheitsökonomie sind seit Ende des letzten Jahrtausends Bestandteil der gastroenterologischen Lehrbücher. So ist es gute Tradition auch in diesem Lehrbuch ein Kapitel zu Qualitätsmanagement und Gesundheitsökonomie zu finden. Die Bedeutung dieser Thematik wird in den nächsten Jahren noch erheblich wachsen.**

Einleitung

Der internistische Schwerpunkt Gastroenterologie repräsentiert wie nur wenige Bereiche der Medizin die Kombination von klinischer Erfahrung, persönlichem Einsatz, technischer Innovation und ärztlichen technischen Fähigkeiten, um eine wirksame, effektive und effiziente gastroenterologische Versorgung anbieten zu können. Das vorliegende Buch belegt eindrucksvoll die Leistungsfähigkeit und versorgungsmedizinische Bedeutung der Gastroenterologie.

Bedeutung der medizinischen Qualitätssicherung. Der Sachverständigenrat hat in seinem Gutachten 2000/2001 die Bedeutung der medizinischen Qualitätssicherung hervorgehoben: „In der ambulanten und stationären Versorgung in Deutschland existieren Hinweise auf relevante Anteile nicht-indizierter Leistungen und Qualitätsprobleme. Qualitätssichernde Maßnahmen sind für die spezialärztliche Versorgung daher von eminenter Bedeutung. Dies gilt insbesondere für die Fächer, in denen invasive oder technisch besonders aufwändige oder mit dem Risiko schwerer bis lebensbedrohlicher Komplikationen belastete Eingriffe durchgeführt werden" (35).

Das Lernen von Anderen hat gezeigt, dass besonders in der Luftfahrt vergleichbare Elemente zur Medizin bestehen (30). Qualität ist ein Begriff, der in der Medizin und in der Luftfahrt eine gemeinsame Bedeutung hat (Tab. 7.72).

Die ethischen Grundlagen der Medizin unterstreichen die Verantwortung der Ärzteschaft dem Thema Qualität eine prioritäre Bedeutung zuzumessen. Der 108. Deutsche Ärztetag hat durch seinen Beschluss zu Initiativen zur Förderung der Patientensicherheit diesem Aspekt entscheidende Bedeutung beigemessen (15). Die vorhandenen Maßnahmen der ärztlichen Weiterbildung und Fortbildung müssen in diesen Aspekten angepasst und wo notwendig erweitert werden. Dabei sind nicht nur die Ziele der Patientensicherheit und einer effizienten medizinischen Versorgung, sondern auch die Voraussetzungen und die medizinischen Leistungen per se Gegenstand des medizinischen Qualitätsmanagements. Aus diesem Grund muss auch immer wieder der umfassende Ansatz des medizinischen Qualitätsmanagements betont werden.

Rolle der Gastroenterologie. Der Satz „die innere Medizin ist Wissenschaft oder sie ist nichts" (Bernhard Naunyn, 1839 – 1925) stellte damals zum Ende des 19. Jahrhundert die Bedeutung der Wissenschaft für die internistische Versorgung heraus. Diese Forderung ist heute unbestritten. Gleichermaßen gilt dies heute für die internistische Gastroenterologie: Die internistische Gastroenterologie ist medizinisch umfassendes Qualitätsmanagement oder sie ist nichts. Diese Aussage wird durch die Entwicklung der medizinischen Versorgung der nächsten Jahre belegt werden. Der Gastroenterologie fällt hierfür eine wichtige Rolle zu.

Qualitätsmanagement und Gesundheitsökonomie in der Gastroenterologie tragen dieser Verpflichtung Rechnung. Wenngleich im letzten Jahrzehnt die Ärzteschaft sich den Grundlagen des medizinischen Qualitätsmanagement weiter geöffnet hat (10), so fehlt immer noch die Bereitschaft sich an der weltweit rasanten Entwicklung der Wissenschaft und der Methodologie des medizinischen Qualitätsmanagements aktiv zu beteiligen.

Tabelle 7.72 Begriffsdefinitionen der Qualität

- Sicherheit
- Zuverlässigkeit
- Innovation
- Patientenorientierung
- Verantwortlichkeit
- Teamarbeit

Unbestritten hat die Gastroenterologie in Deutschland in den letzten Jahren eine führende Rolle übernommen, wie es die Qualitätssicherungsvereinbarung zur Krebsfrüherkennungsrichtlinie des kolorektalen Karzinoms belegt (28).

Aufgrund der umfangreichen wissenschaftlichen Basis des medizinischen Qualitätsmanagements kann hier keine Detailregelung für eine Klinik oder Praxis zur gesetzlich verpflichteten Einführung und Weiterentwicklung eines internen Qualitätsmanagement angeboten werden. Vielmehr wird Grundlagenwissen über medizinisches Qualitätsmanagement und Gesundheitsökonomie angeboten, das mit weiterführender Literatur den eigenen Weg zum Qualitätsmanagement und zu gesundheitsökonomischen Bewertungsgrundsätzen speziell in der Gastroenterologie aufzeigt.

Grundlagen

Definition und Entwicklung

Die Diskussion um die Qualität im Gesundheitswesen ist oft missbräuchlich von den Partnern innerhalb und außerhalb des Systems eingesetzt worden. In der Regel wird die Qualität für den Nachweis einer guten oder mangelhaften Funktionsfähigkeit des Gesundheitssystems genutzt. Unbestritten führt der Standpunkt der Betrachtung zu unterschiedlichen Ergebnissen. Aus diesem Grund ist die Einbeziehung aller Beteiligten, Ärzte und medizinisches Assistenz- und Pflegepersonal in allen Bereichen der Versorgung, Patienten und Bevölkerung, Kostenträger und Gesundheitspolitik im Gesundheitswesen, unverzichtbar. Nur in einer konsentierten Betrachtung kann Klarheit über die Qualitätsausprägung unseres Gesundheitssystems erreicht werden.

Noch immer ist die Erwartung der Bevölkerung in die Qualitätsverbesserung der medizinischen Versorgung groß. Mehr als 60% halten das Gesundheitssystem für verbesserungsbedürftig. Insbesondere die ärztliche Qualifikation ist Gegenstand der Qualitätsbemühungen, die von der Bevölkerung erwartet werden (13).

Qualität der Leistungserbringer

Qualität kann sowohl auf das Gesundheitssystem als auch auf den Einzelnen, speziell den Leistungserbringer im System, bezogen werden. Der Leistungserbringer kann nicht nur Arzt sein. Andere medizinische, nichtärztliche Berufsgruppen werden in die Qualitätsdiskussion ebenso mit einbezogen.

Als Qualitätsmerkmale bekannt sind Qualifikation, Erfahrung, Training und Fortbildung. Diese Merkmale treffen für nichtärztliche medizinische Berufsgruppen ebenfalls zu.

Qualifikation und Fortbildung. Durch gesetzliche Regelungen und Vorschriften sind Mindestqualitätsmerkmale Voraussetzung für die Berufsausübung im Gesundheitssystem. Der Gesetzgeber hat im seit Januar 2004 gültigen Sozialgesetzbuch V eine über die Eingangsqualitätsmerkmale der ärztlichen Weiterbildung hinausgehende kontinuierliche Fortbildungspflicht aufgenommen (41). Qualität der Qualifikation wird dadurch zu einer kontinuierlichen Verbesserungsaufgabe.

Da die medizinische Versorgung eine zunehmend interdisziplinäre Aufgabe ist, wird Qualität der Leistungserbringer nicht nur für den Einzelnen zur Verpflichtung, sondern für das gesamte interdisziplinäre Behandlungsteam. Dieses bestimmt die Qualität der gastroenterologischen Endoskopie. Deshalb ist in den Empfehlungen der Bundesärztekammer zur Qualitätssicherung der gastrointestinalen Endoskopie eine Mindestqualifikation für das Assistenzpersonal vorgeschrieben (16).

Leistungsqualität. In einem Team ist das qualitativ schwächste Glied bestimmend für die Gesamtqualität. Die Weiterbildung der verschiedenen Berufsgruppen im Team ist so komplex, dass sie von den Teampartnern nicht beurteilt werden kann. Im Team spielt deshalb die Eingangsqualifikation eine untergeordnete Rolle. Wichtiger ist die Leistungsqualität. In den angloamerikanischen Gesundheitssystemen ist deshalb die Messung der Leistungsqualität der Ärzte geschaffen worden (performance measurement). In diesen Systemen werden die Messergebnisse der Versorgungsqualität für die Bevölkerung transparent gemacht.

Die Qualität unterschiedlicher Gesundheitssysteme vergleichend festzulegen ist schwierig. Die WHO hat versucht eine vergleichende Qualitätsbestimmung der WHO-Mitgliedsländer vorzunehmen (46). Der Versuch fand viel Beachtung, aber auch Kritik.

Dimensionen der Qualität

Die Projektion der Qualität auf die Leistungserbringer und die Systemebene zeigt die Multidimensionalität des Begriffes Qualität deutlich.

Um einen systematischen und operationalen Zugang zum Qualitätsbegriff zu schaffen, sind die Dimensionen der Qualität in der Gesundheitsversorgung vorzustellen: Wirksamkeit, Effektivität, Effizienz, Qptimierung, Akzeptanz, Ethik und Gleichbehandlung (Tab. 7.**73**).

Diese Begriffe sind allgemeinverständlich. Dennoch ist der Bezug zur Gesundheitsversorgung im Einzelnen zu erläutern.

In der Betrachtung der Dimensionen der Qualität wird erkennbar, dass Qualität der Gesundheitsversorgung in viele Lebensbereiche hineinwirkt. Manches davon erscheint selbstverständlich und wird nur dann wahrgenommen, wenn grobe Abweichungen auftreten. Ein Beispiel sind Kunstfehlerprozesse, die oft in der Laienpresse angeprangert werden. Diese zeigen die Spitze eines Eisberges und das Ende einer Kette von teils schicksalhaften, teils verschuldeten Fehlern. Eine kritische Bestandsaufnahme der Irrtümer und Fehler in der Medizin wurde durch das Institute of Medicine vorgelegt. Es konnte gezeigt werden, dass Fehler in der Medizin jährlich bis zu 100.000 verursachen (25). Die Kosten dieser Fehler belaufen sich auf mehrere Milliarden US Dollar jährlich.

Tabelle 7.73 Dimensionen der Qualität und ihre Erläuterungen (nach 19)

Dimension der Qualität	Erläuterung
Wirksamkeit	Fähigkeit des Gesundheitssystem, unter idealen Bedingungen eine Verbesserung des Gesundheitszustandes zu erzielen
Effektivität	das Maß, in dem erreichbare Verbesserungen tatsächlich erreicht wurden
Effizienz	Fähigkeit, die Gesundheitskosten zu senken ohne erreichbare Verbesserungen zu reduzieren
Optimierung	Ausgewogenheit zwischen erreichten Verbesserungen und deren Kosten
Akzeptanz	Übereinstimmung mit den Wünschen und Erwartungen der Patienten und deren Angehörigen
Ethik	Übereinstimmung mit gesellschaftlichen Werten, Normen und Gesetzen
Gleichbehandlung	die zeitgerechte und unbeschränkte Versorgung der Bevölkerung mit Gesundheitsleistungen und Angeboten zur Gesundheitsversorgung

Tabelle 7.74 Zusammenhang der Qualitätsbegriffe Struktur, Prozess und Ergebnis, ihre Bedeutung und ihre beispielhafte Erläuterung

Qualitätsbegriff	Bedeutung	Beispiel
Struktur	Bedingungen, unter denen Versorgungsleistungen erbracht werden: • Material und Technik • Personen und persönliche Qualifikation • Organisation und Organisationsgrad	• Facharzt und Schwerpunktbezeichnung • Fortbildung • Technische Ausstattung der Endoskopie • Organigramm der Klinik/Praxis
Prozess	Aktivitäten der medizinischen Versorgung: • Diagnostik • Therapie • Prävention	• Leitlinien der Diagnostik und Therapie • Ablauf von Endoskopien • Aufbereitung und Hygiene
Ergebnis	erwünschte und unerwünschte Veränderungen, die durch medizinische Versorgungsleistungen erzeugt werden: • Gesundheitsstatus • Wissen über Gesundheitsleistungen • Gesundheitsverhalten • Status der Zufriedenheit	• Morbidität und Mortalität • Kenntnisse der Bevölkerung über korrekte Gesundheits- und Präventionsleistung • Patientenzufriedenheit

Qualitätsbewusstsein. Die Auseinandersetzung mit Fehlern in der Medizin, eigenen und fremden, setzt einen Bewusstseinswandel voraus, auf dessen Boden ein verstärktes Qualitätsbewusstseins geschaffen werden muss. Aufgabe der Fachgesellschaften, medizinischen Fakultäten, ärztlichen Selbstverwaltungen und Berufsverbände ist es, die Bildung eines Qualitätsbewusstseins zu unterstützen. Ihnen obliegt es, die Umsetzung des Qualitätsbewusstseins in den medizinischen Versorgungsprozess durch eine gemeinsame Qualitätspolitik zu ermöglichen.

Struktur-, Prozess- und Ergebnisqualität

Messen der Qualität. Ein weiteres Modell, das sowohl das Verständnis als auch die Messbarkeit von Qualität im Gesundheitswesen unterstützt, ist die Unterteilung in Struktur-, Prozess- und Ergebnisqualität (Tab. 7.**74**). Die Definition von Qualität als ein Maß des Verhältnisses von erforderlichen zu erreichten Zielen, setzt die Notwendigkeit des Messens voraus. Nur durch Messen der Qualität kann die Bewertung guter, mäßiger oder schlechter Qualitätsbeurteilung nachvollzogen werden. Die Trias bedeutet auch, dass Struktur-, Prozess- und Ergebnisqualität miteinander verknüpft sind. Strukturqualität beeinflusst die Prozessqualität und diese wiederum die Ergebnisqualität. Eine isolierte Betrachtung der Einzelabschnitte macht deshalb keinen Sinn.

Stärkung der Prozess- und Ergebnisqualität. Die Entwicklung des Qualitätsgedanken sowohl in den ärztlichen Selbstverwaltungsorganen, Ärztekammern, kassenärztlichen Vereinigungen und in den wissenschaftlichen Fachgesellschaften hat sich lange Zeit auf die Strukturqualität alleine beschränkt. Die Beschlüsse des 108. Deutschen Ärztetages zur Versorgungsforschung zeigen, dass in den ärztlichen Selbstverwaltungen der Focus auf Prozess- und Ergebnisqualität verlegt wird.

In der Qualitätssicherungsvereinbarung der kassenärztlichen Bundesvereinigung (28) für die Koloskopie und Vorsorgekoloskopie sind mit der Einführung von Genehmigungs- und Kompetenzerhaltungskriterien Prozessqualitätsmerkmale eingeführt worden.

Qualitätsdarlegung/Qualitätssicherung

Wenn Qualität als Maß gilt, dann setzt dies voraus, dass Messwerkzeuge und Maßstäbe geschaffen und eingesetzt werden. Es folgt der Übergang von einer statischen Auffassung der Qualität zu einer dynamischen Erfassung von Qualitätsmerkmalen und Qualitätszuständen. Dies ist Voraussetzung für eine Qualitätsdarlegung. Qualitätsdarlegung und Qualitätssicherung können synonym verwendet werden (33). Die Qualitätsdarlegung in der medizinischen Versorgung dient dazu, durch Messverfahren Qualität messbar und transparent zu machen. Gleichzeitig werden Maßnahmen, wenn nötig, ergriffen, um Abweichungen von festgelegten Qualitätsmerkmalen zu entdecken und bei negativen Auswirkungen zu korrigieren.

In der medizinischen Versorgung sind Qualitätsdarlegung und Qualitätssicherung besonders darauf ausgerichtet, Patientensicherheit zu erhöhen und Risiken der Diagnostik und Therapie zu minimieren.

Erreichte medizinische Versorgungsqualität kann ohne Qualitätsdarlegung nicht erhalten werden. Die Werkzeuge und Methoden der Qualitätsdarlegung müssen wissenschaftlichen Anforderungen genügen. Auswahl, Einsatz, Datenverarbeitung, Analyse und Umsetzung der Analyseergebnisse in die Versorgungsroutine erfordern Steuerungsmechanismen und Organisationsvoraussetzungen. Diese Bedingungen werden in einem gemeinsamen Management erfüllt.

Qualitätsmanagement

Das Qualitätsmanagement ist somit die gemeinsame Steuerung für Qualität und Qualitätsdarlegung. Es ist das gemeinsame operationale Dach, unter dem sich Qualität und Qualitätsdarlegung befinden.

Nur eine gemeinsame Befassung mit den Begriffen: medizinische Qualität – medizinische Qualitätsdarlegung/Qualitätssicherung – medizinisches Qualitätsmanagement kann zum Verständnis führen. Aus diesem Grunde werden ihre Definitionen zusammengefasst. Um die Unterschiede zwischen allgemeiner Definition der DIN ISO und der medizinischen Definition deutlich zu machen, werden sie in Tab. 7.**75** dargestellt.

Entwicklung. Die Entwicklung zu einem etablierten medizinischen Qualitätsmanagements in Deutschland hat erst am Ende des letzten Jahrtausends begonnen. Die ärztlichen Selbstverwaltungsorgane haben das Thema in den letzten Jahren jedoch verstärkt aufgegriffen. Die Konzentration auf Elemente der Strukturqualität ist einer stärkeren Zuwendung der Prozess- und Ergebnisqualität gewichen. Um diesem Anspruch gerecht zu werden, wird dem Messen der medizinischen Versorgungsleistungen durch Einführen von Qualitätsindikatoren und Qualitätszielen vermehrte Aufmerksamkeit geschenkt werden müssen.

Qualitätsindikatoren. Die Entwicklung und Veröffentlichung von Qualitätsindikatoren, wie es z. B. in den Vereinigten Staaten von Amerika durch das Nationale Qualitätsindikatoren Clearinghouse (www.qualitymeasures.ahrq.gov) geschieht, wird für Deutschland Vorbild sein. Zur Finanzierung der medizinischen Leistungen wird im amerikanischen Gesundheitssystem zunehmend „Pay for Performance“ propagiert. Es ist denkbar, dass unter den gesundheitsökonomischen Bedingungen in Deutschland die Honorierung medizinischer Leistungen von ihrer Qualität abhängig gemacht werden. Voraussetzung hierfür ist eine objektivierbare und wissenschaftlich evaluierte Messung von Qualitätsindikatoren in Bezug auf die Qualitätsanforderungen.

Gesetzliche Grundlagen

Sozialgesetzbuch V. In der aktuellen Fassung des Sozialgesetzbuch V (SGB V 2004) ist eine gesetzliche Regelung der ärztlichen und medizinischen Qualitätssicherung und des Qualitätsmanagements fortgeschrieben worden (§ 135a SGB V). In mehreren Paragraphen ist die Verpflichtung aller Ärzte zur Einrichtung eines internen medizinischen Qualitätsmanagements festgelegt (Tab. 7.**76**). Die Umsetzung des internen Qualitätsmanagements in Arztpraxen wird durch die Richtlinie für die Mindestanforderungen an ein einrichtungsinternes Qualitätsmanagement formuliert (41a) und gesetzlich eingefordert (§ 136a SGB V). Für die im aktuellen SGB V eingeführten neuen Versorgungsformen wird das medizinische Qualitätsmanagement eingefordert.

Die stationären Einrichtungen, die sich an der ambulanten Versorgung durch ambulantes Operieren beteiligen, müssen Qualitätssicherungsmaßnahmen hierfür einführen und nachweisen. Der Katalog der ambulanten Operationen

Tabelle 7.75 Zusammenschau medizinischer und DIN-ISO-basierter Definitionen von medizinischer Qualität, Qualitätsdarlegung und Qualitätsmanagement

Begriff	Medizinische Definition	DIN ISO EN 8402
Medizinische Qualität	ein Maß, in dem sich durch die medizinische Versorgung für Patienten und Bevölkerung die Wahrscheinlichkeit, einen erwünschten Gesundheitszustand zu erreichen, erhöhen lässt, und diese mit dem aktuellen medizinischen Wissen übereinstimmt	Gesamtheit von Merkmalen (und Merkmalswerten) einer Einheit bezüglich ihrer Eignung festgelegte und vorausgesetzte Erfordernisse zu erfüllen
Medizinische Qualitätsdarlegung/ Qualitätssicherung	alle geplanten und systematischen Darlegungen und Sicherungstätigkeiten, die die medizinischen Qualitätserforderungen der Struktur-, Prozess- und Ergebnisqualität darlegen und sichern, um den Gesundheitszustand und die Sicherheit von Patienten und der Bevölkerung kontinuierlich zu verbessern	alle geplanten und systematischen Tätigkeiten, die innerhalb eines QM-Systems verwirklicht sind und wie erforderlich dargelegt werden, um ausreichendes Vertrauen zu schaffen, dass eine Einheit die Qualitätsforderungen erfüllen wird
Medizinisches Qualitätsmanagement	Gesamtheit der Verantwortungen und Tätigkeiten in der medizinischen Versorgung, um diese durch Methoden des medizinischen Qualitätsmanagements so zu steuern, dass die festgelegten medizinischen Erwartungen und Bedürfnisse der Patienten und der Bevölkerung erfüllt werden	alle Tätigkeiten des Gesamtmanagements, die im Rahmen des QM-Systems die Qualitätspolitik, die Ziele und Verantwortungen festlegen sowie diese durch Mittel wie Planung, Lenkung, Darlegung und Verbesserung verwirklichen

Tabelle 7.76 Gesetzliche Regelungen im SGB V-GKV-WSG zur Qualitätssicherung in der Gesundheitsversorgung (41)

Paragraph SGB V	Inhalt	Kommentar
§ 70	Qualität, Humanität und Wirtschaftlichkeit	... muss in der fachlich gebotenen Qualität sowie wirtschaftlich erbracht werden
§ 95 d	Pflicht zur fachlichen Fortbildung	... macht es notwendig, die Fortbildungsverpflichtung zur Absicherung der qualitätsgesicherten ambulanten Behandlung der Versicherten vertragsärztlich zu verankern
§ 115b	ambulantes Operieren im Krankenhaus	... vereinbaren Maßnahmen zur Sicherung der Qualität und Wirtschaftlichkeit
§ 135	Bewertung von Untersuchungs- und Behandlungsmethoden	... zur Sicherung der Qualität und Wirtschaftlichkeit der Leistungserbringer Regelungen treffen ... Fachärzten vorbehalten ist, für die diese Leistungen zum Kern ihres Fachgebiets gehören
§ 135a	Verpflichtung zur Qualitätssicherung	1. sich an einrichtungsübergreifenden Maßnahmen der Qualitätssicherung zu beteiligen, ... die Ergebnisqualität zu verbessern 2. einrichtungsintern ein Qualitätsmanagement einzuführen und weiterzuentwickeln
§ 136	Förderung der Qualität durch die kassenärztlichen Vereinigungen	1. Die KVen haben Maßnahmen zur Förderung der Qualität der vertragsärztlichen Versorgung durchzuführen. Die Ziele und Ergebnisse ... zu dokumentieren und jährlich zu veröffentlichen 2. Der G-BA entwickelt in Richtlinien ... zur Qualitätsbeurteilung in der vertragsärztlichen Versorgung
§ 136a	Qualitätssicherung in der vertragärztlichen Versorgung	Der G-BA bestimmt ... die verpflichtenden Maßnahmen der Qualitätssicherung ... sowie die grundsätzlichen Anforderungen an ein einrichtungsinternes Qualitätsmanagement
§ 137	Richtlinie und Beschluss zur Qualitätssicherung	Der G-BA beschließt ... verpflichtende Maßnahmen ... Kriterien für Indikationen ... Mindestmengen u. a.
§ 137a	Umsetzung der Qualitätssicherung und Darstellung der Qualität	... Einrichtung des Instituts für Qualitätssicherung

(§ 115b SGB V) umfasst eine Reihe gastroenterologischer Leistungen wie endoskopisch retrograde Cholangiopankreatikographie (ERCP) und Koloskopie einschließlich der zugehörigen Interventionen.

Der Gesetzgeber greift durch die Neufassung des SGB V weit in die medizinische Qualitätssicherung und das medizinische Qualitätsmanagement im ambulanten und stationären Sektor ein. Parallel hierzu sind in der gültigen Musterberufsordnung für Ärzte und in den Weiterbildungskatalogen der ärztlichen Gebiete und Schwerpunkte Qualitätssicherung und Qualitätsmanagement verpflichtend.

Weitere Gesetzesvorgaben. In anderen Gesetzesvorgaben, z. B. dem Infektionsschutzgesetz und der Medizinprodukteverordnung im Rahmen des Medizinproduktegesetzes sind weitere Regelungen zur Qualitätssicherung enthalten.

Aus-, Weiter- und Fortbildung

Studentische Ausbildung. Die studentische Ausbildung für medizinisches Qualitätsmanagement ist noch unzureichend. Nur vereinzelt wird im medizinischen Ausbildungsgang Qualitätsmanagement gelehrt. Die studentische Ausbildung wäre jedoch zwingend erforderlich, um ausreichend Grundkenntnisse und Verständnis für das Prinzip des medizinischen Qualitätsmanagements zu schaffen. Mit einer Aufnahme des Qualitätsmanagements in die studentische Ausbildung könnte auch der Qualitätsforschung in Deutschland ein besserer Boden geboten werden.

Für die Weiterbildung zum medizinischen Qualitätsmanagement steht ein Curriculum der Bundesärztekammer für die Weiter- und Fortbildung in ärztlichem Qualitätsmanagement zur Verfügung.

→ **Zusatzbezeichnung.** Die Neufassung der Musterweiterbildungsordnung hat die Zusatzbezeichnung ärztliches Qualitätsmanagement eingeführt. In den meisten Landesärztekammern ist die Weiterbildungsordnung entsprechend den Vorgaben des Deutschen Ärztetages umgesetzt. Als Zusatzbezeichnung kann ärztliches Qualitätsmanagement mit allen Arztbezeichnungen geführt werden.

→ **QEP.** Für die Umsetzung der gesetzlichen Vorgaben zur Einführung und Weiterentwicklung eines medizinischen Qualitätsmanagements hat die kassenärztliche Bundesvereinigung ein Qualitätsmanagementsystem (Qualität und Entwicklung in Praxen, QEP) entwickelt. Dieses sieht eine Informations- und Befähigungsphase vor, die durch Fortbildungsseminare gestaltet werden. Aufgrund der unterschiedlich verbreiteten Kenntnisse und Erfahrungen in medizinischem Qualitätsmanagement sind diese Seminare eine notwendige Voraussetzung für eine erfolgreiche Implementierung eines eigenen Qualitätsmanagements.

Methodik

Plan-Do-Check-Act-(PDCA-)Zyklus

Methodische Grundlage des medizinischen Qualitätsmanagements ist der Deming- oder PDCA-Kreis (Abb. 7.**44**). Entwickelt wurde die graphische Übersetzung einer an kontinuierlicher Verbesserung ausgerichteten Managementphilosophie durch E. Deming. Die Übersetzung ins Deutsche bedeutet eine kontinuierliche Abfolge von Planen, Ausführen, Überprüfen und Verbessern für alle Tätigkeiten und Prozesse einer Einrichtung. PDCA-Kreis und kontinuierliche Verbesserungsstrategie sind inhaltlich und operational eng verbunden. Eine Klinik oder Praxis, die sich um eine ständige Verbesserung ihrer Versorgungsleistung bemüht, muss sich mit der Implementierung des PDCA-Kreises in allen Bereichen befassen.

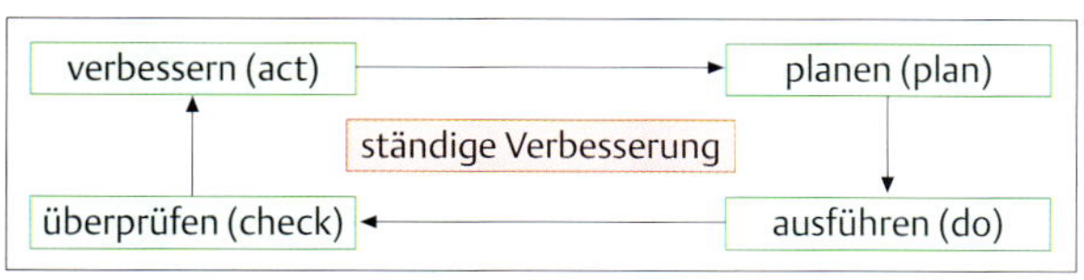

⊠ **Abb. 7.44** Deming-Kreis.

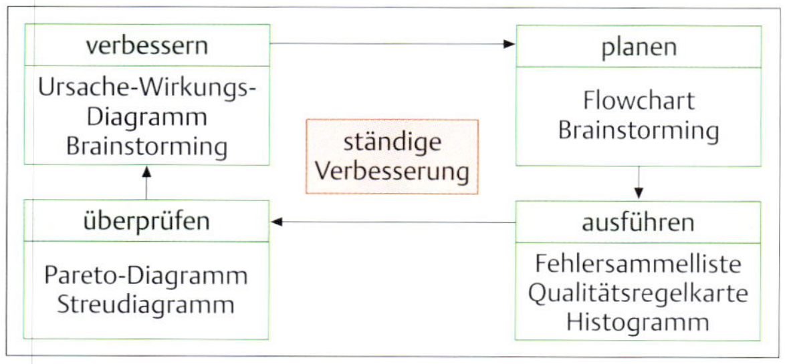

⊠ **Abb. 7.45** Einsatz der Qualitätswerkzeuge in den einzelnen Abschnitten des PDCA-Kreises.

Wichtig ist die konsequente Einhaltung der Abfolge von Planen, Ausführen, Überprüfen und Korrigieren.

Qualitätswerkzeuge

Die Qualitätswerkzeuge (Q8) dienen der Bearbeitung von Qualitätsproblemen. Sie sind für die Qualitätszirkelarbeit entwickelt worden. In der Regel werden die Qualitätswerkzeuge dazu eingesetzt, den durch den PDCA-Kreis vorgegebenen Weg der kontinuierlichern Verbesserung konkret mit Zahlen und Darstellungen zu gehen (Abb. 7.**45**). Durch die visuelle Aufarbeitung der erhoben Daten zu Problemen in der Versorgungsleistung werden Fehler in ihrer Häufigkeit und Bedeutung sichtbar gemacht. In den weiteren Schritten der Aufarbeitung können die Abweichungen analysiert werden.

Die Qualitätswerkzeuge stellen einen Satz von 8 Verfahren dar, die den einzelnen Abschnitten des PDCA-Kreis zugeordnet werden können (Abb. 7.**45**). Der Einsatz der Qualitätswerkzeuge ist für die Arbeit in Teams gedacht. Durch die gemeinsame Bearbeitung der Probleme mit Hilfe der Qualitätswerkzeuge wird die Kommunikation über Qualität in der medizinischen Versorgung gefördert.

› Funktionen

Die Funktionen der Qualitätswerkzeuge im Einzelnen können kurz erläutert werden. Auf die eingehende Befassung kann nur in weiterführender Literatur eingegangen werden (27).

→ **Flowchart.** Das Flowchart bedient sich Verknüpfungen und Zeichen, durch die Aktionen und deren Verbindungen durch Pfeile sichtbar gemacht werden. Die wichtigsten Aktionen werden als Maßnahmen, Dokumentation, Ablage in Datenspeichern und Entscheidungen durch Zeichen sichtbar gemacht. Werden hochaggregierte Maßnahmen und Abläufe dargestellt, handelt es sich um ein High-Level-Flowchart. Aus einem High-Level-Flowchart können mehrere detaillierte Low-Level-Flowcharts abgeleitet werden.

→ **Fehlersammellisten.** Dies sind einfache Strichlisten, die die Anzahl vorher definierter Ereignisse über einen festgelegten Zeitpunkt konsekutiv dokumentieren. Es ist wichtig, die Ereignisse vorab klar zu definieren, um die Trennschärfe und Relevanz der Dokumentation zu garantieren. Die Fehlersammelliste muss dem Bereich, in dem sie durchgeführt wird, angepasst sein. Die zuständigen Mitarbeiter müssen im Vorfeld über die Durchführung einer Fehlersammelliste informiert und motiviert werden. Die Anzahl der dokumentierten Abweichungen wird anschließend graphisch in einem Pareto-Diagramm dargestellt und erläutert.

→ **Qualitätsregelkarten.** Sie sind in der medizinischen Versorgung als Regelkarten der Laborkontrollen bekannt. Qualitätsregelkarten erfassen die Abweichungen in Zeitabständen in Bezug auf festgelegte Qualitätsgrenzen. Der Qualitätsregelkarte kommt große Bedeutung in der Warnung vor negativen Entwicklungen zu. Durch longitudinale Auswertung der Messdaten werden Trends sichtbar, die die Qualitätsgefährdung eines Prozesses anzeigen. Die Toleranzbreite kann noch in Stufen eingeteilt werden, die einen Warnbereich, einen Reaktionsbereich und einen absoluten Grenzwert definieren. Die Weite der Bereiche entspricht den statistischen Streubreiten.

→ **Pareto-Diagramm.** Das Pareto-Diagramm stellt die Häufigkeit bestimmter Fehler in Abhängigkeit von Ursachen bzw. Kosten dar. Die Werte des Pareto-Diagramms werden aus den Fehlersammellisten ermittelt.

Das Pareto-Prinzip, durch Vilfredo Pareto begründet, besagt, dass 80 % der Fehler in 20 % der möglichen Ursachen begründet sind. Die Erkennung dieser 20 % kann auf diese Weise den größten Teil der Fehler beseitigen helfen. Dieses Prinzip hat zur Formulierung der 80/20-Regel geführt.

→ **Streudiagramm.** Das Streudiagramm dient dem Erkennen von Abhängigkeiten zweier Ereignisse oder Fehler. In einem zweidimensionalen Diagramm werden die Wertepunkte der zwei Variablen eingetragen. Lassen sich durch die Punkte Geraden legen, so besteht eine Korrelation. Die Stärke der Korrelation kann durch den Korrelationskoeffizienten berechnet werden. Findet sich eine ausschließlich horizontale oder vertikale Verteilung der Punktwerte, besteht keine Korrelation. Dies trifft auch bei einer Kreiskonstellation zu. Durch die Darstellung im Streudiagramm können Verknüpfungen von Fehlereignissen mit Grundbedingungen des Prozesses erkannt werden, z. B. die Zeitabhängigkeit von Fehlern.

→ **Ursache-Wirkungs-Diagramm.** Das Ursache-Wirkungs-Diagramm (Ishikawa) zeigt graphisch die Wechselwirkungen verschiedener Elemente auf ein festgelegtes Problem. Zu einer Gesamtwirkungsachse, die auf das Problem zeigt, werden aus den 6 M-Bereichen Mensch, Maschine, Material, Methode, Milieu und Messung Einflussfaktoren aufgelistet. In einer gemeinsamen Diskussion wird diesen Einflussfaktoren eine Gewichtung zugeordnet, um eine Priorisierung der Maßnahmen zu ermöglichen. Aus den dargestellten Ursachen-Wirkungs-Beziehungen können entsprechende Lösungsvorschläge entwickelt und ihre mögliche Veränderungswirkung dargestellt werden.

Qualitätsmessung

Der Messung der Versorgungsqualität kommt eine herausragende Bedeutung zu. Qualitätsmessung ist integraler Bestandteil der Versorgungsforschung.

Die Qualitätsmessung ist eine wissenschaftliche Methode zur objektiven Feststellung der Wirksamkeit, Effektivität, Effizienz, Akzeptanz und Verfügbarkeit von systemischen und individuellen Versorgungsleistungen. Die Qualitätsmessung kann sich auf alle Bereiche der Qualität – Struktur, Prozess und Ergebnis – beziehen.

Die Qualitätsmessung hat sich in den letzten Jahren entwickelt und steht in Deutschland erst am Anfang. Ursache der bislang mangelhaften Entwicklung ist eine fehlende Qualitätsforschung und eine fehlende Akzeptanz einer Qualitätswissenschaft.

Offene Fragen

Um die Qualitätsmessung stärker im Bewusstsein der Beteiligten im Gesundheitswesen und der Bevölkerung zu verankern, müssen verschiedene Fragen gelöst werden (Tab. 7.**77**) (29).

Durch Sachverständigengutachten ist in den letzten Jahren die Klärung einiger Fragen angegangen worden. So ist durch gesetzliche Regelung die Qualitätsberichterstattung für Krankenhäuser und kassenärztliche Vereinigungen vorgeschrieben (§ 136 SGB V). Die Entwicklung einer Gesundheitskarte, um eine kontinuierliche Gesundheitsdateninformation zu ermöglichen, ist auf den Weg gebracht worden.

→ **Qualitätsindikatoren.** Ein wichtiger Bereich ist jedoch noch wenig bearbeitet. Die Entwicklung von Qualitätsmerkmalen und Qualitätsindikatoren ist in Deutschland vernach-

Tabelle 7.77 Offene Fragen zur Qualitätsmessung in der medizinischen Versorgung

- Gemeinsame Betrachtung und Würdigung der Qualität durch Kostenträger, Ärzteschaft und Bevölkerung
- Klärung der Verantwortung für die erbrachte Versorgungsqualität, Kostenträgerqualität und Lebensqualität der Bevölkerung
- Entwicklung von zuverlässigen Qualitätsmerkmalen und Qualitätsindikatoren
- Klärung der Erfordernisse für Qualitätsberichterstattung
- Minimierung der Widersprüche zwischen Kosten und Qualität
- Entwicklung und Einführung von Informationssystemen (z. B. Gesundheitskarte)

lässigt worden (2). Durch die Einführung von Disease-Management-Programmen in Deutschland ist die Dokumentation von Behandlungsdaten ohne Berücksichtigung von Qualitätsaspekten unübersichtlich geworden. Aufgrund des auf diese Weise unverständlichen Dokumentationsaufwands ist die Ablehnung dieser Dokumentation bei Ärzten groß. In Zukunft müssen die Inhalte der Datensätze von Behandlungsprogrammen auf ihre Reliabilität und Validität überprüft werden.

Gerade in der Gastroenterologie könnten rasch bestimmte Qualitätsindikatorensätze zur Messung der gastroenterologischen Versorgungsqualität entwickelt werden. Die Dokumentation der Vorsorgekoloskopie durch das Zentralinstitut für die vertragsärztliche Versorgung in Deutschland (ZI) hat einen Datensatz mit mehr als 500.000 Daten zur Verfügung. In diesem Datensatz sind mehrere Qualitätsindikatoren enthalten, die einer entsprechenden Beurteilung und Validierung bedürfen. Diese Daten sind bereits national und international veröffentlicht und sind als Qualitätsmerkmale der Vorsorgemaßnahmen in Deutschland zur Früherkennung des kolorektalen Karzinoms geeignet.

Ergebnisindikatoren. Durch eine epidemiologische Basisforschung müssen die weiteren Grundlagen für Ergebnisindikatoren geschaffen werden, um populationsbezogene Ergebnisindikatoren zu entwickeln. Die Datenbanken der Tumorregister können für die Ergebnisindikatoren der Krebserkrankungen herangezogen werden. Ein Beispiel zur Nutzung der Tumorregisterdaten eines Tumorregisters ist die kürzlich gestartete Kohortenstudie zur Erfassung der Vorsorgekoloskopien in Oberbayern und München.

Qualitätszirkel

Organisation. Ärztliche Qualitätszirkel sind seit 1993 als ein Verfahren des Qualitätsmanagements in die ambulante und stationäre Versorgung eingeführt. Ihre Wirksamkeit auf Arbeitszufriedenheit und interdisziplinäre Kommunikation der Ärzte sowie auf das Arzneiverordnungsverhalten ist nachgewiesen (6). Die kassenärztliche Bundesvereinigung hat durch ihre Qualitätsoffensive dem ärztlichen Qualitätszirkel eine neue Struktur, neue Aufgabenfelder und eine auf die medizinische Versorgungsverbesserung ausgerichtete Methodik gegeben. Strukturierte Patientenfallkonferenzen, kritische Bewertung von Leitlinien und Ansätze zur Entwicklung eines einrichtungsinternen Qualitätsmanagements wurden als Qualitätszirkeldramaturgien entwickelt. Ausgebildete Tutoren sind als Supervisionspartner und Ansprechpartner eingerichtet und auf die kassenärztlichen Vereinigungen verteilt worden.

Ein Qualitätszirkel ist ein freiwilliger Zusammenschluss von ärztlichen Kollegen und Kolleginnen, um Qualitätsprobleme in der Versorgung gemäß dem Deming-Kreis zu identifizieren, analysieren und Verbesserungen einzuführen und zu überprüfen. Der ärztliche Qualitätszirkel ist eine Methode des medizinischen Qualitätsmanagements.

Gleichzeitig ist der Qualitätszirkel in der Lage die interkollegiale Kommunikation zu verbessern. Dadurch können sowohl die Kommunikation und Information der Ärzteschaft für die Versorgung der Patienten als auch der kollegiale Wissensaustausch gefördert werden.

Definierte Regeln. Ärztliche Qualitätszirkel sollten sich definierter Spielregeln bedienen. Diese umfassen unter anderem die Selbstverpflichtung zur freiwilligen Teilnahme, zur aktiven Beteiligung durch eigene Beiträge und Daten, die offene Diskussion und die Wahrung der Vertraulichkeit gegenüber Dritten. Meist bedingen diese Regeln eine Begrenzung der Teilnehmer auf weniger als 20 Mitglieder. Um die Effizienz der Qualitätszirkelarbeit zu erhalten, ist sowohl eine zeitliche Begrenzung der einzelnen Sitzungen auf nicht mehr als 120 min und eine Mindest- und Maximalfrequenz im Jahr festzulegen und einzuhalten.

Die oben dargestellten Qualitätswerkzeuge sind die methodische Grundausstattung eines Qualitätszirkels. Ein Qualitätszirkel benötigt sowohl zur organisatorischen als auch zur thematischen Führung einen Moderator. Der Moderator benötigt zu seiner Funktionsausübung eine spezielle Ausbildung. Diese wird durch die meisten kassenärztlichen Vereinigungen von den dafür ausgebildeten Tutoren geleistet.

In Qualitätszirkeln kann die Entwicklung und Implementierung des medizinischen Qualitätsmanagements gefördert werden. Aus diesem Grunde ist das medizinische Qualitätsmanagement auch als Qualitätszirkeldramaturgie entwickelt worden.

Audit

Dem Audit kommt im Qualitätsmanagement eine wichtige Bedeutung zu. In Audits werden durch vorher festgelegte Verfahren und Tätigkeiten Versorgungsleistungen, Abweichungen und Funktionsfähigkeit des Qualitätsmanagementsystems überprüft, analysiert und ggf. korrigiert. Die Audits können sich auf einzelne Bereiche, Abschnitte oder auf das gesamte System bzw. die gesamte Einrichtung beziehen. Das Qualitätsmanagementsystem der DIN ISO 9001:2000 kennt zusätzlich jährliche Überwachungsaudits und nach 3 Jahren das Zertifizierungsaudit. Diese Audits werden durch Auditoren der Zertifizierungsgesellschaft durchgeführt, um sicherzustellen, dass die im Zertifikat bestätigten Funktionen des Qualitätsmanagementsystems wirksam sind. Auf diese Weise ist sichergestellt, dass nicht nur Normen eingehalten werden, sondern auch die Ergebnisse der Versorgungsleistungen zu den gewünschten Effekten geführt haben. Im Gesundheitssystem setzt dieses jedoch eine ausreichende Dokumentationstiefe voraus. Besonders in der gastroenterologischen Endoskopie machen diese Audits entsprechende Dokumentationsverfahren zur Befund- und Bilddokumentation unverzichtbar.

Audits stellen ein gutes Verfahren zur Kommunikation der Qualitätsziele in einer Klinik oder Praxis dar. In der Regel sollten Audits immer unter Beteiligung der betreffenden Mitarbeiter des zu auditierenden Bereiches stattfinden.

→ **Qualitätsbeauftragter.** Die Aufgabe des Qualitätsbeauftragten ist die Durchführung der Audits, die Abfassung des Auditberichts und die Information der Praxis oder Klinikleitung über das Ergebnis des Audits. Um diese Funktion erfüllen zu können, ist es selbstverständlich, dass ein Qualitätsbeauftragter sowohl eine persönliche als eine entsprechende fachliche Qualifikation besitzt.

Qualitätsmanagementsysteme

Die Einführung von Qualitätsmanagementsystemen in die medizinische Versorgung hat in den letzten Jahren deutlich zugenommen. Dieses ist einerseits darauf zurückzuführen, dass die bestehenden Systeme (DIN ISO EN 9001:2000, EFQM) an die Bedürfnisse der Gesundheitsversorgung adaptiert wurden, andererseits eigenständige medizinische Qualitätsmanagementsysteme entwickelt wurden, z.B. Kooperation, Transparenz und Qualität im Krankenhaus (KTQ), kassenärztliche Vereinigung Westfalen-Lippe Praxisorganisation und Qualität (KPQ), Qualität und Entwicklung in Praxen (QEP).

Die Funktion eines Qualitätsmanagementsystems ist in den Bereichen Gesundheitswesen und anderen Dienstleistungsbereichen grundsätzlich gleich.

Dem Qualitätsmanagementsystem kommt die Aufgabe zu, die Bereiche, Tätigkeiten, Verfahren und Verantwortungen für die Qualität der Versorgungsleistungen zu dokumentieren, transparent zu machen und ihre Verbindungen untereinander darzustellen.

Diese Funktionen können in normativer Form, in Form der strukturierten Selbstbewertung und durch Formulierung von Qualitätszielen und deren Nachweise gestaltet sein. Soweit sie als normatives Qualitätsmanagementsystem vorliegen, können diese einer Überprüfung und dann auch einer Verifizierung und Zertifizierung unterzogen werden. Aus diesem Grunde ist die Norm der DIN ISO EN 9001:2000 das Basissystem für zertifizierungsfähige Qualitätsmanagementsysteme.

Normenbasierte Systeme

Das Grundmuster normenbasierter Qualitätsmanagementsystem ist die internationale DIN ISO EN 9001:2000. Diese stellt eine durch die International Organization for Standardisation entwickelte Norm für Qualitätsmanagementsysteme dar. Weltweit sind 2003 mehr als 500.000 Zertifikate erteilt worden, in Deutschland sind fast 25.000 Zertifizierungen nach DIN ISO EN 9001:2000 durchgeführt worden (ISO 2005). Ihre Anwendung im Gesundheitswesen hat sich vor allem im ambulanten Sektor durchgesetzt.

→ **Aufbau.** Die DIN ISO EN baut auf Mindestnormen auf, die ein Qualitätsmanagementsystem erfüllen muss. In den Mindestanforderungen sind Regelungen zur Verantwortlichkeit, zur Leitung, zur Organisation und zur Formulierung einer Qualitätspolitik und eines Leitbildes enthalten. Daneben müssen Abläufe für die Sicherstellung von Ressourcen dokumentiert und ausgeführt werden. Die Leistungsprozesse müssen geplant, in Verfahrens- bzw. Arbeitsanweisungen nachvollziehbar beschrieben und durch Messverfahren und Bewertungsstrategien (Audits) überprüfbar sein. Die Systemverknüpfungen und Schnittstellen werden in Verfahrensanweisungen festgelegt. Das Gesamtsystem wird durch Systemaudits überprüft.

Der Umgang mit der DIN ISO EN im Gesundheitswesen hat sich schwierig gestaltet, da die Normensprache mit der medizinischen Terminologie nicht kompatibel ist. Ein Patient ist nicht Kunde, da er als Kranker nicht immer frei die medizinische Einrichtung oder den Arzt wählen kann und die Krankheit sein Urteilsvermögen sowohl real als auch emotional einschränken kann. Dennoch hat die Entwicklung aus der Vorgängerversion DIN ISO EN 2001:1994 zur seit 2000 gültigen Version der 9001:2000 eine verstärkte Ergebnisorientierung, Qualitätszielorientierung und eine terminologische Adaptionsfreiheit an medizinische Begriffe erbracht.

→ **Zertifizierung.** Die DIN ISO EN 9001:2000 ist zertifizierungsfähig und aufgrund der Normiertheit auf viele andere Bereiche übertragbar. Ihre Gültigkeit ist weltweit. Um das Grundmuster eines Qualitätsmanagements kennen zu lernen, ist sie als Einstiegsverfahren geeignet. Nach der Erstzertifizierung erhält ein erfolgreiches jährliches Audit den Zertifizierungsstatus. Das Zertifikat ist 3 Jahre gültig. Anschließend muss ein erneutes Zertifizierungsaudit durchgeführt werden.

→ **Anwendung in der gastroenterologischen Praxis.** Ein Qualitätsmanagementsystem nach DIN ISO EN 9001:2000 in Verbindung mit den nationalen Empfehlungen der Deutschen Gesellschaft für Verdauungs- und Stoffwechselkrankheiten und den Empfehlungen der Bundesärztekammer zur Qualitätssicherung in der gastrointestinalen Endoskopie wurde als Muster eines medizinischen Qualitätsmanagements für die gastroenterologische Schwerpunktpraxis beschrieben (8).

Auf Selbstbewertung aufbauende Systeme

→ **EFQM-Modell.** Die European Foundation of Quality Management (EFQM) hat 1992 ein Selbstbewertungsmodell als Vorbereitung für den europäischen Qualitätspreis (EQA) entwickelt.

Tabelle 7.78 Bewertungsfelder von Selbstbewertungssystemen

- Führung
- Politik und Strategie
- Mitarbeiter
- Partnerschaften und Ressourcen
- Prozesse
- Ergebnisse
- Kunden
- Mitarbeiter
- Gesellschaftliche Ergebnisse
- Exzellenzergebnisse

Das EFQM-Modell ist das Grundmuster der Selbstbewertungssysteme. Das Modell basiert auf der Philosophie einer sich selbst bewertenden Organisation, die das Bewertungsergebnis in 9 Bewertungsfeldern mit Exzellenzorganisationen vergleicht.

Die 9 Bewertungskategorien sind in Tab. 7.**78** zusammengefasst.

Die Beschäftigung mit der an Exzellenzbeispielen gemessenen eigenen Einschätzung in den genannten Bereichen fördert das Qualitätsdenken und die Qualitätsverbesserung auf dem Wege des Benchmark, der Strukturverbesserung und gemeinsamen Terminologie und dem Verständnis von Qualität in der Organisation. Diese Auseinandersetzung mit eigener Qualitätsbewertung setzt voraus, dass sowohl Messverfahren als auch Beurteilungskriterien einer erreichbaren Qualität bereits bestehen. Dies kann nur angenommen werden, wenn in einer Organisation entsprechende Erfahrung und Kenntnisse im Umgang mit Qualitätsmanagement vorhanden sind. Diese Gründe sprechen bei ungenügenden Erfahrungen und Kenntnissen im Gesundheitssystem gegen eine primäre Implementierung des EFQM-Modells in die medizinische Versorgung.

KTQ-Modell. Das im stationären Sektor eingeführte KTQ-Modell (Kooperation für Transparenz und Qualität im Gesundheitswesen) hatte ursprünglich den Selbstbewertungsansatz übernommen. Seit 2002 folgt nach einer internen Selbstbewertung an Hand eines Fragenkatalogs anschließend eine Fremdbewertung, die dann durch ein Zertifikat die Übereinstimmung mit den Katalogkriterien bestätigt. Die Fremdbewertung ist als Verifizierungsverfahren für eine Zertifizierung unerlässlich. Aufgrund der gesetzlichen Forderungen seit Januar 2004 wurde ein KTQ-Praxis-Qualitätsmanagementsystem entwickelt.

Qualitätszielorientierte Systeme

Medizinische Versorgungsleistungen können häufig zielorientiert definiert werden. Das Modell der Unterteilung in Struktur-, Prozess- und Ergebnisqualität verfolgt eine Ausrichtung auf das Versorgungsergebnis von medizinischen Leistungen.

Es war nahe liegend für die Bedürfnisse der medizinischen Versorgung Qualitätsziele als Orientierung für ein medizinisches Qualitätsmanagement zu definieren. Auf diese Weise ist es einsichtiger, das Qualitätsmanagement auf Patientenorientierung, Mitarbeiterorientierung und Fehlervermeidung auszurichten.

Qualität und Entwicklung in Praxen. Da den vorgenannten Systemen (DIN ISO EN, EFQM) von Seiten der Ärzteschaft die genuine Abstammung aus der Industrie vorgeworfen wird, hat sich die ärztliche Selbstverwaltung dazu entschlossen, für Vertragsärzte ein eigenes qualitätszielorientiertes Qualitätsmanagement zu entwickeln. Im Rahmen der Qualitätsoffensive der kassenärztlichen Bundesvereinigung wurde das QEP (Qualität und Entwicklung in Praxen) geschaffen.

Im QEP wurden mehr als 200 Ziele entwickelt, die sich auf 5 Bereiche beziehen (Tab. 7.**79**). Um den Umgang mit den Qualitätszielen zu erleichtern, sind den Zielformulierungen Erläuterungen angefügt. Jedem Ziel ist ein Nachweis bzw. ein Indikator zugeordnet, an Hand dessen abgestufter Erfüllung eine Bewertung der Zielerreichung ermöglicht wird. Für Kernziele ist zur Gestaltung und zur Sicherung einer Mindestqualität eine abstufende Bewertung nicht möglich.

Die Kernziele sollten erfüllt sein und im vorgegebenen Umfang vorhanden sein, weitere Ziele können entsprechend der Struktur einer Praxis angepasst werden. Auf diese Weise entsteht einerseits ein gesicherter Mindestqualitätsstandard andererseits eine Möglichkeit der Qualitätsentwicklung zu Exzellenzzielen.

Für QEP wird ein Organisationssystem entwickelt, das die Ärzteschaft in ihren gesetzlichen Verpflichtungen zur Einführung eines medizinischen Qualitätsmanagements unterstützt. Für Informationen, Umsetzung und Ausführung von QEP werden Seminare und Seminarunterlagen vorbereitet, die von lizensierten Trainern weitergegeben werden. Durch geschulte Visitoren kann das Qualitätsmanagementsystem beurteilt werden.

Tabelle 7.79 Bereiche eines normenbasierten und qualitätszielorientierten Qualitätsmanagements

- Patientenversorgung
- Patientenrechte und Patientensicherheit
- Mitarbeiter und Fortbildung
- Praxisführung und Praxisorganisation
- Qualitätsentwicklung

Europäisches Praxis-Assessment. Vergleichbar als qualitätszielorientiertes Qualitätsmanagement kann das Europäische Praxis-Assessment (EPA), das vorwiegend für hausärztliche Praxen entwickelt wurde, beurteilt werden. Es berücksichtigt fünf Domänen der Qualität und Sicherheit, Menschen, Finanzen, Information und Infrastruktur. In diesen Domänen werden in einem Fragenkatalog Indikatoren abgearbeitet, die in einer Fremdbewertung durch Visitatoren beurteilt werden können.

Evaluation. Sowohl für QEP als auch für EPA liegen Evaluationsberichte vor, die Aussagen über die Akzeptanz und Umsetzbarkeit in Praxen erlauben. Insgesamt stehen aber beide Qualitätsmanagementsysteme vor ihrer Feuertaufe, wenn gemäß den Richtlinien des gemeinsamen Bundesausschusses die Übergangsfrist für nahezu 100.000 Praxen abgelaufen ist.

Zertifizierung und Akkreditierung

Zertifizierung und Akkreditierung sind Verfahren, die der Absicherung und Weiterentwicklung von Mindeststandards der Qualität in der medizinischen Versorgung dienen.

Akkreditierungsverfahren. Das Akkreditierungsverfahren ist in den Vereinigten Staaten von Amerika seit 1951 durch die Joint Commission on Accreditation of Health Care Organizations (JCAHO) eingeführt. Die Standards der Akkreditierung werden jährlich aktualisiert und publiziert (26). Die um eine Akkreditierung nachsuchenden Organisationen bearbeiten den Standardkatalog, senden dann einen Antrag zur Akkreditierung an die Joint Commission. Sie müssen sich bereits vorher zur Einhaltung definierter Regularien des Umganges mit Komplikationen, Nebenwirkungen und des Umganges mit Daten zur Akkreditierung verpflichten. Wird der Organisation nachgewiesen, dass diese Mindeststandards verletzt werden, wird eine Akkreditierung nicht durchgeführt oder sofort widerrufen.

Die Akkreditierung wird in mehreren Stufen erteilt. Es kann eine Akkreditierung nicht erteilt oder widerrufen werden, sie kann vorläufig oder vollständig erteilt werden. Der Akkreditierungsstatus einer Einrichtung wird veröffentlicht. Die nach JCAHO-Standard erteilten Akkreditierungen haben durch diese Verfahrensweise bereits Zertifizierungseigenschaften.

Die Unterscheidung zwischen Akkreditierung und Zertifizierung ist fließend. Beiden Verfahren ist der Abgleich mit vorher definierten Standards oder Qualitätsindikatoren gemein. Die Zertifizierung bezieht sich in der Regel auf ein Qualitätsmanagementsystem, z. B. DIN ISO EN 9001:2000. Die Akkreditierung bestätigt einer medizinischen Einrichtung oder einem medizinischen Leistungserbringer, dass festgesetzte Qualifikationsanforderungen erfüllt sind.

Zertifizierung. Für die Zertifizierung ist in der Regel eine Mindesterfüllung der geforderten Standards notwendig. In der Akkreditierung können auch Exzellenzkriterien gefordert werden, die den Schwerpunkt auf Qualitätsentwicklung und Qualitätsförderung legen. Bei einer Zertifizierung wird durch ein Audit, Zertifizierungs- oder Überwachungsaudit, die Übereinstimmung (Konformität) mit den geforderten Elementen des Qualitätsmanagementsystems festgestellt und über diese erfolgreiche Prüfung ein Zertifikat mit begrenzter Gültigkeit erstellt. Bei dem Zertifikat des Qualitätsmanagementsystems der DIN ISO EN 9001:2000 beträgt die Gültigkeit bei jährlichen Überwachungsaudits 3 Jahre.

Die gesetzliche Forderung nach Einführung eines Qualitätsmanagementsystems für Krankenhäuser und Praxen ist nicht mit der Forderung nach einer Zertifizierung verbunden. Alle bislang vorliegenden Zertifikate eines medizinischen Qualitätsmanagementsystems in Krankenhäusern und Praxen wurden auf dem Boden der Freiwilligkeit erworben. Dennoch ist eine gesetzliche Forderung nach einem Qualitätsmanagementsystem ohne Überprüfung der Einführung und Weiterentwicklung eine idealistische Vorstellung. Es wird nach Wegen gesucht werden müssen, durch Audits oder Zertifikate festzustellen, in welchem Maße die durch den gemeinsamen Bundesausschuss festgelegten Mindestanforderungen an ein Qualitätsmanagement in Arztpraxen erfüllt werden. Es wäre wünschenswert, dass für Krankenhäuser und Praxen ein gemeinsames Organ gefunden werden kann, das die Funktion übernimmt.

Begriffsbestimmungen. Folgende Begriffe sind zu unterscheiden:

- **Zulassung** (Zulassung als Vertragsarzt): ein verpflichtender definierter Prozess der Überprüfung von Voraussetzungen für eine Tätigkeit (ex ante) durch gesetzlich (SGB V) autorisierte Einrichtung (Zulassungsausschuss),
- **Genehmigung** (für eine Methode, medizinische Leistung): Überprüfung und Bestätigung der Erfüllung definierter Kriterien und Verantwortungen für bestimmte Methoden der medizinischen Versorgung auf Antrag durch autorisierte Einrichtung (kassenärztliche Vereinigung, gemeinsamer Bundesausschuss),
- **Überprüfung** (Kolloquium, Prüfung): offizielle Untersuchung eines Arztes oder einer Praxis (z. B. Gewerbeaufsichtsamt, Ärztekammer) bezüglich Qualifikation oder Standards,
- **Akkreditierung**: (freiwillige) externe Überprüfung der Erfüllung vorbeschriebener Standards für die Versorgung (ex post) einer medizinischen Einrichtung,
- **Zertifizierung** (Hygienezertifikat, DIN-ISO-Zertifikat, KTQ): (freiwillige) externe Überprüfung der Übereinstimmung eines internen (Qualitätsmanagement-)Systems eines Krankenhauses, einer Praxis oder eines Arztes mit vorbestimmten Regeln.

Andere Qualitätsverifizierungsverfahren. Neben Akkreditierung und Zertifizierung bestehen weitere Verfahrung zur Verifizierung und Validierung von festgelegten Qualitätsforderungen. So sind in der medizinischen Versorgung, der studentischen Ausbildung, der ärztlichen Weiterbildung und seit 1. Januar 2004 auch in der ärztlichen Fortbildung Nachweise gefordert, wenn definierte Maßnahmen oder Tätigkeiten in der medizinischen Versorgung durchgeführt werden. Diese Überprüfungsmaßnahmen sind gültiger Bestandteil der Qualitätssicherung in der medizinischen Versorgung. Im § 95 des V. Sozialgesetzbuches vom Januar 2004 wird für die Fortführung der ärztlichen Tätigkeit als Vertragsarzt der Nachweis von mindestens 250 h Fortbildung in 5 Jahren gefordert. Eine analoge Forderung gilt auch für Krankenhausärzte. Dieses kann aber nicht mit dem Entzug der vertragsärztlichen Tätigkeit bedroht werden.

Zertifizierungsaudit

Ablauf der Zertifizierung. Die Maßnahmen, mit denen die Funktionsfähigkeit eines Qualitätsmanagementsystems überprüft wird, sind in einem Zertifizierungsaudit festgelegt. Nach der Einführung eines Qualitätsmanagementsystems in einer medizinischen Einrichtung wird bei einer akkreditierten Zertifizierungsgesellschaft das Zertifizierungsaudit beantragt. Es wird ein Auditplan erstellt und dem Antragsteller vorgelegt. Der Antragsteller legt dem Zertifizierer die Qualitätsmanagementdokumentationen vor, die in einem Voraudit überprüft werden. Zu einem festgesetzten Audittermin wird vor Ort das Qualitätsmanagementsystem an Hand der gestellten Anforderungen überprüft. In der Regel nimmt ein Zertifizierungsaudit in einer Praxis mit 4–5 Mitarbeitern etwa einen Tag in Anspruch. In großen Kliniken kann das Zertifizierungsaudit bis zu einer Woche dauern. Die Kosten eines Zertifzierungsaudits richten sich nach den Tagessätzen des Zertifizierers. Diese liegen bei 1500–1800 am Tag. Nach erfolgreich absolviertem Zertifizierungsaudit wird das Zertifikat erteilt.

Auswirkungen der Zertifizierung. Das Zertifikat hat für eine medizinische Einrichtung vielfältige Auswirkungen. Zuerst belegt es die Existenz eines funktionsfähigen Qualitätsmanagementsystems. In der Bevölkerung ist die Nachfrage nach verbesserter Qualität der medizinischen Versorgung deutlich gewachsen (13).

Die Erwartungen der Bevölkerung an die Einführung von Qualitätsmanagement in Kliniken und Praxen beziehen sich auf eine bessere medizinische Versorgung, auf die regelmäßige Überprüfung von Kliniken und Praxen, auf eine bessere Organisation mit kürzeren Wartezeiten, auf harte Fakten zu Behandlungsergebnissen und auf eine Verbesserung der Geräteausstattung.

Diese Forderungen müssen in einem Qualitätsmanagement abgebildet sein und durch das Zertifikat transparent gemacht werden. Eine Minderheit der Bevölkerung sieht in der Zertifizierung von Gesundheitseinrichtungen einen wesentlichen Beitrag zur Verbesserung des Gesundheitssystems (48). In den Augen der Nutzer sollte die Qualität der Praxen und Kliniken regelmäßig überprüft werden. Zudem besteht die Auffassung, dass Krankenkassen ihre Versicherten über die Qualität der Kliniken und Praxen informieren sollten. Diese Forderungen lassen sich durch die Überprüfung der Qualitätsmanagementsysteme in Kliniken und Praxen, durch Zertifikate und Qualitätsberichte erfüllen.

Akkreditierung von Qualitätsmanagementsystemen

Es besteht eine Reihe von Qualitätsmanagementsystemen, die um den Einsatz in den Sektoren unseres Gesundheitssystems konkurrieren. Der gemeinsame Bundesausschuss wird eine Richtlinie zu den Mindestanforderungen an das Qualitätsmanagement für die vertragsärztliche Praxis erlassen (§ 136a Abs. 1 Satz 1 SGB V). Für den stationären Sektor ist keine gesetzliche Regelung vorgesehen.

Gütekriterien für das Qualitätsmanagement. Der Sachverständigenrat hat in seinem Gutachten 2002 Gütekriterien für das Qualitätsmanagement in der medizinischen Versorgung vorgeschlagen (Tab. 7.**80**) (35).

Tabelle 7.80 Gütekriterien für medizinische Qualitätsmanagementsysteme (35)

- Vereinbarung von Zielen von qualitätssichernden Maßnahmen
- Erzielung von gesundheitlichem Nutzen
- Vermeidung von versorgungsbedingten Schäden
- Patienten- und Ergebnisorientierung
- Leitbild des mündigen, informierten und in seiner Würde und Autonomie respektierten Patienten
- Konzentration auf prioritäre Gesundheits- und Versorgungsprobleme
- Häufige und schwerwiegende Gesundheitsprobleme
- Kernleistungen der jeweiligen Institution
- Risikobehaftete Interventionen
- Angemessene Beteiligung aller Gruppierungen am jeweiligen Versorgungsprozess
- Akzeptanz und Motivation bei Leistungserbringern, Patienten und Kostenträgern finden
- Angemessene, dem Kenntnisstand entsprechende Methoden
- Einsatz der Verfahren in einem alle Phasen des Verbesserungszyklus umfassenden Ablauf
- Transparenz der Qualität
- Berücksichtigung des Informationsbedürfnisses der Patienten
- Zusatznutzen von Qualitätsmanagement
- Verhältnis der Risiken und monetären Kosten des Qualitätsmanagement zum Zusatznutzen
- Evaluation durch Monitoring

Unter Berücksichtigung und Überprüfung dieser Gütekriterien von medizinischen Qualitätsmanagementsystemen sollte eine Akkreditierung durchgeführt werden. Die Akkreditierung stellt ein Gütesiegel für Qualitätsmanagementsysteme dar, die zum Einsatz in medizinischen Einrichtungen geeignet sind.

Die International Society for Quality in Health Care (ISQA) hat eine internationale Übersicht über Systeme zur Verbesserung der Versorgungsqualität erstellt, die sowohl die Möglichkeit zur Implementierung als auch zur Bewertung von Akkreditierungs-und Qualitätsmanagementsystemen erlaubt (24). Auf diese Weise können sowohl Akzeptanz als auch Vertrauen in die Forderung nach Qualitätsmanagement erzielt werden. Ohne diese Akzeptanz kann Qualitätsmanagement die erwarteten Verbesserungen der Versorgung nicht erreichen.

Qualitätsziele und -indikatoren

Die Begrifflichkeit, die uns zum tieferen Verständnis im Umgang mit Qualitätsmanagement führt, bezieht sich auf Qualitätsziele, Qualitätsmerkmale, Qualitätsstandards und Qualitätsindikatoren. Diese Begriffe werden im Qualitätsmanagement oft ohne eine präzise Definition nebeneinander benutzt.

Kriterium, Qualitätsziel und Standard

Donabedian definiert Kriterium als ein Attribut der Qualität und Standard als ein quantifizierbares Maß der Ausprägung von Qualität (19). Ein Kriterium kann dazu benutzt werden, Rückschlüsse auf die Versorgungsqualität zu ziehen.

→ **Beispiel „medizinisches Personal".** So kann z.B. die Anzahl und Qualifikation des Personals einer medizinischen Einheit als *Kriterium* der Strukturqualität betrachtet werden. Ein *Qualitätsziel* würde dann die Forderung sein, dass für eine Praxis oder Station eine definierte Anzahl von Personen mit einer festgelegten Qualifikation vorgesehen und im Einsatz sind. Der *Standard* leitet sich daraus mittelbar ab und lässt eine Quantifizierung in Bezug auf Häufigkeit und Frequenz in der Qualitätsfestlegung „erreicht bzw. nicht erreicht" zu. Beispiel eines Standards ist die im Personal- und Dienstplan festgelegte Besetzung einer Praxis mit endoskopischen Leistungen von mindestens 5 Assistenzkräften, die regelmäßig im Einsatz sind und die die Qualifikation einer gastrointestinalen Zusatzausbildung (z.B. nach dem Curriculum gastrointestinale Endoskopie für Arzthelferinnen) erfolgreich abgeschlossen haben.

Kriterien und Standards der Qualität müssen eigenen Qualitätsanforderungen an Validität, Reliabilität, Entwicklung und Umsetzung entsprechen, ohne die die Akzeptanz und Wirksamkeit dieser Werkzeuge zur Qualitätsverbesserung nicht erreicht werden kann (19).

→ **Zielkatalog.** Das QEP-Qualitätsmanagement (Qualität und Entwicklung in Praxen der KBV) ist explizit auf Qualitätszielen aufgebaut. Im Qualitätszielkatalog sind Ziele aufgeführt, die in den wichtigsten Domänen einer Arztpraxis erreichbare Qualität beschreiben (18). Qualitätsziele sind Vereinbarungen über das Ergebnis eines oder mehrerer Prozesse, die einzeln und in ihrer Gesamtheit die Versorgungsqualität verbessern.

→ **Kernziele/Standards.** Für die Ziele kann eine Hierarchie vereinbart werden, wenn eine Mindestzahl und ein Mindestmaß an Qualität für den Betrieb einer Praxis zu fordern sind. Im QEP-Zielkatalog werden diese als Kernziele definiert. Ein Kernziel aus dem Bereich der Patientenversorgung ist: Bei jedem Patienten wird der körperliche und/oder psychische und/oder psychosoziale Status erhoben und bei Bedarf wird dies wiederholt. Im Katalog der Joint Commission on accreditation of health care organization (JACHO) wird hierfür der Begriff Standard gewählt. Der Standard entspricht im amerikanischen Akkreditierungsverfahren einem Qualitätsziel des Leistungsprozesses einer medizinischen Einrichtung.

→ **Behandlungsziele.** Die Qualitätsziele eines medizinischen Versorgungsprozesses sind häufig mit den Behandlungszielen identisch. So ist selbstverständlich, dass bei Interventionen mit potenzieller Gefährdung des Patienten, Maßnahmen zur Vermeidung von Komplikationen ergriffen werden. Oft sind jedoch die Ziele und die zu diesen Zielen führenden Maßnahmen in einer Praxis nicht explizit ausgesprochen und auch nicht dokumentiert. Die Einschätzung von Gefährdung für einen Patienten ist abhängig vom Wissen, der Erfahrung und dem Verantwortungsbewusstsein des Arztes, aber auch seiner Assistenz. Was für den einen selbstverständlich ist, muss noch nicht für den anderen gelten. Aus diesem Grund müssen für die Entwicklung von Qualitätszielen oder Standards Methoden der evidenzbasierten Medizin angewandt werden. Dieser Anspruch hat insbesondere für Kernziele, die das Mindestmaß an Qualität beschreiben, zu gelten. Sowohl für Kernziele als auch für weitere Ziele ist immer ein Konsensprozess mit den Mitarbeitern einzuhalten, um die Akzeptanz, Motivation und Umsetzung der gesteckten Ziele zu erreichen.

Qualitätsziele ermöglichen die konkrete Umsetzung der Qualitätspolitik einer Einrichtung. Qualitätspolitik ist in großem Maße die Summe der in einer Praxis gültigen Qualitätsziele. Die für die Patientenorientierung wichtigen Ziele sollten sich im Leitbild der Praxis wiederfinden lassen.

Qualitätsindikatoren

Um den Weg und die Zielerreichung zu steuern und zu überprüfen, sind Qualitätsindikatoren geeignet. Anhand der Ausprägung der Qualitätsindikatoren wird die aktuelle Versorgungsqualität messbar und quantifizierbar gemacht. In der Übereinstimmung mit den vorher festgelegten Zielen und der quantitativen Ausprägung der Ziele wird die Zielerreichung gemessen. Ein Indikator besteht immer aus einem Zähler und einem Nenner. Ein Indikator erfasst immer Einzelaspekte der Versorgung. Indikatorenprofile oder Indikatorensets können die Gesamtqualität eines Versorgungsprozesses abbilden.

Beispiel „vollständige Koloskopie". Ein typischer Indikator des Qualitätsziels „vollständige Koloskopie" ist die Anzahl dokumentierter vollständiger Koloskopien zur Gesamtheit der in einer Zeiteinheit durchgeführten Koloskopien. Ein internationaler Standard der Vollständigkeit der Koloskopie ist ein Indikatorwert zwischen 0,9 und 0,95. Wird dieser Standard unterschritten, lässt dies noch keinen Schluss der hinlänglichen Wertung gut oder schlecht zu. Das Unterschreiten eines Indikators zeigt an, dass der Versorgungsprozess das gesteckte Ziel nicht erreicht hat. Aus diesem Grund muss eine Analyse der Gesamtdaten für Indikation, Durchführung der Koloskopie, Vorbereitung zur Koloskopie, Prämedikation, gynäkologische Voroperationen usw. angeschlossen werden. Auf diese Weise können Faktoren identifiziert werden, die in unmittelbarem Zusammenhang mit der Leistungserbringung stehen und einen Einfluss auf die Ausführung der Koloskopie haben können. Erst durch diese Analyse können Ursachen und ggf. Fehler beurteilt und korrigiert werden.

Anhand der Ausprägung der Indikatoren im Vergleich mit einem Referenzbereich kann somit überprüft werden, ob die Versorgungsqualität den Anforderungen entspricht. Dieses Monitoring kann sowohl im Makrobereich des Gesundheitssystems als auch im Mikrobereich der medizinischen Einrichtungen zur Leistungs- und Ressourcensteuerung eingesetzt werden.

Indikatorenentwicklung

Normative Quellen und Erfahrungswerte. Ihre Entwicklung kann sowohl aus normativen als auch aus empirischen Erkenntnisquellen stammen. Normative Quellen sind Literatur, Studien und Vorgaben, wie sie in Vorschriften, z. B. zur Hygiene in der Aufbereitung, oder in Personalschutzverordnungen festgelegt sind. In Fällen, in denen keine Evidenzbasis vorhanden ist, können Erfahrungen und Beobachtungen der Routinepraxis Grundlage der Entwicklung von Zielen, Merkmalen, Standards und Indikatoren sein. So kann für den Nachweis der Vollständigkeit der Koloskopie als Indikator die Bilddokumentation des Zäkumbodens und der Valvula Bauhini herangezogen werden. Für diesen Indikator existiert keine Evidenz einer randomisierten, kontrollierten Studie. Dennoch ist erfahrenen Koloskopikern eingängig, dass damit der Nachweis einer Vollständigkeit geführt werden kann.

Leitlinien. Qualitätsindikatoren können typischerweise aus guten (evidenzbasierten) Leitlinien entwickelt werden. Da Leitlinien eine Entscheidungsunterstützung für die Versorgungsleistungen zum Wohle der Patienten darstellen, kann anhand der Ausprägung der Indikatoren das Versorgungsergebnis der getroffenen Entscheidung gemessen werden.

Bespiel „endoskopische Steinentfernung". Ein Beispiel sei die erfolgreiche endoskopische Steinentfernung von Gallengangsteinen durch ERC und EPT. Erreicht eine medizinische Einrichtung eine durchschnittliche Gallengangs-Clearance von 0,9 bei einer Mindestanzahl von 200 Gallengangsinterventionen ist davon auszugehen, dass für Patienten mit dieser Erkrankung mit großer Wahrscheinlichkeit vom Erfolg und von Sicherheit der Maßnahmen auszugehen ist.

Wertigkeit. Daneben sollte die Wertigkeit bestimmt werden, die ein Attribut für die Treffsicherheit des Merkmals, Zieles oder Indikators ist. Wertigkeit und Verlässlichkeit sind wichtige Faktoren, um sichere Aussagen über die gemessene Qualität zuzulassen. Diese Faktoren können durch Pilotuntersuchungen getestet werden.

Für die Formulierung und Entwicklung von Qualitätsindikatoren sind epidemiologische und klinische Forschung eine Voraussetzung. Gerade der Entwicklungsstand von Qualitätsindikatoren charakterisiert die Notwendigkeit einer aktiven Qualitäts- und Versorgungsforschung.

Da die medizinische Versorgung einem ständigen Zufluss von neuen Erkenntnissen unterworfen ist, sind auch Qualitätsziele, Merkmale, Standards und Indikatoren einem zeitlichen Wandel unterworfen. Deshalb gilt hier wie bei Leitlinien ein Ablaufdatum, das vorab festgelegt werden sollte.

Indikatorenprofile

Ein einzelner Indikator ist oft nicht ausreichend, um einen gesamten Versorgungsprozess in seiner Qualität abzubilden. Um einen vollständigen Diagnose- oder Behandlungsprozess einer Qualitätsbeurteilung zu unterziehen, werden Indikatorenprofile oder Indikatorensets benötigt (Abb. 7.**46**).

Indikatorenprofile setzen sich aus Einzelindikatoren für einen bestimmten Prozess zusammen. Mehrere Indikatorenprofile können Indikatorensets gestalten. Diese bilden Versorgungsbereiche, z. B. die ambulante gastrointestinale Endoskopie, ab. Die Indikatoren sind wesentlicher Bestandteil der Abschnitte Messung, Analyse und Verbesserung im medizinischen Qualitätsmanagement.

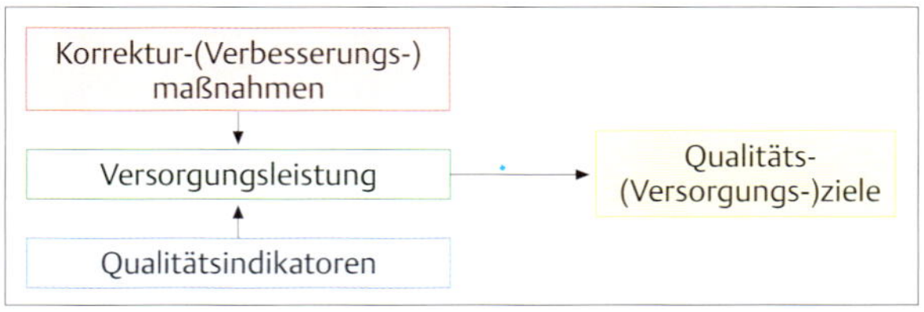

☒ **Abb. 7.46** Beziehung von Versorgungsleistung, Qualitätsziel, Indikator und Maßnahmen zur Verbesserung der Versorgungsleistung in der medizinischen Behandlung.

→ **Beispiel „Koloskopie".** Als Beispiel dient die diagnostische und interventionelle Koloskopie. Ein Einzelindikator für die Vollständigkeit ist die Bilddokumentation des Zäkumbodens und der Valvula Bauhini. Ein Indikatorenprofil ist Vollständigkeitsrate, Komplikationsrate, Adenomentdeckungsrate, Mortalitätsrate. Ein Indikatorensatz setzt sich aus den zugehörigen Versorgungsleistungen zur Koloskopie zusammen. Hierzu gehören Patientenvorbereitung, Hygiene der Aufbereitung, Qualifikation des Untersuchers, Qualifikation des Assistenzpersonals, Prämedikation, Befundbericht und Nachsorge.

Aufgrund der komplexen Zusammenhänge für eine Versorgungsleistung kann ein Indikatorenprofil erhebliche Ausmaße annehmen. Aus diesem Grunde ist es wichtig, nur die Indikatoren zur Dokumentation heranzuziehen, die eine sichere Aussage zulassen.

Zum einen reduziert sich die Datengenauigkeit, zum anderen leidet die Akzeptanz der Ärzte bei einer Überflutung durch Dokumentationspflicht und Ungenauigkeit der Aussagefähigkeit.

Mindestmengen

Ende 2003 haben die Partner der stationären Versorgung eine Vereinbarung zur Regelung der Mindestmengen nach § 137 Abs. 1 SGB V geschlossen.

Ziele der Mindestmengenvereinbarung sind die Gewährleistung und Verbesserung der Versorgungsqualität.

Insbesondere sollen Leistungsbereiche identifiziert werden, in denen Verbesserungspotenzial besteht, aber noch nicht entdeckt und analysiert worden ist. Diese Vereinbarung schreibt für wichtige gastroenterologische und viszeralchirurgische Eingriffe Mindestmengen fest. Dazu zählen die Leberteilresektion und Lebertransplantation, die Ösophagektomie und Pankreatektomie.

→ **Hintergrund.** Hintergrund der Einführung von Mindestmengen als Qualitätsindikator ist die Erkenntnis, dass ein positives Outcome mit einer Mindestmengenleistung positiv korreliert. Diese Behauptung ist nicht unumstritten. Offensichtlich ist jedoch im Rahmen der Lernkurve für den Erwerb einer Leistungskompetenz eine Mindestleistungsmenge notwendig. Für die vollständig erbrachte Koloskopie ist für den Lernenden eine Mindestmenge von 200 Untersuchungen signifikant mit dem Erfolg verknüpft (21). Für operative Eingriffe besteht allgemein eine inverse Korrelation zwischen Leistungsmenge und Mortalität. Dieser Bezug lässt sich für größere Eingriffe wie Pankreatektomie und Lungeneingriffe nachweisen. Daraus kann auch geschlossen werden, dass andere, z. B. organisatorische Faktoren neben der Erfahrung und Übung des Operateurs Einfluss auf das Outcome haben.

→ **Koloskopie.** In die Genehmigung zur Koloskopie ist die Mindestmenge als Zulassungskriterium und als Kompetenzerhalt mit 200 vollständigen Koloskopien in zwei bzw. einem Jahr eingegangen. Derzeit wird eine Diskussion über die Standardisierung der Nachweise der Vollständigkeit für die Kompetenzerhaltregelung geführt.

→ **Veröffentlichung der Daten.** In den Vereinigten Staaten werden Mengen und Indikatoren öffentlich gemacht. Die Reaktion der Leistungserbringer ist ambivalent. Die dargestellten Defizite einer Klinik oder eines Arztes führen jedoch häufig zu Verbesserungen in der Organisation und in den Bemühungen und Qualitätsverbesserungen.

Leitlinien

Die strukturierte Leitlinienentwicklung in der Medizin ist nicht älter als 15 Jahre. Sie begann unter der Vorstellung Qualitätsmerkmale zu definieren, mit denen die Qualität der medizinischen Versorgung von Versicherten gemessen werden sollte. Das Institute of Medicine in Washington berief zwei Kommissionen, die sich mit der Thematik Leitlinien in der Medizin befassten. Diesem Bericht ist die auch heute noch gültige Definition entnommen:

Leitlinien sind systematisch entwickelte Aussagen um die Entscheidung von Arzt und Patient für eine angemessene Versorgung spezieller klinischer Probleme zu unterstützen (20).

Der Bindungscharakter von Leitlinien erwächst aus ihrem Inhalt und der zugrunde liegenden Evidenz. Jede Leitlinie lässt eine Abweichung zu, wenn sie im erforderlichen Maße durch Evidenz abgesichert ist. Evidenz ist in diesem Kontext als begründetes, rationales ärztliches Handeln weit gefasst.

Leitlinienbewertung

→ **Versorgungsleitlinien.** Leitlinien unterliegen einem Leitlinienzyklus. Leitlinien dienen der Verbesserung der medizinischen Versorgung. Aus diesem Grunde sollten sich Leitlinien mit Themen befassen, die in der medizinischen Versorgung ein Problem darstellen oder häufig vorkommen.

Um diese Zielsetzung deutlich zu machen, wurde in Deutschland das Programm Versorgungsleitlinien eingeführt. Da die grundsätzlichen Zielsetzungen ähnlich sind, ist die Unterscheidung von Versorgungsleitlinien zu guten Leitlinien teilweise arbiträr. Die bestehenden Versorgungsleitlinien finden ihren Niederschlag vor allem im Einsatz der Disease-Management-Programme.

AWMF-Bewertungskriterien. Für die Bewertung von Leitlinien stehen mehrere Verfahren zur Verfügung. Die Bewertung der Qualität von Leitlinien ist die Grundlage für die Bindungscharakteristika. Die Arbeitsgemeinschaft der wissenschaftlichen medizinischen Fachgesellschaften (AWMF) hat ein einfaches dreistufiges Bewertungsschema veröffentlicht (Tab. 7.**81**).

AGREE-Bewertungssystem. Ein internationales Bewertungsverfahren – The Appraisal of Guidelines, Research und Evaluation (AGREE) – wurde entwickelt, um europäische und nichteuropäische medizinische Leitlinien einer vergleichenden Bewertung unterziehen zu können. Das AGREE-Instrument wurde mit nationalen Stellen (ÄZQ) entwickelt und international getestet. In einer Reliabilitäts- und Validisierungsuntersuchung wurde an 100 internationalen Leitlinien die Wertigkeit der Domänen: Bereich und Zielsetzung, Einbindung der Beteiligten, Stringenz der Entwicklung, Klarheit und Präsentation, Anwendbarkeit und Unabhängigkeit der Herausgeber untersucht. Diese Domänen haben sich als sensitiv und zuverlässig in Bezug auf die Aussagefähigkeit über die Qualität der getesteten Leitlinien erwiesen (42).

Auf dem Boden von AGREE ist ein für Deutschland speziell weiterentwickeltes Bewertungsverfahren vorgestellt worden (3). Dieses Instrument ist in 7 Domänen mit insgesamt 29 Kriterien gegliedert und berücksichtigt die nationalen Bedingungen des Versorgungssystems. Nutzen und Anwendbarkeit des Instrumentes werden in Evaluationsstudien zu prüfen sein.

Tabelle 7.82 Bereiche, die in der Leitlinienentwicklung berücksichtigt werden müssen

1. Geltungsbereich und Zweck
2. Beteiligung der Interessengruppen
3. Methodologische Exaktheit der Leitlinienentwicklung
4. Klarheit und Gestaltung
5. Generelle Anwendbarkeit
6. Redaktionelle Unabhängigkeit
7. Anwendbarkeit im deutschen Gesundheitswesen

DELBI. Ein nationales Bewertungssystem wurde als deutsches Leitlinien-Bewertungsinstrument (DELBI) von der Arbeitsgemeinschaft wissenschaftlich medizinischer Fachgesellschaften (AWMF) und dem Ärztlichen Zentrum für Qualität (ÄZQ) 2006 mit der Maßgabe, hierdurch die Bedingungen des nationalen Gesundheitssystems zu berücksichtigen, eingeführt (Tab. 7.**82**).

Leitlinienzyklus

In der Leitlinienbewertung spielt der Leitlinienzyklus eine große Rolle. Für eine gute Leitlinie ist die Einhaltung des Leitlinienzyklus ein Gütekriterium. Die wichtigsten Schritte des Leitlinienzyklus sind in Tab. 7.**83** dargestellt.

Verlauf. Grundsätzlich ist im Leitlinienzyklus ein Top-down- und ein Bottom-up-Verlauf denkbar. Zurzeit dominiert jedoch der Top-down-Verlauf. Die Leitlinienkompetenz liegt bei den Fachgesellschaften. Aus den Reihen der Fachgesellschaften werden die Experten rekrutiert. Es ist jedoch nicht zu vergessen, dass bei der Leitlinienentwicklung immer bereits die Gruppen mit einbezogen werden, die im weiteren Verlauf der Implementierung, Umsetzung und Evaluierung beteiligt sind. Aus diesem Grunde ist die Einbe-

Tabelle 7.81 Bewertungskriterien von Leitlinien nach dem Schema der AWMF

Bewertungsgrad	Kriterien
S1	Konsens auf dem Boden von Expertenmeinung
S2 e	formale Evidenzrecherche
S2 k	formale Konsensfindung: • nominaler Gruppenprozess • Konsensuskonferenz • Delphi-Konferenz
S3	Leitlinien mit allen Elementen systematischer Entwicklung: • Logik • Konsensus • evidence based Medicine • Entscheidungsanalyse • Outcome-Analyse

Tabelle 7.83 Abschnitte des Leitlinienzyklus

- Identifizierung des medizinischen Problems/Krankheit
- Leitlinienentwicklung
- Leitlinienformulierung
- Externe Überprüfung
- Implementierung
- Umsetzung
- Evaluierung
- Aktualisierung

ziehung von Ärzten der Routineversorgung und von Patienten sinnvoll und wichtig. Die Qualität der Leitlinienentwicklung ist jedoch immer noch unzureichend (37).

Für die Implementierung und Umsetzung von Leitlinien gibt es national wenig Konzepte, die eine tragfähige Basis darstellen könnten. Evaluierungskonzepte fehlen nahezu vollständig (17).

Die Diskussion über Sinn oder Unsinn von Leitlinien kann jedoch nur auf dem Boden von Evaluationsdaten geführt werden. Um über die Wirksamkeit von Leitlinien auf die Qualitätsverbesserung der medizinischen Versorgung gesicherte Angaben zu machen, müssen noch entsprechende Forschungsprojekte durchgeführt werden. Die Versorgungsforschung könnte dazu einen wichtigen Beitrag liefern.

Versorgungsleitlinien

Im Jahre 2003 ist in einer Kooperationsvereinbarung zwischen AWMF, Bundesärztekammer und kassenärztlicher Bundesvereinigung das nationale Versorgungsleitlinienprogramm aufgelegt worden.

→ **Neue Versorgungsformen und Schnittstellen.** Zweck des Programms ist es, Versorgungsleitlinien zu entwickeln, die im besonderen Maße auf die Bedingungen der medizinischen Versorgung in Deutschland eingehen. Das ist insbesondere für die noch geltenden Sektorengrenzen zwischen ambulanter, stationärer und rehabilitativer Versorgung notwendig. Für diese Sektorengrenzen soll das Versorgungsmanagement an den Schnittstellen beschrieben werden.

Im Zuge der Entwicklung von Disease-Management-Programmen und der Umsetzung der gesetzlich definierten neuen Versorgungsformen, wie integrierte Versorgung, hausarztzentrierte Versorgung, medizinische Versorgungszentren und ambulantes Operieren am Krankenhaus, ist es erforderlich geworden, für diese Bereiche und Schnittstellen Leitlinien zu entwickeln.

→ **Vorgehen.** Die Partner des Versorgungsleitlinienprogramms bestimmen die Themen und Experten. Die Methodik soll sich an den gültigen Vorgaben der Bewertung von Leitlinien (s. AGREE und DELBI) orientieren. Es ist hervorzuheben, dass über dieses Programm die Entwicklung von leitliniengestützten Qualitätsmanagementprogrammen, wie sie jetzt im § 135 a Abs. 2 SGB V für alle Leistungserbringer zwingend vorgeschrieben sind, gefördert werden soll. Bislang ist eine Versorgungsleitlinie zum Diabetes mellitus veröffentlicht. Die Leitlinien zu koronarer Herzerkrankung und Asthma sind im Abstimmungsprozess.

Leitlinien in der Gastroenterologie

Zum ersten Mal wurde zum Jahreskongress der Deutschen Gesellschaft für Verdauungs- und Stoffwechselerkrankungen (DGVS) in Ludwigshafen 1997 ein Kompendium von Leitlinien der Fachgesellschaft und ihrer Sektion Endoskopie zur Diagnostik und Therapie in der Gastroenterologie und gastrointestinalen Endoskopie vorgelegt. Inzwischen ist dieses Kompendium in der zweiten Auflage im Jahr 2002 zum Jahreskongress in Bonn erschienen und in Empfehlungen der Gesellschaft umbenannt worden. Diese Empfehlungen entsprechen der S1-Klassifikation der AWMF. Daneben ist im Auftrag der DGVS an einer Reihe von Leitlinien zu klinischen Problemen gearbeitet worden. Die Leitlinien sind auf der Homepage der DGVS zu finden und herunter zu laden (http://www.dgvs.de/leitlinien.htm). 3 der derzeit 5 auf der Homepage der AWMF gelisteten Leitlinien der DGVS sind nach S3 eingereiht. Innerhalb der DGVS befasst sich eine Leitlinienkommission mit Steuerung der Leitlinienentwicklung. Die zukünftige Leitlinienentwicklung sollte sich an dem internationalen Bewertungsinstrument AGREE oder dem nationalen Instrument DELBI orientieren.

Anwendung des Qualitätsmanagements in der Gastroenterologie

Grundlage qualitätsorientierter Versorgungsleistungen in der Gastroenterologie ist ein funktionierendes Qualitätsmanagement. Seine Anwendung setzt vorbereitende Maßnahmen voraus. Diese bestehen aus Information, Motivation, Schulung und Coaching, Fortbildung und Analyse der internen Abläufe. Grundsätzlich betrifft die Einführung eines Qualitätsmanagements alle Ebenen und Mitarbeiter einer Praxis oder Klinik, es ist jedoch zu empfehlen, einen oder mehrere Verantwortliche aus dem Kreis der Leitung und der Mitarbeiter für die Vorbereitung zur Einführung eines Qualitätsmanagements von Anfang an zu benennen.

→ **Qualitätszirkel.** Mit Hilfe eines Qualitätszirkels können Vorbereitung und Einführung wirksam begleitet werden. Der Qualitätszirkel und die Qualitätszirkelarbeit stellen eine Informations- und Kommunikationsplattform dar, die zur Beteiligung aller Mitarbeiter führt. In der Qualitätsoffensive der kassenärztlichen Bundesvereinigung ist die Dramaturgie „medizinisches Qualitätsmanagement" im ärztlichen Qualitätszirkel ein Werkzeug, um Qualitätsmanagement für Arztpraxen einzuführen.

Curriculum ärztliches Qualitätsmanagement. Den Mitarbeitern, die als Qualitätsmanagementbeauftragte vorgesehen sind, sollte die Gelegenheit zur Qualifikation im medizinischen Qualitätsmanagement gegeben werden, wie es z. B. das Curriculum ärztliches Qualitätsmanagement der Bundesärztekammer vorsieht. Das erfolgreich absolvierte Curriculum führt zur Zusatzbezeichnung ärztliches Qualitätsmanagement nach der gültigen Musterweiterbildungsordnung.

Qualitätsmanagementstrategien in der Gastroenterologie

Handlungsfelder. Die American Gastroenterological Association (AGA) hat im Jahr 2005 durch eine Arbeitsgruppe die in Tab. 7.**84** aufgeführten Handlungsfelder für das gastroenterologische Qualitätsmanagement vorgeschlagen. Diese Handlungsfelder können in der nationalen Gastroenterologie übernommen werden. Zur Qualitätsmessung spezieller gastroenterologischer Versorgungsleistungen wurden prioritäre Handlungsfelder ausgewählt (Tab. 7.**85**).

Leitlinien. Für die nationale Gastroenterologie können mehrere Qualitätsmanagementstrategien identifiziert werden. Der Sachverständigenrat hat in seinem Gutachten 2000/01 auf die Notwendigkeit verwiesen, die Umsetzung und Implementierung von Leitlinien in die Versorgung zu stärken (35). Die Wirksamkeit von Implementierungsstrategien muss begleitet werden durch Maßnahmen zur Evaluation und Qualitätsbeurteilung von Leitlinien.

Tabelle 7.84 Prioritätenliste der Taskforce on Quality der AGA

- Patientensicherheit
- Zentren für Qualität
- Leitlinien
- Zertifizierung und Rezertifizierung
- Evaluierung
- Best Practices
- Qualitätsindikatoren

Tabelle 7.85 Prioritäre Handlungsfelder zur Versorgungsverbesserung (AGA Taskforce on Quality)

- Kolonadenomnachsorge
- Durchführung der Koloskopie
- Hepatitis-C-Management
- H.-pylori-Management
- Morbus Crohn
- Refluxkrankheit

Leitlinienorientiertes QM. Es konnte gezeigt werden, dass ein Qualitätsmanagement leitlinienorientiert in der gastroenterologischen Schwerpunktpraxis aufgebaut und eingeführt werden kann (8).

Das Qualitätsmanagement stellt eine geeignete Plattform zur Implementierung, Verbreitung und Evaluierung von Leitlinien dar, wenn leitlinienbasierte Versorgungskonzepte und Qualitätsindikatoren als Grundlage eines Qualitätsmanagements dienen.

Die Deutsche Gesellschaft für Verdauungs- und Stoffwechselerkrankung hat eine aktive Rolle in der Entwicklung von evidenzbasierten Leitlinien übernommen. Es sollte jetzt – durch ein medizinisches Qualitätsmanagement vermittelt – die Verbreitung, Implementierung und Evaluierung dieser Leitlinien vorangetrieben werden.

Akzeptanz. Die Akzeptanz der nationalen und internationalen Leitlinien ist noch verbesserungswürdig. Untersuchungen zur leitlinienorientierten Adenomnachsorge nach endoskopischer Polypektomie zeigen trotz Kenntnis der Leitlinie erhebliche Varianz in der Handlungsweise. Dies deutet darauf hin, dass sowohl inhaltlich als auch formal die Qualitätsanforderungen an Leitlinien nicht genügen. Die Transparenz und Anwendung von Leitlinienbewertungsverfahren, wie z. B. DELBI, muss konsequent gefördert werden.

Versorgungsvarianz. Die Notwendigkeit, Qualitätsmanagement in der Medizin einzuführen, wurde durch die Varianz medizinischer Versorgungsleistung wesentlich begründet. Immer noch stellt diese Varianz ein erhebliches Verbesserungspotenzial dar. Der Vergleich der bekanntesten Krankenhäuser der Vereinigten Staaten von Amerika weist erhebliche Versorgungsunterschiede auf, die durch Fallunterschiede und demographische Daten nicht erklärbar sind (44). Es ist anzunehmen, dass in Deutschland für die gastroenterologische Versorgung vergleichbare Verhältnisse bestehen.

Verbesserung des Datenmanagements. Die Versorgungsvarianz kann sowohl durch ein leitlinienorientiertes als auch ein qualitätsindikatorengestütztes Qualitätsmanagement in der Gastroenterologie vermindert werden. Grundlage dafür ist eine konsequente Verbesserung des Datenmanagements. Die Erhebungen zur Vorsorgekoloskopie zeigen, dass besonders im ambulanten gastroenterologischen Versorgungssektor erheblich Defizite bestehen (47). Ein gemeinsames Qualitätsmanagement mit einheitlichem Dokumentations- und Befundberichtsverfahren könnte die Mängel des Datenmanagements abbauen. Solange diese Mängel bestehen kann eine effektive Versorgungsforschung in der gastroenterologischen Endoskopie nicht betrieben werden.

⇢ **Gastroenterologische Qualitätszentren.** Die wissenschaftliche Weiterentwicklung der gastroenterologischen Endoskopie und der klinischen Gastroenterologie wird die Entwicklung von gastroenterologischen Qualitätszentren notwendig machen.

Um als gastroenterologisches Qualitätszentrum benannt und erkannt zu werden, müssen allgemeine Qualitätsanforderungen an die Qualifikation der Ärzte und des medizinischen Assistenzpersonals, an die technische Ausstattung, an Mindestmengen, das Datenmanagement und ein zertifizierungsfähiges gemeinsames Qualitätsmanagement erhoben und erfüllt werden.

Gefördert durch die neuen Versorgungsformen des SGB V können sich an der Schnittstelle ambulanter und stationärer Versorgung gastroenterologische Zentren entwickeln, die eine patientenzentrierte und qualitätssichernde gastroenterologische Versorgung in Deutschland in der Zukunft sicherstellen.

Qualitätssicherung in der Gastroenterologie

⇢ **Qualitätssicherung Koloskopie.** Durch die Einführung einer genehmigungspflichtigen Koloskopie und Vorsorgekoloskopie hat die Qualitätssicherung in der Gastroenterologie eine normative Kraft erhalten. Sowohl in der Leistungslegende des einheitlichen Bewertungsmaßstabs 2000 plus (EBM 2000plus) als auch durch die Qualitätssicherungsvereinbarung zur Neufassung der Krebsfrüherkennungsrichtlinie vom September 2002 ist eine Qualitätssicherung festgeschrieben. Diese umfasst eine persönliche Mindestqualifikation (Gastroenterologe, Internist mit Zusatzqualifikation Koloskopie), den Nachweis von mindestens 200 vollständigen Koloskopien sowohl zur Erstgenehmigung innerhalb der letzten 2 Jahre als auch innerhalb von 12 Monaten zur Fortsetzungsgenehmigung, den Nachweis einer erfolgreichen mikrobiologischen Kontrolle der Koloskopie und den bilddokumentarischen Nachweis der Vollständigkeit.

Der Bilddokumentation als Grundlage einer Qualitätssicherung in der gastrointestinalen Endoskopie kommt im Rahmen der weiterführenden Genehmigung für die Koloskopie große Bedeutung zu. Im Rahmen der Qualitätssicherungsvereinbarung muss der kassenärztlichen Vereinigung gegenüber der entsprechende Nachweis geführt werden. In den kassenärztlichen Vereinigungen sind entsprechende Kommissionen zur Prüfung der Qualitätssicherung eingerichtet worden. Ihre Aufgabe ist die Überprüfung der vorgelegten Bilddokumentation (Abb. 7.**47**).

Grundlage der Qualitätssicherung Koloskopie waren Untersuchungen zur Hygiene in der Aufbereitung von Endoskopen (HYGEA) und die Empfehlungen der Bundesärztekammer zur Qualitätssicherung in der gastrointestinalen Endsokopie (5). Die Dokumentation der Vorsorgekoloskopie erfasst die Sofortkomplikationen. Diese Maßnahme dient

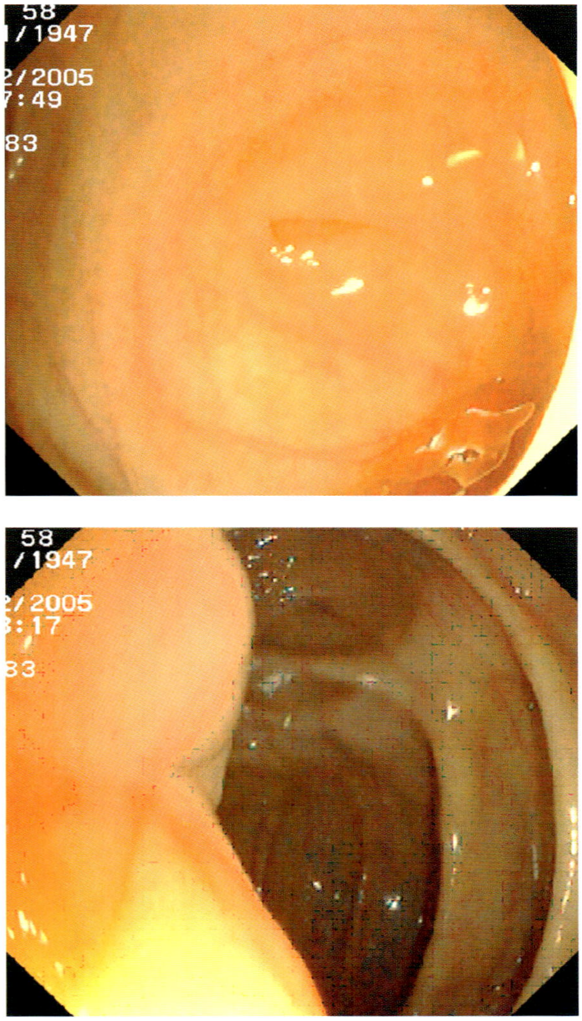

a

b

☒ **Abb. 7.47** Zäkumboden mit Appendixabgang (**a**) und Öffnung der Valvula Bauhini (**b**) als Markierung für den Nachweis der Vollständigkeit der Koloskopie.

der Qualitätssicherung, um die Patientensicherheit zu erhöhen. Durch gezielte Nacherhebungen kann auch die Komplikationsrate über einen Zeitraum von 30 Tagen festgestellt werden.

⇢ **Ausblick.** Diese Instrumente können in der Zukunft noch weiter ausgebaut werden, um eine effektive Qualitätssicherung in der Gastroenterologie zu fördern. Weitere sichernde Maßnahmen und die Ausdehnung der eingesetzten Maßnahmen auf die obere gastrointestinale Endoskopie, Endosonographie und ERCP sind notwendig. Zukünftige Aufgaben einer Qualitätssicherung in der Gastroenterologie sollten sich auf eine evidenzbasierte Technologiebewertung sowohl für diagnostische als auch therapeutische Maßnahmen konzentrieren.

Fehlermanagement und Risikomanagement

Der Bericht des Institute of Medicine (25) hat deutlich gemacht, dass medizinische Versorgungsleistungen nicht fehlerfrei sind. Die Folgen medizinischer Fehler sind beträchtlich. Ihre Auswirkungen sind nicht nur individuell, sondern auch systemisch relevant. Fehler in der Medizin führen zu Morbidität und Mortalität, vermehrten Kosten und Verlust des Vertrauens der Bevölkerung. Aus diesem Grunde muss ein wirksames Fehlermanagement eingeführt werden. Als Fehler können nur Ereignisse definiert werden, die sich auf medizinische Maßnahmen beziehen. Patienten- oder krankheitsbezogene Veränderungen des Gesundheitsstatus können nicht auf medizinische Fehler bezogen werden. Dennoch ist die Trennung zwischen schicksalhaftem Krankheitsverlauf und medizinischem Fehler oft schwer. Umso mehr ist eine strukturierte Fehlererfassung, Fehleranalyse und Fehlervermeidungsstrategie notwendig.

Als Fehler wurde durch das Institute of Medicine eine Maßnahme, die nicht wie geplant ausgeführt wurde (Ausführungsfehler) oder ein falscher Plan für die Zielerreichung (Planungsfehler) definiert. Davon zu unterscheiden ist die Komplikation, die Folge eines Fehlers ist. Eine Komplikation, die auf einen Fehler zurückzuführen ist, stellt eine vermeidbare Komplikation dar (25).

Fehlererfassung. Um Fehler in der Medizin zu vermeiden und die Patientensicherheit zu erhöhen, sind mehrschichtige und interdisziplinäre Maßnahmen notwendig. Erstes Ziel einer Fehlervermeidungsstrategie ist die Erfassung aller Komplikationen und Fehler. Aus diesem Grunde bestehen Fehlererfassungssysteme, die in der Regel anonymisiert sind. Die kassenärztliche Bundesvereinigung hat ein internetbasiertes, anonymes Fehlermeldesystem eingeführt.

Fehleranalyse. Durch eine offene Diskussion über Fehler und Komplikationen muss im Rahmen des medizinischen Qualitätsmanagements die Bereitschaft zum offenen Umgang mit Fehlern geschaffen werden. Die Analyse von Fehlern in Besprechungen sollte vorurteilsfrei und ohne Schuldzuweisungen durchgeführt werden. Die Klassifikation der Komplikationen, die in Zusammenhang mit Fehlern auftreten, ist unersetzlich, um eine Priorisierung von Maßnahmen zur Fehlervermeidung zu ermöglichen.

Die Grundlage von Verbesserungsstrategien basiert auf Komplikationsstatistiken, Komplikationsbesprechungen und Fehlervermeidungsmaßnahmen.

Werkzeuge der Failure Mode and Effect Analysis (27) sind geeignet, die Patientensicherheit effektiv zu erhöhen.

Risikomanagement. Fehlermanagement und Risikomanagement sind miteinander verbunden. Im Risikomanagement werden Risikofaktoren identifiziert und entsprechend adressiert.

Der bekannteste Risikoscore zur Einschätzung des patientenbezogenen Risikos ist die Klassifikation der American Society of Anesthesiology (ASA). Weitere Risiken liegen in den durchzuführenden diagnostischen und therapeutischen Maßnahmen. Zur Evaluierung eines Risikoscores für die Entscheidung einer ambulanten oder stationären endoskopischen Polypektomie wurde die Münchner Polypektomie Studie durchgeführt. Die Komplikationsrate stieg in Abhängigkeit von Polypengröße, Konfiguration und Lage deutlich an. Die Komplikationsrate selbst konnte durch den stationären Aufenthalt nicht verhindert werden. Allerdings war kein tödlicher Ausgang bei mehr als 7000 behandelten Patienten zu beobachten.

Qualitätsforschung

In Deutschland ist Qualitätsmanagement als Gegenstand medizinischer Forschung noch nicht anerkannt. An den angloamerikanischen Universitäten ist Qualitätsmanagement im Bereich von Public Health ein zentrales Thema. Die bekannten Public-Health-Schulen sind in Boston (Harvard), Dartmouth und in Baltimore (John Hopkins School of Public Health). An diesen universitären Einrichtungen wird intensiv über Qualitätsmanagement im Bereich der Gesundheitssysteme und der medizinischen Versorgung geforscht. Diese Einrichtungen arbeiten eng mit Regierungsorganisationen, wie z.B. die Agency of Health Care Quality and Research (AHQR), zusammen. Die Universitäten unterstützen wissenschaftlich die Entwicklung von Qualitätsindikatoren (CONQUEST) oder die Implementierung von Patientensicherheitsstrategien. Eine der wichtigsten Arbeiten zu Komplikationen in der stationären Versorgung war die Harvard Medical Practice Study (12).

Forschungsziele

Eine wissenschaftliche Erforschung der Qualität der medizinischen Versorgung muss einen weiten Bereich abdecken. Die Grundfrage dieser Forschung ist, welche Faktoren und Einflüsse die Qualität der Versorgung prägen. Insoweit ist Qualitätsforschung ein Stück weit Versorgungsforschung. Es ist erfreulich, dass die Bundesärztekammer nach Hinweisen des Sachverständigenrates die Defizite erkannt hat und versucht, ein eigenes Programm zur Förderung der Versorgungsforschung aufzulegen.

Forschungsbedarf. Die derzeitigen Defizite der Qualitätsentwicklung im deutschen Gesundheitswesen betreffen die in Tab. 7.**86** dargestellten Bereiche.

In diesen 6 Bereichen ist vermehrter Einsatz von interdisziplinärer Forschung angezeigt. Die Forschung muss sich dabei auch auf die Fragen der Kommunikation und des Verhaltens von Ärzten und ärztlichem Assistenzpersonal bezie-

Tabelle 7.86 Bereiche mit Qualitätsdefiziten der medizinischen Versorgung

- Über-, Unter- und Fehlversorgung
- Implementierung und Evaluierung von Leitlinien
- Implementierung von evidenzbasierter Medizin in die Versorgung
- „State of the Art" von medizinischen Qualitätsmanagementsystemen
- Entwicklung, Implementierung und Evaluierung von Qualitätsindikatoren
- Medizinische Entscheidungsunterstützung durch IT-Systeme (z. B. Telematik)

hen. Der Faktor Mensch ist zwar nicht die einzige Fehlerquelle, aber die häufigste Ursache von Versorgungsdefiziten und unerwünschten Ereignissen in der Medizin. Etablierte Sicherungssysteme werden häufig durch risikobereites Verhalten außer Kraft gesetzt. Das sicherheitsorientierte Verhalten wird dabei weniger belohnt als ein risikoreiches (40).

Bisherige Aktivitäten. Die oben genannten Bereiche einer Qualitätsforschung werden u. a. auch durch den Sachverständigenrat priorisiert (35). Es ist in diesen Bereich bereits eine erhebliche Arbeit geleistet worden. Das Ärztliche Zentrum für Qualität (ÄZQ) und die AWMF haben sich seit Jahren bemüht, Bewertungskriterien für Leitlinien zu entwickeln und zu publizieren (4). Im Rahmen der Entwicklung von strukturierten Behandlungsprogrammen wurden Versorgungsleitlinien und Qualitätsindikatoren entwickelt. Das durch ÄZQ und Deutsches Cochrane Zentrum gegründete EbM-Netzwerk versucht, den Gedanken der evidenzbasierten Medizin in Fort- und Weiterbildung zu stärken und zu verbreiten.

Fehlende Forschungsstruktur. Es fehlt jedoch national und international an einer umfassenden und hochqualitativen Forschungsstruktur, die mit etablierten Werkzeugen der klinischen und epidemiologischen Forschung die Fragen der Qualitätsentwicklung in der medizinischen Versorgung beantwortet (39).

Wege, um diese Defizite zu beheben, sind Strukturveränderungen der medizinischen Fakultäten mit Etablierung von Abteilungen für Qualitäts- und Versorgungsforschung, Aufnahme der Thematik in den studentischen Lehrkatalog und Förderung der Karrierechancen durch Kompetenzen in Qualitäts- und Versorgungsforschung.

Einzelförderungen sind in der Vergangenheit durchgeführt worden, ohne dass ein signifikanter Erfolg zu verzeichnen gewesen wäre. In der Gastroenterologie kann ein gleichberechtigtes Nebeneinander von Grundlagen- und Qualitäts- bzw. Versorgungsforschung ein Signal zur Stärkung auslösen. Unbestritten muss es dabei zu einem Miteinander von universitärer, nichtuniversitärer stationärer und ambulanter Gastroenterologie kommen.

Forschungsprojekte

Versorgungsforschung. Das Zentralinstitut für die kassenärztliche Versorgung hat einen Auswertungsbericht über mehr als 300.000 Vorsorgekoloskopien im Jahre 2003 vorgelegt (47). Diese Datenbank stellt eine geeignete Plattform für ein gastroenterologisches Versorgungsforschungsprojekt dar. Die Daten sind international beachtet worden (1, 9).

Technologiebewertung. Im Rahmen der Technologiebewertung in der medizinischen Versorgung (Health Technology Assessment, HTA) werden Verfahren in der gastrointestinalen Endoskopie zu gering berücksichtigt. Gerade in den Fragen der Unter-, Über-und Fehlversorgung ist eine HTA-Bewertung zum Einsatz der endoskopischen diagnostischen und therapeutischen Verfahren für einen qualitätsgesicherten Einsatz unverzichtbar. Die American Society for gastrointestinal Endoscopy (ASGE) publiziert bereits seit langem Technologieberichte, die eine aktuelle Bewertung gastroenterologischer Verfahren abgeben.

Begleitforschung. Die Begleitforschung von neuen Versorgungsformen (z. B. integrierte Versorgung nach §§ 140a ff SGB V) ist eine originäre Aufgabe gastroenterologischer akademischer Zentren. Erst zögerlich werden integrierte Versorgungsformen in der Gastroenterologie entwickelt. Ein Projekt befasst sich mit der Entdeckung und leitliniengerechten Versorgung von Risikogruppen für das familiäre und hereditäre Kolonkarzinom. In diesem Fall ist eine Begleitforschung durch einen Stiftungslehrstuhl, der durch Kostenträger eingerichtet wurde, möglich gemacht worden.

Hygieneüberwachung. Weitere Projekte stellen die Überwachung der Hygienequalität in der Aufbereitung der gastrointestinalen Endoskope dar. Vorarbeiten zum Ausmaß des Problems und zur Etablierung von Strukturen sind veröffentlicht (5). Im Rahmen der nationalen Hygieneüberwachung wäre jetzt ein regelmäßiges Überwachungsverfahren notwendig. Die Ergebnisse der Hygieneüberwachung können Inhalt des gesetzlich geforderten Qualitätsberichts der kassenärztlichen Vereinigungen sein.

Kosten-Nutzen-Analyse in der Gastroenterologie

Kosten-Nutzen-Analysen in der Gastroenterologie dienen der gesundheitsökonomischen Bewertung von diagnostischen und therapeutischen Verfahren und der differenzierten Entscheidungsfindung unter ökonomischen Bedingungen.

Kosten-Effektivitäts-Analysen. Kosten-Nutzen-Analysen stellen eine Untergruppe der Kosten-Effektivitäts-Analysen dar. In Kosten-Effektivitäts-Analysen werden die Kosten medizinischer Maßnahmen den Effekten in Geldwert gegenübergestellt und berechnet. Effekte können z. B. der Wert gewonnener Lebensjahre in Euro sein. In Kosten-Nutzen-Analysen wird dem Effekt ein Nutzen gegenübergestellt. Nutzen stellt immer eine subjektive Bewertung des Effektes dar. Dies ist für medizinische Maßnahmen bedeutsam, da ein gewonnenes Lebensjahr mit einer unterschiedlichen Lebensqualität erlebt werden kann.

Erforschung der Lebensqualitätsmessung. Die Einschränkung der Funktionalität, der sozialen und emotionalen Lebensbedingungen kann den Nutzen unterschiedlich mindern oder mehren. Die Konsequenz stellt die Einführung der qualitätsadjustierten Lebensjahre (QALY) dar. Bei diesem Verfahren wird der Wert des Effektes um die Dimension der Lebensqualität korrigiert, die für eine uneingeschränkte Lebensqualität eins ist und bei Tod null zu setzen ist. Die Einschätzung des Faktors Lebensqualität von null bis eins, muss durch krankheitsspezifische Messverfahren geleistet werden. Aus diesem Grunde kommt im Rahmen der Kosten-Nutzen- Analyse der Erforschung der Lebensqualitätsmessung große Bedeutung zu.

Publikationen. Die Publikation von Kosten-Effektivitäts- und Kosten-Nutzen-Analysen hat in den vergangenen Jahren kontinuierlich zugenommen. Von 1976 bis 2001 hat die Zahl der jährlichen Publikationen von weniger als 5 auf 80–90 zugenommen (32). Allerdings lässt die Qualität der Publikationen noch zu wünschen übrig (31). Die Diskussion um die Vorsorgekoloskopie hat zu mehreren Kosten-Effektivitäts-Analysen im angloamerikanischen Sprachraum geführt. Die US Preventive Services Task Force (USPSTF) hat im Rahmen ihrer Screeningempfehlungen für die Früherkennung des kolorektalen Karzinoms die umfangreichste Kosten-Nutzen-Analyse zum Screening veröffentlicht (34).

Schwellenwert. In den Vereinigten Staaten ist zur Entscheidungsfindung für die Einführung von medizinischen Maßnahmen ein Kosten-Nutzen-Schwellenwert von 50.000 US $ eingeführt worden. Werte über 50.000 $ sprechen gegen die Einführung einer medizinischen Maßnahmen.

Kostendämpfung in der Gastroenterologie

Neue Versorgungsformen und Personalabbau. Die aktuelle gesundheitspolitische Zielrichtung versucht, die parallele fachärztliche Versorgung abzubauen. Dies geschieht vornehmlich durch die Einführung neuer Versorgungsformen, die die Sektorengrenzen auflösen sollen. Von dieser Entwicklung sind sowohl die in der Klinik tätigen als auch die niedergelassenen Gastroenterologen betroffen. So führt z. B. die Städtische Klinikum GmbH München derzeit noch 4 gastroenterologische Schwerpunktabteilungen. Mittelfristiges Ziel ist es, im Bereich der kommunalen stationären Versorgung 2 Abteilungen zu erhalten. Die stationäre gastroenterologische Versorgung ist im Zuge des Krankenhausbettenabbaus ebenfalls zurückgegangen. Im Dezennium von 1991 bis 2001 ist die Zahl der Krankenhäuser um 7%, die Zahl der Krankenhausbetten um 17%, die Zahl der Pflegetage um 20% zurückgegangen, aber die Fallzahl hat sich um 19% erhöht. Der Abbau von Betten führt auch zu einer Reduktion von ärztlichem Personal. Die Städtische Klinikum GmbH München hat im Jahr 2005 angekündigt, 1500 Stellen einsparen zu müssen. Daraus ist ersichtlich, dass ein großer Teil der Kosteneinspareffekte im stationären Bereich zu Lasten des Personals realisiert werden soll.

Stationäre Fehl- und Überversorgung. Durch Qualitätsmanagement und Qualitätssicherung können im Bereich der Versorgungsprozesse Ressourcen ggf. eingespart werden. Insbesondere ist durch Reduktion der Fehl- und Überversorgung eine Kostendämpfung zu erwarten. Es bestehen jedoch zurzeit keine validen Daten über den Umfang des Einsparpotenzials durch Abbau von Über- und Fehlversorgung. Ein Gutachten des medizinischen Dienstes der Krankenkassen im Jahr 2000 hat eine Fehlbelegungsrate im stationären Bereich von ca. 20% aufgezeigt. Etwa 25% der Fehlversorgungsfälle waren dem gastroenterologischen Versorgungsbereich zuzurechnen.

Ambulante endoskopische Leistungen. Durch indikationsbezogene Überprüfung der ambulanten endoskopischen Leistungen kann ggf. ein Einspareffekt im ambulanten Bereich erreicht werden. Es konnte jedoch in internationalen Untersuchungen gezeigt werden, dass die Koloskopie zu wenig und nicht zu viel in Anspruch genommen wird (43). Im Gegensatz dazu besteht für die obere gastrointestinale Endoskopie eine deutliche Überversorgung (36). Für die nationale gastroenterologische Versorgung existieren zur Fehl-, Über-und Unterversorgung keine Daten. Nimmt man aber Bezug auf die zitierten Studien ist das Einsparpotenzial geringfügig.

Eine Überprüfung der Indikationen für die gastrointestinale Routineversorgung wäre eine sinnvolle Aufgabe der Versorgungs- und Qualitätsforschung.

Nutzenbewertung in der Gastroenterologie (HTA)

Deutsche Agentur für HTA. In Deutschland besteht seit dem Jahr 2000 eine Deutsche Agentur für Health Technology Assessment. Die Initiative zur Gründung eines nationalen Technologiebewertungsprogramms ging vom Bundesministerium für Gesundheit und Soziales (BMGS) aus. Die verantwortliche Organisation in Deutschland ist beim Deutschen Institut für medizinische Dokumentation und Information (DIMDI) angesiedelt. Die Aufgabe des DIMDI ist, Vorschläge zu HTA-Berichten aufzunehmen, zu sichten und nach einem Beurteilungsverfahren in einer Prioritätenliste zu führen. Für die ausgewählten Themen werden Berichte in

Auftrag gegeben. Diese Berichte werden vom DIMDI verwaltet und in eine HTA-Datenbank eingepflegt.

Technologiebewertungen im Gesundheitswesen haben zum Ziel, die Wirksamkeit, Effektivität und den gesundheitsökonomischen Nutzen von medizinischen Maßnahmen in Diagnostik, Therapie, Früherkennung und Rehabilitation nach methodischen Kriterien der evidenzbasierten Medizin zu beurteilen.

→ **Berichte zur Technologiebewertung.** Diese sollen vor allem auch vergleichende Bewertungen zur Überlegenheit bzw. zur Verzichtbarkeit einer medizinischen Versorgungsmaßnahme liefern. Unter Nutzung der HTA-Berichte sollen Fragen der Optimierung des Gesundheitssystems, der Priorisierung von Maßnahmen unter Gesichtspunkten der Effektivität und Effizienz, der Entscheidungsunterstützung, der aktuellen wissenschaftlichen Erkenntnis und des Forschungsbedarfs und der Überprüfung bestehender Verfahren geklärt werden.

→ **Internationale Organisation für HTA.** Die genannten Fragen stellen sich in allen Ländern, in denen ein etabliertes medizinisches Versorgungssystem besteht. Aus diesem Grund hat sich eine internationale Organisation für HTA (INAHTA:www.inahta.org) gegründet. Durch diese Organisation können auch internationale Vergleiche von medizinischen Versorgungsmaßnahmen erhoben werden. In der Datenbank der INAHTA findet sich ein Bericht zur Protonenpumpenhemmertherapie der funktionellen Dyspepsie bei Erwachsenen (http://www.inahta.org/inahta_web/index.asp).

→ **Gastroenterologische Technologiebewertungen.** Die nationalen Aktivitäten für gastroenterologische Technologiebewertungen sind ausbaufähig. In der Berichtsdatenbank des DIMDI (http://www.dimdi.de/static/de/hta/db/index.htm) finden sich unter dem ICD-10-Kapitel der Verdauungskrankheiten 10 HTA-Berichte, von denen 2 der Gastroenterologie zuzurechnen sind (HTA-Bericht zur Kapselendoskopie des Dünndarms und der Magnetresonanz-Cholangiopankreatikographie, MRCP). In der aktuellen Prioritätenliste führt das Thema Untersuchungen zur Akzeptanz von Früherkennungsuntersuchungen, ohne Nennung der Vorsorgekoloskopie. Es zeigt sich, dass die Gastroenterologie in Deutschland noch einen substanziellen Beitrag zur Technologiebewertung leisten kann.

Zusammenfassung

Einführung und Weiterentwicklung des medizinischen Qualitätsmanagements ist Aufgabe und Herausforderung für die Ärzteschaft in Klinik und Praxis. Der Gastroenterologie fällt eine besondere Bedeutung zu, da der Versorgungsbereich der klinischen Gastroenterologie mit der gastrointestinalen Endoskopie geprägt ist durch aufwändige technische Verfahren mit einem definierten Gefährdungspotenzial für Patienten und Ärzte und durch die Betreuung von Patienten mit chronischen, schwer verlaufenden Erkrankungen einerseits und häufigen funktionellen Syndromen andererseits.

→ **Qualitätsmanagement in der Gastroenterologie.** Das medizinische Qualitätsmanagement in der Gastroenterologie baut auf den methodischen und wissenschaftlichen Grundsätzen der Qualitäts- und Versorgungsforschung auf. Der Einsatz der Methoden und Werkzeuge des medizinischen Qualitätsmanagements erfordert fundierte Kenntnisse und Erfahrungen, wie sie in der Musterweiterbildungsordnung für Ärzte gefordert sind. Aber nicht nur in den Weiterbildungsgängen für den Schwerpunkt Gastroenterologie, sondern auch in den klinischen Ausbildungscurricula der akademischen Einrichtungen für gastroenterologische Methoden, Krankheitsbilder und Versorgungsstrategien muss medizinisches Qualitätsmanagement verankert werden.

→ **Qualitätsmanagement in der Vertragsarztpraxis.** Die Richtlinie des gemeinsamen Bundesausschuss nach § 136a SGB V hat Mindestanforderungen für die Einführung und Weiterentwicklung von medizinischem Qualitätsmanagement für die Vertragsarztpraxis festgelegt. Sie ist Richtschnur für das gesetzlich vorgeschriebene Qualitätsmanagement in der ambulanten Versorgung in Praxen und in medizinischen Versorgungszentren. Die Entscheidung für ein Qualitätsmanagement wird dennoch dem Einzelnen überlassen sein. Als Orientierungshilfe kann der Aufbau der bestehenden Qualitätsmanagementsysteme genutzt werden. Medizinische Orientierung des gastroenterologischen Versorgungsbereiches und die Analyse der eigenen Kernprozesse erleichtern die Entscheidung.

→ **Leitlinien.** Die Weiterentwicklung von Leitlinien zur gastroenterologischen Versorgung wird durch ein funktionierendes Qualitätsmanagement unterstützt werden. Insbesondere ist die Verknüpfung von Versorgungsleitlinien und medizinischem Qualitätsmanagement für die noch verbesserungswürdige Implementierung, Umsetzung und Evaluierung von Leitlinien hilfreich. Die Einführung eines nationalen Bewertungsinstrumentes (DELBI) wird die Beurteilung und Akzeptanz von nationalen Leitlinien erleichtern und fördern. Die Einbindung der DGVS und des Bundesverbandes Gastroenterologie in Deutschland (BVGD) ist wünschenswert und sinnvoll.

→ **Qualitätssicherungsmaßnahmen.** Die Gastroenterologie hat in den letzten Jahren in der Einführung von Qualitätssicherungsmaßnahmen und Qualitätsmanagement eine führende Rolle übernommen. Die Ergebnisse der Untersuchungen zur Qualität der Hygiene in der Aufbereitung der gastrointestinalen Endoskopie (HYGEA), die Empfehlungen der Bundesärztekammer zur Qualitätssicherung in der gastrointestinalen Endoskopie (16) haben zu einer Verbesserung der Prozessqualität in der Endoskopie geführt (11).

Qualitäts- und Versorgungsforschung. Die Zukunft wird eine intensivierte Qualitätsforschung hervorbringen müssen. Vorher müssen die Forschungsziele identifiziert, präzisiert und gemeinsam vereinbart werden. Diese Forschungsziele der gastroenterologischen Qualitätsforschung sind integraler Bestandteil einer nationalen Versorgungsforschungsinitiative. Die nationalen akademischen Zentren sind aufgerufen, ihren Beitrag zu leisten. Ein aktuelles Beispiel der gastroenterologischen Versorgungsforschung ist das gemeinsame Evaluationsprojekt der Vorsorgekoloskopie (47).

Kosten-Nutzen Analysen und Technologiebewertungen. Der Bestand des Gesundheitssystems wird durch gesundheitsökonomische Erkenntnisse bestimmt sein. Um zukünftige Entscheidungsgrundlagen für die solidarische Finanzierung von gastroenterologischen Leistungen zu schaffen, sind nationale Kosten-Nutzen Analysen und Technologiebewertungen (HTA) zu fördern. Die etablierten Maßnahmen in der gastroenterologischen Versorgung müssen ebenso auf den Prüfstand der evidenzbasierten Medizin wie zukünftige Innovationen. Ohne diese Verfahren der gesundheitsökonomischen Betrachtung können weitere Innovationen nicht finanziert werden. Die Verknüpfung von wissenschaftlicher Grundlagenforschung und anwendungsorientierter Versorgungsforschung ist eine logische Konsequenz.

FAZIT FÜR DIE PRAXIS

- Medizinisches Qualitätsmanagement in der Gastroenterologie erschöpft sich nicht in der Einführung eines Qualitätsmanagementsystems. Vielmehr bedeutet gastroenterologisches Qualitätsmanagement die Steuerung, Verantwortung und die kontinuierliche Optimierung der gastroenterologischen Versorgungsprozesse zum Erreichen eines optimalen Versorgungsergebnisses für den Patienten (Outcome). Um die Managementfunktionen erfolgreich einzusetzen, bedarf es der Weiter- und Fortbildung, der Versorgungsforschung und des Erlernens der Qualitätsmethoden. Nur in einem umfassenden Ansatz können diese Ziele erreicht werden. Dieser Ansatz beinhaltet das Qualitätsbewusstsein, die Qualitätspolitik und den Einsatz der Qualitätswerkzeuge, zu denen auch medizinische Leitlinien zählen.
- Qualität hat ihren Preis. Qualität schafft wirtschaftliche Verhaltensweisen in der medizinischen Versorgung. Aus diesem Grund ist mit der qualitativen Betrachtung der medizinischen Versorgung auch die ökonomische verbunden. Das neu geschaffene Institut für Qualität und Wirtschaftlichkeit hat die Aufgabe, die Verträglichkeit von Qualität und Wirtschaftlichkeit zu beurteilen und ggf. auch nachzuweisen.
- Letztendlich wird die Gastroenterologie nicht umhin können, die Entwicklung des Qualitätsmanagements als eine Aufgabe der Fachgesellschaft und der beteiligten Verbände zu betrachten. Modellversuche, Versorgungsforschungsvorhaben und Fortbildung für gastroenterologisches Qualitätsmanagement werden Eingang in das Programm finden. Die Richtlinie des gemeinsamen Bundesausschusses zu den Mindestanforderungen an ein einrichtungsinternes Qualitätsmanagement in Vertragsarztpraxen und medizinischen Versorgungszentren wird einen allgemeingültigen Rahmen darstellen, den sich die Gastroenterologie zu Nutzen machen kann.

7.13 Rehabilitation bei gastroenterologischen Erkrankungen

D. Rosemeyer, U. Armbrecht

EDITORIAL **Die Rehabilitation zielt darauf ab, chronisch Kranken auch zukünftig eine umfassende Teilhabe am beruflichen und sozialen Leben zu ermöglichen. Sie deckt Defizite und Funktionsstörungen auf und versucht, diese auszugleichen oder abzumildern. Dabei berücksichtigt sie nicht nur organmedizinische, sondern auch psychosoziale Gesichtspunkte.**

Für den Rehabilitationsprozess ist ein multiprofessionelles Behandlungsteam verantwortlich, das, ausgehend von den individuellen Einschränkungen und verbliebenen Fähigkeiten, ein Behandlungsprogramm konzipiert, das sich auch an den spezifischen Anforderungen in Beruf und sozialem Umfeld orientiert. Die Sozialgesetzgebung sichert jedem Behinderten oder von Behinderung Bedrohten einen Anspruch auf Rehabilitation zu.

Eine Rehabilitation wird auf Antrag eingeleitet, wenn nach ärztlicher Einschätzung Rehabilitationsbedarf, verbunden mit einem anzunehmenden Verbesserungspotenzial, besteht. Die medizinische Rehabilitation ist Grundlage einer eventuell nachfolgenden beruflichen Rehabilitation. Die gastroenterologischen Indikationen machen etwa 7% aller durchgeführten Maßnahmen aus.

Grundlagen der Rehabilitation

Zielsetzungen. Ziel der medizinischen Rehabilitation ist nicht die Heilung von Krankheiten, sondern die Linderung – möglichst Behebung – von krankheitsbedingten Folgen, Funktions- und Teilhabestörungen. Eher selten handelt es sich um die Behandlung singulärer Defizite, sondern häufiger liegen komplexe Beeinträchtigungen vor. Der multimorbide Patient erfordert eine umfassende rehabilitative Vorgehensweise, die seine Krankheiten oder gesundheitlichen Defizite sowie deren Auswirkungen auf Befindlichkeit und Leistungsfähigkeit berücksichtigt.

Die diagnostischen und therapeutischen Möglichkeiten der Rehabilitation zielen darauf, krankheitsbedingte Einschränkungen des Patienten in Bezug auf Leistungsfähigkeit in Beruf und Alltag aufzuspüren, zu definieren, zu quantifizieren und zu kompensieren.

Dabei sind psychosoziale Aspekte besonders zu berücksichtigen. Von großer Bedeutung ist die Aktivierung von Ressourcen des Patienten. Zum Einsatz kommen dabei medizinische, pädagogische, psychotherapeutische und physiotherapeutische Methoden.

ICF. Die auf Funktions- und Teilhabestörungen abzielende Denkweise der Rehabilitationsmedizin wurde in den letzten Jahren systematisch weiterentwickelt: Eine Klassifikation krankheitsbedingter Einschränkungen und Krankheitsfolgen wurde erstmals 1980 von der WHO zur Verfügung gestellt (Classification of Impairments, Disabilities and Handicaps – ICIDH) (35). Diese steht nur in einem lockeren Bezug zu Krankheitsdiagnosen im Sinne der ICD. Die angenommene Kausalkette der ICIDH – eine defekte Struktur führt zu einer gestörten Funktion und diese zu einer gestörten Teilhabe am Leben in Gesellschaft und Beruf – wurde ergänzt und erweitert: Seit 2001 ist international die ICF (International Classification of Functioning, Disability and Health) (15, 36) als Maßstab für „funktionale Gesundheit" (Tab. 7.**87**) anerkannt: Sie beurteilt beim Individuum (Patienten) einerseits die Körperstrukturen und -funktionen, zugleich seine Fähigkeit aktiv zu sein sowie die Teilhabemöglichkeiten in den verschiedenen Lebensbereichen (Abb. 7.**48**). Sie setzt diese in Beziehung zu individuellen, personenbezogenen Faktoren und zu materiellen, sozialen und verhaltensbezogenen Umweltfaktoren mit jeweils fördernder oder auch hemmender Auswirkung auf die individuelle Gesundheit. Somit beschreibt die ICF die „funktionale Gesundheit" einer Person vor dem gesamten persönlichen Lebenshintergrund und betrachtet das Ergebnis als Interaktion zwischen der individuellen Gesundheitsstörung und den „Kontextfaktoren" (Tab. 7.**88**).

Mit dieser über rein medizinische Aspekte hinausgehenden biopsychosozialen Sichtweise der ICF soll dem Anspruch der Rehabilitation auf umfassende Reintegration des Betroffenen Rechnung getragen werden. Ziel ist es, für den Rehabilitanden Teilhabe am gesellschaftlichen und beruflichen Leben zu erreichen.

Tab. 7.87 Funktionale Gesundheit

	Eine Person ist funktional gesund, wenn – vor ihrem gesamten Lebenshintergrund –
Struktur	ihre körperlichen und mentalen Funktionen und Körperstrukturen anerkannten Normen entsprechen
Aktivität	sie nach Art und Umfang das tut oder tun kann, wie es von einem Menschen ohne Gesundheitsproblem erwartet wird
Teilhabe	sie ihr Dasein in allen Lebensbereichen, die ihr wichtig sind, in der Art und dem Umfang entfalten kann, wie es von einem Menschen ohne Schädigung der Körperfunktionen/-strukturen und ohne Aktivitätseinschränkungen erwartet wird

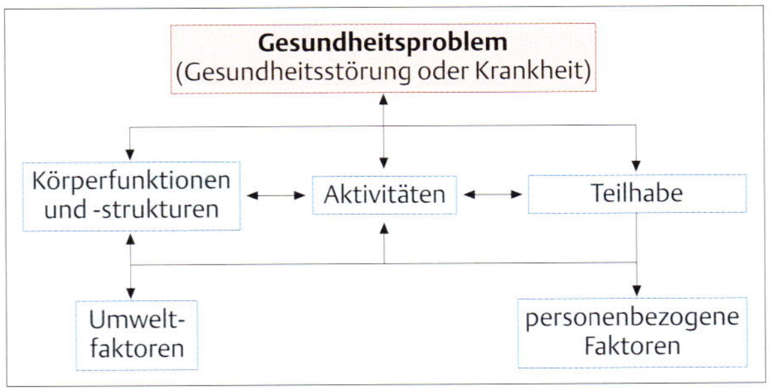

Abb. 7.48 Schematische Darstellung der ICF (aus 15).

Tabelle 7.88 Kontextfaktoren – gesamter Lebenshintergrund einer Person

Umweltfaktoren – fördernd/hemmend
Faktoren der materiellen und sozialen Umwelt: • Arbeit • Wohnung • politisches System
Personenbezogene Faktoren – fördernd/hemmend
• Alter • Geschlecht • genetische Voraussetzungen • Ausbildung • Motivation • Lebensstil

Rechtliche Grundlagen

Zuständigkeiten und Kostenträger. Die moderne Sozialgesetzgebung formuliert einen Anspruch behinderter oder von Behinderung bedrohter Menschen, unabhängig von der Ursache ihrer Behinderung, auf umfassende Hilfe zur Förderung ihrer Selbstbestimmung und gleichberechtigten Teilhabe (§ 10, SGB I). In den Sozialgesetzbüchern V (Krankenversicherung) und VI (Rentenversicherung) sind die Zuständigkeiten der Kostenträger und die zu erbringenden Leistungen der medizinischen Rehabilitation festgelegt. Die Krankenversicherung verbindet mit den von ihr gewährten Rehabilitationsleistungen vor allem das Ziel, die Fähigkeit der Betroffenen zur Selbstversorgung im Alltag zu erhalten oder diese wieder zu erreichen. Zentrales Anliegen ist die Verhinderung von Pflegebedürftigkeit. Für die Rentenversicherung als Rehabilitationsträger steht der Erhalt oder Wiedergewinn der Erwerbsfähigkeit im Zentrum. Die besonderen Zuständigkeiten bei tumorbedingten Krankheitsbildern – Kostenträger ist hier stets die Rentenversicherung – sind im SGB VI erläutert.

Bedingung für die Gewährung von Rehabilitationsleistungen sind immer eine ärztlich festgestellte Rehabilitationsbedürftigkeit und eine positive Rehabilitationsprognose, die eine Rehabilitationsfähigkeit des Patienten einschließen.

Patientenrechte. Im SGB III sind die Möglichkeiten und Rechte Behinderter auf berufliche und gesellschaftliche Eingliederung dargestellt. Die Verwirklichung der „Teilhabe am beruflichen und gesellschaftlichen Leben" für die Rehabilitanden wird im Rahmen der medizinischen Rehabilitation vorbereitet. Insofern müssen medizinische und berufliche Rehabilitation im Zusammenhang gesehen werden.

Eine Erweiterung der Patientenrechte und Ansprüche Behinderter und chronisch Kranker wurde 1994 durch eine Grundgesetzergänzung in Artikel 3 Abs. 3 angestoßen: Niemand darf wegen seiner Behinderung benachteiligt werden. Seit 2001 hat das SGB IX diese Vorgabe aufgenommen, dort wird detailliert auf Inhalte, Umfang und Zuständigkeiten der medizinischen Rehabilitation eingegangen ebenso wie auf die Leistungen zur Teilhabe am Arbeitsleben. Das SGB IX stärkt die Patientenrechte und unterstreicht den Anspruch auf umfassende Teilhabe unter Zugrundelegung des Partizipationsmodells im Sinne der ICF (s.o.).

Rolle der Rehabilitationsmedizin.

Die Rehabilitationsmedizin steht im Spannungsfeld zwischen ambulanter oder stationärer Akutmedizin einerseits sowie Sozialmedizin und Arbeitsmedizin andererseits. Sie orientiert sich in ihren Zielsetzungen und Aktivitäten am Partizipationsgedanken nach ICF unter Berücksichtigung der gültigen Sozialgesetzgebung. Erkenntnisse der kurativ orientierten Organmedizin werden aufgenommen und im Rehabilitationsprozess durch psychosoziale Behandlungskomponenten ergänzt.

Der Patient wird zu einer durch Eigenverantwortung gekennzeichneten Verhaltensweise angeregt. Die enge Zusammenarbeit mit den Vor- und Weiterbehandelnden ist ein besonderes Anliegen. Dies schließt auch die Kooperation mit Selbsthilfegruppen ein.

Inanspruchnahme gastroenterologischer Rehabilitation

Rehabilitation wird in Deutschland durch die gesetzliche Rentenversicherung für Patienten im arbeitsfähigen Alter und durch die gesetzliche Krankenversicherung für Kinder und Rentner durchgeführt. Statistiken zur Inanspruchnahme von Rehabilitationsleistungen werden von der gesetzlichen Rentenversicherung jährlich veröffentlicht (31).

Zahlen der Kostenträger. Durch die gesetzliche Rentenversicherung wurden im Jahre 2004 insgesamt 702.000 Rehabilitationsmaßnahmen veranlasst. Für die gesetzliche Krankenversicherung wurden im Jahre 2003 684.000 stationäre Maßnahmen (Vorsorge-Kuren und Rehaverfahren) angegeben (6). Jährlich beantragen ca. 3% aller Arbeitnehmer eine Rehabilitation. Krankheiten der Verdauungsorgane und des Stoffwechsels sowie gastroenterologisch-onkologische Erkrankungen machten im Jahr 2004 7% – oder 54.000 Fälle – der von der Rentenversicherung finanzierten Rehabilitationsmaßnahmen aus.

Sozialmedizinische Bedeutung. Die sozialmedizinische Bedeutung der gastroenterologischen Rehabilitation ist besonders hoch, wenn man bedenkt, dass hier jüngere Patienten behandelt werden als z.B. in der orthopädischen oder kardiovaskulären Rehabilitation.

Wegen des niedrigen Manifestationsalters bei Patienten mit chronisch entzündlichen Darmerkrankungen sind der Aspekt der beruflichen Reintegration und die Verhinderung von krankheitsbedingter Frühberentung hier von besonderer Wichtigkeit.

Ambulante Maßnahmen spielen in der gastroenterologischen Rehabilitation keine wesentliche Rolle, vor allem auch, weil die erforderlichen Strukturen hierfür nicht vorhanden sind.

Antragsverhalten. Im Überblick über die letzten 20 Jahre zeigen sich für die Rentenversicherung erhebliche Schwankungen im Antragsverhalten, die z.T. auch sozialpolitisch induziert wurden (Wachstums- und Beschäftigungsförderungsgesetz), so kam es 1997 zu einem 35%igen Antragsrückgang. Seit 2001 zeigt sich eine weitere, etwa 10%ige Abnahme von Anträgen.

Gewichtung der Diagnosegruppen. Bei der Gewichtung der Diagnosegruppen haben sich in den vergangenen

Jahren bei den Verdauungs- und Stoffwechselkrankheiten starke Veränderungen ergeben (Abb. 7.**49** u. 7.**50**, Tab. 7.**89**). Statistik bestimmend ist jeweils die erste von mehreren angegebenen Diagnosen.

- Rehabilitationsanträge für die *Reflux- und peptische Ulkuskrankheit* sind auf ein Zehntel ihrer früheren Häufigkeit zurückgegangen. Gründe dafür dürften die Effektivität der säuresuppressiven Therapie und die Helicobacter-Eradikation sein, die auch zu einer Reduktion der Operationen geführt haben.
- Die früher große Gruppe von Patienten mit *Lebererkrankungen* ist ebenfalls stark rückläufig. Vermutlicher Grund sind die stringentere Trennung in Alkoholschäden, die der Suchtrehabilitation zugeordnet werden, und der Ausschluss von unkomplizierten Fettlebererkrankungen. Die nichtalkoholische Steatohepatitis (NASH) könnte zukünftig zu einer neuen Aufgabe für die gastroenterologische Rehabilitation werden.
- Rehabilitationsmaßnahmen wegen chronischer oder postakuter *Pankreaserkrankungen* sind um etwa 20% angestiegen, wohl auch durch Zunahme des Anteils weiblicher Patienten.
- *Darmerkrankungen* – im Wesentlichen chronisch entzündliche Darmerkrankungen und postoperative Divertikulitis – sind um das Dreifache angestiegen. Dies ist nicht allein durch Prävalenzzunahme zu erklären. Entscheidend scheinen die Aktivitäten von Selbsthilfegruppen und der, wegen des niedrigen Durchschnittsalters dieser Patienten, hohe Rehabilitationsbedarf im Hinblick auf berufliche Förderung und Wiedereingliederung zu sein.
- Die *gastroenterologische Onkologie* hat in der Rehabilitation in den letzten 20 Jahren eine starke Zunahme zu verzeichnen. Sie betrifft vor allem kolorektale Tumoren und an zweiter Stelle wegen eines Magenkarzinoms Operierte. Dieser Anstieg beruht wohl am ehesten auf einer vermehrten Inanspruchnahme und/oder einer kürzeren Verweildauer im Akutkrankenhaus.
- Die Zahl der Rehabilitationsmaßnahmen bei *Stoffwechselkrankheiten* ist rückläufig. Besonders trifft dies auf die Indikation Adipositas zu (auf etwa 30%), was der steigenden Prävalenz entgegenläuft. Diabetes-Rehamaßnahmen haben einen Aufschwung um etwa 15% erfahren, derzeit knapp 10.000 jährlich, bei einer geschätzten Prävalenz von 6 bis 7 Mio. Diabetikern in Deutschland allerdings eine sehr geringe Zahl.

Zugang zur Rehabilitation

Rehamaßnahme. Rehabilitation geschieht auf Antrag entweder des Patienten oder in seiner Vertretung durch den Hausarzt direkt bei der Rentenversicherung, der Krankenkasse oder Beihilfestelle (Tab. 7.**90**). Die Versicherungsträger sind gehalten, in kurzer Zeit ihre Zuständigkeit zu klären.

Ist nach ärztlichem Gutachten die Erwerbsfähigkeit eines Versicherten erheblich gefährdet oder gemindert – dieser Tatbestand ist bei Langzeitkrankschreibung anzunehmen – kann er von der Krankenkasse dazu aufgefordert werden, einen Antrag auf „Leistungen zur Teilhabe" zu stellen. Ähnliche Regelungen gibt es auch für Arbeitslose, die wegen einer länger als 6-monatigen Minderung ihrer Leistungsfähigkeit Arbeitslosengeld erhalten. Kranken- oder Arbeitslosengeld

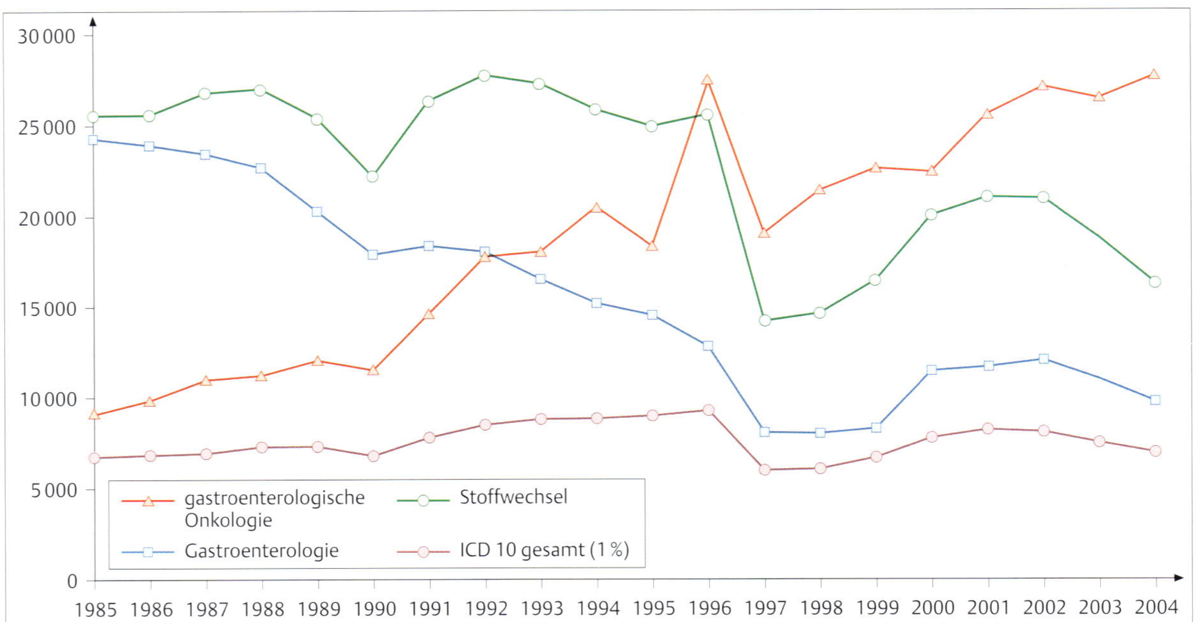

☒ **Abb. 7.49** Rehabilitationsmaßnahmen pro Jahr (Rentenversicherung).

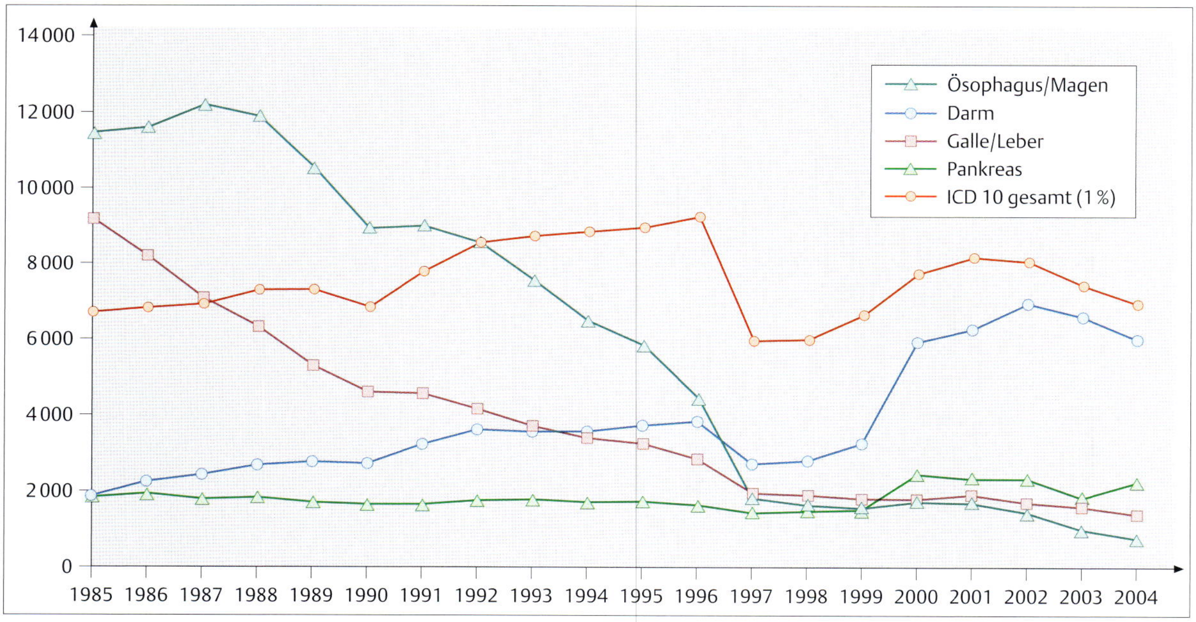

☒ **Abb. 7.50** Gastroenterologische Rehabilitationsmaßnahmen pro Jahr (Rentenversicherung).

▤ **Tabelle 7.89** Anzahl der durch die Rentenversicherung durchgeführten Rehabilitationsverfahren

Indikationsbereiche	1997	2004	2004/1997 in %
Gastroenterologie	8000	9900	124
• Ösophagus/Magen	1900	900	47
• Leber	2000	1500	75
• Pankreas	1500	2300	153
• Darm	2700	6100	226
onkologische Gastroenterologie	19 100	27 700	145
• Magen	4000	4300	108
• Darm	12 700	18 000	142
Stoffwechsel	14 400	16 300	113
• Diabetes	9400	9800	104
• Adipositas	5100	5300	104
Gastro-Onko-Stoffwechsel	42 000	54 000	129
Summe aller Indikationen (ICD 10)	601 000	702 000	117

kann versagt werden, wenn der Betroffene eine vorgeschlagene Rehamaßnahme nicht antritt.

→ **Anschlussheilbehandlung.** Um den Beginn von rehabilitativen Maßnahmen nach akutem Krankheitsschub oder postoperativ zu verkürzen, ist die Anschlussheilbehandlung (AHB) eingeführt worden.

Die AHB unterscheidet sich inhaltlich und rechtlich nicht von den Regelheilverfahren, sondern beinhaltet lediglich eine beschleunigte Organisationsform.

Das Krankenhaus kann für den Patienten eine Anschlussheilbehandlung beantragen, die dann entweder unmittelbar oder binnen 14 Tagen nach Entlassung beginnt. Dies soll dazu dienen, den Patienten zum frühestmöglichen Zeit-

Tabelle 7.90 Zuständigkeit der Versicherungsträger

Patient ist	Reha-Antrag an
im Arbeitsleben – auch arbeitsunfähig – oder arbeitslos	Rentenversicherung
Beamter	Beihilfe
Privat versichert	Privatkasse
Rentner	Krankenkasse

punkt wieder an seine alte Leistungsfähigkeit heran zu führen. Absehbar kurzfristige Bettlägerigkeit/Pflegebedürftigkeit oder weitergehende, abschließende Wundversorgung sind dafür kein Hindernis.

Rehabilitationsprozess

Evaluation von Fähigkeiten und Defiziten. Die Zielsetzungen sind im Rahmen der Rehabilitation nicht krankheitsspezifisch definiert und die vorhandenen diagnostischen und therapeutischen Ressourcen weniger organ- als funktionsorientiert. In der Diagnostik erscheint die Möglichkeit zur Evaluation von Fähigkeiten, Defiziten, Grenzen und Fehlfunktionen, Verhaltensweisen und Änderungsmotivation besonders wichtig. Gleichzeitig sind angemessene Voraussetzungen für eine indikationsspezifische Organ-und Funktionsdiagnostik vorhanden. Etablierte Bewertungsverfahren beziehen sich auf einfach messbare körperliche Fähigkeiten wie Muskelkraft und Ausdauer, aber auch auf komplexe somatische Funktionen wie Bewegungskoordination und Kontinenz. Spezielle Assessment-Verfahren für die Rehabilitation zur Beurteilung psychomentaler Fähigkeiten und Defizite wurden auf Initiative des Verbandes der Deutschen Rentenversicherungsträger zusammengestellt (3).

Zu Beginn der Rehabilitation werden zwischen Arzt und Patienten gemeinsame Zielsetzungen abgestimmt. Dabei ist die für die Rehabilitationsmedizin so charakteristische Multimorbidität – sowohl somatisch als auch psychosomatisch – zu berücksichtigen. Besonders zu bedenken sind auch Bedingungen und Anforderungen im Beruf und sozialen Umfeld.

Behandlungskonzept. Abgesehen von den Patienten, die im Rahmen einer Anschlussheilbehandlung rehabilitiert werden, handelt es sich um chronisch Kranke. Dementsprechend stehen übende Verfahren zur Stärkung der Selbstwirksamkeit des Patienten (Empowerment) im Zentrum. Diese werden kombiniert mit supportiven, auf Beschwerdelinderung ausgerichteten Elementen. Etablierte Behandlungen der Akutmedizin werden weitergeführt. Der Patient wird zur aktiven Mitarbeit an der Verbesserung seiner Gesundheitsstörung angeregt und soll dafür auch Verantwortung übernehmen. Die Vermittlung der dazu erforderlichen Kenntnisse und Fertigkeiten stellen Hauptinhalte der Rehabilitation dar. Die Förderung der Krankheitsverarbeitung ist dabei ein wichtiges, unterstützendes Element: Sorgen um Prognose, Krankheitsfolgen und Auswirkungen auf die Stellung des Patienten in Familie, Beruf und sozialem Umfeld müssen bearbeitet und Perspektiven entwickelt werden.

Behandlungsteam

Leitlinien. Die für die besonderen Herausforderungen auf somatisch medizinischem, psychologischem und sozialem Gebiet erforderlichen personellen Voraussetzungen können nur durch ein interdisziplinär arbeitendes, multiprofessionell besetztes Rehabilitationsteam erbracht werden. Empfehlungen für die Personalstruktur einer spezialisierten Rehabilitationsklinik wurden erstmals durch Expertengremien – die „Reha-Kommission" des VDR (Verband Deutscher Rentenversicherungsträger) – im Jahre 1991 formuliert (21). Diese wurden dann durch Leitlinien der entsprechenden Fachgesellschaften weiterentwickelt, so hier durch die Gesellschaft für Rehabilitation bei Verdauungs- und Stoffwechselkrankheiten e.V. (www.GRVS.de).

Personalstruktur. Das Behandlungsteam einer Rehabilitationsklinik für Verdauungs- und Stoffwechselkrankheiten steht in der Regel unter der ärztlichen Leitung durch einen Internisten mit Teilgebietsbezeichnung Gastroenterologie und Zusatzqualifikation in Rehabilitations- meist auch in Sozialmedizin. Je nach Schwerpunkt der Klinik ist auch besondere ärztliche Kompetenz auf dem Sektor Diabetologie vorhanden. Zum Team gehören klinisch geschulte Psychotherapeuten, Pflegekräfte, Ernährungsberater, Physiotherapeuten und Sozialarbeiter sowie Fachpersonal für Enterostomatherapie und bei diabetologischem Schwerpunkt auch Diabetesberater und Podologe. Ergänzend kommt die Kooperation mit Konsiliardisziplinen wie Chirurgie, Radiologie, Psychiatrie/Neurologie und für Diabetiker orthopädische Schuhtechnik hinzu.

Medizinisch-rehabilitative Behandlung

Anamnese, Diagnostik und Ziele. In der Eingangsuntersuchung werden vom Arzt mit dem Patienten die Rehabilitationsziele vereinbart und die Gewichte der multidisziplinären Behandlung verteilt (Tab. 7.**91**). In der Anamnese interessieren neben dem objektiven Krankheitsverlauf das Ergebnis der bisherigen Therapie sowie die Einstellung des Patienten zu seiner Krankheit, die Krankheitsverarbeitung (Coping) sowie seine subjektive Krankheitstheorie.

Spezielle rehabilitative Aspekte sind die Sozialanamnese mit Verlauf der krankheitsbedingten Arbeitsunfähigkeit, krankheitsbedingten Behinderungen und das Anforderungsprofil des Arbeitsplatzes.

Tabelle 7.91 Normierte, krankheitsübergreifende Rehabilitationsziele nach Therapiebereichen; patientengeeignete Formulierung, Formulierungsvorschläge der metabolisch-gastroenterologischen Rehabilitationsdokumentation (Megaredo), der GRVS (27)

Rehaziel	Formulierung Ich möchte:
Somatische Ziele	• eine Besserung meiner Beschwerden • meine körperliche Leistungsfähigkeit verbessern • eine Normalisierung meines Körpergewichtes • die Behandlung meiner Krankheit verbessern • weiterführende Untersuchungen • zu Hause und in der Freizeit aktiver sein
Psychosoziale Ziele	• mit der Erkrankung besser leben • Kraft auftanken, mit Stress besser fertig werden • Hilfen, um weiter oder wieder zu arbeiten • Klärung, ob und was ich arbeiten kann • mehr Kontakt und besseren Umgang mit anderen • weniger niedergeschlagen und ängstlich sein
Edukative Ziele	• mehr über meine Erkrankung wissen • mehr selbst tun, um ein Fortschreiten zu verhindern • Gesundheitsrisiken verringern • mehr über technische Hilfen erfahren

Nach Sichtung von Vorbefunden wird, wenn nötig, die Organ- und Funktionsdiagnostik ergänzt. Bei Bedarf muss eine psychologische oder psychometrische Diagnostik angeschlossen werden. Insbesondere bei ungeklärter oder strittiger beruflicher Belastbarkeit ergibt sich die Notwendigkeit zu einer Leistungsdiagnostik.

Säulen der Behandlung. Die rehabilitative Behandlung stützt sich auf 3 Säulen:

- *Spezielle Information und Beratung* in Bezug auf die Krankheit/Funktionsstörung. Dies kann in Form von interdisziplinären Seminaren oder individuell geschehen und schließt Erläuterungen über normale und pathologische Organfunktion, erforderliche Diagnostik und Therapie sowie mögliche Komplikationen ein. Im Mittelpunkt steht dabei eine Erweiterung der Kenntnisse des Patienten über seine Krankheit und über einen krankheitsangemessenen Lebensstil.
- In *praktischen Übungen* wird das erworbene Wissen der Patienten vertieft und die Umsetzung eingeübt: z.B. Diätlehrküche, Ernährungsprotokolle, Selbstwahlbüfett, Entspannungstraining, Stomaselbstversorgung, Inkontinenztraining, Sport- und Bewegungsprogramm.
- *Allgemeine Informationen* zu einem gesunden Lebensstil, aber auch zur Minimierung von Risikoverhaltensweisen wie Rauchen, übermäßigem Alkoholkonsum, Bewegungsmangel, Fehlernährung, unangemessenem Umgang mit Alltagsstress werden in Vorträgen und Seminaren geboten. Krankheitsunabhängig werden die Inhalte in praktischen Übungen erprobt. Raucherentwöhnungstraining, Sport- und Bewegungstraining, progressive Muskelentspannung, Rückenschule etc.

Wundversorgung. Die Wundversorgung ist bei frisch operierten Patienten, besonders solchen mit Wundheilungsstörungen und lokalen Infektionen, aber auch bei Fistelleiden, ein wichtiges Anliegen. Regelmäßige Verbandswechsel, ggf. Spülungen, Debridement und eine fortlaufende Dokumentation sind gewährleistet.

Beim diabetischen Fußsyndrom kommen als wichtige Behandlungselemente die Entlastung und im Verlauf die Identifizierung von Druckbelastungsmaxima (Pedographie) hinzu.

Rehabilitationspsychologie

Therapiebedarf. Psychische Störungen treten sowohl als eigenständige Phänomene wie auch als Konsequenz körperlicher oder sozialer Belastungen auf. Chronische Krankheit bedeutet für die meisten Patienten einen erheblichen Einschnitt in die vertraute Lebenswirklichkeit und Zukunftsplanung.

Je nach Krankheitsschwere, Lebensbedrohung und therapeutischer Notwendigkeit, aber auch in Abhängigkeit von den persönlichen Ressourcen des Patienten und der Unterstützung, die er in seinem Umfeld erhält, kann sich bei Anpassungsstörungen für den Betroffenen Psychotherapiebedarf ergeben.

Organschädigung durch ungünstigen Lebensstil (Alkohol, Nikotin, Medikamente, Überernährung) liegt bei einem erheblichen Anteil der Patienten einer Rehabilitationsklinik für Verdauungs- und Stoffwechselkrankheiten vor. Hier gilt es, Veränderungsmotivation zu stärken und das Bewusstsein für ein ausgewogenes Gesundheits- und Genussverhalten zu wecken und zu festigen.

Einzelne Patienten kommen auch mit seelischen Belastungen zur Rehabilitation, die unabhängig von der im Zentrum stehenden Krankheit entstanden sind, die aber eine konstruktive Mitarbeit im Rehabilitationsprozess erschweren oder unmöglich machen. Bei diesen wird mit psychotherapeutischen Mitteln versucht, die Voraussetzungen zu schaffen, die eine aktive Teilnahme ermöglichen.

Therapiemöglichkeiten. Wegen der begrenzten Dauer einer stationären Rehabilitationsmaßnahme kann Psychotherapie im Rehabilitationskontext oft nur ansatzweise geschehen. Die supportiven Elemente haben häufig frühzeitige, günstige Effekte im Hinblick auf Grundstimmung und Kooperationsbereitschaft. Auch übende Verfahren der Verhaltenstherapie erzeugen gelegentlich schnell einsetzende Beschwerdelinderung. Tief greifende Konflikte als Ursache psychischer Belastung und psychische Komorbidität ohne Kausalzusammenhang mit der im Zentrum stehenden somatischen Grunderkrankung können im Rahmen einer kurzen Rehabilitationsmaßnahme meist nur aufgedeckt und im Ansatz bearbeitet werden.

Therapieformen. Verschiedene Formen der psychotherapeutischen Arbeit sind etabliert: Gruppenbehandlungen haben einen hohen Stellenwert. Sie fördern den Austausch von Erfahrungen der Gruppenmitglieder untereinander. Gleichzeitig haben sie eine supportive Funktion für den einzelnen Teilnehmer, indem die Belastungserfahrungen mit anderen geteilt werden. Zu den verhaltenstherapeutischen Gruppen gehören neben diagnosespezifischen Krankheitsbewältigungsgruppen z. B. Entspannungsverfahren wie autogenes Training und progressive Muskelentspannung sowie Raucherentwöhnungstraining. Diese übenden Verfahren sollen den Patienten ermöglichen, vegetative Symptome zu lindern und Risikofaktoren zu reduzieren. Das psychologische Einzelgespräch dient vorzugsweise der Unterstützung in Krisensituationen und der Erörterung und Entlastung von Themen mit stark persönlichem Bezug.

Testverfahren. Zur Einschätzung von psychischer Belastung, aber auch zur Beurteilung von psychomentalen Fähigkeiten und Defiziten gibt es eine Vielzahl evaluierter Testverfahren. Sie geben u. a. Aufschlüsse über psychische Voraussetzungen sowie die Auswirkungen körperlicher Krankheit auf die Lebensqualität des Patienten und ermöglichen eine Beurteilung des Rehabilitationserfolges. Gängige Testverfahren sind z. B. für das allgemeine krankheitsübergreifende Gesundheitsbefinden der SF 36 (33) oder mit speziellem Bezug auf die allgemeine Rehabilitationsbedürftigkeit der IRES-Fragebogen (14). Krankheitsspezifische Tests stellen z. B. der GLQI (13) als allgemeiner Lebensqualitätsindex für Patienten mit gastrointestinalen Krankheiten und der SIBDQ (10) als Colitis-ulcerosa- und Morbus-Crohn-spezifischer Lebensqualitätsindex dar.

Diätetik

Untergewicht. Bei chronischen gastrointestinalen Krankheiten oder postoperativen Zuständen besteht häufig ein Untergewicht, von dem zunächst geklärt werden sollte, ob es auf zu geringer Kalorienzufuhr (Malnutrition) oder Malassimilation beruht. Dies ist Aufgabe des Ernährungsteams (Arzt, Diätassistentin, Pflegekraft), welches das Gewichts- und Ernährungsverhalten analysiert und die verbliebenen Möglichkeiten der Assimilation klärt (postoperativ veränderte Anatomie, Motilität, Enzymsekretion) und nahrungsbedingte Beschwerden des Patienten (Schmerzen, Erbrechen, Inappetenz, Diarrhö) gezielt aufdeckt und bewertet. Damit entscheidet sich, ob der Patient mit einer normalen oralen Kost, definierter Zusatzkost oder Sondenkost oder evtl. auch intravenös weiter ernährt werden kann und ob medikamentöse Interventionen erforderlich sind.

Die Kostzusammenstellung richtet sich nach dem Schema der rationalen Diätetik der DGE (20) unter Berücksichtigung individueller Unverträglichkeiten. In diesem Zusammenhang können unsinnige Restriktionen oft aufgehoben werden.

Von besonderer Wichtigkeit ist die Erstellung einer Kalorienbilanz, um subjektiv unsichere Verzehrsangaben zu überprüfen und zu präzisieren und Kostanalysen zu erstellen, und auf der Ausfuhrseite neben einem Stuhlprotokoll auch Stuhlgewichte und ggf. Stuhlfettausscheidungen zu messen, um eine rationale Basis für weitere Therapien (z. B. Enzymsubstitution) zu haben.

Besondere Zusammenarbeit zwischen Küche und Diätberatung erfordert die Zöliakie, bei der die Patienten gezielt theoretisch und praktisch an glutenfreie Ernährung herangeführt werden.

Stoffwechselkrankheiten. Die Diätetik ist ein zentrales Element bei Rehabilitation von Patienten mit Stoffwechselkrankheiten wie Adipositas und Diabetes. Information über allgemeine Gesichtspunkte der Nährstoffkomponenten, Kalorienkenntnisse, individuelle Kostvorschläge und praktische Übungen in der Lehrküche gehören zum Rehabilitationsprogramm dieser Patientengruppe. Wenn auch zunächst kognitive Wissensgrundlagen vermittelt werden, gilt es auch hier, durch praktisches Umsetzen die Motivation zur Lebensstiländerung zu stärken und veränderte Essgewohnheiten einzuüben. Unsinnige Kostformen (z. B. Diabetiker-Nahrungsmittel, „strenge Schonkost“) sollten gemieden werden.

Um Körpergewichtsveränderungen qualitativ und quantitativ zu bestimmen, kann die Nutzung der Bioimpedanzanalyse gerade auch in den ernährungsmedizinisch relativ kurzen Zeiträumen von 3 – 4 Wochen hilfreich sein (28).

Allgemeine Beratung. Zusätzlich werden Diätassistenten tätig zu allgemeiner Beratung über gesunde Kost, Laktoseintoleranz, cholesterinarme und kalorienreduzierte Kost etc.

Sozialarbeit

Das übergreifende Ziel einer sozialen Wiedereingliederung und auch die Verknüpfung von medizinischer und beruflicher Rehabilitation macht die Tätigkeit von Sozialarbeitern und/ oder Rehabilitationsberatern notwendig.

Allgemeine Information. Diese Tätigkeit besteht zum einen in einer offenen Sprechstunde mit allgemeiner Information und Beratung zu unterschiedlichen Fragen der sozialen Absicherung: Lohnersatzleistungen, Hilfe zum Lebensunterhalt, Kostenerstattung und Härtefallregelungen, Zugangshilfen bei Rechtsfragen, Zuständigkeit von Sozialleistungsträgern. Zugleich wird über das Schwerbehindertenrecht und über die verschiedenen Versorgungsleistungen des gegliederten Sozialleistungssystems informiert.

Beratung zu Wiedereingliederung und Rente. Gezielte sozialarbeiterische Tätigkeit ist erforderlich zur Rentenberatung wegen Erwerbsminderung und insbesondere zur beruflichen Rehabilitation. Die verschiedenen Möglichkeiten der Unterstützung bei einer beruflichen Wiedereingliederung werden erörtert und eingeleitet: Dazu gehören die stufenweise Wiedereingliederung in die angestammte Tätigkeit, die innerbetriebliche Umsetzung auf einen geeigneten Arbeitsplatz und ggf. auch die Umschulung, dies oft in enger Kooperation mit Berufsförderungswerken.

Suchtberatung. Gerade in der Gastroenterologie und insbesondere bei Leber- und Pankreaserkrankungen besteht eine besondere Alkoholnähe, so dass auch eine Suchtberatung und Einleitung suchttherapeutischer Maßnahmen zum Aufgabengebiet des Sozialarbeiters gehören bei Betroffenen vorrangig vor sonstigen organtherapeutischen Maßnahmen.

Angehörigenberatung. Bei älteren Patienten, oft mit onkologischer Erkrankung, ergibt sich häufig Klärungsbedarf zur weiteren häuslichen Versorgung unter dem Aspekt zeitlich begrenzter oder andauernder Pflegebedürftigkeit. Dies bezieht ggf. auch die Angehörigenberatung mit ein.

Vermittlung von Selbsthilfegruppen. Eine zunehmende Rolle spielen Selbsthilfegruppen von Patienten, deren Zahl im Bereich Gastroenterologie und Stoffwechsel besonders groß ist und deren Mitwirkungsmöglichkeiten politisch gestärkt wurden (Tab. 7.**92**). Gerade bei chronischen Erkrankungen können sie wertvolle praktische Hilfen geben und entsprechende Adressen und Vermittlungen werden häufig über den Sozialarbeiter initiiert.

Sport- und Physiotherapie

Chronische gastroenterologische Krankheiten und operative Belastungen können zu Abbau von Muskelmasse, Katabolie und herabgesetzter kardiopulmonaler Leistungsfähig-

Tabelle 7.92 Selbsthilfegruppen (Auswahl) Gastroenterologie und Stoffwechsel

Selbsthilfegruppe	Internet-Adresse
Anonyme Alkoholiker	online-aa.de
Arbeitskreis der Pankreatektomierten (AdP)	adp-dormagen.de
Bundesselbsthilfeverband Osteoporose	Netzwerk-osteoporose.de
Bundesverband der Organtransplantierten Deutschlands	bdo-ev.de
Bundesverband Hepatitis C Forum	hepatitis-c.de
Bundesverband Selbsthilfegruppe Hepatitis	hcv-shg-bund.de
Deutsche Morbus Crohn/Colitis ulcerosa Vereinigung (DCCV)	dccv.de
Deutscher Diabetikerbund (DDB)	diabetikerbund.de
Deutsche Ileostomie-Colostomie-Urostomie-Vereinigung (ILCO)	ilco.de
Deutsche Krebshilfe	deutschekrebshilfe.de
Deutsche Leberhilfe	leberhilfe.org
Deutsche Reizdarm-Selbsthilfe	reizdarmselbsthilfe.de
Deutsche Zöliakie-Gesellschaft	dzg-online.de
Fachverband Sucht	sucht.de
Familienhilfe Polyposis	familienhilfe-polyposis.de
Gastrointestinale Stromatumoren	gist-register.de
Gesellschaft für Inkontinenzhilfe	gih.de
Hämochromatose-Gesellschaft	haemochromatose.org
Morbus Wilson	morbus-wilson.de
Selbsthilfe Lebertransplantierter Deutschlands	lebertransplantation.de

keit führen: durch die Krankheitsaktivität selbst, durch Malabsorption, Malnutrition oder körperliche Inaktivität.

Durch Physiotherapie und körperliches Training, bei denen die individuellen Voraussetzungen – Krankheitsaktivität, Anämie, Schmerz, Depressivität etc. – berücksichtigt werden, kann einem Verlust an Muskelmasse, Beweglichkeit und Koordinationsvermögen entgegengewirkt werden.

Spezielle Indikationen. Bei postoperativen Zuständen gilt es zusätzlich, das Operationstrauma und die damit verbundene Instabilität des Operationsgebietes zu berücksichtigen.

Unabhängig von der gastrointestinalen Grunderkrankung liegen, besonders bei älteren Patienten, oft begleitende, meist degenerative Erkrankungen oder Schmerzzustände des Stütz- und Bewegungsapparates vor, die von aktiver Krankengymnastik profitieren. Die Anwendung von Wärme, Kälte und elektrotherapeutischen Verfahren kann zusätzliche Symptomlinderung bewirken.

Bei der Behandlung von analer Inkontinenz und beim Syndrom des „spastischen Beckenbodens" können sowohl das Biofeedbacktraining als auch krankengymnastisches Beckenbodentraining hilfreich sein.

Steigerung der Leitungsfähigkeit. Der Steigerung der kardiopulmonalen Leistungsfähigkeit dienen sowohl Fahrradergometertraining als auch Laufbandtraining. Zur Kräftigung der Muskulatur und zur Verbesserung der Koordination sind Übungsprogramme einer medizinischen Trainingstherapie an Sequenztrainingsgeräten geeignet (29). Bei beiden Übungsformen können die Leistungsfähigkeit und der Leistungszuwachs gemessen und dokumentiert werden. Dies geschieht beispielsweise durch Messung der PWC (Puls-Watt-Kapazität, physical working capacity) (23) auf dem Fahrradergometer und durch dynamische und statische Krafttestungen an den Sequenzgeräten. Neben bekannten aufwändigeren Testverfahren (EFL nach Isernhagen [24], Ergos [19]) wurde kürzlich ein für die Rehabilitation praktikabler Test für die objektive Beurteilbarkeit der körperlichen Leistungsfähigkeit (KAT, körperlicher Aktivitätstest) (34) evaluiert. Für die subjektive Leistungseinschätzung durch den Patienten eignet sich der PACT-Test (30).

Grundsätzlich können Sport- und Bewegungstherapie sowie Physiotherapie als Einzel- oder Gruppenbehandlung erfolgen, je nach Belastbarkeit und Übungsziel.

Neben den organbezogenen Verbesserungen bewirkt die Sport- und Bewegungstherapie auch antidepressive, positive Selbsterfahrung und fördert bei Gruppenaktivität die soziale Kompetenz. Auf Kosten der Rentenversicherung kann bis zu 6 Monaten nachgehende Krankengymnastik verordnet werden.

Organspezifische Aspekte

Speiseröhre und Magen

Durch effektive medikamentöse Behandlung ist die Anzahl der wegen Speiseröhren- und Magenerkrankungen durchgeführten Rehabilitationsmaßnahmen stark zurückgegangen (s. Abschnitt „Inanspruchnahme").

Rehabilitationsbedarf/Rehabilitationsprozess

Reflux- und Ulkuskrankheit

Reflux. Bei der Refluxkrankheit steht im Rahmen der Rehabilitation die Vermittlung von Kenntnissen über „Allgemeinmaßnahmen" wie Ernährung, Reduktion von Übergewicht, Rauchen, Alkohol im Zentrum. Außerdem wird die Wichtigkeit einer regelmäßigen Medikamenteneinnahme verdeutlicht. Auf die Möglichkeit der Antirefluxchirurgie wird verwiesen.

NSAR-induzierte Ulzera. Bei der peptischen Ulkuskrankheit sind es vor allem Betroffene mit NSAR-induzierten Läsionen, die im Rahmen der Rehabilitation alternative Behandlungsformen ihrer Skelett- oder Gelenkerkrankung kennen lernen können.

Krankengymnastik und physiotherapeutische Lokalbehandlung, nicht ulzerogene Analgetika und andere Pharmaka mit analgetischem Potenzial (z.B. Antidepressiva) können erprobt werden.

Die Patienten erhalten Informationen über die ulzerogene Potenz der NSAR sowie andere schädigende Faktoren wie Rauchen und Alkohol. Die Teilnahme an Seminaren zur Raucherentwöhnung und Unterstützung der Alkoholabstinenzmotivation wird gefördert. Umgang mit Stress wird in psychologisch geleiteten Gesprächsgruppen erörtert und praktisch eingeübt.

Zustände nach Speiseröhrenoperation

Ursachen und Probleme. Ursache für eine Ösophagusresektion ist meist ein Tumor. Die Zuweisung zur Rehabilitation geschieht dann im Rahmen eines AHB-Verfahrens nach Operation oder Radio/Chemotherapie. Rehabilitationsbedarf ergibt sich aus der körperlichen Schwäche durch Immobilisation im Rahmen der stationären Akutbehandlung oder einer krankheits- oder operationsbedingten Ernährungsstörung. Oft findet sich nach operativen Rekonstruktionsverfahren durch Magenhochzug eine Schrumpfung der Anastomose, die zur Gewährleistung einer bedarfsgerechten Ernährung bougiert werden muss.

Maßnahmen. Informationen über die durchgeführte Operation und die postoperative Situation gehören mit der Anleitung zu angemessener Ernährung zu typischen Inhalten des Rehabilitationsprozesses. Wird eine Entzündung im Anastomosengebiet durch gastroösophagealen Reflux bei erhaltener Säuresekretion unterhalten, gilt es, eine entsprechende antisekretorische Behandlung einzusetzen. Der beim Plattenepithelkarzinom häufig zu findende Alkohol- und Nikotinmissbrauch wird in entsprechenden Gruppenprogrammen bearbeitet.

Zustände nach Magenoperation

Ursachen und Probleme. Anlass für eine partielle Gastrektomie ist meist ein Ulkusleiden. Eine totale Gastrektomie wird in der Regel bei maligner Grunderkrankung – in kurativer Intention – ausgeführt. Unabhängig vom angewandten Resektions- und Rekonstruktionsverfahren können postoperative Beschwerden variieren: Das „Syndrom des kleinen Magens" tritt vor allem nach totaler Gastrektomie auf. Es zeigt teilweise eine spontane Besserungstendenz, erfordert aber fast immer auch einfache diätetische Maßnahmen im Sinne von häufigen kleinen Mahlzeiten. Bei allen Gastrektomieformen kann es zu einer sekundären Laktoseintoleranz und zu Dumping-Beschwerden kommen. Darüber hinaus zeigen sich häufig Durchfallneigung und Reflux.

Maßnahmen. Information zu einer krankheitsangemessenen Ernährung erfolgt durch Einzelberatungen, da Symptomatik und Speisenunverträglichkeit individuell stark variieren.

Alle Patienten erhalten im Rahmen der Rehabilitation die Möglichkeit zur Erprobung einer subjektiv verträglichen, kalorisch ausreichenden Ernährung und können diese mit den Ernährungsberaterinnen reflektieren.

Nach totaler Gastrektomie findet sich gelegentlich eine anhaltende Durchfallneigung für die neben einer Laktoseintoleranz auch eine Motilitätsstörung (schnelle Passage), eine funktionelle exokrine Pankreasinsuffizienz (pankreozibale Asynchronie) oder eine bakterielle Fehlbesiedlung in Frage kommen. Die Wirksamkeit verschiedener Therapien (Motilitätshemmer, Pankreasenzyme, Antibiotika) kann evaluiert werden.

Zur Linderung des nach totaler Gastrektomie manchmal hartnäckigen galligen Refluxes können medikamentöse und diätetische Maßnahmen erprobt werden. Der Kontext des Auftretens der Beschwerden bei bestimmten körperlichen Belastungen wird beobachtet, denn er ist auch sozialmedizinisch relevant.

Körperliches Training unter Schonung frischer Narben und/oder Berücksichtigung von Refluxbeschwerden gehören zum Programm für alle operierten Patienten. Psychologische Unterstützung der Krankheitsverarbeitung erfolgt in Gruppen oder nach Bedarf in Einzelkonsultationen.

Sozialmedizinische Beurteilung

Spezifische Einschränkungen der beruflichen Leistungsfähigkeit ergeben sich für Patienten mit peptischer Ulkus- und Refluxkrankheit unter sachgerechter Therapie nicht. Nach Ösophagus- und Magenresektion können sowohl durch eine Ernährungs- wie auch durch eine Assimilationsstörung Einschränkungen entstehen: Das sich entwickelnde niedrige Gewicht mit resultierender körperlicher Schwäche und gastrointestinale Beschwerden (Oberbauchschmerz, Durchfall, Dumping, galliger Reflux) können die Leistungsfähigkeit im Erwerbsleben beeinträchtigen. Trotz der Vielfalt der Beschwerden dieser Patientengruppe ist die verbliebene Leistungsfähigkeit oft erstaunlich.

Darm

Rehabilitationsbedarf/Rehabilitationsprozess

Chronisch entzündliche Darmerkrankungen

Die Inzidenz für die Colitis ulcerosa (CU) und den Morbus Crohn (MC) liegt in Deutschland bei jeweils ca. 10/100000, die Gesamtzahl der an einer chronisch entzündlichen Darmerkrankung (CED) leidenden Patienten wird mit ca. 320000 angegeben. Die Anzahl der wegen CED durchgeführten Rehabilitationsmaßnahmen betrug in den letzten Jahren etwa knapp 4000 Fälle/Jahr.

Sozialmedizinische Bedeutung. Bei CU und MC handelt es sich um Krankheiten mit geringer Bekanntheit in der Bevölkerung, deren Manifestation oft zwischen dem 20. und 30. Lebensjahr liegt, in einer Phase, in der sich Ausbildungsabschluss, berufliche Orientierung und Familienbildung vollziehen. Der schubweise, unberechenbare Verlauf kann zu gehäufter Arbeitsunfähigkeit führen und die Erwerbsfähigkeit beeinträchtigen. Das fehlende Krankheitsverständnis im Umfeld und eine eigene Befangenheit in der Kommunikation von Beeinträchtigungen in körperlichen Tabubereichen (Durchfall, Inkontinenz, Stoma, Fistelleiden) erzeugen bei den Betroffenen nicht selten zusätzliche psychische Störungen.

Indikationen zur Reha. Besondere Indikationen zur Rehabilitation ergeben sich bei

- schwerem, komplikationsreichem Krankheitsverlauf,
- physischer Leistungsschwäche,
- ungünstiger Krankheitsverarbeitung,
- Depressivität,
- Bedarf an Information,
- Unterstützungsbedarf zur beruflichen Eingliederung.

Diagnostik. Je nach Krankheitsaktivität und Vollständigkeit der bereits durchgeführten Diagnostik wird diese ergänzt. Besonders bei gutachterlichen Fragestellungen können Zusatzuntersuchungen notwendig sein. Dabei sind auch körperliche und seelische Krankheits- und Therapiefolgen – z. B. Osteoporose, Depressivität – zu bedenken.

Ziele. Rehabilitationsziele können sein:

- Reduktion von Krankheitsaktivität und -symptomen,
- Verbesserung der physischen Leistungsfähigkeit,
- Förderung des Krankheitsverständnisses,
- Förderung der Compliance,
- Unterstützung im Coping,
- Verminderung von Depressivität und Ängstlichkeit,
- Einschätzung der Belastbarkeit.

Therapie. Die bisherige medizinische Therapie, einschließlich eventuell erforderlicher Wund- oder Fistelbehandlungen, wird fortgeführt und, wenn nötig, ergänzt.

Im Mittelpunkt der rehabilitativen Behandlung steht die Optimierung des Krankheitsverständnisses. Dazu wird im Rahmen einer interdisziplinären Gesprächsgruppe eingehend informiert. Besonderen Raum erhält die Diskussion prognostischer Gesichtspunkte und von Einschränkungen im beruflichen Leben und Alltag (16).

Bei MC werden die negativen Effekte des Rauchens angesprochen und eine Teilnahme am Raucherentwöhnungstraining empfohlen.

Alle Patienten mit seelischer Belastung erhalten qualifizierte *psychologische Unterstützung,* meist als Gruppentherapie, zusammen mit anderen, gleichartig betroffenen Patienten. Darüber hinaus besteht die Möglichkeit, psychologische Einzelgespräche zu führen und am Entspannungstraining teilzunehmen (17).

Zur Steigerung der *körperlichen Leistungsfähigkeit* nehmen die Patienten an einem abgestuften körperlichen Training teil, soweit ihre Symptomatik dies zulässt. Es enthält Elemente zur Steigerung der kardiopulmonalen und muskulären Leistungsfähigkeit und soll auch depressiven Tendenzen entgegenwirken. Hinweise und Übungen zur Osteoporoseprävention ergänzen das physiotherapeutische Trainingsprogramm.

Diätetische Gesichtpunkte beziehen sich auf die Themen einer ausreichenden Kalorienzufuhr, Calciumversorgung, Süßungsmittel und Ballaststoffe: Wegen der hohen Prävalenz einer Laktoseintoleranz ist dieser Aspekt ggf. durch einen Laktosetoleranztest zu klären. Bei Unverträglichkeit erfolgen Beratungen zu einer ausreichenden Calciumversorgung. Meteorismus nach Einnahme der Zuckerersatzstoffe Sorbit und Xylit wird mit Hinweisen zum Vorkommen dieser Süßungsmittel erläutert. Die Bedeutung einer ballaststoffarmen Kost bei aktiver Symptomatik wird erörtert.

Die stationäre Rehabilitation ist nicht auf Patienten in Remission beschränkt, neben erforderlicher gastroenterologischer Behandlung können edukative und psychotherapeutische Elemente auch bei aktiver Krankheit durchaus vermittelt werden. Das körperliche Training konzentriert sich dann auf eine Krankengymnastik zum Erhalt der Mobilität und Muskelmasse.

Zöliakie

Bei dieser Patientengruppe stehen *diätetische Gesichtpunkte* im Zentrum: Beratungen zu einer glutenfreien Kost, praktische Übungen in der Diätlehrküche, Simulation von Einkaufs- und Restaurantsituation und die Ausarbeitung praktischer Kostvorschläge gehören hierher.

Im Rahmen der *Bewegungstherapie* steht die Osteoporoseprävention im Mittelpunkt.

Ärztlicherseits wird nach klinischen und laborchemischen Malassimilationszeichen gefahndet. Wenn erforderlich, erfolgen diagnostische Evaluationen (Immunologie, Dünndarmhistologie) sowie Substitution von Vitaminen und Mineralien.

Zustände nach Darm-OP

Dünndarmresektion. Unabhängig vom Operationsanlass führt die Entfernung von großen Teilen des Dünndarmes oft zu einer Reduktion der Resorptionskapazität (Kurzdarmsyndrom). Die sich daraus ergebenden Notwendigkeiten in Bezug auf die Ernährung (Zusammensetzung, Frequenz und Volumen der Mahlzeiten, Fettanteil, Ballaststoffe) und die Substitution von Vitaminen und Mineralien werden den Patienten in Einzelberatungen erläutert. Die Effekte motilitätshemmender Medikamente und – nach Ileumresektion – von Adsorbenzien können beobachtet und ausgenutzt werden.

Körperliches Training erfolgt je nach Belastbarkeit des Patienten und in Abhängigkeit vom Operationszeitpunkt. Psychotherapeutische Interventionen orientieren sich am individuellen Bedarf.

Kolonresektion. Kolonresezierte stellen die größte Patientengruppe in der gastroenterologischen Rehabilitation dar. Je nach Operationsgebiet, -ausmaß und Komplikationen können sich für die Patienten unterschiedliche Funktionsdefizite ergeben:

Die Entfernung größerer Kolonabschnitte bedingt eine eingeschränkte Wasserreabsorption, was beim Patienten zu erhöhten Stuhlvolumina mit herabgesetzter Stuhlkonsistenz führt. Eine Flüssigkeitsbegrenzung (ggf. unter Beobachtung der Nierenfunktion) muss erprobt werden. Bei Bedarf kann mit Quellstoffen und/oder motilitätshemmenden Medikamenten interveniert werden.

Nach totaler Kolektomie wird heute nach Möglichkeit ein ileoanaler Pouch angelegt. Die Adaptation der Patienten an die herabgesetzte Wasserrückresorption im oben geschilderten Sinne stellt einen wichtigen edukativen Inhalt für kolektomierte Patienten nach Colitis ulcerosa und bei familiärer adenomatöser Polyposis dar.

Sozialmedizinische Beurteilung

Zu bewerten sind die Symptome Durchfall, imperativer Stuhldrang, Inkontinenz, abdomineller Schmerz, Untergewicht, physische Leistungsschwäche. Die daraus resultierenden Folgen wie Depressivität, Ängstlichkeit und Asthenie sind mit einzubeziehen. Die individuelle Begutachtung berücksichtigt den Ausprägungsgrad von Defiziten des Patienten, seinen Umgang mit der Erkrankung und natürlich auch das Anforderungsprofil des Arbeitsplatzes (32).

Bei jungen Patienten mit neu diagnostizierter CED sollte zunächst der Krankheitsverlauf beobachtet werden. Umschulung oder berufliche Umorientierung können bei bleibenden Handicaps sinnvoll sein. Dann ist dafür zu sorgen, dass der angestrebte Umschulungsberuf den Einschränkungen Rechnung trägt.

Einschränkungen. Bei *persistierender Durchfallneigung* ist die Verfügbarkeit einer Toilette am Arbeitsplatz essenziell. Tätigkeiten mit Präsenzpflicht (Fließband), gestörtem Tagesrhythmus (Schichtarbeit) und unter Zeitdruck (Akkord) können sich als unzumutbar erweisen.

Inkontinenz bedeutet Erwerbsunfähigkeit. Bei partiell gestörter Stuhlhaltefunktion können überwiegend sitzende Tätigkeiten mit Toilettenzugang manchmal noch verrichtet werden.

Bei *postoperativ instabiler Bauchdecke* sind körperlich schwere Arbeiten mit schweren Hebebelastungen problematisch. Zu beachten ist nicht nur das Gewicht einer zu bewegenden Last, sondern auch, wie oft und aus welcher Position diese zu bewegen ist, wie die Bauchdecke des Patienten beschaffen ist (Adipositas) und ob bereits Hernien vorliegen.

Leber

Rehabilitationsbedarf

Die Anzahl der Patienten mit chronischer Leberkrankheit wird in Deutschland auf etwa 2,5 Mio. geschätzt, davon ca. 400.000 Patienten mit Leberzirrhose. Jährlich werden etwa 3000 Rehabilitationsmaßnahmen durchgeführt bei chronischer Hepatitis und Leberzirrhose. Dazu kommen AHB von Malignomen an Leber und Gallenwegen sowie Lebertransplantationen.

Indikationen. Rehabilitationsindikationen können dabei sein:

- körperliche oder psychomentale Leistungsschwäche,
- reduzierter Kräftezustand, insbesondere in postoperativer Rekonvaleszenz,
- ungünstige Krankheitsverarbeitung (Ängste, Depression, Coping),
- krankheitsinadäquate Lebensweise (Alkohol),
- Coping- und Compliance-Probleme (Motivation zur Abstinenz und Therapie),
- Beurteilung körperlicher Belastbarkeit, Klärung beruflicher Einsatzfähigkeit.

Häufig findet sich bei chronischen Lebererkrankungen ein erhöhter Alkoholkonsum, der die Prognose bestimmt. Eine Suchttherapie sollte vor einer gastroenterologischen Rehabilitation erfolgt sein. Gelegentlich wird aber erst im Rahmen einer stationären Rehabilitation offenbar, dass ein Alkoholmissbrauch vorliegt.

Rehabilitationsprozess

Diagnostik und Ziele

Diagnostik. Diagnostisch kann meist auf organbezogene Vorbefunde zurückgegriffen werden. Notwendige Ergänzungen oder Aktualisierungen (Labor, Sonographie, Endoskopie, Leberbiopsie, psychometrische Tests) werden bei Bedarf vorgenommen zur Beurteilung von Defiziten wie portaler Hypertension oder hepatischer Enzephalopathie. Ein Alkoholabusus sollte nicht nur subjektiv vermutet, sondern durch Labordiagnostik und/oder Fragebogen versucht werden zu objektivieren. Probleme im Umgang mit der Erkrankung werden erfragt. Die lebertypische, aber in den Auswirkungen uncharakteristische „Fatigue" ist abzutrennen von der Entwicklung einer hepatischen Enzephalopathie oder einer reaktiven Depression, sei es durch die Erkrankung oder eine evtl. Interferon-Therapie.

Ziele. Therapieziele betreffen eine Verbesserung von

- Symptomen und Beschwerden (Schmerzen, körperliche Schwäche, Ängste, Depression),
- Krankheitswissen und Verständnis,
- Krankheitsumgang (Alkohol, Ernährung, Medikation),
- körperlicher und psychomentaler Leistungsfähigkeit,
- beruflicher Integration.

Therapie

Zentrales Behandlungselement ist die indikationsspezifische „Lebergruppe", in der Kenntnis über Krankheitsentstehung und Verlauf, Behandlungsmöglichkeiten und krankheitsgerechte Verhaltensaspekte (Alkohol, Ernährung, Medikamente) besprochen werden.

Dazu gehören auch die Belastbarkeit im Erwerbsleben, Probleme des Alltags, soziale Unterstützung einschließlich Selbsthilfegruppen. Angestoßen werden motivationale Aspekte zur Übernahme von Eigenverantwortung durch den informierten Patienten.

Alkoholkonsum und Diätetik. Bei Verdacht oder nachgewiesenem missbräuchlichem Alkoholkonsum werden mit dem Sozialarbeiter weitere Schritte zur Behandlung einer Alkoholkrankheit eingeleitet. Die Diätetik hat auf eine ausreichende Kalorienzufuhr der häufig geschwächten und untergewichtigen Patienten zu achten und eine adäquate ausreichend eiweißhaltige Kost anzubieten und dem Patienten zu vermitteln und die Notwendigkeit einer weiteren Zufuhr zu betonen. Bei vermehrter Wassereinlagerung werden Aspekte einer restriktiven Flüssigkeits- und Kochsalzzufuhr besprochen und praktisch geübt.

Sport- und Bewegungstherapie. Zur Steigerung der physischen Belastbarkeit ist eine angepasste Sport- und Bewegungstherapie hilfreich. Von ihr kann eine Verbesserung von Kraft, Koordination und Ausdauer erwartet werden, möglichst zusammen mit positiven sozialen und antidepressiven Effekten.

Lebertransplantation

Jährlich jetzt etwa 1000 Patienten nach Lebertransplantationen in Deutschland sind zahlenmäßig eine eher geringe Gruppe mit allerdings sehr hohem Rehabilitationsbedarf. Deswegen sollten Lebertransplantierte in spezialisierten Zentren rehabilitiert werden.

Die Transplantation erfolgt zumeist bei einem schon präoperativ geschwächten Patienten mit zusätzlicher Belastung durch einen weiteren großen operativen Eingriff und eine komplizierte postoperative Phase. Dies und eine eingreifende immunsuppressive Therapie belasten die Patienten und führen neben körperlichen Einschränkungen auch zu psychischen Problemen mit gesteigerter Ängstlichkeit und/oder Depressivität.

Diagnostik. Die Diagnostik – in Abstimmung mit dem Transplantationszentrum – betrifft das Monitoring von Abstoßungskrisen, Infektionen, ausreichender Perfusion, Nierenfunktion und Blutdruck sowie Diabetes.

Therapie. Rehabilitativ erfolgt eine Unterstützung des Patienten in der Krankheitsverarbeitung, Information über Notwendigkeit und Wirkungsweise von Immunsuppressiva und deren möglichen Folgen im Alltag (Nebenwirkung, Infektionsgefahr, Reisen etc.). Eine psychologische Unterstützung bei der Krankheitsbewältigung ist von besonderer Wichtigkeit. Ein dosiertes körperliches Aufbautraining fördert die physische Rekompensation des Patienten.

Sozialmedizinische Beurteilung

Eine Begutachtung chronischer Leberkrankheiten richtet sich nach der Schwere des Leberschadens (Labor, histologische Aktivität und Fibrose), nach dessen Auswirkungen (portaler Hypertonus, Enzephalopathie, Muskelatrophie) und nach den Begleit- und Folgeerkrankungen (Diabetes, kardiovaskuläre und muskuloskelettale Zusatzerkrankungen, Depressivität etc.).

Soziales und Arbeitsplatzumfeld. Kontextfaktoren des sozialen Umfelds müssen bedacht werden: familiäre Unterstützung, Ausbildung, Arbeitslosigkeit und Bedingungen des Arbeitsplatzes wie Arbeitsschwere, Hitze oder auch Monotonie oder Stress bei evtl. reduziertem Konzentrations- oder Umstellungsvermögen. Einer Infektiosität des Patienten (Medizinpersonal) sowie bei Immunsupprimierten der Umgebung (Gärtner, Sanitär, Entsorgung) ist Rechnung zu tragen.

Adynamie und Ösophagusvarizen begrenzen die evtl. Arbeitsschwere. Eine minimale Enzephalopathie bedingt Einschränkungen beruflich geforderter psychomotorischer Reaktionsfähigkeit.

Pankreas

Rehabilitationsbedarf

Die Inzidenz der chronischen Pankreatitis steigt in der westlichen Welt und wird mit etwa 4–25 pro 100 000 Einwohner/Jahr angegeben. Wegen des niedrigen Erkrankungsalters mit Beginn oft vor dem 40. Lebensjahr und des häufig ursächlichen Alkoholkonsum ist die sozialmedizinische Bedeutung groß. Etwa 2300 Rehabilitationsverfahren werden pro Jahr hierfür durchgeführt. Pankreaskarzinome werden in der Bundesrepublik mit 10.000 Neuerkrankungen pro Jahr angenommen, die Anzahl an Rehabilitationsmaßnahmen ist auf etwa 1400 jährlich gestiegen. Patienten mit chronischer Pankreatitis haben einen überdurchschnittlichen Nikotinkonsum und auch einen häufigen Schmerzmittelgebrauch. Sie sind in ihrer Lebensqualität – insbesondere bei zusätzlichem pankreoprivem Diabetes – besonders beeinträchtigt.

Indikationen. Rehaindikationen können sein:

- anhaltende organische Symptome (Schmerzen, Diarrhö, Schwäche),
- Untergewicht mit quantitativen/qualitativen Ernährungsmängeln,
- mangelnde körperliche, psychische Leistungsfähigkeit,
- begleitende Multimorbidität: Magenoperation, Lebererkrankung, Diabetes, Osteoporose,
- soziale Probleme (Alkohol, Nikotin, Schmerzmittel, Arbeitslosigkeit, soziale Desintegration),
- mangelndes Krankheitswissen, mangelnde Krankheitsverarbeitung (Coping),
- mangelnder Krankheitsumgang (Compliance),
- Klärung beruflicher Verwendung.

Rehabilitationsprozess

Diagnostik

Eine Alkoholdiagnostik kann im Rahmen der Rehabilitation erfolgen (Labor, psychologische Testverfahren). Bei zunehmend häufiger entdeckten genetischen Konstellationen ist vor einer vorschnellen Stigmatisierung zu warnen. Bei missbräuchlichem Alkoholkonsum sind Entwöhnungsmaßnahmen vordringlich. Die Einhaltung einer Abstinenz soll in der Klinik unterstützt werden.

Eine Diagnose ist morphologisch (Sonographie, Endoskopie, CT) aus Vorbefunden oder aktuellen Untersuchungen zu belegen. Die funktionellen Einschränkungen (Malassimilation, Malnutrition, Diabetes, Schmerzen) sind zu quantifizieren.

Beschwerden. Oberbauchschmerzen bei bekannter chronischer Pankreatitis sind von anderen Schmerzursachen abzutrennen. Bei pankreoprivem Diabetes werden entsprechende Auswirkungen (Polyneuropathien peripher oder autonom an Herz, Magen, Darm sowie erektile Dysfunktion) berücksichtigt, wobei eine Genese (alkoholisch/diabetisch) nicht immer zu trennen ist. Postoperative Störungen (Cholangitis, Dumping, pankreozibale Asynchronie) werden beurteilt, metabolische Mangelsituationen (Vitamine, Elektrolyte) aufgedeckt.

Therapie

Ziele. Therapieziele betreffen eine Verbesserung von

- körperlichen Beschwerden (Schmerz), Gewicht, Ernährung,
- körperliche Leistungsfähigkeit,
- Krankheitsinformation, krankheitsangemessenem Verhalten (Alkohol, Nikotin),
- Krankheitsbewältigung (Angst, Depression, vitale Erschöpfung),
- Diabetes-Management,
- soziale und berufliche Reintegration.

Maßnahmen. Krankheitsbezogene interdisziplinäre Gruppengespräche dienen der Information, der Anleitung zu einem krankheitsgerechten Lebensstil, der Unterstützung eines konstruktiven Coping-Verhaltens mit dem Ziel der Steigerung von Leistungsfähigkeit und Lebensqualität. Kontakte zu Selbsthilfegruppen werden gefördert.

Bei vermuteter pankreatogener Malassimilation können andere postoperative Störungen (sekundäre Laktoseintoleranz, pankreozibale Asynchronie, bakterielle Überwucherung) gezielt behandelt und die Ergebnisse kontrolliert werden. Enzymsubstitution ist auf die Fettzufuhr abzustellen mit einer entsprechenden Galenik und Einnahmezeit. Analgetika werden nach Stufenplan zeitgerecht und adaptiert dosiert, bei persistierenden starken Schmerzen werden chirurgische/interventionelle Möglichkeiten erörtert.

Bei pankreoprivem Diabetes erfolgt eine Diabetesbehandlung mit qualifizierter Schulung entsprechend den Leitlinien der Deutschen Diabetesgesellschaft (22).

Bei onkologischen Patienten kann eine adjuvante oder palliative Zytostatikatherapie eingeleitet werden und psychoonkologische Probleme (Ängste, Depression) können in psychologischen Einzel- oder Gruppengesprächen bearbeitet werden.

Unter optimierter Therapie wird der Patient einem körperlichen Training unterzogen und seine Belastbarkeit gesteigert und erprobt.

Sozialmedizinische Beurteilung

Bei Patienten mit chronischer Pankreatitis oder nach Pankreasoperation werden die Symptome Schmerz, Körperkraft, Koordination und Ausdauer bewertet. Der mnestischen Funktion ist wegen oft ursächlicher Alkoholkrankheit besondere Beachtung zu schenken. Häufige Verletzungsfolgen (Alkohol?) sind zu beachten (2). Postoperativ ist eine häufige Bauchdeckenbelastung (Heben, Halten, Bauchpresse) zu bedenken. Alkoholnahe Berufe sollten nach Möglichkeit gemieden werden.

Bei insulinpflichtigen Diabetikern sind Tätigkeiten mit Selbst- und Fremdgefährdung zu vermeiden (Berufskraftfahrer, Tätigkeiten mit Absturzgefahr, an ungeschützt laufenden Maschinen, Steuer- und Leitständen).

Sozialmedizinische Informationen und Unterstützung der beruflichen Eingliederung sind bei Patienten mit chronischer Pankreatitis wegen häufiger beruflicher Desintegration in besonderem Maße erforderlich.

Onkologie

Rehabilitationsbedarf

Etwa 28.000 gastroenterologisch-onkologische Rehabilitationsverfahren sind 2004 durchgeführt worden. Zwei Drittel davon wegen kolorektaler Tumoren, ein Viertel wegen Magentumoren, gefolgt von Pankreas-, Ösophagus-, Leber-, Gallenwegs- und Analkarzinomen. Das mittlere Alter der zur Rehabilitation zugewiesenen Patienten liegt bei ca. 60–65 Jahren. Knapp ein Drittel befindet sich noch im erwerbsfähigen Alter. Über die Hälfte aller Rehafälle sind postoperative Anschlussheilbehandlungen.

Indikationen. Indikationen zur Rehabilitation ergeben sich

- postoperativ, bei verzögerter Wundheilung,
- bei anhaltenden Beschwerden, Funktionsstörungen,
- durch Ernährungsstörung,
- bei physischer Leistungsschwäche nach Akutbehandlung,

- bei psychischer Belastung durch die Krebserkrankung (Ängste, Depression),
- aus einer Compliance-Störung.

Rehabilitationsprozess

Diagnostik

Die postoperative Situation ergibt sich in der Regel aus den mitgeführten Unterlagen. Oft finden sich Beeinträchtigungen durch Wundheilungsstörungen, Stomata sowie resultierende metabolische Folgeerscheinungen. Ggf. sind bildgebende Verfahren zur Abklärung von Erbrechen, Stenosen, Motilitätsstörung oder auch Fisteln erforderlich, falls nicht auf zeitnahe Untersuchungen zurückgegriffen werden kann. Organbezogene Funktionsdiagnostik wird situationsgerecht eingesetzt.

Eine systematische Erhebung von Ängsten/Depression sowie des Aufklärungsgrades der Patienten ist wünschenswert. Bei der Planung der Rehabilitation sind Kenntnisse auch über die Prognose, d. h. des TNM-Stadiums und insbesondere des Operationserfolges (R0?), hilfreich.

Anschlussheilbehandlungen fallen häufig in das Zeitfenster des Beginns einer adjuvanten Chemotherapie in der 4.–6. postoperativen Woche, so dass eine entsprechende Koordination mit den vor- und nachbehandelnden Instanzen notwendig ist.

Therapie

Ziele. Therapieziele können sein:

- Förderung der Wundheilung,
- Verbesserung der Funktionsstörung (Stoma, Inkontinenz, Dumping),
- Schmerzreduktion,
- Verbesserung des Nutritionszustandes,
- Steigerung der physischen Leistungsfähigkeit,
- Verbesserung der Compliance,
- Linderung von Ängsten und Depressivität,
- Einschätzung der zukünftigen beruflichen Belastbarkeit,
- Unterstützung bei der beruflichen Reintegration.

Nachsorge und Krankheitsverarbeitung. Die Planung einer zeitorientierten Nachsorge (Kolonkarzinom UICC II oder III) oder einer symptomorientierten Nachsorge kann – falls noch nicht für den Patienten bestimmt – erläutert und ggf. begonnen werden. Familienuntersuchungen bei genetischen Risiken (FAP, HNPCC) können angeregt werden.

In einer interdisziplinär geführten Nachsorgegruppe erhält der Patient Informationen zu Operationsverfahren, Tumorstadien (TNM) und Prognose, häufig unterstützt durch sozialarbeiterische Aufklärung zu sozialrechtlichen Fragen. Die Sinnfälligkeit von alternativen Therapieformen wird erörtert. Insgesamt wird in der Gruppe eine aktive Auseinandersetzung mit der Erkrankung gefördert.

Dies kann zu weitergehenden Hilfsangeboten wie psychologischen Einzelgesprächen und antidepressiver Therapie führen, zu weiterer Sozialberatung oder vertieften Aufklärungsgesprächen mit dem Arzt. Hilfreich sind zusätzliche Angebote der Entspannungs-und Bewegungstherapie.

Wundmanagement. Gerade bei AHB-Patienten besteht oft noch ein vermehrter Bedarf an Grundpflege sowie an spezifischem Wundmanagement bei sekundär heilenden Wunden oder gelegentlich persistierenden Rektumhöhlen. Patienten mit MRSA-Keimbesiedlung oder anderen Problemkeimen können ebenfalls betreut werden, sollten aber wegen der besonderen organisatorischen Umstände zur Rehabilitation vorab gemeldet werden und so mobil sein, dass sie an Rehaaktivitäten teilnehmen können.

Funktionsstörungen nach Rektumresektion. Diese sind häufig, manchmal jedoch nur passager. Imperativer Stuhldrang und frequente kleine Entleerungen können auf Stuhlkonsistenzmodulation, Beckenbodengymnastik, ggf. ergänzt durch anales Biofeedbacktraining ansprechen. Eine Anastomosenstenose oder radiogene Proktitis ist zuvor endoskopisch auszuschließen. Ein Stuhlprotokoll dokumentiert das Behandlungsergebnis (18).

Bei der konservativen Therapie der Inkontinenz wird die Integrität und Innervation des externen Sphinkters geprüft. Mittels Biofeedbacktraining kann in vielen Fällen die Stuhlhaltefunktion verbessert werden (12). Dies kann während der stationären Rehabilitation erlernt werden, um es später selbstständig zu praktizieren. Biofeedbackgeräte können bereits in der Rehaklinik verordnet werden. Bei unzureichenden bisherigen Therapieergebnissen soll – bei ausreichend geformtem Stuhl – an die Möglichkeiten der rektalen Irrigation gedacht werden.

Hilfsmöglichkeiten bei erektiler Dysfunktion sind nicht allen Patienten bekannt. Die Erläuterung der Zusammenhänge und Behandlungsmöglichkeiten kann im Rahmen der Rehabilitation erfolgen.

Stomaberatung. Patienten mit Stoma erhalten individuelle Beratung und Anleitung zur Selbstversorgung durch Stomatherapeuten. Sie ermöglichen die Erprobung alternativer Versorgungssysteme und Lokalbehandlung bei peristomalen Läsionen oder Versorgungsumstellung, z. B. bei Stomaretraktion. Bei korrekturbedürftigen Zuständen wie peristomaler Hernie oder Prolaps erfolgt die Kontaktaufnahme mit dem Chirurgen. Nach distaler Kolostomie kann das Irrigationsverfahren erlernt werden.

Physiotherapie. Die Physiotherapie sowie aktive Sport- und Bewegungstherapie führt nicht nur zu einer gestuften postoperativen Mobilisation, sondern durch Abbau körperlicher Schonhaltung zu einer positiven Körperwahrnehmung und sozialen Integration in der Gruppe. Instabile Bauchdecken werden dabei berücksichtigt.

Sozialmedizinische Beurteilung

Zu bewerten ist die aktuelle Leistungsfähigkeit und Belastbarkeit des Patienten. Sie wird eingeschränkt durch Defäkationsprobleme (Durchfall, imperativer Stuhldrang, Inkontinenz) sowie postoperative Folgen wie Schmerzen, Untergewicht und Muskelschwäche. Auch die daraus resultierenden Folgen wie Adynamie, Depressivität und Ängstlichkeit sind mit zu bedenken. Ggf. ist das Anforderungsprofil des Arbeitsplatzes zu berücksichtigen.

Die Prognose der Tumorerkrankung hat für die berufliche Einsetzbarkeit weniger Relevanz, für die Planung evtl. anstehender beruflicher Fördermaßnahmen muss sie allerdings bedacht werden (5).

Inkontinenz und Einschränkungen bei Stoma. Inkontinenz bedeutet Erwerbsunfähigkeit, bei partiell gestörter Stuhlhaltefunktion können sitzende Tätigkeiten mit Toilettenzugang gelegentlich noch verrichtet werden. Für Stomapatienten sind Belastungen der Bauchdecke durch häufiges schweres Heben oder Tragen ungünstig. Nicht nur das Gewicht, die Position oder die Frequenz einer Hebebelastung ist zu bedenken, sondern auch die Beschaffenheit der Bauchdecke (Adipositas) oder evtl. vorliegende Komplikationen (Hernie, Prolaps). Größere distale Stomata sind durch erhöhten intraabdominellen Druck mehr gefährdet als z. B. ein kleines Ileostoma. Durch Verwendung geeigneter Bandagen ist ein gewisser Schutz gegeben. Hitzeexposition ist wegen der Ablösungsgefahr durch Transpiration für Stomapatienten ungeeignet. Der Arbeitsablauf (Fließband oder Akkord) sollte mit einer Stomaversorgung vereinbar sein, ebenso eine Toilette verfügbar, insbesondere für nicht irrigierende Patienten.

Häusliche Betreuung. Bei älteren und geschwächten Patienten ist oft eine Hilfe zur häuslichen Pflege oder Betreuung zu organisieren. Dies geschieht im Zusammenwirken von Sozialarbeiter mit Hausarzt, Angehörigen oder lokalen Diensten.

Funktionelle Syndrome

Rehabilitationsbedarf

Bei etwa einem Drittel der Bevölkerung kommen typische Symptome der funktionellen Dyspepsie (FD) oder des irritablen Kolons – „irritable bowel syndrome" (IBS) – vor, immerhin etwa die Hälfte nimmt zumindest vorübergehend eine Medikation dafür. Diese Patienten sind unter den Rehabilitanden einer gastroenterologischen Rehabilitationsklinik zahlreich, besonders, wenn man diejenigen mit unscharfen Organdiagnosen wie „Verwachsungsbeschwerden", „Postgastrektomiesyndrom ", „Postcholezystektomiesyndrom", „Gastritis", „Pilzbefall des Darmes" etc. hinzurechnet.

Indikationen. Rehabilitationsindikationen ergeben sich bei

- einer Symptomatik, die zu einer schweren Befindensstörung geführt hat,
- symptombedingter, gehäufter Arbeitsunfähigkeit oder Langzeitkrankschreibung,
- symptombedingter Rentenantragstellung.

Rehabilitationsprozess

Diagnostik

Bei Zuweisung des Patienten unter der Diagnose eines funktionellen Syndroms sind die erforderlichen Untersuchungen zum Ausschluss einer organischen Erkrankung in der Regel erfolgt.

Wichtig ist, dass keine „Alarmsymptome" vorliegen und dass auch Erkrankungen wie Zöliakie und Lambliasis ausgeschlossen sind. Eventuelle ergänzende Untersuchungen, auch endoskopische, können bei Bedarf in der Rehabilitationsklinik erfolgen. Wichtig ist aber auch, dass nach erfolgter negativer Diagnostik weitere technische Untersuchungen unterbleiben, sofern nicht eine deutliche Änderung der Symptomatik eingetreten ist (9).

Eine ausgiebige Ernährungsanamnese kann oft beschwerdeverstärkende Gewohnheiten des Patienten eruieren oder zum Hinweis auf die Diagnose einer Laktoseintoleranz, einer Sorbit- oder Fruktoseunverträglichkeit führen, die dann durch entsprechende Atemtests zu erhärten wäre.

Eine sorgfältige psychosoziale Anamnese fördert oft symptomverstärkende Belastungen, eher selten ursächliche Ereignisse (z. B. sexueller Missbrauch bei Obstipation vom Typ der „outlet obstruction") zu Tage.

Therapie

Die Therapie zielt auf eine Symptomlinderung.

Medikamentöse Behandlung. Medikamentöse Behandlungen werden fortgesetzt oder ergänzt, sofern der Patient ihre Wirksamkeit bestätigt. In Abhängigkeit von der Symptomatik kommen unterschiedliche Substanzklassen (PPI, Prokinetika, Spasmolytika, Analgetika, Phytotherapeutika, Quellstoffe) zur Anwendung. Bei Medikation mit problematischen Analgetika (vor allem Opiaten) wird versucht, bei fortbestehendem Bedarf eine alternative Schmerzmedikation – z. B. durch Antidepressiva – zu etablieren.

Allgemeinmaßnahmen. Bei einigen Patienten stellt sich schon nach wenigen Tagen in der Rehabilitationsklinik eine Symptomlinderung ein: Dies ist ein Hinweis auf die günstigen Effekte eines strukturierten, „entpflichteten" Tagesablaufes mit regelmäßigen Mahlzeiten und körperlicher Aktivität.

Im ärztlichen Gespräch wird die Wichtigkeit dieser „Allgemeinmaßnahmen" unterstrichen. Dadurch soll die Störung ihren für den Patienten bedrohlichen Charakter verlieren. Auf die Tendenz zur Chronizität der Störung wird durchaus hingewiesen. Wichtig ist, dass der Patient sich mit seinen Beschwerden ernst genommen fühlt.

Stressbewältigung. Da Alltagsstress von vielen Patienten als symptomverstärkend erlebt wird, ist das Erlernen eines Entspannungsverfahrens – autogenes Training, progressive Muskelentspannung – zu empfehlen. Dabei werden vor allem schmerzlindernde Effekte erwartet. Ergänzend wird den Patienten die Teilnahme an einer psychologisch geleiteten Gesprächsgruppe zum Stressmanagement angetragen. Eine Psychotherapie im engeren Sinne erfolgt nur bei offensichtlichem Bedarf.

Diätetische Beratung. Die diätetische Beratung basiert auf DGE-Empfehlungen (20) und berücksichtigt individuelle Unverträglichkeiten. Dabei ist es essenziell, unrealistische Annahmen hinsichtlich der erforderlichen Ernährung zu klären. Unsinnige Außenseiterdiäten, wie z. B. Kostformen zum „Umstimmen der Darmflora" oder „Antipilzdiäten", werden durch sachliche Information neutralisiert. Auf die Wichtigkeit der Einhaltung regelmäßiger, kleiner Malzeiten wird hingewiesen, die ausreichende Zufuhr von Flüssigkeit und Ballaststoffen wird besonders bei Obstipation betont.

Bewegungstherapie. Diese orientiert sich an der Leistungsfähigkeit der Patienten, erfolgt regelmäßig und hat allgemein aktivierende und antidepressive Effekte.

Defäkationsstörungen. Spezifische Verfahren des Beckenbodentrainings werden bei Defäkationsstörungen, besonders der funktionellen Inkontinenz und bei imperativem Stuhldrang, angewendet: Beckenbodengymnastik mit Anspannungs- und Detonisierungsübungen verknüpft mit atemgymnastischen Elementen sollen die Koordination und das Entspannungsvermögen der Beckenbodenmuskulatur fördern. Das anale Biofeedbacktraining kann dabei unterstützend, aber auch gezielt zur Ausübung verschiedener Optionen – maximale oder dosierte Anspannung, Entspannung – eingesetzt werden.

Bei Störungen der Haltefunktion für flüssigen Stuhl wird eine Verfestigung der Konsistenz angestrebt, da geformter Stuhl leichter kontrollierbar ist. Dies kann mit diätetischen Mitteln (Flüssigkeitsrestriktion), aber auch medikamentös versucht werden.

Differenzialdiagnosen

Abzugrenzen von den funktionellen Syndromen sind die somatisierte Depression und die somatoforme Störung. Zur Symptomatologie ohne organisches Korrelat kommt bei der somatoformen Störung die Überzeugung des Patienten, an einer körperlichen Krankheit zu leiden. Wiederholt negative Untersuchungsergebnisse sind Anlass, intensivere Diagnostik zu fordern. Bei den häufigen Konsultationen kontrastiert die geringe emotionale Beteiligung des Patienten mit den geäußerten Beschwerden und der vermuteten gravierenden Krankheit.

Patienten mit somatisierter Depression oder somatoformer Störung bedürfen der spezifischen psychosomatischen Therapie. Einige gastroenterologisch ausgerichtete Rehabilitationskliniken verfügen über Abteilungen, in denen diese Krankheitsbilder zielgerichtet behandelt werden können.

Die Kombination von somatischer und psychosomatischer Kompetenz ist – besonders bei der Bewertung der erfolgten Diagnostik – hilfreich. Die Indikation zu jeder Form von apparativen Untersuchungen ist bei diesem Patientenklientel besonders sorgfältig zu stellen.

Sozialmedizinische Beurteilung

Trotz vielfältiger und teilweise intensiv erlebter Beschwerden ist die physische Beeinträchtigung der Patienten meist gering. Manchmal ist die Entbindung von psychisch belastenden Tätigkeiten wie Akkordarbeit, Wechselschicht oder Nachtarbeit sinnvoll. Auch Patienten, die auf ihnen übertragene Verantwortung mit vermehrten Beschwerden reagieren, können in ihrer Symptomatik von einer „Entpflichtung" profitieren.

Zur Erhaltung des Arbeitsverhältnisses setzt eine berufliche Umplatzierung in der Regel die Kooperation des Arbeitgebers voraus und ist häufig mit einer wirtschaftlichen Schlechterstellung des Betroffenen verbunden. Dies ist mit dem Patienten sorgfältig zu erörtern.

Manchmal wirken sich auch einfache Änderungen am Arbeitsplatz günstig aus (z. B. verfügbare Toilette, verlässliche Pausenregelung, Lösung eines Konfliktes). Hier kann die Rehabilitationsklinik, z. B. in Kooperation mit dem zuständigen Betriebsmediziner, moderierend helfen.

Eher selten ergibt sich die Notwendigkeit von berufsfördernden Maßnahmen. Diese kämen in Betracht, wenn – dokumentiert – therapeutische Bemühungen erfolglos und innerbetriebliche Lösungen nicht möglich wären. Berentung wegen funktioneller Beschwerden ist auf schwere, therapierefraktäre Fälle vor allem mit Inkontinenz zu beschränken.

Stoffwechsel: Adipositas/metabolisches Syndrom

Rehabilitationsbedarf

Bei etwa 20% aller Deutschen findet sich ein Body Mass Index > 30, etwa 7% sind Diabetiker, davon etwa 90% mit einer Adipositas. Dies ist ein primär präventives gesundheitspolitisches Problem. Politisch ist versucht worden, für das wichtigste Folgeproblem der Adipositas, den Diabetes mellitus Typ 2 Behandlungsstrukturen zu schaffen (Disease-Management-Programm, Diabetesschwerpunktpraxen). Die Überlegung zu einer sinnvollen Behandlung betrifft aber ebenso gastroenterologische Rehabilitationskliniken, insbesondere solche mit einer Stoffwechselabteilung. Die schwerpunktmäßige Rehabilitation bei Adipositas und Diabetes mellitus bedarf einer ausführlichen Darstellung außerhalb eines gastroenterologischen Rahmens. Sie kann in diesem Kontext nur im Überblick komprimiert dargestellt werden.

Rolle der Rehabilitation. Diese ist schwierig zu bestimmen: Die Diagnose Adipositas wird selten an erster Stelle und damit statistikrelevant aufgeführt. Zuweisung zur Rehabilitation bei BMI > 30 geschehen meist bei Indikationen, für die die Adipositas als wesentlicher Risikofaktor anzusehen ist (Tab. 7.**93**). 40% aller Rehabilitanden gelangen in orthopädische Heilverfahren, etwa 40% in allgemein internistische, kardiologische oder onkologische Kliniken (etwa 5% in gastroenterologische/diabetologische Abteilungen) und gut 10% in psychosomatische Kliniken.

Rehabilitationsbedarf kann sich ergeben, wenn ambulante Maßnahmen ausgeschöpft und erfolglos geblieben sind.

Rehabilitation kann nur als Glied einer Behandlungskette mit nachfolgenden ambulanten Therapiebausteinen sinnvoll werden. Bei chronischen verhaltensabhängigen Erkrankungen wie Adipositas und Diabetes Typ 2 könnten repetitive Behandlungen (Etappenheilverfahren, Nachschulungen, Booster-Sessions) eventuell länger anhaltende positive Behandlungseffekte erzielen.

Tabelle 7.93 Begleit-/Folgeprobleme bei Adipositas

- Diabetes mellitus Typ 2
- Koronare Herzkrankheit
- Schlaganfall, Hypertonie
- Respiratorische Insuffizienz (Pickwick, Schlafapnoe)
- Refluxkrankheit
- Gallensteine
- Hyperlipidämie
- Nichtalkoholische Fettleberhepatitis (NASH)
- Malignome (Prostata, Kolon, Endometrium, Mamma)
- Osteoarthrosen
- Varikosis
- Operationsrisiko
- Amenorrhö
- Schwangerschaftskomplikationen
- Depression
- Soziale Diskriminierung

Indikationen. Zur Stellung der Rehabilitation in der Behandlung existieren Richtlinien der Fachgesellschaften bezüglich Adipositas in Rehakliniken (www.Adipositas-Gesellschaft.de) sowie für Typ-2-Diabetes (Tab. 7.**94**) (25). Hier wird insbesondere auf ein Zusammentreffen mehrerer Rehaindikatoren (Hypertonie, Bewegungsmangel, Nikotinkonsum, erhöhtes HbA_{1c}, Depression, Arbeitsplatzprobleme etc.) hingewiesen. Ein Rehabedarf ergibt sich bei ca. 20% aller Typ-2-Diabetiker, wenn gleichzeitig 5 oder mehr Probleme behandelt werden sollen (8).

Tabelle 7.94 Rehabilitation bei Diabetes mellitus Typ 2 (nach 25)

Dimension	Störung/Problem	Programm, Therapie, Berufsgruppe
Körperliche Funktionen/ Strukturen	Blutzucker, Blutdruck, Lipidämie, Angiopathie, Neuropathie	Diabetologie, medikamentöse Therapie, Physiotherapie, Fußbehandlung, Sexualberatung
Krankheitsverhalten	Essverhalten, Ernährung, Bewegung, Hypoglykämie, Rauchen, Compliance	Diätetik, Schulung, Sporttherapie, Wahrnehmungstraining, Nikotinentwöhnung
Psyche und Mentales	Krankheitswissen, Depressivität, Angststörung	Schulung, Psychologe
Umweltfaktoren	Arbeitsplatzprobleme, soziale Stressoren	Sozialarbeit, Berufsberatung, Psychologe
Begutachtung	Erwerbs-/Arbeitsunfähigkeit, berufliche Rehabilitation	sozialmedizinische Leistungsbeurteilung

Rehabilitationsprozess

Diagnostik

Rehabilitative Diagnostik betrifft kardiovaskuläre Komorbidität (Hypertonus, koronare Herzkrankheit, Schlaf-Apnoe-Syndrom), metabolische Komorbidität (Diabetes, Hyperlipidämie) sowie orthopädische Komorbidität (mit Osteoarthrosen an Knie, Hüfte, Wirbelsäule) und psychosoziale Komorbidität (Essstörung, soziale Diskriminierung, Selbstwertminderung, Depression). Hinweise für Depressionen finden sich in etwa 30% nach Fragebogenexploration, eine Behandlungsbedürftigkeit besteht bei etwa 15% (1).

Therapie

Rehatypische Behandlungsaspekte sind – neben einer organbezogenen Verbesserung – die Bearbeitung psychosozialer hemmender individueller Kontextfaktoren, die bisherige ambulante Behandlungen und Schulungen nicht wirksam werden ließen.

Insgesamt stehen nicht so sehr organische Defizite wie Blutdruck, Blutfette, HbA_{1c} im Vordergrund, sondern zugrunde liegende Störungen wie pathologisches Essverhalten, mangelnde Krankheitsakzeptanz oder -einsicht, Motivationsproblematik, Störungen im Bereich Angst, Depression, Suchtproblematik oder diabetische Folgeprobleme wie neuropathische Schmerzen.

Multidisziplinäre Teambehandlung. In der Behandlung diabetischer Füße ergibt sich eine günstige Möglichkeit der Lokaltherapie (Entlastung, Wundmanagement) und einer umfassenden Diabetesschulung mit den positiven Möglichkeiten eines Gruppensettings, wie es sonst in der Akutmedizin kaum noch möglich ist. Hier bewährt sich die multidisziplinäre Teambehandlung, in der neben dem Arzt auch Diätassistentin, Psychologe, Diabetesberater, Physiotherapeuten, Sozialarbeiter sowie ggf. Podologen und Orthopädietechniker vorhanden sind.

Therapieziele. Therapieziele sind nicht nur Gewichtssenkung oder HbA_{1c}-Verbesserung, sondern Motivationsstärkung, Verhaltensmodifikation, Lebensstiländerung und Selbstmanagement, die zugleich auch während des Aufenthaltes eingeübt werden. Dazu dienen auch begleitende Kurse zur Nikotinentwöhnung und Blutdruckselbstmessung. Diabetesschulungsprogramme richten sich nach den Vorgaben der Deutschen Diabetesgesellschaft (22).

Vor evtl. adipositaschirurgischen Maßnahmen ist ein qualifizierter konservativer Therapieversuche ggf. auch in Rehakliniken sinnvoll. Hier kann eine psychologische Exploration und Beurteilung durchlaufen werden. Zusätzlich können unterschiedliche chirurgische Verfahren erläutert werden. Eine Überleitung in ambulante Gruppen wird angestrebt.

Sozialmedizinische Beurteilung

Sozialmedizinische Beurteilung betrifft für Adipöse insbesondere körperliche Arbeitsschwere (z.B. Tätigkeiten mit Atemschutz oder Klettern), die durch verstärkte kardiovaskuläre Belastung nicht zumutbar sind. Orthopädische Einschränkungen betreffen vermehrte Belastung durch Gehen und Stehen bei fortgeschrittenen arthrotischen Beschwerden.

Bei Insulin spritzenden Diabetikern sind Selbst- und Fremdgefährdung durch Hypoglykämie zu bedenken (Arbeiten mit Absturzgefahr, berufliche Personenbeförderung, Überwachungsfunktionen für Verkehr oder an Leitständen, Waffengebrauch). Zu beachten ist die Begutachtungsleitlinie zur Kraftfahrereignung (4), die insulinbehandelte Diabetiker zum Führen von Kraftfahrzeugen der Gruppe II und III in der Regel ausschließt.

Qualitätssicherung

Durch die Reha-Kommission des VDR sind im Jahre 1989 Standards gesetzt worden (21), die die Rahmenbedingungen und Durchführung für stationäre Rehabilitationsmaßnahmen durch die Rentenversicherung festgelegt und damit verbindlich gemacht haben. Sie gelten auch für die Rehabilitation von Patienten mit Verdauungs- und Stoffwechselkrankheiten und gastrointestinalen Tumoren.

Qualitätssicherungsprogramm. Ein mehrstufiges Qualitätssicherungsprogramm ist seit 1997, zunächst auf freiwilliger Basis, im Jahr darauf verbindlich für alle durch die Rentenversicherungsträger belegten Kliniken eingeführt worden (7). Es besteht aus einer Erhebung zur Strukturqualität und der anonymisierten Prüfung einer repräsentativen Stichprobe der Entlassungsberichte als Abbildung der Prozessqualität durch besonders geschulte, erfahrene Ärzte (Peers). Die Erstellung von Entlassungsberichten ist anhand eines Leitfadens vereinheitlicht und qualifiziert worden. Eine Ergebnismessung erfolgt durch regelmäßige, strukturierte, randomisiert durchgeführte Patientenbefragung zur Therapiezufriedenheit und durch die Auszählung der erbrachten relevanten (Verzeichnis) therapeutischen Leistungen. Außerdem sind alle Kliniken verpflichtet worden, hausinterne Qualitätszirkel einzurichten. Ein solches Qualitätssicherungsprogramm wird jetzt auch von den Krankenkassen in ähnlicher Form gefordert.

Die Vergleichbarkeit der Ergebnisse ist durch unterschiedliche Patientenstruktur (Alter, Geschlecht, Sozialstatus, Ausbildung, Wohnort, Krankheitsschwere) beeinträchtigt.

Unabhängig davon haben sich auch viele Rehabilitationskliniken nach allgemeinen Qualitätskriterien (DIN ISO, KTQ) zertifizieren lassen.

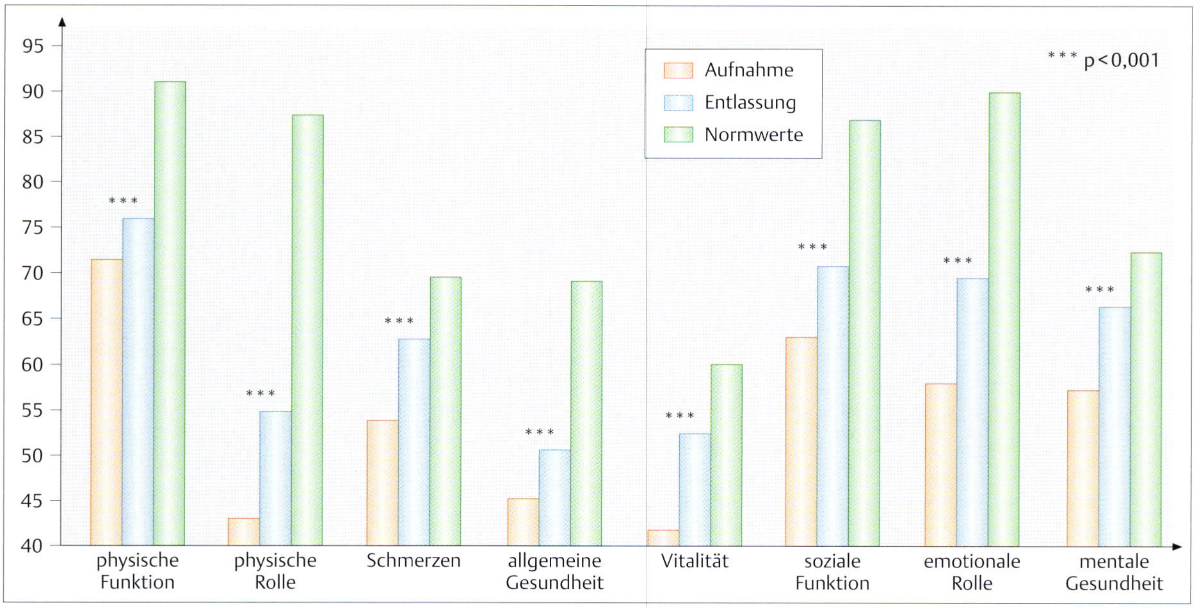

☒ **Abb. 7.51** Ergebnisvergleich, Aufnahme vs. Entlassung bei 189 Patienten mit chronisch entzündlicher Darmerkrankung. Untersucht mit SF 36. Patientenalter 39 ± 10 Jahre, 51 % Männer, 52 % Morbus Crohn (26), Normpopulation: 50 % Männer, 30 – 50 Jahre (11).

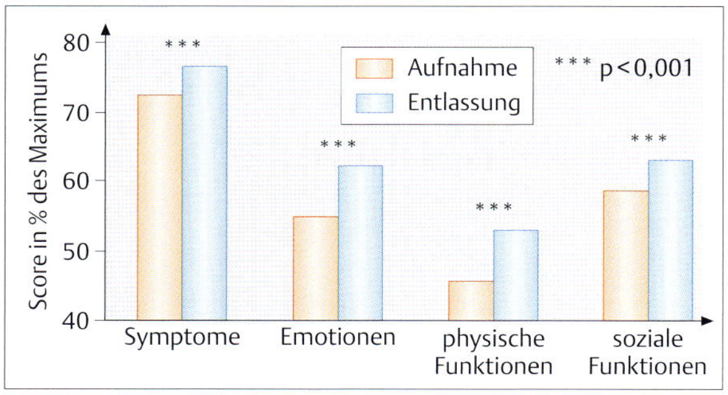

☒ **Abb. 7.52** Ergebnisvergleich Aufnahme vs. Entlassung bei 190 gastroenterologischen Patienten. Untersucht mit GLQI (13).

→ **„Messinstrumente" für Rehaerfolg.** Der Erfolg einer Rehabilitation lässt sich nicht leicht messen. Die Verschiebung des Renteneintritts wegen Erwerbsunfähigkeit ist nicht sicher festzustellen, denn eine Rentengewährung hängt, wie die Erfahrung gezeigt hat, auch von sozialpolitischen und rechtlichen Gegebenheiten und nicht nur vom medizinischen Behandlungserfolg ab. Ähnlich verhält es sich bekanntlich mit dem Krankenstand in unterschiedlichen Konjunktur- und Beschäftigungszyklen.

Wissenschaftliche Untersuchungen zur Wirksamkeit von Rehabilitationsmaßnahmen auf den Gesundheitszustand und den Krankheitsverlauf bei chronisch Kranken sind problematisch, denn die Bildung von Kontrollgruppen ist schwierig: Patienten, denen eine Rehabilitationsmaßnahme bewilligt worden ist (Verwaltungsakt), haben damit einen Rechtsanspruch. Nur diese Patienten kommen aber als Kontrollgruppe in Frage.

Erhebungen zu durch die Rehabilitation bedingten Veränderungen im Gesundheitszustand der Rehabilitanden beziehen sich somit bisher nur auf Befindlichkeitsabfragen vor und nach der Rehabilitation. Ergänzt werden diese durch Überprüfung des Erreichungsgrades von Rehabilitationszielen am Ende der Rehabilitationsmaßnahme (Abb. 7.**51** – 7.**53**) (26).

→ **Vergleichsmessungen.** Für Vergleichsmessungen verschiedener Kliniken ist eine gemeinsame Dokumentation und Befragung notwendig. Rehabilitationskliniken für Verdauungs- und Stoffwechselkrankheiten haben über ihre Fachgesellschaft ein Dokumentationssystem entwickelt und schrittweise implementiert (27). Damit sollen klinikübergreifende Vergleiche ermöglicht werden.

→ **Rehabilitationsforschung.** Die Rehabilitationsforschung hat in den letzten Jahren einen bedeutenden Aufschwung erfahren durch Einrichtung bundesweiter Förderschwerpunkte durch das Bundesministerium für Gesundheit und Soziales. Die Deutsche Gesellschaft für Rehawissenschaft ist das wissenschaftlich koordinierende Fachgremium.

→ **Rahmenbedingungen.** Die Qualität der Rehabilitation ist aber auch von äußeren Rahmenbedingungen abhängig, dazu gehören u. a. ausreichende Abteilungs- oder Klinikgrö-

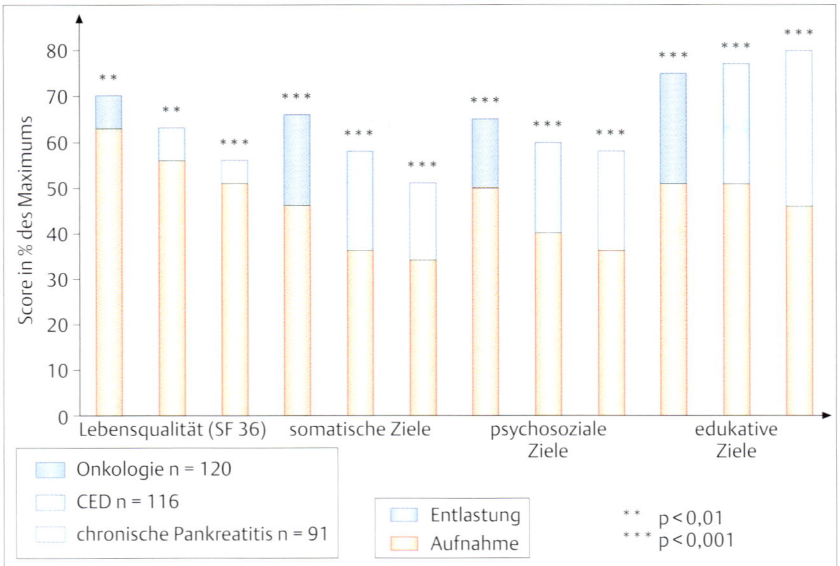

☒ **Abb. 7.53** Messung eines Rehaeffektes durch Lebensqualitäts-Score u/o Reha-Ziele. Änderung (Aufnahme – Entlassung) von SF 36 (13) und von subjektiver Erreichung definierter Reha-Ziele in einzelnen Bereichen (siehe vorne S. 1146) bei verschiedenen Patienten-Gruppen. (Eigene Daten, 19. Jahrestagung des deutschen Pankreas-Clubs, Münster, 1998)

ßen, die ein kontinuierliches qualifiziertes Arbeiten in Gruppen ermöglichen. Hier werden auf der Ebene der Deutschen Rentenversicherung Kooperationsgespräche geführt, die entsprechende Strukturen schaffen und sichern sollen.

In einem gegliederten Gesundheitssystem mit klarer Trennung zwischen ambulanter und stationärer Akutversorgung und rehabilitativer Behandlung wird die Gesamtversorgungsqualität nicht nur von der Leistungsfähigkeit der Einzelbereiche, sondern maßgeblich auch von der Kommunikation und der Kooperation untereinander bestimmt. Hier ergeben sich Ansatzpunkte für weitere qualitätssichernde Maßnahmen auf gesundheitspolitischer Ebene.

FAZIT FÜR DIE PRAXIS

- Rehabilitation hat nicht Heilung, sondern Linderung von Beschwerden, Verbesserung einer defekten Funktion oder Steigerung einer herabgesetzten Leistungsfähigkeit zum Ziel.
- Sie sollte bei chronischer Krankheit oder bleibender gesundheitlicher Beeinträchtigung frühzeitig einsetzen, damit berufliche und soziale Behinderungen vermieden werden.
- Die Rehabilitation arbeitet nach der Konzeption der ICF (International Classification of Functioning, Disability and Health) unter Berücksichtigung der „funktionalen Gesundheit" einer Person und deren spezifischen „Kontextfaktoren". Die subjektive Patientensicht wird dabei beachtet.
- Zur Planung eines individuellen Rehabilitationsprozesses werden Ziele formuliert, die sich an den Einschränkungen, persönlichen Ressourcen und zu erwartenden Anforderungen orientieren. Die eigenständige Mitarbeit des Patienten wird gefördert.
- Besonderer Rehabilitationsbedarf ergibt sich für Patienten mit gastroenterologischen Krankheiten bei folgenden Konstellationen: chronische Krankheiten, bei denen schwerwiegende Folgen für die Leistungsfähigkeit zu erwarten sind; häufige oder lang dauernde Arbeitsunfähigkeit; Coping- und Compliance-Probleme; vor krankheitsbedingten Versorgungs- oder Eingliederungsleistungen.
- Die gastroenterologische Rehabilitation ergänzt die ambulante und stationäre Versorgung und bezweckt besonders die Wiedereingliederung chronisch Kranker in ihr berufliches und soziales Umfeld. Sie verfügt durch ihre Ressourcen auf dem Sektor der Leistungsdiagnostik und Belastungserprobung auch über besondere gutachterliche Kompetenz.

Thieme

Gastroenterologie

Das Referenzwerk für Klinik und Praxis
Band 2: Leber, Galle, Pankreas

Herausgegeben von

Jürgen F. Riemann
Wolfgang Fischbach
Peter R. Galle
Joachim Mössner

Mit Beiträgen von

B. Adam
H. E. Adamek
G. Adler
H.-D. Allescher
N. Andre
B. Appenrodt
U. Armbrecht
A.-P. Barreiros
Ch. Beglinger
C. A. Benz
F. Berr
B. Birkner
S. C. Bischoff
M. Bittinger
R. Bittner
H. E. Blum
I. Blumenstein
W. Böcher
H. Bödeker
K. H. W. Böker
M. H. Bohrer
H.-J. Brambs
W. Breithaupt
K. Breitkopf
H.-P. Bruch
W. Brühl
M. W. Büchler
H.-J. Buhr
E. Burmester
G.-R. Burmester
K. Caca
A. Canbay
W. F. Caspary
J. P. Charton
M. Classen
J. Darimont
S. Daum
U. W. Denzer
H.-P. Dienes
C. F. Dietrich
F. Dobrowolski
J. Dörfer
S. Dooley
G. Dorta
A. Eickhoff
R. Engemann
H.-J. Epple
J. F. Erckenbrecht
P. Ferenci
W. Fischbach
F. Fischer
W. E. Fleig
D. Flieger
M. Friedrich-Rust
H. Friess
K.-H. Fuchs
P. R. Galle
M. J. Gebel
A. Geier
A. L. Gerbes
G. Gerken
L. Gossner
T. Gress
F. Grünhage
V. Gülberg
S. L. Haas
J. Hadem
D. Häussinger
D. Hartmann
K. Herrlinger
F. Hiepe
T. Höhler
A. H. Hölscher
A. Hoffmeister
W. Hohenberger
S. Hollerbach
G. Holtmann
D. Huster
A. Ignee
J. Izbicki
R. Jakobs
C. Jassoy
S. Jonas
C. Jüngst
S. Kanzler
M. Karaus
V. Keim
J. Keller
R. Keller
R. Kießlich
T. Kietzmann
G. Klöppel
F. Kluge
B. Kohler
A. J. Kroesen
W. Kruis
G. A. Kullak-Ublick
F. Lammert
P. G. Lankisch
G. Layer
P. Layer
M. M. Lerch
S. Liebe
J.-M. Löhr
A. W. Lohse
G. Lux
K.-P. Maier
M. Maier
P. Malfertheiner
O. Mann
M. P. Manns
T. Marth
J. Mayerle
U. Merle
H. Messmann
C. Mönch
J. Mössner
D. Moradpour
G. Moser
M. W. Neubrand
H. Neuhaus
P. Neuhaus
M. Ortner
M. Peck-Radosavljevic
M. B. Pitton
J. F. Riemann
U. Rinas
J. K. Rockstroh
E. Roeb
D. Rosemeyer
A. Rosenbaum
H. Ruppin
H.-D. Saeger
T. Sauerbruch
W. Schepp
M. Scheurlen
I. Schiefke
D. Schilling
P. Schirmacher
R. M. Schmid
W. E. Schmidt
W. Schmiegel
W. Schmitt
A. Schneider
A. Schneider
T. Schneider
J. Schölmerich
K. Schoppmeyer
C. Schramm
M. Schreckenberger
M. Schuchmann
K. Schulmann
H. Schulze-Bergkamen
H. Seifert
G. Seitz
H. K. Seitz
H. Selmair
J. Siebler
S. V. Siegmund
M. V. Singer
U. Spengler
C. Spiegler
M. Sprinzl
A. Stallmach
E. F. Stange
J. Stein
A. Stich
M. Stolte
W. Stremmel
A. Tannapfel
N. Teich
J. Teichmann
J. Thies
H. L. Tillmann
C. Trautwein
S. Turi
D. Uhlmann
M. Vieth
M. Vogel
V. Voigtländer
C. von Tirpitz
F. von Weizsäcker
U. Weickert
A. Weimann
J. Werner
K. Wirths
M. Wiedmann
H. Witt
C. Wittekind
H. Wittenburg
H. Witzigmann
H. Woehrle
E. Yekebas
M. Zeitz
S. Zeuzem

538 Abbildungen
264 Tabellen

Georg Thieme Verlag
Stuttgart · New York

Bibliografische Information
der Deutschen Nationalbibliothek

Die Deutsche Nationalbibliothek verzeichnet diese Publikation in der Deutschen Nationalbibliografie; detaillierte bibliografische Daten sind im Internet über http://dnb.d-nb.de abrufbar.

Wichtiger Hinweis: Wie jede Wissenschaft ist die Medizin ständigen Entwicklungen unterworfen. Forschung und klinische Erfahrung erweitern unsere Erkenntnisse, insbesondere was Behandlung und medikamentöse Therapie anbelangt. Soweit in diesem Werk eine Dosierung oder eine Applikation erwähnt wird, darf der Leser zwar darauf vertrauen, dass Autoren, Herausgeber und Verlag große Sorgfalt darauf verwandt haben, dass diese Angabe **dem Wissensstand bei Fertigstellung des Werkes** entspricht.

Für Angaben über Dosierungsanweisungen und Applikationsformen kann vom Verlag jedoch keine Gewähr übernommen werden. **Jeder Benutzer ist angehalten,** durch sorgfältige Prüfung der Beipackzettel der verwendeten Präparate und gegebenenfalls nach Konsultation eines Spezialisten festzustellen, ob die dort gegebene Empfehlung für Dosierungen oder die Beachtung von Kontraindikationen gegenüber der Angabe in diesem Buch abweicht. Eine solche Prüfung ist besonders wichtig bei selten verwendeten Präparaten oder solchen, die neu auf den Markt gebracht worden sind. **Jede Dosierung oder Applikation erfolgt auf eigene Gefahr des Benutzers.** Autoren und Verlag appellieren an jeden Benutzer, ihm etwa auffallende Ungenauigkeiten dem Verlag mitzuteilen.

Rüdigerstraße 14
70469 Stuttgart
Deutschland
Telefon +49/(0)7 11/89 31-0
Unsere Homepage: www.thieme.de

Printed in Germany

Zeichnungen: Karin Baum, Paphos, Zypern
Umschlaggestaltung: Thieme Verlagsgruppe
Umschlaggrafik: Martina Berge, Erbach
Satz: Druckhaus Götz GmbH, Ludwigsburg, gesetzt auf CCS Textline
Druck: Offsetdruckerei Karl Grammlich GmbH, Pliezhausen

ISBN 978-3-13-141201-0 1 2 3 4 5 6

Vorwort

Die Gastroenterologie ist eine der tragenden Säulen der Inneren Medizin. Ihre Bedeutung wird nicht nur durch die Vielzahl der Organe unterstrichen, die originär erkranken können, sondern auch durch Krankheiten anderer Bereiche des Organismus, die den Verdauungstrakt in Mitleidenschaft ziehen oder ihrerseits in der Folge primärer gastroenterologischer Störungen auftreten können. Die Gastroenterologie ist damit ein Beleg dafür, dass dieser Schwerpunkt nur im Rahmen des Gesamtgebietes der Inneren Medizin kompetent vertreten werden kann: wenn nach einer strukturierten internistischen Basisausbildung (Truncus communis) die spezifizierte Weiterbildung erfolgt ist. Die Gastroenterologie ist darüber hinaus Schnittstelle zu vielen anderen Bereichen der Medizin, da oft nur im Kontext mit diesen Krankheitsbilder zu diagnostizieren oder zu behandeln sind. Daher ist die Gastroenterologie auch eines der ersten Gebiete, das Interdisziplinarität in besonderem Maße für sich in Anspruch nehmen kann. Die außerordentlich enge Zusammenarbeit mit den Viszeral-Chirurgen, der Pathologe als ständiger Wegbegleiter des Gastroenterologen oder der Radiologe und Labormediziner als unverzichtbare Kooperationspartner sind nur einige Beispiele, die zeigen, dass die Herausforderungen in der Gastroenterologie heute und in Zukunft nur noch in der Kooperation mit den verschiedensten Fachdisziplinen zu bewältigen sind.

Diesem Grundgedanken stellt sich das neue Referenzwerk „Gastroenterologie". Es ist in vier Hauptkapitel unterteilt: Instestinum, Leber, Galle und Pankreas. Der Besprechung der Erkrankungen in den einzelnen Kapiteln gehen die wichtigen klinischen Leitsymptome voraus, die den Leser mit der ganzen Bandbreite gastroenterologischer Beschwerden vertraut machen und so bereits auf spezifische Erkrankungen hinweisen sollen. Alle Kapitel sind nach einem einheitlichen Schema strukturiert. Das Editorial am Anfang jedes Kapitels führt auf das Thema hin, das Fazit für die Praxis am Ende fasst die wichtigsten Punkte im Sinne einer „take-home-message" zusammen.

Die Entwicklung in der Gastroenterologie in den letzten 20 Jahren ist auf allen Gebieten rasant verlaufen. Die diagnostische und therapeutische Endoskopie hat durch technische und interventionelle Fortschritte das Fach zu einer Disziplin heranreifen lassen, die viele Erkrankungen des Verdauungstraktes nicht nur besser und früher erkennen, sondern auch minimal invasiv behandeln lässt. Voraussetzungen hierfür sind neben fachlicher Kompetenz strukturierte Qualitätsmaßnahmen, die den diagnostischen und therapeutischen Einsatz indikationsgerecht sichern. Die molekulargenetische und zellbiologische Forschung und prospektive, randomisierte, placebokontrollierte Therapie-Studien haben zu einem viel besseren Verständnis zahlreicher gastrointestinaler Erkrankungen geführt. Die Hepatologie hat durch die kausale Behandlung vieler Lebererkrankungen

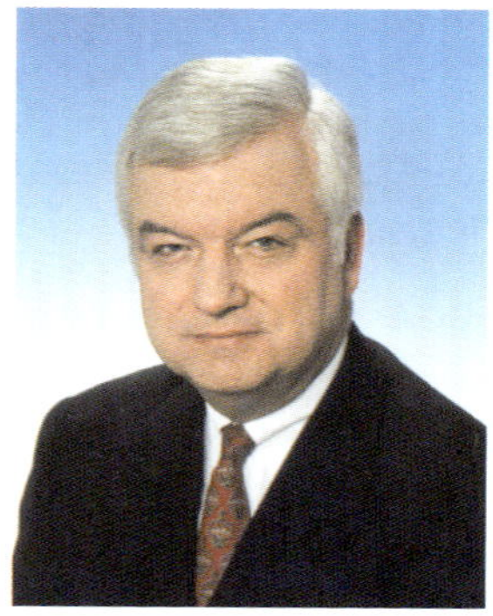

Prof. Jürgen F. Riemann

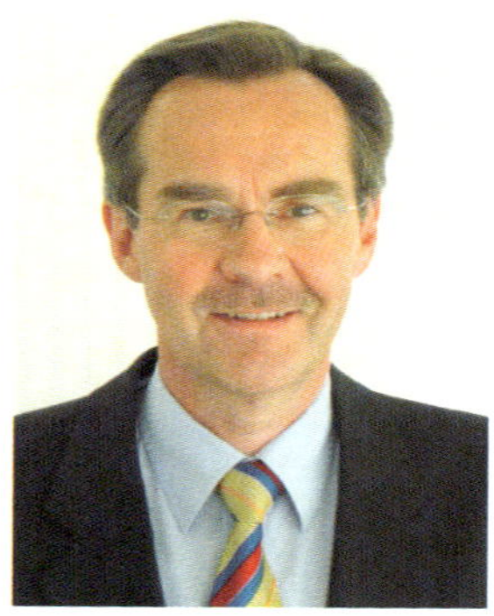

Prof. Wolfgang Fischbach

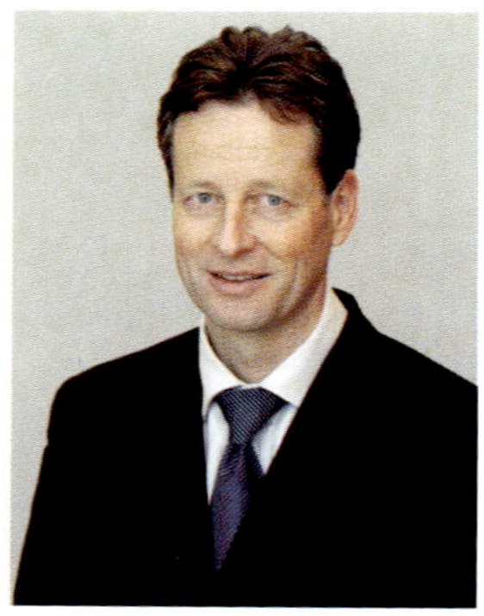

Prof. Peter R. Galle

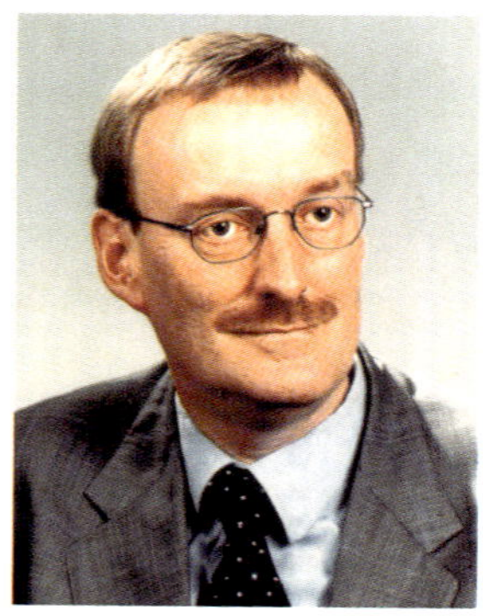

Prof. Joachim Mössner

und durch die Transplantation als kurative Option im Endstadium einen gewaltigen Schritt nach vorne gemacht. Ein therapeutischer Nihilismus ist nicht mehr angebracht. Unser Verständnis der molekularen Pathogenese zahlreicher maligner Erkrankungen des Gastrointestinaltraktes hat zu deutlichen Verbesserungen, insbesondere auch in der palliativen Therapie geführt: Beispielhaft sei hier nur die Anwendung von monoklonalen Antikörpern gegen Wachstumsrezeptoren beim metastasierten kolorektalen Karzinom oder von Tyrosinkinaseinhibitoren beim gastrointestinalen Stromatumor oder Leberzellkarzinom genannt. Die Entstehung unseres Buches fällt auch in die Zeit, in der für die Entdeckung des H. pylori an Robin Warren und Barry Marshall der Nobelpreis für Medizin verliehen wurde. Wohl kaum eine andere Entdeckung hat die Gastroenterologie in den letzten 20 Jahren dermaßen revolutioniert.

Die Fachgesellschaften (DGVS, DGVC) haben sich in Zusammenarbeit mit der Arbeitsgemeinschaft Wissenschaftlicher Medizinischer Fachgesellschaften (AWMF) in den letzten Jahren sehr darum bemüht, die wichtigsten Krankheitsbilder in diagnostische und therapeutische Leitlinien zu fassen. Hier ist vieles geschehen, so zum Beispiel für das kolorektale Karzinom, das Pankreaskarzinom, für die entzündlichen Darmerkrankungen, für den Helicobacter pylori, für die Hepatitis B und für die Refluxkrankheit. Diese Leitlinien sind in den entsprechenden Kapiteln enthalten und werden den Leser in die Lage versetzen, sich aktuell über den Handlungsrahmen zu informieren, in dem er seine Diagnostik und Therapie bestimmen kann.

Die Bildgebung hat sich in den letzten Jahren entscheidend verbessert; die Kooperation mit den Radiologen hat dazu geführt, dass zum Beispiel ein endoskopisches Standardverfahren wie die diagnostische ERCP heute vielfach durch die MRCP ergänzt bzw. ersetzt worden ist. Voraussetzung ist auch hier die gute Kooperation. Das Ziel dieses Werkes ist zum einen, den möglichst aktuellen Stand des Wissens darzulegen, zum anderen dem Leser die Möglichkeit zu bieten, sozusagen „online" Weiterentwicklungen mitzuverfolgen. Denn es ist beabsichtigt, dieses Buch mithilfe des Internets aktuell zu halten. Alle Autoren sind aufgerufen, dazu beizutragen. Es ist uns gelungen, durch eine Vielzahl von Mit-Autoren einen Großteil der an wesentlichen Problemen in der Gastroenterologie und ihren Schnittstellen wissenschaftlich aktiv arbeitenden Kollegen einzubinden. Wir glauben, dass trotz dieser Vielfalt der „Duktus" des Buches erkennbar geblieben ist, nämlich aufzuzeigen, wie heute sicher, effizient, ökonomisch und in vielen Fällen auch nach Leitlinien diagnostiziert und behandelt werden kann. In diesem Sinne hoffen wir, dass wir der Aufgabe gerecht geworden sind, die Gastroenterologie in ihrer ganzen Bandbreite aktuell und übersichtlich darzustellen. Wir würden uns über eine weite Verbreitung dieses Buches sehr freuen.

Ludwigshafen, Aschaffenburg,
Mainz, Leipzig

Die Herausgeber
im Oktober 2007

Anschriften

Dr. med. Birgit Adam
Royal Adelaide Hospital
Dep. of Gastroenterology, Hepatology and General Medicine
North Terrace
SA 5005 Adelaide
Australien

Prof. Dr. med. Henning E. Adamek
Medizinische Klinik 2
Klinikum Leverkusen gGmbH
Am Gesundheitspark 11
51375 Leverkusen

Prof. Dr. med. Guido Adler
Klinik für Innere Medizin I
Zentrum für Innere Medizin
Universitätsklinikum Ulm
Robert-Koch-Str. 8
89081 Ulm

Prof. Dr. med. Hans-Dieter Allescher
Zentrum für Innere Medizin
Gastroenterologie
Klinikum Garmisch-Partenkirchen
Auenstr. 6
82467 Garmisch-Partenkirchen

Dr. med. Niko Andre
Medizinische Universitätsklinik
Knappschaftskrankenhaus
Ruhr-Universität Bochum
In der Schornau 23 – 25
44892 Bochum

Dr. med. Beate Appenrodt
Medizinische Klinik und Poliklinik I
Universitätsklinikum Bonn
Rheinische
Friedrich-Wilhelm-Universität Bonn
Sigmund-Freud-Str. 25
53105 Bonn

Dr. med. Ulrich Armbrecht
Marbachtalklinik Bad Kissingen
Dr.-Georg-Heim-Str. 4
97688 Bad Kissingen

Dr. med. Ana-Paula Barreiros
I. Medizinische Klinik und Poliklinik
Universitätsklinikum
Johannes-Gutenberg-Universität
Langenbeckstr. 1
55131 Mainz

Prof. Dr. med. Christoph Beglinger
Departement Innere Medizin
Kantonsspital Basel
Petersgraben 4
4031 Basel
Schweiz

Dr. med. Claus A. Benz
Abteilung Innere Medizin
Evangelisches Krankenhaus
Köln-Weyertal
Weyertal 76
50931 Köln

Prof. Dr. med. Frieder Berr
Universitätsklinik für Innere Medizin I
Müllner Hauptstr. 48
5020 Salzburg
Österreich

Dr. med. Berndt Birkner
FEBG, FASGE, AGAF
Gastroenterologie am
Max-Weber-Platz
Einsteinstr. 1
81675 München

Prof. Dr. med. Stephan C. Bischoff
Institut für Ernährungsmedizin
Universität Hohenheim
Fruwirthstr. 12
70593 Stuttgart

Dr. med. Maximilian Bittinger
III. Medizinische Klinik
Klinikum Augsburg
Stenglinstr. 2
86156 Augsburg

Prof. Dr. med. Reinhard Bittner
Klinik Allgemein- und
Viszeralchirurgie
Marienhospital
Böheimstr. 37
70199 Stuttgart

Prof. Dr. Dr. h.c. mult. Hubert E. Blum
Abteilung Innere Medizin II
Universitätsklinikum
Hugstetter Str. 55
79106 Freiburg

Dr. med. Irina Blumenstein
Medizinische Klinik I
Universitätsklinikum
J. W. Goethe-Universität
Theodor-Stern-Kai 7
60590 Frankfurt

Priv.-Doz. Dr. med. Wulf Böcher
I. Medizinische Klinik und Poliklinik
Universitätsklinikum
Johannes-Gutenberg-Universität
Langenbeckstr. 1
55131 Mainz

Dr. med. Hans Bödeker
Medizinische Klinik und Poliklinik II
Universitätsklinikum Leipzig
Philipp-Rosenthal-Str. 27
04103 Leipzig

Prof. Dr. med. Klaus H. W. Böker
Schwerpunktpraxis Hepatologie
Rundestr. 10
30161 Hannover

Prof. Dr. med. Manfred H. Bohrer
Institut für Pathologie
Klinikum Ludwigshafen gGmbH
Bremserstr. 79
67063 Ludwigshafen

Prof. Dr. med. Hans-Jürgen Brambs
Abteilung für diagnostische und
interventionelle Radiologie
Universitätsklinikum Ulm
Steinhövelstr. 9
89075 Ulm

Dr. med. Wolfram Breithaupt
Allgemeinchirurgische Klinik
Markus-Krankenhaus
Wilhelm-Epstein-Str. 2
60431 Frankfurt

Priv.-Doz. Dr. rer. nat. Katja Breitkopf
II. Medizinische Klinik
Sektion Molekulare Alkoholforschung
Medizinische Fakultät Mannheim der
Universität Heidelberg
Theodor-Kutzer-Ufer 1 – 3
68135 Mannheim

Prof. Dr. med. Hans-Peter Bruch
Chirurgische Klinik
Campus Lübeck
Universitätsklinikum
Schleswig-Holstein
Ratzeburger Allee 160
23538 Lübeck

Priv. Doz. Dr. med. Wilhelm Brühl
Darmzentrum Exter
Detmolder Str. 264
32602 Vlotho-Exter

Prof. Dr. Markus W. Büchler
Klinik für Allgemein-, Viszeral- und Transplantationschirurgie
Universitätsklinikum
Im Neuenheimer Feld 110
69120 Heidelberg

Prof. Dr. med. Heinz-Johannes Buhr
Chirurgische Klinik und Poliklinik I
Campus Benjamin Franklin
Charité – Universitätsmedizin Berlin
Hindenburgdamm 30
12200 Berlin

Dr. med. Eike Burmester
Gastroenterologie, Hepatologie
Sana Kliniken Lübeck GmbH
Kronsforder Allee 71 – 73
23560 Lübeck

Prof. Dr. med. Gerd-Rüdiger Burmester
Medizinische Klinik mit Schwerpunkt Rheumatologie und Klin. Immunologie
Charité – Universitätsmedizin Berlin
Chariteplatz 1
10117 Berlin

Prof. Dr. med. Karel Caca
Medizinische Klinik I
Klinikum Ludwigsburg
Posilipostr. 4
71640 Ludwigsburg

Dr. med. Ali Canbay
Medizinische Klinik
Abteilung Gastroenterologie und Hepatologie
Universitätsklinikum Essen
Hufelandstr. 55
45122 Essen

Prof. Dr. med. Wolfgang F. Caspary
Medizinische Klinik I
Universitätsklinikum
J. W. Goethe-Universität
Theodor-Stern-Kai 7
60590 Frankfurt

Dr. med. Jean Pierre Charton
Medizinische Klinik
Evangelisches Krankenhaus Düsseldorf
Kirchfeldstr. 40
40217 Düsseldorf

Prof. Dr. Drs. h.c. Meinhard Classen
II. Medizinische Klinik und Poliklinik
Klinikum rechts der Isar
Technische Universität München
Ismaninger Str. 22
81675 München

Dr. med. Jutta Darimont
Klinik für Klin. Pharmakologie und Toxikologie
Departement Innere Medizin
Universitätsspital Zürich
Rämistr. 100
8091 Zürich
Schweiz

Dr. med. Severin Daum
Medizinische Klinik I
Campus Benjamin Franklin
Charité – Universitätsmedizin Berlin
Hindenburgdamm 30
12200 Berlin

Priv.-Doz. Dr. med. Ulrike W. Denzer
I. Medizinische Klinik und Poliklinik
Universitätsklinikum
Hamburg-Eppendorf
Martinistr. 52
22246 Hamburg

Prof. Dr. med. Hans-Peter Dienes
Institut für Pathologie
Universitätsklinikum Köln
Kerpener Str. 62
50924 Köln

Prof. Dr. med. Christoph F. Dietrich
Innere Medizin 2
Caritas-Krankenhaus
Uhlandstr. 7
97980 Bad Mergentheim

Dr. med. Frank Dobrowolski
Klinik und Poliklinik für Viszeral-, Thorax- und Gefäßchirurgie
Universitätsklinikum
Fetscherstr. 74
01307 Dresden

Dr. med. Jörg Dörfer
Chirurgische Klinik und Poliklinik
FAU Erlangen-Nürnberg
Krankenhausstr. 12
91054 Erlangen

Prof. Dr. rer. nat. Steven Dooley
II. Medizinische Klinik
Sektion Molekulare Alkoholforschung
Medizinische Fakultät Mannheim der Universität Heidelberg
Theodor-Kutzer-Ufer 1–3
68135 Mannheim

Prof. Dr. med. Gian Dorta
Service de Gastroentérologie et d'Hépatologie
Centre Hospitalier Universitaire Vaudois
Rue du Bugnon 46
1011 Lausanne
Schweiz

Dr. med. Axel Eickhoff
Medizinische Klinik C
Klinikum Ludwigshafen gGmbH
Bremserstr. 79
67063 Ludwigshafen

Prof. Dr. med. Rainer Engemann
Chirurgische Klinik I
Klinikum Aschaffenburg
Am Hasenkopf 1
63739 Aschaffenburg

Dr. med. Hans-Jörg Epple
Medizinische Klinik I
Campus Benjamin Franklin
Charité – Universitätsmedizin Berlin
Hindenburgdamm 30
12200 Berlin

Prof. Dr. med. Joachim F. Erckenbrecht
Klinik für Innere Medizin und Gastroenterologie
Florence-Nightingale-Krankenhaus
Kreuzbergstr. 79
40489 Düsseldorf

Univ.-Prof. Dr. med. Peter Ferenci
Klinik für Innere Medizin III
Abteilung für Gastroenterologie und Hepatologie
Medizinische Universität Wien
Währinger Gürtel 18–20
1090 Wien
Österreich

Prof. Dr. med. Wolfgang Fischbach
Medizinische Klinik II
und Klinik für Palliativmedizin
Klinikum Aschaffenburg
Am Hasenkopf 1
63739 Aschaffenburg

Priv.-Doz. Dr. med. Frank Fischer
Chirurgische Klinik
Campus Lübeck
Universitätsklinikum
Schleswig-Holstein
Ratzeburger Allee 160
23538 Lübeck

Prof. Dr. med. Wolfgang E. Fleig
Klinikumorganisation Vorstand
Universitätsklinikum Leipzig
Philipp-Rosenthal-Str. 27
04103 Leipzig

Priv.-Doz. Dr. med. Dimitri Flieger
I. Medizinische Klinik
GPR-Klinikum gGmbH
August-Bebel-Str. 59
65428 Rüsselsheim

Dr. med. Mireen Friedrich-Rust
Medizinische Klinik I
Universitätsklinikum
J. W. Goethe-Universität
Theodor-Stern-Kai 7
60590 Frankfurt

Univ.-Prof. Dr. med. Helmut Friess
Chirurgische Klinik und Poliklinik
Klinikum rechts der Isar
Technische Universität München
Ismaninger Strasse 22
81675 München

Prof. Dr. med. Karl-Hermann Fuchs
Allgemeinchirurgische Klinik
Markus-Krankenhaus
Wilhelm-Epstein-Str. 2
60431 Frankfurt

Prof. Dr. med. Peter R. Galle
I. Medizinische Klinik und Poliklinik
Universitätsklinikum
Johannes-Gutenberg-Universität
Langenbeckstr. 1
55131 Mainz

Prof. Dr. med. Michael J. Gebel
Zentrum Innere Medizin
Abteilung für Gastroenterologie, Hepatologie und Endokrinologie
Medizinische Hochschule Hannover
Carl-Neuberg-Str. 1
30625 Hannover

Priv.-Doz. Dr. med. Andreas Geier
Medizinische Klinik III
Universitätsklinikum der RWTH Aachen
Pauwelsstr. 30
52074 Aachen

Prof. Dr. med. Alexander L. Gerbes
Medizinische Klinik II
Klinikum der LMU
Campus Großhadern
Marchioninistr. 15
81377 München

Prof. Dr. med. Guido Gerken
Medizinische Klinik
Abteilung Gastroenterologie und Hepatologie
Universitätsklinikum Essen
Hufelandstr. 55
45122 Essen

Prof. Dr. med. Liebwin Gossner
Innere Medizin I
Städt. Klinikum Karlsruhe gGmbH
Moltkestr. 90
76133 Karlsruhe

Prof. Dr. med. Thomas Gress
Klinik für Gastroenterologie, Endokrinologie und Stoffwechsel
Universitätsklinikum Gießen und Marburg
Standort Marburg
Baldingerstraße 1
35043 Marburg

Dr. med. Frank Grünhage
Medizinische Klinik und Poliklinik I
Universitätsklinikum Bonn
Rheinische Friedrich-Wilhelm-Universität Bonn
Sigmund-Freud-Str. 25
53105 Bonn

Priv.-Doz. Dr. med. Veit Gülberg
Medizinische Klinik II
Klinikum der LMU
Campus Großhadern
Marchioninistr. 15
81377 München

Dr. med. Stephan L. Haas
II. Medizinische Klinik
Gastroenterologie, Hepatologie, Infektiologie
Medizinische Fakultät Mannheim der Universität Heidelberg
Theodor-Kutzer-Ufer 1–3
68135 Mannheim

Dr. med. Johannes Hadem
Zentrum Innere Medizin
Abteilung Gastroenterologie, Hepatologie und Endokrinologie
Medizinische Hochschule Hannover
Carl-Neuberg-Str. 1
30625 Hannover

Prof. Dr. med. Dieter Häussinger
Klinik für Gastroenterologie, Hepatologie und Infektiologie
Universitätsklinikum
Moorenstr. 5
40225 Düsseldorf

Dr. med. Dirk Hartmann
Medizinische Klinik C
Klinikum Ludwigshafen gGmbH
Bremserstr. 79
67063 Ludwigshafen

Priv.-Doz. Dr. med. Klaus Herrlinger
Zentrum für Innere Medizin I
Robert-Bosch-Krankenhaus
Auerbachstr. 110
70376 Stuttgart

Prof. Dr. med. Falk Hiepe
Medizinische Klinik mit Schwerpunkt Rheumatologie und Klin. Immunologie
Charité – Universitätsmedizin Berlin
Charitéplatz 1
10117 Berlin

Priv.-Doz. Dr. med. Thomas Höhler
Medizinische Klinik I
Prosper Hospital
Mühlenstr. 27
45659 Recklinghausen

Prof. Dr. med. Arnulf H. Hölscher
Klinik und Poliklinik für
Visceral- und Gefäßchirurgie
Universitätsklinikum Köln
Kerpener Str. 62
50924 Köln

Dr. med. Albrecht Hoffmeister
Medizinische Klinik und Poliklinik II
Universitätsklinikum Leipzig
Philipp-Rosenthal-Str. 27
04103 Leipzig

Prof. Dr. Dr. h.c. Werner Hohenberger
Chirurgische Klinik und Poliklinik
FAU Erlangen-Nürnberg
Krankenhausstr. 12
91054 Erlangen

Prof. Dr. med. Stephan Hollerbach
Klinik für Gastroenterologie
Allgemeines Krankenhaus Celle
Siemensplatz 4
29223 Celle

Prof. Dr. med. Gerald Holtmann
Royal Adelaide Hospital
Dep. of Gastroenterology, Hepatology
and General Medicine
North Terrace
Adelaide, South Australia 5000
Australien

Priv.-Doz. Dr. med. Dominik Huster
Medizinische Klinik und Poliklinik II
Universitätsklinikum Leipzig
Philipp-Rosenthal-Str. 27
04103 Leipzig

Dr. André Ignee
Innere Medizin 2
Caritas-Krankenhaus
Uhlandstr. 7
97980 Bad Mergentheim

Prof. Dr. med. Prof. h.c. Jakob Izbicki
Klinik und Poliklinik für Allgemein-,
Viszeral- und Thoraxchirurgie
Universitätsklinikum
Hamburg-Eppendorf
Martinistr. 52
20246 Hamburg

Prof. Dr. med. Ralf Jakobs
Medizinische Klinik II
Klinikum Wetzlar-Braunfels
Forsthausstr. 1
35578 Wetzlar

Prof. Dr. med. Christian Jassoy
Institut für Virologie
Universität Leipzig
Johannisallee 30
04103 Leipzig

Prof. Dr. med. Sven Jonas
Klinik für Allgemein-, Viszeral-
und Transplantationschirurgie
Campus Virchow-Klinikum
Charité – Universitätsmedizin Berlin
Augustenburger Platz 1
13353 Berlin

Dr. med. Christoph Jüngst
Medizinische Klinik und Poliklinik I
Universitätsklinikum Bonn
Rheinische
Friedrich-Wilhelm-Universität Bonn
Sigmund-Freud-Str. 25
53105 Bonn

Priv.-Doz. Dr. med. Stephan Kanzler
2. Medizinische Klinik
Leopoldina Krankenhaus
Gustav-Adolf-Str. 8
97422 Schweinfurt

Prof. Dr. med. Michael Karaus
Abteilung Innere Medizin
Evangelisches Krankenhaus
Göttingen-Weende
An der Lutter 24
37075 Göttingen

Prof. Dr. med. Volker Keim
Medizinische Klinik und Poliklinik II
Universitätsklinikum Leipzig
Philipp-Rosenthal-Str. 27
04103 Leipzig

Dr. med. Jutta Keller
Medizinische Klinik
Israelitisches Krankenhaus
Orchideenstieg 14
22297 Hamburg

Priv.-Doz. Dr. med. Ralf Keller
Medizinische Klinik I
Gesundheitszentrum Rheine
Mathias-Spital
Frankenburgstr. 31
48431 Rheine

Prof. Dr. med. Ralf Kießlich
I. Medizinische Klinik und Poliklinik
Universitätsklinikum
Johannes-Gutenberg-Universität
Langenbeckstr. 1
55131 Mainz

Prof. Dr. med. Thomas Kietzmann
Abteilung Biochemie
Fachbereich Chemie
Universität Kaiserslautern
Erwin-Schrödinger-Str. 54
67663 Kaiserslautern

Prof. Dr. med. Günter Klöppel
Institut für Pathologie
Campus Kiel
Universitätsklinikum
Schleswig-Holstein
Michaelisstr. 11
24105 Kiel

Prof. Dr. med. Friedrich Kluge
Adolf-Keller-Weg 3
79111 Freiburg

Prof. Dr. med. Bernd Kohler
Medizinische Klinik
Fürst-Stirum-Klinik Bruchsal
Gutleutstr. 1 – 14
76646 Bruchsal

Priv.-Doz. Dr. med. Anton J. Kroesen
Chirurgische Klinik und Poliklinik I
Campus Benjamin Franklin
Charité – Universitätsmedizin Berlin
Hindenburgdamm 30
12200 Berlin

Prof. Dr. med. Wolfgang Kruis
Abteilung Innere Medizin
Evangelisches Krankenhaus Kalk
Buchforststr. 2
51103 Köln

Prof. Dr. med. G. A. Kullak-Ublick
Klinik für Klin. Pharmakologie und
Toxikologie
Departement Innere Medizin
Universitätsspital Zürich
Rämistr. 100
8091 Zürich
Schweiz

Prof. Dr. med. Frank Lammert
Medizinische Klinik und Poliklinik I
Universitätsklinikum Bonn
Rheinische
Friedrich-Wilhelm-Universität Bonn
Sigmund-Freud-Str. 25
53105 Bonn

Prof. Dr. med. Paul G. Lankisch
MRCP, FACG
Medizinische Klinik
Städtisches Klinikum Lüneburg
Bögelstr. 1
21339 Lüneburg

Prof. Dr. med. Günter Layer
Zentralinstitut für Diagnostische und Interventionelle Radiologie
Klinikum Ludwigshafen gGmbH
Bremserstr. 79
67063 Ludwigshafen

Prof. Dr. med. Peter Layer
Medizinische Klinik
Israelitisches Krankenhaus
Orchideenstieg 14
22297 Hamburg

Prof. Dr. med. Markus M. Lerch
Klinik für Innere Medizin A
Abteilung Gastroenterologie, Endokrinologie und Ernährungsmedizin
Ernst-Moritz-Arndt-Universität
Friedrich-Loeffler-Str. 23 a
17475 Greifswald

Prof. Dr. med. Stefan Liebe
Klinik und Poliklinik für Innere Medizin
Abteilung für Gastroenterologie
Universitätsklinikum
Ernst-Heydemann-Str. 6
Postfach 10 08 88
18055 Rostock

Prof. Dr. med. Johannes-Matthias Löhr
Karolinska Institutet
Huddinge Univeritetssjukhuset
Clintec K 53
14186 Stockholm
Schweden

Prof. Dr. med. Ansgar W. Lohse
I. Medizinische Klinik und Poliklinik
Universitätsklinikum
Hamburg-Eppendorf
Martinistr. 52
20246 Hamburg

Prof. Dr. med. Gerd Lux
I. Medizinische Klinik
Abteilung Gastroenterologie und Allg. Innere Medizin
Städt. Klinikum Solingen
Gotenstr. 1
42653 Solingen

Prof. Dr. med. Klaus-Peter Maier
Leberzentrum
Klinikum Esslingen
Hirschlandstr. 97
73730 Esslingen

Dr. med. Matthias Maier
Medizinische Klinik
Knappschaftskrankhaus
In der Humes
66346 Püttlingen

Prof. Dr. med. Peter Malfertheiner
Klinik für Gastroenterologie, Hepatologie und Infektiologie
Otto-von-Guericke-Universität
Leipziger Str. 44
39120 Magdeburg

Dr. med. Oliver Mann
Klinik und Poliklinik für Allgemein-, Viszeral- und Thoraxchirurgie
Universitätsklinikum
Hamburg-Eppendorf
Martinistr. 52
20246 Hamburg

Prof. Dr. med. Michael P. Manns
Zentrum Innere Medizin
Abteilung Gastroenterologie, Hepatologie und Endokrinologie
Medizinische Hochschule Hannover
Carl-Neuberg-Str. 1
30625 Hannover

Prof. Dr. med. Thomas Marth
Abteilung Innere Medizin
St. Josef Krankenhaus
Barlstr. 7
56856 Zell/Mosel

Prof. Dr. med. Julia Mayerle
Klinik für Innere Medizin A
Abteilung Gastroenterologie, Endokrinologie und Ernährungsmedizin
Ernst-Moritz-Arndt-Universität
Friedrich-Loeffler-Str. 23 a
17975 Greifswald

Dr. med. Uta Merle
Medizinische Klinik und Poliklinik
Innere Medizin IV
Universitätsklinikum
Im Neuenheimer Feld 410
69120 Heidelberg

Prof. Dr. med. Helmut Messmann
III. Medizinische Klinik
Klinikum Augsburg
Stenglinstr. 2
86156 Augsburg

Dr. med. Christian Mönch
Klinik für Allgemein- und Gefäßchirurgie
Universitätsklinikum
J. W. Goethe-Universität
Theodor-Stern-Kai 7
60590 Frankfurt

Prof. Dr. med. Joachim Mössner
Medizinische Klinik und Poliklinik II
Universitätsklinikum Leipzig
Philipp-Rosenthal-Str. 27
04103 Leipzig

Prof. Dr. med. Darius Moradpour
Service de Gastroentérologie et d'Hépatologie
Centre Hospitalier Universitaire Vaudois
Rue du Bugnon 46
1011 Lausanne
Schweiz

Univ.-Prof. Dr. med. Gabriele Moser
Klinik für Innere Medizin III
Abteilung für Gastroenterologie und Hepatologie
Medizinische Universität Wien
Währinger Gürtel 18–20
1090 Wien
Österreich

Priv.-Doz. Dr. med. Michael W. Neubrand
Abteilung Innere Medizin
Krankenhaus Maria Stern
Am Anger 1
53424 Remagen

Prof. Dr. med. Horst Neuhaus
Medizinische Klinik
Evangelisches Krankenhaus
Düsseldorf
Kirchfeldstr. 40
40217 Düsseldorf

Prof. Dr. med. Peter Neuhaus
Klinik für Allgemein-, Viszeralund Transplantationschirurgie
Campus Virchow Klinikum
Charité – Universitätsmedizin Berlin
Augustenburger Platz 1
13353 Berlin

Priv.-Doz. Dr. med. Maria Ortner
Service de Gastroentérologie et d'Hépatologie
Centre Hospitalier Universitaire Vaudois
Rue du Bugnon 46
1011 Lausanne
Schweiz

Univ.-Prof. Dr. med. Markus Peck-Radosavljevic
Klinik für Innere Medizin III
Abteilung für Gastroenterologie und Hepatologie
Medizinische Universität Wien
Währinger Gürtel 18–20
1090 Wien
Österreich

Prof. Dr. med. Michael B. Pitton
Klinik für Diagnostische und Interventionelle Radiologie
Universitätsklinikum
Johannes-Gutenberg-Universität
Langenbeckstr. 1
55131 Mainz

Prof. Dr. med. Jürgen F. Riemann
Medizinische Klinik C
Klinikum Ludwigshafen gGmbH
Bremserstr. 79
67063 Ludwigshafen

Dr. med. Ulf Rinas
Medizinische Klinik 2
Klinikum Leverkusen gGmbH
Am Gesundheitspark 11
51375 Leverkusen

Prof. Dr. med. Jürgen K. Rockstroh
Medizinische Klinik und Poliklinik I
Universitätsklinikum Bonn
Rheinische Friedrich-Wilhelm-Universität Bonn
Sigmund-Freud-Str. 25
53105 Bonn

Prof. Dr. med. Elke Roeb
Zentrum für Innere Medizin
Schwerpunkt Gastroenterologie
Justus-Liebig-Universität Gießen
Paul-Meimberg-Str. 5
35385 Gießen

Dr. med. Dierk Rosemeyer
Klinik Rosenberg
Deutsche Rentenversicherung Westfalen
Hinter dem Rosenberge 1
33014 Bad Driburg

Dr. med. Anika Rosenbaum
Medizinische Klinik II
Diakoniekrankenhaus Mannheim GmbH
Speyerer Str. 91–93
68163 Mannheim

Prof. Dr. med. Hans Ruppin
Kreiskrankenhaus Tauberbischofsheim
Abteilung Innere Medizin
Albert-Schweitzer-Str. 37
97941 Tauberbischofsheim

Prof. Dr. med. Hans-Detlev Saeger
Klinik und Poliklinik für Viszeral-, Thorax- und Gefäßchirurgie
Universitätsklinikum
Fetscherstr. 74
01307 Dresden

Prof. Dr. med. Tilman Sauerbruch
Medizinische Klinik und Poliklinik I
Universitätsklinikum Bonn
Rheinische Friedrich-Wilhelm-Universität Bonn
Sigmund-Freud-Str. 25
53105 Bonn

Prof. Dr. med. Wolfgang Schepp
Klinik für Gastroenterologie, Hepatologie und Gastroenterologische Onkologie
Klinikum Bogenhausen
Städtisches Klinikum München GmbH
Englschalkinger Str. 77
81925 München

Prof. Dr. med. Michael Scheurlen
Medizinische Klinik und Poliklinik II
Schwerpunkt Gastroenterologie
Universitätsklinikum
Josef-Schneider-Str. 2
97080 Würzburg

Dr. med. Ingolf Schiefke
Medizinische Klinik und Poliklinik II
Universitätsklinikum Leipzig
Phillip-Rosenthal-Str. 27
04103 Leipzig

Priv.-Doz. Dr. med. Dieter Schilling
Medizinische Klinik II
Diakoniekrankenhaus Mannheim GmbH
Speyerer Str. 91–93
68163 Mannheim

Prof. Dr. med. Peter Schirmacher
Institut für Pathologie
Universitätsklinikum
Im Neuenheimer Feld 220/221
69120 Heidelberg

Prof. Dr. med. Roland M. Schmid
II. Medizinische Klinik und Poliklinik
Klinikum rechts der Isar
Technische Universität München
Ismaninger Str. 22
81675 München

Prof. Dr. med. Wolfgang E. Schmidt
Medizinische Klinik I
St. Josef-Hospital
Ruhr-Universität Bochum
Gudrunstr. 56
44791 Bochum

Prof. Dr. med. Wolff Schmiegel
Medizinische Universitätsklinik
Knappschaftskrankenhaus
Ruhr-Universität Bochum
In der Schornau 23–25
44892 Bochum

Prof. Dr. med. Wolfgang Schmitt
Klinik für Gastroenterologie und Hepatologie
Klinikum Neuperlach
Städtisches Klinikum München GmbH
Oskar-Maria-Graf-Ring 51
81737 München

Dr. med. Alexander Schneider
II. Medizinische Klinik
Gastroenterologie, Hepatologie, Infektiologie
Medizinische Fakultät Mannheim der Universität Heidelberg
Theodor-Kutzer-Ufer 1–3
68135 Mannheim

Priv.-Doz. Dr. med. Arne Schneider
Medizinische Klinik I
Universitätsklinikum
J. W. Goethe-Universität
Theodor-Stern-Kai 7
60590 Frankfurt

Prof. Dr. Dr. Thomas Schneider
Medizinische Klinik I
Campus Benjamin Franklin
Charité – Universitätsmedizin Berlin
Hindenburgdamm 30
12200 Berlin

Prof. Dr. med. Jürgen Schölmerich
Klinik und Poliklinik für Innere Medizin I
Universitätsklinikum
93042 Regensburg

Dr. med. Konrad Schoppmeyer
Medizinische Klinik und Poliklinik II
Universitätsklinikum Leipzig
Philipp-Rosenthal-Str. 27
04103 Leipzig

Priv.-Doz. Dr. med. Christoph Schramm
I. Medizinische Klinik und Poliklinik
Universitätsklinikum
Hamburg-Eppendorf
Martinistr. 52
20246 Hamburg

Univ.-Prof. Dr. med. Mathias Schreckenberger
Klinik für Nuklearmedizin
Universitätsklinikum
Johannes-Gutenberg-Universität
Langenbeckstr. 1
55101 Mainz

Priv.-Doz. Dr. med. Marcus Schuchmann
I. Medizinische Klinik und Poliklinik
Universitätsklinikum
Johannes-Gutenberg-Universität
Langenbeckstr. 1
55131 Mainz

Dr. med Karsten Schulmann
Medizinische Universitätsklinik
Knappschaftskrankenhaus
Ruhr-Universität Bochum
In der Schornau 23–25
44892 Bochum

Priv.-Doz. Dr. med. Henning Schulze-Bergkamen
I. Medizinische Klinik und Poliklinik
Universitätsklinikum
Johannes-Gutenberg-Universität
Langenbeckstr. 1
55131 Mainz

Priv.-Doz. Dr. med. Hans Seifert
Klinik für Gastroenterologie, Diabetologie und Infektiologie
Klinikum Oldenburg
Dr.-Eden-Str. 10
26133 Oldenburg

Prof. Dr. med. Gerhard Seitz
Institut für Pathologie
Klinikum Bamberg
Postfach 2420
96015 Bamberg

Univ.-Prof. Dr. med. Helmut K. Seitz
Innere Medizin
Krankenhaus Salem
Zeppelinstr. 11–13
69121 Heidelberg

Prof. Dr. med. Hans Selmair
Klinik Wartenberg
Prof. Dr. Selmair GmbH & Co. KG
Badstr. 43
85456 Wartenberg

Dr. med. Jürgen Siebler
I. Medizinische Klinik und Poliklinik
Universitätsklinikum
Johannes-Gutenberg-Universität
Langenbeckstr. 1
55131 Mainz

Dr. med. Sören V. Siegmund
II. Medizinische Klinik
Gastroenterologie, Hepatologie, Infektiologie
Medizinische Fakultät Mannheim der Universität Heidelberg
Theodor-Kutzer-Ufer 1–3
68135 Mannheim

Prof. Dr. med. Dr. h.c. mult. Manfred V. Singer
II. Medizinische Klinik
Gastroenterologie, Hepatologie, Infektiologie
Medizinische Fakultät Mannheim der Universität Heidelberg
Theodor-Kutzer-Ufer 1–3
68135 Mannheim

Prof. Dr. med. Ulrich Spengler
Medizinische Klinik und Poliklinik I
Universitätsklinikum Bonn
Rheinische Friedrich-Wilhelm-Universität Bonn
Sigmund-Freud-Str. 25
53105 Bonn

Dr. med. Christian Spiegler
Klinik für Allgemein- und Visceralchirurgie
Klinikum St. Georg gGmbH
Delitzscher Str. 141
04129 Leipzig

Dr. med. Martin Sprinzl
I. Medizinische Klinik und Poliklinik
Universitätsklinikum
Johannes-Gutenberg-Universität
Langenbeckstr. 1
55131 Mainz

Prof. Dr. med. Andreas Stallmach
Klinik und Poliklinik für Innere Medizin II
Abteilung für Gastroenterologie, Hepatologie und Infektiologie
- Interdisziplinäre Endoskopie
Universitätsklinikum Jena
Erlanger Allee 101
07747 Jena

Prof. Dr. med. Eduard F. Stange
Zentrum für Innere Medizin I
Robert-Bosch-Krankenhaus
Auerbachstr. 110
70376 Stuttgart

Prof. Dr. Dr. Jürgen Stein
Medizinische Klinik I
Universitätsklinikum
J. W. Goethe-Universität
Theodor-Stern-Kai 7
60590 Frankfurt

Priv.-Doz. Dr. med. August Stich
Abteilung Tropenmedizin
Missionsärztliche Klinik gGmbH
Salvatorstr. 7
97074 Würzburg

Prof. Dr. med. Manfred Stolte
Institut für Pathologie
Klinikum Bayreuth GmbH
Preuschwitzer Str. 101
95445 Bayreuth

Prof. Dr. med. Wolfgang Stremmel
Medizinische Klinik und Poliklinik
Innere Medizin IV
Universitätsklinikum
Im Neuenheimer Feld 410
69120 Heidelberg

Prof. Dr. med. Andrea Tannapfel
Institut für Pathologie
Ruhr-Universität Bochum
Bürkle-de-la-Camp-Platz 1
44789 Bochum

Priv.-Doz. Dr. med. Niels Teich
Medizinische Klinik und Poliklinik II
Universitätsklinikum Leipzig
Philipp-Rosenthal-Str. 27
04103 Leipzig

Priv.-Doz. Dr. med.
Joachim Teichmann
Medizinische Klinik C
Klinikum Ludwigshafen gGmbH
Bremserstr. 79
67063 Ludwigshafen

Dr. med. Jochen Thies
Transplantationschirurgie
Universitätsklinikum
Johannes-Gutenberg-Universität
Langenbeckstr. 1
55131 Mainz

Prof. Dr. med. Hans L. Tillmann
Medizinische Klinik und Poliklinik II
Universitätsklinikum Leipzig
Philipp-Rosenthal-Str. 27
04103 Leipzig

Prof. Dr. med. Christian Trautwein
Medizinische Klinik III
Universitätsklinikum der RWTH
Aachen
Pauwelsstr. 30
52074 Aachen

Dr. med. Stefan Turi
Klinik für Innere Medizin A
Abteilung Gastroenterologie,
Endokrinologie und
Ernährungsmedizin
Ernst-Moritz-Arndt-Universität
Friedrich-Loeffler-Str. 23 a
17475 Greifswald

Priv.-Doz. Dr. med. Dirk Uhlmann
Chirurgische Klinik II
Universitätsklinikum Leipzig
Liebigstr. 20a
04103 Leipzig

Priv.-Doz. Dr. med. Michael Vieth
Institut für Pathologie
Klinikum Bayreuth GmbH
Preuschwitzer Str. 101
95445 Bayreuth

Dr. med. Martin Vogel
Medizinische Klinik und Poliklinik I
Universitätsklinikum Bonn
Rheinische
Friedrich-Wilhelm-Universität Bonn
Sigmund-Freud-Str. 25
53105 Bonn

Prof. Dr. med. Volker Voigtländer
Hautklinik
Klinikum Ludwigshafen gGmbH
Bremserstr. 79
67063 Ludwigshafen

Priv.-Doz. Dr. med.
Christian von Tirpitz
Medizinische Klinik
Schwerpunkt Gastroenterologie
Kreisklinik Biberach
Ziegelhausstr. 50
88400 Biberach

Prof. Dr. med. Fritz von Weizsäcker
Abteilung Innere Medizin I
Schlosspark-Klinik
Akademisches Lehrkrankenhaus
der Charité
Heubnerweg 2
14059 Berlin

Priv.-Doz. Dr. med. Uwe Weickert
Medizinische Klinik II
Klinikum am Gesundbrunnen
Am Gesundbrunnen 20–26
74078 Heilbronn

Prof. Dr. med. Arved Weimann
Klinik für Allgemein- und
Visceralchirurgie
Klinikum St. Georg gGmbH
Delitzscher Str. 141
04129 Leipzig

Prof. Dr. med. Jens Werner
Klinik für Allgemein-, Viszeral- und
Transplantationschirurgie
Universitätsklinikum
Im Neuenheimer Feld 110
69120 Heidelberg

Priv.-Doz. Dr. med. Marcus
Wiedmann
Medizinische Klinik und Poliklinik II
Universitätsklinikum Leipzig
Philipp-Rosenthal-Str. 27
04103 Leipzig

Dr. med. Katja Wirths
Medizinische Klinik
Evangelisches Krankenhaus Düsseldorf
Kirchfeldstr. 40
40217 Düsseldorf

Priv.-Doz. Dr. med. Heiko Witt
Klinik für Gastroenterologie
und Hepatologie
Campus Virchow-Klinikum
Charité – Universitätsmedizin Berlin
Augustenburger Platz 1
13353 Berlin

Prof. Dr. med. Christian Wittekind
Institut für Pathologie
Universitätsklinikum Leipzig
Liebigstr. 26
04103 Leipzig

Dr. med. Henning Wittenburg
Medizinische Klinik und Poliklinik II
Universitätsklinikum Leipzig
Philipp-Rosenthal-Str. 27
04103 Leipzig

Prof. Dr. med. Helmut Witzigmann
Klinik für Allgemein- und
Viszeralchirurgie
Krankenhaus Dresden-Friedrichstadt
Friedrichstr. 41
01067 Dresden

Dr. med. Holger Woehrle
Heilmeyersteige 91
89075 Ulm

Priv.-Doz. Dr. med. Emre Yekebas
Klinik und Poliklinik für Allgemein-,
Viszeral und Thoraxchirurgie
Universitätsklinikum
Hamburg-Eppendorf
Martinistr. 52
20246 Hamburg

Prof. Dr. med. Martin Zeitz
Medizinische Klinik I
Campus Benjamin Franklin
Charité – Universitätsmedizin Berlin
Hindenburgdamm 30
12200 Berlin

Prof. Dr. med. Stefan Zeuzem
Medizinische Klinik I
Universitätsklinikum
J. W. Goethe-Universität
Theodor-Stern-Kai 7
60590 Frankfurt

Inhaltsverzeichnis

Band 1

Band 2

III Galle 1640

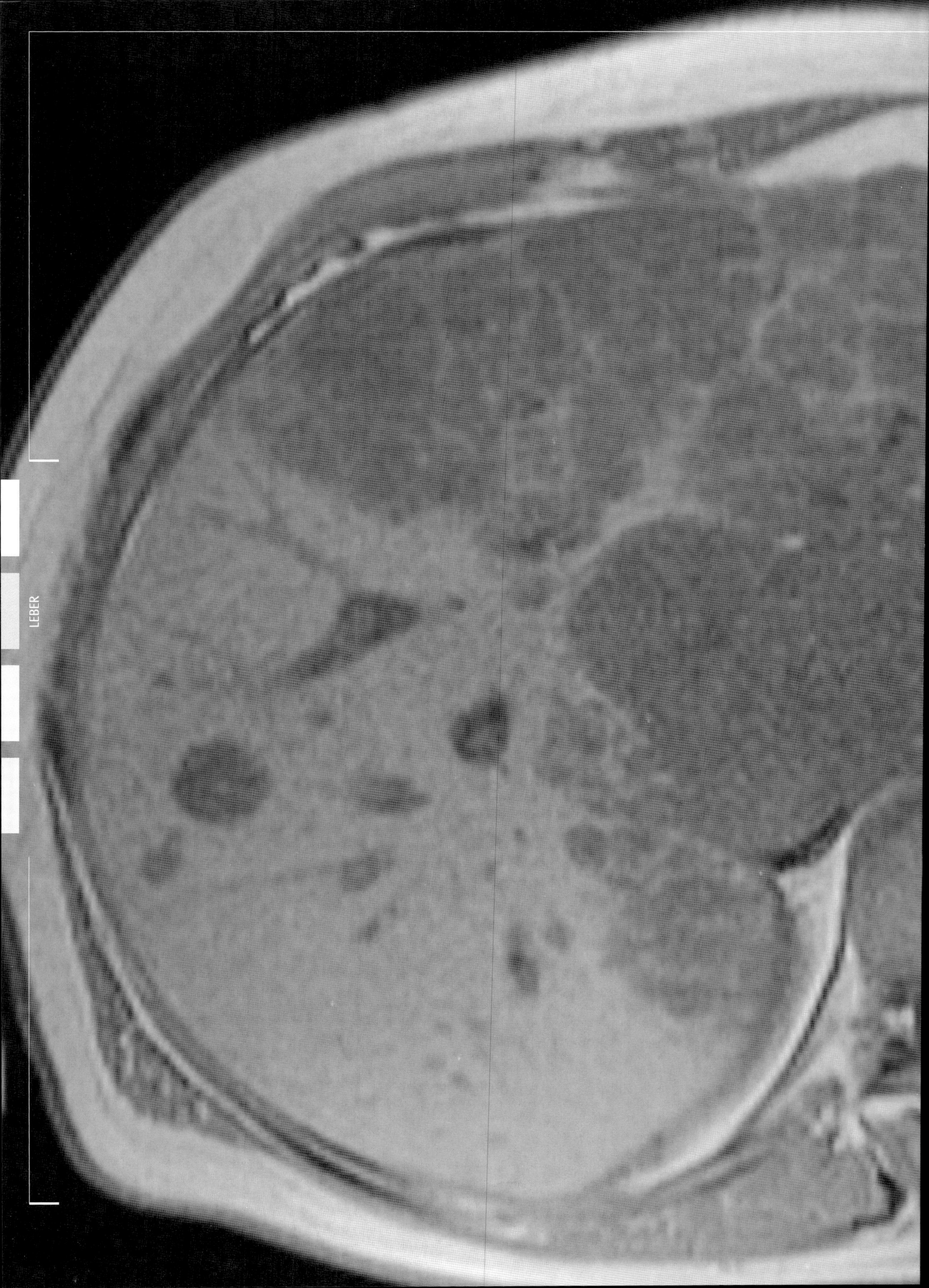

II Leber

8 Grundlagen

8.1 Leberembryologie, Lebermakroskopie und -mikroskopie

A. Tannapfel

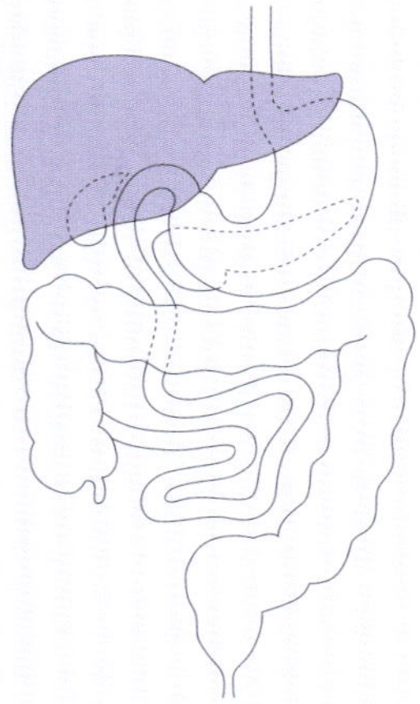

EDITORIAL **Die Entwicklung der Leber ist ein komplizierter, fein regulierter Prozess, der eine zeitlich und örtlich koordinierte Interaktion zwischen Mesoderm und Entoderm darstellt. Fehlt ein Interaktionspartner, ist dieser komplexe Prozess gestört und es kommt zu Fehlbildungen, die von harmlosen Hamartien bis hin zur Agenesie des Organs reichen können. Am Ende des mehrstufigen Entwicklungsprozesses steht eine komplexe Makro- und Mikroanatomie, die mit unterschiedlichen Zellsystemen (Hepatozyten, Gallengängen, Gefäßen) die Multifunktionalität der Leber repräsentiert.**

Embryologie der Leber und Gallenblase

Die Leberentwicklung stellt eine komplexe, zeitlich und topographisch fein koordinierte Interaktion zwischen dem Mesoderm und den Epithelzellen des Entoderms dar. In der Folge kommt es zu einer vielfältigen Durchdringung von einsprossendem Bindegewebe und aussprossenden Epithelzellen. Fehlt die mesodermale Interaktion, bilden sich aus den embryonalen Hepatozyten Pankreaszellen.

Aus dem kranialen Teil der entodermalen Aussprossung entsteht die eigentliche Leber, der mittlere Teil bildet die Gallenblase mit dem dazugehörigen Gang und aus dem kaudalen Teil entsteht die ventrale Anlage des Pankreas.

Die Leber und das Pankreas entstehen aus epithelialen Knospen der Vorderdarmwand. Die Gallenblase entwickelt sich dabei kaudal aus der Leberknospe und aus Teilen des Mesenchyms des Mesogastriums.

Leber

In der ventralen Wand des unteren Vorderdarms ist bereits in der Mitte der 3. Woche das so genannte Leberfeld erkennbar, eine Ausbuchtung des Entoderms am distalen Ende des Vorderdarms. Diese Zone besteht aus entodermalen Epithelzellen. Das Leberfeld wandelt sich zur Leberknospe, auch Leberdivertikel genannt. Aus dem Epithel der Leberbucht bzw. des Leberdivertikels sprossen Zellstränge nach ventral in das lockere Mesoderm zwischen Perikard und Dottersackstiel aus. Diese Zellstränge proliferieren und ordnen sich zu Leberläppchen an. Das Mesoderm bildet hier eine breite, horizontale Platte, die als Septum transversum bezeichnet wird. Durch Abschnürung vom Darmrohr entstehen aus der Leberbucht der Ductus hepaticus und der anschließende Ductus choledochus. Im unteren Vorderdarm entwickeln sich außer der Leberanlage zwei weitere Ausbuchtungen des entodermalen Epithels, die ventrale und dorsale Pankreasanlage. Somit gehen Leber und Pankreas beide aus epithelialen Knospen hervor.

→ **Gefäßsystem.** Zwischen den sich anordnenden Hepatozytensträngen bilden sich weitlumige Lebersinusoide, deren Endothel aus dem Mesenchym des Septum transversum stammt. Diese Sinusoide entstammen aus den Dotter- und Nabelvenen; das typische Leberparenchym entsteht. Die Sinusoide stehen einerseits mit den Vv. vitellinae (späteres Portalvenensystem) und den Sinushörnern (späteres V.-cava-System) in Verbindung. Sauerstoffreiches Blut erhalten sie aus den Ästen der V. umbilicalis (Abb. 8.**1**). Das Blut der Lebersinusoide fließt in eine zentral im Leberläppchen gelegene Vene, die V. centralis, die bereits zum V.-cava-System gehört.

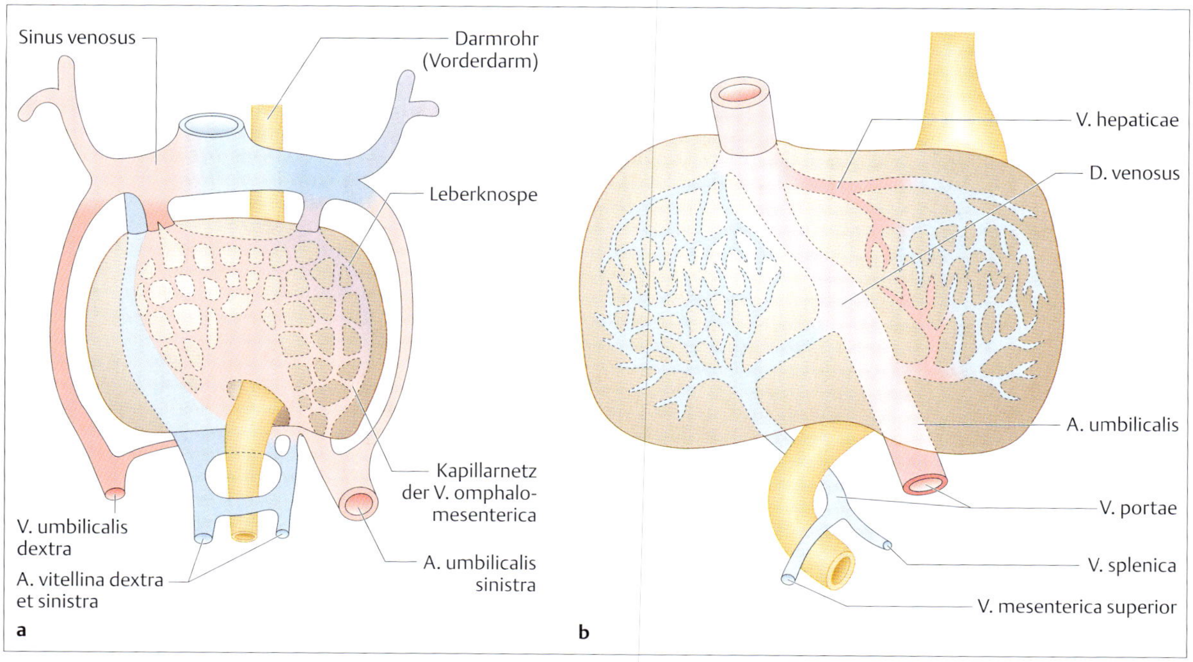

☒ **Abb. 8.1** Entwicklung des Lebergefäßsystems in der 4. (**a**) und 6. Woche (**b**) (mod. nach 9).

→ **Septum transversum.** Die bindegewebigen Anteile der Leber sowie die Zellen der Hämatopoese und die Kupffer-Sternzellen als Makrophagen werden vom Mesoderm des Septum transversum geliefert. Das Septum transversum wandelt sich zwischen der ventralen Leibeswand und der Leber sekundär zu einer dünnen Membran um, die später als Lig. falciforme bezeichnet wird. In gleicher Weise wird das Septum transversum zwischen Leber und Vorderdarm (d. h. Magen und Duodenum) zu einer Membran ausgezogen und bildet dort das Omentum minus. Am kaudalen, freien Rand des Omentum minus verlaufen dann der Gallengang, die V. porta und die A. hepatica im Lig. hepatoduodenale. Das Lig. falciforme und das Omentum minus sind als Derivate des Septum transversum Teile des ventralen Mesogastriums, welches sich zwischen der ventralen Leibeswand und der kleinen Kurvatur des Magens ausspannt. Dadurch gliedert sich das ventrale Mesogastrium in zwei Teile: das schon erwähnte Lig. falciforme sowie das Omentum minus, wobei das Lig. hepatogastrium (Omentum minus zwischen Leber und Magen) und das oben erwähnte Lig. hepatoduodenale (Omentum minus zwischen Magen und Duodenum) unterschieden werden.

→ **Peritonealer Überzug.** Die Leber wächst als Drüse des Verdauungstraktes in das ventrale Mesogastrium hinein. Das quer gestellte Septum bereitet das sich später entwickelnde Zwerchfell vor. Mit Ausnahme der kranialen Leberoberfläche entwickelt sich die Leber mit einem peritonealen Überzug. Der Oberflächenbezirk der Leber, der mit dem späteren Zwerchfell verbunden ist, erhält keinen peritonealen Überzug und heißt damit Area nuda der Leber.

→ **Hämatopoese.** In der 10. Entwicklungswoche macht die Leber etwa 10 % des gesamten Körpergewichtes aus, was an der großen Anzahl von Sinusoiden aus den Dotter- und Nabelvenen liegt. Ein relativ hoher Anteil des Lebergewichts wird durch die in diesem Entwicklungsstadium in der Leber stattfindende Hämatopoese verursacht. Schon früh während der Leberentwicklung differenzieren sich im Mesenchym aus dem Septum transversum der Leber hinein Inseln der Blutbildung. Es zeigen sich zwischen den Leberzellen und den Wänden der Blutgefäße große Nester proliferierender Zellen der Erythro- und Granulozytopoese.

Die Blutbildung in der Leber besitzt im 6. und 7. Monat ihren Höhepunkt, nimmt dann allmählich zum Geburtstermin hin ab.

Gallengänge und Gallenblase (Abb. 8.**2**)

Ab der 12. Woche produzieren die Hepatozyten Galle. Die Galle gelangt über den Gallengang in den Gastrointestinaltrakt und verleiht dessen Inhalt eine dunkelgrüne Farbe. Die Gallenblase, kaudal vom Leberdivertikel aus dem Gallenblasendivertikel heranwachsend, entstammt dem bindegewebigen und muskulären Anteil des Mesogastrium-ventrale-Mesenchyms. Der Ductus cysticus vereinigt sich mit dem Ductus hepaticus zum Ductus choledochus. Infolge der Lageänderung des Duodenums verschiebt sich die Einmündung des Ductus choledochus von rechts (ursprünglich ventral) nach links (ursprünglich dorsal), so dass der Gang letztendlich retroduodenal verläuft.

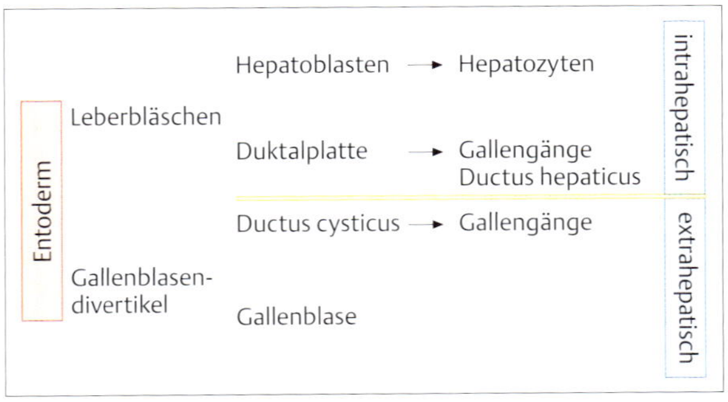

⊠ **Abb. 8.2** Entwicklung der Gallengänge (mod. nach 5).

⇢ Zelltypen. Die Leberstammzellen sind Derivate des Entoderms. Aus ihnen entstehen die Hepatoblasten, aus denen wahrscheinlich sowohl die Hepatozyten als auch die Epithelzellen des Gallengangssystems hervorgehen. Die Synthese des α-Fetoproteins beginnt bereits in sehr frühen Stadien der Leberzelldifferenzierung, möglicherweise bereits nach 25 Tagen post conceptionem. Glykogengranula entstehen in fetalen Hepatozyten in der 8. Woche, die Glykogenese beginnt mit der 12.–14. SSW. Parallel hierzu beginnt der Hepatozyt mit der Fettakkumulierung. Sinusoidale Endothelzellen, Kupffer-Zellen und hepatische Sternzellen erscheinen in der 10.–12. Woche.

⇢ Intra- und extrahepatisches Gallengangssystem. Man geht heute davon aus, dass das gesamte intrahepatische Gallengangssystem, die Gallenkanalikuli, die Gangplatten und die Gallenductuli, die parietalen und interlobären Gallengänge von den Hepatoblasten ausgehen. Die periportalen Hepatozyten erwerben Zytokeratin 19 während ihrer Transformation in Gallengangszellen. Im Gegensatz hierzu ist man sich über den Ursprung des extrahepatischen Gangsystems nicht ganz im Klaren. In der Literatur wird die Meinung vertreten, der gesamte Gallengangbaum entspringe aus dem Leberdivertikel als einem gemeinsamen Ursprung. Das extrahepatische System ist am Anfang mit einem Lumen versehen, wird dann aber durch die Proliferation seiner entodermalen Auskleidung verschlossen und später wieder kanalisiert.

Die Ductuli biliferi entstehen aus zwei oder mehr aneinander gereihten Parenchymzellen und sind vom perikapillären Spaltraum (dem Disse-Raum) getrennt. In den Portalfeldern verbinden kurze Schaltstücke die Canaliculi biliferi mit den Ductuli biliferi. Die interlobären Ductuli stammen von den Hepatoblasten ab, sie vereinigen sich dann später mit den extrahepatischen Gängen. Die intrahepatischen Gallengänge entwickeln sich aus den Hepatoblasten, die von Portalvenenästen umgeben sind. Diese Differenzierungsrichtung ist durch immunhistochemische Studien belegt worden. Während normale adulte Hepatozyten Zytokeratin 8 und 18 exprimieren, exprimieren intrahepatische Gallengänge zusätzlich Zytokeratin 7 und 19. Eine vermehrte Expression dieser Zytokeratine in primitiven Hepatozyten am Interface zwischen Mesenchym der primitiven Portaltrakte konnte beobachtet werden. Diese Zytokeratin exprimierenden Zellen formierten später tubuläre Strukturen und differenzierten sich in Gallengänge. Nachdem diese tubulären Strukturen ausgebildet wurden, somit ein frühes Portalfeld entstand, kommt es zu einem weiteren Remodelling der Duktalplatte, wobei einsprossendes Bindegewebe eine Separierung der Strukturen von den Hepatozyten einerseits und vom Mesenchym der Portalvenenäste andererseits erreicht. Ein anastomosierendes Netzwerk von Gallengängen entsteht, wobei bisher unklar ist, was Hepatoblasten dazu bringt, sich einerseits in Hepatozyten, andererseits in Gallengangsepithelien zu differenzieren.

Möglicherweise spielt das Bindegewebe eine entscheidende Rolle. So konnte gezeigt werden, dass unreife Hepatozyten, bringt man sie in Kontakt mit vaskulärem Endothel, sich in reife Hepatozyten differenzieren. Bringt man diese Hepatozyten mit Bindegewebe zusammen, entsteht Gallengangsepithel.

Duktalplattendifferenzierung

⇢ Bildung der Duktalplatte. Die Entwicklung der Duktalplatte in den ersten 7–8 Wochen der Embryonalentwicklung ist von besonderem Interesse für das Verständnis der Erkrankungen aus dem Formenkreis der Duktalplattenanlagestörungen. Während der ersten 7–8 Wochen der Embryonalentwicklung besteht die Leber aus Vorläuferzellen, den Hepatoblasten, die in Strängen zwischen den Plexus der vitellinischen beziehungsweise omphalomesenterischen Venen angeordnet sind. Zu diesem Zeitpunkt fehlt ein intrahepatisches Gallengangssystem. Bekommen die Hepatoblasten in der 8. SSW Kontakt mit dem Mesenchym, welches die größeren Portalvenenäste umgibt, bilden sie tubuläre Strukturen aus. Daher nennt man die erste Schicht der Zellen, die die Portalvenenäste umgeben, die Duktalplatte. Im weiteren Verlauf kommt es zur Verdopplung dieser Zellschicht biliären Typs, unter Ausbildung eines zentralen schlitzförmigen Lumens.

⇢ Umbildung der Duktalplatte. Ab der 12. SSW setzt das Remodelling der Duktalplatte ein, beginnend in den Portalplatten, die die größeren Portalvenenäste nahe des Leberhilus umgeben. Es kommt zur Dilatation der doppelschichtigen Epithelschicht, unter Ausbildung tubulärer Strukturen, die von einem kuboiden oder zylindrischen Epithel ausgekleidet sind. Es kommt zur Inkorporation dieser tubulären Strukturen in das periportale Mesenchym. Dabei wird der Kontakt zwischen diesen Gallengangstubuli mit den zunächst entstandenen dünnen Epithelkanälen, den späteren Ductuli, beibehalten. Aus dem periportalen Mesenchym entsteht der zukünftige Portaltrakt, der Kontakt zu den ehemaligen Duktalplatten durch die Ductuli behält. Die Bildung der Duktalplatten ist parallel zum sich verzweigenden Wachstum der Portalvene, ausgehend vom Leberhilus in Richtung Peripherie. Somit entwickelt sich das intrahepatische Gallengangssystem kontinuierlich während der Fetalzeit, ausgehend vom Hilus Richtung Peripherie. Die genauen Mechanismen, die zur Bildung bzw. Umbildung der Duktalplatte führen, sind bisher nicht detailliert erforscht.

Insbesondere die große Bedeutung der Portalvene und ihrer wachsenden Äste wird durch die Tatsache unterstrichen, dass die sich entwickelnden Gallengänge hämatopoetische Stammzellmarker (c-kit, CD33) exprimieren. Daher hat die Portalvene eine dominante Rolle in der Determination der dreidimensionalen Konfiguration des Gallengangssystems.

→ Duktalplattenanlagestörungen. Duktalplattenanlagestörungen können als Folge einer Störung dieses komplexen, epithelial-mesenchymalen Systems verstanden werden. Dabei können grundsätzlich zwei unterschiedliche angeborene intrahepatische Gallengangsstörungen kategorisiert werden. Einerseits solche, die primär durch eine nekroinflammatorische Destruktion der intrahepatischen Gallengänge verursacht werden (sog. Atresien), und andererseits diejenigen Fehlbildungen, die durch ein unterschiedliches Ausmaß an Ektasien der intrahepatischen Gallengänge mit assoziierter Fibrose (sog. fibrozystische Erkrankung) charakterisiert sind.

→ Entzündliche Destruktion. Die entzündliche Destruktion der intrahepatischen Gallengänge, zu Atresien führend, besteht im Wesentlichen in der extrahepatischen Gallengangsatresie, die auf einer progressiven Destruktion der Gallengänge durch entzündliche Prozesse unklarer Ursache beruht. Der destruktive und zum Teil sklerosierende Entzündungsprozess betrifft jedoch hier nicht nur die extrahepatischen Gallengänge, sondern auch die intrahepatischen Zweige des Gallengangs, was zu einem progressiven Verlust des intrahepatischen Gallengangssystems bzw. zur Duktopenie führt.

→ Fibrozystische Läsionen. Die fibrozystischen Läsionen der intrahepatischen Gallengänge als zweite Gruppe umfassen eine ganze Reihe von Krankheitsentitäten unterschiedlicher Ausprägung. Neben der autosomal rezessiven polyzystischen Nierenerkrankung (ARPKD) in der ausgeprägtesten Form wird hier auch die kongenitale hepatische Fibrose subsumiert. Das Caroli-Syndrom als kongenital segmentale Dilatation größerer intrahepatischer Gallengänge gehört ebenfalls zu dieser Krankheitsgruppe. Dabei entstehen die Caroli-Zysten durch Duktalplattenmalformationen auf unterschiedlichen Höhen des sich entwickelnden Gallengangsystems. Letztendlich gehören auch biliäre Mikrohamartome, sog. von Meyenburg-Komplexe und mesenchymale Hamartome zu den Duktalplattenmalformationen im Sinne polyzystischer ektatischer Erkrankungen.

Entwicklungsanomalien

Anomalien der Leber

Die anatomischen Anomalien der Leber reichen von einer Leberagenesie über Gefäßanomalien bis zu Entwicklungsstörungen der Gallengänge.

→ Agenesie/Hypoplasie. Die Agenesie der Leber ist mit dem Leben nicht vereinbar, extrem selten und dann mit schwersten Missbildungen kombiniert.

Die Agenesie eines Leberlappens, zumeist fehlt hier der linke Lappen, ist häufiger und dann zumeist mit Gallengangsanomalien assoziiert. Eine Hypoplasie des rechten Lappens, zumeist mit Gallenblasenfehlbildungen assoziiert, ist extrem selten.

→ Formanomalien. Bei einem Situs inversus totalis oder abdominalis liegt die Leber im linken Hypochondrium, eine Assoziation mit Zwerchfellmissbildungen ist beschrieben. Eine hepatische Herniation durch diaphragmale Defekte ist ebenfalls in der Literatur dokumentiert und kann durch chirurgische Maßnahmen korrigiert werden. Zwerchfellmissbildungen können zu unterschiedlichen Funktionsanomalien der Leber führen und, falls nicht rechtzeitig chirurgisch therapiert, Strangulationen zur Folge haben. Akzessorische Leberlappen, z. B. der sog. Riedel-Lappen, sind nicht selten. Zusätzliche Lappen betreffen zumeist die inferiore Leberoberfläche und sind entweder direkt durch Lebergewebe oder aber durch Mesenterialabschnitte, die Gefäße enthalten, mit der Leber verbunden. Das sehr seltene pedunkulierte hepatozelluläre Karzinom soll den Veröffentlichungen zufolge in einem derartigen akzessorischen Lappen entstehen.

→ Heterotopes Gewebe. Heterotopes Lebergewebe findet sich am häufigsten in den Halte-Ligamenten der Leber, aber auch in der Lunge, in der Gallenblasenwand, retroperitoneal oder im großen Netz. Ektopes Lebergewebe macht bei Leberparenchymerkrankungen (Fettleber, Hepatitis oder Zirrhose) parallele Veränderungen durch, die dann histologisch diagnostiziert werden können. Heterotopes Gewebe in der Leber, zumeist Nebennierengewebe oder auch Pankreas- und Milzgewebe, sogar Schilddrüsengewebe ist in wenigen Fällen in der Literatur beschrieben.

Gefäßanomalien

→ Leberarterien und Portalvene. Gefäßanomalien der Leber sind häufig, hier insbesondere aberrierende Leberarterien.

Eine akzessorische rechte A. hepatica kann bei Leberoperationen, besonders bei Splitlebertransplantationen, Probleme bereiten. Hepatoportale arteriovenöse Malformationen können eine akute portale Hypertension im Kindesalter verursachen.

Fehlbildungen der Portalvene sind zumeist Resultat der komplexen Embryonalentwicklung dieses Gefäßes. Sie reichen von akzessorischen Venen, Wandfehlbildungen, Reduplikationen bis zur Atresie bzw. Hypoplasie der Portalvene. Kongenitale Shunts sind ebenfalls beschrieben. Angeborene aneurysmatische Malformationen oder auch kavernöse Transformation der Portalvene sind Gegenstand weniger Publikationen.

Lebervenen. Die Lebervenen können in seltenen Fällen missgebildet sein, hier sind insbesondere membranöse Obstruktionen, die mit einem angeborenen Budd-Chiari-Syndrom assoziiert sind, beschrieben. Diese obliterativen Hepatokavopathien müssen vom klassischen Budd-Chiari-Syndrom jedoch getrennt werden, eine Ursachenforschung zum Ausschluss einer kongenitalen venookklusiven Erkrankung (durch Arzneimittelkonsum der Mutter, hämatopoetische Systemerkrankung, humorale Immunodefizienzsyndrome) muss erfolgen.

Morbus Osler-Rendu-Weber. Eine seltene, autosomal dominante Erkrankung ist die hereditäre hämorrhagische Teleangiektasie (Morbus Osler-Rendu-Weber). Mutationen im Endoglin-Gen, lokalisiert auf Chromosom 9, konnten als Ursache dieser seltenen, etwa 1 – 2/100.000 Neugeborene betreffenden Erkrankung identifiziert werden. Die Betroffenen zeigen charakteristische Teleangiektasien, insbesondere der Haut, arteriovenöse Fisteln in der Leber, in der Lunge und im ZNS, darüber hinaus Aneurysmata. Aufgrund ausgeprägter arteriovenöser Shunts in der Leber kann ein Herzversagen erfolgen, eine portale Hypertension und eine Enzephalopathie sind ebenfalls beschrieben. Die Lebermitbeteiligung kann durch Angiographien bzw. Ultraschalluntersuchungen bewiesen werden.

Gefäßfehlbildungssyndrome. Darüber hinaus ist die Leber bei einer ganzen Reihe von Gefäßfehlbildungen mit betroffen, so existieren Fallberichte der Lebermitbeteiligung bei Ataxia teleangiectasia sowie bei von Hippel-Lindau-Syndrom.

Hereditäre polyzystische Nieren-/Lebererkrankungen

Man unterscheidet autosomal rezessive polyzystische Nierenerkrankungen (ARPKD) von autosomal dominanten polyzystischen Nierenerkrankungen (ADPKD).

ARPKD. Die autosomal rezessive Variante hat eine Prävalenz von 1 : 10.000 bis 1 : 60.000. Der Gendefekt liegt auf Chromosom 6p21.2 bis p12, Mädchen und Jungen sind gleich häufig betroffen. Je nach Präsentationsbeginn und nach dem Vorhandensein der Nierenbeteiligung werden perinatale, neonatale, infantile und juvenile Formen voneinander unterschieden:

- Die *perinatale Form* wird zumeist perinatal oder kurz nach der Geburt diagnostiziert, wobei sich die kleinen Patienten zumeist mit Lungenproblemen aufgrund pulmonaler Insuffizienz oder abdominellen Distensionssyndromen aufgrund der ausgeprägten Nierenzysten präsentieren.
- Patienten mit der *neonatalen Form* zeigen eine Niereninsuffizienz mit Hypertension.
- Die Patienten mit der *infantilen Form* präsentieren sich mit den Zeichen des chronischen Nierenversagens oder der zunehmenden portalen Hypertension.
- Die *juvenile Gruppe* wird zumeist mit der Lebersymptomatik eines portalvenösen Hochdrucks symptomatisch.

Makroskopisch zeigen sich die Lebern bei ARPKD zumeist unspektakulär, sind vergrößert und fest, wobei der linke Lappen typischerweise deutlicher betroffen ist.

Histologisch zeigt sich eine Vermehrung der Gallengänge innerhalb der Portalfelder, eine portale Fibrose, wobei es zu Anastomosen unterhalb der Gallengänge kommen kann (im Gegensatz zu den nicht kommunizierenden Gallengängen der ADPKD).

Kongenitale hepatische Fibrose. Eine juvenile Verlaufsform der Erkrankung, die in Ausnahmefällen auch im Erwachsenenalter erstmalig diagnostiziert werden kann, ist die kongenitale hepatische Fibrose (CHF). Das Vererbungsmuster ist komplexer als das der autosomal rezessiven Form. Die Heranwachsenden zeigen eine abdominelle Symptomatik aufgrund der zystisch transformierten Organe mit portaler Hypertension und respiratorischer Insuffizienz. Patienten im Erwachsenenalter werden aufgrund der Hepatosplenomegalie auffällig, Ösophagusvarizenblutungen aufgrund portalvenöser Hypertension sind beschrieben. Die Prognose von Patienten mit CHF wird wesentlich von Begleiterkrankungen mitbestimmt, die angeborene Herzerkrankung, pulmonale arteriovenöse Fisteln, kavernöse Transformation der Portalvene mit einbeziehen. Besteht zusätzlich eine Nierenerkrankung, zeigt sich hier eine tubuläre Ektasie, mit zystischer Dilatation der Tubuli. Interessanterweise kann innerhalb einer Familie das am meisten betroffene Organ (Leber oder Niere) wechseln. Histologisch zeigt sich bei Patienten mit CHF eine periportale Fibrose, charakteristisch ausgeprägt mit periazinärer Konfluenz. Eine relevante Entzündung fehlt ebenso wie eine Cholestase. Die differenzialdiagnostische Abgrenzung gegenüber der extrahepatischen Gallengangsobstruktion kann erschwert sein und gelingt meist nur interdisziplinär, indem der klinische bzw. radiologische Befund mit in die Differenzialdiagnose einbezogen wird.

ADPKD. Die autosomal dominante polyzystische Nierenerkrankung wird durch mindestens 3 unterschiedliche

Gendefekte verursacht. Die Inzidenz der Lebermitbeteiligung bei dieser Erkrankung schwankt, hierbei werden zumeist Leberzysten beschrieben, die zu rezidivierenden Infektionen der Zysten prädisponieren. Makroskopisch zeigt sich eine große Varianz. Zysten bis hin zu einem Durchmesser von 12 cm und einem Gewicht über 7 kg sind beschrieben. Die Zysten zeigen histologisch ein einschichtiges kuboides Epithel, das Stroma ist zumeist stark entzündlich alteriert.

Gallengangsanomalien

Gallengangsanomalien können die großen und kleinen Gallengänge betreffen und reichen von einer Agenesie des Ductus hepaticocholedochus, des Ductus hepaticus communis bis hin zur anomalen Inserierung des rechten Ductus hepaticus. Darüber hinaus sind akzessorische Gallengänge relativ häufig und können in bis zu 15% der Autopsiestudien nachgewiesen werden. Angeborene bronchobiliäre oder tracheobiliäre Fisteln sind ebenfalls in der Literatur beschrieben.

› Konnatale extrahepatische biliäre Atresie (EHBA)

EHBA ist definiert als komplette fibröse Obliteration eines Teils oder des gesamten extrahepatischen Gallengangssystems, wobei eine Obstruktion mit Steinen, Tumoren oder traumatische Schädigungen ausgeschlossen sein müssen.

Fehlende Rekanalisation. Da die intra- und extrahepatischen Gallengänge während ihrer Entwicklung ein solides, d. h. ein lumenloses Stadium durchlaufen, kann die Rekanalisierung in unterschiedlichen Abschnitten der extrahepatischen Gallengänge ausbleiben. Diese fehlende Rekanalisation resultiert in einem Gallestau, der konsekutiv eine Entzündung bzw. Fibrose nach sich zieht, zunächst die proximalen extra-, dann intrahepatischen Gallengänge mit einbezieht. Das Endstadium ist die komplette Obliteration des extrahepatischen Gallebaumes, eine biliäre Zirrhose mit Duktopenie.

Typen und Subtypen. Die fehlende Lumenrekanalisation kann unterschiedliche Segmente des Gallenganges einbeziehen, wobei ein korrigierbarer von einem nicht korrigierbaren Typ unterschieden wird. 15 – 20% der Patienten mit einer EHBA haben offene proximale Gangabschnitte, so dass der Defekt dann mit einer direkten biliären intestinalen Anastomose korrigiert werden kann (Korrekturoperation nach Kasai, benannt nach dem japanischen Kinderchirurgen Moreo Kasai, der 1959 erstmalig diese Operationstechnik entwickelte). Bei den übrigen 80% ist die Fehlbildung nicht mit dem Leben vereinbar, da keine Lumenstrukturen für eine etwaige Anastomose zur Verfügung stehen. Diese Patienten sind lediglich durch Lebertransplantation zu heilen.

Der *korrigierbare Typ* der EHBA wird weiterhin unterteilt in

- Typ 1 mit Obstruktion des Ductus hepaticus communis und
- Typ 2 mit Obliteration des Ductus hepaticus.

Eine weitere *Subtypisierung* des Typ 1 in Typ 1A und 1B erfolgt je nach dem, ob der proximale (Typ 1A) oder distale Gallengang (Typ 1B) obliteriert ist. Typ 2, bei dem der distale Ductus hepaticus obliteriert ist, zeigt eine Dilatation der oralwärts gelegenen proximalen Segmente, wobei hier eine weitere Subtypisierung nach dem Durchmesser des dilatierten proximalen Segmentes erfolgen kann.

Bei den 80 – 85% der Patienten, bei denen eine Korrekturoperation nicht erfolgen kann, kann eine Unterteilung in Untergruppen erfolgen, je nach dem, ob beide Ductus hepaticae betroffen sind oder nicht.

Epidemiologie. EHBA tritt mit einer Häufigkeit von 1 : 8000 bis 1 : 18 000 aller lebend geborenen Kinder auf. Eine Geschlechtsdisposition scheint nicht zu bestehen, allerdings beschreiben japanische Studien eine leichtgradige weibliche Prädominanz.

EHBD ist Ursache von etwa einem Drittel aller Neugeborenen-Cholestase-Syndrome und ist eine der häufigsten Indikationen zur Lebertransplantation im Kindesalter.

Ätiologie und Pathogenese der EHBA

Erste Berichte über Neugeborene mit Gallengangsatresie stammen aus dem 19. Jahrhundert und schildern Verläufe, die innerhalb der ersten 2 Lebensjahre unweigerlich zum Tode führten. Heute weiß man, dass die ätiologischen Faktoren unterschiedlich sind, je nach dem, ob es sich um die fetale oder perinatale Gruppe von betroffenen Patienten handelt.

Die EHBA der *fetalen Gruppe* wird wahrscheinlich durch Mutationen von Genen ausgelöst, die in die Gallengangsentwicklung involviert sind. Mehrere Gene, z. B. Inversin, Kartagener, CFC1, JAG1 und HLA-Klasse 2, sind möglicherweise involviert. Im Tiermodell konnte eine Veränderung des inv-Locus nachgewiesen werden. Insertionsmutationen des inv-Locus auf Chromosom 4 resultieren in einem Situs inversus bei homozygot Mutierten. Histologisch konnte hier ein kompletter Block des Galleflusses demonstriert werden mit mikroskopischen Veränderungen, die denen beim Menschen entsprechen. Es kann geschlussfolgert werden, dass Alterationen des inv-Gens, das in die Morphogenese des Gallenganges involviert ist, zumindest für einen Subgruppe der Patienten mit EHBA verantwortlich sind.

Die *perinatale Form* der EHBA ist ebenfalls multikausal. Eine gewisse genetische Suszeptibilität wird diskutiert, da ein vermehrtes Aufkommen in Familien mit Zwillingen beobachtet wurde. Eine gewisse Assoziation zu HLA-Subtypen wurde beschrieben. Darüber hinaus werden Toxine (Alkohol, Gallensäure) ebenso angeschuldigt wie Infektionen (z. B. mit Hepatitis-C-Virus, Röteln-, Zytomegalievirus und EBV). Arteriopathien mit Dilatation und Hypertrophie extra- und intrahepatischer A.-hepatica-Äste könnten ebenfalls eine Rolle spielen.

Generell ist die Pathogenese der EHBA bisher nicht geklärt. Die zahlreichen angeschuldigten ätiologischen Faktoren zeigen, dass die EHBA eine heterogene Erkrankung ist, entstanden durch unterschiedliche Insulte während des intrauterinen und postnatalen Entwicklungsprozesses der Gallengänge. Darüber hinaus kann aus einer Reihe von assoziierten Fehlbildungen (Hypoplasie der Pulmonalarterien mit peripherer Pulmonalstenose, Polyspleniesyndrom und Herzfehlbildungen) geschlossen werden, dass es sich um ein multisyndromales Krankheitsbild handelt.

Pathologie. Makroskopisch zeigen sich die Gallenblase und der Ductus choledochus als bindegewebige Stränge oder sind gänzlich atretisch. Die Leberbiopsie ist der Goldstandard für die Diagnostik. In Frühstadien (in den ersten 3 Lebensmonaten) zeigt die Leberbiopsie unspezifische Entzündungszeichen sowohl portal als auch intraazinär. Es finden sich Riesenzellen mit Cholestase, Gallengangsproliferate sind bereits sichtbar. Periportale Fibroseareale mit beginnender Septenbildung können ebenfalls bereits vorkommen. Kinder, die älter sind als 3 Monate und nicht operiert wurden, zeigen eine Zunahme der portalen Fibrose, begleitet von einer deutlichen portalen Entzündungsreaktion. Nach einer möglicherweise durchgeführten Operation kann es zu kommunizierenden ektatischen Gallengängen kommen. Generell besteht mikroskopisch nicht die Möglichkeit, zwischen einer fetalen und perinatalen Form der EHBA zu unterscheiden.

Differenzialdiagnosen. Die wichtigste Differenzialdiagnose ist die Neugeborenen-Hepatitis, da in einem Viertel der Fälle der EHBA eine synzytiale Riesenzelltransformation gesehen wird. Als wichtiges differenzialdiagnostisches Merkmal zeigt jedoch die EHBA eine deutlichere cholangioläre Proliferation; die Gallengangsproliferate enthalten häufig Galle-Plaques. Die zystische Dilatation des Ductus choledochus (Choledochuszyste) kann morphologisch ebenfalls eine intrahepatische Gallengangsproliferation verursachen, die in der Biopsie nicht von der EHBA zu unterscheiden ist. Allerdings wird die Choledochuszyste zumeist erst im weiteren Verlauf der Kindheit oder im Erwachsenenalter manifest. Eine klinisch zumeist bereits ausgeschlossene Differenzialdiagnose ist α_1-Antitrypsin-Mangel, der generell keine so ausgedehnte Fibrose wie die EHBA zeigt. Die α_1-Antitrypsin-Ablagerungen können zumeist in periportalen Hepatozyten nach PAS-Diastase nachgewiesen werden. Generell muss die EHBA vom intrahepatischen Typ der Gallengangsatresien abgegrenzt werden, bei denen in der Biopsie die Gallengänge meistens stark vermindert sind, bzw. ganz fehlen.

Therapie. Wie bereits erwähnt, können korrigierende Operationen (Roux-Y-Anastomose, Hepatoportoenterostomie nach Kasai) durchgeführt werden, wobei eine Hauptkomplikation der Kasai-Operation eine aszendierende Cholangitis ist.

Für den korrigierbaren Typ gilt, dass in bis zu 90% ein Gallefluss erreicht werden kann, wenn innerhalb der ersten 3 Lebensmonate operiert wird. Darüber hinaus hängt die Prognose stark vom Durchmesser des Gallengangs am Hilus ab. Der unkorrigierbare Typ der EHBA erfordert die Lebertransplantation.

Intrahepatische Gallengangsatresie

Die intrahepatische Gallengangsatresie wird unter dem Begriff der Verminderung der Gallengänge (so genanntes Paucity-of-duct-Syndrom) und in die intrahepatische familiäre Cholestase (Byler-Syndrom) unterteilt.

Alagille-Syndrom. Das Alagille-Syndrom ist eine Subgruppe der Verminderung der intrahepatischen Gallengänge, wird autosomal dominant vererbt und geht neben einer Cholestase auch mit weiteren Missbildungen einher, hier insbesondere im Gesicht (Hypertelorismus mit einem dreieckförmigen Gesicht, tief liegenden Augen, einer prominenten Stirn) einer Pulmonalarterienstenose und einer geistigen Retardierung. Generell zeigt sich eine Fibrose der Portalfelder, eine Zirrhose findet sich jedoch beim Alagille-Syndrom nicht.

Progressive familiäre intrahepatische Cholestase. Die intrahepatische familiäre Cholestase, autosomal rezessiv vererbt, wird jetzt unter dem Begriff der progressiven familiären intrahepatischen Cholestase (PFIC) zusammengefasst. Es handelt sich um eine Störung der biliären Ausscheidung von Gallensäuren, wobei auslösende Gene identifiziert werden konnten. Bei Typ 1 der progressiven familiären intrahepatischen Cholestase liegt das verantwortliche Gen auf Chromosom 18, beim Typ 2 ist eine Mutation auf dem Gen für den kanalikulären Gallensäuretransporter gefunden worden. Typ 3 entsteht durch eine Mutation des Multidrug-Resistance-(MDR-)Gens.

Die progressive familiäre intrahepatische Cholestase Typ 1 (Morbus Byler) besitzt eine schlechte Prognose, die Patienten versterben zumeist in den ersten Lebensjahren an Leberversagen.

Hypoplasie. Die Hypoplasie der extrahepatischen Gallengänge unterscheidet sich von der Atresie durch das Vorkommen kleiner Gallengänge mit erhaltener Lichtung.

Caroli-Syndrom

Caroli hat 1958 erstmalig intrahepatische segmentale Gallengangszysten beschrieben. Man geht heute davon aus, dass diese Zysten unter dem Oberbegriff der Duktalplattenanlagestörung zusammengefasst werden können.

Pathogenese. Intrahepatische Gallengänge entwickeln sich von multipotenten Leberstammzellen, die sich aus dem Grenzbereich der Duktalplatte ableiten. Die Duktalplatte kann sich dabei in einen tubulär konfigurierten Gallengang umwandeln. Wenn dieses Remodelling ausbleibt, entstehen periportal nachweisbare, von Epithel ausgekleidete Schläuche. Es bilden sich zunächst große perihiläre, danach segmentale, interlobuläre und schließlich die kleinen Gallengänge aus. Wird der Vorgang des Remodellings auf den unterschiedlichen Differenzierungsstufen der Gallengänge gestört, resultieren unterschiedliche morphologisch fassbare Bilder, zu denen sich die Fibrose als Folge einer entzündlichen Reaktion gesellt.

Formen. Die autosomal rezessiv vererbbare polyzystische Nierenerkrankung kann als Duktalplattenmalformation der interlobulären Gallengänge verstanden werden, assoziiert mit einer tubulären Dilatation der Sammelrohre in der Niere. Fehlt der Duktalplattenanlagestörung die Fibrose, wird von einer „Caroli-Krankheit“ gesprochen, der Fibrosetyp (assoziiert mit einer konnatalen Leberfibrose oder Zirrhose) wird als „Caroli-Syndrom“ bezeichnet. Von Meyenburg-Komplexe werden heute als Duktalplattenanlagestörung der kleinen interlobulären Gallengänge verstanden. Mit der Caroli-Krankheit und dem Caroli-Syndrom können Nierenfehlbildungen assoziiert sein. Als Komplikationen können Gallensteine auftreten, die wiederum zur Cholangitis oder zum Leberabszess führen.

Die Behandlung des Caroli-Syndroms (konnatale hepatische Fibrose) richtet sich nach der Ausprägung der Erkrankung, wobei hier zumeist die Lebertransplantation indiziert ist.

Extrahepatische Gallengangszysten

Einteilung. In der Literatur werden verschiedene Klassifikationssysteme für Gallengangszysten vorgeschlagen. Generell wird zwischen solitären, rein extrahepatischen und multiplen, sowohl intra- als auch extrahepatisch vorkommenden Zysten unterschieden, die von den rein intrahepatischen, solitären oder multipel nachweisbaren Zysten zu unterscheiden sind.

Epidemiologie und Klinik. Gallengangszysten sind insgesamt relativ selten, jedoch im asiatischen Sprachraum häufiger. Das weibliche Geschlecht scheint prädisponiert. Patienten mit Gallengangszysten können in jedem Lebensalter symptomatisch werden, etwa ein Fünftel der Fälle präsentiert sich jedoch während des ersten Lebensjahres. Zumeist bestehen zusätzlich Gallengangsanomalien (doppelter Gallengang, doppelte Gallenblase, akzessorischer Ductus hepaticus). Bei der klinischen Präsentation findet sich zumeist eine obstruktive Cholestase. Die Zysten können unterschiedliche Größe besitzen, Extremfälle mit einem Zysteninhalt von 10 l Galle sind beschrieben.

Ätiologie. Ein Drittel der Gangzysten sind angeboren. Pankreatikobiliärer Reflux, bei dem die aggressiven Pankreasenzyme eine Wandschwächung des Gallenganges verursachen und schließlich zu Gangektasien führen, wird ebenfalls diskutiert. Diese Hypothese wird durch die Beobachtung unterstrichen, dass insbesondere bei der Mündung des Ductus pancreaticus in den Choledochus weit vor der Papilla Vateri (dem sog. „anomalis junction of pancreatico biliero diduct“, AJPBD-Syndrom) gehäuft Choledochuszysten vorzukommen scheinen. Obstruktive cholangiopathische Störungen scheinen ebenfalls die Entstehung von Choledochuszysten zu begünstigen.

Komplikationen. Wie bei jeder Form der obstruktiven Cholangiopathie können Choledochuszysten eine Cholangitis mit der Ausbildung bis hin zu Leberabszessen hervorrufen. Am Ende einer unbehandelten Cholangitis steht die sekundäre biliäre Zirrhose. In der Zyste können sich Gallensteine entwickeln. Bei großen Zysten kann es zur Pfortaderkompression und zur portalvenösen Hypertension kommen. Zystenrupturen sind ebenso beschrieben wie in seltenen Fällen eine akute Pankreatitis durch Verlegung des Gallenganges. Ein Adenokarzinom des extrahepatischen Gallenganges auf der Grundlage einer Choledochuszyste ist möglich.

Die Inzidenz eines so genannten Zystenkarzinoms erhöht sich mit dem Lebensalter der betroffenen Patienten. In der Literatur wird angegeben, dass bei bis zu 3 % der Patienten mit Choledochuszysten ein Adenokarzinom des extrahepatischen Gallenganges resultieren kann.

Therapie. Als Therapie wird zumeist die komplette Resektion der Choledochuszyste mit Hepatikojejunostomie angestrebt. Bei schwerem Caroli-Syndrom bleibt zumeist nur die Lebertransplantation.

Makroskopische Anatomie der Leber

Peritoneum. Die Leber ist zu drei Viertel im rechten, zu einem Viertel im linken Oberbauch, unmittelbar unter dem Zwerchfell gelegen. Sie ist zu mehr als 50 % ihrer Oberfläche vom Peritoneum überzogen. Die Ansatzlinien der peritonealen Falten werden aus der Entwicklung verständlich. Die Leber entsteht im ventralen Peritoneum des Magens und Zwölffingerdarms an der Kaudalseite des Septum transversum, wobei das Peritoneum in einen vor und einen hinter der Leber gelegenen Abschnitt geteilt wird. Der vordere Abschnitt wird durch das Lig. falciforme hepatis zwischen vorderer Bauchwand und Zwerchfellseite der Leber gebildet. Das hintere spannt sich zwischen Leberpforte und kleiner Kurvatur beziehungsweise oberem Teil des Zwölffingerdarmes als kleines Netz. Die bauchfellfreie Verwachsungszone mit dem Diaphragma, die Area nuda, liegt links und rechts der Mündung der Lebervenen in die untere Hohlvene. Die Umschlaglinie des Peritoneums an der Grenze der Area nuda nennt man Lig. coronarium.

Blutversorgung. Die Leber erhält Blutzufuhr aus der V. portae (sauerstoffarmes, nährstoffreiches Blut) sowie aus der A. hepatica. Die A. hepatica propria ist die Fortsetzung der A. hepatica communis nach Abgang der A. gastroduodenalis. Bevor sie sich in der Leber aufzweigt, wird noch die A. gastrica dextra sowie die A. cystica abgegeben. In der Leberpforte teilt sich die A. hepatica propria in zwei Äste, den rechten und linken Ast, wobei das Verzweigungsmuster interindividuellen Schwankungen unterliegt. Die Portalvene entsteht hinter dem Pankreas aus der V. mesenterica superior und der V. lienalis. Sie kreuzt den oberen Teil des Duodenums dorsal und erreicht dann im Lig. hepatoduodenale die Leberpforte, wobei sich hier die Pfortader wie die A. hepatica zunächst in einen rechten und linken Ast aufzweigt, der sich dann in Segment- und Subsegmentgefäße aufteilt. In der Leber laufen V.-portae- und A.-hepatica-Ast immer eng benachbart. Die Vv. hepaticae verlaufen ähnlich wie die Lungenvenen an den Segmentgrenzen und bilden die rechte, mittlere und linke Lebervene, bevor sie sich auf gleicher Höhe unmittelbar unter dem Foramen venae cavae des Zwerchfells in die untere Hohlvene vereinigen.

Regionäre Lymphknoten. Die regionären Lymphknoten der Leber sind die des Leberhilus, die hepatischen Lymphknoten entlang der A. hepatica propria, die periportalen entlang der V. portae und die hinten entlang der abdominalen V. cava inverior oberhalb der Vv. renales. Die Lymphknoten unterhalb des Zwerchfells gehören nicht zu den regionären Lymphknoten der Leber.

Leberlappen und -segmente. Die Leber lässt sich in zwei große Leberlappen unterteilen. Der rechte Leberlappen liegt unterhalb des Zwerchfells und ist mit diesem teilweise verwachsen, er ist größer als der linke Leberlappen, der bis in den linken Oberbauch reicht.

Die Leber wird nach Couinaud in 9 Segmente unterteilt, die Grenze zwischen dem linken und rechten Leberlappen liegt senkrecht im Bereich der Gallenblase und nicht, wie meist angenommen, am Lig. falciforme hepatis. Durch die Aufzweigung der Pfortader wird die Leber horizontal in eine obere kraniale und eine untere kaudale Segmentgruppe eingeteilt. Somit besteht der linke Leberlappen aus den Segmenten 1, 2, 3, 4a und b, der rechte Lappen aus den Segmenten 5, 6, 7 und 8.

Mikroskopische Anatomie der Leber

Leberläppchen. Die mikroanatomische Grundeinheit der Leber ist das Leberläppchen. Die Leber lässt diese Grundeinheit schon mit freiem Auge als eine feine Felderung erkennen, die Felder sind kleiner als 0,5 – 2 mm im Durchmesser. Diese Areale setzen sich aus Leberzellplatten und Sinusoiden zusammen, die gegen ein zentrales Gefäßlumen, die Zentralvene, ausgerichtet sind. Dabei befindet sich die Zentralvene im Mittelpunkt eines Läppchens.

Portalvenenläppchen und Azinus. Diese beiden weiteren Einteilungen beschreiben mehr funktionelle Einheiten der Leber:

- Bei dieser Art der Einteilung der Leber in *Portalvenenläppchen* werden diejenigen Sinus und Leberzellbalken zusammengefasst, die von einem Portalkanal aus versorgt bzw. drainiert werden. Die abführenden Venen liegen an den Ecken des Läppchens. Das Portalvenenläppchen ist damit ein Dreieck, dessen Spitzen die Vv. centrales dreier benachbarter Leberläppchen sind, und beschreibt den Fluss der Galle.
- Ein *Leberazinus* ist eine Raute, deren Spitzen in zwei Periportalfeldern und zwei Zentralvenen zweier benachbarter Leberläppchen liegen. Entsprechend der Abnahme des Sauerstoff- und des Metabolitengehalts des Blutes vom Portalkanal zur Zentralvene hin unterteilt man die Leberazini in drei Zonen.

Sinusoide und Disse-Raum. Die Sinusoide liegen zwischen den balkenartig angeordneten Hepatozyten und besitzen ein Endothel ohne Basalmembran und bilden daher keine Diffusionsbarriere. Zwischen dem Endothel und dem Hepatoyzten liegt der schmale perisinusoidale Raum (Disse-Raum), in den die Hepatozyten mit ihren Mikrovilli hineinragen. In der Wand der Sinusoide oder zwischen den Sinusendothelzellen sitzen die leberspezifischen Makrophagen (von Kupffer-Sternzellen). Im Disse-Raum selbst sind die Ito-Zellen zu finden, die nicht nur Vitamin A speichern, sondern auch nach Transdifferenzierung in Myofibroblasten, zur Kollagen-(Matrix-)synthese befähigt sind.

Canaliculi biliferi. Am so genannten Gallepol bilden die Hepatozyten ein Kanalsystem, das durch Tight Junctions abgetrennt wird, die Canaliculi biliferi. In diese Kanäle sondert der Hepatozyt die Galle ab, welche dann zentrifugal und in entgegengesetzter Richtung des Blutflusses in die Peripherie der Läppchen fließt.

Hepatozyten

Die Hepatozyten sind polygonal gestaltet, ihr Durchmesser schwankt zwischen 18 und 30 µm, ihr durchschnittliches Volumen beträgt 11.000 μm^3. Der durchschnittliche Leberzellkern besitzt ein zartes Chromatingerüst und eine ausgeprägte Kernmembran.

Das Aussehen des Zytoplasmas unterscheidet sich je nach der Lokalisation des Hepatozyten im Leberläppchen, dem Alter des Organismus und dem Funktionszustand.

Regenerierende Hepatozyten unterscheiden sich deutlich von älterem Parenchym. Sie besitzen ein helles, fein vakuolisiertes basophiles Zytoplasma, sind kleiner und uniform. Häufig sind sie in Zellplatten angeordnet, die zwei oder mehr Zelllagen besitzen. Nicht nur das Volumen des Zytoplasmas, sondern auch des Nukleus variiert stark. Polyploidie kommt vor. Zweikernige Leberzellen sind häufig und machen beim lebergesunden Erwachsenen etwa 5 – 10% der Hepatozyten aus. Dabei besteht eine regionale, zonale anatomische Heterogenität innerhalb des Leberparenchyms mit unterschiedlichem, zonal wechselndem Enzymbesatz.

Zellorganellen und -struktur. Die Mitochondrien sind im Hepatozyten in großer Zahl vorhanden, durchschnittlich bis 2200 pro Leberzelle, das endoplasmatische Retikulum besitzt Funktionen in der Biotransformation. Eine Vermehrung des glatten endoplasmatischen Retikulums, beispielsweise durch Enzyminduktion, führt zu morphologischen Veränderungen; die induzierten Zellen nehmen ein helles, diffuses, feinkörniges, zum Teil milchglasartiges Aussehen an. Jeder Hepatozyt enthält ungefähr 50 Golgi-Apparate, die 2 – 4% des Zellvolumens ausmachen. Elektronenmikroskopisch finden sich vesikuläre Lysosomen, die saure Hydrolasen, saure Phosphatase oder β-Glukoronidase enthalten. Die Form der Lysosomen variiert, jeder Hepatozyt enthält etwa 30 Lysosomen, die sich besonders in der Nachbarschaft von Gallekanälchen nachweisen lassen. Neben Autophagozytose inkorporieren Lysosomen residuelle Detritusbestandteile wie Lipofuszin oder besitzen vermittelnde Funktionen bei endozytotischen Vorgängen. Peroxisomen, ovoide membrangebundene Granula von 0,2 – 1,0 μm im Durchmesser, sind bis zu 600-mal innerhalb eines Hepatozyten vorhanden. Die intraperoxisomalen Oxidasen bestehen aus Peroxidasen, Katalasen und anderen Oxidasen. Das hepatozytäre Zytoskelett besteht aus 6 nm messenden Mikrofilamenten, 8 – 10 nm großen Intermediärfilamenten und 20 nm messenden Mikrotubuli. Glykogen, das hauptsächlich in der Leber aus Glucose hergestellt wird, findet sich elektronenmikroskopisch in zwei unterschiedlichen Formen, als α- und β-Partikel, wobei eine intraazinäre zonale Gliederung der Glykogenspeicherung zu bestehen scheint.

Stoffaustausch. Etwa ein Drittel der Außenfläche der Leberzellen ist den Sinusoiden zugewandt, wobei diese dem Stoffaustausch dienende sinusoidale Oberfläche durch einen dichten Besatz von Mikrovilli gekennzeichnet ist. Diese Mikrovilli reichen in den Disse-Raum und kommen somit mit dem Blutplasma in Kontakt. Etwa 13% der Außenfläche der Hepatozyten werden von den Canaliculi, den Gallekanälchen als sekretorischer Pol des Hepatozyten eingenommen. Auch die Gallekanälchen sind an ihrer Oberfläche mit Mikrovilli besetzt.

FAZIT FÜR DIE PRAXIS

- Nach einer komplizierten, durch epitheliale und mesenchymale Interaktionen feinregulierten Embryonalentwicklung entsteht die Leber als ein feines Netzwerk aus Hepatozyten, Gefäßen und Gallengängen.
- Das Verständnis der Embryonalentwicklung hilft, die unterschiedlichen Entwicklungsanomalien der Leber zu verstehen und prognostisch einzuschätzen.
- Die konnatale extrahepatische biliäre Atresie ist die Ursache von etwa einem Drittel aller Neugeborenen-Cholestase-Syndrome. Beim korrigierbaren Typ kann in bis zu 90% ein Gallefluss erreicht werden, wenn innerhalb der ersten 3 Lebensmonate operiert wird. Der unkorrigierbare Typ der EHBA erfordert die Lebertransplantation.
- Die Behandlung des Caroli-Syndroms (konnatale hepatische Fibrose) richtet sich nach der Ausprägung der Erkrankung, wobei aber meist die Lebertransplantation indiziert ist.
- Als Therapie von Choledochuszysten wird die komplette Resektion mit Hepatikojejunostomie angestrebt.

8.2 Physiologie, metabole Funktion und Bilirubinstoffwechsel der Leber

T. Kietzmann

EDITORIAL **Die Leber repräsentiert das wichtigste Organ des Körpers in Bezug auf den Intermediärstoffwechsel. Die anatomische Lage und die Verbindung zu den restlichen Verdauungsorganen, kombiniert mit der Vielfalt der ausgeführten Stoffwechselreaktionen, unterstreichen die Bedeutung dieses Organs für die Verwertung der Nahrungsbestandteile. Neben der Funktion als Stoffwechselzentrale obliegt der Leber aber auch eine Aufgabe als Ausscheidungsorgan vieler, während des Organ- und Fremdstoffmetabolismus gebildeter Substanzen. Gerade im Hinblick auf diese Funktion sind während der letzten Jahre, insbesondere durch die**

Identifizierung zahlreicher Transportmoleküle, viele neue Erkenntnisse gewonnen worden. Aufgaben im Rahmen der Plasma- und Bluthomöostase sowie endokrine Funktionen sind mit diesen Reaktionen eng verbunden. Daneben dient die Leber als erster Filter dem Schutz vor Krankheitserregern, die entweder aus dem Darm in die Blutbahn eindringen oder bereits darin kreisen. Schließlich weist sie – wie kein zweites Organ – eine Spezialisierung auf, die als metabolische Zonierung eine hohe Dynamik und Flexibilität in jeder Situation gewährleistet.

Integration von Anatomie und Funktion

Aufgaben der Leber

Die Leber ist mit ca. 1500 g das größte parenchymatöse Einzelorgan des Menschen. Sie stellt die Stoffwechselzentrale des Körpers dar und wird mit 25–30% des Herzzeitminutenvolumens an Blut versorgt. Unter Grundumsatzbedingungen ist sie an ca. $^1/_7$ der Energieproduktion des Organismus beteiligt. Durch ihre anatomisch-topographische Lage bildet sie eine voluminöse Zwischenstation zwischen Pfortaderkreislauf und großem Kreislauf, die alle aus den Verdauungsorganen absorbierten und an das Pfortadersystem abgegebenen Substanzen passieren müssen. Von herausragender Bedeutung ist dabei, dass sie die durch die diskontinuierliche Absorption aus dem Pfortaderblut entstandenen Konzentrationsgradienten an Nahrungsstoffen ausgleicht.

→ **„Glukostat"-Funktion.** Die Hauptfunktion der Leber ist hier insbesondere in der „Glukostat"-Funktion zu sehen, wobei sie in Abhängigkeit von den Phasen der Nahrungsaufnahme und der Stoffwechsellage entweder Glucose in Form von Glykogen speichert oder aber, wenn der Bedarf die Bereitstellung durch die Nahrung übersteigt, Glucose an das Blut abgibt. In diesem Rahmen kann sie aus der Nahrung oder dem Muskelgewebe stammende Aminosäuren zur Glucoseproduktion verwenden, wobei der Stickstoff hauptsächlich durch die Harnstoffsynthese entfernt wird. Daneben kommt insbesondere in langen Hungerperioden der Ketonkörpersynthese als „Glucose-Sparmechanismus" eine wichtige Rolle zu.

Somit leistet die „Glukostat"-Funktion der Leber einen bedeutenden Beitrag zur Konstanthaltung des Blutzuckerspiegels und zur Versorgung der glucoseabhängigen Zellen wie Neuronen, Erythrozyten und Nephrozyten des Nierenmarkes (1).

→ **Weitere Stoffwechsel- und Homöostaseaufgaben.** Darüber hinaus kann die Leber aus dem Fettgewebe oder aus der Nahrung stammende Fettsäuren, die sie in Form von Lipoproteinen erreichen, abbauen und prozessieren. Die vielfältigen Stoffwechselfunktionen der Leber werden durch Aufgaben für die Aufrechterhaltung der Plasmaprotein-Homöostase (z. B. Albumin, Transferrin, Hemopexin und Gerinnungsfaktoren) und des Hormon- und Vitaminhaushaltes ergänzt. Nicht zuletzt ist die Leber der Ort der Cholesterol- und Gallebildung.

→ **Schutz- und sensorische Funktionen.** Weiterhin werden in der Leber alle Prozesse katalysiert, die für Aufbau und Erhalt ihrer eigenen zellulären und extrazellulären Strukturen sowie deren Schutz vor elektrophilen Substanzen und reaktiven Sauerstoffspezies (ROS) notwendig sind. Schließlich erfüllt die Leber wichtige Abwehrfunktionen und dient als aktives und passives Blutreservoir. Neben diesen effektorischen Aufgaben ist die Leber ein sensorisches Organ, das mit Hilfe afferenter vagaler und splanchnischer Nerven die Nährstoffverfügbarkeit an hypothalamische Zentren übermittelt und somit zur Kontrolle der Nahrungsaufnahme beiträgt (Tab. 8.**1**).

→ **Zelltypen.** Die Aufgaben der Leber werden von 5 verschiedenen Zelltypen, entweder allein oder in Kooperation, wahrgenommen. Die Parenchymzellen, die eigentlichen Hepatozyten, die bezogen auf die Gesamtzahl aller Zellen der Leber ungefähr 60% und bezogen auf das Gewicht etwa 80% ausmachen, übernehmen dabei die meisten Aufgaben des Intermediärstoffwechsels. Die übrigen Nichtparenchymzellen (NPZ) machen etwa 35% aller Leberzellen bzw. 17% des Lebergewichts aus. Zu diesen NPZ zählen die fenestrierten Endothelzellen, die Kupffer-Zellen als residente Makrophagen der Leber, die Perisinusoidalzellen (auch lipocytes, fat-storing cells, stellate cells oder Ito-Zellen) und große, granuläre Lymphozyten, die sog. Pit-Zellen.

→ **Aufgabenverteilung.** Die hohe Leistungsfähigkeit der Leber wird vor allem durch eine regional unterschiedliche Aufgabenverteilung innerhalb des Organs auf Ebene der funktionellen Einheiten (Acini) (2) erreicht.

Die zu beobachtende metabolische Zonierung garantiert eine hohe Flexibilität der Anpassung und das gleichzeitige Ablaufen mehrerer, auch scheinbar „entgegengesetzter" Stoffwechselwege in einem Organ.

Leberläppchen und Leberazinus: mikroanatomische und mikrozirkulatorische Einheiten

Verschiedene Modelle, die eine Einheit von Struktur und Funktion der Leber auf kleinster Ebene repräsentieren sollen, sind beschrieben worden, jedoch ist derzeit kein einheitliches Modell akzeptiert.

→ **Leberläppchen.** Die Architektur der Leber auf histologischer Ebene wird am besten und weitestgehend durch die hexagonale Struktur des Leberläppchens oder auch Lobulus als Grundeinheit beschrieben (3) (s. auch Kapitel 8.1 „Leberembryologie, Lebermakroskopie und -mikroskopie"). Hier sind die Portalfelder mit den afferenten Blutgefäßen aus der V. portae und der A. hepatica sowie den Gallengängen um

Tabelle 8.1 Funktionen der Leber

Servicefunktionen für andere Organe	
Stoffwechselzentrum Energiebereitstellung • Glucoseaufnahme und -abgabe • Aminosäureeaufnahme und -abgabe • Harnstoffbildung • Prozessierung von Fetten und Fettsäuren • Ketonkörpersynthese Biosynthesen und Abbau • Plasmaproteinsynthese und -abbau • Gallebildung • (Ausscheidung von Endo- und Xenobiotika)	**Abwehrzentrum** Xenobiotikastoffwechsel • Oxygenierung, Reduktion • Konjugation Phagozytose • Aufnahme und Abbau von Fremdstoffen und makromolekularen Aggregaten Eliminierung von Tumorzellen Akut-Phase-Reaktion
Kontrolle des Hormonhaushaltes • Inaktivierung und Ausscheidung von Hormonen und Mediatoren • Synthese und Freisetzung von (Pro-)Hormonen und Mediatoren	**Blutreservoir** • aktive Blutspeicherung • passive Blutspeicherung
Aufrechterhaltung der Leberstruktur	
Synthese und Abbau von Biomatrix • Biomembrankomponenten • Zytosolkomponenten • Kernkomponenten • Zytoskelettkomponenten • Biomatrixkomponenten	**Schutzfunktionen** • Abfangen von reaktiven Sauerstoffspezies und elektrophilen Intermediaten

eine Zentralvene, die das efferente Gefäß repräsentiert, angeordnet. Ausgehend von den Ästen der Arteriolen und Portalvenolen laufen die Sinusoide radiär auf die Zentralvene zu.

Portalläppchen und Azinus. Neben dem Leberläppchen wird die Leber auf funktioneller Ebene sowohl durch das Portalläppchen als auch den Azinus repräsentiert. Das Portalläppchen ist ein Dreieck, dessen Spitzen die Vv. centrales dreier benachbarter Leberläppchen sind und in dessen Zentrum sich ein Portalfeld befindet, das diesen Bereich einerseits versorgt und andererseits drainiert, was somit den Fluss der Galle beschreibt.

Der Leberazinus ist die kleinste mikrozirkulatorische Funktionseinheit. Die im Zentrum stehende Achse des Azinus wird durch die portalen Venolen und Arteriolen repräsentiert. Von hier aus fließt sowohl das arterielle als auch das portalvenöse Blut in die Sinusoide in Richtung der Zentralvenen. Diese bilden dann die Peripherie des Azinus, können jedoch gleichzeitig mehrere benachbarte Azini drainieren.

Einteilung in Zonen. Auf Grund des Blutflusses und des Stoffwechsels der Zellen innerhalb der Sinusoide kommt es zur Ausbildung verschiedener Substrat-, Produkt-, Hormon- und Mediator-Gradienten, und man hat versucht, die Zellen, die in etwa einem gemeinsamen hämodynamischen Potenzial unterliegen, einer bestimmten Zone zuzuordnen. So bezeichnet man die Region um die Portalfelder allgemein als periportale Zone (Zone 1) und die Region um die Zentralvenen als perivenöse, perizentrale oder zentrilobuläre Zone (Zone 3). Oft werden auch noch eine zweite, sog. Intermedi-

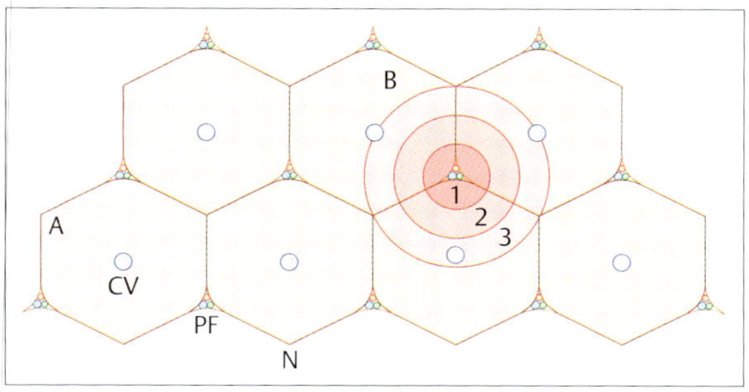

Abb. 8.3 Modelle von Lebereinheiten.
A: klassischer Lobulus, B: Leberazinus. 1: periportale (afferente) Zone, in der die Konzentrationen von Sauerstoff, Hormonen und Substraten hoch sind, 2: Intermediärzone, 3: perivenöse (perizentrale, zentrilobuläre, efferente) Zone mit geringen Konzentrationen an Substraten. Das Blut fließt von den terminalen afferenten Gefäßen, die das Zentrum von Zone 1 bilden, zur Zentralvene. CV: Zentralvene = terminale hepatische Venole, PF: Portalfeld, N: Knotenpunkt.

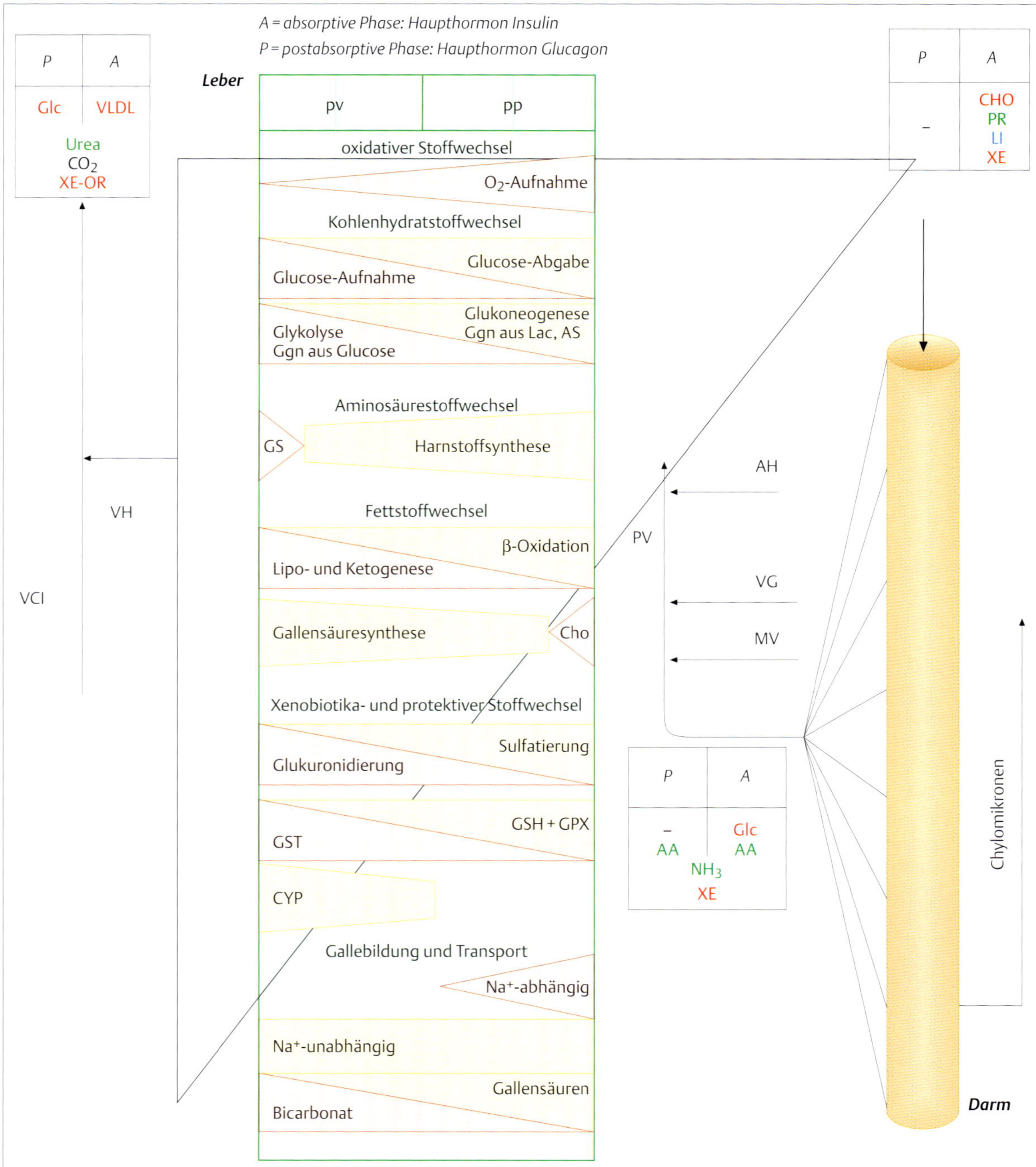

☒ **Abb. 8.4** Zonierung des Stoffwechsels.
Die präferenzielle Zonierung der einzelnen Stoffwechselwege ist im Kontext mit dem unterschiedlichen Angebot an Substraten während der Absorptions- und Resorptionsphase gezeigt. Gefäße: AH: A. hepatica, PV: Portalvene, MV: Vena lienalis, VG: V. gastrica, VCI: V. cava inferior. Substrate und Produkte: AA: Aminosäuren, CHO: Kohlenhydrate, Ggn: Glycogen, Glc: Glucose, LI: Lipide, PR: Protein, XE (OR): Xenobiotika (konjugiert). GS: Glutaminsynthetase, GSH: Glutathion, GPX: Glutationperoxidase, GST: Glutathion-S-Transferase. Absorptive Phase (A): Die Verdauungsprodukte der Kohlenhydrate, Proteine und Lipide sowie Xenobiotika werden im Darm absorbiert und die Konzentrationen an Glucose, Aminosäuren, Ammoniak, kurzkettigen Fettsäuren und Xenobiotika steigen in der Portalvene an. Glucose und Aminosäuren werden direkt von der Leber zur Auffüllung der Energiespeicher und zur Energieproduktion verwendet. Aufgenommene Fettsäuren werden in VLDL verpackt. Der absorbierte Ammoniak wird in Harnstoff umgewandelt oder in Form von Glutamin fixiert. Xenobiotika werden hydroxyliert, sulfatiert und konjugiert. Die im Darm absorbierten Fette gelangen über Chylomikronen in die Lymphe und über den Angulus venosus ins Blut. Chylomikronen-Remnants werden dann von der Leber aufgenommen. Postabsorptive Phase (P): Aminosäuren aus der Muskulatur und Ammoniak sowie Xenobiotika gelangen zur Leber und werden in Glucose, Harnstoff oder Konjugate umgewandelt. Die freizusetzende Glucose stammt aus der Glykogenolyse und Glukoneogenese.

ärzone, oder eine proximal-periportale bzw distal-perivenöse Zone unterschieden.

Die Zoneneinteilungen sind arbiträr und repräsentieren nicht das gesamte komplexe Geschehen im Leberazinus, jedoch hat sich in der Praxis die Einteilung in periportale und perivenöse Zone bewährt (Abb. 8.**3**).

Metabolische Zonierung. Obwohl das Lebergewebe auf histologischer Ebene homogen erscheint, ist es auf morphometrischer und histochemischer Ebene sowie auf der Ebene der Genexpression heterogen (4–8). Die Zellen in der periportalen Zone unterscheiden sich von denen in der perivenösen Zone durch die Verteilung von Schlüsselenzymen und subzellulären Strukturen. Dies war die Basis für das Modell der „metabolischen Zonierung“ (9), das zuerst für den Kohlenhydratstoffwechsel beschrieben wurde. Dieses Modell besagt, dass innerhalb des Azinus Zonen existieren, die auf ganz bestimmte Stoffwechselwege spezialisiert sind. So findet die Neubildung von Glucose (Glukoneogenese) überwiegend im periportalen Bereich statt, wohingegen die Glucoseverwertung durch die Glykolyse im perivenösen Bereich stattfindet. Dies erlaubt, das gleichzeitige Ablaufen zweier entgegengesetzter Stoffwechselwege mit hoher Effizienz, ähnlich wie auf einer Autobahn, wo gleichzeitig der Verkehr in beide Richtungen erfolgt.

Zelluläre funktionelle Spezialisierung. Die funktionelle Spezialisierung der Hepatozytenpopulationen in den verschiedenen Zonen ist dann auch für viele andere Prozesse des Intermediärstoffwechsels dokumentiert worden (5–8). Jedoch bestehen die zonalen Unterschiede in den funktionellen Kapazitäten nicht nur bei den Parenchymzellen (Hepatozyten), sondern konnten auch für die Nichtparenchymzellen gezeigt werden (10, 11) (Abb. 8.**4**).

Leberstoffwechsel

Regulatorische Prinzipien

Die Regulation des Leberstoffwechsels ist komplex und erfolgt auf mehreren Ebenen:

- auf intrazellulärer Ebene,
- auf intraazinärer Ebene,
- auf intraorganärer Ebene,
- auf interorganärer Ebene.

Durch die Regulation auf mehreren Ebenen können Aufgaben und Funktionen der einzelnen Zellen gewährleistet und die Funktion des Gesamtorgans an den Bedarf des gesamten Organismus angepasst werden.

Intrazelluläre Ebene. Hier kommen Mechanismen zum Tragen, die hauptsächlich den intrazellulären Metabolittransport, die Kompartimentierung von Enzymaktivitäten und die Regulation von Genexpressionsmustern betreffen. So sind aus eben diesen regulatorischen und auch energetischen Gründen die Schlüsselenzyme der Glukoneogenese in 3 verschiedenen zellulären Kompartimenten zu finden.

Intraazinäre Ebene. Hier scheinen insbesondere die Heterogenität und die Ausbildung verschiedener Substrat- und Produktgradienten wichtig zu sein. So nimmt der O_2-Gehalt von periportal 60 mm Hg nach perivenös auf etwa 35 mm Hg ab, die Ammoniak- und die Gallensäurekonzentration sinkt um den Faktor 6, wohingegen die Ketonkörperkonzentration um den Faktor 2 ansteigt. Auch die Hormone werden abgebaut und Mediatoren wie Zytokine und Eicosanoide werden gebildet. Wichtig dabei ist, dass die Konzentrationen von Glucagon, Adrenalin, Noradrenalin und Cortisol etwa um 50–60% abnehmen. Dahingegen wird Insulin nur zu etwa 15% nach den Mahlzeiten abgebaut, woraus ein höheres Verhältnis von Insulin zu Glucagon und den Katecholaminen in der perivenösen Zone resultiert. Hinzu kommt, dass die Interkonversion der Schilddrüsenhormone von Tetraiodothyronin (T_4) zu Triiodothyronin (T_3) ungefähr um 50% steigt (8).

Zusätzlich verändert sich die Zusammensetzung der Biomatrix von periportal nach perivenös. So findet man periportal vermehrt Kollagen Typ IV und V und in der perivenösen Zone Kollagen Typ III, I und VI (12).

Auch Rezeptoren für die Hormone Glucagon (periportal) und Insulin (perivenös) (13, 14) und einige Aminosäuretransporter weisen eine heterogene Verteilung auf. Neben den bereits erwähnten Konzentrationsgradienten von Substraten, Produkten, Hormonen und Mediatoren und den zonalen Unterschieden in der nervalen Aktivität sowie der Biomatrix deuten eine Vielzahl von Befunden der jüngsten Zeit darauf hin, dass weitere, bisher unbekannte intrahepatische Faktoren eine ebenso bedeutende Rolle spielen (6, 15).

Intraorganäre Ebene. Hier erfolgt die Regulation durch Kooperation der Zelltypen und Einflüsse der Biomatrix. Dabei findet eine Zell-Zell-Kommunikation zwischen den verschiedenen Nichtparenchymzellen, zwischen den Parenchymzellen sowie zwischen den Nichtparenchymzellen und den Parenchymzellen statt. Diese Zell-Zell-Kommunikation wird überwiegend über autokrin und parakrin wirkende Prostaglandine, Thromboxane sowie Zytokine, darunter Interleukine, Tumornekrosefaktor oder Transforming Growth Factor, die in den Nichtparenchymzellen gebildet werden, vermittelt. Die Kommunikation der Parenchymzellen findet zum überwiegenden Teil über Gap Junctions statt.

Interorganäre Ebene. Hier erfolgt die Regulation durch extrahepatisch gebildete Hormone und Mediatoren sowie durch nervale Aktivität. Einen Großteil der hormonellen Wirkung auf die Leber machen Glucagon und Insulin aus.

Deren Wirkung kann durch die Katecholamine Adrenalin und Noradrenalin sowie durch Glucocorticoide und Schilddrüsenhormone verstärkt bzw. abgeschwächt werden. Nicht zuletzt beeinflussen vagale und Reize des sympathischen Nervengeflechts die Funktion der Leber.

Insulin

Insulin ist ein Proteohormon, das aus einer A-Kette (21 Aminosäuren) und einer B-Kette (30 Aminosäuren) besteht, die miteinander über 2 Disulfidbrücken verbunden sind. Eine dritte Disulfidbrücke befindet sich im Bereich der A-Kette. Der Hauptstimulus für die Sekretion von Insulin aus den Betazellen des Pankreas ist ein Anstieg der arteriellen Glucosekonzentration zusammen mit gastrointestinalen Hormonen und einer Zunahme des Parasympathikotonus nach einer Mahlzeit. Insulin erreicht zuerst die Portalvene und somit die Leber, bevor es andere Organe wie die Skelettmuskulatur, das Fettgewebe oder das Herz erreicht. Die Insulinkonzentration in der Portalvene (ca. 200 pmol/l) ist höher als in den der Leber nachgeschalteten Stromgebieten (ca. 80 pmol/l), denn Insulin wird während der Leberpassage abgebaut (s.o. „Intraazinäre Ebene") (1).

Kohlenhydratreiche Mahlzeit. Während nach einer normalen, kohlenhydratreichen Mahlzeit die Insulinkonzentration etwa um den Faktor 10 ansteigt, wird die Konzentration des Hauptantagonisten Glucagon (ca. 40 pmol/l) um mindestens ein Drittel gesenkt (ca. 25 pmol/l). Somit steigt der Insulin/Glucagon-Quotient nach einer normalen, kohlenhydratreichen Mahlzeit von etwa 2 auf über 25; dieser wird dann durch die intraazinäre Passage weiter verstärkt. Durch diese Veränderungen kann die überschüssige Glucose in die Glykogensynthese in Leber und Muskel eingeschleust werden.

Proteinreiche Mahlzeit. Im Gegensatz dazu steigt die Insulinkonzentration nach einer proteinreichen Mahlzeit nur leicht an, dafür werden aber die Glucagonspiegel nahezu verdoppelt (ca. 70 pmol/l). Dadurch sinkt das Insulin/Glucagon-Verhältnis von 2 auf etwa 1,7 mit dem Ergebnis, dass nach einer proteinreichen Mahlzeit ausreichend Glucose für die glucoseabhängigen Organe Gehirn und Erythrozyten zur Verfügung steht.

Generell fördert Insulin alle Prozesse, die überschüssige Energiesubstrate aus der Zirkulation entfernen und in makromolekulare Energiespeicherformen einbauen. So steigert Insulin die Aufnahme von Glucose in das Fett- und Muskelgewebe, aber nicht in die Leber; es steigert die Glykogensynthese und Lipogenese in Leber und Fettgewebe sowie die Proteinsynthese in Leber und Muskel. Hemmend wirkt Insulin auf die Glukoneogenese und die Glykogenolyse.

Molekulare Ebene. Insulin kontrolliert diese Stoffwechselwege aber nicht nur durch die Aufnahme von Substraten, sondern auch durch die Regulation der Aktivitäten und der Expression von Stoffwechselenzymen. Dabei ist die Wirkung von Insulin auf molekularer Ebene noch nicht komplett verstanden. Die Untersuchungen innerhalb der letzten Dekade favorisieren jedoch ein Modell, in dem zwei Kinasekaskaden sowohl für die kurzfristigen als auch langfristigen, die Genregulation betreffenden Insulinwirkungen verantwortlich sein könnten.

Wirkung von Insulin auf molekularer Ebene – Kinasekaskaden

Nach Bindung von Insulin an seinen Rezeptor wird dieser durch die Tyrosinkinase-Aktivität der β-Untereinheiten in „trans" autophosphoryliert, andererseits werden Insulin-Rezeptor-Substrate (IRS) durch die Insulinrezeptor-Tyrosinkinase-Aktivität phosphoryliert (16). In proliferationsaktiven Geweben, z. B. bei Leberregeneration, wenn Insulin mehr ein trophischer Faktor ist, kann es über das Adapterprotein Grb2 und den Guaninnukleotidaustauschfaktor Sos zur Aktivierung des kleinen GTP-bindenden Proteins Ras und der mitogen aktivierten Proteinkinasen Raf, MEK und Erk1,2 kommen (17, 18). Bei normaler Stoffwechselaktivität in der Leber wird jedoch vorwiegend eine Signalkaskade initiiert, in der die Kinasen der Proteinkinase-B-Familie (auch bekannt unter dem Namen AKT) eine zentrale Rolle spielen. Dabei wird durch Interaktion der IRS-Phosphotyrosin-Reste mit der regulatorischen Untereinheit (p85) der Phosphatidylinositol-3-Kinase (PI3K) diese aktiviert, was dann die PI3K-katalytische Untereinheit p110 zur Plasmamembran führt, wo Phosphatidylinositol-4,5-bisphosphat ($PI(4,5)P_2$) zu $PI(3,4,5)P_3$ phosphoryliert wird (19, 20). $PI(3,4,5)P_3$ bindet mit hoher Affinität an die Pleckstrin-Homologie-(PH-)Domäne der Proteinkinase B (PKB) und transloziert die Kinase an die Plasmamembran. An der Plasmamembran wird PKB durch Phosphorylierung am Threonin-308 und am Serin-473 aktiviert (21 – 24). Die Proteinkinase B hat eine Vielzahl von intrazellulären Zielmolekülen, die nicht nur für die Stoffwechselregulation von Bedeutung sind, sondern auch für Proliferation, Zelltod sowie als Transkriptionsfaktoren die Genexpression beeinflussen. Im Rahmen der Stoffwechselregulation sind die Phosphodiesterase 3B, die Glykogensynthasekinase-3 (GSK3), das mammalian Target of Rapamycin (mTOR) sowie die Transkriptionsfaktoren cAMP-responsive-element-binding Protein (CREB) und die Proteine aus der FoxO-Forkhead-Familie besonders wichtig (25 – 28) (Abb. 8.**5**).

Glucagon

Glucagon ist ein aus 29 Aminosäuren bestehendes Peptidhormon, das in den α-Zellen des Pankreas gebildet wird. Sekretionsstimulus ist ein Abfall der arteriellen Blutglucosekonzentration, der situationsabhängig von einem erhöhten Sympathikotonus und erhöhten Katecholaminspiegeln begleitet wird. Wie bei Insulin ist die Glucagonkonzentration in der Portalvene höher als im posthepatischen Kreislauf; Glucagon wird während der Leberpassage zu etwa 50% ab-

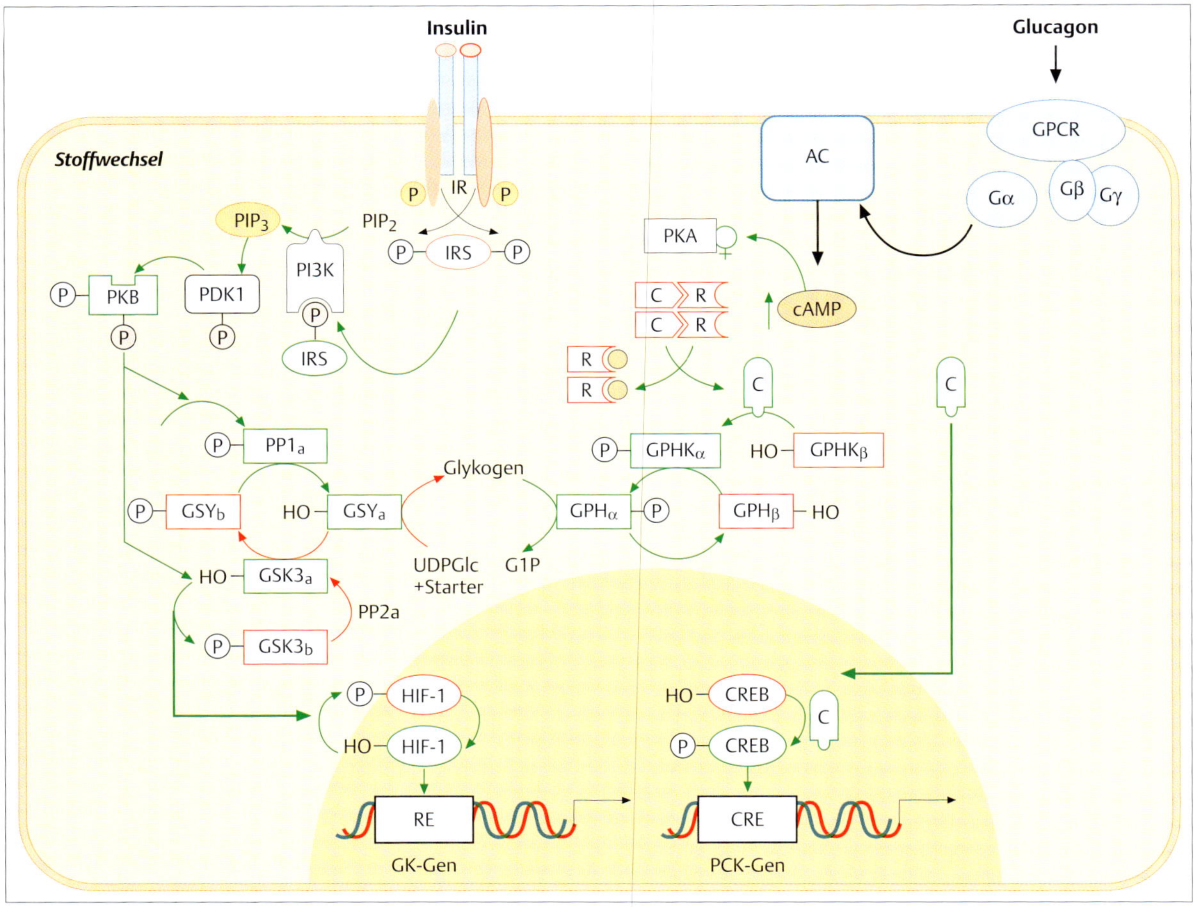

☒ **Abb. 8.5** Regulation des Glykogenabbaus und der Genexpression durch Insulin und Glucagon.
Nach Bindung von Insulin an seinen Rezeptor wird dieser durch die Tyrosinkinaseaktivität der β-Untereinheiten in „trans" autophosphoryliert und Insulin-Rezeptor-Substrate (IRS) werden phosphoryliert. So wird eine Signalkaskade initiiert, in der die Kinasen der Proteinkinase-B-Familie (auch bekannt unter dem Namen AKT) eine zentrale Rolle spielen. Dabei wird durch Interaktion der IRS-Phosphotyrosin-Reste mit der regulatorischen Untereinheit (p85) der Phosphatidylinositol-3-Kinase (PI3K) diese aktiviert, was dann die PI3K-katalytische Untereinheit p110 zur Plasmamembran führt, wo Phosphatidylinositol-4,5-bisphosphat ($PI(4,5)P_2$) zu $PI(3,4,5)P_3$ phosphoryliert wird (13–15). $PI(3,4,5)P_3$ bindet mit hoher Affinität an die Pleckstrin-(PH-)Domäne der PKB und transloziert die Kinase an die Plasmamembran. An der Plasmamembran wird PKB durch Phosphorylierung am Threonin-308 durch PDK1 und am Serin-473 aktiviert. Die Proteinkinase B aktiviert die Phosphodiesterase 3B, die die cAMP-Konzentrationen senkt (nicht gezeigt) und überführt die aktive Glykogensynthasekinase-3 (GSK3a) in die inaktive Form (GSK3b). Die Inaktivierung der GSK führt dann dazu, dass die Glykogensynthase (GSY) nicht mehr phosphoryliert werden kann, was diese in den aktiven Zustand überführt. Gleichzeitig wird die Phosphoproteinphosphatase-1 (PP1) aktiviert, was die Dephosphorylierung und damit Aktivierung der GSY begünstigt. Inaktivierung der GSK3 durch Insulin kann auch über Stabilisierung von Transkriptionsfaktoren, wie HIF-1, an der Regulation der Gene für Glykolyseenzyme beteiligt sein.
Im Gegensatz zu Insulin aktiviert Bindung von Glucagon an seinen Rezeptor über ein Gsα-Protein die Adenylatcyclase (AC), die die cAMP-Spiegel erhöht. Das cAMP bindet an die regulatorische R-Untereinheit der Proteinkinase A (PKA) und dissoziiert dadurch von der katalytischen (C) Untereinheit. Die katalytische Untereinheit löst eine Phosphorylierung der Glykogen-Phosphorylase-b-Kinase (GPHK) aus, die dann die Glykogen-Phosphorylase b (GPHb) phosphoryliert und sie dadurch in die aktive Phosphorylase a überführt. Die Proteinkinase A phosphoryliert außerdem auch die GSY, die auf diese Weise von der G-6-P-abhängigen in die unabhängige Form überführt und damit inaktiviert wird.
Im Rahmen der Genregulation phosphoryliert PKA u. a. den Transkriptionsfaktor cAMP-responsive-element-binding protein (CREB) an Serin 133, wodurch die Expression der Gene für Glukoneogeneseenzyme wie die PCK aktiviert wird.

gebaut. Die Glucagonkonzentration, die in der Absorptionsphase verringert war, normalisiert sich in der Postabsorptionsphase, d.h. zwischen den Mahlzeiten. Dadurch kommt es zur Wiederherstellung eines Insulin/Glucagon-Verhältnisses von etwa 2, was die Freisetzung von Glucose via Glykogenabbau und/oder Glukoneogenese aus der Leber erlaubt.

Generell fördert Glucagon alle Prozesse, die zur Bereitstellung von Energiesubstraten aus Energiespeichern beitragen. So stimuliert Glucagon die Aufnahme von Aminosäuren in die Leber, den Glykogenabbau in der Leber, jedoch nicht im Muskel, die Lipolyse im Fettgewebe und den Proteinabbau in Leber und Muskel.

Molekulare Ebene. Weiterhin induziert Glucagon die Expression von Enzymen, die direkt oder indirekt in die Glukoneogenese involviert sind. Dabei wirkt Glucagon über einen Rezeptor, der – wie die α- und β-adrenergen Rezeptoren auch – zur Gruppe der G-Protein-gekoppelten Rezeptoren gehört. Die primäre Wirkung von Glucagon erfolgt dann nach Bindung an seinen Rezeptor über ein stimulatorisches Gs-Protein, das die membranständige Adenylatcyclase aktiviert, die daraufhin den zweiten Boten cAMP bildet. Der Anstieg der intrazellulären cAMP-Spiegel führt zu einer Aktivierung der cAMP-abhängigen Proteinkinase A (PKA) durch Freisetzung der katalytischen Untereinheit. Dies löst eine Phosphorylierung weiterer Enzyme aus, und nach Translokation in den Zellkern können auch Transkriptionsfaktoren durch die PKA phosphoryliert werden.

Neben cAMP kann Glucagon auch über Rekrutierung von Gp-(Gq-)Proteinen und Aktivierung der Phospholipase-C die Freisetzung von Inositol-1,4,5-trisphosphat (IP_3) mit nachfolgender Mobilisierung von Ca^{2+} aus dem endoplasmatischen Retikulum eine Erhöhung der intrazellulären Ca^{2+}-Konzentration erreichen (29 – 32).

Katecholamine

Die im Nebennierenmark gebildeten Katecholamine Adrenalin und Noradrenalin sind Abkömmlinge der Aminosäure Tyrosin, die durch Hydroxylierung und Decarboxylierung zu DOPA und Dopamin umgewandelt wird, bevor eine weitere Hydroxylierung zur Generierung von Noradrenalin führt. Durch Methylierung am Stickstoffatom kann Noradrenalin zu Adrenalin konvertiert werden. In der Leber werden beide bevorzugt durch O-Methylierung und Oxidation zu Vanillinmandelsäure abgebaut, die dann mit dem Urin ausgeschieden werden kann.

Regulation der Freisetzung. Die Freisetzung der Katecholamine wird durch das sympathische Nervensystem reguliert; Hypoglykämie und „Stresssituationen“ wie auch körperliche Aktivität sind die Hauptstimulatoren der hypothalamischen Zentren des Sympathikus. Der Noradrenalin- und Adrenalinanstieg im Rahmen der körperlichen Aktivität ist notwendig, um die notwendige Glykogenolyse in der Leber anzuregen und so die Muskulatur mit Glucose zu versorgen. Bei einer Hypoglykämie unter Ruhebedingungen aktivieren die zentralen Glucosesensoren vorwiegend nur die Adrenalin produzierenden Zellen, so dass praktisch nur die Adrenalinkonzentration (0,4 nmol/l bis 4 nmol/l) erhöht wird.

Generell fördern die Katecholamine alle Prozesse, die zur Bereitstellung von Energiesubstraten für die arbeitende Muskulatur beitragen. So stimulieren die Katecholamine weniger Transportprozesse als vielmehr die Aktivität der Stoffwechselenzyme. Sie fördern den Glykogenabbau in der Leber, haben aber nur einen permissiven Effekt auf den Glykogenabbau im Muskel. Weiterhin stimulieren die Katecholamine die Lipolyse im Fettgewebe.

Molekulare Ebene. Die Wirkung der Katecholamine kann je nach Rezeptortyp prinzipiell über 3 verschiedene intrazelluläre Signalkaskaden erfolgen. Bei den α- und β-Rezeptoren für die Katecholamine, die – wie der Glucagonrezeptor auch – zur Gruppe der G-Protein-gekoppelten Rezeptoren gehören, muss man jedoch weitere Subtypen (z. B. α_1 mit 80 kD und β_2 64 kD) unterscheiden. Dabei wirken die α_1-Rezeptoren über die Gp-(Gq-)Proteine, aktivieren die PLC und führen zur Freisetzung von Diacylglycerol (DAG) und IP_3. Die α_2-Rezeptoren sind mit inhibitorischen Gi-Proteinen gekoppelt, die die Adenylatcyclase hemmen und so den cAMP-Gehalt absenken. Im Gegensatz dazu sind β-Rezeptoren Gs-gekoppelt und steigern die cAMP-Spiegel.

In der Leber wirken die Katecholamine über die α_1-Rezeptoren; das freigesetzte IP_3 initiiert die Öffnung von Ca^{2+}-Kanälen am endoplasmatischen Retikulum mit dem Ergebnis, dass die zytosolischen Ca^{2+}-Spiegel mehr als 100fach ansteigen.

Im Gegensatz zum Glucagon, dessen Wirkung überwiegend über den cAMP-vermittelten Signalweg erfolgt, scheint bei den Katecholaminen der Ca^{2+}-vermittelte Signalweg vorherrschend zu sein, der auch von Vasopressin, Angiotensin-II und Oxytocin genutzt wird (33 – 38).

Cortisol

Das aus der Zona fasciculata der Nebennierenrinde stammende C21-Steroid Cortisol ist ein hoch lipophiler Cholesterolabkömmling, der im Blut überwiegend an Transcortin (90%) und zu einem geringen Teil an Albumin gebunden transportiert wird. Cortisol wird durch Reduktion zu Tetrahydrocortisol inaktiviert, in der Leber mit Glucuronsäure konjugiert. Die Ausscheidung erfolgt zu etwa 20% mit dem Stuhl, zu etwa 70% mit dem Urin.

Regulation der Freisetzung. Stimulus für die Cortisolsynthese und Sekretion ist das Hypophysenhormon Corticotropin (ACTH, 93 Aminosäuren), das seinerseits durch die Wirkung des hypothalamischen Corticoliberin (CRH, 41 Aminosäuren) freigesetzt wird. Da die Freisetzung von Corticoliberin einer zirkadianen Rhythmik unterliegt, sind die

Sekretion von Corticotropin und die Synthese bzw. Sekretion von Cortisol ebenfalls dieser Rhythmik unterworfen, bei der die höchsten Cortisolspiegel mit ca. 700 nmol/l in den frühen Morgenstunden, die niedrigsten am frühen Abend mit ca. 150 nmol/l gemessen werden. Weitere Stimuli sind „Stresssituationen" wie sehr starke physische Aktivität oder Polytraumata. Die Freisetzung von Corticoliberin und Corticotropin unterliegt der negativen Rückkopplung durch Corticoide (39 – 47).

Wirkungen. In der Leber wirkt Cortisol, indem es die Kapazität für die Glykogensynthese, die Glykolyse und die Glukoneogenese, insbesondere die Glucagonsensitivität, steigert. Im Gegensatz dazu werden die Glucoseaufnahme in die Muskulatur und in das Fettgewebe sowie die Insulinsensitivität gehemmt, was dazu führt, dass Cortisol die Tendenz besitzt die Blutglucosespiegel zu steigern: daher der Name Glucocorticoid. Zusätzlich steigert Cortisol im Fettgewebe die Lipolyse, im Muskel die Proteolyse.

In der Summe hat Cortisol also einen anabolen Effekt auf die Leber und einen katabolen Effekt auf die Muskulatur und das Fettgewebe.

Molekulare Ebene. Die molekulare Wirkung von Cortisol erfolgt über einen intrazellulären Rezeptor, der zur Gruppe der Steroidhormon/Retinsäure-Rezeptor-Superfamilie gehört. Dieser Rezeptor (770AS) untergliedert sich in mehrere Domänen, von denen die 70 Aminosäuren enthaltende Zinkfinger-DNA-Bindungsdomäne und die 250 Aminosäuren enthaltende Hormon-Bindungsdomäne von besonderer Wichtigkeit sind. Diese Hormon-Rezeptoren liegen normalerweise als Komplex mit einem Hitzeschockprotein (HSP90) im Zytoplasma der Zelle vor. Nach Aufnahme von Cortisol in das Zytosol führt die Bindung des Hormons zu einer Konformationsänderung des Rezeptors, wodurch das HSP90 aus diesem Komplex entlassen wird. Die freigewordene nukleäre Lokalisationssequenz des Rezeptors ermöglicht dann den Transport in den Zellkern, wo der nun aktive Transkriptionsfaktor als Dimer an sog. Glucocorticoid-responsive Elemente (GRE, 5'-AGAACANNNTGTTCT-3') bindet, wobei jedes Monomer an eine Halbseite des DNA-Palindroms bindet. So sorgen Glucocorticoide wie Cortisol über eine vermehrte Expression von Enzymen in der Leber und in verschiedenen anderen Organen dafür, dass deren Expression bei Bedarf durch Glucagon oder Adrenalin schnell angeschaltet bzw. durch Insulin abgeschaltet werden können (permissiver Effekt). In der Leber betrifft dies die insulinabhängige Induktion der Glucokinase sowie die glucagonabhängige Induktion der Phosphoenolpyruvat-Carboxykinase, Serin-Dehydratase Tyrosin-Aminotransferase und Tryptophan-Oxidase (48, 49).

Schilddrüsenhormone T_3/T_4

Synthese. Triiodthyronin (T_3) und Tetraiodthyronin (T_4) sind, wie die Katecholamine, Derivate der Aminosäure Tyrosin. Nachdem Iodidionen durch einen Na^+/I^--Symporter aus dem Blut in die Follikelzellen aufgenommen und mittels Pendrin, einem I^-/Cl^--spezifischen Ionenkanal in das Follikellumen abgegeben wurden, erfolgt die Synthese von T_3 und T_4 im Follikellumen der Schilddrüse. Dabei wird durch das Zusammenspiel des tyrosinreichen Proteins Thyreoglobulin, das aus zwei Untereinheiten mit jeweils 72 Tyrosinresten besteht, von Iodidionen (I^-) und H_2O_2, das durch eine NADPH-Oxidase gebildet wurde, eine Thyreoperoxidase-unterstützte Iodierung der Tyrosinreste am Thyreoglobulin vorgenommen, so dass mono- und diiodierte Tyrosinreste entstehen. Nach intramolekularer Umlagerung mit Abspaltung von Alanin kann daraus T_3- und T_4-Thyreoglobulin werden. Das entsprechende T_3- und T_4-Thyreoglobulin wird dann durch Endozytose aufgenommen und im Lysosom hydrolysiert, so dass letztendlich T_3 und T_4 entstehen, die aufgrund ihrer Lipophilie im Blut zu 75% mit dem Thyroidhormon bindenden Protein (TBP) und zu 25% mit Albumin und Transthyretin transportiert werden.

Normwerte. Methodenabhängig die freie Plasmakonzentration von T_3 beträgt etwa 5 – 10 pmol/l, die totale 1,5 – 3,5 nmol/l. Die freie Plasmakonzentration von T_4 beträgt etwa 20 – 40 pmol/l, die totale 60 – 140 nmol/l. In den Zielgeweben wird der überwiegende Teil an T_4 in das aktivere und eine kürzere Halbwertszeit aufweisende T_3 umgewandelt.

Abbau. Die Inaktivierung von T_3 und T_4 erfolgt zum überwiegenden Teil in der Leber durch Deiodinierung und Abbau zu Thyroacetat oder durch Konjugation mit Glucuronsäure oder Sulfat, so dass die nun hydrophilen Substanzen mit dem Urin ausgeschieden werden können.

Regulation der Freisetzung. Wie bei den Glucocorticoiden auch unterliegt die Freisetzung der Schilddrüsenhormone der Kontrolle durch die Hypothalamus-Hypophysen-Achse. Das aus dem Hypothalamus stammende Tripeptid Thyreoliberin (früher: thyreotropin releasing hormone = TRH) aktiviert die Freisetzung des Thyreotropins (früher: thyroidea stimulating hormone = TSH), ein Proteohormon, das aus einer α-Kette mit 92 Aminosäuren und einer β-Kette mit 112 Aminosäuren besteht, aus der Hypophyse. Die Thyreoliberin-Freisetzung wird hauptsächlich durch Kälte aktiviert. Auch diese Achse unterliegt der negativen Rückkopplung durch T_3 und T_4.

Wirkungen. Die Wirkung von T_3 und T_4 ist wie die der Glucocorticoide komplex und erstreckt sich nicht nur auf die Leber. So beeinflussen T_3 und T_4 nicht nur den Grundumsatz, sondern auch Prozesse des Wachstums und der Differenzierung.

Im Rahmen der Grundumsatzkontrolle sind T_3 und T_4 hauptsächlich an der Sauerstoffaufnahme sowie der Thermogenese in den Geweben beteiligt. In der Leber erhöhen T_3 und T_4 die

Kapazität für die Sauerstoffaufnahme, sie erhöhen die Kapazität für die Glukoneogenese und die Glykolyse. Im Fettgewebe und in der Muskulatur fördern sie die Lipolyse und die Proteolyse.

Molekulare Ebene. In Analogie zu den Glucocorticoiden erfolgt die Beeinflussung des Stoffwechsels wieder über die Steigerung der Expression einer Vielzahl von Enzymen. Obwohl die Rezeptoren für T_3 und T_4 (TRα und TRβ) zur Gruppe der Steroid/Retinsäure-Superfamilie gehören, befinden sie sich – wie die Rezeptoren für Retinsäuren und Vitamin D_3 auch – bereits im Zellkern und bilden Heterodimere mit dem Rezeptor für 9-cis-Retinsäure (RXR) aus. Interessanterweise haben die Rezeptoren für Schilddrüsenhormone (TRα, TRβ), für all-trans-Retinsäure (RAR) und Vitamin D_3 (VDR) und der RXR die gleiche Erkennungssequenz auf der DNA: 5'-TCAGGTCA-3'. Die Spezifität der Bindung eines Heterodimers (TR/RXR, VDR/RXR, RAR/RXR) wird durch die Anzahl der Nukleotide vermittelt, die sich zwischen zwei direkten Repeats der Erkennungssequenz befinden. Die Aktivierung der Rezeptoren und damit der Transkription erfolgt nach Bindung des Hormons an den Rezeptor. Dabei ist die Wirkung von T_3 und T_4 wie die der Glucocorticoide als permissiv zu beschreiben.

Als Beispiel für diesen permissiven Effekt kann wieder die Wirkung auf die glucagonabhängige Induktion der Phosphoenolpyruvat-Carboxykinase oder die insulinabhängige Induktion der Glucokinase, der Fettsäuresynthase oder des Malatenzyms genannt werden. Die Mechanismen, die zur T_3/T_4-vermittelten Stimulation der Na^+/K^+-ATPase und des mitochondrialen ATP/ADP-Translokators beitragen, welche für den Hauptanteil des gestiegenen Sauerstoffverbrauchs verantwortlich sind, ist noch nicht vollständig verstanden (46, 50).

Parasympathische Nerven

Die Stimulation des Vagusnervs steigert in Synergie mit Insulin, dessen Freisetzung ebenfalls durch parasympathische Fasern stimuliert wird, insbesondere die Glykogensynthese in der Leber (8).

Fazit

In der Summe ist durch diese Ebenen der Regulation zusammen mit der Zonierung des Stoffwechsels eine ideale Voraussetzung für das ungehinderte Nebeneinander gegenläufiger Reaktionsfolgen verschiedener Stoffwechselwege gegeben. Gleichzeitig erhält das Gesamtorgan dadurch die Möglichkeit, unter physiologischen Bedingungen sehr rasch zu reagieren und einen optimalen Flux der Stoffwechselwege zu gewährleisten.

Andererseits mag diese Spezialisierung einen gewissen Nachteil darstellen, denn so beobachtet man unter pathophysiologischen Bedingungen regiospezifische Wirkungen von Toxinen und Umbauprozesse des Gewebes.

Intermediärstoffwechsel – Flux von Energiesubstraten

Absorption. Nach einer normalen Mahlzeit und entsprechender Verdauung im Gastrointestinaltrakt, d. h. in der Absorptionsphase, erscheinen die Hauptenergiesubstrate Glucose und Aminosäuren, gelegentlich auch Alkohol, im Portalblut, während Fettsäuren resynthetisiert und in Chylomikronen verpackt über den Angulus venosus und die intestinale Lymphe zur Leber transportiert werden.

Speicherung. Der geringere Teil der absorbierten Energiesubstrate wird direkt für die Energiegewinnung genutzt, der meiste Teil wird für die Wiederauffüllung der Energiespeicher genutzt. Dies geschieht in Form von Glykogen in der Leber und im Muskel, durch den Aufbau von Muskeiprotein oder die Triglyceridsynthese im Fettgewebe unter regulatorischem Einfluss von Insulin und dem Parasympathikus.

Verbrauch. Zwischen den Mahlzeiten, wenn keine intestinale Absorption erfolgt, werden die Energiesubstrate Glucose, Aminosäuren und Fettsäuren aus den entsprechenden Speichern – überwiegend unter regulatorischem Einfluss von Glucagon und sympathischen Nerven – freigesetzt, um den Energiebedarf zu decken.

Im Gegensatz dazu werden die Substrate Lactat, Glycerol und die Ketonkörper β-Hydroxybutyrat und Acetoacetat, die nur zu einem geringen Teil zur Energiegewinnung eingesetzt werden, nicht aufgenommen, sondern im Rahmen des Intermediärstoffwechsels gebildet.

Oxidative Energiegewinnung der Leber

Die Leber deckt ihren Energiebedarf überwiegend aus kurzkettigen Fettsäuren und Aminosäuren. Dies erfolgt via Zitratzyklus und oxidative Phosphorylierung in den Mitochondrien, deren Volumenanteil in den Hepatozyten der periportalen Zone größer ist. Damit verbunden sind ein höherer Anteil an Cristae und höhere Aktivitäten mitochondrialer Enzyme.

Somit weisen die Hepatozyten im periportalen Bereich eine erhöhte oxidative Kapazität auf, was dazu beitragen kann, dass Energie verbrauchende Stoffwechselwege wie Glukoneogenese, Aminosäureabbau durch Ureagenese und Lipolyse im periportalen Bereich verbessert ablaufen können.

Kohlenhydratstoffwechsel

Wie bereits erwähnt, ist die „Glukostat"-Funktion der Leber eine der, wenn nicht *die* Hauptfunktion im Intermediärstoffwechsel. So baut die Leber während der Absorption Glucose in Glykogen ein und setzt während der Postresorption und bei körperlicher Aktivität Glucose aus Glykogen oder über die Glukoneogenese frei. Dabei unterliegt die Glucosehomöostase einer fein abgestimmten Regulation durch eine

Vielzahl von Hormonen, insbesondere den Pankreashormonen Insulin und Glucagon, sowie durch nervale Reize.

So wird der Stoffwechsel in der absorptiven Phase durch hohe Glucose- und Insulinspiegel und hohe Parasympatikusaktivität kontrolliert. Während der postabsorptiven Phase erfolgt die Kontrolle durch hohe Glucagonspiegel und bei Aktivität zusätzlich durch hohe Katecholaminspiegel und eine stärkere Aktivität des Sympathikus.

Glucosetransport. Der Transport von Glucose, sowohl Aufnahme als auch Abgabe, erfolgt dabei überwiegend über den Glucosetransporter GLUT2, der in allen Hepatozyten vorkommt. Außer GLUT2 haben alle anderen Glucosetransporter einen Km-Wert (Michaeliskonstante) für Glucose, der deutlich unter der Plasmaglucosekonzentration liegt, was bedeutet, dass die Aufnahme von Glucose in den Hepatozyten eine direkte Funktion der Plasmaglucosekonzentration ist.

Neben dem Glucosetransporter GLUT2 besitzen die unmittelbar um die Zentralvene gelegenen perizentralen Zellen zusätzlich die GLUT1-Isoform. Dieser ursprünglich als „brain and erythrocyte-specific" identifizierte Glucosetransporter scheint eine supportive Funktion bei der erhöhten Glykolyse in diesem sauerstoffarmen Bereich zu haben, was dadurch unterstützt wird, dass die Expression dieser Isoform durch Hypoxie induziert werden kann (51).

Kalkuliert man jedoch die zonalen Fluxraten auf der Grundlage der heterogenen Enzymverteilung und unterschiedlichen Aktivitäten während der Stoffwechselphasen, dann kann man feststellen, dass die Zellen der periportalen Zone permanent Glucose freisetzen und die Zellen der perivenösen Zone permanent Glucose aufnehmen.

Glykolyse und Glukoneogenese

Die Glykolyse dient primär der Verwertung von Glucose und führt zur Bildung von Pyruvat oder unter anaeroben Bedingungen zur Bildung von Lactat. Im Gegensatz dazu wird im Rahmen der Glukoneogenese Glucose aus Pyruvat oder Lactat gebildet.

Glykolyse. In der Leber beginnt die Glykolyse mit der Umwandlung der Glucose in Glucose-6-phosphat durch die Glucokinase (GK) (= Hexokinase IV). Im Gegensatz zu den Hexokinasen I–III hat die GK eine geringe Affinität (hoher Km; ca. 10 mmol/l) für Glucose, was ähnlich wie beim GLUT2 bedeutet, dass die GK auf kleinste Änderungen in der Glucosekonzentration sofort reagieren kann. Weiterhin weist die GK eine sigmoidale Kinetik auf und ist nicht durch Glucose-6-phosphat hemmbar. Glucose-6-phosphat wird dann weiter über die Glucose-6-phosphat-Isomerase-Reaktion verwertet, gefolgt von der Phosphofructokinase-, Fructose-bisphosphat-Aldolase- und Triosephosphat-Isomerase-Reaktion. Die gebildeten Intermediate werden dann durch die Glyceraldehydphosphat-Dehydrogenase, Phosphoglyceratkinase, Phosphoglyceratmutase, Enolase und Pyruvatkinase in Pyruvat konvertiert. Pyruvat kann dann mittels der Pyruvat-Dehydrogenase-Reaktionen in Acetyl-CoA oder unter anaeroben Bedingungen über die Lactat-Dehydrogenase in Lactat umgewandelt werden. Die Netto-Energiebilanz der Umwandlung von einem Glucosemolekül zu Pyruvat oder Lactat über die Substratphosphorylierung aus 1,3-Bisphosphoglycerat beträgt 2 ATP.

Glukoneogenese. Bei der Glukoneogenese werden nahezu alle der in der Glykolyse verwendeten Reaktionen in umgekehrter Richtung verwendet. Jedoch sind die Schritte der Glucokinase, der Phosphofructokinase und der Pyruvatkinase irreversibel und müssen durch entsprechend neue Enzymreaktionen umgangen werden, die drei verschiedene Zellkompartimente involvieren. So erfolgt die Umwandlung von Pyruvat in PEP zunächst im Mitochondrium, durch die Pyruvatcarboxylase, Malatdehdrogenase und anschließend im Zytosol durch die Phosphoenolpyruvat-Carboxykinase. Ebenfalls im Zytosol erfolgt die Bildung von Fructose-6-Phosphat (F-6-P) aus Fructose-1,6-Bisphosphat (F-1,6-BP), wohingegen die Umwandlung von Glucose-6-Phosphat zu Glucose durch die Glucose-6-Phosphatase am endoplasmatischen Retikulum erfolgt. Von hier findet der Transport der freigesetzten Glucose mittels GLUT7 in das Zytosol statt, von wo sie durch GLUT2 wieder an das Blut abgegeben werden kann.

Lokalisation der Reaktionen. Die Umgehung der drei irreversiblen Glykolysereaktionen ermöglicht prinzipiell eine unabhängige Regulation dieser beiden Wege, jedoch sind die Glukoneogenese-Reaktionen an das Vorhandensein von Energie gebunden, d. h. es entstehen drei ATP vernichtende Reaktionszyklen, sog. „futile cycles". Interessanterweise werden diese „futile cycles" durch die unterschiedliche azinäre Enzymlokalisation und Kopplung an den Energie generierenden oxidativen Stoffwechsel in Grenzen gehalten. So findet man die „direkt glukoneogenen Enzyme", Phosphoenolpyruvat-Carboxykinase (PCK), Fructose-1,6-bisphosphatase (FBPase) und Glucose-6-phosphatase (G6Pase) sowie die „indirekten glukoneogenen Enzyme", wie Lactat-Dehydrogenase (LDH), Alanin-Aminotransferase (ALAT), Aspartat-Aminotransferase, Serin-Dehydratase (SerDH) und Tyrosin-Aminotransferase (TAT), die Lactat oder Aminosäure-C-Skelette in die Glucosebildung einschleusen, überwiegend im aeroben periportalen Bereich, in dem auch die höhere Kapazität für den oxidativen Stoffwechsel zu finden ist (8). Im Gegensatz dazu sind die an der Glucoseverwertung beteiligten Enzyme Glucokinase (GK) und Pyruvatkinase-Isoenzym L (PK_L) überwiegend in der perivenösen Zone zu finden. Dies stimmt auch hervorragend mit thermodynamischen Betrachtungsweisen überein, denn die Glukoneogenese ist ein formal endergoner ($\delta G'_0$ = + 47,2 kcal/mol Glucose) Prozess, wohingegen die Glykolyse ($\delta G'_0$ = – 47,2 kcal/mol Glucose) ein formal exergoner Prozess ist (8).

Obwohl die Glukoneogenese im Hunger und die Glykolyse nach Aufnahme einer kohlenhydratreichen Mahlzeit überwiegt, laufen beide Stoffwechselwege ständig nebeneinander ab, wobei die Glukoneogenese überwiegend im periportalen Bereich, die Glykolyse vorwiegend im perivenösen Bereich des Leberazinus stattfindet (Abb. 8.**4**). Die hormonelle Regulation der Glykolyse und Glukoneogenese greift einerseits auf der Ebene der Enzymaktivitäten und andererseits auf der Ebene der Genexpression an.

Hormonelle Regulation durch Insulin. Obwohl die Wirkungen von Insulin auf der Ebene der Enzymaktivitäten für mehrere Stoffwechselwege gelten und sich gegenseitig ergänzen, scheint für die Glykolyse und die Glukoneogenese, aber auch für die Glykogenbildung die PKB-vermittelte Aktivierung der Phosphodiesterase-3B ein wichtiger Mechanismus zu sein. Durch die Aktivierung dieser, vorwiegend in der Leber und im Fettgewebe exprimierten Isoform wird der cAMP-Spiegel gesenkt, was zu einer Verringerung der PKA-Aktivität führt, mit dem Resultat, dass sowohl die Glykogensynthase und die Glykogen-Phosphorylasekinase gedrosselt werden. Gleichzeitig wird die Proteinphosphatase-1 (PP1) aktiviert. Die Inaktivierung der PKA und die Aktivierung der PP-1 sind von besonderer Bedeutung für die Aktivierung des bifunktionellen Enzyms 6-Phosphofructo-2-Kinase/Fructose-2,6-Bisphosphatase (PFKFB oder PFK-2). Vier verschiedene Gene kodieren Isoformen für dieses Enzym; für die Leber ist jedoch die PFKFB-1 am wichtigsten. Dieses bifunktionelle Enzym ist verantwortlich für Synthese oder Abbau von Fructose-2,6-Bisphosphat, dem allosterischen Aktivator der Phosphofructokinase-1. Nach einer kohlenhydratreichen Mahlzeit, d.h. bei portal hoher Glucose und hohen Insulinspiegeln, wird der cAMP-Spiegel gesenkt, die PKA-Aktivität fällt ab und die PP-1-Aktivitäten steigen. Das führt dazu, dass PFKFB-1 nicht durch PKA phosphoryliert werden kann und eventuell vorhandene Phosphatreste an dem regulatorischen Serinrest des Enzyms abgebaut werden. Dadurch wird die Kinaseaktivität der PFKFB-1 angeschaltet, es wird vermehrt Fructose-2,6-Bisphosphat gebildet, das dann die PFK-1 und damit die Glykolyse stimuliert.

Bei einem Absinken der Glucosespiegel sezerniert das Pankreas Glucagon; dieses stimuliert über cAMP die PKA, die PFKFB-1 wird phosphoryliert, die Kinaseaktivität wird ab- und die Bisphosphatase-Aktivität wird angeschaltet. Dadurch wird sämtliches Fructose-2,6-Bisphosphat abgebaut, der PFK-1-Aktivator fehlt und die Glykolyse wird gehemmt.

Insulininduzierte Genexpression. Auf der Ebene der Genexpression induziert Insulin die Expression der Glucokinase, Phosphofructokinase und Pyruvatkinase, des Malatenzyms, der Fettsäuresynthetase und der Actetyl-CoA-Carboxylase (Letztere sind für den Fettstoffwechsel entscheidend). Hingegen wird die Expression der Phosphoenolpyruvat-Carboxykinase, der Pyruvat-Carboxylase, der Fructose-1,6-Bisphosphatase und der Glucose-6-Phosphatase durch Insulin gehemmt. Bei Letzterer ist der Hemmmechanismus über die PKB-induzierte Phosphorylierung des Forkhead-Transkriptionsfaktors FoxO1 vermittelt. Interessanterweise verlässt der durch PKB phosphorylierte FoxO1 den Zellkern; Verlust der Bindung am Promotor des G-6-Pase-Gens führt jetzt zur Repression der Expression (52 – 54) (Abb. 8.**6**)

Trotz der Aufklärung dieses Mechanismus scheint es aber bisher keinen gemeinsamen Transkriptionsfaktor, noch ein allgemeines insulinresponsives Element zu geben, über das die insulininduzierte Genexpression reguliert wird. So wurden verschiedene Elemente charakterisiert, über die Transkriptionsfaktoren der AP-1-, der USF- oder auch der HIF-Familie die Insulinwirkung vermitteln. Es gibt auch Hinweise darauf, dass die Modifikation von Coaktivatoren, wie CBP/p300 für die Übertragung des Insulinsignals auf Transkriptionsfaktoren besonders kritisch sein soll (55, 56).

Regulation durch Glucagon. Glucagon als „Hauptthungerhormon" wirkt hemmend auf die Glykolyse und stimulatorisch für die Glukoneogenese. Dabei initiiert Glucagon über den cAMP/PKA-Signalweg eine massive Phosphorylierung der PFKFB-1 sowie der Pyruvatkinase und damit der Glykolyse. Daneben bewirkt Translokation der PKA in den Zellkern u.a. die Phosphorylierung des Transkriptionsfaktors CREB (cAMP-responsive element binding protein), der dann an spezifische Zielsequenzen, die CRE, in regulativen Abschnitten verschiedener Gene binden kann. Im Rahmen der Glukoneogenese wird über diesen Weg die Expression des Phosphoenolpyruvat-Carboxykinase-Gens induziert, bei der auch der von periportal nach perivenös existierende Sauerstoffgradient einen modulierenden Einfluss hat. Weiterhin induziert Glucagon die Expression von Enzymen, die indirekt glukoneogen agieren, wie z.B. die Serin-Dehydratase, die Tyrosin-Aminotransferase und die Tryptophan-Oxygenase (8).

Andere Regulatoren. Katecholamine und Vasopressin stimulieren ebenfalls die Phosphorylierung der Pyruvatkinase und hemmen so die Glykolyse. Im Gegensatz dazu stimulieren Angiotensin-II und Glucocorticoide die Glukoneogenese über die Pyruvatcarboxylase, die durch eine Phosphorylierung mittels einer Ca^{2+}-/Calmodulin-abhängigen Proteinkinase oder der Proteinkinase A zustande kommt.

Glykogensynthese- und -abbau

Alle Hepatozyten synthetisieren Glykogen und bauen es ab, jedoch erfolgt dies mit zonal unterschiedlichen Aktivitäten in Abhängigkeit von der Nahrungsaufnahme und den Metabolitfluxen der peripheren Organe. Insgesamt kann die Leber ca. 150 g (10 % des Gesamtgewichts) an Glykogen speichern.

Glykogensynthese. Nach Aufnahme und Bildung von Glucose-6-Phosphat (G-6-P) beginnt die Glykogensynthese mit der Glucose-6-Phosphat-Mutase-Reaktion unter Bildung von Glucose-1-Phosphat (G-1-P). Daran schließt sich die UDP-Glucose-Pyrophosphorylase-Reaktion an, die UDP-Glucose, sog. aktivierte Glucose, bildet. Bei der Neubildung von Glykogen wird die UDP-Glucose durch das Protein Gly-

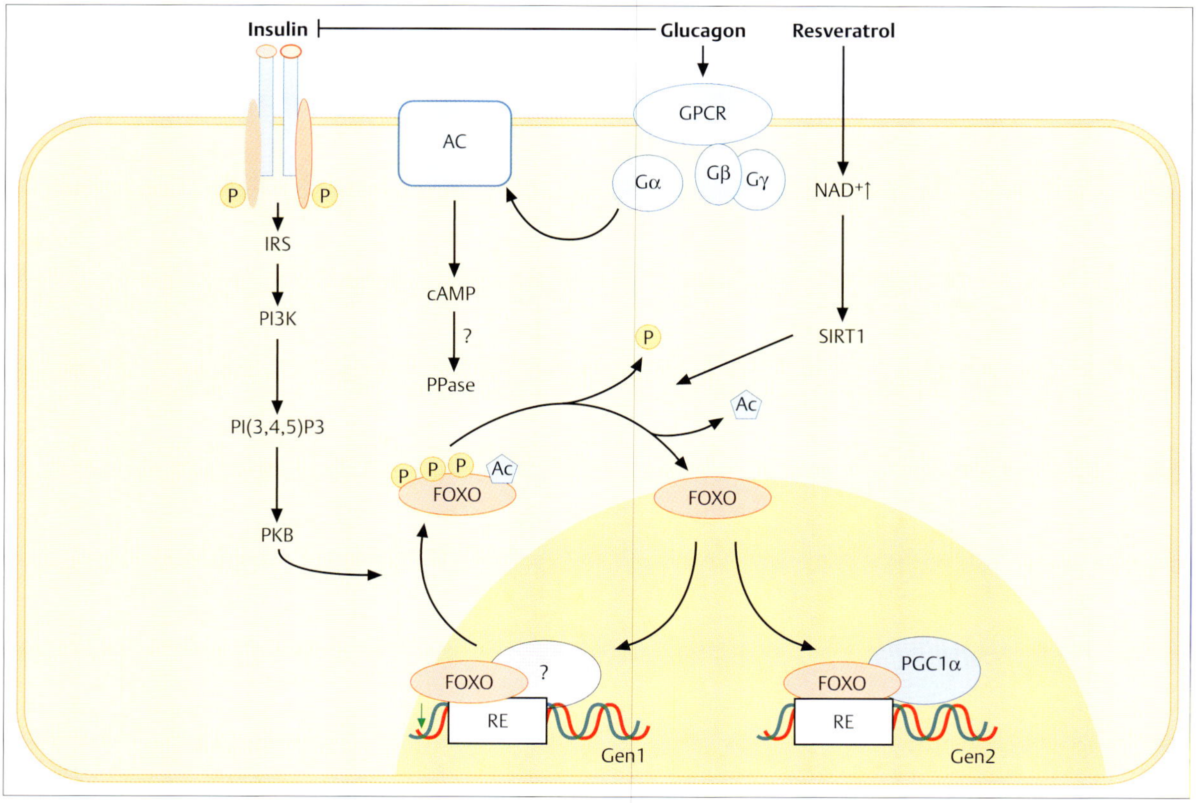

⊠ **Abb. 8.6** Aktivierung und Inaktivierung der Genexpression über FoxO-Transkriptionsfaktoren.
Die FoxO-Faktoren sind primär nukleär an ihre responsiven Element (RE) gebunden, mit Coaktivatoren in Kontakt und aktiv. Insulin kann über die Aktivierung des Proteinkinase-B-(PKB-)Signalweges diese an 3 konservierten Aminosäureresten phosphorylieren. Dies verursacht den Export der FoxO-Faktoren aus dem Kern ins Zytoplasma. Damit wird die Expression von Gen 1 reprimiert. Glucagon scheint über cAMP eine Phosphatase zu stimulieren, wodurch eine Reaktivierung der FoxO-Aktivität errecht wird. So kann Gen 2 aktiviert oder Gen 1 reaktiviert werden. Unterstützt wird die FoxO-Aktivierung durch NAD^+-abhängige Deacetylasen wie SIRT1, die durch Resveratrol induziert werden können.

kogenin (37 kD) sowie die alternierend agierenden Enzyme Glykogensynthase (GSY) und Amylo-1,4 – 1,6-Transglucosidase verwendet. Die Glycosyltransferaseaktivität des zunächst dimeren Glykogenins verlängert zuerst das Glykogenin beginnend am Tyrosin 194 um 8 Glucosemoleküle, damit ist der eigentliche Primer für die Glykogensynthese geschaffen. In den meisten Fällen sind jedoch Glykogenrestmoleküle vorhanden, die wie der Primer durch die GSY am 4'-OH der terminalen Glucose um 12 – 14 Moleküle verlängert werden. Dann kann die Amylo-1,4 – 1,6-Transglucosidase, ein terminales Oligosaccharid von 7 Glucosemolekülen auf die C6-OH-Gruppe eines Glucoserests der gleichen oder einer anderen Glucosekette übertragen. Dabei arbeitet das Enzym so, dass die Verzweigungspunkte immer mindestens 4 Glucosemonomere voneinander getrennt sind.

Paradoxerweise wird ein Großteil der aus der Nahrung resorbierten Glucose zuerst von den peripheren Organen verwertet und die Leber baut einen Großteil des Glykogens erst aus rückflutenden Metaboliten, den sog. C3-Körpern (Lactat, Pyruvat bzw. Alanin) auf (57, 58).

⇢ **Glykogenabbau.** Der Glykogenabbau geht mit drei alternierenden Schritten einher. Schlüsselenzym dabei ist die Glykogenphosphorylase, die von den Glykogenenden mit freier 4'-OH-Gruppe Glucose abspaltet und auf anorganisches Phosphat überträgt, so dass G-1-P entsteht, das dann durch Isomerisierung in G-6-P umgewandelt werden kann. Diese Abspaltung erfolgt so lange, bis die Kette bis auf 4 Monomere vor einer 1,6-Verzweigungsstelle verkürzt ist. Die bifunktionelle Transglucosidase oder „debranching enzyme" (Entzweigungsenzym) transferiert ein Trisaccharid von einer 1,4-Bindung vor der Verzweigung nach 1,4 auf eine andere Kette, so dass lediglich das 1,6-verknüpfte Glucosemonomer zurückbleibt. Dieses wird dann hydrolytisch durch die Amyloglucosidaseaktivität in Form von Glucose abgespalten.

In der Leber steht G-1-P über die Glucosephosphat-Mutase im Gleichgewicht mit G-6-P, das nur in der Leber durch die G-6-Pase in Glucose umgewandelt und freigesetzt werden kann. Alle anderen Glykogen speichernden Organe schleusen das G-6-P in die Glykolyse ein.

Lokalisation der Reaktionen. Die beiden für den Glykogenstoffwechsel wichtigen Enzyme Glykogensynthase (GSY) und Glykogenphosphorylase (GPH) sind gleichmäßig azinär verteilt, wobei eine leicht perivenöse Prävalenz vorherrscht. Mit Beginn der Absorptionsphase, wenn wie nach einer Hungerphase die Glykogenspeicher relativ leer zu sein scheinen, beginnt die Auffüllung von in der perivenösen Zone vorhandenem „Restglykogen" unter Aktivierung der GSY, die dann mit weiterem Verlauf der Absorptionsphase nach periportal fortschreitet. Die Depletierung der Glykogenspeicher unter Wirkung der GPH erfolgt in umgekehrter Richtung von periportal nach perivenös.

Regulation. Insulin wirkt stimulatorisch auf die Glykogensynthese, wohingegen Glucagon und Adrenalin den Abbau von Glykogen, die Glykogenolyse, stimulieren. Dabei spielen neben Glucose und Glucose-6-Phosphat als allosterische Regulatoren auch cAMP, Inositol-1,4,5-trisphosphat (IP_3) und Ca^{2+} als intrazelluläre Mediatoren sowie die Verkettung verschiedener Phosphorylierungs- und Dephosphorylierungsreaktionen eine entscheidende Rolle. Die zonalen Aktivitäten und Spiegel dieser Mediatoren sind derzeit nicht bekannt.

Phosphorylierungs- und Dephosphorylierungsreaktionen

Nach Bindung von Insulin an seinen Rezeptor wird über die Proteinkinase B die Glykogensynthasekinase phosphoryliert. Von dieser Kinase gibt es 2 Isoformen, GSK-3α und GSK-3β. Beide werden durch die PKB an Serin 21 bzw. Serin 9 phosphoryliert und dadurch inaktiviert. Die Inaktivierung der GSK durch Insulin führt dann dazu, dass die Glykogensynthase (GSY) nicht mehr phosphoryliert werden kann, was diese in den aktiven Zustand überführt. Gleichzeitig wird die Phosphoproteinphosphatase-1 (PP1) über einen PI3K-abhängigen Mechanismus aktiviert, was dann die Dephosphorylierung und damit Aktivierung der GSY begünstigt.

Im Gegensatz zu Insulin wirkt Glucagon einerseits über den cAMP/PKA-Signalweg und löst eine Phosphorylierung der Glykogen-Phosphorylase-b-Kinase aus, die dann die Glykogen-Phosphorylase b phosphoryliert und sie dadurch in die aktive Phosphorylase a überführt. Die Proteinkinase A phosphoryliert außerdem auch die GSY, die auf diese Weise von der G-6-P-abhängigen in die unabhängige Form überführt und damit inaktiviert wird. Zusätzlich wird der Proteinphosphatase-Inhibitor phosphoryliert und aktiviert, wodurch die Umkehrung der durch Insulin induzierten Reaktionen begünstigt wird.

Neben cAMP kann Glucagon und so auch Adrenalin über Rekrutierung von Gq-Proteinen die Freisetzung von IP_3 und eine Erhöhung der intrazellulären Ca^{2+}-Konzentration erreichen. Über Ca^{2+}-Calmodulin-Komplexe kann dann wiederum die Glykogen-Phosphorylasekinase b aktiviert werden, was dann wiederum die Glykogen-Phosphorylase b phosphoryliert und sie dadurch in die aktive Phosphorylase a überführt.

Im Gegensatz zum Glucagon, dessen Wirkung überwiegend über den cAMP-vermittelten Signalweg erfolgt, scheint bei den Katecholaminen der Ca^{2+}-vermittelte Signalweg vorherrschend zu sein, der auch von Vasopressin, Angiotensin-II und Oxytocin genutzt wird.

Fazit

Absorptive Phase. Somit erfolgt ein zonierter Ablauf des Kohlenhydratstoffwechsels in der Leber bei dem die perivenösen Zellen in der absorptiven Phase Glucose aufnehmen und beginnen, diese in Glykogen einzubauen. Mit zunehmender Auffüllung der Glykogenspeicher wird die Glucose verwertet und zu Lactat abgebaut, das dann in die Zirkulation entlassen wird und von den periportalen Zellen aufgenommen wird. Hier wird das Lactat über die Glukoneogenese und Glykogensynthese in Glykogen konvertiert.

Postabsorptive Phase. In der postabsorptiven Phase wird das Glykogen zuerst in der periportalen Zone zu Glucose abgebaut. Mit andauernder Postresorption wird das Glykogen dann auch in der perivenösen Zone zu Lactat abgebaut. Glucose und Lactat werden dann an das Blut abgegeben, wobei das Lactat dann wieder von den periportalen Hepatozyten aufgenommen werden kann und als Substrat für die Glukoneogenese zur Verfügung steht.

Dieses Schema erklärt auch das sog. „Glucoseparadox", nämlich dass die Leber Glucose vorwiegend über den indirekten Weg, d. h. aus Lactat über Pyruvat, zur Glykogenbildung und nur zu einem geringen Teil über den direkten Weg Glucose zur Glykogenbildung nutzt.

Aminosäurestoffwechsel

Ungefähr 70 g Nahrungsproteine werden beim Menschen pro Tag verdaut und in etwa 80 g Aminosäuren umgewandelt, die dann zusammen mit den Aminosäuren, die durch Proteinabbau freigeworden sind, einen gemeinsamen Pool bilden. Insgesamt stehen etwa 400 – 500 g Aminosäuren pro Tag diesem Pool zur Verfügung. Die Leber ist dabei mit für die Homöostase der Aminosäuren im Blut verantwortlich und kann unter Hungerbedingungen mit maximal einem Drittel ihres Gesamtgewichtes als Proteinreserve gelten.

Energiegewinnung aus Aminosäuren. Insgesamt wird der Hauptanteil des gemeinsamen Aminosäurepools für Proteinsynthesen verwendet und lediglich etwa 80 g werden für die Energiegewinnung genutzt. Obwohl die Proteinsynthese von allen Organen durchgeführt werden kann, ist die Leber der Hauptort der Energiegewinnung aus Aminosäuren, denn sie stellt das Hauptorgan dar, das den beim Amiosäureabbau anfallenden Ammoniak durch die Bildung von Harnstoff entgiften kann. Im Gegensatz dazu kann die Niere nur einen kleinen Teil von Ammoniak direkt in den

Urin abgeben. Insgesamt entstehen bei der Verwertung von 70 g Nahrungsproteinen pro Tag 12 g Ammoniak, die durch Umwandlung in 24 g Harnstoff im Rahmen der Harnstoffbiosynthese „entgiftet“ werden. Weiterhin können in der Leber nichtessenzielle Aminosäuren ineinander umgewandelt oder abgebaut werden und in der Glukoneogenese und der Ketogenese verwendet werden. Jedoch wird der Abbau der verzweigtkettigen Aminosäuren (Leucin, Isoleucin, Valin) im Muskel eingeleitet, so dass die Leber bereits die entsprechenden α-Ketosäuren nutzt.

Die Aufnahme der Aminosäuren in die Zellen wird durch mindestens 5 verschiedene Plasmamembrantransportsysteme vermittelt, die überlappende Spezifität besitzen und einer hormonellen und adaptiven Kontrolle unterliegen. Auch diese Transportsysteme weisen eine mehr oder minder zonierte Verteilung im Leberazinus auf.

Abbau von Aminosäuren

Der Abbau von Aminosäuren spielt eine wichtige Rolle für die Energiegewinnung und die Glukoneogenese. Dabei beginnt der Abbau von Aminosäuren im ersten Teil mit der Trennung des Kohlenstoffgerüstes vom Stickstoff durch Transaminierung und dehydrogenierende Desaminierung oder eliminierende Desaminierung, wobei Ammoniak (NH_3) und Glutamat die Hauptprodukte sind. Zusätzlich erreicht auch freier Ammoniak, der von den Darmbakterien gebildet wurde oder der durch Proteinabbau in der Muskulatur mittels Glutamin fixiert wurde, die Leber. Somit besteht der zweite Teil in der Umwandlung des Ammoniaks zu Harnstoff.

Harnstoffsynthese. Die Umwandlung von Ammoniak in Harnstoff geschieht in einem zyklischen Prozess unter Einbeziehung von zwei Zellkompartimenten, dem Mitochondrium und dem Zytosol. Im Mitochondrium wird das erste N-Atom aus dem Ammoniak mittels der Carbamoylphosphat-Synthetase-1 (CPS) fixiert und mittels der Ornithin-Carbamoyltransferase auf Ornithin übertragen, und das entstehende Citrullin wird dann in den zytosolischen Zyklus eingeführt. Das zweite N-Atom aus Glutamat wird dann über die Glutamat-Oxalacetat-Transaminase-und die Argininosuccinat-Synthase-Reaktion übertragen; nachfolgend wird der Akzeptor für das erste N-Atom, Ornithin, unter Abspaltung von Fumarat mittels Argininosuccinat-Lyase und nach Abspaltung von Harnstoff mittels Arginase regeneriert. Fumarat kann dann wieder verwendet werden, um Oxalacetat zu regenerieren, wodurch der Akzeptor für die N-Atome aus Glutamat wiederhergestellt wird.

Bei den α-Ketosäuren, die in der ersten Abbauphase (s. o.) entstehen, unterscheidet man dann je nach C-Skelett 5 verschiedene Abbauproduktfamilien; so gibt es die α-Ketoglutarat-, Succinyl-CoA-, Fumarat-Oxalacetat-, Pyruvat- und Acetyl-CoA-Familien. Die ersten 4 Familien rekrutieren sich aus den sog. glukogenen Aminosäuren, da diese Intermediate in die Glukoneogenese eingeschleust werden können. Die fünfte Familie ist die ketogene Gruppe, da Acetyl-CoA nicht direkt für die Glukoneogenese, sondern nur für die Ketogenese verwendet werden kann. Einige Aminosäuren gehören zu zwei Familien und können somit gluko- und ketogen sein.

Lokalisation der Harnstoffsynthese. Die Harnstoffsynthese ist in der Leber zoniert. So findet man höhere Spiegel des Schrittmacherenzyms CPS-1 in den Hepatozyten der periportalen Zone und sogar der proximalen perivenösen Zone. Die CPS-1 besitzt einen hohen Km-Wert für Ammoniak und ist daher von einer hohen Ammoniakkonzentration abhängig. Diese wird durch zusätzlichen Abbau von Glutamin mittels Glutaminase „ammonia amplifier“ ermöglicht, die wie ein Na^+-abhängiger Glutamintranslokator auch erhöhte periportale Spiegel aufweist (59, 60).

Trotz der hohen Kapazität der Harnstoffsynthese im periportalen Bereich gelangt ein geringer Anteil an freiem Ammoniak bis zur distalen perivenösen Zone, wo er durch Glutaminsynthese fixiert werden muss, um nicht in die Zirkulation zu gelangen. Eine kleine Population von Hepatozyten direkt um die Zentralvenen besitzt ausnahmslos sehr hohe Spiegel an Glutaminsynthetase (GS) und von einem Glutamintranslokator. Dadurch besitzen diese Zellen eine hohe Kapazität, den überschüssigen Ammoniak in Form von Glutamin zu fixieren.

Regulation. Die Regulation des Harnstoffzyklus in der Leber erfolgt vorwiegend durch Kontrolle der Aminosäurezufuhr, die vom Proteingehalt in der Nahrung und in der Postabsorptionsphase durch Glucagon kontrolliert wird. Der Schlüsseleffektor für die Regulation der CPS-1 ist die intramitochondriale Konzentration des allosterischen Effektors N-Acetylglutamat, die in der absorptiven Phase durch Arginin und in der postabsorptiven Phase durch Glucagon erhöht wird. Ein weiterer Regulator ist Ammoniak selber, der die Glutaminase aktiviert.

Die Aktivität der Glutaminsynthetase wird durch Wachstumshormon und Glucocorticoide moduliert. Interessant ist, dass die relativ stabile Zonierung der GS anscheinend nicht dem modulierenden Einfluss der Hormon- und Substratgradienten unterliegt. Stattdessen mehren sich die Befunde, die auf Zell-Zell-Interaktionen im Bereich der Zentralvenen hindeuten sowie auf eine mögliche Rolle des β-Catenin-Signalweges mit modulierendem Einfluss mitochondrialer Sauerstoffspezies (61 – 64). Die GS-positive zentralvenöse Region, die auch gleichzeitig das am meisten hypoxische Gebiet darstellt, ist besonders anfällig für Karzinogene und andere Noxen (65).

Glucagon induziert im Rahmen des Aminosäureabbaus die Expression von Enzymen, die indirekt glukoneogen agieren, wie z. B. die Serin-Dehydratase, die Tyrosin-Aminotransferase und die Tryptophan-Oxygenase, wohingegen Insulin ein negativer Modulator ist.

Modell des Aminosäurestoffwechsels. Insgesamt kann man auf der Grundlage einer Vielzahl von Studien folgendes Modell für den Aminosäurestoffwechsel postulieren:

Die periportalen und proximal perivenösen Zellen schleusen den Ammoniak aus dem Darm und den der Aminosäuren über die CPS-1 in die Harnstoffsynthese ein. Dies funktioniert mit hoher Kapazität, aber mit geringer Sensitivität durch den hohen Km der CPS-1 (ca. 2 mmol/l), so dass die Ammoniakspiegel kaum unter die nötige Schwelle von 20 μmol/l gesenkt werden können.

Somit fungieren die distal perivenösen Zellen als „Scavenger" des überschüssigen Ammoniaks, indem sie diesen über die GS in Form von Glutamin fixieren. Dieses funktioniert mit hoher Sensitivität (geringer Km der GS; ca. 0,2 mmol/l), aber geringer Kapazität. Dann kann Glutamin in die Zirkulation abgegeben werden und erneut die periportalen Zellen erreichen, wo nun der Ammoniak über die Glutaminase- und CPS-Reaktion in den Harnstoffzyklus eingeschleust werden kann.

Interessanterweise spielen die Harnstoffsynthese, die unter azidotischen Bedingungen verringert ist, und die Glutaminsynthese, die bei Azidose erhöht ist, antagonistische Rollen bei der Regulation des Säure-Basen-Status des Organismus.

Proteinsynthese und -abbau

Die Leber hat im Rahmen ihrer Aufgaben eine beträchtliche Kapazität im Rahmen der Proteinsynthese. So werden nicht nur die Proteine synthetisiert, die der Erhaltung des Organs selber dienen, sondern auch spezifische Proteine, die an das Blut abgegeben werden und die im Zusammenspiel mit anderen Organen wichtige Funktionen erfüllen. Dies betrifft z. B. die Plasmaproteine wie Albumin, Akut-Phase-Proteine wie α_2-Makroglobulin, Gerinnungsfaktoren und Komplementfaktoren.

Daneben gibt es im Gegensatz zum Glykogen, das als Glucosereservoir fungiert, kein spezifisches Polypeptid oder Protein, das als Aminosäurespeicher dienen könnte. Somit dienen funktionelle Proteine der Leber als Speicher. Alle Proteine unterliegen einem kontinuierlichen Turnover durch hydrolytische Spaltung und RNA-vermittelte Synthese. Letztere wird durch Wachstumsfaktoren, aber auch durch Hormone, insbesondere Insulin stimuliert.

Regulation durch Insulin. Insulin stimuliert die Proteinsynthese und hemmt den Proteinabbau durch die Aktivierung der Kinase mTOR (mammalin target of rapamycin). Diese Kinase gehört zur Familie der PI3-Kinasen, scheint aber anstelle von Lipiden primär Serinreste zu phosphorylieren. Die Stimulation dieser Kinase erfordert Aktivierung des PI3K/PKB-Signalweges. Die Translationsmaschinerie kann mTOR direkt beeinflussen, indem sie die p70-ribosomale S6-Kinase (p70rsk) sowie den Initiationsfaktor 4E für den eukaryonten Translationsfaktor 4E-Inhibitor (auch bekannt als 4E-Bindungsprotein, eIF-4EBP) phosphoryliert (66 – 68). Neben der Phosphorylierung durch mTOR benötigt die p70rsk eine weitere Phosphorylierung zur vollen Aktivierung. Die aktivierte p70rsk aktiviert dann die Ribosomenbiosynthese durch Phosphorylierung des ribosomalen S6-Proteins, das die Translation von mRNA verstärkt, die ein aus 58 Pyrimidinen bestehendes Ende besitzen.

Die Phosphorylierung von eIF-4EBP durch mTOR verursacht die Dissoziation dieses Proteins vom eigentlichen eIF-4, der verursacht dann die Cap-abhängige Translation von mRNA mit einer komplexen, hoch strukturierten nichttranslatierten Region. Obwohl die Aktivierung von mTOR durch Insulin als auch andere Wachstumsfaktoren erfolgen kann, scheint jedoch auch die Anwesenheit von Aminosäuren eine nicht zu unterschätzende Rolle zu spielen. Somit könnte der Kinase mTOR auch eine gewisse Rolle als „Nährstoff-Sensor" zukommen.

Weitere Regulatoren. Neben Insulin haben das Wachstumshormon, das die Polysomenaggregation fördert, T_3/T_4, die die mRNA- und rRNA-Synthese fördern, einen positiven Effekt auf die Proteinsynthese. Glucagon wirkt antagonistisch und hemmt die Initiation der Proteinsynthese über eine cAMP/PKA-vermittelte Phosphorylierung des Initiationsfaktors 2a (eIF2a).

Abbau von Peptidhormonen und Plasmaproteinen. Bei der Passage der Sinusoide werden, wie bereits erwähnt, Peptidhormone wie Insulin und Glucagon, aber auch andere Plasmaproteine aus dem Blut entfernt und proteolytisch abgebaut. Dabei sind nicht nur die Hepatozyten, sondern auch die Kupffer- und Endothelzellen, die bevorzugt kleinpartikuläre Proteine aufnehmen, beteiligt. Bei den Hepatozyten erfolgt die Aufnahme oft erst nach Bindung der Proteine an spezifische Membranrezeptoren, die wie der Glucagon-Rezeptor, der Insulin-Rezeptor und der EGF-Rezeptor (69) oft auch eine zonierte Verteilung aufweisen (s.o.). Gealterte glycosylierte Proteine, bei denen die N-Acetyl-Neuraminsäure-Anteile fehlen, können an den Asialoglycoprotein-Rezeptor binden und endozytiert werden. Intrazellulär findet der Abbau der durch Endozytose aufgenommenen Proteine in den sekundären Lysosomen statt, die sich durch Verschmelzung der endozytotischen Vesikel mit primären Lysosomen bilden. Dabei werden oftmals die Membranrezeptoren nicht mit abgebaut sondern recycelt. Auch intrazelluläre Partikel wie Mitochondrien enden in den Lysosomen, (dann Autosomen) in die sie mit Hilfe des ER durch Autophagie aufgenommen werden. Im Hunger, unter dem Einfluss von Glucagon sowie durch Zellschrumpfung ist die Bildung von Autosomen verstärkt (70). Zytosolische Proteine werden wie in jeder anderen Zelle auch mittels des Ubiquitin-26S-Proteasomen Systems abgebaut.

Fettstoffwechsel

Fettsäuren können nahezu von allen Zellen außer Neuronen zur Energiegewinnung verwendet werden. Die Leber kann kurzkettige Fettsäuren, die durch Lipolyse im Darm entstehen, in freier Form aufnehmen und direkt in die β-Oxidation einschleusen und zu Acetyl-CoA abbauen.

Transport zur Leber. Der überwiegende Anteil der langkettigen Fettsäuren gelangt nach Resynthese zu Triglyceriden im Dünndarm in Chylomikronen verpackt über die Lymphe am Angulus venosus in das Blut und die Peripherie. Hier werden die Chylomikronen rasch zu Chylomikronen-Remnants abgebaut. Zuerst nehmen sie von den HDL ApoCII auf, durch das die Lipoproteinlipase aktiviert wird. Diese baut die Triglyceride innerhalb des Chylomikrons ab, und ein Teil der freigesetzten Fettsäuren kann vom Fettgewebe aufgenommen werden oder an Albumin gebunden zur Leber transportiert werden, wo die Fettsäuren durch Carrier-vermittelten Prozess aufgenommen werden und an Fettsäure bindende Proteine gebunden werden. Die Chylomikronen-Remnants werden von den Hepatozyten mittels ApoE-Rezeptor-vermittelter Endozytose aufgenommen und vollständig abgebaut. Die in den Chylomikronen-Remnants verbliebenen Fette werden jedoch durch eine an der Oberfläche der Hepatozyten lokalisierte hepatische Lipase abgebaut, so dass die freien Fettsäuren im Hepatozyten verwertet werden können.

In den Hepatozyten werden die Fettsäuren mittels β-Oxidation zu Acetyl-CoA abgebaut oder zur Triglyceridsynthese und zur Ketonkörpersynthese verwendet. Letztere stellen dann eine bedeutende Energiereserve für die Neuronen, Herz- und Skelettmuskelzellen sowie Nephrozyten dar. Zusätzlich sind die Hepatozyten alleinig in der Lage, Fettsäuren de novo aus Glucose herzustellen.

Fettsäureabbau zu Acetyl-CoA

β-Oxidation. Die Fettsäuren werden zunächst „aktiviert", indem die Acyl-CoA-Synthase sie unter ATP-Verbrauch mit CoA verestert. Da der eigentliche Fettsäureabbau in den Mitochondrien geschieht, wird das Acyl-CoA mittels Carnitin-Palmitoyl-Acyltransferase-1 und -2 in das Innere des Mitochondriums transportiert. Durch 4 aufeinanderfolgende Reaktionen, die durch die Acyl-CoA-Dehydrogenase, Enoyl-CoA-Hydratase, β-Hydroxyacyl-CoA-Dehydrogenase und die β-Ketothiolase katalysiert werden, entstehen Actyl-CoA und ein um 2 C-Atome verkürztes Acyl-CoA-Molekül. Dieser Zyklus kann dann bis zum vollständigen Abbau des Acyl-CoA wiederholt werden, so entstehen beim Abbau der Palmitinsäure (16 C-Atome) 8 Acetyl-CoA (vgl. Glucose, 2 Acetyl-CoA). Das entstehende Acetyl-CoA wird dann über den Zitratzyklus zu CO_2 oxidiert. Der während der β-Oxidation entstehende Wasserstoff wird auf FAD^+ sowie NAD^+ übertragen und im Rahmen der Atmungskette zusammen mit Sauerstoff zu Wasser umgewandelt. Somit sind Fettsäuren hoch effiziente Energieträger.

Bei der β-Oxidation ungeradzahliger Fettsäuren entsteht Propionyl-CoA, das durch die Wirkung der Propionyl-CoA-Carboxylase, Methylmalonyl-CoA-Racemase und -Mutase in Succinyl-CoA umgewandelt wird.

Oxidation in den Peroxisomen. Auch in den Peroxisomen, von denen ein Hepatozyt ungefähr 1000 besitzt, werden Fettsäuren abgebaut. Allerdings scheint dies exklusiv auf die gesättigten, unverzweigten und sehr langen (> 24 C-Atome) Fettsäuren zuzutreffen. Dabei wird das Acyl-CoA, das carnitinunabhängig in die Peroxisomen gelangt ist, durch Flavin-Dehydrogenasen oxidiert, so dass Acetyl-CoA und H_2O_2 entstehen. Das entstehende H_2O_2 kann in den Peroxisomen durch die Catalase abgebaut werden.

α- und ω-Oxidation. Neben der β-Oxidation und der Oxidation in den Peroxisomen finden ebenfalls eine α- und eine ω-Oxidation statt. Die α-Oxidation betrifft vor allem verzweigtkettige Fettsäuren, die ω-Oxidation das am weitesten von der Carboxylgruppe entfernte C-Atom. Die α-Oxidation wird bestimmt durch die Reaktion einer Monooxygenase, die als Cofaktoren Fe^{2+}, Ascorbat und Tetrahydobiopterin benötigt; es entsteht ein α-Hydroxyacyl-CoA, das bei ungeradzahligen Fettsäuren durch oxidative Decarboxylierung wieder in eine geradzahlige umgewandelt werden kann und damit in der β-Oxidation komplett abgebaut wird.

Die entscheidende Reaktion der ω-Oxidation wird ebenfalls von einer Monooxygenase des P-450-Systems ausgeführt, die neben O_2 NADPH als Cofaktor benötigt. Der Vorteil dieser Reaktion besteht darin, dass die entstehenden ω-Hydroxy-Fettsäuren nun von beiden Enden der β-Oxidation unterworfen werden können (71, 72).

Lokalisation. Die Proteine und Enzyme, die im intrazellulären Fettsäuretransport und der β-Oxidation involviert sind, wie das fatty acid binding protein (FABP) (73) und die Carnitin-Palmitoyltransferase (CPT), sind vorwiegend im periportalen Bereich lokalisiert. Allerdings gibt es diese Befunde nur von der Ratte und auch hier existieren geschlechtsspezifische Unterschiede. Insgesamt ist die β-oxidative Kapazität in den periportalen Hepatozyten höher, was – wie oben erwähnt – im Einklang mit thermodynamischen Überlegungen steht (74).

Regulation. Die Regulation der β-Oxidation in der Leber erfolgt auf der Enzymebene durch Malonyl-CoA, das Ausgangssubstanz der Fettsäuresynthese ist und das die CPT-1 hemmt, reziprok wirkt Carnitin als Aktivator.

Neusynthese von Triglyceriden und Fettsäuren

Triglyceride. Die Synthese der Triglyceride erfolgt durch Reesterifizierung von Glycerol und Fettsäuren und Verpackung in VLDL-(very low densitiy lipoproteins)Partikel. Dabei wird Glycerol durch die Glycerokinase phosphoryliert und dann mit Acyl-CoA und Hilfe der Acyl-CoA-Glycerol-3-phosphat-Acyltransferase über die Stufe des Lysophosphatidats zu 1,2-Diacylglycerolphosphat (Phosphatidat) umgewandelt. Dann erfolgt die hydrolytische Abspaltung der Phosphatgruppe durch die Phosphatidat-Phosphatase und die finale Esterifizierung durch die Diacylglycerol-Acyltransferase. Diese Reaktionen finden am endoplasmatischen Retikulum statt.

⇢ **Fettsäuren.** Der Neuaufbau von Fettsäuren erfolgt aus überschüssigem Acetyl-CoA an einem Multienzymkomplex (MEC), der Fettsäuresynthetase. Dieser Enzymkomplex stellt fast ausschließlich Palmitinsäure, seltener Stearinsäure oder ungeradzahlige Fettsäuren aus Acetyl-CoA her. Der Transport von Acetyl-CoA aus dem Mitochondrium in das Zytosol erfolgt über die Zwischenstufe des Citrats, das aus Acetly-CoA und Oxalacetat durch die Citratsynthase gebildet wird. Citrat gelangt durch einen spezifischen Transporter ins Zytosol und wird durch die ATP-Citrat-Lyase in Oxalacetat und Acetyl-CoA gespalten. Für die Synthese von Palmitat werden dann 7 Acetyl-CoA durch die Acetyl-CoA-Carboxylase biotinabhängig zu Malonyl-CoA umgewandelt; ein Acetyl-CoA wird direkt benutzt.

Das Acetyl-CoA wird durch die Acetyl-Tansferase an die peripheren SH-Gruppen des MEC gebunden, wohingegen das Malonyl-CoA an die zentrale SH-Gruppe des Acyl-Carrier-Proteins (ACP) gebunden wird. Dann erfolgt die Kondensation unter Bildung eines β-Ketoacyl-ACP-Komplexes, an dem dann in NADPH/H^+-abhängigen Reduktionen mittels β-Ketoacyl-ACP-Reductase-, β-Hydroxyacyl-ACP-Dehydratase- und Enoyl-ACP-Reductase-Aktivitäten des MEC das Acyl-ACP gebildet wird. Dann erfolgt der Transfer des Acyl-Restes auf die periphere SH-Gruppe, so dass die zentrale SH-Gruppe mit einem neuen Malonyl-CoA beladen werden kann und die Reaktionsfolgen erneut beginnen können.

Wenn die entsprechende Kettenlänge erreicht ist, erfolgt die Abspaltung der Palmitinsäure durch die Acyl-Hydrolase (Thioesterase). Die Fettsäuren können dann zur Synthese von Triglyceriden herangezogen werden, die schließlich in VLDL verpackt werden.

⇢ **Lokalisation.** Die Fettsäuresynthese und Triglyceridsynthese sind überwiegend im perivenösen Bereich des Azinus lokalisiert, was durch die entsprechende Lokalisation der ATP-abhängigen Citrat-Lyase, der Fettsäuresynthase und der Acetyl-CoA-Carboxylase (ACC), dem wichtigsten Schrittmacherenzym der Liponeogenese unterstrichen wird.

Die Bereitstellung von Acetyl-CoA und Glycerol wird durch die Glykolyse, die ebenfalls perivenös lokalisiert ist, unterstützt. Hinzu kommt, dass das Malatenzym, die Isocitrat-Dehydrogenase als auch die Enzyme des Pentosephosphatweges, die für die Bereitstellung des NADPH/H^+ verantwortlich sind, ebenfalls hier höhere Aktivitäten aufweisen.

⇢ **Ketogenese.** Acetoacetat als Ketonkörper kann aus Acetyl-CoA durch die Acetyl-CoA-Acetyltransferase, die HMG-CoA-Synthase und die HMG-CoA-Reductase hergestellt werden. Die Konzentrationen an Acetoacetat sind im Äquilibrium mit denen vom β-Hydroxybutyrat, das sich durch die Wirkung der β-Hydroxybutyrat-Dehydrogenase bildet. Diese Synthese, wie auch der Abbau, finden im Mitochondrium statt. Beim Abbau wird CoA von Succinyl-CoA transferiert, so dass Acetoacetyl-CoA entsteht, das dann durch eine Thiolase in 2 Acetyl-CoA zerlegt wird. Zur Lokalisation der Ketogenese in der Leber gibt es widersprüchliche Aussagen; einige Befunde zeigen eine mehr periportale Ketogenese, andere eine vermehrt perivenöse und wiederum andere finden keine Zonierung.

⇢ **Regulation.** Die Regulationsmechanismen unterscheiden sich in der absorptiven und der postabsorptiven Phase.

Die β-Oxidation, Ketogenese, die Triglycerid-Resynthese und Liponeogenese sowie VLDL-Freisetzung werden einerseits in der postabsorptiven Phase durch die glucagoninduzierte Zufuhr von Fettsäuren aus dem Fettgewebe und andererseits durch Nahrungsfette, die Glucosezufuhr und Insulin in der absorptiven Phase reguliert.

Die intrazellulären Effektoren sind die in der postabsorptiven Phase erhöhten Konzentrationen an zytosolischem Carnitin, langkettigen Fettsäuren, mitochondrialem ATP und zytosolischem Malonyl-CoA, das allerdings in der absorptiven Phase erhöht ist. Carnitin stimuliert und Malonyl-CoA hemmt die Umwandlung der langkettigen Acyl-CoA-Reste zu Acyl-Carnitin und somit den Fettsäureeintritt in die mitochondriale β-Oxidation. Langkettiges Acyl-CoA hemmt den mitochondrialen Export von ATP über den ATP/ADP-Antiporter und die Bildung von Malonyl-CoA durch die ACC. Das mitochondriale ATP hemmt ebenfalls die Citratsynthase. Somit ist in der postabsorptiven Phase durch die höheren Carnitinspiegel und die geringen Malonyl-CoA-Spiegel der Acyl-CoA-Import in die Mitochondrien und die β-Oxidation gesteigert.

In der absorptiven Phase ist die Aufnahme des Acyl-CoA in die Mitochondrien durch das verringerte Angebot an Carnitin und die gesteigerten Spiegel von Malonyl-CoA gehemmt und deshalb ist die Reesterifizierung von Acyl-CoA zu Triglyceriden und deren Export via VLDL gesteigert. Zusätzlich ist die Liponeogenese durch die Enthemmung der ACC stimuliert. Auf dieser Ebene erfolgt auch die Regulation der Fettsäuresynthese durch allosterische Regulation der ACC, die durch Citrat aktiviert und durch cAMP gehemmt wird.

Hormonell wirken Insulin als Induktor und Glucagon sowie Adrenalin als Inhibitoren der ACC. Hinzu kommt die Hemmung der ACC durch langkettige Fettsäuren im Rahmen einer Produkthemmung. Des Weiteren wird die ACC durch eine insulinabhängige Dephosphorylierung reguliert (75, 76). Die Aktivität der ACC-Kinase, eine AMP-aktivierte Proteinkinase, scheint in der periportalen Zone höher zu sein, wohingegen die Verteilung der ACC-Phosphatase noch nicht untersucht wurde (75, 76). Die zonale Aktivität der ACC-Kinase könnte primär für den von perivenös nach periportal auftretenden Gradienten der ACC-Aktivität verantwortlich sein. Trotzdem ist die zonale Heterogenität beim

Fettsäurestoffwechsel nicht so stark ausgeprägt wie beim Kohlenhydrat- und Aminosäurestoffwechsel.

Hormonelle Regulation der Genexpression. Langfristig kann die Fettsäuresynthese durch eine hormonelle Regulation der Genexpression für die G-6-P-Dehydrogenase, 6-Phosphogluconat-Dehydrogenase, das Malatenzym, die Citrat-Lyase, das Spot14-Gen und die Fettsäuresynthetase reguliert werden. Insbesondere Insulin und Glucose unter permissivem Einfluss von Trijodthyronin steigern die Expression, die durch Glucagon via cAMP/PKA gehemmt wird. Viele Befunde zeigen, dass Transkriptionsfaktoren wie ChREBP (carbohydrate response element binding protein) und SREBP1c (sterol responsive element binding protein 1c) hier eine entscheidende Rolle spielen (Abb. 8.**7**).

Lipoproteinstoffwechsel

Die Leber repräsentiert eine zentrale Stelle im Rahmen des Lipoproteinstoffwechsels. Sie synthetisiert naszendierende HDL und VLDL, nimmt aber auch LDL und Chylomikronen-Remnants (CMR) auf. Die Synthese und Aufnahme dieser Partikel ist eng an die Synthese und Prozessierung von Apolipoproteinen gebunden.

CMR-Aufnahme. Die die aus der Nahrung stammenden Lipide enthaltenden CMR werden über Rezeptoren, die den Liganden ApoE binden, sowie den Scavenger-Rezeptor endozytiert. Dabei wird der Abbau der verbliebenen Triglyceride durch die an der Oberfläche der Heptozyten lokalisierte hepatische Lipase unterstützt.

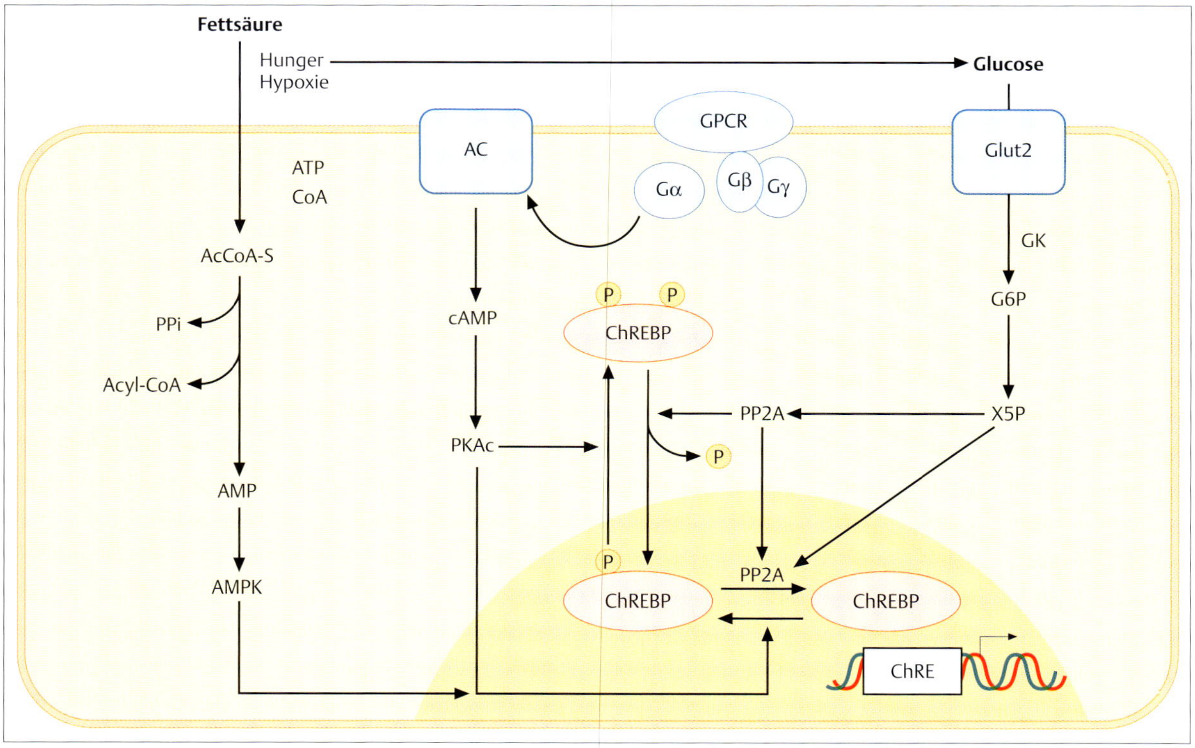

Abb. 8.7 Regulation der Genexpression durch Glucose.
Neben Insulin und Glucagon spielt auch Glucose eine wichtige Rolle bei der Regulation der Genexpression. Dabei kommt dem Transkriptionsfaktor ChREBP (carbohydrate responsive element binding protein) eine wichtige Stellung zu. Dieser Faktor wird durch hohe Glucosespiegel aktiviert und durch cAMP, das über die Adenylatcyclase (AC) gebildet wird, reprimiert. Die Aktivierung von ChREBP induziert dann die Expression von Enzymen, die die Glucoseverwertung steigern, wie z. B. die Pyruvatkinase. Überschüssige Kohlenhydrate können auch die Expression von Genen induzieren, die die Umwandlung von Kohlenhydraten in Triglyceride begünstigen.
cAMP reguliert ChREBP über die katalytische Untereinheit der Proteinkinase A (PKAc), die den ChREBP an Serin 196 und Threonin 666 phosphoryliert. Die Phosphorylierung an Ser 196 inaktiviert den Transport in den Zellkern und die Phosphorylierung am Thr 666 die Bindung an die ChREBP-responsiven Elemente (ChRE) in der DNA. Glucose, die zunächst über den Pentosephosphatweg bis zum Xylulose-5-Phosphat (X5P) metabolisiert werden muss, aktiviert die Proteinphosphatase 2A (PP2A), die dann beide Phosphatgruppen entfernt und so ChREBP aktiviert. Diäten mit hohem Lipidanteil reprimieren ChREBP durch Erhöhung der AMP-Spiegel in den Zellen. Dadurch kann ChREBP über die AMP-Kinase (AMPK) an Serin 568 inaktiviert werden und so die glucoseabhängige Induktion von ChREBP blocken.

VLDL-Abgabe. Die von der Leber synthetisierten Lipide werden in VLDL verpackt, die insbesondere durch das ApoB100 gekennzeichnet sind, das als Ligand für den Lipoprotein-(LDL-)Rezeptor fungiert. Die eigentliche Synthese erfolgt am endoplasmatischen Retikulum und die Verpackung im Golgi-Apparat. Voraussetzung für den Abbau der Lipide in der Peripherie durch die Lipoproteinlipase ist die Aufnahme von ApoCII von den HDL. Neben ApoCII werden auch ApoE und ApoCIII auf den VLDL gefunden. Abbau der VLDL in der Peripherie führt über IDL zu LDL, die über den LDL-Rezeptor und den Lipoprotein-related Rezeptor (LRP) wieder von der Leber aufgenommen werden können.

Naszendierende HDL. Diese bestehen vorwiegend aus ApoAI, Cholesterol und Phospholipiden. In der Peripherie nehmen sie von den VLDL und den Chylomikronen ApoE, ApoC, Phospholipide und Cholesterol auf. Dies erfolgt mit Hilfe der Phospholipid- und Cholesterolester-Transferproteine. Hinzu kommt die Wirkung der in der Peripherie lokalisierten LCAT (Lecithin-Cholesterol-Acyl-Transferase), die durch ApoAI aktiviert wird und das von der Peripherie aufgenommene Cholesterol an den HDL mit Lecithin verestert. Mit Hilfe der Cholesterolester-Transferproteine können die Cholesterolester auch wieder auf VLDL zurück übertragen werden. Durch diesen Transfer werden die HDL zu reifen HDL. Je nach Größe und Gehalt der HDL an Cholesterol und Phospholipiden können die HDL in Untergruppen wie HDL2 und HDL3 eingeteilt werden.

Cholesterinbiosynthese

Die Leber trägt mit der durchschnittlichen Menge von etwa 1 g beträchtlich zur täglichen Gesamtcholesterolsynthese von ca. 5 g bei. Der Biosyntheseweg verläuft ausgehend von Acetyl-CoA zunächst im Zytosol, dann den Peroxisomen und letztendlich im glatten ER der Hepatozyten ab.

Cholesterolsynthese. Zunächst werden 2 Moleküle Acetyl-CoA durch die Thiolase verknüpft und das entstehende Acetoacetyl-CoA wird dann durch die β-Hydroxy-β-Methly-Glutaryl-CoA-Synthase zu β-Hydroxy-β-Methly-Glutaryl-CoA (HMG-CoA) umgewandelt. Aus dem HMG-CoA wird dann durch die HMG-CoA-Reduktase in einer $NADPH/H^+$-abhängigen Reaktion Mevalonat gebildet und das CoA freigesetzt. Diese Reaktion ist irreversibel, geschwindigkeitsbestimmend und zeigt eine ausgeprägte zirkadiane Rhythmik (77 – 80). Sie ist insofern weiter von Bedeutung, da andere Polyisoprenverbindungen wie Dolichol und Ubichinon ebenfalls über diesen Weg synthetisiert werden. Das Mevalonat ist dann Ausgangspunkt für die Bildung von Isopentenylpyrophosphat (IPP), das durch Mitwirkung der Mevalonatkinase, der 5-Phosphomevalonatkinase, der Diphosphomevalonat-Carboxylase und dem Verbrauch von insgesamt 3 ATP generiert wird. Das IPP, oder auch aktive Isopren (C5), ist dann der Ausgangspunkt für die Synthese der Ringstruktur des Cholesterols, die mit der Isomerisierung des IPP zu Dimethylallylpyrophosphat (DMAPP) beginnt. Das DMAPP kondensiert dann mit einem weiteren IPP zu Geranylpyrophosphat (C10), das dann durch Anlagerung eines weiteren IPP zu Farnesylpyrophosphat (C15) kondensiert. Die Zusammenlagerung von 2 Farnesylpyrophosphaten durch $NADPH/H^+$-abhängige Kondensation führt auf die Stufe des Squalens (C30), das erstmals aus der Leber der Hai-Gattung Squalus isoliert wurde, die somit dieser Verbindung ihren Namen gab. Squalen wird dann unter Mitwirkung von molekularem O_2, $NADPH/H^+$ und der Squalen-Monooxygenase zum Epoxid, das dann durch eine Cyclase in Lanosterin überführt wird, welches dann wiederum durch anschließende Demethylierungen sowie intramolekulare Umlagerungen (ca. 20 Reaktionen) von Bindungen in Cholesterol (C27) überführt wird.

Lokalisation. Der wichtige und regulatorische Schritt ist die Reaktion der HMG-CoA-Reduktase, die (bei der Ratte) sehr stark periportal zoniert ist (81). Diese Zonierung der Cholesterolsynthese macht insofern Sinn, da in diesem Bereich der höchste O_2-Gehalt vorhanden ist, der – insbesondere für die letzten Schritte – von emminenter Bedeutung für die Cholesterolsynthese ist.

Regulation. Die Regulation der HMG-CoA-Reduktase erfolgt über die AMP-aktivierte Proteinkinase (82), so dass eine koordinierte Regulation von Cholesterolsynthese und Fettsäuresynthese möglich ist. Obwohl die HMG-CoA-Reduktase den Hauptkontrollpunkt darstellt, scheint es auch auf der Ebene der Farnesylpyrophosphat-Synthase Kontrollmechanismen zu geben. Dies ist insofern von Bedeutung, da Geranylgeranylierung und Farnesylierung von Proteinen bedeutsame kovalente Modifizierungen darstellen, die für die Funktion und Vitalität der Zellen notwendig sind.

Regulation durch Genexpression

SREBP. Neben der Anpassung durch Interkonvertierbarkeit der HMG-CoA-Reduktase kann auch auf transkriptioneller Ebene eine Regulation erfolgen. Hierbei spielt das bereits erwähnte SREBP-1c (die in der Leber vorkommende Isoform, die durch einen alternativen Transkriptionsstart entsteht) eine wichtige Rolle. Die Expression von SREBP selber steht unter starker regulatorischer Kontrolle von Insulin. SREBP-1c ist bei hoher Cholesterolkonzentration als inaktiver Faktor in Assoziation mit dem Protein SCAP (SREBP cleavage activating protein) in die ER-Membran eingelagert. Sinken die Cholesterolkonzentrationen ab, wird SREBP durch S1P (site 1 protease) gespalten und mit Hilfe von SCAP zum Golgi-Apparat transportiert, wo S2P (site 2 protease) SREBP erneut spaltet, so dass der freigesetzte Teil in den Zellkern transloziert werden kann. Hier aktiviert SREBP-1c dann nicht nur die Expression der HMG-CoA-Reduktase, sondern auch die vieler anderer Gene (83) (Abb. 8.**8**).

LXR und FXR. Neben SREBP-1c haben sowohl der „Oxysterol-dependent liver X receptor" (LXRα [NR1H3], LXRβ

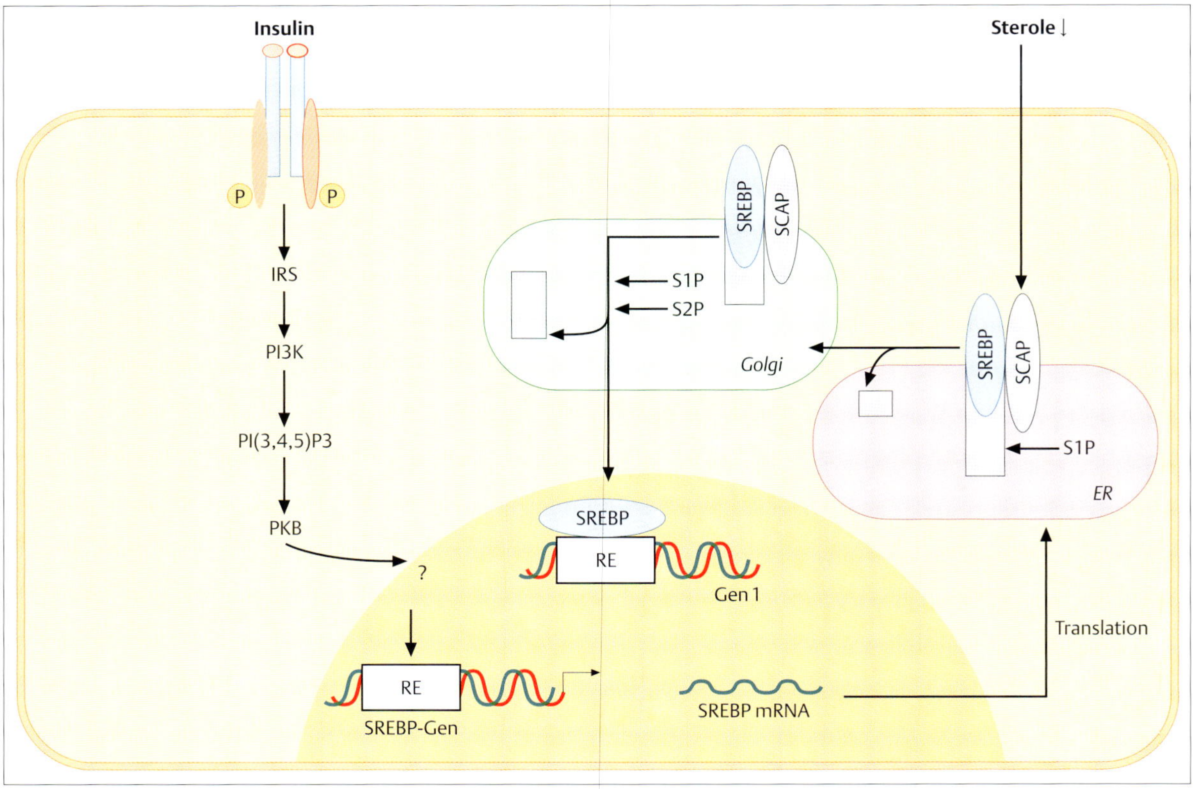

☒ **Abb. 8.8** Regulation der Genexpression durch Insulin und Steroide.
Die „sterol-regulatory element binding proteins" (SREBP) sind im inaktiven Zustand mit dem SREBP cleavage associated protein (SCAP) im endoplasmatischen Retikulum (ER) zu finden. Bei hohen Cholesterolspiegeln in der Zelle verbleiben die SREBP im ER. Bei abfallenden Cholesterolspiegeln aktiviert SCAP die Site-1-Protease (S1P) und eskortiert SREBP in den Golgi-Apparat. Hier spaltet die Site-2-Protease (S2P) SREBP erneut in der Transmembrandomäne, so dass der frei gesetzte Teil jetzt in den Zellkern transportiert werden kann, wo er u.a die Gene für den LDL-Rezeptor und die HMG-CoA-Synthase aktiviert. Die Expression von SREBP steht weiterhin unter Kontrolle von Insulin, das über den Proteinkinase-B-(PKB-)Signalweg diese Aktivierung vermittelt.

[NR1H2]) und der Farnesoid-X-Receptor (FXR) eine wichtige Funktion bei der Regulation des Cholesterolspiegels wie auch bei der Regulation des Triglycerid- und Kohlenhydratstoffwechsels. Wie FXR auch kann LXR mit RXR dimerisieren. Die Bindung von Liganden und die Dimerisierung rekrutieren dann auch Coaktivatoren wie SRC-1, p300, ACS2, TRAPP oder PGC-1. LXR induziert die Expression der Cholesterol-7α-Hydroxylase und somit den Cholesterolabbau zu Gallensäuren. Besonders interessant ist aber auch, dass LXR ebenso die Expression von SREBP-1c steigert. Zusätzlich steigert LXR aber auch direkt die Expression der FAS. Hier besteht also eine Rückkopplungsschleife (84) (Abb. 8.**9**).

Der funktionelle Aspekt der LXR-abhängigen Genexpression betrifft auch die Regulation des Kohlenhydratstoffwechsels. Hier induziert LXR die Expression der Glucokinase, wohingegen die Expression der in der Glukoneogenese beteiligten PCK, G6Pase sowie die des „peroxisome proliferator-activated receptor-γ coactivator-1" (PGC-1) gehemmt werden.

Galle

Täglich bilden die Hepatozyten etwa 500 – 700 ml Gallenflüssigkeit, von der etwa 50% in der Gallenblase konzentriert werden kann. Diese sog. Blasengalle, enthält neben den Gallensalzen (konjugierte Gallensäuren) und Phospholipiden, die insbesondere für die Fettverdauung wichtig sind, auch Stoffe, die lediglich ausgeschieden werden sollen. Dazu gehören neben freiem Cholesterol auch die als Gallenfarbstoffe bekannten Verbindungen Biliverdin und Bilirubin sowie zahlreiche Produkte des Fremdstoff-(Xenobiotika-)Stoffwechsels.

Gallensäurebiosynthese

Cholesterol- und Gallensäuresynthese sind eng aufeinander abgestimmt, denn die Synthese von Gallensäuren in der Leber ist der Hauptausscheidungsweg von Cholesterol und mit Voraussetzung für die Funktion des enterohepatischen Kreislaufs. Steigt die Cholesterolkonzentration in der Leber, dann nimmt auch die Synthese an Gallensäuren zu.

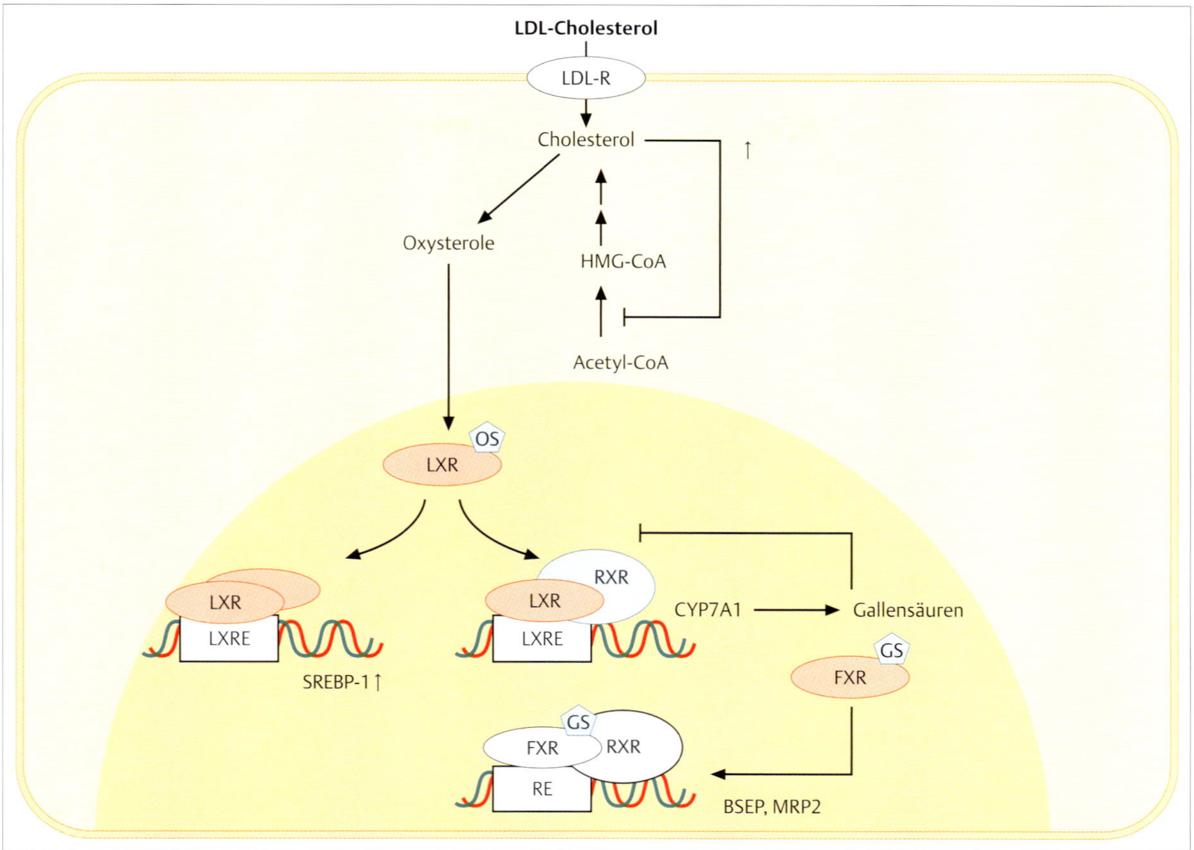

☒ **Abb. 8.9** Regulation der Genexpression durch Cholesterol und Gallensäuren.
Die Cholesterolhomöostase ist durch die Aufnahme, Cholesterolbiosynthese und Umwandlung des Cholesterols in Gallensäuren reguliert. Viele Aspekte davon werden durch die Transkriptionsfaktoren Liver-X-Rezeptor (LXR) und Farnesoid-X-Rezeptor (FXR) reguliert. Beide können Homodimere oder mit dem Retinsäurerezeptor (RXR) Heterodimere bilden und werden durch Cholesterolmetabolite aktiviert.
Das aus den LDL stammende Cholesterol gelangt über den LDL-Rezeptor in die Zelle, in der es in Oxysterole umgewandelt wird. Cholesterol selber hemmt seine Synthese durch Hemmung der HMG-CoA-Reduktase. Die Oxysterole aktivieren den LXR, der dann mit dem RXR Gene aktiviert wie das CYP7A1, das den entscheidenden Schritt in der Gallensäuresynthese katalysiert. Gleichzeitig aktiviert der LXR die Expression des SREBP1-Gens (sterol response element binding protein). Dieser Faktor hat ebenso eine Schlüsselrolle für die Sterol- und Fettsäurehomöostase, indem er wiederum Gene wie den LDL-R induziert. Im Kohlenhydratstoffwechsel induziert LXR die Expression der Glucokinase, Glukoneogenese-Gene werden gehemmt (nicht gezeigt).
Durch Aktivierung des CYP7A1 kann der Hauptweg der Cholesterolelimination beschritten werden. Die gebildeten Gallensäuren aktivieren den FXR-Rezeptor, der durch Induktion von SHP1 (small heterodimeric partner 1) reprimierend auf die CYP7A1-Expression wirkt. FXR reprimiert darüber hinaus auch die Expression von SREBP-1. Aktivierend wirkt FXR auf die Expression von weiteren an der Galleausscheidung beteiligten Proteinen wie BSEP und MRP2.

Ausgangssubstanz für die Synthese der Gallensäuren ist Cholesterol, das zunächst durch ein ER-residentes Mitglied der Cytochrom-P450-Familie CYP7A1, besser bekannt als Cholesterol-7α-Hydroxylase, an Position 7 des B-Ringes in einer O_2-und NADPH/H^+-abhängigen Reaktion hydroxyliert wird. Nachfolgend erfolgt die Hydroxylierung an Position 12 (durch CYP8B1) sowie die Oxidation der Seitenkette durch eine O_2-abhängige Dioxygenase. Das entstandene Trihydroxycoprostanat wird dann in den Peroxisomen in der Seitenkette verkürzt, so dass die Gallensäure Cholsäure (OH-Gruppe an 3, 7, 12) vorliegt. Bleibt die Hydroxylierung an Position 12 aus, dann führen die sonst gleichen Reaktionen zur Entstehung der Chenodesoxycholsäure (OH-Gruppe an 3, 7).

→ **Lokalisation.** Die entscheidende und geschwindigkeitsbestimmende Reaktion bei der Synthese der Gallensäuren wird von der Cholesterol-7α-Hydroxylase katalysiert. Dieses Enzym ist sehr stark im perivenösen Bereich des Leberazinus lokalisiert (77, 78, 80, 85 – 87). Diese Zonierung ist wie bei den meisten Enzymen des Kohlenhydratstoffwechsels dynamisch und kann sich bei Aufhebung des enterohepatischen Kreislaufs nach periportal ausdehnen (77).

Primäre Gallensäuren. Die entstandenen sog. primären Gallensäuren werden dann mit CoA aktiviert und in anschließenden sequenziellen Reaktionen durch die Gallensäure-CoA-Synthase (bile acid coenzyme A synthetase; BACS) und die Gallensäure-CoA-N-Acetyltransferase (bile acid-CoA amino acid N-acetyltransferase; BAT) vorwiegend mit der Aminosäure Glycin oder Taurin konjugiert. In geringerem Maße findet auch eine Konjugation mit Glucuronsäure oder eine Sulfatierung statt.

Mittels verschiedener kanalikulärer Transportsysteme werden die gebildeten primären Gallensäuren dann in die Galle abgegeben, mit der sie in den Darm gelangen, wo sie eine wichtige Rolle bei der Resorption der Nahrungsfette spielen.

Sekundäre Gallensäuren. Durch Reaktion mit Enzymen, die von den Bakterien der Darmflora freigesetzt werden, entstehen die sekundären Gallensäuren. Wichtige Schritte hierbei sind die Abspaltung von Glycin und Taurin sowie die Dehydroxylierung in Position 7. Aus der Cholsäure entsteht die Desoxycholsäure, aus Chenodesoxycholsäure die Litho- oder 7-Keto-Lithocholsäure, die dann in Ursodesoxycholsäure umgewandelt werden kann.

Alle primären und sekundären Gallensäuren können zu 90 % rückresorbiert werden und erneut den Hepatozyten zugeführt werden, die sie in die tertiären Gallensäuren umwandeln.

Transport von Gallensäuren und Xenobiotika (Abb. 8.10)

Kanalikulärer Transport

Die Sekretion von Gallensäuren und Xenobiotika über die kanalikuläre Membran der Heptozyten ist durch eine Vielzahl von Transportern reguliert, die der ABC-(ATP-binding cassette)Superfamilie angehören.

Dazu gehören die Mitglieder der MDR-(multidrug resistance)Familie wie MDR1 (ABCB1) und MDR3 (ABCB4) und die Exportpumpe BSEP (ABCB11) (bile salt export pump). Des Weiteren gehören MRP2 (ABCC2) (multidrug resistance-associated protein 2) sowie der Halbtransporter BCRP (ABCG2) (breast cancer resistance protein) und die Cholesterol-Flippasen ABCG5 und ABCG8 dazu.

BSEP und MDR3. BSEP und MDR3 sind hauptsächlich am Export von Gallensäuren und Phospholipiden in die Galle beteiligt (88, 89). Während BSEP an der Sekretion von Taurin- oder Glycin-konjugierten Gallensäuren beteiligt ist, vermittelt MDR3 vorwiegend den „Flip" von Phosphatidylcholin über die kanalikuläre Membran (90).

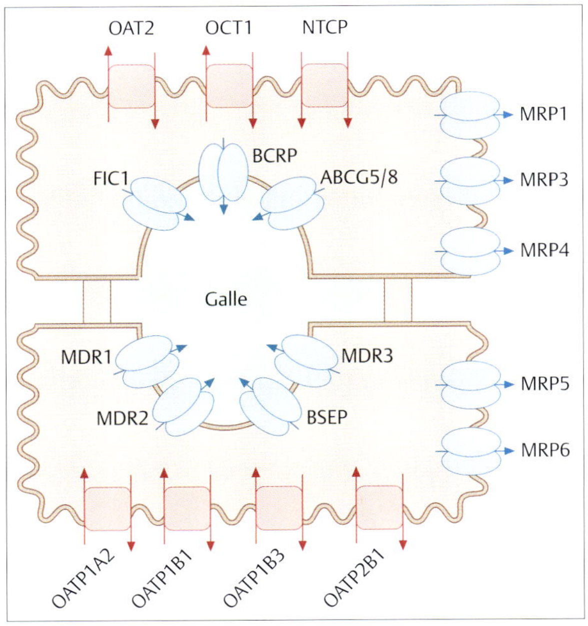

Abb. 8.10 Gallensalztransporter der Hepatozyten. Effluxtransporter (Ellipsoide): BSEP: bile salt export pump, MDR: multidrug resistance protein, MRP: multidrug resistance-associated protein, ABCG5/8: Cholesterol-Flippasen, BCRP: breast cancer resistance protein. Aufnahmetransporter (Quadrate): NTCP: sodium taurocholate cotransporting polypeptide, OATP: organic anion-transporting polypeptide, OCT: organic cation transporter, OAT: organic anion transporter.

Mutationen in den Genen ABCB11 und ABCB4, die für BSEP und MDR3 kodieren, sind häufig Ursache vererbter cholestatischer Erkrankungen oder verbunden mit einem höheren Risiko, eine Schwangerschaftscholestase, primäre biliäre Zirrhose oder primäre sklerosierende Cholangitis zu entwickeln.

MRP2. Ein großer Fortschritt in der Charakterisierung des kanalikulären Transports gelang mit Hilfe zweier Rattenstämme, den sog. „Eisai hyperbilirubinemic rats" (EHBR) und den GY/TR-negativen Ratten. Diese Ratten sind hochgradig ikterisch, daher auch die Bezeichnung GY, die für G = Groningen und Y = Yellow für die ikterischen Schleimhäute steht. Es stellte sich dann heraus, dass diese Ratten einen Defekt im ATP-abhängigen Transport von Konjugaten aus der Leberzelle in die Galle aufweisen (91, 92), dessen Grundlage das Fehlen des MRP2-Proteins war (93, 94).

MRP2 vermittelt den Transport von glukuronidierten und sulfatierten Gallensäuren sowie einer Vielzahl von sog. organischen Anionen, u. a. Glutathion, Bilirubin-Diglucuronid, Leukotrien C4 und Verbindungen, die in der Leberzelle durch relativ spezifische Monoxygenasen und Transferasen in Phase-I- und Phase-II-Reaktionen gebildet werden (95). Defekte im MRP2 beim Menschen verursachen das Dubin-Johnson-Syndrom, eine Erkrankung, die mit erhöhten Spiegeln von konjugiertem Bilirubin einhergeht.

MDR1. Die genaue Funktion von MDR1 ist nicht bekannt, man nimmt aber an, dass es vorwiegend an der Ausscheidung von Xenobiotika und Metaboliten der Phase-I- und Phase-II-Entgiftungsreaktionen beteiligt ist, denn unter den Substraten sind verschiedene Chemotherapeutika und Immunsuppressiva (95).

BCRP. Das BCRP kann sulfatierte Gallensalzkonjugate wie Taurolithocholatsulfate transportieren. Neuere Befunde weisen darauf hin, dass dieses Protein auch am Cholesteroltransport beteiligt sein kann, wobei jedoch die komplette Funktion dieses Moleküls noch nicht erhellt ist.

Sinusoidaler und basolateraler Transport

Natriumabhängige und -unabhängige Transportprozesse spielen die Hauptrolle beim Transport von Substanzen aus dem sinusoidalen Blut in den Hepatozyten.

Natriumabhängige Transporter. Der Na^+-abhängige Weg wird am besten durch das natriumabhängige Taurocholat-Cotransporter-Protein (NTCP) repräsentiert (96–98), dessen Substrate konjugierte Gallensäuren, insbesondere Taurocholat, Taurochenodeoxycholat und Chenodeoxycholat, und sulfatierte Steroide sind. Der für die Aufnahme benötigte Natriumgradient wird durch die Aktivität einer Na^+/K^+-ATPase, die sich ebenfalls in der sinusoidalen Leberplasmamembran befindet, aufrechterhalten.

Natriumunabhängige Transporter. Hingegen werden die Na^+-unabhängigen Transportprozesse von verschiedenen Mitgliedern der organischen Anionentransporter-Polypeptide (OATP) durchgeführt (99). Diese Transporter haben anscheinend – mit Ausnahme von OATP2B1, der nur Bromosulphophtalein und Steroidsulfate transportiert – redundante Funktionen beim Transport konjugierter und nichtkonjugierter Gallensäuren, Steroide und Steroidsulfate. Des Weiteren werden zahlreiche Medikamente wie Antihistaminika, Digoxin, Opiate, Statine und ACE-Hemmer, Methotrexat, aber auch Hepatotoxine wie Phalloidin, Microcystin und Amanitin über die OATP aufgenommen.

OAT/OCT-Familie. Darüber hinaus gibt es Transporter für organische Anionen und Kationen, die aus einer weiteren Genfamilie entstammen. Diese OAT/OCT-(organic anion and organic cation transporter)Familie (100) scheint für den Transport niedermolekularer organischer Kationen (z.B. Tetraethylammonium, Cholin) verantwortlich zu sein, die genaue Rolle dieser Transportproteine ist jedoch noch nicht geklärt.

ATP-abhängige Transporter. Zusätzlich zu den bereits genannten Transportern findet sich auch in der basolateralen Membran eine Reihe von ATP-abhängigen Transportproteinen. Dazu gehören Proteine der MRP (multidrug resistance-associated proteins), wie MRP1, MRP3, MRP4, MRP5 und MRP6, die sich durch ihr großes Spektrum an transportierbaren Substraten auszeichnen. Insbesondere sollen die Transportsysteme aus MRP1 am Export von glutathionylierten, glukuronidierten und sulfatierten Substanzen, MRP3 am Export von Gallensäuren, MRP4 und MRP5 am Export von Nukleosiden und Nukleosidanaloga beteiligt sein. Die physiologischen Substrate von MRP6 sind noch unbekannt.

Regulation der Transportsysteme durch Genexpression

Diese beschriebenen Transportsysteme unterliegen einer sehr starken Kontrolle auf der Ebene der Genexpression. Dies erfolgt vor allem unter Rekrutierung des Farnesoid-X-Rezeptors (FXR, NRIH4). Dieser Transkriptionsfaktor, der auch als adoptierter Orphanrezeptor bezeichnet wird, kann durch Gallensäuren, Intermediate der Gallensäuresynthese und mehrfach ungesättigte Fettsäuren aktiviert werden. Nach Bindung des Liganden bindet der FXR an DNA-Elemente, entweder als Homodimer oder als Heterodimer mit dem RXR. Dabei kann die transkriptionelle Wirkung aktivierend sein oder durch Mitwirkung eines weiteren Faktors, des SHP1 (small heterodimeric partner 1), reprimierend (101, 102).

So induziert FXR eine transkriptionelle negative Rückkopplung auf die Gallensäuresynthese, eine vermehrte Modifikation von Gallensäuren und zu transportierenden Substanzen in weniger toxische Moleküle sowie einen gesteigerten Galleflux. Dadurch dienen die FXR-induzierten Antworten der Prävention vor toxischen Schädigungen durch Gallekomponenten.

So wird die Gallensäureproduktion via FXR und SHP1 durch Repression der CYP7A1-Expression gehemmt. Gleichzeitig wird die Expression der BACS (bile acid coenzyme A CoA synthetase) und BAT (bile acid-CoA amino acid N-acetyltransferase) sowie des Transporters BSEP gesteigert (Abb. 8.**9**). Mutationen im BSEP-Gen verursachen die progressive familiäre Cholestase Typ II. Zusätzlich werden auch die Systeme des Oxidationsschutzes induziert wie die CYP3A4, die Dehydroepiandrostendion-Sulfotransferase (SULT2A1) oder die für die Glukuronidierung verantwortliche Uridyl-Glucuronydil-Transferase (UGT2B4). Das MRP-2 wird ebenfalls durch den FXR induziert, wohingegen die Expression des NTCP wiederum gehemmt wird.

Die Expression von MDR1 wird nicht durch FXR, sondern durch den Pregnane-X-Rezeptor induziert, der auch durch zahlreiche Xenobiotika wie Rifampicin aktiviert wird. Damit gehört dieser Weg zu dem allgemeinen Detoxifikationsmechanismus, denn MDR1 ist ebenfalls ein Schlüsseltransporter für zahlreiche Medikamente und Xenobiotica. Dazu gehört auch, dass die transkriptionelle Regulation des BCRP über den Aryl-Hydrocarbon-Rezeptor (AHR) oder Dioxinrezeptor reguliert wird (103, 104).

FXR-KO-Mäuse haben erhöhte hepatische und Serumtriglycerid- und Cholesterolspiegel, was darauf hinweist, dass dieser Transkriptionsfaktor im Rahmen der Lipidhomöostase eine entscheidende Rolle spielt. Die Veränderungen in der Regulation drückten sich auch in erhöhtem VLDL-, LDL-, und

HDL-Cholesterol sowie reduzierter Clearance von HDL-Cholesterolestern aus. FXR induziert auch die Expression von ApoCII und reprimiert die von ApoCIII, ebenso die Expression von Kininogen, das im Rahmen der Antikoagulation, Vasodilatation und Entzündung eine wichtige Rolle spielt, sowie die Expression von Fibrinogen, dessen Spaltung durch Thrombin entscheidend für die Blutgerinnung ist.

FXR reprimiert darüber hinaus auch die Expression von SREBP-1, dem entscheidenden Modulator der Fettsäure- und Triglyceridsynthese.

Xenobiotikastoffwechsel

Zahlreiche Substanzen unter ihnen Medikamente, Umweltschadstoffe aber auch das „Kulturgift" Nikotin müssen, um eine Ansammlung dieser Substanzen im Körper zu verhindern, ausscheidungsfähig gemacht, d.h. entgiftet werden. Dies geschieht im Rahmen des Xenobiotikastoffwechsels (Fremdstoffwechsel), der auch in den Nieren, in der Lunge und im Darm eine wichtige Rolle spielt. In der Leber geschieht dies vor allem in den Hepatozyten, doch tragen auch Endothel- und Kupffer-Zellen zum Xenobiotikastoffwechsel bei. Die Endprodukte werden dann mit der Galle abgegeben oder über die Nieren eliminiert. Die meisten Substanzen werden so detoxifiziert, jedoch kann es bei einzelnen Molekülen auch zu einer toxischen Umwandlung kommen.

Der Xenobiotikastoffwechsel läuft in der Regel in zwei Phasen ab. In den sog. Phase-I-Reaktionen werden funktionelle Gruppen (-OH, -SH) in die unpolaren Moleküle eingefügt. In den Phase-II-Reaktionen werden die Moleküle durch Konjugationsreaktionen an den funktionellen Gruppen mit wasserlöslichen Molekülen verbunden, so dass sie dann ausgeschieden werden können. Die überwiegende Zahl der Phase-I- und Phase-II-Enzyme befindet sich im glatten endoplasmatischen Retikulum (105).

Phase-I-Reaktionen

→ **Enzyme.** Bei den Phase-I-Enzymen stellen die Cytochrom-P450-abhängigen Monooxygenasen die wichtigste Gruppe dar. Sie bilden eine große Familie; beim Menschen sind heute mehr als 30 Isoenzyme mit oft überlappender Substratspezifität bekannt. Da bei verschiedenen Individuen nicht immer alle Isoformen in gleicher Weise exprimiert werden bzw. im Genom vorhanden oder mutiert sind, tritt bei der Biotransformation gelegentlich ein Polymorphismus auf (106), der u.a. für die Unverträglichkeitsreaktionen manchen Arzneimitteln gegenüber verantwortlich ist. Beim Metabolismus von Ethanol sind die Alkohol-Dehydrogenase, die Aldehyd-Dehydrogenasen und das Cytochrom P450IIE1 beteiligt, bei denen ebenfalls ein genetischer Polymorphismus beobachtet wird, der für die unterschiedliche Verträglichkeit von Ethanol verantwortlich ist (107, 108).

→ **Expression.** Die Expression der CYP ist zum Teil konstitutiv, zum Teil aber auch induzierbar. Dabei ist die Induktion der Expression ein komplexer Vorgang, der noch nicht für alle CYP vollständig verstanden ist. Relativ gut untersucht ist die Induktion der CYP1A-Expression durch polycyclische Kohlenwasserstoffe, insbesondere Dioxin. Dabei binden die Dioxine nach Aufnahme in die Zelle an den Dioxin-Rezeptor (AHR, arylhydrocarbon receptor), der im Zytosol als inaktiver Komplex an das Heat-Shock-Protein 90 (HSP90) gebunden vorliegt. Bindung des Dioxins am AHR führt zur Dissoziation vom HSP90 und erlaubt jetzt den Kerntransport des AHR, wo er mit seinem Partnermolekül dem ARNT (AHR nuklear transporter) dimerisiert und an sog. Xenobiotika-responsive Elemente (XRE) in der DNA bindet.

→ **Lokalisation.** Interessant für die Leber ist, dass die Expression der meisten bisher untersuchten CYP überwiegend in der perivenösen Zone lokalisiert ist, diese Zonierung ist aber dynamisch reguliert, denn die Expression kann sich nach Induktion bis in die Portalfelder ausdehnen. Die perivenöse Expression steht in engem Zusammenhang mit den Enzymen, die die Reduktionsäquivalente für die Monooxygenasen in Form von $NADPH/H^+$ bereitstellen (109 – 113).

Phase-II-Reaktionen

→ **Enzyme.** Die charakteristischen Reaktionen im Rahmen der Phase II sind die Übertragung hydrophiler Gruppen durch Glukuronidierung oder Sulfatierung, auf die während der Phase-I-Reaktionen eingeführten funktionellen Gruppen. Diese Übertragungen werden durch Transferasen katalysiert. Ähnlich wie bei den P450-Enzymen gibt es auch bei den Transferasen Enzymfamilien, deren einzelne Mitglieder oftmals überlappende Substratspezifitäten aufweisen. Da die Phase-I-Reaktionen mit den Phase-II-Reaktionen in unmittelbarem Zusammenhang stehen, wirken viele Induktoren der Phase-I-Enzyme auch als Induktoren der Phase-II-Enzyme. Dies gestaltet den Gesamtmetabolismus äußerst effektiv und verhindert insbesondere erhöhte Konzentrationen an reaktiven Zwischenprodukten, die zu schädlichen Nebenreaktionen Anlass geben könnten (112-114).

→ **Glukuronidierung.** Metabolite, die während der Phase-I-Reaktion funktionelle Gruppen mit nukleophilen Atomen (O, S, C, N) erhalten haben, werden bevorzugt glukuronidiert. Limitierend für diese Reaktionen ist vor allem die Verfügbarkeit des benötigten Kosubstrats, der UDP-Glucuronsäure. Deren Bildung ist von der Glucoseverfügbarkeit sowie vom Redoxzustand, d.h. der Konzentration von $NADH/H^+$, abhängig.

→ **Sulfatierung.** Zur Sulfatierung, die durch Sulfotransferasen katalysiert wird, ist das Kosubstrat 3'-Phosphoadenosin-5'-Phosphosulfat (PAPS), das aus anorganischem Sulfat und ATP gebildet wird, notwendig. Das bedeutet, dass diese Reaktion stark von der zur Verfügung stehenden Energie in Form von ATP abhängig ist. Da die periportale Region die höhere Kapazität für die oxidative Energiegewinnung aufweist, ist es verständlich, dass die Sulfatasen im periportalen Bereich lokalisiert sind. Im Gegensatz dazu findet man die Glucuronyltransferasen im perivenösen Bereich (115, 116).

Acetylierung. Neben diesen beschriebenen Reaktionen ist die Acetylierung von Aminogruppen durch N-Acetyltransferasen eine wichtige Reaktion, die sowohl in den Hepatozyten als auch in den Kupffer-Zellen vorkommt.

Auch bei der Acetylierung gibt es wie bei den CYP genetische Polymorphismen, die dazu führen, dass man Individuen in Langsam- und Schnell-Acetylierer einteilen kann. Dieser Polymorphismus hat beträchtliche Auswirkungen im Rahmen der Metabolisierung verschiedener Medikamente.

Glutathion. Ein unerwünschter Nebeneffekt der Cytochrom-Reaktionen mit Xenobiotika wie Brombenzen oder Tetrachlorkohlenstoff ist die Produktion toxischer elektrophiler Substanzen. Diese können die Generierung von reaktiven Sauerstoffspezies (reactive oxygen species; ROS) wie das Superoxidanionradikal oder Hydroperoxide bedingen. Diese elektrophilen Substanzen und die ROS müssen abgefangen werden, um ihren schädigenden Einfluss auf Proteine, DNA und andere Zellstrukturen zu verhindern. Dazu dienen die Konjugation der elektrophilen Substanzen mit Glutathion durch die Glutathion-S-Transferasen (GST) oder die Reduktion mittels Glutathion-Peroxidase (GPX). Auch endogene Substrate wie Steroide und Leukotriene werden mit Glutathion konjugiert.

Die GPX und Glutathion findet man vorwiegend in den periportalen Hepatozyten, wohingegen die GST in den perivenösen Zellen überwiegt (117). Somit besitzen die periportalen Hepatozyten das höhere Schutzpotenzial, wodurch sich auch teilweise die zonale Heterogenität im Schädigungsmechanismus einiger Arzneimittel erklären lässt.

Bilirubinstoffwechsel und Hyperbilirubinämie

Bilirubin

Häm-Abbau. Die Leber ist neben Milz (Beseitigung alternder Erythrozyten) und Knochenmark auch ein Hauptabbauort von Häm, das hier vorwiegend aus den Cytochromen und anderen Hämproteinen wie Catalase stammt. Katalysiert wird der Abbau in erster Instanz von Hämoxygenasen (HO), von denen in der Leber die konstitutive HO-2 und die induzierbare, auch als Stressprotein 32 bezeichnete, HO-1 vorkommen. Eine dritte Isoform kommt hauptsächlich im Gehirn vor. Die Reaktion der HO führt unter O_2- und NADPH/H^+-Verbrauch zur Spaltung zwischen A- und B-Ring des Häms, wobei sowohl Kohlenmonoxid als auch das Eisen des Häms frei werden und über die Stufe des α-meso-Hydroxyhäms und des Verdohäms das lineare, 4 Pyrrolringe enthaltende Biliverdin entsteht. Das Biliverdin wird anschließend durch die Biliverdinreduktase zu orangerotem Bilirubin umgewandelt (118, 119).

Das aus dem Hämoglobinabbau aus Monozyten, Milz und Knochenmark freigesetzte schwerlösliche Bilirubin gelangt über den Blutweg, wo es gebunden an einer hochaffinen (Ka 10^8/mol) Bindungsstelle an Albumin transportiert wird, zur Leber. Pro Tag gelangen so etwa 0,5 mmol/300 mg Bilirubin in die Leber; etwa 80% stammen davon aus dem Hämoglobinabbau.

Glukuronidierung. Nach Aufnahme in die Hepatozyten durch verschiedene organische Anionentransporter erfolgt die sequenzielle Glukuronidierung mittels der ER-ständigen UDP-Glucuronyltransferase. Insgesamt liegen etwa 20–40% als Monoglucuronid, 60–80% als Diglucuronid vor. Durch diese Glukuronidierung wird das Bilirubin in eine wasserlösliche Form gebracht, die über die Galle ausgeschieden werden kann. Der Export des Bilirubins erfolgt, wie der für die Gallensäuren und andere organische Anionen auch, über die kanalikulären Transportsysteme, vor allem MRP2 (120).

Uro- und Stercobilinogen. Das konjugierte und damit wasserlösliche Bilirubin kann im Darm nicht mehr rückresorbiert werden. Durch Darmbakterien erfolgt jedoch eine Abspaltung der Glucuronsäurereste und aus dem freien Bilirubin entstehen durch Reduktion der Vinyl- zu Ethylgruppen zunächst Mesobilirubin und schließlich durch Reduktion der noch verbliebenen Methinbrücken Mesobilirubinogen (Urobilinogen). Durch erneute Reduktion der beiden endständigen Pyrrolringe entsteht schließlich Stercobilinogen. Urobilinogen und Stercobilinogen sind zunächst farblos, jedoch überführt Oxidation der verbliebenen Methinbrücken die Verbindungen in orangefarbenes Urobilin und goldfarbenes Stercobilin. Zusätzliche Polymerisations- und Spaltungsreaktionen liefern weitere Abbauprodukte, die den Fäzes ihre charakteristische Färbung geben.

Urobilinogen und Stercobilinogen und ein geringer Anteil der im Darm erhaltenen Spaltprodukte können über den enterohepatischen Kreislauf rückresorbiert werden, erneut in die Galle ausgeschieden oder durch die Nieren ausgeschieden werden.

Die Gelbfärbung des Harns ist zum Teil auf diese Farbstoffe zurückzuführen. Die Reabsorption ist bei Schädigung der Hepatozyten gestört, dadurch steigt die Menge an Urobilinogen im Harn, jedoch bei Gallengangsverschluss sinkt sie gegen Null, weil kein Urobilinogen mehr aus Bilirubin im Darm gebildet werden kann.

Bilirubinnachweis. Der Nachweis von Bilirubin im Serum ist für die Diagnostik von Leber und Gallenwegserkrankungen von großer Wichtigkeit. Der Nachweis einer Bilirubinurie im Harn hat besondere Bedeutung, da sie dem klinischen Ikterus vorausgeht.

Die Bilirubindiglucuronid enthaltende Gallefraktion reagiert unter Rotfärbung direkt mit diazotierter Sulfanilsäure, man spricht daher auch von direktem Bilirubin. Im Gegensatz dazu reagiert das wasserunlösliche Bilirubin erst nach Alkoholzusatz mit dem Reagenz. Man spricht daher auch von indirektem Bilirubin.

Ikterusformen. Die Einteilung der Ikterusformen stellt die Leberzelle in den Mittelpunkt der Betrachtung.

Man unterscheidet zwischen prähepatischem, hepatischem und posthepatischem Ikterus. Diese Klassifikation folgt also dem klinisch wichtigen Gesichtspunkt, ob sich der Gallefarbstoff vor der Leber anstaut, in sie eingetreten ist oder sie passiert hat.

Das Aufnahmevermögen der Leber für Bilirubin ist begrenzt, eine um das Dreifache vermehrte Produktion führt zum Anstieg des indirekten (unkonjugierten) Bilirubins im Blut. Demgegenüber kann eine verminderte Bilirubinausscheidung durch eine Störung des komplexen Zusammenwirkens von Aufnahme, intrazellulärem Transport, Konjugation, Sekretion und Ableitung des konjugierten Bilirubins bedingt sein. Im Gegensatz zum prähepatischen Ikterus führen sowohl hepatozytärer als auch posthepatozytärer Ikterus infolge Umkehr des normalen Galleflusses zum Übertritt des konjugierten Bilirubins und auch der anderen Gallebestandteile in das Blut. Eine Abflussstörung, die zur Verminderung des kanalikulären Galleflusses führt, wird als Cholestase bezeichnet, wobei man ebenfalls eine hepatische, die durch Schädigung der Hepatozyten gekennzeichnet ist, und eine extrahepatische, meist durch ein mechanisches Hindernis verursacht, unterscheidet.

Hyperbilirubinämien

Die dauernde oder intermittierende Erhöhung des Bilirubinspiegels im Blut über 1,1 – 1,4 mg/dl (19 – 24 µmol/l) wird unter dem Begriff Hyperbilirubinämie zusammengefasst (121, 122).

Unter den primären oder funktionellen Hyperbilirubinämien finden sich die familiären Hyperbilirubinämien, unter den sekundären diejenigen, die mit Sekundärerkrankungen einhergehen und so die prähepatischen, hepatischen und posthepatischen Ikterusformen verursachen.

Primäre Hyperbilirubinämien

Gilbert-Meulengracht-Syndrom. Die häufigste der familiär vorkommenden Hyperbilirubinämien ist die autosomal rezessiv vererbte konstitutionelle idiopathische Hyperbilirubinämie (Gilbert-Meulengracht-Syndrom), die durch einen Defekt in der Bilirubin-UDP-Glucuronyltransferase UGT1A1 bedingt wird. In der Promoter-Region des Gens finden sich ursprünglich 6 Wiederholungen der Basen Thymin und Adenin (TA6/6). Die heterozygote Insertion des Dinukleotids (TA6/7) geht mit minimalen Bilirubinerhöhungen einher, die homozygote Insertion (TA7/7) ist mit einer deutlichen Einschränkung der Enzymaktivität und klinisch mit dem Gilbert-Syndrom assoziiert. Im Serum ist daher das unkonjugierte (indirekte) Bilirubin vermehrt. Die Störung wird vorwiegend im 2.– 3. Lebensjahrzehnt diagnostiziert und betrifft das männliche Geschlecht viermal häufiger als das weibliche. Die Krankheit macht in der Regel keine oder wenig Beschwerden und ist als harmlos zu betrachten. Die Symptome sind neben gelb gefärbter Haut und Augen, Müdigkeit, Oberbauchschmerzen und Fettintoleranz weitgehend unspezifisch.

Crigler-Najjar-Syndrom. Beim sehr seltenen autosomal rezessiv vererbten Crigler-Najjar-Syndrom I kommt es zu einer schweren Hyperbilirubinämie (indirektes Bilirubin; Typ I: 340 bis > 680 µmol/l, bzw. 20 bis > 40 mg/dl), die häufig schon im Säuglings- oder frühen Kindesalter zum Tode führt. Ursache dafür sind Mutationen im Exon 1A oder 2 – 5 des UGT1-Gens. Dies führt dann zum frühzeitigen Kettenabbruch in der UGT-Proteinsynthese, woraus ein Protein mit verminderter oder keiner Aktivität resultiert. Beim Typ II (autosomal dominanter Erbgang, auch Arias-Syndrom) tritt ebenso eine Hyperbilirubinämie auf, die mit 102 – 340 µmol/l bzw. 6 – 20 mg/dl geringer als beim Typ I ist, jedoch höher als beim Gilbert-Syndrom. Da auch hier eine Konjugationsstörung vorliegt, handelt es sich ebenfalls um eine Erhöhung des indirekten Billirubins. Therapiemöglichkeiten sind die Phototherapie oder die Induktionstherapie durch Gabe von Phenobarbital (121).

Dubin-Johnson-Syndrom. Störungen der Bilirubinausscheidung aus der Leberzelle treten erst nach erfolgter Konjugation ein und daher ist bei diesen Erkrankungen das direkte oder konjugierte Bilirubin erhöht. Eine solche primäre Hyperbilirubinämie besteht beim Dubin-Johnson-Syndrom (chronisch idiopathischer Ikterus mit Pigmenteinlagerung), das durch einen erblichen Defekt in der Sekretion amphiphiler anionischer Konjugate von der Leberzelle in die Galle charakterisiert (121) ist. Die Patienten leiden unter Oberbauchschmerzen, Erbrechen, Mattigkeit. Charakteristisch ist die Ablagerung eines bioptisch nachweisbaren braunen Pigments in den Hepatozyten, das dieser Erkrankung auch den Beinamen „black liver disease“ gegeben hat. Die Störung kann durch diätetische Maßnahmen (fettreiche Kost vermeiden) relativ gut balanciert werden.

Molekular ist das Dubin-Johnson-Syndrom auf einen Defekt im MRP2-Protein zurückzuführen. So konnte mit Hilfe von Antikörpern, die gegen das C-terminale Ende der Aminosäurensequenz des menschlichen MRP2-Proteins gerichtet sind, gezeigt werden, dass das MRP2-Protein in der normalen Leber, aber nicht in der Leber von Patienten mit Dubin-Johnson-Syndrom vorkommt (123). Kompensatorisch werden bei diesen Patienten die in der Leberzelle gebildeten Konjugate wahrscheinlich über die in der lateralen Leberplasmamembran lokalisierten Isoformen MRP1, MRP3 und

MRP6 ins sinusoidale Blut abgegeben (124). So kommt es zur Hyperbilirubinämie und amphiphile organische Anionen werden anstatt mit der Galle über die Nieren ausgeschieden.

Rotor-Syndrom. Beim Rotor-Syndrom handelt es sich wie beim Dubin-Johnson-Syndrom um eine familiäre Hyperbilirubinämie mit erhöhtem direktem Bilirubin, jedoch ist der molekulare Hintergrund nicht bekannt. Auch hier ist bei einem milden klinischen Verlauf die Prognose gut.

Sekundäre Hyperbilirubinämien

Bei den sekundären Hyperbilirubinämien muss zwischen prähepatischem Schaden, hepatischem und posthepatischem Schaden abgegrenzt werden. Liegt zusätzlich zum erhöhten Bilirubin eine Erhöhung von Leberenzymen vor, so ist ein prähepatischer Schaden wenig wahrscheinlich und es ergibt sich die Frage nach der Abgrenzung zum posthepatischen Schaden.

Zusatzaufgaben der Leber

Immunologische Funktionen

Die Leber hat im Rahmen der Abwehr ebenfalls eine zentrale Rolle. Dabei kommen den Kupffer-Zellen, die als Bestandteil des monozytären Phagozytosesystems den größten Pool an residenten Makrophagen des Körpers ausmachen, besondere Aufgaben zu. Durch ihre Phagozytosefähigkeit und ihre Fähigkeit der Aktivierung des Komplementsystems sind sie unmittelbar an der Regulation der Abwehrfunktionen beteiligt.

Neben denaturierten Proteinen und Lipiden werden auch Viren, Bakterien und Tumorzellen aufgenommen und abgebaut. Durch ihren Kontakt mit viralen und bakteriellen Erregern wird auch die Bildung verschiedener Immunmodulatoren und Wachstumsfaktoren wie Interleukin-1, Interleukin-6 und Tumor-Nekrose-Faktor α im Rahmen von Entzündungen induziert, was dann die Hepatozyten zur Synthese von Akutphaseproteinen wie α_2-Makroglobulin, C-reaktives Protein und Serum-Amyloid A anregt. Auch hier gibt es eine Zonierung (125 – 127). Viele diese Proteine wirken als Proteaseinhibitoren, die proteolytische Kaskaden wie die Blutgerinnung, Fibrinolyse und die Aktivierung des Komplementsystems so modulieren, dass schwere Störungen im Gesamtorganismus vermieden werden.

Stoffwechsel der Vitamine und Spurenelemente

Zum optimalen Ablauf der meisten Stoffwechselreaktionen gehören als Coenzyme fungierende Vitamine und Spurenelemente. Natürlich ist die Leber auch durch die Synthese von Transportproteinen sowie den Auf- und Abbau von Vitaminen entscheidend am Vitaminhaushalt beteiligt. Insbesondere den Sternzellen (Ito-Zellen) kommt eine wichtige Rolle im Rahmen des Vitamin-A-Haushalts zu. Auch die Umwandlung von Vitamin D (s.o.) findet hier zum Teil statt. Daneben werden die Spiegel von Eisen, Zink, Kupfer und Mangan durch die Synthese wichtiger Transport- und Speicherproteine, z.B. Transferrin, Coeruloplasmin, Metallothionein erheblich reguliert.

FAZIT FÜR DIE PRAXIS

- Die Leber ist ein zentrales Organ, in dem durch Kooperation mehrerer Zelltypen eine Vielzahl von Aufgaben geleistet wird, die sich wie folgt zusammenfassen lassen:
- Die Leber als „Glukostat" baut überschüssige Glucose nach einer Mahlzeit in Glykogen ein und gibt zwischen den Mahlzeiten Glucose aus Glykogen und Glukoneogenese an das Blut ab.
- Die Leber benutzt aus der Nahrung oder dem Muskel stammende Aminosäuren zur Glucoseproduktion, nachdem der Aminosäurestickstoff hauptsächlich durch Harnstoffsynthese entfernt wurde.
- Die Leber prozessiert die vom Fettgewebe oder aus der Nahrung stammenden Fettsäuren, die sie in Form von Lipoproteinen erreichen.
- In langen Hungerperioden versorgt die Leber mittels Ketonkörpersynthese als „Glucose-Sparmechanismus" die glucoseabhängigen Zellen wie Neuronen, Erythrozyten und Nephrozyten des Nierenmarkes.
- Die Leber ist Hauptort der Cholesterol- und Gallebildung, die in engem Zusammenhang mit der Elimination einer Vielzahl von körpereigenen und im Xenobiotikastoffwechsel gebildeten Substanzen steht.
- Die Leber leistet einen wichtigen Beitrag zur Aufrechterhaltung der Plasmaproteinhomöostase (z.B. Albumin, Transferrin, Hemopexin und Gerinnungsfaktoren) und des Hormon- und Vitaminhaushaltes.
- Die herausragende Leistungsfähigkeit der Leber wird durch die metabolische Zonierung gewährleistet, die eine hohe Flexibilität und das gleichzeitige Ablaufen mehrerer, auch „scheinbar" entgegengesetzter Stoffwechselwege in einem Organ garantiert.
- Die Kenntnis dieser Vorgänge hilft, die Vielfalt und Komplexität von Veränderungen unter pathologischen Bedingungen besser zu verstehen.

8.3 Pathologie

P. Schirmacher, H.-P. Dienes

EDITORIAL **Die pathomorphologische Analyse des Lebergewebes spielt eine wichtige, vielfach entscheidende Rolle in Diagnose, Prognosebeurteilung und Therapiefindung. Sie betrifft sowohl Resektions- und Explantationspräparate als auch bioptisch gewonnene Gewebs-und Zytologiepräparate. Die diagnostische Aussagekraft ist abhängig von Menge und Qualität des gewonnenen Gewebes, einer ausreichenden Fixierung, einer qualitativ hochwertigen technischen und ärztlichen Bearbeitung sowie den erforderlichen klinisch-serologischen Angaben. Es hat sich durchaus bewährt, diese Angaben in Form spezifischer, standardisierter Anforderungsscheine zu erfassen.**

Technische Grundlagen

Leberbiopsie

Leberbiopsien, die nicht aus einem Herdbefund gewonnen werden, sollten einen Nadeldurchmesser von mindestens 1,2 mm und eine Länge von mindestens 1,5 cm, besser 2 cm aufweisen. Nur so ist die für eine repräsentative histopathologische Beurteilung erforderliche Zahl von mindestens 10 Portalfeldern zu gewährleisten. Dünnere Nadeldurchmesser führen häufig zu einem „Herausfallen“ der dann meist nur partiell erfassten Portalfelder.

Fixierung und Färbungen. Unmittelbar nach Entnahme muss die Fixierung, in aller Regel in neutralgepuffertem 10%igem Formalin (entspricht 4%igem Formaldehyd) erfolgen. Von einer Leberbiopsie werden in aller Regel mindestens 8 Schnittstufen, typischerweise mit einer Dicke von 3–4 μm, angefertigt und diese zumindest mit einer Standardfärbung (Hämatoxylin/Eosin), einer Faserfärbung (z. B. Elastica van Gieson, modifizierte Gomori-Versilberung) und einer Eisenfärbung dargestellt. Zusätzlich empfiehlt sich eine PAS-Färbung zur Darstellung von Basalmembranen und Ablagerungen (z. B. α_1-Antitrypsin). Zahlreiche histochemische Spezialfärbungen ermöglichen es, gezielt spezifische Fragen zu beantworten, die z. B. die Natur von Ablagerungen (Kupfer, Amyloid), Erregern (Bakterien, Parasiten, virale Proteine) oder Störungen der Gewebsarchitektur (Retikulinfasern) betreffen. Zusätzlich stehen weitere Sonderuntersuchungstechniken zur Verfügung.

Immunhistologie. Die Immunhistologie ist heute dank hochspezifischer Antikörper- und Antigen-Demaskierungs-Techniken am fixierten und paraffineingebetteten Gewebe nahezu uneingeschränkt möglich. Sie spielt eine besondere Rolle in der Darstellung viraler Proteine (HBV, CMV, HSV, EBV), der Analyse der Tumordifferenzierung, aber auch der Beurteilung cholestatischer Veränderungen. In Zukunft wird ihre Bedeutung weiter zunehmen und auch prädiktive Aussagen an Tumorgeweben (prognostische Marker, therapeutische Zielstrukturen) beinhalten.

Transmissionselektronenmikroskopie. Sie besitzt eine begrenzte, allerdings nach wie vor unverzichtbare Rolle v. a. bei Verdacht auf eine Stoffwechselerkrankung. Hierfür ist die separate Fixierung eines kleinen Biopsiepartikels in etwa 2,5 %igem Glutaraldehyd zu empfehlen.

Molekularpathologie. In kontinuierlicher Zunahme befindet sich die molekularpathologische Diagnostik. Derzeit liegt ihre wesentliche Bedeutung in der Erregerdarstellung (Mykobakterien und andere bakterielle Erreger, HCV, CMV, EBV), aber mit einer Erweiterung der derzeit noch eingeschränkten Indikation bei Lebermetastasen (z. B. KIT- und PDGFR-Mutationen bei Metastasen des gastrointestinalen Stromatumors) ist zu rechnen.

Besonderheiten. Einige Besonderheiten müssen bei der Leberbiopsie berücksichtigt werden. Bei Verdacht auf Porphyria cutanea tarda sollte direkt nach Entnahme und vor Fixierung der Porphyrinnachweis im Wood-Licht versucht werden, da ein verlässlicher Nachweis im fixierten Biopsiegewebe nicht mehr möglich ist.

Kupfer- und Eisenbestimmungen können auch am fixierten und paraffineingebetteten Biopsiegewebe erfolgen, während biochemische Analysen (z. B. Bestimmungen von Enzymaktivitäten bei V.a. angeborene Stoffwechselerkrankung) nicht mehr durchführbar sind und die separate Analyse von Frischgewebe erfordern.

Mit dem Elektrocauter manipulierte subkapsuläre Keilexzidate sind meist nur von eingeschränkter Aussagekraft. Dies beruht zum einen auf meist erheblichen artifiziellen Gewebsveränderungen, aber auch darauf, dass die subkapsulären 5 mm nur begrenzt repräsentativ sind. Daher ist eine Überinterpretation kleiner subkapsulärer Biopsiepartikel zu vermeiden. Bei Leberteilresektaten und Explantaten ist ein kontrolliertes Anschneiden der Glisson-Kapsel empfehlenswert, um das Fixierungsergebnis zu verbessern.

Angeborene/metabolische Erkrankungen

Genetisch bedingte Eisenspeichererkrankungen

→ **Hämochromatose.** Die genetische Hämochromatose (Abb. 8.**11**) ist in Westeuropa die häufigste schwerwiegende hereditäre Erkrankung und beruht in ihrer häufigsten Form auf der C282Y-Mutation im HFE-Gen. Die entscheidende histologische Veränderung ist der Nachweis der progredienten Eisenablagerung vor allem in den periportalen Hepatozyten (Zone 1). Nicht selten wird sie in der Biopsie auch zufällig entdeckt und sollte dann die entsprechende molekulargenetische Abklärung induzieren. Im weiteren Verlauf erreicht die Eisenüberladung auch die Zonen 2 und 3 und schließlich ist Eisen auch in Gallengangsepithelien und Makrophagen zu finden. Der Nachweis von Eisen in Makrophagen bzw. Kupffer-Zellen beruht bei der genetischen Eisenspeicherkrankheit darauf, dass Hepatozyten zu Grunde gegangen sind, wobei sich im weiteren Verlauf der Erkrankung eine portale und septale Fibrose entwickelt. Die Ermittlung des sog. hepatischen Eisenindex am Biopsiegewebe ist heutzutage nicht mehr erforderlich. Die histologische Graduierung der hepatischen Eisenablagerung (Tab. 8.**2**) ist dagegen sinnvoll, da sie einen präzisen Überblick über das Ausmaß der Eisenbeladung der Leber gibt. Zusätzlich wird der Fibrosegrad in einer 3-stufigen Stadieneinteilung (Tab. 8.**2**) diagnostisch bewertet.

Die Stadieneinteilung ist bei Patienten mit genetischer Hämochromatose von besonderer Bedeutung, da im Stadium 3 (Zirrhose) ein etwa 25 %iges Risiko besteht, ein hepatozelluläres Karzinom zu entwickeln, im Stadium 1 und 2 dieses jedoch nahezu ausgeschlossen ist.

Als Vorläuferläsionen des HCC bei der genetischen Eisenspeichererkrankung konnten sog. eisenfreie Foci identifiziert werden.

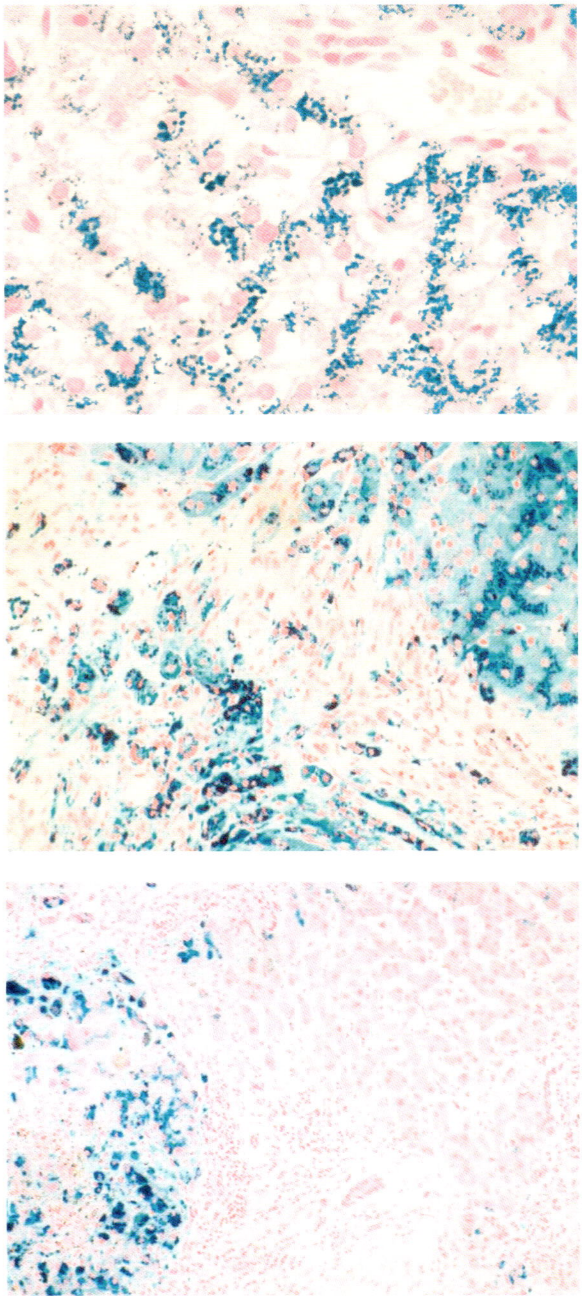

a

b

c

Abb. 8.11 Genetische Hämochromatose.
a Ausgeprägte hepatozelluläre Eisenspeicherung in periportalen Hepatozyten (perikanalikulär).
b Schwere hepatozelluläre Eisenspeicherung, zirrhotischer Umbau und ausgeprägte Eisenspeicherung in Gallengangsstrukturen.
c Zirrhose mit ausgeprägter Eisenspeicherung und eisenfreiem Fokus.

Tabelle 8.2 Grading und Staging der hepatischen Eisenspeicherkrankheit

Grading der Eisenbeladung	
0 [0]	keine oder minimale Eisenbeladung (×400)
1 [1+]	geringe Eisenbeladung (×250 kaum erkennbar; ×400 gut erkennbar)
2 [2+]	mäßige Eisenbeladung (×100 Hämosideringranula auflösbar)
3 [3+]	schwergradige Eisenbeladung (×25 Hämosideringranula auflösbar)
4 [4+]	exzessive Eisenbeladung (×10; ×1 Hämosiderinmassen)
Staging	
Stadium 1	keine Fibrose
Stadium 2	Fibrose, kein zirrhotischer Umbau
Stadium 3	Zirrhose

Weitere Eisenspeichererkrankungen. Es existiert eine Reihe weiterer hereditärer Erkrankungen, die mit einer erhöhten hepatischen Eisenspeicherung einhergehen:

- *Neonatale Hämochromatose*: Hier beobachtet man vor allem bei Frühgeborenen ausgeprägte hepatozelluläre Nekrosen, Riesenzellbildung, verstärkte Eisenablagerung und Fibrose. Die Ursache dieses Krankheitsbildes ist bislang noch unklar.
- *Sekundäre Eisenüberladungen:* Sie treten bei hämatologischen Erkrankungen wie der Thalassämie auf. Dabei handelt es sich im Wesentlichen um Eisenablagerungen, induziert durch zahlreiche Bluttransfusionen, wobei der Eisengehalt typischerweise in den Kupffer-Zellen stärker ausgeprägt ist als in den Hepatozyten. Auch bei der sideroachrestischen Anämie, der hereditären Sphärozytose und dem Pyruvatkinasemangel kann es zur schwerwiegenden hepatischen Eisenüberladung kommen.
- *Eisenüberladung bei Störung im Bilirubinstoffwechsel:* Bei der Porphyria cutanea tarda kann es ebenfalls zu einer Siderose mit deutlicher Eisenablagerung in den Leberzellen selbst kommen. Bei diesen Patienten liegt oft eine Mutation im HFE-Gen vor.

Morbus Wilson

Die Wilson'sche Erkrankung (Abb. 8.**12**) ist eine hereditäre Erkrankung des Kupferstoffwechsels, die zur Kupferüberladung führt, wobei die Leber im Mittelpunkt steht. Das hierbei mutierte Gen, ATP7B, ist eine Kupfer bindende P-Typ-ATPase. Diese hat die Funktion, Kupfer intrazellulär zu binden und aus der Zelle heraus in die Gallekanalikuli zu schleusen, so dass es bei Gendefekten zu einer Kupferakkumulation in den Hepatozyten kommt. Das nicht sezernierte Kupfer wird in den Leberzellen zunächst intrazytoplasmatisch, später dann auch lysosomal abgelagert oder über das Blut in andere Organe abgegeben. Als Mechanismus der Leberschädigung wird ein kupferinduzierter, oxidativer Stress angenommen.

Histologie. Die Histologie beim Morbus Wilson bietet ein breites Spektrum von leichten, eher uncharakteristischen Veränderungen mit diskreter Verfettung und sog. Lochkernen bis zur aktiven Zirrhose mit Nachweis von reichlich Kupferablagerung in den Hepatozyten.

Das Bild einer chronischen Hepatitis vom Virustyp kann ebenfalls entstehen, und daher sollte im Falle einer seronegativen chronischen Hepatitis auch an die Diagnose einer Wilson'schen Erkrankung gedacht werden.

Der Kupfernachweis im Gewebe kann durch eine Rhodaninfärbung erfolgen, wobei jedoch eine negative Reaktion das Vorliegen eines Morbus Wilson nicht ausschließt. Sensitiver ist die Färbung mit der sog. Timm-Silber-Reaktion, die jedoch nicht spezifisch ist und auch andere Schwermetalle färbt. Die ultrastrukturellen Veränderungen in der Leber sind charakteristisch, wobei vor allem die Mitochondrien betroffen sind. Man findet in ihnen vermehrt parakristalline Einlagerungen und Alterationen der Cristae und Membranen.

α_1-Antitrypsin-Defekt

Hierbei handelt es sich um eine autosomal kodominante hereditäre Erkrankung, die mit Lungenemphysem und chronischer Lebererkrankung bis hin zum Leberzellkarzinom einhergehen kann. Ihre Häufigkeit wird mit 1 : 2000 Geburten angegeben. α_1-Antitrypsin gehört zur Familie der Serinprotease-Inhibitoren und neutralisiert vor allem neutrophile Proteasen wie Elastase, Kathepsin G und Proteinase 3. α_1-Antitrypsin wird vorwiegend in Leberzellen und Makrophagen gebildet und gilt gleichzeitig als Akutphaseprotein. Das mutierte Protein wird im endoplasmatischen Retikulum der Leberzellen retiniert, lagert sich aber auch in Lysosomen ab, wobei auch Mitochondrien beschädigt werden können und es wohl auch zu einer Aktivierung von Apoptosemechanismen kommen kann. Im Säuglings- und Kindesalter kann sich eine neonatale Hepatitis mit deutlichem Ikterus entwickeln. Später findet sich oft eine Cholangitis mit Gangepithelschäden, sogar bis zur Ductopenie.

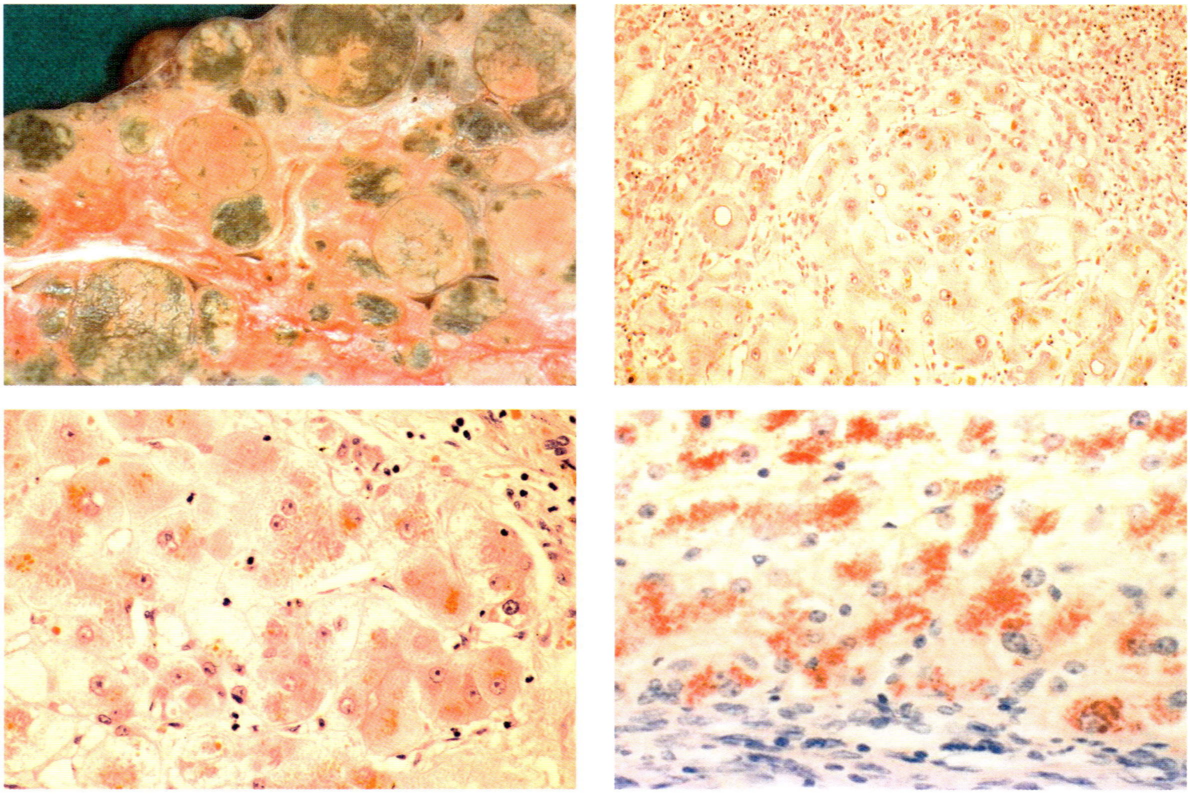

Abb. 8.12 Morbus Wilson.
a Vorwiegend mittelknotige Zirrhose.
b Zirrhose mit mäßiger Entzündungsaktivität und zahlreichen sog. Lochkernen.
c Onkozytäre Schwellung, Cholatstase (periphere Aufhellung) und Pigmentablagerung der Hepatozyten.
d Ausgeprägte hepatozelluläre Kupferablagerung (Rhodaninfärbung).

Histologie. Die Leberhistologie des dritten Krankheitsgipfels zeigt typischerweise das Vorliegen einer Zirrhose oder Präzirrhose mit relativ entzündungsarmen Portalfeldern und Septen. Pathognomonisch sind die vor allem in periportalen Hepatozyten im Zytoplasma retinierten globulären Einlagerungen. Diese sind deutlich positiv in der PAS-Reaktion und lassen sich auch immunhistologisch absichern. Die Ablagerung von α_1-Antitrypsin in Hepatozyten ist nicht gleichzusetzen mit dem hereditären Defekt, da α_1-Antitrypsin als Akutphaseprotein physiologischerweise bei exogenem Stress der Leber produziert, teilweise dann aber nicht schnell genug abgebaut wird. Auf alle Fälle sollte der α_1-Antitrypsin-Nachweis in der Leber eine elektrophoretische oder immunologische Analyse dieses Moleküls nach sich ziehen.

Glykogenspeicherkrankheiten

Von den inzwischen 12 unterschiedlichen bekannten Formen ist v.a. der Typ 1 als der häufigste von klinischer Relevanz. Es liegt ein Glucose-6-Phosphatase-Defekt vor, der sich meist schon in den ersten zwei Lebenswochen in einer ausgeprägten Hepatomegalie manifestiert. Die Leber zeigt sog. pflanzenzellartige Hepatozyten, wobei es neben der Glykogenspeicherung auch zur Verfettung kommt. Eine nennenswerte Fibrose oder Zirrhose ist nicht festzustellen. Auffallend ist auch das Vorkommen sog. Lochkerne, die mitunter bizarre Formen annehmen.

Patienten, die das 15. Lebensjahr erreichen, entwickeln zunehmend multiple Adenome, die im Gegensatz zu den sporadischen Adenomen vergleichsweise häufig in hepatozelluläre Karzinome maligne transformieren.

Angeborene Störungen des Lipidstoffwechsels

Störungen des Lipidstoffwechsels kommen auch in abortiven Formen vor und gelegentlich wird dann die Erstdiagnose erst im Erwachsenenalter gestellt. Zu ihnen zählt die Störung der lysosomalen sauren Lipase, die Cholesterolester-Speichererkrankung, bei der es zur Hepatomegalie kommt. Die Leberarchitektur kann gestört sein. Die Leberzellen selbst zeigen eine deutliche Steatose. Die Sinusoide sind angefüllt mit schaumigen Makrophagen oder Kupffer-Zellen. In schweren Fällen kann eine Leberzirrhose resultieren.

Virale und autoimmune Hepatitis

Die Hepatitis ist definiert als nekroinflammatorische Lebererkrankung mit Zerstörung von Hepatozyten, entzündlicher zellulärer Reaktion, und entsprechender Regeneration. Man unterscheidet im Wesentlichen virale und nichtvirale Ursachen. Die Gruppe der Viruserreger umfasst die spezifisch hepatotropen Viren, wie Hepatitis-A-Virus (HAV), Hepatitis-B-Virus (HBV), Hepatitis-C-Virus (HCV) und Hepatitis-D-Virus (HDV). Weiterhin gibt es zwar seltenere, aber durchaus relevante, nicht hepatotrope Viren, wie Zytomegalievirus (CMV), Epstein-Barr-Virus (EBV) und auch Herpes-simplex-Virus (HSV), die eine akute Hepatitis hervorrufen können. Die nichtviralen Ursachen der Hepatitis umfassen im Wesentlichen die autoimmune Genese, Medikamente und die Wilson'sche Erkrankung.

Klassische akute Virushepatitis

Histologie

Entzündliche Infiltrate. Das histologische Bild besteht charakteristischerweise aus einer geringen bis mäßiggradigen Portalfeldverbreiterung ohne Faservermehrung, aber mit deutlichen entzündlichen Infiltraten, vorwiegend bestehend aus Lymphozyten, Histiozyten und auch einzelnen Plasmazellen. Daneben finden sich Makrophagen, die auch mit Zeroid (Abraummaterial) beladen sein können. Die Gallengänge sind unbeteiligt.

Die entzündlichen Infiltrate können je nach Aktivität der Entzündung auch auf die angrenzenden Hepatozyten übergreifen, jedoch ohne dass das Phänomen der sog. Grenzflächenhepatitis („Mottenfraßnekrosen") erreicht wird. Diese Unterscheidung ist wichtig in der Abgrenzung zur chronischen Hepatitis.

Im Läppchen zeigen sich unregelmäßig verteilte, isolierte Zellnekrosen („spotty-necroses") und entzündliche Reaktionen, bestehend aus Kupffer-Zell-Aktivierung und Lymphozyten sowie histiozytärer Zeroidablagerung. Die Hepatozyten sind polymorph mit Kondensationen des Zytoplasmas, einzelnen Apoptosen, aber auch Zellschwellungen. Das Gitterfasernetzwerk bleibt weitgehend erhalten; es kann lediglich bei fokal stärker ausgeprägten Nekrosen zu kleinen Kollapsbezirken kommen. In der Regel zeigt sich auch keine trabekuläre Architekturstörung.

Eine akute Hepatitis (z.B. HAV-Hepatitis im Erwachsenenalter) kann durchaus eine beträchtliche Cholestase aufweisen (sog. cholestatische Verlaufsform).

Nekrosen. Ist die Gewebsschädigung deutlich ausgeprägt, kann es zur Ausbildung sog. Brückennekrosen (verbindende Nekrosestraßen zwischen den einzelnen Läppchen) kommen, was eine erhebliche Beeinträchtigung des Lebergefüges bedeutet und auch als ungünstiger Prognosemarker etabliert ist. Der höchste Schweregrad der Schädigung äußert sich als panlobuläre Nekrose, wobei ganze Läppchen von konfluierenden Nekrosen erfasst werden. Das Resultat ist die fulminante Lebernekrose, früher auch als rote oder gelbe Leberdystrophie bezeichnet. Klinisch entspricht dieser Morphologie das fulminante Leberversagen.

Chronizität und Abheilung. Die Dauer des floriden Stadiums ist unterschiedlich und abhängig von Erreger- und Wirtsfaktoren. Entsprechend der Definition beginnt nach 6 Monaten eine chronische Hepatitis, wobei histologische Chronizitätszeichen mit portaler Bindegewebsvermehrung und beginnender trabekulärer Reorganisation bereits früher nachweisbar sein können. Bei Abheilung einer akuten Hepatitis kommt es zur verstärkten Regeneration der Hepatozyten, die als Folge durchaus Mehrkernigkeit aufweisen können. Sog. Restknötchen, bestehend aus aktivierten Kupffer-Zellen mit Zeroid und einzelnen Lymphozyten, können noch längere Zeit bestehen bleiben und zum Zeitpunkt einer Biopsie als Hinweis für abgelaufene Zellnekrosen dienen. Das Zeroid wird über die Portalfelder abtransportiert und ist hier auch nach längerer Zeit noch in Histiozyten nachweisbar.

Ätiologie

Viren und Medikamente. Die Ursachen einer akuten Hepatitis sind verschieden. Im Vordergrund stehen die viralen Erreger (s.o.), aber daneben ist auch die hepatitische Schädigung durch Medikamente von besonderer praktischer Relevanz.

Die Liste der möglichen medikamentösen Verursacher ist lang und umfasst prominente, häufig verordnete Medikamente, wie Marcumar, aber auch Halothan und nichtsteroidale Antirheumatika (NSAR), wie Acetaminophen.

Häufige histologische Merkmale der hepatitischen Medikamentenschädigung sind u. a. eine zonale Bindung des Leberzelluntergangs mit Bevorzugung der Zone 3, eine vergleichsweise geringe perifokale entzündliche Aktivität und eine nur gering- bis mäßiggradige entzündliche Infiltration der Portalfelder, nicht selten mit Eosinophilen. Dieses Gesamtbild sollte immer auch den Verdacht auf eine medikamenteninduzierte Läsion hervorrufen.

Autoimmune Hepatitis. Die Manifestation einer autoimmunen Hepatitis als akute Hepatitis ist sehr selten; in der Regel handelt es sich um einen akuten Schub eines chronischen Verlaufs („recent onset hepatitis"). Chronizitätszeichen mit Beteiligung der Portalfelder und Bindegewebsvermehrung sind dann bereits nachweisbar.

Morbus Wilson. In seltenen Fällen kann auch die Wilson'sche Erkrankung unter dem Bild einer akuten oder gar fulminanten Hepatitis manifest werden. Die alleinige histologische Diagnose anhand einer Biopsie ist dann praktisch unmöglich, da sich die Morphologie nicht von einer Hepatitis anderer Ursache unterscheidet, und erst die klinische

Konstellation in Verbindung mit der absoluten Bestimmung des Kupfergehaltes im Lebergewebe sichert in der Regel die Diagnose.

Chronische Hepatitis

Definitionsgemäß liegt eine chronische Form der Hepatitis vor, wenn die Erkrankung länger als 6 Monate andauert. Hingegen ist die Entwicklung morphologischer Chronizitätszeichen (Abb. 8.**13**) fließend.

Histologie

Entzündliche Infiltrate. Die chronische Entwicklung ist gekennzeichnet durch portale und septale Bindegewebsvermehrung, ein entzündungszelliges Infiltrat mit Betonung der portalen/periportalen Region und eine progrediente Umstrukturierung der trabekulären Parenchymarchitektur. Die Portalfelder sind bindegewebig und durch ein entzündliches Infiltrat verbreitert. Dieses besteht in der Regel vorwiegend aus T-Lymphozyten; zusätzlich können Plasmazellen, Histiozyten, Makrophagen und seltener B-Lymphozyten hinzutreten. Eine erhöhte Zahl an Plasmazellen ist nicht spezifisch für die autoimmune Hepatitis, sondern kommt auch bei der chronischen Hepatitis B vor und lässt keine Rückschlüsse auf die Genese zu. Die Gallengänge können bei Hepatitiden unterschiedlicher Ätiologie zwar mit in das Entzündungsinfiltrat einbezogen sein, eine Ruptur der Basalmembran und Zerstörung des Gallengangs gehört jedoch nicht zum Erscheinungsbild einer chronischen Hepatitis. Die entzündliche Aktivität einer chronischen Hepatitis äußert sich oft in Zellnekrosen der hepatozellulären Grenzlamelle und dem Übergreifen des entzündlichen Infiltrats vom Portalfeld auf das azinäre Parenchym. Bei diesen sog. Mottenfraßnekrosen entsteht das Bild der Grenzflächenhepatitis, das durchaus bis zum Kollaps der periportalen Parenchymabschnitte führen kann. Die erhaltenen Hepatozyten können sich dabei in kleinen Gruppen abrunden (Rosettierung).

Nekrosen. Das Parenchym zeigt bei der chronischen Hepatitis Veränderungen, wie sie bereits von der klassi-

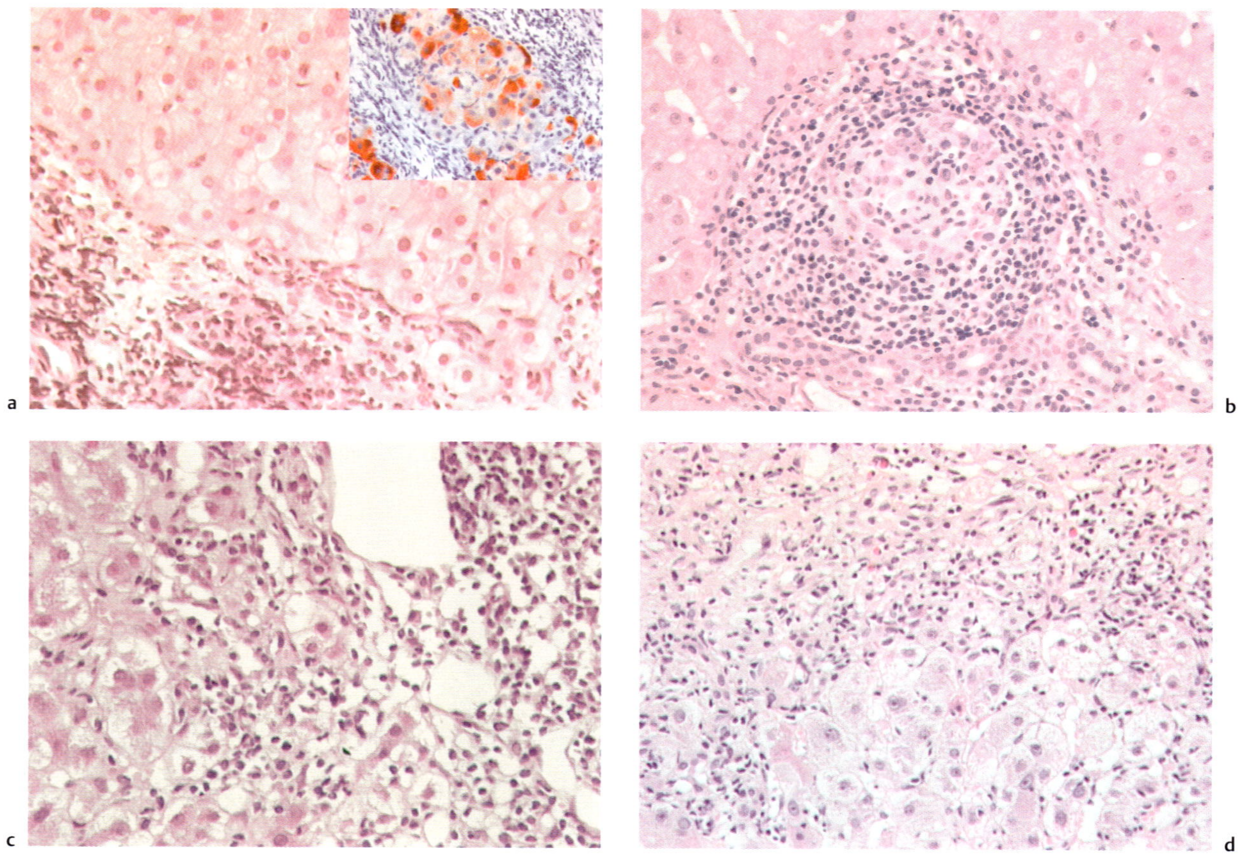

Abb. 8.13 Chronische Hepatitis.
a Chronische Hepatitis B mit sog. Milchglashepatozyten und immunhistologisch reichlich Nachweis von HBsAg in den Hepatozyten (Insert).
b Chronische Hepatitis C mit milder entzündlicher Aktivität und einem portalen Lymphfollikel.
c Autoimmune Hepatitis mit schwerer entzündlicher Aktivität.
d Chronische medikamentöse Schädigung vom hepatitischen Typ (bei Langzeit-Nitrofurantoin-Einnahme).

schen akuten Hepatitis bekannt sind. Auch hier kann es jederzeit bei verstärkter Virulenz der Erreger oder geschwächter Immunabwehr zur Ausbildung konfluierender Nekrosen oder hepatischer Brückennekrosen kommen. Das Bild der Hepatozyten erscheint durch Ballonierungen, eosinophile Zytoplasmakondensationen sowie Apoptosen oder Leberzellnekrosen polymorph.

Fibrose und Zirrhose. Das Fortschreiten der chronischen Hepatitis äußert sich in einer zunehmenden Fibrose. Die Portalfelder verbreitern sich, im weiteren Verlauf beginnen sich Septen auszubilden, bis es in Folge kompletter portoportaler oder portozentraler Septen zur Abschnürung sog Pseudoläppchen kommt, so dass ein Zirrhosemuster entsteht (s. u.). Charakteristisch für die chronische Hepatitis ist ein Bindegewebsmuster, das sich im Wesentlichen auf Portalfelder und Septen beschränkt, jedoch nicht sinusoidal manifest wird. Oft zeigen die Hepatozyten der Pseudoläppchen als Indiz einer Regeneration die Bildung von Regeneratknoten, was zusätzlich zum Umbau des Organs beiträgt.

Klassifikationen. Faktoren, die das Fortschreiten der Erkrankung bedingen, sind der Grad der entzündlichen Aktivität (Abb. 8.**14** u. Tab. 8.**3**) und das Ausmaß der bereits bestehenden Bindegewebsneubildung (Stadium) (Abb. 8.**15** u. Tab. 8.**4**), die aus diesem Grund bei der diagnostischen Beurteilung einer chronischen Hepatitis immer angegeben werden.

Ältere Begriffe, wie chronisch persistierende und chronisch aktive Hepatitis kennzeichnen den durchaus fluktuierenden Krankheitsverlauf nicht korrekt und sind daher obsolet. Die jetzt allgemein akzeptierten Klassifikationen wurden von Klinikern und Pathologen gleichermaßen erarbeitet, als Konsens empfohlen und haben inzwischen auch allgemeine Verbreitung gefunden.

Ist eine detaillierte, ggf. semiquantitative Beurteilung des Aktivitätsgrades erforderlich, z. B. in Studien, stehen hierfür detaillierte Scores, wie der sog. modifizierte histologische Aktivitätsindex (mHAI nach Ishak) (Tab. 8.**5**) zur Verfügung.

Ätiologie

Bei der histologischen Diagnose einer chronischen Hepatitis sollte auch soweit möglich eine Aussage zur Ätiologie gemacht werden. Pathognomonische histologische Merkmale sind zwar nur bei der Hepatitis B mit den sog. Milchglashepatozyten gegeben, es sollte aber zumindest ein Hinweis erfolgen, ob die klinisch angegebene Ätiologie mit der Histologie vereinbar ist. Von besonderer Bedeutung ist die Aufdeckung von Komorbiditäten (z. B. Zeichen eines chronischen Alkoholabusus bei chronischer Hepatitis C), da diese den Progress der Leberschädigung erheblich beschleunigen.

Hepatitis A

Nach der Identifikation des Hepatitis-A-Virus (HAV) 1973 durch Finestone hat es wiederholt Versuche gegeben, diesem Erreger besondere histologische Ausformungen zuzuschreiben. Das Virus, ein RNA-Virus mit etwa 27 nm Durchmesser, wird oral übertragen und konnte im Lebergewebe in Kupffer-Zellen und Hepatozyten nachgewiesen werden.

Klinik und Histologie. Die Hepatitis A verläuft in vielen Fällen klinisch inapparent, kann jedoch vor allem bei älteren Patienten zu einer schweren akuten Hepatitis und sogar zum fulminanten Leberversagen führen.

Die Diagnose Hepatitis A wird serologisch-klinisch gestellt, so dass keine Indikation zur Biopsie besteht.

Aus den ersten histologischen Beschreibungen weiß man jedoch, dass die Hepatitis A als klassische akute Virushepatitis verläuft, wobei sich oft ein dominant portales Muster der nekroinflammatorischen Veränderungen ergibt. Im Parenchym entstehen fleckförmige Nekrosen, das Entzündungsinfiltrat enthält einen nicht unerheblichen Plasmazellanteil. Vor allem bei älteren Patienten kann es zu einer sog. cholestatischen Verlaufsform kommen, vereinzelt wird auch über das Vorkommen sog. Fibrinringgranulome berichtet, die sonst v. a. bei der Infektion mit Coxiellen auftreten.

Hepatitis B

Das Virus (HBV) ist ein DNA-Virus, wobei das komplette Viruspartikel – sog. Dane-Partikel – einen Durchmesser von 55 nm besitzt und parenteral übertragen wird. Das Virus besteht aus einer Doppelstrang-DNA, die für die Viruskapside (Coreprotein), Hüllproteine (präS1, präS2 und HBs) sowie für ein X-Protein und die DNA-Polymerase kodiert.

HBV-assoziierte Proteine. Alle diese Proteine lassen sich im Lebergewebe, hier ausschließlich in den Hepatozyten z. B. durch Immunhistologie, nachweisen, wobei die überschießende Anreicherung der Oberflächenproteine im Zytoplasma zur Bildung der sog. Milchglashepatozyten führt.

Die Milchglashepatozyten sind auch in der konventionellen Lichtmikroskopie erkennbar und damit charakteristisch für eine chronische Hepatitis B.

In der Regel ist der Nachweis der HBV-assoziierten Proteine nicht notwendig, da inzwischen die serologische Diagnostik sehr präzise ist. Selten können jedoch trotz fortschreitender chronischer Hepatitis die peripheren Marker, auch die HBV-DNA, nicht mehr nachweisbar sein. In derartigen Fällen kann es notwendig werden, das Virusgenom im Gewebe mittels sensibler PCR-Techniken nachzuweisen.

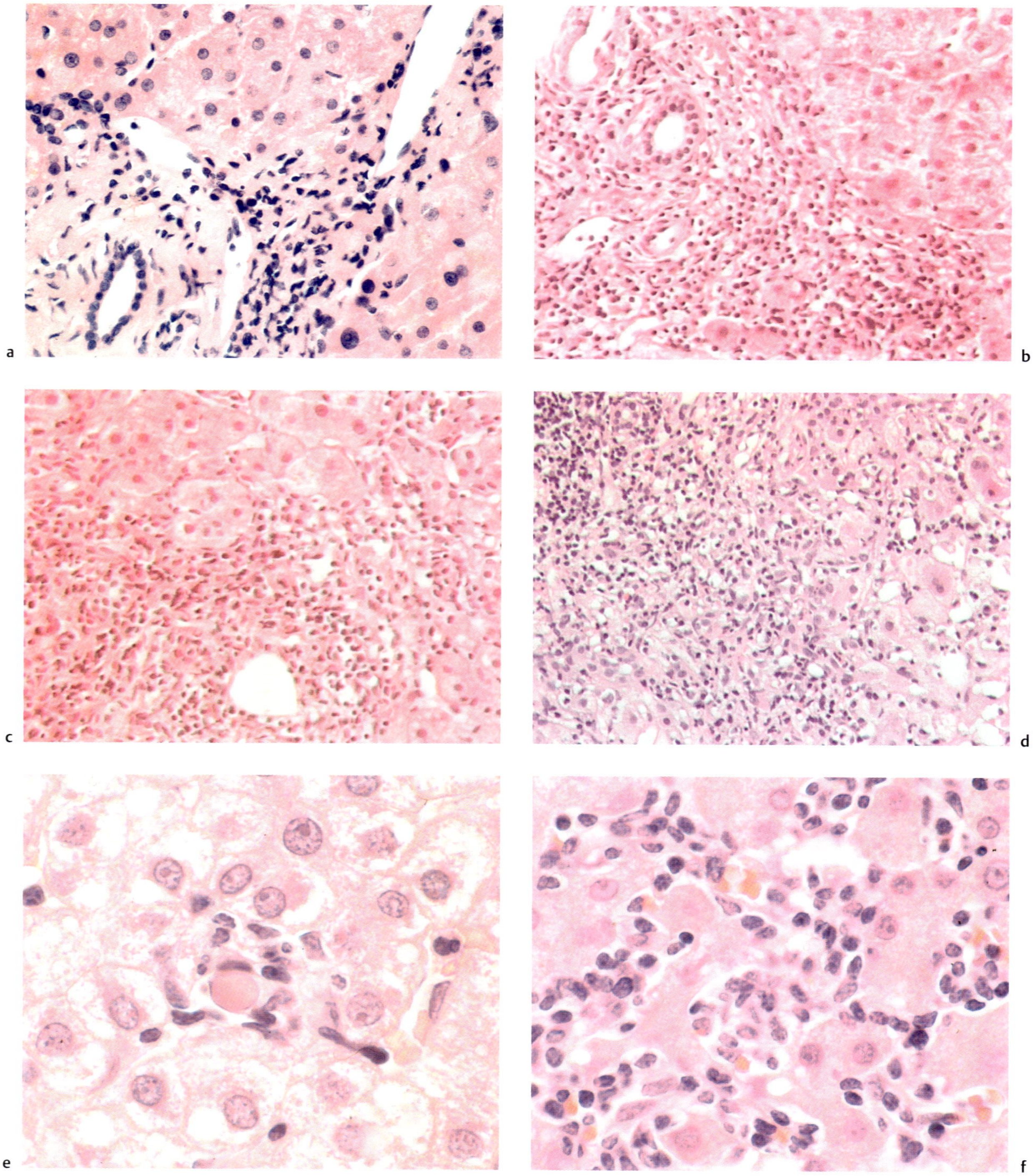

☒ **Abb. 8.14** Grading bei chronischer Hepatitis: minimale (**a**), geringe (**b**), mäßige (**c**) und schwere entzündliche Aktivität (**d**). Einzelzelluntergang (Apoptose) (**e**), Gruppennekrose (**f**).

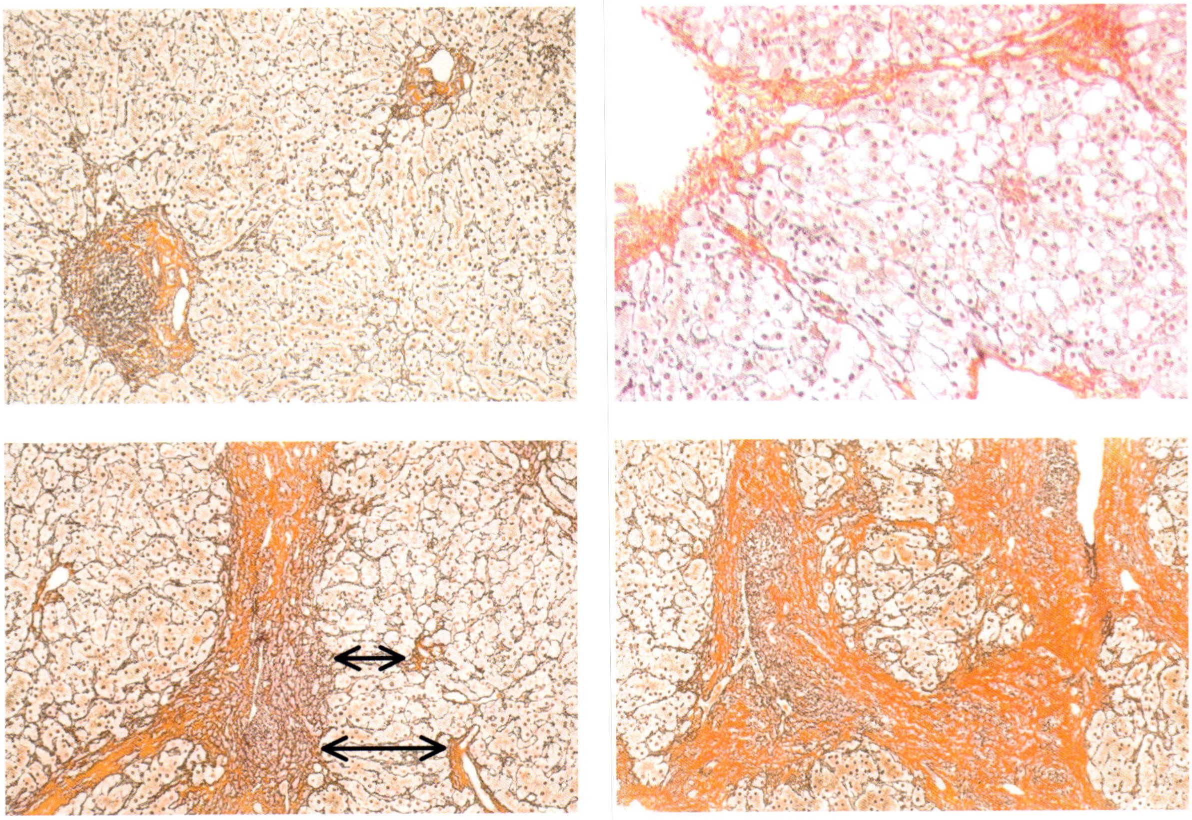

☒ **Abb. 8.15** Staging bei chronischer Hepatitis (modifizierte Gomori-Versilberung).
a Geringe, ausschließlich portale Fibrose.
b Mäßige portale und Septen bildende Fibrose.
c Schwergradige Fibose mit Septen und Architekturstörung (reduzierte portozentrale Distanz (Pfeile).
d Zirrhose.

Tabelle 8.3 Grading der chronischen Hepatitis (nach Desmet et al.)

Grad	Verbal	Analoger HAI-Score	Histologische Merkmale*
1	minimal	1 – 3	• geringe portale Entzündungszellinfiltration • keine oder minimale azinäre Parenchymzelluntergänge oder Entzündungszellinfiltrate • keine Grenzzonenhepatitis
2	mild/geringgradig	4 – 8	• geringe oder mäßige portale Entzündungszellinfiltration • geringe, fokale Grenzzonenhepatitis • einzelne parenchymatöse Einzelzellnekrosen, keine Gruppennekrosen
3	mäßig/mittelgradig	9 – 12	• erhebliche (mäßige bis schwere) portale Entzündungszellinfiltration • erhebliche Grenzzonenhepatitis • zahlreiche azinäre Einzelzellnekrosen, evtl. einzelne Gruppennekrosen, keine Brücken- oder panlobulären Nekrosen
4	schwer/hochgradig	13 – 18	• schwere portale Entzündungszellinfiltration und Grenzzonenhepatitis • schwere azinäre Entzündung mit Gruppennekrosen und evtl. Brücken- und panlobulären Nekrosen

* angenähert, da mehrere Komponenten (s. HAI-Score) separat gewertet werden

Tabelle 8.4 Staging der chronischen Hepatitis (nach Desmet et al. und Scheuer)

Score	Verbal	Histologische Merkmale
0	keine Fibrose	keine Faservermehrung
1	milde/geringgradige Fibrose	portale Faservermehrung, keine Septen
2	mäßige/mittelgradige Fibrose	inkomplette oder komplette portoportale Fasersepten*, erhaltene Architektur
3	schwere/hochgradige Fibrose	Septen bildende Faservermehrung mit Architekturstörung**, kein Anhalt für kompletten zirrhotischen Umbau
4	Zirrhose	wahrscheinlicher*** oder definitiver zirrhotischer Umbau

* unabhängig von Zahl und Breite der Septen
** z. B. portozentrale Septen, Verschiebung der portalen/azinären Architektur (portal-zentralvenöser Abstand)
*** z. B. ohne definitiven Nachweis vollständig bindegewebig separierter Pseudolobuli, aber aufgrund indirekter Zeichen (z. B. fragmentierte, „herausgebrochene" Pseudolobuli) anzunehmen

Tabelle 8.5 Grading der chronischen Hepatitis nach modifiziertem histologischem Aktivitätsindex (mHAI, nach Ishak et al.)

Gruppe	Kriterien	Score
A	**Periportale oder periseptale Grenzzonenhepatitis (sog. Mottenfraßnekrosen)**	
	• keine	0
	• fokal, wenige Portalfelder	1
	• fokal, Mehrzahl der Portalfelder	2
	• kontinuierlich um weniger als 50 % der Portalfelder	3
	• kontinuierlich um über 50 % der Portalfelder	4
B	**Konfluente Nekrosen**	
	• keine	0
	• fokal	1
	• Zone-3-Nekrosen, wenige	2
	• Zone-3-Nekrosen, zahlreiche	3
	• Zone-3- und einzelne portozentrale Brückennekrosen	4
	• Zone-3- und multiple portozentrale Brückennekrosen	5
	• panazinäre oder multiazinäre Nekrosen	6
C	**Fokale kleinherdige lytische Nekrosen, Apoptosen und fokale Entzündungsherde***	
	• keine	0
	• bis 1 Herd pro Gesichtsfeld (10× Objektiv)	1
	• 2–4 Herde pro Gesichtsfeld (10× Objektiv)	2
	• 5–10 Herde pro Gesichtsfeld (10×)	3
	mehr als 10 Herde pro Gesichtsfeld (10×)	4
D	**Portale Entzündung**	
	• keine	0
	• gering, wenige oder alle Portalfelder	1
	• mäßig, wenige oder alle Portalfelder	2
	• mäßig/ausgeprägt, alle Portalfelder	3
	• ausgeprägt, alle Portalfelder	4
Maximaler Score		18

* diffuse lymphozytäre Infiltrate in den Sinusoiden gehen nicht in den Score ein

⟶ Histologie. Das histopathologische Spektrum der Hepatitis B reicht von der klassischen akuten Virushepatitis, selten mit fulminantem Verlauf, dem fast normalen Lebergewebe beim sog „Trägerstatus" über die chronische Hepatitis mit variablem Aktivitätsgrad bis zur Zirrhose und in letzter Konsequenz zum hepatozellulären Karzinom. Da das Virus selbst keinen zytopathischen Effekt besitzt, sind der Grad und das Stadium der Hepatitis vorwiegend durch die Effektivität der Immunabwehr bestimmt und reichen von einer nahezu vollständigen Immuntoleranz vor allem bei perinataler Infektion bis hin zur massiven Lebernekrose bei der fulminanten Hepatitis.

Hepatitis C

Das Virus (HCV), ein RNA-Virus der Flavivirus-Familie, hat einen Durchmesser von etwa 50 nm und wird ebenfalls nur parenteral übertragen. Bei den meisten Patienten erfolgt die Primärdiagnose im chronischen Stadium beim zufälligen Nachweis erhöhter Transaminasenkonzentrationen im Serum oder wenn es zu einem akuten Schub kommt. Fälle von Hepatitis-C-Virus-Infektionen mit dem Bild einer akuten symptomatischen Hepatitis haben insgesamt eine bessere Prognose, da die angeborene und adaptive Immunantwort effektiver verläuft. Inzwischen sind in den westlichen Industrieländern die meisten Fälle von hepatozellulärem Karzinom auf eine Infektion mit HCV zurückzuführen, obwohl das Virus im Gegensatz zu HBV nicht in das Wirtsgenom integriert wird.

⟶ HCV-assoziierte Proteine. Virus-RNA und virale Antigene lassen sich im Gewebe nur schwer nachweisen, da sie offenbar nur in niedriger Konzentration vorliegen und bislang keine genügend sensitiven und spezifischen, diagnostischen Antikörper existieren. Mittels hochsensitiver RT-PCR ist die virale RNA jedoch im Lebergewebe nachweisbar. Es gibt Berichte über den Virusnachweis in Hepatozyten, aber auch in Kupffer-Zellen und Gallengangsepithelien.

⟶ Histologie. Die Histopathologie zeigt in der *akuten Infektion* das klassische Muster der akuten Virushepatitis mit unregelmäßig verteilten fleckförmigen Zelluntergängen, wobei in besonderem Maß Apoptosen auftreten. Schwere akute Fälle mit Brückennekrosen oder panazinären Nekrosen sind vor allem aus Japan bei Infektionen mit hochvirulenten Stämmen beschrieben.

Die *chronische Hepatitis C* zeigt einige Besonderheiten: auffällige Lymphfollikel oder Pseudolymphfollikel in den Portalfeldern und verstreute azidophile Körperchen (hepatozelluläre Apoptosen). In einem relativ hohen Prozentsatz (etwa 70%) und vor allem beim Genotyp 3 wird eine Verfettung beschrieben, die wohl mit zum intrinsischen Schädigungsbild der chronischen Hepatitis C zählt und nicht unbedingt einen zusätzlichen toxischen Schaden bedeutet. Die Verfettung ist überwiegend in der Zone 1 lokalisiert. Die Nekrosen sind anders als bei der Steatohepatitis nicht von granulozytären Infiltraten begleitet, was ein wichtiges diagnostisches Indiz in der Beurteilung einer möglichen zusätzlichen chronisch alkoholtoxischen Schädigung darstellt. Nach erfolgreicher Therapie, die vor allem beim Genotyp 3 in über 80% der Patienten gelingt, verschwindet diese Form der Verfettung.

Das pathogenetische Prinzip bei der Hepatitis C wird allgemein ebenfalls nicht in einem direkten zytopathischen Effekt des Virus selbst gesehen, sondern in der zellvermittelten, körpereigenen Immunabwehr. Da das Virus zahlreiche Mechanismen besitzt, um die zelluläre Immunabwehr zu unterlaufen, erklärt sich auch der relativ hohe Prozentsatz der Übergänge in eine chronische Verlaufsform.

Hepatitis D

Der Erreger (HDV) zeigt insofern Besonderheiten, als es sich hierbei um ein inkomplettes Virus (Viroid) handelt, das die Helferfunktion des HBV benötigt, so dass die Hepatitis D nur als Co- oder Superinfektion einer Hepatitis B auftreten kann. Das Virus wird ebenfalls parenteral übertragen. Die Histopathologie der Hepatitis D zeigt keine spezifischen Merkmale. Die Hepatitis D verläuft in der Regel schwerer als die Hepatitis B und führt daher auch rascher zum Progress in eine Zirrhose.

Hepatitis E

Der Erreger (HEV) ist ein RNA-Virus, das den sog. Caliciviren zugeordnet wird. Es wird wie HAV enteral übertragen und ist im Lebergewebe selbst und im Stuhl der Patienten nachweisbar. Die Diagnose erfolgt daher serologisch durch den Nachweis von Antikörpern, inzwischen auch durch Direktnachweis von HEV-RNA mittels PCR.

⟶ Klinik und Histologie. Chronische Verlaufsformen der Hepatitis E sind nicht bekannt. Die Infektion kann bei älteren Individuen und vor allem bei Schwangeren zu einer schweren Hepatitis und sogar zum Leberversagen führen. Die Histopathologie der Hepatitis E zeigt das typische Bild einer akuten Hepatitis vergleichbar der Hepatitis A. Es kommt zu fokalen Zellnekrosen mit azidophilen Körperchen und lymphozytären Infiltraten. Die Hepatozyten bieten ein polymorphes Bild oft mit kanalikulärer Cholestase, die mit einer floriden, auch leukozytären Cholangitis verknüpft sein kann.

Hepatitiden bei Infektion mit nicht hepatotropen Viren

Von den nicht hepatotropen Viren sind vor allem zwei Erreger der Herpesgruppe zu nennen: Zytomegalievirus (CMV) und Epstein-Barr-Virus (EBV), die unter bestimmten Bedingungen das Bild einer Virushepatitis in der akuten, sehr selten auch in einer chronischen Form hervorrufen können.

CMV. CMV führt vor allem bei immunkompromittierten Individuen entweder im physiologischen Zustand bei Neugeborenen oder bei Patienten mit immunsuppressiver Behandlung zu einer Form der Hepatitis, die recht charakteristisch ist. Bei Neugeborenen kann es zum Bild einer akuten Hepatitis mit deutlicher Cholangitis kommen, wobei die Virusreplikation beträchtlich sein kann und auch mit der Bildung sog. Eulenaugenzellen einhergeht. Diese zeigen große Kerneinschlüsse (Cowdry-Körperchen), bei denen es sich um Ansammlungen von Viruspartikeln handelt. Bei immunkompetenten Individuen kann sich dagegen das Bild einer klassischen Virushepatitis einstellen ohne den Nachweis von Eulenaugenzellen, aber mit Mikrogranulomen im Parenchym und cholangitischen Veränderungen.

EBV. Die Infektion mit EBV weist eine hohe Rate der Leberbeteiligung beim Krankheitsbild der infektiösen Mononukleose auf. Das histologische Bild ist charakterisiert durch zellreiche lymphozytäre Infiltrate in den Sinusoiden bei vergleichsweise geringer Schädigung der Hepatozyten mit nur wenigen Nekrosen. Der Befund kann durch den immunhistologischen Nachweis von EBV-Antigenen, durch In-situ-Hybridisierung oder aber durch PCR abgesichert werden. Das EBV-Genom ist nur in den Lymphozyten selbst nachweisbar, jedoch nicht in den Hepatozyten, die für eine EBV-Replikation nicht permissiv sind. Die Leberschädigung wird durch einen sog. Kollateralschaden (Bystander-Reaktion) erklärt. Bei einem nicht unerheblichen Prozentsatz chronischer Hepatitiden ungeklärter Ursache lässt sich EBV-DNA im Gewebe darstellen. Die Serologie der EBV-Infektion bei diesen Formen der Hepatitis ist nicht immer beweisend, so dass es sich lohnt bei diesen ungeklärten Fällen der Hepatitis nach dem Erreger zu fahnden. Das histologische Bild der chronischen EBV-Hepatitis ist nicht spezifisch.

Autoimmune Hepatitis

Die autoimmune Hepatitis (AIH) kann charakterisiert werden als progrediente Zerstörung des Leberparenchyms auf der Basis zellulär immunvermittelter autoaggressiver Prozesse gegen leberzelleigene Antigene mit rascher Progredienz. Die 5-Jahres-Überlebensquote ohne Behandlung liegt bei etwa 20%. Die exakten Zielantigene sind noch unbekannt. Als grundlegende Mechanismen werden ein Verlust der peripheren Toleranz und die Bildung von Neoantigenen auf der Hepatozytenmembran bei Individuen mit genetischer Disposition und infolge exogener Faktoren, wie Viren oder Medikamente als „Trigger", diskutiert.

Diagnosestellung. Das Krankheitsbild ist vielgestaltig und die Diagnostik wird dadurch erschwert, dass die Patienten ein Spektrum an Autoantikörpern aufweisen können, von denen jedoch keiner spezifisch ist, und dass diese nur in einem bestimmten Prozentsatz der Fälle nachweisbar sind.

Zur Diagnosestellung spielt die histopathologische Beurteilung der Leberbiopsie eine wichtige Rolle. Sie geht in ein von einer internationalen Gruppe vorgeschlagenes Scoring-System ein, das die Diagnose absichern soll.

Histologie. Die Histopathologie der AIH ist meist charakteristisch, aber keineswegs pathognomonisch und manifestiert sich in einem Schädigungsmuster, das eine porto-periportale Prädominanz der nekroinflammatorischen Läsion zeigt, mit breitem Übergreifen des lymphozytären Infiltrats, oft periportalem Kollaps und rosettenartigem Umbau der Trabekel. Die enge Assoziation von Leberzellnekrosen und T-Lymphozyten suggeriert, dass Letztere als Effektorzellen anzusehen sind. Neben diesen Hauptmerkmalen können zusätzliche Veränderungen vorkommen wie Polymorphie der Hepatozyten, zentrilobuläre Nekrosen und Plasmazellreichtum, die jedoch keine konstituierenden Merkmale der autoimmunen Hepatitis sind. Definitionsgemäß ist die autoimmune Hepatitis als chronische Erkrankung per se anzusehen. Die klinisch als akute Hepatitis imponierende Erscheinungsform stellt sich histopathologisch als akuter Schub einer bereits chronischen Hepatitis dar („recent onset autoimmune hepatitis").

Varianten. Bei der autoantikörpernegativen autoimmunen Hepatitis finden sich auch nach wiederholten Kontrollen keine Autoantikörper, wobei alle übrigen Kriterien hinsichtlich des klinischen Erscheinungsbildes, Ansprechen auf Therapie und Histopathologie erfüllt sind. Die Histologie unterscheidet sich nicht von derjenigen anderer Patienten mit autoimmuner Hepatitis. Ob die in mehreren Publikationen als Sonderform beschriebene autoimmune Hepatitis mit zentrilobulären Nekrosen tatsächlich eine eigenständige Erscheinungsform mit autoimmuner Genese darstellt, ist bislang nicht ausreichend belegt.

Differenzialdiagnose. Differenzialdiagnostisch zur autoimmunen Hepatitis kommen prinzipiell alle anderen Formen der chronischen Hepatitis in Frage.

Die Unterscheidung von anderen Hepatitiden hängt maßgeblich von den serologisch-virologischen Labordaten ab, da keine pathognomonischen histologischen Merkmale der autoimmunen Hepatitis existieren.

Eine wichtige Differenzialdiagnose ist die chronische medikamenteninduzierte Hepatitis, die sich in Einzelfällen durch zusätzliche Merkmale wie Granulome, zonale Bindung der nekroinflammatorischen Aktivität oder gleichzeitig ablaufende Cholangitis als gemischtes cholangitisch-hepatitisches Schädigungsbild abgrenzen lässt (s. u.). Weitere Differenzialdiagnosen bestehen in den autoimmunen Overlap-Syndromen mit der primär biliären Zirrhose und der primär sklerosierenden Cholangitis, wobei hier die Veränderungen an den Gallengängen, die definitionsgemäß bei der autoimmunen Hepatitis nicht vorliegen, oft eine eindeutige Abgrenzung erlauben.

Sonstige Infektionserkrankungen der Leber

Infektionen mit Herpesviren

Aus der Gruppe der Herpes-Viren wurden die Infektionen mit EBV und CMV bereits erwähnt, da sie eigenständige Bilder einer Virushepatitis hervorrufen können.

→ **HSV-1 und -2.** Die Infektion der Leber mit HSV-1 und -2 tritt vor allem (aber nicht ausschließlich) bei Patienten auf, die immungeschwächt sind und gleichzeitig eine HSV-Infektion der Schleimhäute aufweisen. Die Leber wird dann im Rahmen einer Generalisation der Infektion miterfasst. Die Histologie ist mit konfluierenden, nicht zonal gebundenen Nekrosen charakteristisch. Am Rand der Nekrosen zeigen sich nur wenige Entzündungszellen und oft auch Hepatozyten mit nukleären viralen Einschlusskörpern vom Typ Cowdry A. Die HSV-Hepatitis verläuft, wenn nicht sofort hoch dosiert antiviral interveniert wird, rasch letal. Der Nachweis von HSV kann auch immunhistologisch zusätzlich gesichert werden.

→ **VZV.** Ein ähnliches Bild kann durch eine Infektion mit dem Varizellen-Zoster-Virus (VZV) entstehen, das ausschließlich bei immunkompromittierten Patienten, sei es bei ausgedehnten Tumoren oder immunsuppressiver Therapie, die Leber erfasst.

Infektionen mit Bakterien

- Das Q-Fieber, verursacht durch *Coxiella burneti*, ist auch in unseren Breiten bei Haustieren durchaus anzutreffen. Die Histologie ist beim Menschen mit sog. Fibrinringgranulomen, kleineren histiozytären Granulomen mit zentraler Fettvakuole und einem Fibrinring charakteristisch, wenn auch nicht absolut spezifisch.
- Die bakteriellen Infektionen mit *Brucellen* und *Listerien* sind zwar seltener, jedoch auch in Mitteleuropa zu beobachten, wobei die Brucellose Granulome induziert, während Listerien wohl eher zur Bildung von sog. Mikroabszessen führen.
- Die sog. Katzenkratzkrankheit wird durch *Bartonelleninfektion* hervorgerufen und kann bei viszeraler Beteiligung auch zu Mikroabszessen und granulomatösen Veränderungen der Leber führen.
- Im Rahmen einer *Tuberkulose* wird die Leber vor allem bei einer miliaren Aussaat betroffen. Es entstehen Granulome mit zentraler Nekrose, Epitheloidzellen und Langerhans-Riesenzellen, wie sie entsprechend auch in der Lunge und anderen Organen zu beobachten sind. Die Diagnose lässt sich in einem Teil der Fälle durch entsprechende Färbung der säurefesten Stäbchen absichern. Ergänzend kann ggf. eine PCR zum Nachweis des bakteriellen Genoms eingesetzt werden.

Infektionen mit Protozoen

→ **Malaria.** Bei Infektionen mit Protozoen ist vor allem die Malaria zu nennen. Sie ist im Rahmen des globalen Tourismus zunehmend häufiger in Deutschland anzutreffen. Die Leber zeigt eine deutliche Vergrößerung mit Pigmentablagerung, es kommt zur Aktivierung der Kupffer-Zellen und Erythrophagozytose. Bei dem Pigment handelt es sich um Hämozoin, es ist vor allem in Portalfeldern zu finden. Eine eigenständige Hepatitis ist jedoch bei der Malaria nicht zu beobachten.

→ **Leishmaniose und Toxoplasmose.** Die viszerale Leishmaniose kann in unseren Breiten auch bei immunkompetenten Personen gefunden werden. Die Leber weist eine deutliche Hepatomegalie auf. Histologisch finden sich kleine Granulome und eine ausgeprägte Aktivierung der Kupffer-Zellen. Die Erreger selbst lassen sich in den Kupffer-Zellen nachweisen, wobei eine Giemsa-Färbung hilfreich ist. Zu dieser Erkrankungsgruppe ist auch die Infektion mit Toxoplasma gondii zu rechnen, die in der Leber ebenfalls zu Granulomen führen kann. Die Kupffer-Zellen sind deutlich aktiviert. Das Ausmaß der Leberzellschäden ist allerdings meist gering.

Infektionen mit Parasiten

→ **Nematoden.** Bei den Infektionen mit Parasiten in unseren Breiten sind vor allem die Nematodeninfektionen zu nennen. Die Besiedlung der Leber aus dem Darm ist in den Lebenszyklus dieser Parasiten mit eingeschlossen. Dabei finden sich eosinophile Granulome, wobei auch chologene Abszesse entstehen können.

→ **Echinokokken.** Die Echinokokkeninfektion führt je nach Befall der Leber durch *E. granulosus* oder *E. multilocularis* zu unterschiedlichen Bildern. Bei Infektion mit *E. granulosus* bilden sich Zysten, die durchaus bis zu 30 cm im Durchmesser groß werden können. Die Zystenmembran ist sehr charakteristisch gegliedert mit einer PAS-positiven, inneren germinativen Membran und Aufladungen von Scolices. Bei der Infektion mit *E. multilocularis* kommt es zur diffusen Durchsetzung mit kleinzystischer Leberzerstörung.

Alkoholbedingte Lebererkrankungen und nichtalkoholische Steatohepatitis

Sowohl die alkoholische als auch die nichtalkoholische Fettlebererkrankung bieten ein breites Spektrum an Manifestationen, die von der blanden, sog. „reinen" Parenchymverfettung über die Fettleber (Abb. 8.**16**) und Fettleberhepatitis (Steatohepatitis) (Abb. 8.**17**) bis zur (Fett-)Zirrhose und ihren Folgeerkrankungen reicht.

Hiervon abhängig ist sowohl das klinische als auch das histologische Bild äußerst vielgestaltig.

Nichtalkoholische Fettlebererkrankung. Insbesondere die nichtalkoholische Fettlebererkrankung (Tab. 8.**6**–8.**8**) ist in ihrem Verständnis auch in jüngster Zeit einem erheblichen Wandel unterlegen. Die 1980 erstmals von Ludwig charakterisierte nichtalkoholischen Steatohepatitis beschrieb zunächst eine Fettleber mit schwerer entzündlicher Reaktion (Steatohepatitis) typischerweise bei Frauen mittleren Alters die nachweislich keinen Alkoholabusus betrieben hatten, aber eine diabetische oder subdiabetische Stoffwechselstörung aufwiesen. In den 90er Jahren wurde diese strikte Eingrenzung aufgelöst und die nichtalkoholische Fettlebererkrankung zunehmend als Kontinuum mit einem breiten Spektrum der entzündlichen Reaktion und einer nahezu gleichmäßigen Geschlechtsverteilung etabliert. Als wesentliche Grunderkrankung wurde das sog. metabolische Syndrom nachgewiesen, wobei wesentliche Schritte der Entzündungsinitiation weiterhin noch unklar sind.

Histologie

Trotz gewisser Unterschiede in Häufigkeit und Verteilungsmuster sind die histologischen Veränderungen bei alkoholischer und nichtalkoholischer Fettlebererkrankung derart ähnlich, dass sie im Folgenden gemeinsam besprochen werden.

Ab einer Beteiligung von 5% der Parenchymzellen spricht man von einer Leber(parenchym)verfettung, ab 50% von einer Fettleber.

Steatose. Die Hepatozyten zeigen eine vakuoläre Neutralfetteinlagerung (Steatose) im Zytoplasma, die von mikrovesikulär (kleintropfige, meist plurivakuoläre Einlagerung ohne lichtmikroskopische Verlagerung von Zellstrukturen) bis makrovesikulär (univakuoläre Einlagerung mit Kernverlagerung) variiert. Die mikrovesikuläre Verfettung geht in der individuellen Zelle oft der makrovesikulären Form voraus (Konfluenz der Fettvakuolen), dennoch ist die

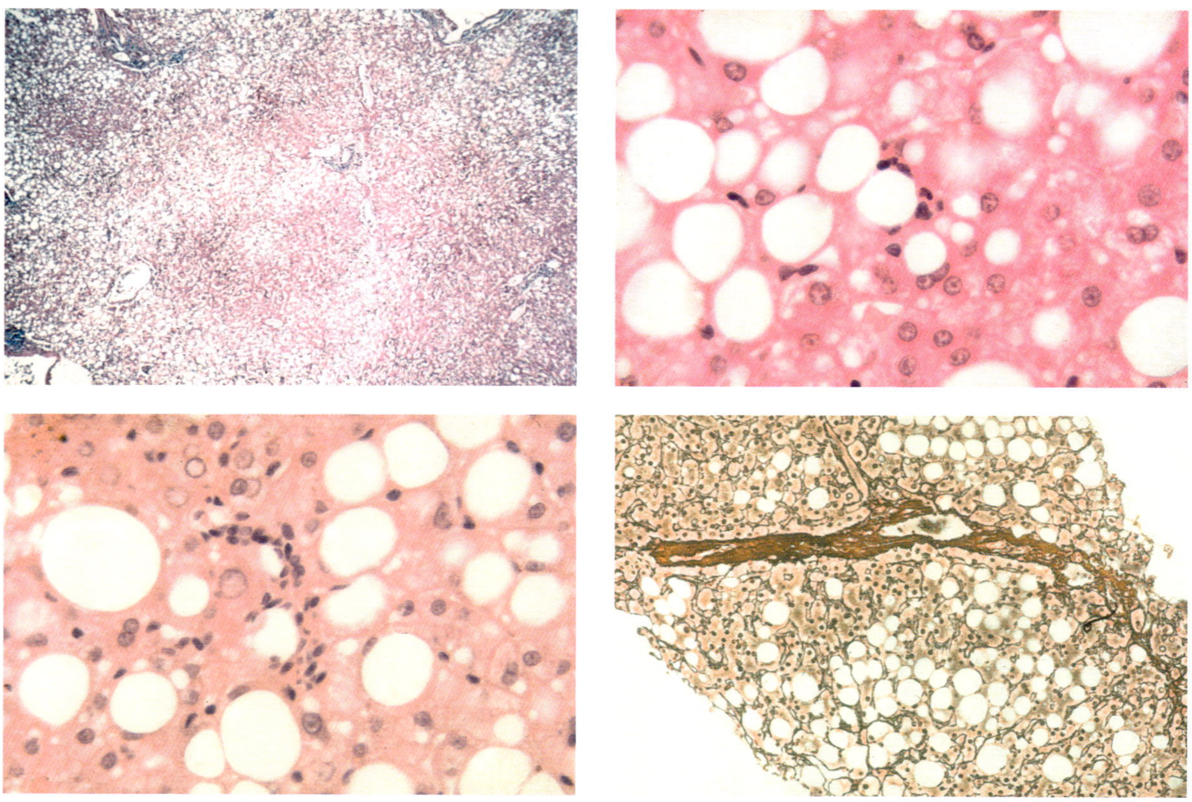

Abb. 8.16 Fettleber.
a Übersicht.
b Teils mikro-, teils makrovesikuläre zytoplasmatische Fetteinlagerung in Hepatozyten.
c Einzelne sog. lipophage Granulome (zentral).
d Geringe portale und perisinusoidale Fibrose (rechts) (modifizierte Gomori-Versilberung).

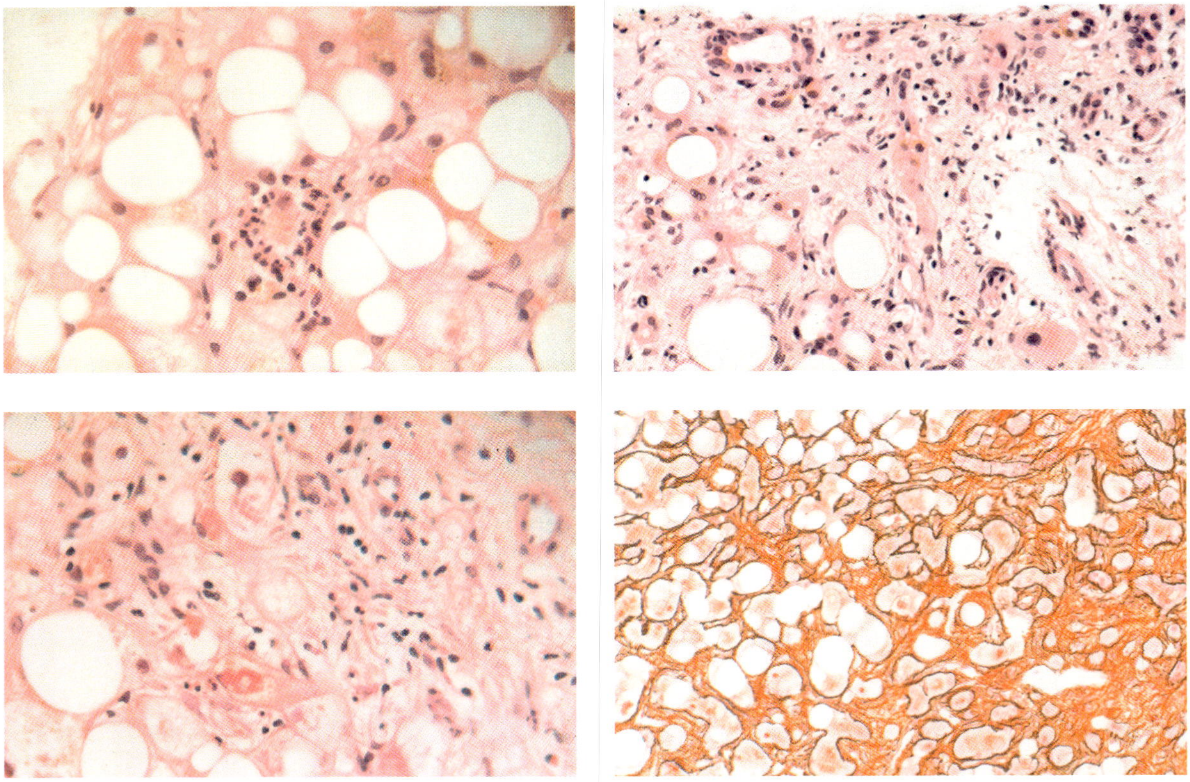

a b c d

☒ **Abb. 8.17** Steatohepatitis.
a Einzelzellnekrose mit granulozytärer „Satellitose".
b Schwere Steatohepatitis mit Schwellung („Ballonierung") der Hepatozyten und ausgeprägter Fibrose und duktulärer Reaktion.
c Detail mit Fibrose, Mallory-Körperchen und Ballonierung der Hepatozyten.
d Ausgeprägte portale und perisinusoidale („Maschendraht"-) Fibrose (mod. Gomori-Versilberung).

▤ **Tabelle 8.6** Parametrisierung der nichtalkoholischen Fettlebererkrankung (nach Kleiner et al.)

Kriterium	Definition	Score
Steatose	< 5 %	0
	5 – 33 %	1
	> 33 – 66 %	2
	> 66 %	3
Azinäre Entzündung	keine Foci	0
	< 2 Foci/200er Vergrößerung = 20er Objektiv	1
	2 – 4 Foci/200er Vergrößerung	2
	> 4 Foci/200er Vergrößerung	3
Hepatozelluläre Ballonierung	keine	0
	wenige ballonierte Hepatozyten	1
	zahlreiche ballonierte Hepatozyten/prominente Ballonierung	2

Tabelle 8.7 Grading der nichtalkoholischen Steatohepatitis (nach Brunt et al.)

Grad	Deskription	Steatose	Ballonierung	Azinäre Entzündung	Portale Entzündung	Score
1	mild	vorwiegend makrovesikulär, < 33 – 66 %	wenig ballonierte Hepatozyten (Zone 3)	schüttere gemischtzellige Entzündung	keine oder mild	(3)/4
2	mäßig	jedes Ausmaß, i. d. R. gemischt mikro- und makrovesikulär	mäßig, Zone 3	mäßig, neutrophile Granulozyten in Assoziation mit ballonierten Hepatozyten	keine bis moderat	5/6
3	schwer/ floride Steatohepatitis	i. d. R. > 66 % und gemischt mikro- und makrovesikulär	auffällige Ballonierung, vorwiegend Zone 3	ausgeprägt, Assoziation mit Zone 3 oder Ballonierung oder perisinusoidaler Fibrose	mild bis mäßig, nicht vorherrschendes Bild	7/8

Tabelle 8.8 Staging der nichtalkoholischen Steatohepatitis (nach Brunt et al.)

Stadium	Definition
1	perivenuläre oder perisinusoidale Fibrose
2	zusätzlich portale Fibrose
3	zusätzlich Septenbildung
4	Zirrhose mit/ohne residuale perisinusoidale Fibrose

Unterscheidung wichtig, da sie bei der Beurteilung des Schweregrades hilft und zudem rein mikrovesikuläre Formen (z. B. Reye-Syndrom) existieren, die gesondert zu beurteilen sind. Die Natur der Fettvakuolen lässt sich durch Spezialfärbungen (z. B. Sudanrot) am Gefriergewebe belegen; dies ist jedoch im diagnostischen Kontext nicht erforderlich. Bei der alkoholischen Schädigung ist meist eine bevorzugte Beteiligung des perivenulären Parenchyms (Zone 3) zu beobachten. Die Verfettung ist bei Ausbleiben der Schädigung rasch und ohne Residuen rückbildungsfähig. Besonders bei nichtalkoholischer Genese treten oft Pseudo-Kerneinschlüsse (sog. Loch- oder Glykogenkerne) hinzu.

→ **Steatohepatitis.** Tritt zur Parenchymverfettung eine wesentliche entzündliche Komponente hinzu, spricht man von einer Steatohepatitis, bei der ein buntes Entzündungsinfiltrat vorliegt. In den Portalfeldern ist es meist locker und besteht neben einzelnen Lymphozyten und Histiozyten v. a. auch aus zahlreichen Granulozyten, die bei der alkoholischen Schädigung gelegentlich auch um Gallengänge herum gruppiert sein können (mikroskopische Cholangitis). Die Portalfelder weisen je nach Dauer der Erkrankung eine unterschiedlich ausgeprägte Fibrose auf, die sich auf das periportale Parenchym hin ausbreiten kann. Membranrupturen verfetteter Hepatozyten führen zur Phagozytose durch Makrophagen mit Ausbildung sog. lipophager Granulome. Die Hepatozyten zeigen ab einem mittleren Entzündungsgrad zunehmend eine Ballonierung und Einzelzellnekrosen, die in charakteristischer Weise von Granulozyten umgeben sein können („Satellitose"). Vor allem ballonierte Hepatozyten der periportalen Abschnitte weisen oft Mallory-Körper auf, bei denen es sich um zytoplasmatische Aggregate von Intermediärfilamenten (Zytokeratinen) handelt. Mallory-Körper zeigen meist eine aberrierenden Expression von Zytokeratin 19 und Ubiquitin und sind offenbar nach längerer Zeit ebenfalls rückbildungsfähig. Die Cholestase kann v. a. bei der alkoholischen Schädigung beträchtlich sein und zu erheblichem Ikterus führen. Dabei sieht man intrahepatische Gallepigmentablagerungen, Gallethromben in erweiteren Kanalikuli, aber auch größere Galletropfen zwischen pseudoglandulär angeordneten Hepatozyten.

Das Fibrosemuster ist mit feinnetziger, perizellulärer Kollagenfaserablagerung („Maschendrahtfibrose") und fibröser Verbreiterung der Zentralvenenwand (Zentralvenensklerose) ausgesprochen charakteristisch und kann auch nach Rückbildung der Verfettung diagnostisch wegweisend sein.

Die in schweren Fällen auftretende Endophlebitis scheint charakteristisch für eine alkoholische Schädigung zu sein. Bei weiterem Fortschreiten kommt es zur Zirrhose, die vor allem eine kleinknotige Beschaffenheit aufweist.

Erworbene Erkrankungen der intrahepatischen Gallenwege

Das Kardinalzeichen aller Gallengangserkrankungen ist die Cholestase, die sich nicht nur laborchemisch und klinisch, sondern auch histologisch manifestiert. Dies erfolgt nicht nur in Form der duktalen, kanalikulären oder hepatozellulären Bilirubinretention (Bilirubinostase), sondern auch der Einlagerung von Gallesalzen (Cholatstase), was sich in einer Schwellung und „fedrigen" Aufhellung vor allem der periportalen Hepatozyten zeigt. Die Cholestase ist, auch in Abhängigkeit von der Ursache, unterschiedlich manifestiert, und zusätzliche Veränderungen ermöglichen es auch in der Biopsie, die Ursache einer akuten oder chronischen Cholestase einzugrenzen und extrazinäre (auf den Gallengängen beruhende) und intraazinäre (parenchymatös bedingte) Cholestaseformen zu unterscheiden.

Akute Gallengangsveränderungen

Ableitungsstörungen der distalen Gallenwege. Akute Ableitungsstörungen der distalen Gallenwege können sich initial als azinäre, vorwiegend kanalikuläre Cholestase manifestieren, führen aber innerhalb weniger Tage zu einem charakteristischen Bild aus portalem Ödem mit Abrundung der Portalfelder, duktulärer Reaktion (Proliferation) und einer variablen, vorwiegend granulozytären Entzündungsreaktion. Letztere begleitet die duktulären Proliferate (Cholangiolitis) und auch vorbestehende Gallengänge, ohne dass dies notwendigerweise eine erregerbedingte Cholangitis belegt. Es kann zur duktalen Bilirubinostase mit Gangzerstörung und Galleextravasation und auch zu sog. Galleinfarkten im Parenchym kommen.

Wird die Ableitungsstörung nicht behoben, resultieren sekundär chronische Veränderungen mit zunehmender portaler Fibrose, portoportalen Septen (sekundär biliäre Fibrose/Zirrhose), Schwellung der Hepatozyten mit Mallory-Bodies und Kupferretention. Im Verlauf kommt es zu zunehmend regressiven Gangveränderungen bis hin zum Verlust der originären Gallengänge.

Akute aszendierende Cholangitis. Obliterationen der Gallenwege begünstigen die Entstehung einer meist bakteriellen akuten aszendierenden Cholangitis. Hierbei finden sich typischerweise reichlich Granulozyten, die Gallengangsepithel und Gallengangslichtung infiltrieren. Unbeherrscht droht die Entwicklung cholangiogener Leberabszesse mit Gewebseinschmelzung und Übergreifen des Prozesses auf das Leberparenchym.

Medikamentös induzierte Veränderungen. Es gibt eine Reihe von Medikamenten, die zu akuten cholangitischen/cholangiodestruktiven Veränderungen führen können. Die histologische Unterscheidung von einer Ableitungsstörung kann hierbei schwierig sein, da ebenfalls portale Ödeme und lockere entzündliche Infiltrate auftreten können, meist stehen jedoch die entzündlich-degenerativen Gallengangsepithelveränderungen mehr im Vordergrund, während die duktuläre Reaktion oft geringer ausfällt.

Primär chronische Erkrankungen der intrahepatischen Gallenwege

Die intrahepatischen Gallenwege können das Ziel primär entzündlicher Veränderungen sein, unter denen vor allem die chronische nichteitrige destruierende Cholangitis (primär biliäre Zirrhose) und die primär sklerosierende Cholangitis zu nennen sind (Abb. 8.**18**).

Primär biliäre Zirrhose (PBC)

Die PBC weist typische histologische Veränderungen auf, die – falls erfasst – in der Biopsie eine spezifische Diagnose ermöglichen. Die klassischen Veränderungen umfassen neben einem dichten lymphoplasmazellulären portalen Infiltrat mit Abrundung der Portalfelder die entzündliche Infiltration der Gallengänge mit Gallengangsdestruktion (lymphoepitheliale Läsionen; floride Gangläsion) sowie den Nachweis portaler epitheloidzelliger Granulome in Assoziation mit Gallengangsstrukturen.

Die Läsionen bei PBC sind variabel ausgebildet, so dass sie in einer Biopsie gelegentlich auch nicht erfasst sein können oder erst nach kompletter Aufarbeitung in Stufenschnitten dargestellt werden. Dies erfordert, dass insbesondere beim Fehlen beweisender Veränderungen die diagnostische Wertung im Kontext der gesamten klinischen, serologischen und ggf. bildgebenden Daten erfolgt.

Differenzialdiagnose. Insbesondere im Stadium I und II kann eine erhebliche Grenzzonenaktivität („biliäre Mottenfraßnekrosen") auftreten, die eine Unterscheidung vom autoimmunen Overlap-Syndrom erschwert. Im Verlauf kommt es zur reaktiven duktulären Proliferation, portalen und septalen Fibrose und letztlich zum zirrhotischen Umbau. Im Stadium IV (Zirrhose) können spezifische Veränderungen der PBC völlig verloren gegangen sein. Die seltene sog. AMA-negative PBC (Autoimmuncholangitis) zeigt histologisch ein von der gewöhnlichen PBC nicht unterscheidbares Bild; hier kann die Diagnosestellung nur unter Einbeziehung der Histologie erfolgen. Beim autoimmunen Overlap-Syndrom sind voll ausgebildete, charakteristische Veränderungen sowohl der PBC als auch der AIH zu fordern, wobei metachrone Verläufe bekannt sind.

Staging. Bei der PBC hat sich ein histologisches Staging (Tab. 8.**9**) vor allem in der rechtzeitigen Transplantationsplanung und in der Verlaufsbeurteilung bewährt.

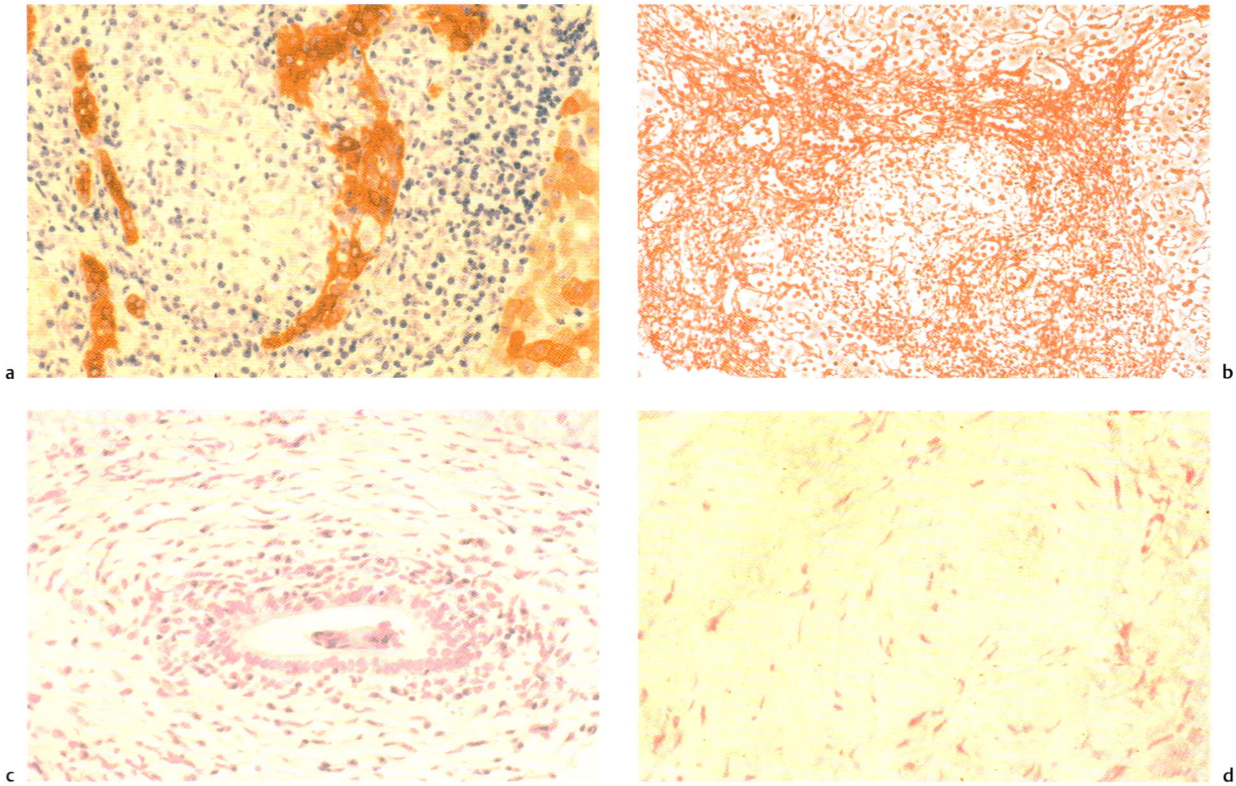

☒ **Abb. 8.18** Idiopathische chronische Gallenwegserkrankungen.
a u. **b** Chronische nichteitrige destruierende Cholangitis (primär biliäre Zirrhose) mit Gallengangsdestruktion, epithelinfiltrierenden Lymphozyten und periduktalem Granulom (**a**: Immunhistologie für Zytokeratin 7) sowie Abrundung und Fibrose des Portalfeldes (**b**: mod. Gomori-Versilberung).
c u. **d** Primär sklerosierende Cholangitis mit milder periduktaler Entzündung sowie Ödem und sog. Zwiebelschalen-Fibrose (**c**); fortgeschrittene Veränderung mit konzentrischer Vernarbung mit komplettem Gangverlust (Fibroobliteration) (**d**).

Tabelle 8.9 Histologische Stadien der primär biliären Zirrhose und primär sklerosierenden Cholangitis

Stadium	PBC	PSC
I	floride Gangläsion	portale Infiltrate, Gallengangsveränderungen, geringe Fibrose
II	duktuläre (Pseudogallengangs-) Proliferation	Grenzflächenentzündung, periduktale Fibrose, evtl. Duktopenie
III	Fibrose (ohne zirrhotischen Umbau)	portoportale Septen
IV	Zirrhose	Zirrhose

Die bioptische Diagnostik dient daher neben der Diagnosesicherung, dem Ausschluss konkurrierender Erkrankungen und der Abklärung eines autoimmunen Overlap-Syndroms (AIH/PBC) auch der Ermittlung des Krankheitsstadiums und der Verlaufsbeurteilung.

Primär sklerosiernde Cholangitis (PSC)

Die charakteristischen histologischen Veränderungen bei der PSC sind die periduktale („Zwiebelschalen"-)Fibrose bei nur geringer Entzündungszellinfiltration, moderate entzündlich-degenerative Veränderungen der Gallengänge mit Epithelzellpolymorphien und Basalmembranunregelmäßigkeiten bis hin zum Gallengangsverlust sowie die chronische Cholestase. Die Veränderungen sind ausgesprochen fokal und in Endstadien können lediglich fibröse Narben anstelle der originären Gallengänge verbleiben. Gelegentlich gelingt es, in diesen Narben mittels Immunhistologie noch Reste der Gangepithelien nachzuweisen.

Staging. Auch bei der PSC kommt ein Staging (Tab. 8.9) zur Anwendung, wobei die Aussage-/Vorhersagekraft aufgrund der ausgeprägt fokalen Natur der Veränderungen geringer als bei der PBC und der chronischen Hepatitis ist.

Diagnosestellung. Die PSC ist ein schwieriges praktisches Problem in der Biopsiediagnostik. Zum einen werden die charakteristischen histologischen Veränderungen nur in etwa 30% der Fälle erfasst, da vorwiegend die größeren intrahepatischen Gallenwege befallen sind. Oft liegen nur geringgradige, uncharakteristische portale Veränderungen vor. Andererseits können sekundäre Veränderungen (aszendierende Cholangitis, Obstruktionszeichen) das Bild maskieren und die Diagnose in eine andere Richtung lenken.

Die PSC erfordert eine interdisziplinäre Diagnosefindung, wobei grundsätzlich die klinische Diagnostik (pANCA, chronisch entzündliche Darmerkrankung) einschließlich ERCP der bioptischen Diagnostik an Aussagekraft überlegen ist.

Dennoch gibt es eindeutige Indikationen zur Biopsie, die in der Abklärung bei unklarer klinischer/bildgebender Befundkonstellation oder im Ausschluss konkurrierender Erkrankungen, im Staging zur Prognosebeurteilung, insbesondere zur rechtzeitigen Transplantationsplanung und in klinischen Studien liegen.

Andere chronische Gallengangserkrankungen

Es gibt eine große Zahl seltener chronischer Gallengangserkrankungen, deren vorrangiges Merkmal der protrahierte Gallengangsverlust ist. Man beobachtet dies z. B. bei der GvHD, der chronischen Transplantatabstoßung, vereinzelt bei der Sarkoidose (hier meist mit portalen Granulomen assoziiert), beim chronischen cholangitischen/cholangiodestrutiven Medikamenten- oder Toxinschaden, paraneoplastisch beim Morbus Hodgkin und ohne fassbare Ursache bei der sog. idiopathischen Duktopenie des Erwachsenenalters. Von der PBC und PSC abzugrenzen ist ferner die sklerosierende Cholangitis/sklerosierende Pankreatitis (SCSP), die offenbar eine besondere Verlaufsform der autoimmunen Pankreatitis mit Beteiligung der intrahepatischen Gallenwege mit charakteristischer massiver periduktaler Sklerose und Entzündung darstellt.

Zirrhose

Die Leberzirrhose ist definiert als eine Leberfibrose mit Umbau der regulären Leberarchitektur und Bildung von Pseudoläppchen (WHO, 1977), wobei es sich um einen das gesamte Organ betreffenden Prozess handelt.

Ätiologie. Bei der Zirrhose handelt es sich um die Endphase eines nekroinflammatorischen und fibrogenen Prozesses, der verschiedenste Ursachen haben kann. Diese umfassen toxische Faktoren (Alkohol), virale Infektionen (HBV, HCV), autoimmune Ätiologie, genetische Stoffwechselerkrankungen (z. B. Hämochromatose), biliäre Ursachen sowie vaskuläre und metabolische Faktoren, v. a. die nichtalkoholische Steatohepatitis. Es bleibt ein Rest ungeklärter Zirrhosefälle, die auch als kryptogene Zirrhose bezeichnet werden, wobei in den letzten Jahren vor allem auch die „ausgebrannte" nichtalkoholische Steatohepatitis als ihre wahrscheinlich häufigste Ursache herausgearbeitet wurde.

Zhirrhotischer Umbau. Die für die Fibrogenese maßgeblichen Zellpopulationen sind die hepatischen Sternzellen und portalen Fibroblasten. Die hepatischen Sternzellen produzieren nach Schädigung und myofibroblastärer Transdifferenzierung im überschießenden Maße v. a. Kollagene Typ 1 und 3 sowie die Glykoproteine Laminin, Fibronectin und Elastin. Das Grundmuster der Zirrhose besteht in der Ausbildung sog. Pseudoläppchen, d. h. dem dauerhaften nodulären Parenchymumbau mit Septen bildender Fibrose und Zerstörung des Lebergefäßbettes durch Vaskularisierung der Sinusoide, Shunts und Gefäßobliterationen und Erhöhung des portalvenösen Widerstandes.

Unterschiedliche Fibrosemuster. Die Bindegewebsneubildung und Fibrose spielt sich meist vorwiegend in Portalfeldern und Septen ab, wobei sich je nach Ätiologie Unterschiede ergeben können. Vor allem bei toxischen Faktoren, insbesondere beim chronischen Alkoholabusus, entsteht zusätzlich eine perisinusoidale Fibrose (Maschendrahtfibrose) und Zentralvenensklerose. Biliär induzierte Formen der Zirrhose zeigen oft ein recht gleichmäßiges portal abgerundetes und portoportal septierendes Fibrosemuster. Ferner lassen sich auch im Endstadium der Zirrhose oft noch ätiologietypische Veränderungen nachweisen, wie Kupfer- oder Eisenüberladung, wobei bei der Hämochromatose im Stadium der Zirrhose das Verteilungsmuster sehr unregelmäßig sein kann. Zirrhosen bei PBC oder PSC zeigen nicht selten eine Duktopenie. Zirrhosen auf dem Boden einer chronischen Hepatitis, ob viral oder autoimmun, lassen in erster Linie ein portozentrales Bindegewebsmuster erkennen.

Leberzellregeneration und portale Hypertonie. Neben Zelluntergang und Bindegewebsneubildung trägt das Ausmaß der Leberzellregeneration entscheidend zum Bild der Zirrhose mit bei. So können sog. makroregenerative Knoten auf dem Boden einer verstärkten Regeneration entstehen. Eine portale Hypertonie äußert sich auch morphologisch in einer deutlichen Dilatation der terminalen portalen Venen und einer Wandsklerose der großen portalen Venenäste, wobei sich das Ausmaß der Faservermehrung und der Druckgradient der portalen Hypertension morphologisch nicht korrelieren lassen.

Differenzialdiagnose. Differenzialdiagnostisch zur Zirrhose ist bei der klinischen Angabe eines portalen Hochdrucks an eine sog. diffuse noduläre Hyperplasie (nodulär regeneratorische Hyperplasie) der Leber zu denken, die zu einem mikronodulären Parenchymumbau führt, jedoch im Gegensatz zur Zirrhose nicht mit einer Fibrose kombiniert ist. Die fokale noduläre Hyperplasie kann aufgrund ihres Septierung das Bild einer Zirrhose imitieren.

Diagnosestellung. In der Leberbiopsie kann in Einzelfällen (v.a. bei makronodulärer Zirrhose) die definitive Diagnose schwierig sein, da die Verhärtung des Organs die Gewinnung repräsentativen Biopsiegewebes verhindern kann und das Biopsiematerial typischerweise fragmentiert ist. Definitionsgemäß sollte man erst dann anhand einer Biopsie von dem Vorliegen einer Zirrhose sprechen, wenn zumindest drei komplette Pseudoläppchen erfasst sind. Hilfreiche histologische Hinweise auf das Vorliegen einer Zirrhose können aus der trabekulären Architekturstörung gezogen werden.

Es kann daher bei klinischem Verdacht auf das Vorliegen einer Zirrhose hilfreich sein, die Biopsie laparoskopisch unterstützt zu entnehmen, um zu gewährleisten, dass das Gewebe ausreichend und repräsentativ ist und nicht einem größeren Regeneratknoten entstammt.

Reversibilität der Zirrhose. Die Frage der Reversibilität der Zirrhose wurde in letzter Zeit vor allem im Rahmen der Behandlung einer chronischen Virushepatitis B und C diskutiert. Es sind vor allem drei Fakten zu bedenken:

- Die Zirrhose ist im Endstadium ein eigenständiger dynamischer Prozess mit Ausbildung neuer vaskulärer Shunts, zwischen portalem, arteriellem und venösem System in den Septen. Dieser Umbau der Gewebsarchitektur, der im Wesentlichen maßgeblich für die portale Hypertension ist, scheint nach gegenwärtiger Kenntnis nicht rückbildungsfähig.
- V.a. frisch abgelagertes Bindegewebe kann bis zu einem gewissen Grad von Matrixmetalloproteasen und anderen Peptidasen abgebaut werden; diese Rückbildung der Kollagenfaserablagerungen ist v.a. auch im Tierversuch gut dokumentiert.
- Die in der Leber abgelagerten kollagenen Fasern machen einen Alterungs- und Vernetzungsprozess durch, der in den späteren Phasen offenbar nicht mehr reversibel ist.

Somit erscheint nach heutiger Kenntnis eine komplette, etablierte und längere Zeit bestehende Zirrhose mit Ausbildung von vaskulären Shunts und Verschlüssen sowie älteren Kollagenablagerungen nicht mehr komplett reversibel.

Medikamentöse Schäden

Medikamentös induzierte Leberparenchymschäden sind zwar auf das einzelne Medikament bezogen meist selten (Frequenz 0,00001 – 10%), aufgrund der großen Zahl von Medikamenteneinnahmen aber im klinischen Alltag und auch in der Leberbiopsiediagnostik relativ häufig, wobei zusätzlich die Dunkelziffer sehr hoch sein dürfte.

Medikamentös bedingte Leberschäden können nahezu jedes Bild einer Leberveränderung hervorrufen und müssen grundsätzlich immer als Differenzialdiagnose in Betracht gezogen werden.

Da die intrinsisch hepatotoxischen Medikamente klinisch gut bekannt sind, kommen ganz überwiegend idiosynkratisch-toxische oder -allergische Medikamentenwirkungen zur Abklärung.

Diagnosestellung. Zur Evaluierung und Absicherung eines histologisch vermuteten medikamentös toxischen Leberparenchymschadens ist folgendes klinisch-pathologische Vorgehen sinnvoll:

- Beschreibung des Schädigungsbildes, Verdachtsdiagnose eines medikamentös toxischen Leberparenchymschadens,
- nach Möglichkeit histologisch Ausschluss anderer grundsätzlich in Frage kommender Erkrankungen am Biopsiegewebe,
- genaue Medikamenten- und Toxinanamnese (welche? seit wann?),
- Vergleich des histologischen Bildes mit dem bekannten Schädigungsprofil der eingenommenen Substanzen, Ermittlung des/der wahrscheinlich verursachenden Medikamente(s),
- Absetzen bzw. Umsetzen; Besserung der Symptomatik? Falls klinisch keine Besserung eintritt, ggf. nach unvollständiger Besserung erneute Biopsie durchführen (konkurrierende Schädigung?). Besonders bei cholestatischen Schädigungsbildern muss evtl. mit einer etwas verzögerten Besserung gerechnet werden.
- Bei Sicherung eines medikamentös-toxischen Schadens: Meldung.

Histologische Hinweise. Trotz der Vielgestaltigkeit medikamentöser Leberschäden gibt es eine Reihe von histologischen Hinweisen, die den Verdacht auf eine medikamentöse Leberschädigung unterstützen:

- *Parenchyminduktion:* Schwellung, Oxyphilie und die sog. peribiliäre Basophilie der Hepatozyten sind zwar nicht spezifisch, jedoch besonders häufig bei medikamentöser Schädigung zu beobachten. Sie sind reine Indikatoren und besitzen keine klinische Relevanz.
- Sog. *„reine"* (parenchymatöse und kanalikuläre) *azinäre Bilirubinostase:* d.h. kein Hinweis auf intra- oder extrahepatische Schädigung der ableitenden Gallenwege.

- *Zonale Verteilung der Parenchymschädigung:* streng perivenulär lokalisierte Nekrosen oder Verfettungen, aber auch z.B. periportal akzentuierte Verfettung sind zwar nicht spezifisch, aber hochgradig verdächtig auf eine medikamentöse oder toxische Schädigung.
- *Untypische entzündungszellige Infiltratmuster:* v.a. eine Diskrepanz zwischen ausgeprägtem Zellschaden und vergleichsweise geringer entzündlicher Infiltration, ferner ein erhöhter Eosinophilenanteil.
- Bei einer Reihe *weiterer Veränderungen,* z.B. mikrovesikuläre Steatose, Phospholipidose, nichtverkäsende Granulome, muss eine medikamentöse Schädigung grundsätzlich mit in Betracht gezogen werden.

Diese reinen und teilweise auch ätiologisch hinweisenden Schädigungsbilder sind nicht selten durch Komorbiditäten oder Multimedikationseffekte verwischt oder verdeckt. Auf spezifische Medikamentenwirkungen wird in den entsprechenden Kapiteln Bezug genommen.

Vaskuläre Erkrankungen und Durchblutungsstörungen

Vaskuläre Erkrankungen können alle Gefäßstrukturen der Leber einschließlich der Sinusoide betreffen und erhebliche Auswirkungen auf Parenchym und Gallengänge haben. Neben leberspezifischen Erkrankungen können auch systemische vaskuläre Erkrankungen auftreten. Primäre vaskuläre Erkrankungen der Leber sind nicht häufig, aber oft schwerwiegend.

Malformationen

Aplasien, Hypoplasien, Aneurysmata der V. portae und abnorm drainierende pulmonale Venen sind selten und oft mit anderen Malformationen verbunden. Klinische Relevanz haben die portosystemischen Shuntbildungen: extrahepatische portosystemische Shunts (Abernethy-Malformation), intrahepatische portosystemische Venenfisteln, intrahepatische arterioportale Fisteln, persistierende Umbilikalvene. Arterioportale Fisteln können zur portalen Hypertension führen. Kollateralen zwischen den Lebervenen sind relativ häufig und betreffen v.a. die V. hepatica inferior dextra.

Erworbene Erkrankungen der zuführenden Gefäße

Portale Hypertension. Erkrankungen der Pfortader können zu einem Verschluss des Hauptstammes, der großen Äste und Obliterationen der portalen Endstrombahn führen. Kardinalsymptom ist die portale Hypertension.

Eine chronische Durchblutungsstörung der Leber durch posthepatische Abflussstörung (Rechtsherzinsuffizienz, konstriktive Kardiomyopathie, Budd-Chiari-Syndrom, venookklusive Erkrankung), intrahepatische zirrhotische und nichtzirrhotische Störung des Blutflusses (Zirrhose, diffuse noduläre Hyperplasie) oder prähepatische Verlegung der V. portae (Pfortaderthrombose, arterioportale Fisteln) führt zur Widerstandserhöhung im portalen Kreislauf.

Folgen sind Ektasie und Wandsklerose (Pylesklerose) der betroffenen Abschnitte des portalen Kreislaufes, was jedoch funktionell irrelevant ist. Von großer Bedeutung ist die Ausbildung portocavaler Kollateralen über die submukösen Venenplexus (Ösophagus, Magenfundus, Plexus rectalis superior, seltener Rekanalisierung der V. umbilicalis mit sog. Caput medusae). Eventuell beruhen idiopathische Formen der portalen Hypertension auch auf einer Rückbildung einer präexistenten Zirrhose bei Fortbestehen der Obliteration der portalen Strombahn.

In der Leberbiopsie sind oft Zeichen der portalen Hypertension nachweisbar: Alteration der Portalvenenäste mit Fibroobliteration, schlitzförmiger Transformation/Rekanalisation, Ektasie, muskulärer Wandhypertrophie und Herniation in das periportale Parenchym. Im Azinus finden sich eine sinusoidale Dilatation mit perisinusoidaler Faservermehrung und aberrante paraportale Shuntgefäße.

Pfortaderthrombose. Ursachen der Pfortaderthrombose sind:

- in erster Linie die *Stase,* v.a. durch Zirrhose oder Tumor (meist HCC, seltener Metastasen),
- gefolgt von *vermehrter Gerinnungsneigung,* v.a. bei myeloproliferativen Erkrankungen und
- *Gefäßwandschädigung,* v.a. durch lokale und septikopyämisch fortgeleitete Entzündungen (Pylephlebitis), seltener traumatisch.

Bei Kindern und in Entwicklungsländern besitzen entzündliche Ursachen (Omphalitis) eine größere Bedeutung. Die zentrale Pfortaderthrombose kann rekanalisieren, die Wahrscheinlichkeit einer Rekanalisation sinkt erheblich mit Beteiligung der intrahepatischen Äste. Weltweit die häufigste Ursache einer Verlegung der portalen Endstrombahn ist die hepatische Schistosomiasis. In einem Drittel der Fälle kann man bioptisch PAS-positive Schistosomen-Eier in kleinen Pfortaderästen nachzuweisen. Sekundäre Thrombosierung größerer Pfortaderäste führt zur typischen perihilären „Pfeifenstiel"-Fibrose. Seltener sind medikamentöse (Azathioprin) oder toxische Ursachen (Vinylchlorid, Arsen, „toxic oil") oder andere portale entzündliche Prozesse (z.B. Vaskulitiden, Sarkoidose, PBC). Bei „idiopathischen" Fällen dürfte es sich meist um thrombotische bzw. thrombembolische Beteiligungen der Endstrombahn bei Thrombose der großen Pfortaderäste handeln.

A. hepatica. In der A. hepatica und ihren Ästen können sich alle systemischen Erkrankungen der arteriellen Gefäße (z.B. Atherosklerose, Thrombosen, Thrombembolien, Amyloidose) manifestieren. Klinisch bedeutsam ist ihr Befall selten.

Erkrankungen der Sinusoide

Chronische Parenchymschäden. Isolierte Erkrankungen der Sinusoide sind sehr selten. Schwere Veränderungen des sinusoidalen Blutstroms finden sich jedoch oft bei chronischen Parenchymschäden. Besonders bei Zirrhose und chronischer Abflussstörung der Leber ist der sinusoidale Blutstrom verändert, was wesentlich bei der Ausbildung der portalen Hypertension ist. Die perisinusoidale Fibrose ist eine besondere Form der Leberfibrose, die bei alkoholischer und nichtalkoholischer Steatose/Steatohepatitis auftritt. Sie führt zur Vaskularisierung der Sinusoide (Verlust der endothelialen Fenestrierung, Ausbildung kompletter Basalmembranen). Grundlage ist die myofibroblastäre Transformation hepatischer Sternzellen („Ito-Zellen") durch Zytokinwirkung bei persistierender bzw. rezidivierender Leberschädigung. Es kommt zur sinusoidalen Widerstandserhöhung und Verschlechterung der sinusoidalen Perfusion und Diffusion.

Peliosis hepatis. Die Peliosis hepatis beschreibt nichttumoröse, blutgefüllte Hohlräume im Parenchym, wobei ein makroskopischer und ein mikroskopischer Typ unterschieden werden. Die makroskopische Form ist meist Folge einer Steroideinnahme. Die mikroskopische Form tritt bei Thiopurin-Therapie, seltener auch bei anderen Medikamenten (insbesondere Chemotherapeutika) und hämatologischen Neoplasien auf. Eine besondere Form der Peliosis stellt die bazilläre Angiomatose durch Infektion mit B. henselae bei AIDS dar. Histologisch bestehen blutgefüllte Hohlräume, die keine zonale Bindung und eine zumindest fokale Ruptur des Retikulinfasergerüstes zeigen.

Erkrankungen der ableitenden Gefäße

Die wesentlichen Erkrankungen, die zu einer Beeinträchtigung des venösen Abstromes aus der Leber führen, sind die akute und chronische Rechtsherzinsuffizienz, die Budd-Chiari-Erkrankung und die venookklusive Erkrankung (VOD). Sie gehen mit Kongestion des Leberparenchyms einher.

Die Differenzialdiagnose in der bioptischen Diagnostik ist an den Nachweis der charakteristischen Läsionen gebunden. Die klinisch-anamnestische „Matrixdiagnose" kann jedoch helfen, bei Vorliegen kongestiver Veränderungen die Diagnose hinreichend zu sichern.

Venookklusive Erkrankung (VOD). Als VOD (Abb. 8.**19**) bezeichnet man die primäre fibröse Stenosierung oder Obliteration kleiner intrahepatischer Zentralvenenäste. Sie ist polyätiologisch, wobei 3 Hauptursachen bekannt sind:

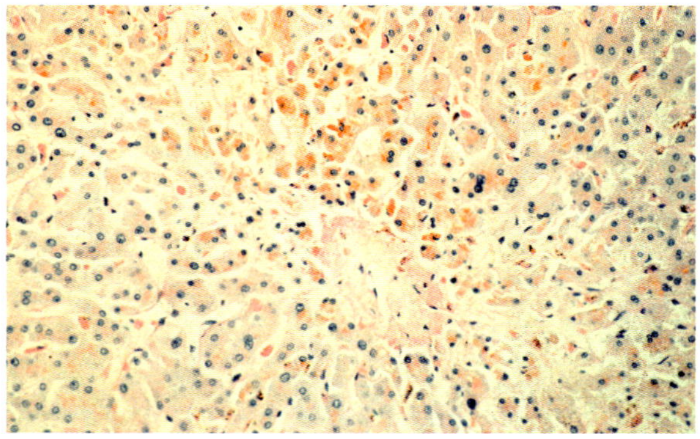
a

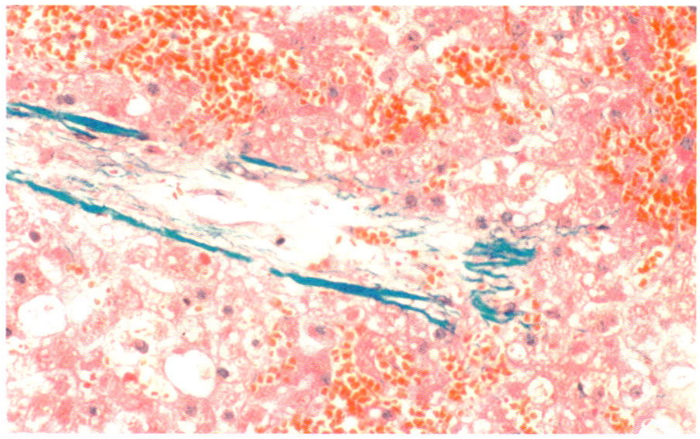
b

Abb. 8.19 Venookklusive Erkrankung.
a u. **b** Fibröse Obliteration der Zentralvene mit Dilatation und Blutstauung der umgebenden Sinusoide (**a**: HE; **b**: Masson-Trichrom-Färbung).

- Pyrrolizidin-haltige Alkaloide in pflanzlichen Tees oder Getreidekontaminationen,
- Bestrahlungen mit Leberbeteiligung und
- Chemotherapeutika.

Kombinationsschädigungen, insbesondere in hoch dosierter Form führen zu besonders hoher VOD-Inzidenz. Gemeinsame Pathogenese ist eine direkte Schädigung der venösen Endothelzellen, evtl. durch Depletion des zellulären Glutathions.

Histologisch zeigen die kleinen Zentralvenenäste eine Endotheliitis mit Endothelzellschwellung, Ödem und Hämorrhagien. Thrombosierungen zählen nicht zum Erkrankungsbild, obwohl elektronenmikroskopisch Fibrinablagerungen nachgewiesen wurden. Sekundär kommt es zur Intimafibrose bis zur vollständigen Obliteration, angiomatoiden Endothelproliferation und Ausbildung von Neolumina. Es resultiert eine hepatozelluläre Atrophie und perivenuläre perisinusoidale Fibrose. Manche Patienten entwickeln eine venozentrische Septen bildende Fibrose („Zirrhose"; mit Aussparung der Portalfelder) und parenchymatöse Regeneratknoten.

Budd-Chiari-Syndrom. Die Thrombosierung mehrerer oder aller Lebervenen oder des hepatischen Anteils der V. cava inferior (= Budd-Chiari-Syndrom) beruht auf mindestens einem Faktor der Virchow-Trias (Hyperkoagulabilität, Stase, Gefäßwandschaden). Bei Obliteration aller Lebervenen kann es zum fulminanten Leberversagen kommen. Falls nur kleinere Anteile der Venenquerschnittsfläche verlegt sind, sind oligo- (isolierte Hepatomegalie) oder asymptomatische Verläufe möglich. In der Biopsie werden die Thrombosierungen nur selten erfasst, so dass oft nur akute Kongestionszeichen vorliegen. Selbst normale Biopsiebefunde können in Frühphasen bei fokaler Beteiligung resultieren. Bei fortschreitender Erkrankung kommt es zur perivenulär akzentuierten perisinusoidalen Fibrose und hepatozellulären Atrophie und Nekrose und schließlich zur venozentrischen septalen Fibrose (Aussparung der Portalfelder). Bei primärer Obliteration der hepatischen Abstrombahn besteht gelegentlich eine klappenartige Stenosierung des hepatischen Anteils der V. cava inferior („obliterative Cavopathie"), meist mit histologischen Zeichen einer organisierten Thrombose.

Vaskuläre Veränderungen bei Lebererkrankungen

Phlebitische Zentralvenenveränderungen werden begleitend bei akuter Hepatitis beobachtet. Phlebitiden tragen zur Ausbildung v. a. bakterieller Leberabszesse bei. Bei der Transplantatabstoßung sind primäre und sekundäre vaskuläre Veränderungen (lymphozytäre Endotheliitis der Portalvenenäste, schaumzellige Arteriopathie) von wesentlicher Bedeutung. Die Endophlebitis der Zentralvenenäste tritt bei der alkoholischen Steatohepatitis auf und begünstigt die Zentralvenensklerose. Bei einer Zirrhose tragen sekundäre vaskuläre Veränderungen (Endophlebitis, vaskuläre Shunts, fokale Thrombosierungen) durch lobäre/pseudolobuläre Ischämien und Infarkte wesentlich zum progressiven Parenchymverlust und damit zum akuten Leberversagen oder zur chronischen Leberinsuffizienz bei.

Leberschäden bei vaskulären Erkrankungen und Hypoxie

Abfluss- und Zuflussstörungen

Stauungsleber. Abflussstörungen der Leber bei Rechtsherzinsuffizienz, Budd-Chiari-Syndrom oder VOD führen zur Kongestion („Stauungsleber") mit Hepatomegalie, Dilatation und Blutfülle der Sinusoide. Erhöhter sinusoidaler Druck führt zur Kompression, Atrophie und Nekrose der betroffenen Parenchymzellen.

Schockleber. Verminderte kardiale Pumpfunktion, höhergradige Blutverluste und generalisierte Hypoxämien anderer Genese können zu einer diffusen hypoxischen Parenchymschädigung führen, die sich in einer nicht vorgeschädigten Leber in einer diffusen Schädigung (Verfettung oder Nekrose) der Hepatozyten in Zone 3 (bei schwergradigem Verlauf auch darüber hinausgehend) manifestiert (sog. „Schockleber"). Sekundär kommt es zur vorwiegend granulozytären Demarkation der Nekrosen, Abraumreaktion mit Vakatblutungen und Regeneration.

Intrahepatische Blutverteilungsstörungen

Lokale intrahepatische Blutverteilungsstörungen (Gefäßverschlüsse, Malformationen, Hyperperfusionen) führen zur Atrophie und/oder lokalen (nodulären) Hyperplasie der betroffenen Parenchymanteile. Maßgeblich sind die Lokalisation und das Ausmaß der fokalen Gefäßveränderungen.

Diffuse noduläre Hyperplasie. Die diffuse noduläre Hyperplasie ist Folge multipler mikrovaskulärer Verschlüsse mit Atrophie und mikronodulärer regeneratorischer Proliferation um ausreichend perfundierte Gefäße. Sie ist polyätiologisch und die häufigste Ursache der nichtzirrhotischen portalen Hypertension. Es finden sich diffus verteilte, kleine hyperplastische Parenchymherde. Histologisch zeigt sich eine Parenchymarchitekturstörung mit periportal gruppierten, meist zweireihigen Proliferaten kleiner Hepatozyten, die expansiv wachsen und von komprimierten und atrophen „residualen" Hepatozyten umgeben sind.

Makroregenerativer Knoten und partielle noduläre Transformation. Hepatische Perfusionsstörungen und Parenchymschäden (Zirrhose, schwergradige akute Parenchymschäden, Pfortaderthrombose, Budd-Chiari-Syndrom) bewirken neben ausgedehnter Atrophie und Nekrosen eine makronoduläre Parenchymhyperplasie dort, wo eine adäquate Gefäß- und Gallengangsversorgung besteht. Der makroregenerative Knoten hat mindestens eine Größe von 5–8 mm. Das Auftreten multipler makroregenerativer Knoten wird auch als partielle noduläre Transformation bezeichnet. In der zirrhotischen Leber (Zirrhoseknoten) besteht ein fließender Übergang zur makronodulären Zirrhose.

Die Bedeutung des makroregenerativen Knotens liegt in der makroskopischen und histologischen Differenzialdiagnose zu anderen tumorösen Leberläsionen (dysplastischer Knoten, hochdifferenziertes hepatozelluläres Karzinom, fokale noduläre Hyperplasie, Leberzelladenom).

Segmentale und lobäre Atrophie. Die segmentale bzw. lobäre Atrophie ist Folge entsprechender Gefäß- und Gallengangsobliterationen. Makroskopisch charakteristisch ist der Volumenverlust der betroffenen Leberanteile mit eingesunkener, gerunzelter Kapsel. Mikroskopisch imponiert der Parenchymverlust mit einem Zusammenrücken der Portalfelder und Zentralvenen ohne Architekturstörung. Segmentale bzw. lobäre Hyperplasien stellen kompensatorische Hyperplasien dar, die auf vergleichbaren Mechanismen wie der makroregenerative Knoten beruhen. Gelegentlich kann hierbei das Bild einer Hepar lobatum entstehen.

Fokale noduläre Hyperplasie. Die fokale noduläre Hyperplasie (FNH) (Abb. 8.**20**) ist eine tumorös imponierende Läsion, die überwiegend bei Frauen und in aller Regel in einer weitgehend normalen Leber auftritt. Die FNH ist offenbar keine Neoplasie, sondern eine parenchymatöse Hyperproliferation aufgrund einer lokalen arteriellen Mehrperfusion/Malformation. Steroide sind offenbar nicht auslösend, können aber das Größenwachstum fördern. Makroskopisch besteht ein polyzyklischer Knoten mit zentraler Narbe und radiären Septen (pseudozirrhotisches Bild). Histologisch finden sich Narben- bzw. Septenformationen, duktuläre Proliferate, fokale lymphozytäre Infiltrate im Narben-/Septenbereich und die pathognomonischen und ursächlichen atypischen vaskulären Strukturen. Dem Tumoraspekt liegt eine atypiefreie hepatozelluläre Proliferation zugrunde. FNH können solitär und multipel auftreten. Bei 3 oder mehr FNH-Läsionen kommt ein Multiples-FNH-Syndrom in Frage (zusätzliche hepatische und extrahepatische – z. B. im ZNS – angiomatöse Fehlbildungen und Tumoren).

Lebertumoren

Lebertumoren lassen sich grundsätzlich in primäre und metastatische sowie in epitheliale und mesenchymale Tumoren unterteilen. Die primären Lebertumoren untergliedern sich weiterhin in benigne und maligne Formen.

Epitheliale Tumoren

Neben der Unterscheidung in benigne und maligne epitheliale Neoplasien ist auch die Unterscheidung in Tumoren hepatozellulären und cholangiozellulären Ursprungs sowie Metastasen sinnvoll.

Hepatozelluläre Tumoren

Leberzelladenom. Das Leberzelladenom ist eine benigne Neoplasie hepatozellulären Ursprungs. Neuere Daten sprechen dafür, dass bei der Mehrzahl der Leberzelladenome Mutationen im HNF-1α-Gen wesentlich sind. Adenome treten in nichtzirrhotischen Lebern und meist singulär auf. Multiple Adenome (Adenomatose) sind ausgesprochen selten. Die Tumorzellen weisen in aller Regel keine Atypien

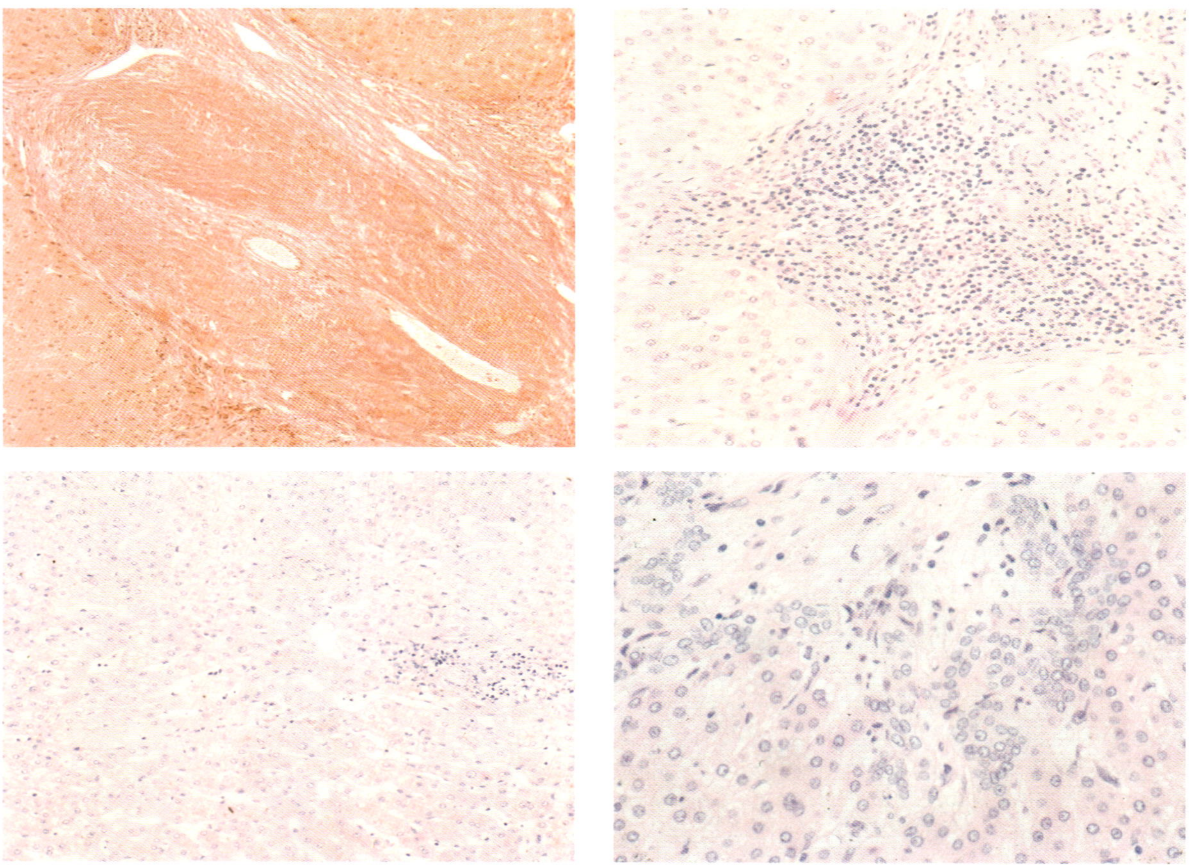

a b c d

Abb. 8.20 Fokal noduläre Hyperplasie.
Histologische Details: abnorme Arteriole mit exzentrischer Hyperplasie der Media und Lichtungseinengung (**a**), zentrale Narbe mit lymphozytärem Infiltrat (**b**), Randbereich ohne Kapsel oder infiltratives Wachstum (FNH-Anteil obere Hälfte) (**c**), duktuläre Strukturen im Randbereich der Narbe (**d**).

auf und können auf zytologischer Ebene nicht sicher von normalen Hepatozyten unterschieden werden. Die Kern-Zytoplasma-Relation ist nicht verändert, es besteht keine nennenswerte Hyperchromasie, die Mitosefrequenz ist extrem niedrig, und die Tumorzellen sind eher geringfügig größer als normale Hepatozyten. Die Tumorzellen sind von einem kompletten, mittels Versilberung darstellbaren Retikulinfasergerüst umgeben und wachsen mikrotrabekulär, wobei die Trabekel maximal zweireihig angeordnet sind. Adenome haben keine Kapsel und weisen weder Portalfelder noch duktale Strukturen auf, was sie eindeutig vom makroregenerativen Knoten und der FNH unterscheidet. Typisch sind solitäre arterioläre bzw. dünnwandige Gefäßstrukturen, die sich im Tumor verteilt finden.

Insbesondere bei größeren Adenomen finden sich Regressionsareale, z. T. mit ausgedehnten Einblutungen, was die Erklärung für das recht hohe Blutungsrisiko bei größeren Adenomen darstellt.

Adenome können – allerdings sehr selten – in ein HCC maligne transformieren. Die histologische Diagnose einer malignen Transformation eines Leberzelladenoms muss jedoch zurückhaltend gestellt werden, da auch Atypien in Adenomen (z. B. bei Gabe androgener Steroide) keinesfalls eine maligne Entartung belegen. Insofern können Leberzelladenome eine schwierige Differenzialdiagnose in der bioptischen Abklärung hochdifferenzierter hepatozellulärer Neoplasien darstellen.

Dysplastischer Knoten. Den zweiten Typ benigner hepatozellulärer Neoplasien stellt der dysplastische Knoten (DN) dar (Abb. 8.**21a**).

Diese 0,1 bis maximal 2 cm großen Läsionen kommen überwiegend und oft multipel in zirrhotischen Lebern vor und stellen nach heutigem Verständnis die unmittelbaren Vorläufer des HCC dar, so dass offenbar eine DN-HCC-Sequenz der schrittweisen malignen Transformation besteht.

Diese Annahme wird durch morphometrische und molekularbiologische Daten sowie Verlaufsbeobachtungen nachhaltig unterstützt. DN entstehen offenbar aus sog. dysplastischen Foci (< 0,1 cm). DN sind aus kleinen, klonal erscheinenden Hepatozyten aufgebaut, die leichte Atypiezeichen (erhöhte Kern-Zytoplasma-Relation) aufweisen dürfen. Das Retikulinfasergerüst ist zumindest weitgehend intakt und definitive Malignitätszeichen fehlen. Die Abgrenzung zum makroregenerativen Knoten oder auch zum hochdifferenzierten HCC kann insbesondere in der Biopsie in Einzelfällen unmöglich sein. DN zeigen ebenfalls meist keine Kapsel. Atypische solitäre Gefäße wurden vereinzelt nachgewiesen. Von einigen Autoren werden zusätzlich High-Grade- und Low-Grade-DN unterschieden, eine Unterteilung, die sich bislang mangels Reproduzierbarkeit noch nicht durchgesetzt hat.

Hepatozelluläres Karzinom. Das HCC (Abb. 8.**21b–d**) tritt in 4 makroskopischen Wachstumsmustern auf: (uni-) nodulär, massiv, diffus (zirrhotomimetisch) und multifokal. Die Unterscheidung hat zwar keine prognostische Bedeutung, illustriert aber die klinisch-diagnostischen Probleme.

Der diffuse Typ des HCC ist in seiner Ausdehnung mit bildgebenden Verfahren nicht zu erfassen und der multifokale Typ bereitet Probleme in der Abgrenzung von einer Metastasenleber bei unklarem Primarius.

Grundlage der histologischen Diagnose ist zum einen die mehr oder minder ausgeprägte Ähnlichkeit des Tumors mit der normalen Leber, auf der anderen Seite der Nachweis von Malignitätszeichen. Die Ähnlichkeit mit der normalen Leber beruht auf zytologischen Kriterien (ausladendes baso- und eosinophiles Zytoplasma, gut definierte Zellgrenzen, rundovaläre Kerne mit deutlichen Nukleolen), Architekturmerkmalen (trabekuläres Wachstumsmuster) und dem Nachweis von lebertypischen Produkten (Galle, seltener Mallory-Bodies und andere Einschlüsse). Bei schlechter differenzierten HCC kann die Diagnose durch eine Reihe weiterer immunhistologischer Marker (HePar1, AFP, Zytokeratine) abgesichert werden.

Sichere Malignitätszeichen sind eine mittelgradige bis hohe zelluläre Atypie (entsprechend G2 oder 3), eindeutige trabekuläre Architekturstörungen (mehr als 2 Zelllagen breite Trabekel, signifikante Retikulinfaserverluste, blind endende („flottierende“) Trabekel), vaskuläre und interstitielle Invasion sowie der Nachweis von Metastasen.

Subtypen und Sonderformen

Das HCC kann aufgrund seiner Zytologie (z. B. onkozytär, pleomorphzellig, hellzellig, spindelzellig) und seines Wachstumsmusters (mikro- und makrotrabekulär, pseudoglandulär, szirrhös, inflammatorisch) in verschiedene Subtypen unterteilt werden. Die Kenntnis dieser Subtypen ist für die Diagnose und die Abgrenzung von hepatischen Metastasen wichtig. Eine wesentliche prädiktive Bedeutung haben die Subtypen nicht, mit der Ausnahme, dass die selteneren hellzelligen und inflammatorischen HCC möglicherweise eine geringfügig bessere Prognose besitzen.

Eine seltene Sonderform des HCC stellt das fibrolamelläre HCC (FLC) dar. Es entsteht überwiegend bei jüngeren Patienten und meist in einer nichtzirrhotischen Leber. Seine Histologie ist spezifisch mit einem prominenten fibrolamellären Stroma und meist großen onkozytären (mitochondrienreichen) Tumorzellen. Die Annahme, dass das FLC an sich eine bessere Prognose hat, konnte nicht bestätigt werden; günstigere Verläufe sind durch die fehlende Zirrhose und das geringere Patientenalter bedingt.

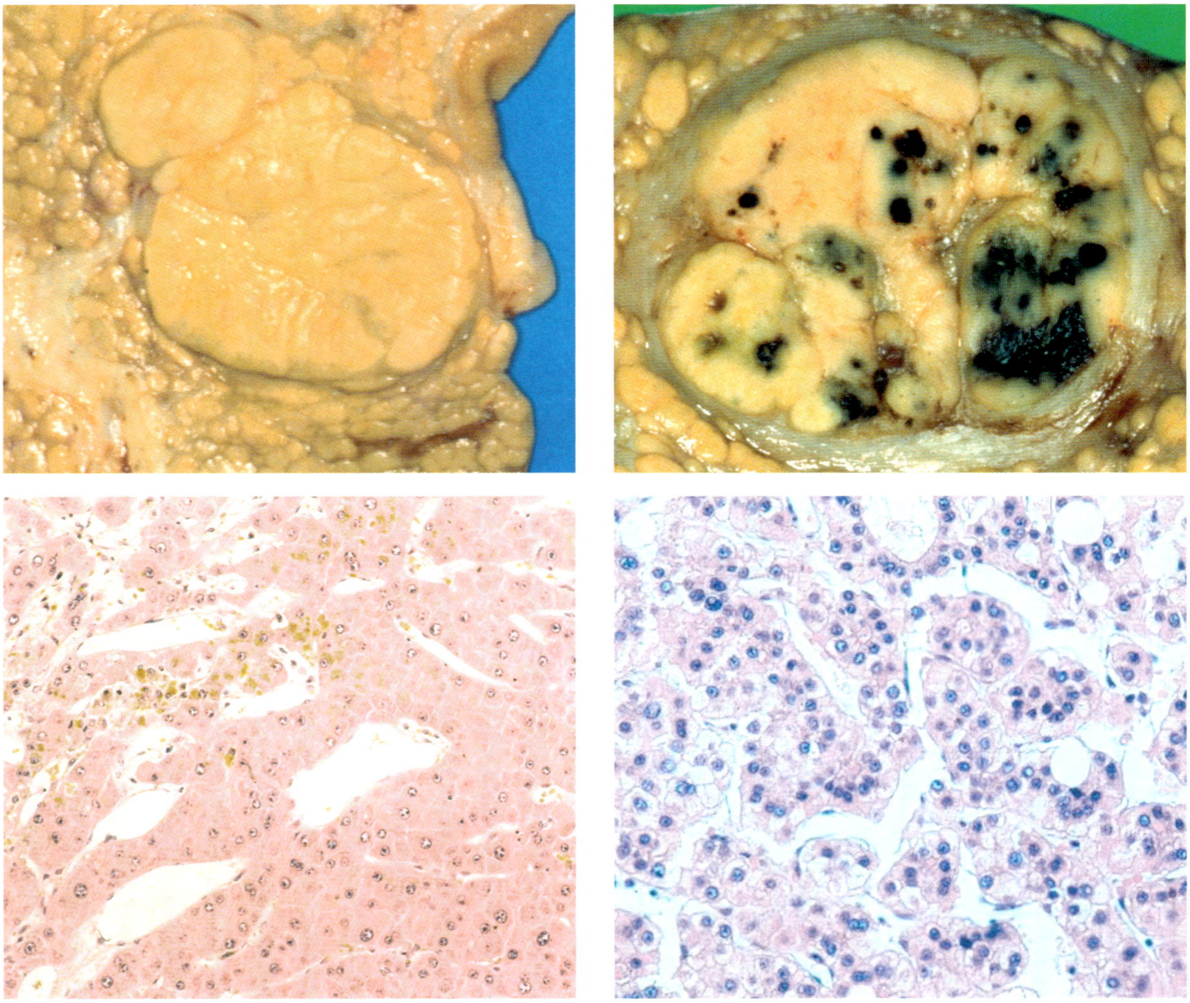

⊠ **Abb. 8.21** Hepatokarzinogenese.
a Zirrhotische Leber mit dysplastischem Knoten.
b Frühes HCC mit Kapsel und fokalen Einblutungen.
c Hochdifferenziertes HCC mit unregelmäßigen verbreiterten Trabekeln und zum Trabekelrand dislozierten Kernen bei nur geringer Atypie.
d Mäßig differenziertes mikrotrabekuläres HCC.

Primäre Lebertumoren, die sowohl Merkmale eines HCC als auch eines primären Cholangiokarzinoms der Leber (CCC) tragen (sog. HCC-CCC), sind selten, wobei die Frequenz je nach Kriterienwahl und Ausmaß der Aufarbeitung zwischen 1–5% aller primären Leberkarzinome variiert. Ihr Vorkommen wird als Argument für die Existenz von Stammzell-/Vorläuferzell-Tumoren gesehen. Ihre Diagnose ist in aller Regel nur am Resektat oder autoptisch zu sichern.

Besonders schwierig ist die bioptische Diagnose des hochdifferenzierten HCC in seiner Abgrenzung von anderen hochdifferenzierten hepatozellulären Tumoren (FNH, makroregenerativer Knoten, Leberzelladenom, DN), wenn keine sicheren Malignitätszeichen erfasst sind. Nach Kondo haben sich zwar histologische Kriterien (erhöhte Kern-Zytoplasma-Relation, zytoplasmatische Basophilie, trabekuläre Architekturstörung (insbesondere pseudoglanduläre Strukturen) etabliert; ihre Aussagekraft ist jedoch begrenzt und sie sind nur im Kontext der klinischen und bildgebenden Datenlage (sog. Matrixdiagnose) einzusetzen (Alter, Geschlecht, Größe und Zahl der Läsionen, Status der nichttumorösen Leber, Ätiologie [Steroide, Virushepatitis etc.]), um eine ausreichende diagnostische Sicherheit zu erzielen.

Auch für das HCC existieren Staging- und Grading-Vorgaben der UICC bzw. WHO; sie sind bislang von vergleichsweise geringer praktischer Bedeutung, da das von der WHO empfohlene Grading keine prognostische Relevanz besitzt und auch das Staging zwar prognostische Aussagen zulässt, aber erheblich von Komorbidität (Zirrhose) überlagert ist, so dass sich in bestimmten klinischen Anwendungen (z.B. Transplantation) andere Kriterien durchgesetzt haben.

Cholangiozellulär differenzierte Tumoren

Gallengangsadenom. Der benigne cholangiozelluläre Tumor ist das Gallengangsadenom. Die Läsion ist in aller Regel kleiner als 2 cm und besitzt nach heutigem Wissen kein erhöhtes malignes Transformationspotenzial. Sie ist aufgebaut aus separierten, nichtinvasiven, hochdifferenzierten Gallengangsstrukturen; charakteristisch ist der Nachweis rudimentärer Portalfeldstrukturen. Gallengangsadenome können regressiv sklerosieren, was ihre Diagnose und Abgrenzung von sklerosierten Karzinomen erschwert. Sie haben keine klinische Relevanz, ihre Bedeutung liegt in der Abgrenzung von Lebermetastasen besser differenzierter Adenokarzinome, insbesondere in der Schnellschnittdiagnostik.

Hepatobiliäres Zystadenom. Das hepatobiliäre Zystadenom, das ausschließlich bei Frauen auftritt, wird heute wie der muzinös-zystische Tumor des Pankreas als ein Tumor des versprengten Müller-Epithels angesehen. Zystadenome können Dysplasien (Borderline-Veränderungen) entwickeln und offenbar auch in die seltenen Zystadenokarzinome maligne transformieren.

Cholangiokarzinom der Leber. Das primäre Cholangiokarzinom der Leber (CCC) (Abb. 8.**22**) geht von den intrahepatischen Gallenwegen aus. Es wächst meist in einer nichtzirrhotischen Leber und weist mit der PSC, den Wurmerkrankungen der Gallenwege und der chronischen Cholangiolithiasis andere prädisponierende Erkrankungen als das HCC auf, auch wenn die viral bedingte Zirrhose die CCC-Frequenz geringergradig anhebt. Als Vorläuferläsionen des CCC sind Dysplasien bis hin zu In-situ-Karzinomen des Gallengangsepithels anzusehen. Das CCC zeigt typischerweise ein duktales, seltener ein solides Wachstumsmuster und ist von einer meist ausgeprägten Sklerose (Stromadesmoplasie) begleitet. Die Tumorzellen sind in ihrem Immunprofil (CK 7 und 19, CA 19–9 positiv) vom HCC gut unterscheidbar. Die Malignitätsdiagnose ist meist unproblematisch, Ausnahmen sind hochdifferenzierte Karzinome v. a. in einer zirrhotischen Leber. Differenzialdiagnostisch ist jedoch die Abgrenzung des intrahepatischen Cholangiokarzinoms vom Karzinom der extrahepatischen Gallenwege und auch dem duktalen Adenokarzinom des Pankreas nicht mit der gebotenen Sicherheit möglich, und bedingt durch die enge histogenetische Verwandtschaft der Ausgangsgewebe hilft auch eine immunhistologische Analyse in dieser Frage nicht weiter.

Die sichere Diagnose eines primären Cholangiokarzinoms der Leber erfordert daher den Ausschluss eines Primärtumors in Pankreas und extrahepatischen Gallenwegen.

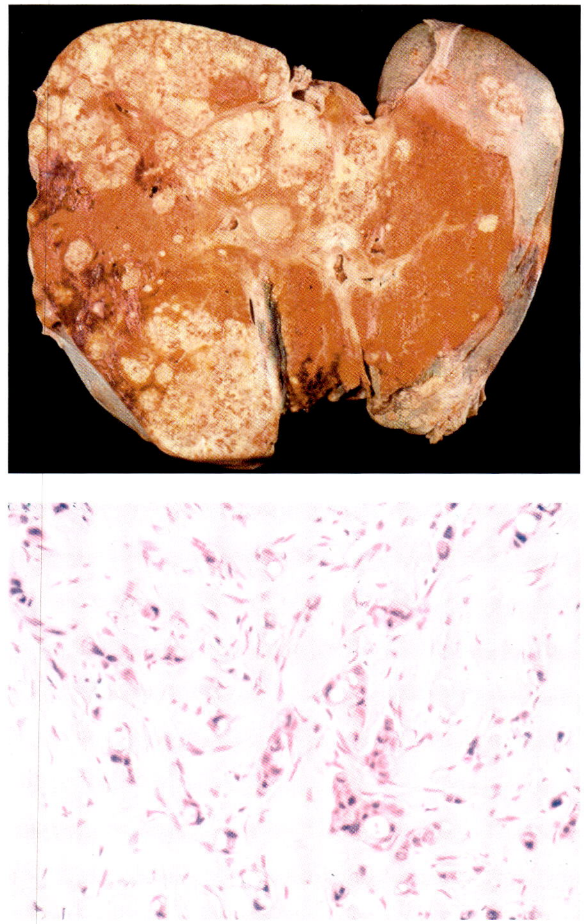

a

b

Abb. 8.22 Intrahepatisches Cholangiokarzinom.
a Ausgeprägte tumoröse Durchsetzung der Leber.
b Mäßig differenziertes duktales Adenokarzinom mit ausgeprägter Stromafibrose als typisches histologisches Erscheinungsbild eines intrahepatischen Cholangiokarzinoms.

Metastasen epithelialer Tumoren

Metastasen epithelialer Tumoren besitzen große diagnostische und klinische Relevanz, sind sie doch in unseren Breiten häufiger als primäre maligne Lebertumoren. Für alle Karzinome des Gastrointestinaltraktes stellt die Leber den primären und häufigsten Metastasierungsort dar. Aber auch andere Karzinome (besonders Mamma- und Bronchialkarzinom) metastasieren häufig in die Leber. Die pathomorphologische Untersuchung spielt eine vielfältige Rolle; zum einen bei der Sicherung der Metastase, besonders auch, da die in der Leber bei Metastasensuche erfassten singulären Rundherde häufig keine Metastasen sind (Hämangiome, andere primäre Lebertumoren). Neben morphologischen Spezialtechniken dienen ein breites Panel spezifischer Antikörper gegen Intermediärfilamente (Zytokeratine) und verschiedene Tumormarker der möglichst genauen diagnostischen Eingrenzung.

Bei einigen Tumorformen bietet die Metastasenresektion (Kolonkarzinom) oder Transplantation (neuroendokrine Karzinome) einen Vorteil, so dass eine entsprechende genaue

Aufarbeitung (In-sano-Resektion) erforderlich ist. Schließlich besteht die Möglichkeit, an Biopsien aus Lebermetastasen mögliche Zielstrukturen für systemische Therapien zu prüfen (z. B. Östrogenrezeptor, Her-2, EGFR).

Mesenchymale Tumoren

Primäre mesenchymale Tumoren der Leber sind ganz überwiegend vaskulären Ursprungs.

→ **Hämangiom.** Während das Hämangiom, das in der Leber nahezu ausschließlich kavernös aufgebaut ist, wohl der häufigste Lebertumor überhaupt ist, sind primäre Sarkome der Leber selten (ca. 2 % aller Fälle). Das Hämangiom besitzt nach heutigem Kenntnisstand kein erhöhtes malignes Transformationsrisiko. Es kann thrombosieren und sekundär ausgeprägt sklerosieren.

→ **Angiosarkom.** Das Angiosarkom (Abb. 8.**23a** u. **b**) wird vornehmlich durch Vinylchlorid, Thorotrast und Arsen hervorgerufen und nimmt daher beständig an Häufigkeit ab. Der Tumor zeigt ein sinusoidales, kavernöses, teils auch papilläres und solides Wachstumsmuster, wobei die meist pleomorphen Tumorzellen oft vorbestehende Strukturen überkleiden. In Zweifelsfällen unterstützen endotheliale Marker (CD31, CD34, Faktor VIII ass. Ag, UEA-1) die Diagnose. Der molekularpathologische Nachweis von K-ras-Mutationen macht im gegebenen Fall eine Verursachung durch Vinylchlorid wahrscheinlich.

→ **Malignes epithelioides Hämangioendotheliom.** Das maligne epithelioide Hämangioendotheliom (EHE) (Abb. 8.**23c** u. **d**) ist ein weiterer, vom Angiosarkom deutlich verschiedener vaskulärer Tumor, dessen Pathogenese noch weitgehend unbekannt ist. Es ist durch eine meist ausgeprägte extrazelluläre Matrixkomponente (Sklerose) und da-

a b

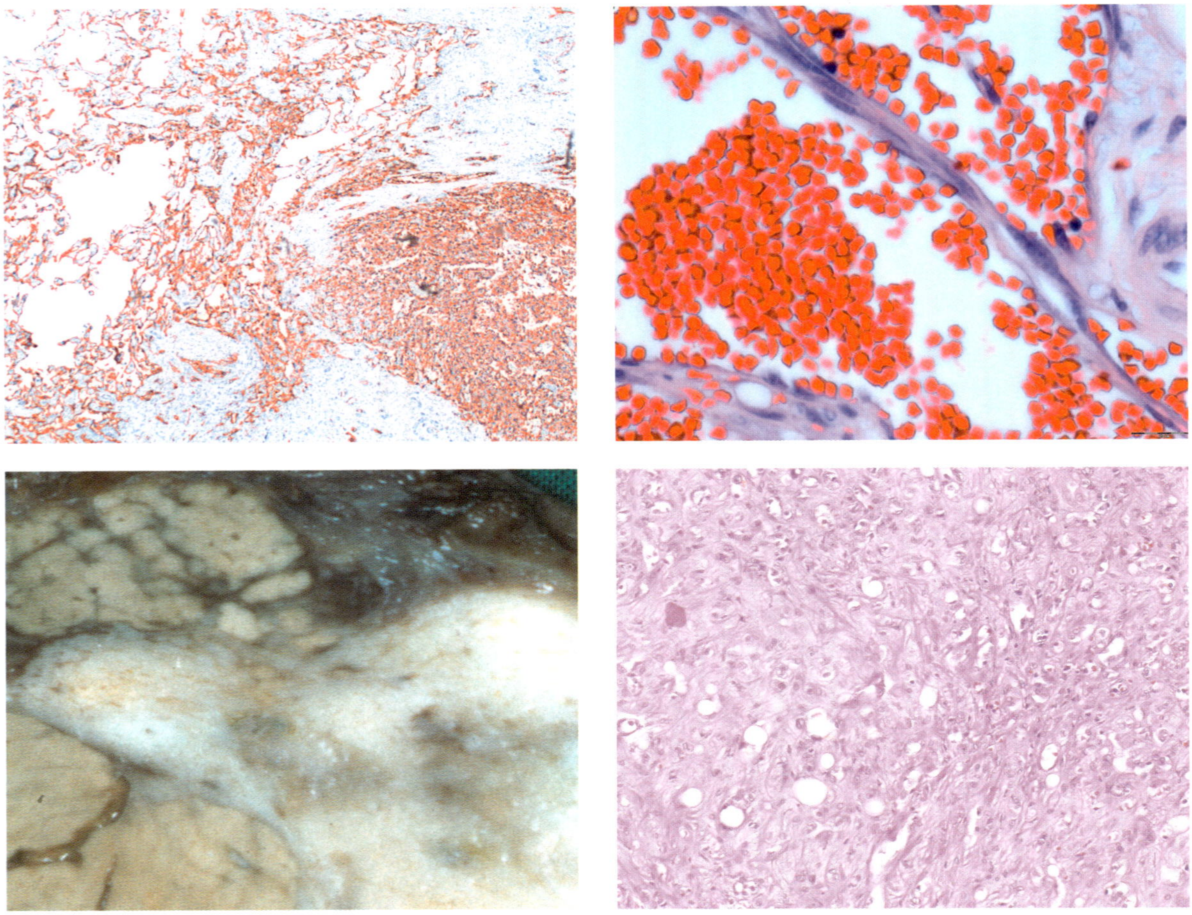

c d

☒ **Abb. 8.23** Vaskuläre Sarkome der Leber.
a u. **b** Angiosarkom mit weiten blutgefüllten Hohlräumen und papillären Tumorformationen (**a**), fokal nur geringe Atypie der die Hohlräume auskleidenden Tumorzellen (**b** Detail).
c u. **d** Malignes epitheloides Hämangioendotheliom: typische Makroskopie mit nodulären, weißlich-derben Tumorformationen (**c**) und typische Histologie mit Faserreichtum und disseminierten Tumorzellen, die teils ein dendritisches Zellbild, teils auch intrazytoplasmatische Lumina zeigen (**d**).

rin eingebettete, eigentümlich spindelige oder dendritische Tumorzellen, die oft intrazytoplasmatische Lumina aufweisen, charakterisiert. Auch hier sind die Tumorzellen positiv für endotheliale Marker. Das biologische Verhalten des EHE ist sehr variabel; eine hohe Zellularität und Nekrosen gelten als prognostisch ungünstige Merkmale.

Alle anderen primären Sarkome der Leber sind im Erwachsenenalter extrem selten.

GIST-Metastasen. Auch Sarkommetastasen sind in der Leber selten; eine besondere Bedeutung besitzen jedoch Metastasen des gastrointestinalen Stromatumors (GIST), die überwiegend die Leber befallen. Die spindeligen oder epitheloiden Tumorzellen exprimieren den Stammzellfaktor-Rezeptor KIT oder den PDGF-Rezeptor was ebenso wie die in den meisten Fällen verursachenden Mutationen in den c-kit- oder PDGFRA-Genen diagnostisch ausgenutzt wird.

Da beide Rezeptoren etablierte Zielstrukturen molekularer Therapeutika sind, wobei das Ansprechen vom Mutationstyp abhängig ist, stellt die Mutationsanalytik beim GIST zur Prognose- und Response-Prädiktion sowie zur Rezidivüberwachung ein Paradigma der prädiktiven Pathologie dar.

Sonstige tumoröse Leberläsionen

Maligne Lymphome. Praktisch alle malignen Lymphome, insbesondere die B-CLL und das diffus-großzellige B-Zell-Non-Hodgkin-Lymphom, aber auch T-Zell-Lymphome können die Leber infiltrieren, und es gibt auch seltene als primär hepatisch anzusehende maligne Lymphome. Die differenzierte Beurteilung des Infiltrationsmusters in Verbindung mit einem immunhistologischen Algorithmus ermöglicht in der Regel die Diagnose und Subtypisierung auch in der Leberbiopsie.

Nichtneoplastische tumoröse Leberläsionen. Es existiert zudem eine Reihe nichtneoplastischer tumoröser Leberläsionen. Hierzu zählen neben regenerativen Läsionen wie vor allem dem makroregenerativen Knoten, der sowohl in zirrhotischer als auch nichtzirrhotischer Leber (z. B. Budd-Chiari-Syndrom) vorkommt, Hamartome (z. B. v. Meyenburg-Komplexe) und reaktiv-inflammatorische Herdbefunde, wie der inflammatorische myofibroblastäre Tumor (inflammatorischer Pseudotumor). Auf die fokale noduläre Hyperplasie als vaskulär-reaktiv bedingte Veränderung wurde bereits eingegangen. Schließlich können infektiös bedingte Herdbefunde (Echinokokkose, Amöbenabszess) evtl. klinisch differenzialdiagnostische Schwierigkeiten bereiten und Gegenstand einer Resektion oder bioptischen Abklärung sein.

Leberbeteiligung bei systemischen Erkrankungen und Schwangerschaft

Hepatische Granulome. Unter den vielfältigen Ursachen hepatischer Granulome gibt es auch eine Reihe systemischer Ursachen: bakterielle (z. B. Mykobakterien, Bartonellose, Yersiniose), virale (CMV) und parasitäre Infektionen, Medikamente und vor allem die Sarkoidose (Abb. 8.**24**). Anhand typischer Charakteristika (Erregernachweis, Lokalisation, Fibrose, Verkäsung) und unter Einsatz molekularpathologischer Techniken (TBC- und Virennachweis) kann die Ursache der Granulome oft gesichert oder hinreichend eingegrenzt werden. Weitere Fälle können in Korrelation mit Klinik und Bildgebung geklärt werden; bei einer Minderzahl der Fälle bleibt die Ursache hepatischer Granulome trotz interdisziplinären Vorgehens unklar.

Sepsis. Eine extrahepatisch verursachte Sepsis kann in der Leber zu verschiedenen Reaktionsmustern führen: einer uncharakteristischen Reaktion aus kanalikulärer Cholestase und Kupffer-Zell-Aktivierung, einem charakteristischen Bild aus duktulärer Proliferation und Cholestase mit Begleitentzündung („Cholangiolitis lenta") und einer typischerweise durch Staphylokokken-Vaginitis hervorgerufenen toxämischen, abakteriellen Cholangitis.

Hämatologische Erkrankungen. Verschiedene Leberveränderungen können Hinweise auf eine hämatologische Erkrankung geben. Bei Reduktion des blutbildenden Marks kann es zur extramedullären Hämatopoese kommen. Hämolyse und rezidivierende Transfusionen führen zur Kupffer-Zell-Siderose und bei Hämophagozytose lässt sich das Phänomen auch in den Lebersinusoiden darstellen.

Rheumatische Erkrankungen und Kollagenosen. Bei Erkrankungen des rheumatischen Formenkreises und bei Kollagenosen wurden ausgesprochen variable Schädigungsbilder der Leber beschrieben, bei denen jedoch keine pathogenetische Beziehung gesichert ist; es scheint sich hierbei eher um Therapiefolgen zu handeln.

CED. Bei chronisch entzündlichen Darmerkrankungen (CED) lassen sich neben einer PSC gelegentlich geringe, unspezifisch reaktive entzündliche Veränderungen, nichtverkäsende Granulome oder auch Amyloidablagerungen nachweisen.

Systemische Amyloidose. Hier ist die Leber typischerweise mit befallen, wobei Muster und Ausprägung nicht typspezifisch sind. Es ist ein vaskulärer und ein sinusoidaler Befallstyp zu unterscheiden; beide können jedoch auch gemeinsam auftreten. Während der vaskuläre Typ (portale Arteriolen) lediglich diagnostische, aber keine klinische Bedeutung besitzt, kann ein ausgeprägter sinusoidaler Befall über Kompression der Hepatozyten und Sinusoide zu Cholestase und portaler Hypertension führen. Die Diskrepanz

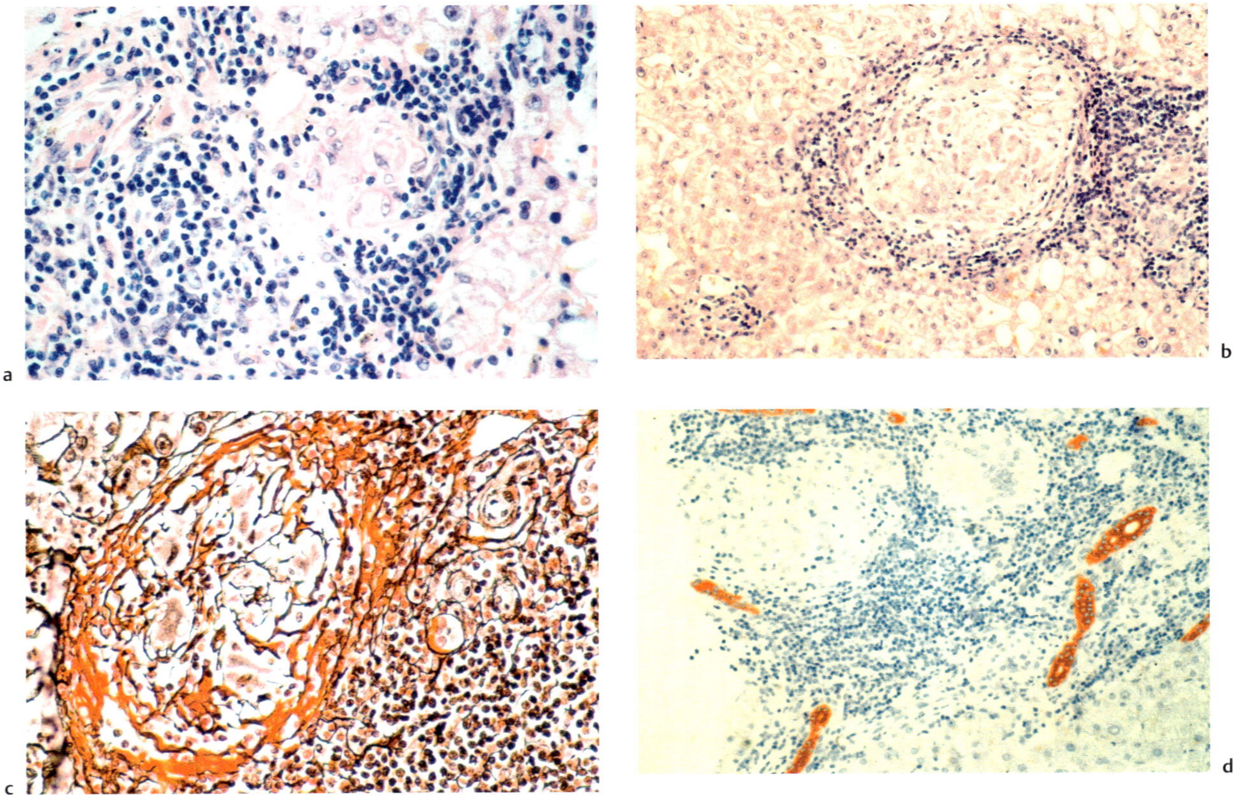

⊠ **Abb. 8.24** Sarkoidose der Leber: unterschiedliche nicht nekrotisierende Epitheloidzellgranulome mit randlicher Lymphozytenaggregation (**a** u. **b**) und mit peripherer Fibrose (**c**, mod. Gomori-Versilberung). CK-7-Immunhistologie zur Darstellung der teils durch die portalen Granulome alterierten Gallengänge (**d**); keine Gangdestruktion wie bei PBC.

zwischen maximalem Befall und vergleichsweise geringer Klinik ist häufig erstaunlich.

⇢ **Porphyrien.** Die doppelt brechenden Kristalle bei *Porphyria cutanea tarda* sind wasserlöslich und daher mit pathomorphologischen Routineverfahren in der Regel nicht darstellbar. Meist bestehen eine begleitende Verfettung oder Siderose oder die Veränderungen einer begünstigenden Grunderkrankung (z. B. chronischer Alkoholabusus, chronische Hepatitis C). Die dunkelbraunen und polarisierenden Präzipitate bei *erythropoetischer Protoporphyrie* sind dagegen gut erkennbar und meist von Cholestase und Fibrose begleitet.

⇢ **Schwangerschaft.** Schwangerschaftsassoziierte Erkrankungen mit Leberbefall sind die intrahepatische Schwangerschaftscholestase, die Eklampsie, das HELLP-Syndrom und die akute Schwangerschaftsfettleber. Die perivenuläre, kanalikuläre Bilirubinostase bei intrahepatischer Schwangerschaftscholestase kann unter Kontrazeptiva und bei weiteren Schwangerschaften rezidivieren. Bei Eklampsie und beim HELLP-Syndrom kann es zu vaskulären und sinusoidalen Fibrinthromben und resultierenden Parenchyminfarkten kommen. Die akute Schwangerschaftsfettleber ist eine schwergradige mikrovesikuläre Steatose, die gelegentlich die periportalen Hepatozyten ausspart. Sie kann von lymphozytären Entzündungsinfiltraten, Cholestase und perisinusoidaler Fibrose begleitet sein.

Transplantationsassoziierte Erkrankungen

In der Transplantationsdiagnostik spielt die Leberhistologie eine dreifache Bedeutung: in der Evaluation der zugrunde liegenden Lebererkrankung (Therapie bis zur Transplantation, Rezidivrisiko), der Beurteilung der zu implantierenden Leber (Vorschädigung) und in der Posttransplantationsdiagnostik (transplantationsassoziierte Erkrankungen, insbesondere Abstoßungsdiagnostik).

Akute und chronische Abstoßung

⇢ **Akute Abstoßung.** Die akute (zelluläre) Abstoßung (Abb. 8.**25a** u. **b**) tritt in der Regel 7 – 30 Tage nach Transplantation auf, kann aber bei reduzierter Immunsuppression auch später beobachtet werden. Sie wird diagnostiziert anhand der Trias:

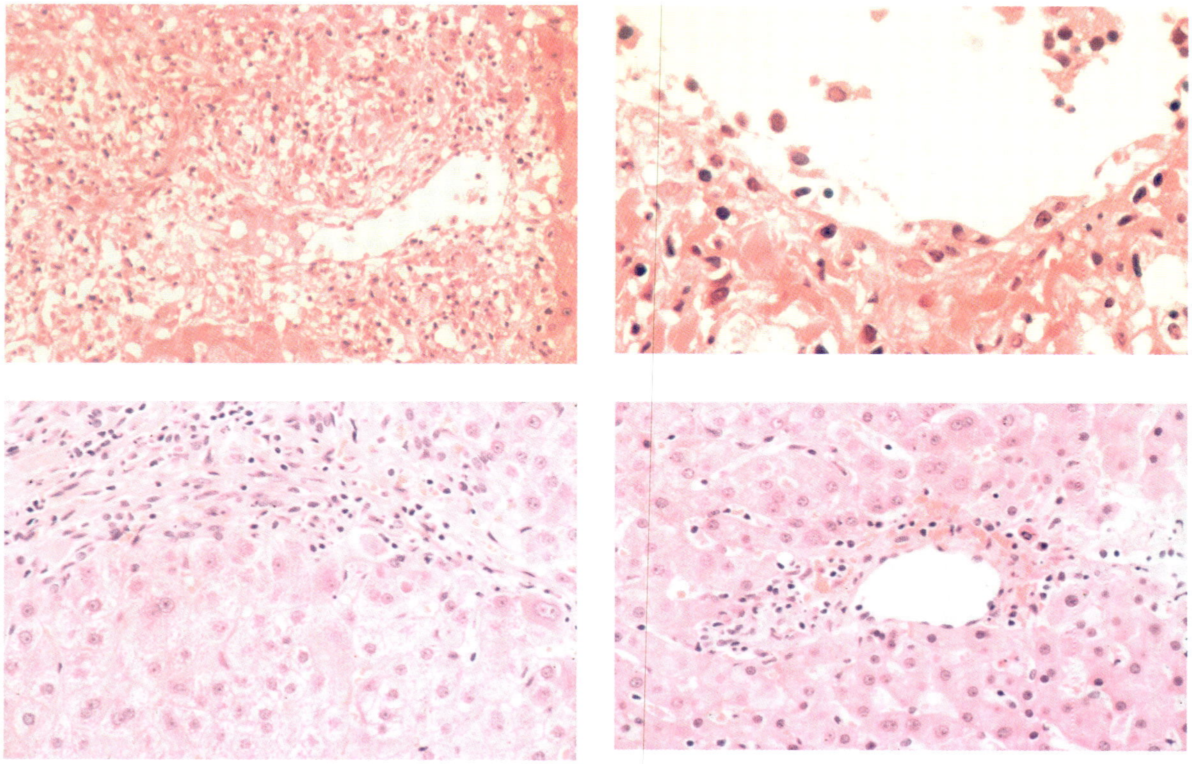

Abb. 8.25 Transplantatabstoßung.
a u. **b** Akute (zelluläre) Rejektion mit portaler Verbreiterung mit dichtem gemischtzelligem Infiltrat mit Gallengangsaffektion und Endotheliitis des Portalvenenastes (**a**). Detail der Endotheliitis mit lymphozytärer Infiltration der Venenwandung und Abschilferung des Endothels (**b**).
c u. **d** Chronische (duktopenische) Abstoßung mit nur geringer Fibrose und schütterer Infiltration des Portalfeldes sowie chronischer Cholestase (periphere Aufhellung der periportalen Hepatozyten (**c**). Schütter infiltriertes Portalfeld ohne Gallengang (**d**).

- portale Entzündungszellinfiltration: v.a. Lymphozyten, variabler Eosinophilenanteil (schlechtere Prognose!),
- entzündliche Gallengangsläsion: lymphozytäre Epithelinfiltration und Epitheldestruktion,
- entzündliche Affektion der Portal- und Zentralvenenäste: „Endotheliitis", lymphozytäre Wandinfiltration, „fetzige", abschilfernde Endothelzellen.

Die Biopsiediagnose der akuten Abstoßung ist eine Momentaufnahme, die rasche diagnostische Aussagen meist im sog. Schnelleinbettungsverfahren erfordert. Von klinischer Bedeutung ist ferner die Graduierung der Abstoßung, die obligat ist und gemäß den Richtlinien der Banff-Konsensuskonferenz (Tab. 8.**10**) vorgenommen werden sollte. Die therapeutischen Konsequenzen sind nicht einheitlich. In aller Regel wird eine milde Rejektion nicht spezifisch behandelt. Umgekehrt kann die histologische Diagnose einer milden Abstoßung bereits in kurzer Zeit vom klinischen Bild überholt sein. Die Entscheidung, eine sog. Stoßtherapie durchzuführen, muss daher immer auch vom klinischen Bild mitbestimmt sein.

→ **Chronische Abstoßung.** Die chronische Abstoßung (Abb. 8.**25c** u. **d**) ist heute dank verbesserter Immunsuppressionsprotokolle ausgesprochen selten (1–2% aller Transplantationen). Sie kann sich duktopenisch (d. h. mit progressivem Gallengangsverlust) oder vaskulär (Schaumzell-Arteriopathie) manifestieren. Da letztere Form die größeren arteriellen Gefäße erfasst, wird in der Biopsie praktisch ausschließlich die duktopenische Rejektion beobachtet. Die chronische Rejektion führt zum protrahierten Transplantatverlust.

Transplantationsassoziierte Erkrankungen

Weiterhin erfordert eine große Zahl verschiedener transplantationsassoziierter Erkrankungen, u.a. ischämische Transplantatschädigung, Rekurrenz der Grunderkrankung, Transplantatinfektionen, Medikamententoxizität, Obstruktion der ableitenden Gallenwege (biliäre Anastomose), transplantationstypische Infektionen, eine genaue differenzialdiagnostische Abklärung unter Kenntnis des klinisch-serologischen Bildes, der Vorerkrankungen und des Verlaufs seit Transplantation.

Tabelle 8.10 Histologische Klassifikation der Lebertransplantatabstoßung (BANFF)

Kategorie	Kriterien	Punkte
Portale Entzündungszellreaktion	vorwiegend lymphozytäre Entzündungsreaktion in < 50% der Portalfelder ohne Verbreiterung	1
	Verbreiterung von < 50% der Portalfelder durch ein gemischtes Entzündungszellfiltrat aus Lymphozyten und gelegentlichen Blasten, Neutrophilen und Eosinophilen	2
	ausgeprägte Verbreiterung von > 50% der Portalfelder durch ein gemischtzelliges Infiltrat mit reichlich Blasten und Eosinophilen und signifikantem Übergreifen der Entzündung auf das Parenchym	3
Biliäre Schädigung und Entzündungszellreaktion	< 50% der Gallengänge umgeben oder infiltriert von Entzündungsinfiltraten, geringe reaktive Epithelveränderungen	1
	> 50% der portalen Gallengänge mit Entzündungszellinfiltration und signifikanten degenerativen Epithelveränderungen (Kernpleomorphie, Polaritätsverlust, zytoplasmatische Vakuolisierung)	2
	wie oben, aber > 50% der portalen Gallengänge mit degenerativen Veränderungen und fokalem Lumenverlust	3
Venöse Endotheliitis	lymphozytäre Infiltration < 50% der Venolen (portal und hepatisch)	1
	subendotheliale Infiltration von > 50% der portalen und hepatischen Venolen	2
	zusätzlich Übergreifen der Entzündung auf das perivenuläre Parenchym mit perivenulären Nekrosen	3
Beurteilung		
0–2 Punkte	kein histologischer Anhalt für Rejektion	
3	Borderline	
4/5	milde Rejektion (R1)	
6/7	mäßige Rejektion (R2)	
8/9	schwere Rejektion (R3)	

- Die *biliäre Ableitungsstörung* (meist anastomosenbedingt) manifestiert sich histologisch wie in der nichttransplantierten Leber.
- Die *ischämische Cholangiopathie* (Abb. 8.**26**) ist eine unterschätzte Folgeerkrankung; ihr liegt entweder ein marginales Transplantat, eine Hypoxie oder eine arterielle Minderperfusion zugrunde. Aufgrund der arteriolären Versorgung der intrahepatischen Gallenwege kommt es zu Nekrosen des Gallengangsepithels, duktaler Cholestase bis hin zu Gangrupturen und einer variablen Cholangitis. Die Prognose ist fraglich und abhängig vom Ausmaß der persistierenden, oft sekundären Schädigungen.
- *HBV- und HCV-Reinfektionen* manifestieren sich prinzipiell in gleicher Weise wie in der nichttransplantierten Leber, d. h. unter dem Bild einer akuten und chronischen Hepatitis. Eine Besonderheit im Transplantat ist die sowohl bei HBV- als auch HCV-Reinfektion mögliche fibrosierende cholestatische Hepatitis (Abb. 8.**26**). Sie ist hoch-virämisch und führt über ein atypisch entzündungsarmes Bild mit duktulärer Proliferation, feinnetzig sinusoidaler Fibrose und schwerer Cholestase rasch zum Transplantatverlust.
- *Rekurrenzen einer PBC und PSC* sind möglich, bieten jedoch differenzialdiagnostische Probleme, z. B. in der Abgrenzung zur ischämischen Cholangiopathie oder chronischen Abstoßung und können nur bei Vorliegen der klassischen diagnostischen Zeichen gesichert werden.
- Immunsuppressiv bedingte *Infektionen* sind eine häufige bioptische Fragestellung. Die CMV-Infektion manifestiert sich in der Regel in Form parenchymatöser Mikroabszesse und muss gegen das ätiologisch unklare Mini-Mikroabszess-Syndrom, das keine Therapie erfordert, abgegrenzt werden. HSV- und die seltenen VZV- und Adenovirus-Hepatitiden führen zu landkartenartig konfluierenden Nekrosen und verlaufen rasch letal. Die EBV-Infektion wird als Ursache der Post-Transplantations-lymphoproliferativen Erkrankung angesehen.
- *Medikamenteninduzierte Leberschäden,* sowohl als Folge der eingesetzten Immunsuppressiva als auch der oft erforderlichen Zusatzmedikation, sind bekannt, manifestieren sich vergleichbar wie in der nichttransplantierten Leber, stellen aber meist kein zentrales klinisches Problem dar.

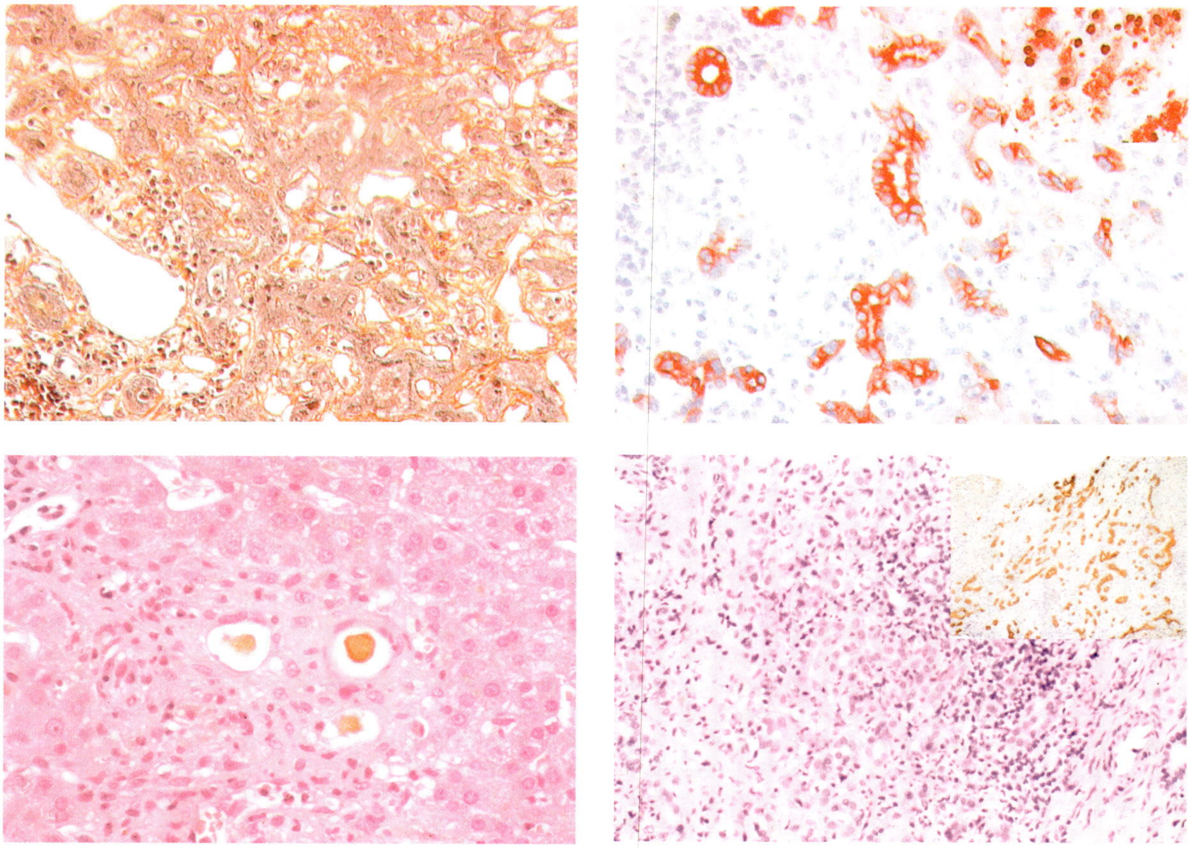

☒ **Abb. 8.26** Transplantationskomplikationen.
a u. **b** Fibrosierende cholestatische Hepatitis B mit perisinusoidaler Fibrose (**a**), duktulärer Proliferation (**b**: CK-7-Immunhistologie) und ausgeprägter HBcAg-Expression (Immunhistologie, Insert in **b**).
c u. **d** Ischämische Cholangiopathie mit partiell destruierten portalen Gallengängen und duktaler Bilirubinausfällung bei nur geringer Entzündungsreaktion (**c**). Spätstadium mit ausgeprägter portaler Vernarbung (**d**) und duktulärer Proliferation (Insert in **d**: CK-7-Immunhistologie zur Darstellung der Gallengangsproliferate).

FAZIT FÜR DIE PRAXIS

- Zur repräsentativen Bewertung des Gewebes ist ein ausreichend großer Zylinder (Nadeldurchmesser mindestens 1,2 mm und Länge 2 cm), der 10 Portalfelder umfassen sollte, notwendig.
- Bei klinischem Verdacht auf eine Zirrhose kann es hilfreich sein, die Biopsie im Rahmen einer Laparoskopie vorzunehmen, um zu gewährleisten, dass das Gewebe ausreicht und repräsentativ ist und nicht einem größeren Regeneratknoten entstammt.
- In Verbindung mit klinischen Hintergrunddaten trägt die bioptische Diagnostik neben der Diagnosesicherung zur Klärung einer Reihe oft entscheidender Fragestellungen bei:
- So ist die Leberhistologie ein unverzichtbares Instrument zum Staging und Grading von Lebererkrankungen (chronische Hepatitis, PBC, PSC), aus denen sich wichtige Konsequenzen für das therapeutische Vorgehen ergeben.
- An Biopsien aus Lebermetastasen kann das Vorkommen möglicher Zielstrukturen für systemische Therapien geprüft werden (z. B. Östrogenrezeptor, Her-2, EGFR). Bei Lebermetastasen eines GIST stellt die Mutationsanalytik zur Prognose-und Response-Prädiktion sowie zur Rezidivüberwachung ein Paradigma der prädiktiven Pathologie dar.
- In der Transplantationsdiagnostik kommt der Leberhistologie eine dreifache Bedeutung: in der Evaluation der zugrunde liegenden Lebererkrankung, der Beurteilung der zu implantierenden Leber und in der Posttransplantationsdiagnostik.

8.4 Leberzelluntergang und -regeneration

A. Geier, C. Trautwein

EDITORIAL **Das Verständnis der pathophysiologischen Grundlagen des Leberzellunterganges und der Leberregeneration ist von fundamentaler Bedeutung in der Behandlung chronischer Lebererkrankungen. In der Zukunft könnte eine zielgerichtete Modulation dieser Prozesse im Sinne einer Blockade der Apoptose bei akuter oder chronischer Leberschädigung bzw. einer Induktion der Apoptose bei malignen Tumoren von wichtiger therapeutischer Bedeutung sein.**

Einführung

Leberzelluntergang. Ein vermehrter Untergang von Hepatozyten und anderen Zelltypen in der Leber wird als typisches Merkmal verschiedenster Formen der Leberschädigung beobachtet (1, 2). Die prompte Eliminierung durch Seneszenz, Viren, Toxine oder Mutationen funktionell beeinträchtigter oder potenziell gefährlicher Leberzellen ist für den Erhalt der Leberfunktion von entscheidender Bedeutung. Hierbei nimmt die Eliminierung durch Apoptose, eine streng regulierte Form des programmierten Zellunterganges, eine wichtige Rolle ein.

In der gesunden Leber kommt es selten zu Zelluntergängen, und es steht ihnen eine ebenso große Zahl von durch Mitose neu entstehenden Zellen gegenüber. Diese Homöostase wird auch als „physiologische Apoptose“ bezeichnet (2).

Durch verschiedene cholestatische, virale, autoimmunologische oder toxische Formen der Leberschädigung wird dieses Gleichgewicht gestört und hin zum Überwiegen von Leberzelluntergang durch Zelltod oder Nekrose gegenüber Proliferation verschoben. Es kommt zum progredienten Verlust von funktionellem Lebergewebe, bei kurzfristig massiv erhöhter Zellzerstörung (z. B. bei fulminanter Hepatitis) oder dauerhaft kontinuierlichem Zelluntergang (z. B. im Rahmen chronischer cholestatischer Erkrankungen, Virushepatitis oder alkoholischer Hepatopathie) sogar teilweise zum Leberversagen (2, 3).

Gestörte Apoptose. Im Rahmen der chronischen Schädigung kann es jedoch auch zur ungenügenden Elimination von Mutationen tragenden Zellen kommen, und der gleichzeitig anhaltende Proliferationsreiz im Rahmen chronischer Entzündungszustände trägt dadurch zur malignen Entartung der Zellen und damit zu der Entstehung von hepatozellulären bzw. cholangiozellulären Karzinomen bei. Paradoxerweise kann aber auch eine dauerhaft gesteigerte Apoptoserate durch kompensatorische Proliferation das Risiko von Mitosestörungen zur Folge haben (2).

Leberregeneration. Im Gegensatz zu den meisten anderen Geweben des menschlichen Körpers besitzt die Leber die besondere Eigenschaft einer vollständigen Regeneration, auch nach massivem Zelluntergang. Beispielsweise kann im Tiermodell bei der partiellen (70%igen) Hepatektomie die vollständige Wiederherstellung der Lebermasse innerhalb weniger Tage beobachtet werden. Überschreitet ein akuter Zellverlust jedoch eine kritische Grenze, ist eine Regeneration nicht mehr möglich und es kommt zum akuten Leberversagen. Auch bei vielen chronischen Lebererkrankungen und bei chronischer Toxinexposition kann die ohnehin beeinträchtigte Leberregeneration den chronischen Leberzelluntergang nicht ausgleichen. In diesem Fall wird das funktionelle Lebergewebe im Verlauf durch fibrotisches Narbengewebe ersetzt und ein chronischer Funktionsverlust führt zum chronischen Leberversagen.

Formen des Zelltodes: Apoptose versus Nekrose

Trotz der Diversität der Schädigungsmechanismen tritt der Zelltod typischerweise durch zwei wesentliche Mechanismen ein, Apoptose durch eine geordnete nukleäre und zelluläre Fragmentation oder Nekrose (auch als Onkose oder onkotische Nekrose bezeichnet), die als Folge metabolischer Entgleisung einem ungeordneten Muster folgt (3).

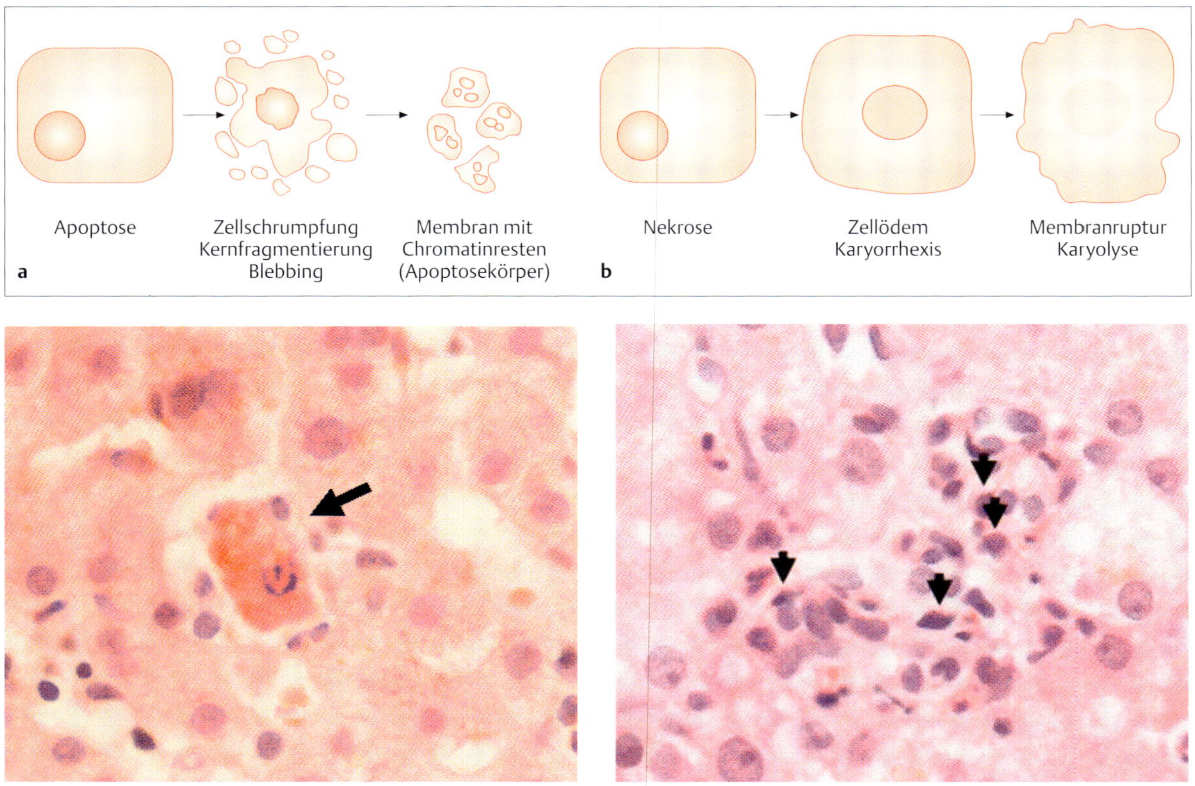

☒ **Abb. 8.27** Zellmorphologische Kriterien der Apoptose im Vergleich zur Nekrose. Darunter jeweils schematische Darstellung der zellmorphologischen Kriterien.
a Apoptose mit erkennbarer Kernfragmentierung und Ausbuchtung der Plasmamembran (HE, 60fach).
b Hepatozelluläre Gruppennekrose mit einzelnen neutrophilen Granulozyten (HE, 60fach) (beide Prof. N. Gassler, RWTH Aachen).

Während es bei der onkotischen Nekrose zum Absterben benachbarter Zellgruppen kommt, werden durch Apoptose einzelne Zellen unabhängig von der Umgebung selektiv eliminiert (Abb. 8.**27**).

Dieses Muster des apoptotischen Zelltodes wurde früher als Mottenfraßnekrose (piecemeal necrosis) bezeichnet (3). Bei vielen Lebererkrankungen liegen jedoch Mischformen dieser beiden Mechanismen der Leberzellschädigung vor.

⇢ Apoptose.

Apoptose ist als eine streng regulierte Form des programmierten Zellunterganges definiert. Der Prozess wird durch spezifische Proteasen, sog. Caspasen, in Gang gesetzt.

Charakteristisch hierfür sind verschiedene morphologische Veränderungen der Zelle, die vor allem durch diese Caspasen ausgelöst werden und im Wesentlichen eine Kondensierung des Chromatins mit nukleärer Lobulierung und Fragmentierung, eine Zellschrumpfung sowie eine Blasenbildung der Plasmamembran (Blebbing) umfassen (2 – 4). Hinzu kommen biochemische Charakteristika wie DNA-Fragmentierung, Membranalterationen und eine Degradation spezifischer zellulärer Proteine durch Proteasen und Endonukleasen. Im letzten Stadium dieses Vorganges wird die untergehende Zelle in von einer Membran umgebene Vesikel aufgelöst, die teils noch intakte Zellorganellen und Chromatinreste (sog. Apoptosekörper) enthalten. In der Umgebung finden sich in der Leber vermehrt Kupffer-Zellen und hepatische Sternzellen ein, welche die Apoptosekörper (Councilman bodies) umlagern und durch Phagozytose eliminieren. Im Gegensatz zur Nekrose kommt es durch diese kontrollierte Form des Zellunterganges typischerweise zu keiner wesentlichen Aktivierung von Zytokinantworten, so dass eine nachfolgende Immunantwort weitgehend unterbleibt (3, 4). Als Stimuli des Apoptoseprogramms sind unter anderem Liganden sog. Todesrezeptoren wie Tumornekrosefaktor (TNF) oder Fas-Ligand, DNA-Schädigung durch ionisierende Strahlung oder Chemotherapeutika sowie der Entzug von Wachstumsfaktorsignalen zu nennen, welche die Caspase-Kaskaden aktivieren (3, 5). Als weiteres Charakteristikum der Apoptose ist für die Initiierung der Exekutionsphase ein über Adenosintriphosphat (ATP) energieabhängiger Prozess notwendig.

Paraptose/Autophagie. Neben der beschriebenen klassischen Form der Apoptose über die Aktivierung von Caspasen kann der programmierte Zelluntergang auch unabhängig von den typischen Caspase-vermittelten morphologischen Apoptosekriterien erfolgen und wird dann u. a. als Paraptose oder Autophagie bezeichnet (4).

Onkotische Nekrose.

Die onkotische Nekrose steht dem kontrollierten Zelluntergang durch Apoptose als eine ungeordnete Form des Zelltodes gegenüber. Hier kommt es zur metabolischen Entgleisung der Zelle mit Depletion des Energiespeichers ATP (im Gegensatz zur ATP-abhängigen Apoptose).

Folgen sind, wie die Bezeichnung „onkotisch" andeutet, ein zelluläres Ödem mit Anschwellen der Mitochondrien und des endoplasmatischen Retikulums sowie Plasmamembranausstülpungen (Blebs) ähnlich der Apoptose (6). Diese Ausstülpungen sind Folge von Alterationen des Zytoskeletts im Rahmen der ATP-Depletion. Im fundamentalen Gegensatz zur Apoptose kommt es hier jedoch bedingt durch Störung der Membranpermeabilität und Volumenregulation zur calciumvermittelten Aktivierung unspezifischer Hydrolasen und nachfolgend zur Zerstörung der Plasmamembran oder Lyse (mit Zusammenbruch aller Gradienten). Dadurch werden neben den zytosolischen Enzymen die subzellulären Komponenten und Zellorganellen direkt frei gesetzt und eine Entzündungsantwort in der Umgebung getriggert. Die rasche Phagozytose der Apoptosekörper mit weiterhin intakten Membranen minimiert dagegen eine solche Entzündung (7). Die onkotische Nekrose wird in der Leber typischerweise im Rahmen der akuten Medikamententoxizität und bei Ischämie/Reperfusion beobachtet (3, 4).

Apoptose und Nekrose sind häufig die Endstrecke der gleichen auslösenden Trigger und Signalwege und werden mittlerweile weniger als getrennte Entitäten, sondern vielmehr als die beiden Extreme bei Leberschädigungen gesehen (3, 7).

Im Rahmen einer Nekrose kann ebenso eine DNA-Fragmentierung beobachtet werden, während bei massiver Apoptose die kurzfristige Phagozytose-Kapazität überschritten sein kann und dann sekundäre Nekrosen beobachtet werden (7). Charakteristika von nekrotischem und apoptotischem Zelluntergang können zeitgleich, teils sogar in derselben Zelle (Nekroapoptose) beobachtet werden.

Untersuchungsmethoden. Verschiedene Methoden existieren, um die apoptosetypische DNA-Fragmentierung zu untersuchen (8). Am gebräuchlichsten ist als biochemische Methode der TUNEL-Assay (terminal deoxynucleotide transferase-mediated deoxyuridine triphosphate nick end-labelling), der die 3'-OH-Enden der geschnittenen DNA-Fragmente markiert. Hämatoxylin- und Eosin-gefärbte Leberschnitte können auch lichtmikroskopisch auf Apoptosecharakteristika untersucht werden. Hier zeigen sich typischerweise die Councilman-Apoptosekörper als runde azidophile Körper mit fragmentiertem Kern, die bei verschiedensten Lebererkrankungen zu beobachten sind (Abb. 8.**27**). Elektronenmikroskopisch können auch zytoplasmatische Ausstülpungen und kondensiertes Chromatin visualisiert werden.

In der Zukunft könnte die spezifische Detektion von spezifischen Neoepitopen durch Caspase-vermittelten Abbau oder aktivierter Effektormoleküle selbst durch Immunhistochemie im Leberschnitt bzw. mittels ELISA im Serum zunehmend an Bedeutung gewinnen (8, 9).

Caspase-spezifische Abbauprodukte des Zytokeratin 18 konnten mittels ELISA-Technik bereits als Biomarker der Apoptose im Serum bestimmt werden und ermöglichen ein Monitoring von Erkrankungsaktivität und Progress bei Patienten mit chronischer Hepatitis C (10).

Mechanismen der Apoptoseinduktion

Die Apoptose zeichnet sich durch eine Initiierungsphase und eine Exekutionsphase mit sequenziellem Caspase-vermitteltem Abbau und Aktivierung von Schlüsselproteinen aus. Caspasen werden als Proenzyme zunächst durch proteolytischen Abbau an Aspartatresten zu funktionsfähigen Proteasen aktiviert. Caspasen schneiden ihrerseits Proteine an Aspartatresten, so dass u. a. weitere Caspasen im Sinne einer Kaskade aktiviert werden (8). Als Endstrecke bauen Effektor-Caspasen wie Caspase 3, 6 und 7 sowie weitere Endonukleasen weitere Schlüsselproteine der Zelle ab und induzieren so den Zelltod. Die Endtrecke der Signalkaskade wird durch zwei wesentliche Signalwege aktiviert, die einerseits Todesrezeptoren („extrinsischer Signalweg") und andererseits mitochondriale Schädigung („intrinsischer Signalweg") umfassen (Abb. 8.**28**).

Extrinsischer Signalweg. Die Todesrezeptoren der Tumornekrosefaktor-(TNF-)Rezeptor-Superfamilie zeichnen sich als Transmembranproteine durch eine C-terminale intrazelluläre Domäne, eine transmembranäre Region und eine N-terminale extrazelluläre Ligandenbindungsdomäne aus. Die TNF-Rezeptor-Superfamilie umfasst u. a. als physiologisch bedeutsame Vertreter Fas (CD95), TNF-Rezeptor 1 und TNF-related-apoptosis-induced-ligand-(TRAIL-)Rezeptor 1 (1, 5, 11). Nach Aktivierung durch spezifische Liganden (Fas-Ligand, TNF bzw. TRAIL) wird ein intrazellulärer sog. Todeskomplex, bestehend aus verschiedenen Adapterproteinen und Procaspasen, rekrutiert. Durch die Oligomerisierung des Rezeptors wird insbesondere die Fas-assoziierte Todesdomäne (FADD) als zytoplasmatisches Adapterprotein rekrutiert, das über eine Todeseffektordomäne seinerseits die Initiator-Caspasen 8 und 10 rekrutiert und mit diesen

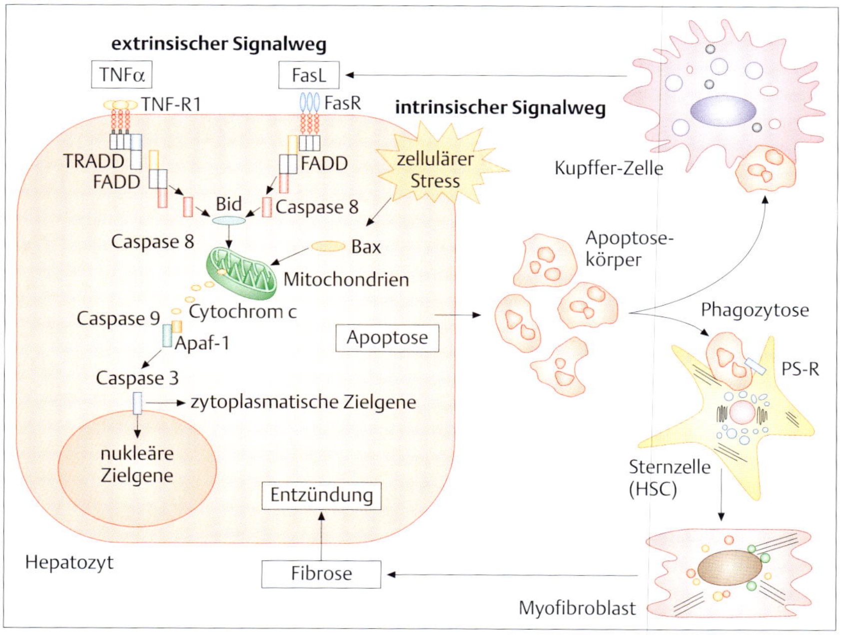

☒ **Abb. 8.28** Signalwege der Apoptoseinduktion und Verbindungen zur Fibrogenese.
Die Apoptosekaskade in Hepatozyten (links) wird durch Todesrezeptoren (extrinsischer Signalweg) oder zellulären Stress (intrinsischer Signalweg) aktiviert. Apoptosekörper (Mitte) werden über Phosphatidylserin-Rezeptoren (PS-R) von hepatischen Sternzellen und Kupffer-Zellen (rechts) umgeben und phagozytiert, wodurch weitere Todesrezeptorsignale und die extrazelluläre Matrixproduktion induziert werden. Apoptose unterhält auf diesem Wege unmittelbar die Entzündung und Fibrogenese.

zusammen den „death-inducing signaling complex" (DISC) bildet (1). Die Aktivierung dieser Initiator-Caspasen katalysiert nachfolgend eine Reihe proteolytischer Abbauvorgänge, die letztendlich die Exekutionsphase der Apoptose induzieren.

Intrinsischer Signalweg. Daneben kann alternativ unspezifischer zellulärer Stress (z. B. Gamma-Bestrahlung, oxidativer Stress, Toxine, Chemotherapeutika) durch Schädigung der inneren Mitochondrienmembran Cytochrom C freisetzen, das seinerseits Apaf-1 bindet und dadurch als Endstrecke Caspase 9 aktiviert (1, 8). Die beiden Signalwege laufen jedoch nicht vollständig getrennt voneinander ab, da es im Todesrezeptorsignalweg durch Caspase 8 zur Aktivierung eines Proteins Bid durch Trunkierung kommt (tBid), das auch zur mitochondrialen Cytochrom-C-Freisetzung beiträgt. In Hepatozyten und Cholangiozyten ist nach DISC-Formation dieser mitochondriale Signalweg im Sinne einer Amplifikation der todesrezeptorvermittelten Apoptose von wesentlicher Bedeutung (1, 2).

Regulation auf mitochondrialer Ebene. Verschiedene intrazelluläre Proteine tragen darüber hinaus zur Regulation der Apoptose auf mitochondrialer Ebene bei (2, 5). Diese gehören vornehmlich zur Bcl-2-Familie, die als antiapoptotische Mitglieder u. a. Bcl-2, Bcl-X_L und Mcl-1 umfasst. Proapoptotische Mitglieder der Bcl-2-Familie sind u. a. Bax, Bak und Bid. Diese Proteine agieren auf der mitochondrialen Ebene und modulieren durch reziproke Interaktionen die pro- und antiapoptotische Balance und dadurch die Permeabilisierung der Mitochondrien. Der Mechanismus der Cytochrom-C-Freisetzung ist nicht im Detail geklärt. Nach derzeitigem Kenntnisstand werden durch Proteine der Bcl-2-Familie spezifische Cytochrom-C-Kanäle in der äußeren Mitochondrienmembran gebildet (MOMP), daneben spielt aber zunächst auch eine Öffnung von Permeabilitätsporen an der inneren Membran (MPT: mitochondrialer Permeabilitätsübergang) eine Rolle in der nachfolgenden Zerstörung der äußeren Membran (3). Die mitochondriale Membrandepolarisation und Entkopplung der oxidativen Phosphorylierung führt schließlich zur ATP-Depletion und kann so auch die Koexistenz apoptotischer und nekrotischer zellulärer Phänomene erklären.

Apoptose in der Pathogenese verschiedener Lebererkrankungen

Apoptotischer Zelluntergang ist ein fundamentaler Bestandteil nahezu jeder akuten oder chronischen Lebererkrankung. Entzündung, Regeneration und Fibrose werden dabei stets auch durch Apoptose unterhalten.

Dabei trägt Apoptose wesentlich zur Fibrogenese bei und kürzlich konnte ein Zusammenhang zwischen Apoptosemarkern und der Fibroseprogression bei chronischer Hepatitis C etabliert werden (9, 12). Ebenso führt eine Reduktion der Apoptose im Tiermodell cholestatischer Erkrankungen zur Reduktion der Fibrogenese (13). Ein möglicher Mechanismus stellt dabei die Aufnahme der Apoptosekörper durch hepatische Sternzellen dar, die deren fibrogenetische Aktivität steigert (1). Daher ist die Rolle der Apoptose in der Pathogenese verschiedener Lebererkrankungen von großem wissenschaftlichem und klinischem Interesse.

⇢ Alkoholische Hepatitis. Apoptose wurde bei Patienten mit alkoholischer Hepatitis beobachtet und korreliert mit der Höhe von Bilirubin und GOT sowie dem Schweregrad der Steatohepatitis (14, 15). Die Kolokalisation apoptotischer Hepatozyten mit Neutrophileninfiltration legt dabei eine Beteiligung an der Entzündung nahe. Induktion von CYP2E1 und dadurch bedingte Bildung reaktiver Sauerstoffspezies (ROS) und Lipidperoxide könnte dabei über den vermehrten Anfall von NAD im Rahmen des mitochondrialen Aldehydmetabolismus die mitochondriale Schädigung und Cytochrom-C-Freisetzung erklären (2). Zusätzlich werden bei alkoholischer Hepatitis erhöhte TNF- und Fas/Fas-Ligand-Spiegel als Initiatoren der todesrezeptorvermittelten Apoptose beschrieben, die möglicherweise ebenfalls durch ROS induziert werden (14, 16). Die para- bzw. autokrine Fas-Ligand-Expression, durch die Hepatozyten den eigenen Tod und den umgebender Hepatozyten induzieren, wird als Fratrizid bezeichnet (8). Alkohol sensibilisiert Hepatozyten über die Änderung des Redoxstatus zusätzlich für TNF-induzierte Apoptose (1). Als therapeutischer Eingriff in diesen Synergismus wurden bereits einige Therapiestudien mit anti-TNF-Ansatz bei alkoholischer Hepatitis durchgeführt, bisher allerdings ohne festen Eingang in die Klinik.

⇢ Nichtalkoholische Steatohepoatitis. Auch bei nichtalkoholischer Steatohepoatitis (NASH) korreliert die Apoptoserate mit dem Schweregrad der Entzündung und dem Fibrosestadium (17, 18). Die Expression von TNF und Fas/Fas-Ligand sowie die Caspase-3- und -7-Aktivität ist dabei eher deutlicher erhöht als bei alkoholischer Hepatitis.

⇢ Acetaminophen-Hepatotoxizität. Diese ist ein typisches Beispiel für die Überlappung von Apoptose und Nekrose (3). Acetaminophen wird bei Überdosierung vermehrt über das Cytochrom-P450-System zu N-Acetyl-p-Benzoquinonimin metabolisiert, das Glutathion depletiert und zu mitochondrialem oxidativem Stress mit Peroxynitrit-Bildung führt. Proteine der Bcl-2-Familie, Bax und Bid, bedingen eine mitochondriale Schädigung mit Permeabilitätsübergang der inneren Membran, Porenbildung in der äußeren Membran und schließlich Freisetzung u.a. von Endonuclease (19). Gleichzeitig nimmt die ATP-Synthese deutlich ab, so dass abhängig vom Ausmaß der ATP-Depletion neben der Apoptose in erheblichem Umfang auch onkotische Nekrose (Necroapoptose) zu beobachten ist (3).

⇢ Hepatitis B und C. Die virale Hepatitis B und C führt zur intrazellulären Prozessierung und Präsentation viraler Epitope auf MHC-Klasse-I-Oberflächenmolekülen. Die Erkennung dieser viralen Epitope durch zytotoxische T-Lymphozyten mit der dadurch hervorgerufenen immunologischen Zelldestruktion stellt ein wichtiges Charakteristikum viraler Hepatitiden dar (1). Apoptose spielt dabei eine wesentliche Rolle, wie erhöhte Caspase-Aktivitäten und vermehrtes Zytokeratin 18 als Caspase-spezifisches Abbauprodukt bei Patienten mit Hepatitis C belegen (10, 20). Die Aktivierung der Caspase-Kaskade wird hier nicht nur durch den Todesrezeptorsignalweg vermittelt, sondern über die Freisetzung von Granzym B und Perforin nach Aktivierung des T-Zell-Rezeptors. Perforininduzierte Membranporen ermöglichen dabei die Granzym-Internalisierung und nachfolgend die proteolytische Caspase-Aktivierung (8, 21).

Eine Vielzahl von Studien belegt, dass es bei chronischer Virushepatitis zur Aktivierung der Apoptosesignalwege kommt. Bei Patienten mit chronischer Hepatitis B korreliert die Fas-Expression mit der Aktivität der Hepatitis (22). Bei chronischer Hepatitis B und C ist eine erhöhte TNF-Rezeptor-1- und TNF-Expression zu beobachten (1, 21, 23). Das HBx-Protein bei Hepatitis B bzw. das HCV-Core-Protein bei Hepatitis C könnten darüber hinaus eine Sensitivierung gegenüber TNF-vermittelter Apoptose bewirken (wobei dem HCV-Core-Protein aber auch antiapoptotische Effekte zugeschrieben werden). Ähnliche Effekte wurden zumindest in HepG2-Zellen nach HBV-Infektion für die Sensitivierung gegenüber TRAIL-induzierter Apoptose berichtet (1).

In ersten klinischen Studien führt der Pancaspase-Inhibitor PF-0349 (IDN-6556) bei chronischer Virushepatitis C zur Reduktion der laborchemischen Transaminasenerhöhung und könnte langfristig auch die Fibrogenese beeinflussen.

⇢ Cholestatische Lebererkrankungen. Sie zeichnen sich durch eine Retention toxischer, hydrophober Gallensäuren aus, deren Akkumulation mit dem Grad des Leberschadens korreliert (8). Dabei wird der Zelluntergang primär durch Apoptose vermittelt, wie Untersuchungen an Patienten mit primär biliärer Zirrhose (PBC) belegen (24). Die molekularen Mechanismen der durch toxische Gallensäuren vermittelten Apoptose sind weitgehend im Tiermodell bzw. in Zellkultur untersucht worden (8). Toxische Gallensäuren aktivieren dabei zum einen die Fas- bzw. TRAIL-R2-Oligomerisierung mit FADD-Rekrutierung sowie nachfolgender Caspase-8- und Bid-Induktion, zum anderen über Proteinkinase-C-(PKC-)Translokation und einen Anstieg des intrazellulären Magnesiums zelluläre Endonukleasen sowie als dritten Mechanismus auch eine mitochondriale Schädigung mit Cytochrom-C-Freisetzung (1, 3, 8). Interessanterweise kann die Koadministration von Ursodesoxycholsäure die Apoptoserate in Zellkultur reduzieren. Die Reduktion der Apoptose dürfte daher einen wesentlichen Wirkmechanismus von UDCA darstellen (3). Als antiapoptotischen Kompensationsmechanismus kommt es bei obstruktiver Cholestase im Tiermodell und bei PBC-Patienten zur vermehrten Bcl-2-Expression, um den Leberschaden zu minimieren (22).

Als experimentelle Therapieansätze waren Bid-antisense-Inhibierung bzw. der Pancaspase-Inhibitor PF-0349 (IDN-6556) im Gallengangsligaturmodell in der Lage, Apoptose zu reduzieren; letzteres Medikament ist derzeit in klinischer Erprobung (2).

Hepatozelluläres Karzinom. Im Gegensatz zu allen oben dargestellten Lebererkrankungen ist beim hepatozellulären Karzinom (HCC) der pathogenetische Mechanismus eine unzureichende Apoptose von mutierten Zellen. Im Verlauf der Hepatokarzinogenese kommt es zum partiellen bzw. kompletten Verlust von Fas, entsprechend dem Differenzierungsgrad (25). Der Verlust von Fas ist hier ein Mechanismus, der Elimination durch zytotoxische T-Zellen zu entgehen. Verschiedene Chemotherapeutika greifen in diesen Pathomechanismus ein, da hier eine p53-abhängige Hochregulation der Fas-Expression induziert wird (26). Es besteht eine Korrelation zwischen der Apoptoserate in HCC und ihrer p53-Expression, und Mutationen mit Funktionsverlust im p53-Gen können häufig im HCC detektiert werden (8, 27).

Apoptose als Initiator der Fibrogenese

Apoptose im Rahmen von chronischen Lebererkrankungen wird unabhängig von ihrer Ätiologie zunehmend als Verbindungsglied zwischen geschädigten Hepatozyten und den profibrogenen Zelltypen, insbesondere hepatischen Sternzellen (HSC), gesehen (Abb. 8.**28**) (13). Dabei spielen die im Rahmen der Apoptose gebildeten Apoptosekörper eine wesentliche Rolle. Diese werden in Makrophagen bzw. Kupffer-Zellen aufgenommen, die dadurch vermehrt Liganden der Todesrezeptoren wie Fas oder TNF produzieren und so im Sinne einer positiven Rückkopplung die Apoptose weiter unterhalten (2). Da Fas-Ligand auch eine starke proinflammatorische Aktivität besitzt, wird auch die Kaskade oxidativen Stresses und profibrogener Mediatoren wie Transforming Growth Factor (TGF) β verstärkt und triggert eine vermehrte Transdifferenzierung von HSC in Matrix bildende Myofibroblasten. Der Abbau der Apoptosekörper kann als wichtigster Mechanismus unmittelbar die Fibrogenese stimulieren. Apoptosekörper exprimieren an ihrer äußeren Membran Phosphatidylserin (PS), das durch den Phosphatidylserin-Rezeptor von HSC erkannt wird und die Phagozytose dieser apoptotischen Zellen stimuliert (13). Durch diese Phagozytose werden in HSC intrazelluläre Signalkaskaden aktiviert, die insbesondere zur vermehrten Expression von TGFβ und Kollagen führen. Die Interaktion zwischen Apoptose und Fibrose ist allerdings bidirektional, da auch die Veränderungen der extrazellulären Matrix im Rahmen der chronischen Leberschädigung eine Hochregulation des Fas/Fas-Ligand-Systems und damit der Apoptose zur Folge hat.

Die zentrale Stellung der PS-vermittelten Phagozytose von Apoptosekörpern wurde bereits zu therapeutischen Interventionsversuchen bei alkoholischer Hepatitis aufgegriffen (28). Phosphatidylcholin blockiert dabei die PS-Rezeptor-vermittelte Aufnahme von Apoptosekörpern in HSC und reduziert so die Bildung des profibrogenen TGFβ.

Ebenso ist die selektive Apoptoseinduktion von HSC denkbar, die im Gegensatz zu Hepatozyten bevorzugt TRAIL-R2 exprimieren und eine vermehrte Sensitivität gegenüber TRAIL-induzierter Apoptose aufweisen (29).

Leberregeneration als kompensatorisches Wachstum nach Zellverlust

Leberregeneration findet in der gesunden Leber nur in sehr geringem Umfang statt, um physiologisch stattfindende Zelluntergänge durch Mitose einer ebenso großen Zahl neu entstehender Zellen im Sinne einer Homöostase auszugleichen. Wenn jedoch durch verschiedenste Formen der Leberschädigung ein vermehrter Zelluntergang stattfindet, setzt die Leberregeneration in verstärktem Maße ein. Dabei gehen ruhende Hepatozyten durch einen oder mehrere Replikationszyklen und es findet so ein kompensatorisches Wachstum statt, bis die ursprüngliche Leberzellmasse wieder erreicht wird. Auch nach massivem Zelluntergang besitzt die Leber im Gegensatz zu den meisten anderen Geweben des menschlichen Körpers die besondere Eigenschaft einer vollständigen Regeneration, wobei hier neben Hepatozyten auch eine Repopulation durch ausdifferenzierende Vorläuferzellen eine Rolle spielt (30). Teleologisch dürfte sich die außerordentliche Regenerationsfähigkeit der Leber bereits sehr früh in der Menschheitsgeschichte entwickelt haben, da so teils schwerste Leberschäden durch Nahrungsmitteltoxine kompensiert werden konnten (31).

Anpassung der Lebermasse. Studien an Primaten und Menschen konnten zeigen, dass das Ausmaß der regenerativen Antwort sich proportional zum Umfang der Resektion verhält. Ein kompensatorisches Leberwachstum zeigt sich auch nach Transplantation einer kleineren Primatenleber in Menschen, wo die Leber innerhalb einer Woche die menschliche Ursprungsgröße erreicht (32). Umgekehrt kommt es zur Größenabnahme des Organs, wenn die Leber großer Tiere in Tiere mit kleinerer Körper- und Organgröße transplantiert wird (33, 34). Diese Regulationsmechanismen werden in Analogie bei der humanen allogenen Lebertransplantation bei auf das Körpergewicht bezogen zu großen oder zu kleinen Organen beobachtet (35).

Diese Beobachtungen belegen, dass die Lebermasse durch endogene Signale auf eine bestimmte Stellgröße reguliert wird. Durch ein exakt festgelegtes Verhältnis von Leber- und Körpergewicht werden so die metabolischen Funktionen der Leber entsprechend den Erfordernissen aufrechterhalten.

Proliferationsfähige Zelltypen. Die Leberregeneration nach operativer oder toxischer Schädigung geht dabei mit vermehrter Proliferation aller hepatischen Zelltypen einher und umfasst neben den Hepatozyten als Hauptmasse der Leberzellen auch Nichtparenchymzellen wie Gallengangsepithelzellen, Endothelzellen, Kupffer-Zellen und Sternzellen (31). Altersabhängig sind zwischen 99,8 % der Hepatozyten in der Neonatalphase und etwa 75% im Alter zur Proliferation fähig (36). Hepatische Stammzellen bzw. Ovalzellen als ihre Vorläufer bilden einen weiteren Proliferationspool, der allerdings nur dann eine Rolle für die Repopulation spielt, wenn Hepatozyten durch zu starke Schädigung oder bei fulminantem Zellverlust nicht zur Proliferation in der Lage sind (30, 36). Diese Stammzellen entstehen aus bipotenten Hepatoblasten, die sich während der Embryogenese sowohl in Hepatozyten als auch in Gallengangsepithelzellen differenzieren und in der adulten Leber in den Hering-Kanälen lokalisiert sind. Derzeit gibt es selbst unter pathophysiologischen Bedingungen keine hinreichenden Belege, dass in die Leber eingewanderte Knochenmarkszellen in relevantem Umfang zu Hepatozyten differenzieren (37). Dagegen bilden diese Knochenmarkszellen mindestens 20% der Endothelzellen und anderer Nichtparenchymzellen im Rahmen der Leberregeneration (30).

Kinetik der Leberzellproliferation. Nach Resektion werden die entfernten Leberlappen jedoch nicht im Sinne einer Regeneration im eigentlichen Sinne ersetzt, sondern es kommt zum kompensatorischen Wachstum der verbleibenden Leberlappen (30, 38). Die Kinetik der Leberzellproliferation differiert etwas zwischen den verschiedenen Spezies, im Tiermodell setzt die maximale Proliferation bei Ratten nach 24h und bei Mäusen nach 40h ein (38). Dabei beginnt die Proliferation in der Periportalregion und erreicht innerhalb von 36–48h die perizentralen Bereiche des Leberläppchens (31). Im Gegensatz zur Normalleber werden nach Leberregeneration zunächst doppelte Schichten von Hepatozyten um die Sinusoide beobachtet. Im Tiermodell bei Nagern regeneriert eine gesunde Leber nach 70%iger Hepatektomie auf die ursprüngliche Lebermasse innerhalb von 7–10 Tagen (31).

Studien an humanen Leberlebendspendern und -empfängern mittels MRT zeigen eine Verdopplung der Lebermasse in 7 Tagen beim Donor und in 14 Tagen beim Empfänger nach Transplantation des rechten Leberlappens (39). Spender- und Empfängerleber erreichen ihr Ausgangsgewicht innerhalb von 60 Tagen.

Neben der proliferativen Antwort nach Leberresektion kann es auch ohne Zellverlust unter Einfluss von Gallensäuren oder bestimmten Xenobiotika und Retinsäurederivaten als Liganden nukleärer Rezeptoren zur direkten Hyperplasie kommen (35, 40, 41). Im Folgenden soll auf Mechanismen der Leberregeneration im Sinne der kompensatorischen Hyperplasie eingegangen werden.

Mechanismen der Zellzyklusregulation

Zellteilungszyklus. Zellteilungen sind in der normalen adulten Leber sehr selten zu beobachten. Nahezu alle Hepatozyten befinden sich in der G0-Phase (Ruhephase) des Zellzyklus. Nach partieller Hepatektomie einer adulten Leber treten etwa 95% der Hepatozyten aus der Ruhephase in den Zellteilungszyklus über. Bevor es zur Mitose kommt, durchlaufen die Leberzellen die Interphase, die in eine G1-(Gap1-)Phase, eine S-(DNA-Synthese-)Phase und eine G2-(Gap2-)Phase unterteilt wird. Der G0/G1-Übergang während der ersten Stunden wird auch als Priming-Phase bezeichnet und die sich anschließende frühe G1-Phase als Transitionsphase (38). Die G1- und G2-Phase ist durch eine Zunahme des Zellvolumens und Prozesse charakterisiert, welche die Chromosomenverdopplung in der S-Phase und ihre nachfolgende Trennung vorbereiten (38). Fehler in der Replikation während der Zellzyklusprogression (z.B. inkomplette DNA-Replikation, DNA-Schäden oder ein Mismatch der Metaphase-Chromosomen) führen zum Zellzyklusarrest an sog. Kontrollpunkten in der G1-Phase (Restriktionskontrollpunkt), am Ende der G2-Phase (G2/M-Kontrollpunkt) sowie während der Mitose (Spindelkontrollpunkt) (38). Diese Kontrollpunkte sind von zentraler Bedeutung, um die Zellzyklusprogression zu stoppen, bis Defekte repariert sind, oder um alternativ das Apoptoseprogramm zu aktivieren.

Regulation durch Cycline. Die verschiedenen Phasen des Zellzyklus werden von spezifischen Proteinen, den Cyclinen, reguliert. Diese werden in einer definierten Reihenfolge im Verlauf des Zellzyklus aktiviert und interagieren mit Cyclin-abhängigen Kinasen (CDK), wodurch diese aktiviert werden und dadurch ihrerseits wichtige Substrate für die Zyklusprogression phosphorylieren (38). Mitglieder der Cyclin-D-Familie (D1, D2 und D3) werden in Abhängigkeit von Wachtstumsfaktorsignalen in der frühen bis mittleren G1-Phase exprimiert und binden an CDK4 und CDK6 (37, 42). Nachfolgend kommt es zur Induktion von c-myc, das einen wesentlichen Trigger der Hepatozytenproliferation darstellt. In der späten G1-Phase verliert der Einfluss der D-Cycline an Bedeutung und Mitglieder der Cyclin-E-Familie werden exprimiert (38). Dabei werden das Ausmaß und der Ablauf der DNA-Synthese in wesentlichem Umfang durch CDK-Inhibitoren wie p18, p21 und p27 kontrolliert. Nach Passieren des Restriktionskontrollpunktes wird der Zellzyklusprogress von Wachtstumsfaktoren unabhängig und schreitet bis zur Mitose fort. Cyclin E1 und E2 bilden Komplexe mit CDK1, CDK2 und CDK3, die für die G1/S-Phase-Progression wichtig sind (43). Die Expression der E-Cycline nimmt bis zum Übergang G1/S-Phase zu. Danach werden diese Proteine rasch degradiert.

Transkriptionsfaktor FoxM1B. Nach dem G1/S-Phase-Kontrollpunkt spielt der Transkriptionsfaktor Forkhaed box M1B (FoxM1B) eine wesentliche Rolle in der Kontrolle dieses komplexen transkriptionellen Netzwerkes und der weiteren Zellzyklusprogression (44). Die CDK-abhängige Phosphorylierung von FoxM1B führt zur Transkription wichtiger Gene der S- und M-Phase. FoxM1B kommt in der Regeneration der alternden Leber eine limitierende Rolle zu (38). In der S-Phase interagieren CDK2 und CDK1 mit Cyclin A, während in der G2-Phase Komplexe aus Cyclin A und B mit CDK1 von Bedeutung sind (30, 38). Nach Erreichen des G2/M-Phase-Überganges übernehmen Cyclin-B-Familienmitglieder die Kontrolle bis zu Beendigung der Mitose (44).

Wachstumsfaktor- und zytokinvermittelte Signalwege zur Leberregeneration

Mehr als 100 Gene werden im Rahmen einer effizienten Leberregeneration aktiviert und über Wachstumsfaktor- und zytokinvermittelte Signalwege kontrolliert (Abb. 8.**29**) (36). Diese Gene und Signalwege sind in vielfacher Weise miteinander verknüpft und überlappen in ihrer Wirkung.

Dadurch ist zu erklären, dass der vollständige Ausfall einzelner Gene, z. B. im Knockout-Modell der Maus, weitgehend kompensiert werden kann (36, 38). Zytokine spielen vor allem in der frühen Phase der Leberregeneration beim G0/G1-Übergang eine wichtige Rolle, während Wachstumsfaktoren später im Verlauf der G1- und S-Phase biphasisch aktiviert werden (30).

Wachstumsfaktoren

⇢ **Hepatocyte Growth Factor (HGF).** HGF ist der am besten charakterisierte mitogene Wachstumsfaktor im Rahmen der Leberregeneration und wurde erstmalig aus dem Serum eines Patienten mit fulminantem Leberversagen isoliert und charakterisiert (45). HGF wird nach Leberresektion in mesenchymalen Zellen gebildet und wirkt parakrin auf Hepatozyten. Innerhalb von Minuten kommt es zur Bindung und Phosphorylierung des spezifischen Rezeptors c-met (30). Die Bindung von HGF an seinen Rezeptor c-met führt zur Aktivierung verschiedener intrazellulärer Signalwege, die beispielsweise den ERK/MAPK-Signalweg ansteuern (38). Signale des Ras/Raf/ERK/MAPK-Weges führen zur Aktivierung verschiedener Gene in der Zellzyklusprogression (z. B. CDK6) und Matrixdegradation (z. B. Matrixmetalloproteinasen). Über die Aktivierung des PI3-Kinase-Signalweges über Akt/Proteinkinase B wird u. a. durch Caspase-9-Inhibition ein Zellüberleben begünstigt (38).

⇢ **Epidermal Growth Factor (EGF).** Der EGF-Rezeptor gehört wie c-met zur Familie der Tyrosinkinase-Rezeptoren und bildet nach Ligandenbindung Homo- oder Heterodimere (38). Neben EGF induzieren auch strukturell verwandte Wachstumsfaktoren wie Transforming Growth Factor α (TGFα), Heparin-binding EGF-like Growth Factor (HB-EGF) und Amphiregulin die Rezeptordimerisierung. Die Phosphorylierung der Rezeptor-Tyrosinkinase aktiviert komplexe intrazelluläre Signalwege, wobei ras/raf/MAPK-Signale und PI3-Kinase/Akt-Signale zur Expression der Cycline D1 und E führen, während die Aktivierung von STAT (Signal Transducer and Activator of Transcription) und Proteinkinase C zur Expression von sog. Immediate early Genes wie c-myc, c-fos und c-jun beiträgt (38, 42).

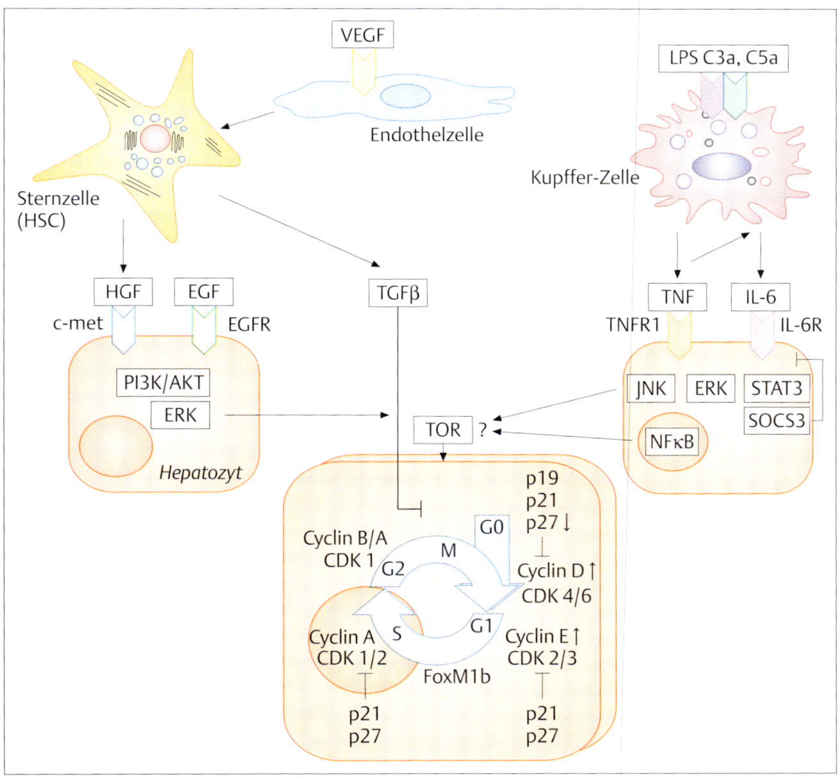

Abb. 8.29 Signalwege der Leberregeneration.
Die Leberregeneration wird durch wachstumsfaktor- (links) und zytokinabhängige (rechts) Signalwege aktiviert. Sezerniert werden diese nach Stimulation von hepatischen Sternzellen (HGF, TGF β) und Kupffer-Zellen (TNF, IL-6). Durch Aktivierung spezifischer Rezeptoren an der Hepatozytenmembran kommt es zur Initiierung von verschiedenen Signalkaskaden, die möglicherweise über TOR vermittelt wichtige Zellzyklusgene, wie Cyclin E, Cyclin D und p27, sowie protektive Signale (z. B. anti-Apoptose) steuern.

Zytokine

Neben Wachstumsfaktoren wird Zytokinen wie TNF und Interleukin-6 (IL-6) eine Rolle im Priming der Hepatozyten für die Zellzyklusprogression (G0/G1-Übergang) zugeschrieben (31, 38). Hierarchisch kommt es dabei innerhalb der ersten Stunde zunächst zu einer TNF-Induktion, die nachfolgend zum Anstieg von IL-6 führt, das in Kupffer-Zellen produziert wird (30). Die genauen Mechanismen der Zytokinaktivierung sind bisher unklar, dürften aber Rezeptoren auf Kupffer-Zellen für Lipopolysaccharid, sog. Toll-like-Rezeptoren (TLR), oder Komplement wie C3 oder C5 einbeziehen (30, 46).

→ Tumornekrosefaktor (TNF). TNF vermittelt seine intrazellulären Signale über zwei verschiedene Rezeptoren an der Zellmembran, TNF-Rezeptor 1 und 2 (TNFR1 und 2), von denen TNFR1 die wesentlichen biologischen Wirkungen initiiert (Abb. 8.**28**) (38). Wie bereits oben beschrieben, führt die Ligandenbindung zur Abspaltung des Inhibitors Silencer of Death Domain (SODD) von der intrazellulären Domäne des TNFR1. Dadurch kann zunächst das Adapterprotein TNFR-associated Death Domain (TRADD) binden, das nachfolgend mit weiteren Adapterproteinen, u. a. TNFR-associated Factor 2 (TRAF2) und Fas-associated Death Domain (FADD), interagiert (38). Diese Effektorproteine aktivieren über ein komplexes Netzwerk von Kinasen verschiedene Signalwege: FADD rekrutiert Caspase 8 und induziert dadurch Apoptose; TRAF2 und Rip initiieren Kaskaden, die c-Jun-N-terminal-Kinase (JNK) und über I-κB-Kinase (IKK) Nuclear Factor κB (NFκB) aktivieren (11, 38). NF κB wird in den Nucleus freigesetzt und führt dort zur Transkription wichtiger proinflammatorischer und antiapoptotischer Gene, u. a. Cyclin D1 (38). JNK induziert verschiedene für die Leberregeneration essenzielle Transkriptionsfaktoren wie c-jun (11). Die Bedeutung von TNF für die Leberregeneration liegt aber vor allem in der IL-6-Aktivierung, wie im TNFR1-Knockout-Modell nach Korrektur des Defekts durch alleinige IL-6-Gabe gezeigt werden konnte (47).

→ Interleukin-6 (IL-6). IL-6 gehört zu einer Familie von Zytokinen, die das gp130-Molekül im Rezeptor zur Signalübertragung benötigen (38, 48). Die Dimerisierung von zwei gp130-Molekülen aktiviert sog. Janus-Kinasen (JAK), die spezifische gp130-Tyrosinreste phosphorylieren. Dadurch werden STAT1 und STAT3 sowie die SHP2/ERK/MAPK-Signalkaskade aktiviert (49). Die STAT3-Aktivierung durch IL-6 ist auf wenige Stunden begrenzt, da unmittelbar der Inhibitor SOCS3 induziert wird (38, 49). Erste Experimente in IL-6-Knockout-Mäusen deuteten darauf hin, dass IL-6 unmittelbar an der Regulation des Zellzyklus beteiligt ist. Mittlerweile konnte jedoch gezeigt werden, dass über IL-6/gp130 Signalwege aktiviert werden, die zur Protektion der Hepatozyten während der Leberregeneration notwendig sind (50 – 53).

Gemeinsame Endstrecke

Als gemeinsame Endstrecke von HGF- bzw. TNF- und IL-6-Signalen kommt es sowohl durch wachstumsfaktor- als auch zytokinabhängige Effekte zur redundanten Aktivierung verschiedener Signalüberträger (z. B. ERK und JNK) und Transkriptionsfaktoren (Activator Protein 1, CCAAT-Enhancer binding Protein C/EBP β) (46). ERK und JNK führen dabei insbesondere zur Cyclin-D1-Expression und damit zur Zellzyklusprogression über die G1- und S-Phase hinweg. Diese Aktivierung kann durch Rapamycin, einen Inhibitor des Target of Rapamycin (TOR), blockiert werden, so dass TOR neben wichtigen Funktionen in der Proteintranslation auch eine wesentliche Rolle in der Aktivierung wichtiger Zellzyklusgene zukommt (46).

Gallensäuren als funktioneller Sensor der Lebergröße während der Regeneration

Da die Leber eine zentrale Rolle im Metabolismus des Gesamtorganismus erfüllt, ist die Aufrechterhaltung wesentlicher Funktionen im Sinne einer Homöostase auch während der Leberregeneration von Bedeutung.

Über leberspezifische Transkriptionsfaktoren wie C/EBPα und β werden z. B. für die Glukoneogenese wichtige Gene wie Glucose-6-Phosphatase oder Insulin-like Growth Factor-binding Protein 1 aktiviert, um einer Hypoglykämie entgegenzuwirken (46). In ähnlicher Weise werden intrazelluläre Gallensäurekonzentrationen reguliert (Abb. 8.**30**), denen eine zentrale Rolle als funktionellen Sensoren für die Regulation der Leberregeneration zukommt (41, 54).

→ Gallensäurebelastung. Während der Frühphase nach Leberresektion werden die verbleibenden Hepatozyten mit einem relativ zur Lebermasse vergrößerten Gallensäurepool belastet. Im Verlauf der ersten 48 h gehen die erhöhten hepatischen Gallensäurekonzentrationen aber rasch zurück (55). Der Gallensäureefflux ist dabei bezogen auf das Lebergewicht relativ erhöht und kann im Tiermodell durch eine erhaltene oder sogar leicht vermehrte kanalikuläre Expression der Gallensäure-Exportpumpe Bsep und der multispezifischen Konjugat-Exportpumpe Mrp2 erklärt werden (55).

→ Schutzmechanismen. Dagegen vermitteln TNF-Signale eine Hepatocyte-nuclear-Factor-(HNF-)1-abhängige Herabregulation wesentlicher basolateraler Gallensäureaufnahmetransporter, u. a. des Na^+-abhängigen Taurocholattransporters Ntcp und einer Familie von Na^+-unabhängigen organischen Anionentransportern (Oatps) (55 – 57). Diese adaptative Herabregulation der Gallensäureaufnahme wird als hepatoprotektive Antwort zur Limitierung der relativen Gallensäureüberladung interpretiert, da toxische Gallensäuren, wie oben beschrieben, Apoptose und Nekrose indu-

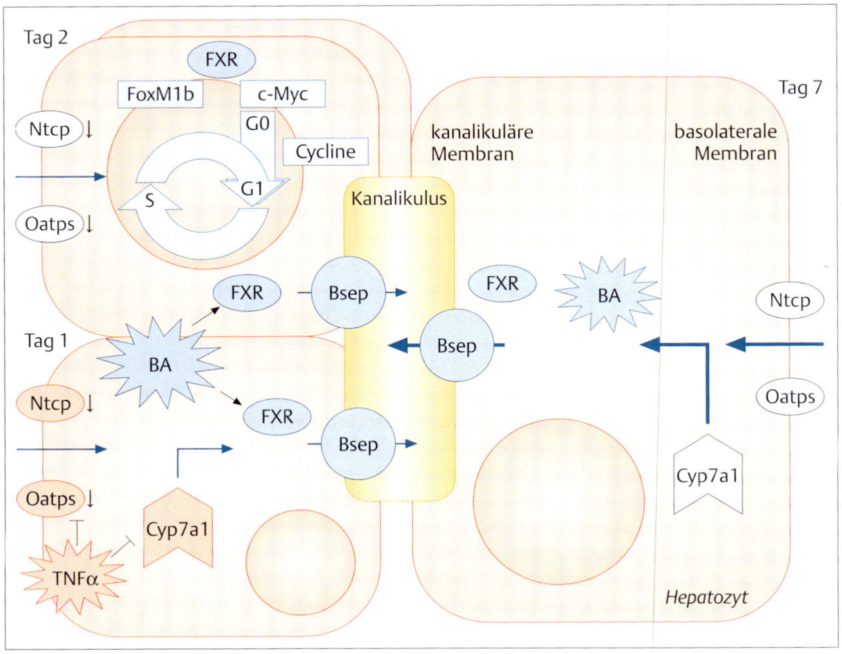

☒ **Abb. 8.30** Regulation der Gallensäurehomoöstase als Sensor der Leberregeneration.
Nach Verlust von Leberzellmasse ist die verbleibende Leber mit einem relativ zu großen Gallensäurepool belastet. Trotz erhaltener kanalikulärer Sekretion von Gallensäuren (Gallensäure-Exportpumpe Bsep) muss daher die basolaterale Aufnahme durch die Gallensäureaufnahmesysteme (Ntcp und Oatps) sowie deren Produktion durch Cyp7a1 reduziert werden (Hepatozyt unten links), um die intrazelluläre Konzentration zu limitieren. Gallensäuren steuern über den nukleären Rezeptor FXR neben der Bsep-Expression innerhalb der ersten 48 h nach Resektion auch zentrale Gene der Zellzyklusprogression wie FoxM1b, c-Myc und verschiedene Cycline (Hepatozyt oben links). Somit regulieren Gallensäuren die Proliferation der verbleibenden Leberzellen bis zur erneuten Homöostase (großer Hepatozyt rechts).

zieren. Als zweite Schutzmaßnahme des Hepatozyten wird die Gallensäuresynthese durch Cyp7a1 bereits innerhalb von 24 h abgeschaltet. Hingegen kommt es zur Gallensäure-Rezeptor-(FXR-)abhängigen Induktion von Bsep in diesem Falle jedoch FXR-unabhängig (41). TNF dürfte dabei nicht nur den zentralen Regulator der Gallensäureaufnahmetransporter darstellen, sondern wird auch als Regulator der Gallensäuresynthese durch Cyp7a1 diskutiert.

Der intrazellulären Gallensäurekonzentration kommt eine wesentliche Rolle bei der Leberregeneration zu, da Gallensäuren kürzlich als zentrale Regulatoren der hepatischen Proliferation identifiziert werden konnten (41).

Im Mausmodell konnte erstmals gezeigt werden, dass erhöhte Gallensäurekonzentrationen die Leberregeneration durch FXR-vermittelte Signale beschleunigen und diese in FXR-Knockout-Mäusen drastisch reduziert sind. Parallel zur Einschränkung des Leberwachstums führt der Verlust des Gallensäurerezeptors FXR zur verminderten c-Myc- und komplett fehlenden FoxM1B-Aktivierung innerhalb von 48 h nach Leberresektion (41). Gallensäuren als Liganden nukleärer Rezeptoren spielen also nicht nur in der Aufrechterhaltung des Galleflusses eine wichtige Rolle, sondern stellen zusätzlich zentrale Regulatoren der Leberzellproliferation dar.

FAZIT FÜR DIE PRAXIS

- Im Verlauf der letzten Dekade konnten wesentliche Einblicke in die molekularen Grundlagen des Leberzelluntergangs und der Leberregeneration gewonnen werden. Insbesondere Arbeiten mit genetisch manipulierten Mäusen hat wichtige Einblicke in die beteiligten Signalwege ermöglicht.
- Für die Klinik stellt das Verständnis dieser Mechanismen einen wesentlichen Bestandteil für zukünftige Therapieansätze bei Patienten mit akuten und chronischen Lebererkrankungen dar.
- Die Interaktion zwischen Grundlagenforschung und Klinik ist dabei integraler Bestandteil innovativer Therapieformen, wie z. B. der Limitierung von Apoptose und Fibrogenese durch Pancaspase-Inhibitoren, die an entsprechender Stelle aufgezeigt wurden.

8.5 Fibrogenese

K. Breitkopf, S.L. Haas, S. Dooley

EDITORIAL **Die Fibrose ist ein Charakteristikum chronischer Lebererkrankungen. Typische Ursachen sind in den westlichen Industrienationen Alkoholmissbrauch, nichtalkoholische Steatohepatitis (NASH) und chronische Hepatitis-C-Infektion. Die Fibrose äußert sich durch massive Ablagerung von Proteinen der Extrazellulärmatrix, wodurch die Leberarchitektur zunehmend zerstört wird. Die dauerhafte Einwirkung der schädigenden Noxe kann über die Fibrose zu einer Leberzirrhose führen, die häufig eine Lebertransplantation als einzige kausale Therapie erforderlich macht. In den vergangenen Jahren wurden zahlreiche antifibrotische Substanzen identifiziert und deren Wirkung in unterschiedlichen Tiermodellen gesichert, wobei die Einsetzbarkeit am Menschen noch geprüft werden muss. Ein möglichst frühes Erkennen und rechtzeitige Ausschaltung der schädigenden Noxe sind Grundvoraussetzungen für eine Reversibilität des Leberschadens.**

Definition

Unterschiedliche Noxen können bei chronischer Einwirkung zu einer hepatischen Fibrose führen, die einem Wundheilungsprozess mit dysregulierter Ablagerung von Kollagen (I, III und IV), Fibronectin, Elastin, Laminin, Hyaluron und Glykosaminoglykanen entspricht (1).

Bei vermehrter Produktion von Proteinen der Extrazellulärmatrix (EZM) ist gleichzeitig deren physiologischer Abbau vermindert (2). Bei fortgesetzter Schädigung wird das Leberparenchym weitgehend durch Narbengewebe ersetzt, wobei sekundär proliferierende Hepatozyten Regeneratknoten bilden (s. auch Kapitel 8.4 „Leberzelluntergang und -regeneration“).

Sternzellen. Tatsächlich wurde bereits früh vermutet, dass es sich um einen reversiblen Organschaden handeln könnte (3), aber erst in den 80er Jahren begann mit der Charakterisierung der hepatischen Sternzellen (HSC), die 1876 durch von Kupffer erstmalig beschrieben wurden, die Erforschung der molekularen Grundlagen der Fibrogenese. HSC, auch Ito-Zellen, Lipozyten, Perisinusoidalzellen oder Fettspeicherzellen genannt, wurden bald als wichtigste Quelle von EZM in der Leber erkannt (4).

Grunderkrankungen und Risikofaktoren

Eine Fibrose im frühen Stadium ist meist asymptomatisch, während eine fortgeschrittene Fibrose (beginnende Zirrhose) mit Müdigkeit, Völlegefühl und Gewichtsabnahme einhergehen kann.

Grunderkrankungen. Die Entstehung einer Leberfibrose kann auf einer Vielzahl unterschiedlicher chronischer Leberschädigungen beruhen:

- Weltweit gesehen nehmen *chronische virale Hepatitiden* eine führende Rolle ein. 350 Mio. Menschen weisen eine chronische Hepatitis B auf, 170 Mio. Menschen sind mit dem Hepatitis-C-Virus chronisch infiziert (5). Es wird geschätzt, dass ca. 20% der Patienten mit einer chronischen Hepatitis C über eine Fibrose schließlich eine Leberzirrhose entwickeln.
- Die *nichtalkoholische Steatohepatitis* (NASH) weist in den westlichen Industrienationen einen dramatischen Anstieg auf und korreliert mit der steigenden Prävalenz der Adipositas und des Diabetes mellitus (s. auch Kapitel 10.1 „Nichtalkoholische Fettleber und Fettleberhepatitis“).
- *Chronischer hoher Alkoholkonsum* repräsentiert in den Industrienationen die häufigste Ursache einer Leberzirrhose, wobei die Leberschädigung unterschiedliche Stadien durchläuft, die von einer einfachen Steatosis hepatis über eine alkoholische Steatohepatitis mit zunehmender Fibrose schlussendlich in eine Leberzirrhose münden kann.
- *Hereditäre Stoffwechselerkrankungen* bzw. *Enzymdefekte* (z. B. Hämochromatose, zystische Fibrose), *autoimmune Hepatopathien* einschließlich der primär biliären Zirrhose sowie der primär sklerosierenden Cholangitis, *medikamentös-toxisch* verursachte Hepatopathien (z. B. Methotrexat), andere infektiöse Lebererkrankungen (z. B. Schistosomiasis) spielen im Vergleich zu den vorher genannten Entitäten in Bezug auf die Häufigkeit der Leberfibrose bzw. -zirrhose eine untergeordnete Rolle.

Beeinflussende Faktoren. Die Ausbildung einer Fibrose ist sehr variabel und von zahlreichen Faktoren abhängig. Eine Hepatitis-C/HIV-Koinfektion oder ein Alkoholmissbrauch bei bestehender chronischer Hepatitis C kann beispielsweise zu einer deutlichen Akzeleration des Übergangs in die Leberfibrose führen. Ein besonders schneller Übergang in eine fortgeschrittene Leberfibrose wird auch bei einem Rezidiv einer Hepatitis C nach Lebertransplantation beobachtet.

→ **Genetische Faktoren.** Daneben konnten in den vergangenen Jahren zahlreiche genetische Faktoren (Polymorphismen) identifiziert werden, die mit einem erhöhten Risiko für einen fibrotischen Leberumbau assoziiert sind (6). Betroffen sind hiervon z. B. Gene, die Entzündungsreaktionen modulieren wie Interleukine und Interferone, Gene für fibrogene Wachstumsfaktoren (TGFβ, FGF) und solche, die die Matrixablagerung beeinflussen (Matrix degradierende Enzyme und deren Inhibitoren).

Pathogenese

Zelluläre Mechanismen der Fibrogenese

Nach akuter Schädigung erfolgt zunächst eine Regeneration der Parenchymzellen und nekrotische oder apoptotische Zellen werden ersetzt (s. Kapitel 8.4 „Leberzelluntergang und -regeneration"). Dieser Prozess wird von einer Entzündungsreaktion und relativ geringer Matrixsynthese begleitet. Erst bei anhaltender Schädigung versagt dieser Reparaturmechanismus und die Hepatozyten werden durch fibrilläre, kollagene Matrix verdrängt (Abb. 8.**31**).

Die Verteilung der fibrotischen Ablagerungen innerhalb der Leber hängt von dem Ursprung der Schädigung ab: bei chronischer viraler Hepatitis und bei Cholangitis wird das fibrotische Gewebe initial im Bereich der Portalfelder abgelagert, während dies bei alkoholinduzierter Schädigung perizentral bzw. perivenös erfolgt.

→ **Transdifferenzierung der HSC.** Geschädigte Hepatozyten, Kupffer-Zellen, Endothelzellen bzw. biliäre Epithelzellen setzen Mediatoren frei, die zu einer Aktivierung ruhender HSC führen. HSC befinden sich im Dissé-Raum zwischen Hepatozyten und sinusoidalen Endothelzellen. Im ruhenden Zustand speichern HSC Vitamin A in Form von Retinylester. Freigesetzte Zytokine (IL-6, TGFβ, TNFα, EGF, IGF, PDGF, reaktive Sauerstoffspezies (oxidativer Stress), Acetaldehyd (erster Metabolit von Alkohol), aber auch die sich verändernde Festigkeit der umgebenden Matrix (7, 8) führen zu einer Transdifferenzierung der HSC zu Myofibroblasten (MFB).

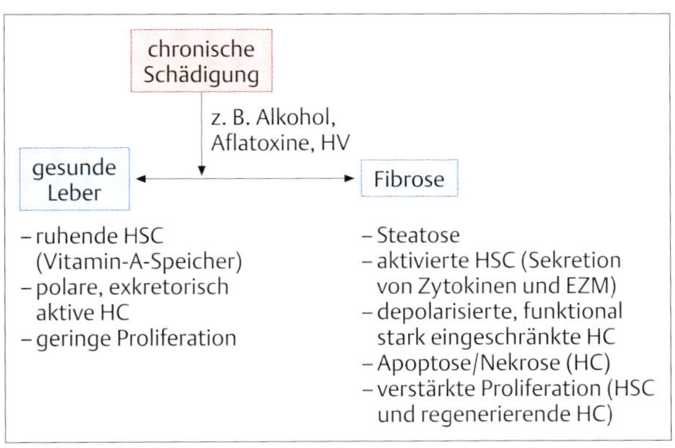

☒ **Abb. 8.31** Pathogenese der Leberfibrose. HV: Hepatitisvirus, HC: Hepatozyt, HSC: hepatische Sternzellen, EZM: Extrazellulärmatrix.

→ **Myofibroblastenaktivität.** MFB sind kontraktil, besitzen proinflammatorische und profibrogene Eigenschaften (9, 10) und migrieren an den Ort der Verletzung. Sie verlieren ihre Vitamin-A-Speicher, proliferieren, produzieren EZM-Proteine und sezernieren zahlreiche proinflammatorische Zytokine. Durch ihre kontraktilen Eigenschaften, die sich in verstärkter Bildung von fibrillärem, glattmuskulärem α-Aktin (α-SMA) widerspiegelt, tragen sie zu Verminderung des sinusoidalen Blutflusses und zu portaler Hypertension bei (Abb. 8.**32**). Die verstärkte Produktion und Akkumulation von Kollagen und anderen Matrixproteinen im Dissé-Raum führt zu einer verminderten hepatischen Entgiftungsfunktion, d. h. zu einer eingeschränkten Abgabe von sekretorischen Proteinen der Hepatozyten und zu Hypoxie. Verstärkt wird dieser Prozess durch eine Defenestrierung der sinusoidalen Endothelzellen, basierend auf dem Ersatz der physiologischen Basalmembran durch Kollagen (Abb. 8.**33**).

Die Aktivierung von HSC stellt somit einen Schlüsselmechanismus der hepatischen Fibrogenese dar.

Aktivierte HSC, Kupffer-Zellen und Endothelzellen produzieren darüber hinaus Chemokine und Adhäsionsmoleküle, die die Einwanderung von T-Lymphozyten, Monozyten und neutrophilen Granulozyten in die Leber begünstigen und hierdurch die inflammatorischen und fibrogenen Prozesse verstärken.

→ **Vorläuferzellen aus dem Knochenmark.** Kürzlich konnte gezeigt werden, dass aus dem Knochenmark Vorläuferzellen in die Leber einwandern und zu Kollagen produzierenden Zellen transdifferenzieren können (11). Ein beträchtlicher Anteil der aktivierten HSC/MFB in der zirrhotischen Leber scheint sich von diesen Vorläuferzellen abzuleiten, was vermuten lässt, dass knochenmarkbasierte Zelltherapie eine neue mögliche Option ist, um eine Leberregeneration anzuregen.

Transforming Growth Factor β (TGFβ)

Einer der wichtigsten Mediatoren der Fibrose ist der Transforming Growth Factor (TGF) β (12–14). TGFβ hemmt die Proliferation vieler Zelltypen (vorzugsweise die von epithelialen Zellen), stellt einen wichtigen Regulator der Apoptose

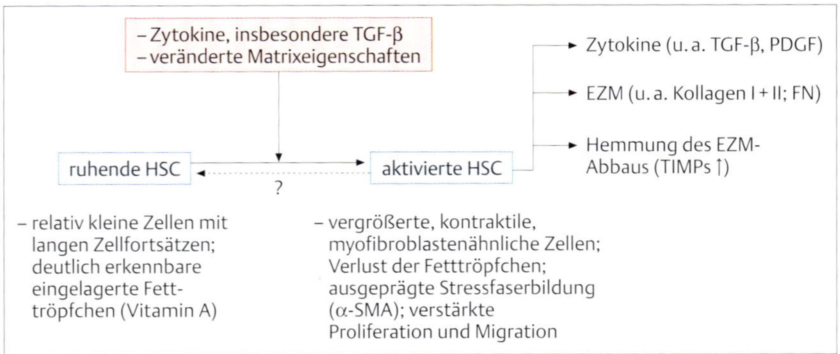

☒ **Abb. 8.32** Aktivierung hepatischer Sternzellen bei der Leberfibrogenese. EZM: Extrazellulärmatrix, TGFβ: Transforming Growth Factor β, α-SMA: glattmuskuläres α-Aktin, FN: Fibronectin, TIMP: Tissue inhibitors of MMP, MMP: Matrixmetalloproteinasen, PDGF: Platelet derived growth factor.

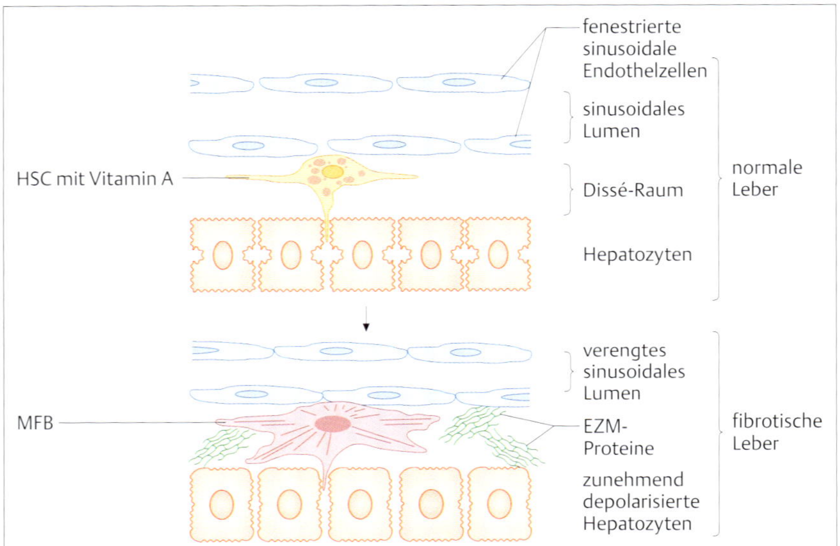

☒ **Abb. 8.33** Bei der Leberfibrogenese kommt es zu einer Verengung des sinusoidalen Lumens, zur Aktivierung von hepatischen Sternzellen (HSC) mit Ablagerung von Extrazellulärmatrixproteinen (EZM) im Dissé-Raum und zu einer zunehmenden Depolarisierung der Parenchymzellen. MFB: Myofibroblasten.

von Parenchymzellen dar und induziert die Synthese von EZM-Proteinen. TGFβ bindet an den Typ-II-TGFβ-Rezeptor, der den assoziierten Typ-I-TGFβ-Rezeptor durch Transphosphorylierung aktiviert. Über eine zytoplasmatische Serin-Threoninkinase-Aktivität des Typ-I-TGFβ-Rezeptors werden intrazelluläre Botenstoffe, die Smad-Proteine, phosphoryliert. Sie bilden dann einen Komplex mit Smad4 und translozieren in den Zellkern. Hier regulieren sie direkt oder in Kombination mit anderen Faktoren die Transkription von TGFβ-Zielgenen (z. B. Kollagen Typ I).

⇢ **Überexpression von TGFβ.** Entsprechend führt eine Überexpression von TGFβ in Hepatozyten (unter der Kontrolle des Albumin-Promotors) im Tiermodell zu massiver EZM-Ablagerung (15). Ähnliche Ergebnisse wurden mit einem Konstrukt erzielt, bei dem die TGFβ-Expression unter der Kontrolle des C-reaktiven-Protein-(CRP-)Promotors steht und durch die Gabe von LPS aktiviert werden kann (16). Mit Hilfe der Tetracyclin-regulierten Genexpressionstechnik generierten Ueberham et al. schließlich ein doppelt transgenes Mausmodell, bei dem die TGFβ-Synthese durch Gabe von Doxycyclinhydrochlorid (als Zusatz zum Trinkwasser) induziert werden kann. Die durch TGFβ ausgelöste Leberfibrose ist durch perisinusoidale EZM-Ablagerung und vermehrte Aktivierung von HSC charakterisiert. Interessanterweise regenerieren die Lebern schnell, wenn das Transgen wieder deaktiviert wird (17).

Reversibilität der Fibrose

Ausschalten der Noxen

⇢ **Behandlung der Grundkrankheit.** Die effektivste Behandlung einer Leberfibrose besteht nach wie vor darin, die schädigende Noxe (z. B. Alkohol) auszuschalten. Wenn der Leberschaden noch nicht zu weit fortgeschritten ist (Zirrhose), kann es zu einer vollständigen Regeneration des Organs kommen (18) (s. auch Kapitel 8.4 „Leberzelluntergang und -regeneration").

Neben tierexperimentellen Studien konnte auch beim Menschen sicher belegt werden, dass die Leberfibrose ein reversibler Prozess ist.

Für folgende Krankheitsbilder konnte eine Rückbildung der Leberfibrose bei erfolgreicher Therapie der Grunderkrankung belegt werden (7): chronische Hepatitis B und C, Autoimmunhepatitis, Hämochromatose, NASH und alkoholinduzierte Lebererkrankung.

Die chirurgische Therapie einer durch chronische Pankreatitis bedingten Galleabflussstörung führte ebenfalls zu einem signifikanten Rückgang der Leberfibrose (19).

Rückbildungsmechanismen. Die zugrunde liegenden molekularen Mechanismen beinhalten den Kollagenabbau durch vermehrte Expression von Kollagenasen („Matrixmetalloproteinasen"; MMP-1, -8, -13) sowie durch gleichzeitig verminderte Produktion von deren Inhibitoren („Tissue inhibitors of MMP"; TIMP). Ob hierbei MFB deaktiviert werden können und zu funktionalen HSC rückdifferenzieren, wird kontrovers diskutiert; vermutlich erfolgt die Elimination der aktivierten HSC hauptsächlich durch Apoptoseinduktion.

Eine komplette Rückbildung einer bereits vollständig zirrhotisch umgewandelten Leber ist nicht möglich.

Antifibrotische Strategien

In den vergangenen Jahren wurde eine Vielzahl von Substanzen charakterisiert, die im Tiermodell eine antifibrotische Wirkung entfalten. In Tab. 8.**11** sind eine Reihe solcher antifibrotischer Substanzen/Strategien aufgeführt. Insbesondere die Blockierung des TGFβ-Signaltransduktionsweges konnte die Ausbildung der Fibrose inhibieren (20–22).

Gezielte TGFβ-Neutralisation. Da TGFβ aber ein sehr weit gefächertes Wirkspektrum besitzt und durchaus auch positive Effekte, wie z. B. antiinflammatorische und antitumorigene Eigenschaften ausübt, könnte eine generalisierte TGFβ-Neutralisation fatale Nebenwirkungen zur Folge haben. Deshalb ist es ein ehrgeiziges, aber viel versprechendes Ziel der aktuellen Forschung, Strategien zu entwickeln, die TGFβ nur in bestimmten Leberregionen/Zelltypen neutralisieren und/oder die nur gezielt einige, aber nicht alle Signalwege und Zielgene dieses Zytokins für einen begrenzten Zeitraum ausschalten.

Klinik und Diagnostik

Leberbiopsie

Die Leberbiopsie kann transabdominell, transjugulär oder laparoskopisch erfolgen und gilt als Goldstandard zur Beurteilung des Fibrosegrades („staging") bzw. zur Einschätzung der Entzündungsaktivität („grading").

Fibrosegrad. Die Einteilung des Fibrosegrades erfolgt international nicht standardisiert und es werden unterschiedliche Scores verwendet (Desmet, Knodell, Ishak, Batts und Ludwig, Scheuer, METAVIR), was die Interpretation von Patientenstudien erschwert (23) (s. auch Tab. 10.**2**, Kapitel 10.1 „Nichtalkoholische Fettleber und Fettleberhepatitis"). Die histologische Darstellung der Fibrose gelingt mit unterschiedlichen Färbemethoden (Trichromfärbung nach Masson-Goldner, van Gieson-Färbung, Siriusrotfärbung nach Puchtler). Die Bestimmung des Fibrosegrades beeinflusst die Therapiemaßnahmen (z. B. Hepatitis C), erlaubt eine Risikostratifizierung, die die weitere Überwachung des Patienten bestimmt, und kann zur Verlaufsbeurteilung eingesetzt werden.

Das Ausmaß der Fibrose wird jedoch unterschätzt, wenn bei der Biopsie nicht ausreichend Lebergewebe gewonnen wird. Daher wird gefordert, dass der Leberzylinder mindestens 15 mm lang ist und mindestens 10 Portalfelder enthält.

Sampling Error. Die Leberbiopsie weist deutliche Nachteile auf: Die Komplikationsrate dieser invasiven Methode wird mit 1–5% angegeben, wobei die Mortalitätsrate zwischen 1 : 1000 und 1 : 10.000 liegt (24). Unterschiedlichen Studien zufolge ist davon auszugehen, dass bei 10–30% der Patienten mit Leberzirrhose diese nicht durch eine Punktion nachgewiesen wird. Bei der Gewinnung einer Biopsie jeweils aus dem linken und rechten Leberlappen differierte der bestimmte Fibrosegrad in 33% der Patienten (25). Diese Varianzen („sampling error") resultieren aus der inhomogenen Fibrosierung der Leber. Ratziu fand bei der Auswertung von Doppelbiopsien bei NASH-Patienten eine Diskordanzrate der Fibrose in 41% der Fälle (26). In der Zwischenzeit wurden auch computergestützte Auswertungsprogramme zur Bestimmung des Fibrosegrads auf der Basis von Biopsien entwickelt. Diese unterliegen jedoch ebenfalls dem Sampling Error und weisen Schwächen insbesondere bei der Erkennung niedriger Fibrosegrade auf (27, 28). Kombiniert mit der (Mini-)Laparoskopie kann der Sampling Error der rein mikroskopischen Beurteilung reduziert werden.

Fibrosemarker

Die oben genannten Nachteile unterstreichen das Ziel, nichtinvasive Methoden zu finden, die reproduzierbar sind und sich im Gegensatz zur Leberbiopsie für Verlaufskontrollen gut eignen. Unterschiedliche biochemische Marker wurden zur Bestimmung des Fibrosegrades in erster Linie bei Hepatitis-C-Patienten herangezogen (29, 30). Hierbei sind die indirekten Marker von den direkten Markern zu unterscheiden.

Indirekte Marker. Die indirekten Marker wie Gerinnungsparameter oder Transaminasen spiegeln eine eingeschränkte Leberfunktion als Folge der Leberfibrose wider. Zu diesen gehören der PGA-Index (Prothrombinzeit, γ-Glu-

Tabelle 8.11 Antifibrotische Strategien

Strategie	Referenzen
Inhibition des profibrogenen TGFβ Signaltransduktionsweges	
• Anti-sense mRNA für TGFβ	20, 41
• Camostat-Mesilate (hemmt die Aktivierung von latentem TGFβ)	42
• GW6604 (Inhibitor des Typ-I-TGFβ-Rezeptors ALK-5)	43
• sTβRII (löslicher Typ-II-TGFβ-Rezeptor)	44–46
• Antisense-mRNA Typ-II-TGFβ-Rezeptor	47
• YB-1 (TGFβ/Smad-Signal-Antagonist)	48
• Naringenin (Smad3-Inhibitor)	49
• Überexpression von Smad7	21
Antifibrotische Zytokine	
• Interferon α, Interferon γ, IL-10	50–54
Hemmung der Apoptose von Hepatozyten	
• IDN 6556 (Caspase-Inhibitor)	55
Induktion der Apoptose von Kupffer-Zellen	
• 5-Lipoxygenase-Inhibitor	56
Induktion der Apoptose/Nekrose von HSC	
• Gliotoxin (Pilzextrakt)	57, 58
• Sulfasalazin (Inhibitor des κB-Kinase-Inhibitors)	59
• Anandamid (endogenes Cannabinoid)	60
Reduktion von oxidativem Stress durch Antioxidanzien	
• α-Tocopherol, Resveratrol, Sylilmarin	61–63
Antagonisten von Peroxisome Proliferator Activator γ (PPAR γ)	
• Pioglitazon, Rosiglitazon	64
• Olmesartan	65
Inaktivierung/Blockierung des Angiotensin-1-Rezeptors	66–69
Sonstige	
• Adiponectin	70
• CB1 (Cannabinoidrezeptorantagonist)	71
• Prazosin (α_1-adrenerger Rezeptorantagonist)	72
• Adenosin-A2a-Rezeptorantagonist	73
• LU 135252 (Endothelin-1-Rezeptorantagonist)	74
• Curcumin	75
• Bortezomib (Proteasom-Inhibitor)	76
• Halofuginon	77
• HGF-(hepatocyte growth factor) Gentherapie	78

tamyltransferase), der PGAA-Index (Prothrombinzeit, γ-Glutamyltransferase, α_2-Makroglobulin), der Forns-Index (Alter, Thrombozyten, γ-Glutamyltransferase, Cholesterin), der APRI-Index (ASAT/Thrombozyten-Ratio) sowie der am genauesten evaluierte Fibrotest (α_2-Makroglobulin, Haptoglobulin, γ-Globulin, Apolipoprotein A1, Bilirubin).

Die Aussagekraft zur Fibrosebestimmung wird bei diesen Tests dadurch eingeschränkt, dass die publizierten Daten häufig von Patienten mit bereits manifester Zirrhose stammen (31). Bei der Anwendung des Fibrotests wurden bei Patienten mit nichtalkoholischer Fettlebererkrankung (NAFLE) hohe positive wie negative prädiktive Werte bezüglich der Fibrose nachgewiesen (32), wohingegen bei Patienten mit HIV/Hepatitis-C-Koinfektion eine Zirrhose auf Basis des Fibrotests zwar sicher ausgeschlossen werden konnte, eine bestehende Fibrose aber nur unzuverlässig diagnostiziert wurde (33).

⇢ Direkte Marker. Zur Gruppe der Tests für direkte Marker gehört der Fibrospect-Test (Hyaluron, TIMP1 und α_2-Makroglobulin). Der positive und negative prädiktive Wert zum Nachweis einer fortgeschritten Leberfibrose betrug 74 bzw. 76%. Eine Differenzierung unterschiedlicher Fibrosegrade ist mit diesem Test jedoch nicht möglich (34).

In einer europäischen Studie wurden 9 Fibrosemarker bei über 1000 Patienten mit chronischen Lebererkrankungen unterschiedlicher Ätiologien untersucht. Durch einen Algorithmus gelang der Nachweis einer Fibrose mit einer Sensitivität von 90% (35). Auch war eine Unterscheidung von milder und fortgeschrittener Fibrose möglich, so dass die Bestimmung direkter Fibrosemarker eine viel versprechende Alternative zur Leberbiopsie darstellt.

⇢ Glykosylierungsmuster. Callewaert und Mitarbeiter untersuchten die Glykosylierungsmuster von Serumproteinen und konnten mit dieser innovativen Methode eine kompensierte von einer dekompensierten Leberzirrhose mit einer Sensitivität von 79% und einer Spezifität von 86% unterscheiden (36).

Bildgebende Diagnostik

Klassische bildgebende Verfahren wie Sonographie, Computertomographie und Kernspintomographie eignen sich zum Nachweis einer Leberzirrhose. Eine Fibrose ohne zirrhotischen Umbau der Leber wird mit diesen Methoden allerdings nur schlecht detektiert. Selbst bei einer manifesten Leberzirrhose liegt die Sensitivität des Nachweises nur bei 80% (30). Neue experimentelle Methoden wie die Doppelkontrast-Kernspintomographie oder die ^{31}P-MR-Spektroskopie weisen höhere Sensitivitäten auf (37, 38).

Fibroscan

Eine interessante Neuentwicklung ist der Fibroscan, der niederfrequente Impulse über einen Schallkopf an die Leber abgibt und die Schallausbreitungsgeschwindigkeit misst (dynamische transiente Elastographie). Mit Zunahme der Fibrose nimmt die Elastizität der Leber ab, was zu einer beschleunigten Schallausbreitung führt (s. auch Kapitel 9.1 „Sonographie der Leber", Abschnitt „Elastographie").

Die Kombination von Fibroscan mit Fibrotest führte zu einer besonders guten Bestimmung der Fibrose bei Patienten mit Hepatitis C (39).

Auch die Evaluierung dieser neuen Methode bei mehr als 700 Patienten mit unterschiedlichen chronischen Lebererkrankungen erbrachte viel versprechende Ergebnisse (40).

FAZIT FÜR DIE PRAXIS

- Die Fibrose repräsentiert eine verstärkte extrazelluläre Ablagerung zahlreicher unterschiedlicher Proteine (v.a. Typ-I-Kollagen) und resultiert aus einer chronischen Schädigung der Leber.
- Aktivierte hepatische Sternzellen haben die wichtigste Bedeutung im Rahmen der Synthese von Matrixproteinen.
- Neben TGFβ führen unterschiedliche Zytokine und Wachstumsfaktoren zu einer Aktivierung von ruhenden hepatischen Sternzellen. Folge ist der Verlust der Vitamin-A-Speicher, eine verstärkte Proliferation und Produktion von zahlreichen proinflammatorischen Zytokinen, Wachstumsfaktoren und Matrixproteinen.
- Am weiteren Fortschreiten der Entzündung und Fibrose sind neben den hepatischen Sternzellen, Kupffer-Zellen, geschädigte Hepatozyten, Endothelzellen sowie einwandernde T-Lymphozyten und Granulozyten beteiligt.
- Die Fibrose ist bei Ausschaltung der Noxe prinzipiell ein reversibler Prozess. Die verstärkte Synthese von Kollagenasen führt dabei zu einem Abbau des abgelagerten Kollagens. Die Regeneration von Hepatozyten wie auch der apoptotische Untergang von hepatischen Sternzellen sind an diesem Vorgang beteiligt.
- Für zahlreiche unterschiedliche Substanzen konnte eine potente antifibrotische Wirkung in vitro und in vivo belegt werden.
- Die Leberbiopsie gilt noch als Goldstandard zum Nachweis einer Leberfibrose, weist jedoch entscheidende Nachteile auf (Invasivität, Sampling Error).
- Kombinationen von direkten bzw. indirekten Fibrosemarkern könnten zukünftig alternativ zur Diagnostik bzw. Verlaufskontrolle einer Leberfibrose eingesetzt werden.

9 Organspezifische (Differenzial-)Diagnostik

9.1 Sonographie der Leber

M. J. Gebel

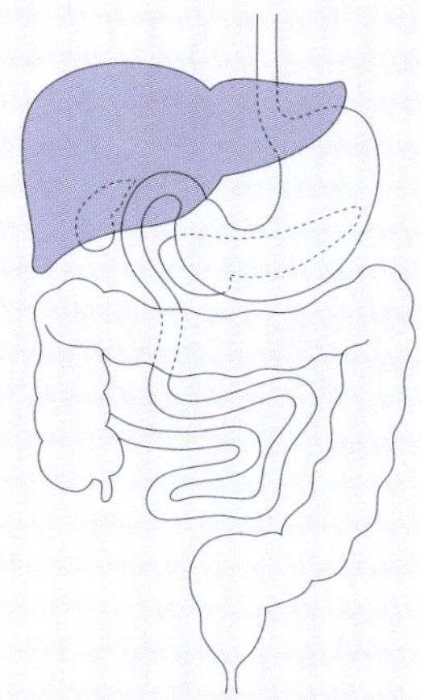

EDITORIAL **Die Sonographie ist das häufigste und meist auch das zuerst eingesetzte bildgebende Verfahren bei dem klinischen Verdacht auf eine Lebererkrankung. Im Gegensatz zu anderen bildgebenden Verfahren handelt es sich bei der Sonographie um eine Echtzeit-Tomographie. Sie ermöglicht beispielsweise die Abbildung der Leberbewegung bei der Atmung und der Verformung bei der Palpation sowie die Beobachtung der Pulsation von Arterien und Füllungsänderung von Lebervenen bei der Atmung oder beim Valsalva-Manöver. Die Sonographie als Echtzeit-Tomographie ist auch ein ideales Verfahren zur kontinuierlichen Überwachung von Eingriffen an der Leber wie der Feinnadelbiopsie, der perkutanen Ethanolinjektion (PEI) oder Radiofrequenztherapie bei Tumoren.**

Die Sonographie der Leber allein ist jedoch unzureichend zur Beurteilung einer Lebererkrankung. Heute gehören die Beurteilung und Messung der Lymphknoten im Lig. hepatoduodenale, der Milz und die Beurteilung der V. portae und der portalen Zuflüsse (V. coronaria ventriculi, V. lienalis und Mesenterialvenen), bei dem Verdacht auf eine portale Hypertension auch die Suche nach typischen Kollateralen und nach großen spontanen Shunts (Umbilikalvene, splenorenaler, mesenterikokavaler, portokavaler Shunt) sowie die Suche nach Aszites an den typischen Orten (Morrison-Pouch, Koller-Pouch, Douglas) zum Standardrepertoire.

Die konventionelle B-Bild-Sonographie (B = brightness modulated) wird ergänzt durch die Farbdopplersonographie zur Echtzeit-Blutflussdarstellung, die Duplexsonographie zur quantitativen Blutflussmessung und durch die Kontrastsonographie zur Lebertumorcharakterisierung und -detektion. Zur quantitativen Bestimmung der Leberfibrose wurde kürzlich ein eigenständiges Ultraschallmessverfahren, die dynamische transiente Elastographie (Fibroscan™), eingeführt.

B-Bild-Sonographie

Technisches Prinzip. Bei der B-Bild-Sonographie werden kurze Ultraschallpulse sequenziell in das Gewebe abgegeben und Reflexionen bzw. Rückstreuung der Ultraschallpulse entsprechend ihrer Laufzeit im menschlichen Gewebe (mittlere Schallgeschwindigkeit 1540 m/s) abgebildet. Reflexionen entstehen, wenn sich der Schallwellenwiderstand (neuerdings Schallkennimpedanz) benachbarter Strukturen hinreichend unterscheidet. Die Schallkennimpedanz ist proportional der physikalischen Dichte des Gewebes und der Schallgeschwindigkeit, die wiederum von einer Materialkonstante, dem Elastizitätsmodul, abhängt.

Darstellung des Lebergewebes. Da sich die physikalische Dichte der Weichteilgewebe kaum unterscheidet, wird die normale Leber in der Computertomographie homogen, in der Sonographie aber aufgrund der kleinen Elastizitätsunterschiede mit einem feinen gleichmäßigen Echomuster dargestellt. Die Herkunft dieses Echomusters ist nicht eindeutig geklärt. Die normalen Leberläppchen liegen mit 1–2 mm Durchmesser im Auflösungsbereich (ca. 0,5–1 mm) der üblichen Sonographiesonden und tragen neben Gefäßen und Grenzflächeninterferenzen zu den feinen Reflexionen (Muster) bei. Die Bildqualität und Auflösung kann durch das Nutzen der nichtlinearen Gewebeeigenschaften („Tissue Harmonic Imaging“) gesteigert werden.

Das kleine Abbildungsfeld der Sonographie kann durch das Panoramabildverfahren bedeutend erweitert werden. Es trägt zur Qualitätsverbesserung bei durch die Möglichkeit, stark vergrößerte Organe zu messen und entsprechend abzubilden.

Gefäße und Gallenwege. Die Sonographie stellt Lebervenen und Portalvenenäste dar, die für eine Darstellung der Lebersegmente nach der Couinaud-Nomenklatur notwendig sind. Die Segementanatomie hat besondere Bedeutung bei Atrophie von Segmenten (z.B. rechtslaterale Segmente bei chronischer Hepatitis) und bei der Hypertrophie von Segmenten (z.B. Hypertrophie des Segment I bei Budd-Chiari-Syndrom). Arterienäste geben sich durch ihre Pulsationen zu erkennen. Intrahepatische Gallenwege werden erst eindeutig erkennbar bei leichter Erweiterung auf 1 – 2 mm Durchmesser durch diskrete Obstruktion der abführenden Gallenwege oder erhöhte Viskosität des Sekrets bei Cholangitis.

Klinischer Einsatz

Kriterien zur Beurteilung des morphologischen Status der Leber werden in Tab. 9.**1** angegeben. Begleitzeichen, die einen Hinweis auf die Ätiologie der Lebererkrankung oder das Stadium der Erkrankung geben können sind in Tab. 9.**2** zusammengefasst.

Helligkeit und Oberfläche. Die wichtigsten klinisch relevanten Zeichen der B-Bild-Sonographie (Sensitivität/Spezifität > 90 %) für chronische Lebererkrankungen sind die starke Helligkeitszunahme des Musters (1) bei Leberzellverfettung > 10 % (nichtalkoholische/alkoholische Steatohepatitis, Hepatitis-C-Virus-Infektion) (Abb. 9.**1**) und die höckerige Leberoberfläche bei Leberzirrhose (Abb. 9.**2**) unabhängig von der Ätiologie. Üblicherweise wird die der Sonde abgewandte Leberoberfläche beurteilt. Bei Verwendung der Hochfrequenzsonographie (z.B. 7,5 MHz) werden bessere Ergebnisse durch Beurteilung der sondennahen Oberfläche erreicht (2).

Vergrößerte Lymphknoten. Hinweise auf die Ätiologie können die vergrößerten Lymphknoten des Lig. hepatoduodenale geben. Besonders große Zahl und Größe der Lymphknoten werden bei autoimmunen Erkrankungen wie der autoimmunen Hepatitis, PSC und PBC und bei der aktiven Hepatitis-C-Virusinfektion (3, 4) beobachtet. Bei Therapieansprechen kann eine rasche Normalisierung der Lymphknoten beobachtet werden (5, 6).

Gefäßveränderungen. Die B-Bild-Sonographie der Lebergefäße hat besondere Bedeutung bei der Diagnose des Budd-Chiari-Syndroms durch Nachweis der Thrombose (Abb. 9.**3**) bzw. Obliteration einzelner Lebervenen beim chronischen Budd-Chiari-Syndrom (7) und der Thrombose der V. portae oder einzelner Portaläste (8). Bei der Leberzir-

Tabelle 9.1 Leberzeichen

- Lebergröße (rechte und linke Lappen)
- Segmentgröße (besonders I, V, VI, VII)
- Musterhomogenität und Helligkeit
- Segmentale Musterstörung
- Oberfläche
- Lebervenenverlauf und Füllung (Einflussstauung)
- Festigkeit und Schmerzhaftigkeit bei der Ein-Finger-Palpation unter Sicht

Tabelle 9.2 Begleitzeichen

- Lymphknotenvergrößerungen im Lig. hepatoduodenale
- Aszites
- Gallenblasenwandverdickung (portale Hypertension)
- Splenomegalie
- Weite der V. portae (> 14 mm)
- Umbilikalveneneröffnung
- Pfortaderfluss (Größe und Richtung)
- Kollateralen
- Spontane Shunts

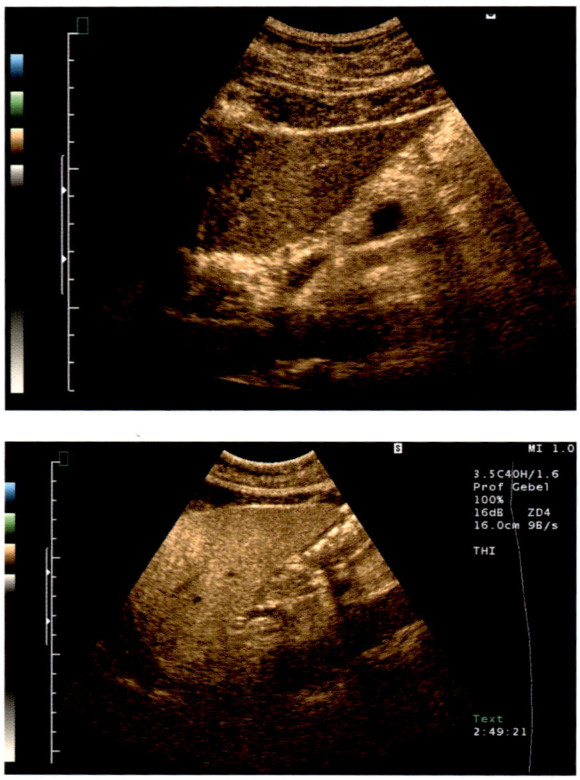

a

b

Abb. 9.1 B-Bild-Sonographie der Leber.
a Normale Leber (scharfrandig, dunkel), Darstellung im Längsschnitt.
b Fettleber (stumpfrandig, hell).

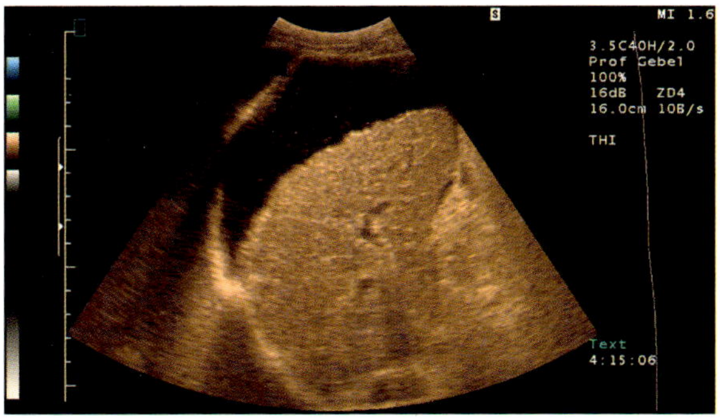

☒ **Abb. 9.2** Leberzirrhose (höckerige Oberfläche) mit Aszites.

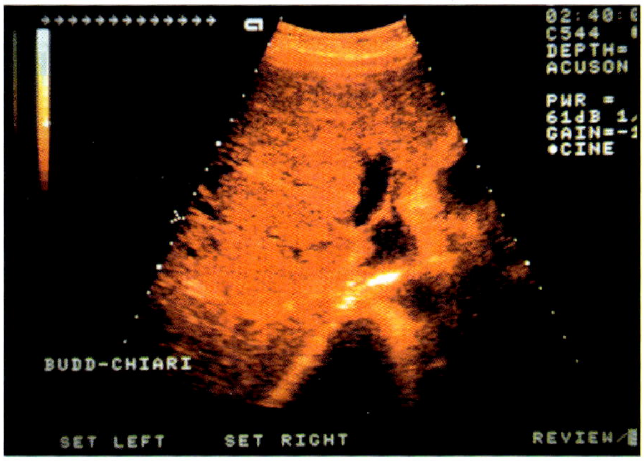

☒ **Abb. 9.3** Budd-Chiari-Syndrom mit älterer Thrombose der rechten und mittleren Lebervene und noch partiell offener linker Lebervene.

rhose ist dies nicht selten der erste Hinweis auf ein HCC. Ein Durchmesser der A. hepatica communis von 7 mm und mehr ist nahezu pathognomonisch für das Vorliegen einer hereditären hämorrhagischen Teleangiektasie (HHT, Morbus Osler der Leber) (9)

Die B-Bild-Sonographie ist das bildgebende Standardverfahren zur Überwachung der Patienten mit fortgeschrittenen chronischen Lebererkrankungen in Hinblick auf Progress der Erkrankung und Entwicklung eines HCC.

Neue Entwicklungen der Signalakquisition und Signalverarbeitung für die B-Bild-Sonographie versprechen neue metrische Parameter zur Quantifizierung und Objektivierung von Ultraschallbefunden der Leber. (10).

Farbdopplersonographie

Technisches Prinzip. Die Farbdopplersonographie wurde von einem Radar-Verfahren (Moving Target Indicator) zur Ortung von bewegten Objekten abgeleitet. Ein Schallpuls wird abgegeben, trifft auf ruhende und sich bewegende Objekte, wie Erythrozyten im fließenden Blut, und wird dort reflektiert bzw. rückgestreut. Ein zweiter Puls folgt und wird von dem vorangegangenen subtrahiert. Das Signal von ruhenden Objekten sollte identisch sein und wird gelöscht. Das Signal von bewegten Objekten, wie die Rückstreuung von Erythrozyten, führt bei Subtraktion nicht zu einer Löschung, sondern zu einer Phasendifferenz des Signals. Diese Phasedifferenz wird je nach Richtung mit einer Farbe kodiert. Vereinbarungsgemäß wird Fluss in Sondenrichtung „rot" kodiert, Fluss von der Sonde weg mit „blau" kodiert. Die Größe der Phasendifferenz, die in Abhängigkeit vom Einstrahlwinkel proportional der mittleren Geschwindigkeit ist, wird über die Helligkeit der Farbe wiedergegeben. Da z. B. bei Stenose ein Abriss der Strömung mit Ausbildung eines breiten Spektrums von Geschwindigkeiten auftreten kann, kann dieses Spektrum, wenn es eine bestimme Schwelle überschreitet, durch Hinzufügen einer Mischfarbe („Turbulence Indicator", z. B. gelb oder grün) sichtbar gemacht werden, um auf schwere Störungen der Strömung wie bei Stenose oder arteriovenöse Shunts hinzuweisen (11). Mittlerweile sind zahlreiche Varianten dieses Verfahrens in den Ultraschallgeräten verwirklicht.

Power-Doppler. Eine Variante des Farbdopplers ist der „Power-Doppler". Bei diesem Verfahren geht es nur um die Abbildung von Fluss, wobei die Summe aller phasenverschobenen Signale (Area under the curve/Zeit; Power des Signals) dargestellt wird. Dadurch steigt die Empfindlichkeit für die Flussdarstellung auf 3- bis 5fache. Kleine Gefäße oder Gefäße mit geringem Fluss können so noch detektiert werden.

Klinischer Einsatz

Die Farbdopplersonographie spielt eine eminente Rolle bei der Diagnose von Gefäßabnormalitäten der Leber (Abb. 9.**4**), beim Staging von chronischen Lebererkrankungen, bei der Diagnose der portalen Hypertension (Abb. 9.5 u. 9.**6**), der Überwachung von transjugulären portosystemischen Shunts (TIPS) oder chirurgischen Shunts und der Überwa-

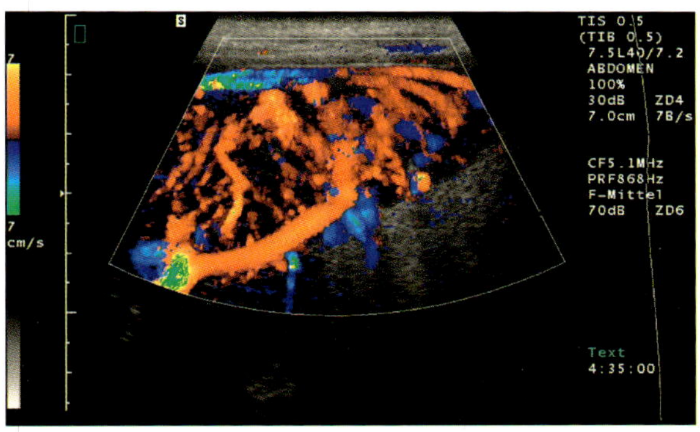

☒ **Abb. 9.4** Portovenöse Shunts bei kongenitaler Leberfibrose. Portale Venen münden unmittelbar in große atypische Kapselvenen der Leber.

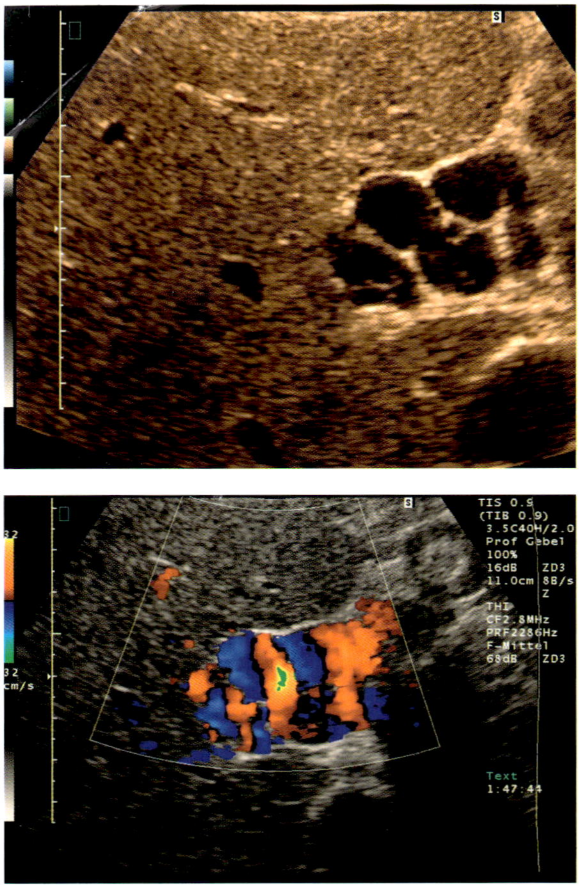

☒ **Abb. 9.5 a** u. **b** Kavernöse Transformation nach Pfortaderthrombose als Ursache einer portalen Hypertension.

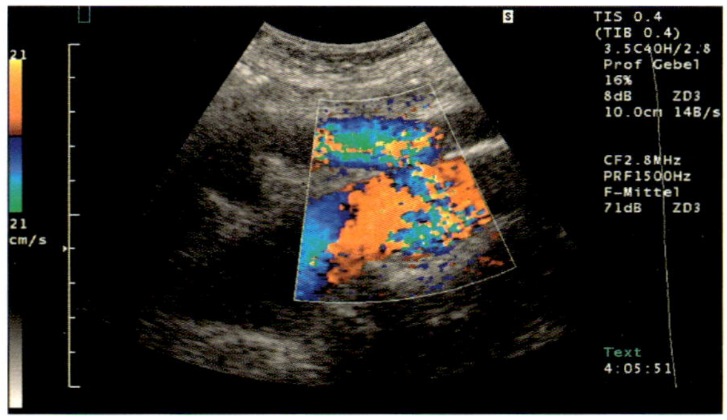

☒ **Abb. 9.6** Großer spontaner mesenterikokavaler Shunt bei fortgeschrittener Leberzirrhose.

chung nach Lebertransplantation. Die wichtigsten Indikationen der Farbdopplersonographie der Leber sind in Tab. 9.**3** zusammengestellt, die speziellen Indikationen zum spezifischen Nachweis der portalen Hypertension in Tab. 9.**4**.

Eine besondere Rolle spielt die Farbdopplersonographie ggf. ergänzt durch die Duplexsonographie bei der Lebertransplantation. Es ist die schnellste und einfachste Methode die Gefäßanastomosen und ihre Durchgängigkeit zu überprüfen und drohende Komplikationen vorherzusehen. Sie wird daher in vielen Zentren nach festem Protokoll eingesetzt (12).

Tabelle 9.3 Wichtige Indikationen zur Farbdopplersonographie der Leber

Pfortaderthrombose

Tumorthrombus der Pfortader

Aneurysma der V. portae

Angeborenener portokavaler Shunt

Budd-Chiari
- membranöses Budd-Chiari- Syndrom
- Lebervenenthrombose
- venovenöse Kollateraliserung

Portovenöse Shunts

Kollateralen (Gallenblase, periportal, Choledochus)

TIPS-Funktion

Hereditäre hämorrhagische Telangiektasie (HHT)
- arteriovenöse Shunts
- arterioportale Shunts
- akzessorische arterielle Versorgung aus A. mesenterica superior

Spontane arterioportale oder arteriovenöse Shunts

Aneurysma der A. hepatica

Gefäßvarianten

Tabelle 9.4 Farbdoppler zur Diagnose der portalen Hypertension bzw. segmentalen portalen Hypertension

1. Pfortaderthrombose/kavernöse Transformation

2. Typische Kollateralen
- Milzhilus
- mesenterial
- V. coronaria ventriculi
- Gallenblase, D. choledochus

3. Arterioportaler Shunt

4. Farbdopplerinformation
- retrograder Fluss V. portae
- retrograder Fluss V. lienalis
- retrograder Fluss V. gastrica sinistra (> -15 cm/s Risiko Varizenblutung)
- retrograder Fluss V. mesenterica superior oder inferior

5. Spontane portosystemische Shunts bei portaler Hypertension
- Umbilikal- bzw. Paraumbilikalveneneröffnung (Cruveilhier-von-Baumgarten-Syndrom)
- splenorenal
- mesenterikokaval
- portokaval

Duplexsonographie

Technisches Prinzip. Die Duplexsonographie verbindet die B-Bild-Sonographie mit dem gepulsten eindimensionalen Dopplerverfahren. Unter Sicht kann eine Visierlinie längs der Schallausbreitung auf ein Gefäß gerichtet werden und ein Zeittor (Sample Volume) über das zu analysierende Gefäßlumen gelegt werden. Der Frequenzunterschied zwischen eingestrahltem Puls und rückgestreutem Signal wird über eine Fast-Fourier-Transformation bestimmt. Der Frequenzunterschied ist abhängig von der verwendeten Ultraschallfrequenz, der Flussgeschwindigkeit im Gefäß und dem Cosinus des Winkels, unter dem das Gefäß getroffen wird. Der Winkel kann einfach mittels Visierlinie und einer Messlinie parallel zur Gefäßlängsachse bestimmt werden.

Einsatzmöglichkeiten der Duplexsonographie

Flussmessungen und Indizes. Die Duplexsonographie ergänzt die konventionelle Sonographie und Farbdopplersonographie der Leber durch die quantitative Messung von Blutflussgeschwindigkeiten, Flussspektrum, Flussvolumen sowie aus den Flussgeschwindigkeiten abgeleiteten Indizes wie Resistance Index (RI = Vpeak systolisch – Vmax enddiastolisch / Vpeak systolisch) und Pulsatilitätsindex (PI = Vpeak systolisch – Vmax enddiastolisch / Vmean) und komplexeren Indizes wie der Portale-Hypertensions-Index (RI A. hepatica × 0,69 × RI A. lienalis × 0,87 / Vmean V. portae). Leider haben diese Indizes in Hinblick auf die Diagnose der Entwicklung einer portalen Hypertension im Verlauf chronischer Lebererkrankungen enttäuscht. Eine Ausnahme bildet der Portale-Hypertensions-Index (Sensitivität 100%, Spezifität 76%), der zwar für die Bestimmung im Alltag zu aufwändig ist, für wissenschaftliche Fragestellungen aber gut geeignet erscheint (13).

Die Duplexsonographie scheint einen gewissen Wert für die Vorhersage einer Ösophagusvarizenblutung zu haben (14, 15). Im Alltag kann die Bestimmung des Flussvolumens zur Bestimmung der TIPS-Funktion und der Größe von intrahepatischen venösen oder arteriellen Shunts sinnvoll sein.

Einsatzmöglichkeiten der Dopplersonographie

Lebervenen. Die Dopplersonographie der Lebervenen hat sich für die Beurteilung chronischer Lebererkrankungen als nur bedingt nützlich erweisen. Das Dopplersignal der rechten Lebervene einer gesunden Leber in Atemmittellage ist eine schmalbandige 3- bis 4-phasige Welle durch die Rückwirkung der Herzaktion, Umformung des Herzens sowie der Vorhofkontraktion. Bei chronischen Lebererkrankungen nimmt die Bandbreite des Spektrums zu, die Phasizität nimmt ab (Abb. 9.7). Bei der Steatohepatitis kommt es zu einer starken Abnahme der Phasizität bis hin zum monophasischen bzw. bandförmigen Flussmuster (16). Das Stadium der Lebererkrankung (Fibrose, Zirrhose) kann am Lebervenensignal nicht zuverlässig abgelesen werden. Bei etwa 20–30% der Leberzirrhosen wird ein triphasisches Flussmuster gefunden, das aber häufig eine größere Breite des Spektrums aufweist (17–19).

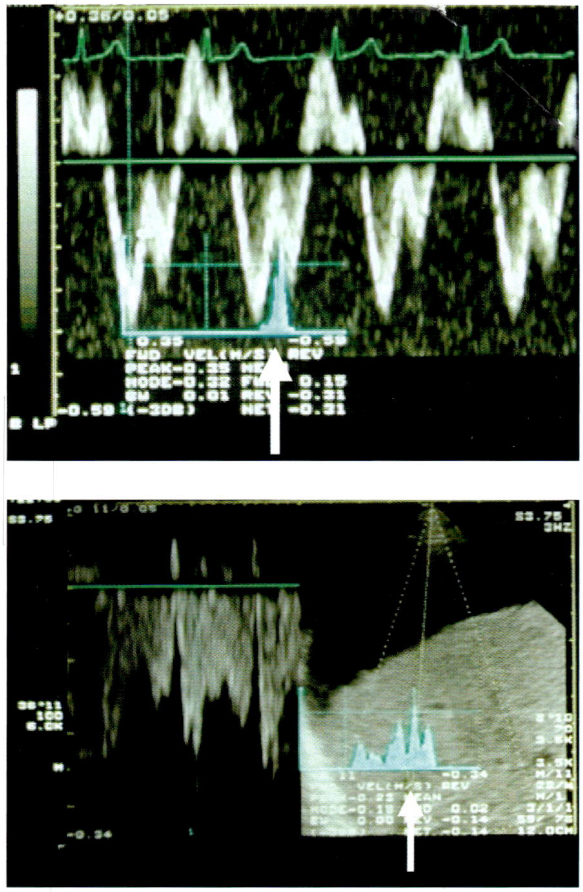

a

b

Abb. 9.7 Duplexsonographie der Lebervenen: Phasizität und Bandbreite des Puls-Doppler-Signals.
a Normales 4-phasiges schmalbandiges Signal.
b Triphasiges Signal mit stark verbreitertem Spektrum bei Leberzirrhose. Der Pfeil zeigt auf die Darstellung der Bandbreite des Signalspektrums zu einem definierten Messzeitpunkt.

Z. n. Lebertransplantation. Bei lebertransplantierten Patienten ist neben der regelmäßigen Überprüfung der Anastomosenfunktion auch die Messung des RI der A. hepatica (20) und der Phasizität der Lebervenen sinnvoll. Bei einigen Patienten ist der Anstieg des RI über 0,8 der einzige Parameter, der auf eine Abstoßungsreaktion hinweist. Die Abnahme der Phasizität der Lebervenen ist ein sensitiver Parameter für Abstoßung, aber leider unspezifisch, da eine Cholangitis bei ITBL (ischemic type biliary lesion) ebenfalls hierzu führen kann (21).

Hepatorenales Syndrom. Die Dopplersonographie sollte nicht nur auf die Leber beschränkt, sondern ggf. auch auf die Nieren ausgedehnt werden, da gut belegt ist, dass bei einem Anstieg des RI der A. interlobares über 0,74 das Risiko der Entwicklung des hepatorenalen Syndroms 3,3fach erhöht ist und dass in Abwesenheit anderer Ursachen für eine Vasokonstriktion ein hepatorenales Syndrom bei einem RI > 0,78 angenommen werden kann (22, 23).

Kontrastsonographie

Technisches Prinzip. Echokontrastmittel bestehen aus Mikrobläschen (z. B. Luft, Schwefelhexafluorid, Perfluorocarbon) von im Mittel 2 – 3 Mikrometer Größe. Diese Bläschen können in einem Ultraschallfeld sichtbar gemacht werden, indem sie entweder mit hoher Ultraschallintensität (Farbdoppler, Power-Doppler) zum Platzen gebracht oder mit geringer Ultraschallintensität in Schwingungen versetzt werden. In ersten Fall steht das Kontrastmittel nach der Zerstörung nicht mehr zur Verfügung, weshalb in Zeitintervallen abgetastet werden muss, um ein Nachströmen aus dem Blutpool zu gewährleisten. Im zweiten Fall kann bei Verwendung spezieller Gerätesoftware das Kontrastverhalten von Anflutung bis Auswaschung kontinuierlich beobachtet werden.

Klinischer Einsatz

Die herausragende Bedeutung der Kontrastsonographie besteht in der Charakterisierung von Lebertumoren und der Detektion von Metastasen.

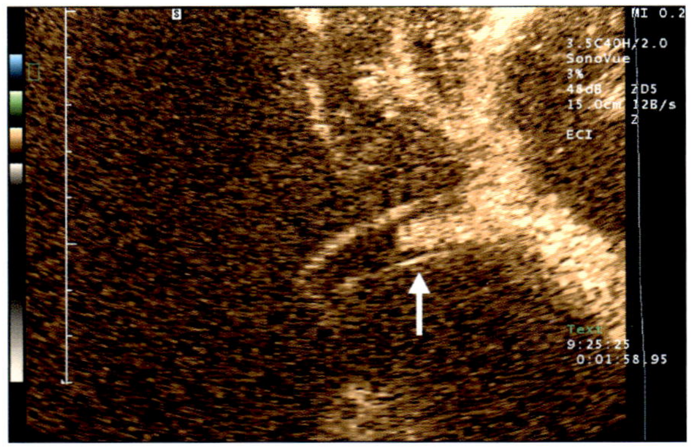

Abb. 9.8 Kontrastuntersuchung mit Nachweis eines TIPS-Verschlusses im mittleren TIPS-Drittel.

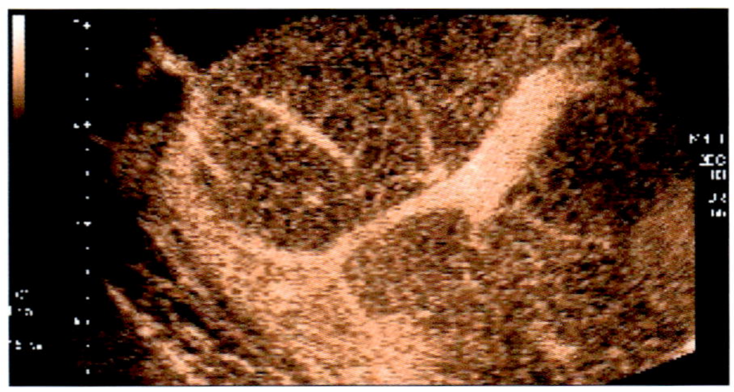

Abb. 9.9 Darstellung einer Leberperfusionsstörung bei Alagille-Syndrom (2-jähriges Mädchen).

Ausschluss von Tumoren. Die Kontrastsonographie hat aber auch Bedeutung für die Aufklärung von suspekten Sonographiebefunden bei chronischen Leberkrankungen und der Leberzirrhose. Sonographische Befunde bei besonderen Formen der Leberzellverfettung wie fokale Verfettung oder Minderverfettungszonen können Lebertumoren vortäuschen, verhalten sich in der Kontrastsonographie aber wie normales Leberparenchym. Ähnliches gilt auch für Regeneratknoten, die gelegentlich schwer von Tumoren bzw. dem hochdifferenzierten HCC in der konventionellen Sonographie abzugrenzen sind.

Chronische Lebererkrankungen. Die Kontrastsonographie hat abgesehen von dem Nachweis von Gefäßkomplikationen, der Differenzialdiagnose der Pfortaderthrombose (24, 25), Überprüfung der TIPS-Funktion (Abb. 9.**8**) und dem Nachweis von Durchblutungsstörungen der Leber (Abb. 9.**9**) noch keinen klinisch relevanten Beitrag zur bildgebenden Diagnose chronischer Lebererkrankungen oder ihres Stadiums erbracht.

Einen neuen Aspekt in der Diagnose fortgeschrittener chronischer Lebererkrankungen stellt die Erscheinungszeit des Echokontrastmittels nach Injektion in den Lebergefäßen dar. Mehrfach wurde berichtet, dass die Erscheinungszeit des Kontrastmittels nach intravenöser Injektion in den Lebervenen (Armvenen-Lebervenen-Zeit) und die intrahepatischen Zeitdifferenzen des Erscheinens in der A. hepatica und V. portae, der A. hepatica und den Lebervenen und in der V. portae und den Lebervenen mit fortgeschrittenen chronischen Lebererkrankungen korrelieren (26, 27). Eine klinische Anwendungsreife dieser Befunde ist aber noch nicht gegeben.

Elastographie

Fragestellung Gewebefestigkeit. Obwohl bereits im Schallwellenkennwiderstand Informationen über die Elastizität des Gewebes über das Elastizitätsmodul enthalten sind, kommt diese Information nur als relative Änderung unmittelbar benachbarter Gewebestrukturen zum Tragen. Eine Information über die Gesamtgewebefestigkeit, etwa durch eine Leberfibrose, ist damit nur indirekt und somit für klinische Fragestellungen bisher unzureichend zu erhalten.

Technisches Prinzip. Die Fragestellung wird nun durch ein neues ultraschallbasiertes Messverfahren, die dynamische transiente Elastographie („Fibroscan"), beantwortet. Bei diesem Elastographieverfahren wird durch einen niederfrequenten Vibrator (50 Hz) das Gewebe mechanisch komprimiert. Bei der Ausbreitung dieser „Kompressionswelle" werden Scherwellen im Gewebe erzeugt, deren Ausbreitungsgeschwindigkeit geringer als die des Ultraschalls ist. Mittels einer Ultraschallsonde wird die Ausbreitungsgeschwindigkeit der Scherwelle gemessen. Je fester das Gewebe ist, desto höher ist die Ausbreitungsgeschwindigkeit der Scherwelle (28). Die Ausbreitung der Scherwelle wird als laufzeitabhängige Abweichung in Richtung der Schallausbreitung visualisiert. Als Messwert wird der Schalldruck in Kilo-Pascal (kPa) ausgegeben (Abb. 9.**10**).

→ **Durchführung und Limitationen.** Wegen der Streuung der Messwerte müssen üblicherweise 10 Messungen durchgeführt werden, von denen mindestens 6 vom Messsystem als valide erkannt werden müssen. Die Messsonde erfasst einen Gewebezylinder mit einem Durchmesser von 1 cm über eine Länge von 4 cm. Das Messvolumen entspricht damit etwa 0,2% des Lebervolumens (Leberbiopsie etwa 0,002%).

Da sich Scherwellen nicht in Flüssigkeiten ausbreiten, kann die Methode nicht bei perihepatischem Aszites eingesetzt werden. Auch müssen große interferierende Gefäßäste vermieden werden. Eine weitere Limitation besteht bei Adipositas mit dicker subkutaner Fettschicht.

a

b

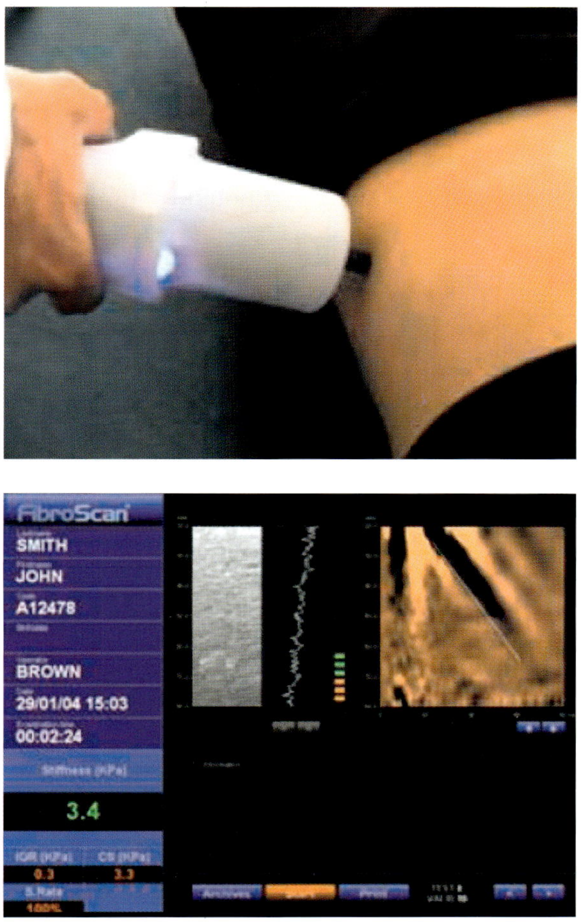

☒ **Abb. 9.10 a** u. **b** Applikation, Visualisierung und Messwertausgabe der dynamischen transienten Elastographie (Fibroscan, Fa. Echosens, Frankreich).

→ **Beurteilung.** Bei korrekter Messung korrelieren die Messwerte der Elastographie gut mit der Quantifizierung der Leberfibrose nach dem Metavir-Score in der Leberhistologie (29).

Als Cut-off-Wert für eine F2-Fibrose (≥ F2) werden 7,2 – 8,74 kPa für einen positiven prädiktiven Vorhersagewert von > 90% angegeben. Für die Leberzirrhose (F4) werden 17,6 kPa oder für eine Sensitivität von > 95% 6 – 13,2 kPa bzw. für eine Spezifität von > 95% Werte von 14,1 – 27,7 kPa in Abhängigkeit von der Ätiologie genannt. Offensichtlich sind in Abhängigkeit von der Ätiologie unterschiedliche Cut-off-Werte für die Fibrosestadien zu verwenden (30, 31).

Der klinische Wert der Elastographie liegt in der Verlaufsbeobachtung von Patienten mit chronischen Lebererkrankungen. Sie ist weniger gut zur Diagnose einer Leberzirrhose geeignet.

Ultraschallgeleitete Interventionen

Die Sonographie vor einer Leberbiopsie zur Bestimmung der besten Punktionsstelle und Vermeidung potenziell gefährlicher Situationen ist heute ein Standard.

Die Sonographie als „Echtzeit-Tomographie" mit der Fähigkeit zur Blutflussdarstellung eignet sich hervorragend zur Überwachung von gezielten Eingriffen wie der Leberbiopsie, Feinnadelbiopsie, PTCD und Drainageanlagen.

Dabei können Sondenaufsätze oder spezielle Biopsiesonden (Abb. 9.**11**) verwendet werden. Biopsiesonden neuer Bauart erlauben auch eine Biopsie unter Echokontrastmittelgabe, so dass atypisch durchblutetes Parenchym oder anders nicht darstellbare Tumoren gezielt punktiert werden können.

Qualität und Reproduzierbarkeit von Ultraschalluntersuchungen

→ **Gerätequalität.** Die Mindestanforderungen an Ultraschallgeräte werden bisher nach technischen Spezifikationen und Ausstattung entsprechend der Qualitäts- bzw. Kompetenzstufen der DEGUM in 3 Anwenderklassen unterteilt (http://www.degum.de/388.html). Die tatsächliche Performance eines Ultraschallgerätes bezüglich der B-Bild-Diagnostik kann heute qualitativ und quantitativ gemessen werden (32, 33). Die auf einem Gewebeäquivalenzphantom beruhende Messung ist aber noch unzureichend validiert und noch nicht anerkannt.

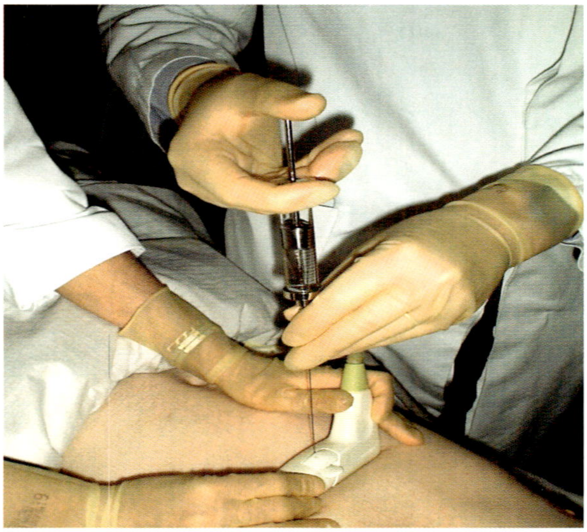

☒ **Abb. 9.11** Ultraschallbiopsiesonde im Einsatz, hier bei der PEI (intratumorale Ethanolinjektion).

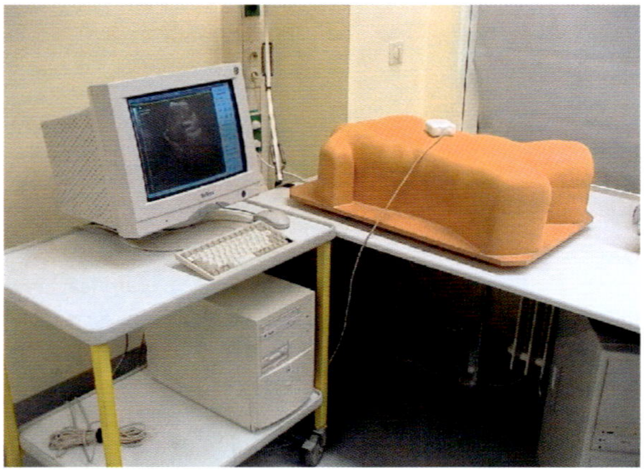

☒ **Abb. 9.12** Ultraschallsimulator mit Workstation, Dummy und Dummy-Sonde.

⟶ **Qualität des Untersuchers.** Die Qualität des Untersuchers richtet sich nach seiner qualifizierten Ausbildung (s. DEGUM-Stufenkonzept) und seiner Ausbildungsinstitution. Die Sonographie ist in prospektiven morphologiebasierten Studien nachweislich so wenig untersucherabhängig wie andere bildgebende Verfahren (34). Mit der Untersucherabhängigkeit der Sonographie wird vielmehr die häufig unzureichende nicht supervisierte Ausbildung gekennzeichnet. Gute zertifizierte Ausbildung führt nachweislich zu hoher diagnostischer Kompetenz (35), die ihrerseits in Krankenhäusern Liegezeit einsparen, Fehlbelegungen und aufwändige bildgebende Diagnostik verringern und den Casemix-Index erhöhen kann. Die Qualität der Ultraschalluntersucher kann neben der notwendigen Verbesserung der Ausbildungssituation auch durch die Weiterbildung an Ultraschallsimulatoren (Abb. 9.**12**) angehoben werden. Hier werden Datenbanken mit typischen und seltenen 3-D-Befunden realer Patienten aufgebaut (36, 37).

FAZIT FÜR DIE PRAXIS

- Die Sonographie leistet einen wichtigen, schnell verfügbaren und preiswerten Beitrag in der Diagnostik von Lebererkrankungen.
- Sie ermöglicht eine Abbildung in Echtzeit und neben der Darstellung von Raumforderungen in der Leber und ihrer Umgebung ebenso die Untersuchung von Gallenwegen und Lebergefäßen, wobei sie zur Bestimmung von Flüssen in den Blutgefäßen der Leber herangezogen werden.
- Darüber hinaus eignet sich die Sonographie hervorragend zur Überwachung von gezielten Eingriffen wie z. B. Leberbiopsien und Drainageanlagen.
- Neue Techniken wie die Kontrastsonographie und die Elastographie verbessern die Aussagekraft in der Bewertung von Leberraumforderungen und Fibrosierungsgrad.

9.2 Endoskopisch retrograde Cholangiopankreatikographie und Magnetresonanz-Cholangiopankreatographie

H. E. Adamek

EDITORIAL **Vor über 30 Jahren wurde die endoskopisch retrograde Cholangiopankreatikographie (ERCP) zur Diagnostik der Gallenwege und vor allem des Pankreasgangs eingeführt. Zu dieser Zeit befanden sich die bildgebenden Verfahren (Ultraschall, Computertomographie) noch in der Erpro-**

bungsphase. Mit der Weiterentwicklung der Endoskope und des Zubehörs hat sich die ERCP zunehmend zu einer therapeutischen Maßnahme entwickelt. In die Diagnostik drängten sich neben der Sonographie und der Computertomographie auch die Endosonographie und in den letzten 10 Jahren vor allem die Magnetresonanztomographie (MRT), die sicher die wichtigste Entwicklung in der medizinischen Diagnostik seit der Einführung der Röntgentechnik vor über 100 Jahren ist. Nachdem die Kernspintomographie in den Anfangsjahren ihren Schwerpunkt vor allem in der Neuroradiologie hatte, werden kernspintomographische Techniken nun in nahezu allen Körperregionen eingesetzt. Mit Hilfe von ultraschnellen Sequenzen und speziellen Oberflächenspulen konnte die Qualität der Bilder im Abdomen wesentlich verbessert werden. Auf dieser Basis hat sich die Magnetresonanz Cholangiopankreatographie (MRCP) in der Diagnostik von biliopankreatischen Erkrankungen inzwischen etabliert.

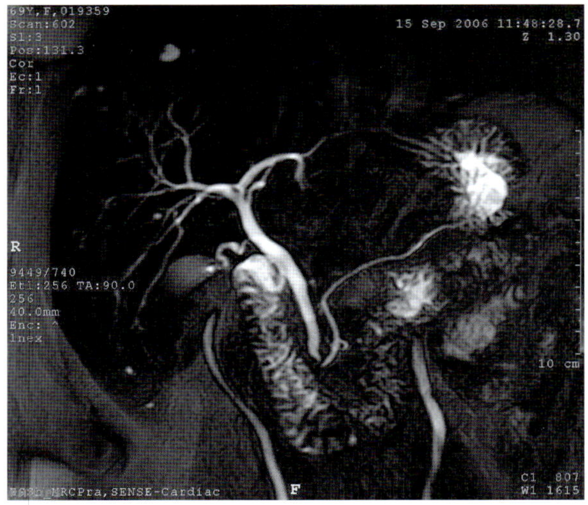

⊠ **Abb. 9.13** Unauffällige Magnetresonanz-Cholangiopankreatographie. Sehr kontrastreiche Gangdarstellung mittels 3,0 Tesla.

Methoden

ERCP. Die ERCP ist eine technisch anspruchsvolle endoskopische Untersuchung. Die Komplikationsraten liegen in Abhängigkeit von den zusätzlich notwendigen therapeutischen Maßnahmen zwischen 3 und 8%. Das höchste Risiko für eine Post-ERCP-Pankreatitis haben junge Frauen mit normalen Cholestaseparametern, die unter dem Verdacht auf eine Sphinkter-Oddi-Dysfunktion untersucht werden. Trotzdem bietet die ERCP Vorteile gegenüber der MRCP: Neben der gleichzeitig möglichen endoskopischen Therapie kann auch eine Manometrie durchgeführt werden oder die Papille inspiziert und erforderlichenfalls biopsiert werden.

Somit kann auf die MRCP immer dann verzichtet werden, wenn eine hohe Wahrscheinlichkeit für eine interventionelle Therapie im Rahmen der Gallenwegsdiagnostik besteht. Dagegen kann die MRCP in der Gallenwegsdiagnostik die Komplikationsrisiken der ERCP immer dann vermeiden helfen, wenn eine therapeutische Intervention unwahrscheinlich erscheint.

MRCP. Das Prinzip der MRCP basiert auf dem Signal, das stehende Flüssigkeiten in T2-gewichteten Sequenzen erzeugen. Als Kontrast dienen umliegende solide Strukturen, Steine oder Blutgefäße, die in diesen Sequenzen nur ein sehr schwaches Signal aussenden. Eine ausreichende Bildqualität kann mit einer Reihe von Gerätetypen und Magnetstärken erreicht werden. Standard sind heute Tomographen mit einem modernen Hoch- oder Mittelfeldsystem (1,0 – 1,5 Tesla). Wissenschaftliche Fragestellungen werden derzeit auch mit 3,0-Tesla-Magneten durchgeführt (18). Die höhere Feldstärke erzielt ein höheres Signal-Rausch-Verhältnis (SNR) und führt zu einer besseren Lumen/Wand-Abgrenzung (Abb. 9.**13**). Eine Bildoptimierung gelingt durch die Verwendung von (chemischen) Fettunterdrückungsimpulsen sowie den Einsatz von Oberflächenspulen („body array coil").

MRCP-Protokolle. Für die MRCP ist eine Vielzahl von Protokollen vorgestellt worden. Heute werden zunehmend „Turbo-Spin-Echo"-Sequenzen (TSE) oder „Fast-Spin-Echo"-Sequenzen (FSE) eingesetzt, die ein gutes Signal-Rausch-und Kontrast-Rausch-Verhältnis bieten. Außerdem stören Feldinhomogenitäten oder Metallclips und Darmgase kaum. Diese Technik ist eine sehr elegante Verbesserung der konventionellen Spin-Echo-Technik, da sie die Aufnahmezeit einer einzelnen Studie (Sequenz) um das Achtfache verkürzt. Um atemabhängige Artefakte zu vermeiden, werden die Aufnahmen in Atemstillstand („breath-hold") vorgenommen. Mit der Einführung besonders schneller „single-shot RARE"- und „half-Fourier acquisition single-shot turbo-spin-echo (HASTE)"-Sequenzen konnte die Aufnahmezeit pro Schicht auf 4 – 20 s reduziert werden. Außerdem gelang auf der Basis der FSE-Sequenzen erstmals auch eine dreidimensionale Darstellung in akzeptablen Aufnahmezeiten.

Die Patienten halten eine Nüchternperiode von 8 h vor der Untersuchung ein. Eine routinemäßige Prämedikation erfolgt nicht; in Einzelfällen wird bei sehr aufgeregten Patienten ein mildes Sedativum 30 min vor der Untersuchung oral verabreicht.

Befunde

Choledocholithiasis

Treffsicherheit der MRCP. Der normale Gallengang kann in der MRCP nahezu komplett dargestellt werden (24); ebenso ist eine Dilatation regelmäßig zu erkennen. In der Diagnose der Choledocholithiasis (Abb. 9.**14**) erreicht die

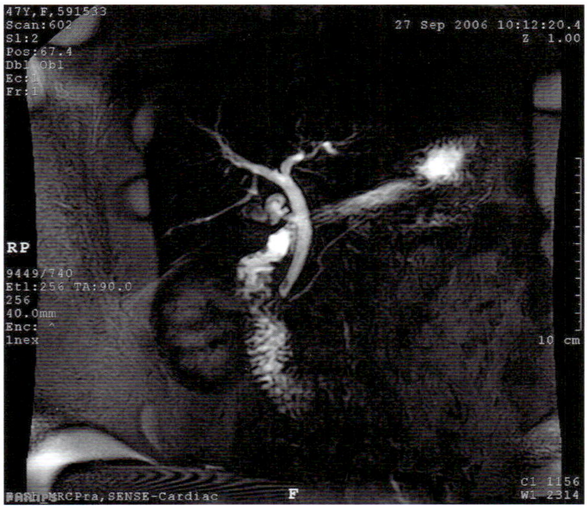

⊠ **Abb. 9.14** Präpapilläres Gallengangkonkrement.

MRCP mit ganz wenigen Ausnahmen (29) Sensitivitäten zwischen 80 und 100% und ist damit der Endosonographie (EUS) vergleichbar, die sich auch in Konkurrenz zur ERCP als das treffsicherste Verfahren gezeigt hat, das insbesondere kleinere präpapilläre Konkremente zuverlässig erkennt (20). Mit älteren MRT-Geräten wird diese Treffsicherheit manchmal nicht erreicht, dies gilt besonders für Steine, die kleiner als 6 mm sind (7). Darüber hinaus gibt es eine Reihe von Befunden (z. B. intraduktaler Tumor, Blut, Luft), die als Choledocholithiasis fehlinterpretiert werden können.

⇢ **Biliäre Pankreatitis.** Eine gute Indikation zur MRCP besteht bei Patienten mit Verdacht auf biliäre Pankreatitis, hier kann eine Selektion von Patienten, die eine Gallengangsintervention benötigen, mit hoher Treffsicherheit (> 90%) erzielt werden. Bei dieser Fragestellung ist die Kernspintomographie insbesondere der CT deutlich überlegen (16). Da die ERCP in dieser Situation häufig schwierig und komplikationsträchtig ist, konzentriert sich die Forschung gegenwärtig darauf, durch gezielte nichtinvasive Voruntersuchung eine sorgfältige Patientenauswahl für die ERCP zu treffen. Im Hinblick auf die Kosten konnte in einer aktuellen Untersuchung zur akuten biliären Pankreatitis gezeigt werden, dass die Endosonographie bei gleicher diagnostischer Wertigkeit günstiger als die Kernspintomographie ist (23).

Die aktuelle Empfehlung bei dem Verdacht auf eine akute biliäre Pankreatitis favorisiert ein nichtinvasives diagnostisches Verfahren (EUS oder MRCP) vor der ERC, um unnötige Gallenwegsinterventionen zu vermeiden.

In vielen Fällen kann aber auch eine perkutane Sonographie den Verdacht auf eine Choledocholtihiasis erhärten, dann sollte ohne Umwege eine ERC durchgeführt werden.

Angeborene und erworbene Gallenwegsanomalien

Gallenwegsanomalien können regelmäßig mittels MRCP dargestellt werden (5, 11). Hier erweist sich die Kernspintomographie als ideales diagnostisches Instrument, insbesondere bei jüngeren Patienten und Kindern, denen damit häufig endoskopische oder strahlenbelastete Untersuchungen erspart werden können. Eine besondere Bedeutung kommt der MRCP bei der Darstellung zystischer Gallenwegsveränderungen zu, die aufgrund ihres hohen Flüssigkeitsgehaltes in den T2-gewichteten Bildern ideal abgebildet werden können.

⇢ **Manganhaltige Kontrastmittel.** Hilfreich ist auch die Gabe von Kontrastmitteln auf der Basis des zweiwertigen Manganions, womit auch die Darstellung von Gallengangsatresien verbessert werden kann (21). Auf der Basis der MRCP-Bilder kann eine sehr sorgfältige Therapieplanung durchgeführt werden, hier ist für den Chirurgen oft auch die dreidimensionale Darstellung hilfreich. Manganhaltige Kontrastmittel bestehen neben dem Manganion aus einem Vitamin B_6 analogen Liganden. Sie wurden zunächst zur Charakterisierung von Leberläsionen eingesetzt, können aber auch als Gallenwegskontrastmittel in T1-gewichteten Sequenzen angewendet werden.

Manganhaltige Kontrastmittel helfen in der Darstellung von Gallelecks und der intrahepatischen Ganganatomie (28), und sie werden auch für die verbesserte Darstellung von biliodigestiven Anastomosen empfohlen (12). Neben der Darstellung der anatomischen Situation der Anastomose kann die Kontrastmittelgabe auch eine Information über die Anastomosenfunktion bei Verdacht auf Stenose liefern.

Bei diesen Fragestellungen ist die kontrastverstärkte T1-Wichtung offensichtlich zuverlässiger als die T2-gewichteten Bilder, die zwar regelhaft Strikturen nach gallenwegschirurgischen Eingriffen erkannten (17), aber oft eine Überinterpretation von Stenosen zuließen, da keine Information über die Anastomosenfunktion abgebildet werden konnte (27).

⇢ **Primär sklerosierende Cholangitis.** Für die Diagnose der Hepatikolithiasis und der primär sklerosierenden Cholangitis (PSC) ist die Datenlage noch spärlich (14, 25), erste Erfolg versprechende Daten zur MRCP an größeren Kollektiven liegen aber vor (8). Die Sensitivität liegt zwischen 80 und 90%, insbesondere bei Frühformen der PSC mit nur geringen Gangveränderungen kann die Kernspintomographie die Diagnose nicht zuverlässig stellen (19). Hier wird weiterhin die ERCP als das treffsicherste Verfahren genannt. Hauptkomplikation der ERCP ist allerdings die Cholangitis durch die Kontrastmittelapplikation in den Gallengang. Ist die Diagnose jedoch gesichert, kann die MRCP gut als Verlaufskontrolle herangezogen werden und ist in der Lage, auch weitere Komplikationen bis hin zur Zirrhose zuverlässig abzubilden (6).

Gallengangstenose

Der Stellenwert der MRCP in der Differenzialdiagnose der Gallengangstenose ist dagegen bereits gut evaluiert (15, 22). Die MRCP weist die Höhe und Länge der Gallengangstenose mit einer Sensitivität von etwa 80–85% nach (2), die Spezifität erreicht 100%. Zusätzlich kann die MRCP (im Gegensatz zur endoskopisch retrograden Cholangiographie) die dilatierten Gallengänge oberhalb der Stenose darstellen und eventuell vorhandene weitere Strikturen identifizieren (Abb. 9.**15**). Damit kann das weitere (endoskopische/perkutane/chirurgische) Vorgehen insbesondere auch bei schwierigen Hepatikusgabelstenosen detailliert geplant werden (10).

Die Unterscheidung zwischen maligner und benigner Stenose gelingt häufig durch die zusätzliche Gewinnung von Schnittbildern der Leber und umgebender anatomischer Strukturen (13). Deshalb sollte bei diesen Fragestellungen die MRCP immer Teil einer gesamten MRT-Untersuchung des Oberbauches sein.

Demgegenüber kann die ERCP bei der Differenzialdiagnose der Gangstenose zusätzliche Informationen liefern, wenn man die Endoskopie zur Gewinnung von zytologischen oder histologischen Gewebeproben nutzt oder durch das Duodenoskop eine (sonographische oder endoskopische) Minisonde einführt.

Papillenprozesse

Im Bereich der Papille hat die MRCP bisher noch keine zuverlässigen Ergebnisse liefern können; hier sind gerade bei Papillentumoren offensichtlich ERCP und EUS durch die Möglichkeit der direkten Papilleninspektion und Biopsieentnahme überlegen. Allerdings gibt es erste Berichte, dass durch dynamische Aufnahmen das Papillenspiel mittels Kernspintomographie beobachtet werden kann (9). Ob dies eine diagnostische Perspektive für Patienten mit Sphinkter-Oddi-Dysfunktion sein kann, ist allerdings noch offen. Versuche, den Gallengang dynamisch nach Anregung der Cholerese zu untersuchen und damit Aussagen zum Sphinkterverhalten zu machen, befinden sich noch im Anfangsstadium. Dies gilt auch für die ersten Versuche einer MR-gesteuerten perkutan transhepatischen Cholangiodrainage (PTCD) in einem offenen Niederfeldgerät. Unter MR-Sicht war zwar die Punktion und Drainageeinlage in das erweiterte Gallenwegsystem möglich, eine Überbrückung der Gallengangstenose gelang jedoch nur unter Röntgendurchleuchtung (26).

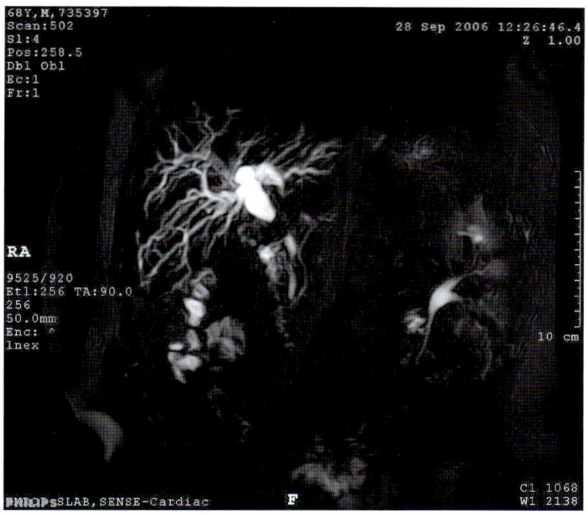

⊠ **Abb. 9.15** Hochgradige (malignomverdächtige) Stenose im mittleren Gallengang mit proximaler Gangdilatation.

Wertung und Indikationen

Primäre nichtinvasive Diagnostik. Die bildgebende Diagnostik bei Gallenwegs- und Pankreaserkrankungen beginnt heute mit dem allgemein verfügbaren und preiswerten perkutanen Ultraschall. Danach kann häufig bereits eine Verdachtsdiagnose gestellt und das weitere diagnostische und therapeutische Vorgehen geplant werden. Als weitere nichtinvasive diagnostische Schritte stehen der endoskopische Ultraschall (EUS) und die Computertomographie (CT) zur Verfügung.

ERCP. Seit ihrer Einführung in den 70er Jahren hat sich die endoskopische retrograde Cholangiopankreatographie (ERCP) als der Goldstandard in der Diagnose von Erkrankungen des Pankreas und der Gallenwege etabliert.

Im Gegensatz zu den nichtinvasiven Verfahren bietet die ERCP neben einer hohen diagnostischen Treffsicherheit dem Untersucher auch die Möglichkeit, in gleicher Sitzung eine Therapie durchführen zu können. Allerdings ist die ERCP ein invasives Verfahren mit Komplikationen, die selten lebensbedrohlich sein können.

MRCP. Auf der Suche nach einem weniger invasiven, sicheren und sensitiven Verfahren bei Patienten mit Verdacht auf biliopankreatische Erkrankungen wurde man Anfang der 90er Jahre fündig. Mittels stark T2-gewichteter, meist fettunterdrückter Magnetresonanzbilder können stehende Flüssigkeiten mit hoher Signalintensität abgebildet werden. Mit Hilfe einer computergestützten Nachbearbeitung ist so eine Darstellung der Gallengänge und des Pankreasgangs möglich, die der endoskopisch retrograden Cholangiopankreatographie vergleichbar ist. Darüber hinaus setzt die Kernspintomographie den Patienten weder einer Strahlenbelastung noch der Gefahr einer Morbidität aus, wie sie durch Komplikationen bei der ERCP entstehen kann.

ERCP oder MRCP? Ein großer Nachteil der MRCP ist allerdings das Fehlen jeglicher therapeutischer Optionen. Daher wird es zunehmend wichtig, durch Basisuntersuchungen die Weichen bezüglich der weiteren Gallenwegs- und Pankreasdiagnostik zu stellen. Leider können weder Laborbefunde noch der perkutane Ultraschall zuverlässig das Vorhandensein und die Dignität einer Gallenwegserkrankung nachweisen. Somit gibt es bis heute keine soliden Entscheidungspfade, welche Untersuchung in welcher klinischen Situation zu bevorzugen ist. Vor jeder ERCP eine MRCP durchzuführen, ist aus Kostengesichtspunkten unklug. Andererseits kann die MRCP unnötige ERCP-Untersuchungen verhindern und damit Kosten einsparen, wenn die Komplikationsraten der ERCP in eine Berechnung einbezogen werden.

Vorgehen in der Praxis. Die ERCP bleibt die bevorzugte Methode, wenn eine therapeutische Intervention wahrscheinlich ist. Wenn z. B. im perkutanen Ultraschall die Verdachtsdiagnose einer Choledocholithiasis, einer Gallenwegsverletzung (z. B. nach laparoskopischer Cholezystektomie) oder eines großen (inoperablen) Pankreastumors gestellt wird, ist nach wie vor die (therapeutische) ERCP vorzuziehen.

Patienten mit unklaren Oberbauchbeschwerden, normalen Leber- und Cholestasewerten und unauffälligem Ultraschallbefund sollten zunächst immer mittels MRCP weiter untersucht werden, wenn eine Gallenwegsdarstellung indiziert erscheint.

Natürlich ist die MRCP immer dann Methode der Wahl, wenn die ERCP aus technischen oder anatomischen Gründen nicht gelingt (1); die diagnostische perkutan transhepatische oder intravenöse Cholangiographie sollte der Vergangenheit angehören.

FAZIT FÜR DIE PRAXIS

- Die Datenlage zur MRCP in der Abklärung von Gallenwegserkrankungen ist umfangreich, allerdings handelt es sich bei sehr vielen Publikationen um Fallserien mit einem mäßigen Evidenzgrad. Prospektiv kontrollierte Studien an größeren Patientengruppen oder Metaanalysen sind bisher die Ausnahme (4, 22).
- Die MRCP ist das deutlich komplikationsärmere Verfahren im Vergleich zur ERCP, Untersuchungsabbrüche im MR wurden nur wegen Klaustrophobie oder Lärmbelästigung beobachtet.
- Die Patienten werden daher immer die MRCP bevorzugen, wenn beide Verfahren möglich erscheinen. Da die MRCP aber eine rein diagnostische Methode ist, werden immer Patienten auch primär mittels ERCP untersucht werden, um eine Therapie direkt anschließen zu können (3).

9.3 Leberbiopsie

U. W. Denzer

EDITORIAL **Die Leberbiopsie ist das genaueste diagnostische Verfahren zur Evaluation von Ausmaß und Ursache einer Leberschädigung. Die perkutane Leberbiopsie ist das Standardverfahren zur Biopsiegewinnung mit einer bei Beachtung der Kontraindikationen geringen Rate von schweren Komplikationen. Alternativ stehen in Abhängigkeit von Indikation, bestehenden Kontraindikation und lokaler Expertise weitere Punktionsverfahren wie die transjuguläre Biopsie und die laparoskopische Biopsie zur Verfügung. Die Feinnadelbiopsie (Nadeldurchmesser $<$ 1 mm) unter Ultraschall- oder CT-Kontrolle dient der gezielten Punktion von Leberraumforderungen unklarer Dignität.**

Indikationen

Die Gewinnung einer Leberbiopsie ist das genaueste diagnostische Verfahren zur Evaluation von Ursache und Ausmaß einer Leberschädigung. Eine Übersicht zu Indikationen zur Leberbiopsie gibt Tab.9.**5** (1). Neben der ursächlichen Klärung einer unklaren Leberwerterhöhung ermöglicht die Leberhistologie auch bei chronischen Lebererkrankungen mit wegweisender serologischer Diagnostik über die Graduierung von Fibrose (Staging) und Entzündung (Grading) eine Aussage zur Therapieindikation sowie eine prognostische Einschätzung des zu erwartenden Verlaufes der Erkrankung und des Therapieansprechens (13). Ansätze, das Ausmaß einer Leberfibrose nichtinvasiv anhand von Laborparametern ggf. in Kombination mit sonographischen Methoden wie der Leberelastizitätsmessung zu bestimmen, wurden kürzlich publiziert. Diese lassen zwar eine Unterscheidung von geringer und deutlich fortgeschrittener Fibrose, aber keine Determinierung von Zwischenstadien zu und können derzeit die Leberhistologie nicht ersetzen (4, 23, 38).

Tabelle 9.5 Indikationen zur Leberbiopsie (nach 1)

- Diagnostik, Grading, Staging von ASH, NASH und autoimmuner Hepatitis
- Grading, Staging von chronischer Hepatitis B und C
- Diagnostik von Hämochromatose mit quantitativer Eisenbestimmung
- Diagnostik von Morbus Wilson mit quantitativer Kupferbestimmung
- Diagnostik und Evaluation cholestatischer Lebererkrankungen: PBC, PSC
- Diagnostik unklar erhöhter Leberwerte bei negativer serologischer Diagnostik
- Evaluation der Effektivität einer medikamentösen hepatologischen Therapie bzw. Diagnostik bei vermutet hepatotoxisch unerwünschter Wirkung einer medikamentösen Therapie
- Evaluation erhöhter Leberwerte bei Z. n. Lebertransplantation bzw. Statuserhebung der Spenderleber vor Transplantation
- Diagnostik bei Fieber unklarer Genese mit Anlage einer mikrobiologischen Kultur
- Diagnostik einer Leberraumforderung unklarer Dignität

ASH = alkoholische Steatohepatitis, NASH = nichtalkoholische Steatohepatitis, PBC = primär biliäre Zirrhose, PSC = primär sklerosierende Cholangitis

Anforderungen an das Biopsat und verfügbare Nadelsysteme

Biopsat. Zu den Erfolgskriterien einer Biopsie gehören das Volumen der gesicherten Gewebeprobe, die zelluläre und histologische Gestalt des Biopsates sowie der Grad der Verletzung des umliegenden Gewebes (32).

Für eine adäquate histologische Beurteilung sollte ein Leberstanzzylinder eine Länge von 1,5 cm und einen Durchmesser von 1,2 – 1,8 mm aufweisen, um die Beurteilung von mindestens 8 – 10 Portalfeldern auch bei chronischen Lebererkrankungen zu gewährleisten (9, 26).

Nadelsysteme. Zur Leberbiopsie stehen Nadeln nach dem Vakuum- und Schneidbiopsieprinzip mit einem Durchmesser zwischen 1,2 und 1,8 mm zur Verfügung. Davon unterscheiden sich die Feinnadeln, welche bei einem Durchmesser unter 1 mm im Wesentlichen Aspirationspunktate erzielen. Zur Sicherung der Biopsatproben nutzt die Vakuumbiopsie (Menghini-Nadel, Klatskin-Nadel, Jamshidi-Nadel) einen Unterdruck. Bei der Schneidbiopsie (Tru-cut-Nadel, Surecut-Nadel, Vim-Silvermann-Nadel) wird Gewebe mit einem Stanzzylinder oder einer Biopsienadel, bestehend aus Stilett und Außenkanüle, gewonnen. Schneidbiopsienadeln sind mit einem Federmechanismus versehen auch automatisiert verfügbar. Bei Vorliegen eines zirrhotischen Leberumbaus erzielt die Vakuumbiopsie häufiger fragmentierte Proben mit eingeschränkter diagnostischer Aussagekraft. Hier wurde für Schneidbiopsienadeln eine höhere diagnostische Genauigkeit bei verbesserter histologischer Auswertbarkeit des Biopsates nachgewiesen (8, 19, 42).

Technische Verfahren zur Gewinnung einer Leberbiopsie

Zur Gewinnung einer Leberhistologie sind verschiedene technische Verfahren verfügbar:

- die perkutane Leberbiopsie,
- die transjuguläre Leberbiopsie,
- die laparoskopische Leberbiopsie und
- die sonographisch oder CT-gesteuerte Feinnadelbiopsie.

Die Auswahl des bioptischen Verfahrens wird bestimmt von der Indikation zur Biopsie, der klinischen Situation des Patienten und der lokal verfügbaren Expertise.

Perkutane Leberbiopsie

Die perkutane Leberbiopsie (31) gilt in der Diagnostik der chronischen Lebererkrankung als Standardmethode zur Histologiegewinnung (3, 17, 18).

Technik

Vorbereitung. Bei der perkutanen Leberbiopsie wird standardgemäß der rechte Leberlappen von interkostal punktiert. Die Punktion erfolgt in Rückenlage oder ggf. in leicht rechtsseitlicher Anhebung des Thorax. Die Punktionsstelle kann durch Perkussion der in- und exspiratorischen Leberdämpfung in der mittleren Axillarlinie bestimmt werden. Alternativ ist die Festlegung der Punktionsstelle mittels Ultraschall möglich. Vorteilhaft ist dabei die sonographische Bestimmung der Organgrenzen von Leber, Lunge, Nieren und Gallenblase, über eine Reduktion der Komplikationsrate durch die sonographische Markierung der Punktionsstelle wird diskutiert (5, 14). Vor der Durchführung einer Leberbiopsie ist in jedem Fall eine Sonographie der Leber zu empfehlen, auch um neben der Organmorphologie klinisch inapparente Befunde wie Leberraumforderungen zu diagnostizieren (18).

Biopsie. Nach gründlicher Hautdesinfektion und Lokalanästhesie von Haut, Peritoneum und Leberkapsel, ausgehend vom Rippenoberrand zur Schonung der Interkostalgefäße, wird eine Stichinzision angelegt. Bei Verwendung einer Vakuumbiopsienadel (Menghini-Nadel) wird diese nach Passage des Peritoneums vor Anlage des Unterdruckes mit physiologischer Kochsalzlösung freigespült, um Gewebe der Thoraxwand aus der Hohlnadel zu entfernen. Anschließend

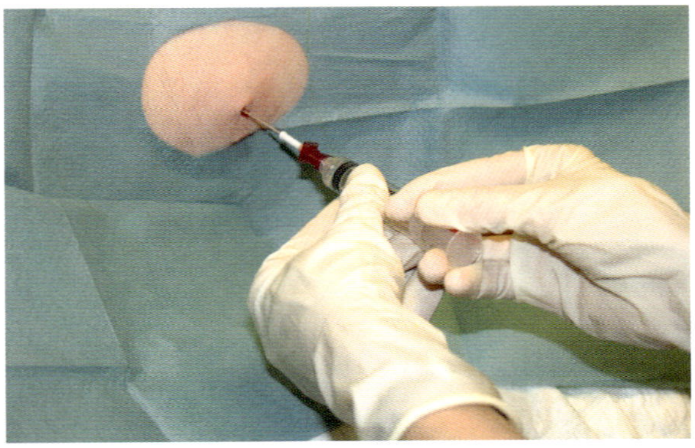

⊠ **Abb. 9.16** Menghini-Punktion unter Sog.

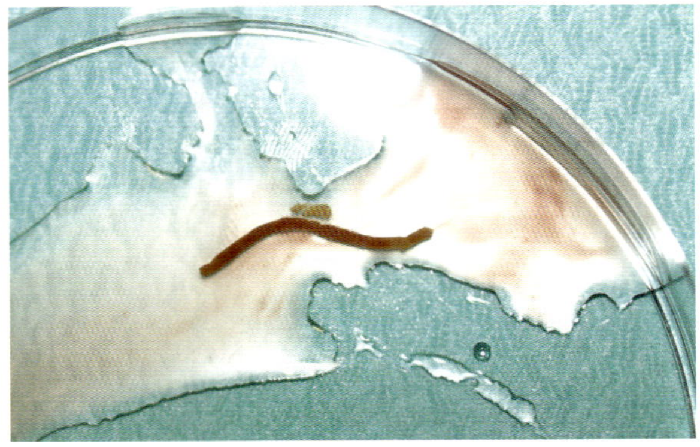

⊠ **Abb. 9.17** Leberstanzzylinder gewonnen mit der Menghini-Punktion.

erfolgt die Biopsie unter Sog in maximaler Exspiration in sog. Sekundenpunktionstechnik (Abb. 9.**16** u. 9.**17**) (31).

Bei Verwendung einer manuellen oder automatischen Schneidbiopsienadel ist das Vorgehen identisch, wobei das Freispülen der Nadel entfällt.

Nachbeobachtung. Zur Überwachung nach dem Eingriff werden Bettruhe, Nahrungskarenz und regelmäßige halbstündliche Kontrollen von Herzfrequenz und Blutdruck für 6 h empfohlen. Initial kann eine Lagerung in Rechtsseitenlage zur Kompression der Biopsiestelle erfolgen (18).

Kontraindikationen

Die wichtigste Kontraindikation für eine perkutane Leberbiopsie besteht in einem erhöhten Blutungsrisiko bei eingeschränkter Gerinnungsfunktion.

Für Thrombozytenzahlen < 60/nl oder eine INR > 1,5 wurde ein deutlich erhöhtes Risiko für Blutungskomplikationen nachgewiesen (17, 40), wobei eine Anhebung der Werte durch Substitution von Gerinnungspräparaten vor der Biopsie möglich ist. Für Aszites ist eine Erhöhung der Komplikationsrate bei perkutaner Punktion nicht sicher nachgewiesen, das Vorhandensein von massivem Aszites gilt als relative Kontraindikation (28) Tab. 9.**6** spezifiziert absolute und relative Kontraindikationen (1).

Tabelle 9.6 Kontraindikationen der perkutanen Leberbiopsie

Absolute Kontraindikationen

- Anamnese einer unerklärten Nachblutung
- Blutungsneigung:
  - Prothrombinzeit > 3 – 5 s über Norm
  - Thrombozytenzahl < 50/nl
  - Thromboplastinzeit < 50 %
  - Einnahme von ASS oder NSAR < 7 Tage vor Punktion
- V. a. Hämangiom/vaskularisierter Tumor
- V. a. Echinokokkuszyste
- Fehlende Einwilligung
- Unkooperativer Patient
- Geeignete Punktionsstelle mittels Perkussion/Sonographie nicht festlegbar

Relative Kontraindikationen

- Adipositas permagna
- Massiver Aszites
- Hämophilie
- Pleuraempyem rechts/subphrenischer Abszess rechts

Komplikationen

Häufigkeit. Komplikationen treten bei der perkutanen Leberbiopsie in 1 – 5 % der Fälle auf; die Mortalität liegt bei 0,1 – 0,3 % (17, 30, 34, 36, 41). Die Frequenz der Komplikationen ist von der Erfahrung des Untersuchers abhängig, wobei eine niedrigere Komplikationsrate bei einer Frequenz von über 50 Biopsien pro Jahr nachgewiesen wurde (3, 15, 17). 61 % der Komplikationen werden innerhalb von 2 h nach Punktion und 96 % der Komplikationen innerhalb von 24 h nach Punktion manifest (36).

Schweregrad. Man unterscheidet zwischen leichten und ernsten Komplikationen. Die leichteren Komplikationen umfassen vorübergehende Schmerzen an der Biopsiestelle oder Schmerzen in der rechten Schulter sowie leichte Blutdruckabfälle meist in Folge einer vasovagalen Reaktion.

Ernste Komplikationen sind selten, dabei handelt es sich meist um Blutungskomplikationen.

Hier werden im Wesentlichen 3 Formen unterschieden:

- Bei der freien intraperitonealen Blutung wird ursächlich die Punktion eines größeren arteriellen oder portalvenösen Gefäßes oder ein Einriss der Leberkapsel bei tiefer Inspiration während der Biopsie diskutiert.

Tabelle 9.7 Komplikationen bei der perkutanen Leberbiopsie in der Literatur (%) nach (3, 10, 17, 24, 30, 34, 36, 41)

Schmerzen (leicht)	3%–30%
Schmerzen (schwer)	1,5%–3%
Blutdruckabfall/vasovagale Reaktion	2%–2,8%
Hämoperitoneum	0,05%–0,34%
Intrahepatisches Hämatom	0,023%–4%
Hämobilie	0,023%–0,06%
Hämatothorax	0,063%–0,18%
Pneumothorax	0,0078%–0,35%
Biliäre Peritonitis	0,14%–0,22%
Organfehlpunktion	0,02%–0,14%
Sepsis/Bakteriämie	0,088%

- Kleine intrahepatische oder subkapsuläre Hämatome können klinisch meist asymptomatisch nach perkutaner Biopsie in bis zu 4% der Patienten diagnostiziert werden (10, 24).
- Eine Hämobilie tritt im zeitlichen Abstand von bis zu 5 Tagen nach Biopsie mit den Symptomen gastrointestinale Blutung, Ikterus und rechtsseitige Oberbauchschmerzen als Folge einer Blutung in die Gallenwege auf (35).

Risikofaktoren. Als Risikofaktoren für das Auftreten ernster Komplikationen wurden höheres Alter, die Anzahl der Biopsiegänge (> 3), ein zirrhotischer Leberumbau und das Vorliegen maligner Lebererkrankungen identifiziert. Das Risiko fataler Komplikationen nach perkutaner Leberbiopsie steigt dabei mit dem Vorliegen maligner Lebererkrankungen um den Faktor 10 (3, 30, 34). Eine große, allerdings nur retrospektive Analyse (36) untersuchte das Komplikationsrisiko auch im Zusammenhang mit der verwendeten Biopsienadel. Letalkomplikationen waren häufiger auf die Tru-cut-Biopsie zurückzuführen (0,005% vs. 0,04%). Dagegen konnten andere Untersuchungen (34, 41) keinen Unterschied der Komplikationsrate zwischen Biopsienadeln nach dem Vakuum-oder Schneidprinzip nachweisen.

Tab. 9.**7** gibt einen Überblick über die in der Literatur aufgeführten Komplikationen und ihre Häufigkeit.

Transjuguläre Leberbiopsie

Die erste transjuguläre Katheterisierung der hepatischen Venen beim Menschen wurde 1967 bei einer transjugulären Cholangiographie (20) publiziert. Eine transjuguläre Leberbiopsie kann im Rahmen der Messung des hepatisch-venösen Druckgradienten (HPVG) oder der Anlage eines transjugulären intrahepatischen portosystemischen Shunts (TIPS) durchgeführt werden.

Tabelle 9.8 Indikationen zur transjugulären Leberbiopsie

- Gerinnungsstörungen
- Massiver Aszites
- Adipositas per magna
- Indikation für zusätzliche angiographische Prozeduren (TIPS, Venographie)
- Punctio sicca bei perkutaner Leberbiopsie

Da die Punktion bei der transjugulären Leberbiopsie vom Gefäßlumen ausgehend erfolgt, ist die Blutungsgefahr nach Biopsie minimiert. Die Indikationen zur Durchführung einer transjugulären Leberbiopsie (Tab. 9.**8**) ergeben sich daher hauptsächlich bei bestehenden Kontraindikationen zur perkutanen Leberbiopsie.

Technik

Für die transjuguläre Leberbiopsie wird die rechte V. jugularis interna punktiert und ein Katheter unter angiographischer Kontrolle über die V. cava superior, den rechten Vorhof und die V. cava inferior bis in die rechte Lebervene vorgeschoben. Die Biopsienadel wird über den Katheter bis in kleine Lebervenen oder ins Leberparenchym vorgeführt, wobei die korrekte Lage der Nadel durch Kontrastmittelinjektion überprüft wird. Die Punktion erfolgt unter Sog; es sind auch Schneidbiopsietechniken oder alternative Zugangswege über die Femoralvene beschrieben worden (11, 22).

Biopsat. Aufgrund des im Vergleich zur perkutanen oder laparoskopischen Leberbiopsie geringeren Nadeldurchmessers und der nur 1 – 2 cm betragenden Eindringtiefe der Nadel ins Leberparenchym können transjugulär gewonnene Leberstanzzylinder fragmentierter und kleiner sein. Die übliche Länge der Biopsiezylinder wird mit 0,3 – 2 cm angegeben, und die Untersuchung erfordert meist mehrere Biopsiegänge, dabei können histologisch aussagekräftige Biopsate bei zwischen 80 und 97% der Patienten erzielt werden (25, 27).

Komplikationen

Die Komplikationsrate der Methode rangiert in großen Serien zwischen 1,3 und 20,2%, die Mortalität zwischen 0,1 und 0,5%. Eine der ernsten Komplikationen ist dabei die intraperitoneale Blutung bei Perforation der Leberkapsel. Als weitere Komplikationen wurden Horner-Syndrom und Dysphonie, Pneumothorax, intrahepatisch arteriovenöse Fisteln und supraventrikuläre Tachykardien beschrieben (16, 25, 27, 29).

Sonographisch oder CT-gesteuerte Feinnadelbiopsie

Die sonographisch oder CT-gesteuerte Feinnadelbiopsie (Nadeldurchmesser < 1 mm) dient der Diagnostik fokaler Leberraumforderungen unklarer Dignität.

Die Feinnadelbiopsie kann perkutan als Aspirationsbiopsie durchgeführt werden mit Gewinnung zytopathologischer Proben oder als Schneidbiopsie mit Gewinnung histologisch auswertbarer Biopsiefragmente. Die diagnostische Genauigkeit wird bei beiden Verfahren mit bis zu 93,4% bzw. 95,1% angegeben abhängig von der Expertise des Zytopathologen (2, 6, 21). In neueren Arbeiten wird die Häufigkeit von Stichkanalmetastasen mit bis zu 2,6% beziffert (7). Retrospektive Analysen lassen vermuten, dass die Feinnadelbiopsie (Nadeldurchmesser < 1 mm) seltener Komplikationen verursacht. Die Letalität liegt mit 0,006 – 0,0075% (2) allerdings nur gering unter der publizierten Gesamtletalität von 0,009% (36) bei der Punktion mit Standardnadeln.

Die gezielte Feinnadelbiopsie ist daher in den letzten Jahren zunehmend großlumigeren Stanzbiopsiekanülen mit einem Durchmesser von bis zu 1,2 mm gewichen, welche eine aussagekräftigere histologische und immunhistochemische Aufarbeitung ermöglichen (39).

Laparoskopie

Die laparoskopisch gezielte Biopsie verbindet die visuelle und histologische Beurteilung der Leber. Dies ist insbesondere bei der Diagnostik der Leberzirrhose vorteilhaft, da die alleinige histologische Beurteilung des Stanzzylinders bei perkutaner Leberbiopsie das Ausmaß des Leberparenchymschadens in bis zu 30% der Fälle unterschätzt (33, 37). Mit der Entwicklung der minimalinvasiven Laparoskopie ist eine laparoskopische Leberbiopsie zudem auch bei Patienten mit erhöhtem Blutungsrisiko sicher durchführbar (12) (s. auch Kapitel 3.7 „Laparoskopie").

FAZIT FÜR DIE PRAXIS

- Die Leberbiopsie ist weiterhin ein wichtiger Bestandteil in der Diagnostik unklarer und chronischer Lebererkrankungen.
- Zur Gewährleistung einer aussagekräftigen histologischen Diagnostik mit Beurteilung von 8 – 10 Portalfeldern sollte ein Leberstanzzylinder eine Länge von mindestens 15 mm und einen Durchmesser von 1,2 – 1,8 mm aufweisen. Nichtinvasive Methoden können die histologische Beurteilung derzeit nicht ersetzen.
- Die perkutane Leberbiopsie als Standardmethode ist unter Beachtung der Kontraindikationen schnell, einfach und komplikationsarm durchführbar mit einer Rate von schweren Komplikationen unter 1%.
- In Abhängigkeit von der Indikation oder bei Vorliegen von Kontraindikationen stellen je nach lokaler Expertise transjuguläre und laparoskopische Leberbiopsie alternative Punktionstechniken dar.
- Die diagnostische Biopsie fokaler Leberraumforderungen erfolgt sonographisch oder CT-gesteuert, wobei zur Erzielung aussagekräftiger Probenzylinder zunehmend Stanzbiopsiekanülen anstelle von Aspirationszytologien verwendet werden.

9.4 Computertomographie und Magnetresonanztomographie

M. B. Pitton

EDITORIAL **Das vorliegende Kapitel beschreibt die Diagnostik von Lebererkrankungen mittels Computertomographie (CT) und Magnetresonanztomographie (MRT) und soll in die unterschiedlichen Prinzipien beider Methoden einführen. Der vorgegebene Umfang gestattet keine erschöpfende Darstellung der physikalischen und technischen Grundlagen und keine umfassende radiologische Differenzialdiagnostik. Hier sei auf die einschlägige radiologische Fachliteratur verwiesen. Dennoch sollen die aktuellen technischen Entwicklungen beider Verfahren und entsprechende klinische Anwendungen aufgezeigt werden.**

Computertomographie

→ **Datenakquisition.** Bei der Spiral-Computertomographie wird ein Volumendatensatz des Körperquerschnittes entlang der Körperlängsachse (Z-Achse) aufgenommen. Zur Datenakquisition kreist die Röntgenröhre um den Patienten herum, während der Patient in Z-Richtung durch die Gantry (Öffnung des Computertomographen) gefahren wird. Die Datenaufnahme erfolgt entweder mit einem Detektorsystem, das gegenüber der Röntgenröhre angeordnet ist und gleichzeitig mit der Röhre um den Patienten rotiert oder durch einen fest installierten Detektorenkranz, der die gesamte Zirkumferenz auskleidet. In diesem Falle rotiert nur die Röhre, die Datenakquisition erfolgt dann über die der Röntgenröhre gerade gegenüberliegenden Detektorelemente.

Bildrekonstruktion. Mittels spezieller Algorithmen (Fourier-Transformation und verschiedene Filterfunktionen) werden aus dem Volumendatensatz an beliebiger Stelle entlang der Z-Achse Querschnittsbilder errechnet. Jedes Querschnittsbild setzt sich aus einer Bildmatrix mit einer Vielzahl von Volumenelementen zusammen (Voxel). Aus der Schwächung des Röntgenstrahles wird für jedes dieser Volumenelemente ein Dichtewert errechnet und ein entsprechender Grauwert zugeordnet (HE, Hounsfield-Einheiten). Das CT-Bild ist insofern eine Ansammlung vieler Volumenelemente, die jeweils bestimmte Dichtewerte des abgebildeten Gewebes repräsentieren.

Röntgenkontrastmittel. Die Körpergewebe stellen sich mit unterschiedlichen Grauwerten im CT-Bild dar. Im Gegensatz zur Lunge oder zum Knochen sind die Dichteunterschiede in den parenchymatösen Oberbauchorganen allerdings gering. Durch den Einsatz jodhaltiger intravenöser Röntgenkontrastmittel kann eine bessere Kontrastauflösung von Parenchymveränderungen der Leber erzielt werden. Diese reichern sich in den Blutgefäßen und später im Extrazellularraum an und werden überwiegend über die Niere ausgeschieden. Entsprechend ihrer Verteilung und der Konzentration im Gewebe führen sie zu einem Kontrastanstieg im CT-Bild. Sie sind insofern gewebeunspezifisch, gestatten aber über ein geeignetes Timing der Bildakquisition beispielsweise eine Aussage darüber, ob eine Läsion arteriell hypervaskularisiert ist und damit eine frühzeitige Kontrastmittelaufnahme zeigt oder möglicherweise eher minderperfundiert ist.

Eine Standarduntersuchung der Leber umfasst neben einer Nativuntersuchung eine kontrastverstärkte früharterielle und eine portalvenöse Darstellung des Leberparenchyms. In einigen Fällen, z. B. bei Hämangiomen oder hepatozellulären Karzinomen, sind weitere Darstellungen in einer späten Kontrastphase sinnvoll, um eine schlüssige Diagnose stellen zu können.

Multidetektor-CT. Die Kantenlänge der einzelnen Volumenelemente in der XY-Ebene bestimmt die Ortsauflösung in der axialen Bildebene. Die bei der Datenakquisition vorgewählte Schichtdicke bzw. die Kollimation des Röntgenstrahles („Breite des Röntgenstrahles") bestimmt die Schichtdicke des CT-Bildes und damit die Ortsauflösung entlang der Z-Achse. Bei der in den letzten Jahren neu entwickelten Multidetektor-Computertomographie (MD-CT) sind mehrere Detektorelemente entlang der Z-Achse angeordnet. Entsprechend ihrer Anzahl können somit mehrere Schichten gleichzeitig mit entsprechend dünner Schichtdicke (hohe Ortsauflösung in der Z-Achse) akquiriert werden. Andererseits können mehrere Detektorelemente zu größeren Schichtdicken zusammengeschaltet werden, um ein größeres Körpervolumen in kürzerer Zeit abzubilden, beispielsweise um den Kontrastmittelbolus besser zu nutzen und die Kontrastmittelmenge zu reduzieren.

Durch die Verkürzung der Datenakquisition auf wenige Sekunden kann die Leber mittels Multidetektor-CT in einer Atemanhaltephase ohne Bewegungsartefakte gescannt werden.

Mittlerweile sind CT-Scanner verfügbar, die eine simultane Akquisition von 16, 64 oder mehr Schichten erlauben. Das Ende dieser Entwicklung ist noch nicht absehbar. Durch die Auswahl besonders dünner Schichtdicken können sog. isovolumetrische Voxel mit gleicher Kantenlänge in X-, Y- und Z-Richtung erzielt werden. Damit können CT-Bilder mit entsprechend hoher Ortsauflösung in allen Raumebenen rekonstruiert werden. Dies ist für die topographische Befundzuordnung hilfreich und die Voraussetzung für eine qualitativ hochwertige Gefäßdarstellung (CT-Angiographie, Kardio-CT). Für eine detaillierte Darstellung der CT-Technik sei auf die entsprechende Fachliteratur verwiesen (1 – 4).

Magnetresonanztomographie

Magnetisierung. Die Magnetresonanztomographie beruht auf der Darstellung der Kernspinresonanz von Wasserstoffatomen. Die Kerne der Wasserstoffatome besitzen einen Drehimpuls (Spin), der seinerseits ein magnetisches Moment, d. h. einen magnetischen Dipol bedingt. Wird der Patient in ein äußeres Magnetfeld eingebracht, so richten sich die Momente analog einer Kompassnadel parallel zum äußeren Magnetfeld aus. Anders als bei der Kompassnadel ist aus quantenmechanischen Gründen aber auch eine Ausrichtung entgegengesetzt (antiparallel) zum äußeren Magnetfeld möglich. Ohne äußeren Einfluss befinden sich etwas mehr Kernspins im parallelen als im antiparallelen Zustand, d. h. es resultiert eine Summenmagnetisierung in Richtung des äußeren Magnetfeldes (Z-Richtung). Durch Einstrahlung eines hochfrequenten (HF-)Impulses geeigneter Frequenz (Larmor-Frequenz) senkrecht zum Magnetfeld wird die Summenmagnetisierung aus der Z-Richtung (Längsmagnetisierung) in die XY-Ebene abgelenkt (Quer- oder Transversalmagnetisierung). Sie rotiert dort mit der Larmor-Frequenz, die von der Kernsorte (üblicherweise Wasserstoff) und der Feldstärke abhängt. Bei einem typischen Magnetfeld von 1,5 Tesla beträgt die Frequenz 63,9 MHz.

Relaxation und Bilderzeugung. Nach Abschaltung des HF-Impulses erzeugt die rotierende Magnetisierung in der Empfangsspule ein Induktionssignal, das zur Bildgebung genutzt werden kann. Dabei kommt es zu einer Relaxation, d. h. zu einer Rückkehr der Magnetisierung in den Ausgangszustand. Die Rückkehr der Magnetisierung in die Längsachse geschieht mit der Zeitkonstanten T1 und wird longitudinale Relaxation genannt. Darüber hinaus kommt es mit der Zeitkonstanten T2 zu einer Dephasierung der Spins in der XY-Ebene. Die Signalstärke hängt neben der Protonendichte wesentlich von den Zeitkonstanten T1 und T2 des Gewebes ab. Die T1- und T2-Zeiten werden von vielfältigen physikochemischen Mechanismen (Ödem, chemische Umgebung,

Beweglichkeit der Moleküle, Proteingehalt etc.) beeinflusst. Je nach Untersuchungssequenzen können Bilder mit Wichtung der T1- oder der T2-Unterschiede von Geweben erstellt werden.

Bildrekonstruktion. Für die bildliche Darstellung erfolgt eine Ortskodierung der MR-Signale basierend auf dem Kernresonanzeffekt. Mit Hilfe sog. magnetischer Gradientenfelder, also Magnetfelder, deren Stärke sich in einer Raumrichtung verändert, kann die Resonanzfrequenz räumlich variabel gestaltet werden, die Wasserstoffatome werden sozusagen magnetisch markiert. Durch geeignete Kombination von Gradientenfeldern im Raum ist eine dreidimensionale Zuordnung eines Bildpunktes bzw. eines Volumenelements (Voxels) zu einer räumlichen Position möglich, so dass entsprechende Schnittbilder rekonstruiert werden können.

Ähnlich dem CT-Bild ist also auch das MRT-Bild aus einer Vielzahl verschiedener Volumenelemente mit bestimmten Signalintensitäten aufgebaut. Die Signalintensität jedes Voxels hängt jeweils von den Relaxationseigenschaften und der Konzentration der Moleküle ab und entspricht insofern einer Summation der entsprechenden Resonanzsignale in diesem Voxel.

Prinzipiell können auch andere Atome mit Kernspin zur Bilddarstellung genutzt werden (z. B. ^{31}P, ^{13}C, ^{19}F, ^{23}Na). Aufgrund der hohen Konzentration, der weiten Verbreitung der Wasserstoffatome im menschlichen Organismus, aber auch wegen der hohen magnetischen Empfindlichkeit beruht die klinische MRT derzeit praktisch nur auf der ^{1}H-Magnetresonanz. Für eine detailliertere Darstellung der MRT-Technologie sei auf die entsprechende Fachliteratur verwiesen (5).

MRT-Kontrastmittel. MRT-Kontrastmittel sind paramagnetische Substanzen, die sowohl eine Verkürzung der T1- als auch der T2-Relaxationszeit zur Folgen haben. Häufig wird der T1-Mechanismus verwendet, der in T1-gewichteten Sequenzen zu einer deutlichen Signalerhöhung führt. Bei eisenbasierten superparamagnetischen Kontrastmitteln ist der T2-Effekt besonders stark ausgeprägt. Bei den Kontrastmitteln für die Leber-MRT wird derzeit zwischen den unspezifischen extrazellulären Kontrastmitteln und spezifischen Leberkontrastmitteln unterschieden (6–8).

Unpezifische extrazelluläre Kontrastmittel. Die nichtspezifischen extrazellulären Gadolinium-Verbindungen (Gd-DTPA) reichern sich wie die Röntgenkontrastmittel in den Gefäßen und im Extrazellularraum an und führen zu analogen Effekten wie in der CT, wobei der Weichteilkontrast der MRT wesentlich höher ist. Die Kontrastunterschiede sind hier also im Wesentlichen durch Perfusionsunterschiede der Gewebe bedingt. Die Anflutung des Kontrastmittels kann in dynamischen MR-Serien untersucht werden, um damit Rückschlüsse auf die Vaskularisation einer Läsion zu ziehen.

Standardprotokolle der Leber-MRT enthalten neben T2-gewichteten Sequenzen mehrere T1-gewichtete Sequenzen (nativ und nach Kontrastmittelgabe, mindestens eine arterielle Phase, besser mehrere kurz aufeinanderfolgende Phasen inklusive einer portalvenösen und einer spätvenösen Kontrastmittelphase [dynamisch]), bei Bedarf auch in verschiedenen Schichtorientierungen.

Hepatozytenspezifische Kontrastmittel. Neben diesen nichtspezischen Kontrastmitteln werden derzeit hepatozytenspezifische Kontrastmittel in klinischen Studien untersucht. Die auf Gadolinium basierenden Substanzen (Gd-EOB-DTPA, Gd-BOPTA) nutzen den T1-Kontrast-Mechanismus und gestatten eine bolusförmige Applikation. Nach der Verteilung im Gefäßsystem und im Interstitium erfolgt anschließend eine Aufnahme in funktionsfähige Hepatozyten. Insofern besitzen diese Substanzen Eigenschaften eines extrazellulären und eines spezifischen intrazellulären Hepatozytenkontrastmittels (bimodale Kontrastmittel). Darüber hinaus ermöglichen sie eine Darstellung der Gallengänge und zukünftig möglicherweise eine quantitative Beurteilung der Ausscheidungsfunktion über die Gallenwege.

Die auf Mangan basierende Substanz (Mn-DPDP) wird langsam appliziert und von Parenchymzellen der Leber und anderer Oberbauchorgane aufgenommen und metabolisiert. Sie verstärkt ebenfalls den T1-Gewebskontrast.

Läsionen, die keine funktionsfähigen Hepatozyten aufweisen, können solche Kontrastmittel nicht anreichern und stellen sich in T1-gewichteten Aufnahmen entsprechend hypointens zum signalreichen Lebergewebe dar. Dies gestattet eine differenzialdiagnostische Abgrenzung gegenüber hepatozellulären Raumforderungen.

Retikuloendotheliale Kontastmittel. Eisenoxidpartikel, sog. retikuloendotheliale Kontrastmittel, können ebenfalls zur Leberkontrastierung eingesetzt werden und wirken über den T2-Mechanismus. Hierzu zählen die superparamagnetischen Eisenoxidpartikel (SPIO) und die ultrakleinen superparamagnetischen Eisenoxidpartikel (USPIO). Sie werden durch Zellen des retikuloendothelialen Systems phagozytiert (z. B. Kupffer-Sternzellen der Leber). Die Eisenpartikel führen durch Inhomogenitäten des Magnetfeldes zu einer Verkürzung der T2-Relaxationszeiten und damit zu einer Reduktion der Signalintensität in T2-gewichteten Aufnahmen.

Leberläsionen, die keine Kupffer-Sternzellen enthalten (z. B. Metastasen extrahepatischer Primärtumoren) zeigen keinen Signalabfall und können dadurch gegenüber dem signalreduzierten normalen Lebergewebe als hyperintenser Bezirk abgegrenzt werden.

Parenchymerkrankungen der Leber

Computertomographie

Dichteminderung und -anstieg. Die Dichte des gesunden Lebergewebes liegt im nativen CT-Scan ohne vorherige Kontrastmittelgabe im Mittel bei 65 ± 5 HE.

Fetteinlagerungen in der Leber führen zu einer Dichteminderung und können z. B. bei Diabetes mellitus, Morbus Cushing, Fettsucht, Hepatitiden, chronischen Infekten, Chemotherapie oder segmental, z. B. nach einer entsprechenden Bestrahlung, beobachtet werden.

Bei ausgeprägter Dichteminderung des Parenchyms stellen sich die Gefäße relativ hyperdens dar. Ebenso lassen sich verschiedene Tumoren dann als relativ hyperdense Strukturen gegenüber dem verfetteten Parenchym abgrenzen.

Umgekehrt können verschiedene Speicherkrankheiten zu einem Dichteanstieg auf bis zu 140 HE führen, z. B. die Hämosiderose, die Hämochromatose, Goldspeicherung im RES bei der Behandlung der rheumatoiden Arthritis u. a.

Zirrhose. Typische Befunde einer fortgeschrittenen Leberzirrhose sind die Vergrößerung der linkslateralen Lebersegmente und des Lobus caudatus, die unregelmäßige Leberoberfläche, eine relative Volumenreduktion der rechtsseitigen Leberanteile und nach Kontrastmittelgabe eine verminderte und manchmal inhomogene Parenchymkontrastierung. Darüber hinaus zeigt die CT die indirekten Zirrhosezeichen wie Aszites und die portale Hypertension mit Milzvergrößerung, Ösophagusvarizen und andere Kollateralgefäße.

Verkalkung. Verkalkungen werden im nativen CT-Scan als stark hyperdense Strukturen mit höchster Sensitivität erfasst, z.B Gallengangskonkremente, Zystenwandverkalkungen bei Echinokokkose oder Verkalkungen bei fibrolamellären Karzinomen, bei muzinös durchsetzten Lebermetastasen von Kolon- oder Magenkarzinomen, selten auch bei kavernösen Hämangiomen oder Hämangioendotheliomen.

Magnetresonanztomographie

Leberverfettung. Eine diffuse Leberverfettung führt zu einer geringen Signalzunahme in T1-gewichteten Sequenzen und geht in der Regel mit einer Hepatomegalie einher. Das Ausmaß der Leberverfettung kann mit Methoden zur Fettsättigung des MR-Bildes dargestellt werden, z. B. durch vergleichende In-Phase- und Out-Phase-Messungen (Signalintensität aus Wasser + Fett versus Signalintensität aus Wasser – Fett) (5). Bei entsprechenden apparativen Voraussetzungen kann der Fettgehalt der Leber auch mittels MR-Spektroskopie gemessen werden. Fokale Minderverfettungen sind meist scharf begrenzt und oft ventral der Pfortaderaufzweigung und in Angrenzung an das Gallenblasenbett lokalisiert.

Zirrhose. Bei fortgeschrittener Leberzirrhose finden sich analoge Veränderungen zur CT (Vergrößerung der linkslateralen Lebersegmente und des Lobus caudatus, unregelmäßige Leberoberfläche, relative Volumenreduktion der rechtsseitigen Leberanteile etc. s.o.). Darüber hinaus können Regeneratknoten unterschiedlicher Größe durch etwas veränderte Signalintensitäten abgrenzbar sein.

Hämochromatose und Hämosiderose. Eine Eisenspeicherung der Leber zeigt sich an einer deutlichen Signalminderung in T2-gewichteten Sequenzen, wobei hier die Signalintensität der Skelettmuskulatur als Referenz dienen kann. Bei der idiopathischen Hämochromatose kommt es zu einer Einlagerung von Eisen in Hepatozyten sowie in Pankreas und Herz, nicht jedoch im retikuloendothelialen System (d. h. die Kupffer-Sternzellen, Milz und Knochenmark bleiben ausgespart). Dies geht mit einer entsprechenden Reduktion der Signalintensität der betroffenen Organe in T2-gewichteten Sequenzen einher. Bei der Hämosiderose (z. B. nach multiplen Bluttransfusionen oder alimentär zugeführtem Eisen) kommt es dagegen zu einer Eiseneinlagerung im retikuloendothelialen System (Kupffer-Sternzellen der Leber, Milz, Knochenmark) mit einer entsprechenden Signalreduktion dieser Organe im T2-gewichteten MRT-Bild.

Im Gegensatz zur Hämochromatose (retikuloendotheliales System ausgespart) kommt es bei der Hämosiderose zur Ablagerung im RES, das Pankreas bleibt ausgespart, was eine differenzialdiagnostische Abgrenzung gestattet.

Morbus Wilson. Der Morbus Wilson führt aufgrund der Kupferretention zu einer chronischen Hepatitis und Zirrhose mit Knötchenbildungen des Parenchyms, die sich in T1-gewichteten Sequenzen hyperintens, in T2-gewichteten Sequenzen hypointens darstellen.

Fokale Lebererkrankungen

Differenzialdiagnose typischer Befunde mittels CT und MRT

Benigne Herdbefunde der Leber finden sich bei etwa 20–50% der Bevölkerung (9). Der Abgrenzung gegenüber malignen Raumforderungen kommt damit im klinischen Alltag eine besondere Bedeutung zu. Tab. 9.**9** gibt einen Überblick über typische CT- und MRT-Befunde und kann als Orientierungshilfe zur Bildinterpretation dienen. Für eine qualifizierte Differenzialdiagnostik sei auf die radiologische Fachliteratur verwiesen.

Anatomie und diagnostische Aspekte der operativen und lokal-ablativen Behandlung

Nach der Diagnose einer fokalen Leberläsion ist die exakte anatomische Zuordnung im Hinblick auf eine chirurgische oder lokal-ablative Tumortherapie entscheidend. Die Ab-

Tabelle 9.9 Differenzialdiagnose fokaler Lebererkrankungen

	Computertomographie	Magnetresonanztomographie
Zyste	• *Nativ:* scharf begrenzt, zartwandig, homogen, wasseräquivalente Dichtewerte (0–20 HE) • *Kontrastmittel:* keine KM-Aufnahme	• *Nativ:* T1w hypointens, T2w hyperintens; scharf begrenzt, zartwandig (Abb. 9.**18**) • *Gd-DTPA:* keine KM-Aufnahme
Echinococcus cysticus	• *Nativ:* oft gekammerte Zysten, Tochterzysten kugelig/ellipsoid, unterschiedlich dicke Septierungen; Dichte 10–45 HE; schalige bzw. polyzyklische Wandverkalkungen (kann fehlen) (Abb. 9.**19**) • *Kontrastmittel:* gelegentlich ringförmige KM-Aufnahme in der äußeren Zystenwand	• *Nativ:* T1w gemischt hypointens, T2w gemischt hyperintens aufgrund von Proteinen und zellulären Elementen; unterschiedlich dicke Septierungen (Tochterzysten) • *Gd-DTPA:* KM-Aufnahme in Zystenwand und Septen möglich, T1w hyperintens

Fortsetzung Tab. 9.**9** ▶

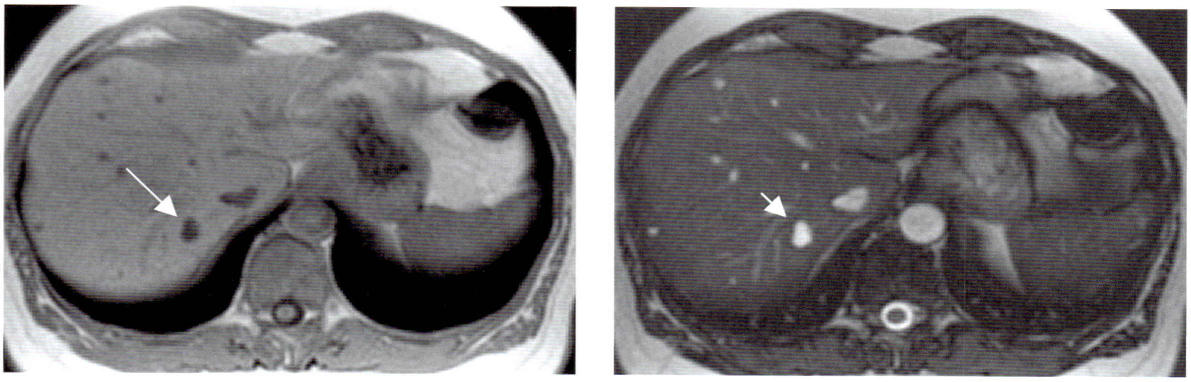

Abb. 9.18 Zysten. Im MRT stellen sich Leberzysten als glatt berandete Formationen mit niedriger Signalintensität in T1- (Pfeil in **a**) und hoher Signalintensität in T2-gewichteten Sequenzen (Pfeil in **b**) dar.

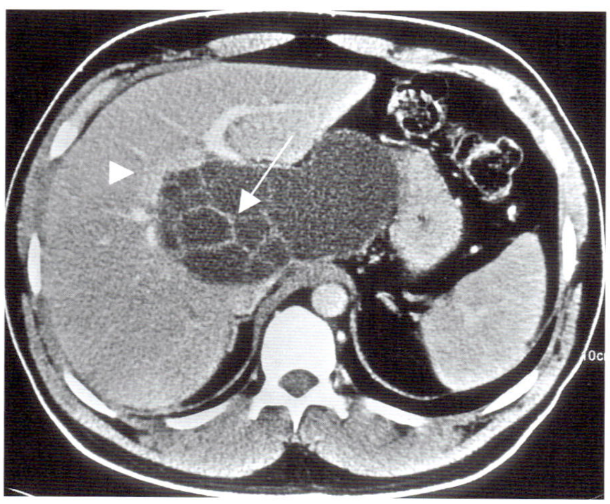

Abb. 9.19 Echinokokkus-Zyste als mehrfach gekammerte zystische Läsion mit unregelmäßig verdickten Zystenwänden. Größere Zystenwandverkalkungen sind in diesem Fall nicht erkennbar. Nach Kontrastmittelgabe findet sich ein perifokaler Dichteanstieg (Pfeilspitze) und eine bessere Demarkierung der unterschiedlich dicken Zystenwände (Pfeil).

klärung der arteriellen und portalvenösen Blutversorgung einerseits und die Abgrenzung der venösen Blutgefäße sind für die Therapieplanung und die Prognose von besonderer Bedeutung.

Segmentanatomie. Die Segmentanatomie der Leber wird in axialen Schnitten dargestellt und orientiert sich an der Einteilung nach Couinaud (10), die die Leber in 8 Segmente unterteilt. Die Segmente werden durch die entsprechenden Pfortaderäste, Arterien und Gallengänge versorgt und sind anatomisch-topographisch durch den Verlauf der Lebervenen, die Pfortaderebene, die Gallenblase und das Lig. falciforme bestimmt. Für die Leberarterie und die Pfortader sind vielfältige anatomische Variationen bekannt, die bei der konkreten Therapieplanung berücksichtigt werden müssen. Darüber hinaus sollten vor einer chirurgischen Therapie atypische venöse Blutleiter bekannt sein.

Tabelle 9.9 Fortsetzung

	Computertomographie	Magnetresonanztomographie
Echinococcus alveolaris	• *Nativ:* betroffenes Areal oft unscharf begrenzt, von kleinen Zysten durchsetzt; Dichte 20 – 40HE; meist perifokale amorphe Verkalkungen, ggf. zentral gelegene Nekroseareale • *Kontrastmittel:* perifokale KM-Aufnahme durch begleitende Entzündungsreaktion	• *Nativ:* multiple kleine Zysten-Cluster, fleckförmig verteilt • *Gd-DTPA:* perifokale KM-Aufnahme durch begleitende Entzündungsreaktion, T1w hyperintens
Hämangiom	• *Nativ:* meist isointens zu Blutgefäßen, scharf begrenzt, oft lobuliert, selten umschriebene Hyperdensitäten/regressive Veränderungen, ggf. Verkalkungen (Abb. 9.**20**) • *Kontrastmittel:* noduläre bzw. girlandenförmige früharterielle Kontrastierung im Randbereich (scharf begrenzt); in späten KM-Phasen zentripetales Zusammenfließen (Iris-Phänomen, langsame Durchmischung von KM und Blut in den kavernösen Hohlräumen) und homogene Kontrastierung entsprechend der Dichte des Blutpools; große Hämangiome können eine zentrale Thrombose oder Narben aufweisen, die kein KM aufnehmen; cave: kleine Herde < 2 cm können sich als homogene hypervaskularisierte Herde darstellen	• *Nativ:* T1w hypointens, scharf begrenzt; T2w hyperintens • *Gd-DTPA:* statt noduläre bzw. girlandenförmige früharterielle Kontrastierung im Randbereich, T1w hyperintens; in späten KM-Phasen zentripetale KM-Ausbreitung (Iris-Phänomen); bei zentraler Thrombose oder Narben an entsprechender Stelle keine KM-Aufnahme; cave: kleine Herde < 2 cm können sich als homogene hypervaskularisierte Herde darstellen
Fokal noduläre Hyperplasie (FNH)	• *Nativ:* meist gering hyopdens, relative scharf begrenzt, teilweise gelappt • *Kontrastmittel:* kräftiges früharterielles plurizentrisches büschelförmiges KM-Enhancement, schneller Kontrastabfall, nach 60 – 90 s isodens zum umgebenden Lebergewebe; oft sternförmige Hypodensie zentral (Narbe) (Abb. 9.**21**)	• *Nativ:* T1w isointens bis leicht hypointens, T2w leicht hyperintens; zentrale Narbe meist leicht hyperintens, seltener leicht hypointens (abhängig von Gefäßanteilen); radiäre Septen (Gefäße und Gallenwege) • *Gd-DTPA:* kräftige früharterielle KM-Aufnahme, T1w hyperintens; schneller Signalabfall nach 60 – 90 s; isointens zum umgebenden Lebergewebe; zentrale Narbe zunächst meist hypointens, später hyperintens; cave: kleine FNH haben oft keine zentrale Narbe • *Gd-EOB-DTPA, Gd-BOPTA-DTPA, Mn-DPDP:* intrazelluläre KM-Aufnahme, in der Parenchymphase T1w isointens zum signalverstärkten umgebenden Lebergewebe; zentrale Narbe • *SPIO, USPIO:* Aufnahme in Kupffer-Sternzellen und Signalabfall in T2w Sequenzen; T2w meist gering hyperintens zum umliegenden Lebergewebe

Für die konkrete Therapieplanung und Identifizierung atypischer Gefäßverläufe kommt den multiplanaren Bildrekonstruktionen und den 3D-Techniken der CT- und MR-Angiographie eine besondere Bedeutung zu (11 – 14).

Tabelle 9.9 Fortsetzung

	Computertomographie	Magnetresonanztomographie
Adenom	• *Nativ:* meist gering hypodens, ggf. Nekroseareale oder Einblutungen (Hyperdensie) • *Kontrastmittel:* meist kräftige früharterielle KM-Aufnahme; schneller Kontrastabfall, dann isodens zum umgebenden Lebergewebe	• *Nativ:* T1w gering hypointens (Nekrosen, alte Einblutungen, Verkalkungen) bis hyperintens (Fett, Einblutungen); T2w iso- bis leicht hyperintens; manchmal hypointense Kapselstrukturen • *Gd-DTPA:* früharterielle KM-Aufnahme, hyperintens (z. T. inhomogen z. B. bei Einblutungen), schneller Kontrastabfall; nach 60 – 90 s iso- bis hypointens zum umgebenden Lebergewebe • *Gd-EOB-DTPA, Gd-BOPTA-DTPA, Mn-DPDP:* intrazelluläre KM-Aufnahme, in der Parenchymphase T1w isointens zum signalverstärkten umgebenden Lebergewebe • *SPIO, USPIO:* wenig bzw. funktionslose Kupffer-Sternzellen, daher verminderter Signalabfall in T2w Sequenzen; T2w meist hyperintens zum umliegenden Lebergewebe

Fortsetzung Tab. 9.9 ▶

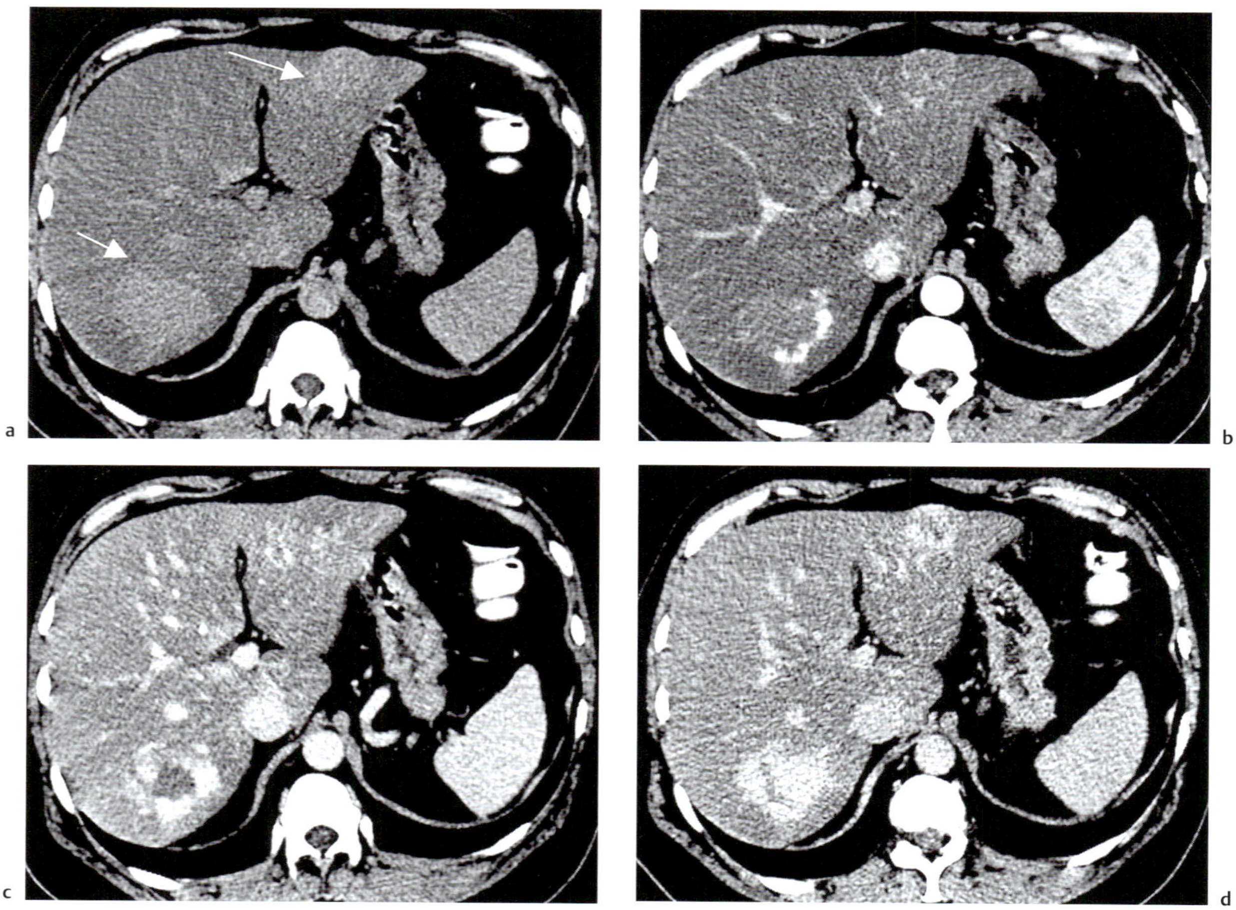

Abb. 9.20 Kavernöses Hämangiom der Leber.
a Das native CT der Leber zeigt eine diffuse Reduktion der Parenchymdichte, die Blutgefäße stellen sich im Vergleich zum Lebergewebe relativ hyperdens dar. In beiden Leberlappen ist jeweils eine leicht hyperdense Formation (Pfeile) erkennbar, deren Dichte der der Aorta entspricht.
b – d Die kontrastverstärkte CT zeigt in der früharteriellen Phase eine girlandenförmige bzw. noduläre Kontrastierung im Randbereich der Läsionen und eine weitere Kontrastmittelauffüllung in der portalvenösen (**c**) und spätvenösen Kontrastphase (Iris-Phänomen, **d**).

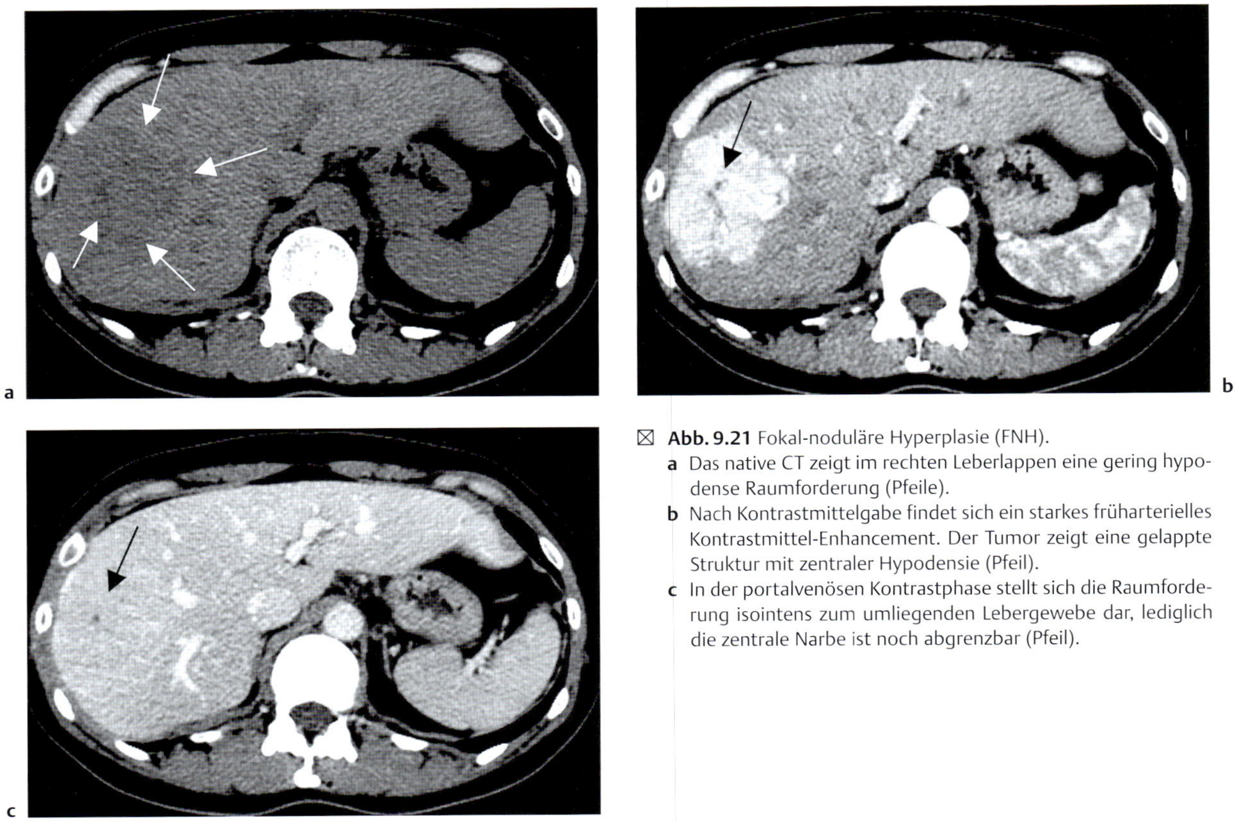

Abb. 9.21 Fokal-noduläre Hyperplasie (FNH).
a Das native CT zeigt im rechten Leberlappen eine gering hypodense Raumforderung (Pfeile).
b Nach Kontrastmittelgabe findet sich ein starkes früharterielles Kontrastmittel-Enhancement. Der Tumor zeigt eine gelappte Struktur mit zentraler Hypodensie (Pfeil).
c In der portalvenösen Kontrastphase stellt sich die Raumforderung isointens zum umliegenden Lebergewebe dar, lediglich die zentrale Narbe ist noch abgrenzbar (Pfeil).

Tabelle 9.9 Fortsetzung

	Computertomographie	Magnetresonanztomographie
Hepatozelluläres Kazinom (HCC)	• *Nativ:* gering hypo- oder isodens, bei Leberzirrhose oft nativ nicht abgrenzbar; ggf. Hypodensien (Nekrosen oder fettige Degeneration) • *Kontrastmittel:* diffuse oder ringförmige KM-Aufnahme, z. T. Pseudokapsel abgrenzbar, z. T. Satellitenherde; gelegentlich Perfusionsstörungen der Leber durch arterioportale Shunts oder Tumoreinbruch in die Pfortader mit segmentalen portalvenösen Perfusionsstörungen (Abb. 9.**22**)	• *Nativ:* T1w meist mäßig hypointens (ggf. hyperintens bei fettiger Degeneration, Einblutungen, Nekrosen), gelegentlich Pseudokapsel T1w hypointens, T2w meist gering hyperintens; cave: kleine HCC sind oft isointens in T1w und T2w • *Gd-DTPA:* deutliche, oft inhomogene KM-Aufnahme, T1w hyperintens; kleine Herde oft homogen hyperintens; in der Spätphase (nach 2 min) T1w hypointens, späte Kontrastierung der Pseudokapsel • *Gd-EOB-DTPA, Gd-BOPTA-DTPA, Mn-DPDP:* reduzierte intrazelluläre KM-Aufnahme, T1w meist hypointens zum signalverstärkten umgebenden Lebergewebe; die KM-Aufnahme ist vom Differenzierungsgrad der Hepatozyten abhängig, d. h. hochdifferenzierte Karzinome können KM aufnehmen • *SPIO, USPIO:* meist wenig Kupffer-Sternzellen, daher wenig Signalabfall in T2w Sequenzen; meist hyperintens zum umliegenden Lebergewebe

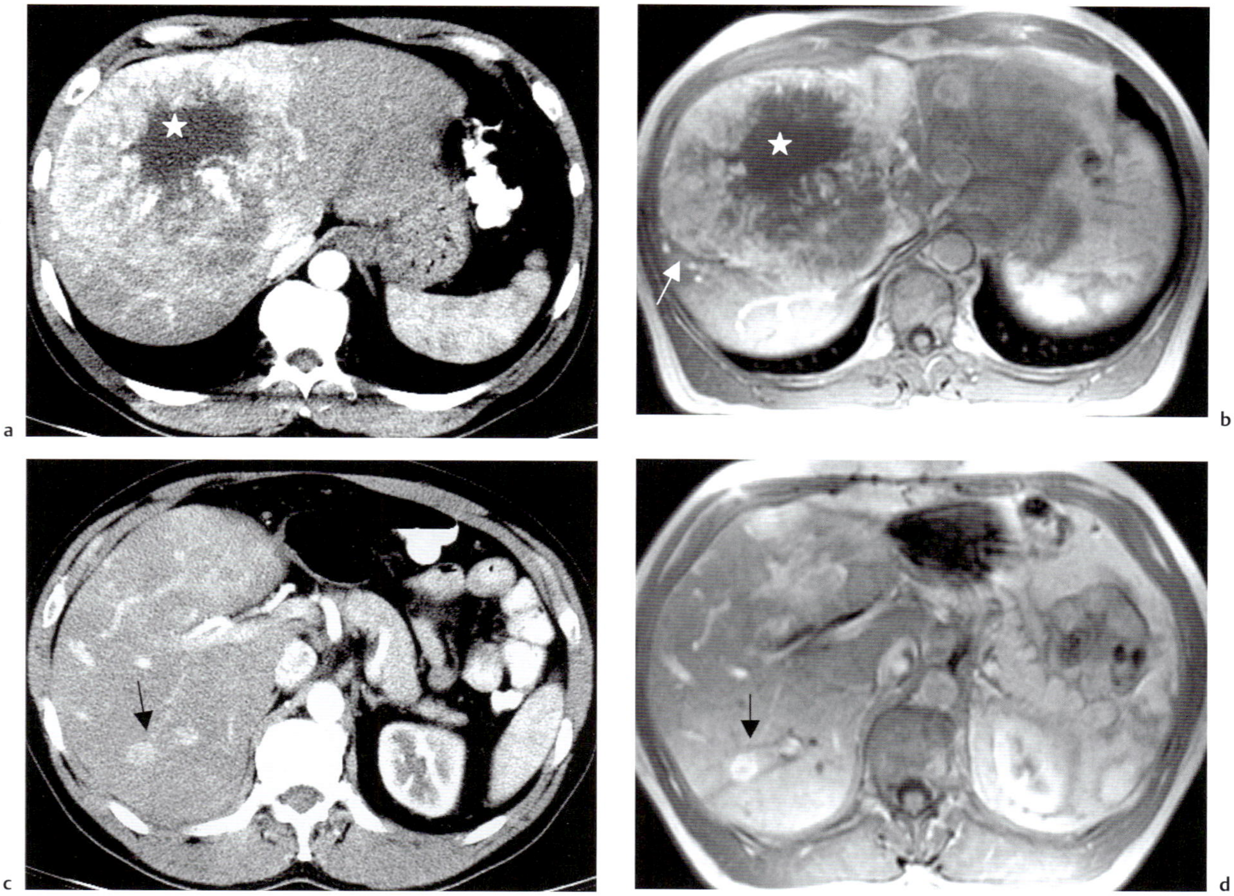

☒ **Abb. 9.22** Multilokuläres hepatozelluläres Karzinom.
a u. **b** CT (**a**) und MRT (**b**) zeigen eine große Raumforderung mit früharterieller zirkulärer inhomogener Kontrastmittelaufnahme. In der MRT findet sich darüber hinaus eine angedeutete Pseudokapselbildung in der Herdperipherie (Pfeil, kontrastverstärkte T1w MRT, portalvenöse Phase). Beide Aufnahmen zeigen zentrale Nekroseareale (*) ohne Kontrastmittel-Enhancement.
c u. **d** Weiter kaudal im rechten Leberlappen findet sich ein weiterer kleiner HCC-Herd mit ringförmiger Kontrastmittelaufnahme (Pfeil) im CT (**c**) und MRT (**d**).

▤ **Tabelle 9.9** Fortsetzung

	Computertomographie	Magnetresonanztomographie
Fibrolamelläres Karzinom	• *Nativ:* meist hypodens, scharf abgrenzbar; zentrale Narbe mit radiärem Charakter, amorphe zentrale Verkalkungen in bis zu 30 – 50 % • *Kontrastmittel:* unterschiedlich starke, heterogene KM-Aufnahme, zentral strangförmige Narben	• *Nativ:* ähnliches Erscheinungsbild wie die FNH, zentrale Narbe mit radiärem Charakter, amorphe zentrale Verkalkungen in bis zu 30 – 50 %, hypointens in T1w und T2w • *Gd-DTPA:* heterogene früharterielle KM-Aufnahme, T1w hyperintens, ggf. verzögerte Kontrastierung einzelner Tumoranteile; nach 2 min isointens zum umgebenden Lebergewebe
Cholangiozelluläres Karzinom (CCC) (periphere Lokalisation)	• *Nativ:* mäßig hypodens • *Kontrastmittel:* meist hypodens zum umliegenden Lebergewebe; Demarkierung umschrieben erweiterter Gallengänge	• *Nativ:* heterogen, T1w iso- bis hypointens, T2w hyperintens (z. T. fibrotische Anteile hypointens in T2w) • *Gd-DTPA:* variable, z. T. mäßige randständige KM-Aufnahme, T1w hyperintens, später zentrales KM-Enhancement • *Gd-EOB-DTPA, Gd-BOPTA-DTPA, Mn-DPDP:* keine intrazelluläre KM-Aufnahme, in der Parenchymphase T1w hypointens zum signalverstärkten umgebenden Lebergewebe

Fortsetzung Tab. 9.**9** ▶

Tabelle 9.9 Fortsetzung

	Computertomographie	Magnetresonanztomographie
Metastasen	• *Nativ:* oft hypodens, je nach Primärtumor unterschiedliche Densität; oft multipel, scharf oder unscharf begrenzt, z. T. konfluierend, ggf. Verkalkungen (Schleim bildende Metastasen, z. B. kolorektale Tumoren) • *Kontrastmittel:* früharteriell oft periphere KM-Aufnahme; verzögerte zentrale KM-Aufnahme (Adenokarzinome) mit peripher hypodensem Randsaum; hypervaskularisierte Metastasen (z. B. Nierenzellkarzinom, neuroendokrine Tumoren) sind in der arteriellen Kontrastphase hyperdens und in der portalvenösen Phase weniger gut abgrenzbar (Abb. 9.**23**)	• *Nativ:* T1w oft gering hypointens, unterschiedlich je nach Primärtumor (hyperintens z. B. bei Einblutungen), scharf oder unscharf berandet, oft multipel, z. T. konfluierend; T2w iso- bis gering hyperintens • *Gd-DTPA:* oft ringförmige KM-Aufnahme in der arteriellen Kontrastphase, T1w hyperintens; später zentrale KM-Aufnahme, ggf. peripheres „Wash-out"-Phänomen • *Gd-EOB-DTPA, Gd-BOPTA-DTPA, Mn-DPDP:* keine intrazelluläre KM-Aufnahme, in der Parenchymphase T1w hypointens zum signalverstärkten umgebenden signalintensen Lebergewebe • *SPIO, USPIO:* keine Kupffer-Sternzellen, keine intrazelluläre KM-Aufnahme, daher kein Signalabfall in T2w Sequenzen; T2w hyperintens zum umliegenden Lebergewebe
Lymphome	• *Nativ:* iso- oder hypodens, feinknotig diffuses Befallsmuster, Hepatomegalie • *Kontrastmittel:* meist hypodens zum umliegenden Lebergewebe, oft rundlich und scharf berandete Hypodensien	• *Nativ:* T1w hypointens, T2w iso- bis leicht hyperintens; feinknotig diffuses Befallsmuster, Hepatomegalie • *Gd-DTPA:* geringe periphere ringförmige KM-Aufnahme

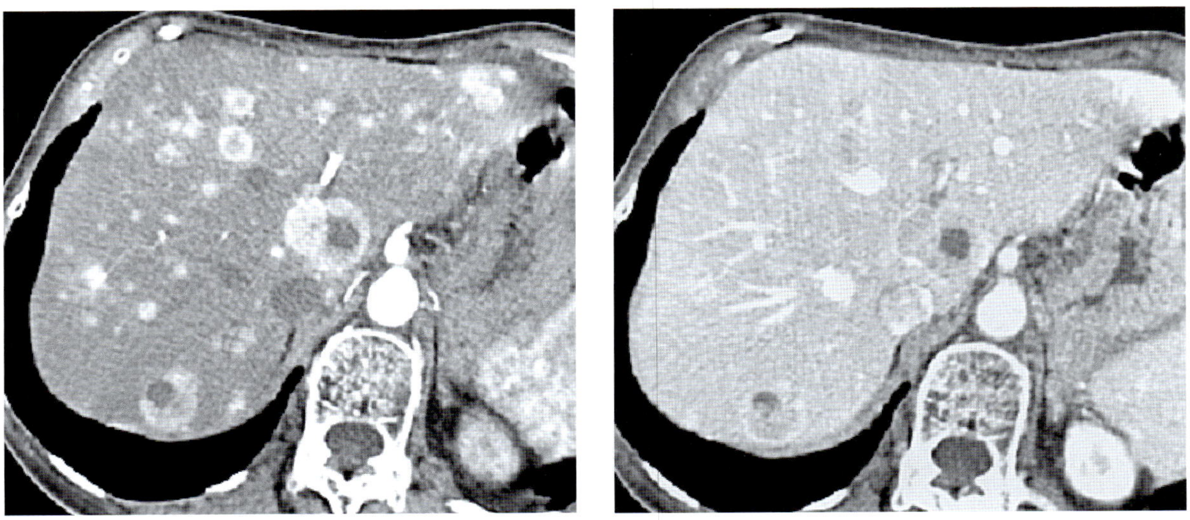

a b

Abb. 9.23 Multiple Lebermetastasen.
a Bei Metastasen neuroendokriner Tumoren zeigt die kontrastverstärkte Computertomographie eine kräftige randständige Kontrastmittelaufnahme in der früharteriellen Kontrastphase.
b In der portalvenösen Kontrastphase sind die Herdbefunde weniger deutlich abgrenzbar.

Fortsetzung ▶

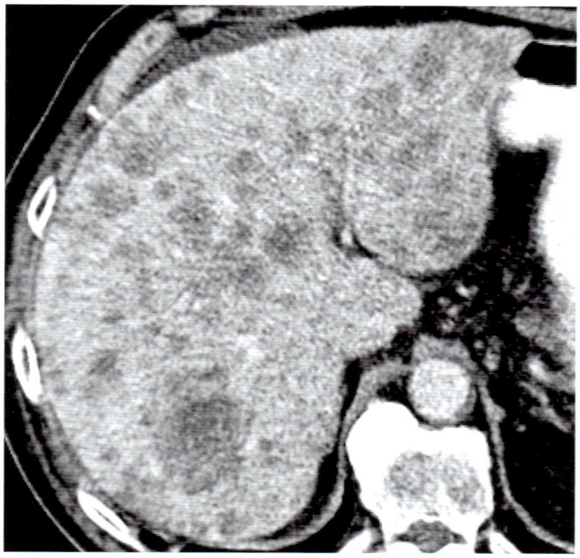

c

☒ **Abb. 9.23** Fortsetzung
c Lebermetastasen kolorektaler Tumoren lassen sich dagegen meist in der portalvenösen Phase deutlicher abgrenzen.

FAZIT FÜR DIE PRAXIS

- CT und MRT sind derzeit komplementäre Methoden zur Diagnose von Leberraumforderungen und für die Planung von operativen und interventionellen Eingriffen obligat.
- Die MRT bietet wegen des besseren Gewebekontrastes und moderner leberspezifischer Kontrastmittel bei der Gewebedifferenzierung Vorteile.
- Moderne Multidetektor-CT-Scanner gestatten bei minimaler Untersuchungszeit eine hohe Ortsauflösung und eine optimale Ausnutzung des Kontrastmittelbolus. Dies erlaubt eine multiplanare Darstellung der Befunde in mehreren Kontrastphasen, die Darstellung der zugehörigen arteriellen und venösen Lebergefäße und die Beurteilung der topographischen Beziehungen zu Nachbarstrukturen zur Eingriffsplanung.

9.5 Positronenemissionstomographie (PET)

M. Schreckenberger

EDITORIAL **Die Positronenemissionstomographie (PET) ist mittlerweile etablierter Bestandteil der klinischen Diagnostik onkologischer Erkrankungen, wobei die „Standard"-PET auf der noninvasiven Messung des tumoralen Glucosemetabolismus mittels ^{18}F-markierter Fluorodeoxyglucose (FDG) beruht. So zeigen die meisten Tumorentitäten aufgrund ihrer gesteigerten Glykolyserate eine gegenüber gesundem Gewebe vermehrte FDG-Speicherung („metabolisches Trapping"). Bei hepatozellulären Karzinomen ergibt sich jedoch die Besonderheit, dass diese Malignome (im Gegensatz zu intrahepatischen Metastasen anderer Primärtumoren) eine sehr variable FDG-Speicherung aufweisen können, was in einer reduzierten Sensitivität resultiert. Aktuelle Entwicklungen der Gerätetechnologie (kombinierte PET/CT-Geräte) sowie der Radiopharmazie (Lipidstoffwechselmarker, markierte Nukleoside) lassen zukünftig eine deutlich verbesserte Sensitivität und Spezifität der PET bei hepatischen Tumormanifestationen erwarten.**

Grundlagen

Die funktionelle Bildgebung mittels der Positronenemissionstomographie (PET) ermöglicht im Gegensatz zu primär morphologisch orientierten Bildgebungsverfahren die quantitative Erfassung und Darstellung sehr verschiedener Prozesse auf zellulärer Ebene, wie z. B. Energiestoffwechsel, Proliferation oder Rezeptorexpression, für die in den letzten Jahren zunehmend der Begriff „molecular imaging" geprägt wurde.

→ **Metabolisches Trapping.** Das in der klinischen Routine wichtigste PET-Radiopharmakon ist die ^{18}F-markierte Fluorodeoxyglucose (FDG) als Marker des Glucosemetabolis-

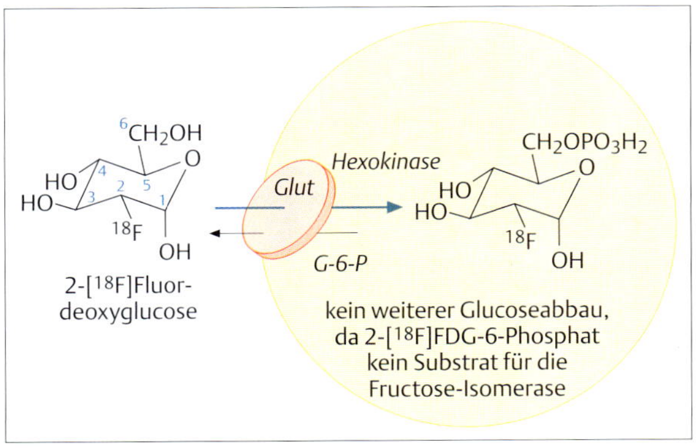

⊠ **Abb. 9.24** Prinzip des „metabolischen Trapping" der ^{18}F-Fluorodeoxyglucose (FDG): intrazelluläre Aufnahme über verschiedene Glucosetransporter (Glut) mittels erleichterter Diffusion und anschließende Phosphorylierung durch die Hexokinase und ATP. Intrazelluläres Trapping des ^{18}F-Fluorodeoxyglucose-Phosphats, da dieses kein Substrat für das nächste Enzym im Rahmen der Glykolyse, die Fructose-Isomerase, darstellt.

mus, deren besondere Bedeutung darin liegt, dass maligne transformierte Zellen einen erhöhten Glucoseumsatz auf Grundlage einer gesteigerten Glykolyse aufweisen, was von Warburg bereits in den 30er Jahren erkannt wurde (15). Die ^{18}F-Fluorodeoxyglucose wird analog zur Glucose über den zellulären Glucosetransporter mittels erleichterter Diffusion in die Zelle aufgenommen und dort durch eine Hexokinase phosphoryliert. Da das dadurch gebildete ^{18}F-Fluorodeoxyglucose-Phosphat kein Substrat für das nachfolgende Enzym der Glykolyse (Fructose-Isomerase) darstellt, wird es in der Zelle akkumuliert, was als „metabolisches Trapping" bezeichnet wird (Abb. 9.**24**). Beim Umkehrprozess der durch die Hexokinase vermittelten Phosphorylierung erfolgt durch die Glucose-6-Phophatase eine (in den meisten Geweben sehr langsam ablaufende) Dephosphorylierung des ^{18}F-Fluorodeoxyglucose-Phosphats mit nachfolgender langsamer Ausscheidung des Tracers aus der Zelle.

⟶ **Tumornachweis.** Aufgrund des beschriebenen Prinzips des „metabolischen Trapping" lassen sich mit der üblicherweise als Ganzkörperuntersuchung durchgeführten FDG-PET bei den meisten Tumorentitäten sowohl Primärtumoren als auch Filiae oft mit höherer Sensitivität und Spezifität als mit morphologischen Schnittbildverfahren nachweisen, sobald die Tumorherde eine Mindestgröße (bei den PET-Scannern der neuen Generation ca. 5 mm) aufweisen.

Die PET mit dem „Standard-Tracer" FDG stellt für zahlreiche onkologische Fragestellungen ein mittlerweile klinisch etabliertes Routineverfahren der Primär- und Rezidivdiagnostik dar, das aber einer genauen Indikationsstellung bedarf, um das ganze Potenzial der Methode adäquat nutzen zu können.

Klinische Anwendung

Primäre Lebertumoren

⟶ **Hepatotzelluläres Karzinom.** Im Gegensatz zu den meisten anderen Tumorentitäten besitzt das hepatozelluläre Karzinom (HCC) eine Besonderheit der an der Glykolyse beteiligten Enzyme, welche die Sensitivität der FDG-PET in der Primärdiagnostik dieser Tumoren reduziert. So weisen differenzierte Hepatozyten im Vergleich zu anderen Körperzellen eine hohe Aktivität der Glucose-6-Phophatase auf; in den Tumorzellen eines HCC variiert die Enzymaktivität deutlich in Abhängigkeit vom Differenzierungsgrad: gut differenzierte Tumorzellen zeigen eine hohe und niedrig differenzierte Tumorzellen eine sehr geringe Aktivität dieses Enzyms. Daher findet aufgrund der gesteigerten Dephosphorylierungsrate in gut differenzierten HCC-Zellen kein ausreichendes „Trapping " des Tracers statt, was letztlich in einer nur mäßigen Sensitivität der FDG-PET resultiert. So wird für die Diagnose eines HCC weitgehend kongruent eine Sensitivität zwischen 50 und 70% berichtet, die damit deutlich unter der der MRT liegt (5, 8).

Insbesondere in der Differenzialdiagnose fokaler hepatischer Läsionen bei Patienten mit chronischer Hepatitis-C-Virusinfektion besitzt die FDG-PET wegen der relativ geringen Sensitivität einerseits und der hohen Prävalenz des HCC bei diesem Patientenkollektiv andererseits nur einen eingeschränkten Wert.

Aufgrund der inversen Korrelation zwischen FDG-Aufnahme und Differenzierungsgrad der Tumoren kann die FDG-PET aber eine zusätzliche prognostische Information liefern.

⟶ **Extrahepatische Metastasen des HCC.** Im Gegensatz zum geringen Stellenwert in der intrahepatischen Diagnostik des HCC ermöglicht die FDG-PET allerdings eine präzisere Detektion extrahepatischer Filiae als CT oder MRT, was unmittelbare Bedeutung für das therapeutische Prozedere hat, da das Auftreten extrahepatischer Tumormanifestationen in der Regel eine Kontraindikation für eine Transplantation oder ausgedehnte Leberresektion darstellt (1).

⟶ **Andere maligne Lebertumoren.** Da andere primäre Lebertumoren wie Cholangiokarzinome oder Sarkome eine gegenüber dem gesunden Lebergewebe deutlich gesteigerte FDG-Speicherung aufweisen, können sie mit einer höheren Sensitivität (> 90 %) detektiert werden als dies mit dem CT möglich ist (3).

⟶ **Gutartige Lebertumoren.** Gutartige Lebertumoren wie Adenome oder fokal noduläre Hyperplasien (FNH) zeigen normalerweise keine vom gesunden Lebergewebe abweichende FDG-Speicherung und lassen sich daher (anders als mit der hepatobiliären Funktionsszintigraphie mittels ^{99m}Tc-markierten Lidocain-Analoga) nicht differenzieren.

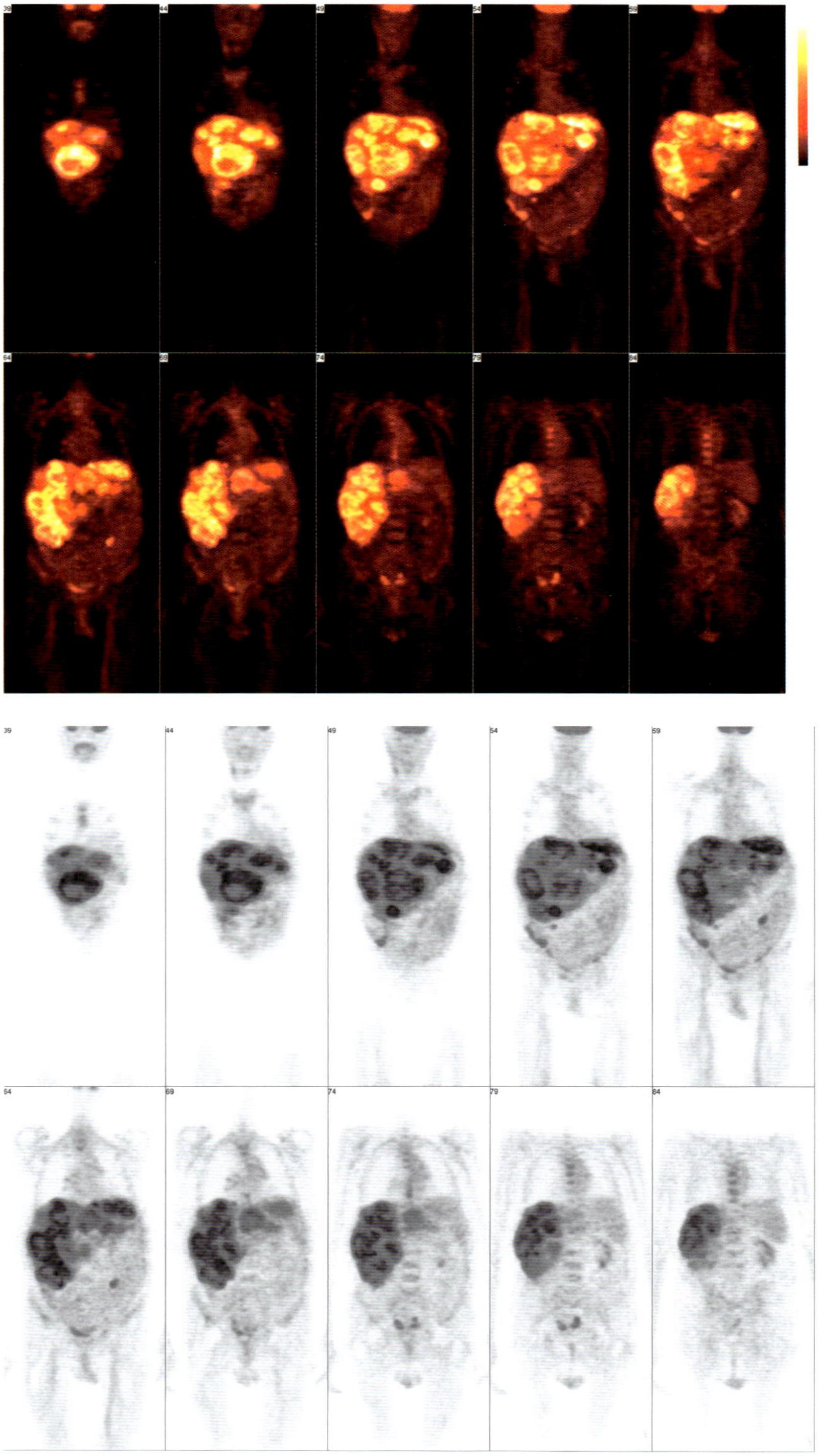

Abb. 9.25 Ganzkörper-FDG-PET (in koronarer Schnittführung von ventral nach dorsal) eines Patienten mit Zustand nach Hemikolektomie rechts und Dünndarmsegmentresektion wegen eines Zäkumkarzinoms. Im CT Nachweis multipler intrahepatischer Metastasen ohne Hinweis auf eine darüber hinausgehende Metastasierung. Im PET finden sich über die multiplen hypermetabolen Leberherde hinaus multifokale extrahepatische Herde im gesamten Abdomen (insbesondere im Darmverlauf) als Ausdruck einer Peritonealkarzinose.

Sekundäre Lebertumoren

→ **Metastasen kolorektaler Karzinome.** Der klinische Stellenwert der FDG-PET bei hepatischen Läsionen liegt aufgrund des oben Gesagten vor allem in der Diagnostik von Filiae extrahepatischer Primärtumoren. Zahlenmäßig spielen hierbei die Metastasen kolorektaler Karzinome die wichtigste Rolle, da etwa 30–40% der Patienten mit kolorektalen Karzinomen syn- bzw. metachrone hepatische Filiae entwickeln (6, 11). In einer Metaanalyse zum Stellenwert von Ultraschall, CT, MRT und PET in der Diagnostik von Lebermetastasen gastrointestinaler Tumoren zeigte sich (bei einer a priori geforderten Spezifität >85%) für die FDG-PET die höchste mittlere Sensitivität von 90%, gefolgt von MRT (76%), CT (72%) und Ultraschall (55%) (9).

→ **Extrahepatische Metastasierung.** Die Resektion intrahepatischer Metastasen unter kurativen Kautelen kann zu einer Verbesserung der 5-Jahres-Überlebensrate auf fast 40% führen (13), kommt aber primär für jene Patienten ohne zusätzliche extrahepatische Metastasierung in Frage (1), da ein extrahepatischer Befall einen relevanten Risiko- bzw. Prognosefaktor darstellt (11). Umso wichtiger erscheint es, jene Patienten mit extrahepatischer Metastasierung zu identifizieren, die nicht mehr von einer Lebermetastasenresektion profitieren.

Der Aspekt der Detektion einer extrahepatischen Metastasierung stellt damit die Hauptindikation für eine Ganzkörper-FDG-PET bei Lebermetastasierung dar (Abb. 9.**25**), welche durch die Detektion zuvor unbekannter Filae bei 20–30% der Patienten zu einer Änderung des therapeutischen Regimes führen kann (1, 10, 14).

PET/CT

Ein prinzipielles methodisches Problem der PET kann die geringere morphologische Information der Bilddaten darstellen, die mitunter eine präzise anatomische Lokalisation pathologischer Herdbefunde erschwert. So ist z. B. eine genaue Zuordnung von Metastasen zu Lebersegmenten oder anatomischen Leitstrukturen wie der V. cava oder der Pfortader oft schwierig (4). Die Fusionierung morphologischer und funktioneller Bilddaten erfolgte daher bis vor kurzem primär mittels entsprechender Softwareverfahren, die eine relativ genaue Bildüberlagerung (PET/CT-Overlay) ermöglichen, aber deren Genauigkeit sehr untersucherabhängig ist. Aus diesem Grund haben sich in den letzten Jahren kombinierte PET-/CT-Geräte etabliert, welche die Vorteile beider Methoden (metabolische Information der PET, hohe Ortsauflösung des CT) miteinander kombinieren. Obwohl bislang erst einzelne Publikationen zum diagnostischen Zugewinn bei Lebermetastasen vorliegen, weisen die Daten auf eine relevante Verbesserung der Genauigkeit vor allem beim Restaging hin (2).

Ausblick

Erste Ergebnisse mit ^{11}C-markiertem Acetat zeigen eine gegenüber FDG deutlich verbesserte Sensitivität und Spezifität für die Diagnostik nieder- und mittelgradiger hepatozellulärer Karzinome, die im Gegensatz zu hepatischen Filiae anderer Primärtumoren eine deutlich erhöhte Tracer-Aufnahme zeigen (5, 7). Darüber hinaus kommt in der klinischen PET-Diagnostik auch der Messung von Angiogenese und Tumorproliferation als prognostische Parameter zunehmende Bedeutung zu. So scheinen markierte Nukleinsäurederivate wie ^{18}F-Deoxyfluorothymidin oder ^{18}F-Fluorouracil als prädiktive Parameter eine Voraussage des Erfolgs einer Zytostatikatherapie zu ermöglichen (12). Diese Indikationen sind aber derzeit noch Gegenstand klinischer Studien und noch nicht allgemein in die Routinediagnostik integriert.

FAZIT FÜR DIE PRAXIS

- Lebermetastasen extrahepatischer Primärtumoren zeigen typischerweise eine deutlich erhöhte FDG-Aufnahme. Im Gegensatz dazu lassen sich differenzierte hepatozellulärer Karzinome oft nicht eindeutig vom gesunden Leberparenchym abgrenzen.
- Die FDG-PET ist daher nur von eingeschränkter Bedeutung in der Primärdiagnostik hepatozellulärer Karzinome.
- Hauptindikation der FDG-PET bei primären und sekundären Lebertumoren ist die Detektion extrahepatischer Tumormanifestationen, die bei 20–30% aller Patienten zu einer Änderung des therapeutischen Konzepts führen kann.

10 Fettleber

10.1 Nichtalkoholische Fettleber und Fettleberhepatitis

J. Siebler

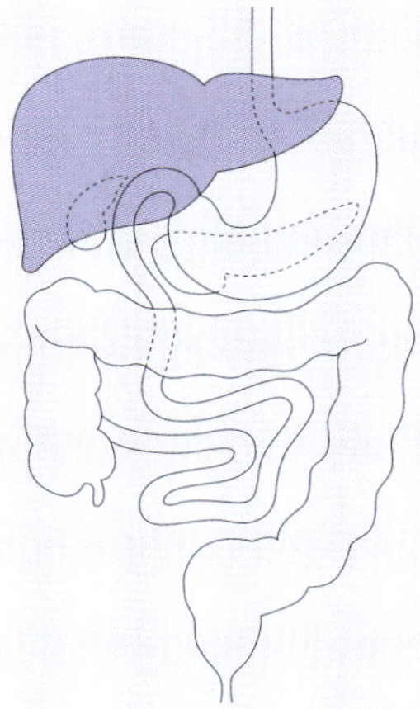

EDITORIAL **Steigende Inzidenzen haben die nichtalkoholischen Fettlebererkrankungen (NAFLE) in den letzten Jahren stärker in das Interesse der medizinischen Forschung gerückt. Sie stellen in den Industrienationen mittlerweile die häufigste Ursache erhöhter Leberwerte dar. Die NAFLE umfassen alle Stadien von der Fettleber über die nichtalkoholische Fettleberhepatitis (NASH) bis zur Leberzirrhose, aus der sich ein hepatozelluläres Karzinom (HCC) entwickeln kann. Die Befunde des metabolischen Syndroms, allen voran Insulinresistenz, Fettsucht und Hyperlipidämie, gelten als die wichtigsten Risikofaktoren. Während die Fettleber eine sehr gute Prognose aufweist, kann sich aus der NASH eine folgenreiche Zirrhose entwickeln. Die NASH gilt mittlerweile als Hauptursache der kryptogenen Leberzirrhose. Beispiel für die in Deutschland anzunehmende Entwicklung der NAFLE-Prävalenz mögen die USA sein: hohes Übergewicht in der Gesellschaft, insbesondere bei Kindern und Jugendlichen, und hohe Prävalenz der NAFLE. Die medizinische und sozioökonomische Bedeutung der NAFLE wird in den nächsten Jahren und Jahrzehnten zunehmen.**

Definition und Klassifikation

Die nichtalkoholische Fettleber und die Fettleberhepatitis sind Stadien innerhalb der NAFLE, die zur Leberzirrhose und zum HCC fortschreiten können (3). Bei der Fettleber weisen mindestens 50% der Hepatozyten einen erhöhten Lipidgehalt auf bzw. der Lipidgehalt übersteigt 5% des Lebergewichtes. Der Begriff der NASH geht auf Ludwig und Mitarbeiter zurück. Sie beschrieben erstmals bei 20 Patienten eine Fettleberhepatitis, die histopathologisch das Bild einer Alkoholhepatitis zeigte. Die Patienten konsumierten jedoch nicht regelmäßig Alkohol und wiesen die charakteristischen Befunde des metabolischen Syndroms auf (24).

Neben der makrovesikulären Verfettung ist bei der NASH ein lobuläres entzündliches Infiltrat aus mononukleären Zellen und neutrophilen Ganulozyten nachweisbar.

Das histopathologische Bild ist allerdings nicht von einer alkoholinduzierten Schädigung zu unterscheiden.

Epidemiologie und Wertung

Die NAFLE wurden weltweit nachgewiesen. Die Prävalenz wird in Europa und Japan epidemiologischen Studien zufolge auf 14–21% geschätzt (8, 27). Umfangreichere Untersuchungen aus den USA wiesen bei 27% der erwachsenen US-Amerikaner erhöhte Leberwerte nach, die in 79% der Fälle auf eine NAFLE zurückzuführen waren (11). Die NAFLE sind in den Industrienationen bei weitem die häufigste Ursache erhöhter Leberwerte. Aufgrund der Zunahme der NAFLE in den letzten Jahren ist zukünftig ein Anstieg der Leberzirrhose- und HCC-Rate zu erwarten.

Risikofaktoren und Pathologie

Hauptrisikofaktoren für die Entstehung der NAFLE sind die charakteristischen Befunde des *metabolischen Syndroms* (Übersicht in 32). Im Vordergrund steht hierbei die Insulinresistenz, in deren Folge die Hyperinsulinämie und Lipolyse eine Verfettung der Hepatozyten bewirken. Die vermehrte Aufnahme von Fettsäuren in die Hepatozyten führt zur Erschöpfung der mitochondrialen β-Oxidation mit der Folge der Fettsäurenakkumulation.

Die intrazelluläre Lipidakkumulation erhöht die Empfindlichkeit der Hepatozyten gegenüber schädlichen Faktoren und stellt somit den ersten Schritt in der Pathogenese der NASH dar (13, 35). In einem zweiten, multifaktoriellen Schritt kommt es dann zur Bildung eines entzündlichen Infiltrats und zur Leberzellschädigung (Abb. 10.**1**). Hierbei sind oxidativer Stress und Lipidperoxidation, Endotoxämie mit gesteigerter Zytokinproduktion von TNF-α und apoptotischer Zelltod von zentraler Bedeutung.

Die Akkumulation freier Fettsäuren in den Hepatozyten bildet die Quelle für die Generierung reaktiver oxidativer Spezies in den Mitochondrien, die zur Lipidperoxidation der Hepatozytenmembran und schließlich zum Zelltod führen (14, 28). Zudem kommt es zu einer Aktivierung der Sternzellen, die Kollagen synthetisieren und so zur Fibrosebildung beitragen (22).

Die Bedeutung von Endotoxin und endotoxinvermittelter Zytokinexpression konnte nicht nur für die Pathogenese der alkoholischen Fettleberhepatitis belegt werden. Patienten, die sich einer jejunalen Bypass-Operation unterzogen hatten, wiesen im portalvenösen Stromgebiet deutlich erhöhte Endotoxinkonzentrationen auf, entwickelten in 25% eine NASH und in 6% ein akutes Leberversagen (16).

Sowohl die endotoxinvermittelte Expression von TNF-α als auch oxidativer Stress durch verstärkte Expression von CD95-Ligand (18) sind in der Lage, Apoptose zu induzieren.

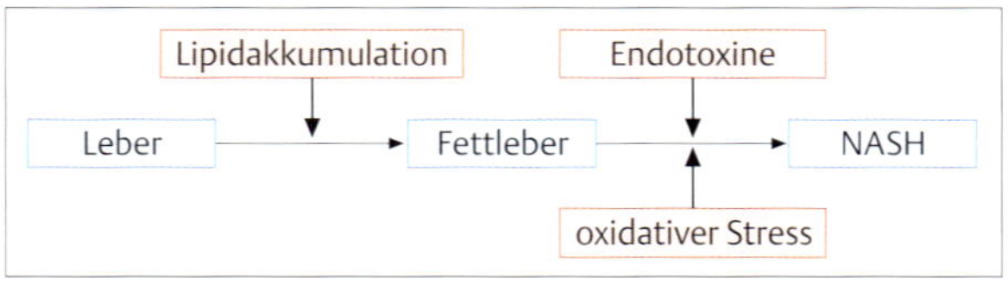

☒ **Abb. 10.1** Pathogenese der NASH.

Tatsächlich ist die Apoptoserate in der Leber von NASH-Patienten signifikant erhöht, wobei die Hepatozyten eine erhöhte Expression des CD95-Rezeptors aufweisen (15).

Fettlebererkrankungen sekundärer Ursache. Die NAFLE müssen unterschieden werden von Fettlebererkrankungen sekundärer Ursachen (Übersicht in 5, 32) (Abb. 10.**2**). In erster Linie sind medikamentös-toxische und ethyltoxische Fettlebererkrankungen, die jeweils in einem eigenen Kapitel besprochen werden, von den NAFLE abzugrenzen.

Für die Entwicklung der Fettleber bei *Mangel- und Unterernährung* und nach operativen Eingriffen wie jejunalem Bypass, Gastroplastie oder ausgedehnten Dünndarmresektionen stellt ein verminderter Lipoproteingehalt entweder durch verminderte Synthese oder Verlust die zentrale Ursache für die intrahepatische Fettsäurenakkumulation dar. Der Mangel an Lipoproteinen verhindert die Ausschleusung von Triglyceriden aus den Hepatozyten in Form von VLDL (very low density lipoproteins). Bei der parenteralen Ernährung liegt häufig ein Überangebot an Kohlenhydraten vor, die dann zur Triglyceridsynthese verwendet werden.

Darüber hinaus ist eine Fettleber gehäuft bei einer Hepatitis-C-Infektion und bei chronisch entzündlichen Darmerkrankungen nachzuweisen. Die Exposition organischer Lösungsmittel geht ebenfalls mit einem erhöhten Risiko einer Fettlebererkrankung einher. Zu den metabolischen und genetischen Störungen, die mit einer Fettleber assoziiert sind, zählen akute Schwangerschaftsfettleber, Lipodystrophie, Weber-Christian-Krankheit, Abeta- und Hypobetalipoproteinämie.

Klinik und Diagnostik

Symptome. Die NAFLE im Stadium der Fettleber und der geringgradigen Fettleberhepatitis verursachen in der Regel keine Symptome. In seltenen Fällen berichten die Patienten über Beschwerden im rechten Oberbauch, Müdigkeit und Abgeschlagenheit.

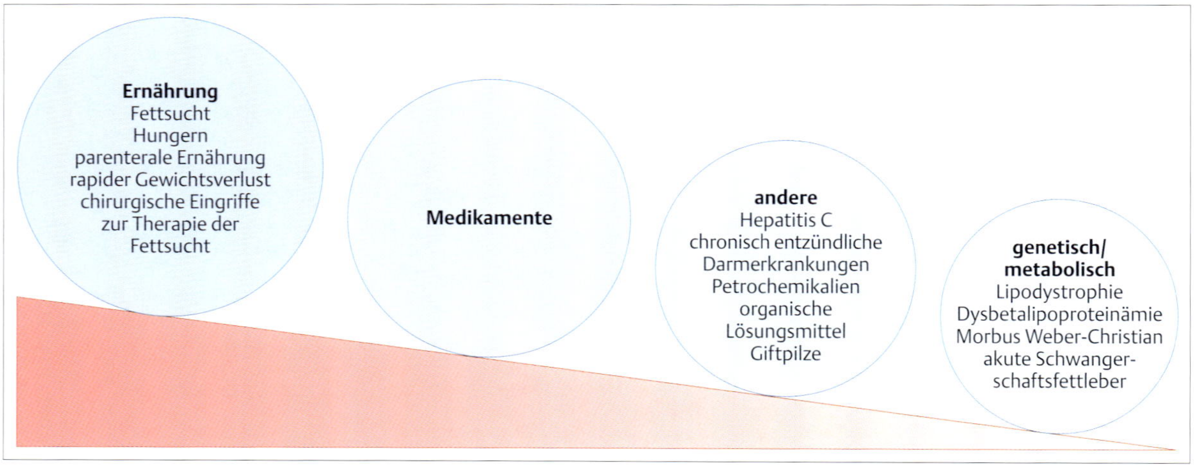

☒ **Abb. 10.2** Risikofaktoren für Fettlebererkrankungen.

Anamnese und körperliche Untersuchung. In der Anamnese ergeben vorbestehende Erkrankungen wie Diabetes mellitus Typ 2 bzw. gestörte Glucosetoleranz, Hyperlipidämie und deutliches Übergewicht Hinweise auf das Vorliegen einer NAFLE. Regelmäßiger Alkoholkonsum sollte ausgeschlossen sein. Etwa 70% der Patienten haben eine Hepatomegalie. Die Palpation dieses Befundes gelingt allerdings bei den oft stark adipösen Patienten nicht immer.

Laboruntersuchungen. In der laborchemischen Diagnostik der NASH finden sich folgende Befunde:

- erhöhte Transaminasen mit führender GPT,
- Erhöhung der γGT,
- häufig auch eine Erhöhung der Cholinesterase,
- seltener Erhöhung der alkalischen Phosphatase (in 10–30%),
- Erhöhung der Serumferritinwerte bei über 50% als Folge der entzündlichen Aktivität,
- gering erhöhte ANA-Titer bei einem kleinen Teil der Patienten.

Bildgebende Diagnostik. Als nächster Schritt sollte eine apparative Diagnostik mittels eines Oberbauchsonogramms erfolgen.

Von einem erfahrenen Untersucher durchgeführt, weist die Sonographie für die Diagnose der Fettleber eine Sensitivität von 89–95% und eine Spezifität von 84–93% auf (19).

Charakteristischerweise kommt es zu einer vermehrten Echogenität der Leber, die dadurch heller als der Nierenparenchymmantel zur Darstellung kommt (Abb. 10.**3**). Das Stadium der Leberfibrose kann sonographisch allerdings nur mit einer deutlich niedrigeren Sensitivität von 57–77% und Spezifität von 85–89% gestellt werden (33, 19).

Weitere bildgebende Verfahren, die eine Bestimmung des Fettgehaltes der Leber ermöglichen, sind die *Computertomographie* und die *Kernspintomographie*. Beide Verfahren eignen sich aber nicht zur Unterscheidung zwischen Fettleber und NASH und sind darüber hinaus deutlich kostenintensiver.

Leberbiopsie. Die genaue Bestimmung des Ausmaßes der Leberschädigung gelingt nur mit Hilfe der Histologie. Die Leberbiopsie ist in den Anfangsstadien der Erkrankung nicht zwingend erforderlich, da die Spontanentwicklung oder der Verlauf der Erkrankung unter Therapie (z. B. nach Beginn der Kalorienreduktion und sportlicher Aktivität) über 6 Monate abgewartet werden kann. Besteht der Verdacht auf eine Leberzirrhose, ist die Histologiegewinnung von zentraler Bedeutung, da bei diesen Patienten aufgrund des erhöhten HCC-Risikos Kontrolluntersuchungen in 6-monatigen Abständen zur Früherkennung durchgeführt werden sollten.

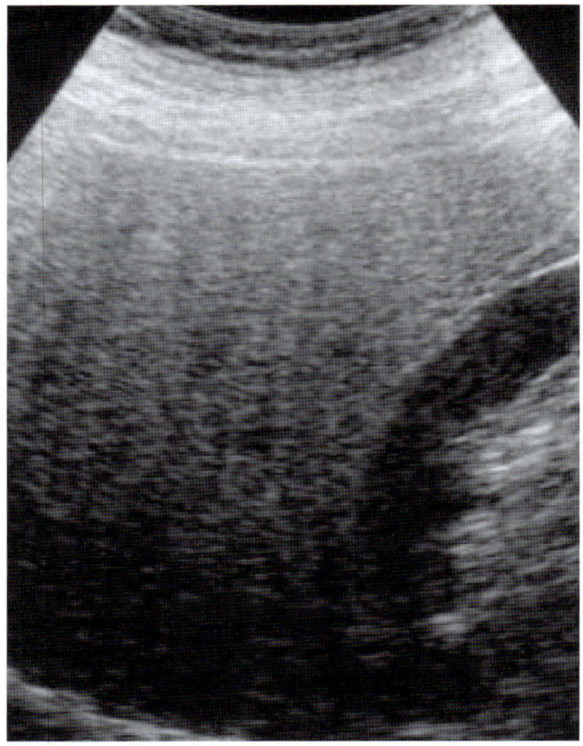

Abb. 10.3 Sonographie der Fettleber.

Tab. 10.**1** zeigt die diagnostischen Maßnahmen bei V.a. NAFLE im Überblick.

Histologischer Befund. Die NASH zeigt nahezu immer eine makrovesikuläre Verfettung mit Infiltration von mononukleären und neutrophilen Entzündungszellen. Die Hepatozyten sind teilweise balloniert und nekrotisch. Häufig lassen sich zudem Mallory-Körperchen und eine perivenöse, perisinusoidale oder periportale Fibrose nachweisen. Das

Tabelle 10.1 Diagnostische Maßnahmen bei V.a. NAFLE

Anamnese	• Diabetes mellitus? • Hyperlipidämie? • Alkoholkonsum?
Körperliche Untersuchung	• Übergewicht? • Hepatomegalie?
Laboruntersuchungen	• Transaminasen, γGT, Cholinesterase, alkalische Phosphatase, Serumferritin, (ANA-Titer) • bei erhöhten Werten: Ausschluss einer Hepatitis viraler, autoimmuner oder kongenitaler Genese, s. Tab. 10.**3**
Apparative Diagnostik	• Oberbauchsonographie • bei V. a. Zirrhose: Leberbiopsie

Tabelle 10.2 Grading und Staging der NAFLE (nach Brunt et al.)

Graduierung der Steatose	
Grad 1	< 33 % der Hepatozyten
Grad 2	33 – 66 % der Hepatozyten
Grad 3	> 66 % der Hepatozyten
Graduierung der Steatohepatitis	
Grad 1: mild	• überwiegend makrovesikuläre Verfettung, bis zu 66 % der Läppchen betroffen • geringe Ballonierung, überwiegend in Zone 3 der Hepatozyten • milde, akute Entzündung (polymorphonukleäre Zellen) und vereinzelt chronische Entzündung (mononukleäre Zellen) • keine oder milde portale Enzündung
Grad 2: mäßiggradig	• alle Grade der Steatose, Mischung aus makro- und mikrovesikulärer Verfettung • deutliche Ballonierung in Zone 3 • polymorphonukleäre Zellen in Assoziation mit ballonierten Hepatozyten, perizelluläre Fibrose; milde chronische Entzündung • milde bis mäßiggradige portale Entzündung
Grad 3: schwerwiegend	• panazinäre Steatose, typischerweise > 66 % der Läppchen betroffen • abgegrenzte Ballonierung, vorwiegend in Zone 3 • akute und chronische Entzündung, polymorphonukleäre Zellen möglicherweise konzentriert in Zone-3-Arealen mit dominanter Ballonierung und persinusoidale Fibrose • milde bis mäßiggradige portale Fibrose
Staging der Fibrose	
Stufe 1	in Zone 3 perivenuläre, perisinusoidale oder perizelluläre Fibrose; fokal oder ausgedehnt
Stufe 2	wie oben, mit fokaler oder ausgedehnter periportaler Fibrose
Stufe 3	septenbildende Fibrose, fokal oder ausgedehnt
Stufe 4	Zirrhose

Grading und Staging der histopathologischen Veränderungen erfolgt nach einer Einteilung von Brunt und Mitarbeitern (9) (Tab. 10.**2**). Die genannten Charakteristika lassen jedoch bislang keine Unterscheidung zur alkoholinduzierten Fettleberhepatitis zu.

Differenzialdiagnose

Bei Nachweis erhöhter Leberwerte ist eine virale, autoimmune oder kongenitale Genese auszuschließen. Dies beinhaltet die Bestimmung von HBs-Antigen, Anti-HBc- und Anti-HCV-Antikörpern. Zudem sollten zum Ausschluss einer Autoimmunhepatitis die Titer der Autoantikörper ANA, SMA und SLA bestimmt werden. Die weitere differenzialdiagnostische Abklärung umfasst die Hämochromatose, den Morbus Wilson sowie den α_1-Antitrypsin-Mangel (Tab. 10.**3**).

Differenzialdiagnostische Schwierigkeiten kann die Abgrenzung gegenüber der alkoholinduzierten Fettleberhepatitis bereiten, da es bislang keine sicheren histologischen Kriterien zur Unterscheidung der beiden Ätiologien gibt.

Tabelle 10.3 Differenzialdiagnosen der NAFLE

Differenzialdiagnosen	Wegweisende Diagnostik
Virushepatitis	HBs-Antigen, Anti-HBc, Anti-HCV
Autoimmunhepatitis	ANA-, SMA- und SLA-Titer
Hämochromatose	Transferrinsättigung
Morbus Wilson	Coeruloplasmin, Kupferausscheidung im Urin
α_1-Antitrypsin-Mangel	α_1-Antitrypsin, Elektrophorese

Abb. 10.**4** fasst die diagnostischen und differenzialdiagnostischen Schritte bei der Abklärung der NAFLE zusammen.

Verlauf und Prognose

Der Verlauf und die Prognose der NAFLE sind abhängig vom Stadium der Erkrankung. Die Fettleber hat eine sehr gute Langzeitprognose, ein Voranschreiten zur NASH wird in weniger als 10 % beobachtet (34). Genau dieser Schritt von der Fettleber zur NASH scheint von zentraler Bedeutung für den

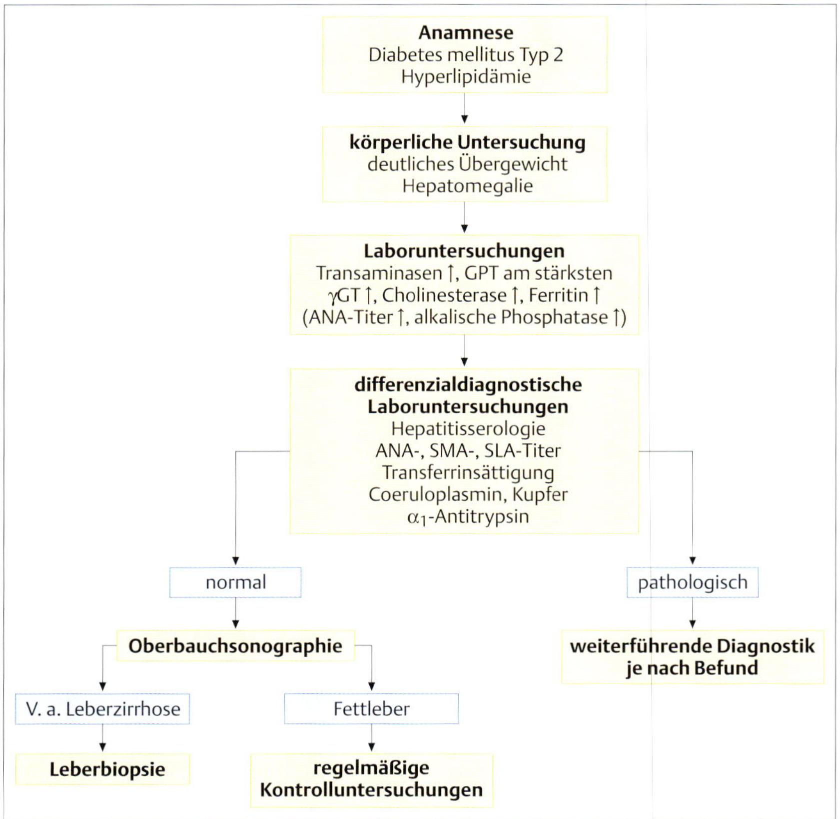

⊠ **Abb. 10.4** Schema zur Diagnostik und Differenzialdiagnostik bei NAFLE.

weiteren Verlauf zu sein, denn 10–30% der Patienten mit NASH entwickeln eine Fibrose oder Zirrhose. In drei Studien mit insgesamt 28 Patienten zeigten sogar 43% der Patienten eine Progression der NASH, hiervon entwickelten 14% eine Zirrhose (6, 21, 29). Unabhängige Risikofaktoren für die Entwicklung einer Fibrose sind höheres Lebensalter des Patienten, Übergewicht, Diabetes mellitus und ein Verhältnis GOT/GPT > 1 (4) (Tab. 10.**4**). Der Spontanverlauf bereits bestehender chronischer Lebererkrankungen, wie z.B. chronischer Virusinfektionen, kann durch die NAFLE negativ beeinflusst werden (2).

Es ist davon auszugehen, dass die NASH die häufigste Ursache der „kryptogenen" Leberzirrhose darstellt (10). Das Risiko für die Entstehung eines HCC ist vermutlich mit dem einer Hepatitis-C-assoziierten Leberzirrhose vergleichbar (31). Daher sollten bei Vorliegen einer Zirrhose im halbjährlichen Intervall Kontrolluntersuchungen erfolgen.

Tabelle 10.4 Risikofaktoren für die Entwicklung einer Fibrose (4)

Risikofaktor	Odds-Ratio (95% KI)
Alter > 45 Jahre	5,6 (1,5–21,7)
Übergewicht (BMI > 30)	4,3 (1,4–13,8)
GOT/GPT > 1	4,3 (1,5–12)
Diabetes mellitus Typ 2	3,5 (1,2–9,8)

Therapieziele und Maßnahmen

Die Bekämpfung der krankheitsauslösenden Faktoren steht bei der Behandlung der NAFLE im Vordergrund. Hier sind die Befunde des metabolischen Syndroms, allen voran die Insulinresistenz zu nennen. Bei übergewichtigen Patienten sollte deshalb eine langsame Gewichtsabnahme erfolgen durch Verminderung der Kalorienzufuhr in Kombination mit regelmäßiger sportlicher Aktivität.

Ein rapider Gewichtsverlust ist unbedingt zu vermeiden, da hierdurch eine Leberdekompensation hervorgerufen werden kann!

Zur Therapieform der Gewichtsreduktion existieren bislang wenige Studien mit nur kleinen Fallzahlen, die eine Verbesserung der NASH belegen konnten. Eine medikamentöse Behandlung ist bislang nicht etabliert (Tab. 10.**5**). Nachfolgend sind die wichtigsten Studien zu medikamentösen Therapieansätzen der NAFLE dargestellt.

Therapiestudien bei NAFLE

- Die Insulin-Sensitizer *Rosiglitazone und Pioglitazone* führten in zwei Studien zu einer Verbesserung der Leberwerte und der Histologie (26, 30). Kritisch anzumerken ist jedoch, dass es unter der Einnahme der Substanzen bei 70 % der Patienten zu einer signifikanten Gewichtszunahme kam.
- *Metformin,* das ebenfalls zu einer Verbesserung der Insulinempfindlichkeit führt, konnte die positiven Erwartungen aus einer Pilotstudie in einer aktuellen Arbeit nicht erfüllen (25).
- Auch die Antioxidanzien *Vitamin E und Vitamin C* führen wahrscheinlich nicht zu einer Verbesserung der NASH. In einer prospektiven und randomisierten Studie wird zwar ein positiver Effekt sowohl für die Leberwerte als auch für die histologischen Befunde beschrieben. Die Studie selbst weist jedoch große methodische Mängel auf, so dass weitere Arbeiten abgewartet werden müssen (1, 17).
- Erfolg versprechend für die Therapie der NASH erschien ebenfalls einer Pilotstudie zufolge die Gabe von *Ursodesoxycholsäure.* In einer Folgestudie mit 144 Patienten erwies sich Ursodesoxycholsäure jedoch nicht wirksamer als Plazebo (23).
- Da die NAFLE häufig mit einer Hyperlipidämie assoziiert sind, wäre auch eine lipidsenkende Therapie als therapeutischer Ansatz denkbar. In einer Studie mit 46 Patienten, die den Effekt von *Gemfibrozil* untersuchte, konnte zwar in der Behandlungsgruppe eine signifikante Besserung der Transaminasen nachgewiesen werden, allerdings wurde in dieser Arbeit auf eine histologische Verlaufsuntersuchung verzichtet, und die Ergebnisse wurden bis heute durch keine weitere kontrollierte Studie bestätigt (7).

Komplikationen und Therapie

→ **Leberzirrhose.** Aufgrund der steigenden Inzidenz ist nicht verwunderlich, dass die NASH mittlerweile als Hauptursache der bislang kryptogenen Leberzirrhose angesehen wird (10). Das Risiko, im Rahmen einer Leberzirrhose Komplikationen zu entwickeln, korreliert mit dem Vorliegen einer portalen Hypertension und liegt bei 25–30% pro Dekade.

Die einzige kurative Therapie stellt dann die Lebertransplantation dar, wobei die Rezidivrate als hoch einzustufen ist (12). Kim und Mitarbeiter berichteten von 8 Patienten, bei denen aufgrund einer NASH-assoziierten Zirrhose eine Lebertransplantation durchgeführt werden musste. 6 Patienten entwickelten nach erfolgreicher Transplantation erneut eine NASH, 3 dieser 6 Patienten eine ausgeprägte Fibrose (20).

→ **HCC.** Das Risiko, infolge der NASH ein HCC zu entwickeln, ist vermutlich ebenso hoch wie infolge anderer chronischer Lebererkrankungen wie z.B. der chronischen Hepatitis-C-Virusinfektion. Um ein HCC in einem frühen und damit durch die Transplantation kurativen Stadium zu erkennen, erscheint ein engmaschiges Screening durch halbjährliche Sonographiekontrollen und Bestimmung des AFP-Tumormarkers sinnvoll. Die palliative Therapie des HCC sollte interdiziplinär erfolgen. Ein selektioniertes Patientengut kann einer Resektion oder einer Lebertransplantation zugeführt werden, während andere von lokal-ablativen Verfahren wie der Radiofrequenzablation (RFTA) oder in der palliativen Situation von der transarteriellen Chemoembolisation (TACE) profitieren (36).

Interdisziplinäres Vorgehen bei NAFLE

- *Gewichtsreduktionsprogramme:* Motivierten Patienten sollte die Teilnahme an einem entsprechenden Programm angeboten werden.
- *Ernährungsberatung:* Patienten mit schlecht eingestelltem Diabetes mellitus, gestörter Glucosetoleranz, Hyperlipidämie etc. sollten eine entsprechende Schulung erhalten.
- *Viszeralchirurgie:* Bei eingetretener Leberzirrhose und portaler Hypertension evtl. Indikation zur Anlage eines peritoneovenösen Shunts bzw. eines transjugulären intrahepatischen portosystemischen Stent-Shunts (TIPSS) prüfen lassen.
- *Transplantationschirurgie:* Patienten mit Zirrhose frühzeitig in einem Transplantationzentrum vorstellen, um Indikation und Möglichkeit einer Transplantation evaluieren zu lassen.
- *Interdisziplinäre onkologische Therapie:* Bei Auftreten eines HCC müssen die Möglichkeiten der Resektion, Lebertransplantation, Radiofrequenzablation (RFTA) und der transarteriellen Chemoembolisation (TACE) geprüft werden.

Prävention

Die Primärprävention der NAFLE beruht in erster Linie auf der Vermeidung von Übergewicht, Hyperlipidämie und der daraus resultierenden Insulinresistenz durch eine bedarfsadaptierte ausgewogene Ernähung und regelmäßige körperliche Aktivität. In den letzten Jahrzehnten ist die Zahl der Personen mit starkem Übergewicht (Fettsucht, BMI $>30\,kg/m^2$) in den Industrienationen besonders angestiegen. Hier muss vermehrt Aufklärungsarbeit geleistet werden, denn insbesondere die Zahl übergewichtiger Kinder infolge zu kalorienreicher Ernährung in Verbindung mit Bewegungsmangel nimmt weiter zu.

Patientenführung bei NAFLE

- Der Patient sollte einsehen, dass es eine „einfache" medikamentöse Therapie seiner Erkrankung nicht gibt. Das ist hier die ärztliche Herausforderung. Rückschläge bei der Änderung der ungesunden Lebensweise sollten allerdings nicht zu hoch gehängt werden.
- Bzgl. Gewichtsreduktion und diätetischen Maßnahmen sollte den Patienten Hilfe angeboten werden (s. oben).
- Falls bereits eine Leberzirrhose vorliegt, müssen halbjährliche Kontrolluntersuchungen mit Oberbauchsonographie und AFP-Screening durchgeführt werden.
- Die Patienten mit Zirrhose müssen frühzeitig in einem Zentrum vorgestellt werden, damit Indikation und Möglichkeit einer Lebertransplantation geprüft werden können.

FAZIT FÜR DIE PRAXIS

- Die NAFLE stehen im Rahmen der Abklärung erhöhter Leberwerte an erster Stelle. Nach Ausschluss anderer Lebererkrankungen führt die im Ultraschall echovermehrte Leber in Verbindung mit einer führend erhöhten GPT zur Diagnose.
- Das histopathologische Bild ist allerdings nicht von einer alkoholinduzierten Schädigung zu unterscheiden.
- Während die Fettleber eine hervorragende Prognose aufweist, muss bei Vorliegen einer NASH das Risiko für die Entstehung einer Leberzirrhose und schließlich eines HCC in Betracht gezogen werden.
- Therapeutische Optionen der NASH beschränken sich derzeit auf die Verbesserung des metabolischen Syndroms – vor allem der Insulinresistenz, die den Hauptrisikofaktor darstellt, – durch Gewichtsabnahme und regelmäßige körperliche Aktivität. Bei Nachweis einer Leberzirrhose sind halbjährliche Kontrolluntersuchungen mittels Abdomensonographie sowie Bestimmung des AFP-Wertes im Serum zu empfehlen.
- Patienten mit Zirrhose sollten frühzeitig (in Stadium Child B oder bei Auftreten der ersten Komplikation) in einem Zentrum vorgestellt werden, damit Indikation und Evaluation zur Lebertransplantation geprüft werden können.

Steckbrief NAFLE

Leitsymptom:
vor Übergang in eine Zirrhose in der Regel keine Symptome

Leitbefund bei der körperlichen Untersuchung:
deutliches Übergewicht

Apparativer Leitbefund:
Leberverfettung in der Oberbauchsonographie

Wichtigste Differenzialdiagnose:
Hepatitis viraler, autoimmuner oder kongenitaler Genese

Therapie:
langsame Gewichtsreduktion und regelmäßige körperliche Aktivität

Bemerkungen:
häufigste Ursache erhöhter Leberwerte und der „kryptogenen" Leberzirrhose!

10.2 Alkoholische Lebererkrankungen

H. K. Seitz

EDITORIAL **Die alkoholische Lebererkrankung (ALE) wird durch übermäßigen Alkoholkonsum verursacht, wobei eine**

individuelle Suszeptibilität vorliegt, was dadurch unterstrichen wird, dass nur 10–20% der Individuen mit regelmäßigem, sehr hohem Alkoholmissbrauch eine fortgeschrittene Lebererkrankung entwickeln. Die ALE umfasst die alkoholische Fettleber (AFL), die alkoholische Steatohepatitis (ASH) sowie die alkoholische Fibrose und Zirrhose. Obwohl übermäßiger Alkoholkonsum nahezu bei jedem eine AFL verursacht, tritt ASH nur in 10–35% und die Leberzirrhose nur in 8–20% chronischen Alkoholmissbrauchs auf (Abb. 10.5). Ca. 2% aller Patienten mit einer alkoholischen Leberzirrhose entwickeln ein hepatozelluläres Karzinom (HCC) pro Jahr.

Die AFL kann makrovesikulär und mikrovesikulär sein. Bei ASH imponieren neben der Verfettung, ein dichtes Infiltrat polymorpher Leukozyten, ein Ballooning der Hepatozyten sowie das Auftreten von Mallory-Bodies. Das histopathologische Bild einer ASH ist nicht von einer nichtalkoholischen Steatohepatitis (NASH) zu unterscheiden!

Epidemiologie und Wertung

Chronische Alkoholzufuhr ist mit 40–50% die häufigste Ursache einer chronischen Lebererkrankung in Deutschland. Der Pro-Kopf-Konsum reinen Alkohols pro Jahr liegt in der BRD zurzeit (2004) bei 10,1 l. Das heißt, jeder Bundesbürger trinkt statistisch gesehen täglich 24 g Alkohol, entsprechend 0,25 l Wein. Die Bilanz für die BRD wird durch den Suchtreport 2006 der Deutschen Hauptstelle für Suchtfragen widergespiegelt. Hiernach gibt es ca. 1,7 Mio. Alkoholabhängige, 1,7 Mio. Menschen, die Alkoholmissbrauch betreiben und ca. 10,4 Mio. Menschen mit riskantem Umgang mit Alkohol (1). Alkoholmissbrauch wird dabei mit einem durchschnittlichen Alkoholkonsum von über 60 g pro Tag für Männer und über 40 g pro Tag für Frauen angenommen, wobei dieser Konsum zu alkoholassoziierten Störungen führt.

Die ALE ist die bedeutendste Organmanifestation chronischen Alkoholmissbrauchs. Die Gesamtzahl der Menschen mit alkoholinduzierten Lebererkrankungen wird in Deutschland auf ca. 6 Mio. geschätzt. Die ALE ist damit die häufigste Lebererkrankung überhaupt.

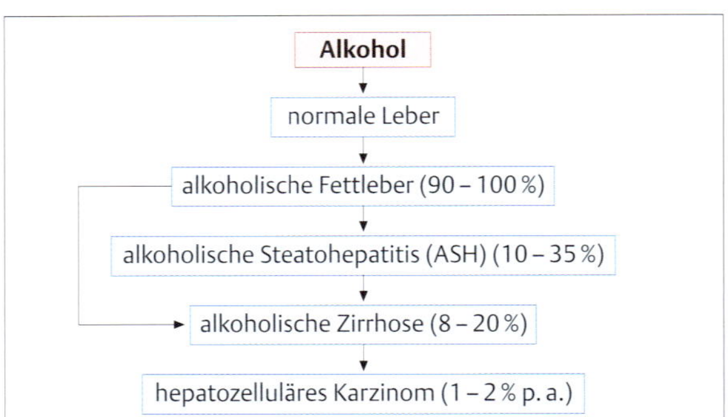

Abb. 10.5 Verlauf der alkoholischen Lebererkrankung. p.a.= per annum.

Dies bedeutet für die BRD ca. 20000 Todesfälle durch ALE pro Jahr. Ca. 10–20% aller stationären Patientenaufnahmen in der Inneren Medizin sind durch alkoholassoziierte Lebererkrankungen bedingt.

Risikofaktoren und Pathologie

Hauptrisikofaktor für die Entstehung einer ALE ist – über das Leben hochgerechnet – die zugeführte Alkoholmenge. Weitere nicht genetische Risikofaktoren sind in Tab. 10.5 zusammengefasst.

Trinkmuster. Neben der zugeführten Menge Alkohol ist das Trinkmuster von Bedeutung. So ist täglicher chronischer Alkoholmissbrauch viel stärker mit einer Lebererkrankung assoziiert als repetitiver sporadischer. Frauen haben ein höheres Risiko, bei kleineren Dosen und kürzerer Zeit, eine fortgeschrittene Lebererkrankung zu entwickeln. Die Gründe hierfür sind nach wie vor unklar.

Genetische Faktoren. Genetische Faktoren scheinen zu erklären, warum nur 10–20% der schweren Alkoholkonsumenten eine Leberzirrhose entwickeln. Verschiedene Genpolymorphismen wurden hierzu untersucht, zum Teil mit widersprüchlichen Ergebnissen, zum Teil nur an einer kleinen Patientenzahl, so dass die Datenlage hierfür noch nicht überzeugend ist. Hierzu zählen Gene, die im Alkoholstoffwechsel, bei oxidativem Stress, bei der Fibrogenese und bei der Entzündung eine Rolle spielen (2).

Ernährungszustand und Lebererkrankungen. Es hat sich weiterhin gezeigt, dass der Ernährungszustand ein prognostischer Faktor ist. Dies gilt sowohl für Menschen mit Unterernährung als auch für Übergewichtige.

Das gleichzeitige Vorhandensein einer anderen Lebererkrankung, wie z.B. chronischer Virushepatitis, steigert ebenfalls das Risiko, eine ALE zu entwickeln. Dies gilt mit Sicherheit für die *Hepatitis C*, bei der eine gesteigerte Virusreduplikation und eine gesteigerte Fibrogenese durch gleichzeitige Alkoholzufuhr von mehr als 30 g pro Tag beobachtet worden ist. Auch die Entstehung eines HCC bei der chronischen Hepatitis B und C wird durch Alkohol beschleunigt. Da Alkohol zu einer vermehrten Eisenablagerung in der Leber führt, wird die *Hämochromatose* ungünstig beeinflusst. Ab

Tabelle 10.5 Nichtgenetische Risikofaktoren für die alkoholische Lebererkrankung

- Länge und Dauer des Alkoholkonsums
- Trinkmuster
- Weibliches Geschlecht
- Übergewicht
- Medikamenten- und Xenobiotika-Interaktion
- Vitamin A
- Ernährung
- Eisen
- Lebererkrankung anderer Ätiologie (z. B. HBV, HCV, Hämochromatose, NASH)

Tabelle 10.6 Interaktion zwischen Alkohol- und Xenobiotikastoffwechsel am Cytochrom P4502E1

Medikamente	Chemikalien	Karzinogene	Andere
5-FU Paracetamol Barbiturate Cyclophosphamid Enfluran Halothan Isoniacid Meprobamat Methadon Phenylbutazon Phenytoin Propranolol Rifampicin Tolbutamid Tranquilizer Warfarin	Aceton Anillin Benzol Brombenzol Butanol Tetrachlorkohlenstoff Pentanol Lösungsmittel Vinylchlorid	2-Acetylaminofluoren 2-Aminofluoren 4-Aminobiphenyl Aflatoxin Aminosäurepyrrolisate Benzo(α)pyren Dimethylhydrazin Nitrosamine	Vitamin A

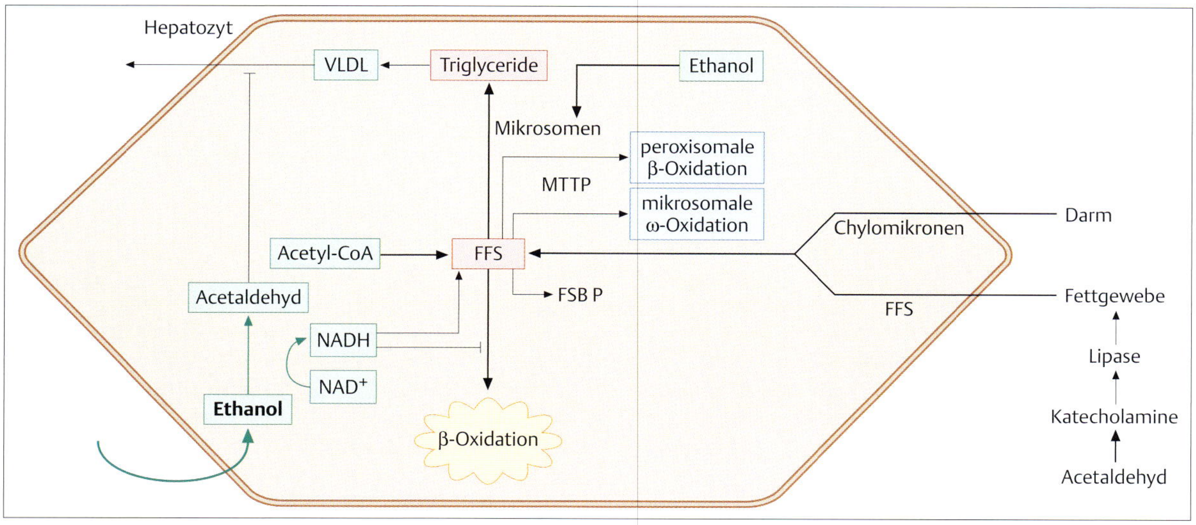

Abb. 10.6 Vereinfachtes Schema des Einflusses von Alkohol auf den Fettstoffwechsel der Leber. Unter chronischer Alkoholzufuhr kommt es zur Akkumulation von Fetten, vor allem von Triglyceriden in der Leber. Verschiedene Mechanismen tragen dazu bei:

1. vermehrte Zufuhr von freien Fettsäuren aus dem Darm als Chylomikron und vermehrte Freisetzung von freien Fettsäuren aus dem Fettgewebe über eine Lipaseaktivierung durch Katecholamine,
2. Veränderung des Redoxpotenzials der Leber durch eine Oxidation von Ethanol zu Acetaldehyd unter Generierung von NADH. NADH hemmt die β-Oxidation von freien Fettsäuren in den Mitochondrien und stimuliert die Produktion von freien Fettsäuren aus Acetyl-CoA.
3. Aufgrund mikrosomaler Enzyminduktion werden die Enzyme zur Veresterung von freien Fettsäuren induziert, die Folge ist eine vermehrte Triglyceridsynthese. Triglyceride werden in der Leber abgelagert oder in VLDL umgewandelt. Acetaldehyd hemmt das mikrotubuläre System der Leber, was zu einer Sekretionsstörung von VLDL führt. Aufgrund der Überflutung der Leber mit freien Fettsäuren kommt es zur Stimulation alternativer Stoffwechselwege, wie z. B. der peroxismalen β-Oxidation und der mikrosomalen ω-Oxidation. Die Kapazität dieser Stoffwechselwege ist durch die Aktivierung des peroxismalen proliferativen nukleären Rezeptors (PPNR) durch Dicarboxysäuren (Produkte der ω-Oxidation) gesteigert. Die Aktivierung dieses Rezeptors führt zu einer Erhöhung der Transkription von Fettsäuren bindendem Protein, von Acyl-CoA-Oxidase und Cytochrom P4504A1 durch Bindung an das Response-Element in der Promoterregion der korrespondierenden Gene. Das Ergebnis des Einflusses von Alkohol auf den Fettstoffwechsel der Leber ist die Entstehung einer Fettleber vorwiegend durch Triglyceridakkumulation.

FFS = freie Fettsäuren; VLDL = very low density lipoprotein; FSBP = Fettsäure bindendes Protein; MTTP = mikrosomales Triglyceridtransportprotein.

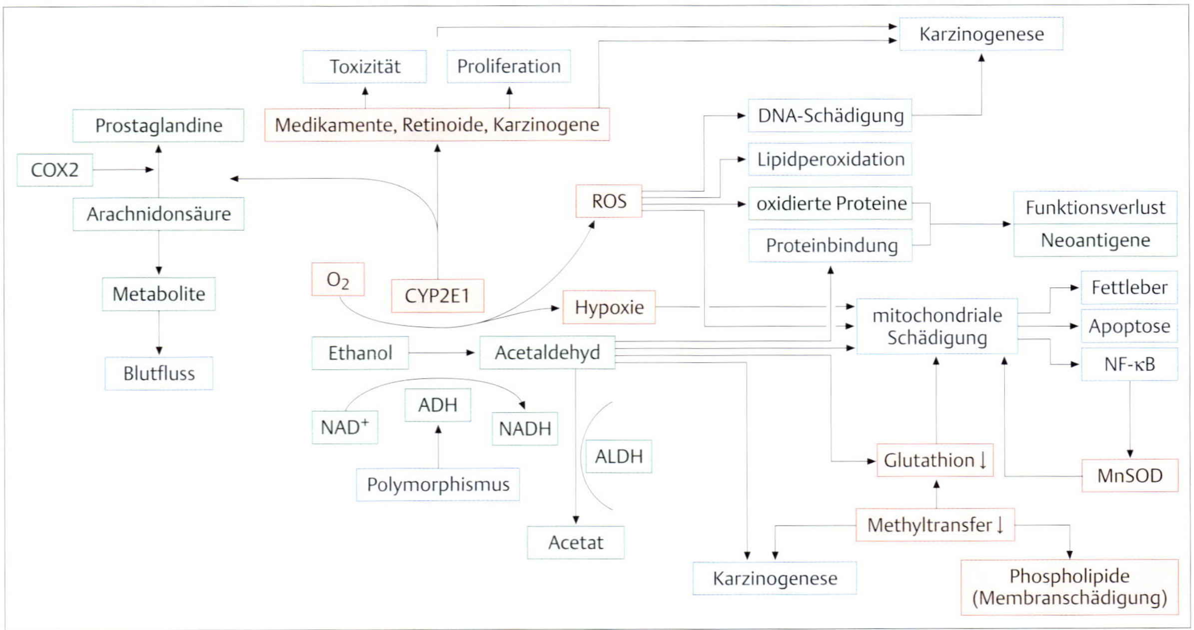

☒ **Abb. 10.7** Alkoholstoffwechsel und Pathophysiologie der alkoholischen Lebererkrankung. Alkohol wird mittels ADH und CYP2E1 zu Acetaldehyd und NADH oxidiert. Acetaldehyd wird dann weiter mittels ADH zu Acetat abgebaut. Während NADH in erster Linie für die Fettleber verantwortlich ist, ist Acetaldehyd ein Zelltoxin, das u. a. Mitochondrien schädigt, Glutathionspiegel vermindert und durch Proteinbindung Neoantigene generiert. Die mitochondriale Schädigung führt zu Fettleber, Apoptose und zur Aktivierung des Survival-Faktors NF-κB. Acetaldehyd schädigt auch über verschiedene Angriffspunkte den Methyltransfer. CYP2E1 ist induzierbar, und über diesen Stoffwechselweg entstehen reaktive Sauerstoffspezies mit unterschiedlichen Schädigungskonsequenzen. Darüber hinaus wird durch die Induktion von CYP2E1 der Stoffwechsel von Medikamenten, Retinoiden und Karzinogenen beeinflusst.
CYP2E1 = Cytochrom P4502E1; COX2 = Cyclooxygenase 2; ROS = reactive oxygen species; ADH = Alkoholdehydrogenase; ALDH = Acetaldehyddehydrogenase; MnSOD = Mangan-Superoxid-Dismutase.

welcher Menge Alkohol pro Tag eine NASH ungünstig beeinflusst wird, ist zurzeit unklar. Eine Interaktion von Alkohol mit *Medikamenten* kann ebenfalls eine Leberschädigung fördern. Dies gilt auch für bestimmte Umwelt- und Arbeitsplatztoxine. Der Grund liegt in einer gesteigerten Toxifizierung dieser Substanzen durch Cytochrom P4502E1 (CYP2E1), welches durch chronische Alkoholzufuhr induziert wird (Tab. 10.**6**).

⇢ **Pathophysiologie.** Die Pathophysiologie der alkoholischen Lebererkrankung ist komplex. Toxische, metabolische, immunologische und genetische Faktoren spielen hierbei eine Rolle (3 – 5). Chronische Alkoholzufuhr führt in 90 – 100 % zum Auftreten einer AFL, die häufig unter Alkoholkarenz reversibel ist. Die Ursache für die AFL ist in erster Linie metabolischer Natur (Abb. 10.**6**), wobei dem hepatischen Alkoholstoffwechsel über die *Produktion von NADH* eine besondere Bedeutung zukommt. Zusätzlich wird *Acetaldehyd* (AA) über die Alkoholdehydrogenase-(ADH-)Reaktion generiert. AA ist ein Zellgift, das an verschiedene Proteine der Leber und auch an DNA bindet, die Mitochondrien und das mikrotubuläre System schädigt und den Glutathionspiegel in der Leber reduziert. Eine Synopsis dieser Zusammenhänge ist in Abb. 10.**7** wiedergegeben.

Von entscheidender Bedeutung ist die *Induktion von CYP2E1* durch chronische Alkoholzufuhr. Dieses Cytochromsystem kann nicht nur Alkohol zu AA umwandeln, sondern führt zur Produktion von reaktiven Sauerstoffspezies (Hydroxyethylradikale u. a.), die eine verstärkte Lipidperoxidation verursachen können. Sie binden kovalent an mikrosomale Proteine, und diese Neoantigene führen zur Produktion von Antikörpern. Somit ist die Induktion von CYP2E1 verknüpft mit einer Stimulation der Karzinogenese und der Fibrogenese. Dies gilt auch für den Stoffwechsel von Retinoiden.

Ein weiterer wesentlicher pathogenetischer Faktor für das Auftreten von ASH ist die Freisetzung von *Zytokinen aus Kupffer-Zellen* der Leber, verursacht durch die Aufnahme von Endotoxinen aus dem Darm (Abb. 10.**8**) Die Endotoxinämie entsteht durch eine alkoholbedingte Permeabilitätssteigerung der Darmmukosa für Bakterien und deren Bestandteile sowie durch abgeschwächte Phagozystosefähigkeit der Kupffer-Zellen. Über komplexe Aktivierungswege der Kupffer-Zellen kommt es zu einer vermehrten Expression von Akutphasezytokinen (IL-1, IL-6 und TNFα) (3). Vor allem TNFα, aber auch IL-1 weisen zytotoxische Effekte gegen Hepatozyten auf, was zur Nekrose führen kann, wobei auch die TNFα-induzierte Apoptose gesteigert ist. Auch TGFβ-1

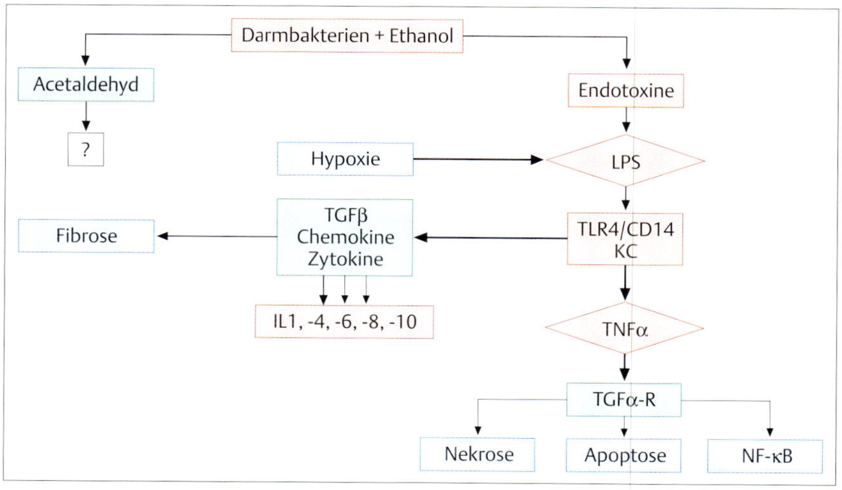

Abb. 10.8 Endotoxine und alkoholische Leberschädigung. Chronische Alkoholzufuhr führt zu einer gestörten Barrierefunktion der Darmmukosa, zur Aufnahme von Endotoxinen, die der Leber über die Pfortader zugeführt werden, dort an Kupffer-Zellen binden und zur Freisetzung von Chemokinen und Zytokinen, aber insbesondere von Tumornekrosefaktor α führen. Nekrose, Apoptose und Fibrose sind die Folgen.
LPS = Lipopolysaccharide; TLR = toll-like receptor; IL = Interleukin, TNF = Tumornekrosefaktor, TGF = transforming growth factor.

wird freigesetzt, was die Kollagensynthese der Leber simuliert.

Die Höhe der TNF-α-Serumspiegel korreliert signifikant mit einer verminderten Langzeitüberlebensrate. IL-6 aktiviert Lebersternzellen und korreliert mit der Schwere der ASH.

Klinik und Diagnostik

Symptome

Die AFL verursacht in der Regel keine Symptome.

ASH. 17 % aller Leberbiopsien von Patienten, die zu einer Entzugsbehandlung in einer Klinik aufgenommen werden, zeigen zusätzlich eine ASH. 40 % der Patienten mit alkoholischer Leberzirrhose haben gleichzeitig eine ASH. Zwischen dem Ausmaß klinischer Manifestation und dem Schweregrad des histologischen Befundes ist zwar eine Korrelation aufgezeigt worden, trotzdem darf auf Grund einer symptomarmen Klinik alleine das Vorhandensein einer ASH nicht ausgeschlossen werden. Die Symptome reichen von anikterischer Hepatomegalie bis zum schweren Ikterus mit Nausea, Erbrechen, Bauchschmerzen und hepatischer Enzephalopathie. Verhältnismäßig häufig finden sich bei den Patienten mit ASH Fieber ohne Nachweis auf eine extrahepatische Ursache. Vermutlich ist dies, ebenso wie die häufig beobachtete Leukozytose Folge einer Endotoxinämie intestinaler Herkunft.

Anamnese und körperliche Untersuchung

In der Anamnese ist es wichtig, Alkoholmenge sowie den Zeitraum des Alkoholmissbrauchs zu erfassen. Es gelingt nicht immer, da die Patienten oft schweren Alkoholmissbrauch verschweigen. Häufig helfen hierbei Laborwerte weiter. Die körperliche Untersuchung zeigt bei der reinen Fettleber eine Vergrößerung des Organs, bei ausgeprägter ASH oder fortgeschrittener Zirrhose Zeichen der Leberzirrhose und evtl. deren Dekompensation.

Laboruntersuchungen

AFL. Im Stadium der AFL finden sich Laborveränderungen, die auf übermäßigen Alkoholkonsum zurückzuführen sind, ohne eine Leberschädigung zu zeigen. Hierzu zählen die erhöhte Aktivität der Serum-γGT, ein erhöhtes MCV und eine Erhöhung der Harnsäure. Der zurzeit sicherlich spezifischste Marker für chronischen Alkoholkonsum über mehr als 60 g pro Tag, ist das kohlenhydratdefiziente Transferrin (CDT) im Serum.

ASH. Bei der ASH sind die Transaminasen leicht- bis mittelgradig erhöht, Werte über 300 U/l werden selten beobachtet. Charakteristisch ist eine stärkere Erhöhung der Aktivität der GOT im Vergleich zu Werten der GPT.

Ein Quotient aus GOT/GPT > 2 wird als diagnostisch beweisend für alkoholbedingte Lebererkrankungen, insbesondere für die ASH angesehen.

Die Erhöhung des Serumbilirubins korreliert gut mit den morphologisch ausgeprägten Zeichen der ASH und ist ein unabhängiger prognostischer Parameter. Das weiße Blutbild kann normal sein, meistens besteht jedoch eine Leukozytose mit Linksverschiebung und toxischen Granulationen bei der ASH. Fibrosemarker können den Verlauf der Erkrankung widerspiegeln. Am besten haben sich der Kollagensynthesemarker PIIIP sowie die Hyaluronsäure bewährt.

Bildgebende Diagnostik

Die Oberbauchsonographie zur Diagnose einer AFL hat eine Sensitivität von über 90 %, während Sensitivität und Spezifität der Sonographie für das Stadium der Leberfibrose und Zirrhose nur deutlich niedriger veranschlagt werden können.

Leberbiopsie

Die Leberbiopsie ist wichtig zur Beurteilung der Schwere der ALE. Im Stadium der ASH kann u. U. eine Therapie mit Steroiden eingeleitet werden, wobei Patienten mit Infiltrationen der Leber durch polymorphzellige Granulozyten am besten ansprechen. Auch die Diagnose alkoholische Leberzirrhose ist im Stadium Child A ohne Biopsie schwer zu treffen. Die Leberbiopsie sollte also bei erhöhten Transaminasen und/oder bei Störungen der Leberfunktion durchgeführt werden, sofern es die Blutgerinnung zulässt.

Der Begriff ASH wird am besten histomorphologisch definiert, wobei die Histologie der ASH und die der NASH nahezu identisch sind. Es handelt sich um hepatozelluläre Degenerationen begleitet von Infiltrationen neutrophiler polymorphkerniger Leukozyten (Abb. 10.**9**) Mallory-Bodies sind gelegentlich intrazellulär vorhanden. Sie finden sich häufig bei der ASH, sind allerdings nicht obligatorisch.

Differenzialdiagnose

Differenzialdiagnostisch muss in erster Linie an die nichtalkoholische Fettlebererkrankung (NAFLE) gedacht werden. Im Stadium der Zirrhose müssen ggf. andere Ätiologien der Zirrhose ausgeschlossen werden. Zum Nachweis oder Ausschluss eines anamnestisch nicht zu klärenden Alkoholabusus wird in diesen Fällen der Einsatz von Labormarkern für chronischen Alkoholkonsum sinnvoll sein. Auch muss immer an eine Kombination der alkoholischen Lebererkrankung mit anderen Lebererkrankungen, z.B. Virushepatitiden, Hämochromatose und NASH gedacht werden.

Verlauf und Prognose

Die Prognose der ALE hängt vom Stadium bei der Diagnosestellung ab. Insgesamt führt Alkoholkarenz bei jeder Form der alkoholischen Lebererkrankung zu einer signifikanten Verbesserung der Prognose.

- Die 4-Jahres-Überlebensraten sind wie folgt: alkoholische Fettleber 70%, ASH 58%, Zirrhose 49%, Zirrhose und ASH 35% (3).
- Die wichtigsten Faktoren mit einer schlechten Prognose sind: Schwere der Lebererkrankung bei Initialbiopsie, fortgesetzter Alkoholkonsum, weibliches Geschlecht, Vorliegen einer Leberzirrhose, Cholestase, schwere Mangelernährung.

→ **Prognose-Scores.** Verschiedene klinische und laborchemische Faktoren beeinflussen die Prognose und sind in

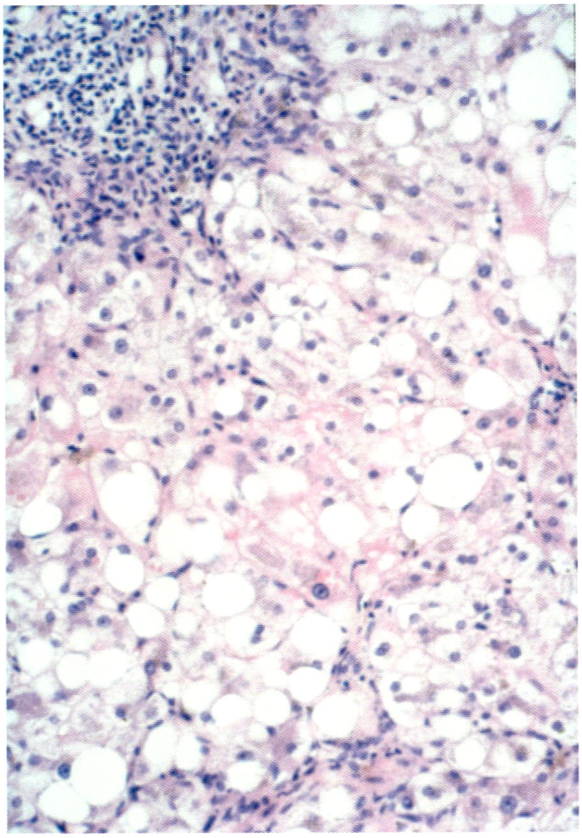

☒ **Abb. 10.9** Typisches histologisches Erscheinungsbild einer ASH mit Steatose, Infiltration der Leber durch polymorphzellige Granulozyten, Ballonierung von Hepatozyten, Auftreten von Mallory-Bodies und beginnender Fibrose.

Prognose-Scores zusammengefasst. Orrego und Mitarbeiter haben einen kombinierten klinisch-laborchemischen Index entwickelt, der recht gut die Schwere der Lebererkrankung widerspiegelt (6). Der Index korreliert gut mit der 1-Jahres-Überlebensrate und hat damit auch prognostisch Bedeutung.

Eine weitere prognostische Hilfe ist die Berechnung der Diskriminierungsfunktion nach Maddrey (7):

Diskriminierungsfunktion = 4,6 × [Prothrombinzeit (in s) − Kontrolle] + Bilirubin (mg%)

Ein Wert von über 32 ergibt eine 1-Monats-Mortalität von 50% an. Neuere Untersuchungen haben gezeigt, dass der von der Mayo-Klinik entwickelte Score of Endstage Liver Disease (MELD) eine genauso gute Prognoseabschätzung erlaubt. Ein MELD von 21 zeigt eine 3-Monats-Mortalität von 20% an.

Therapieziele und Maßnahmen

Das primäre Ziel der Therapie ist eine Alkoholabstinenz, darüber hinaus eine Verbesserung der Leberfunktion. Die Therapie gliedert sich in die 4 Ansätze Abstinenz, Ernährungstherapie, Medikamente, Lebertransplantation (8).

Abstinenz. Die Abstinenz ist von wesentlicher Bedeutung, wobei – wie bereits ausgeführt – die Prognose der Lebererkrankung von der Abstinenz abhängt. Neben der Alkoholentzugstherapie und Entwöhnungstherapie (Gesprächstherapie, Gruppentherapie) ist mit Akramprosat (Campral) eine medikamentöse Therapieform verfügbar, die direkt zentral über glutamatantagonistische Mechanismen wirkt. Die Therapie der Alkoholabhängigkeit ist schwierig und die Rückfallrate ist relativ hoch.

Ernährungstherapie. Viele Patienten mit fortgeschrittener ASH zeigen eine mäßiggradig bis schwere Mangelernährung, wobei ihre Prognose durch die Mangelernährung ungünstig beeinflusst wird. Die Ergebnisse zahlloser kontrollierter prospektiver Studien über den Effekt einer hochkalorischen Ernährungstherapie lassen sich wie folgt zusammenfassen (9):

- Die enterale und parenterale Nährstoffsubstitution verbessert Ernährungsstatus und Leberfunktion.
- Sie hat keine wesentlichen Nebeneffekte.
- Sie verbessert die Lebermorphologie nicht.
- Sie führt insgesamt zu keiner Lebensverlängerung.

Die Kalorien sollten das 1,2fache des Ruheenergieverbrauchs betragen (> 30 kcal pro kg KG), und 1 – 1,5 g pro kg KG Protein sollten verabreicht werden. Kurze verzweigkettige Aminosäuren sollten Patienten mit schwerer refraktärer Enzephalopathie vorbehalten werden.

Medikamente. Folgende Medikamente zeigen in Studien günstige Effekte bei der alkoholischen Lebererkrankung:

- Glucocorticoide,
- S-Adenosylmethionin,
- Pentoxifyllin,
- Antikörper gegen Tumornekrosefaktor α.

Auf Grund eines aktivierten Immunsystems in der Pathogenese der ASH kommen *Glucocorticoide* therapeutisch zum Einsatz. Die Dosis liegt bei 30 – 40 mg pro Tag. Die Ergebnisse sind z. T. kontrovers, wobei die septischen Komplikationen das Hauptproblem darstellen. Generell kann Folgendes gesagt werden:

- Patienten mit ASH, insbesondere mit hepatischer Enzephalopathie und Ikterus zeigen eine geringere Kurzzeitmortalität unter Steroiden.
- Patienten mit gastrointestinaler Blutung und/oder Niereninsuffizienz sollten nicht mit Steroiden behandelt werden.
- Besonders gut auf die Steroidtherapie sprechen Patienten mit Leukozytose und einer ausgeprägten Infiltration der Leber mit neutrophilen Leukozyten an.
- Eine Leberbiopsie ist aus diesem Grunde zum Therapiebeginn sinnvoll.

Sprechen die Patienten innerhalb der ersten 7 Tage nach Beginn einer Steroidtherapie nicht mit einem Abfall des Bilirubins an, sollte die Therapie mit Steroiden abgebrochen werden.

Pentoxifyllin ist ein nichtselektiver Phophodiesteraseinhibitor, der die Synthese und Freisetzung von TNFα hemmt. Eine Kurzzeitstudie über einen Monat mit 3 × 400 mg Pentoxifyllin bei ASH hat ein verbessertes Überleben und eine Minderung des hepatorenalen Syndroms gezeigt.

Eine Therapie mit *TNF-α-Antikörpern* ist zurzeit rein experimentell und sollte nur in Studien durchgeführt werden.

Lebertransplantation. Die Lebertransplantation stellt bei der Ausprägung der Endstage Liver Disease bei alkoholischer Leberzirrhose eine Option dar. Die Ergebnisse der Lebertransplantation sind sehr gut mit einer 1-Jahres-Überlebensrate von 90 % und einer 5-Jahres-Überlebenrate von ca. 70 %. Voraussetzung in den meisten Zentren ist eine 6-monatige Alkoholkarenz. Außerdem sollten keine schweren extrahepatischen alkoholassoziierten Erkrankungen im Sinne einer Kardiomyopathie, einer schweren chronischen Pankreatitis und/oder eines zentralnervösen Schadens vorliegen.

Komplikationen und deren Therapie

Die Komplikationen der ASH und der alkoholischen Leberzirrhose sind vergleichbar mit denen einer Leberzirrhose anderer Ätiologie und werden entsprechend behandelt. Das Risiko, ein HCC zu entwickeln, ist bei der alkoholischen Leberzirrhose bis 2 % pro Jahr (10).

Interdisziplinäres Vorgehen bei der alkoholischen Lebererkrankung

- Behandlung der Alkoholkrankheit, Entgiftungstherapie mit anschließender Entwöhnungstherapie, Hinzuziehen von Suchtpsychologen und/oder Psychiatern,
- eventuelle medikamentöse Behandlung der ASH und Behandlung der alkoholischen Leberzirrhose,
- Transplantationschirurgie bei Endstage-Leberzirrhose.

Prävention

Die Primärprävention der ALE beruht in erster Linie auf der Vermeidung von übermäßigem Alkoholkonsum. Für die ALE gelten die Grenzwerte 40 g Alkohol pro Tag beim Mann und 20 g Alkohol pro Tag bei der Frau. Diese Grenzwerte sind nicht übereinstimmend mit den generell angegebenen Grenzwerten für die Vermeidung von alkoholassoziierten Organerkrankungen, die tiefer liegen.

FAZIT FÜR DIE PRAXIS

- Patienten mit übermäßigem Alkoholkonsum sollten bereits vor Auftreten einer ALE identifiziert werden. Dies gelingt u. a. dadurch, dass an einen vermehrten Alkoholkonsum gedacht werden muss, dieses Problem angesprochen und anamnestisch abgeklärt werden muss.
- Neben dem typischen klinischen Erscheinungsbild können Fragebögen zur Beurteilung der Alkoholabhängigkeit und Laborparameter (γGT, MCV, CDT) hilfreich sein. Eine im Ultraschall festgestellte Fettleber sollte immer auf eine Alkoholätiologie abgeklärt werden. Bei fortgeschrittenem Leberschaden weist die Erhöhung der GOT gegenüber der GPT mit hoher Sicherheit auf eine alkoholische Leberschädigung hin.
- Während die AFL eine hervorragende Prognose bei Alkoholkarenz aufweist, ist das Mortalitätsrisiko bei ASH 15 – 25 % und bei der Leberzirrhose wesentlich höher.
- Die Therapie der alkoholischen Leberzirrhose beschränkt sich auf die Therapie der Komplikationen. Patienten mit Zirrhose sollten – wenn sie in ein soziales Netz eingebettet sind und bereit sind, Alkoholkarenz auszuüben, – frühzeitig einem Transplantationszentrum vorgestellt werden.

Steckbrief alkoholische Lebererkrankung

Leitsymptome: keine

Leitbefund:
bei der ASH häufig Hepatomegalie, subfebrile Temperaturen und Zeichen der Leberdekompensation

Apparativer Leitbefund:
Leberverfettung

Wichtige Differenzialdiagnose:
NAFLE und Zirrhosen anderer Ätiologie

Therapie:
Alkoholkarenz bei allen ALE; bei der ASH Ernährungstherapie, evtl. Steroide und evtl. Pentoxifyllin; bei der Leberzirrhose Therapie der Komplikationen und bei geeigneten Patienten Lebertransplantation

Bemerkungen:
Die ALE ist die häufigste Lebererkrankung in westlichen Industrieländern

11

Toxische Hepatitis

H. L. Tillmann

EDITORIAL **Die toxische Hepatitis oder toxische Leberschädigung beschreibt den Vorgang einer Schädigung der Leber, welche nicht durch Viren oder autoimmune Phänomene, sondern toxische Substanzen im Sinne von Chemikalien, Giften, Alkohol oder Medikamenten verursacht ist.**

Die mit Abstand häufigste Schädigung ist die sog. nutritiv toxische, alkoholinduzierte oder nichtalkoholische Schädigung, welche gesondert behandelt wird (siehe Kapitel 10). Daneben können Medikamente und Xenobiotika eine wichtige Rolle spielen. Da die meisten dieser Substanzen in der Leber metabolisiert werden, ist sie ein häufiges Ziel unerwünschter Arzneimittelreaktionen. Sog. „Over the Counter"-Substanzen werden häufig in ihrem Potenzial Schädigungen – insbesondere an der Leber – hervorzurufen unterschätzt.

Hepatotoxizität ist selten behandelbar, und das Absetzen des Medikamentes bzw. das Meiden der Noxe ist die wesentliche Maßnahme. Wenngleich toxische Hepatitiden im Rahmen klinischer Studien nicht oft als relevantes Problem auftreten, da es sich bei ihnen um seltene Ereignisse handelt (1), ist medikamentenassoziierte Hepatotoxizität die häufigste Ursache für Aktionen der FDA (Food and Drug Administration) nach der Zulassung von Medikamenten (2).

Klassifikation

Im Wesentlichen wird die Hepatotoxizität in die intrinsische, also vorhersehbare und dosisabhängige, bei praktisch allen Exponierten auftretende, und die sog. idosynkratische, nicht vorhersehbare, in der Regel dosisunabhängige und bei wenigen Exponierten auftretende Reaktion unterteilt (Tab. 11.1). Auch bei den direkten Leberschädigungen sind jedoch modulierende Faktoren wichtig, wie beispielsweise der Ernährungszustand.

Darüber hinaus werden dominant hepatozelluläre, gemischte und dominant cholestatische Formen unterschieden. Bestimmte Medikamente verursachen dabei typischerweise bestimmte Formen, was beispielhaft in Tab. 11.2 dargestellt ist. Die Schädigung hält sich jedoch nicht strikt an diese Muster.

Tabelle 11.1 Intrinsische und idosynkratische Hepatotoxizität

Intrinsisch	Idiosynkratisch
schädigende Wirkung vorhersagbar	nicht vorhersagbar
dosisabhängig	dosisunabhängig
tritt in der Regel sofort ein	Bedarf in der Regel wiederholter Applikation
zellbiologisch bedingt	vermutlich immunologisch bedingt

Epidemiologie und Wertung

Exakte Zahlen zu Prävalenz und Inzidenz „toxischer" Hepatitiden liegen kaum vor. In einer prospektiven französischen Studie wurde eine Inzidenz von 14 auf 100.000 Einwohner ermittelt, von denen 6% der Patienten mit arzneimittelassoziierter Hepatotoxizität, also 1 von 100.000, verstarben (3). Dies deckt sich auch mit Erfahrungen aus Spanien, wo von 1994 – 2004 lediglich 461 Fälle von „drugs induced liver injury" (DILI) registriert wurden. Antiinfektiva spielten dabei eine dominante Rolle, insbesondere Amoxicillin/Clavulansäure, das allein für 12,8% der Leberschäden verantwortlich war (4).

Gravierende Leberschäden durch Medikamente sind somit selten. Risikofaktoren für einen schlechten Verlauf bei erhöhten Leberwerten sind weibliches Geschlecht (OR = 25; 95%-CI: 4,1 – 151; $p < 0{,}0001$), hepatozelluläre Schädigung, also vor allem GPT (ALT) erhöht bei nur milder Erhöhung von AP (OR = 7,9; 95%-CI: 1,6 – 37; $p < 0{,}009$), und ein erhöhtes Plasmabilirubin (OR = 1,15; 95%-CI: 1,09 – 1,22; $p < 0{,}0001$).

Schwierigkeiten sind die geringe Vigilanz gegenüber Hepatotoxizität, aber auch unscharf formulierte Kriterien, wann eine Hepatotoxizität vorliegt. Die 1990 publizierte Konsensus-Richtlinie (5) benötigt dafür selbst in der tabellarischen Zusammenfassung 2 Seiten (6).

Risikofaktoren

Wesentlicher Risikofaktor scheint eine genetische Disposition zu sein (7), die jedoch nicht allgemein gegenüber allen Substanzen eine erhöhte Bereitschaft zur Ausbildung einer Hepa-

Tabelle 11.2 Formen der Hepatotoxizität und auslösende Medikamente

Hepatozellulär (ALT ↑)	Gemischt (ALP und ALT ↑)	Cholestatisch (ALP und Bilirubin ↑)
Paracetamol	Amitriptylin	Amoxicillin/Clavulansäure
hochaktive antiretrovirale Therapie (HAART)	Enalapril	orale Kontrazeptiva
Isoniazid	Phenytoin	Erythromycin
Statine	Clindamycin	Irbesartan

totoxizität darstellt, sondern vielmehr für verschiedene Substanzen unterschiedliche Reaktionen erwarten lässt.

Insbesondere die polymorphen Gene für Medikamentenmetabolismus und Immunreaktionen scheinen relevant (8, 9), wobei Letztere möglicherweise weniger für das Auftreten als für das Muster der Schädigung entscheidend sind.

Bestehende Lebererkrankungen. Bereits vorliegende Lebererkrankungen prädisponieren nicht generell zu einer Hepatotoxizität, jedoch wird die Erholungsfähigkeit der Leber durch eine bestehende Schädigung eingeschränkt (10). So wurde beispielsweise bei Patienten mit Übergewicht ein vermehrtes Auftreten von fulminantem Leberversagen berichtet (11). Ferner sind Erwachsene stärker gefährdet als Kinder und Frauen mehr als Männer (12, 13), ebenso scheint die Rasse von Relevanz zu sein.

Für bestimmte Therapien, wie die „hoch aktive antiretrovirale Therapie“ (HAART) bei HIV, ist jedoch gut belegt, dass eine zugrunde liegende Hepatitis C mit erhöhter Frequenz von Hepatotoxizität assoziiert ist (14).

Klinik und Diagnostik

Es gibt kein generelles Spezifikum einer Hepatotoxizität, vielmehr können toxische Leberschädigungen in Form von Hepatitis, Steatosis, Cholestase, aber auch als vaskuläre Komplikationen wie Budd-Chiari-Syndrom bei oralen Kontrazeptiva und venookklusive Erkrankung (VOD) durch „Bush-Tees“ imponieren.

Die Symptomatik ist in der Regel uncharakteristisch und unterscheidet sich nicht von zahlreichen anderen Lebererkrankungen, d. h. die Symptome umfassen Appetitlosigkeit, Übelkeit, Fatigue, dagegen seltener und erst bei deutlicherer Schädigung Ikterus.

Differenzialdiagnose

Hepatotoxizität ist immer eine Ausschlussdiagnose, so dass virale, autoimmune, aber auch hämodynamische und biliäre Lebererkrankungen ausgeschlossen werden sollten (Abb. 11.1). Besonders schwierig ist es, Hepatotoxizität bei einer bereits zugrunde liegenden Lebererkrankung zu erkennen. Dann sollte eine unerwartete Verschlechterung der Grunderkrankung die Aufmerksamkeit auf eine mögliche Hepatotoxizität als Ursache lenken.

Eine toxische Hepatitis sollte nur diagnostiziert werden, wenn andere Ursachen einer Leberschädigung mit ausreichender Sicherheit ausgeschlossen sind.

Verlauf und Prognose

Verlauf und Prognose hängen von der rechtzeitigen Diagnose und Beendigung der auslösenden Noxe ab. Bei sofortiger

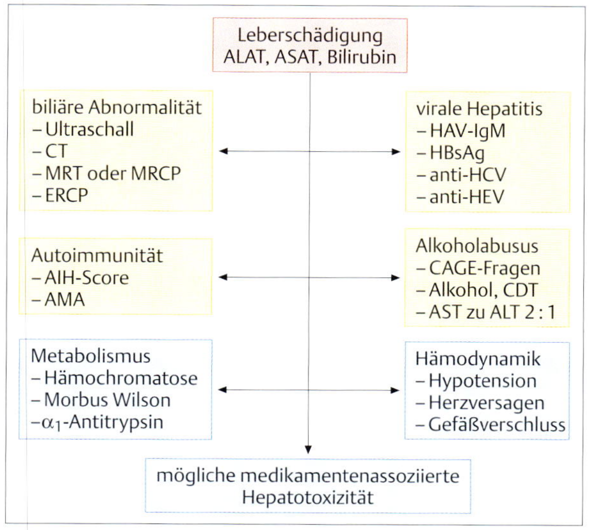

Abb. 11.1 Die medikamenteninduzierte Hepatotoxizität ist eine Ausschlussdiagnose.

Elimination der Noxe erfolgt oft eine komplette Genesung, mitunter aber dennoch eine Progression zum fulminanten Leberversagen, das eine kurzfristige Lebertransplantation erforderlich macht.

In Spanien wurde ein Fortschreiten zum Leberversagen bei 11,7 % der ikterischen Patienten mit medikamenteninduzierter Hepatotoxizität ermittelt (4). Je nach spezifischer auslösender Noxe kann bei Auftreten von Ikterus die Mortalität von 0 bis wenigen Prozent bis zu über 50 % betragen.

Therapie

Die wesentliche Therapie besteht in der Beendigung der auslösenden Noxe. Bei Verdacht auf medikamentenassoziierte Hepatotoxizität sollte ggf. ein Auslassversuch unternommen werden.

Antidote. Ob Carnitin bei durch Valproat induzierter Leberschädigung (15) und Silibinin (16) plus Penicillin (17) bei Knollenblätterpilzvergiftung wirklich wirksam sind, wurde nie in plazebokontrollierten Studien untersucht. Zumindest Letzteres scheint aus persönlicher Erfahrung wahrscheinlich.

Eine effektive Antidottherapie ist nur für eine Substanz etabliert: Dies ist die N-Acetylcystein-Gabe bei intendierter oder akzidenteller Paracetamol-Überdosierung (18).

Supportive Therapie. Ansonsten besteht die Therapie in unterstützenden Maßnahmen ggf. unter Einschluss der Lebertransplantation. Gerade bei vermutlich idiosynkratischen Arzneimittelreaktionen, bei denen von einer immunvermittelten allergischen Reaktion ausgegangen wird, kann der Einsatz von Steroiden zur Minderung der Immunreaktion erwogen werden (19, 20).

Prävention

Probleme. Die Schwierigkeit, Hepatotoxizität im Rahmen von klinischen Studien vorherzusagen, wird deutlich, wenn man sich überlegt, dass es 3000 Patienten bedarf, um ein selten auftretendes Ereignis in Höhe von 1 : 1000 mit einer 95%igen Sicherheit vorauszusagen. Ein Beispiel ist Troglitazon: 12 von 2510 Patienten hatten unter Behandlung mit Troglitazon eine 10fache Erhöhung der Transaminasen (21), ein Leberversagen war jedoch nicht beobachtet worden. Eine Vorgängersubstanz, Ciglitazone, war zwar wegen Hepatotoxizität nicht weiterentwickelt worden, bei Troglitazon war die Kausalität der Transaminasenerhöhung aber offensichtlich nicht adäquat eingeschätzt worden. In Großbritannien wurde Troglitazon dann bereits 1997 vom Markt genommen (22), in den USA aber erst 2000 (23).

Ein weiteres Problem stellt das generell erhebliche „underreporting" dar. So wurde in einer französischen Studie ermittelt, dass nur eine von mehr als 25 000 Nebenwirkungen erfasst würde, und auch bei schwerwiegenden unerwarteten Nebenwirkungen war es nur etwa einer von mehr als 4000 Fällen (24).

Pharmakogenomik. Es bleibt zu hoffen, dass zukünftig die Pharmakogenomik in der Lage sein wird, Hepatotoxizität vorherzusagen, ähnlich wie dies kürzlich für die Vorhersagbarkeit der Hypersensitivitätsreaktion gegenüber Abacavir durch HLA-B5701 bei der HIV-Therapie gelungen ist (25, 26).

Paracetamol-Intoxikation

Paracetamol oder im amerikanischen Schrifttum „Acetaminophen" gilt als die häufigste Ursache eines medikamentenassoziierten fulminanten Leberversagens (27, 28).

Dies macht deutlich, dass die Gabe bzw. Einnahme der Substanz beachtet werden sollte. In Einzelfällen wurde von schweren Leberschäden bereits bei Einnahme geringer Dosen unter 4 g/d berichtet (29), andererseits gibt es zuverlässige Daten, dass die Therapie mit Paracetamol in prospektiven Studien nur eine geringe Lebertoxizität aufweist (30). Insgesamt muss anerkannt werden, dass es zwar selten zu Leberschäden unter geringen Dosen von Paracetamol (< 4 g/d) kommt, dies aber immer wieder vor allem bei chronischem Gebrauch beobachtet wird (31).

N-Acetylcystein-Therapie. In jedem Fall scheint bei Paracetamol-induzierter Hepatotoxizität ein frühzeitiger Einsatz von N-Acetylcystein als Antidot sinnvoll. Die Dosisempfehlung lautet (32):

- 150 mg/kg KG in 15 – 60 min i. v. (bei 80 kg KG: 12 g),
- danach 50 mg/kg KG über 4 h i. v.,
- dann 100 mg/kg KG/24 h i. v.

Die Therapie sollte bis zur Besserung fortgeführt werden. Über allergische, anaphylaktische und andere unerwünschte Reaktionen unter N-Acetylcystein, wie Hautausschlag, Übelkeit bis zu Erbrechen, Juckreiz und Bronchospasmus, wurde berichtet (33, 34). Letzterer muss ggf. mit Broncholytikum behandelt werden und kann in Einzelfällen fatal verlaufen (36). Die Genese dieser Reaktionen ist jedoch noch in der Diskussion (35), was berechtigt erscheint, da eine prospektive Studie berichtet, dass zwei Patienten, die anaphylaktisch/allergische Reaktionen nach N-Acetylcystein gezeigt hatten, diese Symptome nach erneuter N-Acetylcystein-Therapie nicht wieder zeigten. Eine Intensivüberwachung der Patienten scheint dennoch indiziert. Möglicherweise sind die Nebenwirkungen auch etwas seltener, wenn die Initialdosis N-Acetylcystein über 60 min verabreicht wird (33).

Lebertransplantation. Bei ausbleibender Besserung trotz Antidotbehandlung mit N-Acetylcystein bleibt nur die Lebertransplantation als therapeutische Option. Die Lebertransplantation bei Patienten mit akutem Leberversagen weist eine 3- und 5-Jahres-Mortalität von 20 bzw. 30% auf (37) und muss nicht nur deshalb gut indiziert sein. Es wurde versucht, Vorhersagewerte zu etablieren, die sicherlich hilfreich sind, deren Sensitivität jedoch zu wünschen übrig lässt (31). So zeigen die King's-College-Kriterien (Tab. 11.3) (38) in ca. 60 – 70% positiv prädiktive Werte, weshalb man versucht, auch andere Aspekte wie den AFP-Wert und vor allem den AFP-Verlauf (39), welcher ansteigen sollte, mit zu berücksichtigen.

Tabelle 11.3 King's-College-Kriterien für die Transplantationsindikation bei Paracetamol-induziertem und nicht Paracetamol-induziertem Leberversagen

Paracetamol-induziert
Arterieller pH < 7,30
oder die folgenden 3 Punkte: – Prothrombinzeit > 100 s – Kreatinin > 3,4 mg/dl – hepatische Enzephalopathie Grad 3/4
Nicht Paracetamol-induziert
Prothrombinzeit > 100 s
oder 3 der folgenden 5 Punkte: – Ursache Non-A-Non-B-Hepatitis/medikamentös/ Halothan – Ikterus > 7 Tage vor hepatischer Enzephalopathie vorhanden – Alter < 10 oder > 40 Jahren – Prothrombinzeit > 50 s – Bilirubin > 17,4 mg/dl

FAZIT FÜR DIE PRAXIS

- Alle Medikamente und Xenobiotika können Hepatotoxizität auslösen.
- Die Sensibilität für Hepatotoxizität als Nebenwirkung von Medikamenten muss erhöht werden. Besondere Gefahr droht, wenn das Bilirubin ansteigt.
- Bei Verdacht auf medikamentenassoziierte Hepatotoxizität sollte ggf. ein Auslassversuch unternommen werden. Re-Exposition würde die Assoziation weiter erhärten, verbietet sich jedoch meist, um den Patienten nicht zu gefährden.
- Acetylcystein kann lebensrettend bei Paracetamol-Überdosierung sein, sorgfältige Überwachung ist erforderlich.

12 Infektionskrankheiten der Leber

12.1 Akute und chronische virale Hepatitis

M. Sprinzl, P. R. Galle

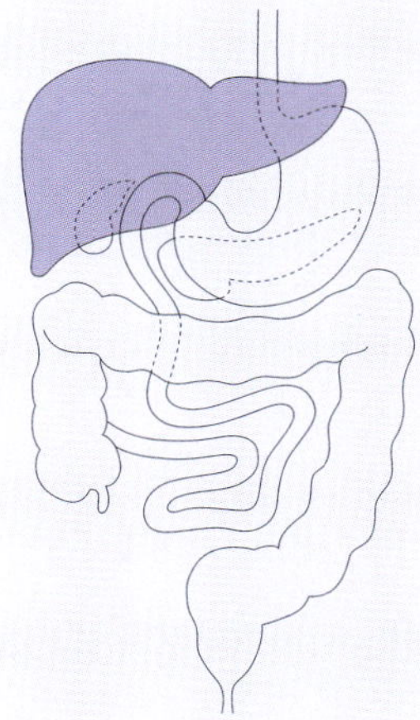

EDITORIAL **Virusinfektionen sind weltweit eine der häufigsten Ursachen der akuten bzw. chronischen Hepatitis. Eine sichere diagnostische Abgrenzung der Virushepatitis von hereditären, immunologischen oder toxischen Hepatitiden gelingt durch den serologischen Nachweis des verantwortlichen Hepatitisvirus. Neben den klassischen hepatotropen Viren (Hepatitis Virus A bis G) existieren zahlreiche virale Pathogene, welche im Rahmen von Systemerkrankungen eine Hepatitis auslösen können.**

Primärziel der Hepatitistherapie ist die Elimination der Infektion. Im Allgemeinen bleibt die antivirale Behandlung den chronischen Verläufen vorbehalten, da ein Teil der akuten Virushepatitiden spontan ausheilt. Nach Progression der chronischen Virushepatitis rückt wiederum die Versorgung der assoziierten Komplikationen in den Mittelpunkt. Die präventiven Maßnahmen orientieren sich an den Transmissionsrouten und epidemiologischen Gegebenheiten der Virushepatitis. Erfolgreichstes Mittel der Prävention ist die Schutzimpfung.

Definition und Klassifikation

Die Virushepatitis umfasst eine Gruppe viraler Infektionserkrankungen, die sich als akute oder chronische Entzündungen der Leber manifestieren. Im Gegensatz zur zeitlich limitierten *akuten Virushepatitis*, persistiert die *chronische Virushepatitis* über ein Minimum von 6 Monaten hinaus. Während die akute Virushepatitis nach Ausheilung meist in einer restitutio ad integrum mündet (1), kann die chronische Virushepatitis über die Leberfibrose zur Leberzirrhose und zum terminalen Leberversagen führen (2, 3).

⇢ **Histologie.** Das Krankheitsbild wird charakterisiert durch entzündliche Zellinfiltrate des Leberparenchyms. Hepatozelluläre Nekrosen und fibrotische Umbauvorgänge der Leber begleiten das histomorphologische Bild der Hepatitis. Die Intensität der nekroinflammatorischen Aktivität reicht von Einzelzellnekrosen bis hin zum konfluierenden Untergang der Hepatozyten (4).

⇢ **Klassifikationen.** Während die ätiologische Zuordnung der Virushepatitis vormals auf epidemiologischen Erkenntnissen basierte, werden inzwischen serologische und molekularbiologische Klassifikationen der hepatotropen Viren herangezogen. Die gebräuchlichste Einteilung der Virushepatitiden beruht auf der von McCallum und Bradley eingeführten Nomenklatur (5). Gegenwärtig differenziert man die Hepatitis Viren A–G, welche untereinander keine Kreuzimmunität aufweisen.

Die heutigen Klassifikationen der Virushepatitis bemühen sich, die ursächlichen viralen Pathogene, die entzündliche Aktivität (Grading) und das Ausmaß der Leberfibrose (Staging) zu erfassen (6).

Daneben existieren virale Erreger, welche nicht zu den klassischen Virushepatitiserregern gerechnet werden. Diese Erreger zeigen keinen ausgeprägten Hepatotropismus, können allerdings im Rahmen von Systeminfektionen eine Begleithepatitis verursachen. Die Auslöser der atypischen Virushepatitis stammen aus einer heterogenen Erregergruppe, von denen die wichtigsten Vertreter den *Herpesviridae* und den *Arboviridae* (engl. arthropod born viridae) zugeordnet werden (Tab. 12.**1**).

Entscheidend für die Klassifikation der viralen Hepatitis ist der Nachweis des ursächlichen viralen Pathogens, die Unterscheidung zwischen akutem und chronischem Verlauf und die histologische Einordnung der entzündlichen Aktivität bzw. der daraus resultierenden Leberfibrose.

Tabelle 12.1 Ätiologie der viralen Hepatitis

Klassische Hepatitiden: Hepatotrope Virusinfektionen

Erreger	Taxonomie
Hepatitis-A-Virus	Picornaviridae
Hepatitis-B-Virus	Hepadnaviridae
Hepatitis-C-Virus	Flaviviridae
Hepatitis-D-Virus	Viroid
Hepatitis-E-Virus	Calciviridae
Hepatitis-G-Virus	Flaviviridae

Begleithepatitis: Opportunistische Virusinfektionen

Erreger	Taxonomie
Zytomegalievirus Epstein-Barr-Virus Herpes-simplex-Virus Varizella-Zoster-Virus	Herpesviridae
Adenovirus	Adenoviridae
Coxsackievirus	Coxsackieviridae
Masern	Morbilliviridae

Begleithepatitis: Virales hämorrhagisches Fieber

Erreger	Taxonomie
Gelbfiebervirus Dengue-Fieber-Virus	Arboviridae (Flaviviridae)
Lassa-Virus Junin-Virus Machupo-Virus	Arenaviridae
Rift-Valley-Fieber-Virus Crimean-Congo-Fieber-Virus Hantaan-Virus	Bunyaviridae
Ebola-Virus Marburg-Virus	Filoviridae

Epidemiologie und Wertung

Die viralen Hepatitiden gehören weltweit zu den bedeutendsten Infektionskrankheiten. Die chronische Virushepatitis ist zudem die häufigste Ursache des hepatozellulären Karzinoms (7). Derzeit zählt die Virushepatitis neben HIV zu den wichtigsten Seuchenproblemen unseres Landes. Ihre Auswirkungen auf die Gesundheit der Bevölkerung sind gravierend, ebenso wie die wirtschaftlichen Folgen für die Gesellschaft.

→ Hepatitis A und E (fäkal-orale Infektion). Grundsätzlich kann man 2 Übertragungsmuster der Virushepatitis unterscheiden. Virushepatitiden, welche über den fäkal oralen Weg übertragen werden, können effizient Menschen infizieren. Schmierinfektionen durch enge soziale Kontakte sorgen für die Verbreitung der Hepatitis. Außerdem gelangt das virale Pathogen über Fäkalien und verschmutzte Abwässer in die Umwelt und kann so viele Menschen erreichen (8). Voraussetzung für diese Form der Verbreitung ist ein stabiles Virion mit hoher Kontagiosität, welches die äußeren Umwelteinflüsse überdauert. Die Erreger der Hepatitis A und E besitzen diese Eigenschaften. Das Reservoir der fäkal-oral verbreiteten Virushepatitiden bilden meist infizierte Menschen mit subklinischen Infektionen. In Deutschland resultieren aus diesen Gegebenheiten sporadische Ausbrüche der enteral übertragbaren Hepatitiden (9). Unter bestimmten Voraussetzungen (schlechte sanitäre Infrastrukturen, warmes Klima, hohe Bevölkerungsdichte) werden jedoch auch Epidemien beobachtet (10).

→ Hepatitis B, C und D (parenterale Infektion). Die weniger umweltresistenten Hepatitisviren (Hepatitis B, C und D) sind hingegen auf direkte Übertragungsrouten von Mensch zu Mensch angewiesen. Die Infektion erfolgt durch die Inokulation von kontaminiertem Blut oder Körpersekreten in die Blutbahn. Akzidentielle Verletzungen bzw. der unsachgemäße Gebrauch von Injektionsbestecken, die Transfusion von kontaminierten Blutprodukten und der ungeschützte Sexualverkehr sind die wichtigsten Infektionswege (11). Eine Sonderstellung besitzt die perinatale Übertragung der Hepatitis B von der Mutter auf das Neugeborene in Regionen hoher Prävalenz (12). Die Chronifizierung der Hepatitis B (ca. 5 – 10% bei Infektionen im Erwachsenenalter, ungefähr 90% bei perinataler Transmission) und Hepatitis C (55 – 85%) sichert die Verbreitung der Hepatitis, da ein Reservoir der Hepatitiserreger geschaffen wird.

→ Atypische und exotische Erreger. Atypische Erreger der Virushepatitis besitzen eine untergeordnete epidemiologische Bedeutung. Meist handelt es sich um Infektionen mit humanen Herpesviren (CMV, EBV, HSV und VZV). Neben der Neuinfektion wird oft eine Reaktivierung der latenten Infektion beobachtet. Verantwortlich hierfür ist die hohe Prävalenz der humanen Herpesviren in der gesunden Bevölkerung (13).

Die exotischen viralen Hepatitiden sind häufig auf Infektionen mit *Arboviridae* zurückzuführen, welche von Insekten auf den Menschen übertragen werden. In den tropischen und subtropischen Verbreitungsgebieten der Vektoren sind diese Hepatitiserreger endemisch. Ein anderer Teil der exotischen Virushepatitis wird durch Zoonosen verursacht (13).

Risikofaktoren

Aus den Übertragungsrouten der Virushepatitis ergibt sich das erhöhte Expositionsrisiko verschiedener Bevölkerungsgruppen.

→ **Hepatitis A und E.** Enteral übertragbare Virushepatitiden betreffen vor allem Beschäftigte in der Abwasserentsorgung, medizinisch-pflegerisch Tätige und Bewohner von Heimen und Pflegeeinrichtungen. Ein erhöhtes Expositionsrisiko besteht natürlich für Reisende in Hochendemiegebiete der Hepatitis. Zudem wurden erhöhte Inzidenzen der Virushepatitis für homosexuelle Männer und Menschen aus niedrigem sozialem Milieu beschrieben (14).

→ **Hepatitis B und C.** Die Hepatitis B und C betrifft vor allem Patienten, die regelmäßig auf Transfusionen von Blutprodukten angewiesen sind. Menschen in pflegerisch-medizinischen Berufen und i. v. Drogenabhängige sind durch akzidentielle Expositionen bzw. verunreinigte Injektionsbestecke häufiger betroffen (11, 12, 15). Ein weiterer Übertragungsweg v. a. bei der Hepatitis B ist der ungeschützte Sexualverkehr.
Prinzipiell ist eine sexuelle Übertragung der Hepatitis C zwar möglich, doch ist die Kontagiosität der Hepatitis C im Vergleich zur Hepatitis B weitaus geringer (16).

Das Infektionsrisiko der Hepatitis B+C weist Parallelen zu dem des HI-Virus auf, so dass häufig Koinfektionen beobachtet werden.

→ **Atypische und exotische Erreger.** Eine Risikokonstellation für atypische Hepatitiden ergibt sich bei immundefizienten Patienten, Neugeborenen und Kleinkindern. Exotische Hepatitiden sind wiederum bei Reisen in tropische Länder zu berücksichtigen.

Pathomechanismen

Bei der Virushepatitis wird die Schädigung der Hepatozyten in der Regel durch das Immunsystem des infizierten Patienten vermittelt. Dieser Pathomechanismus trifft weitgehend auf alle Hepatitiden zu.

→ **Immunantwort.** Eine Schlüsselrolle übernehmen die zytotoxischen T-Zellen, welche durch den spezifischen Stimulus der Virusantigenexpression aktiviert werden. Sie sind in der Lage, infizierte Zellen zu eliminieren und stoßen eine begleitende inflammatorische Reaktion der Leber an.

Die Intensität der Immunantwort entscheidet über das Ausmaß der nekroinflammatorischen Aktivität der Hepatitis.

Klinische Indizien hierfür sind milde Verläufe der Virushepatitis bei Neugeborenen mit einem unreifen Immunsystem bzw. fulminante Hepatitiden bei einer starken Immunreaktion des Betroffenen. Im Vergleich zu den entzündlichen Vorgängen treten die zytopathischen Auswirkungen der Virusantigene auf den Hepatozyten selbst in den Hintergrund. Obwohl eine hohe replikative Aktivität der Hepatitisviren mit einem aggressiven Verlauf vergesellschaftet sein kann, ist unklar, inwieweit die viralen Proteine das zelluläre Gleichgewicht stören. Die Tatsache, dass Hepatozyten die Virusreplikation in vitro ohne zytopathische Effekte quittieren, ist ein Beleg für die adaptierte Replikation der hepatotropen Viren in den Wirtszellen.

→ **Ausheilung oder Persistenz.** Gelingt es dem Immunsystem, das Virus zu eliminieren, heilt die Virushepatitis aus. Einigkeit besteht über den wichtigen Beitrag der zytotoxischen T-Lymphozyten an der Elimination der infizierten Hepatozyten. Zusätzlich wird immer deutlicher, dass auch inflammatorische Zytokine, vornehmlich Tumornekrosefaktor α und Interferon γ an der Ausheilung der Virushepatitis beteiligt sind. Die Produktion spezifischer Antikörper gegen Virusantigene kann zudem im Rahmen der humoralen Immunantwort zu einem dauerhaften Schutz gegen eine Reinfektion führen. Bislang ist nicht eindeutig geklärt, welche Faktoren die Ausheilung bzw. die Persistenz einer viralen Hepatitis determinieren. Neben viralen Pathomechanismen werden auch Gegebenheiten im Organismus des Infizierten verantwortlich gemacht (17, 18).

Klinik

Akute Virushepatitis

Häufig verläuft die akute Hepatitis ohne Symptome, wodurch der Zeitpunkt der Infektion nicht sicher eingegrenzt werden kann.

Manifestiert sich die akute Hepatitis, kann man im Allgemeinen 3 Phasen der viralen Hepatitis differenzieren, welche als Inkubationsphase, Prodromalphase und ikterische Phase bezeichnet werden.

→ **Inkubationsphase.** Die Inkubationszeit nach Exposition mit einem hepatotropen Virus geht definitionsgemäß ohne klinische Symptome einher. Eine Zuordnung der verantwortlichen viralen Erreger zur Dauer der Inkubationszeit ist nur bedingt möglich, da eine deutliche Variation der Inkubationsdauer zu beobachten ist. Die Inkubationszeit der viralen Hepatitis ist abhängig vom Immunstatus des Patienten und kann bei immunsupprimierten Patienten kürzer sein.

Prodromalphase. Vor dem Auftreten spezifischer Symptome lassen sich Prodromi beobachten. Die Klinik der Prodromalphase kann mit gastrointestinalen Beschwerden einhergehen. Übelkeit, Erbrechen, Inappetenz, epigastrische Schmerzen und Stuhlunregelmäßigkeiten stehen hierbei im Vordergrund. Begleitet werden die gastrointestinalen Prodromi von Allgemeinsymptomen wie Müdigkeit, Schwäche, Antriebslosigkeit und Fieber. Daneben wurden von betroffenen Patienten wiederholt Myalgien und Arthralgien beschrieben, aber auch neurologische Symptome mit Zephalgien und Störungen der olfaktorischen und gustatorischen Wahrnehmung sind bekannt.

Ikterische Phase. Nach Ablauf der Prodromalphase entwickelt sich die ikterische Phase der Hepatitis. Dem Ikterus geht häufig ein generalisierter Pruritus voraus. Üblicherweise verbessert sich das Allgemeinbefinden des Patienten in der ikterischen Phase. Eine druckschmerzhaft vergrößerte Leber, eine Splenomegalie und eine Lymphadenopathie können im Rahmen der klinischen Untersuchung festgestellt werden. Gelingt dem Immunsystem des Patienten die Kontrolle der viralen Replikation, ist der Ikterus rückläufig und eine Rekonvaleszenz des Patienten zu erwarten.

Die ikterische Phase dauert üblicherweise 2 – 6 Wochen. Prolongierte Verläufe können über Monate hinweg einen Ikterus aufweisen.

In einigen Fällen beobachtet man nach einer akuten Hepatitis das sog. Posthepatitissyndrom mit persistierender Adynamie, Konzentrationsschwäche und Gewichtsverlust.

Chronische Virushepatitis

Die chronische Hepatitis verursacht selten subjektive Beschwerden. Lediglich unspezifische Allgemeinsymptome wie Müdigkeit, Abgeschlagenheit, dyspeptische Beschwerden und Konzentrationsschwäche können beobachtet werden. Allerdings kann in seltenen Fällen die chronische Hepatitis mit Entzündungsschüben einhergehen und Symptome einer akuten Hepatitis hervorrufen. Zuweilen führt der akute Schub einer chronischen Hepatitis zum akuten Leberversagen, welches als „akut auf chronisch" bezeichnet wird.

Chronische Leberschädigung. Richtungsweisende Symptome der chronischen Hepatitis treten erst als Folge einer chronischen Leberschädigung und ihrer Komplikationen auf. Durch die resultierende Leberzirrhose kann sich eine metabolische, hydrope und/oder enzephalopathische Entgleisung entwickeln. Außerdem werden als Komplikation der portalen Hypertension Blutungen aus dem oberen Gastrointestinaltrakt beobachtet.

Extrahepatische Manifestationen

Extrahepatische Manifestationen der akuten Hepatitis umfassen unspezifische Arthralgien und Exantheme der Haut. Chronische Virushepatitiden können wiederum immunkomplexvermittelte Begleiterkrankungen in zahlreichen Organsystemen verursachen (19). An der Haut sind Raynaud-Symptome und trophische Störungen möglich. Neurologische Komplikationen sind Neuritiden und Myelitiden bis hin zu einem Guillain-Barré-Syndrom (20). Typisch sind auch die membranöse Glomerulonephritis und die Panarteritis nodosa im Rahmen der chronischen Hepatitis B (21). Die gemischt-essenzielle Kryoglobulinämie ist hingegen mit der chronischen Hepatitis C assoziiert (22). Komplettiert wird das klinische Spektrum der Virushepatitis durch Begleitpankreatitiden, kardiale Komplikationen (Perikarditis) und das Sjögren-Syndom (23). Obwohl eine erhöhte Prävalenz von B-Zell-Lymphomen bei Hepatitis-C-Patienten beobachtet wurde, konnte die Korrelation beider Entitäten bislang nicht eindeutig bewiesen werden (24).

Atypische Hepatitiden

Epstein-Barr-Virus. Die *infektiöse Mononukleose* wird durch das Epstein-Barr-Virus (EBV) hervorgerufen. Ihre Klinik zeigt eine ausgeprägte zervikale Lymphadenopathie, eine exsudative Pharyngitis und eine Hepatosplenomegalie. Ikterus tritt bei ca. 5 % der Patienten auf. Der Anstieg der Transaminasen erreicht aber kaum Werte über 1000 U/l. Fulminante Verläufe mit einem akuten Leberversagen sind ebenfalls selten (25).

Zytomegalievirus. Das Zytomegalievirus (CMV) kann bei Erwachsenen eine Hepatitis hervorrufen. Die typischen pharyngitischen Manifestationen sind im Vergleich zur EBV-Infektion jedoch deutlich geringer ausgeprägt. Nach dem Auftreten eines Ikterus besteht das Krankheitsgefühl im Gegensatz zu den klassischen Hepatitiden meist fort. Die ikterische Phase dauert in der Regel 2 – 3 Wochen in seltenen Fällen bis zu 3 Monaten. Zusätzlich muss bei Immunsupprimierten mit einer CMV-assoziierten Retinitis, Enteritis und Pneumonitis gerechnet werden (26).

Seltene Erreger. Seltene Begleithepatitiden durch Infektionen mit Coxsackieviren, Rubella-, Masern- und Adenoviren sind, entsprechend der erregertypischen extrahepatischen Manifestationen, von der klassischen Hepatitis abzugrenzen.

Virales hämorrhagisches Fieber. Die verschiedenen Formen des viralen hämorrhagischen Fiebers (VHF) gehen fast immer mit einer Leberbeteiligung einher. Meistens bleibt die Begleithepatitis subklinisch, so dass oftmals nur eine Erhöhung der Leberenzyme zu beobachten ist.

Cholestatische Verläufe des VHF weisen allerdings auf eine ausgedehnte Leberschädigung hin und sind mit einer schlechten Prognose assoziiert.

Die klassischen Symptome des VHF bestehen aus unspezifischen Myalgien, Hypotonieneigung, Fieber und allgemeinem Krankheitsgefühl. Exanthematöse Effloreszenzen, Konjunktivitiden und petechiale Einblutungen der Haut komplettieren das klinische Bild. Die zeitliche Kinetik der einsetzenden Beschwerden hängt vom ursächlichen Pathogen ab und reicht von abrupt einsetzenden Symptomen bis hin zu protrahierten Verläufen. Die bezeichnenden Komplikationen des hämorrhagischen Fiebers sind oropharyngeale Blutungen, Makrohämaturien und blutiger Stuhlgang. Im Falle einer Nierenbeteiligung können eine Proteinurie, Anurie und Azotämie beobachtet werden (13, 18). Die weltweit häufigsten Erkrankungen, welche das klinische Bild eines viralen hämorrhagischen Fiebers hervorrufen können, sind auf Infektionen mit Dengue-Fieber-Virus und Gelbfieber-Virus zurückzuführen (27, 28).

Diagnostik

Die Diagnose einer Virushepatitis wird oft zufällig gestellt, da das unspezifische Erscheinungsbild, mit Ausnahme der klinisch manifesten akuten Virushepatitis, keine Rückschlüsse auf die Grunderkrankung zulässt. Erst Laborbefunde lenken meist die Aufmerksamkeit auf die Verdachtsdiagnose der Hepatitis und führen zur Feststellung der verantwortlichen Lebererkrankung.

Neben der serologischen Zuordnung der Virushepatitis dient die Diagnostik zur Einschätzung der Krankheitsaktivität, des Krankheitsstadiums und der Identifikation von assoziierten Komplikationen. Diese Informationen sind essenziell zur Bewertung des Krankheitsverlaufs und ermöglichen es, adäquate Therapiekonzepte zu entwickeln.

Zur vereinfachten Differenzierung der laborchemischen Untersuchungsergebnisse ist in Abb. 12.**1** ein diagnostischer Algorithmus dargestellt (29).

Labordiagnostik

Leberenzyme. Der wichtigste *Suchtest* ist die Bestimmung der Leberenzyme. Die erhöhte GOT und GPT weisen auf das Vorliegen eines parenchymatösen Leberprozesses hin. Richtungsweisend für eine Virushepatitis ist die GOT/GPT-Ratio < 1 (DeRitis-Quotient) (30). Während Transaminasenerhöhungen über 200 U/l (GOT) bzw. über 300 U/l (GPT) grundsätzlich bei einer akuten Leberschädigung auftreten, grenzen sehr hohe Transaminasenspiegel (> 3000 U/L) die Diagnose auf eine toxische Hepatitis oder auf eine ischämische Schädigung der Leber ein (32) (Tab. 12.**2**). Der Transaminasengipfel im Rahmen der akuten Virushepatitis korreliert nicht mit dem Ausgang des Krankheitsverlaufs (33). Durch wiederholte Bestimmungen der GOT und GPT lassen sich allerdings Aussagen über die inflammatorische Aktivität der chronischen Virushepatitis machen. Rückschlüsse auf das Stadium der fibrotischen Umbauvorgänge sind jedoch auch im längerfristigen Verlauf durch Transaminasenbestimmungen nicht möglich (34).

Leberfunktionstests. Ergänzende Leberfunktionstests (Bilirubin, Prothrombinzeit, Albumin) erweitern die Labordiagnostik. Die charakteristische gemischte Hyperbilirubinämie und die begleitende Koagulopathie korrelieren mit der Ausprägung der Leberschädigung durch die Virushepatitis. Steigt während einer akuten Virushepatitis die Bilirubinkonzentration auf über 15 mg/dl und die INR auf über 6,5 an, muss mit einem schweren Verlauf der Erkrankung gerechnet werden (35, 36). Zudem können im Child-Pugh-Score

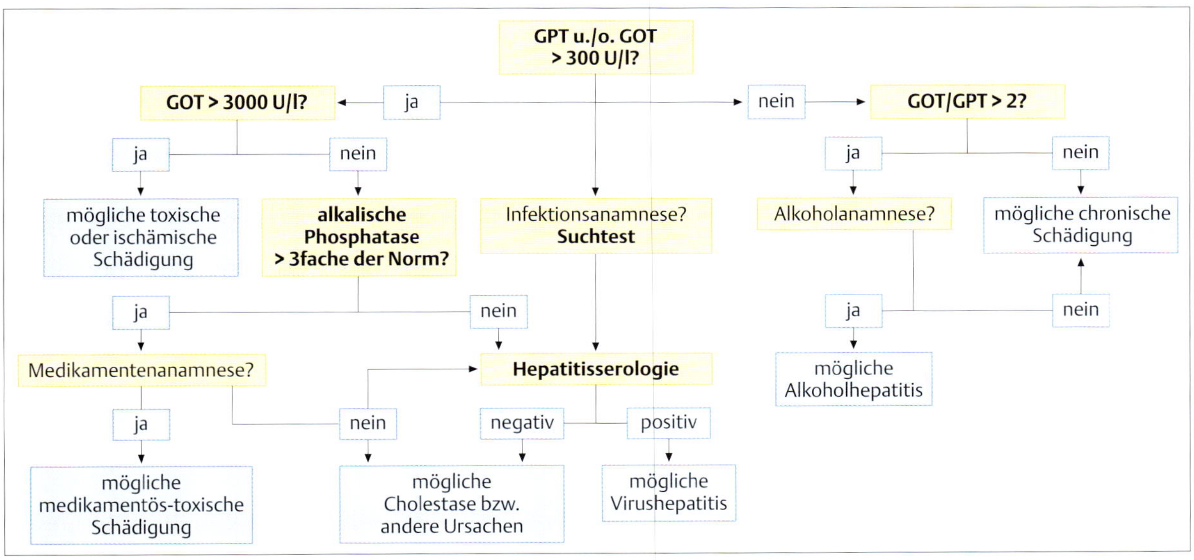

Abb. 12.1 Diagnostischer Algorithmus zur Differenzierung der Leberschädigung (modifiziert nach 29).

Tabelle 12.2 Laborkonstellationen des akuten Leberschadens (nach 29)

Erkrankung	$GPT_{Maximum}$ (× Norm)	GOT/GPT-Ratio	$Bilirubin_{Maximum}$ (mg/dl)	$PTT_{Verlängerung}$ (s)
Virale Hepatitis	10–40	<1	<15	<3
Alkoholische Hepatitis	2–8	>2	<15	1–3
Toxische Schädigung	>40	>1 (initial)	<5	>5 (transient)
Ischämische Schädigung	>40	>1 (initial)	<5	>5 (transient)

Lebersyntheseparameter und klinische Zeichen der hepatischen Entgleisung zur Prognoseeinschätzung der hepatitisassoziierten Leberzirrhose herangezogen werden (37). Die Bestimmung der *Ammoniakkonzentration* als Marker der hepatischen Enzephalopathie hat eine untergeordnete diagnostische Bedeutung, da der Ammoniakspiegel unvorhersehbaren Schwankungen unterliegen kann (29).

Blutbild. In der Blutbildanalyse können klassische virale Hepatitiden eine Leukopenie mit relativer Lymphozytose zeigen. Bei einem mononukleosetypischen Differenzialblutbild muss hingegen die Infektion mit EBV und CMV berücksichtigt werden.

α-Fetoprotein. Das hepatozelluläre Karzinom (HCC) trägt entscheidend zur Mortalität der chronischen Virushepatitis bei und muss daher in das diagnostische Prozedere einbezogen werden (38). Die halbjährliche Bestimmung des α-Fetoproteins (AFP) im Serum wird als regelmäßiger Test bei einer chronischen Hepatitis empfohlen. Dauerhaft erhöhte AFP-Werte (>20 ng/ml) sollten den Verdacht auf ein HCC lenken und eine intensivere Tumorsuche nach sich ziehen (39). AFP-Titer über 200 ng/ml sind wahrscheinlich auch ohne histologische Sicherung pathognomisch für das HCC, falls keine Gravidität oder Keimzelltumoren zuvor ausgeschlossen wurden (40).

Serologische Diagnostik. Die Identifikation der Hepatitisviren beruht auf serologischen Untersuchungen und viralen Nukleinsäure-Assays. Durch diese Untersuchungen lassen sich sowohl der Immunstatus und die Kontagiosität des Patienten als auch die Virusreplikation beurteilen (42, 43, 44). Der Zeitraum zwischen Infektion und Serokonversion des Patienten wird von den serologischen Markern nicht erfasst (diagnostische Lücke). Ergänzende Informationen liefert in diesem Falle der sensitive Nachweis von Virusreplikaten mittels PCR (Abb. 12.**2**) (45).

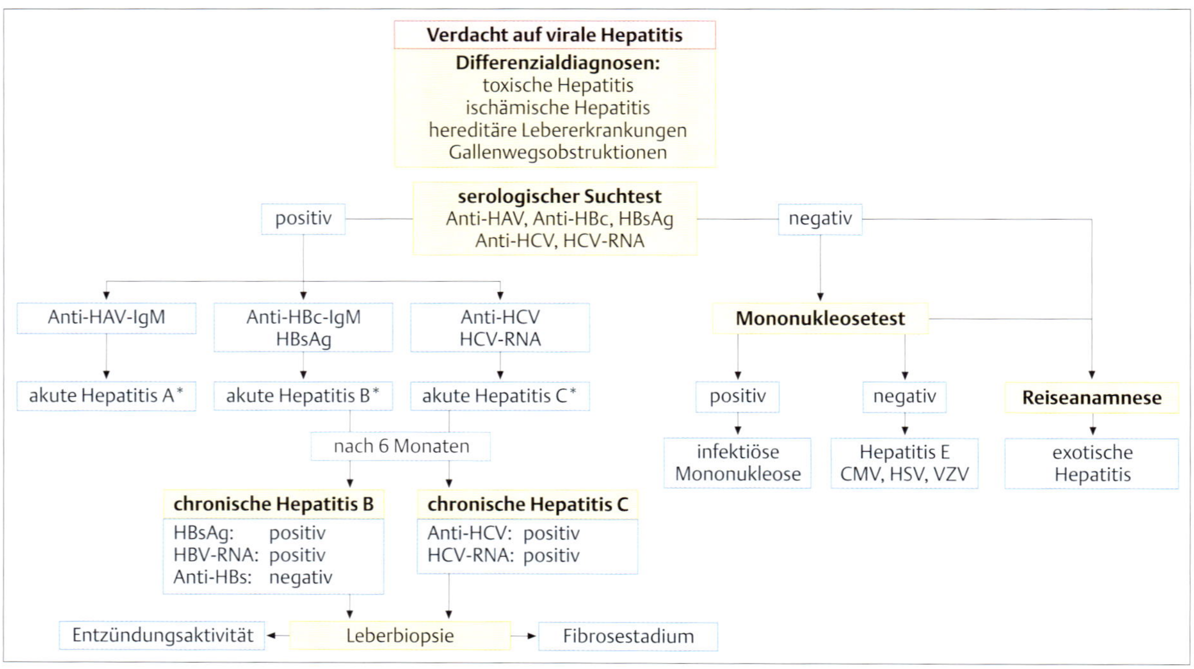

Abb. 12.2 Diagnostischer Algorithmus zur Differenzierung der viralen Hepatitis (modifiziert nach Levine JS. Decision making in Gastroenterology. St. Louis: Mosby 1992; pp. 416–417, 426–427).

Histologische Diagnostik

Die histologische Abklärung der Hepatitis liefert Informationen zur Entzündungsaktivität und zum Fibrosestadium der Leber. Zur Klassifikation der entzündlichen Befunde orientiert man sich an der Ausdehnung der lymphoplasmazellulären Infiltrate in Bezug auf die Läppchenarchitektur der Leber (46, 47). Die fibrotischen Umbauvorgänge der Leberläppchen und Portalfelder gehen ebenfalls in eine definierte Klassifikation ein (48).

Aus den histologischen Befunden lässt sich die Prognose der chronischen Virushepatitis ableiten. Vor Beginn einer spezifischen Therapie der chronischen Hepatitis sollte daher in der Regel eine Leberbiopsie erfolgen.

Bildgebende Diagnostik

Bildgebende Verfahren liefern durch die morphologische Beurteilung der Leber Hinweise auf eine hepatitisassoziierte Leberzirrhose (49). In Kombination mit dem Doppler ist der *Ultraschall* zudem ein verlässliches Mittel zur Beurteilung der Leberperfusion (50). Die Ultraschalluntersuchung ist die kosteneffektivste Bildgebung und wird daher als Routineuntersuchung eingesetzt. Sonographisch lassen sich kleine HCC-Herde jedoch schlecht von benignen Regeneratknoten der zirrhotischen Leber unterscheiden. Dies ist die Domäne der *kontrastmittelverstärkten CT* oder der *MRT* (51). Raumforderungen mit einer Kontrastmittelanreicherung in der arteriellen Phase des CT und einem Durchmesser von über 2 cm entsprechen wahrscheinlich einem HCC. Kleinere Befunde bis 1 cm sollten entweder im Verlauf beobachtet werden oder bei 1 – 2 cm einer bioptischen Kontrolle unterzogen werden (38).

Differenzialdiagnose

Akute Virushepatitis

Die Differenzialdiagnosen der akuten Virushepatitis umfassen toxische und ischämische Leberschädigungen, aber auch infektiöse und hereditäre Erkrankungen.

Erhöhte Transaminasen (100fache der Norm) sollten die Aufmerksamkeit auf eine akute ischämische Leberschädigung oder auf eine medikamentös toxische Genese lenken. Eine ischämische Hepatitis ergibt sich meist infolge eines prolongierten Kreislaufschocks oder aufgrund einer Stauung der Lebervenen (52). Wichtigste Indizien für eine medikamentös-toxische Hepatitis liefert natürlich die gezielte Anamnese (53). Seltener präsentieren sich chronische Lebererkrankungen, wie der Morbus Wilson oder die Autoimmunhepatitis, mit einem akuten Verlauf. Nichtvirale Infektionen (Leptospirose, Toxoplasmose, Malaria usw.) und Abstoßungsreaktionen gegen transplantierte Lebern komplettieren die Liste der Differenzialdiagnosen einer akuten Virushepatitis (Tab. 12.**3**).

Chronische Virushepatitis

Die chronische Virushepatitis muss differenzialdiagnostisch von einer chronischen Alkoholhepatitis, einer medikamentös-toxischen Hepatitis und der nichtalkoholischen Steatohepatitis abgegrenzt werden.

Die GOT/GPT-Ratio ist hierbei ein verlässlicher diagnostischer Marker der chronischen Alkoholhepatitis, da bei positiver Alkoholanamnese kaum eine andere Lebernoxe für die überproportional erhöhte GOT verantwortlich ist (31). Falls eine Virushepatitis serologisch ausgeschlossen wurde und kein Anhalt auf eine Alkoholhepatitis besteht, sollten *Medikamente* als Ursache der Hepatopathie berücksichtigt werden. In den meisten Fällen sind die erhöhten Transaminasen reversibel und normalisieren sich nach dem Absetzen der verantwortlichen Noxe. Im Rahmen einer chronischen Exposition können aber auch irreversible Schädigungen (Leberzirrhose) auftreten (53). Die nichtalkoholische Steatohepatitis (NASH) ist in den industrialisierten Ländern eine der häufigsten Differenzialdiagnosen der chronischen Virushepatitis, diese gilt jedoch als Ausschlussdiagnose und kann grundsätzlich nur histologisch gesichert werden. Hereditäre Ursachen einer chronischen Hepatitis (Morbus Wilson, Hämochromatose) oder die Autoimmunhepatitis sind weitere Differenzialdiagnosen der chronischen Hepatitis (Tab. 12.**4**).

Prognose und Verlauf

Akute Virushepatitis

Die Prognose der akuten Virushepatitis ist abhängig vom Virustyp. Eine akute Hepatitis ohne anschließenden chronischen Verlauf findet sich bei allen Hepatitis-A-Infektionen, bei 90 – 95 % der Hepatitis B und bei 15 – 45 % der Hepatitis C bei Virusinfektionen. Fulminante Hepatitiden werden nicht chronisch und zeigen, sofern sie überlebt werden, meist eine restitutio ad integrum.

Die Prognose der akuten opportunistischen Virushepatitiden ist hingegen abhängig von der Grunderkrankung des Patienten. In seltenen Fällen zeigen diese einen fulminanten Verlauf mit hoher Mortalität. Noch gravierender ist die Prognose bei den verschiedenen Entitäten des viralen hämorrhagischen Fiebers, welches eine durchschnittliche Mortalitätsrate von 5 – 20 % aufweist (18).

Chronische Virushepatitis

Der Verlauf der chronischen Virushepatitis ist variabel. Grundsätzlich ist die Prognose jedoch ernst. Man sieht jahrelange Verläufe mit minimaler Progression und Beschwerdefreiheit, daneben auch rasch progrediente Fälle, bei denen es innerhalb weniger Jahre, sogar innerhalb weniger

Tabelle 12.3 Differenzialdiagnosen der akuten viralen Hepatitis (nach 29)

Erkrankung	Charakteristika	Suchtest	Ergänzende Diagnostik
Toxische Leberschädigung			
Acetaminophen-Intoxikation (Paracetamol)	mit 20–50% häufigste Ursache des akuten Leberversagens	Acetaminophen-Serumspiegel	keine
Alkoholhepatitis	meist milde Verläufe des akuten Leberschadens	Alkoholspiegel CDT	keine
Pilzintoxikation (Knollenblätterpilz)	50–100 Fälle in Europa/Jahr; akutes Leberversagen nach 24–48 h Latenz	α-Amanitin im Urin	keine
Ischämische Leberschädigung			
Protrahierter Kreislaufschock (Schockleber)	häufigste Ursache des ischämischen Leberschadens; protrahierte Hypotonie	Kreislaufmonitoring	keine
Dekompensierte Herzinsuffizienz	Zeichen der kardialen Dekompensation, Stauung der Lebervenen	Echokardiographie, Abdomenultraschall	keine
Thrombembolische Ereignisse	prähepatische (A. hepatica), intrahepatische und posthepatische (Budd-Chiari-Syndrom) Gefäße	Lebergefäßduplex, Echokardiographie, Abdomenultraschall	Angiographie, CT/MR-Angiographie
Akuter Schub einer chronischen Lebererkrankung			
Autoimmunhepatitis	bei jungen Patienten (meist Frauen) erhöhtes Gamma-Globulin im Serum	ANA und ASMA; regelmäßig falsch positive anti-HCV-Titer	Biopsie
Morbus Wilson	bei jungen Patienten; Leberbeteiligung oft begleitet von Coombsnegativer Hämolyse	niedriges Coeruloplasmin	erhöhtes Serumkupfer, erhöhte renale Kupferausscheidung
Sonstige Ursachen			
Nichtvirale Infektionen	spezifisches klinisches Bild der verantwortlichen Erkrankung	Erregernachweis von Brucellen, Leptospiren, und Protozoen	Biopsie
Transplantatassoziiert	Transplantatabstoßung; Reperfusionsschäden	Biopsie	keine

Monate, zur Zirrhose und zum terminalen Leberversagen kommt. Auch schubweise Verläufe mit unterschiedlich langen Remissionsphasen werden beobachtet. Die Dynamik wird von der ursächlichen Virushepatitis bestimmt, ist jedoch auch innerhalb der einzelnen Entitäten unterschiedlich. Eine mögliche Erklärung hierfür liefern progressionsfördernde Faktoren, z. B. Alter, Geschlecht, Übergewicht und hepatotoxische Noxen (Alkohol). Eine wichtige Rolle spielen Koinfektionen mit anderen Hepatitiden und HIV (2, 3, 54).

⇢ **Mortalität.** Die Mortalität der chronischen Hepatitis resultiert aus den Folgen des terminalen Leberversagens und des HCC. Unabhängig von der Zirrhoseursache ist die 10-Jahres-Überlebenswahrscheinlichkeit für Patienten, die keine Zirrhosekomplikationen erlitten haben, etwa 50%. Mit fortschreitender Zirrhose entwickeln 45% der initial nicht dekompensierten Patienten innerhalb von 8 Jahren eine oder mehrere Komplikationen (Aszites, Enzephalopathie, gastrointestinale Blutungen). Treten solche Komplikationen auf, verschlechtert sich die Prognose rapide; nur weniger als 10% der Patienten überlebt danach länger als 5 Jahre (55).

Tabelle 12.4 Differenzialdiagnosen der chronischen viralen Hepatitis (nach 29)

Erkrankung	Charakteristika	Suchtest	Ergänzende Diagnostik
Alkoholische Steatohepatitis	wahrscheinlichste Ursache nach serologischem Ausschluss der viralen Hepatitis	GOT/GPT > 2 Alkoholspiegel	CDT
Nichtalkoholische Steatohepatitis	wahrscheinlichste Ursache neben der viralen und alkoholischen Hepatitis	keiner	Ausschlussdiagnose Biopsie
Autoimmunhepatitis	etwa 18 % der nichtviralen Hepatitis, meist junge Frauen, erhöhte γ-Globuline im Serum	ANA und ASMA; falsch positive anti-HCV-Titer	Biopsie
Hämochromatose	autosomal rezessiver Erbgang; 1 : 200 in Nordeuropa	Transferrinsättigung (> 45 %), erhöhtes Ferritin	HFE-Gen-Analyse (C282Y, H63D
Morbus Wilson	autosomal rezessiver Erbgang; 1 : 30.000 in Nordeuropa, hämolytische Anämie, neurologische Komplikationen	niedriges Coeruloplasmin bei 65 – 95 % der homozygoten und 29 % der heterozygoten Träger	Genanalyse, erhöhtes Serumkupfer, erhöhte renale Kupferausscheidung
Primär biliäre Zirrhose	erhöhte alkalische Phosphatase, meist Frauen mittleren Alters; Assoziation mit Sjörgen-Syndrom	antimitochondriale Antikörper	Biopsie
Primär sklerosierende Cholangitis	erhöhte alkalische Phosphatase, meist Männer mittleren Alters, Assoziation mit Colitis ulcerosa	ANCA, ASMA und ANA	Gallengangsdarstellung
α_1-Antitrypsin-Mangel	autosomal rezessiver Erbgang; 1 : 1000 bis 1 : 2000	α_1-Antitrypsin-Spiegel im Serum	α_1-Antitrypsin-Phänotypisierung

Therapieziele und Maßnahmen

Akute Virushepatitis

Die Behandlung der unkomplizierten akuten Virushepatitis ist supportiv, und eine antivirale Therapie ist in den meisten Fällen nicht indiziert. Entwickelt sich allerdings ein Leberversagen im Rahmen der akuten Hepatitis, müssen lebensbedrohliche Elektrolytentgleisungen, Hypoglykämien und Gerinnungsstörungen frühzeitig erkannt und korrigiert werden.

Chronische Virushepatitis

Das Therapieziel bei der Behandlung einer chronischen Hepatitis besteht hingegen in der Elimination der viralen Infektion, um der Entwicklung einer Leberzirrhose und der Entstehung eines hepatozellulären Karzinoms vorzubeugen.

→ **Virostatika.** Hierbei ist die Indikation in Hinblick auf den natürlichen Verlauf der Erkrankung und ihrer Gesamtprognose zu prüfen. Als Virostatika stehen Immunmodulatoren (Interferon α), virusspezifische Replikationshemmer (Nukleosidanaloga und Nukleotidanaloga) und adjuvante Substanzen (Ribavirin) zur Verfügung. Surrogatmarker werden zur Therapiekontrolle herangezogen, da der lange Verlauf der chronischen Hepatitis die unmittelbare Beurteilung der Therapieendpunkte nicht zulässt. Überprüft wird das Therapieansprechen daher anhand der Normalisierung von Serumtransaminasen, einer Negativierung der Viruslast und durch die Kontrolle der histologischen Befunde im Verlauf.

→ **Lebensumstellung.** Der Patient ist außerdem über die beschleunigte Progression der Leberfibrose durch zusätzliche Noxen, insbesondere chronischen Alkoholkonsum, aufzuklären. Eine Umstellung der Lebensgewohnheiten durch den Patienten ist somit integraler Bestandteil der erfolgreichen Hepatitistherapie. Sollte die dauerhafte Elimination der chronischen Hepatitis-Virus-Infektion scheitern, rücken die Vorsorgeuntersuchungen zur frühzeitigen Entdeckung der hepatitisassoziierten Komplikationen in den Vordergrund (56).

Komplikationen und deren Therapie

Akute Virushepatitis

→ **Leberversagen.** Die wichtigste Komplikation der akuten Virushepatitis ist das akute Leberversagen. Größte Aufmerksamkeit sollte daher den Zeichen einer beginnenden hepatischen Malfunktion geschenkt werden, da hieraus lebensbedrohliche Verschiebungen des Elektrolyt- und Säure-Base-Haushaltes, neurologische Komplikationen (hepatisches Koma, Hirnödem) und hämorrhagische Diathesen (Gerinnungfaktormangel) resultieren können. Zudem kann die gestörte hepatische Glukoneogenese zu lebensbedrohlichen hypoglykämischen Entgleisungen führen.

Um eine engmaschige Überwachung der Elektrolythomöostase, des Glucosestoffwechsels und der Lebersynthesekapazität zu ermöglichen, ist die Indikation zur Hospitalisation gegeben. Im Falle eines progredienten Leberversagens muss die intensivmedizinische Behandlung veranlasst und frühzeitig die Indikation der Lebertransplantation geprüft werden.

Chronische Virushepatitis

→ **Leberzirrhose.** Die chronische Virushepatitis wird selten, z. B. im Falle eines akuten hepatitischen Schubes, durch das akute Leberversagen kompliziert. Meistens sorgt der chronische Leberparenchymschaden aber für die Zerstörung der Leberarchitektur und führt über die Leberfibrose zur vollständigen Leberzirrhose.

Für die chronische Hepatitis im Stadium der Leberzirrhose rückt die Früherkennung der Zirrhosekomplikationen sowie die Prävention einer weiteren Leberschädigung in den Vordergrund der medizinischen Versorgung.

In regelmäßigen Abständen sind daher bildgebende, endoskopische und laborchemische Untersuchungen zu veranlassen, um ggf. die Leberinsuffizienz, den portalen Hypertonus und das hepatozelluläre Karzinom therapeutisch angehen zu können. Bei einem terminalen Leberversagen und beim HCC steht nach strenger Indikationsstellung als ultima ratio die Lebertransplantation zur Verfügung (56).

Prävention

→ **Meldepflicht.** Um erfolgreich präventive Maßnahmen gegen die Virushepatitis etablieren zu können, benötigt man Informationen über die aktuellen epidemiologischen Gegebenheiten in einer Region. In Deutschland gilt aus diesem Grund für die Hepatitis A eine Meldepflicht bereits bei

Tabelle 12.5 Prävention der viralen Hepatitis

Primärprävention

- Aufklärung über Risikofaktoren
- Meldepflicht der viralen Hepatitis
- Hygienische Maßnahmen
- Schutzimpfungen
- Riegelungsimpfungen
- Postexpositionsprophylaxe (passive und aktive Immunisierung)

Sekundärprävention

- serologische Screening-Untersuchungen der Risikogruppen
- Früherkennung von Komplikationen der chronischen Virushepatitis. (Zirrhose, HCC)

Tertiärprävention

- antivirale Therapie
- Vermeidung hepatotoxischer Noxen
- Therapie der Zirrhosekomplikationen

Verdacht auf eine Erkrankung, für die Hepatitis B bis E nach diagnostischer Sicherung. Außerdem sind meldepflichtig: akute virale Hepatitiden (gleich welcher Genese), Gelbfieber und die Entitäten des viralen hämorrhagischen Fiebers. Die gesetzliche Grundlage für die Erfassung der Virushepatitis legt das Infektionsschutzgesetz. Im Einvernehmen mit dem Patienten können bei einer Risikokonstellation gezielte Screening-Untersuchungen durchgeführt werden. Weiterführende Präventivmaßnahmen erfordern zudem eine interdisziplinäre Herangehensweise.

→ **Aufklärung von Patienten und Risikogruppen.** Die wichtigste Aufgabe des Mediziners besteht in der umfassenden Aufklärung der Patienten über die Übertragungsrisiken einer Virushepatitis. Außerdem sollten vorbeugende Maßnahmen einer Infektion erörtert werden. Neben breiten Aufklärungsprogrammen muss den Risikogruppen besondere Aufmerksamkeit gewidmet werden. In der klinischen Praxis bedeutet dies, Informationen für medizinisch-pflegerisch Tätige und Fernreisende bereitzustellen. Zudem müssen promiskuitive Bevölkerungsgruppen über die Risiken der sexuellen Übertragungswege aufgeklärt werden, und es gilt, das Infektionsrisiko durch den intravenösen Drogenmissbrauch hervorzuheben.

Im klinischen Alltag ist die Einhaltung hygienischer Kautelen eine der wichtigsten präventiven Maßnahmen.

→ **Blut und Blutprodukte.** Besonders der Umgang mit Blutprodukten erfordert eine hohe Sorgfalt. Routinemäßige Untersuchungen der Blutspender und der Blutprodukte führten zu einem deutlichen Rückgang der transfusionsbedingter Hepatitis. Gegenwärtig ist jede transfundierte Blutkonserve mit einem Infektionsrisiko von nur noch 1:620.000 bis 1:4.400.000 für Hepatitis B und C behaftet (57–60).

Impfungen. Eine gezielte Prophylaxe der viralen Hepatitis A und B ist durch die aktive Immunisierung möglich. Die ständige Impfkommission (STIKO) empfiehlt neben einer Grundimmunisierung gegen Hepatitis B für Kinder und Jugendliche die Impfung der Hepatitis-A- und -B-Risikogruppen (61). Außerdem steht für Reisende in Endemiegebiete des Gelbfiebers die Gelbfieberimpfung zur Verfügung (Tab. 12.5).

FAZIT FÜR DIE PRAXIS

- Die wichtigsten Pathogene der viralen Hepatitis sind die Erreger der Hepatitis A, B, D und C, welche sich aus einer biologisch heterogenen Gruppe von Viren zusammensetzen. Die Hepatitis-E- und -G-Viren spielen in Deutschland eine untergeordnete Rolle. Atypische Begleithepatitiden sind in unserer Region meist auf eine Infektion mit Herpesviren zurückzuführen (v.a. EBV, CMV und VZV).
- Die Prognose der Virushepatitis hängt entscheidend vom ursächlichen Pathogen ab. Die wichtigsten Komplikationen der Virushepatitis ergeben sich aus einem fulminanten Verlauf mit der Gefahr des Leberversagens und aus der chronischen Infektion, welche zur Leberzirrhose führen kann. Die chronische Virushepatitis ist zudem, falls eine Leberzirrhose entsteht, mit einem deutlich erhöhten HCC-Risiko behaftet.
- Insbesondere bei Risikogruppen der Virushepatitis sollten erhöhte Serumtransaminasen eine zügige serologische Abklärung auf Virushepatitis A, B und C nach sich ziehen, da entweder Maßnahmen zur Transmissionsprävention oder spezifische Therapien eingeleitet werden müssen. Vor Beginn einer Behandlung sollte möglichst ein histologischer Befund der Leber erhoben werden. Hierdurch kann die Prognose der chronischen Virushepatitis eingeschätzt werden.
- Die wichtigsten präventiven Maßnahmen gegenüber einer Virushepatitis bestehen in der Aufklärung der Patienten über die Transmissionsrisiken, in der Einhaltung hygienischer Richtlinien und in der Impfprophylaxe.

Steckbrief virale Hepatitis

Leitsymptom:
Falls symptomatisch, geht die akute Virushepatitis mit Müdigkeit, Fieber und Ikterus einher. Im Endstadium der chronischen Virushepatitis stehen die Symptome der Leberzirrhose im Vordergrund.

Leitbefunde:
Der Suchtest auf eine Virushepatitis sollte bei Nachweis erhöhter Transaminasen im Serum erfolgen. Serologische Tests ermöglichen die Identifikation der verantwortlichen viralen Pathogene. Histologisch kann man entzündliche Zellinfiltrate der Leber und fibrotische Umbauvorgänge des Leberparenchyms erkennen.

Wichtigste Differenzialdiagnosen:
Toxische und ischämische Leberschädigungen sind die wichtigsten Differenzialdiagnosen der akuten Virushepatitis. Die nichtalkoholische Steatohepatitis, die Alkoholhepatitis und die Autoimmunhepatitis sind die häufigsten Differenzialdiagnosen der chronischen Virushepatitis.

Therapie:
Nach der supportiven Therapie der akuten Virushepatitis besteht im Falle einer Chronifizierung der Infektion meist die Indikation zur antiviralen Behandlung. Der spezifischen Therapie sollte zur Einschätzung der Prognose eine Leberhistologie vorangehen.

12.2 Hepatitis B und D

W. Böcher

EDITORIAL **Die Inzidenz der Hepatitis B nimmt in weiten Teilen der Erde ab als Folge effizienter Immunisierungspro-**

gramme. Dennoch ist die chronische Hepatitis B in den Industrienationen eine der häufigsten Ursachen für eine Leberzirrhose. Etwa 20 – 30 % der chronischen HBV-Träger entwickeln innerhalb von 10 – 30 Jahren eine Leberzirrhose mit Folgekomplikationen. Die therapeutischen Möglichkeiten sind beschränkt, eine Progression zur Zirrhose kann aber in der Mehrzahl der Patienten bei rechtzeitiger Diagnosestellung durch sequenziellen Einsatz von Interferon und Nukleosid- oder Nukleotidanaloga verhindert werden. Die Diagnosestellung erfolgt anhand serologischer Marker und der Leberhistologie.

Die Hepatitis D kompliziert als Super- oder Koinfektion der Hepatitis B vor allem in den Endemieregionen Süd- und Osteuropas den Verlauf der chronischen Hepatitis. Sie wird ebenfalls serologisch diagnostiziert und mit Interferon α therapiert. Gegen beide Infektionen schützt sehr effektiv eine Hepatitis-B-Impfung.

Definition

Die Hepatitis B ist eine durch Infektion mit dem Hepatitis-B-Virus (HBV) verursachte Entzündung der Leber, die in der überwiegenden Mehrzahl der Fälle spontan ausheilt. In weniger als 5 % infizierter Erwachsener kommt es zu Viruspersistenz und chronischer Hepatitis mit der möglichen Entwicklung von Leberzirrhose oder -karzinom. Serologisch gekennzeichnet ist die aktive Infektion durch den Nachweis von HBV-Surface-(HBs-)Antigen und viraler DNA. Bei Vorliegen einer Infektion mit dem Wildtyp-Virus ist zudem das HBe-Antigen serologisch nachweisbar (= *HBe-positive chronische Hepatitis*). Dieses Virus wird allerdings unter dem Druck der Immunantwort des Wirtes im langjährigen Verlauf in einem Teil chronisch infizierter Patienten durch ein Virus mit PräCore-Stoppmutante abgelöst (= *HBe-negative chronische Hepatitis*).

Epidemiologie und Risikofaktoren

Weltweit sind ca. 300 – 400 Mio. Menschen (5 – 7 % der Weltbevölkerung) chronisch mit dem HBV infiziert. Jährlich sterben etwa 1 Mio. Menschen an den Folgen einer chronischen Hepatitis B.

Die Risikofaktoren der HBV-Infektion ergeben sich aus dem parenteralen Transmissionsmodus. In den hochendemischen Regionen Südostasiens und Afrikas findet die Infektion v.a. perinatal und in der frühen Kindheit statt, was den hohen Anteil chronischer Verläufe erklärt. In den meisten Industrienationen der westlichen Welt liegt die Prävalenz chronischer Verläufe unter 1 %, in Deutschland etwa bei 0,4 – 0,7 % (10). Hier findet die Infektion meist erst auf sexuellem Wege im Erwachsenenalter statt und betrifft im Wesentlichen Risikogruppen wie i. v. Drogenabhängige, homosexuelle Männer, Menschen mit hoher Promiskuität sowie Haushaltskontakte und Beschäftigte im Gesundheitswesen. Bei 25 – 40 % der Patienten lässt sich kein klarer Infektionsweg eruieren.

Ätiologie und Pathogenese

Hepatitis-B-Virus. Das HBV ist ein DNA-Virus aus der Familie der Hepadna-Viren. Es besitzt eine hohe Wirtsspezifität für den Menschen. Sein Genom besteht aus einer inkomplett doppelsträngigen DNA, die für 7 verschiedene Proteine kodiert:

- die 3 Oberflächenproteine präS1, präS2 und HBs,
- die Kapsidproteine HBc und HBe,
- die virale Polymerase,
- und das HBV-X-Protein, das die Expression verschiedener viraler und zellulärer Gene reguliert.

Der Replikationszyklus läuft in der Leberzelle ab, ohne diese zu schädigen. Mutationen im Bereich der Kapsidantigene führen zu der HBe-Antigen-negativen Hepatitis B. Aufgrund von Sequenzunterschieden im Bereich des HBs-Antigens können 8 Genotypen (A–H) mit unterschiedlicher geographischer Verteilung abgegrenzt werden, die sich möglicherweise bezüglich des Spontanverlaufs und Therapieansprechens unterscheiden (7, 12).

Immunantwort. Das Hepatitis-B-Virus ist nicht zytopathisch, die Leberschädigung entsteht durch die Immunantwort des infizierten Wirtes. Die frühesten Abwehrmechanismen stellen die Effektoren des natürlichen Abwehrsystems dar. In den infizierten Zellen wird Interferon α gebildet, das zum einen direkt antiviral wirkt und zum anderen T-Lymphozyten und natürliche Killerzellen (NK-Zellen) aktiviert, die ihrerseits weitere antiviral wirksame Zytokine ausschütten. Intrahepatische dendritische Zellen werden durch Kontakt mit viralen Antigenen und Zytokinen aktiviert und wandern in die regionalen Lymphknoten, wo sie die Effektoren der spezifischen Immunantwort stimulieren: B-Lymphozyten bilden neutralisierende anti-HBs-Antikörper; zytotoxische T-Lymphozyten sezernieren antivirale Zytokine und eliminieren HBV-infizierte Zellen; T-Helferzellen regulieren die antiviralen B- und T-Lymphozyten. Kommt es durch eine bisher ungeklärte Ursache zu einem HBV-spezifischen T-Zell-Versagen, so bleibt die Elimination des Virus aus, und es entsteht eine chronische Hepatitis (1).

Pathologie

Zur Beurteilung des Ausmaßes der Leberschädigung, zum Ausschluss anderer Lebererkrankungen und zur Indikationsstellung einer antiviralen Therapie ist in vielen Fällen eine Leberpunktion unerlässlich (3). Im *Portalfeld* finden sich Infiltrate mit Lymphozyten, Plasmazellen, Monozyten und Retikulumzellen. Am Übergang von Portalfeld zu Läppchenparenchym zeigen sich Einzel- oder Gruppenzellnekrosen von Hepatozyten, die von Lymphozyten umgeben sein können. Diese stellen das morphologische Korrelat der immunologisch vermittelten Leberschädigung dar. Als Konsequenz der chronischen Entzündungsreaktion finden sich hier mottenfraßartige Gewebsdefekte und ein Einsprossen von Bindegewebsstraßen in das Läppchenparenchym. Diese Fibrosestraßen können zu Septen und schließlich zur kompletten Leberzirrhose konfluieren. *Intralobulär* finden sich typischerweise hyaline Einzelzellnekrosen, sog. Councilman-Bodies, die das Äquivalent apoptotischer Zellen darstellen und von Lymphozyten und Sternzellen umgeben sein können.

- Spezifisch für die chronische Hepatitis B sind Hepatozyten mit milchglasartigem Zytoplasma (Milchglashepatozyten), die durch Ablagerung exzessiver Mengen an HBs-Antigen entstehen.
- Immunhistologisch lässt sich das Vorliegen einer HBV-Infektion durch den Nachweis von HBs-Antigen im Zytoplasma und von HBc-Antigen im Zellkern bestätigen.

Klinik

→ **Akute Hepatitis B.** Patienten mit akuter Hepatitis B können anamnestisch in den zurückliegenden 6 – 12 Wochen über neue Sexualpartner, Drogenkonsum, Tätowierungen oder Ähnliches berichten. Das klinische Spektrum reicht von einer asymptomatischen oder von grippalen Symptomen begleiteten Erhöhung der Transaminasen bis hin zum fulminanten Leberversagen mit hoher Mortalität (→ **Kapitel 12.1**). In der Mehrzahl leiden erwachsene Patienten mit apparentem Verlauf zunächst an einer wenige Tage anhaltenden Prodromalphase mit allgemeinem Krankheitsgefühl, grippalen oder gastroenteritischen Symptomen, denen dann die eigentlich ikterische Phase folgt. Diese ist geprägt von einer subjektiven Verbesserung, aber zunehmendem Ikterus und Pruritus und kann mit einer Hepatosplenomegalie, Spider Naevi und einem leichten Gewichtsverlust einhergehen. Innerhalb von 4 Wochen kommt es meist zur klinischen Ausheilung, der in der Mehrzahl der Fälle innerhalb von 6 Monaten die HBs-Serokonversion als Zeichen der kompletten Ausheilung folgt.

→ **Chronische Hepatitis B.** Eine chronische Hepatitis B wird häufig als Zufallsdiagnose bei asymptomatischen Patienten, z. B. im Rahmen einer geplanten Blutspende oder betriebsärztlichen Untersuchung, diagnostiziert. Einige Patienten werden wegen unspezifischer Symptome wie Müdigkeit, Dyspepsie oder Oberbauchbeschwerden zugewiesen (22). Im langfristigen Verlauf treten die Symptome der Leberzirrhose in den Vordergrund (→ **Kapitel 12.1**).

Diagnostik

Die Diagnose und Verlaufsform einer Hepatitis B kann aus der Zusammenschau verschiedener serorologischer Marker gesichert werden (Tab. 12.**6**). Der Nachweis viraler Oberflächen- oder Kapsid-Antigene (HBsAg bzw. HBeAg) oder von DNA im Serum zeigt eine aktuelle Infektion an, während der alleinige Nachweis von Antikörpern gegen HBsAg, HBeAg und HBcAg eine ausgeheilte Infektion belegt.

→ **Akute Hepatitis B.** Die akute Hepatitis B ist durch den Nachweis von anti-HBc-Antikörpern vom IgM-Typ charakterisiert (Abb. 12.**3a**). Später geht bei persistierendem anti-HBc das anti-HBc-IgM verloren, und es kommt zur HBe-Serokonversion, also zum Verlust des HBeAg bei Nachweisbarkeit von anti-HBe-Antikörpern. Diese markiert den weitgehenden Abfall der Viruslast und wird meist innerhalb weniger Wochen oder Monate gefolgt von der HBs-Serokonversion. Bei *fulminantem Verlauf* kann durch die ausgeprägte Immunantwort das Virus bereits eliminiert, der Patient also seronegativ für HBsAg und HBV-DNA sein (24).

Klinisch chemisch geht die akute Hepatitis B mit stark erhöhten Transaminasen (GPT > GOT, meist > 1000 U/l) und einer Hyperbilirubinämie einher, in sehr akuten Fällen auch mit einem Abfall des Quick-Wertes. Bei einer solchen Einschränkung der Leberfunktion, spätestens aber bei Manifestation einer Enzephalopathie, sollte der Patient in ein Lebertransplantationszentrum verlegt werden.

Tabelle 12.6 Serologische Diagnostik der HBV-Infektion

Hepatitis B	HBs	anti-HBs	HBe	anti-HBe	anti-HBc	DNA
Akut	+	-	+	-	IgM	+
Chronisch						
• Wildtyp	+	-	+	-	+	+
• PräCore-Mutante	+	-	-	+	+	+
Ausgeheilt	-	+/–	-	+/–	+	–
Vakziniert	-	+	-	-	-	-

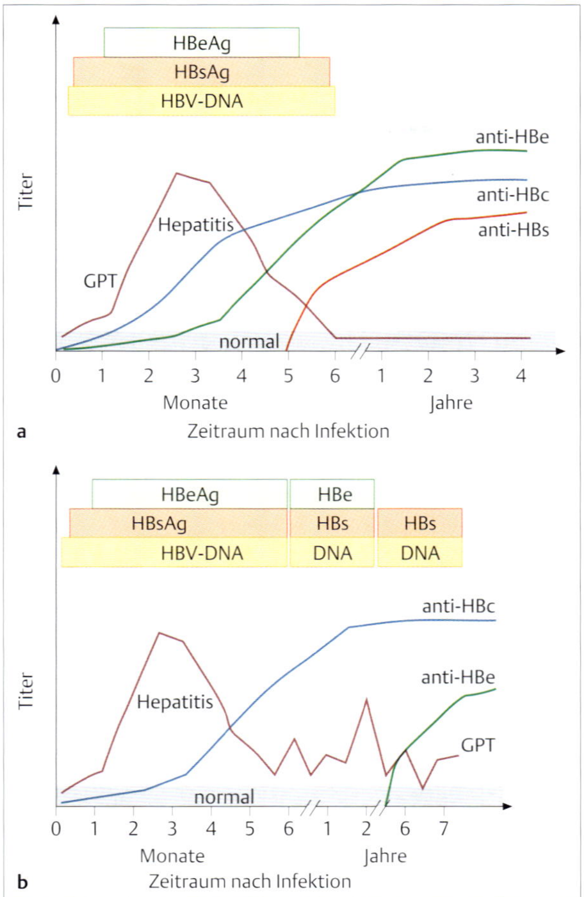

Abb. 12.3 Serologie im Verlauf.
a Akute selbstlimitierte Hepatitis B.
b Chronische Hepatitis B.

Chronische Hepatitis B. Eine Persistenz von HBsAg über mehr als 6 Monate definiert den chronischen Verlauf, der durch die Persistenz viraler DNA und von anti-HBc-Antikörpern charakterisiert ist (Abb. 12.**3b**). Je nach Nachweisbarkeit von HBeAg oder anti-HBe-Antikörpern sowie in Abhängigkeit von der Viruslast kann zwischen den verschiedenen Verlaufsformen der chronischen Hepatitis B unterschieden werden (s. u.).

Bei der chronischen Hepatitis B finden sich normale oder wechselnd erhöhte Transaminasen. Später kommen die Zeichen der Leberzirrhose hinzu.

Ausheilung. Nach Ausheilen einer HBV-Infektion bleibt zunächst eine serologische Narbe mit Nachweis von anti-HBs, anti-HBc und anti-HBe bei negativem Antigennachweis bestehen. Nach Jahren können zunächst die anti-HBe-Antikörper, dann auch anti-HBs verloren gehen.

Extrahepatische Manifestationen

In bis zu 20% der Patienten mit akuter oder chronischer Hepatitis B treten extrahepatische Manifestationen auf, die oft mit zirkulierenden Immunkomplexen assoziiert sind. Ihre Erkennung ist aber bedeutsam, da schwerere Manifestationen durch moderne Virustatika therapiert werden können.

Während der Prodromalphase der akuten Hepatitis B entwickeln 10–20% der Patienten ein Syndrom mit Fieber, Arthralgien, Exanthem und angioneurotischem Ödem, das der *Serumkrankheit* ähnelt. Serologisch finden sich hochtitriges HBsAg, Immunkomplexe und erniedrigte Komplementspiegel.

Mikroskopische Polyarteriitis. Eine seltene, aber gravierende Manifestation ist die mikroskopische Polyarteriitis (Panarteriitis nodosa), die sich klinisch als akutes Nierenversagen, Myokardinfarkt, Mesenterialinfarkt oder Schlaganfall äußern kann. Ursächlich scheinen HBsAg-haltige Immunkomplexe zu sein. Therapeutisch kommen neben Nukleosid- oder Nukleotidanaloga auch Plasmapherese und Immunsuppressiva zum Einsatz.

Glomerulonephritis. Überwiegend bei Kindern findet sich gelegentlich eine immunkomplexvermittelte Glomerulonephritis. Während das Ansprechen auf Steroide gering ist, kommt es unter erfolgreicher antiviraler Therapie häufig zur Remission.

Die Therapie der Grunderkrankung steht im Vordergrund, da Steroide und Immunsuppressiva die zugrunde liegende Hepatitis B aggravieren würden. Vor allem bei hoch aktiven Erkrankungen werden aus Sorge vor akuten Exazerbationen Nukleos(t)idanaloga dem Interferon vorgezogen. In einer solchen Situation kann deren Kombination mit Steroiden sinnvoll sein.

Differenzialdiagnose

Angesichts der fehlenden oder unspezifischen Symptomatik kommen im Rahmen der Abklärung erhöhter Leberwerte alle akut oder chronisch verlaufenden Hepatitiden in Frage: virale (HAV, HCV, HEV, CMV, EBV) oder autoimmune Hepatitiden sowie nichtalkoholische Steatohepatitis. Bei Fernreisenden ist auch an eine Malaria, Gelbfieber oder ein Dengue-Fieber zu denken. Prinzipiell kann fast jede banale Virusinfektion eine akute, aber immer ausheilende Begleithepatitis verursachen. Schließlich kann auch ein Morbus Wilson sich als hepatitisches Krankheitsbild manifestieren.

Verlauf und Prognose

Akute Hepatitis B

Der Infektion folgt in der Mehrzahl der Fälle eine subklinische Hepatitis. Lediglich 30–50% der infizierten Erwachsenen entwickeln nach einer Inkubationszeit von 1–6 Monaten eine akute ikterische Hepatitis. Diese klinisch apparente

Phase führt bei 95% der Erwachsenen zur Ausheilung mit HBs-Serokonversion innerhalb von 4 – 6 Monaten.

Eine besonders akute Verlaufsform ist die fulminante Hepatitis B, die in < 1% der HBV-Infektionen auftritt und zu akutem Leberversagen mit hepatischer Enzephalopathie und Multiorganversagen führen kann. Diese Verlaufsform hat eine Mortalität von bis zu 80% und tritt bei simultaner HBV/HDV-Infektion, HAV-Superinfektion oder vorbestehender chronischer Lebererkrankung gehäuft auf. Zur Vorbeugung sollten diese Patienten daher gegen Hepatitis A und B geimpft werden.

Chronische Hepatitis B

Eine Persistenz von HBsAg und HBV-DNA über mehr als 6 Monate ist definiert als chronische Hepatitis B. Die Wahrscheinlichkeit der Chronifizierung ist v.a. vom Alter des Patienten zum Infektionszeitpunkt abhängig. So entwickeln 90% infizierter Neugeborener eine chronische Hepatitis, aber nur 1 – 5% der Erwachsenen.

Stadienhafter Verlauf. Im Falle der chronischen Hepatitis B nimmt man einen stadienhaften Verlauf an (5).

- Nach Infektion im Kindesalter kommt es zunächst zu einer *immuntoleranten Phase* mit sehr hoher Viruslast bei nachweisbarem HBeAg und normalen Transaminasen. Histologisch weisen diese Patienten eine geringgradige Leberschädigung auf.
- Diese Phase kann nach 10 – 30 Jahren in die *entzündlich aktive Phase* übergehen, die durch Seropositivität für HBe-Antigen, hohe Virämie (> 10^6 Kopien/ml), erhöhte Transaminasen und histologisch mäßig- bis hochgradige Veränderungen charakterisiert ist. Patienten nach Infektion im Erwachsenenalter präsentieren sich üblicherweise in dieser Phase der *HBe-positiven Hepatitis B*, die in Abhängigkeit von zahlreichen Faktoren (Tab. 12.**7**) in bis zu 20% der Patienten innerhalb von 5 Jahren zur Leberzirrhose führt.
- Im Spontanverlauf kann es zu einer HBe-Serokonversion mit Verlust von HBe-Antigen und Entwicklung von anti-HBe-Antikörpern kommen mit nachhaltiger Reduktion der Virusvermehrung und entzündlichen Veränderungen. Sie markiert den Übergang in den *inaktiven HBs-Antigen-Trägerstatus* mit negativem HBe-Antigen, niedriger HBV-DNA (< 10^5 Kopien/ml) und normalen Transaminasen. Histologisch finden sich minimale Veränderungen, selten auch eine morphologisch normale Leber oder eine inaktive Zirrhose. Die Prognose ist meist günstig, die Progression zu Leberzirrhose oder HCC stellt selbst im langjährigen Verlauf eine Ausnahme dar.
- Allerdings kommt es in bis zu 30% der inaktiven HBs-Träger durch die Entstehung von präCore-Stoppmutanten (s.o.) zu einer spontanen Reaktivierung, die mit einem entzündlichen Schub und erhöhtem Progressionsrisiko einhergeht. Als Konsequenz kommt es zur *HBe-negativen Hepatitis B*, die histologisch mit schwergradigen entzündlichen und fibrotischen Veränderungen oder Zirrhose einhergeht.

Tabelle 12.7 Risikofaktoren für die Entwicklung einer Leberzirrhose

- HBe-negative Hepatitis
- Hohe Virämie
- Fortgeschrittene Fibrose bei Erstdiagnose
- Ausgeprägte Entzündung bei Erstdiagnose
- Entzündliche Schübe im Verlauf
- Höheres Alter bei Erstdiagnose
- Genotyp C (Asien)
- Koinfektion mit HCV, HDV, HIV
- Alkoholabusus

Therapieziele und Maßnahmen

Hauptziel einer antiviralen Therapie ist es, die Progression der chronischen Hepatitis zur Leberzirrhose aufzuhalten und das Überleben der Patienten zu verlängern.

Eine anhaltende Reduktion der Viruslast und Normalisierung der Transaminasen, bei HBe-positiver Hepatitis angezeigt durch die HBe-Serokonversion, dienen als zuverlässige Surrogatmarker (20, 13). Nur sehr selten kommt es aber zur kompletten Ausheilung mit HBs-Serokonversion.

Hauptindikationen. Zur Therapie mit Interferon α oder Virustatika stellt also die chronische progrediente Hepatitis B die Hauptindikation dar (Abb. 12.**4**). Dies gilt vor allem für hochreplikative Verläufe mit erhöhter GPT und histologisch dokumentierter Entzündung und Fibrose (19). Auch das Vorliegen extrahepatischer Manifestationen kann eine Therapieindikation darstellen.

Interferon α. Prinzipiell stehen zur Therapie der chronischen Hepatitis B zwei Behandlungsoptionen zur Verfügung: Konventionelles oder pegyliertes Interferon α wirkt sowohl antiviral als auch immunstimulierend und antiproliferativ (17).

Unter einer 24- bis 48-wöchigen Therapie mit Interferon α kommt es bei 25 – 40% der behandelten Patienten zur anhaltenden Normalisierung der Transaminasen und Reduktion der HBV-DNA (2, 12, 18), die dann auch mit verlängertem Überleben einhergehen (20).

Allerdings kann es v.a. bei HBe-negativer Hepatitis B in den ersten Jahren nach Therapieende zu späten Rezidiven kom-

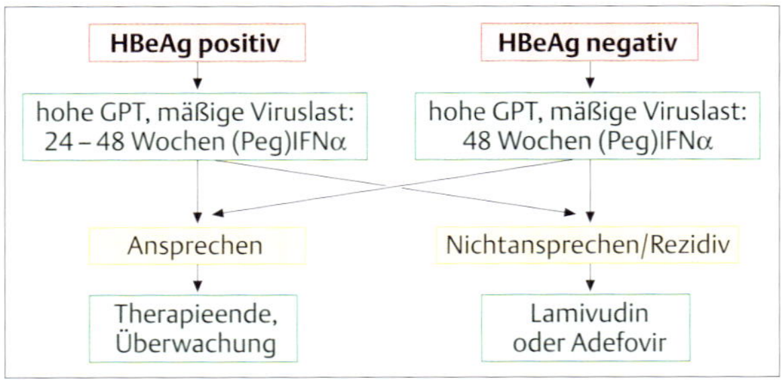

⊠ **Abb. 12.4** Therapie der chronisch aktiven Hepatitis B.

men. Das Langzeitansprechen auf Interferon ist assoziiert mit einer niedrigen Viruslast, HBe-Positivität, stark erhöhten Transaminasen, geringem Fibrosegrad und kurzer Verlaufsdauer. Eine Koinfektion mit HCV, HDV oder HIV senkt die Ansprechrate. Wichtigste Nebenwirkungen einer Interferontherapie sind Leuko- und Thrombozytopenie, grippale Symptome und Depressionen. Kontraindikationen stellen eine fortgeschrittene Leberzirrhose, aktiver Drogenabusus, manifeste Depression und aktive Autoimmunerkrankungen dar.

⇢ **Nukleos(t)idanaloga.** Für Patienten mit fehlendem Ansprechen oder geringer Ansprechwahrscheinlichkeit auf Interferon, fortgeschrittener Leberzirrhose oder Vorliegen von Kontraindikationen wird eine Therapie mit Nukleos(t)idanaloga empfohlen (17). Das Nukleosidanalogon *Lamivudin* hemmt die virale Polymerase und damit die DNA-Replikation (9, 23). Bei Patienten mit HBe-positiver Hepatitis sollte die Therapie bis mindestens 6 Monate nach HBe-Serokonversion fortgesetzt werden, die in 15 – 20% der Patienten erreicht wird. In der Regel muss allerdings v.a. bei HBe-negativer Hepatitis eine Dauertherapie über Jahre durchgeführt werden. Unter einer primär erfolgreichen Therapie kommt es jedoch in ca. 20% pro Jahr zum Wiederanstieg der HBV-DNA und Transaminasen durch das Auftreten von Resistenzmutanten (23). Bei bestehender Leberzirrhose kann es in dieser Situation zu einem akut entzündlichen Schub mit Leberversagen kommen. Das Nukleotidanalogon *Adefovir* hat einen ähnlichen Wirkmechanismus, aber wegen der sehr viel geringeren Entstehung von Resistenzmutanten (6% nach 3 Jahren) eine verbesserte Langzeitwirkung (8).

Im klinischen Alltag wird bei der Mehrzahl der interferonresistenten Patienten im mehrjährigen Verlauf eine sequenzielle Dauertherapie mit den zugelassenen Nukleos(t)idanaloga notwendig sein, die außer den biochemischen und virologischen Parametern auch den klinischen Verlauf verbessert (15).

Weitere HBV-wirksame Präparate sind in der klinischen Entwicklung weit fortgeschritten (Telbivudin, Entecavir) oder für andere Indikationen (Tenofovir, Emtricitabine) bereits zugelassen. Da auch diese Substanzen zur Entwicklung von Mutanten mit Kreuzresistenz gegen andere Präparate führen, wird die Zukunft möglicherweise in einer Kombinationstherapie liegen.

Komplikationen und deren Therapie

Bei fulminanter Hepatitis B, die sich klinisch durch das Auftreten eines akuten Leberversagens mit rasch einsetzendem Ikterus, Blutungsneigung, Infektneigung und Enzephalopathie manifestiert, muss neben den üblichen supportiven Maßnahmen die Indikation zur Lebertransplantation überprüft werden (→ Kapitel 23) (21). Nukleos(t)idanaloga könnten in dieser Situation von zusäzlichem therapeutischem Nutzen sein (14). Die Komplikationen der Leberzirrhose sind in den Kapiteln 12.1 und 16 abgehandelt.

Prävention

⇢ **Aktive Impfung.** Eine aktive Impfung mit dem HBV-Oberflächenantigen führt zur Produktion von Anti-HBs-Antikörpern und einer protektiven Immunität. Etwa 90 – 95% der immunkompetenten Kinder und Erwachsenen entwickeln nach einem kompletten Impfzyklus von 3 Einzeldosen einen protektiven Antikörpertiter (> 100 U/l). Diese Impfung stellt in Deutschland seit 1996 eine Regelimpfung für alle Säuglinge dar und eine Indikationsimpfung für Personengruppen mit erhöhtem Infektionsrisiko, wie z.B. Beschäftigte in Gesundheitsberufen, Kontaktpersonen von HBV-Patienten, Patienten mit chronischen Lebererkrankungen und andere (11). Allerdings kann im individuellen Falle das Ansprechen in Abhängigkeit von Alter, Geschlecht und Komorbidität reduziert sein. In den meisten Ländern der Welt konnte durch universelle Impfprogramme bei Säuglingen die Inzidenz der Hepatitis B und ihrer Folgekrankheiten in den geimpften Altersgruppen gesenkt werden (6).

⇢ **Passive Immunisierung.** Eine Indikation für eine passive Immunisierung durch Übertragung von anti-HBs-Immunglobulin ergibt sich nach Exposition gegenüber potenziell HBV-kontaminierten Körperflüssigkeiten bei fehlendem oder unklarem Impfstatus des Exponierten (11) oder zur Rezidivprophylaxe nach Lebertransplantation wegen HBV-assoziierter Leberzirrhose (16).

Hepatitis D

Das HDV ist ein inkomplettes Virus, dessen Genom für ein Ribonukleoprotein kodiert, das die virale RNA umschließt. Die Virushülle besteht aus den Hüllantigenen des HBV. Eine Infektion mit dem Hepatitis-Delta-Virus (HDV) kann also nur als Simultaninfektion oder als Superinfektion bei Patienten mit vorbestehender HBV-Infektion auftreten. In den Hochprävalenzregionen Süditaliens, Russlands und Rumäniens sind bis zu 60% der HBV-Träger mit aktiver Lebererkrankung HDV-infiziert. Auch die Infektionswege und Risikokonstellationen der HDV-Infektion decken sich mit denjenigen der HBV-Infektion (4).

⟶ **Klinik.** Klinisch wird der Verlauf der Hepatitis D wesentlich von dem zeitlichen Zusammenhang zu der HBV-Infektion bestimmt: Bei Simultaninfektion kommt es im Vergleich zur HBV-Monoinfektion gehäuft zu fulminanten Verläufen und seltener zur Ausheilung (50%), während es bei Superinfektion nur sehr selten zur Spontanheilung kommt. Der klinische Verlauf entspricht einer aggravierten chronischen Hepatitis B.

⟶ **Diagnostik und Therapie.** Die Diagnose wird serologisch gestellt durch den Nachweis von anti-HDV-Antikörpern und HDV-RNA bei zugleich positiver HBV-Serologie.

Therapeutisch ist die HDV-Infektion schwer zu beeinflussen. Interferon α besitzt Wirksamkeit, muss aber in hoher Dosierung und über wenigstens 12 Monate appliziert werden und ist mit einer hohen Rezidivrate assoziiert. Die HBV-wirksamen Nukleos(t)idanaloga besitzen hingegen keine Aktivität gegen das HDV (4).

Eine HDV-Reinfektion nach Lebertransplantation kann durch eine anti-HBs-Immunprophylaxe wirksam verhindert werden.

FAZIT FÜR DIE PRAXIS

- Die Hepatitis B ist eine der häufigsten Ursachen erhöhter Transaminasen und kann serologisch sicher diagnostiziert werden. Der Nachweis von HBs-Antigen, HBe-Antigen, anti-HBc-IgM-Antikörpern und viraler DNA erlaubt die Differenzierung zwischen den verschiedenen Verlausformen und eine ungefähre Abschätzung der Prognose.
- Die Histologie dient der Abschätzung der Progression und hilft damit bei der Indikationsstellung zu Therapie- und Screening-Maßnahmen. Das terminale Progressionsstadium stellen Leberzirrhose und -karzinom dar.
- Eine Therapie ist bei chronisch progredientem Verlauf indiziert (hohe Viruslast, hohe Transaminasen). Eine über 6–12 Monate durchgeführte Interferontherapie führt in 15–40% der Patienten zu einer anhaltenden Remission. Neuere Nukleos(t)idanaloga stehen als Dauertherapie für Patienten mit Interferon-Versagen oder -Kontraindikationen zur Verfügung.
- Die Hepatitis D ist eine relativ seltene Infektion, die nur simultan mit einer Hepatitis B auftreten kann und deren Verlauf aggraviert, aber therapeutisch schwer beeinflussbar ist.

Steckbrief Hepatitis B und D

Leitsymptom:
meist asymptomatisch, evtl. chronische Müdigkeit; später Symptome der Leberzirrhose

Serologische Leitbefunde:
Nachweis von HBsAg, HBeAg oder anti-HBe, anti-HBc und HBV-DNA; anti-HDV und HDV-RNA bei Hepatitis D

Wichtigste DD:
Hepatitis C, NASH, autoimmune Hepatitis

Therapie:
Interferon α von begrenzter Wirksamkeit; Dauertherapie mit Lamivudin oder Adefovir bei Versagen oder Unverträglichkeit von Interferon

Bemerkungen:
Verhinderung der Leberzirrhose durch sequenzielle Therapie mit den verschiedenen therapeutischen Optionen trotz geringer Ausheilungsraten möglich

12.3 Hepatitis C

M. Friedrich-Rust, S. Zeuzem

EDITORIAL **In Europa und USA verursacht das Hepatitis-C-Virus ca. 70% der chronischen Virushepatitiden, ca. 40% der Zirrhoseerkrankungen und ca. 60% der hepatozellulären Karzinome. Trotz abnehmender Inzidenz wird mit einer**

Spitze der Erkrankung und ihrer Komplikationen in den Jahren 2015–2020 gerechnet.

Nach Beginn der Therapie der chronischen Hepatitis C (damals noch Non-A-Non-B-Hepatitis genannt) in den späten 80er Jahren mit geringen Heilungschancen von nur ca. 10% unter einer Interferon-Monotherapie konnte durch Einführung der Kombinationstherapie aus Standardinterferon α und dem Nukleosidanalogon Ribavirin Ende der 90er Jahre bereits eine wesentliche Verbesserung der Therapie mit Heilungsraten von durchschnittlich 41% erzielt werden. Durch die Entwicklung der pegylierten (PEG-)Interferone, die aufgrund einer verzögerten Elimination effektive Wirkspiegel über ca. 1 Woche aufbauen, konnte eine weitere Steigerung der virologischen Ansprechraten auf 54–63% erreicht werden. Derzeit befindet sich eine Vielzahl von neuen Substanzen in der klinischen Prüfung, von denen eine weitere Steigerung der virologischen Ansprechraten erwartet wird.

Definition und Klassifikation

Das Hepatitis-C-Virus (HCV) ist ein RNA-Virus der Familie der Flaviviridae, Genus Hepacivirus. Infolge einer hohen Mutationsrate weist das HCV eine ausgeprägte genetische Variabilität auf. Bisher wurden 6 Genotypen und über 50 Subtypen beschrieben, welche eine unterschiedliche geographische Verteilung aufweisen. In Europa und USA findet man vorwiegend die Genotypen 1, 2 und 3, wobei der Genotyp 1 mit >60% in Deutschland am häufigsten vorkommt. Unterschiede in der Virulenz der Genotypen ließen sich bisher nicht nachweisen, allerdings haben sie einen wesentlichen Einfluss auf das Therapieansprechen.

Epidemiologie und Wertung

Nach Berechnungen der WHO sind weltweit über 170 Mio. Menschen mit dem Hepatitis-C-Virus infiziert, was einer Prävalenz von 1–3% der Weltbevölkerung entspricht. In Deutschland beträgt die Prävalenz 0,4–0,7%, gemessen am positiven Nachweis von HCV-Antikörpern. Bei einer Chronifizierungsrate von 50–80% muss demnach in Deutschland mit 350–500.000 Patienten mit chronischer Hepatitis C gerechnet werden. Die Inzidenz der Hepatitis C betrug im Jahr 2003 8,4 Erkrankungen pro 100.000 Einwohner (akute Infektion + erstmals diagnostizierte chronische Infektion) (82).

Die Dunkelziffer von nicht identifizierten Patienten mit Hepatitis C ist dabei vermutlich relativ hoch, da die Mehrzahl der Patienten über keine oder lediglich geringe, unspezifische Symptome klagt, und 20–40% der Patienten mit chronischer Hepatitis C persistierend normale Transaminasen aufweisen (104).

Risikofaktoren und Pathologie

Risikofaktoren. Die Übertragung des HCV erfolgt parenteral über Blut und Blutprodukte sowie durch Nadelstichverletzung und sonstige Mikroblutübertragungen (i.v. und nasaler Drogenabusus, Tätowierung, Piercing, Akupunktur mit unsterilen Nadeln, gemeinsame Nutzung von Rasierapparat, Nagelschere, Zahnbürste etc.). Eine sexuelle oder perinatale Transmission ist dagegen selten (<5%). Eine besonders hohe HCV-Prävalenz findet man bei i.v. Drogenabhängigen (bis zu 90%), Dialysepatienten, Personen, die vor 1991 transfundiert wurden oder vor Ende der 80er Jahre Plasmaderivate erhalten haben, sowie bei Patenten, die mit einem infizierten Organ transplantiert wurden. Seit 1991 werden alle Blutprodukte auf HCV-Antikörper und seit 1999 zusätzlich direkt auf HCV-RNA untersucht, so dass das Restrisiko einer HCV-Transmission aktuell unter 1 : 1.000.000 liegt. Das Übertragungsrisiko einer Nadelstichverletzung mit infiziertem Blut beträgt 2–5%.

Immunologische Reaktionen. Die Replikation des HCV erfolgt über eine RNA-abhängige RNA-Polymerase im Zytoplasma der Hepatozyten. Für die Entwicklung eines Leberschadens scheint ein direkter zytotoxischer Effekt des HCV keine wesentliche Rolle zu spielen, immunologische Reaktionen werden als Ursache vermutet. Nach der Infektion mit HCV kommt es zunächst zur Aktivierung von natürlichen Killerzellen (NK) und zytotoxischen T-Lymphozyten ($CD8^+$) mit Freisetzung von Zytokinen und Perforin und konsekutiver Apoptose des HCV-infizierten Hepatozyten. Etwas zeitverzögert kommt es zur Aktivierung von $CD4^+$-T-Helferzellen durch Antigen präsentierende Zellen (Makrophagen, dendritische Zellen, B-Zellen, in der Leber Kupffer-Zellen) mit Induktion von Zytokinen, die einerseits indirekt die antivirale Replikation hemmen und andererseits die T-Zell-Proliferation steigern. Im Gegensatz zur Hepatitis B spielen neutralisierende Antikörper keine oder nur eine geringe Rolle in der viralen Elimination während einer akuten Hepatitis-C-Infektion. Eine klar definierte HCV-IgM-Antwort fehlt.

Klinik und Diagnose

Klinik

Nach der Infektion mit dem HCV verlaufen lediglich ca. 20–25% der Fälle klinisch apparent mit einer akuten (ikterischen) Hepatitis (82). Im chronischen Krankheitsstadium bestimmen unspezifische Symptome wie Müdigkeit, Leistungsminderung, rechtsseitige Oberbauchbeschwerden, Muskel- und Gelenkschmerzen, Übelkeit oder Appetitverlust das klinische Bild. Weiterhin werden psychische und neurologische Beeinträchtigungen mit Depression, Konzentrationsstörung und Gedächtnisstörung angegeben.

Zu den extrahepatische Manifestationen einer Hepatitis C zählen die gemischte essenzielle Kryoglobulinämie Typ II, die membranoproliferative Glomerulonephritis, der Lichen ruber planus, die seronegative Arthritis, die Keratoconjunctivitis sicca und die thyreoidale Autoimmunerkrankung (104).

Laborchemische Diagnostik

→ HCV-Antikörper. Bei Verdacht auf das Vorliegen einer chronischen Hepatitis C ist der anti-HCV-Test das klassische Suchverfahren. HCV-Antikörper werden mit den derzeit zur Verfügung stehenden serologischen Enzymimmunoassays der 3. Generation (EIA3) mit einer Sensitivität von 97 – 99% nachgewiesen. Eine Differenzierung zwischen akuter und chronischer Hepatitis C durch den Nachweis von HCV-IgM-Antikörper ist nicht möglich, da diese während der akuten Infektion fehlen können und intermittierend auch bei der chronischen Hepatitis C nachweisbar sind. Bestätigungstests mittels Immunoblottechniken sind in Populationen mit niedriger HCV-Prävalenz (z. B. im Blutspendewesen) von Bedeutung, jedoch in der klinischen Diagnostik nicht erforderlich.

→ HCV-RNA. Ein qualitativer HCV-RNA-Nachweis ist zur Sicherung der Diagnose in folgenden Fällen indiziert:

- zur Unterscheidung zwischen einer abgelaufenen zurückliegenden Infektion und einer chronischen HCV-Infektion bei positivem anti-HCV,
- bei Verdacht auf eine akute Hepatitis C, da anti-HCV erst mehrere Wochen nach Infektion nachweisbar ist (diagnostisches Fenster) und der qualitative Nachweis der HCV-RNA im Blut bereits innerhalb der ersten Woche nach Infektion möglich ist,
- bei Patienten mit Verdacht auf eine Hepatitis C und negativem anti-HCV, insbesondere bei Patienten mit Störungen des Immunsystems.

Vor Einleitung einer antiviralen Therapie bei chronischer Hepatitis C sollte neben der quantitativen HCV-RNA auch der HCV-Genotyp bestimmt werden, da hierdurch individuelle Aussagen über die Wahrscheinlichkeit eines dauerhaften virologischen Ansprechens auf eine interferonbasierte Therapie und eine Festlegung der notwendigen Therapiedauer möglich sind.

→ Weitere Laborwerte. Vor Therapiebeginn sollten mindestens ein (Differenzial-)Blutbild, die Transaminasen (GPT, GOT), γGT, Bilirubin, Lebersyntheseparameter (TPZ/INR, Albumin), Glucose und Nierenfunktionsparameter (Kreatinin) bestimmt werden. Koinfektionen (HBV, HIV), andere Erkrankungen der Leber (autoimmun, hereditär) sowie Schilddrüsenfunktionsstörungen (basales TSH) sollten ausgeschlossen werden (104).

Rheumafaktoren und Autoantikörper (ANA, ASMA, LKM) sind bei Patienten mit chronischer Hepatitis C häufig als Epiphänomen nachweisbar und in der Regel ohne Krankheitswert.

Leberbiopsie

Eine Leberbiopsie zur Beurteilung der entzündlichen Aktivität (Grading) und des Fibrosestadiums (Staging) ist wünschenswert, insbesondere wenn sie zur Beurteilung der Fibroseprogression und/oder der Therapieindikation beiträgt. Die Indikation zur Leberbiopsie sollte berücksichtigen, dass die Höhe der Transaminasen keine einheitliche Korrelation mit dem Ausmaß der histologischen Veränderungen aufweist. Normale Transaminasen schließen eine fortgeschrittene Lebererkrankung nicht aus. Die Wertigkeit einer Leberbiopsie ist bei mit HCV-Genotyp 2/3 infizierten Patienten aufgrund der exzellenten Behandlungserfolge umstritten. Bei Patienten mit Leberzirrhose sollte der diagnostische Zugewinn gegen die Risiken der Punktion abgewogen werden.

Differenzialdiagnose

Differenzialdiagnostisch kommen andere virale Infektionen, autoimmune, hereditäre, metabolische und toxische Hepatopathien sowie eine hepatische Begleitreaktion systemischer Erkrankungen in Frage (→ **Kapitel 12.1**).

Verlauf und Prognose

→ Akute Hepatitis C. Aufgrund einer häufig fehlenden klinischen Symptomatik wird die Diagnose der akuten Hepatitis C selten gestellt. Die Wahrscheinlichkeit einer spontanen Ausheilung ist im Gegensatz zur HBV-Infektion gering. Ein akuter ikterischer Verlauf sowie eine Infektion mit dem HCV-Genotyp 3 scheinen mit einer höheren Rate der spontanen Ausheilung assoziiert zu sein. Insgesamt kommt es in 50 – 80% der Fälle zu einem chronischen Verlauf (82).

→ Chronische Hepatitis C. Der natürliche Verlauf der chronischen Hepatitis C ist sehr variabel und eine individuelle Prognose für die Dauer bis zur Entwicklung einer Leberzirrhose ist nur sehr eingeschränkt möglich. Die Progression der Fibroseentwicklung bei chronischer Hepatitis C weist eine große Variabilität auf, insgesamt 20 – 30% der Patienten entwickeln nach 20 – 25 Jahren eine Leberzirrhose. Ein beschleunigter Krankheitsverlauf wird bei einem höheren Alter zum Zeitpunkt der Infektion, Koinfektionen (z. B. mit HBV, HIV), vermehrter entzündlicher Aktivität, einem initial bereits fortgeschritteneren histologischen Stadium, einer Eisenüberladung der Leber sowie bei zusätzlichem Alkoholabusus beobachtet. Die häufigsten Spätfolgen der chronischen Hepatitis C sind die Leberzirrhose und ihre Komplikationen, insbesondere das hepatozelluläre Karzinom (HCC). Liegt eine Leberzirrhose vor, ist bei etwa 2 – 5% der Patienten pro Jahr mit der Entwicklung eines HCC zu rechnen (75, 90).

Therapieziele und Maßnahmen

Therapie der akuten Hepatitis C

Primäres Therapieziel bei der akuten Hepatitis C ist die Verhinderung der Chronifizierung mit fehlendem Nachweis Hepatitis-C-spezifischer RNA im Serum mittels sensitiver molekularer Nachweisverfahren (< 50 IU/ml) 6 Monate nach Therapieende.

Metaanalysen weisen eine 30- bis 40%ige Reduktion der Chronifizierungsrate durch eine Interferon-Monotherapie nach. Die bislang besten Ergebnisse mit einem dauerhaften virologischen Ansprechen von 98% wurden mit einer Dosierung von 5 MIU Interferon α täglich für 4 Wochen, gefolgt von 3 × 5 MIU Interferon α über weitere 20 Wochen publiziert (49). Diese Therapie gilt derzeit als Standardtherapie der akuten Hepatitis C. Der Therapieerfolg konnte mit PEG-Interferonen sowie mit der Kombinationstherapie mit Ribavirin nicht wesentlich gesteigert werden. Keine Einigkeit besteht bislang bezüglich des Beginns der Therapie. Empfehlungen reichen von einer sofortigen Therapie bei Diagnosestellung bis hin zu einem die spontane Ausheilung abwartenden Verhalten für mehrere Monate nach Infektion (49).

Therapie der chronischen Hepatitis C

Lässt sich nach einer Hepatitis-C-Virusinfektion die HCV-RNA über mehr als 6 Monate im Blut nachweisen, wird die Diagnose einer chronischen Hepatitis C gestellt.

Primäres Therapieziel. Ziel ist ein dauerhaftes virologisches Ansprechen, definiert als fehlender Nachweis Hepatitis-C-spezifischer RNA im Serum 6 Monate nach Therapieende (< 50 IU/ml) (Langzeituntersuchungen bestätigen, dass in diesem Fall bei über 96 – 98% der Patienten von einer dauerhaften Viruseradikation ausgegangen werden kann).

Standardtherapie. Die Standardtherapie ist PEG-Interferon α2a oder -α2b in Kombination mit Ribavirin (durchschnittliche dauerhafte Ansprechraten von 54 – 63%) (33, 41, 62).

Therapieindikation. Die Indikation zur Therapie sollte individuell unter Berücksichtigung folgender Punkte gestellt werden (107):

- Symptome,
- Lebensalter,
- Komorbidität,
- Risiko für die Entwicklung einer Leberzirrhose und deren Komplikationen,
- soziale und persönliche Situation des Patienten,
- relevantes Transmissionsrisiko auf Dritte,
- relative oder absolute Kontraindikationen für eine Therapie mit (PEG) Interferon α allein oder in Kombination mit Ribavirin.

Die Entscheidung für oder gegen eine antivirale Therapie bei Patienten mit chronischer Hepatitis C sollte individuell in Abhängigkeit von der Wahrscheinlichkeit der Viruseradikation, den Symptomen, der Histologie, der erwarteten Progression der Erkrankung und/oder des Transmissionsrisikos erfolgen und nicht allein basierend auf einzelnen biochemischen Parametern wie den Transaminasen (4).

Kontraindikationen. Diese ergeben sich aus dem Nebenwirkungsprofil von (pegyliertem) Interferon α und Ribavirin (Tab. 12.**8**). Eine engmaschige Überwachung und Dosisanpassung sollte insbesondere in Bezug auf das Blutbild vor und unter Therapie erfolgen sowie bei Nierenfunktionsstörungen. Weitere Hinweise sind den Fachinformationen zu entnehmen.

Prädiktoren. Prädiktoren für das Ansprechen auf die Therapie sind (12, 33, 41, 62):

Tabelle12.8 Absolute Kontraindikationen für eine Kombinationstherapie mit (PEG-)Interferon und Ribavirin

Allgemeine Kontraindikationen	• Lebensalter und/oder schwere Allgemeinerkrankungen, bei der die chronische Hepatitis C keine Rolle für die Gesamtprognose des Patienten spielt
Gemeinsame Kontraindikationen von Interferon und Ribavirin	• Schwangerschaft und Stillzeit • schwere symptomatische Herzinsuffizienz (NYHA 3 – 4) • dekompensierte Leberzirrhose Stadium Child-Pugh C
Zusätzliche Kontraindikationen für (PEG-)Interferon α	• aktueller unkontrollierter Drogen- oder Alkoholmissbrauch • manifeste Psychosen und schwere Depression • Autoimmunhepatitis • Alter < 3 Jahre
Zusätzliche Kontraindikation für Ribavirin	• Hämoglobinopathien (z. B. Thalassaemia major, Sichelzellanämie)

- Infektion mit Genotyp 2 oder 3,
- Viruslast vor Therapiebeginn ≤ 800.000 IU/ml,
- normwertige γ-Glutamyltransferase (γGT),
- Alter < 40 Jahre,
- erhöhte ALT-Werte,
- geringe Leberfibrose,
- kaukasische Abstammung,
- niedriges Gewicht/BMI,
- weibliches Geschlecht.

Die individuelle Wahrscheinlichkeit, ein dauerhaftes virologisches Ansprechen zu erreichen, kann auch aus multiplen Parametern internetbasiert kostenfrei berechnet werden (http://www.uniklinik-saarland.de/gastroenterologie/responserechner_dt.html) (104).

Abb. 12.**5** fasst die Therapie der chronischen Hepatitis C im Überblick zusammen.

Therapie bei bisher nicht vorbehandelten Patienten

Patienten mit einer HCV-Genotyp-1-Infektion sollten mit der Standardkombinationstherapie aus PEG-Interferon α und Ribavirin über 48 Wochen behandelt werden.

Genotyp 1. PEG-Interferon wird einmal wöchentlich subkutan injiziert. Die Gabe des Ribavirins erfolgt 2-mal täglich per os körpergewichtsbezogen mit einer Tagesdosis von 800 – 1200 mg. Die dauerhaften virologischen Ansprechraten für mit Genotyp 1 infizierte Patienten betragen für die Kombinationstherapie mit PEG-Interferon α 42 – 51 % (33, 41, 62). Patienten mit einer Kontraindikation für Ribavirin sollten eine Monotherapie mit einem pegylierten Interferon erhalten.

Zur Beurteilung des Therapieansprechens nach Beginn der Behandlung, sollte der initiale Abfall der HCV-RNA-Konzentration im Blut zu Woche 12 und 24 herangezogen werden. Bei einem fehlenden Abfall der Viruslast um 2 log-Stufen bzw. einer absoluten HCV-RNA-Konzentration über 30.000 IU/ml nach 12 Behandlungswochen oder einem qualitativen HCV-Nachweis nach 24 Behandlungswochen wird ein Absetzen der Therapie empfohlen (negativer prädiktiver Wert 98 – 100 %) (12, 26, 33) (Abb. 12.**6**).

In verschiedenen Studien wird gegenwärtig geprüft, ob auf der Grundlage der Bestimmung des initialen Abfalls der HCV-RNA-Konzentration eine individuelle Festlegung der Therapiedauer für den einzelnen Patienten mit dem Ziel der Optimierung des virologischen Ansprechens möglich ist.

Genotyp 4, 5 und 6. Dosisempfehlungen sowie Therapiedauer sind für Patienten mit Infektionen mit HCV-Genotyp 4, 5 und 6 nicht ausreichend evaluiert. Vorläufige Daten sprechen dafür, diese Patienten wie mit HCV-Genotyp 1 infizierte Patienten für 48 Wochen zu behandeln.

Genotyp 2, 3. Mit der PEG-Interferon-Ribavirin-Kombinationstherapie über 48 Wochen konnten bei Infektionen mit Genotyp 2 oder 3 annähernd doppelt so hohe dauerhafte virologische Ansprechraten wie beim Genotyp 1 erzielt werden (76 – 82 % vs. 42 – 52 %) (33, 62). Nachfolgende Studien konnten zeigen, dass eine Verkürzung der Therapiedauer von 48 auf 24 Wochen für Patienten mit einer Genotyp-2- oder -3-Infektion ohne Verlust der dauerhaften virologischen Ansprechraten möglich ist. Basierend auf diesen Ergebnissen wurde die 24-wöchige Therapie der Infektionen durch Genotyp 2 und 3 als Standard etabliert (41). Ebenfalls konnten mit der Kombinationstherapie aus PEG-Interferon α2a mit einer einheitlichen Dosierung des Ribavirin von 800 mg pro Tag unabhängig vom Körpergewicht ähnlich hohe dauerhafte Ansprechraten im Vergleich zu einer körper-

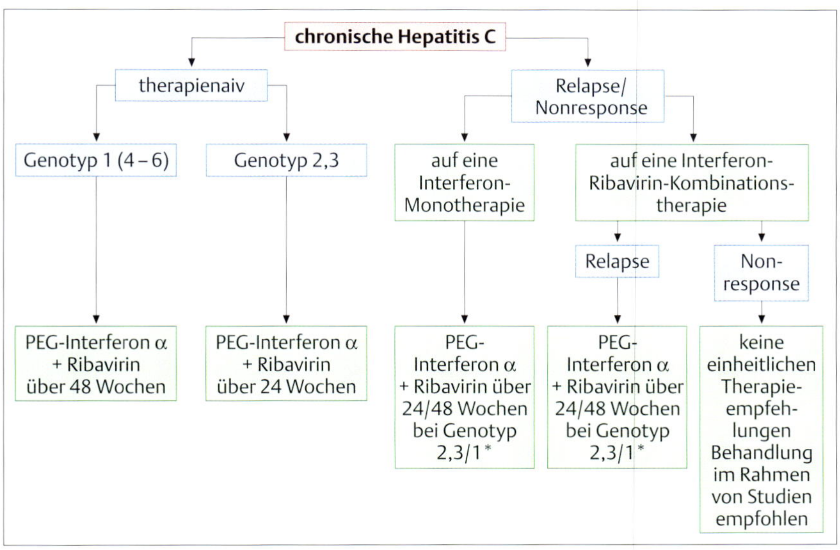

Abb. 12.5 Therapie der chronischen Hepatitis C.
*Patienten mit HCV-Genotyp 3 und hoher Viruslast (> 800.000 IU/ml) sollten eher für 36 – 48 Wochen behandelt werden (Expertenmeinung).
**Es liegen bisher nur wenige Daten vor.

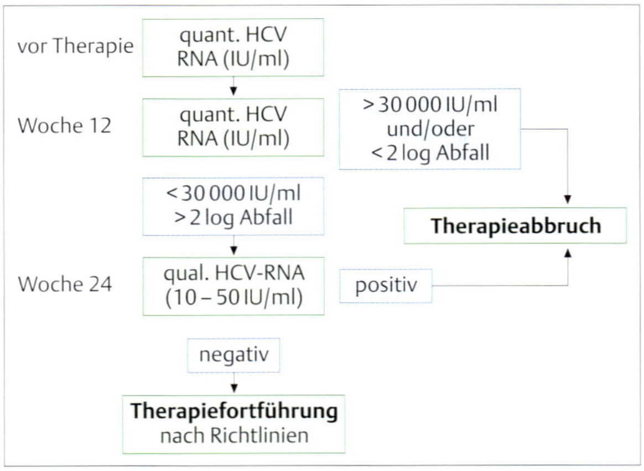

Abb. 12.6 Vorzeitiger Therapieabbruch bei Patienten mit HCV-Genotyp-1-Infektion unter der (PEG-)Interferon-Ribavirin-Kombinationstherapie.

gewichtsadaptierten Dosierung nachgewiesen werden (41). Basierend auf Subanalysen wurden unterschiedliche virologische Ansprechraten für Patienten mit Genotyp-2- und -3-Infektion nachgewiesen (93% vs. 79%), insbesondere Patienten mit Genotyp-3-Infektion und hoher HCV-RNA-Konzentration vor Therapiebeginn (> 600.000 IU/ml) erlitten signifikant häufiger einen Rückfall nach Therapieende.

Patienten mit einer Infektion durch HCV-Genotyp 2 oder 3 sollten 24 Wochen behandelt werden. Ein Vorteil einer Ribavirindosis von über 800 mg pro Tag ist für Patienten mit einer Genotyp-2/3-Infektion nicht belegt.

Aktuelle Studien werden zeigen, ob basierend auf der HCV-RNA-Konzentration vor Therapiebeginn und dem initialen Ansprechen zu Woche 4 unter Therapie, vermutlich getrennt für die Genotypen 2 und 3, die Bestimmung einer individualisierten Therapiedauer möglich ist. Neben der Reduktion der Therapiedauer auf 12 – 16 Wochen wird auch eine Reduktion der Ribavirindosis untersucht.

Retherapie von Patienten mit Relapse und Nonresponse

- Ein Rückfall (Relapse) liegt vor, wenn bei Patienten mit negativer HCV-RNA unter Therapie nach Therapieende wieder HCV-RNA im Blut nachweisbar ist.
- Ein Nonresponse liegt vor, wenn bei Patienten (sog. Non-Responder) unter der Therapie die HCV-RNA kontinuierlich im Blut nachweisbar bleibt.

Relapse. Patienten mit Rückfall auf eine Interferon-Monotherapie sollten eine erneute antivirale Therapie entweder mit PEG-Interferon und Ribavirin oder bei Kontraindikation für Ribavirin mit einer höher dosierten und längeren Interferon-Monotherapie erhalten. Auch bei Patienten mit einem Rückfall nach einer kombinierten Behandlung mit (PEG)-Interferon und Ribavirin kann ein erneuter Therapieversuch mit PEG-Interferon und Ribavirin (dauerhaftes virologisches Ansprechen > 40%) empfohlen werden.

Patienten mit HCV-Genotyp-2-Infektion sowie mit HCV-Genotyp-3-Infektion und niedriger Viruslast (< 600.000 IU/ml) sollten eine 24-wöchige Retherapie erhalten, während Patienten mit HCV-Genotyp-1-Infektion und wahrscheinlich auch Patienten mit einer HCV-Genotyp-3-Infektion und hoher Viruslast eine 48-wöchige Retherapie benötigen (106).

Nonresponse. Eine Retherapie von Interferon-α-Nonrespondern sollte als 48-wöchige Kombinationstherapie aus (PEG-)Interferon und Ribavirin erfolgen (dauerhaftes virologisches Ansprechen ca. 28%).

Für Non-Responder nach einer (PEG-)Interferon-Ribavirin-Kombinationstherapie gibt es keine einheitlichen Therapieempfehlungen. Erste Daten einer Retherapie mit PEG-Interferon und Ribavirin (EPIC-3, HALT-C-Studie) zeigen dauerhafte virologische Ansprechraten von 12 – 14%.

Hemmung der Fibroseprogression. In der klinischen Prüfung befindet sich die niedrig dosierte PEG-Interferon-α-Monotherapie zur Hemmung der Fibroseprogression, Verringerung der Dekompensationsraten und der HCC-Inzidenz. Vorläufige Studiendaten zeigen bereits eine Reduktion des Auftretens von Ösophagusvarizenblutung und Leberversagen und lassen schon heute im Einzelfall den Einsatz von (PEG-)Interferon α zur Hemmung der Fibroseprogression sinnvoll erscheinen. Abschließende Ergebnisse aus den 3 großen Studien zur Langzeittherapie mit niedrig dosiertem PEG-Interferon (COPILOT, EPIC-3, HALT-C) liegen aber noch nicht vor.

Nebenwirkungen und deren Behandlung

Die Therapie mit (PEG-)Interferon α und Ribavirin verursacht Nebenwirkungen, die in 36 – 45% der Fälle eine Dosisreduktion für PEG-Interferon bzw. Ribavirin notwendig machen und in 14 – 22% der Fälle sogar zu einem vorzeitigen Therapieabbruch führen (33, 62). Da die virologischen Ansprechraten ganz erheblich mit der ausreichenden Dosierung des (PEG-)Interferon α als auch des Ribavirin über möglichst die gesamte vorgesehene Therapiedauer korrelieren, kommt einer effektiven Begleitbehandlung der Nebenwirkungen und der umfassenden Beratung des Patienten und seiner Angehörigen eine entscheidende Bedeutung für den Therapieerfolg zu (67).

Blutbildveränderungen. Wenn klinisch relevant, sollte zunächst mit einer Dosisreduktion von PEG-Interferon α (insbesondere bei Neutropenie) und/oder Ribavirin (insbesondere bei Anämie) entgegen gewirkt werden (Empfehlungen sind den offiziellen Empfehlungen der Fachinformationen zu entnehmen) (104) (Tab. 12.**9**).

Tabelle 12.9 Dosisreduzierung nach offiziellen Empfehlungen der Fachinformation (Stand 2005)

Medikament	Veränderung		Maßnahme
PEG-Interferon α2a	Neutrophile	$< 0{,}75 \times 10^9$/l	Dosisreduktion um 25 %
	$< 0{,}50 \times 10^9$/l		Therapiepause/Absetzen
	Thrombozyten	$25-50 \times 10^9$/l	Dosisreduktion um 50 %
		$< 25 \times 10^9$/l	Absetzen der Kombinationstherapie
PEG-Interferon α2b	Neutrophile	$< 0{,}75 \times 10^9$/l	Dosisreduktion um 50 %
		$< 0{,}50 \times 10^9$/l	Therapiepause/Absetzen
	Thrombozyten	$25-50 \times 10^9$/l	Dosisreduktion um 50 %
		$< 25 \times 10^9$/l	Absetzen der Kombinationstherapie
Ribavirin	Hämoglobin	< 10 g/dl oder (bei Patienten mit stabiler KHK) Hb-Abfall > 2 g/dl in 4 Wochen	Reduktion auf 600 mg/d*
		< 8,5 g/dl oder (bei Patienten mit stabiler KHK) < 12 g/dl trotz 4 Wochen mit reduzierter Ribavirindosis	Therapiepause/Absetzen

* wegen der Bedeutung der effektiven Ribavirindosis für das dauerhafte virologische Ansprechen Ribavirin besser schrittweise um jeweils 200 mg reduzieren, wenn es klinisch verantwortet werden kann

Studien mit *Erythropoetin* beim Auftreten einer Anämie, haben gezeigt, dass signifikant weniger Patienten eine Ribavirin-Dosisreduktion benötigten als in der Plazebogruppe (12 % vs. 40 %). Da bereits viele Studien nachweisen konnten, dass die dauerhaften virologischen Ansprechraten von einer effektiven Ribavirindosis abhängen, ist Erythropoetin z. B. in Italien für diese Indikation bereits bei Patienten mit fortgeschrittener Leberfibrose/-zirrhose zugelassen worden.

Der Einsatz der Wachstumsfaktoren *G-CSF, GM-CSF* kann aufgrund einer mangelhaften Datenlage und aus Kosten-Nutzen-Überlegungen nicht allgemein empfohlen werden. Die Blutbildveränderungen sind nach Therapieende rasch reversibel.

→ **Grippeähnliche und dermatologische Nebenwirkungen.** Grippeähnliche Symptome können meist mit Paracetamol ausreichend behandelt werden (104).

Dermatologische Nebenwirkungen treten häufig auf und sollten topisch behandelt werden, die Ergebnisse sind dennoch häufig unbefriedigend (104).

→ **Schilddrüsenfunktionsstörungen.** Diese sollten spezifisch behandelt werden, sie zwingen in nur sehr seltenen Fällen zum Abbruch der antiviralen Therapie. Bei der Entwicklung einer hyperthyreoten Stoffwechselsituation kann die Gabe eines nichtselektiven Betablockers ausreichend sein (104).

→ **Psychiatrische Nebenwirkungen.** V.a. Depressionen scheinen unter der Therapie mit pegylierten Interferonen nicht häufiger aufzutreten als bei der Behandlung mit Standardinterferon. Sie können heute mit selektiven Serotonin-Wiederaufnahme-Hemmern (SSRI) wirkungsvoll behandelt werden, ohne dass eine Dosisreduktion bzw. ein Therapieabbruch notwendig ist. Eine suizidale Gefährdung ist allerdings immer eine absolute und unmittelbare Indikation für das Absetzen der Therapie (32, 33, 104).

Sichere Verhütungsmaßnahmen zur Vermeidung einer Schwangerschaft während und bis 6 Monate nach Therapieende sind erforderlich, da für Ribavirin ein teratogenes Risiko besteht.

Neue Medikamente und zukünftige Entwicklungen

Derzeit finden sich eine Vielzahl von neuen Substanzen in der klinischen Prüfung (z. B. Albuferon, Amantadin, Isatoribine, Thymosin α, Viramidine, IMPDH-Inhibitoren, Zytokine).

- Für *Amantadin* in Kombination mit Interferon α liegen verschiedene prospektiv kontrollierte Studien vor, die eine additive antivirale Effektivität gegen HCV belegen. Die Datenlage ist aber bislang für eine allgemeine Therapieempfehlung, insbesondere für die Kombination mit pegylierten Interferonen, nicht ausreichend.
- Für *Viramidine,* einer Vorstufe von Ribavirin (Prodrug), in Kombination mit PEG-Interferon α deuten erste Ergebnisse darauf hin, dass möglicherweise bei ähnlichen virologischen Ansprechraten die Anämie als Nebenwirkung des Ribavirins verringert werden kann.

- Des Weiteren werden alternative therapeutische Ansätze z. B. mit *HCV-Hüllprotein-Vakzinen* in Studien untersucht.
- Zusätzlich befinden sich gegenwärtig verschiedene *direkt antivirale Substanzen* (z. B. Protease-/Polymerase-Inhibitoren) in Phase-I/II-Studien. Erste Studien mit diesen direkt antiviralen Substanzen zur Hemmung der Replikation des Hepatitis-C-Virus zeigten eindrucksvoll die Effektivität dieses Wirkprinzips bei der HCV-Infektion auf.

Komplikationen und deren Therapie

Siehe Kapitel 12.1.

Prävention

Eine Impfung gegen Hepatitis C steht derzeit nicht zur Verfügung.

Die Primärprävention beruht in erster Linie auf der Einhaltung allgemeiner Hygienerichtlinien und Sicherheitsvorkehrungen, insbesondere in Risikogruppen. Eine Postexpositionsprophylaxe ist nicht indiziert. Die frühzeitige interferonbasierte Behandlung einer akuten Hepatitis-C-Virusinfektion kann jedoch in den meisten Fällen eine Chronifizierung verhindern.

Sekundär- und Tertiärprävention beruhen auf der frühzeitigen Therapie der akuten und chronischen Hepatitis C sowie dem rechtzeitigen Erkennen und Therapieren von Komplikationen der Erkrankung.

FAZIT FÜR DIE PRAXIS

- Die Hepatitis C hat eine hohe Chronifizierungsrate von 50 – 80 %, 20 – 30 % der Patienten mit chronischer Hepatitis C entwickeln nach 20 – 25 Jahren eine Leberzirrhose und bei Vorliegen einer Leberzirrhose ist bei 2 – 5 % der Patienten pro Jahr mit der Entwicklung eines HCC zu rechnen.
- Bei Verdacht auf das Vorliegen einer chronischen Hepatitis C ist der anti-HCV-Test das klassische Suchverfahren. Bei positivem anti-HCV erfolgt die direkte Bestimmung der HCV-RNA zur Unterscheidung zwischen einer chronischen und einer ausgeheilten Infektion.
- Die akute Hepatitis C wird derzeit mit Interferon α als Monotherapie für 24 Wochen therapiert.
- Die Standardtherapie der chronischen Hepatitis C besteht aus pegyliertem Interferon α in Kombination mit Ribavirin.
- Patienten mit einer chronischen Hepatitis-C-Genotyp-1-Infektion werden über 48 Wochen behandelt. Die empfohlene Ribavirindosis sollte körpergewichtsbezogen erfolgen.
- Patienten mit einer chronischen Hepatitis-C-Genotyp-2- oder -3-Infektion werden über 24 Wochen behandelt. Ein Vorteil einer Ribavirindosis von über 800 mg pro Tag ist nicht belegt.

Steckbrief Hepatitis C

Leitsymptom:
Ikterus bei 20 – 25 % der Patienten mit akuter Hepatitis C, ansonsten unspezifische Symptome wie Müdigkeit, Leistungsminderung, Gliederschmerzen, Gedächtnis- und Konzentrationsstörungen

Leitbefund bei der körperlichen Untersuchung:
fehlt

Apparativer Leitbefund:
im fortgeschrittenen Stadium Zeichen der Leberzirrhose und ihrer Komplikationen (Aszites, HCC, Ösophagusvarizen).

Therapie:
PEG-Interferon α allein (akute HCV) oder in Kombination mit Ribavirin (chronische HCV)

Bemerkungen:
häufigste Ursache für ein HCC

12.4 Hepatitis A und E, neue Viren

G. Gerken, A. Canbay

EDITORIAL **Virale Hepatitiden stellen weltweit eine der Hauptursachen für akute, fulminante und chronische Lebererkrankungen dar. Therapieoptionen wie bei der akuten Hepatitis C mit Interferon α wären auch für die Behandlung der Akutsituation der Hepatitis A und E wünschenswert, stehen aber noch aus. Neue Viren wie das Hepatitis-G-Virus und das TT-Virus sind mit großer Wahrscheinlichkeit für den Menschen apathogen, so dass hier eine entsprechende Therapie nicht notwendig ist.**

Hepatitis A

Das Hepatitis-A-Virus gehört zu der Familie der Picorna-Viren und ist für 20 – 25% der klinisch manifesten Hepatitiden verantwortlich (Tab. 12.**10** u. Abb. 12.**7 a**). Nach Einführung eines aktiven Impfstoffes sind die Infektion und die Erkrankung grundsätzlich vermeidbar. Kontrovers ist jedoch die Diskussion, welche Bevölkerungsgruppen geimpft werden sollten, beispielsweise ob eine generelle Impfung aller Personen kosteneffektiv sein könnte.

Tabelle 12.10 Systematik der akuten Hepatitis A

Vorkommen	weltweit
Prävalenz	29 – 96%
Inkubationszeit	42 – 110 Tage
Fulminante Hepatitis	< 1,0%, in den USA 8.-häufigste Ursache des akuten Leberversagens
Chronischer Verlauf	nicht beschrieben

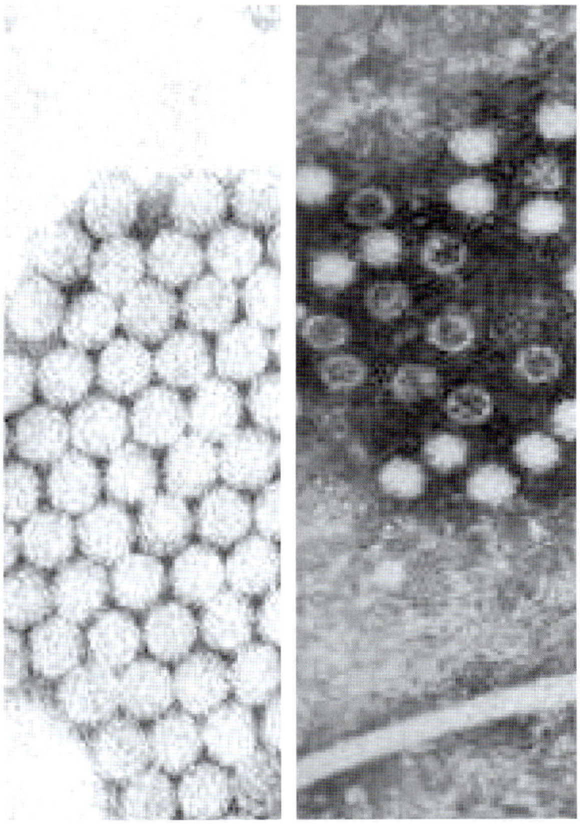

a b

Abb. 12.7 Elektronenmikroskopische Aufnahmen.
a Herpatitis-A-Virus.
b Herpatitis-E-Virus.

Epidemiologie und Übertragungswege

Die Erkrankung tritt sporadisch oder endemisch mit einer Inkubationszeit von 15 – 50 Tagen auf. Der Übertragungsweg ist typischerweise fäkal-oral (Schmierinfektion). Immer wieder kommt es zu epidemischen Ausbrüchen der Erkrankung, wobei kontaminiertes Wasser oder Lebensmittel die Ursache darstellen. Parenterale Übertragungen sind selten, werden aber kasuistisch beschrieben. In diesem Zusammenhang wird die Übertragung des Virus durch Transfusion von kontaminiertem Blut oder Blutprodukten eines in der Inkubationsphase befindlichen Spenders berichtet (1). Insbesondere Hämophiliepatienten waren von dieser Möglichkeit der Übertragung betroffen.

Durchseuchung. Die Verbreitung des Virus wird besonders durch Überbevölkerung und durch schlechte hygienische und sanitäre Lebensbedingungen begünstigt. Dies erklärt die unterschiedliche Durchseuchung in Abhängigkeit von dem hygienischen Standard der entsprechenden Region. Die Bandbreite reicht von einer Prävalenz von 29% in der Schweiz bis zu 96,9% in Jugoslawien (2). In Entwicklungsländern findet sich bereits bei 90% der unter 10-Jährigen ein positiver Anti-HAV-IgG-Nachweis (3).

Ein erhöhtes Risiko im Vergleich zur Normalbevölkerung besteht in Industrienationen bei medizinischem Personal, Bewohnern und Personal von Pflegeheimen, Kindern in Tagesstätten, Kanalarbeitern (hier ist die Hepatitis A als Berufskrankheit anerkannt) und homosexuellen Männern.

Klinik und Diagnostik

Das klinische Bild der Hepatitis-A-Infektion ist in aller Regel mild. Insbesondere bei Kindern und Adoleszenten verläuft die Erkrankung häufig subklinisch oder als milde Gastroenteritis.

Bei Erwachsenen kann das klinische Bild schwerer und prolongiert verlaufen. Hier findet sich dann ein cholestatischer Verlauf mit einem Ikterus, der 42 – 110 Tage anhält und von Juckreiz und allgemeiner Schwäche begleitet wird. Im Patientenserum findet sich Anti-HAV-IgM, welches die akute Erkrankung beweist (Abb. 12.**8**). Fulminante Verläufe sind selten (< 1%).

Komplikationen. Pathophysiologisch wird die Auslösung einer Autoimmunhepatitis bei prädisponierten Personen diskutiert (5).

Es kann bei akuter Hepatitis A zum Auftreten eines nephrotischen Syndroms im Rahmen einer mesangioproliferativen Glomerulonephritis kommen (4).

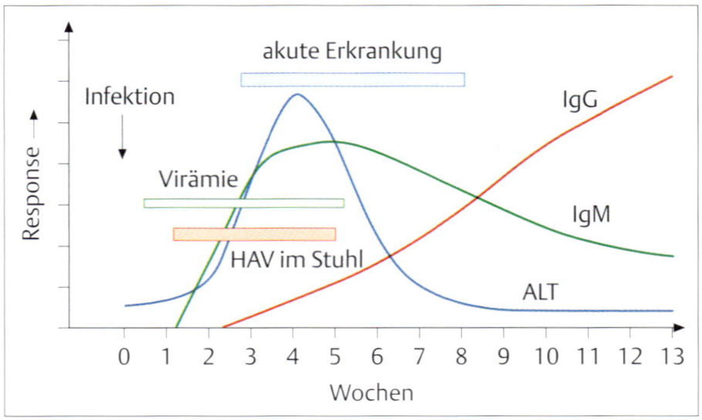

Abb. 12.8 Spontanverlauf der akuten Hepatitis A. ALT = Alaninaminotransferase (= GPT).

Diese schweren sekundären Erkrankungen sind jedoch Raritäten. In unserem Patientenkollektiv konnten wir nachweisen, dass Patienten mit einer vorgeschädigten Leber im Sinne einer nichtalkoholischen Fettlebererkrankung (NAFL/NASH) oder einer alkoholischen Steatohepatitis (ASH) ein „Acute-on-chronic"-Leberversagen entwickeln, was mit einer deutlich schlechteren Prognose einhergeht (6).

Therapieoptionen

Eine etablierte und spezifische Therapie der akuten Hepatitis A existiert nicht.

Im Falle eines fulminanten Verlaufs bleibt als einzige Therapie die Lebertransplantation. In den USA ist die Hepatitis A die 8.-häufigste Ursache für ein akutes Leberversagen (7). Chronische Verläufe der Erkrankung sind nicht beschrieben.

Prävention

Die aktive Impfung gegen die Hepatitis A ist eine optimale Prophylaxe. Bei Reisen in Endemiegebiete ist dies eine sinnvolle Schutzmaßnahme.

Bei Kontakt mit infektiösen Personen stehen Immunglobuline zur Verhinderung einer Erkrankung zur Verfügung. Im Zweifel ist eine kombinierte Impfung, aktiv und passiv, wie bei der Hepatitis B möglich, obwohl diese Option nur selten zum Einsatz kommt.

Impfempfehlung für spezielle Personengruppen. Eine generelle Impfempfehlung erscheint sinnvoll und vielleicht sogar kosteneffektiv, denn verschiedene Arbeitsgruppen konnten zeigen, dass zumindest die Impfung von Personengruppen mit deutlich erhöhtem Infektionsrisiko zu finanziellen Einsparungen führt.

- Besonders kosteneffektiv ist die prophylaktische Impfung von Kindern und Jugendlichen, so dass diese bis zu einem Alter von 18 Jahren in den USA und Deutschland empfohlen wird (8).

Tabelle 12.11 Prophylaxe der akuten Hepatitis A via Impfung

Wer sollte geimpft werden?
Kinder bis zum 18. Lebensjahr
Risikogruppen: • Arbeiter im Gesundheitswesen • Reisende in Endemiegebiete • Arbeiter in der Lebensmittelindustrie • Flugpersonal, Strafgefangene • homosexuelle Männer

- Auch bei Risikogruppen zeigt sich eine günstige Kosten-Nutzen-Analyse: Reisende in Endemiegebiete, Flugpersonal, Arbeiter im Gesundheitswesen, homosexuelle Männer, Arbeiter in der Lebensmittelindustrie und Strafgefangene sollten prophylaktisch geimpft werden (9 – 11).
- Eine aktiv zu impfende Gruppe stellen Patienten mit einer chronischen Lebererkrankung ohne Immunität gegen HAV dar. Insbesondere Individuen mit einer chronischen Hepatitis B oder C sollten vorsorglich gegen eine Hepatitis A geimpft werden, da die akute Infektion einen deutlich schwereren Verlauf bis hin zum „Acute-on-chronic"-Leberversagen nehmen kann, was mit einer höheren Letalität verbunden ist (6, 12).

Zusammenfassend lässt sich somit keine generelle Impfempfehlung ableiten, ein stratifiziertes Vorgehen bei Risikopatienten scheint jedoch sinnvoll und empfehlenswert (Tab. 12.**11**).

Hepatitis E

Die Hepatitis E ist eine selbstlimitierende Erkrankung, die in Entwicklungsländern für einen Teil der akuten Hepatitiden verantwortlich ist. Chronische Verläufe sind nicht beschrieben.

In westlichen Industrienationen wird die Erkrankung sehr selten beobachtet. Reisen in Endemiegebiete sind der größte Risikofaktor (13).

Epidemiologie und Übertragungswege

Die Erkrankung tritt sowohl sporadisch als auch endemisch in Entwicklungsländern auf, insbesondere Indien, Südostasien, Ostafrika und Mittelamerika sind Gebiete mit hoher Erkrankungsrate (Tab. 12.**12** u. Abb. 12.**7b**). Für Korea wird die Prävalenz bei Blutspendern mit 18 % angegeben (14). In der Türkei konnte an einer kleinen Kohorte gezeigt werden, dass türkische Landarbeiter im Gegensatz zu einem Vergleichskollektiv aus der Bevölkerung eine deutlich höhere Seropositivität für anti-HEV haben (34,8 % versus 4,4 %) (15). Große epidemiologische Studien liegen nicht vor.

Tabelle 12.12 Systematik der akuten Hepatitis E

Vorkommen	Afrika, Asien, Mittelamerika
Prävalenz	4,4–34%
Inkubationszeit	19–75 Tage
Fulminante Hepatitis	Normalbevölkerung 1% schwangere Frauen 10–20%
Chronischer Verlauf	nicht beschrieben

Zoonose. Interessant sind Berichte, in denen gezeigt werden konnte, dass die Hepatitis E auch in der Tierwelt vorkommt. In Korea untersuchte eine Arbeitsgruppe Schweine, bei denen man im Alter zwischen 2 und 5 Monaten HEV-Antikörper im Blut nachweisen konnte. Die Prävalenz lag zwischen 6 und 36%, wobei neugeborene Schweine virusfrei waren (14). Auch eine Übertragung des HE-Virus durch den Verzehr von rohem Hirschfleisch konnte anhand einer Fallserie bewiesen werden. Diese Beobachtung belegt den Verdacht, die HEV-Infektion könnte eine Zoonose sein (18).

Klinik und Diagnostik

Der klinische Verlauf der Erkrankung ist dem der Hepatitis A vergleichbar. Die Inkubationszeit schwankt zwischen 19 und 75 Tagen. In der späteren Inkubationszeit und in der Akutphase der Erkrankung kann das Virus im Stuhl nachgewiesen werden. Im Blut der Patienten findet sich nach etwa 20 Tagen HEV-RNA und ab dem 40. Tag Anti-HEV-IgG (Abb. 12.**9**).

Bis auf einen Ikterus sind die Symptome unspezifisch, abdominelle Beschwerden und Diarrhöen scheinen häufiger aufzutreten als bei der Hepatitis A. Schwere Verläufe sind selten.

Auch hier gibt es besonders gefährdete Personengruppen. In einer Arbeit aus Indien konnte gezeigt werden, dass eine akute Hepatitis-E-Infektion bei Patienten mit einer chronischen Lebererkrankung deutlich schwerer verläuft als in der

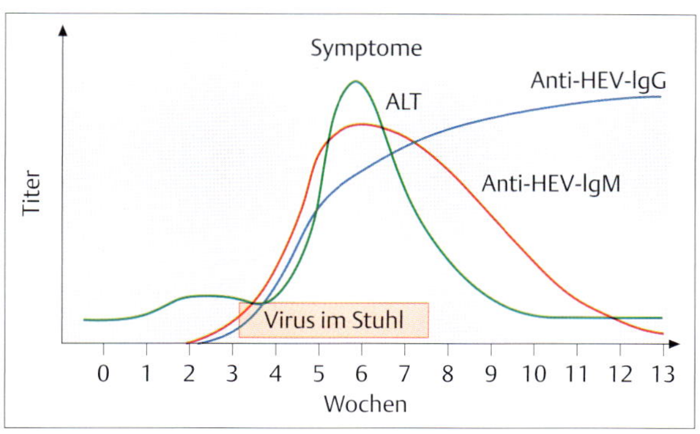

Abb. 12.9 Verlauf der akuten Hepatitis E.

Normalbevölkerung (16). Bei schwangeren Frauen, insbesondere im dritten Trimenon, werden bis zu 20% schwere und fulminante Verläufe beobachtet (17).

Therapie

Eine spezifische Therapie der akuten Infektion ist nicht etabliert und wie bei der akuten Hepatitis A bei dem insgesamt milden Krankheitsverlauf nicht notwendig. Schwangere Frauen sollten Reisen in Endemiegebiete meiden. Im Falle eines akuten Leberversagens sind therapeutisch lediglich supportive Maßnahmen möglich, hierbei gelten die allgemeinen Empfehlungen dieses Krankheitsbildes. Eine prophylaktische Impfung ist nicht verfügbar.

Neue Virushepatitiden: Hepatitis-G-Virus und TT-Virus

1996 und 1997 konnten zwei weitere Viren molekularbiologisch nachgewiesen werden, das Hepatitis-G-Virus (HGV) und das TT-Virus (nach den Initialen des 1. Patienten in Japan benannt).

Das HGV ist ein HCV-verwandtes Virus mit einem RNA-Genom, und das TT-Virus hat ein DNS-Genom. Sowohl das HG- als auch das TT-Virus sind für den Menschen offenbar nicht pathogen.

Epidemiologie und Übertragungswege

HG-Virus. Die Übertragung des HG-Virus erfolgt parenteral durch Blut und Blutprodukte. Auch eine sexuelle Übertragung ist möglich (19). Bei Blutspendern in Japan wird das Virus zu 0,9% nachgewiesen, in den USA sogar bei 12,9%. Bei i.v. Drogenabhängigen ist die Durchseuchung deutlich höher. Bei Frauen mit einer HG-Virus-Infektion wurde die Übertragung auf das Kind beobachtet. Mutter-Kind-Übertragung ist häufiger als bei der Hepatitis C und erfolgt bereits antenatal. Außerdem kommt eine Übertragung im Rahmen engen familiären Zusammenlebens vor. Dies wurde für Familien in Brasilien untersucht (20).

TT-Virus. Das TT-Virus ist weltweit verbreitet (22, 23). In den USA findet sich das Virus bei 10% der freiwilligen Blutspender, bei kommerziellen Blutspendern zu 13% und bei i.v. Drogenabhängigen zu 17%. In Schottland wird von einer Durchseuchung von 46%, in den Niederlanden von 72% und in Singapur von 98% berichtet. In Japan gelingt ein Virusnachweis bei 92% der erwachsenen Bevölkerung. In Deutschland sind etwa 7–25% aller Personen TT-DNS positiv.

Die Übertragung erfolgt sowohl parenteral als auch fäkal-oral. Eine vertikale Infektion erfolgt perinatal. Auch bei diesem Virus finden sich Risikogruppen mit einer höheren

Durchseuchung als die Normalbevölkerung. Hierzu zählen i.v. Drogenabhängige, Prostituierte, homosexuelle Männer und Hämophile.

Klinik und Diagnostik

HG-Virus. Die Inkubationszeit ist für diese Infektion nicht bekannt. Nur selten finden sich leichtgradige Transaminasenerhöhungen. Koinfektionen mit anderen Viren hatten den Eindruck hervorgerufen, dass die HG-Infektion einen Krankheitswert hätte. Anders als bei anderen viralen Hepatitiden führt die HGV-Koinfektion nicht zu einer Beschleunigung des Krankheitsverlaufes (21).

Die Diagnose erfolgt mittels Nachweis der HGV-RNA in PCR-Technik. Antikörper werden mit einem IgG-ELISA detektiert. Eine Differenzierung zwischen akuter Erkrankung und chronischem Verlauf ist mit den heute verfügbaren Methoden nicht möglich.

TT-Virus. Die Beziehung zwischen dem TT-Virus und einer Hepatitis wurde intensiv untersucht. Bisher haben sich keine Hinweise auf Leberschädigungen ergeben. Selten werden diskrete Transaminasenelevationen beobachtet. Das TT-Virus weist im Gallensekret eine 10- bis 100fach höhere Konzentration als im Blut auf. Außerdem konnte das Virus in Monozyten des peripheren Blutes und in Knochenmarkzellen nachgewiesen werden (24, 25).

Die Diagnosestellung erfolgt durch DNA-Nachweis mittels PCR. Die Technik scheint jedoch noch nicht ausgereift, da die Erfassung von Quasispezies Schwierigkeiten bereitet. Blutprodukte werden auf das TT-Virus nicht getestet.

Therapie

HG-Virus. Die retrospektive Analyse von HGV-infizierten Personen zeigt, dass die Infektion auf Interferon anspricht, daraus lässt sich jedoch keine Therapie ableiten. Eine etablierte Therapie liegt nicht vor.

HGV-infizierte, diagnostizierte Blutspender werden von weiteren Blutspenden ausgeschlossen. Eine Verpflichtung zur Testung von Blutkonserven und Blutprodukten besteht nicht.

FAZIT FÜR DIE PRAXIS

- Virale Hepatitiden sind Hauptursachen für akute und chronische Lebererkrankungen weltweit.
- Ein Teil der akuten A- und E-Hepatitiden verläuft cholestatisch, unspezifische Symptome sind abdominelle Beschwerden, Diarrhöen und Schwäche. Fulminante Verläufe sind selten. Chronische Verläufe der Erkrankungen sind nicht beschrieben.
- Der immunologische Nachweis von anti-HAV-IgM im Serum ist beweisend für eine frische HAV-Infektion, anti-HEV-IgM ist beweisend für eine frische HEV-Infektion.
- Eine etablierte und spezifische Therapie der akuten Hepatitis A und der akuten Hepatitis E existiert nicht.
- Zur Vermeidung der Hepatitis A steht eine effektive aktive Impfung zur Verfügung. Ein passiver Schutz kann durch die Gabe von Immunglobulinen erreicht werden. Personen unter 18 Jahren, Angehörige von Risikogruppen und Patienten mit chronischen Lebererkrankungen sollten aktiv geimpft werden.
- Die neu entdeckten Viren (HGV/TT-Virus) scheinen keine Krankheitssymptome bei Menschen hervorzurufen.

12.5 Virale Erkrankungen der Leber im weiteren Sinne

H. L. Tillmann, C. Jassoy

EDITORIAL **Bereits vor der Identifizierung von Viren war eine infektiöse Ursache von Ikterus angenommen worden, so schrieb bereits Papst Zacharias an den Erzbischof Bonifatius von Mainz im Jahre 751 n.Chr., dass Patienten mit Gelbsucht isoliert werden sollten (1).**

Die mit Abstand häufigsten Ursachen einer Lebererkrankung viraler Genese sind die Hepatitis-A- bis -E-Viren (Kapitel 12.1 bis 12.4). Jedoch lassen sich nicht alle Hepatitiden (Entzündungen der Leber) auf die Hepatitisviren „A" bis „E" zurückführen. Bei der Suche nach weiteren Hepatitisviren wurde zweimal ein Hepatitis-F-Virus u. a. von Deka et al. beschrieben (2), beide Male erwies sich jedoch die Untersuchung nachfolgend als ein Artefakt. Das Hepatitis-G-Virus (HGV) stellte sich zwar nicht als Artefakt, wohl aber als ein

anderes Isolat des bereits zuvor beschriebenen GB-Virus C heraus (3), welches keine Hepatitis verursacht, aber den Progress der HIV-Infektion zu verlangsamen scheint (4).

Definition und Klassifikation

Während die klassische Virushepatitis eine Entzündung der Leber durch hepatotrope Viren (HAV bis HEV) bezeichnet, versteht man unter einer viralen Erkrankung der Leber im weiteren Sinne eine Hepatitis durch noch unbekannte Hepatitisviren oder aber durch Viren, die in der Regel zu einer systemischen Infektion und nur manchmal zu einer Beteiligung der Leber führen.

Weitere Hepatitisviren. Es ist anzunehmen, dass weitere Hepatitisviren existieren (5, 6), die allerdings aktuell noch spekulativ bleiben. Die Annahme weiterer Hepatitisviren begründet sich jedoch zum einen auf epidemiologische Evidenz (Tab. 12.**13**) und zum anderen den Nachweis von virusähnlichen Partikeln in Lebern von Patienten mit „Non-A-bis-E"-Hepatitis (7–9). Es finden sich in der Regel typische Laborkonstellationen, wie in Tab. 12.**14** aufgeführt, welche eine Virusinfektion nahe legen. Der Beweis wäre jedoch an einen entsprechenden serologischen oder molekularbiologischen Nachweis gebunden.

Tabelle 12.13 Epidemiologischer Hinweis auf die Existenz von „Non-A-bis-E"-Hepatitis

Erkrankung	Rate Hepatitis-A-bis-E-Virus-negativer Patienten
Transfusionsassoziierte Hepatitis	12% (59)
Sporadische Hepatitis	13–18% (60–62)
Akute Hepatitis	47% (63)
Fulminante Hepatitis	15% (64, 65)
Chronische Hepatitis	5–30% (66, 67)
Aplastische Anämie	100% (68), ≥ 88% (69)

Systemische Infektionen. Bei den Virusinfektionen, die zu einer viralen Erkrankung der Leber im weiteren Sinne führen, ist dies häufig im Sinne einer Begleithepatitis. Besondere Bedeutung besitzen die Herpesviren: CMV (10), HSV (11), EBV (12), und VZV (13), aber auch andere Viren sind zu diskutieren und werden nachfolgend beschrieben (Tab. 12.**15**).

Herpesvirusinfektionen und Leber

Herpes-simplex-Viren. Es gibt zwei Herpes-simplex-Virus-Typen: HSV-1 (auch HHV-1 für humanes Herpesvirus 1) und HSV-2 (auch HHV-2 für humanes Herpesvirus 2). In den Berichten zu fulminanten Hepatitiden wird der Typ nicht immer unterschieden oder meist HSV-2 benannt, nur vereinzelt ist HSV-1 beschrieben worden (14). Herpes-simplex-Viren sind eine Ursache der fulminanten Hepatitis bei Neugeborenen (15), Schwangeren (16) und Immungeschwächten. Wenn keine unverzügliche Therapie mit Aciclovir (oder vermutlich anderer herpeswirksamer Medikation wie Penciclovir) begonnen wird (17), ist der Verlauf in der Regel fatal (15). Manchmal kann eine fulminante Hepatitis jedoch auch bei gesunden Personen ohne Schwangerschaft auftreten (18). Kürzlich wurde auch diskutiert, ob bei Schwangeren nicht evtl. eine Schwangerschaftsfettleber als prädisponierender Faktor involviert ist (19). Vermutlich spielt HSV keine Rolle bei chronischen Hepatitiden, jedoch findet man auch ohne Auftreten einer fulminanten Hepatitis Transaminasenerhöhungen bei ca.14% der Patienten mit einer akuten HSV-2-Infektion (20).

Tabelle 12.14 Vergleich der Laborwerte bei viraler Hepatitis, nichtalkoholischer Steatohepatitis (NASH) und alkoholischer Steatohepatitis (ASH)

Labor	Viren	ASH	NASH
AST/ALT	< 1	> 1	< 1, kann aber auch > 1 sein
Bilirubin	je nach Schwere	je nach Schwere	normal
ALP	normal	normal oder ↑	normal
Albumin	normal oder ↓	normal oder ↓	meist normal
Prothrombinzeit	normal oder ↑	normal oder ↑	meist normal
γ-GT	meist normal	↑	↑
MCV	normal	↑	normal
Alkohol oder CDT	normal	↑	normal
Cholesterol	normal	oft ↑	oft ↑
Triglyceride	normal	oft ↑	oft ↑

MCV = mittleres korpuskuläres Volumen, CDT = Carbodefizientes Transferrin

Tabelle 12.15 Ursachen einer viralen Hepatitis im weiteren Sinne sowie deren Diagnostik und Therapie

Erreger	Virusfamilie	Lebererkrankung	Diagnostik	Therapiemöglichkeiten
HSV-1/-2	Herpesviridae	eher akut bis fulminant	IgM, PCR aus Gewebe	Aciclovir i. v.
VZV (HHV-3)	Herpesviridae	Begleithepatitis	IgM	Aciclovir, Valaciclovir, Famciclovir
EBV (HHV-4)	Herpesviridae	Mononukleose	IgM	keine verfügbar
CMV (HHV-5)	Herpesviridae	akut, protrahiert	IgM, Ag im Blut, PCR aus Gewebe	(Val-)Ganciclovir, Foscarnet, Cidofovir
HHV-6	Herpesviridae	akut?	IgM, PCR	(Val-)Ganciclovir
HHV-7	Herpesviridae	eher keine Rolle	IgM, PCR	keine verfügbar
HHV-8	Herpesviridae	eher keine Rolle	IgM, PCR	keine verfügbar
Rubellavirus	Togaviridae	akute	IgM	keine verfügbar
Masernvirus	Paramyxoviridae Begleithepatitis	IgM	keine verfügbar	
Enteroviren ~	Enteroviridae	Neugeborenen #	Virusnachweis, RT-PCR	keine verfügbar
Hantaan-Virus	Bunyaviridae	sehr fraglich #	IgM	keine verfügbar
Adenovirus	Adenovirus	akut bis fulminant	PCR	Ribavirin? Cidofovir?
Parvovirus B19	Parvoviridae	fulminante Hepatitis?	PCR, Immunfluoreszenz	keine verfügbar
HIV	Retroviridae	cholestatisch?	HIV-AK	HAART (s. Kapitel 12.9)
Gelbfiebervirus	Flaviviridae	hyperakut	RT-PCR, später IgM	keine verfügbar
Dengue-Virus	Flaviviridae	akut	RT-PCR, IgM	keine verfügbar
Lassa-Fieber	Arenaviridae	hyperakut	RT-PCR	Ribavirin
Marburg-Virus	Filoviridae	hyperakut	Antigen-ELISA, RT-PCR	keine verfügbar
Ebola-Virus	Filoviridae	hyperakut	Antigen-ELISA, RT-PCR	keine verfügbar

Die fett gedruckten sind die wohl wichtigsten Viren in Bezug auf Hepatitis; # sehr fraglich: eher unwahrscheinlich, aber immer wieder diskutiert, ~ ECHO-Viren, Coxsackieviren.

Die frühe Diagnose bei der fulminanten Hepatitis aufgrund von HSV ist wichtig, da eine Aciclovir-Therapie (i. v. 3×10 mg/kg KG/d) lebensrettend sein kann.

Varizella-Zoster-Virus. Varizellen-Zoster-Viren (VZV oder HHV-3) sind Verursacher der „Windpocken" und bei Reaktivierung der sog. „Gürtelrose". Eine Reaktivierung tritt in umschriebenen Dermatomen auf, meist als Hinweis auf eine Immunschwäche, häufiger im Alter, nicht selten jedoch ohne erkennbare Prädisposition. Eine asymptomatische Transaminasenerhöhung bei Primärinfektion wird bei Kindern in bis zu 25% beobachtet (21). Eine echte symptomatische Hepatitis ist jedoch selten.

Zytomegalievirus. Das Zytomegalievirus (CMV) ist ein wichtiger viraler Erreger kongenitaler Infektionen. Kommt es zur Erkrankung, ist meist die Leber mit betroffen. Dies manifestiert sich in Hepatomegalie, Transaminasenerhöhung und Ikterus. Auch bei perinatal erworbener CMV-Infektion kann eine Hepatitis mit hinzukommen. Jenseits des Neugeborenenalters ist die Infektion meist asymptomatisch. Kommt es jedoch zur CMV-Mononukleose, der Hauptmanifestation einer Infektion mit dem Zytomegalievirus, finden sich häufig auch Transaminasenerhöhungen als Zeichen der Begleithepatitis. Das CMV scheint vor allem auch nach Transplantation relevant als Trigger von Abstoßungen. Vereinzelt wird CMV auch mit Hepatitiden assoziiert. Diagnostisch wegweisend sind IgM-Antikörper (22) und histopathologisch nachweisbare Einschlusskörperchen (23).

Epstein-Barr-Virus. Die Epstein-Barr-Virus-(EBV-)Infektion führt typischerweise zu einer Infektiösen Mononukleose bei Erstinfektion im Jugend- und Erwachsenenalter, in deren Folge Transaminasen regelhaft ansteigen. Gelegentlich sind Assoziationen von fulminanten Hepatitiden mit EBV beschrieben worden (24).

Humanes Herpesvirus 6. Neben einigen Fallberichten zeigte eine kürzlich publizierte Studie an Patienten mit fulminanter Hepatitis unklarer Genese eine Positivität für DNA des humanen Herpesvirus 6 (HHV-6) in den Lebern von 12 von 15 Patienten, während dies nur bei 4 von 17 Kontrollen gefunden wurde (25). Auch vereinzelte Berichte über chronische Hepatitiden sind bekannt (26). Es bleibt jedoch fraglich, ob dies bestätigt werden kann.

Humane Herpesviren 7 und 8. Die beiden Herpesviren HHV-7 und HHV-8, Letzteres auch KSHV (Kaposi-Sarkom-assoziiertes Herpesvirus) genannt, spielen bei Leberentzündungen nach heutigem Kenntnisstand keine Rolle.

Wenngleich es gute Evidenz für eine Beteiligung für zumindest einige der Herpesviren bei Lebererkrankungen gibt, waren Herpesviren nicht dominant als Ursache unklarer Leberversagen zu identifizieren (27). Somit bleiben die Herpesviren eine Rarität als Ursache von Virusinfektionen der Leber, sollten aber immer bedacht werden.

Andere Virusinfektionen

Hämorrhagische Fieber. Die ein hämorrhagisches Fieber auslösenden Viren Lassa-Fieber-Virus (28), Marburg-Virus (29) und Ebola-Virus (30) weisen die Leber als primäres Ziel auf (31), spielen jedoch wegen der rasch progredienten Erkrankung in der Differenzialdiagnose keine Rolle, da die Hämorrhagie sehr rasch dominierend und lebenslimitierend wird. Zudem tritt bei diesen Infektionen der Tod in der Regel nicht aufgrund eines Leberversagens auf (28).

Gelbfieber. Gelbfieber ist eine in den Tropen beheimatete Erkrankung, die über Vektoren übertragen wird. Eine Impfung ist seitens der WHO vielfach empfohlen und von einigen Ländern bei der Einreise vorgeschrieben. Jährlich erkranken jedoch ca. 200.000 in den Regionen lebende Personen an den Folgen einer Gelbfiebervirusinfektion. Das Gelbfiebervirus verursacht eine oft tödliche und vor allem die Leber betreffende Erkrankung (32).

Dengue-Fieber. Ebenso wie das Gelbfiebervirus wird auch das Dengue-Fieber-Virus mittels Vektoren übertragen und kann vor allem bei Kleinkindern Leberschädigungen bewirken (33). In der Regel ist bei Dengue-Fieber erst die zweite Infektion, wenn bereits präformierte Antiköper existieren, relevant. Eine Erhöhung vor allem von AST wird aber oft auch bei Erstinfektion beobachtet, wenngleich schwere Verläufe seitens der Leberbeteiligung nicht die Regel sind (34).

Seltenere oder gar fraglich für Hepatitis verantwortliche Virusinfektionen

- *Adenoviren* können eine Entzündung der Leber hervorrufen, die einer Virushepatitis ähnelt, allerdings eigentlich nur bei Immunsuppression beobachtet wird (35).
- *Rubellavirus* (Röteln) wurde vereinzelt mit Hepatitis assoziiert (36), ob dies aber wirklich eine Kausalität bedingt, scheint fraglich.
- Ebenso sind *Enteroviren* – Coxsackie (37, 38), Echovirus (39) – Ursache für eine pathologische Leberfunktion bis hin zur fulminanten Hepatitis im Rahmen einer generalisierten Neugeboreneninfektion. Hepatische Manifestationen bei anderen Infizierten sind zum Teil jedoch nicht bestätigt worden (40).
- Das *Masernvirus* führt bei bis zu 80% junger Erwachsener zu einer Hepatitis (41), sollte jedoch wegen der generellen Impfung heute in der Regel keine Rolle mehr spielen.
- Die Rolle von *Parvovirus B19* bleibt umstritten, es wird aber immer wieder einmal als Ursache fulminanter Hepatitiden beschrieben (42).
- *HIV* wird manchmal mit einem einer primär sklerosierenden Cholangitis ähnlichen Bild gesehen (43), das sich unter HAART bessert. Fraglich ist aktuell noch, ob HIV hier ursächlich ist oder den Boden für andere Infektionen wie Kryptosporidien bereitet (44). Auch wenn HIV in der Leber zu finden ist, sind möglicherweise die Manifestationen an der Leber sekundärer Natur (s. Kapitel 12.9 für mehr Details) (45).
- *Hantaan-Virus-Infektionen* wurden in Asien mit akuter Hepatitis unbekannter Ätiologie in Zusammenhang gebracht (46, 47), konnte jedoch nicht generell bestätigt werden, wenngleich bei Patienten mit chronischer Hepatitis eine erhöhte Hantaan-Virus-Antikörper-Prävalenz gefunden wurde (48). Möglicherweise ist auch eine solche Infektion nur Auslöser für eine Autoimmunhepatitis (49).

Differenzialdiagnosen viraler Hepatitiden. Neben viralen können natürlich auch nichtvirale Infektionen die Leber betreffen, wie beispielsweise beim Q-Fieber, einer bakterielle Infektion mit Coxiella burnetii (50), sowie Parasiten- und Pilzinfektionen, die weiter unten beschrieben werden (s. Kapitel 12.6 bis 12.8).

Insgesamt sind natürlich bei „Non-A-bis-E“-Hepatitiden auch Autoimmunhepatitiden denkbar, die vermutlich immer noch zu selten diagnostiziert werden. (s. Kapitel 14.1 „Autoimmune Hepatitis“). Ferner sollte eine nichtalkoholische Steatohepatitis (NASH) ausgeschlossen sein, wobei die Laborparameter bei der NASH oft denen einer Hepatitis ähneln.

Erreger, die entgegen initialer Vermutung keine Hepatitis auslösen

→ **Hepatitis-F-Virus.** Bereits 1990 gab es einen Versuch, ein Hepatitis-F-Virus zu beschreiben, das sich allerdings nachfolgend als Artefakt herausstellte. Auch ein zweiter Versuch von Deka et al. (51), welche ein Virus mit einem 20-kD-Genom fanden, wurde nachfolgend nicht bestätigt (berichtet auf dem 9th Triennial Meeting on Liver Disease, Rom 1996). Also gibt es derzeit kein Hepatitis-F-Virus.

→ **GB-Virus C** (alias Hepatitis-G-Virus). Das Hepatitis-G-Virus (HGV) (52), 1996 beschrieben, zeigte sich als Isolat des bereits 1995 beschriebenen GB-Virus C (GBV-C) (53). Es spielt als Hepatitisvirus keine Rolle (54, 55), scheint jedoch HIV zu verlangsamen (56).

→ **TTV** (transfusion transmissible virus). Nachdem GBV-C keine Rolle bei der Hepatitis spielt, führte die weitere Suche zu den TT-Viren und deren Verwandten, die jedoch ebenfalls bislang keine klinische Relevanz besitzen (57).

Forderungen für neu identifizierte Agenzien als mögliche Ursachen einer viralen Hepatitis

→ **Koch-Postulate.** In der klassischen Mikrobiologie etabliert durch Koch und Pasteur wurden die sog. Koch-Postulate entwickelt, nach denen gilt:

- Ein potenziell infektiöses Agens muss bei einem bestimmten Krankheitsbild gefunden werden (und das entsprechende Genom sollte präferenziell im betreffenden Organ gefunden werden, also im Falle einer Hepatitis in der Leber),
- das entsprechende Agens sollte nicht nachweisbar sein, wenn die Erkrankung nicht vorliegt, und
- das Agens, isoliert von einer betroffenen Person, sollte in einem experimentellen Modell die Erkrankung übertragen (z. B. Tbc-Kaninchen-Experiment).

Aber eine Reihe von Infektionserregern erfüllen nicht alle Postulate. Tab. 12.**16** zeigt einige Faktoren auf, die Berücksichtigung bei der ätiologischen Zuordnung finden sollten.

Im Sommer 2005 wurden erneut neue Viren, ein Parvovirus (PARV4) und zwei Anelloviren (SAV-1 und SAV-2) im Zusammenhang mit Hepatitis beschrieben (58). Bevor dies endgültig beurteilt werden kann, müssen aber sicherlich weitere Studien abgewartet werden, insbesondere, ob die in Tab. 12.**16** dargelegten Voraussetzungen gegeben sind. Schließlich entpuppten sich das GB-Virus C und die TTV-Viren bis auf Weiteres letztlich doch nicht als „Hepatitisviren".

FAZIT FÜR DIE PRAXIS

- Insgesamt sind Virusinfektionen der Leber im weiteren Sinne eher selten. Bei Erwachsenen treten sie am häufigsten als Begleithepatitis bei verschiedenen akuten Virusinfektionen auf, bei denen andere charakteristische Krankheitssymptome im Vordergrund stehen.
- Wenn dominant die Leber betroffen ist, scheinen diese Virusinfektionen vor allem akute Hepatitiden auszulösen.
- Bei fulminanten Hepatitiden ist die ursächliche Abklärung mit Einschluss von HSV unbedingt sinnvoll, da eine frühzeitig eingeleitete Therapie die Prognose verbessert.
- Bei chronischer Erhöhung der Leberwerte stehen sicherlich die NAFLE/NASH und Virushepatitis (B, C, D) an erster Stelle, nachfolgend sollte bei zusätzlich fehlendem Anhalt für Autoimmunhepatitis nach selteneren Viren gesucht werden, wobei wahrscheinlich für eine chronische Leberwerterhöhung nur CMV eine Rolle spielen, möglicherweise sind die anderen Viren bei chronisch erhöhten Leberwerten aber auch unzureichend untersucht worden.

Tabelle 12.16 Faktoren zur Beurteilung eines infektiösen Agens in Relation zur Erkrankung

Stärke der Korrelation	identifiziert mittels „odds ratio"-Berechnung
Konsistenz und **Reproduzierbarkeit**	Ergebnisse werden von unabhängiger Untersuchung bestätigt
Spezifität	ein bestimmtes Agens verursacht nur eine bestimmte Erkrankung und diese ist nur durch dieses Agens auszulösen
Zeitlicher Zusammenhang	Erkrankungsaktivität korreliert mit der Präsenz des Virus
Biologischer Gradient	Dosis-Wirkungs-Verhältnis oder Schwellenwert
Biologische Plausibilität	i. e. Plausibilität für Hepatitis ist wahrscheinlicher, wenn das Agens vor allem in der Leber gefunden wird und nicht so sehr in anderen Organen
Experimenteller Beleg	Übertragung reproduziert die Erkrankung

Die fett gedruckten Faktoren gelten als besonders relevant.

12.6 Leberabszess

F. Grünhage, T. Sauerbruch

EDITORIAL **Leberabszesse sind lebensbedrohliche Infektionen. Die perkutane und auch transduodenale biliäre Drainage, eine effektive Antibiotikatherapie und moderne Operationsverfahren konnten die Mortalität erheblich senken. Pyogene Leberabszesse und Amöbenabszesse sind die häufigsten Manifestationsformen.**

Definition und Epidemiologie

Leberabszesse können durch Bakterien, Pilze oder Parasiten ausgelöst werden. Wichtige epidemiologische und klinische Eckdaten für westliche Länder sind:

- 10 – 20 Fälle pro 100.000 hospitalisierte Patienten (16, 21),
- 80% pyogen,
- ca. 10% Amöbenabszesse,
- < 10% Pilze,
- vorwiegend Isolate von Escherichia coli, Streptococcus species und anaerobe Bakterien (Flora des Gastrointestinaltraktes),
- Zunahme von Klebsiella-pneumoniae-Isolaten in westlichen Ländern – in Asien schon 50 – 88% aller Fälle (14, 19, 29),
- mittleres Erkrankungsalter 55.– 60. Lebensjahr.

Beide Geschlechter sind etwa gleichermaßen betroffen (2, 25). Besonders bei Infektionen mit K. pneumoniae erkranken Männer jedoch deutlich häufiger (Männer : Frauen = 3 : 1) (13, 17, 28). Lag die Mortalität vor dem zweiten Weltkrieg noch bei 95 – 100% (9, 23), so ist die Sterblichkeit heute auf 3 – 32% gesunken (4, 6). In tropischen Ländern und Gebieten mit mangelnden hygienischen Möglichkeiten ist der Anteil der parasitär bedingten Leberabszesse höher. Amöbenabszesse der Leber betreffen vor allem Männer zwischen dem 18. und 50. Lebensjahr (Männer : Frauen = 3 – 20 : 1) (1). Die Mortalität liegt bei nur 1 – 3% (26).

Ursachen und Risikofaktoren

Hauptursachen für Leberabszesse sind Gallenwegsobstruktionen sowie fortgeleitete Cholezystitiden (ca. 40%), ebenso häufig sind kryptogene Leberabszesse (ca. 37%) (20, 25).

Seltene Ursachen sind abdominelle Entzündungen, wie z. B. Divertikulitis, Appendizitis und gedeckte intestinale Perforationen (ca. 11%). Iatrogene und posttraumatische Leberabszesse sowie hämatologisch gestreute Infektionen sind zusammengenommen für ca. 12% der Fälle verantwortlich. Bei perkutanen Punktionen der Leber, z. B. im Rahmen der Tumortherapie, gehört der pyogene Leberabszess zu den häufigsten Komplikationen, besonders, wenn die Gallengänge bakteriell besiedelt sind (z. B. nach endoskopischer Papillotomie) (7). Auch die transarterielle Chemoembolisation kann zu Abszessen führen (8, 12).

→ **Risikofaktoren.** Immungeschwächte Patienten haben ein erhöhtes Risiko für Pilzabszesse. Patienten mit einer Leberzirrhose tragen ebenfalls ein erhöhtes Abszessrisiko. Klebsiella-pneumoniae-Abszesse sind signifikant häufiger bei diabetischen Patienten (22, 28).

Klinik und Diagnostik

Symptomatik

Das Beschwerdebild ist unspezifisch (18, 26). Häufige Symptome sind:

- Fieber (≥ 90%),
- Schmerzen (≥ 70%, rechtsseitige Schulterschmerzen können auf zwerchfellnahe Abszesse hindeuten),
- Appetitlosigkeit, Gewichtsverlust, Übelkeit und Erbrechen.

→ **Körperliche Untersuchung.** Klinisch können sich finden:

- eine druckschmerzhafte und vergrößerte Leber,
- ein rechtsseitiger Pleuraerguss,
- Aszites (selten),
- Ikterus (oft erst spät).

Plötzlich auftretende abdominelle Schmerzen können auf eine septisch bedingte Thrombose der V. portae hindeuten.

Mikrobiologie

Falls möglich, sollte noch vor Beginn einer Antibiotikatherapie Abszessmaterial für die mikrobiologische Diagnostik gewonnen werden. Aufgrund der vielfältigen Erreger ist auf entsprechende Kulturmedien und eine parasitologische Untersuchung zu achten. Bei fiebernden Patienten sollten Blutkulturen angelegt werden. Spezifische serologische Tests sind für pyogene Leberabszesse nicht verfügbar.

Amöbenabszesse. Für Amöbenabszesse bieten sich verschiedene serologische Verfahren an, die mit hoher Sensitivität eine Amöbeninfektion anzeigen. Gängige Tests sind die indirekte Immunfluoreszenz, indirekte Hämagglutination, ELISA, Geldiffusionstest, Latexagglutination und eine Reihe anderer Verfahren. Die Tests unterscheiden jedoch nicht zwischen einer akuten oder abgelaufenen Infektion (26).

Bildgebung

Ultraschall und CT. Besteht der Verdacht auf einen Leberabszess, so kann mittels Ultraschall rasch, nichtinvasiv und mit einer hohen Sensitivät (80 – 100 %) eine Bestätigung oder ein Ausschluss der Diagnose erfolgen (3). Darüber hinaus ist die ultraschallgesteuerte Punktion der Abszesshöhle für die Diagnostik und ggf. Einlage einer Abszessdrainage kostengünstig und sicher. Bei schlechten Schallbedingungen kommt die Computertomographie mit einer höheren Sensitivität zum Einsatz (Abb. 12.**10**) (5, 15).

ERCP. Bei Verdacht auf eine biliäre Ursache sollte eine ERCP-Untersuchung durchgeführt werden.

Die ERCP kann diagnostisch und gleichzeitig therapeutisch sein, da obstruierende oder stenosierende Prozesse erkannt und sofort, z. B. mittels Stents oder einer nasobiliären Sonde, überbrückt werden können, um den Galleabfluss zu sichern und eine zusätzliche Drainage des Abszesses zu gewährleisten (27).

Erweiterte Diagnostik. Kann keine lokale Ursache gefunden werden, so muss die Diagnostik erweitert werden, um andere Entzündungsherde als Ursache auszuschließen (z. B. Echokardiographie oder CT des Abdomens).

Labor

Laborchemisch finden sich bei den meisten Patienten eine Leukozytose und ein erhöhtes C-reaktives Protein. Bilirubin, alkalische Phosphatase und γ-GT sind bei einer biliären Genese häufig erhöht. Darüber hinaus können eine Hypalbuminämie und eine Anämie auftreten. Erhöhte Transaminasen kommen häufiger vor, jedoch sind die Veränderungen, wie alle anderen Laborparameter, unspezifisch.

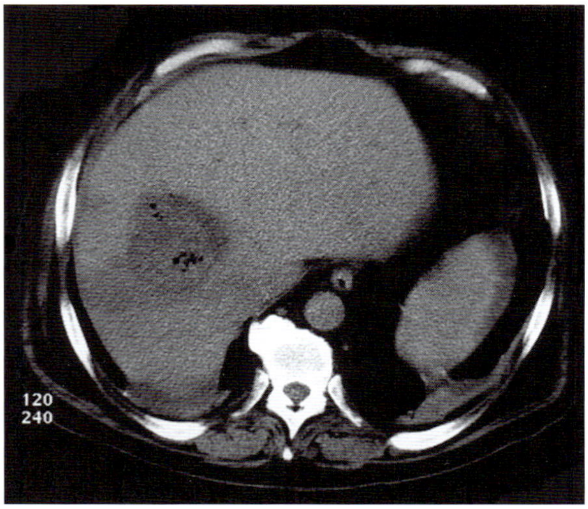

a

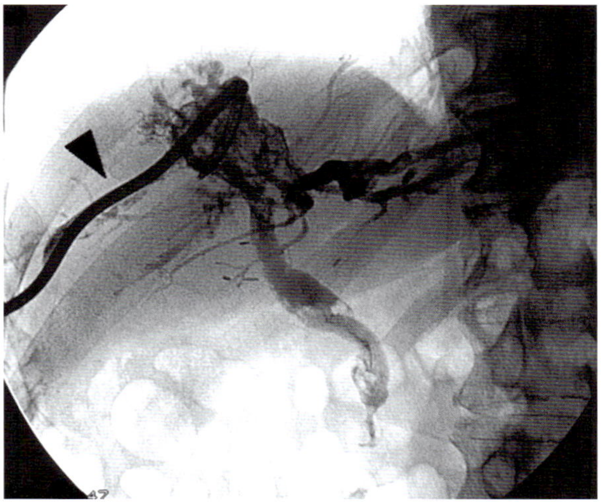

b

Abb. 12.10 Computertomographie (**a**) und Cholangiogramm (**b**) eines pyogenen Leberabszesses im rechten Leberlappen, der durch die Einlage einer perkutanen Drainage versorgt wurde (Pfeil).

Therapie

Ziel der Therapie ist die Beseitigung der Ursache und die Ableitung des Eiterherdes.

Standard in der Behandlung solitärer pyogener Abszesse ist die Kombination aus Drainage und systemischer Antibiotikatherapie. Die chirurgische Sanierung ist den therapierefraktären Fällen und Komplikationen vorbehalten.

Drainage. Obwohl die Mehrzahl der durchgeführten Studien die dauerhafte perkutane Drainage bevorzugt, ist auch die wiederholte Punktion und Aspiration erfolgreich (24, 30). Relative Kontraindikationen für die perkutane Drainage sind Gerinnungsstörungen sowie Aszites.

Bei multiplen Abszessen ist eine Ableitung häufig nicht praktikabel. Sind die Herde auf einen Leberlappen beschränkt, so kann bei Therapieversagen eine Leberteilresektion erwogen werden.

Antibiotische Therapie. Bei kleinen oder disseminierten Abszessen steht die alleinige Antibiotikatherapie im Vordergrund.

Eine antibiotische Therapie sollte jedoch erst direkt nach der Gewinnung von Material für die mikrobiologische Diagnostik eingeleitet werden, denn nur ein Antibiogramm ermöglicht die differenzierte, resistenzadaptierte Therapie. In schweren Fällen mit Zeichen einer manifesten oder beginnenden Sepsis und bei schweren Komplikationen (s.u.) muss allerdings unmittelbar eine kalkulierte Antibiotikatherapie eingeleitet werden.

Die empirische Antibiotikatherapie sollte E. coli und andere häufige Keime der gastrointestinalen Flora sowie K. pneumoniae erfassen. Wirksam ist eine initiale Kombination aus einem Penicillin, einem Aminoglykosid sowie Metronidazol. Bei Therapieversagen müssen auch seltenere Keime (wie z.B. Mykobakterien) bedacht und die Therapie muss dem Antibiogramm entsprechend modifiziert werden. Bei Niereninsuffizienz sollte das Aminoglykosid gegen ein Cephalosporin der dritten Generation ausgetauscht werden (18).

Die systemische Antibiotikatherapie wird 10–14 Tage durchgeführt. Daran schließt sich eine bis zur Remission andauernde orale Therapie an. Die Therapiedauer sollte aber in allen Fällen auch nach dem klinischen Verlauf bemessen werden.

Amöbenabszesse. Selbst große Amöbenabszesse müssen nicht zwingend abgeleitet werden. In der Regel ist die alleinige Gabe von Metronidazol ausreichend (800 mg dreimal täglich über 5 Tage) (26). Eine prospektive Studie bei großen Amöbenabszessen (> 300 cm^3) konnte allerdings einen Vorteil für die Kombination aus Drainage und Antibiotikatherapie gegenüber der alleinigen Antibiotikagabe hinsichtlich der mittleren Hospitalisationsdauer und der Dauer bis zur Fieber- und Schmerzfreiheit zeigen (31). Sinnvoll er-

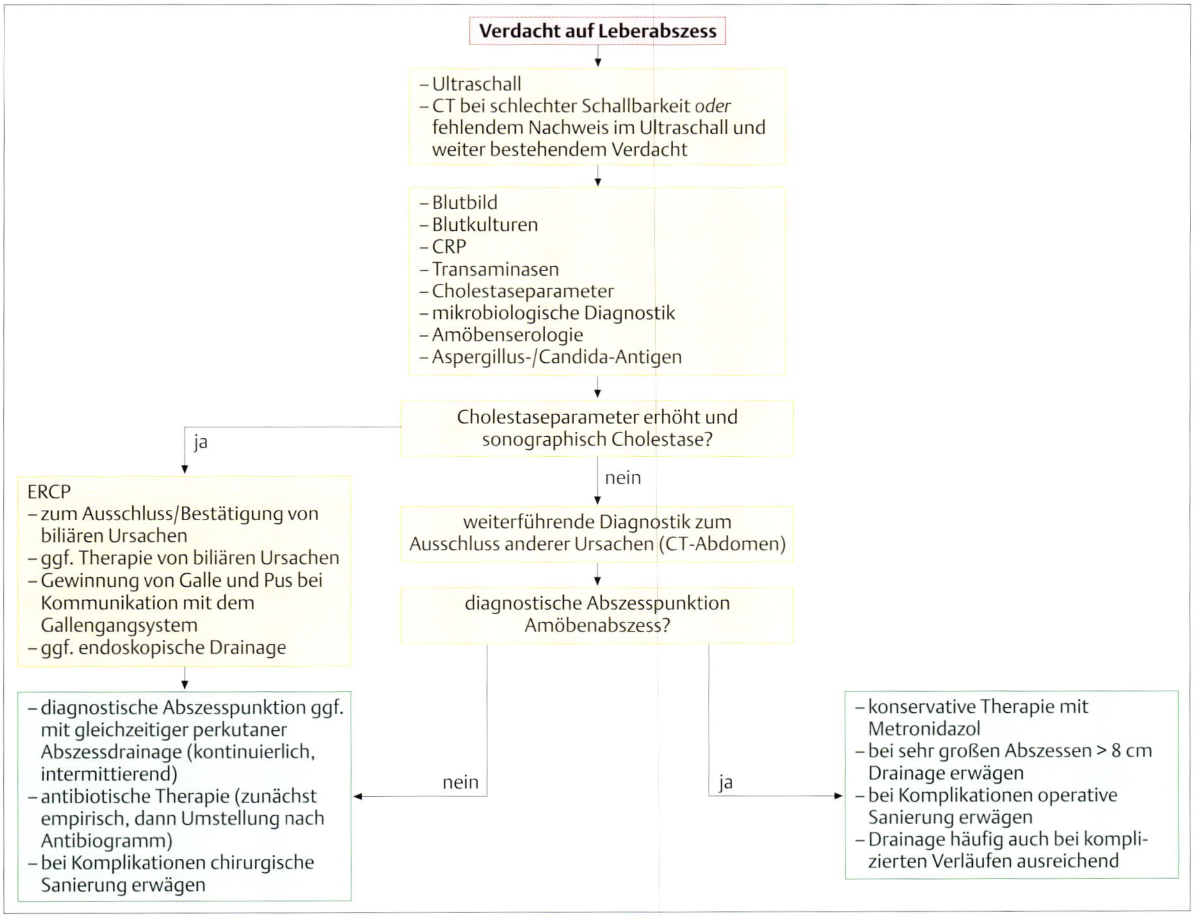

Abb. 12.11 Diagnostisches und therapeutisches Vorgehen bei Verdacht auf einen Leberabszess.

scheint eine perkutane Punktion und Drainage in Fällen, wenn

- Metronidazol nicht zum Erfolg geführt hat (anhaltendes Fieber und Schmerzen nach 4 Tagen Therapie) *und*
- bei großen im linken Leberlappen lokalisierten Abszessen, die das Risiko der Perforation in den Herzbeutel mit einer hohen Mortalität tragen.

Abb. 12.**11** gibt einen Anhalt für das diagnostische und therapeutische Vorgehen bei Verdacht auf einen Leberabszess.

Komplikationen

Perforationen. Leberabszesse können nach intraperitoneal oder pleural perforieren. Gefürchtet ist jedoch insbesondere die Perforation von Amöbenabszessen in den Herzbeutel. Bei Komplikationen pyogener Abszesse sollte immer eine rasche chirurgische Sanierung erwogen werden. Im Gegensatz dazu können fortgeleitete Amöbenabszesse auch perkutan abgeleitet werden. Selbst die intraabdominelle Ruptur kann zunächst antibiotisch, bei lokalisierter Flüssigkeitsansammlung auch in Kombination mit einer Drainage behandelt werden (10, 11, 26). Dabei sollte der klinische Verlauf immer berücksichtigt werden, um ggf. einen Verfahrenswechsel (z. B. zur operativen Sanierung) einleiten zu können.

Sepsis. Leberabszesse können zu einem septischen Krankheitsbild führen, das intensivmedizinisch behandelt werden muss. Die systemische Streuung von K. pneumonia ist häufig durch eine Endophthalmitis kompliziert, die zu einer erheblichen Visuseinschränkung und Erblindung führen kann (13, 19).

FAZIT FÜR DIE PRAXIS

- Leberabszesse sind potenziell lebensbedrohliche Infektionen.
- Die häufigste Ursache für pyogene Leberabszesse in Deutschland sind biliäre Obstruktionen.
- Bei einem Großteil der Patienten bleibt die Ursache unklar.
- Bei Patienten aus Risikogebieten muss an einen Amöbenabszess gedacht werden.
- Pyogene Abszesse sollten drainiert und antibiotisch behandelt werden.
- Amöbenabszesse und deren Komplikationen können in der Regel mit antibiotischer Therapie und wenig invasiven Maßnahmen beherrscht werden.

12.7 Leberparasitosen

M. Vogel, T. Sauerbruch

EDITORIAL **Erkrankungen der Leber durch Parasitenbefall sind selten in Deutschland, so dass die Diagnose oft erst verspätet gestellt wird. Aufgrund der zunehmenden Reisefrequenz sind Parasitosen jedoch von wachsender Bedeutung und sollten im Rahmen differenzialdiagnostischer Abklärung in Betracht gezogen werden. Da die Behandlung von Parasitosen meist nicht schwierig ist, können chronische Gesundheitsschäden durch frühzeitige Diagnose und Therapie vermieden werden. Im folgenden Abschnitt möchten wir ausführlich die wichtigsten Leberparasitosen hinsichtlich Epidemiologie, Lebenszyklus, Klinik, Diagnostik und Therapie darstellen.**

Saugwürmer (Trematoden)

Trematoden (Saugwürmer oder Egel, englisch: flukes, blood flukes) sind die Ursache verschiedener Erkrankungen des Menschen, die vor allem in den Tropen vorkommen und deren Verbreitung oft an schlechte hygienische Lebensbedingungen und nicht selten auch an besondere Essgewohnheiten gebunden ist.

Trematoden, welche zu Lebererkrankungen beim Menschen führen können, sind vor allem Pärchenegel (Schistosomiasis, Bilharziose), der große Leberegel und der Riesenleberegel (Fasziolose), der Katzenegel (Opisthorchiasis) und der chinesische Leberegel (Clonorchiasis).

Typischer Lebenszyklus. Bei den Trematodeninfektionen ist der Mensch stets Endwirt, so dass Infektionen von

Mensch zu Mensch nicht möglich sind. Fast immer verläuft der Lebenszyklus der Parasiten in der folgenden Weise: Der infizierte Mensch scheidet mit dem Stuhl die Parasiteneier aus (Ausnahme Blasenbilharziose). Diese müssen in Süßwasser gelangen. Dann entwickelt sich eine Wimperlarve (Mirazidium), die wiederum erregerspezifische Wasserschnecken (Zwischenwirte) infiziert. In den Schnecken vermehren sich die Parasiten vegetativ und bilden ein neues Stadium, die Zerkarien. Diese werden in der Regel ins Wasser entlassen. Sie sind nun für den Menschen infektiös, entweder direkt (Penetration durch die Haut, z. B. bei der Bilharziose) oder nach Enzystierung an potenziellen Nahrungsmitteln (Metazerkarienbildung), z. B. bei der Fasziolose.

Pärchenegel (Schistosomiasis, Bilharziose)

Die Schistosomen als Parasiten des Menschen wurden 1852 durch Theodor Bilharz in Kairo entdeckt und erstmalig beschrieben. Typische Krankheitsberichte finden sich jedoch schon aus der Pharaonenzeit der Ägypter. Unter den Begriffen Bilharziose oder Schistosomiasis werden verschiedene Krankheitsbilder zusammengefasst, die durch verschiedene Schistosoma-Arten verursacht werden und die sich in der bevorzugten Lokalisation der adulten Würmer in urogenitalen oder mesenterialen Venen unterscheiden.

- *Schistosoma haematobium* siedelt sich im urogenitalen Gefäßbett an und schädigt Blase und Harnleiter (urogenitale Schistosomiasis, Blasenbilharziose).
- Andere Schistosomenarten, *S. mansoni*, *S. japonicum*, *S. intercalatum* und *S. mekongi* bevorzugen das mesenterialvenöse Gefäßbett und schädigen Darm und Leber.

S. mansoni wird in Deutschland am häufigsten beobachtet. Im Folgenden werden wir daher unsere Betrachtung auf S. mansoni beschränken; wesentliche Besonderheiten der anderen Schistosoma-Arten werden dabei im Kontext kurz erläutert.

Epidemiologie

Es wird geschätzt, dass weltweit etwa 200 Mio. Menschen an einer Schistosomiasis leiden. Wenngleich die meisten Infektionen bei Einwohnern endemischer Gegenden auftreten, so können auch Reisende in Endemiegebieten nach Süßwasserexposition befallen sein. S. mansoni kommt vorwiegend im subsaharischen Afrika, Mittleren Osten, Südamerika und in der Karibik vor. S. japonicum wird in Indonesien, China, Thailand und den Philippinen, S. intercalatum in Zentral- und Westafrika und S. mekongi in Laos und Kambodscha beobachtet.

Lebenszyklus

Schistosomeninfektionen werden erworben durch Kontakt mit Süßwasser, welches infektiöse Zerkarien enthält. Diese vermögen die menschliche Haut zu penetrieren. Als unreife

Tabelle 12.17 Inkubations- und Präpatenzzeiten ausgewählter Leberparasitosen.

	Inkubationszeit: Auftreten erster Symptome	Präpatenzzeit: erster Nachweis von Eiern
Schistosomiasis	• Zerkariendermatitis: innerhalb von 24 h • Katayama-Fieber: 3 – 6 Wochen • Chronische Folgen: Monate bis Jahre	S. mansoni: ab der 7. Woche Eier im Stuhl S. japonicum: ab der 3. Woche Eier im Stuhl
Fasziolose	• Akute (Leber-) Phase: 6 – 12 Wochen • Chronische (biliäre) Phase: ab 8. Woche	ab der 8. Woche Eier im Stuhl cave: Nachweis von Eiern nach Verzehr kontaminierter roher Leber für 4 – 6 Wochen möglich
Clonorchiasis	• Akute Phase: 10 – 25 Tage • Chronische Phase: Monate	ab der 4. Woche Eier im Stuhl
Opisthorchiasis	• Akute Phase: 10 – 25 Tage • Chronische Phase: Monate	ab der 4. Woche Eier im Stuhl
Spulwurminfektion	• Lungenwanderung: 2 Wochen • Intestinale Symptome: 4 Wochen	ab der 9. Woche Eier im Stuhl
Strongyloides-Infektion	• 3 – 4 Wochen	ab der 3. Woche Larven im Stuhl

Präpatenzzeit ist die Zeitspanne zwischen der Infektion und dem Auftreten von Parasiten oder Parasitenprodukten, z. B. Eiern oder Larven. Bei den hier behandelten Parasitosen erscheinen die Eier oder Larven im Stuhl. Erst nach dem Ende der Präpatenz ist der spezifische Nachweis der Parasiten möglich. Die Präpatenz ist eine biologische Gegebenheit.

Inkubationszeit ist die Zeitspanne zwischen der Infektion und dem Auftreten von Symptomen und ist dagegen ein klinischer Begriff. Die Inkubationszeit kann kürzer sein als die Präpatenz (Beispiel Fasziolose), aber auch länger.

Parasiten, sog. Schistosomulae, gelangen sie über Blut- und Lymphgefäße zu Lunge und Herz und schließlich über das arterielle Gefäßsystem zur Leber. Bereits während der Reifung im Leberparenchym beginnt die Auswanderung der Parasiten über die Lebervenen entgegen dem portalvenösen Blutfluss zur Zielregion, den kleinen Venen der Darmwand (S. japonicum und S. mekongi: Venen des Dünndarms, S. mansoni und S. intercalatum: Venen des Kolons). Die adulten Würmer verbleiben lebenslang in den Venolen. Die Größe der Würmer variiert nach Geschlecht und Art zwischen 6 und 30 mm Länge. Die Überlebenszeiten der Schistosomen werden auf 5 – 7 Jahre geschätzt, Überlebenszeiten von bis zu 30 Jahren wurden beschrieben. Leberegelpärchen verweilen in fortwährender Kopulation. Je nach Spezies scheidet der weibliche Wurm etwa 300 (S. mansoni) bis zu über 3000 Eier (S. japonicum) pro Tag aus. Die Eiproduktion beginnt frühestens 30 Tage nach erfolgter Infektion. Etwa zwei Drittel der Eier durchdringen die Venenwand und gelangen ins umliegende Gewebe. Nachdem die Eier in der Darmwand intensive Entzündungsreaktionen provoziert haben, erreicht etwa ein Drittel der Eier das Darmlumen. Im Stuhl sind Schistosomeneier frühestens 40 Tage nach Infektion nachzuweisen (Tab. 12.**17**). Etwa ein Drittel der Eier wird jedoch auch mit dem Blutstrom anderen Organen, vor allem der Leber, zugetragen, wo sie zu Lebererkrankungen (s. u.) führen. Die bis ins Darmlumen vorgedrungenen Eier werden mit dem Stuhl des Infizierten ausgeschieden. Wenn sie in Süßwasser gelangen, schlüpfen aus den Eiern Mirazidien. Diese schwimmen im Wasser schnell umher auf der Suche nach Zwischenwirten, den jeweils spezifischen Wasserschnecken. Nach Eindringen in die Wasserschnecke vermehren sich die Parasiten und differenzieren sich über Zwischenstufen zu Zerkarien. Die ausgereiften Zerkarien verlassen anschließend die Wirtsschnecke. In der Regel können Sie bis zu 48 h im Wasser überleben, sind jedoch nur in den ersten Stunden nach Verlassen der Wasserschnecke infektiös. So ist der Vermehrungszyklus geschlossen.

Pathogenese

Während die adulten Würmer in der Regel keine Schäden am Wirt hervorrufen, führen die Eier zu einer Reihe von zum Teil dauerhaften Gesundheitsschäden. Durch den Abstrom eines Teils der Eierproduktion mit dem portalvenösen Blut gelangen Eier in die Leber. Sie können aufgrund ihrer Größe nicht die Lebersinus passieren und bleiben im Parenchym liegen. In den Eiern entwickeln sich zu dieser Zeit unter intensiver Stoffwechseltätigkeit die Mirazidien. Die anfallenden Stoffwechselprodukte haben zum Teil antigene Eigenschaften. Es kommt zu einer granulomatösen Entzündung um die Eier („Eituberkel") (Abb. 12.**12**), die schließlich in eine Fibrose übergeht.

Bei andauerndem Eiereinstrom in die Leber geht durch die Fibrose zunehmend Gefäßstrombahn verloren, es resultiert eine sekundäre portale Hypertension im Sinne eines präsinusoidalen intrahepatischen Blocks.

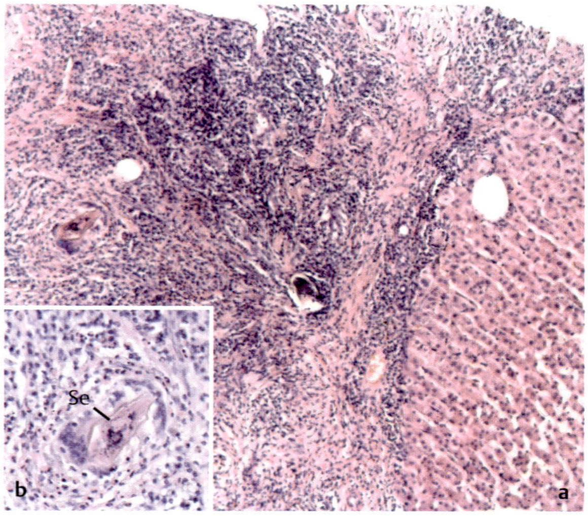

Abb. 12.12 Bilharziose (Schistosoma mansoni).
a Leberstanzzylinder (HE-Färbung) Eine breite Zone mit ausgeprägter granulomatöser Infiltration des Lebergewebes. In der Schnittebene liegen zwei Eier von S. mansoni (Se).
b Ausschnitt vergrößert. Im Ei sind Teile des Mirazidium sichtbar.

Klinik

Hautauschlag. Die erste Manifestation einer Schistosomeninfektion kann eine lokale Zerkariendermatitis sein, ein juckender papulöser Hautauschlag am Ort des Larveneintritts. Typischerweise sind die wasserexponierten Unterschenkel oder Füße betroffen. In der Regel tritt der Hautauschlag innerhalb eines Tages nach Exposition auf.

Katayama-Fieber. Zu einem späteren Zeitpunkt, etwa 3 – 6 Wochen nach Infektion, kann es zu einem sog. Katayama-Fieber kommen (Tab. 12.**17**). Pathophysiologisch handelt es sich um eine immunkomplexvermittelte Hypersensitivitätsreaktion, ausgelöst durch die freiwerdenden Antigene des Parasiten. Hautausschlag, Fieber, Schüttelfrost, Muskelschmerzen, Gelenkschmerzen, asthmaähnliche Atemnot und trockener Husten sind die häufigsten Beschwerden. Lymphknotenschwellung und Hepatosplenomegalie können weitere Auffälligkeiten während der körperlichen Untersuchung sein. Die Diagnose ist zu diesem Zeitpunkt erschwert, da noch keine Eier im Stuhl nachgewiesen werden können und eine Serologie meist noch keine Reaktivität aufweist (Ausnahme: Zerkarienhüllenreaktion). Dennoch ist zu diesem Zeitpunkt fast immer bereits eine reaktive, teils ausgeprägte Eosinophilie im peripheren Blutbild vorhanden, die einen wichtigen Hinweis liefert. Das Katayama-Fieber ist in der Regel vorübergehend und über einen Zeitraum von wenigen Wochen regredient.

Organfibrose. Während die frühen Manifestationen der Schistosomiasis häufiger bei Reisenden vorzufinden sind, sind später auftretende Symptome einer Schistosomiasis aufgrund der schlechteren medizinischen Versorgung und des endemischen Charakters der Erkrankung häufiger bei Einheimischen in Endemiegebieten zu finden. Aufgrund der fortwährenden Eiproduktion kommt es in Darmwand und Leberparenchym zu dauerhaften reaktiv entzündlichen Gewebsveränderungen mit nachfolgender Fibrose. Beschwerden durch die entzündlichen Veränderungen der Darmwand können Bauchkrämpfe, blutige Stühle und Diarrhö sein. Eine sekundäre Eisenmangelanämie kann folgen.

Sekundäre portale Hypertension. In der Leber kommt es aufgrund des zunehmenden Verlusts der Gefäßstrombahn zu einer sekundären portalen Hypertension mit Splenomegalie/Hepatomegalie. Eine sekundäre Thrombozytopenie kann die Folge sein. Ösophagusvarizen werden in späten Erkrankungsstadien häufig beobachtet. Die meisten Patienten weisen trotz ausgeprägter portaler Hypertension eine gute Leberfunktion und Lebersyntheseleistung auf.

Mit entscheidend für die Schwere des Erkrankungsbildes ist die Gesamtproduktion an Schistosomeneiern. So führen S.-mansoni-Infektionen aufgrund einer geringen täglichen Eiproduktion häufig zu nur geringen Symptomen oder benötigen Jahre bis Jahrzehnte, um klinisch auffällig zu werden. Infektionen mit S. japonicum hingegen verlaufen aufgrund der hohen Eiproduktion häufig symptomatisch und es kommt bereits wenige Jahre nach Infektion zu Endstadien der Erkrankung.

Diagnose

Laborbefunde. Als unspezifische Veränderung der Laborwerte findet sich bei ein bis zwei Dritteln aller infizierten Patienten eine periphere Eosinophilie, welche insbesondere in der frühen Phase der Infektion ausgeprägt ist. Bei länger währender Infektion kann es zu einer sekundären Eisenmangelanämie und Thrombozytopenie kommen. Leberfunktionstests wie Quick, Albumin, Cholinesterase, aber auch Lebertransaminasen zeigen in der Regel keine Auffälligkeiten.

Direktnachweis. Der mikroskopische Nachweis von Schistosomeneiern im Stuhl ist die beste Methode zum direkten Nachweis einer Schistosomeninfektion. Ein Mirazidienschlüpftest kann gleichzeitig über eine weiterhin aktive Infektion Aufschluss geben und eignet sich daher gut zur Kontrolle des Behandlungserfolges. Als weiterer Direktnachweis kann eine Rektumbiopsie dienen.

Serologische Tests. Spezifische serologische Tests zum Nachweis von Antikörpern oder auch Antigen sind auf dem Markt erhältlich. Die Sensitivität und Spezifität der Tests wird mit über 90% angegeben. Hier sollte beachtet werden, dass zum Nachweis von spezifischen Antikörpern unter Umständen Wochen bis Monate vergehen.

Therapie

Mittel der Wahl ist Praziquantel. Im Falle einer S.-mansoni-Infektion wird eine eintägige Behandlung mit Praziquantel mit 40 mg/kg Körpergewicht, aufgeteilt auf 1 oder 2 Dosen, empfohlen, bei S. japonicum eine höhere Dosierung von 60 mg/kg Körpergewicht Praziquantel, aufgeteilt auf 2 oder 3 Dosen mit jeweils mindestens 3 h Zeitabstand. Unter dieser Behandlung werden Heilungsraten zwischen 80 und 90% erzielt. Die Behandlung kann wiederholt werden, wenn mit einer Behandlung die vollständige Elimination aller Parasiten nicht gelungen ist.

Wichtig ist, dass auch nach einer erfolgreichen Behandlung noch längere Zeit (4 – 6 Wochen) tote Eier über den Darm ausgeschieden werden. Als Behandlungskontrolle eignet sich daher der Mirazidienschlüpftest oder aber der Nachweis von vitalen Eiern 6 – 8 Wochen nach Behandlungsende.

Da bis zum vollständigen Antigenabbau der toten Parasiten Monate vergehen, bleibt die Serologie nach erfolgreicher Behandlung noch lange Zeit positiv, beziehungsweise unverändert – hier sind abfallende Titer erst nach etwa 2 Jahren zu erwarten.

Fasziolose

Die Fasziolose ist ein weit verbreitetes Krankheitsbild bei Rindern, Schafen und anderen Pflanzenfressern. Der Mensch ist akzidenteller Wirt. Die Fasziolose wird hervorgerufen durch den großen Leberegel (Fasciola hepatica) und den Riesenleberegel (Fasciola gigantica).

Epidemiologie

F. hepatica ruft bei Schafen und Rindern die sog. Leberfäule hervor. Insbesondere Gegenden gemäßigten Klimas in Zentral- und Südamerika, Europa, China, Afrika und im Mittleren Osten sind Hauptprävalenzgebiete mit humanem Befall. Weltweit wird die Anzahl infizierter Menschen auf etwa 2,4 Mio. geschätzt.

Lebenszyklus

Auch wenn Schafe und Rinder die wichtigsten Endwirte von F. hepatica sind, so können doch auch Ziegen, Büffel, Pferde, Kamele, Schweine, Rotwild oder Kaninchen befallen werden. Innerhalb des Endwirtes bewohnen die adulten Würmer die großen Gallenwege, wo sie Eier produzieren (Abb. 12.**13**). Diese gelangen über die Gallenwege in das Intestinum und werden mit dem Stuhl ausgeschieden. Bei Kontakt mit Wasser schlüpfen Mirazidien, welche als Zwischenwirte Wasserschnecken infizieren. In diesen vermehren sich die Parasiten ungeschlechtlich. Sie entwickeln sich schließlich zu Zerkarien und schwärmen ins umliegende Süßwasser aus, um sich als Metazerkarien auf Wasserpflanzen zu enzystieren. Werden diese von geeigneten Wirtstieren oder vom Menschen verzehrt, schlüpfen die infektiösen Metazerkarien im Duodenum, durchwandern als Larven die

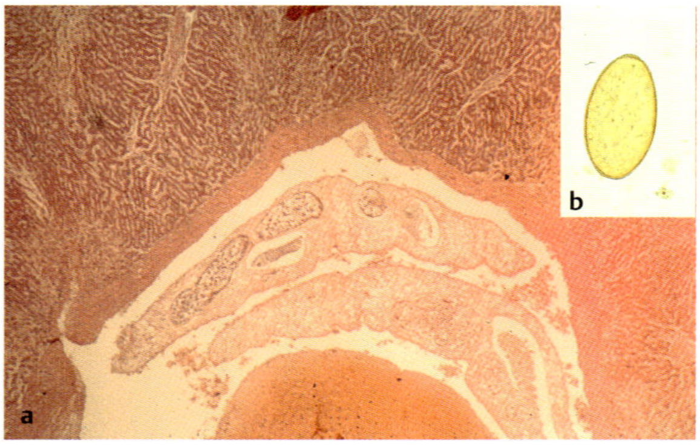

☒ **Abb. 12.13** Großer Leberegel (Fasciola hepatica).
a Zwei Parasiten in einem stark erweiterten Gallengang. Typisch ist die verdickte fibrosierte Wand des Gallengangs.
b Ei.

Darmwand, gelangen so in die Peritonealhöhle und dringen durch die Glisson-Kapsel in die Leber ein. Sie wandern als juvenile heranwachsende Parasiten mehrere Wochen im Leberparenchym umher, um sich zuletzt als geschlechtsreife Würmer in den Gallengängen einzunisten. Etwa 12 Wochen nach Infektion wird mit der Eiproduktion begonnen, daher ist die Diagnose in den ersten 3 – 4 Monaten aufgrund der mangelnden Eiausscheidung über den Stuhl schwierig. Die Lebenszeit eines erwachsenen Wurms im Menschen wird auf 9 – 13 Jahre geschätzt. Die Anzahl an erwachsenen Würmern, die tatsächlich Anschluss an das biliäre System finden und zu voller Reife gelangen, ist in der Regel klein.

Pathogenese

Die Wanderung der juvenilen Parasiten im Leberparenchym führt zur Zerstörung von Lebergewebe, zu Entzündungen und reaktiver Fibrose. Das Ausmaß des Leberschadens hängt dabei von der Menge der vorhandenen Parasiten ab. Adulte Würmer von F. hepatica erreichen eine Größe von bis zu 30 mm und 13 mm Breite, F. gigantica ist gar 25 – 70 mm groß und 5 – 12 mm breit, so dass vorstellbar wird, welche Schäden durch eine Durchwanderung des Leberparenchyms entstehen können. Adulte Würmer können nach Erreichen der Gallenwege diese ganz oder teilweise verlegen, was zu einer Verlegung, Verdickung, Erweiterung, Ausweitung und Fibrose des proximalen biliären Systems führt. Eine ektopische Fasziolose (s.u.) führt zu eosinophilen und monozytären Infiltraten des jeweiligen Gewebes und entsprechendem Gewebeschaden.

Klinik

Die Symptome beim Menschen sind in der Regel milder Natur, es kommen jedoch auch schwere Erkrankungen vor. Es können bei Befall mit Fasziola eine akute oder Leberphase, eine chronische oder biliäre Phase und ein ektopischer sowie ein pharyngealer Befall unterschieden werden.

Frühe/akute Phase. Diese beginnt 6 – 12 Wochen nach oraler Aufnahme der Metazerkarien (Salate mit Wasserkresse sind eine häufige Infektionsquelle).

In der frühen oder akuten Phase der Fasziolose kommt es aufgrund der Wanderung der Parasiten durch die Leber häufig zu Fieber, Schmerzen im rechten Oberbauch, Leberdruckschmerz und Hepatomegalie. Das Krankheitsgefühl kann sehr ausgeprägt sein.

Weitere Symptome können sein: Appetitlosigkeit, Übelkeit, Erbrechen, Muskelbeschwerden, Husten sowie Urtikaria. Gelegentlich wird eine Gelbsucht beobachtet. Hämobilie oder subkapsuläre Hämatome der Leber kommen eher selten vor. In der Regel ist eine ausgeprägte Eosinophilie zu finden. Typischerweise kommt es zu einem spontanen Rückgang der akuten Symptome innerhalb von wenigen Wochen bis Monaten. Seltene extrahepatische Manifestationen sind ein rechtsseitiger eosinophiler Pleuraerguss sowie eine Perikarditis, Herzleitungsabnormalitäten, meningeale Reizung sowie fokalneurologische Veränderungen oder Anfälle.

Biliäre/chronische Phase. Die biliäre Phase oder chronische Phase verläuft in der Regel asymptomatisch.

Die adulten Würmer können jedoch einzelne Gallenwege teilweise oder ganz verschließen, was zu rezidivierenden Gallengangskoliken sowie Gallengangsentzündungen führen und einen Verschlussikterus hervorrufen kann.

Länger währende und schwere Infektionen führen des Weiteren zu einer sklerosierenden Cholangitis und biliären Zirrhose. Leberschmerz, Übelkeit, Erbrechen, Gewichtsverlust, Hepatomegalie und Gelbsucht können auftreten. In dieser Phase der Erkrankung ist die Eosinophilie seltener anzutreffen als in der Akutphase.

Besiedelung anderer Organe. Obwohl die Leberegel einen Lebertropismus aufweisen, kann es zu Fehlbesiedelung in anderen Organen kommen. Die häufigste ektope Besiedlung ist das subkutane Fettgewebe der Bauchwand, jedoch werden auch Lungen, Herz, Gehirn, Muskel, das Urogenitalsystem und die Haut befallen. Im Mittleren Osten, wo gelegentlich rohe Rinderleber verzehrt wird, kann es nach Verzehr fasziolenhaltiger Leber zu einer akuten Nasopharyngitis (arabisch: Halzoun) kommen. Die adulten Würmer saugen sich an der Nasen-Rachen-Schleimhaut fest und führen zu Blutungen, Schmerzen, sowie Gesichts- und Nackenödemen.

Diagnose

Einachweis. Die Diagnose kann gestellt werden durch den Nachweis der charakteristischen Eier in Stuhl, in Duodenal- und/oder Galleaspiraten, wobei allerdings zu beachten ist, dass nicht jeder Eibefund im Stuhl eine Infektion beweist. Wenn Rinder- oder Schafsleber mit Leberegeln verzehrt wird, sind die Eier dieser Parasiten für 1 – 2 Wochen im Stuhl nachzuweisen.

Laborbefunde. Unspezifischere Laborveränderungen sind eine periphere Eosinophilie, manchmal zusammen mit einer Anämie und mit abnormalen Leberfunktionstests. Eine erhöhte Blutsenkung und Hypergammaglobulinämie können vorhanden sein.

Bildgebung und Serologie. In der Frühphase der Infektion lassen sich in der Bildgebung, wie z. B. im CT, kleine hypodense, tunnelartige verzweigende Läsionen von 1 – 10 mm im Durchmesser in der Leber nachweisen. In der Laparoskopie können ggf. subkapsuläre Knoten der Leber nachgewiesen werden. Eine Reihe serologischer Antikörpertests sind erhältlich mit guter Sensitivität. Dennoch ist aufgrund der Kreuzreaktivität mit anderen Trematoden keine hohe Spezifität der Tests zu erwarten.

Es sei wiederholt, dass der Einachweis in der ersten akuten Phase der Erkrankung, verursacht durch die noch nicht geschlechtsreifen Würmer, nicht möglich ist. Die Diagnose kann deshalb schwierig sein. Eine sorgfältig erhobene Anamnese mit Frage nach Essgewohnheiten und Reisen ist von großer Bedeutung. Eine positive Serologie wird dann in den meisten Fällen die Verdachtsdiagnose bestätigen.

Therapie

Die Chemotherapie der Fasziolainfektion ist problematisch, weil es in Deutschland kein für die Behandlung des Menschen offiziell zugelassenes Mittel gibt. Dies gilt auch für das sehr wirksame Triclabendazol, das in der Tiermedizin verwendet wird. Triclabendazol wird mit 10 – 12 mg/kg Körpergewicht für ein oder zwei Tage gegeben und wird in der Regel gut vertragen. Praziquantel ist nur wenig wirksam.

Clonorchiasis und Opisthorchiasis

Neben der Fasziolose und Bilharziose sind noch zwei weitere Trematoden von Bedeutung. Diese sind der chinesische Leberegel (Clonorchis sinensis) (Abb. 12.**14**) und die Katzenleberegel (Opisthorchis felineus und O. viverrini), welche auch den Menschen befallen.

Epidemiologie

C. sinensis, auch bekannt als chinesischer Leberegel, ist endemisch im Fernen Osten, insbesondere China, Japan, Thailand, Vietnam und Korea. Hauptwirt sind fischessende Säuger, insbesondere Hunde und Katzen. Der erwachsene Wurm ist flach und länglich, 10 – 25 mm lang und 3 – 5 mm breit. Weltweit wird geschätzt, dass etwa 7 Mio. Menschen infiziert sind. Erwachsene Würmer verweilen in den menschlichen Gallenwegen bis zu 30 Jahre. Während die überwiegende Mehrzahl der Infektionen in endemischen Gebieten unter der einheimischen Bevölkerung stattfindet, werden gelegentlich doch auch Reisende betroffen. Gefrorener, getrockneter oder gepökelter Fisch kann überlebende Metazerkarien enthalten und so in nicht endemische Länder exportiert werden. Daher kommt es in seltenen Fällen zu Infektionen von Menschen, welche nie in endemische Länder gereist sind.

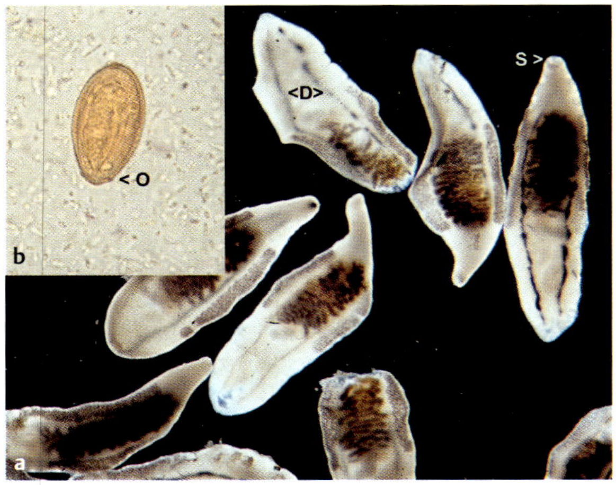

Abb. 12.14 Chinesischer Leberegel (Clonorchis sinensis).
a Lebende Würmer (Länge etwa 6 mm) aus der Leber. D: Darm, S: vorderer Saugnapf.
b Ei (Größe etwa 30 × 20 μm) von C. sinensis im Stuhl. O: charakteristisch der deutliche Deckel (Operculum). Im Inneren ist das Mirazidium zu erkennen.

Lebenszyklus

Der Vermehrungszyklus von Clonorchis und Opisthorchis ist sehr ähnlich. Die adulten Würmer haben ihren Lebensraum in der Regel in distalen Gallengängen von Säugetieren und Menschen. Die erwachsenen Würmer produzieren kleine Eier, die über die Galle und den Stuhl ausgeschieden werden und so in Süßwasser gelangen. Dort werden sie aufgenommen von Wasserschnecken, in denen sie zu Mirazidien schlüpfen und sich weiterentwickeln zu Zerkarien. Diese gelangen erneut ins umliegende Wasser und schlüpfen unter die Schuppen von Süßwasserfischen, um dann das Gewebe zu penetrieren. Die Zerkarien entwickeln sich weiter und enzystieren in der Muskulatur der Fische als Metazerkarien. Im Falle, wo Menschen oder Säuger rohen (Sushi), gepökelten oder nicht ausreichend gekochten Fisch zu sich nehmen, schlüpfen die Metazerkarien im Duodenum oder Jejunum und gelangen dann durch die Ampulla vateri direkt in die Gallenwege, wo sie zu adulten Würmern heranreifen. Wenngleich die adulten Würmer in der Regel in den Gallengängen lokalisiert sind, werden sie gelegentlich sowohl in der Gallenblase als auch im Pankreashauptgang gefunden.

Klinik

Die Mehrzahl der Infektionen geht nicht mit Krankheitssymptomen einher, weil nur wenige Parasiten vorhanden sind.

Akute Phase. Nach Infektion mit C. sinensis oder Opisthorchis-Spezies kann es in einer ersten Phase zu akuten Symptomen kommen. Die Erkrankung beginnt in der Regel 10 – 25 Tage nach Nahrungsaufnahme von schwer infiziertem, rohem oder nicht ausreichend gekochtem Fisch und kann für 2–4 Wochen anhalten.

Es kommt zu Fieber, Appetitlosigkeit, abdominellen Beschwerden, Muskel- und Gelenkbeschwerden, allgemeinem Unwohlsein und Urtikaria. Lymphknotenschwellungen und schmerzhafte Hepatomegalie können beobachtet werden, ebenso eine Eosinophilie.

Chronisches Stadium. Im chronischen Stadium kommt es zu intermittierenden Symptomen wie Müdigkeit, abdominellen Beschwerden, Appetitverlust, Gewichtsverlust und Durchfall, insbesondere bei schwerem Befall. Schwerere Verläufe mit Cholangitis, Cholangiohepatitis und Cholangiokarzinom, abhängig von der Zahl der vorhandenen Würmer, sind beschrieben. Vermutet wird eine chronische Irritation und Schädigung der epithelialen Zellen des Gallengangsystems mit einhergehender Hyperplasie, Dysplasie und Fibrose. Periduktale, eosinophile und lymphozytäre Infiltrate der Portalfelder werden beschrieben, so dass eine immunvermittelte Gewebeschädigung diskutiert wird.

Als Spätkomplikationen kommt es häufig zur Bildung von Pigmentsteinen, biliären Strikturen, Dilatationen der intrahepatischen Gallengänge und Fibrose von Leberarealen.

Diese Spätkomplikationen entwickeln sich in der Regel jedoch nicht vor der 3. Lebensdekade.

Diagnose

Einachweis. Die Diagnose wird in der Regel durch den Nachweis von Eiern im Stuhl infizierter Patienten erbracht (Tab. 12.**17**). Duodenal- oder Gallesekret kann auch Eier oder adulte Würmer enthalten.

Laborbefunde. Eine periphere Eosinophilie ist unspezifisch, wird jedoch beobachtet. Im fortgeschrittenen Erkrankungsstadium findet sich eine Obstruktion des Gallengangsystems, einhergehend mit einer Erhöhung der alkalischen Phosphatase. Die Transaminasen sind üblicherweise normal. Serum-IgE mag erhöht sein.

Serologie und Bildgebung. Verschiedene serologische Tests sind im Einsatz mit guter Spezifität und Sensitivität. In der Bildgebung kann sowohl ein Ultraschall der Leber als auch ein CT-Scan Hinweise auf das Vorliegen einer Clonorchiasis oder Opisthorchiasis der Gallenwege geben. Hier finden sich allerdings unspezifische Veränderungen der Gallenwege mit Fibrosierung und Entzündung. Adulte Würmer können auch während der Endoskopie oder der ERCP gefunden werden.

Therapie

Praziquantel in einer Dosierung von 75 mg/kg Körpergewicht aufgeteilt auf 3 Dosen innerhalb eines Tages ist Behandlung der Wahl für die Infektion. Nahezu 100% aller Patienten werden geheilt.

Differenzialdiagnose

Der Vollständigkeit halber muss noch eine Pseudoparasitose angeführt werden. Manchmal werden im Stuhl Trematodeneier gefunden, die von kompetenten Untersuchern als Eier des kleinen Lanzettenegels Dicrocoelicum dentriticum identifiziert werden. Obwohl Infektionen mit diesem Schafparasiten auch beim Menschen vorkommen, rühren diese positiven Befunde fast immer *nicht* von einer Infektion her, sondern vom Verzehr von Schafsleber, die Lanzettenegel enthalten hatte. Die Eier sind lediglich Darmpassanten ohne Krankheitswert.

Bandwürmer, Zestoden

Echinokokkose

Epidemiologie

Die Echinokokkose wird im Wesentlichen durch Infektionen mit Larven der Bandwürmer der Gattung Echinococcus (Familie Taenidae) hervorgerufen.

Beim Menschen kommen insbesondere die Echinokokkus-Arten Echinococcus granulosus (kleiner Hundebandwurm) und E. multilocularis (kleiner Fuchsbandwurm) in Frage.

E.-granulosus-Infektionen. E.-granulosus-Infektionen werden weltweit beobachtet, wenngleich die Prävalenz abhängig von Land und Art der Viehhaltung (hohe Prävalenz in Gebieten mit intensiver Schafhaltung) sehr unterschiedlich ist. Infektionen in Deutschland sind selten und die überwiegende Zahl der gemeldeten und vom Robert-Koch-Institut in der Statistik berücksichtigten Infektionen wurde vermutlich außerhalb Deutschlands erworben (2002: 22 Fälle, 18 mit Angabe eines Infektionslandes, davon 4 Fälle in Deutschland).

E.-multilocularis-Infektionen. Sie sind nur in der nördlichen Hemisphäre zu beobachten, insbesondere in Zentraleuropa, Russland, im westlichen China und in einigen, vor allem arktischen Gebieten Nordamerikas. In Deutschland ist in allen Flächenbundesländern ein Fuchsbefall nachgewiesen, besonders betroffen ist allerdings die Schwäbische Alb mit Infektionsraten >50%. Humane Infektionen sind in Deutschland dennoch selten, so gingen 2002 6 Fälle alveolärer Echinokokkose in die Statistik des Robert-Koch-Instituts ein, davon 5 Fälle aus Süddeutschland.

Lebenszyklus

Wie alle Bandwürmer benötigen Echinokokken für ihre Vermehrung einen Endwirt und einen Zwischenwirt. Der Mensch ist für beide Echinokokken nur akzidenteller Zwischenwirt und spielt im biologischen Zyklus keine Rolle.

End- und Zwischenwirte. Der Endwirt von E. granulosus ist der Hund oder andere Kaniden. Zwischenwirte sind Schafe, Rinder, Büffel, Pferde, Esel, Kamele und Schweine sowie in Nordamerika und Eurasien auch Karibu, Rentiere und Elche. Von wesentlicher Bedeutung für die Erkrankung des Menschen ist der Schaftyp des Parasiten, da im engeren Zusammenleben mit Schafen die häufigsten akzidentellen Infektionen beim Menschen vorkommen. Ebenso ist der Schaftyp unter den E.-granulosus-Typen mit der stärksten Pathogenität für den Menschen behaftet.

Bei E. multilocularis ist der Fuchs in den häufigsten Fällen der Endwirt, in selteneren Fällen aber auch Wölfe, Hunde, Kojoten oder Katzen. Als Zwischenwirt dienen hier Nagetiere, vor allem Feldmäuse. Ebenso wie bei E. granulosus ist auch bei E. multilocularis der Mensch Fehlzwischenwirt.

Eier und Larven. Der adulte Bandwurm bewohnt den Dünndarm des Endwirtes. Die reifen Parasiten produzieren Eier, die mit dem Hunde- bzw. Fuchskot ausgeschieden werden. Echinokokkus-Eier bleiben über viele Monate bei Temperaturen von -30 bis +30 °C infektiös. Die Eier enthalten eine erste Larvenform des Bandwurms, die Hakenlarve oder Onkosphäre. Nach oraler Aufnahme der Eier durch den Zwischenwirt schlüpfen die Onkosphären im Dünndarm, penetrieren die intestinale Mukosa und erreichen das Blut- oder Lymphsystem. Sie werden in die viszeralen Organe verschleppt, insbesondere in die Leber.

Die Onkosphären enthalten Keimzellen, die – vor allem bei E. multilocularis – ein geradezu phantastisches Proliferationspotenzial haben. Das Wachstum und die Differenzierung der Keimzellen führen zu den Larvenformen, die die Grundlage der Echinokokkuserkrankungen des Menschen sind. E. granulosus (zystische Echinokokkose) und E. multilocularis (alveoläre Echinokokkose) unterscheiden sich dabei grundlegend und sollen deshalb getrennt (s. Pathogenese) behandelt werden.

Protoskolizes und Adultwürmer. In den Organen der biologischen Zwischenwirte, vor allem in der Leber, bilden die Larven mit Abschluss der Differenzierung massenhaft Kopfanlagen (sog. Protoskolizes). Wird der Zwischenwirt vom Endwirt gefressen, entwickeln sich diese im Darm des Endwirts (durchwegs Raubiere) zu geschlechtsreifen Bandwürmern. Der Vermehrungszyklus ist geschlossen. Die Adultwürmer von E. granulosus sind 4–6 mm, die von E. multilocularis 2–3 mm lang.

Zystische Echinokokkose (E.-granulosus-Infektion)

Pathogenese

Die Larve des E. granulosus entwickelt sich beim Menschen meist in der Leber. Die Morphologie des Parasiten kann dabei sehr unterschiedlich sein. Häufig wird eine Zyste gebildet, welche im Endzustand verschiedene Schichten aufweist.

Aufbau der Zyste (Abb. 12.15). Die innerste Schicht, die die Zyste auskleidet, ist die eigentliche Keimschicht, welche die sog. Brutkapseln (Durchmesser etwa 5 mm) hervorbringt, in deren Innerem wiederum innerhalb von Monaten die Protoskolizes gebildet werden. Die Keimschicht sezerniert außerdem eine fast wasserklare Flüssigkeit, die die Zyste ausfüllt, weshalb diese Zysten auch als Hydatiden bezeichnet werden. Die Zysten (Durchmesser bis 10 cm und mehr) können Tausende von Protoskolizes und mehrere Liter Flüssigkeit enthalten. Umgeben wird die Keimschicht von einer azellulären, aus mehreren „Blättern" bestehenden Membran unterschiedlicher Dicke (sog. chitinöse Membran). Um diese äußere Schale ist meist als Reaktion des Wirts eine granulomatöse Entzündungsreaktion mit Fibrose zu beobachten, auch Perizyste genannt. Innerhalb der originären Hydatide können sich Tochterzysten bilden aus Zellen, die sich aus der Keimschicht gelöst haben und die in die Hydatidenflüssigkeit übergetreten sind. Sind multiple voneinander getrennte Zysten vorhanden, gehen sie wahrscheinlich stets auf die Aufnahme mehrerer Eier d. h. auf getrennte Onkospären zurück. Die Larve des E. granulosus „metastasiert" nicht, es sei denn nach einer traumatischen Verschleppung von Keimzellen (z. B. bei Punktion der Zysten mit großkalibriger Nadel, Platzen der Zyste nach Bauchtrauma oder nach chirurgischem Eingriff).

Varianten. Neben der hier dargestellten „regulären" Zystenform gibt es viele Varianten: Zysten, in denen keine Brutkapseln gebildet werden, sog. infertile Zysten (da sie aber trotzdem Keimzellen enthalten können, sind sie primär hinsichtlich einer möglichen Keimzellverschleppung nicht als „ungefährlich" anzusehen), andere, die aufgrund der Bildgebung von großen Tochterzysten gekammert er-

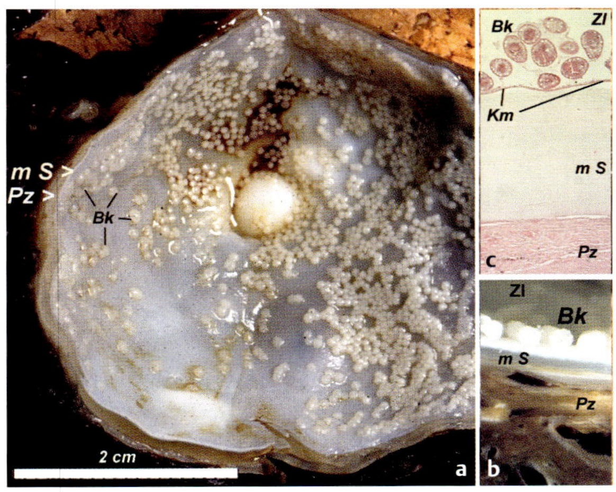

Abb. 12.15 Zystischer Echinokokkus (Echinococcus granulosus).
a Teil eines Operationspräparats einer Zyste, formaldehydfixiert. Bk: Brutkapseln, mS: multilamelläre Schicht, Pz: Perizyste.
b Zystenwand (Lupenaufnahme). ZI: Zysteninneres.
c Zystenwand (histologisches Präparat). Km: Keimmembran.

scheinen oder die mit dicht gepackten, vielfach gefalteten Membranen ausgefüllt sind.

Klinik

E.-granulosus-Infektionen sind in der initialen Phase und auch über längere Zeit asymptomatisch, etwa die Hälfte der Diagnosen wird zufällig gestellt. Zur Beschwerdesymptomatik führt letztendlich der raumfordernde Prozess der Zyste, deren Durchmesser bei Aktivität zwischen 1 und 5 cm pro Jahr wachsen kann. Hydatidenzysten können an jeder Stelle des Körpers gefunden werden.

Ein Leberbefall wird bei etwa zwei Drittel, ein Lungenbefall bei etwa einem Viertel der Patienten gefunden, andere Organmanifestationen wie Gehirn, Muskeln, Nieren, Knochen, Herz und Pankreas sind selten.

Bei der überwiegenden Mehrheit der Patienten findet sich lediglich der Befall eines Organs, in etwa 70 % der Fälle in Form einer einzigen Zyste. Der rechte Leberlappen ist häufiger befallen als der linke.

Symptomatik. Symptome treten in der Regel erst nach Erreichen eines Hydatidendurchmessers von 10 cm auf. Große Zysten können eine Hepatomegalie mit oder ohne Leberdruckschmerz, einhergehend mit Übelkeit und Erbrechen, verursachen. Aufgrund des Druck- und Masseneffekts der Zyste auf Venen und Gallengänge kann es zu Cholestase, portaler Hypertension, Venenverschluss und einem Budd-Chiari-Syndrom kommen.

Zystenrupturen. Die Ruptur von Zysten in das biliäre System kann biliäre Koliken, Verschlussikterus, Cholangitis oder Pankreatitis auslösen. Auch transdiaphragmale Rupturen mit Anschluss an das Bronchialsystem und Leberabszesse als Folge bakterieller Superinfektionen der Zysten wurden als weitere Komplikationen beschrieben. Zystenrupturen können in seltenen Fällen durch massive Ausschwemmung von Antigen zu sekundär-immunologischen Reaktionen mit Fieber und akuten Hypersensitivitätsreaktionen bis hin zum anaphylaktischen Schock führen.

Diagnose

Bildgebung und Serologie. Die Diagnose wird üblicherweise mit bildgebenden Verfahren und serologischem Nachweis von Antikörpern gestellt. Routinelabortests wie ein Differenzialblutbild oder Leberfunktionstests können Abnormalitäten aufweisen, sind jedoch nicht spezifisch und nicht geeignet zur Diagnosestellung. Insbesondere weisen weniger als 15 % aller Fälle eine Eosinophilie auf.

Bildgebung der Wahl ist zunächst der Ultraschall, welcher insbesondere bei intraabdominellem Befall eine gute Beurteilung der Zystenverteilung und Zystenaktivität erlaubt. Verschiedene Klassifikationssysteme zur Beurteilung der Zysten hinsichtlich ihrer Aktivität sind entwickelt worden.

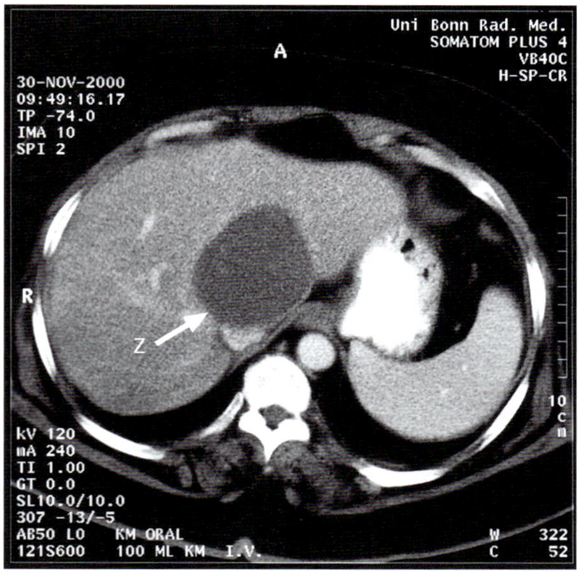

Abb. 12.16 Zystischer Echinokokkus (Echinococcus granulosus). Computertomographische Aufnahme einer Patientin mit großer intrahepatischer Echinokokkuszyste (Z).

Die Bildgebung sollte bei Verdacht und Diagnose komplettiert werden durch eine CT-Untersuchung (Abb. 12.**16**), da das CT dem Ultraschall insbesondere zur Detektion extrahepatischer Zysten als auch zur Verlaufsbeurteilung hinsichtlich der Größe der Zysten überlegen ist.

Serologische Tests müssen die Diagnostik ergänzen. Bei der Vielfalt der Testverfahren ist jedoch darauf hinzuweisen, dass sowohl falsch negative wie falsch positive Testresultate vorkommen.

Therapie

Behandlungsbedarf prüfen. Die Auffassung, dass E.-granulosus-Zysten primär stets chirurgisch zu behandeln seien, kann heute nicht mehr gelten. Zunächst sollte vorbehaltlos geprüft werden, ob eine Behandlung überhaupt erforderlich ist. Zufällig entdeckte, symptomlose, nicht selten bereits „tote“ Zysten sollten mit bildgebenden Verfahren 1 – 2 Jahre beobachtet werden. Eine Behandlung ist häufig nicht erforderlich, vor allem wenn keine Größenzunahme der Zyste zu erkennen ist.

Es stehen prinzipiell 3 Behandlungsmodalitäten zur Verfügung: neben der chirurgischen Entfernung der Zyste, die PAIR-Methode (Punktion, Aspiration, Injektion und Reaspiration) und die Chemotherapie mit Albendazol oder Mebendazol.

Chirurgisches Vorgehen. Die Heilungsrate im Rahmen einer chirurgischen Operation beträgt etwa 90 %. Bevorzugt werden sollte die Operation bei großen Zysten, oberflächlich liegenden Leberzysten mit Gefahr der Ruptur oder komplizierten Zysten mit Superinfektion, Kompression oder Obstruktion, Zysten der Lunge, der Niere, des Knochens, Gehirns oder anderer Organe.

Interventionelles Vorgehen. Alternativ ist in den letzten Jahren eine interventionelle Technik entwickelt worden (abgekürzt PAIR genannt). Hier wird die Zyste unter Ultraschallkontrolle mit dünner Nadel perkutan punktiert. Anschließend wird Zysteninhalt aspiriert, wodurch gleichzeitig eine weitere Diagnosesicherung ermöglicht wird. In der Folge wird Ethanol oder hypertone Kochsalzlösung in die Zyste injiziert. Nach einer Verweildauer von etwa 15 min wird dann die Flüssigkeit wieder abgesaugt. PAIR wird vorwiegend bei Leberzysten angewandt, wenngleich auch andere Zysten mit diesem Verfahren behandelt wurden. PAIR sollte nur vom Erfahrenen durchgeführt werden. Vor dem Eingriff muss die Frage, ob eine individuelle Zyste für die Behandlung mit PAIR geeignet ist, sehr genau geprüft werden und eine Kommunikation der Zyste mit dem biliären Sytem mittels ERCP ausgeschlossen werden. Das Verfahren eignet sich nicht für schwer zugängliche, gekammerte Zysten oder Zysten mit möglichem Anschluss an das Gallengangssystem. Die Aussaat von Parasitenmaterial oder eine Fistelbildung mit chemisch induzierter Cholangitis durch eine nicht sachgerechte Punktion oder falsch gestellte Indikation sind die wesentlichen Komplikationen von PAIR. Seltene Komplikationen sind anaphylaktischer Schock, Einblutung und Infektion.

Chemotherapie. Eine alleinige Chemotherapie mit Albendazol oder Mebendazol wird für inoperable Zysten, multiple Zysten in zwei oder mehreren Organen, peritoneale Zysten sowie Patienten mit unvollständiger operativer Sanierung und Prävention von Sekundärverteilungen der Echinokokkusinfektion nach spontaner Ruptur oder Aspiration von Zysten empfohlen. Eine Chemotherapie sollte routinemäßig zur Prophylaxe während eines chirurgischen Eingriffs oder eines PAIR-Eingriffs adjuvant eingesetzt werden. Zur Chemotherapie wird Albendazol in einer Dosierung von 10 – 15 mg/kg Körpergewicht aufgeteilt auf 2 Dosen pro Tag über einen Zeitraum von 3 – 6 Monaten empfohlen. Im Rahmen der Therapie mit Mebendazol (40 – 50 mg/kgKG aufgeteilt auf 3 Dosen pro Tag) wird eine Talspiegelmessung 2 oder 4 Wochen nach Therapiebeginn und dann 3-monatlich empfohlen (angestrebter therapeutischer Talspiegel 250 nmol/l).

Alveoläre Echinokokkose (E. multilocularis)

Pathogenese

Die Keimzellen der E.-multilocularis-Larve bilden in der Leber des Menschen keine geschlossene Zyste wie die des E. granulosus, sondern ein System von Proliferationsschläuchen mit kleinen zystenartigen Erweiterungen (Durchmesser meist weniger als 8 mm). Der Parasit breitet sich infiltrativ destruierend im Leberparenchym aus ähnlich einem Malignom.

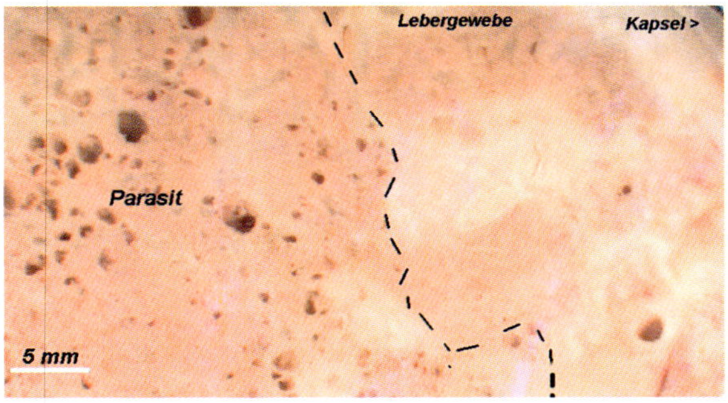

Abb. 12.17 Alveolärer Echinokokkus (Echinococcus multilocularis). Schnittfläche eines Operationspräparates von der Leber. Die gestrichelte Linie zeigt die ungefähre Grenze zwischen Parasit und Lebergewebe. Deutlich wird die schwammartige Struktur der Parasitenlarve.

Auf der Schnittfläche erscheint das Parasitengewebe wie aus kleinen Bläschen zusammengesetzt, woraus sich die Bezeichnung „alveolär" ableitet (Abb. 12.**17**). Eine Metastasierung in andere Organe wie Lunge, Knochensystem oder Gehirn per continuitatem oder über hämatogene Aussaat ist möglich. Zentrale Nekrosen größerer Läsionen sind häufig, irreguläre Kalzifikationen finden sich bei etwa 70 % der Patienten.

Klinik

Bei der Infektion mit E. multilocularis nimmt man Inkubationszeiten von wenigstens 10 Jahren an, d. h. der Parasit wächst im Menschen, der ein wenig geeigneter Zwischenwirt ist, sehr langsam. Die initialen Manifestationen sind recht unspezifisch, es kommt häufig zu vagen abdominellen Beschwerden im rechten oberen Quadranten mit Hepatomegalie, allgemeiner Schwäche und Gewichtsverlust. Verschlussikterus, Cholangitis, portale Hypertension und Budd-Chiari-Syndrome wurden im späteren Verlauf beobachtet. Unbehandelt sterben bis zu 90 % der Patienten innerhalb von 10 Jahren nach Einsetzen der Beschwerden.

Diagnose

Bei E.-multilocularis-Infektionen wird die Diagnose durch bildgebende Verfahren (Abb. 12.**18**) in Verbindung mit einer entsprechenden Serologie gestellt. In der Ultraschall- oder CT-Untersuchung erscheinen die Läsionen häufig von irregulärer Kontur ohne eine abgrenzbare Wand. Zentrale Nekrosen und irreguläre intraläsionale Kalzifikationen können bei großen Läsionen vorkommen. Im Gegensatz zu E. granulosus ist die Serologie bei E.-multilocularis-Infektionen verlässlicher und erreicht Sensitivität und Spezifität von etwa 95 %.

Therapie

Die Therapie von E. multilocularis gestaltet sich schwierig, da die Erkrankung infiltrativ wächst und die Diagnose häufig in Stadien gestellt wird, wo bereits eine Inoperabilität vorliegt.

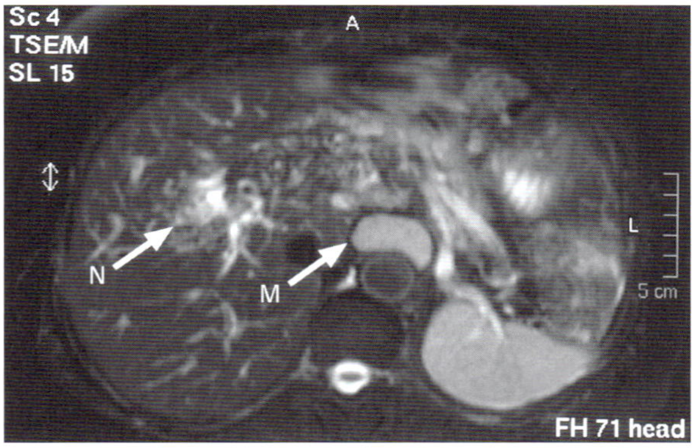

⊠ **Abb. 12.18** Alveolärer Echinokokkus (Echinococcus multilocularis). Magnetresonanztomographie einer Patientin mit E.-multilocularis-Befall des rechten Leberlappens (N) und retroperitonealer Metastasierung (M).

Resektion und Chemotherapie. Im seltenen Fall eines lokal begrenzten Befundes ist eine radikale chirurgische Resektion der gesamten Läsion mit einer anschließenden Chemotherapie Behandlung der Wahl. Nach Operation wird eine Chemotherapie für mindestens 2 Jahre und eine engmaschige Kontrolle zum Ausschluss eines Rezidivs für 10 Jahre empfohlen. In der Regel ist eine lebenslange Behandlung erforderlich.

Chemotherapie bei Inoperabilität. Inoperable Patienten müssen eine lebenslange Chemotherapie erhalten. Wenngleich es keine Langzeitdaten gibt, welche Mebendazol mit Albendazol vergleichen, wird Albendazol in einer Dosierung von 10–15 mg/kg Körpergewicht häufiger verwandt. Dabei konnten verschiedene Studien zeigen, dass die medikamentöse Therapie die Lebensqualität und das Gesamtüberleben verbessert, wenngleich eine Heilung nicht zu erwarten ist.

Fadenwürmer (Nematoden)

Spulwurm (Ascaris lumbricoides)

Epidemiologie und Lebenszyklus

Siehe Kapitel 6.9 „Parasitäre Erkrankungen des Dünn- und Dickdarms".

Klinik

Die Mehrheit der Infektionen mit Ascaris lumbricoides (Abb. 12.**19**) ist asymptomatisch.

Respiratorische und intestinale Symtome. Bei initialem Befall kann es aufgrund der Wanderung der Larven durch die Lunge zu einer vorübergehenden respiratorischen Symptomatik im Sinne einer Pneumonitis kommen. Diese kann begleitet sein von Urtikaria oder anderen Hypersensitivitätsreaktionen. Bei schwerem Wurmbefall kommt es häufig zu intestinalen Symptomen wie abdominellen Beschwerden, Appetitlosigkeit, Übelkeit und Durchfall. Malabsorptionssymptome, Laktoseintoleranz und Vitamin-A-Mangel können die Folge sein.

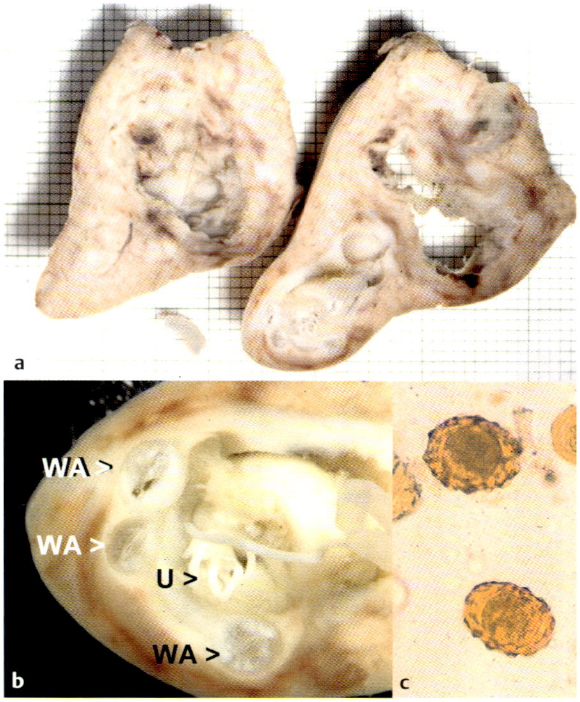

⊠ **Abb. 12.19** Spulwurm (Ascaris lumbricoides).
a Kleiner Leberabszess verursacht durch ein in die Leber eingewandertes Ascaris-Weibchen.
b Detailansicht mit Anschnitten des Wurms (WA): Die strangförmigen Gebilde sind Uterusäste (U).
c Spulwurmeier (Größe etwa 60 × 40 µm) im Stuhl.

Hepatobiliäre oder pankreatische Symptome. Diese sind sehr selten. Sie können entstehen, wenn es zu Einwanderung der adulten Würmer in das pankreatikobiliäre System kommt oder die Papillenmündung der Papilla Vateri teilweis oder ganz verlegt wird. Es kann dann zu Bauchkrämpfen, biliären Koliken, Cholangitis, Pankreatitis, Verschlussikterus oder Gallengangsperforationen mit konsekutiver Peritonitis kommen. Strikturen des biliären Systems können auftreten.

Diagnose und Therapie

Siehe Kapitel 6.9 „Parasitäre Erkrankungen des Dünn- und Dickdarms".

Flagellaten

Viszerale Leishmaniose

Epidemiologie

Leishmaniosen sind parasitäre Erkrankungen, die durch einzellige Geißeltierchen der Gattung Leishmania hervorgerufen werden. Alle Leishmaniosen sind in ihrer Übertragung an sog. Vektoren, die Sandfliegen, gebunden.

Eine Übertragung ist daher auf Regionen zwischen dem 45. nördlichen und 32. südlichen Breitengrad begrenzt. Betroffene Kontinente sind Amerika, Afrika, Europa und Asien.

Die viszerale Leishmaniose wird überwiegend durch L. donovani und L. infantum hervorgerufen, in seltenen Fällen tritt die viszerale Form auch bei L.-tropica- und L.-amazonensis-Infektionen auf. Bei stark immunsupprimierten Patienten, etwa bei gleichzeitigem Vorliegen einer HIV-Infektion, kann es jedoch auch bei den überwiegend dermatotropen/dermatomukotropen Typen L. mexicana und L. braziliensis zu einer viszeralen Beteiligung kommen. Jedoch gibt es auch subspeziesbedingte Faktoren, die das Befallsmuster mit entscheiden. Die viszerale Leishmaniose kommt in 47 verschiedenen Ländern vor, die historischen Hauptendemiegebiete liegen in China, Indien, Zentralasien, Ostafrika, den Mittelmeerregionen und Brasilien.

Lebenszyklus

Wenn die weibliche Sandfliege bei einem mit Leishmanien infizierten Wirbeltier eine Blutmahlzeit zu sich nimmt, werden intrazelluläre Leishmanien (amastigote Form) aufgenommen. Sie vermehren sich als begeißelte, sog. promastigote Formen im Verdauungstrakt der Sandfliege. Bei einem erneuten Stich gelangen sie in die Haut des Zwischenwirts, um dort rasch durch mononukleäre phagozytierende Zellen aufgenommen zu werden. Die Leishmanien transformieren erneut in die amastigote Form und vermehren sich. So ist der Zyklus geschlossen. Während der Mensch das einzige Reservoir für L. donovani ist, dienen neben dem Menschen vor allem Hunde (aber auch Füchse, Schakale und Wölfe) L. infantum als Zwischenwirt.

Pathogenese

Nach der Aufnahme des Parasiten durch mononukleäre phagozytierende Zellen kommt es bei der viszeralen Leishmaniose zur Ausbreitung im gesamten retikuloendothelialen System (Milz, Leber, Lymphknoten und Knochenmark).

Bei einem Leberbefall (Abb. 12.**20**) ist lediglich das Makrophagen-Kompartiment betroffen, Hepatozyten und somit die Leberfunktion, sind nicht direkt betroffen. Aber auch das RES anderer Organe wie Haut, Lunge und Darm kann befallen sein. Bei immunsupprimierten Patienten oder in fortgeschrittenen Erkrankungsstadien kommt es zu einer disseminierten Ausbreitung im ganzen Körper.

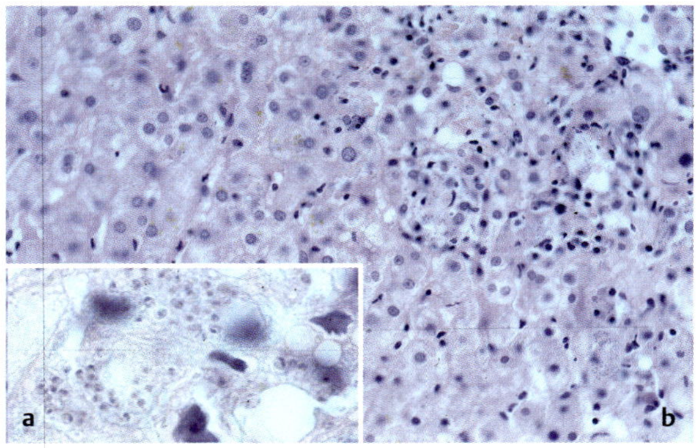

⊠ **Abb. 12.20** Leishmania infantum (Kala-Azar).
a Leberstanzzylinder (HE-Färbung). Geringe herdförmige Rundzellinfiltration. Einzelne auffällig vergrößerte Makrophagen.
b Makrophagen mit Leishmanien, typisch ist neben dem Zellkern das kleine Organell Kinetoplast, das in der Aufnahme allerdings nur in wenigen Parasiten zu erkennen ist.

Klinik

Die viszerale Leishmaniose wurde erstmals Ende des 19. Jahrhunderts als „Schwarze Haut" (Hindi: Kala-Azar) in Indien beschrieben. Der Name beschreibt ein typisches Symptom der Erkrankung.

Nach einer Inkubationszeit von 2 – 6 Monaten kommt es zu ersten Symptomen: hohes, intermittierendes Fieber mit 2 – 3 Fieberspitzen pro Tag und Temperaturen zwischen 38 und 39 °C ist das Hauptmerkmal von Kala-Azar. Die Temperaturen können bis zu 41 °C steigen, und alle Verlaufsformen von kontinuierlich, undulierend und intermittierend wurden beschrieben. Das Fieber hält in der Regel einige Wochen an und verschwindet spontan. Der typische Symptomenkomplex umfasst weiter Schwäche, Gewichtsverlust, Anämie oder auch Panzytopenie, Splenomegalie und Hepatomegalie und gelegentlich Lymphknotenschwellungen. Milzvergrößerungen sind ein typisches und frühes klinisches Zeichen der Erkrankung, während eine Vergrößerung der Leber seltener und später im Verlauf diagnostiziert wird. Als Rarität können Ikterus und Aszites auftreten. Die Anämie führt zu blasser Haut und Schleimhäuten. Bei Menschen dunkler Hautfarbe wie in Indien führen Pigmentveränderungen zu einer grauen Haut, woher auch der Name „Schwarze Haut" rührt.

Diagnose

Bei typischer Klinik und passenden Laborbefunden ist der Nachweis von Leishmanien in Milz- oder Knochenmarkspunktat der Goldstandard. Alternativ gibt es aber auch weniger invasive Nachweismethoden, welche je nach Verfügbarkeit und Befund vorzuziehen sind.

PCR-Methoden können Leishmanien im peripheren Venenblut nachweisen und bei befallenen Lymphknoten kann eine Feinnadelbiopsie diagnostisch weiterführend sein. Zusätzlich sind eine Reihe serologischer Tests erhältlich, welche spezifische Antikörper im Rahmen der Immunantwort recht zuverlässig nachweisen.

Therapie

Unbehandelt versterben etwa 90% aller Erkrankten an den Folgen einer viszeralen Leishmaniose, vor allem an der zunehmenden Immunsuppression im Rahmen der Leukopenie.

Liposomales Amphotericin B. Therapeutikum der Wahl ist liposomales Amphotericin B, welches in Europa zur Behandlung der viszeralen Leishmaniose auch zugelassen ist. Die Therapie wird über wenigstens 10 Tage durchgeführt mit einmal täglicher Gabe von 3 – 4 mg/kg KG an den Tagen 1 – 5 und abschließend an Tag 10. Bei immunkompromittierten Patienten wie etwa im Rahmen einer HIV-Infektion wird die Gabe von 10 aufeinanderfolgenden Dosen Tage 1 – 10 empfohlen.

Stiboglukonat. Alternativ – und seit 100 Jahren bewährt – ist die Behandlung mit Stiboglukonat. Allerdings ist die Therapie insgesamt schlechter verträglich als liposomales Amphotericin B und häufig ist ein 2. Zyklus nötig zur vollständigen Heilung. Pentavalentes Stiboglukonat sollte in einer Dosierung von 20 mg/kg KG einmal täglich gegeben werden. Dabei werden unterschiedliche Therapiedauern empfohlen. Bei der indischen Leishmaniose ist meist eine kurze Therapie über 7 – 10 Tage ausreichend. Die afrikanische Leishmaniose hingegen ist schwer zu behandeln und auch eine lange Behandlung von 28 Tagen führt oft nicht zu dauerhaftem Erfolg.

Andere Parasitosen mit möglicher Leberaffektion

Wenngleich viele Parasitosen die Leber nicht als primäres Zielorgan betreffen, so kann es bei vielen parasitären Erkrankungen zu einer Begleitreaktion der Leber kommen oder es kann eine Leberbeteiligung vorgetäuscht werden. So ist ein prähepatischer Ikterus im Rahmen einer akuten Malaria-Infektion gelegentlich zu beobachten, ein leichter Anstieg der Lebertransaminasen wird häufig beobachtet. Weitere parasitäre Erkrankungen mit möglichem Ikterus sind Toxoplasmen, Amöben (sehr selten) und Trichinen. Amöben führen allerdings häufig zu Leberabszessen (s. Kapitel 12.6 „Leberabszess“). Lebergranulome werden außer bei den oben beschriebenen Erkrankungen auch bei Filarien, Enterobiasis und Infektionen mit Toxocara oder Strongyloides (Tab. 12.**17**) beobachtet.

Danksagung

Wir danken Herrn Prof. Dr. H-M. Seitz, emeritierter Direktor des Instituts für Medizinische Parasitologie, Universitätsklinikum Bonn, für die überaus sorgfältige Durchsicht des Manuskripts, die hilfreichen Kommentare und die Überlassung von Bildmaterial. Wir danken Herrn Prof. Dr. H. H. Schild, Direktor der Radiologischen Klinik, Universitätsklinikum Bonn, für die Überlassung von Bildmaterial.

FAZIT FÜR DIE PRAXIS

- Trematoden, für die der Mensch stets Endwirt ist und die zu Lebererkrankungen führen können, sind insbesondere Pärchenegel (Schistosomiasis, Bilharziose), der große Leberegel und der Riesenleberegel (Fasziolose), der Katzenegel (Opisthorchiasis) und der chinesische Leberegel (Clonorchiasis).
- Von den Schistosomen ist in Deutschland S. mansoni am häufigsten. Erstes Symptom ist ein Hautauschlag, danach kann es zum sog. Katayama-Fieber, einer immunkomplexvermittelten Hypersensitivitätsreaktion kommen. Aufgrund der fortwährenden Eiproduktion treten in Darmwand und Leberparenchym reaktiv entzündliche Gewebsveränderungen mit nachfolgender Fibrose auf, die letztendlich zu einer sekundären portalen Hypertension mit Splenomegalie/Hepatomegalie führen. Mittel der Wahl ist Praziquantel.
- Die Wanderung der juvenilen Leberegel im Leberparenchym führt zur Zerstörung von Lebergewebe, zu Entzündungen und reaktiver Fibrose. Die adulten Würmer bewohnen die großen Gallenwege, wodurch es zum Verschluss einzelner Gallengänge, zu rezidivierenden Koliken sowie Gallengangsentzündungen mit Verschlussikterus kommen kann. Triclabendazol ist sehr wirksam, in Deutschland aber für die Behandlung des Menschen offiziell nicht zugelassen.
- Clonorchis und Opisthorchis rufen in der Mehrzahl der Infektionen keine Krankheitssymptome hervor, weil nur wenige Parasiten vorhanden sind. Als Spätkomplikationen kann es zur Bildung von Pigmentsteinen, biliären Strikturen, Dilatationen der intrahepatischen Gallengänge und Fibrose von Leberarealen kommen. Praziquantel ist die Therapie der Wahl.
- Für die Bandwürmer der Gattung Echinococcus ist der Mensch ein Fehlzwischenwirt. Die Larven des E. granulosus bilden beim Menschen meist in der Leber eine Zyste, die im Endzustand verschiedene Schichten aufweist. E.-granulosus-Zysten sind chirurgisch, interventionell oder durch Chemotherapie mit Albendazol oder Mebendazol recht gut zu behandeln.
- E.-multilocularis-Larven bilden dagegen in der Leber ein System von Proliferationsschläuchen mit kleinen zystenartigen Erweiterungen und breiten sich infiltrativ destruierend im Leberparenchym aus. Bei Diagnosestellung liegt häufig bereits Inoperabilität vor, so dass eine lebenslange Chemotherapie mit Mebendazol oder Albendazol erforderlich ist.

- Leishmanien sind einzellige Geißeltierchen, deren Übertragung an Sandfliegen gebunden ist. Im Zwischenwirt (Mensch) erfolgt die Aufnahme der Parasiten durch mononukleäre phagozytierende Zellen, wodurch es bei der viszeralen Leishmaniose zur Ausbreitung im gesamten retikuloendothelialen System (Milz, Leber, Lymphknoten und Knochenmark) und im Krankheitsverlauf zu zunehmender Immunsuppression im Rahmen einer Leukopenie kommt. Liposomales Amphotericin B und Stiboglukonat sind therapeutisch wirksam.

12.8 Pilzinfektionen der Leber

B. Appenrodt, T. Sauerbruch

EDITORIAL **Organmykosen sind invasive Pilzinfektionen, die unbehandelt einen infausten Verlauf nehmen. Dabei kommt es vor allem zu einem Befall von Lunge, Gehirn oder Leber. Dieses schwere Krankheitsbild der invasiven Mykose wird fast ausschließich bei Hochrisikopatienten beobachtet.**

Mykosen der Leber sind selten und führen daher zu der Gefahr, in der Differenzialdiagnose übersehen zu werden. Dabei ist die rechtzeitige Diagnosestellung einer Organmykose von entscheidender Bedeutung, denn es gibt zu fast jedem mykotischen Erreger heutzutage ein wirksames Antimykotikum.

In diesem Kapitel soll auf die hepatische Candidiasis und kurz auf die invasive Aspergillose bei Relevanz für den klinischen Alltag eingegangen werden.

Definition und Klassifikation

Organmykosen gehören zu den invasiven/disseminierten Pilzinfektionen. Dabei ist vor allem die invasive Candidiasis mit dem häufigen Erreger Candida albicans zu nennen. Diese führt häufig zu Organmykosen und im Speziellen zum Befall der Leber. Die Candidiasis ist die häufigste Pilzinfektion der Leber (15), invasive Aspergillosen mit Befall der Leber sind daneben deutlich seltener. Man bezeichnet die hepatische Candidiasis auch als chronisch disseminierte Candidiasis (CDC), selten ist auch die Milz mitbetroffen.

Epidemiologie

Es erkranken ca. 5 – 15 % der Patienten mit hämatologischen Neoplasien, vor allem mit akuten Leukämien unter einer Hochdosischemotherapie, an einer invasiven Candidiasis, sehr viel seltener Patienten mit soliden Malignomen oder Lymphomen. Dabei spielt auch die gewählte myelosuppressive Chemotherapie eine Rolle bei der Inzidenz der Candidiasis (sehr häufig z. B. unter Hochdosistherapie mit Cytosin-Arabinosid [Ara-C]) (26).

Invasive Aspergillosen sind deutlich seltener, haben jedoch einen schwereren Verlauf.

Die Letalität der invasiven Candidiasis liegt bei > 30 %, der invasiven Aspergillose bei > 50 %.

Pathogenese und Risikofaktoren

Organmykosen gehören zu den invasiven Mykosen. Invasive Mykosen können praktisch jedes Organ befallen, dabei ist vor allem der Befall von Lunge, Gehirn und Leber prognostisch bedeutend.

Ein Befall der Leber zeigt sich bei ca. 10 % der Patienten mit systemischen Befall (Lunge ca. 33 %, Gehirn 11 %, Niere 8 %) (20).

Pathogenese. Wesentliche Voraussetzung für die Invasion in den Blutkreislauf ist eine Kolonisation der Candida-Spezies im Gastrointestinaltrakt. Hierbei ist die Fähigkeit der Candida-Spezies zur Adhärenz an Endothelzellen bedeutend. Es kommt dann zur Penetration durch die Endothelzellen unter Einsatz von lytischen Enzymen. Innerhalb des Organismus ist die fehlende Phagozytosefähigkeit der Leukozyten bei myelosuppressiver Therapie oder immunsuppressiver Erkrankung eine weitere Voraussetzung zur disseminierten Mykose mit Organbefall. Sind die betroffenen Patienten aplastisch, so wird die disseminierte Candidiasis häufig erst nach Regeneration der Leukozyten symptomatisch.

Risikofaktoren. Zusammenfassend sind folgende Risikopatienten bzw. Risikofaktoren als prädisponierende Faktoren für die Entstehung einer invasiven Mykose zu nennen:

- Immunsuppression nach Organtransplantation,
- intensivmedizinisch versorgte Patienten,
- Patienten in Aplasie (z.B. Leukämiepatienten),
- Patienten mit immunkompromittierender Grunderkrankung (z.B. AIDS),
- lang dauernde, myelosuppressive Chemotherapien.

Klinik und Diagnose der hepatischen/hepatolienalen Candidiasis

Erster Schritt zur richtigen Diagnosestellung ist es, daran zu denken. Häufigster Erreger der invasiven Mykosen sind Candida-Spezies, dabei ist in den letzten Jahren ein deutlicher Anstieg der Inzidenz von invasiven Candida-Mykosen zu verzeichnen. Der Anteil der nicht durch Candida albicans verursachten Infektionen ist ebenfalls angestiegen; hier nimmt der Erreger Candida glabrata nach Candida albicans die zweite Stelle ein (Tab. 12.**18**).

Symptomatik. Die Symptome sind äußerst unspezifisch und unterscheiden sich kaum von denen einer bakteriellen Infektion.

Allgemeinzustandsverschlechterung, Fieber, Tachykardie, Tachypnoe, neu aufgetretene Hautläsionen (embolischer Genese) sind wichtige Warnzeichen. Symptome der hepatolienalen Candidiasis können zusätzlich Druckschmerz im Oberbauch oder Inappetenz sein.

Labor. Laborchemisch zeigt sich bei mehr als 80% der Patienten eine Erhöhung des γ-GT- und AP-Wertes. Manchmal kann jedoch auch nur ein alleiniger Anstieg des Bilirubins erstes Zeichen einer hepatischen Candidiasis sein (8).

Diagnostische Schritte. Die Diagnostik erfolgt schrittweise:

- Anamnese,
- klinische Symptome,
- bildgebende Diagnostik (Ultraschall, MRT, CT, Röntgen, Endoskopie),
- serologische und mikrobiologische Untersuchungen aus Körperflüssigkeiten und Biopsien.

Tabelle 12.18 Candida-Erreger invasiver Mykosen

C. albicans	40%
C. glabrata	27%
C. krusei	9%
C. parapsilosis	8%
C. tropicalis	5%

Schwierigkeiten in der Diagnostik.

- Die klinischen Zeichen sind oft unspezifisch.
- Nichtinvasiv gewonnene Untersuchungsmaterialien (Sputum, Urin, Blut) sind oft negativ.
- Der Zeitraum zwischen Isolation und Identifikation ist oft sehr lange.
- Serologische Tests haben oft diagnostische Unzulänglichkeiten. Die Interpretation der serologischen Tests bei Patienten mit Immunsuppression ist oft erschwert.
- Die Differenzierung zwischen bloßer Keimbesiedlung und wirklicher Infektion ist schwierig.

Bildgebende Diagnostik (Tab. 12.19). Im Ultraschall haben typische Herde ein echoreiches Zentrum und ähneln einer Schießscheibe („bull eye") oder einem Rad im Rad („wheel in wheel"). Es sind meist kleinere, multiple disseminierte Läsionen unter 2 cm Größe.

In der CT-Untersuchung mit Kontrastmittel stellen sich die Läsionen hypodens dar (Abb. 12.**21**).

Die MRT-Untersuchung gilt als sensitivstes bildgebendes Verfahren. Hierbei stellen sich die Herde im T1-gewichteten Bild signalarm und im T2-gewichteten Bild signalreich dar. Nach Kontrastmittelgabe kommt es zu einem Enhancement des Randbereiches („target sign"). Diese sog. „Bull-Eye"-Läsionen zeigen sich jedoch erst nach einer Normalisierung der Leukozytenwerte.

Es empfiehlt sich zur bildgebenden Diagnostik der hepatolienalen Mykose das Ultraschallverfahren zusammen mit der CT-Untersuchung als komplementäres Verfahren anzuwenden (23).

Unter erneuter myelosuppressiver Therapie sind die hepatolienalen Mikroabszesse in der CT-Untersuchung trotz fehlender Ausheilung häufig nicht mehr nachweisbar. In der sonographischen Untersuchung bleiben die Läsionen in diesem Stadium aber weiterhin sichtbar (11, 19).

Tabelle 12.19 Bildgebende Diagnostik bei hepatischer Candidiasis

Methode	Charakteristische Merkmale der Läsionen
Ultraschall	Herde mit echoreichem Zentrum („wheel in wheel", „bull-eye")
CT mit KM	hypodense Läsionen
MRT mit KM	T1 signalarm T2 signalreich nach KM-Gabe Rand-Enhancement („target sign")

KM = Kontrastmittel

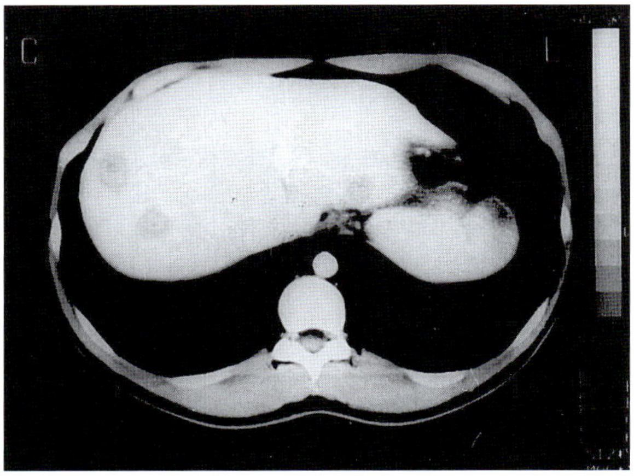

⊠ **Abb. 12.21** CT-Bild einer hepatischen Candidiasis mit multiplen Herden.

Direkter/indirekter Erregernachweis. Als Zeichen einer invasiven Mykose gilt der direkte Erregernachweis in Körperflüssigkeiten bzw. im Gewebe und/oder der histologische Nachweis im Gewebe weiterhin als Goldstandard in der Diagnostik (3).

Die Nachweisverfahren lassen sich bezüglich ihrer Aussagekraft folgendermaßen bewerten:

1. Erregernachweis in Körperflüssigkeiten oder Geweben über eine mykologische Kultur,
2. histologischer Nachweis des Erregers im Gewebe,
3. molekularbiologischer DNS-Nachweis,
4. indirekter Erregernachweis mittels serologischer Methoden (Antigen- oder Antikörpernachweis)

Probleme beim Erregernachweis. Die bioptische Sicherung der Herde in der Leber wird zur Abgrenzung gegen nichtmykotische Ursachen empfohlen. Dabei ist jedoch die gezielte Punktion bei meist sehr kleinen mykotischen Herden in der Leber technisch schwierig.

Ein weiteres Problem besteht darin, dass Patienten mit antibiotikarefraktärem Fieber und Immunsuppression bereits auf Verdacht antimykotisch therapiert werden, so dass der kulturelle Nachweis von Pilzen häufig negativ ausfällt. Bei Patienten ohne antimykotische Therapie hingegen gelingen bei 20–50% der Patienten ein positives Kulturergebnis sowie ein histologischer Nachweis (11).

Der Nachweis von Pilzwachstum nach Anzucht in der Blutkultur ist als Nachweis einer invasiven Mykose zu werten und stellt eine eindeutige Indikation zur systemischen antimykotischen Therapie dar (5).

Anzucht und Erregernachweis in den Blutkulturen gelingen bei der hepatolienalen Candidiasis aber nur sehr selten; eine bioptische Sicherung steht daher zur Diagnosesicherung an erster Stelle.

Serologische Diagnostik. Bei dem serologischen Nachweis werden Antigen und Antikörper im Serum bzw. in anderen Körperflüssigkeiten, wie z. B. Liquor, bestimmt. Dabei schließen jedoch negative Ergebnisse keine Infektion aus, andererseits werden auch schon bei oberflächlichen Schleimhautbesiedlungen Antikörper gebildet.

Die serologische Diagnostik bei hepatolienaler Candidiasis spielt keine wesentliche diagnostische Rolle bei häufig nicht auswertbaren Ergebnissen.

Differenzialdiagnose. Haben Patienten mit hämatologisch/onkologischen Neoplasien hepatische Läsionen, so ist die hepatolienale Candidiasis vor bakteriellen Abszessen als wichtigste Differenzialdiagnose zu nennen.

Therapie der hepatischen/hepatolienalen Candidiasis

Die ohne Therapie tödlich verlaufende chronisch disseminierte Candidiasis mit Befall der Leber kann bei suffizienter systemischer antimykotischer Therapie vollständig ausheilen (Tab. 12.**20**).

Standardtherapie ist eine intravenöse Therapie mit Amphotericin B in einer Dosis von 0,6–1,0 mg/kg Körpergewicht/d (18, 22).

- *Liposomales Amphotericin B:* Pharmakokinetische Vorteile hat das liposomale Amphotericin B, das zu einer höheren Konzentration der wirksamen Substanz in der Leber und höheren Ansprechraten führt (24). Bei einer Amphotericin-B-Therapie sind nur wenige Primärresistenzen zu erwarten. Eine Ausnahme stellt die Candida-Spezies C. lusitaniae dar.
- *Fluconazol:* Bei einer Therapie mit Fluconazol ist eine deutlich häufigere Primärresistenz unter den Candida-

Tabelle 12.20 Therapiemöglichkeiten bei der hepatischen/hepatolienalen Candidiasis

Wirkstoffe	Dosierung
Amphotericin B	0,6–1,0 mg/kg KG
Liposomales Amphotericin	3–5 mg/kg KG
Fluconazol	400–800 mg
Voriconazol	Tag 1: 2 × 6 mg/kg KG, dann 2 × 4 mg/kg KG
Itraconazol	Tag 1–2: 2 × 200 mg/d, dann 200 mg/d
Caspofungin	Tag 1: 70 mg, dann 50 mg

Spezies zu erwarten (C. krusei, C. glabrata), der häufige Erreger Candida albicans weist jedoch erfreulicherweise keine Primärresistenzen, weder gegen Fluconazol noch gegen Amphotericin, auf. Eine Therapie mit Fluconazol (6 mg/kg KG/d) kann bei einem klinisch stabilen Patienten ebenfalls als First-Line-Therapie eingesetzt werden (18).

- *Itraconazol:* Als weitere Therapiemöglichkeit ist der Einsatz von Itraconazol in einer Tagesdosis von 400 mg zu erwägen. Dabei fehlen jedoch bislang noch klinisch, kontrollierte Studien, die den Therapieerfolg von Itraconazol bei hepatischer Candidiasis untersuchen.
- *Voriconazol:* In einer aktuellen Studie wurde die Wirksamkeit von Voriconazol versus Amphotericin B bei Candidiasis bei nicht neutropenischen Patienten untersucht. Dabei ergaben sich keine Unterschiede im Therapieerfolg zwischen den zwei Behandlungsarmen (13).
- *Caspofungin:* Als relativ neues Antimykotikum kann auch Caspofungin in einer Dosis von initial 70 mg an Tag 1 und dann 50 mg zur Therapie der hepatischen Candidiasis eingesetzt werden (17). Dabei zeigen Studien eine gleiche Wirksamkeit bei deutlich geringerem Nebenwirkungsprofil im Vergleich zu Amphotericin-B-Therapie (17) (Tab. 12.21).

Sekundärprophylaxe. Eine Sekundärprophylaxe erweist sich als sinnvoll bei hepatolienaler Candidiasis unter Fortsetzung der immunsuppressiven Chemotherapie. Unter Sekundärprophylaxe hat sich eine erfolgreiche Durchführung der myelosuppressiven Chemotherapie ohne Progression der invasiven Mykose bei mehr als 80% der Patienten gezeigt (4, 25).

Therapieansprechen/-erfolg. Als Therapieansprechen ist eine deutliche Rückbildung der klinischen Infektionszeichen zu werten. Dies muss mit der bildgebenden Diagnostik kontrolliert werden. Dabei ist jedoch zu beachten, dass die Läsionen in der Leber noch einige Monate nach erfolgreicher Therapie nachzuweisen sind. Verkalkungen in den Läsionen sind als Therapieansprechen zu werten.

Dauer der antimykotischen Therapie. Eine genaue Dauer der antimykotischen Therapie bei Patienten mit hepatischer Candidiasis ist bislang noch ungeklärt; dabei ist eine Mindestdauer von 6 Wochen erforderlich. Als deutliches Therapieansprechen sind Verkalkungen der Herde oder das Verschwinden dieser Läsionen zu werten (22). Es gibt jedoch Verläufe, die eine Therapie von über einem Jahr notwendig machen, andernfalls zeigen sich nach nur kurzer Therapiedauer Rezidive der chronisch disseminierten Candidiasis auch noch Jahre nach der Infektion bzw. myelosuppressiven Therapie (7).

Prophylaxe. Ein viszeraler Organbefall durch Candida-Spezies findet sich vor allem bei Patienten, die bereits einen oropharyngealen Befall von Candida aufweisen.

Die Beschädigung der Mukosa kann bei Candidakolonisation zum Eintritt der Pilzerreger in tiefere Schichten und dann zu einer hämatogenen Streuung führen. Daher ist eine antimykotische Prophylaxe bei Kolonisation im Bereich des oberen GI-Traktes entscheidend (14).

Klinik und Diagnostik der invasiven Aspergillose

Hepatische Aspergillosen sind sehr selten und in der Literatur nur in kasuistischen Einzelfällen beschrieben, dennoch nimmt die Inzidenz der invasiven Aspergillosen deutlich zu (1). Die häufigste isolierte Spezies ist A. fumigatus.

Der Infektionsweg ist in erster Linie aerogen durch die Inhalation von Aspergillussporen, die im Freien wie in Räumen vor-

Tabelle 12.21 Nebenwirkung der Antimykotika

Wirkstoffe	Wichtige, häufige Nebenwirkungen
Amphotericin B	Nephrotoxizität, Elektrolytstörungen, Fieber, Schüttelfrost, Phlebitis, GI-Störungen, Leberwerterhöhung, Hautausschlag
Liposomales Amphotericin B	geringere Nephrotoxizität, Elektrolytstörungen, GI-Nebenwirkungen (Übelkeit, Erbrechen), Fieber, Rigor
Fluconazol	GI-Nebenwirkungen, Kopfschmerzen, Hautausschlag, Leberwerterhöhung
Itranconazol	GI-Nebenwirkungen, negativ inotrope Effekte, Leberwerterhöhung
Voriconazol	kurzzeitige reversible Visusstörung, Photosensibilisierung, Leberwerterhöhung, GI-Nebenwirkungen
Caspofungin	Fieber, histaminvermittelte Reaktionen

kommen. Sporenabgebende Quellen mit der Gefahr der Inhalation von Sporen, wie z.B. Blumenerde oder defekte Klimaanlagen, sollten von gefährdeten Patienten fern gehalten werden.

Diagnostik. Die Diagnostik ist ähnlich wie bei der Candidiasis. Zusätzlich findet die serologische Diagnostik mittels Nachweis des Aspergillus-Polysaccharids Galaktomannan eine größere Bedeutung bei der Aspergillose im Vergleich zur Candidiasis. In der bildgebenden Diagnostik stellen sich Aspergillusherde im Vergleich zur den Herden bei Candidiasis als echoarme Raumforderungen im Ultraschall und als hypodense und eher rundliche, disseminierte Läsionen im CT dar. Doch auch bei der Aspergillusdiagnostik kommt dem direkten Erregernachweis aus der Biopsie eine wichtige Bedeutung zu.

Therapie der invasiven Aspergillose

(Tab. 12.**22**)

- *Amphotericin B:* Als Standardtherapie galt bis vor kurzem die intravenöse Therapie mit Amphotericin B in einer Dosierung von 1,0 – 1,5 mg/kg KG/d.
- *Voriconazol:* Als weiteres Antimykotikum ist das neue Triazol der 2. Genereration Voriconazol zur Primärtherapie der invasiven Aspergillose zugelassen. Die Anfangsdosis beträgt 6 mg/kg/12 h an Tag 1 und dann 4 mg/kg/12 h an den Folgetagen. Es hat sich eine Überlegenheit der Therapie bei invasiver Aspergillose mit Voriconazol gegenüber Amphotericin B gezeigt hinsichtlich der Ansprechraten (53 % vs. 32 %) und des Gesamtüberlebens (71 % vs. 58 %) (6, 9).
- *Itraconazol:* Zu dem länger bekannten Azol Itraconazol gibt es keine vergleichenden Studien zum Einsatz bei Aspergillosen. Die Substanz kann entweder oral oder intravenös verabreicht werden. Es wird eine Dosis zwischen 400 und 800 mg/d empfohlen.
- *Caspofungin:* Seit 2001 ist in Europa die Therapie mit Caspofungin bei invasiven Aspergillosen zugelassen bei Therapieversagen der Standardantimykotika (Amphotericin B, Voriconazol oder Itraconazol). Es zeigte sich in einer klinischen Studie (n = 56) ein Therapieansprechen bei 70 % der Patienten bei Intoleranz gegen andere Antimykotika und immerhin in 34 % der Fälle zeigte sich ein Ansprechen bei refraktärer Aspergillose (16).

Behandlungsdauer und Sekundärprophylaxe. Die Dauer der Behandlung bei invasiver Aspergillose mit Amphotericin B sollte mindestens so lange sein wie die Neutropeniedauer und wie die Läsionen in der Bildgebung nachweisbar sind. Es empfiehlt sich, auch bei den invasiven Aspergillosen eine Sekundärprophylaxe bei erneuter myelosuppressiver Therapie und stattgehabter Aspergillose durchzuführen. Dabei ist die Gabe von Amphotericin B in einer Dosis von mindestens 0,5 mg/kg KG/d zu empfehlen.

Tabelle 12.22 Therapiemöglichkeiten bei der invasiven Aspergillose (* bei Therapieversagen der Standardantimykotika)

Wirkstoffe	Dosierung
Amphotericin B	1,0 – 1,5 mg/kg/KG
Liposomales Amphotericin	3 – 5 mg/kg/KG
Itraconazol	400 – 800 mg
Voriconazol	Tag 1: 2 × 6 mg/kg KG, dann 2 × 4 mg/kg/KG
Caspofungin*	Tag 1: 70 mg, dann 50 mg

FAZIT FÜR DIE PRAXIS

- Bei einer hämatogenen Streuung von Candida-Spezies sind Leber und Milz häufig betroffene Befallsorte (= hepatolienale Candidiasis, chronisch disseminierte Candidiasis).
- Dieses schwere Krankheitsbild findet man insbesondere bei Patienten mit hämatologisch-onkologischer Grunderkrankung oder unter myelosuppressiver Therapie. Entscheidend ist es, differenzialdiagnostisch an eine invasive Mykose mit Organbeteiligung zu denken.
- Es sollte versucht werden, die Diagnose mittels Bildgebung, Klinik und direktem bzw. indirektem Erregernachweis zu erzwingen, um dann gezielt eine antimykotische Therapie einleiten zu können.
- Eine invasive Aspergillose kann ebenfalls die Leber und Milz befallen. Dieses deutlich seltenere Krankheitsbild hat einen schwereren Verlauf.

Steckbrief

Leitsymptome
erhöhte Infektparameter, γ-GT- und AP-Erhöhung, evtl. Hepatosplenomegalie, Oberbauchbeschwerden bei immunsupprimierten Patienten (z.B. hämatologische Erkrankung, Immunsuppression nach Transplantation)

Apparativer Leitbefund: hypodense (im CT), echoarme (im Ultraschall) disseminierte Läsionen (< 2 cm), („bull-eye“)

Differenzialdiagnose:
bakterieller Leberabszess

Bemerkung:
mykologischer Erregernachweis ist schwierig, möglichst direkten Erregernachweis durch Gewinnung von Gewebe versuchen, begleitend serologische Diagnostik durchführen (Antigen- und Antikörpertest)

12.9 Leberbeteiligung bei HIV

J. K. Rockstroh

EDITORIAL **Mit der Behandelbarkeit der HIV-Infektion und der sich hieraus ergebenden Abnahme von HIV-bedingten Todesfällen spielen die gleichzeitige Hepatitiskoinfektion und dadurch bedingte lebererkrankungsassoziierte Morbidität und Mortalität eine zunehmende Rolle. In der Tat weisen fast ein Drittel aller europäischen und amerikanischen HIV-Patienten zusätzlich eine chronische Hepatitis C auf, und bis zu 10 % der HIV-Patienten weltweit haben gleichzeitig auch eine chronische Hepatitis B. Damit ist die Entwicklung von Therapiestrategien zur Behandlung der Hepatitiskoinfektion bei HIV-Patienten zu einer der vordringlichsten klinischen Aufgaben in den Ländern geworden, wo Therapien für die Behandlung der HIV-Infektion zur Verfügung stehen. Nachfolgend soll auf die wichtigsten epidemiologischen, diagnostischen und therapeutischen Aspekte bei der Behandlung der Hepatitiskoinfektion bei HIV-Patienten eingegangen werden.**

Epidemiologie

Aufgrund des gemeinsamen Übertragungsweges der viralen Hepatitiden B, C und der HIV-Infektion, nämlich parenteral, sexuell und vertikal, erklärt sich die hohe Inzidenz kombinierter Infektionen durch hepatotrope Viren und HIV. Weltweit wird die Zahl der HBV-infizierten Patienten auf 350 Mio., die Zahl der HCV-infizierten auf 100 – 300 Mio. geschätzt. Die Zahl der Menschen mit einer HIV-Infektion wird weltweit auf über 42 Mio. geschätzt. In Deutschland beträgt die Anzahl der HIV-infizierten Patienten etwa 50000. Man geht von ca. 3.000 HIV/HBV-doppeltinfizierten Patienten in Deutschland aus und von ca. 6000 HIV/HCV-doppeltinfizierten Patienten.

Hepatitis A

Die Hepatitis A ist eine weit verbreitete Viruserkrankung bei HIV-Patienten, insbesondere bei homosexuellen Männern. Sie heilt stets vollständig aus. Es liegen bisher keine Hinweise dafür vor, dass es zu schweren Verläufen der Hepatitis A bei HIV-infizierten Personen kommt. Die Immunität gegenüber der Hepatitis A bleibt auch bei fortschreitender HIV-Infektion bestehen. Eine spezifische Therapie ist nicht notwendig.

Aufgrund der möglichen Übertragung des Hepatitis-A-Virus bei Risikogruppen wird für alle HIV-Patienten eine entsprechende Impfung empfohlen.

Hierbei hat sich gezeigt, dass mit fortschreitender Immundefizienz keine adäquate Antikörperbildung erfolgt. Die Impfung der Risikopatienten sollte daher möglichst früh, d. h. bei Helferzellen > 200/μl erfolgen (7).

Hepatitis B

In der Pathogenese der Hepatitis-B-Virusinfektion wird der zellulären Immunität eine zentrale Rolle für die Leberschädigung zugeschrieben. Mit Abnahme der zellulären Immunität im Rahmen der HIV-Infektion wird der Verlauf der Hepatitis B dahingehend modifiziert, dass einerseits die Virusreplikation zunimmt, während andererseits die hepatozelluläre Schädigung abnimmt. So kommt es zu einer gesteigerten Prävalenz von Markern einer aktiven Virusreplikation (HBe-Ag, HBV-DNA) bei gleichzeitig reduzierter Entzündungsreaktion, laborchemisch messbar an einer geringen Transaminasenerhöhung im Blut. Demgegenüber stehen aber histologisch eine vermehrte Fibroseprogression und damit ein erhöhtes Risiko der Zirrhoseentstehung. In verschiedenen großen Kohortenanalysen konnte daher eine erhöhte lebererkrankungsassoziierte Morbidität und Mortalität bei HIV/Hepatitis-B-Koinfektion gegenüber HIV- oder HBV-monoinfizierten Patienten nachgewiesen werden (14). Darüber hinaus ist bei Patienten mit scheinbar ausgeheilter Hepatitis B (Anti-HBe positiv, HBV-DNA negativ) bei Zusammenbruch des Immunsystems eine Reaktivierung der HBV-Infektion beschrieben worden. Auf den Verlauf der HIV-Infektion hat die chronische Hepatitis-B-Infektion im Zeitalter von HAART (hochaktiver antiretroviraler Therapie) jedoch keinen Einfluss (8).

Therapie der Hepatitis B bei HIV-Koinfektion

Zur Festlegung einer Hepatitis-B-Therapie bei HIV-koinfizierten Patienten ist zunächst die Frage nach der Indikation für eine HIV-Behandlung und dem Vorliegen eines HBV-Wildtyps bzw. einer HBe⁻-Mutante zu beantworten.

→ **Patienten ohne HAART-Indikation.** Für Patienten ohne HAART-Indikation (CD4 > 500/μl) kommt grundsätzlich eine Therapie mit Interferon in Frage, wobei Studienergebnisse zu Therapieversuchen mit pegyliertem Interferon bislang noch nicht vorliegen. Alternativ besteht die Möglichkeit der Behandlung mit Adefovir als Monotherapie. Wenngleich unter Adefovir initial nur eine geringe HBV-spezifische Mutationsrate besteht, steigt das Risiko für entsprechende HBV-relevante Mutationen mit der Zeit. Es bleiben auch Bedenken gegenüber der möglichen Entstehung von HIV-spezifischen Mutanten unter Berücksichtigung der antiviralen Wirkung von Adefovir gegenüber HIV. Bislang sind jedoch noch keine entsprechenden Adefovir-typischen Mutationen beschrieben worden. Für das gerade neu zugelassene Entecavir liegen Berichte über eine Anti-HIV-Wirkung vor, sodass derzeit die Substanz alleine nicht empfohlen wird.

Eine Indikation für die Behandlung der chronischen Hepatitis B bei HIV-Infektion ergibt sich bei einer aktiven HBV-Erkrankung und einer hohen HBV-DNA (> 20.000 IU/ml für HBe-Ag-positive Patienten und > 2.000 IU/ml für HBe-Ag-negative Patienten).

Bei Patienten mit niedriger HBV-DNA und normalen Lebertransaminasen kann zunächst ein regelmäßiges Monitoring erfolgen, ohne dass bereits eine Therapie eingeleitet werden muss. Die Therapieoptionen für HIV/HBV-koinfizierte Patienten ohne HIV-Behandlungsindikation sind in Abb. 12.**22** wiedergegeben (1).

Indikation für HAART-Beginn. Bei Patienten mit einer Helferzellzahl < 500 absolut/µl erscheint die beste Option ein früher HAART-Beginn, der zwei Medikamente mit dualer Aktivität sowohl gegen HIV als auch HBV (also entweder Tenofovir + Lamivudin oder Tenofovir + Emtricitabin) umschließen sollte. Hierbei wird eine entsprechende Kombinationsbehandlung, insbesondere bei hoher HBV-DNA (> 2000 IU/ml) empfohlen.

HAART-Modifikation. Bei HIV/HBV-koinfizierten Patienten, die bereits antiretroviral behandelt werden und bei denen es im Rahmen der HAART mit Lamivudin zu einer entsprechenden HBV-assoziierten Resistenz gekommen ist, wird eine Modifikation der HAART entweder im Sinne eines Austauschs oder aber als Zugabe von Tenofovir empfohlen. In Abb. 12.**23** ist das entsprechende therapeutische Flussdiagramm dargestellt (1).

Hepatitis-B-Impfung

Eine Hepatitis-B-Impfung wird für alle HIV-positiven Patienten mit negativer Hepatitis-B-Serologie empfohlen. Der Impferfolg ist allerdings wie bei der Hepatitis-A-Impfung vom Stadium der HIV-Infektion abhängig. So konnte in mehreren Studien eine deutlich höhere Ansprechrate bei Helferzellen > 200/µl sowie supprimierter Viruslast nachgewiesen werden.

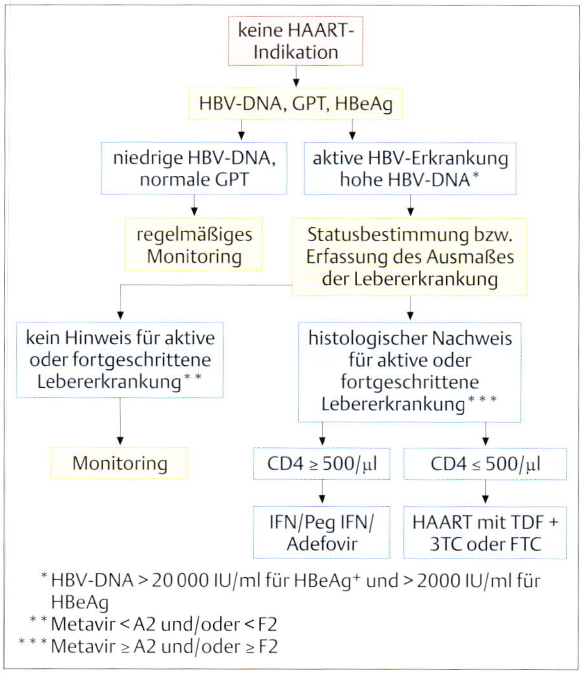

Abb. 12.22 Therapieoptionen für HIV/HBV-koinfizierte Patienten ohne HIV-Behandlungsindikation (modifiziert nach 1). TDF = Tenofovir, 3TC = Lamivudin, FTC = Emtricitabin.

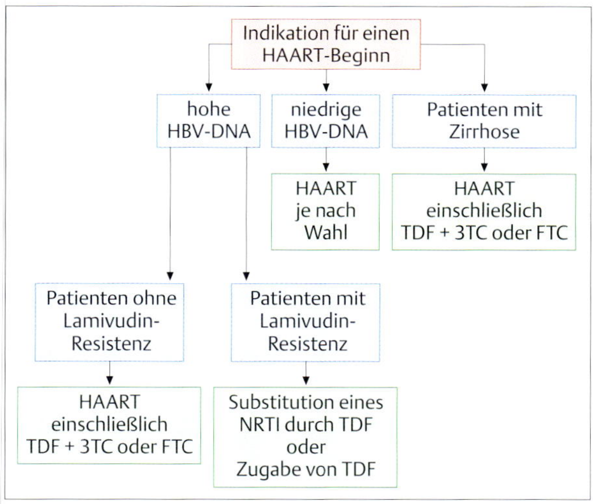

Abb. 12.23 Therapieoptionen für HIV/HBV-koinfizierte Patienten mit HIV-Behandlungsindikation (modifiziert nach 1). TDF = Tenofovir, 3TC = Lamivudin, FTC = Emtricitabin, NRTI = Nukleosidale Reverse-Transkriptase-Inhibitoren.

Die niedrigeren Ansprechraten einer Hepatitis-B-Impfung bei HIV-Infizierten machen eine jährliche Kontrolle des Anti-HBs-Titers und evtl. Boosterimpfung erforderlich.

Hepatitis C

Natürlicher Verlauf der Hepatitis C bei HIV-Koinfektion

Beschleunigter Verlauf der Hepatitis C. Bei Patienten mit HIV-Infektion ist die Hepatitis-C-Doppelinfektion durch eine deutlich beschleunigte Progression der HCV-assoziierten Lebererkrankung gekennzeichnet. In der amerikanischen Multicenter Hemophilia Cohort Studie trat ein Leberversagen nach einer Latenzperiode von 10–20 Jahren bei 9% der HIV/HCV-koinfizierten erwachsenen Hämophilen auf, ohne dass es bereits zu einem AIDS-definierenden Ereignis gekommen war (5). In derselben Beobachtungszeit wurde bei HCV-positiven, aber HIV-negativen Hämophilen kein Fall eines Leberversagens beobachtet. In weiteren Untersuchungen bei HIV/HCV-koinfizierten Hämophilen konnte aufgezeigt werden, dass die Progression der Hepatitis C insbesondere mit fortschreitender Immundefizienz und einem Abfall der Helferzellen unter 100/μl vergesellschaftet war (13). In Biopsiestudien konnte nachgewiesen werden, dass das Risiko für die Entwicklung einer Leberzirrhose bei koinfizierten Patienten mehr als 5-mal höher ist als bei monoinfizierten Patienten. Darüber hinaus mehren sich Berichte über ein gehäuftes Auftreten von hepatozellulären Karzinomen, die bereits nach einer kürzeren Hepatitis-C-Dauer und in jüngerem Alter bei HIV-koinfizierten Patienten zu beobachten sind (12).

Einfluss der Hepatitis C auf HIV-Infektion. Umgekehrt ist die Frage, ob die zugrunde liegende HIV-Infektion durch eine Hepatitis-C-Koinfektion möglicherweise auch ungünstig beeinflusst wird, zunächst kontrovers diskutiert worden. In der Schweizer Kohortenstudie konnte ein unabhängig erhöhtes Risiko für die Progression zu AIDS und Tod durch eine HCV-Koinfektion festgestellt werden (6). Neuere Analysen aus der HAART-Ära konnten jedoch nach Korrektur für Baseline-CD4-Zellzahl, HIV-RNA, Hepatitis-B-Koinfektion, Alter und Gebrauch von HAART keinen Unterschied im Verlauf der HIV-Infektion bei HIV/HCV-koinfizierten Patienten versus HIV-monoinfizierten Patienten feststellen. Die Zeit bis zum Erreichen einer virologischen Kontrolle (< 400 Kopien/ml) ebenso wie der Helferzellanstieg war für die HAART-behandelten Patienten vergleichbar für HCV-positive wie HCV-negative HIV-Patienten (11). Zusammengefasst wird damit zumindest nach Korrektur für Gebrauch von HAART kein wesentlicher Einfluss der Hepatitis C auf den Verlauf der HIV-Infektion mehr festgestellt.

Therapie der Hepatitis C bei HIV-Koinfektion

Innerhalb der letzten 2 Jahre hat sich die Kombinationsbehandlung mit pegyliertem Interferon α und Ribavirin als Standardtherapie für die Hepatitis C bei HIV-positiven Patienten etabliert. Die wesentlichsten Therapieergebnisse sind in Tab. 12.**23** zusammengefasst.

Indikationen

Die Behandlung der Hepatitis C geht mit einer Möglichkeit einer Ausheilung der entsprechenden Koinfektion einher. Dies stellt insbesondere auch für die nachfolgende Betreuung des Patienten mit HIV-Infektion einen deutlichen Vorteil dar, da mit einer geringeren Nebenwirkungsrate und verbesserten Verträglichkeit nach Einleitung einer hochak-

Tabelle 12.23 Therapieergebnisse randomisierter klinischer Studien zur Behandlung der Hepatitis C bei HIV-Koinfektion

	ACTG 5071 (4)	APRICOT (15)	RIBAVIC (3)	Laguno et al. (9)
Anzahl der Patienten, die mit pegyliertem Interferon + Ribavirin behandelt wurden	66	289	194	52
Typ von verwendetem PEG-IFN	2a	2a	2b	2b
Anteil i. v. Drogengebraucher	–	62%	81%	75%
Anteil Zirrhotika	11%	15%	40% (F3–F4)	19%
Anteil Genotyp 1, 4	77%	67%	61%	63%
Normale GPT-Werte	–	0	16%	0
Mittlere CD4-Zellzahl/μl	495	520	477	570
Anteil Patienten unter HAART	85	84%	83%	94%
Therapieabbruch	12	25%	17%	25%
EOT* (ITT**)	41%	49%	35%	52%
SVR*** (ITT)	27%	40%	27%	44%

* EOT = „end of treatment" Ergebnisse, ** ITT = „intention to treat" Analyse, *** SVR = sustained virological response

tiven antiretroviralen Therapie (HAART) zu rechnen ist. Es sollte daher jeder Patient mit HIV und Hepatitis-C-Koinfektion hinsichtlich einer entsprechenden Hepatitis-C-Behandlung überprüft werden, wobei der Benefit der Therapie die hiermit verbundenen Risiken überwiegen sollte.

Prognostisch günstige Faktoren. Verschiedene Baseline-Parameter sind mit einer deutlich erhöhten Wahrscheinlichkeit verbunden, eine dauerhafte Hepatitis-C-Ausheilung zu erreichen. Hierzu gehören:

- Patienten, die mit Genotyp 2 oder 3 infiziert sind,
- eine niedrige Hepatitis-C-Viruslast < 800.000 IU/ml,
- das Nichtvorhandensein einer Leberzirrhose,
- Alter < 40 Jahren und
- höhere ALT-Spiegel (> 3 × der oberen Norm).

Bei Patienten mit HIV/HCV-Koinfektion, bei denen die Hepatitis früh im Verlauf der HIV-Infektion festgestellt wird, wo noch keine Notwendigkeit für die HIV-Behandlung vorliegt, erscheint eine Behandlung der chronischen Hepatitis C besonders sinnvoll, da so überlappende Toxizitäten zwischen HAART und Hepatitis-C-Therapie vermieden werden können.

Bei koinfizierten Patienten mit bereits manifester Immundefizienz und einer Helferzellzahl < 200/µl sollte zunächst die Helferzellzahl verbessert werden, indem eine antiretrovirale Therapie eingeleitet wird, bevor HCV-spezifische Therapiemaßnahmen begonnen werden können.

Leberbiopsie. Bei Patienten mit günstiger Therapieansprechprognose wird im jüngst veröffentlichten Consensus Statement keine Notwendigkeit für die Durchführung einer Leberbiopsie gesehen, d. h. Patienten mit günstigen Genotypen (HCV-Genotyp 2 oder 3) oder Patienten mit HCV-Genotyp 1 und niedriger HCV-Viruslast, bei denen keine wesentlichen Kontraindikationen für eine Hepatitis-C-Behandlung vorliegen und die entsprechend motiviert sind, eine Therapie durchzuführen, sollten bezüglich der Hepatitis C behandelt werden. Der Therapieerfolg liegt in der Größenordnung von 40 – 60 %. Eine Leberbiopsie erscheint wichtiger oder sinnvoll bei Patienten mit einer eher geringeren Option der Ausheilung der Hepatitis C, entweder wegen ungünstiger prognostischer Faktoren oder aber einem erhöhten Risiko für schwere Nebenwirkungen. Bei Patienten, die in der Leberbiopsie niedrige Grade einer Leberfibrose (F0 – F1) aufweisen, kann zunächst mit einer Hepatitis-C-Behandlung abgewartet werden. Bei Patienten mit dem prognostisch ungünstigen HCV-Genotyp 1 und hoher HCV-Last sollte die Behandlungsindikation in diesem Fall auch das Ausmaß der Lebererkrankung mit einbeziehen. Insbesondere Patienten mit histologischem Nachweis einer fortgeschrittenen Lebererkrankung sollten hinsichtlich einer Hepatitis-C-Behandlung evaluiert werden.

Opioidsubstitution und aktiver Drogengebrauch. Patienten, die eine Opioid-Substitutionstherapie erhalten, sollten nicht von einer Hepatitis-C-Behandlung ausgeschlossen werden. Psychologische und soziale Unterstützung in einem multidisziplinären Team sollten entsprechenden Patienten zur Verfügung gestellt werden. Die Initiierung einer Hepatitis-C-Behandlung bei aktiven Drogengebrauchern sollte auf einer Basis von individuellen Fall-zu-Fall-Entscheidungen vorgenommen werden.

Medikation und Therapiedauer

Die Standardtherapie der Hepatitis C bei HIV-Koinfektion ist die Gabe eines pegylierten Interferons in Kombination mit Ribavirin.

Entweder kommt peg-Interferon α2a 180 µg 1 × wöchentlich oder peg-Interferon α2b 1,5 µg/kg Körpergewicht, ebenfalls 1 × wöchentlich zum Einsatz. Für HIV/HCV-koinfizierte Patienten mit hoher HCV-Viruslast und Genotyp 1 oder 4 wird eine initiale Ribavirindosis von 1000 – 1200 mg 1 × täglich empfohlen. Für alle anderen Patienten wird eine tägliche Ribavirindosis von 800 mg empfohlen.

Therapiedauer. Im Gegensatz zur Behandlung der HCV-Monoinfektion sollte die Dauer der Behandlung bei allen koinfizierten Patienten unabhängig vom Genotyp 48 Wochen betragen. Dies ist darauf zurückzuführen, dass in Studien mit kürzerer Behandlungsdauer für Genotyp 2 und 3 sich eine besonders hohe Relapse-Rate bei HIV/HCV-koinfizierten Patienten abzeichnet, während Studien mit 48 Wochen Behandlungsdauer eine Relapse-Rate von < 5 % beobachtet haben.

Prädiktiv für das Ansprechen einer entsprechenden Hepatitis-C-Behandlung ist der HCV-RNA-Abfall um mindestens 2 log-Stufen in Woche 12 nach Einleiten einer peg-Interferon/Ribavirintherapie. Sollte eine entsprechende Viruslastabnahme nach 12 Wochen nicht eingetreten sein, kann die entsprechende Hepatitis-C-Behandlung abgebrochen werden.

Als dauerhaft erfolgreich gilt eine Therapie, wenn 24 Wochen nach Abschluss der Behandlung keine HCV-RNA wieder nachweisbar ist.

Neben- und Wechselwirkungen

Nebenwirkungen der Therapie, wie grippeartige Symptome, Müdigkeit, Schwäche, Durchfall und Übelkeit sind häufig, lassen sich jedoch in den meisten Fällen symptomatisch behandeln. Depressionen sollten möglichst rasch behandelt werden, und Patienten sollten über das mögliche Auftreten entsprechender ZNS-Nebenwirkungen ausführlich aufgeklärt werden. Der im Rahmen der interferonbedingten Leukopenie auftretende Abfall der Helferzellen bezieht sich in der Regel nur auf die Absolutwerte, nicht aber auf den prozentualen Helferzellanteil und ist in der Regel nach Beendigung der Interferontherapie reversibel.

Die unter Ribavirin zu beobachtende Anämie scheint bei koinfizierten Patienten verstärkt aufzutreten, insbesondere bei gleichzeitiger Gabe des HIV-Medikaments Zidovudin (AZT, Retrovir). Es sollte daher, wenn möglich, auf AZT im Rahmen einer HAART bei gleichzeitiger Ribavirin-Behandlung verzichtet werden. Weiterhin sollte unbedingt kein DDI (Didanosin, Videx) gleichzeitig mit Ribavirin verabreicht werden, da hierunter ein erhöhtes Toxizitätsrisiko (Pankreatitis, Laktatazidose) beschrieben worden ist. Ebenso wurde unter gleichzeitiger Stavudingabe (D4T, Zerit) eine Zunahme von Toxizitäten, insbesondere Laktatazidosen und Gewichtsverlust, beobachtet, so dass auch hier entsprechend möglichst von der gleichzeitigen Gabe abzuraten ist.

Verlauf der Hepatitis C unter antiretroviraler Therapie

Untersuchungen zum Einfluss einer antiretroviralen Therapie auf die HCV-RNA haben gezeigt, dass HCV-RNA-Spiegel bei HIV/HCV-doppeltinfizierten Patienten unter antiretroviraler HAART innerhalb der ersten 6 Monate keine signifikanten Änderungen aufweisen. Die Hepatitis-C-Virämie bleibt in der Regel trotz signifikantem Helferzellanstieg und Abfall der HIV-RNA nahezu unverändert.

→ **Günstige Effekte von Proteasehemmern.** Es liegen mittlerweile Kasuistiken vor, in denen bei HIV/HCV-koinfizierten Patienten, die mit einem Proteasehemmer-haltigen Regime behandelt wurden, eine Negativierung der HCV-PCR im Verlauf auftrat. Möglicherweise ist hier durch eine partielle Immunrekonstitution eine komplette Clearance der Hepatitis-C-Virämie erzielt worden.

Weitere interessante Daten kommen aus einer Untersuchung zum Einfluss einer hochaktiven antiretroviralen Therapie auf die Fibroseprogression von HIV/HCV-koinfizierten Patienten. Im Rahmen dieser Untersuchung zeigte sich, dass der Einsatz von Proteasehemmern bei einer antiviralen Therapie mit einer signifikant geringeren Fibroseprogressionsrate verbunden ist, die sich nicht durch andere Kofaktoren alleine erklären lässt (2).

→ **Günstiger Effekt von HAART.** Vor kurzem wurden auch Daten aus der eigenen Kohortenanalyse bei HIV/HCV-koinfizierten Patienten (im wesentlichen Hämophile) veröffentlicht, die ebenfalls auf einen günstigen Effekt einer hochaktiven antiretroviralen Therapie auf den Verlauf der Lebererkrankung schließen lassen (10). Innerhalb dieser Untersuchung konnte für Patienten mit einer HIV/HCV-Koinfektion, die eine HAART erhielten, eine deutlich geringere Sterblichkeit durch lebererkrankungsassoziierte Komplikationen gegenüber Patienten mit Koinfektion und ohne HAART oder ungenügender antiretroviraler Therapie (Monotherapie oder Doppelnukleosidtherapie) im selben Zeitraum beobachtet werden. Diese Ergebnisse unterstreichen noch einmal, dass eine entsprechende hochaktive antiretrovirale Therapie koinfizierten Patienten nicht vorenthalten werden sollte, da die durch die antiretrovirale Therapie hervorgerufene Verbesserung des Immunsystems offensichtlich das weitere Fortschreiten der Hepatitis-C-Koinfektion verlangsamen kann.

Es sei an dieser Stelle allerdings noch einmal auf die vermehrte Hepatotoxizität unter den verschiedenen eingesetzten HAART-Regimen bei HIV/HCV-koinfizierten Patienten hingewiesen, die eine entsprechend engmaschige Kontrolle der Leberwerte und Leberfunktionsparameter bedingen.

Hepatitis D

Doppelinfektionen mit Hepatitis B, Hepatitis D und HIV führen zu einer weiteren Verschlechterung der Lebererkrankung. Am häufigsten findet sich die Doppelinfektion mit Hepatitits B und D bei intravenös Drogenabhängigen und Hämophilen. Der klinische Verlauf der Hepatitis B/D-Doppelinfektion bei HIV-Patienten wird im Vergleich zu immunkompetenten Patienten mit HBV/HDV-Infektion als prognostisch deutlich schlechter angesehen. Therapieempfehlungen liegen für die HBV/HDV/HIV-Koinfektion noch nicht vor.

FAZIT FÜR DIE PRAXIS

- Unter Berücksichtigung des schnelleren Verlaufs der Hepatitis B und C bei HIV-koinfizierten Patienten und des damit deutlich erhöhten Risikos einer Zirrhoseentwicklung ist eine entsprechende Therapie der Hepatitis B oder C bei HIV-infizierten Patienten von größter Bedeutung.
- Mit Einführung neuer Nukleosidanaloga zur Therapie der Hepatitis B ebenso wie mit Einführung pegylierter Interferone in Kombination mit Ribavirin haben sich die Therapieansprechraten auch für koinfizierte Patienten deutlich gebessert. Daher sollten die entsprechenden therapeutischen Fortschritte mehr in den Mittelpunkt der Beratung des doppeltinfizierten Patienten gerückt werden.

13 Speicherkrankheiten der Leber

13.1 Genetische Hämochromatose und Eisenüberladungssyndrome

T. Höhler

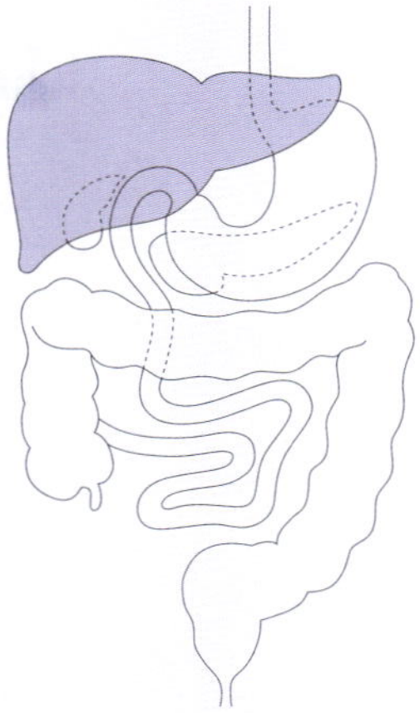

EDITORIAL **Seit der Klonierung des für die meisten Fälle von genetischer Hämochromatose verantwortlichen HFE-Gens hat sich unser Verständnis des Eisenstoffwechsels und der Eisenüberladungserkrankungen rasant entwickelt. Trotz der großen Zahl von heterozygoten Trägern (ca. 1 auf 14 Einwohner in Deutschland) des verantwortlichen Gendefektes (C282Y) wird das klassische klinische Bild des Bronzediabetes heute nur noch selten gesehen. Die Bestimmung von Transferrinsättigung und Ferritin sowie ein einfacher Gentest erlauben schon in frühen Stadien die Diagnosestellung ohne Durchführung einer Leberbiopsie. Die Patienten haben mit einer frühzeitig eingeleiteten Aderlasstherapie eine normale Lebenserwartung. Patienten mit etablierter Leberzirrhose haben ein hohes Risiko für die Entwicklung eines hepatozellulären Karzinoms. Weitere Probleme sind die mögliche Kardiomyopathie, Diabetes mellitus, Arthropathie und endokrine Insuffizienzen.**

Definition und Klassifikation

Eisenüberladungssyndrome können in Erkrankungen mit eindeutigem genetischem Hintergrund und eine kleinere Gruppe mit erworbenen Ursachen eingeteilt werden.

Die genetische Hämochromatose ist eine autosomal vererbte Erkrankung, bei der Mutationen im HFE-Gen und sehr viel seltener in anderen Genen des Eisenmetabolismus zu einer erhöhten intestinalen Eisenresorption führen. Klinische Manifestationen dieser Erkrankung (und anderer Formen der Eisenüberladung) sind das Ergebnis der Eisenablagerungen in Geweben wie Leber, Pankreas und Herz.

Pathophysiologie

→ **Eisenstoffwechsel.** Der normale Eisengehalt des Körpers beträgt 3 – 4 g. Mehr als die Hälfte des Körpereisens ist an Hämoglobin gebunden (47). Größere Mengen Eisen sind weiterhin in Proteinen wie Myoglobin, Cytochromen und Katalasen gebunden (400 mg). Eisen wird vor allem in der Leber, der Milz und im Knochenmark in Form von Ferritin gespeichert (ca. 1 g).

Plasmaeisenspiegel werden durch die intestinale Eisenresorption reguliert. Täglich werden ca. 10 – 20 mg Eisen mit der Nahrung aufgenommen, von denen nur etwa 1 – 2 mg im Bereich des oberen Dünndarms resorbiert werden. Das resorbierte Eisen wird mit dem Blut im Körper verteilt. Patienten mit genetischer Hämochromatose resorbieren Eisen im Duodenum sehr viel effizienter und nehmen täglich etwa 2 – 4 mg aus dem Darm auf (Abb. 13.**1**). Da der Körper über

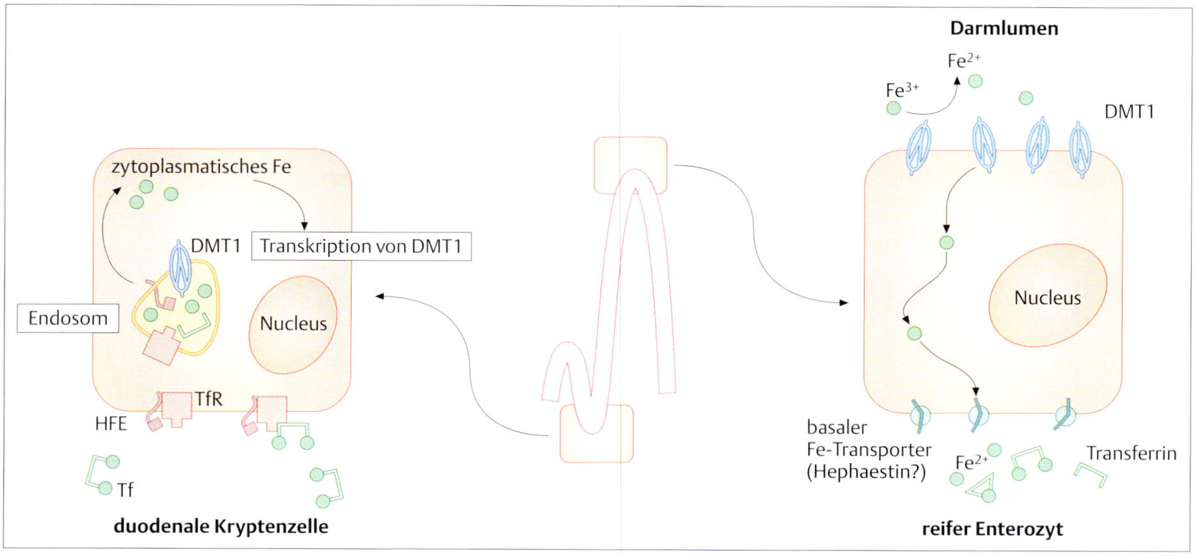

☒ **Abb. 13.1** Eisenstoffwechsel.
Im Kryptenmodell nehmen undifferenzierte duodenale Kryptenzellen Eisen über den Transferrinrezeptor 1 (TfR1) aus dem Blutstrom auf. Die Eisenaufnahme wird durch die HFE/TfR1-Interaktion moduliert und gesteuert. Der intrazelluläre Eisengehalt in den unreifen Kryptenzellen programmiert durch Expression des Eisentransporters DMT1 die Eisenresorption der reifen Enterozyten. Normal programmierte Enterozyten resorbieren nur einen kleinen Anteil des Nahrungseisens, der gebraucht wird, um die täglichen Eisenverluste zu kompensieren. Im Gegensatz dazu führt das Vorhandensein der C282Y-Mutation zu einem defekten HFE, das nicht mit dem TfR1 interagieren kann. Damit entsteht eine eisendefiziente Kryptenzelle, die DMT1 maximal hochreguliert unabhängig vom Eisenstatus des Körpers. Die Folge ist eine langsam progrediente, unkontrollierte Eisenüberladung (modifiziert nach 47).

kein spezifisches Ausscheidungssystem für Eisen verfügt (täglicher Verlust ca. 1 mg über Schweiß und abgeschilferte Zellen des Gastrointestinaltraktes), entwickeln Hämochromatosepatienten eine sehr langsam progrediente Eisenüberladung parenchymatöser Organe.

Genetik

→ **HFE1, klassische Hämochromatose.** Die klassische genetische Hämochromatose ist eine autosomal rezessiv vererbte Eisenüberladungserkrankung, die durch eine Mutation im HFE-Gen auf Chromosom 6 verursacht wird (22) (HFE1, Chr. 6p21.3). In den meisten Fällen führt ein Einzelbasenaustausch zur Substitution von Cystein durch Tyrosin an Position 282 des HFE-Proteins (C282Y). Diese Mutation ist wahrscheinlich schon 2000 Jahre alt und verlieh unseren keltischen Vorfahren Vorteile wie eine erhöhte Resistenz gegen Eisendefizienz (30). Dies erklärt die relativ hohe Frequenz von C282Y-Homozygoten (5 auf 1000 Personen) in Nordeuropa (28, 42) C282Y-homozygote Personen resorbieren täglich 2 – 4 mg Nahrungseisen trotz gefüllter Körpereisenspeicher. Damit kommt es zu einer langsam progredienten Eisenüberladung des Körpers. Je nach untersuchter Population sind 69 – 100 % der Hämochromatosepatienten Träger des C282Y-Austauschs (1, 5). 4 – 7 % der Patienten mit genetischer Hämochromatose sind sog. Compound-Heterozygote, die auf einem Chromosom die C282Y- und auf dem anderen die H63D-Mutation tragen. Die Bedeutung des H63D und anderer Austausche im HFE-Gen für die Manifestation einer Eisenüberladung ist unklar.

Ungeklärt ist nach wie vor die Frage der Penetranz der C282Y-Mutation (3, 6, 10). C282Y-homozygote Individuen sind zum Zeitpunkt der Diagnosestellung mit großer Wahrscheinlichkeit frei von Symptomen einer Eisenüberladung (6).

In einer großen Screening-Studie an mehr als 41.000 Probanden zeigte lediglich 1 von 152 C282Y-homozygoten Probanden klinische Zeichen einer genetischen Hämochromatose (6).

Beobachtungen lassen vermuten, dass die Expression des Vollbildes der genetischen Hämochromatose bei C282Y-homzygoten Individuen vom Vorhandensein weiterer Mutationen in anderen Genen des Eisenstoffwechsels (Hämojuvelin, HAMP [Hepcidin] oder Transferrinrezeptor 2) abhängt (Abb. 13.**2**). So führt der Verlust der Hepcidin-Expression zur Eisenüberladung sowohl in Mäusen (39) als auch im Menschen (27, 29).

→ **HFE2, juvenile Hämochromatose.** Eine sehr viel raschere und ausgeprägtere Eisenüberladung wird bei Patienten mit juveniler Hämochromatose beobachtet. Die meisten juvenilen Fälle sind durch Mutationen im Hämojuvelin-Gen (HJV, HFE2A, Chr. 1) bedingt (45, 46). Das Genprodukt, Hämojuvelin, wird in Leber, Herz und Skelettmuskulatur ge-

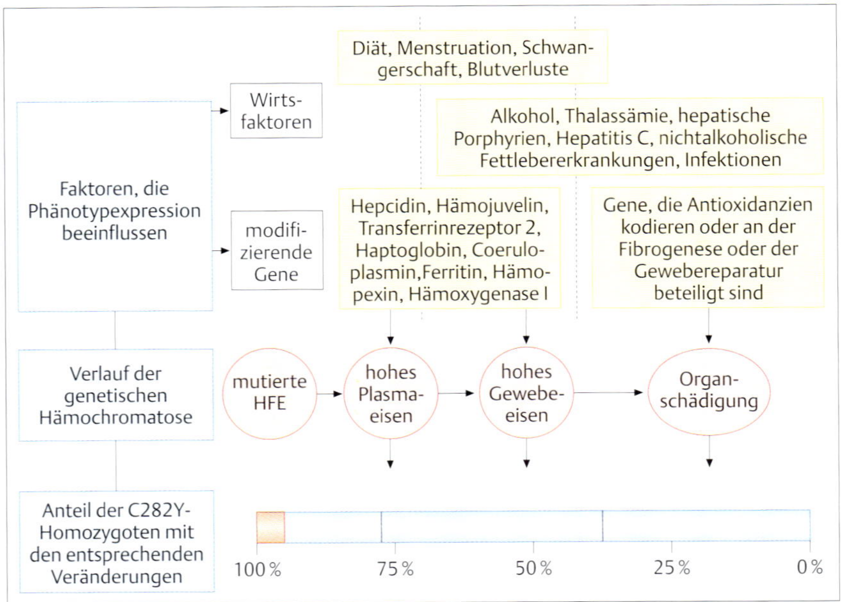

Abb. 13.2 Bei der klassischen genetischen Hämochromatose wird die Phänotypexpression von C282Y-homzygoten Individuen von weiteren Mutationen in anderen Genen des Eisenstoffwechsels und von individuellen Wirtsfaktoren beeinflusst.

funden und moduliert wahrscheinlich die Hepcidin-Expression. Bei einigen wenigen juvenilen Fällen konnten Mutationen im Hepcidin-kodierenden HAMP-Gen (Chromosom 19, HFE2B) nachgewiesen werden (32, 48). Stark erniedrigte Hepcidin-Serumspiegel korrelieren bei diesen Patienten mit einer deutlich gesteigerten intestinalen Eisenresorption.

Sowohl männliche als auch weibliche Patienten mit juveniler Hämochromatose entwickeln auf Grund der sehr schnellen Eisenakkumulation im Körper bereits in der 2. Lebensdekade Zeichen der Organbeteiligung. Kardiomyopathie, eingeschränkte Glukosetoleranz und Hypogonadismus sind die vorherrschenden Symptome zum Zeitpunkt der Diagnose.

Viele Patienten sterben an der Herzbeteiligung vor dem 30. Lebensjahr.

⇢ **HFE3 und HFE4.** In seltenen Fällen können auch Mutationen im Transferrinrezeptor-2- (TfR2, HFE3, Chr. 7q22) (49) und im SLC40A1-Gen (Ferroportin, HFE4, Chr. 2q32) (11, 14) ein Eisenüberladungsbild verursachen, das dem der klassischen genetischen Hämochromatose gleicht. HFE4 ist im Gegensatz zu den anderen genetisch bedingten Eisenüberladungssyndromen durch eine autosomal dominante Vererbung, die Entwicklung einer Anämie sowie eine Eisenüberladung von Zellen des retikuloendothelialen Systems gekennzeichnet.

Epidemiologie und Wertung

Die ursprüngliche Erkrankungsdefinition, basierend auf dem klinischen Bild des Bronzediabetes, erfasste nur eine kleine Zahl der homozygoten HFE-Genträger in einem weit fortgeschrittenen Krankheitsstadium. Die Charakterisierung des verantwortlichen Gendefektes und die Entwicklung eines Gentests haben deutlich gemacht, dass es sich bei der klassischen Hämochromatosemutation (HFE1, C282Y) mit einer Heterozygotenfrequenz von 10% bei Westeuropäern und anderen europäischstämmigen Populationen um eine der häufigsten Erberkrankungen handelt (1, 6, 16, 44). Homozygote finden sich mit einer Häufigkeit von 5 auf 1000 Einwohner unter weißen Europäern. Die Mutation ist in nichteuropäischen Populationen sehr viel seltener (1).

Symptome und Klinik

Unspezifische Frühsymptome der Erkrankung sind Müdigkeit, Arthralgien und Libidoverlust. Die typischen Spätmanifestationen der Erkrankung betreffen die Leber (Leberzirrhose), die Haut (zunehmende Pigmentation), das Pankreas (Diabetes mellitus), Gelenke (Arthropathie), das Herz (Herzdilatation und Überleitungsstörungen) sowie die männlichen Gonaden (47).

Das gespeicherte Eisen bei Patienten mit genetischer Hämochromatose wird vor allem in parenchymatösen Zellen abgelegt. Transfusional bedingte Eisenüberladung ist durch Eisenablagerungen in Zellen des retikuloendothelialen Systems charakterisiert.

Die klassische Trias Zirrhose, Diabetes mellitus und Hautpigmentation (Bronzediabetes) wird erst spät im Erkrankungsverlauf beobachtet, wenn der Körpereisengehalt über 20 g liegt. Die Erkrankung wird heute häufig in früheren Stadien diagnostiziert, wenn die meisten Patienten asymptomatisch sind.

Leber. Eine progrediente Eisenablagerung führt zu Hepatomegalie, erhöhten Transaminasen und letztendlich zur Entwicklung einer Leberzirrhose (2, 12). Die Eisenüberladung beschleunigt die Fibroseprogression bei Patienten mit gleichzeitig bestehender Hepatitis C oder alkoholischer Lebererkrankung erheblich (53, 13).

Hepatozelluläre Karzinome werden bei Patienten mit hereditärer Hämochromatose ca. 20- bis 200-mal so häufig beobachtet wie in der Normalbevölkerung (41, 20).

Das Risiko ist besonders hoch bei Männern und für Patienten mit schon etablierter Zirrhose. Es ist allerdings umstritten, ob Patienten mit genetischer Hämochromatose ein erhöhtes Risiko für die Entwicklung anderer Tumorerkrankungen besitzen.

Pankreas. Die Eisenakkumulation in der Bauchspeicheldrüse führt zu einer selektiven Zerstörung pankreatischer Betazellen (15). Ein Diabetes mellitus lag zum Zeitpunkt der Diagnosestellung bereits bei 50% der symptomatischen Patienten vor.

Arthropathie. Die Arthropathie bei Eisenüberladung zeigt das komplette Bild, das bei Calciumpyrophosphatablagerungen beobachtet wird (Pseudogicht, Chondrokalzinose, chronische Arthropathie). Charakteristischerweise finden sich diese Manifestationen an den Metakarpophalangealgelenken von Zeige- und Mittelfinger (51). Grundsätzlich können aber alle Gelenke betroffen sein.

Herz. Eisenablagerungen im Myokard können zu einer dilatativen Kardiomyopathie mit Herzinsuffizienz und Erregungsweiterleitungsproblemen wie einem Sick-Sinus-Syndrom führen. Im Kardio-MRT zeigt sich die Eisenüberladung durch eine sehr niedrige Signalintensität des Myokards (47).

Hypophyse. Verstärkte Eisenablagerungen in der Hypophyse bedingen erniedrigte Serumspiegel verschiedener Hypophysenhormone (55).

Ein sekundärer Hypogonadismus mit erniedrigter Libido und Impotenz ist das häufigste endokrine Symptom bei Patienten mit genetischer Hämochromatose.

Der Hypogonadismus ist neben der Leberzirrhose mitverantwortlich für die Osteoporose, die bei Patienten mit fortgeschrittener Erkrankung beobachtet wird. Andere endokrine Dysfunktionen sind selten (Hypothyreose, Amenorrhö).

Infektionen. Hohe Serumeisenspiegel können die bakterielle Virulenz steigern, während eine Eisenüberladung in Makrophagen zu einer Störung der Phagozytose führt. Infektionen mit Listerien, Yersinia enterocolitica und Vibrio vulnificus werden häufiger und mit schweren Verläufen bei Hämochromatosepatienten beobachtet (54).

Bedeutung der C282Y-Heterozygotie. Heterozygote Träger der C282Y-Mutation zeigen in ca. 10% eine erhöhte Transferrinsättigung, wie sie typisch für homozygote Merkmalsträger ist.

Symptomatische Eisenüberladung ist bei Heterozygoten sehr selten und häufig durch andere gleichzeitig bestehende Erkrankungen bedingt (Alkoholmissbrauch, Hepatitis C, nichtalkoholische Steatohepatitis).

Es ist ungeklärt, ob Heterozygotie das kardiovaskuläre Risiko erhöht oder zu einem schwereren Verlauf chronischer Lebererkrankungen wie Hepatitis C oder der alkoholischen und nichtalkoholischen Steatohepatitis beiträgt (47).

Diagnostik

Anamnese und körperliche Untersuchung

Frühsymptome der Eisenüberladung sind Müdigkeit, Abgeschlagenheit, rechtsseitige Oberbauchschmerzen und Libidoverlust. Anamnestisch wegweisend kann eine familiäre Häufung von Leberzirrhose- oder Diabeteserkrankungen sein.

Laboruntersuchungen

In der laborchemischen Diagnostik der Hämochromatose finden sich folgende Befunde:

- erhöhte Transferrinsättigung (>50% bei Frauen, >60% bei Männern),
- erhöhtes Serumferritin (>200 ng/ml bei Frauen, >300 ng/ml bei Männern),
- erhöhte Transaminasen mit führender GPT,
- Nachweis der C282Y-Mutation im HFE-Gen.

Der diagnostische Algorithmus ist in Abb. 13.**3** dargestellt.

Sensitivität und Spezifität. Die Genauigkeit dieser Parameter des Eisenstoffwechsels für die Diagnose einer Hämochromatose wurde in einer großen Screening-Untersuchung an mehr als 30.000 Freiwilligen überprüft. Eine Transferrinsättigung von 50 % hatte eine Sensitivität von nur 0,58 und Spezifität von 0,98 für den Nachweis einer C282Y-Homozygotie. Ferritinspiegel von 200 µg/l hatten eine Sensitivität von 0,66 und Spezifität von 0,85 (16, 54).

Ferritin. Ferritin ist ein Akutphaseprotein, dessen Produktion durch inflammatorische Zytokine wie Interleukin-1, Interleukin-6 und Tumornekrosefaktor α induziert wird. Deshalb sind Plasmaferritinwerte bei Entzündungen (rheumatoide Arthritis), malignen Erkrankungen und dem Vorliegen von Lebererkrankungen (chronische virale Hepatitiden, alkoholische Lebererkrankung und nichtalkoholische Steatohepatitis) häufig deutlich erhöht.

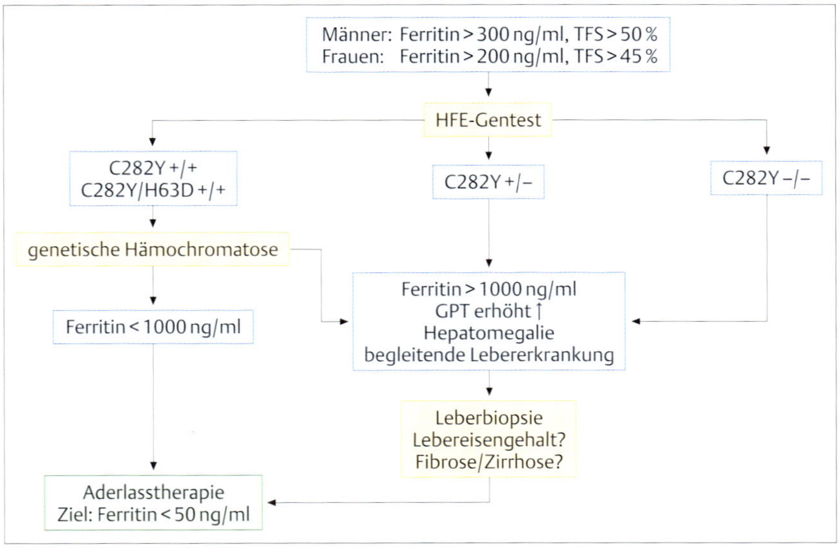

⊠ **Abb. 13.3** Diagnostischer Algorithmus bei Verdacht auf Hämochromatose.

Bildgebende Diagnostik

Nichtinvasive Techniken wie CT und MRT sind in den letzten Jahren deutlich präziser in der Abschätzung der Eisenüberladung parenchymatöser Organe wie Leber oder Herz geworden (23). Bestimmungen des Lebereisengehaltes mit dem Superconducting Quantum Interference Device (SQUID) unter Anwendung der magnetischen Spektrometrie sind sehr genau, aber sehr aufwändig und können heute nur in sehr wenigen Zentren weltweit durchgeführt werden.

Im Gegensatz zur Leberbiopsie erlauben diese Techniken allerdings keine Einschätzung prognostisch wichtiger Parameter wie die des Leberfibrosegrades.

Leberbiopsie

Der zuverlässigste Test zur Diagnose einer Eisenüberladung ist die Leberbiopsie. Eine parenchymatöse Eisenüberladung kann in der Berliner-Blau-Färbung nachgewiesen werden (31). Die Standard-HE-Färbung erlaubt die prognostisch sehr wichtige Einschätzung des Fibrosegrades.

Bei C282Y-homozygoten Patienten mit normalen Leberwerten und einem Ferritin < 1000 mg/dl ist eine Leberbiopsie zur Prognoseeinschätzung nicht erforderlich, da die Wahrscheinlichkeit einer signifikanten Fibrose sehr gering ist (26, 54).

⇝ **Lebereisenindex.** Am Lebergewebe kann der Lebereisengehalt bestimmt werden (normal < 36 µmol/g Trockengewicht Leber). Werte > 71 µmol/g sind hochgradig verdächtig auf das Vorliegen einer homozygoten genetischen Hämochromatose. Durch Division des Lebereisengehaltes durch das Alter erhält man den Lebereisenindex. Ein Wert von 1,9 ist vereinbar mit, aber nicht diagnostisch für eine genetische Hämochromatose (47).

Differenzialdiagnose

Die Differenzialdiagnose zwischen der klassischen genetischen Hämochromatose und anderen Erkrankungen mit Eisenüberladung wurde durch die Einführung des HFE-Gentests (Nachweis der C282Y-Mutation) deutlich erleichtert. Der diagnostische Algorithmus ist in Abb. 13.**3** dargestellt. Die Differenzialdiagnose umfasst die sehr viel selteneren genetischen Ursachen der Eisenüberladung (juvenile Hämochromatose, Acoeruloplasminämie, Atransferrinämie) andere chronische Lebererkrankungen mit Eisenüberladung, hämatologische Erkrankungen sowie diätetisch bedingte Eisenüberladungssyndrome (Tab. 13.**1**).

Verlauf und Prognose

Patienten mit genetischer Hämochromatose, bei denen zum Zeitpunkt der Diagnose keine Leberzirrhose besteht, haben mit Einleitung einer Aderlasstherapie eine Lebenserwartung, die der der gleichaltrigen Normalbevölkerung entspricht (40).

Besteht bei Diagnosestellung bereits eine Leberzirrhose oder ein Diabetes mellitus, so ist die Prognose deutlich eingeschränkt. Haupttodesursachen sind hepatozelluläres Karzinom, Komplikationen der Leberzirrhose, Kardiomyopathie und Diabetes mellitus (41).

Therapieziele und Maßnahmen

⇝ **Weiterführende Diagnostik.** Nach Etablierung der Diagnose genetische Hämochromatose sind bei Patienten mit ausgeprägter Eisenüberladung weitere Untersuchungen notwendig, um viszerale oder metabolische Konsequenzen abzuschätzen und Risikofaktoren für die Krankheitspro-

Tabelle 13.1 Erkrankungen mit Eisenüberladung

Genetisch bedingte Eisenüberladung (primär)
Genetische Hämochromatose (Typ 1) • HFE-Gen: C282Y homozygot, C282Y/H63D heterozygot, andere HFE-Mutationen
Juvenile Hämochromatose • Hämojuvelin-Gen (Typ 2A) • Hepcidin-Gen (Typ 2B)
Genetische Hämochromatose (Typ 3) • Transferrinrezeptor-2-Gen
Genetische Hämochromatose (Typ 4) • Ferroportin (SLC40A1-Gen)
Acoeruloplasminämie
Kongenitale Atransferrinämie
Sekundäre, erworbene Formen der Eisenüberladung
Anämien mit Eisenüberladung • Thalassaemia major • sideroblastische Anämie • chronisch hämolytische Anämien
Alimentäre Eisenüberladung
Chronische Lebererkrankungen • nichtalkoholische Fettleber und Fettleberhepatitis • alkoholbedingte Lebererkrankungen • Hepatitis B und C • portokavale Shunts • Endstadien der Leberzirrhose • Porphyria cutanea tarda
Neonatale Eisenüberladung
Afrikanische Eisenüberladung

gression zu erfassen. Familienangehörige sollten mittels Gentest untersucht werden (19).

Patienten mit manifester Zirrhose sollten in 6-monatigen Abständen mit Ultraschall und AFP-Bestimmung auf ein HCC untersucht werden. Alle Patienten mit etablierter Leberzirrhose sollten zum Ausschluss von Ösophagusvarizen endoskopiert werden.

Aderlasstherapie. Symptomatische Patienten benötigen eine regelmäßige Aderlasstherapie, die die sicherste, effektivste und ökonomischste Therapieform der genetischen Hämochromatose darstellt (41).

Es sollten zunächst 250 – 500 ml Blut (250 ml Blut enthalten 200 mg Eisen) wöchentlich entfernt werden, bis das Ferritin unter 50 ng/ml und die Transferrinsättigung unter 30 % fällt (54). Danach kann die Aderlasstherapie auf Grund der langsamen Eisenakkumulation mit größeren zeitlichen Abständen durchgeführt werden.

Tabelle 13.2 Therapieansprechen bei Aderlasstherapie (500 ml Blut entfernen 200 – 250 mg Eisen; wöchentlich durchführen bis Ferritin < 50 ng/ml und/oder Transferrinsättigung < 30 %)

Symptome	Ansprechen auf Aderlasstherapie
Müdigkeit, Abgeschlagenheit	Besserung
Erhöhung der Transaminasen	Normalisierung
Erhöhtes Ferritin	Normalisierung
Hepatomegalie	Normalisierung
Leberzirrhose	keine Veränderung
Erhöhtes Risiko für hepatozelluläres Karzinom	besteht fort bei etablierter Zirrhose
Kardiomyopathie	Besserung selten
Arthropathie	gelegentliche Besserung
Diabetes mellitus	Besserung selten
Hypothyreose	Besserung selten
Hypogonadismus	Besserung selten

Vor allem in den frühen Stadien sind die Symptome mit einer Aderlasstherapie reversibel, wobei auch für Patienten mit fortgeschrittener Fibrose und beginnender Zirrhose deutliche Verbesserungen beschrieben wurden (47, 54). Die Aderlasstherapie beeinflusst auch eine schon etablierte portale Hypertension positiv. Das Therapieansprechen anderer Symptome ist in Tab. 13.**2** dargestellt.

Lebertransplantation. Das Überleben von Patienten mit genetischer Hämochromatose nach Lebertransplantation ist deutlich schlechter als nach Transplantation mit anderer Grunderkrankung (53 % Überleben im Vergleich zu 81 % nach 25 Monaten). Ursache sind kardiale Komplikationen und septische Verläufe. Deshalb sollte die Indikationsstellung sehr streng erfolgen und das Ausmaß der Organbeteiligung (Kardiomyopathie, Diabetes, Osteoporose) vor der Transplantation genau erfasst werden.

Patientenführung bei Hämochromatose

- Patienten sollten ausführlich über die Notwendigkeit der regelmäßigen Aderlasstherapie aufgeklärt werden.
- Eine spezielle eisenarme Diät ist wegen der relativ geringen täglich aufgenommenen Eisenmengen nicht erforderlich.
- Eisenpräparate sollten vermieden werden.
- Alkohol erhöht die Eisenresorption. Einige Rotweine enthalten relativ viel Eisen. Patienten dürfen moderat Alkohol trinken (< 40 g/d).

Prävention

Verwandte ersten Grades von Patienten mit genetischer Hämochromatose sollten mittels Gentest auf das Vorliegen einer genetischen Hämochromatose untersucht werden. Dies ist die kosteneffektivste Methode (19).

Die Bestimmung von Transferrinsättigung und Ferritin im Hinblick auf eine Eisenüberladung stellen eine Alternative dar. Eine solche Testung ist meist erst im jungen Erwachsenenalter (18–25 Jahre) sinnvoll, weil sich erst dann erhöhte Eisenstoffwechselparameter zeigen, eine Endorganschädigung aber noch nicht vorliegt.

Ein bevölkerungsweites Screening mit Transferrinsättigung und Ferritin oder HFE-Gentestung erscheint trotz der hohen Prävalenz der Mutation in Westeuropa auf Grund der geringen Penetranz gesundheitsökonomisch zurzeit nicht sinnvoll zu sein (6).

FAZIT FÜR DIE PRAXIS

- Die genetische Hämochromatose ist eine häufige vererbte Erkrankung der Leber, an die bei jeder leichtgradigen Erhöhung der Transaminasen gedacht werden muss.
- Diagnostisch wegweisend sind eine erhöhte Transferrinsättigung (TFS > 50% bei Frauen und > 60% bei Männern) sowie ein erhöhtes Ferritin (> 200 ng/ml bei Frauen, > 300 ng/ml bei Männern).
- Eine Leberbiopsie sollte bei sehr hohen Ferritinwerten (> 1000 ng/ml) und erhöhten Transaminasen zur Einschätzung der Prognose durchgeführt werden.
- Bei frühzeitiger Einleitung einer Aderlasstherapie ist die Prognose exzellent.
- Fortgeschrittene Eisenüberladung führt neben einer Leberzirrhose zu Kardiomyopathie, hypogonadotropem Hypogonadismus, Hypothyreose und Diabetes mellitus.
- Patienten mit etablierter Zirrhose haben ein hohes Risiko für die Entwicklung eines hepatozellulären Karzinoms.

Steckbrief genetische Hämochromatose

Leitsymptome:
Müdigkeit, Abgeschlagenheit, Libidoverlust

Leitbefund der körperlichen Untersuchung:
verstärkte Hautpigmentierung, Hepatomegalie und Zeichen der Leberzirrhose sind Spätsymptome einer fortgeschrittenen Erkrankung

Wichtigste Differenzialdiagnosen:
virale Hepatitiden, alkoholische Lebererkrankungen, nichtalkoholische Fettleber und Fettleberhepatitis

Therapie:
Aderlass von 250–500 ml Blut bis Ferritin < 50 ng/ml und Transferrinsättigung < 30%

Bemerkungen:
in fortgeschrittenen Stadien unbedingt auf andere Organbeteiligungen achten (Kardiomyopathie, Hypothyreose, Hypogonadismus, Diabetes mellitus, Osteoporose); sehr hohes Leberkrebsrisiko bei etablierter Zirrhose

13.2 Morbus Wilson

D. Huster

EDITORIAL **Das Spurenelement Kupfer ist von essenzieller Bedeutung für den menschlichen Organismus. Verschiedene Proteine regeln die ausgeglichene Kupferbalance, das Kupfertransportprotein ATP7B in der Leber nimmt dabei eine Schlüsselrolle ein. Seit dessen Entdeckung 1993 sind entscheidende Fortschritte im Verständnis der molekularen Ursache des Morbus Wilson erzielt worden: Mutationen im *ATP7B*-Gen führen zur Kupferakkumulation und -toxizität in der Leber sowie zur neurologischen Degeneration. Dies äußert sich im komplexen klinischen Bild des Morbus Wilson. In der Leber kann die Kupfereinlagerung zu akutem Leberversagen, chronischer Hepatitis oder Leberzirrhose führen. Die rasche Diagnose und Therapieeinleitung mit Chelatoren oder Zinksalzen sowie die qualifizierte Langzeitbetreuung sind für Verlauf und Prognose des Morbus Wilson entscheidend.**

Definition und Klassifikation

Der Morbus Wilson (synonym: hepatolentikuläre Degeneration) ist eine autosomal rezessiv vererbte Störung des hepatischen Kupferstoffwechsels. Hervorgerufen wird die Erkrankung durch Mutationen und damit Fehlfunktion des Kupfertransportproteins ATP7B. Aufgrund der hepatischen Kupferakkumulation kommt es zur Leberschädigung unterschiedlichen Ausmaßes und über noch nicht im Detail bekannte Mechanismen zu neurologischen Symptomen.

Verlaufsformen. Klinisch werden vorwiegend hepatische von vorwiegend neurologischen Verlaufsformen unterschieden. Sehr viele Patienten zeigen allerdings Mischbilder. Die hepatische Verlaufsform manifestiert sich in der Regel einige Jahre früher (zwischen 8 und 18 Jahren) als die neurologische (junges Erwachsenenalter) (6, 7, 10).

Genetik, Epidemiologie und Wertung

Samuel Alexander Kinnier Wilson hat das familiäre Auftreten dieser kombinierten Symptome 1912 erstmalig systematisch beschrieben (40). Später wurde der Zusammenhang der Erkrankung mit einem gestörten Kupferstoffwechsel vermutet, 1993 gelang es, das betroffene Gen ATP7B zu klonieren (zur Übersicht 16).

Mutationen im ATP7B-Gen. Die Erkrankung ist selten, die Prävalenz beträgt ca. 1 : 30000, die Heterozygotenfrequenz in der Allgemeinbevölkerung ca. 1 : 90 (28). Das relativ große Gen *ATP7B* (cDNA 4400 bp) befindet sich auf Chromosom 13 (13q14-q21). Bisher wurden über 250 verschiedene Genmutationen beschrieben (http://www.medicalgenetics.med.nalberta.ca/wilson/index.php), einige wurden bereits funktionell charakterisiert (11, 12, 17, 34). Hervorzuheben ist, dass die beiden Allele des Erkrankten relativ häufig von jeweils unterschiedlichen Mutationen betroffen sind (sog. Compound-Heterozygotie) (24). In regionalen Untersuchungen im deutschsprachigen Raum fanden sich besonders häufig die Mutation H1069Q sowie weitere in den Exonen 8, 14 und 15 (6, 8, 22). Dies trifft jedoch nicht für alle Regionen zu, weshalb sich die genetische Diagnostik häufig sehr schwierig gestaltet.

Der Spontanverlauf der Erkrankung ist letal. Allerdings werden lange asymptomatische Verläufe beobachtet. Es ist jedoch davon auszugehen, dass bei jedem homozygoten Allelträger die Erkrankung im Verlauf des Lebens manifest wird.

Pathologie

Freies Kupfer führt u.a. über Bildung freier Radikale zu Membran-, DNA- und Proteinschädigungen und ist für die Zelle äußerst toxisch (33). Kupferablagerung und daraus folgende pathologische Veränderungen finden sich insbesondere in der Leber und im Gehirn. Leberschädigungen aufgrund der Kupfertoxizität umfassen Verfettung, Mitochondrien- und Kernschädigung und führen zu akuten oder chronischen Leberschädigungen, zu Fibrose und Zirrhose. Im Gehirn sind betroffene Regionen insbesondere Stammganglien und subkortikale Bereiche mit entsprechenden klinisch-neurologischen Folgen (32). Störungen in der dopaminergen bzw. serotonergen Neurotransmission konnten durch nuklearmedizinische Untersuchungen (SPECT) verifiziert werden (1, 14).

Klinik und Diagnostik

Symptomatik

Bezüglich der Symptomausbildung und des Schweregrades weist der Morbus Wilson große Heterogenität auf.

Hepatische Verläufe. Diese können extrem variieren (25), eine Leberschädigung unterschiedlichen Ausmaßes wird fast bei allen Patienten beobachtet. Nicht selten wird ein Morbus Wilson im asymptomatischen Stadium aufgrund erhöhter Leberenzyme zufällig entdeckt. Einige Patienten werden anhand von Screening-Untersuchung aufgrund von erkrankten Verwandten identifiziert. Die Erkrankung kann als chronische Hepatitis mit Leberzellverfettung und Fibrose mit Allgemeinsymptomen wie Abgeschlagenheit, Müdigkeit oder Lebervergrößerung verlaufen, oder es liegt zum Zeitpunkt der Diagnosestellung bereits eine Leberzirrhose vor.

Die Erkrankung kann sich auch akut mit fulminantem Leberversagen manifestieren. Dies ist in der Regel begleitet von einer hämolytischen Anämie (Coombs negativ), einer Koagulopathie und akutem Nierenversagen. Im Unterschied zum Leberversagen anderer Genese liegt beim akuten Leberversagen aufgrund eines Morbus Wilson histologisch meist bereits eine Leberfibrose/-zirrhose vor (25).

Neurologische Verlaufsform. Sie ist durch extrapyramidale Störungen von Motorik und Koordination gekennzeichnet. Die Frühsymptome können unspezifisch und mild sein und werden häufig verkannt. Es werden verschiedene Formen von Tremor beobachtet: distal betonter Tremor, Intensionstremor, „Flügelschlagen", manchmal auch Rumpftremor und Wackeln des Kopfes. Rigor, Dystonien, Dysarthrien, Dysphagie und Schreibstörungen gehören ebenfalls zu den häufig beobachteten neurologischen Störungen. Zerebrale Anfälle sind selten. Sensibilitäts- und Reflexstörungen, Muskelschwäche oder Intelligenzverlust gehören nicht zu den typischen Symptomen.

Bis zu einem Drittel der Patienten weisen initial psychiatrische Symptome auf (10). Dazu gehören Aufmerksamkeitsstörungen, Depression, Stimmungsschwankungen und in Extremfällen psychotische Störungen.

Kayser-Fleischer-Kornealring. Der Kayser-Fleischer-Kornealring (Abb. 13.**4**) ist ein charakteristisches Zeichen der Erkrankung und wird durch Kupferablagerung in der Descemet-Membran der Kornea hervorgerufen.

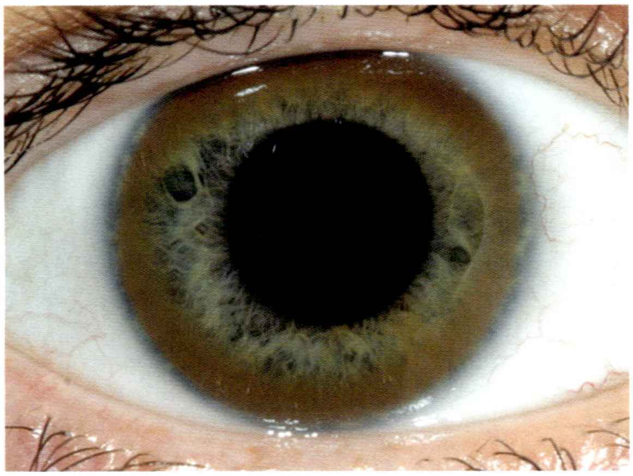

☒ **Abb. 13.4** Kayser-Fleischer-Kornealring.

Der Kayser-Fleischer-Kornealring wird in bis zu 95 % der Fälle bei Vorhandensein von neurologischen Symptomen, bei deren Fehlen hingegen nur in 50 – 60 % beobachtet (10). Ein Visusverlust besteht nicht.

Weitere Symptome. Darüber hinaus wurden multiple Störungen in verschiedenen anderen Organsystemen beschrieben (Tab. 13.**3**).

Anamnese und körperliche Untersuchung

Bei der Anamneseerhebung ist zu beachten, dass die Symptome (insbesondere neurologische) einschleichend und unspezifisch beginnen können, was häufig zur Diagnoseverzögerung um Jahre führen kann. Auch neuropsychiatrische Symptome können rasch verkannt werden mit der Folge einer Fehldiagnose und inadäquater Therapie (23). Die Familienanamnese hat einen besonderen Stellenwert. Geschwister von Patienten mit Morbus Wilson haben ein Erkrankungsrisiko von 25 %, das Risiko von Kindern von Erkrankten beträgt hingegen ca. 0,5 %. Die Erhebung der Berufsanamnese sowie der Ausschluss von Drogen- oder Alkoholabusus hat differenzialdiagnostische Bedeutung.

Die körperliche Untersuchung kann Zeichen der fortgeschrittenen Lebererkrankung aufdecken. Die detaillierte neurologische Untersuchung ist ebenso obligatorisch wie die Spaltlampenuntersuchung des Auges.

Laboruntersuchungen

Kupferstoffwechsel. Bei klinischem Verdacht werden biochemische (insbesondere Kupferstoffwechselparameter: Gesamtkupfer und freies Kupfer im Serum, Serumcoeruloplasmin, Kupferausscheidung im Sammelurin) und ggf. molekularbiologische Untersuchungen durchgeführt.

Tabelle 13.3 Klinische Symptome bei Morbus Wilson

Bezug		Symptomatik
Hepatisch		erhöhte Transaminasen (keine klinische Symptomatik)
	akut	selbstlimitierende Hepatitis, akutes Leberversagen mit Hämolyse
	chronisch	chronisch-aktive Hepatitis, Fibrose, Leberzirrhose, chronisches Leberversagen
Neurologisch	Motorik	Tremor, Dysarthrie, Dysphagie, Mikro-/Makrographie, Rigor, Hypo-, Hyperkinese (Dystonie)
	Koordination	Probleme bei raschen, wechselnden Bewegungen (Ataxie), Gangstörungen
	Sonstige	Hypersalivation
Psychiatrisch	allgemein	Konzentrationsstörungen, Schlafstörung, aggressives Verhalten, depressive Verstimmung, Angst- und Panikattacken, Störung der emotionalen Kontrolle
	psychotisch	Halluzinationen, Delusion, Katatonie
Andere Organsysteme: (insgesamt selten bis extrem selten)	Fertilität	Menstruationsstörungen, Infertilität, Aborte
	Skelett	Gelenkentzündungen, Osteoarthritis (insbesondere Knie), Osteopenie/Osteoporose
	Urogenitaltrakt	tubuläre Funktionsstörungen (bis Fanconi-Syndrom), Hämaturie
	Herz	Kardiomyopathie, Herzrhythmusstörungen
	Hämatopoese	Anämie, Leukopenie, Thrombozytopenie
	Sonstige	Pankreatitis, Gallensteine (bei Hämolyse), Hypoparathyreoidismus, Bauchschmerzen, Sonnenblumenkatarakt (keine Sehstörungen), Kayser-Fleischer-Kornealring

Bei Vorhandensein typischer neurologischer Symptome, des Kayser-Fleischer-Kornealringes, von erniedrigtem Serumcoeruloplasmin und erhöhter Kupferausscheidung im Sammelurin (24 h) ist die Diagnose gesichert.

Das Gesamtkupfer im Serum ist in der Regel erniedrigt. Nicht an Coeruloplasmin gebundenes, sog. freies Kupfer, welches auf der Basis von Coeruloplasmin- und Gesamtkupferkonzentrationen im Serum errechnet wird, kann jedoch bei akuten Verläufen oder bei unzureichender Pharmakotherapie erhöht sein.

Zum Ausschluss beginnender oder fortgeschrittener Lebererkrankung ist eine Untersuchung von Leberenzymen, der Leberfunktions- und Cholestaseparameter immer erforderlich.

Bildgebende Diagnostik

→ **Lebersonographie.** Die Ultraschalldiagnostik der Leber hat einen hohen Stellenwert zur Erkennung und Kontrolle von Leberschäden und Zeichen der Leberzirrhose. Sie ist kosteneffektiv und zugleich der MRT bei der Diagnose einer Fettleber überlegen (37). Typischerweise findet sich ein homogen verdichtetes Reflexmuster (36).

→ **Kraniale MRT.** Die kraniale MRT hat einen zunehmenden Stellenwert bei der Beurteilung der zerebralen Veränderungen sowie deren Verlaufskontrolle (zur Übersicht 16). Fast alle Patienten mit neurologischen Symptomen und viele im asymptomatischen Stadium weisen Veränderungen insbesondere in den Basalganglien auf (35).

Leberbiopsie

Das histologische Bild der Leber zeigt zwar einige Besonderheiten (u. a. Lochkerne, Mallory-Bodies, Mitochondrienveränderungen), für eine histologisch eindeutige Diagnosestellung sind die Veränderungen allerdings zu unspezifisch (20). Die Bestimmung der Kupferkonzentration in der Leber bezogen auf die Trockenmasse ist obligatorisch (Normbereich: < 100 µg/g; Morbus Wilson: > 250 µg/g), spezielle Kupferfärbungen des Gewebes (z. B. Rhodanin) sind häufig falsch negativ und meist entbehrlich.

Differenzialdiagnose und Zusatzuntersuchungen

→ **Neurologische Erkrankungen.** Aufgrund der erheblichen klinischen Variabilität (Tab. 13.**3**) umfasst die Differenzialdiagnose des Morbus Wilson ein weites Spektrum neurologischer und psychiatrischer Störungen. Bezüglich neurologischer Subklassifikation, Differenzialdiagnose und ggf. symptomatischer Differenzialtherapie der neurologischen Störungen wird auf entsprechende Spezialliteratur verwiesen (2, 26).

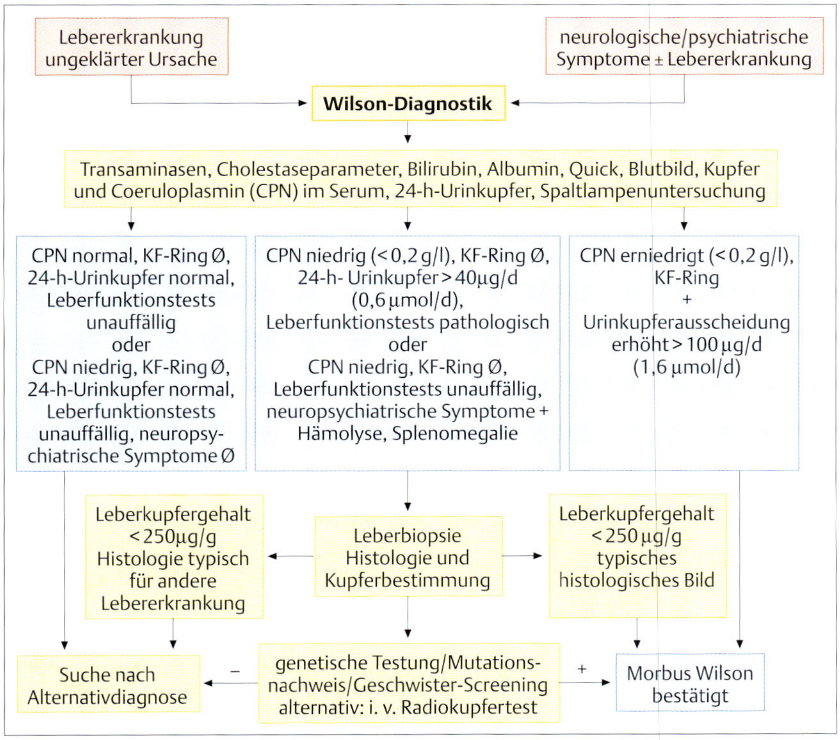

Abb. 13.5 Diagnostisches Vorgehen bei Verdacht auf Morbus Wilson. KF-Ring: Kayser-Fleischer-Kornealring (modifiziert nach 18).

⟶ Lebererkrankungen. Bei Leberbeteiligung sind entzündliche und insbesondere cholestatische Lebererkrankungen auszuschließen. Diese können auch mit Kupferspeicherung in der Leber und sogar mit Kupferablagerungen in der Kornea einhergehen, so dass Zusatzuntersuchungen zur Diagnosesicherung notwendig werden (4). In Fällen unklarer Lebererkrankungen erfolgen eine Untersuchung der Kupferstoffwechselparameter und ggf. eine Leberbiopsie mit Bestimmung des Leberkupfergehalts. In zweifelhaften Fällen sollte eine genetische Untersuchung zur Diagnosesicherung erfolgen. Ebenfalls hilfreich für die Diagnosesicherung kann ein Scoring-System sein (9), welches die unterschiedlichen Symptome zusammenfasst und bewertet. Eine Zusammenfassung der Diagnostik in verschiedenen klinischen Situationen zeigt Abb. 13.**5**. In unklaren Fällen findet der i. v. Radiokupfertest Anwendung (16). Der Test ist allerdings aufwändig und nicht überall verfügbar.

Genetische Diagnostik

Die genetische Untersuchung hat für Diagnosestellung, Differenzialdiagnose sowie zur Identifikation betroffener Angehöriger im präsymptomatischen Stadium zunehmende Bedeutung.

In einer aktuellen Untersuchung konnte die Bedeutung der genetischen Diagnose bei uneindeutigen biochemischen Parametern und asymptomatischen Patienten belegt werden (7).

Die genetische Diagnostik umfasst Haplotypanalysen, den Mutationsnachweis durch Sequenzierung oder im Falle bekannter Mutationen eine limitierte Sequenzierung nach vorheriger Amplifikation einer bestimmten Genregion (25). Es wurden verschiedene PCR-und dHPLC-basierte Verfahren zur Vereinfachung und Rationalisierung der genetischen Diagnostik vorgeschlagen (19, 21, 39, 41). Aufgrund der Vielzahl der bekannten Mutationen ist die genetische Diagnostik noch sehr aufwändig und teuer.

Verlauf und Prognose

Wie bereits erwähnt, ist der Spontanverlauf der Erkrankung letal. Bei früher Diagnosestellung und suffizienter lebenslanger Therapie ist die Prognose jedoch exzellent. Eine gute Compliance des Patienten und die engmaschige ärztliche Überwachung von Therapie und Verlauf sind unabdingbar.

Interdisziplinäres Vorgehen

Der Morbus Wilson ist ein hervorragendes Beispiel für die Notwendigkeit interdisziplinärer Betreuung von Patienten. Aufgrund des relativ seltenen Auftretens der Erkrankung, der sehr variablen Verlaufsform mit unterschiedlichen Symptomen und einer Reihe von möglicherweise auftretenden Problemen empfiehlt sich die Überwachung und Therapie in einem Therapiezentrum in enger Kooperation mit dem Hausarzt des Patienten. Zukünftige koordinierte Forschungsanstrengungen sind erforderlich, um die Pathogenese der Erkrankung besser zu verstehen, die noch bestehenden diagnostischen Probleme, insbesondere das genetische Screening, zu lösen sowie innovative Therapiestrategien zu entwickeln.

Therapieziele und Maßnahmen

⟶ Therapieprinzipien. Alle Patienten mit Morbus Wilson, auch im präsymptomatischen Stadium, benötigen eine lebenslange medikamentöse Therapie.

Therapieziel ist zunächst eine negative und im weiteren Verlauf eine ausgeglichene Kupferbilanz. Es stehen dazu Chelatbildner und Zinksalze zur Verfügung.

Während Chelatbildner zur Entspeicherung von Kupfer aus der Leber führen, wird durch Zinksalze lediglich die Kupferaufnahme aus dem Darm gehemmt (Metallothionininduktion in der Darmmukosa und möglicherweise kompetitive Resorptionshemmung). Dies hat Auswirkungen für die Differenzialtherapie des Morbus Wilson (s. u.). Die Therapie-Compliance des Patienten hat große Bedeutung für den langfristigen Behandlungserfolg.

⟶ Therapievergleichsstudien. Ein schwerwiegender Nachteil bei der Behandlung von Patienten mit Morbus Wilson ist das Fehlen vergleichender Therapiestudien. Gründe dafür liegen u. a. in der geringen Patientenzahl und der Etablierung wirksamer Therapien bereits vor mehreren Jahrzehnten (25). Gegenwärtig werden jedoch Anstrengungen unternommen, große internationale Datenbanken zu erstellen, die zukünftig evidenzbasierte Therapievergleichsstudien ermöglichen (z. B. http://www.eurowilson.org). Eine Übersicht über Medikamente zur Behandlung des Morbus Wilson gibt Tab. 13.**4** (5, 16, 25).

⟶ Initialtherapie im klinischen Stadium. Bei symptomatischen Patienten besteht bereits eine Kupferüberladung, die zunächst beseitigt werden muss. Dies wird durch die Therapie mit einem Chelatbildner (D-Penicillamin oder Trientine) erreicht. Die Initialtherapie sollte für mindestens 6 Monate bis 1 Jahr durchgeführt werden (5, 25). Zu Beginn der medikamentösen Therapie mit D-Penicillamin und Trientine kommt es bei neurologischen Verläufen nicht selten zur Symptomverschlechterung, die irreversibel sein kann (3). In jedem Fall müssen Chelatbildner in langsam ansteigender Dosis angewendet werden. Einem möglichen Pyridoxinmangel unter D-Penicillamin-Therapie sollte durch die Gabe von 25 mg/d Vitamin B_6 vorgebeugt werden (16).

Ein neues Medikament zur Initialtherapie bei neurologischem Verlauf ist Tetrathiomolybdat, welches jedoch nur in den USA im Rahmen von klinischen Studien angewendet wird (4). Erste Ergebnisse sind ermutigend.

Tabelle 13.4 Medikamentöse Therapie bei Morbus Wilson

Medikament	Wirkmechanismus	Vorteile	Nachteile	Dosisbereich	Bemerkungen
D-Penicillamin	Kupferchelator, renale Eliminierung gesteigert	hocheffektiv, schneller Wirkeintritt, lange klinische Erfahrung	Nebenwirkungen häufig (25 %, teils schwerwiegend), Verstärkung neurologischer Symptome bei Therapiebeginn	0,9 – 1,8 g/d, getrennt von Mahlzeit, auch höhere Dosen in verschiedenen Situationen	einschleichende Therapie, Substitution von Vitamin B_6
Trientine	Kupferchelator, renale Eliminierung gesteigert, Inhibition der Cu-Resorption	seltener schwere Nebenwirkungen, effektiv	teuer, teratogen?, Verstärkung neurologischer Symptome bei Therapiebeginn	1 – 2,4 g/d, getrennt von Mahlzeit	einschleichende Therapie, wirkt schwächer als D-Penicillamin
Zinksalze (Zinkacetat, -sulfat, -histidin)	Induktion von Metallothionin in Enterozyten, Inhibition der Cu-Resorption	nicht toxisch	Wirkungseintritt langsam, gastrointestinale Unverträglichkeit	3 × (25 mg –) 50 mg Zink, getrennt von Mahlzeit, Beginn mit Gesamtdosis	gelegentlich ungenügende Hemmwirkung

Erhaltungstherapie und Therapie im präsymptomatischen Stadium. Ziel der Erhaltungstherapie ist eine ausgeglichene Kupferbilanz. Dies wird durch Chelatbildner in niedrigerer Dosis (verglichen zur Initialtherapie) oder Zinksalze erreicht.

Adjuvante Therapie. Die alleinige Therapie durch diätetische Maßnahmen ist in keinem Erkrankungsstadium gerechtfertigt (25). Der Wert kupferarmer Diäten als adjuvante Maßnahme ist umstritten (16). Da Innereien, Schokolade, Schalentiere und Nüsse einen hohen Kupfergehalt aufweisen, sollte ihr Genuss eingeschränkt werden. Trinkwasser darf gemäß Trinkwasserverordnung und EG-Richtlinie einen Kupfergehalt von 2 mg/l nicht übersteigen. In Haushalten mit Kupferleitungen scheint es ratsam, alternative Trinkwasserquellen (z. B. bestimmte Mineralwässer) zu nutzen.

Die Wirksamkeit von Antioxidanzien (z. B. Vitamin E) zur Abwehr oxidativer Schädigung von zellulären Bestandteilen durch hohe Kupferkonzentrationen konnte bisher nicht nachgewiesen werden (16) und wird daher nicht generell empfohlen.

Schwangerschaft und Stillzeit. Bei schwangeren und stillenden Patientinnen mit Morbus Wilson muss die medikamentöse Therapie dringend aufrechterhalten werden, da andernfalls mit einem ungünstigen Verlauf zu rechnen ist. Das Absetzen der Medikation, z. B. aus Angst vor teratogener Wirkung, kann zu Spontanaborten und/oder erheblicher Verschlechterung des Morbus Wilson bis hin zu akutem Leberversagen mit tödlichem Ausgang führen (25). Die Risiken der Therapie für den Fetus sind hingegen nach bisheriger Erfahrung relativ gering.

Besonders sicher für Schwangere und Stillende scheint die Therapie mit Zinksalzen ggf. in verringerter Dosis (3 × 25 mg) zu sein (5).

Für D-Penicillamin stehen wenige negative Fallberichte für die Gesundheit des Fetus einer großen Zahl von erfolgreichen Schwangerschaften ohne fetale Schädigungen gegenüber (27, 31). Da bei Trientine teratogene Effekte im Tierversuch beobachtet wurden und die klinische Erfahrung begrenzt ist, empfiehlt sich gegenwärtig eine Therapiealternative.

Therapie des akuten Leberversagens. In jedem Fall sollte eine hocheffektive Chelatortherapie mit D-Penicillamin durchgeführt werden. Eine Therapie mit Zinksalzen ist in dieser Situation nicht ausreichend. Eine Lebertransplantation ist in schweren Fällen die einzige Therapiemöglichkeit (s. u.), bis zur Verfügbarkeit eines Organs können Leberunterstützungsverfahren (z. B. Albumindialyse) angewendet werden (25).

Therapiekontrolle. Die medikamentöse Therapie sollte engmaschig (halbjährlich, zu Therapiebeginn häufiger) überwacht werden (5). Notwendig ist die Kontrolle der Therapieeffektivität (Urinkupferausscheidung mit und ohne Medikation, freies Kupfer im Serum), der Patienten-Compliance sowie auftretender Nebenwirkungen. Insbesondere unter D-Penicillamin können Nebenwirkungen erheblich und sogar irreversibel sein und zur Therapieumstellung zwingen (u. a. nephrotisches Syndrom, aplastische Anämie, Autoimmunreaktionen). Zum Wirksamkeitsnachweis einer Zinktherapie kann ein oraler Radiokupfertest durchgeführt werden, der die erfolgreiche Blockade der intestinalen Kupferaufnahme durch Zinksalze nachweist (15, 30).

Patientenführung bei Morbus Wilson

Der Morbus Wilson ist eine chronische Krankheit mit weit reichenden Folgen für das tägliche Leben, die psychische Verfassung und die sozialen Beziehungen des Patienten. Eine vertrauensvolle Arzt-Patienten-Beziehung und die Einbeziehung der Familie sind integrale Bestandteile des Behandlungskonzeptes. Die sorgfältige Aufklärung über die Erkrankung, ihre Vererbung, mögliche Komplikationen, aber auch Therapiemöglichkeiten und ggf. die Integration des Patienten in Selbsthilfegruppen, sind Basis für eine erfolgreiche Behandlung und die notwendige Mitarbeit des Patienten. Da mangelnde Compliance, d. h. meist die Nichteinnahme der Medikamente, zu schwersten Komplikationen führen kann, sollte auf die Therapietreue insbesondere jüngerer Patienten besonders geachtet werden.

Komplikationen und deren Therapie

Patienten mit Morbus Wilson können sowohl Komplikationen der fortschreitenden Lebererkrankung, aber auch der medikamentösen Therapie erleiden.

→ **Lebertransplantation.** Eine schwerwiegende Komplikation des Morbus Wilson ist das fulminante Leberversagen. Dieses kann plötzlich bei bis dahin asymptomatischer Erkrankung auftreten.

Wenn bei fulminantem Leberversagen die konservative Therapie mit D-Penicillamin, symptomatischen Maßnahmen und ggf. Leberunterstützungsmaßnahmen erfolglos bleibt, ist eine Lebertransplantation die einzige lebensrettende Alternative. Dies gilt auch für fortgeschrittene Fälle der Leberzirrhose und chronisches Leberversagen.

Die Lebertransplantation stellt derzeit die einzige kurative Therapieoption des Morbus Wilson dar. Sie kommt jedoch nur in den genannten Fällen in Frage, da die möglichen Komplikationen und die lebenslang notwendige Immunsuppression erhebliche Risiken bergen.

Verschiedene Fallberichte belegen auch eine Verbesserung von inkurablen neurologischen Symptomen (13, 29). Da jedoch andere Beobachtungen diesen positiven Berichten widersprechen, kann aus den momentan verfügbaren Daten keine allgemeine Indikation abgeleitet werden, und eine Lebertransplantation zur Therapie schwerer therapierefraktärer neurologischer Symptome erscheint nur in Einzelfällen gerechtfertig (10, 25).

→ **Malignome.** Bösartige Tumoren werden selten als Komplikationen des Morbus Wilson beobachtet, obwohl eine jüngere Publikation auf ein gehäuftes Auftreten von malignen Hepatomen und Cholangiokarzinomen im Vergleich zur Normalbevölkerung hinweist (38).

FAZIT FÜR DIE PRAXIS

- Unklare Lebererkrankungen und/oder verdächtige neurologischen Funktionsstörungen sollten an einen Morbus Wilson denken lassen.
- Eine rasche Diagnosestellung und Therapieeinleitung kann irreversible neurologische und hepatische Schädigungen verhindern.
- Bei klinischem Verdacht führen eine Stufendiagnostik und ggf. Spezialverfahren wie genetische Diagnostik und i. v. Radiokupfertest rasch zur Diagnose oder zum Ausschluss der Erkrankung.
- Die konsequente medikamentöse Therapie erzielt eine negative und später ausgeglichene Kupferbilanz und resultiert in einer ausgezeichneten Prognose für den betroffenen Patienten. Die Lebertransplantation stellt eine wichtige Therapiemöglichkeit bei akutem bzw. chronischem Leberversagen dar und führt zur Heilung der Lebererkrankung.

Steckbrief Morbus Wilson

Leitsymptom:
hepatische Verlaufsform: akutes Leberversagen oder chronische Hepatitis mit Übergang in eine Leberzirrhose; neurologische Verlaufsform: insbesondere Störungen von Koordination, Sprache und häufig Tremor

Leitbefund bei körperlicher Untersuchung:
Kayser-Fleischer-Kornealring

Apparativer Leitbefund:
Leberbiopsie mit Nachweis der erhöhten Kupferkonzentration

Wichtigste Differenzialdiagnosen:
Hepatitis viraler, autoimmuner oder anderer Genese, extrapyramidale neurologische Syndrome

Therapie:
lebenslange Behandlung mit Kupferchelatoren oder Zinksalzen

Bemerkungen:
neurologische Verlaufsform ist mit erheblich verspäteter Diagnosestellung verbunden

13.3 Proteinaseinhibitormangel

U. Merle, W. Stremmel

EDITORIAL **Der Proteinaseinhibitormangel (α_1-Antitrypsin-Mangel) ist eine erbliche Stoffwechselerkrankung aufgrund eines Polymorphismus des Proteinasesystems, bei der als genetische Variante pathologische Phänotypen des α_1-Antitrypsins auftreten. Ein Mangel an Proteininhibitoren führt zu Leberzirrhose und Lungenemphysem.**

Genetische Grundlagen

α_1-Antitrypsin ist ein Glykoprotein, das vorwiegend in der Leber als Proteinaseinhibitor synthetisiert wird und in der Proteinelektrophorese in der α_1-Globulin-Fraktion wandert. Die normale Serumkonzentration beträgt 150–350 mg/dl.

Die Synthese des α_1-Antitrypsins wird von 2 autosomal kodominanten Allelen kontrolliert. 75 verschiedene genetische Varianten des α_1-Antitrypsins sind identifiziert. Der physiologische Phänotyp des α_1-Antitrypsins wird als PiMM bezeichnet. Pathologische Phänotypen sind PiZZ, PiSZ, PiMZ und PiMS, die zu unterschiedlich ausgeprägtem α_1-Antitrypsin-Mangel führen (Tab. 13.**5**).

PiZZ-Phänotyp. Krankheitsursächlich ist beim PiZZ-Phänotyp eine Störung der Sekretion des veränderten α_1-Antitrypsins. In der Folge kommt es zu einer chronischen Leber- und Lungenschädigung. Ursache der chronischen Leberschädigung ist der hepatotoxische Effekt des im endoplasmatischen Retikulum der Hepatozyten retinierten, mutierten α_1-Antitrypsins. Die chronische Lungenerkrankung ist hingegen durch die verminderte Proteinaseinhibitoraktivität im Lungengewebe bedingt.

Tabelle 13.5 Häufigkeit und Auswirkung pathologischer α_1-Antitrypsin-Phänotypen

Phänotyp	Prävalenz	α_1-Antitrypsin-Konzentration im Serum
PiZZ	0,2 %	10–20 %
PiSZ	0,2 %	40 %
PiMZ/PiMS	2/10 %	> 40 %

Klinik und Diagnostik

Lungenemphysem. Die aus den erniedrigten α_1-Antitrypsin-Spiegeln im Serum resultierende verminderte Proteinaseinhibitoraktivität führt zu einer Zerstörung des Lungengerüsts mit Entwicklung eines progredienten Lungenemphysems. Der Grad des Lungenemphysems ist umso ausgeprägter, je niedriger der α_1-Antitrypsin-Spiegel im Plasma ist. Zudem verstärkt Rauchen die Emphysembildung.

Leberschädigung. In der Leber führt das pathologisch veränderte α_1-Antitrypsin zu einer Leberschädigung mit Entwicklung einer Fibrose und Zirrhose. Bei Vorliegen eines homozygoten PiZZ-Phänotyps kommt es in etwa 10–20 % zur Entwicklung einer Hepatopathie im Kindesalter. Diese ist gekennzeichnet durch eine im Säuglingsalter auftretende akute ikterische Hepatitis mit Hepatosplenomegalie, die dem physiologischen Neugeborenenikterus folgt.

Mit zunehmendem Alter schreitet die Lebererkrankung bis hin zur Leberzirrhose fort. Etwa 15–47 % der Patienten mit homozygotem Phänotyp PiZZ entwickeln eine Hepatopathie im Erwachsenenalter.

Diese manifestiert sich meist zwischen dem 5. und 6. Lebensjahrzehnt als Leberzirrhose. Zudem besteht, auch ohne Vorliegen einer Leberzirrhose, ein erhöhtes Risiko für die Entwicklung eines HCC.

Heterozygote Form. Auch Patienten mit heterozygotem α_1-Antitrypsin-Mangel (PiMZ, PiMS, PiSZ) können eine relevante Lebererkrankung entwickeln, insbesondere wenn zusätzliche Noxen vorhanden sind. Bei heterozygotem α_1-Antitrypsin-Mangel tritt die Lebererkrankung jedoch später, meist erst ab dem 6. Lebensjahrzehnt, auf.

Weitere Manifestationen. Weitere mögliche, in ihrer Pathophysiologie nicht vollständig geklärte Manifestationen eines α_1-Antitrypsin-Mangels sind eine membranös proliferative Glomerulonephritis, Vaskulitis, Pannikulitis, Pankreatitis und Pankreasfibrose.

Diagnostik.

Das Fehlen von α_1-Antitrypsin in der Serumelektrophorese lässt die Erkrankung vermuten, bestätigt wird sie durch die direkte Messung der α_1-Antitrypsin-Konzentration im Serum sowie Bestimmung der Phänotypen PiZZ/PiSZ/PiMZ (mittels Gelelektrophorese oder molekulargenetischer Diagnostik).

Histologisch lassen sich in einer Leberbiopsie hepatozelluläre, PAS-positive Einschlusskörperchen nachweisen, die immunhistochemisch α_1-Antitrypsin-Ablagerungen entsprechen. Zudem sollte jeder Patient mit α_1-Antitrypsin-Mangel einer Lungenfunktionsprüfung unterzogen werden.

Verlauf und Prognose

→ Neugeborenen- und Kindesalter. Etwa 5% der betroffenen Neugeborenen entwickeln innerhalb des 1. Lebensjahres eine progrediente Lebererkrankung bis hin zur dekompensierten Leberzirrhose. Etwa 25% der betroffenen Kinder versterben im Alter von 6 Monaten bis 17 Jahren an den Folgen einer dekompensierten Leberzirrhose, weitere 25% zeigen im Verlauf eine Normalisierung der Leberfunktion. Der Rest zeigt bei klinisch gutem Zustand während des 1. Lebensjahrzehnts pathologisch erhöhte Transaminasen, wobei 50% histologisch eine Leberzirrhose aufweisen. Die Ursache des sehr variablen Langzeitkrankheitsverlaufs bei Manifestation im Kindesalter ist bisher nicht geklärt. Im Gegensatz zum Erwachsenen verursacht ein heterozygoter α_1-Antitrypsin-Mangel beim Neugeborenen keine Lebererkrankung.

→ Erwachsenenalter. Beim Erwachsenen ist die Hauptmanifestation des homozygoten α_1-Antitrypsin-Mangels die chronisch obstruktive Lungenerkrankung. Sowohl homo- wie heterozygoter α_1-Antitrypsin-Mangel prädisponieren beim Erwachsenen zur Entwicklung einer chronischen Hepatitis und Leberzirrhose. Zudem besteht ein erhöhtes HCC-Risiko. Der Stellenwert begleitender Noxen (wie Alkoholabusus, chronische Hepatitis B oder C, Steatosis hepatis), insbesondere beim heterozygoten α_1-Antitrypsin-Mangel, ist aktuell noch nicht endgültig geklärt.

Therapieziele und Maßnahmen

Allgemeine Maßnahmen bei α_1-Antitrypsin-Mangel mit Lungenbeteiligung bestehen in strikter Nikotinkarenz, Infektprophylaxe, frühzeitiger antibiotischer Infektbehandlung und einer optimierten antiobstruktiven Therapie. Für die Behandlung von Patienten mit PiZZ-Phänotyp und mäßig eingeschränkter Lungenfunktion ist eine α_1-Antitrypsin-Substitutionstherapie mit synthetisch oder rekombinant hergestelltem α_1-Antitrypsin (z. B. Prolastin) möglich.

Bei prädominanter Leberschädigung sind α_1-Antitrypsin-Gaben nicht indiziert, da eine zusätzliche Akkumulation von α_1-Antitrypsin die Krankheit aggravieren kann. Bei fortgeschrittener Leberzirrhose besteht die Indikation zur Lebertransplantation.

FAZIT FÜR DIE PRAXIS

- Der Proteinaseinhibitormangel ist eine erbliche Erkrankung, die zu Leberzirrhose und Lungenemphysem führen kann.
- Beim Verdacht auf Proteinaseinhibitormangel sollte der Serumspiegel gemessen werden. Bei deutlich unter der Norm liegendem Serumspiegel ist eine Phänotypisierung zur Diagnosestellung indiziert.
- Als Therapie werden im Falle einer Lungenerkrankung allgemeine Maßnahmen, wie Nikotinkarenz, empfohlen. Eine kausale Therapie des Proteinaseinhibitormangels existiert derzeitig noch nicht.

13.4 Glykogenspeichererkrankungen

U. Merle, W. Stremmel

EDITORIAL **Glykogenspeicherkrankheiten (Glykogenosen) sind angeborene Störungen des enzymatischen Auf- und Abbaus von Glykogen. Die Gesamthäufigkeit aller Formen der Glykogenspeicherkrankheiten beträgt etwa 1 : 20.000 – 25.000 Geburten. Die Mehrzahl der Glykogenspeicherkrankheiten wird autosomal rezessiv vererbt.**

Einteilung und Klinik

Die Speichererkrankungen wurden ursprünglich in Reihenfolge der Entdeckung des jeweils zugrunde liegenden Enzymdefekts eingeteilt (Typ I bis Typ VII). Da Leber und Muskel die größten Glykogenspeichervorräte besitzen, sind sie in der Regel am häufigsten und am schwersten betroffen. Leitsymptome der hepatischen Glykogenosen (Typ I, III, IV, VI und IX) sind eine Hepatomegalie (durch Ablagerung von

Tabelle 13.6 Enzymdefekte und Leitsymptome der wichtigsten Glykogenosen

Typ	Enzymdefekt	Betroffenes Gewebe	Hauptsymptome
Ia (von Gierke)	Glucose-6-Phosphatase	Leber, Niere, Intestinum	Hepatomegalie, Hypoglykämie, Laktatazidoase, Hyperlipidämie, Hyperurikämie, Kleinwuchs
Ib	Glucose-6-Phosphat-Transketolase	Leber, Niere, Leukozyten	zusätzlich zu Ia: Neutropenie, rekurrente Infekte, entzündliche Darmerkrankung
II (Pompe)	α-1,4-Glukosidase (lysosomal)	alle Organe	infantile Form: Kardiomyopathie, Hepatomegalie, progressive Muskelhypotonie spätere Formen: Myopathie
III (Cori)	Amylo-1,6-Glukosidase (Debranching Enzym)	Leber, Muskel	Hepatomegalie, Hypoglykämie, Myopathie
IV (Andersen)	Amylo-(1,4)-(1,6)-Transglukosidase (Branching Enzym)	Leber, Milz	Hepatosplenomegalie, Leberzirrhose
VI (Hers)	Phosphorylase	Leber	Hepatomegalie, Hypoglykämie
IX	Phosphorylase-Kinase (verschiedene Unterformen)	Leber, Muskulatur, Erythrozyten, Leukozyten	Hepatomegalie, Hypoglykämie, Verlauf meist schwerer als bei VIa

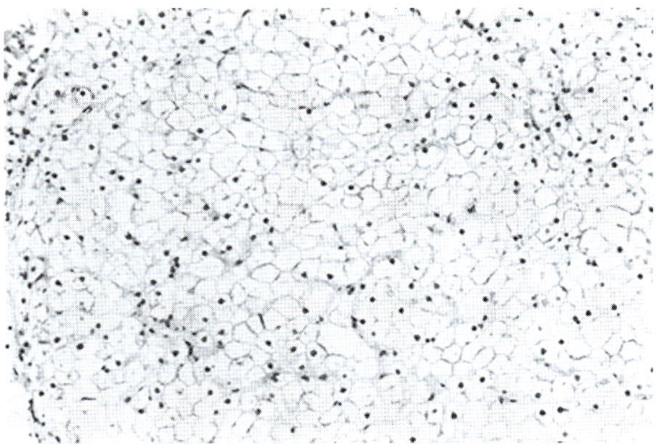

Abb. 13.6 Leberhistologie bei Glykogenspeichererkrankung. Gleichmäßig vergrößerte Hepatozyten mit Rarefizierung des Zytoplasmas hier im Fall einer Glykogenose Typ III. Beginnende Fibrose erkennbar am linken Bildrand.

normalem oder in seiner Struktur verändertem Glykogen) und eine unterschiedlich ausgeprägte Hypoglykämieneigung (durch gestörte endogene Glucoseproduktion) (Tab. 13.**6**). Leberhistologisch fallen bei den Glykogenosen Typ I, II, III und VI vergrößerte, durch Glykogeneinlagerung leer erscheinende Hepatozyten auf (Abb. 13.**6**). Kardinalsymptome der primär im Muskel lokalisierten Glykogenosen (Typ V und VII) sind Muskelkrämpfe unter Belastung und rasche Ermüdbarkeit.

Hepatische Glykogenosen

Glykogenose Typ I (Glucose-6-Phosphatase- oder Transketolase-Mangel, von Gierke-Erkrankung)

Die autosomal rezessiv vererbte Typ-I-Glykogenose ist durch einen Defekt des Glucose-6-Phosphatase-Systems gekennzeichnet und kann in zwei Subtypen unterteilt werden: Beim Typ Ia liegt eine Störung der Glucose-6-Phosphatase vor, beim Typ Ib handelt es sich um einen Defekt der Glucose-6-Phosphat-Transketolase.

Klinik und Diagnostik

Symptomatik. Häufig tritt die Erkrankung in den ersten Lebensmonaten durch Hepatomegalie und/oder Hypoglykämien in Erscheinung. Weitere fakultative klinische Symptome sind ein puppenähnliches Gesicht mit dicken Bäckchen, eher dünne Extremitäten und Minderwuchs. Die Nüchternhypoglykämien können bereits nach einer kurzen Nüchternperiode auftreten und sind immer mit einer Laktatazidose verbunden. Regelmäßig finden sich auch eine Hyperlipidämie, insbesondere Hypertriglyzeridämie, und eine Hyperurikämie. Die Hyperurikämie ist sowohl Folge der vermehrten endogenen Harnsäureproduktion (durch Aktivierung des Pentosephosphatzyklus in der Leber) sowie auch einer verminderten renalen Harnsäureausscheidung (wegen konkurrierender Laktatausscheidung). Durch eine gestörte Thrombozytenfunktion kommt es zum vermehrten Auftreten von Hämatomen und Nasenbluten. Intermittierend können auch Diarrhöen auftreten, deren Ursache bisher nicht geklärt ist. Ungeachtet der Hepatomegalie finden sich normale oder nahezu normale Leberparameter. All diese Veränderungen gelten sowohl für die Typ-Ia- wie auch für die Typ-Ib-Glykogenose.

Weitere Symptome bei Typ Ib. Zusätzlich zeigt die Typ-Ib-Glykogenose eine Neigung zu rekurrenten bakteriellen Infekten (der Haut, Perianalregion, HNO-Bereich, Respirationstrakt, Gastrointestinaltrakt und Harnwege). Diese ist bedingt durch eine Neutropenie und Funktionsstörung der neutrophilen Granulozyten. Häufig wird eine dem Morbus Crohn ähnliche entzündliche Darmerkrankung beobachtet, in deren Pathogenese die gestörte Immunantwort die entscheidende Rolle zu spielen scheint.

Der Verdacht auf Glykogenose Typ I ergibt sich anhand der Klinik mit Hepatomegalie und Hypoglykämieneigung und der pathologischen Laktat- und Lipidspiegel.

Diagnostik. Die Verdachtsdiagnose lässt sich mittels eines oralen Glucosetoleranz- oder Glucagontests erhärten. Typisch sind initial erhöhte und nach Glucosebelastung fallende Laktatspiegel. Beim Glucagontest (30 µg/kg KG, maximal 1 mg) kommt es typischerweise zu einem deutlichen Laktatanstieg, verbunden mit einem unphysiologisch geringen Blutglucoseanstieg. Bestätigt wird die Verdachtsdiagnose durch molekulargenetische Untersuchungen. Messungen der Enzymaktivitäten in der Leberbiopsie sind möglich, jedoch zur Diagnose nicht zwingend.

Verlauf und Prognose

Im 2. oder 3. Lebensjahrzehnt treten bei den meisten Patienten mit Typ-I-Glykogenose hepatische Adenome auf, welche einbluten können und in seltenen Fällen maligne entarten.

Beeinträchtigung weiterer Organe. Obwohl die Typ-I-Glykogenose vorwiegend die Leber betrifft, kommt es in der Folge auch zur Beeinträchtigung anderer Organsysteme. Die mit der Glykogenose assoziierte Nephropathie ist in ihrer Pathophysiologie bisher nicht geklärt. Sie beginnt mit einer glomerulären Hyperfiltration und Hyperperfusion, gefolgt von einer Mikroalbuminurie und Proteinurie und kann bis zur terminalen Niereninsuffizienz fortschreiten. Folgen der Hyperurikämie sind Gicht und Nephrokalzinose. Die Hypertriglyzeridämie bedingt ein erhöhtes Pankreatitisrisiko; eine über die Altersnorm hinausgehende Atherosklerose ist dagegen nicht beschrieben. Des Weiteren werden Blutungskomplikationen (durch abnorme Thrombozytenfunktion), Anämie, Osteopenie und polyzystische Ovarien beobachtet.

Prognose. Unter intensiver diätetischer Behandlung konnte die früher schlechte Prognose der Erkrankung wesentlich gebessert werden. Unter optimaler Therapie ist eine körperlich und geistig altersentsprechende Entwicklung möglich.

Therapieziele und Maßnahmen

Hauptziel der diätetischen Therapie ist die Vermeidung von Hypoglykämien. Dies wird erreicht durch häufige oder/und kontinuierliche Gabe(n) von Glucose und Elimination von Galactose und Fructose aus der Nahrung.

Im Wesentlichen stehen zur Deckung des Glucosebedarfes neben häufigen kohlenhydratreichen Mahlzeiten zwei alternative Ernährungsregime zur Verfügung: die nächtliche enterale Ernährung über eine Magensonde und die orale Zufuhr von ungekochter Maisstärke.

Zur Senkung des Harnsäurespiegels wird Allopurinol verabreicht. Bei Patienten mit Typ-Ib-Glykogenose werden G-CSF und GM-CSF erfolgreich zur Behandlung der Neutropenie und gestörten Neutrophilenfunktion eingesetzt.

Glykogenose Typ II (lysosomaler α-1,4-Glukosidase-Mangel, Pompe-Krankheit)

Die autosomal rezessiv vererbte Typ-II-Glykogenose ist durch einen Defekt der sauren α-1,4-Glukosidase gekennzeichnet und kann in drei verschiedene Verlaufsformen unterteilt werden: infantile, juvenile und adulte Form.

Klinik und Diagnostik

Obwohl der Enzymmangel in allen Organen besteht, sind die Symptome auf wenige Organe beschränkt und betreffen hauptsächlich Herz und/oder Skelettmuskel.

Infantile Form. Die infantile Form beginnt im Alter von 3 Monaten mit schwerer Muskelhypotonie, Saug- und Schluckschwäche, hypertropher Kardiomyopathie und zunehmender Lebervergrößerung. Der Verlauf ist rasch progredient und führt nach spätestens 2 Jahren zum Tod.

Juvenile und adulte Form. Diese sind klassischerweise auf die Skelettmuskulatur begrenzt und unterscheiden sich nur durch den Schweregrad der Beeinträchtigung sowie deren zeitlichen Verlauf. Die Morbidität und Mortalität wird vor allem durch die Beteiligung der Atemmuskulatur (Diaphragma) bestimmt. Die juvenile Form beginnt meist in der frühen Kindheit, verläuft langsam progredient und kann aufgrund der respiratorischen Insuffizienz bereits vor Ende der 2. Lebensdekade zum Tode führen. Das Manifestationsalter der adulten Form schwankt zwischen dem 2. und 7. Lebensjahrzehnt. Eine zunehmende Gehschwäche und respiratorische Insuffizienz können sich ausbilden, dennoch kann ein hohes Alter erreicht werden. Im Labor finden sich – insbesondere bei Kleinkindern – erhöhte Werte für CK, GOT und LDH.

Diagnostik. Die Diagnose wird durch die Bestimmung der α-Glukosidase-Aktivität im Muskel oder in kultivierten Hautfibroblasten gestellt. Histologisch finden sich in der Biopsie betroffener Muskeln Glykogen speichernde Vakuolen. Das EMG zeigt ein myopathisches Aktivitätsmuster.

Verlauf und Prognose

Die Prognose der infantilen und juvenilen Form ist bisher infaust. Für die adulte Form ist die Prognose nicht wesentlich eingeschränkt.

Therapieziele und Maßnahmen

Eine effektive Therapie für die infantile Form existiert bisher nicht.

Bei der juvenilen und adulten Form werden Krankengymnastik, proteinreiche Ernährung und bei nächtlicher Hypoventilation unterstützende mechanische Atemhilfe empfohlen.

Eine Enzymersatztherapie mit rekombinanter α-1,4-Glukosidase ist in Entwicklung und wurde an infantilen und juvenilen Patienten in klinischen Tests bereits erfolgreich erprobt.

Glykogenose Typ III (Amylo-1,6-Glukosidase-Mangel, Cori-Krankheit)

Die autosomal rezessiv vererbte Typ-III-Glykogenose ist durch einen Mangel des Debranching-Enzyms Amylo-1,6-Glukosidase gekennzeichnet, welches die Verzweigungen des Glykogens spaltet. Klinisch und biochemisch lassen sich Typ IIIa mit Leber- und Muskelbeteiligung und Typ IIIb (ca. 15% aller Fälle) mit ausschließlicher Leberbeteiligung unterscheiden.

Klinik und Diagnostik

Symptomatik. Leitsymptome sind Hepatomegalie, ketotische Hypoglykämie, Minderwuchs, Hyperlipidämie und Transaminasenerhöhung hepatischen Ursprungs. Bei Typ IIIa kommt es zusätzlich zu einer variablen neuromuskulären Beteiligung mit Kardiomyopathie, Muskelschwäche und Muskelschwund, die allerdings zunächst auch asymptomatisch verlaufen kann, im Verlauf jedoch häufig progredient ist. Einziger Anhaltspunkt kann eine Aktivitätserhöhung der Kreatininkinase (CK) im Plasma sein. Bei normaler CK kann eine muskuläre Beteiligung allerdings nicht ausgeschlossen werden. Die Glykogenose Typ III kann vor allem im Kindesalter nur schwer von der Glykogenose Typ I unterschieden werden. Im Gegensatz zu dieser sind jedoch bei der Glykogenose Typ III die Transaminasen deutlich erhöht, und es zeigt sich eine durch Fasten induzierte Ketose (bei normwertigem Plasmalaktatspiegel).

Bei der Typ-III-Glykogenose bessern sich mit zunehmendem Alter bei den meisten Patienten die hepatischen Symptome. So sind nach der Pubertät Hypoglykämien nur noch selten, die Transaminasen und auch die Lebergröße normalisieren sich.

Im Krankheitsverlauf entwickeln einige Patienten Leberadenome. Eine Leberzirrhose ist eine Seltenheit.

Diagnostik. Typisch sind morgendliche Nüchternhypoglykämien, verbunden mit erhöhten Triglyceriden und Ketonkörpern bei normwertigen Laktat- und Harnsäurewerten. Die Verabreichung von Glucagon nach einer kohlenhydratreichen Mahlzeit verursacht einen normalen Anstieg der Blutglucose, wohingegen nach einer zwölfstündigen Nüchternperiode die Glucagoninjektion keinen Anstieg der Blutglucose hervorruft. Die definitive Diagnose wird durch Nachweis der verminderten Enzymaktivität in Erythrozyten und Leukozyten gestellt. Die Differenzierung von Subtypen ist z. T. nur mittels Leber- und/oder Muskelbiopsie möglich.

Verlauf und Prognose

Die Lebersymptomatik bessert sich gewöhnlich um die Zeit der Pubertät. Bei der Glykogenose Typ IIIa nehmen Muskelschwäche und Atrophie nach Erreichen des Erwachsenenalters zu.

Therapieziele und Maßnahmen

Therapeutisch kommen wie bei Typ-I-Glykogenose häufige kohlenhydratreiche Mahlzeiten, ungekochte Maisstärke und nächtliche Glucosepolymerinfusionen zum Einsatz. Lactose und Fructose können im Gegensatz zur Typ-I-Glykogenose normal verstoffwechselt werden.

Zusätzlich wird bei muskulärer Beteiligung eine proteinreiche und fettarme Ernährung (20–25% Protein, 50–55% Kohlenhydrate, 20–25% Fett) empfohlen.

Glykogenose Typ IV (Amylo-(1,4)-(1,6)-Transglukosidase-Mangel, Andersen-Krankheit)

Die Typ-IV-Glykogenose (Andersen-Krankheit, Amylopektinose) ist bedingt durch den Mangel an Amylo-1,4–1,6-Transglukosidase („branching enzyme") und führt zur Speicherung eines Glykogens mit abnormer Struktur ähnlich dem Amylopektin. Die Krankheit ist selten, hat oft einen schweren Verlauf und wird autosomal rezessiv vererbt.

Klinik und Diagnostik

Symptomatik. Die klinischen Verläufe sind außerordentlich variabel. Die schwersten Formen werden schon vor der Geburt manifest, mit verminderten oder fehlenden Kindsbewegungen, Gelenksdeformierungen, Lungenhypoplasie und perinatalem Tod.

Bei der klassischen Form sind die Kinder bei Geburt normal, manifestieren aber in den ersten Lebensmonaten eine Hepatomegalie und Muskelhypotonie und entwickeln sich verzögert. Danach schreitet die Krankheit rasch fort bis zur Leberzirrhose mit portaler Hypertension und Aszites und zum Tod in der frühen Kindheit.

Hypoglykämische Episoden sind selten. Einige wenige Fälle mit stationärer, nichtprogressiver Leberbeteiligung sind beschrieben worden. Beschrieben wurden auch leichtere Formen mit späterem Beginn und Muskelschwäche oder Kardiomyopathie mit Herzinsuffizienz. Eine neurologische Symptomatik zeichnet die adulten Formen aus.

Diagnostik. Histologisch kann in einer Leberbiopsie die typische Speicherung von Amylopektin-ähnlichen Strukturen mit ausgeprägter Fibrose nachgewiesen werden. Zudem sichert der Nachweis des Enzymmangels in Leber, Muskel, Erythrozyten oder Fibroblasten die Diagnose. Eine molekulargenetische Diagnostik ist möglich.

Therapieziele und Maßnahmen

Eine spezifische Therapie gibt es nicht. Bei schweren Formen ohne kardiale Beteiligung kann eine Lebertransplantation indiziert sein.

Glykogenosen Typ VI/IX (genetische Defekte im Leberphosphorylase/ Phosphorylase-Kinase-Enzymsystem, Hers-Krankheit)

Hierbei handelt es sich um eine sehr heterogene Gruppe von Erkrankungen, wobei zahlreiche Enzyme des Phosphorylase/Phosphorylase-Kinase-Komplexes betroffen sein können. Defekte der Leberphosphorylase (Typ VI) sind sehr selten, in der deutlich überwiegenden Zahl der Fälle dieser Gruppe handelt es sich um Defekte der Phosphorylase-Kinase (PHK, Typ IX). Diese besteht aus vier Untereinheiten, welche durch vier verschiedene Gene kodiert werden. Das Gen der α-Untereinheit (PHKA2) liegt auf dem X-Chromosom. Mutationen in diesem Gen führen zur X-gebundenen Leberglykogenose (XLG = Typ IXa). Hierbei können wiederum zwei Formen unterschieden werden: Bei der XLG-1 (Typ IXa-1) ist der PHK-Enzymdefekt in Leber- und Blutzellen nachweisbar, bei der XLG-2 (Typ IXa-2) ausschließlich im Lebergewebe. Autosomal rezessiv vererbte Leberglykogenosen treten auch auf aufgrund eines PHK-Mangels durch Mutationen im PHKB- (β-Untereinheit) und im PHKG2-Gen (γ-Untereinheit).

Der seltene PHKG2-Defekt ist insofern wichtig, als bereits im Kindesalter ein erhöhtes Risiko für eine Leberzirrhose besteht.

Klinik und Diagnostik

Leberphosphorylasemangel. Ein Mangel an hepatischer Phosphorylase ist außerordentlich selten und die damit einhergehende Erkrankung ist gutartig. Die Patienten mit dieser Erkrankung präsentieren sich in früher Kindheit mit einer mäßigen Hypoglykämie und mäßigen Hyperlipidämie, leichter Ketose, ausgeprägter Hepatomegalie und Wachstumsretardierung. Bei diesem Typ sind außer der Leber, in der reichlich Glykogen akkumuliert, keine anderen Organe von der Phosphorylasedefizienz betroffen. Die Prognose scheint ausgesprochen gut zu sein, denn um das Pubertätsalter bildet sich die Hepatomegalie sehr oft zurück.

X-chromosomaler Leberphosphorylase-Kinase-Mangel. Dieser ist weitaus häufiger und wird typischerweise schon im Kleinkindesalter manifest. Ebenfalls im Vordergrund stehen Hepatomegalie und Wachstumsverzögerung zusammen mit einer milden Hyperlipidämie und geringem Transaminasenanstieg der Leber. Die Symptomatik verschwindet nach der Pubertät nahezu völlig, und der Großteil der betroffenen Erwachsenen ist beschwerdefrei.

Diagnostik. Die Diagnosestellung erfolgt durch Nachweis des Enzymmangels im betreffenden Gewebe oder in Einzelfällen molekulargenetisch wie etwa im Falle des X-chromosomalen Leberphosphorylase-Kinase-Mangels.

Therapieziele und Maßnahmen

Die Therapie ist bei guter Prognose in der Regel symptomatisch. Kohlenhydratreiche Ernährung und häufige Nahrungszufuhr verhindern Hypoglykämien, allerdings benötigen die meisten Patienten keine solche Therapie.

Muskelglykogenosen

Neben den bereits beschriebenen muskulären Beteiligungen bei verschiedenen hepatischen Glykogenosen gibt es weitere Enzymdefekte im Glykogenstoffwechsel, die ausschließlich die Muskulatur betreffen. Die häufigsten Formen sind die Glykogenosen Typ V (McArdle-Krankheit) und VII (Tarui-Krankheit). Zu den nichthepatischen Glykogenosen verweisen wir auf die diesbezügliche Fachliteratur.

FAZIT FÜR DIE PRAXIS

- Glykogenspeicherkrankheiten sind seltene hereditäre Stoffwechselerkrankungen, welche bis auf zwei Ausnahmen autosomal rezessiv vererbt werden.
- Man unterscheidet zwei sich teils in ihrer Symptomatik überlappende Kategorien: hepatische und Muskelglykogenosen.
- Betroffen sind vor allem Leber, Niere, Muskulatur und das zentrale Nervensystem, wobei sich sowohl die Krankheitsbilder als auch die Therapien je nach Form unterscheiden.

14 Immunopathien der Leber

14.1 Autoimmune Hepatitis

A. W. Lohse

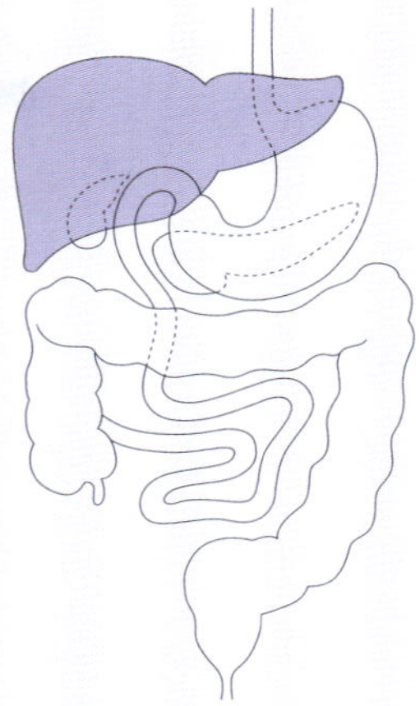

EDITORIAL **Die autoimmune Hepatitis ist eine chronische Leberentzündung, teilweise mit schweren akuten Schüben, die in allen Altersgruppen auftreten kann. Die Diagnose der autoimmunen Hepatitis setzt sich zusammen aus dem Nachweis erhöhter Immunglobuline, vornehmlich IgG, dem Nachweis von Autoantikörpern und dem histologischen Bild einer akuten oder chronischen lymphozytären Hepatitis ohne Nachweis einer aktiven Virusinfektion. Beweisend für die Diagnose ist das regelhaft sehr gute Ansprechen auf Immunsuppression. Unbehandelt führt die Erkrankung regelhaft zu Leberzirrhose und Leberversagen, aber mit einer individuell angepassten immunsuppressiven Therapie ist die Prognose der Erkrankung ausgezeichnet.**

Epidemiologie und Pathogenese

Epidemiologie. Die autoimmune Hepatitis kann sich vom Säuglingsalter bis in die 8. Lebensdekade erstmalig manifestieren, und das klinische Bild kann sehr unterschiedlich sein (1, 2). Da es auch subklinische Verläufe gibt, werden viele Fälle übersehen, weshalb zuverlässige epidemiologische Daten nicht vorliegen. Die Erkrankung scheint in allen Ländern der Welt und in allen Rassen aufzutreten. In Europa wird die Prävalenz mit 1 : 5000 bis 1 : 10.000 geschätzt. Frauen sind häufiger betroffen (75%).

Genetische Prädisposition. Eine genetische Prädisposition spielt sicher eine Rolle. Als nachweisbarer genetischer Risikofaktor findet sich eine relativ strenge Assoziation mit dem HLA-Typ B8-DR3. Nicht HLA-DR3-positive Patienten weisen fast immer den HLA-Typ DR4 auf, der vor allem bei älteren Patienten mit milderen Krankheitsverläufen zu finden ist (3). In anderen Ländern und Bevölkerungsgruppen finden sich andere HLA-Assoziationen. Warum bei einer genetisch prädisponierten Person zu einem bestimmten Zeitpunkt die Erkrankung ausbricht, ist unklar. Einzelfälle einer Assoziation mit einer Virushepatitis (HAV, EBV) lassen externe Trigger vermuten, größere Studien haben aber eine solche Assoziation nicht belegen können. Letztendlich gilt diese Unklarheit in der Auslösung eines klinisch manifesten Autoimmunprozesses bei genetischer Prädisposition für die autoimmune Hepatitis genauso wie für andere Autoimmunerkrankungen.

Die Zeichen der immunologischen Aktivierung mit Vermehrung des IgG, Auftreten von Autoantikörpern und das hervorragende Ansprechen auf immunsuppressive Therapie lassen aber keinen Zweifel daran, dass es sich bei der autoimmunen Hepatitis um eine eigentliche Autoimmunerkrankung handelt.

Klinik und Diagnose

Symptomatik

Die Klinik der autoimmunen Hepatitis kann je nach Aktivität bei Erstmanifestation sehr unterschiedlich sein (1). Etwa die Hälfte der Patienten weisen einen akuten ikterischen Schub bei der Erstmanifestation auf mit den allgemeinen Symptomen Müdigkeit und Abgeschlagenheit. Arthralgien sind relativ häufig. In Einzelfällen kann es sich bei der Erstmanifestation auch um eine schwere akute Hepatitis bis hin zum fulminanten Leberversagen handeln. Etwa ein Drittel der Patienten weist wiederum einen subklinischen Verlauf auf mit nur geringen unspezifischen Beschwerden oder völliger Symptomfreiheit. Diese Patienten fallen dann mit gering erhöhten Transaminasen im Rahmen einer Routineuntersuchung oder anderweitigen Diagnostik auf.

Diagnostik

Die Diagnose der autoimmunen Hepatitis ist in den meisten Fällen nicht ganz einfach, da nur die Gesamtschau der Befunde die Diagnose erhärten kann (4). Zurzeit werden vereinfachte Diagnosekriterien erarbeitet (Tab. 14.**1**), die für über 90% der Patienten als zuverlässig anzusehen sind (5).

Gammaglobuline. Als einfachster Screeningtest eignet sich die Elektrophorese, da die meisten Patienten eine Erhöhung der Gammaglobuline aufweisen. Hierbei handelt es sich typischerweise um eine selektive Vermehrung des IgG. Eine sehr starke, selektive IgG-Vermehrung ist hochgradig verdächtig auf das Vorliegen einer autoimmunen Hepatitis.

Autoantikörper. Als zweites diagnostisches Kriterium zählt der Nachweis von Autoantikörpern. Autoantikörper sollten über zwei Screeningverfahren gestestet werden. Antinukleäre Antikörper (ANA), Antikörper gegen glatte Muskulatur (SMA) und Antikörper gegen ein Leber-Niere-Antigen (LKM) lassen sich mit der Immunfluoreszenz an Gewebeschnitten zuverlässig entdecken (Abb. 14.**1**). Antikörper gegen ein lösliches Leber-Pankreas-Antigen (SLA/LP) entgehen der Immunfluoreszenz und müssen mit spezifischen Immunoassays (ELISA oder Immunoblot) gesucht werden (6).

SLA/LP-Antikörper sind die einzigen Antikörper, die spezifisch für die autoimmunen Lebererkrankungen sind, so dass ihr zuverlässiger Nachweis gleichbedeutend ist mit dem Vorliegen einer autoimmunen Hepatitis. Allerdings sind diese Antikörper nur bei etwa 20% der Patienten mit autoimmuner Hepatitis zu finden.

Häufiger treten ANA (50–60%) und SMA (ebenfalls 50–60%) auf. LKM-Antikörper sind bei Erwachsenen relativ selten (ca. 3%), finden sich aber häufiger bei Kindern mit autoimmuner Hepatitis. Patienten mit LKM-Antikörpern haben meistens keine anderen Autoantikörper, z. B. ANA, häufig einen aggressiveren Verlauf und deshalb wird ihre Erkrankung auch als Typ-II-Autoimmunhepatitis bezeichnet. Andere Patienten haben häufig mehr als einen Autoantikörper (z. B. ANA und SMA), und das Vorliegen mehrerer Autoantikörper ist wiederum als hoch verdächtig für eine autoimmune Hepatitis zu werten.

Tabelle 14.1 Diagnosekriterien der Autoimmunen Hepatitis

Hauptkriterien	Nebenkriterien
• selektive IgG-Erhöhung • Autoantikörper (ANA, SMA, SLA/LP, LKM) • Histologie einer chronischen Hepatitis • Ausschluss Virushepatitis	• HLA-B8, -DR3 oder -DR4 • nicht durch Medikamente induziert, cave: naturheilkundliche Präparate erfragen! • kein Alkoholabusus • keine metabolische Lebererkrankung – Hämochromatose – Morbus Wilson – α-1-Antitrypsin-Mangel
3 von 4 Hauptkriterien sollten erfüllt sein	cave: Doppelerkrankungen möglich!

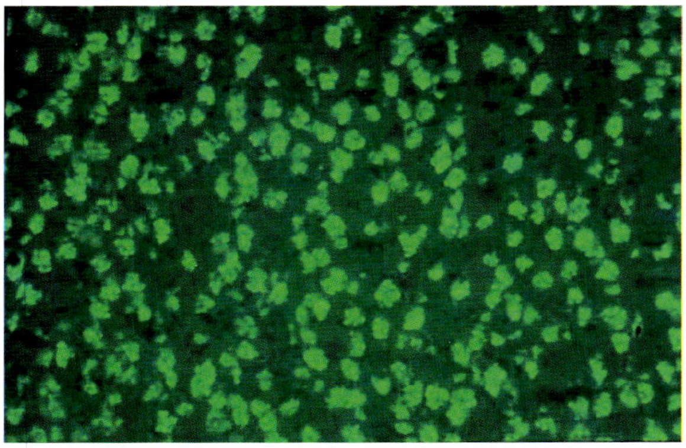

Abb. 14.1 Nachweis von antinukleären Antikörpern (ANA) in der Immunfluoreszenz am Gewebeschnitt.

Besonders erwähnenswert ist das Auftreten von Antikörpern gegen Doppelstrang-DNS bei autoimmuner Hepatitis. Diese Autoantikörper sind ausschließlich bei autoimmuner Hepatitis und systemischem Lupus erythematodes zu finden und deswegen von hoher diagnostischer Bedeutung.

Antikörper gegen Doppelstrang-DNS treten bei 20–30% der Patienten mit autoimmuner Hepatitis auf und sind, sofern kein Lupus erythematodes vorliegt, ähnlich den SLA/LP-Antikörpern als praktisch diagnostisch anzusehen. Hier sollte aber auf die Nachweismethode geachtet werden, da nur der Nachweis im Crithidium-Assay als hinreichend spezifisch anzusehen ist.

Histologie. Die Diagnose einer autoimmunen Hepatitis sollte grundsätzlich nicht ohne histologische Demonstration einer aktiven Hepatitis gestellt werden (1, 5). Es gibt einzelne histologische Charakteristika, die auf eine autoimmune Hepatitis hinweisen, ohne dass die Histologie alleine die Diagnose stellen kann (Abb. 14.**2**). Die Histologie ist aber entscheidend in der Differenzialdiagnose gegenüber anderen Lebererkrankungen.

Differenzialdiagnose

Wichtigste Differenzialdiagnose sind die medikamentös toxischen und medikamentös allergischen Leberschädigungen, aber auch die nichtalkoholische Steatohepatitis (NASH) und der Morbus Wilson. Viele der Patienten (30–50%) weisen bereits zum Zeitpunkt der Erstdiagnose Zeichen der beginnenden oder kompletten Leberzirrhose auf. Die Leberzir-

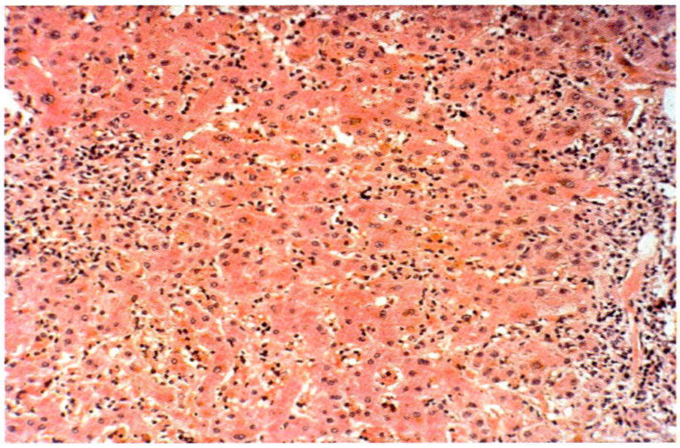

Abb. 14.2 Histologie einer aktiven autoimmunen Hepatitis.

rhose bei der autoimmunen Hepatitis ist typischerweise irregulär und grobknotig, so dass die Zirrhose im Biopsiezylinder leicht übersehen werden kann. Sowohl die hochauflösende Sonographie als auch insbesondere die Laparoskopie erhöhen hier die Sensitivität der Zirrhosediagnostik.

Therapie

Die autoimmune Hepatitis war die erste Erkrankung in der Hepatologie, bei der kontrollierte Studien überzeugend den Überlebensvorteil einer therapeutischen Intervention zeigen konnten. Mehrere kontrollierte Studien Ende der 60er und Anfang der 70er Jahre zeigten eine Mortalität bei unbehandelten Patienten von deutlich über 50% innerhalb von 5 Jahren, die durch eine Cortisontherapie deutlich gesenkt werden konnte. Heutzutage ist durch eine individuell angepasste immunsuppressive Therapie für die meisten Patienten eine normale Lebenserwartung zu erreichen (7).

Das sehr prompte und zuverlässige Ansprechen auf eine immunsuppressive Therapie hat dazu geführt, dass man eben dieses Ansprechen auf die Therapie als ein zusätzliches diagnostisches Kriterium für die autoimmune Hepatitis heranzieht.

Prednisolon. Für Patienten mit akuter Hepatitis sollte die initiale Therapie aus 1 mg/kg Körpergewicht Prednisolon pro Tag bestehen, und die Dosis sollte dann wöchentlich reduziert werden, zunächst in Schritten von 10 mg Tagesdosis, später in Schritten von 5 mg Tagesdosis bis zu einer Erhaltungsdosis von meist 10 mg/Tag (Tab. 14.2). Diese Dosis muss beibehalten werden, bis sich die Leberwerte normalisiert haben, bei einzelnen Patienten sind höhere Cortisondosen über mehrere Monate notwendig.

Während Prednisolon das Medikament der Wahl ist, um eine Remission zu induzieren, ist es nur das Mittel der zweiten Wahl, um die Remission zu erhalten. Die Remissionserhaltung gelingt am besten mit Azathioprin.

Tabelle 14.2 Schrittweise Reduktion von Steroiden und kombinierte immunsuppressive Therapie bei einem 70–80 kg schweren Patienten mit autoimmuner Hepatitis

	Prednisolon (mg/Tag)	Azathioprin* (mg/Tag)
Woche 1	75	100
Woche 2	60	100
Woche 3	50	100
Woche 4	40	100
Woche 5	30	100
Woche 6	25	100
Woche 7	20	100
Woche 8 + 9	15	100
Woche 10 + 11	12,5	100
Woche 12	10	100

* Azathioprin sollte dazu gegeben werden, sobald die Diagnose einer autoimmunen Hepatitis als gesichert anzusehen ist.

Azathioprin. Azathioprin sollte ebenfalls in einer Dosis von 1 mg/kg Körpergewicht bis zu 1,5 mg/kg Körpergewicht gegeben werden. Der Wirkungseintritt von Azathioprin ist verzögert, so dass auch im Interesse einer erfolgreichen Remissionserhaltung schon frühzeitig Azathioprin in die Therapie hineingenommen werden sollte. Im ersten Therapiejahr wird normalerweise Cortison mit Azathioprin kombiniert, bei Patienten, die eine laborchemische Remission (normale Transaminasen und normales IgG) erreicht haben, kann dann vorsichtig versucht werden, das Cortison komplett auszuschleichen. Einige Autoren empfehlen in dieser Situation, die Dosis von Azathioprin auf 2 mg/kg Körpergewicht zu erhöhen, andere empfehlen dann lieber eine Kombinationstherapie mit 5 mg Prednisolon pro Tag und weiterhin 1–1,5 mg Azathioprin pro Tag (8). Hier muss die Therapieentscheidung individuell und nach dem jeweiligen Nebenwirkungsrisiko des Patienten gestellt werden.

Rezidivtherapie. Gut die Hälfte der Patienten erfährt im Laufe der Erkrankung nach Reduktion der Immunsuppressiva einen erneuten Schub der Erkrankung, der dann mit einer vorübergehenden Erhöhung der Cortisondosis beantwortet werden sollte. Bei einem milden Schub, ebenso aber auch bei einer milden Erstmanifestation der Erkrankung, reicht es, mit niedrigen Cortisondosen anzufangen. Allerdings sollte man bei Reaktivierung der Erkrankung lieber kurzfristig das Cortison stärker erhöhen und dann allmählich wieder reduzieren, als die Dosis schrittweise zu erhöhen und dem Schub längere Zeit hinterherzuhinken. Letztendlich kann Cortison gespart werden, wenn man jeden Schub initial entschlossen mit ausreichender Anfangsdosis therapiert.

Rezidive sind häufig dadurch bedingt, dass die Immunsuppression zu schnell reduziert wird oder zu früh ein Auslassversuch gemacht wird.

Azathioprinunverträglichkeit. Einige Patienten vertragen kein Azathioprin oder entwickeln Nebenwirkungen unter Azathioprin. Für diese Patienten ist es schwierig, eine zuverlässige Therapieempfehlung zu geben. In den letzten Jahren hat sich Mycophenolat Mofetil (MMF) als Immunsuppressivum der zweiten Wahl etabliert.

Für gut die Hälfte der Patienten, die Azathioprin nicht vertragen haben, lässt sich mit MMF eine stabile Remission erhalten, und wegen des günstigen Nebenwirkungsprofils ist es als Medikament der zweiten Wahl zu empfehlen.

Therapierefraktäre Fälle. Patienten, die auf die Standardtherapie keine Remission erreichen oder immer wieder Schübe entwickeln, sollten in spezialisierten Zentren behandelt werden. Hier gibt es zurzeit nur experimentelle Therapieansätze. In Frage kommen stärkere Immunsuppressiva wie Cyclophosphamid, Cyclosporin und Tacrolimus (9, 10, 11). Es sind aber nur Einzelfälle, die auf die oben genannten Therapieempfehlungen nicht ansprechen. Sollte dies der Fall sein, so wäre zunächst die Diagnose nochmals zu überprüfen, ebenso die Compliance des Patienten.

HCC-Screening. Obwohl die Hälfte der Patienten mit autoimmuner Hepatitis eine Zirrhose hat, entwickeln nur die wenigsten Patienten ein hepatozelluläres Karzinom. Es ist nicht ganz klar, warum das Risiko eines hepatozellulären Karzinoms bei Patienten mit autoimmuner Hepatitis nur so gering ist. Da aber keine ausreichend großen Fallserien vorliegen, empfiehlt sich zurzeit noch eine jährliche Sonographie und AFP-Bestimmung zum HCC-Screening bei allen Patienten mit nachgewiesener Zirrhose.

Indikation zur Lebertransplantation. Nur in seltenen Fällen besteht heute noch eine Indikation zur Lebertransplantation bei autoimmuner Hepatitis. Dies ist insbesondere dann der Fall, wenn die Erstmanifestation eine fulminante Hepatitis ist, bei der die therapeutische Intervention der Immunsuppressiva zu spät kommt. Es kann aber auch der Fall sein, wenn bei Erstdiagnose die Zirrhose schon zu weit fortgeschritten ist. Insgesamt ist die Prognose nach Lebertransplantation günstig, aber es besteht ein Risiko einer erneuten „autoimmunen Hepatitis" im Transplantat. Angesichts der guten Therapieergebnisse mit Azathioprin in der Remissionserhaltung der autoimmunen Hepatitis erscheint es sinnvoll, bei transplantierten Patienten mit autoimmuner Hepatitis Azathioprin in die Immunsuppression hineinzunehmen. Allerdings ist diese Empfehlung bisher nicht ausreichend mit Daten belegt.

FAZIT FÜR DIE PRAXIS

- Die autoimmune Hepatitis kann in allen Altersgruppen auftreten.
- Das klinische Bild ist sehr variabel, vom subklinischen chronischen Verlauf bis zur akuten oder sogar fulminanten Hepatitis. Deshalb muss die autoimmune Hepatitis bei jeder Form der Leberwerterhöhung differenzialdiagnostisch mit erwogen werden.
- Die Diagnose basiert auf einer Erhöhung der Gammaglobuline, präferenziell IgG, Autoantikörpern (ANA, SMA, LKM, SLA/LP) und der Histologie.
- Das Ansprechen auf Immunsuppression ist sehr gut; eine dauerhafte, individuell adaptierte Immunsuppression ist fast immer notwendig.
- Prednisolon (initial 1 mg/kg KG) ist das Medikament der Wahl zur Remissionsinduktion, Azathioprin (1 – 1,5 mg/kg KG) das Medikament der Wahl zur Remissionserhaltung.

Steckbrief AIH

Epidemiologie:
ca. 1 : 10.000, 75 % Frauen, alle Altersgruppen, alle Rassen

Leitsymptome:
Müdigkeit, Arthralgie, akute Hepatitis, aber häufig auch subklinische Verläufe

Leitbefunde:
selektive IgG-Erhöhung bei Hypergammaglobulinämie, Autoantikörper (ANA, SMA, LKM, SLA/LP – nur SLA/LP krankheitsspezifisch), Histologie

Therapie:
Prednisolon zur Remissionsinduktion, Azathioprin zur Remissionserhaltung, Kombination häufig notwendig

Bemerkung:
unbehandelt über 50 % Mortalität in 5 Jahren; bei guter, individualisierter Immunsuppression normale Lebenserwartung

14.2 Primär biliäre Zirrhose

J. Hadem, M. P. Manns

EDITORIAL **Kaum eine Autoimmunerkrankung ist in den vergangenen 20 Jahren mit so viel Beharrlichkeit untersucht worden wie die primär biliäre Zirrhose (PBC). Antimitochondriale Antikörper waren seit längerem bekannt, doch erst Ende der 80er Jahre konnte das hauptsächliche Zielantigen dieser Autoantikörper mittels cDNA-Klonierung als E2-Komponente des Pyruvatdehydrogenasekomplexes identifiziert werden. Bald darauf erkannte man, dass eben dieses Epitop auch Auslöser der T-Zell-vermittelten Gallengangdestruktion ist. Erste Ergebnisse deuten darauf hin, dass bakterielle Antigene ursächlich mit den genannten Autoimmunphänomenen zusammenhängen. Aber auch für die Therapie der PBC konnte gezeigt werden, dass Beharrlichkeit sich auszahlt. Ursodeoxycholsäure vermag den Progress der Erkrankung signifikant zu unterdrücken, wenn sie früh, in adäquater Dosis und langfristig eingenommen wird. Das nachfolgende Kapitel führt in den spannenden Pathomechanismus der PBC ein und vermittelt die zur Therapie der Erkrankung bedeutsamen Fakten.**

Definition

Die PBC ist eine langsam progrediente organspezifische Autoimmunerkrankung, die bevorzugt Frauen in der 5. Lebensdekade befällt. Sie zeichnet sich histopathologisch durch eine portale Entzündungsreaktion mit immunologisch vermittelter Destruktion der intrahepatischen Gallengänge aus. Anhand der pathologischen Veränderungen kann die Erkrankung in 4 Stadien eingeteilt werden. Mithilfe antimitochondrialer Antikörper (AMA) kann die Erkrankung jedoch bei 90–95% aller Patienten bereits Jahre vor der klinischen Manifestation erkannt werden (1).

Epidemiologie und Wertung

Die Prävalenz der PBC variiert mit deutlichen geographischen Unterschieden zwischen 40 und 400 Erkrankten/Mio. Einwohner (2, 3). Frauen erkranken bis zu 10-mal häufiger als Männer und zwar bevorzugt im Alter zwischen 40 und 59 Jahren. Bis zu 6% aller Erkrankten haben mindestens ein erkranktes Familienmitglied (am häufigsten in der Verwandtschaftsbeziehung Mutter – Tochter oder Schwester – Schwester) (4). Auffällig ist ebenfalls die hohe Konkordanz der Erkrankung von >60% bei eineiigen Zwillingen (1, 5).

Risikofaktoren und Pathogenese

Trotz der oben genannten Hinweise auf eine erbliche Disposition und eines fraglich erhöhten PBC-Risikos für Patienten mit einer Mutation im Vitamin-D-Rezeptor-Gen liegen bis heute keine eindeutigen Belege genetischer Faktoren für das Auftreten einer PBC vor (6, 7).

Viele Autoren halten vielmehr die Hypothese einer molekularen Mimikry mit nachfolgender Auslösung einer Autoimmunreaktion und Destruktion der hepatischen Gallengänge für sehr plausibel (8).

Die Arbeitsgruppe um M. E. Gershwin hat in den vergangenen 20 Jahren wie keine andere Forschergruppe die Mechanismen dieses Prozesses konsequent untersucht. So gehört die Erkrankung heute zu den am besten verstandenen Autoimmunerkrankungen.

→ **Antimitochondriale Antikörper (AMA).** Als Zielstrukturen der bei 90–95% aller Patienten auftretenden antimitochondrialen Antikörper (AMA) konnten 4 verschiedene Enzyme des in der inneren mitochondrialen Matrix lokalisierten 2-Oxo-Säure-Dehydrogenase-Komplexes identifiziert werden (9, 10). Alle 4 weisen eine weitgehende Homologie in der antigenen Lipoyl-Proteindomäne auf. Am häufigsten sind Antikörper gegen die E2-Untereinheit des Pyruvatdehydrogenasekomplexes (PDC-E2) nachweisbar (1).

→ **T-Zellen.** Pathophysiologisch bedeutsamer für die Destruktion des Gallengangepithels scheinen hingegen autoreaktive, die Leber infiltrierende T-Zellen zu sein. CD4+ und CD8+ T-Zellen sind interessanterweise ebenfalls gegen das Zielantigen von AMA, die innere Lipoyldomäne auf PDC-E2 reaktiv (11, 12). So überrascht es nicht, dass CD4+ T-Zellen 150-mal und CD8+ T-Zellen 15-mal häufiger in der Leber als im peripheren Blut anzutreffen sind (1, 13).

→ **Umweltfaktoren.** Unter den Umweltfaktoren, die als potenzielle Träger eines kreuzreagierenden Epitops in Frage kommen, wurden verschiedene Bakterien genauer untersucht. Escherichia coli und das gramnegative Bakterium Novosphingobium aromaticivorans haben Lipoyldomänen mit großer Homologie mit dem o.g. Antigen auf PDC-E2. Bei PBC-Patienten aller Stadien sind kürzlich gegen N. aromaticivorans hohe Antikörpertiter nachgewiesen worden (14).

→ **Destruktion der Gallenwegsepithelien.** Auch auf die Frage, warum die oben beschriebenen autoreaktiven T-Zellen nur (Gallenwegs-)Epithelien attackieren, obgleich mitochondriale Proteine von allen nukleären Zellen exprimiert werden, gibt es möglicherweise eine Antwort. Im Gegensatz zu anderen somatischen Zellen kommt es bei (Gallenwegs-)Epithelien nämlich im Zuge der Apoptose nicht zu einer Glutathion-vermittelten Markierung und Caspasen-vermittelten Zerstörung der antigenen Lipoyldomäne (15). Damit wäre hier der Weg frei für eine Präsentation des autoreaktiven Epitops durch Antigen präsentierende Zellen.

→ **Antinukleäre Antikörper (ANA).** ANA treten bei 50% der Patienten mit gepunktetem oder kernrandbetontem Färbemuster auf und sind u.a. gegen Glykoprotein 210 und Nukleoporin 62 gerichtet (16).

Klinik und Diagnostik

Symptome

Die Erstdiagnose einer PBC erfolgt heute nicht selten bereits im asymptomatischen Stadium der Erkrankung (18, 19). In dieser Phase können jedoch bereits Symptome begleitender Erkrankungen (Arthritis, Sicca-Syndrom u.a.) vorhanden sein (17). Etwa ein Drittel der Patienten bleibt über viele Jahre asymptomatisch (19), bei den meisten Patienten kommt es aber nach 2–4 Jahren zum Auftreten von Symptomen (Tab. 14.**3**).

→ **Müdigkeit und Juckreiz.** Abgeschlagenheit ist mit 21–78% die häufigste von den Patienten beklagte Beschwerde (20–23) und kann so starke Ausprägungen annehmen, dass allein deshalb eine Lebertransplantation in Frage kommt (17). Der Grad der Müdigkeit ist jedoch unabhängig vom Ausmaß der Lebererkrankung (1). Wichtig ist der Ausschluss anderer assoziierter Störungen wie Depression, unerkannter Hypothyreoidismus oder Nebenniereninsuffizienz sowie unbemerkte Medikamentennebenwirkungen (Antihistaminika zur Verbesserung des Pruritus).

Störender als die Müdigkeit wird von den Patienten meist der Juckreiz empfunden. Dieser tritt bei 19–70% der Patienten auf (20, 21, 24). Pathogenetisch könnten endogene Opioide bedeutsam sein.

→ **Weitere Symptome.** Bis zu 20% der Patienten empfinden Druck im rechten Oberbauch (17). Andere häufiger auftretende Störungen sind das Sicca-Syndrom (bis zu 70%),

Tabelle 14.3 Symptome und klinische Befunde bei Erstmanifestation einer PBC (modifiziert nach 62)

Symptome und Befunde	Häufigkeit (%)
Abgeschlagenheit	70
Juckreiz	55
Hyperpigmentierung	25
Hepatomegalie	25
Xanthelasmen	10

Autoimmunthyreoiditis (etwa 25% und häufig bereits vor PBC manifest), rheumatoide Arthritis, Raynaud-Syndrom, CREST-Syndrom, Hyperlipidämie, Zöliakie (in etwa 6%) (25), Sarkoidose, hämolytische Anämie, Autoimmunthrombozytopenie und Osteopenie (26).

Körperliche Untersuchung

Die klinische Untersuchung der PBC-Patienten kann ohne Auffälligkeiten sein. Bei vielen Patienten zeigen sich jedoch eine temporal betonte Hautpigmentierung, periorbitale Xanthelasmen (5–10% der Patienten), Kratzspuren an Armen und/oder Thorax, Hepatomegalie (bis zu 70%) und in bis zu 50% eine Splenomegalie (17). Selten bestehen bereits bei Erstdiagnose Zeichen der fortgeschrittenen portalen Hypertension bzw. hepatischen Dekompensation wie Ikterus, Aszites oder hepatische Enzephalopathie (1).

Laboruntersuchungen

→ **Leberwerte.** Die Erhöhung der alkalischen Phosphatase (AP) und γ-Glutamyltransferase (γ-GT) ist die häufigste Laborkonstellation im Rahmen einer PBC (27). Ein Anstieg des Bilirubins signalisiert eine fortgeschrittene Lebererkrankung und korreliert gut mit der Prognose (Bilirubin 34 μmol/l → transplantatfreies mittleres Überleben 4 Jahre, Bilirubin 170 μmol/l → transplantatfreies mittleres Überleben 1,4 Jahre) (28).

→ **Antimitochondriale Antikörper.** Bei der PBC findet man antimitochondriale Autoantikörper (AMA), die sich am einfachsten mittels indirekter Immunfluoreszenz (IIF) am proximalen und distalen Tubulus und den gastralen Parietalzellen der Maus nachweisen lassen (Abb. 14.**3**). Niedrige AMA-Titer (< 1 : 40) gelten als unspezifisch. Bei hohen Titerstufen betragen Sensitivität und Spezifität von AMA zur Diagnose einer PBC mindestens 95% (29). AMA haben damit eine sehr hohe Vorhersagekraft bzgl. des späteren Auftretens einer PBC. In einer kleineren Untersuchung an 29 Patienten mit unauffälligen Laborwerten, aber AMA-Titern > 1 : 40 entwickelten 24 ein cholestatisches Laborprofil und 22 wurden symptomatisch (30). Neben der IIF stehen Western Blotting und ELISA zur Detektion von AMA zur Verfügung. Als Substrat dienen aus Rinderherzen, Rattenlebern oder humaner Plazenta aufgereinigte Mitochondrien (32). Kürz-

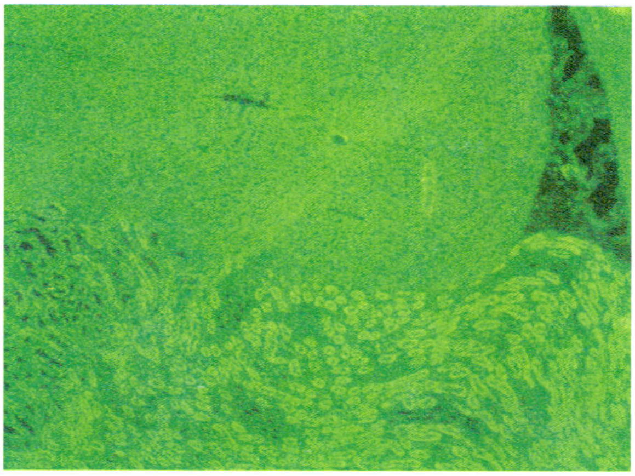

☒ **Abb. 14.3** Indirekte Immunfluoreszenz (IIF) antimitochondrialer Antikörper (AMA) am Leber-Nieren-Präparat der Maus. Oben Lebergewebe, unten Nierentubuli. Beachte: im Gegensatz zu anti-LKM-1-Autoantikörpern zeigt sich eine Reaktion am proximalen und distalen Tubulus.

lich wurde zudem ein rekombinantes Proteinantigen konstruiert, das mit hoher Sensitivität und Spezifität AMA bei PBC detektiert (33).

⟶ **Antinukleäre Antikörper.** Möglicherweise sind 12% der Patienten mit histologischen Kriterien einer PBC AMA-negativ (31). Hier bestehen Überlappungen zur Autoimmunhepatitis (AIH) und man spricht deskriptiv von einer „Autoimmuncholangitis".

AMA-negative Patienten mit PBC-typischer Befundkonstellation können in bis zu 50% antinukleäre Antikörper (ANA), die gegen Kernporenproteine (wie Gp 210) gerichtet sind, aufweisen (17). Zu beachten ist aber, dass ANA bei PBC-Patienten keinen verlässlichen Marker eines sog. Overlap-Syndroms zwischen PBC und AIH darstellen.

Umgekehrt lassen sich bei etwa 8% aller AIH-Patienten AMA nachweisen. Diese Patienten zeichnen sich häufig durch erhöhte Aminotransferasen, eine erhöhte IgG-Fraktion, deutliche Interface-Hepatitis in der Histologie und Positivität für HLA DR3 oder DR4 aus. Antizentromer-Antikörper treten gehäuft bei gleichzeitig bestehender Sklerodaktylie auf (34).

⟶ **Weitere Parameter.** Nur in zweifelhaften Fällen sollte eine Bestimmung der Immunglobulinfraktionen erfolgen, die den typischen Befund einer IgM-Erhöhung zeigt. Wie bei anderen cholestatischen Erkrankungen auch, können die Serumcholesterolspiegel erhöht sein. Dies scheint nicht mit einem erhöhten kardiovaskulären Risiko vergesellschaftet zu sein (35). Weiterhin sinnvoll kann die Bestimmung von TSH zur Erkennung einer Autoimmunthyreopathie sein.

Bildgebung

Bei jedem Patienten mit laborchemischen Zeichen einer Cholestase sollte eine abdominelle Sonographie durchgeführt werden. Eine mäßige Lymphadenopathie im Bereich des Leberhilus ist bei 24% der Patienten zu erwarten und muss nicht notwendigerweise auf einen malignen Prozess hinweisen (36). Gallensteine finden sich bei etwa einem Drittel aller PBC-Patienten. Im Falle eines sonographischen Normalbefundes und positiver AMA ist keine weiterführende Bildgebung des Gallenwegssystems notwendig. Eine Magnetresonanz-Cholangiopankreatikographie (MRCP) oder endoskopische retrograde Cholangiopankreatikographie (ERCP) sind höchstens bei unklarer Diagnose und/oder plötzlichem Bilirubinanstieg vertretbar (27).

Histologie

⟶ **Leberbiopsie.** Auch wenn im Fall eines positiven AMA-Befundes und typischer laborchemischer Parameter eine Leberbiopsie nicht von allen Autoren als notwendig erachtet wird, gehört die Leberhistologie momentan noch zur definitiven Sicherung einer PBC (1). Vorteile der Biopsie sind die bessere Beurteilbarkeit der Erkrankung im Verlauf und die Aufdeckung der o.g. kleinen Patientengruppe mit AMA-negativer PBC (oder „Autoimmuncholangitis"). Hingegen ist eine Leberbiopsie bei Patienten mit offensichtlichen Zeichen einer Leberzirrhose wahrscheinlich nicht sinnvoll bzw. kontraindiziert (27).

⟶ **Stadieneinteilung.** Das histopathologische Charakteristikum der PBC ist eine granulomatöse, destruktive Cholangitis, die nach Ludwig in 4 Stadien eingeteilt wird (37) (Tab. 14.**4**):

- Im *Stadium 1* beobachtet man eine auf die Portalfelder beschränkte Inflammation mit geschrumpften, nekrotischen, teils auch vakuolisierten Gallengängen. Diese sind typischerweise umgeben von Granulomen aus Lymphozyten, Plasmazellen, eosinophilen Granulozyten und Riesenzellen (Abb. 14.**4**).
- Im *Stadium 2* dehnt sich die Inflammation über die Grenzen des Portalfeldes hinaus aus. Periportale vakuolisierte Hepatozyten sind Ausdruck dieser Interface-Hepatitis (früher auch als „Piecemeal-Nekrosen" bezeichnet). Aufgrund der zunehmenden Schädigung kleinerer Gallenwege, weisen viele Portalfelder nun keine erkennbaren Gallengänge mehr auf.
- Das *Stadium 3* ist charakterisiert durch bindegewebige septale Brücken zwischen benachbarten Portalfeldern. Daneben erkennt man deutliche Zeichen der Cholestase und Ablagerung von kupferassoziiertem Eiweiß.
- Das *Stadium 4* entspricht schließlich der endgradigen Lebererkrankung mit Bild einer Zirrhose und Regeneratknoten (17).

Tabelle 14.4 Histopathologische Stadien der PBC (37)

Stadium	Charakteristika
1	• Inflammation auf Portalfelder beschränkt • Gallengänge geschrumpft, teils nekrotisch oder vakuolisiert • periduktale Granulome aus Lymphozyten, Plasmazellen, eosinophilen Granulozyten und Riesenzellen
2	• Veränderungen des Stadiums 1 • periportale vakuolisierte Hepatozyten, „Piecemeal-Nekrosen" als Ausdruck der periportalen Ausbreitung der Inflammation • Duktopenie
3	• Veränderungen des Stadiums 2 • bindegewebige septale Brücken zwischen benachbarten Portalfeldern ohne Regeneratknoten
4	• Zirrhose mit Regeneratknoten

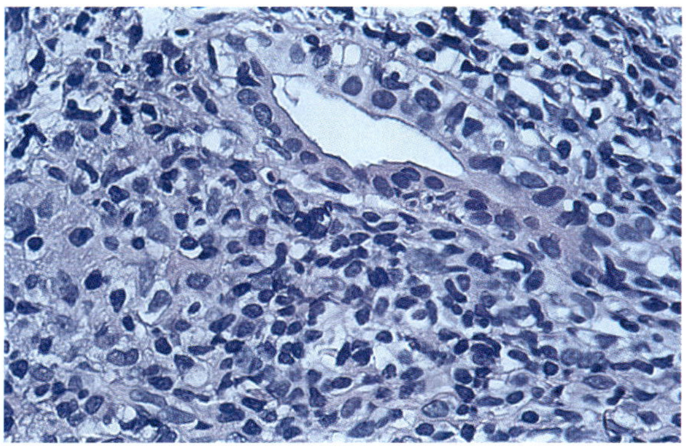

Abb. 14.4 Typische Histologie einer primär biliären Zirrhose im Stadium 1 mit entzündlichem Infiltrat am Gallengang. HE, 400fache Vergrößerung (Quelle Prof. Dr. H. Maschek, Institut für Pathologie der MH Hannover).

Alle 4 Stadien können nebeneinander auftreten.

Diagnosestellung

Die Diagnose einer PBC kann gestellt werden, wenn AP und γ-GT über 6 Monate erhöht sind, AMA mit einem Titer von ≥ 1 : 40 vorliegen und die histopathologischen Befunde mit den o.g. Kriterien einer PBC vereinbar sind.

Der Verdacht auf eine PBC besteht, wenn 2 der 3 genannten Punkte zutreffen (1). Patienten mit positiven AMA und normaler AP sollten jährlich reevaluiert werden, um den richtigen Zeitpunkt eines Therapiebeginns nicht zu verpassen. Ein an die Leitlinien der American Association for the Study of Liver Diseases (AASLD) angelehntes Diagnoseschema (27) ist in Abb. 14.5 wiedergegeben.

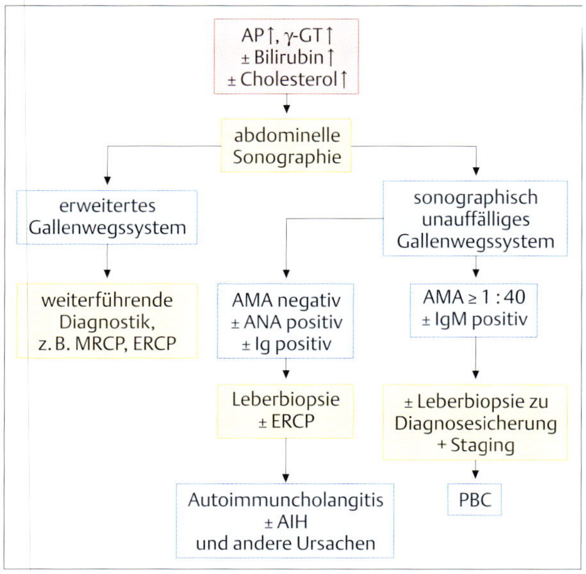

Abb. 14.5 Algorithmus zur Diagnose PBC in Anlehnung an die Leitlinien der AASLD (27). PBC = primär biliäre Zirrhose, AP = alkalische Phosphatase, γ-GT = γ-Glutamyltransferase, AMA = antimitochondriale Antikörper, ANA = antinukleäre Antikörper, Ig = Immunglobuline, AIH = Autoimmunhepatitis, MRCP = Magnetresonanz-Cholangiopankreatikographie, ERCP = endoskopische retrograde Cholangiopankreatikographie, AASLD = American Association for the Study of Liver Diseases.

Differenzialdiagnosen

Zu den wichtigsten Differenzialdiagnosen zählen die AMA-negative Autoimmuncholangitis, die Autoimmunhepatitis, die primär sklerosierende Cholangitis, die chronisch viralen Hepatitiden, die Fettleberhepatitis, die medikamententoxische Hepatitis und die Sarkoidose (Tab. 14.5).

Tabelle 14.5 Differenzialdiagnosen der PBC

Differenzialdiagnosen	Wegweisende Diagnostik
Autoimmuncholangitis	Laborkonstellation wie bei PBC, Sono unauffällig, AMA negativ
Autoimmunhepatitis	ANA, SMA, LKM oder SLA evtl. positiv, IgG deutlich erhöht, AMA negativ
Primär sklerosierende Cholangitis	begleitende CED? Sono: lokal dilatierte Gallenwege, ERC: Strikturen der extrahepatischen Gallengänge, Leberbiopsie: fibroobliterative Gallengangsläsion
Cholangiozelluläres Karzinom	Sono: segmentale Cholestase, CT: Raumforderung, CA 19–9 deutlich erhöht
Alkoholtoxische Leberzirrhose	IgM ebenfalls erhöht, AMA negativ, Leberbiopsie: keine periduktuläre Inflammation
Cholestatisch verlaufende Virushepatitis	HBsAg, antiHBc, anti-HCV, HCV-RNA
Fettleberhepatitis	metabolisches Syndrom, Sono: Leberverfettung, ALT deutlich erhöht
Medikamententoxische Hepatitis	Medikamentenanamnese und -auslassversuch, AMA negativ
Sarkoidose	pulmonale Beteiligung, Erythema nodosum, AMA negativ

PBC = primär biliäre Zirrhose, Sono = Sonographie, AMA = antimitochondriale Antikörper, ANA = antinukleäre Antikörper, SMA = Antikörper gegen glatte Muskulatur (F-Aktin), LKM = Antikörper gegen das in Leber, Niere und Mikrosomen vorkommende Cytochrom P450 2D6, SLA = Antikörper gegen das Soluble Liver Antigen, IgG = Immunglobulin G, AIH = Autoimmunhepatitis, CED = chronisch entzündliche Darmerkrankung, ERC = endoskopische retrograde Cholangiographie, ALT = Alaninaminotransferase

Verlauf und Prognose

Patienten mit positiven AMA haben auch bei noch unauffälligen klinisch-chemischen Befunden eine hohe Wahrscheinlichkeit der Entwicklung einer PBC (30). Asymptomatische Patienten entwickeln in 40% der Fälle innerhalb von 5–7 Jahren Symptome.

Lebenserwartung. In früheren Studien betrug die mittlere Lebenserwartung bei Vorliegen von Symptomen etwa 10 Jahre (38). In zwei Studien betrug das mittlere Zeitintervall vom Stadium 1 bzw. 2 der PBC bis zur Zirrhose ohne Therapie 4–6 Jahre (39, 40).

Da heute die PBC häufig bereits im asymptomatischen Stadium erkannt wird und die Therapie früher erfolgt, ist die Prognose der PBC heute sicherlich besser, als die o. g. älteren Studien andeuten. So ist davon auszugehen, dass etwa 25% der Patienten unter Ursodeoxycholsäure (UDCA) eine komplette Remission erfahren, die den histologischen Progress über mindestens 4 Jahre – wenn nicht länger – anhält (39, 41). So zeigte sich in einer aktuellen Studie das 8-Jahres-Überleben bei UDCA-behandelten Patienten im Stadium 1 bzw. 2 normal verglichen mit der gesunden Kontrollgruppe. Andererseits hatten Patienten im Stadium 3 bzw. 4 ein 2,2fach erhöhtes Risiko von Tod oder Lebertransplantation (42). Unter den Prognose-Scores zur Vorhersage des Erkrankungsverlaufes hat der Mayo-Risk-Score die größte Bedeutung erlangt (43).

Therapieziele und Maßnahmen

Medikamentöse Therapie

Ursodeoxycholsäure (UDCA). UDCA ist das einzige in Deutschland und den USA zugelassene Medikament zur Therapie der PBC. In einer Dosis von 12–15 mg/kg KG/Tag senkt es Bilirubin, Cholestaseenzyme, Cholesterol und IgM (1). Die Substanz hat wenige Nebenwirkungen, darunter Gewichtszunahme, Haarausfall, Diarrhö und Flatulenz.

UDCA bremst die Progression von frühen PBC-Stadien zur Leberzirrhose, ist aber bei fortgeschrittener Erkrankung nicht mehr effektiv (44). Daher ist eine frühe und lang dauernde Behandlung mit UDCA der Schlüssel zum Erfolg (45).

Die gemeinsame Analyse dreier kontrollierter Studien mit insgesamt 548 Patienten zeigte, dass die Behandlung mit UDCA über 4 Jahre zu einer deutlichen Reduktion des Risikos von Lebertransplantation oder Tod führt (46). Auch wenn die Therapie bei bis zu 30% der behandelten Patienten hoch effektiv ist, tritt doch bei den meisten Patienten eine Progression der Erkrankung über mehrere Jahre auf (1, 41).

Colchizin. Wenngleich die Bedeutung des Colchizins in der PBC-Therapie kontrovers ist und die Substanz in den Leitlinien der DGVS und AASLD nicht empfohlen wird, könnte Colchizin in einer Dosierung von 2 × 0,6 mg/Tag die Inzidenz von Zirrhosekomplikationen und die Notwendigkeit einer Lebertransplantation günstig beeinflussen (47). Eine solche Second-Line-Therapie ist aufgrund der noch unzureichenden Datengrundlage als Heilversuch zu werten.

Methotrexat. Auch Methotrexat (MTX) ist nicht zur Therapie der PBC zugelassen. Manche Autoren vertreten aber im Falle eines fehlenden Ansprechens auf UDCA unter engmaschiger Kontrolle eine schrittweise Therapieeskalation zunächst um Colchizin und dann ggf. um MTX. In einer Dosis von 0,25 mg/kg KG/Woche p.o. in Kombination mit UDCA schien MTX bei etwa 30% der Patienten die Progression zur Leberzirrhose zu verhindern, beeinflusste aber das Überleben nicht (48). Anderen Studien zufolge ist die Effektivität einer Kombinationstherapie mit UDCA plus MTX gering (49). Zu berücksichtigen sind auch die potenziell toxischen Effekte der Substanz wie z. B. die interstitielle Pneumonie.

Budesonid. Drei kürzlich erschienene Studien haben gezeigt, dass Budesonid in Kombination mit UDCA den histologischen Befund verbessern kann, dabei allerdings die Osteopenie verschlechtert (50 – 52). Ob diese Therapie das Überleben verbessert, ist noch unklar (1).

Prednisolon. Prednisolon hat einen Stellenwert zur Behandlung des PBC-AIH-Overlap-Syndroms mit erhöhten Aminotransferasen, erhöhter IgG-Fraktion und deutlicher Interface-Hepatitis. Prednisolon (10 – 15 mg/Tag) wird zusätzlich zu UDCA gegeben, wenn letztere Substanz nicht zu einem biochemischen Ansprechen geführt hat. Manchmal sind andere Immunsuppressiva wie Azathioprin (1 – 1,5 mg/Tag) notwendig.

Andere medikamentöse Therapieansätze. Substanzen, für die eine Verbesserung laborchemischer Parameter gezeigt wurde, sind Bezafibrat, Tamoxifen und Sulindac (53). Hier sind weitere Studien notwendig. Zu den Therapieformen, die aufgrund der aktuellen Datenlage nicht empfohlen werden können, zählen Silymarin, Chlorambucil, Penicillamin, Cyclosporin und Mycophenolat-Mofetil (1).

Lebertransplantation

Die Lebertransplantation hat als einzig effektive Therapie der hepatischen Dekompensation die Lebenserwartung von PBC-Patienten dramatisch verbessert. Die 5-Jahres-Überlebensraten liegen um 85%.

Die Indikation zur Lebertransplantation ist gegeben, wenn die voraussichtliche Lebenserwartung des Patienten ein Jahr unterschreitet. Mayo-Risk-Score und ein Bilirubingrenzwert von 100 µmol/l können helfen, den richtigen Zeitpunkt zur Transplantation nicht zu verpassen (27, 43). Eine Anbindung an ein Transplantationszentrum sollte aber bereits zu einem früheren Zeitpunkt erfolgen.

Häufig haben Patienten mit PBC angesichts des bereits fortgeschrittenen Lebensalters lediglich ein limitiertes Zeitfenster für die Listung zur Transplantation. In einigen Fällen wird man allein aufgrund eines therapierefraktären Pruritus eine baldige Lebertransplantation anstreben. Bei bis zu 30% der Patienten kommt es innerhalb von 10 Jahren zu einem PBC-Rezidiv (54).

Komplikationen und deren Therapie

Pruritus

Cholestyramin. Cholestyramin ist ein nicht absorbierbares Ammoniumharz und stellt die Therapie der ersten Wahl bei PBC-Patienten mit Pruritus dar. Wird die Einnahme vertragen (unangenehme Nebenwirkung ist v. a. die Obstipation), so kommt es bei fast allen Patienten zur Linderung des Juckreizes (55). Die Dosis beträgt 4 – 24 g/Tag und sollte 2 – 4 h zeitversetzt zur restlichen Medikation eingenommen werden. Rifampicin (Startdosis 2 × 150 mg) erzielte ebenfalls eine Juckreiz lindernde Wirkung bei PBC-Patienten (56). Ein Effekt dieser Therapie ist nach einmonatiger Therapie zu erwarten. Als Nebenwirkungen sind dunkler Urin, renale Tubulusschädigung und Thrombozytopenie zu nennen. Opioidantagonisten wie das i. v. zu verabreichende Naloxon oder das auch oral bioverfügbare Naltrexon (50 mg/Tag) können ebenfalls eingesetzt werden (57).

Andere Therapeutika. Weitere Therapieoptionen mit eher schwacher Datengrundlage sind Antihistaminika (z. B. Clemastin, vorzugsweise abends geben bei mildem Juckreiz), Metronidazol, UVB-Licht und die Plasmapherese. Definitive Therapie ist die Lebertransplantation. Eine Übersicht gibt Tab. 14.**6**).

Sicca-Syndrom und Raynaud-Phänomen

Alle Patienten sollten nach typischen Symptomen (trockene Augen, trockener Mund, Dysphagie, trockene vaginale Schleimhaut bzw. Verfärbung der Phalangen) gefragt werden und eine symptomatische Therapie erhalten (27).

Prävention

Portale Hypertension. Bei allen PBC-Patienten sollte bei Erstdiagnose eine obere Intestinoskopie zur Früherkennung und entsprechenden Therapie von Ösophagusvarizen (Betablocker, Gummibandligatur, transjugulärer intrahepatischer portosystemischer Shunt [TIPSS]) durchgeführt werden (27).

Osteoporose. Osteoporose ist bei bis zu einem Drittel aller PBC-Patienten nachweisbar (58). Da die definitive Diagnose nur mithilfe der CT-Absorptions-Knochendichtemessung erfolgen kann, empfehlen zumindest die Leitlinien der AASLD diese Untersuchung in 2-jährigen Abständen. Körperliche Betätigung, Substitution von Calcium und Vitamin D, Alendronat und schließlich Östrogene könnten sinnvolle Therapieansätze darstellen, wenngleich nur für die Lebertransplantation ein gesicherter Effekt nachgewiesen ist (1, 27, 59, 60) und die Sinnhaftigkeit einer Calcium- und Vitamin-D-Supplementation in einer aktuellen Arbeit in Frage gestellt wurde (61).

Tabelle 14.6 Therapieoptionen zur Behandlung des Pruritus bei PBC

	Medikament	Tagesdosis
Erste Wahl	Cholestyramin	4–24 g
	Colestipol	5–30 g
Zweite Wahl	Naltrexon	50 mg
	Rifampicin	300–500 mg
Dritte Wahl	Clemastin	2–4 mg
	Metronidazol	3 × 250 mg
	Plasmapherese	
Vierte Wahl	Lebertransplantation	

Mangel an fettlöslichen Vitaminen. Bei Nachweis eines entsprechenden Mangels erfolgt die Substitution von Vitamin D (25000 IU/Woche p. o.), Vitamin A (2 × 25000–50000 IU/Woche p. o.) und/oder Vitamin K (5 mg/Tag p. o.) (62).

Hyperlipidämie. Da auch deutlich erhöhte Serumcholesterolspiegel im Rahmen der durch die PBC verursachten Cholestase nicht mit einem erhöhten kardiovaskulären Risiko vergesellschaftet zu sein scheinen (35), sind lipidsenkende Maßnahmen meist nicht erforderlich (1).

Hepatische Komorbidität. Zur Vermeidung einer hepatischen Dekompensation im Rahmen einer akuten viralen Hepatitis oder Pneumokokkeninfektion sollten alle Patienten gegen Hepatitis A und B und Pneumokokken geimpft werden. Aufgrund des erhöhten Risikos eines hepatozellulären Karzinoms (63) sind AFP-Bestimmungen und Sonographien in halbjährigen Abständen zu empfehlen.

FAZIT FÜR DIE PRAXIS

- Das Vorliegen einer PBC muss vermutet werden bei (weiblichen) Patienten im mittleren Lebensalter mit anhaltender Abgeschlagenheit und Juckreiz.
- Die Diagnose ist gesichert bei anhaltend erhöhten Cholestaseparametern, positiver Serologie antimitochondrialer Antikörper und typischem histopathologischem Befund.
- Prognostisch entscheidend ist eine frühe und kontinuierliche Therapie mit Ursodeoxycholsäure.
- Bereits bei Erstdiagnose sollten potenzielle und bereits bestehende Komplikationen der PBC (i. e. Leberzirrhose, Ösophagusvarizen, Osteoporose u. a.) erfasst und entsprechend behandelt werden.
- Die Therapie des Pruritus besteht in der Gabe von Cholestyramin und ggf. Rifampicin.
- Die Lebertransplantation ist die einzige kausale Therapie. Die Anbindung an ein Transplantationszentrum sollte bald nach der Erstdiagnose erfolgen.

Steckbrief primär biliäre Zirrhose

Leitsymptome:
Abgeschlagenheit und Juckreiz bei Frauen im mittleren Lebensalter

Klinischer Leitbefund:
Hyperpigmentierung, Hepatomegalie und Xanthelasmen

Laborchemischer Leitbefund:
antimitochondriale Antikörper (AMA)

Wichtigste Differenzialdiagnosen:
Autoimmunhepatitis, Autoimmuncholangitis, primär sklerosierende Cholangitis, Virushepatitis

Therapie:
Ursodeoxycholsäure – früh beginnen und lebenslang fortführen

Bemerkungen:
rechtzeitige Vorstellung im Transplantationszentrum

14.3 Primär sklerosierende Cholangitis

C. Schramm

EDITORIAL **Die primär sklerosierende Cholangitis (PSC) ist eine chronisch entzündliche und fibrosierende Erkrankung der Gallenwege. Die Ätiologie der PSC und der pathogeneti-**

sche Zusammenhang von PSC und chronisch entzündlicher Darmerkrankung sind weiterhin unverstanden. Die PSC kann als Präkanzerose angesehen werden, die Abgrenzung zum Cholangiokarzinom kann große differenzialdiagnostische und therapeutische Probleme bereiten. In der Primärdiagnostik beginnt die MRC aufgrund einer ähnlich hohen Sensitivität und Spezifität die ERC abzulösen. Es ist weiterhin unklar, ob eine medikamentöse oder endoskopische Therapie den Progress der Erkrankung beeinflussen kann. Die einzige lebensverlängernde Therapie im fortgeschrittenen Stadium ist derzeit die Lebertransplantation.

Definition und Klassifikation

Die Ätiologie der primär sklerosierenden Cholangitis (PSC) ist unbekannt. Es handelt sich um eine chronisch entzündliche, fibrosierende Erkrankung, die die intra- und/oder extrahepatischen Gallengänge diffus oder auch nur fokal befallen kann (1). Sind nur die sehr kleinen intrahepatischen Gänge der Portalfelder betroffen, spricht man von der „small duct PSC", die vermutlich eine eigene Entität mit einer günstigen Prognose darstellt (2–4).

Die PSC ist histologisch durch eine zwiebelschalenartige periduktale Fibrosierung charakterisiert mit unterschiedlich ausgeprägter periduktaler, portaler und periportaler entzündlicher Aktivität. Überlappungsformen (overlap syndrome) mit der autoimmunen Hepatitis sind möglich. Es gibt keinen Konsens über die Definition der Überlappungsformen im adulten wie auch im pädiatrischen Bereich, in dem zusätzlich der Begriff „autoimmune sclerosing cholangitis" (ASC) verwendet wird (5, 6).

Epidemiologie und Wertung

Die PSC ist eine relativ seltene Erkrankung, deren Prävalenz vermutlich jedoch höher ist, als bisher angenommen. Bei der Bewertung der epidemiologischen Daten sollte beachtet werden, dass Studien zur PSC überwiegend aus nordeuropäischen oder nordamerikanischen Arbeitsgruppen stammen. Es liegen keine epidemiologischen Daten aus Deutschland vor. Neuere epidemiologische Untersuchungen aus den USA und Wales weisen auf eine Prävalenz bis 21/100.000 bei Männern hin, wobei Männer in etwa doppelt bis dreimal so häufig betroffen sind wie Frauen (7, 8).

Auffallend ist die Assoziation mit chronisch entzündlichen Darmerkrankungen. 60–80% der Patienten mit PSC weisen eine chronisch entzündliche Darmerkrankung, davon ca. 80% eine Colitis ulcerosa auf (1). 3–5% der Patienten mit Colitis ulcerosa erkranken zusätzlich an einer PSC.

Das mittlere Erkrankungsalter liegt bei ca. 40 Jahren. Die PSC tritt jedoch auch bei Kindern auf, dann häufig mit einer stärkeren entzündlichen Aktivität (6).

Die Diagnose PSC hat eine erhebliche Bedeutung für den Patienten in Bezug auf Überwachungsstrategien und Lebenserwartung.

Risikofaktoren und Pathologie

Obwohl die PSC von einigen als autoimmune Lebererkrankung angesehen wird, fehlen typische Charakteristika, wie weibliche Prädilektion und gutes Ansprechen auf eine immunsuppressive Therapie. Auf der anderen Seite weisen einige Befunde auf eine zumindest immunvermittelte Pathogenese der Erkrankung hin.

Hinweise auf eine mögliche Immunpathogenese

Im Serum von Patienten mit PSC konnten Autoantikörper gegen biliäre Epithelzellen gefunden werden (9). Portale Infiltration mit Lymphozyten, Lymphozytenaktivierung, Verschiebungen der peripheren und intrahepatischen Zytokinexpression von T-Zellen in Richtung Th1-Zytokinprofil (IL-2, IFN-γ, TNFα) sowie die Expression von HLA-Klasse-II-Molekülen auf biliären Epithelzellen wurden beschrieben (10–13).

Einen weiteren Hinweis auf die Immunpathogenese der PSC liefert die enge Assoziation mit chronisch entzündlichen Darmerkrankungen, bei denen eine dysregulierte mukosale Immunantwort auf mikrobielle Signale eine pathogenetische Rolle zu spielen scheint (14, 15). Störungen der hepatischen Immunregulation bei Patienten mit PSC wurden bisher nicht beschrieben.

Im entzündeten Darm aktivierte T-Zellen können als Gedächtniszellen im Organismus persistieren. Es wurde kürzlich postuliert, dass bei Patienten mit PSC diese Gedächtniszellen durch aberrante hepatische Expression eines eigentlich darmspezifischen Chemokins (CCL25) über gemeinsame Homing-Rezeptoren in die Leber rekrutiert werden und dort die periduktale Inflammation auslösen können (16). Diese attraktive Hypothese sollte bestätigt werden, bietet aber eine mögliche Erklärung für die fehlende zeitliche Korrelation zwischen Kolitis und Cholangitis.

Der Auslöser für die Rekrutierung von Entzündungszellen in die Leber bleibt unklar. Eine genetische Suszeptibilität ist anzunehmen. Für einen Teil der vermutlich polygenen Veranlagung liegen Suszeptibilitätsloci im HLA-Gen auf Chromosom 6. Auffallend ist unter anderem die Assoziation mit dem „autoimmunen" HLA-Haplotyp A1-B8-DRB3*0101-DRB1*0301-DQB1*0201. Andere Allele, z. B. DRB1*0401-DQB1*0302, scheinen dagegen protektiv zu wirken (17, 18). Eine Assoziation mit weiteren Genen des HLA-Lokus, MICA und TNFA, die eine Rolle in der Immunregulation spielen könnten, wurde beschrieben (19–21). Eine Deletion im Gen für den Chemokinrezeptor CCR-5 sowie Polymorphismen im Adhäsionsmolekül ICAM-1 weisen ebenfalls auf die mögliche Immunpathogenese der PSC hin (22, 23). Zytokine sowie zelluläre Mechanismen, die bei entsprechender genetischer Suszeptibilität die Chronizität und Fibrosierung der Gallenwege begünstigen, bleiben jedoch unbekannt.

Die gestörte Epithelbarriere bei Vorliegen einer Kolitis mit Übertritt bakterieller Produkte in das portale Blut sowie die Infektion der Gallenwege selber wurden als Auslöser der Cholangitis diskutiert. Für keine der beiden Hypothesen konnten bisher schlüssige Hinweise gefunden werden und die Daten bezüglich einer Keimbesiedelung der Gallenwege bei PSC bleiben widersprüchlich. Bemerkenswert ist jedoch eine Arbeit, in der in einem hohen Anteil explantierter Lebern von Patienten mit PSC, nicht jedoch in explantierten Lebern von Patienten mit primär biliärer Zirrhose, Bakterien aus den Gallenwegen kultiviert werden konnten (24). Bakterielle Produkte könnten demnach für den Progress der Erkrankung eine Rolle spielen. Dies sollte bei der endoskopischen Therapie dominanter Stenosen beachtet werden (s.u.).

Inflammation und Karzinogenese. Eine mögliche Verbindung zwischen Inflammation und Karzinogenese der Gallenwege mag in der Expression von induzierbarer NO-Synthase (iNOS) in biliären Epithelzellen liegen (25). Die Expression der iNOS wird durch proinflammatorische Zytokine induziert und führt zur Bildung reaktiver Stickoxidverbindungen, die zellschädigend wirken (26). Zusätzlich können dadurch DNS-Reparaturmechanismen inaktiviert werden, was die Entstehung eines Cholangiokarzinoms begünstigen könnte (27).

Klinik und Diagnostik

Die meisten Patienten, insbesondere Patienten mit einer chronisch entzündlichen Darmerkrankung, fallen heutzutage mit einer asymptomatischen cholestatischen Erhöhung der Leberwerte auf. Symptome weisen auf eine bereits fortgeschrittene Lebererkrankung hin.

Symptomatik. Die häufigsten Beschwerden sind Müdigkeit, Juckreiz, Ikterus und Oberbauchbeschwerden. Gewichtsverlust ohne das Vorliegen einer fortgeschrittenen Lebererkrankung sollte an ein assoziiertes Malignom, insbesondere ein Cholangiokarzinom denken lassen. Bei Patienten mit unklarer cholestatischer Leberwerterhöhung sollte nach Durchfall und Bauchschmerz als Hinweise auf eine chronisch entzündliche Darmerkrankung gefragt werden.

Körperliche Untersuchung. Hier kann sich ein leichter Druckschmerz unter dem rechten Rippenbogen zeigen, Leberhautzeichen weisen auf eine bereits fortgeschrittene Parenchymschädigung hin. Bei asymptomatischen Patienten ist die körperliche Untersuchung zumeist unauffällig.

Laborbefunde. Bei der Erhöhung der Leberwerte steht die alkalische Phosphatase im Vordergrund, die jedoch in bis zu 3% der Fälle im Normbereich liegen kann (28, 29). Je nach entzündlicher Aktivität finden sich auch die Transaminasen mit führender GPT erhöht. Ein erhöhtes Bilirubin weist meist auf eine schon fortgeschrittene Lebererkrankung hin und ist ein prognostisch ungünstiger Faktor. Häufig findet sich eine Erhöhung des IgM und in bis zu 60% der Fälle liegt eine Erhöhung des IgG vor (30). In bis zu 80% finden sich atypische perinukleäre Antikörper (pANCA), die ebenfalls bei der Colitis ulcerosa und bei der autoimmunen Hepatitis auftreten und daher differenzialdiagnostisch von geringer Bedeutung sind (31, 32). Niedrigtitrige antinukleäre Antikörper (ANA) und Antikörper gegen glatte Muskelzellen (SMA) können in bis zu 30–50% vorkommen. Vor allem bei jüngeren Patienten manifestiert sich die PSC gelegentlich hochentzündlich, ähnlich dem Bild einer akuten bakteriellen Cholangitis.

Cholangiographie. Die PSC ist gekennzeichnet durch die konzentrischen Fibrosierungen der Gallenwege und die dadurch entstehenden Stenosen und Dilatationen, die oft als perlschnurartige Veränderungen beschrieben werden. Die wichtigste apparative Untersuchung ist daher die Cholangiographie (Abb. 14.**6a** u. **b**). Traditionell wurde sie im Rahmen einer endoskopisch retrograden Cholangiographie (ERC) durchgeführt. Diese ist jedoch mit den potenziell schwerwiegenden Komplikationen der Pankreatitis (bis zu 5%), Cholangitis bis hin zur biliären Sepsis sowie der seltenen Perforation des Gallengangs behaftet (33, 34). Die Magnetresonanz-Cholangiographie (MRC) erreicht mit modernen Tomographen eine der ERC vergleichbare Sensitivität und Spezifität (35). In der Beurteilung der kleinen peripheren Gallengänge ist die MRC der ERC noch unterlegen, bietet jedoch den Vorteil der fast fehlenden Komplikationen.

Die MRC sollte bei Verdacht auf eine PSC der ERC vorgezogen werden. Die ERC kann primär durchgeführt werden bei Verdacht auf einen interventionsbedürftigen Befund im Sinne von dominanten Stenosen der Gallenwege, bei Notwendigkeit der mikrobiologischen Diagnostik der Galleflüssigkeit oder bei unauffälligem MRC-Befund und weiterhin bestehendem Verdacht auf PSC.

Sonographie. Der Stellenwert der Sonographie in der Diagnostik der PSC und ihrer Komplikationen ist unklar. Verdickungen und eine irreguläre Begrenzung der Gallengangswand sowie Dilatationen können sonographisch gesehen werden (Abb. 14.**6c**). Zeichen des fortgeschrittenen Leberparenchymschadens inklusive portaler Hypertension und Splenomegalie sind wichtige Informationen. Auffallend häufig findet man einen Gallenblasenhydrops, dessen Genese unklar ist (36), sowie eine perihepatische Lymphadenopathie (37).

Leberhistologie. Die Gewinnung einer Leberhistologie ist bei cholangiographisch gesicherter PSC nicht obligat. Sie kann jedoch hilfreich sein bei der Beurteilung des Stadiums der Erkrankung und bei der Suche nach biliären Epitheldysplasien als möglichen Risikofaktor für die Entstehung eines Cholangiokarzinoms (38).

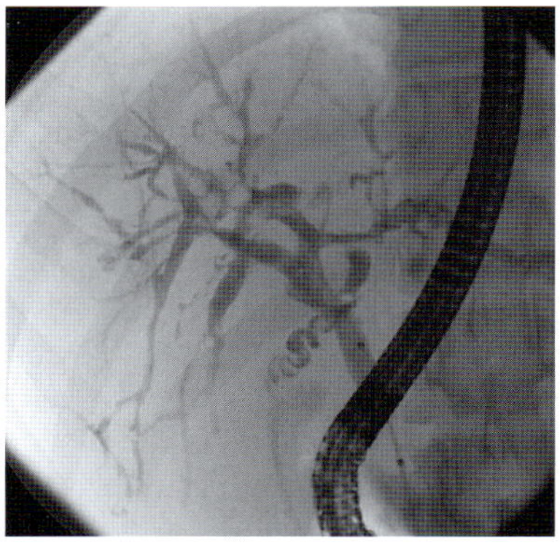

a

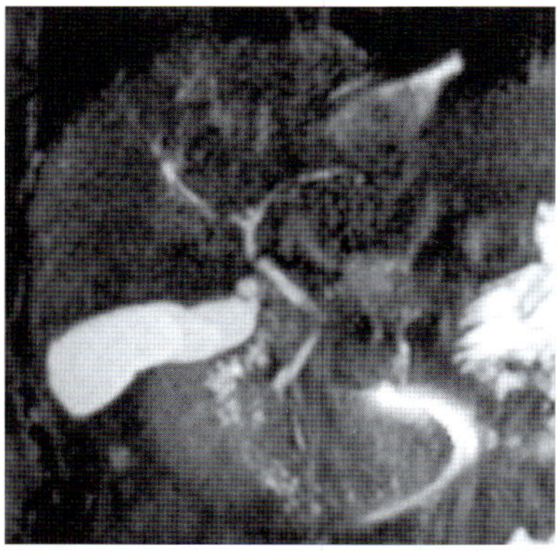

b

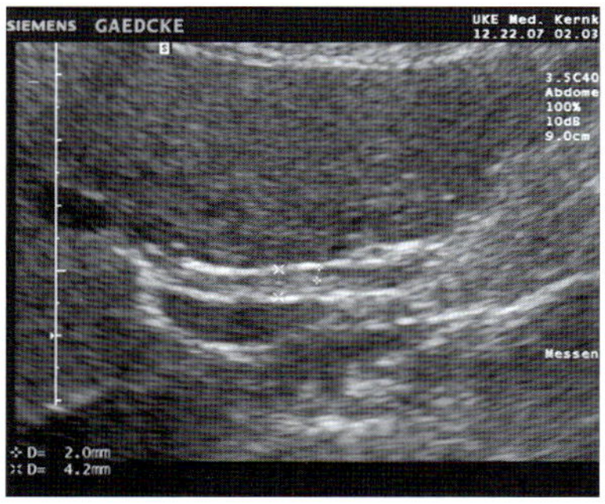

c

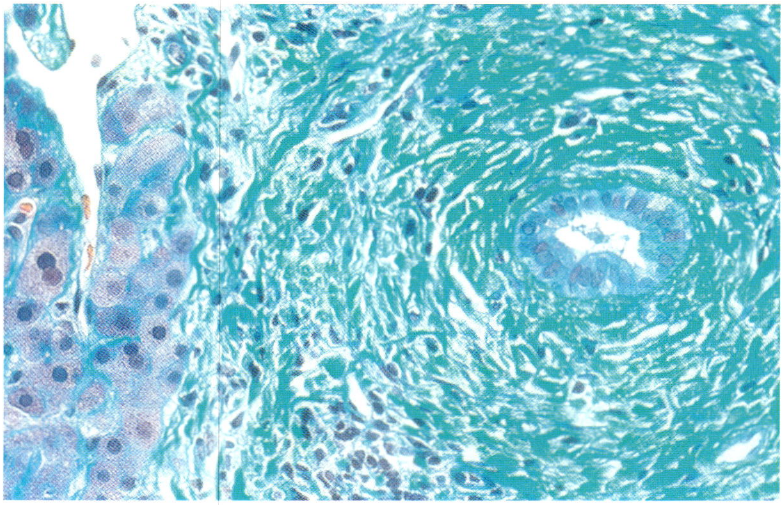

d

⊠ **Abb. 14.6** Diagnostik der PSC.
a u. **b** Typische Strikturen und Dilatationen der intra- und extrahepatischen Gallenwege in der ERC (**a**) und der MRC (**b**).
c Sonographisch langstreckig irregulär strikturierter Ductus hepatocholedochus mit ödematöser Wandverdickung (mit freundlicher Genehmigung Drs. Guth, Guthoff I. Medizinische Klinik, Universitätsklinikum Hamburg-Eppendorf).
d Histologie mit typischer zwiebelschalenartiger periduktulärer Fibrosierung (Masson-Goldner).

Tabelle 14.7 Histologisches Staging nach Ludwig (10)

Stadium 1	portale Inflammation und Fibrose
Stadium 2	periportale Inflammation und Fibrose
Stadium 3	Septen bildende Fibrose
Stadium 4	Zirrhose

Obligat ist die Leberbiopsie bei unauffälligem Cholangiogramm zur Diagnostik der Small-Duct-PSC, da diese nur histologisch diagnostiziert werden kann.

Die typische histologische Veränderung ist die zwiebelschalenartige periduktale Fibrose, die jedoch nur bei ca. einem Drittel aller Patienten gefunden werden kann (Abb. 14.**6 d**) (1). Häufig finden sich eine unspezifische, gemischtzellige portale und periduktale Inflammation mit portaler Fibrose sowie eine Duktopenie mit reaktiver duktaler Proliferation. Das histologische Stadium der Erkrankung kann nach Ludwig in Stadium I–IV eingeteilt werden (Tab. 14.**7**) (10). Eine stärker ausgeprägte lymphoplasmazelluläre periportale Hepatitis sollte an ein Überlappungssyndrom mit der autoimmunen Hepatitis denken lassen.

Differenzialdiagnose

Unklare cholestatische Leberwerterhöhung. Bei unklarer cholestatischer Leberwerterhöhung bei Patienten ohne chronisch entzündliche Darmerkrankung stellt sich vor allem die Differenzialdiagnose der autoimmunen Lebererkrankungen autoimmune Hepatitis (AIH) und primär biliäre Zirrhose (PBC), der Fettlebererkrankung sowie der medikamententoxischen Leberschädigungen (Tab. 14.**8**). Eine Choledocholithiasis oder bakterielle Cholangitis sollte ausgeschlossen werden.

Multiple Strikturen. Bei multiplen Strikturen der Gallengänge besteht die Differenzialdiagnose der sekundär sklerosierenden Cholangitis bei z. B. rezidivierender bakte-

Tabelle 14.8 Differenzialdiagnose der PSC

Unklare cholestatische Leberwerterhöhung
Autoimmune Lebererkrankungen (AIH, PBC)
Medikamententoxizität
Fettlebererkrankung
Leberzirrhose jeglicher Genese
Cholangitis durch Bakterien oder Parasiten
Posthepatische Obstruktion (Choledocholithiasis, Tumoren, Sphinkter-Oddi-Dysfunktion)
Unklare Strikturen der Gallenwege
Cholangiokarzinom
Benigne Gallengangstumoren
Sekundär sklerosierende Cholangitiden: • rezidivierende bakterielle Cholangitiden, z. B. bei Choledocholithiasis • Immundefektsyndrom (HIV, CMV, Kryptosporidien) • nach Verbrennungstrauma
Orientalische Cholangiolithiasis
Ischämische Gallengangsschäden durch A.-hepatica-Verschluss oder intraarterielle Chemotherapie
Angeborene Gallengangserkrankungen

rieller Cholangitis mit oder ohne Choledocholithiasis, nach Verbrennungstraumen und bei Immundefektsyndromen, z. B. hervorgerufen durch Zytomegalievirus oder Kryptosporidien. Andere Ursachen der sekundär sklerosierenden Cholangitis, wie die orientalische Cholangiolithiasis, deren Genese unklar ist, oder der Befall durch Leberegel (z. B. Clonorchis sinensis) sind bei uns selten. Zu erwähnen ist die toxische Genese nach intraarterieller Zytostatikatherapie. Nach Lebertransplantation können ischämiebedingte Veränderungen (ischemic type biliary lesion) und die chronische Abstoßungsreaktion differenzialdiagnostische Probleme bereiten.

Lokalisierte Stenosierung. Bei lokalisierter Stenosierung der Gallenwege sollte in erster Linie an ein Cholangiokarzinom gedacht werden, welches häufig präoperativ nicht von der PSC zu unterscheiden ist (39). Weiterhin findet man eine Reihe benigner Stenosierungen, z. B. nach Cholezystektomie oder durch benigne Tumoren wie Gallengangsfibrome.

Überlappungssyndrom mit AIH. Bei hohen Transaminasen, hochtitrigen ANA, erhöhtem IgG und histologisch nachgewiesener periportaler lymphoplasmazellulärer Inflammation kommt differenzialdiagnostisch das Vorliegen eines Überlappungssyndroms mit einer AIH in Betracht, dessen Diagnosekriterien jedoch nicht eindeutig definiert sind (5).

Verlauf und Prognose

Der Verlauf der PSC ist variabel und kann für den einzelnen Patienten nur schlecht vorhergesagt werden. Während in früheren Studien das Überleben der Patienten im Mittel 10 – 12 Jahre betrug (40 – 42), fand sich in der jüngsten Arbeit zu diesem Thema ein mittleres Überleben/Zeit bis zur Transplantation von 18 Jahren (43). Patienten, die bei Diagnosestellung asymptomatisch waren, zeigten ein längeres Überleben als symptomatische Patienten mit meist schon fortgeschrittenem Parenchymschaden (42, 44). Daten bezüglich der prognostischen Relevanz eines intra- oder extrahepatischen Befalls sind widersprüchlich (43, 45, 46).

Die Prognose der Erkrankung wird erheblich von möglichen Komplikationen wie der Entwicklung eines Cholangiokarzinoms oder rezidivierender bakterieller Cholangitiden bestimmt.

Small-Duct-PSC. Die Small-Duct-PSC stellt vermutlich eine eigene Entität mit einer günstigen Prognose dar. Nur ca. 10 % der Patienten entwickelten über mehrere Jahre eine cholangiographisch erkennbare Gallengangspathologie und es wurde bisher kein Patient beschrieben, der ein Cholangiokarzinom entwickelte (2 – 4).

Prognosemodelle. Es sind mehrere Prognosemodelle entwickelt worden, die anfangs das histologische Stadium mit bewerteten (47). Aufgrund der fokalen Natur der PSC (48) und der nicht immer vorhandenen Histologie wurde das modifizierte Mayo-Prognosemodell entwickelt, das neben Alter, Bilirubin, Albumin und GOT eine Varizenblutung in der Vorgeschichte berücksichtigt (49). Gemeinsam ist diesen Modellen, dass sie nicht für den einzelnen Patienten angewendet werden können und daher nur für wissenschaftliche Zwecke als virtuelle Kontrollgruppe verwendet werden sollten.

Therapieziele und Maßnahmen

Die Therapie der PSC verfolgt folgende Ziele:

- Behandlung der Symptome,
- Verhinderung und Therapie von Komplikationen sowie
- Beeinflussung des progredienten Verlaufs der Erkrankung (50).

Medikamentöse Therapie

Ursodeoxycholsäure (UDCA)

UDCA ist eine hydrophile Gallensäure, die ohne externe Zufuhr einen Anteil von ca. 1 % des endogenen Gallensäurepools ausmacht. Durch Zufuhr von UDCA kann der Anteil hepatotoxischer lipophiler Gallensäuren reduziert werden.

UDCA scheint außerdem einen choleretischen Effekt durch Stimulation von Transporterproteinen an der kanalikulären Membran auszuüben. Antiapoptotische und immunmodulierende Effekte von UDCA wurden ebenfalls beschrieben (51). Nach neueren Untersuchungen erreicht der Anteil an UDCA bei Einnahme von 22–25 mg/kg Körpergewicht ein Plateau bei fast 60% des Gallensäurenpools, so dass durch die darüber hinausgehende Dosierung keine weitere Steigerung des Anteils an UDCA erreicht werden kann (52).

Studienergebnisse zur UDCA-Therapie

Die Therapie der PSC mit UDCA gilt in vielen Ländern als Standard. Eine Reihe von kontrollierten Studien zur Therapie der PSC mit UDCA in einer Dosis von bis zu 15 mg/kg Körpergewicht zeigten übereinstimmend eine Verbesserung der Laborwerte (53–56). Widersprüchliche Ergebnisse zeigten sich in Bezug auf eine mögliche histologische Verbesserung und in den meisten dieser Studien fand sich keine Verbesserung der Symptomatik (50). Die größte kontrollierte Studie zur Therapie der PSC mit UDCA in der Standarddosis aus der Mayo Clinic zeigte über einen Zeitraum von 2 Jahren keinen Effekt auf Symptome oder histologischen Progress der Erkrankung (55).

Eine kleinere kontrollierte Studie zur Therapie mit UDCA in einer Dosis von 20–25 mg/kg Körpergewicht über 2 Jahre erbrachte einen signifikanten Effekt auf den histologischen und cholangiographischen Progress der PSC, nicht jedoch auf die Symptomatik (57). Die bisher größte kontrollierte Therapiestudie mit einer mittleren UDCA-Dosis von 20 mg/kg Körpergewicht wurde in Skandinavien durchgeführt. Hier zeigte sich bei über 200 Patienten auch in der hohen Dosis von UDCA kein signifikanter Effekt und allenfalls ein Trend zu einem positiven Einfluss auf den Progress der Erkrankung (58).

In Bezug auf das Voranschreiten der PSC und die Beeinflussung der Symptome muss aufgrund der Studienergebnisse die Therapie mit UDCA mit Zurückhaltung betrachtet werden. Ob UDCA in der Frühphase der Erkrankung einen positiven Effekt aufweist, bleibt abzuwarten.

Der mögliche protektive Effekt von UDCA bezüglich der Entstehung von Cholangio- und Kolonkarzinomen wird unten diskutiert.

Immunsuppressiva

Steroide. Die Immunpathogenese der PSC legt nahe, dass eine immunsuppressive Therapie den Progress der Erkrankung günstig beeinflussen könnte. Größere kontrollierte Studien zu diesem Thema fehlen. Fallserien aus den 80er Jahren brachten widersprüchliche Ergebnisse und eine kontrollierte, jedoch nicht randomisierte Studie zur Therapie von Steroiden mit Cholchizin erbrachte keinen Nutzen der Therapie (59–63). Patienten mit deutlicher entzündlicher Aktivität oder Patienten mit einem Überlappungssyndrom mit AIH könnten jedoch von einer immunsuppressiven Therapie profitieren. Die Sorge vor einer Verschlechterung des Knochenmetabolismus unter Steroiden führte zu einer Therapiestudie mit der Kombination aus UDCA und Budesonid, die jedoch keinen zusätzlichen Effekt von Budesonid erbrachte (63).

Andere Immunsuppressiva. Positive Ergebnisse einer Pilotstudie zur Therapie der PSC mit Methotrexat konnten in kontrollierten Studien nicht bestätigt werden (64). Obwohl Azathioprin häufig zur Therapie chronisch entzündlicher Darmerkrankungen eingesetzt wird, gibt es keine kontrollierten Studien zur Therapie der PSC. Eine Pilotstudie zur Kombinationstherapie von Steroiden, Azathioprin und UDCA erbrachte einen stabilen histologischen und cholangiographischen Verlauf bei guter Verträglichkeit der Therapie, kontrollierte Studien hierzu fehlen jedoch (65). Ciclosporin hatte in einer kontrollierten Studie über zwei Jahre einen günstigen Effekt auf den histologischen Progress der PSC, beeinflusste jedoch nicht die Laborparameter (66). Unter der Therapie mit Tacrolimus konnten in einer einjährigen Pilotstudie die Laborparameter gesenkt werden, ohne dass der histologische Verlauf analysiert wurde (67). Hier müssen die Ergebnisse einer kontrollierten Studie abgewartet werden. Enttäuschende Ergebnisse erbrachten Therapiestudien mit Mycophenolatmofetil, Pentoxifyllin, Etanercept sowie Cladribin, einem Nukleosidanalogon (Tab. 14.**9**) (50, 68, 69).

Andere medikamentöse Therapien

Die Cholestase bedingt eine erhöhte Kupferkonzentration in der Leber von Patienten mit PSC. D-Penicillamin erwies sich in einer kontrollierten Studie jedoch als nicht wirksam (70). Ebenso unwirksam erwiesen sich in einer kontrollierten Studie die Therapie mit Colchizin zur Fibrosehemmung sowie in zwei kleinen Pilotstudien die Therapie mit Nikotin (71, 72).

Die mögliche Beteiligung von Infektionen an der Pathogenese der PSC ist unklar. Interessant in diesem Zusammenhang sind die Ergebnisse einer dreijährigen kontrollierten Studie zur Kombinationstherapie von Metronidazol in einer Dosierung von 600–800 mg/Tag und UDCA in Standarddosis. Hier zeigten sich ein zusätzlicher Effekt von Metronidazol auf die Laborwerte und ein leichter Effekt vor allem auf die inflammatorische Aktivität in der Leberhistologie (73).

Endoskopische Therapie

Dominante Stenose. Ca. 50% der Patienten entwickeln im Verlauf von 5 Jahren dominante Stenosen (34). Diese werden meist definiert als eine hochgradige, lokalisierte Enge eines Gallengangs mit einem Lumen von weniger als 1,5 mm. Eine dominante Stenose kann zum Aufstau der Galle mit prästenotischer Dilatation und dem Risiko einer bakteriellen Cholangitis führen. Tatsächlich gibt es wenige Daten über die Bedeutung dominanter Stenosen für den Progress der PSC. In einer Studie konnte kein Unterschied in der Ent-

Tabelle 14.9 Medikamentöse Therapie der PSC

Wirksamkeit	Studienlage	Medikament
Unklar	multiple kontrollierte Studien	UDCA in Standarddosis (15 mg/kg KG) oder Hochdosis (20 – 25 mg/kg KG)
	kontrollierte Studie	Metronidazol
	Fallserie und kontrollierte Studie	Tacrolimus/Ciclosporin A
	Fallserien	Steroide/Kombinationstherapien
Vermutlich unwirksam	kontrollierte Studien	Methotrexat
	kontrollierte Studie	Mycophenolatmofetil
	kontrollierte Studie	Budesonid
	Fallserie	Etanercept
	Fallserie	Pentoxifyllin
	Fallserie	Cladribin
	kontrollierte Studie	D-Penicillamin
	kontrollierte Studie	Colchizin
	Fallserie	Nicotin

wicklung der Laborwerte zwischen Patienten mit und ohne unbehandelte dominante Stenose über 1 Jahr Beobachtungszeit festgestellt werden (74). Bei Vorliegen einer dominanten Stenose wird dennoch häufig die Indikation zur endoskopischen Therapie gestellt.

In jedem Fall sollte eine dominante Stenose mittels Bürstenzytologie untersucht werden, da die maligne Stenose durch ein Cholangiokarzinom cholangiographisch häufig nicht von der benignen Stenose unterschieden werden kann (39).

Dilatationsbehandlungen. Kontrollierte Studien zur endoskopischen Therapie der PSC liegen nicht vor. In zwei größeren Fallserien brachte die endoskopische Therapie in Kombination mit UDCA einen Vorteil gegenüber dem errechneten Verlauf mittels des Prognosemodells der Mayo Clinic (33, 34). Eine mehrfache Dilatationsbehandlung mittels Ballonkatheter konnte mit einer geringen Komplikationsrate und hohen Erfolgsquote durchgeführt werden (34). Die endoskopische Therapie zeigte jedoch keinen Erfolg bei Stenosen, die weiter als 2 cm proximal der Bifurkation lagen. Ebenso problematisch erscheint die Dilatation von Stenosen mit einer Länge von mehr als 3 cm. Die Einlage von Stents sollte aufgrund der ohnehin bestehenden Inflammation der Gallenwege so kurz wie möglich und unter antibiotischer Abdeckung erfolgen. In einer retrospektiven Analyse zeigte das Einlegen eines Stents keinen zusätzlichen Nutzen, war jedoch mit einer erhöhten Rate an postinterventionellem Fieber behaftet (75).

Die ERC stellt ein Risiko für eine bakterielle Keimverschleppung in die Gallenwege dar und sollte daher von einer periinterventionellen Antibiose begleitet werden (24). Die Dauer und Art der Antibiose ist unklar, es bietet sich jedoch der Einsatz von Breitspektrumpenicillinen sowie von Gyrasehemmern an.

Nach erfolgreicher Dilatation kann eine Kontrollcholangiographie bei klinischer Verschlechterung oder nach ca. einem Jahr erfolgen, bei geringer Wahrscheinlichkeit für einen erneuten Interventionsbedarf am ehesten im Rahmen einer MRC.

Lebertransplantation

Die Betreuung von Patienten mit fortgeschrittener PSC sollte in enger Kooperation mit einem Transplantationszentrum erfolgen.

Die Lebertransplantation stellt die einzige Therapie mit nachgewiesenem Nutzen für das Langzeitüberleben des Patienten dar. Der beste Zeitpunkt zur Lebertransplantation ist mit Hinblick auf das erhöhte Cholangiokarzinomrisiko auf der einen Seite und die perioperative Mortalität und relativ hohe Rezidivrate der Grunderkrankung auf der anderen Seite unklar.

Indikationen und Kontraindikationen. Neben der fortgeschrittenen Leberzirrhose mit ihren Komplikationen besteht die Indikation zur Transplantation bei therapierefraktärem Juckreiz sowie rezidivierenden bakteriellen Cholangitiden. Ein nachgewiesenes Cholangiokarzinom stellt in der Regel aufgrund des hohen Rezidivrisikos und einer mittleren Überlebenszeit von 2 Jahren in den meisten Zentren eine Kontraindikation zur Transplantation dar (39, 76). Bei inzidentell im Explantat aufgefallenem, kleinem Cholangiokarzinom (< 1 cm) besteht vermutlich eine gute Prognose (77).

⇢ **Langzeitverlauf.** Die 1-, 5- und 10-Jahres-Überlebensraten nach Transplantation liegen bei 88, 80 und 67% (78, 79). Die Diagnose des Rezidivs der PSC nach Transplantation kann schwierig sein. Das Rezidivrisiko wird auf 10–40% geschätzt (80), jedoch ist der Einfluss des Rezidivs auf die Lebenserwartung des Patienten unklar. Der Langzeitverlauf nach Transplantation bei PSC ist Gegenstand aktueller Studien.

Komplikationen und deren Therapie

⇢ **PSC als Präkanzerose.** Die PSC prädisponiert für das Auftreten gastrointestinaler Tumoren. Daten aus der größten bisher beschriebenen Kohorte aus Schweden mit 604 PSC-Patienten belegen das Auftreten hepatobiliärer Malignome bei 13% der Patienten, die im Mittel 5,7 Jahre beobachtet wurden (81). Das Risiko, ein hepatobiliäres Malignom zu entwickeln, war im Vergleich zur Normalbevölkerung 161fach, ein Kolonkarzinom 10fach und ein Pankreaskarzinom zu entwickeln 14fach erhöht.

Cholangiokarzinom

⇢ **Epidemiologie.** Die Prävalenz des Cholangiokarzinoms bei Patienten mit PSC liegt zwischen 6 und 20% (39, 40, 81). 30–50% aller Cholangiokarzinome werden im ersten Jahr nach Diagnosestellung der PSC gefunden (39, 81). Dies verdeutlicht die Schwierigkeiten, die Erstmanifestation eines Cholangiokarzinoms von der Erstmanifestation einer PSC zu unterscheiden. Nach dem ersten Jahr nach Diagnosestellung der PSC beträgt die jährliche Inzidenz des Cholangiokarzinoms zwischen 0,6 und 1,5% (81, 82). Die Prävalenz hepatobiliärer Malignome bei Patienten mit PSC kann jedoch ohne pathologische Untersuchung der Leber deutlich unterschätzt werden. Die Prognose des Cholangiokarzinoms ist mit einer mittleren Überlebenszeit von etwa einem halben Jahr schlecht (39, 81).

⇢ **Risikofaktoren.** Bisher liegen keine gesicherten Risikofaktoren für die Entwicklung eines Cholangiokarzinoms vor, insbesondere scheint die Leberzirrhose kein bedeutender Risikofaktor zu sein.

Die chronische Entzündung der Gallengänge, analog der Dysplasie-Karzinom-Sequenz bei Colitis ulcerosa, könnte dem erhöhten Karzinomrisiko zugrunde liegen (83).

Passend hierzu konnte in einer Studie das Vorliegen von Gallengangsdysplasien in nicht tumorösem Lebergewebe mit einem gleichzeitig vorliegenden oder sich später entwickelnden Cholangiokarzinom korreliert werden (38).

› Diagnostik

⇢ **Tumormarker.** Die Differenzierung zwischen benignen und malignen Stenosen bei Patienten mit PSC ist schwierig. Die alleinige Bestimmung der Tumormarker CA19–9 oder CEA hat nur eine mäßige Sensitivität (ca. 60%) und Spezifität für die Erkennung eines Cholangiokarzinoms (84). Daher wurde eine Formel aus Serum-CA19–9 und CEA vorgeschlagen (CA19–9 + CEA × 40), die bei Werten von >400 U/l einen positiven prädiktiven Wert von 86% hatte (85).

⇢ **Bildgebende Verfahren.** Das Cholangiokarzinom bei Patienten mit PSC ist typischerweise vom duktulären Typ und wächst bevorzugt an der Hepatikusgabel (86). Die Daten der europäischen PSC-Studiengruppe zeigen, dass in nahezu einem Drittel der Fälle, bei denen eine CT, MRT und Sonographie durchgeführt worden waren, diese Kombination nicht in der Lage war, das Cholangiokarzinom zu diagnostizieren (39). Daher muss häufig ein multimodales diagnostisches Vorgehen gewählt werden. Ob neuere MRT-Techniken wie die kontrastmittelverstärkte MRC oder der intraduktale Ultraschall in der Diagnostik des Cholangiokarzinoms bei PSC Vorteile zeigen werden, bleibt abzuwarten.

In kleineren Studien wurde die Positronenemissionstomographie (PET) in der Diagnostik des Cholangiokarzinoms eingesetzt und erwies sich als sensitives und spezifisches Verfahren in der Differenzierung zwischen benignen und malignen Strikturen (87).

⇢ **Pathologie.** Das Cholangiokarzinom bei PSC wächst desmoplastisch und fibrotisch mit eingestreuten malignen Zellnestern entlang der Gallengänge, weswegen es sogar in Biopsaten schwierig sein kann, malignes Tumorgewebe zu sichern. Daher sind Bürstenzytologien von Gallengangsveränderungen bei PSC mit einer ausreichenden Spezifität (>80%), jedoch nur mit einer niedrigen Sensitivität von ca. 50% behaftet (88). Neuere Techniken der pathologischen Beurteilung wie die Detektion von Tumormarkern, digitale Bildanalyse oder Fluoreszenz-in-situ-Hybridisierung (FISH) haben bisher keinen Einzug in die Routinediagnostik gefunden.

› Prophylaxe und Screening

⇢ **UDCA.** Aufgrund der schwierigen Diagnostik und Therapie des Cholangiokarzinoms kommt einer möglichen Prophylaxe in der Risikopopulation der Patienten mit PSC eine besondere Bedeutung zu. In einer großen Serie von Patienten mit PSC, die in Skandinavien zur Lebertransplantation gelistet wurden, war die fehlende Einnahme von UDCA in der multivariaten Analyse signifikant mit der Entwicklung hepatobiliärer Malignome assoziiert (89). Obwohl eine geringe Inzidenz von Cholangiokarzinomen unter der Therapie mit UDCA beobachtet wurde, gibt es bisher keine klinischen Daten aus kontrollierten Studien, die den Einsatz von UDCA in der Verhinderung der Entwicklung eines Cholangiokarzinoms belegen würden. Selbst die Hochdosistherapie mit UDCA scheint keinen signifikanten chemopräventiven Effekt zu besitzen (58).

⇢ **Cholezystektomie bei Gallenblasenpolypen.** Gallenblasenpolypen bei Patienten mit PSC bergen ein erhöhtes Risiko für die Entstehung von Dysplasien und Adenokarzinomen (90). Eine prophylaktische Cholezystektomie sollte daher bei Patienten mit PSC und Gallenblasenpolypen erwogen werden.

Nikotin- und Alkoholabstinenz. In einzelnen Studien wurde das Malignomrisiko in Zusammenhang mit Alkohol- oder Zigarettenkonsum gebracht (91, 92). Trotz der unzureichenden Datenlage bei Patienten mit PSC erscheint es daher angebracht, Patienten zu einer Nikotin- und weitgehenden Alkoholabstinenz zu raten.

Dominante Stenosen sollten bürstenzytologisch untersucht werden. Ein weitergehendes, generelles Tumorscreening kann jedoch aufgrund der geringen Sensitivität der einzelnen Verfahren derzeit nicht empfohlen werden.

Therapie

Operatives Vorgehen. In ausgewählten Fällen ohne höhergradigen Leberparenchymschaden kann die Möglichkeit einer chirurgischen Resektion erwogen werden. Durch postoperativ rezidivierende Cholangitiden bei biliodigestiver Anastomose und vorbestehenden Gallengangsdysplasien besteht jedoch neben der hohen Rezidivrate auch die Gefahr eines De-novo-Cholangiokarzinoms. Die 5-Jahres-Überlebensraten nach Resektion eines Cholangiokarzinoms liegen unter 10% (93).

Ob eine präoperative Radiochemotherapie mit endoluminaler Radiatio und explorativer Laparotomie vor Transplantation bei ausgewählten Patienten eine Therapieoption darstellt, sollte in Studien weiter evaluiert werden. Erste Veröffentlichungen berichten von 5-Jahres-Überlebensraten von über 80% (94, 95).

Radio/Chemotherapie. Weder für die Radio- noch für die Chemotherapie des Cholangiokarzinoms liegen Ergebnisse kontrollierter Therapiestudien vor. Obwohl 5-FU- und Gemcitabin-basierte Therapieprotokolle ein partielles Ansprechen von bis zu 50% erzielen können, gibt es bisher keinen Hinweis auf einen Überlebensvorteil (96).

Palliative Maßnahmen. Eine Cholestase sollte durch endoskopische oder perkutane Anlage von Kunststoff- oder Metallstents unter periinterventioneller und eventuell länger anhaltender Antibiose behandelt werden. Die Ableitung beider Leberlappen scheint aus palliativer Sicht nicht notwendig, wenn die suffiziente Ableitung eines Gallengangssystems gelingt (97). Die photodynamische Therapie stellt eine interessante Option dar, wurde bisher jedoch nicht bei Patienten mit PSC evaluiert (98).

Colitis ulcerosa/Kolonkarzinom

Die Colitis ulcerosa verläuft bei Patienten mit PSC typischerweise als milde Pancolitis, wobei nicht selten das Rektum ausgespart wird und eine „Backwash"-Ileitis nachgewiesen werden kann (99). Die Colitis ulcerosa muss nicht in zeitlichem Zusammenhang mit der PSC stehen. Manifestationen einer PSC Jahre nach Kolektomie wurden beschrieben. Nach Lebertransplantation kann die Aktivität der Kolitis trotz Immunsuppression deutlich zunehmen (79, 80). Der Einfluss einer Kolektomie vor Transplantation auf die Rezidivrate der PSC im Transplantat ist Gegenstand aktueller Diskussion.

Kolonkarzinomrisiko. Das Risiko von Dysplasie und Karzinomentstehung im Kolon von Patienten mit PSC ist deutlich erhöht. In einer Studie zeigten sich Neoplasien nach 20 Jahren bei 31% der Patienten mit PSC und Colitis ulcerosa, jedoch nur bei 5% bei alleiniger Colitis (100).

Bei jedem Patienten sollte daher bei Erstdiagnose einer PSC eine Koloskopie durchgeführt werden. Bei Nachweis einer Colitis ulcerosa und vermutlich auch einer Colitis Crohn sollten sich dann jährliche Kontrollkoloskopien mit der Entnahme von Stufenbiopsien anschließen.

Kolektomie. Die Empfehlungen zur Kolektomie sollten vermutlich analog den Empfehlungen bei alleiniger Colitis ulcerosa angewandt werden. Bedacht werden muss jedoch die relativ hohe Rate an Pouchitis inklusive einer eventuell erhöhten Rate an Dysplasien im Pouch bei Patienten mit PSC (101). Nach Anlage eines Ileostomas kann die Entwicklung von peristomalen Varizen ein therapeutisches Problem darstellen und gelegentlich die Anlage eines TIPS erforderlich machen.

UDCA. Ähnlich wie ein potenziell protektiver Effekt von UDCA auf Gallengangsepithelien wird die Prophylaxe von Neoplasien im Kolon durch UDCA diskutiert. Unter der Einnahme von UDCA wurde eine verminderte Rate mukosaler Dysplasien des Kolons beschrieben (102). In einer weiterführenden Auswertung der kontrollierten, prospektiven Studie zur Therapie der PSC mit UDCA aus der Mayo Clinic fand sich für Patienten mit PSC und Colitis ulcerosa unter der Therapie mit UDCA ein relatives Risiko von 0,26, eine Dysplasie oder ein Malignom des Kolons zu entwickeln (103). Diese Daten konnten jedoch in einer als Abstract veröffentlichten Studie in dieser Deutlichkeit nicht bestätigt werden (104).

FAZIT FÜR DIE PRAXIS

- Die Diagnose der PSC stützt sich auf den cholangiographischen Nachweis von Strikturen und Dilatationen bei cholestatischer Leberwerterhöhung.
- Das Cholangiokarzinom sowie sekundär sklerosierende Cholangitiden sollten ausgeschlossen werden.
- Jede dominante Stenose der Gallengänge sollte bürstenzytologisch untersucht werden.
- Die Zeit bis Lebertransplantation oder Tod beträgt ca. 18 Jahre.
- Die Small-Duct-PSC stellt vermutlich eine eigene Entität dar mit einer günstigen Prognose. Diese kann nur in der Leberhistologie diagnostiziert werden.
- Es gibt keine Evidenz, dass die Therapie der PSC mit „Standard"- oder „Hochdosis"-UDCA den Progress beeinflussen könnte oder die Rate an Cholangiokarzinomen verringern könnte. Ein protektiver Effekt auf die Entwicklung von Neoplasien im Kolon scheint wahrscheinlich.
- Bei Colitis ulcerosa oder Colitis Crohn sollten ab Diagnosestellung der PSC jährliche Kontrollkoloskopien empfohlen werden.

Steckbrief PSC

Leitsymptom:
asymptomatische Erhöhung der Cholestaseparameter

Leitbefund der körperlichen Untersuchung:
eventuell Druckschmerz im rechten Oberbauch

Apparativer Leitbefund:
perlschnurartige Strikturen und Dilatationen der Gallenwege

Wichtigste Differenzialdiagnose:
Cholangiokarzinom

Therapie:
UDCA und endoskopische Dilatation von dominanten Stenosen mit ungesichertem Nutzen

Bemerkungen:
jährliche Kontrollkoloskopien bei zusätzlicher Colitis ulcerosa

15 Erkrankungen des hepatischen Stromgebiets

15.1 Budd-Chiari-Syndrom

K. H. W. Böker

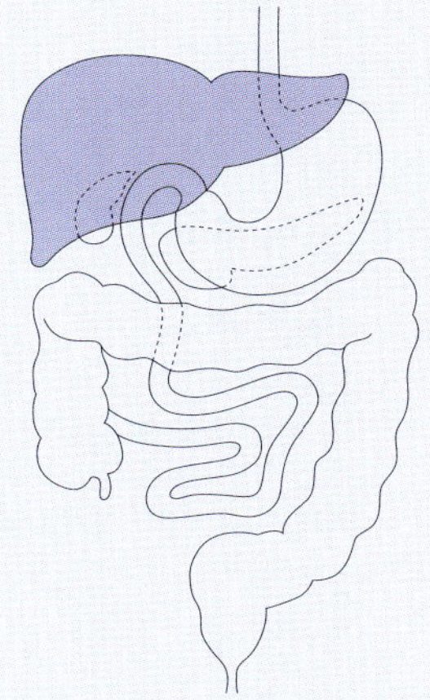

EDITORIAL **Die Bezeichnung Budd-Chiari-Syndrom (BCS, nach George Budd und Hans Chiari) wird heute für alle venösen Verschlusskrankheiten der Leber verwendet, bei denen der Verschluss sich auf der Ebene der hepatischen Venolen, der großen Lebervenen oder der V. cava inferior bis zum rechten Vorhof ereignet (1).**

Das BCS ist selten, genaue Daten zur Häufigkeit fehlen. Ursächlich sind in westlichen Ländern meist hereditäre thrombophile Gerinnungsdefekte. Frauen werden deutlich häufiger betroffen als Männer, das mittlere Erkrankungsalter beträgt 35 Jahre (2).

Die Symptomatik des BCS variiert zwischen symptomloser Transaminasenerhöhung und fulminantem Leberversagen, je nach Ausmaß und Dynamik des Verschlusses. Die Therapie besteht in einer Verhinderung weiterer Thrombosen durch Antikoagulation und einer Drainage des sinusoidalen Blutflusses durch Anlage eines portokavalen Shunts (3).

Ätiologie

Individuen mit einem gesunden Gefäßsystem, normalem Knochenmark und regelrechter Blutgerinnung erleiden praktisch nie eine Lebervenenthrombose, weshalb man bei deren Auftreten von einer vorbestehenden thrombophilen Risikosituation ausgehen muss. Risikosituationen lassen sich bei etwa 90% der Patienten nachweisen, bei mindestens 25% finden sich Kombinationen aus mehreren Risikofaktoren (2).

→ **Risikosituationen.** Die häufigste Ursache eines BCS stellen myeloproliferative Syndrome dar. Eine Polycythaemia vera wird bei 10–40% der Patienten mit BCS diagnostiziert, gefolgt von essenzieller Thrombozythämie und Osteomyelofibrose (Tab. 15.**1**). Orale Kontrazeptiva steigern das relative Risiko für ein BCS auf 2,37. Lebervenenverschlüsse sind auch in der Schwangerschaft und unmittelbar postpartal beschrieben worden, man geht aber davon aus, dass die in der Schwangerschaft oder unter oraler Kontrazeption auftretenden Budd-Chiari-Syndrome in der Regel Ausdruck einer anderweitigen Thrombophilie sind. Endoluminale Gefäßmalformationen wie „caval webs" oder Endophlebitiden sind seltene Ursachen, ebenso Medikamente oder exotische Chemikalien, wie z. B. aus „bush teas".

Pathogenese

→ **Venöse Stase.** Nach Verschluss einer großen Lebervene kommt es im Drainagegebiet zu einer Abflussstauung mit Anstieg des sinusoidalen Drucks und akuter portaler Hypertension. In frühen Stadien ist die Leberperfusion insgesamt vermindert, wodurch sich die Thrombose zentralwärts ausbreitet. In Extremfällen kommt es sogar zu einem Verschluss der Pfortader (4).

Die venöse Stase führt zu hypoxischer Schädigung der Hepatozyten, insbesondere in Zone 3 des Leberläppchens. Darüber hinaus führt der Sauerstoffmangel in den perisinusoidalen Zellen zur Bildung freier Sauerstoffradikale mit zusätzlicher oxidativer Schädigung der Hepatozyten (Abb. 15.**1**).

Die Schwere der Leberschädigung variiert je nach Ausmaß des venösen Verschlusses. Ausgedehnte Verschlüsse mehrerer oder aller Lebervenen führen zum akuten Leberversagen, weniger umfangreiche Thrombosen einer oder mehrere Lebervenen werden in der Regel überlebt.

Tabelle 15.1 Ursachen des Budd-Chiari-Syndroms (modifiziert nach Menon et al. NEJM 2004)

Häufige Ursachen
Thrombophile Gerinnungsstörungen
Erworbene Syndrome • myeloproliferative Syndrome • paroxysmale nächtliche Hämoglobinurie • Antiphospholipidsyndrome • Schwangerschaft • orale Kontrazeptiva
Familiäre Syndrome • Antithrombin-III-Mangel • Protein-C-Mangel • Protein-S-Mangel • Faktor-V-Leiden-Mutation • Prothrombinmutation • MTHFR-Mutation
Seltene Ursachen
Tumorinvasion • hepatozelluläres Karzinom • Nierenzellkarzinom • Nebennierenkarzinome
Verschieden Risikosyndrome • entzündliche Darmerkrankungen • inferior caval webs (Netzmissbildungen der V. cava Inferior) • Behçet-Syndrom • lokales Trauma • Aspergillose
Idiopathische Budd-Chiari-Syndrome

Kompensationsmechanismen. Bei minderschweren Verläufen kommt es schon kurzfristig zur Entwicklung von Kollateralen auf sinusoidaler Ebene und das Blut fließt über offen gebliebene Lebervenen ab. Die Kollateralen erweitern sich im Verlauf und ermöglichen eine Kompensation der Gesamtsituation.

Bei schweren Verläufen kommt es spontan zu einer Flussumkehr in der Pfortader. Diese wird zum Abflussgefäß und die Leberperfusion richtet sich neu ein: Den Zufluss liefert die Leberarterie, auf sinusoidaler Ebene kommt es zu arterieller Perfusion, die dann über die Pfortaderäste retrograd drainiert wird.

Der erhöhte Pfortaderdruck führt initial häufig zur Bildung von Aszites, im Verlauf bilden sich Kollateralen zur V. cava sowie kräftige Ösophagus- und Fundusvarizen. In den Organanteilen mit verschlossenem venösem Abfluss entwickelt sich eine Nekrose der zentrilobulären Regionen, mit nachfolgender Fibrose und zirrhotischem Organumbau (2, 3).

Klinik und Verlauf

Die Klinik des Budd-Chiari-Syndroms lässt sich in fulminante, akute, subakute oder chronische Verläufe einteilen. Das klinische Bild hängt vom Ausmaß und der Entwicklungsgeschwindigkeit des venösen Verschlusses ab.

Akute und subakute Form

Akuter Verlauf. Der akute Verlauf ist gekennzeichnet durch therapierefraktären Aszites und rasch zunehmende hepatische Nekrosen ohne Entwicklung ausreichender venöser Kollateralen.

Bei der akuten Form sind meist alle drei großen Lebervenen verschlossen und die Prognose hängt von der Flussumkehr in der Pfortader und der Entwicklung portaler Abflusskollateralen ab.

Entscheidend ist, ob sich rechtzeitig venöse Kollateralen ausbilden können, welche die sinusoidale Perfusion drainieren und die Sauerstoffversorgung der Hepatozyten sichern.

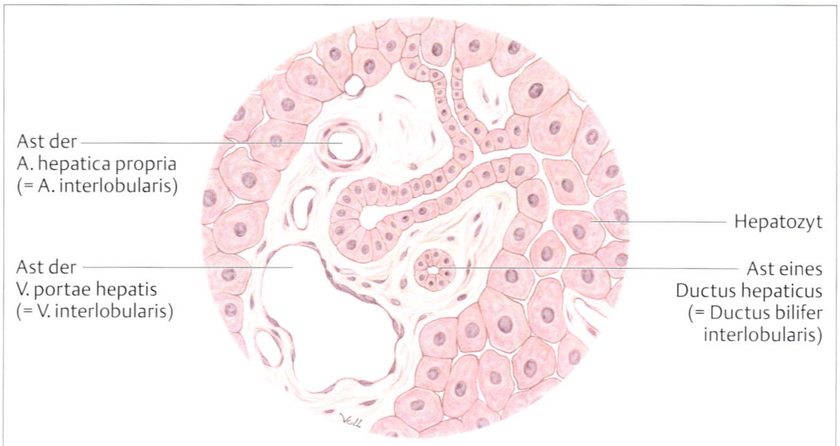

Abb. 15.1 Architektur der Lebervenen.

Subakuter Verlauf. Die subakute Form des Budd-Chiari-Syndroms ist die häufigste Verlaufsform. Hier findet sich ein Verschluss von einer oder zwei der drei großen Lebervenen. Unterschiedlich ausgeprägter Aszites und eine mehr oder weniger starke Einschränkung der Leberfunktion prägen das Bild.

Bei der subakuten Form erfolgt die Dekompression der Sinusoide in den betroffenen Arealen über eine spontane intrahepatische Kollateralisierung zu den offen gebliebenen Lebervenen, eine Flussumkehr in der Pfortader tritt allenfalls vorübergehend ein.

Chronisches Budd-Chiari-Syndrom

Wird das initiale Thromboseereignis überlebt, entwickelt sich das chronische BC-Syndrom im Wesentlichen unter dem Bild einer Zirrhose.

Schubweiser Verlauf. Eine Besonderheit des chronischen Budd-Chiari-Syndroms ist der schubweise „Treppenstufenverlauf", bei dem Phasen der Kompensation von plötzlichen, schubweisen Verschlechterungen unterbrochen werden. Diesen Einbrüchen liegen schubweise erneute Thrombosen in den Kollateralgefäßen zugrunde, sie treten insbesondere auf, wenn keine ausreichende Antikoagulation erfolgt. Langfristig entwickelt sich eine ausgedehnte Fibrosierung der Leber mit Vernarbung und Architekturzerstörung im Sinne einer Leberzirrhose (1).

Lange kompensierter Verlauf. Andererseits sind bei ausreichender Kollateralisation und sicherer Antikoagulation jahrelang voll kompensierte und klinisch asymptomatische Verläufe möglich (5). Eine Besonderheit des langfristig kompensierten Verlaufs ist die Ausbildung multipler hyperplastischer Regeneratknoten, sog. fokal nodulärer Hyperplasien. Zur Entwicklung maligner Tumoren kommt es nicht (6).

Hypertrophie des Lobus caudatus. Häufig sieht man eine ausgeprägte Hypertrophie des Lobus caudatus (Segment I). Da dieser Teil der Leber durch kurze Venen direkt in die untere Hohlvene drainiert wird, bleibt hier die normale Zirkulation erhalten, und es kommt zur kompensatorischen Hypertrophie. Die Hypertrophie kann die V. cava inferior erheblich einengen. In einzelnen Fällen wird die Einengung so ausgeprägt, dass sich eine untere Einflussstauung (Cava-inferior-Syndrom) entwickelt. Auch Thrombosen der V. cava inferior sind beobachtet worden. In solchen Fällen soll rechtzeitig ein Stent zum Offenhalten der V. cava im Leberdurchtritt platziert werden (7).

Diagnostik

Laboruntersuchungen

Transaminasenanstiege, erhöhte Bilirubinwerte, Aszitesbildung und Einschränkungen der humoralen Gerinnung als Zeichen der Lebernekrose werden insbesondere bei fulminanten und akuten Verläufen beobachtet. Bei subakuten und chronischen Verläufen sind sie weniger ausgeprägt. Im Aszites findet sich ein geringer Eiweißgehalt ($< 2{,}5$ g/dl), der Serum/Aszites-Albumin-Quotient ist hoch, typisch für ein Transsudat.

Bildgebende Diagnostik

Wesentlichste diagnostische Methode zur Sicherung der Diagnose ist die Dopplersonographie (Abb. 15.2). Sie kann Verschlüsse der Lebervenen mit einer Sensitivität und Spezifität von über 85 % nachweisen (8).

CT und MRT. Nekrotische und vitale Areale lassen sich mit Hilfe der Kontrastmittel-CT differenzieren (Abb. 15.3). Diese wird insbesondere eingesetzt, um die verbliebene venöse Anatomie vor Anlage eines transjugulären intrahepatischen Stent-Shunts (TIPS) zu dokumentieren und die Shuntanlage zu planen. Alternativ kann auch die MRT genutzt werden; sie ermöglicht eine bessere Darstellung der V. cava inferior und des intrahepatischen Gefäßbaums (9).

Venographie. Die retrograde hepatische Venographie über Ballonkatheter wird nur in den Fällen notwendig sein, in denen der starke Verdacht auf ein Budd-Chiari-Syndrom besteht, jedoch keine Sicherung durch Doppler- und Kontrastsonographie gelingt. Typischerweise zeigt sich angio-

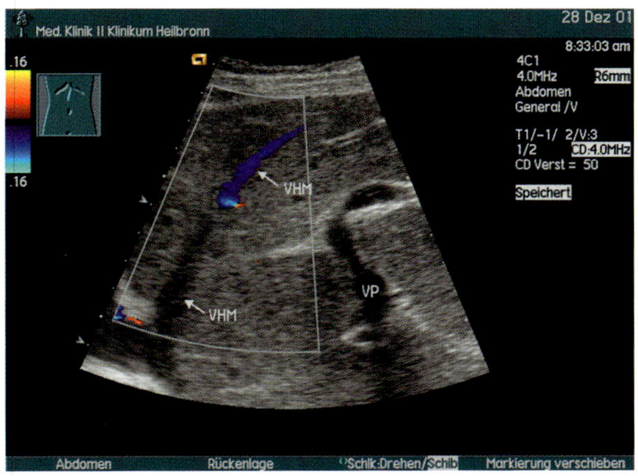

Abb. 15.2 Dopplersonographisches Bild bei Budd-Chiari-Syndrom: Die mittlere Lebervene (VHM) ist im Farbdoppler peripher orthograd offen mit Strömungsstopp, nach hepatozentral zur Einmündung in die V. cava im Farbdoppler ohne Strömungsnachweis. VP: V. portae.

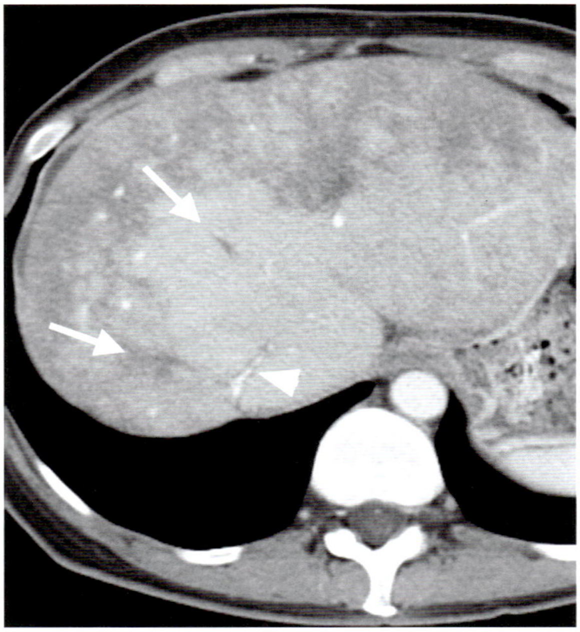

☒ **Abb. 15.3** Kontrastmittel-CT. Verschluss der Lebervenen (Pfeile) bei chronischem Budd-Chiari-Syndrom; fleckige Kontrastierung um die größeren Portalvenenäste mit dazwischen gelegenen hypodensen Arealen. Die V. cava ist durch die Parenchymschwellung schlitzförmig eingeengt (Pfeilspitze).

graphisch ein Spinnwebmuster der venösen Kollateralen in der Leber. Bei der Angiographie kann auch der Druck in der V. cava inferior gemessen werden, um eine eventuelle Abflussstauung durch den vergrößerten Lobus caudatus zu dokumentieren.

Therapieziele und Maßnahmen

Fulminante Verläufe des BCS sind eine Indikation für eine notfallmäßige („HU"= high-urgency) Lebertransplantation.

→ **Ziele.** Bei weniger katastrophalem Verlauf verfolgt die Therapie des BCS 3 Ziele:

- Stabilisierung des Patienten durch supportive Maßnahmen,
- möglichst rasche Antikoagulation zur Verhinderung weiterer Thrombosen und
- eine möglichst rasche Verminderung der hepatischen Abflussstauung zur Minimierung der Lebernekrose.

In zweiter Linie soll eine Therapie der Grundkrankheit angestrebt werden (2).

→ **Antikoagulation.** Möglichst rasch muss man zu einer kompletten Antikoagulation zu kommen. Initiale Vollheparinisierung und nachfolgende Einstellung auf Vitamin-K-Antagonisten (Phenprocumon, Warfarin) sind notwendig. Eine frühzeitige obere Intestinoskopie zur Feststellung eventueller Ösophagus- und Fundusvarizen und zum Ausschluss von Ulzera oder akuten Erosionen als kritischen Blutungsrisiken ist wünschenswert.

Tabelle 15.2 Algorithmus für das klinische Vorgehen bei Budd-Chiari-Syndrom

Verdacht	plötzliche Oberbauchschmerzen Völlegefühl, Übelkeit Aszites, Leberschädigung
Diagnosesicherung	Dopplersonographie Kontrastmittel-CT MR-Angiographie
Verlaufskontrolle	Laborwerte • Leberenzyme, Albumin, CHE, Quick • Nierenfunktion, Kreatinin, Kalium, Natrium • Darmischämie? LDH, CK Obere Intestinoskopie • Varizen? Erosionen? Aszitespunktion • Albumin, Zellzahl Dopplersonographie • Flussrichtung in der Pfortader? • Kollateralen in der Leber? • Größe des Lobus caudatus • Lumen der V. cava inferior im Leberdurchtritt
Maßnahmen	Antikoagulation • Vollheparinisierung/Marcumar, wo immer möglich TIPS-Implantation bei • progredientem Verlauf frühzeitig(!) Asziteskontrolle • Diuretika/Paraszentese mit Albumininfusionen Lebertransplantation • bei akutem Leberversagen • bei Shuntversagen und hepatorenalem Syndrom • bei dekompensierter Leberzirrhose im Spätverlauf

→ **Verlaufsbeobachtung.** Der Verlauf muss – besonders initial – engmaschig überwacht werden. Aszites, eine Eiweißsynthesestörung, ein Bilirubinanstieg, eine hepatische Enzephalopathie oder ein hepatorenales Syndrom sind Anzeichen einer schlechten Prognose. Sie sollten umgehend zu Maßnahmen führen, um die hepatische Obstruktion zu entlasten (Tab. 15.**2**) (10).

Hepatische Druckentlastung

Thrombolyse und Stentimplantation. Thrombolyse mit Urokinase oder rekombinantem Plasminogenaktivator (rTPA) kann versucht werden, wenn eine akute Form des Budd-Chiari-Syndroms früh diagnostiziert wird oder die Sonographie einen frischen Thrombus darstellt. Urokinase oder rTPA werden via transfemoralem oder jugulärem Katheter über 24 h möglichst direkt in die thrombosierte Lebervene oder kurz unterhalb in die V. cava infundiert. Die Ergebnisse sind umso besser, je frühzeitiger die Lysetherapie einsetzt, grundsätzlich sind sie aber schlecht, und das Blutungsrisiko bei der akuten portalen Stauung ist erheblich (11).

Ebenso wird eine perkutane transhepatische Lebervenenrekonstruktion mit Ballondilatation und Stentimplantation in eine thrombosierte Lebervene trotz publizierter Einzelerfolge in der Praxis selten möglich sein.

TIPS. Von großer Bedeutung sind dagegen portokavale Shunt-Verfahren, sie können die Prognose erheblich verbessern und müssen in jedem Fall frühzeitig diskutiert und ggf. frühzeitig umgesetzt werden. Im Vordergrund steht heute der transjuguläre intrahepatische portokavale Stent (TIPS) (12). Es handelt sich dabei um einen mittels Katheter transjugulär eingesetzten portokavalen Shunt.

Die Indikation für einen TIPS ist gegeben, sobald sich der Fluss in der Pfortader kritisch verlangsamt bzw. sogar umkehrt, insbesondere wenn darüber hinaus gleichzeitig Lebernekrosen nachweisbar sind (Enzyme erhöht) oder Aszites besteht.

Ein großer Vorteil der Methode liegt darin, eine Messung des Blutdrucks in der inferioren V. cava und in der Pfortader möglich zu machen. Besonders effektiv ist ein portokavaler Shunt bei Druckgradienten zwischen Pfortader und inferiorer V. cava von mehr als 10 mm Hg.

Die Anlage eines TIPS verbessert unmittelbar die intrahepatische Zirkulation, indem der Druck in der Pfortader gesenkt und damit der Abfluss aus der Leber verbessert wird. Hierdurch kann die Menge des arteriell einströmenden Blutes gesteigert und die sinusoidale Perfusion verbessert werden. Die besten Ergebnisse werden frühzeitig erreicht, bevor es in den minderperfundierten Arealen zu kompletter Nekrose der Leberzellen gekommen ist. Die Hypoxie zentraler Läppchenanteile wird vermindert, die Nekrose aufgehalten und in optimal erfolgreichen Fällen die Entwicklung einer Zirrhose verhindert (13).

Prinzipiell ist bei gut erhaltener Leberfunktion natürlich auch ein chirurgischer portokavaler Shunt sinnvoll, seit Etablierung der TIPS-Technologie haben chirurgische Verfahren jedoch an Bedeutung verloren.

Lebertransplantation

Die Langzeitergebnisse nach Lebertransplantation wegen Budd-Chiari-Syndrom sind sehr gut. 5-Jahres-Überlebensraten von etwa 95 % sind realistisch.

Die Indikation zur Lebertransplantation ist gegeben bei fulminantem Leberversagen, dekompensierter Leberzirrhose und bei hepatorenalem Syndrom nach Shuntversagen (14, 15).

Die Prognose der thrombophilen Grundkrankheit kann die Transplantationsindikation beeinflussen. Dies muss im Einzelfall mit Hämatologen und Gerinnungsspezialisten diskutiert werden. Angesichts der multifaktoriellen Genese des Budd-Chiari-Syndroms und der möglicherweise kombinierten Gerinnungsstörung empfehlen die meisten Transplantationszentren eine lebenslange Antikoagulation auch nach der Transplantation durchzuhalten (16).

FAZIT FÜR DIE PRAXIS

- Bei Verdacht auf Budd-Chiari-Syndrom muss schnellstmöglich das Ausmaß der Lebervenenthrombose und der resultierenden Zirkulationsstörung festgestellt werden.
- Droht ein Leberversagen, muss die Transplantation diskutiert werden. Bei starker portaler Hypertension und ausgedehnter Leberschädigung soll frühzeitig ein portokavaler Shunt angestrebt werden, präferenziell ein TIPS, um die Entwicklung einer Zirrhose zu verhindern. Eine Lysetherapie ist nur bei sicher frischer Thrombose aussichtsreich, potenzielle Blutungsquellen müssen vorher ausgeschlossen werden.
- Konsequente Antikoagulation ist unbedingt notwendig und muss auch langfristig durchgehalten werden.
- Die Grundkrankheit der thrombophilen Gerinnungsstörung muss konsequent diagnostiziert und wenn möglich langfristig behandelt werden.
- Wenn es gelingt, die Entwicklung einer Zirrhose zu verhindern und die Leberfunktion kompensiert zu halten, sind langfristig gute Verläufe unter Antikoagulation möglich.

15.2 Pfortaderthrombose

S. Kanzler

EDITORIAL **Eine Pfortaderthrombose (PVT) kann in An- oder Abwesenheit einer Lebergrunderkrankung entstehen. Eine Kombination aus lokalen (z. B. Flussgeschwindigkeit) und systemischen Faktoren (z. B. Entzündung) spielt ätiopathogentisch eine wichtige Rolle. Häufig wird zwischen einer akuten und einer chronischen PVT unterschieden, obgleich eine sichere klinische Differenzierung oftmals schwierig ist. Ösophagusvarizen stellen eine wichtige Komplikation der PVT dar. Der Spontanverlauf der Ösophagusvarizen bei PVT unterscheidet sich jedoch durch die erheblich niedrigere Blutungsrate von zirrhoseassoziierten Ösophagusvarizen. Das Fehlen randomisierter klinischer Untersuchungen erschwert einen Konsens bezüglich einer optimalen Therapiestrategie. Untersuchungen der letzten Jahre belegen allerdings die Wirksamkeit einer thrombolytischen Therapie bei akuter PVT sowie die Wirksamkeit und Sicherheit einer Antikoagulation bei chronischer PVT.**

Definition und Klassifikation

Die PVT bezeichnet eine Thrombose im Pfortaderkreislauf – dem venösen Kreislauf von Magen, Darm, Milz und Pankreas als funktionell einheitliches, vorwiegend klappenloses Gefäßsystem über die V. portae zur Leber.

Klassifikationen. Je nach Ausdehnung werden eine trunkuläre (Stamm), radikuläre (Mesenterial-, Milzvenen) und terminale PVT (intrahepatische Pfortaderverzweigungen) unterschieden. Eine andere anatomische Klassifizierung unterteilt in 4 Kategorien:

- auf die Pfortader begrenzte Thrombose proximal des Konfluens der V. lienalis und der V. mesenterica superior,
- Ausdehnung der Thrombose in die V. mesenterica superior, jedoch mit offenen Mesenterialgefäßen,
- diffuse Thrombose des portalen Gefäßsystems mit kräftigen Kollateralen,
- ausgedehnte Thrombose des portalen Gefäßsystems bei nur geringer Kollateralisierung (1).

Diese anatomische Klassifizierung hat eine prognostische Relevanz, da Patienten mit Einbeziehung der mesenterialen Gefäße ein deutlich erhöhtes Risiko einer Darmischämie und ein erniedrigtes Risiko einer Ösophagusvarizenblutung aufweisen (2).

Epidemiologie und Wertung

Grunderkrankungen und Inzidenzraten. Die PVT stellt eine häufige Komplikation bei Patienten mit Leberzirrhose dar. So werden im Stadium der kompensierten Leberzirrhose Inzidenzen von 0,6 – 16% berichtet (3). Höhere Inzidenzraten werden für Patienten mit dekompensierter Zirrhose angegeben, und bei bis zu 35% der Zirrhosepatienten mit einem hepatozellulären Karzinom werden PVT beschrieben. Bezüglich der Häufigkeit einer PVT als Komplikation einer Pankreatitis variieren die Angaben erheblich. Condat und Mitarbeiter fanden eine Inzidenz von 1%, andere Berichte gehen von deutlich höheren Inzidenzraten von 23% bei akuter Pankreatitis bis hin zu 57% bei nekrotisierender Pankreatitis aus (4). Nach Splenektomie werden PVT bei 6 – 8% der Patienten beobachtet (3, 5). Auch Interventionen im Bereich der Leber, wie beispielsweise lokal-ablative Verfahren zur Behandlung des hepatozellulären Karzinoms, können Ursache einer PVT sein. Insgesamt wird die Häufigkeit gerade subklinischer PVT sicherlich unterschätzt.

Risikofaktoren und Pathologie

Sowohl lokale als auch systemische Faktoren bedingen die Ausbildung einer PVT (Tab. 15.**3**). Die Unterbrechung des portalen Blutflusses spielt eine entscheidende Rolle. Als Gründe hierfür können der Pfortaderhochdruck bei Leberzirrhose, eine lokale Tumorkompression oder eine Entzündung angesprochen werden.

Neben den in Tab. 15.**3** genannten Faktoren spielen erbliche prothrombotische Erkrankungen, erworbene hämatologische Erkrankungen wie beispielsweise die Polyzythämie und weitere Faktoren wie eine Sepsis eine entscheidende Rolle.

Sepsis. Ältere Untersuchungen haben insbesondere eine Assoziation der PVT mit intraabdomineller oder systemischer Sepsis in bis zu 40% der Fälle gesehen, vor allem bei

Tabelle 15.3 Ätiologie/Risikofaktoren für die Entstehung einer Pfortaderthrombose

- Leberzirrhose/portale Hypertension
- Thrombophilie (s. Tab. 15.**4**)
- Pankreatitis (akut/chronisch)
- Tumorerkrankung (lokal/disseminiert)
- Sepsis
- Schistosomiasis
- Postoperativ (z. B. Splenektomie, Lebertransplantation)
- Umbilikalvenenkatheterisierung in der Kindheit
- Kompression der Pfortader von extern (z. B. Lymphome)
- Medikamente (z. B. orale Kontrazeptiva)
- Schwangerschaft/Postpartalperiode

Kindern nach neonataler Katheterisierung der Umbilikalvene (7). Untersuchungen der jüngeren Vergangenheit konnten diese hohen Sepsisraten nicht bestätigen und fanden Hinweise für eine Sepsis in lediglich 11 % der Fälle mit PVT (6). Die offensichtlich enge Assoziation zwischen einer Bacteroides-fragilis-Infektion und einer PVT hat zur Empfehlung geführt, die Komplikation einer PVT bei allen Patienten mit Bacteroides-fragilis-Bakteriämie auszuschließen (8). Der transiente Nachweis von Antikardiolipin-Antikörpern im Rahmen der Bacteroidesinfektion wurde als mögliches pathophysiologisches Korrelat beschrieben (9).

Prothrombotische Veranlagungen. In der letzten Dekade wurden entscheidende Fortschritte bei der Identifizierung prothrombotischer Veranlagungen bei Thrombosepatienten, einschließlich Pfortaderthrombosepatienten, gemacht (Tab. 15.**4**). So spielen genetische Polymorphismen wie der Faktor V Leiden und G20210A-Prothrombin-Genmutationen eine wichtige Rolle bei der Entstehung einer PVT (10 – 13). Daneben scheinen erworbene Ursachen wie ein (latentes) myeloproliferatives Syndrom von ganz wesentlicher Bedeutung zu sein; diese wurden bei 48 % der Patienten mit isolierter PVT gefunden. Auch wenn von anderen Untersuchern niedrigere Zahlen angegeben wurden, so nehmen die Fälle einer sog. idiopathischen PVT bei sorgfältiger Aufarbeitung stetig ab. Eine zugrunde liegende Erkrankung kann in 80% der Fälle identifiziert werden. In der Patientengruppe mit bekannter Ursache für die PVT spielen prothrombotische Faktoren mit 60 % die dominierende Rolle (10). Andersherum betrachtet bleibt die PVT allerdings trotz einer relativ hohen Prävalenz erblicher prothrombotischer Veranlagungen in der Allgemeinbevölkerung (3 % Träger der Faktor-V-Leiden-Mutation und 2 % der Prothrombin-Genmutation) eine seltene Komplikation beim Nichtzirrhotiker.

Tabelle 15.4 Prothrombotische Faktoren als Risikofaktor für eine Pfortaderthrombose

- Myeloproliferative Erkrankungen (z. B. Polycythaemia rubra vera, essenzielle Thromozytose, Myelofibrose)
- Antiphospholipidsyndrom
- Antikardiolipin-Antikörper
- Protein-C-, Protein-S-, Antithrombinmangel
- Paroxysmale nächtliche Hämoglobinurie
- Faktor-V-Leiden-Mangel
- G20210A-Prothrombin-Genmutation
- Hyperhomocysteinämie

Kombination von Risikofaktoren. Kommen allerdings mehrere Risikofaktoren zusammen, so steigt die Inzidenz der PVT deutlich an. So konnte anhand einer Studie mit 700 Leberzirrhosepatienten gezeigt werden, dass Patienten mit einer PVT in 70% der Fälle eine genetisch determinierte Thrombophilie aufwiesen – eine 5fache Erhöhung im Vergleich zu Zirrhosepatienten ohne PVT (14). Im Falle einer Splenektomie erhöht eine gleichzeitig bestehende Leberzirrhose oder ein myeloproliferatives Syndrom das Risiko einer PVT auf 13 – 18 % (15).

Klinik und Diagnose

Symptomatik

Die klinische Präsentation der PVT kann in zwei Kategorien unterteilt werden: die akute und die chronische PVT, wobei die Unterscheidung beider Formen klinisch sehr schwierig oder unmöglich sein kann.

Kein definitiver zeitlicher Rahmen unterscheidet die akute von der chronischen PVT. Im klinischen Alltag wird jedoch häufig bei Symptomen < 60 Tage vor der Diagnosestellung von einer akuten PVT ausgegangen (16).

Akute PVT. Die Symptomatik der akuten PVT geht mit abdominellen Schmerzen, Übelkeit und Fieber einher. Aufgrund einer möglichen Darmischämie korrelieren die Beschwerden häufig mit dem Ausmaß der Mesenterialvenenthrombose (17). 10 % aller Darmischämien liegt eine Mesenterialvenenthrombose zugrunde (18). Das akute Auftreten von Aszites kann ebenfalls auf eine neu aufgetretene PVT hinweisen. Bei Patienten mit nachgewiesener PVT kann das klinische, endoskopische oder radiologische Fehlen einer portalen Hypertension ebenfalls auf eine neu aufgetretene PVT hinweisen.

Chronische PVT. Die chronische PVT präsentiert sich klinisch meist mit den Folgen einer portalen Hypertension (gastrointestinale Blutung, Splenomegalie und Hyperspleniesyndrom). Aszites tritt in der Regel nur bei begleitender Lebererkrankung (Leberzirrhose) auf. Eine Ausnahme stellen ältere Patienten dar, die häufiger Aszites ausbilden und bei denen dann fälschlicherweise eine Leberzirrhose angenommen wird.

Diagnostik

Bildgebende Verfahren. Eine breite Palette an bildgebenden Techniken steht zur Diagnostik der PVT zur Verfügung (Abb. 15.**4**).

a
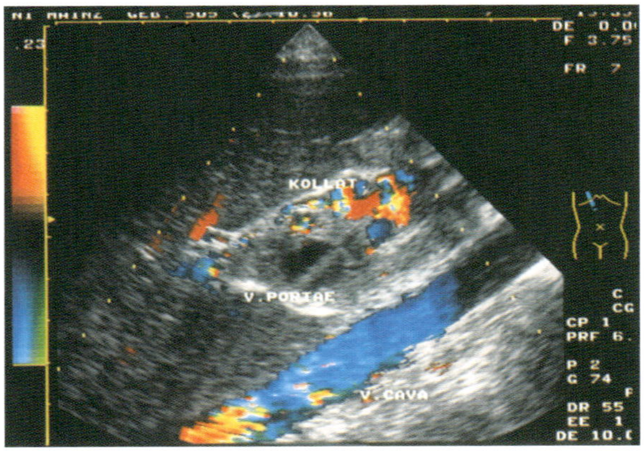

b
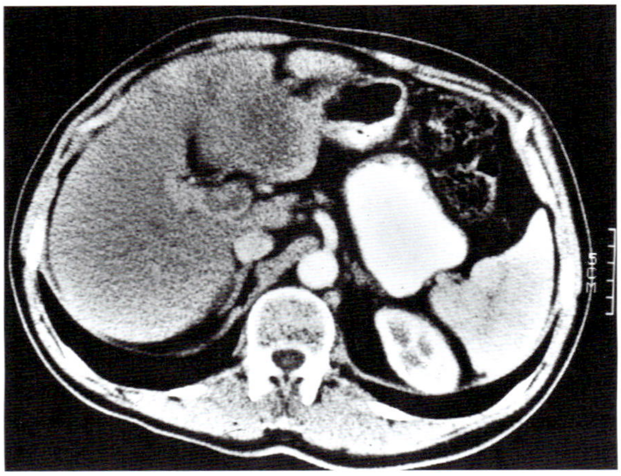

☒ **Abb. 15.4** Pfortaderthrombose.
a Duplexsonographisches Bild.
b Computertomographisches Bild.

Eine akkurate Diagnose kann mittels Dopplersonographie, kontrastverstärkter Computertomographie (CT) oder Magnetresonanz-Angiographie (MR-Angio) gestellt werden, so dass invasivere Verfahren wie eine Angiographie in der Regel entbehrlich sind (26).

Eine CT-Untersuchung kann portosystemische Kollateralen sowie die Ausbildung einer kavernösen Transformation der Pfortader besser dokumentieren – beides Hinweise auf eine länger bestehende PVT. Wie eine kürzlich veröffentlichte Studie zeigte, hat der endoskopische Ultraschall eine Sensitivität von 81 % und eine Spezifität von 93 % bei der Diagnosestellung einer PVT (27).

⇢ **Weiterführende Diagnostik.** Sofern eine lokale Ursache für eine PVT gefunden werden konnte (z. B. Zirrhose, Pankreatitis), so ist eine Suche nach weiteren Kofaktoren in der Regel entbehrlich. Kann keine lokale Ursache für die PVT gefunden werden, muss nach einer systemischen Ursache gesucht werden (z. B. myeloproliferative Erkrankung, Thrombophilie) (Tab. 15.**4**). Dies ist essenziell, da verschiedene Grunderkrankungen einer spezifischen Therapie bedürfen (z. B. Polyzythämie), und eine Thrombophilie die Indikation und die Dauer einer Antikoagulation beeinflusst.

Differenzialdiagnose

Differenzialdiagnostische Überlegungen ergeben sich bei der PVT aufgrund der meist eindeutigen Diagnose nicht. Wichtig ist, bei Patienten mit unklarer portaler Hypertension und Hyperspleniesyndrom an die Möglichkeit einer PVT zu denken. Darüber hinaus sollte bei jeder akuten Verschlechterung eines Patienten mit einer vorbekannten Lebererkrankung (Aszites, Leistungsknick, Ikterus etc.) neben dem hepatozellulären Karzinom auch an die Möglichkeit einer PVT gedacht werden.

Verlauf und Prognose

Der natürliche Verlauf einer akuten PVT ist nicht gut dokumentiert. So variieren die Angaben bezüglich der Mortalität erheblich (0 – 76 %) (17). Eine spontane Lyse einer akuten PVT geschieht zweifelsfrei häufig, wie gerade temporäre PVT im Rahmen einer akuten Pankreatitis belegen.

Wie bereits oben erläutert, weisen Patienten mit PVT unter Einbeziehung der mesenterialen Gefäße ein deutlich erhöhtes Risiko einer Darmischämie und ein erniedrigtes Risiko einer Ösophagusvarizenblutung auf (2). Die Darmischämie stellt hierbei ein sehr großes Mortalitätsrisiko dar (6).

⇢ **Diagnosestellung.** Die Rate der Patienten mit symptomatischer akuter PVT, die im Verlauf Komplikationen der chronischen PVT entwickeln, ist aufgrund der unzureichenden Datenlage ungewiss.

Eine zunehmende klinische Wachsamkeit, verbunden mit verbesserter Bildgebung und einer potenziellen therapeutischen Option, hat offensichtlich zu einer vermehrten Diagnosestellung der akuten PVT geführt.

In einer retrospektiven Analyse von 141 Patienten mit PVT wurde vor 1990 die Diagnose einer akuten PVT bei nur 7 % der Patienten gestellt, nach 1994 bei 54 % der Fälle (19).

Varizenblutungen bei PVT

Eine retrospektive Analyse von 171 Patienten mit chronischer PVT gibt Hinweise auf den natürlichen Verlauf. Die 10-Jahres-Überlebensrate lag bei 54 % und erreichte 81 %, sofern keine Leberzirrhose, keine Krebserkrankung oder Mesenterialvenenthrombose vorlag. Begleiterkrankungen waren häufiger Todesursache als Varizenblutungen (6 % der Todesfälle) – sogar bei Patienten, die eine Varizenblutung erlitten (20). Medizinische Verbesserungen in der Behandlung der Varizenblutung oder der Prävention einer Blutung spielen hierbei sicherlich eine wichtige Rolle. So fanden Untersuchungen der Jahre

1960–1989 blutungsassoziierte Todesfälle bei 13–20% der Patienten mit PVT (7, 13), verglichen mit einer Mortalität von 1–2% in den Jahren von 1983–1998 (3, 8). Auch wenn es in den letzten Jahren eine deutliche Verbesserung im Management akuter Varizenblutung gegeben hat, so bleibt die Varizenblutung doch die wesentliche Komplikation der chronischen Pfortaderthrombose. Wie bei portaler Hypertension aufgrund einer Leberzirrhose stellen große Ösophagusvarizen einen unabhängigen Risikofaktor für eine Blutung dar. Allerdings scheint die Blutungsrate bei großen Varizen mit sog. „cherry red spots" bei Patienten mit PVT deutlich niedriger zu liegen im Vergleich zu Ösophagusvarizen bei Leberzirrhose (0,25% vs. 20–30% bei 2 Jahre Nachbeobachtung) (20). Dies unterstreicht die Relevanz der Schwere der Lebergrunderkrankung für das Blutungsrisiko und letztendlich die Mortalität.

Therapieziele und Maßnahmen

Bezüglich des therapeutischen Ziels (Senkung der PVT-assoziierten Morbidität und Mortalität) stehen zwei Punkte im Vordergrund:

- Lyse der PVT oder zumindest Verhinderung eines Appositionsthrombus im Pfortaderkreislauf und
- Behandlung der Komplikationen einer chronischen PVT, insbesondere Ösophagusvarizen(-blutung) oder Gallengangskomplikationen.

Die Frage einer Antikoagulation bei Patienten mit PVT, sowohl akuter als auch chronischer PVT, ist entscheidend, wobei wiederum keine randomisierten Studien vorliegen.

Lyse bei akuter PVT. Die Lysetherapie kann entweder als systemische Lyse gegeben werden oder als lokale Lyse über die V. mesenterica superior (33, 34) oder direkt in die Pfortader über einen transjugulären (35) oder transhepatischen Zugang (36). Es liegen keine Daten einer Antikoagulation mit Heparin verglichen mit einer Lysetherapie vor. Retrospektive Untersuchungen zeigen allerdings, dass unter Lysetherapie höhere Rekanalisationsraten beobachtet werden (16) und dass nach erfolgloser Therapie eine Lysetherapie unter Umständen noch erfolgreich sein kann (32).

Offensichtlich ist aber ein frühzeitiger Beginn der Lysetherapie entscheidend für den Erfolg der Therapie. In einer kürzlich veröffentlichten retrospektiven Analyse von 28 Patienten mit Lysetherapie bei akuter PVT zeigte sich eine rasche Rekanalisation mit klinischer Besserung bei 10 Patienten, die eine Lysetherapie innerhalb von 14 Tagen nach Beginn der Beschwerdesymptomatik erhielten. Die Effektivität einer Lysetherapie war nach dieser Zeit deutlich reduziert (16).

Somit sollte bei jeder akuten PVT eine Lysetherapie in Betracht gezogen werden, insbesondere wenn die klinische Symptomatik < 14 Tage andauert.

Antikoagulation bei akuter PVT. Der therapeutische Nutzen einer Antikoagulation bei Patienten mit akuter PVT ist durch mehrere kleine Studien oder Fallberichte belegt (3). In einer retrospektiven Analyse von Patienten mit akuter PVT konnte eine Rekanalisation bei 25 von 27 Patienten unter Antikoagulation nachgewiesen werden (19). Obgleich die spontane Thrombolyserate im Pfortaderkreislauf nicht bekannt ist, so kann unter Antikoagulation von einer 80%igen Rekanalisationsrate ausgegangen werden.

Auf die Antikoagulation mit Heparin folgt in der Regel eine Antikoagulation mit Vitamin-K-Antagonisten. Da wiederum keine Studien über die optimale Einstellung und Dauer der Therapie vorliegen, ist eine pragmatische Vorgehensweise, sich an den Richtlinien zur Behandlung der tiefen Beinvenenthrombose zu orientieren (37).

Liegt eine selbstlimitierende Ursache für eine PVT, wie beispielsweise eine Pankreatitis vor, sollte eine Antikoagulation für 3 Monate erfolgen mit einem INR zwischen 2 und 3. Bei Patienten mit einer Thrombophilie sollte eine dauerhafte Antikoagulation in Erwägung gezogen werden. Ebenso bei ausgedehnten Thrombosen unter Einbeziehung der splanchnischen Gefäße.

Antikoagulation bei chronischer PVT. Die Rolle einer Antikoagulation bei chronischer PVT wird sehr viel kontroverser diskutiert und gehandhabt. Grund für eine Zurückhaltung ist das Vorliegen von Ösophagusvarizen. Eine pragmatische Vorgehensweise wäre, insbesondere bei Patienten mit blutenden Varizen, vor der Antikoagulation zunächst die Varizen endoskopisch zu eradizieren.

Studienergebnisse

Eine Studie von Condat et al. untersuchte den Verlauf von Patienten mit chronischer PVT unter Antikoagulation, allerdings unter Ausschluss von Patienten mit Leberzirrhose oder maligner Grunderkrankung (3). Bei einer mittleren Beobachtungszeit von 46 Monaten erhielten 84 von 136 Patienten eine Antikoagulation. Während dieser Zeit traten bei 42 Patienten insgesamt 84 Blutungen auf. Interessanterweise war kein Unterschied bezüglich der Blutungsrate und des Transfusionsbedarfs bei Patienten mit oder ohne Antikoagulation festzustellen. Während der Beobachtungszeit wurden 8 Fälle von Mesenterialveneninfarkt festgestellt, allerdings bei keinem Patienten, der adäquat antikoaguliert wurde.

Eine weitere Studie belegt, dass die Mortalität bei Patienten mit chronischer PVT insbesondere von der Darmischämie und weniger von Blutungskomplikationen abhängt.

Daten zur Antikoagulation bei zirrhotischen Patienten und chronischer PVT liegen nicht vor. Die Indikation zur Antikoagulation ist in dieser Situation sicherlich äußerst streng zu stellen. Eine Shuntoperation bleibt bei sehr guten endoskopischen und medikamentösen Möglichkeiten Ausnahmesituationen vorbehalten.

Komplikationen und deren Therapie

Ösophagusvarizenblutung. Eine wesentliche Komplikation bei der PVT ist die Ösophagusvarizenblutung aufgrund der portalen Hypertension. Die therapeutische Vorgehensweise zur Therapie der Varizenblutung sowie der primären und sekundären Prophylaxe entspricht den allgemeinen Richtlinien (Übersicht 28). Es liegt lediglich eine randomisierte Studie bezüglich der Effektivität endoskopischer Blutstillungsverfahren bei Patienten mit PVT vor. In dieser Studie gelang die initiale Blutstillung in allen 49 Fällen, gefolgt von einer Eradikation der Varizen in über 90% der Fälle. Diese Untersuchung unterstreicht nochmals die deutlich geringere Mortalität der Varizenblutung auf dem Boden einer PVT, verglichen mit einer 20%igen Mortalität bei Varizenblutungen bei Patienten mit Leberzirrhose (29).

Veränderungen des extrahepatischen Gallengangssystems. In den letzten Jahren hat sich gezeigt, dass Patienten mit chronischer PVT neben der portalen Hypertension auch Veränderungen am extrahepatischen Gallenwegssystem aufweisen können. Dies betrifft bis zu 80% der Patienten mit kavernöser Transformation der Pfortader (21, 22). Verschiedene Mechanismen wie beispielsweise biliäre Kompression durch Gallengangs- oder periportale Varizen, externe Kompression durch die kavernöse Transformation, periduktale Fibrose oder ischämische Strikturen sind denkbar (23, 24). Folge können Gallenwegsstrikturen mit Ikterus und Cholangitis oder Choledocholithiasis sein (< 30% der Fälle) (22). Die kavernöse Transformation kann in der Bildgebung als hiläre Raumforderung imponieren, und in der endoskopisch retrograden Cholangiographie (ERC) kann der Befund aufgrund von Stenosen fälschlicherweise als Cholangiokarzinom gedeutet werden. Eine Ruptur von Varizen im Bereich der Gallenwege kann eine Hämatobilie zur Folge haben (25). Die Dekompression des hypertensiven portalvenösen Systems mittels TIPS oder chirurgischem portosystemischem Shunt führt zu einer deutlichen Reduktion von Gallengangsveränderungen (38). Biliäre Obstruktionen im Zusammenhang mit der PVT werden typischerweise endoskopisch therapiert (Ballondilatation, ggf. Endoprotheseneinlage), obwohl hierzu nur wenige Fallberichte oder kleine Kohortenstudien vorliegen (39).

FAZIT FÜR DIE PRAXIS

- Die klassischen Symptome einer aktuen PVT sind abdominelle Beschwerden, Übelkeit und Fieber. Insbesondere wenn eine Vorschädigung der Leber vorliegt, kommt es zu Aszites. Häufig sind subklinische Verläufe. Die chronische PVT manifestiert sich häufig durch Komplikationen der portalen Hypertension (Ösophagusvarizenblutung, Hyperspleniesyndrom).
- Durch sorgfältige diagnostische Aufarbeitung kann meist eine Ursache für die PVT gefunden werden (lokale oder systemische Entzündung, Lebererkrankung, Operation oder Thrombophilie).
- Die Diagnostik mittels Dopplersonographie, CT oder MRT ist sehr sensitiv und spezifisch.
- Therapeutisch sollte bei jeder akuten PVT eine Lysetherapie in Betracht gezogen werden, insbesondere wenn die klinische Symptomatik < 14 Tage andauert. Bei der chronischen PVT ohne Leberzirrhose kann im Einzelfall eine Antikoagulation sinnvoll sein, insbesondere um Appositionsthromben zu verhindern. Im Falle einer Leberzirrhose sollte die Indikation zur Antikoagulation sehr streng gestellt werden.
- Gefährliche Komplikationen sind insbesondere die Darmischämie und Varizenblutungen. Insgesamt ist die Prognose ohne Lebererkrankung recht günstig. Im Falle einer Leberzirrhose wird die Prognose insbesondere durch die Zirrhose bestimmt.

Steckbrief Pfortaderthrombose

Ätiologie:
häufig bei lokal entzündlichen Prozessen (z. B. Pankreatitis), Stase in der Pfortader (Leberzirrhose) oder Thrombophilie

Symptomatik:
akute PVT: abdominelle Schmerzen, Übelkeit Fieber, ggf. Aszites; chronische PVT: Zeichen der portalen Hypertension; cave: häufig subklinisch!

Diagnostik:
Dopplersonographie, CT, MR-Angio

Therapie:
bei akuter PVT, sofern möglich, frühzeitige Lysetherapie; bei chronischer PVT steht die Behandlung der portalen Hypertension (Ösophagusvarizen) im Vordergrund; ggf. Antikoagulation nach Eradikation der Varizen

15.3 Venookklusive Erkrankung

E. Roeb

EDITORIAL **Die hepatische venookklusive Erkrankung (veno-occlusive disease, VOD), die auch als sinusoidales Obstruktionssyndrom bezeichnet wird, ist charakterisiert durch Hepatomegalie, abdominelle Schmerzen im rechten oberen Quadranten, Ikterus und Aszites. Die VOD tritt meist bei Patienten nach hämatopoetischer Zelltransplantation auf, weniger häufig nach Chemotherapie ohne Transplantation, nach Ingestion von Alkaloiden, Hochdosisstrahlentherapie oder Lebertransplantation. Die Erkrankung ähnelt klinisch dem Budd-Chiari-Syndrom, allerdings liegt die Obstruktion des venösen hepatischen Abstroms bei der VOD auf Ebene der terminalen hepatischen Venolen oder der hepatischen Sinusoide und weniger der hepatischen Venen oder auf Ebene der V. cava inferior. Die VOD der Leber ist Ursache für einen Großteil der Letalität nach hämatologischer Transplantation und verläuft in ihrer schweren Form meist tödlich. Bisher gibt es keine durch kontrollierte Studien belegte, effektive oder ursächliche Therapieansätze. Die Behandlung der Erkrankung ist daher vorwiegend supportiv. Im Rahmen der Prävention werden Ursodeoxycholsäure, Heparin und eventuell der Einsatz peripherer Blutprogenitorzellen als Stammzellquelle beschrieben.**

Definitionen und Klassifikationen

Die VOD wird auch als sinusoidales Obstruktionssyndrom bezeichnet. Der Erkrankung liegt eine Obstruktion des venösen hepatischen Abstroms auf Ebene der terminalen hepatischen Venolen oder der hepatischen Sinusoide zugrunde.

Man unterscheidet milde, moderate und schwere Verlaufsformen der VOD, basierend auf dem klinischen Verlauf während der ersten 100 Tage nach Knochenmarkstransplantation.

Epidemiologie und Wertung

Die VOD der Leber ist eine der am meisten gefürchteten Komplikationen der allogenen und autologen Transplantation hämatopoetischer Zellen. Die VOD ist in ihrer schweren Verlaufsform fast immer tödlich und ist einer der Gründe der hohen transplantationsassoziierten Letalität. Ihre Inzidenz variiert signifikant zwischen den Transplantationszentren. In Abhängigkeit von den diagnostischen Kriterien werden Inzidenzen bis zu 54% für allogene Transplantationen und zwischen 30% und 50% für autologe Transplantationen angegeben (1, 5, 7). Ungefähr 25–30% der Fälle verlaufen schwer und enden somit meist letal.

Risikofaktoren

Die Risikofaktoren, die mit einer VOD assoziiert sind, werden unterteilt in solche, die bereits vor der Transplantation bestanden, Faktoren, die in Zusammenhang mit der Transplantationsvorbereitung stehen, und Faktoren, die während der eigentlichen Transplantation auftreten. Die Stärke der Assoziation variiert erheblich, und kein Faktor allein oder in Kombination erklärt die interindividuelle Variabilität des Risikos, eine VOD zu entwickeln.

Einige der Risikofaktoren, die mit der Entwicklung einer VOD assoziiert werden, sind:

- vorbestehende Lebererkrankung,
- spezifische Vorbereitungstherapie auf die Transplantation,
- Einsatz spezifischer Antikörper bei hämatopoetischen Zelltransplantationen,
- Ursprung der hämatopoetischen Zellen,
- pathologische Diffusionskapazität der Lunge,
- weibliches Geschlecht (Einnahme von Progesteron?).

Studienergebnisse zu Risikofaktoren

Die relative Bedeutung von Risikofaktoren, die mit der Entwicklung einer VOD assoziiert sind, wurde in einer Kohortenstudie mit 355 Patienten untersucht (7). In dieser Studie waren die bedeutendsten Risikofaktoren für die Entwicklung einer VOD:

- Höhe der Aspartataminotransferase (AST) vor der Transplantation,
- spezielle Kombinationen von Induktionstherapien,
- Mismatch- oder Nichtverwandten-Knochenmarkspende,
- vorangegangene Radiotherapie des Abdomens,
- Aciclovir-Therapie vor der Transplantation,
- Vancomycin-Therapie während der zytoreduktiven Therapie.

In der bisher größten prospektiven Kohortenstudie mit 1652 Transplantierten von der European Group for Blood and Marrow Transplantation aus dem Jahr 1998 war die VOD-Entwicklung assoziiert mit:

- einer allogenen Transplantation (relatives Risiko 2,8),
- erhöhter AST vor Transplantation (RR 2,5),
- Hochdosischemotherapie (RR 2,3),
- Karnofsky-Index unter 90% (RR 2,7) und
- vorangegangener abdomineller Radiotherapie (RR 2,9) (2).

Pathologie und Pathogenese

Die VOD entsteht typischerweise im Zusammenhang mit der Transplantation hämatopoetischer Zellen. Sie kann jedoch auch durch die Ingestion von Alkaloiden (meist pflanzlicher Herkunft) oder durch hohe Bestrahlungsdosen der Leber (> 30 Gy) ohne Chemotherapie und nach Lebertransplantation auftreten (3, 9).

Endothelzellschäden. Unabhängig von der Ursache beginnt die VOD auf der Ebene des Endothels der hepatischen Venen. Vorbestehende Lebererkrankungen beeinträchtigen den Medikamentenmetabolismus und prädisponieren somit für eine Endothelzellschädigung. Außerdem kann es bei Patienten mit chronischer Hepatitis zu Veränderungen der Endothelzellen kommen, was wiederum zu einer erhöhten Suszeptibilität gegenüber zytotoxischen Behandlungen führt. Endothelzellen bei Patienten mit Hepatitis weisen eine veränderte Expression von Adhäsionsmolekülen und prokoagulatorischen Faktoren auf (12, 13). Endothelzellschäden werden in sinusoidalen Zellen und Hepatozyten der Zone 3 des Leberazinus beobachtet. Frühe pathologische Veränderungen beinhalten die Ablagerung von Fibrinogen und Faktor VIII innerhalb der Venenwand und der Sinusoide, die dilatiert und durch Erythrozyten verstopft sein können.

Venöse Okklusion. Progressive venöse Okklusion führt schließlich zur Zerstörung der Leberarchitektur und zur zentrilobulären hämorrhagischen Nekrose. Später kommt es zur Kollagenablagerung in den Sinusoiden, Sklerose der Venenwände und einer Fibrose des venösen Lumens sowie einer Okklusion der terminalen hepatischen Venolen (Abb. 15.5). Die Schwere der klinischen Manifestation ist proportional zur Anzahl und Schwere dieser histologischen Veränderungen (10).

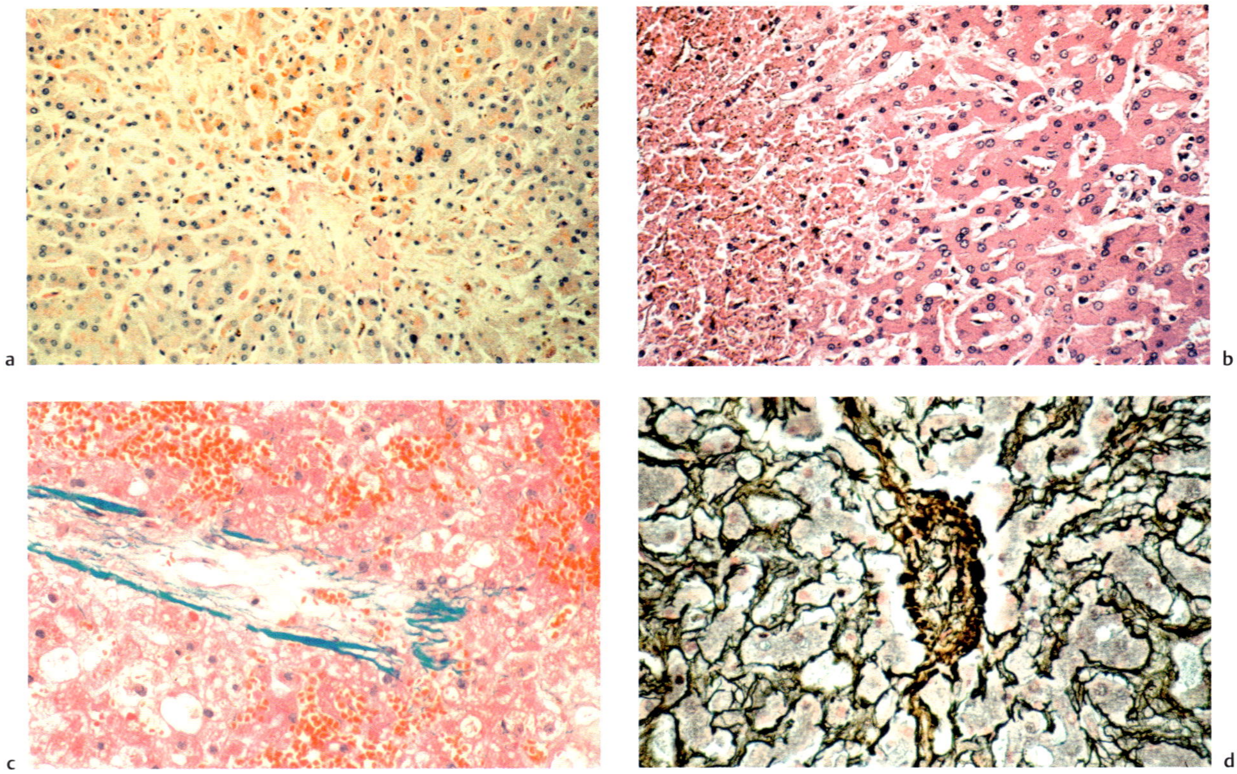

Abb. 15.5 Lichtmikroskopische Bilder der hepatischen venookklusiven Erkrankung.
Die venuläre Okklusion hat zu einer zonalen Leberzellzerstörung und einer zentrilobulären hämorrhagischen Nekrose geführt (**a–c**). Im weiteren Verlauf der Erkrankung treten perivenöse Fibrosen auf (**d**: Retikulinfärbung, Fibrose in schwarz). Die Bilder wurden dankenswerter Weise von Herrn Prof. Schirmacher, Heidelberg, zur Verfügung gestellt.

Klinischer Verlauf, Diagnostik, Prognose

Klinische und laborchemische Zeichen einer VOD beginnen in der Regel innerhalb der ersten 3 Wochen nach hämatopoetischer Zelltransplantation (1, 7, 8).

→ **Diagnosestellung.** Die Diagnose der VOD wird meist klinisch gestellt. Zwei oder mehr der folgenden Kriterien, die innerhalb von 20 Tagen nach KM-Transplantation auftreten, führen zur Diagnose (6):

- Serumbilirubin > 2 mg/dl,
- Hepatomegalie oder Schmerzen im rechten oberen Quadranten des Abdomens,
- plötzliche Gewichtszunahme durch Flüssigkeitsakkumulation (mehr als 2% des Basiswertes).

Es müssen nicht alle Anzeichen vorhanden sein und die schwere einzelner Symptome kann variieren.

→ **Schweregrade.** Die VOD wird aufgrund ihrer Krankheitssymptome in den ersten 100 Tagen nach KM-Transplantation in 3 Schweregrade unterteilt (7):

1. Milder Verlauf: Trotz leichter biochemischer Veränderungen und klinischer Zeichen ist keine spezifische Therapie erforderlich.
2. Moderater Verlauf: Eine Therapie in Form von Salzrestriktion und Diuretika ist erforderlich und/oder eine analgetische Behandlung zur Linderung der durch die Hepatomegalie bedingten Schmerzen.
3. Schwerer Verlauf: Persistierende hepatische Fehlfunktion über mehr als 100 Tage nach Transplantation oder Tod infolge der VOD innerhalb der ersten 100 Tage.

Die moderate Erkrankungsform ist am häufigsten, aber die Verteilung der einzelnen Formen variiert.

→ **Frühe Manifestationen.** Zu den frühen Manifestationen der VOD von Tag 3 – 6 nach Transplantation gehören die plötzliche Gewichtszunahme (ca. 10 kg im Mittel), die Entwicklung einer Hepatomegalie oder einer Kapselspannung. Die abdominellen Schmerzen werden in das mittlere Epigastrium oder den rechten oberen Quadranten projiziert. Periphere Ödeme treten bei der Hälfte der Patienten auf und Aszites bei ca. 20%. Laborchemisch werden eine Erhöhung der Serum-Aminotransferase und des konjugierten Bilirubins beschrieben, in schweren Fällen eine erhöhte Prothrombinzeit und eine Verschlechterung der hepatischen Synthesefunktion.

Patienten mit schwerem Krankheitsverlauf weisen die größte Gewichtszunahme auf, entwickeln bereits früh eine Hyperbilirubinämie und haben häufiger Aszites und Ödeme.

Außerdem entwickeln diese Patienten renale Störungen (80%), zerebrale Störungen wie Desorientiertheit/Verwirrung (80%), kardiopulmonale Störungen (60%) und transfusionspflichtige Blutungskomplikationen (40%). Diese Merkmale der VOD sind wahrscheinlich direkte Folgen der Leberfunktionsstörungen, wenngleich der exakte Mechanismus unklar ist. Ein Bilirubin von über 7 mg/dl birgt ein hohes Risiko für die Notwendigkeit einer Hämodialyse.

→ **Diagnostische Befunde.** Ultraschallbefunde können zwar im Verlauf der VOD pathologisch ausfallen, der Ultraschall kann jedoch nicht zwischen VOD-assoziierten und nicht damit assoziierten Befunden diskriminieren. Mögliche nichtinvasive Marker der VOD sind ein Anstieg des Serum-Prokollagen Typ III, niedriges Antithrombin III, Plasminogenaktivator-Inhibitor Typ 1 (wenig spezifisch). Aufgrund der mit einer VOD einhergehenden Thrombozytopenie und Koagulopathie wird die Leberbiopsie selten zur Diagnosestellung hinzugezogen. Ein portal-hepatisch venöser Druckgradient von mehr als 10 mmHg korreliert gut mit dem Auftreten einer VOD (Spezifität 91%, positiv prädiktiver Wert 86%).

Differenzialdiagnose

Leberfunktionsstörungen anderer Ursachen sind im Verlauf einer Knochenmarktransplantation häufig und die Sensitivität und Spezifität der VOD-Diagnosekriterien ist nicht sehr groß.

Komplikationen und Therapiemaßnahmen

Es gibt keine Therapie der VOD, die sich in kontrollierten Studien als effektiv erwiesen hat. Die Therapie der Erkrankung ist deshalb weitgehend supportiv.

→ **Fibrinolytika und Antithrombin.** Basierend auf der Hypothese, dass eine Störung des vaskulären Endothels eine lokale Hyperkoagulabilität und Blutgerinnung verursacht, wurde in mehreren Studien versucht, den Verlauf der schweren VOD durch Antithrombin und fibrinolytische Substanzen zu verbessern (8, 11). Alteplase (rekombinanter tissue type plasminogen activator oder tPA, Dosis ca. 60 mg über 2 – 4 Tage) und Heparin (1000 IU Bolus, kontinuierliche Infusion von 150 IU/kg Körpergewicht pro Tag über 10 Tage) werden bei der Therapie der VOD eingesetzt. Im Allgemeinen liegt die Ansprechrate bei 30 – 40%, ist jedoch mit einem signifikanten Blutungsrisiko assoziiert (4). Ebenfalls erfolgreich eingesetzt wurden Defibrotide, Antithrombin, Prostaglandin 1, Antioxidanzien (Glutamin und Vitamin E).

→ **TIPSS.** Die Anlage eines transjugulären intrahepatischen portosystemischen Shunts (TIPSS) wurde bisher nur bei einer kleinen Patientengruppe untersucht. Eine Lebertransplantation ist oft aufgrund des schlechten Allgemeinzustandes der Patienten nicht mehr möglich.

Prävention

Aufgrund des Fehlens einer spezifischen und effektiven Therapie wurde versucht, Inzidenz und Schweregrad der Erkrankung durch nichttoxische, prophylaktische Regime zu reduzieren. Protokolle mit Ursodeoxycholsäure (UDCA) und Heparin erscheinen sehr viel versprechend.

FAZIT FÜR DIE PRAXIS

- Die VOD ist durch Gewichtszunahme, Aszites, Ikterus und schmerzhafte Hepatomegalie gekennzeichnet. Sie tritt in unterschiedlicher Ausprägung bei bis zu 50% der Patienten nach Blutstammzell- und Knochenmarkstransplantation auf.
- Der VOD liegt eine Schwellung der hepatischen Zentralvenen zugrunde, die zu Hepatozytennekrose und Cholestase führt.
- Die Prävention bei Hochrisikopatienten (höheres Alter, intensive Vorbehandlung, chronische myeloische Leukämie) für VOD ist weitaus Erfolg versprechender als deren Therapie. Der Einsatz von Low-Dose-Heparin, Prostaglandin E oder UDCA ist eine geeignete Prophylaxe für Patienten, die für eine hämatopoetische Zelltransplantation vorgesehen sind.
- Die Therapie einer etablierten VOD ist sehr problematisch. Es bleibt zu hoffen, dass zukünftige Studien durch den Einsatz prognostischer Parameter eine frühere Diagnosestellung ermöglichen, um so die Ansprechrate auf Therapeutika wie Alteplase, Antithrombin oder Defibrotide zu erhöhen.

15.4 Leberbeteiligung bei kardialen Erkrankungen

K.-P. Maier

EDITORIAL **Lebererkrankungen können zu beträchtlichen Veränderungen im kardiovaskulären System führen. Herz-Kreislauf-Veränderungen sind dabei umso stärker ausgeprägt, je ausgeprägter die Leberfunktion reduziert ist. Umgekehrt ist seit langem bekannt, dass Herz-Kreislauf-Erkrankungen Rückwirkungen auf die Leber haben.**

Eine manifeste Leberzirrhose ist, insbesondere im fortgeschrittenen Stadium, in der Regel assoziiert mit einem hyperdynamen Kreislaufsyndrom. Hypertoniker können mit fortschreitender Lebererkrankung normale oder sogar erniedrigte Blutdruckwerte aufweisen. Eine reduzierte Auswurfleistung des Herzens oder eine chronisch rechtskardiale Insuffizienz hat unmittelbare Folgen auf die Leber. Immer wieder werden Patienten mit „ätiologisch unklarer Leberzirrhose und Aszites" zum Hepatologen überwiesen, wo dann als eigentliche Ursache der Erkrankung nicht die Leber selbst, sondern – sozusagen „vorgeschaltet" – die Herzerkrankung aufgedeckt wird.

Zusammengefasst bestehen also Rückwirkungen von chronischen Hepatopathien auf Herz und Kreislauf, ebenso wie primär kardiale Erkrankungen sich klinisch dominant als „Hepatopathie" zu erkennen geben können. Der praktisch tätige Arzt ist daher gefordert, in diesem Wechselspiel zwischen „Henne und Ei" die richtige kausale Einordnung als Basis der therapeutischen Folgerungen zu legen.

Definition und Klassifikation

Bei der Assoziation zwischen einer kardialen Funktionsstörung und einer Lebererkrankung unterscheidet man grundsätzlich folgende Situationen:

- Herzerkrankungen, welche die Leber in Mitleidenschaft ziehen,
- Lebererkrankungen, die das Herz in Mitleidenschaft ziehen und
- Herz- und Lebererkrankungen auf dem Boden einer gemeinsamen Ätiologie.

Das Spektrum der Herzerkrankungen mit Auswirkungen auf die Leber umfasst die (meist milden) Störungen der Leberfunktion bei Herzinsuffizienz, die kardiogene ischämische Hepatitis und die kongestive Leberfibrose/Zirrhose.

Lebererkrankungen mit Auswirkungen auf das Herz sind in der Regel Komplikationen der Leberzirrhose, z.B.

- das hepatopulmonale Syndrom,
- die portopulmonale Hypertension,
- die zirrhotische Kardiomyopathie
- und schließlich die kardialen Folgen, die sich durch die im Falle einer chronischen Lebererkrankung sich ausbildenden Shunts ergeben („high output failure").

Im Folgenden werden ausschließlich Krankheitsbilder diskutiert, die als Folge einer kardialen Erkrankung an der Leber beobachtet werden.

Pathophysiologie

Hepatische Hypoxie. Leberbeteiligung bei Herzerkrankungen sieht man sowohl in der Akutsituation wie auch bei Patienten mit chronischer Herzinsuffizienz. Gleichgültig, ob eine rechts führende Herzinsuffizienz vorliegt mit Erhöhung des Drucks im rechten Vorhof und einem Anstieg des Lebervenendruckes oder aber ein links führendes Herzversagen mit verminderter Auswurffraktion, gefolgt von einer verminderten hepatischen Durchblutung – der gemeinsame Nenner ist stets eine hepatische Hypoxie, als deren Folge feingeweblich eine zentrolobuläre Leberzellnekrose auftritt (Abb. 15.**6**). Der Grund hierfür ist, dass dieser Abschnitt des Leberläppchens für eine hypoxämische Schädigung überaus anfällig ist, was sich aus der Anatomie der Leberdurchblutung ergibt: Sauerstoffreiches Blut erreicht das Leberläppchen über Äste der A. hepatica periportal, um auf dem Weg durch die hepatischen Sinusoide in Richtung Lebervenen vermehrt Sauerstoff zu verlieren, so dass zentrolobulär gelegene Hepatozyten mit Blut perfundiert werden, welches per se eine niedrige Sauerstoffsättigung aufweist.

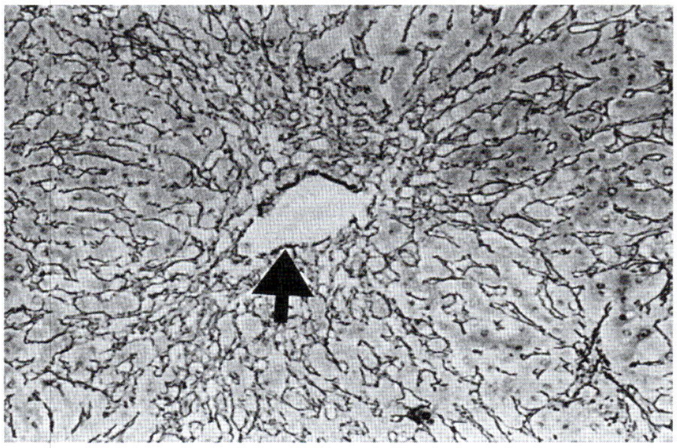

⊠ **Abb. 15.6** Ischämische Hepatitis: Leberhistologie (Retikulinfärbung). Die Retikulinfärbung zeigt den Hepatozytenverlust um die terminale Lebervene (Pfeil: Zentralvene). Beachte: Die Leberarchitektur ist intakt, so dass dann, wenn der Durchfluss mit sauerstoffhaltigem Blut wieder gewährleistet ist, eine komplette Regeneration der Leber erfolgen wird (aus: Schafer EF et al. In: Sleisenger Fordtran's Gastrointestinal and Liver disease. 7th. ed. Saunders 2002, p. 1364).

Für den klinischen Gebrauch ist es somit sinnvoll, zwischen zwei (sich oftmals überlappenden) Formen einer Leberfunktionsstörung bei primärer Herzkrankheit zu unterscheiden:
- rechts führende Herzinsuffizienz: kongestive Hepatopathie,
- links führende Herzinsuffizienz: ischämische Hepatitis.

Kongestive Hepatopathie

Eine rechts führende Herzinsuffizienz hat einen erhöhten zentralen Venendruck zur Folge, welcher sich über die V. cava inferior und die Lebervenen direkt auf die Leber auswirkt. Ätiologisch kann in solchen Fällen die Leberschädigung auf eine isolierte Rechtsherzinsuffizienz (z.B. bei Cor pulmonale oder primärer pulmonaler Hypertonie) zurückgeführt werden oder aber als Folge einer links führenden Globalherzinsuffizienz auftreten.

Klinik. Klinisch dominieren oftmals die Zeichen einer Herzinsuffizienz mit peripheren Ödemen, Pleuraergüssen, manchmal Aszites etc.

Die kongestive Hepatopathie zeigt sich durch eine Hepatomegalie (mehr als 90% der Fälle) und bemerkenswerterweise auch bei ca. 1/5 aller Patienten mit einer Splenomegalie (5) (Tab. 15.**5**).

Klinisch bedeutsam ist die Differenzierung der kongestiven Hepatopathie in 2 Präsentationsformen: Leberstauung bei chronischer Rechtsherzbelastung auf der einen Seite, akut auftretende Leberstauung, z.B. nach Lungenembolie, mit

Tabelle 15.5 Symptomatologie und klinische Befunde bei 175 Patienten mit rechts führender Herzinsuffizienz (nach Richman SM et al. Am J Med 1961: 30: 211)

Symptome	Akute Herzinsuffizienz (%)	Chronische Herzinsuffizienz (%)
Hepatomegalie	99	95
Periphere Ödeme	77	71
Pleuraerguss	25	17
Splenomegalie	20	22
Aszites	7	20

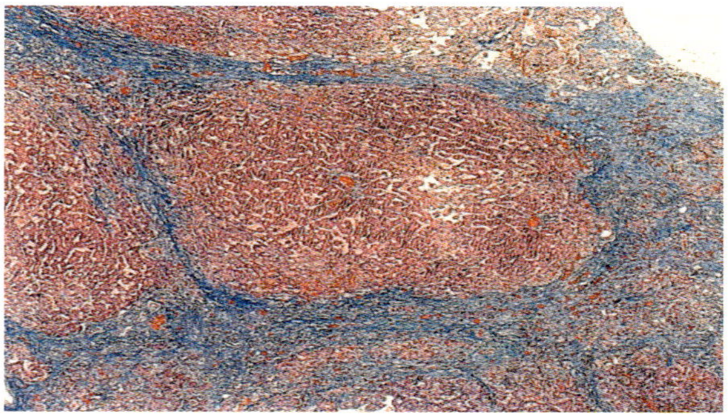

Abb. 15.7 Leberhistologie bei Rechtsherzinsuffizienz. Beachte besonders: blande Zirrhose, kein Hinweis für entzündliche Aktivität (aus Gitlin N et al. Am J Gastroenterol 1992; 7: 831).

Rechtsherzbelastung auf der anderen Seite. Hiervon zu trennen ist die akute, klinisch meist dramatisch verlaufende Ischämie der Leber im Sinne der ischämischen Hepatitis (s. u.).

Laborbefunde und Sonographie. Die (bei älteren Menschen) häufige Form einer „Lebererkrankung" in Folge einer chronischen Rechtsherzbelastung ist laborchemisch, wenn überhaupt mit normalen oder nur gering erhöhten Transaminasen assoziiert und mit einer Erhöhung der Cholestase anzeigenden Enzyme (AP, γ-GT), welche ohne gleichzeitiges Vorliegen einer Hyperbilirubinämie das 2- bis 3fache der Norm erreichen können. Diese laborchemischen Befunde können manchmal in die Irre führen und werden oft erst durch die bildgebenden Verfahren, vor allem durch die Sonographie, welche zusätzlich zur Hepatomegalie eine Erweiterung der Lebervenen und der V. cava zeigt, richtig eingeordnet.

Im Gegensatz hierzu werden bei der akuten Rechtsherzbelastung deutlich erhöhte Transaminasen in Verbindung mit einer erhöhten LDH gefunden, die schnelle Auf- und Abwärtsbewegungen zeigen.

Das Fehlen von Enzymaktivitätsveränderungen schließt das Vorhandensein einer kongestiven Hepatopathie nicht aus.

Selbst bei schwerer rechts führender Insuffizienz wurden, allerdings bei einer kleinen Zahl von Patienten (n = 17), keine Veränderungen der Aktivität der Transaminasen oder der alkalischen Phosphatase, aber auch keine Konzentrationsveränderungen des Bilirubins und des Albumins nachgewiesen (5).

Wenn lediglich der eine oder andere Leberwert pathologisch ausfällt, wird oftmals durch eine erfolgreiche Therapie der Herzinsuffizienz eine Normalisierung erreicht und auf diese Weise die Diagnose „ex juvantibus" bestätigt.

Histologie. Feingewebliche Untersuchungen sind bei kongestiver Hepatopathie von geringem Nutzen: Hepatozytenatrophie, eine zentrolobuläre Fibrose, Aufweitung der Sinusoide werden beobachtet (Abb. 15.**7**).

Differenzialdiagnose. Differenzialdiagnostisch problematisch kann die Situation dann sein, wenn bereits ein Aszites vorliegt. Einzelne Daten weisen darauf hin, dass die Aktivität der Lactatdehydrogenase bei kardialem Aszites signifikant höher ist als bei Aszites auf dem Boden einer Leberzirrhose (6).

Ischämische Hepatitis

Die ischämische Hepatitis ist definiert als eine hepatozelluläre Nekrose aufgrund einer verminderten hepatischen Perfusion.

Das Krankheitsbild ist identisch mit dem Begriff einer „Schockleber" und hat mit einer „Hepatitis" aufgrund der feingeweblich fehlenden Entzündungszeichen bei ausgeprägter zentrolobulärer Nekrose nichts zu tun.

Ätiologie. Ätiologisch ist das Krankheitsbild gut umschrieben: Hypotonie, Hypoxämie oder eine Kombination von beidem charakterisieren die Patienten. Ursächlich steht der kardiogene Schock an erster Stelle. Zahlreiche andere Ursachen (Dehydratation, Hämorrhagien, Verbrennungen etc.) können ebenfalls eine ischämische Hepatitis nach sich ziehen.

Klinik und Diagnostik. Klinisch dominiert das auslösende Krankheitsbild, also die kardiovaskuläre Erkrankung, die Blutung, der septische Schock etc.

Laborchemisch beobachtet man eine sehr starke Erhöhung der Transaminasen (Abb. 15.**8** u. 15.**9**), die manchmal in einer Größenordnung einer akuten Intoxikation liegen kann. Bemerkenswert hoch und dominant ist bei Patienten

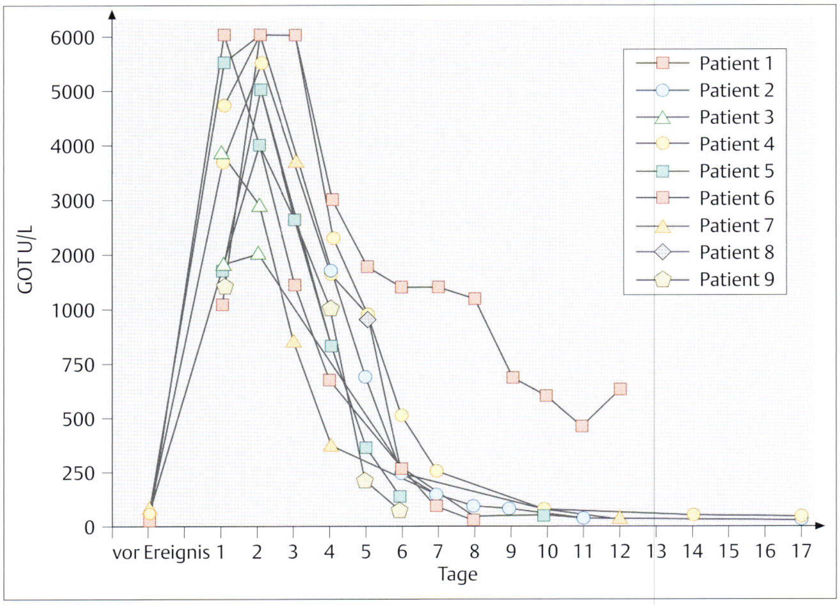

☒ **Abb. 15.8** Ischämische Hepatitis: Verlauf der Aktivität der GOT bei Patienten mit ischämischer Hepatitis (nach Gitlin N et al. Am J Gastroenterol 1992; 87: 831).

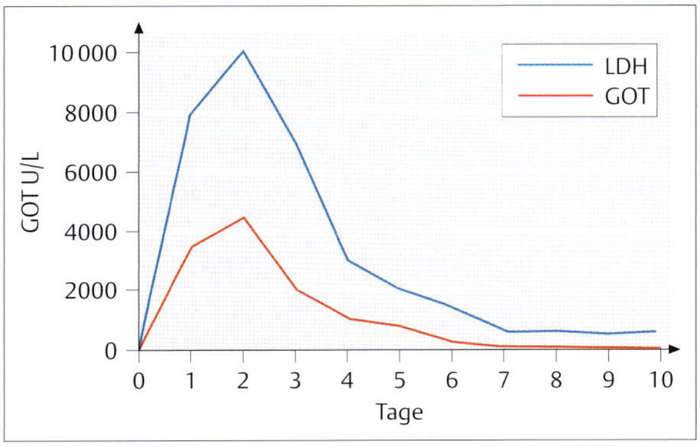

☒ **Abb. 15.9** GOT- und LDH-Aktivität bei ischämischer Hepatitis (nach Gitlin N et al. Am J Gastroenterol 1992; 7: 831).

mit ischämischer Hepatitis die Aktivität der LDH (2) – ein gutes Unterscheidungsmerkmal zu einer akuten Virushepatitis, bei der die LDH-Aktivität im Serum in der Regel nur gering erhöht ist (Abb. 15.**9**). Ein Cholestasemuster fehlt.

Feingewebliche Untersuchungen bringen in der vorliegenden Situation keinen zusätzlichen Informationsgewinn: Die bereits beschriebene zentrolobuläre Nekrose und fehlende Entzündungszeichen bestätigen lediglich, dass der maximalen Erhöhung der Leberwerte keine Hepatitis zu Grunde liegt.

⇢ **Differenzialdiagnose.** Die Differenzialdiagnose kann schwierig sein. Die Abgrenzung muss vor allem gegenüber zwei Erkrankungen erfolgen:

- *Akute Virushepatitis:* Die Anamnese ist in solchen Fällen bedeutsam. Patienten mit einer derart schweren akuten Virushepatitis weisen meistens Prodromi auf (Übelkeit, Appetitlosigkeit, abdominelle Symptome etc.), welche bei Patienten mit ischämischer Hepatitis fehlen. Die Verdachtsdiagnose einer viralen Genese der Akuterkrankung wird durch die entsprechende Serologie (HBsAg bzw. Anti-HAV-IgM, ggf. serologische Untersuchungen auf Zytomegalie und Epstein-Barr-Viren) untermauert.
- *Medikamentös-toxische Genese:* Acetaminophen (Paracetamol), Amiodaron und andere Medikamente können ursächlich in Frage kommen, in seltenen Fällen auch einmal eine Pilzintoxikation (Amanita phalloides). Eine exakte Medikamentenanamnese ist also auch in solchen Fällen von hoher Bedeutung.

⇢ **Therapie.** Die Therapie der „kardialen Hepatitis" zielt ab auf die Verbesserung der Herzfunktion. So ist es kein Wunder, dass die Prognose dieser Lebererkrankung von der Prognose der Herzerkrankungen entscheidend abhängt.

⇢ **Prognose.** Für den praktischen Gebrauch ist es wichtig zu wissen, dass die Höhe der Aktivität der Transaminasen, die sich typischerweise innerhalb weniger Tage weitestgehend normalisiert (Abb. 15.**8** u. 15.**9**), nicht in der Lage ist, die Prognose zu signalisieren: 43% der Patienten mit einer GPT-Aktivität unter 2000 U/l überlebten, verglichen mit 41% der Fälle, deren maximaler GPT-Wert über diesem Grenzwert lag (3).

Die Prognose der ischämischen Hepatitis hängt entscheidend von der Prognose der Grundkrankheit ab.

Verstirbt ein Patient, so nur sehr selten aus „hepatischer Ursache“, sondern vielmehr aus Gründen der reduzierten kardialen Reserve (3).

Konstriktive Perikarditis

Eine konstriktive Perikarditis, heute glücklicherweise selten, kann eine primäre Lebererkrankung verblüffend imitieren (4). Aszites, Hepatosplenomegalie, feingeweblich manchmal eine Dilatation der Sinusoide können auch zur Fehldiagnose eines Budd-Chiari-Syndroms führen (1).

→ **Klinik und Diagnostik.** Klinisch imponieren neben den Erscheinungen der hämodynamischen Herzinsuffizienz (vor allem der Rechtsherzinsuffizienz) manchmal ein protodiastolischer dritter Herzton, im EKG (nicht obligat) eine Niedervoltage und – vor allem im Seitbild am besten zu sehen – Verkalkungen des Perikards (was in der Regel auf eine tuberkulöse Ätiologie hinweist).

FAZIT FÜR DIE PRAXIS

- Primär kardiale Erkrankungen können sich klinisch dominant als „Hepatopathie“ zu erkennen geben, so dass sich hinter einer „ätiologisch unklaren Leberzirrhose“ eine Herzerkrankung verbergen kann.
- Klinisch unterscheidet man die kongestive Hepatopathie bei rechts führender Herzinsuffizienz, bei der ein erhöhter zentraler Venendruck mit Hepatomegalie im Vordergrund steht, und die ischämische Hepatitis bei links führender Herzinsuffizienz, die durch eine verminderte hepatische Perfusion („Schockleber“) gekennzeichnet ist.
- Therapeutisch ist bei beiden Formen die Verbesserung der Herzfunktion entscheidend. Die Prognose dieser Lebererkrankungen wird von der Prognose der zugrunde liegenden Herzerkrankungen bestimmt.

16

Leberzirrhose

J. Schölmerich

EDITORIAL **Alle chronischen Lebererkrankungen führen zu einer hepatischen Fibrosierungsreaktion, die oft bis zur Zerstörung der hepatischen Läppchen- und Gefäßstruktur mit knotiger Regeneration führt und schließlich mit einem progressiven Verlust der Organfunktion einhergeht. Die Leberzirrhose ist eine weltweit verbreitete und häufige Erkrankung und tritt jährlich bei 100.000.000 Patienten auf. Die Entwicklung der Fibrose verläuft meist asymptomatisch und selbst die manifeste Leberzirrhose bleibt im kompensierten Stadium oft unerkannt und zeigt nur relativ unspezifische Symptome wie eingeschränkte Leistungsfähigkeit und rasche Ermüdbarkeit. Durch die zahlreichen Funktionen der Leber kommt es aber zu vielfältigen Defekten und Störungen anderer Systeme und Organe, z. B. des endokrinen Systems und der Infektabwehr. Die Diagnose wird oft erst im dekompensierten Stadium mit Auftreten von Komplikationen wie Aszites, Ikterus oder hepatischer Enzephalopathie gestellt. Sie sollte aus einer Kombination von Anamnese, körperlicher Untersuchung, Laboranalysen, bildgebenden Verfahren und der Histologie möglich sein. Die Therapie besteht im Vermeiden der auslösenden Noxen und in der Behandlung der unterschiedlichen Grunderkrankungen. Im Vordergrund steht die Behandlung der oben erwähnten Komplikationen.**

Definition

→ **Leberzirrhose.** Seit der klassischen Beschreibung durch Laennec 1828 wird die Leberzirrhose bis heute wesentlich durch morphologische Kriterien definiert. Die WHO-Definition beschreibt die Zirrhose als einen diffusen Prozess, der durch Fibrose und die Umwandlung der normalen Läppchenarchitektur sowie die Ausbildung strukturell abnormer nodulärer Regeneratknoten gekennzeichnet ist.

Unabhängig von morphologischen oder ätiologischen Faktoren definiert die Trias der Parenchymzellnekrose, der nodulären Leberregeneration und der Leberfibrose jeden zirrhotischen Prozess. Die drei Komponenten variieren in ihrer Ausprägung aber je nach Ursache und Stadium der Zirrhose.

Der diffuse Charakter der Veränderungen und der Nachweis der Fibrose und der abnormen Knoten sind essenziell für die Diagnose, die Gegenwart einer aktiven Nekrose und nodulären Regeneration wird nicht unbedingt gefordert (11). Die Definition setzt einen diffusen Befall der Leber voraus, umschriebene Umbauvorgänge wie bei der Narbenleber erfüllen nicht die Definition der Zirrhose.

Die Zirrhose geht mit Veränderungen der Gefäßversorgung, intrahepatischen Shunts und einer Druckerhöhung im portalen Gefäßsystem einher. Die Veränderungen des Gefäßsystems mit gestörter Mikrozirkulation der Leber und der Bildung von Anastomosen zwischen dem portalen und dem systemischen Stromgebiet sind von besonderer klinischer Bedeutung.

Die Zirrhose kann durch verschiedene Noxen verursacht oder Folgezustand verschiedener Erkrankungen sein. Die Symptome der Erkrankung variieren stark in Abhängigkeit von Stadium und Komplikationen der Zirrhose. Sie sind unabhängig von der Ätiologie und grundsätzlich mit dem Ausmaß der Leberfunktionseinschränkung und der intrahepatischen Mikrozirkulationsveränderungen korreliert.

→ **Leberfibrose.** Von der Leberzirrhose ist die Leberfibrose zu unterscheiden. Bei Letzterer ist das Bindegewebe innerhalb der Leber vermehrt, die Läppchenarchitektur und die Gefäßversorung sind jedoch nicht verändert. Die Leberfibrose kann Vorstadium der Zirrhose sein, ihre Entwicklung zur Zirrhose ist aber nicht obligat.

Klassifikation und Pathologie

→ **Morphologie.** Bisher existiert kein definitives System der Klassifikation, da Zirrhosen identischer Ätiologie unterschiedliche morphologische Bilder hervorrufen können, während umgekehrt das gleiche morphologische Bild bei differenter Ätiologie entstehen kann. Morphologisch werden drei Typen der Leberzirrhose unterschieden: die mikronoduläre, die makronoduläre und die gemischte Form. Eine Vielzahl von Synonymen wird verwandt.

→ **Mikronoduläre Form.** Bei mikronodulärer Zirrhose ist die Leber in der Regel vergrößert und deutlich konsistenzvermehrt, die Knoten haben eine Größe von weniger als 0,3 cm im Durchmesser und können monolobulär, pseudolobulär und selten multilobulär sein. Diese Form der Zirrhose wird auch als portale, diffus septale, nutritiv toxische oder Laennec-Zirrhose bezeichnet (Abb. 16.**1**). Alkoholabusus ist die häufigste Ursache dieser Form, aber auch die Hämochromatose, Medikamente, eine chronische venöse Abflussbehinderung, chronische Gallenwegerkrankungen und die „Indian-childhood-Zirrhose" können die gleiche Morphologie induzieren.

→ **Makronoduläre Form.** Die makronoduläre Zirrhose wird auch als postnekrotische Zirrhose bezeichnet und ist

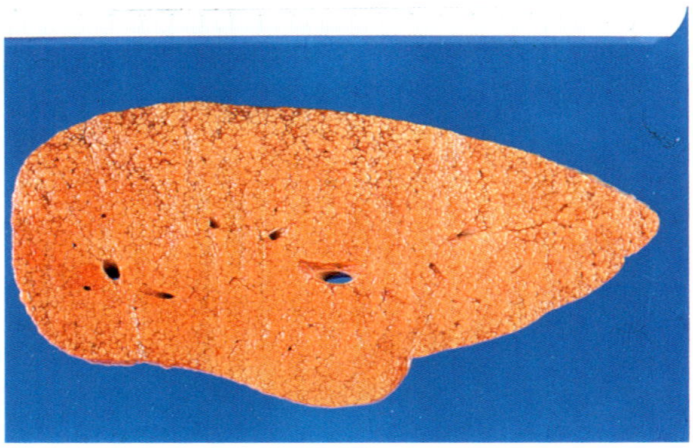

⊠ **Abb. 16.1** Makroskopisches Bild einer mikronodulären Leberzirrhose.

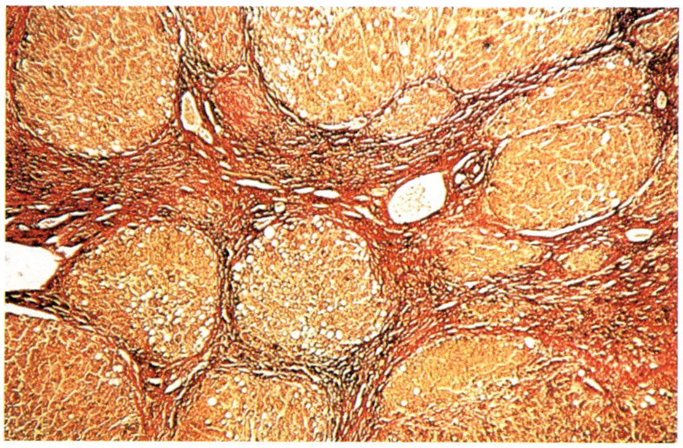

⊠ **Abb. 16.2** Abgeschlossener knotiger Umbau mit Pseudolobuli bei einer Leberzirrhose im Rahmen einer Hepatitis B (aus 79).

durch große Knoten (>3 mm im Durchmesser) gekennzeichnet. Die Knoten sind von unterschiedlicher Größe und durch Bindegewebssepten unterschiedlicher Stärke getrennt, was eine irreguläre Struktur (Abb. 16.**2**) bedingt. Bei länger dauernder Erkrankung ist das Organ in der Regel verkleinert. Die chronische Virushepatitis, die autoimmune chronisch aktive Hepatitis, die kryptogene Zirrhose und die meisten Fälle der Zirrhose im Endstadium weisen dieses Bild auf.

Gemischte Form. Die gemischte Form stellt vermutlich den Übergang von der mikronodulären zur makronodulären Form dar (Tab. 16.**1**).

Tabelle 16.1 Leberzirrhose: Ätiologie und morphologischer Typ

Ätiologie	Vorwiegender morphologischer Typ	Häufigkeit
Alkohol	mikronodulär	60–70%
Hepatitis	makronodulär, gemischt	10–15%
Biliär (primär, sekundär)	mikronodulär	5–10%
Hämochromatose	mikronodulär	5%
Stoffwechselerkrankungen	makronodulär, mikronodulär, gemischt	<1%
Toxine	makronodulär, gemischt	<1%
Stauung	mikronodulär	<1%
Idiopathisch	makronodulär, mikronodulär, gemischt	10–20%

Trotz der dargestellten Zuordnung einzelner ätiologischer Formen der Leberzirrhose zum morphologischen Bild ist im Einzelfall eine ätiologische Klassifizierung anhand der morphologischen Merkmale nicht möglich.

Epidemiologie

Die Leberzirrhose zeigt eine weltweite Verbreitung und betrifft alle Rassen, Altersklassen und beide Geschlechter. Es bestehen geographische Unterschiede bezüglich der Ätiologie. Insgesamt ist die Zirrhosehäufigkeit weltweit zunehmend, wobei dies regional unterschiedliche Ursachen hat. Die Prävalenz der Leberzirrhose in Autopsieserien liegt zwischen 4 und 10%, sie ist in verschiedenen Ländern Europas unterschiedlich. Eine ältere Autopsiestudie zeigt eine Prävalenz von 9,5% (199). Ebenfalls nach älteren Daten liegt die Inzidenz der Leberzirrhose in Dänemark bei 242 pro 1 Mio. Einwohner und Jahr (5). Von diesen ist die Mehrzahl mit durch Alkohol bedingt (161).

Mortalitätsraten. Es wird geschätzt, dass in der Bundesrepublik Deutschland etwa 300.000–400.000 Patienten mit Leberzirrhose leben, von denen jährlich etwa 20.000 an den Folgen der Erkrankung versterben. Die Sterberate an Leberzirrhose hat in den USA von 1960–1980 kontinuierlich zugenommen (Tab. 16.**2**) (126).

Neuere Daten zeigen starke Unterschiede zwischen Geschlechtern und Ländern in Europa, in den meisten Ländern ist kein Anstieg mehr zu verzeichnen (176) (Tab. 16.**3**). Die Leberzirrhose steht bei den Gesamttodesursachen an 9. Stelle, in der Gruppe der 45- bis 64-Jährigen sogar an 5. Stelle (117). Bis 1980 erfolgte eine Verschiebung des Mortalitätsanstiegs in jüngere Altersklassen, insbesondere in die Gruppe der Männer zwischen 25 und 30 Jahren. In der Gruppe der 20- bis 40-Jährigen ist die Mortalität an Leberzirrhose höher als die durch ischämische Herzerkrankungen. Insgesamt hat sich die Fallmortalität nicht geändert, die standardisierte Mortalitätsrate ist durch den Rückgang anderer Todesursachen zumindest in England gestiegen (Tab. 16.**4**) (247).

Die Zunahme der Mortalität in verschiedenen Ländern verlief parallel zur Zunahme des Alkoholkonsums, wobei die Veränderung der Mortalität durch Zirrhose mit entsprechendem zeitlichem Abstand den Veränderungen des Alkoholkonsums folgte. Interessant ist die Beobachtung, dass in einigen Ländern die Mortalität an Leberzirrhose wieder abnimmt, wofür sich bislang keine Erklärung findet.

Ätiologie und Risikofaktoren

Obwohl verschiedene ätiologische Faktoren offensichtlich sind (131), ist nicht eindeutig geklärt, warum diese bei unterschiedlichen Individuen nicht in jedem Fall zum klinischen Bild der Zirrhose führen. Von den Erkrankungen und Noxen, die zum Bild der Leberzirrhose führen können (Tab. 16.**5**), stehen Alkoholabusus und Virushepatitis im Vordergrund.

Tabelle 16.2 Altersspezifische Mortalitätsrate (pro 100.000 weiße Einwohner) an Leberzirrhose in den USA 1961–1985 (aus 126)

	Männer					Frauen				
Jahre	25 – 34	35 – 44	45 – 54	55 – 64	65 – 74	25 – 34	35 – 44	45 – 54	55 – 64	65 – 74
1985	3,1	11,1	25,0	47,1	53,1	1,3	4,2	11,9	20,1	26
1975	3,2	18,2	44,7	66,3	67,2	1,3	8,0	21,5	29,7	43,7
1967	3,0	18,1	43,1	65,1	62,7	1,8	10,0	23,7	27,9	24,2
1961	2,5	13,3	35,8	50,3	56,9	1,6	8,6	18,7	20,1	19,5

Tabelle 16.3 Standardisierte Mortalitätsrate durch Leberzirrhose – ausgewählte Länder (n/100.000/Jahr) (176)

	1957–1961		1987–1991		1997–2001	
	Frauen	Männer	Frauen	Männer	Frauen	Männer
Deutschland	11	25	14	36	14	34
Frankreich	20	48	14	32	11	28
Österreich	13	43	18	57	17	44
Italien	10	30	16	37	12	26
Schottland	6	8	11	17	16	34

Tabelle 16.4 Hospitalmortalität durch Leberzirrhose in England – 1968–1999 (247)

	Fallmortalität (%)	SMR (relativ zur Bevölkerung)
1968–1973	17,4	0,77
1974–1978	17,6	0,92
1989–1993	17,4	1,04
1994–1998	15,2	1,12

SMR: standardisierte Mortalitätsrate

Während in Europa und in den USA der Alkohol, die Hepatitis C und die nichtalkoholische Fettleberhepatitis (NASH) dominieren, sind in Ostasien und Afrika die Virushepatitiden häufigste Ursache.

Die früher häufige sog. „kryptogene Zirrhose" war vermutlich oft auf eine nicht als Ursache erkannte NASH zurückzuführen (→ **Kapitel 10**).

→ **Alkohol.** Die pathogenetische Beziehung zwischen Alkohol und Leberzirrhose ist Gegenstand langer Diskussionen gewesen, sie ist aber aufgrund epidemiologischer und auch tierexperimenteller Studien als gesichert anzusehen. Dennoch wird immer wieder betont, dass nicht alle Personen, die regelmäßig größere Mengen von Alkohol zu sich nehmen, zwangsläufig eine Leberzirrhose entwickeln (291). Alkohol könnte nach diesen Untersuchungen als permissiver oder Kofaktor gelten, wobei genetische Faktoren sicher eine Rolle spielen (153, 186). Daten diesbezüglich sind aber keineswegs einheitlich, so dass hier keine endgültigen Aussagen gemacht werden können. Inwieweit hetero- oder homozygote Träger eines Hämochromatosegens oder chronische Virusträger besonders „alkoholsensibel" sind, ist nicht definitiv geklärt. Als weithin gesichert wird angenommen, dass das Risiko, eine Zirrhose zu entwickeln, bei Männern ab einem täglichen Konsum von 60 g reinen Alkohols, bei Frauen ab etwa 20 g deutlich ansteigt.

Chronischer Alkoholkonsum führt zu Parenchymnekrosen, kann aber auch unmittelbar zur Fibrosierung mit vermehrter Synthese und Ablagerung von Kollagenen im extrazellulären Raum führen und immunologische Vorgänge induzieren, die den Prozess der Nekrose und Fibrose unterhalten.

→ **Nichtalkoholische Fettleber.** Die nichtalkoholische Fettleber (NAFL) als Teil des metabolischen Syndroms ist inzwischen in den USA und wohl auch in Deutschland die häufigste Lebererkrankung (20% der Bevölkerung in Italien). Bei etwa 20% dieser Patienten (Prävalenz ca. 4%) kommt es zu einer entzündlichen Erkrankung (NASH). Diese führt in etwa 10% zu einer Zirrhose (Prävalenz 0,3%) (23). Die Mortali-

Tabelle 16.5 Ätiologische Klassifikation der Leberzirrhose

Fremdstoffe und Arzneimittel • Alkohol • Methotrexat • Methyldopa • Amiodaron • Isoniazid • andere	**Cholestase** • Gallengangsatresie • chronische Cholangitis/Cholestase • PSC • Amiodaron • PBC • ischämische sklerosierende Cholangitis
Infektionen • Hepatitis B, C und D • Schistosomiasis	**Venöse Abflussstörung** • Rechtsherzinsuffizienz • Pericarditis constrictiva • Budd-Chiari-Syndrom • Venenverschlusskrankheit
Autoimmunerkrankungen • autoimmune Hepatitis • primär sklerosierende Cholangitis (PSC) • primär biliäre Zirrhose (PBC)	**Metabolisch** • nichtalkoholische Fettleberhepatitis
Stoffwechselerkrankungen • Hämochromatose • Morbus Wilson • α_1-Antitrypsin-Mangel • Glykogenose IV • Galaktosämie • Tyrosinose • Mukoviszidose • Abetalipoproteinämie • erythropoetische Porphyrie	**Idiopathisch/Andere** • Indian childhood cirrhosis • intestinaler Bypass • kryptogene Zirrhose

tät dieser Patienten mit NAFL ist höher als die der Normalpopulation und teilweise durch die Zirrhose bedingt (1).

Virushepatitiden. Während die Hepatitis A nicht als Ursache einer chronischen Lebererkrankung oder Zirrhose gelten kann, ist sowohl für die Hepatitis B als auch für die zusätzliche Infektion mit dem Hepatitis-D-Virus und für die Hepatitis C der Übergang von einer chronischen Hepatitis in eine Leberzirrhose gesichert.

Bei akuter *Hepatitis B* erfolgt eine Chronifizierung bei 10–20% der Patienten, von diesen haben nach 5 Jahren 15–20% eine Zirrhose entwickelt (82). Die Entstehung einer Zirrhose ist wahrscheinlicher bei älteren Patienten, bei Patienten mit „Brückennekrosen" (36) und bei Patienten, die eine Persistenz der HBV-DNA im Serum aufweisen. Die letztlich zur Zirrhose führende Nekrose wird bei Hepatitis B nicht durch das Virus selbst, das nicht zytotoxisch ist, sondern durch zytotoxische T-Lymphozyten induziert.

Wenn die Hepatitis-B-Infektion durch eine hinzukommende Hepatitis-D-Virus-Infektion kompliziert wird, entsteht in den meisten Fällen eine chronische Erkrankung, die im Laufe von bis zu 6 Jahren in bis zu 60% der Fälle zur Zirrhose führt (246).

Obwohl auch hier immunologische Reaktionen an der Parenchymläsion beteiligt sind, wird angenommen, dass das D-Virus unmittelbar zytotoxische Wirkung hat.

Das *Hepatitis-C-Virus* ist ebenfalls selbst zytotoxisch, die Chronifizierungsrate der C-Hepatitis ist nicht eindeutig geklärt. Von den chronischen C-Hepatitiden gehen 20–50% in eine Zirrhose über. Insgesamt schwanken die Angaben über die Häufigkeit einer Zirrhoseentwicklung nach Virushepatitis aber stark; diese Tatsache erklärt sich damit, dass insbesondere bei der Hepatitis C auch die anikterischen und damit nicht erkannten Hepatitiden in eine Zirrhose übergehen können und dass das Risiko möglicherweise abhängig von der Infektionsquelle, dem Alter der Infektion und dem Body Mass Index (BMI) ist. Nach Daten aus Asien ist das Risiko einer Zirrhoseentwicklung bei HBsAg-Trägern 4,2fach und bei Anti-HCV-positiven Personen 2,3-mal höher als bei Personen ohne diese Marker (308).

Medikamente und Chemikalien. Verschiedene Medikamente und Chemikalien können ebenfalls eine Leberzirrhose verursachen, hierbei spielen einerseits direkte toxische Effekte, wie beispielsweise bei Methotrexat, oder dosisunabhängige idiosynkratische Leberschäden, wie beispielsweise bei Methyldopa, eine Rolle (303).

Autoimmune Erkrankungen. Verschiedene autoimmune Erkrankungen, wie die autoimmune Hepatitis, die primär biliäre Zirrhose und die primär sklerosierende Cholangitis, führen ebenfalls zur Zirrhose. Diese Erkrankungen sind aber selten. In einer dänischen Studie betrug die Inzidenz der primär biliären Zirrhose nur 9 pro10^6 Einwohner pro Jahr (5).

Stoffwechselerkrankungen. Eine Vielzahl von Stoffwechselerkrankungen mit Beteiligung der Leber mündet in eine Zirrhose, hier sind insbesondere der Morbus Wilson und die Hämochromatose zu erwähnen. Der α_1-Antitrypsin-Mangel ist nicht nur Ursache einer kindlichen Zirrhose, sondern kann dieses Krankheitsbild auch beim Erwachsenen verursachen. Von homozygoten α_1-Antitrypsin-Mangel-Patienten versterben 50% bis zum 20. Lebensjahr. In einer Serie von 246 Erwachsenen mit homozygotem α_1-Antitrypsin-Mangel hatten 12% eine Leberzirrhose, solche über 50 Jahre in 19% (172). Bei Patienten mit kryptogener Zirrhose findet sich eine erhöhte Prävalenz heterozygoter Träger (137). Verschiedene weitere Stoffwechseldefekte, die zur Leberzirrhose führen können, sind in Tab. 16.**5** aufgeführt.

Cholestase. Jeder Prozess, der zu einer Obstruktion der abführenden Gallenwege führt, kann bei längerem Bestehen eine sekundäre biliäre Zirrhose bewirken. Diese Zirrhoseformen sind aber selten und werden in der Regel nur bei benignen Stenosen beobachtet.

Venöse Abflussstörung. Eine venöse Abflussstörung bei chronischer Rechtsherzinsuffizienz, insbesondere bei der Pericarditis constrictiva und beim Budd-Chiari-Syndrom sowie der „veno-occlusive disease", mündet ebenfalls in die Leberzirrhose. Ein Dünndarm-Bypass führt bei 10% der Patienten im Verlauf von 3 Jahren zum Bild der Leberzirrhose (136).

Entgegen früheren Annahmen führt eine Fehlernährung nicht zu einer Leberzirrhose. Insbesondere aus einer Proteinmangelernährung (Kwashiorkor) resultiert lediglich eine Leberfibrose.

Pathogenese

Wie oben erwähnt, ist die Leberzirrhose durch die Nekrose, die Fibrose und die Regeneratbildung charakterisiert.

Leberzellnekrose

Typen des Zelltodes. Unterschiedliche Vorgänge können eine Leberzellnekrose verursachen. Drei unterschiedliche Typen des Zelltodes können unterschieden werden:

- Der erste, die *Apoptose,* entspricht dem Mechanismus des physiologischen Zell-Turnovers. Das initiale Ereignis der Apoptose ist unbekannt, einige Untersuchungen lassen darauf schließen, dass beispielsweise Gallensäuren bei cholestatischen Erkrankungen für die Apoptose verantwortlich sein können.
- Die zweite Form, die *Zytolyse,* ist durch die Ruptur von Hepatozyten und ihren Ersatz durch reaktive Entzündungszellen gekennzeichnet. Diese Form des Zelltodes findet sich in der Regel bei immunologisch vermittelten Leberzellschäden.
- Schließlich ist die *Koagulationsnekrose* durch die Gegenwart von eosinophilem Zytoplasma und pyknotischen Kernen gekennzeichnet. Sie charakterisiert Folgeerscheinungen von Hypoxie oder toxischen Leberschäden.

Primärereignis. Auch wenn Parenchymnekrosen bei voll ausgebildeter Zirrhose histologisch oft nur spärlich oder gar nicht nachweisbar sind, stellt die Nekrose von einzelnen oder mehreren Hepatozyten wahrscheinlich das Primärereignis auf dem Weg zur Leberzirrhose dar. Mediatorstoffe, die bei der Zelldegeneration und beim Zelltod freigesetzt werden, induzieren sowohl die Fibrogenese wie auch die Regeneratbildung und außerdem die Immigration von Entzündungszellen. Diese setzen ebenso wie nekrotische Parenchymzellen vasoaktive Stoffe frei, was Durchblutungsstörungen bewirken kann.

Wesentliche Voraussetzung für die Pathogenese der Leberzirrhose ist nicht die Zerstörung größerer Parenchymareale, sondern der kontinuierliche, über längere Zeiträume stattfindende Untergang einzelner oder mehrerer Hepatozyten.

Auslöser. *Alkohol,* ebenso wie sein Abbauprodukt Acetaldehyd, wirkt toxisch auf zahlreiche Zellorganellen. Störungen der mitochondrialen Funktion sind wesentliche Voraussetzungen der Nekrose, vermutlich spielen auch immunologische Vorgänge eine Rolle (178). Bei *Virushepatitis* finden sich entweder zytotoxische Effekte der Viren selbst (Hepatitis C und D), oder sekundäre Immunreaktionen sind für die Zellnekrose verantwortlich.

Bei *biliären Erkrankungen* sind als Ursache der Nekrose einerseits Entzündungszellen, die bei Infektionen in das Parenchym einwandern und über Mediatorstoffe zur Nekrose führen, anzusehen. Andererseits werden bei allen cholestatischen Erkrankungen zytotoxische Effekte verschiedener Gallensäuren als bedeutsam angenommen.

Bei *Behinderung des Blutabflusses* aus der Leber, insbesondere bei der Herzinsuffizienz, findet sich ein Sauerstoffmangel der zentrilobulären Zellen zum einen durch eine Steigerung des lokalen Druckes, da die Lebervenen keine Venenklappen besitzen, und andererseits durch eine reduzierte Perfusion der Leber und eine primäre Zerstörung der zentrilobulären Areale.

Bei *Stoffwechselkrankheiten* resultiert eine Überladung der Zelle mit abnormen, entweder nicht metabolisierbaren oder nicht sezernierbaren Metaboliten in der Zellnekrose. Hier sind insbesondere Kupfer bei Morbus Wilson und Eisen bei Hämochromatose zu erwähnen.

Auf die Mechanismen der *fremdstoffinduzierten Nekrose* (direkte Zytotoxizität, Idiosynkrasie) wurde oben bereits hingewiesen.

Grundsätzlich münden die verschiedenen pathogenetischen Vorgänge, die bei unterschiedlichen ätiologischen Situationen zur Lebernekrose führen, letztlich in eine gemeinsame Endstrecke ein.

Hepatische Fibrose

Hepatische Fibrose kann als ein Wundheilungsprozess nach einer Leberschädigung interpretiert werden. So regenerieren nach einer akuten Schädigung die Parenchymzellen und ersetzen hierdurch die nekrotischen und apoptotischen Hepatozyten.

Akkumulation von EZM. Der Prozess geht mit einer Entzündungsreaktion und einer minimalen Deposition von Extrazellulärmatrix (EZM) einher, die zunächst als reversible Narbenbildung angesehen werden kann. Kommt es jedoch zur wiederholten und damit chronischen Schädigung der Leber, so erschöpft sich die Regeneration, und die Hepatozyten werden durch überschüssig vorhandene EZM ersetzt (19). Die Akkumulation von EZM führt zu einer Zerstörung der normalen Leberarchitektur und zur Ausbildung von fibrotischen Bändern. Die sich anschließende Entwicklung von Regeneratknoten definiert das Stadium der Zirrhose und resultiert in einer Einschränkung der Leberfunktion (Abb. 16.**2**) (79).

Verminderte Degradation von EZM. Leberfibrose ist ein dynamischer Prozess. Die Akkumulation resultiert nicht alleine durch De-novo-Synthese und Deposition von EZM, sondern wird begleitet von einer verminderten extrazellulären Degradation durch Matrixmetalloproteinasen (MMP). Die MMP-Familie ist eine Gruppe von Enzymen, welche in die physiologische und pathologische Degradation von kollagener und nichtkollagener EZM involviert ist. Die Regulation der MMP ist komplex, sie umfasst neben der Synthese und der extrazellulären Aktivierung der als katalytisch inaktiv sezernierten Moleküle vor allem auch extrazelluläre Inhibitoren. Die wichtigste Gruppe an Inhibitoren sind die Tissue Inhibitors of Metalloproteinases (TIMP). Ein komplexes Zusammenspiel dieser beiden Gruppen von Enzymen gewährleistet eine physiologische EZM-Komposition und -Deposition. Entsteht jedoch eine Imbalance, so kann es durch vermehrte Matrixsynthese und verminderte Degradation zur Akkumulation von EZM kommen.

Verschiebung der EZM-Komponenten. Da die einzelnen Komponenten in unterschiedlichem Ausmaß zunehmen, verändert sich deren quantitative Relation (Tab. 16.**6**). So nimmt das Kollagen Typ 1 um das 8fache, das Kollagen Typ 4 um das 14fache, das Fibronectin um das 2- bis 8fache zu (Abb. 16.**3**). Die Zunahme der extrazellulären Matrix insgesamt kann das 8- bis 50fache des Normalen betragen. Der Kollagengehalt kann auf 50% des Proteingehaltes der Leber ansteigen (normal 0,5%) (97, 118, 281).

Tabelle 16.6 Komponenten der extrazellulären Matrix in der normalen und der zirrhotischen Leber (118, 281)

	Normal	Zirrhose
Kollagen (total)[1]	80	470
• Typ I	32–40	280–330
• Typ III	32–40	95–140
• Typ IV	0,64	5–10
• Typ V	2,50	2,5–5,0
• Typ VI	0,06	0,5–1,0
Elastin[2]	1,44	7,0
Glykoproteine		
Fibronectin[3]	300	625
Proteoglykane (total)[4]	98	520
Heparansulfat	62	245
Chondroitin	3	18
Chondroitin-4-Sulfat	6	50
Chondroitin-6-Sulfat	8	39
Dermatansulfat	18	138
Hyaluronsäure	1,5	32

[1] mg/g Protein
[2] mmol Desmosin + Isodesmosin/g Feuchtgewicht
[3] µg/g Feuchtgewicht
[4] µg Uronsäure/g Trockengewicht

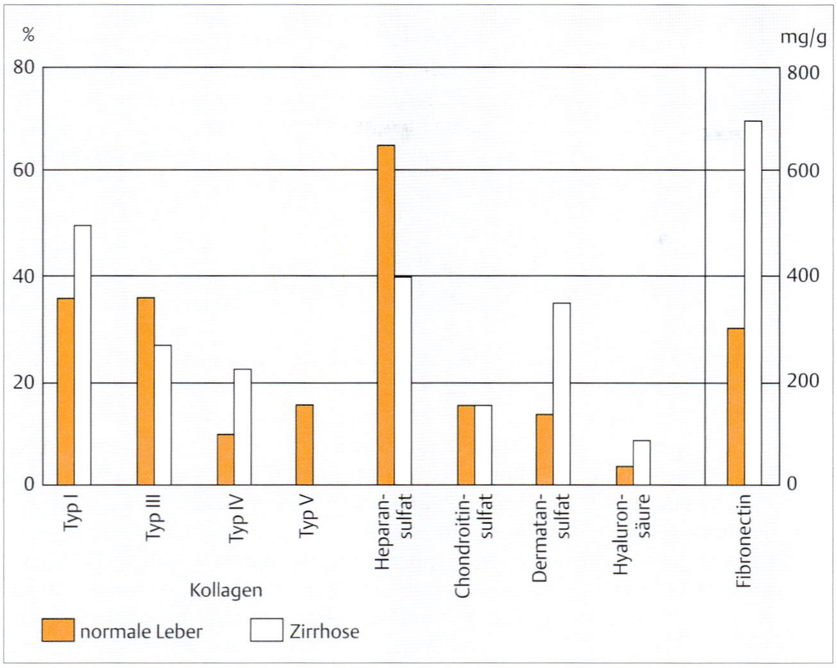

☒ **Abb. 16.3** Verteilung der Bindegewebskomponenten in normaler Leber und bei Leberzirrhose (nach 105).

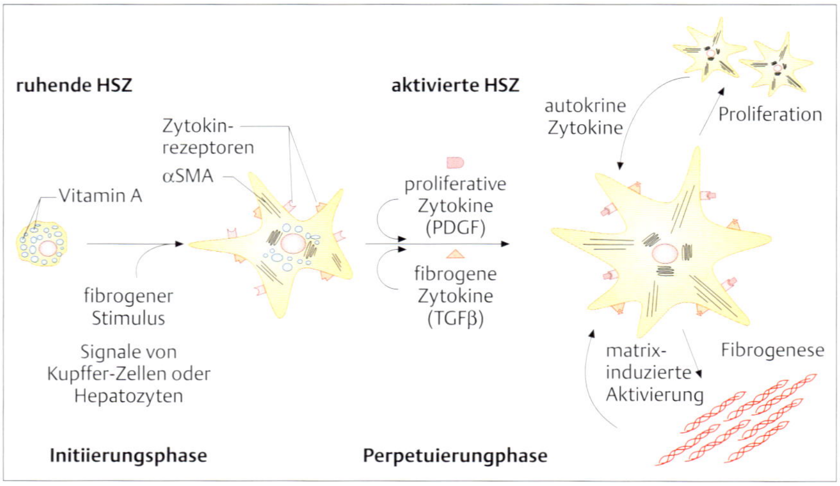

☒ **Abb. 16.4** Die Rolle der hepatischen Sternzellen (HSZ) bei der Leberfibrose.

Sternzellen. Aktivierte hepatische Sternzellen (Ito-Zellen, Lipozyten, Fettspeicherzellen) stehen bei der Fibrogenese als wichtigste Produktionsorte aller Komponenten der extrazellulären Matrix im Vordergrund. Nekrotische Hepatozyten stimulieren Kupffer-Zellen, die verschiedene Zytokine als Mediatorstoffe abgeben, die wiederum Ito-Zellen aktivieren und in Myofibroblasten transformieren. In vitro ist bereits die Schädigung der Hepatozyten ausreichend, um die Ito-Zell-Proliferation zu induzieren. Die aktivierten Ito-Zellen bilden selbst Zytokine wie TGF α und TGF β und potenzieren über vermehrt exprimierte Rezeptoren diese Signale (Abb. 16.**4**).

Unterschiede im Verlauf der Leberfibrose und beeinflussende Faktoren

Der Verlauf der Leberfibrose zeigt deutliche interindividuelle Unterschiede. Während eine chronische Schädigung bei einigen Patienten bereits nach einigen Jahren einen kompletten zirrhotischen Umbau des Lebergewebes induziert, führt dieselbe bei anderen Individuen erst nach mehreren Jahrzehnten zu einer Leberzirrhose oder oft auch gar nicht zu einer ausgeprägten hepatischen Fibrosierung.

Am besten untersucht ist dies bei der chronischen Hepatitis-C-Virus-(HCV-)Infektion, wo man in diesem Zusammenhang auch von „slow fibrosers“ bzw. „fast fibrosers“ spricht. Interessanterweise scheinen hier weniger virus- als wirtsspezifische Faktoren eine Rolle zu spielen. So korrelieren weder Virusgenotyp noch HCV-Viruslast mit dem Ausmaß bzw. oder der Geschwindigkeit der Fibroseprogression. Dagegen zeigen epidemiologische Untersuchungen eine positive Assoziation mit höherem Alter zum Zeitpunkt der Infektion, männlichem Geschlecht, hohem Body Mass Index (BMI) oder anderen, zusätzlichen hepatischen Noxen wie Alkoholkonsum.

Immunmechanismen und Infektionen. Der Fibrose auslösende Prozess der Aktivierung hepatischer Sternzellen wird neben der Wechselwirkung mit anderen Leberzellen auch durch systemische Immunmechanismen und Infektionen moduliert. So kommt es bei Patienten mit Leberzirrhose auf dem Boden einer Hepatitis-C- oder -B-Virus-Infektion nach einer Lebertransplantation oft zu einer ausgeprägten, rasch fibrosierenden Hepatitis. Auch bei gleichzeitiger Infektion mit dem Human Immunodeficiency Virus (HIV) zeigen HCV-Patienten oft einen schnelleren Verlauf der Fibrosierung.

Intestinale Faktoren. Die Ernährung und die intestinale Flora beeinflussen die Fibroseprogression, wobei v.a. der im Verlauf chronischer Lebererkrankungen erhöhten Darmpermeabilität und Endotoxinen wie Lipopolysaccharid (LPS) eine wichtige pathophysiologische Rolle zuzukommen scheint.

Genetische Faktoren. Daneben beeinflussen auch genetische Faktoren den Fibroseverlauf bei chronischen Lebererkrankungen. Für zahlreiche genetische Polymorphismen (u.a. in für profibrotische oder proinflammatorische Zytokine kodierenden Genen) konnte hier bereits eine Assoziation gezeigt werden (19).

Von hohem Interesse sind neuere Befunde, die zeigen, dass die Fibrosierung im Gegensatz zur voll ausgebildeten Zirrhose reversibel ist (96). Dies eröffnet eventuelle Therapieansätze für die Zukunft (97).

Folgen gesteigerter Fibrogenese. Die gesteigerte Fibrogenese beeinflusst wiederum Struktur und Funktion von Hepatozyten, führt zur Kapillarisierung der Sinusoide, stimuliert die Regeneration und verändert die Gefäßarchitektur. Eine Änderung der extrazellulären Matrix vermag, vermittelt durch Integrine, die Morphologie der Zelle zu verändern. Auch die Genexpression im Hepatozyten und die Heterogenität der Leberzellen kann durch Veränderungen der extrazellulären Matrix moduliert werden.

Regeneratbildung

Induziert durch die Zellnekrose und die Komponenten der extrazellulären Matrix, findet sich bei der Leberzirrhose eine exzessive Steigerung der Zellproliferation. Hierbei spielen Wachstumsfaktoren wie der Hepatocyte Growth Factor eine wesentliche Rolle. Im Unterschied zur geordneten Leberregeneration, beispielsweise nach Leberresektion, finden die regenerativen Prozesse bei Leberzirrhose unkoordiniert statt, so dass die normale Läppchenstruktur nicht gewahrt bleibt.

Eine wichtige Folge der gesteigerten Regeneration ist das Risiko einer malignen Transformation.

Störungen der Mikrozirkulation

Störung des Metabolitaustauschs. Normalerweise stellt der Disse-Raum zwischen den Endothelzellen und den Hepatozyten eine Möglichkeit zum Austausch von Metaboliten zwischen Hepatozyten und Sinusoidalblut dar. Die Fibrogenese führt zu einer Ablagerung von Matrixproteinen in diesem Raum, Komponenten der extrazellulären Matrix vermögen die Zahl und Weite der Fenestrae und Endothelzellen zu reduzieren. Dadurch kommt es zu einer Störung des Metabolitaustauschs und einer Erhöhung des Strömungswiderstandes in den Sinusoiden. Zudem finden sich Störungen der Zonierung der Leberzellen ebenso wie der Versorgung der Hepatozyten durch Sinusoide, was zur Funktionsstörung führt (216) (Abb. 16.**5**). Schließlich wird der hepatische Blutfluss durch die Kontraktion hepatischer Sternzellen mit Veränderungen der Sinusoidweite reguliert und bei Leberschäden reduziert (248).

Die regenerativen Prozesse wirken sich auch auf die Leberdurchblutung aus.

Zunahme des Strömungswiderstandes. Die Störungen der Mikrozirkulation bei Leberzirrhose treten in Abhängigkeit vom Krankheitsstadium als Zunahme des sinusoidalen und postsinusoidalen Strömungswiderstandes auf. Schließlich bilden sich intrahepatisch arterioportalvenöse Shunts aus. Störungen der Mikrozirkulation lassen sich elegant mit Hilfe von markierten Erythrozyten und markiertem Albumin zeigen (144) (Abb. 16.**6**). Während im Normalfall zunächst die Erythrozyten und mit Verzögerung Albumin die Leber verlassen, verliert sich dieser Unterschied bei Kapillarisierung der Sinusoide bei Leberzirrhose. Albumin kann nicht mehr in den Disse-Raum übertreten und erscheint deshalb gleichzeitig mit den Erythrozyten im Lebervenenblut. Diese Störung betrifft natürlich auch alle anderen eiweißgebundenen Substanzen, was Störungen der Pharmakokinetik und -dynamik verschiedener Medikamente und verschiedene metabolische Störungen erklärt. Die wesentliche Folge dieser Störung der Gefäßarchitektur und Mikrozirkulation ist die portale Hypertension, die bei fortgeschrittener Leberzirrhose regelmäßig auftritt.

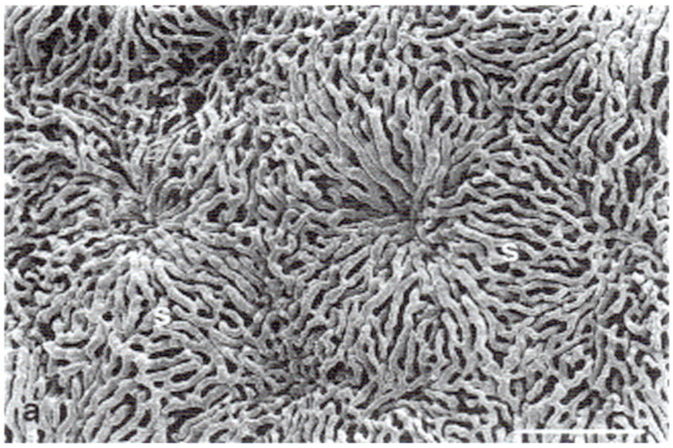

a

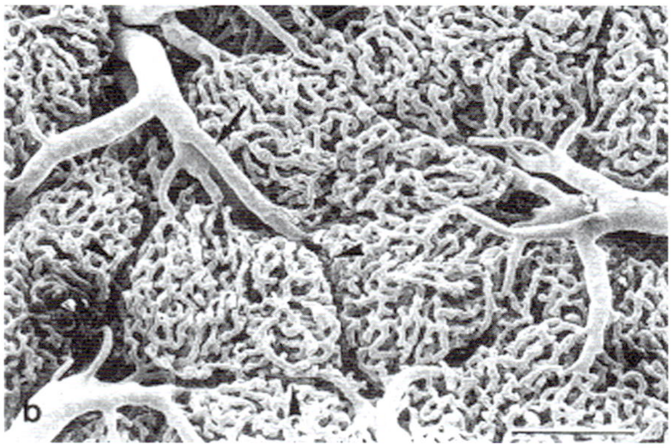

b

☒ **Abb. 16.5** Hepatische Mikrovaskularisation bei experimenteller Zirrhose in Ratten (216).
a Kontrollleber.
b Zirrhotische Leber.

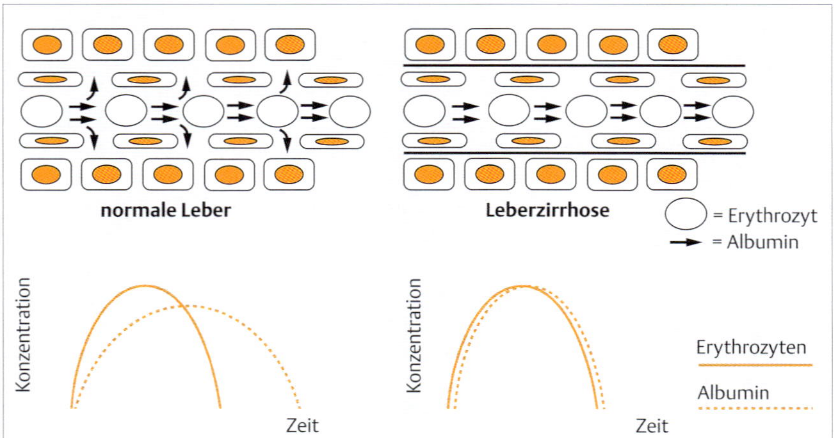

☒ **Abb. 16.6** Blutzirkulation der Leber im Normalfall und bei Leberzirrhose (144).

Folgen der Zirrhose

Portale Hypertension

Durchblutung und Gefäßwiderstand

Portale Leberdurchblutung. Der Druck in der Pfortaderstrombahn beträgt unter physiologischen Bedingungen 3–6 mm Hg. Der Zusammenhang zwischen portaler Leberdurchblutung (Q), dem Pfortaderdruck (dp) und dem intrahepatischen Gefäßwiderstand (R) wird in der Leber, wie auch in anderen Systemen, durch das Ohmsche Gesetz definiert:

$$dp = Q \times R$$

Da der Druckabfall von der Länge und dem Radius des Gefäßes sowie der Viskosität des Blutes abhängt, wird der Widerstand somit wesentlich vom Durchmesser der Gefäße bestimmt. Aufgrund der Anatomie der Leber besteht keine lineare Beziehung zwischen Druck und Fluss, da nicht bei jedem Druck alle Sinusoide eröffnet sind. Ein steigendes Blutangebot lässt den Pfortaderdruck also nur mäßig ansteigen, da die passive Dehnung der Gefäße den Durchmesser vergrößert und dadurch den Widerstand erniedrigt.

Arterielle Durchblutung. Die arterielle Durchblutung der Leber wird durch verschiedene Widerstandsgebiete reguliert. Diese können durch diverse Mediatoren (Tab. 16.**7**) beeinflusst werden. Dennoch spielt für die Pathogenese der portalen Hypertension die arterielle Durchblutung wahrscheinlich keine Rolle, da nach Ligatur der A. hepatica bei Ratten mit Leberzirrhose der Pfortaderdruck nicht mehr als 10% abfällt (321).

Backward- und Forward-Flow-Theorie. Zwei verschiedene Hypothesen wurden zur Erklärung der Zunahme des Pfortaderdrucks bei Leberzirrhose postuliert: die „Backward-Flow-Theorie“ und die „Forward-Flow-Theorie“.

Die „Backward-Flow-Theorie“ geht davon aus, dass eine Erhöhung des intrahepatischen sinusoidalen und auch postsinusoidalen Gefäßwiderstandes der Hauptfaktor bezüglich der portalen Hypertension bei Leberzirrhose ist (205).

Der zweiten Hypothese liegen die bei Patienten mit Leberzirrhose immer beobachtete hyperdyname Kreislaufregulation mit herabgesetztem peripherem vaskulärem Widerstand und gesteigertem Herzzeitvolumen sowie die Eröffnung portosystemischer Kollateralen zugrunde. Obwohl zu erwarten wäre, dass durch die Kollateralen der Pfortaderdruck absinkt, ist das Gegenteil der Fall. Dies ist erklärt durch die Erhöhung des splanchnischen Blutflusses im Rahmen der hyperdynamen Zirkulation und eine besonders akzentuierte Vasodilatation im Bereich der splanchnischen Gefäße. Die in Tab. 16.**7** genannten Mediatoren werden als Ursache der zirkulatorischen Störungen angesehen (52, 174). Offenbar werden in der Peritonealhöhle von Patienten mit Leberzirrhose exzessive Mengen von Zytokinen wie Interleukin 6 produziert (Abb. 16.**7**) (8, 9), die dann die Zirkulation erreichen und lokal die Freisetzung des potenten Vasodilatators Stickstoffmonoxid bewirken können. Im Tierexperiment können eine Hemmung der Stickstoffmonoxidsynthese ebenso wie Antagonisten des Plättchen aktivierenden Faktors das Auftreten der peripheren Vasodilatation verhindern. Aber auch Substanzen wie Glucagon und Sekretin führen zu einer Erhöhung der Pfortaderdurchblutung. Somit ist die hyperdynamische splanchnische Zirkulation wahrscheinlich multifaktorieller Natur. Insgesamt wird die portale Hypertension sicher durch beide Pathomechanismen bedingt, ohne Erhöhung des Gefäßwiderstandes und Veränderungen der intrahepatischen Gefäßarchitektur kommt sie jedenfalls nicht zustande.

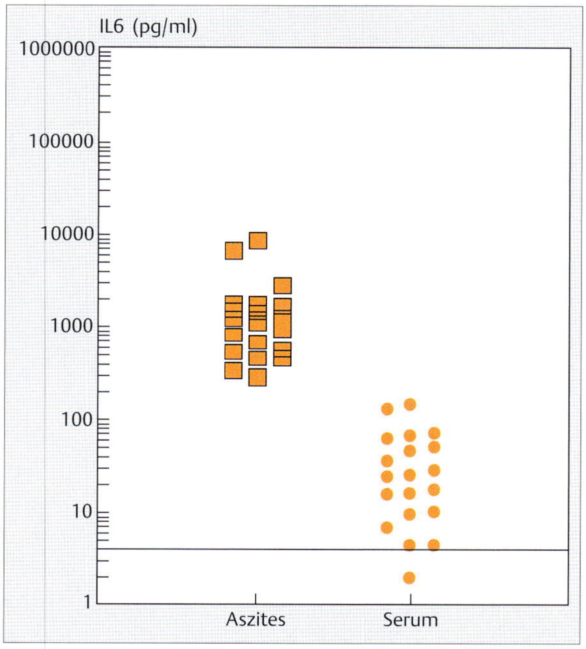

⊠ **Abb. 16.7** Konzentrationen für Interleukin 6 in Aszites und Serum bei Patienten mit Leberzirrhose.

Erhöhter intrahepatischer Gefäßwiderstand

Die Ursachen eines erhöhten intrahepatischen Gefäßwiderstandes lassen sich in mechanische und dynamische Komponenten einteilen.

Mechanische Faktoren. Von mechanischer Natur sind morphologische Veränderungen der Leberarchitektur, welche den Großteil der intrahepatischen Widerstandserhöhung bedingen und als weitgehend irreversibel gelten. Dazu zählen interstitielle Faktoren wie z. B. die zunehmende Ablagerung von Kollagen und extrazellulärer Matrix im Disse-Raum mit progredienter Fibrosierung, Ausbildung basalmembranähnlicher Struktur und Defenestrierung der Sinusoide. Dafür wurde der Begriff „Kapillarisierung" geprägt

„Kapillarisierung" beschreibt den dramatischen Wandel der hochpermeablen Sinusoide zu impermeablen Membranen.

Aber auch hepatozelluläre Faktoren wie die Größenzunahme der Zellen durch hydropische Schwellung und Verfettung oder die Parenchymvolumenzunahme durch Regeneration und damit Kompression der Sinusoide spielen eine wichtige Rolle.

Dynamische Faktoren. Hier handelt es sich dagegen um funktionelle Mechanismen, welche ähnlich wie bei der arteriellen Hypertonie eine Erhöhung des intrinsischen Gefäßdruckes vermitteln und pharmakologisch moduliert werden können. Neben einer in der Mikrozirkulation zu beobachtenden verminderten Freisetzung vasodilatierender Substanzen wie z. B. Stickoxid spielen erhöhte Serumspiegel vasokonstriktorischer Mediatoren wie z. B. Katecholamine, Angiotensin, Vasopressin und Endothelin sowie die Aktivierung hepatischer Sternzellen eine Rolle. Letztere entwickeln kontraktile Eigenschaften und können mit ihren langen perisinusoidalen Zellausläufern den sinusoidalen Durchmesser und intrahepatischen Widerstand modulieren.

Tabelle 16.7 Mediatoren der hyperdynamen splanchnischen Zirkulation

- Adenosin
- Inosin
- Hypoxanthin
- Plättchen aktivierender Faktor (PAF)
- Glucagon
- Stickoxid (NO)
- Endotoxin
- Sekretin
- Vasoaktives intestinales Peptid (VIP)
- Calcitonine gene-related peptide (CGRP)
- Prostacyclin
- Histamin
- Serotonin
- Gallensäuren

Mechanismen bei alkoholinduzierten Lebererkrankungen. Von besonderem Interesse ist, dass bei alkoholinduzierten Lebererkrankungen eine portale Hypertension bereits vor Entwicklung der Zirrhose auftreten kann. Dies beruht auf einer hyalinen Sklerosierung der Zentralvenen, einer Vergrößerung der Hepatozyten mit Kompression der Sinusoide und auf einer direkt durch Alkohol oder seine Metaboliten induzierten Kollagenablagerung im Disse-Raum (22).

Ursachen und Folgen der portalen Hypertension

Prinzipiell kann jede Lebererkrankung bei ausreichender Laufzeit zur portalen Hypertension führen, daneben ist eine Vielzahl anderer extrahepatischer Ursachen möglich.

Prä-, intra- und posthepatische Formen. Grundsätzlich kann an jeder Stelle des portalvenösen Kreislaufs eine Widerstandserhöhung auftreten. Darauf basiert die klinisch sinnvolle ätiopathogenetische Einteilung der portalen Hypertension in prä-, intra- und posthepatische Formen. Bezüglich der intrahepatischen Widerstandserhöhungen muss allerdings darauf hingewiesen werden, dass diese oft

Tabelle 16.8 Einteilung und Ursachen der portalen Hypertension (321)

Prähepatisch (ca. 10%)

Arteriovenöse Fisteln im Splanchnikusgebiet und/oder der Milz
- kongenital: z. B. hereditäre hämorrhagische Teleangiektasie
- erworben: z. B. Trauma, Aneurysmaruptur, hepatozelluläres Karzinom

Thromobotischer Verschluss der Pfortader und/oder der Milzvene
- entzündlich/tumoröse Pankreaserkrankungen (v.a. Milzvene infolge anatomischer Nachbarschaft)
- Thrombophlebitiden (z. B. Nabelvenensepsis als häufigste Ursache im Kindesalter)
- Hyperkoagulopathien (z. B. Polycythaemia vera, myeloproliferative Erkrankungen, Östrogeneinnahme, seltener: Kollagenosen, chronisch entzündliche Darmerkrankungen, retroperitoneale Fibrose etc.)
- selten bei Splenomegalie (milzvermittelter hyperdynamer, portalvenöser Blutfluss)

Intrahepatisch (ca. 80%)

Präsinusoidal
- kongenitale Leberfibrose
- idiopathische portale Hypertension
- Frühstadien Schistosomiasis, Sarkoidose, PBC, chronische Hepatitis

Sinusoidal
- Leberzirrhose
- akut-fulminante Hepatitis
- Spätstadien Schistosomiasis, Sarkoidose, PBC, chronische Hepatitis
- selten bei Peliosis hepatits (z. B. bei Tuberkulose, Morbus Hodgkin, AIDS, Anabolikaabusus)

Postsinusoidal
- Budd-Chiari-Syndrom (v.a. bei Hyperkoagulopathien)
- „veno-occlusive Disease" als Thrombosierung der kleinen Lebervenen (sekundär toxisch, z. B. Buschtee-Krankheit, zytotoxische Pharmaka, Bestrahlung, GvHD, Karzinom)

Unspezifisch
- sekundär biliäre Zirrhose (z. B. bei Mukoviszidose)
- Malignome der Leber (v.a. hepatozelluläres Karzinom, Metastasen)
- myeloproliferative Erkrankungen (v.a. Leukämien, Lymphome, Myelosklerose, Mastozytose)
- Stoffwechselerkrankungen (Morbus Wilson, Hämochromatose, α_1-Antitrypsin-Mangel, Glykogenose IV, Galaktosämie, Tyrosinose, Abetalipoproteinämie, erythropoetische Porphyrie)
- Medikamente, Toxine (z. B. 6-Mercaptopurin, 6-Thioguanin, Azathioprin, Amiodaron, Isoniazid, Methyl-Dopa, Busulfan, Chlorambucil, Vinylchloride, Arsen)
- nodulär regenerative Hyperplasie (z. B. bei rheumatoider Arthritis, Polyarteriitis nodosa, Felty-Syndrom, „toxic oil syndrome", Kollagenosen, Polycythaemia vera, Diabetes, Atherosklerose)

Posthepatisch (ca. 10%)

- kardiale Ursachen: Rechtsherzinsuffizenz, konstriktive Perikarditis
- Obstruktion der V. cava inferior (v.a. Thrombus, Tumor, Abszess, membranös)

PBC: primär biliäre Zirrhose, GvHD: Graft versus Host Disease und insbesondere in fortgeschrittenen Stadien nicht eindeutig lokalisierbar sind. Die unterschiedlichen Ursachen der portalen Hypertension sind in Tab. 16.**8** zusammengefasst.

Wesentliche Folgen der portalen Hypertension sind die Ausbildung von oberflächlichen Kollateralvenen in Ösophagus und Magen (Varizen) mit der Gefahr der Blutung, Aszites und hepatische Enzephalopathie, wobei die beiden Letzteren gleichzeitig Folge einer zellulären Funktionsstörung der Leber sind.

Komplikationen. Weitere Komplikationen und Folgen sind metabolische Störungen, erhöhtes Infektionsrisiko und zahlreiche Rückwirkungen auf andere Organe und Organsysteme. Es bestehen Wechselwirkungen zwischen verschiedenen Komplikationen, meist sind mehrere gleichzeitig bei demselben Patienten vorhanden. Die genannten Komplikationen können weitere Folgen induzieren, z. B. eine spontane bakterielle Peritonitis bei Aszites oder ein Nierenversagen, eine hepatische Enzephalopathie oder eine Sepsis nach oberer gastrointestinaler Blutung.

Leberzellinsuffizienz und metabolische Störungen

Die Leber hat eine Vielfalt von Funktionen, deren Störung sehr unterschiedliche Symptome verursachen kann (Tab. 16.**9** und 16.**10**).

Veränderte Zahl und Funktion der Hepatozyten. Zwei Theorien versuchen, die metabolische Insuffizienz bei Leberzirrhose zu erklären. Die Theorie der intakten Hepatozyten postuliert, dass Zirrhoselebern Hepatozyten enthalten, die funktionell normal, aber in der Zahl reduziert sind (327). Isolierte Hepatozyten aus zirrhotischen und normalen Lebern weisen tatsächlich gleiche funktionelle Charakteristiken auf, wenn sie in vitro untersucht werden (201). Diese Befunde können allerdings schlecht auf die Funktion des gesamten Organs extrapoliert werden, da auch normale Hepatozyten abhängig von einer intakten Umgebung sind. Die zweite Theorie geht daher von der Vorstellung aus, dass die Hepatozyten bei Leberzirrhose infolge der Störung ihrer unmittelbaren Umgebung und einer mangelhaften Versorgung mit normalerweise erforderlichen Substanzen in ihrer Leistungskapazität eingeschränkt sind.

Kapillarisierung der Sinusoide. Im Normalfall ist die Struktur der Leber hochspezialisiert, um den direkten Kontakt der Hepatozyten mit dem sinusoidalen Blut zu gewährleisten, was einen hohen Stoffaustausch zwischen Blut und der basolateralen Zelloberfläche erlaubt. Durch die Kapillarisierung der Sinusoide und die Ausbildung von intrahepatischen Shunts erreicht ein Teil des Blutes die Hepatozyten gar nicht. Die Kapillarisierung der Sinusoide mit dem Verlust der Fenestrae und der Ablagerung von extrazellulärer Matrix blockiert den Zugang von Blutkomponenten zu Rezeptoren und Ionenkanälen. Schließlich können Produkte von Nichtparenchymzellen der Leber, die im Rahmen von Nekrose und Fibrogenese gebildet werden, den Stoffwechsel der Leberzellen beeinflussen (7, 10) (Abb. 16.**8**), und Komponenten der extrazellulären Matrix können unmittelbar metabolische Leistung und Genexpression in Hepatozyten modifizieren.

Tabelle 16.9 Funktionen der Leber (Auswahl)

Synthese	• Eiweiße: Albumin, Gerinnungsfaktoren, Transportproteine (z. B. Transferrin), Abwehrstoffe (z. B. α_1-Antitrypsin) • Cholesterin • Gallensäuren • Phospholipide
Entgiftung	• endogene Gifte (z. B. NH_3) • toxische Darmprodukte (z. B. Endotoxin) • Medikamente • Abbauprodukte (z. B. Bilirubin) • Hormone • Mediatoren (z. B. Zytokine)
Speicher	• Nährstoffe (z. B. Glykogen) • Vitamine (z. B. Vitamin A) • Spurenelemente (z. B. Zink)
Infektabwehr	• RES • Synthese von Akutphaseproteinen

Tabelle 16.10 Folgen der gestörten Leberfunktion

Synthese	• Ödeme, Aszites • Gerinnungsstörungen, Blutung • Mangelzustände (Proteine) • Fettstuhl/Durchfall, Mangelernährung
Entgiftung	• Enzephalopathie • Sepsissyndrom • hyperdyname Zirkulation • Medikamentenakkumulation oder -wirksamkeitsverlust • Ikterus • Feminisierung, Infertilität
Speicher	• Diabetes • Mangelzustände (Vitamine, Zink) mit – Anämie – Nachtblindheit – Muskelschwund – neurologischen Störungen
Infektabwehr	• Sepsis • spontan bakterielle Peritonitis

Somit beruhen die veränderten metabolischen Funktionen wahrscheinlich sowohl auf der reduzierten Anzahl als auch auf der veränderten Funktion der einzelnen Zellen und ihrer Kommunikation mit dem vaskulären Kompartment. Die Leberfunktion wird zusätzlich durch Störungen der biliären Exkretion beeinflusst.

Metabolische Funktionen. Störungen folgender metabolischer Funktionen können auftreten:

- Regulation des Energiestoffwechsels,
- Intermediärstoffwechsel für Kohlenhydrate und Aminosäuren,
- Synthese der Serumproteine, insbesondere der Gerinnungsfaktoren,
- Harnstoffsynthese und Ammoniumentgiftung,
- Lipid- und Lipoproteinbiosynthese,
- Gallensäurensynthese,
- Entgiftung von endogenen und exogenen Substanzen, insbesondere lipophiler Moleküle,
- Abbau und Elimination verschiedener Hormone und Mediatoren,
- Speicherung und Biotransformation verschiedener Vitamine,
- Homöostase von Elektrolyten, Spurenelementen und Säure-Basen-Haushalt.

Energiestoffwechsel und Ernährung

Die Leber spielt eine zentrale Rolle in der Regulation des Energiehaushaltes und im Intermediärstoffwechsel von Kohlenhydraten, Fetten und Proteinen. Alle diese Funktionen können bei fortgeschrittener Leberzirrhose reduziert sein.

Insbesondere ein Proteinmangel ist infolge der gestörten Synthese häufig. Eine mangelhafte Zufuhr von Protein und Energie war in einer spanischen Untersuchung bei 88 – 100% der Patienten nachweisbar (39). Bereits in Frühstadien der Leberzirrhose ist die Gesamtfettmasse reduziert, in fortgeschrittenen Stadien findet sich ein signifikanter Schwund der Körperzellmasse, vor allem der Muskulatur (64).

Ursachen. Die Ursachen der verminderten Nahrungszufuhr sind Anorexie, Erbrechen, Übelkeit oder – insbesondere bei Alkoholikern – auch Diarrhö. Portokavale Anastomosen führen zum Bypass resorbierter Nahrungsmittel an der Leber, wodurch niedermolekulare Stoffe nicht in hochmolekulare Speicherformen überführt werden können. Schließlich spricht die Leber auf die verschiedenen Hormone, die den Intermediärstoffwechsel kontrollieren, wie Insulin, Glucagon, Insulin-like Growth Factor 1 und 2, Schilddrüsenhormone, Cortisol und Katecholamine entweder nicht mehr an, oder diese sind in ihrer Sekretion oder Degradation verändert. Eine Resistenz gegenüber Wachstumshormon spielt ebenfalls eine Rolle (75). Daraus resultiert ein Überwiegen der katabolen Komponenten. Weiterhin besteht eine verminderte Glykogenreserve, wodurch kompensatorisch die Glukoneogenese aus Aminosäuren gesteigert wird. Dabei wird Energie in Form von ATP verbraucht.

Negative Energiebilanz. Es ergibt sich eine negative Energiebilanz, die durch einen verminderten Sauerstoffverbrauch messbar wird. Studien haben ergeben, dass der Sauerstoffverbrauch und die Energiebilanz negativ mit dem Ausmaß der Leberfunktionsstörung korreliert sind (265). Während kurzfristig Fette zur Deckung des Energiebedarfs mobilisiert werden können (42, 43, 252), stehen langfristig ein gesteigerter Abbau und eine verminderte Synthese der Muskelproteine im Vordergrund (207). Es resultiert eine Gewichtsabnahme mit Schwund der Muskulatur bis zur Kachexie. In der Frühphase wird der Gewichtsverlust wegen der vermehrten Wassereinlagerung oft nicht bemerkt. Interessanterweise ist eine Parazentese mit einer Verminderung des Rohenergieverbrauchs assoziiert (74), Betablocker vermindern den Energieverbrauch (75).

Kohlenhydratstoffwechsel

Die Leber ist das zentrale Regulationsorgan für den Kohlenhydratstoffwechsel des Organismus.

Bei Leberzirrhose können drei Störungen der Glucosehomöostase auftreten: eine Verschiebung von Glykogenolyse und Glukoneogenese, ein „hepatogener Diabetes" und Hypoglykämien.

Glykogenolyse und Glukoneogenese. Da der Glykogenbestand der Leber und damit die Möglichkeit der Glykogenolyse bei Leberzirrhose auf 20 – 30% der normalen Werte reduziert ist, wird kompensatorisch die Glukoneogenese gesteigert. Solange diese kompensatorische Glukoneogenese gewährleistet ist, ist eine ausreichende Glucoseversorgung peripherer Organe möglich. Dies setzt aber eine vermehrte Bereitstellung von Aminosäuren voraus, die überwiegend durch Abbau der Muskelproteine zustande kommt.

Diabetes. Es findet sich bei 60% der Patienten mit Leberzirrhose eine gestörte Glukosetoleranz, bei 50 – 40% ein manifester Diabetes (159). Da der Diabetes mit einer Hyperinsulinämie assoziiert ist, beruht er nicht auf einem Insulinmangel, sondern wie der Diabetes Typ 2 auf einer Insulinresistenz (65). Die Hyperinsulinämie ist nicht ausschließlich durch eine verminderte hepatische Degradation, sondern wohl auch durch eine echte Hypersekretion verursacht (165, 166, 167, 227). Vermutlich ist die periphere Insulinresistenz, die auf einer Downregulation der Insulinrezeptoren und auf Postrezeptorstörungen beruht, Ursache des Hyperinsulinismus. Die Insulinresistenz zeigt sich in einer Reduktion der insulinabhängigen Glucoseaufnahme in Muskeln und Fett (150, 151, 227), wobei die Muskulatur des Splanchnikusgebietes von dieser Störung offenbar nicht betroffen ist (284).

Hypoglykämien. Hypoglykämien sind bei Leberzirrhose selten und meist durch eine nicht mehr ausreichende kompensatorische hepatische Glukoneogenese verursacht. Angesichts der großen funktionellen Reserve der Leber werden sie nur bei sehr fortgeschrittenen Krankheitsstadien oder bei zusätzlicher Einwirkung von Hypoglykämie induzierenden Stoffen beobachtet.

Zytokine. Auch Zytokine, die bei den üblichen Formen der Leberzirrhose vermehrt gebildet bzw. vermindert degradiert werden, haben erheblichen Einfluss auf den Glucosestoffwechsel und tragen zu den oben genannten Phänomenen bei (Abb. 16.**8 a**) (10). Adipozytokine scheinen ebenfalls eine Rolle zu spielen (240).

Aminosäurenstoffwechsel

Die Leber synthetisiert die meisten der nichtessenziellen Aminosäuren und ist auch für deren Abbau verantwortlich, wobei lediglich die verzweigtkettigen Aminosäuren Leucin, Isoleucin und Valin, die in der Muskulatur abgebaut werden, eine Ausnahme darstellen. Das Kohlenstoffskelett der Aminosäuren wird zur Glukoneogenese (s.o.) verwendet, die Aminogruppe wird über die Harnstoff- und Glutaminsynthese entgiftet.

Verändertes Verteilungsmuster. Während normalerweise die Plasmaspiegel der Aminosäuren im Lebervenenblut sehr eng geregelt sind, ist diese Regulation bei Leberzirrhose erheblich gestört, so dass Änderungen im Verteilungsmuster der Aminosäuren auftreten. Typisch sind die Abnahme der verzweigtkettigen Aminosäuren und die Zunahme der aromatischen Aminosäuren (Tyrosin, Phenylalanin, Tryptophan). Letztere beruht wahrscheinlich auf der verminderten Degradation in der Leber. Die Abnahme der verzweigtkettigen Aminosäuren ist vermutlich durch eine verstärkte Metabolisierung in der Muskulatur – bedingt durch

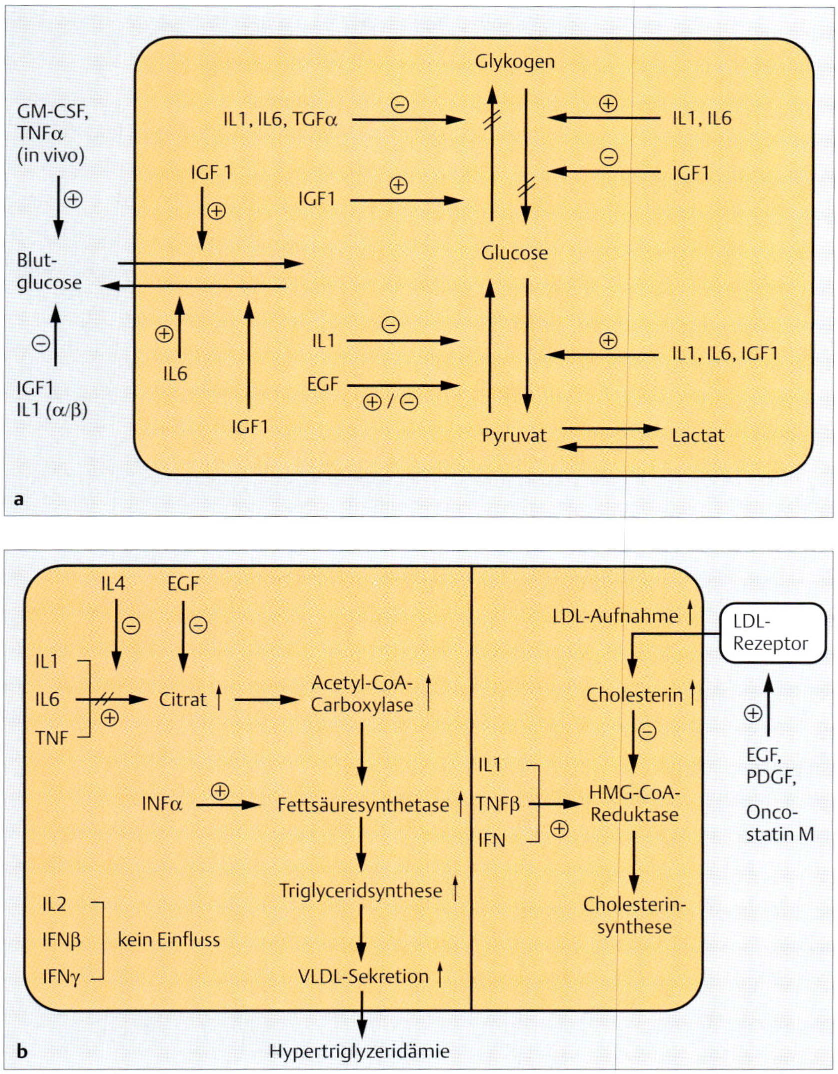

Abb. 16.8 Kohlenhydrat- und Lipidstoffwechsel.
a Regulation des Kohlenhydratstoffwechsels in Hepatozyten durch Zytokine.
b Regulation des Lipidstoffwechsels in Hepatozyten durch Zytokine.
ECF = epidermal growth factor, HMG-CoA = Hydroxymethylglutaryl-Coenzym A, IFN = Interferon, IL = Interleukin, LDL = low density lipoprotein, PDCF = platelet derived growth factor, VLDL = very low density lipoprotein, + = Stimulation, – = Hemmung, ↑ = Konzentrationsanstieg, Steigerung. GM-CSF = granulocyte monocyte colony stimulating factor, ILGF = Insulin-like growth factor, TGF = transforming growth factor, TNF = Tumornekrosefaktor.

den Hyperinsulinismus – verursacht, da die Insulinresistenz der Muskulatur sich nur auf die Glucoseaufnahme bezieht. Die Tatsache, dass Betablocker den Abfall der verzweigtkettigen Aminosäuren im Blut verhindern können (81), spricht auch für einen Einfluss der bei Leberzirrhose oft vermehrten sympathischen Signale auf die Aminosäurenaufnahme in die Muskulatur. Da das Kohlenhydratskelett der verzweigtkettigen Aminosäuren auch der Glukoneogenese dient, ist ihr Abfall auch durch die kompensatorisch gesteigerte Glukoneogenese (s. o.) bedingt.

Entsprechend diesen Veränderungen fällt der Quotient aus verzweigtkettigen und aromatischen Aminosäuren in Korrelation zum Schweregrad der Zirrhose ab (42).

Gestörter Methioninabbau. Von wesentlicher Bedeutung sind die Störungen des Stoffwechsels der essenziellen Aminosäure Methionin, bei deren Abbau Sulfadenosylmethionin (SAME) entsteht (Abb. 16.**9**). Bei Leberzirrhose ist die Konzentration von Methionin erhöht, da die für die Übertragung des Adenosylrestes von ATP auf Methionin verantwortliche SAME-Synthase in ihrer Aktivität erheblich vermindert ist. Da SAME für die Bereitstellung von Antioxidanzien für verschiedene Transmethylierungsreaktionen im Stoffwechsel der Nucleinsäuren und Phospholipide sowie für geschwindigkeitsbestimmende Schritte der Polyaminsynthese verantwortlich ist, hat diese Störung wohl wesentliche klinische Bedeutung. Die Auswirkungen sind zum einen eine Verminderung von Glutathion und reduziertem Glutathion (GSH) im Plasma mit der Folge einer eingeschränkten Biotransformation und Ausscheidung von Fremdstoffen (63). Auch die Abwehrmöglichkeiten gegen oxidativen Stress sind reduziert. Die verminderte Synthese von Phospholipiden führt zu Änderungen der Fluidität von Biomembranen (192), und schließlich finden sich durch eine gestörte Polyaminsynthese Störungen regenerativer Prozesse (217).

Proteinsynthese

Die Leber synthetisiert täglich etwa 50 g Proteine. Neben ihrem eigenen Proteinbedarf werden dabei auch zahlreiche Proteine gebildet, die im Blut oder in anderen Organen spezifische Funktionen haben.

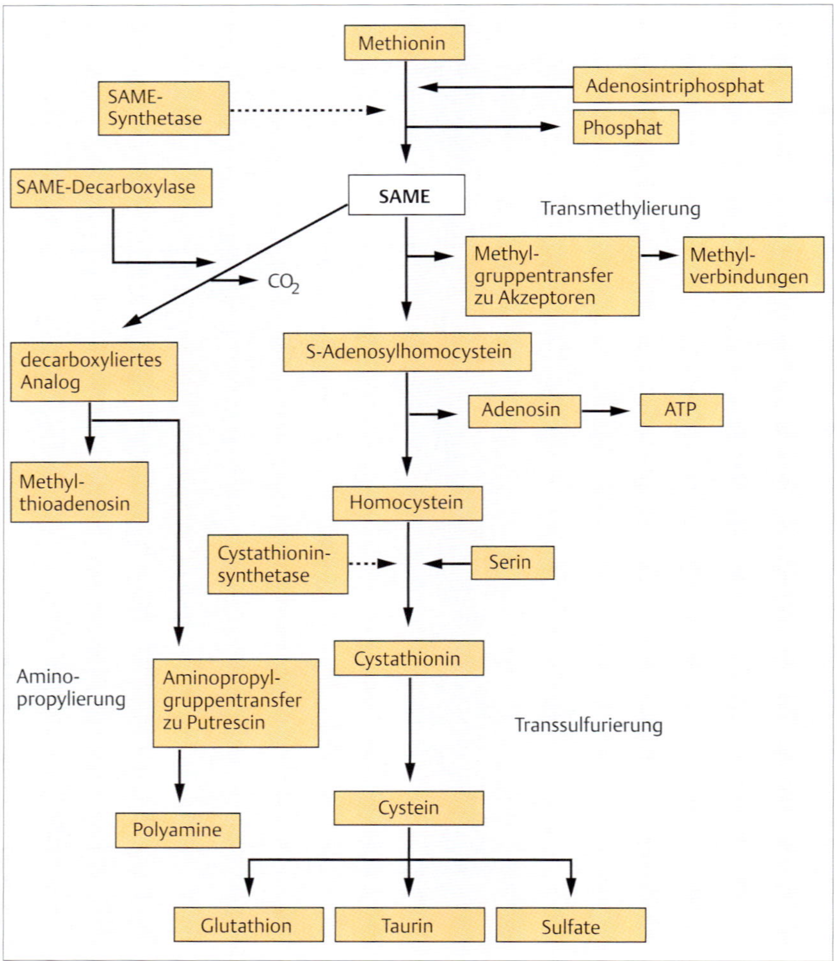

Abb. 16.9 Methioninstoffwechsel. Methionin wird durch Übertragung eines Adenosylrestes von ATP in S-Adenosylmethionin (SAME) umgewandelt. Diese Substanz ist Ausgangspunkt für die Transsulfurierung (Bildung von Glutathion), für die Transmethylierung (Phospholipidsynthese) und die Decarboxylierung mit Aminopropylübertragung (Polyaminsynthese) (106).

In der Leber werden Albumin, α_1- und α_2-Globuline, Fibrinogen, Lipoproteine, Transportproteine, Coeruloplasmin, Transferrin, Haptoglobin und zahlreiche Gerinnungsfaktoren und Komponenten des fibrinolytischen und antifibrinolytischen Systems gebildet und ins Blut abgegeben.

Von den wichtigen Serumproteinen werden lediglich die Immunglobuline nicht in der Leber gebildet.

Verminderte Syntheserate. Während früher angenommen wurde, dass die Proteinsyntheserate bis zu fortgeschrittenen Stadien der Leberzirrhose erhalten bleibt, haben spätere Untersuchungen gezeigt, dass die Synthese der meisten Proteine sehr früh reduziert ist (235). Dies ist allerdings je nach Protein unterschiedlich. Einige Proteine, wie die Akutphaseproteine, werden sogar bei fortgeschrittenen Leberzirrhosen im Blut noch vermehrt gefunden, was wiederum durch die Wirkung der erhöhten Zytokine erklärbar ist (10).

Die Einschränkung der Proteinsyntheserate ist erwartungsgemäß mit dem Schweregrad der Zirrhose korreliert (17). Da die Funktionsreserve der Leber zur Proteinsynthese relativ groß ist, lässt sich beispielsweise eine Hypalbuminämie nicht immer als sicheres Indiz einer verminderten Syntheserate werten, da sie auch auf einer veränderten Albuminverteilung, wie beispielsweise bei Aszites oder auf einem gesteigerten Abbau beruhen kann. Die gestörte Proteinsynthese ist aber von erheblicher klinischer Bedeutung und trägt zu zahlreichen Symptomen der Leberzirrhose bei (Tab. 16.**10**).

Harnstoffsynthese und Ammoniumentgiftung

Metabolische Alkalose. Die Harnstoffbildung ist bei Leberzirrhose reduziert, was durch die verminderte Aktivität verschiedener geschwindigkeitsbestimmender Enzyme des Harnstoffzyklus bedingt ist (128, 129). Da bei der Harnstoffsynthese Bicarbonat verbraucht wird, führt eine verminderte Harnstoffsynthese zur metabolischen Alkalose, diese wiederum steigert die Aktivität der Glutaminase in den Mitochondrien, wodurch intramitochondrial vermehrt Ammoniumionen gebildet werden. Dadurch wird die Konzentration der Ammoniumionen erhöht und die Glutaminasereaktion amplifiziert, was zu einer Stimulation der Harnstoffsynthese führt (Abb. 16.**10**).

Hyperammoniämie. Ammoniumionen, die dem Entgiftungsprozess durch die Harnstoffsynthese entgehen, werden durch die in den perivenösen Hepatozyten lokalisierte Glutaminsynthese entgiftet. Wenn diese Zellpopulation bei Leberzirrhose in ihrer Funktion gestört ist, ist keine ausreichende Ammoniumentgiftung möglich, und es resultiert eine Hyperammoniämie mit metabolischer Alkalose (128, 129) (Abb. 16.**11**). Insulin und insbesondere Hyperglykämie führen zu einer Verminderung der Harnstoffsynthese.

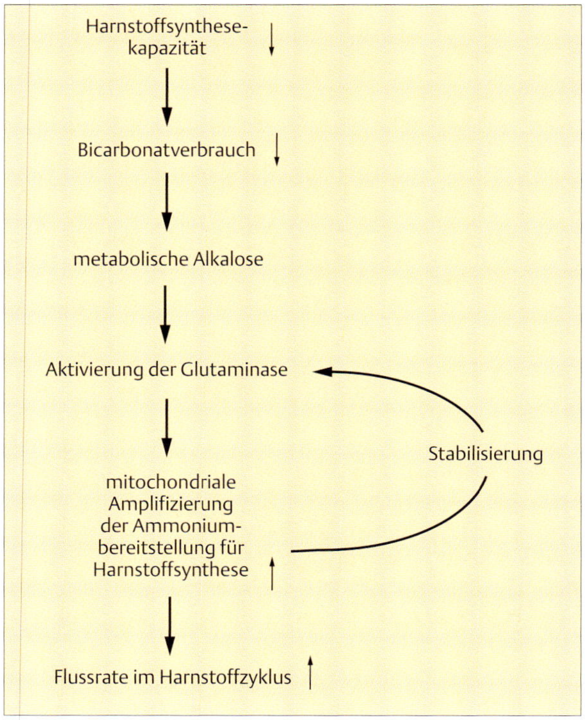

Abb. 16.10 Beziehung zwischen Alkalose und Harnstoffsynthese. Bei eingeschränkter Harnstoffsynthese entsteht durch reduzierten Bicarbonatverbrauch eine Alkalose. Dadurch wird die Glutaminase stimuliert und die Einschleusung von Ammonium in den Harnstoffzyklus gesteigert (106).

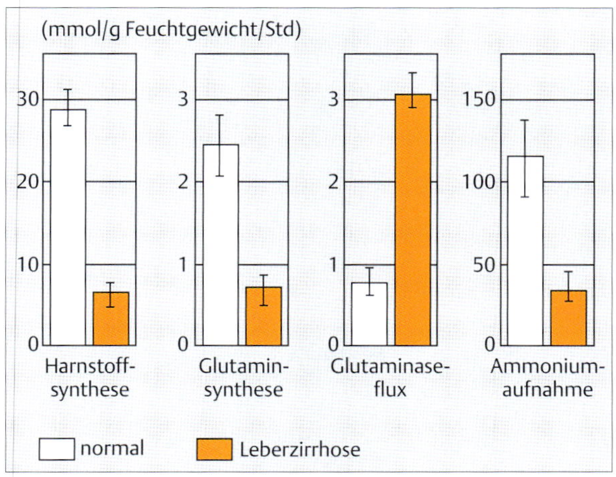

Abb. 16.11 Reaktionen der Ammoniumentgiftung in der normalen und zirrhotischen Leber (Messungen am Leberpunktat bei definiertem Substratangebot). In der zirrhotischen Leber sind die beiden Reaktionen der Ammoniumentgiftung (Harnstoffsynthese, Glutaminsynthese) stark eingeschränkt, die Glutaminasereaktion ist hingegen gesteigert. Als Folge der verminderten Ammoniumentgiftung kommt es zu Hyperammoniämie (154).

Lipide und Lipoproteine

Die Leber synthetisiert Triglyceride, Cholesterin und Phospholipide und ist in der Lage, Fettsäuren in den Energiestoffwechsel einzuschleusen.

Cholesterin, Cholesterinester, Triglyceride und Phospholipide sind die wesentlichen Plasmalipide. Sie sind wasserunlöslich und werden durch Einschluss in Makromoleküle, die Lipoproteine, im Blut transportiert. Sie können in extrahepatischen Geweben synthetisiert und abgebaut werden, der Abbau des Cholesterins zu Gallensäuren ist nur in der Leber möglich. Die wesentlichen Lipoproteine und wichtige Enzyme des Lipoproteinstoffwechsels werden in der Leber synthetisiert und sezerniert, was die zentrale Rolle der Leber im Lipoproteinstoffwechsel charakterisiert.

Störungen des Lipidstoffwechsels. Bei Leberzirrhose können unterschiedliche Störungen des Lipid- und Lipoproteinstoffwechsels einzeln oder in Kombination auftreten (61, 283). Bedingt durch die verminderte hepatische Sekretion des Enzyms Lecithin-Cholesterin-Acyltransferase (LCAT), findet sich ein typischer Abfall der Cholesterinester. Die gleiche Ursache ist für die verminderte Bildung von HDL und LDL mit der Folge einer verminderten Cholesterinaufnahme in die peripheren Gewebe und einem daraus resultierenden *Anstieg des Gesamtcholesterins* im Plasma verantwortlich. Ursache der *Hypertriglyzeridämie* ist eine verminderte Sekretion der hepatischen Triglyceridlipase. Es können abnorme Lipoproteine wie das Lipoprotein X bei cholestatischen Komponenten und ein durch einen hohen Triglycerid- und Cholesterinestergehalt charakterisiertes Lipoprotein auftreten.

Die Veränderung des Lipid- und Lipoproteinstoffwechsels sind als Ursache von Veränderungen der Biomembranen extrahepatischer Organe anzusehen. Diese können teilweise für extrahepatische Symptome der Leberzirrhose verantwortlich sein.

Zytokine sind auch an der Regulation des Lipidstoffwechsels beteiligt, ihre genaue Bedeutung bei dessen Störung bei Leberzirrhose ist aber noch nicht bekannt (10) (Abb. 16.**8 b**).

Gallensäuren

Gallensäuren werden durch die zirrhotische Leber vermindert extrahiert, ihre Konzentration im peripheren Blut ist schon in frühen Phasen der Erkrankung erhöht. Auch die Synthese der Gallensäuren, vor allem der dreifach hydroxylierten Cholsäure, ist beeinträchtigt, es finden sich erhöhte Konzentrationen von sekundären und atypischen Gallensäuren, die cholestatisch und hepatotoxisch wirken können (270).

Entgiftung endogener und exogener Substanzen

Ein wesentlicher Anteil der gebräuchlichen Medikamente wird durch die Leber aufgenommen und metabolisiert. In manchen Fällen werden diese dort abgebaut, in anderen Fällen werden inaktive Substanzen durch die Leber in aktive transformiert. Beim Abbau der Medikamente entstehen entweder wasserlösliche Substanzen, die über die Niere eliminiert werden können, oder solche, die mit der Galle und den Fäzes den Körper verlassen.

Störungen der Phamakokinetik und -dynamik. Bei Leberzirrhose treten verschiedene Störungen der Phamakokinetik und -dynamik von Medikamenten auf. So kann die Absorption gestört oder die Proteinbindung verändert sein und sich das Verteilungsvolumen im Rahmen der hämodynamischen Störungen ändern. Die hepatische Extraktion der Medikamente ist in der Regel vermindert, was durch die Kapillarisierung der Sinusoide und portosystemische Shunts erklärt wird. Bei fortgeschrittenen Krankheitsstadien ist auch die metabolische Kapazität der Leber verringert, bei cholestatischer Komponente die biliäre Exkretion gestört.

Somit kann bei vielen Substanzen die Halbwertszeit in der Zirkulation deutlich verlängert sein, was zu Medikamentenüberdosierung führen kann, wie dies beispielsweise für Heparin, Propranolol, Nifedipin, Furosemid, Barbiturate, Benzodiazepine und viele andere gilt.

Störungen der Membranen in extrahepatischen Organen können zu einer übernormalen Wirkung von Medikamenten, unabhängig von deren gestörter Pharmakokinetik, führen. Nichtsteroidale Antiphlogistika haben wesentlich stärkere negative Wirkungen auf die Niere als bei Gesunden (15). Insbesondere bei Prodrugs können sich auch ausgeprägte Veränderungen ergeben. Es finden sich ebenfalls erhebliche Störungen von Pharmakokinetik und -dynamik verschiedener Substanzen, die unmittelbar in der Behandlung der Leberzirrhose oder ihrer Komplikationen eingesetzt werden (158, 293).

Medikamente lassen sich bezüglich ihres Risikos bei der Anwendung bei Patienten mit Leberzirrhose in verschiedene Gruppen einteilen. (Tab. 16.**11**).

Hormone

Es treten zahlreiche Störungen des endokrinen Systems bei Patienten mit Leberzirrhose auf. So kann einerseits der Abbau verschiedener Hormone (Insulin, Östrogen, Cortisol) bei Leberzirrhose vermindert sein, der Plasmatransport kann durch Störungen der Hormon bindenden Proteine verändert sein (Schilddrüsenhormone), oder das Ansprechen der Zielorgane auf Hormone ist möglicherweise durch Veränderungen der Biomembran (s.o.) gestört (311).

Tabelle 16.11 Einteilung von Medikamenten bezüglich ihres Risikos in der Anwendung bei Patienten mit Leberzirrhose (nach 146)

Risikogruppe	Hepatische Extraktion	Applikationsart	Hepatische Elimination begrenzt durch	Therapeutische Konsequenz
Hohes Risiko	hoch	parenteral	Leberdurchblutung	Initialdosis unverändert, Reduktion der Erhaltungsdosis
		oral (rektal)	Umgehungskreislauf, metabolische Kapazität	Reduktion von Initial- und Erhaltungsdosis (auf $^1/_2$ – $^1/_4$, ggf. noch weniger der üblichen Dosis
Mittleres Risiko	niedrig	parenteral oder oral	metabolische Kapazität	Initialdosis unverändert, Erhaltungsdosis vermindert (Anhaltspunkte Serumalbumin und Quick-Wert)
Niedriges Risiko	niedrig	parenteral		übliche Dosierung

Endokrinologische Auffälligkeiten. Es resultiert eine Vielzahl endokrinologischer Auffälligkeiten. Auf die Störungen hormonaler Systeme im Rahmen der Nierenfunktionsstörung und der Aszitesgenese wird weiter unten eingegangen. Bei Leberzirrhose ist die Hypothalamus-Hypophysen-Nebennierenrinden-Achse gestört. Die Wachstumshormonproduktion nach Stimulation durch GHRH ist bei niedrigen Spiegeln des IGF-1 kompensatorisch gesteigert (330) (Tab. 16.**12**).

Besonders bei septischem Schock bei Patienten mit Leberzirrhose spielt die adrenale Insuffizienz eine Prognose bestimmende Rolle (86).

Zytokine. Bei Leberzirrhose vermehrt auftretende unterschiedliche Zytokine haben einen erheblichen Einfluss auf die beobachteten Störungen der Hypothalamus-Hypophysen-Nebennierenrinden-Achse. IL-1, IL-2 und TNFα stimulieren die Freisetzung der Corticotropin-releasing-Hormone aus dem Hypothalamus und wirken teilweise zudem direkt auf die Hypophyse, wo sie die ACTH-Freisetzung fördern. Zytokine beeinflussen auch die Synthese von Schilddrüsenhormonen auf mehreren Ebenen (98, 147).

Vitamine

Die Leber spielt eine wesentliche Rolle im Stoffwechsel verschiedener Vitamine (55). Störungen des Stoffwechsels fast aller Vitamine sind bei Leberzirrhose beschrieben worden,

Tabelle 16.12 Basale und stimulierte Hormonkonzentrationen im Serum bei männlichen Patienten mit Leberzirrhose unterschiedlicher Stadien (330)

	Kontrolle	Child A (n = 26)	Child B (n = 16)	Child C (n = 10)
ACTH				
basal (pmol/l)	6,9 ± 1,0	5,7 ± 0,7	10,4 ± 4,1	5,1 ± 1,1
stimuliert (AUC, pmol/l)	379 ± 68	354 ± 52	211 ± 112	197 ± 49
Cortisol				
basal (pmol/l)	387 ± 27*	306 ± 30	337 ± 39	298 ± 25
stimuliert (AUC, pmol/l) +	11,5 ± 1,5	14,3 ± 1,6	6,3 ± 1,7	8,7 ± 2,0
GH				
basal (pmol/l)	0,6 ± 0,2*	3,1 ± 0,8	3,4 ± 0,8	6,6 ± 1,6
stimuliert (AUC, pmol/l)	255 ± 46*	583 ± 131	487 ± 110	739 ± 251
IGF-1 (µg/l)	191 ± 16*	81 ± 9	43 ± 7	26 ± 6
Testosteron (pmol/l)	1,5 ± 0,1*	1,2 ± 0,1	0,7 ± 0,1	0,2 ± 0,0

* = signifikant vs. Zirrhose + = signifikant zwischen Child-Klassen

Tabelle 16.13 Symptome bei alkoholassoziierten Lebererkrankungen und Vitaminmangel

Manifestationsort	Symptom	Vitamin
ZNS	Wernicke-Syndrom	B_1, E (?)
	Korsakow-Syndrom	B_1
	Delirium tremens	B_1 (?)
	periphere Neuropathie	B_1, B_6
	Epilepsie	B_6
	„Burning-Feet-Syndrom"	Pantothensäure
Herz	Myopathie	B_1
Knochen	Osteopathie	D
Muskeln	Krämpfe	Pantothensäure
	Dystrophie	E
Haut	Rhagaden	B_2, B_6
	Cheilosis	B_2, B_6
	Stomatitis	B_6
	Pellagra	Niacin
	exfoliative Dermatitis	Biotin (?)
	Alopezie	Biotin (?)
	Hyperkeratose	
Sensorium	Nachtblindheit	A
	Geschmacksstörung	A
	Hörstörung	A

wobei die fettlöslichen Vitamine im Vordergrund stehen. Es bestehen Überschneidungen mit dem Alkoholabusus, der häufiger die wasserlöslichen Vitamine beeinflusst (Tab. 16.**13**).

Fettlösliche Vitamine.

Für die Resorption der fettlöslichen Vitamine A, D, E und K sind gemischte Mizellen unter Mitwirkung von Gallensäuren erforderlich, weshalb sie bei Cholestase vermindert resorbiert werden. Die Vitamine werden mit Lipoproteinpartikeln in die Leber aufgenommen, wo sie teilweise aktiviert (D und K) oder gespeichert (A) werden.

Die Leber ist für die Synthese verschiedener Transportproteine verantwortlich, so beispielsweise das Retinol bindende Protein für Vitamin A, und kann Vitamine metabolisieren und dadurch aktivieren, wie beispielsweise das Vitamin D durch Hydroxylierung.

- *Vitamin A:* Am besten untersucht ist der Vitamin-A-Mangel. Hier kann sowohl eine verminderte Resorption als auch ein gestörter Transport von den Hepatozyten zu den eigentlichen Speicherzellen, den Ito-Zellen, als auch eine verminderte Abgabe an das Blut eine Rolle spielen (268, 271, 276). Offenbar ist eine verminderte hepatische Synthese des Retinol bindenden Proteins, das zinkabhängig ist, auch von Bedeutung, so dass ein Zinkmangel einen Vitamin-A-Mangel induzieren kann (268). Dies erklärt, dass Symptome des Vitamin-A-Mangels teilweise durch Zinksubstitution beseitigt werden können (134).
- *Vitamin D:* Bei Leberzirrhose kann sowohl die Aktivierung von Vitamin D3 vermindert als auch die enterohepatische Zirkulation dieses Vitamins beeinträchtigt sein, so dass es zu einem Vitamin-D-Mangel kommt.
- *Vitamin K:* Ein Vitamin-K-Mangel ist bei Leberzirrhose und insbesondere bei cholestatischer Komponente häufig zu beobachten, da hierbei eine Resorptionsstörung vorliegt. Auch ein verminderter intrahepatischer Carboxyltransfer auf Vitamin-K-abhängige Proteine führt zu Symptomen einer K-Hypovitaminose.
- *Vitamin E:* Ein Vitamin-E-Mangel wurde bisher nur bei cholestatischen Formen der Leberzirrhose gesichert und ist hier vermutlich durch eine Resorptionsstörung bedingt. Eine Sondersituation stellt das Zieve-Syndrom bei alkoholischen Lebererkrankungen dar, bei dem ein erheblicher Vitamin-E-Mangel als Mitursache der Hämolyse angesehen wird.

Wasserlösliche Vitamine. Die Leber ist das wichtigste Speicherorgan für wasserlösliche Vitamine mit Ausnahme des Thiamins, dessen Konzentration im Herzmuskel höher ist. Etliche Vitamine werden in der Leber zu Coenzymen zahlreicher Reaktionen aktiviert, gleichzeitig werden sie hier auch inaktiviert und abgebaut. Ursachen eines Mangels sind meist eine verminderte Synthese von spezifischen

Transportsystemen oder die verminderte Synthese und Sekretion der aktivierten Vitamine (195).

- *Vitamin B_1:* Ein Thiaminmangel wird bei 3–40% der Patienten mit Leberzirrhose gefunden, die Ursache ist allerdings unklar. Vermutlich liegt eine verminderte Aktivierung in der Leber vor. Es finden sich verschiedene kardiale Symptome, das klassische Bild des Vitamin-B_1-Mangels ist das Wernicke-Korsakow-Syndrom.
- *Vitamin B_2:* Riboflavin ist Coenzym der Atmungskette und anderer wichtiger enzymatischer Reaktionen in der Leber, es wird in der Leber in geringem Maße gespeichert. Es zirkuliert albumingebunden und in der enterohepatischen Zirkulation. 15–50% chronischer Alkoholiker weisen einen Mangel auf, bei nichtalkoholischen Leberzirrhosen ist der Vitaminmangel mit 4–6% selten.
- *Nicotinsäure und Nicotinsäureamid:* Diese werden in der Leber bei Zirrhose in Abhängigkeit vom Schweregrad der Lebererkrankung deutlich reduziert gefunden (20% der Normalwerte). Die Ursache ist unbekannt.
- *Vitamin B_6:* Es wird in der Leber zu Pyridoxalphosphat aktiviert. Das aktivierte Vitamin wird bei Leberzirrhose, aber auch bei Alkoholismus vermehrt abgebaut und bei 80–100% der Alkoholiker, die gleichzeitig eine Leberzirrhose aufweisen, und bei 30–50% der sonstigen Alkoholiker vermindert im Plasma gefunden.
- *Folsäure:* Folsäure ist wichtig ist für die Nucleinsäuresynthese und wird bei Leberzirrhose in einem Viertel der Fälle vermindert gefunden. Ursache ist wahrscheinlich ein gesteigerter renaler Verlust infolge verminderter Bindung an spezifische, in der Leber synthetisierte Proteine.
- *Vitamin B_{12}:* Es wird ebenfalls in der Leber aktiviert und dann sezerniert. Sein Blutspiegel ist bei Leberzirrhose oft erhöht, was in einer verminderten Aufnahme des Vitamins in die Hepatozyten, einer vermehrten Freisetzung aus nekrotischen Zellen und einer Zunahme des Bindungsproteins im Plasma, Transcobolamin I, begründet ist.
- *Pantothensäure:* Sie ist Bestandteil von Coenzym A. Es werden verminderte Plasmakonzentrationen bei Leberzirrhose gefunden, ohne dass eine Ursache bekannt ist.
- *Vitamin C:* Vitamin C ist ein wichtiges Antioxidans, das bei Leberzirrhose ebenfalls als vermindert beschrieben wird. Die Ursachen dieses Mangels sind ebenfalls unklar.

Insgesamt finden sich für die meisten wasserlöslichen Vitamine bei Leberzirrhose, aber sehr viel häufiger bei Alkoholabusus Mangelzustände und Funktionseinschränkungen.

Tab. 16.**13** gibt mögliche Symptome von Vitaminmangelzuständen wieder.

Elektrolyte und Spurenelemente

Natrium. Bei Leberzirrhose mit Aszites findet sich häufig eine Hyponatriämie, wobei es sich in der Regel um eine Verdünnungshyponatriämie handelt. Der Gesamtbestand des Organismus an Natrium ist erhöht, die renale Natriumausscheidung stark eingeschränkt (s. S. 1445).

Kalium. Eine Hypokaliämie wird bei fortgeschrittener Leberzirrhose häufig beobachtet.

Die Hypokaliämie ist durch einen sekundären Hyperaldosteronismus und meist durch eine intensive Diuretikatherapie bei Patienten mit Aszites bedingt.

Infolge der Hypokaliämie kommt es zur gesteigerten Ammoniumproduktion der Niere, zur verminderten Darmmotilität und zur metabolischen Alkalose, die allerdings auch durch die reduzierte Harnstoffsynthese (s. o.) bedingt ist.

Calcium. Die Calciumkonzentration im Organismus wird durch den Austausch mit Calciumionen des Knochens unter der Einwirkung von Parathormon, Calcitonin und Vitamin D reguliert. Die Leber ist für die Aktivierung von Vitamin D_3 und für die Konservierung der aktivierten Metaboliten in der enterohepatischen Zirkulation verantwortlich. Da Ektoenzyme der Kupffer-Zellen das Hormon im strömenden Blut proteolytisch abbauen können, ist die Leber auch in den Parathormonstoffwechsel involviert. Bislang ist nicht klar, ob und in welchem Ausmaß diese Funktion bei chronischen Lebererkrankungen gestört ist. Insgesamt findet sich mit Ausnahme der primär biliären Zirrhose bei Leberzirrhose selten eine Störung der Calciumhomöostase, die oft beobachteten erniedrigten Calclumspiegel sind durch den Albuminmangel erklärt und nicht Ausdruck eines Calciummangels.

Von großer Bedeutung ist hingegen die Störung der intrazellulären Calciumhomöostase. Der Austausch von Calcium zwischen Zytosol und endoplasmatischem Retikulum wird durch Transport- und Bindungsproteine gesteuert. Die intrazelluläre Calciumkonzentration ist für die Aktivierung von Enzymen, für die Funktion des Zytoskeletts, für die Fluidität der Biomembranen und für zahlreiche andere Funktionen von wesentlicher Bedeutung.

Störungen der intrazellulären Calciumhomöostase führen zu Zelldegenerationen und Zelltod (133).

Zink. Zink wird nach Resorption im Dünndarm an Albumin und an α_2-Makroglobulin und im Pfortaderblut an Aminosäuren gebunden. Es wird bei der Leberpassage weitgehend extrahiert und intrazellulär an Speicherproteine gebunden. Da Zink Bestandteil oder essenzieller Kofaktor von

Tabelle 16.14 Mögliche Symptome eines Zinkmangels

- Nachtblindheit
- Geschmacks- und Geruchsstörungen
- Innenohrschwerhörigkeit
- Labyrinthstörungen
- Hyperkeratose/Dermatitis
- Gestörte Wundheilung
- Osteomalzie
- Wachstumsstörungen
- Enzephalopathie

über 200 Enzymen ist (DNA- und RNA-Polymerasen, Glutathiontransferasen, Harnstoffzyklusenzyme und andere) und auch für den Stoffwechsel von Vitamin A über die Beteiligung an der Synthese des Retinol bindenden Proteins verantwortlich ist (268, 276), sind Störungen der Zinkhomöostase von klinischer Bedeutung. Bei Leberzirrhose tritt mit zunehmendem Schweregrad, vor allem aber mit zunehmenden portokavalen Anastomosen, ein Zinkmangel auf. Er beruht auf einer verminderten hepatischen Extraktion des im Darm resorbierten Zinks mit der Folge eines vermehrten Verlustes aminosäurengebundenen Zinks im Urin. Auch dessen enterale Resorption und seine Bindung an Transportproteine sind gestört. Von 420 konsekutiv untersuchten Patienten mit Leberzirrhose wiesen 41 % einen Zinkmangel auf. Auch der Zinkgehalt im Lebergewebe ist bei Leberzirrhose vermindert (29). Angesichts der vielfältigen Wirkung von Zink finden sich zahlreiche Symptome (Tab. 16.**14**).

Selen. Die wesentliche Rolle des Selens beruht auf seiner antioxidativen Wirkung. Es ist wesentlicher Bestandteil der Glutathionperoxidase und schützt insbesondere die Lipide der Biomembranen vor Peroxidation. Es finden sich bei alkoholinduzierter Zirrhose erniedrigte Plasmakonzentrationen von Selen (202). Die Ursache liegt wahrscheinlich in der verminderten Synthese des spezifischen Transportproteins der Leber. Der Gehalt an Selen im Lebergewebe ist ebenfalls vermindert und mit einer reduzierten Aktivität der Glutathionperoxidase korreliert.

Der Metabolismus zahlreicher anderer Spurenelemente ist bei Leberzirrhose verändert, ohne dass dies in der Regel erkennbare klinische Konsequenzen hat (212).

Säure-Basen-Haushalt

Metabolische Alkalose. Etwa 50% der Patienten mit Leberzirrhose weisen eine metabolische Alkalose auf. Eine wesentliche Ursache ist die eingeschränkte Harnstoffsynthese mit verminderter Beseitigung von Bicarbonationen (s. o.). Dieser Zusammenhang wird durch eine inverse Korrelation zwischen Harnstoffsynthesekapazität der Leber und Bicarbonatkonzentration im Blut belegt (127). Eine weitere Ursache ist die gesteigerte Ammoniumproduktion in der Niere infolge der Hypokaliämie. Möglicherweise stellt die Alkalose einen sinnvollen Kompensationsmechanismus dar, da sie die Glutaminasereaktion stimuliert und dadurch den Fluss durch den Harnstoffzyklus steigert.

Beim Zirrhotiker wird durch die Alkalose ein neuer stationärer Zustand erreicht, bei dem trotz verminderter Aktivität der Harnstoffzyklusenzyme eine ausreichende Harnstoffsynthese stattfinden kann (Abb. 16.**10**).

Dies erklärt auch, warum durch eine Azidose infolge anderer Ursachen beim Patienten mit Leberzirrhose eine hepatische Enzephalopathie entstehen kann.

Azidose. Bei Einschränkung der Lungenfunktion im Rahmen eines ausgeprägten Aszites oder eines hepatopulmonalen Syndroms (s.u.) kann eine respiratorische Azidose auftreten, bei Einschränkung der Nierenfunktion eine metabolische Azidose. Von Bedeutung ist, dass bei Azidose, unabhängig von ihrer Ursache, die Harnstoffsynthese limitiert und die Wirkung verschiedener Diuretika eingeschränkt ist.

Infektionen

Gestörte Infektabwehr. Bei Leberzirrhose findet sich ein „erworbenes Immundefektsyndrom" (107, 254).

Bei etwa 45 % der hospitalisierten Patienten mit Leberzirrhose ist eine Infektion initial vorhanden oder tritt während der ersten Tage des Klinikaufenthaltes auf, während die Rate bei Patienten ohne Leberzirrhose unter 10 % beträgt (41).

7 % der Todesfälle bei kompensierter und 20 % der Todesfälle bei dekompensierter Leberzirrhose sind auf Infektionen zurückzuführen (254). Neuere Untersuchungen haben zeigen können, dass auch eine reduzierte Abwehr gegenüber Virusinfektionen besteht. So haben 63 % der Patienten, bei denen eine Lebertransplantation vorgesehen ist, eine Reaktivierung einer Zytomegalievirusinfektion (302).

Ursachen. Die Ursache der gestörten Infektabwehr ist vielfältig.

- Es findet sich eine verminderte Funktion des *retikuloendothelialen Systems*, die einerseits auf Störungen der zellulären Funktion der betroffenen Zellen (111), andererseits auf portovenösen Shunts, die den Kontakt zu diesen Zellen verhindern, beruht. Bei messbar eingeschränkter RES-Funktion ist die Infektionsrate erhöht (31).
- Weiterhin findet sich eine verminderte Synthese und Sekretion von Faktoren des *Komplementsystems* und von Akutphaseproteinen, wie beispielsweise dem CRP. Diese werden ausschließlich von der Leber gebildet.
- Die Funktion der *neutrophilen Granulozyten* bei Leberzirrhose ist eingeschränkt. Diese Granulozyten bilden vermindert reaktive Sauerstoffintermediate, und auch die Synthese und Sekretion verschiedener Mediatorstoffe ist vermindert (169). Die Aktivierbarkeit durch Zytokine ist ebenfalls gestört (101).

- Schließlich findet sich eine vermehrte *intestinale Translokation*, die sich im Tierexperiment reproduzieren lässt (245, 253). Dem entspricht auch das meist zu beobachtende Keimspektrum. Ursächlich spielt eine bakterielle Überwucherung bei reduzierter Darmmotilität, die durch Propranolol gesteigert werden kann, eine Rolle (225). Die Translokation ist mit erhöhten Calprotektinspiegeln im Stuhl verbunden (328).
- Einen weiteren möglichen Mechanismus der Infektgenese stellt die *hohe Zahl invasiver Eingriffe* an hospitalisierten Patienten mit Leberzirrhose dar, bei denen oft endoskopische Sklerotherapie, zentralvenöse Zugänge, Aszitespunktionen und die Applikation von Blasenverweilkathetern erforderlich werden. Inwieweit diese invasiven Eingriffe neben der endogen reduzierten Infektabwehr eine bedeutsame Rolle spielen, ist bislang nicht eindeutig geklärt, lediglich im Fall der spontanen bakteriellen Peritonitis ist ein Zusammenhang als gesichert anzusehen (250).

Tab. 16.**15** gibt die Ursachen der erhöhten Infektionsinzidenz wieder.

Art der Infektionen. Die Infektionen betreffen häufig den Urogenitaltrakt, den Respirationstrakt und in bestimmten Patientenpopulationen die Peritonealhöhle. Die vermehrt auftretenden Pneumonien sind oft Aspirationspneumonien, die durch vorangegangene gastrointestinale Blutung, starke Sedierung bei endoskopischen Eingriffen oder durch Alkoholentzug und hepatische Enzephalopathie bedingt sind.

Sepsis. Von ganz besonderer klinischer Bedeutung ist das gehäufte Auftreten einer Sepsis bei Leberzirrhose.

Für das Sepsisrisiko spielen neben der bakteriellen Translokation die gestörte Abwehr durch verminderte Clearance in der Leber und eventuell eine reduzierte Synthese von Protein C eine Rolle (326). Insbesondere nach gastrointestinaler Blutung ist das Risiko erhöht (107, 113).

Es ist unklar, inwieweit die häufig zu beobachtende Verringerung des systemischen Widerstandes und der Thrombozytenzahl einer „Subsepsis" oder einem milden SIRS (systemisches inflammatorisches Response-Syndrom) entspricht. Die Prognose der Sepsis und selbst der symptomlosen Bakteriämie bei Leberzirrhose ist schlecht (86, 305). Es wurde postuliert, dass die bakterielle Infektion ein Risikofaktor bezüglich der Stillung einer gastrointestinalen Blutung ist. Die bakterielle Infektion wird sogar als möglicher Auslöser einer Blutung angesehen (Abb. 16.**12**) (114).

Tabelle 16.15 Ursachen der erhöhten Infektionsinzidenz bei Leberzirrhose

- Gestörte RES-Funktion
- Reduzierte Leberpassage (Shunting)
- Verminderte Komplementkonzentration
- Abnorme Neutrophilenfunktion
- Verminderte Opsonierung
- Vermehrte intestinale Translokation
- Malnutrition

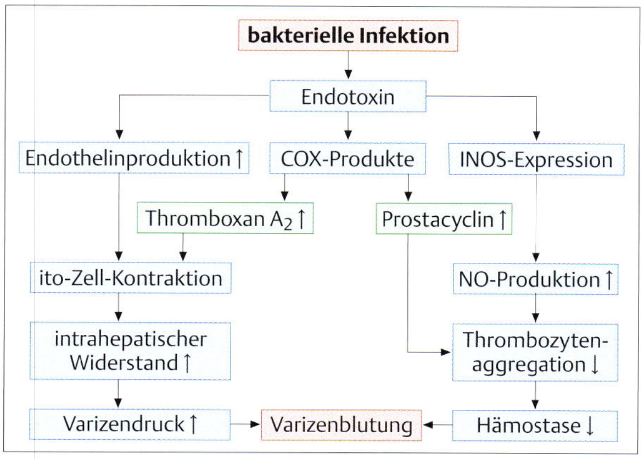

Abb. 16.12 Bakterielle Infektion als Auslöser einer Varizenblutung bei Leberzirrhose (114).

Erhöhte Temperatur ohne Infektion. Fast ein Drittel der Patienten mit fortgeschrittener Zirrhose weist erhöhte Temperaturen ohne fassbare Infektion auf, die meist zwischen 37 und 38 °C liegen. Diese Zustände sind vermutlich durch die vermehrte Einschwemmung von Zytokinen (Pyrogenen) wie Interleukin 6 u. a. bedingt, die in großer Menge in der Peritonealhöhle und in anderen Kompartimenten unter dem Einfluss von Endotoxin und anderen Bakterienprodukten produziert werden (8, 9).

Aszites und Nierenfunktionsstörungen

Der Begriff Aszites bezeichnet die Ansammlung von Flüssigkeit in der freien Bauchhöhle. Insbesondere in fortgeschrittenen Stadien der Leberzirrhose tritt fast regelhaft Aszites auf. Im Allgemeinen handelt es sich dabei um ein Transsudat.

Die Aszitesentstehung wird durch zwei Prozesse ausgelöst: lokale Vorgänge in der Leber und an den Abdominalgefäßen, die eine Verschiebung der Starling-Kräfte zur Folge haben, und extrahepatische Vorgänge, die zur gesteigerten renalen Natriumretention führen.

Diese Pathomechanismen sind unerlässlich für die Bildung eines Aszites. Eine gesteigerte Natriumretention ist wegen der Konstanthaltung des osmotischen Drucks von einer Flüssigkeitsretention begleitet. Schließlich tragen extrahepatische Vorgänge, die eine renale Wasserretention, d. h. eine verminderte Ausscheidung osmotisch freien Wassers bewirken, zur Aszitesgenese bei.

Ein Aszites kann auch bei einem Missverhältnis von intraabdomineller Lymphproduktion und Lymphabfluss über Zwerchfellspalten, Lymphgefäße und Ductus thoracicus entstehen.

Lokale Vorgänge

Portale Hypertension und Hypalbuminämie. Der zirrhotische Umbau der Leber führt zu Obstruktion und Rarefizierung des venösen Gefäßbettes mit Zunahme des postsinusoidalen und später sinusoidalen Strömungswiderstandes (s. o.). In den vorgeschalteten mesenterialen Venen und Kapillaren steigt der hydrostatische Druck an. Weiterhin ist die Synthese von Albumin, das den onkotischen Druck des Plasmas bestimmt, eingeschränkt (s. o.). Für beide Starling-Kräfte – hydrostatischer und onkotischer Druck – entwickelt sich ein Missverhältnis, das einen Flüssigkeitsaustritt aus den Kapillaren in die freie Bauchhöhle zur Folge hat. Offenbar müssen beide Faktoren, portale Hypertension und Hypalbuminämie, bei der Aszitesentstehung zusammentreffen, da eine alleinige portale Hypertension, z.B. bei Pfortaderthrombose, in der Regel nicht zum Aszites führt, wie andererseits eine alleinige Hypalbuminämie allenfalls Ödeme, jedoch meist nicht auch einen Aszites verursacht.

Zwischen dem Ausmaß der portalen Hypertension und der Aszitesbildung besteht keine sehr enge Korrelation, wohl aber zwischen dem sinusoidalen Druck und der renalen Natriumexkretion (205). Auch die Beschreibung eines vom Sympathikus abhängigen Leber-Nieren-Reflexbogens (171) lässt die enge Beziehung zwischen lokalen Vorgängen in der Leber sowie insbesondere der portalen Hypertension und der gestörten Nierenfunktion deutlich werden.

Lymphproduktion. Die Lymphproduktion in der Leber ist als Folge des erhöhten postsinusoidalen und sinusoidalen Strömungswiderstandes ebenfalls gesteigert. Eiweißreiche Flüssigkeit wird in den Disse-Raum abgepresst und über die Lymphgefäße abgeleitet. Ein Missverhältnis von Lymphproduktion in der Leber und der Kapazität der abführenden Lymphgefäße hat den Übertritt von Lymphe aus dem Gewebe in die Bauchhöhle zur Folge. Die genannten Faktoren führen lokal zu einer Umverteilung der extrazellulären Flüssigkeit aus dem intravaskulären Raum in die freie Bauchhöhle (323).

Hämodynamische Faktoren. In Zusammenhang mit dem Pfortaderhochdruck sind die Splanchnikusgefäße erweitert, so dass auch eine Umverteilung des intravasalen Blutvolumens zugunsten dieses Gefäßgebietes stattfindet (s.o.). Hier spielen auch hämodynamische Veränderungen, die durch verschiedene Mediatoren induziert sein können, eine Rolle. Diese Prozesse lösen die Aszitesbildung aus, reichen aber für die Produktion größerer Aszitesmengen nicht aus.

Extrahepatische Vorgänge

Natriumretention. Patienten mit Leberzirrhose und portaler Hypertension zeigen eine starke Natriumretention, ihre Natriumausscheidung im Urin kann auf weniger als 10 mmol/Tag absinken. Im Tierexperiment sind Leberfunktion und Natriumausscheidung invers korreliert, es existiert eine Schwelle bezüglich der Leberfunktion (319). Die verminderte Natriumausscheidung beruht nicht auf einer verminderten glomerulären Filtration, sondern auf einer gesteigerten tubulären Rückresorption, vorwiegend im proximalen Tubulus. Auslöser hierfür sind systemische Störungen der Volumenregulation.

Periphere arterielle Vasodilatation. Die bislang beobachteten Befunde bei klinischem und experimentellem portalen Aszites werden am schlüssigsten durch die Hypothese der peripheren arteriellen Vasodilatation erklärt.

Nach der Hypothese der peripheren arteriellen Vasodilatation ist das initiale Ereignis bei der Entstehung des portalen Aszites eine verminderte Füllung des arteriellen Gefäßsystems.

Diese verminderte Füllung beruht nicht auf einer Abnahme des intravasalen Flüssigkeitsvolumens, sondern auf einer inadäquaten Dilatation der arteriellen Gefäße insbesondere im Splanchnikusbereich, wahrscheinlich durch vasoaktive Stoffe bedingt, die bei Leberzirrhose mit portokavalen Anastomosen nicht ausreichend inaktiviert werden. Tierexperimentelle Befunde weisen darauf hin, dass die periphere Vasodilatation das erste hämodynamische Ereignis im Rahmen der Entwicklung einer hyperdynamischen Zirkulation ist und der Plasmavolumenexpansion vorausgeht (54).

Die Genese der peripheren Vasodilatation ist nicht eindeutig geklärt. Es wird angenommen, dass Endotoxin, Plättchen aktivierendem Faktor, anderen Mediatoren und insbesondere Stickstoffmonoxid (52, 174, 322) eine pathogenetische Bedeutung zukommt, wofür experimentelle Befunde sprechen. Es wurde beobachtet, dass in der Peritonealhöhle von Patienten mit Leberzirrhose exzessive Mengen von Zytokinen wie Interleukin 6 produziert werden (9), die dann die Zirkulation erreichen und lokal die Freisetzung des potenten Vasodilatators Stickstoffmonoxid bewirken können (33). Eine Hemmung der Stickstoffmonoxidsynthese wie auch Antagonisten des Plättchen aktivierenden Faktors können das Auftreten der peripheren Vasodilatation im Tierexperiment verhindern.

Kompensationsmechanismen. Auch beim Menschen kann als gesichert angesehen werden, dass eine periphere arterielle Vasodilatation in Abhängigkeit vom Funktionszustand der Leber auftritt. Die im Vergleich zum intravasalen Volumen verminderte Füllung wird über Barorezeptoren registriert und löst Kompensationsmechanismen aus: eine Steigerung der Auswurfleistung des Herzens, die Sekretion von Vasopressin, eine Aktivierung des Renin-Angiotensin-Aldosteron-Systems (RAAS) und eine Stimulation des adrenergen Systems mit Bildung von Noradrenalin. Diese humoralen und nervalen Signale bewirken an der Niere eine Vasokonstriktion und eine Steigerung der Natrium- und Wasserretention. Die Folge ist eine Expansion des Blutvolumens mit Normalisierung der Mediatorstoffe, der adrenergen Stimulation und der Nierenhämodynamik. Diese Reaktionsfolge wird bei kompensierter Leberzirrhose mit portaler Hypertension beobachtet (Abb. 16.**13**) (280).

Die Aktivierung der hormonalen und nervalen Signale muss als sinnvolle Gegenreaktion auf die periphere Vasodilatation zur Aufrechterhaltung der zirkulatorischen Homöostase bei Leberzirrhose angesehen werden (321).

Versagen der Kompensationsmechanismen. Bei dekompensierter Leberzirrhose mit portaler Hypertension ist die arterielle Vasodilatation so ausgeprägt, dass die Verminderung des von Barorezeptoren registrierten effektiven Blutvolumens auch durch die stark erhöhten gegenregulatorischen Signale nicht ausgeglichen werden kann. Bei schwer gestörter Leberfunktion und aktiviertem RAAS kommt es infolge der reduzierten Synthese und des vermehrten Verbrauchs zusätzlich zu einem Mangel an Reninsubstrat (Angiotensinogen) (40). Auch die Hypalbuminämie behindert zusätzlich die Expansion des intravasalen Volumens. Daraus resultieren eine anhaltende, nicht osmotisch bedingte Steigerung der Sekretion von Vasopressin, eine Konzentrationszunahme der Komponenten des RAAS im Blut und eine kontinuierliche Aktivierung des adrenergen Systems ohne adäquate Reaktion. Die renale Hämodynamik (Vasokonstriktion) und die abnorme Natrium- und Wasserretention durch die Niere können sich nicht mehr normalisieren. Das Spektrum dieser Funktionsstörung reicht bis zum funktionellen Nierenversagen (hepatorenales Syndrom). Die lokalen Faktoren – gesteigerter hydrostatischer Druck und verminderter onkotischer Druck im Pfortaderblut – bestimmen die Lokalisation der Flüssigkeitsansammlung im Körper in Form des Aszites (280, 321).

Weitere Faktoren. Es sind zahlreiche weitere Signale als mögliche Faktoren der Aszitespathogenese diskutiert

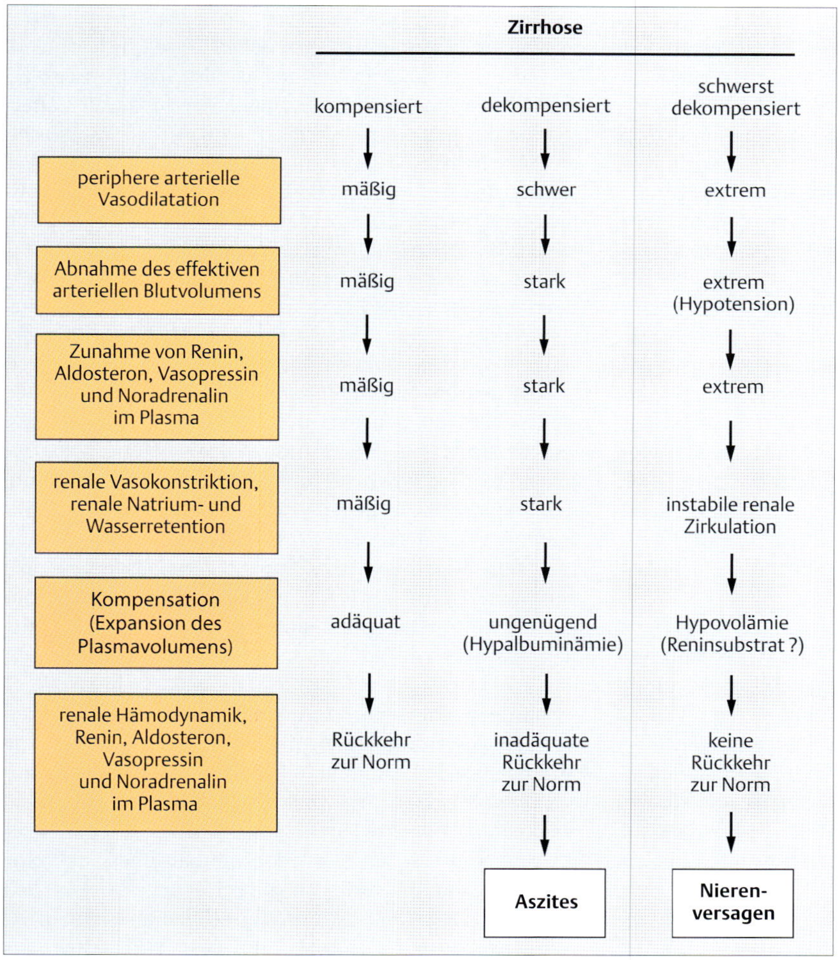

Abb. 16.13 Beziehung zwischen Plasmavolumenregulation und Leberfunktionsstörung (280).

worden. Die Abnahme vasodilatatorischer Prostaglandine (PGE_2, PGI_2) und von Komponenten des Kininsystems behindern eine lokale Gegenregulation der Nierenfunktion. Es findet sich ein Missverhältnis zwischen natriuretischen Faktoren wie beispielsweise atrialem natriuretischem Peptid und Natrium retinierenden Faktoren wie dem RAAS; die Relation beider Prinzipien korreliert hochsignifikant mit der Natriumausscheidung im Urin.

Bei fortgeschrittenen Lebererkrankungen sind der renale Blutfluss, die glomeruläre Filtrationsrate und auch die Natriumausscheidung abhängig von der endogenen lokalen Prostaglandinproduktion. Es hat sich sogar zeigen lassen, dass die Überlebensprognose und das Ansprechen auf die Therapie von der Prostaglandinausscheidung abhängig sind. Dies erklärt die deletären Effekte von nichtsteroidalen Antiphlogistika in dieser Situation (15).

Gesteigerte renale Wasserretention

In der Pathogenese des Aszites ist die gesteigerte Natriumretention eine unerlässliche Bedingung. Die Wasserretention folgt „passiv“ dem entsprechenden osmotischen Druckgradienten. Bei einem Teil der Zirrhosekranken ist zusätzlich auch die Wasserdiurese eingeschränkt. Dies beruht auf einer erhöhten Konzentration des antidiuretischen Hormons ADH und auf einem verminderten Flüssigkeitsangebot an die distalen Nephronabschnitte. Die Steigerung der Ausscheidung freien Wassers nach Normalisierung des effektiven Plasmavolumens mit konsekutiver Steigerung des Filtratangebotes begründet die zweite Hypothese. Die Unfähigkeit der Nieren zur Ausscheidung von osmotisch freiem Wasser zeigt sich in der Regel in einer Hyponatriämie und Hypoosmolarität des Blutes, die durch exogene Ereignisse wie diuretikainduzierte Natriurese und Medikamente wesentlich beeinflusst werden kann.

Folgen des Aszites

Schwere Formen der gestörten Flüssigkeitshomöostase, die initial als Aszites in Erscheinung treten, sind das hepatorenale Syndrom und das akute Nierenversagen bei Lebererkrankungen.

Weitere Nierenfunktionsstörungen. Während man das hepatorenale Syndrom als schwerste Form eines funktionellen Nierenversagens bei Leberzirrhose wie oben dargestellt (Abb. 16.**13**) ansehen kann, existieren zahlreiche weitere Formen der Nierenfunktionsstörung bei Leberzirrhose, wie die akute tubuläre Nekrose bei Cholestase und gleichzeitiger Medikamenteneinwirkung, die glomeruläre Nephritis bei Hepatitis C und die durch vermehrte IGA-Ablagerung ausgelöste glomeruläre Funktionsstörung bei verschiedenen Formen der chronischen Lebererkrankungen (266).

Pleuraerguss und Hernien. Bei hohem intraabdominellem Druck kann Aszitesflüssigkeit durch Zwerchfellspalten hindurchtreten und einen Pleuraerguss verursachen, der erhebliche Störungen des Gasaustausches mit sich bringen kann. In Orten verminderter Resistenz in der Bauchwand bilden sich bei erhöhtem Aszitesdruck flüssigkeitsgefüllte Aussackungen des Peritoneums: Inguinal-, Femoral- und Nabelhernien oder ein Skrotalödem.

Spontane bakterielle Peritonitis

Die spontane bakterielle Peritonitis ist definiert als Infektion eines Aszites bei Fehlen einer identifizierbaren intestinalen Läsion.

Transmurale Bakterienmigration. Man geht heute davon aus, dass bei portalem Aszites häufig eine transmurale Migration von intestinalen Bakterien in den Aszites erfolgt, was sich auch in der bei nichtinfiziertem Aszites massiv erhöhten, durch Bakterienprodukte stimulierten Zytokinsynthese (8, 9) äußert. Es kommt aber offensichtlich nur bei einem Teil der Patienten, die bestimmte Risikofaktoren aufweisen, zu einer spontanen bakteriellen Peritonitis. Für die Manifestation der Infektion ist wahrscheinlich eine Verminderung der humoralen komplementvermittelten Infektabwehr im Aszites ebenso wie eine reduzierte Funktion des retikuloendothelialen Systems (RES) verantwortlich (s.o.) (Abb. 16.**14**). Bei Patienten mit Leberzirrhose findet sich häufig eine bakterielle Kontamination des oberen Dünndarms. Weiterhin bilden sich bei portaler Hypertension eine venöse Stase und ein Ödem der Darmwand aus (112). Dementsprechend wurde die Pfortader als Eintrittspforte für Bakterien angeschuldigt (s.o.). Experimentell lässt sich eine gesteigerte Translokation von Bakterien in Mesenteriallymphknoten zeigen (253). Eine Umgehung des hepatischen retikuloendothelialen Systems, dessen Funktion bei Patienten mit Leberzirrhose eingeschränkt ist (170), könnte eine weitere Ursache darstellen.

Hämatogene Infektion. In vielen Fällen erfolgt die Aszitesinfektion vermutlich hämatogen. Eine erhöhte Frequenz einer Bakteriämie ist bei Zirrhosepatienten gut dokumentiert. Die Tatsache, dass etwa ein Drittel der Fälle von spontaner bakterieller Peritonitis durch nichtenterische Organismen verursacht wird, weist ebenfalls auf die Möglichkeit einer hämatogenen Infektion hin. Invasive diagnostische und therapeutische Maßnahmen werden häufig angeschuldigt. Diese Auffassung wurde durch neuere Studien unterstützt (254).

Zusammensetzung des Aszites. Verschiedene Untersucher haben zeigen können, dass *niedrige Proteinkonzentrationen* im Aszites mit einer höheren Frequenz einer spontanen bakteriellen Peritonitis assoziiert sind (181, 255). Insbesondere eine erniedrigte Konzentration des Komplementfaktors C3 im Aszites konnte als Prädispositionsfaktor identifiziert werden. Es fand sich eine Hemmung der phago-

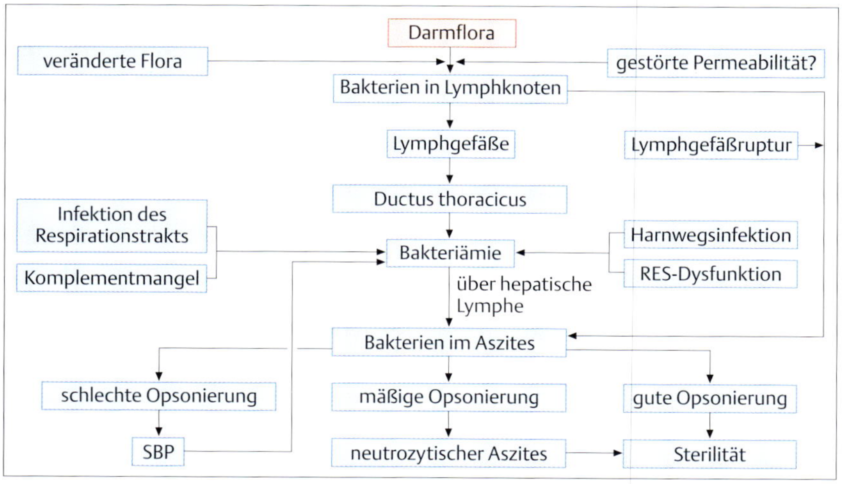

Abb. 16.14 Pathogenese der spontanen bakteriellen Peritonitis (SBP).

zytotischen Aktivität normaler Granulozyten durch Aszitesflüssigkeit von Zirrhotikern, nicht jedoch durch Aszites anderer Ursache (203).

Die Konzentration von *Tumornekrosefaktor* und von *Interleukin 6* ist bei Patienten mit spontaner bakterieller Peritonitis dramatisch erhöht (9). Diese Befunde lassen die Interpretation zu, dass bei allen Patienten kontinuierlich eine bakterielle Immigration in den Aszites stattfindet, wie dies bereits früher vermutet wurde (57).

Auf dem Boden einer verminderten Funktion des retikuloendothelialen Systems und der Neutrophilen, eines Mangels an Abwehrfaktoren im Aszites und möglicherweise einer permanenten transmuralen bakteriellen Immigration lässt sich die Häufigkeit der spontanen bakteriellen Peritonitis erklären.

Die spontane bakterielle Peritonitis tritt in 10–30% der Patienten mit Zirrhose auf, es bestehen regionale Unterschiede je nach der Ursache der Zirrhose und dem Ernährungszustand der untersuchten Patienten (12, 269).

Enzephalopathie

Die hepatische Enzephalopathie beschreibt global Veränderungen der Bewusstseinslage oder höherer zerebraler Funktionen bei Patienten mit Leberzirrhose bei Fehlen von strukturellen zerebralen Schäden. Die hepatische Enzephalopathie ist durch metabolische Störungen bedingt, funktionell und reversibel, obwohl vereinzelt anatomische Korrelate beschrieben wurden (59).

Die klassische portosystemische Enzephalopathie (PSE) findet sich ausschließlich bei Patienten mit fortgeschrittener Leberzirrhose und portaler Hypertension.

Pathogenese. Es besteht eine Korrelation mit portosystemischen Shunts, auch die gesteigerte Inzidenz der Enzephalopathie nach Anlage eines chirurgischen oder interventionellen portosystemischen Shunts unterstützt diese Hypothese. In vielen Fällen ist die PSE mit erhöhten Ammoniakspiegeln im Blut assoziiert (59), in den übrigen Fällen finden sich andere metabolische Störungen wie Veränderungen des Säure-Basen-Haushaltes, Hypoglykämien und Elektrolytstörungen.

Befunde durch Magnetresonanzspektroskopie zeigen Veränderungen des zerebralen Stoffwechsels, wobei besonders einzelne Substanzen vermindert auftreten. Die Blut-Hirn-Schranke für verschiedene Substanzen ist offenbar defekt. Die Aktivierung der durch γ-Aminobuttersäure (GABA) vermittelten Hemmung der Neurotransmission wurde ebenfalls als wesentlich für die Pathogenese der PSE dargestellt. GABA aus dem Darm soll durch fehlende hepatische Elimination im Blut akkumulieren und durch eine abnorme Blut-Hirn-Schranke zerebrale Wirkungen ausüben. Auch „endogene" Benzodiazepine wurden angeschuldigt (18). Diese Befunde sind nicht unwidersprochen, werden aber durch therapeutische Studien gestützt.

Eine Imbalance zwischen inhibitorischen und exzitatorischen Neurotransmittern wurde ebenfalls vermutet, wobei Störungen des Glutamatstoffwechsels ursächlich angeschuldigt wurden. Zahlreiche weitere Störungen (Katecholamine, Serotonin, „falsche Neurotransmitter" u. a.) (84) wurden diskutiert. Abb. 16.**15** zeigt schematisch die Veränderungen des Ammoniakmetabolismus bei Enzephalopathie (128, 130).

In jüngerer Zeit wurde die hepatische Enzephalopathie als primäre Gliastörung definiert, die durch eine durch NH_3 getriggerte Astrozytenschwellung charakterisiert ist. Dabei spielen eine Hyponatriämie, TNFα, Glutamat und Benzodiazepinrezeptorliganden eine synergistische Rolle. Dieser osmotische Stress wird durch einen oxidativen Stress ergänzt, wobei Wechselwirkungen bestehen, so dass eine Autoamplifikation resultiert (264).

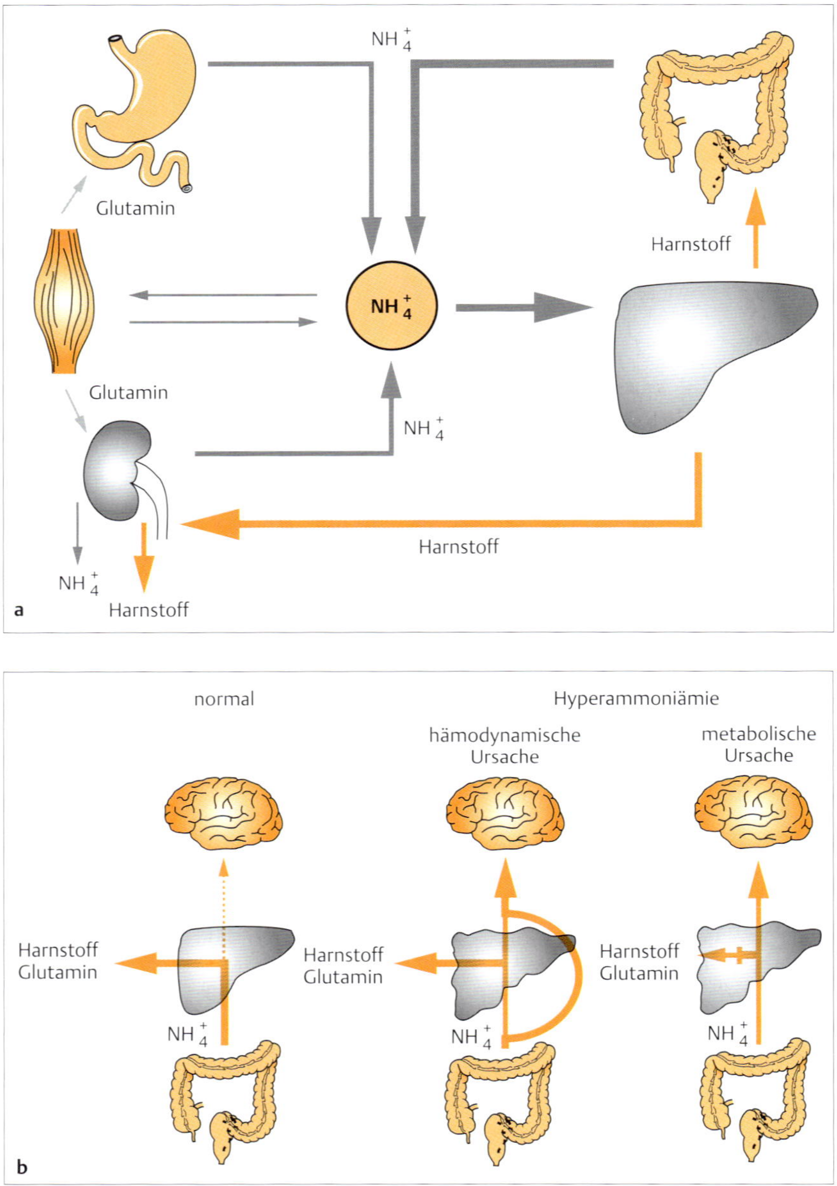

Abb. 16.15 Ammoniummetabolismus bei hepatischer Enzephalopathie.
a Ammoniummetabolismus.
b Ammoniumentgiftung im Normalfall und bei Leberzirrhose mit portaler Hypertension (128).

Gastrointestinale Blutungen

Gastrointestinale Blutungen bei Leberzirrhose können unterschiedliche Ursachen haben: Ösophagus- und/oder Magenfundusvarizen, erosive Gastritis bei portalhypertensiver Gastropathie, ektope Varizen im Gastrointestinaltrakt, rektale Varizen und das Mallory-Weiss-Syndrom. Das peptische Ulkus tritt beim Zirrhosekranken nicht gehäuft auf (95). Helicobacter pylori spielt keine Rolle bei Ulzera bei Leberzirrhose (50).

Ösophagus- und Magenfundusvarizen. Bei Ösophagus- und Magenfundusvarizen handelt es sich um portokavale Anastomosen infolge einer portalen Hypertension (s. o.). Diese venösen Anastomosen liegen im Bereich des gastroösophagealen Übergangs unmittelbar unter der Mukosa, im oberen Ösophagus und Magenfundus hingegen in den tieferen Schichten der Submukosa. Hieraus erklärt sich die Prädominanz der Blutungen im unteren Ösophagusdrittel und in der gastroösophagealen Übergangszone.

Die wichtigste Bedingung für die Ösophagusvarizenblutung ist die Steigerung des Pfortaderdruckes auf über 12 mm Hg. Unter diesem Grenzwert tritt praktisch keine Blutung auf. Es kommt jedoch nur bei etwa einem Drittel der Patienten mit ausgeprägten Varizen und einer Drucksteigerung über den Grenzwert zu einer Blutung.

Die Risikofaktoren für eine Blutung bei bestehenden Varizen sind eine Einschränkung der Leberfunktion, die Varizengröße und der Nachweis von „red spots“ auf der Varizenoberfläche.

Hypothesen zur Pathogenese der Varizenblutung

Die Ursachen der Blutung sind bislang nicht eindeutig geklärt.

Nach der *Erosionshypothese* führt ein gastroösophagealer Reflux zur Entzündung und Läsion der Schleimhaut im unteren Ösophagus. Durch intraösophageale pH-Messung und Endoskopie wird bei 64% der Kranken mit Leberzirrhose und portaler Hypertension ein solcher Reflux nachgewiesen (2). Die Tatsache, dass die Hemmung der gastralen Säuresekretion die Blutungshäufigkeit nicht modifiziert, spricht gegen diese Hypothese.

Die *Explosionshypothese* geht davon aus, dass bei kritischer Drucksteigerung in den Ösophagusvarizen deren Wand platzt. Untersuchungen zur Druckmessung unmittelbar in den Varizen ergaben eine gute Korrelation zwischen Varizengröße, Varizendruck und Blutungsfrequenz. Aufgrund physikalischer Berechnungen bezüglich der Wandspannung muss bei erhöhtem Druck und Zunahme des Durchmessers die Rupturgefahr ansteigen. Wahrscheinlich ist eine abrupte Drucksteigerung ein wichtiger auslösender Faktor der Blutung.

Portale hypertensive Gastropathie. Die portale hypertensive Gastropathie (20) wird durch eine Überfüllung und Dilatation der Venen und Kapillaren der Magenschleimhaut begründet. Die Häufigkeit dieser Veränderungen ist vom Schweregrad der Zirrhose, nicht von deren Ätiologie abhängig. Meist ist die hypertensive Gastropathie mit Ösophagusvarizen assoziiert. Zwischen der Ausprägung der Gastropathie und der portalen Hypertension findet sich nur eine geringe Korrelation, die Säuresekretion und die Pepsinsekretion sind vermindert. Wahrscheinlich sind daher für die Entstehung der hypertensiven Gastropathie weniger die aggressiven Faktoren als vielmehr die defensiven Mechanismen der Schleimhaut von Bedeutung. Eine verminderte Schleimproduktion und ein reduzierter Bicarbonataustausch der Mukosa wurden nachgewiesen, die vermutlich durch lokale Veränderungen der Mikrozirkulation bedingt sind (122). Auch die Magenentleerung ist verzögert (148). Eine gestörte Energieversorgung der Magenschleimhaut wurde beschrieben (157). Es besteht keine Assoziation mit der Helicobacterbesiedlung der Antrumschleimhaut.

Ektope Varizen. Ektope Varizen liegen meist in Kombination mit Ösophagus- und Magenfundusvarizen vor. Sie sind insbesondere gehäuft nach abdominellen Operationen und treten dann beispielsweise im Stomabereich bei 27% der Patienten mit einem Enterostoma auf. Auch rektale Varizen der V. rectalis superior können vorkommen, da diese mit dem Pfortadersystem in Verbindung steht (258).

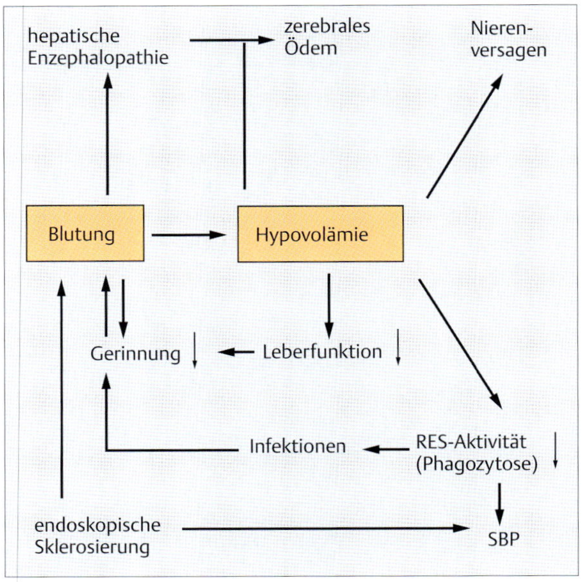

Abb. 16.16 Folgen des Blutverlustes bei gastrointestinaler Blutung bei portaler Hypertension.

Mallory-Weiss-Syndrom. Das Mallory-Weiss-Syndrom repräsentiert Längseinrisse der Schleimhaut im Bereich der Kardia und ist meist bei Alkoholikern nach starkem Erbrechen oder heftigen Hustenanfällen zu beobachten. Die Schleimhauteinrisse entstehen dabei durch die Druckdifferenz zwischen Thorax und Bauchraum mit Verlagerung des Magens durch den Hiatus oesophageus. Eine eindeutige Beziehung zur Leberzirrhose ist nicht gesichert.

Folgen der Blutungen. Die gastrointestinale Blutung bei Leberzirrhose führt zu erheblichen Komplikationen (162).

Insbesondere das Auftreten von Infektionen (s. o.), einer hepatischen Enzephalopathie infolge vermehrten Anfalls von Proteinen im Intestinum, eines Nierenversagens und von Gerinnungsstörungen infolge der Massentransfusion sind nach gastrointestinaler Blutung bei Leberzirrhose gefürchtet.

Abb. 16.16 gibt einen Überblick über die Folgen der gastrointestinalen Blutung bei portaler Hypertension.

Tumorentstehung

Hepatozelluläres Karzinom

Die Mehrzahl der Formen der Leberzirrhose ist mit einer erhöhten Frequenz der Entwicklung eines hepatozellulären Karzinoms assoziiert. In westlichen Ländern liegt die jährliche Inzidenz bei 3 – 5 %. Angesichts der bekannten Risikofaktoren lässt sich ein Screeningprofil definieren (259).

Pathogenese. Obwohl eine klare Assoziation zur Viruspersistenz bekannt ist und einen Teil der erhöhten Inzidenzen bei postviraler Leberzirrhose erklärt, handelt es sich angesichts der ebenfalls erhöhten Inzidenz bei alkoholischer Leberzirrhose eher um eine übersteigerte Regeneration. Wahrscheinlich sind adenomatöse regenerative Hyperplasien, die bei allen Formen der Leberzirrhose beobachtet werden (87), morphologisches Korrelat für diese neoplastische Transformation. Dies sind Regeneratknoten von 5 – 80 mm Durchmesser, die häufig multipel und disseminiert in der Leber bei Leberzirrhose auftreten. Sie können ohne oder mit Zellatypien einhergehen. In denjenigen mit Zellatypien ist der DNA-Gehalt aneuploid (220).

Die gesteigerte Zellproliferation führt zu einer Zunahme der DNA-Methylierung. In der zirrhotischen Leber sind die Aktivitäten der zur Beseitigung dieser DNA-Abnormität erforderlichen Methyltransferasen vermindert, so dass DNA-Veränderungen mit potenziell onkogener Wirkung auftreten können (53). Auch ein vermehrter Verlust von Tumorsuppressorgenen wie p53 in Leberzellkarzinomen wurde beobachtet, das Hepatokarzinogen Aflatoxin kann eine p53-Mutation induzieren. Protoonkogene werden vermehrt exprimiert (300).

Risikofaktoren. Das HCC ist eines der wenigen Karzinome mit gut definierten Hauptrisikofaktoren (183). Bei 80 % entwickelt es sich in einer Leberzirrhose, die der wichtigste prädisponierende Faktor ist.

In Asien und Afrika ist das Hepatitis-B-Virus der häufigste Risikofaktor, gemeinsam mit Aflatoxin B aus kontaminierten Nahrungsmitteln. In den westlichen Ländern und Japan ist die Hepatitis-C-Infektion der Hauptrisikofaktor ebenso wie eine Zirrhose auf dem Boden eines Alkoholabusus oder einer Hämochromatose.

Molekulare Mechanismen. Die multifaktorielle Genese des HCC erklärt seine komplexe molekulare Pathogenese (304). Es ist allgemein akzeptiert, dass ganz unterschiedliche moleklare Mechanismen, die zur Hochregulation mitogener Abläufe führen, eine wesentliche Rolle spielen. Die Bildung monoklonaler Populationen von dysplastischen und aberrierenden Leberzellen, bei denen sich Telomerveränderungen und Mikrosatelliteninstabilitäten finden, ist die Voraussetzung der Karzinogenese. Die Entwicklung dysplastischer Hepatozyten in einzelnen Knoten und Herden und schließlich die Entwicklung des hepatozellulären Karzinoms sind mit der Akkumulation irreversibler struktureller Veränderungen in Genen und Chromosomen assoziiert, die genomische Basis des malignen Phänotyps ist aber heterogen (304).

Andere Tumoren

Auch das Risiko anderer Tumoren ist bei Leberzirrhose häufig erhöht. Dies gilt für oropharyngeale Karzinome bei alkoholischer Zirrhose, wobei vermutlich die zur Zirrhose führenden Noxen und Rauchen von Bedeutung sind (184). Auch Tumoren von Ösophagus, Pankreas, Magen und Kolon treten vermehrt auf, was ebenfalls durch den Alkoholabusus erklärt wird (179). Es scheint so zu sein, dass andere Tumoren seltener in eine zirrhotische Leber als in eine gesunde Leber metastasieren, was auf die veränderte Gefäßarchitektur zurückgeführt wird (180).

Störungen anderer Organe

Respirationssystem

Neben pulmonalen Veränderungen bei einigen Leberzirrhoseformen wie dem α_1-Antitrypsin-Mangel oder autoimmunen Erkrankungen, die durch den primären Defekt oder immunologische Veränderungen erklärbar sind, bestehen zusätzlich Störungen des Respirationssystems, bei denen keine gemeinsame Ursache evident ist. Bei Patienten mit Leberzirrhose findet sich eine vierfach höhere Frequenz einer idiopathischen pulmonalen Hypertension (123). Es besteht keine Korrelation zum Ausmaß der portosystemischen Shunts oder dem Grad der Leberzellfunktionseinschränkung. Die Dauer der portalen Hypertension ist positiv mit der Inzidenz der pulmonalen Hypertension korreliert. Die Ursachen sind bislang nicht geklärt (135). Ein Hydrothorax bei Aszites wurde bereits erwähnt.

Atelektasen sind durch hoch stehende Zwerchfelle bei massivem Aszites oder durch eine Schwäche der respiratorischen Muskeln bei Malnutrition oder Hypokaliämie erklärt.

Hepatopulmonales Syndrom. Eine besondere Entität stellt das hepatopulmonale Syndrom dar, bei dem sich eine arterielle Hypoxämie ohne eine pulmonale oder kardiale Primärerkrankung findet. Dieses Syndrom wird bei bis zu einem Drittel der Patienten mit Leberzirrhose beobachtet (142, 249). Einzelne lange bekannte Symptome der Leberzirrhose wie Trommelschlegelfinger und selten eine Osteoarthropathie können möglicherweise so erklärt werden. Der Einfluss verschiedener Mediatoren auf das intrapulmonale Gefäßsystem wurde als Ursache des hepatopulmonalen Syndroms diskutiert (164). Bei einigen Patienten mit Leberzirrhose bestehen arteriovenöse Anastomosen innerhalb der Lunge, die an die Spider-Nävi der Haut erinnern (26). Eine Neoangiogenese besonders distaler Gefäße wird als Ursache angesehen (135).

Zentralnervensystem

Abgesehen von der portosystemischen Enzephalopathie finden sich weitere Störungen des Nervensystems. Insbesondere histopathologische Veränderungen der grauen Substanz, die an spongiforme Enzephalopathien erinnern, sind beschrieben worden (233). Sie waren nach Lebertransplantation partiell rückläufig. Gleiches gilt für die portosystemische Myelopathie. Spezifische Assoziationen zerebraler Störungen mit bestimmten Formen der Leberzirrhose wie dem Morbus Wilson erklären sich durch den Stoffwechseldefekt.

Cholelithiasis

Gallensteine vom Pigmenttyp bestehen aus Calciumbilirubinat und werden vermehrt bei Patienten mit Leberzirrhose gefunden. Eine chronische Hämolyse infolge des Hypersplenismus wird als wahrscheinliche Ursache angesehen, da ein Gallensäurenmangel bei dieser Form der Gallensteine nicht von Bedeutung ist. Das Gallenblasenvolumen bei Patienten mit Leberzirrhose ist deutlich vergrößert (89).

Malabsorption und Diarrhö

Der Gallensäurenmangel bei Patienten mit Leberzirrhose kann zu einer Fettmalabsorption führen, die zur Mangelernährung beitragen kann. Besonders bei primär biliärer Zirrhose ist die Malabsorption von Fett und fettlöslichen Vitaminen von klinischer Bedeutung. Die Pankreasfunktion ist in der Regel bei Leberzirrhose nicht gestört, bei der Sonderform der Hämochromatose oder der Mukoviszidose ist das Organ gemeinsam mit der Leber betroffen. Eine Parotisschwellung findet sich regelhaft bei alkoholischer Zirrhose, tritt aber auch bei anderen Zirrhoseformen auf. Sie wird auf die Malnutrition zurückgeführt, die einen hypersekretorischen Status hervorruft. Eine Koloskopie zeigt bei etwa 60% der Patienten mit Zirrhose entzündliche Veränderungen (258).

Endokrines System

Gonaden. Veränderungen des Hormonstoffwechsels durch die gestörte Leberfunktion wurden oben bereits besprochen. Verschiedene andere Ursachen für die auftretenden Veränderungen wie Hypogonadismus oder Feminisierung wurden diskutiert, insbesondere Veränderungen der Rezeptoren an den Zielorganen wurden beobachtet (311). Eine Minderproduktion von Testosteron bei Männern und von Östrogen und Progesteron bei Frauen wurde beschrieben (330). Einige dieser Effekte sind möglicherweise auch durch Alkohol bedingt. Eine Hodenatrophie gehört zum klinischen Bild der Hämochromatose, hier ist die Eisenablagerung im Hypothalamus und der Hypophyse sowie in den Hoden selbst als verantwortlich anzusehen.

Schilddrüse. Veränderungen der Schilddrüsenfunktion bei Patienten mit autoimmunen Lebererkrankungen sind meist durch eine autoimmune Thyreoiditis bedingt, bei Patienten ohne autoimmune Ursache der Leberzirrhose findet sich lediglich eine Störung der Konversion von Thyroxin zu Trijodothyreonin.

Gynäkomastie. Die Gynäkomastie bei Männern mit Leberzirrhose wird im wesentlichen auf die Konversion schwach androgener Steroide zu Östrogen in peripheren Geweben zurückgeführt, die bei Leberzirrhose und chronischem Alkoholismus vermehrt produziert werden (311). Auch die Gabe von Spironolacton über längere Zeiträume kann eine Gynäkomastie induzieren.

Hämatopoetisches System

Patienten mit Leberzirrhose können quantitative und/oder qualitative Veränderungen ihres peripheren Blutbildes aufweisen, die sowohl die Erythrozyten als auch Leukozyten und Thrombozyten betreffen. Sowohl eine Störung des Knochenmarkes als auch ein vermehrter Abbau der Zellen in der Peripherie können dafür verantwortlich sein.

Störungen der Blutbildung.

Für Störungen der Blutbildung können eine Sequestration von Eisen in den Zellen des Makrophagen-Monozyten-Systems, ein Eisenmangel, ein Folsäuremangel und selten auch ein Vitamin-B_{12}-Mangel ursächlich sein (295).

Knochenmarkfunktionsstörungen können besonders bedeutsam werden, wenn die Halblebenszeit der peripheren Blutzellen deutlich verkürzt ist, wie das bei Patienten mit portaler Hypertension häufig der Fall ist. In dieser Situation macht sich ein Mangel der o.g. Faktoren besonders bemerkbar. Einzelne Arbeiten postulieren, dass auch zirkulierende Inhibitoren der Hämatopoese bei Leberzirrhose eine Rolle spielen (215).

Hämosiderose. Eine Hämosiderose findet sich bei Patienten mit Leberzirrhose ebenfalls häufig. 25–50% der Patienten mit alkoholischer Zirrhose weisen eine zumindest mäßiggradige Ablagerung von Hämosiderin in der Leber auf (58). Dies ist besonders betont nach Anlage eines portosystemischen Shunts. Gelegentlich wird eine Polyzythämie beobachtet, die dann auf ein hepatozelluläres Karzinom hinweisen kann.

Hypersplenismus. Eine verminderte Halblebenszeit peripherer Blutzellen findet sich häufig bei Leberzirrhose und ist eher mit der Aktivität des retikuloendothelialen Systems der Milz als mit der Milzgröße korreliert. Modifikationen des Cholesterin-Phospholipid-Verhältnisses in der Erythrozytenmembran infolge der o.g. Fettstoffwechselstörungen werden als Ursache angesehen. Bei Patienten mit Morbus Wilson und dem Zieve-Syndrom finden sich auch akute hämolytische Krisen (331).

Leukopenie und Thrombozytopenie infolge des Hypersplenismus können auch bei Fehlen einer signifikanten Anämie auftreten und zum Abfall der Leukozytenzahlen auf 1500 und der Thrombozytenzahlen auf 10000/mm^3 führen. Die erhöhte Infektionsinzidenz ist allerdings eher einer Störung der Funktion als einer Störung der Zahl der Leukozyten zuzuschreiben (s. o.). Interessanterweise kehren nach Anlage eines portokavalen Shunts innerhalb kurzer Zeit die Leukozyten- und Thrombozytenzahlen zur Norm zurück (279).

Gerinnungssystem

Während bei Frühstadien der Zirrhose das Gerinnungssystem und die Thrombozytenzahlen noch normal sind, finden sich bei fortgeschrittenen Krankheitsstadien ausgeprägte Gerinnungsstörungen. Es handelt sich dabei immer um eine Kombination von Ursachen, die sowohl das plasmatische als auch das zelluläre System betreffen.

Gerinnungsstörungen sind nicht die wesentliche Ursache der Blutungen bei Leberzirrhose, sondern eher verantwortlich für das Ausmaß derselben.

Synthesestörungen. Die Vitamin-K-abhängigen und andere in der Leber synthetisierte Faktoren sind bei reduzierter Syntheseleistung der Leber vermindert. Bei cholestatischer Komponente sind die Vitamin-K-abhängigen Faktoren II, VII, IX und X besonders reduziert oder funktionell gestört bei einer Reduktion der γ-Carboxylierung.

Auch ein Mangel der Proteine des fibrinolytischen Systems wird als Synthesestörung interpretiert, ein Plasminogenmangel findet sich besonders bei Vorliegen einer Fibrinolyse, die durch Mediatoren aus der Abdominalhöhle unterhalten wird (277, 278). Auch die Inhibitoren der Gerinnungskaskade werden vermindert gebildet; dies gilt insbesondere für Antithrombin III, dessen Bildung bei Leberzirrhose gestört ist.

Latente Verbrauchskoagulopathie. Bei fortgeschrittenen Stadien der Leberzirrhose finden sich auch Zeichen einer Verbrauchskoagulopathie (44), wobei zwischen einer gestörten Elimination der Abbauprodukte durch die gestörte Leberfunktion und deren vermehrter Bildung im Rahmen einer echten Verbrauchskoagulopathie unterschieden werden muss. Die daraus resultierenden erhöhten Konzentrationen der Fibrinogendegradationsprodukte (FDP) behindern die Gerinnung bei Patienten mit Leberzirrhose weiter, da die FDP die Fibrinpolymerisierung und die Thrombozytenaggregation behindern und Antithrombinaktivität besitzen. Interessanterweise finden sich als wesentlicher Unterschied zwischen einer klassischen Verbrauchskoagulopathie und der latenten Verbrauchskoagulopathie bei Leberzirrhose eine Erhöhung des Serumfaktors VIII in der zirrhotischen Gruppe und die Reduktion des Faktors VII. In jedem Fall wird meist gleichzeitig eine vermehrte prokoagulatorische und profibrinolytische Aktivität (119) beobachtet, was die Analyse der Gerinnungsstörung und ihre Behandlung erschwert.

Herz

Perikardergüsse. Neben den oben beschriebenen hämodynamischen Veränderungen finden sich, insbesondere bei Patienten mit gleichzeitigem Vorliegen von Aszites, bei bis zu 60% Perikardergüsse (286), die im Rahmen des allgemeinen Überwässerungssyndroms bei diesen Patienten zu interpretieren sind.

Zirrhotische Kardiomyopathie. Trotz des vermehrten Herzzeitvolumens zeigen Patienten mit Leberzirrhose eine verminderte systolische und diastolische Funktion unter pharmakologischem oder physiologischem Stress sowie eine Q/T-Verlängerung im EKG. Diese Veränderungen sind als zirrhotische Kardiomyopathie bezeichnet worden (102). Als Ursache werden Störungen der β-adrenergen Signalübertragung, der Kardiomyozytenplasmamembranfunktion, der intrazellulären Calciumkinetik und zusätzlich humorale Faktoren wie endogene Cannabinoide, Stickoxid und Kohlenmonoxid angeschuldigt.

Die insuffiziente kardiale Funktion wird als Mitursache der Nierenfunktionsstörung bei Leberzirrhose angesehen (173).

Bewegungsapparat

Osteopenie. Patienten mit Leberzirrhose weisen vermehrt eine Osteopenie auf (75). Deren Prävalenz beträgt bei Patienten mit Leberzirrhose allgemein 10–60%, wenn die Osteopenie als eine Knochendichte unterhalb der zweifachen Standardabweichung gegenüber geschlechts- und altersentsprechenden Kontrollen definiert wird (34, 72, 73). Es handelt sich regelhaft eher um eine Osteoporose als um eine Osteomalazie.

Die Rolle einer Vitamin-D-Malabsorption bei Osteopenie wird sicher überschätzt, da Vitamin-D-Mangel und Hypokalzämie nur bei einer Minderheit der Patienten zu finden sind. Lediglich bei ausgeprägter Cholestase ist daher eine Vitamin-D-Supplementation von Bedeutung.

Auch Alkoholtoxizität wird ursächlich angeschuldigt. Ein Mangel an IGF I ist ebenso wie eine Störung der Osteocalcincarboxylierung infolge eines Vitamin-K-Mangels als weiterer pathogenetischer Faktor diskutiert worden.

Arthropathien. Arthropathien werden im Rahmen spezifischer Leberzirrhoseformen gesehen, so insbesondere bei Hämochromatose als Resultat der Chondrokalzinose. Auch bei Patienten mit Leberzirrhose infolge einer autoimmunen chronischen Hepatitis finden sich gehäuft Arthritiden, bei Patienten mit primär biliärer Zirrhose verschiedene autoimmune Gelenkerkrankungen, insbesondere die Synoviitis.

Hypertrophe Osteoarthropathie. Die hypertrophe Osteoarthropathie, gekennzeichnet durch die Periostitis, Trommelschlegelfinger und die Synoviitis, findet sich gelegentlich bei Patienten mit Leberzirrhose und ist häufiger bei biliärer als bei alkoholischer Zirrhose. Die Osteoarthropathie scheint mit dem Ausmaß der Hypoxämie zu korrelieren, die Präsenz humoraler Faktoren, die infolge der intrapulmonalen Shunts nicht ausreichend in der Lunge abgebaut werden können, wurde als Ursache diskutiert. Es handelt sich jedenfalls um eine reversible Läsion, da sich die Veränderungen nach Lebertransplantation zurückbilden.

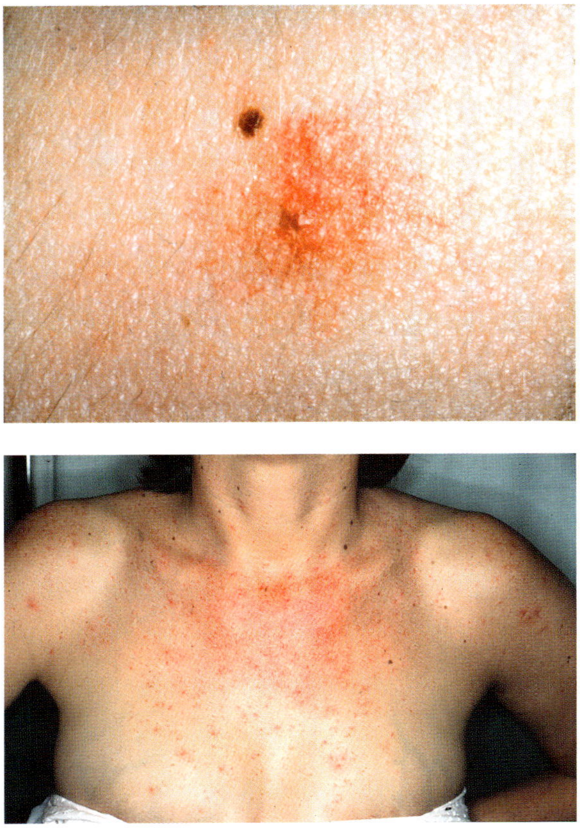

a

b

⊠ **Abb. 16.17** Spider-Nävi.
a Einzelner Spider-Nävus aus der Nähe.
b Zahlreiche Spider-Nävi bei Leberzirrhose.

Muskelkrämpfe. Muskelkrämpfe, die als schmerzhafte unfreiwillige Kontraktionen von peripheren Skelettmuskeln erscheinen, werden häufig bei Patienten mit Leberzirrhose unabhängig von deren Ätiologie beobachtet. Bisher ist die Ursache unklar, dementsprechend ist auch kein therapeutischer Ansatz bekannt (190).

Hautveränderungen

Veränderungen der Haut bei Patienten mit Leberzirrhose sind teilweise direkt durch die gestörte Leberfunktion erklärt, wie z. B. der Ikterus. *Spider-Nävi* werden als kutane Manifestationen der endokrinen Störung angesehen (Abb. 16.**17**).

Es besteht eine Korrelation zwischen der Häufigkeit einer Varizenblutung und der Präsenz und dem Ausmaß kutaner Spider (92).

Die Pathogenese des *Palmarerythems* (Abb. 16.**18**) und der Veränderungen der Fingernägel ist unbekannt.

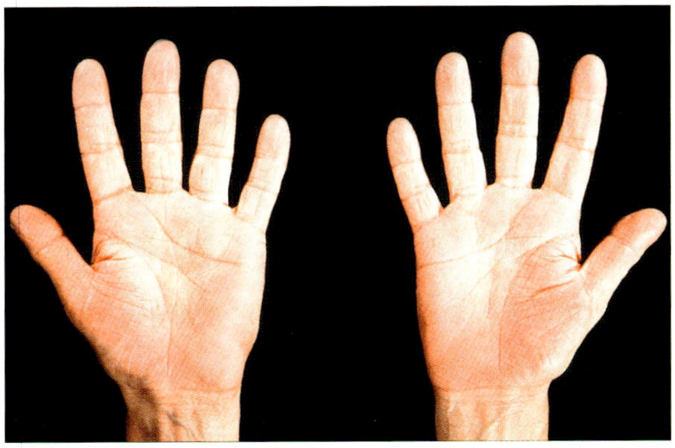

⊠ **Abb. 16.18** Palmarerythem.

Brust- und Schamhaare. Der Verlust der männlichen Brustbehaarung ist offenbar keine Folge der Leberzirrhose, da sie schon vor der Entwicklung der Zirrhose nachweisbar ist. Es findet sich aber infolge der Feminisierung bei Männern mit Leberzirrhose eine Veränderung der pubischen Behaarung. Das Fehlen der Brustbehaarung bei Kaukasiern scheint ein Risikofaktor für die Entwicklung der Leberzirrhose zu sein (115). Dies könnte mit der oben diskutierten genetischen Prädisposition zur Entwicklung einer Leberzirrhose zusammenhängen.

Sensorische Störungen

Infolge der oben dargestellten Mangelzustände für Vitamine und Spurenelemente wurden Innenohrschwerhörigkeit, Geschmacksveränderungen und Störungen des sensorischen Systems beobachtet, deren klinische Relevanz aber unklar ist Die Nachtblindheit lässt sich eindeutig auf einen Vitamin-A- oder Zinkmangel zurückführen (276). Die Pathogenese der Störungen des peripheren Nervensystems ist unklar, es könnten gestörte metabolische Prozesse, insbesondere Störungen des Transports von Fetten, eine Rolle spielen (315).

Klinisches Bild

Beschwerden und Einteilungen

Wie die meisten Erkrankungen kann auch die Leberzirrhose sich in unterschiedlicher Weise präsentieren (56). In etwa 60% führen Beschwerden die Patienten zum Arzt, in etwa 20% wird die Leberzirrhose zufällig während der Abklärung anderer nichtkorrelierter Beschwerden oder Erkrankungen entdeckt, und in 20% wurde früher die Leberzirrhose zufällig während einer Obduktion gefunden (125). Angesichts der heutzutage geringen Obduktionsfrequenz in Deutschland bleibt daher sicher eine größere Gruppe von Leberzirrhosen völlig unentdeckt.

Symptomenkomplexe. Die Leberzirrhose kann sich mit sehr unterschiedlichen Beschwerden und Symptomen manifestieren:

- Insbesondere die *unspezifischen Symptome* wie Müdigkeit, allgemeine Befindlichkeitsstörungen, Libidoverlust und Dyspepsie, sind vor allem bei alkoholischer Leberzirrhose häufig.
- Bei fortgeschrittenen Krankheitsbildern, wenn schon eine dekompensierte Leberzirrhose vorliegt, wird der Patient entweder mit *Zeichen der Leberparenchymzellschädigung* auffällig, wobei meist Ikterus, Gerinnungsstörung und eine Hypalbuminämie dominieren.
- Eine andere Gruppe von Patienten wird erstmals mit *Zeichen der portalen Hypertension* vorstellig, hier sind Aszites, Ösophagusvarizenblutung oder auch die Enzephalopathie Initialsymptome.
- In einer weiteren Gruppe sind die *beiden letztgenannten Symptomenkomplexe* miteinander kombiniert, diese Patientengruppe hat mit Abstand die schlechteste Prognose (s. u.).

Einteilungen.

- Eine praktikable klinische Einteilung unterscheidet zwischen der *latenten* und der *manifesten* Zirrhose, wobei Letztere nochmals nach dem Aktivitätsgrad und nach dem Kompensationsgrad differenziert werden kann. 15–25% der Zirrhosen sind latent (125).
- Die *aktive Zirrhose* zeichnet sich durch deutliche Zeichen der Zellschädigung und Zellnekrose mit entsprechender Entzündung aus, wobei sich laborchemisch die Erhöhung der Transaminasen und die Zunahme der γ-Globulin-Fraktion im Serum auf das Doppelte der Norm als Parameter anbieten. Klinisch finden sich meist Fieber, Gewichtsverlust, Schmerz im rechten Oberbauch und Müdigkeit.
- Die *dekompensierte Zirrhose* unterscheidet sich von der *kompensierten Zirrhose* durch die ausgeprägten Folgeerscheinungen der Grunderkrankung, wie portale Hypertension, Aszites, gastrointestinale Blutung, Hypersplenismus oder Enzephalopathie.

Nicht jede aktive Zirrhose ist auch dekompensiert und nicht jede kompensierte Zirrhose ist gleichzeitig inaktiv. Bei Vorliegen einer aktiven Zirrhose geht diese allerdings meist rasch vom kompensierten in den dekompensierten Zustand über.

Anamnestische Beschwerden. Anamnestisch werden meist sehr uncharakteristische Beschwerden und Symptome mitgeteilt, dies gilt vor allem für die Frühstadien der Krankheit. Eine eingeschränkte Leistungsfähigkeit und rasche Ermüdbarkeit finden sich bei 60–80%, gastrointestinale Beschwerden bei 50–60%, eine Gewichtsabnahme bei 30–40%. Letztere kann durch die vermehrte Flüssigkeitseinlagerung maskiert sein. Libido-und Potenzverlust finden sich bei 25–35%, subfebrile Temperaturen bei 15–20% und eine erhöhte Blutungsneigung bei etwa 10%. Die gastrointestinalen Beschwerden sind in der Regel wechselnd und uncharakteristisch, wie Veränderungen der Stuhlkonsistenz und -farbe, Übelkeit und ein unbestimmtes Druckgefühl im Abdomen. Auch durch andere Ursachen nicht erklärbare subfebrile Temperaturen sollten immer an eine Leberzirrhose denken lassen (Tab. 16.**16**).

Tabelle 16.16 Anamnestische Fragen bei Leberzirrhose

- Beschäftigung
- Alter, Geschlecht, häusliches Umfeld
- Familiäre Lebererkrankungen
- Risikofaktoren für Hepatitis B und C (Bluttransfusionen, Sexualleben, Drogen)
- Medikamente (Methotrexat, Isoniazid, Amiodaron usw.)
- Alkoholgebrauch (Menge, Dauer)
- Gewichtsverlust, Abgeschlagenheit
- Anorexie, Meteorismus und Dyspepsie
- Abdominelle Schmerzen
- Ikterus, Farbe von Urin und Stuhl
- Ödeme, Leibesumfangszunahme
- Blutungsneigung
- Libidoverlust
- Andere Symptome (Tab. 16.**10** und 16.**19**)

Befunde bei Inspektion und Palpation

Bereits Inspektion und orientierende Palpation ergeben eine Vielzahl klinischer Symptome, die auf eine Leberzirrhose hinweisen können (Tab. 16.**17** u. Abb. 16.**19**).

Vielfältige Hautveränderungen, eine Hepatomegalie bei etwa zwei Drittel der Patienten, eine Konsistenzvermehrung und Verhärtung der Leber sowie eine tastbare Milz sind häufige Symptome (Abb. 16.**20**).

Tabelle 16.17 Befunde bei Leberzirrhose (Inspektion)

- Aszites
- Dupuytren-Kontraktur
- Fehlende Sekundärbehaarung (Bauchglatze)
- Gynäkomastie
- Ikterus
- Kollateralvenen (Bauchwand)
- Lackzunge
- Nabel- und Leistenbruch
- Palmarerythem
- Parotisschwellung
- Purpura
- Rhagaden
- Spider-Nävi
- Striae
- Telangiektasien
- Trommelschlegelfinger
- Weiß- oder Uhrglasnägel
- Xanthelasmen

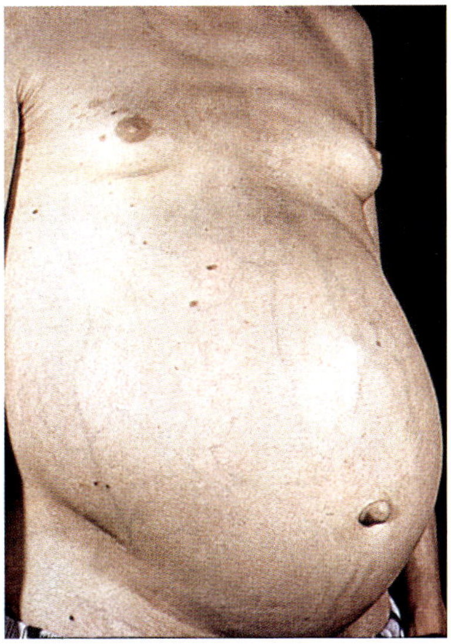

⊠ **Abb. 16.19** Gynäkomastie, Bauchglatze, Nabelhernie, Aszites.

- Das Vorhandensein von *Aszites* lässt sich durch perkutorisch-palpatorische Untersuchung (Undulationsphänomen) klinisch nachweisen.
- Eine verstärkte *Venenzeichnung* und *Hernien* sind ebenfalls nicht selten.
- Weitere Symptome sind die *Feminisierung* bei Männern und Zeichen des *Hypogonadismus* bei Frauen.
- Die hyperdyname Zirkulation manifestiert sich durch eine mäßige *Tachykardie* und gelegentlich ein systolisches Geräusch.
- *Zyanose* und *Trommelschlegelfinger* können bei Vorliegen eines hepatopulmonalen Syndroms beobachtet werden, der Blutdruck ist in der Regel mäßig vermindert.
- Eine *verkleinerte Leber* ist bei Patienten mit fortgeschrittener Erkrankung zu finden, sie ist dann häufig nicht palpabel. Die *Konsistenz* der Leber ist hart und fest, aber nicht steinhart. Letzterer Befund spricht eher für eine maligne Erkrankung, wie auch auskultierbare Gefäßgeräusche über der Leber.
- Eine *Milzvergrößerung* ist in etwa 50% der Fälle zu beobachten.

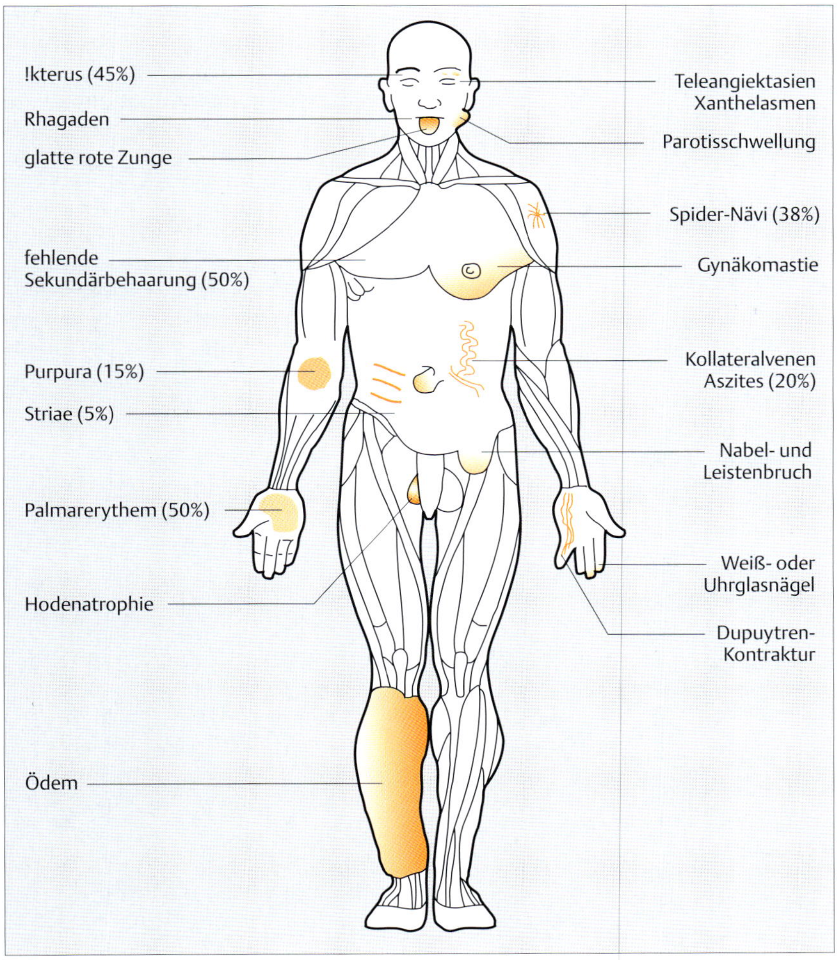

⊠ **Abb. 16.20** Klinische Präsentation der Leberzirrhose.

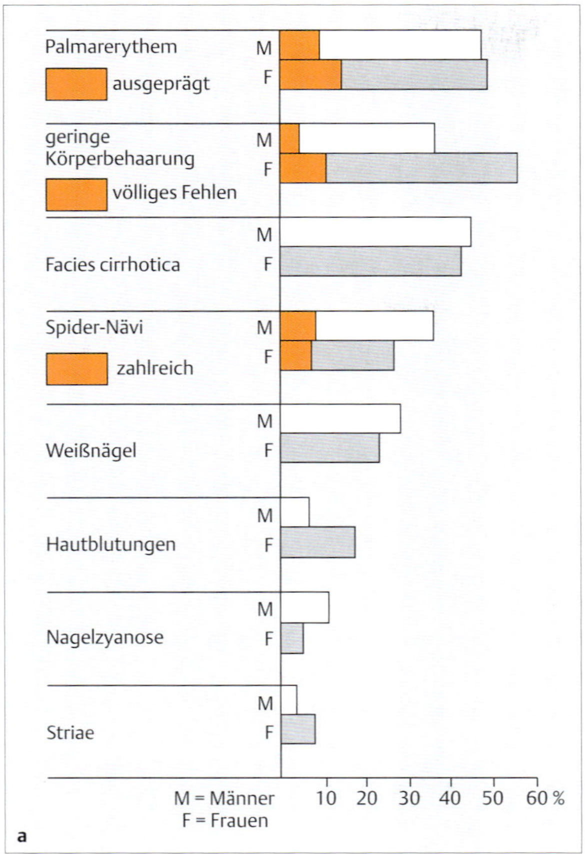

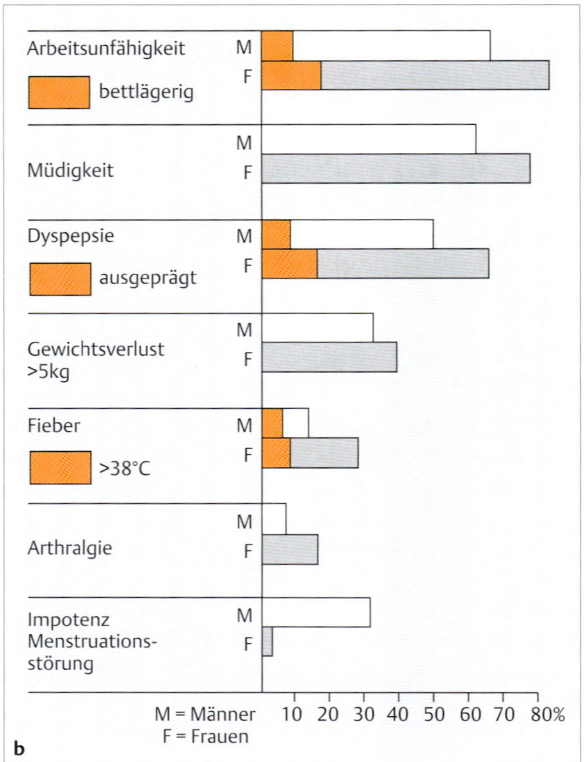

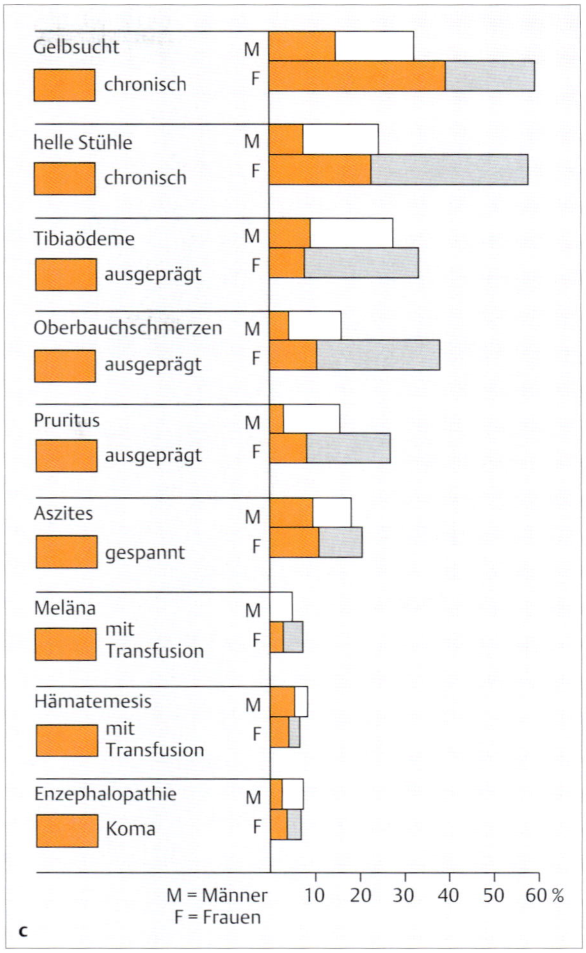

☒ **Abb. 16.21** Häufigkeit von Symptomen bei Leberzirrhose.
a Hautveränderungen.
b Vorwiegend subjektive allgemeine Symptome.
c Vorwiegend objektive allgemeine Symptome (Daten der Copenhagen Study Group for Liver Diseases).

- Patienten mit *Spider-Nävi* haben zumeist eine ausgeprägtere Störung der systemischen und pulmonalen Zirkulation als solche ohne diese Läsion (249). Die Spider stellen vermehrte und erweiterte Kapillaren dar, die von einer verdickten pulsierenden zentralen Arteriole ausgehen, wie man sie im Endometrium während des Menstruationszyklus findet (56). Sie verschwinden nach erfolgreicher Lebertransplantation.
- Auch die *Geldscheinhaut*, die sich in denselben Regionen wie die Gefäßspinnen findet und durch zahlreiche kleine Gefäße, die zufällig über die Haut verteilt erscheinen, charakterisiert ist, ist ein typisches Zeichen.
- Auf die vielfältigen *metabolischen Veränderungen* wurde oben bereits hingewiesen, auch diese können entsprechende klinische Symptome mit sich bringen.

Tabelle 16.18 Häufigkeit wesentlicher klinischer Befunde bei Leberzirrhose (in Prozent)

Symptom	Powell u. Klatskin 1968 (n = 283)	Ratnoff u. Patek 1942 (n = 388)	Galambos 1985 (n = 3785)
Ikterus	75,0	65,3	49,0
Spider-Nävi	48,8	15,0	38,0
Palmarerythem	37,1	4,2	k.A.
Hepatomegalie	95,8	75,4	72,0
Splenomegalie	45,6	44,0	40,0
Aszites	66,1	75,0	51,0
Abdominelle Bauchdeckenkollateralen	47,0	23,6	k.A.
Gynäkomastie	15,0	k.A.	k.A.
Hodenatrophie	45,0	k.A.	k.A.
Dupuytren-Kontraktur	4,6	4,6	k.A.
Unklares Fieber	21,6	24,5	k.A.

k.A.= keine Angaben

Abb. 16.**21** gibt die Häufigkeit unterschiedlicher Symptome bei Patienten mit Leberzirrhose nach einer großen dänischen Studie wieder, Tab. 16.**18** Zahlen weiterer großer Untersuchungsserien, wobei erhebliche Unterschiede auffallen.

Komplikationen und Beteiligung anderer Organe

Komplikationen der Leberzirrhose sind in Tab. 16.**19** zusammengefasst. Sie sind einerseits direkte Folgen der gestörten Leberfunktion und andererseits Folgen der mit Leberzirrhose meist assoziierten portalen Hypertension.

Speicheldrüsen. Störungen, die das Verdauungssystem betreffen, sind die Vergrößerung der Speicheldrüsen, die sehr häufig beobachtet wird (324), wobei diese Veränderung bei der Hälfte der Patienten mit alkoholischer Leberzirrhose auffällt (76).

Varizen. Varizen können sich im gesamten Gastrointestinaltrakt ausbilden, sie sind Folge der portalen Hypertension. Die häufigsten Formen sind Ösophagusvarizen, Magenfundusvarizen und rektale Varizen.

Eine Blutung aus Ösophagusvarizen stellt eine der schwersten akuten Komplikationen der Leberzirrhose dar und ist in bis zu 30% der Fälle tödlich (138).

Tabelle 16.19 Systemische Komplikationen der Leberzirrhose

- Diabetische Stoffwechsellage
- Diarrhö
- Elektrolytstörungen
- Enzephalopathie
- Erhöhte Infektionsneigung
- Gallensteine (Pigmentsteine)
- Gastrointestinale Blutung
- Gastropathie
- Gerinnungsstörungen
- Gonadendysfunktion
- Hämatopoesestörungen
- Hämodynamische Veränderungen
- Hautveränderungen
- Hypoxämie (Shunts)
- Low-T_3-Syndrom
- Malnutrition
- Muskeldystrophie
- Nierenfunktionsstörungen
- Osteomalazie/-porose
- Parotisvergrößerung
- Säure-Basen-Störungen
- Sensorische Störungen

Nach überstandener Blutung beträgt die Rezidivhäufigkeit im ersten Jahr 70%. Abb. 16.**22** zeigt, dass ein solches Blutungsereignis am häufigsten im 5. Lebensjahrzehnt auftritt, aber auch in der 4. und 6. Dekade nicht selten ist. Die Mehrzahl der Ösophagusvarizen findet sich im distalen Ösophagus. Die Varizen sind nicht immer mit einer Zirrhose assoziiert, sie können auch bei anderen Ursachen der portalen Hypertension (Tab. 16.**8**) auftreten. Insbesondere Varizen im

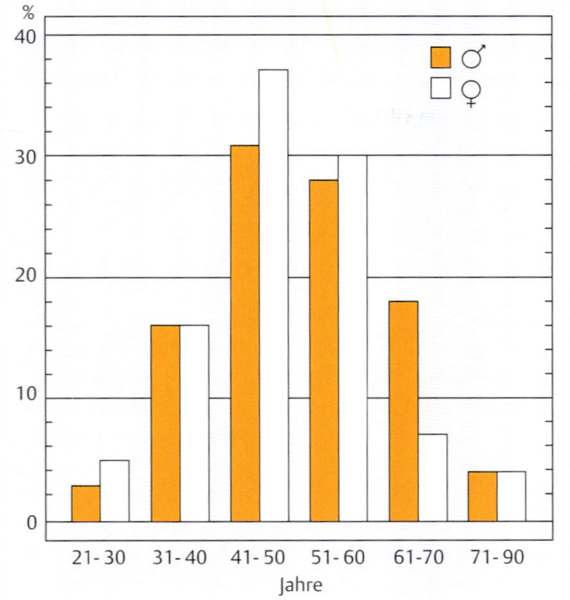

⊠ **Abb. 16.22** Altersverteilung von 108 Patienten mit gastrointestinaler Blutung bei Leberzirrhose.

proximalen Ösophagus („Downhill"-Varizen) können Folge einer Obstruktion der V. cava superior, der V. azygos oder der Schilddrüsenvenen sein. *Rektale Varizen* kommen bei 19–59% der Patienten mit Leberzirrhose vor, am häufigsten bei solchen, die bereits aus Ösophagusvarizen geblutet haben (140). Die Blutungen sind sehr viel seltener als die aus Ösophagusvarizen und können durch rektale Tamponade, beispielsweise Ballonsonden, behandelt werden. Selten wird ein *„Caput medusae"* beobachtet, das mit wiedereröffneten Umbilikalvenen einhergeht und dann ein Venenkonvolut in der Periumbilikalregion repräsentiert. Oft kann dann ein Strömungsgeräusch in der Nabelgegend gehört werden, hierfür hat sich der Name „Cruveilhier-von-Baumgarten-Syndrom" eingebürgert (47). Auch in allen anderen Bereichen des Gastrointestinaltraktes können Varizen auftreten, dies aber sehr viel seltener als an den o.g. Prädilektionsstellen.

Biliäres System. Es finden sich bei Leberzirrhose auch Störungen des biliären Systems. In bis zu 30% der Patienten treten Pigmentgallensteine auf, wobei diese häufiger bei fortgeschrittenen Zirrhosen sind (91). Eine vergrößerte Gallenblase wird ebenfalls gehäuft gefunden (89).

Portal hypertensive Gastropathie. Die Prävalenz von peptischen Ulzera wird von manchen Autoren als bei Leberzirrhose erhöht beschrieben, dies wird in anderen Untersuchungen aber nicht beobachtet (90, 95). Auch die Magensäuresekretion ist nicht vermehrt. Ein gastroösophagealer Reflux wird nur bei Vorliegen von Aszites aufgrund leicht verständlicher mechanischer Ursachen öfter beobachtet, bei Fehlen von Aszites ist der untere Ösophagussphinkter nicht verändert (77). Auch eine Gastritis findet sich nicht vermehrt, jedoch die portal hypertensive Gastropathie, die bei 5–50% der Patienten mit Leberzirrhose und Hämatemesis auftritt (20).

Sowohl Propanolol als auch portokavale Shunts vermindern das Risiko einer Blutung aus einer Gastropathie, was dafür spricht, dass die Erhöhung des Pfortaderdrucks für diese verantwortlich ist.

Die Prävalenz von Helicobacter pylori ist bei Patienten mit Leberzirrhose mit und ohne kongestive Gastropathie identisch (67), was dafür spricht, dass Helicobacter keine Rolle in der Pathogenese dieser Komplikation spielt. Die Schleimhautbesiedelung ist oft generalisiert und nur bei etwa der Hälfte der Patienten auf das Antrum beschränkt.

Darm, Ösophagus und Pankreas. Eine *Diarrhö* findet sich praktisch immer bei alkoholischer Leberzirrhose, hier ist vorwiegend eine bakterielle Fehlbesiedelung des Dünndarms anzuschuldigen. Die Diarrhö kann häufig die Elektrolytstörung und Veränderung des Säure-Basen-Haushaltes bei Leberzirrhose aggravieren. Eine *chronische Pankreatitis* wird histologisch bei einem Drittel der Patienten, die an alkoholischen Lebererkrankungen sterben, beobachtet, wobei dies eine Funktion des Alkohols und nicht der Leberzirrhose zu sein scheint. Das *Mallory-Weiss-Syndrom* findet sich häufiger bei Patienten mit Leberzirrhose als bei nichtzirrhotischen Patienten. Auch dieses Syndrom ist wohl eher mit der alkoholischen Ätiologie assoziiert (223).

Im *Dickdarm* finden sich bei 8% der Patienten mit Leberzirrhose Polypen, bei 10% entzündliche Veränderungen, bei 20% ein unspezifisches Ödem der Schleimhaut, bei 25% Hämorrhoiden und bei 4% rektale Varizen (239).

Zentrales Nervensystem. Verschiedene Störungen des zentralen Nervensystems sind beschrieben worden. Die häufigste ist die portosystemische Enzephalopathie (PSE), die verschiedene Störungen der Bewusstseinslage umfasst. Diese tritt im Wesentlichen bei Patienten mit fortgeschrittener Leberzirrhose und gleichzeitiger portaler Hypertension auf und kann in verschiedenen Kategorien klassifiziert werden (59). Die PSE kann akut oder chronisch sein, die chronische Version wird meist bei Patienten mit Leberzirrhose und artefiziellem portosystemischem Shunt beobachtet. Auch Patienten mit hepatofugalem Fluss, ausgeprägten Magenvarizen und gleichzeitig spontanen splenorenalen Shunts haben häufiger eine PSE als solche mit hepatopetalem Portalblutfluss (108).

Das klinische Spektrum der PSE reicht von der subklinischen Form bis zum irreversiblen Koma. Sowohl die Bewusstseinslage als auch die intellektuelle Funktion, Verhalten und Persönlichkeitscharakteristika und neuromuskuläre Aktivitäten können gestört sein.

Der Schweregrad der PSE reicht von Grad I (mild) bis zum Grad IV (tiefes Koma). Insbesondere die subklinischen Formen und das Stadium I sind schwierig zu erkennen, wenn man nicht gezielte psychometrische Tests anwendet (s. u.). Bedauerlicherweise wird eine PSE oft bei Vorliegen einer Leberzirrhose diagnostiziert, und es werden andere Ursachen eines Komas oder einer veränderten Bewusstseinslage verkannt, wie beispielsweise metabolische Störungen, Blutungen im Bereich des Schädels, Infektionen des zentralen Nervensystems und andere seltenere Ursachen. Typisch sind der sog. Flapping-Tremor und die Unfähigkeit, koordiniert zu schreiben oder zu zeichnen. Ein Flapping-Tremor ist aber nicht spezifisch für eine PSE.

Periphere und autonome Neuropathie. Eine periphere Neuropathie findet sich bei 45% der Patienten mit alkoholischen Lebererkrankungen und bei 22% derjenigen mit nichtalkoholischer Leberzirrhose. Auch eine autonome Neuropathie wird bei beiden Formen beobachtet, wobei 45% der Patienten in allen Zirrhosegruppen parasympathische und 10% sympathische Fehlfunktionen aufweisen; meist ist die periphere mit der autonomen Neuropathie korreliert (306). Diese Störungen sind in der Regel nicht durch Störungen des Glucosemetabolismus bedingt, es besteht eine Assoziation zum Vorliegen portosystemischer Shunts (315). Während keine Assoziation zum Ausmaß der Leberfunktionsstörung existiert, spielt das Vorliegen der Shunts eine Rolle (156).

Sensorische Störungen. Auch in den sensorischen Funktionen werden Störungen beobachtet. Eine gestörte Dunkeladaptation findet sich sowohl bei alkoholischer als auch bei nichtalkoholischer Leberzirrhose relativ häufig; sie lässt sich sowohl durch Vitamin-A-Behandlung als auch durch Zinksubstitution beheben, was diese Störung als Folge eines Vitamin- und Spurenelementmangels charakterisiert (134). Zahlreiche Untersuchungen haben Geschmacksstörungen dargestellt, die ebenfalls häufig auftreten (299). Eine gestörte Funktion des Hörsinns, insbesondere des Innenohrs, wurde in verschiedenen Untersuchungen gezeigt (185, 315). Einige neurologische Symptome, wie das Wernicke-Korsakow-Syndrom, sind nicht als Folgen der Leberzirrhose, sondern lediglich als assoziierte Syndrome infolge des Alkoholabusus anzusehen.

Gerinnungsstörungen. Gerinnungsstörungen sind weit verbreitet und durch die wesentliche Rolle der Leber bei der Synthese der Gerinnungsfaktoren sowie durch die infolge der vergrößerten Milz erhöhten Abbauraten von zellulären Faktoren gut erklärt. Die Veränderungen äußern sich im Wesentlichen in Sugillationen aufgrund der dominierenden plasmatischen Gerinnungsstörung; sie treten bei Patienten mit anderen deutlichen Zeichen einer gestörten Leberzellfunktion praktisch immer auf. Hingegen können Patienten mit histologisch kompletter Zirrhose und ausgeprägter portaler Hypertension durchaus eine normale Gerinnung haben.

Eine verlängerte Blutungszeit kann aber auch bei Patienten mit fast normalen Quick-Werten und Thrombozytenzahlen auftreten (28), was zu Problemen bei invasiven Eingriffen führen kann.

Bei ausgeprägter Thrombozytopenie finden sich petechiale Blutungen. Diese Blutungsform ist abhängig vom Ausmaß der portalen Hypertension und der resultierenden Splenomegalie.

Zytopenie. Anämie, Thrombozytopenie und Leukopenie treten in einem erheblichen Prozentsatz bei Patienten mit Leberzirrhose auf und sind in der Regel durch den Hypersplenismus, seltener auch durch Thrombozytenantikörper und verschiedene Formen der Knochenmarkinsuffizienz sowie des Mangels an Vitaminen und anderen Substanzen und durch eine gesteigerte Hämolyse wie beispielsweise beim Zieve-Syndrom (331) bedingt.

Hypoxämie. Störungen der Sauerstoffversorgung verschiedener Ursachen gehören ebenfalls zum klinischen Bild der Leberzirrhose. Hier spielt das hepatopulmonale Syndrom eine besondere Rolle, ebenso die primäre pulmonale Hypertension. Dominierend ist in jedem Falle eine Hypoxämie mit den daraus resultierenden typischen klinischen Zeichen wie Dyspnoe, Zyanose und Trommelschlegelfingern. Diese Veränderungen sind allerdings nicht sehr häufig.

Hämodynamik, Nierenfunktion und Aszites. Veränderungen der Hämodynamik, insbesondere eine Vermehrung des Herzauswurfvolumens und eine Verminderung des peripheren Widerstandes, werden bei 30–60% der Patienten mit Leberzirrhose beobachtet und sind bereits in Ruhe nachweisbar und durch körperliche Anstrengung noch zu steigern. Ein vermehrter Pulsschlag, warme Hände und Kapillarpulsationen sind klinische Zeichen dieser Störung; die periphere Vasodilatation ist von Bedeutung für die Pathophysiologie der renalen Funktionsstörungen. Die zirkulatorischen Störungen führen zu Veränderungen der Nierenfunktion und schlussendlich zum Auftreten von Aszites und zum hepatorenalen Syndrom. Der Aszites selbst ist wieder Ursache weiterer Komplikationen wie der gestörten kardialen Füllung, einer reduzierten pulmonalen Funktion, des Entstehens von Pleuraergüssen, vor allem rechts, und der Nabel- und Inguinalhernien. Auch die spontane bakterielle Peritonitis ist eine typische Komplikation des Aszites (269). Ein Hydrothorax wird auch bei fehlendem Nachweis von Aszites beobachtet (289).

Hautveränderungen. Zahlreiche Veränderungen werden an der Haut beobachtet, so Ikterus, Spider-Nävi, Palmarerythem, Veränderungen der Fingernägel und des Behaarungstyps. Die Dupuytren-Kontraktur ist eher eine Folge des Alkoholabusus als der Leberzirrhose (Abb. 16.**21**) (16).

⇢ Bewegungsapparat. Am Bewegungsapparat finden sich ein Schwund der Muskelmasse, vermehrte abdominelle Hernien, eine fortschreitende Lordose bei zunehmendem Aszites. Es bildet sich eine Osteopenie aus, wobei dies vor allem bei Patienten mit cholestatischen Komponenten der Leberzirrhose von Bedeutung ist, wie bei der primär biliären Zirrhose. Die Häufigkeit von Knochenfrakturen bei Leberzirrhose schwankt zwischen 20 und 70% in Abhängigkeit von der endokrinen Funktion (73). Dabei ist die Ätiologie der Zirrhose wohl nicht von Bedeutung.

⇢ Endokrinium. Störungen des endokrinen Systems betreffen zunächst die pankreatogenen Hormone der Zuckerregulation. Es findet sich bei 10% der Patienten mit Leberzirrhose ein Diabetes und bei etwa 60% eine gestörte Glucosetoleranz. Plasmaspiegel von Wachstumshormon sind bei Leberzirrhose meist erhöht. Hingegen sind die Plasmaspiegel der Somatomedine als Folge einer gestörten hepatischen Bildung vermindert (297).

Die Patienten mit Leberzirrhose sind in der Regel euthyreot, auch wenn Plasmaspiegel von T_3 häufig erniedrigt sind. Eine Substitutionstherapie ist bei fehlenden klinischen Symptomen demzufolge nicht zweckmäßig.

Die Störungen der für die Regulation der Zirkulation verantwortlichen Hormone sind häufig und betreffen eine Vielzahl von Hormonen, die in die Kreislaufregulation involviert sind (s. o.). Während etwa die Hälfte der Zirrhosepatienten eine ein- oder beidseitige Gynäkomastie oder eine Hodenatrophie aufweist, sind etwa 80% der männlichen Patienten impotent oder infertil. Auch diese Veränderungen hängen wohl von der Ursache der Zirrhose ab (298), wobei die alkoholischen Zirrhosen und die Hämochromatose häufiger zu Störungen des Hormonhaushaltes führen. Bei Frauen besteht oft eine Amenorrhö, die sich allerdings nach Rekompensation der Leberzirrhose zurückbilden kann.

Diagnostik

Anamnese und körperliche Untersuchung

Bei der Anamnese geben Patienten mit Leberzirrhose in der Regel sehr uncharakteristische Beschwerden und Symptome an, dies gilt vor allem in Frühstadien der Krankheit und bei noch nicht dekompensierter und gleichzeitig inaktiver Zirrhose (s.o.). Häufig werden eingeschränkte Leistungsfähigkeit und leichte Ermüdbarkeit sowohl bezüglich intellektueller als auch körperlicher Arbeit genannt. Auch gastrointestinale Beschwerden sind uncharakteristisch und zeichnen sich durch einen häufigen Wechsel aus. Ein Gewichtsverlust wird initial oft mitgeteilt, später bei Auftreten von Ödemen und Aszites wird er nicht mehr wahrgenommen. Libido- und Potenzverlust sind beim jüngeren Mann vor allem bei alkoholinduzierter Leberzirrhose ein häufiges Frühsymptom. Auch verstärkte Blutungsneigung und nicht erklärte subfebrile Temperaturen sollten an eine Zirrhose denken lassen. Tab. 16.**17** gibt die wesentlichen anamnestischen Fragen, die bei Verdacht auf Leberzirrhose gestellt werden sollten, wieder.

Die körperliche Untersuchung ergibt bereits durch die Inspektion und orientierende Palpation wichtige Symptome (Tab. 16.**17**, Tab. 16.**18** u. Abb. 16.**20**). So sind insbesondere Hautveränderungen und Veränderungen bei der palpatorischen Untersuchung des Abdomens häufig und bei entsprechenden Befunden auch diagnostisch.

Anhand von Anamnese und klinischer Untersuchung lässt sich in etwa der Hälfte der Fälle die Diagnose einer Leberzirrhose stellen, es bedarf dann nur noch der Bestätigung durch gezielte weitere Untersuchungsverfahren.

Laborbefunde

Bei Leberzirrhose werden klinisch-chemische Untersuchungen durchgeführt, um die Leberzellfunktion zu quantifizieren, um die Ätiologie zu differenzieren und um die Auswirkung der Zirrhose auf andere Organe sowie die Komplikationen der Zirrhose zu definieren. Gelegentlich wird auch versucht, den Aktivitätsgrad und das Ausmaß der Fibrogenese sowie die Prognose der Erkrankung zu erfassen (131).

⇢ Leberzellfunktion. Diese kann durch verschiedene Parameter beschrieben werden (Tab. 16.**20**). Dabei können sowohl die Synthesefunktion, die Entgiftungsfunktion als auch die Speicherfunktion analysiert werden. Die Parameter der Infektabwehr messen eher Funktionen der Nichtparenchymzellen. Allerdings schwanken die Resultate klinisch-chemischer Untersuchungen in Abhängigkeit vom Grad der Aktivität und der Kompensation der Leberzirrhose in einem weiten Bereich, die Ergebnisse können bei inaktiver oder kompensierter Leberzirrhose sogar normal sein. Abb. 16.**23** zeigt die Verteilung verschiedener typischer Parameter bei Leberzirrhose. Es ergibt sich, dass die Mehrzahl der Patienten mit Leberzirrhose einen normalen Bilirubinwert aufweist, die Aktivität der Transaminasen ist meist nur gering

Tabelle 16.20 Messung der Funktionen bei Leberzirrhose

Synthese	• Albumin • Quick-Wert • Pseudocholinesterase
Entgiftung	• Ammoniak • Bilirubin
Speicher	• Blutzucker • Vitamine • Zink
Infektabwehr	• Lactat • CRP • Interleukin 6

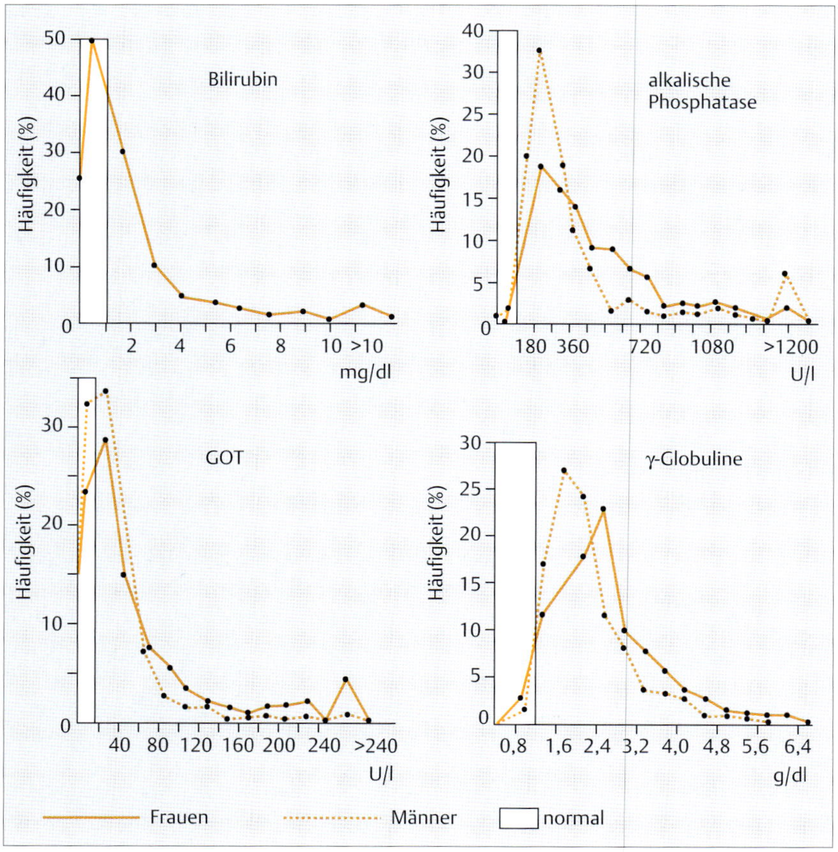

☒ **Abb. 16.23** Häufigkeitsverteilung der Resultate von klinisch chemischen Tests bei Leberzirrhose (Daten der Copenhagen Study Group for Liver Diseases).

erhöht. Im Gegensatz dazu liegt die Aktivität der alkalischen Phosphatase meist deutlich oberhalb der Norm, die Zunahme der γ-Globulin-Konzentration im Serum ist fast immer nachweisbar. Letztere bestimmt allerdings eher das Maß der portokavalen Anastomosen als das der gestörten Leberzellfunktion.

- Die *Syntheseparameter* wie Albumin, Gerinnungsfaktoren und auch die Pseudocholinesterase sind zur Beurteilung des Krankheitsverlaufs bedeutsam; eine Einzelbestimmung ist weniger aussagekräftig, da hier verschiedene störende Faktoren eine Rolle spielen können.

Insbesondere die Vitamin-K-abhängigen plasmatischen Gerinnungsfaktoren, die ausschließlich hepatisch produziert werden und eine kurze Halbwertszeit haben, sind für die Verlaufsbeobachtung der Synthesefunktion der Leber außerordentlich gut verwendbar.

- Die Veränderungen der Bilirubinkonzentration im Serum sind aussagefähig bezüglich der gestörten *Entgiftungsleistung;* aufgrund der langen Halbwertszeit sind kurzfristige Veränderungen aber nicht nachweisbar.
- Die Bestimmung der Parameter der *Speicherfunktion* und der *Infektabwehr* dient eher der Erfassung von Komplikationen und hat nur begrenzte klinische Bedeutung in der Routine. Die Hypergammaglobulinämie ist die Folge einer kontinuierlichen Stimulation des Immunsystems durch nicht durch die Leber geklärte Bakterienprodukte aus dem Darm.

Quantitative Leberfunktionstests. Verschiedentlich wurde versucht, mit Hilfe quantitativer Leberfunktionstests in Analogie beispielsweise zur Kreatinin-Clearance bei Nierenerkrankungen die Leberfunktion besser zu erfassen und dadurch klinisch bedeutsame Aussagen zu gewinnen. Dies ist bislang allerdings gescheitert, auch wenn diese Leberfunktionsproben miteinander korrelieren und zu einer gewissen Trennung von Gesunden und Kranken führen. Ein typischer Parameter der gestörten Entgiftungsfunktion sind die erhöhten Serumgallensäurenspiegel, die sich als relativ sensitiv und sehr spezifisch für Lebererkrankungen erwiesen haben (270). Auch die Urinausscheidung der Gallensäuren ist erhöht. Die Bestimmung der Gallensäurenkonzentration hat sich allerdings in der klinischen Routine nicht durchsetzen können. In jüngerer Zeit wurden Atemtests entwickelt, die sich der Verstoffwechselung von Methacetin oder anderen Substraten bedienen (37, 88). Es findet sich eine Korrelation zur Serumgallensäurenkonzentration und zu anderen Funktionstests, die klinische Wertigkeit ist aber nicht geklärt. Prinzipiell wäre ein derartiger einfacher Test erwünscht zur Verlaufskontrolle bei Patienten mit geplanter Lebertransplantation.

→ **Cholestatische Zirrhoseformen.** Bei Patienten mit cholestatischen Leberzirrhosen findet sich häufig nur eine begrenzte Hyperbilirubinämie, aber eine deutliche Erhöhung der Aktivität der alkalischen Phosphatase und der γ-GT sowie der 5-Nucleotidase im Serum. Dieses „cholestatische Muster" zeigt sich bei anderen Formen der Leberzirrhose in der Regel nicht und kann daher für die Differenzialdiagnose hilfreich sein.

→ **Aktivität und Fibrogenese.** Der Aktivitätsgrad der Leberzirrhose wird durch die Höhe der Transaminasen sowie der GLDH angezeigt, diese markieren Zelldegeneration und Nekrose. Es besteht allerdings keine sehr enge Korrelation. Zur Bestimmung des Ausmaßes der Fibrogenese hat bisher nur die Bestimmung des N-terminalen Propeptids vom Typ-III-Prokollagen praktische Anwendung gefunden. Die Serumkonzentration dieses Propeptids ist mit dem Kollagenmetabolismus korreliert, spiegelt allerdings nicht das Ausmaß der schon bestehenden Fibrose wider. Daher ist auch bei gesteigerter Aktivität der Zirrhose mit konsekutiv gesteigerter Fibrogenese dieser Parameter erhöht (282).

→ **Zusatzbefunde und Differenzialdiagnose.** Eine isolierte Erhöhung der γ-GT ohne gleichzeitige Erhöhung der alkalischen Phosphatase ist typisch, aber unspezifisch für einen fortgesetzten Alkoholabusus. Die Erhöhung der kanalikulären Enzyme, insbesondere wenn sie bei anderen Zirrhoseursachen zunimmt, spricht für zusätzliche Komplikationen, wie beispielsweise eine Karzinomentstehung und Veränderungen am Gallengangsystem.

Bezüglich der Bedeutung von Laborparametern für die Differenzialdiagnose s. S. 1472, zur prognostischen Bedeutung s. S. 1475.

Technische Untersuchungen

Verschiedene bildgebende Verfahren (Tab. 16.**21**) und andere technische Untersuchungen spielen in der Diagnostik der Leberzirrhose eine wesentliche Rolle (131). Sie können Informationen über strukturelle Veränderungen der Leber sowie über die Hämodynamik vermitteln und sind auch von Bedeutung bei der differenzialdiagnostischen Abgrenzung von anderen im Oberbauch lokalisierten Erkrankungen wie Pankreatitis, Gallenblasenveränderungen, Tumoren und Gefäßerkrankungen.

› Bildgebende Verfahren

→ **Sonographie.** Die Sonographie hat in der Diagnostik von hepatobiliären Erkrankungen einen hohen Informationswert. Abb. 16.**24** zeigt als Beispiel das Bild einer Leberzirrhose mit ausgeprägter portaler Hypertension und Aszites.

Die Verdachtsdiagnose Zirrhose kann sonographisch bei Größenveränderungen, höckriger Oberfläche, verminderter Komprimierbarkeit bei Palpation unter Sicht und echoarmer, inhomogener Binnenstruktur gestellt werden.

Allerdings sind bei einer mikronodulären Zirrhose gelegentlich sonographisch keine Veränderungen der Oberfläche und der Binnenstruktur zu erkennen, so dass hier auf zusätzliche Zeichen wie Splenomegalie, Aszites, Weite der Pfortader und ihrer zuführenden Gefäße und Nachweis von portosystemischen Kollateralen zurückgegriffen werden muss.

Da diese Kriterien nur in Spätstadien sicher erkannt werden können, ist die Sensitivität der Sonographie bei der Diagnostik der Leberzirrhose begrenzt, die Spezifität aber hoch (193, 213, 267). Die Sonographie ist auch nicht in der Lage, Krankheitsaktivität, Fibroseausmaß und Ätiologie zu charakterisieren.

Tabelle 16.21 Wertigkeit bildgebender Verfahren bei Leberzirrhose

	Diagnose der Zirrhose	Darstellung des portalen Systems			Entdeckung von komplizierenden Malignomen
		Pfortader	Kollateralen	Milz	
Sonographie	++	+	++	+++	+
Doppler-US	++	++	++	+	+
KM-Sonographie	+	–	–	–	+++
CT	++	++	++	++	+++
MRT	++	+++	+++	+++	++

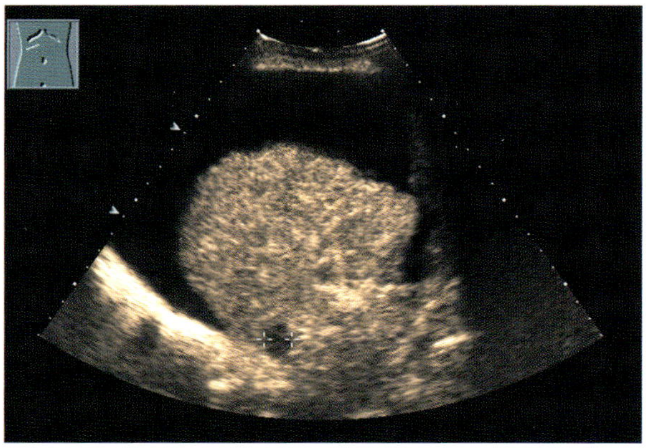

☒ **Abb. 16.24** Sonographisches Bild der Leberzirrhose mit Aszites.

⟶ **Duplexsonographie.** Die Duplexsonographie vermag die Hämodynamik besser zu charakterisieren, sie kann insbesondere elegant zwischen hepatofugalem und hepatopetalem Fluss unterscheiden sowie wiedereröffnete Gefäße und Kollateralen und die arterielle Perfusion der Leber darstellen. Primäre vaskuläre Ursachen einer portalen Hypertension wie Budd-Chiari-Syndrom und Pfortaderthrombose können ebenfalls gut erkannt werden. Die Kontrastmittelsonographie ist insbesondere zum Nachweis von fokalen Läsionen hilfreich (259).

⟶ **Computertomographie.** Die CT ermöglicht zwar eine exakte Größen- und Formbeurteilung der Leber und weist selbstverständlich typische Veränderungen wie die höckrige Oberfläche und eine inhomogene Binnenstruktur nach (Abb. 16.**25a**), diese können aber – ebenso wie in der Sonographie – bei einer gleichmäßig mikronodulären Zirrhose fehlen. Auch Zeichen der portalen Hypertension sind bei kontrastmittelgestützter Computertomographie nachweisbar, sie erbringt jedoch in der Regel keinen Informationsgewinn gegenüber der Sonographie.

Lediglich zum Nachweis fokaler Veränderungen innerhalb der Leberzirrhose hat die portalvenöse/arterielle CT Bedeutung; dies gilt insbesondere für die Erfassung kleiner hepatozellulärer Karzinome (259).

⟶ **Magnetresonanztomographie.** Die MRT gibt keine wesentlichen zusätzlichen Informationen in der Diagnostik der Leberzirrhose (191) (Abb. 16.**25b**). Durch moderne Kontrastmittel ist sie aber wichtig bezüglich der Abklärung und Verlaufskontrolle von Raumforderungen in einer Zirrhose (259).

⟶ **Nuklearmedizin und Angiographie.** Nuklearmedizinische Verfahren spielen in der Diagnostik der Leberzirrhose keine Rolle und sollten auch nicht mehr angewandt werden. Die Angiographie ist lediglich in seltenen Fällen präoperativ von Bedeutung, wenn die Gefäßversorgung der Leber bei Leberzirrhose und beispielsweise dem Versuch einer Resektion eines hepatozellulären Karzinoms analysiert werden muss.

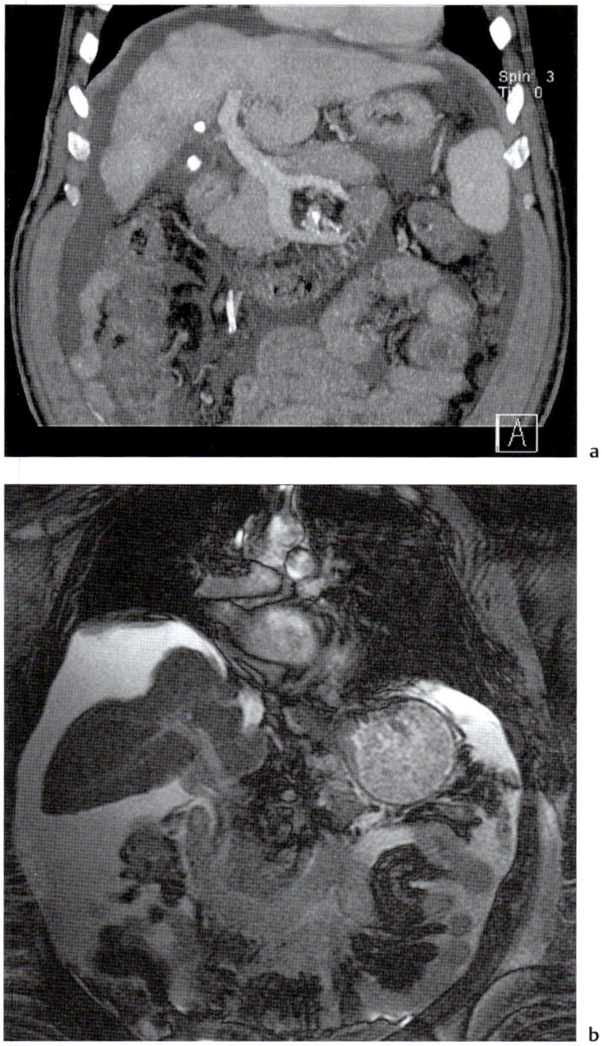

☒ **Abb. 16.25** CT und MRT.
a CT: typische Zirrhose mit portaler Hypertension.
b MRT: kleine höckerige Leber, perihepatischer Aszites bei Leberzirrhose.

Leberbiopsie

Der Goldstandard der Diagnose einer Leberzirrhose ist nach wie vor die Leberbiopsie, die in den meisten Fällen heute perkutan unter Ultraschallsicht durchgeführt wird und kaum durch Komplikationen belastet ist. Das Risiko einer Blutung durch Leberbiopsie liegt bei 0,1 – 0,3 %, die Mortalität liegt bei 0,04 – 0,1 % (196, 228).

Die Biopsie ist bei generalisierten Lebererkrankungen wie der mikronodulären Leberzirrhose sehr aussagekräftig, bei der makronodulären Zirrhose ist eine Gewebeprobe jedoch oft nicht repräsentativ, da gelegentlich normales Lebergewebe aus noch erhaltenen Arealen des Parenchyms oder aus Regeneratknoten gewonnen werden kann.

Bei der mikronodulären Zirrhose ist eine Fehlinterpretation selten, da es sich stets um einen diffusen Prozess handelt. Umgekehrt wird die makronoduläre Zirrhose durch bildgebende Verfahren deutlich häufiger dargestellt als die mikronoduläre homogene Zirrhose.

Transkostale und transjuguläre Biopsie. In der Regel wird eine transkostale Biopsie durchgeführt, wobei eine Gerinnungsstörung eine Kontraindikation darstellt. Für die Biopsie wird meist die Menghini-Nadel oder eine Tru-Cut-Nadel verwendet. Mäßig ausgeprägte Gerinnungsstörungen sind nicht mit einer gesteigerten Blutungsrate verbunden (197).

Die transjuguläre Biopsie wird im Rahmen einer Lebervenenkatheterisierung durchgeführt und hat eine Erfolgsrate von 80–97% (194). Das Verfahren ist von Bedeutung bei Patienten mit gestörter Gerinnung, allerdings auch nicht ganz komplikationsfrei (62) (Abb. 16.**26**).

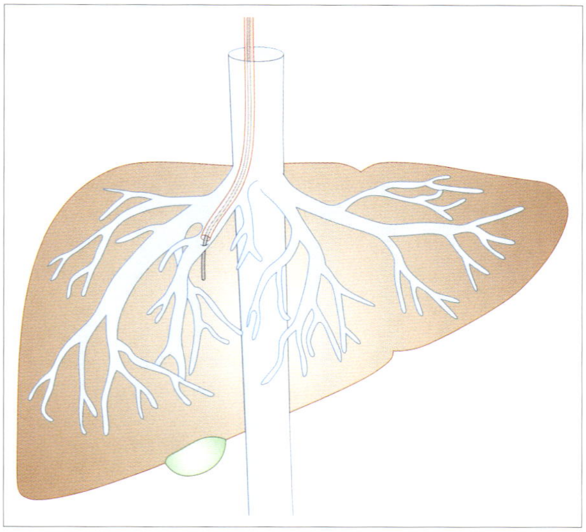

⊠ **Abb. 16.26** Transjuguläre Leberbiopsie.

Laparoskopisch unterstützte Biopsie. Die laparoskopische (Abb. 16.**27**) Gewinnung von Biopsien war in Deutschland früher Standard. Es hat sich allerdings nicht zeigen lassen, dass dies Verfahren der perkutanen Methode relevant überlegen ist (221); jedoch waren die falsch negativen Befunde mit 20% bei den perkutanen Biopsien im Vergleich zu 6% bei den laparoskopisch gewonnenen Biopsien deutlich häufiger. In einer anderen Studie konnte belegt werden, dass die Kombination von Laparoskopie und Biopsie zu einer sehr hohen Ausbeute an diagnostischen Aussagen von über 97% führte (218). Die Laparoskopie kann verständlicherweise gleichzeitig Zeichen der portalen Hypertension, der Splenomegalie, eine maligne Aussaat und entzündliche Veränderungen im Abdomen darstellen und vergrößert daher den Informationsgewinn. Das Verfahren hat durch die Einführung der „Minilaparoskopie" wieder an Akzeptanz gewonnen (70).

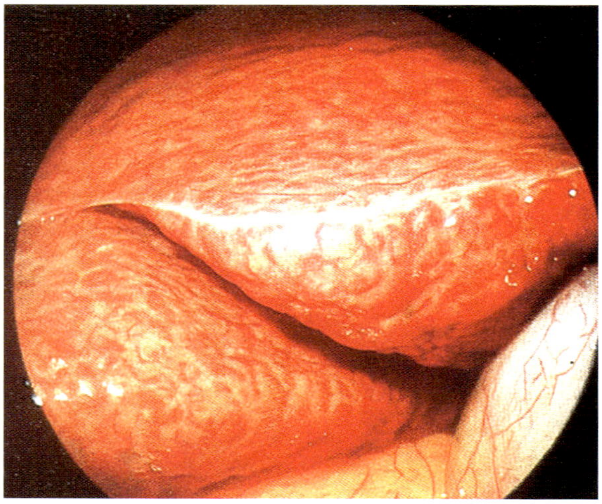

⊠ **Abb. 16.27** Laparoskopisches Bild der Leberzirrhose.

In der Regel ist für die Diagnose einer Leberzirrhose auch unter ätiologischen Aspekten wohl die perkutane Biopsie ausreichend. Wenn das Ergebnis einer perkutanen Biopsie bei klinischem Verdacht auf Leberzirrhose negativ ist, ist eine laparoskopische gezielte Biopsiegewinnung zweckmäßig.

Aufarbeitung und Auswertung der Biopsie. Die Biopsie wird nach standardisierten Verfahren aufgearbeitet und in der Regel lichtmikroskopisch untersucht. Die Bestimmung von Eisen und Kupfer im Lebergewebe ist beispielsweise für die Diagnose von Stoffwechselerkrankungen von Bedeutung, auch die Gegenwart von Virusantigenen im Lebergewebe kann mittels Immunfluoreszenz untersucht werden. Bei der Auswertung der Biopsie müssen allerdings verschiedene Einschränkungen bedacht werden. So kann durch den fibrotischen Prozess das bei der Punktion gewonnene Gewebe bröckelig und quantitativ nicht ausreichend sein. Bei grobknotigen Leberzirrhosen kann die Punktionsnadel in noch erhaltenes Lebergewebe oder Regeneratknoten abgleiten – ein falsch negatives Ergebnis resultiert.

Bei der Diagnose der Leberzirrhose ist eine Retikulinpräparation zweckmäßig, da diese auch geringfügige Veränderungen im Ausmaß und der Verteilung fibrotischen Gewebes darstellen kann und dadurch eine Trennung von der Brückennekrose, die mit der Zirrhose verwechselt werden kann, ermöglicht (261).

Die Biopsie vermag über die Prognose und das Ausmaß der portalen Hypertension Informationen zu liefern (210).

Weitere technische Verfahren

Elastographie. Neue Verfahren zur nichtinvasiven Entdeckung der Fibrose bzw. der Abschätzung des Fibrosegrades wie die Elastographie (80) oder verschiedene Marker bzw. Markersets haben bislang keine große klinische Bedeutung erlangt (69, 282), da die Diagnose bei bestehendem Verdacht leicht klinisch und sonographisch zu stellen ist.

Endoskopie. Endoskopische Verfahren wie Ösophagogastroduodenoskopie und Rektoskopie sind im Wesentlichen zur Diagnose von Komplikationen der Leberzirrhose erforderlich (s.u.). Dabei finden dann auch endoskopisch interventionelle Techniken zur Blutstillung ihren Platz.

Diagnostik der Komplikationen

Portale Hypertension

Der Verdacht auf eine portale Hypertension wird klinisch durch den Nachweis einer vergrößerten Milz sowie von Kollateralkreisläufen an der Bauchwand oder im Bereich des Nabels gestellt.

Sonographie und CT. Sonographisch lassen sich eine Splenomegalie, ein Aszites, eine Erweiterung der Pfortader, der V. lienalis und der V. mesenterica superior sowie von portovenösen Kollateralen als Zeichen einer portalen Hypertension deuten.

Duplexsonographisch finden sich portokavale Kollateralen, insbesondere die Eröffnung der V. umbilicalis und u. U. eine Flussumkehrung in der V. portae und ihren zuführenden Venen.

Die Computertomographie erbringt ähnliche Befunde wie die Sonographie, aber keine darüber hinausgehende Information.

Laparoskopie und Endoskopie. Während die Leberbiopsie bezüglich der portalen Hypertension nicht aussagefähig ist, kann laparoskopisch eine Beurteilung der Blutfülle und Weite der zur Pfortader führenden Gefäße und damit eine qualitative Aussage über eine portale Hypertension erfolgen. Mit Hilfe der Ösophagogastroduodenoskopie und gelegentlich der Rektoskopie ist der Nachweis von Varizen möglich, die meist auch Zeichen einer portalen Hypertension sind, dies in jedem Falle bei bekannter Diagnose einer Leberzirrhose.

Lebervenenverschlussdruck. Die Lebervenenverschlussdruckmessung (200) ist ein indirektes Messverfahren zur Bestimmung des portalvenösen Drucks. Sie ist technisch nicht allzu aufwändig, risikoarm, wiederholbar und relativ genau (Abb. 16.**28**) (313). Die Korrelation mit dem Pfortaderdruck ist relativ gut. Die Untersuchung ist im Wesentlichen zu Studienzwecken erarbeitet worden und wird in der Praxis noch zu wenig angewandt. Kürzlich wurde gezeigt, dass der Lebervenenverschlussdruck einen hohen prädiktiven Wert bezüglich des Überlebens nach Varizenblutung hat (204) (Abb. 16.**29**).

Transjuguläre Verfahren. Die Entwicklung des transjugulären portosystemischen Stents hat zu einer Wiederbelebung der transjugulären Diagnoseverfahren geführt. Neben

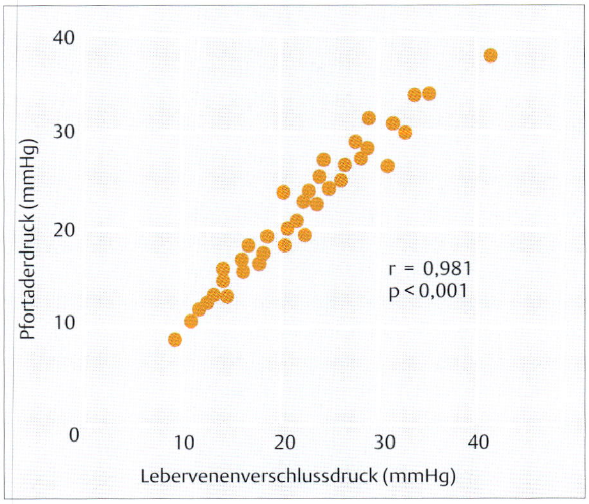

Abb. 16.28 Korrelation zwischen portalvenösem Druck und Lebervenenverschlussdruck bei 43 Patienten mit kompensierter Leberzirrhose (313).

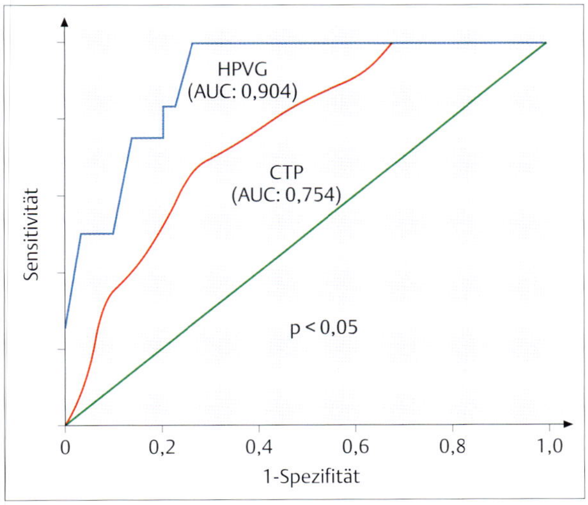

Abb. 16.29 Prädiktiver Wert des Lebervenenverschlussdrucks und des Child-Scores für Überleben bei Varizenblutung (6 Wochen) (204). HVPG: Lebervenenverschlussdruck, CTP: Child-Score, AUC: Area under Curve.

dem Lebervenenverschlussdruck lässt sich eine Leberbiopsie auch bei erheblich gestörter Gerinnung komplikationsarm gewinnen (s.o.). Auch der direkte Pfortaderdruck kann über einen TIPS-Zugang gemessen werden. Auf dem gleichen Wege können dann auch therapeutische Interventionen wie Varizenverödung, lokale Therapie von Thrombosen oder Lebervenenobstruktion und schließlich die TIPS-Anlage erfolgen (285).

Andere Untersuchungen. Verfahren wie Ösophagusbreischluck, Angiographie, Splenoportographie und transhepatische Portographie besitzen heute in der Diagnostik der portalen Hypertension keine Bedeutung mehr, da sie durch die oben genannten Verfahren abgelöst worden sind. Hinweise, dass der Lebervenenverschlussdruck bei nichtalkoholischer Zirrhose den Portalvenendruck nicht voll erfasst (231), haben nicht dazu geführt, dass die transhepatische Portographie mit Druckmessung wieder eine Routinemethode wurde.

Gastrointestinale Blutungen

Bei Patienten mit schwerer portaler Hypertension findet sich eine Ausbildung periumbilikaler Kollateralvenen (Caput medusae). Bei Vorliegen einer großen Vene im Lig. falciforme (V. umbilicalis, „Cruveilhier-von-Baumgarten-Syndrom") kann ein Strömungsgeräusch im Epigastrium auskultierbar sein. Anorektale Varizen finden sich bei 4 – 60% der Patienten, Blutungen daraus sind selten.

Endoskopie. Die Methode der Wahl bei Auftreten einer gastrointestinalen Blutung bei Leberzirrhose ist zweifelsohne heute die Endoskopie, vorzugsweise die Ösophagogastroduodenoskopie. Sie ist in der Regel in der Lage, die Blutungsquelle zu charakterisieren und führt dann oft auch zur definitiven Therapie wie beispielsweise der Ligatur bei blutenden Varizen im Ösophagus. Andere technische Verfahren spielen hier zur Diagnose keine wesentliche Rolle. Selbstverständlich müssen die üblichen diagnostischen Maßnahmen bei Auftreten einer Blutung – wie Analyse des Blutbildes, der Elektrolyte sowie der Säuren und Basen – und die gängigen Verfahren der Kreislaufüberwachung diagnostisch eingesetzt werden.

Das Risiko einer Blutung hängt von der Varizengröße und der Präsenz der sog. „cherry-red spots" ab. Interessanterweise lässt sich anhand der Biopsie das Ausmaß der portalen Hypertension und das Blutungsrisiko angeben (210).

Bei Verdacht auf Blutungen aus Venen der Rektumschleimhaut wird rektoskopisch untersucht, die rektale Endosonographie ist bezüglich des Nachweises von Zahl und Struktur der rektalen Venen der Endoskopie überlegen (71).

Enzephalopathie

Klinische Zeichen der portosystemischen Enzephalopathie sind der Flapping-Tremor und Störungen des Bewusstseins.

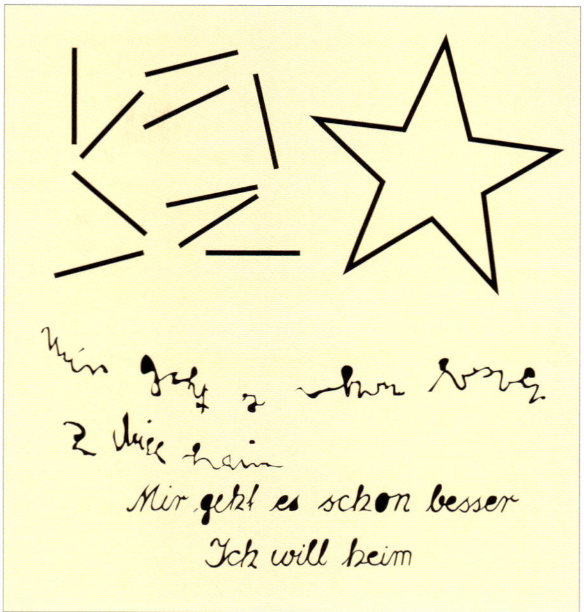

Abb. 16.30 Sternchentest und Schriftprobe bei hepatischer Enzephalopathie initial und nach Besserung (79).

Einfache und psychometrische Tests. Einfache Verfahren sind die Schriftprobe und der Sternchentest (Abb. 16.**30**), die bereits bei klinisch weniger ausgeprägter Enzephalopathie pathologisch ausfallen und sehr gut als Verlaufsparameter geeignet sind. Exaktere Methoden, um Gegenwart und Ausmaß einer portosystemischen Enzephalopathie zu diagnostizieren, sind psychometrische Testverfahren, wie der Zahlenverbindungstest und andere Methoden (78).

Von Bedeutung ist, dass die Diagnose einer portosystemischen Enzephalopathie bei Patienten mit Leberzirrhose und einer Störung des Bewusstseins gelegentlich auch einen fatalen Irrtum beinhalten kann, wenn intrazerebrale Blutungen, Infektionen oder andere metabolische Störungen dadurch übersehen werden.

Andere Verfahren. Die Bestimmung der Blutammoniakkonzentration hat sich als wenig geeignet erwiesen, vor allem dann, wenn venöse Ammoniakspiegel bestimmt werden. EEG-Untersuchungen und insbesondere die Anwendung von evozierten Potenzialen (68, 168), wobei visuelle als auch auditorisch evozierte Potenziale angewandt wurden, haben sich nicht durchgesetzt. Je mehr solcher Testverfahren benutzt werden, desto häufiger finden sich abnorme Resultate bei Patienten mit Leberzirrhose. 30 – 60% der Zirrhosepatienten, die klinisch als unauffällig angesehen werden, weisen Abnormalitäten auf, die als subklinische portosystemische Enzephalopathie bezeichnet werden, deren Therapiebedürftigkeit aber bislang umstritten ist. Der Nachweis von Veränderungen in der MRT ist bislang nicht in die klinische Routine eingegangen (104).

Aszites

Körperliche Untersuchung. Sehr große Aszitesmengen sind bereits bei der Inspektion zu erkennen. Die Kontur des Abdomens ist beim stehenden Patienten über das Thoraxniveau vorgewölbt, bei liegendem Patienten an beiden Seiten ausladend. Im Gegensatz zur Vorwölbung der Bauchwand bei Meteorismus oder infolge fettreicher Bauchdecken ist bei Aszites der Nabel verstrichen. Weitere Hinweise geben flüssigkeitsgefüllte Hernien (Abb. 16.**31**). Eine genügend große Aszitesmenge (etwa über 2 l) kann mit einfachen klinischen Methoden wie Flankendämpfung, Undulation und – als sicherstes Zeichen bei unmittelbarer Untersuchung – Klopfschallwechsel bei Lagewechsel nachgewiesen werden. Die klinische Untersuchung versagt allerdings bei kleineren Aszitesmengen (46).

Sonographie und CT. Für den Nachweis kleinerer Aszitesmengen ist die Sonographie die Methode der Wahl. Sie erlaubt einen Nachweis von 200 ml, unter günstigen Bedingungen bei gezielter Untersuchung auch von 50 ml Flüssigkeit in der Bauchhöhle. Die Sonographie kann auch assoziierte Pleura- und Perikardergüsse darstellen. Sie ist in jedem Falle für die Durchführung diagnostischer oder auch therapeutischer Parazentesen hilfreich, um Verletzungen intraabdomineller Strukturen bei Adhäsionen und anderen anatomischen Variationen zu vermeiden.

Die Computertomographie bietet keinen wesentlichen Vorteil und ist lediglich für die Klärung der Ätiologie des Aszites und die Differenzialdiagnostik gelegentlich erforderlich. Die Differenzierung der verschiedenen Aszitesformen (Tab. 16.**22**) kann hier nicht ausführlich erörtert werden. Als Ursache müssen vor allem diejenigen Erkrankungen erkannt werden, die einer wirkungsvollen spezifischen Therapie zugänglich sind: lymphatische Systemerkrankungen, Tuberkulose, bakterielle Peritonitisformen, Pankreatitis, konstriktive Perikarditis, Hypothyreose und Herzinsuffizienz. In den meisten Fällen ist die Diagnose der Grunderkrankung durch Anamnese und körperliche Untersuchungen und durch Zuhilfenahme bildgebender Verfahren und

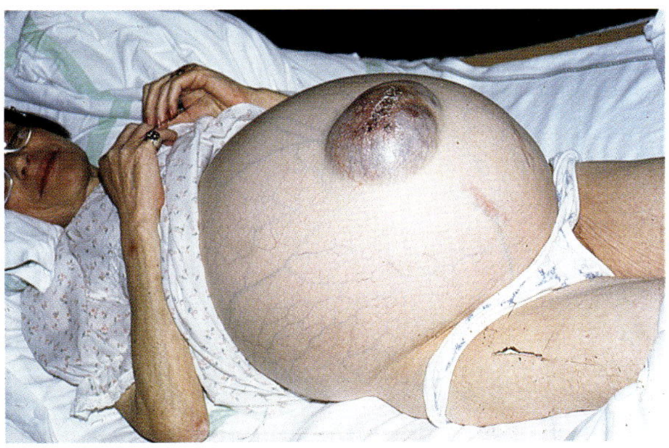

Abb. 16.31 Aszites und Nabelhernie bei Leberzirrhose.

Tabelle 16.22 Verschiedene Formen des Aszites und ihre Ursachen

Portaler Aszites	• Leberzirrhose • akute Hepatitis • Fettleberhepatitis • Budd-Chiari-Syndrom • Lebervenenthrombose • Pfortaderthrombose (selten) • Zystenleber • Lebervenenklappen • arteriovenöse Fisteln
Kardialer Aszites	• Rechtsherzinsuffizienz • Pericarditis constrictiva
Maligner Aszites	• Peritonealkarzinose • intraabdominelle Tumoren • hepatozelluläres Karzinom • Metastasenleber • Mesotheliom • lymphatische Systemerkrankungen (mit und ohne Leberinfiltration) • Pseudomyxom • Karzinoid • Plasmozytom • Paraproteinämien • Mastozytose
Entzündlicher Aszites	• bakterielle Peritonitis • spontane bakterielle Peritonitis • Tuberkulose • Vaskulitis • eosinophile Gastroenteritis • genitale Infektionen (Chlamydien) • Virusinfektionen (Mononukleose)
Pankreatogener Aszites	• akute Pankreatitis
Seltene Aszitesformen	• schwere Hypalbuminämie (Morbus Ménétrier, nephrotisches Syndrom, idiopathisch) • Peritonealdialyse • Urämie und chronische Hämodialyse • Morbus Whipple • Hypothyreose • Amyloidose • Stärkeperitonitis • Follikelüberstimulation • hereditäres angioneurotisches Ödem • chylöser Aszites • neonataler Aszites

einzelner chemischer und bakteriologischer Parameter möglich.

Man sollte immer daran denken, dass mehrere Grunderkrankungen kombiniert sein können, z.B. eine Leberzirrhose mit einem hepatozellulären Karzinom oder eine spontane bakterielle Peritonitis mit einem Pfortaderhochdruck.

Diagnostische Punktion. Bei nicht eindeutig identifizierbarer Ursache des Aszites sollte immer eine diagnostische Punktion erfolgen. Unter sonographischer Kontrolle kann auch bei geringen Aszitesmengen gefahrlos eine Probe von 10–20 ml entnommen werden.

Da die Inspektion des Aszites keine wesentliche Hilfe bei der Differenzierung der Aszitesformen ergibt (294) und ein negatives Ergebnis einer zytologischen oder bakteriologischen Untersuchung einen malignen oder infizierten Aszites nicht ausschließt, müssen weitere Methoden zur Differenzierung herangezogen werden. Sowohl ein Aszites-Serum-Quotient für die α-Amylase über 1 (pankreatogener Aszites) als auch eine Konzentration verschiedener Tumormarker im Aszites, die höher liegt als im Serum (z. B. CEA) lassen andere Aszitesursachen als wahrscheinlich annehmen. Generell ist der Aszites bei Leberzirrhose mit Pfortaderhochdruck als Transsudat charakterisiert, d.h., die Eiweißkonzentration liegt unter 3,0 g/dl. Auch die Aktivität der Lactatdehydrogenase und die Konzentration anderer Proteine liegen unter der des Serums. Ein maligner Aszites ist zum einen durch erhöhte Konzentrationen von Tumormarkern bei entsprechend exprimierenden Tumoren charakterisiert, zum anderen finden sich erhöhte Konzentrationen von Fibronectin (275) und Cholesterin (152) im Aszites. In Kombination mit bildgebenden Verfahren, die beispielsweise Lebermetastasen darstellen können, lassen sich die malignen Formen des Aszites hinreichend gut abgrenzen.

Infizierter Aszites. Von besonderer Bedeutung ist die Diagnose einer Infektion des Aszites, die insbesondere bei Vorliegen einer spontanen bakteriellen Peritonitis (SBP) problematisch ist. Hier sind Kulturtechniken erforderlich (255), da Ausstrichverfahren in der Regel nicht ausreichend sind. Als gesichert wird angenommen, dass eine Neutrophilenzahl von über 250/μl einen infizierten Aszites definiert, auch wenn es nicht gelingt, bei den vorhandenen geringen Keimzahlen den mikrobiologischen Nachweis zu führen. Meist sind auch die Lactatkonzentration im Aszites erhöht und der pH-Wert erniedrigt. Die Neutrophilenzahl gilt aber nach wie vor als Standard. Liegt eine intestinale Perforation vor, finden sich meist ein erhöhtes Gesamteiweiß, eine unter 50 mg/dl erniedrigte Glucose und eine Lactatdehydrogenase über 225 U/l. Diese Kriterien sind bei der spontanen bakteriellen Peritonitis eher selten erfüllt (294). Eine tuberkulöse Peritonitis wird im Wesentlichen durch eine Adenosindeaminaseaktivität im Aszites über 32 U/l charakterisiert.

V.a. spontane bakterielle Peritonitis. Praktikables Vorgehen bei der Diagnose einer spontanen bakteriellen Peritonitis ist die Punktion in jedem Fall des Verdachts auf diese Komplikation.

Es sollte grundsätzlich eine Kultur mit Hilfe der Blutkulturflaschentechnik angelegt werden, wobei 10 ml Aszites verwandt werden sollten.

Dieses Verfahren hat in einer Untersuchung in 94% zu einem positiven bakteriologischen Nachweis geführt, während eine konventionelle Kulturtechnik nur in 43% erfolgreich war (255). Dabei ist die optimale Technik bislang nicht geklärt (35). Inwieweit die Analyse der Leukozytenesterase durch einen Teststreifen als schnelles Verfahren analog zur Urinuntersuchung bei Verdacht auf Harnwegsinfekt effektiv ist, ist unklar. Erste Daten sind mit einer Sensitivität von 96% und einem negativen prädiktiven Vorhersagewert von 99% sehr günstig, bedürfen aber der Bestätigung (45). Die Analyse bakterieller DNA mittels PCR erscheint attraktiv, ist aber bislang nicht in der Routine verfügbar. Immerhin war die bakterielle Translokation bei etlichen Patienten mit neutrozytischem Aszites nachweisbar (94). Verschiedene Unterformen der spontanen bakteriellen Peritonitis, so der alleinige Nachweis von Neutrophilen im Aszites ohne bakterielles Wachstum in der Kultur und umgekehrt das Bakterienwachstum ohne Erhöhung der Neutrophilen, wurden beschrieben.

Nach heutiger Kenntnis ist davon auszugehen, dass der Nachweis von mehr als 250 Neutrophilen/μl als Zeichen einer Infektion anzusehen ist und dann auch eine Behandlung indiziert (269).

Infektionen

Bei Patienten mit Leberzirrhose eine Infektion zu erkennen, ist aufgrund der gestörten Reaktionsmuster gelegentlich schwierig. So sind insbesondere fehlende Temperaturen, aber auch eine fehlende Leukozytose häufig Ursache von diagnostischen Schwierigkeiten. Die Verkennung einer Infektion führt insbesondere bei dekompensierter Zirrhose häufig zum Tode (254). Die Diagnoseverfahren sollten intensive Kulturtechniken verschiedener Körperflüssigkeiten beinhalten, insbesondere im Fall des Aszites ist auch die Neutrophilenzahl von wesentlicher Bedeutung (s.o.).

Tuberkulöse Peritonitis. Auch die tuberkulöse Peritonitis, die bei mehr als der Hälfte der Fälle mit einer Zirrhose assoziiert ist, muss mit Hilfe der Adenosindeaminasebestimmung und im Zweifelsfall mit Hilfe einer Laparoskopie diagnostiziert oder ausgeschlossen werden, um diese therapierbare, aber problematische Infektion zu erkennen.

Urogenitalinfektionen. Infektionen des Urogenitaltraktes sind bei Leberzirrhose häufig; bei bis zu 18% der Patienten mit Leberzirrhose wird eine signifikante Bakteriurie nachgewiesen (238). Diese hohe Inzidenz ist sicher teilweise durch die Häufigkeit instrumenteller Eingriffe am Urogenitalsystem bedingt Aber auch ein gespannter Aszites erhöht das Risiko einer entsprechenden Infektion. Meist ist die Infektion oligo- oder asymptomatisch, nur bei 60% der Kranken ist eine Leukozyturie nachweisbar. Es ist also eine Urinkultur auch bei Patienten mit einer leukozytenfreien Bakteriurie erforderlich.

Häufig weist ein Abfall der Thrombozytenzahl auf eine Infektion bei Patienten mit Leberzirrhose hin; hier sind dann entsprechende Untersuchungen zu veranlassen.

Hepatozelluläres Karzinom

Es war lange Zeit umstritten, ob ein Screening bei Patienten mit Leberzirrhose bezüglich eines hepatozellulären Karzinoms von Nutzen ist. Inzwischen besteht Konsens darüber, dass bei Patienten mit entsprechenden Risikofaktoren (183) ein Screening erfolgen sollte. Diesbezüglich wird allgemein empfohlen, das α-Fetoprotein zu bestimmen und eine Ultraschalluntersuchung durchzuführen. Der Nachweis von umschriebenen Herden bei gleichzeitig über 200 IU/ml α-Fetoprotein gilt als hinreichende Evidenz für ein hepatozelluläres Karzinom. Werden Raumforderungen, die auch Regeneratknoten sein können, ohne entsprechenden AFP-Anstieg gefunden, wird die Durchführung weiterer bildgebender Verfahren empfohlen. Hier hat sich die Kernspintomographie mit eisenhaltigen Kontrastmitteln, aber auch die Computertomographie mit portalvenöser und arterieller Phasendarstellung als hilfreich erwiesen. Keine der Methoden ist allerdings bei allen Patienten nützlich, so dass das weitere Vorgehen im Einzelfall auch unter Abwägung der therapeutischen Konsequenz festgelegt werden muss (288). Im Zweifelsfall ist eine Biopsie hilfreich (274), wobei diese bei Patienten mit geplanter Lebertransplantation nur bei unmittelbarer therapeutischer Konsequenz erfolgen sollte.

Weitere Komplikationen

Mangelzustände. Mangelzustände an Vitaminen und Spurenelementen werden selbstverständlich zunächst durch die Beobachtung entsprechender klinischer Symptome (Tab. 16.**13** u. 16.**14**) erfasst. In solchen Situationen ist in jedem Fall die Bestimmung der entsprechenden Vitamine und Spurenelemente im Serum zweckmäßig, auch wenn Normalwerte hier einen Mangel nicht unbedingt ausschließen und umgekehrt erniedrigte Werte nicht in allen Fällen mit einer Mangelerscheinung korrelieren.

Im Zweifelsfall wird eine Therapie ex juvantibus die Diagnose eines Mangelzustandes sichern; lediglich bei Verdacht auf Vitamin-A-Mangel-Zustände muss angesichts der potenuziellen Toxizität von Vitamin A bei bestehenden Lebererkrankungen versucht werden, den Mangelzustand vor Substitution zu sichern.

Tabelle 16.23 Diagnostik der Komplikationen der Leberzirrhose – Methodenspektrum

Enzephalopathie	• klinische Untersuchung • psychometrische Tests • EEG • Säure-Basen-Haushalt und Elektrolyte
Aszites	• klinische Untersuchung – Undulation/Perkussion • Sonographie • Parazentese zur Differenzierung (Tab. 16.**22**) • Urinnatriumausscheidung und -volumen • Elektrolyte und Säure-Basen-Haushalt • Kreatinin und Harnstoff
Varizen	• Endoskopie • Lebervenenverschlussdruckmessung
Mangelzustände	• klinische Untersuchung • Laborparameter (Spurenelemente, Vitamine, Eiweiß, Albumin)
Hypersplenismus	• Blutbild
Metabolische Störungen	• Vitamine • Spurenelemente • Glucose/HbA_{1c} • Säure-Basen-Haushalt • Elektrolyte • Lipide und Lipoproteine
Hepatozelluläres Karzinom	• (Kontrastmittel-)Sonographie • Computertomographie • Magnetresonanztomographie • α-Fetoprotein (AFP)

Alle anderen Vitamine und auch Spurenelemente sind nicht toxisch und daher im Zweifelsfall in rationellem Maße zu substituieren.

Metabolische Störungen. Die Mehrzahl der metabolischen Störungen lässt sich durch einfache Laborparameter charakterisieren (Tab. 16.**23**). Weiterführende diagnostische Maßnahmen sind nur bei klinischem Verdacht z.B. auf Osteomalazie, Nachtblindheit oder andere praktisch relevante Komplikationen erforderlich. Der Ernährungsstatus lässt sich durch geeignete Messverfahren wie die Bestimmung von Mittelarmfett und -muskelmasse besser als durch einfache klinische Beurteilung erfassen (149).

Tab. 16.**23** fasst die wichtigsten diagnostischen Methoden zur Erfassung der Komplikationen bei Leberzirrhose zusammen.

Klinische Klassifikation

Die unterschiedlichen Einteilungen der Leberzirrhose, beispielsweise in morphologische Typen wie die makro- oder mikronoduläre Zirrhose, die Einteilung in latente und manifeste Zirrhosen und die weitere Unterteilung der manifesten Zirrhosen in aktive oder inaktive bzw. dekompensierte oder kompensierte Zirrhosen ist für klinische Zwecke nicht in allen Fällen ausreichend. Da durch die Anwendung heutiger diagnostischer Verfahren auch die Mehrzahl der latenten Zirrhosen diagnostiziert wird, ist sowohl eine ätiologische Klassifizierung (s. S. 1472) als auch eine Klassifikation nach klinischen Gesichtspunkten zur prognostischen Beurteilung und bezüglich der Indikation zu bestimmten Therapieverfahren, insbesondere der Lebertransplantation, erforderlich.

⇢ **Leberfunktionstests und Child-Kriterien.** Wenn auch die klassischen Leberfunktionsproben (Synthese, Entgiftung, Speicher- und Nekroseparameter) praktisch klinisch durchaus zweckmäßig sind, ist es bis heute nicht gelungen, wirklich „quantitative " Leberfunktionstests zu entwickeln, obwohl die Messung einzelner Funktionen sehr exakt gelingt. Hier sind sowohl die maximale Galactoseelimination, die Aminopyrin-Clearance oder auch der MEGX-Test zu erwähnen (214, 244).

Interessanterweise ist die klassische Einteilung der Patienten mit Leberzirrhose nach der Child-Turcotte-Klassifikation oder ihrer Modifikation nach Pugh (Tab. 16.**24**) (4) allen laborchemischen Bestimmungen zumindest gleichwertig.

Auch die Ergebnisse des MEGX-Tests sind denen der konventionellen quantitativen Leberfunktionsproben wie Galactoseeliminationskapazität und Aminopyrin-Atemtest oder Child-Pugh-Klassifikation nicht überlegen (143, 262).

⇢ **Scores.** Es existieren zahlreiche Versuche, Patienten mit Leberzirrhose mit Hilfe verschiedener Scores, die sowohl Laborparameter als auch andere Komponenten enthalten, zu klassifizieren und prognostisch einzustufen. Hier sind aber nach wie vor keine für die allgemeine praktische Anwendung geeigneten Verfahren festgelegt worden. In den letzten Jahren ist für die Lebertransplantationsindikation der MELD-Score, bestehend aus 3 Laborwerten (Kreatinin,

Tabelle 16.25 Untersuchungsmethoden bei Leberzirrhose – Klinik, Labor, Morphologie und Histologie

Diagnose der Zirrhose	Anamnese (Tab. 16.**16**) Klinische Symptome (Tab. 16.**17** u. 16.**18**) Laborparameter (Tab. 16.**20**) • Synthese • Entgiftung • Speicher • Nekrose Bildgebende Verfahren • Sonographie • (Computertomographie) Laparaskopie/Punktion
Differenzial-diagnose	Anamnese (Tab. 16.**16**) Klinische Untersuchung Laborparameter (Tab. 16.**26**) Biopsie (Tab. 16.**27**)
Erfassung der Komplikationen	Tab. 16.**23**
Schweregrad-einteilung	Klinische Untersuchung Child-Klassifikation (Tab. 16.**24**) MELD-Score Laborparameter: Synthese und Entgiftung (Tab. 16.**20**)

Tabelle 16.24 Child-Turcotte-Kriterien und Pugh-Modifikation

Bilirubin (mg/dl)	<2,0	2–3	>3,0
Albumin (g/dl)	>3,5	3,0–3,5	<3,0
Aszites	nein	leicht therapierbar	schwer
Enzephalopathie	nein	gering	schwer
Ernährungszustand	gut	mäßig	schlecht
Quick-Wert*(%)	>70	40–70	>40
Punkte	1	2	3
Child-Turcotte-Gruppe	A	B	C
Punktsumme nach Pugh	5–7	8–10	>11

* Modifikation nach Pugh: Quick-Wert statt Ernährungszustand

Bilirubin, INR) allgemein akzeptiert worden (145). Insbesondere die Veränderung des Scores über die Zeit hat sich als wirksamer Prädiktionsparameter erwiesen (320).

Tab. 16.**25** zeigt die wesentlichen diagnostischen Verfahren bei Patienten mit Leberzirrhose von der Primärdiagnose bis zur Schweregradeinteilung.

Differenzialdiagnose der unterschiedlichen Formen der Zirrhose

Diagnosesicherung. Die Abgrenzung einer Leberzirrhose von anderen Lebererkrankungen ist durch histologische Befunde meist unschwer möglich. Kein anderes Verfahren vermag dies mit der gleichen Sicherheit, auch wenn heute Kombinationen von bildgebenden Verfahren und Laborparametern diesbezüglich benutzt werden.

Bei der Beurteilung der Histologie ist darauf zu achten, dass nicht eine Fibrose als Zirrhose fehlinterpretiert wird. Von Bedeutung ist auch, dass das Vorliegen einer portalen Hypertension nicht zwangsläufig eine Leberzirrhose impliziert.

Periportale Fibrosen, wie beispielsweise bei Schistosomiasis oder Sarkoidose, oder auch eine Pfortaderthrombose können eine portale Hypertension bedingen, ohne dass gleichzeitig eine Leberzirrhose besteht (Tab. 16.**8**).

Ätiologie

Nach Sicherung der Leberzirrhose als solcher ist die ätiologische Differenzierung das nächste Ziel. Dabei ist von besonderer Bedeutung, dass einzelne Formen der Leberzirrhose einer Therapie zugänglich sind, beispielsweise der Morbus Wilson, die idiopathische Hämochromatose und auch die autoimmune Hepatitis.

Laborparameter. Tab. 16.**26** fasst Labormarker zusammen, die für unterschiedliche ätiologische Formen der Leberzirrhose typisch und diagnostisch sind:

- Die Hepatitisserologie ist für die *Hepatitis B* und die *Hepatitis C* ausreichend, um damit die Ätiologie einer Zirrhose festzulegen.
- Antimitochondriale Antikörper und erhöhte Immunglobuline der M-Klasse sind pathognomonisch für eine *primär biliäre Zirrhose*.
- pANCA sind für die *primär sklerosierende Cholangitis* typisch.
- Die *autoimmune Hepatitis* wird durch das Vorliegen von antinukleären Antikörpern oder LKM-1-Antikörpern diagnostiziert.
- Die *Hämochromatose* wird durch eine Transferrinsättigung über 65%, ein erhöhtes Ferritin und dann durch eine positive Mutationsanalyse belegt.

Tabelle 16.26 Differenzierung der Ätiologie einer Leberzirrhose durch Laborparameter

Ätiologie	Labormarker
HBV	Anti-HBc, HbsAg
HCV	Anti-HCV, HCV-RNA
PBC	AMA, IgM
PSC	pANCA
Autoimmune Hepatitis	ANA, LKM_1-AK, ASMA, γ-Globuline
Hämochromatose	– Ferritin i. S. $>$ 1000 ng/ml – Transferrinsättigung $>$ 65% – Mutationsanalyse
Morbus Wilson	– Coeruloplasmin $<$ 10 mg/dl – Cu^{2+} in Urin ↑ – Cu^{2+} in Leber $>$ 250 µg/g Trockengewicht
α_1-Antitrypsin-Mangel	– α_1-AT $<$ 105 mg/dl – α_1-AT-Phänotyp PiZZ
Porphyrie	Uroporphyrin i. U.
Toxine/Medikamente	–
Alkohol	–
NASH	–

- Bei *Morbus Wilson* ist der Kupfergehalt in der Leber der diagnostische Goldstandard, eine erhöhte Kupferausscheidung im Urin und ein erniedrigter Coeruloplasminwert im Serum sind bei klassischen klinischen Zeichen wie einem Kayser-Fleischer-Kornealring ebenfalls diagnostisch.
- Ein *α_1-Antitrypsin-Mangel* wird durch den erniedrigten α_1-Antitrypsin-Spiegel und durch Bestimmung des Phänotyps diagnostiziert.
- Die *Porphyrien* werden durch Analyse der entsprechenden Porphyrine vor allem im Urin, bei bestimmten Formen auch in Erythrozyten, eingestuft.

Lediglich die alkoholische und damit häufigste Genese der Zirrhose, die Auswirkungen von Toxinen und Medikamenten und die nichtalkoholische Fettleberhepatitis lassen sich mit Laborparametern in der Regel nicht beweisen.

Histologie. Nach wie vor ist die Histologie wesentliches Element der ätiopathogenetischen Differenzierung der Leberzirrhose (Tab. 16.**27**). Hier gibt es eine Reihe charakte-

Tabelle 16.27 Histopathologie und Ätiologie der Zirrhose

Ätiologie	Morphologie	Fett	Cholestase	Eisen	Kupfer	Azidophilie	PAS	Mallory-Körperchen	Milchglas
HBV	makro-/ mikronodulär	–	–	–	–	+	–	–	+
HCV	makro-/ mikronodulär	+	–	–	–	+	–	–	–
Alkohol	makro-/ mikronodulär	+	±	±	–	±	–	+	–
Hämochromatose	mikronodulär	±	–	+	–	–	–	–	–
Morbus Wilson	makronodulär	±	±	–	+	+	–	+	–
α_1-Antitrypsin-Mangel	mikro-/ makronodulär	±	±	–	±	±	+	±	–
PBC	biliär	–	+	–	+	–	–	±	–
Intestinaler Bypass	mikronodulär	+	–	–	–	±	–	±	–
Indian Childhood	mikronodulär	–	±	–	+	–	–	+	–

ristischer Veränderungen neben den oben erwähnten Bestimmungen von Eisen und Kupfer in Biopsien. Es muss aber angemerkt werden, dass eine eindeutige ätiologische Klassifizierung lediglich mit Hilfe der Histologie auch nur bei den Speicherkrankheiten möglich ist.

⇢ **Zusatzverfahren.** Weitere Verfahren sind erforderlich, um einzelne Ursachen zu definieren, so beispielsweise eine endoskopische retrograde Cholangiographie für die Diagnose einer primär sklerosierenden Cholangitis. Sonographie und Duplexsonographie können das Budd-Chiari-Syndrom definieren, Echokardiographie und auch die Thoraxröntgenaufnahme gemeinsam mit dem sonographischen Befund erweiterter Lebervenen die durch venöse Abflussstörungen bedingten Zirrhosen. Die arzneimittelbedingten Zirrhosen sind in der Regel durch die Anamnese erfassbar, gleiches gilt für die Indian-Childhood-Zirrhose und für den intestinalen Bypass.

⇢ **Kryptogene Zirrhose.** Nichtsdestotrotz verbleibt auch heute noch eine kleine Gruppe von Patienten mit Leberzirrhose, bei denen lediglich die Diagnose einer kryptogenen Zirrhose gestellt werden kann. Die zunehmende Anwendung der serologischen Marker der Hepatitis C und der verschiedenen Marker der autoimmunen Hepatitis und das Verständnis von NASH haben die Zahl dieser Patienten deutlich vermindert. In einzelnen Fällen wird es aber auch mit den heutigen diagnostischen Techniken nicht möglich sein, eine definitive ätiologische Zuordnung zu erreichen.

Natürlicher Verlauf und Prognose

Prognostische Faktoren

Bereits 1942 berichteten Ratnoff u. Patek von einer 5-Jahres-Überlebensrate von 7% für Patienten mit alkoholischer Zirrhose und Aszites. Die Prognose ist zwischenzeitlich deutlich besser geworden (301) (Abb. 16.**32**). Sie hängt von zahlreichen Faktoren ab, so beispielsweise von der Child-Pugh-Klassifikation (Tab. 16.**24**, Abb. 16.**32 b**). Das Vorhandensein verschiedenster Komplikationen hat ebenfalls deutlichen Einfluss auf die Prognose (Abb. 16.**32 c**), gleichzeitig wirkt sich eine Alkoholkarenz aus (116). Dass das Trinkverhalten die Prognose erheblich bestimmt, wird durch verschiedene Studien deutlich (Abb. 16.**32 d**) (260). Auch die Unterscheidung zwischen kompensierter und dekompensierter Leberzirrhose hat prognostische Bedeutung, wie aus Abb. 16.**32 e** u. **f** sowie 16.**33** deutlich wird (109). Allerdings ist dieser Tat-

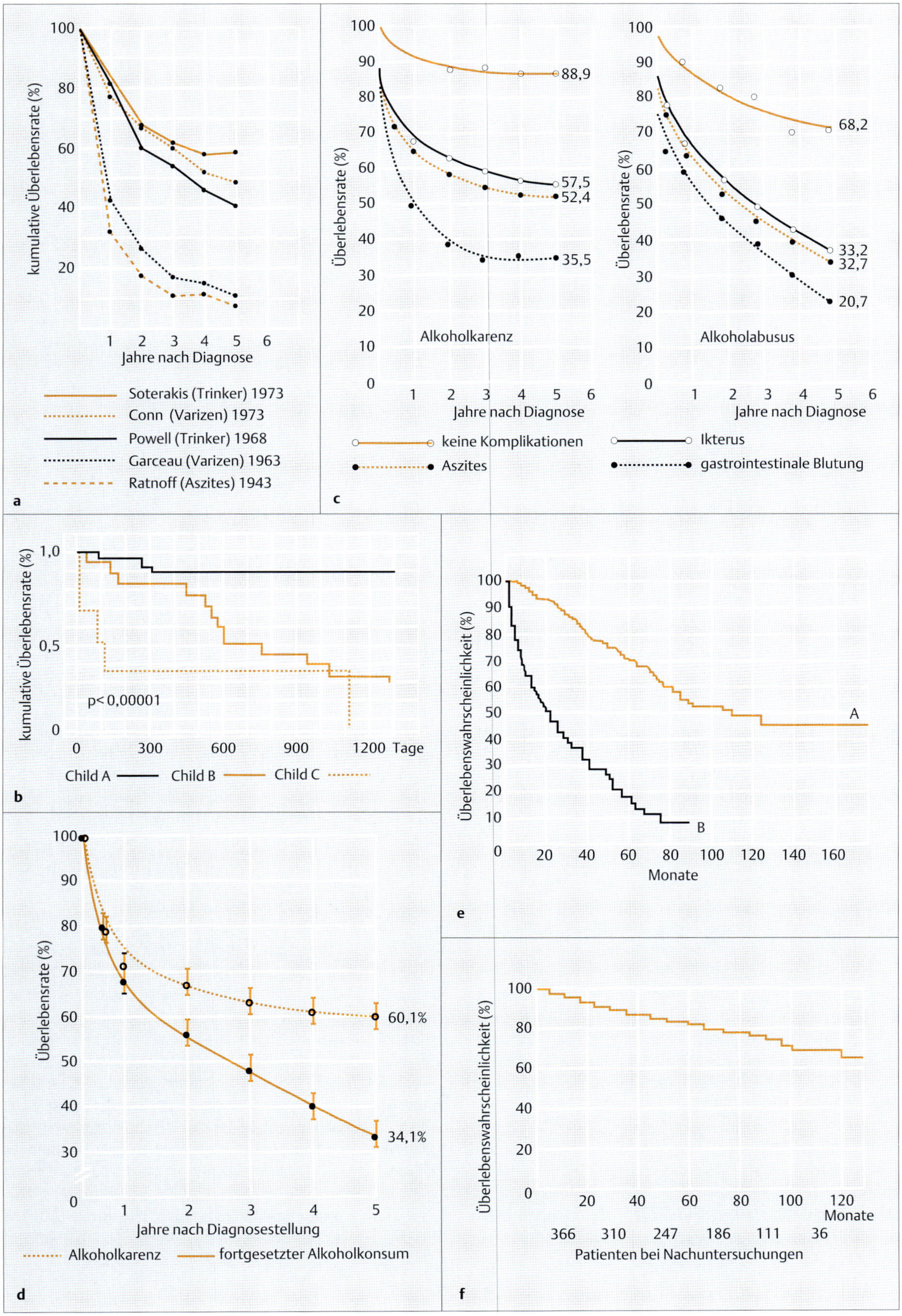

kumulative Überlebensrate (%)
Jahre nach Diagnose
Soterakis (Trinker) 1973
Conn (Varizen) 1973
Powell (Trinker) 1968
Garceau (Varizen) 1963
Ratnoff (Aszites) 1943
a
Überlebensrate (%)
Alkoholkarenz
Alkoholabusus
88,9
57,5
52,4
35,5
68,2
33,2
32,7
20,7
Jahre nach Diagnose
keine Komplikationen
Ikterus
Aszites
gastrointestinale Blutung
c
kumulative Überlebensrate (%)
p< 0,00001
Tage
Child A
Child B
Child C
b
Überlebenswahrscheinlichkeit (%)
A
B
Monate
e
Überlebensrate (%)
60,1%
34,1%
Jahre nach Diagnosestellung
Alkoholkarenz
fortgesetzter Alkoholkonsum
d
Überlebenswahrscheinlichkeit (%)
Monate
366
310
247
186
111
36
Patienten bei Nachuntersuchungen
f

◀ ☒ **Abb. 16.32** Prognose der Leberzirrhose.

a Zeitvergleich des kumulativen Überlebens verschiedener Gruppen von Patienten mit Leberzirrhose über Jahre – Verbesserung der Prognose.

b Überleben bei Patienten mit Leberzirrhose nach der Child-Pugh-Klassifikation.

c Einfluss von Komplikationen (Ikterus, Aszites, gastrointestinale Blutungen) auf die 5-Jahres-Überlebensrate bei Alkoholkarenz und fortgesetztem Alkoholabusus (260).

d Einfluss der Alkoholkarenz auf das Überleben bei Patienten mit Leberzirrhose.

e Einfluss des Kompensationsgrades auf die Überlebenswahrscheinlichkeit bei 293 Patienten mit kompensierter und dekompensierter Leberzirrhose (A) und bei 121 Patienten nach Auftreten des ersten Zeichens der Dekompensation (B) (109).

f Überleben bei Patienten mit kompensierter Zirrhose nach Hepatitis B (242).

bestand nicht unumstritten; neben Daten, die einen Einfluss des Alkoholkonsums zeigen (224, 229, 234, 257), gibt es auch solche, die diesen Einfluss des Alkoholkonsums bestreiten (222, 292). Das Überleben scheint bei Vorliegen einer alkoholischen Zirrhose besser zu sein als bei nichtalkoholischer Zirrhose (125, 257, 296).

Todesursachen bei Leberzirrhosepatienten

Eine dänische Arbeitsgruppe hat die wesentlichen Todesursachen bei 532 Patienten mit Leberzirrhose, die über 16 Jahre nachuntersucht wurden, analysiert. Die Verteilung der Todesursachen war bei Patienten mit und ohne Alkoholabusus nicht unterschiedlich. 75 % der Patienten starben an den Folgen der Lebererkrankung, davon 24% am Leberversagen, 14% an der gastrointestinalen Blutung, 13% an Leberversagen mit gastrointestinaler Blutung, 4% am Leberkarzinom, 2% an anderen Folgen der Lebererkrankung. Wenn Aszites beobachtet wurde, verstarben mehr als 90% an den Folgen der Lebererkrankung (263).

Tab. 16.**28** gibt die Todesursachen bei Patienten mit Leberzirrhose in verschiedenen Untersuchungsserien wieder (99, 109, 120, 316).

⇢ **Prognosebestimmung.** Zahlreiche Faktoren wie Ikterus, Aszites, Varizen, Enzephalopathie und Bakteriämie ebenso wie laparoskopische Befunde sind zur Prognosebestimmung herangezogen worden, ohne dass sich diese Verfahren letzten Endes durchgesetzt haben. Dabei tauchten in der Mehrzahl der Studien die Parameter der Leberfunktion auf, seltener war das Auftreten einzelner Komplikationen (66). Auch der MEGX-Test und andere quantitative Leberfunktionsproben wurden propagiert, ohne klinische Bedeutung zu erlangen. Mehrere prognostische Indizes sind entwickelt worden, die bei unterschiedlichen Erkrankungen angewandt wurden (237).

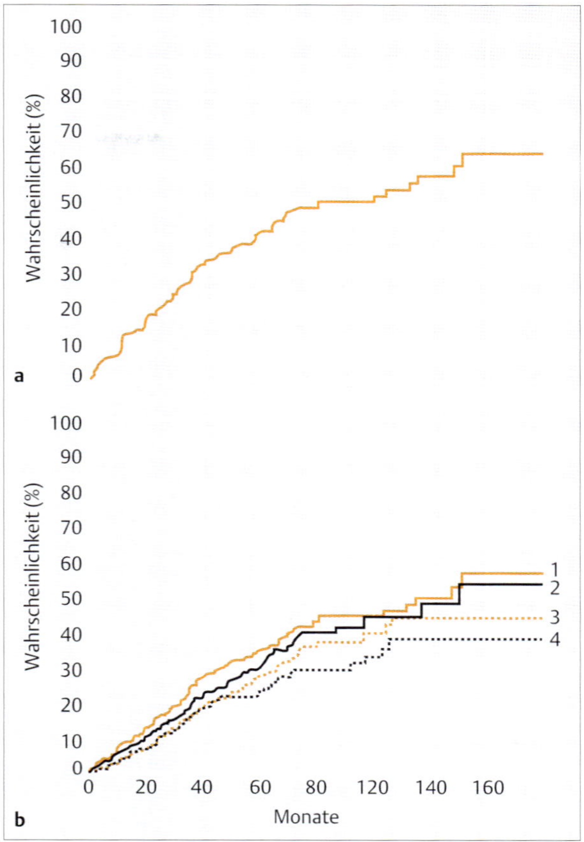

☒ **Abb. 16.33** Kumulative Wahrscheinlichkeit der Entwicklung einer Dekompensation und von Komplikationen bei Leberzirrhose.

a Entwicklung einer Dekompensation bei 257 Patienten mit kompensierter Leberzirrhose.

b Entwicklung von Aszites (1), Ikterus (2), hepatischer Enzephalopathie (3), gastrointestinaler Blutung (4) nach Diagnosestellung bei Leberzirrhose (109).

Studienergebnisse zu prognostischen Faktoren bei Zirrhose

Eine spanische Analyse von 293 konsekutiven Patienten ohne vorangegangene Komplikationen der Leberzirrhose zeigte, dass Ätiologie, Alter, Geschlecht, γ-Globuline, Quick-Wert, Bilirubin, alkalische Phosphatase, Albumin und Leberhautzeichen prognostische Bedeutung hatten. Hingegen waren weder Hepatomegalie und Splenomegalie, die histologischen Zeichen einer Entzündung, die γ-GT, die Transaminasen, der HBsAg-Status, die Thrombozytenzahl und die Abstinenz von Bedeutung. 10 Jahre nach der Diagnose betrug die Wahrscheinlichkeit des Überlebens bei initial kompensierter Zirrhose 47% und die Wahrscheinlichkeit der Entwicklung wichtiger Komplikationen lag bei 58% (Abb. 16.**33**). Die mediane Überlebenszeit für alle Patienten nach der Diagnose betrug 9 Jahre, für diejenigen, die einen dekompensierten Zustand entwickelten, allerdings lediglich 1,6 Jahre nach der Entwick-

Tabelle 16.28 Todesursachen (%) bei Patienten mit Leberzirrhose

Todesursache	Wallach	Galambos	Gines	Gunnarsdottir
	vor 1957	1957 – 1980	1987	2004
	(n = 2314)	(n = 2141)	(n = 121)	(n = 778)
Leberversagen	19,2	28,3	27,2	34,0
GI-Blutung	19,7	19,1	19,1	14,0
Hepatozelluläres Karzinom	–	–	14,5	13,0
Infektion	20,0	6,2	7,3	10,0
Nierenversagen	–	2,6	5,5	–
Zerebrale Störung/andere	40,9	39,0	26,4	22,0

lung der ersten Komplikation. Die kompensierte Zirrhose hat also eine relativ gute Prognose, die im Wesentlichen durch Parameter der Leberfunktion erfassbar ist.

Verschiedene spezielle Laborparameter wurden als Prognoseparameter vorgeschlagen, so die Serumgallensäuren (187), wobei eine Nüchternserum-Gallensäurenkonzentration unter 20 µmol/l mit einem 1-Jahres-Überleben von 93%, von über 50 µmol/l mit nur 33% korreliert war.

Insgesamt wird heute neben dem MELD-Score (320) nach wie vor die Child-Pugh-Klassifikation (Tab. 16.**24**) zur Beurteilung der Prognose herangezogen; die verschiedenen anderen errechneten Indizes werden im Wesentlichen nur in Studien eingesetzt.

Prognose bei Komplikationen

Neuere Studien zeigen, dass Patienten mit milder portaler Hypertension eine relativ günstige Prognose haben, dennoch aber im Vergleich zur Normalpopulation ein erheblich reduziertes Überleben (329) (Abb. 16.**34**). Hingegen war die Aufnahme auf einer Intensivstation bei Patienten mit Leberzirrhose mit einer Hospitalmortalität von 74% verbunden, wobei Nierenversagen und Sepsis im Vordergrund standen (13) (Tab. 16.**29**).

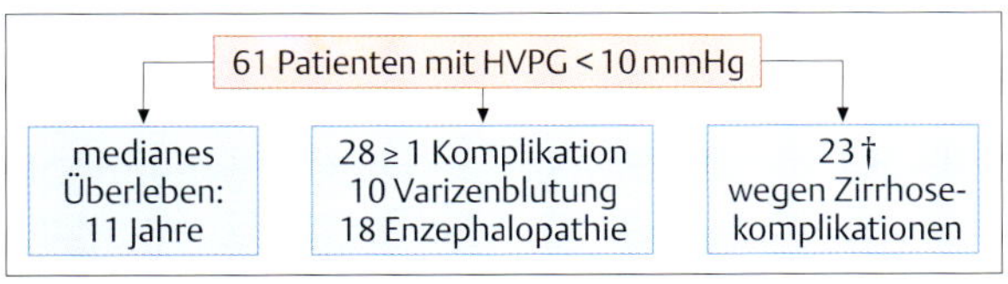

Abb. 16.34 Prognose bei Patienten mit Leberzirrhose und milder portaler Hypertension (329). HVPG: Lebervenenverschlussdruck.

Tabelle 16.29 Vorhersagefaktoren für Überleben auf Intensivstation bei Leberzirrhose (74% Hospitalmortalität!) (13)

	Überleben	Tod
Bei Aufnahme (%)	**(n = 34)**	**(n = 95)**
Koma	6	37
Blutung	29	41
Nierenversagen	24	71
Reanimation	0	14
Sepsis	24	43

Studienergebnisse zur Prognose bei Zirrhose mit Aszites

Das Auftreten einer wesentlichen Komplikation, z. B. Aszites, beinhaltet eine deutliche Verschlechterung der Prognose. Bei 139 Patienten mit Aszites bei Leberzirrhose ergab eine Analyse von 38 Prognoseparametern 7 unabhängig signifikante Parameter: mittlerer Blutdruck, Norepinephrin, Ernährungsstatus, Hepatomegalie, Serumalbumin, renale Natriumausscheidung und glomeruläre Filtrationsrate. 62% der Patienten überlebten 6 Monate, 49% 24 Monate. Eine gestörte Nierenfunktion ist demzufolge ein prognostischer Parameter. Patienten mit einer GFR unter 50 ml/min hatten Überlebensraten von 54% nach 6 und von 33% nach 24 Monaten (182). Dennoch ist nach neueren Daten das Überleben von Patienten mit der ersten Episode von Aszites relativ hoch (56,5 % nach 5 Jahren). Wesentlicher Prädiktor für den Tod war eine Verdünnungshyponatriämie (230). Patienten mit einem hepatorenalen Syndrom Typ 1 weisen eine Mortalität nahe bei 100% während Tagen und Wochen nach dem Eintreten des Syndroms auf. Bei gestörter Ausscheidung freien Wassers liegt die Lebenserwartung unter 6 Monaten. Dies Kriterium gilt auch für Patienten, die einer Lebertransplantation unterzogen werden.

⟶ **Spontane bakterielle Peritonitis.** Patienten, die einmal eine spontane bakterielle Peritonitis entwickelt haben, weisen im folgenden Jahr eine Mortalität von 50–70% auf, bei schlechter Leberfunktion ist die Mortalität mit 90 % noch höher (307). Insbesondere das Auftreten eines Nierenversagens und einer Enzephalopathie verschlechtert die Prognose der spontanen bakteriellen Peritonitis erheblich. Der Nachweis von Bakterien im Aszites ohne Erhöhung der Neutrophilenzahl ist mit einer besseren Prognose verbunden (255). Eine dänische Studie analysierte den Effekt einer Bakteriämie (50% nosokomial). Das Risiko einer Bakteriämie war 10fach gegenüber einer Kontrollgruppe ohne Zirrhose erhöht. Die 30-Tage-Mortalität betrug 53% (305).

⟶ **Varizenblutung.** Die Mortalität einer ersten Varizenblutung liegt bei 30%, das Risiko einer Rezidivblutung in den ersten 6 Monaten bei 50%, die Todesrate liegt in der gleichen Größenordnung wie bei der Erstblutung. Die Überlebensraten schwanken von Studie zu Studie und sind offensichtlich abhängig vom jeweiligen Patientenkollektiv. Eine frühe Senkung des Portalvenendrucks verbessert das Überleben erheblich (204).

⟶ **Hepatische Enzephalopathie.** Eine hepatische Enzephalopathie, die ja auch Teil der Child-Klassifikation ist, hat ebenfalls prognostische Bedeutung, auch wenn keine exakten Zahlen vorliegen.

Die Hyperbilirubinämie ist ein wichtiges prognostisches Zeichen (237), dies gilt insbesondere bei Patienten mit primär biliärer Zirrhose (287).

Prognose bei Sonderformen

Von Bedeutung ist, dass die Prognose bei bestimmten Sonderformen der Leberzirrhose anders ist als beim großen, bisher abgehandelten Kollektiv.

So ist bei Hämochromatose die Prognose, solange noch keine komplette Zirrhose vorliegt, ähnlich wie die eines Normalkollektivs, während sie bei Vorliegen einer kompletten Zirrhose deutlich schlechter wird (Abb. 16.**35**) (211). Bei der primär biliären Zirrhose wurde gezeigt, dass bei Patienten mit asymptomatischer Erkrankung die Prognose über lange Zeit identisch mit der der Normalpopulation ist, während bei Patienten mit symptomatischer Erkrankung die Wahrscheinlichkeit von Tod oder Notwendigkeit der Lebertransplantation deutlich höher ist (Abb. 16.**36**) (27, 236).

Da die Prognose im Einzelfall außerordentlich schwierig festzulegen ist, lassen sich häufig auch keine sehr exakten Angaben zum notwendigen Zeitpunkt einer Intervention, beispielsweise der Lebertransplantation, machen. Inwieweit der MELD-Score hier Abhilfe schafft, erscheint noch nicht abschließend geklärt (51, 320).

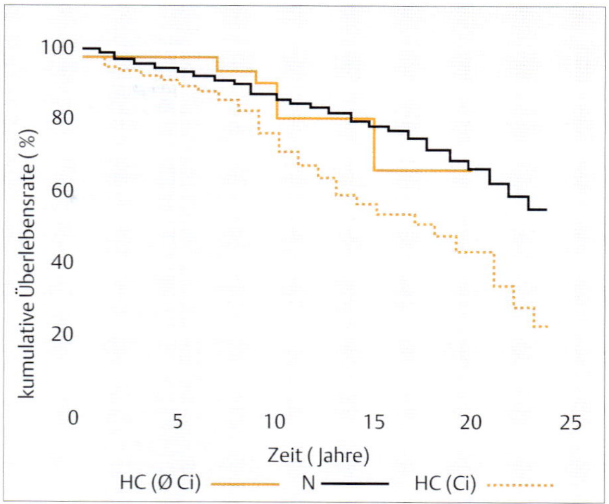

⊠ **Abb. 16.35** Kumulative Überlebensraten bei Hämochromatose (HC) in Abhängigkeit von der bereits bestehenden Leberzirrhose (Ci) (211). N = Normalpopulation.

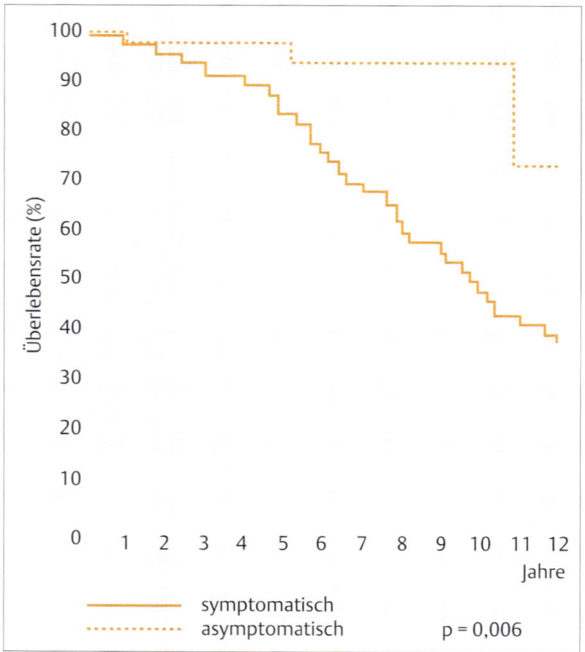

⊠ **Abb. 16.36** Prognose der primär biliären Zirrhose in Abhängigkeit von der initialen Symptomatik (27).

Therapie

Derzeit ist die einzige Behandlung, die die Prognose für Patienten mit fortgeschrittener Leberzirrhose beeinflussen kann, die Lebertransplantation. Dieses Therapieverfahren kann allerdings nur bei Patienten, bei denen einerseits eine geringe Überlebenswahrscheinlichkeit und andererseits ein ausreichender Allgemeinzustand mit hinreichender Wahrscheinlichkeit, die Operation zu überleben, besteht, angewandt werden (132). Dies weist auch darauf hin, dass konservative Verfahren, um die Leberzirrhose zu beeinflussen, bisher begrenzt sind. Auf kausale Therapiemöglichkeiten bei einigen speziellen Formen der Leberzirrhose wird weiter unten eingegangen.

Allgemeine Behandlung

Allgemeinmaßnahmen betreffen im Wesentlichen die Komplikationen der Leberzirrhose. Für Patienten mit kompensierter Zirrhose ist *körperliche Aktivität* empfehlenswert, um Osteopathie und Muskelschwund zu vermeiden. Bei Patienten mit cholestatischer Komponente ist auch eine *Sonnenexposition* zweckmäßig, um die Vitamin-D-Synthese zu stimulieren.

⇢ **Energiebedarf.** Der Energiebedarf bei Leberzirrhose ist unabhängig von der Ätiologie und abhängig vom Schweregrad der Erkrankung gesteigert. Da statt 80% beim Gesunden nur 20% der erforderlichen Glucose durch Glykogenolyse bereitgestellt werden und der Energiebedarf durch Abbau der Fettgewebespeicher und Steigerung der Fettsäureoxidation sowie durch Glukoneogenese aus Aminosäuren, die durch Proteinabbau bereitgestellt werden müssen, realisiert wird, muss der Energiegehalt der Kost mindestens dem Normalwert entsprechen und möglichst um 20–40% höher sein als beim Gesunden (208). Eine Verbesserung des Ernährungszustandes verbessert die Prognose.

⇢ **Nahrungszusammensetzung und Proteinanteil.** Die einzelnen Nahrungsmittel sollten wie bei der normalen Kost verteilt sein. 50–55% sollten durch Kohlenhydrate, 30–35% durch Fett und 10–20% durch Proteine gedeckt werden. Die Proteinzufuhr pro Tag muss deutlich über dem Minimum, das für eine ausgeglichene Stickstoffbilanz erforderlich ist, liegen. Um den gesteigerten Proteinabbau auszugleichen, ist eine Zufuhr von 1 – 1,2 g Protein pro kg Körpergewicht erforderlich. Eine generelle Proteinreduktion lässt sich nicht begründen. Sie ist sogar mit einem schlechteren Überleben korreliert (Abb. 16.**37**) (163). Umstritten bezüglich einer Prognoseverbesserung ist die Gabe verzweigtkettiger Aminosäuren (48). Kontrollierte Studien sind rar. In einer italienischen Untersuchung fand sich ein positiver Effekt bei allerdings schlechter Compliance nur bei Patienten mit Langzeitanwendung (189). Eine weitere Untersuchung fand bei allerdings hoher Proteinzufuhr (1,0–1,4 g/kg/d) nur marginale Verbesserungen bezüglich des Leberversagens (209).

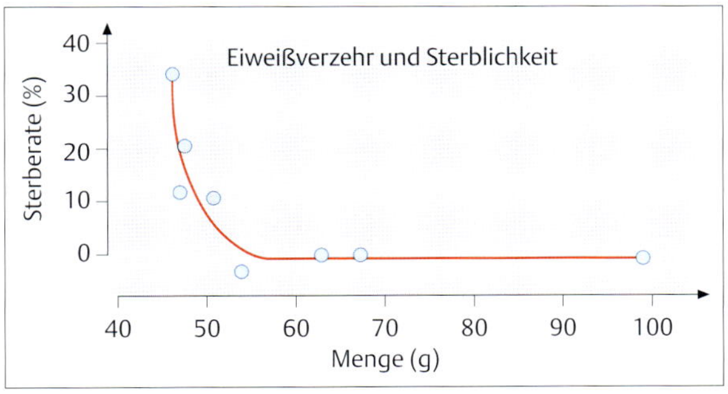

⊠ **Abb. 16.37** Eine Einschränkung von Eiweiß bei Leberzirrhose verschlechtert das Überleben (163).

▤ **Tabelle 16.30** Langzeitige Albumingabe verbessert das Überleben bei Leberzirrhose mit Aszites (251)

	Albumin* (n = 54)	Kein Albumin (n = 40)
Child C (n)	39	15
Überleben (%)		
24 Monate	75	68
60 Monate	62	26
HE (%)	20	24

* 25 g/Woche

Interessant sind jüngste Daten, die einen Vorteil der langfristigen Gabe von Albumin (25 g/Woche) auf das Langzeitüberleben andeuten (251) (Tab. 16.**30**). In die gleiche Richtung weisen Daten, die Albumin mit Plasmaexpandern verglichen und eine deutliche Reduktion der Komplikationsrate fanden (206).

Eine Reduktion der Fettzufuhr ist nicht zweckmäßig. Eine breite Verteilung der Nahrungszufuhr mit Zwischenmahlzeiten ist beim Zirrhotiker hilfreich, um die Katabolieepisoden abzukürzen (312).

⇢ **Total enterale und total parenterale Ernährung.** Eine total enterale Ernährung führte in einer kontrollierten Untersuchung zu einem verbesserten Überleben bei hospitalisierten Patienten (39). Eine total parenterale Ernährung führt dagegen häufig selbst zu einer Leberschädigung. Bei Patienten mit Leberzirrhose, die total parenteral ernährt werden, muss insbesondere auf die Zufuhr von Spurenelementen und Vitaminen geachtet werden. Vor allem Zink und Cholin müssen substituiert werden, da hier bei parenteraler Ernährung Mangelzustände auftreten können (49, 310).

Medikamentöse Behandlung

Abgesehen von kausal behandelbaren Formen der Leberzirrhose oder der seltenen Situation einer sicher wirksamen medikamentösen Behandlung, wie z. B. bei Morbus Wilson, gibt es keine gesicherte medikamentöse Therapie der Leberzirrhose.

Bei komplikationsloser kompensierter Leberzirrhose sollte auf die Gabe von Medikamenten soweit wie möglich verzichtet werden, da diese selbst wiederum Leberschädigungen induzieren und Biotransformation und Pharmakodynamik von Medikamenten bei Leberzirrhose unvorhersehbar verändert sein können.

Nicht empfehlenswerte Medikamente. Insbesondere sollten verschiedene „hepatoprotektive Substanzen", die immer wieder propagiert werden, nicht appliziert werden. *Silymarin* bewirkte in einigen Studien Verbesserungen einiger Laborparameter, eine positive Langzeitwirkung ist bis heute nicht sicher belegt (83).

Verschiedene „Vitamincocktails" oder Aminosäurenpräparate, die häufig verabreicht werden, haben bis jetzt keine rationale Basis als Therapie. Auch die Gabe von *Ursodeoxycholsäure*, die bei cholestatischen Lebererkrankungen sowohl Laborparameter als auch Symptome verbessern kann, ist als generelles Behandlungsprinzip bei Leberzirrhose nicht akzeptiert.

Corticosteroide sind zwar antiinflammatorisch und antifibrotisch wirksam, bei fortgeschrittenen Stadien der Leberzirrhose sind aber gesichert positive Effekte bis heute nicht belegt. Die ohnehin hohe Infektanfälligkeit wird gesteigert, daher sind diese Substanzen eher kontraindiziert. Eine Ausnahme stellt die Sepsis bei Leberzirrhose dar – hier scheint die Steroidgabe hilfreich (86).

Spurenelemente- und Vitaminsubstitution. Eine Substitution von Spurenelementen und Vitaminen ist beim Nachweis entsprechender Mangelzustände und bei entsprechenden Symptomen sicher zweckmäßig.

Bei klinischen Zeichen eines Vitamin-A- oder Zinkmangels ist eine perorale Zinksubstitution angebracht. Eine Vitamin-A-Gabe ist problematisch, da das therapeutische Fenster sehr eng ist und Vitamin A selbst zum Fortschreiten der Zirrhose führen kann (276).

Bei vermindertem Quick-Wert mit hämorrhagischer Diathese kann eine *Vitamin-K-Substitution* durchgeführt werden, beispielsweise 5 – 10 mg Konakion intravenös. Dies ist insbesondere bei cholestatischen Formen oft wirksam. Bei anderen Formen der Leberzirrhose ist die Vitamin-K-Substitution wenig effektiv. Die Gabe von *Vitamin* D_3 oder seinen Derivaten ist bei hepatischer Osteopenie und entsprechender Symptomatik wirksam. Besonders bei alkoholinduzierten Zirrhosen sind Mangelzustände von *Vitamin* B_1 *und* B_6 häufig und durch eine Substitution mit Vitamin B_1 (50 – 300 mg/Tag), und Vitamin B_6 (50 mg pro Tag) korrigierbar (106).

Elektrolyte und Säure-Basen-Haushalt. Die Überwachung des Elektrolyt- und Säure-Basen-Haushaltes ist wesentlich, eine Substitution ist nur für Kalium und bei Azidose durch Zufuhr basischer Äquivalente zweckmäßig (127). Die Hyponatriämie ist in der Regel eine Verdünnungshyponatriämie und sollte deshalb nicht durch Natriumsubstitution, sondern durch Flüssigkeitsrestriktion behandelt werden. Eine metabolische Alkalose mäßigen Ausmaßes sollte nicht korrigiert werden, da sie für die Ammoniakentgiftung günstig ist.

Tabelle 16.31 Allgemeine Therapiemaßnahmen bei Leberzirrhose

- Kalorisch adäquate, in der Zusammensetzung ausgewogene Kost (s. Text)
- Absetzen nicht eindeutig indizierter Pharmaka (sorgfältige Arzneimittelanamnese)
- Absolute Alkoholkarenz!
- Substitution von Vitamin A, K, D, B_1 und B_6 bei entsprechender Symptomatik
- Überwachung und Regulation des Elektrolyt- und Säure-Basen-Haushalts (Hypokaliämie und metabolische Alkalose ausgleichen, bei Hyponatriämie Flüssigkeitsrestriktion)
- Wenn möglich, aktive Behandlung der Grundkrankheit (Morbus Wilson, Hämochromatose, autoimmune chronische Hepatitis)
- Frühzeitige und wenn möglich gezielte Behandlung von Infektionen

Antibiotische Therapien. Da die Infektanfälligkeit und -häufigkeit bei Patienten mit Leberzirrhose erhöht ist, ist eine antibiotische Therapie auch bei Vorliegen von Verdachtsymptomen wie Fieber und Leukozytose ohne Nachweis einer bakteriellen Ursache angezeigt. Dies gilt vor allem für die spontane bakterielle Peritonitis (s. u.) (12, 110).

Insbesondere bei Blutungen ist auch eine Antibiotikaprophylaxe indiziert.

Tab. 16.**31** gibt die Basistherapie der Leberzirrhose wieder.

Experimentelle Therapieformen

Verschiedene Substanzen werden experimentell eingesetzt, um die Aktivität der Erkrankungen und insbesondere die Fibrogenese zu modifizieren (Tab. 16.**32**) (93, 96, 97):

- So wird insbesondere bei cholestatischen Formen der Erkrankung versucht, mit Hilfe von *Ursodeoxycholsäure* den Erkrankungsprozess zu modifizieren. Ursodeoxycholsäure hat sich als geeignet erwiesen, die pathologischen Laborparameter bei primär biliärer Zirrhose und primär sklerosierender Cholangitis zu beeinflussen; Effekte auf histologische Parameter und das Überleben bei primär biliärer Zirrhose werden von anderen Autoren aber bestritten (s. Kapitel 7.2 „Primär biliäre Zirrhose ").
- *Propylthiouracil* soll eine antientzündliche Wirkung haben; eine verminderte Sterberate wurde in einer Studie beobachtet (219). Diese Befunde sind aber in anderen Untersuchungen nicht bestätigt worden (124).
- Untersuchungen zur Wirkung von *Pentoxifyllin* zeigen gewisse Trends, eine breite Anwendung ist bislang nicht indiziert (3).

Tabelle 16.32 Experimentelle Substanzen mit möglichem antifibrotischen Effekt

Inhibitoren der Sternzellaktivierung
- Rapamycin
- Pentoxifyllin
- Retinoic acid
- FXR-Agonisten
- Integrin-Antagonisten

Antioxidanzien

Caspasehemmer

PPAR-γ-Agonisten
- PPARα
- PPARδ

Antioxidanzien
- Vitamin E
- S-Adenosylmethionin (SAME)

Botenstoffe
- TGF-β-Antagonisten
- Adiponectin
- Leptin
- Cannabinoide
- Endothelin-Rezeptor-Agonisten
- Octreotide
- HGF
- Angiostatin

Angiotensinantagonisten

Interferon-γ (Hepatitis B)

Andere
- Prostaglandin E_2
- Sphingosin-1-Phosphat
- Glycyrrhizin

- Bei akutem Leberversagen bei Patienten mit Leberzirrhose existieren bisher wenige Therapiemöglichkeiten. Meist steht kein Organ für eine Transplantation zur Verfügung. Derzeit werden verschiedene *„Leberersatzverfahren"* eingesetzt. Die Effekte sind umstritten, kein Verfahren ist eindeutig zu bevorzugen.

Behandlung von Sonderformen der Leberzirrhose

→ **Alkohol.** Bei Patienten mit alkoholinduzierter Zirrhose ist verständlicherweise eine *Alkoholkarenz* erforderlich, dies ergibt sich auch durch die oben dargestellten Unterschiede in der Überlebenswahrscheinlichkeit (Abb. 16.**32**). Über die Notwendigkeit einer Alkoholabstinenz bei anderen Zirrhoseformen wird diskutiert; aufgrund der unklaren Lage ist eine Alkoholabstinenz auch bei Patienten mit anderen Formen der Leberzirrhose derzeit wohl empfehlenswert. Selbstverständlich müssen neben Alkohol andere Fremdstoffe bei Hinweis auf eine durch sie bedingte Zirrhose abgesetzt werden.

→ **Hepatitis B und C.** Für Patienten mit Leberzirrhose aufgrund einer Hepatitis B oder C ist eine Behandlung mit α-Interferon und antiviralen Substanzen in Betracht zu ziehen (139) (→ **s. Kapitel 12.2 und 12.3**).

Die Nebenwirkungen der Behandlung mit Interferon α müssen berücksichtigt werden, vor allem die erhöhte Infektionshäufigkeit und die Thrombozytopenie bei Patienten mit kompletter Zirrhose.

→ **Hämochromatose.** Bei Hämochromatose ist die Aderlasstherapie wirksam und führt in jedem Fall zur Stabilisierung des Krankheitsbildes. Dabei sind initial wöchentliche Aderlässe von 500 ml, die etwa 250 mg Eisen entfernen, zweckmäßig. Solange die Eisenspeicher im Körper erhöht sind, bildet sich keine Anämie aus, erst nach 1 – 2 Jahren wöchentlicher Aderlässe ist eine solche zu erwarten. Tritt sie früher auf, muss die Diagnose der Hämochromatose in Frage gestellt werden (→ **Kapitel 13.1**). Die Frequenz der Aderlässe kann nach Normalisierung der Ferritinkonzentration unter 50 µg/dl reduziert werden, anzustreben ist ein Hb-Wert von > 12 g/dl. Wenn bei Diagnose bereits eine Leberzirrhose vorliegt, besteht ein erhöhtes Risiko für die Bildung eines hepatozellulären Karzinoms (211). Die 5-Jahres-Überlebensrate bei unbehandelten Patienten liegt bei 18%, diejenige behandelter Patienten bei 66% (32).

→ **Morbus Wilson.** Bei Morbus Wilson ist die Gabe von D-Penicillamin lange als wirksam bekannt. Dabei wird eine Dosis von 20 – 30 mg/kg KG/Tag verabreicht, eine Dosis von 2 g/Tag sollte jedoch nicht überschritten werden. Die Dosierung kann bei Abnahme des Leberkupfergehaltes reduziert werden. Kontrollparameter für den Therapieeffekt ist die Kupferausscheidung im Urin, die sich auf etwa das 5fache der Norm erhöhen sollte. Nach Entleerung der Kupferspeicher verringert sich die Kupferausscheidung im Urin auch unter laufender Therapie auf unter 1 mg/Tag (→ **Kapitel 13.2**). Da die Therapie nicht nebenwirkungsfrei ist, wird als Alternative Triethylentetramin (Trien) eingesetzt (317). Auch die Gabe von Zink in ausreichender Dosis von 150 mg/Tag führt zu einer negativen Kupferbilanz (38). Dabei sollte eine Serumzinkkonzentration von 150 pg/dl in nüchternem Zustand allerdings nicht überschritten werden. Die anderen Stoffwechselstörungen sind bis heute nicht durch Medikamente zu beeinflussen.

→ **Primär biliäre Zirrhose.** Bei primär biliärer Zirrhose ist die Gabe von Ursodeoxycholsäure (15 – 20 mg/kg/Tag) derzeit Standard; bisher vorliegende Untersuchungen zeigen in jedem Fall einen Effekt bezüglich der Laborparameter, einzelne auch auf Symptome und Leberhistologie; die Wirkung bezüglich des langzeitigen Überlebens ist nach wie vor strittig (→ **Kapitel 14.2**). Ursodeoxycholsäurebehandlung führt auch nach 12 Jahren nicht zum Verschwinden der antimitochondrialen Antikörper und verhindert nicht die Komplikationen der Zirrhose, auch wenn sie über diesen Zeitraum

Tabelle 16.33 Therapie behandelbarer Formen der Leberzirrhose

Ätiologie	Therapie
Virushepatitis	Interferone, antivirale Substanzen
Alkohol	Abstinenz
Stoffwechselkrankheiten	
• Hämochromatose	Aderlass
• Morbus Wilson	D-Penicillamin, Trien, Zink
• α_1-AT-Mangel	Transplantation (?)
• Glykogenose IV	Transplantation
• Galaktosämie	Milchprodukte vermeiden
Cholestase, mechanisch	Abfluss sichern
Venöse Abflussstörung	Abfluss sichern, Transplantation
Autoimmune Hepatitis	Prednisolon, Azathioprin
Primär biliäre Zirrhose	Ursodeoxycholsäure, Methotrexat (?)
Primär sklerosierende Cholangitis	Dilatation/Stents, Transplantation
Toxine	Identifikation und Vermeiden
NASH	Gewichtsreduktion (?), Metformin (?), Pioglitazon (?)

Symptome und Laborwerte besserte (177). Eine Remission nach Gabe von Methotrexat und Colchizin wurde beschrieben (155).

Primär sklerosierende Cholangitis. Bei der primär sklerosierenden Cholangitis werden symptomatisch Dilatation oder Stents empfohlen.

Eine frühzeitige Klärung der Indikation zur Lebertransplantation ist bei der PSC auch aufgrund des erhöhten Risikos eines cholangiozellulären Karzinoms erforderlich.

Weitere Sonderformen. Bei *mechanischer Cholestase* oder *venöser Abflussstörung* muss versucht werden, die Ursache zu beseitigen.

Bei *autoimmuner Hepatitis* hat sich die Gabe von Corticosteroiden und Azathioprin bewährt, sie ist auch bei bereits bestehender Zirrhose zur Beeinflussung ihrer Progression zweckmäßig.

Bei *NASH* wird neben einer Reduktion des Übergewichts ein Versuch mit Pioglitazon oder Metformin erwogen, bei Patienten mit bereits bestehender Leberzirrhose ist eher Zurückhaltung angezeigt.

Tab. 16.**33** gibt die Therapie bei Sonderformen der Leberzirrhose wieder.

Therapie der Komplikationen

Die Therapie der Leberzirrhose ist heute immer noch in erster Linie eine Therapie der Komplikationen und der extrahepatischen Störungen (Abb. 16.**38**). Diese werden ausführlich in anderen Kapiteln dargestellt.

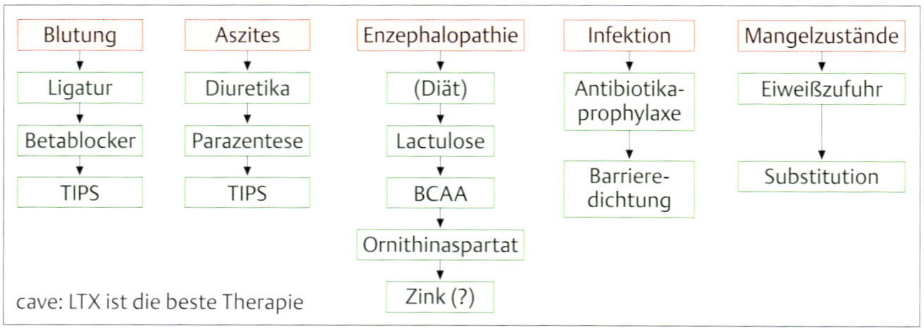

Abb. 16.38 Therapie der Komplikationen der Leberzirrhose. BCAA: verzweigtkettige Aminosäuren, LTX: Lebertransplantation.

Aszites und Nierenfunktionsstörungen

Da sonographisch bereits sehr kleine Aszitesmengen nachgewiesen werden können und die Therapie des Aszites mit Komplikationen verbunden sein kann, muss die Therapieindikation klar gestellt werden.

Therapiebedarf. Wie oben dargestellt, verschlechtert das Auftreten von Aszites die Prognose bei Leberzirrhose. Der erhöhte intraabdominelle Druck führt zur Steigerung des Pfortaderdrucks und zur Verminderung des Drucks im unteren Ösophagussphinkter und erhöht dadurch die Gefahr einer Varizenblutung. Ein ausgeprägter Aszites kann die kardiale Funktion mit Verminderung der Herzauswurfleistung beeinträchtigen. Auch Anorexie und Proteinkatabolismus sind häufig mit Aszites assoziiert. Der Zwerchfellhochstand bewirkt eine Minderbelüftung der Lunge, die durch das Auftreten von Pleuraergüssen noch verstärkt wird. Schließlich kann ein gespannter Aszites Schmerzen und die Ausbildung von Hernien an präformierten Stellen verursachen. Bei Vorliegen dieser Bedingungen sollte ein Aszites behandelt werden.

Da es sich bei der Therapie des Aszites um eine palliative Therapie handelt und die therapeutischen Maßnahmen mit iatrogen induzierten Komplikationen, z. B. einem Nierenversagen, verbunden sein können, müssen Nutzen und Risiko in jedem Fall sorgfältig abgewogen werden.

Diätetische und medikamentöse Therapie. Eine risikoarme Therapie des Aszites setzt Kenntnisse über die Aszitesskinetik, über Störungen des Elektrolyt- und Säure-Basen-Haushaltes und über vermeidbare Ursachen eines Therapieversagens voraus. Obwohl 40–80% des Asziteswassers pro Stunde mit dem Plasma und 4% des Aszitesalbumins pro Stunde zwischen Plasma und Aszites ausgetauscht werden, können durch diätetische (Tab. 16.**34**) und medikamentöse Maßnahmen nur 300–500 ml Aszites pro Tag aus der Peritonealhöhle entfernt werden. Maximal sind bei Patienten ohne gleichzeitiges Vorhandensein von Ödemen 750 ml Aszites pro Tag komplikationslos mobilisierbar.

Eine Hyponatriämie, die infolge der gestörten Ausscheidung freien Wassers auftreten und durch Diuretika noch verstärkt werden kann (Verdünnungshyponatriämie), sowie eine Hypokaliämie müssen beachtet bzw. z. B. durch Flüssigkeitsrestriktion ausgeglichen werden.

Störungen des Säure-Basen-Haushaltes und mit diesen häufig assoziiert eine hepatische Enzephalopathie sind ebenfalls bedeutsam. Inwieweit eine Kochsalzrestriktion auch bei gleichzeitiger Anwendung von Diuretika erforderlich ist, ist offen (25, 103) (→ s. a. Kapitel 18).

Tabelle 16.34 Diätetische Empfehlungen bei kochsalzarmer Kost

- Kochen ohne jeden Salzzusatz
- Kein Salzen bei Tisch
- Kein natriumhaltiges Mineralwasser
- Kein Backpulver
- Keine Konservenkost
- Nicht mehr als 0,25 l Milch/Tag
- Keine Schokolade
- Keine natriumhaltigen Arzneimittel (Antazida, Penicillin, Humanalbumin)

Nierenversagen bei Leberzirrhose

Verschiedenste Ursachen können für ein Nierenversagen bei Leberzirrhose verantwortlich sein.

Hepatorenales Syndrom. Das hepatorenale Syndrom (HRS) ist definiert als progressives Nierenversagen unbekannter Ätiologie ohne Ansprechen auf Volumengabe. Die Prognose ohne Lebertransplantation ist schlecht, die Letalität liegt bei 70–100%. Typ 1 des HRS ist ohne spezifische Therapie zu 100% in 2 Wochen tödlich. Oft geht eine gastrointestinale Blutung dem Auftreten des hepatorenalen Syndroms voraus.

Pseudohepatorenale Syndrome. Wesentlich häufiger als das hepatorenale Syndrom sind die verschiedenen Formen des pseudohepatorenalen Syndroms:

- Hierzu zählt das *prärenale Nierenversagen* durch Volumenmangel, z. B. bei gastrointestinalem Blutverlust.
- Die *akute tubuläre Nekrose* ist eine weitere, ebenfalls häufiger als das hepatorenale Syndrom auftretende Nierenfunktionsstörung bei Lebererkrankungen. Die gestörte Natrium- und Wasserrückresorption ist dabei Folge eines toxischen oder hypoxischen Tubulusschadens, der insbesondere durch Aminoglykoside, aber auch durch andere Medikamente verursacht sein kann (266).
- Eine bei Patienten mit Leberzirrhose auf dem Boden einer Virushepatitis oder einer IgA-Akkumulation bei Alkoholabusus gehäuft beschriebenen *Glomerulonephritis* spielt als Ursache eines akuten Nierenversagens eher eine untergeordnete Rolle.

Differenzierung. Die Differenzierung des Nierenversagens kann anhand der Urinnatriumkonzentration erfolgen.

Bei einer Konzentration über 40 mmol/l und normaler Urinosmolarität ist eine akute tubuläre Nekrose anzunehmen, während beim hepatorenalen Syndrom und beim prärenalen Nierenversagen infolge zu aggressiver Diuretikatherapie, Erbrechens oder anderer Ursachen eine Urinnatriumkonzentration < 10 mmol/l bei erhöhter Osmolarität gegeben ist.

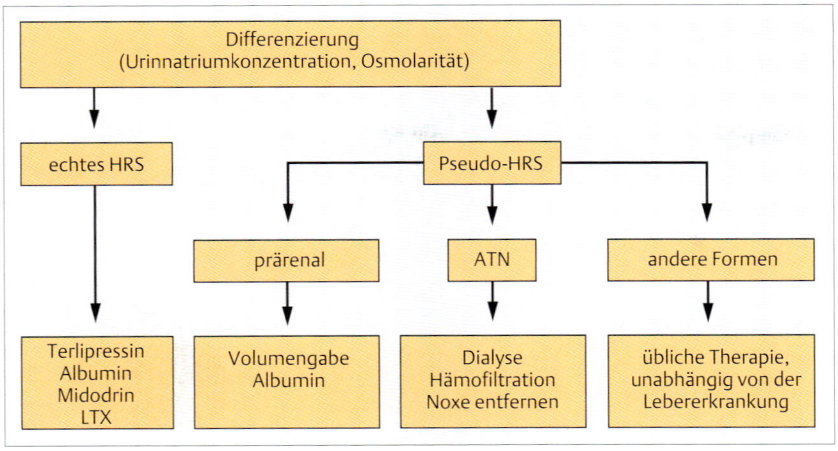

Abb. 16.39 Differenzialtherapie des Nierenversagens bei Leberzirrhose. HRS: hepatorenales Syndrom, ATN: akute tubuläre Nekrose, LTX: Lebertransplantation.

Therapie. Die therapeutischen Möglichkeiten beim *hepatorenalen Syndrom* sind begrenzt, die Gabe von Frischplasma, insbesondere solchem, das angiotensinogenhaltig ist (40), und von Ornipressin (175) sind Maßnahmen, die reproduzierbar eine Besserung dieses Syndroms gezeigt haben und zumindest geeignet sind, die Zeit bis zu einer eventuellen Lebertransplantation zu überbrücken. Terlipressin, Midodrin (325), Albumin und Noradrenalin sind als wirksam beschrieben worden (226).

Die verschiedenen Formen des *pseudohepatorenalen Syndroms* werden je nach Ursache behandelt. Bei prärenalem Nierenversagen ist die Volumengabe, bei einem chronischen prärenalen Zustand auch die Anlage eines TIPS zweckmäßig. Bei akuter tubulärer Nekrose ist eine Dialyse, gelegentlich auch die Hämofiltration, und in jedem Falle natürlich die Entfernung der Noxe erforderlich; bei anderen Formen wird die übliche Therapie unabhängig von der Lebererkrankung durchgeführt (Abb. 16.**39**) (→ s. a. Kapitel 19.1).

Varizenblutung

Der natürliche Verlauf der Blutung aus Ösophagus- oder Magenfundusvarizen bei Leberzirrhose oder anderen Ursachen der portalen Hypertension lässt verschiedene Möglichkeiten der Intervention zu. Da sich eine Assoziation der Mortalität und der Rezidivblutungsrate der Ösophagusvarizenblutung mit der Leberfunktion findet (256), sind *Maßnahmen zur Verbesserung der Leberfunktion* grundsätzlich sinnvoll. Wie oben dargestellt, sind die Möglichkeiten dazu aber begrenzt und beschränken sich heute im Wesentlichen auf eine Ausschaltung von eventuellen Noxen und in fortgeschrittenen Krankheitsstadien auf die Lebertransplantation. 30% aller Ösophagusvarizenträger mit Leberzirrhose bluten zu irgendeinem Zeitpunkt, damit wäre die *Prophylaxe einer Erstblutung* die zweite denkbare Intervention. Da die Mortalität der ersten Blutung bis zu 50% betragen kann, muss bei manifester Blutung eine möglichst *rasche vollständige Blutstillung* erfolgen. Gleichzeitig müssen denkbare Komplikationen dieses Ereignisses vermieden werden. Da 70% der Patienten, die einmal geblutet haben, im ersten Jahr ein Rezidiv erleiden, ist die *Prophylaxe einer Rezidivblutung* das vierte wesentliche Ziel der Therapie der Ösophagusvarizenblutung (s. a. Kapitel 2.6).

Hepatische Enzephalopathie

Die hepatische Enzephalopathie tritt bei akuten und chronischen Lebererkrankungen auf, so insbesondere auch bei der Leberzirrhose. Sie manifestiert sich in Störungen intellektueller Funktionen, der Persönlichkeit und des Bewusstseins. Die verschiedenen Theorien zur Pathogenese wurden oben dargestellt.

Vermeidung der Auslöser. Von wesentlicher Bedeutung ist, dass die hepatische Enzephalopathie meist durch erkennbare Ursachen ausgelöst wird (Tab. 16.**35**).

Erstes Prinzip der Therapie muss daher sein, die auslösenden Faktoren oder deren Folgen zu beseitigen, wie beispielsweise die Entfernung des Blutes bei gastrointestinaler Blutung oder das Absetzen von Diuretika, der Ausgleich von Elektrolyt- und Säure-Basen-Störungen, die Reduktion einer zu hohen Proteinzufuhr und das Absetzen oder die Vermeidung von Alkohol und sedierenden Medikamenten (130).

Tabelle 16.35 Auslösende Faktoren einer hepatischen Enzephalopathie

Ursachen	Häufigkeit (%)
Gastrointestinale Blutung	45
Diuretikatherapie	30
Leberzellnekrosen	30
Infektionen	20
Proteinzufuhr zu hoch	35
Alkohol	10
Sonstiges (Sedativa, Narkotika, Transfusionen)	15

Allgemeine Maßnahmen. Findet sich keine gastrointestinale Blutung oder kein anderer präzipitierender Faktor für die hepatische Enzephalopathie, muss eine allgemeine Therapie eingesetzt werden. Hier spielt die Lactulosegabe eine wesentliche Rolle (309, 318), auch wenn deren Wirksamkeit nicht durch entsprechende Studien definitiv geklärt ist. Offensichtlich ist auch die Gabe von Lactose bei Lactasemangel und von Lactitol ähnlich effektiv. Ziel dieser Maßnahme sollte das Erreichen von zwei weichen Stühlen pro Tag sein. Wesentlicher Baustein dieser Therapie ist weiterhin eine vorübergehende Restriktion der Proteinzufuhr. Inwieweit eine vegetarische Diät oder die bevorzugte Zufuhr pflanzlicher Proteine hilfreich ist, ist offen (6).

Die Gabe von verzweigtkettigen Aminosäuren wurde immer wieder propagiert (48). Die Infusionslösung zur Therapie der akuten Enzephalopathie ist derzeit nicht mehr verfügbar. Inwieweit die orale Gabe additiv zu einer normalen Proteinzufuhr oder als teilweiser Proteinersatz wirksam ist, ist nach wie vor offen (24, 189, 209). Eine neuere Studie hat einen positiven Effekt von L-Ornithin-L-Aspartat zeigen können (160). Die Gabe von Zink hat in einzelnen Studien Effekte gezeigt (188, 243, 273) (Abb. 16.**40**), sich aber nicht breit durchgesetzt. Der Benzodiazepinantagonist Flumazenil wird gelegentlich eingesetzt (198) (s. a. → **Kapitel 20**).

Mangelzustände

Bei durch Alkohol induzierten Leberzirrhosen finden sich häufig mannigfaltige Mangelzustände an Vitaminen und Spurenelementen. Die Symptome dieser Mangelzustände wurden oben dargestellt (Tab. 16.**13** u. 16.**14**).

Substitutionstherapie. Bei Auftreten entsprechender Symptome und laborchemischem Nachweis des Mangels ist dann eine *Vitaminsubstitution* indiziert. Tab. 16.**36** gibt eine Übersicht über die Dosierung verschiedener Vitamine. Bei den *Spurenelementen* ist nur für die Zinksubstitution bislang ein therapeutischer Vorteil beschrieben worden (273, 315). Zinkhistidin hat Vorteile gegenüber Zinksulfat; 3-mal 15 mg ionisierten Zinks als Zinkhistidin sind ausreichend (272).

Insbesondere bei Durchführung einer längerfristigen parenteralen Ernährung bei Patienten mit Leberzirrhose ist auf die ausreichende Zufuhr von Vitaminen und Spurenelementen zu achten, da ein vorbestehender latenter Mangel unter dieser Situation rasch dekompensieren kann.

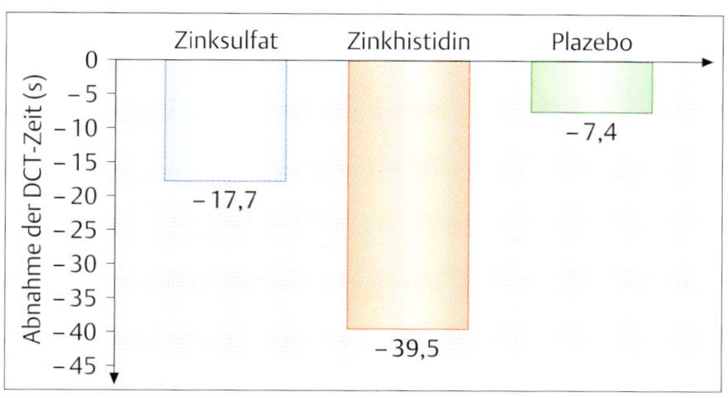

Abb. 16.40 Zerebrale Funktion bei Leberzirrhose – Einfluss der Zinksubstitution.

Tabelle 16.36 Richtlinien für eine Vitaminsubstitution bei chronischen Leberkrankheiten

Vitamin B_1	50 – 300 mg/Tag per os
Vitamin B_2	5 – 10 mg/Tag per os
Vitamin B_6	100 – 300 mg/Tag per os
Vitamin B_{12}	30 – 100 µg/Monat intramuskulär
Vitamin D	50 – 100 µg/Tag per os
Vitamin K	5 mg/Woche intramuskulär
Folsäure	0,5 – 1 mg/Tag per os

Parenterale Ernährung. Die Vorstellung, dass bei Leberzirrhose Fettemulsionen und Aminosäurelösungen nicht zur parenteralen Ernährung verwendet werden dürfen, ist widerlegt. Es muss allerdings darauf geachtet werden, dass Glucose der Hauptenergieträger ist, die Fettzufuhr vorsichtig dosiert wird und die Aminosäurezufuhr auf maximal 1,5 g/kg KG begrenzt wird.

Da mit den Infusionen reichlich osmotisch freies Wasser zugeführt wird, ist die Natriumbilanz sorgfältig zu überwachen. Infusionslösungen mit Ethanol als Energieträger sollten aus nahe liegenden Gründen nicht gegeben werden. Glucose ist als Hauptenergieträger geeigneter als die sog. Glucoseaustauschzucker wie Lävulose, Xylit oder Sorbit. Die Gründe dafür sind aufgrund der gestörten Leberfunktion verständlich: Austauschzucker müssen in der Leber in Glucose umgewandelt werden; dieser Prozess kann bei Leberzirrhose in seiner Kapazität begrenzt sein. Bei verminderter Umwandlung zu Glucose werden die Austauschzucker dann zu Lactat metabolisiert, was zu Hypoglykämien oder Laktatazidosen führen kann. Bei Zufuhr in hoher Konzentration führen die Austauschzucker zu einem erhöhten Verbrauch an energiereichen Phosphaten, die ja bei Leberzirrhose eo ipso in verminderter Menge vorliegen. Die gesteigerte Bildung von Harnsäure beim Abbau der Nukleoproteine kann zur Hyperurikämie führen.

Gerinnungsstörung

Neben der verminderten Synthese von Gerinnungsfaktoren und -inhibitoren gibt es zahlreiche andere Ursachen einer Hämostasestörung bei Patienten mit Leberzirrhose. Insbesondere ist an das Vorliegen einer latenten oder manifesten Verbrauchskoagulopathie zu denken, wofür die nachweisbare Endotoxinämie begünstigend sein kann.

Blutungen. Es kommt bei Leberzirrhose und nachweisbarer Gerinnungsstörung häufiger zu spontanen Blutungen, dies trifft aber nicht für die Ösophagusvarizenblutungen zu (30). Insbesondere bei Patienten, bei denen eine Hyperfibrinolyse nachweisbar ist, scheint aber das Risiko einer gastrointestinalen Blutung deutlich erhöht zu sein (314). Möglicherweise spielt hier die massive Produktion von Plasminogenaktivatoren in der Peritonealhöhle bei Patienten mit Leberzirrhose eine Rolle (277, 278).

Bei 20% der Patienten mit Leberzirrhose und gastrointestinaler Blutung ist von einer manifesten Gerinnungsstörung als mit auslösender Ursache auszugehen. Durch die Blutung selbst kommt es zu einem weiteren Verbrauch an Gerinnungsfaktoren und zu einem raschen Abfall des AT III.

Substitutionstherapie. Der Ausgleich des Blutverlustes sollte durch Gabe von Erythrozytenkonzentraten und nicht durch Frisch- oder Vollblut erfolgen, da Letztere durch einen hohen Citratgehalt und den verzögerten hepatischen Abbau des Calcium bindenden Komplexbildners eine weitere Verschlechterung der Gerinnungssituation herbeiführen können. Die Substitution von Gerinnungsfaktoren erfolgt mit Frischplasma, zusätzlich empfiehlt sich die Gabe von AT III bei Werten unter 50%. Der Effekt anderer Maßnahmen, wie der Gabe von PPSB oder Heparin in niedriger Dosis, ist nicht erwiesen.

Weitere Maßnahmen. Kann durch die Substitutionstherapie keine Verbesserung der Gerinnungssituation erzielt werden, muss unbedingt an das Vorliegen einer Hyperfibrinolyse gedacht werden. Zum Effekt einer *antifibrinolytischen Therapie*, beispielsweise mit Aprotinin, welche im Verlauf einer Lebertransplantation zu einer signifikanten Abnahme des Blutverlustes führt (21), liegen bei gastrointestinaler Blutung keine kontrollierten Studien vor. Kürzlich wurde eine positive Wirkung von ε-Aminocapronsäure beschrieben (119). Insbesondere spontane Blutungen an der Haut wurden gebessert. Die Indikation zur *Thrombozytensubstitution* ist aufgrund des beschleunigten Thrombozytenabbaus bei portaler Hypertension streng zu stellen. Die Gabe von Granulozyten/Makrophagen-Kolonie stimulierendem Faktor (*GM-CSF*) führt bei Leberzirrhose und Hypersplenismus zwar zu einer Anhebung der Leukozyten, nicht aber der Thrombozyten (121). Tab. 16.**37** gibt die Therapiemaßnahmen bei Hämostasestörungen bei Leberzirrhose wieder.

Tabelle 16.37 Therapiemaßnahmen der Hämostasestörungen bei Leberzirrhose und oberer gastrointestinaler Blutung

- Substitution des Blutverlustes durch Erythrozytenkonzentrate, keine Frischblut- oder Vollblutkonserven
- Frischplasma 10 – 20 ml/kg KG/24 h
- AT III (bei Werten < 50%), Initialdosis 20 – 30 IE/kg KG, Fortführung mit 50% der Initialdosis alle 6 h
- Vitamin K bei Cholestase und Malnutrition
- Thrombozytenkonzentrate bei Thrombozyten < 10/nl
- Antifibrinolytika:
  - Aprotinin (Trasylol) 500.000 IE als Kurzinfusion, dann 100.000 IE/h bei Nachweis einer Hyperfibrinolyse; Effekt bei gastrointestinaler Blutung nicht gesichert
  - ε-Aminocapronsäure 4 – 5 g/d oral

Hepatozelluläres Karzinom

Die Behandlung des hepatozellulären Karzinoms bei Leberzirrhose beinhaltet verschiedene Maßnahmen wie Resektion und Lebertransplantation bei weniger ausgedehnten Tumoren sowie perkutane Alkoholinjektion, Radiofrequenzablation und arterielle Chemoembolisation bei fortgeschrittenem Tumorleiden (183) (→ Kapitel 21).

Abb. 16.**38** fasst die Therapie der Komplikationen der Leberzirrhose zusammen.

Infektionen

Die bei Patienten mit Leberzirrhose gehäuft auftretenden Infektionen bedürfen einer raschen, möglichst gezielten Therapie, da sie eine der Haupttodesursachen darstellen (305, 326).

Dies gilt insbesondere für die Sepsis (86). Aber auch die Prognose der spontan bakteriellen Peritonitis ist mit einer Mortalität von 10 – 30% nach wie vor schlecht (14). Es besteht daher Konsens, dass bei gefährdeten Patienten eine Infektionsprophylaxe durchgeführt wird (107). Verschiedene neue Studien (85, 141) ebenso wie Metaanalysen haben die Wirkung dieser Maßnahme auf Infektionsrate und Überleben belegen können. Eine neuere Metaanalyse bei hospitalisierten Patienten ergab eine 30% Risikoreduktion für die Mortalität (290).

Infektionsprophylaxe. Dabei werden unterschiedliche Antibiotikaregime angewandt: Norfloxacin 800 mg/d, Ofloxacin 400 mg/d + Amoxicillin 1 g vor Eingriffen, Ciprofloxacin 400 mg/d + Amoxicillin 3 g/d, Ciprofloxacin 2 × 500 mg/d, Ceftriaxon 1 g/d und verschiedene andere. Die intravenöse Gabe von Ceftriaxon war dabei der oralen Gabe von Norfloxacin bei Patienten mit Blutung überlegen (85). Die Dauer der Antibiotikagabe schwankt ebenfalls von 2 – 10 Tagen (12).

Lebertransplantation

Die einzige Kausalmaßnahme zur Therapie der Komplikationen der Leberzirrhose ist die Lebertransplantation mit der konsekutiven Verbesserung der Leberfunktion.

Angesichts der heutigen Ergebnisse der Lebertransplantation ist dieses Verfahren bei allen fortgeschrittenen Stadien einer Leberzirrhose und ausreichender Erfolgswahrscheinlichkeit anhand der Ursache der Erkrankung, der sozialen Einbettung des Patienten und noch ausreichender Funktionen der anderen Körperorgane zweckmäßig.

Transplantationszeitpunkt. Ein wesentliches Element dieser Therapieform ist die Wahl des richtigen Zeitpunkts. Bei Vorliegen eines chronischen Leberversagens wird im

Wesentlichen auf die Leberfunktion Bezug genommen, die sich ja im MELD-Score widerspiegelt (320). Hier bestehen allerdings Unterschiede bezüglich verschiedener ätiologischer Formen. So sollte beispielsweise bei Patienten mit primär biliärer Zirrhose nicht bis zum Auftreten schwerer Komplikationen gewartet werden. Auf weitere Details dieses Therapieverfahrens wird in Kapitel 23 eingegangen.

Prävention

Die Prävention der Leberzirrhose besteht in der Verhütung oder Behandlung der zugrunde liegenden Erkrankungen.

Alkohol und Medikamente. Bezüglich der alkoholischen Leberzirrhose ist eine komplette Alkoholabstinenz bei Vorliegen einer alkoholinduzierten Lebererkrankung zu fordern. Da Alkoholismus die häufigste Form des Drogenabusus in den westlichen Ländern, aber auch in der gesamten Welt darstellt, ist dieses Ziel aber offensichtlich schwer zu erreichen. Bei medikamentös induzierten Leberschädigungen ist ein Absetzen der Noxe zwangsläufig, setzt allerdings die Erkenntnis des Zusammenhanges voraus.

Virushepatitiden. Bezüglich der virusinduzierten Formen der Leberzirrhose besteht die Möglichkeit der Impfung bei Hepatitis B, die bei allen Risikogruppen heute auch zumindest in Deutschland angewandt wird. Hier wäre eine weitere Verbreitung dieser prophylaktischen Möglichkeit in Ländern mit hoher Hepatitis-B-Prävalenz und -Inzidenz wünschenswert. Diese scheitert aber bislang an ökonomischen Faktoren. Bezüglich der Hepatitis C besteht nur die Möglichkeit der Expositionsprophylaxe, da eine Impfung bislang nicht möglich ist. Ist eine chronische Virusinfektion mit chronischer Hepatitis eingetreten, sollte versucht werden, eine Viruselimination und damit eine Begrenzung der Leberschädigung im präzirrhotischen Stadium herbeizuführen.

Therapie der Grundkrankheiten. Bei Autoimmunhepatitis ist die Immunsuppression, bei cholestatischen Erkrankungen – mit weniger gesicherter Wirkung – die Ursodeoxycholsäure und bei bestimmten Stoffwechselerkrankungen die Aderlasstherapie (Hämochromatose) und Kupfermobilisation (Morbus Wilson) als Prophylaxe einer kompletten Zirrhose mit den dann auftretenden Komplikationen zu verstehen. Die neueren Daten zur Bedeutung der nichtalkoholischen Fettleberhepatitis lassen eine Bekämpfung des metabolischen Syndroms als wichtige Präventionsmaßnahme erscheinen.

Tabelle 16.38 Möglichkeiten der Prophylaxe und Prävention der Leberzirrhose

Hepatitis	• Hygienemaßnahmen • Blutspender-Screening • Impfung (Hepatitis B) • Neugeborenen-Screening
Alkohol	Reduktion des Abusus
Stoffwechsel	Früherkennung und Therapie der behandelbaren Formen
Medikamente	Kontrollen der Leberfunktion unter Therapie bei Risikomedikamenten

Da die alkoholische Leberzirrhose die bei weitem häufigste Form der Leberzirrhose in den westlichen Ländern darstellt, wäre die Vermeidung des Alkoholismus oder des Alkoholmissbrauchs vordringlich.

Dies ist angesichts der im Abschnitt „Epidemiologie" dargestellten Daten, insbesondere des Anteils der Leberzirrhose an den Todesursachen bei Männern zwischen 30 und 45, außerordentlich wünschenswert und sicher auch ökonomisch begründbar.

Tab. 16.**38** gibt die Maßnahmen wieder, die zur Prophylaxe möglich sind.

FAZIT FÜR DIE PRAXIS

- Die Leberzirrhose ist eine häufige Erkrankung und kann Folge ganz unterschiedlicher Noxen und Krankheiten sein.
- Ihre Prognose ist sehr variabel und hängt von dem Ausmaß der Einschränkung der Leberfunktion und vom Auftreten von Komplikationen ab.
- Die große Zahl der Funktionen der Leber erklärt die Vielfalt der klinischen Symptome. Die Komplikationen sind im Wesentlichen die Folge des Pfortaderhochdrucks.
- Die Diagnose lässt sich klinisch stellen, Goldstandard ist die Biopsie. Die Ätiologie wird vorwiegend anamnestisch und laborchemisch geklärt.
- Eine Therapie der Leberzirrhose ist nicht bekannt. Die Therapie der Komplikationen steht im Vordergrund. Eine wirkliche Verbesserung der Leberfunktion gelingt nur durch die Lebertransplantation.

17 Portale Hypertension und gastroösophageale Varizen

W. E. Fleig

EDITORIAL **Gastroösophageale Varizen sind in den meisten Fällen Zeichen einer portalen Hypertension infolge einer Leberzirrhose. Das wesentliche klinische Problem ist die Varizenblutung. Ca. 30% der Patienten mit nachweisbaren Ösophagusvarizen erleiden innerhalb eines Zeitraums von gut 3 Jahren nach Detektion der Varizen eine Blutung, wobei die Letalität der ersten Blutung auch heute noch bei 10–30% liegt. Eine effektive Primärprophylaxe ist somit von großer Bedeutung.**

Der Patient mit akuter Varizenblutung ist immer ein Intensivpatient. Die konsequente Einführung der in diesem Kapitel dargestellten neuen Therapieprinzipien in die klinische Routine hat die Krankenhausletalität der Varizenblutung bei Zirrhose seit 1985 von 43% auf 15% reduziert, im Wesentlichen bedingt durch bessere Blutstillung und eine effektive Infektionsprophylaxe.

Definition

Portale Hypertension. Eine portale Hypertension liegt vor, wenn der Druck in der Pfortader über den Normalbereich von 2–6 mm Hg ansteigt. Die Ätiologie dieser Druckerhöhung ist vielfältig, meist ist die portale Hypertension jedoch Folge einer Leberzirrhose. Eine unmittelbare Folge der portalen Hypertension ist mit steigendem Druck (ab 10–12 mm Hg) die Entwicklung von sog. portosystemischen Umgehungskreisläufen; die klinisch bedeutsamsten Umgehungskreisläufe verlaufen dabei über Venen am Magen und Ösophagus.

Gastroösophageale Varizen. Es handelt sich somit um dilatierte, ins Ösophagus- bzw. Magenlumen ragende, subepitheliale und submuköse Venen. Sie sind in aller Regel Zeichen eines Pfortaderhochdrucks, selten Folge einer mediastinalen Raumforderung oder einer Thrombose der Vv. subclaviae, Vv. brachiocephalicae oder der V. cava superior (sog. „Downhill-Varizen"), extrem selten einer angeborenen Gefäßabnormität. Das wesentliche klinische Problem ist die Varizenblutung.

Epidemiologie

Portale Hypertension. Die Epidemiologie der portalen Hypertension ist aufgrund der engen Verknüpfung mit der Zirrhose stark von der geografisch unterschiedlichen Prävalenz verschiedener Ursachen der Zirrhose wie Virushepatitis, alkoholische Lebererkrankung und nichtalkoholische Steatohepatitis abhängig. In Entwicklungsländern, aber auch in Japan, spielt zudem die nichtzirrhotische portale Hypertension in Form des idiopathischen Pfortaderhochdrucks bzw. der nichtzirrhotischen portalen Fibrose (Indien) eine wichtige Rolle. Zur Epidemiologie der extrahepatischen und intrahepatischen Gefäßverschlüsse als Ursache für eine portale Hypertension liegen kaum Daten vor. In einer aktuellen schwedischen Obduktionsstudie, die 84% aller Krankenhaustodesfälle umfasste, wurde die populationsbezogene Prävalenz der Pfortaderthrombose erstaunlich hoch mit 1% angegeben; in zwei Dritteln dieser Fälle lag der Thrombose ein sekundäres oder primäres Lebermalignom zugrunde, 28% hatten eine Zirrhose, 10% intraabdominelle Infektionen und Entzündungen, 3% eine myeloproliferative Erkrankung. In 14% konnte die Ursache für die Pfortaderthrombose nicht gefunden werden (1).

Angeborene Ösophagusvarizen. Ösophagusvarizen als angeborene Gefäßabnormität ohne Pfortaderhochdruck oder Obstruktion im Bereich der V. cava superior sind sehr selten (< 1% in Autopsiestatistiken). Der erfahrene Endoskopiker sieht gelegentlich vereinzelte bläulich durchscheinende Varixknoten im Ösophagus von Patienten, bei denen mit den gängigen Untersuchungsmethoden keine Ursache für die Entwicklung von Varizen auszumachen ist. Genauere epidemiologische Daten existieren nicht. Blutungen aus solchen Anomalien sind nicht bekannt, so dass diese seltene Entität klinisch bedeutungslos ist.

Downhill-Varizen. Auch über die Häufigkeit von sog. Downhill-Varizen existieren keine verlässlichen epidemiologischen Informationen; prospektive endoskopische Untersuchungen z. B. bei Patienten mit großen Strumen oder nach Strumektomie fehlen. In der Literatur sind bislang nur wenige Patienten beschrieben, bei denen Downhill-Varizen die Ursache signifikanter oberer gastrointestinaler Blutungen waren (2).

Varizen bei portaler Hypertension. Über 95% der gastroösophagealen Varizen sind Ausdruck einer portalen Hypertension. Nach makroskopisch-anatomischen Kriterien wird zwischen prähepatischen, intrahepatischen (> 90%) und posthepatischen Ursachen eines Pfortaderhochdrucks unterschieden (Tab. 17.1). Die intrahepatische Form des Pfortaderhochdrucks ist in der Regel durch eine Zirrhose bedingt.

Etwa zwei Drittel aller Patienten mit Zirrhose entwickeln im Verlauf ihrer Erkrankung gastroösophageale Varizen, ganz überwiegend im Ösophagus, seltener auch im Magenfundus; die Hälfte der Varizenträger erleidet eine Blutung.

Die meisten Varizenblutungen treten folgerichtig im Ösophagus auf, 10–30% aller Varizenblutungen können Magenvarizen zugeschrieben werden; die Letalität der Magenvarizenblutung ist erheblich (3).

Ätiologie und Pathogenese

Ätiologie des Pfortaderhochdrucks

Prähepatischer Pfortaderhochdruck. Häufigste Ursache eines prähepatischen Pfortaderhochdrucks ist die Thrombose der Pfortader und ihrer zuführenden Gefäße entweder durch eine Thrombophlebitis (z. B. Nabelvenen-

Tabelle 17.1 Klassische Einteilung des Pfortaderhochdrucks

Prähepatischer Pfortaderhochdruck

Angeborene Fehlbildungen der Pfortader

Thrombose oder Verschluss der Pfortader
- Nabelvenensepsis
- Pankreastumoren, akute/chronische Pankreatitis
- Tumoren im Bereich des Lig. hepatoduodenale
- sklerosierende Cholangitis
- Operationen
- Milztrauma
- erhöhte Koagulabilität (myeloproliferative Erkrankungen wie Polycythaemia vera, Osteomyelofibrose, Thrombozytopathie)

Intrahepatischer Pfortaderhochdruck

Präsinusoidal
- angeborene Leberfibrose
- Schistosomiasis (Bilharziose)
- myeloproliferative Erkrankungen (Osteomyelofibrose, chronische myeloische Leukämie)
- granulomatöse Erkrankungen (Morbus Hodgkin, Sarkoidose)
- Virushepatitis

Sinusoidal
- Leberzirrhose (insbesondere alkoholisch)

Postsinusoidal
- Leberzirrhose
- Hämochromatose
- Morbus Wilson
- Thrombose der intrahepatischen Lebervenen

Posthepatischer Pfortaderhochdruck

Verschluss der Hauptlebervenen

Verschluss der V. cava inferior

Chronische Rechtsherzinsuffizienz
- konstriktive Perikarditis
- Klappenfehler
- Lungenerkrankungen

sepsis als häufigste Ursache einer portalen Hypertension im Kindesalter) oder durch Entzündungen oder Tumoren des Pankreas oder im Bereich der Leberpforte. Zu spontanen Thrombosen der Pfortader neigen aber auch Patienten mit myeloproliferativen Erkrankungen (Hyperviskosität) und – aufgrund der verlangsamten Strömungsgeschwindigkeit – Leberzirrhotiker. Die myeloproliferative Erkrankung kann sich erst Jahre nach Auftreten der Thrombose manifestieren. Bei arteriovenösen Fisteln und bei Splenomegalie ohne Vorliegen einer Pfortader-bzw. Milzvenenthrombose oder Leberzirrhose steht die Erhöhung des portalen Blutflusses im Vordergrund der Pathogenese.

Intrahepatischer Pfortaderhochdruck. Die klassische Einteilung gliedert den intrahepatischen Pfortaderhochdruck auf der Basis mikroskopischer Parameter zusätzlich in präsinusoidale, sinusoidale und postsinusoidale Formen. Die wesentlichen Ätiologien sind diesem klassischen Schema der portalen Hypertension in Tab. 17.1 zugeordnet. Quantitativ am wichtigsten ist die Leberzirrhose.

Posthepatischer Pfortaderhochdruck. Wichtigste posthepatische Ursachen eines Pfortaderhochdrucks sind das Budd-Chiari-Syndrom, die Pericarditis constrictiva und alle Formen eines chronischen Rechtsherzversagens. Eine Thrombose der großen Lebervenen tritt ähnlich wie die Pfortaderthrombose gehäuft bei myeloproliferativen Syndromen auf. Vermutlich erhöht die Einnahme weiblicher Sexualhormone auch das Risiko von Thrombosen im splanchnischen und hepatischen Gefäßsystem. Schließlich können auch mechanische Flusshindernisse wie angeborene Membranen in den Lebervenen oder der V. cava inferior ein Budd-Chiari-Syndrom auslösen.

Pathogenese des intrahepatischen Pfortaderhochdrucks

Eine eindeutige Zuordnung verschiedener Grunderkrankungen zu jeweils einer Form des intrahepatischen Pfortaderhochdrucks ist häufig nicht möglich.

Insbesondere bei einer Leberzirrhose sind abhängig von der Ätiologie präsinusoidale, sinusoidale und postsinusoidale Faktoren in unterschiedlichem Ausmaß an der Entstehung des Pfortaderhochdrucks beteiligt; bei alkoholischer Zirrhose ist die Widerstandserhöhung vorwiegend sinusoidal, bei hepatitischer Zirrhose aufgrund der portalen Infiltration vermehrt präsinusoidal lokalisiert.

Der Pfortaderhochdruck durch Lebermetastasen, periportale Granulome (Schistosomiasis, Sarkoidose), andere entzündliche oder maligne periportale Infiltrate und durch die kongenitale Leberfibrose ist auf präsinusoidalem Niveau angesiedelt.

Venookklusive Krankheit. Eine wichtige Ursache des postsinusoidalen portalen Hochdrucks ist die Thrombosierung der kleinen Lebervenen (venookklusive Krankheit), die z. B. bei bis zu einem Drittel der knochenmarktransplantierten Patienten als Folge der Konditionierungstherapie auftreten kann. Je nach Zusammensetzung des Konditionierungsschemas (Cyclophosphamid, Busulfan, Melphalan, Thiotepa) variiert die Inzidenz einer VOD zwischen 10 und 30%. Bei gleichzeitiger Bestrahlung steigt das Risiko. Die Anpassung der Busulfan- und Cyclophosphamiddosierung an die individuelle Pharmakokinetik des Patienten insbesondere im Kindes- und Jugendalter hat zu einem Rückgang dieser in schwerer Ausprägung nicht selten tödlichen Komplikation der Stammzelltransplantation geführt (4). Auch 6-Thioguanin prädestiniert für das Auftreten einer Veno-occlusive Disease. 6-Thioguanin führt darüber hinaus dann zur Ausbildung einer nodulär-regenerativen Hyperplasie, die zusätzlich einen präsinusoidalen Hochdruck herbeiführt.

Fibrose bei Leberzirrhose. Rappaport et al. (5) haben anhand von Serienschnitten zirrhotischer Lebern den Prozess der Fibrosierung auf der Basis der mikrozirkulatorischen Einheit in drei Stadien neu eingeteilt und damit wesentlich zum Verständnis der Pathogenese des Pfortaderhochdrucks bei Leberzirrhose beigetragen (Abb. 17.**1**):

- In einem ersten Schritt entstehen sog. *triadale Knoten*, die sowohl von den terminalen portalen Venolen als auch dem perinodulären Plexus durchblutet werden.
- Eine relevante Störung der mikrozirkulatorischen Einheit tritt im zweiten Stadium, der Bildung der *„paratriadalen" Knoten* auf, die überwiegend aus dem perinodulären Plexus im Narbengewebe und nur noch spärlich aus verbliebenen Pfortaderästen durchblutet werden.
- Im letzten Stadium sind die jetzt *„atriadalen" Knoten* durch breite Narbenfelder voneinander getrennt und von der zuführenden portalen Perfusion völlig abgeschnitten. Die Durchblutung erfolgt ausschließlich aus dem perinodulären Plexus. Es entstehen zunehmend portovenöse und arteriovenöse intrahepatische Shunts.

Hepatozelluläre, interstitielle und endotheliale Komponenten. Ein mehr funktionelles und ultrastrukturelles Konzept unterscheidet bei der Leberzirrhose zwischen hepatozellulären, interstitiellen und endothelialen Ursachen des überwiegend präsinusoidalen und sinusoidal lokalisierten Pfortaderhochdrucks:

- Wichtigste *interstitielle* Komponente der Widerstandserhöhung ist die von Popper und Mitarb. erstmals beschriebene Kapillarisierung der Sinusoide durch Kollagenablagerung im Disse-Raum, deren Ausmaß gut mit dem intrahepatischen Druck korreliert (6).

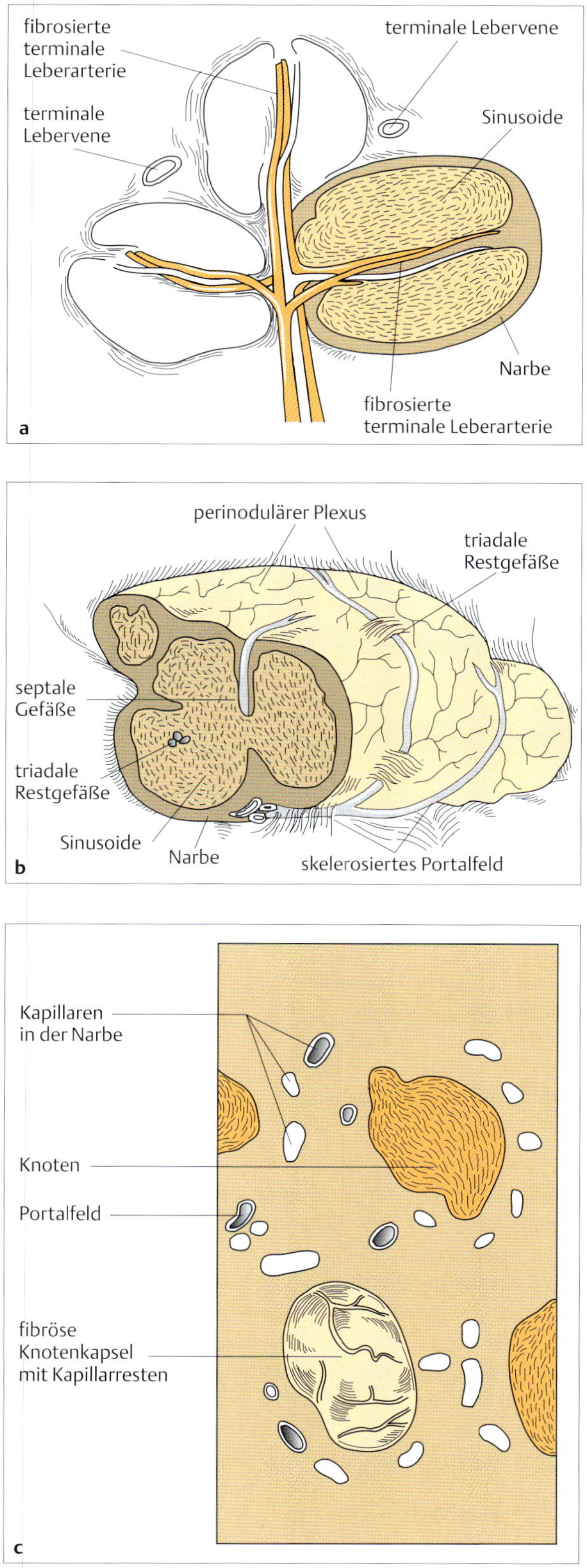

Abb. 17.1 Schematische Darstellung des Fibrosierungsprozesses der mikrozirkulatorischen Einheit der Leber bei der Entwicklung der Zirrhose.
a Triadale Knoten entstehen durch Vernarbung im Wesentlichen im Bereich der Zone 3 von Leberazini, so dass der Knoten eines oder mehrere Portaldreiecke und u. U. auch noch terminale Lebervenen enthält.
b Beim paratriadalen Knoten hat die Vernarbung auch die Strecke zwischen verschiedenen Periportalfeldern erfasst und trennt diese weitgehend von den Parenchymknoten ab. Die Portaldreiecke sitzen also in dem perinodulären Bindegewebe, in dem sich eine Art „perinodulärer Plexus" ausbildet, aus dem das Parenchym versorgt wird. Die Mikrozirkulation ist hier schon erheblich gestört.
c Die „atriadalen" Knoten sitzen völlig isoliert in einer breiten Narbe, in der Periportalfelder sehr spärlich und weit entfernt von diesen kleinen Knoten vorhanden sind. Sie werden nur noch von kapillarähnlichen Gefäßen des Narbengewebes erreicht und haben keinerlei gerichteten Zu- und Abfluss mehr. Die normale azinäre Mikrozirkulation ist völlig aufgehoben (nach 5).

- Unter den *hepatozellulären* Ursachen sind vor allem die Größenzunahme der Hepatozyten durch hydropische Schwellung und Verfettung sowie die Zunahme des Parenchymvolumens in einem Knoten durch Regeneration zu erwähnen, die sämtlich zu einer Kompression der Sinusoide führen. Dies kann auch die präzirrhotische portale Hypertension z.B. bei einer ausgeprägten Alkoholhepatitis erklären.
- Schließlich sind auch die *sinusoidalen Endothelzellen* und um Sinusoide und terminale Lebervenen angesiedelte Myofibroblasten an der Entstehung des Pfortaderhochdrucks beteiligt. Ihr Beitrag zur Widerstandserhöhung ist besonders interessant, da diese kontraktilen Zellen durch verschiedene Mediatoren und ihre Antagonisten reguliert werden, damit einen potenziell reversiblen Anteil des Pfortaderhochdrucks darstellen und einen Angriffspunkt für die medikamentöse Therapie der Pfortaderhochdrucks bieten.

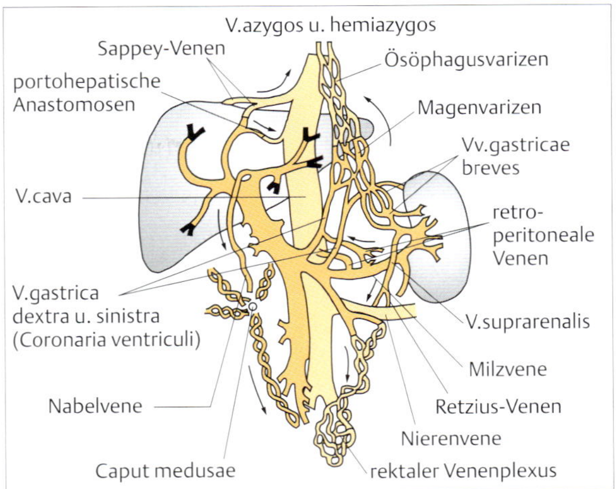

☒ **Abb. 17.2** Umgehungskreisläufe bei Pfortaderhochdruck durch Leberzirrhose.

Pathologische Anatomie der portosystemischen Umgehungskreisläufe und der gastroösophagealen Varizen

Gastroösophageale Varizen sind Teil einer Reihe von portosystemischen Kollateralen, die als Folge eines Pfortaderhochdrucks aus physiologischerweise zahlreich vorhandenen kleinen Anastomosen zwischen dem Pfortadersystem und dem System der oberen und unteren Hohlvene entstehen können.

Eine wesentliche Voraussetzung für die Bildung gastroösophagealer Varizen ist das Fehlen von Venenklappen im Pfortadersystem. Druckerhöhungen im Pfortaderhauptstamm können so in alle zuführenden Äste weitergegeben werden.

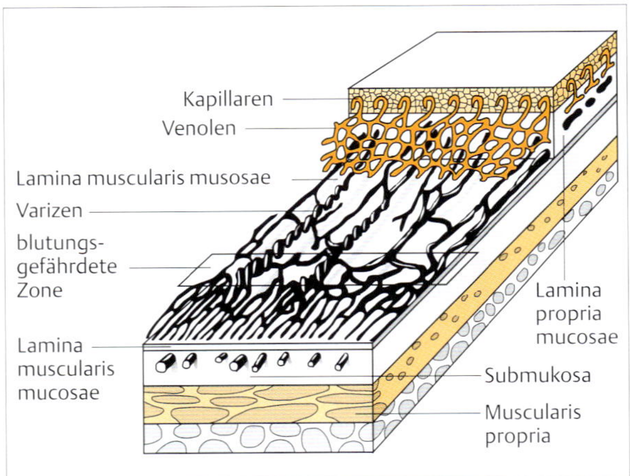

☒ **Abb. 17.3** Dreidimensionale Darstellung der Anatomie von Ösophagusvarizen im distalen Ösophagus (nach 93).

⇢ Portosystemische Kollateralkreisläufe. Die wichtigsten portosystemischen Kollateralkreisläufe sind in Abb. 17.**2** dargestellt. Die Zuflüsse zu den Ösophagusvarizen kommen aus den kurzen Magenvenen an der großen Kurvatur (Vv. gastricae breves) und der V. coronaria ventriculi. Dieser hepatofugale Umgehungskreislauf steht bei einer intrahepatisch und posthepatisch lokalisierten Widerstandserhöhung meist im Vordergrund. Bei prähepatischen Blocks im Bereich der Milzvene bildet sich eher ein hepatopetaler Umgehungskreislauf über die Vv. gastricae breves und die V. coronaria ventriculi zur Pfortader aus, sofern die Letztere in die Thrombose nicht einbezogen ist. Damit kommt es zu kräftigen Fundusvarizen, während Ösophagusvarizen fehlen oder nur gering ausgeprägt sind.

⇢ Ösophagusvarizen. Die Ösophagusvarizen verlaufen in unterschiedlichen Wandschichten (Abb. 17.**3**). Im Bereich unmittelbar oral des gastroösophagealen Übergangs finden sich die Gefäße direkt subepithelial in der Lamina propria mucosae und in der Submukosa (7). Sie verlaufen hier weitgehend parallel in Richtung der Ösophagusachse (*„Palisadenzone“*). Die in den beiden Schichten verlaufenden Gefäße kommunizieren nicht miteinander. Von den Gefäßen in der Lamina propria steigen kleinere Kapillaren zu den Papillen des Epithels auf, die bei portaler Hypertension ebenfalls dilatieren und histologisch z.T. intraepithelial liegen können (intraepitheliale Mikrovarizen). Die Palisadenzone endet etwa 1 – 2 cm bis maximal 5 cm oberhalb der Kardia. Dann beginnt die sog. *Übergangszone*, in der die in den beiden Schichten der Ösophaguswand verlaufenden Gefäße durch perforierende Venen miteinander kommunizieren; die Zahl der Varizen in der Lamina propria nimmt ab, die Gefäße in der Submukosa nehmen zu. In der oralwärts der 1 – 2 cm langen Übergangszone liegenden *„Stammzone“* befinden sich die Varizen weitestgehend in der Submukosa. Sie drainieren segmental durch perforierende Venen in den periösophagealen Venenplexus und dann schließlich in die V. azygos und die obere Hohlvene.

Die häufigste Lokalisation von Blutungen ist die Übergangszone, also der Bereich zwischen ca. 2 und 6 cm oral des gastroösophagealen Übergangs.

Magenvarizen. Magenvarizen sind im Allgemeinen im Fundus und unmittelbar subkardial lokalisiert. Sie entstehen aus dilatierten hinteren und kurzen Magenvenen (Fundus) sowie der V. coronaria ventriculi (Kardia) und stellen in vielen Fällen funktionell einen größeren spontanen Shunt zur Nierenvene dar (8). Die Fundusvarizen imponieren oft als traubenartige, fast tumoröse Konglomerate. Magenvarizen liegen in der Submukosa.

Varizen im Antrum und im Duodenum sowie den tieferen Abschnitten des Dünndarms sind selten und fallen meist nur durch eine Blutung auf.

Pathophysiologie von Pfortaderhochdruck und Varizenblutung

Ein Pfortaderhochdruck liegt vor, wenn der Druck in der Portalvene und ihren zuführenden Ästen über den Normalbereich von 2–6 mm Hg ansteigt. Ösophagusvarizen scheinen sich erst zu entwickeln, wenn ein kritischer Druck von 10–12 mm Hg überschritten wird (9) (Abb. 17.**4a**).

Portaler Blutfluss und transhepatischer Gefäßwiderstand. Der Pfortaderdruck (P), gemessen als Druckgradient über die Leber, ist das Produkt aus portalem Blutfluss (F) und dem transhepatischen Gefäßwiderstand (R):

$$P = F \times R$$

Damit können sowohl ein erhöhter portaler Blutfluss (z. B. bei arteriovenösen Fisteln) als auch ein erhöhter Widerstand (z. B. bei Pfortaderthrombose) zum Pfortaderhochdruck führen.

Man kann gegenwärtig davon ausgehen, dass primär bei der Entwicklung des zirrhotischen Pfortaderhochdrucks eine Widerstandserhöhung vorliegt. Spätestens wenn sich portosystemische Kollateralen ausbilden, trägt der erhöhte portalvenöse Einstrom erheblich zur Aufrechterhaltung und Verschlimmerung des Hochdrucks bei (10).

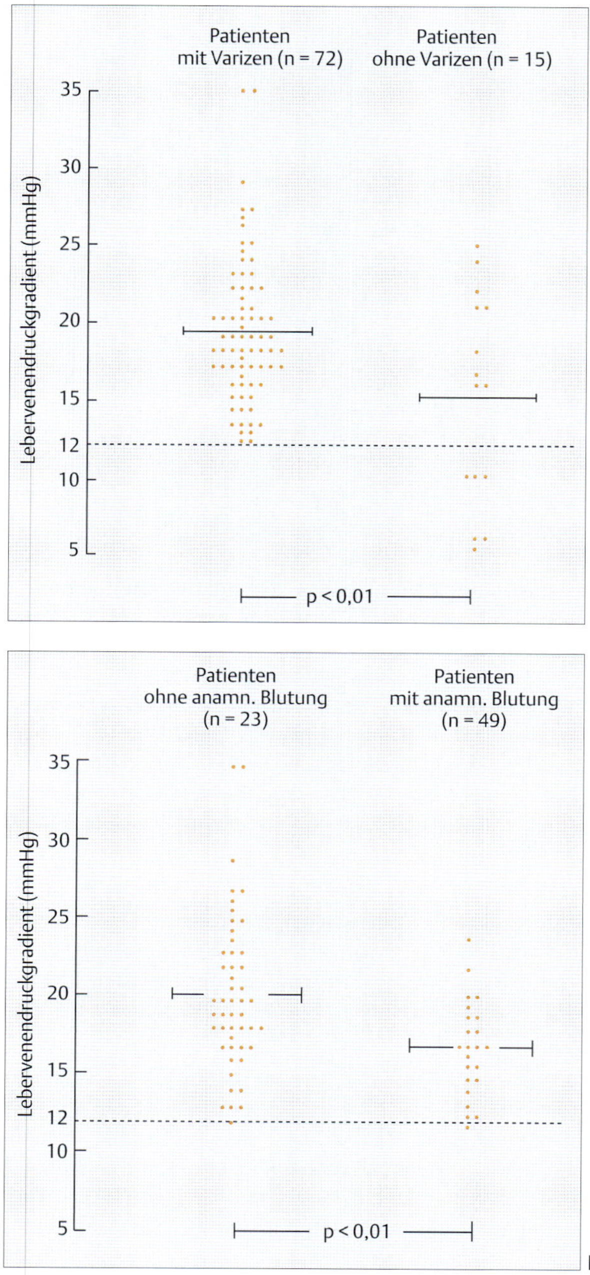

Abb. 17.4 Lebervenendruckgradient (nach 9).
a Bei Patienten mit Alkoholzirrhose mit und ohne Ösophagusvarizen.
b Bei Patienten mit Alkoholzirrhose und Varizen mit und ohne Varizenblutung (nach 9).

Der Widerstand (R), den das hepatische Gefäßbett dem Blutfluss entgegenstellt, beruht etwas vereinfacht nach dem Poiseuille-Gesetz auf mehreren Faktoren:

$$R = 8nL/\pi r^4$$

In dieser Gleichung stehen n für den Viskositätskoeffizienten des Blutes, L für die Länge eines Gefäßes und r für dessen Radius. Da die durchschnittliche Länge des hepatischen Gefäßbettes (portovenöse Strecke) sich nicht wesentlich ändern kann und die Viskosität des Blutes bei Hämatokritwerten zwischen 35 und 50% keinen größeren Schwankungen unterliegt, ist für den transhepatischen Widerstand in erster Linie der Radius bzw. der Querschnitt des Lebergefäßbettes bestimmend. Da der Radius in der vierten Dimension bzw. der Querschnitt im Quadrat in die Gleichung eingeht, wird klar, dass schon kleine Änderungen des Gefäßradius große Änderungen des Widerstands nach sich ziehen können.

Ursachen der intrahepatischen Widerstandserhöhung. Die Ursache des erhöhten intrahepatischen Widerstandes bei Zirrhose ist zum einen in der Zerstörung der normalen Feinstruktur und damit der regelrechten portovenösen Mikrozirkulation zu suchen (s.o.). Ein wesentlicher, morphologisch fassbarer Grund für die Widerstandserhöhung ist die Kollagenisierung der Sinusoide. Die Vergrößerung der Hepatozyten insbesondere bei alkoholischer Lebererkrankung wurde bereits erwähnt. Andererseits beruht die intrahepatische Widerstandserhöhung aber auch auf reversiblen funktionellen Veränderungen auf der Ebene von glatten Muskelzellen in kleinen intrahepatischen Gefäßen, z.B. portale Venulen in den Portalfeldern, aktivierte hepatische Sternzellen im Disse-Raum, die mit ihren Ausläufern ein Sinusoid umfassen und durch Kontraktion einengen, sowie Myofibroblasten, die sich um terminale Lebervenen sowie venöse Shunts in den fibrösen Septen finden und diese durch Kontraktion einengen können. Der Anteil dieser reversiblen und prinzipiell medikamentöser Modulation zugänglichen Komponente am intrahepatischen Gesamtwiderstand ist auf ca. 30–40% geschätzt worden (11). Die Widerstandserhöhung im intrahepatischen Gefäßbett wird zum einen verursacht durch eine erhöhte Expression von Vasokonstriktoren mit lokaler oder systemischer Wirkung sowie z.T. durch eine gesteigerte Empfindlichkeit diesen Mediatoren gegenüber durch eine größere Rezeptordichte, allen voran Endothelin I (12), Angiotensin II (13) sowie das adrenerge System (Noradrenalin) (14), aber auch Thromboxan A2 (z.T. ausgelöst durch Endocannabinoide wie Anandamide) und Cystenyl-Leukotriene (15). Zum anderen ist gleichzeitig die lokale Bioverfügbarkeit des Vasodilatators NO in der Leber durch eine verringerte Synthese sowie einen erhöhten Abbau deutlich vermindert (16).

Splanchnische und periphere Vasodilatation. Die der intrahepatischen Widerstandserhöhung folgende splanchnische Vasodilatation (NO, CO) steigert durch den erhöhten portalen Einstrom den Pfortaderdruck weiter und führt durch eine Umverteilung des Blutvolumens zu einer Verringerung des Blutvolumens in den mit Druckrezeptoren ausgestatteten großen Arterien; dazu trägt auch die parallel auftretende periphere Vasodilatation (NO, CO) bei. Folge ist das Bild des hyperdynamen Kreislaufs mit erniedrigtem systemischem Gefäßwiderstand und trotz kompensatorisch erhöhtem Herzzeitvolumen und gesteigertem Gesamtblutvolumen erniedrigtem arteriellem Mitteldruck. Nachdem die Vasodilatation das primum movens dieses letztlich zum

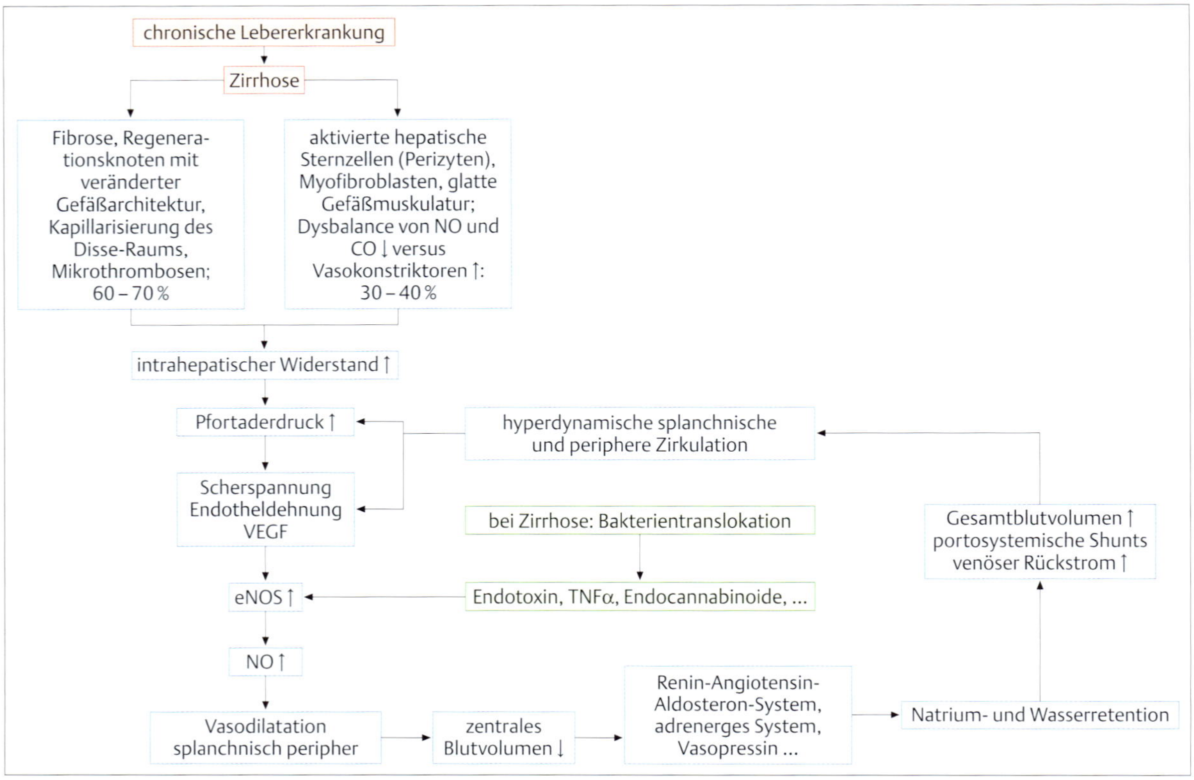

Abb. 17.5 Schema der Pathophysiologie von portaler Hypertension und progressivem Vasodilatationssyndrom. VEGF: vascular endothelial growth factor, NO: nitric oxide, eNOS: endothelial nitric oxide synthase, TNF: Tumornekrosefaktor.

funktionellen Versagen von Niere, Lunge und Herz führend Geschehens ist, wurde kürzlich dafür der Begriff „progressives Vasodilatationssyndrom" vorgeschlagen (17). Ursache für die periphere und splanchnische Vasodilatation durch NO, CO und andere Moleküle sind u. a. inflammatorische Zytokine (Endotoxinämie bei Zirrhose) und Scherspannung bei erhöhtem splanchnischem Fluss. Ein Schema der Pathophysiologie von portaler Hypertension und progressivem Vasodilatationssyndrom ist in Abb. 17.**5** skizziert.

Wandspannung. Nachdem viele Patienten mit Pfortaderhochdruck zwar Varizen entwickeln, aber nie bluten, müssen andere Faktoren als nur die Hypertension für die Auslösung einer Varizenblutung von Bedeutung sein. Die Höhe des Pfortaderdrucks ist zwar bei Patienten, die aus Varizen geblutet haben, im Mittel höher als bei solchen ohne Blutung, die Drücke in beiden Gruppen überlappen aber erheblich (9) (Abb. 17.**4b**). Ein vermehrter Reflux von Säure und dadurch verursachte entzündliche Veränderungen kommen als Ursache nicht in Frage. Wesentlicher Faktor für das Blutungsrisiko scheint die Wandspannung (T) der Varizen zu sein. Diese Wandspannung ist nach dem Gesetz von Laplace eine Funktion von transmuralem Druck (P_{tr}), Gefäßradius (r) und Gefäßwanddicke (w):

$$T = P_{tr} \times r/w$$

Bei gleichem transmuralem Druck, dessen Höhe beim individuellen Patienten mit dem Pfortaderdruck korrelieren muss, werden also Varizen mit großem Radius und/oder dünner Wand eher rupturieren als solche mit kleinem Radius und/oder dicker Wand. Polio u. Groszmann (18) konnten dies an einem System artifizieller „Varizen" demonstrieren.

Demnach müssten Ziele einer Prävention der Varizenblutung die Reduktion des Pfortaderdrucks, die Verringerung des Varizenradius und die Verstärkung der Varizenwand sein.

Klinik und Diagnostik

Klinisches Bild

Die klinische Symptomatik des Patienten mit Pfortaderhochdruck und gastroösophagealen Varizen wird beherrscht von der Grunderkrankung, also meist von den Zeichen der Leberzirrhose. Bei Patienten mit fortgeschrittener portaler Hypertension werden gelegentlich Umgehungskreisläufe über die Nabelvene zur Bauchwand und dort zum Einzugsgebiet der V. cava superior und inferior sichtbar, im Extremfall als sog. Caput medusae mit großen dilatierten Venen periumbilikal. Darüber hinaus kann eine Splenomegalie auffallen. Die gastroösophagealen Varizen selbst bieten keine klinischen Zeichen, es sei denn, sie bluten. Auch die Pfortaderthrombose manifestiert sich meist mit einer gastrointestinalen Blutung (anamnestisch bei akutem Auftreten oft Bauchschmerzen), während beim Budd-Chiari-Syndrom abhängig von der Akuität des Auftretens eher das akute Leberversagen oder der Aszites im Vordergrund stehen.

Varizenblutung und ihre Folgen. Die Varizenblutung tritt häufig aus völligem Wohlbefinden heraus ohne Vorboten auf. Gelegentlich berichten die Patienten über seit einigen Tagen bestehenden Teerstuhl. Bei der klinisch relevanten Blutung ist eine Hämatemesis sowohl mit Koageln als auch frischem hellrotem Blut (sauerstoffreiches Pfortaderblut!) die Regel. Viele Patienten empfinden der Hämatemesis Minuten bis etwa eine Stunde vorausgehend ein Völlegefühl durch die blutungsbedingte Magendehnung. Bei starker und länger andauernder Varizenblutung kann auch frisches Blut peranal abgesetzt werden.

Mögliche Folgen der Varizenblutung sind das Leberkoma sowie der hämorrhagische Schock und ein bei vorbestehender schwerer Lebererkrankung durch einen zusätzlichen ischämischen Schaden ausgelöstes Leberversagen.

Bei schlechter Gerinnungssituation kann eine Verbrauchskoagulopathie ausgelöst werden. Eine bei alkoholisierten oder enzephalopathischen Patienten gefürchtete Komplikation der akuten Varizenblutung ist die Aspirationspneumonie. Die bis zum Koma reichende akute portosystemische Enzephalopathie ist die direkte Folge der blutungsbedingten intestinalen Eiweißbelastung: 1 l Blut enthält bei normalem Hämatokrit etwa 200 – 220 g Protein. Die durch Volumenmangel bedingte Hypotonie kann einen ischämischen Leberschaden verursachen und zusätzlich ein akutes Nierenversagen auslösen. Neben der Therapie der Hypovolämie und der Blutstillung muss deshalb vor allem auf eine adäquate Komaprophylaxe und die Sicherstellung der Nierenfunktion geachtet werden.

Anamnese und körperliche Untersuchung

In der Anamnese des Patienten mit Verdacht auf Pfortaderhochdruck, der sich durch eine Blutung aus gastroösophagealen Varizen manifestiert oder durch einen neu aufgetretenen Aszites oder durch eine unspezifische Abdominalsymptomatik auffällt, ist nach anderen Hinweisen für eine Lebererkrankung (z. B. frühere Episoden von Ikterus, Aszites, Enzephalopathie oder Blutung, bekannte Hepatitis, Transfusionsanamnese, andere mögliche Infektionsquellen für Virushepatitis, Alkohol, Hämatomneigung etc.) oder eine Erkrankung der großen Lebergefäße zu suchen (z. B. AB0-Unverträglichkeit mit der Mutter, Nabelvenenkatheter, Pankreatitis, stumpfes Bauchtrauma, Einnahme von Sexualhormonen oder anabolen Steroiden, Hinweise für myeloproliferative Erkrankung).

Praktisches Vorgehen: Anamnese und Untersuchung im Notfall

In der Notfallsituation der akuten Varizenblutung müssen diagnostische und therapeutische Maßnahmen nebeneinander ablaufen. Dementsprechend wird die Anamnese kurz und gezielt nach dem Ablauf des jetzigen Blutungsereignisses (Hämatemesis mit frischem, hell-oder dunkelrotem Blut, Koageln oder Hämatin; Teerstuhl, peranaler Blutabgang; zeitlicher Verlauf; Erbrechen von nichtblutigem Mageninhalt vor Auftreten der Hämatemesis) und nach Hinweisen auf eine zugrunde liegende Erkrankung der Leber und der großen splanchnischen Venen fragen (s.o.). Im Rahmen der körperlichen Untersuchung sollten zunächst der Bewusstseinszustand und die Vitalfunktionen des Herz-Kreislauf-Systems und der Atmung überprüft werden und dann ein kurzer Abdominalbefund erhoben werden (Leber, Milz, Aszites, Hinweise auf Umgehungskreisläufe wie dilatierte Venen der Bauchwand und Caput medusae). Die restliche internistische Basisuntersuchung kann nach Beherrschung der akuten Situation komplettiert werden.

Endoskopie

Gastroöphageale Varizen werden endoskopisch nachgewiesen. Die radiologische Diagnostik durch Ösophagusbreischluck ist obsolet; sie entdeckt endoskopisch vorhandene Varizen nur bei zwei Dritteln der Patienten sicher. Prognostisch bedeutsame Kriterien der Varizenmorphologie entgehen der Röntgenuntersuchung. Eine Blutungsdiagnose ist radiologisch nicht möglich.

Normale Ösophagusvenen fallen endoskopisch nicht auf. Sichtbare bläulich schimmernde Gefäße legen den Verdacht auf Varizen nahe, auch wenn sie sich im Niveau der Schleimhaut befinden. Bei geschlängelt verlaufenden, knotig ins Lumen prolabierenden Gefäßen besteht an der Diagnose kein Zweifel.

→ **Ösophagusvarizenbeurteilung.** Endoskopisch beurteilen wir die Ausdehnung der Varizen über die Länge des Ösophagus, ihre Größe und bestimmte morphologische Details mit prognostischer Aussagekraft (Abb. 17.**6**). Die im deutschsprachigen Raum immer noch häufig benutzte Einteilung in 4 Schweregrade (19) (Tab. 17.**2**) ist einer erheblichen untersucherbedingten Variabilität unterworfen und sollte durch einfachere und klarere Kriterien ersetzt werden. Die Varizengröße kann besser durch eine Einteilung in klein (< 3 mm Durchmesser), mittel (3 – 5 mm) und groß (> 5 mm) beschrieben werden. Wichtige Details der Varizenmorphologie wurden von der Japanischen Endoskopiegesellschaft retrospektiv analysiert (20) und vom North Italian Endoscopic Club (NIEC) für die Untersuchung und Behandlung von Ösophagusvarizen (21) prospektiv evaluiert (Tab. 17.**3** u. Abb. 17.**6**).

Von besonderer prognostischer Bedeutung sind die „roten Zeichen“ wie die „red wale markings“, die gewundenen, rot imponierenden Mikrogefäßen auf den Kuppen der Varizen entsprechen, und die „hämozystischen“ und „kirschroten (cherry-red)“ Punkte auf den Varizen, die durchblutete Varizenwandektasien ohne Endothelauskleidung darstellen.

→ **Fundus- bzw. Magenvarizenbeurteilung.** Die endoskopische Beurteilung von Fundus- bzw. Magenvarizen ist insbesondere in der Notfallsituation der akuten Blutung schwieriger, da sie in der Volumenmangelsituation kollabiert sein können. Aufgrund des unterschiedlichen Blutungsrisikos wurden basierend auf früheren Klassifikationssystemen aus dem Ösophagus entweder 2 – 5 cm an die kleine Kurvatur des Magens (gastroösophageale Varizen Typ 1) oder in den Fundus führende Varizen (gastroösophageale Varizen Typ 2) von isolierten Magenvarizen (Typ 1: ausschließlich im Fundus; Typ 2: auch ektope Varizen in den distalen Magenanteilen und im Duodenum) unterschieden (22). Aktuell wird nach der Empfehlung des zweiten Baveno International Consensus Workshop on Portal Hypertension meist das Klassifikationssystem des NIEC (23) verwendet. Es unterscheidet pragmatischer entsprechend der Lokalisation zwischen Kardiavarizen in Kontinuität mit Ösophagusvarizen und regelrechten Magenvarizen sowie bezüglich der Morphologie zwischen pseudotumorartigen, riesigen Varizenknäueln („Bunch of grapes“) und knotigen Varizen, die nur bei ausreichender Luftinsufflation des Magens gesehen werden können.

Praktisches Vorgehen: Notfallendoskopie

Bei akuter Blutung ist die Notfallendoskopie nach hämodynamischer Stabilisierung des Patienten essenziell. Grundsätzlich muss der obere Gastrointestinaltrakt bis zum unteren Duodenalknie inspiziert werden, da auch bekannte Varizenträger in 30 – 50 % der Fälle aus anderen Läsionen als den Ösophagusvarizen bluten. Zur Steigerung der diagnostischen Ausbeute empfiehlt sich anstelle einer aspirationsgefährdeten Magenspülung die Gabe von 250 mg des prokinetisch wirksamen Erythromycins i. v.; damit ist nach 20 min der Magen in der Regel von Blutkoageln geleert (Tab. 17.**4**) (24).

Die Blutungsquelle kann endoskopisch in über 90 % der Fälle positiv identifiziert werden. Eine frische Varizenblutung kann als Sickerblutung oder als hellrot spritzende Blutung imponieren, die häufig atemsynchron „pulsiert“. Bei nichtaktiver Blutung findet sich gelegentlich ein Koagel oder ein weißlicher Thrombozytenpfropf auf der Stelle der Varizenruptur. Auch bei Fehlen solcher Zeichen müssen die Varizen als Blutungsquelle angenommen werden, wenn andere Läsionen im oberen und ggf. unteren Gastrointestinaltrakt ausgeschlossen sind. Da Varizenblutungen charakteristisch intermittierend verlaufen, kann bei der Notfallendoskopie der obere Gastrointestinaltrakt aufgrund der blutungsbedingt stark be-

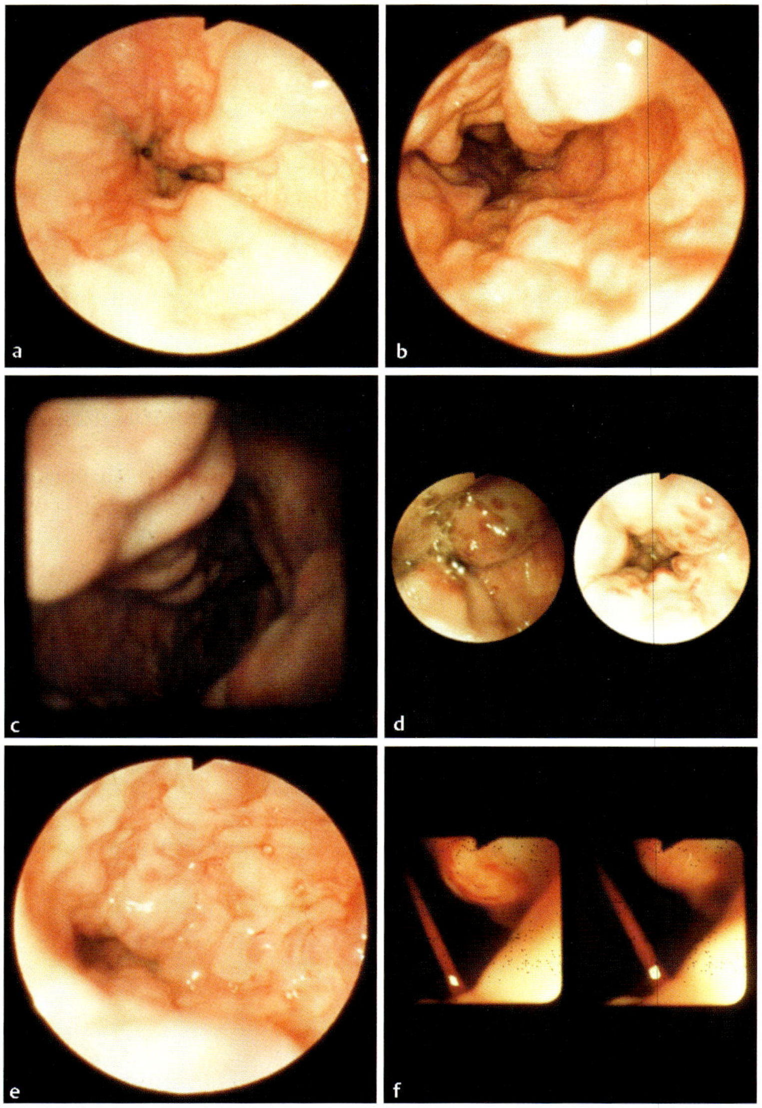

⊠ **Abb. 17.6** Endoskopisches Bild von Ösophagusvarizen. Gradeinteilung und morphologische prognostische Zeichen.
a Kleine (< 3 mm) und mittlere (3 – 5 mm) Varizen.
b Mittlere und große (> 5 mm) Varizen.
c Große Varizen.
d „Cherry-red spots" und „hemocystic spots".
e „Red-wale"-Zeichen und „Cherry-red spots".
f Frische, atemsynchron pulsierend spritzende Varizenblutung direkt im ösophagokardialen Schleimhautübergang.

Tabelle 17.2 Einteilung der Ösophagusvarizen nach Paquet u. Oberhammer (19)

Grad I	wenig prominente, gestreckt verlaufende, ektatische Venen, die bei Luftinsufflation komplett kollabieren
Grad II	einzelne, das Ösophaguslumen wenig einengende Varizen mit kräftigem Schleimhautüberzug
Grad III	die Varizen engen das Ösophaguslumen deutlich ein, sie verlaufen geschlängelt, das Epithel ist aber noch kaum verändert
Grad IV	die dünnwandigen, sehr kräftigen Varizen verlegen den Ösophagus fast komplett, so dass ein Lumen praktisch nur unter Luftinsufflation dargestellt werden kann; es finden sich häufig „Teleangiektasien" und punktförmige Epithelverdünnungen („cherry red spots") auf den Varizen

Tabelle 17.3 Prognostische Bedeutung der endoskopischen Varizenmorphologie (nach NIEC 1988)

Endoskopisches Kriterium	Blutungsrisiko (%)
„red wale markings" (rötliche Streifen)	
– fehlt	19,1
– mild	32,9
– mäßiggradig	39,3
– schwer	80,0
Varizengröße	
– klein	18,1
– mittel	28,6
– groß	48,9
„cherry-red spots" (kirschrote Flecken)	
– fehlt	23
– mild	32
– mäßiggradig	40
– schwer	55
Oralwärtige Ausdehnung ab Kardia	
– distaler Ösophagus	19,4
– mittlerer Ösophagus	31,1
– proximaler Ösophagus	42,9
Diffuse Rötung	
– fehlt	25
– vorhanden	43,3
Hämozystische Punkte	
– fehlt	24,8
– vorhanden	60
Farbe der Varizen	
– weiß	23,2
– blau	27,9
Ösophagitis	
– fehlt	25
– vorhanden	39,4

schleunigten Passagezeit sogar völlig frei von Blut sein. Hier muss ggf. wiederholt endoskopiert werden, um die Blutungsquelle zu sichern.

Sonographie und Endosonographie

Abdominelle und Duplex-Doppler-Sonographie. Diese liefern zur Diagnostik der portalen Hypertension wichtige Informationen. Wesentliche Zeichen des Pfortaderhochdrucks in der Sonographie (Abb. 17.**12**) sind eine Pfortaderweite > 13 mm, die mangelnde Kompressibilität der V. mesenterica superior, ein hepatopetaler Pfortaderfluss mit einer Geschwindigkeit < 17 – 20 cm/s, ein Pendelfluss (wechselnd hepatofugal/hepatopetal) oder gar ein komplett hepatofugaler Fluss, ein sog. Kongestionsindex der Pfortader > 0,12 cm^2/[cm/s] sowie der Nachweis gastroösophagealer Kollateralen.

Endoskopischer Ultraschall. Der endoskopische Ultraschall (EUS) (25) kombiniert die Darstellung der Mukosa mit einem transmuralen Ultraschallbild, mit dem im Gegensatz zur Angiographie die Varizen den verschiedenen Schichten der Ösophagus- oder Magenwand zugeordnet werden können.

Die Sensitivität des EUS bei der Detektion von submukösen und perigastralen Varizen ist inzwischen sehr gut und bei kleinen Varizen im Magenfundus der Endoskopie überlegen (26).

Der EUS eignet sich auch hervorragend zur Kontrolle des Erfolgs einer Injektionstherapie bei Magenvarizen (27), auch wenn der Einfluss derartiger Kontrolluntersuchungen auf den Verlauf vermutlich kritisch zu betrachten ist. Prospektive Studien zu diesen Fragen fehlen.

Sonstige Bildgebung

Indirekte Splenoportographie. Die indirekte Splenoportographie mit Hilfe der digitalen Subtraktionsangiographie (DSA) liefert unverändert die qualitativ beste Darstellung der venösen splanchnischen Gefäße und des Pfortadersystems. Sie ermöglicht eine Darstellung der unterschiedlichen Einstromgebiete zur Pfortader je nachdem, ob der arterielle Angiographiekatheter in den Truncus coeliacus bzw. die Milzarterie, die A. mesenterica superior oder die A. mesenterica inferior platziert wird. Sie kann neben der Darstellung des Pfortaderzustromgebiets und des prä- und intrahepatischen Pfortadersystems auch die großen Lebervenen und vor allem die Umgehungskreisläufe darstellen. Throm-

Tabelle 17.4 Effekt von Erythromycin auf die endoskopische Diagnostik der oberen gastrointestinalen Blutung (nach 24)

	Erythromycin (n = 51)	Plazebo (n = 54)	p
Alle Blutungen			
– Magen leer	82%	33%	< 0,001
– Reendoskopie nötig	12%	31%	< 0,05
Varizenblutung			
– Magen leer	92%	21%	< 0,05

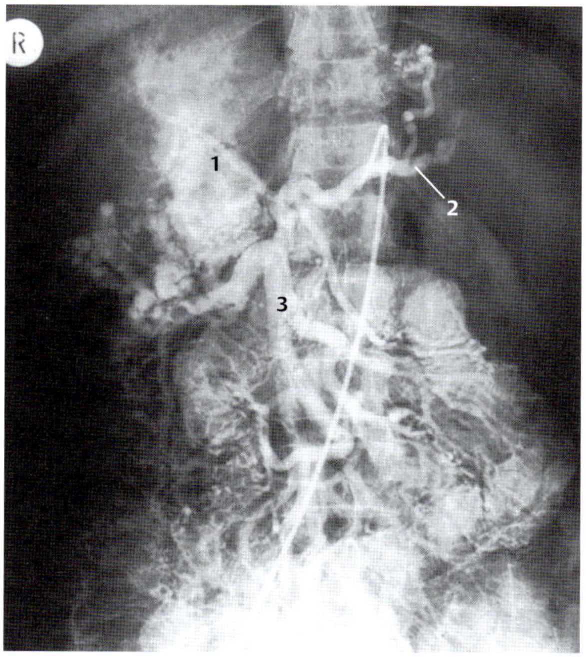

☒ **Abb. 17.7** Indirekte Splenoportographie bei einer Patientin mit kavernös transformierter Pfortaderthrombose (1). Angiographiekatheter in der A. mesenterica superior. Über die V. coronaria ventriculi (2) füllen sich ösophageale und periösophageale Kollateralen. 3 = V. mesenterica superior.

bosen können so hervorragend lokalisiert werden (Abb. 17.**7**). Die Darstellung von Ösophagus- und Magenvarizen gelingt ebenfalls gut.

Ob allerdings Gefäße in der Magenwand submukös oder subserös liegen und damit ein mehr oder weniger großes Blutungsrisiko darstellen, kann mit der Angiographie nicht geklärt werden.

MR- und CT-Angiographie. Als nichtinvasive Methoden haben sich in den letzten Jahren auch die Magnetresonanzangiographie und die CT-Angiographie etabliert, die ebenfalls eine gute Darstellung der splanchnischen venösen Gefäße und eine Zuordnung von Magenvarizen zur Submukosa bzw. Subserosa ermöglichen. In einer kürzlichen Studie war die 4-Kanal-CT-Angiographie in der Detektion und Zuordnung von Magenvarizen zu Wandschichten gleich gut wie der EUS (28). Mit aktuellen 16- bis 64-Kanal-Geräten sollten die Ergebnisse noch deutlich besser ausfallen. Auch die MR-Angiographie mit dem Kontrastmittel Gadolinium stellt gastroösophageale Varizen hervorragend dar (29, 30). Inwieweit eine solche Bildgebung mit EUS, CT- oder MR-Angiographie tatsächlich den klinischen Verlauf bei Patienten mit gastroösophagealen Varizen über den möglichen Nachweis von Thrombosen hinaus beeinflusst, muss offen bleiben. In der präoperativen Darstellung der Gefäßsituation vor Shuntoperationen haben sie jedoch sicher ihren Stellenwert.

Messung von Pfortader- und Varizendruck

Die detaillierte Analyse der portalen Hypertension mit hämodynamischen Untersuchungen gehört bisher nicht zur klinischen Routine, obwohl zumindest die einfache Messung des Lebervenendruckgradienten als Maß für den Pfortaderdruck bei Zirrhose prognostisch in der Steuerung der medikamentösen Blutungsprophylaxe bedeutsam ist (s.u.). In Einzelfällen können hämodynamische Untersuchungen allerdings zur genauen Lokalisierung des Strömungshindernisses unverzichtbar sein. In klinisch-wissenschaftlichen Untersuchungen dienen sie zur Klärung von pathophysiologischen, prognostischen und therapeutischen Fragen.

Direkte oder indirekte Pfortaderdruckmessung. Die Messung des Pfortaderdrucks kann direkt oder indirekt erfolgen. Die direkte Messung erfolgt durch perkutan-transhepatische oder transjugulär-transvenöse Punktion der Pfortader. Die perkutan-transhepatische Pfortaderpunktion ist jedoch nicht ohne Risiko (Blutung); die transvenöse Punktion bedarf der Evaluierung in größeren Serien. Eine Messung über die rekanalisierte Umbilikalvene ist nur bei einem Teil der Patienten möglich. In der Regel wird der Pfortaderdruck indirekt als Lebervenendruckgradient (LVDG) anhand der Differenz zwischen geblocktem (BLVD) und freiem Lebervenendruck (FLVD) gemessen. Diese Messung liefert allerdings nur bei sinusoidaler und postsinusoidaler Lokalisation des Blocks verlässliche Ergebnisse (Abb. 17.**8**). Während bei alkoholischer Leberzirrhose aufgrund der vorwiegend sinusoidal gelegenen Widerstandserhöhung der Lebervenendruckgradient die Druckverhältnisse in der Pfortader genau widerspiegelt, werden bei hepatitischer Zirrhose wegen der präsinusoidalen Widerstandskomponente falsch niedrige Werte gemessen (31) (Abb. 17.**9**).

Durchführung der LVDG-Messung. In der Praxis wird die Messung über einen Zugang von der V. femoralis oder der V. jugularis interna aus mit Hilfe eines Ballonkatheters durchgeführt. Der Zugang über die V. jugularis interna ist einfacher und ermöglicht im Rahmen derselben Untersuchung die Durchführung einer transvenösen Leberbiopsie. Wesentliche Komplikationen sind nicht bekannt.

Die Messung des LVDG vor und einige Wochen nach Beginn einer medikamentösen Therapie zur Portalvenendrucksenkung ermöglicht die frühzeitige Detektion von Therapieversagern, die dann mit einer medikamentösen Kombinationstherapie mit einem zweiten drucksenkenden Prinzip behandelt oder alternativ einer endoskopischen oder interventionellen Therapie zugeführt werden können (32).

Varizendruck. Neben dem Pfortaderdruck kann der Druck in den Varizen selbst sowohl blutig durch direkte Punktion (33) als auch unblutig (34) gemessen werden. Erstaunlicherweise sind bei der Messung durch Punktion in

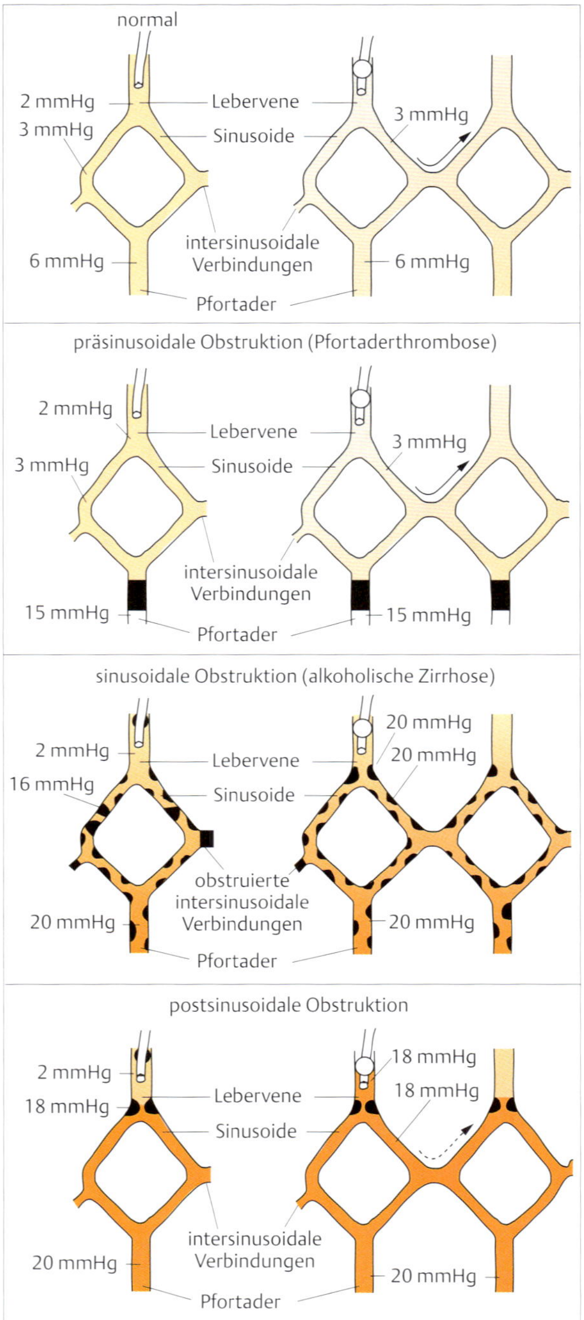

☒ **Abb. 17.8** Lebervenendruckgradient bei verschiedenen Blockformen.

der Literatur und auch in unserer eigenen Erfahrung keine Komplikationen bekannt geworden. Die unblutige Messung mit Hilfe einer Druckmesskapsel, die auf die Varize aufgesetzt wird, ist artefaktanfällig, die Untersuchung sehr zeit- und personalaufwändig. In der klinischen Praxis hat weder die blutige noch die unblutige Form der Varizendruckmessung einen Stellenwert.

⟶ **Blutfluss in der V. azygos.** Da die Ösophagusvarizen und die periösophagealen Kollateralen in die V. azygos drainieren, könnte der Blutfluss in der V. azygos ein Maß für den portosystemischen Umgehungskreislauf darstellen. Tatsächlich werden bei Patienten mit Leberzirrhose und Ösophagusvarizen Blutflüsse in der V. azygos gemessen, die im Mittel gegenüber Gesunden (100 – 250 ml/min) auf das 3- bis 6fache erhöht sind (bis 1,5 l/min) (35, eigene Daten). Die Messung erfolgt über einen transfemoralen Zugang mit Hilfe eines in die V. azygos platzierten Katheters durch kontinuierliche Thermodilution (Abb. 17.**10**).

⟶ **Leberdurchblutung.** Die Leberdurchblutung kann mit Hilfe der Indocyaningrün-Clearance oder der Sorbit-Clearance bestimmt werden. Eine Beziehung zwischen der Gesamtleberdurchblutung und dem portalen oder intravarikösen Druck oder dem Blutfluss in der V. azygos besteht nicht.

Praktisches Vorgehen: Abklärung des Pfortaderhochdrucks

Bei Patienten mit nachgewiesenen Ösophagusvarizen muss eine genaue Abklärung der Art und Ursache des Pfortaderhochdrucks erfolgen. Nur so können therapierbare Ätiologien der portalen Hypertension – z. B. arteriovenöse Fisteln, eine chronische Virus- oder Autoimmunhepatitis, eine Hämchromatose u. a. – identifiziert und für die Behandlung einer möglichen Blutung wichtige Informationen über die Grunderkrankung erhalten werden. Ein sinnvoller Untersuchungsgang ist in Abb. 17.**11**dargestellt. Zunächst wird die Verteilung der varikösen Gefäße (Ösophagus, Magen) Hinweise darauf geben, ob ein hepatofugaler (Pfortaderthrombose, intrahepatische und posthepatische Formen der Widerstandserhöhung) oder – bei isolierten Fundusvarizen – ein hepatopetaler Umgehungskreislauf, z. B. bei Milzvenenthrombose, vorliegt. Weitere Klärung bringt neben der Anamnese (Alkohol, Ikterus und Aszites, Risikogruppen für Virushepatitis) die klinische Untersuchung. Die Sonographie des Abdomens wird mit Hilfe der farbkodierten Duplexsonographie die Frage nach Thrombosen im Pfortaderstromgebiet bzw. in den Lebervenen sowie die Flussrichtung und Flussgeschwindigkeit in der Pfortader klären und indirekte Hinweise auf das Vorliegen einer Leberzirrhose liefern. Größere Kollateralen im Bereich der Magenwand und im Milzhilus sowie eine perfundierte Nabelvene (Abb. 17.**12b**) lassen sich häufig schon mit Hilfe des konventionellen Ultraschalls, besser jedoch natürlich ebenfalls mit dem Farbdoppler darstellen. Laborchemische Untersuchungen und schließlich die histologische (Biopsie) und ggf. auch makroskopische Beurteilung der Leber (Laparoskopie) werden die Diagnose einer Leberzirrhose sichern.

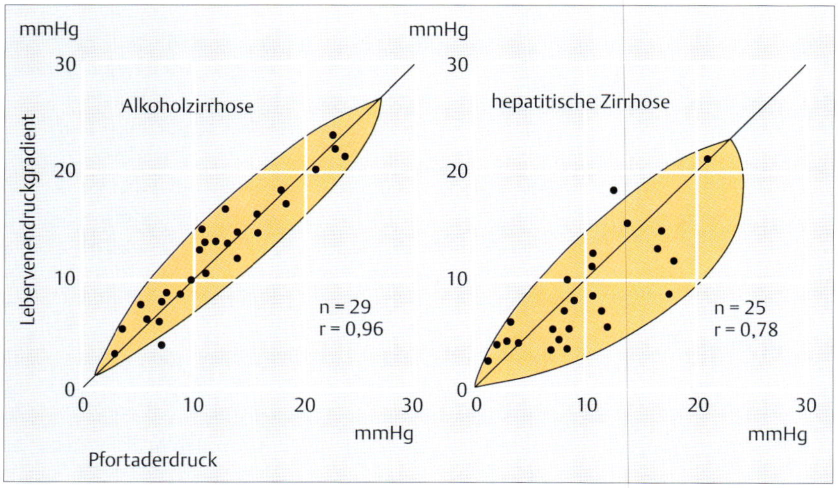

⊠ **Abb. 17.9** Beziehung zwischen Pfortaderdruck und Lebervenendruckgradient bei Patienten mit alkoholischer und hepatitischer Zirrhose (nach 31).

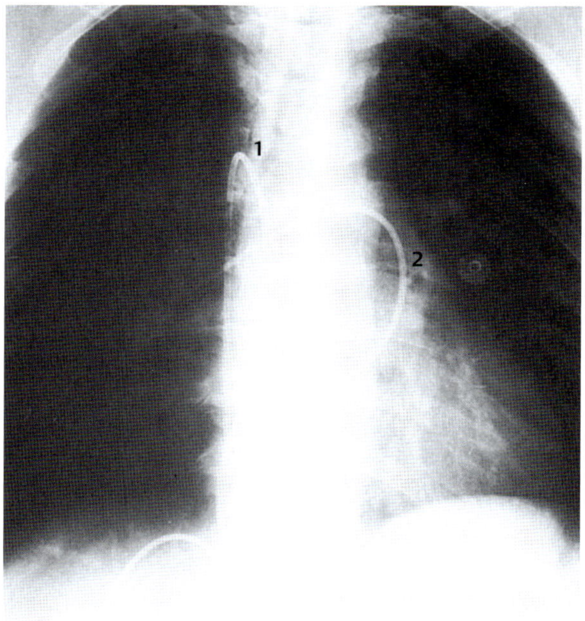

⊠ **Abb. 17.10** Messung des Blutflusses in der V. azygos durch kontinuierliche Thermodilution. Die Spitze des Thermodilutionskatheters (1) befindet sich etwa 4 cm in der V. azygos. Ein Swan-Ganz-Katheter (2) zur Messung der Pulmonalisdrücke und des Herzzeitvolumens liegt in der rechten A. pulmonalis.

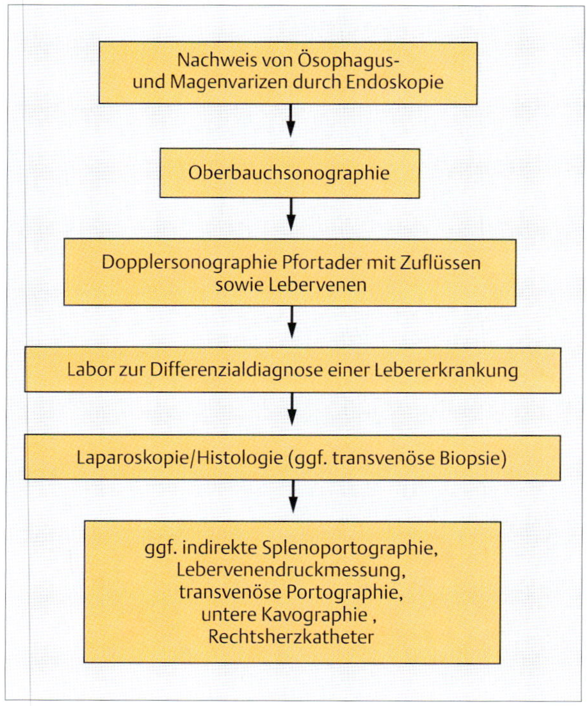

⊠ **Abb. 17.11** Diagnostische Kaskade zur Abklärung eines Pfortaderhochdrucks bei Nachweis von Ösophagus- oder Magenvarizen.

Nichtinvasive Methoden zur Detektion gastroösophagealer Varizen

⇢ **Surrogatmarker.** In den vergangenen Jahren wurden verschiedene Versuche unternommen, die obere Endoskopie für die Detektion von gastroösophagealen Varizen bei Patienten mit Leberzirrhose durch nichtinvasive Surrogatmarker wie Kombinationen von Laborwerten mit Sonographieparametern zu ersetzen; eine Studie eruierte als unabhängig prädiktive Faktoren für das Vorliegen von Ösophagusvarizen bei Patienten mit Zirrhose die Kombination von Quickwert $< 70\%$, Thrombozytenzahl $< 100.000/\mu l$ sowie einer sonographischen Pfortaderweite > 13 mm, also indirekte Parameter für das Vorliegen einer fortgeschritteneren

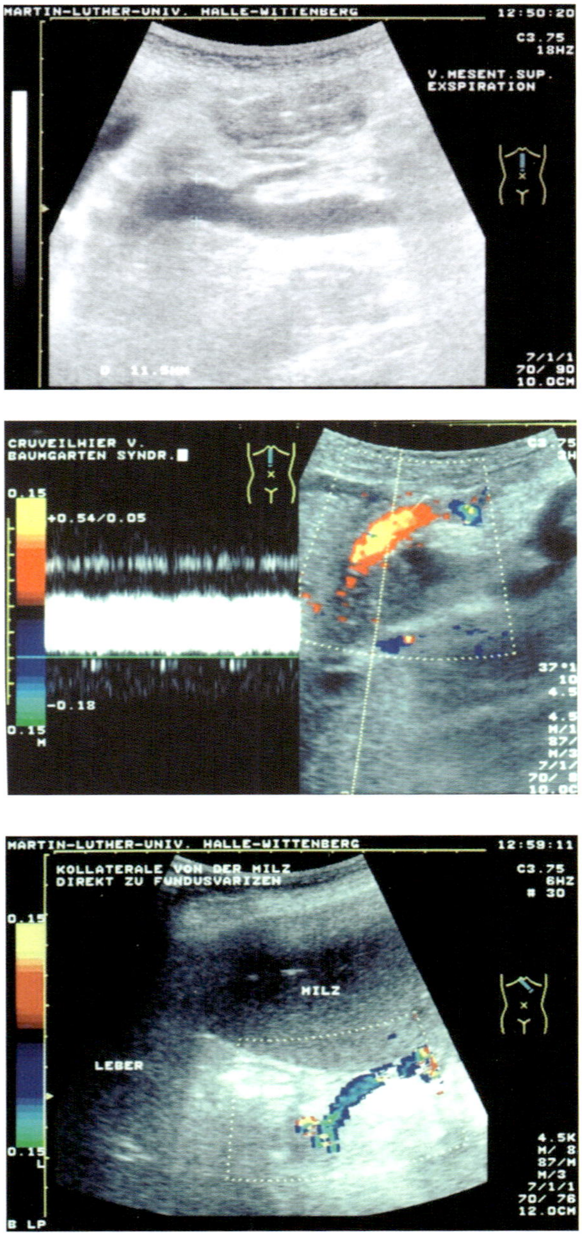

a

b

c

☒ **Abb. 17.12** Sonographie der portosystemischen Kollateralen.
a Erweiterte und nicht kompressible V. mesenterica superior.
b Reperfundierte Nabelvene.
c Kollateralen vom Milzhilus zum Magenfundus bei Thrombose von V. mesenterica superior und Pfortader.

Zirrhose und eines Pfortaderhochdrucks. Allerdings betruggen bei einer zweiten, unabhängigen Testgruppe von Patienten mit Zirrhose die Sensitivität für das Vorliegen von Varizen nur 80% und der negative Vorhersagewert 64%, so dass diese Kombination die obere Endoskopie bei der Suche nach Varizen nicht ersetzen kann (36, 37).

⇢ **Transiente Elastographie.** Kürzlich wurde auch mit Hilfe einer Methode, bei der durch „transiente Elastographie" die Ausbreitungsgeschwindigkeit von Ultraschallpulsen im Lebergewebe gemessen und damit der Fibrosegrad abgeschätzt wird (sog. Fibroscan), versucht, das Vorliegen von großen Ösophagusvarizen vorherzusagen (38). Zwar korrelierte die Lebersteifheit signifikant mit dem Vorhandensein und der endoskopisch beurteilten Größe der Varizen, für eine sichere Prädiktion von großen Varizen war die Methode jedoch weder bei einem Cut-off von 19 kPa (positiver prädiktiver Wert, PPV: 48%), noch von 13,9 kPa (PPV: 57%) geeignet, zumal die Validierung dieser Ergebnisse an einer unabhängigen Kohorte von Zirrhotikern versäumt wurde.

Demnach kann die obere Endoskopie für die Diagnose von Ösophagusvarizen bei Zirrhose derzeit nicht durch weniger invasive Verfahren ersetzt werden.

Differenzialdiagnose

Es muss unterschieden werden zwischen der Differenzialdiagnose des Pfortaderhochdrucks und der ösophagogastralen Varizen allgemein und der Differenzialdiagnose von ösophagogastralen Varizen als Quelle der oberen gastrointestinalen Blutung.

⇢ **Gastroösophageale Varizen.** Eine Differenzialdiagnose der endoskopisch festgestellten Ösophagusvarizen existiert praktisch nicht; nur gelegentlich ist bei entzündlich geschwollenen prä- und intrakardialen Falten im Rahmen einer Refluxösophagitis unsicher, ob gleichzeitig Ösophagusvarizen vorhanden sind. Hier muss eine sichere Diagnose nach Abheilung der entzündlichen Veränderungen gestellt werden. Submuköse Tumoren, Karzinome und Polypen sind aufgrund des endoskopischen Aspektes und im Zweifelsfall durch ihre Konsistenz beim Betasten mit der geschlossenen Biopsiezange klar von Ösophagus- und Magenvarizen abzugrenzen.

⇢ **Varizenblutung.** Im Falle der akuten Blutung muss darauf geachtet werden, dass der Nachweis von ösophagogastralen Varizen nicht zwangsläufig mit dem Nachweis der Blutungsquelle gleichzusetzen ist. 20–30% aller Blutungen bei Patienten mit Ösophagusvarizen stammen aus anderen Blutungsquellen, besonders häufig aus Mallory-Weiss-Läsionen. Gelegentlich kann hier die klare Differenzierung zwischen Ösophagusvarizenblutung und Mallory-Weiss-Blutung bei nicht blutenden Ösophagusvarizen sehr schwierig sein, insbesondere wenn bei der Notfallendoskopie die Blutung bereits sistiert. Auch beim gleichzeitigen Vorliegen von Ösophagus- und Fundusvarizen kann es schwierig oder gar unmöglich sein zu entscheiden, welche der beiden Läsionen die Blutungsquelle darstellt, solange keine aktive Blutung oder wenigstens Zeichen einer stattgehabten Blutung wie der Läsion aufsitzende Thrombozytenpfröpfe (entsprechend dem „Gefäßstumpf" beim blutenden Ulkus) oder Koagel zu sehen sind.

Bei der Endoskopie nicht aktiv blutende Varizen ohne Zeichen der stattgehabten Blutung können nur dann als Blutungsquelle gelten, wenn andere mögliche Blutungsquellen im oberen (und ggf. unteren) Gastrointestinaltrakt zuverlässig ausgeschlossen sind.

Natürlicher Verlauf und Prognose

Risiko der Entwicklung von gastroösophagealen Varizen

Die Entwicklung portosystemischer Kollateralen und damit auch der gastroösophagealen Varizen ist ein komplexer Prozess der Wiedereröffnung und Dilatation vorbestehender venöser Verbindungen zwischen dem Pfortaderzustromgebiet und Zuflüssen zur unteren und oberen Hohlvene in Abhängigkeit vom Pfortaderdruck und damit dem portokavalen Druckgradienten. Als Schwellendruck für die Entwicklung der Umgehungskreisläufe und speziell der gastroösophagealen Varizen gilt der Bereich von 10–12 mmHg (9). Zusätzlich zur reinen Wiedereröffnung und Dilatation bereits präformierter venöser Verbindung wurden auch aktive angiogenetische Prozesse, die von VEGF und der VEGF-Rezeptor-2-Signalkaskade abhängen (39) beschrieben.

Bei 4% der Patienten mit Leberzirrhose ohne endoskopisch nachgewiesene gastroösophageale Varizen muss innerhalb von 2 Jahren mit der Entwicklung von großen Varizen gerechnet werden; liegen bereits kleine Varizen vor, so werden 2 Jahre später bei 30% der Patienten endoskopisch große Varizen festgestellt (40).

Risiko des Eintretens einer ersten Varizenblutung

Bei unselektierten Patienten mit radiologisch nachweisbaren, also großen Ösophagusvarizen muss in 29% mit einer ersten Blutung innerhalb eines Zeitraums von gut 3 Jahren gerechnet werden, wobei 90% dieser Blutungen innerhalb der ersten beiden Beobachtungsjahre auftreten (41).

Auch in den Kontrollgruppen der prophylaktischen Shuntstudien bluteten zwischen 20 und 40% der Patienten.

Insgesamt muss man also bei 30–50% aller Varizenträger mit einer Blutung rechnen; das Risiko nimmt mit zunehmender Beobachtungsdauer ab.

→ **Hämodynamische Parameter.** Diese taugen bislang nicht zur Abschätzung des individuellen Blutungsrisikos. Zwar besteht ein statistischer Unterschied zwischen den Lebervenendruckgradienten von Patienten mit und ohne Varizenblutung, der große Überlappungsbereich lässt aber keine Aussage für den individuellen Patienten zu (Abb. 17.**4 b**). Interessanterweise geht allerdings das Blutungsrisiko auf Null zurück, wenn bei Patienten mit Ösophagusvarizen der Portalvenendruck entweder spontan oder durch therapeutische Intervention auf Werte unter 12 mmHg abfällt (42). Auch der intravariköse Druck ist bei Patienten mit stattgehabter Blutung höher als bei solchen ohne Blutung. Der große Überlappungsbereich zwischen den beiden Gruppen verhindert aber auch hier eine verlässliche individuelle Risikoabschätzung. Der Blutfluss in der V. azygos scheint mit dem Blutungsrisiko nicht zu korrelieren.

→ **NIEC-Index.** Von den zahlreichen endoskopischen Zeichen, die mit einem erhöhten Blutungsrisiko aus Ösopha-

Tabelle 17.5 Prognostische Abschätzung des Schweregrades der Lebererkrankung nach Child-Turcotte und Child-Pugh

Child-Turcotte-Klassifikation

Parameter	1 Punkt	2 Punkte	3 Punkte**
Bilirubin (μmol/l)*	<34	34–51	>51
Albumin (g/l)	>35	30–35	<30
Aszites	keiner	therapierbar	unkontrolliert
Enzephalopathie	keine	gering	fortgeschritten
Ernährungszustand	gut	mäßig	schlecht

Child-Pugh-Klassifikation

Parameter	1 Punkt	2 Punkte	3 Punkte
Bilirubin (μmol/l)*	<34	34–51	>51
Albumin (g/l)	>35	29–35	<29
Quick-Wert (%)	>65	50–65	<50
Aszites	keiner	gering	mäßig bis schwer
Enzephalopathie	keine	Grad 1 und 2	Grad 3 und 4

* bei primärer biliärer Zirrhose andere Grenzwerte
** Schweregrad A: 1 Punkt; B: 2 Punkte; C: 3 Punkte

Tabelle 17.6 Prognostischer Index des North Italian Endoscopic Club (NIEC) zur Abschätzung des Risikos einer ersten Varizenblutung (21)

Variable	NIEC-Index-Punkte
a: Child-Klasse	
– Child A	6,5
– Child B	13,0
– Child C	19,5
b: Varizengröße	
– klein	8,7
– mittel	13,0
– groß	17,4
c: „Red-wale"-Zeichen	
– keine	3,2
– +	6,4
– ++	9,6
– +++	12,8

NIEC-Index = a + b + c

Blutungsrisiko innerhalb von 1 Jahr: < 20 Punkte: 1,6%; 20 – 25 Punkte: 11%; 25,1 – 30 Punkte: 15%; 30,1 – 35 Punkte: 23%; 35,1 – 40 Punkte: 38%; > 40 Punkte: 69%

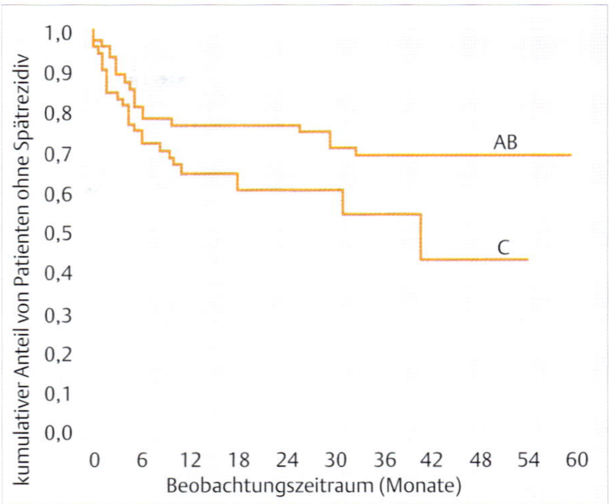

Abb. 17.13 Risiko einer späten Rezidivblutung in Abhängigkeit vom Schweregrad der Lebererkrankung bei 156 Patienten, die nach einer ersten Varizenblutung entlassen wurden. AB = Patienten in den Child-Pugh-Stadien A und B, C = Patienten im Child-Pugh-Stadium C.

gusvarizen assoziiert werden, hat die prospektive Studie des North Italian Endoscopic Club (21) die Größe der Varizen (3 Grade) und die Ausprägung des „Red-wale"-Zeichens (Abb. 17.**6**) als prognostisch wichtigste bestätigt. Zusätzlich spielt der Schweregrad der Leberinsuffizienz anhand der Child-Kriterien (Tab. 17.**5**) eine Rolle. Diese drei Parameter werden in einem NIEC-Index zusammengerechnet (Tab. 17.**6**), der die Identifizierung einer Untergruppe von Patienten mit einem Blutungsrisiko von 60 oder gar 70% innerhalb von 2 Jahren nach Diagnosestellung zulässt. Allerdings umfassen diese Subgruppen nur noch einen kleinen Anteil der Patienten mit Ösophagusvarizen (20% der Patienten: 60% Blutungsrisiko in 2 Jahren; 3% der Patienten: 70% Risiko).

Blutungsrisikos aus Fundusvarizen. Für die Abschätzung des Blutungsrisikos aus Fundusvarizen liegen wesentlich weniger Informationen vor. Nach einer vor kurzem durchgeführten Beobachtungsstudie muss bei Patienten mit Zirrhose und Fundusvarizen, die bisher noch nicht geblutet haben, in 16%, 36% und 44% innerhalb von 1, 3 bzw. 5 Jahren mit einer Blutung gerechnet werden; die Größe der Fundusvarizen, der Nachweis von „red spots" und der Schweregrad der Lebererkrankung (Child-Pugh-Score) erwiesen sich als unabhängige Risikofaktoren für eine erste Blutung (43).

Prognose bei eingetretener erster Blutung

In den zahlreichen Studien zur Evaluierung unterschiedlichster Therapieformen wird die Letalität einer ersten Varizenblutung mit 20 – 70% angegeben.

Trotz adäquater Notfalltherapie (s. u.) liegt die Letalität der ersten Blutung auch heute noch – abhängig von der Zusammensetzung des Patientenkollektivs – bei 10 – 30%; sie hat jedoch in den vergangenen zwei Jahrzehnten signifikant abgenommen.

Die Wahrscheinlichkeit des Überlebens hängt nicht nur von einer effektiven Blutstillung, sondern vor allem auch vom aktuellen Schweregrad der Leberzirrhose und der funktionellen Restkapazität des Organs ab.

Rezidivrisiko nach erster Blutung

Im Gegensatz zur Ulkusblutung nimmt das Rezidivrisiko nach Blutungsstillstand einer Varizenblutung nur langsam ab. Ohne Rezidivprophylaxe muss bei 50 – 70% der Patienten mit einer Rezidivblutung innerhalb eines Jahres gerechnet werden. Die Überlebensraten nach einem Jahr liegen zwischen 60 und 80%. Außer dem Schweregrad der Lebererkrankung (Abb. 17.**13**) gibt es keine weiteren verlässlichen Prädiktoren der Langzeitprognose bezüglich Rezidivblutung und Überleben.

Therapie der gastroösophagealen Varizen – Methoden

Therapeutisch unterscheiden wir bei gastroösophagealen Varizen vier klinische Situationen:

- die Verhinderung des Auftretens von Varizen bzw. der Größenzunahme kleiner Varizen,

- die Verhinderung der ersten Varizenblutung,
- die Behandlung der akuten Blutung sowie
- die Rezidivprophylaxe nach stattgehabter Blutung.

Zunächst soll jedoch das therapeutische Armamentarium erläutert werden, das für die Therapie der gastroösophagealen Varizen zur Verfügung steht.

Grundprinzipien. Prinzipiell unterscheiden wir zwischen Methoden zur Senkung des Pfortaderdruckes als primum movens der Entstehung von Varizen und Varizenblutung und lokalen Maßnahmen am Ort der Varizen, die auf akute Blutstillung und Beseitigung der Varizen abzielen. Sie sind in Tab. 17.**7** zusammengefasst.

Medikamentöse Therapie

Wirkmechanismen. Die ideale medikamentöse Therapie der akuten Blutung und Blutungsprophylaxe ist einfach, sicher und kostengünstig. Grundsätzliche Mechanismen aller medikamentösen Therapieansätze sind die Verringerung des portalvenösen Einstroms durch eine Vasokonstriktion auf der Ebene der splanchnischen Arteriolen (z. B. Betablocker, Terlipressin), eine Reduktion des Herzzeitvolumens (Betablocker) sowie eine Verringerung des intrahepatischen Flusswiderstandes sowie des Widerstandes in den portosystemischen Kollateralen (z. B. NO-Donatoren) (Tab. 17.**7**). Eine Tonuserhöhung im unteren Ösophagussphinkter (Prokinetika) kann den Zufluss zu den Ösophagusvarizen reduzieren, während Spironolacton und Schleifendiuretika das

Tabelle 17.7 Grundprinzipien in der Therapie von Pfortaderhochdruck und gastroösophagealen Varizen

Reduktion des Pfortader- und Varizendrucks

Medikamentöse Therapie
- Einengung des erhöhten Plasmavolumens
  - Aldosteronantagonisten*, Furosemid*
- Reduktion des erhöhten Herzzeitvolumens
  - Betarezeptorenblocker (β_1-vermittelte Wirkung)
- Antagonisierung der Dilatation splanchnischer Arteriolen
  - Vasopressin, Triglycylvasopressin (Terlipressin)
  - Somatostatin und Somatostatinanaloga
  - Betarezeptorenblocker (β_2-vermittelte Wirkung)
- Verringerung des intrahepatischen und Kollateralgefäßwiderstands
  - Vasodilatation durch NO-Donatoren: Nitroglycerin, Langzeitnitrate (z. B. Isosorbid-5-Mononitrat)
  - Molsidomin*
  - Prazosin*
  - Carvedilol*
  - Clonidin*
  - 5-HT_2-Rezeptorantagonisten*
- Verringerung des Zuflusses zu den Ösophagusvarizen
  - Prokinetika zur Erhöhung des LES-Tonus: Metoclopramid,* Domperidon*

Chirurgische oder interventionelle Shunts
- distaler splenorenaler Shunt
- portokavaler Shunt oder mesokavaler Interpositionsshunt
- transjugulärer intrahepatischer portovenöser Shunt (TIPS)

Lokale Blutstillung, Eradikation der Varizen

Ballontamponade
- Sengstaken-Blakemore-Sonde, Linton-Nachlas-Sonde

Endoskopische Therapie
- Sklerosierung
- Gummibandligatur, Ligatur mit dem „Endoloop„
- Varizenobliteration durch Injektion von Histoacryl, Thrombin, Fibrinkleber

Chirurgische Devaskularisationsverfahren
- Ösophagustranssektion, Sugiura-Operation

* keine oder keine ausreichend aussagekräftigen Langzeitstudien vorhanden
LES: unterer Ösophagussphinkter

erhöhte Plasmavolumen einengen; für diese beiden Prinzipien liegen jedoch ebenso wie für die Gabe von zentralen wie peripheren Alphaagonisten nur Daten aus Kurzzeitstudien zur Klärung der hämodynamischen Effekte solcher Substanzen vor.

Betablocker. Nachdem der Effekt der Betarezeptorenblocker sowohl β_1- als auch vor allem β_2-vermittelt ist, werden in der Therapie des Pfortaderhochdrucks grundsätzlich nichtselektive Betablocker wie Propranolol, Nadolol (und Timolol) verwendet. Ein Grundproblem bei dieser Medikamentengruppe ist die adäquate Dosierung. Der Einfachheit halber wird meist so dosiert, dass eine Herzfrequenz zwischen 50 und 60/min erreicht wird oder die Herzfrequenz um mindestens 20% absinkt. Damit wird jedoch nur die β_1-vermittelte Wirkung titriert, die den geringeren Anteil an der Gesamtwirkung hat. Die damit nicht korrelierte, für den Gesamteffekt jedoch kritische β_2-vermittelte Wirkung kann nur durch Messung der eigentlichen Zielgröße, des Pfortaderdruckes bzw. des Lebervenendruckgradienten als Surrogatmarker (s. o.) beurteilt werden. Diese einfache, rasch durchzuführende und wenig belastende Untersuchung, die derzeit nicht durch duplexsonographische Messungen von Blutfluss und, wie manche Autoren betonen, Druck in der Pfortader ersetzt werden kann, wird leider viel zu wenig durchgeführt, obwohl sie enorme prognostische Bedeutung hat und damit für die Therapiesteuerung wichtig wäre.

Stellenwert des LVDG. Eine aktuelle Metaanalyse von 12 Studien zur primären und sekundären Prophylaxe der Varizenblutung durch Betarezeptorenblocker alleine oder in Kombination mit Nitraten zeigt, dass eine Reduktion des Lebervenendruckgradienten um mindestens 20% bzw. auf Werte < 12 mm Hg das Blutungsrisiko senkt und dass eine Druckreduktion um mindestens 20% auch die Letalität verringert (44) (Abb. 17.**14**).

Da die Höhe der Lebervenendruckgradienten auch eine hohe Vorhersagekraft bezüglich der Wirksamkeit von Blutstillungs-

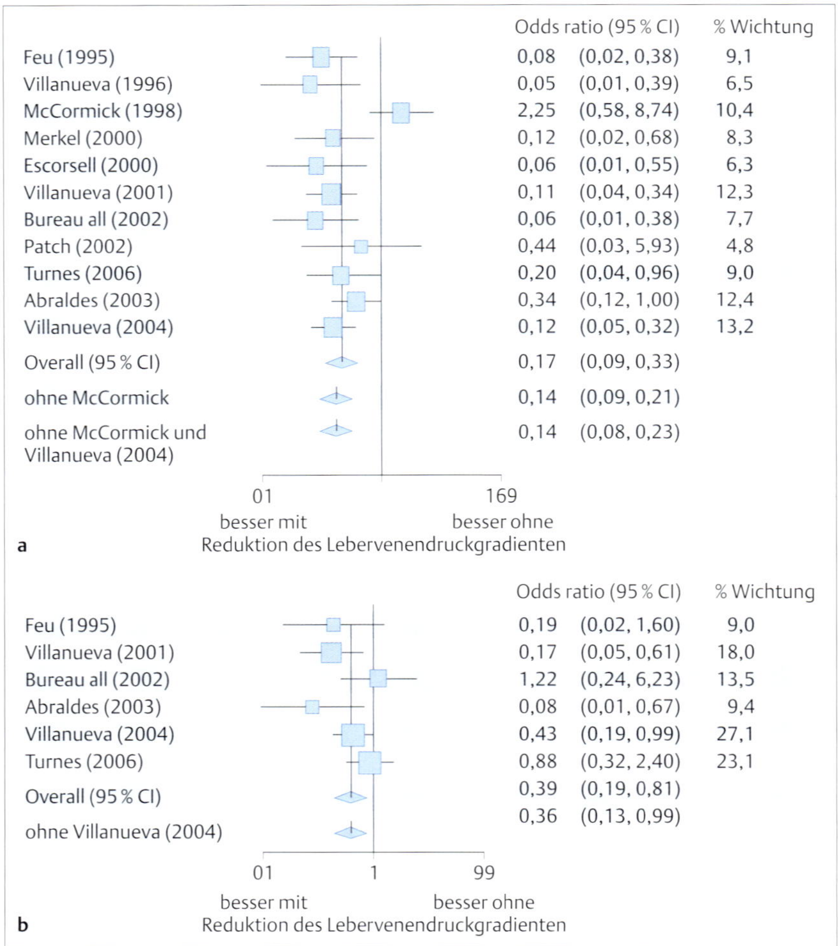

Abb. 17.14 Lebervenendruckgradient zur Steuerung der medikamentösen Primär- und Sekundärprophylaxe der Varizenblutung (nach 44).
a Einfluss einer Lebervenendruckgradientensenkung auf < 12 mm Hg bzw. um > 20% auf das Blutungsrisiko.
b Einfluss einer Lebervenendruckgradientensenkung auf < 12 mm Hg bzw. um > 20% auf das Überleben.

maßnahmen bei akuter Varizenblutung aufweist, sollte diese Methode wesentlich häufiger zur Therapiesteuerung und Abschätzung der Prognose eingesetzt werden.

Terlipressin. Eine wesentlich stärkere Vasokonstriktion der splanchnischen Arteriolen wird durch Vasopressin und Vasopressinanaloga ausgelöst. Da Vasopressin durch seine drastische Vasokonstriktion auch in anderen Gefäßgebieten (Koronarien, Arteriolen im ZNS, Extremitäten, Haut) sehr komplikationsträchtig ist, kommt es heute zur Behandlung der Varizenblutung weder alleine noch in Kombination mit Nitroglycerin zum Einsatz. Stattdessen hat sich Terlipressin, ein um 3 Glycylreste verlängertes Vasopressin mit intravasaler Depotwirkung, sowohl als wirksam als auch einfach und sicher anwendbar erwiesen. Durch die für die Freisetzung der eigentlichen Wirksubstanz Vasopressin erforderliche intravasale Abspaltung der 3 Glycylreste wird zum einen eine Wirkdauer von 4 – 6 h nach Injektion von 1 – 2 mg der Substanz erreicht, zum anderen werden die schweren Komplikationen durch die Vermeidung hoher Vasopressindosen weitestgehend umgangen. Terlipressin ist die einzige Substanz, für die bei akuter Varizenblutung in einer kleinen plazebokontrollierten Studie eine Letalitätssenkung nachgewiesen werden konnte (45).

Endoskopische Therapie

Sklerosierung

Prinzipiell existieren 3 verschiedene Techniken:

- die paravasale Injektion oder Ösophaguswandsklerosierung,
- die intravasale Injektion sowie die
- Kombination beider Verfahren.

Paravasale Injektion. Die paravasale Sklerosierung zielt primär nicht auf eine Thrombosierung der Gefäße, sondern auf eine Verdickung der Varizenwand (Abb. 17.**15**). Dazu werden Einzelportionen von 0,5 – 1, maximal 2 ml des Sklerosierungsmittels spiralförmig von der Kardia bis 6 – 8 cm präkardial supepithelial bis submukös in die Ösophaguswand injiziert. Bei korrekter Injektionstiefe entsteht eine sichtbare Quaddel. Eine Einzeldosis von 2 ml und eine Gesamtmenge von 30 bis maximal 40 ml des als 1 %ige Lösung im deutschsprachigen Raum am häufigsten verwendeten Sklerosierungsmittels Polidocanol (Ethoxysklerol) darf bei einer Behandlungssitzung keinesfalls überschritten werden, da sonst mit tiefen Nekrosen und Ulzera bis hin zur Perforation und mit späteren Strikturen gerechnet werden muss. Oberflächliche Schleimhautnekrosen treten bei drei Viertel aller Patienten auf und werden als Zeichen einer effektiven Therapie gewertet. Nach erfolgreicher Blutstillung wird die Behandlung in 3- bis 7-tägigen Abständen so lange wiederholt, bis keine prominenten Varizen mehr sichtbar sind und ein kräftig verdicktes, weißliches Epithel entstanden ist.

Intravasale Injektion. Demgegenüber sucht die intravasale Injektion von Sklerosierungsmittel den unmittelbaren thrombotischen Gefäßverschluss zu erreichen. Hierzu werden größere Einzelportionen des Sklerosierungsmittels (2 – 5 ml) intravarikös möglichst intrakardial oder kardianah in jeden sichtbaren Varizenstrang verabreicht. Auch hier ist bei größeren Einzeldosen oder der Überschreitung der o.g. Gesamtmenge mit tiefen Ulzerationen zu rechnen. Außerdem wurden kardiodepressive Wirkungen von Polidocanol bei intravasaler Injektion größerer Volumina beschrieben. Die Weiterbehandlung nach erfolgreicher Blutstillung entspricht prinzipiell dem oben beschriebenen Vorgehen bei paravasaler Injektion; allerdings werden die Abstände zwischen den einzelnen Injektionen meist länger gewählt (mindestens 1 Woche).

Kombination. Bei der Kombination beider Verfahren wird die Varize zunächst durchstochen, um hinter dem Gefäß in der Ösophaguswand ein Depot zu setzen; danach wird Sklerosierungsmittel in die Varize injiziert und schließlich die Einstichstelle durch eine subepitheliale Quaddel verschlossen.

Ergebnisse. Die klinische Praxis und die publizierten Daten zeigen, dass die Effekte der verschiedenen Techniken

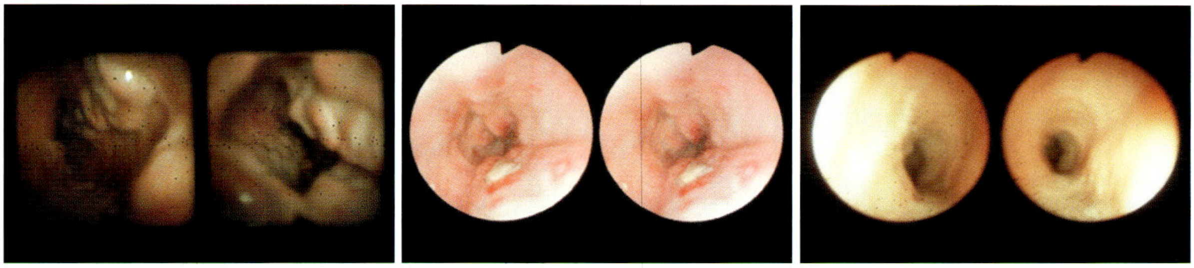

a b c

Abb. 17.15 Endoskopisches Bild von Ösophagusvarizen vor (**a**), während (**b**) und nach Sklerosierungstherapie (**c**) mit 1 %igem Polidocanol (4 Sitzungen). In **b** oberflächliche Schleimhautnekrosen als erwünschte Folge der paravasalen Injektion. In **c** narbig weißlich verdickte Schleimhaut ohne prominente Varizen.

im Wesentlichen vergleichbar sind. Nachdem das Sklerosierungsmittel auch bei paravasaler Injektion zu Thrombosen führt und bei intravasaler Injektion rasch durch die dünne Gefäßwand in die Umgebung entweicht und eine Fibrose verursacht, ist dies nicht verwunderlich.

Als wesentliches Sklerosierungsmittel wird im deutschsprachigen Raum Polidocanol (0,5- oder 1%ige Lösung von Hydroxypolyethoxydodecan in 5% Ethanol) verwendet. Bei Fundusvarizenblutungen ist nur mit intravasaler Histoacrylinjektion (Portionen von jeweils 0,5 ml Histoacryl, gemischt mit 1 – 1,5 ml Lipiodol) eine befriedigende Blutstillung zu erreichen (46).

Komplikationen. Die Komplikationen einer Sklerosierungsbehandlung sind oberflächliche Schleimhautnekrosen, Ulzera – eventuell mit Blutung –, Ösophaguswandnekrosen mit Perforation und Mediastinitis, Pleuraergüsse sowie septische Komplikationen und kardiodepressorische Effekte (bei intravasaler Injektion). Die lokalen Komplikationen machen sich beim Patienten in Form von Schmerzen und Dysphagie bemerkbar. Die prospektiv erfassten Komplikationen einer eigenen Serie von 1058 Sklerosierungsbehandlungen bei 238 Patienten sind in Tab. 17.**8** enthalten. Die Daten in der Literatur weisen abhängig von Sklerosierungstechnik, Sklerosierungsmittel, prospektiver oder retrospektiver Erfassung einer unterschiedlichen Zahl möglicher Komplikationen extreme Schwankungen auf.

Kontraindikationen. Kontraindikationen gegen eine Sklerosierungsbehandlung existieren eigentlich nur in Form bekannter Allergien gegen das Sklerosierungsmittel und in heftigen Lokalreaktionen auf vorangegangene Ballonsondenbehandlung oder Sklerosierung, so dass die vorgesehene erneute Sklerosierung bis zum Abklingen dieser Läsionen verschoben werden muss. Dies ist bei einer ersten Sklerosierung naturgemäß kaum der Fall.

Thrombin und Fibrinkleber. Wesentlich weniger komplikationsträchtig ist die intravasale Injektion von Thrombin oder Fibrinkleber (47), allerdings auch um ein Vielfaches teurer. Nach Etablierung der Gummibandligatur hat sich diese Form der Sklerosierungstherapie in der Praxis nicht durchgesetzt.

Gummibandligatur

Ende der 80er Jahren des vergangenen Jahrhunderts wurde analog zur Gummibandligatur der Hämorrhoiden die endoskopische Gummibandligatur von Ösophagusvarizen entwickelt (48).

Prinzip und Durchführung. Das Prinzip der Methode ist in den Abb. 17.**16** und 17.**17** dargestellt. Zur Durchführung

Tabelle 17.8 Komplikationen der paravasalen Sklerosierungstherapie von Ösophagusvarizen (1058 Sklerosierungssitzungen bei 238 Patienten)

Art der Komplikation	Häufigkeit	
	% der Behandlungen	% der Patienten
Spontane Schmerzangabe[1]	1	5
Temperatur > 38,5 °C[1]	13	41
Leukozytose[1]	6	20
Pleuraerguss[2] (5 % der Ergüsse punktionswürdig)	28	46
Schleimhautnekrose bei Kontrollendoskopie[3]	43	79
Ulzera bei Kontrollendoskopie[3]	3	8
Blutung aus Nekrose oder Ulkus (% der Patienten mit Nekrose/Ulkus)		6,4
Einengung des Ösophaguslumens mit/ohne funktionelle Wirksamkeit		9,7
Stenose mit Dysphagie		4,2
Ösophagusperforation[4]	0,28	1,26

[1] innerhalb von 4 Tagen nach Sklerosierung
[2] nachgewiesen im regelhaft 24 h nach Sklerosierung angefertigten Röntgenthorax
[3] regelhaft nach 3 – 5 Tagen
[4] 2 der 3 Patienten waren mit Ballonsonde vorbehandelt; bei allen 3 Patienten war die Notfallsklerosierung mit dem starren Ösophagoskop durchgeführt worden)

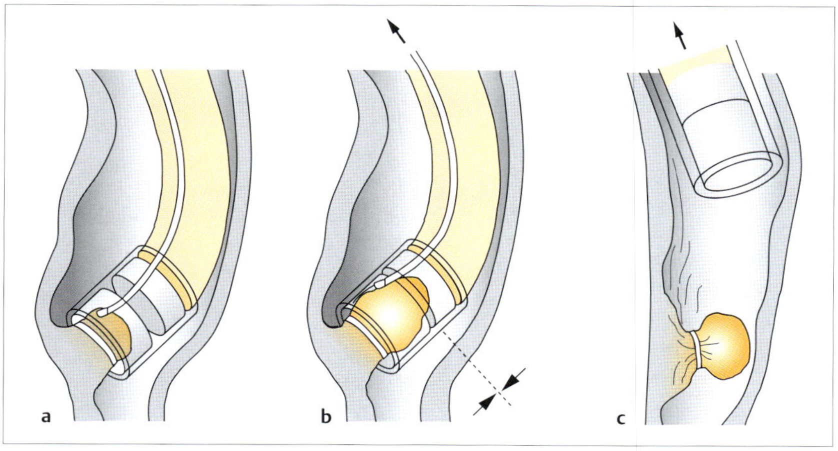

⊠ **Abb. 17.16** Schema der endoskopischen Gummibandligatur von Ösophagusvarizen.

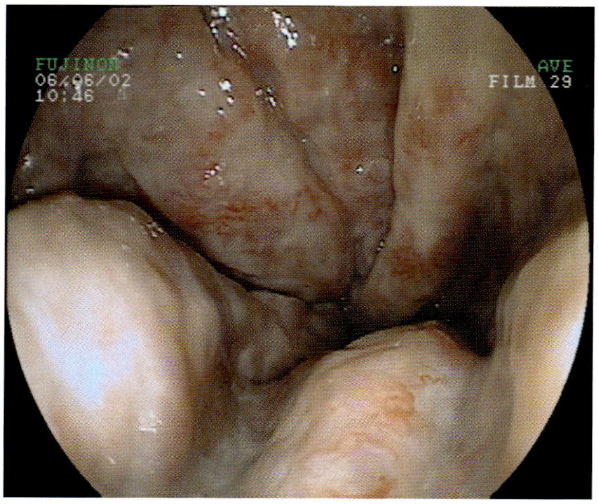

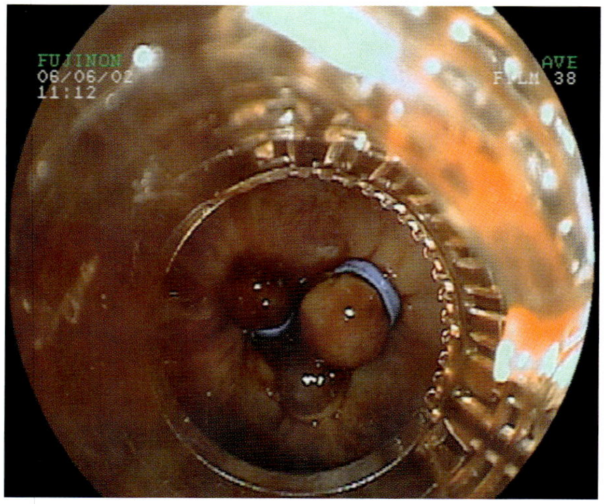

⊠ **Abb. 17.17** Endoskopischer Aspekt von Ösophagusvarizen unmittelbar vor (**a**) und nach Gummibandligatur (**b**). Die Varizenstränge wurden jeweils mit 2 – 3 Ligaturen versorgt, von denen die am weitesten proximal gelegenen zu sehen sind. Beachte, dass die Varizen proximal der Ligaturen weitgehend kollabiert sind.

der Ligatur wurde ursprünglich am Ende eines handelsüblichen Gastroskops ein kurzes Kunststoffansatzstück fixiert, in das ein zweites, etwa 1 cm langes Kunststoffröhrchen bündig hineinpasst. Auf dieses zweite Kunststoffröhrchen wird der Gummiring aufgezogen. Das „geladene" Röhrchen wird dann an einem durch den Instrumentierkanal nach außen geführten Perlonfaden befestigt und in das Ansatzstück gesteckt. Nach Einbringen des Endoskops und Darstellung der Varizen wird ein ausreichend großer Varizenknoten so weit in das Ansatzstück eingesaugt, dass er die Optik verlegt. Durch Zug am Perlonfaden wird jetzt das kleine Kunststoffröhrchen mit dem aufgebrachten Gummiring in das Ansatzstück hineingezogen, so dass der Gummiring auf die Basis des Varizenknotens abgestreift wird. Das Endoskop wird daraufhin entfernt und für die Ligatur weiterer Knoten erneut „geladen". Die dafür erforderliche Mehrfachintubation zwingt zur Verwendung eines Übertubus aus Kunststoff, der in ungeübter Hand komplikationsträchtig ist (Ösophaguswandläsionen bis hin zur Perforation, Auslösung von Blutungen). Inzwischen werden für die Gummibandligatur kommerziell erhältliche Mehrfachligatoren verwendet, mit deren Hilfe ohne erneute Intubation des Patienten 6 – 10 Ligaturen gesetzt werden können; ein Übertubus ist nicht mehr vonnöten. Derselbe Varizenstrang wird, beginnend in der Kardia, im Abstand von jeweils 3 cm mehrmals ligiert. Innerhalb einer Woche fällt der nekrotisch gewordene Varizenknoten meist ab und hinterlässt eine kleine, flache Ulzeration.

⇢ **Komplikationen.** Die möglichen Komplikationen der Ligatur entsprechen im Wesentlichen denen der Sklerosierung. Die Metaanalyse verschiedener Vergleichsstudien zwischen Sklerosierungstherapie und Gummibandligatur zeigt jedoch, dass die Gummibandligatur weniger stark vom Geschick des Endoskopikers abhängt als die Sklerosierung.

Als in geringerem Maße untersucherabhängige Methode zieht die Gummibandligatur signifikant weniger Komplikationen wie tiefe Ulzera und vor allem Strikturen nach sich. Aus diesem Grund hat sich die Ligatur als endoskopische Methode der Wahl durchgesetzt.

Die Sklerosierung wird im Ösophagus nur noch angewendet, wenn kleine Rest- oder Rezidivvarizen durch die Ligatur nicht mehr gefasst werden können.

Portosystemische Shunts

Wir unterscheiden hier zwischen den verschiedenen Shuntoperationen und der interventionellen Anlage eines transjugulären intrahepatischen portosystemischen Stentshunts (TIPS).

Chirurgische Shunts

Je nachdem, wie viel Portalblut und welcher Zustrombereich zur Pfortader in die systemische Zirkulation umgeleitet werden, sprechen die Chirurgen von totalen, partiellen und selektiven Shunts.

Totaler portokavaler End-zu-Seit-Shunt. Beim totalen portokavalen End-zu-Seit-Shunt wird die Pfortader auf Höhe der Bifurkation durchtrennt und mit der V. cava inferior end-zu-seit-anastomosiert; dadurch wird das gesamte Pfortaderblut in die V. cava inferior umgeleitet. Demgegenüber zielt die Anlage eines portokavalen Seit-zu-Seit-Shunts darauf, dass nur ein Teil des Pfortaderblutes in die V. cava übertritt und damit sowohl das Risiko eines Leberversagens oder einer Verschlechterung der Leberfunktion als auch einer portosystemischen Enzephalopathie geringer ausfällt. In der Realität hat sich allerdings gezeigt, dass der portokavale Seit-zu-Seit-Shunt nicht nur zur kompletten Diversion des Portalblutes in die V. cava inferior führt, sondern dass es durch die Drucksenkung zusätzlich zur Flussumkehr in den intrahepatischen Pfortaderästen in eine hepatofugale Richtung und damit zur zusätzlichen Ableitung eines Teils des arteriellen Zustroms zur Leber in die systemische Zirkulation kommt, also ein sog. Steal-Phänomen vorliegt. Dieses Phänomen begünstigt eine drastische Minderdurchblutung der Leber und damit eine Dekompensation der Leberfunktion. Chirurgische Seit-zu-Seit-Shunts sind daher obsolet.

Partieller portkavaler Shunt. Da der Pfortaderdruck zur Vermeidung von Varizenblutungen nicht maximal, sondern nur auf einen Wert < 12 mm Hg gesenkt werden muss, kann auch eine partielle Drucksenkung unter diesen Wert durch die Verbindung der Pfortader oder der V. mesenterica superior mit der unteren Hohlvene durch eine 10 – 20 mm im Durchmesser große, wenige Zentimeter lange Gefäßprothese erreicht werden (partieller portokavaler Shunt).

Auch mit einem partiellen portokavalen Shunt ist ein hervorragender Schutz vor Blutungen möglich, während aber das Risiko eines Leberversagens bei in 90 % der Fälle erhaltener hepatopetaler Pfortaderperfusion minimiert wird.

Distaler splenorenaler Shunt. Dieser Shunt wurde als Versuch kreiert, spezifisch den Zustrom zu den gastroösophagealen Varizen durch Anastomosierung der Milzvene mit der linken Nierenvene und sorgfältige Ligation der verschiedenen Magenvenen zu kappen, während die hepatopetale Perfusion aus den mesenterischen Venen erhalten bleiben sollte; dadurch ist das Risiko einer Enzephalopathie und eines Leberversagens geringer. In der Realität zeigt sich jedoch, dass der distale splenorenale Shunt nach einigen Jahren funktionell mehr oder weniger zu einem totalen Shunt wird und die Komplikationsrate sich dem totalen Shunt anpasst.

Komplikationen. Die Enzephalopathieraten nach chirurgischem Shunt liegen zwischen 20 und 50 %. Die Letalität der Shuntoperation ist abhängig von der präoperativen Qualität der Leberfunktion (die Child-Pugh-Kriterien wurden ursprünglich speziell für die Abschätzung des Risikos einer Shuntoperation etabliert); sie liegt bei elektiver Situation zwischen 1 und > 10 %, so dass ein chirurgischer Shunt ausschließlich für junge Patienten ohne relevante Komorbidität und mit guter Leberfunktion (maximal 6 – 7 Child-Pugh-Punkte) in Frage kommt. Zusätzliche Risiken speziell des mit einem hohen präparativen Aufwand verbundenen distalen splenorenalen Shunts sind das erste Auftreten oder die Verstärkung von Aszites aufgrund der Durchtrennung zahlreicher Lymphbahnen.

Transjugulärer intrahepatischer portovenöser Shunt (TIPS)

Eine weniger invasive, interventionell angelegte Variante des portokavalen Shunts ist der transjuguläre intrahepatische portovenöse Stentshunt.

Durchführung. Hier wird über die rechte V. jugularis interna ein großlumiger Katheter in die rechte oder mittlere Lebervene vorgeschoben und dann unter Röntgendurchleuchtung und Führung durch transkutanen Ultraschall (zweiter Untersucher) meist der rechte Pfortaderast etwa 1 – 2 cm hinter der Bifurkation mit Hilfe einer 45 cm langen Spezialnadel punktiert. Über einen steifen, in die Milzvene platzierten Führungsdraht kann dann der möglichst kurze Punktionstrakt im Lebergewebe dilatiert und durch einen Metallgitterstent stabilisiert werden. Eine schematische Darstellung des TIPS zeigt Abb. 17.**18**. Handelt es sich um einen Stent ohne Kunststoffmantel, so entspricht diese Verbindung funktionell einem portokavalen Seit-zu-Seit-Shunt mit allen möglichen Komplikationen des hepatofugalen intrahepatischen Pfortaderflusses und der Umleitung eines Teils des Leberarterienblutes in den Shunt (progrediente Verschlechterung der Leberfunktion, Enzephalopathie, s.o.).

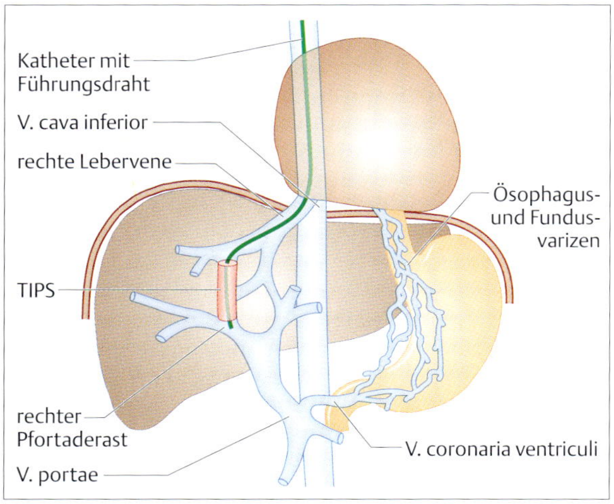

☒ **Abb. 17.18** Schema des transjugulären intrahepatischen portovenösen Stentshunts (TIPS).

Wird ein kunststoffummantelter Stent verwendet, der bis in den Pfortaderhauptstamm reicht, so liegt funktionell eher ein End-zu-Seit-Shunt vor; es wird ein geringeres Enzephalopathie- und Leberversagensrisiko angenommen.

⇢ **Zielsetzung.** Das Ziel bei der Platzierung eines TIPS zur Therapie der Varizenblutung bei Zirrhose ist die ausreichende, aber nicht zu starke Senkung des Pfortaderdruckes (Zieldruck 10 – 12 mm Hg). Hierzu muss entweder der platzierte Wallstent schrittweise auf größere Durchmesser dilatiert oder bei selbstexpandierenden Stents mit präformiertem Durchmesser basierend auf der Basis der Erfahrung des Untersuchers ein passendes Stentlumen ausgewählt werden.

Der ideale TIPS reduziert den Pfortaderdruck unter 12 mm Hg, dabei wird jedoch meist die portale Leberperfusion zu einem überwiegenden Teil eingebüßt (Abb. 17.19).

Sollten trotz ausreichender Drucksenkung noch perfundierte gastroösophageale Kollateralen perfundiert sein, so können diese während des gleichen Eingriffs mit Histoacryl okkludiert werden.

⇢ **Komplikationen.** Das wesentliche Problem des TIPS ist die häufige Shuntinsuffizienz durch Thrombosen im Stent und im Ausflusstrakt sowie durch Stenosen speziell im Ausflusstrakt, die häufig auf einer Intimaproliferation beruhen (Abb. 17.**20**). Eine Stenose des TIPS kann beim nicht ummantelten Stent innerhalb eines Jahres bei 30 – 60 % der Patienten, ein kompletter Verschluss in 6 – 30 % auftreten; regelmäßige dopplersonographische Kontrollen des TIPS erkennen dieses Problem, bevor eine Rezidivblutung auftritt und erhalten durch einen meist kurzen, einfachen Re-Eingriff die Offenheit des Stent (49). Die Gabe von niedermolekularem Heparin über 4 Wochen sowie einer Kombination von

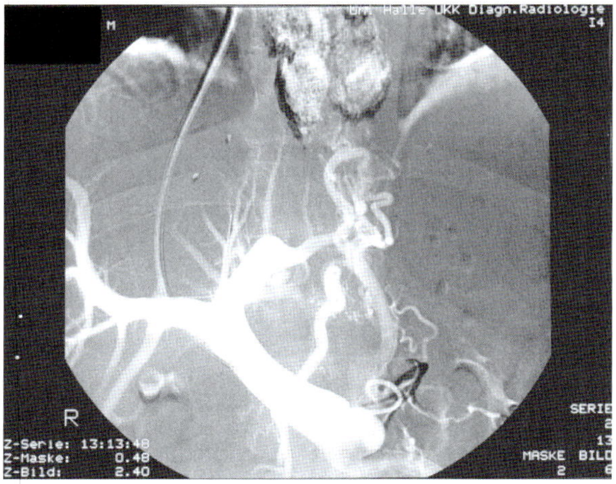

a

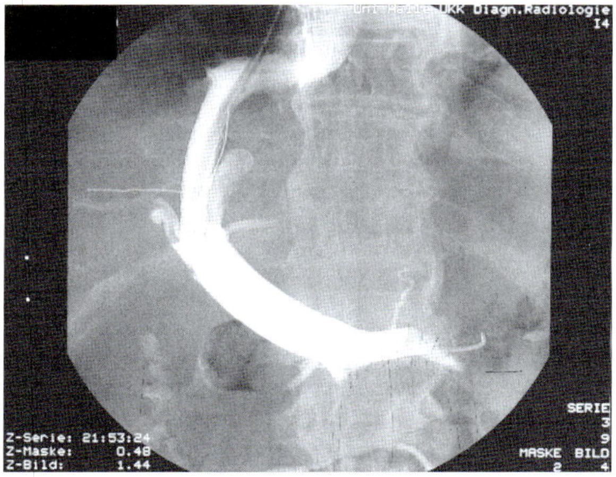

b

☒ **Abb. 17.19** Direktes Splenoportogramm nach transjugulärer transhepatischer Pfortaderpunktion und Sondierung der Milzvene vor (**a**) und nach (**b**) Anlage eines TIPS bei einem Patienten nach massiver Fundusvarizenblutung. In der digitalen Subtraktionsangiographie sind schemenhaft die Histoacrylklumpen in den Fundusvarizenkonglomeraten zu sehen (**a, b**). Nach der Anlage des TIPS sind die Kollateralen nicht mehr perfundiert, aber auch die portale Leberperfusion ist weitgehend aufgehoben (**b**).

Ticlopidin (1 × 250 mg) und Trapidil (2 × 200 mg) über 6 Monate halbiert das Risiko einer Shuntinsuffizienz (50). Die Verwendung von kunststoffummantelten Stents hat die Raten von Shuntinsuffizienz und Enzephalopathie in einer ersten randomisierten Vergleichsstudie bei einem gemischten Patientengut (Notfall, Rezidivprophylaxe, Aszites) im Vergleich zu den nicht ummantelten Stents deutlich verringert, während das Überleben ähnlich war (51). Die Gabe von gerinnungshemmenden Medikamenten scheint hier nicht erforderlich zu sein.

Nicht dekompressive Chirurgie

Unter den nicht den Pfortaderdruck senkenden Operationsverfahren zur Behandlung blutender Ösophagusvarizen

INTESTINUM LEBER GALLE PANKREAS

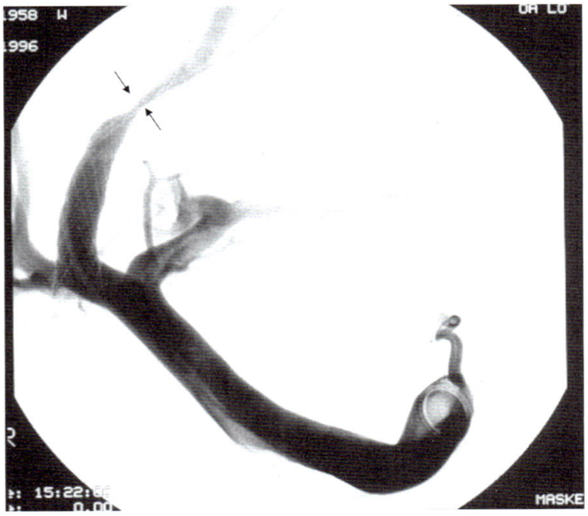

a

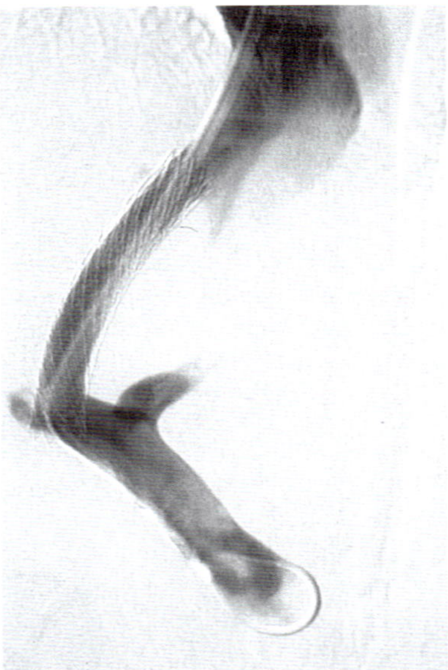

b

☒ **Abb. 17.20** TIPS-Stenose.

a Stenose (Pfeile) im Ausflusstrakt eines TIPS 4 Monate nach Implantation. Normale portale Leberperfusion.

b Zustand nach Dilatation und Sicherung mit einem zusätzlichen Stent. Freier Abfluss über den wiedereröffneten TIPS mit deutlichem Verlust an portaler Leberperfusion.

sind vor allem die einfache Ösophagustranssektion ggf. mit dem Stapler sowie verschiedene Methoden der gastroösophagealen Diskonnektion, darunter die sehr ausgedehnte abdominothorakale Operation nach Sugiura u. Futagawa (52) zu erwähnen. Die Letalität dieser Eingriffe, insbesondere im Notfall, ist erheblich. Angesichts der Verfügbarkeit des TIPS sind solche Operationen auch in der Notfallsituation nicht mehr vonnöten.

Ballontamponade

Für die Stillung der Varizenblutung durch Ballonsonden werden die Zweiballonsonde nach Sengstaken-Blakemore und die Einballonsonde nach Linton-Nachlas verwendet (Abb. 17.**21**). Die Sonden werden, wann immer möglich, transnasal eingeführt und in den Magen vorgeschoben.

→ **Sengstaken-Sonde.** Bei der Sengstaken-Sonde wird im Magen zunächst der Magenballon mit ca. 150 ml Luft oder Wasser aufgefüllt und in die Kardia gezogen. Dann wird der Ösophagusballon mit Hilfe eines Blutdruckmanometers auf einen Druck von 40 mm Hg aufgeblasen. Höhere Drücke verursachen großflächige Nekrosen. Nach Insufflation beider Ballons wird die Sonde ohne Zug mit Pflaster an der Nase fixiert. Man sollte nur Sondentypen verwenden, die neben dem Lumen zum Magen auch eine Absaugmöglichkeit aus dem Ösophagus oberhalb des Ballons aufweisen („Minnesota"-Sonde als Variation der Sengstaken-Sonde).

→ **Linton-Sonde.** Die Linton-Sonde wird im Magen zunächst mit 150 ml Luft insuffliert und dann in die Kardia gezogen. Unter Zug werden dann weitere 200 ml Luft eingefüllt und die Sonde über eine Rolle mit einem Zug von 250 – 400 ml belastet. Es empfiehlt sich, auch die Linton-Sonde mit Pflaster locker an der Nase zu fixieren, damit sie unter dem Zug nicht dislozieren kann.

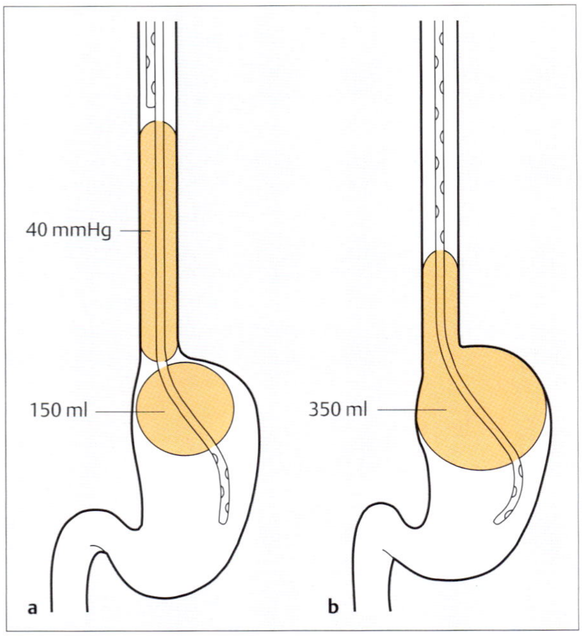

☒ **Abb. 17.21** Prinzip der Ballonsondentherapie der Varizenblutung.

a Sengstaken-Blakemore-Sonde.

b Linton-Nachlas-Sonde.

Grundsätzlich muss die korrekte Sondenlage durch eine Thoraxröntgenaufnahme kontrolliert werden. Nach spätestens 24 h muss die Sonde entblockt werden.

Verhinderung des Auftretens von (großen) Varizen

Therapie der Grunderkrankung. Die primäre Prävention der gastroösophagealen Varizen besteht in der Verhütung oder Behandlung der zugrunde liegenden Erkrankung, so dass die Entstehung einer portalen Hypertension ausbleibt. Dies wird zum einen durch Schutzimpfung oder Expositionsprophylaxe gegenüber infektiösen (Impfung gegen Hepatitis B) und toxischen Ursachen (z. B. Alkohol, Medikamente) chronischer Lebererkrankungen zu erreichen sein, zum anderen durch eine effektive Therapie bereits eingetretener chronischer Lebererkrankungen oder angeborener Stoffwechseldefekte (chronische Hepatitis B: PegInterferon oder Nukleosid-/Nukleotidanaloga; Hepatitis C: PegInterferon/Ribavirin; Immunsuppression bei Autoimmunhepatitis; Ursodeoxycholsäure bei cholestatischen Lebererkrankungen; Aderlasstherapie und Kupfermobilisation bei Hämochromatose und Morbus Wilson usw.). Eine solche Therapie kann bei der hereditären Hämochromatose (53) – auch bei bereits eingetretener Zirrhose – durch den Wegfall der Krankheitsursache oder eine erfolgreiche Beeinflussung der Pathophysiologie nicht nur ein weiteres Fortschreiten verhindern oder verlangsamen, sondern durchaus das Ausmaß der Fibrosierung reduzieren und damit signifikant zu einer Senkung des Pfortaderdruckes beitragen.

Medikamentöser Therapieansatz. Neben der effektiven Behandlung der Ursache der Lebererkrankung oder einer erfolgreichen Unterbrechung des Pathomechanismus der Fibrogenese wurde versucht, die Entstehung und Vergrößerung der gastroösophagealen Varizen pharmakologisch zu hemmen. Ein solches Vorgehen hat im Tierversuch durch den frühzeitigen Einsatz von Propranolol in einem murinen Schistosomiasis-Modell zu einer verzögerten Entwicklung von portosystemischen Kollateralkreisläufen geführt (54). Die Datenlage bei Patienten mit Zirrhose ist dazu sehr uneinheitlich.

Studien zur prophylaktischen Betablockertherapie

In einer ersten Studie hatte die Gabe von 40 mg Propranolol tgl. weder einen Effekt auf das Auftreten von Varizen bei Patienten, die zu Studienbeginn noch keine Varizen aufwiesen, noch auf die Größenzunahme von bei Studienbeginn kleinen Varizen (40). Diese Ergebnisse sind allerdings wegen der hohen, nicht individuell angepassten Tagesdosis von 160 mg Propranolol (Compliance und Drop-out wegen Nebenwirkungen?) sowie wegen eines Anteils von einem Drittel an im Studienverlauf verloren gegangenen und damit nicht auswertbaren Patienten mit Zurückhaltung zu interpretieren.

In einer zweiten, ebenfalls plazebokontrollierten Studie mit individuell dosiertem Nadolol (mittlere Tagesdosis 62 mg) konnte an Patienten mit kompensierter Zirrhose und kleinen Varizen in einem Zeitraum von 3 Jahren der Anteil von Patienten mit einem Anstieg der Varizengröße von 51 % (Plazebo) auf 20 % verringert werden (55).

In der aktuellsten Studie wiederum wurden Patienten mit Zirrhose und Pfortaderhochdruck (Lebervenendruckgradient von mindestens 6 mm Hg), aber noch ohne Ösophagusvarizen, mit individuell anhand seiner β_1-vermittelten Effekte titriertem Timolol für im Mittel fast 5 Jahre behandelt (56). Dabei wurde keinerlei Effekt des Betablockers auf das Auftreten von kleinen oder großen Varizen bzw. einer Varizenblutung erkennbar. Es zeigte sich jedoch auch in dieser Studie, dass offensichtlich ein Portaldruck von 10 mm Hg eine gute Trennung zwischen Patienten ermöglicht, die die Endpunkte der Studie erreichen bzw. nicht erreichen. Gleichzeitig zeigte sich, dass – unabhängig von der Medikamenteneinnahme – Patienten, bei denen der Portaldruck um mehr als 10 % sank, seltener, und Patienten, bei denen der Portaldruck um mehr als 10 % stieg, häufiger Varizen entwickelten.

Insgesamt kann somit im Augenblick bei Patienten mit Zirrhose, die noch keine Varizen aufweisen, keine Empfehlung zu einer medikamentösen Prophylaxe mit Betablockern gegeben werde.

Bei solchen Patienten sollte man die obere Endoskopie im Abstand von 2 Jahren wiederholen. Werden dann kleine Varizen nachgewiesen, so ist die Gabe von Propranolol oder Nadolol zur Varizenprophylaxe zwar gerechtfertigt, auf Grund der inkonsistenten Datenlage aber keineswegs zwingend.

Primärprophylaxe der Varizenblutung

Auswahl des Verfahrens und der Patienten. Angesichts der immer noch hohen Letalität einer ersten Blutung ist eine effektive Primärprophylaxe wichtig. Neben der Wahl einer möglichst nebenwirkungsarmen Therapie ist vor allem die Selektion der Patienten problematisch. Die Anwendung der NIEC-Kriterien (Tab. 17.**6**) zur Identifikation einer sehr kleinen Gruppe von Patienten mit hohem Risiko lässt natürlich außer Acht, dass sich die absolut höhere Zahl erster Blutungen in der quantitativ bei weitem überwiegenden Gruppe der Patienten mit einem niedrigen prozentualen Blutungsrisiko ereignet. Eine effektive, nebenwirkungsarme und vor allem einfache und billige Prophylaxe bei allen Varizenpatienten wäre also der Selektion einer sehr kleinen Hochrisikogruppe vorzuziehen. Umgekehrt wäre eine wirksame, aber relativ komplikationsträchtige Therapie nur bei einer Hochrisikogruppe zu rechtfertigen.

Dementsprechend kann eine Behandlung mit Betablockern durchaus bei kleinen Varizen durchgeführt werden, während die Ligaturbehandlung nur bei großen Varizen mit erhöhtem Blutungsrisiko vorgenommen werden sollte (s.u.).

Chirurgische Verfahren haben in der Primärprophylaxe der Varizenblutung seit den kontrollierten prophylaktischen Shuntstudien der 50er und 60er Jahre des vergangenen Jahrhunderts keinen Platz mehr, nachdem die operierten Patienten z.T. kürzer überlebten als die nicht operierten. Auch der TIPS als interventionelle Version des portokavalen Shunts hat in der Primärprophylaxe der Ösophagus- oder Fundusvarizenblutung keinen Stellenwert. Zur Auswahl stehen die prophylaktische endoskopische Therapie und eine medikamentöse Prophylaxe mit Propranolol oder einem anderen nicht selektiven Betarezeptorenblocker sowie ggf. einem Nitrat.

⇢ Medikamentöse Primärprophylaxe. Zur medikamentösen Primärprophylaxe einer Blutung liegen aus den vergangenen 20 Jahren zahlreiche kontrollierte Studien mit nichtselektiven Betarezeptorenblockern und Langzeitnitraten vor. Eine signifikante Überlebensverlängerung gegenüber Plazebo wurde zwar nur in einer Studie beobachtet, die Raten erster Blutungen gingen aber in allen Studien mindestens tendenziell zurück. Metaanalysen dieser Studien weisen die Betablockade als effektive Primärprophylaxe aus (57). Die Kombination von Betarezeptorenblockern mit Nitraten wie Isosorbidmononitrat scheint gegenüber dem Betablocker alleine eine weitere deutliche Verringerung des Risikos einer ersten Blutung zu erzielen (58); allerdings wurde auch in dieser Studie die Dosierung der Medikamente anhand des Effektes auf die Herzfrequenz (Betablocker) bzw. der Tolerabilität bemessen. Eine Überlebensverlängerung konnte die Kombination im Vergleich zur Nadolol-Monotherapie nicht erreichen.

Sinnvollerweise sollte eine den Pfortaderdruck senkende medikamentöse Therapie zur Primärprophylaxe der Varizenblutung anhand des Lebervenendruckgradienten gesteuert werden. Bei unzureichender Drucksenkung sollte bei großen, blutungsgefährdeten Varizen auf die endoskopische Varizenligatur übergegangen werden.

⇢ Prophylaktische Sklerosierungstherapie. Die prophylaktische Sklerosierungstherapie hat in einigen Studien zu frappierend guten, in anderen für die Patienten schädlichen Ergebnissen geführt; in einer Metaanalyse waren die Ergebnisse sowohl bezüglich der Blutungs- als auch der Überlebensraten ausgesprochen heterogen und sehr stark von der Blutungsrate in der Kontrollgruppe abhängig. Die positiven Studien zugunsten der Sklerotherapie wiesen eine hohe Spontanblutungsrate auf und hatten eine niedrige methodische Qualität (57). Insgesamt gesehen, ist angesichts der Komplikationsmöglichkeiten eine prophylaktische Sklerosierungstherapie nicht mehr zu rechtfertigen.

⇢ Prophylaktische Gummibandligatur. Nach den guten Ergebnissen in der Notfalltherapie und der Verhinderung von Blutungsrezidiven mit geringerem Komplikationsrisiko als bei Sklerosierungsbehandlung wurde die Gummibandligatur auch in der Primärprophylaxe eingesetzt. Die vorliegenden Vergleiche mit einer unbehandelten Kontrollgruppe zeigen für die Ligatur eine deutliche Reduktion der Erstblutungsrate und eine Verbesserung des Überlebens (59). Die randomisierten Vergleiche mit der prophylaktischen Gabe eines Betablockers zeigen widersprüchliche Ergebnisse. Während in einigen Studien und auch in einer Metaanalyse von 8 Vergleichsstudien das Blutungsrisiko nach Ligaturbehandlung und die Rate schwerer Nebenwirkungen signifikant geringer war als unter Einnahme eines Betablockers (60), konnte dies in der großen, multizentrischen deutschen Studie nicht bestätigt werden: Hier waren Ligatur und Propranolol in der Blutungsprophylaxe gleichwertig (Abb. 17.**22**), bezüglich der Nebenwirkungen und Komplikationen war die Ligatur tendenziell ungünstiger, obwohl signifikante Unterschiede nicht bestanden (61). Die Überlebensraten unterschieden sich zwischen Betablocker und Ligatur nicht (60, 61). Damit kann zur Primärprophylaxe der Varizenblutung bei großen Varizen die Indikation zwischen Propranolol oder Nadolol gegenüber der endoskopischen Ligatur individuell gestellt werden.

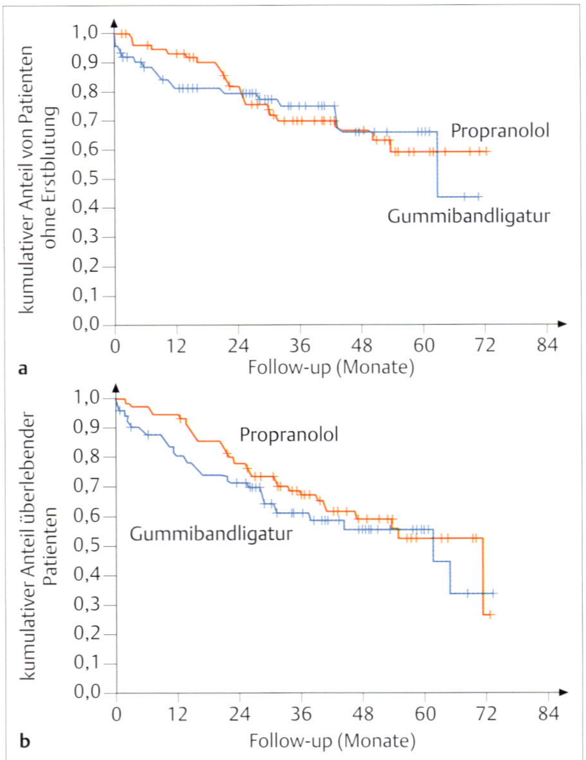

⊠ **Abb. 17.22** Erstblutungen (**a**) und Überleben (**b**) bei Patienten mit Zirrhose und großen Varizen, die bisher noch nicht geblutet hatten, unter einer Therapie mit Propranolol oder Gummibandligatur.

Bei guter Compliance und effektiver Drucksenkung ist die medikamentöse Therapie sicherlich die Maßnahme der Wahl. Bei eher fraglicher Medikamenten-Compliance oder ungenügender Drucksenkung sollte die Ligatur zum Zuge kommen.

Behandlung der akuten Varizenblutung

Der Patient mit akuter Varizenblutung ist immer ein Intensivpatient. Diagnostik und Therapie müssen parallel ablaufen.

Die wichtigsten Punkte der Notfalldiagnostik und der supportiven Therapie sind in Tab. 17.**9** zusammengefasst.

Nach Diagnosestellung entscheidet eine möglichst rasche und dauerhafte Blutstillung über das weitere Schicksal des Patienten. Die Vielzahl der angewendeten Methoden zeigt, dass eine ideale Therapie nicht existiert. Die zu den einzelnen Verfahren vorliegenden klinischen Studien sind häufig kaum miteinander vergleichbar, da meist schon die Definition wichtiger Endpunkte der Studien unterschiedlich ist und die Patientenselektion verschieden gehandhabt wurde. Die wichtigsten Ergebnisse aus den verschiedenen Untersuchungen sind für die klinische Praxis unter Beachtung dieser Probleme gewertet.

Vasoaktive Medikamente

Vasopressin sowie die Kombination von Vasopressin mit Nitroglycerin spielen heute in der Notfalltherapie der akuten Varizenblutung wegen des ungünstigen Verhältnisses von Effektivität und schweren Komplikationen sowie der aufwändigen Therapiesteuerung bei der Kombinationsbehandlung in Mitteleuropa keine Rolle mehr.

→ **Somatostatin, Octreotid und Terlipressin.** Aktuell stehen für die medikamentöse Therapie Terlipressin und Somatostatin bzw. Octreotid zur Verfügung. Die Dosierungen von Terlipressin und Somatostatin/Octreotid sind in Tab. 17.**10** aufgelistet.

Tabelle 17.9 Sofortmaßnahmen bei akuter Varizenblutung

1.	mehrere venöse Zugänge, einer davon zentral
2.	vasoaktive Medikamente, z. B. 2 mg Terlipressin alle 6 – 8 h i. v.
3.	Notfallabor: kleines Blutbild, Na, K, GOT oder GPT, γ-GT, INR, Blutgruppe; evtl. Cholinesterase, weitere Gerinnungsparameter, Bilirubin, Ammoniak
4.	kurze Anamnese: Anamnese der Blutungssymptomatik; Lebererkrankung bekannt? Ikterus oder Aszites? Alkohol? hepatotrope Viren? Stoffwechselerkrankungen?
5.	je nach Bewusstseinszustand frühzeitige Intubation zur Vermeidung einer Aspiration
6.	Volumen- und Blutprodukte gesteuert nach ZVD und Hämatokrit transfundieren: ZVD nicht über 2 – 4 cm H_2O und Hk nicht über 30 % anheben (Gefahr der Rezidivblutung bei ansteigendem Pfortaderdruck)
7.	keine hoch konzentrierten intravenösen Kohlenhydrate (Anstieg des Pfortaderdrucks)
8.	keine Dextranpräparate zum Volumenersatz (Thrombozytenaggregationshemmung); HAES, 5 % HA, FFP
9.	Stabilisierung der Gerinnung mit Frischplasma (Einzelfaktoren oder PPSB usw. nur in begründeten Ausnahmefällen)
10.	kontinuierliche Kontrolle der Diurese
11.	Komaprophylaxe: Magenlavage, $MgSO_4$ zur Entleerung des Magen-Darm-Traktes, hohe Einläufe, nach Reinigung des Kolons Instillation von 30 g Lactulose in 100 ml Wasser, Lactulose 3 × 30 g tgl. über die Magensonde, parenterale Ernährung mit adaptierten Aminosäurelösungen
12.	Antibiotikaprophylaxe für ca. 5 Tage mit einem Drittgenerations-Cephalosporin
13.	Notfallendoskopie (und evtl. definitive Blutstillung), sobald der Kreislaufzustand stabil ist; falls keine definitive Blutstillung möglich (z. B. kein interventionell erfahrener Endoskopiker verfügbar), Ballonsondenblockade, endoskopische Therapie einige Stunden später unter elektiven Bedingungen
14.	ggf. frühzeitige Messung des Lebervenendruckgradienten und bei HPVG > 20 mm Hg frühzeitige Anlage eines TIPS

Tabelle 17.10 Dosierung vasoaktiver Medikamente in der Therapie der akuten Varizenblutung

Medikament	Dosierung
Terlipressin	1 – 2 mg i. v. alle 4 – 6 h
Somatostatin	250 µg i. v. als Bolus; dann 250 – 500 µg/h i. v.
Octreotid	50 µg i. v. als Bolus, dann 50 – 100 µg/h i. v.

Die Wirksamkeit der Blutstillung ist für Somatostatin, Octreotid und Terlipressin in verschiedenen Vergleichsstudien nicht signifikant unterschiedlich, wobei ein Therapieversagen unter Terlipressin tendenziell seltener vorkommt (62, 63).

Insgesamt kann mit allen drei Medikamenten innerhalb der ersten 48 h in über 80 % der Fälle mit einer mindestens 24 h anhaltenden Blutstillung gerechnet werden (64, 65). In plazebokontrollierten Studien konnte bisher nur für Terlipressin eine Tendenz zur Überlebensverbesserung nachgewiesen werden. Medikamentennebenwirkungen sind tendenziell unter Somatostatin und Octreotid geringer (64).

Therapie in der Prähospitalphase. In Analogie zur Prähospitallyse der vermuteten koronaren Thrombose wurde in Kenntnis der Tatsache, dass eine möglichst frühzeitige Blutstillung für das Schicksal des Patienten mit Zirrhose und Varizenblutung entscheidend ist, eine medikamentöse Therapie der vermuteten Varizenblutung mit Terlipressin (1 – 2 mg als Bolus i. v.) und Nitroglycerin (10 mg als Pflaster) bei Patienten mit oberer gastrointestinaler Blutung, Hinweisen auf eine Zirrhose, ohne Kreislaufschock und ohne Hinweise auf eine koronare Herzerkrankung geprüft. In einer plazebokontrollierten Studie konnten durch eine solche Therapie durch den Notarzt in der Prähospitalphase signifikant sowohl die Rate an aktiven Blutungen bei der innerhalb von 24 h durchgeführten Notfallendoskopie von 58 % auf 22 % reduziert als auch die Letalität der Blutung (80 % waren tatsächlich Varizenblutungen) bei Patienten im Stadium Child-Pugh C der Zirrhose innerhalb von 6 Wochen von 62 % auf 41 % verringert werden (66). Nachdem eine Bestätigung dieser Untersuchung aus Frankreich bislang aussteht, kann dieses interessante Vorgehen noch nicht allgemein empfohlen werden.

Ballontamponade

Mit der Zweiballonsonde nach Sengstaken-Blakemore bzw. der Einballonsonde nach Linton-Nachlas (Abb. 17.**21**) lassen sich bei korrekter Anwendung die meisten Varizenblutungen zunächst stoppen. Ein Persistieren der Blutung nach Sondenblockade bedeutet, dass entweder die Sonde nicht korrekt platziert wurde oder der Patient nicht aus Varizen blutet.

Die Zusammenfassung verschiedener Studien zeigt eine initiale Blutstillung (ca. 12 h) in 80 – 90 % der Fälle (67, 68), in einer Studie war die Ballonblockade einer medikamentösen Blutstillung sogar leicht überlegen (69). Die Linton-Sonde ist bei Blutungen aus Fundusvarizen naturgemäß wirksamer als die Sengstaken-Sonde. Die in der Literatur bei bis zu 15 % der Patienten beschriebenen schweren Komplikationen (Ösophagusruptur, Aspiration usw.) beruhen meist auf der inkorrekten Anwendung der Sonde durch einen unerfahrenen Arzt. Insgesamt ist die Ballonsonde eine nur passager wirksame Maßnahme zur Stillung der Varizenblutung. Mindestens die Hälfte der Patienten erleidet nach dem Entblocken des Ballons ein Rezidiv.

Die Ballontamponade ist heute angesichts der guten Wirksamkeit von Medikamenten und endoskopischer Therapie nur noch in Ausnahmefällen als Überbrückungsmaßnahme vonnöten.

Endoskopische Therapie

Sklerosierungsbehandlung und Gummibandligatur von Ösophagusvarizen

In den kontrollierten Studien zur Notfallsklerosierung (gegen Ballontamponade oder die Kombination Vasopressin/Nitroglycerin) wird eine Blutstillungsrate von etwa 90 % beschrieben. Die Rate früher Rezidivblutungen ist gegenüber einer Ballontamponade deutlich reduziert; gegenüber vasoaktiven Medikamenten wurden jedoch keine Vorteile festgestellt (70). In Studien, bei denen Rezidive bei Patienten der Kontrollgruppe nicht durch Sklerosierung behandelt wurden, war auch eine Verbesserung der Überlebensraten nachzuweisen. Damit ist die endoskopische Sklerosierungstherapie die erste nichtoperative Methode, die nicht nur eine wirksame Blutstillung, sondern auch eine Verhinderung früher Rezidivblutungen ermöglicht.

Inzwischen ist auch in der Behandlung der akuten Blutung aus Ösophagusvarizen die Sklerosierung weitgehend durch die endoskopische Gummibandligatur ersetzt worden. Die Effektivität in der akuten Blutstillung ist mit der Sklerotherapie identisch, die Komplikations- und Rezidivblutungsraten allerdings signifikant geringer (71) (Tab. 17.**11**).

Die Sklerotherapie wird nur noch eingesetzt, wenn die blutende Varize zu klein oder z. B. bei Rezidivblutung nach bereits stattgehabter Sklero- oder Ligaturtherapie die Ösophaguswand zu rigide ist, um die Blutungsquelle adäquat ligieren zu können.

Kombination mit vasoaktiven Medikamenten. Zur Vermeidung der auch bei endoskopischer Therapie nicht seltenen frühen Rezidivblutungen hat sich die Kombination der Sklerotherapie oder Ligatur mit der Gabe vasoaktiver Medikamente, also Terlipressin oder Somatostatin/Octreo-

Tabelle 17.11 Vergleich Sklerotherapie versus Gummibandligatur in der Behandlung blutender Ösophagusvarizen (Notfalletherapie und Rezidivprophylaxe) (nach 71)

Parameter	O.R.	CI	NNT
Akute Blutstillung	1,14	0,44–2,90	–
Rezidivblutung	0,52	0,37–0,74	4
Rezidiv (Varizen)	0,47	0,29–0,78	–
Rezidiv (therapiebedingte Ulzera)	0,56	0,28–1,15	-
Strikturen	0,10	0,03–0,29	–
Mortalität	0,67	0,46–0,98	10
Blutungsbedingte Mortalität	0,49	0,24–0,996	–

O.R.: Odds-Ratio, CI: 95 % Konfidenzintervall, NNT: „number needed to treat" um ein Blutungsrezidiv bzw. einen Todesfall im Vergleich zur Sklerotherapie zu verhindern

tid über einen Zeitraum von 3–5 Tagen bewährt (Dosierungen s. o.). In verschiedenen kontrollierten Vergleichsstudien war die endoskopische Therapie alleine der Kombination mit vasoaktiven Medikamenten unterlegen (72).

Endoskopische Therapie der Fundusvarizenblutung

Bei einer Blutung aus Fundusvarizen ist die intravariköse Injektion eines Histoacryl/Lipiodol-Gemisches (s.o.) Standard. In einem randomisierten Vergleich war zwar auch mit einer Gummibandligatur eine effektive Blutstillung möglich, die Rate an Rezidivblutungen war jedoch dramatisch höher als nach Histoacrylinjektion (73). Obwohl entsprechende Studien fehlen, sollte auch bei Fundusvarizenblutung das endoskopische Vorgehen mit einer medikamentösen Therapie für ca. 5 Tage kombiniert werden.

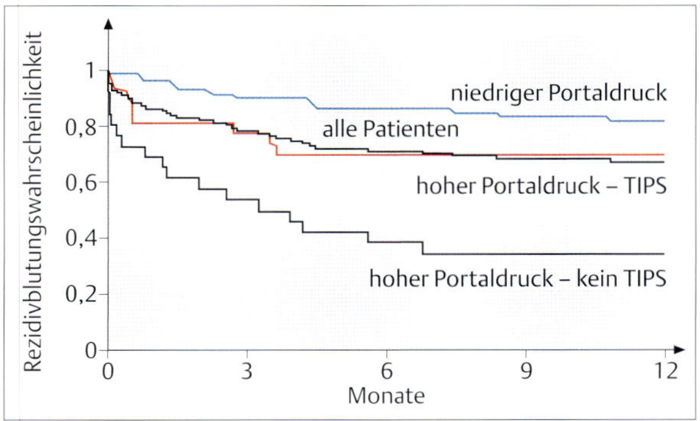

Abb. 17.23 Rate von Patienten ohne Rezidivblutung nach initialer endoskopischer Sklerotherapie und anschließender Anlage eines TIPS bzw. nur Ligatur/Betablockerbehandlung bei hohem Lebervenendruckgradienten im Vergleich zum Rezidivrisiko endoskopisch behandelter Patienten mit niedrigem Pfortaderdruck (nach 74).

Transjugulärer intrahepatischer portovenöser Stentshunt (TIPS)

Der TIPS ist nicht nur als Reservetherapie bei endoskopisch nicht stillbaren oder rezidivierenden Blutungen aus Ösophagus- und Fundusvarizen unverzichtbar. Möglicherweise sollte der TIPS auch nach erfolgreicher endoskopischer Blutstillung frühzeitig eingesetzt werden, wenn ein hohes Risiko einer Rezidivblutung besteht. In einer prospektiven Untersuchung wurde bei Patienten nach initialer endoskopischer Blutstillung durch Sklerotherapie innerhalb von 24 h eine Messung des Lebervenendruckgradienten durchgeführt. Patienten mit einem Druckgradienten > 20 mm Hg wurden randomisiert entweder durch einen TIPS oder durch Ligatur/Betablocker behandelt. Die frühzeitige Anlage eines TIPS verringerte sowohl die Rate an Therapieversagern als auch die Krankenhausletalität (74). Auch die Rate späterer Rezidivblutungen wurde durch den TIPS reduziert (Abb. 17.**23**). Obwohl diese Studie für eine endgültige Empfehlung nicht ausreicht, so spricht doch vieles dafür, nach akuter Blutstillung das weitere Risiko des Patienten durch frühzeitige Messung des Lebervenendruckgradienten abzuschätzen und bei hohen Drücken (> 20 mm Hg) die Anlage eines TIPS zu erwägen.

Notfallchirurgie

Shuntoperationen und nicht dekomprimierende Eingriffe wie Ösophagustranssektion u. a. (s.o.) haben im akuten Notfall bei endoskopisch unstillbarer Blutung aufgrund ihrer extrem hohen Letalität keinen Stellenwert mehr. Die Reservemaßnahme der Wahl ist die Anlage eines TIPS (s.o.).

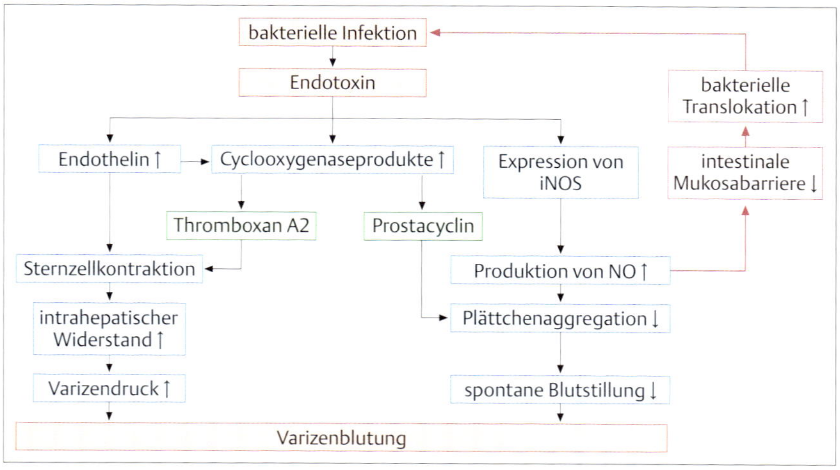

Abb. 17.24 Pathophysiologischer Zusammenhang zwischen Infektion, Pfortaderdruck und Rezidivblutungsrisiko bei Patienten mit Zirrhose und Varizenblutung (modifiziert nach 76).

Infektionsprophylaxe bei akuter Blutung

Das Auftreten einer Krankenhausinfektion bei Patienten mit gastrointestinaler Blutung bei Zirrhose hat sich in verschiedenen Studien als bestimmender Risikofaktor für das Versagen der Blutstillungsmaßnahmen und das Überleben herausgestellt (75). Dazu existieren klare pathophysiologische Zusammenhänge zwischen der Infektion und der Höhe des Pfortaderdruckes sowie der hämostatischen Kapazität (76), die in Abb. 17.**24** schematisch zusammengefasst sind.

Dementsprechend wurde in Interventionsstudien nachgewiesen, dass eine Antibiotikaprophylaxe für einen Zeitraum von 5–7 Tagen nicht nur das Infektionsrisiko, sondern damit auch das Risiko eines Therapieversagens der endoskopischen und medikamentösen Blutstillungsmaßnahmen und die Letalität der Blutungsepisode senkt (77). Darüber hinaus ist diese Maßnahme kosteneffektiv (78, 79).

Nach einer aktuellen Vergleichsstudie mit Norfloxacin und Ceftriaxon sind offenbar intravenöse Drittgenerations-Cephalosporine die Medikamente der Wahl (80).

Praktisches Vorgehen: Therapie der akuten Varizenblutung

Ziel der Behandlung der akuten Varizenblutung ist die möglichst umgehende Blutstillung. Dieses Ziel kann zumindest vorübergehend mit verschiedenen Mitteln erreicht werden. Unmittelbar nach Aufnahme des Patienten auf die Intensivstation sollte eine medikamentöse Blutstillung mit Terlipressin oder Somatostatin/Octreotid über einen Zeitraum von ca. 5 Tagen begonnen werden; daneben ist die Institution einer Antibiotikaprophylaxe mit einem Drittgenerations-Cephalosporin für 5–7 Tage sowohl für den Erfolg der Blutstillung als auch das Überleben von entscheidender Bedeutung. Danach sollte möglichst rasch eine Notfallendoskopie mit endoskopischer Blutstillung, am ehesten durch Gummibandligatur, angestrebt werden. Ist dies zunächst nicht möglich, so kann mit der Ballonsondenblockade Zeit für die Vorbereitung definitiver Therapieformen gewonnen werden. Reservetherapie bei Versagen der endoskopischen Blutstillung ist die Anlage eines TIPS; bei hohem Pfortaderdruck kann die Anlage eines TIPS auch nach erfolgreicher initialer Blutstillung sinnvoll sein. Chirurgische Verfahren haben im Zeitalter des TIPS in der Notfalltherapie praktisch keinen Stellenwert mehr.

Die konsequente Einführung der neuen Therapieprinzipien in die klinische Routine hat die Krankenhausletalität der Varizenblutung bei Zirrhose seit 1985 von 43% auf 15% reduziert (81), im Wesentlichen bedingt durch bessere Blutstillung (Rezidivblutungrate im Krankenhaus von 49% auf 14% verringert) und eine effektive Infektionsprophylaxe (Infektionsrate von 38% auf 14%).

Verhinderung der Rezidivblutung

Auch hier stehen verschiedene therapeutische Optionen offen: Medikamente, endoskopische Behandlung, TIPS und Chirurgie.

Medikamentöse Rezidivprophylaxe

Die einzigen Substanzgruppen, für die ausreichende klinische Studien vorliegen, sind die nichtselektiven Betarezeptorenblocker und die Nitrate.

Studienlage zu Betablockern. In den meisten Studien mit nichtselektiven Betablockern wurden Propranolol oder Nadolol (kaum hepatischer Metabolismus) sowie seltener

Timolol verwendet. Lebrec u. Mitarb. haben als Erste einen der Wirkung im Tierversuch ähnlichen Effekt von Propranolol auch bei Patienten mit Leberzirrhose beschrieben (82) und eine entsprechende klinische Studie zur Rezidivprophylaxe der oberen gastrointestinalen Blutung bei Leberzirrhotikern durchgeführt (83). Mittlerweile liegen zahlreiche kontrollierte Studien mit den o. g. nichtselektiven Betablockern vor. In 8 Metaanalysen wurde eine Verringerung der Rezidivblutungsrate klar belegt, während eine Verbesserung des Überlebens gegenüber Placebo nur in einer Metaanalyse gezeigt werden konnte (84). In Vergleichsstudien konnte gezeigt werden, dass die medikamentöse Rezidivprophylaxe sowohl der endoskopischen Sklerosierungstherapie als auch der Ligatur ebenbürtig ist. Relevante Unterschiede in den Rezidivblutungs- und Überlebensraten wurden nicht gefunden (85).

Dosierung. In der Praxis können nichtselektive Betablocker wie Propranolol oder Nadolol dann eingesetzt werden, wenn akute Blutungen sicher gestillt wurden. Der Betablocker wird einschleichend über einige Tage meist so dosiert, dass die Herzfrequenz in Ruhe um etwa 20–35% bzw. auf Werte um 55–60/min absinkt. Da dies jedoch einen β_1-Effekt darstellt, während die splanchnische Vasokonstriktion Folge einer β_2-Blockade ist, sollte besser eine korrekte Dosierung anhand der Reduktion des Lebervenendruckgradienten angestrebt werden.

Wird anhand des Lebervenendruckgradienten bei Patienten mit unzureichender oder gar fehlender Druckreduktion unter dem Betablocker frühzeitig auf endoskopische Therapie oder TIPS umgeschaltet, so kann das Rezidivblutungsrisiko deutlich eingeschränkt werden (86).

Nebenwirkungen. Die Nebenwirkungen der Betarezeptorenblockade sind bekannt (Müdigkeit, Herzinsuffizienz, Libidoverlust; selten schwere Bradykardie, Raynaud-Symptomatik, Bronchospastik). Außerhalb von klinischen Studien muss insbesondere die Compliance der Patienten wiederholt geprüft werden.

In einer Studie wurde Propranolol alleine mit der Kombination von Propranolol und Isosorbidmononitrat verglichen. Der Unterschied in der Rezidivrate zugunsten der Kombination war statistisch nicht signifikant (87).

Endoskopische Therapie

Die Wirksamkeit der endoskopischen Sklerosierungstherapie in der Rezidivprophylaxe der Varizenblutung und damit einer Verbesserung des Langzeitüberlebens ist durch verschiedene kontrollierte Studien und Metaanalysen belegt. Mittlerweile hat sich jedoch gerade in der Rezidivprophylaxe die Gummibandligatur wegen besserer Wirksamkeit, geringerer Komplikationsrate und überlegener Überlebensraten gegenüber der Sklerosierungstherapie durchgesetzt (71). Bei kleinen Restvarizen nach Ligatur kann diese durchaus mit der Sklerosierung kombiniert werden.

Im Vergleich zur medikamentösen Therapie schneidet die endoskopische Behandlung nicht besser ab (88), so dass für Patienten, die in der Notfallendoskopie keiner endoskopischen Therapie bedürfen, die Langzeitbehandlung mit einem Betablocker bei guter Compliance und fehlenden Kontraindikationen eine gute Option darstellt.

In einer Studie brachte die Kombination der Ligaturbehandlung mit einem Betablocker eine zusätzliche Verringerung des Rezidivblutungsrisikos gegenüber der endoskopischen Therapie alleine (89).

TIPS

Bei Patienten mit rezidivierenden Blutungen trotz medikamentöser oder endoskopischer Rezidivprophylaxe hat der TIPS die chirurgischen Shunts weitestgehend abgelöst.

Die randomisierten Vergleichsstudien des TIPS mit nicht kunststoffummantelten Stents mit dem kleinkalibrigen mesenterikokavalen oder dem distalen splenorenalen Shunt (DSRS) sind uneinheitlich. Während der mesenterikokavale Shunt bei schweren Problemen in der Studienmethodik dem TIPS bezüglich des Rezidivblutungsrisikos überlegen zu sein scheint, ließ sich zwischen TIPS und DSRS keinerlei Unterschied in Rezidivblutungsraten, Enzephalopathierisiko und Langzeitüberleben feststellen (90). Die gegenüber dem chirurgischen Shunt dramatisch häufiger erforderlichen Rezidiveingriffe wegen Shuntinsuffizienz dürften mit der Verwendung kunststoffummantelter Stents der Vergangenheit angehören. Damit kommt der chirurgische Shunt eigentlich nur noch für wenige junge Patienten mit hervorragender Leberfunktion als Alternative zum TIPS in Frage.

Im Vergleich zur endoskopischen Therapie glänzt der TIPS verständlicherweise durch eine geringere Rezidivblutungsrate (91) (Abb. 17.**25**). Das Enzephalopathierisiko ist nach TIPS allerdings deutlich erhöht, und das Überleben wird im Vergleich zur endoskopischen Behandlung nicht beeinflusst.

Chirurgische Verfahren

Shuntoperationen. Die Wirksamkeit des portokavalen End-zu-Seit-Shunts zur Verhinderung von Rezidivblutungen aus Ösophagusvarizen wurde schon vor Jahrzehnten in mehreren kontrollierten Studien nachgewiesen. Trotzdem konnten die Überlebensraten im Vergleich zu einer Kontrollgruppe nicht verbessert werden. Der theoretische Vorteil der selektiven Shunts, wie z. B. des distalen splenorenalen Shunts, bei dem die portale Leberperfusion erhalten bleiben soll, lassen sich in der Praxis langfristig kaum nachweisen. Vergleichsstudien mit dem totalen Shunt zeigen keine Unterschiede in den Überlebensraten, und die metabolische Kapazität der Leber fällt auch nach selektiven Shunts deutlich ab (92).

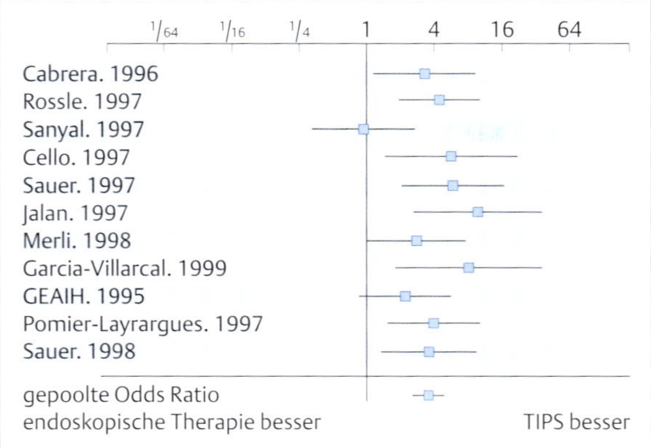

☒ **Abb. 17.25** Metaanalyse der Vergleichsstudien zwischen endoskopischer Therapie und TIPS zur Rezidivprophylaxe der Varizenblutung bei Patienten mit Zirrhose (nach 89).

→ **Nicht dekomprimierende Verfahren.** Für elektive nicht dekomprimierende Verfahren wie die Ösophagustranssektion oder die sehr ausgedehnte abdominothorakale gastroösophageale Diskonnektion nach Sugiura u. Futagawa (52) existiert angesichts von endoskopischer Therapie, TIPS und in seltenen Fällen chirurgischen Shunts keine Indikation mehr. Bei Patienten mit fortgeschrittener Lebererkrankung muss bei Auftreten einer Blutungskomplikation unbedingt die Indikation zur Lebertransplantation geprüft werden.

Praktisches Vorgehen: Rezidivprophylaxe der Varizenblutung

Primäre Therapie zur Rezidivprophylaxe bei Patienten, die bereits notfallmäßig endoskopisch therapiert wurden, ist die endoskopische Gummibandligatur. Bei Patienten, die primär nicht endoskopisch therapiert wurden, ist ein Therapieversuch mit einem nichtselektiven Betablocker ggf. in Kombination mit einem Nitrat gerechtfertigt; der Therapieerfolg sollte durch Messung des Lebervenendruckgradienten validiert werden. Rezidivblutungen unter dieser Therapie sollten allerdings der endoskopischen Behandlung zugeführt werden; eine Kombination von Ligatur mit einem Betablocker kann sinnvoll sein. Versager der endoskopischen Therapie sind Kandidaten für den TIPS oder – in seltenen Fällen – eine Shuntoperation. Bei durch die Grunderkrankung gegebener Indikation muss bei jedem Blutungsproblem die Indikation zur orthotopen Lebertransplantation geprüft werden.

FAZIT FÜR DIE PRAXIS

- Eine den Pfortaderhochdruck senkende medikamentöse Therapie mit Betablockern zur Primärprophylaxe der Varizenblutung sollte anhand des Lebervenendruckgradienten gesteuert werden. Bei unzureichender Drucksenkung sollte bei großen, blutungsgefährdeten Varizen auf die endoskopische Varizenligatur übergegangen werden.
- Der Patient mit akuter Varizenblutung ist immer ein Intensivpatient, der einer möglichst umgehenden Blutstillung bedarf. Unmittelbare Maßnahmen sind die Einleitung einer medikamentösen Blutstillung mit Terlipressin oder Somatostatin/Octreotid (über ca. 5 Tage) und einer Antibiotikaprophylaxe mit einem Drittgenerations-Cephalosporin für 5 – 7 Tage.
- Danach sollte bei der akuten Varizenblutung möglichst rasch eine Notfallendoskopie mit endoskopischer Blutstillung, am ehesten durch Gummibandligatur, angestrebt werden.
- Reservetherapie bei Versagen der endoskopischen Blutstillung ist die Anlage eines TIPS; mit der Ballonsondenblockade kann in dieser Situation Zeit für die Vorbereitung gewonnen werden.
- Primäre Methode zur Prophylaxe einer Rezidivblutung bei Patienten, die bereits notfallmäßig endoskopisch therapiert wurden, ist die endoskopische Gummibandligatur. Bei Patienten, die primär nicht endoskopisch therapiert wurden, kann ein Therapieversuch mit einem nichtselektiven Betablocker erfolgen.
- Patienten mit Rezidivblutungen sollten endoskopisch therapiert werden und sind bei Versagen dieser Therapie mit einem TIPS zu versorgen.

18

Aszites

A. L. Gerbes, V. Gülberg

EDITORIAL **Aszites gehört zu den häufigsten klinisch relevanten Komplikationen der Leberzirrhose. Während Patienten mit unkompliziertem Aszites durch diuretische Behandlung mit Aldosteronantagonisten, ggf. kombiniert mit Schleifendiuretika, behandelt werden, ist für die rasche Entlastung des massiven Aszites die therapeutische Punktion („Parazentese") hilfreich. Die Behandlung des Aszites mit Aquaretika stellt ein viel versprechendes neues Behandlungskonzept dar, welches sich noch in Erprobung findet.**

Definition und Klassifikation

Aszites bezeichnet die Ansammlung seröser Flüssigkeit im Peritonealraum. Eine grobe Klassifikation hinsichtlich des Ausmaßes des Aszites ist in der Child-Pugh-Klassifikation gegeben, wobei zwischen leicht- bis mäßiggradigem und massivem Aszites unterschieden wird. Eine Differenzierung hinsichtlich des therapeutischen Ansprechens wird getroffen durch die Einteilung des International Ascites Club (1) (s. Tab. 18.**2**).

Refraktärer Aszites liegt vor, wenn dieser nicht durch Diuretika mobilisiert werden kann wegen mangelnden Ansprechens, definiert als weniger als 200 g Gewichtsabnahme pro Tag (in einem Zeitraum von 4 Tagen) oder diuretikainduzierter Komplikationen.

Rezidivierender Aszites liegt vor bei mindestens dreimaligem Auftreten innerhalb eines Jahres trotz Verschreibung von Diuretika in adäquater Dosierung und Salzrestriktion.

Klinik und Diagnose

Goldstandard der Diagnostik ist die Ultraschalluntersuchung des Abdomens, mit der bereits sehr geringe Aszitesmengen nachgewiesen werden können.

Beste klinische Untersuchungsmethode zur Diagnose eines Aszites ist die Methode der „wandernden Flankendämpfung". Positives Kriterium ist hierbei die Verlagerung der Dämpfungsgrenze nach medial bei Umlagerung des Patienten auf die Körperseite, an der die Perkussion durchgeführt wird (5).

Differenzialdiagnose

Unterschiedlichste Erkrankungen können mit Aszites einhergehen (5–7) (Tab. 18.**1**). In Deutschland sind Leberzirrhose und Peritonealkarzinose die häufigsten Ursachen einer intraperitonealen Flüssigkeitsansammlung. Seltenere Ursachen sind primäre Leberzellkarzinome oder Peritonealkarzinose bzw. nichtmaligne Ursachen wie Herzinsuffizienz, Pankreatitis, Budd-Chiari-Syndrom, Tuberkulose, akute Virus- oder Fettleberhepatitis, schwere Hypalbuminämie.

Von therapeutischer Konsequenz ist die Differenzierung zwischen Aszites bei malignen und nichtmalignen Grunderkrankungen sowie von infiziertem und nichtinfiziertem Aszites (6, 7).

→ **Untersuchung der Aszitesflüssigkeit.** Hier können häufig Anamnese, körperliche Untersuchung und bildgebende Verfahren diagnostisch hilfreich sein. Zumeist aber, insbesondere bei der Erstdiagnose, wird man weitere Aufschlüsse durch die Untersuchung der Aszitesflüssigkeit selbst gewinnen (Abb. 18.**1**).

→ **Sonographie.** Betont werden muss die Bedeutung der Ultraschalluntersuchung des Abdomens. Sie ist besonders hilfreich zur Diagnose bzw. zum Ausschluss von Raumforderungen in der Leber, aber auch zur Diagnose nichtmalig-

Tabelle 18.1 Verschiedene Formen des Aszites

Portaler Aszites
- Leberzirrhose
- Budd-Chiari-Syndrom
- venoocclusive Disease
- akute Hepatitis
- Fettleberhepatitis
- Pfortaderthrombose (selten)
- Zystenleber

Kardialer Aszites
- Rechtsherzinsuffizienz
- Pericarditis constrictiva

Maligner Aszites
- Peritonealkarzinose
- intraabdominelle Tumoren
- hepatozelluläres Karzinom
- Metastasenleber
- Mesotheliom
- lymphatische Systemerkrankungen (mit und ohne Leberinfiltration)

Entzündlicher Aszites
- bakterielle Peritonitis
- spontane bakterielle Peritonitis
- Tuberkulose
- Vaskulitis
- akute Pankreatitis

Seltene Aszitesformen
- schwere Hypalbuminämie
- Mesenterialvenenthrombose
- Peritonealdialyse
- Urämie und chronische Hämodialyse
- Morbus Whipple
- Hypothyreose
- Amyloidose
- Stärkeperitonitis
- Follikelüberstimulation (bei In-vitro-Fertilisation)
- chylöser Aszites
- arteriovenöse Fisteln im Pfortaderstromgebiet

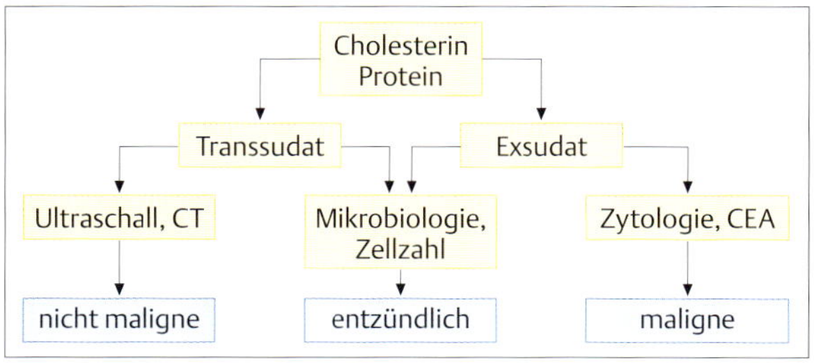

⊠ **Abb. 18.1** Differenzialdiagnose des Aszites.

ner Ursachen des Aszites, z. B. einer Pankreatitis. Die Duplexdopplersonographie kann den Verdacht auf ein Budd-Chiari-Syndrom erhärten.

Differenzierung von infiziertem und nicht infiziertem Aszites

Spontane und sekundäre bakterielle Peritonitis. Bei den Ursachen des infizierten Aszites ist vor allem zu unterscheiden zwischen der spontanen (SBP) und der sekundären bakteriellen Peritonitis. Während die Häufigkeit der SBP mit etwa 10 – 20% anzunehmen ist, ist die sekundäre Peritonitis etwa 10-mal seltener. Da Letztere häufig durch eine intestinale Perforation verursacht ist, weist sie fast immer mehrere Erreger, meist Anaerobier auf, während bei der SBP überwiegend nur ein Erreger nachzuweisen ist. In etwa zwei Drittel der Fälle handelt es sich um gramnegative Bakterien, meist E. coli, bei etwa 20% um grampositive (Streptokokken) und in nur ca. 10% um anaerobe Bakterien (5).

Die Sensitivität eines gramgefärbten Ausstrichs bzw. der herkömmlichen Einsendung von etwa 10 ml Aszitesflüssigkeit zur mikrobiologischen Untersuchung für den Nachweis einer SBP beträgt nur etwa 40%. Durch direkte Inokulation von Blut-bzw. Asziteskulturflaschen mit der frisch gewonnenen Aszitesflüssigkeit kann sie auf über 90% gesteigert werden. Dennoch verstreicht wertvolle Zeit bis zum Eingang eines positiven Kulturergebnisses. Daher sind Beobachtungen von großer klinischer Relevanz, wonach in einem infizierten Aszites meist über 500 Granulozyten/mm^3, nahezu immer aber über 250 Granulozyten/mm^3 nachzuweisen sind. Demgegenüber haben sich pH-Wert, LDH- und Lactatkonzentration für die Diagnose einer SBP nicht allgemein durchsetzten können. Der semiquantitative Nachweis der Leukozytenesterase mit einer einfachen Stix-Methode scheint zum Ausschluss, aber nicht zur Diagnose einer SBP hilfreich. Zur Diagnose einer sekundären Peritonitis im Gegensatz zur SBP werden der Proteingehalt im Aszites (> 1 g/100 ml), die Glucosekonzentration (< 50 mg/100 ml) und die Lactatdehydrogenase (> 225 U/l) verwendet (7).

Gesamtzellzahl. Die Gesamtzellzahl im infizierten Aszites ist meist höher als in nichtinfiziertem, allerdings ist dieser Parameter nicht präzise genug für die Diagnose eines infizierten Aszites. Zudem ist die Zellzahl auch im malignen Aszites oft erhöht. Dennoch ist die Gesamtzellzahl ein hilfreicher Parameter bei der Therapie eines bereits diagnostizierten infizierten Aszites: Nach Beginn einer antibiotischen Therapie ist bei Vorliegen einer SBP bereits nach 3 Tagen ein exponenzieller Abfall der Zellzahl zu beobachten, was bei einer sekundären Peritonitis im Allgemeinen nicht der Fall ist.

Klinische Aszitesdiagnostik. Für die klinische Routine empfiehlt sich zur Aszitesdiagnostik nach Anamnese, Inspektion und körperlicher Untersuchung die Ultraschalluntersuchung. Zur differenzialdiagnostischen Abgrenzung von malignem bzw. entzündlichem von nichtmalignem bzw. nichtentzündlichem Aszites (13) sollten untersucht werden:

- Zellzahl und Differenzierung (Grenzwert 500 Zellen/µl bzw. 250 Granulozyten/µl),
- Leukozytenesterase (Stix-Methode),
- Zytologie (maligne Zellen),
- Gesamteiweiß (Grenzwert 3 g/dl),
- Cholesterin (Grenzwert 45 mg/dl),
- karzinoembryonales Antigen (CEA) (Grenzwert 2,5 ng/ml),
- Bakteriologie mit Inokulation von aeroben und anaeroben Blutkulturflaschen (bei V.a. SBP).

Pathophysiologie

Die wesentlichen zirkulatorischen Veränderungen bei Patienten mit chronischen Lebererkrankungen betreffen portale Hypertension und periphere (hauptsächlich splanchnische) arterielle Vasodilatation (Abb. 18.**2**). Dies führt zu einem reduzierten zentral effektiven Blutvolumen trotz einer Zunahme des Gesamtblutvolumens (9, 18). In der Folge kommt es zu einer Aktivierung von Natrium und Volumen retinierenden neurohumoralen Systemen, wie dem Renin-Angiotensin-Aldosteron-System (RAAS), zu einer Aktivierung des sympathischen Nervensystems (SNS) und zu einer nichtosmotischen Freisetzung von Arginin-Vasopressin (ADH). Diese neurohumoralen Veränderungen bedingen renale Natrium- und Wasserretention, was schließlich zur Akkumulation von Aszites führt (Abb. 18.**2**).

Therapieziele und Maßnahmen

Therapie bei gering- bis mittelgradigem Aszites

Zur Therapie des gering- bis mittelgradigen Aszites ist die Behandlung mit Diuretika etabliert. Als minimales Ansprechen wird dabei eine tägliche Gewichtsreduktion um 200 g über einen Zeitraum von 4 Tagen betrachtet. Tägliche Obergrenze der Aszitesmobilisation sollten 500 g, bei Patienten mit peripheren Ödemen 1 kg darstellen.

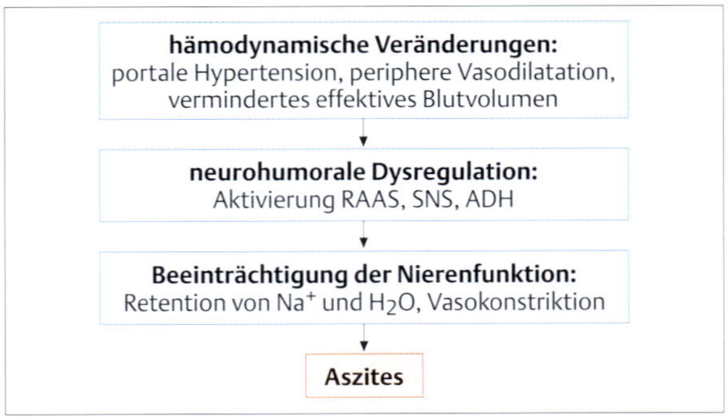

☒ **Abb. 18.2** Pathophysiologie der Aszitesbildung bei Leberzirrhose. RAAS = Renin-Angiotensin-Aldosteron-System, SNS = sympathisches Nervensystem, ADH = antidiuretisches Hormon.

Bei darüber hinaus gehender Gewichtsreduktion ist eine Reduktion des effektiven Blutvolumens und dadurch eine für die Therapie kontraproduktive weitere Aktivierung des Renin-Aldosteron-Systems zu befürchten. Standardempfehlung ist daher ein Behandlungsbeginn mit Aldosteronantagonisten in steigender Dosierung. Kommt es hierunter zu keinem zufrieden stellenden Ansprechen, werden zusätzlich Schleifendiuretika empfohlen (4, 8, 18). Demgegenüber wird in der Praxis oft eine Kombinationstherapie bereits zu Beginn der Behandlung durchgeführt.

Diuretikatherapie – Studienergebnisse

Eine randomisierte Untersuchung an 100 Patienten hat die beiden Strategien (Aldosteronantagonisten in steigender Dosierung vs. Kombinationstherapie Aldosteronantagonist/Schleifendiuretikum) verglichen (22) (Abb. 18.**3**). Beide Konzepte unterschieden sich nicht hinsichtlich Erfolgsquote (98 % vs. 94 %), Schnelligkeit der Aszitesmobilisation oder Häufigkeit von Komplikationen (19). Allerdings musste in der Gruppe mit Kombination von Spironolacton und Furosemid wesentlich häufiger eine Dosisreduktion vorgenommen werden

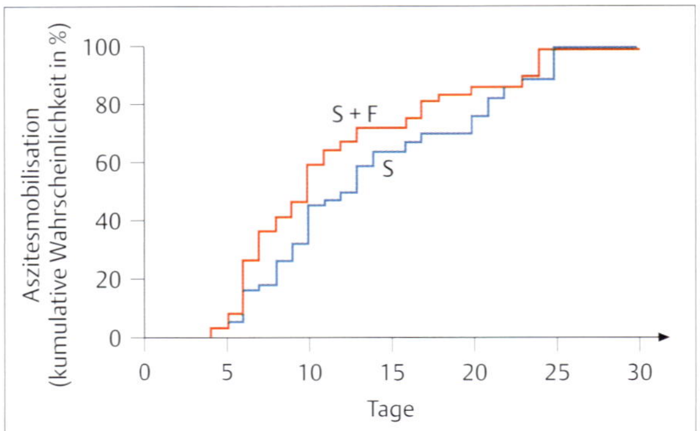

☒ **Abb. 18.3** Spironolacton und Furosemid vs. Spironolacton bei 100 Patienten mit mittelgradigem Aszites (nach 20). S = Spironolacton; S+F = Spironolacton und Furosemid.

(68 % vs. 34 %). Interessant scheint auch, dass mit einer Spironolacton-Monotherapie in ansteigender Dosierung bis zu 200 mg 72 % der Patienten, mit Dosissteigerung bis 300 mg 85 % der Patienten erfolgreich behandelt werden konnten. Die weitere Steigerung auf 400 mg konnte die Ansprechrate nur auf 91 % steigern.

In der mit der Kombination von Spironolacton und Furosemid behandelten Gruppe waren bei einer Dosis von 200 mg Spironolacton und 80 mg Furosemid 85 % der Patienten, bei Dosissteigerung auf 300 mg/120 mg 98 % der Patienten erfolgreich behandelbar. Somit unterstreicht die Studie die klinische Erfahrung, dass durch Steigerung der Diuretikadosierung im oberen Bereich kaum zusätzliche Ansprechraten zu erzielen sind.

Therapie bei massivem Aszites

Bei Patienten mit prall gespanntem Abdomen wird die unmittelbare Entlastung durch eine therapeutische Punktion („Parazentese") empfohlen (18).

Zur Sicherheit dieses Verfahrens werden vor allem zwei Bedenken geäußert: Blutungskomplikationen und Kreislaufinsuffizienz.

⇢ **Blutungskomplikationen.** Zwei neuere Arbeiten haben nun gezeigt (12, 15), dass auch bei Patienten mit stark eingeschränkter Gerinnungsfunktion (Prothrombinzeit unter 35 %, Thrombozyten unter 50×10^9/l) Aszitespunktionen ohne schwere Komplikationen oder Blutung möglich sind.

⇢ **Kreislaufinsuffizienz.** Zur Vermeidung von Kreislaufproblemen durch rasche Aszitesbildung nach Parazentese wird die Gabe von Plasmaexpandern, insbesondere von Albumin, empfohlen (16, 18). Eine, insbesondere unter verschärftem ökonomischem Druck immer wieder gestellte Frage gilt der Art des Plasmaexpanders nach therapeutischer Aszitespunktion.

Plasmaexpander nach Parazentese – Studienergebnisse

Frühere Studien der Barcelona-Gruppe hatten eine prinzipielle Überlegenheit von Albumin im Vergleich zu anderen Plasmaexpandern nach Parazentese gezeigt. In einer randomisierten Untersuchung wurde nun 20%iges Albumin mit 3,5%iger Kochsalzlösung bei 52 Patienten mit totaler Parazentese verglichen (22). Die beiden Gruppen unterschieden sich nicht signifikant hinsichtlich des Auftretens klinischer Komplikationen. In der mit Kochsalz behandelten Gruppe war tendenziell häufiger eine Hyponatriämie zu verzeichnen. Die Plasma-Renin-Aktivität stieg in der mit Albumin behandelten Gruppe nicht, in der mit Kochsalzlösung behandelten Gruppe deutlich an. Die Häufigkeit einer sog. Parazentese-induzierten Kreislaufdysfunktion (PICD), definiert als ein mindestens 50%iger Anstieg der Plasma-Renin-Aktivität auf Werte von über 4 ng/ml/h 6 Tage nach Parazentese war signifikant höher in der mit Kochsalz behandelten Gruppe (33% vs. 11%). Bei Patienten, bei denen maximal 6 l Aszites punktiert wurden, trat in beiden Gruppen eine PICD sehr selten auf (7% vs. 6%).

Die Untersuchung von Sola-Vera et al. (22) zeigt erstmals, dass bei Aszitespunktionen mit einem Volumen von bis zu 6 l keine anschließende Infusion mit Albumin erforderlich ist. NaCl kann nicht als Plasmaexpander nach Parazentesen von über 6 l empfohlen werden.

Therapie bei refraktärem und rezidivierendem Aszites

Bei Patienten mit refraktärem oder rezidivierendem Aszites, entsprechend der Definition des International Ascites Club (1) (Tab. 18.**2**), stellt die therapeutische Parazentese mit nachfolgender Infusion von Albumin bisher die Behandlung der Wahl dar. Die Wertigkeit des transjugulären intrahepatischen portosystemischen Shunts („TIPS“) (Abb. 18.**4**) im Vergleich zu wiederholten Parazentesen zur Behandlung von Patienten mit massivem Aszites wird kontrovers diskutiert.

TIPS – Studienergebnisse

Die unlängst publizierte italienische Studie (19) bestätigt die Kernaussage der 3 anderen großen randomisierten Studien (11, 17, 21): Aszitesfreiheit wurde nach TIPS in 51–79% der Patienten erreicht, signifikant häufiger als nach Parazentese (3–24%). Außerdem steigt die Lebensqualität bei Patienten nach TIPS, insbesondere bei solchen mit vollständigem Ansprechen (14). Die italienische Multizenterstudie (19) bestätigt zudem die Ergebnisse der deutschen Studie (17), wonach TIPS das Patientenüberleben signifikant verbessert. Die nordamerikanische Studie (21) zeigt einen nicht signifikanten Trend hinsichtlich eines längeren Überlebens in der TIPS-Gruppe, die spanische Studie (11) keinerlei Vorteil für TIPS. Eine Erklärung für diese kontroversen Ergebnisse könnte darin liegen, dass in der spanischen Studie Patienten mit einem Serumbilirubin von bis zu 10 mg/dl eingeschlossen werden konnten, wobei die anderen 3 Studien einen Grenzwert von 5–6 mg/dl vorsahen. In der Tat war in dieser Studie nach TIPS-Anlage ein deutlicher Anstieg der durchschnittlichen Serumbilirubin-Konzentration zu verzeichnen. Angesichts der höheren Mortalität nach TIPS bei Patienten mit höherem Serumbilirubin scheint dies eine plausible Erklärung und unterstreicht nochmals die Notwendigkeit einer sorgfältigen Selektion der Patienten.

Tabelle 18.2 Refraktärer und rezidivierender Aszites – Definitionen (nach 1)

Refraktärer Aszites	kann nicht durch Diuretika mobilisiert werden wegen mangelnden Ansprechens (< 200 g Gewichtsabnahme/Tag) oder diuretikainduzierter Komplikationen (Na^+ ↓, K^+ ↓, Krea ↑, HE)
Rezidivierender Aszites	tritt mindestens 3-mal innerhalb eines Jahres wieder auf trotz Verschreibung von Diuretika in adäquater Dosierung und Salzrestriktion

HE = hepatische Enzephalopathie

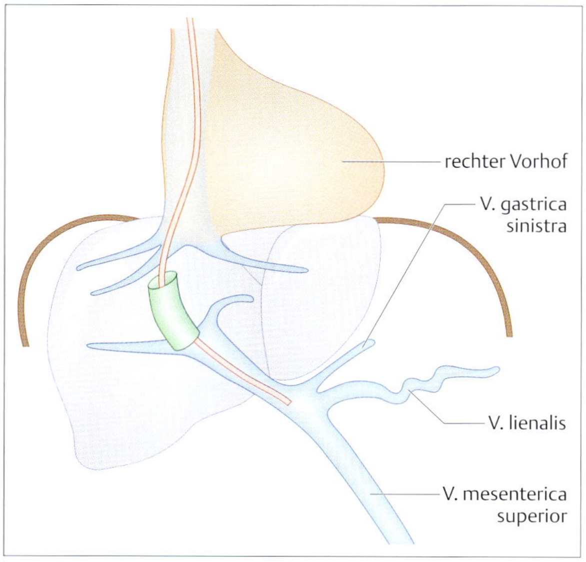

Abb. 18.4 Schematische Darstellung eines transjugulären intrahepatischen portosystemischen Shunts.

Aquaretika

Vasopressin-V_2-Rezeptor-Antagonisten können freies Wasser mobilisieren und sind daher möglicherweise eine gute Alternative oder Ergänzung zur Diuretikabehandlung.

Die prinzipielle Wirksamkeit und Sicherheit des Einsatzes von V_2-Rezeptor-Antagonisten bei Patienten mit Zirrhose wurde unlängst demonstriert (10). Hierbei kam es dosisabhängig zu einer Steigerung des Urinvolumens und Abnahme der Urinosmolalität, somit also zur vermehrten Ausscheidung von freiem Wasser. Während in der Plazebogruppe in der bis zu 7-tägigen Behandlungsphase eine Gewichtszunahme zu verzeichnen war, kam es zu einem signifikanten Gewichtsverlust unter der höheren Dosis des Vasopressin-Rezeptor-Antagonisten. Dieses viel versprechende Behandlungsprinzip wird derzeit in internationalen Phase-II- und -III-Studien weiter untersucht (3).

Komplikationen und deren Therapie

Hernien. Aufgrund des erhöhten intraabdominellen Drucks kommt es bei Patienten mit massivem Aszites häufig zum Auftreten von Bauchwand- oder Nabelhernien. Eine chirurgische Sanierung ist nur sinnvoll, wenn eine längerfristige Kontrolle des Aszites durch Diuretika und TIPS zu erwarten ist. Ansonsten ist bei Wiederauftreten von massivem Aszites eine erneute Bruchsituation mit den damit verbundenen Unannehmlichkeiten zu befürchten.

Spontane bakterielle Peritonitis. Keimnachweis in der Aszitesflüssigkeit ohne definierte Eintrittspforte ist die Ursache der spontanen bakteriellen Peritonitis (SBP). Da die SBP mit einer höheren Mortalität und dem Auftreten relevanter Komplikationen, wie z. B. eines hepatorenalen Syndroms (→ Kapitel 19) vergesellschaftet ist, sind Prophylaxe und Therapie von besonderer Bedeutung.

Bei Patienten mit Leberzirrhose und gastrointestinaler Blutung scheint eine Prophylaxe mit Chinolonen oder Trimethoprim/Sulfamethoxazol das Auftreten von Infektionen, Bakteriämie und/oder SBP signifikant zu reduzieren und einen, wenngleich geringen, Überlebensvorteil zu vermitteln (2).

Zur *Sekundärprophylaxe* gibt es wenige, kontrovers diskutierte Daten. Auch angesichts des Risikos der Entwicklung resistenter Keime wird eine Sekundärprophylaxe nicht allgemein empfohlen.

Für die *Behandlung* der SBP sind Cephalosporine der 3. Generation bevorzugt (1 × 2 g Ceftriaxon i. v./Tag oder 3 × 2 g Cefotaxim i. v./Tag). Alternativ können auch Fluorochinolone oder Ampicillin/Betalactamase-Hemmer gegeben werden. Die Kombination der Antibiose mit intravenöser Albuminsubstitution (1,5 g pro kg Körpergewicht an Tag 1 und 1 g pro kg Körpergewicht an Tag 3) kann die Inzidenz von Nierenfunktionsstörungen signifikant reduzieren und die Mortalität deutlich verbessern (23).

FAZIT FÜR DIE PRAXIS

- Eine Differenzierung von hepatischem, malignem und entzündlichem Aszites kann durch Parameter der Aszitesflüssigkeit schnell und einfach erfolgen.
- Die Verminderung des zentralen effektiven Blutvolumens spielt eine wichtige Rolle in der Pathogenese des Aszites.
- Die Basis der pharmakologischen Therapie stellen nach wie vor Aldosteronantagonisten, ggf. kombiniert mit Schleifendiuretika, dar.
- Die therapeutische Aszitespunktion („Parazentese“) kann auch bei schlechter Gerinnung empfohlen werden; nach therapeutischer Parazentese von mehr als 6 l soll eine Infusion von 20 %igem Humanalbumin (≥6 g/l Aszitespunktat) durchgeführt werden, um hämodynamische Komplikationen zu vermeiden.
- Patienten mit massivem oder refraktärem Aszites profitieren bei Beachtung der Kontraindikationen hinsichtlich des Überlebens und der Lebensqualität von der Anlage eines transjugulären intrahepatischen portosystemischen Shunts („TIPS“).
- Die spontane bakterielle Peritonitis (SBP) ist eine gefährliche Komplikation bei Aszites. Daher sollte bei gastrointestinaler Blutung eine prophylaktische Antibiose, bei Vorliegen einer SBP eine Antibiose mit Albuminsubstitution durchgeführt werden.
- Vasopressin-V_2-Rezeptor-Antagonisten werden als Aquaretika zurzeit klinisch erprobt und könnten eine wertvolle neue Therapieoption darstellen.

19 Hepatorenales Syndrom, hepatopulmonales Syndrom und portopulmonaler Hypertonus

19.1 Hepatorenales Syndrom

V. Gülberg, A. L. Gerbes

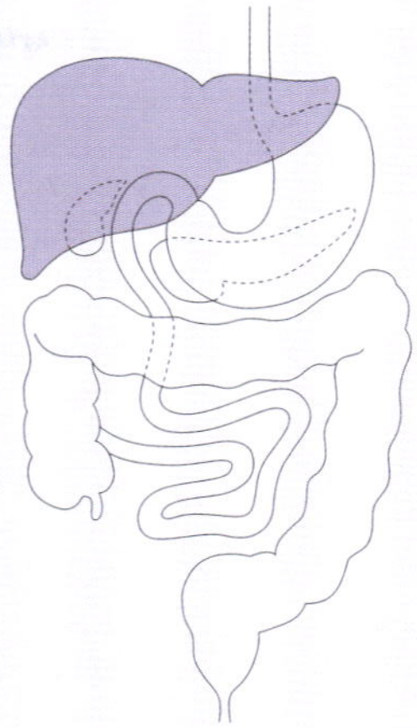

EDITORIAL **Das hepatorenale Syndrom (HRS) stellt eine der schwersten Komplikationen bei Patienten mit fortgeschrittener Leberzirrhose und Aszites dar und ist mit einer sehr hohen Letalität verbunden, falls nicht bald eine Lebertransplantation durchgeführt werden kann. Der Verlauf nach Lebertransplantation scheint bei Patienten mit HRS ungünstiger als bei Patienten, die vor Lebertransplantation noch eine normale Nierenfunktion aufweisen. Therapeutische Strategien, wie der Einsatz von Vasokonstriktoren in Kombination mit Plasmaexpandern oder der transjuguläre intrahepatische portosystemische Shunt (TIPS) werden daher vor allem als überbrückende Maßnahmen bis zur Transplantation und zur Reduktion der Komplikationen nach erfolgter Transplantation eingesetzt.**

Definition und Klassifikation

Das HRS ist charakterisiert durch eine deutliche Einschränkung des renalen Blutflusses und der glomerulären Filtrationsrate, erhöhte Serumharnstoff- und Kreatininkonzentration sowie Oligurie bei Patienten mit fortgeschrittener Lebererkrankung und therapierefraktärem Aszites. Die diagnostischen Kriterien gemäß International Ascites Club sind in Tab. 19.**1** dargestellt. Nach diesen Kriterien wird das HRS in 2 Formen eingeteilt, die sich in ihrem klinischen Verlauf erheblich unterscheiden: Während der Typ 1 rasch progredient ist und ohne spezifische Therapie eine mediane Überlebenszeit von unter 1 Monat aufweist, stellt der Typ 2 eine chronische, konstant zunehmende Verschlechterung der Nierenfunktion dar mit einer medianen Überlebenszeit von ca. 6 Monaten.

Tabelle 19.1 Haupt- und Nebenkriterien des hepatorenalen Syndroms nach IAC (International Ascites Club)

Hauptkriterien	• Leberversagen mit portaler Hypertension – Typ 1: in ≤ 2 Wochen Verdoppelung auf Krea > 2,5 mg/dl oder GFR < 20 ml/min – Typ 2: Krea > 1,5 mg/dl oder GFR < 40 ml/min • Ausschluss von Schock, florider bakterieller Infektion, nephrotoxischen Medikamenten oder Volumenmangel • keine Besserung nach Absetzen der Diuretika und Gabe von 1500 ml NaCl 0,9 % i. v. oder Plasmaexpandern • Proteinurie < 0,5 g/d, unauffällige Nierensonographie
Nebenkriterien	• Urinvolumem < 500 ml/d • Urinnatriumkonzentration < 10 mEq/l • Urinosmolalität > Serumosmolalität • Erythrozyturie < 50 pro Gesichtsfeld • Serumnatriumkonzentration < 130 mEq/l

Epidemiologie und Wertung

Das hepatorenale Syndrom (HRS) stellt eine häufige Komplikation bei Patienten mit Leberzirrhose und Aszites dar. Etwa 20% der Patienten mit Leberzirrhose, normalen Nierenretentionswerten und Aszites entwickeln innerhalb eines Jahres ein HRS, und innerhalb von 5 Jahren kann von einer Wahrscheinlichkeit von 40% ausgegangen werden.

Risikofaktoren und Pathologie

First Hit. In der Pathogenese des HRS spielen die periphere arterielle Vasodilatation und die konsekutive Reduktion des effektiven arteriellen Blutvolumens (EABV) eine bedeutsame Rolle (Abb. 19.**1**): Durch Reduktion des zentralen Blutvolumens werden Volumen und Natrium retinierende Hormonsysteme wie das Renin-Aldosteron-System und das sympathische Nervensystem aktiviert. Diese Mediatoren wiederum vermitteln die renale Vasokonstriktion und ausgeprägte Natriumretention bei fortgeschrittener Leberzirrhose.

Second Hit. Nicht jeder Patient mit schwerer Leberdysfunktion und den konsekutiven zirkulatorischen Veränderungen, die zu einer Abnahme des effektiven arteriellen Blutvolumens (EABV) führen, entwickelt ein HRS. Zusätzliche Faktoren werden daher postuliert, die als „second hit“ zur Verschlechterung der Nierenfunktion führen. Zahlreiche Auslöser werden diskutiert, die bei prädisponierten Patienten ein HRS induzieren. Hierzu zählen u.a. die spontane bakterielle Peritonitis, großvolumige Parazentesen (ohne adäquate Albuminsubstitution), nephrotoxische Medikamente, gastrointestinale Blutungen und ausgeprägte Cholestase (Abb. 19.**2**).

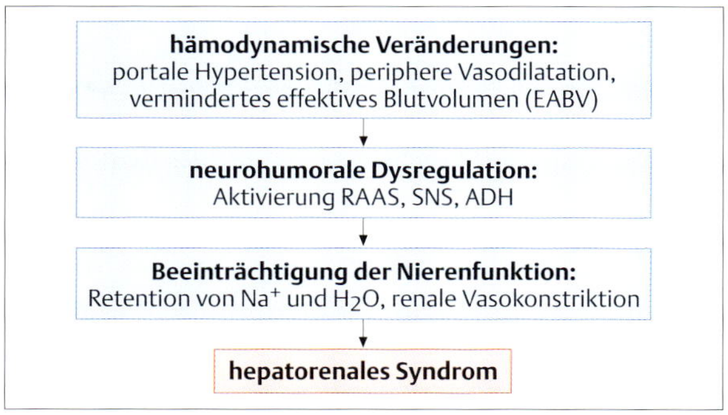

Abb. 19.1 Pathophysiologie des HRS. RAAS = Renin-Angiotensin-Aldosteron-System, SNS = sympathisches Nervensystem, ADH = antidiuretisches Hormon.

Klinik und Diagnose

Symptome. Die klinische Symptomatik des HRS stellt sich unspezifisch dar und ist überwiegend Folge der Überwässerung bei rückläufiger Diurese: abdominelles Spannungsgefühl bei zunehmendem Aszites, Dyspnoe bei pulmonaler Stauung. Ausgeprägte Urämie führt zu zunehmender Müdigkeit bis hin zur Somnolenz, ähnlich der hepatischen Enzephalopathie.

Anamnese und körperliche Untersuchung. Bei der Anamnese ist nach möglichen Auslösern zu fahnden.

Als Auslöser in Frage kommen: potenziell nephrotoxische Medikamente (NSAR), Diuretika und deren Dosierung, insbesondere hoch dosierte Schleifendiuretika, großvolumige Parazentesen ohne begleitende Gabe von Plasmaexpandern. Auch gastrointestinale Blutungen und fieberhafte Infekte stellen Risikofaktoren für die Entwicklung eines HRS dar.

Die körperliche Untersuchung zeigt die typischen Befunde einer chronischen Lebererkrankung. Zudem muss auf Zeichen der Urämie (Fötor, Perikardreiben) sowie der Überwässerung (feuchte Rasselgeräusche, Beinödeme) geachtet werden.

Laboruntersuchungen. Serumchemie: Natrium-, Kalium-, Kreatinin- und Harnstoffkonzentration. 24-Stunden-Sammelurin: Volumen, Natriumausscheidung und -kon-

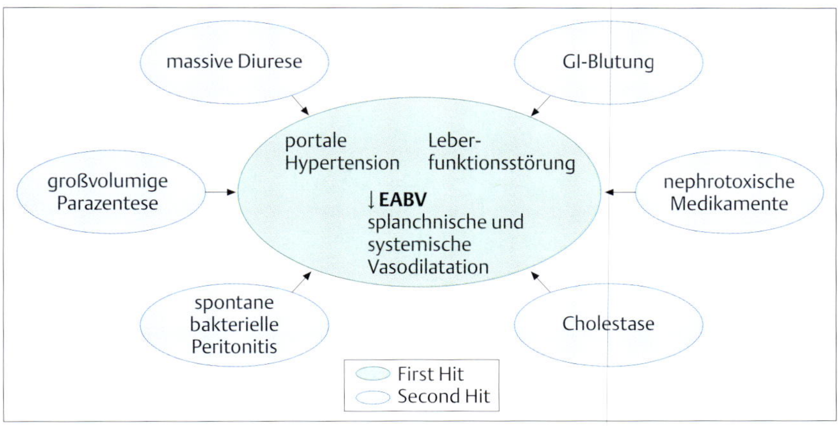

Abb. 19.2 Risikofaktoren für die Entwicklung eines HRS gemäß der „Second-Hit-Theorie“ (Wong F et al. 2004): EABV = effektives arterielles Blutvolumen.

zentration, Kreatinin-Clearance, Eiweißausscheidung. Urin-Stix und mikroskopische Untersuchung des Sediments (Erythrozyturie? Zylinder?).

Bildgebende Diagnostik. Die Sonographie der Nieren zum Ausschluss einer postrenalen Ursache der Nierenfunktionsstörung ist obligatorisch. Zudem findet sich ggf. ein Hinweis auf eine chronische Nierenerkrankung.

Differenzialdiagnose

Differenzialdiagnostisch müssen andere prärenale, intrarenale und postrenale Ursachen einer Nierenfunktionsstörung in Betracht gezogen werden (Tab. 19.**2**). Insbesondere bei Patienten auf der Warteliste zur Lebertransplantation müssen die intrarenalen Ursachen einer Nierenfunktionsstörung ausgeschlossen werden, da diese nach Lebertransplantation persistieren und sogar eine weitere Verschlechterung der Nierenfunktion unter Immunsuppression mit Calcineurininhibitoren zu erwarten ist (ggf. Listung zur simultanen Leber- und Nierentransplantation).

Verlauf und Prognose

In einem historischen Patientenkollektiv ohne spezifische Therapie lag das mediane Überleben mit HRS Typ 1 bei 11 Tagen, ca. 80% der Patienten verstarben innerhalb von 4 Wochen. In einer neueren Untersuchung der gleichen Untersucher lag das mediane Überleben von Patienten mit HRS Typ1 bei 1 Monat, wohingegen Patienten mit HRS Typ 2 im Mittel 7 Monate überlebten. Der Verlauf nach Lebertransplantation scheint bei Patienten mit HRS ungünstiger als bei Patienten, die vor Lebertransplantation noch eine normale Nierenfunktion aufwiesen.

Therapieziele und Maßnahmen

Lebertransplantation. Sie stellt derzeit die einzige kurative Maßnahme bei Patienten mit Leberzirrhose und HRS dar (Tab. 19.**3**). In zunehmendem Maße limitierend ist für geeignete Kandidaten mit HRS jedoch die Wartezeit auf ein Spenderorgan, die derzeit mehrere Monate betragen kann.

Auch stellt sich häufig der postoperative Verlauf nach Lebertransplantation bei Patienten mit HRS komplizierter dar, als bei Patienten, die mit normaler Nierenfunktion transplantiert wurden.

Aktuelle Therapiestrategien für das HRS zielen daher auf eine Überbrückung bis zur Transplantation mit dem Ziel, eine Verbesserung der Nierenfunktion zu erreichen.

Tabelle 19.2 Differenzialdiagnosen des HRS

Ursache	Wegweisende Diagnostik
Prärenal	
• Hypovolämie	Besserung auf Volumengabe
Intratrenal	
• nephrotisches Syndrom	Proteinurie, aktiviertes Sediment
• akute Tubulusnekrose (ATN)	Urinnatriumkonzentration > 10 mEq/l, tubuläre Markerproteine im Urin
Postrenal	
• Obstruktion der ableitenden Harnwege	sonographischer Nachweis eines Harnstaus

ATN = akute Tuberkulose

Tabelle 19.3 Therapieansätze bei HRS

Maßnahme	Vorteil	Nachteil
Lebertransplantation	kurativ	nur für geeignete Kandidaten; Wartezeit
TIPS	Besserung der Nierenfunktion „Bridging" zur LTx	kontraindiziert bei schwerer Leberinsuffizienz (Bilirubin > 5 mg/dl, hepatische Enzephalopathie ≥ Grad 2), Überlebensverlängerung bislang nicht durch kontrollierte Studien belegt
Terlipressin + Albumin	Besserung der Nierenfunktion, „Bridging" zur LTx, Überlebensverlängerung zumindest durch eine kontrollierte Studie belegt	Rezidive möglich

Transjugulärer intrahepatischer portosystemischer Shunt (TIPS). Die mittlere Überlebenszeit bei 23 Patienten, die mit HRS Typ 1 einen TIPS erhielten, lag bei etwa 4 Monaten. Ein Drittel der Patienten musste jedoch wegen deutlich eingeschränkter Leberfunktion von diesem Verfahren ausgeschlossen werden.

Pharmakologische Therapieansätze. Lange Zeit wurden pharmakologische Interventionen, wie etwa die niedrig dosierte Dopamininfusion, empfohlen. Trotz einer verbesserten renalen Perfusion konnte diese Therapie jedoch nicht die glomeruläre Filtrationsrate oder die Diurese bei Patienten mit HRS steigern.

Vasopressin-Analoga – Studienergebnisse

Neuere, pathophysiologisch orientierte Strategien, die an der peripheren Vasodilatation ansetzen – mit oder ohne Volumenexpansion – oder die das Ansprechen auf Vasokonstriktoren steigern, können die Nierenfunktion bei Patienten mit HRS signifikant verbessern. So wurde gezeigt, dass Patienten mit HRS Typ 1, die nicht auf Volumenexpansion mit Humanalbumin und niedrig dosiertes Dopamin reagierten, eine deutliche Besserung der glomerulären Filtrationsrate unter einer Ornipressin-Dauerinfusion mit 6 E/h, über 5 – 27 Tage aufwiesen. In ähnlicher Weise zeigten zwei andere Studien die pharmakologische Reversibilität des HRS. Hierbei erscheinen ischämische Komplikationen unter dem Vasopressin-Analogon Terlipressin seltener aufzutreten als unter Ornipressin. Die Ansprechrate auf dieses Peptid lag in einer großen retrospektiven Untersuchung bei 58% der Patienten mit einer 1-monatigen Überlebenswahrscheinlichkeit von 40%. Eine in dieser Studie durchgeführte Multivarianzanalyse identifizierte die Terlipressin-induzierte Verbesserung der Nierenfunktion sowie einen Child-Pugh-Score $\leq$ 11 Punkte als unabhängige Prädiktoren für einen günstigen Verlauf. Bei 13 von 99 Patienten wurde eine Lebertransplantation (92 $\pm$ 95 Tage nach Beginn des HRS) durchgeführt, davon bei 10 Patienten, die auf die Terlipressin-Gabe angesprochen hatten. Die durchschnittliche erforderliche Tagesdosis beträgt 3 mg, verteilt auf 3 – 6 i. v. Bolusgaben. Eine längere Therapiedauer (im Mittel 11 Tage) scheint mit einem besseren Ansprechen auf diese Therapie verbunden zu sein.

Die therapeutischen Ansätze mit Vasopressin-Analoga erscheinen als eine sinnvolle Überbrückungsmaßnahme bis zu einer Lebertransplantation. So wurde kürzlich gezeigt, dass sich bei Patienten, die vor Transplantation unter Terlipressin plus Albumin eine Normalisierung der Nierenfunktion aufweisen, der postoperative Verlauf ähnlich günstig gestaltet wie bei Lebertransplantierten ohne HRS.

Leberersatzverfahren. Die extrakorporale Albumindialyse (MARS) wurde im Wesentlichen als supportive Therapie bei akutem Leberversagen untersucht. In einer initialen Studie wurde auch ein günstiger Effekt auf die Nierenfunktion bei Patienten mit Leberzirrhose und HRS nahegelegt. Dies konnte jedoch in einer weiteren Studie nicht nachvollzogen werden, so dass dieses Therapieverfahren außerhalb kontrollierter Studien für das HRS nicht empfohlen werden kann.

Prävention

Als gesichert wird mittlerweile akzeptiert, dass die Gabe von 6 – 8 g Humanalbumin pro Liter Aszites nach großvolumigen Parazentesen eine Verschlechterung der Nierenfunktion verhindert. Inwieweit dieses Prozedere auch mittelfristig das Auftreten eines HRS bei diesen Patienten verhindern kann, ist jedoch bislang nicht untersucht.

Prophylaxe einer SBP. Nach erfolgreicher antibiotischer Therapie einer spontanen bakteriellen Peritonitis (SBP) wird dennoch bei bis zu 30% der Patienten ein HRS beobachtet. Eine kontrollierte, prospektive Studie konnte zeigen, dass die Gabe von Humanalbumin (1,5 g/kg KG am Tag der Diagnosestellung und 1 g/kg KG an Tag 3) zusätzlich zur Antibiose mit Cefotaxim nicht nur das Auftreten von Nierenfunktionsstörungen reduziert, sondern in der Folge auch die Mortalität der so behandelten Patienten senkt. Insofern erschiene es plausibel, dass die Prophylaxe einer spontanen bakteriellen Peritonitis nach derzeitigen Empfehlungen auch einem HRS vorbeugt. Hierzu existieren bislang allerdings keine Daten.

Pentoxyfillin. Eine kontrollierte Studie bei einer großen Serie von Patienten mit akuter alkoholischer Fettleberhepatitis konnte zeigen, dass die Behandlung mit dem TNFα-Inhibitor Pentoxyfillin (400 mg 3-mal täglich) das Auftreten eines HRS im Vergleich zur Plazebogruppe von 35% auf 8% reduziert. Auch die Letalität wurde durch die Behandlung von 46% auf 24% gesenkt. Da in dieser Studie jedoch Patienten mit bekannter Leberzirrhose oder klinischen Zeichen einer Leberzirrhose ausgeschlossen wurden, muss vorerst offen bleiben, ob Pentoxyfillin auch bei Patienten mit Zirrhose und alkoholischer Hepatitis („acute on chronic liver failure") den Krankheitsverlauf günstig beeinflussen und das Auftreten eines HRS verhindern kann.

FAZIT FÜR DIE PRAXIS

- Die rasch progressive Form des hepatorenalen Syndroms, HRS Typ 1, weist eine Mortalität von über 80% innerhalb von 4 Wochen auf.
- Nach Lebertransplantation kann bei diesen Patienten eine 5-Jahres-Überlebenswahrscheinlichkeit von über 60% erzielt werden.

- Neueste Studien zeigen, dass mit TIPS bzw. Vasokonstriktoren und Plasmaexpansion (Terlipressin und Albumin) bei über der Hälfte der Patienten eine wesentliche Verbesserung der Nierenfunktion erzielt werden kann. Hiermit ist eine mittlere Überlebenswahrscheinlichkeit von 3–4 Monaten zu erzielen, wodurch die Zeit bis zu einer Transplantation überbrückt werden kann.

Steckbrief HRS

Leitsymptom:
HRS Typ 1: rasche Entwicklung einer Oligo-/Anurie; HRS Typ 2: diuretikarefraktärer Aszites, ggf. Oligurie

Leitbefund der körperlichen Untersuchung:
Zeichen der fortgeschrittenen Zirrhose mit hydropischer Dekompensation (keine HRS-spezifischen Zeichen)

Apparativer Leitbefund:
Anstieg des Serumkreatinins bzw. Abnahme der Kreatinin-Clearance

Wichtigste Differenzialdiagnosen:
prärenales Nierenversagen (z. B. Diuretika-induziert, Blutung), intrarenales Nierenversagen (z. B. medikamentös-toxisch, akute Tubulusnekrose)

Therapie:
Lebertransplantation für geeignete Kandidaten; TIPS, falls keine schwere Leberdysfunktion; Albumin plus Terlipressin als Überbrückung

19.2 Hepatopulmonales Syndrom und portopulmonaler Hypertonus

V. Gülberg, A. L. Gerbes

EDITORIAL **Die zunehmende Häufigkeit durchgeführter Lebertransplantationen lenkte in den letzten Jahrzehnten das Augenmerk auf pulmonalvaskuläre Komplikationen (PHD) von chronischen Lebererkrankungen. Diese Komplikationen – hepatopulmonales Syndrom (HPS) und portopulmonaler Hypertonus (PPHTN) manifestieren sich klinisch üblicherweise als (Belastungs-)Dyspnoe und sind daher schwer von anderen Symptomen der fortgeschrittenen Zirrhose, etwa durch Anämie, massiven Aszites und Kachexie zu differenzieren. Während Patienten mit HPS einen normalen bis erniedrigten pulmonalvaskulären Widerstand mit vermehrtem Rechts-links-Shunt aufweisen, ist bei Patienten mit dem selteneren PPHTN der pulmonalvaskuläre Widerstand deutlich erhöht. Die Lebertransplantation stellt für Patienten mit HPS heute die Therapie der Wahl dar, wohingegen sie bei Patienten mit schwerer PPHTN als kontraindiziert erachtet wird. Insbesondere für Patienten mit PPHTN werden daher derzeit medikamentöse Therapiestrategien zur Senkung des pulmonalvaskulären Widerstandes erprobt.**

Definition und Klassifikation

Das hepatopulmonale Syndrom (HPS) ist definiert durch arterielle Hypoxie, welche durch intrapulmonale Vasodilatati-

Tabelle 19.4 Diagnostische Kriterien des hepatopulmonalen Syndroms und des portopulmonalen Hypertonus nach ERS Task Force PHD

Hepatopulmonales Syndrom (HPS)	• chronische Lebererkrankung • PA-aO_2 ≥ 15 mm Hg (bei Patienten über 64 Jahre: ≥ 20 mm Hg) • positive kontrastverstärkte Echokardiographie
Portopulmonaler Hypertonus (PPHTN)	• chronische Lebererkrankung mit portaler Hypertonie • Ppa > 25 mm Hg • mPAOP < 15 mm Hg • PVR > 240 dyn × s × cm^{-5}

Ppa = pulmonalarterieller Mitteldruck; mPAOP = Pulmonalisverschlussdruck; PVR = pulmonalvaskulärer Widerstand

on in Assoziation mit einer Lebererkrankung verursacht wird. Im Gegensatz hierzu ist der portopulmonale Hypertonus durch eine Druckerhöhung in der pulmonalen Zirkulation bei gleichzeitig vorliegender portaler Hypertension gekennzeichnet (Tab. 19.**4**).

Epidemiologie und Wertung

Zuverlässige Daten zur Prävalenz von HPS und PPHTN gibt es kaum. Informationen liegen vor allem über Patientenkollektive vor, die zur Lebertransplantation evaluiert wurden. Bei diesen Patienten wird von einer Prävalenz von bis zu 20 % für das HPS und von 2 – 5 % für den PPHTN ausgegangen. In der größten publizierten Serie von Patienten mit HPS, die nicht transplantiert wurden, lag das mittlere Überleben bei 41 Monaten mit einer maximalen Überlebensspanne von mehr als 10 Jahren nach Diagnosestellung, wohingegen in einer neueren Untersuchung ein medianes Überleben von ca. 11 Monaten berichtet wurde. Todesursache sind zumeist nichtpulmonale Komplikationen der Lebererkrankung. Im Gegensatz hierzu ist die Prognose bei PPHTN ungünstiger: Hier werden mediane Überlebenszeiten zwischen 6 und 15 Monaten berichtet. Als Todesursachen werden bei diesen Patienten Rechtsherzversagen und Komplikationen der Leberzirrhose gleich häufig beobachtet.

Risikofaktoren und Pathologie

Die Pathomechanismen, die zu HPS und PPHTN führen, sind bis heute nicht vollständig geklärt. Man nimmt jedoch an, dass die hyperdyname Zirkulation bei Patienten mit Lebererkrankungen, welche zu einem deutlichen Anstieg des Herzminutenvolumens führen kann, mit einer erheblichen Zunahme der Scherkräfte im pulmonalen Gefäßgebiet verbunden ist (Abb. 19.**3**). Ein Ungleichgewicht zwischen freigesetzten vasoaktiven Mediatoren verursacht demnach bei Exzess an Vasodilatatoren wie NO eine pulmonale Vasodilatation, wohingegen bei überwiegender Freisetzung von Vasokonstriktoren wie etwa Endothelin-1 (ET-1) ein PPHTN induziert werden kann. Zudem wird insbesondere ET-1 eine Rolle für das vaskuläre Remodelling zugeschrieben, welches zur proliferativen pulmonalen Vaskulopathie mit besonders schwer ausgeprägter PPHTN führt.

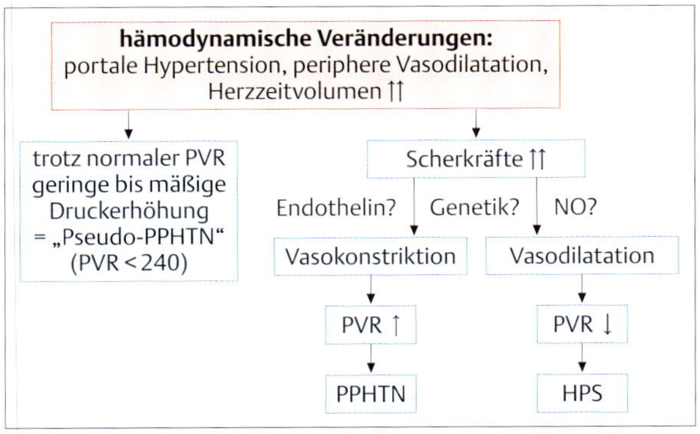

Abb. 19.3 Pathophysiologie des HPS und der PPHTN. PVR = pulmonalvaskulärer Widerstand.

Welche Faktoren überhaupt zu einer der beiden pulmonalen Komplikationen prädisponieren bzw. den Ausschlag für ein HPS oder einen PPHTN geben, ist bislang völlig unklar. Es wird jedoch diskutiert, dass sowohl genetische Faktoren als auch Autoimmunprozesse hierfür in Frage kommen könnten.

Klinik und Diagnose

Symptome. Zunehmende Dyspnoe bei gleichzeitig vorliegender Lebererkrankung ist die (unspezifische) Erstmanifestation bei HPS und PPHTN. Bei PPHTN können zudem Thoraxschmerzen und Synkopen auftreten (Tab. 19.**5**).

Anamnese und körperliche Untersuchung. Patienten mit HPS sind zumeist zyanotisch, es finden sich Trommelschlegelfinger und ausgeprägte Spider Naevi. Bei PPHTN kommt es seltener zur Zyanose, hier finden sich jedoch typische Befunde bei der kardialen Auskultation: akzentuierter/fixiert gespaltener 2. Herzton, hebender rechter Ventrikel, Systolikum bei Trikuspidalinsuffizienz.

Laboruntersuchungen. Die arterielle Blutgasanalyse zeigt die Schwere der vorliegenden Hypoxie.

Weiterführende Diagnostik. Röntgen-Thorax, EKG und Echokardiographie stellen zunächst die weiterführenden Schritte dar (Abb. 19.**4**). Je nach Verdachtsdiagnose erfolgen im 2. Schritt die Rechtsherzkatheteruntersuchung zum Nachweis und Quantifizierung einer pulmonalen Hypertonie bzw. die kontrastverstärkte Echokardiographie und Szintigraphie mit ^{99m}Tc-markierten Albuminmakroaggregaten (^{99m}TcMAA) zur Evaluation eines HPS.

Tabelle 19.5 Unterscheidung von HPS und PPHTN

	HPS	PPHTN
Symptome	zunehmende Dyspnoe	zunehmende Dyspnoe, Thoraxschmerz Synkopen
Körperliche Untersuchung	Zyanose Trommelschlegelfinger Spider naevi	selten Zyanose akzentuierter/fixiert gespaltener 2. Herzton hebender rechter Ventrikel Systolikum bei Trikuspidalinsuffizienz
EKG	unauffällig	Rechtsschenkelblock Achsenrechtsabweichung RV-Hypertrophie
Blutgasanalyse	mäßige bis schwere Hypoxämie	keine bis mäßige Hypoxämie
Rö-Thorax	unauffällig	Kardiomegalie verbreiterte Hili
Kontrastverstärkte Echokardiographie	positiv: linksatriale Kontrastierung >3–6 Zyklen nach Kontrastierung des rechten Vorhofs	üblicherweise negativ (bei offenem Foramen ovale oder ASD: Kontrastierung des linken Vorhof nach <3 Zyklen)
^{99m}TcMAA-Szintigraphie	Shunt-index ≥ 6 %	Shunt-Index < 6 %
Pulmonale Hämodynamik	normaler bis erniedrigter PVR	erhöhter PVR bei normalem Pulmonalisverschlussdruck

^{99m}TcMAA = ^{99m}Tecnetium-markierte Albuminmakroaggregate, PVR = pulmonalvaskulärer Widerstand, RV = rechter Ventrikel, ASD = Vorhofseptumdefekt

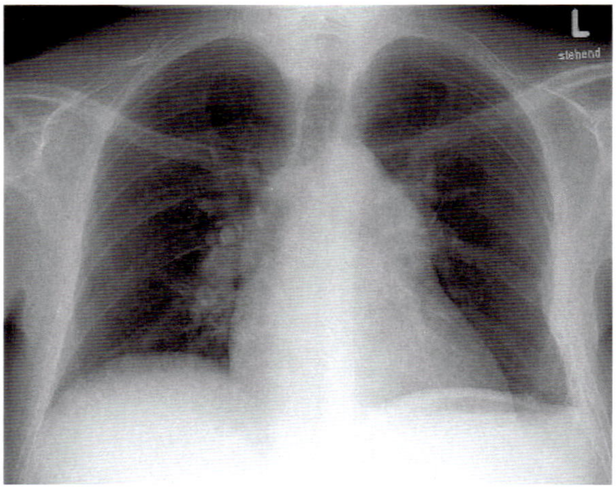

a

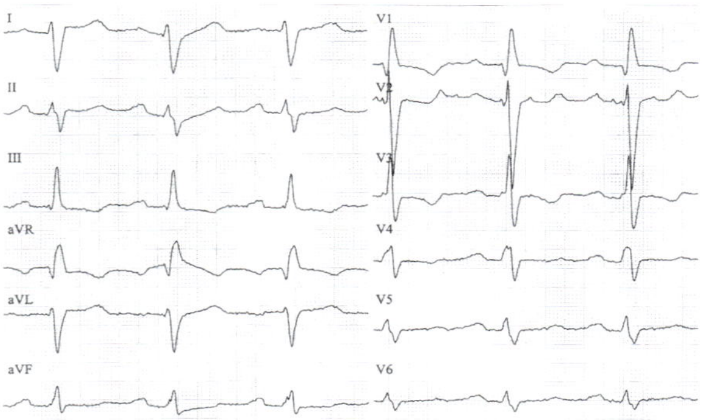

b

Abb. 19.4 Befunde bei PPHTN.
a Röntgenthorax eines 43-jährigen Patienten mit portopulmunalem Hypertonus bei alkoholtoxischer Leberzirrhose: deutlich vergrößertes Pulmonalissegment bei dilatierter A. pulmonalis. Hili beidseits verplumpt und vergrößert. Kalibersprung in der Peripherie als Hinweis für pulmonale Hypertonie. Nur geringe bis mäßige Kardiomegalie.
b EKG desselben Patienten: ausgeprägter Rechtstyp, Rechtsschenkelblock und Zeichen der rechtsventrikulären Hypertrophie.

Differenzialdiagnose

Dyspnoe und Hypoxie bei Patienten mit Leberzirrhose sind häufig verursacht durch restriktive Ventilationsstörungen infolge Aszites oder hepatischem Hydrothorax. Patienten mit chronischen Lebererkrankungen haben zudem ein erhöhtes Infektionsrisiko und Pneumonien finden sich bei 20–40% als Ursache einer akuten Infektion. Insbesondere bei alkoholischer Leberzirrhose findet sich häufig eine positive Raucheranamnese als Ursache einer COPD. Nur wenige Patienten mit α_1-Antitrypsin-Mangel-bedingter Leberzirrhose haben gleichzeitig eine pulmonale Beteiligung. Weitere sekundäre Formen der pulmonalen Hypertonie und deren differenzialdiagnostische Abgrenzung von der PPHTN sind in Tab. 19.**6** dargestellt.

Tabelle 19.6 Differenzialdiagnosen des PPHTN

Ursache	Wegweisende Diagnostik
Linksherzerkrankung, Klappenvitien, Rechts-links-Shunt	EKG Echokardiographie Rechtsherzkatheter
COPD, Emphysem, Lungenfibrose	Rö-Thorax Lungenfunktionsuntersuchung
Schlafapnoe-Syndrom	Schlaflabor
Chronische Thrombembolien	Ventilations-Perfusions-Szintigraphie KM-CT Thorax
SLE, Sklerodermie, rheumatoide Arthritis, Vaskulitiden, HIV	Autoantikörper HIV-Test

Therapieziele und Maßnahmen

Tab. 19.**7** gibt einen Überblick über mögliche Therapiestrategien bei HPS und PPHTN.

Die Lebertransplantation ist derzeit die Therapie der Wahl bei Patienten mit Leberzirrhose und HPS. Das Vorliegen einer schweren PPHTN kann jedoch eine Kontraindikation für eine Lebertransplantation darstellen (Abb. 19.**5**).

Transjugulärer intrahepatischer portosystemischer Shunt (TIPS). Einige Fallberichte haben einen positiven Effekt der portalen Drucksenkung mittels TIPS auf das HPS gezeigt. Umfangreichere Therapiestudien zum TIPS in dieser Situation liegen jedoch bislang nicht vor, so dass diesbezüglich keine allgemeine Therapieempfehlung gegeben werden kann. TIPS führt unmittelbar nach Shuntanlage zu einer deutlichen Zunahme der hyperdynamen Zirkulation. Wegen des damit verbundenen Anstiegs der rechtsventrikulären Vorlast ist TIPS daher bei Patienten mit PPHTN kontraindiziert.

Pharmakologische Therapieansätze. Medikamentöse Therapiestrategien, wie sie bei anderen Formen der pulmonalen Hypertonie etabliert sind, sind bei PPHTN oft kontraindiziert (Tab. 19.**7**). Ein viel versprechendes neues Therapiekonzept stellt daher die Blockade der Endothelinrezeptoren dar. Diesbezüglich müssen jedoch kontrollierte Thera-

Tabelle 19.7 Therapieansätze bei HPS und PPHTN

Maßnahme	Vorteil	Nachteil
HPS		
Lebertransplantation	kurativ	bei schwerer Hypoxie ($PaO_2 < 50$ mm Hg, Shunt-Index > 20 %) erhöhtes OP-Risiko
TIPS	Besserung der Hypoxie und körperlichen Belastbarkeit	kontraindiziert bei schwerer Leberinsuffizienz (Bilirubin > 5 mg/dl, hepatische Enzephalopathie ≥ Grad 2) therapeutischer Erfolg bislang nur in Kasuistiken beschrieben
Pharmakologisch (Betablocker, Somatostatin, Octreotid, Antibiotika etc.)	nicht invasiv	therapeutischer Erfolg bislang nur in Kasuistiken oder kleinen Serien beschrieben
PPHTN		
Lebertransplantation	kurativ	bei schwerer PPHTN kontraindiziert bei mittelgradiger PPHTN nur nach Ansprechen auf Vasodilatatoren
Calciumantagonisten	bei anderen Formen der pulmonalen Hypertonie etabliert	Aggravation der systemischen Hämodynamik (HRS!) Anstieg des Pfortaderdruck
Betablocker ± Nitrate	zusätzliche Senkung des portalen Hypertonus	kardiale Dekompensation bei schwerer PPHTN
Prostaglandin(-derivate)	bei anderen Formen der pulmonalen Hypertonie etabliert	Hemmung der Thrombozytenfunktion, somit erhöhte Blutungsgefahr Applikationsweise
Endothelin-Antagonisten	Nutzen bei anderen Formen der pulmonalen Hypertonie durch kontrollierte Studien belegt	Hepatotoxizität (leicht- bis mittelgradiger Transaminasenanstieg bei 10–12 % der Patienten)

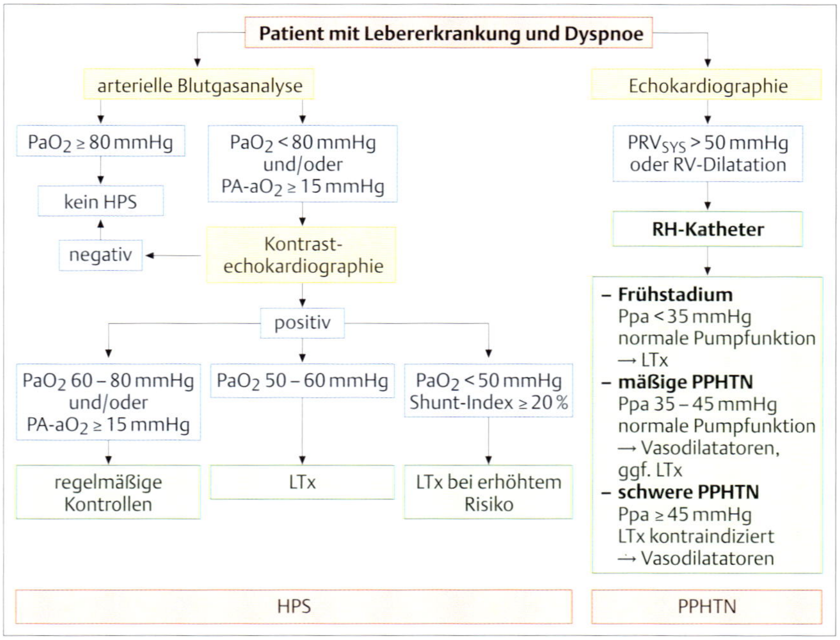

Abb. 19.5 Algorithmus zum Screening und therapeutischen Prozedere bei HPS (links) und PPHTN (rechts). RV = rechter Ventrikel, RH-Katheter = Rechtsherzkatheter, LTx = Lebertransplantation.

piestudien abgewartet werden, bevor allgemeine Empfehlungen ausgesprochen werden können. Ähnlich schwach ist derzeit die Evidenzlage für pharmakologische Therapieansätze bei HPS: Fallberichte liegen vor, die günstige Effekte von Somatostatin, Octreotid, Betablockern, Cycloxygenase-Inhibitoren, Immunsuppressiva, Vasokonstriktoren (Almitrin), Antibiotika oder Knoblauchextrakten berichten.

FAZIT FÜR DIE PRAXIS

- Etwa 50 % der Patienten mit PPHTN versterben am Rechtsherzversagen, wohingegen bei Patienten mit HPS die Prognose durch die zugrunde liegende Lebererkrankung bestimmt ist.
- Beide Syndrome sind durch Lebertransplantation potenziell reversibel. Bei schwerem HPS ist das OP-Risiko jedoch deutlich erhöht, bei mäßiger bis schwerer PPHTN wird die Transplantation sogar als kontraindiziert erachtet.
- Pharmakologische Therapieverfahren sind weder für das HPS noch für PPHTN durch randomisierte, kontrollierte Studien etabliert. Patienten mit HPS oder PPHTN sollten daher in Kliniken mit entsprechender pulmonologischer *und* hepatologischer Expertise vorgestellt werden, wie dies in den meisten Transplantationszentren der Fall ist.

Steckbrief HPS und PPHTN

Leitsymptom:
Dyspnoe bei Lebererkrankung mit portaler Hypertonie

Leitbefund der körperlichen Untersuchung:
HPS: Zyanose, Trommelschlegelfinger, Spider Naevi; PPHTN: selten Zyanose, akzentuierter/fixiert gespaltener 2. Herzton, hebender rechter Ventrikel, Systolikum bei Trikuspidalinsuffizienz

Apparative Leitbefunde:
HPS: Blutgasanalyse mit schwerer Hypoxämie, positive kontrastverstärkte Echokardiographie; PPHTN: EKG und Echokardiographie mit Zeichen der Rechtsherzbelastung, Rechtsherzkatheter diagnoseweisend

Wichtigste Differenzialdiagnosen:
Linksherzerkrankung, Klappenvitien, Rechts-links-Shunt, COPD, Emphysem, Lungenfibrose, chronische Thrombembolien

Therapie:
bei HPS und bei gering ausgeprägter PPHTN: Lebertransplantation

20 Hepatische Enzephalopathie

D. Häussinger

EDITORIAL **Die hepatische Enzephalopathie (HE) ist als häufige Komplikation der Leberzirrhose von hoher prognostischer, aber auch sozialmedizinischer Bedeutung. Störungen der Kognition und der Feinmotorik stehen dabei im Vordergrund des bei adäquater Therapie reversiblen Krankheitsbildes, dessen Ursache in der funktionellen Auswirkung eines durch Neurotoxine verursachten geringgradigen chronischen Gliaödems gesehen wird. Von zunehmender Bedeutung ist auch die minimale HE, eine neuropsychiatrische Störung, die an der Grenze zur Normalität anzusiedeln ist und die trotz fehlender augenfälliger Symptome zur Beeinträchtigung des Alltagslebens führen kann. Auch bei akutem Leberversagen kann eine HE auftreten, die in ein lebensbedrohliches Hirnödem münden kann und eine häufige Todesursache darstellt, falls eine Lebertransplantation nicht rechtzeitig erfolgt.**

Definition und Klassifikation

Die hepatische Enzephalopathie (HE) ist ein funktionelles und damit potenziell reversibles neuropsychiatrisches Krankheitsbild, welches im Gefolge akuter oder chronischer Lebererkrankungen auftreten kann. Die HE wird nach ihrer Ätiologie, ihrem Verlauf und ihrer Schwere klassifiziert (4).

→ **Ätiologie.** Bei dieser Einteilung werden die 3 Typen A, B und C unterschieden. Vom *Typ A* spricht man, wenn die HE bei *akutem* Leberversagen auftritt, von *Typ B*, wenn sie durch portosystemische *Bypässe* bei erhaltener Leberfunktion (z.B. bei Schistosomiasis) hervorgerufen wird, und von *Typ C*, wenn der HE eine *chronische* Leberkrankheit, meist eine Leberzirrhose zugrunde liegt.

→ **Verlauf.** Der Verlauf der HE vom Typ C kann *episodisch* oder *persistierend* sein. Bei der episodischen HE treten klinisch apparente Symptome nur zeitweise, meist ausgelöst durch sog. präzipitierende Faktoren auf, während bei der persistierenden Form ständig Enzephalopathiesymptome nachweisbar sind, die aber in ihrer Schwere fluktuieren können. Persistierende Verläufe sind bei älteren Patienten mit zusätzlicher Einschränkung der zerebralen Leistungsreserve oder nach Shunt-Anlagen (z. B. nach Anlage einer portokavalen Anastomose oder eines transjugulären intrahepatischen portosystemischen Stents) häufiger.

→ **Schwere.** Bezüglich der Schwere wird die *manifeste* von der *minimalen* (subklinischen) HE unterschieden. Bei manifester HE sind die Symptome offensichtlich. Dabei werden 4 Schweregrade unterschieden (Tab. 20.**1**), welche von leichten Persönlichkeitsveränderungen (Grad I) bis hin zum tiefen Koma (Grad IV) reichen können. Bei der minimalen (subklinischen, latenten) HE (mHE) sind hingegen keine augenfälligen Symptome erkennbar, jedoch können durch geeignete Testverfahren (s. unten) die neuropsychiatrischen Defizite sichtbar gemacht werden.

Epidemiologie und Wertung

Als häufige Komplikation der Leberzirrhose ist das Auftreten einer HE quoad vitam ein prognostisch ungünstiger Faktor (1, 3). Etwa 97% aller Enzephalopathieepisoden sind auf

Tabelle 20.1 Schweregrade der hepatischen Enzephalopathie

HE-Schwere	Symptome
Minimale HE (mHE)	– keine augenfälligen Symptome, jedoch pathologische Ergebnisse in psychometrischen und neurophysiologischen Testverfahren – Beeinträchtigung der Lebensqualität und fragliche Fahrtüchtigkeit
Manifeste HE	
• Grad I	– Störung des Schlaf-Wach-Rhythmus – Konzentrations- und Aufmerksamkeitsminderung – leichte Persönlichkeitsveränderungen (Euphorie, Depression, Reizbarkeit) – feinschlägiger Tremor („Miniasterixis“) – vermindertes Reaktionsvermögen
• Grad II	– Desorientiertheit, Verwirrtheit, Unfähigkeit zu Rechnen – träger Gedankenfluss – Verlangsamung und Schläfrigkeit – zunehmender Tremor (Flapping Tremor), verwaschene Sprache
• Grad III	– Somnolenz, Patient schläft meist, ist aber erweckbar – Hypo- und Adynamie
• Grad IV	– tiefe Bewusstlosigkeit (Koma), Patient nicht erweckbar – Reaktion auf Schmerzreize erhalten (Stadium IVa) – fehlende Reaktion auf Schmerzreize (Stadium IVb)

Typ C zurückzuführen, d. h. mit einer Leberzirrhose assoziiert. Die Häufigkeit der mHE bei Leberzirrhose wird, je nach untersuchtem Patientenkollektiv, mit 20–80% angegeben. Besonders häufig findet sich die HE bei älteren Patienten mit fortgeschrittener Zirrhose (Child-Stadien B und C) und ausgeprägten portosystemischen Umgehungskreisläufen. Bereits bei Vorliegen einer mHE ist die Lebensqualität der betroffenen Patienten beeinträchtigt. Neuere Untersuchungen zeigen, dass bereits bei mHE Zweifel an der Straßenverkehrstauglichkeit des Patienten angebracht sind (12).

Pathogenese und Neuropathologie

Die HE bei Leberzirrhose wird heute als Folge eines geringgradigen Gliaödems angesehen, welches die glioneuronale Kommunikation und damit die neuronale Funktion beeinträchtigt (5, 6).

Neurotoxine. Eine Ursache der Gliaschwellung ist die vermehrte Exposition des Gehirns gegenüber Neurotoxinen, die normalerweise von der gesunden Leber entgiftet werden, jedoch infolge von portosystemischen Umgehungskreisläufen und/oder einer verminderten hepatischen Entgiftungsleistung unzureichend eliminiert werden. Zahlreiche Neurotoxine, wie Mercaptane und Indole, wurden in der Vergangenheit diskutiert, jedoch spielt das Neurotoxin Ammoniak unverändert die herausragende Rolle. Gelangt Ammoniak zum Gehirn, wird es dort durch Glutaminbildung in den Astrozyten gebunden. Die Glutaminakkumulation in Astrozyten führt zu deren Schwellung (Alzheimer-Typ-II-Astrozyten), und dies ist die einzige morphologisch nachweisbare Veränderung im Gehirn von HE-Patienten.

Gliaödem. Bei akutem Leberversagen erfolgt diese Gliaschwellung offensichtlich mit hoher Dynamik ohne rechtzeitige Aktivierung von Kompensationsmechanismen, so dass Hirndrucksymptome auftreten können. Tatsächlich ist Hirndruck mit Einklemmung eine führende Todesursache bei akutem Leberversagen, falls nicht rechtzeitig eine Lebertransplantation erfolgt (2). Auch bei der HE im Rahmen einer Leberzirrhose kommt es zur Astrozytenschwellung, jedoch mit geringerer Dynamik und einsetzenden Kompensationsmechanismen, so dass ein geringgradiges chronisches Gliaödem vorliegt, welches sich unter dem Einfluss sog. präzipitierender Faktoren verstärkt. Klinisch fassbare Hirndruckzeichen sind hier zwar die Ausnahme, jedoch führt der vermehrte Wassergehalt der Astrozyten zu Änderungen der glialen Genexpression, der Prozessierung von Transmitter- und Rezeptorsystemen, des Stoffwechsels sowie zu Protein- und RNA-Modifikationen, bei denen oxidativer und nitrosativer Stress eine besondere Rolle spielen (Abb. 20.**1**).

Oxidativer Stress. Gleichzeitig kommt es zur gesteigerten Synthese von Neurosteroiden mit Affinität zum $GABA_A$-Rezeptor, was den gesteigerten GABAergen Tonus mit neurodepressiver Wirkung bei HE im Rahmen chronischer Lebererkrankungen erklärt. Astrozytenschwellung und oxidativer Stress sind eng miteinander verknüpft im Sinne eines sich selbst verstärkenden Zyklus, da nach neue-

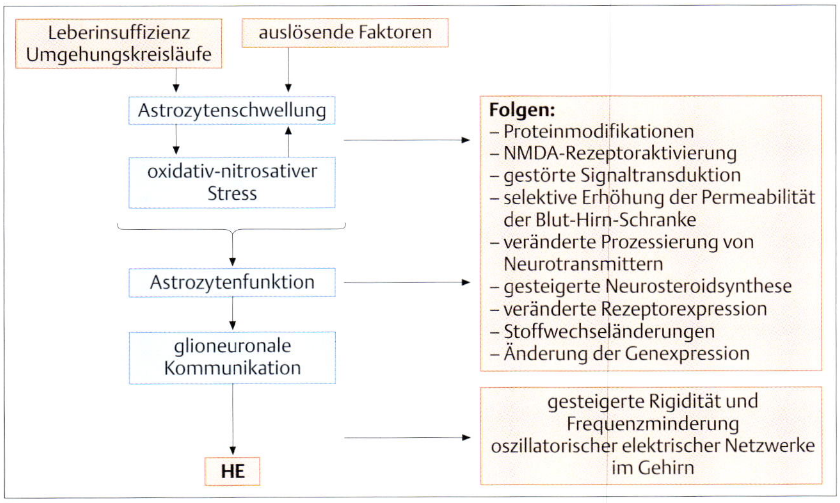

Abb. 20.1 Pathogenese der hepatischen Enzephalopathie. Neurotoxine, insbesondere Ammoniak, die infolge der Lebererkrankung und unter dem Einfluss auslösender Faktoren (s. Abb. 20.**2**) vermehrt gebildet werden, bewirken synergistisch und im Zusammenspiel mit anderen Faktoren (z. B. inflammatorische Zytokine, neuroaktive Pharmaka, Elektrolytentgleisungen) eine Zunahme des geringgradigen chronischen Gliaödems mit der Induktion von oxidativ-nitrosativem Stress. Die vielfältigen, dadurch induzierten Funktionsänderungen der Astrozyten beeinflussen die glioneuronale Kommunikation mit nachfolgender Auslösung von HE-Symptomen, die auf elektrophysiologischer Ebene durch ein starres und abnorm niederfrequentes neuronales Kopplungsverhalten gekennzeichnet sind.

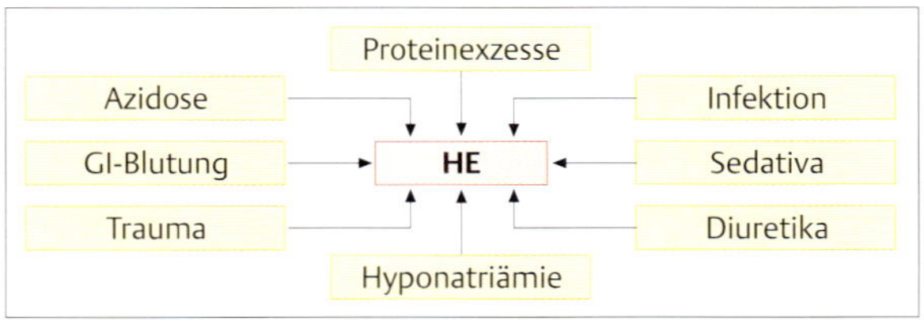

⊠ **Abb. 20.2** Auslösende Faktoren der hepatischen Enzephalopathie. Verschiedene Faktoren können eine HE auslösen oder verschlechtern. Diese Faktoren führen durch vermehrte Ammoniakbildung oder gestörte Ammoniakentgiftung, durch Bildung inflammatorischer Zytokine, direkte Rezeptorbeeinflussung (Sedativa) oder Elektrolytverschiebung zur Aggravierung der Astrozytenschwellung mit Induktion von oxidativem Stress. Diese Faktoren aufzufinden und konsequent zu behandeln, ist die wichtigste therapeutische Maßnahme bei HE.

ren Erkenntnissen Gliaschwellung oxidativen Stress erzeugt und oxidativer Stress zur Schwellung von Astrozyten führt. Nicht nur Ammoniak, sondern auch inflammatorische Zytokine, wie Tumornekrosefaktor α, Benzodiazepine und Hyponatriämie führen zur Gliaschwellung und zur Induktion von oxidativem Stress. Dies erklärt die klinische Beobachtung, dass ganz unterschiedliche Umstände zur Auslösung oder Verstärkung einer HE führen können. Diese auslösenden (präzipitierenden) Faktoren sind in Abb. 20.**2** aufgeführt. Sie verstärken offensichtlich synergistisch die Astrozytenschwellung mit ihren funktionellen Konsequenzen als pathophysiologisch wichtiger Mechanismus.

⇢ **Neurophysiologie.** Auf neurophysiologischer Ebene ist die HE durch eine Störung oszillatorischer neuronaler Netzwerke gekennzeichnet. Die oszillatorische Aktivität ist bei HE durch ein abnorm niederfrequentes und starres Kopplungsverhalten von Neuronen auf kortikokortikaler und kortikomuskulärer Ebene gekennzeichnet, was zum einen die kognitiven Defizite und zum anderen die neuromuskulären Störungen (Tremor) zu erklären vermag (11).

Klinik

Die HE bei *akutem Leberversagen* ist durch Bewusstseinstrübung bis hin zum Koma geprägt; neuroexzitatorische Symptome (Krampfneigung) treten oft hinzu. Externe Reize (Geräusche, rasche Patientenumlagerung) können in fortgeschrittenen Stadien Krampfanfälle auslösen. Auslösende Faktoren wie bei der HE auf dem Boden einer Leberzirrhose (Abb. 20.**2**) spielen hier eine untergeordnete Rolle, da ursächlich das Leberversagen im Vordergrund steht. Demgegenüber dominieren neurodepressorische Symptome bei der HE bei *chronischen Lebererkrankungen* und in der Regel lassen sich ein oder mehrere auslösende Faktoren auffinden, deren Beseitigung meist zur Verbesserung der Symptomatik führt.

Manifeste HE

Die Diagnose der manifesten HE erfolgt in erster Linie anhand des klinischen Bildes, welches durch Störungen der Kognition und der Motorik geprägt ist. Die Symptome sind dabei unterschiedlich schwer und können von leichten Persönlichkeitsveränderungen bis hin zum tiefen Koma reichen.

⇢ **Schweregrade.** Hinsichtlich der Ausprägung des Krankheitsbildes werden im klinischen Alltag 4 Schweregrade unterschieden, deren Symptome in Tab. 20.**1** zusammengefasst sind.

- *Grad I:* Im frühen Stadium (HE Grad I) finden sich subtile Persönlichkeitsveränderungen, wie Reizbarkeit, depressive Verstimmung und Apathie; auch Schlafstörungen sind ein frühes Symptom der HE. In diesem Stadium liegen meist auch feinmotorische Defizite vor, die vom Patienten bei gleichzeitig erhaltener verbaler Intelligenz oft geschickt überspielt werden.
- *Grad II:* Im Stadium II sind diese Symptome stärker ausgeprägt, und es treten zunehmend Zeichen der Desorientiertheit auf. Motorische Störungen, wie der Halte- und Flapping Tremor (Asterixis), Nesteln und Grimassieren werden offensichtlich.
- *Grad III und IV:* Mit zunehmender Ausprägung der HE werden die Patienten somnolent (Stadium III, Patient schläft viel, ist aber erweckbar) und schließlich komatös (Stadium IV).

⇢ **Auslösende Faktoren.** Wichtig ist, dass die HE-Schwere im Einzelfall einer raschen Dynamik unterliegen kann. So können zuvor wache Patienten innerhalb von Stunden ein tiefes Koma erleiden und umgekehrt können komatöse Patienten bei adäquater Therapie wieder rasch erwachen.

Dem Neuauftreten oder der Verschlechterung einer präexistenten Enzephalopathie beim Zirrhosepatienten liegen in der Regel sog. auslösende Faktoren zugrunde. Zu ihnen zählen gastrointestinale oder Weichteilblutungen, Traumen, Infektionen, Niereninsuffizienz, metabolische Azidose, Hyponatriämie, Diätfehler mit zu hoher oraler Proteinzufuhr, Sedativa sowie Diuretikaüberdosierung.

Trotz ihrer Heterogenität ist allen diesen Umständen gemeinsam, dass sie das pathogenetisch relevante Gliaödem verstärken können und auf diese Weise synergistisch wirken (6).

Minimale HE

Obwohl die minimale HE definitionsgemäß keine augenfälligen Symptome aufweist, besteht kein Zweifel daran, dass bei den betroffenen Patienten die Lebensqualität beeinträchtigt ist (9, 10). Die Defizite bei minimaler HE können aber mithilfe psychometrischer und neurophysiologischer Provokationstests aufgedeckt werden (s. Abschnitt Diagnostik). Daher ist anzunehmen, dass eine minimale HE im täglichen Leben nur solange klinisch latent bleibt, bis im Rahmen von Stress- und Ausnahmesituationen bzw. besonderen Anforderungen an den individuellen Patienten das Defizit (z. B. durch vermindertes Reaktionsvermögen) sichtbar wird.

Diagnostik

Manifeste HE

Die Diagnose der manifesten HE erfolgt anhand des typischen klinischen Bildes bei gleichzeitig vorhandener Lebererkrankung (Tab. 20.**1**). Bildgebungsverfahren, neurophysiologische Untersuchungstechniken und laborchemische Untersuchungen sind normalerweise für die Diagnosestellung nicht erforderlich; sind aber in unklaren Fällen differenzialdiagnostisch wichtig.

→ **Ammoniak.** Auch die Ammoniakbestimmung im Blut ist meist entbehrlich. Wird sie durchgeführt, so ist auf sachgerechte Blutentnahme und -prozessierung (keine Venenstauung, umgehende Messung) zu achten, da ansonsten falsch hohe Werte ermittelt werden.

Gleichzeitig ist zu bedenken, dass keine Korrelation zwischen der Höhe des venösen Blutammoniakspiegels und der Schwere einer HE besteht.

→ **Verlaufsbeurteilung.** Auch der Verlauf einer manifesten HE wird anhand des klinischen Bilds beurteilt. Nach neueren Untersuchungen ist die Bestimmung der *kritischen Flimmerfrequenz* zur objektiven Verlaufsbeurteilung in der klinischen Routine geeignet (7). Dabei wird diejenige Frequenz von rasch aufeinander folgenden Lichtpulsen bestimmt, die vom Patienten als Wechsel von Dauerlicht in ein flackerndes Licht wahrgenommen wird. Diese Frequenzschwelle sinkt mit zunehmender Schwere der HE.

Eine Objektivierung der HE-Schwere ist zwar auch mittels EEG, evozierter Potenziale, Magnetenzephalographie, und der ^{1}H-MR-Spektroskopie im Rahmen wissenschaftlicher Fragestellungen möglich, jedoch sind diese aufwändigen Untersuchungen für die klinische Routine ungeeignet.

Wie die Flimmerfrequenzbestimmung erlauben auch *psychometrische und neurophysiologische Testverfahren* (z. B. Computerpsychometrie, Bestimmung evozierter Potenziale) die Schweregradbeurteilung; beide Techniken erfordern aber die Mitarbeit des Patienten und sind daher bei somnolenten und komatösen Patienten (Stadium III–IV) nicht anwendbar.

Labormedizinische und apparative Untersuchungen haben einen hohen Stellenwert für den Nachweis bzw. Ausschluss von auslösenden Faktoren einer HE (Abb. 20.**2**).

Minimale HE

→ **Testverfahren.** Da die minimale HE keine augenfälligen Symptome aufweist, sind zu ihrer Diagnostik Testverfahren erforderlich, die sowohl kognitive als auch psychomotorische Funktionen des Gehirns quantitativ prüfen. Im Rahmen solcher psychometrischer Tests sollten möglichst viele neuropsychologische Qualitäten erfasst werden. Dies ist beim Einsatz komplexer computerpsychometrischer Testbatterien gegeben, jedoch sind diese für die klinische Routine ungeeignet. Daher wurden einfach handhabbare Papier-Bleistift-Tests (z. B. Zahlenverbindungstest, Liniennachfahrtest etc.) entwickelt, deren Sensitivität und Spezifität allerdings kritisch zu hinterfragen ist. Zweifelsfrei sind Kombinationen mehrerer solcher Tests aussagekräftiger als die Einzeltests (10, 13). Nach neueren Untersuchungen stellt die Bestimmung der kritischen Flimmerfrequenz eine einfache und möglicherweise besser geeignete Methode zur Diagnose der mHE im klinischen Alltag dar. Grob orientierende Hinweise auf eine mHE können auch Rechentests (z. B. Subtraktion über Zehnergrenzen) oder eine Schriftprobe geben.

Differenzialdiagnose

Die Differenzialdiagnose der HE umfasst nicht nur alle Formen der metabolisch oder toxisch bedingten Enzephalopathien (z. B. Hypoglykämie, Urämie, diabetisches Koma, Alkoholentzug, Elektrolytentgleisungen), sondern auch die zerebellopontine Myelinolyse, raumfordernde intrakranielle Prozesse (z. B. Tumor, Blutung, Abszess), meningeale Reizzustände sowie psychiatrische Erkrankungen. Aufgrund der hohen Unfallgefährdung des Alkoholikers sind stets Schädel-Hirn-Traumen, insbesondere ein subdurales Hämatom, auszuschließen. Daher sollte bei Kopfschmerzen und/oder fokalen neurologischen Ausfällen ein CT des Schädels angefertigt werden. Alkoholentzugssyndrome lassen sich bei Schlaf- und Ruhelosigkeit, motorischer Unruhe bei erhaltenem Bewusstsein und Halluzinationsneigung von der eher durch Hypodynamie charakterisierten HE abgrenzen.

Verlauf

→ **HE bei Leberzirrhose.** Episoden der manifesten HE werden bei Zirrhosepatienten meist durch auslösende Faktoren hervorgerufen und sind in der Regel nach deren Beseitigung reversibel. Zirrhosepatienten mit mHE entwickeln häufiger eine manifeste HE als solche ohne mHE. Gleichzeitig ist das Vorliegen einer minimalen oder manifesten HE mit einer verringerten Lebenserwartung assoziiert und sollte Anlass zur Überprüfung der Lebertransplantationsindikation geben, da die HE letztendlich meist ein Indikator für eine schlechte Leberfunktion ist. Die Indikation zur Lebertransplantation kann aber nicht ausschließlich aus dem Vorliegen einer leichtgradigen HE abgeleitet werden.

→ **HE bei akutem Leberversagen.** Der Verlauf einer HE bei akutem Leberversagen ist im Einzelfall nicht vorhersehbar, jedoch ist spätestens bei Auftreten des Schweregrads III die Indikation zur Lebertransplantation zu prüfen und die Verlegung in ein Transplantationszentrum anzustreben. Bei weiterer Verschlechterung der HE ist mit der Entwicklung eines Hirnödems zu rechnen, welches sich bei 80% aller komatösen HE-Patienten (Stadium IV) findet. Dann besteht nicht nur die Gefahr der Hirneinklemmung, sondern auch der kritischen Abnahme der Hirndurchblutung mit zerebraler Ischämie infolge der intrakraniellen Drucksteigerung. Mit Letzterem ist zu rechnen, wenn die Differenz zwischen mittlerem arteriellem Blutdruck und intrakraniellem Druck 40 – 50 mm Hg unterschreitet. Daher wird bei komatösen Patienten mit akutem Leberversagen ein intrakranielles Druckmonitoring mithilfe epiduraler Drucksonden empfohlen.

Bei akutem Leberversagen ist die Zeitspanne zwischen dem Auftreten eines Ikterus und der HE-Entstehung neben anderen Faktoren, wie Ätiologie und Alter, von prognostischer Relevanz. Beträgt diese Latenz weniger als 7 Tage (sog. hyperakutes Leberversagen) ist die Prognose besser als bei akutem (Latenz 8 – 28 Tage) oder subakutem Leberversagen (Latenz 29 – 72 Tage).

Therapie

Behandlung der manifesten HE bei Zirrhosepatienten

→ **Beseitigung auslösender Faktoren.** Wichtigste therapeutische Maßnahme bei Auftreten einer manifesten HE bei Zirrhosepatienten ist das Aufsuchen und die konsequente Behandlung sog. auslösender Faktoren (Abb. 20.**2**). Häufig liegen mehrere solcher Faktoren vor, deren Behandlung bereits zu einer deutlichen Verbesserung des Krankheitsbilds führt. Stets ist die *Medikation* zu überprüfen, da Sedativa und Diuretika eine HE auslösen können. Auszuschließen und zu behandeln sind auch gastrointestinale und sonstige *Blutungen*, zu hohe orale Eiweißaufnahme, Traumen, Infektionen (z. B. spontane bakterielle Peritonitis), Exsikkose sowie Störungen des Elektrolyt- und Säure-Basen-Haushalts. Dabei sollte, wenn möglich, eine metabolische Alkalose toleriert werden, da diese wichtig ist für die kompensatorische Hochregulation der Harnstoffsynthese, während bereits geringfügige metabolische Azidosen einen Ausgleich mit Bicarbonat erfordern. Eine mäßige respiratorische Alkalose ist wahrscheinlich als körpereigene Kompensation anzusehen, da Hyperventilation dem ursächlichen Gliaödem entgegenwirkt. Stets ist auf eine ausreichende Kalorien- und Nährstoffzufuhr zu achten. Eine Hospitalisierung ist spätestens dann erforderlich, wenn die HE das Schwerestadium III erreicht hat.

Neben der Beseitigung auslösender Faktoren stehen eine Reihe medikamentöser und diätetischer Maßnahmen für die Behandlung der HE zur Verfügung, deren Wirksamkeit nicht in allen Fällen durch klinische Studien sicher belegt ist (14).

→ **Ernährung und Eiweißzufuhr.** Die Ernährung sollte ausgewogen sein, wobei übermäßige orale Eiweißzufuhr vermieden werden sollte, da diese eine HE-Episode auslösen bzw. verschlimmern kann. Dabei ist zu beachten, dass pflanzliches Eiweiß – bei allerdings geringerer geschmacklicher Akzeptanz – besser vertragen wird als tierisches. In jedem Fall sollte die Zufuhr an Nahrungseiweiß 1 g/Tag/kg Körpergewicht nicht unterschreiten, um das Auftreten einer Katabolie zu vermeiden. Gelingt dies nicht, kann die Nahrung durch Supplemente, die mit verzweigtkettigen Aminosäuren angereichert sind, ergänzt werden. Proteinrestriktionen auf 20 – 30 g/Tag sind nur selten angezeigt und dürfen dann nur für wenige Tage durchgeführt werden. Der ansonsten einsetzende Abbau körpereigener Proteine steigert nämlich nicht nur die Bildung von Ammoniak, sondern beeinflusst auch die Ammoniakentgiftung in der Muskulatur ebenso wie die Immunabwehr ungünstig. Im Gegensatz zur oralen Applikation ist die Wirksamkeit von parenteral gegebenen Infusionslösungen mit verzweigtkettigen Aminosäuren nicht gesichert.

→ **Darmreinigung und Laktulose.** Eine wichtige Quelle komagener Metabolite des Eiweißabbaus (z. B. Ammoniak) ist die proteinabbauende Kolonflora. Daher sind Maßnahmen zur Darmreinigung bzw. Umstellung der Darmflora von therapeutischem Nutzen bei der HE. Lactulose und Lactitol sind nicht resorbierbare Disaccharide, die durch ihre laxierende Wirkung und durch Erniedrigung des intestinalen pH-Werts mit nachfolgender Modifikation der Kolonflora die Bildung von Ammoniak im Darm vermindern. Lactulose kann oral, aber auch mittels Einläufen verabreicht werden. Bei der oralen Applikation ist Lactulose so zu dosieren (3 × 10 – 40 ml/Tag), dass täglich 2 – 3 weiche Stühle resultieren. Abgesehen von der erwünschten laxierenden Wirkung treten Blähungen als Nebenwirkung auf. Bisweilen störend ist der süße Geschmack von Lactulosesirup, der durch Verwendung von Lactitol oder Lactulosepulver umgangen werden kann. Überdosierung ist zu vermeiden wegen der Gefahr der Exsikkose.

Lactulose kann auch als *Einlauf* (200 ml/l Wasser) verabreicht werden; dies ist insbesondere zur Behandlung von HE-Episoden im Rahmen gastrointestinaler Blutungen erforderlich. Während die Wirksamkeit der Darmreinigung mittels Einläufen gesichert ist, ist die Effektivität von oral verabreichter Lactulose nicht durch kontrollierte Studien belegt. Allerdings rechtfertigt die klinische Erfahrung die orale Verabreichung von Lactulose bei der Behandlung der HE und bildet die derzeit gängige Basistherapie.

Nichtresorbierbare Antibiotika. Neomycin, Paromomycin, Rifaximin und Vancomycin wurden mit dem Ziel der Reduktion der Protein metabolisierenden Darmflora eingesetzt. Kontrollierte Studien haben eine der Lactulose vergleichbare Wirksamkeit gezeigt. Zur Dauertherapie sind diese Antibiotika jedoch nicht geeignet, da trotz geringer Resorptionsquote oto- und nephrotoxische Nebenwirkungen auftreten können.

Ornithinaspartat. L-Ornithin-L-Aspartat verbessert die Ammoniakentgiftung durch hepatische Harnstoff- und Glutaminsynthese sowie in der Muskulatur. Intravenös in einer Dosierung von 20–40 g/Tag (Infusionsgeschwindigkeit darf 5 g/Stunde nicht überschreiten) gegeben, konnte die ammoniaksenkende Wirkung mit Verbesserung der HE-Symptomatik nachgewiesen werden. Ornithinaspartat kann auch oral verabreicht werden (3 × 6 g Granulat/Tag).

Flumazenil. Unter der Vorstellung, dass endogene, bislang unbekannte Liganden des Benzodiazepinrezeptors an der Pathogenese der HE beteiligt sind, wurde der Benzodiazepin-Rezeptorantagonist Flumazenil (0,5–2 mg i. v.) eingesetzt. Seine wenngleich geringe Wirksamkeit konnte bei Patienten mit ausgeprägter HE (Stadium III/IV) nachgewiesen werden. Zur Dauertherapie ist Flumazenil jedoch nicht geeignet. Flumazenil hat aber einen differenzialtherapeutischen Stellenwert in den Fällen, bei denen eine Auslösung der HE-Episode durch Sedativa vermutet wird.

Zink. Ob Zinksupplementation die HE zu verbessern vermag, ist unklar. Zinksubstitution verbessert aber die bei Zirrhosepatienten häufig nachweisbare Dunkeladaptationsstörung.

Praktisches Vorgehen bei manifester HE des Zirrhosepatienten

- Beseitigung auslösender Faktoren
- Lactulose oral (Einläufe bei gastrointestinaler Blutung und schwerer Obstipation)
- wenn unzureichend: Ornithinaspartat
- bei hochgradiger Proteinintoleranz: orale Gabe verzweigtkettiger Aminosäurepräparate
- Indikation zur Lebertransplantation prüfen

Behandlung der minimalen HE

Ob die mHE in jedem Fall therapiebedürftig ist, ist noch umstritten. Sicher sollte eine Behandlung erfolgen, wenn Beeinträchtigungen im Berufs- und Alltagsleben infolge einer mHE vorliegen. Dabei ist zu berücksichtigen, dass die Fahrtüchtigkeit von Patienten mit mHE eingeschränkt sein kann. Wie bei der Therapie der manifesten HE kommen nach Ausschalten HE fördernder Faktoren (Abb. 20.**2**) Diätmaßnahmen, Lactulose oral und Ornithinaspartat zum Einsatz. Neuere, noch zu bestätigende Untersuchungen weisen auf eine günstige Beeinflussung der mHE durch symbiotische Manipulation der Darmflora (z. B. mit Lactobacillus oder Bifidobakterien) hin (8).

Behandlung der HE bei akutem Leberversagen

Die Therapie erfolgt prinzipiell zunächst wie bei HE im Rahmen chronischer Leberkrankheiten. Jedoch ist die Wirksamkeit dieser Maßnahmen gering, denn entscheidend ist die Restitution der Leberfunktion und die Beherrschung aller mit dem Leberversagen einhergehenden Komplikationen im Rahmen einer differenzierten intensivmedizinischen Therapie.

Frühzeitig sollte die Zuweisung an ein hepatologisches Zentrum erfolgen, so dass die Indikation zur Lebertransplantation rechtzeitig gestellt werden kann.

Bei zunehmender Hirndrucksymptomatik kann eine Senkung des intrakraniellen Drucks durch Mannitolgabe und Hyperventilation erzielt werden. Glucocorticoide sind in dieser Situation wirkungslos. Auch Hypothermie kann den Hirndruck senken, ist aber allenfalls als Überbrückungsmaßnahme bis zur Transplantation geeignet. Das Gleiche gilt für extrakorporale Dialyseverfahren, wie Albumindialyse oder fraktionierte Plasmaseparation, die auch die HE passager günstig beeinflussen. Hepatozytenbasierte Leberersatzsysteme (z. B. Bioreaktoren) zur Verbesserung der HE haben noch experimentellen Charakter.

FAZIT FÜR DIE PRAXIS

- Die HE ist eine häufige und prognostisch wichtige Komplikation der Leberzirrhose, die durch eine Vielzahl von Faktoren ausgelöst werden kann.
- Die Diagnostik der manifesten HE erfolgt anhand des klinischen Bilds, während zur Erkennung der minimalen HE psychometrische oder neurophysiologische Testverfahren benötigt werden.
- Die Symptomatik ist in ihrer Schwere variabel, jedoch bei adäquater Therapie reversibel.
- Bei der Therapie steht die Erkennung und konsequente Behandlung der auslösenden Faktoren im Vordergrund. Diätetische Maßnahmen und Medikamente ergänzen die Behandlung.
- Stets ist die Indikation zur Lebertransplantation zu prüfen.

21 Raumforderungen der Leber

H. E. Blum

EDITORIAL **Tumoren der Leber können benigne oder maligne sein. Maligne Neoplasien der Leber sind primär hepatisch oder sekundär metastatisch. In westlichen Ländern überwiegen metastatische Läsionen, während in Asien und Subsahara-Afrika primäre Lebermalignome häufiger sind (7, 15, 39). Die primären Lebertumoren sind entweder epithelialen Ursprungs und gehen von Hepatozyten bzw. Gallengangsepithelzellen aus oder sie sind mesenchymaler, seltener auch gemischtzelliger Herkunft (Tab. 21.1). Im Folgenden werden Epidemiologie und Pathogenese, klinische Symptomatik, Diagnostik und Pathologie sowie Therapie und Prognose der häufigsten, klinisch relevanten benignen und malignen primären Lebertumoren dargestellt.**

Benigne Lebertumoren

Leberzelladenom

Epidemiologie und Pathogenese

Orale Antikonzeptiva. Das Leberzelladenom (LCA) ist ein benigner Lebertumor, der vor der klinischen Einführung oraler Kontrazeptiva sehr selten war. Das LCA tritt zu > 90% bei Frauen im Alter zwischen 20 und 44 Jahren auf, die orale Antikonzeptiva einnehmen. Bei jungen Männern finden sich LCA nach Einnahme anaboler Steroide. Der Entwicklung eines LCA geht in den meisten Fällen eine Medikamenteneinnahme von mehr als 5 Jahren voraus. Frauen, die ein orales Antikonzeptivum ununterbrochen für 5–7 Jahre einnehmen, haben ein etwa 5fach höheres LCA-Risiko als Frauen, die keine oralen Antikonzeptiva einnehmen. Nach 9 Jahren oraler Antikonzeption erhöht sich das LCA-Risiko auf das 25fache. Die Einnahme von Antikonzeptiva mit hohem Hormongehalt und ein Alter über 30 Jahre erhöhen das Risiko weiter.

Obwohl eine direkte kausale Beziehung zwischen LCA-Entstehung und kontrazeptiven Steroiden bisher nicht nachgewiesen ist, zeigen klinisch-epidemiologische Studien, dass das Tumorwachstum hormoninduziert ist. Die LCA-Inzidenz ist etwa 1 pro 1 Mio. Frauen, die nie Antikonzeptiva eingenommen haben, und 30–40 pro 1 Mio. Frauen, die über lange Zeit Antikonzeptiva eingenommen haben. Nach Absetzen der Hormonbehandlung kommt es häufig zur Tumorregression (2), während bei Fortsetzung der oralen Antikonzeption nach Resektion eines LCA Tumorrezidive und während der Schwangerschaft eine Zunahme der Tumorgröße beobachtet wurden.

Metabolische Lebererkrankungen. LCA werden auch bei metabolischen Hepatopathien, wie z. B. der Glykogenspeicherkrankheit Typ I und III, beobachtet und können sich in ein hepatozelluläres Karzinom (HCC) entwickeln.

Klinisches Bild

Bei 5–10% der Patienten wird das LCA zufällig entdeckt. Etwa die Hälfte der LCA-Patienten klagt über Oberbauchbeschwerden, Appetitlosigkeit, Übelkeit und Brechreiz. Etwa 30% der Patienten bemerken einen Abdominaltumor. Etwa 35% der Patienten präsentieren sich mit akuten Bauchschmerzen.

Tabelle 21.1 Klassifikation der benignen und malignen primären Lebertumoren

Benigne	Maligne
Epithelial	
Leberzelladenom	Hepatozelluläres Karzinom (HCC) Fibrolamelläres HCC (FHCC)
Biliäres Adenom	Cholangiokarzinom (CCC)
Biliäres Zystadenom	Biliäres Zystadenokarzinom
Biliäre Papillomatose	
	Plattenepithelkarzinom Mukoepidermoides Karzinom
Mesenchymal	
Kavernöses Hamangiom	Hämangiosarkom
Hämangioendotheliom	Undifferenziertes Sarkom
Lymphangiom	Lymphangiosarkom
Fibrom	Fibrosarkom
Angiomyolipom	
Leiomyom	Leiomyosarkom Leiomyoblastom
Benignes Mesenchymom	Malignes Mesenchymom
Gemischt	
Teratom	Malignes Teratom Hepatoblastom Gemischt HCC-CCC Karzinosarkom
Tumorartige Läsionen	
Fokal noduläre Hyperplasie	
Nodulär regenerative Hyperplasie Hamartome (biliär, mesenchymal)	
Karzinoide	
Peliosis hepatis	
Fokale Steatose	
Entzündlicher Pseudotumor	
Postnekrotischer Regeneratknoten	
Zysten	

Akute Bauchschmerzen sind meist bedingt durch eine Blutung in den Tumor (1/3) oder in die freie Bauchhöhle (2/3). Die Tumorruptur ist eine akut lebensbedrohliche Komplikation des LCA.

LCA sind überwiegend solitär (75%), meist im rechten Leberlappen lokalisiert (66%) und nur selten von einer Kapsel umgeben (13%). LCA auf dem Boden von metabolischen Hepatopathien (s. o.) sind in ca. 50% multilokulär.

Diagnostik, Differenzialdiagnose und Pathologie

Körperliche Untersuchung und Labor. Anamnese und körperliche Untersuchung ergeben häufig Druck- und Völlegefühl im mittleren oder rechten Oberbauch, eine druckschmerzhafte Leber, eine Hepatomegalie und in vielen Fällen einen umschriebenen Tumor im Epigastrium.

Klinisch-chemische Untersuchungsbefunde sind uncharakteristisch und nicht diagnoseweisend: geringe Erhöhung der Aktivitäten von GOT/AST, GPT/ALT oder alkalischer Phosphatase im Serum, mäßige Anämie, Leukozytose, besonders bei Patienten mit Blutungskomplikation sowie eine BSG-Erhöhung.

Bildgebung und Biopsie. Diagnoseweisend sind bildgebende Verfahren. Diese umfassen Ultraschall (US), Computertomographie (CT) (Abb. 21.**1a**) bzw. Magnetresonanztomographie (MRT) sowie szintigraphische Untersuchungen und – selten erforderlich – die Angiographie:

- US und CT bringen ein LCA besonders nach Blutung in den Tumor oder bei Tumornekrosen zur Darstellung.
- Die ^{99m}Technetium-(Tc-)Schwefelkolloid-Szintigraphie der Leber zeigt bei LCA mit einem Durchmesser von >7 cm in allen Fällen fokale Defekte, da das LCA weniger Kupffer-Zellen enthält als das normale Lebergewebe („kalte" Läsion).
- In der hepatobiliären Funktionsszintigraphie mit ^{99m}Tc-Etifenin (Solcoscint Hepatobida) bleibt das LCA wegen der fehlenden Gallenwege ebenfalls stumm („kalte" Läsion) und unterscheidet sich dadurch von der FNH.
- Die Angiographie zeigt praktisch immer einen hypervaskularisierten runden oder ovalären Tumor, in den die Leberarterien von der Peripherie hineinziehen. Häufig finden sich auch hypovaskularisierte Regionen im Tumor, bedingt durch Blutung in den Tumor oder Tumornekrosen.

Diagnostisch für das LCA ist die Biopsie. Das histologische Bild ist charakterisiert durch die monotone Proliferation von Hepatozyten, die häufig pleomorph, kleiner als normal und nicht in der typischen Läppchenstruktur angeordnet sind (Abb. 21.**1b**). Ein weiteres Charakteristikum ist das Fehlen von Gallenkapillaren bzw. -gängen. In seltenen Fällen kann das LCA histologisch mit einem HCC assoziiert sein.

Differenzialdiagnose. Die wichtigsten Differenzialdiagnosen sind das hochdifferenzierte HCC und die fokal noduläre Hyperplasie (FNH).

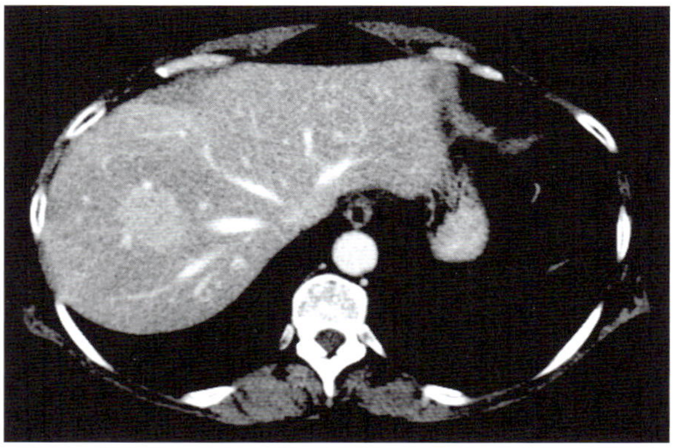

a

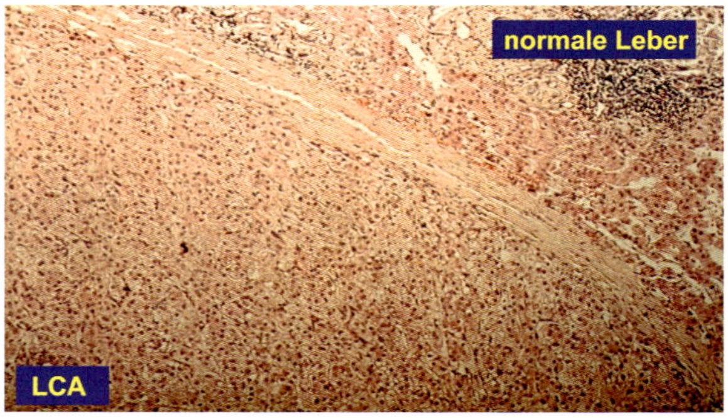

b

Abb. 21.1 Leberzelladenom.
a CT mit Kontrastmittel.
b Histologie.

Therapie und Prognose

Die Therapie des klinisch symptomatischen LCA ist primär chirurgisch (Enukleation, Resektion, Lebertransplantation) oder perkutan interventionell (Alkoholinjektion, Radiofrequenzthermoablation). Tumorruptur mit Hämoperitoneum stellt eine Indikation für eine sofortige chirurgische Intervention dar.

Aus folgenden Gründen sollten alle klinisch symptomatischen, solitären, technisch resezierbaren LCA elektiv therapiert werden:

- Gefahr einer Tumorruptur mit Hämoperitoneum (ca. 20%) bzw. Blutung in den Tumor oder Tumornekrose (ca. 20%),
- präoperativ nicht erkennbares gleichzeitiges Vorliegen eines HCC,
- Gefahr der malignen Transformation mit Entwicklung eines HCC, selbst nach Regression des LCA.

Auch asymptomatische LCA, die nach Absetzen von Antikonzeptiva nicht kleiner werden, sollten chirurgisch oder perkurtan interventionell behandelt werden.

Nach Resektion oder bei nicht operablen LCA (multiple Tumoren, ungünstige Lokalisation, sehr große Tumoren) ist eine abwartende Haltung möglich unter Kontrolle des weiteren klinischen Verlaufs durch eines der o. g. bildgebenden Verfahren. In ausgewählten Fällen kann eine transarterielle Embolisation sinnvoll sein.

Antikonzeptiva sollten unbedingt abgesetzt werden. Eine Schwangerschaft bei nicht reseziertem LCA sollte wegen der Gefahr des hormoninduzierten Tumorwachstums vermieden werden.

Prognose. Die Prognose des LCA nach Resektion ist ausgezeichnet. Bei gleichzeitigem Vorliegen eines HCC wird die Prognose vom Malignom bestimmt. Die Prognose des nicht resezierten LCA nach Absetzen der kontrazeptiven Steroide ist schwieriger zu beurteilen. Obwohl die Tumoren häufig kleiner oder sogar nicht mehr nachweisbar werden (2), ist in derselben Lokalisation die spätere Entwicklung eines HCC beobachtet worden.

Fokal noduläre Hyperplasie

Epidemiologie und Pathogenese

Hormonabhängigkeit. Die fokal noduläre Hyperplasie (FNH) ist ein benigner Lebertumor, der etwa doppelt so häufig wie das LCA ist. Es sind überwiegend Frauen (8 – 9 : 1 – 2) zwischen 20 und 50 Jahren betroffen, bei denen in etwa 60 % anamnestisch eine orale Antikonzeption zu eruieren ist. Klinisch epidemiologische Studien zeigen, dass das FNH-Wachstum, ähnlich wie beim LCA und beim kavernösen Hämangiom, hormoninduziert ist, wobei ein klarer Zusammenhang wie bei der LCA nicht belegt werden konnte. Nach Absetzen der Hormone kommt es häufig zur Regression der FNH; unter oralen Antikonzeptiva wurde eine Größenzunahme des Tumors beobachtet. Dennoch bleibt die Pathogenese der FNH unklar.

Andere pathogenetische Hypothesen. Neben hormoninduziertem Tumor wird die FNH als Neoplasie, Hamartom, Folge einer Ischämie oder einer fokalen Verletzung bzw. als hyperplastische Reaktion auf eine präexistente arterielle Missbildung angesehen. Für die vaskuläre Malformationshypothese spricht neben dem konstanten Befund einer sich sternförmig aufzweigenden Arterie ohne begleitende portale Strukturen (Vene, Gallengang) das häufige Vorliegen anderer vaskulärer Anomalien, wie hereditäre hämorrhagische Teleangiektasien (Morbus Osler-Weber-Rendu), hepatische und nichthepatische Hämangiome sowie Aneurysmen. Ferner ist die FNH gehäuft mit Hirntumoren assoziiert (Astrozytome, Meningeome, Glioblastoma multiforme). Eine maligne Transformation wird bei der FNH nicht beobachtet (5).

Klinisches Bild

Nur bei etwa 10 % der Patienten ist die FNH symptomatisch mit intermittierend auftretenden oder chronischen Oberbauchbeschwerden, Appetitlosigkeit, Übelkeit und Brechreiz. Äußerst selten kommt es, überwiegend unter oraler Antikonzeption, zu einem akuten Abdomen durch Tumorruptur und Blutung in die freie Bauchhöhle.

Diagnostik, Differenzialdiagnose und Pathologie

Die Anamnese ist nicht diagnoseweisend. Tumoren mit einem Durchmesser von > 10 cm lassen sich häufig im Epigastrium tasten. Die klinisch-chemischen Untersuchungsbefunde sind, wie für das LCA beschrieben, uncharakteristisch.

Bildgebung und Biopsie. Während US bzw. die Farb- oder Power-Dopplersonographie, CT, MRT (mit Gadolinium bzw. mit RES darstellenden superparamagnetischen eisenoxidhaltigen Agenzien) (Abb. 21.2**a**) oder die ^{99m}Tc-Schwefelkolloid-Szintigraphie bzw. die hepatobiliäre Funktionsszintigraphie mit ^{99m}Tc-Etifenin (Solcoscint Hepatobida) gelegentlich diagnoseweisend sind und eine sichere Differenzierung zwischen FNH („heiße" Läsion) und LCA („kalte" Läsion) erlauben, lässt sich der Tumor in allen Fällen angiographisch als hypervaskularisierte Läsion mit zentraler Arterie, verzögerter venöser Darstellung sowie geschlängelt verlaufenden Gefäßen darstellen. Eine sichere Unterscheidung vom HCC ist jedoch häufig nicht möglich.

Für die definitive Diagnose der FNH und insbesondere die sichere Differenzierung vom HCC ist eine Biopsie erforderlich.

Pathologie. Neben normalen Hepatozyten ist das histologische Bild charakterisiert durch Bindegewebssepten,

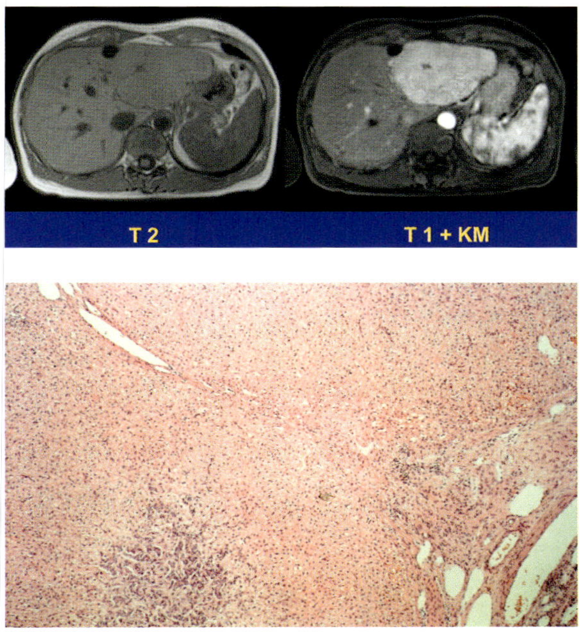

a
b

Abb. 21.2 Fokal noduläre Hyperplasie.
a MRT in T2- und T1-Gewichtung mit Kontrastmittel.
b Histologie.

die das typische noduläre Parenchymmuster bedingen, sowie durch zahlreiche Gallengänge mit gelegentlich Zeichen der Cholestase sowie entzündliche Infiltrate (Abb. 21.**2b**).

Die FNH tritt überwiegend solitär auf (80–95%), findet sich etwa gleich häufig im rechten oder linken Leberlappen und hat bei Diagnosestellung meist einen Durchmesser von weniger als 5 cm (70%). Nur sehr selten ist der Tumor von einer Kapsel umgeben (5%).

Therapie und Prognose

Tumorruptur, die äußerst selten vorkommt, mit Hämatoperitoneum stellt eine Indikation für eine sofortige chirurgische Intervention dar. Anders als beim LCA ist bei der asymptomatischen FNH (90%) eine abwartende Haltung angezeigt.

Die meisten Tumoren sind zum Zeitpunkt der Diagnosestellung < 5 cm im Durchmesser. Eine maligne Transformation wird bei der FNH nicht beobachtet (5). Große, symptomatische Tumoren hingegen sollten, falls technisch möglich, reseziert werden. Orale Antikonzeptiva müssen nicht abgesetzt werden, die FNH-Größe sollte dann jedoch in 6- bis 12-monatigen Intervallen kontrolliert werden (25). Die Schwangerschaft stellt kein signifikantes Risiko dar.

Nodulär regenerative Hyperplasie

Epidemiologie und Pathogenese

Die nodulär regenerative Hyperplasie (NRH) wird auch als noduläre Transformation der Leber, Leberadenomatose, diffuse noduläre Hyperplasie und nichtzirrhotische noduläre Leber bezeichnet. Die Erkrankung ist sehr selten. Die NRH kommt in Assoziation mit einer Vielzahl von Faktoren und klinischen Entitäten vor: Medikamenteneinnahme bzw. Chemikalienexposition (Androgene, Kontrazeptiva, Immunsuppressiva, Steroide, Toxic-Oil-Syndrom, Arsen, Vinylchlorid), bakterielle Infektionen (Endokarditis, Tuberkulose), benigne monoklonale Gammopathien, Malignome (Pankreaskarzinom, Kolonkarzinom, Plasmozytom, Lymphome), myeloproliferative Erkrankungen, Kollagenosen (Sklerodermie, Lupus erythematodes, Polyarteriitis nodosa), Morbus Crohn, Diabetes mellitus und Z. n. Nierentransplantation. Die Pathogenese ist bisher unbekannt.

Klinisches Bild

Die wesentlichen klinischen Manifestationen sind eine Hepatosplenomegalie sowie eine Erhöhung der alkalischen Phosphatase und der γ-Glutamyltransferase.

Während Zeichen der Leberzellinsuffizienz selten sind, ist die präsinusoidale und später auch postsinusoidale portale Hypertension bei der NRH ein konstanter Befund, der bei 60% der Patienten zu Ösophagusvarizen und bei 30% zu Aszites führt.

Diagnostik, Differenzialdiagnose und Pathologie

Bildgebende Untersuchungen wie US, CT u. a. sind oft nicht diagnoseweisend. Die Sicherung der Diagnose ist nur histologisch möglich. Die Differenzialdiagnose umfasst alle Ursachen der präsinusoidalen portalen Hypertension, insbesondere der Leberzirrhose. Die NRH ist charakterisiert durch 1–3 mm im Durchmesser große Hepatozytenknötchen ohne begleitende Fibrose, die das umgebende Leberparenchym sowie Lebervenen und Portalfelder komprimieren und so zur portalen Hypertension führen.

Therapie und Prognose

Eine spezifische Therapie gibt es nicht. Bei erkennbar assoziierten extrahepatischen klinischen Entitäten (s. o.) sollten diese beachtet und ggf. therapiert werden, da sie in der Regel die Prognose bestimmen. Im Hinblick auf die Lebererkrankung wird die Prognose nicht durch die Leberzellinsuffizienz, sondern durch die Komplikationen der portalen Hypertension bestimmt. Zur Therapie der portalen Hypertension kann ein transjugulärer intrahepatischer Stent (TIPS) oder ein chirurgischer Shunt indiziert sein.

Adenomatöse Hyperplasie

Die adenomatöse Hyperplasie (AH) wird auch als adenomatoide Hyperplasie, makroregenerativer Knoten, multiple noduläre Hyperplasie und zirrhotischer Pseudotumor bezeichnet. Die AH ist selten und wurde erstmals bei schweren akuten, subfulminanten oder fulminanten sowie bei chronischen Lebererkrankungen beschrieben. Insbesondere in einer zirrhotischen Leber wird die AH als prämaligne Läsion betrachtet, die häufig sowohl klinisch wie auch pathologisch-anatomisch in ein HCC übergeht. Die Pathogenese ist unbekannt.

Gallengangsadenom

Das Gallengangsadenom ist ein meist solitärer kleiner Tumor von 1–22 mm Durchmesser. Die Läsion ist häufiger bei Männern als bei Frauen (3:1) und findet sich in der Mehrzahl (²/₃) bei älteren Patienten (> 50 Jahre). Der Tumor ist praktisch immer unter der Leberkapsel lokalisiert, imponiert als weißliche derbe Läsion aus Gallengangsproliferaten und zeigt histopathologisch keine Atypien. Klinisch sind Gallengangsadenome asymptomatisch. Differenzialdiagnostisch ist das Gallengangsadenom vom biliären Hamartom (von Meyenburg-Komplex, s. u.), einem hochdifferenzierten Cholangiokarzinom und einer Metastase eines Adenokarzinoms abzugrenzen.

Zystische Leberläsionen

Formen

Wir unterscheiden 3 verschiedene zystische Leberläsionen: Zysten, biliäre Zystadenome und von Meyenburg-Komplexe.

- *Zysten* treten solitär oder multipel auf und sind von einer einfachen Schicht kuboidaler Zellen ausgekleidet. Sie können hereditär (95% solitär) oder erworben sein. Die Häufigkeit in der Normalbevölkerung variiert zwischen 1 und 20% und beträgt im Durchschnitt etwa 5%.
- *Biliäre Zystadenome* sind multilokuläre Zysten, die von kuboidalem Epithel oder Zylinderepithel ausgekleidet sind und überwiegend bei Frauen in mittlerem Alter auftreten. Übergänge in Zystadenokarzinome kommen vor.
- *Von Meyenburg-Komplexe* sind benigne biliäre Mikrohamartome, die aus Zysten und Bindegewebe bestehen und von Gallengangsadenomen bzw. Metastasen eines Adenokarzinoms (s. o.) differenziert werden müssen.

Klinisches Bild, Diagnostik, Therapie

Bei entsprechender Größe können zystische Leberläsionen ein abdominales Druck- und Völlegefühl verursachen. Sie werden meist als sonographischer Zufallsbefund entdeckt. Die MRT zeigt eine Läsion, die sich in T2-Gewichtung kontrastreich und in T1-Gewichtung mit Kontrastmittel initial kontrastfrei und dann kontrastreich darstellt („Irisblendenphänomen") (Abb. 21.3 a). Differenzialdiagnostisch sind sie von Echinokokkuszysten, Retentionszysten, Caroli-Syndrom und Leberabszessen abzugrenzen.

Bei Beschwerden können Zysten perkutan entlastet, im Einzelfall auch verödet werden. Bei der hereditären polyzystischen Lebererkrankung kann eine Lebertransplantation indiziert sein. Zystadenome sollten, wann immer möglich, reseziert werden, da sie in bis zu 15% maligne entarten.

Kavernöses Hämangiom

Epidemiologie und Pathogenese

Das kavernöse Hämangiom (CH) ist der häufigste benigne Tumor der Leber mit einer Prävalenz in der Normalbevölkerung von 0,4–20% und etwa 100-mal häufiger als Leberzelladenome (LCA).

Der Tumor tritt bei Frauen etwas häufiger auf als bei Männern. Ähnlich wie beim LCA ist das Wachstum des kavernösen Hämangioms östrogen- bzw. progesteroninduziert. Der Tumor ist häufiger bei Mehrgebärenden und nimmt während der Schwangerschaft oder unter oraler Antikonzeption an Größe zu.

Klinisches Bild

Die meisten CH sind asymptomatisch und werden zufällig entdeckt. Große oder multiple Läsionen können zu Oberbauchbeschwerden, Appetitlosigkeit, Übelkeit und Brechreiz führen. Akute Schmerzen treten bei Blutung in den Tumor, Thrombosierung des Hämangioms sowie bei der sehr seltenen Tumorruptur mit Blutung in die Bauchhöhle auf. Der natürliche Verlauf ist benigne und die Hämangiome nehmen nur selten und sehr langsam an Größe zu.

Diagnostik, Differenzialdiagnose und Pathologie

Diagnostik. Bei der klinischen Untersuchung findet sich häufig eine Hepatomegalie, gelegentlich ist ein Strömungsgeräusch über dem Tumor zu hören. Die kavernösen Hämangiome sind meist solitär (90%), überwiegend im rechten Leberlappen lokalisiert und haben meist einen Durchmesser von < 4 cm (Abb. 21.3 a). Die klinisch-chemischen Untersuchungsbefunde sind uncharakteristisch. Eine disseminierte intravasale Gerinnung, thrombosebedingte Thrombozytopenie und Hypofibrinogenämie (Kasabach-Merritt-Syndrom) können auf das Vorliegen eines kavernösen Hämangioms hinweisen.

Diagnoseweisend sind US (hyperdense Läsion), CT ohne Kontrastmittel (hypodense Läsion) bzw. mit Kontrastmittel (Irisblendenphänomen) und besonders das MRT (100% Sensitivität, 95% Spezifität) (Abb. 21.3 a).

Histologie. Histologisch ist der Tumor charakterisiert durch verschieden große vaskuläre Hohlräume, die von ei-

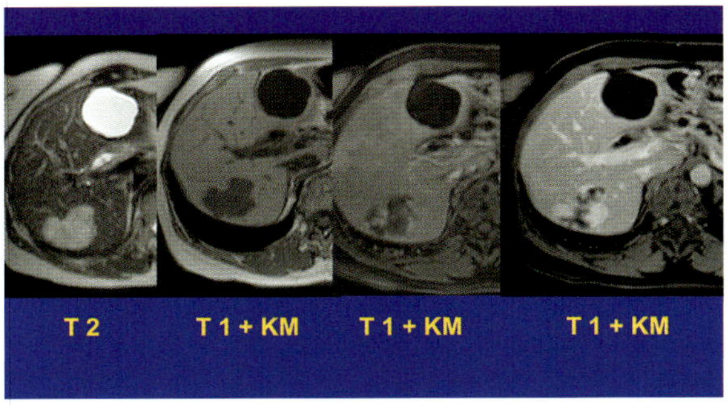

a

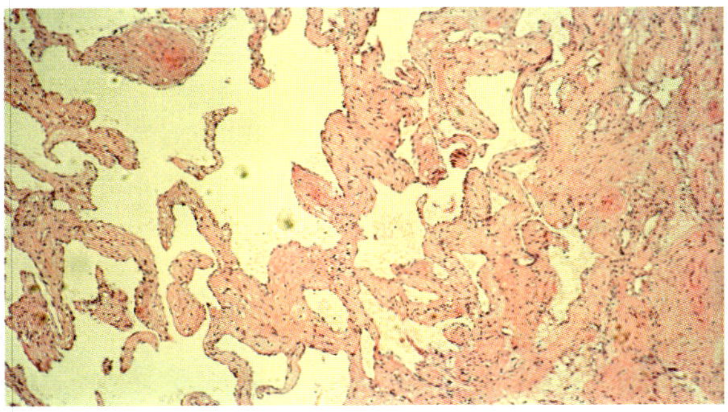
b

Abb. 21.3 Leberzyste (oben) und kävernöses Hämangiom (unten).
a MRT in T2- und T1-Gewichtung mit Kontrastmittel (unten: Irisblendenphänomen im Hämangiom in T2-Gewichtung mit Kontrastmittel).
b Kavernöses Hämangiom: Histologie.

ner Endothelschicht ausgekleidet und durch Bindegewebssepten getrennt sind (Abb. 21.3b). Häufig enthalten die Hämangiome thrombotisches Material.

Differenzialdiagnose. Differenzialdiagnostisch ist eine Leberläsion bei der hereditären hämorrhagischen Teleangiektasie (Morbus Osler-Weber-Rendu) bzw. Peliosis hepatis abzugrenzen.

Therapie und Prognose

Die Tumorruptur mit Hämoperitoneum ist extrem selten und stellt eine Indikation für eine sofortige chirurgische Intervention dar. Eine elektive Resektion, falls technisch möglich, ist nur bei sehr großen, solitären und symptomatischen Tumoren angezeigt. Inoperable symptomatische Hämangiome können durch transarterielle Embolisation (8) und in speziellen Situationen auch durch Strahlentherapie (12) verkleinert werden.

Die Prognose der CH ist ausgezeichnet. Eine maligne Transformation ist nicht beobachtet worden. Antikonzeptiva sollten abgesetzt werden. Eine Schwangerschaft stellt kein signifikantes Risiko dar.

Infantiles Hämangioendotheliom

Epidemiologie und Pathogenese

Das Hämangioendotheliom ist ein kindlicher Tumor, der in der Regel innerhalb der ersten 6 Lebensmonate diagnostiziert wird.

Häufig finden sich gleichzeitig kapilläre Hämangiome der Haut und Schleimhäute.

Klinisches Bild

Die symptomatischen Hämangioendotheliome präsentieren sich klinisch meist mit Hepatomegalie oder Hepatomegalie mit Herzinsuffizienz aufgrund der vermehrten Volumenbelastung des Herzens. Große oder multiple Läsionen können zu Oberbauchbeschwerden und Appetitlosigkeit führen. Akute Schmerzen treten bei Blutung in den Tumor, Thrombosierung sowie Tumorruptur mit Blutung in die Bauchhöhle auf.

Diagnostik, Differenzialdiagnose und Pathologie

Bei der klinischen Untersuchung findet sich häufig eine Hepatomegalie. Gelegentlich ist ein Strömungsgeräusch über dem Tumor zu hören. Die Hämangioendotheliome können solitär oder multipel auftreten und haben einen Durchmesser von 1 – 15 cm. Die klinisch-chemischen Untersuchungsbefunde sind uncharakteristisch. Mit dem Tumor assoziiert wird in bis zu 30 % der Kinder ein hämolytischer Ikterus, eine Thrombopenie oder Leukozytose und gelegentlich eine mikroangiopathische hämolytische Anämie beobachtet. Diagnoseweisend sind US (hyperdense Läsion) und MRT.

Histologie. Histologisch können zwei Typen unterschieden werden:

- *Typ I* mit einer Schicht kuboidaler endothelialer Zellen,
- *Typ II* mit mehreren Schichten pleomorpher Zellen, die Ähnlichkeit mit einem Angiosarkom haben können.

Therapie und Prognose

Das Hämoangioendotheliom kann trotz benigner histologischer Natur durch Herzversagen, Leberzellinsuffizienz oder Hämoperitoneum zum Tod führen. Eine elektive Resektion, falls technisch möglich, ist deshalb bei symptomatischen Tumoren indiziert.

Inoperable symptomatische Hämangiome können durch transarterielle Embolisation (8) und in speziellen Situationen auch durch Strahlentherapie (12) verkleinert werden. Auch kann eine Steroid- oder Interferon-IFN-α-Therapie versucht werden (10).

Lipomatöse und andere benigne mesenchymale Lebertumoren

Lipome, Angiolipome, Myolipome, Angiomyolipome und lokale Leberverfettung sind sehr seltene Leberveränderungen. Sie werden jedoch häufig als Zufallsbefund im Ultraschall als hyperechogene Läsionen entdeckt. Andere sehr seltene gutartige mesenschymale Tumoren sind Fibrome, Leiomyome, Myxome und mesenchymale Hamartome. Diese Tumoren sind in der Regel klinisch asymptomatisch.

Entzündliche Pseudotumoren

Entzündliche Pseudotumoren sind sehr seltene (etwa 100 Fälle weltweit dokumentiert), tumorähnliche, in der Regel scharf abgegrenzte solitäre Läsionen, die Plasmazellen, Lymphozyten und fibrotisches Stroma enthalten. Sie stellen möglicherweise abheilende Leberabzesse oder posttraumatische Veränderungen dar. Besteht klinisch kein solcher Zusammenhang, werden diese Läsionen auch als inflammatorische myofibroblastische Tumoren bezeichnet. Die Patienten präsentieren sich meist mit Fieber, Appetitlosigkeit, Gewichtsverlust und einem Leberrundherd. Vor allem bei Patienten mit vorangegangener entzündlich biliärer Erkrankung sowie bei Patienten mit chronischen entzündlichen Errankungen sollte – wie bei der NRH (s. o.) – an einen entzündlichen Pseudotumor der Leber gedacht werden.

Maligne Lebertumoren

Hepatozelluläres Karzinom

Epidemiologie und Pathogenese

Das hepatozelluläre Karzinom (HCC) ist ein hochmaligner primärer Lebertumor, der durch maligne Transformation

Tabelle 21.2 HCC-Risikofaktoren

Chronische Hepatitis B, C oder D
Toxine (z. B. Alkohol, Aflatoxine, Methotrexat, Androgene, kontrazeptive Steroide)
Hereditäre Lebererkrankungen (z. B. α_1-Antitrypsin-Mangel, Hämochromatose)
Autoimmunhepatitis
Zustände von „Insulinresistenz“ • Übergewicht bei Männern • Diabetes mellitus • nichtalkoholische Steatohepatitis (NASH)

der Leberzelle (Hepatozyt) entsteht. Das HCC ist weltweit einer der häufigsten malignen Tumoren mit steigender Inzidenz auch in westlichen Ländern.

Risikofaktoren. Neben der chronischen Hepatitis B, C und D, hereditären Lebererkrankungen und chemischen Karzinogenen ist in westlichen Ländern die alkoholinduzierte Lebererkrankung der häufigste HCC-Risikofaktor (Tab. 21.**2**) (24). Ein weiterer HCC-Risikofaktor sind Zustände von „Insulinresistenz“ wie Diabetes mellitus, nichtalkoholische Steatohepatitis (NASH) und Übergewicht bei Männern (4, 9, 24). Die HCC-Prävalenz ist bei Männern 4- bis 10fach höher als bei Frauen. Für die klinische Praxis gilt jedoch, dass jeder Patient mit einer chronischen Lebererkrankung bzw. einer Leberzirrhose ein erhöhtes HCC-Risiko hat. Das HCC-Risiko korreliert mit der Ätiologie, Dauer und Aktivität der Lebererkrankung (Abb. 21.**4**).

Höheres Alter des Patienten, anti-HCV-Positivität, PTT-Erhöhung und erniedrigte Thrombozytenzahl definieren eine Untergruppe von Zirrhosepatienten mit einem besonders hohen HCC-Risiko (40).

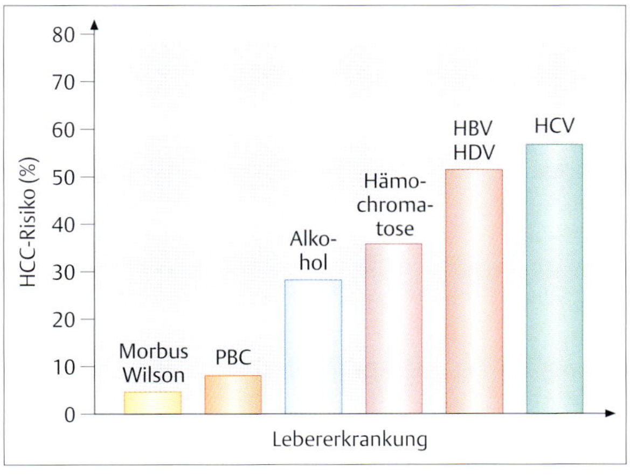

Abb. 21.4 HCC-Risiko in Abhängigkeit von der Ätiologie der Leberzirrhose (HBV: Hepatitis-B-Virus, HCV: Hepatitis-C-Virus, HDV: Hepatitis-Delta-Virus, PBC: primär biliäre Zirrhose).

Das HCC ist klinisch hochmaligne mit unbehandelt infauster Prognose. Während sich trotz Implementierung von Früherkennungs- und verschiedener Therapiestrategien für HCC-Patienten zwischen 1977 und 1996 keine signifikante Verlängerung der Überlebenszeit erreichen ließ, konnte für die Zeit von 1997 – 2001 ein positiver Effekt der Überwachungsstrategie bei Patienten mit Leberzirrhose nachgewiesen werden (30).

Molekulare Pathogenese. Die molekulare Pathogenese des HCC ist bisher nicht eindeutig definiert. Die maligne Transformation der Hepatozyten basiert auf einem chronisch erhöhten Zellumsatz, bedingt durch eine chronische, zum Teil immunvermittelte Entzündung und oxidative Zellschädigung. Damit assoziiert sind genetische Alterationen, die u. a. zu Aktivierung von Onkogenen oder Inaktivierung von Tumorsuppressorgenen führen, möglicherweise in Kooperation mit einer genomischen Instabilität durch DNA-Reparaturdefekte, Alteration der chromosomalen Segregation, Überexpression von Wachstums- oder Angiogenesefaktoren, Telomerase-Aktivierung u. a. m. (34). Neben chromosomalen Alterationen, Mutationen und epigenetischen Veränderungen scheint der individuelle Genotyp Xenobiotika metabolisierender Enzyme das HCC-Risiko zu modifizieren (genetische Suszeptibilität).

Mit modernen Methoden, wie z. B. subtraktiver Hybridisierung, Oligonukleotid-Mikroarrays und Proteomanalysen, lassen sich zunehmend HCC-Genexpressionsprofile definieren, die von pathogenetischer, diagnostischer, therapeutischer sowie prognostischer Relevanz sind (6).

So ist zu erwarten, dass in Zukunft auch für das HCC klinisch relevante molekulare Marker zur Verfügung stehen werden, wie dies z. B. für bestimmte Lymphome, das Kolon- und Mammakarzinom u. a. bereits gezeigt ist.

Klinisches Bild

In Nordamerika und Europa entwickelt sich das HCC meist bei Patienten, bei denen eine chronische Lebererkrankung und häufig eine Zirrhose das klinische Bild bestimmen. Deshalb werden die HCC häufig erst in einem klinisch symptomatischen und damit weit fortgeschrittenen Stadium erkannt. Die klinische Symptomatik des HCC ist sehr variabel und uncharakteristisch. Häufig klagen die Patienten über Schmerzen oder Druckgefühl im Oberbauch, Appetitlosigkeit und Gewichtsabnahme, Müdigkeit und Abgeschlagenheit (Tab. 21.**3**). Gelegentlich ist die Erstmanifestation ein akutes Abdomen nach Tumorruptur und Ausbildung eines Hämoperitoneums.

Diagnostik, Differenzialdiagnose und Pathologie

Körperliche Untersuchung und Labor. Bei der klinischen Untersuchung finden sich häufig Hepato- und Splenomegalie, Aszites und Ikterus, ein Strömungsgeräusch über dem Tumor sowie Fieber als paraneoplastische Manifestation (Tab. 21.**4**).

Tabelle 21.3 Klinische Symptome beim HCC

Symptome	Häufigkeit (%)
Oberbauchbeschwerden	91
Abdomenschwellung/Völlegefühl	43
Gewichtsabnahme	35
Müdigkeit/Abgeschlagenheit	31
Appetitlosigkeit	27
Hämoperitoneum	12
Übelkeit	8
Gelbsucht	7

Tabelle 21.4 Klinische Untersuchungsbefunde beim HCC

Befunde	Häufigkeit (%)
Hepatomegalie	89
Aszites	52
Splenomegalie	45
Ikterus	41
Fieber	38
Strömungsgeräusch über HCC	28
Reduzierter Ernährungszustand	25

Tabelle 21.5 HCC-Diagnose-Kriterien

Histopathologie
Nichtinvasive Kriterien (nur bei Zirrhosepatienten): • Bildgebung: Übereinstimmung von mindestens zwei bildgebenden Verfahren (Ultraschall, Spiral-CT, MRT oder Angiographie) • Kriterienkombination: ein bildgebendes Verfahren mit arteriell hypervaskularisierter Läsion von > 2 cm Durchmesser *und* AFP-Wert > 400 ng/ml

Die routinemäßig durchgeführten klinisch-chemischen Untersuchungen sind in der Regel nicht diagnoseweisend. Bei etwa 90% der Patienten finden sich erhöhte Werte für GOT oder alkalische Phosphatase, in 20–30% für GPT und Bilirubin. Als paraneoplastische Manifestationen können gelegentlich endokrine, metabolische sowie hämatologische Veränderungen bestehen: Erythrozytose, Hyperkalzämie, Hyperthyreose, Hypoglykämie, Hyperlipoproteinämie, Dysfibrinogenämie sowie erhöhte Werte für Kryofibrinogen, Haptoglobin oder Coeruloplasmin.

Screening. HCC-Risikogruppen sind alle Patienten mit laborchemisch aktiver Lebererkrankung, aber auch z. B. Patienten mit okkulter HBV-Infektion, sowie alle Patienten mit einer Leberzirrhose.

Diagnose, Frühdiagnose und HCC-Screening basieren auf 3 diagnostischen Säulen (36): laborchemische Analysen, bildgebende Verfahren und Histopathologie (Tab. 21.**5**). Als Screening-Strategie ist die α-Fetoprotein-(AFP-)Bestimmung und eine Sonographie der Leber alle 6 Monate etabliert.

Zwar liegen bisher keine evidenzbasierten Daten zur Effektivität und Kosten-Nutzen-Relation dieses Screenings vor, doch konnten einzelne Zentren bei so untersuchten Risikopatienten ein HCC nachweisen, das bei 40% einer wirksamen Therapie zugeführt werden konnten (21). Außer dem AFP sind zwei weitere Tumormarker verfügbar und werden vor allem in Japan in der klinischen Routine eingesetzt (37): Des-Gamma-Carboxy-Prothrombin (DCP) und Lens-culinaris-Agglutinin-reaktive Fraktion des AFP (AFP-L3).

Bildgebung. Neben dem AFP sind bildgebende Untersuchungen für die HCC-Diagnostik von zentraler Bedeutung. Der generell verfügbaren, kostengünstigen und wenig belastenden Sonographie kommt hierbei besondere Bedeutung zu (Abb. 21.**5**). Die Sonographie kann durch Tissue Har-

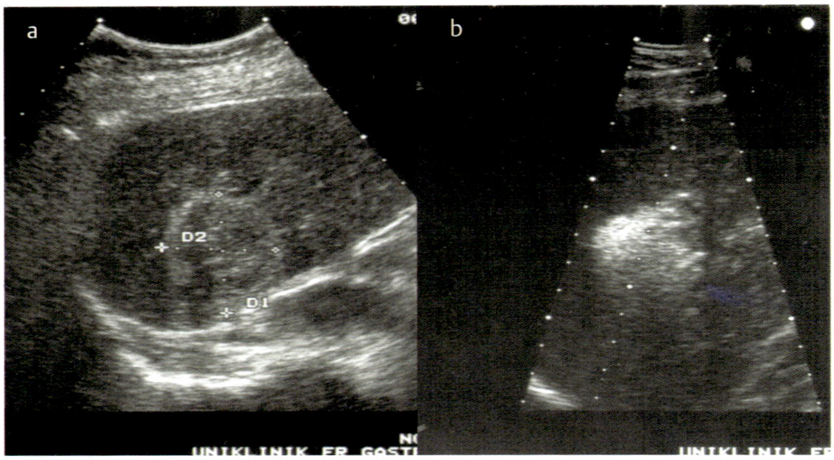

Abb. 21.5 HCC-Ultraschall.
a Echodichte Solitärläsion.
b Nach perkutaner Injektion von Alkohol (PEI).

monic Imaging", Farbdoppler- sowie Power-Dopplersonographie und kontrastmittelverstärkte Farbdopplersonographie ergänzt werden und wichtige Aussagen z. B. über die Tumorvaskularisation oder Thrombose bzw. Tumorinfiltration der Pfortader machen.

Ergeben die nichtinvasiven bildgebenden Verfahren und/oder AFP den Verdacht auf ein HCC, sind vor allem im Hinblick auf die Indikation und Wahl der therapeutischen Strategie weiterführende bildgebende Untersuchungen angezeigt: dynamische Spiral-CT (Abb. 21.**6 a**) oder MRT.

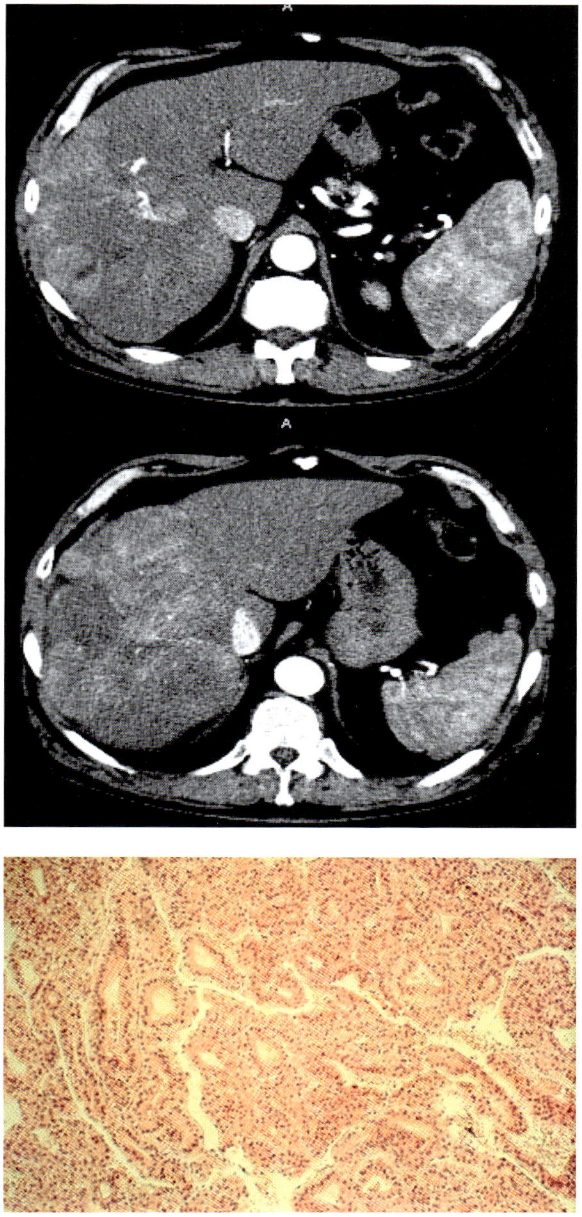

a

b

☒ **Abb. 21.6** HCC.
a Multifokales HCC. CT: oben früharteriell, unten spätarteriell.
b Hochdifferenziertes, follikuläres HCC: Histologie.

Sowohl CT als auch MRT sind je nach lokaler Verfügbarkeit und Erfahrung der Untersucher für die Diagnostik kleiner HCC geeignet.

→ **Histologie.** Die definitive Diagnose des HCC ist nur histologisch möglich. Histologisch ist das HCC entweder hochdifferenziert, mäßig differenziert oder anaplastisch undifferenziert. Das hochdifferenzierte HCC wächst entweder trabekulär-sinusoidal, follikulär (Abb. 21.**6 b**) oder fibrolamellär (s. u.). Beim mäßig differenzierten HCC finden sich solide, szirrhöse und hellzellige Varianten. Im anaplastisch undifferenzierten HCC finden sich pleomorphe Zellen mit außerordentlich unterschiedlicher Größe, Form und Färbbarkeit. In etwa 5% der HCC finden sich gleichzeitig Cholangiokarzinomanteile (Hepatocholangiokarzinom). Neuere molekularbiologische bzw. immunhistochemische Marker (Glypican-3, LYVE1, Survivin) erlauben die histologisch oft schwierige Differenzierung zwischen HCC und dysplastischen Läsionen (20).

Das HCC wächst in der Regel invasiv in benachbarte Organe (Zwerchfell oder Niere), in Gefäße (Pfortader, Lebervenen, V. cava, rechter Vorhof) sowie in die Gallenwege. Lymphatische Metastasen finden sich meist infradiaphragmal. Bei etwa 40% der Patienten sind Lungenmetastasen nachzuweisen. Metastasen in Gehirn, Knochen, Nieren oder Milz sind selten.

→ **Staging.** Für das HCC-Staging stehen verschiedene Klassifikationen zur Verfügung. Eine internationale einheitliche Einteilung ist bisher nicht etabliert. Die Okuda-Klassifikation berücksichtigt neben der Tumorausdehnung auch die Leberfunktion. Alternative Stadieneinteilungen sind u. a. der italienische CLIP-Score (11) die spanische BCLC-Klassifikation (18) sowie der japanische JIS-Score (17).

Therapie

Zur Therapie des HCC stehen chirurgische und nichtchirurgische Verfahren zur Verfügung (Abb. 21.**7**). Für das HCC ist die Resektion und in ausgewählten Fällen die Lebertransplantation (LTx) potenziell kurativ (17).

Nichtchirurgische Therapiemöglichkeiten sind lokal-interventionelle perkutane sowie transarterielle Verfahren und neue strahlentherapeutische Strategien. Systemisch wirksame Medikamente sowie Gen- und Immuntherapeutika sind in der Phase der präklinischen und klinischen Evaluation. Mit diesen Therapiemodalitäten können HCC-Patienten stadiengerecht behandelt werden, mit in vielen Fällen deutlicher Verlängerung des Gesamt- bzw. rezidivfreien Überlebens und in Einzelfällen sogar einer Heilung.

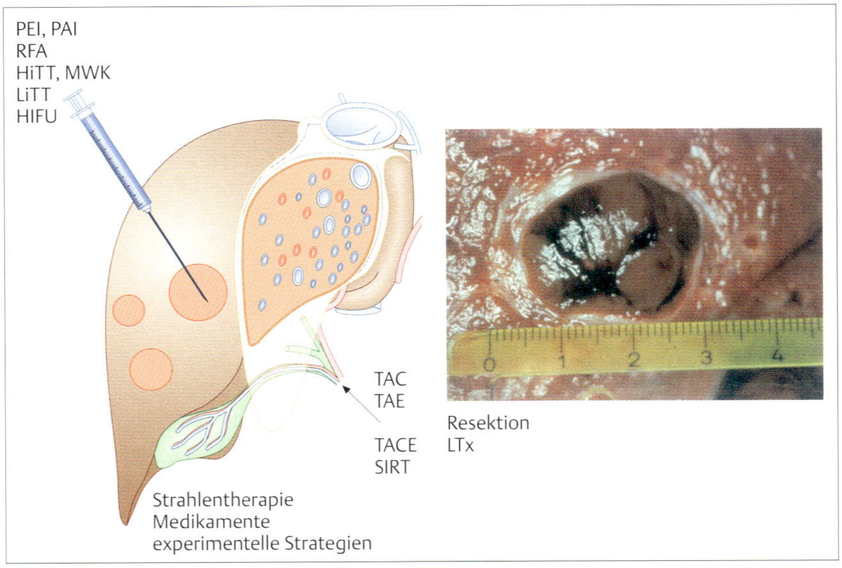

☒ **Abb. 21.7** HCC-Therapieoptionen. HIFU: High-Frequency-Ultraschalltherapie, HiTT: hochfrequenzinduzierte Thermotherapie, LiTT: laserinduzierte Thermotherapie, LTx: Lebertransplantation, MWK: Mikrowellenkoagulation, PAI: perkutane Essigsäureinjektion, PEI: perkutane Alkoholinjektion, RFA: Radiofrequenzthermoablation, SIRT: selektive interne Radiotherapie, TAC: transarterielle Chemoperfusion, TACE: transarterielle Chemoembolisation, TAE: transarterielle Embolisation.

⇢ **Perkutane Ethanolinjektion (PEI).** Die PEI ist eine einfache lokal ablative HCC-Therapie (27). Das Verfahren ist bei ausgewählten Patienten (maximal 3 HCC-Herde, maximaler Durchmesser bis 3 cm) sicher und effektiv (Abb. 21.**5 b**). Durch die Kombination von TACE und PEI wird die initiale Response-Rate gegenüber nur einem Verfahren verbessert.

⇢ **Perkutane Thermoverfahren.** Als Alternativen zur PEI wurden die Radiofrequenzthermoablation (RFA), die hochfrequenzinduzierte Thermotherapie (HiTT) sowie die laserinduzierte Thermotherapie (LiTT) entwickelt (33).

Auch die perkutanen Thermoverfahren sind einfach perkutan anwendbar, wirksam, komplikationsarm und im Vergleich zur PEI in der Regel nur einmal durchzuführen, um eine komplette Ablation auch bei Läsionen mit erhöhtem periinterventionellem Risiko zu erreichen (38).

Ein weiteres, viel versprechendes perkutanes Verfahren ist die „high intensity focused ultrasound (HIFU)" Ablation. Diese lässt sich evtl. mit einer transarteriellen Intervention kombinieren.

⇢ **Transarterielle Chemoembolisation (TACE) und andere Verfahren.** Die TACE bzw. die transarterielle Embolisation (TAE) und – bei Vorliegen einer (partiellen) Pfortaderthrombose – die transarterielle Chemoperfusion (TAC) sind weitere lokal interventionelle Strategien. Bei überwiegend arterieller Versorgung des HCC wird nach superselektiver Sondierung des tumorversorgenden Gefäßes Lipiodol, ein präferenziell von Tumorzellen retiniertes öliges Kontrastmittel, gemischt mit einem Chemotherapeutikum (z. B. Mitomycin oder Epirubicin) injiziert, gefolgt von einer passageren Gefäßokklusion (Abb. 21.**8**). Wenn es in Einzelfällen auch schon

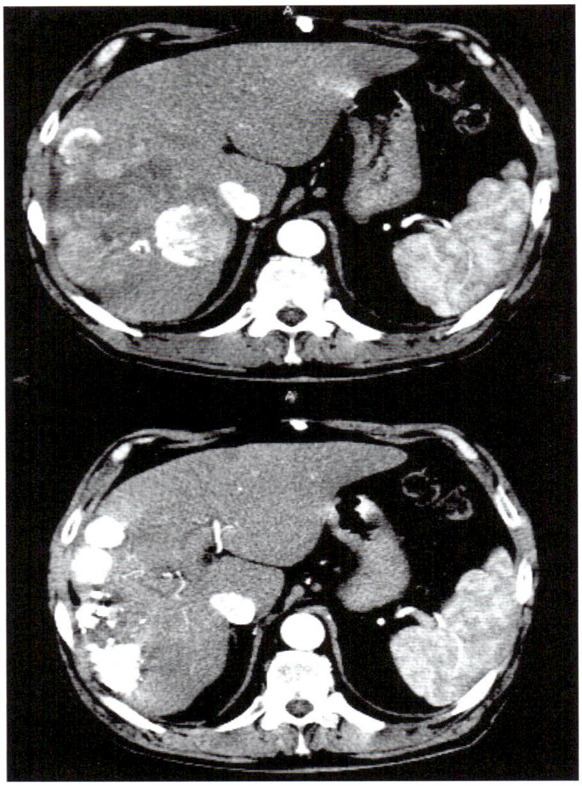

☒ **Abb. 21.8** Multifokales HCC (CT, Patient von Abb. 21.**5a**) nach transarterieller Chemoembolisation (TACE).

nach einmaliger TACE zu eindrucksvollen Therapieerfolgen kommen kann, so haben Metaanalysen nur einen mäßigen therapeutischen Benefit dieser Behandlungsstrategie, bei allerdings meist fortgeschrittener Lebererkrankung und multifokalem HCC, zeigen können. Bei strikter Selektion von Patienten mit guter Leberfunktion (Leberzirrhose Child A) ist die TACE eine wirksame Therapie, wobei der Haupteffekt auf der Embolisation basiert (19, 22). In einer prospektiven Studie an 8510 Patienten betrug das 5- bzw. 7-Jahres-Überleben 26% bzw. 16%, wobei die Schwere der zugrunde liegenden Lebererkrankung, das Tumorstadium und der AFP-Wert unabhängige Prognosefaktoren waren (35).

Strahlentherapie. Hier ist die intraarterielle ^{131}I-Lipiodol-Therapie als selektive interne Strahlentherapie (SIRT) viel versprechend. Weitere Möglichkeiten sind die intraarterielle Injektion von ^{90}Yttrium-Mikrosphären, die Hochdosis-Protonen-Bestrahlung sowie Modifikationen der konventionellen Strahlentherapie als „intensity-modulated“, „image-guided“ bzw. stereotaktische Bestrahlung. Diese Konzepte werden aktuell in klinischen Studien evaluiert.

Medikamente. Als medikamentöse Therapieoptionen wurden u. a. IFN-α, systemische Chemo- und Antihormontherapien sowie Antikörper-Immunkonjugate gegen AFP-produzierende HCC evaluiert. Für die Praxis stellen diese Modalitäten keine Therapieoption dar. Kleinere Therapiestudien konnten einen positiven Effekt von Megestrol und Thalidomid zeigen. Octreotid erbrachte in ersten Studien positive Effekte; Folgestudien konnte diese jedoch nicht bestätigen. Weitere z. T. in Evaluation befindliche Medikamente sind Thymostimulin, α-1-Thymosin u. a. Troglitazone zeigte in einem Mausmodell eine eindrucksvolle Inhibition des Tumorwachstums (41). Aufgrund noch nicht vorliegender bzw. nicht konklusiver Studienergebnisse sollten diese Medikamente aktuell in der Praxis außerhalb von klinischen Studien nicht eingesetzt werden.

Experimentelle Therapiestrategien. Neue, viel versprechende Therapiestrategien wie die Immun- bzw. Gentherapie (26), Therapie mit onkolytischen Viren (32), Cyclooxygenase- und Angiogenese-Inhibitoren (z. B. monoklonale Antikörper wie Bevazicumab oder Cetuximab bzw. Tyrosinkinase-Inhibitoren wie z. B. Erlotinib oder Sorafenib) sowie andere Substanzen werden zurzeit alleine bzw. in Kombination mit anderen therapeutischen Strategien in präklinischen und klinischen Studien evaluiert. Sorafenib erscheint besonders Erfolg versprechend (1); eine Phase-III-Studie wurde aktuell aufgrund positiver Datenlage vorzeitig beendet.

Prävention

Neben der Entwicklung neuer Therapieverfahren kommt der Primärprävention des HCC durch präventive sowie therapeutische Strategien zur Verhinderung der akuten wie chronischen Hepatitis bzw. der Entwicklung einer Leberzirrhose höchste Priorität zu.

Primärprävention. Die Effektivität von IFN-α zur Prävention des HCC wurde bei Patienten mit chronischer Hepatitis B bzw. C evaluiert (23, 14). Bei Patienten mit chronischer Hepatitis C ohne Leberzirrhose oder mit Leberzirrhose Child A reduziert IFN-α die HCC-Inzidenz um ca. 50%, z. T. auch bei biochemischen bzw. virologischen Non-Respondern. Gefitinib, ein Epidermal Growth Factor Receptor (EGFR) Tyrosin Kinase Inhibitor, zeigte im experimentellen Modell ein exzellentes chemopräventives Potenzial (31).

Sekundärprävention. Durch Sekundärprävention soll nach erfolgreicher chirurgischer oder nichtchirurgischer HCC-Therapie die Entstehung von neuen HCC-Läsionen bzw. von Metastasen verhindert werden. Die HCC-Rezidivrate liegt in dieser Situation bei 15 – 20% pro Jahr. Bei etwa 50% der Patienten kommt es zu HCC-Neubildungen in der meist koexistierenden Leberzirrhose, bei etwa 50% zu Metastasen des Primärtumors. Deshalb wurden zahlreiche Strategien zur Prävention der HCC-Entwicklung bzw. des HCC-Rezidivs evaluiert.

Studien zur Prävention der HCC-Entwicklung bzw. des -Rezidivs

In Pilotstudien verlängerten die intraarterielle Injektion von ^{131}I-Lipiodol, die orale Gabe des azyklischen Retinoids Polyprensäure, IFN-β sowie die adoptive Immuntherapie mit ex vivo IL-2-aktivierten autologen Lymphozyten das rezidivfreie Überleben von HCC-Patienten nach erfolgreicher Resektion. Daneben werden neue therapeutische Strategien entwickelt und evaluiert, die u. a. auf gen- bzw. immuntherapeutischen sowie antiangiogenen Konzepten basieren. Durch die Kombination dieser neuen Konzepte mit den genannten chirurgischen bzw. nichtchirurgischen Therapieansätzen sollte sich die Effektivität der lokal-interventionellen Strategien durch Senkung der Häufigkeit von Lokalrezidiven und Prävention neuer HCC-Läsionen optimieren lassen.

Fibrolamelläres hepatozelluläres Karzinom

Das fibrolamelläre hepatozelluläre Karzinom (FHCC) ist eine Variante des HCC mit klinischen und histopathologischen Besonderheiten.

Anders als das HCC ist das FHCC in der Regel nicht mit einer chronischen Lebererkrankung bzw. einer Leberzirrhose assoziiert und tritt überwiegend bei jüngeren (5 – 35 Jahre) männlichen wie weiblichen Patienten auf.

Diagnostik und Therapie

Das AFP ist in der Regel normal. Typisch ist ein erhöhter Vitamin-B_{12}-Spiegel im Serum, bedingt durch die Synthese des Vitamin B_{12} bindenden Proteins Transcobalamin I durch die Tumorzellen. Die Diagnose basiert auf US, CT bzw. MRT mit charakteristischer zentraler fibrotischer kalzifizierter Narbe. Die Diagnose wird durch Biopsie gesichert, die typi-

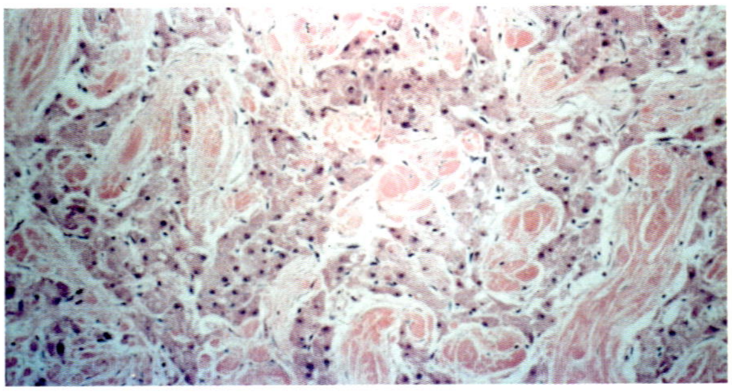

⊠ **Abb. 21.9** Fibrolamelläres HCC.

scherweise lamellär angeordnete neoplastische eosinophile Hepatozyten in einem dichten Kollagenbindegewebe zeigt (Abb. 21.**9**).

Eine primär chirurgische Therapie des FHCC (Resektion oder Lebertransplantation) ist bei ca. 80% der Patienten möglich mit einem 5-Jahres-Überleben von ca. 70% (29). In ausgewählten Fällen kann auch eine perkutan interventionelle Therapie (PEI oder RFA) erwogen werden.

Hepatoblastom

Epidemiologie und Pathogenese

Das Hepatoblastom ist ein maligner fetaler Lebertumor. Es ist der häufigste kindliche Lebertumor und tritt in der Regel vor dem 5. Lebensjahr auf.

Jungen sind häufiger betroffen als Mädchen. Bei etwa 30% der Kinder findet sich eine hereditäre Erkrankung, besonders häufig die familiäre adenomatöse Polyposis.

Klinik

Das häufigste Symptom ist eine Zunahme des Bauchumfanges, assoziiert mit Oberbauchbeschwerden, Appetitlosigkeit, Gewichtsabnahme oder fehlender Gewichtszunahme, Übelkeit und Erbrechen. Gelegentlich kommt es zu einem akuten Abdomen nach Tumorruptur mit Ausbildung eines Hämoperitoneums.

Diagnostik, Differenzialdiagnose und Pathologie

Das Hepatoblastom tritt in der Regel in einer nichtzirrhotischen Leber auf, ist meist solitär und in etwa 50% von einer Kapsel umgeben. Der Tumor ist meist im rechten Leberlappen lokalisiert und hat einen Durchmesser von 5 – 15 cm. Der Tumor metastasiert bevorzugt in die infradiaphragmalen Lymphknoten, die Lunge und das Gehirn.

Diagnostik. Bei der klinischen Untersuchung ist die Leber praktisch immer vergrößert und derb. Die Ergebnisse der üblichen klinisch-chemischen Analysen sind uncharakteristisch. Das AFP ist jedoch bei etwa 70% der Patienten pathologisch erhöht und damit ein wichtiger diagnostischer Hinweis für das Vorliegen eines Hepatoblastoms. Die Diagnose basiert auf US, CT oder MRT, häufig mit Nachweis von Verkalkungen. Die ^{99m}Tc-Schwefelkolloid-Szintigraphie zeigt einen Defekt in der Leber („kalte" Läsion), die Angiographie – heute selten durchgeführt – einen avaskulären Tumor.

Die definitive Diagnose des Hepatoblastoms ist nur durch Biopsie möglich.

Histologie. Histologisch zeigt der Tumor entweder epitheliale fetale Hepatozyten (epithelialer Typ), epitheliale fetale Leberzellen mit mesenchymalen Strukturen wie Osteoid, Knorpel, quer gestreifte Muskulatur (gemischtzelliger Typ) oder kleine undifferenzierte Zellen (anaplastischer Typ).

Therapie und Prognose

Die einzige kurative Therapie ist die Resektion oder Lebertransplantation. Bei primär inoperablen Tumoren lässt sich gelegentlich durch eine aggressive Chemotherapie, evtl. kombiniert mit einer externen Strahlentherapie, eine Tumorverkleinerung und Resezierbarkeit des Malignoms bzw. eine Lebensverlängerung erreichen. Für das nicht therapierte Hepatoblastom ist die Prognose äusserst ungünstig.

Cholangiokarzinom

Epidemiologie und Pathogenese

Das cholangiozelluläre oder Cholangiokarzinom (CCC) ist ein von Cholangiozyten ausgehender maligner Tumor, der 10 – 15% aller biliodigestiven Malignome ausmacht (13) und weltweit eine steigende Inzidenz aufweist (16). Das CCC tritt am häufigsten im 6. Lebensjahrzehnt auf. Männer sind etwas häufiger betroffen als Frauen.

Formen. Das CCC entsteht entweder intrahepatisch im Bereich der kleinen (peripheres CCC) bzw. der großen Gallenwege (hiläres CCC) oder extrahepatisch im Bereich der Gallengänge (Gallengangskarzinom, Klatskin-Tumoren klassifiziert nach Bismuth I – IV). Das intrahepatische CCC ist wesentlich seltener als das HCC (< 10%). In seltenen Fällen ist das CCC mit einem HCC assoziiert (Hepatocholangiokarzinom): entweder in verschiedenen Arealen der Leber, in enger Nachbarschaft oder sogar in ein und demselben Tumor.

Risikofaktoren. Die Pathogenese des CCC ist assoziiert mit:

- Infestation der Gallenwege durch Leberegel (Clonorchis sinensis, Opisthorchis viverrini),
- Exposition gegenüber Karzinogenen (Nitrosamine, Aflatoxine, anabole Steroide u. a.),
- kongenitalen Anomalien der Gallenwege, wie z. B. biliäre Atresie und kongenitale intrahepatische Gallengangzysten (bei diesen beträgt das Risiko zwischen

dem 20. und 50. Lebensjahr an einem CCC zu erkranken 3 – 30 %.),

- anderen klinischen Entitäten, wie z. B. primär sklerosierende Cholangitis (PSC), Colitis ulcerosa (CU), α_1-Antitrypsin-Mangel oder intrahepatische Cholelithiasis. Die CCC-Inzidenz bei PSC und CU beträgt 6 – 30%. Bei der Autopsie wird bei ca. 40% der PSC-Patienten ein nicht bekanntes CCC entdeckt. Das CCC-Risiko bei intrahepatischen Gallengangsteinen beträgt ca. 10%.

Klinik

Gallengangskarzinome und hiläre CCC manifestieren sich meist als Verschlussikterus. Periphere CCC werden oft durch Oberbauchbeschwerden, Appetitlosigkeit, Gewichtsabnahme und Gelbsucht symptomatisch.

Diagnostik, Differenzialdiagnose und Pathologie

Körperliche Untersuchung und Labor. Die körperliche Untersuchung ist, von dem meist vorhandenen Ikterus abgesehen, in der Regel nicht diagnoseweisend. Die klinisch-chemischen Analysen sind charakteristisch für einen Verschlussikterus. Das CA 19 – 9 ist bei 45 – 80% der CCC-Patienten, aber häufig auch bei Cholestase anderer Ursache bzw. Cholangitis erhöht.

Bildgebung. Identifikation und Lokalisation des CCC basieren in der Regel auf bildgebenden Verfahren:

- US, CT und MRT zeigen meist prästenotisch erweiterte Gallenwege sowie den Tumor selbst, besonders bei Lokalisation im Leberhilus. Von besonderer bildgebender Wertigkeit sind heute der endoskopische Ultraschall (EUS) sowie die Mangetresonanz-Cholangiographie (MRC).
- Durch die endoskopisch retrograde Cholangiographie (ERC) oder, falls nicht durchführbar, die perkutan transhepatische Cholangiographie (PTC) lässt sich das Malignom meist lokalisieren und im Einzelfall biopsieren bzw. zytologisch durch Bürstenabstrich beurteilen. In besonderen Situationen ist es durch Cholangioskopie möglich, den Tumor zu biopsieren und damit zu klassifizieren.

Histologie. Die definitive Diagnose des CCC ist nur durch Biopsie möglich. Histologisch findet sich meist ein hochdifferenziertes, nicht gallebildendes, sklerosierendes Adenokarzinom mit einem ausgeprägten azinären Muster und reichlich Bindegewebe. Selten liegt ein papilläres oder anaplastisches Karzinom vor. Das CCC ist in der Regel ein wenig vaskularisierter, solitärer Tumor mit infiltrativem Wachstum in das Leberparenchym sowie entlang den Gallenwegen. Multiple Metastasen in der Leber sowie in hilären und parapankreatischen Lymphknoten sind häufig.

Cholangiolokarzinom. Dem CCC sehr ähnlich ist das Cholangiolokarzinom. Es geht von den Gallenkapillaren aus und ist morphologisch vom CCC nicht unterscheidbar. Histologisch ist die tubuläre Anordnung kuboidaler Zellen mit reichlich Bindegewebe charakteristisch für das Cholangiolokarzinom.

Therapie und Prognose

Die einzige kurative Therapie ist die chirurgische Resektion oder Lebertransplantation. Palliativ wirken die externe „intensity modulated radiotherapy (IMRT)" sowie – nach systemischer Applikation eines nichttoxischen sog. Photosensitizers – die intraluminale photodynamische Therapie (PDT) mit Laserstrahlen (28).

Eine wirksame Chemotherapie gibt es nicht. Beim inoperablen CCC mit Verschlussikterus ist meist eine subjektive Besserung durch eine biliodigestive Anastomose oder nichtchirurgisch durch Einlage einer Endoprothese bzw. Anlage einer perkutan transhepatischen Drainage (PTD) möglich.

Gallengangskarzinome und hiläre CCC wachsen in der Regel langsamer als periphere Tumoren. Für alle nichtoperablen CCC ist die Prognose jedoch sehr ungünstig.

Lebersarkome

Epidemiologie und Pathogenese

Das Angiosarkom (Hämangiosarkom, malignes Hämangioendotheliom, Kupffer-Zellsarkom) ist ein sehr seltenes, jedoch das häufigste mesenchymale Lebermalignom (3). Männer sind 3-mal häufiger betroffen als Frauen. Von besonderem Interesse ist die ätiologische Assoziation des Angiosarkoms mit verschiedenen Karzinogenen: Thoriumdioxid (Thorotrast als Röntgenkontrastmittel verwendet von 1930 bis etwa 1955, Emission von Alpha-, Beta- und Gammastrahlung, biologische Halbwertzeit etwa 400 Jahre), Arsen (Weinbau), Vinylchlorid-Monomer (Plastikindustrie), Radium, anorganisches Kupfer, Phenylhydrazin sowie anabole und kontrazeptive Steroide.

Andere maligne mesenchymale Tumoren der Leber sind das Rhabdomyosarkom, das Fibrosarkom und das Leiomyosarkom.

Klinik

Die klinischen Symptome des Angiosarkoms sind meist uncharakteristisch mit rechtsseitigen Oberbauchbeschwerden, Appetitlosigkeit, Gewichtsabnahme, Müdigkeit, Abgeschlagenheit. Bei etwa 15% der Patienten kommt es zu akuten Abdominalschmerzen wegen Tumorruptur und Ausbildung eines Hämoperitoneums.

Diagnostik, Differenzialdiagnose und Pathologie

Körperliche Untersuchung und Labor. Bei der körperlichen Untersuchung ist die Leber meist vergrößert. Häufig ist ein umschriebener Lebertumor tastbar. Die klinisch-chemischen Untersuchungen ergeben meist eine Hyperbilirubinämie und Zeichen der Leberzelldysfunktion mit Gerinnungsstörungen und Hypalbuminämie. Gelegentlich weisen eine Thrombozytopenie, eine disseminierte intravasale Gerinnung oder eine mikroangiopathische hämolytische Anämie auf ein Hämangiosarkom hin.

Bildgebung. Bei thoriumdioxidinduzierten Tumoren sind in der Regel Kontrastmittelablagerungen in Leber und Milz röntgenologisch nachzuweisen. Bei klinisch symptomatischen Lebertumoren sind meist bereits Lungenmetastasen, seltener auch Knochenmetastasen zu erkennen. US, CT, MRT sowie – heute selten eingesetzt – die Angiographie lassen häufig einen Tumor nachweisen.

Die definitive Diagnose des Hämangiosarkoms ist nur bioptisch möglich (3). Eine perkutane Biopsie ist jedoch wegen der Blutungsgefahr, besonders bei leberkapselnahen Tumoren, kontraindiziert.

Histologie. Histologisch ist das Hämangiosarkom charakterisiert durch pleomorphe Spindelzellen, deren endotheliale Natur immunhistochemisch durch den Nachweis des Faktor-VIII-assoziierten Antigens demonstrierbar ist. Zwischen den Spindelzellen finden sich große vaskuläre Regionen. Das Hämangiosarkom wächst meist multizentrisch und ist in beiden Leberlappen lokalisiert. Durch die Präsenz kleiner, blutgefüllter Zysten kann der Tumor makroskopisch der Peliosis hepatis ähneln. Das Hämangiosarkom metastasiert bevorzugt in die Lunge, in die hilären Lymphknoten sowie gelegentlich in die Milz.

Therapie und Prognose

Die einzige kurative Therapie ist die Resektion oder die Lebertransplantation. Chemo- bzw. Strahlentherapie sind wenig wirksam. Die Prognose des Hämangiosarkoms ist bei dem sehr raschen Wachstum des Tumors äußerst ungünstig. Die mittlere Überlebenszeit nach Diagnosestellung beträgt weniger als 1 Jahr.

Weitere maligne Lebertumoren

Neben den beschriebenen malignen Lebertumoren ist bei Raumforderungen in der Leber auch an seltenere Entitäten zu denken (Tab. 21.**1**): das undifferenzierte embryonale Sarkom (Kinder bis 15. Lebensjahr), das epitheloide Hämangioendotheliom (60% Frauen, bei Manifestation meist ca. 50 Jahre alt), das primäre maligne Lymphom (meist immunkompromittierte Patienten), Leio-, Rhabdo-, Fibro- und Liposarkome sowie maligne Teratome und Karzinoide.

Der Patient mit einem Leberrundherd: differenzialdiagnostische Überlegungen

Die wichtigste ärztliche Aufgabe bei der Betreuung von Patienten mit einem Lebertumor ist die Differenzierung zwischen benignen und malignen primären oder sekundären Lebertumoren, die therapierbar oder potenziell sogar heilbar sind. Diese Aufgabe ist um so wichtiger, als durch diagnostische Fortschritte Tumoren früher erkannt und klassifiziert werden können und durch die weitere Entwicklung der Chemo- und Strahlentherapie sowie der Tumor- und Transplantationschirurgie zunehmend effiziente therapeutische Möglichkeiten bestehen bzw. zu erwarten sind.

Wichtige Fragestellungen. Wichtig für die Hierarchie der ersten diagnostischen Schritte bei Nachweis eines Leberrundherdes sind die folgenden klinischen Aspekte:

- Patientenalter und -geschlecht,
- Medikamentenanamnese, z. B. orale Kontrazeptiva,
- Reiseanamnese, z. B. Amöben- oder pyogener Leberabszess,
- Risikofaktoren für eine chronische Hepatopathie,
- Hinweise auf extrahepatisches Malignom,
- Hinweise auf nichthepatische chronische Erkrankung,
- Größe der Läsion (< 1 cm meist benigne),
- Anzahl der Läsionen (multipel meist HCC oder Metastasen).

Differenzialdiagnosen. Die wichtigsten Krankheitsbilder, die einen Tumor vortäuschen können, sind:

- Zysten,
- Abszesse,
- Tuberkulome,
- Luesläsionen,
- intra- und extrahepatische Gallensteine.

Durch die Kombination von klinischer Untersuchung, klinisch-chemischen Analysen, bildgebenden Verfahren und ggf. Biopsie lassen sich die benignen und malignen primären oder sekundären Lebertumoren meist eindeutig klassifizieren.

Diagnostische Maßnahmen. Folgende Untersuchungen zur differenzialdiagnostischen Abklärung von Lebertumoren sind in der Regel angezeigt:

- Routinelaboruntersuchungen: Blutbild, Blutsenkung, leberspezifische Parameter (AST, ALT, AP, γ-GT, Bilirubin), Gerinnungsparameter, Serumeiweißelektrophorese,

- AFP-Bestimmung und falls verfügbar, Bestimmung des Des-Gamma-Carboxy-Prothrombins (DCP) bzw. der Lens-culinaris-Agglutinin-reaktiven Fraktion des AFP (AFP-L3),
- serologische und andere Tests zum Nachweis einer chronischen Hepatitis B, C oder D, einer Tuberkulose, Syphilis, Amöbiasis, Echinokokkose und anderer Infektionskrankheiten,
- Röntgenaufnahme des Thorax und Abdomenübersichtsaufnahme,
- spezielle bildgebende Untersuchungen der Leber wie z.B. US, kontrastmittelverstärkter US, EUS, CT, MRT, MRC, ERC und szintigraphische Untersuchungen,
- Tumorklassifikation durch US- oder CT-gesteuerte perkutane oder laparoskopische Biopsie und histologische Untersuchung,
- bei Lebermetastasen Suche des extrahepatischen Primärtumors.

FAZIT FÜR DIE PRAXIS

- Raumforderungen der Leber sind ein in der Praxis häufiges diagnostisches Problem. Sie können benigne (z.B. LCA, FNH, Zysten) oder maligne sein, primär von der Leber selbst ausgehen (z.B. HCC, CCC) oder Metastasen extrahepatischer Tumoren darstellen.
- Die exakte Diagnose, basierend auf Anamnese, klinischer Untersuchung, Laboruntersuchungen sowie bildgebenden Verfahren, im Einzelfall auch Biopsie, ist entscheidend für das weitere Vorgehen: ggf. Absetzen von Medikamenten, zuwarten und kontrollieren oder Einleitung einer erkrankungsspezifischen bzw. stadiumsadaptierten Therapie.
- Durch verbesserte diagnostische Verfahren und die regelmäßige Untersuchung von Risikopatienten sind therapiebedürftige Raumforderungen der Leber einerseits früher und in einem therapierbaren Stadium zu erkennen.
- Andererseits stehen mit neuen therapeutischen Strategien zunehmend auch für fortgeschrittene Tumoren wirksame Behandlungsoptionen zur Verfügung.
- Gleichzeitig kommt der Primärprävention des Entstehens von Raumforderungen in der Leber ganz besondere Bedeutung zu.

22

Akutes Leberversagen

M. Schuchmann, A. W. Lohse

EDITORIAL **Der akute Ausfall der Leber als zentrales Stoffwechselorgan bleibt auch im Zeitalter moderner Intensivmedizin ein lebensbedrohlicher Notfall. Ein frühzeitiges Erkennen des drohenden Leberversagens ist unabhängig von der auslösenden Ursache für die Prognose des Patienten entscheidend, damit ohne Verzögerung ein spezialisiertes Zentrum mit der Möglichkeit zur Lebertransplantation in die Behandlung eingebunden werden kann. Während das unbehandelte Leberversagen mit einer Mortalität von bis zu 80% einhergeht, leben nach einem Jahr noch zwei Drittel der Patienten, die wegen eines akuten Leberversagens transplantiert werden mussten. Die Transplantation werden vorläufig weder neuere molekulare Therapieansätze noch alternative Leberersatzverfahren ersetzen können, so dass das akute Leberversagen auch weiterhin eine interdisziplinäre klinische Herausforderung an der Schnittstelle zwischen Innerer Medizin und Transplantationschirurgie bleibt.**

Definition

Unter dem Begriff des akuten Leberversagens (ALV) wird das klinische Bild eines Leberfunktionsverlusts durch einen ausgedehnten Leberparenchymuntergang verstanden, ohne dass eine chronische Lebererkrankung zugrunde liegt. Das klinische Bild ist geprägt von einem Ikterus, einer Koagulopathie und einer sukzessiv auftretenden hepatischen Enzephalopathie (HE).

Um der deutlich unterschiedlichen Prognose gerecht zu werden, wird beim ALV je nach Dynamik des Auftretens der hepatischen Enzephalopathie (HE) zwischen dem *hyperakuten* Leberversagen (1 – 7 Tage zwischen Ikterus und HE) mit günstigerer Prognose, dem *akuten* Leberversagen (8 – 28 Tage) und dem *subakuten* Leberversagen (29 – 60 Tage) mit der schlechtesten Prognose unterschieden. Abhängig von der Ursache liegt die Mortalität des akuten Leberversagens bei 35 – 90% (19) (Tab. 22.**1**).

Streng getrennt werden vom akuten Leberversagen muss die plötzlich auftretende Verschlechterung bei zugrunde liegender Lebererkrankung als sog. „akutes auf chronisches" Leberversagen.

Dies gilt sowohl für die Prognose als auch für die Optionen einer kurativen Therapie durch Lebertransplantation, die mit höchster Dringlichkeit („high urgency") in Deutschland nur bei bisher lebergesunden Patienten und damit dem akuten Leberversagen im eigentlichen Sinne möglich ist.

Tabelle 22.1 Dynamik des Leberversagens

Leberversagen	Ikterus bis HE	Prognose
Hyperakut	0 – 7 Tage	mäßig
Akut	8 – 28 Tage	schlecht
Subakut	29 – 60 Tage	sehr schlecht

HE = hepatische Enzephalopathie

Epidemiologie und Wertung

In Deutschland treten pro Jahr etwa 100 – 150 Fälle mit ALV auf. In den USA geht man von etwa 2000 Fällen jährlich aus – etwa 6% der leberassoziierten Todesfälle werden dem ALV zugerechnet.

Die auslösenden Ursachen für ein ALV sind regional sehr unterschiedlich. Virale Auslöser sind in 60 – 80% der Fälle beteiligt, wobei die fulminant verlaufende Hepatitis-B-Virusinfektion den weltweit größten Anteil ausmacht. Dagegen gehen in Großbritannien etwa 60 – 70% der ALV auf eine Paracetamolintoxikation zurück (1), die in Deutschland unter 10% der Fälle ausmacht. In etwa 30 – 40% der Fälle bleibt die Genese unklar, in der Gruppe der subakuten ALV liegt der Anteil kryptogener Genese mit 70% noch höher.

Risikofaktoren und Pathologie

(Tab. 22.2)

Zum akuten Leberversagen auf zellulärer Ebene führt ein unkontrolliertes Absterben eines großen Anteils der Hepatozyten. Neben direkten toxischen Effekten trägt hierbei entscheidend eine überschießende Aktivierung des jeder

Tabelle 22.2 Relevante Ursachen des akuten Leberversagens

Viral	• Hepatitis A, B, B + D, E • Herpesviren (EBV, HSV, CMV, HHV-6, VZV) • Parvovirus B19 • Adenoviren
Medikamentös toxisch	• dosisabhängig – Paracetamol – Amanita phalloides (Knollenblätterpilz) • idiosynkratisch
Vaskulär	• Budd-Chiari-Syndrom • venookklusive Erkrankung (VOD) • Kreislaufschock • Lungenembolie mit Rechtsherzversagen
Metabolisch	• Morbus Wilson
Schwangerschaft	• HELLP-Syndrom • akute Schwangerschaftsfettleber
Verschiedene	• fulminante autoimmune Hepatitis • Lymphome, Lebermetastasen • primäre Nichtfunktion nach Lebertransplantation

EBV = Epstein-Barr-Virus,
HSV = Herpes-simplex-Virus,
CMV = Zytomegalievirus,
HHV = humanes Herpesvirus, VZV = Varicella-Zoster-Virus

Zelle immanenten Zelltodprogramms zu massenhafter hepatozellulärer Apoptose bei, die schließlich zur Zerstörung der kritischen Masse von Hepatozyten führt (27) – eine Zerstörung von mehr als 70% der Hepatozyten ist ohne Transplantation mit einer infausten Prognose verbunden (11).

Viren

Hepatitis A

Die Hepatitis A führt in weniger als 0,5% der Fälle zu einem ALV. Sie ist für 1–8% aller akuten Leberversagen verantwortlich. In Nordwesteuropa liegt der Anteil der anti-HAV-IgM-positiven akuten Hepatitiden mit 20% deutlich höher. Der Spontanverlauf entspricht in der Regel dem eines hyperakuten bis akuten ALV, die spontane Überlebensrate liegt bei Hepatitis A mit 60–80% relativ hoch.

Hepatitis B

Eine akut verlaufende HBV-Infektion ist vor allem in Entwicklungsländern mit 30–50% der Fälle die häufigste Ursache eines ALV. Das Risiko für einen fulminanten Verlauf liegt bei etwa 1%.

Vor allem im Mittelmeerraum und in Asien kann bei einem HBV-assoziierten ALV eine Prä-core-stop-Mutante gehäuft nachgewiesen werden. Das Hepatitis-B-Virus ist nicht zytopathogen, die Zerstörung des Leberparenchyms ist vielmehr Folge einer zytotoxischen Immunantwort, die sich gegen infizierte Hepatozyten richtet. Für die Diagnosestellung muss oft der Nachweis von Anti-HBc-IgM-Antikörpern genügen. Die starke – im Falle des ALV überschießende – Immunantwort gegen das Virus führt häufig bereits zu einem HBsAg-, HBV-DNA- und HBeAg-Verlust bis zum Zeitpunkt des klinischen ALV. HBsAg-Negativität gilt als positiver prädiktiver Parameter (47 vs. 17% Überleben) (5).

Hepatitis B und D

Die gleichzeitige Infektion mit dem HBV-DNA- und HDV-RNA-Virus oder eine Superinfektion bei einer bereits vorliegenden HBV-Infektion mit dem HDV erhöht das Risiko eines ALV um den Faktor 2–5. Hiervon betroffen sind in Mitteleuropa vor allem Konsumenten intravenöser Drogen. In Süditalien und Teilen Afrikas tritt HDV endemisch auf.

Hepatitis C

Das Hepatitis-C-Virus als alleiniger Auslöser eines ALV ist in unseren Breiten selten. Untersuchungen aus Taiwan zeigten, dass es für HBsAg-positive Patienten ein erhöhtes Risiko für eine fulminant verlaufende HCV-Infektion gibt (9).

Auch wenn die akute HCV-Infektion in der Differenzialdiagnose eine untergeordnete Rolle spielt, ist bei der initialen Diagnostik eines Patienten mit ALV die Bestimmung von Anti-HCV-Antikörpern sowie HCV-RNA angezeigt.

Hepatitis E

Die Hepatitis E ist in Deutschland sehr selten. In Teilen Südostasiens gilt die Hepatitis E nach der HBV-Infektion aber als häufigste Ursache eines ALV. Bei etwa 3% verläuft die Hepatitis E mit dem klinischen Bild eines ALV; bei Schwangeren im letzten Trimenon liegt das Risiko eines akuten Leberversagens bei 15–20% (32).

Nichthepatotrope Viren

Herpesviren. Mitglieder der Herpesvirenfamilie wie Herpesvirus 6 (HHV-6), Zytomegalievirus (CMV) und Epstein-Barr-Virus (EBV) sind sehr selten und in erster Linie bei immunkompromittierten Patienten als Ursache eines ALV beschrieben worden. Die Diagnose gelingt in der Regel serologisch und durch direkten DNA-Nachweis im Serum.

Parvovirus B19. Bei Kindern sind Einzelfälle von ALV mit vergleichsweise günstigen Spontanverläufen durch eine Parvovirus-B19-Infektion beschrieben (28). In bis zu 10% der Fälle wird der Verlauf durch das Auftreten einer aplastischen Anämie erheblich aggraviert, die in Einzelfällen auch eine Knochenmarkstransplantation notwendig machen kann (33).

Medikamentös toxisches Leberversagen

Medikamente sind in den industrialisierten Ländern für mindestens 15–20% der ALV verantwortlich. Man unterscheidet Medikamente mit intrinsischer Toxizität von idiosynkratischen Toxinen.

Während intrinsische Toxine wie Acetaminophen (Paracetamol) dosisabhängig und mit vorhersehbarer Kinetik häufig ein hyperakutes ALV auslösen, ist eine idiosynkratische Reaktion auf ein Toxin dosisunabhängig und verursacht in der Regel ein subakutes ALV, das ohne Transplantation mit einer hohen Mortalität einhergeht.

Dem idiosynkratischen Leberversagen liegt eine immunologisch vermittelte Reaktion auf Arzneimittelmetabolite bei entsprechender genetischer Disposition zugrunde. Neben einer Vielzahl von Medikamenten sind toxische Leberversagen auch in Verbindung mit Einnahme von Drogen wie Ecstasy (Amphetaminderivat) beschrieben.

Histologie. Medikamentös-toxische Leberschäden können nach dem jeweiligen histologischen Bild kategorisiert werden: Acetaminophen, Antibiotika wie Amoxicillin, Isoniazid oder Sulfonamide sowie das nichtsteroidale Antiphlogistikum Diclofenac verursachen hepatozelluläre Nekrosen, während Amiodaron, Valproat oder Tetracyclin das Bild einer mikrovesikulären Verfettung bieten. Eine besondere, histologisch abgrenzbare Form des medikamentös toxischen Leberversagens ist das Auftreten einer venoocclusive Disease (VOD) nach Chemotherapien u.a. mit Azathioprin, Busulfan oder Cyclophosphamid. Diesem liegt nicht eine primär hepatozelluläre, sondern eine Endothelzellschädigung zugrunde.

Acetaminophen (Paracetamol)

Das Analgetikum Paracetamol ist als intrinsisches Hepatotoxin mit geringer therapeutischer Breite häufig Ursache eines medikamentös toxischen Leberversagens, in einigen Ländern wie Großbritannien sind bis zu 60–70% der ALV auf eine Paracetamolintoxikation zurückzuführen.

Während unterhalb einer Tagesdosis von 4 g Paracetamol selten ein Leberschaden beobachtet wird, werden bei zwei Drittel der Fälle in suizidaler Absicht mehr als 10–12 g eingenommen, die regelhaft eine deutliche Hepatotoxizität nach sich ziehen.

Die gleichzeitige Einnahme von Alkohol und Enzyminduktoren wie Barbituraten führt dabei zu einer deutlichen Steigerung der Toxizität.

Verlauf. Der klinische Verlauf entspricht dem eines hyperakuten Leberversagens mit rascher Progression über neu auftretenden Ikterus zur Entwicklung einer Enzephalopathie. Das Überleben ist im Spontanverlauf mit 50% im Vergleich zu anderen Formen des ALV relativ hoch. Die Transaminasen steigen bereits 12–24 h nach der Einnahme und erreichen oft extreme Höchstwerte am Tag 3, um danach bei günstigem Verlauf rasch abzufallen.

Pathophysiologie. Ursächlich liegt dem Leberschaden das massenhafte Auftreten des reaktiven intermediären Stoffwechselmetaboliten N-Acetyl-p-Benzochinonimin (NAPQI) zugrunde, der von den physiologischerweise verfügbaren Glutathiondepots in der Zelle nicht abgepuffert werden kann und deshalb unspezifisch hepatozelluläre Proteine bindet und den Zelltod einleitet. Das Zuführen von N-Acetylcystein (ACC) als Antidot dient also dem Auffüllen der intrazellulären Glutathionspeicher und somit der verbesserten Detoxifikation von NAPQI. Alkohol induziert insbesondere Cytochrom P450 2E1, das unmittelbar für die Oxidierung von NAPQI verantwortlich ist. Vor diesem Hintergrund ist zu verstehen, dass Personen mit chronischem Alkoholkonsum nach Einnahme therapeutischer Dosen von Acetaminophen (Mittel 11 g) ein höheres Sterberisiko hatten als Patienten, die in suizidaler Absicht (Mittel 24 g) Acetaminophen einnahmen (24). Die Möglichkeit einer Lebertransplantation sollte bei arteriellen pH-Werten unter 7,3 bzw. Lactatwerten über 3,5 mmol/l rasch geprüft werden (4). Prognostisch günstig kann ein Anstieg des α-Fetoproteins als Marker für einsetzende Leberregeneration gewertet werden (25).

Anästhesiegase

Halothan war in früheren Fallserien ein häufiges ALV auslösendes Agens. Der wiederholte Kontakt mit dem Narkosegas löst nach der ersten Sensibilisierung gegenüber Neoantigenen (21), die durch Stoffwechselprodukte entstanden sind, innerhalb von 3 Wochen ein subakutes Leberversagen aus. Zur Bestätigung der Diagnose können Antikörper gegen Halothan-Metabolite nachgewiesen werden. Auch neuere Narkosegase wie Isofluran können in seltenen Fällen ein ALV auslösen (8).

Pilzvergiftung

Ausgedehnter Aufklärungsarbeit zum Trotz kommt es auch in Deutschland immer wieder zu akzidentiellen Vergiftungen durch den Verzehr von Knollenblätterpilzen (Amanita phalloides). Die Toxine α-Amanitin und Phalloidin sind für den Leberschaden verantwortlich. Etwa 50 g, d. h. etwa 3 mittelgroße Pilze, gelten als letale Dosis, aber auch ein einzelner Pilz kann ausreichen. Nach einer 6–12 h anhaltenden Phase mit abdominellen Beschwerden kommt es zu einer tückischen passageren Beruhigung, die nach 1–3 Tagen von einem foudroyanten Anstieg der Transaminasen, Abfall der Syntheseparameter sowie dem Einsetzen einer hepatischen Enzephalopathie abgelöst wird. Bei Früherkennung durch Anamnese oder Nachweis von Amanitatoxinen im Urin oder Serum können die Antidote Penicillin G und Silymarin rechtzeitig eingesetzt werden und die Mortalität senken. Die Letalitätsrate liegt bei 10–40%.

Seltene Ursachen

Morbus Wilson

Bei jüngeren Patienten vor dem 35. Lebensjahr, die sich mit einem fulminanten Leberversagen präsentieren, muss als seltene Ursache an einen Morbus Wilson gedacht werden.

Hinweise sind eine hämolytische Anämie und niedrige Serumwerte der alkalischen Phosphatase (AP) bei stark erhöhtem (v. a. indirektem) Bilirubin. Auch die Höhe der Transaminasen ist deutlich geringer als bei anderen Formen des ALV. Die spontane Prognose des fulminant verlaufenden Morbus Wilson ist sehr schlecht, weshalb unmittelbar die Option einer Lebertransplantation geprüft werden muss.

ALV in der Schwangerschaft

Man unterscheidet schwangerschaftsspezifische von schwangerschaftsunabhängigen Ursachen. Die akute Fettleberhepatitis der Schwangeren im letzten Trimenon ist eine potenziell letale Komplikation, kann jedoch durch eine rechtzeitige Geburtseinleitung – in enger Kooperation zwischen Gynäkologen und Hepatologen – beherrscht werden. Der Leberschaden im Rahmen des HELLP-Syndrom (haemolysis, elevated liver enzymes, low platelets) ist vermutlich ursächlich Folge einer direkten Aktivierung von leberständigen Todesrezeptoren durch Liganden, die aus der Plazenta stammen (29).

Autoimmune Hepatitis

In seltenen Fällen kann eine meist bis dato unbehandelte autoimmune Hepatitis (AIH) einen fulminanten Verlauf annehmen, der dann häufig durch eine immunsuppressive Therapie nicht mehr beherrschbar ist, so dass eine Transplantation erwogen werden muss.

Vaskuläre Ursachen

Ausgedehnte Ischämien, die u.a. im Rahmen eines Kreislaufschocks verursacht wurden, können ein ALV auslösen. Auch eine akute Rechtsherzbelastung, z.B. nach einer Lungenembolie, kann zu einem ALV führen. Typischerweise ist hier die GLDH im Serum überproportional stark erhöht. Die Prognose des hyperakuten vaskulär bedingten ALV ist relativ gut. Nach Stabilisierung der Durchblutungsverhältnisse kommt es meist zur schnellen Erholung.

Der thrombotische Verschluss der Lebervenen im Sinne eines Budd-Chiari-Syndroms kann ebenso zum Bild eines ALV führen und eine Lebertransplantation notwendig machen. Ein vorheriger Therapieversuch mittels Shunt-Operation oder TIPS sollte jedoch zuerst erfolgen bzw. erwogen werden.

Tumoren

Maligne Erkrankungen, die die Leber betreffen, führen nur selten zum ALV. Allerdings können rasch wachsende Tumoren wie hochmaligne Lymphome primär die Leber befallen und klinisch erstmals als ALV zu Tage treten. In solchen zunächst unklaren Fällen ist eine rasche histologische Abklärung von entscheidender Bedeutung, um die Therapiestrategie festlegen zu können.

Pathophysiologie des ALV

Das Auftreten neurologischer Symptome kündigt das Stadium eines fulminanten Leberausfalls an.

Bei der körperlichen Untersuchung ist die Leber in der Regel initial normal groß oder verkleinert und weich, selten gibt es klinische Zeichen von Aszites. Der Verlust großer Anteile von Leberparenchym beeinträchtigt unmittelbar alle Leberfunktionen: Exkretion, Gallefluss, Detoxifikation, Proteinsynthese sowie Intermediärstoffwechsel von Kohlenhydraten und Fetten.

Aus der Vielzahl der Aufgaben, die von einer gesunden Leber bewältigt werden, ergibt sich die komplexe Pathologie des Leberausfalls.

Zerebrale Komplikationen

Hepatische Enzephalopathie (HE)

Die exakte biochemische und zelluläre Basis der akuten HE ist weiterhin nur unzureichend verstanden. Untersuchungen am Menschen sind naturgemäß schwierig und Tiermodelle nur eingeschränkt verfügbar. Weitgehend akzeptiert ist die Vorstellung, dass endogene Toxine die neuronale Verschaltung im ZNS beeinträchtigen. Hierzu zählen Ammoniak, falsche Neurotransmitter wie Octopamine, γ-Aminobuttersäure (GABA), endogene GABA-Rezeptoragonisten, Mercaptane und Fettsäuren.

Ammoniak. Eine Reihe von Untersuchungen legen nahe, dass Ammoniak am Auftreten der HE beteiligt ist. Ammoniakspiegel sind bei Patienten mit ALV deutlich erhöht, und die meist vorliegende respiratorische Alkalose verstärkt die Ansammlung von Ammoniak im Gehirn – es konnte gezeigt werden, dass es bei Patienten mit ALV zu einem vermehrten Anfall von Ammoniak und Glutamin kommt, einem primären Stoffwechselprodukt im ZNS. Auf zellulärer Ebene beeinträchtigt Ammoniak den Glucosestoffwechsel und behindert die Chloridausschleusung und aerobe Atmungskette. Hyperammoniämie kann – unabhängig von der Ursache – eine Enzephalopathie hervorrufen (31). Einschränkend gilt jedoch, dass gemessene Ammoniakspiegel nur sehr grob mit dem Grad der Enzephalopathie korrelieren.

„Falsche Neurotransmitter". Die Vorstellung, dass „falsche Neurotransmitter" wie Octopamine oder GABA, die bei Patienten mit ALV in erhöhten Konzentrationen nachgewiesen werden konnten (3), zur Genese der HE beitragen, konnte bislang experimentell nicht sicher belegt werden – ebenso gibt es widersprüchliche Daten zur Bedeutung eingeschwemmter Mercaptane. Eine endgültige Einschätzung der Bedeutung von freien Fettsäuren, die in Tiermodellen eine Enzephalopathie auslösen können, bleibt abzuwarten.

Beeinträchtigte Neurotransmittersysteme. Zwei Neurotransmittersysteme scheinen bei der HE besonders alteriert: der GABA-Rezeptorkomplex und das Glutamat-Neurotransmittersystem. Endogene Liganden der GABA-Rezeptoren, die auch Bindestelle für Benzodiazepine sind, konnten bei Patienten mit ALV vermehrt nachgewiesen werden (2). Darüber hinaus gibt es Hinweise für eine vermehrte Aufnahme von Benzodiazepin-ähnlichen Substanzen aus dem Blut ins ZNS. Die Verminderung des Grades der Enzephalopathie durch die Gabe des Benzodiazepinantagonisten Flumazenil unterstützt die Hypothese, auch wenn dies nicht bei allen Patienten gezeigt werden konnte (22). Der exzitatorische Neurotransmitter Glutamat wird ebenfalls mit dem Entstehen einer HE in Verbindung gebracht: Glutamatspiegel sind bei Patienten mit ALV deutlich erniedrigt, vermutlich als Folge eines höheren Verbrauchs. Unterstützt wird diese These durch Untersuchungen an Tieren mit HE, die eine höhere zerebrale Glutamatverstoffwechselung bestätigten (16).

Hirnödem

Das Hirnödem ist ein typisches Symptom des ALV und konnte in großen Autopsiestudien bei fast der Hälfte der Patienten mit ALV gefunden werden (12).

Pathophysiologisch liegt dem Hirnödem eine Schwellung der Astroglia zugrunde (6). Ein vermehrter intrazellulärer Anfall des osmotisch wirksamen Glutamins ist dabei wohl von besonderer Bedeutung. Um Ammoniak abzubauen, wird in Astrozyten Ammoniak und Glutamat zu Glutamin verstoffwechselt. Glutamin ist in Gehirnen von Patienten mit HE vermehrt nachweisbar (30).

Pulmonale Komplikationen

Patienten mit fortgeschrittenem ALV entwickeln bei ausgeprägter Enzephalopathie und Hirnödem häufig eine beatmungspflichtige Hypoxämie. Neben der Ausbildung pulmonaler AV-Shunts, die zu einem Ventilations-Perfusions-Ungleichgewicht führen, können die Entwicklung eines Lungenödems und diffuse pulmonale Blutungen die respiratorische Situation weiter verschlechtern. Zusätzlich komplizieren pulmonale Infektionen den Verlauf.

Infektionen

Infektionen mit konsekutiver Entwicklung einer Sepsis sind die häufigste Todesursache bei Patienten mit ALV. Pneumonien, systemische Bakteriämien und Harnwegsinfekte finden sich dabei am häufigsten. Staphylococcus aureus und E. coli wurden vorwiegend als Keime identifiziert, aber auch Pilzinfektionen mit Candida konnten in bis zu einem Drittel der Fälle nachgewiesen werden.

Gerinnungsstörungen

Die eingeschränkte Synthese und vermehrter Verbrauch von Gerinnungsfaktoren sowie eine auftretende Thrombozytopenie und Thrombozytendysfunktion können im Rahmen des ALV zu bedrohlichen Blutungen, insbesondere im Gastrointestinaltrakt, führen.

Schleimhauterosionen und Stressulzera werden beobachtet. Trotz der Entwicklung eines portalen Hypertonus ist die Ösophagusvarizenblutung beim ALV jedoch eine Rarität – ausgenommen ist hier lediglich das akute Budd-Chiari-Syndrom.

Klinik und Diagnose

Symptomatik

Das Kardinalsymptom des manifesten ALV ist die hepatische Enzephalopathie, der in der Regel Prodromi mit einem allgemeinen Krankheitsgefühl, Ikterus, Transaminasenerhöhung und Gerinnungsstörung vorhergehen.

⇢ **Akutes auf chronischem Leberversagen.** Eine akute Virushepatitis oder Alkoholhepatitis kann in ein fulminantes Leberversagen übergehen. Liegt jedoch eine chronische Lebererkrankung – eventuell mit bereits ausgebildeter Zirrhose –vor, so spricht man bei der plötzlichen Verschlechterung vom „akuten auf chronischem" (engl.: „acute on chronic") Leberversagen. Pathophysiologie und Klinik des plötzlichen Leberausfalls sind mit dem ALV vergleichbar – entscheidend ist, dass für diese Form des Leberversagens eine Lebertransplantation mit höchster Dringlichkeit nicht zur Verfügung steht. Ausnahme bildet hier nur die in Einzelfällen mögliche Lebendorganspende.

⇢ **Akutes Leberversagen.** Beim klassischen akuten Leberversagen liegt per definitionem eine chronische Lebererkrankung nicht vor. Der körperliche Allgemeinzustand der Patienten ist im Gegensatz zu chronisch Lebererkrankten bei Krankheitsbeginn in der Regel zunächst gut. Oft fällt ein süßlicher „Foetor hepaticus" in der Exspirationsluft auf. In der Folge sind beinahe alle Organsysteme betroffen. Das klinische Syndrom ALV zu behandeln, erfordert deshalb ein Antizipieren bzw. rasches Erkennen der auftretenden Komplikationen.

Diagnostik

Da der Verlauf eines ALV sehr von der auslösenden Ursache abhängt, gilt es zunächst durch zielgerichtete Anamnese (Medikamente, Reisen, Drogenkonsum, Sexualkontakte etc.) sowie Labortests (Tab. 22.**3**) die Ätiologie zu identifizieren.

⇢ **Entscheidung zur Lebertransplantation.** Die klinisch wichtigste und schwierigste Entscheidung liegt weniger bei der Diagnosestellung, die in der Regel rasch gelingt, sondern in der Einschätzung der unmittelbaren Prognose. Ist mit einer spontanen Erholung zu rechnen oder muss die Lebertransplantation angestrebt werden? Mit den King's-College-Kriterien und den Clichy-Kriterien stehen zwei in der Klinik einfach zu handhabende Scoresysteme zur Verfügung (Tab. 22.**4**). Steht auch nur im Entferntesten eine Lebertransplantation zur Debatte, muss der Patient zügig in ein ent-

Tabelle 22.3 Initiale Labortests bei akutem Leberversagen

ALT, AST, AP, GLDH, γGT, Bilirubin
Arterielle Blutgasanalyse
Gerinnung (INR, Faktor V)
Blutbild, CRP
Kreatinin, Harnstoff
IgG, IgM, IgA
LDH, Kupfer in Serum und Urin, Coeruloplasmin
Hepatitis-Serologie: • Anti-HAV-IgM • Anti-HBc-IgM, HBsAg, HBeAg, Anti-HBeAg, HBV-DNA • Anti-HCV, HCV-RNA
Virusserologie: • EBV, CMV, HSV, Parvovirus B19, Adenoviren

Tabelle 22.4 Kriterien zur Indikationsstellung zur Lebertransplantation bei akutem Leberversagen

King's-College-Kriterien

Ätiologie: Paracetamol

- pH < 7,3
- oder alle folgenden Kriterien
  - INR > 6,5 (PT > 100 s)
  - Kreatinin > 3,4 mg/dl
  - hepatische Enzephalopathie III/IV

Ätiologie: nicht Paracetamol

- INR > 6,5 (PT > 100 s)
- oder 3 der folgenden Kriterien
  - Non-A-non-B-Hepatitis bzw. medikamentös toxisch
  - Ikterus-Enzephalopathie-Intervall > 7 Tage
  - Alter < 10 oder > 40
  - PT > 50 s
  - Bilirubin > 17,4 mg/dl

Clichy-Kriterien

- Alter < 30 und Faktor V < 20 %
- oder jedes Alter und Faktor V < 30 % und hepatische Enzephalopathie III/IV

sprechendes Zentrum verlegt werden. Die endgültige Entscheidung über eine Transplantation erfolgt hier stets interdisziplinär und erfordert bisweilen mehrmals am Tag gemeinsame Visiten am Bett des Patienten. Je früher ein Patient in ein Transplantationszentrum verlegt wird, desto zuverlässiger ist diese komplexe klinische Entscheidung zu treffen.

Leberbiopsie zur histologischen Abklärung bei ALV

Wegen der eingeschränkten Gerinnungsfunktion wird die Indikation zur Leberbiopsie bei Patienten im ALV in vielen Zentren sehr zurückhaltend gestellt. Allerdings ist es unstrittig, dass eine Biopsie insbesondere beim unklaren ALV wertvolle Hinweise auf die Ätiologie erbringen kann. Die Bedeutung der Leberbiopsie zur Bestimmung des Ausmaßes des Zelluntergangs als prognostischer Parameter wird kontrovers diskutiert und muss noch weiter validiert werden, vor allem die Heterogenität des Leberschadens schränkt die Aussagekraft einer einzelnen Biopsie deutlich ein (13). Möglicherweise verbessern hier minilaparoskopische Techniken die Aussagekraft, die über die Biopsiegewinnung hinaus wichtige makroskopische Zusatzinformationen liefern können (10). Verfügbarkeit und Erfahrung mit technisch sicheren Biopsietechniken – minilaparoskopisch oder transjugulär – werden zudem im Einzelfall die Entscheidung für oder gegen eine Punktion wesentlich beeinflussen.

Differenzialdiagnose

Das Leitsymptom des ALV ist die hepatische Enzephalopathie. Auch wenn metabolische Komaformen bei zahlreichen Erkrankungen auftreten können, bereitet die Differenzialdiagnose des ALV meist keine großen Schwierigkeiten und wird rasch gestellt. Anamnese, klinischer Untersuchungsbefund und die typischen laborchemischen Veränderungen sind in der Regel richtungweisend. Schwierigkeiten bereitet jedoch bisweilen die ätiologische Zuordnung, die meist eine ausführliche Eigen- wie auch Fremdanamnese, Medikamenten-, Drogen- und Reiseanamnese erfordert. Virale Auslöser können serologisch identifiziert werden.

Bei jedem unklaren ALV sollte unverzüglich eine Paracetamol-Spiegelbestimmung veranlasst werden und ggf. auch ex juvantibus eine ACC-Behandlung begonnen werden, da hier ein Zeitverlust beim Therapiebeginn fatale Folgen haben kann.

Verlauf und Prognose

Die Prognose des fulminanten Leberversagens ist schlecht und mit einer Mortalität von bis zu 80 % verknüpft. Die Prognose wird entscheidend von der Option einer Lebertransplantation bestimmt, die ein 1- bzw. 5-Jahres-Überleben von 67 bzw. 60 % ermöglicht.

Therapieziele und Maßnahmen

Prinzipielles Ziel bei der Behandlung von Patienten mit ALV ist es, die komplexe metabolische Störung durch intensivmedizinische Maßnahmen so lange zu kompensieren, bis eine Transplantation möglich ist oder die einsetzende Leberregeneration eine Restitution einleitet.

Antidote

Ist das auslösende Agens identifiziert, kann in einzelnen Fällen eine gezielte Therapie den Verlauf günstig beeinflussen:

- *N-Acetylcystein* bei der Paracetamolintoxikation ist von gesicherter hoher Wirksamkeit (Tab. 22.**5**).
- *Penicillin* und *Silibinin* werden bei der Knollenblätterpilzvergiftung eingesetzt (18).
- Bei einer fulminant verlaufenden autoimmunen Hepatitis sollte ein Behandlungsversuch mit *Steroiden* unternommen werden.
- Patienten mit einem fulminant auftretenden Morbus Wilson erhalten hoch dosiert die Kupfer-Chelatbildner *D-Penicillamin* oder *Trientin*, falls nicht unmittelbar eine Transplantation notwendig ist.
- Ob die fulminante Hepatitis-B-Infektion durch *Lamivudin* im Verlauf abgemildert werden kann, ist noch umstritten (26).

Tabelle 22.5 Intravenöse Behandlung mit Acetylcystein (ACC) bei Paracetamolintoxikation

1.	sofort: 150 mg/kg KG in 200 ml 5 %iger Glucose innerhalb der ersten 15 min
2.	anschließend: 50 mg/kg KG auf 500 ml 5 %ige Glucose über 4 h
3.	anschließend: 100 mg/kg KG auf 1000 ml 5 %ige Glucose über 16 h

- Beim ALV durch eine systemische Herpesvireninfektion sollte *Aciclovir* eingesetzt werden.

Therapie des Hirnödems

Die Entwicklung eines Hirnödems ist eine der gefürchtetsten Komplikationen beim ALV (7). Bis zu 80% der Patienten mit ALV und Enzephalopathie IV entwickeln ein Hirnödem. Neben vegetativen Symptomen wie Blutdruckanstieg, Tachykardie und Hyperventilation können Krampfanfälle auftreten, bis dann mit zunehmender Dauer Hirnstammreflexe ausfallen.

Hirndrucksenkung. Das Hirnödem kann bis zur letalen Hirnstammeinklemmung führen. Steigt der intrakranielle Druck, muss alles versucht werden, Druckspitzen zu vermeiden: Oberkörper hoch lagern, ausgeglichene Volumenbilanz, vorsichtiges Absaugen und Umlagern des Patienten, ggf. elektive Intubation und Beatmung mit möglichst niedrigem PEEP und einem arteriellen CO_2 von 25 – 30 mm Hg.

Steigt der intrakranielle Druck über 25 mm Hg, ist bei intakter Nierenfunktion die Drucksenkung durch osmotische Diurese mit Mannitol (0,5 – 1 g/kg KG als Bolus i. v. – ggf. Wiederholung in einstündigen Abständen) das Mittel der Wahl.

Hirndruckmessung. Ob der intrakranielle Druck mit einer periduralen Hirndrucksonde zur Steuerung der Therapiemaßnahmen überwacht werden soll, ist Gegenstand einer seit langem geführten Diskussion – unbestritten bietet die initial platzierte Druckmessung die Option, bereits in der Frühphase einem steigenden intrakraniellen Druck rasch entgegenzuwirken und im Verlauf Therapieerfolge exakt zu dokumentieren. Gewichtigstes Gegenargument ist die Komplikationsträchtigkeit der Maßnahme, insbesondere bei Patienten mit eingeschränkter Gerinnungsfunktion.

Senken der Körperkerntemperatur. In einer kleinen Fallserie konnte gezeigt werden, dass ein Abkühlen der Körperkerntemperatur auf 32 – 33 °C den intrakraniellen Druck bei Patienten mit ALV signifikant senken kann (14, 15). Ob dies insgesamt die Prognose der Patienten verbessert, ist nicht gezeigt – möglicherweise birgt ein Absenken der Körpertemperatur auch Risiken, wie z. B. eine Verschlechterung der regenerativen Kapazitäten der Leber (20).

Therapie der Gerinnungsdiathese

Die Blutungsneigung beim ALV hat verschiedene Ursachen: unzureichende Synthese von Gerinnungsfaktoren, Dysfunktion der Plättchen und eine gesteigerte Fibrinolyse.

Im klinischen Alltag wird in erster Linie die INR als Maß für die Leberfunktion und erhaltene Gerinnungsfunktion verwendet – die Bestimmung einzelner Faktoren, insbesondere Faktor V, liefert gerade zu Beginn zusätzliche Informationen, die auch prognostisch verwertbar sind. Eine Substitution der Gerinnung ohne Zeichen einer aktiven Blutung wird durch Daten nicht unterstützt, bei Blutungszeichen ist sie zwingend erforderlich.

Eine parenterale Vitamin-K-Gabe sollte initial einmalig erfolgen, um einen Vitamin-K-Mangel als Ursache der Gerinnungsstörungen sicher ausschließen zu können.

Therapie renaler Komplikationen

Die Ursachen einer Nierenfunktionsverschlechterung im ALV sind vielfältig: Paracetamol und Knollenblätterpilztoxine haben eine eigene nephrotoxische Potenz; Sepsis, akute tubuläre Nekrose oder die Entwicklung eines hepatorenalen Syndroms machen oft frühzeitig die Einleitung einer Hämodialysebehandlung notwendig.

Therapie von Infektionen

Patienten mit ALV haben ein großes Risiko, an den Komplikationen einer Sepsis zu versterben. In einer prospektiven Studie konnte bei 80% der Patienten mit ALV eine manifeste bakterielle Infektion nachgewiesen werden (23). Atem- und Harnwegsinfektionen treten am häufigsten auf. Pilzinfektionen, insbesondere mit Candida spec., sind eine weitere Gefahrenquelle, vor allem wenn im Vorfeld das Leberversagen mit Steroiden behandelt wurde.

Eine frühe prophylaktische breite antibiotische Therapie senkt die Inzidenz von Infektionen und sollte beim ALV eingesetzt werden. Die prophylaktische Therapie von Mykosen durch Fluconazol ist wegen der potenziell hepatotoxischen Nebenwirkungen umstritten.

Ernährung

Patienten im akuten Leberversagen befinden sich in einer katabolen Stoffwechselsituation. Eine ausreichende Kalorienzufuhr 35 – 40 kcal/kg KG sollte erreicht werden – häufig muss dies parenteral geschehen. Hypoglykämien, die im ALV häufig mit potenziell fatalen Folgen auftreten und Folge der ausgefallenen Glukoneogenese sind, sollten durch Infusionen mit 40%iger Glucose verhindert werden. Bei deutlich herabgesetzter Stoffwechselaktivität der Leber im ALV sollten Aminosäuren nur zurückhaltend substituiert und auf die Gabe von Lipiden sollte verzichtet werden.

Leberersatzverfahren

Den akuten Ausfall bzw. die dramatische Verschlechterung der vielseitigen Funktionen der Leber langfristig zu kompensieren, erscheint zum jetzigen Zeitpunkt nicht realisierbar. Im Zentrum der heute verfolgten Ansätze zur Leberersatztherapie steht deshalb der Gedanke einer passageren supportiven Therapie, die für den Patienten Zeitgewinn bedeutet – zur möglichen Rekompensation oder zur notwendigen Transplantation.

Biologische und nichtbiologische Verfahren. Unterschieden wird zwischen biologischen und nichtbiologischen Verfahren. Bei den nichtbiologischen Verfahren hat die Albumindialyse in den letzten Jahren besondere Aufmerksamkeit erfahren. Grundlage ist die Kombination einer herkömmlichen extrakorporalen Dialyse mit – technisch je nach Geräteanbieter unterschiedlich gelöst – dem Entzug albumingebundener Substanzen und Toxine. Bisher sind zu diesen Verfahren keine kontrollierten Daten von Patienten mit ALV verfügbar.

Biologische Leberersatzverfahren folgen der Idee, neben der Detoxifikation auch die Lebersyntheseleistung zu ersetzen. Patientenserum wird hierzu in Bioreaktoren an kultivierten Hepatozyten vorbeigeführt, wo über Membranen ein Austausch von Stoffwechselprodukten ermöglicht wird. Kernproblem ist die Verfügbarkeit einer ausreichenden Masse an primären, stoffwechselaktiven Hepatozyten. Hepatozyten aus transformierten Zelllinien werden wegen des potenziellen Verschleppungs- und Entartungsrisiko nicht favorisiert. Die Verwendung xenogener Hepatozyten birgt die Gefahr der Übertragung von Zoonosen, auch wenn bisher keine Übertragung z. B. porciner Retroviren beschrieben wurde.

Beurteilung. Ein Einsatz der Leberersatzverfahren kann zum jetzigen Zeitpunkt außerhalb von Studien nicht empfohlen werden. Metaanalysen konnten bisher nur für Patienten mit „akutem auf chronischem" Leberversagen einen statistischen Überlebensvorteil durch Leberersatzverfahren errechnen, nicht jedoch für Patienten mit akutem Leberversagen (17).

Auch die Transplantation von Hepatozyten ist noch ein experimentelles Verfahren – derzeit werden erste kontrollierte Studien zum Einsatz beim ALV initiiert.

Molekulare Therapie

Daten aus Tiermodellen und Ergebnisse aus Studien mit humanem Gewebe legen nahe, dass – unabhängig vom auslösenden Agens – ein fulminant verlaufendes Leberversagen Ausdruck einer überschießenden Apoptose parenchymatöser Zellen ist. Dabei ist insbesondere die intrazelluläre Aktivierung einer Gruppe von Proteasen – Caspasen – relevant, die den programmierten Zelltodprozess steuern und an der geordneten Desintegration der Zelle entscheidend beteiligt sind. Ob Caspase-Inhibitoren oder andere Substanzen, die mit dem Zelltodprogramm interferieren, eine sinnvolle Therapieoption beim akuten Leberversagen bieten, muss in klinischen Studien noch gezeigt werden.

Prävention

Das Risiko eines akuten Leberversagens ließe sich bei einer Reihe von Fällen vermeiden:

- Impfung gegen Hepatitis A und B,
- suizidale Tendenzen rechtzeitig erkennen,
- kein übermäßiger Alkoholkonsum in Verbindung mit der Einnahme von Paracetamol – Beschränkung der Packungsgrößen für Paracetamol,
- nur Pilze essen, die man sicher kennt,
- frühzeitiges Erkennen und Behandeln eines Morbus Wilson oder einer autoimmunen Hepatitis.

FAZIT FÜR DIE PRAXIS

- Das akute Leberversagen bleibt bis auf weiteres eine prototypische Erkrankung, die nur interdisziplinär behandelt werden kann.
- Eine spezifische internistische Therapie, die über supportive Maßnahmen hinausgeht, ist nicht etabliert.
- Die orthotope Lebertransplantation bleibt die einzig verlässliche und gut etablierte kurative Therapieoption. Alle Patienten mit drohendem akutem Leberversagen sollten deshalb unmittelbar in ein Zentrum verlegt werden, das die Möglichkeit einer Lebertransplantation bieten kann.

Steckbrief ALV

Leitsymptome und -befunde:
Ikterus, Auftreten einer hepatischen Enzephalopathie, Leberwerterhöhung, Gerinnungsstörung

Therapie:
Verlegung in ein Transplantationszentrum, intensivmedizinische Betreuung, Lebertransplantation

Bemerkungen:
wichtig ist eine exakte Medikamenten-, Reise- und Sexualanamnese

23

Lebertransplantation

J. Thies, C. Mönch

EDITORIAL **Nach umfassenden tierexperimentellen Studien die von C. S. Welch und J.A. Cannon 1955 initiiert wurden, erfolgte am 1.3.1963 die erste humane Lebertransplantation durch T. Starzl in Denver, USA. Symptomatisch für das damals noch völlig unzureichende perioperative Management verstarb das 3-jährige Kind mit Gallengangsatresie kurz nach der Transplantation. Auch die folgenden Transplantationsversuche, die im Wesentlichen durch T. Starzl, aber auch in Europa durch R. Calne in Cambridge forciert wurden, waren wenig erfolgreich. Von den ersten 36 Patienten die durch T. Starzl transplantiert wurden, lebten nur 28% länger als ein Jahr.**

Zwischenzeitlich hat sich die Lebertransplantation als wesentlicher Bestandteil eines multimodalen Behandlungskonzepts einer Reihe von hepatologischen Krankheitsbildern etabliert. Die 1- bzw. 5-Jahres-Überlebensrate nach Lebertransplantation beträgt aktuell über 80 bzw. 70%. Im Wesentlichen sind diese guten Resultate auf eine Standardisierung der Empfänger-, aber auch Spenderauswahl, der Verbesserung der Organkonservierung, Optimierung der chirurgischen Technik und des perioperativen Managements und die Entwicklung spezifisch wirksamer und nebenwirkungsärmerer Immunsuppressiva zurückzuführen.

Schwerpunkte der zukünftigen Bestrebungen liegen in der weiteren Optimierung der Immunmodulation mit dem Ziel der Toleranzinduktion, der Reduktion chronischer Komplikationen der Lebertransplantation (z.B. Hepatitis-Reinfektionen, De-novo-Tumoren, chronische Gallengangsveränderungen) und als Fernziel der Überwindung der Organknappheit durch die Xenotransplantation.

Transplantationsindikation

J. Thies

Einleitung

Die Auswahl an geeigneten Empfängern ist ein wesentlicher Faktor für den langfristigen Erfolg der Transplantation. Einerseits ist die Art der Grunderkrankung zu berücksichtigen, andererseits ist auch der richtige Zeitpunkt der Indikationsstellung für die langfristige Prognose nach Transplantation von entscheidender Bedeutung.

Als Besonderheit bei der Patientenauswahl ist anzuführen, dass bei der Lebertransplantation nicht nur individuelle Aspekte der Lebererkrankung die Indikationsstellung beeinflussen, sondern auch patientenunabhängige Faktoren aufgrund des Mangels an Spenderorganen (Abb. 23.**1**) und mittlerweile auch ökonomische Überlegungen in Betracht gezogen werden müssen. Die Indikation bewegt sich im Spannungsfeld zwischen Dringlichkeit der Transplantation einerseits und der langfristigen Erfolgsaussicht andererseits, um die Spenderorgane optimal zu nutzen.

Kandidaten für einer Lebertransplantation sind Patienten, deren Lebererkrankung progredient und irreversibel ist, und deren Überlebensmöglichkeiten nach Transplantation höher einzuschätzen sind als mit einer optimalen konservativen oder operativen Behandlungsalternative.

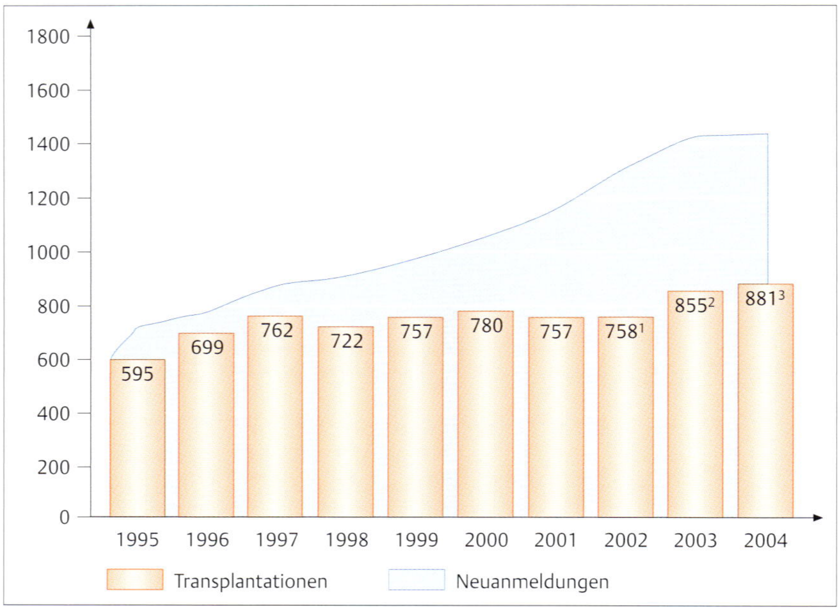

Abb. 23.1 Lebertransplantationen und Neuanmeldungen in Deutschland. Es zeigt sich im Verlauf eine zunehmende Diskrepanz zwischen durchgeführten Transplantationen und Neuanmeldungen (Quelle: DSO 05).

Indikationsgruppen

Einen Überblick über die Erkrankungen, die eine Indikation zu einer Transplantation darstellen können, sowie deren zahlenmäßige Bedeutung zeigt die Aufstellung in Tab. 23.**1**.

Da die einzelnen Erkrankungen ausführlich in den entsprechenden Kapiteln des Buches abgehandelt werden, sollen hier nur transplantationsrelevante Aspekte Berücksichtigung finden.

Leberzirrhose

Hepatitis B

Fulminanter Verlauf und Zirrhose. Ein fulminanter Verlauf mit therapierefraktärem Leberversagen kann eine Transplantation notwendig machen (s. Kapitel 22 „Akutes Leberversagen"). Die Gefahr der Reinfektion scheint aufgrund der geringeren Viruslast geringer als bei der HBV-assoziierten Leberzirrhose (40). Eine HBV-assoziierte Leberzirrhose stellt in Europa immer noch eine wichtige Indikation zur Durchführung einer Lebertransplantation dar, wobei aufgrund der Impfprophylaxe der Anteil in Zukunft abnehmen wird.

Reinfektion. Die Ergebnisse der Transplantation bei chronischer Hepatitis B waren vor Einführung einer effektiven Rezidivprophylaxe deutlich schlechter als bei den anderen Indikationsgruppen (34). Bei fast allen Empfängern trat eine Hepatitis-B-Reinfektion und Hepatitis auf (53, 70). Der Spontanverlauf der rekurrenten Hepatitis B unter Immunsuppression ist sehr viel aggressiver als bei immunkompetenten Patienten. Eine besonders deletäre Verlaufsform der Hepatitis-B-Reinfektion ist die fibrosierend-cholestatische Hepatitis mit charakteristischer starker Akkumulation von Virusprotein in den Hepatozyten und ausgeprägter Cholestase, die meist innerhalb von 4–7 Wochen nach Auftreten zum Leberversagen führt (5). Eine Retransplantation mündet in den meisten Fällen noch rascher in einem virusinduzierten Transplantversagen.

Die Reinfektionsrate bei HBe-negativen und HBV-DNA-negativen Empfängern ist nicht wesentlich niedriger als bei Empfängern mit aktiver Virusreplikation, der Verlauf der Reinfektion ist jedoch weniger aggressiv und das Langzeitüberleben dieser Empfänger höher (63). Eine hohe Viruslast vor Transplantation stellt deshalb eine relative Kontraindikation zur Transplantation dar.

Rezidivprophylaxe. Durch eine präoperative virustatische Behandlung mit Lamivudin in Kombination mit einer (kostenintensiven) postoperativen Langzeitbehandlung mit HBV-Immunglobulinen konnten die Langzeitergebnisse deutlich verbessert werden und liegen im Bereich der anderen Transplantationsindikationen (62) (Tab. 23.**2**). Durch neue antivirale Substanzen, z. B. Adevofir, Tenofovir, erhofft man sich eine noch effizientere Rezidivprophylaxe (75).

Eine postoperative Vakzinierung ist möglich, die Ansprechrate mit Entwicklung eines ausreichenden Anti-HBs-Titers jedoch gering (2).

Tabelle 23.1 Zugrunde liegende Erkrankungen bei 48.044 zwischen 1/98 und 12/03 lebertransplantierten Patienten (Quelle: ELTR 05).

Leberzirrhose	58,2%
• virusassoziierte Zirrhose	23,8%
• alkoholische Zirrhose	18,4%
• primär biliäre Zirrhose	7,0%
• kryptogene Zirrhose	4,8%
• Autoimmunzirrhose	2,6%
• sekundär biliäre Zirrhose	0,8%
• andere Zirrhosen	0,8%
Maligne Lebertumoren	12,1%
Andere cholestatische Lebererkrankungen	11,0%
Akutes Leberversagen	9,2%
Metabolische Erkrankungen	6,3%
Sonstige Erkrankungen	3,1%
• Budd-Chiari-Syndrom	1,0%
• Benigne Lebertumoren oder Zysten	1,0%
• Parasitäre Erkrankungen	0,1%
• Sonstiges	1,0%

Hepatitis D

Patienten mit Hepatitis-D-Koinfektion haben ein deutlich geringeres Risiko einer Hepatitis-B-Reinfektion. Eine Hepatitis-B-Rezidivprophylaxe ist bei diesen Patienten in aller Regel nicht notwendig (38).

Obwohl die Hepatitis D in aller Regel rezidiviert, verläuft diese zumeist subklinisch. Man geht davon aus, dass Hepatitis-D-Viren nur in Verbindung mit einer Hepatitis-B-Koinfektion zytopathogen sind.

Hepatitis C

Aufgrund der mangelnden Impfmöglichkeit und des schleichenden, häufig unerkannten Verlaufs wird die Bedeutung der HCV-assoziierten Zirrhose für die Transplantation weiter zunehmen. Sie stellt heute in vielen Zentren bereits die häufigste Transplantationsindikation dar.

Reinfektion. Bei praktisch allen Empfängern mit präoperativer aktiver Virusreplikation tritt eine Reinfektion auf. Innerhalb von 5 Jahren zeigen 90% dieser Empfänger das histomorphologische Bild einer Virushepatitis (7). Der Spontanverlauf ist unterschiedlich. Bei einem Teil der Patienten verläuft die Reinfektion subklinisch, bei 10–30% entwickelt sich innerhalb von 5 Jahren eine Rezirrhose, die in mehr als 42% der Fälle rasch dekompensiert. 50% der einmalig dekompensierten Patienten versterben innerhalb ei-

Tabelle 23.2 Beispiel einer Prophylaxe der Hepatitis-B-Reinfektion

Vor Transplantation	
Empfänger HBV-DNA-negativ:	keine präoperative Lamivudin-Gabe notwendig
Empfänger HBV-DNA-positiv:	Gabe von Lamivudin 6 Monate vor Transplantation (bei Lamivudin-Resistenz Gabe von Adefovir oder Atenofovir)
Nach Transplantation	
Intraoperative Gabe von 10.000 IE HBV-Immunglobulin (HBIG)	
2000 IE HBIG/d für 1 Woche, dann nach Titer (Anti-HBs dauerhaft > 100 IU/l)	
Lamivudin 150 mg/d oral als Dauertherapie (bei Lamivudin-Resistenz ausweichen auf Adefovir oder Tenofovir)	

nes Jahres. Die Datenlage deutet darauf hin, dass der Progress der Reinfektion im Vergleich zu nichttransplantierten Patienten beschleunigt ist (6).

Ein höheres Spenderalter (41), ein hoher HCV-RNA-Titer vor Transplantation, starke Immunsuppression (insbesondere wiederholte Rejektionsbehandlungen durch Steroidboli oder T-Zell-Antikörper) (16, 50) sind Faktoren, die den Progress der Reinfektion beschleunigen können.

Interferon und Ribavirin. Grundsätzlich kann durch eine präoperative antivirale Therapie mit Ribavirin und Interferon eine Reduktion der Viruslast erreicht werden, aber eine solche Therapie ist aufgrund der schweren Nebenwirkungen bei Patienten mit Leberzirrhose nur bei sehr wenigen Patienten denkbar (19).

Eine postoperative präemptive Therapie mit PEG-Interferon und Ribavirin konnte in einer randomisierten Studie nur bei 8% der Patienten eine dauerhafte Unterdrückung der Virusreplikation erzielen. Die vorzeitige Therapieabbruchrate lag bei 31 % (59).

Bei einer klinisch manifesten Reinfektion beträgt die Ansprechrate 15–48%, der dauerhafte Response 7–26% bei einer Abbruchrate von 30–50% (60, 73). Ob eine langfristige antivirale Therapie den Anteil an Langzeitrespondern verbessert, ist Gegenstand laufender Studien.

Zu beachten ist, dass es bei der Therapie mit Interferon und Ribavirin zu vermehrten Rejektionen kommen kann (69).

Ethyltoxische Leberzirrhose

Die Ergebnisse der Transplantation aufgrund einer ethyltoxischen Leberzirrhose sind sehr gut. Das 1- und 5-Jahres-Überleben beträgt über 80 bzw. über 70%. Voraussetzung hierfür ist jedoch eine strenge Indikationsstellung die im Besonderen Compliance, soziale Einbindung und Motivation des Patienten berücksichtigt. Deshalb ist die Einbindung eines Psychiaters/Psychosomatikers bei der Indikationsstellung unabdingbar. Gefordert wird nach den aktuell gültigen Richtlinien (Bundesärztekammer v. 14.11.2003 nach §16 Abs.1 Nr1. TPG) eine Abstinenz von mindestens 6 Monaten vor Aufnahme auf eine Warteliste. Hintergrund dieser Richtlinie ist eine häufige Stabilisierung der Leberfunktion unter Alkoholkarenz und eine mögliche geringere Rückfallrate nach der Transplantation. Dieser Punkt ist jedoch nicht unumstritten (11, 78). Ein florider Ethylismus stellt eine relative Kontraindikation dar, eine Lebertransplantation ist nur in Ausnahmefällen indiziert.

Schwere irreversible extrahepatische alkoholtoxische Nebenwirkungen wie Kardiomyopathie oder Zerebropathie müssen bei der Vorbereitung der Kandidaten ausgeschlossen werden.

Autoimmunhepatitis

Bei konsequenter immunsuppressiver Therapie ist diese Erkrankung in aller Regel gut behandelbar und selten progredient. Bei Entwicklung einer dekompensierten Leberzirrhose, in seltenen Fällen auch bei fulminanten Verläufen stellt diese Erkrankung jedoch eine Transplantationsindikation dar. Für die Indikationsstellung gelten die gleichen Kriterien wie bei den übrigen Zirrhosen. Die Autoimmunhepatitis kann in 20% rezidivieren, eine Anpassung der Immunsuppression verhindert in aller Regel das Fortschreiten der Erkrankung (47, 76).

Kryptogene Zirrhose

Bezüglich der Indikationsstellung gelten die gleichen Kriterien wie bei den anderen Zirrhosen, wobei insbesondere differenzialdiagnostisch ein nicht erkannter florider Ethylismus ausgeschlossen werden muss.

Cholestatische Lebererkrankungen

Primär biliäre Zirrhose (PBC)

Bei frühzeitiger Indikationsstellung sind die langfristigen Ergebnisse nach Lebertransplantation mit einem 5-Jahres-Überleben von 78% sehr gut (39). Rezidive werden beobachtet, diese verlaufen in aller Regel asymptomatisch (28).

Ein Anstieg von Bilirubin > 6 mg/dl oder das Auftreten von zirrhosetypischen Komplikationen sind ungünstige Prognosefaktoren des Spontanverlaufs, so dass die Indikation zur Transplantation gestellt werden soll. Auch quälender, therapierefraktärer Pruritus kann für sich schon eine Transplantationsindikation darstellen.

Besonderes Augenmerk gilt einer Osteoporose, die bei fortgeschrittener PBC ausgeprägt sein kann. Diese kann aufgrund der Einschränkung der postoperativen Mobilisation des Patienten unter Umständen eine relative Kontraindikation zur Transplantation darstellen. Eine postoperative Osteoporoseprophylaxe ist unabdingbar.

Primär sklerosierende Cholangitis (PSC)

Bei interventionell nicht mehr angehbaren Gallengangstenosen und rezidivierend auftretenden cholangitischen Schüben oder allgemeinen Zeichen der Leberdekompensation besteht die Indikation zur Transplantation. Eine begleitende entzündliche Darmerkrankung stellt in aller Regel keine Kontraindikation dar, da diese häufig unter Immunsuppression asymptomatisch wird.

Operative Eingriffe am Gallenwegssystem (z. B. Cholezystektomie, biliodigestive Anastomosen) sollten bei fortgeschrittener PSC möglichst vermieden werden, um eine folgende Transplantation nicht unnötig durch Verwachsungen zu erschweren.

Eine früher planmäßig durchgeführte biliodigestive Anastomose zur Galleableitung bei der Transplantation ist nur noch in Ausnahmefällen bei schwerstem Befall des extrahepatischen Gallenganges notwendig (29). Rezidive der PSC werden beobachtet (10).

Gallengangsatresie

Unbehandelt führt diese Erkrankung innerhalb von 2 Jahren zum Tod. Das mediane Überleben beträgt unbehandelt 9 Monate. Zunächst ist die Kasai-Operation als Primärtherapie indiziert. Ein Drittel der operierten Kinder lebt mehr als 10 Jahre ohne nachfolgende Transplantation, ein Drittel benötigt wegen Gallengangskomplikationen innerhalb von 10 Jahren eine Transplantation, bei einem Drittel ist die Kasai-Operation primär nicht erfolgreich und eine rasche Transplantation ist notwendig (8).

Die Gallengangsatresie stellt die häufigste Indikation zur Lebertransplantation im Kindesalter dar. Die Ergebnisse nach der Lebertransplantation sind mit einem 5-Jahres-Überleben >80% sehr gut (4).

Angeborene Stoffwechselerkrankungen

Man muss unterscheiden zwischen Stoffwechselerkrankungen mit Leberschädigung (z. B. Hämochromatose) und primären metabolischen Störungen der Leber, deren extrahepatische Komplikationen eine Transplantationsindikation darstellen (z. B. familiäre Amyloidose). Stoffwechselerkrankungen machen etwa 6% aller Transplantationen aus (Tab. 23.**1**). Im Folgenden sollen nur die zahlenmäßig bedeutsamen Erkrankungen aufgeführt werden. Die seltenen Stoffwechselerkrankungen, die insgesamt weniger als 1% der Transplantationsindikationen ausmachen, sind in Tab. 23.**3** aufgeführt.

Tabelle 23.3 Stoffwechselerkrankungen, die insgesamt weniger als 1% der Transplantationsindikationen ausmachen

Erkrankungen mit primärer Leberschädigung

- Morbus Byler
- Mukoviszidose
- Tyrosinämie
- Galaktosämie
- Protoporphyrie
- β-Thalassämie
- Glykogenspeichererkrankungen

Stoffwechselerkrankungen der Leber mit primär extrahepatischer Manifestation

- Familiäre Amyloidose
- Oxalose
- Hämophilie
- Hypercholesterinämie
- Crigler-Najjar-Syndrom

Hereditäre Hämochromatose

Die Hämochromatose ist eine seltene Indikation zur Durchführung einer Lebertransplantation. Eine Transplantation sollte nach Ausschöpfen der konservativen Möglichkeiten noch vor Eintreten von Sekundärkomplikationen wie HCC und Kardiomyopathie durchgeführt werden. Die Ergebnisse nach Transplantation sind mit einem 5-Jahres-Überleben von etwa 40% ungünstiger als bei anderen Indikationen. Gehäuft treten nach der Transplantation Infektionen und kardiale Probleme auf (18, 37).

Morbus Wilson

Die Lebertransplantation stellt sowohl bei einem fulminanten Verlauf des Morbus Wilson als auch bei einer dekompensierten Zirrhose die Therapie der Wahl dar. Die Ergebnisse nach der Transplantation sind vergleichbar mit denen bei anderen Zirrhosen. Nach der Transplantation kommt es zu einer Normalisierung des Kupfermetabolismus. Eine Besserung der neurologischen Symptomatik ist bei einem Teil der transplantierten Patienten zu erwarten (24).

α_1-Antitrypsin-Mangel

Der α_1-Antitrypsin-Mangel ist die häufigste angeborene Stoffwechselerkrankung, die im Kindesalter zu einer Leberfunktionsstörung führt. Sie stellt damit nach der Gallengangsatresie die zweithäufigste Indikation zur Durchführung einer Lebertransplantation im Kindesalter dar. Bei frühzeitiger Indikationsstellung vor Eintreten schwerer hepatischer Komplikationen sind die Langzeitergebnisse sehr gut. Krankheitsspezifische Komplikationen nach der Transplantation sind nicht zu erwarten, der genetische Defekt wird durch die Transplantation behoben (57).

Lebertumoren

Maligne Tumoren der Leber stellen mit etwa 12% aller Transplantationen nach der Zirrhose die zweithäufigste Transplantationsindikation dar. Grundsätzlich besteht die Indikation zur Transplantation, wenn eine chirurgische Resektion aufgrund der Lokalisation oder Leberdysfunktion nicht Erfolg versprechend scheint. Die besondere Problematik liegt in der großen Gefahr des Tumorrezidivs unter Immunsuppression. Dies bedingt die relativ schlechten Langzeitergebnisse der Transplantation bei malignen Tumoren. Das 1-, 3- und 5-Jahres-Überleben der Patienten beträgt 77, 61 bzw. 52% (ELTR 05). Nur durch eine strenge Patientenselektion lassen sich befriedigende Langzeitergebnisse erzielen.

Grundsätzlich scheiden Patienten mit extrahepatischer Tumormanifestation von der Transplantation aus. Auch nichtresektable Lebermetastasen extrahepatischer Malignome stellen mit Ausnahme von neuroendokrinen Tumoren keine Transplantationsindikation dar.

Hepatozelluläres Karzinom (HCC)

Das hepatozelluläre Karzinom stellt unter den malignen Tumoren die weitaus größte Gruppe dar. Für die Indikationsstellung sind die „Mailand-Kriterien" allgemein akzeptiert (Tab. 23.**4**). Nach der Untersuchung von Mazzaferro (44) lassen sich bei Einhaltung dieser Kriterien ähnlich gute Langzeitergebnisse erzielen wie bei vergleichbaren Indikationen. Ob die Indikationsstellung durch präoperative Behandlung (z. B. transarterielle Chemoembolisation, lokal ablative Behandlung oder systemische Chemotherapie) erweitert werden kann, ist derzeit noch unklar (25, 56). Auch der Stellenwert antiproliferativ wirksamer Immunsuppressiva (z. B. Rapamycin) zur Rezidivprophylaxe muss weiter evaluiert werden (36).

Fibrolamelläres Karzinom (FLC)

Prinzipiell gelten die gleichen Kriterien wie beim HCC, jedoch ist die Tumorbiologie des FLC etwas günstiger (23). Die Langzeitergebnisse erscheinen im Vergleich zum HCC etwas besser.

Cholangiozelluläres Karzinom (CCC)

Aufgrund der aggressiven Metastasierung und der damit verbundenen schlechten Langzeitergebnisse mit einem 5-Jahres-Überleben von bislang etwa 10% ist die Transplantation außerhalb von kontrollierten Studien keine Therapieoption für das nichtresektable CCC.

Tabelle 23.4 Mailand-Kriterien für das hepatozeluläre Karzinom (nach 44)

Singulärer Tumorknoten*:	Tumordurchmesser maximal 5 cm
Mehrere Tumorknoten*:	Anzahl maximal 3 Knoten, Tumordurchmesser maximal 3 cm

* nach Ausschluss extrahepatischer Tumormanifestation

Epitheloidzelliges Hämangioendotheliom

Diese bei Diagnosestellung häufig nichtresektablen Tumoren stellen bei fehlendem Nachweis extrahepatischer Metastasen eine Transplantationsindikation dar. Das 5-Jahres-Überleben beträgt nach Transplantation etwa 70%.

Für Angiosarkome hingegen ist die Lebertransplantation grundsätzlich keine Therapieoption.

Hepatoblastom

Dieser Tumor macht 75% aller kindlichen Lebertumoren aus. Da durch eine neoadjuvante Chemotherapie eine hohe Resektionsrate mit sehr guten Langzeitergebnissen erzielt werden kann, ist die Lebertransplantation nur noch die Therapie der zweiten Wahl bei definitiv nichtresektablen Hepatoblastomen oder bei intrahepatischen Tumorrezidiven. Die Rezidivrate nach Transplantation ist gering.

Metastasen eines neuroendokrinen Tumors

Bei jungen Patienten mit histologisch gesicherten Metastasen eines gastrointestinalen Karzinoids und Sanierung des Primarius > 6 Monate und ohne Hinweis auf eine weitere extrahepatische Tumormanifestation kann eine Transplantation Erfolg versprechend sein.

Metastasen anderer Tumoren stellen grundsätzlich keine Transplantationsindikation dar.

Sonstige Indikationen

Budd-Chiari-Syndrom

Diese Indikation macht etwa 1% aller Transplantationen aus. Bevor die Indikation zur Transplantation gestellt wird, sollte zunächst ein Therapieversuch durch Anlage eines transjugulären portosystemischen Shuntes zur Druckentlastung der Leber erfolgen. Falls dies nicht möglich ist oder das Leberversagen persistiert, muss rasch die Transplantation erfolgen. Die Langzeitergebnisse sind gut (70% 5-Jahres-Überleben, ELTR 05), zumeist ist eine dauerhafte Antikoagulation notwendig (3).

Absolute und relative Kontraindikationen (Tab. 23.5)

Absolute Kontraindikationen

Mit der zunehmenden Transplantationsroutine und dem besseren Komplikationsmanagement hat sich in den letzten Jahren die Liste der möglichen Kontraindikationen verkleinert.

Tabelle 23.5 Absolute und relative Kontraindikationen zur Lebertransplantation

Absolute Kontraindikation
- Sepsis
- Extrahepatische Tumormanifestation
- AIDS
- Schwere irreversible kardiopulmonale Erkrankung
- Irreversible toxische Hirnschädigung
- Schwere neuropsychiatrische Erkrankungen
- Florider Ethylismus
- Florider i. v. Drogenabusus
- Mangelnde Compliance

Relative Kontraindikation
- Alter > 65 Jahre
- Niereninsuffizienz
- Fortgeschrittene Osteoporose
- Ausgeprägte Kachexie
- HIV+
- HBV-DNA+
- Adipositas
- Pfortaderthrombose
- Retransplantation
- Ausgedehnte abdominelle Voreingriffe

Dies gilt für

- Erkrankungen, die nach der Transplantation unter Immunsuppression exazerbieren können und deshalb unmittelbar das Transplantationsergebnis gefährden,
- Erkrankungen mit einem dadurch verbundenen deutlich erhöhten Operationsrisiko und
- Erkrankungen, die eine Einschränkung der Compliance erwarten lassen.

Relative Kontraindikationen

Es gibt eine Reihe von Faktoren, die das Ergebnis nach der Transplantation negativ beeinflussen, an sich jedoch keine absolute Kontraindikation darstellen.

Zu den relativen Kontraindikationen gehören Faktoren, die die Operation technisch erschweren (Retransplantation, ausgedehnte vorausgegangene Oberbaucheingriffe, Pfortaderthrombose, Adipositas), das allgemeine Operationsrisiko erhöhen (z. B. Alter > 65, Niereninsuffizienz, ausgeprägte Kachexie, ausgeprägte Osteoporose mit Spontanfrakturen) und das Langzeitergebnis verschlechtern können (HIV+, HBV-DNA+).

Das Risikoprofil jedes potenziellen Transplantationskandidaten muss in Kooperation mit Internisten, Anästhesisten und Transplantationschirurgen individuell eingeschätzt werden, wobei bei der Indikationsstellung der bestehende Organmangel mit in Betracht gezogen werden sollte.

Zeitpunkt der Indikationsstellung

Chronische Lebererkrankung

Falls es unter optimaler konservativer Therapie zu einer fortschreitenden Verschlechterung der Leberfunktion kommt (mindestens Child-Pugh Grad B) und der bisherige Verlauf eine spontane Besserung (insbesondere nach Absetzen toxischer Noxen wie Alkohol) nicht erwarten lässt, besteht die Indikation zur Transplantation. Ein zusätzliches Auftreten von Komplikationen wie Enzephalopathie, Varizenblutung, therapierefraktärer Aszites, spontan bakterielle Peritonitis, zunehmende Malnutrition und Entwicklung eines hepatorenalen Syndroms sind Zeichen eines prognostisch ungünstigen Spontanverlaufes (33, 58, 72).

Bei der Entscheidung, zu welchem Zeitpunkt der Patient einem Transplantationszentrum vorgestellt werden soll, muss auch die entsprechend der aktuellen Organallokation zu erwartende Wartezeit in Betracht gezogen werden.

Erfolgt die Meldung zu spät und ist der Patient bereits in einem sehr fortgeschrittenen Zustand seiner Lebererkrankung, so sind die Ergebnisse nach der Transplantation deutlich schlechter, sofern der Patient nicht bereits zuvor auf der Warteliste verstirbt.

MELD-Score. Die Child-Pugh-Klassifikation als prädiktiver Parameter ist seit 2002 im amerikanischen Allokationssystem UNOS durch den MELD-Score (Model of End Stage Liver Disease) ersetzt worden. Durch Berücksichtigung von ausschließlich objektiv fassbaren Laborwerten (Bilirubin, Kreatinin und INR) erhofft man sich einen besseren prädiktiven Wert über den Spontanverlauf der Lebererkrankung und damit eine optimierte Organzuteilung (9, 49, 77).

Fulminantes Leberversagen

Fulminantes Leberversagen ist für die Organzuteilung definiert als ein akutes Leberversagen ohne zugrunde liegende chronische Lebererkrankung.

Die häufigsten Ursachen für ein fulminantes Leberversagen sind akute Virushepatitis sowie medikamentös toxische Leberschädigung und Idiosynkrasie. In etwa 20–40% der Fälle bleibt die Ursache des Leberversagens unklar (54).

Kriterien. Die Indikationsstellung bewegt sich auf dem schmalen Grat zwischen spontaner vollständiger Restitution (und der möglicherweise unnötigen Transplantation) auf der einen Seite und der hohen Letalität bei nicht durchgeführter Transplantation auf der anderen Seite. Nach Erfüllung der King's-College-Kriterien (Tab. 23.6) beträgt nach Untersuchungen von O'Grady bei einem Spontanverlauf die Letalität bei 80%. Dies wird allgemein als hinreichend ange-

Tabelle 23.6 King's-College-Kriterien zur Lebertransplantation bei fulminantem Leberversagen

Paracetamolintoxikation
pH < 7,3 oder
INR > 6,5 und Serumkreatinin > 3,4 mg/dl

Sonstiges fulminantes Leberversagen
INR > 6,5 oder 3 der folgenden Kriterien treffen zu:
- Alter < 10 oder > 40 Jahre
- Ursache: Non-A-Non-B-Hepatitis oder medikamentös toxisch
- Intervall Ikterus – Enzephalopathiebeginn > 7 Tage
- Bilirubin > 20 mg/dl

sehen, um die sofortige Transplantationsindikation zu stellen (52).

→ **Vorgehen.** Aktuell besteht die Möglichkeit, diese Patienten „high urgency" zu melden und somit eine Transplantation innerhalb von wenigen Tagen zu ermöglichen. Der Stellenwert verschiedener Bridging-Therapien (Albumindialyse, bioartifizielle Leber etc.) zur Stabilisierung des Patienten während der Wartezeit bis zur Transplantation ist derzeit noch nicht abschätzbar (66).

Bei tiefer Bewusstlosigkeit sollte vor der Transplantation ein irreversibler Hirnschaden ausgeschlossen werden.

→ **Ergebnisse.** Aufgrund des präoperativ kritischen Zustandes des Patienten und der damit verbundenen perioperativen Mortalität sind die Ergebnisse der Transplantation zunächst schlechter als bei Patienten mit Leberzirrhose, gleichen sich aber im Langzeitverlauf an. Das 1-, 3- bzw. 5-Jahres-Überleben beträgt bei dieser Patientengruppe 66, 62 bzw. 60% (ELTR 05).

→ **Auxiliäre Lebertransplantation.** Eine auxiliäre Lebertransplantation (zusätzlich zur erkrankten Leber wird ein gesundes Organ implantiert) kann bei ausgewählten Patienten mit langfristigem Erholungspotenzial der Eigenleber eine lebenslange Immunsuppression und deren Nebenwirkungen ersparen.

Vorbereitung des Empfängers

J. Thies

Mit den vorbereitenden Untersuchungen sollen folgende Fragen evaluiert werden:

- Ist der Patient von der Art und Schwere der Lebererkrankung ein geeigneter Kandidat?
- Liegen absolute oder relative Kontraindikationen vor?
- Wie hoch ist das operative und perioperative Risiko?

Diese Fragen werden üblicherweise in einem standardisierten Diagnoseprogramm bearbeitet, das je nach Transplantationszentrum geringfügig unterschiedlich gehandhabt wird. Entsprechend der vorliegenden Grunderkrankung muss ggf. von diesem Routineprogramm abgewichen werden.

→ **Basisuntersuchungen.** Im Allgemeinen beginnen die Untersuchungen mit einer gründlichen körperlichen Untersuchung sowie einer umfassenden Aufklärung über die geplante Transplantation und den weiteren Ablauf, gefolgt von den für eine große Operation üblichen Laboruntersuchungen mit besonderer Berücksichtigung der Beurteilung der Leberfunktion. Des Weiteren ist eine Blutgruppenbestimmung mit Antikörpersuchtest und Virusserologie unabdingbar. Eine HLA-Typisierung ist nur im Rahmen von Studien notwendig.

→ **Kardiopulmonale Risikoeinschätzung.** In einem weiteren Schritt erfolgt die Einschätzung des kardiopulmonalen Risikoprofils (EKG, ggf. Belastungs-EKG, Lungenfunktionstest, Röntgen-Thorax und Echokardiogramm mit Beurteilung des pulmonalen Druckes). Bei einem pathologischen Befund muss ggf. weitere invasive Diagnostik folgen (Rechtsherzkatheter, Koronarangiographie).

Wir empfehlen grundsätzlich bei Patienten über 60 Jahren oder mit bekanntem Diabetes mellitus oder vorbekannter KHK die weitere Abklärung durch Koronarangiographie.

→ **Tumor- bzw. Metastasenausschluss.** Eine Sonographie und ein kontrastmittelverstärktes CT des Abdomens dienen zur Abklärung ggf. vorliegender anatomischer Besonderheiten (Pfortaderverschluss, akzessorische Leberarterien etc.) und zum Ausschluss eines möglichen Malignoms. Bei Tumorpatienten wird zusätzlich zum Abdomen-CT eine weitergehende Umfelddiagnostik (Thorax-CT, Knochenszintigraphie) zum Ausschluss extrahepatischer Filiae empfohlen. Grundsätzlich wird bei allen Patienten über 45 Jahre eine Tumorvorsorgeuntersuchung (einschließlich Koloskopie) empfohlen.

→ **Empfohlene Untersuchungen.** Eine Osteodensitometrie als Ausgangsbefund vor der Transplantation sollte durchgeführt werden.

Bei Patienten mit einer Suchterkrankung ist die pyschosomatische Vorstellung obligat, bei den übrigen Patienten in den meisten Fällen hilfreich.

→ **Fokussuche und Impfungen.** Eine zahnärztliche, HNO-ärztliche und ggf. gynäkologische Untersuchung dient zum Ausschluss eines möglichen Infektfokus. Hierbei ist zu betonen, dass die früher übliche Praxis einer großzügigen Zahnextraktion zugunsten einer zahnerhaltenden Fokussanierung verlassen wurde.

Impfungen gegen Hepatitis B/A, Pneumokokken und Influenza schließen das Vorbereitungsprogramm ab.

Wiedervorstellungen. Da die meisten Patienten während der Wartezeit heimatnah betreut werden, ist nach Aufnahme auf die Warteliste in regelmäßigen Abständen eine Vorstellung des Patienten im Transplantationszentrum empfehlenswert. Insbesondere über eine Verschlechterung der Leberfunktion oder aufgetretene Komplikationen muss das Transplantationszentrum informiert werden, damit ggf. die Dringlichkeit auf der Warteliste angepasst werden kann.

Spenderkriterien

J. Thies

Die Spenderevaluation erfolgt unabhängig vom Transplantationszentrum durch Koordinatoren der Deutschen Stiftung Organtransplantation (DSO). Durch diese Koordinatoren erfolgt die Überprüfung der grundsätzlichen Eignung als Organspender, die Einleitung der obligaten Hirntoddiagnostik, Einholung der Einwilligung durch die Angehörigen und schließlich Organisation der Organentnahme.

Die Spenderkriterien sind in den letzten Jahren aufgrund des latenten Organmangels deutlich erweitert worden.

Eine Organspende ist grundsätzlich dann nicht möglich, wenn bei dem Spender eine schwere systemische Infektion oder ein Tumorleiden vorliegt. In allen anderen Fällen muss die Entscheidung nach Überprüfung von Risikofaktoren und Inspektion der Leber durch einen erfahrenen Chirurgen sowie im Zweifelsfall durch eine histologische Beurteilung gefällt werden.

Negative Faktoren für die Leberfunktion. Spenderfaktoren, die die Leberfunktion negativ beeinflussen sind (21, 55, 74):

- Dauer der Reanimation,
- Hypotension,
- Ketacholaminpflichtigkeit,
- Dauer der Intensivbehandlung (> 5 Tage),
- Hypernatriämie (> 155 mmol/l),
- Steatose (Makrosteatose > 25%),
- höheres Spenderalter,
- Dauer der warmen und kalten Ischämie.

Insbesondere die Leberverfettung ist ein wesentlicher Faktor für die postoperative Leberdys- oder -nonfunktion (61). Die Problematik liegt hierbei in der hohen Inzidenz der Leberverfettung (bis zu 28% aller Organspender) als auch in der häufigen makroskopischen Fehlbeurteilung des Verfettungsgrades durch den entnehmenden Chirurgen. Goldstandard ist bei einem marginalen Organ immer die bioptische Beurteilung (1). Letztendlich fällt der transplantierende Chirurg die Entscheidung, ob das Organ geeignet ist oder nicht. Hierbei muss er auch den Allgemeinzustand des Empfängers berücksichtigen. Ein Empfänger in sehr gutem Allgemeinzustand (z. B. Tumorpatient) kann durchaus mit einem marginalen Organ erfolgreich transplantiert werden, ein Patient mit sehr fortgeschrittener Lebererkrankung oder fulminantem Leberversagen benötigt hingegen ein gutes Transplantat.

Blutgruppe und Organgröße. Der Spender sollte mit dem Empfänger ABO-identisch sein, in dringlichen Fällen kann auch blutgruppenungleich jedoch -kompatibel transplantiert werden. Die HLA-Kompatibilität spielt für die Lebertransplantation keine Rolle. Darüber hinaus sollte die Größe der Spenderleber mit dem Empfänger kompatibel sein, ggf. kann eine Größenreduktion durch Segmentresektion durchgeführt werden.

Operative Technik der Lebertransplantation

C. Mönch

Organspendeoperation

Postmortale Organspende

Bei der postmortalen Organspende des hirntoten Menschen wird üblicherweise eine Multiorganspende mit Explantation aller geeigneten Organe angestrebt (68). Für die viszeralen Organe bedeutet dies eine Entnahme von Leber, Bauchspeicheldrüse, Nieren, Dünndarm und Gefäßen.

Das Prinzip der abdominellen Multiorganentnahme besteht in der Spülung der Organe mit Konservierungslösung und der gleichzeitigen schnellen Kühlung der Organe auf 4 °C. Dabei soll die warme Ischämiezeit (Durchblutungsstopp der Organe bei noch normaler Körpertemperatur) so kurz wie möglich gehalten werden.

Perfusion. Grundsätzlich ist der Zugangsweg eine mediane Sternotomie und Laparotomie, auch wenn keine thorakalen Organe entnommen werden, um den Zugang zur Leber zu verbessern. Nach Dissektion des Retroperitoneums mit Darstellung aller Gefäßstrukturen (Nierengefäße, Truncus coeliacus, A. mesenterica superior, V. portae) erfolgt die Einlage einer großlumigen Perfusionskanüle (24 Charrière) in die distale Aorta, um eine zügige Perfusion der Organe zu gewährleisten. Durch Abklemmen der Aorta auf Zwerchfellhöhe („Cross-clamp") ist der thorakale und abdominelle Situs von der Durchblutung separiert, und eine getrennte Perfusion von abdominellen und thorakalen Organen kann erfolgen. Die V. cava wird zwischen rechtem Vorhof und Leber durchtrennt, um einen Ausfluss von Blut und Konservierungslösung zu ermöglichen. Unmittelbar nach Beginn der

Perfusion tritt der Herzstillstand ein, und die Organe werden mit Konservierungslösung gespült.

→ **Konservierungslösungen.** Für die abdominellen Organe findet die sog. University-of-Wisconsin-(UW-)Lösung (71) oder die sog. HTK-Lösung (Histidin-Tryptophan-Ketoglutarat) (12,26) Verwendung. Bezüglich der Konservierungseigenschaften gelten beide Lösungen als weitgehend vergleichbar, wobei die UW-Lösung etwas längere Ischämiezeiten erlaubt. Konservierungszeiten von bis zu 20 h kalter Ischämie können akzeptiert werden, wobei je nach Möglichkeit eine 16-Stunden-Grenze nicht überschritten werden sollte. Aufgrund der deutlichen Kostenvorteile der HTK-Lösung findet diese in den letzten Jahren weltweit mehr und mehr Einsatz.

→ **Organentnahme.** Nach Abschluss der Konservierung werden zunächst die thorakalen Organe (kurze Ischämiezeit!), gefolgt von den abdominellen Organen in der Reihenfolge Leber, Pankreas, Dünndarm und Nieren entnommen. Nach einer kurzen Nachpräparation und ggf. Nachperfusion ex situ erfolgt die Verpackung und Verschickung der Organe.

Leberlebendspende

Bei der Leberlebendspende wird einem gesunden Menschen ein Teil der Leber als Transplantat für einen erkrankten Angehörigen entnommen.

→ **Wahl des Leberlappens.** Je nach Konfiguration von Spender und Empfänger kann sowohl der rechte als auch der linke Leberlappen als Transplantat entnommen werde (13). Wegweisend hierfür ist vor allem eine ausreichende Transplantatgröße im Verhältnis zum Empfängergewicht.

Das Lebergewicht des Transplantates sollte 0,8 % des Empfängergewichtes nicht unterschreiten, um ein sog. Small-for-Size-Syndrom nach der Transplantation zu vermeiden (unzureichende Transplantatfunktion mit prolongierter Aszitesbildung, Hyperbilirubinämie, stark erhöhter Mortalität und Morbidität).

Für einen erwachsenen Empfänger ist daher in aller Regel der rechte Leberlappen des Spenders als Transplantat notwendig. Der linke Leberlappen kann für ein Kind eingesetzt werden.

→ **Operatives Vorgehen.** Die Operation ist technisch mit einer Hemihepatektomie vergleichbar, wobei die Parenchymdissektion unter vollständiger Durchblutung erfolgen muss, um einen Ischämieschaden des späteren Transplantates zu verhindern. Nach Entfernung des Transplantates wird dieses ex situ mit Konservierungslösung über die Arterie und Pfortader gespült und gleichzeitig gekühlt. Die Implantation erfolgt ohne Zeitverzug unmittelbar nach Konservierung.

Lebertransplantation

Standardtechnik

Die orthotope Vollorgantransplantation ist die Standardtechnik der Lebertransplantation (32). Zugangsweg ist eine quere Oberbauchlaparotomie mit Verlängerung zum Xiphoid („Mercedesstern-Inzision"). Nach Hepatektomie der erkrankten Empfängerleber erfolgt die orthotope Implantation des gesamten Organs eines postmortalen Organspenders in den rechten Oberbauch.

→ **Hepatektomie.** Während der Hepatektomie entstehen vor allem Probleme aufgrund von starkem Blutverlust bei fortgeschrittener portaler Hypertension in Kombination mit eingeschränkter Blutgerinnung.

Der Blutverlust während der Hepatektomie ist insbesondere nach Voroperationen (z. B. Cholezystektomie) ausgeprägt. Daher sollte die Indikation zum operativen Vorgehen bei Patienten mit Aussicht auf eine Lebertransplantation besonders streng gestellt werden.

Ein Zell-Saver sollte außer bei Malignompatienten immer zum Einsatz kommen. Der Kreislauf wird durch Abklemmen der jeweiligen Lebergefäße (v. a. Pfortader und V. cava) durch die dadurch entstehende deutlich reduzierte Vorlast stark belastet.

→ **Extrakorporale Zirkulation.** Bei der klassischen Technik (67) wird der Kreislauf durch eine extrakorporale Zirkulation mithilfe einer Biopumpe unterstützt (venovenöser Bypass): Hierzu wird das Blut aus der unteren Körperhälfte durch großlumige Kanülen in der abgesetzten Pfortader und der V. femoralis gesammelt und über einen operativ angelegten Venenzugang in die V. axillaris gepumpt. Dieses Verfahren hat den Vorteil der Vermeidung einer Vorlastsenkung und geht gleichzeitig ohne Stauung der V. cava inferior (einschließlich Nierenvenen) und Pfortader einher. Ein vollständiges Ausklemmen der V. cava inferior wird dadurch möglich. Somit kann die Hepatektomie unter Mitresektion der retrohepatischen V. cava stattfinden, und die Implantation erfolgt durch End-zu-End-Anastomosierung der V. cava inferior jeweils oberhalb und unterhalb der Leber. Nachteilig sind die zusätzlichen operativen Zugänge zur V. femoralis und axillaris sowie die bekannten Nachteile und Risiken einer extrakorporalen Zirkulation (Temperaturverlust, Embolierisiko, Aktivierung vasoaktiver Substanzen).

→ **Huckepack-Technik.** Eine wesentliche Veränderung und Erneuerung der klassischen Technik ist durch die sog. Piggy-back-Technik (zu Deutsch Huckepack-Technik) eingeführt worden (42). Dabei wird die Hepatektomie unter Belassung der empfängereigenen V. cava inferior durchgeführt. Die Anastomosierung der cavalen Achse des Transplantates erfolgt durch End-zu-Seit-Cavo-Cavostomie zwischen Spender- und Empfänger-Cava. Somit entfallen ein vollständiges Ausklemmen der V. cava und die Notwendigkeit einer extrakorporalen Zirkulation. Wir ergänzen diese Technik mit der Anlage eines temporären portocavalen End-zu-Seit-Shunts, um eine portale Hypertension nach Absetzen der V. portae zu vermeiden.

Gefäßanastomosen und Reperfusion. Nach Fertigstellung der cavalen Rekonstruktion der Leber erfolgt die Anastomosierung von Pfortader (End-zu-End) und Leberarterie (üblicherweise End-zu-Seit zwischen A. hepatica des Transplantates und Bifurkation aus A. hepatica und A. gastroduodenalis des Empfängers). Die Reperfusion des Transplantates kann entweder sequenziell portal nach Abschluss der Pfortaderanastomose oder simultan portal-arteriell nach Abschluss beider Anastomosen erfolgen. Bislang konnte kein entscheidender Vorteil für eine der beiden Reperfusionstechniken bewiesen werden (43). In der Reperfusionsphase können durch Einschwemmung von Resten der Konservierungslösungen und Mediatoren kardiozirkulatorische Probleme mit Hypotonie und Pumpversagen auftreten, hier ist eine kompetente und konsequente anästhesiologische Betreuung unerlässlich.

Gallengang. Die Rekonstruktion des Gallenganges erfolgt entweder Seit-zu-Seit oder End-zu-End. Zuvor erfolgt immer eine Cholezystektomie, meist bereits ex situ bei der Vorbereitung des Transplantates. Diese Techniken, wie auch die Einlage von Gallengangsdrainagen, werden nach jeweiliger Präferenz des Transplantationszentrums eingesetzt. Ein signifikanter Vorteil konnte für keine der beiden Techniken gezeigt werden.

Nach Blutungskontrolle und Einlage von Robinson-Drainagen wird die Operation beendet. Die durchschnittliche Operationsdauer beträgt etwa 5 Stunden.

Teillebertransplantation

Teillebertransplantationen werden entweder bei der Leberlebendspende oder bei geteilten Organen nach postmortaler Spende eingesetzt. Bedingt durch die begrenzt zur Verfügung stehenden vaskulären Strukturen solcher Transplantate sind an die Rekonstruktion hohe Anforderungen gestellt. Zugangsweg und Hepatektomie unterscheiden sich nicht von der Vollorgantransplantation, wobei die V. cava des Empfängers immer erhalten werden muss. Die Rekonstruktion des Ausflusstraktes des Teillebertransplantates erfolgt dabei immer als End-zu-Seit-Anastomose zwischen Lebervene des Transplantates und V. cava des Empfängers. Pfortader und Leberarterie werden End-zu-End rekonstruiert. Je nach Länge des Gallengangs erfolgt eine End-zu-End-Anastomose zwischen Spender- und Empfängergallengang. Alternativ kann eine biliodigestive Anastomose (Hepatikojejunostomie nach Roux-Y) erfolgen.

Auxiliäre partielle Lebertransplantation (APOLT)

Diese seltene Transplantationstechnik kommt beim akuten Leberversagen mit regenerativem Potenzial der Eigenleber des Empfängers, z. B. bei Intoxikation, zum Einsatz.

Unter Belassung des empfängereigenen linken Leberlappens wird ein rechter Leberlappen eines postmortalen Spenders implantiert. So wird der Patient aufgrund der Funktion des Transplantates durch die Phase des akuten Leberversagens geführt, und die verbleibende Eigenleber kann über die Zeit regenerieren. Nachdem die Eigenleber erneut ihre Funktion aufgenommen hat (wiederholte Biopsien, Größenzunahme), wird die Immunsuppression abgesetzt, das eigene Organ übernimmt die volle Leberfunktion und das Transplantat hypotrophiert.

Immunsuppression nach Lebertransplantation

C. Mönch

Grundlagen

Eine lebenslange Immunsuppression ist zur Verhinderung von akuten und chronischen Transplantatabstoßungen notwendig. Trotz vereinzelter Fallberichte von spontaner Toleranz gegenüber dem Transplantat ist die Perspektive einer Toleranz, welche einer großen Patientenzahl nach Lebertransplantation verfügbar gemacht werden kann, nicht greifbar. Dennoch stellt die Toleranzinduktion die Zukunftsvision der Transplantationsmedizin schlechthin dar und ist somit ein weltweiter Forschungsschwerpunkt.

Betreuung durch Transplantationszentrum. Die immunsuppressive Therapie sollte immer in der Verantwortung des Transplantationszentrums liegen. Im ambulanten Bereich erfolgt lediglich die Kontrolle der Medikamentenspiegel.

Grundlegende Veränderungen der Immunsuppression sollten immer stationär erfolgen und nie ohne Rücksprache mit dem Transplantationszentrum eingeleitet werden.

Grundsätzlich sollte durch jedes Transplantationszentrum versucht werden, möglichst alle Patienten in prospektive, randomisierte Studien einzuschließen. Vom niedergelassenen Kollegen sollte dies durch entsprechende Patientenmotivation und Beratung unterstützt werden. Damit ist in vielen Fällen die Unterdrückung der Immunabwehr bereits prospektiv vor der Transplantation realisiert und wird im Verlauf lediglich ggf. modifiziert.

⇢ **Prinzipien der Immunsuppression.** Ist eine individuelle Immunsuppression erwünscht, so gelten folgende Prinzipien:

- so wenig Immunsuppression wie möglich, so viel wie nötig (Überimmunsuppression vermeiden ist wichtiger als gelegentliche Abstoßung zu verhindern),
- je älter der Patient, desto weniger Immunsuppression ist nötig,
- Monotherapie vor Vielfachtherapie (je einfacher die Medikation, umso höher die Compliance),
- bei unerwünschten Arzneimittelwirkungen Umstellung der Therapie erwägen,
- soweit möglich, Kosteneffizienz berücksichtigen.

⇢ **Präoperative Induktionstherapie.** Neben der präoperativen Induktionstherapie stehen dem Transplantationsmediziner eine Dauertherapie mit Basismedikamenten und Ergänzungspräparaten zur Verfügung. Durch eine Induktionstherapie vor Lebertransplantation (z. B. mit ATG oder Interleukin-2-Rezeptorantagonisten) konnte bislang kein weitergehender Nutzen nachgewiesen werden, weshalb hier nicht weiter auf die Prinzipien dieser Therapieform eingegangen wird.

Die Immunsuppression nach Lebertransplantation beginnt daher intraoperativ nach Reperfusion des Transplantates bzw. postoperativ auf der Intensivstation.

Immunsuppressiva

Basisimmunsuppressiva

Als Basisimmunsuppressiva werden im Allgemeinen Ciclosporin A (22) oder FK506 (synonym Tacrolimus) (35) verwendet. Beide Medikamente entstammen aus der Gruppe der Calcineurininhibitoren und sind in ihren Wirkungen und Nebenwirkungen weitgehend verwandt.

Das neuere FK506 besitzt eine stärkere immunsuppressive Potenz als Ciclosporin A und ist mit einem etwas eingeschränkteren Spektrum an Nebenwirkungen vergesellschaftet. Es wird daher bevorzugt nach Lebertransplantation eingesetzt (15). Trotz vielfältiger Studien (51) konnte jedoch bislang kein eindeutiger Vorteil für eines der Medikamente belegt werden, so dass beide als vergleichbar angesehen werden müssen.

⇢ **Ciclosporin A.** Ciclosporin A wird 2-mal täglich im Abstand von 12 h verabreicht, wobei sich eine morgendliche und eine abendliche Dosis bewährt haben. Beide Dosierungen sollten gleich ausfallen. Letztendlich erfolgt die Medikamenteneinstellung nach Medikamenten-Talspiegel im Blut, d. h. eine morgendliche Nüchternlaborkontrolle nach abendlicher letztmaliger Einnahme. Im ersten halben Jahr nach Transplantation sollten Wirkspiegel von 120 – 150 ng/ml angestrebt werden, danach kann – je nach Begleitmedikation und Abstoßungsverhalten des Patienten – der Wirkspiegel bis auf 50 ng/ml reduziert werden. Ein Monotherapie mit Ciclosporin A ist nach Lebertransplantation meist unzureichend, gelegentlich wird sie im langfristigen Verlauf (> 5 Jahre) ohne Abstoßung möglich.

⇢ **Tacrolimus.** FK506 wird ebenso wie Ciclosporin A morgens und abends verabreicht und nach Medikamenten-Talspiegel dosiert. In den ersten 3 Monaten nach Transplantation werden Blutspiegel von 10 – 15 ng/ml Tacrolimus angestrebt, danach kann der Spiegel auf 5 – 10 ng/ml reduziert werden. Mit FK506 ist eine Monotherapie nach Lebertransplantation durchaus realisierbar und kann ab 3 Monaten nach Transplantation durchgeführt werden.

⇢ **Rapamycin.** Neuerdings steht mit Rapamycin (synonym Sirolimus) ein weiteres Basisimmunsuppressivum zur Verfügung. Es ist durch eine hohe immunsuppressive Potenz bei fehlender Nephrotoxizität und eine antiproliferative Wirkung charakterisiert. Für die Primärtherapie mit Rapamycin besteht derzeit noch keine Indikation, jedoch kann das Medikament bei Risikopatienten mit wiederholten Rejektionen und bei Unverträglichkeit von Ciclosporin A und FK506 verwendet werden. Interessant sind jedoch erste Berichte über antineoplastische Effekte, welche gerade bei Krebserkrankung nach Transplantation in Zukunft möglicherweise neue Wege eröffnen. Rapamycin sollte mit FK506 kombiniert werden und wird als Einmalgabe mittags verabreicht. Das Monitoring erfolgt nach Talspiegel im Blut, dieser sollte bei 5 – 10 ng/ml liegen.

Ergänzungspräparate und Kombinationen

⇢ **Mycophenolatmofetil.** Als Ergänzungspräparate stehen die Antimetabolite Mycophenolatmofetil und Azathioprin zur Verfügung. Während Azathioprin aufgrund seiner nur sehr begrenzten immunsuppressiven Wirkung kaum mehr Anwendung findet, zählt Mycophenolatmofetil heute in vielen Transplantationszentren zu der Standardtherapie. Es ermöglicht, die Dosierung mit Calcineurininhibitoren deutlich zu reduzieren und damit Nebenwirkungen zu verhindern. Die Standarddosierung liegt bei 2-mal täglich 1 g (morgens und abends) und kann bei Nebenwirkungen bis auf 2-mal 250 mg reduziert werden. Obwohl eine Messmethode zur Blutspiegelbestimmung vorliegt, hat diese im klinischen Alltag keine Bedeutung.

⇢ **Steroide.** Steroide galten lange Zeit als unverzichtbares Standbein der Immunsuppression nach Lebertransplantation. Heutzutage werden sie aufgrund der bekannten Nebenwirkungen immer zurückhaltender eingesetzt. Oft wird mit der Steroidtherapie intraoperativ (z. B. 1 g i. v. während der Reperfusion) begonnen und ein rasches Ausschleichen auf 6 mg morgendlich ungefähr nach 6 Wochen nach Transplantation durchgeführt. In der Mehrzahl der Zentren wird nach einem halben Jahr nach Transplantation meist völlig auf Steroide verzichtet und das Medikament ausgeschlichen.

Kombinationstherapien

Im klinischen Alltag haben sich zu Beginn nach Lebertransplantation Kombinationstherapien bewährt, die dann im weiteren Verlauf auf eine Monotherapie reduziert werden können.

Ein gängiges und sehr bewährtes Schema besteht aus FK506, Mycophenolatmofetil und Steroiden. Die Steroide können bei unauffälligem Verlauf frühzeitig ausgeschlichen werden. Je nach Verträglichkeit kann dann ein Jahr nach Transplantation entweder FK506 reduziert werden (bei gleich bleibender Mycophenolsäuredosierung) oder Mycophenolatmofetil kann vollständig abgesetzt werden.

Ähnliches gilt für die Kombination Ciclosporin A, Mycophenolatmofetil und Steroide, wobei hier lediglich die Steroide ausgeschlichen werden und unter Belassung von Mycophenolat eine Dosisreduktion von Ciclosporin A angestrebt wird.

Für niereninsuffiziente Patienten oder Patienten mit dem Bedarf an intensivierter Immunsuppression (z.B. frühe chronische Rejektion) hat sich die Kombination aus FK506, Rapamycin und Steroiden bewährt, wobei auch hier die Steroide im Verlauf reduziert werden können.

Komplikationen nach Lebertransplantation

C. Mönch

Der postoperative Verlauf nach Lebertransplantation bietet ein weites Spektrum an Komplikationen. Ursächlich und ausschlaggebend dafür sind der Schweregrad der Erkrankung vor der Transplantation, die Qualität des zur Verfügung stehenden Spenderorgans sowie der ausgedehnte Eingriff der Implantation. Komplikationen können in 5 große Gruppen eingeteilt werden, die in unterschiedlichen Perioden nach der Transplantation auftreten:

- chirurgisch-technische und perioperative Komplikationen,
- infektiöse Komplikationen,
- Abstoßung,
- Rezidiv der Grundkrankheit,
- unerwünschte Arzneimittelwirkungen der erforderlichen Pharmakotherapie.

Chirurgisch-technische und perioperative Komplikationen

Primäres Transplantatversagen – Primary Non-function (PNF)

Ein primäres Transplantatversagen (20) ist bei hoher Organqualität selten und tritt in unter 5% der Transplantationen auf. Typischer Zeitpunkt sind die ersten Tage nach Transplantation.

Das primäre Transplantatversagen ist gekennzeichnet durch ausgeprägtes Ischämie-Reperfusions-Syndrom mit exzessivem Transaminasenanstieg (ALT, AST), fehlender Syntheseleistung der Leber, fehlender Entgiftung, Hyperbilirubinämie, hepatorenalem Syndrom und fortgesetzter Katecholaminpflichtigkeit sowie progredienter Verschlechterung des Empfängers.

Insbesondere ein unkontrollierbarer Glucosestoffwechsel ist ein frühes Zeichen einer PNF. Risikofaktoren für eine PNF sind u.a. marginale Spenderorgane (Steatose >50%, lange Intensivdauer), lange kalte und warme Ischämiezeit, unzureichende Konservierung und Durchblutungsstörung des Transplantates. Als einzige Therapie kommt eine hochdringliche Retransplantation in Betracht, wobei in 50% mit einem letalen Ausgang zu rechnen ist.

Verzögerte Transplantatfunktion – Delayed Graft Function (DGF)

Bei der verzögerten Transplantatfunktion innerhalb der ersten 31 Tage nach Transplantation reicht zwar die Transplantatfunktion für die Bedürfnisse des Organismus aus, ist jedoch im Vergleich zum normalen Verlauf insuffizient.

Oftmals zeigen AST- und ALT-Werte bis zu 5000 U/l postoperativ ein deutliches Ischämie-Reperfusions-Syndrom an. Charakteristisch für eine DGF ist ein progredienter Ikterus mit Hyperbilirubinämie oft über 25 mg/dl mit Maximalwerten nach ca. 14 Tagen ohne morphologische Pathologie an den Gallenwegen. Die Syntheseleistung ist eingeschränkt, Aszites persistiert nach der Operation. Oftmals tritt eine passagere Dialysepflichtigkeit ein. Der Patient ist in dieser Phase besonders anfällig für Infektionen und Abstoßungen. Wie bei der dekompensierten Zirrhoseerkrankung erholt sich die Leber nur schleppend. Tritt einmal eine Restitution ein, ist das Transplantat und Patientenüberleben nicht eingeschränkt. Therapeutisch kommen neben konsequenter Infektprophylaxe und Therapie sowie schonender Immunsuppression symptomatische Maßnahmen bis zur Erholung in Betracht. Eine Stabilisierung der Nierenfunktion ist essenziell.

Chirurgische Komplikationen

Allgemeine chirurgische Komplikationen treten wie bei allen operativen Eingriffen auch nach Lebertransplantation auf. In den ersten Stunden bis Tagen nach Operation ist die Nachblutung – neben der chirurgischen Blutung auch als Nachblutung aufgrund der gestörten Gerinnung – eine der häufigsten Ursachen zur Relaparotomie.

Die Indikation zur Relaparotomie sollte bei Unklarheit wie auch bei größeren Blutansammlungen großzügig gestellt werden, um spätere Infektherde zu vermeiden.

Vaskuläre Komplikationen

Anastomosenleckagen. Eine Leckage der vaskulären Anastomosen führt zwangsläufig zur Nachblutung und muss operativ versorgt werden. Leckagen an den Gefäßanastomosen sind bei standardisierter Technik jedoch selten (13).

Gefäßstenose/-verschluss. Gefährlicher ist die Gefäßstenose oder gar der Gefäßverschluss. Während Stenosen mehr im mittelfristigen Verlauf nach Wochen bis Monaten nach Transplantation auftreten, entwickeln sich Gefäßverschlüsse meist plötzlich in den ersten Tagen bis Wochen nach Transplantation. Besonders gefürchtet ist der Transplantatarterienverschluss. Dieser führt in der Regel zu einem Ausfall der Transplantatfunktion mit kontinuierlich ansteigenden Transaminasen. Duplexsonographie und Kontrastmittel-CT bzw. MR-Angiographie und interventionelle Angiographie sichern die Diagnose. Ein früh diagnostizierter arterieller Verschluss sollte revidiert werden und der Versuch einer Thrombektomie unternommen werden. Allerdings sind Rezidivverschlüsse häufig. Als weitere Therapiealternative kommt nur die Retransplantation in Betracht. Ein langsam auftretender arterieller Verschluss bzw. eine Transplantatarterienstenose führen bei erhaltener Leberfunktion zu einer diffusen Destruktion des Gallengangssystems (s.u.).

Pfortaderthrombosen und -stenosen. Diese sind in ihrer klinischen Manifestation sehr heterogen. Das Spektrum reicht vom klinisch stummen Verschluss über eine schwere Leberfunktionsstörung bis hin zur portalen Hypertension mit allen Folgekomplikationen. Frühe Pfortaderthrombosen sollten in jedem Fall operativ angegangen werden, eine erfolgreiche Thrombektomie gelingt meist.

Anastomosenstenose bei Huckepack-Technik. Verschlüsse der V. cava werden nur äußerst selten beobachtet. Hingegen zeigt sich seit der Verbreitung der Piggy-back-Technik mit End-zu-Seit-Cavo-Cavostomie ein Risiko der Anastomosenstenose in diesem Bereich. Auffällig sind eine persistierende Aszitesproduktion mit Hepatomegalie und Leberfunktionsstörung. Tritt diese Komplikation früh auf, muss eine Revision erfolgen, die jedoch technisch sehr anspruchsvoll ist. Bei Spätstenosen eignet sich hier die Ballondilatation/Angioplastie, welche erfolgreich eingesetzt wird.

Biliäre Komplikationen

Die Gallengänge sind die Achillesferse des Lebertransplantates, da Komplikationen in diesem Bereich oft therapierefraktär sind und wiederholte Eingriffe notwendig machen (17).

Gallengangsleckage. Eine Leckage der Anastomose tritt in den ersten Wochen nach Transplantation auf und zeigt sich anhand von Gallesekretion über die einliegende Drainage. Klinisch kann eine gallige Peritonitis mit akutem Abdomen auftreten, wobei auch klinisch blande Verläufe vorkommen. Die ERCP oder die Röntgendarstellung der Gallengangsdrainage sichert die Diagnose. Kleine Leckagen können interventionell durch Stenteinlage versorgt werden, heilen aber dann oft in einer narbigen Stenose aus. Daher ist die Indikation zur Revision bei der Gallengansleckage großzügig zu stellen. Neben Übernähung oder Neuanlage der Anastomose steht die Möglichkeit der biliodigestiven Anastomose bei Streckendifferenz zur Verfügung.

Anastomosenstenose. Die Anastomosenstenose tritt nach Wochen bis Monaten, in seltenen Fällen auch nach Jahren auf. Sie zeigt sich als posthepatischer Ikterus, mithilfe der ERCP wird die Diagnose gestellt. Die Behandlung ist primär interventionell mit Bougierung und wiederholter Stenteinlage. Nur bei Versagen der interventionellen Therapie sollte eine operative Revision erfolgen.

Diffuse Gallenwegsdestruktion. Diffuse intra- und extrahepatische Gallengangsstenosen treten in bis zu 30% nach Lebertransplantation auf (64). Dabei zeigt sich eine oft vollständige Destruktion der Gallenwege mit multiplen Stenosen und Dilatationen ähnlich dem Bild einer fortgeschrittenen primär sklerosierenden Cholangitis. Die Patienten leiden an wiederholten Cholangitiden mit Hyperbilirubinämie.

Unterschiedliche Ursachen führen zur diffusen Gallenwegsdestruktion. Bei einem chronischen arteriellen Verschluss treten sog. „ischemic biliary lesions" auf. Das gleiche Bild zeigt sich bei der chronischen duktopenischen Abstoßung sowie bei ABO-Blutgruppen-inkompatiblen Transplantaten (65). In vielen Fällen bleibt die Ursache ungeklärt, hier wird das Krankheitsbild als „ischemic type biliary lesions" (ITBL) bezeichnet. Ein großer Anteil dieser ITBL ist auf unzureichende Konservierung zurückzuführen. Hier hat die Nachperfusion der Transplantatarterie mit Konservierungslösung unter physiologischem Blutdruck nach Beendigung der Organentnahme zu einer signifikanten Reduktion von ITBL geführt (45). Weitere Risikofaktoren sind ein hohes Spenderalter und eine lange kalte Ischämiezeit. Der Delta-32-Polymorphismus des CC-Chemokinrezeptor 5 konnte als immunologischer Risikofaktor gezeigt werden (46). Es handelt sich also um ein ätiologisch vielfältiges Problem. Die Therapie ist of frustran. Wiederholte Interventionen am

Gallengang (ERCP oder besser PTCD) (30) sollen einen ungehinderten Gallefluss ermöglichen. Als Ultima Ratio kommt oft nur die Retransplantation in Betracht.

Perioperative Komplikationen

Je nach Allgemeinzustand des Organempfängers und Beginn der Transplantatfunktion sind perioperative Komplikationen häufig. Eine vorübergehende Niereninsuffizienz mit Notwendigkeit von Dialyse kommt in bis zu 30% vor. Selten dauert die Nierenfunktionsstörung jedoch länger als 4 Wochen an. Ein kardiales oder pulmonales Versagen tritt bei sorgfältiger Empfängerselektion selten auf. Schwerwiegende zerebrale Funktionsstörungen werden ebenso selten beobachtet. Häufig tritt perioperativ eine passagere Verwirrtheit, die symptomatisch konservativ behandelt werden muss, auf.

Infektiöse Komplikationen

Die Kombination aus schwerwiegender Allgemeinerkrankung, ausgedehntem operativem Trauma und postoperativer Immunsuppression macht den Leberempfänger zu einem Hochrisikopatienten für alle Formen von infektiösen Komplikationen.

In der Frühphase sind Sepsis, Pneumonie, intrabdominelle Infektionen und Urosepsis häufig. Eine erweiterte perioperative Antibiotikaprophylaxe wird daher angewendet.

Regelmäßiges Screening nach bakteriellen, viralen und fungalen Infekten wird mit Hilfe von mikrobiologischen Untersuchungen, Laboruntersuchungen und Röntgenuntersuchungen gewährleistet. Frühe Infektzeichen müssen großzügig behandelt werden. In unklaren Fällen muss neben Antibiotikaprophylaxe auch eine Pilz- und Virenprophylaxe angewendet werden.

Zytomegalie. Ein häufiges Problem (15 – 20%) stellt eine Reaktivierung einer Zytomegalie dar. Infektquelle kann dabei ein durchgemachter CMV-Infekt sowohl des Empfängers als auch des Organspenders sein. Eine besondere Risikokonstellation stellt der CMV-negative Empfänger mit CMV-positivem Transplantat dar. Hier wird eine längerfristige CMV-Prophylaxe (z.B. Ganciclovir i.v. für mind. 3 Wochen) empfohlen. Weniger gefährlich ist die Konstellation aus CMV-positivem Empfänger und CMV-positivem Spender. In diesem Fall oder bei negativem Spender muss keine Prophylaxe erfolgen.

Im ersten Jahr nach Transplantation sollte eine regelmäßige Kontrolle auf eine CMV-Infektion erfolgen. Ebenso muss bei typischen Beschwerden wie unklarem Fieber, Husten, Diarrhöen und grippeähnlichen Symptomen an eine CMV-Infektion gedacht werden. Die Notwendigkeit einer Therapie zieht hier nur ein Nachweis pp65-positiver Leukozyten im Blut nach sich. Weder ein positives IgM noch eine positive CMV-PCR müssen bei negativen pp65-Zellen behandelt werden. Im ambulanten Bereich kann eine CMV-Therapie neuerdings mit Valganciclovir per os erfolgen.

Da eine akute CMV-Infektion eine Transplantatrejektion triggern kann, ist in der Phase einer CMV-Infektion besonders auf Abstoßungen zu achten.

Transplantatabstoßung

Akute Abstoßung

Im Vergleich zur Transplantation anderer solider Organe (Nieren, Herz, Lunge) nimmt die Leber eine Sonderstellung bezüglich akuter Abstoßungen ein. Akute Abstoßungen sind bei mit anderen Organen vergleichbarer Immunsuppression wesentlich seltener. Dies hat zu einer weniger intensiven Immunsuppression nach Lebertransplantation geführt, was die Rejektionshäufigkeit von derzeit ca. 40% erklärt.

Im Bereich der Leber sind unerwünschte Arzneimittelwirkungen der Immunsuppression und Infektionen weit mehr gefürchtet als Abstoßungen. Erkannt und richtig behandelt, stellt eine akute Abstoßung der Leber nie ein Problem dar und ist fast immer voll reversibel.

Die akute zelluläre Abstoßung beginnt mit der Präsentation von humanen Leukozytenantigenen (HLA) durch Antigen präsentierende Zellen (APC). Diese werden von T-Helfer-Zellen erkannt und führen über eine Sekretion von Interleukin 2 zur weiteren Aktivierung von T-Zellen, welche im Transplantat akkumulieren und eine zytotoxische Immunreaktion auslösen.

Eine hyperakute Abstoßung der Leber aufgrund von vorbestehender Sensibilisierung gegenüber Spenderantigenen kommt bei der Leber praktisch nicht vor. Daher erübrigt sich ein präoperatives Cross-match.

Klinik. Klinisch ergibt sich der Verdacht auf eine Abstoßung bei steigenden Transaminasen (ALT, AST) oder steigenden Bilirubinwerten. Manche Patienten zeigen grippeähnliche Allgemeinsymptome und eine leichte Malaise. Subfebrile Temperaturen können auftreten. Akute Abstoßungen treten selten in der ersten Woche nach Transplantation auf, typisch ist ein Auftreten zwischen Tag 7 und Tag 30.

Diagnose. Die Diagnose der akuten Abstoßung erfolgt immer durch Leberpunktion und histologische Untersuchung (31). Bildgebende Verfahren haben hier keinen Stellenwert. Eine Behandlung einer Abstoßung ohne histologische Diagnosesicherung ist inakzeptabel. Charakteristisch für eine akute Abstoßung sind portale und biliäre Leukozyteninfiltrate mit einer Endotheliitis der Lebervenen und Pfortaderäste. Begleitend kann eine Eosinophilie auftreten. Ebenso können Nekrosen sichtbar sein.

Klassifikation und Therapie. Die sog. RAI-Klassifikation (Rejection Activitiy Index) unterscheidet milde (RAI 1), mäßige (RAI 2) und schwere (RAI 3) Abstoßungen. Während bei RAI-1-Abstoßungen keine Behandlungsbedürftigkeit besteht, müssen RAI-2-und RAI-3-Abstoßungen behandelt werden. Primär wird ein Steroidstoß mit z. B. 500 mg bis 1 g Methylprednisolon intravenös an 3 aufeinanderfolgenden Tagen durchgeführt. Normalisieren sich infolge die Transaminasen, ist die Rejektion vollständig behandelt. Bei weiter steigenden Transaminasen muss erneut biopsiert werden. Persistierende Abstoßungen werden bei wenig ausgeprägter Klinik mit einem zweiten Steroidstoß behandelt. Klinisch symptomatische oder auf einen zweiten Steroidstoß resistente Rejektionen (erneute Biopsie) erfordern eine Therapie mit monoklonalen Antikörpern (OKT3) oder Antilymphozytenglobulin (ATG/ALG). Diese Situation ist heutzutage eine Rarität. Berichte über Retransplantation aufgrund unkontrollierter akuter Rejektion sind aus den Pionierzeiten der Lebertransplantation bekannt, heute de facto nicht mehr vorkommend.

Intensivierung der Immunsuppression.

Nach stattgehabter Rejektion sollte eine Intensivierung der Basisimmunsuppression erwogen werden.

Bei Patienten unter Ciclosporin A kann eine Umstellung auf das potentere FK506 als Basisimmunsuppressivum erfolgen. Alternativ kann der Ciclosporin-A-Spiegel oder der FK506-Spiegel in den oberen therapeutischen Bereich adjustiert werden, sofern der Spiegel sich im unteren therapeutischen Bereich befindet. Falls noch nicht vorhanden, kann die Immunsuppression mit Mycophenolsäure ergänzt werden. Auch in Zeiten der weit verbreiteten Steroidreduktion kann eine Erhaltungsdosis an niedrig dosierten Steroiden unterhalb der Cushing-Schwelle sinnvoll sein.

Chronische duktopenische Rejektion

Die chronische duktopenische Rejektion stellt mit einem Vorkommen von weniger als 5% eine Seltenheit dar. Ein angeschuldigter Mechanismus ist die Expression von HLA-Klasse-II-Molekülen auf den Epithelien der Gallengänge. Selten tritt eine chronische Rejektion vor 3 Monaten nach Transplantation auf.

Klinik und Diagnose. Klinisch zeigt sich ein schleichender Bilirubinanstieg mit nur mäßig erhöhten Transaminasen. Die Patienten zeigen nur wenig klinische Symptomatik, und ein langsamer Verlust der Transplantatfunktion äußert sich in reduziertem Allgemeinzustand. Eine Rarefizierung der kleinen Gallenwege ist bereits in der ERCP diagnostisch richtungsweisend. Auch bei der chronischen Rejektion muss eine histologische Aufarbeitung erfolgen. Charakteristisch ist ein Verlust der kleinen Gallengänge im Periportalfeld mit Hepatozyten-Balooning oder Nekrosen. Gleichzeitig tritt eine zentrilobuläre Cholestase oder eine Sklerose der kleinen Venen auf.

Therapie. Die Prognose der chronischen Rejektion ist schlecht, meist ist eine medikamentöse Intervention nutzlos. Trotzdem sollte der Versuch einer intensivierten Immunsuppression eingeleitet werden. Zuletzt hat sich hier die Kombination aus FK506 und Rapamycin mit niedrig dosierten Steroiden bewährt, wobei die Studienlage nicht abgeschlossen ist. Wiederholte Biopsien müssen den Verlauf überprüfen, als ultima ratio steht nur die Retransplantation zur Verfügung.

Rezidiv der Grunderkrankung

Das Rezidiv der Grundkrankheit ist ein wichtiges Risiko bei der Lebertransplantation. Potenziell können nahezu alle Grundkrankheiten mit Ausnahme der genetischen Erkrankungen rezidivieren.

Einzelheiten sind bei den einzelnen Indikationen erwähnt. Therapeutisch gelten meist die gleichen Ansätze wie bei der Leberkrankheit im empfängereigenen Organ, so kann z. B. eine rezidivierende Hepatitis C (48) mit Interferon und Ribavirin behandelt werden. In allen Fällen steht als ultima ratio die Retransplantation zur Verfügung. Entscheidend für die Indikationsstellung ist die Prognose des erneuten Rezidivs im Retransplantat unter besonderer Berücksichtigung der Organknappheit. So ist z. B. eine Retransplantation aufgrund einer rezidivierenden alkoholtoxischen Lebererkrankung inakzeptabel.

Unerwünschte Arzneimittelwirkungen der erforderlichen Therapie

Ein häufig unterschätztes Problem nach Lebertransplantation stellen die unerwünschten Arzneimittelwirkungen, insbesondere der immunsuppressiven Therapie dar (27).

Calcineurininhibitoren. Calcineurininhibitoren weisen ein weites Spektrum an Nebenwirkungen auf, die zu unterschiedlich starken Problemen führen können. Ciclosporin A führt häufig zur Hirsutismus und Gingivahyperplasie. Die gefürchtete Nephrotoxizität äußert sich im langfristigen Verlauf nahezu ausnahmslos in einer Niereninsuffizienz, die jedoch selten dialysepflichtig wird. FK506 ist weniger nephrotoxisch hat dafür in seltenen Fällen ein ausgeprägtes neurotoxisches Potenzial. Die Symptomatik reicht von Kopfschmerzen, Tremor und Schlafstörung über psychotische Störungen hin zu generalisierten Krampfanfällen.

Sowohl Ciclosporin A als auch FK506 haben vielfältige weitere metabolische Nebenwirkungen wie arterielle Hypertonie, Fettstoffwechselstörung, Diabetes mellitus und Osteoporose. Die sog. PTLD (post transplantation lymphoproliferative disease) ist ein mit der Immunsuppression assoziiertes Lymphom, welches nur durch Reduktion der Immunsuppression behandelt werden kann.

⇢ **Mycophenolsäure.** Mycophenolsäure führt vor allem zu gastrointestinalen Nebenwirkungen wie Übelkeit, abdominelle Schmerzen und Erbrechen. Typisch ist auch eine Leukopenie.

Die nachteiligen Effekte einer lang dauernden Steroidtherapie sind hinreichend bekannt.

⇢ **Maßnahmen.** Unerwünschte Arzneimittelwirkungen können symptomatisch und durch Dosisreduktion bzw. individualisierte Immunsupression angegangen werden. Metabolische Probleme müssen konsequent austherapiert werden, um ein langfristiges Patienten-und Transplantatüberleben zu garantieren.

Wichtig ist, gerade im langfristigen Verlauf nach Transplantation eine Überimmunsuppression zu vermeiden. Eine sukzessive Dosisreduktion von Calcineurininhibitoren unter engmaschigen Laborkontrollen, ggf. unter Ergänzung mit weniger toxischen Substanzen wie Mycophenolsäure, ist in der Lage, eine deutliche Stabilisierung gerade der gefürchteten Niereninsuffizienz zu erreichen.

Bei dauerhaften, ungeklärten Problemen nach Transplantation, wie z. B. neurologischen Symptomen, ist immer eine – zumindest versuchsweise – Umstellung der Basisimmunsuppression indiziert.

FAZIT FÜR DIE PRAXIS

- Die Lebertransplantation stellt zwischenzeitlich eine therapeutische Standardoption zur Behandlung fortgeschrittener Lebererkrankungen dar.
- Patienten mit Leberzirrhose sollten bei Auftreten von Komplikationen oder Erreichen des Child-B-Stadiums frühzeitig an ein Transplantationszentrum angebunden werden.
- Durch eine sorgfältige Indikationsstellung, ein standardisiertes perioperatives Management und Nachsorge der Patienten beträgt das 5-Jahres-Überleben der transplantierten Patienten zwischenzeitlich über 70%.
- Individualisierte immunsuppressive Regime ermöglichen eine verbesserte Unterdrückung von Abstoßungsreaktionen bei deutlich reduziertem Nebenwirkungsprofil.

24 Schwangerschaftsassoziierte Lebererkrankungen

D. Moradpour

EDITORIAL **Lebererkrankungen treten in der Schwangerschaft selten auf, können jedoch für Mutter und Kind dramatische Folgen haben, wenn sie nicht rechtzeitig erkannt werden. Sie stellen eine interdisziplinäre Herausforderung dar, die eine enge Zusammenarbeit zwischen Geburtshilfe, Hepatologie und Neonatologie erfordert. Prinzipiell unterscheidet man schwangerschaftsspezifische Lebererkrankungen (Icterus e graviditate) von interkurrierenden Lebererkrankungen in der Schwangerschaft (Icterus in graviditate) (Tab. 24.1).**

Einteilung

Schwangerschaftsspezifische Lebererkrankungen. Zu den schwangerschaftsspezifischen Lebererkrankungen gehören die hepatischen Manifestationen der Hyperemesis gravidarum, die intrahepatische Schwangerschaftscholestase, die Leberbeteiligung bei Präeklampsie bzw. Eklampsie inkl. HELLP-(hemolysis, elevated liver tests, low platelets)Syndrom und die akute Schwangerschaftsfettleber, wobei zwischen Letzteren eine erhebliche Überlappung besteht (2, 19, 25, 26, 42, 44, 45). Schwangerschaftsspezifische Lebererkrankungen treten in charakteristischen Stadien der Schwangerschaft auf (Abb. 24.1) und sind mit der Entbindung prinzipiell voll reversibel.

Interkurrierende Lebererkrankungen. Diese umfassen hepatobiliäre Erkrankungen, bei denen die Schwangerschaft einen Auslöser darstellen kann (z. B. Cholelithiasis, Budd-Chiari-Syndrom), zufällig interkurrierende Lebererkrankungen, die in der Schwangerschaft zum Teil schwerer verlaufen können (z. B. Hepatitis E) und hepatologische Komplikationen bei vorbestehenden, meist chronischen Lebererkrankungen. Eine besondere klinische Herausforderung stellt die Schwangerschaft nach erfolgreicher Lebertransplantation dar.

Tabelle 24.1 Schwangerschaftsassoziierte Lebererkrankungen (modifiziert nach 44)

Schwangerschaftsspezifische Lebererkrankungen
- Hyperemesis gravidarum
- intrahepatische Schwangerschaftscholestase
- Leberbeteiligung bei Präeklampsie bzw. Eklampsie und HELLP-Syndrom
- akute Schwangerschaftsfettleber

Interkurrierende Lebererkrankungen in der Schwangerschaft
- Schwangerschaft als möglicher Auslöser hepatobiliärer Erkrankungen, z. B. Cholelithiasis, Budd-Chiari-Syndrom
- zufällig interkurrierende Lebererkrankungen
  - ohne aggravierten Verlauf (z. B. Hepatitis A)
  - mit aggraviertem Verlauf (z. B. Hepatitis E)

Komplikationen bei vorbestehenden Lebererkrankungen

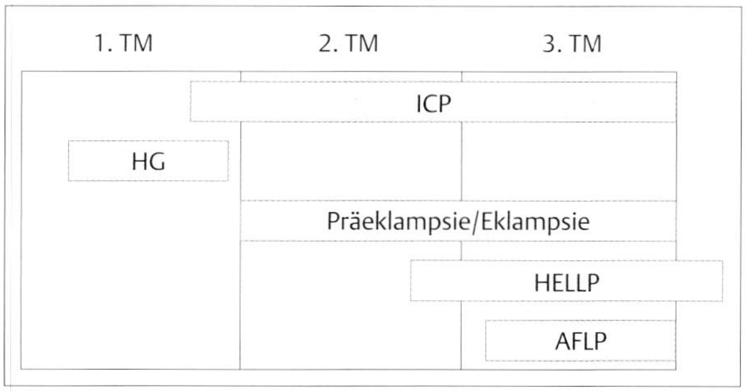

Abb. 24.1 Zeitliches Auftreten schwangerschaftsspezifischer Lebererkrankungen (modifiziert nach 44). TM: Trimenon, ICP: intrahepatic cholestasis of pregnancy (Schwangerschaftscholestase), HG: Hyperemesis gravidarum, HELLP: „hemolysis, elevated liver tests, low platelets", AFLP: acute fatty liver of pregnancy (akute Schwangerschaftsfettleber).

Schwangerschaftsassoziierte Lebererkrankungen präsentieren sich klinisch mit oft unspezifischen Allgemeinsymptomen, wie Malaise, Übelkeit und Erbrechen, Oberbauchschmerzen, Pruritus und/oder Ikterus (2, 19, 25, 26, 42, 44, 45). Ein Ikterus tritt in 1 : 500 bis 1 : 1500 Schwangerschaften auf. Eine akute Virushepatitis stellt die häufigste Ursache eines Ikterus in der Schwangerschaft dar.

Zeitliches Auftreten. Sowohl die Schwangerschaftscholestase als auch das HELLP-Syndrom treten typischerweise im letzten Trimenon auf, wobei die Schwangerschaftscholestase bereits im 2. Trimenon und das HELLP-Syndrom auch nach der Entbindung auftreten kann (Abb. 24.1). Die Hyperemesis gravidarum ist eine Erkrankung des 1. Trimenons. Hier steht die Leberbeteiligung klinisch im Hintergrund. Die seltene akute Schwangerschaftsfettleber manifestiert sich im 3. Trimenon. Interkurrente Lebererkrankungen können in jedem Stadium der Schwangerschaft auftreten.

Physiologische Veränderungen in der Schwangerschaft

Während einer normalen Schwangerschaft treten physiologische Veränderungen auf, die bei der Differenzialdiagnose schwangerschaftsassoziierter Lebererkrankungen berücksichtigt werden müssen (Tab. 24.2) (2, 19, 25, 26, 42, 45). Lebergröße, -morphologie und -durchblutung bleiben im Wesentlichen unverändert. Bei insgesamt um 40 – 50% erhöhtem Blutvolumen impliziert dies einen prozentual geringeren Anteil der Leberdurchblutung am Herzzeitvolumen (ca. 35 – 28%).

Laborwerte. Infolge der Hämodilution sinken die Serumalbuminspiegel um 10 – 60%. Parallel zur Verminderung der Albuminspiegel sind die Bilirubinspiegel in einer normalen Schwangerschaft tendenziell tiefer. Die alkalische Phosphatase steigt kontinuierlich an, besonders im Laufe

Tabelle 24.2 Physiologische Veränderungen in der Schwangerschaft

Laborparameter	Veränderungen in der Schwangerschaft
Albumin	↓ 10–60%
Bilirubin	unverändert oder leicht ↓
Alkalische Phosphatase	↑ bis 2- bis 4fache Norm
γ-GT	unverändert oder leicht ↓
Transaminasen (ALT, AST)	unverändert
Prothrombinzeit	unverändert
Cholesterin	↑ 2fache Norm

des 3. Trimenons, erreicht aber selten Werte über dem Doppelten der Norm. Die Erhöhung der alkalischen Phosphatase ist durch eine plazentare Produktion bedingt. So ist deren Aussagekraft als Cholestaseparameter in der Schwangerschaft limitiert. Die γ-GT-Werte hingegen können im Laufe der Schwangerschaft leicht sinken.

Die Transaminasen (Alaninaminotransferase [ALT] und Aspartataminotransferase [AST]) bleiben im Normbereich. So kommt diesen eine besondere Bedeutung bei der Diagnostik von Lebererkrankungen in der Schwangerschaft zu.

Die Prothrombinzeit bleibt ebenfalls unverändert. Triglycerid- und Cholesterinspiegel steigen an.

Vaskuläre Hautveränderungen. Während der normalen Schwangerschaft können vaskuläre Hautveränderungen auftreten, die sonst bei der Leberzirrhose beobachtet werden. So können schon früh in der Schwangerschaft „spider naevi“ auftreten, insbesondere im Bereich des Gesichtes, der oberen Thoraxhälfte sowie der Arme und Hände. Auch ein Palmarerythem wird nicht selten beobachtet. Diese Veränderungen erreichen ihre maximale Ausprägung am Termin und bilden sich nach der Entbindung meistens innerhalb von 2 Monaten zurück. Bei einigen Frauen, insbesondere nach multiplen Schwangerschaften, können diese aber auch persistieren.

Schwangerschaftsspezifische Lebererkrankungen

Hyperemesis gravidarum

Die Hyperemesis gravidarum ist eine Erkrankung des ersten Trimenons, kann aber bis zur 20. Schwangerschaftswoche auftreten. Sie wird in < 1% der Schwangerschaften beobachtet. Sie stellt keine Lebererkrankung im engeren Sinn dar, allerdings werden bei bis zu 50% der Fälle von schwerer Hyperemesis erhöhte Transaminasen und in ca. 10% ein leichter Ikterus beobachtet (2, 19, 25, 26, 42, 44, 45). Die Leberfunktionsstörung tritt meistens 1–3 Wochen nach Beginn des Erbrechens auf und ist gekennzeichnet durch einen leichten Anstieg der Transaminasen (selten höher als 3fache Norm) und des Bilirubins (< 4 mg/dl, < 68 µmol/l) (Tab. 24.**3**). Die Pathogenese ist unklar, aber wahrscheinlich durch die Malnutrition bedingt. Die Prognose ist günstig. Die Therapie ist symptomatisch (Rehydratation, Antiemetika). Wenn das Erbrechen aufhört, normalisiert sich auch die Leberfunktionsstörung spontan.

Intrahepatische Schwangerschaftscholestase

Die intrahepatische Schwangerschaftscholestase („intrahepatic cholestasis of pregnancy“, ICP) ist die häufigste schwangerschaftsspezifische Lebererkrankung (2, 3, 19, 23, 25, 26, 33, 42, 44, 45).

Tabelle 24.3 Laborbefunde bei schwangerschaftsspezifischen Lebererkrankungen

	ALT	Bilirubin [mg/dl/µmol/l]	Gallensäuren	PT	Tc	Harnsäure
HG	1–3 × ↑	< 4 / < 68	=	=	=	=
ICP	1–5 × ↑	< 5 / < 86	↑	=/ (↑)	=	=
Präeklampsie/ Eklampsie	1–100 × ↑	< 5 / < 86	=	=/ ↑	=/ ↓	↑
HELLP-Syndrom	1–10 × ↑	< 5 / < 86	=	=/ ↑	↓	↑
AFLP	1–5 × ↑	< 10 / < 171	=	↑	=/ ↓	↑

ALT: Alaninaminotransferase, PT: Prothrombinzeit, Tc: Thrombozyten, HG: Hyperemesis gravidarum, ICP: intrahepatic cholestasis of pregnancy (Schwangerschaftscholestase), HELLP: „hemolysis, elevated liver tests, low platelets“, AFLP: acute fatty liver of pregnancy (akute Schwangerschaftsfettleber)

Die ICP manifestiert sich typischerweise im dritten, bei 25% der Patientinnen im zweiten und bei 10% bereits im ersten Trimenon und ist gekennzeichnet durch cholestatischen Pruritus, erhöhte Gallensäurespiegel im Serum und eine rasche Normalisierung nach der Entbindung.

Die Inzidenz variiert regional. So wird die Schwangerschaftscholestase bei < 1% der Schwangerschaften in Mitteleuropa, Nordamerika, Asien und Australien beobachtet. Im Gegensatz dazu liegt die Inzidenz in Chile und Bolivien sowie in Skandinavien und den baltischen Staaten mit 5 – 15% bzw. 1 – 2% deutlich höher (12, 23).

Pathogenese. Die Pathogenese der Schwangerschaftscholestase ist multifaktoriell, wobei hormonelle, genetische und Umweltfaktoren eine Rolle spielen (3, 23, 44). Die cholestatische Wirkung der während der Schwangerschaft erhöhten Östrogen- und Gestagenspiegel spielt eine zentrale Rolle. So ist die Inzidenz der Schwangerschaftscholestase bei Zwillingsschwangerschaften erhöht. Umweltfaktoren umfassen u. a. diätetische Einflüsse. So wurde in Chile nach Behebung von Selenmangelzuständen eine deutliche Reduktion der Inzidenz der Schwangerschaftscholestase beobachtet (34). Saisonale Unterschiede in der Inzidenz der Schwangerschaftscholestase (häufiger im Winter als im Sommer) werden ebenfalls als Hinweis auf Umweltfaktoren gewertet (23). Eine vermehrte Darmpermeabilität mit erhöhten Endotoxin- und Zytokinspiegeln wurde als möglicher weiterer pathogenetischer Faktor identifiziert (35).

Eine besondere Bedeutung kommt genetischen Polymorphismen von Galletransportsystemen und Enzymsystemen für den Metabolismus von Gallensäuren und Sexualhormonen zu (3, 23, 44). Hierbei sind insbesondere heterozygote Mutationen im ABCB4-Gen hervorzuheben, das für den kanalikulären Phospholipidtransporter MDR3 („multidrug resistance protein 3“) kodiert (16). Solche Mutationen scheinen für bis zu 15% aller Fälle von Schwangerschaftscholestase verantwortlich zu sein (3, 16, 31, 33). So wird die Schwangerschaftscholestase gehäuft bei heterozygoten Müttern von Kindern mit einer progressiven familiären intrahepatischen Cholestase (PFIC) Typ 3 beobachtet, die auf einem homozygoten MDR3-Defekt beruht, oder bei milden Formen eines MDR3-Defektes, die sich erst unter der Belastung einer Schwangerschaft manifestieren. Möglicherweise spielen auch andere kanalikuläre Transportsysteme wie die Gallensalzexportpumpe („bile salt export pump“, BSEP) oder die multispezifische Konjugat-Exportpumpe MRP2 („multidrug resistance-associated protein 2“) eine wichtige Rolle (23, 44).

Klinik. Klinisches Leitsymptom ist der Pruritus (Pruritus gravidarum), der initial im Bereich der Handflächen und Fußsohlen auftritt (2, 3, 19, 23, 25, 26, 33, 42, 44, 45). Differenzialdiagnostisch müssen andere, insbesondere dermatologische Ursachen eines Pruritus ausgeschlossen werden (21). Auch kann im Rahmen einer vorbestehenden chronischen Lebererkrankung, z. B. einer chronischen Hepatitis C oder einer primären biliären Zirrhose (im gebärfähigen Alter selten), unter dem Einfluss der erhöhten Sexualhormone ein Pruritus auftreten. Ein Ikterus tritt in 10 – 25% der Fälle auf, meist mit einer Latenz von 2 – 4 Wochen nach Auftreten des Pruritus. Der Pruritus, einmal aufgetreten, hält über die gesamte Schwangerschaft an. Selten kommen Übelkeit, Erbrechen und Oberbauchschmerzen hinzu.

Diagnostik. Laborchemisch findet sich eine leichte bis mäßiggradige Erhöhung der Transaminasen (Tab. 24.**3**) sowie der alkalischen Phosphatase (meist < 3fache Norm). Die alkalische Phosphatase ist in der Schwangerschaft jedoch physiologischerweise bis zu 2- bis 4fach erhöht, sodass diesem Parameter nur eine eingeschränkte differenzialdiagnostische Aussagekraft zukommt (s. o.). Die γ-GT ist typischerweise normal oder nur leicht erhöht. Bilirubinwerte von 5 mg/dl (86 μmol/l) werden nur selten überschritten.

Wichtigster diagnostischer und gleichzeitig prognostischer Parameter sind die Gallensäurespiegel im Nüchternserum. Diese sind typischerweise erhöht (> 10 μmol/l), wobei fetale Komplikationen erst bei Werten von ≥ 40 μmol/l beobachtet werden (12).

Bei länger dauernder Cholestase kann ein Vitamin-K-Mangel mit Verlängerung der Prothrombinzeit auftreten.

Therapie. Ursodeoxycholsäure lindert den Pruritus, reduziert die Serumgallensäurespiegel, hat einen günstigen Effekt auf die die Transaminasen und vermindert wahrscheinlich auch die Frühgeburtlichkeit (11, 20, 23, 44). Als therapeutische Alternative besteht die Möglichkeit einer Therapie mit Dexamethason, das gleichzeitig die Lungenreife fördert. Die Verabreichung von Cholestyramin kann einen Vitamin-K-Mangel verstärken. Die therapeutische Überlegenheit gegenüber Dexamethason und Cholestyramin sowie die Sicherheit von Ursodeoxycholsäure konnte kürzlich in zwei großen Studien gezeigt werden (11, 20).

Patientinnen mit Schwangerschaftscholestase müssen engmaschig überwacht werden (Kardiotokogramm, Serumgallensäuren, Transaminasen und Bilirubin). Bei Zeichen für fetalen intrauterinen Stress bzw. Verschlechterung des fetalen Zustandes ist die vorzeitige Entbindung indiziert.

Möglicherweise muss diese bei deutlich erhöhten Gallensäurespiegeln präemptiv durchgeführt werden (12). Eine Entbindung in leichten Fällen in der 38. und in schweren Fällen in der 36. Schwangerschaftswoche kann die fetale Prognose verbessern (37).

Prognose. Die Schwangerschaftscholestase ist nach der Entbindung meist innerhalb von 1–2 Tagen reversibel. Die Prognose für die Schwangere ist somit günstig. Gelegentlich kommt es infolge eines Vitamin-K-Mangels zu postpartalen Blutungen. Das Gallensteinrisiko ist 3fach erhöht und kann bei einem Teil der Patientinnen durch eine gemeinsame genetische Prädisposition erklärt werden. So sind Mutationen des ABCB4-Gens mit der Schwangerschaftscholestase und mit Cholesteringallensteinen („low phospholipid-associated cholelithiasis", LPAC) assoziiert (40, 41). Das Rezidivrisiko bei einer weiteren Schwangerschaft beträgt 45–70%.

Fetale Komplikationen. Für den Fetus besteht das Risiko der Frühgeburtlichkeit (ca. 20%) und des intrauterinen Fruchttodes (1–2%). Fetale Komplikationen werden erst bei Serumgallensäurespiegeln von ≥ 40 µmol/l beobachtet (ca. ein Fünftel der Fälle von Schwangerschaftscholestase) (12).

Eine retrospektive Studie an über 10000 Schwangeren hat eine Häufung hepatobiliärer Komplikationen (u.a. Gallensteine, Cholezystitis, Pankreatitis, Hepatitis C, Leberzirrhose) bei Patientinnen mit Schwangerschaftscholestase gefunden (39). Die Assoziation mit Cholelithiasis (und damit verbundenen Komplikationen wie Cholezystitis und Pankreatitis) ist gut bekannt (s. o.). Ein Zusammenhang mit anderen hepatobiliären Erkrankungen, insbesondere einer Leberzirrhose, wird aber kontrovers diskutiert (3). So können genetische Faktoren in seltenen Fällen eine Assoziation von Schwangerschaftscholestase mit dem späteren Auftreten einer Leberzirrhose erklären (24). Wahrscheinlicher ist aber, dass bei der Mehrzahl dieser Patientinnen keine eigentliche Schwangerschaftscholestase, sondern eine andere, durch die cholestatische Wirkung der in der Schwangerschaft erhöhten Östrogen- und Gestagenspiegel manifestierte chronische Lebererkrankung vorlag.

Präeklampsie, Eklampsie und HELLP-Syndrom

Die Präeklampsie ist gekennzeichnet durch die Trias Hypertonie, Proteinurie und Ödeme. Sie tritt in der zweiten Schwangerschaftshälfte auf, häufiger bei vorbestehender arterieller Hypertonie, bei besonders jungen oder älteren Erstgebärenden sowie bei Mehrlingsschwangerschaften.

Die Inzidenz beträgt bis zu 5%. Bei Auftreten von Krampfanfällen spricht man von Eklampsie (Inzidenz 0,1–0,2%). Obschon die Präeklampsie und Eklampsie keine eigentlichen Lebererkrankungen sind, wird oft eine Leberbeteiligung beobachtet (2, 19, 25, 26, 42, 44, 45). Eine Leberbeteiligung besteht bei der Präeklampsie abhängig vom Schweregrad bei 10–30%, bei der Eklampsie bei ca. 70%. Schwere Komplikationen wie Leberhämatom und -ruptur werden in 1–2% der Fälle von Präeklampsie bzw. Eklampsie beobachtet.

Das HELLP-Syndrom stellt eine Komplikation der schweren Präeklampsie dar. Es ist gekennzeichnet durch eine mikroangiopathische hämolytische Anämie, erhöhte Transaminasen und Thrombopenie.

Das HELLP-Syndrom wird bei ca. 10% der Patientinnen mit Präeklampsie, insgesamt somit in bis zu 0,5% der Schwangerschaften beobachtet. Die meisten Fälle treten zwischen der 27. und 36. Schwangerschaftswoche auf. Das HELLP-Syndrom tritt in 30% der Fälle jedoch postpartal auf, meist innerhalb von 2 Tagen nach der Entbindung.

Pathogenese. Pathogenetisch spielt eine Endothelaktivierung mit Vasokonstriktion und Aktivierung der Gerinnungskaskade eine wichtige Rolle. Thrombozytenaggregation und Fibrinthrombi resultieren in Thrombopenie, mikroangiopathischer hämolytischer Anämie und ischämischen Organschäden, auch im Bereich der Leber.

Klinik. Das Spektrum der Leberbeteiligung bei Präeklampsie und Eklampsie reicht von einer leichten Transaminasenerhöhung über das HELLP-Syndrom bis hin zum Leberinfarkt mit den potenziell lebensbedrohlichen Komplikationen des Leberhämatoms und der Leberruptur. Kopfschmerzen, Oberbauchschmerzen, Hyperreflexie und Sehstörungen können auf eine Präeklampsie hinweisen. Bei der Eklampsie kommt es zu generalisierten tonisch-klonischen Krämpfen. Die glücklicherweise seltene Ruptur eines subkapsulären Leberhämatoms manifestiert sich mit Oberbauch- und Schulterschmerzen sowie Schockzeichen. Sie kann sich prä-, intra- oder postpartal ereignen.

Die klinischen Symptome beim HELLP-Syndrom sind unspezifisch. Im Vordergrund stehen Malaise, Oberbauchschmerzen, Nausea oder Erbrechen. Ein Ikterus wird nur bei 5% manifest.

Diagnostik und Therapie. Laborchemisch finden sich eine mikroangiopathische hämolytische Anämie, erhöhte Transaminasen (2- bis 10fache Norm) und Thrombopenie. Die LDH ist erhöht, das Haptoglobin erniedrigt. In typischen Fällen sind Fragmentozyten nachweisbar. Eine intravasale Gerinnungsaktivierung mit erniedrigtem Fibrinogen und Fibrinspaltprodukten ist häufig fassbar, das Vollbild einer disseminierten intravasalen Gerinnung ist jedoch selten.

Bei schwerer Präeklampsie, Eklampsie und HELLP-Syndrom ist die unverzügliche Entbindung anzustreben, insbesondere wenn eine Steroidtherapie keine Besserung zeigt. Von hepatologischer Seite stehen supportive Maßnahmen im Vordergrund.

Prognose. Die Prognose der Präeklampsie und Eklampsie hängt ab vom Schwangerschaftsstadium und der Ausprägung der Symptomatik. Die mütterliche Mortalität beträgt in erfahrenen Zentren < 1%. Todesfälle sind in erster Linie durch zerebrale Komplikationen bedingt. Seltener führen hepatische Komplikationen zum Tode. Eine Leberruptur wird in 1 : 15.000 bis 1 : 45.000 Schwangerschaften und bei 1–2% der Frauen mit Präeklampsie beobachtet. Weitere Komplikationen sind disseminierte intravasale Gerinnung, akutes Nierenversagen und Lungenödem.

Das HELLP-Syndrom ist mit der Entbindung prinzipiell voll reversibel, wobei die maximale Ausprägung oft erst 24–48 h nach der Entbindung erreicht wird. Das Risiko, in einer weiteren Schwangerschaft erneut ein HELLP-Syndrom zu entwickeln, wird mit 3–27% angegeben.

Fetale Komplikationen. Fetale Komplikationen sind Abruptio placentae, Frühgeburtlichkeit und intrauterine Wachstumsretardierung aufgrund der chronischen Plazentarinsuffizienz. Die kindliche Mortalität beträgt 10–35%. Sie ergibt sich vor allem aus der Frühgeburtlichkeit, die durch die Notwendigkeit einer unverzüglichen Entbindung bei schwerem Krankheitsverlauf entsteht.

Akute Schwangerschaftsfettleber

Die akute Schwangerschaftsfettleber („acute fatty liver of pregnancy“, AFLP) ist eine seltene, aber potenziell fatale Komplikation mit einer Inzidenz von 1 : 10.000–1 : 15.000 Schwangerschaften (2, 19, 25, 26, 42, 44, 45). Milde Fälle sind möglicherweise häufiger. Die AFLP tritt typischerweise im 3. Trimenon auf, wird jedoch auch in der unmittelbar postpartalen Phase beobachtet. Sie kommt häufiger bei Primigravida, bei Zwillingsschwangerschaften und bei Schwangerschaften mit einem männlichen Fetus vor. Charakteristisches histologisches Merkmal ist eine mikrovesikuläre Steatose, ähnlich wie man sie z. B. beim Reye-Syndrom, der Valproat- oder Tetracyclin-Toxizität beobachtet (Abb. 24.**2**).

Pathogenese. Pathogenetisch stehen eine hormonbedingte Erhöhung der Triglyceride und freien Fettsäuren während der Schwangerschaft sowie Defekte der mitochondrialen β-Oxidation von Fettsäuren im Vordergrund. In 10–20 % liegen Enzymdefekte der „long chain 3-hydroxyacyl coenzyme A dehydrogenase“ (LCHAD) vor, welche eine Komponente des „mitochondrial trifunctional complex“ darstellt und einen essenziellen Schritt in der mitochondrialen β-Oxidation katalysiert (15). Die Mutation von Glutamat zu Glutamin an Aminosäureposition 474 (E474Q-Mutation) der LCHAD scheint besonders häufig mit einer akuten Schwangerschaftsfettleber assoziiert zu sein. Dabei wird die heterozygote Mutter durch die von einem homozygoten oder compound-heterozygoten Fetus produzierten Fettsäuren bzw. Fettsäuremetaboliten überlastet.

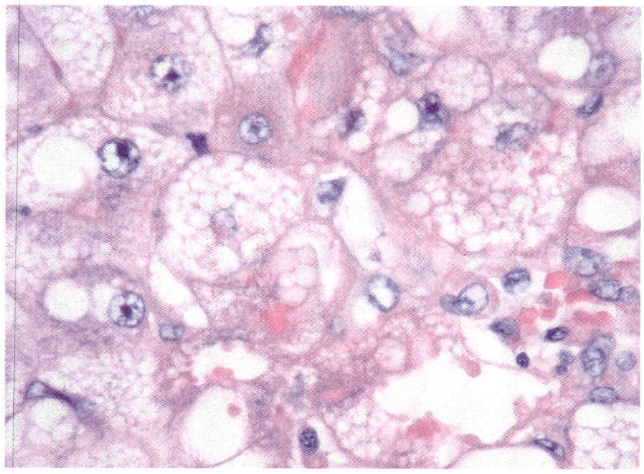

Abb. 24.2 Mikrovesikuläre Lebersteatose (freundlicherweise zur Verfügung gestellt von Frau Prof. Laura Rubbia-Brandt, Service de Pathologie Clinique, Hôpitaux Universitaires de Genève).

In insgesamt 68 Schwangerschaften von 52 Müttern mit einer heterozygoten LCHAD-Mutation und einem homozygoten oder compound-heterozygoten Fetus trat in 44% eine akute Schwangerschaftsfettleber und in 29% eine Präeklampsie auf. Hingegen traten bei den gleichen Frauen in 60 Schwangerschaften mit normalen oder heterozygoten Feten nur in 3,3% eine Schwangerschaftsfettleber und in 1,7% eine Präeklampsie auf (45). So wird bei Patientinnen, die eine akute Schwangerschaftsfettleber entwickelt haben, eine Familienuntersuchung auf die LCHAD-E474Q-Mutation empfohlen.

Klinik. Bei jeder Leberfunktionsstörung in der Spätschwangerschaft muss an eine akute Schwangerschaftsfettleber gedacht werden.

Das klinische Spektrum ist variabel und reicht von weitgehend asymptomatischen Patientinnen bis zum fulminanten Leberversagen. Anfangs stehen unspezifische Symptome wie Müdigkeit, Malaise, Oberbauchschmerzen, Übelkeit und Erbrechen im Vordergrund. Unbehandelt folgen Ikterus und schließlich das Vollbild eines akuten Leberversagens.

Wie oben erwähnt, besteht eine erhebliche Überlappung zwischen der seltenen akuten Schwangerschaftsfettleber und der Leberbeteiligung bei Präeklampsie bzw. Eklampsie sowie dem HELLP-Syndrom. So liegen bei 20–50% der Fälle von Schwangerschaftsfettleber gleichzeitig Zeichen einer Präeklampsie oder eines HELLP-Syndroms vor.

Diagnostik. Laborchemisch stehen eine Erhöhung der Transaminasen (1- bis 5fache Norm) sowie eine mäßiggradige Bilirubinerhöhung (5–10 mg/dl, 86–171 μmol/l) im Vordergrund. Zeichen einer schweren Leberinsuffizienz (hepatische Enzephalopathie, Hypoglykämie, Gerinnungsstörung) stehen oft im Gegensatz zur relativ moderaten Erhöhung der Leberwerte. Häufig ist auch das Auftreten einer Niereninsuffizienz sowie einer Leukozytose, Thrombopenie und Fragmentozyten im Differenzialblutbild. Meist liegt eine Gerinnungsstörung vor, die sowohl hepatisch als auch durch eine Verbrauchskoagulopathie bedingt ist. In 80% besteht eine Hyperurikämie.

→ **Therapie.** Vordringlich ist die möglichst rasche Entbindung. Von internistisch-hepatologischer Seite sind supportive Maßnahmen wie bei einem akuten Leberversagen anderer Ursache indiziert. In Einzelfällen ist bei fehlender postpartaler Besserung eine Lebertransplantation notwendig.

→ **Prognose.** Die Prognose wird durch das Ausmaß der Leberinsuffizienz bestimmt, wobei alle Komplikationen eines fulminanten Leberversagens auftreten können (Hirnödem, gastrointestinale Blutungen, Nierenversagen, Infektionen). Die mütterliche Mortalität lag vor 1980 bei bis zu 85%. Heute liegt sie aufgrund der früheren Diagnosestellung in milderen Fällen, der rechtzeitigen Entbindung und der verbesserten intensivmedizinischen Betreuung unter 20%. Das Krankheitsbild ist prinzipiell postpartal reversibel, wobei auch hier eine initiale Verschlechterung nach der Entbindung möglich ist. Rezidive bei einer weiteren Schwangerschaft sind selten. Bei Vorliegen eines LCHAD-Defektes beträgt das Rezidivrisiko aufgrund der autosomal rezessiven Vererbung 25 %.

Interkurrierende Lebererkrankungen in der Schwangerschaft

Interkurrierende Lebererkrankungen in der Schwangerschaft umfassen hepatobiliäre Erkrankungen, bei denen die Schwangerschaft einen Auslöser darstellen kann, zufällig interkurrierende Lebererkrankungen und hepatologische Komplikationen bei vorbestehenden Lebererkrankungen.

Schwangerschaft als möglicher Auslöser hepatobiliärer Erkrankungen

→ **Cholelithiasis.** Eine erhöhte Lithogenizität der Galle und die verminderte Gallenblasenentleerung während der Schwangerschaft prädisponieren zur Cholelithiasis. So entwickelt während der Schwangerschaft bis zu einem Drittel der Frauen Gallenblasensludge und am Termin findet man bei 10 – 12% Gallenblasenkonkremente (45). Nach der Entbindung bildet sich Sludge praktisch immer zurück und die Konkremente verschwinden in einem Drittel der Fälle innerhalb eines Jahres. Gallekoliken treten bei einem Drittel der Schwangeren mit Gallenblasenkonkrementen auf. Eine akute Cholezystitis kommt in 1 – 8/10.000 Schwangerschaften vor.

Eine Choledocholithiasis stellt eine häufige Ikterusursache in der Schwangerschaft dar. Die Diagnostik erfolgt primär mittels Ultraschall. Wenn möglich, sollte die Therapie konservativ und nur in zweiter Linie endoskopisch-interventionell oder chirurgisch erfolgen.

→ **Budd-Chiari-Syndrom.** Das Budd-Chiari-Syndrom ist eine seltene Komplikation der Schwangerschaft. Klinisch stehen Abdominalschmerzen, Hepatomegalie und Aszites im Vordergrund. Ein Ikterus tritt selten auf. Die primäre Diagnostik erfolgt mittels Dopplersonographie. Die Therapiemodalitäten sind die gleichen wie außerhalb der Schwangerschaft.

Zufällig interkurrierende Lebererkrankungen

Ein Ikterus in der Schwangerschaft ist am häufigsten auf eine akute Virushepatitis zurückzuführen. Die Empfänglichkeit von Schwangeren für eine Virushepatitis ist identisch mit der von nichtschwangeren Frauen. Auch treten Virushepatitiden in allen Schwangerschaftsstadien gleich häufig auf. Die Symptomatologie, der klinische Verlauf und die Prognose unterscheiden sich – mit Ausnahme der Hepatitis E und der Herpes-simplex-Virus-(HSV-)Hepatitis – nicht bei Schwangeren und Nichtschwangeren.

→ **Hepatitis E.** Die Hepatitis-E-Virus-(HEV-)Infektion im letzten Trimenon stellt eine beträchtliche Gefahr für die Schwangere dar. Bei einer Hepatitis-E-Epidemie in Indien war die Mortalitätsrate bei Schwangeren mit 17,3% außerordentlich hoch (verglichen mit 2,1% bei nichtschwangeren Frauen und 2,8% bei Männern) (13). So trägt die HEV-Infektion wesentlich zur erhöhten Mortalität von Schwangeren in Entwicklungsländern bei, insbesondere in Indien, Nepal, Pakistan und im mittleren Osten.

→ **HSV-Hepatitis.** Die HSV-Hepatitis ist bei ansonsten gesunden Erwachsenen selten. Etwa 50% der Fälle wurden jedoch während der Schwangerschaft beobachtet. Hier liegt die Mortalität bei bis zu 40% (17, 18). Die frühe Diagnosestellung mit Einleitung einer antiviralen Therapie kann hier lebensrettend sein. Die typische klinische Präsentation umfasst Fieber, allgemeine grippale Symptome und Abdominalschmerzen. Mukokutane Läsionen fehlen in der Hälfte der Fälle. Die Transaminasen sind massiv erhöht (typischerweise > 1000 U/l), die Prothrombinzeit ist verlängert und das Bilirubin nur leicht erhöht. Die Leberbiopsie und Viruskulturen erlauben die Diagnosestellung. Histologisch findet man ausgedehnte Leberzellnekrosen und nukleäre herpetische Einschlusskörperchen.

Komplikationen bei vorbestehenden Lebererkrankungen

Da bei Frauen mit chronischen Leberkrankheiten häufig eine Ovarialinsuffizienz besteht, ist eine Schwangerschaft in dieser Situation ein seltenes Ereignis. Tritt sie dennoch auf, stellt sich die Frage des Risikos für Mutter und Kind.

→ **Leberzirrhose.** Die Morbidität und Mortalität einer Schwangeren mit Leberzirrhose ist deutlich erhöht, wobei die Leberfunktion und der Grad der portalen Hypertension berücksichtigt werden müssen. Die Risikoabschätzung kann im Einzelfall jedoch außerordentlich schwierig sein. Eine Ösophagusvarizenblutung tritt während der Schwangerschaft bei bis zu einem Drittel der Patientinnen mit portaler Hypertension auf. Aborte und Frühgeburten sind häufig. Lebendgeborene Kinder dieser Mütter sind jedoch im Allgemeinen gesund und entwickeln sich normal.

→ **Autoimmunhepatitis.** Patientinnen mit einer medikamentös gut kontrollierten Autoimmunhepatitis tolerieren eine Schwangerschaft im Allgemeinen gut (14).

Es wurden allerdings schwere Exazerbationen und sogar Todesfälle nach Absetzen der immunsuppressiven Therapie während der Schwangerschaft beschrieben. So muss die Therapie der Autoimmunhepatitis während der Schwangerschaft unbedingt fortgesetzt werden.

Der Einsatz von Azathioprin während der Schwangerschaft wird aufgrund seiner möglichen teratogenen Wirkung kontrovers diskutiert. Die bisherigen Erfahrungen, auch bei Organtransplantierten sowie Patientinnen mit chronisch entzündlichen Darmerkrankungen, zeigten jedoch kein erhöhtes Risiko von Fehlbildungen bei Neugeborenen von Müttern, die während der Schwangerschaft mit Azathioprin behandelt wurden. Auf eine Exazerbation nach der Entbindung ist besonders zu achten und die Therapie postpartal ggf. zu intensivieren (5, 14).

→ **Chronische Hepatitis B.** Bei der chronischen Hepatitis B steht die Prävention der Übertragung auf das Neugeborene im Vordergrund. Das HBsAg-Screening der Schwangeren ist heute Standard. Bei Nachweis einer Hepatitis-B-Virus-(HBV-)Infektion der Mutter muss das Neugeborene unmittelbar nach der Entbindung kombiniert aktiv und passiv (Hepatitis-B-Immunglobulin) immunisiert werden. Die aktive Impfung sollte nach 1 und 6 Monaten komplettiert werden. Die kombinierte aktive und passive Immunisierung schützt in 85 – 95% der Fälle vor einer vertikalen Transmission der HBV-Infektion. Bei Patientinnen mit sehr hoher Virämie kann eine Lamivudintherapie während des letzten Schwangerschaftsmonates das Übertragungsrisiko möglicherweise zusätzlich reduzieren (46).

→ **Chronische Hepatitis C.** Bei Patientinnen mit einer chronischen Hepatitis C wird während der Schwangerschaft gelegentlich eine Normalisierung der Transaminasen, oft assoziiert mit einem Anstieg der Virämie, beobachtet (6, 10). Der längerfristige Einfluss einer Schwangerschaft auf den natürlichen Verlauf der chronischen Hepatitis C wird kontrovers diskutiert (8, 9), ein wesentlicher günstiger oder nachteiliger Effekt scheint aber nicht zu existieren. Eine antivirale Therapie mit pegyliertem Interferon-α und Ribavirin ist während der Schwangerschaft kontraindiziert.

Das Risiko der Hepatitis-C-Virus(HCV-)Übertragung auf das Kind liegt bei ca. 5% (32, 38). Bei gleichzeitig bestehender HIV-Infektion liegt das Transmissionsrisiko aufgrund der höheren HCV-Virämie bei 20 – 30% (32, 38), wobei eine adäquate antiretrovirale Therapie dieses Risiko deutlich senken kann (6). Bei alleiniger HCV-Infektion erlaubt die heute verfügbare Evidenz keine Empfehlung zum elektiven Kaiserschnitt (30, 32, 38).

Von invasiven Manipulationen (z. B. fetales Skalp-Monitoring) soll bei mütterlicher HCV-Infektion, wo immer möglich, Abstand genommen werden (27). Von einer Amniozentese wird ebenfalls abgeraten. Das Stillen wird bezüglich einer HCV-Übertragung jedoch als unbedenklich erachtet (30, 32, 38).

Beim Neugeborenen wird gelegentlich eine transiente Virämie beobachtet. Mütterliche Antikörper können bis zu 18 Monate nach der Geburt nachweisbar sein. So werden für die Diagnose einer HCV-Infektion des Kindes mindestens 2 positive PCR-Untersuchungen nach dem 2. Lebensmonat und/oder eine positive anti-HCV-Serologie nach dem 18. Lebensmonat gefordert (32, 38).

→ **Morbus Wilson.** Die Therapie bei Morbus Wilson muss während der Schwangerschaft unbedingt fortgesetzt werden. Schwere und in Einzellfällen sogar fatale Reaktivierungen der Krankheitsaktivität wurden nach Absetzen der Chelattherapie beobachtet (43, 45). Obschon D-Penicillamin teratogenes Potenzial hat, wurde bei Neugeborenen von D-Penicillamin-behandelten Schwangeren mit Morbus Wilson keine Häufung von Fehlbildungen beobachtet (43). Es wird empfohlen, die Dosis von D-Penicillamin oder Trientin im letzten Trimenon auf 250 – 500 mg/d zu reduzieren. Die Pyridoxin-Substitution sollte auch während der Schwangerschaft fortgesetzt werden. Zink stellt als Erhaltungstherapie eine mögliche Alternative zu D-Penicillamin oder Trientin dar (4).

→ **Dubin-Johnson-Syndrom.** Diese seltene Anomalie ist durch eine Mutation des Gens bedingt, das für die kanalikuläre multispezifische Konjugat-Exportpumpe MRP2 kodiert. Eine Schwangerschaft bei Patientinnen mit einem Dubin-Johnson-Syndrom ist mit einem 2- bis 2,5-fachen Anstieg des konjugierten Bilirubins assoziiert. Die übrigen Leberwerte und die Serumgallensäurespiegel bleiben jedoch normal und trotz Ikterus bleiben Pruritus oder andere Cholestasesymptome aus.

Lebertumoren. Leberadenome können während einer Schwangerschaft wachsen und ggf. rupturieren. So sollte eine Resektion größerer Adenome (> 5 cm) vor einer geplanten Schwangerschaft angestrebt werden.

Schwangerschaft nach Lebertransplantation. Während die Leberzirrhose mit fortgeschrittener Leberinsuffizienz meistens mit einer Amenorrhö und Infertilität assoziiert ist, resultiert eine erfolgreiche Lebertransplantation bei prämenopausalen Patientinnen innerhalb von Monaten in einer Normalisierung der Fertilität (1, 7, 22, 28, 29, 36). So muss eine zuverlässige Kontrazeption schon früh nach einer Lebertransplantation diskutiert werden.

Eine Schwangerschaft nach Lebertransplantation erfordert eine engmaschige und interdisziplinäre Betreuung. Die Rate von Aborten, intrauteriner Wachstumsretardierung und Frühgeburten ist erhöht. Die Kinder entwickeln sich jedoch normal. Bei der Mutter treten häufiger eine arterielle Hypertonie, Präeklampsie, Infektionen oder eine akute Abstoßung auf (28).

Eine Schwangerschaft wird im Allgemeinen 1–2 Jahre nach erfolgreicher Transplantation mit stabiler Transplantatfunktion als sicher erachtet (1, 28, 29, 36).

Die immunsuppressive Therapie muss während der Schwangerschaft fortgesetzt werden, wobei die Spiegel von Cyclosporin A und Tacrolimus sorgfältig überwacht und ggf. angepasst werden müssen.

Obschon Azathioprin bei Tieren teratogen ist und andere Immunsuppressiva außer Prednison in der Schwangerschaft nie systematisch auf ihre Sicherheit hin untersucht wurden, gibt es bisher keine Hinweise auf ein erhöhtes Risiko von Fehlbildungen bei Neugeborenen von lebertransplantierten Müttern. Vom Einsatz von Mycophenolat Mofetil in der Schwangerschaft wird jedoch abgeraten (28).

Differenzialdiagnose schwangerschaftsassoziierter Lebererkrankungen

Bei erhöhten Leberwerten in der Schwangerschaft sind prinzipiell schwangerschaftsspezifische und interkurrente Lebererkrankungen zu differenzieren. Schwangerschaftsspezifische Lebererkrankungen umfassen die hepatischen Manifestationen der Hyperemesis gravidarum, die intrahepatische Schwangerschaftscholestase, die Leberbeteiligung

Tabelle 24.4 Klinische Differenzialdiagnose schwangerschaftsassoziierter Lebererkrankungen (modifiziert nach 19)

Symptom oder Zeichen	Schwangerschaftsspezifische Lebererkrankungen (Trimenon)	Interkurrente Lebererkrankungen
Pruritus	• Schwangerschaftscholestase (2 oder 3)	• Choledocholithiasis • chronische Hepatitis C • medikamentöse Hepatopathie • primäre biliäre Zirrhose
Ikterus	• Hyperemesis gravidarum (1) • Schwangerschaftscholestase (2 oder 3) • Schwangerschaftsfettleber (3) • Präeklampsie/Eklampsie (2 oder 3) • HELLP-Syndrom (2 oder 3)	• Choledocholithiasis • akute Virushepatitis • medikamentöse Hepatopathie • Dubin-Johnson-Syndrom • Exazerbation einer vorbestehenden Lebererkrankung (z. B. Autoimmunhepatitis, Morbus Wilson)
Oberbauchschmerzen	• Schwangerschaftsfettleber (3) • Präeklampsie/Eklampsie (2 oder 3) • HELLP-Syndrom (2 oder 3) • Leberruptur (3)	• Cholelithiasis • Budd-Chiari-Syndrom • akute Virushepatitis • nichthepatische Ursachen (z. B. Reflux, Ulkus)
Nausea/Erbrechen	• Hyperemesis gravidarum (1) • Schwangerschaftsfettleber (3) • Präeklampsie/Eklampsie (2 oder 3) • HELLP-Syndrom (2 oder 3)	• Cholelithiasis • akute Virushepatitis • medikamentöse Hepatopathie
Thrombopenie (± disseminierte intravasale Gerinnung)	• Schwangerschaftsfettleber (3) • Präeklampsie/Eklampsie (2 oder 3) • HELLP-Syndrom (2 oder 3)	• fulminante Hepatitis • Leberzirrhose • thrombotisch-thrombozytopenische Purpura/hämolytisch-urämisches Syndrom

bei Präeklampsie bzw. Eklampsie inkl. HELLP-Syndrom und die akute Schwangerschaftsfettleber, wobei zwischen Letzteren eine erhebliche Überlappung besteht.

Anamnese und Diagnostik. Das Schwangerschaftsstadium, der Verlauf früherer Schwangerschaften und die Familienanamnese können wichtige diagnostische Hinweise geben. Symptome und klinische Zeichen wie Pruritus, Ikterus, Oberbauchschmerzen, Hypertonie und Ödeme sind besonders wichtig (Tab. 24.**4**). Laborchemisch stehen Transaminasen, Bilirubin, Serumgallensäurespiegel, Blutbild (Thrombopenie, Anämie), Prothrombinzeit, Hyperurikämie und Proteinurie im Vordergrund (Tab. 24.**3**). Die Ultrasonographie stellt das primäre bildgebende Verfahren dar. Eine Leberbiopsie ist selten indiziert (z. B. bei Verdacht auf akute Schwangerschaftsfettleber oder HSV-Hepatitis).

Differenzierung.

- Bei Auftreten eines cholestatischen Bildes mit Pruritus im 3. Trimenon steht die *Schwangerschaftscholestase* im Vordergrund. Die Differenzialdiagnose umfasst u. a. dermatologische Erkrankungen, eine medikamentöse Hepatopathie, eine cholestatische Manifestation vorbestehender Leberkrankungen, wie die chronische Hepatitis C oder eine primär biliäre Zirrhose, oder eine durch Gallenkonkremente bedingte mechanische Cholestase.
- Bei Übelkeit und Erbrechen im ersten Trimenon liegt am ehesten eine *Hyperemesis gravidarum* vor.
- Treten Übelkeit und Erbrechen in der zweiten Schwangerschaftshälfte auf und kommen Kopfschmerzen, Ödeme und ggf. Abdominalschmerzen hinzu, muss an die *Präeklampsie* bzw. *Eklampsie*, das *HELLP-Syndrom* und die *akute Schwangerschaftsfettleber* gedacht werden.

Transaminasenerhöhung. Das Ausmaß der Transaminasenerhöhung ist zur weiteren Differenzierung hilfreich. Sehr hohe ALT-Werte (>20fache Norm) sprechen für eine akute Virushepatitis sowie für einen Leberinfarkt, ein Leberhämatom oder eine Leberruptur als Komplikation einer Präeklampsie bzw. Eklampsie. Besonders hohe Werte werden bei der HSV-Hepatitis und beim Leberinfarkt beobachtet. Ein ALT-Wert < 10fache Norm wird, neben der Schwangerschaftscholestase, typischerweise beim HELLP-Syndrom, der Schwangerschaftsfettleber sowie beim akuten Budd-Chiari-Syndrom gemessen. Thrombopenie, mit oder ohne Zeichen einer disseminierten intravasalen Gerinnung, findet man bei der Präeklampsie bzw. Eklampsie, dem HELLP-Syndrom und der akuten Schwangerschaftsfettleber.

Die frühzeitige Entbindung ist die Therapie der Wahl bei der schweren Präeklampsie, der Eklampsie, dem HELLP-Syndrom und der akuten Schwangerschaftsfettleber.

FAZIT FÜR DIE PRAXIS

- In der Schwangerschaft können Lebererkrankungen durch die Schwangerschaft ausgelöst werden, aber auch schwangerschaftsunabhängig auftreten.
- Zu den schwangerschaftsspezifischen Erkrankungen gehören die intrahepatische Schwangerschaftscholestase, Erkrankungen aus dem Formenkreis von Präeklampsie und HELLP-Syndrom und die akute Schwangerschaftsfettleber.
- Schwere Verläufe dieser Erkrankungen mit drohendem Leberversagen erfordern die unverzügliche Schnittentbindung.
- Vorbestehende Lebererkrankungen bedürfen in der Schwangerschaft einer intensivierten Kontrolle.
- Bei portaler Hypertension bei vorexistierender Leberzirrhose ist die Blutungsneigung in der Schwangerschaft verstärkt.

25 Hämatopoetische Störungen und Gerinnungsstörungen bei Lebererkrankungen

M. Peck-Radosavljevic, P. Ferenci

EDITORIAL **Lebererkrankungen führen häufig zu erniedrigten Erythrozyten-, Leukozyten- und vor allem Thrombozytenzahlen im peripheren Blut. Das Ausmaß der Reduktion korreliert mit dem Grad der Lebererkrankungen. Auch unter antiviraler Therapie vor allem bei chronischer Hepatitis C kommt es regelmäßig zur Zytopenie. Darüber hinaus ist die Blutgerinnung bei Patienten mit Lebererkrankungen alteriert. Über das Ausmaß der reduzierten Gerinnungsfunktion kann das Ausmaß der Lebersyntheseleistung abgeschätzt werden. Die Kombination der portalen Hypertension mit Thrombozytopenie und alterierter plasmatischer Gerinnung erklärt das hohe Blutungsrisiko des Leberpatienten.**

Hämatopoetische Störungen

Hämatologische Abnormalitäten bei Lebererkrankungen sind ein seit langer Zeit bekanntes Phämomen (1). Diese Abnormalitäten schließen Änderungen in den korpuskulären Bestandteilen, in den plasmatischen Komponenten und im Plasmavolumen ein.

Die korpuskulären Bestandteile des Bluts zeigen Änderungen in ihrer Anzahl, Größe, Form, ihrer Membran und dem intrazellulären Aufbau. Bisher wurden einige pathogenetische Mechanismen diskutiert, um die numerischen Änderungen der Blutzellen zu erklären. Dazu gehören chronische gastrointestinale Blutungen, diätetischer Mangel an essenziellen Faktoren, toxische Effekte von Alkohol auf das Knochenmark oder Veränderungen von in der Leber produzierten Proteinen mit Einfluss auf die Blutbildung. Am häufigsten wurden die numerischen Blutzellveränderungen bei Lebererkrankungen mit dem „Hypersplenismus" erklärt. Hypersplenismus stellt das vermehrte Pooling und/oder die Zerstörung der korpuskulären Bestandteile des Bluts durch die vergrößerte Milz bei Patienten mit portaler Hypertension dar.

Anämie bei Lebererkrankungen

Eine Anämie kommt bei ungefähr 50% aller Patienten mit chronischen Lebererkrankungen vor und scheint mit dem Krankheitsstadium nicht unbedingt zu korrelieren. Der Grad der chronischen Anämie ist meistens mild bis moderat, die Anämie ist häufig normozytär.

Die meisten Studien über Anämien bei Lebererkrankungen gehen bis in die 50er und 60er Jahre des 20. Jahrhunderts zurück. Neuere Techniken wurden kaum angewandt, um die Anämie der Lebererkrankung im Detail zu erforschen. Man kann aber davon ausgehen, dass die Ätiologie multifaktoriell ist. Chronischer gastrointestinaler Blutverlust mit Eisenmangel, Mangelernährung hinsichtlich Folsäure und Vitamins B_{12}, vermehrte Zerstörung roter Blutkörperchen und Blutverdünnung (Hämodilution) auf Grund eines erhöhten Plasmavolumens sind alle mit der Pathogenese der chronischen Anämie bei Lebererkrankungen in Zusammenhang gebracht worden (2).

Vitamin- und Eisenmangel. Von diesen Faktoren scheint der Mangel an Vitamin B_{12} bei alkoholischer Lebererkrankung eine unbedeutende Rolle zu spielen, obwohl die Resorption des Vitamins B_{12} während eines erhöhten Alkoholkonsums erheblich verringert ist. Folsäuremangel tritt bei 30% aller alkoholischen Zirrhosen auf und sollte bei entsprechendem Nachweis behandelt werden, ist aber häufig nicht für Makrozytose und Anämie verantwortlich (2). Auch Eisenmangel ist kein charakteristisches Merkmal.

Eine mögliche Quelle der Anämie bei Zirrhose ist ein chronischer gastrointestinaler Blutverlust. Dies konnte jedoch in mehreren Studien nicht bestätigt werden (3).

Hypersplenismus. Pooling und Sequestrierung in der Milz haben bei der Anämie bei Zirrhose eine untergeordnete Bedeutung, die Entlastung der portalen Hypertension durch Shunt-Verfahren hat kaum einen Effekt auf die Anämie. Splenektomie verbessert die Anämie bei Zirrhosepatienten ebenfalls nicht und vermehrt ^{51}Cr-gekennzeichnete rote Blutzellen konnten in der Milz bei nur 20% der Patienten mit Lebererkrankung und Anämie gefunden werden.

Erythropoetin. Erythropoetinproduktion und Erythropoetinserumwerte sind bei anämischen zirrhotischen Patienten im Vergleich zu gesunden Kontrollpersonen ohne Anämie erhöht, während der Erythropoetinumsatz gleich bleibt. Die Erythropoetinspiegel sind in Relation zu der beobachteten Anämie im Vergleich zu den Patienten mit entsprechender Anämie und gesunder Leber vermindert. Bei Zunahme des Schweregrades der Lebererkrankung kann die durch die Anämie hervorgerufene Erythropoetin-Response verglichen mit gesunden Kontrollen noch schlechter werden (4).

Auch die Ergebnisse von Knochenmarksanalysen sind mit diesen Daten kompatibel. Von einigen Autoren wurde erhöhte Knochenmarkszellularität zusammen mit erhöhter Retikulozytenzahl im Blut (2) beschrieben, während andere Autoren normale bis erhöhte Knochenmarkszellularität und keinen Zusammenhang zwischen Ausmaß der Anämie und Knochenmarkszellularität fanden (1).

Alkohol. Weitere Faktoren, die zur Anämie bei Lebererkrankung beitragen, sind toxische Effekte von aktiver Ethanoleinnahme und die myelosuppressive Aktivität der Hepatitisviren. Ethanol hat direkte toxische Effekte auf das hämatopoetische System: Knochenmarkbiopsien von schweren Alkoholikern zeigen eine Vakuolisierung der erythroiden Stammzellen und eine niedrige Retikulozytenzahl. Experimentelle Einnahme von Ethanol durch gesunde Probanden über mehr als 3 Wochen mit voller Vitamin- und Nährstoffergänzung ergab bei einigen Patienten eine dosisabhängige Vakuolisierung von Knochenmarkzellen und Thrombozytopenie. Bei Untersuchungen von Alkoholikern konnten experimentell Anämie und Thrombozytopenie provoziert werden, welche durch überschüssige parenterale Vitamin-B_{12}-Ergänzung reversibel waren.

Hepatitisviren. Myelosuppression durch Hepatitisviren ist für Hepatitis B und Hepatitis C beschrieben worden und kann zu einer aplastischen Anämie führen, die ohne Knochenmarkstransplantation tödlich verlaufen kann (5). Myelosuppression durch Hepatitis-B-und -C-Virus beeinflusst alle kernhaltigen Zellen im Knochenmark und kann unabhängig von der Leberzirrhose auftreten. Für das Hepatitis-B-Virus ist sogar ein Dosis-Wirkungs-Verhältnis zwischen Viruslast und Myelosuppression in vitro gezeigt worden.

Therapiebedarf. Häufig ist die Anämie bei Zirrhose mild und hat wenig klinische Bedeutung. Bei Patienten, die transplantiert werden, ist sie jedoch mit erhöhter Morbidität und Mortalität verbunden (6). Mit dem Aufkommen der Nukleosidanaloga mit hämolytischem Potenzial in der antiviralen Therapie der Hepatitis C muss die Anämie, die durch diese Therapie verschlimmert wird, jedoch mitunter auch behandelt werden.

Leukopenie bei Lebererkrankungen

Zwischen 11 und 41% der Patienten mit Lebererkrankungen präsentieren sich mit einer Leukopenie (7), wobei milde Leukopenie ohne klinische Signifikanz häufig vorkommt (8), während schwere Leukopenie selten ist.

Obwohl die Berichte widersprüchlich sind, scheint die häufigste Abnormalität bei chronischen Lebererkrankungen eine absolute Lymphopenie zu sein (1) (z. T. sogar ohne Leukozytopenie). Infektiöse Komplikationen sind im fortgeschrittenen Stadium der Zirrhose bekannt, aber bis jetzt nicht mit einer Verringerung der weißen Blutkörperchen in Verbindung gebracht worden (9).

Pathogenese. Die Pathogenese der Leukozytopenie bei Lebererkrankungen ist bisher nicht gründlich erforscht worden. Aus Studien über die myelosuppressive Aktivität der Hepatitisviren ist bekannt, dass sowohl das Hepatitis-B-Virus (HBV) als auch das Hepatitis-C-Virus (HCV) eine Suppression der myeloiden Stammzellen im Knochenmark verursachen können, einschließlich einer Suppression der Lymphozyten (10, 11). Bei Alkoholikern ist eine Verlangsamung der Reifung und Freisetzung von Neutrophilen aus dem Knochenmark beschrieben worden (12, 13) und es wurde eine erhöhte Apoptose von Neutrophilen beobachtet. Sequestrierung von Leukozyten in der Milz wurde zwar beschrieben, aber eindeutige Evidenz gibt es hierfür nicht (14).

Therapiebedarf. Durch die Verwendung von Granulozyten-Makrophagen-Kolonie stimulierendem Faktor (GM-CSF) über 7 Tage konnte das weiße Blutbild bei Patienten mit fortgeschrittener Leberzirrhose und Neutropenie optimiert werden. Die vermehrte Produktion der weißen Blutkörperchen wurde nicht durch die Milz abgefangen und die weißen Blutkörperchen stiegen über 100% an (15), allerdings ist die chronische Leukozytopenie bei Leberzirrhose so gut wie nie behandlungsbedürftig.

Thrombozytopenie bei Lebererkrankungen

Thrombozytopenie bei Leberzirrhose ist ein häufiges Phänomen und ist besser untersucht als die Anämie oder Leukopenie. Sie tritt in 15 – 70% der Zirrhosepatienten auf und ihr Ausmaß ist vom Krankheitsstadium und der Definition der Thrombozytopenie abhängig. Sie ist normalerweise mild bis moderat ausgeprägt, kann als prognostischer Marker angesehen werden (16) und ist mit einem erhöhten Blutungsrisiko bei chirurgischen Eingriffen assoziiert (18).

Allerdings scheint die Thrombozytopenie kein Risikofaktor für Blutungen aus Ösophagusvarizen oder anderen Quellen zu sein (17). Die Thrombozytopenie bei Lebererkrankungen ist meistens mit Zirrhose verbunden, kann aber auch mit Thrombozytenantikörpern, der myelosuppressiven Wirkung von Viren wie HCV und mit toxischer Wirkung von Alkohol assoziiert sein.

Pathogenese. Pathogenetisch wird sie mit portaler Hypertension und Pooling von Blutplättchen in der vergrößerten Milz in Zusammenhang gebracht (19), eine Verbrauchskoagulopathie besteht bei den meisten Leberzirrhosepatienten nicht. Wenn bei einigen Patienten eine geringgradige disseminierte intravaskuläre Koagulation (DIC) vorhanden ist, hat sie keinen Einfluss auf die Blutplättchenzahl (20). Ein weiterer ursächlicher Faktor für die Thrombozytopenie bei Leberzirrhose dürfte eine verringerte Thrombopoetinproduktion in der zirrhotischen Leber sein (21, 22).

Einfluss der portalen Hypertension

Die portale Hypertension wird als Ursache der Splenomegalie gesehen und die Splenomegalie wiederum als Ursache der Thrombozytopenie durch Pooling oder Zerstörung von Blutplättchen in der Milz (19). Diese Theorie stützt sich auf Daten von tierexperimentellen und humanen Studien, welche Patienten mit Leberzirrhose oder extrahepatischer portaler Hypertension untersuchten. Allerdings sind die klinischen Daten zum Effekt der portalen Hypertension nicht eindeutig und der Zusammenhang zwischen Portaldruck, Milzgröße und Blutplättchenzahl bei Patienten mit Leberzirrhose ist auch nicht ausreichend belegt.

Studien zu portaler Hypertension und Thrombozytopenie

Einige Studien berichten über den Effekt von portokavalen Shunts auf Hypersplenismus und Leberzirrhose (Tab. 25.**1**). Bei retrospektiven Analysen von Patienten nach Varizenblutung ohne Kontrollen ist es aber unmöglich, zwischen spontanem Wiederanstieg der Blutplättchenzahl nach einer Blutungsepisode und Auswirkung der portalen Dekompression auf den Hypersplenismus zu unterscheiden.

Tabelle 25.1 Portakavale Anastomose (PCA) und Blutzellstörung bei Leberzirrhose

Autor	N	Studien-design	Anämie vor Shunt	Anämie nach Shunt	Leukopenie vor Shunt	Leukopenie nach Shunt	Thrombozytopenie vor Shunt	Thrombozytopenie nach Shunt	Kommentar
Rousselot et al.	104	retrospektiv	k. A.	k. A.	k. A.	k. A.	15 (14%)	10 (10%)	nach Blutung, elektiver Shunt
Felix et al.	18	prospektiv RCT	k. A.	k. A.	17 (94%)	9 (50%)	9 (50%)	4 (22%)	PCA vs. medikamentöse Therapie, nach Blutung
Hutson et al.	66	retrospektiv	k. A.	k. A.	23 (35%)	16 (24%)	13 (20%)	11 (17%)	nach Blutung
Ferrara et al.	47	retrospektiv	k. A.	k. A.	16 (34%)	Daten unvollständig	19 (40%)	Daten unvollständig	nach Blutung
Mutchnik et al.	38	prospektiv RCT	0 (0%)	3 (8%)	1 (3%)	4 (11%)	3 (8%)	7 (18%)	prophylaktischer Shunt, zuvor keine Blutung
Soper and Rikkers	45	retrospektiv	k. A.	k. A.	21 (47%)	12 (27%)	16 (35%)	10 (22%)	nach Blutung
El-Khishen et al.	33	retrospektiv	k. A.	k. A.	30 (5%)	k. A.	33 (6%)	22 (4%)	nach Blutung
McAllister et al.	74	retrospektiv	k. A.	k. A.	k. A.	k. A.	34 (46%)	10 (14%)	nach Blutung

RCT: randomisierte, kontrollierte Studien, k.A. keine Angaben

Einzige Ausnahme ist eine Studie, in welcher Patienten mit portaler Hypertension und Ösophagusvarizen ohne eine vorangegangene Blutungsepisode zur prophylaktischen Shunt-Chirurgie oder keiner Operation randomisiert wurden (23). In dieser Studie waren sowohl der Pfortaderdruckgradient als auch das Auftreten von Splenomegalie und Thrombozytopenie in beiden Gruppen ähnlich. Nach einer durchschnittlichen Nachbeobachtungszeit von 5,5 Jahren konnte auch in der Gruppe mit der chirurgischen Dekompression der portalen Hypertension keine Verbesserung der Thrombozytopenie gefunden werden.

In einigen Studien wurde gezeigt, dass die Thrombozytopenie sich nach einer portalen Dekompression nach TIPS-Implantation bessert, aber diese Studien leiden unter den glei chen Schwächen wie die chirurgischen Shunt-Studien (Tab. 25.**2**).

Nur eine Studie untersuchte die Auswirkungen der extrahepatischen portalen Hypertension auf die Thrombozytenzahl, wobei die Plättchenzahlen dieser Patienten zwischen normalen Kontrollen und Patienten mit portaler Hypertension und Zirrhose liegen (24).

Die Daten der beschriebenen Studien machen einen zweifachen pathogenetischen Mechanismus für die Thrombozytopenie bei Lebererkrankungen wahrscheinlich: Die niedrige periphere Blutplättchenzahl liegt teils an der Milzsequestrierung von Blutplättchen und teils an der verringerten hepatozellulären Funktion.

Lebersynthesefunktion. Eine adäquate Lebersynthesefunktion ist essenziell für die Aufrechterhaltung einer normalen Blutplättchenzahl. Die Wichtigkeit der Wiederherstellung der hepatozellulären Funktion für die Korrektur der Thrombozytopenie bei Leberversagen wird durch die heterotope Lebertransplantation (HLT) gezeigt, bei welcher die portale Hypertension durch Anlage eines portokavalen Shunts entlastet und die Lebersynthesefunktion durch Transplantation einer funktionsfähigen Leber wiederhergestellt wird. Die HLT korrigiert die Thrombozytopenie sehr effektiv (25), im Gegensatz zur einfachen Entlastung der portalen Hypertension ohne Wiederherstellung der Lebersynthesefunktion.

Tabelle 25.2 Blutzellstörung nach transjugulärem intrahepatischem Shunt (TIPS)

Autor	N	Studiendesign (Follow-up)	Anämie vor Shunt	Anämie nach Shunt	Leukopenie vor Shunt	Leukopenie nach Shunt	Thrombozytopenie vor Shunt	Thrombozytopenie nach Shunt	Kommentar
Lawrence et al.	21	retrospektiv, longitudinal (6 Monate)	k. A.	k. A.	k. A.	k. A.	14 (67 %)	keine Veränderungen	Verbesserung bei PPG nach TIPS < 12 mm Hg
Alvarez et al.	11	retrospektiv, longitudinal (1 Jahr)	k. A.	k. A.	k. A.	k. A.	11 (100 %)	4 (57 %)	selektierte Patienten nach oberer GI-Blutung
Jalan et al.	23	prospektiv, longitudinal (8 Monate)	k. A.	Hb ↑	k. A.	keine Veränderung	k. A.	PPC ↑	Einschluss von Patienten mit Thrombozytopenie
Sanyal et al.	60	retrospektiv, Fall-Kontroll-Studie	k. A.	17 (28 %)	keine Leukopenie	keine Veränderung	PPC; 58.000/µl	keine Veränderungen	²/₃ der Patienten nach oberer GI-Blutung
Pursnani et al.	65	retrospektiv, longitudinal (1 Monat)	k. A.	k. A.	16 (25 %)	Daten unvollständig	45 (69 %)	Daten unvollständig	89 % der Patienten mit refraktären Blutungen
Peck-Radosavljevic et al.	5	prospektiv, longitudinal (1 Jahr)	5 (100 %)	2 (40 %)	2 (40 %)	2 (40 %)	5 (100 %)	5 (100 %)	Einschluss von Patienten mit Thrombozytopenie
Jabbour et al.	62	retrospektiv, longitudinal (3 Monate)	k. A.	k. A.	k. A.	k. A.	30 (49 %)	35 (56 %)	kein Einfluss auf PPG
Gschwantler et al.	55	prospektiv, Fall-Kontroll-Studie (1 Jahr)	k. A.	k. A.	k. A.	k. A.	45 (81 %)	34 (81 %)	erhöhte PPC nach TIPS

k.A. keine Angaben, PPC: peripheral platelet count, PPG: portal pressure gradient

Knochenmark bei Leberzirrhose

Sehr wenig Information gibt es zum Knochenmark bei Patienten mit Leberzirrhose. Eine Studie, die eine sehr heterogene Population von zirrhotischen Patienten untersuchte, zeigt ganz unterschiedliche Raten von Thrombozytenproduktion, Thrombozytenüberleben und peripherer Plättchenzahl, wobei die periphere Plättchenzahl eine direkte Manifestation der Plättchenproduktion bei diesen Patienten war (26). In einer neueren Studie, welche retikulierte Thrombozyten im peripheren Blut als Thrombopoesemarker verwendet, ist die Thrombozytopenie bei Leberzirrhose durch eine niedrige Blutplättchenproduktionsrate gekennzeichnet und bringt weitere Evidenz für eine Knochenmarkfunktionsstörung bei Patienten mit Leberzirrhose (27).

Thrombopoetin und Leberzirrhose

Auf der Suche nach einem Bindeglied zwischen reduzierter Leberzellfunktion und Thrombozytopenie wurde der thrombopoetische Wachstumsfaktor Thrombopoetin (TPO) 1994 entdeckt. TPO wird fast ausschließlich in der Leber produziert (28). Die TPO-Produktion in einer gesunden Leber ist konstant und wird nicht auf transkriptionellem Niveau reguliert (29).

Die Menge von TPO, das in der Leber produziert wird, hängt von der funktionell intakten Leberzellmasse ab und stellt so die Verbindung zwischen Thrombozytopenie und Leberzellfunktion her.

Normale TPO-Produktion. Der durch Transplantation einer Leber von TPO-Knockout-Mäusen in syngene normale Mäuse ermittelte Beitrag der TPO-Produktion der Leber zur Aufrechterhaltung normaler Thrombozytenwerte wird auf ca. 60% geschätzt (30). Menschen produzieren verglichen mit Mäusen in der Leber einen höheren Prozentsatz an TPO und eine Verminderung der TPO-Produktion in der Leber verursacht eine schwerwiegendere Thrombozytopenie (28). Die TPO-Serumwerte hängen von zwei Hauptfaktoren ab: von der TPO-Produktion in der Leber und der Bindung an TPO-Rezeptoren, die sich auf Thrombozyten und Megakaryozyten befinden. Die TPO-Clearance aus der Zirkulation hängt von der peripheren Blutplättchenzahl ab und ist bei Thrombozytopenie ohne Verbrauchskoagulopathie reduziert (Abb. 25.**1**).

TPO-Produktion bei Zirrhose. Die bisher publizierten TPO-Werte bei Patienten mit Leberzirrhose zeigen im Vergleich zu Kontrollpatienten sowohl erniedrigte als auch leicht erhöhte Werte, wobei diese immer im Normbereich gelegen sind (21, 22, 27). TPO-Werte im Normbereich bei Patienten mit Thrombozytopenie können jedoch nicht als normal betrachtet werden, da man wegen der reduzierten TPO-Clearance bei Thrombozytopenie einen Anstieg der TPO-Spiegel erwarten würde (22, 27). Da bei Leberzirrhose im Normalfall keine Verbrauchskoagulopathie vorliegt, ist eine verringerte TPO-Produktion durch die zirrhotische Leber die wahrscheinlichste Erklärung für diese Beobachtungen.

TPO-Produktion nach Transplantation. Ein Ersatz der geschädigten Leber durch heterotope oder orthotope Lebertransplantation führt zu einer schnellen Verbesserung der Thrombozytopenie innerhalb von 14 Tagen (22). Die TPO-Werte steigen sofort nach Transplantation an und sinken in den Normbereich ab, sobald die Thrombozytenwerte ab Tag 6 zu steigen beginnen (Abb. 25.**2**). Dies stimmt gut überein mit dem zu beobachtenden Zeitintervall zwischen Verabreichung von rekombinantem humanem TPO und dem Anstieg des peripheren Blutplättchenwerts beim Menschen. Der

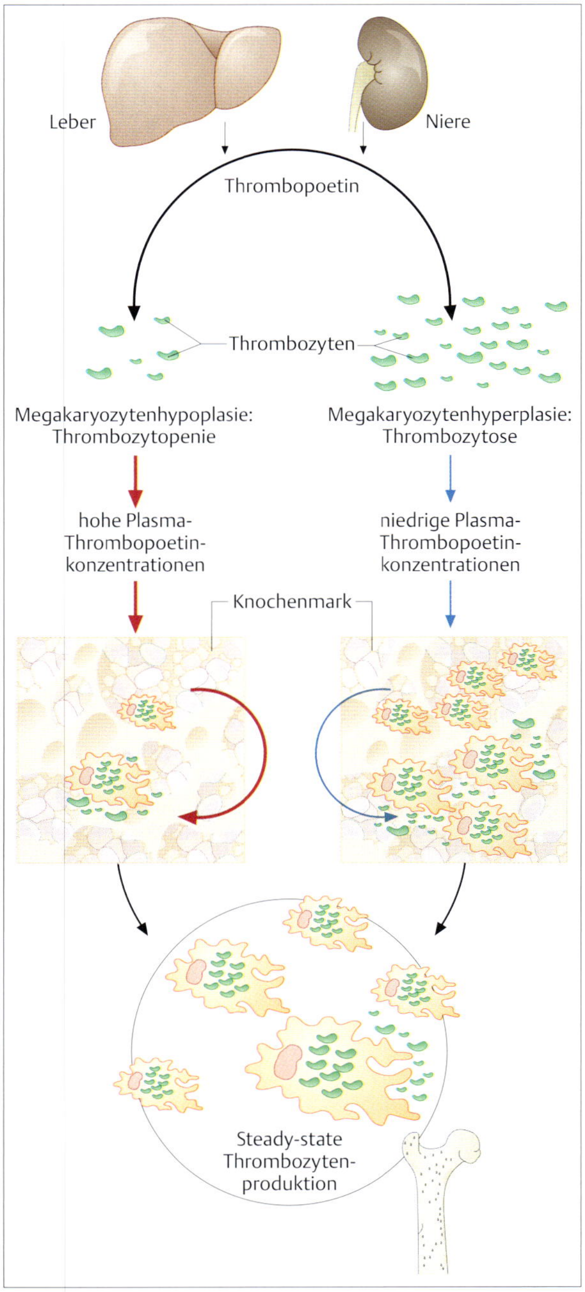

Abb. 25.1 Die Regulation der Thrombopoetin-(TPO-)Plasmaspiegel (nach Kaushansky NEJM 1998; 339: 746).

Anstieg der peripheren Thrombozytenzahl reflektiert aber nicht einfach die Entlastung des Portalbluthochdrucks nach orthotoper Lebertransplantation (OLT), sondern steht mit der Lebertransplantfunktion in Verbindung und ist spezifisch für die Thrombozyten. Weder Hämoglobin noch weiße Blutkörperchen zeigen eine bedeutende Änderung innerhalb von 14 Tagen nach OLT.

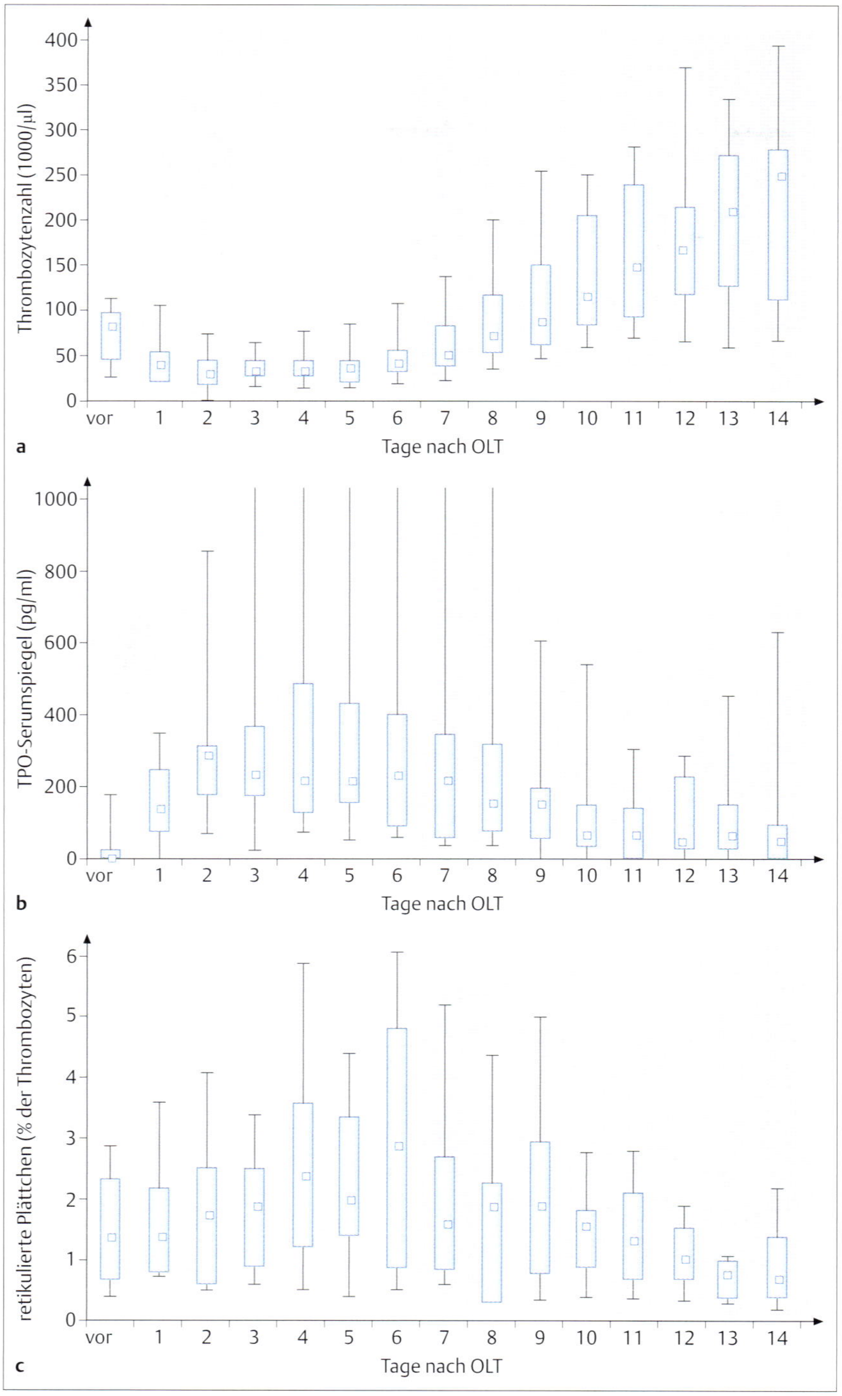

☒ **Abb. 25.2** Thrombozytenzahl (**a**), TPO-Serumspiegel (**b**) und retikulierte Plättchen (**c**)nach orthotoper Lebertransplantation (OLT) (nach 22).

Hämatopoetische Störungen bei antiviraler Therapie der chronischen Virushepatitis

Auch wenn Virusinfektionen schon ohne antivirale Therapie zu Blutbildveränderungen führen können (31), so hat die antivirale Standardtherapie der Virushepatitiden deutlich ausgeprägtere Blutbildveränderungen zu Folge.

Pegyliertes Interferon α zur Therapie der chronischen Hepatitis B und C führt in unterschiedlichem Ausmaß zu einer Leukozytopenie und Thrombozytopenie. Ribavirin als Bestandteil der Standardtherapie der chronischen Hepatitis C hat eine hämolytische Anämie zur Folge.

Ursachen. Die Leukozytopenie und die Thrombozytopenie werden durch eine reversible Hemmung der hämatopoetischen Vorläuferzellen im Knochenmark hervorgerufen. Der kompensatorische Anstieg des thrombopoetischen Wachstumsfaktors Thrombopoetin (TPO) ist auch nicht ausreichend, um diese Hemmung der Thrombopoese im Knochenmark zu kompensieren (32).

Die Anämie wird durch eine Akkumulation von Ribavirin in den Erythrozyten bedingt, welche zur Lyse der Erythrozyten und somit zur Hämolyse führt. Dabei ist die Ribavirin-Konzentration in den Erythrozyten ca. 160-mal höher als im Plasma (33). Zusätzlich werden auch in einem geringen Ausmaß die hämatopoetischen Vorläuferzellen im Knochenmark gehemmt und außerdem wird auch eine Herunterregulation der EPO-Rezeptoren an den Zellen des roten Blutbildes diskutiert, so dass auch der deutliche Anstieg von EPO während der antiviralen Kombinationstherapie von bis zu 540% über den Ausgangswert nicht in der Lage ist, die hämolytische Anämie durch eine vermehrte Produktion zu kompensieren (34).

Leukozyten. Die Leukozyten fallen innerhalb der ersten 4 Wochen der Therapie mit pegyliertem Interferon α um 44–50% des Ausgangswerts ab, wobei neutrophile Granulozyten und Lymphozyten in ähnlichem Ausmaß betroffen sind (34). Im weiteren Verlauf der Therapie kommt es zu keinem weiteren dramatischen Abfall der weißen Blutkörperchen, der maximale Leukozytenabfall betrug in unserer Analyse 55% vom Ausgangswert. Zwischen Woche 12 der Therapie und dem Therapieende in Woche 48 gab es keine wesentlichen Veränderungen mehr und die niedrigste Leukozytenzahl in dieser Analyse lag bei 1200/µl mit 50% neutrophilen Granulozyten, obwohl auch Patienten mit Child-A-Zirrhose in diese Untersuchung eingeschlossen waren.

Der arbiträr festgelegte Schwellenwert von 500 neutrophilen Granulozyten/µl für ein Pausieren der antiviralen Therapie mit pegyliertem Interferon α wird von Patienten ohne erschwerende Zusatzfaktoren (wie Leberzirrhose, Patienten nach Lebertransplantation, Patienten mit HIV-HCV-Koinfektion etc.) nur sehr selten erreicht.

In einer kleinen Studie wurde keine Assoziation zwischen Auftreten von Infektionen und Neutropenie beobachtet (35), während in einer anderen Studie unter Therapie mit pegyliertem IFN α vermehrt Infektionen auftraten, wobei aber nur die Infektionen des Respirationstraktes mit einer Neutropenie in Zusammenhang standen (36). Zuverlässige Zahlen über das Auftreten von infektiösen Komplikationen bei Erreichen des Schwellenwertes von 500 Neutrophilen/µl unter Therapie mit pegyliertem Interferon α fehlen jedoch bisher völlig.

Thrombozyten. Die Thrombozyten fallen innerhalb von 4 Wochen nach Beginn der Therapie mit pegyliertem Interferon α um 20–25% ab und erreichen einen maximalen Abfall von 36% während der Therapie (34). Die niedrigste Thrombozytenzahl bei Therapie mit pegyliertem Interferon α und Ribavirin betrug 65.000/µl, kein Patient kam unter den Schwellenwert von 50.000/µl. Nur in sehr seltenen Fällen werden unter antiviraler Kombinationstherapie bei entsprechenden Thrombozytenausgangswerten vor Therapiebeginn ganz niedrige Thrombozytenzahlen < 20.000/µl beobachtet, wo unter Umständen auch ein gewisses Blutungsrisiko besteht und eine Therapiepause indiziert ist. In einigen Berichten und auch aus eigener Erfahrung finden sich in diesen Fällen Thrombozytenantikörper, welche entweder während der Therapie neu auftreten, häufig aber auch schon vor der Therapie bestehen und unter Therapie erst richtig aktiviert werden. Allerdings ist die Inzidenz von Thrombozytenantikörpern in dieser Patientenpopulation generell sehr hoch und bei systematischer Analyse nicht mit dem Auftreten einer Thrombozytopenie assoziiert (61).

Erythrozyten. Die Anämie ist die für den Patienten subjektiv unangenehmste Nebenwirkung der antiviralen Kombinationstherapie der Hepatitis C, wobei das Hämoglobin im Durchschnitt um 20% vom Ausgangswert absinkt (34).

Bei 15–30% der Patienten sinkt das Hämoglobin unter einen Wert von 10 g/dl, was eine Dosisreduktion von Ribavirin indiziert. Nur wenige unkomplizierte HCV-Patienten sinken allerdings unter 8,5 g/dl und müssen wegen der Anämie die Therapie pausieren.

Allerdings erhalten 12–27% der Patienten unter Kombinationstherapie mit pegyliertem Interferon α und Ribavirin wegen der Dosisreduktionen weniger als 80% der geplanten Dosis von Ribavirin im Laufe der Therapie, was sich negativ auf die virologischen Heilungsraten auswirken kann.

Zusammenfassung

Unterschiedliche Stadien der Zytopenie bei Lebererkrankungen sind ein häufiges Vorkommnis. Obwohl das Speichern von Blutzellen in der vergrößerten Milz eine Rolle bei diesen Zytopenien spielen dürfte, kann die Sequestrierung von korpuskulären Blutbestandteilen in der Milz diese Abweichungen nur teilweise erklären.

Anämie. Die Anämie bei Zirrhose ist in ihrem Ursprung multifaktoriell und nicht durch einen einzelnen Mechanismus erklärbar. Sowohl Myelosuppression bei Virushepatitis als auch Blutverlust bei Leberzirrhose können auslösende Faktoren sein, während die fehlende Besserung der Anämie einerseits durch das Persistieren dieser Faktoren und andererseits durch einen abgeschwächten Erythropoetinanstieg auf die Anämie bedingt sein könnten. Hypersplenismus hat für die Anämie bei Zirrhose keine Bedeutung, was auch für die Leukozytopenie zutreffen dürfte.

Thrombozytopenie. Die Thrombozytopenie ist das am meist beforschte hämatologische Problem bei Lebererkrankungen und ist ebenfalls multifaktoriell. Das Pooling von Plättchen in der Milz scheint hier bei einigen Patienten eine Rolle zu spielen, während Myelosuppression bei Virushepatitis eine Abnahme der Blutplättchen sogar ohne Zirrhose verursachen kann. Eine verminderte Thrombopoetinproduktion in der zirrhotischen Leber ist ein bedeutender Faktor im fortgeschrittenen Stadium des Leberschadens und kann bislang nur durch Lebertransplantation behoben werden.

Relative oder absolute Wachstumsfaktormangelzustände und eine verminderte regenerative Kapazität des Knochenmarks scheinen eine wichtige Rolle für die hämatologischen Anomalien bei Lebererkrankungen zu spielen.

Während die meisten dieser Veränderungen keine Therapie erfordern, wird interessant sein, ob Behandlungen mit rekombinanten hämapoetischen Wachstumsfaktoren als Begleittherapie der antiviralen Behandlung oder bei Patienten mit einem geplanten operativen Eingriff klinisch erfolgreich sein werden.

Gerinnungsstörungen

Ziel der Blutgerinnung ist es, den Verlust von Blut im Falle einer Gefäßschädigung zu verhindern. Dies wird bewerkstelligt durch ein kompliziertes Wechselspiel von korpuskulären Blutbestandteilen und gerinnungsaktiven Proteinen. Da die meisten dieser Proteine in der Leber gebildet werden, sind Gerinnungsstörungen bei Lebererkrankungen die Regel und hängen eng mit der Leberfunktion zusammen.

Die Tatsache, dass die Produktion der Gerinnungsfaktoren mit Ausnahme von Vitamin K kaum von anderen Faktoren als der Lebersynthesefunktion beeinflusst wird, erklärt die Überlegenheit von Gerinnungstests als Marker der Lebersynthesefunktion im Vergleich zu anderen Proteinen wie Albumin oder Pseudocholinesterase. Dies wird auch dadurch unterstrichen, dass die Gerinnung als Syntheseparameter sowohl in den empirisch erstellten Child-Pugh-Score (37) als auch in den durch Multivarianzanalyse erstellten MELD-Prognose-Score (38) als entscheidender Faktor zur Beurteilung der Schwere der Lebererkrankung eingeht.

Physiologie und Pathophysiologie

Die Hämostase wird in primäre und sekundäre Hämostase unterteilt, welche unmittelbar miteinander verbunden sind.

Primäre Hämostase

Als primäre Hämostase wird die Adhäsion der Thrombozyten an der Stelle des Gefäßschadens bezeichnet, der erste Schritt in der Blutstillung. Dabei binden die Plättchen mit ihrem Oberflächenprotein Glykoprotein Ib an den am exponierten Kollagen haftenden von Willebrand-Faktor (vWF). Dies führt zum Binden weiterer Plättchenglykoproteine an subendotheliale Liganden. Dadurch kommt es zur Aktivierung der Thrombozyten mit Freisetzung von Thromboxan A_2 sowie den korpuskulären α-Granula der Plättchen, wie z. B. ADP. Diese Aktivierung führt auch zur verstärkten Oberflächenexpression des Integrins $\alpha_{IIb}\beta_3$ (GpIIb/IIIa), welches Fibrinogen und vWF bindet und mittels Brückenbildung über Fibrinogen und vWF zur Adhäsion weiterer Thrombozyten und so zum stabilen Plättchenthrombus führt (39).

Defekte der Thrombozytenfunktion. Pathophysiologisch kommt es im Rahmen einer chronischen Lebererkrankung zu einer unterschiedlich stark ausgeprägten Thrombozytopenie, wie oben ausgeführt. Zusätzlich liegen aber auch noch Defekte der Thrombozytenfunktion vor.

Bei chronischen Lebererkrankungen besteht sowohl ein Defekt der durch ADP, Arachidonsäure oder Thrombin ausgelösten In-vitro-Plättchenaggregation als auch ein Defekt der Plättchenadhäsion, der Interaktion zwischen Plättchen und Gefäßwand (40).

Dieser Defekt kann nicht durch die Thrombozytopenie alleine erklärt werden, ist durch Anheben des Hämatokrits nicht verbesserbar und kann auch schon bei geringen Zirrhosegraden vorliegen, wobei der Defekt der Plättchenadhäsion stärker und gleichmäßiger ausgeprägt ist als derjenige der Plättchenaggregation. Dazu dürfte in entscheidender Weise auch die bei Leberzirrhose erhöhte Produktion der starken Plättcheninhibitoren Prostacyclin und NO durch das Endothel beitragen (41, 42). Auch die Proteolyse von Thrombozytenrezeptoren durch Plasmin (43, 44) und ein erniedrigter Hämatokrit (45) können die Interaktion zwischen Endothel und Plättchen bei Patienten mit Lebererkrankungen behindern.

von Willebrand-Faktor. vWF ist bei Leberzirrhose deutlich erhöht (46), wobei unklar ist, ob diese vWF-Moleküle funktionell normal sind. Die Ursache für die Erhöhung von vWF bei Zirrhose ist unklar, eine generelle Endotoxinämie auch bei frühen Zirrhosestadien aber unwahrscheinlich. Die erhöhten vWF-Spiegel können bis zu einem gewissen Grad die durch die Thrombozytopenie reduzierte Plättchenadhäsion kompensieren. So konnte gezeigt werden, dass trotz Ausbildung einer Thrombozytopenie unter IFN-Therapie die In-vitro-Blutungszeit durch den kompensatorischen Anstieg von vWF unverändert blieb (47).

Sekundäre Hämostase

Die Initialisierung der sekundären Hämostase geschieht über das Binden von Faktor VII an den durch die Endothelschädigung exponieren Tissue Faktor (TF) mit konsekutiver Aktivierung zu Faktor VIIa (FVIIa). Dies führt über Aktivierung von FX zur Bildung einer geringen Menge von Thrombin (FIIa), welches dann an der Oberfläche von Thrombozyten über die Aktivierung der Kofaktoren VIIIa und Va zur

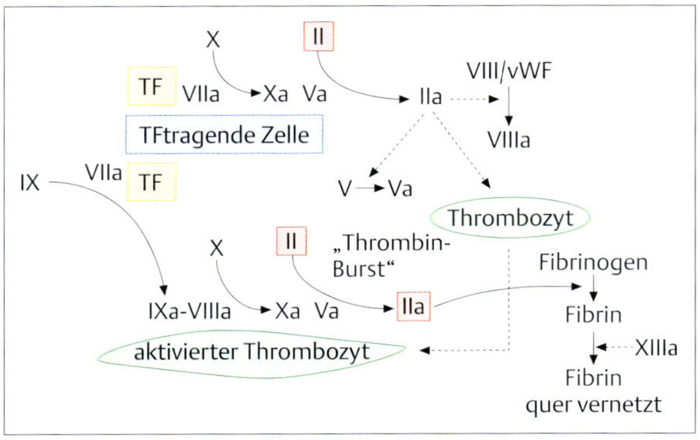

☒ **Abb. 25.3** Normale Gerinnung (modifiziert nach 48).

entscheidenden Aktivierung der Gerinnung durch die Produktion von großen Mengen von Thrombin, dem „Thrombin-Burst “ führen (48) (Abb. 25.**3**).

Mangel an prokoagulatorischen Proteinen. Bei Leberzirrhose findet sich nun ein vom Stadium der Zirrhose abhängiger Mangel an allen Gerinnungsfaktoren mit Ausnahme von Faktor VIII. Dieser wird zwar auch in der Leber gebildet, jedoch gibt es auch extrahepatische Bildungsstätten. Außerdem wird für Faktor VIII neben der hepatozellulären auch eine intrahepatische Produktion in den sinusoidalen Endothelzellen diskutiert (46). So erklärt man sich neben einem verminderten Abbau in der Zirkulation die bei Lebererkrankungen deutlich erhöhten FVIII-Spiegel im Plasma.

Qualitative Veränderung der Gerinnungsfaktoren. Des Weiteren sind die Gerinnungsfaktoren bei fortgeschrittenen Lebererkrankungen nicht nur quantitativ sondern auch qualitativ verändert. Einerseits wurde eine verminderte γ-Carboxylierung der Vitamin-K-abhängigen Gerinnungsfaktoren II, VII, IX, X, Protein C, Protein S und Protein Z beschrieben, welche sich durch Vitamin-K-Verabreichung nicht antagonisieren lässt. Andererseits findet sich sowohl bei akutem als auch bei chronischem Leberversagen neben einer Hypofibrinogenämie auch eine Dysfibrinogenämie. Durch einen stark erhöhten Sialinsäuregehalt wird dabei die Fibrinpolymerisation behindert (49).

Mangel an antikoagulatorischen Proteinen. Neben einem Mangel an prokoagulatorischen Proteinen besteht aber zeitgleich auch ein Mangel an natürlichen antikoagulatorischen Proteinen wie Antithrombin III (ATIII), Heparin-Kofaktor II (HCII) oder α_2-Makroglobulin. Tissue Factor Pathway Inhibitor (TFPI) ist aufgrund seines Produktionsortes in den Endothelzellen nicht vermindert (39).

Gerinnungstests bei Leberzirrhose

Die klinischen Auswirkungen der gleichzeitigen Reduktion von pro- und antikoagulatorischen Faktoren sind bisher unklar. In einer sehr rezenten Untersuchung wurde gezeigt, dass die Koagulopathie bei Leberzirrhose aufgrund dieser typischen Konstellation wesentlich geringer ausgeprägt ist als dies durch die Routinegerinnungstests der Prothrombinzeit (PT) und aktivierten partiellen Thromboplastinzeit (aPTT) erscheinen mag (50). Dies liegt vor allem daran, dass bei den konventionellen PT- und aPTT-Assays eine adäquate Aktivierung des antikoagulatorisch wirksamen Protein-C-Systems nicht berücksichtigt wird, wodurch lediglich auf die reduzierte prokoagulatorische Situation bei Patienten mit Leberversagen eingegangen wird. Wenn allerdings gleichzeitig nach Zugabe des Protein-C-Aktivators Thrombomodulin über die Messung des endogenenen Thrombinpotenzials (ETP) auch die antikoagulatorische Aktivität mit gemessen wird, so ergibt sich wegen der gleichermaßen reduzierten antikoagulatorischen Aktivität bei Leberversagen eine im Vergleich zu gesunden Kontrollen normale Thrombinbildung und somit normale Gerinnungsaktivierung.

Trotz dieser eleganten Studie bleibt die erhöhte Blutungsneigung bei fortgeschrittener Leberzirrhose Realität, da in dem Assay nicht auf den wesentlichen Einfluss der Thrombozyten auf die Thrombinbildung eingegangen wurde.

Die Studie erklärt aber sehr gut, warum PT und aPTT in der klinischen Praxis so ungeeignet sind, das Blutungsrisiko eines Patienten mit Leberzirrhose vorherzusagen und warum Thrombozytenzahl und Funktion dabei so eine bedeutende Rolle spielen.

Hyperfribrinolyse

Ausgehend von Ergebnissen aus unterschiedlichen Versuchsanordnungen in vitro gehen viele Autoren in der Literatur von einem Zustand der Hyperfibrinolyse beim fortgeschrittenen chronischen Leberversagen aus, was allerdings immer noch sehr kontrovers diskutiert wird.

Theoretische Grundlage. Die theoretische Basis dafür stellt die verminderte Synthese aller in die Fibrinolyse involvierten Aktivatoren und deren Gegenspieler in der Leber dar mit zwei Ausnahmen: tPA wird in Endothelzellen gebildet und ist bei chronischem Leberversagen stark erhöht und Plasminogen-Aktivator-Inhibitor-1 (PAI-1) wird in Endothelzellen und α-Granula der Plättchen gebildet und ist meist mäßiggradig erhöht, vermutlich wegen der fast immer zeitgleich vorliegenden Thrombozytopenie. Der Nettoeffekt beim chronischen Leberversagen könnte eine Hyperfibrinolyse sein, während beim akuten Leberversagen wegen der massiv erhöhten PAI-1-Spiegel eine Hypofibrinolyse vorliegen dürfte. Allerdings haben die In-vitro-Testsysteme alle deutliche Schwächen, welche eine falsch positive Hyperfibrinolyse erklären könnten, und zeigen bei entsprechender Modifikation auch keine Hyperfibrinolyse mehr an.

Klinische Beobachtungen. Darüber hinaus können die bei chronischer Lebererkrankung erhöhten Plasmamarker der Fibrinolyse wie Thrombin-Antithrombin-III-Komplexe (TAT), D-Dimer oder Fibrin-Degradationsprodukte F1,2 auch durch eine verminderte Clearance durch die Leber erklärt werden, und die klinische Evidenz spricht stark gegen eine Hyperfibrinolyse: In Autopsiestudien gibt es kaum Hinweise für Fibrindeposition – das klassische Zeichen einer DIC – und Patienten mit Lebererkrankungen zeigen keine für die Hyperfibrinolyse typische verspätete Blutungsneigung nach einem Trauma oder einem chirurgischen Eingriff (39).

Diagnostik und Klinik

Gerinnungstests

Wie oben ausgeführt, eigenen sich die globalen Test der Gerinnung schlecht, um das individuelle Blutungsrisiko vorherzusagen. Sie sind dennoch sehr wichtig, da sie ein sehr verlässlicher Parameter zur Bestimmung der Schwere der Lebererkrankung und der Prognose des Leberzirrhotikers sind.

PT und INR. In den letzten Jahren hat sich aufgrund der traditionell unterschiedlichen Messung der Prothrombinzeit (PT) in Nordamerika (in Sekunden) und in der übrigen Welt (in % eines Referenzplasmas) und der dadurch fehlenden Vergleichsmöglichkeit in internationalen Studien die International Normalized Ratio (INR) als vielfach eingesetzter Gerinnungsparameter etabliert. Dies liegt auch daran, dass der in der Lebertransplantation zur Reihung der Patienten nun sehr weit verbreitete MELD-Score sich der INR bedient.

Auch wenn die INR gute prognostische Bedeutung hinsichtlich des Kurzzeitüberlebens eines Patienten hat, so ist sie doch als globaler Gerinnungstest bei Patienten mit Leberzirrhose völlig ungeeignet, da sie für die Evaluierung der PT von antikoagulierten Patienten entwickelt und validiert wurde und nur für diese Patienten die Vergleichbarkeit der PT gewährleistet (51). Im Gegensatz dazu sichert nur die auf ein Referenzplasma normalisierte Prothrombinzeit bei Patienten mit Leberversagen die Vergleichbarkeit der PT-Ergebnisse, weshalb nur diese Messmethode zur Bestimmung der PT bei Patienten mit Leberversagen verwendet werden sollte. Die normalisierte PT ist für die Einschätzung eines stabilen Patienten mit Leberzirrhose auch ausreichend.

PT + Thrombozytenzahl. Schwieriger wird es bei der Evaluierung des Blutungsrisikos im Rahmen von diagnostischen Eingriffen, wie z. B. einer Leberbiopsie, oder vor elektiven therapeutischen Eingriffen wie einer Zahnextraktion.

In der Praxis hat sich vor Eingriffen eine Kombination aus der Prothrombinzeit als Marker der plasmatischen Gerinnung und der Thrombozytenzahl etabliert, wobei als Untergrenze eine Prothrombinzeit von 50% und eine Thrombozytenzahl von 50 000/μl als akzeptabel gelten.

Es muss aber darauf hingewiesen werden, dass diese Zahlen nicht durch harte klinische Endpunkte abgesichert sind. Aufgrund der im Abschnitt „Sekundäre Hämostase" beschriebenen Problematik in der Evaluierung der plasmatischen Gerinnung mittels der Standardgerinnungstest PT und aPTT und der Wichtigkeit der Thrombozyten bei der primären Hämostase hat sich in der Praxis gezeigt, dass bei einer deutlich über 50 000/μl liegenden Thrombozytenzahl auch eine etwas niedrigere PT das Blutungsrisiko durchaus nicht dramatisch erhöht. In diesen Fällen sollte aber immer die Notwendigkeit des Eingriffes sehr genau überdacht werden und im Zweifelsfall eine weniger blutungsgefährdende Variante (z. B. transjuguläre Leberbiopsie) oder, wenn vorhanden, eine nichtinvasive Methode bevorzugt werden.

DIC-Scoring-System. Entscheidend ist jedoch, das Vorliegen einer manifesten Verbrauchskoagulopathie auszuschließen. Dies kann mit Hilfe des DIC-Scoring-Systems evaluiert werden (52). Ob das seit langer Zeit kontrovers diskutierte Vorliegen einer unterschwelligen Verbrauchkoagulopathie für das Auftreten von Blutungskomplikationen im Rahmen von invasiven Eingriffen relevant ist, lässt sich derzeit nicht beantworten, schon die Diagnosestellung ist mit Routinelaborparametern kaum möglich.

Klinisches Bild

Klinisch manifestiert sich die gesteigerte Blutungstendenz bei Leberversagen als Nasenbluten, Ekchymosen, Zahnfleischbluten oder als gastrointestinale Blutungen. Die wichtigste Blutungskomplikation stellt dabei sicher die akute Varizenblutung dar.

Varizenblutung. Die Rolle der Gerinnungsdefekte bei der Varizenblutung ist nicht völlig klar, obwohl Patienten in Abhängigkeit vom Ausmaß des Leberfunktionsschadens häufiger bluten, die Blutungen schwerer zu kontrollieren sind und die Patienten auch häufiger an der Blutung versterben. Dabei gibt es gute Evidenz für einen Zusammenhang zwischen bakterieller Infektion, Endotoxinämie, Gerinnungsstörung und Auftreten einer Varizenblutung (53). Bakterielle Infektionen finden sich bei bis zu $^{2}/_{3}$ aller akuten Varizenblutungen, sind ein unabhängiger Risikofaktor für eine frühe Rezidivblutung innerhalb der ersten 5 Tage nach einer akuten Blutung und führen zu sehr hohen Endotoxinspiegeln. Dies wiederum führt über die Anregung der Produktion von Endothelin und Thromboxan A_2 über eine vermehrte Sternzellkontraktion zur Steigerung der portalen Hypertension und über die Induktion von Prostacyclin und NO zur Verminderung der Thrombozytenaggregation. Die

Veränderungen der Thrombozytenaggregation, der sekundären Hämostase und der Fibrinolyse lassen sich ebenso wie die Verbesserung der Gerinnung unter antibiotischer Therapie durch Thrombelastographie nachvollziehen (54).

Veränderungen der Hämostase bei antiviraler Therapie

Thrombozytenabfall. Unter antiviraler Kombinationstherapie mit pegyliertem Interferon α und Ribavirin kommt es zu einem Abfall der Thrombozyten im Mittel von 25%. Insbesondere bei Patienten mit schon vor Therapiebeginn niedrigen Thrombozyten führt dies immer wieder auch zu einem Thrombozytenabfall unter 50000/μl. Man würde deshalb auch eine Einschränkung der primären Hämostase bei diesen Patienten erwarten, und in vielen klinischen Studien wurde die Therapie aus diesem Grund auch bei Werten unter 50000/μl pausiert, ohne dass dieses Vorgehen aber durch harte klinische Daten wie das gehäufte Auftreten von Blutungskomplikationen unter diesem Schwellenwert abgesichert wäre. Dies ist auch im Rahmen von prospektiven Studien schwer durchführbar, da Blutungskomplikationen wegen ausgeprägter Thrombozytopenie selten vorkommen und sehr große Patientenzahlen dafür notwendig wären.

vWF-Anstieg. Bei Analysen von In-vitro-Markern der primären Hämostase im Rahmen der antiviralen Kombinationstherapie der Hepatitis C mit pegyliertem IFN α2a und Ribavirin konnte bei einem Thrombozytenabfall von 33% vom Ausgangswert ein Anstieg der vWF von 69% beobachtet werden, wodurch trotz des Plättchenabfalls keine Verlängerung der In-vitro-Blutungszeit eintrat (47). Dies erklärt zumindest für Patienten ohne Leberzirrhose das geringe Blutungsrisiko unter antiviraler Therapie trotz des Thrombozytenabfalls ganz gut.

Therapieziele und Maßnahmen zur Behandlung hämatologischer Störungen bei chronischer Lebererkrankung

Prophylaxe vor Interventionen

Eine untere Grenze von 50000 Thrombozyten/μl und einer Prothrombinzeit von 50% gelten als allgemein akzeptierte Grenzwerte vor elektiven diagnostischen Eingriffen und therapeutischen Interventionen (39), obwohl es keine prospektiven Daten gibt, welche diese Grenzwerte und das damit verbundene Blutungsrisiko validiert hätten.

Thrombozytenkonzentrate. Wenn die Plättchenzahl unter 50.000/μl liegt, so sollen Thrombozytenkonzentrate präinterventionell zur Anhebung der Thrombozytenzahl über diesen Grenzwert verabreicht werden.

Allerdings ist zu bedenken, dass häufig (vermutlich durch die Sequestration von Thrombozyten im Splanchnikusgebiet) der Anstieg der Thrombozytenzahl bei Patienten mit Leberzirrhose und portaler Hypertension geringer ausfällt als man bei Patienten ohne portale Hypertension erwarten könnte. Daher ist nach Verabreichung des Konzentrates immer eine Kontrolle der Plättchenzahl zur Überprüfung des tatsächlichen Plättchenanstieges notwendig.

DDAVP. Eine andere Möglichkeit zur Verbesserung der primären Hämostase besteht in der Verabreichung von 1-Deamino-8-D-Arginin-Vasopressin (DDAVP). Dieses hat allerdings bei akuter Varizenblutung keine Effektivität auf die Blutungskontrolle gezeigt und hinsichtlich der Anwendung zur Blutungsprophylaxe bei elektiven Eingriffen liegen bisher keine Daten vor.

Fresh Frozen Plasma. Zur Optimierung der sekundären Hämostase bei Mangel an Gerinnungsfaktoren kann Fresh Frozen Plasma (FFP) verwendet werden. FFP hat den Nachteil, dass für schweren Faktormangel große Volumina zugeführt werden müssen und dass die Faktoren nur eine sehr kurze Halbwertszeit haben, v.a. Faktor VII. Das kann einerseits zur Volumenüberladung bis hin zum Lungenödem führen und andererseits wegen der langen Infusionszeiten auch einen beträchtlichen Wirkungsverlust bis zur Intervention bedeuten.

Prothrombin-Komplex-Konzentrate (PPC) sollten nach Möglichkeit gar nicht verwendet werden, da sie oft nur prokoagulatorische Faktoren enthalten, die Koagulopathie nur teilweise korrigieren und immer wieder zu thromboembolischen Komplikationen bis hin zur manifesten Verbrauchskoagulopathie führen können.

Rekombinanter aktivierter Faktor VII. Rekombinanter aktivierter Faktor VII (rFVIIa) wurde bisher in einigen Fallserien und auch von den Autoren selbst mit gutem Erfolg zur Gerinnungsoptimierung angewandt. Er hat den Vorteil, dass er in einem sehr kleinen Volumen als Bolus verabreicht werden kann und innerhalb von wenigen Minuten zur Normalisierung der Prothrombinzeit führt. Aufgrund des Fehlens prospektiver Studien in der Blutungsprophylaxe bei Leberzirrhose kann jedoch keine definitive Aussage hinsichtlich der Wirksamkeit und Sicherheit von rFVIIa im Vergleich zu den anderen Optionen gemacht werden.

Therapie der akuten Varizenblutung

Die Rolle der Gerinnungsoptimierung im Rahmen der Therapie der akuten Varizenblutung ist noch unklar, weil entweder entsprechende systematische Studien bisher nicht unternommen wurden (z.B. für die Verabreichung von Thrombozytenkonzentraten) oder diese Studien kein positives Ergebnis erbracht hatten, wie z.B. für DDAVP (55). Dennoch finden sich in verschiedenen Leitlinien zur Therapie der akuten Varizenblutung vage Empfehlungen zur Gerinnungsoptimierung (56, 57). In den österreichischen Leitlinien von 2005 beispielsweise wird die Thrombozytensubstitution ab einer Plättchenzahl von < 30000/µl und die FFP-Substitution ab einer Prothrombinzeit von < 30% empfohlen (58).

rFVIIa bei akuter Varizenblutung

In einer kürzlich durchgeführten randomisierten Studie zur Gerinnungsoptimierung bei akuter Varizenblutung mit rekombinantem aktiviertem Faktor VII wurden 8-mal 100 µg/kg KG rFVIIa in den ersten 30 Stunden zusätzlich zur konventionellen medikamentös-endoskopischen Therapie verabreicht (59), wodurch die Prothrombinzeit auch deutlich optimiert wurde (Abb. 25.**4**). Obwohl in der gesamten Studienpopulation kein signifikanter Vorteil für die Gerinnungsoptimierung mit rFVIIa gefunden werden konnte, so zeigte sich doch in der Subgruppe der Child-B- und Child-C-Patienten ein signifikanter Unterschied in dem gemeinsamen Endpunkt aus Blutungskontrolle (24 h und 5 Tage) und 5-Tagesüberleben sowie der akuten Blutungskontrolle innerhalb von 24 Stunden. Diese Daten sind doch so Erfolg versprechend, dass nun in einer Folgestudie prospektiv der Effekt der Gerinnungsoptimierung mit rFVIIa bei den Patienten mit dem größten Risiko eines Therapieversagens (fortgeschrittene Leberzirrhose und aktive Blutung bei der Endoskopie) untersucht wird.

Begleittherapie zur antiviralen Therapie bei chronischer Virushepatitis

Die antivirale Therapie bei chronischer Hepatitis C besteht derzeit aus einer Kombinationstherapie aus pegyliertem Interferon α und Ribavirin, die Therapie der chronischen Hepatitis B entweder aus einem pegylierten IFNα oder einer Nukleosidanalogatherapie.

Die wesentlichste Nebenwirkung aus Sicht des Patienten stellt die Ribavirin-induzierte Anämie dar. Ribavirin kumuliert selektiv in den Erythrozyten (33) und führt zu einer dosisabhängigen Hämolyse mit konsekutiver Anämie. Interferon α führt im Gegensatz dazu zu einer mäßiggradigen Thrombozytopenie und einer unterschiedlich ausgeprägten Leukozytopenie.

⇢ Dosisreduktionen. In den meisten Studien zur antiviralen Kombinationstherapie der chronischen Hepatitis C gibt es klare Richtlinien zur Dosisreduktion von Ribavirin bei Anämie (zumeist ab einem Hämoglobin von < 10 g/dl) oder von pegyliertem IFNα bei Leukozytopenie oder Thrombozytopenie. Ein Problem liegt jedoch darin, dass die Wirksamkeit der antiviralen Kombinationstherapie direkt von der verabreichten Ribavirindosis abzuhängen scheint, wobei in einer Post-hoc-Analyse eine Dosisuntergrenze von 10,6 mg Ribavirin/kg Körpergewicht ermittelt wurde (60). Unter diesem Schwellenwert sinken die dauerhaften Heilungsraten der Kombinationstherapie deutlich ab. Die Anämie führt auch zu schweren subjektiven Beschwerden bei den Patienten von Müdigkeit und Leistungsverlust bis hin zur Depression, so dass auch ohne das Erreichen dieser Schwellenwerte nicht wenige Patienten die Therapie wegen dieser subjektiven Nebenwirkungen abbrechen und deshalb keine virologische Dauerheilung erreichen können.

⇢ Rekombinantes Erythropoetin. Von mehreren Arbeitsgruppen wurden Versuche unternommen, die Anämie durch die Verabreichung von rekombinantem Erythropoetin (rHuEPO) zu behandeln.

Es konnte wiederholt gezeigt werden, dass sich bei normalen Hepatitis-C-Patienten durch die Gabe von rHuEPO einerseits das Auftreten einer Anämie verhindert lässt und andererseits

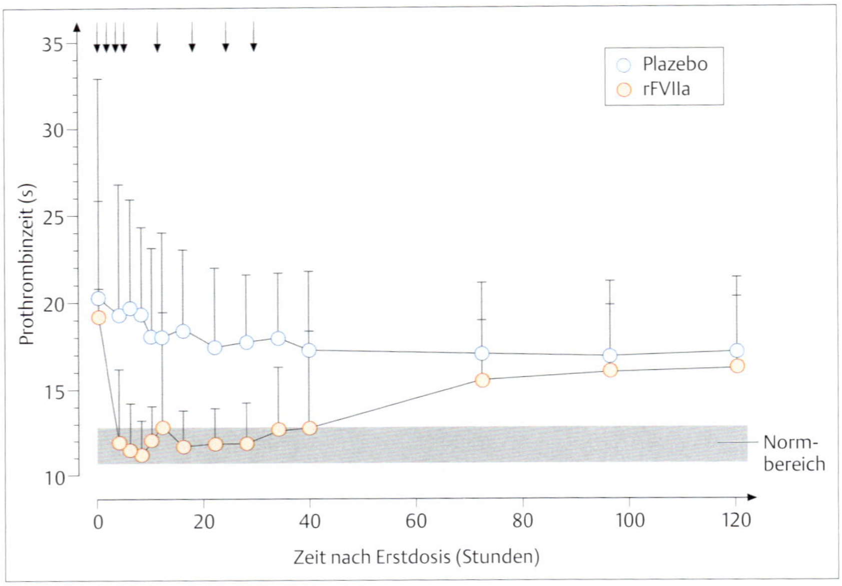

⊠ **Abb. 25.4** Optimierte Prothrombinzeit unter Therapie mit rFVIIa bei akuter Varizenblutung (nach 59). Die Pfeile zeigen die Zeitpunkte der Verabreichung von Plazebo oder rFVIIa.

Tabelle 25.3 Rekombinantes humanes Erythropoetin (rHuEPO) als Begleittherapie der antiviralen Kombinationstherapie

Autor	Studiendesign	Patientengruppe (EPO/gesamt)	Antivirale Therapie	Start EPO-Therapie	rHuEPO (Dosis)	Virologische Dauerheilung (SVR)
Talal	open-label	chronische Hepatitis C (18/56)	IFN α / Ribavirin	Hb 10,6 ± 1 g/dl	Epoetin-α 40 000 IU/Woche	nicht berichtet
Dieterich	RCT	chronische Hepatitis C (36/64)	IFN α2b / Ribavirin	Hb 11 ± 0,6 g/dl	Epoetin-α 40 000 IU/Woche	nicht berichtet
Peck-Radosavljevic	open-label	OLT-Patienten (12/18)	PegIFN α2a / Ribavirin	Hb 9 ± 0,8 g/dl	Darbepoietin-α 150 µg/Woche	7/18 (39 %)
Afdhal	RCT	chronische Hepatitis C (93/185)	IFN α / Ribavirin	Hb 10,8 ± 0,8 g/dl	Epoetin-α 40.000 IU/Woche	nicht berichtet

RCT: randomisierte, kontrollierte Studien, OLT: orthotope Lebertransplantation

auch nach Auftreten der Anämie diese erfolgreich antagonisiert werden kann (Tab. 25.**3**).

Dies führt auch zu einer deutlichen subjektiven Verbesserung der Lebensqualität. Keine Studie war bisher allerdings darauf ausgelegt, eine Verbesserung des virologischen Ansprechens durch die Begleittherapie mit rHuEPO zu demonstrieren, so dass die entscheidenden Daten zum großzügigen Einsatz von rHuEPO als Begleittherapie der antiviralen Kombinationstherapie bisher fehlen.

G-CSF. Zur Therapie der durch die antivirale Kombinationstherapie induzierten Leukozytopenie liegen keine prospektiven Studien vor, die Anwendung von G-CSF führt jedoch sehr zuverlässig zu einer Korrektur der Leukozytopenie. Dabei hat sich in der Praxis einmal wöchentlich die Gabe von G-GSF, z. B. 30 MU/Woche s.c. bewährt (M. Peck-Radosavljevic, unpublizierte Beobachtungen). Nach einem vorrübergehenden Anstieg der Leukozyten sind diese nach 7 Tagen zumeist wieder nahe dem Ausgangswert, wodurch die Zeit, in welcher die Patienten leukopenisch sind, stark verkürzt wird. Unter diesem Regime wird keine Häufung von Infektionen beobachtet, ob diese Therapie im Vergleich zu keiner Therapie einen Vorteil hinsichtlich der Infektionsinzidenz bringt, ist jedoch bisher nicht untersucht. Deshalb kann hier auch keine generelle Therapieempfehlung abgegeben werden.

FAZIT FÜR DIE PRAXIS

- Blutbildveränderungen, in aller Regel Zytopenien, und eine verminderte plasmatische Gerinnung sind häufige Befunde bei Patienten mit Lebererkrankungen. Beim stabilen Patienten bedürfen diese Veränderungen auch keiner spezifischen Therapie.
- Anders ist die Situation vor diagnostischen oder therapeutischen Eingriffen, im Rahmen von antiviraler Therapie oder bei akuten Blutungsereignissen. Hier kann sowohl eine Optimierung der korpuskulären Bestandteile des Blutes durch die Verabreichung von Wachstumsfaktoren wie Erythropoetin oder G-CSF als auch die Transfusion von Erythrozyten- oder Thrombozytenkonzentraten sinnvoll und notwendig sein. Zugleich ist oft die Optimierung der plasmatischen Gerinnung mittels Frischplasma oder auch Fibrinogen angezeigt.
- Inwieweit neuere, effektive Ansätze zur Gerinnungsoptimierung – wie der Einsatz von rekombinanten Gerinnungsfaktoren – einen Platz in der klinischen Routine finden werden, muss vorerst abgewartet werden.

26 Leberbeteiligung bei Systemerkrankungen

U. Spengler

EDITORIAL **Die Leber ist bei vielen Erkrankungen wie z. B. Störungen der Herz-Kreislauf-Funktion, entzündlichen und hämatologischen Systemerkrankungen als auch Medikamententoxizität mitbeteiligt. Ein hepatozelluläres bzw. cholestatisches Schädigungsmuster lässt zwar erkennen, welche Strukturen der Leber vorrangig geschädigt wurden, gibt aber in der Regel keinen Aufschluss über die verursachende Ätiologie. Diese findet sich aus Hinweisen in der Anamnese, typischen Befunden an anderen Organsystemen, mikrobiologischen Untersuchungen oder auch den histologischen Befunden einer Leberbiopsie. Die Differenzialdiagnose kann in Einzelfällen sehr schwierig sein und gehört zur hohen Schule der allgemeinen Inneren Medizin.**

Hämatologische Erkrankungen

Die Leber bei Hämolyse

Bei Hämolyse kommt es zur exzessiven Zersetzung von Erythrozyten mit Freisetzung von Hämoglobin. Dies führt zu einem Anstieg des Serumbilirubins, das hauptsächlich unkonjugiert ist. Normalerweise steigen die Bilirubin-Serumspiegel dabei nicht über 4 mg/dl an. Werte über 6 mg/dl deuten auf eine gleichzeitige Schädigung der Leber- oder Nierenfunktion hin. Bei einigen Formen von hämolytischer Anämie wie der Sichelzellanämie tragen die Anämie und die damit verbundene Minderversorgung mit Sauerstoff zur Schädigung der Leber bei. Einige wichtige Ursachen für hämolytische Systemerkrankungen sind in Tab. 26.1 aufgelistet.

Risikofaktoren und Pathologie

Hämosiderose. Der gesteigerte Hämoglobinabbau bei Hämolyse führt zu einem gesteigerten Anfall von Eisen und damit zur Hämosiderose. Histologisch lässt sich in der Leber vermehrt Eisen in Kupffer-Zellen, in vergrößerten Makrophagen und in geringerem Ausmaß auch in den Hepatozyten nachweisen. Die Kupffer-Zellen sind allgemein geschwollen und zeigen Erythrophagozytose. Bei schwerer Anämie werden zentrilobulär auch eine Schwellung der Sinusendothelien, Verfettung und fokale Nekrosen der Hepatozyten infolge einer Stase durch die in Lyse befindlichen Erythrozyten beobachtet.

Tabelle 26.1 Ursachen für Hämolyse und hämolytischen Ikterus

Hereditäre Sphärozytose
Hereditäre Elliptozytose
Angeborene Enzymdefekte: – Pyruvatkinase-Mangel – Triosephosphat-Isomerase-Mangel – Glucose-6-phosphat-Dehydrogenase-Mangel
Sichelzellanämie
Thalassämie
Paroxysmale nächtliche Hämoglobinurie
Autoimmunhämolytische Anämie
Morbus Wilson
Sepsis
Medikamenteninduzierte hämolytische Anämie

Gallensteine. Eine weitere Konsequenz der Hämolyse ist die Bildung bilirubinreicher Galle, die zur Bildung von Pigmentsteinen bei 50–70% der Patienten mit hämolytischer Anämie führt. Gallensteine bereits im Kindesalter beruhen fast immer auf einer hämolytischen Anämie.

Hepatitis B und C. Einige Formen von hämolytischer Anämie bedürfen auch der Therapie durch Bluttransfusionen. Bei diesen Patienten besteht ein erhöhtes Risiko, an einer Hepatitis-B- oder -C-Virusinfektion zu erkranken (geschätztes Risiko: 1 Infektion auf 100.000 Blutkonserven).

Klinik, Diagnose und Differenzialdiagnose

Eine Hämolyse mit Ikterus ist in der Regel einfach von anderen Ursachen eines Ikterus zu unterscheiden. Unabhängig von der Ätiologie der Hämolyse bestehen dabei einige klinische Gemeinsamkeiten.

Anämie. Die Anämie korreliert in ihrem Ausmaß zur Bilanz zwischen Bildung und Zerstörung der Erythrozyten. Die Lyse der Erythrozyten kann wie bei der Sichelzellanämie krisenhaft ansteigen. Dabei entwickeln die Patienten dumpfe Schmerzen in Abdomen und Gliedmaßen. Sie bekommen Fieber und Kopfschmerzen und geraten gelegentlich sogar in Schock. Im Blutausstrich findet sich auch ohne Krise eine deutliche Retikulozytose und Leukozytose. Die Serum-Lactatdehydrogenase ist erhöht, während die Haptoglobinspiegel im Serum erniedrigt sind. Bei Formen der hämolytischen Änämie mit gleichzeitig gestörter Erythropoese wie z. B. bei der kongenitalen dyserythropoetischen Anämie, der kongenitalen sideroblastischen Anämie oder der Thalassaemia intermedia kommt es auch ohne Bluttransfusion zur Eisenüberlastung, die durch erhöhte Ferritinspiegel im Serum erkannt werden kann.

Ikterus. Der Ikterus bei Hämolyse geht auf erhöhtes indirektes Bilirubin zurück.

Transaminasen, alkalische Phosphatase sowie die Spiegel von Immunglobulinen und Albumin sind im Serum normal. Der Stuhl ist nicht entfärbt. Im Urin findet sich vermehrt Urobilinogen, aber kein Bilirubin.

Differenzialdiagnose. Die frühe Bildung von Pigmentgallensteinen kann zur chronischen Cholezystitis führen oder auch eine Gallengangsobstruktion verursachen. Die dann entstehende obstruktive Cholestase aus zwei verschiedenen Ursachen erschwert die korrekte Diagnosefindung. Schwierigkeiten können sich auch bei der Abgrenzung zu den angeborenen Formen einer unkonjugierten Hyperbilirubinämie ergeben, da z. B. viele Patienten mit Morbus Meulengracht eine verkürzte Erythrozytenüberlebenszeit aufweisen.

Bei chronischer Hämolyse findet sich nicht selten auch eine Splenomegalie.

Sonderformen

Sichelzellanämie. Ca. 24% der Patienten mit Sichelzellanämie haben erhöhte Leberwerte (1). Etwa ein Viertel dieser Patienten hat eine chronische Virushepatitis als Ursache (2). Bei den übrigen Patienten spielen neben einer Eisenbelastung wahrscheinlich wiederholte ischämische Schädigungen der Leber eine wichtige Rolle. Das pathologische Hämoglobin S kristallisiert bei niedriger Sauerstoffspannung aus. Dies kann akut zu Krisen führen, die auch die Leber betreffen. Die Patienten zeigen einen vertieften Ikterus, Schmerzen im rechten Oberbauch und Fieber zusammen mit weiteren Zeichen der Sichelzellkrise. Obwohl sich unter supportiver Therapie die meisten Patienten wieder von diesen Krisen erholen, ist in Einzelfällen fulminantes Leberversagen beobachtet worden (3–5). Die Histologie zeigt hierbei neben den Stigmata der Sichelzellbildung ausgedehnte Nekrosen in der Zone 2 mit Cholestase. Auch überwiegend cholestatische Verläufe sind selten bei Sichelzellkrise beschrieben (6), die sich durch Austauschtransfusionen günstig beeinflussen lassen.

Paroxysmale nächtliche Hämoglobinurie. Bei dieser seltenen Erkrankung kommt es zur komplementvermittelten intravskulären Hämolyse. Durch einen genetischen Defekt in der Biosynthese des Glykosylphosphatidylinositol-Ankers fehlen die Komplementinhibitoren CD55 und CD59 auf der Erythrozytenoberfläche. Die Zellen werden dann hämolytisch, wenn während des Schlafs der Blut-pH abfällt. Es kommt am Morgen zu rötlich braunem Urin infolge einer Hämoglobinurie und zum Eisenmangel. Die Patienten können Ikterus und eine akute Hepatomegalie entwickeln. Histologisch zeigen sich ein zentrizonale Nekrose und eine Siderose.

Zusätzlich haben die Patienten ein erhöhtes Risiko, ein Budd-Chiari-Syndrom oder eine Portalvenenthrombose als Komplikation zu entwickeln. Auch sind Gallengangsveränderungen wie bei sklerosierender Cholangitis – vermutlich als Folge von Ischämie – beschrieben worden (7).

Leberbeteiligung bei extramedullärer Blutbildung

Die Retikulumzellen der Lebersinusoide haben die Potenz, sich in Erythrozyten, Leukozyten oder Megakaryozyten zu differenzieren. Diese hämatopoetische Differenzierung erfolgt, wenn die Blutbildung im Knochenmark gestört ist. Beim Erwachsenen wird dies bei Osteopetrosen wie Morbus Albers-Schönberg, Osteomyelofibrose, Myelosklerose bei myeloproliferativen Erkrankungen oder diffuser Infiltration des Knochenmarks durch ein Karzinom bzw. Lymphom beobachtet.

Leber und Milz sind stark vergrößert. Bilirubin, alkalische Phosphatase und γ-GT sind stärker als die Transaminasen erhöht. Selten wird auch Aszites als Folge eines Anstiegs des Pfortaderdrucks durch die Hämatopoese in den Lebersinusoiden gesehen.

Die Histologie der Leberbiopsie, die hämatopoetische Zellen in allen Reifungs- und Differenzierungszuständen in den Portalfeldern und erweiterten Sinusoiden zeigt, ist wegweisend. Myelozyten und Myeloblasten sowie aus den Retikulumzellen hervorgegangene Riesenzellen fallen ins Auge. Es kann auch zu einer perisinusoidalen Fibrose mit Ausbildung von Kollagenfaserbündeln im Dissé-Raum kommen.

Beteiligung der Leber bei malignen hämatologischen Erkrankungen

Infiltration und andere Veränderungen. Die Leber ist ein wichtiger Teil des retikuloendothelialen Systems und wird daher häufig bei den verschiedenen malignen Erkrankungen dieses Systems mit infiltriert (Tab. 26.**2**). Neben der direkten Infiltration durch die malignen Zellen spielen auch Schäden als Folge einer Bestrahlung oder Chemotherapie eine Rolle. Daneben finden sich sowohl bei behandelten als auch unbehandelten Patienten ätiologisch schwer einzuordnende Veränderungen wie Steatose, Fibrose, Hämosiderose oder unspezifische portale Infiltrate. Bei der Interpretation erhöhter Leberwerte im Rahmen maligner hämatologischer Erkrankungen sind auch Folgen einer eventuellen extramedullären Blutbildung oder paraneoplastische Verän-

Tabelle 26.2 Leberbeteiligung bei malignen hämatologischen Erkrankungen

Erkrankung	Klinischer Nachweis	Nachweis durch Autopsie
Morbus Hodgkin	8–14%	55%
Non-Hodgkin-Lymphome	16–57%	52%
Multiples Myelom	30–40%	40–50%
Leukämien		
– ALL		>95%
– AML		75%
– CLL		98%
Haarzellleukämie	100%	100%

derungen wie Granulome und Cholestase bei Morbus Hodgkin oder Amyloidablagerungen bei multiplem Myelom (s. u.) zu berücksichtigen.

⇢ **Hepatitis B und C.** Aufgrund der häufig bei Patienten mit malignen hämatologischen Erkrankungen notwendigen Bluttransfusionen besteht ein erhöhtes Risiko, eine Hepatitis C oder auch eine Hepatitis B zu erwerben. Unter zytostatischer bzw. immunsuppressiver Therapie kann es auch zur Reaktivierung einer Hepatitis B kommen (8, 9). Ferner sind bei solchen Patienten fulminante hepatitisähnliche Krisen nach Beendigung der zytostatischen Therapie beobachtet worden, die wahrscheinlich auf der Erholung des Immunsystems mit Wiedererlangung der antiviralen Immunkompetenz beruhen, durch die dann Hepatozyten mit Virusreplikation massiv lysiert werden (10).

› Epidemiologie, Pathologie und Wertung

⇢ **Morbus Hodgkin.** Zum Zeitpunkt der Diagnosestellung wird nur selten eine Leberbeteiligung bei Morbus Hodgkin nachgewiesen: Reed-Sternberg-Zellen wurden nur bei 8 % der Leberbiopsien beschrieben. Etwa ein Drittel zeigte unspezifische Infiltrate von mononukleären Zellen in den Portalfeldern, und bei 10 – 25 % zeigten sich nichtverkäsende Granulome ohne maligne Zellen oder nachweisbaren Erreger, deren Zustandekommen unklar ist (11 – 13).

Bei Infiltration des Morbus Hodgkin in die Leber ist in der Regel auch die Milz mit befallen, jedoch muss bei Milzbefall nicht unbedingt auch die Leber betroffen sein (13).

Wiederholt sind schwere intrahepatische Formen der Cholestase beschrieben worden, die sich nicht durch Infiltration der Leber oder Obstruktion der Gallenwege erklären ließen (14, 15). In der Histologie fand sich dabei bei einigen Patienten ein progressiver Verlust der kleinen intrahepatischen Gallenwege, der vermutlich durch Zytokine induziert wird, die aus den malignen Zellen freigesetzt werden (15). Häufig lässt sich bei Patienten mit Morbus Hodgkin in der Leberbiopsie lediglich eine Reaktion epitheloidzelliger Histiozyten nachweisen. Erweiterung der Sinusoide in Zone 2 und 3 des Leberläppchens findet sich bei 50% der Patienten und kann einen wichtigen Hinweis auf die Grundkrankheit geben.

⇢ **Non-Hodgkin-Lymphome.** Weitgehend unabhängig vom histologischen Typ findet sich bei Non-Hodgkin-Lymphomen ein Leberbefall bei 16 – 26 % der Patienten.

Ein Leberbefall bei Non-Hodgkin-Lymphom ist wenig wahrscheinlich, wenn die Leber nicht vergrößert ist. Gleichzeitiges Fieber, Ikterus und eine Splenomegalie erhöhen die Wahrscheinlichkeit eines Leberbefalls.

Eine Sonderstellung nimmt das *primäre Leberlymphom* ein. Es handelt sich meist um ein großzelliges B-Zell-Lymphom, weniger häufig auch um ein Lymphom, das sich von T-Zellen oder anderen Zelltypen ableitet (16, 17). Bei 60 % der Patienten besteht eine umschriebene Raumforderung und bei 35 % liegen multiple intrahepatische Raumforderungen vor, die Anlass zur Verwechslung mit Lebermetastasen geben können (Abb. 26.**1**). Nur bei 5 % der Patienten existiert ein diffuser Befall (18). Primäre Leberlymphome werden mit Immundefizienz und AIDS in Verbindung gebracht (16, 17, 19).

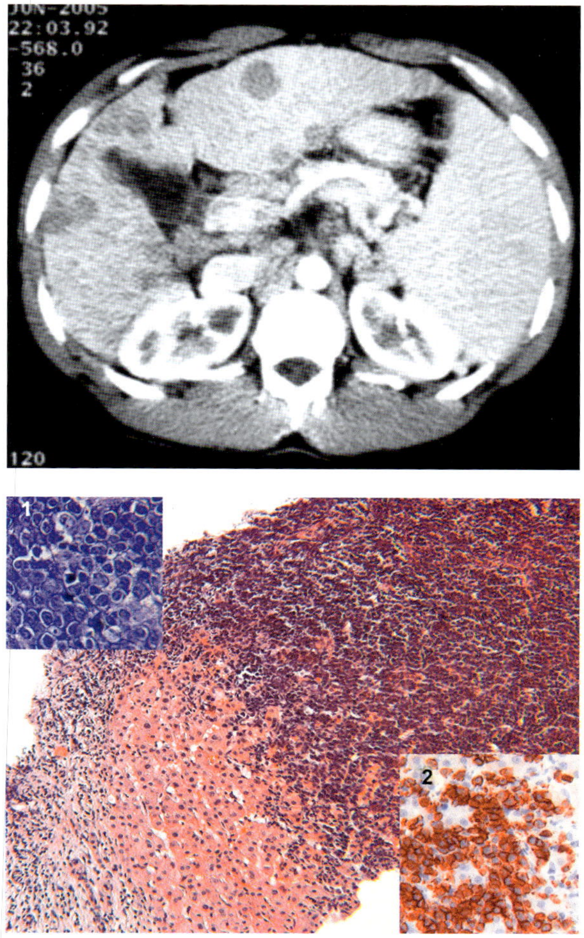

a

b

⊠ **Abb. 26.1** Primäres Leberlymphom bei einem Patienten mit Hepatitis C und HIV-Infektion.
a Die multiplen intrahepatischen Raumforderungen ähneln radiologisch einer Metastasenleber (freundlicherweise zur Verfügung gestellt von Prof. Dr. Schild, radiologische Klinik des Universitätsklinikums Bonn).
b Die gezielte Biopsie offenbart die Infiltration des Leberparenchyms durch das Lymphom. Inset 1 verdeutlicht die großzellige Morphologie der Lymphomzellen bei hoher Vergrößerung und Inset 2 bestätigt die Expression von CD20, einem typischen Marker der B-Lymphozyten, auf den Lymphomzellen (freundlicherweise zur Verfügung gestellt von Prof. Dr. Fischer, Institut für Pathologie des Universitätsklinikums Bonn).

Ein Befall von Leber und Milz durch ein Lymphom, das sich von $\gamma\delta$-*T-Zellen* ableitet, ist als neue seltene Form eines Lymphoms identifiziert worden (20). Betroffen sind junge Männer. Es besteht eine Hepatosplenomegalie infolge diffuser Infiltration der Sinusoide von Leber und Milz durch klonal expandierte $\gamma\delta$-T-Zellen. Die Lymphknoten sind in der Regel nicht vergrößert. Das Knochenmark ist häufig auch infiltriert. Zytogenetisch findet man gehäuft ein Isochromosom 7q und eine Trisomie 8 (20).

→ **Multiples Myelom.** Hepatomegalie und pathologische Leberwerte sind bei multiplem Myelom häufig (21). Etwa die Hälfte der Patienten zeigt in der Histologie eine diffuse sinusoidale oder periportale Infiltration mit Myelomzellen (22). Manchmal bilden sich auch Knötchen maligner Zellen (21, 22). Ikterus existiert bei bis zu 30% der Patienten. Bei massiver Infiltration ist auch Aszitesbildung möglich. Extramedulläre Blutbildung (s. o.) kann die Hepatomegalie und pathologisch erhöhten Leberwerte bei massiver Knochenmarksinfiltration noch weiter verstärken. Weitere Komplikationen ergeben sich durch die Ablagerung von AL-Amyloid (s. u.)

→ **Leukämien.** Bei *akuter* lymphatischer und myeloischer Leukämie ist die Leber bei 95% bzw. 75% der Patienten ebenfalls infiltriert. Mikroskopisch sieht man bei der myeloischen Form sowohl im Portalfeld als auch in den Sinusoiden reife und unreife Zellen der Myelopoese. Unreife myelopoetische Zellen werden auch außerhalb der Sinusoide gefunden. Die Infiltrate komprimieren die Leberzellbälkchen. Im Unterschied dazu beschränken sich bei akuter lymphatischer Leukämie Infiltrate ausschließlich auf die Portalfelder. Die Leberzellbälkchen werden nicht beeinträchtigt.

Auch bei *chronisch lymphatischer* Leukämie ist eine Infiltration der Portalfelder häufig, ohne dass in der Regel die Grenzlamelle überschritten wird (23). Eine Infiltration kann im Autopsiegut bei 98% der Patienten und häufig auch in der Biopsie nachgewiesen werden (23–29). In seltenen Fällen kommt es bei der chronisch lymphatischen Leukämie auch zur Brückenbildung der Infiltrate zwischen benachbarten Periportalfeldern. Hepatozelluläre Brückennekrosen und ein pseudolobulärer Umbau sind möglich.

Im Unterschied zur rein portalen Lokalisation bei chronisch lymphatischer Leukämie infiltrieren die malignen Zellen bei *Haarzellleukämie*, LGL-Leukämie (large granular lymphocyte) oder Leukämie infolge HTLV1-Infektion (humanes T-Zell-Leukämie-Virus 1) diffus die Sinusoide oder bilden gemischt sinusoidale und portale Infiltrate. Bei Haarzellleukämie sind auch angiomatöse Veränderungen in Form von mit malignen Haarzellen ausgekleideten Blutspalten beobachtet worden.

→ **Mastozytose.** Hierbei handelt es sich um eine Hyperplasie der Mastzellen, die neben der Leber verschiedene andere Organe betreffen kann.

Typisch für die Mastozytose ist eine Kombination aus Hepatomegalie, Lymphknotenvergrößerungen und typischen Hautläsionen.

In der Leberhistologie sind hauptsächlich in den Portalfeldern, weniger in den Sinusoiden polygonale Zellen mit eosinophilen Granula zu sehen (31). Bei Färbung mit Giemsa oder Toluidinblau zeigen die Granula Metachromasie. Noduläre regeneratorische Hyperplasie, Störungen des venösen Blutstroms z. B. durch Blockade des venösen Blutausstroms aus der Leber sind beschrieben (32). Sie können einen Pfortaderhochdruck mit Aszitesbildung verursachen. Eine Zirrhose entwickelt sich bei 5% der Patienten (31).

→ **Langerhans-Zell-Histiozytose.** Bei dieser seltenen Proliferation und Aggregation von dendritischen Langerhans-Zellen wird eine Leberbeteiligung bei etwa einem Drittel der Patienten beobachtet. Es können proliferierende Histiozyten in den Portalfeldern nachgewiesen werden, die deutlich CD1a positiv sind (32). Auch eine Cholestase mit Gallengangsveränderungen wie bei sklerosierender Cholangitis wird beobachtet (33, 34). Es können sich eine portale Hypertension und selten ein Versagen der Leberfunkton infolge einer biliären Zirrhose entwickeln. Nach Lebertransplantation sind langfristige Verläufe ohne Rezidiv der Erkrankung möglich.

Klinik und Diagnose infiltrativer Lebererkrankungen

Die Leber ist je nach hämatologischer Grunderkrankung unterschiedlich stark vergrößert. Eventuell besteht eine Splenomegalie. Gewöhnlich wird die Leberfunktion aber nur wenig eingeschränkt mit nur mäßig erhöhten Cholestaseparametern. In seltenen Fällen sind ein fulminantes Leberversagen als Folge massiver Infiltrate maligner Zellen bei akuter lymphoblastischer Leukämie (35), Non-Hodgkin Lymphom (36), myelomonoblastärer Leukämie (37) und maligner Histiozytose (38) berichtet worden. In dieser Situation ist es wichtig, die ursächliche Grunderkrankung zu erkennen, da sich bei malignem Grundleiden eine Transplantation als Therapieoption verbietet.

→ **Leberbiopsie.** Die Diagnose einer malignen Leberinfiltration erfolgt durch Leberbiopsie. Spezialfärbungen der Schnitte mit monoklonalen Antikörpern erlauben es, die Art der malignen Zellen mit hoher Sicherheit zu identifizieren. Bei Hinweisen auf fokale Infiltration der Leber sollte die Biopsie gezielt unter Ultraschall- oder CT-Kontrolle erfolgen. Bei Leukämien ist infolge Störungen der Hämostase oder einer Thrombopenie das Risiko einer Nachblutung nach Leberpunktion deutlich erhöht (39). Hier bietet die transvenöse Biopsie eine diagnostische Alternative.

→ **Cholestase.** Ursachen einer Cholestase bei Morbus Hodgkin oder Non-Hodgkin-Lymphomen können auch vergrößerte Lymphknoten im Leberhilus oder längs des Verlaufs des D. choledochus sein (40). Bei Fehlen von weiteren Hinweisen auf die hämatologische Grunderkrankung kann die Differenzierung dieser Gallengangsobstruktion von anderen Ursachen schwierig sein. In seltenen Fällen ist auch eine idiopathische Cholestase bei Morbus Hodgkin (15) oder Non-Hodgkin-Lymphom (41) berichtet worden, die nicht auf einer Obstruktion der Gallenwege oder malignen Infiltration der Leber beruht. In der Biopsie zeigt sich ein progredienter Verlust der kleinen intrahepatischen Gallengänge (14, 15). Die Cholestase bessert sich unter Chemotherapie, es sind aber auch nicht behandelbare Verläufe bei diesem Syndrom beobachtet worden (15).

Der Nachweis einer malignen Infiltration bei Morbus Hodgkin oder Non-Hodgkin-Lymphom in der Leber zeigt ein Stadium IIIE oder IV der Erkrankung an und hat daher auch große Bedeutung für die Abschätzung der Prognose und Therapieplanung der Patienten.

Verlauf, Prognose Therapie und Komplikationen bei infiltrativen Lebererkrankungen

Therapie der Grunderkrankung. Bei nachgewiesener Infiltration der Leber durch eine hämatologische Systemerkrankung richten sich in der Regel Prognose und Therapie nach der Grunderkrankung. Diese wird stadiengerecht mit Chemotherapie und/oder Radiotherapie behandelt, unabhängig davon, ob eine Cholestase vorliegt. Bei unifokalem primärem Lymphom ist auch eine Teilhepatektomie (42), bei Kompression der extrahepatischen Gallenwege durch vergrößerte Lymphknotenpakete eine lokale Bestrahlung möglich. Palliativ erfolgt eine Versorgung mit Gallengangsstents.

Die maligne Infiltration muss differenzialdiagnostisch sicher von anderen Möglichkeiten einer Cholestase unterschieden werden, denn auch die Chemotherapie kann eine Leberschädigung verursachen. Prinzipiell können alle Zytostatika lebertoxisch sein, die häufigsten Verursacher sind jedoch Methotrexat, 6-Mercaptopurin, Cytosinarabinosid, Procarbazin, und Vincristin. Auch bei Bestrahlung muss mit einer Leberschädigung gerechnet werden (Grenzwert ab etwa 3000 rad).

Komplikationen nach KMT. Besondere Komplikationen hinsichtlich der Leber sind nach Knochenmarkstransplantation (KMT) zu erwarten: Ikterus, schmerzhafte Leberschwellung, Gewichtszunahme und Aszitesbildung unmittelbar nach Knochenmarkstransplantation sollten den Verdacht auf eine venöse Blutausflussstörung lenken. Dies ist eine Komplikation der intensiven zytostatischen Therapie zur Ablation des Knochenmarks. Die Mortalität liegt bei schweren Verläufen um die 50%. Die Diagnosestellung sollte in Anbetracht der in dieser Phase noch bestehenden Thrombopenie durch eine transvenöse Leberbiopsie versucht werden.

Ikterus und erhöhte Leberenzymwerte nach Knochenmarktransplantation können auch auf eine Graft-versus-Host-Erkrankung hinweisen. Hautveränderungen und Durchfälle sind weitere Hinweise auf diese Komplikation.

Die Leberschädigung kann persistieren und zur chronischen Graft-versus-Host-Erkrankung mit progressivem Verlust der intrahepatischen Gallengänge führen. Die Therapie ist in der Initialphase immunsuppressiv. Bei fortgeschrittenem Verlust der Gallenwege stellt die Lebertransplantation eine aussichtsreiche Therapieoption dar (43).

Steckbrief Leberbeteiligung bei hämatologischen Erkrankungen

Leitsymptom:
Anämie, Cholestase, evtl. Fieber

Klinischer Leitbefund:
Ikterus, variabel vorhanden sind eine Hepatosplenomegalie und Lymphknotenvergrößerungen

Apparativer Leitbefund:
in der Regel intrahepatische Cholestase, Raumforderungen können bei den bildgebenden Untersuchungen nachweisbar sein

Wichtigste Differenzialdiagnose:
Amyloidose, Sarkoidose, Systeminfektionen wie Tuberkulose, Lues

Therapie:
richtet sich nach der Grundkrankheit; bei maligner Infiltration der Leber ist eine Chemotherapie trotz Ikterus indiziert (evtl. Dosisanpassung einzelner Medikamente)

Sarkoidose

Definition und Epidemiologie

Die Sarkoidose ist eine Systemerkrankung unklarer Genese, die durch das Auftreten von typischen Granulomen in multiplen Organen gekennzeichnet ist.

Lebermanifestationen. Granulome werden bei bis zu 95% der Patienten mit Sarkoidose auch in der Leber beobachtet (44). Dennoch steht bei den meisten betroffenen Patienten der Leberbefall nicht im Vordergrund des Krankheitsbilds. Die Leberbeteiligung im Rahmen einer Sarkoidose kann aber zu sehr unterschiedlichen Manifestationen führen:

- zufälliger Nachweis von Granulomen in der Leber bei Patienten mit aktiver Sarkoidose der Lungen, der Haut oder des Zentralnervensystems,
- Nachweis von Granulomen in der Leber bei Patienten mit Fieber und Gewichtsverlust mit oder ohne zusätzliche Symptome einer extrahepatischen Sarkoidose,
- schwere intrahepatische Cholestase,
- Pfortaderhochdruck bei Übergang in eine Zirrhose, ausgeprägter Bildung von Granulomen und nodulärer Hyperplasie.

Dabei stellt der zufällige Nachweis von Granulomen in der Leberhistologie häufig auch einen Initialbefund dar, der jedoch eine schwierige Differenzialdiagnose eröffnet. Granulome finden sich bei zwischen 2,4% und 14,6% (45) der Leberbiopsien.

Risikofaktoren und Pathologie

Granulome. Die Granulome sind bei der Sarkoidose diffus über das ganze Leberparenchym mit bevorzugter Lokalisation in den Portalfeldern und periportal verteilt (44, 46). Sie bestehen aus epitheloiden Zellen, gelegentlich auch mehrkernigen Riesenzellen, die von Lymphozyten und Makrophagen umgeben sind (Abb. 26.**2**). Selten finden sich Schaumann-Körperchen, Sternkörperchen oder Calciumoxalatablagerungen. Obwohl die Granulome bei Sarkoidose nicht verkäsen, sieht man manchmal eine zentrale Nekrose. Die Granulome sind bei Sarkoidose klein (50 – 300 μm) und können daher mit den bildgebenden Untersuchungsverfahren (Ultraschall, Computertomographie, Kernspintomographie) nicht direkt nachgewiesen werden.

Manchmal bilden sich Aggregate aus Granulomen, die von Fibrose und einer deutlichen Entzündungsreaktion umgeben sind. Diese können dann bei der radiologischen Bildgebung als multiple bis zu 3 cm große Knoten imponieren.

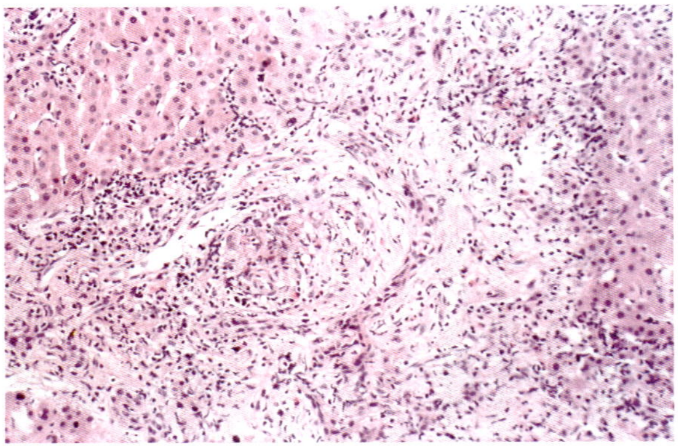

Abb. 26.2 Leberbefall bei systemischer Sarkoidose. Die Histologie zeigt in der Leber ein typisches epitheloidzelliges Granulom ohne Nekrosen (freundlicherweise zur Verfügung gestellt von Prof. Dr. Fischer, Institut für Pathologie des Universitätsklinikums Bonn).

Andere Veränderungen. Weitere Veränderungen bei Sarkoidose sind eine Hyperplasie der Kupffer-Zellen sowie Infiltrate mononukleärer Zellen im Periportalfeld und im Leberläppchen. Eine granulomatöse Phlebitis sowohl der Lebervenen als auch der Portalgefäße kommt bei Patienten mit ausgeprägter portaler Hypertension vor. Ein Verlust intrahepatischer Gallengänge ähnlich wie bei primär biliärer Zirrhose oder periportale Fibrosierungen, die an eine primär sklerosierende Cholangitis erinnern, sind bei Patienten mit ausgeprägter Cholestase beschrieben (47, 48). Ca. 6% der Patienten mit einer Sarkoidose der Leber entwickeln das Vollbild einer Zirrhose, weitere 15% der Patienten eine signifikante Fibrose (48).

Klinik und Diagnose

Die Sarkoidose der Leber ist meist asymptomatisch. Etwa 20% der Patienten weisen eine Hepatomegalie auf. Bei etwa einem Drittel der Patienten ist bei der Labordiagnostik die alkalische Phosphatase erhöht mit oder auch ohne gleichzeitigen Anstieg der Transaminasen. Weitere Veränderungen umfassen erhöhte Immunglobulinspiegel und Serumaktivität des Angiotensin Converting Enzymes (ACE). Bei mehr als der Hälfte der Patienten verbessern sich diese Laborabnormalitäten im weiteren Verlauf, selbst wenn keine immunsuppressive Therapie durchgeführt wird.

Der Nachweis einer Leberbeteiligung bei Sarkoidose erfolgt durch die Leberbiopsie, die aufgrund des fokalen Charakters der Erkrankung jedoch bei nur 60% der Patienten die typischen Granulome erfasst. Manchmal zeigen sich in der Biopsie nur Parenchymnekrosen und eine Fibrose (49).

Primär biliäre Zirrhose und Overlap-Syndrom. Wenige Patienten entwickeln eine schwere Cholestase mit ausgeprägtem Juckreiz, eventuell sogar in Kombination mit einer portalen Hypertension. Diese Variante der Lebersarkoidose führt zum progressiven Verlust der intrahepatischen Gallengänge und dem Bild einer biliären Zirrhose. Das Fehlen von antimitochondrialen Antikörpern hilft die Sarkoidose gegenüber einer primär biliären Zirrhose abzugrenzen, bei der ein ähnliches klinisches Bild vorliegen kann. Allerdings sind in seltenen Fällen Patienten beschrieben worden, bei denen gleichzeitig Granulome in mehreren Organen zusammen mit antimitochondrialen Antikörpern auftraten (50). Diese Patienten haben wahrscheinlich ein Overlap-Syndrom aus Sarkoidose und primär biliärer Zirrhose.

Portale Hypertension und Budd-Chiari-Syndrom. Patienten mit Zeichen oder Komplikationen einer portalen Hypertension haben im Rahmen ihrer Sarkoidose entweder bereits eine Zirrhose entwickelt oder zeigen eine ausgeprägte Infiltration mit Granulomen unter dem histologischen Bild einer nodulär regenerativen Hyperplasie. Bei nodulär regenerativer Hyperplasie ist der Lebervenenverschlussdruck meist normal als Hinweis auf einen präsinusoidalen Block des Portalkreislaufs. Bei entsprechender Lokalisation der intrahepatischen Granulome kann es auch zu einem Budd-Chiari-Syndrom kommen. Die Lebervenen werden dabei durch die Sarkoidosegranulome stark eingeengt und zeigen eine Stase des Bluts mit massiven thrombotischen Verschlüssen (51, 52).

Akute Lebersarkoidose. Schließlich existiert eine akute Form der Lebersarkoidose, bei der systemische Symptome, z. B. Fieber, Abgeschlagenheit und Gewichtsverlust zusammen mit Hepatosplenomegalie und einem Ansteigen der alkalischen Phosphatase beobachtet werden. Ikterus oder klinische Zeichen für eine chronische Lebererkrankung fehlen jedoch. Meist fehlen auch klinische oder radiologische Hinweise auf eine Lungensarkoidose. Jedoch lassen sich häufig durch Biopsie Granulome in anderen Organen nachweisen (Haut, Lymphknoten, Konjunktiven) (47–49, 53, 54).

Differenzialdiagnose

Beim Nachweis nichtverkäsender Granulome in der Leberbiopsie muss bei asymptomatischen Patienten mit erhöhten Cholestaseparametern eine breite Palette unterschiedlicher Lebererkrankungen differenzialdiagnostisch bedacht werden. Einen orientierenden Überblick dazu gibt Tab. 26.**3**.

Sarkoidose und Tuberkulose, primär biliäre Zirrhose und Medikamente stellen die häufigsten Ursachen einer Granulombildung dar. Allopurinol, Sulfonamidderivate, Chlorpropamid und Chinidin sind dabei die häufigsten Medikamente.

Mikrobiologie und Histologie. Die Differenzialdiagnose ist insbesondere bei gleichzeitigem Fieber des Patienten schwierig. Eine suffiziente mikrobiologische Diagnostik (Kultur, PCR aus Biospiematerial) ggf. einschließlich Tuberkulintestung ist unbedingt nötig. Typische Verkäsungen finden sich nur bei 29% der Leberbiopsien von Patienten mit Leberbefall durch Tuberkulose, so dass eine histomorphologische Unterscheidung zwischen Tuberkulose und Sarkoidose nicht möglich sein kann. Hinweise auf die Ätiologie sind manchmal aus dem Bezug der Granulome zu den verschiedenen anatomischen Strukturen der Leber ableitbar: im Leberläppchen (Tuberkulose, Sarkoidose, Medikamente), periportal (Sarkoidose), periduktal (primär biliäre Zirrhose), perivenös (Mineralöl), periarteriell (Phenytoin).

Tabelle 26.3 Differenzialdiagnose bei Nachweis von Lebergranulomen

Infektionen durch	– Viren: Zytomegalievirus, infektiöse Mononukleose – Bakterien: Tuberkulose, atypische Mykobakteriose, Brucellose, Spirochätose (T. pallidum), Lepra – Pilze: Histoplasmose – Parasiten: Schistosomiasis, Toxoplasmose
Autoimmunität	Morbus Crohn, primär biliäre Zirrhose
Medikamente	Allopurinol, Carbamazepin, Chinidin, Chlorpropamid, Diltiazem, Gold, Halothan, Hydralazin, Interferon α, Mebendazol, Nitrofurantoin, Phenylbutazon, Phenytoin, Procainamid, Sulfonamidderivate
Fremdmaterial	Mineralöl, Beryllium, Talk, Nahtmaterial
Paraneoplastisch	Morbus Hodgkin, Non-Hodgkin-Lymphome

Laborbefunde.

- Laborchemisch findet sich eine erhöhte Aktivität des *Angiotensin Converting Enzyme* neben der Sarkoidose auch noch bei primär biliärer Zirrhose, Silikose oder Asbestose.
- *Immunglobuline* können bei Sarkoidose, Berylliose oder primär biliärer Zirrhose erhöht sein.
- Eine *Bluteosinophilie* kann auf einen parasitären Befall oder Granulombildung durch Medikamentenunverträglichkeit hinweisen.
- *Antimitochondriale Autoantikörper* sind charakteristisch für die primär biliäre Zirrhose.

Die zur Klärung der Differenzialdiagnose von epitheloidzelligen Lebergranulomen sinnvollen Untersuchungen sind in Tab. 26.**4** zusammengefasst.

Verlauf, Therapie und Prognose

Verlauf und Prognose einer Sarkoidose der Leber sind variabel. Die meisten Patienten mit Sarkoidose und erhöhten Leberwerten entwickeln keine typischen Symptome oder Komplikationen einer chronischen Lebererkrankung. Auch

Tabelle 26.4 Maßnahmen zur differenzialdiagnostischen Abklärung von Lebergranulomen

- Röntgen-Thorax
- Tuberkulin-Hauttest
- Bestimmung von Angiotensin Converting Enzyme im Serum
- Blutkulturen (Bakterien, Pilze, atypische Mykobakterien)
- Serologie auf HIV, Brucellose, Lues, Rickettsiose etc.
- Serum IgG und IgM
- Antimitochondriale Autoantikörper im Serum
- Spezialfärbung der Leberbiopsie auf Mykobakterien und Pilze
- Nachweis von M. tuberculosis durch PCR oder Kultur aus Biopsiematerial
- Bei besonderer Anamnese, z. B. Auslandsaufenthalt, weitere mikrobielle Spezialdiagnostik

ohne immunsuppressive Therapie bessern sich bei mehr als der Hälfte der Patienten die erhöhten Leberwerte.

Immunsuppression. Bei symptomatischen Patienten mit Persistenz der Beschwerden empfiehlt sich jedoch eine immunsuppressive Therapie. Unter systemischer Gabe von Glucocorticoiden oder Methotrexat wurden eine Besserung der Symptome und veränderten Leberwerte beschrieben (53, 55 – 57). Nach Absetzen dieser Therapie sind Rückfälle in die symptomatische Erkrankung häufig. Diese sprechen aber in der Regel gut auf die Wiederaufnahme der Therapie mit Glucocorticoiden oder anderen Immunsuppressiva an (53, 55, 56). Die Sarkoidose kann trotz der Gabe von Glucocorticoiden zur Zirrhose und einer portalen Hypertension fortschreiten.

Führende intrahepatische Cholestase. Besonders Patienten mit ausgeprägter intrahepatischer Cholestase sprechen häufig nicht mehr gut auf eine immunsuppressive Therapie an, und die Nebenwirkungen einer immunsuppressiven Therapie überwiegen unter diesen Umständen oft den möglichen Nutzen (49, 54).

Bei führender intrahepatischer Cholestase sind eine Besserung der Symptome und Laborparameter unter einer Therapie mit Ursodeoxycholsäure berichtet worden (58, 59). Dieser Therapieansatz ist aber bisher nicht in kontrollierten Studien validiert worden.

Auf Grund des progressiven Verlusts intrahepatischer Gallengänge verläuft diese Form der hepatischen Sarkoidose aber prognostisch ungünstig. Die Patienten versterben innerhalb von 2 – 18 Jahren nach Diagnosestellung.

Bei Progression der Cholestase müssen die Patienten daher ebenso wie bei Komplikationen durch die portale Hypertension rechtzeitig einer Lebertransplantation zugeführt werden, die bei dieser Indikation gute Erfolge aufweist (60).

Steckbrief Leberbeteiligung bei Sarkoidose

Leitsymptom:
Anstieg der Transaminasen und Cholestaseenzyme

Klinischer Leitbefund:
Ikterus, portaler Hypertonus; variabel vorhanden sind eine Hepatosplenomegalie oder Lymphknotenvergrößerungen

Apparativer Leitbefund:
in der Regel intrahepatische Cholestase

Wichtigste Differenzialdiagnose:
Tuberkulose, Medikamente, sonst breites Spektrum an Differenzialdiagnosen

Therapie:
Immunsuppression (Corticosteroide, Methotrexat u. a.), bei refraktärer Sarkoidose mit Entwicklung einer Zirrhose ist die Lebertransplantation erfolgreich

Amyloidose

Definition und Klassifikation

Amyloidose ist eine Erkrankung des Proteinstoffwechsels, die zu unlöslichen extrazellulären Ablagerungen führt. Diese Ablagerungen bestehen aus mehreren Komponenten, die als wesentlichen Bestandteil ein fibrilläres Protein umfassen, das je nach Form der Amyloidose variiert und heute zur modernen Klassifizierung der Amyloidosen benutzt wird (Tab. 26.**5**) (61).

Amyloidosen vom Typ AL werden häufig als primär und Amyloidosen vom Typ AA als sekundär bezeichnet.

Gemeinsamkeiten. Trotz Unterschieden in der biochemischen Zusammensetzung haben die verschiedenen Amyloidablagerungen folgende Eigenschaften gemeinsam:

- Die Ablagerungen erscheinen bei der Lichtmikroskopie homogen und amorph.
- Sie färben sich mit Kongorot an und zeigen im polarisierten Licht Doppelbrechung.
- Unterschiede im Muster der Organbeteiligung und mikroskopischen Verteilung haben sich nicht als verlässliches Kriterium zur Klassifikation bewährt.
- Bei allen Formen der Amyloidose finden sich häufig auch Amyloidablagerungen in der Leber.

Epidemiologie und Wertung

Amyloidosen vom Typ AL und AA stellen die häufigsten Formen dar. Eine Amyloidose tritt typischerweise bei Patienten jenseits des 40. Lebensjahres auf. Männer sind häufiger davon betroffen als Frauen (62). Eine Leberbeteiligung wird bei zwischen 20 und 100% der Patienten mit systemischer Amyloidose beschrieben. Eine klinisch nachweisbare Hepatomegalie existiert bei etwa 60% der Patienten, eine Splenomegalie ist mit 5 – 20% aber seltener.

Risikofaktoren und Pathologie

Trotz der großen Diversität hinsichtlich der fibrillären Komponente der Amyloidablagerungen zeigen alle Formen von Amyloid eine einheitliche Morphologie. Amyloid besteht ultrastrukturell aus vernetzten aber unverzweigten Fibrillen von 7 – 15 nm Durchmesser, lässt sich mit Kongorot anfärben und zeigt Doppelbrechung unter polarisiertem Licht. Dieses einheitliche Färbeverhalten wird entweder zurückgeführt auf ein gemeinsames Proteinmotiv der intermolekularen Wechselwirkung oder eine ähnliche β-Faltblatt-

Tabelle 26.5 Klassifikation systemischer Amyloidosen mit Leberbeteiligung

Amyloidprotein	Fibrilläre Komponente	Klinisches Syndrom
AL	leichte Immunglobulinkette	Amyloidose bei Lymphom
AH	schwere Immunglobulinkette	Paraproteinämie, Plasmozytom
AA	Serum-Amyloid-A-Protein	sekundäre Amyloidose bei chronisch entzündlichen Prozessen, Mittelmeerfieber, Muckle-Wells-Syndrom
Aβ2M	β2-Mikroglobulin	Amyloidose bei Hämodialyse
ATTR	mutiertes Transthyretin	familiäre Amyloidpolyneuropathie (portugiesischer Typ), senile systemische Amyloidose
ACys	mutiertes Cystatin	hereditäre Zerebralblutung mit Amyloidose
AGel	mutiertes Gelsolin	familiäre Amyloidpolyneuropathie (finnischer Typ)
AApoAI	mutiertes Apolipoprotein AI	systemische Amyloidose ohne Polyneuropathie
ALys	mutiertes Lysozym	systemische Amyloidose ohne Polyneuropathie
AFib	mutiertes Fibrinogen α	systemische Amyloidose ohne Polyneuropathie

struktur mit der Längsachse im rechten Winkel zur Ausrichtung der Fibrillen (63, 64).

Formen der hepatischen Amyloidose. In der Leber lagert sich Amyloid extrazellulär entweder als amorphes, hyalines Material in den Gefäßwänden (vorrangig Arterien und Arteriolen, weniger portale und hepatische venösen Gefäße) ab, oder es findet sich diffus im Dissé-Raum (Abb. 26.**3a**). Nach der Verteilung der Amyloidablagerungen werden 3 Formen der hepatischen Amyloidose unterschieden:

- vorwiegend parenchymatöse Ablagerungen im Dissé-Raum und den Sinusoiden,
- vorwiegend vaskuläre Ablagerungen vor allem periportal,
- ein Mischbild aus parenchymatösen und periportalen Ablagerungen (65, 66).
- Als weitere ungewöhnliche Form sind gelegentlich auch ovale globuläre Ablagerungen von 5 – 40 μm Durchmesser im Dissé-Raum oder den Portalfeldern beschrieben worden.

Patienten mit parenchymatösen Ablagerungen fallen in der Regel durch eine ausgeprägte Hepatomegalie auf, während eine Vergrößerung der Leber bei den rein vaskulären Amyloidablagerungen selten ist.

Verteilungsmuster und Klassifizierung. Obwohl die vaskuläre Verteilungsform statistisch signifikant mit AL-Amyloidosen und die parenchymatöse Variante mit AA-Amyloidosen assoziiert ist, sind Überschneidungen dieser beiden Verteilungsmuster so häufig vor, dass eine Unterscheidung nach dem Verteilungsmuster zur Klassifizierung einer Amyloidose nicht ausreicht. Die Art der Amyloidablagerungen muss durch Färbung mit spezifischen Antikörpern ermittelt werden (Abb. 26.**3b**) (67). Auch dabei können sich Probleme bei der Zuordnung einer Amyloidose ergeben: Die Fibrillen des AL-Amyloids leiten sich von den aminoterminalen Abschnitten der Immunglobulinleichtketten ab, die in ihrer Aminosäuresequenz sehr variabel sind. Deshalb zeigt AL-Amyloid bei etwa nur der Hälfte der mit Antiseren gegen λ- bzw. ϰ-1-Leichtketten untersuchten Fälle eine positive Färbereaktion, da die verfügbaren Antikörper gegen invariante Epitope der Immunglobulinleichtketten gerichtet sind. Der Nachweis einer monoklonalen Gammopathie in Serum oder Urin mittels Immunelektrophorese oder Immunfixation hilft jedoch, diese Art der Amyloidablagerungen korrekt einzuordnen.

Klinik und Diagnose

Symptomatik. Die Symptome sind bei systemischer Amyloidose eher unspezifisch. Müdigkeit, Gewichtsabnahme und eine Ödemneigung finden sich bei etwa 40 – 70% der Patienten (62). Ein Gewichtsverlust wird von etwa der Hälfte der Patienten berichtet und kann sehr ausgeprägt sein. Die Ödembildung beruht in der Regel auf der begleitenden Herzinsuffizienz oder Proteinurie infolge Herz- und Nierenbeteiligung. Aszites oder weitere Zeichen eines Pfortaderhochdrucks sind aber selten. Zusätzlich zu diesen unspezifischen Beschwerden berichten etwas 25% der Patienten über Parästhesien als Ausdruck einer Polyneuropathie. Bei einzelnen familiären Formen der Amyloidose wie z. B. ATTR ste-

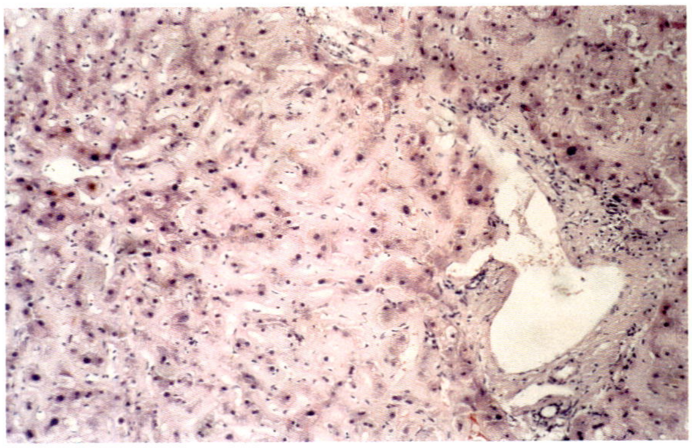

a

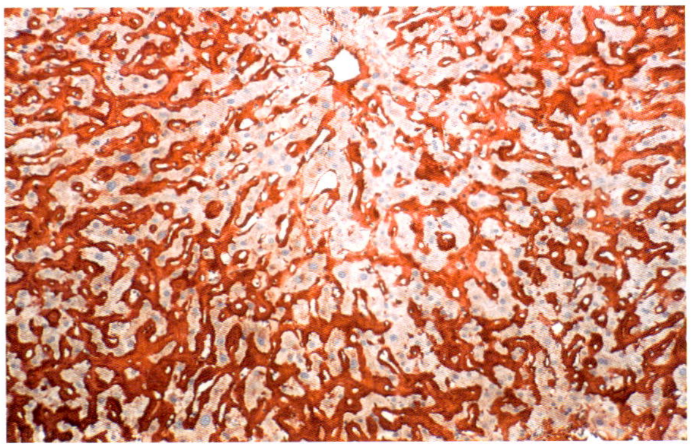

b

☒ **Abb. 26.3** Amyloidose der Leber bei einem Patienten mit bekannter Paraproteinämie (freundlicherweise zur Verfügung gestellt von Prof. Dr. Fischer, Institut für Pathologie des Universitätsklinikums Bonn).

a Bei der HE-Färbung zeigen sich amorphe hyaline Ablagerungen in den Lebersinusoiden.
b Die Immunhistologie belegt, dass es sich um Amyloid vom Typ AL-$\varkappa$ handelt.

hen Polyneuropathien klinisch ganz im Vordergrund der Erkrankung (61, 62).

Beschwerden können auch Papeln und Purpura der Haut, bei zusätzlicher Lungenbeteiligung Husten und Dyspnoe oder bei Befall des Gastrointestinaltrakts Durchfall, Malabsorption oder gastrointestinale Blutungen sein. Auch ein Karpaltunnelsyndrom oder eine orthostatische Hypotonie als Folge einer autonomen Polyneuropathie werden beobachtet.

Leberbefall. Im Vergleich dazu sind Beschwerden, die auf den Leberbefall zurückgeführt werden können, selten. Sie umfassen Druckgefühl im rechten Oberbauch bei Hepatomegalie, selten eine hepatische Enzephalopathie oder refraktären Aszites (67, 68). Ausgeprägte Cholestasesyndrome sind gelegentlich bei Patienten mit fortgeschrittener AL-Amyloidose beobachtet worden (68).

Klinischer Verdacht. Ein typischer Symptomenkomplex bei den familiären Formen der Amyloidose ist eine mögliche klinische Hilfe.

Der Verdacht auf das Vorliegen einer Amyloidose stellt sich klinisch, wenn ein Patient mit vorbekannter monoklonaler Gammopathie, einer chronisch entzündlichen Grunderkrankung wie z. B. Tuberkulose, rheumatoider Arthritis oder chronischer Osteomyelitis Hepatomegalie und erhöhte Leberwerte entwickelt.

Diagnostik. Laborchemisch finden sich eine mäßig erhöhte alkalische Phosphatase und eine Hypalbuminämie häufig. Die Transaminasen sind selten erhöht, und Bilirubin liegt meist im Normbereich. Gerinnungstests wie die Prothrombinzeit können ebenfalls pathologisch ausfallen (69). Es gibt jedoch keine Laboruntersuchung, die eine definitive Diagnose einer Amyloidose ermöglicht. Aus diesem Grund muss die Diagnose einer Amyloidose histologisch gestellt werden. Dies ist aus einer Leberbiopsie in der Regel problemlos möglich. Jedoch weisen Patienten mit hepatischer Amyloidose ein deutlich erhöhtes Blutungsrisiko bei der Leberpunktion auf (69). Deshalb sollte zur Diagnose einer Amyloidose histologisches Material aus anderen Stellen entnommen werden, bei denen sich eine Nachblutung leichter kontrollieren lässt.

Biopsien des subkutanen Fettgewebes, Jamshidi-Biopsien des Knochenmarks oder Zangenbiopsien aus dem Rektum stellen gute Alternativen zur Leberbiopsie dar, um bei reduziertem Blutungsrisiko die Diagnose einer Amyloidose zu bestätigen.

Verlauf und Prognose

Eine systemische Amyloidose ist in der Regel nicht heilbar und verschlechtert sich progressiv. Die Überlebensprognose beträgt häufig weniger als 2 Jahre nach Diagnosestellung. Eine Leberbeteiligung bestimmt aber nur selten die Morbidität und Mortalität der Amyloidose. Der Tod geht bei der Mehrzahl der Fälle auf das Versagen der kardialen Pumpfunktion oder der Nieren zurück; im Falle eines Plasmozytoms auch auf den Progress der zugrunde liegenden malignen Erkrankung (62, 67).

Therapieziele und Maßnahmen

Im Allgemeinen ist die Therapie symptomorientiert und behandelt die Komplikationen von Seiten des Herzens und der Nieren.

Chemotherapien. Ein weiterer Ansatz versucht, die weiteren Ablagerungen von Amyloid zu verhindern oder wenigstens zu verlangsamen (70). In kleinen Studien wurde unter Chemotherapie mit autologem Stammzellersatz bei Erreichen einer Vollremission der ursächlichen Knochenmarkserkrankung auch eine Verbesserung der amyloidosebedingten Symptome beobachtet (67, 71). Im Vergleich dazu sind die Erfolge einer konventionellen Chemotherapie, die

Serumspiegel der Immunglobulinleichtketten bei AL-Amyloidose zu reduzieren, von geringer Wirksamkeit (72). In ausgewählten Einzelfällen sind auch erfolgreich eine Herz- oder Nierentransplantation bei Amyloidose versucht worden.

AA-Amyloidose. Im Unterschied zu der im Allgemeinen schlechten Prognose einer AL-Amyloidose liegen bei AA-Amyloidose viel versprechende Beobachtungen vor, dass mit einer Behandlung, die die Amyloidablagerung zu verhindern versucht, die Progression der Amyloidose gebremst werden kann. Behandlung mit Colchicin bessert die Symptome bei familiärem Mittelmeerfieber und reduziert die Ablagerungen von AA-Amyloid (73). Auch der therapeutische Versuch, bei Patienten mit Muckle-Wells-Syndrom Interleukin 1 zu neutralisieren, war in Einzelfällen erfolgreich (74, 75). Auch bei anderen sekundären Formen einer AA-Amyloidose als Folge eines Morbus Crohn, einer juvenilen rheumatoiden Arthritis, Tuberkulose oder Lepra hat eine gegen die Grunderkrankung gerichtete Therapie das Fortschreiten der Amyloidose verhindert.

Amylose vom Typ ATTR. Eine Lebertransplantation stellt die definitive Therapie der Amylose vom Typ ATTR (familiäre Amyloidneuropathie Typ I) dar. Diese Erkrankung ist durch eine progressive periphere und autonome Polyneuropathie sowie unterschiedlich stark ausgeprägte Störungen von Herz und Nieren charakterisiert.

Durch Lebertransplantation konnte bei der Amylose vom Typ ATTR eine Rückbildung der systemischen Transthyretin-Ablagerungen erreicht und damit eine weitere Krankheitsprogression verhindert werden (76, 77).

Die Rückbildung der bestehenden autonomen Neuropathie ist besser als die der peripheren Polyneuropathie (78, 79). Da bei der ATTR-Amyloidose die Leber praktisch nicht von der Amyloidose betroffen ist und sich extrahepatische Komplikationen erst nach mehr als 30 Jahren manifestieren, sind diese Explantate als Spenderorgane im Rahmen einer sog. Dominotransplantation für ältere Patienten oder Patienten mit malignen Lebererkrankungen geeignet (67, 76–79). Auch bei anderen Formen einer familiären Amyloidose wie z.B. AApoAI, ALys, und AFib sind erfolgreich Lebertransplantationen durchgeführt worden (67).

Steckbrief Leberbeteiligung bei Amyloidose

Leitsymptom:
uncharakteristische Beschwerden, variable neurologische Begleitsymptome bei den familiären Formen, Risikofaktoren vorhanden

Klinischer Leitbefund:
Hepatosplenomegalie bei AL- und AA-Amyloidose, bei den familiären Formen neurologische Störungen und andere Syndrome (Mittelmeerfieber, Muckle-Wells-Syndrom)

Apparativer Leitbefund:
Hepatosplenomegalie, Proteinurie, eingeschränkte Nierenfunktion, Herzinsuffizienz

Wichtigste Differenzialdiagnose:
infiltrative Prozess durch hämatologische Systemerkrankungen (z.B. multiples Myelom bei AL-Amyloidose); die Diagnose erfolgt durch Biopsie, wenn möglich nicht aus der Leber

Therapie: Versuch, die Grundkrankheit zu kontrollieren und dadurch den Anfall der fibrillären Vorläuferproteine zu reduzieren; Prognose bei Herzinsuffizienz und geschädigter Nierenfunktion sehr schlecht.

Postoperatives Leberversagen

Definition, Epidemiologie und Klassifikation

Anstieg der Leberenzyme (Transaminasen, alkalische Phosphatase, Gammaglutamyltransferase) sind nach Operationen häufig zu beobachten (80). Sie sind aber in der Regel gering und treten nur vorübergehend auf. Ausgeprägter Ikterus wird selten nach einer Operation beobachtet. Massiver Anstieg der Cholestase anzeigenden Enzyme, ohne dass eine extrahepatische Obstruktion oder ein schwerer Parenchymschaden vorliegt, kann jedoch nach Operationen von Patienten mit vorgeschädigter Leber gesehen werden (80, 81). Selten kommen auch schwere Einschränkungen der Leberfunktion vor.

Risikofaktoren und Pathologie

Narkosemedikamente. Leberschäden nach einem operativen Eingriff können auf den während der Anästhesie gegebenen Medikamenten (Narkosegase: bekannte lebertoxische Noxen, aber heute nicht mehr gebräuchlich sind Halothan und Enfluran; Narkotika wie z.B. Meperidin, Sedativa z.B. Diazepam) beruhen. Bei vorbestehender Lebererkrankung muss dabei auch der veränderte Arzneimittelstoffwechsel berücksichtigt werden. Zum Beispiel haben Narkotika einen hohen First-Pass-Effekt, so dass die Blutspiegel ansteigen, wenn die Leberdurchblutung absinkt oder Blut durch Shunts an der Leber vorbeigeführt wird. Unter den Bedingungen des reduzierten Blutflusses und Hypoxie werden auch vermehrt toxische Abbauprodukte gebildet, bzw. es fallen unter Umständen vermehrt reaktive Sauerstoffradikale an, die die Leber schädigen.

Art des chirurgischen Eingriffs. Ein vermutlich noch wichtigerer Risikofaktor stellt Art und Umfang des chirurgischen Eingriffs dar. Leberschäden finden sich besonders häufig nach Eingriffen im Oberbauch, an den Gallenwegen sowie in der Herzchirurgie. Als wichtige intraoperative Faktoren müssen eine verminderte Durchblutung und Versorgung der Leber mit Sauerstoff sowie ein erhöhter Gefäßwiderstand im Splanchnikusgebiet gelten, wie sie bei Blutung, Hypotension, Schock, kardialem Pumpversagen oder Überdruckbeatmung auftreten.

Bei herzchirurgischen Eingriffen sind die Dauer an der Herz-Lungen-Maschine, Verwendung eines nichtpulsatilen Bypasses und die Gabe von Katecholaminen mögliche Determinanten einer Leberschädigung.

Auch Massentransfusionen und infektiöse Komplikationen nach dem Eingriff spielen eine wichtige Rolle.

Histologie. Histologische Untersuchungen der Leber durch Biopsien bzw. postmortal zeigen bei postoperativem Ikterus in der Regel nur eine intrahepatische Cholestase, gelegentlich besteht eine läppchenzentrale Stauung, und aktivierte Kupffer-Zellen enthalten phagozytierte Erythrozyten. Dem klinischen Bild der ischämischen Hepatitis liegt in der Regel pathomorphologisch eine „Schockleber" zu Grunde. Man sieht neben einer venösen Stauung erweiterte Sinusoide und Nekrosen im Zentrum der Leberläppchen (Abb. 26.**4**). Nach septischem Schock ist auch eine sekundär sklerosierende Cholangitis mit Fibrosierung und progressivem Verlust der Gallengänge beobachtet worden (82). Die Histologie zeigt dabei duktuläre Gallengangsproliferationen, ein geringes periportales Infiltrat mit portaler und etwas periduktaler Fibrose.

Klinik und Diagnose

Intrahepatische Cholestase. Nach lang dauernden oder komplizierten Operationen kann typischerweise 2 – 10 Tage nach dem Eingriff ein langsamer Anstieg der Cholestaseparameter (alkalische Phosphatase, γ-GT) eintreten. Der

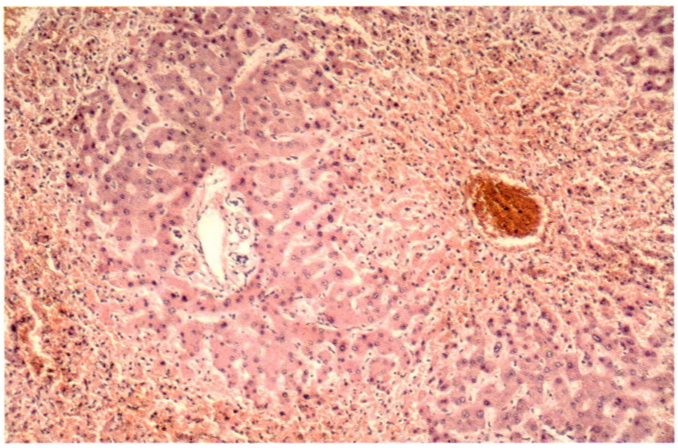

Abb. 26.4 Ischämischer Schaden der Leber Die Histologie zeigt gestaute Sinusoide und ausgedehnte Nekrosen in den Läppchenzentren (freundlicherweise zur Verfügung gestellt von Prof. Dr. Fischer, Institut für Pathologie des Universitätsklinikums Bonn).

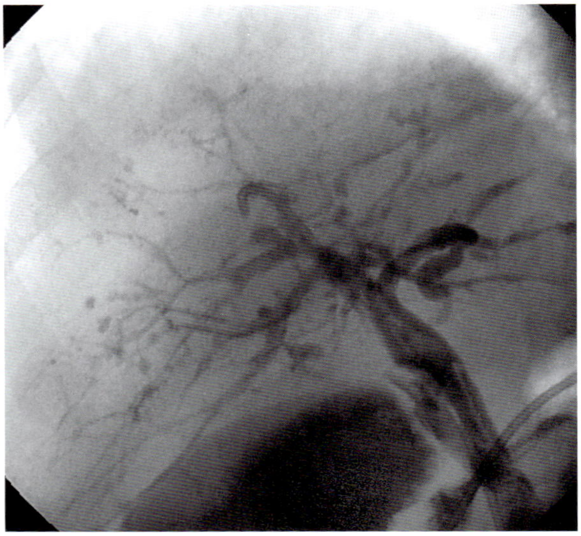

Abb. 26.5 Endoskopische retrograde Cholangiographie bei ischämischer Cholangiopathie. Es stellen sich Strikturen, Erweiterungen und teilweise lakunärer Kontrastmittelübertritt im Bereich peripherer intrahepatischer Gallengänge dar (freundlicherweise zur Verfügung gestellt von Prof. Dr. Schild, radiologische Klinik des Universitätsklinikums Bonn).

Patient wird ikterisch, und das Bilirubin kann dabei im Serum Werte bis 40 mg/dl erreichen. Im Vergleich dazu sind die Transaminasen nur wenig erhöht (80, 81). Es handelt sich um eine intrahepatische Form der Cholestase, so dass im Ultraschall keine gestauten Gallengänge oder Zeichen einer Cholezystitis nachweisbar sind. Die Patienten entwickeln keine Enzephalopathie oder Zeichen der Leberinsuffizienz. Eine sekundär sklerosierende Cholangitis begünstigt Infekte im Gallengangssystem und führt rasch zur sekundär biliären Zirrhose. In der ERCP finden sich dabei typische Strikturen und Erweiterungen der intra- und extrahepatischen Gallengänge (Abb. 26.**5**).

Schockleber. Diese zeichnet sich vor allem durch einen massiven Transaminasenanstieg aus.

Ein postoperativer Ikterus zusammen mit massiven Anstiegen der Transaminasen und der Laktatdehydrogenase sind Zeichen einer Schockleber (ischämische Hepatitis).

Die Transaminasen können bis über 5000 U/l ansteigen. Gleichzeitig besteht meist eine schwere Koagulopathie als Folge der schweren Leberfunktionsstörung. Weitere Folgen einer arteriellen Hypotension finden sich unter Umständen auch an anderen Organen (z. B. Schockniere). Typischerweise fallen die erhöhten Transaminasen innerhalb von 7 – 10 Tagen wieder in den Normbereich ab.

Differenzialdiagnose

Ursachen des postoperativen Ikterus. Im Einzelfall ist es schwierig, exakt zu beurteilen, welche Faktoren zu einem postoperativen Ikterus beigetragen haben. Differenzialdiagnostisch ist ein vermehrter Anfall von Hämoglobinabbauprodukten (z. B. ausgedehnte Hämatome, Massentransfusion, Hämolyse) zu berücksichtigen. Auch eine angeborene Bilirubintransportstörung, z.B. ein Morbus Meulengracht, kann sich in diesem Zusammenhang erstmalig manifestieren. Die intrahepatische Cholestase durch Hypoperfusion und Ischämie kann das Bild einer extrahepatischen Cholestase (z.B. nach vorausgegangener Cholezystektomie) vortäuschen.

Cholezystitis, Cholangitis, Cholangiolithiasis oder dadurch verursachte Biliome, subhepatische und subphrenische Abszesse müssen durch geeignete Bildgebung ausgeschlossen werden (Ultraschall, CT, ERCP).

Auch andere bakterielle Infektionen wie z.B. eine gramnegative Sepsis oder eine Pneumokokkenpneumonie verursachen cholestatische Krankheitsbilder.

Virushepatitiden. Eine Hepatitis-C-Virusinfektion war die häufigste Ursache einer Posttransfusionshepatitis. Es kommt dabei typischerweise 6 – 7 Wochen nach dem Eingriff zum Anstieg der Transaminasen. Eventuell entwickeln die Patienten auch einen Ikterus. Die Diagnose erfolgt durch Nachweis der HCV-RNA oder eine Anti-HCV-Serokonversion. Bei der Hepatitis B ist das längere Inkubationsintervall von 12 – 24 Wochen zu beachten. Der Nachweis von HBs-Antigen und IgM-anti-HBc hilft, die Diagnose einer akuten Hepatitis zu stellen. Beide Formen der Virushepatitis sind heute infolge des Screenings der Blutspender selten. Andere Viren, wie z.B. Epstein-Barr-Virus und Zytomegalievirus, müssen unter Umständen auch als Ursache bei der Abklärung eines postoperativen Ikterus berücksichtigt werden.

Narkosegase und Medikamente. Massiver Anstieg der Transaminasen 2 – 10 Tage nach einer Operation zusammen mit Fieber und gelegentlich auch einer Eosinophilie deuten auf eine Sensibilisierung gegenüber trifluoroacetylierten Proteinen hin. Dies tritt nach heute ungebräuchlichen Halothannarkosen mit einer Häufigkeit von 1:35000 auf. Das Risiko steigt nach mehrfacher Exposition stark an. Fatale Verläufe sind dann nicht selten. Enfluran verursacht seltener eine Hepatitis. Für Isofluoran, Desfluoran oder Sevofluoran existieren nur Einzelfallberichte über eine Leberschädigung. Ein hepatitisartiges Schädigungsmuster ist auch nach Gabe von Erythromycin, Sulfonamiden, Phenytoin oder Isoniazid beobachtet worden. Anabolika und Derivate des Chlorpromazin erzeugen eine intrahepatische Cholestase. Penicilline können einen progressiven Verlust der intrahepatischen Gallengänge induzieren (83).

Prognose und Therapie

Ungünstiger prognostischer Faktor. Eine postoperative Cholestase gilt als ungünstiger prognostischer Faktor. Sie reflektiert zum einen die Schwere des operativen Eingriffes. Bei kardiochirurgischen Eingriffen besteht zum Bespiel eine Korrelation zur Höhe des rechtsatrialen Drucks, zur Anzahl operierter Herzklappen oder dem Einsatz der Aortengegenpulsation. Andererseits erhöht eine Cholestase das Risiko für Infektionen und Störungen der Nierenfunktion Die Mortalität kann im Zusammenhang mit einer postoperativen Cholestase bis über 50% betragen. Bei den Überlebenden bildet sich eine Cholestase allmählich wieder zurück. Prognostisch ungünstig ist die Entwicklung einer sekundär sklerosierenden Cholangitis. Lebertransplantationen sind zur Behandlung dieser Komplikation erfolgreich eingesetzt worden.

Therapie. Bei Patienten mit postoperativer Cholestase müssen septische Komplikationen erkannt und gezielt antibiotisch behandelt werden. Gleichzeitig sollten biliäre Abzesse drainiert, bei Cholezystitis auch bei steinfreier Gallenblase einer Cholezystektomie durchgeführt sowie bei obstruktiver Cholangiopathie durch nasobiliäre Sonde oder Konkrementextraktion der Gallestau wieder beseitigt werden.

Bei Auftreten ischämischer Lebernekrosen erholt sich in der Regel auch die Leber, wenn der Patient überlebt. Eine spezifische Therapie der unkomplizierten intrahepatischen Cholestase oder Lebernekrose existiert bislang nicht.

Prävention

Wichtigste Maßnahme zur Prävention postoperativer Störungen der Leberfunktion stellt das Erkennen von Patienten mit vorgeschädigter Leber dar.

Medikamente. Bei Leberzirrhose sind dabei veränderte Wirkspiegel und Wirkdauer von Medikamenten zu berücksichtigen. Medikamente mit einem hohen First-Pass-Effekt sollten vermieden werden. Fentanyl oder Sufentanil sind Narkotika der Wahl. Sedativa wie Oxazepam oder Lorazepam, die durch Glukuronidierung eliminiert werden, ist der Vorzug zu geben. Die Wirkdauer nicht glukuronidierter Sedativa wie Diazepam oder Chlordiazepoxid ist verlängert. Wegen erniedrigter Pseudocholinesteraseaktivität sind Succinylcholin oder Remifentanyl zu vermeiden.

Art des Eingriffs. Bei Zirrhose besteht eine Korrelation der postoperativen Komplikationen zum Child-Status vor Operation (Mortalität: Child A 10%, Child B 30%, Child C 80%) (84 – 87). Bei Patienten mit hohem Risiko für eine postoperative Leberschädigung sollte erwogen werden, das Standardverfahren durch alternative Eingriffe mit kürzerer Dauer zu ersetzen.

Elektive Eingriffe verbieten sich bei akuter Virushepatitis oder symptomatischer chronischer Hepatitis, z.B. einer aktiven autoimmunen Hepatitis. Asymptomatische Träger einer Hepatitis B oder C haben kein erhöhtes Risiko. Die Mortalität ist aber erhöht bei alkoholbedingter oder nichtalkoholischer Fettleber (>30% Fett). Bei Alkoholabusus ist zu beachten, dass die Toleranz gegenüber Paracetamol reduziert ist. Im Tiermodell zeigte sich zudem ein erhöhtes Risiko einer Lebertoxizität durch Halothan.

Steckbrief Leberschäden nach operativem Eingriff

Leitsymptom:
variable Kombination aus erhöhten Transaminasen und Cholestase, häufig Hypotension während des Eingriffs oder kardiochirurgischer Eingriff

Klinische und apparative Leitbefunde:
wenig charakteristisch

Wichtigste Differenzialdiagnose:
Sepsis, Cholelithiasis, postoperative Herzinsuffizienz

Therapie: supportive Therapie, Weglassen eventuell verursachender Medikamente; bei unerklärten Leberwerten, eventuell auch in Kombination mit Fieber nach Narkose, kurzfristig keine erneute Exposition gegenüber dem verwendeten Narkotikum

Leberschäden beim Intensivpatienten

Klassifikation und Epidemiologie von Leberschäden bei Patienten mit Intensivtherapie

Bis zu 54% der Patienten, die auf eine Intensivstation aufgenommen werden, entwickeln pathologische Leberwerte. Nur ein kleiner Teil davon hatte vorbestehende bekannte Lebererkrankungen oder erwirbt eine Virushepatitis während der Intensivtherapie. Bei den meisten Patienten gibt es zunächst keinen offensichtlichen Grund, der die pathologischen Leberwerte erklärt. Differenzialdiagnostisch müssen Medikamente, Störungen wesentlicher Funktionen als Grund oder Folge der Intensivtherapie in Betracht gezogen werden. Manchmal kommt auch eine Gallenwegsobstruktion in Frage.

Cholestase mit Ikterus und Anstiege der Transaminasen sind häufige Probleme bei Intensivpatienten. Medikamententoxizität, Kreislaufversagen, Sepsis, parenterale Ernährung und Multiorganversagen sind mögliche Ursachen.

Diese sollen im Folgenden näher erläutert werden.

Medikamententoxizität und Leberfunktion

Toxizität durch Medikamente ist gerade bei Patienten mit Intensivtherapie ein wichtiges Problem. Medikamente können sehr unterschiedliche klinische Bilder erzeugen wie akute oder chronische Hepatitis, intensive Cholestasen oder sogar ein fulminantes Leberversagen. Eine detaillierte Diskussion dieser Krankheitsbilder geht über den Rahmen dieses Kapitels. Es sei deshalb hier auf die Spezialliteratur verwiesen (88–90).

→ **Mechanismen.** Vom Mechanismus her können idiosynkratische Medikamentenunverträglichkeiten, die in der Regel auf seltenen angeborenen Anomalitäten im Medikamentenstoffwechsel oder einer immunallergischen Disposition beruhen, von dosisabhängiger Toxizität unterschieden werden. Der letztere Mechanismus ist vor allem bei Patienten mit vorgeschädigter Leber von Bedeutung.

Die Aktivität der Medikamente abbauenden Enzyme ist bei Patienten mit chronischen Leberkrankheiten reduziert.

Die Oxidation von Pharmaka erfolgt durch das Cytochrom-P450-Enzymsystem, das vorwiegend in Hepatozyten der Zone 3 (zentrilobulär) vorkommt. Im Unterschied dazu finden sich die Enzyme der Medikamentenkonjugation, wie z. B. Glucuronosyltransferasen, überwiegend in der Zone 1 (periportal). Enzyme der Zone 3 werden durch Sauerstoffmangel stärker beeinträchtig als solche der Zone 1. Bei Patienten mit Zirrhose ist daher insbesondere die Glukuronidierung noch relativ gut erhalten (91). Deshalb ist der Abbau von Morphin, Lorazepam, Oxazepam bei Zirrhose im Wesentlichen unverändert (92). Malnutrition ist bei Patienten mit vorgeschädigter Leber häufig und trägt zur weiteren Beeinträchtigung des oxidativen Medikamentenabbaus bei. Eine erniedrigte Pseudocholinesterase verlängert die Wirkdauer von Succinylcholin. Shuntbildung und Hypoproteinämie verändern die Verteilung der Medikamente. Häufig ist bei Zirrhose auch die Elimination von Medikamenten über die Nieren gestört.

→ **Medikamente bei eingeschränkter Leberfunktion.** Aufgrund der aufgeführten Umstände gelten für die Medikamententherapie von Patienten mit eingeschränkter Leberfunktion die folgenden Prinzipien:

- Medikamente mit hoher Extraktionsrate in der Leber (First-Pass-Effekt) zeigen verstärkte Wirkungen bzw. Nebenwirkungen, wenn oral verabreichte Medikamente in unveränderter Dosis gegeben werden.
- Medikamente mit niedriger Extraktionsrate akkumulieren, wenn normale Dosis und Dosierungsintervalle beibehalten werden.
- Medikamente, die sich im Gesamtkörperwasser verteilen, müssen höher dosiert werden, wenn Aszites oder Ödeme bestehen.

- Es besteht eine intensivierte Wirkung von Benzodiazepinen, Barbituraten und Narkotika, die nicht auf die veränderten Wirkspiegel zurückgeführt werden kann.
- Hemmer des Angiotensin-Converting-Enzyms wie z.B. Captopril, nichtsteroidale antiinflammatorische Medikamente und Aminoglykosidantibiotika zeigen bei eingeschränkter Leberfunktion eine erhöhte Nephrotoxizität.

Die Leber bei Kreislaufversagen

Sowohl Störungen im venösen Kreislauf oder des rechten Herzens (Stauungsleber) als auch ein Linksherzversagen beeinträchtigen die Funktion der Leber. Die Störung der arteriellen Leberperfusion wird manchmal fälschlich als ischämische Hepatitis bezeichnet. Schockleber, Leberinfarkt oder zentrilobuläre Nekrose sind weitere Begriffe, die synonym dazu gebraucht werden.

Akute und chronische Stauungsleber

Rechtsherzversagen führt zum Anstieg des zentralvenösen Drucks, der sich über V. cava und Lebervenen bis in die Leber fortsetzt.

Klinik und Diagnostik. Häufig entwickelt sich die Stauung langsam und unbemerkt. Bei Pericarditis constrictiva und akuter Kardiomyopathie kann auch eine akute Stauungsleber auftreten.

Die Zeichen der Rechtsherzinsuffizienz stehen klinisch im Vordergrund, zusätzlich bestehen dumpfer Schmerz oder Druck im rechten Oberbauch. Palpatorisch lässt sich eine vergrößerte Leber nachweisen.

Durch Druck auf die Leber steigt der zentralvenöse Druck an. Dies lässt sich klinisch am Hervortreten der Jugularvenen (sog. hepatojugulärer Reflex) bei Druck auf die Leber nachweisen. Ikterus besteht bei weniger als 10% der Patienten. Die Gerinnungstests können pathologisch ausfallen, ansonsten helfen laborchemische Untersuchungen nicht weiter (93).

Histologie. Histologisch finden sich im Läppchenzentrum eine Atrophie der Hepatozyten, erweiterte, blutgefüllte Sinusoide und eine Fibrose. Mit zunehmender Dauer der Stauung nimmt die Fibrose zu. Es kommt zur fibrotischen Brückenbildung zwischen benachbarten Leberläppchen und Umbau der Leberarchitektur durch Regeneratknoten. Es entsteht eine sog. Cirrhose cardiaque (Abb. 26.**6**).

Arterielle Minderperfusion der Leber

Ursachen. Die akute Perfusionsstörung der Leber wird meist im Rahmen einer Intensivtherapie verspätet erkannt. Ihr geht in der Regel eine Phase der Hypotension oder Hypoxie voraus. Mehr als die Hälfte der akuten Transaminasen-

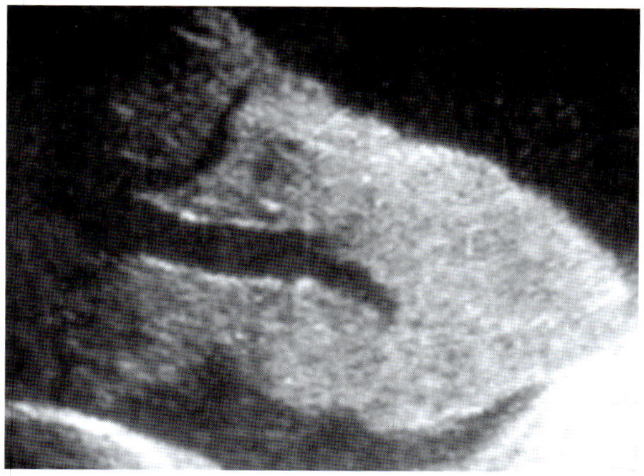

Abb. 26.6 Sonographischer Befund bei Cirrhose cardiaque. Es stellt sich eine kleine Leber mit höckriger Oberfläche und vermehrten Binnenechos als Zeichen der Zirrhose dar. Zusätzlich besteht ein deutlicher Aszites. Die kardiale Genese der Zirrhose wird durch die gestauten Lebervenen verdeutlicht (freundlicherweise zur Verfügung gestellt von Frau Dr. Mergelsberg, Klinik und Poliklinik für Allgemeine Innere Medizin des Universitätsklinikums Bonn).

anstiege (in der Regel > 100fach über dem oberen Normwert) sind auf akute Myokardinfarkte oder herzchirurgische Operationen zurückzuführen. Zwischen 0,3 und 2,6% der Patienten, die wegen kardialer Komplikationen auf eine Intensivstation aufgenommen werden müssen, entwickeln eine ischämische Schädigung der Leber (94). Eine Hypotension infolge Sepsis ist die zweithäufigste Ursache. Weitere mögliche Auslöser sind Trauma, Dehydratation, Blutung, Hitzschlag, Verbrennungen oder auch eine obstruktive Form der Schlafapnoe (95).

Klinik und Diagnostik. Eine ischämische Leberschädigung fällt meist durch außergewöhnlich stark erhöhte Leberwerte auf, die durch Nekrosen im Zentrum der Leberläppchen verursacht sind. Die klinische Untersuchung ergibt – außer diskreten Hinweisen auf eine Enzephalopathie in wenigen Einzelfällen – keinen Aufschluss über die mögliche Ursache. Eine akute Virushepatitis oder Toxizität durch Medikamente wird zunächst meist differenzialdiagnostisch in Erwägung gezogen.

Die massiv erhöhte LDH hilft, die ischämische Genese der Leberstörung zu erkennen, da bei Virushepatitis das Verhältnis von ALT zu LDH viel größer als bei ischämischer Leberschädigung ist (96).

Gerinnungsstörungen und vor allem erhöhte Harnstoff- und Kreatininwerte als Folge einer gleichzeitigen Tubulusnekrose sind weitere wegweisende Befunde.

Verlauf und Prognose. Glücklicherweise ist die ischämische Leberschädigung meist nur vorrübergehend und verläuft ohne weitere klinische Symptome. Deshalb wird die korrekte Diagnose häufig erst gestellt, wenn sich die Leberwerte bereits nach wenigen Tagen wieder normalisiert haben. Die Mortalität beträgt bei schwerer ischämischer Leberschädigung zwischen 42% und 67% (97 – 98). Todesursache ist meist der Schock oder die dem Schock zu Grunde liegende Ursache, jedoch entwickelt sich bei nur wenigen Patienten ein fulminantes Leberversagen. Die Prognose korreliert nicht mit der Höhe der Transaminasen (98). Entsteht die ischämische Leberschädigung im Rahmen eines Multiorganversagens ist die Prognose der Patienten ungünstig. Eine ischämische Leberschädigung prädisponiert dazu, anschließend eine prolongierte Cholestase zu entwickeln. Diese bildet sich in der Regel 1 – 2 Wochen nach dem ischämischen Ereignis heraus.

Parenterale Ernährung und Störungen der hepatobiliären Funktion

Pathologische Leberwerte werden bei 68 – 93% der Patienten beobachtet, die länger als 2 Wochen ausschließlich parenteral ernährt werden (99 – 103). Jedoch ist es selten möglich, diese Störungen der Leberfunktion ausschließlich auf die parenterale Ernährung zurückzuführen, da Patienten auf Intensivstation häufig auch lebertoxische Medikamente erhalten oder eine vorgeschädigte Leber besitzen. Dennoch ist die parenterale Ernährung ein wichtiger Risikofaktor für eine gestörte Leberfunktion bei Intensivpatienten.

→ **Diagnostik.** Laborchemisch finden sich typischerweise ein Anstieg der Transaminasen auf etwa das 3fache der Norm, der alkalischen Phosphatase auf das Doppelte der oberen Norm und eine variable Erhöhung des Bilirubinspiegels. Histologisch können eine vor allem zentrilobuläre Verfettung der Hepatozyten, Fettleberhepatitis, Phospholipidose neben Zeichen der Cholestase gefunden werden.

→ **Mögliche Pathomechanismen.** Der Pathomechanismus ist nicht klar. Neben dem reduzierten Gesamtzustand der Patienten und unerwünschten Effekten der medikamentösen Intensivtherapie wird vor allem die Zusammensetzung der Ernährungslösung als mögliche Ursache einer Leberschädigung angesehen (z. B. exzessive Zufuhr von Energie durch Glucose, übermäßige Infusion von Lipiden, Schädigung durch Abbauprodukte der infundierten Aminosäuren). Ferner werden Mangelzustände an essenziellen Faktoren in der Nahrung angeschuldigt (z. B. Mangel an essenziellen Fettsäuren, Carnitin- oder Cholinmangel). Auch Darmfaktoren wie eine vermehrte Translokation von Darmbakterien, erhöhter intestinaler Einstrom von Endotoxin, bakterieller Überwuchs oder ein veränderter Stoffwechsel der Gallensalze durch die bei Intensivpatienten veränderte Darmflora werden angeschuldigt. In den meisten Fällen handelt es sich bei den Leberschäden durch parenterale Ernährung um einen vorübergehenden Zustand, der sich mit Wiederaufnahme der enteralen Ernährung wieder normalisiert. In seltenen Fällen ist aber ein Fortschreiten der Leberschädigung zur Fibrose oder Zirrhose beobachtet worden.

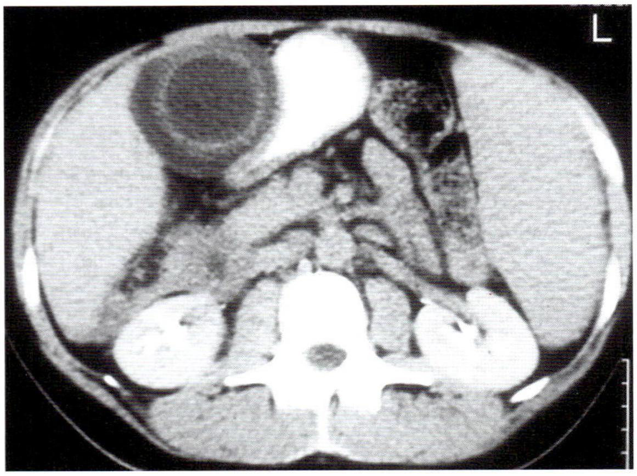

☒ **Abb. 26.7** Computertomographischer Nachweis einer Cholezystitis ohne Konkremente. Man beachte die verdickte Gallenblasenwand mit Begleitödem und pericholezystischer Flüssigkeitsansammlung (freundlicherweise zur Verfügung gestellt von Prof. Dr. Schild, radiologische Klinik des Universitätsklinikums Bonn).

Prophylaktisch sollte eine übermäßige Zufuhr von Kalorien in Form von Glucose- oder Lipidinfusionen vermieden werden.

Bei Fettleber sind eine Substitution mit Cholin- und Carnitinderivaten versucht worden, bei Cholestase die Gabe von Ursodeoxycholsäure. Diese Therapieansätze sind jedoch nicht als Standardtherapie validiert.

→ **Biliäre Komplikationen.** Als biliäre Komplikationen entwickeln sich nach längerer (in der Regel > 4 Wochen) parenteraler Ernährung eine akute Cholezystitis auch ohne Gallenkonkremente (ca. 5% der Fälle) (Abb. 26.**7**), Cholelithiasis (ca. 30% der Fälle) und Sludge in der Gallenblase (ca. 100% der Fälle) (104 – 106).

Die Pathogenese einer Cholezystitis bei konkrementfreier Gallenblase ist unklar, beruht aber wahrscheinlich auf Stase und einer erhöhten Lithogenität der Galle. Man beobachtet diese Komplikation gehäuft nach Polytrauma, schweren Systemerkrankungen oder nach ausgedehnten operativen Eingriffen.

Die Bildung von Sludge in der Gallenblase und von Gallenwegskonkrementen ist Folge einer fehlenden periodischen Kontraktion und Entleerung der Gallenwege durch Wegfall der enteralen Nahrungszufuhr. Meist handelt es sich um Pigmentsteine mit einem hohen Anteil von Calciumbilirubinat.

Enterale Nahrungszufuhr oder intermittierende Stimulation der Gallenblasenkontraktion durch Cholezystokininanaloga können die Bildung von Sludge oder Gallensteinen verhindern.

Die Leber bei systemischer Infektion und Sepsis

Bei systemischer oder Multiorganinfektion kann auch die Leber direkt mitinfiziert werden (107). Eine intrahepatische Cholestase wird bei schweren Infektionen jedoch auch beobachtet, ohne dass sich ein Erreger in der Leber oder den Gallenwegen nachweisen lässt (108–111). Zum Beispiel sind bei Pneumokokkenpneumonie bis zu 68% der Patienten ikterisch, und fast alle Patienten weisen dabei erhöhte Leberwerte auf (107, 108). Ähnliche Beobachtungen wurden auch bei Klebsiellenpneumonie, gramnegativer und grampositiver Sepsis, Pyelonephritis, Endokarditis oder Abszessen beschrieben (109–112). Obwohl die Leber bei extrahepatischer Infektion nur selten zur Todesursache beiträgt, bewegt sich in der Literatur die Mortalität von ikterischen Patienten mit Infektionskrankheiten zwischen 40 und 90% (111, 113). Bei Pneumokokkenpneumonie ist die Prognose günstiger.

Diagnostik. Septische Patienten entwickeln in der Regel eine Cholestase mit ca. 3- bis 5fach erhöhter γ-GT und alkalischer Phosphatase und nur gering erhöhten Transaminasen (109–111). Serumbilirubinspiegel sind variabel auf 5–20 mg/dl erhöht, können in Einzelfällen bis 50 mg/dl ansteigen. Oft sind Ikterus und Anstieg der Leberenzyme diskrepant zueinander (ausgeprägter Ikterus mit nur gering erhöhten Enzymen, massiver Anstieg von alkalischer Phosphatase und γ-GT ohne Ikterus) (114). Gerinnungsstörungen und Pruritus fehlen in der Regel. Eine leichte Hepatosplenomegalie ist aber häufig vorhanden.

Ätiopathogenese. Endotoxin hemmt den basolateralen und kanalikulären Transport von Gallensalzen und organischen Anionen (115) Endotoxin verursacht auch Cholestase durch Hemmung der biliären Sekretion von Glutathion und Bicarbonat (116). Die Freisetzung proinflammatorischer Zytokine wie Interleukin-1, Interleukin-6 oder Tumornekrosefaktor werden als weitere Ursachen einer intrahepatischen Cholestase angesehen (117, 118).

Histologie. Nekrosen gehören nicht zum histologischen Bild der Leberveränderungen bei Sepsis (Abb. 26.**8**). Im Zentrum des Läppchens und in der Übergangszone bildet sich eine Biliostase. Bei einigen Patienten wird auch eine Cholangiolitis beobachtet, bei der die Portalfelder von erweiterten Cholangiolen mit Gallethromben umgeben werden (119). Es zeigen sich neutrophile Granulozyten um die Cholangiolen, während die Gallengänge in den Portalfeldern nicht betroffen sind. Dies unterscheidet die Leberreaktion bei Sepsis von einer extrahepatischen Cholestase. In den meisten Fällen sind jedoch die histologischen Befunde unspezifisch und umfassen entzündliche Infiltrate unterschiedlicher Zusammensetzung, Verfettung, fokalen Verlust von Hepatozyten und Hyperplasie der Kupffer-Zellen.

Prognose, Differenzialdiagnose, Therapie. Die Prognose einer Cholestase bei Sepsis oder schweren systemischen Infektionen ist variabel. Normalerweise trägt die Cholestase nur wenig zur Sterblichkeit des Patienten bei.

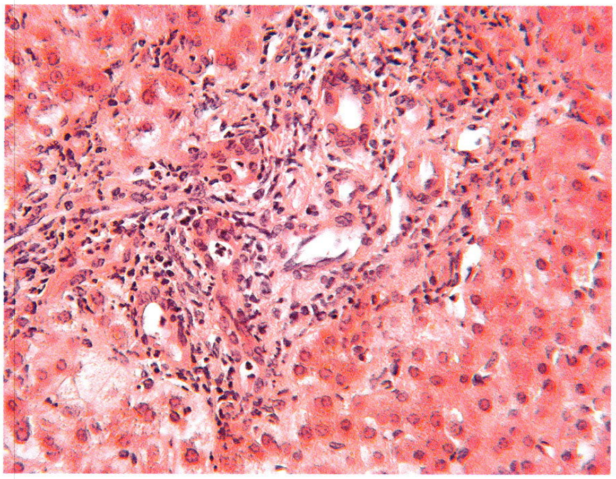

⊠ **Abb. 26.8** Typische Veränderungen im Portalfeld bei cholangiogener Sepsis. Man sieht gering erweiterte Gallengänge, duktuläre Proliferationen und eine Infiltration des Portalfeldes mit polymorphkernigen Granulozyten. Teilweise finden sich Granulozyten auch im Lumen der Gallengänge (freundlicherweise zur Verfügung gestellt von Prof. Dr. Fischer, Institut für Pathologie des Universitätsklinikums Bonn).

Die Bedeutung der Cholestase bei Sepsis liegt darin, dass sie obligatorisch durch Ultraschall oder CT von einem Ikterus durch Gallengangsobstruktion abgegrenzt werden muss. Andererseits sollten Fieber und Ikterus bei intensivmedizinischen Patienten mit nur gering erhöhten Leberwerten stets Anlass geben, nach einer Sepsis oder Infektion wie Pneumonie, Pyelonephritis, Divertikulitis oder Endokarditis zu suchen.

Viele Studien belegen, dass eine konsequente und effektive Antibiotikatherapie und Drainage von Abszessen bzw. Empyemen die pathologischen Leberbefunde innerhalb kurzer Zeit bessern (120–122). Auf eine ausreichende Ernährung des Patienten ist dabei zu achten (123).

Eine Cholestase ist aber unter bestimmten Bedingungen ein ungünstiger prognostischer Marker. So ist die Mortalität erhöht, wenn sie zusammen mit einem ARDS (adult respiratory distress syndrome) (124), einer Staphylokokkenendokarditis (112) oder einer intraabdominellen Sepsis auftritt (125, 126). Die Prognose wird beim Multiorganversagen auch umso ungünstiger, je mehr sich die Leberfunktion dabei verschlechtert (127). Darüber hinaus führt eine Leberschädigung bei Sepsis in der Regel zu einer prolongierten Intensivtherapie (121).

Steckbrief
Leberschäden beim intensivmedizinischen Patienten

Leitsymptom:
Cholestase bei Sepsis; bei zirkulatorischen Problemen und einigen Medikamenten Anstieg der Transaminasen

Klinischer und apparativer Leitbefund:
Untersuchungsbefunde sind variabel; wichtige Hinweise ergeben sich aus der Anamnese und typischen Symptomen der verursachenden Grunderkrankungen

Wichtigste Differenzialdiagnose:
infiltrative Systemerkrankungen, Stauungsleber, Sepsis, Cholangitis, Cholelithiasis

Therapie: Drainage und Antibiotikatherapie bei Sepsis; Weglassen potenziell lebertoxischer Medikamente und Vermeiden langfristiger total parenteraler Ernährung; Therapie des intensivmedizinischen Grundproblems bei zirkulatorischen Störungen

FAZIT FÜR DIE PRAXIS

- Bei jeder Form des Ikterus sollte eine Hämolyse als Ursache ausgeschlossen sein. Eine nur milde Erhöhung überwiegend des indirekten Bilirubins, ein Abfall des Haptoglobins und bei schweren Formen auch eine echte Anämie sind wegweisende Befunde.
- Bei Ikterus in Kombination mit Fieber und Gewichtsverlust muss differenzialdiagnostisch immer ein Lymphom mit Leberbefall in Betracht gezogen werden. Die Diagnose einer Leberbeteiligung bei hämatologischer Systemerkrankung sollte bioptisch abgesichert werden und hat prognostische Relevanz.
- Bei Hepatosplenomegalie und Nachweis von Granulomen an anderer Stelle oder einem typischen radiologischen Befund (bihiläre Lymphadenopathie) muss eine Leberbeteiligung bei Sarkoidose in Betracht gezogen werden. Differenzialdiagnostisch muss aber eine Vielzahl anderer Ursachen einer granulomatösen Hepatitis berücksichtigt werden. Die Diagnose einer Leberbeteiligung bei Sarkoidose sollte bioptisch abgesichert werden. Eine Therapie in Form einer Immunsuppression ist möglich, aber nicht bei allen Patienten ausreichend wirksam.
- Bei Hepatosplenomegalie und Vorliegen typischer Risikofaktoren wie z. B. eine monoklonale Gammopathie oder ein langjähriger, chronisch entzündlicher Prozess (z. B. rheumatoide Arthritis) muss eine Amyloidose mit Leberbeteiligung differenzialdiagnostisch erwogen werden. Häufig bestehen gleichzeitig auch eine eingeschränkte Nierenfunktion und Proteinurie bei vergrößerten Nieren. Die Diagnose erfolgt durch Biopsie, eine Leberbiopsie sollte aber aufgrund des erhöhten Blutungsrisikos vermieden werden. Eine Therapie der Amyloidose ist nur durch erfolgreiche Behandlung der Grundkrankheit möglich. Die Prognose ist schlecht.
- Leberschäden nach operativen Eingriffen äußern sich postoperativ entweder in Form von erhöhten Transaminasen oder als protrahierte Cholestase. Ursachen sind entweder Medikamenttoxizität während der Narkose (z. B. Narkosegase) oder zirkulatorische Schäden bei intraoperativer Hypotension und Ischämie. Eine kausale Therapie ist nicht möglich. Es erfolgen supportive Maßnahmen, eine eventuell noch bestehende hepatotoxische Therapie ist abzusetzen.
- Sepsis, Störungen der Herz-Kreislauf-Funktion (Schockleber, Stauungsleber) und Medikamententoxizität sind die wichtigsten Ursachen erhöhter Leberwerte bei intensivmedizinischen Patienten. Ikterus und Fieber bei nur wenig erhöhten Leberwerten sollten zur Suche nach einer möglichen Sepsisquelle veranlassen. Therapeutisch sind lokale drainierende Maßnahmen und eine effektive systemische Antibiotikatherapie notwendige Maßnahmen, um die Sepsis zu beherrschen. Bei Erfolg erholt sich auch die Leberfunktion.
- Sehr hohe Anstiege der Transaminasen und eventuell schwere Störungen der Gerinnung bestehen bei Schockleber. Verwechslungsgefahr besteht klinisch mit einem fulminanten Leberversagen anderer Genese. Wenn das Akutereignis, das zur Schockleber geführt hat, überlebt wird, ist die Prognose von Seiten der Lebererkrankung günstig.
- Bei allen unklaren Zuständen ist bei Intensivpatienten stets eine medikamentenbedingte Toxizität in Betracht zu ziehen. Praktisch können dadurch fast alle hepatologischen Krankheitsbilder vorgetäuscht werden. Deshalb sind potenzielle Verursacher soweit als möglich zu meiden.

27 Begutachtung des Leberkranken

H. Selmair

Arbeits- und sozialmedizinische Aspekte unter besonderer Berücksichtigung berufsbedingter Erkrankungen

EDITORIAL Jeder Arzt ist zur Erstellung eines Fachgutachtens prinzipiell verpflichtet. Zur Durchführung besteht dennoch vielfach Unsicherheit. Die gutachterliche Aussage des Arztes ist aber die Voraussetzung für eine Entscheidung über eine Versorgungs- und Entschädigungsleistung für den Erkrankten nach den verschiedenen Versorgungswerken und – von besonderer Bedeutung – in der Gesetzlichen Unfallversicherung: Die Virushepatitis B und C ist die häufigste und auch folgenschwerste Berufskrankheit der Heilberufe.

Nicht näher besprochen werden Inhalte klinischen Charakters, so zur Epidemiologie und Symptomatik wie Diagnostik von Leberkrankheiten, zur Prognose, zu Komplikationen und auch zur aktiven und passiven Immunisierung. Hierzu wird auf die Inhalte von Originalarbeiten verwiesen.

Arbeitsmedizinische und juristische Ausführungen im Abschnitt „Berufsbedingte Leberkrankheiten" nehmen Bezug auf Beiträge von St. Böhm, St. Brandenburg, F. Hofmann et al., W. Jilg., J. Ohlen und T. H. Remé sowie weiteren Autoren in H. Selmair und M. P. Manns (Hrsg.): Virushepatitis als Berufskrankheit. Ein Leitfaden zur Begutachtung. 2. und 3. Auflage. Ecomed-Verlag, Landsberg, 2003 und 2007. Ausführliche Literaturnachweise werden ebenso dort gegeben.

Im Folgenden wird ein kurzer Abriss zu den wesentlichen arbeitsmedizinischen Grundlagen, zu Rechtsvorschriften und Verordnungen gegeben. Zum Teil liegen genaue gesetzliche Vorgaben für die gutachterliche Bewertung von Leberkrankheiten vor. Daneben aber, so etwa nach dem Infektionsschutzgesetz, verbleibt noch viel Freiraum für die Interpretation von Gesetzestexten, was im Gegensatz zum Juristen vom Mediziner eher mit Unbehagen zur Kenntnis genommen wird.

Rechtsgrundlagen für den Gutachter

In der arbeits- und sozialmedizinischen Beurteilung von Leberkrankheiten sind folgende Gesetzestexte und Verordnungen zu beachten, die zum Teil in antagonistischer Weise wirksam werden:

- das Grundgesetz mit dem hierin verankerten Recht auf freie Berufsausübung,
- das für die Rentenversicherung sowie die Unfallversicherung maßgebliche Sozialgesetzbuch (SGB VI und VII) in der Neuordnung nach dem Renten-Reformgesetz (1999),
- das Schwerbehindertengesetz,
- die Berufskrankheitenverordnung (BeKV) in Verbindung mit der Liste der Berufskrankheiten,
- das Gesetz zur Neuordnung seuchenrechtlicher Vorschriften vom 20.07.2000 (Infektionsschutzgesetz, IfSG),
- das Arbeitsrecht mit dem dort verankerten Kündigungsschutz.

Die Einschätzung des Leberkranken richtet sich nach dem sozialen Entschädigungsrecht einerseits und dem Schwerbehindertengesetz andererseits, jeweils nach unterschiedlichen Vorgaben. Diese beiden gesetzlichen Vorgaben sind wiederum nicht identisch mit der MdE-Handhabung im berufsgenossenschaftlichen Unfallrecht.

Beispiele für das soziale Entschädigungsrecht sind: das Bundesversorgungsgesetzt (BVG), das Soldatenversorgungsgesetz (SVG), das Opferentschädigungsgesetz (OEG), das Bundesseuchengesetz alter Fassung (Regelung von Impfschäden).

Auf die Richtlinien in der gesetzlichen Unfallversicherung wird im Folgenden hingewiesen: Hier handelt es sich nicht um die Entschädigung im Einzelfall, sondern entschädigt werden nach der Berufskrankheitenverordnung (BeKV) die in der Anhangliste hierzu aufgeführten Krankheiten und deren Stadien („Listenkrankheiten"). Diese werden in einem MdE-Satz festgelegt als Grundlage für die Entschädigung des berufsbedingt Erkrankten.

Der Leberkranke im Versorgungsrecht nach der Rentenversicherung

Im sozialen Entschädigungsrecht der Rentenversicherung wird in der Folge der früheren „Berufs- und Erwerbsfähigkeit" heute differenziert in eine „Rente wegen teilweiser Erwerbsminderung" (*Teilrente*) und eine „Rente wegen voller Erwerbsminderung" (*Vollrente*). Die Arbeitsmarktlage bleibt dabei unberücksichtigt. Der Gesetzestext definiert dies wie folgt (SGB VI):

→ **Teilrente:** „Teilweise erwerbsgemindert sind Versicherte, die wegen Krankheit oder Behinderung auf nicht absehbare Zeit außerstande sind, unter den üblichen Bedingungen des allgemeinen Arbeitsmarktes mindestens *6 Stunden* täglich erwerbstätig zu sein."

→ **Vollrente:** „Voll erwerbsgemindert sind Versicherte, die wegen Krankheit oder Behinderung auf nicht absehbare Zeit außerstande sind, unter den üblichen Bedingungen des allgemeinen Arbeitsmarktes mindestens *3 Stunden* täglich erwerbstätig zu sein."

Nach der aktuellen Handhabung werden Erwerbsminderungsrenten im Prinzip zunächst als Zeitrenten gewährt, eine Dauerrente nur dann, wenn schwerwiegende medizinische Gründe vorliegen (6).

→ **Aufgabe des Gutachters.** Es obliegt dem Gutachter bei wechselhaften Krankheitsverläufen, im Einzelfall die erkrankungsbedingten Gesundheitsdefizite zu benennen und darzustellen, so dass anhand einer klaren und nachvollziehbaren Diagnose das verwertbare Restleistungsvermögen zu beurteilen ist. Dies gilt im besonderen Maße bei der Beurteilung von Leberkrankheiten, die detailliert und definiert sowie aktuell zu beurteilen sind (17). Das differenzialdiagnostische Krankheitsspektrum reicht dabei von exogen-toxischen Leberschädigungen über Autoimmunerkrankungen der Leber, primär und sekundär (selten) verursachte biliäre Lebererkrankungen, akute und chronische Hepatitiden viraler Genese als spezifische Infektionskrankheiten bis zu Speicherkrankheiten der Leber. Zu vermeiden ist dagegen eine Benennung von Symptomen oder Syndromen. Als Beispiel nennbar ist die Fettleber, die in aller Regel nur Symptomenwert hat und keine eigenständige Krankheit darstellt, ebenso wie eine alkoholische Leberzirrhose nicht für sich allein, sondern unter dem Überbegriff der Alkoholkrankheit im psychiatrischen Sinn zu prüfen ist.

Zur Begutachtung nach dem Schwerbehindertengesetz

Hier handelt es sich um den zweiten wesentlichen Aufgabenbereich für die versorgungsärztlichen Dienste. Das Ergebnis einer ärztlichen Begutachtung ist Voraussetzung für die Gewährung von Vergünstigungen bzw. Nachteilsausgleichen für Behinderte. Zur Vereinheitlichung der Bewertungsmaßstäbe wurden durch den Bundesminister für Arbeit und Sozialordnung „Anhaltspunkte für die ärztliche Gutachtertätigkeit im sozialen Entschädigungsrecht und nach dem Schwerbehindertengesetz" 1974 herausgegeben. Die bis dahin hier gebräuchliche Einschätzung nach einer MdE geht in einen Schwerbehindertenbescheid ein. Als Parameter für die Behinderung wird jetzt aber der „Grad der Behinderung" (GdB) neu eingeführt.

Im Gegensatz zur MdE, die in Prozenten ausgedrückt wird, wird im Schwerbehindertengesetz das Ausmaß der Gesundheitsstörung in Grad ausgedrückt.

Nachteilsausgleiche. Je nach Ausmaß der vorliegenden Gesundheitsstörung werden nach dem Schwerbehindertengesetz sog. „Nachteilsausgleiche" gewährt (z. B. Steuervergünstigungen, Zusatzurlaub, Kündigungsschutz, Rundfunkgebührenbefreiung, freie Fahrt in öffentlichen Nahverkehrsmitteln – sofern die Voraussetzungen hierfür erfüllt sind). Finanzielle Zuwendungen kommen nach dem Schwerbehindertengesetz nicht in Betracht. Das Schwerbehindertengesetz hat somit einen ganz anderen Ansatz als das soziale Entschädigungsrecht. Die Grundlagen nach dem Schwerbehindertengesetz sind folglich nicht zu verwechseln mit Leistungen, die gemäß dem sozialen Entschädigungsrecht der Rentenversicherung gewährt werden können.

Berufsbedingte Leberkrankheiten: Die Virushepatitis mit Folgekrankheiten als Berufskrankheit in der Gesetzlichen Unfallversicherung

Zahlenmäßig ganz im Vordergrund stehen hier die Virushepatitiden verschiedener Ätiologie und Stadien. Sie stellen auch den komplexesten Bereich bei der Begutachtung von Leberkrankheiten nach dem berufsgenossenschaftlichen Unfallversicherungsrecht dar *(SGB VII; Berufskrankheitenverordnung)*. Die wissenschaftlichen Grundlagen sind einer stetigen Fortentwicklung unterworfen. Gewerbliche (toxische) Leberschäden treten, wenn auch datenmäßig vergleichsweise nicht genau erfasst, gegenüber den Virushepatitiden zahlenmäßig bei weitem in den Hintergrund. Die Virushepatitis B und C ist die häufigste und auch folgenschwerste Berufskrankheit der ärztlichen Berufe und deren Assistenzberufe. Der gutachterlichen Stellungnahme hierzu kommt deshalb eine besondere Wertigkeit zu (7, 11, 15).

Position und Aufgaben des Gutachters im berufsgenossenschaftlichen Feststellungsverfahren

Wahl des Gutachters

Der Unfallversicherungsträger (Berufsgenossenschaft, BG) hat bei der Auftragserteilung zum Gutachten ein Benennungsrecht für den Gutachter, dem ein Auswahlrecht des/der Versicherten gegenübersteht. Zur Erfüllung letzteren Anspruches ist der UV-Träger vom Gesetzgeber gehalten, dem Versicherten mehrere (in der Regel drei) Gutachter zur Auswahl zu benennen. Schlägt der Versicherte einen Gutachter vor, so ist der UV-Träger nicht verpflichtet, diesem Vorschlag zu folgen, muss allerdings die Gründe dafür dem Versicherten im Einzelfall vortragen.

Primäre Aufgabe des Gutachters

Diese ist in der Regel zunächst die Klärung einer für den UV-Träger haftungsbegründenden Kausalität (Feststellungsverfahren bzw. Prüfung einer Anerkennung als BK). Es ist dabei festzustellen, ob es sich um einen Kausalzusammenhang im Sinne der Entstehung (alleinige Ursache, Teilursache) oder der Verschlimmerung handelt, ferner, ob die Beweiskraft der Wahrscheinlichkeit entspricht. Die reine Möglichkeit genügt zur Bejahung des Kausalzusammenhanges nicht.

Rechtsweg

Entspricht die Entscheidung des Gesetzlichen Unfallversicherungsträgers (UV) (Verwaltungsakt) nicht den Vorstellungen des Begutachteten, so hat dieser die Möglichkeit, Widerspruch zu erheben. Eine Neubegutachtung erfolgt aber nur, wenn z. B. neue Tatsachen vorgebracht werden, die die Erstentscheidung anzweifeln lassen. Im neuerlichen Fall der Inakzeptanz des Widerspruchbescheides besteht sodann die Möglichkeit des Klageweges bei der Sozialgerichtsbarkeit.

Im Rechtsstreit ist es zwar grundsätzlich zulässig, dass ein Gericht von den Feststellungen des Sachverständigen bzw. dessen Einschätzung der Kausalität abweicht. Es kann die Beurteilung eines Sachverständigen nicht unbesehen übernehmen, diese unterliegt vielmehr der kritischen Würdigung. Anderseits ist das Gericht nicht berechtigt, Äußerungen des Sachverständigen ohne ausreichende Begründung unbeachtet zu lassen. Bestehen seitens des Gerichtes Zweifel an den gutachterlichen Schlussfolgerungen, so ist der Gutachter auf Anforderung verpflichtet, seine fachliche Meinung und die hieraus gezogenen Schlussfolgerungen vor Gericht darzulegen und zu erläutern.

Bedingungen für den Gutachter im Feststellungsverfahren und bei der Erstbemessung von Entschädigungsleistungen

Listenkrankheiten. Die Erkrankung (Folge einer Berufskrankheit oder eines Arbeitsunfalls) bedarf einer genauen Bezeichnung gemäß der Berufskrankheitenliste („Listenkrankheiten") – nur diese sind in der aktuellen Fassung der BeKV anerkennbar. Die Nennung von Symptomen oder eines „Syndroms" ist, da keine Listenkrankheit, auch nicht anerkennungsfähig und folglich zu vermeiden. Auch die Folgen der BK sind im Bescheid genau zu bezeichnen. Andernfalls lassen sich später Besserungs- bzw. Verschlimmerungsnachweise nicht führen.

- Die *Listenziffer 3101* definiert: „Infektionskrankheiten, wenn der Versicherte im Gesundheitsdienst, in der Wohlfahrtspflege oder in einem Laboratorium tätig oder durch eine andere Tätigkeit der Infektionsgefahr in ähnlichem Maße besonders ausgesetzt war".

Konkurrierende Kausalitäten. Der Gutachter ist dabei gehalten, konkurrierende Kausalitäten, die dem schicksalhaften und persönlich-privaten Lebensbereich zuzuordnen sind, zu bewerten. Hierzu gehört als typisches Beispiel das hohe Infektionsrisiko für eine Hepatitisvirus-C-Infektion durch die Gabe von Fremdblut oder Blutprodukten aus der Zeit vor der Identifizierung des Erregers 1989 (25), verbesserte serologische Testsysteme zur Prüfung von Spendern oder Spenderblut wurden allgemein erst Zug um Zug ab 1992 eingeführt. Das Risiko einer Transfusionshepatitis – heute durch die routinemäßige Antigenbestimmung verschwindend gering – war zu jener Zeit vergleichsweise oft höher einzuschätzen als das berufliche Risiko. In der Zusammenhangsbegutachtung treten Fragestellungen hierzu aber noch immer auf (24, 25).

Hinweise auf einen schicksalhaften Kausalzusammenhang können z. B. bei Übersiedlern in die BRD gegeben sein, wenn höhere Prävalenzen für die verschiedenen Hepatitiserreger im Ursprungsland bekannt sind: Das berufsunabhängige Infektionsrisiko (noch zurück bis zur vertikalen Übertragung) kann in solchen Fällen das bedeutsamere Risiko darstellen (14).

Dem privaten Lebensbereich zuzuordnen sind hier auch ein Carrier-Status bei Familienmitgliedern, eine parenterale Drogenabhängigkeit in der Anamnese, Bodypiercing, Tätowierungen oder die Zugehörigkeit zu sog. Risikogruppen.

Änderung der Krankheitsfolgen. Eine Änderung der Krankheitsfolgen und deren Beurteilung mit Änderung auch der MdE bei einer Nachbegutachtung muss „wesentlich" im Sinne einer Verschlechterung oder Besserung erkennbar sein und bewirkt damit in aller Regel eine Anhebung oder Senkung des MdE-Satzes um mindestens 10 v.H.

Fälschliche Anerkennung. Für den Fall einer fälschlichen Anerkennung einer Lebererkrankung oder deren Folgen, etwa durch mittlerweile gewonnene neue wissenschaftliche Erkenntnisse, kann der einmal erteilte Anerkennungsbescheid nicht zurückgenommen werden. Es verbleibt in einem solchen Fall als einzige Möglichkeit für die Zukunft das „Einfrieren" der Entschädigungsleistungen.

Vorläufige Entschädigungsleistungen und Rente auf unbestimmte Zeit. Diese werden durch die UV-Träger gewährt zur Überbrückung eines Schwebezustandes innerhalb einer Dreijahresfrist. Diese berufsgenossenschaftliche Leistung (Rente als vorläufige Entschädigung) kann auch kurzfristig verändert werden. Die nachfolgende Rente auf unbestimmte Zeit (vor dem 01.01.1997 „Dauerrente") im Fall fortbestehender BK-Folgen ist sodann in ihrer Höhe von der vorläufigen Bemessung der Entschädigung unabhängig. Sie ist im Jahresturnus veränderbar, wenn eine wesentliche Änderung im Sinne einer Besserung der BK-Folgen feststeht. Im Verschlimmerungsfall („MdE-Änderung um mehr als 5%") ist die Änderung jederzeit möglich.

Bemessung von Krankheits- oder Unfallfolgen. Sowohl die Einschätzung von Krankheits- oder Unfallfolgen als auch der hierauf bezogenen Entschädigungsleistungen erfolgt nach einem Prozentsatz der MdE, der sich bei berufsbedingten Krankheiten der Leber nach Erfahrungssätzen bemisst und auch staffelt. Bei der gutachterlichen Einschätzung kommt es dabei auf die aktuelle körperliche, krankheitsbezogene, gesundheitliche Einbuße an. Zukünftige, selbst aufgrund gesicherter wissenschaftlicher Erkenntnisse oder allgemeiner Erfahrungstatsachen absehbare Folgeschäden können nicht berücksichtigt werden (Beispiel: die mögliche spätere Entwicklung eines primären Leberzellkarzinoms).

Rechtliche Voraussetzungen für die Anerkennung und Entschädigung von Hepatitisvirus-B- und -C-Infektionen/Erkrankungen als Berufskrankheit

Allgemeine Hinweise

Trotz der problemlos durchführbaren und als effektiv bzw. sinnvoll anerkannten Aktivimmunisierung (Impfung) stagniert die Zahl berufsabhängiger wie berufsunabhängiger Neuinfektionen mit dem Hepatitisvirus B in Deutschland bei ca. 50.000 Fällen jährlich (Schätzwert bei anzunehmender hoher Dunkelziffer). Gleichbleibend erweisen sich auch die Frequenz von Hepatitis-C-Neuinfektionen und die hierdurch induzierten Erkrankungen bzw. Erkrankungsfolgen; ursächlich zu nennen sind die schon zitierten konkurrierenden Übertragungswege.

Beide, die Hepatitisvirus-B- und Hepatitisvirus-C-Infektionen/ Erkrankungen, stellen die häufigste und auch folgenschwerste Berufskrankheit der ärztlichen Berufe und deren Assistenzberufe dar und fordern im Arbeitsleben dieser Berufsgruppen auch folgenschwere gutachterliche Entscheidungen.

„Regelwidriger Gesundheitszustand". Sofern ein ursächlicher Zusammenhang einer Hepatitisvirus-B- oder -C-Infektion mit Umständen der Berufsausübung zumindest mit einer Wahrscheinlichkeit besteht, so ist entscheidend, dass diese auch gemäß der Liste der BeKV zu einer klinisch relevanten Erkrankung geführt hat, die als „regelwidriger Gesundheitszustand" einzuschätzen ist. Eine allein stattgehabte Infektion, die mit Immunantwort, Serokonversion und (im Fall der Hepatitisvirus-B-Infektion) verbleibender lebenslanger Immunität beantwortet wurde, stellt dagegen den Idealzustand der Natur dar und ist keine „Krankheit" oder BK-Folge.

„Regelwidrig" ist als Ausnahmefall nach geltender Rechtssprechung auch ein Virusträgerstatus bei einer Hepatitisvirus-B-Infektion bei einem klinisch gesunden Carrier, obgleich in einem solchen Fall ein klinisch relevanter Befund und damit ein Rentenanspruch bzw. eine MdE in rentenberechtigender Höhe (ab 20 v.H.) nicht festzustellen sind; („Berufskrankheit ohne Rente").

Ist-Zustand. Es wurde bereits darauf hingewiesen, dass der aktuelle Ist-Zustand gutachterlich zu bewerten bleibt und Überlegungen einer denkbaren, klinisch dann relevant werdenden Reaktivierung der Erkrankung oder einer Tumorentwicklung nicht eingebracht werden können, bzw. es muss der Krankheitsfall dann aufgegriffen und neu begutachtet werden. Den Begriff eines „Risikozuschlages" gibt es in der gesetzlichen UV nicht (8, 18).

Zum Ursachenzusammenhang bei der Hepatitis B

Beweisanforderungen. Für den Versicherungsfall „Virushepatitis B als Berufskrankheit nach Nr. 3101 der BeKV" lassen sich folgende Beweisanforderungen definieren:

- Sowohl die Diagnose der Krankheit, welche die Merkmale eines Berufskrankheitentatbestandes erfüllt, als auch eine gefährdende Einwirkung bei der versicherten Tätigkeit, die als Ursache der Erkrankung infrage kommt, müssen im Sinne des Vollbeweises, d.h. mit an Sicherheit grenzender Wahrscheinlichkeit, gesichert sein.
- Für die kausale Verknüpfung gilt dagegen der geringere Beweismaßstab der Wahrscheinlichkeit. Ein Ursachenzusammenhang ist wahrscheinlich, wenn im Einzelfall die für einen Zusammenhang sprechenden Gründe überwiegen.

Haftungsbegründender Ursachenzusammenhang. Dieser ist damit in der Regel gegeben, wenn der Versicherte bei seiner versicherten Tätigkeit während der infrage kommenden Ansteckungszeit

- Kontakt zu einer nachweislichen Infektionsquelle (Patienten, betreute oder andere Personen mit HBsAg-positivem Befund oder infektiöse Untersuchungsmaterialien) hatte und
- nach der Art des Kontaktes eine Virusübertragung dabei erfolgen konnte.

Der Nachweis eines konkreten Verletzungsereignisses oder eines ähnlichen Ereignisses beim Umgang mit den betreffenden Patienten bzw. dem infektiösen Material ist dann nicht zwingend erforderlich.

Infektionsgefährdung. Sofern der Nachweis einer Infektionskette z.B. bei Beschäftigten im Gesundheitswesen gemäß den genannten Beweisgrundsätzen wahrscheinlich zu machen ist bzw. der Versicherte einer über das normale Maß hinausgehenden Infektionsgefahr ausgesetzt war, so können als Parameter für eine entsprechende Infektionsgefährdung genannt werden:

- Häufigkeit von Arbeitsvorgängen, welche unter Berücksichtigung der bei der Hepatitis B in Betracht kommenden Übertragungswege das Risiko einer Virusübertragung begründen (gefährdende Tätigkeiten),
- Betreuung von Hepatitisvirus-B-infizierten Personen (Patienten) einschließlich eines möglichen Blutkontaktes (invasive Behandlungsmaßnahmen) zu der in Frage kommenden Ansteckungszeit mit einer gewissen Regelmäßigkeit.
- Hinweise hierzu geben im Übrigen auch die Prävalenzen in der in Frage kommenden Population.

Besonderheiten. Einige Besonderheiten sind zu bedenken:

- Die unerwartete Reaktivierung einer vermeintlich abgeheilten und mit Serokonversion und Viruselimination beendeten Virushepatitis B ist unter einem veränderten Immunverhalten, z.B. einer immunsuppressiven Therapie, möglich.
- Bei der Begutachtung von Klärwerksarbeitern wird vereinzelt noch eine erhöhte Infektionsgefährdung für eine Hepatitis B beschrieben. Diese Annahme ist nicht haltbar. Das Hepatitisvirus B wird in Abwässern denaturiert.

Zum Ursachenzusammenhang bei der Hepatitis C

Beweisführung. Im Vergleich zur Beweisführung für eine Hepatitisvirus-B-Infektion ist die berufsbedingte Hepatitis-C-Infektion im Sinne der Ziffer 3101 der BeKV kritischer zu beurteilen: Zum einen wird die epidemiologische Datenlage hinsichtlich eines generellen Nachweises eines erhöhten Infektionsrisikos für die Beschäftigten im Gesundheitsdienst unterschiedlich gesehen und zum Teil ein solches Risiko sogar verneint. Zum anderen wird darauf hingewiesen, dass das Risiko einer Infektion im Falle einer Inokulation von Hepatitisvirus-C-infiziertem Material etwa um den Faktor 10 geringer einzuschätzen ist als bei der Hepatitis B, d. h. es ist mit dem „Angehen" einer Infektion selbst bei gesicherter Inokulation nur in 3% der Fälle zu rechnen.

Nach der Freiburger Hepatitis-C-Studie war bei Beschäftigten im Gesundheitsdienst ein eindeutiges berufsbedingtes Infektionsrisiko objektivierbar, wobei sich der Infektionshergang nur in der Minderzahl konkretisieren ließ (10). Das Risiko für Pflegekräfte und Ärzte ist vergleichsweise aber niedriger als bei der Hepatitis B. Betroffen sind besonders auch Reinigungspersonal im medizinischen Bereich und Zahnärzte.

Geno-/Subtypen. Durch die Hepatitisvirus-C-Genomanalyse ist die Erfassung von Geno-/Subtypen möglich: Weltweit kommt der Genotyp 1 vor, in Süd- und Osteuropa dominiert der Subtyp 1b, in Nord- und Westeuropa finden sich vorzugsweise die Subtypen 1a, 1b und 3a in der Klassifikation nach Simmonds. Der Subtyp 3a ist vor allem unter i. v. Drogenabhängigen zu finden, die in Europa 35% der HCV-Infizierten stellen. Die weiteren HCV-Geno-/Subtypen sind wie folgt geographisch verteilt: Typ 2 weltweit; Typ 3b in Japan, Nepal, Indien, Thailand und Indonesien; Typ 4 in Nord- und Zentralafrika, Ägypten, Mittlerer Osten; Typ 5 in Südafrika; Typ 6 in Hongkong, Vietnam und Thailand. Ko- und Superinfektionen verschiedener HCV-Geno-/Subtypen kommen vor.

Aufgrund der bisher bekannten epidemiologischen Gegebenheiten bei der Hepatitisvirus-C-Übertragung kommen als gefährdend Tätigkeiten in Betracht, die erfahrungsgemäß mit der konkreten Gefahr gehäufter parenteraler Inokulationsereignisse verbunden sind. Darüber hinaus kann ohne den (gerade hier häufig nicht zu führenden) Nachweis der Inokulation nur dann von einem grundsätzlich erhöhten berufsbedingten Infektionsrisiko bei der Hepatitisvirus-C-Infektion ausgegangen werden, wenn infektionsgeeignete Tätigkeiten regelmäßig durchgeführt wurden.

Erstbegutachtung berufsbedingter Hepatitisvirus-B- und Hepatitisvirus-C-induzierter Erkrankungen

Im Gesundheitsdienst tätige Personen sind, sofern in abhängiger Stellung tätig, beim zuständigen gesetzlichen Unfallversicherungsträger (Berufsgenossenschaft) pflichtversichert, nicht aber der Unternehmer selbst. Es ist daher für einen z. B. freiberuflich in eigener Praxis tätigen Arzt bedeutsam und anzuraten, eine freiwillige Versicherung bei der gesetzlichen UV einzugehen.

Sofern damit die rechtlichen Voraussetzungen für eine Rentengewährung aus der Gesetzlichen Unfallversicherung erfüllt sind, gilt:

- Versicherte, die infolge eines Versicherungsfalles (Arbeitsunfall oder Berufskrankheit) über die 26. Woche nach dem Versicherungsfall hinaus wenigstens um 20 v.H. erwerbsgemindert sind, haben Anspruch auf eine Rente gemäß § 56 Abs. 1 SGB VII.
- Bei einer MdE um 10 v.H. oder 15 v.H. besteht ein Rentenanspruch bereits dann, wenn die Erwerbsfähigkeit des Versicherten wegen der Folgen eines anderen Versicherungsfalles ebenfalls um wenigstens 10 v.H. gemindert ist (sog. Stütz-MdE).
- Die Rente beginnt regelmäßig nach Beendigung der Arbeitsunfähigkeit bzw. mit dem Tag nach dem Versicherungsfall, sofern kein Verletztengeldanspruch besteht. Nach § 62 Abs. 1 SGB VII kann mit Beendigung des Verletztengeldanspruches während der ersten drei Jahre nach Beginn des Versicherungsfalles eine vorläufige Entschädigung festgesetzt werden.
- Bestand vor dem Eintritt einer erneuten Arbeitsunfähigkeit bereits ein Rentenanspruch aus BK-Gründen, so läuft dieser weiter und es wird zusätzlich (als Lohnersatzfunktion) Verletztengeld gewährt. Die bisher festgestellte Rente kann in dieser Zeit nicht erhöht werden.
- Spätestens drei Jahre nach dem Versicherungsfall wird die Rente sodann auf unbestimmte Zeit gewährt. Der Gutachter ist bei deren erstmaliger Festlegung nicht an die vorangegangene vorläufige Einschätzung von Krankheitsfolgen gebunden.

Fallgruppen für Beweiserleichterungen bei Hepatitisvirus-B- und -C-Infektionen im Gesundheitsdienst

Zur Konkretisierung von Beweiserleichterungen im Berufskrankheitenfeststellungsverfahren nach Ziffer 3101 der BeKV wurden arbeitsmedizinische Grundlagen erarbeitet. Es ist insbesondere bei der Hepatitisvirus-C-Infektion nur in Ausnahmefällen der Infektionshergang nachvollziehbar. Es wurden daher zur Erleichterung der Beweisführung im Anerkennungsverfahren aufgrund der statistischen Vorgaben Fallgruppen erarbeitet (Ziffern 4.1.–4.4., BGW 2002), die in solchen Fällen eine Aussage zum haftungsbegründenden Ursachenzusammenhang (19) zumindest mit einem Wahrscheinlichkeitsgrad möglich machen:

Fallgruppe 1 (Ziffer 4.1). Eine haftungsbegründende Kausalität ist in der Regel bei Versicherten zu bejahen, die ein besonders hohes Risiko eines Kontaktes mit Blut oder anderen als infektiös in Frage kommenden Körperflüssigkeiten haben (Tab. 27.1).

Tabelle 27.1 Tätigkeiten im Gesundheitsdienst, bei denen der haftungsbegründende Ursachenzusammenhang im Hinblick auf das besonders hohe Risiko eines Kontaktes mit Blut oder mit anderen als infektiös in Frage kommenden Körperflüssigkeiten in der Regel unter folgenden Voraussetzungen zu bejahen ist

Arbeitsbereich	Besonders gefährdete Personengruppen für Hepatitis B	Besonderheiten bei Hepatitis C
Operationseinheiten (ambulante oder in stationären Einrichtungen)	an den operativen Eingriffen unmittelbar beteiligte Ärzte einschließlich Anästhesisten	im Vergleich zur Hepatitis B: keine
Notfallaufnahmen von stationären Behandlungseinrichtungen und Intensivstationen	behandelnde Ärzte	
Rettungsdienste	Notärzte, Rettungsassistenten, Rettungssanitäter	
Zahnärztliche Behandlungseinheiten (nicht nur diagnostische Einrichtungen)	behandelnde Zahnärzte	
Dialyseeinrichtungen	behandelnde Ärzte und mit der Durchführung der Behandlung beauftragtes medizinisches Personal	

Eine regelmäßige und häufige Verrichtung von gefährdenden Tätigkeiten, die ein besonders hohes Verletzungs- und entsprechend hohes Infektionsrisiko begründen, ist bei den in Tab. 27.1 genannten Personengruppen grundsätzlich gegeben. In Zweifelsfällen sind diesbezügliche Ermittlungen erforderlich. Die Bejahung des haftungsbegründenden Ursachenzusammenhangs ist auch bei Beachtung von Schutzmaßnahmen gerechtfertigt, da ein hohes Risiko bezüglich Stich- oder Schnittverletzungen besteht.

Fallgruppe 2 (Ziffer 4.2). Ein vergleichbares besonderes Infektionsrisiko aufgrund häufiger Kontakte mit Blut oder sonstigen infektiösen Flüssigkeiten ist auch bei anderen Personengruppen in Betracht zu ziehen – hier zu nennen sind z. B. instrumentierende Krankenschwestern am OP-Tisch und in der Endoskopie wie auch bei der Reinigung und Sterilisation des Instrumentariums – im Zweifelsfall bedarf es der zusätzlichen Prüfung von Tätigkeitsmerkmalen im Einzelfall (Tab. 27.2).

Fallgruppe 3 (Ziffer 4.3). Erkenntnisse über ein erhöhtes Infektionspotenzial im Arbeitsumfeld des Versicherten können ebenfalls die Annahme einer Wahrscheinlichkeit des Kausalzusammenhanges mit der versicherten Tätigkeit rechtfertigen. Anhaltspunkte für ein auf diesem Wege erhöhtes Infektionsrisiko können sich ergeben aus:

- den typischen Indikationen für die Aufnahme von Patienten auf bestimmten Stationen (z. B. Infektionsabteilungen, internistische Stationen mit entsprechender Ausrichtung),
- Erfahrungen oder epidemiologischen Erkenntnissen über eine erhöhte „Durchseuchung“, z. B. in Abteilungen zur Behandlung von Suchtkranken, psychiatrischen Einrichtungen und vergleichbaren Einrichtungen für geistig Behinderte,
- sonstigen milieuspezifischen Umständen im ambulanten oder stationären Behandlungsbereich.

Einschränkend ist zur Hepatitisvirus-C-Infektion dabei zu bemerken, dass nur bei hämatogener Übertragung diese Umstände im Rahmen der versicherten Tätigkeit relevant werden. Ein Risiko eines nur oberflächlichen (Haut-)Kontaktes mit kontaminierten Flüssigkeiten reicht nicht aus.

Fallgruppe 4 (Ziffer 4.4). Hierzu schließlich zählen Tätigkeiten, welche nur unter bestimmten Umständen für ein besonders erhöhtes Infektionsrisiko prädestiniert sind. Es bedarf hier detaillierter Ermittlungen zu der im Einzelfall ausgeübten Tätigkeit sowie zu den für das Infektionsrisiko relevanten Begleitumständen (zusätzliche Ermittlungen durch den Technischen Aufsichtsdienst des Unfallversicherungsträgers).

Grundlagen der MdE-Bewertung bei der Hepatitisvirus-B- und -C-induzierten Lebererkrankung

MdE-Erfahrungssätze. Durch das Bundessozialgericht wurde festgestellt, dass ein vereinfachtes Beurteilungsverfahren in Form eines Rückgriffs auf MdE-Erfahrungssätze, die der Sachverständige auf den Einzelfall anwendet, zulässig sein kann, sofern die Erfahrungssätze allgemein anerkannt sind (5), dies nicht nur aus Gründen der Praktikabili-

Tabelle 27.2 Andere Personengruppen, bei denen ein vergleichbares besonderes Infektionsrisiko aufgrund von häufigen Kontakten mit Blut oder sonstigen infektiösen Flüssigkeiten ebenfalls in Betracht zu ziehen ist (ggf. mit zusätzlicher Prüfung der Tätigkeitsmerkmale)

Arbeitsbereich	Personengruppen	Tätigkeitsmerkmale für Hepatitis B	Einschränkungen für Hepatitis C
• Operationseinheiten (ambulant oder stationär) • Notfallaufnahmen • Zahnärztliche Behandlungseinheiten (nicht nur diagnostische Einrichtungen)	Assistenzpersonal	regelmäßige und häufige Ausübung von Tätigkeiten, die erfahrungsgemäß mit unmittelbarem Kontakt mit Patienten oder verunreinigten Gegenständen oder Körperflüssigkeiten verbunden sind	nur bei regelmäßiger und häufiger Ausübung von Tätigkeiten, die erfahrungsgemäß ein konkretes Risiko bzgl. Verletzungsereignissen mit „Blutaustausch" darstellen, z. B. • Kanülenstichverletzungen • Verletzungen durch spitze oder scharfe Op-Instrumente
Intensivstationen	medizinisches Hilfspersonal bzw. Pflegepersonal		
Krankenhausstationen mit frisch operierten Patienten (Patienten mit Blutungen) z. B. • chirurgische • unfallchirurgische • orthopädische • HNO-ärztliche • urologische Stationen	Stationsärzte, medizinisches Hilfspersonal bzw. Pflegepersonal		
Gynäkologische Stationen/Geburtskliniken	behandelnde Ärzte und Stationsärzte, Hebammen, medizinisches Hilfs- bzw. Pflegepersonal		
Internistische Stationen/Praxen	behandelnde Ärzte und Assistenzpersonal		

tät, sondern auch der Gleichbehandlung. Gegenwärtig benützte und morphologisch definierte Parameter entsprechen daher zwar einem Näherungswert, nicht aber in allen Fällen der höchstrichterlich geforderten Transparenz und Reproduzierbarkeit.

Leberbiopsie. Die Leberbiopsie als „Goldstandard" der Leberdiagnostik ist nach wie vor die einzige Untersuchungsmethode, die genaue Auskunft gibt über das Schädigungsmuster der Leber, differenziert nach dem Aktivitätsgrad *(Grading)*und dem Fibrosestadium *(Staging)* einer *chronischen Hepatitis.* Aus pathologisch-anatomischer Sicht wurden für diese Kriterien verschiedene semiquantitative Histologie-Scores vorgestellt als Grundlage einer gutachterlichen Bewertung. Zur detaillierten Darstellung wird auf die Originalarbeiten verwiesen (12, 22). Für den klinisch tätigen Gutachter sind Kenntnisse aus dem Arbeitsbereich der Histopathologie folglich nützlich.

Mit den histopathologischen Kriterien der chronischen Virushepatitis B und C nicht deckungsgleich ist die sog. *Minimalhepatitis,* charakterisiert durch eine geringfügige, unspezifische Mesenchymreaktion ohne Zellnekrosen, ohne Progredienz, mit normalen Enzymaktivitäten im klinisch-chemischen Untersuchungsbefund und schließlich auch ohne wesentlichen Krankheitswert (MdE 10%).

Bewertungskriterien. Die Leberbiopsie ist für den Begutachteten zum einen keine duldungspflichtige Maßnahme. Die nichtinvasiven diagnostischen Parameter korrelieren andererseits nicht zwingend mit dem histopathologischen Befund. Klinisch-chemische und molekularbiologische Untersuchungsmethoden sind in Klinik und Praxis etabliert und ermöglichen in der Regel eine differenzialdiagnostische Zuordnung einer chronisch-entzündlichen Lebererkrankung sowie Aussagen zur Prognose und Therapieindikation auch ohne Biopsie. Der Gutachter ist auch in diesem Fall gehalten, sich zur Differenzialdiagnose und zum aktuellen Krankheitsstadium festzulegen und eine MdE-Einschätzung vorzunehmen. Es wurde deshalb versucht, Bewertungskriterien zu finden, die einer Befundbeurteilung

Tabelle 27.3 MdE-Bewertung der chronischen Hepatitis B und C im gutachterlichen Routinebetrieb der gesetzlichen Unfallversicherung

Entzündliche Aktivität	Fibrose			Zirrhose
	null bis gering	mäßig	stark	
Gering	20%	30%	40%	50%
Mäßig	30%	40%	50%	60%
Stark	40%	50%	60%	= oder > 70%

aus morphologischer Sicht einerseits entsprechen und (ersatzweise) reproduzier- und vergleichbar sind sowie in einfachen tabellarischen Prozentsätzen zur Ermittlung des Anspruches des Erkrankten auch ohne morphologischen Befund führen können, auch für den Nichtmediziner verständlich sind und Rechtsentscheidungen zugrunde gelegt werden können (Tab. 27.**3**).

Die komplette *Leberzirrhose* mit ihren Komplikationen (Dekompensation, portale Hypertension, hepatische Enzephalopathie, primäres Leberzellkarzinom) ist entsprechend höher zu bewerten als das Vorstadium der chronischen Hepatitis (22).

Einer ganz individuellen Einschätzung bei der MdE-Bewertung von Berufskrankheitsfolgen bedarf auch der *lebertransplantierte Patient*, z. B. durch die Reinfektion des Transplantates (22).

Es sei schließlich auch darauf hingewiesen, dass das Indikationsspektrum für die Durchführung einer Leberbiopsie aus versicherungsrechtlicher Sicht nicht zwingend deckungsgleich ist mit der klinischen Indikation, die vorwiegend auf therapeutische Ziele ausgerichtet ist. Den Gutachter interessiert die Differenzialdiagnose im Rahmen des Anerkennungsverfahrens, sodann auch die Stadienbestimmung zur MdE-Bewertung und zur Festlegung von Änderungskriterien für die MdE-Einschätzung und für Intervallempfehlungen zu gutachterlichen Nachuntersuchungen.

Gutachterliche Beurteilung der Hepatitisvirus-A-Infektion im Feststellungsverfahren

Durch verbesserte Hygienemaßnahmen sind die Durchseuchungsraten der Bevölkerung und damit das Infektionsrisiko in den sog. Industrieländern deutlich rückläufig. Hieraus resultiert eine zunehmende Empfänglichkeit für eine Hepatitis-A-Infektion auch für Erwachsene, z. B. als Reiseinfektion durch kontaminiertes Trinkwasser oder Lebensmittel. Die Ansteckungshäufigkeit beträgt bei Hotelaufenthalten in Endemiegebieten 3/1000 Reisende/Reisemonat, bei Rucksacktouristen beträgt sie ein Mehrfaches. Bisher wurde bei 7 bekannten Genotypen weltweit nur eine gemeinsame Antigenspezifität für das HAV nachgewiesen. Es besteht folglich eine Kreuzimmunität.

Durchseuchung. Die Durchseuchung mit dem Hepatitisvirus A ist weltweit hoch und nimmt von den tropischen Regionen nach Norden zu kontinuierlich ab. Im südeuropäischen Bereich ist ein erhöhtes Infektionsrisiko gegeben, insbesondere im östlichen Mittelmeerraum. Die aktuelle epidemiologische Situation in Deutschland (anti-HAV-IgG positiv) weist einen Durchseuchungsgrad von unter 6% bei den 20-Jährigen, von etwa 20% bei Personen bis zum 40. Lebensjahr und von ca. 45% bei den über 50-Jährigen aus.

Virämiedauer. Das Virus bleibt auch außerhalb des Körpers, z. B. in Lebensmitteln oder (See-)Wasser, bis zu 4 Wochen virulent. Die Virämiedauer bei einer Hepatitis-A-Virusinfektion ist länger als bisher angenommen. Untersuchungen von Bower et al. zeigten eine durchschnittliche Virämiedauer von 95 Tagen (Bereich 36–391 Tage); HAV-RNS ließ sich bei Erwachsenen bereits 30 Tage vor Auftreten von Symptomen bzw. mehrere Tage vor Auftreten von anti-HAV-IgM-Antikörpern nachweisen. Durch diese doch recht lange Virämiephase kann Blut als Übertragungsweg durchaus einmal eine Rolle spielen (1, 2).

Eine Hepatitis-A-Infektion bzw. Erkrankung ist aufgrund der epidemiologischen Gegebenheiten bei Angehörigen der Heilberufe in der Regel keine Berufskrankheit, da das außerdienstliche Infektionsrisiko als gleichwertig oder sogar höher eingeschätzt werden muss.

Durch die oben beschriebene Virämiedauer von 95 Tagen kann aber durchaus auch einmal eine Infektion durch z. B. eine Nadelstichverletzung in Ausübung der beruflichen Tätigkeit erworben werden. Insgesamt aber bedarf es zur Anerkennung einer Hepatitis A als Berufskrankheit des Nachweises der Infektionskette bzw. des nachvollziehbaren Infektionsherganges.

Ausnahmen. Hiervon kann dann abgewichen werden, wenn mit hinreichender Wahrscheinlichkeit anzunehmen ist, dass der Infizierte/Erkrankte zum Zeitpunkt der Infektion einem erhöhten Infektionsrisiko für eine Hepatitis A in seinem Arbeitsbereich ausgesetzt war bzw. in Kindertagesstätten oder kinderklinischen Abteilungen mit endemischem Auftreten von Hepatitis-A-Infektionen/Erkrankungen tätig war oder z. B. aus beruflicher Veranlassung in Endemiegebieten einer Tätigkeit nachzugehen hatte (16).

Gutachterliche Bewertung der Hepatitisvirus-D-(Delta-)Infektion im Feststellungsverfahren

Das Hepatitis-D-Virus ist selbst hüllenlos. Zur strukturellen Komplettierung und zur Ausbildung seiner Infektiosität bedarf es der Helferfunktion des Hepatitis-B-Virus, indem im Überschuss gebildetes Hüllmaterial des B-Virus (HBsAg) für die eigene Hüllenbildung verwendet wird. Eine Delta-Infektion kann damit nur bei einem Virus-B-Infizierten auftreten, entweder in Form einer Simultaninfektion zusammen mit dem Hepatitisvirus B oder als Superinfektion beim klinisch gesunden HBsAg-Träger oder beim chronischen Hepatitis-B-Kranken.

→ **Übertragung.** Die Übertragung des Hepatitis-D-Virus erfolgt prinzipiell auf dem gleichen Wege wie die des Hepatitis-B-Virus. Das Risiko einer HDV-Infektion durch Bluttransfusionen ist extrem niedrig, da durch die routinemäßige HBsAg-Testung HBsAg-positives (und damit auch möglicherweise HDV enthaltendes) Spenderblut eliminiert wird.

→ **Durchseuchung.** Weltweit sind etwa 5% der 350 Mio. Hepatitisvirus-B-Träger mit HDV koinfiziert. Die höchsten Durchseuchungsraten (über 30%) finden sich in den tropischen und subtropischen Ländern Afrikas und Südamerikas (Übertragung zumeist als Superinfektion); eine mäßiggradige Durchseuchung von 10 – 30% findet sich in den Anrainerstaaten des Mittelmeers und in Asien; eine unter 10% liegende Durchseuchungsrate ist in kühleren Regionen von Fernost sowie im nordeuropäischen und nordamerikanischen Bereich festgestellt worden (Übertragung vor allem als Simultaninfektion). In Nord- und Westeuropa sind Infektionen mit dem Hepatitis-D-Virus eher selten und im Wesentlichen auf Risikogruppen wie z. B. Drogenabhängige beschränkt.

Für eine Simultaninfektion gelten gutachterlich die aktuellen arbeitstechnischen Voraussetzungen zum Nachweis einer beruflich erworbenen Hepatitisvirus-B-Infektion. Für die Anerkennung einer Hepatitis D als Superinfektion ist bei der oben beschriebenen epidemiologischen Situation in Deutschland der Nachweis des Infektionsherganges zu fordern, also die einwandfreie Aufklärung der Infektionskette.

Da in der BRD nur etwa 2% der HBsAg-Träger mit HDV koinfiziert sind, muss es als seltener Zufall bezeichnet werden, dass ein chronischer HBsAg/HBV-Träger im Gesundheitsdienst einen infektionsermöglichenden Kontakt mit einem Delta-Virusträger hat. Sollte sich eine Person mit einer als Berufskrankheit anerkannten chronischen Hepatitisvirus-B-Infektion anlässlich einer privaten Auslandsreise in einem klassischen Hepatitisvirus-D-Endemiegebiet infizieren, so kann diese Delta-Superinfektion mittelbare BK-Folge sein (16).

Gutachterliche Bewertung der Hepatitisvirus-E-Infektion im Feststellungsverfahren

Das Hepatitis-E-Virus (HEV) ist ein nicht umhülltes RNS-Virus; es wurden bisher 3 Genotypen identifiziert, wobei weltweit wahrscheinlich nur ein HEV-Serotyp vorliegt, so dass trotz der Genomvariabilität eine Kreuzimmunität besteht.

→ **Übertragung.** Die Übertragung des Hepatitis-E-Virus erfolgt in den meisten Fällen durch fäkal kontaminiertes Trinkwasser. Im Gegensatz zum Hepatitis-A-Virus scheint die individuelle direkte HEV-Übertragung von Mensch zu Mensch durch Kontaktinfektion eher die Ausnahme darzustellen. Eine Hepatitis-E-Erkrankung verläuft selbstlimitiert. Chronische Verläufe oder Carrier sind nicht bekannt. In Mitteleuropa trat die klinisch manifeste Hepatitis E bisher vor allem als Reiseinfektion auf. Es stehen bislang keine aktiven und passiven Impfmöglichkeiten zur Verfügung. Die einzige Prävention für Reisende in Risikoländer besteht neben allgemeinen hygienischen Maßnahmen in der ausschließlichen Verwendung von sauberem (Trink-)Wasser.

Im Anerkennungsverfahren einer humanen Virushepatitis E muss daher ebenfalls der Nachweis des Infektionsherganges bzw. das Aufdecken der Infektionskette gefordert werden. Darüber hinaus ist eine Berufskrankheit nur dann anzuerkennen, wenn eine labormäßig/klinisch dokumentierte akute Hepatitiserkrankung vorlag und im Verlauf HEV-RNS-PCR und/oder anti-HEV (IgM) positiv nachgewiesen wurden.

Beweiserleichterungen, wie z. B. für die Hepatitis A bei Klärwerksarbeitern, sind für diese Personengruppe nicht möglich, weil bei nur seltener klinischer Erkrankung in der BRD und 100-mal niedrigeren Virustitern im Stuhl als bei einer HAV-Infektion infektionstüchtige HEV-Konzentrationen im Klärmaterial nicht erreicht werden können. Eine Beweiserleichterung bei beruflicher Auslandstätigkeit in Endemiegebieten ist hingegen denkbar (16).

Beurteilung arbeitsmedizinischer Probleme

Hepatitisvirus-B- und Hepatitisvirus-C-Übertragung vom Beschäftigten auf den Patienten

→ **Hepatitis B.** Bei der Übertragung von Hepatitis B gingen nach den bisherigen statistischen Angaben Infektionen zumeist von operativ tätigen Ärzten aus. Am häufigsten vertreten waren Gynäkologen und Herz-Thorax-Chirurgen, gefolgt durch Virus-B-Träger unter Zahnärzten und Kieferchirurgen. Mit einer hohen Dunkelziffer muss gerechnet werden.

Die meisten bekannten Übertragungsfälle geschahen durch chronisch infiziertes Personal. In angloamerikanischen Ländern entscheidet deshalb heute vor allem der Nachweis von HBeAg darüber, ob chronisch Infizierte weiterhin Tätigkeiten mit Übertragungsrisiken durchführen dürfen.

Hepatitis C. Die Übertragungswahrscheinlichkeit einer Hepatitis C ist vergleichsweise deutlich geringer als diejenige von HBV. Da aber die meisten HCV-Infektionen wegen des in der Regel inapparenten Verlaufes nur durch Zufall entdeckt werden und eine Rekonstruktion der Übertragungsumstände wegen des nicht bekannten Infektionszeitpunktes schwierig ist, dürfte die Dunkelziffer hier sehr hoch sein.

Übertragungswege. Gegenwärtig kann über konkrete Wege nosokomialer HCV-Infektionen durch Ärzte nur spekuliert werden. Gemeinsamkeiten mit der HBV-Übertragung fallen auf, so dass Erkenntnisse über Arzt-Patient-Infektionen von HBV möglicherweise auch auf HCV anwendbar sind. Zum Übertragungsmodus wird angenommen, dass Stichverletzungen an den Händen des Operateurs zu Blutungen führen und die Infizierung des Patienten entweder über das nun kontaminierte Instrument oder nach Austritt des Blutes durch den defekten Handschuh in die Op-Wunde erfolgt. Auch andere Infektionswege werden diskutiert: In einem nachgestellten Experiment wurden nach einer Stunde Nähen und Knoten feinste Schnitte an den Fingern des Operateurs gefunden.

Hieraus ergeben sich Tätigkeiten und Umstände, auf die ein erhöhtes Risiko nosokomialer Hepatitisvirus-B-Infektionen (und analog auch HCV-Infektionen) durch infektiöses Personal zurückgeführt wird. Gemeinsam ist diesen Tätigkeiten, dass sie ein erhöhtes Risiko der Hautverletzung des Chirurgen bedingen und/oder mit unzureichenden Barrieremaßnahmen einhergehen:

- Operationen in beengtem Operationsfeld,
- Operieren mit unterbrochener Sichtkontrolle,
- lange Operationsdauer,
- Finger in der Nähe scharfer Instrumente im Op-Gebiet,
- manuelle Führung bzw. Ertasten der Nadelspitze,
- Verschluss der Sternotomie,
- Knoten von Fäden,
- Arbeiten mit defekten Handschuhen,
- Arbeiten ohne Handschuhe,
- nässende Hauterkrankungen.

Stellenwert der Prävention

Persönliche Prävention. Es steht außer Frage, dass die Fachkenntnis und Konsequenz des Versicherten bei bekanntem eigenem Immunstatus sowie seine adaptierte Verhaltensweise ebenso bedeutsam sind wie die Einhaltung arbeitsmedizinischer und betriebsärztlicher Verordnungen und Kontrollen. Dieser persönlichen Prävention, die auch gutachterlich einmal bedeutsam werden kann, sind folgende Diskussionspunkte zuzuordnen:

- Serologischer Status bekannt?
- Impfprogramm erfüllt?
- Betriebsärztliche Untersuchungen durchgeführt?
- Kenntnis der Infektionsrisiken?
- Arbeiten mit Op-Handschuhen?
- Schutz durch die gesetzliche Unfallversicherung (beim Selbstständigen freiwillig beantragte Mitgliedschaft bei der BG)?

Op-Handschuhe. Die Benutzung von Op-Handschuhen zum Schutz von Patienten und Beschäftigten ist eine unverzichtbare präventive Maßnahme. Eindeutig erwies sich das Tragen von Doppelhandschuhen im besonderen Fall als zusätzliche Sicherung. Durch Hofmann et al. (9) wurde aber nachgewiesen, dass bei gebrauchten Op-Handschuhen, die unmittelbar postoperativ als vermeintlich noch steril und intakt geprüft wurden, eine Perforationsrate von 10,5% vorlag, bevorzugt am Zeigefinger der nichtdominanten Hand des Operateurs. Handschuhperforationsraten sind dabei nach den Untersuchungen von Hofmann et al. von der zitierten Dauer und Art der Operation abhängig. Das Auftreten von Perforationen steigt mit der Benutzungszeit und in kritischen Situationen, z.B. in der Notfallmedizin. Diese bedeutsamen Erkenntnisse haben rechtliche und arbeitsmedizinische Konsequenzen.

Rechtliche und arbeitsmedizinische Beurteilung bei Hepatitisvirus-B- und -C-infizierten Personen im Gesundheitsdienst

Eine chronische Hepatitis-B- oder Hepatitis-C-Erkrankung oder auch ein Hepatitisvirus-B-Carrier-Status spielen im allgemeinen Arbeitsleben der Betroffenen – außerhalb des Gesundheitswesens – in aller Regel keinerlei einschränkende Rolle. Infizierte Arbeitskollegen deshalb zu meiden, entspricht einer völlig ungerechtfertigten Diskriminierung. Durch den berufsüblichen Kontakt und hiermit verbundene Sozialkontakte besteht keine Infektionsgefahr für Dritte. Intimpartner oder enge Familienangehörige können problemlos gegen Hepatitis B geimpft werden. Selbstverständlich besteht daher auch keinerlei Versorgungsanspruch aus der Rentenversicherung.

Übertragung auf Patienten. Differenzierter ist das Problem bei Angehörigen der Heilberufe zu sehen, und zwar dann, wenn unter bestimmten Bedingungen eine „Blut-zu-Blut"-Übertragung des Erregers von der behandelnden Person auf den Patienten oder umgekehrt möglich ist. Ein besonderes Infektionsrisiko für den behandelten Patienten besteht in Umkehrung der Überlegungen wiederum in Tätigkeitsbereichen, die als infektionsträchtig für den Mitarbeiter zu nennen sind, also invasive Tätigkeiten, ein beengtes Gesichtsfeld im Operationsbereich, lang dauernde operative Eingriffe, insbesondere mit einer hohen Frequenz von Nähten, schlechte Sichtbedingungen oder verletzungsträchtige Knochensplitter in der Unfallchirurgie.

Infektionsschutzgesetz. Der sich in die Behandlung begebende Patient hat seinerseits grundlegend ein Recht darauf, dass er durch die ihn behandelnden oder pflegenden Personen der Heilberufe nicht geschädigt wird. Dieses Recht wurde mit der Neufassung des Gesetzes zur Neuordnung seuchenrechtlicher Vorschriften („Infektionsschutzgesetz" – IfSG) weiter unterstrichen.

Das IfSG beinhaltet einen Maßnahmenkatalog bei einem Hepatitisvirus-B- oder -C-Trägerstatus. So kann ein berufliches Tätigkeitsverbot dann verhängt werden, wenn die Gefahr einer Weiterverbreitung besteht. Schutzmaßnahmen können angeordnet werden.

Dies besagt, dass, durch die Rechtsvorschrift veranlasst und auch gedeckt, prinzipiell alle invasiven operativen Tätigkeiten untersagt werden können, bei denen die Gefahr einer blutenden Selbstverletzung eines infektiösen Arztes oder Zahnarztes besteht.

Als entgegen wirkendes Regulativ steht im Fall einer freiberuflichen Tätigkeit, z. B. eines Hepatitisvirus-B- oder -C-infizierten, in eigener Praxis niedergelassenen Arztes, das Grundgesetz mit dem Grundrecht der freien Berufsausübung zur Diskussion. Es bedarf im Einzelfall der Abwägung, wo das höhere Rechtsgut zu sehen ist.

Arbeitsrecht. Im Fall einer beruflichen Tätigkeit im Gesundheitsdienst in abhängiger Stellung steht das Arbeitsrecht mit seinem Kündigungsschutz Übermaßreaktionen zu Lasten der/des Versicherten entgegen. Dass dennoch aus Unkenntnis oder Sorge vor der (persönlichen) Haftung durch vom Krankenhausträger angeordnete Maßnahmen der Grad präventiver Notwendigkeit bisweilen überzogen wird, ist nicht unbekannt. So besteht z. B. kein Einwand, wenn eine Krankenschwester, Hepatitisvirus-B- oder -C-infiziert, aus dem Bereich des OP oder der Dialyse ausscheidet, aber in andere Krankenhausbereiche umgesetzt wird, in denen keine realistische Gefahr nosokomialer Infektionen für Patienten besteht, sie also im selben Unternehmen weiter tätig bleiben kann. Weitergehende Maßnahmen bis hin zu Tätigkeitsverboten bedeuten für den Betroffenen einen schweren Eingriff in seine Persönlichkeitsrechte. Dem Unternehmer einer gesundheitsdienstlichen Einrichtung obliegt dabei aber nicht nur die Fürsorge gegenüber seinen schutzbefohlenen Patienten, sondern auch seine Fürsorgepflicht gegenüber dem Mitarbeiter (20).

Ist dem Arbeitgeber bekannt geworden, dass von einem Mitarbeiter das konkrete Risiko der Übertragung einer Hepatitis B oder C auf Patienten zweifelsfrei ausgeht, so kommen grundsätzlich als Alternativen nur in Betracht: Die Änderungskündigung oder die definitive Kündigung zur Beendigung des bestehenden Arbeitsverhältnisses. Der Krankenhausträger würde sich sonst seinerseits in die Haftung begeben. In einem solchen Fall bestünde für den Versicherten wie auch den Betriebsarzt gegenüber dem Arbeitgeber auch eine Erklärungsverpflichtung und entsprechend auch eine Offenlegungsverpflichtung durch einen Bewerber, was sonst nicht prinzipiell zu fordern ist.

Entschädigungsleistungen. § 56 des IfSG sieht für vom Berufsverbot betroffene Personen Entschädigungsleistungen vor. Verpflichtet hierzu ist das Land als Gewerbeaufsicht. Berufliche Rehabilitationsmaßnahmen übernehmen die Gesetzliche Unfallversicherung bzw. die Agenturen für Arbeitsvermittlung.

Durch den gesetzlichen Unfallversicherungsträger können dem Betroffenen neben dem Verdienstausfall Mehraufwendungen auf Antrag erstattet werden. Als Sonderregelung kann die Anwendung der Härteklausel nach SGB VII (§ 56) zur Anwendung kommen.

Von Bedeutung bleibt für einen Hepatitisvirusträger im Gesundheitswesen auch die Frage nach Umschulungsmaßnahmen. Trotz einer Lücke im IfSG hierzu wendet die BGW den in § 59 IfSG zum Ausdruck kommenden Rechtsgedanken für ihren Zuständigkeitsbereich an.

Die genannte Problematik bedarf erfahrungsgemäß einer Einzelfallentscheidung unter jeweiliger Berücksichtigung der Übertragungsrisiken, des Schutzes eventuell gefährdeter Dritter, der Berücksichtigung der Persönlichkeitsrechte des Mitarbeiters, der Klärung von Haftungsfragen, die den Arbeitgeber, aber auch einmal den Mitarbeiter selbst, betreffen, und nicht zuletzt der Klärung von Entschädigungsleistungen durch den Unfallversicherungsträger. Vielerorts hat sich dabei die Einsetzung von Kommissionen bewährt.

FAZIT FÜR DIE PRAXIS

- Dem Arzt in Klinik und freiberuflicher Praxis stellt sich bei der Betreuung Leberkranker neben diagnostischen, therapeutischen und prognostischen Fragen in aller Regel auch die Problematik der sozialmedizinischen Versorgung, besonders bei der Langzeitbetreuung des chronisch Leberkranken.
- Es gilt, differenzierte Rechtsgrundlagen zu bedenken, nicht zuletzt auch unter dem Aspekt, dass die chronischen Virushepatitiden zu den häufigsten berufsbedingten Infektionskrankheiten der Heilberufe zählen.
- Es geht dabei nicht nur um Rentenansprüche, sondern auch um präventive Maßnahmen, deren Indikationsstellung und Übernahme ebenso zur ärztlichen Pflicht gehören wie die Beurteilung einer fall- und zeitgerechten Behandlungsmaßnahme.

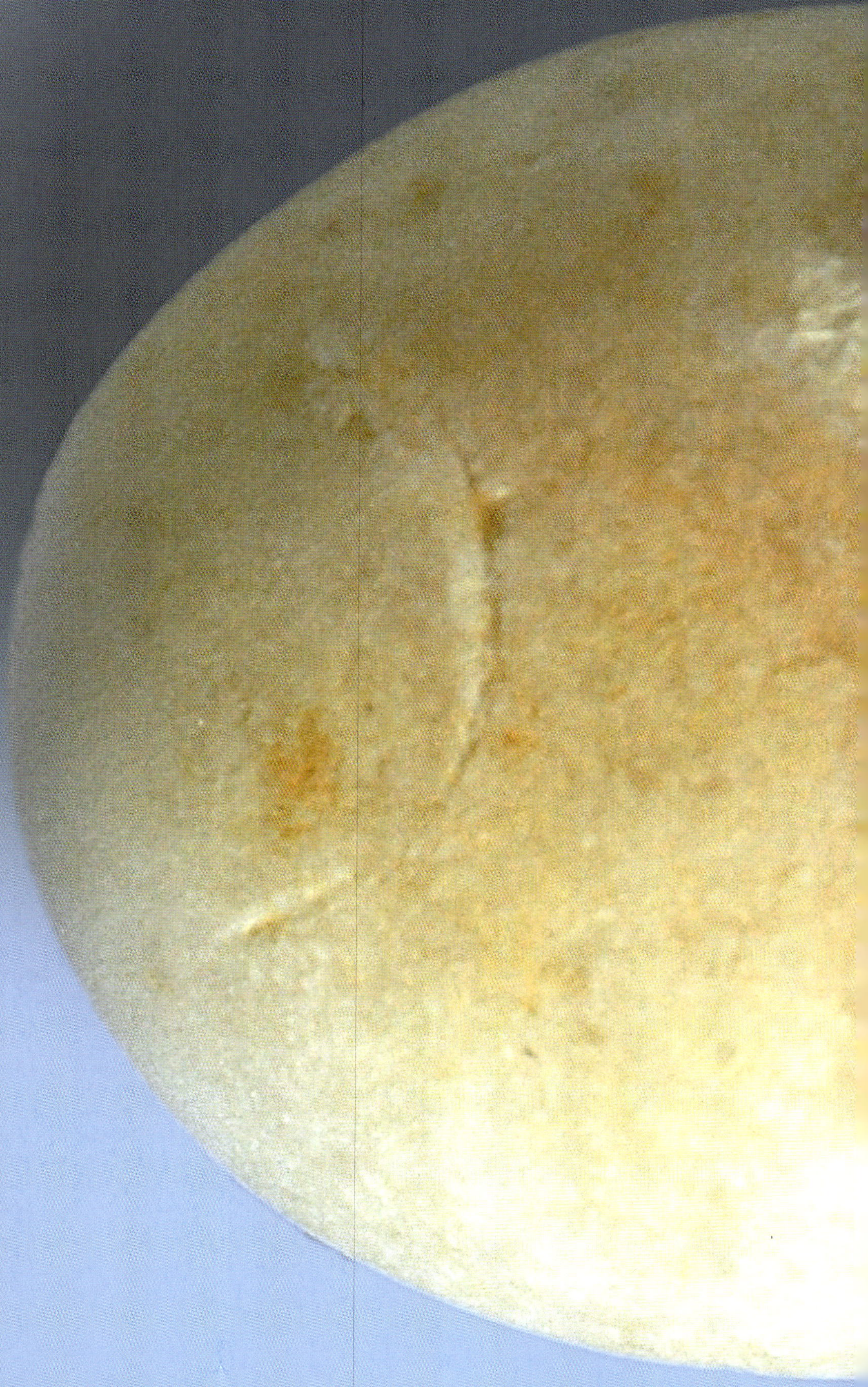

III Galle

28 Grundlagen zu Gallenwegen und Gallenblase

28.1 Embryologie, Anatomie, angeborene Anomalien

J. Dörfer, W. Hohenberger

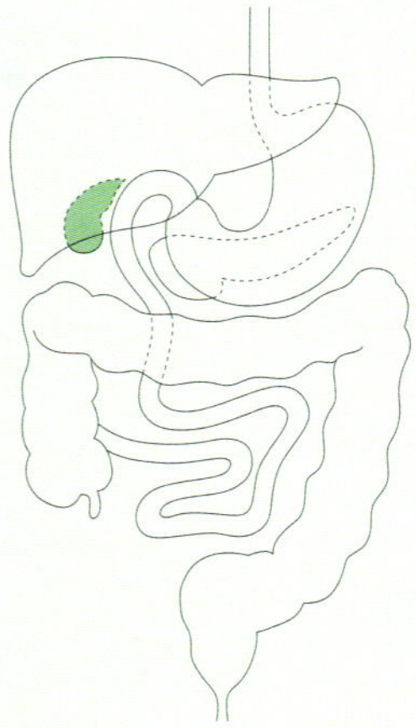

EDITORIAL **Während Gallenblasenfehlbildungen oft keinen eigentlichen Krankheitswert aufweisen, führen die häufigsten Fehlbildungen der Gallenwege (Atresie, Choledochozelen und Caroli-Syndrom) je nach Form und Ausprägung meist früher oder später zu einer chirurgischen Intervention. Bei extra- und intrahepatischen Choledochozelen muss dabei berücksichtigt werden, dass es sich um Präkanzerosen handelt.**

Entwicklung der Leber und der Gallenwege (Abb. 28.1)

Die embryonale Entwicklung von Leber, Gallenblase und Gallengängen beginnt am Anfang der 4. Woche der Embryonalperiode im distalen Abschnitt des Vorderdarms. Zunächst wächst die epitheliale Leberknospe in das bereits bestehende Septum transversum ein. Aus diesem entstehen später Teile des Zwerchfells und des ventralen Mesenteriums.

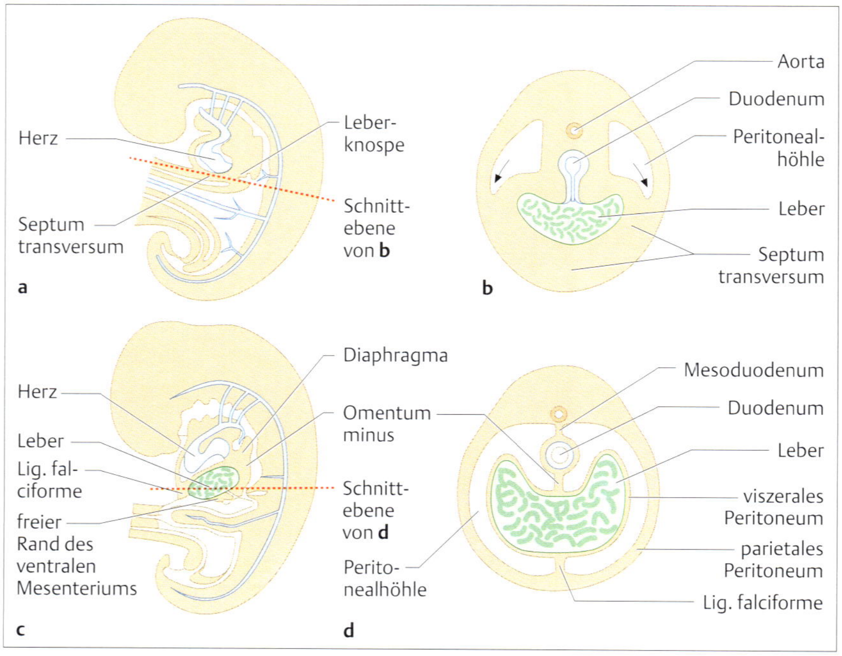

Abb. 28.1 Schema der Umwandlung des Septum transversum in das Mesohepaticum ventrale durch die Erweiterung der Bauchhöhle.
- **a** Sagittalschnitt durch einen 4 Wochen alten Embryo.
- **b** Querschnitt durch einen Embryo, die Peritonealhöhle ist durch Pfeile markiert.
- **c** Sagittalschnitt durch einen 5 Wochen alten Embryo.
- **d** Querschnitt durch einen Embryo nach Ausbildung des ventralen und dorsalen Mesenteriums. Die Leber ist jetzt durch das Lig. falciforme hepatis an der ventralen Bauchwand und durch das Omentum minus am Magen aufgehängt.

Leber. Die eigentliche Leberanlage nimmt rasch an Größe zu, wobei sie zwischen die Lagen des ventralen Mesos einwächst. Es kommt zur Ausbildung zusammenwachsender Zellstränge des Leberparenchyms. Die intrahepatischen Gallengänge erhalten eine epitheliale Auskleidung. Durch das Eindringen der Leberzellstränge in das Septum transversum eröffnen sich die Umbilikal- und Dottersackvenen, wodurch die Lebersinusoide gebildet werden. Aus dem Mesenchym entstehen neben dem Bindegewebe der Leber auch ihr hämatopoetisches System und die Kupffer-Sternzellen.

Im Verlauf reduziert sich der Anteil des ursprünglich gleich großen linken Leberlappens zugunsten des rechten Leberlappens. Durch eine Unterteilung des linken Leberlappens entstehen Lobus quadratus und Lobus caudatus.

Im Lauf der 6. Woche setzt die hämatopoetische Aktivität der Leber ein. In diesem Zeitraum zeigt sich auch der prozentual höchste Anteil des embryonalen Lebergewichts am Gesamtgewicht des Fetus. Dieser kann bis zu 10% betragen. Die hämatopoetische Aktivität der Leber kommt gegen Ende der Schwangerschaft zum erliegen. Die Gallebildung der Hepatozyten setzt um die 12. Woche ein.

Gallenblase. Die Gallenblase wird vom ursprünglich kleiner angelegten Teil der Leberanlage gebildet. Ihr Stiel entwickelt sich zum Ductus cysticus. Im Verlauf entwickeln die initial angelegten Zellschläuche ein Lumen, wobei die Verbindung zwischen Ductus hepaticus und Ductus cysticus mit dem Duodenum den Ductus choledochus darstellt. Dieser liegt anfänglich ventralseitig der Duodenalschleife, kommt aber im Lauf der duodenalen Rotation dorsal zu liegen. Die Bildung der Gallenfarbstoffe beginnt zwischen der 13. und 16. Woche.

Ventrales Mesenterium. Das zweischichtige ventrale Mesenterium bildet sich zum Omentum minus aus, bestehend aus dem Lig. hepatogastricum, dem Lig. hepatoduodenale, dem Lig. falciforme hepatis, in dem die Umbilikalvene verläuft, und dem Mesohepaticum ventrale, das die ventrale Leberoberfläche überdeckt. Die Pars affixa wird dabei ausgespart.

Anatomie der Gallenwege und der Gallenblase

Gallenwege

Die Gallenwege unterteilen sich in einen intra- und einen extrahepatischen Anteil.

Intrahepatische Gallenwege. Die intahepatischen Gallenwege entstehen als Gallengangskapillaren an der Berührungsstelle zweier Leberzellen. Sie stellen lediglich einen feinen Spalt dar, in den die benachbarten Leberzellen ihr Sekret absondern. Die Gallenkapillare selbst wird nur vom Plasmalemm der Leberzellen begrenzt. Eine eigene Wandauskleidung weist sie nicht auf.

Die Gallenkapillaren ziehen zur Läppchenperipherie und vereinigen sich dort zum Ductus biliferus (Ductus interlobularis). Er verläuft als Bestandteil der „Glisson-Trias" im Bindegewebe neben begleitender Arterie und Vene. Seine Wand wird von kubischem Epithel ausgekleidet. Die Ductuli biliferi vereinigen sich zu den Ductuli hepatici, die von einem einschichtigen Zylinderepithel ausgekleidet sind und zunächst über Segmentgänge und deren Vereinigung gemeinsamer Gänge der Lebersegmente VI/VII, V/VIII, IV und II/III über die beiden Ductus hepaticus dexter und sinister zur Leberpforte ziehen (Abb. 28.**2**).

Extrahepatische Gallenwege. An der Leberpforte vereinigen sich Ductus hepaticus dexter und Ductus hepaticus sinister zum Ductus hepaticus communis. Hierbei verläuft der Ductus hepaticus sinister über 2–4 cm bereits extraparenchymatös. Histologisch weisen die extrahepatischen Gallenwege im Gegensatz zu den intrahepatischen Gallenwegen zahlreiche glatte Muskelzellen in ihrer Wand auf, die eine Kontraktilität gewährleisten.

Direkt aus der Leber münden feine Gallengänge in die Gallenblase, aber auch in den Ductus cysticus ein. Diese müssen bei der Cholezystektomie gezielt berücksichtigt werden.

Der Ductus hepaticus communis ist ca. 3–4 cm lang. In ihn mündet im Nebenschluss der Ductus cysticus, welcher bezüglich seiner Länge und seines Verlaufs sehr variieren

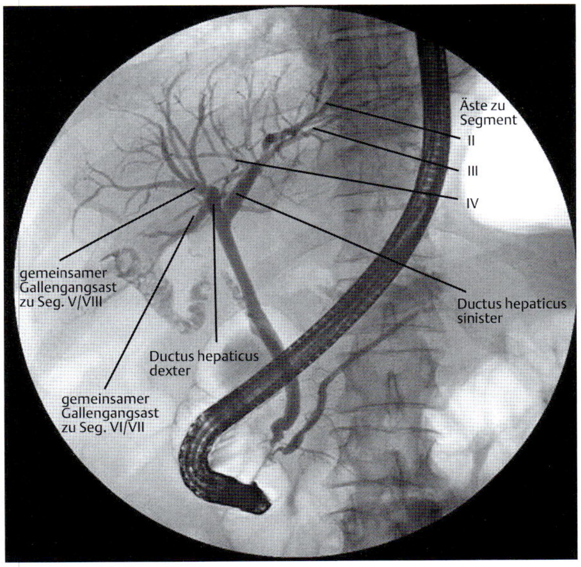

Abb. 28.2 ERC-Normalbefund mit Segmentzuordnung der Gallengänge.

kann. Nach der Vereinigung zieht er als Ductus choledochus im Lig. hepatoduodenale weiter. Er unterteilt sich in eine Pars supraduodenalis und eine Pars retroduodenalis, wobei der letzte Anteil intrapankreatisch verläuft. Der Ductus choledochus mündet im mittleren Duodenum mediodorsal auf der Papilla Vateri, wobei er vorher in einer sackartigen Erweiterung den Ductus Wirsungianus aufnimmt. In der Regel münden der Ductus choledochus und der Ductus pancreaticus gemeinsam (95% der Fälle). In etwa 5% findet sich jedoch eine getrennte Einmündung. An der Mündungsstelle befindet sich der Sphinkter Oddi, ein Schließmuskel aus glatten Muskelzellen.

Gallenblase

Die Gallenblase liegt an der Unterfläche des rechten Leberlappens im Bereich des Segments V der Leber. Sie unterteilt sich makroskopisch in Fundus, Corpus und Infundibulum, das in den Ductus cysticus übergeht.

Blutversorgung. Die arterielle Versorgung der Gallenblase ist variabel. Sie erfolgt über die A. cystica, die in der Regel (ca. 80% der Fälle) aus der A. hepatica dextra entspringt. In den übrigen 20% kann die Gefäßversorgung multiple Varianten aufweisen. Häufiger werden ein Abgang der A. cystica aus der A. hepatica communis, A. heptica propria oder A. hepatica sinistra beobachtet.

Schichtaufbau. Histologisch ist an der Gallenblase eine Dreischichtung zu erkennen. Es findet sich zunächst die Tunica mucosae, bestehend aus einschichtigem Zylinderepithel sowie aus einer Lamina propria aus lockerem Bindegewebe. Eine Lamina muscularis mucosae fehlt. Die Tunica muscularis besteht aus scherengitterartig verlaufenden Faserzügen glatter Muskulatur, die eine Kontraktilität der Gallenblase gewährleisten. Die Tunica serosa überzieht die Gallenblase mit Peritoneum. Mit dem Lebergewebe selbst ist die Gallenblase über eine Adventitia bindegewebig verbunden.

Angeborene Anomalien der Gallengänge

Variationen der Gallengänge sind häufig. Sowohl Lage und Verlauf als auch ihre Aufteilung können vom Normalbefund abweichen (Abb. 28.3). Des Weiteren finden sich nicht selten akzessorische Gallengänge, die unter anderem als feine Kanälchen vor allem vom rechten Leberlappen zur Gallenblase ziehen können.

Atresie der intra- und extrahepatischen Gallengänge

Eine Atresie der Gallengänge tritt mit einer Häufigkeit von ca. 1:20000 auf. Die Ätiologie ist unbekannt.

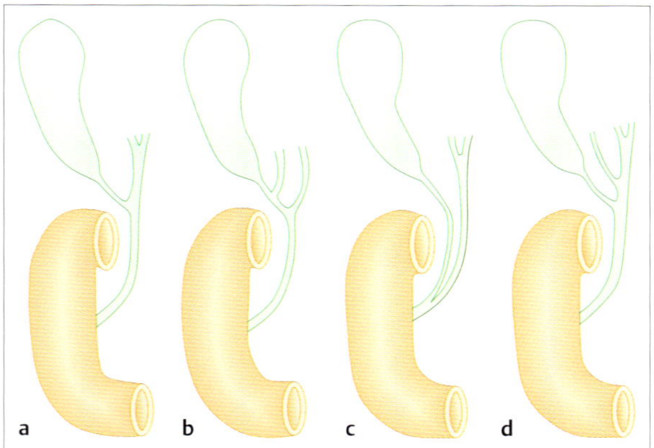

Abb. 28.3 Varianten der Gallenwegsanatomie.
- **a** Normalfall: Einmündung des Ductus cysticus unterhalb der Hepatikusgabel.
- **b** Einmündung des Ductus cysticus in den rechten Ductus hepaticus oberhalb der Hepatikusgabel.
- **c** Tiefe Einmündung des Ductus cysticus präpapillär.
- **d** Akzessorischer rechter Ductus hepaticus.

Einteilung. Unterschieden werden eine partielle und eine komplette Form sowie eine intrahepatische und extrahepatische Form. Bei der intrahepatischen Gallengangsatresie fehlen die intrahepatischen Gallengänge oder sind nur partiell angelegt, während die extrahepatischen Gallengänge regelrecht angelegt sind. Eine extrahepatische Gallengangsatresie kann mit einer intrahepatischen Form kombiniert sein.

Klinik und Diagnostik. Klinisch manifestiert sich beim zunächst unauffälligen Neugeborenen ein prolongierter und progredienter Ikterus. Mit beginnender biliärer Zirrhose treten im Verlauf Aszites, acholische Stühle und eine Hepatosplenomegalie auf. Eine Diagnosesicherung erfolgt in der Regel durch Biopsie oder Laparotomie, ggf. kann eine Sequenzszintigraphie hilfreich sein.

Therapie. Die chirurgischen Therapieoptionen sind begrenzt. Nur in wenigen Fällen, vor allem bei partieller Atresie bei vorhandenem Ductus hepaticus communis kann eine Rekonstruktion angestrebt werden. In der Mehrzahl der Fälle stellt das chirurgische Vorgehen jedoch nur eine Möglichkeit dar, eine dauerhaft nicht korrigierbare Situation bis zu einer Lebertransplantation zu überbrücken. Als Therapieoptionen gelten die intrahepatische Hepatikojejunostomie nach Longmire und die portoenterale Hepatikojejunostomie nach Kasai.

Nach erfolgter Lebertransplantation haben Kinder mit biliärer Atresie gute Überlebenschancen. Die 1-Jahres-Überlebensrate liegt weltweit bei über 80%.

Choledochozelen/kongenitale Erweiterung der Gallenwege

Die Diagnose einer Choledochozele wird zumeist bereits im Kindesalter gestellt. In etwa 20% der Fälle verzögert sich die Diagnosestellung jedoch aufgrund fehlender Symptome bis in die Adoleszenz. Im Vergleich zu den im Kindesalter diagnostizierten Fällen neigen erwachsene Patienten bei der Diagnosestellung bereits vermehrt zur Ausbildung spezifischer Komplikationen.

Klassifikationen

Derzeit sind mehrere Klassifikationen der Choledochozelen gebräuchlich.

Alonso-Lei und Traverso. Ihre extrahepatischen Formen wurden ursprünglich nach Form und Lage der Dilatation nach Alonso-Lei und Traverso unterteilt:

- Typ A: Dilatation des gesamten Choledochus,
- Typ B: Divertikel des Choledochus,
- Typ C: solitäre, umschriebene Zyste des distalen Choledochus oder präpapilläre Lage.

Ein Schwachpunkt dieser Klassifikation, die bis heute nach wie vor die Basis aller Weiterentwicklungen der Einteilung darstellt, ist jedoch, dass zugleich vorkommende intrahepatische Gallengangszysten keine Berücksichtigung finden.

Todani. Die derzeit gebräuchlichste Einteilung ist die Todani-Klassifikation (Tab. 28.**1** und Abb. 28.**4**).

Tabelle 28.1 Todani-Klassifikation (Einteilung ursprünglich nach Alonso-Lej, modifiziert nach Todani)

I	solitär, fusiform, ohne intrahepatische Beteiligung
Ia	zystische Dilatation des Ductus choledochus mit „pancreaticobiliary maljunction" (PBM)
Ib	segmentale Dilatation ohne PBM
Ic	fusiforme Dilatation mit PBM
II	extrahepatisches, supraduodenales Divertikel des Choledochus
III	intraduodenales Divertikel (eigentliche Choledochozele)
IVa	fusiforme intra- und extrahepatische Zysten
IVb	multiple extrahepatische Zysten
V	multiple intrahepatische Zysten (Caroli-Syndrom)

Ätiologie und Epidemiologie

Hinsichtlich der Klärung der Ätiologie der Gallengangszysten werden mehrere Theorien diskutiert. Man geht derzeit davon aus, dass eine Störung im Bereich des Zusammenflusses von Ductus choledochus und Ductus pancreaticus, die einen Reflux von aggressivem Pankreassekret in das Gallengangssystem erlaubt und über eine chronische entzündliche Reaktion zu einer lokalen Ektasie des Gallengangsgewe-

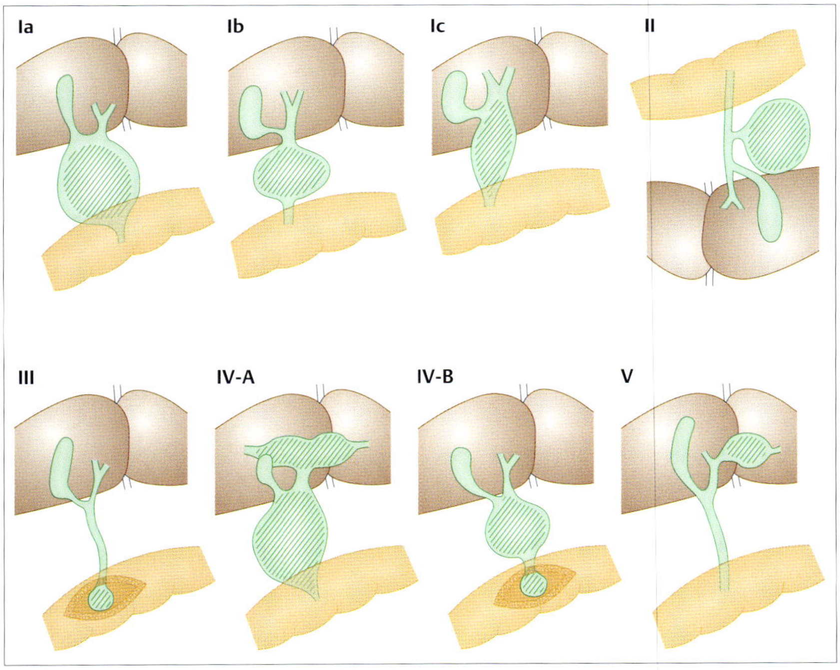

Abb. 28.4 Schematische Darstellung der Todani-Klassifikation.

bes und letztlich zu einer Dilatation führt, wesentlich an der Entstehung von Choledochozelen beteiligt ist.

Derzeit wird die Inzidenz von Gallengangszysten sehr unterschiedlich angegeben. Sie liegt nach der Literatur zwischen 1 : 13 000 und 1 – 2 Mio. In den asiatischen Ländern wird ein vermehrtes Auftreten beobachtet. Frauen sind etwa 4-mal häufiger betroffen als Männer.

Klinik und Diagnostik

Die klinische Symptomatik der Gallengangszysten variiert stark von Fall zu Fall. Nur ein geringer Teil der Patienten weist typische Beschwerden auf, während der Rest asymptomatisch bleibt. Die häufigsten auftretenden Symptome sind rezidivierender Ikterus, Schmerzen im rechten Oberbauch oder Epigastrium, Zeichen der Cholangitis, Pankreatitis, Konkremente der Gallenwege, Fieber, Übelkeit und Erbrechen.

In der weiterführenden Diagnostik fallen Hepatosplenomegalie, Leberfibrose und Leberzirrhose sowie eine portale Hypertension unterschiedlicher Ausprägung auf. In der Diagnostik stehen neben einer gezielten Anamnese die spezifische Labordiagnostik und die Bildgebung im Vordergrund. Hier erzielen neben dem Ultraschall, die ERCP, MRCP und die schnittbildgebenden Verfahren der Computertomographie und der Kernspintomographie gute Ergebnisse.

Therapieprinzipien

Choledochozelen gelten als sichere präkanzeröse Bedingungen und sollen komplett entfernt werden. Bei konservativer Therapie entwickeln 9 – 30 % der Patienten ein Cholangiokarzinom.

Operationsverfahren. Die Therapie, insbesondere das chirurgische Vorgehen, richtet sich in der Regel nach der Art der vorliegenden Gallengangszyste und nach den bereits aufgetretenen begleitenden pathologischen Veränderungen des hepatobiliären Systems. Diagnostisch gilt es zunächst, die Art der Dilatation zu spezifizieren und eventuell aufgetretene Folgen, z. B. Cholangitis oder Sepsis, gezielt zu therapieren. Die definitive Therapie einer Cholangiozele ist eine Domäne der Chirurgie. In Abhängigkeit vom Typ der Gallengangszyste kommen verschiedene chirurgische Verfahren zur Anwendung (Tab. 28.**2**).

Prinzipiell gilt, dass die Zyste komplett entfernt werden muss. Eine Drainage des Gallengangsystems wird durch biliodigestive Anastomose gewährleistet. Ist eine komplette Exzision der Dilatation nicht möglich, ist eine partielle Zystenresektion mit zystodigestiver Reanastomosierung anzustreben. Eine alleinige Drainage des Gallengangsystems ist bei weiter bestehendem Risiko für die Ausbildung eines Malignoms abzulehnen.

Intraoperativ muss besonderes Augenmerk auf eventuell vorhandene Gallengangssteine, die ggf. durch eine intraoperative Cholangioskopie gesichert und beseitigt werden sollten, und malignitätsverdächtige Befunde gelegt werden.

Tabelle 28.2 Möglichkeiten der chirurgischen Intervention

Typ I	Exzision, Hepatikojejunostomie nach Roux-Y oder Hepatikoduodenostomie
Typ II	Exzision
Typ III	transduodenale Exzision, ggf. Sphinkteroplastik oder Sphinkterotomie
Typ IVA	– extrahepatischer Anteil: Exzision, Hepatikojejunostomie nach Roux-Y oder Hepatikojejunostomie – intrahepatischer Anteil: Leberresektion, ggf. Hepatikojejunostomie nach Roux-Y
Typ IVB	Exzision, Hepatikojejunostomie nach Roux-Y oder Hepatikoduodenostomie, ggf. Sphinkteroplastik
Typ V	Leberresektion, intrahepatische Cholangiojejunostomie nach Roux-Y, ggf. orthotope Lebertransplantation

Nachsorge. Allen Patienten sollte zu einer regelmäßigen Nachsorge geraten werden.

Die Nachsorge mit Sonographie und ggf. Computertomographie ist wichtig, um z. B. Malignome oder postoperative Komplikationen wie Strikturen so früh wie möglich zu erfassen und einer geeigneten Therapie zuführen zu können.

Des Weiteren empfiehlt sich die regelmäßige Kontrolle spezifischer Laborparameter, wie der γ-GT oder des Serumbilirubins.

Caroli-Syndrom

Epidemiologie und Ätiologie. Das Caroli-Syndrom ist eine seltene Erkrankung, das nur ca. 1 % aller zystischen Gallengangserkrankungen ausmacht. Typischerweise findet man multiple zystische Erweiterungen der intrahepatischen Gallengänge, die durch ein perlschnurartiges Bild imponieren. Die Ätiologie ist nicht abschließend geklärt, jedoch wird ein autosomal rezessiver Erbgang diskutiert. Neben der Ektasie der intrahepatischen Gallenwege werden selten Kombinationen mit Nieren- und Pankreaszysten beobachtet.

Klinik und Diagnostik. Durch die intrahepatische zystische Degeneration der Gallengänge treten gehäuft intrahepatische Konkremente (Abb. 28.**5**) mit resultierendem Verschlussikterus und chronischer Cholangitis auf.

Die richtungsweisende Diagnostik basiert auf Sonographie, Computertomographie, MRC und evtl. ERC (insbesondere, wenn eine endoskopische Steinextraktion geplant ist), gestützt durch spezifische Labordiagnostik, wie z. B. Ent-

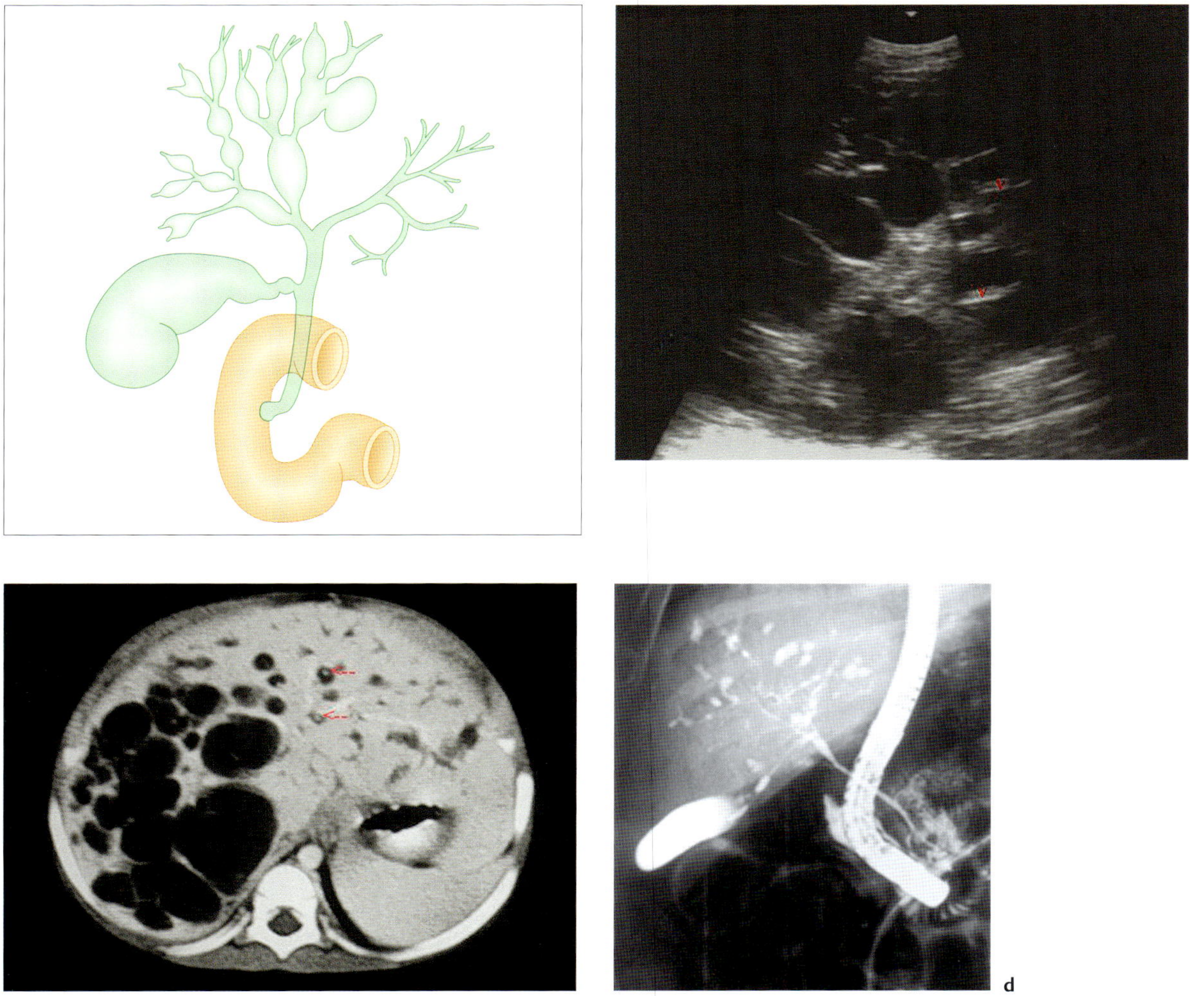

⊠ **Abb. 28.5** Caroli-Syndrom.
a Schematische Darstellung.
b Sonographie.
c Computertomographie mit Darstellung intrahepatischer Konkremente (Pfeile).
d ERCP.

zündungs- und Cholestaseparameter. Unter Umständen kann eine Sequenzszintigraphie hilfreich sein.

⇢ **Therapie.** Die Therapieoptionen sind an sich klar, die Entscheidung zum jeweiligen Verfahren vor allem in der zeitlichen Achse unter Umständen jedoch schwierig. Zunächst sollten in Abhängigkeit vom klinischen Beschwerdebild interventionelle Verfahren, wie Lithotripsie und Stenosetherapie, zum Einsatz kommen.

Da auch intrahepatische Cholangiozelen als präkanzeröse Bedingungen gelten, ist beim Auftreten jeglicher Symptome an die Möglichkeit eines Karzinoms zu denken, so dass dann eine entsprechende Leberresektion zwingend wird.

Bei diffuser Ausbreitung in beide Lappen kommt jedoch demzufolge nur eine Lebertransplantation in Frage.

Angeborene Gallenblasenanomalien

Gallenblasenfehlbildungen gelten als selten und stellen häufig keinen eigentlichen Krankheitswert dar, sie können jedoch im Falle einer diagnostischen oder chirurgischen Intervention erhebliche Probleme mit sich bringen.

Neben einer kompletten Atresie der Gallenblase sind Doppel- oder sogar Dreifachanlagen der Gallenblase beschrieben. Im Falle einer Transposition der Gallenblase, bei der sie zumeist unter dem linken Leberlappen zu liegen kommt, mündet der Ductus cysticus meist in den Ductus hepaticus sinister.

Weiterhin werden Septierungen mit der Ausbildung von Sanduhrgallenblasen beobachtet. Es können heterotope

Schleimhautinseln (Magen, Pankreas, Dünndarm) in der Gallenblase vorkommen, was entzündliche Prozesse begünstigen kann.

Neben einer frei flottierenden Gallenblase, der eine Fixierung an der Leber fehlt und die nur durch den Ductus cysticus gehalten wird, was eine erhöhte Gefahr für Torsionen bedeutet, werden auch komplett intrahepatische Gallenblasenanlagen beschrieben. Diese erfordern bei chirurgischer Intervention meist ausgedehntere Eingriffe.

FAZIT FÜR DIE PRAXIS

- Bei einer Atresie der intra- und extrahepatischen Gallengänge sind die chirurgischen Therapieoptionen begrenzt und dienen meist nur dazu, eine dauerhaft nicht korrigierbare Situation bis zu einer Lebertransplantation zu überbrücken. Nach der Transplantation haben Kinder mit biliärer Atresie gute Überlebenschancen.
- Choledochozelen gelten als sichere präkanzeröse Bedingungen und sollen komplett entfernt werden. Das chirurgische Vorgehen richtet sich nach der Art der vorliegenden Gallengangszyste und den bereits aufgetretenen pathologischen Veränderungen des hepatobiliären Systems. Die Nachsorge (spezifischer Laborparameter, Sonographie, evtl. CT) hilft, Malignome oder postoperative Komplikationen so früh wie möglich erfassen und therapieren zu können.
- Das Caroli-Syndrom gilt ebenfalls als präkanzeröse Bedingung. Therapeutisch sollten zunächst in Abhängigkeit von der Klinik interventionelle Verfahren, wie Lithotripsie und Stenosetherapie, zum Einsatz kommen, beim Auftreten jeglicher Symptome ist jedoch an die Möglichkeit eines Karzinoms zu denken und dann eine entsprechende Leberresektion durchzuführen.

28.2 Motilität der Gallenblase und des Sphinkter Oddi

M. Karaus

EDITORIAL **Motilitätsstörungen der Gallenblase und des Sphinkter Oddi, hier Dyskinesien genannt, werden als Ursache von signifikanten klinischen Beschwerden gesehen. Im Unterschied zu anderen funktionellen Erkrankungen des Magen-Darm-Trakts ist die Abgrenzung von versteckten oder nachweisbaren strukturellen Veränderungen hier besonders schwierig. In vielen Fällen treten strukturelle und funktionelle Störungen zusammen auf oder begründen sich gegenseitig. So kann eine Gallenblasendyskinesie zu einer Cholelithiasis führen, anderseits können Entzündungsvorgänge zu einer Motilitätsstörung sowohl von Gallenblase als auch des Sphinkter Oddi führen. Die möglichen therapeutischen Konsequenzen bei Nachweis einer signifikanten Dyskinesie bis hin zu einer Cholezystektomie bzw. einer Sphinkterotomie sind wesentlich invasiver und eingreifender als bei anderen Funktionsstörungen. Die sichere Vorhersage einer effektiven Behandlung der Beschwerden durch diese Maßnahmen ist weiterhin ein ungeklärtes klinisches Problem. Die Diagnose der Krankheitsbilder beruht auf einer typischen klinischen Symptomatik (biliärer oder pankreatischer Schmerz), dem Ausschluss signifikanter organischer Erkrankungen, wie z. B. einer Cholelithiasis, und dem Nachweis einer Funktionsstörung.**

Der diagnostische Goldstandard zum Nachweis einer Gallenblasenentleerungsstörung ist die Choleszintigraphie, die jedoch aufwändig und nicht weit verbreitet ist, so dass man sich meist mit der sonographischen Bestimmung der Gallenblasenentleerungsfunktion begnügt. Für die Sphinkter-Oddi-Dyskinesie wird die Manometrie des Oddi-Sphinkters zur Therapieplanung der verschiedenen Dyskinesien herangezogen. Dieses Verfahren wird jedoch wegen seiner hohen Komplikationsrate einer akuten Pankreatitis zunehmend durch weniger invasive Verfahren ersetzt.

Die größte Schwierigkeit besteht weiterhin darin, die klinisch relevanten Dyskinesien der Gallenblase und des Sphinkter Oddi sicher zu identifizieren, um eine Übertherapie zu vermeiden. Diese ist aber insbesondere bei komplexen übergreifenden Funktionsstörungen wie dem Reizdarmsyndrom mit rechtsseitigen Oberbauchbeschwerden ein häufig zu beobachtendes Phänomen.

Physiologie

Gallenblase

Die Gallenblase hat die Aufgabe, die von der Leber sezernierte Galle aufzunehmen, zu speichern und zum geeigneten Zeitpunkt nach den Mahlzeiten in das Duodenum abzugeben. Während der Speicherung dickt sich die Galle auf 10–20% des Ausgangsvolumens ein. Gleichzeitig vergrößert sich das Organ durch Anpassung des Muskeltonus an das zunehmende Volumen.

Füllung

Die Füllung der Gallenblase erfolgt zum einen passiv, wenn der Druck im Ductus choledochus den Druck in der Gallenblase übersteigt. Andererseits wurde aber auch eine neural vermittelte aktive Relaxation der Gallenblase über sympathische postganglionäre Nervenfasern nachgewiesen. (17) Diese aktive Gallenblasenrelaxation gewährleistet die Füllung der Gallenblase auch ohne Druckerhöhung im Gallenwegsystem durch den intakten Sphinkter Oddi (z. B. nach Sphinkterotomie). Dabei wechseln sich zudem kleinere Füllungs- und Entleerungsvorgänge sowohl im Nüchtern- als auch im postprandialen Zustand ab, um eine Übersättigung mit eingedickter Galle zu verhindern. Diese ständige Füllung und Entleerung der Gallenblase ist durch Cholecystokinin (CCK) gesteuert.

Entleerung

Nüchternzustand. Die Gallenblase entleert sich partiell auch im Nüchternzustand. Dabei tritt eine ca. 25%ige Gallenblasenentleerung zusammen mit der späten Phase II des migrierenden Motorkomplexes im Duodenum auf. Im Zusammenspiel mit dem Sphinkter Oddi wird hierdurch eine pulsatile Gallensekretion in das Duodenum bewirkt. Vermittelt wird diese partielle Gallenblasenentleerung durch während des migrierenden Motorkomplexes freigesetztes Motilin. Dieses wirkt über cholinerge Neurone stimulierend auf die Gallenblase (16).

Postprandiale Entleerung. Nach einer Nahrungsaufnahme kontrahiert sich die Gallenblase um mehr als 75%. Die postprandiale Entleerung besteht aus einer zephalen, einer gastralen und einer duodenalen Phase. Während der zephalen Phase (z. B. im Rahmen einer Scheinmahlzeit) wird eine bis zu 40%ige Entleerung neural vermittelt induziert. Während der gastralen Phase bewirkt die Magenwanddehnung eine zusätzliche Gallenblasenkontraktion über gastroduodenale Reflexe. Schließlich wird während der intestinalen Phase die Gallenblase durch CCK zur maximalen Entleerung angeregt (6).

Steuerung durch CKK. Die Menge des freigesetzten CCK hängt von der Art und Menge der Mahlzeit ab. Der stärkste Reiz sind Nahrungsfette. Das Maximum der Gallenblasenkontraktion wird bis 60 min nach Nahrungsaufnahme erreicht. CCK bewirkt vornehmlich über cholinerge Nerven eine Gallenblasenentleerung. Obwohl auch CCK-Rezeptoren auf der Gallenblasenmuskelzelle nachzuweisen sind, spielen sie unter normalen Bedingungen eine untergeordnete Rolle. Nach einer Mahlzeit hat CCK einerseits einen parakrinen Effekt auf vagale afferente Nerven in der Mukosa des Dünndarms, wodurch über Hirnstammreflexe der vagale Nervenreiz auf die Gallenblase verstärkt wird. Zum anderen wird ein hormoneller Effekt auf efferente vagale Nervenfasern vermutet, welcher eine Stärkung des Vagotonus auf die Gallenblasenneurone bewirkt. Das inhibitorisch wirkende Stickstoffmonoxid (NO) kann die CCK-Wirkung modulieren. NO-Donatoren wie Nitroprussid hemmen die Gallenblasenkontraktion unter physiologischen CCK-Spiegeln. NO-Synthetase-Hemmer heben diesen Effekt hingegen auf (6, 17).

Störungen der neuronalen Verschaltung der Gallenblasenmotorik werden als Pathomechanismus für Gallenblasendyskinesien bzw. sekundäre Entleerungsstörungen angenommen. So wirken die bei einer Cholezystitis freigesetzten Prostaglandine auf Gallenblasenneurone inhibierend (18).

Gallenwege

Der Ductus cysticus und der Ductus hepatocholedochus besitzen ebenso wie die intrahepatischen Gallenwege keine funktionell bedeutsame Muskulatur. Ihre Weite wird im gesunden Zustand vornehmlich durch den Druck im Gallenwegsystem bestimmt. Unter physiologischen Bedingungen wird die Choledochusweite sonographisch mit 3–6 mm gemessen. Nach Cholezystektomie kann sie bis auf 9 mm zunehmen, ohne dass von einer Abflussstörung gesprochen wird.

Sphinkter Oddi

Der Oddi-Sphinkter besteht aus einer kräftigen Muskulatur mit einer myogenen Eigenaktivität, die aber neural kontrolliert und gesteuert wird. Die Sphinkterregion wird als die aktivste nichtvaskuläre Kreuzung des gesamten Körpers angesehen. Der Sphinkter ist spontan nach Nahrungsaufnahme aktiv und kontrolliert den Gallefluss in das Duodenum. Der Sphinkter ist über seinen Pankreasanteil auch an der Entleerung des Pankreassekretes beteiligt. Die Länge des gesamten Sphinkters beträgt 10–14 mm. Bei zwei Dritteln aller Menschen mündet der Ductus choledochus gemeinsam mit dem Ductus pancreaticus in das Duodenum. Beide Gangsysteme weisen vor ihrem Zusammengehen eigene Sphinkteren auf, die als M. sphincter ductus choledochi und als M. sphincter ductus pancreatici bezeichnet werden. Duodenalwärts erweitert sich bei einer gemeinsamen Mündung das Gangsystem zu einer Ampulle, die distal durch die Mm. sphincter ampullae et papillae abgeschlossen wird. Das gesamte Muskelsystem wird als Sphinkter Oddi bezeichnet (30).

Regulation des Sphinkter Oddi

Cajal-Zellen. Der Sphinkter Oddi hat eine spontane myogene Kontraktionstätigkeit mit einer duodenalwärts gerichteten Peristaltik. Diese Eigenaktivität wird durch die interstitiellen Zellen von Cajal (ICC) gesteuert. Diese Schrittmacherzellen liegen im proximalen Anteil des Sphinkter Oddi. Sie generieren die elektrischen langsamen Wellen (slow waves), über welche die Eigenfrequenz der phasischen Kontraktionstätigkeit im Magen-Darm-Trakt gesteuert wird. Die phasischen Kontraktionen im Spinkter Oddi treten mit einer Frequenz von 3 – 8/min auf (30).

Proximale und distale Anteile. Die Datenlage ist noch uneinheitlich, ob proximale Anteile des Sphinkter Oddi anders reguliert werden als distale Anteile. Weiterhin bestehen unterschiedliche Aussagen über eine nerval getrennt gesteuerte Aktivität des Choledochussphinkters und des Pankreaticussphinkters. In jedem Fall reagieren die am meisten duodenalwärts gelegenen Sphinkteranteile anders auf bioaktive Agenzien und auf neuronale Stimulation als die proximalen Anteile. Auch die Innervation dieser Sphinkteranteile scheint sowohl von dem myenterischen Plexus des Duodenums als auch von dem Nervenplexus, welcher die proximalen Sphinkter-Oddi-Anteile versorgt, getrennt zu sein.

Nüchternmotilität

Die spontane phasische Kontraktionstätigkeit des Sphinkter Oddi unterliegt im Nüchternzustand einer zyklischen Aktivität, die eng mit dem migrierenden Motorkomplex (MMC) im Magen und Duodenum korreliert ist. Während der Phase I des MMC zeigt der Sphinkter Oddi eine irreguläre Kontraktionsaktivität, auch wenn im Duodenum keine Kontraktionen auftreten. Während der Phase II nimmt die Kontraktionstätigkeit zu und erreicht während der Phase III ihre stärkste Aktivität. Die MMC-Koordination zwischen Sphinkter Oddi und Duodenum ist dabei von einer intakten myonervalen Kontinuität zwischen Sphinkter Oddi und Duodenum abhängig (30).

Funktionsweise des Sphinkter Oddi

Die phasischen Kontraktionen des Sphinkter Oddi wirken wie eine aktive Pumpe, die auch im Nüchternzustand eine pulsatile Galleentleerung in das Duodenum gewährleistet. Neben dieser Pumpleistung fungiert der Sphinkter Oddi jedoch vornehmlich als Ventil, welches den Gallefluss durch Änderung seines Grundtonus steuert.

Die jeweilige Funktionsphase des Sphinkter Oddi hängt vom Druck im Choledochus ab. Bei einem Druck unter 3 mm Hg im Gallengang wirkt der Sphinkter Oddi als Pumpe, bei einem Druck über 3,5 mm Hg als Widerstand. Der notwendige Druck im Choledochus, um diese Ventilfunktion des Sphinkter Oddi in Gang zu setzen, ist zudem abhängig vom intraluminalen Druck im Duodenum (11).

Regulation des Drucks. Die für die Galleentleerung notwendigen Druckänderungen im Sphinkter Oddi werden durch einen nervalen Schaltkreis zwischen Duodenum und Sphinkter Oddi reguliert. Ganglien im myenterischen Plexus des Duodenums, die durch Stimulation der Duodenalschleimhaut aktiviert werden, projizieren zu Neuronen des Sphinkter Oddi und lösen hierüber eine Reduktion des Sphinktermuskeltonus aus. Damit wird der Widerstand im Sphinktersystem erniedrigt und der Gallefluss vermehrt. Über diesen Mechanismus wird auch postprandial ein vermehrter Gallefluss bewirkt. Das nach einer Mahlzeit in der Duodenalschleimhaut freigesetzte CCK stimuliert dabei cholinerge Nerven, welche inhibitorische Sphinkter-Oddi-Neurone anregen. Die Folge ist eine Hemmung sowohl der phasischen als auch der tonischen Aktivität des Sphinkter Oddi. Die zu einer Hemmung führenden postganglionären Neurotransmitter sind VIP und Stickstoffmonoxid. Daher führt auch Nitroglycerin zu einer Sphinkter-Oddi-Relaxation (17, 30).

Sphinkter Oddi und Gallenblase sind über ein komplexes Reflexnetzwerk miteinander verbunden. Beispielsweise wird die Sphinkter-Oddi Motilität während einer Gallenblasendistension gehemmt oder die Sphinkter-Oddi-Reaktion auf CCK ist nach Cholezystektomie reduziert.

Gallenblasendyskinesie

Definition und Klassifikation

Eine Gallenblasendyskinesie ist eine Störung der Kontraktilität der Gallenblase mit der Folge eines biliären Schmerzes. Als typische biliäre Schmerzen werden Schmerzen im rechten oberen Quadranten des Abdomens bezeichnet. Biliäre Schmerzen können aber auch in das Epigastrium projizieren.

Ursachen des biliären Schmerzes. Der dahinter stehende Mechanismus ist eine Obstruktion im Gallensystem mit der Folge einer Distension und eventuell auch einer Entzündung. Diese Abflussbehinderung kann durch eine gestörte Koordination zwischen Gallenblase und dem Ductus cysticus oder dem Sphinkter Oddi resultieren. Nach Cholezystektomie kann die Sphinkter-Oddi-Dysfunktion die gleiche Symptomatik hervorrufen (s. dort). Ein funktioneller Verschluss des Ductus cysticus kann durch Entzündung, Torsion oder Spasmus entstehen. Die Rolle von Entzündungsvorgängen bei der Entstehung des biliären Schmerzes ist noch unklar. Eine Entzündung der Gallenblase stimuliert jedoch die Sekretion und führt zu einer zusätzlichen Distension des Organs. Entzündungsmediatoren beeinflussen zudem direkt die Gallenblasenmotilität (18).

Bezogen auf die Gallenblasendyskinesie ist die vornehmliche Ursache des biliären Schmerzes eine Störung der Gallenblasenentleerung durch die zuvor genannten Mechanismen. Aber auch Motilitätsstörungen, die zu einer Störung in der Gallenblasenfüllung führen, können dazu beitragen, lassen sich aber mit herkömmlichen Methoden nicht verifizieren. Weiterhin kann eine gesteigerte Sensibilität der Gallenblase als Ursache für den Schmerz nicht ausgeschlossen werden, aber positive Kriterien oder Methoden zu deren Nachweis fehlen derzeit.

Epidemiologie

Die Angaben zur Häufigkeit von biliären Schmerzen bei Menschen ohne Gallensteine reichen von 2,4% insgesamt bis 7,6% der Männer und 20,7% der Frauen. Der relative Anteil der reinen Gallenblasendyskinesie am biliären Schmerzkomplex ist nicht bekannt. Die ursächliche Bedeutung einer Gallenblasendyskinesie für eine akute Cholezystitis bei steinfreier Gallenblase ist ebenfalls unklar. Eine gestörte Gallenblasenentleerung kann zur Sludge- und Steinbildung in der Gallenblase beitragen (6).

Risikofaktoren und Pathologie

Die Gallenblasendyskinesie kann mit folgenden histopathologischen Veränderungen einhergehen: ein verengter Ductus cysticus, eine Hypertrophie der Gallenblasenmuskulatur, Zeichen der chronischen Entzündung der Gallenblase. Diese Veränderungen können Folge aber auch Ursache der Motilitätsstörung sein.

Andere strukturelle Veränderungen am oder im Gallenwegssystem sind jedoch mit der Diagnose einer reinen Dyskinesie der Gallenblase nicht vereinbar, wie z. B. der Nachweis von Gallensteinen. Allerdings können gerade im Gallensystem subtile strukturelle Veränderungen, wie z. B. eine Mikrolithiasis, mit klinischen Standardmethoden nicht ausgeschlossen werden. Eine definitive Ursachen-Wirkungs-Beziehung derartiger mit herkömmlichen Methoden nicht nachweisbarer Auffälligkeiten wurde jedoch bisher nicht bewiesen. Daher zählen sowohl die Gallenblasendyskinesie als auch die Sphinkter-Oddi-Dyskinesie weiterhin zu den funktionellen Erkrankungen des Magen-Darm-Trakts, um die vorrangige Bedeutung der Motilitätsstörung der beiden glattmuskulären Organe hervorzuheben, ohne auf andere mögliche ätiologische Faktoren einzugehen.

Klinische Kriterien

Die Gallenblasendyskinesie ist eine klinische Diagnose anhand von Symptomen, welche mit einer nachgewiesenen abnormen Gallenblasenfunktion einhergehen müssen. Weiterhin dürfen keine strukturellen Auffälligkeiten, wie z. B. Gallensteine, vorhanden sein und keine andere Ursache für eine Gallenblasenhypokinesie .

→ **Diagnostische Kriterien.** Folgende diagnostische Kriterien wurden für die Gallenblasendyskinesie in dem ROM-III-Konsensus festgelegt (6):

Ereignisse von Schmerzen im Epigastrium und/oder im rechten Oberbauch bei gleichzeitigem Vorliegen aller folgenden Kriterien:

- symptomatische Episoden dauern mindestens 30 Minuten,
- Symptome treten in unterschiedlichen Intervallen auf (aber nicht täglich),
- der Schmerz steigert sich zu einem Dauerschmerz,
- der Schmerz ist schwer genug, um den normalen Tagesablauf des Betroffenen zu unterbrechen oder führt zu einer notfallmäßigen ärztlichen Behandlung,
- der Schmerz wird durch eine Defäkation nicht gebessert,
- der Schmerz wird nicht durch Lagewechsel gebessert,
- der Schmerz wird nicht durch Antazida gebessert,
- es gibt keinen Hinweis auf eine strukturelle Auffälligkeit, welche die Symptome erklärt.

Zusätzlich kann der Schmerz mit einem oder mehreren der folgenden Symptome einhergehen:

- Übelkeit und Erbrechen,
- Schmerzausstrahlung in den Rücken oder unter das rechte Schlüsselbein,
- schmerzbedingtes Aufwachen des Patienten in der Nacht.

Bei manchen Patienten können diese Beschwerden auf chronische Bauchschmerzen unklarer Ätiologie aufgesetzt sein.

Diagnostik

Basisdiagnostik

Die Basisdiagnostik soll zunächst organische Erkrankungen ausschließen. Bei Vorliegen weiterer Symptome (z. B. Stuhlgangsunregelmäßigkeiten oder dyspeptische Symptome) sind die Patienten auf das Vorliegen diagnostischer Kriterien anderer Funktionsstörungen hin eingehend zu untersuchen.

- *Labor:* Leber- und Pankreasenzyme müssen bei der Gallenblasendyskinesie unauffällig sein.
- *Ultraschall:* Die Sonographie des Oberbauches in Ruhe zeigt keinen pathologischen Befund. Gallensteine und Gallenblasensludge können zwar Folge einer Gallenblasenentleerungsstörung sein, sind aber mit der Diagnose einer reinen Gallenblasendyskinesie nicht kompatibel. Steine, die der transabdominellen Ultraschallsuchung, z. B. bei schlechten Schallbedingungen, entgehen, können mit der Endosonographie festgestellt werden, die als weniger invasive Methode genauso sensitiv zum Erkennen von Gallengangssteinen ist wie die ERCP (7). Eine nichtinvasive Alternative zum Ausschluss von Gallengangssteinen ist auch die MRCP.
- *Endoskopie:* Eine Ösophagogastroduodenoskopie muss durchgeführt werden, um signifikante Organbefunde in Speiseröhre, Magen und Duodenum auszuschließen.
- *Mikroskopische Untersuchung der Gallenflüssigkeit:* Zum Nachweis einer Mikrolithiasis wird die mikroskopische Untersuchung der endoskopisch via ERCP aus den Gallengängen oder nach Stimulation der Gallensekretion durch CCK aus dem Duodenum gewonnenen Galle empfohlen. Da die Wertigkeit des Nachweises einer Mikrolithiasis noch offen ist, ist die mikroskopische Untersuchung der Galle noch keine zwingend erforderliche diagnostische Maßnahme. Sie ist auch wenig verbreitet (7).

Funktionsdiagnostik

Zur Erfassung der Gallenblasenmotilität haben sich zwei Methoden bewährt, welche die Gallenblasenentleerung nach einer Stimulation bestimmen.

→ **Choleszintigraphie.** Bei diesem Verfahren wird ^{99m}Tc-Disopropyl-Iminodiazidsäure (DIDA) intravenös verabreicht, welche aufgrund der schnellen hepatischen Aufnahme und Ausscheidung über die Galle in der Gallenblase akkumuliert. Die Gallenentleerung kann nach einer Stimulation durch CCK-Infusion oder eine fettreiche Testmahlzeit gemessen werden. Die Ergebnisse sind sehr gut reproduzierbar. Die gemessene Gallenblasenejektionsfraktion (GBEF) liegt beim Gesunden bei ca. 70%. Eine GBEF $<$ 40 % ist beweisend für eine Gallenblasenentleerungsstörung (31).

Die Choleszintigraphie ist zwar der Goldstandard zum Nachweis einer Gallenblasenentleerungsstörung, jedoch relativ aufwändig und teuer und hat daher keine relevante klinische Verbreitung gefunden.

→ **Gallenblasenfunktionssonographie.** Der Ultraschall hat sich ebenfalls zur Bestimmung der Gallenblasenmotilität bewährt. Diese Methode ist überall vorhanden, wenig kosten- und zeitintensiv, zeigt aber eine große Untersucherabhängigkeit. Das Gallenblasenvolumen wird gewöhnlich mit der Ellipsoidmethode mit der Formel $V = 0{,}52 \times W \times H \times L$ bestimmt, wobei die Weite (W) und die Höhe (H) im Querschnitt und die Länge (L) im Längsschnitt der Gallenblase gemessen werden (Abb. 28.**6**). Bei wiederholten Bestimmungen variiert das so gemessene Volumen um nur $<$ 10%. Zur Stimulation der Gallenblase werden fett- oder eihaltige Testmahlzeiten oral oder CCK bzw. Ceruletid (Takus), ein synthetisches CCK-Analogon des in der Haut einer australischen Froschart vorkommenden Peptids Caerulein (Dosis 0,05 µg/kg KG langsam i. v.), eingesetzt. Die Wirkung der Testmahlzeit ist dabei anhaltender und daher von Vorteil. Nach Provokation wurde eine maximale Entleerung von 60% der Gallenblase mit einem guten weiteren klinischen Verlauf ohne Cholezystektomie assoziiert, während sich bei geringerer Ejektionsfraktion histopathologisch Veränderungen nachweisen ließen, die mit einer Gallenblasenstörung einhergehen. Hierfür lag die Sensitivität bei 75% und die Spezifität bei 100% (3).

→ **Andere Methoden.** Der Schmerzprovokationstest, bei dem durch CCK-Infusionen der biliäre Schmerz ausgelöst wird, hat nur eine geringe Sensitivität und Spezifität zum Nachweis einer Gallenblasendyskinesie und besitzt daher heute keinen klinischen Stellenwert mehr.

Differenzialdiagnose

Ursache für eine verzögerte Gallenblasenentleerung können auch Dyskinesien des Sphinkter Oddi oder ein organisches Abflusshindernis im Gallenstromgebiet sein.

→ **Sekundäre Gallenblasenentleerungsstörungen.** Sekundäre Gallenblasenhypokinesien (Tab. 28.**3**) wurden unter bestimmten physiologischen Bedingungen, als Folge von Operationen, bei verschiedenen Erkrankungen und unter dem Einfluss von Medikamenten beobachtet. Diese Motilitätsstörungen gehen primär nicht mit Schmerzen einher, können aber zur Steinbildung Anlass geben. Die Motilitätsstörungen der Gallenblase während einer Schwangerschaft sind nach Ende der Schwangerschaft spontan reversibel.

→ **Reizdarmsyndrom.** Eine rechtsseitige Oberbauchsymptomatik mit gleichzeitigen Stuhlgangsunregelmäßigkeiten kann auch im Rahmen eines Reizdarmsyndroms auftreten. Beim Reizdarmsyndrom sollten operative Maßnahmen ohne organischen Hintergrund möglichst unterbleiben. Daher hat hier der Nachweis einer Gallenblasenentleerungsstörung keine ausreichende diagnostische Sicherheit und im Zweifelsfall sollte daher immer gegen eine Cholezystektomie entschieden werden. Zudem gehen das Reizdarmsyndrom und die funktionelle Dyspepsie gehäuft mit einer Gallenblasenentleerungsstörung einher.

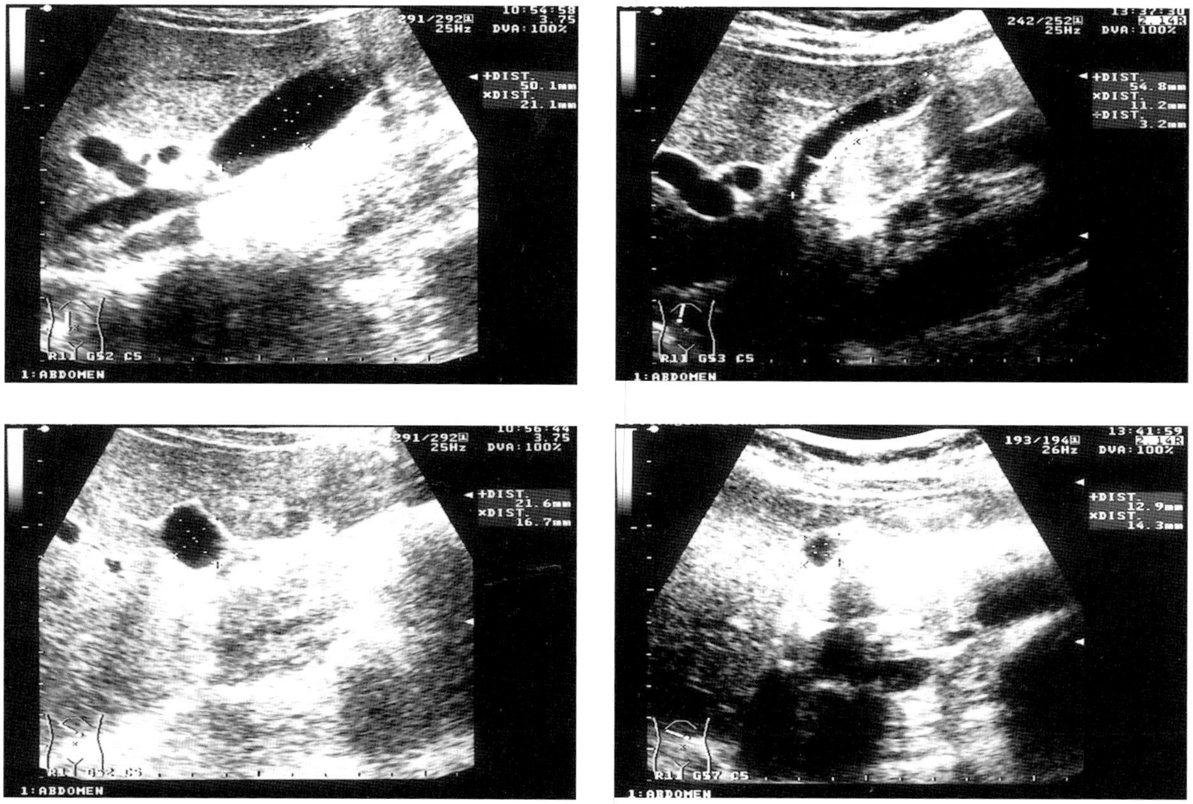

a b c d

☒ **Abb. 28.6** Ultraschalluntersuchung der Gallenblase vor (a) und nach einer Mahlzeit (b). Aus den Abmessungen der Gallenblase im Längsschnitt (c) und Querschnitt (d) lässt sich die Volumenreduktion als Maß der Gallenblasenfunktion bestimmen.

Tabelle 28.3 Ursachen sekundärer Gallenblasenentleerungsstörungen:

Cholezystolithiasis
Akute und chronische Cholezystitis
Schwangerschaft
Diabetes mellitus
Übergewicht/Adipositas
Sichelzellanämie
VIPome
Z.n. Querschnittslähmung
Z.n. Gastrektomie/Vagotomie
Leberzirrhose
Myotone Dystrophie
Zöliakie und totale parenterale Ernährung (CCK-Mangel)
Medikamente: • Anitcholinergika • Opioide • Calciumblocker • Somatostatinanaloga • orale Kontrazeptiva • CCK-Antagonisten • NO-Donatoren (Nitrate etc.)

Verlauf der Gallenblasendyskinesien

Liegen die diagnostischen Kriterien einer Gallenblasendyskinesie vor und wird mittels der Choleszintigraphie eine verzögerte Gallenblasenentleerung nachgewiesen, so profitiert nach einer kleinen Untersuchung der große Teil der Patienten (10 von 11) von einer Cholezystektomie. Hingegen können bei Patienten mit diesen Symptomen und Störungen, die zunächst nicht operiert werden, später strukturelle Veränderungen der Gallenblase nachgewiesen werden, welche auf eine chronische Abflussbehinderung hinweisen (31). Allerdings fehlen größere Studien, welche den prädiktiven Wert der Gallenblasenentleerungsmessung auf den klinischen Verlauf nach Cholezystektomie voraussagen (23). Zudem kann eine Gallenblasenentleerungsstörung auch durch eine Sphinkter-Oddi-Dyskinesie bedingt sein, welche durch die Cholezystektomie natürlich nicht beseitigt wird. Wird eine Gallenblasendyskinesie nicht mittels Cholezystektomie behandelt, wird eine erhöhte Inzidenz von Gallensteinen vermutet, ohne dass es hierfür beweisende Angaben gibt. Der Spontanverlauf dieses Krankheitsbildes ist bisher nicht ausreichend bekannt.

Therapieziele und Maßnahmen

Oberstes Therapieziel bei einer vermuteten Gallenblasendyskinesie muss die Vermeidung einer erfolglosen Cholezystektomie sein. Dennoch bleibt die Gallenblasenentfernung bei hohem Leidensdruck durch eine häufige Schmerzsymptomatik, bei Vorliegen der diagnostischen Kriterien einer Gallenblasendyskinesie, bei Ausschluss organischer Ursachen und anderer Funktionsstörungen und bei dem sicheren Nachweis einer Gallenblasenentleerungsstörung eine mögliche Therapieoption.

Medikamentöse Ansätze, wie z. B. Prokinetika, Ursodesoxycholsäure, entzündungshemmende Substanzen oder Medikamente mit Wirkung auf eine viszerale Hyperalgesie (z. B. trizyklische Antidepressiva) können im Einzelfall vorher versucht werden, ihre Wirksamkeit ist jedoch in prospektiven Studien bisher nicht bewiesen.

Ausschluss Reizdarm und funktionelle Dyspepsie. Wichtig sind die Abklärung einer möglichen Grundkrankheit mit sekundärer Gallenblasenhypokinesie und die Abgrenzung zu anderen funktionellen Erkrankungen, insbesondere dem Reizdarmsyndrom, aber auch der funktionellen Dyspepsie. Bei diesen Patienten wird überproportional häufig eine Cholezystektomie durchgeführt, meistens ohne Nachweis einer signifikanten Gallenblasenentleerungsstörung. Die Folge ist oft nach einer Plazebo-Wirkungsphase das Wiederauftreten von ähnlichen Beschwerden, welche dann als Postcholezystektomiesyndrom fehlgedeutet werden und eventuell zu weiteren falschen Schlussfolgerungen Anlass geben (s. unten).

Sphinkter-Oddi-Dyskinesie

Definition und Klassifikation

Motilitätsstörungen des Sphinkter Oddi werden als Sphinkter-Oddi-Dyskinesien bezeichnet.

Biliäre Dyskinesie. Bei der biliären Dyskinesieform können die Symptome nicht von denen einer Gallenblasendyskinesie unterschieden werden. Daher ist bei biliärem Schmerz eine Sphinkter-Oddi-Dyskinesie erst nach Ausschluss einer Gallenblasenauffälligkeit oder nach Cholezystektomie zu diagnostizieren. Die biliäre Form der Sphinkter-Oddi-Dyskinesie wird nach klinischen Kriterien in die Typen I, II und III mit unterschiedlichen therapeutischen Konsequenzen unterteilt (Tab. 28.**4**) (14, 26).

Pankreatische Dyskinesie. Eine Sphinkter-Oddi-Dyskinesie kann aber auch eine akute Pankreatitis mit entsprechenden Schmerzen auslösen, wenn der pankreatische Anteil des Oddi-Muskels betroffen ist. Dieser epigastrisch lokalisierte Schmerz strahlt oft in den Rücken aus und wird begleitet von erhöhten Pankreasenzymen im Serum (22).

Risikofaktoren und Pathologie

Ursachen der Sphinkter-Oddi-Dyskinesie können morphologische Alterationen der Papille bis hin zur Papillensklerose sein. Eine solche Stenose wird als Folge einer akuten oder chronischen Entzündung der Papilla Vateri oder einer glandulären Hyperplasie im Papillenbereich angesehen. Auch ein Steinabgang kann über Entzündungsvorgänge daran beteiligt sein (1). Die Papillenstenose ist durch einen konstant erhöhten Druck im Sphinkter Oddi, der auch durch Medikamente nicht reduziert werden kann, gekennzeichnet. Daneben finden sich Motilitätsstörungen des Sphinkter Oddi ohne nachweisbare strukturelle Auffälligkeiten. Hierfür werden myonervale Koordinationsstörungen, insbesondere nach Cholezystektomie, verantwortlich gemacht. Die Sphinktermotilität bleibt hier auf bioaktive Agenzien reagibel.

Klinische Kriterien

Die diagnostischen Kriterien entsprechen gemäß den ROM-III-Konsensus-Empfehlungen denen der Gallenblasendyskinesie (6).

Ereignisse von Schmerzen im Epigastrium und/oder im rechten Oberbauch bei gleichzeitigem Vorliegen aller folgenden Kriterien:

- symptomatische Episoden dauern mindestens 30 Minuten,

Tabelle 28.4 Klassifikation der biliären Sphinkter-Oddi-Dyskinesie (Milwaukee-Kriterien) (nach 14)

	Typ I	Typ II	Typ III
Biliärer Schmerz	+	+	+
Enzymerhöhung (GOT, AP > 2 × Normwert)	+	(+)	−
DHC-Weite > 12 mm	+	(+)	−
Kontrastmittelretention im Gallengang (> 45 min)	+	(+)	−

+ obligat vorhanden, (+) fakultativ vorhanden (mindestens 1 von 3), − nicht vorhanden

- Symptome treten in unterschiedlichen Intervallen auf (aber nicht täglich),
- der Schmerz steigert sich zu einem Dauerschmerz,
- der Schmerz ist schwer genug, um den normalen Tagesablauf des Betroffenen zu unterbrechen oder führt zu einer notfallmäßigen ärztlichen Behandlung,
- der Schmerz wird durch eine Defäkation nicht gebessert,
- der Schmerz wird nicht durch Lagewechsel gebessert
- der Schmerz wird nicht durch Antazida gebessert,
- es gibt keinen Hinweis auf eine strukturelle Auffälligkeit, welche die Symptome erklärt.

Zusätzlich kann der Schmerz mit einem oder mehreren der folgenden Kriterien einhergehen:

- Erhöhung der Transaminasen, der alkalischen Phosphatase, des konjugierten Bilirubins und/oder von Lipase und Amylase,
- eine akute Pankreatitis (diese zeigt eine Dyskinesie des pankreatischen Anteils des Sphinkter Oddi an),
- Übelkeit und Erbrechen,
- Schmerzausstrahlung in den Rücken oder unter das rechte Schlüsselbein,
- schmerzbedingtes Aufwachen des Patienten in der Nacht.

Differenzialdiagnose

Biliäre Sphinkter-Oddi-Dyskinesie

Bei intakter Gallenblase kann eine Gallenblasenfunktionsstörung oder jede Form der organischen Abflussbehinderung im Gallenwegsystem die gleiche Symptomatik auslösen.

→ **Postcholezystektomiesyndrom.** Der Begriff Postcholezystektomiesyndrom umschreibt Oberbauchbeschwerden, die nach Cholezystektomie auftreten. Ca. 5 – 10% aller Patienten nach Gallenblasenentfernung klagen über biliäre Oberbauchschmerzen, zusätzlich treten oft auch dyspeptische Beschwerden auf. Am häufigsten sind Frauen im mittleren Alter um 40 Jahre betroffen. Meist sind organische Ursachen für die biliären Schmerzen verantwortlich (Steine, Tumor, Striktur). Nur bei 0,5 – 1% von Patienten nach einer Cholezystektomie besteht der Verdacht auf eine Sphinkter-Oddi-Dyskinesie (8).

→ **Zystikusstumpfsyndrom.** Auch der verbliebene Ductus cysticus wird mit den Beschwerden in Zusammenhang gebracht, da nach kompletter chirurgischer Exzision des Ductus cysticus weniger häufig Oberbauchbeschwerden auftraten als bei der chirurgischen Standardtechnik.

→ **Reizdarmsyndrom.** Oft ist das Postcholezystektomiesyndrom jedoch eine Fehldiagnose bei Reizdarmpatienten, welche bereits vor der Cholezystektomie rechtsseitige Oberbauchschmerzen hatten und bei denen die Indikation zur Gallenblasenoperation nicht kritisch genug gestellt wurde. Selbst das Vorhandensein von Gallenblasensteinen ist bei typischer Reizdarmsymptomatik meist ein zufälliger Nebenbefund, der mit den Beschwerden wenig zu tun hat.

→ **Juxtapapilläre Divertikel.** Juxtapapilläre Divertikel können die Sphinkter-Oddi-Motilität stören. Hier lässt sich manometrisch eine verminderte rhythmische Aktivität des Oddi-Muskels nachweisen. Dadurch kommt es zum biliären Reflux mit Aszension von Bakterien und einer biliären Stase. Weiterhin können begleitende duodenale Motilitätsstörungen eine bakterielle Besiedlung des Duodenums begünstigen und damit zu einer signifikanten Bakteriocholie beitragen (15).

Pankreatische Sphinkter-Oddi-Dyskinesie

Jede Form der idiopathischen Pankreatitis ist klinisch nicht von der Pankreatitis durch eine Sphinkter-Oddi-Dyskinesie zu unterscheiden.

Diagnostik

Basisdiagnostik

→ **Laboruntersuchungen.** Bei einer biliären Sphinkter-Oddi-Dyskinesie können signifikante Erhöhungen der Transaminasen und/oder des Bilirubins im Zusammenhang mit den Schmerzepisoden auftreten. Bei der Dyskinesie des pankreatischen Oddi-Muskels kommt es zu Anstiegen von Serumamylase oder -lipase während der Schmerzphasen.

→ **Sonographie und ÖGD.** Ebenso wie bei der Gallenblasendyskinesie müssen mittels Abdomensonographie, ggf. auch Endosonographie der Gallenwege und des Pankreas, und der Ösophagogastroduodenoskopie organische Ursachen der Beschwerden ausgeschlossen werden.

→ **ERCP.** Die ERCP kann einen weiten Ductus choledochus oder Ductus pancreaticus und einen verzögerten Abfluss des Kontrastmittels aus den Gängen nachweisen. Wenn nach 45 min noch Kontrastmittel im Gallengang nachzuweisen ist, besteht der Verdacht auf eine Sphinkterstenose. Die Sensitivität und Spezifität alleine dieser Befunde zur Diagnose einer Sphinkter-Oddi-Dyskinesie sind jedoch zu gering, um hierüber die Dyskinesie nachzuweisen. Die Hauptindikation für diese Methode ist daher nicht die Motilitätsdiagnostik, sondern die Therapie mit der Sphinkterotomie, wenn die entsprechenden Kriterien vorliegen. Um eine organische Gallenwegserkrankung auszuschließen, wird die ERCP heute durch die Endosonographie oder die MRCP ersetzt.

Sphinktermanometrie

Die manometrische Untersuchung des Oddi-Sphinkters gilt als Standard zur Diagnose von Sphinkter-Oddi-Dyskinesien und von Stenosen in der Papillenregion.

Die Methode ist nicht ungefährlich, die Komplikationsrate liegt bei 9% für den untersuchten Gallengangssphinkter und 26% bei der Manometrie des Pankreassphinkters. Es kommt dabei zu leichten bis mittelschweren Pankreatitiden. Als Risikofaktor wurde eine Manometrie länger als 5 min identifiziert. Eine direkt angeschlossene Sphinkterotomie kann das Risiko vermindern (29).

Untersuchungstechnik

Die herkömmliche Methode verwendet flüssigkeitsperfundierte Mikrokatheter mit 3 Kanälen, deren Öffnungen 2 mm auseinanderliegen. Dadurch können verschiedene Abschnitte des Sphinktermuskels und des angrenzenden Duodenums bzw. des Ductus choledochus/Ductus pancreaticus gleichzeitig untersucht werden und die peristaltische Aktivität des Sphinktermuskels analysiert werden. Der Duodenaldruck ist der Referenzdruck. Da insbesondere die Perfusion als Pankreatitis auslösend verdächtigt wurde, sind zuletzt auch Mikrotransducer-Systeme zur Manometrie eingesetzt worden, die in ihrer Messgenauigkeit vergleichbar sind. Die Katheter werden über den Instrumentierkanal des Seitblick-Duodenoskops in den Gallen- bzw. Pankreasgang eingebracht. Letztendlich hängen die Aussagefähigkeit und die Komplikationsträchtigkeit der Untersuchung auch sehr von dem Geschick und der Erfahrung des Untersuchers ab. Die Methode wird daher auch nur in wenigen Zentren vorgehalten (26).

Begleitmedikation. Auch die Begleitmedikation der Endoskopie kann die Messung verfälschen. Diazepam und Propofol verändern den Sphinkterdruck nicht, während Opiate und Anticholinergika nicht eingesetzt werden dürfen. Glukagon kann im Einzelfall zur Intubation des Gallen- und Pankreasganges genutzt werden, da seine Wirkung rasch nachlässt und den Sphinkter Oddi nur wenig alteriert.

Beurteilung der Messergebnisse

Die normalen und pathologischen manometrischen Messwerte sind in Tab. 28.**5** aufgeführt. Als Sphinkter-Oddi-Dyskinesie werden folgende Messparameter bezeichnet (22):

- ein basaler Sphinkterdruck > 40 mm Hg,
- eine Frequenz der phasischen Sphinkterkontraktionen > 7/min (sog. Tachyoddie),
- eine Amplitude der Kontraktionen > 300 mm Hg,
- paradoxe Kontraktionen des Sphinkters nach Gabe von CCK oder Ceruletid,
- eine gehäufte abnorme Ausbreitung der Kontraktion in retrograder Richtung (> 50%).

Der wichtigste manometrische Messparameter, insbesondere für die biliäre Dyskinesie, ist der Sphinkterruhedruck (Abb. 28.**7** u. 28.**8**).

Bei der Typ-I-Dyskinesie war ein erhöhter Ruhedruck (> 40 mm Hg) bei 70 – 100%, bei der Typ-II-Dyskinesie bei 40 – 86% und bei der Typ-III-Dyskinesie bei 20 – 55% der Patienten nachzuweisen (1).

Pankreatischer Sphinkter Oddi. Um eine Dyskinesie des pankreatischen Sphinkter Oddi nachzuweisen, muss die gezielte manometrische Messung des Pankreassphinkters erfolgen, da biliärer und pankreatischer Sphinkter unterschiedliche Messwerte aufweisen können (4).

Sonographie mit Sekretionsstimulation

Die Sonographie der Gallenwege und des Pankreasganges verbunden mit einer Sekretionsstimulation kann weniger invasiv als die Manometrie ebenfalls eine Sphinkter-Oddi-Dyskinesie anzeigen.

Tabelle 28.5 Sphinkter-Oddi-Manometrie, normale und pathologische manometrische Messwerte (nach 12, 22)

	Normalwerte Median (Bereich)	Pathologisch
Basaldruck	15 (3 – 35) mm Hg	> 40 mm Hg
Phasische Kontraktionen		
• Amplitude	135 (95 – 195) mm Hg	> 300 mm Hg
• Frequenz	4 (2 – 6) Kontraktionen/min	> 7 Kontraktionen/min
• Sequenzen (%)		
– antegrad	80 (12 – 100)	
– simultan	13 (0 – 50)	
– retrograd	9 (0 – 50)	> 50
CCK-Stimulation (20 ng/kg KG)	Hemmung	Stimulation

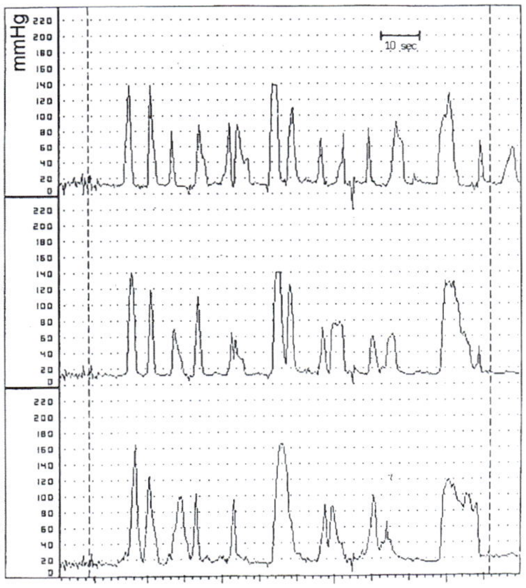

☒ **Abb. 28.7** Normalbefund einer Sphinkter-Oddi-Manometrie: Die 3 Messpunkte zeichnen beim langsamen schrittweisen Rückzug durch den Sphinkter ein basales Druckniveau von 18 mm Hg auf. Die Amplituden der phasischen Kontraktionen erreichen maximal 160 mm Hg (aus 26).

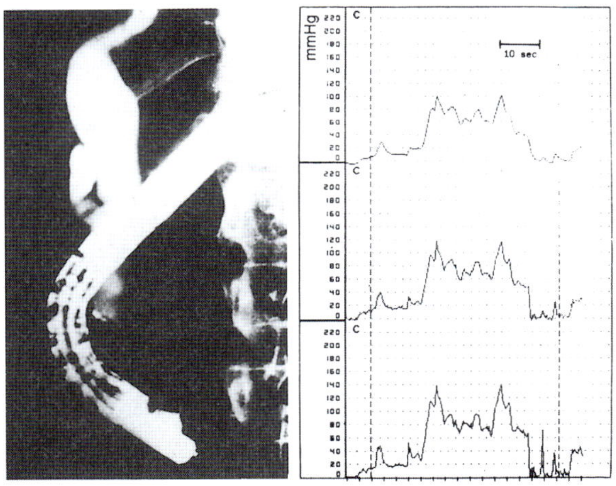

☒ **Abb. 28.8** Links: ERCP-Darstellung eines dilatierten Ganganges bei einem Patienten mit Sphinkter-Oddi-Dyskinesie Typ II. Rechts: Korrespondierende Sphinkter-Oddi-Manometrie mit einem auf 71 mm Hg erhöhten basalen Sphinkterdruckniveau (aus 26).

⇢ **Gallenwege.** Bereits in Ruhe ist der Durchmesser der Gänge oft erweitert nachzuweisen. Dieser Befund ist am Gallenwegssystem aber wenig spezifisch, da nach Cholezystektomie 3 – 4 % von asymptomatischen Patienten einen erweiterten Gallengang zeigen. Wichtiger als die Messung der Gangweite in Ruhe ist hingegen die Weitenbestimmung nach einer Stimulation. Für die Gallenwege hat sich als Reiz eine fetthaltige Testmahlzeit oder eine CCK- (bzw. Ceruletid-) Infusion bewährt. Wenn ein erweiterter Gallengang ≥ 9 mm und eine weitere Zunahme um mindestens 0,5 mm nach Ceruletid-Reiz sonographisch nachzuweisen waren, konnte ein erhöhter manometrisch gemessener Ruhedruck mit einer 85 %igen Sensitivität und einer 100 %igen Spezifität festgestellt werden (25). Da aber dieser Nachweis für die Therapieentscheidung der biliären Typ-I-Dyskinesie nicht entscheidend ist und Typ-II- oder -III-Dyskinesien mit dieser Methode nicht weiter differenziert werden können, ist der klinische Stellenwert gering und die Methode allenfalls in Zweifelsfällen anzuwenden, wenn keine Manometrie vorhanden ist.

⇢ **Pankreasgang.** Die Pankreasgangweite kann vor und nach einer Stimulation mit Sekretin (1 μg/kg KG i. v. über 15 min) sonographisch bestimmt werden. Eine kurzfristige Weitenzunahme (z. B. von 1 mm auf 2 mm) ist normal. Wenn die Gangweitenzunahme jedoch über länger als 10 min nach Ende der Stimulation anhält, besteht ein klarer Hinweis auf eine Abflussbehinderung am Sphinkter Oddi (22). Dies zeigt bei rezidivierender idiopathischer Pankreatitis indirekt eine Sphinker-Oddi-Dyskinesie als mögliche Ursache an.

Choledochoszintigraphie

Die im Abschnitt „Gallenblasendyskinesie" bereits beschriebene szintigraphische Methode mit ^{99m}Tc-Disopropyl-Iminodiazidsäure (DIDA) kann nach Cholezystektomie auch zur Bestimmung des Galleflusses durch den Sphinkter Oddi genutzt werden.

Die Choledochoszintigraphie liefert reproduzierbare Ergebnisse und die Ergebnisse korrelieren eng mit einem erhöhten Sphinkter-Oddi-Basaldruck, die Methode kann aber nur nach Cholezystektomie zur Beurteilung einer Sphinkter-Oddi-Dyskinesie eingesetzt werden.

In einer vergleichenden Studie mit der Manometrie konnte die Choledochoszintigraphie die Typ-I-Dyskinesie zu 100 % identifizieren, bei den Typ-II-Patienten hatten 64 % eine verzögerte Entleerung in der Szintigraphie. Dieser Befund konnte eine wirkungsvolle endoskopische Therapie in 93 % der Fälle voraussagen, was mit der Manometrie nur in 57 % gelang. Danach kann die Choledochoszintigraphie auch für diese Patientengruppe die entscheidende Weichenstellung liefern und die Manometrie ersetzen (5). Allerdings ist diese teuere Methode wenig verbreitet und eine Bestätigung dieser Ergebnisse durch andere Arbeitsgruppen steht noch aus, wohingegen die Wertigkeit der Manometrie durch zahlreiche Studien belegt ist.

Therapieziele und Maßnahmen

Die Therapieziele bei der Sphinkter-Oddi-Dyskinesie sind die Beschwerdefreiheit der Patienten und die Verhinderung von organischen Komplikationen, insbesondere bei der Dyskinesie des Pankreassphinkters der rezidivierenden Pankreatitis. Dieses konnte prospektiv jedoch bislang nicht nachgewiesen werden. Wichtig ist es, die Patienten herauszufinden, die von der invasiven Diagnostik und endoskopischen Therapie profitieren.

Aufgrund der nicht unbeträchtlichen Gefahr durch die Manometrie und die endoskopische Sphinkterotomie muss immer eine individuelle Abwägung von Nutzen und Risiko der Maßnahmen erfolgen. Im Zweifelsfall sollte zunächst immer ein medikamentöser Behandlungsversuch unternommen bzw. nichtinvasiv der Verdacht auf eine Funktionsstörung erhärtet werden.

Biliäre Sphinkter-Oddi-Dyskinesie

Medikamentöse Therapie

Eine Pharmakotherapie ist nur bei funktionellen Störungen der Sphinktermotilität wirksam, während die organische Papillenstenose nicht anspricht. Ziel einer medikamentösen Therapie sollte die Senkung des basalen Sphinkterdruckniveaus über einen längeren Zeitraum sein. Als Medikamente mit Langzeitwirkung für die Dyskinesien des Oddi-Sphinkters wurden Nitrate (Amylnitrit, Isosorbiddinitrat, Glyceryltrinitrat) oder der Calciumantagonist Nifedipin als geeignet befunden (20). Die Dosierung muss dafür allerdings hoch gewählt werden, so dass in der Regel nur kurz wirksame Substanzen wie N-Butylscopolamin oder Glyceroltrinitrat-Spray zur Behandlung akuter Beschwerden (Anfallskupierung) eingesetzt werden (1).

Endoskopische Therapie

Typ-I-Dyskinesie. Die Typ-I-Dyskinesie und die Papillenstenose sind eine Indikation zur endoskopischen Sphinkterotomie (EST), wodurch sich die Symptomatik der Patienten nachgewiesen bessert (1, 14). Da alle Patienten, welche die Kriterien der Typ-I-Sphinkter-Oddi-Dyskiniesie erfüllen, unabhängig von dem Druck im Sphinkter Oddi von einer Sphinkterotomie profitieren, kann heute auf eine Manometrie oder Funktionssonographie bzw. Choledochusszintigraphie vor Therapie verzichtet werden. Ein Problem stellt bei Typ-I-Patienten die erhöhte Rezidivstenoserate nach EST dar, die mit 11–25% innerhalb eines Jahres angegeben wird. Als Ursache wird eine unvollständige Senkung des Sphinkterdrucks bei der ersten Sphinkterotomie vermutet. Wichtig ist daher die möglichst vollständige Sphinkterotomie und eventuell die Kontrolle der Öffnungsweite innerhalb eines Jahres.

Typ-II-Dyskinesie. Bei der Typ-II-Dyskinesie ist eine Sphinkterotomie nur dann bei den meisten Patienten Erfolg versprechend, wenn in der Manometrie ein Sphinkterdruck von >40 mmHg nachgewiesen wurde (9). Bei diesen Patienten wird daher bisher vor einer Sphinkterotomie eine pathologische Manometrie als Entscheidungshilfe verlangt. Alternativ kann eine pathologische Choledochoszintigraphie ebenso wegweisend sein (5). Insgesamt profitieren ca. 80–90% der Patienten mit einem erhöhten Sphinkter-Oddi-Ruhedruck von der Sphinkterotomie, aber nur 30–35% der restlichen Patienten. Es bleibt abzuwarten, ob das Ansprechen auf eine Botulinustoxininjektion in den Sphinkter eine ausreichende Vorhersage des Sphinkterotomieerfolges zulässt. Die direkte, auf empirischer klinischer Einschätzung beruhende Durchführung einer Sphinkterotomie bei vermuteter Typ-II-Dyskinesie kann zwar kosteneffektiv sein, wird aber aufgrund der oftmals nicht ausreichenden kritischen Wertung der entscheidenden klinischen Befunde in der täglichen Praxis nicht empfohlen (2, 24). Die Erfolgsrate wäre dann wahrscheinlich wesentlich niedriger, und damit wäre auch das Kosten-Nutzen-Verhältnis zugunsten der Sphinkterotomie nicht mehr gegeben. Ohne Manometrie oder Szintigraphie kann auch durch eine passagere Stentanlage untersucht werden, ob der Patient damit für mindestens 3 Monate beschwerdefrei wird (19). Dann wäre auch die Indikation zur Sphinkterotomie gegeben. Allerdings tritt nach Stentanlage sehr häufig (über 30%) eine Pankreatitis auf.

Die Sphinkterotomie ist bei Typ-II-Patienten mit einer außergewöhnlich hohen Komplikationsrate von über 10% Pankreatitiden behaftet (21). Daher sollte bei einer geplanten Sphinkterotomie von Typ-II-Patienten das Augenmerk vorrangig auf die Verhinderung der postinterventionellen Pankreatitis gerichtet werden.

Optionen zu deren Vermeidung sind die gleichzeitige Sphinkterotomie des Pankreassphinkters mit kurzfristiger Einlage eines Pankreasstents oder vielleicht auch die gleichzeitige Verabreichung von Sphinkter relaxierenden Medikamenten (Botulinustoxin, Nitrate) (10, 29). Die Re-Stenoserate nach Sphinkterotomie bei Typ-II-Patienten ist dagegen deutlich niedriger als bei Typ-I-Patienten.

Typ-III-Dyskinesie. Bei der Typ-III-Dyskinesie sind die Erfolge einer Sphinkterotomie zu wenig vorhersagbar, so dass diese Therapie nicht generell empfohlen werden kann (1). Die Angaben schwanken selbst bei den Patienten mit einem erhöhten Sphinkter-Oddi-Ruhedruck zwischen 8 und 56%. Wenn aber eine medikamentöse Therapie nicht greift und die Patienten immer wieder von kolikartigen rechtsseitigen Oberbauchscherzen gequält werden, sollte zumindest über indirekte Methoden wie die Funktionssonographie oder die Szintigraphie versucht werden, Anhaltspunkte für eine signifikante Sphinkter-Oddi-Dyskinesie zu bekommen. Hier kann auch durch probatorische Injektion von Botulinustoxin versucht werden, diejenigen Patienten herauszufinden, die tatsächlich von einer Sphinkterotomie profitieren (28). Dieser interessante Ansatz sollte aber zunächst prospektiv bestätigt werden, bevor er allgemein empfohlen werden kann.

Abb. 28.**9** fasst die wichtigsten diagnostischen und therapeutischen Maßnahmen bei biliärem Schmerz nach Cholezystektomie in Form eines Flussdiagramms zusammen.

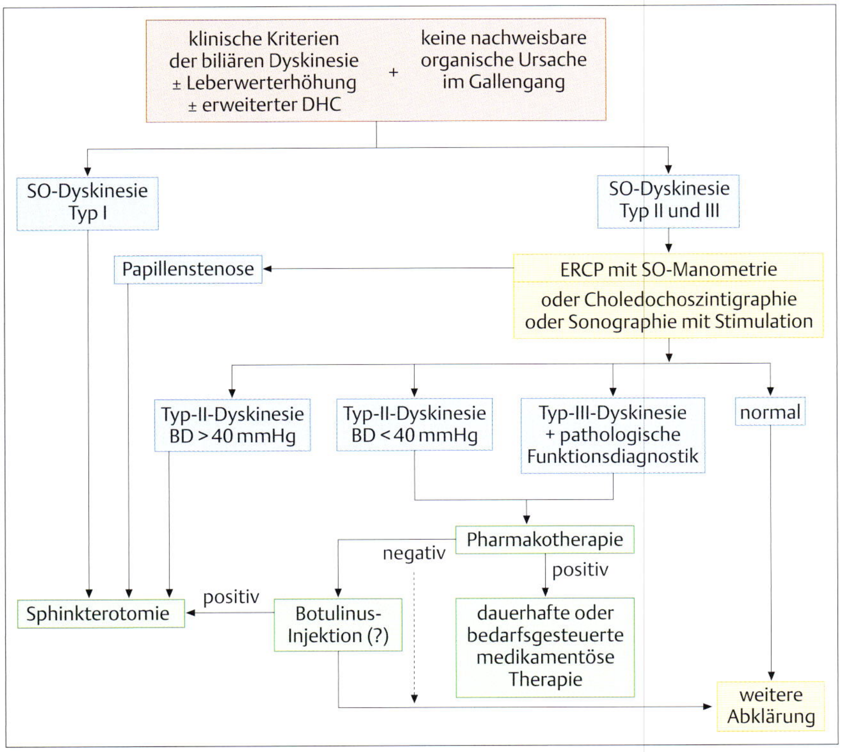

Abb. 28.9 Diagnostik und Therapie des biliären Schmerzes nach Cholezystektomie BD = Basaldruck, SO = Sphinkter Oddi.

Pankreatische Sphinkter-Oddi-Dyskinesie

Wenn eine Sphinkter-Oddi-Dyskinesie die mögliche Ursache einer rezidivierenden Pankreatitis ist, wird diagnostisch zunächst immer eine ERCP zum Ausschluss struktureller Ursachen durchgeführt. In diesem Fall sollte auch eine Sphinktermanometrie des biliären und des pankreatischen Sphinkters durchgeführt werden (4).

Der Nachweis einer gestörten Funktion des pankreatischen Sphinkters allein oder in Kombination mit der des biliären Sphinkters führt immer zu der Indikation einer Sphinkterotomie. Hierbei reicht es nicht aus, den biliären Sphinkter zu durchtrennen, sondern der pankreatische Anteil muss ebenfalls erfasst werden.

Die chirurgische transduodenale Sphinkteroplastie resultierte in einer 70%igen Verbesserung über 10 Jahre Follow-up (6). Auch die endoskopische Sphinkterotomie des Pankreassphinkters erzielte vergleichbare Erfolge (12). Das klinische Ansprechen auf die Injektion von Botulinustoxin in die Papille kann den Erfolg einer Sphinkterotomie auch für die pankreatische Sphinkter-Oddi-Dyskinesie vorhersagen (27). Es bleibt zu zeigen, ob dieses Verfahren auch als diagnostischer Test zum Nachweis einer Sphinkter-Oddi-Dyskinesie als Ursache einer idiopathischen Pankreatitis geeignet ist. Die längerfristige Einlage von Pankreasstents hat sich hingegen wegen der hohen Komplikationsrate nicht bewährt.

FAZIT FÜR DIE PRAXIS

- Im Nüchternzustand kommt es durch Gallenblasen- und Sphinkter-Oddi-Kontraktionen zu einer pulsatilen Gallenentleerung in das Duodenum, die über nervale Mechanismen mit der Dünndarmmotilität korreliert ist.
- Nach einer Mahlzeit werden vornehmlich über die duodenale Freisetzung von CCK durch verschiedene nervale und hormonelle Mechanismen eine Gallenblasenkontraktion und eine Hemmung des Sphinkter-Oddi-Tonus bewirkt. Hierdurch wird ein gesteigerter Gallefluss in das Duodenum ausgelöst.
- Die Gallenblasendyskinesie ist eine funktionelle Erkrankung, die durch eine typische biliäre Schmerzsymptomatik und eine nachgewiesene Gallenblasenentleerungsstörung gekennzeichnet ist, ohne dass strukturelle Ursachen hierfür verantwortlich gemacht werden können.
- Nur wenn die Gallenblasenmotilitätsstörung eindeutig nachgewiesen ist, der Leidensdruck der Patienten ausreichend hoch ist und Differenzialdiagnosen mit besonderem Augenmerk auf andere Funktionsstörungen ausgeschlossen wurden, kann den Patienten im Einzelfall die Cholezystektomie als eine Therapieoption angeboten werden.
- Sphinkter-Oddi-Dyskinesien sind Motilitätsstörungen des Oddi-Sphinkters mit der Folge eines biliären oder pankreatischen Schmerzes bzw. einer Pankreatitis. Die biliäre Form wird nach klinischen Kriterien in 3 Typen unterteilt.

- Typ-I-Patienten werden ohne invasive Diagnostik einer Sphinkterotomie zugeführt. Schwierig bleibt es, diejenigen Patienten mit Typ-II- und -III-Dyskinesie herauszufinden, die von der endoskopischen Therapie profitieren. Im Zweifelsfall muss zunächst medikamentös behandelt werden. Wird eine rezidivierende Pankreatitis durch eine Sphinkter-Oddi-Dyskinesie ausgelöst, muss nicht nur der biliäre Sphinkteranteil sondern auch der pankreatische durchtrennt werden.
- Die Gefahr von Pankreatitiden bei der invasiven Diagnostik und Therapie von Sphinkter-Oddi-Dyskinesien ist wesentlich höher als durch vergleichbare Maßnahmen bei organischen Erkrankungen der Gallenwege und des Pankreas.

Steckbrief Gallenblasen- und Sphinkter-Oddi-Dyskinesien

Leitsymptome:
biliärer/pankreatischer Schmerz ohne Nachweis struktureller Auffälligkeiten

Leitbefund in der körperlichen Untersuchung:
weiches Abdomen, diffuser Schmerz, kein umschriebener Druckschmerz

Apparative Leitbefunde: 1. sonographischer oder szintigraphischer Nachweis einer Gallenblasenentleerungsstörung, 2. manometrischer, szintigraphischer oder sonographischer Nachweis einer Sphinkter-Oddi-Dyskinesie

Therapie:
zurückhaltend, im Zweifelsfall medikamentös, bei bestimmten Sphinkter-Oddi-Dyskinesien Sphinkterotomie, selten Cholezystektomie bei Gallenblasendyskinesien

Bemerkungen:
cave: Überdiagnostik und Übertherapie!

28.3 Pathohistologie und Zytologie der Galle

C. Wittekind

EDITORIAL **Die Gallenblase ist ein relativ einfach aufgebautes Organ, wie dem Kapitel über die normale Anatomie zu entnehmen ist. Gleichwohl gibt es an der Gallenblase eine Vielzahl von pathohistologischen Veränderungen, die überwiegend mit den vielfältigen Entzündungsformen und Tumoren zusammenhängen. Gegenüber den pathohistologischen spielen zytologische Veränderungen und vor allen Dingen Möglichkeiten der zytologischen Diagnostik der Galle eine untergeordnete Rolle. Versuche, aus Punktionsmaterial der Gallenblase zytologische Aussagen zu machen, waren relativ frustran und finden heute deswegen kaum mehr Anwendung. Häufiger untersucht werden zytologische Präparate aus Gallengangsgalle oder Pankreassekret. Mit den heutigen technischen Möglichkeiten haben die zytologischen Untersuchungen von Gallesekret an Bedeutung verloren und werden durch bürstenzytologische Untersuchungen oder kleine Biopsien, die direkt aus den Strukturen des Gallengangs entnommen werden, weitgehend ersetzt.**

Erkrankungen ohne wesentliches morphologisches Korrelat

Von dem breiten Spektrum der Erkrankungen der Gallenblase gibt es einige, die praktisch keine oder nur geringe pathohistologische Veränderungen hinterlassen (Abb. 28.**10**). Zu den Ersteren gehören die Motilitätsstörungen der Gallenblase wie Dyskinesien, Dystonien und Dyssynergien oder auch das Ductus-cysticus-Syndrom (22).

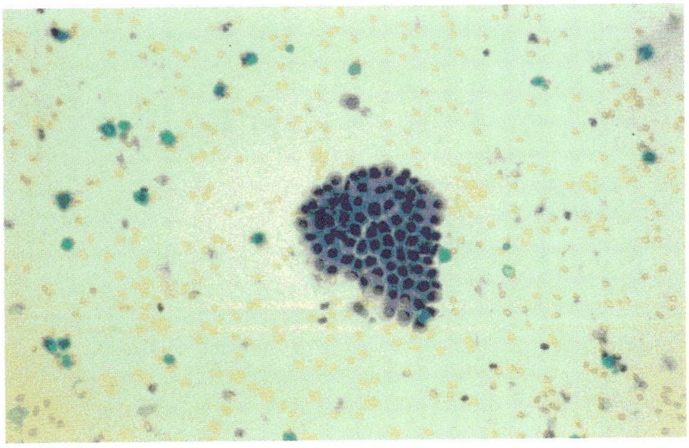

⊠ **Abb. 28.10** Normale Epithelzellen der Gallengänge oder Gallenblase (HE).

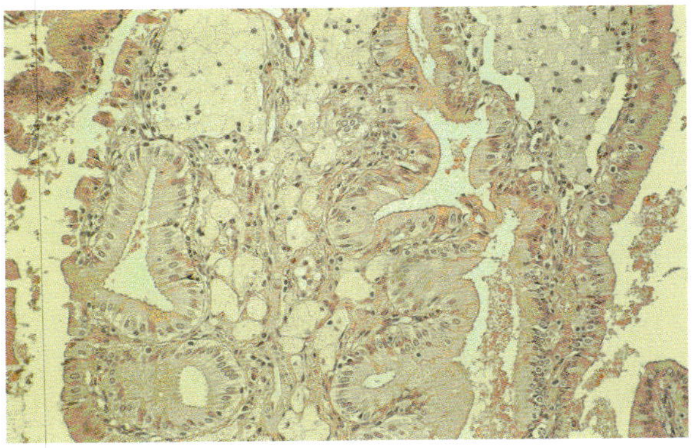

⊠ **Abb. 28.11** Cholesterose der Gallenblase (HE).

Rupturen. Auch die Gallenblasenruptur geht mit nicht sehr eindrucksvollen pathohistologischen Veränderungen einher. Die pathohistologische Untersuchung, insbesondere wenn eine makroskopische Rupturstelle nachweisbar ist, kann jedoch helfen, Ursachen für eine mögliche Ruptur zu identifizieren, z.B. Fehlbildungen der Wandung, fokale Ischämien, oder andere Ursachen.

Vaskuläre Erkrankungen. Auch vaskuläre Erkrankungen der Gallenblase wie Varizen oder Aneurysmen gehen mit wenig eindrucksvollen pathohistologischen Veränderungen der Gallenblase einher (22).

Wiewohl selten, ist es wichtig, die Entzündungen der Gallenblasengefäße, insbesondere die Periarteriitis nodosa, richtig zu diagnostizieren, da es sich um die Erstmanifestation der Erkrankung handeln kann.

Bei der Obduktion findet man bei 10–40% der Patienten eine Mitbeteiligung der A. cystica und anderer Gefäße der Gallenblase (22). Auch im Rahmen anderer Vaskulitiden, wie z.B. der riesenzelligen Arteriitis temporalis, kann die Gallenblase beteiligt sein, ebenso bei einer allergisch nekrotisierenden Angiitis (Churg-Strauss-Syndrom).

Pathohistologische Veränderungen bei metabolischen Erkrankungen

Cholesterose. Pathohistologische Veränderungen der Gallenblase finden sich häufig bei primär metabolischen Erkrankungen, insbesondere der Cholesterose (Abb. 28.**11**). Die Angaben zur Häufigkeit schwanken in der Literatur zwischen 2% und 40%. Sie sind abhängig von der Sorgfalt der Untersuchung. Das Ausmaß der Cholesterose reicht von größeren, auch makroskopisch sichtbaren und im Ultraschall differenzialdiagnostische Schwierigkeiten bereitenden größeren Polypen (>0,5 cm) bis hin zu einzelnen mikroskopisch nachweisbaren Schaumzellen (21).

Andere Stoffwechselerkrankungen. Die Gallenblase kann bei einer Reihe anderer Stoffwechselerkrankungen beteiligt sein, z.B. bei der metachromatischen Leukodystrophie, bei der erythropoetischen Porphyrie und anderen.

Pathohistologisch ist besonders die zystische Fibrose erwähnenswert, bei der die Becherzellen des oberflächlichen Zylinderepithels ein Sulfomyzin enthalten, welches sowohl mit der PAS- als auch mit der Muzikaminfärbung darstellbar ist (21).

Hydrops und Mukozele. Diese Veränderungen der Gallenblase gehen ebenfalls mit relativ gleichförmigen morphologischen Veränderungen einher, wobei es bei ersterer Läsion zu einer Abflachung des Epithels und der Schleimhaut insgesamt kommt. Bei der Mukozele lassen sich intraluminale Schleimansammlungen finden und eine Abflachung der Schleimhaut bzw. des Epithels.

Pathohistologische Veränderungen beim Gallensteinleiden

Das Gallensteinleiden geht mit einer Vielzahl von pathohistologischen Veränderungen einher (Abb. 28.**12** u. 28.**13**). Ne-

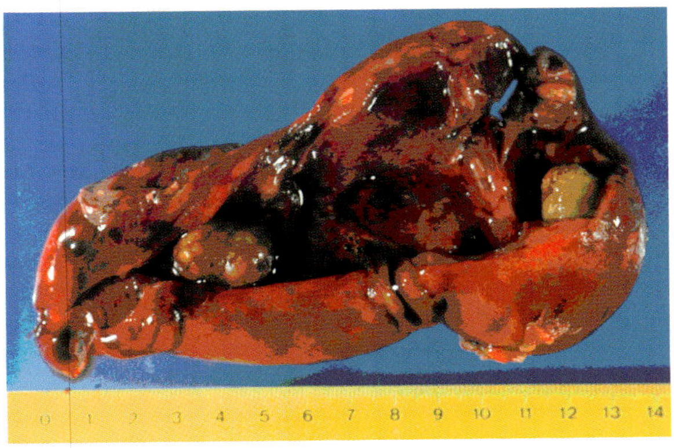

⊠ **Abb. 28.12** Eröffnete Gallenblase mit multiplen Steinen.

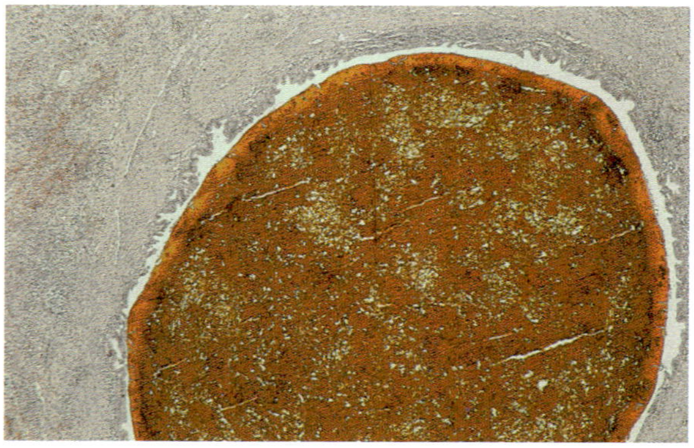

☒ **Abb. 28.13** Verschlussstein des Ductus cysticus und geringgradige chronische Entzündung der Wand (HE).

ben einer zunehmenden Proliferation von mukösen Drüsen kommt eine Vermehrung von Becherzellen oder argentaffinen Zellen vor. Infolge größerer Steine kann es zu einer Dehnungsbeanspruchung kommen mit Ausbildung von sog. Rokitansky-Aschoff-Krypten oder -Sinus. Pathohistologisch ist mitunter auch eine Steindurchwachsung zu sehen. Diese intramuralen Konkremente sind in der Regel weniger als 0,5 mm im Durchmesser groß. Sehr häufig geht das Gallensteinleiden mit einer Cholezystitis einher (23).

Pathohistologische Veränderungen bei der Cholezystitis

Die Cholezystitis ist in den westlichen Industrieländern eine häufige und damit wichtige Erkrankung, die in ca. 90% der Fälle mit einem Gallensteinleiden vergesellschaftet ist. Die Cholezystitis führt zu einer Vielzahl von histomorphologischen Veränderungen der Gallenblase. Die mitunter makroskopisch und mikroskopisch nicht sehr ausgeprägten Befunde, die an einer formalinfixierten und partiell geschrumpften Gallenblase zu erheben sind, stehen gelegentlich in Kontrast zu dem dramatischen Krankheitsbild, das die Gallenblase dem operierenden Chirurgen bietet. Im Wesentlichen werden zwei Formen der Gallenblasenentzündung unterschieden, nämlich die akute und chronische Cholezystitis, wobei es in chronisch entzündlich veränderten oder fibrosierten Gallenblasen immer wieder zu akuten Entzündungsschüben kommen kann (24).

Akute Cholezystitis

Das morphologische Erscheinungsspektrum der akuten Cholezystitis ist vielfältig. Neben gering ausgeprägten Merkmalen einer akuten Entzündung wie Ödem, Hyperämie, Blutungen oder Fibrinausschwitzungen imponieren neutrophile Granulozyten, zum Teil mit eosinophilen Granulozyten untermischt.

Gallenblasen, die in den ersten Tagen nach Beginn der akuten Symptomatik entfernt wurden, zeigen mikroskopisch ein deutliches Wandödem mit Beteiligung aller Muskelschichten und der Adventitia. In wechselndem Ausmaß finden sich Fibrinexsudationen, hyperämische Gefäße und perivaskuläre Blutungen. In wenigen Fällen sind die Blutungen so ausgeprägt, dass von einer hämorrhagischen Cholezystitis gesprochen wird. Bei dieser Form der Cholezystitis findet man auch Blutkoagel im Lumen mit einer Hämocholezyste oder einer Hämobilie. Bei der akuten Entzündung zeigt die Schleimhaut unterschiedlich stark ausgeprägte Ulzera und kleinere Nekroseareale mit aufgelagertem Fibrin, Entzündungszellen und Ulkusschorf. Eine fibroblastische Reaktion ist mikroskopisch nach dem 5. Tag zu beobachten. Neutrophile Granulozyten treten in der Regel 24 h nach Beginn der Symptome auf, das Infiltrat ist am dichtesten zwischen dem 3. und 5. Tag. Intramurale Abszesse sind mikroskopisch selten. Pigment speichernde Makrophagen findet man in einigen Fällen erst nach 10 Tagen.

Früher verwendete Begriffe wie „Cholecystitis seropurulenta“ oder „Cholecystitis serofibrinosa“ werden heute kaum mehr eigenständig abgegrenzt.

Chronische Cholezystitis

→ **Einteilung.** Die Inzidenz der chronischen Cholezystitis hängt stark von den Kriterien ab, die für ihre Diagnose angewandt werden. Man geht davon aus, dass chronische Entzündungen der Gallenblase häufig aus den akuten Formen hervorgehen. Es wurde der Versuch unternommen, die chronische Cholezystitis in zwei Typen zu unterteilen: eine primäre Form, bei der es weder anamnestisch noch morphologisch Hinweise auf eine abgelaufene akute Cholezystitis gibt und eine sekundäre Form, bei der Zeichen einer vorausgegangenen akuten Cholezystitis nachweisbar sind.

→ **Zellbild.** Die Diagnose einer chronischen Cholezystitis sollte nicht einfach aufgrund einzelner, in der Schleimhaut vorhandener Lymphozyten gestellt werden (24). Zusätzlich zu den Lymphozyten sollte eine wechselnde Anzahl von Mastzellen, besonders in der Adventitia und in den Bindegewebssepten zwischen den Muskelbündeln der Muscularis propria vorhanden sein. Plasmazellen sind gelegentlich prominent.

→ **Atrophie und Hypertrophie.** Bei der chronischen Cholezystitis kann eine Atrophie der funktionellen Wandelemente vorkommen, mit Gewebeersatz durch Fibroblasten und nachfolgender Sklerose. Eine weitere Verlaufsform ist die Hyperplasie verschiedener Elemente der Gallenblasenwand mit Epithelhyperplasie, Schleimhautödem und Fibrose und einer Hypertrophie der Wandmuskulatur. Atrophe und hypertrophe Schleimhaut- und Wandveränderungen können nebeneinander vorkommen und mit einer Änderung der Gallenblasenfunktion einhergehen.

⟶ Variables Erscheinungsbild. Bei der chronischen Cholezystitis zeigen die Gallenblasen ein sehr variables Erscheinungsbild. In manchen Fällen imponiert nur ein geringes lymphozytäres Infiltrat mit wenigen Mastzellen in einer kaum narbig verdickten Gallenblasenwand, Rokitansky-Aschoff-Sinus sind selten. In anderen Fällen fällt eine ausgedehnte Wandfibrose auf, die glatte Muskulatur der Wandung ist durch Narbengewebe ersetzt, ein chronisches entzündliches Infiltrat erstreckt sich bis in das angrenzende Fettgewebe. Die arteriellen Gefäße zeigen sowohl in der Wandung als auch im Fettgewebe eine Begleitvaskulitis. Unter Rokitansky-Aschoff-Sinus versteht man Ausstülpungen des Schleimhautepithels bis in die muskuläre Wandschicht, manchmal auch bis in das angrenzende Fettgewebe. In diesen Sinus kann eingedicktes Gallesekret, manchmal in steinähnlicher Form, retiniert werden und zu einer entzündlichen Umgebungsreaktion führen, selten zu Wandabszessen oder zu einer Penetration der Gallenblase (Abb. 28.**14**). Immer wieder sieht man in den Wänden chronisch entzündlich veränderter Gallenblasen auch Ansammlungen von Makrophagen unterschiedlicher Dichte, gelegentlich akzentuiert in der Nachbarschaft von Cholesterinspalträumen oder abgelagertem Gallepigment auftretend.

⟶ Metaplasien. In etwa 50% der untersuchten Gallenblasen mit einer chronischen Cholezystitis sind Metaplasien des Oberflächenepithels zu beobachten. Am häufigsten ist die antrale Metaplasie, gefolgt von einer Metaplasie mit einem „magenoberflächentypischen" Epithel und einer intestinalen Metaplasie. Das Ausmaß der von der Metaplasie betroffenen Epitheloberfläche ist sehr variabel. Inseln metaplastischen Epithels können auf die apikalen Bezirke der Schleimhautfalten beschränkt sein. Neben Epithelveränderungen und Schleimdrüsen vom antralen Typ waren in 27% Becherzellen, in 11% enterochromaffine Zellen und in 1% Paneth-Zellen nachweisbar (12).

Bei der Vielgestaltigkeit der metaplastischen Epithelveränderungen besteht gelegentlich die Gefahr, diese Metaplasien mit einem neoplastischen Prozess zu verwechseln.

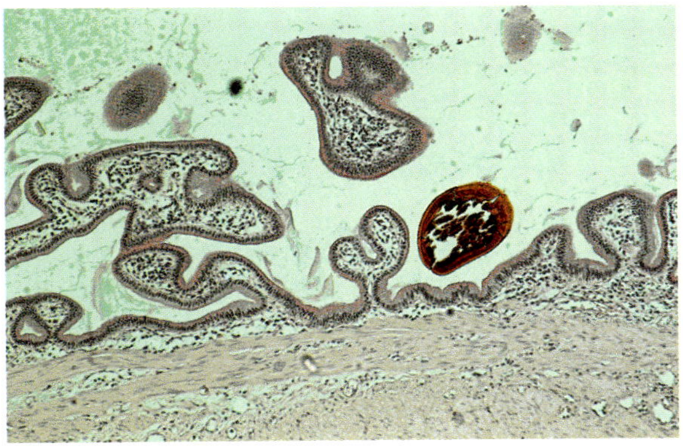

⊠ **Abb. 28.14** Gallenblasenschleimhaut mit eingedicktem (steinartigem) Sekret und geringgradiger Hypertrophie der Wandmuskulatur.

Metaplastische Magenschleimhaut sowohl vom Antrum- als auch vom Magenoberflächenepitheltyp ist häufig in der Nachbarschaft von Gallenblasenkarzinomen nachzuweisen, was auf eine mögliche Rolle bei der Histogenese hindeuten soll (10, 11).

⟶ Lymphfollikel. Selten sieht man bei der chronischen Cholezystitis Lymphfollikel in der Wand, im amerikanischen Schrifttum vereinzelt auch als chronisch follikuläre Cholezystitis bezeichnet. Derartige Formen mit ausgeprägter follikulärer Hyperplasie der in der Wand der Gallenblase nachweisbaren Lymphfollikel wurden in weniger als 0,1% aller Gallenblasen mit chronischer Cholezystitis beschrieben.

⟶ Weitere Veränderungen. Zu den weiteren morphologisch nachweisbaren Veränderungen, die im Rahmen einer chronischen Cholezystitis auftreten können, gehören eine Proliferation der intramuralen Drüsen, eine Vermehrung argyrophiler Zellelemente und eine Adenomyomatose. Darunter versteht man eine Kombination der Hyperplasie des Deckepithels, verbunden mit Proliferationen, Verzweigungen und tiefem Eindringen von Rokitansky-Aschoff-Sinus in die muskulären und perimuskulären Wandschichten. Andere Formen der chronischen Cholezystitis imponieren morphologisch mit einer vollständigen Atrophie der Elemente der Gallenblasenwand, angefangen von einer Epithelatrophie bis hin zur Atrophie der Muskulatur (24).

Komplikationen der Cholezystitis

Besonders akute Cholezystitiden können zu einer Reihe von Komplikationen führen, die auch pathohistologisch ein eindrucksvolles Bild bieten.

- Unter einem *Empyem* versteht man das Vorhandensein von Eiter im Lumen. Das Empyem kommt durch eine Infektion der Gallenblase zustande, mit einer zusätzlichen Obstruktion des Ductus cysticus, in der Regel durch einen Stein verursacht.
- Die *gangränöse Cholezystitis* wird als eine Komplikation der schweren akuten Cholezystitis betrachtet, bei der es zu Wandnekrosen mit bakterieller Besiedlung kommt. Es handelt sich um ein ätiologisch heterogenes Krankheitsbild mit unterschiedlicher Inzidenz. Die gangränöse Cholezystitis kommt häufiger bei älteren Patienten vor, ohne Bevorzugung eines Geschlechtes.
- Die *Perforation* ist eine Komplikation der akuten Cholezystitis, die in etwa 5 – 10% der Fälle auftritt, besonders wenn Wandnekrosen oder eine Wandgangrän vorliegen. Nicht selten ist es an den chirurgisch oder laparaskopisch chirurgisch entfernten Gallenblasen mit bröckelig zerfallender Wandung schwer möglich, eine Perforationsstelle noch nachzuweisen. Die Perforationen können unterteilt werden in

- die freie Perforation,
- eine Perforation mit einer lokalisierten pericholezystitischen Abszessbildung und
- eine Perforation in den Darm mit Fistelbildung.

- Die *gallige Peritonitis* entsteht am häufigsten als Folge einer seltenen freien Perforation der Gallenblase. Sie wurde aber auch bei Fällen einer akuten Cholezystitis ohne Perforation beschrieben (24).

Tumoren der Gallenblase

Benigne und maligne Tumoren der Gallenblase sind relativ selten (1, 9, 25). Es überwiegen die Tumoren des Epithels. Mesenchymale Tumoren sind sehr viel seltener. Die Tumoren der Gallenblase werden nach der WHO-Klassifikation (9) eingeteilt (Tab. 28.**6**).

Tabelle 28.6 Histologische Klassifikation von Tumoren der Gallenblase und extrahepatischen Gallengänge nach WHO (9)

Tumoren der Gallenblase und der extrahepatischen Gallengänge	ICD-O M
Epitheliale Tumoren	
Benigne	
• Adenom	8140/0
– tubulär	8211/0
– papillär	8260/0
– tubulopapillär	8263/0
– biliäres Zystadenom	8161/0
– Papillomatose (Adenomatose)	8264/0
Intraepitheliale Neoplasie (Dysplasie und Carcinoma in situ)	
Maligne	
• Karzinom	
– Adenokarzinom	8140/3
– papilläres Adenokarzinom	8260/3
– Adenokarzinom, intestinaler Typ	8144/3
– Adenokarzinom, gastrisch foveolärer Typ	
– muzinöses Adenokarzinom	8480/3
– klarzelliges Adenokarzinom	8310/3
– Siegelringzellkarzinom	8490/3
– adenosquamöses Karzinom	8560/3
– Plattenepithelkarzinom	8070/3
– kleinzelliges Karzinom	8041/3
– großzellig neuroendokrines Karzinom	8013/3
– undifferenziertes Karzinom	8020/3
– biliäres Zystadenokarzinom	8161/3
Karzinoidtumor	8240/3
Goblet-Zell-(Becherzell-)karzinoid	8243/3
Tubuläres Karzinoid	8245/1
Gemischtes Karzinoid-Adenokarzinom	8244/3
Andere	
Nichtepitheliale Tumoren	
Granularzelltumor	9580/0
Leiomyom	8890/0
Leiomyosarkom	8890/3
Rhabdomyosarkom	8900/3
Kaposisarkom	9140/3
Andere	
Maligne Lymphome	
Sekundäre Tumoren	

ICD-O M Morphologie-Code der International Classification of Diseases (8)

Benigne epitheliale Tumoren

Benigne epitheliale Tumoren werden selten bei der pathohistologischen Untersuchung von Gallenblasen gefunden, und erst in letzter Zeit wurde das Adenom als eigene Entität von Epithelhyperplasien und Epithelatypien abgegrenzt (1).

Bei den Adenomen der Gallenblase handelt es sich um benigne Neubildungen des Drüsenepithels, die typischerweise polypös wachsen, einzeln auftreten und gut abgegrenzt sind. Sie treten häufiger bei Frauen auf.

In Gallenblasen, die wegen einer akuten oder chronischen Cholezystitis entfernt wurden, werden Adenome in 0,3 – 0,5% nachgewiesen (1). Adenome werden sehr selten in Gallenblasen gefunden. Ihre Prävalenz wird mit zwischen 0,01 und 0,3 angegeben. Ein gehäuftes Vorkommen von Adenomen wurde beim Peutz-Jeghers-Syndrom (7) oder beim Gardner-Syndrom (15, 20) beschrieben. Ob Adenome im Sinne der beim Kolonkarzinom beschriebenen Adenom-Karzinom-Sequenz Vorläufer von Gallenblasenkarzinomen sind, wird heute eher bezweifelt.

Klassifikation der Adenome

In der WHO-Klassifikation (1) werden tubuläre, papilläre und tubulopapilläre Adenome unterschieden. Zytologisch werden sie klassifiziert als Pylorusdrüsentyp, intestinaler Typ und biliärer Typ.

Tubuläres Adenom, Pylorusdrüsentyp. Es handelt sich um einen benignen Tumor, aufgebaut aus dicht gelagerten tubulären Drüsen, die Pylorusdrüsen ähnlich sind. Frühe Läsionen imponieren als gut abgegrenzte Knoten in der Lamina propria. Oft sind Paneth-Zellen und endokrine Zellen eingestreut. Immunhistochemisch findet man immunreaktive Zellen auf Somatostatin, pankreatisches Polypeptid und Gastrin. Die kleineren Läsionen zeigen eine niedriggradige intraepitheliale Neoplasie, während die größeren Adenome, die sich mit einem Stiel ins Lumen vorwölben können, hochgradige intraepitheliale Neoplasien aufweisen.

Tubuläres Adenom, intestinaler Typ. Es liegt ein benigner Tumor vor, aufgebaut aus tubulären Drüsen, die von Zellen mit einem intestinalen Phänotyp ausgekleidet werden. Die adenomatösen Epithelien können sich auf Rokitansky-Aschoff-Sinus ausbreiten. Zwischen den Zylinderepithelien finden sich eingestreut Paneth-Zellen und endokrine Zellen. Immunhistochemisch findet man immunreaktive Zellen auf Serotonin und andere Peptide.

Papilläres Adenom, intestinaler Typ. Das papilläre Adenom vom intestinalen Typ ist ein benigner Tumor, der überwiegend aus papillären Strukturen besteht, die von neoplastischen Zellen mit einem intestinalen Phänotyp überkleidet werden. Diese Adenome, die üblicherweise auf dem Boden einer Pylorusdrüsenmetaplasie entstehen, kommen sowohl in der Gallenblase als auch in den extrahepatischen Gallengängen vor. Die Tumorzellen ähneln denen eines villösen Adenoms des Dickdarms. Ebenfalls nachweisbar sind Becherzellen, Paneth-Zellen und endokrine Zellen, in denen immunhistochemisch Serotonin nachweisbar ist.

Papilläres Adenom, biliärer Typ. Dieser gutartige Tumor ist der seltenste der Adenome und ist aus papillären Strukturen aufgebaut, die von einem biliären Epithel überkleidet sind. Die Zylinderepithelien sind dementsprechend kaum anders aufgebaut als die der Gallenblase. Paneth-Zellen oder endokrine Zellen kommen nicht vor. Intraepitheliale Neoplasien sind niedriggradig. Ein Übergang in ein Carcinoma in situ oder ein invasives Karzinom wurde nicht beschrieben.

Tubulopapilläres Adenom. Es handelt sich um einen gutartigen Tumor, bei dem tubuläre und papilläre Strukturen jeweils mehr als 20% ausmachen. Paneth-Zellen und endokrine Zellen kommen selten vor.

Biläres Zystadenom. Eine besondere Entität stellen die Zystadenome dar, die ihren intrahepatischen Gegenspielern ähneln. Zystadenome kommen überwiegend bei erwachsenen Frauen vor und sind in der Regel symptomatisch. Sie sind häufiger in den extrahepatischen Gallengängen als in der Gallenblase zu finden. Es handelt sich um vielkammerige, dünnwandige Tumoren, deren Zysten seröse Flüssigkeit oder wenig Schleim enthalten. Die Größe wurde zwischen 1 und 6 cm angegeben, selten bis 20 cm in der maximalen Ausdehnung. Die Zysten werden von einem einreihigen kubischen oder zylindrischen Epithel ausgekleidet, dessen Zellen Schleim enthalten.

Papillomatose (Adenomatose). Die äußerst seltene Erkrankung der Papillomatose ist charakterisiert durch multiple papilläre und häufig rezidivierende Adenome. In der Gallenblase sind sie extrem selten. Sie treten häufiger in den extrahepatischen Gallengängen auf. Beide Geschlechter sind im Alter von 50 – 60 Jahren etwa gleich häufig betroffen. Eine komplette Entfernung der Läsion(en) ist schwierig. Dementsprechend sind Lokalrezidive häufig. Weil häufig hochgradige intraepitheliale Neoplasien nachweisbar sind, kann dieser Tumor schwer von einem papillären Karzinom abzugrenzen sein und wird von einigen Autoren als eine Form eines niedriggradigen multizentrischen intraduktalen papillären Karzinoms betrachtet.

Intraepitheliale Neoplasie

Dieser Begriff, der auch in anderen Lokalisationen heute weitgehend einheitlich gebraucht wird, schließt die Dysplasie und bei der hochgradigen intraepithelialen Neoplasie das Carcinoma in situ mit ein (1).

Beim Nachweis einer intraepithelialen Neoplasie in einer Gallenblase sollten zusätzlich multiple Schnitte angefertigt werden, um ein an anderer Stelle invasiv wachsendes Karzinom auszuschließen.

Eine hochgradige intraepitheliale Neoplasie lässt sich etwa in 3%, ein inzidentelles Karzinom in etwa 1 – 2% von Gallenblasen beobachten, die wegen einer chronischen Cholezystitis entfernt und histologisch untersucht werden.

Makroskopische Veränderungen. Makroskopisch sind intraepitheliale Neoplasien praktisch nicht zu erkennen, da sie in chronisch entzündlich veränderten Gallenblasen vorkommen. Die Gallenblasen zeigen dann eine verdickte und indurierte Wand und eine granulierte Schleimhaut.

Histologie. Mikroskopisch zeigen intraepitheliale Neoplasien zelluläre Atypien, die Epithelzellen verlieren ihre hochprismatische zylindrische geschichtete Anordnung. Epithelzellen sind deutlich basophiler und besitzen chromatindichte Kerne. Mitosefiguren treten gehäuft auf. Zwei Typen können unterschieden werden: eine papilläre Form und eine flache Form, wobei die Letztere häufiger ist. Intraepitheliale Neoplasien beginnen im oberflächlichen Epithel und können sich in pylorusähnlichen Drüsen und in den Epithelien der Rokitansky-Aschoff-Sinus ausbreiten. In solchen Fällen kann die Differenzialdiagnose zum invasiven Karzinom schwierig sein und die Karzinomdiagnose vorschnell gestellt werden.

Karzinome der Gallenblase

Prinzipiell werden Karzinome der Gallenblase von denen der Gallengänge unterschieden. In beiden Lokalisationen handelt es sich zumeist um Adenokarzinome, die aus dem Epithel der Gallenblase bzw. aus dem Epithel der Gallengänge entstehen (Abb. 28.**15**) (1).

Adenokarzinom

Adenokarzinome der Gallenblase werden häufig als Zufallsbefund in Gallenblasen nachgewiesen (in 1 – 2%), die wegen eines Steinleidens oder einer Cholezystitis entfernt wurden.

Makroskopische Veränderungen. Makroskopisch sind diese Karzinome selten auffällig, allenfalls findet sich eine geringe Verdickung der Wandung, die aber auch entzündlich bedingt sein kann. Als Hinweis auf ein solches Karzinom sind in etwa der Hälfte der Fälle intraepitheliale Neoplasien des Gallenblasenepithels nachweisbar.

Die Adenokarzinome können in der Gallenblase genau wie ihre Vorstufen multizentrisch vorkommen. Makroskopisch ebenso wie mikroskopisch findet sich häufiger ein die Gallenblasenwand diffus infiltrierendes Adenokarzinom und seltener ein polypös wachsendes Adenokarzinom, das oberflächlich auch papilläre Strukturen aufweisen kann.

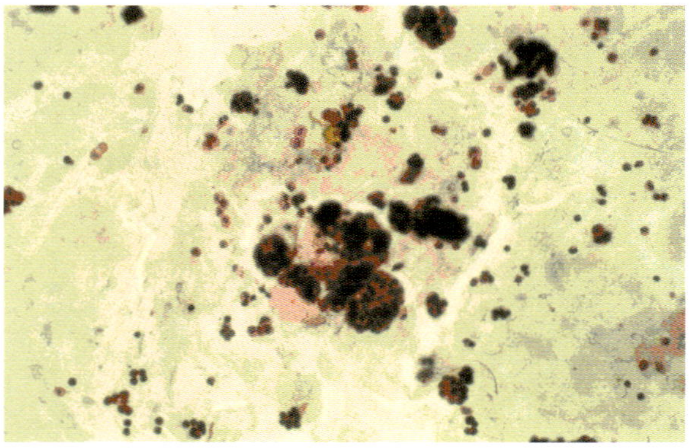

Abb. 28.15 Zellen eines Adenokarzinoms in einer zytologischen Präparation aus den Gallengängen (HE).

Histologie. Adenokarzinome machen etwa 80 – 90% aller Gallenblasenkarzinome aus und bestehen aus unterschiedlich dicht gelagerten, teilweise zystisch erweiterten tubulären Strukturen, die von einem basophilen Epithel ausgekleidet werden. Manchmal zeigt dieses Epithel eine geringgradige Schleimbildung. Die Drüsen bildenden Karzinomzellen liegen meistens in einem kollagenfaserreichen Stroma (desmoplastische Stromareaktion) ähnlich wie beim duktalen Adenokarzinom des Pankreas. Eine peritumoröse Entzündungsreaktion kann vorkommen, sie ist aber meistens nur geringgradig ausgeprägt. Bei einem Drittel aller gut differenzierten Adenokarzinome finden sich zusätzlich neuroendokrine Zellen, intestinale Metaplasien mit Paneth-Zellen kommen ebenfalls vor. Schlecht differenzierte Adenokarzinome zeigen nur noch wenige Karzinomdrüsen, stattdessen überwiegend solide angeordnete Karzinomzellen, die manchmal plattenartig gelagert sind (Abb. 28.**16**). Diese Karzinomzellen haben polymorphe Kerne mit prominenten Nukleolen und manchmal PAS-positive intrazytoplasmatische Ablagerungen.

Sonderformen des Adenokarzinoms

Papilläres Adenokarzinom. Papilläre Adenokarzinome machen etwa 5% aller Gallenblasenkarzinome aus und bestehen histologisch überwiegend aus papillären Epithelfalten, die von einem kubischen bis hochprismatischen Epithel überkleidet werden. Neben endokrinen Zellen können auch Areale mit intestinaler Metaplasie vorkommen. Papilläre Karzinome wachsen teilweise intraluminär und können daher schwierig von Gallenblasenadenomen abzugrenzen sein. Die Prognose dieser papillären Adenokarzinome wird im Vergleich zu den übrigen Adenokarzinomen als etwas besser beschrieben (26).

Adenokarzinom, intestinaler Typ. Diese seltene Variante der Adenokarzinome ist aus tubulären Drüsen oder papillären Strukturen aufgebaut, die von Zellen eines Epithels vom intestinalen Typ ausgekleidet oder überkleidet werden. Dabei überwiegen Becherzellen und Zellen ähnlich dem Kolonepithel, eingestreut findet man Paneth-Zellen und endokrine Zellen.

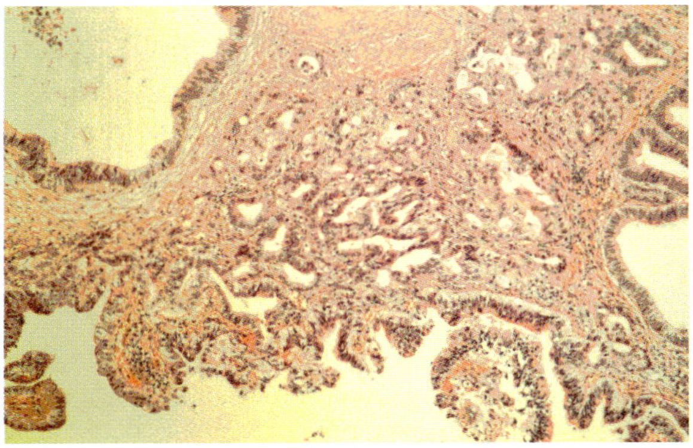

a

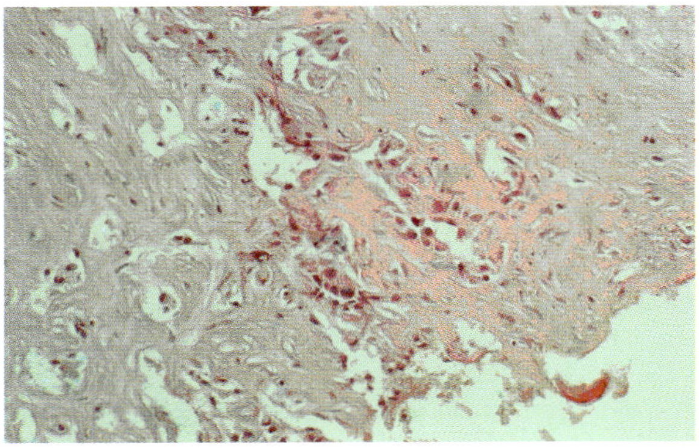

b

⊠ **Abb. 28.16**
Adenokarzinom der Gallenblase.
a Mäßig differenziert (HE).
b Schlecht differenziert (HE).

⟶ **Muzinöses Adenokarzinom.** Muzinöse Karzinome der Gallenblase zeigen eine starke Schleimbildung der Tumorzellen und machen etwa 5% aller Gallenblasenkarzinome aus. Um ein muzinöses Karzinom zu diagnostizieren, muss die Schleimbildung mehr als 50% des Tumors umfassen.

⟶ **Klarzelliges Adenokarzinom.** Das klarzellige Adenokarzinom der Gallenblase ist sehr selten und zeigt ein glykogenreiches Zytoplasma der Karzinomzellen mit exzentrisch gelegenen, hyperchromatischen Kernen. Das Vorhandensein von Schleimseen, die einzelne Tumorzellnester umschließen, kann in der differenzialdiagnostischen Abgrenzung zu Metastasen eines Nierenzellkarzinoms hilfreich sein. Selten finden sich Zellnester mit einem hepatoiden Aufbau, in denen immunhistochemisch α-Fetoprotein nachgewiesen werden kann (19).

⟶ **Siegelringzellkarzinom.** Siegelringzellig differenzierte Adenokarzinome der Gallenblase sind sehr selten und sollen dann diagnostiziert werden, wenn der Tumor überwiegend (mehr als 50%) aus Siegelringzellen besteht. Ähnlich wie beim Magenkarzinom ist eine diffuse Ausbreitung in der Gallenblasenwand zu sehen.

Morphologische Sonderformen der Gallenblasenkarzinome

⟶ **Adenosquamöses Karzinom.** Adenosquamöse Karzinome sind sehr selten. Zusammen mit den Plattenepithelkarzinomen machen sie weniger als 5% aller Gallenblasenkarzinome aus. Adenosquamöse Karzinome bestehen aus zwei Komponenten: einer drüsigen und einer plattenepithelialen. In einem kleinen Teil der Karzinome kommen endokrine Zellkomplexe vor.

⟶ **Plattenepithelkarzinom.** Plattenepithelkarzinome der Gallenblase bestehen praktisch ausschließlich aus plattenepithelial differenzierten Karzinomzellen. Neben hochdifferenzierten Abschnitten kommen spindelzellige Areale vor, in denen einzelne Nester von wenig differenzierten polymorphen Karzinomzellen liegen. Histogenetisch stammen Plattenepithelkarzinome am ehesten von plattenepithelialen Metaplasien der Gallenblase ab. Im Randbereich der Tumoren oder in der übrigen Gallenblase können in solchen Fällen bei über das normale Maß hinausgehenden Entnahmen auch immer wieder plattenepitheliale Metaplasien mit intraepithelialen Neoplasien nachgewiesen werden.

⟶ **Kleinzelliges Karzinom.** Das kleinzellige Karzinom der Gallenblase macht etwa 6% aller Gallenblasenkarzinome aus und besteht aus relativ uniformen kleinen Tumorzellen, die einen schmalen Zytoplasmasaum und einen chromatindichten Kern besitzen. Der Tumor zeigt Ähnlichkeit mit dem kleinzelligen Karzinom der Lunge. Immunhistochemisch zeigen die Tumoren eine deutliche Immunreaktivität von Markern neuroendokriner Differenzierung (neuronenspezifische Enolase, Chromogranin A und Synaptophysin).

⟶ **Undifferenziertes Karzinom.** Die sehr seltenen undifferenzierten Karzinome lassen weder eine drüsige noch eine plattenepitheliale Differenzierung erkennen, sondern bestehen vollständig aus undifferenzierten, teils auch sarkomatoiden polygonalen Tumorzellen mit und ohne Riesenzellen. Mitunter sind immunhistochemische Untersuchungen mit Nachweis einer Zytokeratinimmunreaktivität notwendig, um derartige Tumoren von Sarkomen abzugrenzen.

Grading der Karzinome

Beim Grading der Karzinome nach der WHO (1) werden bei den Adenokarzinomen 3 Grade unterschieden:

- Grad 1: gut differenzierte Karzinome, mehr als 95% Drüsen im Tumor,
- Grad 2: mäßig differenzierte Karzinome, 40–94% Drüsen im Tumor,
- Grad 3: schlecht differenzierte Karzinome, bis 39% Drüsen im Tumor.

Im Grading der UICC (17) wird noch eine weitere Kategorie hinzugefügt: die undifferenzierten Karzinome, die als G4 bezeichnet werden.

Grad 1 und 2 werden nach neueren Vorschlägen in niedriggradig (low grade), Grad 3 und Grad 4 in hochgradig (high grade) zusammengefasst. Diese zweistufige Einteilung bietet den Vorteil einer größeren Reproduzierbarkeit.

Ausbreitung der Gallenblasenkarzinome (14, 17, 18)

Infiltratives Wachstum. Gallenblasenkarzinome wachsen meist in diffuser Ausbreitung in die Gallenblasenwand ein. Nach Durchquerung der Lamina muscularis propria breiten sie sich im perimuskulären Bindegewebe aus. Wenn eine Lamina serosa vorhanden ist, wird diese durchwachsen (durchbrochen) und Karzinomzellen können sich theoretisch im Peritoneum ausbreiten. In den Bereichen ohne Serosaüberkleidung kann eine Infiltration der Leber erfolgen. Bei weiter fortgeschrittenem Tumorwachstum zeigt sich eine Ausbreitung entlang des Ductus cysticus, manchmal mit einer Kompression oder Infiltration der extrahepatischen Gallengänge. Auch Magen, Duodenum, Kolon oder Pankreas können direkt durch ein Gallenblasenkarzinom infiltriert werden. Nach einem Serosadurchbruch kommt es häufig zum Auftreten von peritonealen Metastasen, die sich in jedem vierten Obduktionsfall nachweisen lassen. Bei einer Infiltration der Leber besteht das Risiko einer Blutgefäßinvasion (Veneninvasion). Im Falle einer Leberveneninvasion erhöht sich die Gefahr von Lungenmetastasen, während eine Portalveneninvasion die Ausschwemmung von Tumorzellen in verschiedene Regionen der Leber begünstigt.

Ähnlich wie duktale Adenokarzinome des Pankreas zeigen auch Adenokarzinome der Gallenblase sehr häufig eine Invasion von Nervenscheiden. Ob über diesen Weg eine weitere Ausbreitung in zahlreiche regionäre Nervenplexus und schließlich in Nervenplexus entlang der Aorta möglich ist, konnte bisher nicht eindeutig geklärt werden.

Lymphknoten. Die regionären Lymphknoten sind die am Ductus cysticus sowie weitere pericholedochale, hiläre und periportale Lymphknoten (17, 18). In diesen Lymphknoten sind schon bei der Erstdiagnose des primären Karzinoms sehr häufig Metastasen zu finden, etwa in 50 % der Fälle. Eine Untersuchung von 111 Gallenblasenkarzinomen konnte die pericholedochalen Lymphknoten als die am häufigsten befallenen identifizieren (16). Lymphknotenmetastasen in den peripankreatischen, periduodenalen und in den Lymphknoten um die A. mesenterica superior herum wurden signifikant häufiger bei pT3/pT4-Tumoren gefunden als bei pT1/pT2-Tumoren.

Bei der Obduktion von Patienten mit Gallenblasenkarzinomen liegt die Rate von Lymphknotenmetastasen bei mehr als 80 %, allerdings sind diese nicht immer makroskopisch erkennbar, so dass die Lymphknoten gesondert eingebettet und untersucht werden müssen.

Hämatogene Metastasen. Diese finden sich am häufigsten in Leber und Lungen, seltener betroffen sind das Skelettsystem, Nieren und Nebennieren. Sehr selten sind Metastasen in Milz, Herz und ZNS.

Endokrine Tumoren

Obwohl sie sehr selten sind, werden endokrine Tumoren in der WHO-Klassifikation (4) als eigene Gruppe abgehandelt und sollen nachfolgend kurz dargestellt werden. Es handelt sich dabei definitionsgemäß um Tumoren mit endokriner Differenzierung, die aus der Gallenblase oder den extrahepatischen Gallengängen hervorgehen. Alle diese Tumoren kommen wesentlich häufiger in der Gallenblase vor als in den extrahepatischen Gallengängen (13). Man unterscheidet gut differenzierte endokrine Tumoren (früher Karzinoide) und schlecht differenzierte endokrine Tumoren, auch kleinzellige Karzinome genannt.

Gut differenzierte endokrine Karzinome. Sie zeigen Tumorzellen, die nur geringe Größenunterschiede aufweisen, runde oder ovale Kerne mit einem kleinen Nukleolus und einem eosinophilen Zytoplasma. Die Tumorzellen liegen in trabekulären, manchmal auch tubulären Strukturen, gelegentlich mit soliden Nestern. Die Tumorzellen zeigen eine Immunreaktivität auf Chromogranin, neuronenspezifische Enolase und manche Hormone, eingeschlossen Serotonin, Gastrin und Somatostatin.

Insgesamt haben Patienten mit gut differenzierten endokrinen Karzinomen eine wesentlich bessere Prognose als Patienten mit Gallenblasenkarzinomen.

Schlecht differenzierte endokrine Karzinome. Die kleinzelligen Karzinome (s. o.) zeigen ein ähnliches Wachstum wie Lungentumoren. Die meisten Tumoren sind aufgebaut aus runden oder länglich-ovalen Zellen, die in strengen Nestern oder manchmal auch Rosetten und tubulären Strukturen aufgebaut sind. Selten sieht man glanduläre Strukturen, ähnlich einem Adenokarzinom, oder Herde einer plattenepithelialen Differenzierung. Immunhistochemisch zeigen die Tumorzellen eine Immunreaktivität auf EMA, Zytokeratine AE1/AE3 und CEA sowie endokrine Marker wie NSE, Chromogranin A, Leu7, Serotonin, Somatostatin und ACTH.

Gemischtes endokrines-exokrines Karzinom

Ein größerer Teil der Fälle, die in der älteren Literatur als Karzinoide beschrieben wurden, bestand wahrscheinlich aus gemischten endokrin-exokrinen Karzinomen. Die Adenokarzinomkomponente ist dabei gewöhnlich tubulär oder papillär, manchmal mit Paneth-Zellen untermischt. Die Tumorentität zeigt ein biologisches Verhalten wie Adenokarzinome und ist deswegen wesentlich aggressiver als gut differenzierte endokrine Tumoren.

Neurale und mesenchymale Tumoren (2)

Paragangliom. Es handelt sich um gutartige Tumoren, die von den Chemorezeptoren innerhalb der Schleimhaut der Gallengänge ausgehen und die dem sympathischen Nervensystem zugeordnet werden. Mikroskopisch zeigen sich lobulär angeordnete hyperplastische Hauptzellen, die argyrophil sind und eine Chromograninimmunreaktivität aufweisen. Außerdem sieht man Sustentakularzellen, die immunhistochemisch stark immunreaktiv für S100-Protein sind. Eine endokrine Aktivität fehlt meistens.

Granularzelltumor. Granularzelltumoren sind die häufigsten benignen nichtepithelialen Tumoren der extrahepatischen Gallengänge und dort wesentlich häufiger anzutreffen als in der Gallenblase. Sie kommen meistens einzeln vor, können aber auch multipel auftreten. Mikroskopisch ist der Tumor aus großen ovalären oder runden hellen Zellen mit einem feingranulären PAS-positiven diastaseresistenten Zytoplasma aufgebaut. Die Tumorzellen sind in Clustern angeordnet und von einem zarten bindegewebigen Stroma umgeben. Immunhistochemisch zeigen die Tumorzellen eine deutliche Immunreaktivität gegenüber S100-Protein.

Ganglioneuromatose. Die Ganglioneuromatose der Gallenblase kommt als Komponente des Typ IIb des multiplen endokrinen Neoplasiesyndroms (MEN) vor. Mikroskopisch sieht man eine Mischung aus proliferierenden Schwann-Zellen und Ganglienzellen in der Lamina propria und auch vergrößerte und unregelmäßig angeordnete Nervenbündel in der Muskelschicht und in der Subserosa.

Embryonales Rhabdomyosarkom. Dieses früher auch „Sarcoma botryoides" genannte Sarkom ist der häufigste maligne Tumor der Gallengänge im Kindesalter und kommt dort häufiger vor als in der Gallenblase.

Kaposi-Sarkom. Das Kaposi-Sarkom ist ein typisch aufgebauter Tumor aus schlitzförmigen Gefäßlumina mit unterschiedlich atypischen Endothelien. Er ist extrem selten und kommt überwiegend im Bereich der extrahepatischen Gallengänge vor und zwar als Zufallsbefund bei der Obduktion von Patienten mit einer AIDS-Erkrankung.

Malignes Lymphom der Gallenblase

Ähnlich wie bei malignen Lymphomen an anderer Stelle des Verdauungssystems sind primäre maligne Lymphome der Gallenblase definiert als extranodale Lymphome, die in der Gallenblase vorkommen und den Hauptsitz des Tumors dort haben.

Eine Ausdehnung des malignen Lymphoms der Gallenblase in die regionären Lymphknoten oder auch in andere benachbarte Bezirke kann vorkommen, aber die primäre klinische Präsentation ist in der Gallenblase, und die Therapie wird auf diese Lokalisation ausgerichtet (27).

Primäre maligne Lymphome der Gallenblase sind extrem selten, meistens handelt es sich um großzellige B-Zell-Lymphome. Auch MALT-Lymphome können vorkommen, auch in den extrahepatischen Gallengängen.

Sekundäre Tumoren und maligne Melanome (6)

Metastasen. In der klinischen Praxis spielen Metastasen in der Gallenblase oder den extrahepatischen Gallengängen keine besondere Rolle. In einer Autopsiestudie fanden sich in 15% in der Gallenblase und in 6% in den extrahepatischen Gallengängen Metastasen maligner Melanome (5). Tatsächlich machen Metastasen maligner Melanome etwa 50% aller Metastasen der Gallenblase aus (3). Metastasen anderer Primärtumoren schließen solche der Niere, der Lunge, der Mamma, des Ovars und des Ösophagus ein.

Die Gallenblase, vor allem aber die extrahepatischen Gallengänge, können sekundär mit einbezogen sein durch eine Invasion von Karzinomen des Pankreas, des Kolon, des Magens und der Leber.

Maligne Melanome. Das primäre maligne Melanom der Gallenblase ist extrem selten. Mikroskopisch zeigt es einen ähnlichen Aufbau wie in anderen Organen.

FAZIT FÜR DIE PRAXIS

- Neben den Gallenblasenerkrankungen ohne wesentliches morphologisches Korrelat gibt es solche, die eine Vielzahl von pathohistologischen Veränderungen der Gallenblase hervorbringen, insbesondere die Cholezystitis und die Karzinome.
- Die Cholezystitis ist in den westlichen Industrieländern eine häufige Erkrankung, die in ca. 90% der Fälle mit einem Gallensteinleiden vergesellschaftet ist. Die Cholezystitis führt neben der veränderten Histomorphologie mitunter zu Komplikationen wie Empyem, gangränöser Cholezystitis, Perforation und galliger Peritonitis.
- Benigne und maligne Tumoren der Gallenblase sind relativ selten und weit überwiegend epithelialen Ursprungs. Benigne epitheliale Tumoren wie Adenome oder Papillome werden sehr selten bei der pathohistologischen Untersuchung gefunden.
- Adenokarzinome der Gallenblase, die etwa 90% aller malignen Tumoren ausmachen, werden nicht selten (>1% aller untersuchten Gallenblasen) als Zufallsbefund in Gallenblasen nachgewiesen, die wegen eines Steinleidens oder einer Cholezystolithiasis entfernt wurden.
- Gallenblasenkarzinome wachsen meist in diffuser Ausbreitung in die Gallenblasenwand ein, selten polypös in das Lumen. In den Bereichen ohne Serosaüberkleidung kann eine Infiltration der Leber erfolgen. Bei weiter fortgeschrittenem Tumorwachstum zeigt sich eine Ausbreitung entlang des Ductus cysticus, manchmal mit einer Kompression oder Infiltration der extrahepatischen Gallengänge. Auch Magen, Duodenum, Kolon oder Pankreas können direkt infiltriert werden.

– Nach einem Serosadurchbruch kommt es häufig zum Auftreten von peritonealen Metastasen, die sich in jedem vierten Obduktionsfall nachweisen lassen. Im Falle einer Leberveneninvasion erhöht sich die Gefahr von Lungenmetastasen, während eine Portalveneninvasion die Ausschwemmung von Tumorzellen in verschiedene Regionen der Leber begünstigt.

28.4 Physiologie und Pathophysiologie des Gallensäurenstoffwechsels und der Gallesekretion

C. Jüngst, F. Lammert

EDITORIAL **Galle spielt eine wichtige Rolle bei der intestinalen Absorption von Fetten und Lipiden und dient der Exkretion verschiedener endogener und exogener Substanzen, wie Cholesterin, Bilirubin, vieler Medikamente und anderer Xenobiotika. Die biliäre Exkretion von Cholesterin und seinen Stoffwechselprodukten, den Gallensäuren, ist der wichtigste Eliminationsweg von Cholesterin aus dem Körper. In den letzten Jahren wurden die entscheidenden Schritte der Gallesekretion und der Gallensäurenbiosynthese molekular aufgeklärt. Es konnte gezeigt werden, dass die Gallensäurenaufnahme in Leber und Darm sowie die Sekretion der biliären Lipide (Gallensäuren, Cholesterin und Phosphatidylcholin) mit Hilfe spezifischer Transportproteine erfolgt. Bei der Regulation dieser Transporter, der enterohepatischen Zirkulation und des Gallensäurenmetabolismus sind nukleäre Rezeptoren – Transkriptionsfaktoren, deren Liganden u. a. Gallensäuren und Cholesterin sind – von zentraler Bedeutung.**

Abkürzungen

ABC	ATP-binding cassette
ASBT	apical sodium-dependent bile acid transporter
BSEP	bile salt export pump
CAR	constitutive androstane receptor
CFTR	cystic fibrosis transmembrane conductance regulator
CH	Cholesterin
CYP7A1	Cholesterin-7α-Hydroxylase
CYP7B1	Oxysterol-7α-Hydroxylase
CYP8B1	Sterol-12α-Hydroxylase
CYP27A1	Sterol-27-Hydroxylase
FXR	Farnesoid X receptor
GS^-	Gallensäuren
I-BABP	ileal bile acid-binding protein
IBAT	ileal bile acid transporter
LXR	liver X receptor
MDR	multidrug resistance-3 P-glycoprotein
MRP	multidrug resistance associated protein
NPC1L1	Niemann-Pick C1-like 1 protein
NR	nukleärer Rezeptor
NTCP	Na^+-dependent taurocholate cotransporting polypeptide
OA^-	organische Anionen
OAT	organic anion transporter
OATP	organic anion transporting polypeptide
OC^+	organische Kationen
OCT	organic cation transporter
OST	organic solute transporter
PC	Phosphatidylcholin
PPARα	peroxisome proliferator-activated receptor-α
PXR	Pregnane X receptor
RXR	Retinoid X receptor
UGT	UDP-Glucuronosyltransferase
VDR	Vitamin-D-Rezeptor

Gallesekretion und enterohepatischer Kreislauf

Bestandteile der Galle. Galle besteht überwiegend (> 80%) aus Wasser. Die festen Bestandteile sind Gallensäuren (67%), Phosphatidylcholin („Lezithin", das vorherrschende biliäre Phospholipid) (22 %), Cholesterin (4%), Proteine (4%) und Bilirubin (0,3%). Grundlage der Gallesekretion ist der vektorielle Transport der Gallensäuren aus dem portalvenösen Blut in die Gallenkanalikuli durch spezifische Transportsysteme, die in den basolateralen (sinusoidalen) und den (apikalen) kanalikulären Membrandomänen der Hepatozyten lokalisiert sind (29). Die *First-pass-Clearance* der konjugierten Gallensäuren liegt bei über 80%, geschwindigkeitsbestimmend ist die Sekretion in die Gallenkanalikuli. Die biliäre Sekretion von Cholesterin und Phospholipiden ist im physiologischen Bereich direkt abhängig von der Gallensäurensekretion (3). Cholesterin und Phosphatidylcholin liegen nach ihrer Sekretion in der Galle zunächst als metastabile unilamellare Vesikel vor, die aufgrund der amphipathischen Natur der Gallensäuren in gemischte Mizellen transformiert werden, die die hydrophoben Lipidmoleküle in Lösung halten (3).

Gallensäuren durchlaufen einen enterohepatischen Kreislauf (Abb. 28.**17**), d. h. sie werden nach Synthese in den Hepatozyten und Sekretion in die Gallenkanalikuli in das Duodenum transportiert, größtenteils im terminalen Ileum rückresorbiert und gelangen über die portalvenöse Zirkulation in die Lebersinusoide zurück, wo sie von den Hepatozyten erneut aufgenommen und biliär sezerniert werden (3).

Gallensäurenabhängiger und -unabhängiger Gallefluss. Gallensäuren werden nach ihrer Neusynthese in der Leber und nachfolgender Konjugation bzw. nach der Aufnahme aus dem portalvenösen Blut über aktive Transportprozesse gegen einen hohen Gradienten in die Gallekanalikuli sezerniert. Durch den Transport der osmotisch wirksamen Gallensäuren werden nachfolgend passiv Wasser und Elektrolyte nachgezogen. Dieser Prozess wird als gallensäurenabhängiger Teil der kanalikulären Gallebildung bezeichnet und ist für etwa 40% (ca. 225 ml) der täglichen Galleproduktion verantwortlich. Der gallensäurenunabhängige Gallefluss (ca. 40%) wird durch die Sekretion von osmotisch wirksamen Substanzen wie Bicarbonat und Glutathion unterhalten. Die Rückdiffusion der sezernierten osmotisch aktiven Moleküle wird durch die Tight Junctions der Hepato- und Cholangiozyten verhindert.

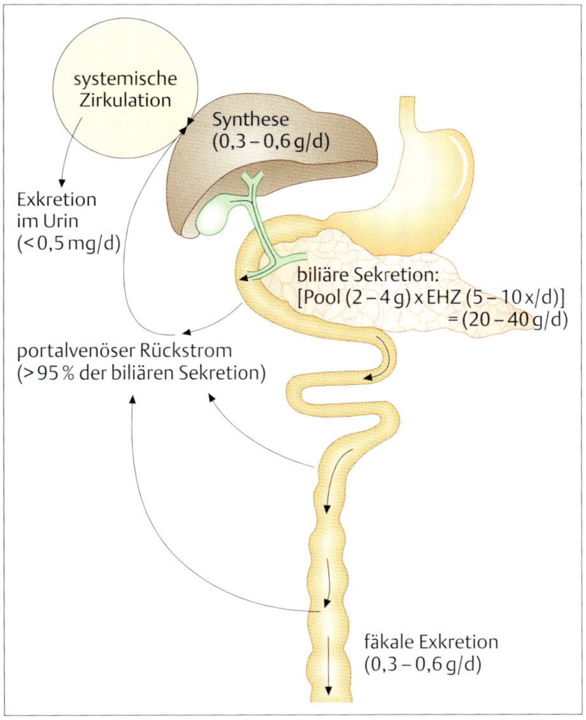

Abb. 28.17 Enterohepatische Zirkulation (EHZ) der Gallensäuren mit kinetischen Werten unter physiologischen Bedingungen.

Bicarbonat- und Chloridsekretion. Die Primärgalle wird von den Cholangiozyten durch eine bicarbonat- und chloridreiche Sekretion modifiziert (20), die mit einem Einstrom von Wasser durch Aquaporin-Kanäle einhergeht. Ein wichtiger Chloridkanal der Cholangiozyten ist der bei Mukovsizidose mutierte „cystic fibrosis transmembrane conductance regulator" (CFTR). Die duktuläre Galleproduktion beträgt 150 ml pro Tag, so dass täglich etwa 600 ml Galle sezerniert werden. Das gastrointestinale Hormon Sekretin stimuliert die duktuläre Bicarbonatsekretion und Gallebildung. Sekretin erhöht nach Bindung an den basolateralen Sekretinrezeptor auf den Cholangiozyten die intrazelluläre Konzentration von cAMP. Die über cAMP gesteigerte Aktivität der Proteinkinase A führt durch Phosphorylierung des CFTR zu einem Chloridausstrom in die Galleflüssigkeit. Der Chlorid/Bicarbonat-Austauschtransporter wird konsekutiv aktiviert und Bicarbonat in die Galle abgegeben. Somatostatin und Gastrin inhibieren die cAMP-vermittelte Bicarbonatsekretion durch Sekretin (15).

Cholehepatischer Kreislauf. Für die wenigen unkonjugiert kanalikulär sezernierten Gallensäuren ist nach intraluminaler Protonierung durch membrangebundene Carboanhydrase eine passive Reabsorption durch die Gallengangsepithelien und ein Rücktransport über den periduktulären Venenplexus zur Leber möglich (cholehepatischer Kreislauf). Unkonjugierte Gallensäuren wie Ursodeoxycholsäure verursachen dabei eine Hypercholerese, d. h. ein Gallevolumen, das weit über das hinausgeht, was aufgrund der osmotischen Wirkung der sezernierten Gallensäure erwartet werden kann, da für jedes Mol rückresorbierter schwacher organischer Säure intraluminal ein Mol HCO_3 entsteht, das aus der Carboanhydrasereaktion stammt. Konjugierte Gallensäuren können zudem über den an der apikalen Membran der Cholangiozyten exprimierten „apical sodium-dependent bile acid transporter" (ASBT/Solute carrier 10A2) aufgenommen werden. Quantitativ ist der cholehepatische Kreislauf unter physiologischen Bedingungen wahrscheinlich von untergeordneter Bedeutung, zumal die Konzentrationen der freien Gallensäuren nur im millimolaren Bereich liegen.

Gallenblase. Bei geschlossenem Sphinkter Oddi wird der überwiegende Teil der Galle in die Gallenblase transportiert.

In der Gallenblase wird die Galle durch Sekretion und Absorption in der Zusammensetzung modifiziert und 5- bis 10fach konzentriert.

Die Gallenblase dient während des Fastens als Reservoir für die Galle. Nach Nahrungsaufnahme kommt es zur Kontraktion der Gallenblase, Öffnung des Sphinkters und Abgabe der Galle in das Duodenum.

Reabsorptionsvorgänge. Im Dünndarm bringen Gallensäuren Nahrungslipide und fettlösliche Vitamine in Lösung und fördern deren Resorption, aktivieren die Sekretion von Pankreasenzymen und steigern die Darmmotilität. 95 – 99% der Gallensäuren werden – vorwiegend durch aktive Transportprozesse im terminalen Ileum – reabsorbiert. Nur ein kleinerer Teil der unkonjugierten und mit Glycin konjugierten dihydroxylierten Gallensäuren kann über passive Diffusion im Intestinum resorbiert werden. Etwa 10% der Gallensäuren gelangen zunächst in das Kolon und werden dort nach Dekonjugation durch die bakterielle 7α-Dehydroxylase in Deoxycholsäure bzw. Lithocholsäure umgewandelt. Deoxycholsäure wird etwa zur Hälfte im Kolon passiv reabsorbiert, Lithocholsäure nur zu 0,2 – 0,5%.

Zirkulation des Gallensäuren-Pools. Die im Darm resorbierten Gallensäuren werden über die basolaterale Membran der Enterozyten in den portalvenösen Blutstrom abgegeben, überwiegend an Albumin gebunden und zurück zur Leber transportiert. Durch die erneute Sekretion in die Galle beginnt der enterohepatische Kreislauf von vorn.

Die Gesamtmenge des Gallensäuren-Pools beträgt 2 – 4 g; unter physiologischen Bedingungen zirkuliert der Pool 5- bis 10-mal pro Tag im enterohepatischen Kreislauf, was einer täglichen Gallensäurenexkretion von 20 – 40 g entspricht.

Der tägliche Verlust an Gallensäuren mit dem Stuhl beträgt nur 0,3 – 0,6 g. Diese Menge wird durch die Gallensäurensynthese der Leber ausgeglichen, so dass der Gallensäuren-Pool konstant bleibt.

Bilirubintransport

Transport in die Galle. Das Hämabbauprodukt Bilirubin liegt im Blut zu 85% als indirektes (unkonjugiertes) vor. Dieses und das direkte (konjugierte) Bilirubin werden an Albumin gebunden und transportiert. Vor der Aufnahme von (un-)konjugiertem Bilirubin über die basolaterale Membran in die Hepatozyten kommt es zu einer Dissoziation des Albumin-Bilirubin-Komplexes im Disse-Raum. Die Aufnahme des Bilirubins ist transportervermittelt und Na^+-unabhängig. In den Hepatozyten wird Bilirubin an zytosolische Trägerproteine gebunden und zum endoplasmatischen Retikulum transportiert. Dort wird es durch die UDP-Glucuronosyltransferase (UGT1A1) konjugiert. Durch die Glukuronidierung wird das lipophile Bilirubin wasserlöslich und kann von ATP-abhängigen Effluxpumpen in die Gallekanalikuli sezerniert werden. Dort liegt Bilirubin zu 60 – 80% als Bilirubindiglukuronid vor und wird überwiegend in gemischten Mizellen und Vesikeln transportiert.

Bilirubinausscheidung. Nach Passage durch Gallenwege und Duodenum werden Bilirubinmono- und diglukuronide durch bakterielle β-Glukuronidasen hydrolysiert und zu Urobilinogen reduziert. Urobilinogen wird fast vollständig zu Urobilin und Stercobilin abgebaut und über den Stuhl ausgeschieden. Ein geringer Teil des Urobilinogens und des unkonjugierten Bilirubins werden resorbiert und nach enterohepatischer Zirkulation in die Leber aufgenommen und biliär sezerniert. Unter physiologischen Bedingungen gelangen 10% des Urobilinogens über die systemische Zirkulation in die Niere und werden mit dem Urin ausgeschieden.

Gallensäurensynthese

Gallensäuren bestehen aus einem Steroidkern mit 1 – 3 Hydroxylgruppen und einer aliphatischen Seitenkette von unterschiedlicher Länge.

In den Hepatozyten werden Gallensäuren aus Cholesterin über zwei verschiedene Wege synthetisiert (25). Die Endprodukte der komplexen Biosynthese sind die primären Gallensäuren Cholsäure und Chenodeoxycholsäure.

„Klassischer" Syntheseweg

Die Gallensäurensynthese umfasst 14 Schritte, die durch Enzyme aus dem Zytoplasma, dem endoplasmatischen Retikulum, den Mitochondrien und den Peroxisomen katalysiert werden. Zunächst erfolgt die Modifikation des Steroidkerns, anschließend die Oxidation der Seitenkette. Der erste und geschwindigkeitsbestimmende Schritt der Gallensäurenbiosynthese ist die 7α-Hydroxylierung von unverestertem Cholesterin durch die mikrosomale Cholesterin-7α-Hydroxylase (CYP7A1), ein Cytochrom-P450-Enzym im endoplasmatischen Retikulum (Abb. 28.**18**). Die nachfolgenden Schritte führen durch Umlagerung der Doppelbindung von 7α-Hydroxycholesterin zu 7α-Hydroxy-4-cholesten-3-on. Dieses Zwischenprodukt ist der Verzweigungspunkt in Richtung Cholsäure oder Chenodeoxycholsäure. Durch die mikrosomale Sterol-12α-Hydroxylase (CYP8B1) entsteht nach Hydroxylierung der C12-Position ein Vorläufer der Cholsäure, 7α,12α-Dihydroxy-4-cholesten-3-on. Nach Sättigung der Doppelbindung und Reduktion der 3-Oxo- zur 3α-Hydroxygruppe sind die enzymatischen Schritte am Steroidkern abgeschlossen. Die Seitenkette wird durch die mitochondriale Sterol-27-Hydroxylase (CYP27A1) an Position C27 hydroxyliert. Nach weiterer Modifikation der Seitenkette entsteht schließlich die Cholsäure (3α,7α,12α-Trihydroxycholansäure). Wird 7α-Hydroxy-4-cholesten-3-on durch zytosolische Enzyme reduziert, entsteht 5β-Cholestan-3α,7α-diol, ein Vorläufer der Chenodeoxycholsäure (3α,7α-Dihydroxycholansäure). Diese wird schließlich nach weiterer enzymatischer Modifikation am Steroidkern und der Seitenkette analog den beschriebenen Reaktionen der Cholsäuresynthese gebildet.

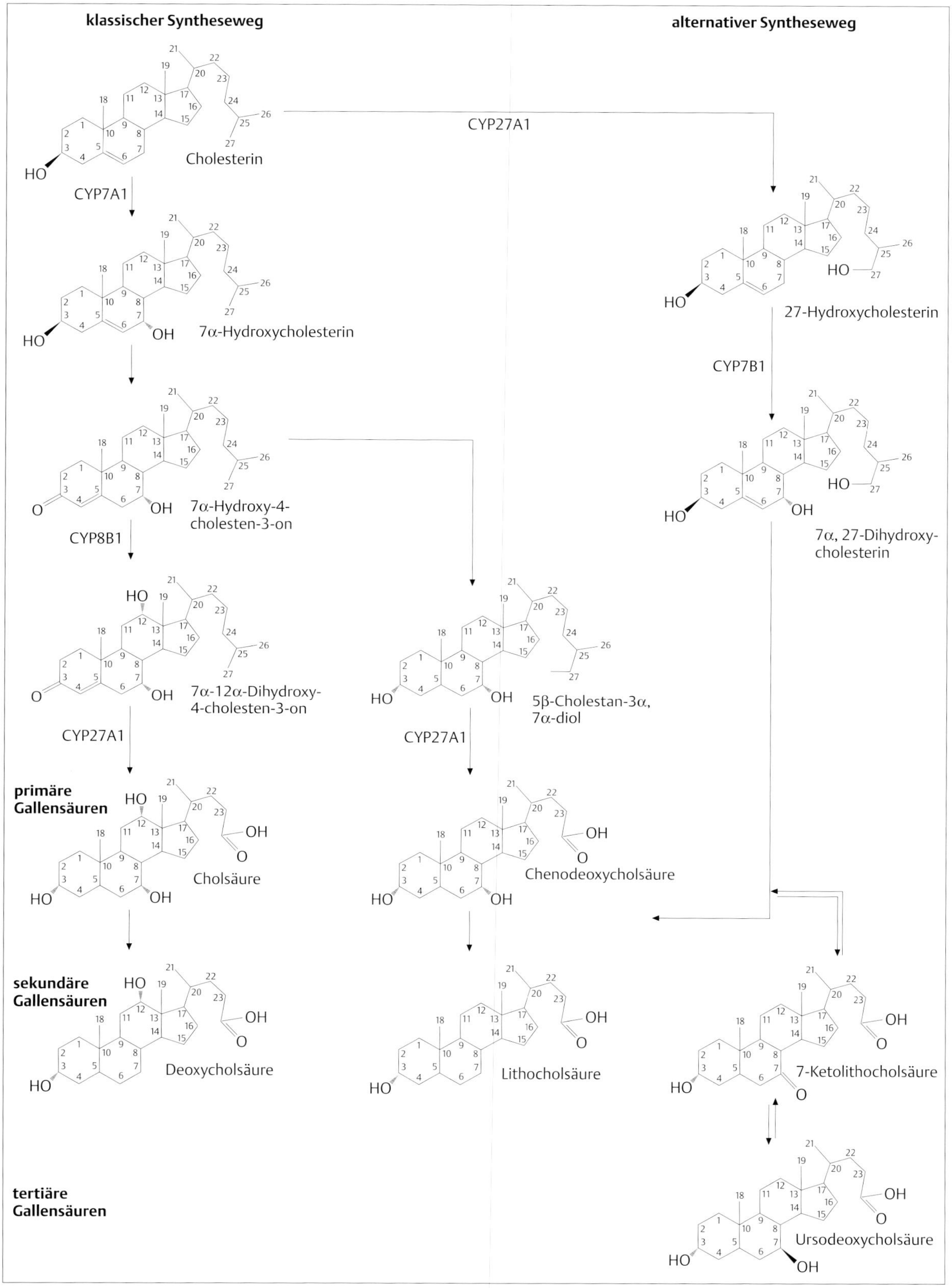
klassischer Syntheseweg
alternativer Syntheseweg
Cholesterin
CYP27A1
CYP7A1
27-Hydroxycholesterin
7α-Hydroxycholesterin
CYP7B1
7α-Hydroxy-4-cholesten-3-on
7α, 27-Dihydroxy-cholesterin
CYP8B1
7α-12α-Dihydroxy-4-cholesten-3-on
5β-Cholestan-3α, 7α-diol
CYP27A1
CYP27A1
primäre Gallensäuren
Cholsäure
Chenodeoxycholsäure
sekundäre Gallensäuren
Deoxycholsäure
Lithocholsäure
7-Ketolithocholsäure
tertiäre Gallensäuren
Ursodeoxycholsäure
HO
OH
O

◀ ⊠ **Abb. 28.18** „Klassischer" und „alternativer" Weg der Gallensäurenbiosynthese. Nur die wichtigsten Schritte werden dargestellt. Der „klassische" Syntheseweg beginnt mit der Cholesterin-7 α-Hydroxylierung und führt zur Bildung von Cholsäure und Chenodeoxycholsäure. Über den „alternativen" Weg wird nach initialer 27-Hydroxylierung über saure Intermediate vorwiegend Chenodeoxycholsäure gebildet. Aus diesen primären Gallensäuren können im Darm durch die bakterielle 7α-Dehydroxylase die sekundären Gallensäuren Deoxycholsäure bzw. Lithocholsäure und 7-Keto-Lithocholsäure entstehen. In der Leber kann die 7-Ketolithocholsäure zur tertiären Ursodeoxycholsäure reduziert werden. CYP7A1: Cholesterin-7α-Hydroxylase; CYP7B1: Oxysterol-7α-Hydroxylase; CYP8B1: Sterol-12α-Hydroxylase; CYP27A1: Sterol-27-Hydroxylase.

„Alternativer" Syntheseweg

Unter physiologischen Bedingungen trägt überwiegend der beschriebene „klassische" Syntheseweg zur Gallensäurensynthese bei; bei Patienten mit Lebererkrankungen kann ein „alternativer" Weg an Bedeutung gewinnen. Aufgrund der gebildeten sauren Intermediate wird dieser auch als „saurer" Syntheseweg bezeichnet. Vor den Umlagerungen am Steroidkern erfolgt hier zunächst die Oxidation und Verkürzung der Seitenkette des Cholesterins durch die mitochondriale Sterol-27-Hydroxylase (CYP27A1) zu 27-Hydroxycholesterin (Abb. 28.**18**) Die nachfolgende 7α-Hydroxylierung erfolgt im „alternativen" Weg durch die Oxysterol-7α-Hydroxylase (CYP7B1). Nach weiteren enzymatischen Schritten wird im „alternativen" Weg überwiegend Chenodeoxycholsäure gebildet.

Die oxidierten Cholesterinmetabolite werden nicht nur von Hepatozyten, sondern auch in peripheren Zellen wie Makrophagen und Endothelzellen gebildet und in der Leber im Rahmen der Gallensäurenbiosynthese katabolisiert. Über den „alternativen" Weg besteht daher die Möglichkeit, im Überschuss peripher oxidiertes Cholesterin nach Transport zur Leber in Gallensäuren umzuwandeln.

Gallensäurenkonjugation

Vor der Sekretion in die Galle werden Gallensäuren in der Leber mit den Aminosäuren Glycin oder Taurin im Verhältnis 3:1 konjugiert. Durch die Konjugation werden die Gallensäuren polarer und somit über einen weiten pH- und Konzentrationsbereich wasserlöslich. Bei physiologischen pH-Werten liegen die konjugierten Gallensäuren in der Galle oder im Blut in der anionischen Salzform vor und werden daher auch als Gallensalze bezeichnet. Neben der Konjugation mit Glycin oder Taurin können Gallensäuren auch sulfatiert, glukuronidiert, glukosyliert oder mit N-Acetyl-Glucosamin verbunden werden.

Sekundäre und tertiäre Gallensäuren

Ein Teil der primären Gallensäuren Cholsäure und Chenodeoxycholsäure wird nicht im terminalen Ileum reabsorbiert, sondern gelangt in das Kolon, um dort nach Dekonjugation durch die bakterielle 7α-Dehydroxylase in die sekundären Gallensäuren Deoxycholsäure (3α,12α-Dihydroxycholansäure) bzw. Lithocholsäure (3α-Hydroxycholansäure) umgewandelt zu werden. Erfolgt nach der 7α-Dehydroxylierung der Chenodeoxycholsäure eine Oxidation an C7, entsteht die sekundäre 7-Ketolithocholsäure. Aus dieser kann im Darm und in der Leber die tertiäre Ursodeoxycholsäure (3α,7α-Dihydroxycholansäure) gebildet werden. Die tertiäre Sulfolithocholsäure entsteht in der Leber aus Lithocholsäure.

Etwa 50% des normalen Gallensäuren-Pools bildet die Cholsäure, weitere 20% deren Metabolit Deoxycholsäure, 30% Chenodeoxycholsäure und nur 3% die Ursodeoxycholsäure.

Hepatobiliärer Lipidtransport

Basolaterale Transportsysteme

⇢ **Aufnahme von Gallensäuren.** Die basolaterale Aufnahme von konjugierten Gallensäuren aus dem Portalblut erfolgt überwiegend über das „Na^+-dependent taurocholate cotransporting polypeptide" (NTCP/SLC10A1) (12) (Abb. 28.**19a**). Durch eine basolaterale Na^+/K^+-ATPase wird der für die Gallensäurenaufnahme notwendige Na^+-Gradient erzeugt. Über NTCP werden auch Hormone und andere organische Anionen transportiert. Die Na^+-unabhängige Aufnahme von konjugierten und unkonjugierten Gallensäuren sowie weiterer organischer Anionen einschließlich diverser Pharmaka und Hormone wird durch die multispezifischen „organic anion transporting polypeptides " (OATP/SLCO) vermittelt. Über „organic anion transporter" (OAT/SLC22) werden kleinere hydrophile endogene und exogene organische Anionen wie Prostaglandine, cAMP und verschiedene Pharmaka aufgenommen. „Organic cation transporter" (OCT/SLC22) transportieren kleinere organische Kationen wie Cholin, Dopamin, Adrenalin und Arzneistoffe über die Zellmembran.

Nach der Aufnahme in den Hepatozyten erfolgt der transzelluläre Transport der Gallensäuren wahrscheinlich in Vesikeln oder gebunden an zytosolische Bindungsproteine.

⇢ **Sezernieren von Gallensäuren.** Hepatozyten besitzen zudem in der basolateralen Membran Effluxpumpen, die unter Ausnützung von Energie, welche direkt aus der ATP-Hydrolyse stammt, mono- und divalente Gallensäuren sowie andere anionische Konjugate in das portalvenöse Blut sezernieren können. Da diese ursprünglich „multidrug resistance associated proteins" (MRP) genannten Membranproteine durch ATP-bindende Cassetten (ABC) charakterisiert sind, werden sie auch als ABC-Transporter bezeichnet (MRP3/ABCC3 bzw. MRP4/ABCC4) (24).

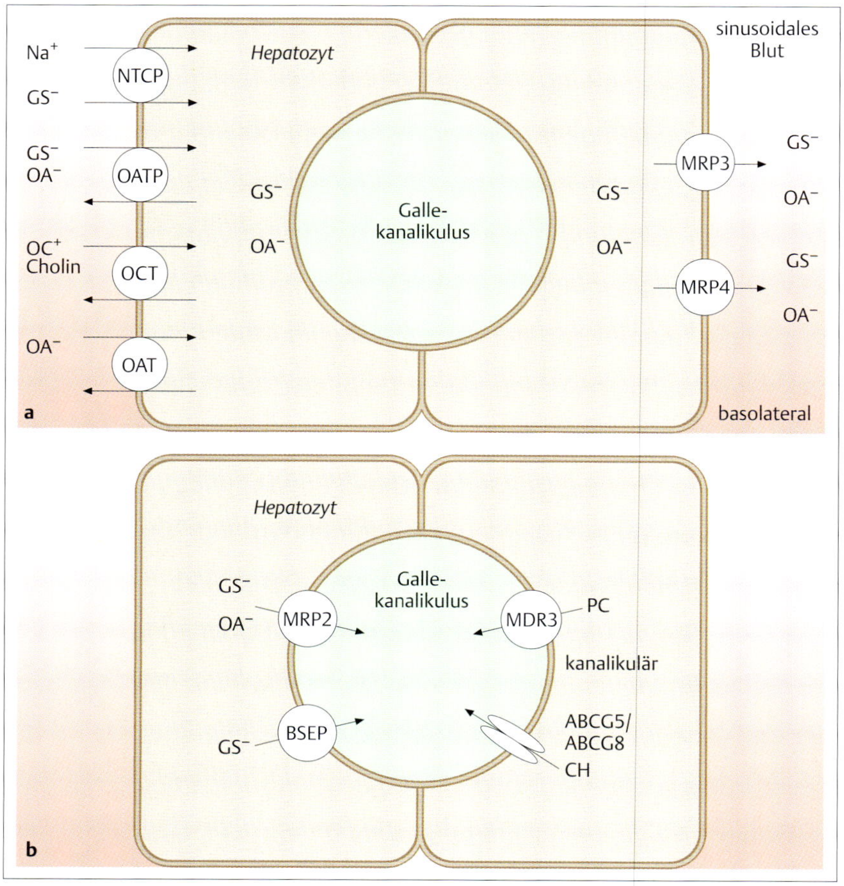

☒ **Abb. 28.19** Transportsysteme des Hepatozyten.
a Basolaterale Transportsysteme. GS⁻: Gallensäuren; MRP: multidrug resistance associated protein; NTCP: Na^+-dependent taurocholate cotransporting polypeptide; OA⁻: organische Anionen; OAT: organic anion transporter; OATP: organic anion transporting polypeptide; OC^+: organische Kationen; OCT: organic cation transporter.
b Kanalikuläre Transportsysteme. ABC: ATP-binding cassette transporter; BSEP: bile salt export pump; CH: Cholesterin; GS⁻: Gallensäuren; MDR: multidrug resistance-3 P-glycoprotein; MRP: multidrug resistance associated protein; OA⁻: organische Anionen; PC: Phosphatidylcholin.

Kanalikuläre Transportsysteme

Aufgrund der etwa 1000fach höheren kanalikulären Gallensäurenkonzentration ist ein aktiver Transport aus den Hepatozyten in die Galle notwendig. Die Sekretion über die kanalikuläre Membran wird durch Mitglieder der ABC-Transporterfamilie vermittelt (Abb. 28.**19b**). Unkonjugierte, monovalente Gallensäuren werden über die „bile salt export pump" (BSEP/ABCB11) in die Galle ausgeschieden (10). Die Exkretion von konjugierten, divalenten Gallensäuren sowie von anderen konjugierten organischen Anionen wie konjugiertem Bilirubin und Glutathion-Konjugaten und diversen Pharmaka erfolgt über MRP2 (ABCC2). Phosphatidylcholin wird durch den „multidrug resistance-3 P-glycoprotein" (MDR3/ABCB4-)-Transporter in die kanalikuläre Galle transloziert (28). Die kanalikuläre Cholesterinsekretion wird durch Heterodimere aus den beiden Halbtransportern ABCG5 und ABCG8 vermittelt (30).

Intestinaler Lipidtransport

Apikale Transportsysteme

Die Aufnahme von Gallensäuren in die Enterozyten erfolgt vorwiegend über einen Na^+-abhängigen Transport durch den an der apikalen Membran lokalisierten „apical sodium-dependent bile acid transporter" (ASBT/SLC10A2), der auch als „ileal bile acid transporter" (IBAT) bezeichnet worden ist (Abb. 28.**20**). Der Transporter wird im terminalen Ileum exprimiert und ist für den Transport von Gallensäuren spezifisch.

Punktmutationen im SLC10A2-Gen führen zur primären Gallensäurenmalabsorption (21). Als Folge des unterbrochenen enterohepatischen Kreislaufs resultieren Diarrhö, Steatorrhö sowie niedrige Plasmaspiegel von Cholesterin und fettlöslichen Vitaminen.

In murinen Enterozyten wurde eine Na^+-unabhängige, OATP-vermittelte Aufnahme von Gallensäuren im Jejunum nachgewiesen. Anionische Konjugate wie diverse Medikamente und Karzinogene können über den apikalen MRP2-

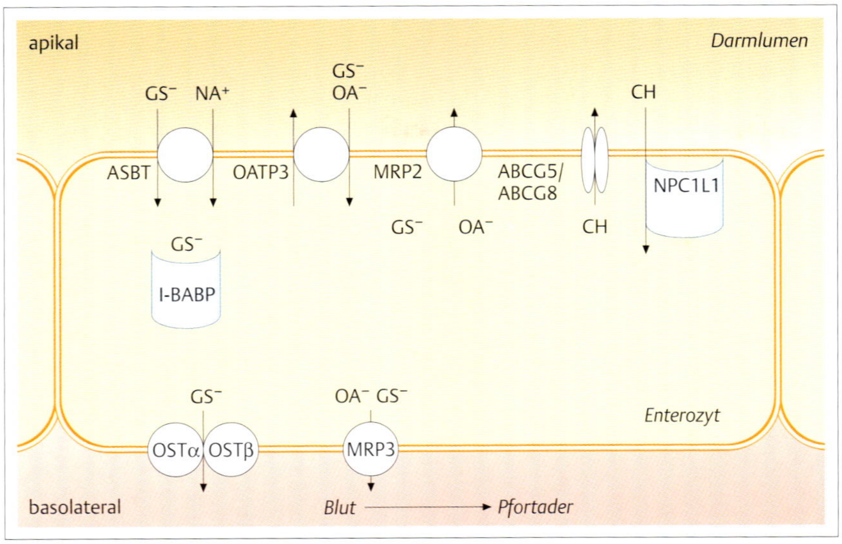

☒ **Abb. 28.20** Gallensäurentransportsysteme des Enterozyten. ABC: ATP-binding cassette transporter; ASBT: apical sodium-dependent bile acid transporter; CH: Cholesterin; GS⁻: Gallensäuren; I-BABP: ileal bile acid-binding protein; MRP: multidrug resistance associated protein; NPC1L1: Niemann-Pick C1-like 1 protein; OA⁻: organische Anionen; OATP: organic anion transporting polypeptide; OST: organic solute transporter.

(ABCC2)-Transporter in das Darmlumen sekretiert werden. Die aktive intestinale Cholesterinabsorption scheint mit Hilfe des kürzlich identifizierten Niemann-Pick C1-like 1 protein (NPC1L1) zu erfolgen (1). Über Heterodimere aus den beiden Halbtransportern ABCG5 und ABCG8 können Cholesterin und pflanzliche Sterole zudem enteral ausgeschieden werden (18).

Nach der Aufnahme in die Enterozyten erfolgt wahrscheinlich eine Bindung der Gallensäuren an Vesikel und zytosolische Proteine wie das „ileal bile acid-binding protein" (I-BABP) und der Transport zur basolateralen Seite der Zelle.

Basolaterale Transportsysteme

Der basolaterale Gallensäureneflux in das portalvenöse Blut erfolgt im terminalen Ileum über den erst kürzlich klonierten heterodimeren „organic solute transporter" OSTα/OSTβ (5), ein geringerer Anteil möglicherweise auch über MRP3 (ABCC3).

Regulation des Gallensäurenmetabolismus

Neben den lange bekannten Funktionen der Gallensäuren als Detergenzien von Cholesterin in der Galle und von Lipiden im Darm ist in den letzten Jahren ihre Bedeutung als zentrale intrazelluläre Signalmoleküle zur Regulation des enterohepatischen Kreislaufs aufgeklärt geworden (2, 4, 31).

Gallensäuren regulieren über komplexe Interaktionen mit verschiedenen Transkriptionsfaktoren ihre eigene Synthese, die hepatozelluläre Aufnahme und Sekretion sowie die intestinale Resorption (Abb. 28.**21**). Zusätzlich beeinflussen Gallensäuren den Metabolismus von Lipiden und Medikamenten.

Molekulare Grundlagen des Gallensäurenmetabolismus

Die Interaktion von Gallensäuren mit nukleären Rezeptoren (NR) nimmt eine zentrale Stellung bei der Regulation des Gallensäurenmetabolismus ein. Nukleäre Rezeptoren sind Transkriptionsfaktoren, die nach Aktivierung durch Ligandenbindung die Expression von Zielgenen regulieren. Gallensäuren sind Liganden der nukleären Rezeptoren Farnesoid X receptor (FXR/NR1H4, Liganden: Chenodeoxycholsäure > Cholsäure > Ursodeoxycholsäure), Pregnane-X-Rezeptor (PXR/NR1I2; Ligand: Lithocholsäure > Ursodeoxycholsäure) und des Vitamin-D-Rezeptors (VDR/NR1I1, Ligand: Lithocholsäure). Diese Rezeptoren ändern nach Bindung ihre Konformation und binden als Heterodimer mit dem Retinoid X receptor (RXR/NR2B1) spezifisch an DNA-Bindungsdomänen in regulatorischen Abschnitten ihrer Zielgene. Die Transkription der Zielgene wird dadurch stimuliert oder inhibiert. FXR ist der zentrale nukleäre Rezeptor für die Regulation der Gallensäurensynthese und des Gallensäurentransports (17, 27). Zusätzlich zu den beschriebenen ligandenaktivierten Rezeptoren sind weitere leberspezifische Transkriptionsfaktoren wie die „hepatocyte nuclear factors" an der Regulation des Gallensäurenmetabolismus beteiligt (8).

Regulation der Gallensäurensynthese

Um intestinale Gallensäurenverluste adäquat auszugleichen und eine Akkumulation von Gallensäuren, insbesondere der hydrophoben Chenodeoxycholsäure, Deoxycholsäure und Lithocholsäure zu verhindern, wird die Gallensäurensynthese durch einen negativen Feedback-Mechanismus reguliert. Das geschwindigkeitsbestimmende Enzym des „klassischen" Wegs der Gallensäurensynthese, die Cholesterin-7α-Hydroxylase (CYP7A1), wird durch die aus

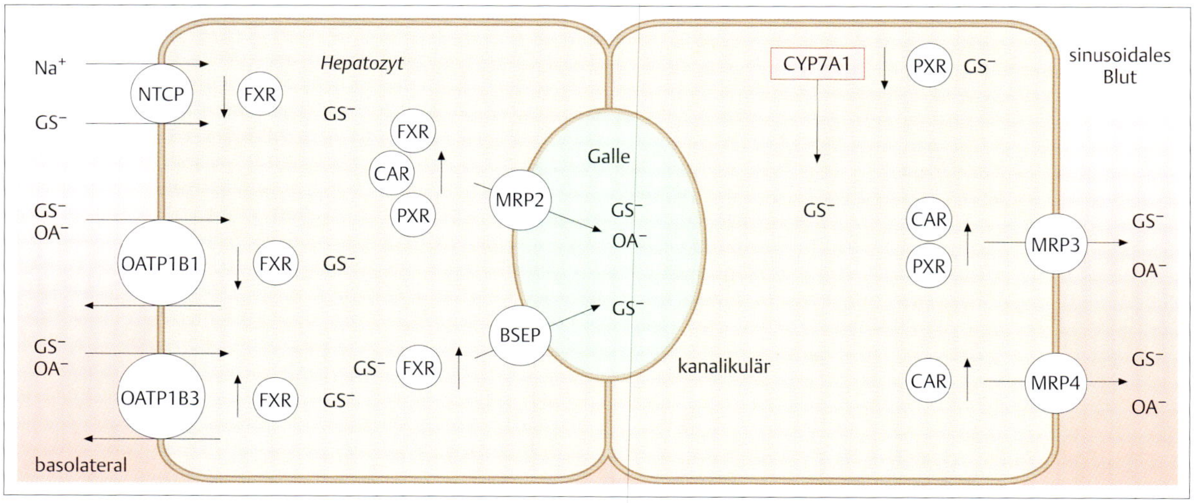

Abb. 28.21 Regulation der Gallensäurensynthese und des hepatozellulären Transports durch nukleäre Rezeptoren. BSEP: bile salt export pump; CAR: constitutive androstane receptor; CYP7A1: Cholesterin-7α-Hydroxylase; FXR: Farnesoid X receptor; GS^-: Gallensäuren; MRP: multidrug resistance associated protein; NTCP: Na^+-dependent taurocholate cotransporting polypeptide; OA^-: organische Anionen; OATP: organic anion transporting polypeptide; PXR: Pregnane X receptor.

dem Pfortaderblut aufgenommenen Gallensäuren gehemmt. Dies geschieht über eine Aktivierung des Transkriptionsfaktors FXR (Abb. 28.**21**). FXR hemmt nach Bindung von Gallensäuren und Induktion eines weiteren nukleären Rezeptors die CYP7A1-Gentranskription (11). Gallensäuren können auch über die Aktivierung von inflammatorischen Zytokinen wie Tumornekrosefaktor α oder intestinale Faktoren wie den Fibrobiast growth factor 19 die CYP7A1-Gentranskription hemmen. Ebenso werden andere Gene, die Enzyme der Gallensäurensynthese, -hydroxylierung und -konjugation kodieren (CYP8B1, CYP27A1, CYP3A4, UGT2B4), durch Gallensäuren über die Bindung an nukleäre Rezeptoren reguliert (2, 31).

Regulation der hepatozellulären Transportsysteme

Gallensäuren steigern über FXR die Gentranskription der kanalikulären Effluxpumpen BSEP, MDR3 und MRP2 (2). Die Expression von MRP kann zusätzlich durch die für den Medikamentenmetabolismus wichtigen nukleären Rezeptoren PXR und den „constitutive androstane receptor" (CAR/NR1I3, Liganden: Bilirubin, Phenobarbital und andere Xenobiotika) induziert werden. Gallensäuren stimulieren somit ihre eigene hepatische Sekretion und die von anderen organischen Anionen. Zusätzlich wird durch die Aktivierung von FXR die Expression des basolateralen Aufnahmetransporters NTCP gehemmt und somit die weitere Aufnahme von Gallensäuren aus dem sinusoidalen Blut vermindert (6).

Die hepatobiliäre Cholesterinsekretion durch ABCG5/ABCG8 kann im Sinne eines Feed-forward-Mechanismus durch oxidierte Cholesterinmetabolite induziert werden (23). Diese Oxysterole sind Liganden des nukleären Rezeptors LXRα (Liver X receptor-α/NR1H3).

→ **Kurzfristige Regulation.** Zur kurzfristigen Regulation der Transportersysteme, beispielsweise als Reaktion auf postprandial vermehrt anfallende Gallensäuren im sinusoidalen Blut, existieren posttranskriptionelle Mechanismen. Diese umfassen die Rekrutierung von Transporterproteinen aus intrazellulären Pools und die funktionelle Modifikation der Transporter durch Phosphorylierung und Dephosphorylierung oder Protein-Protein-Interaktionen.

Regulation der intestinalen Gallensäurentransporter

Über Bindung und Aktivierung von FXR können Gallensäuren die Expression des intrazellulären Transporters I-BABP und der basolateralen Gallensäurentransporter OSTα/OSTβ induzieren und so die intestinale Resorption von Gallensäuren fördern. Die Expression des intestinalen Aufnahmetransporter ASBT wird durch weitere nukleäre Rezeptoren wie den Glukokortikoidrezeptor (NR3C1) und den „peroxisome proliferator-activated receptor-α (PPARα/NR1C1) induziert (13).

Interaktionen mit dem Lipidmetabolismus

Die Synthese von Gallensäuren ist der quantitativ wichtigste Katabolisierungsweg für Cholesterin. Durch die Feedback-Hemmung der Gallensäurensynthese sind Gallensäuren entscheidend an der hepatischen Cholesterinhomöostase beteiligt.

Bei hohen intrahepatischen Gallensäurenkonzentrationen kommt es durch Hemmung der HMG-CoA-Reduktase auch zu einer verminderten Cholesterinsynthese in den Hepatozyten. Gallensäuren fördern zudem die Exkretion von Cholesterin durch Induktion der kanalikulären Transporter ABCG5/ABCG8 (30). Als Liganden von FXR sind Gallensäuren auch an der Regulation des Lipoprotein- und Triglyceridmetabolismus beteiligt. In Tierexperimenten konnte gezeigt werden, dass Chenodeoxycholsäure und synthetische FXR-Agonisten die Serumtriglyceridspiegel reduzieren können (26).

Störungen des Gallensäurenmetabolismus

› Leberzirrhose

Bei Vorliegen einer Leberzirrhose wird infolge einer erniedrigten Sterol-12α-Hydroxylase-Aktivität vermindert Cholsäure synthetisiert. Auch die bakterielle 7α-Dehydroxylierung von Cholsäure zu Deoxycholsäure ist verringert. Der Gesamtgallensäuren-Pool kann bis auf die Hälfte reduziert sein.

Als Folge der verminderten Gallensäurenkonzentration im Dünndarm können bei Zirrhose Resorptionsstörungen von Lipiden und fettlöslichen Vitamine auftreten, die zu Vitaminmangelzuständen und Steatorrhö führen.

› Cholestase

Bei Cholestase kommt es durch die Abnahme des Galleflusses zur Akkumulation von potenziell toxischen Gallebestandteilen in den Leberzellen. Als Reaktion auf die ansteigenden Gallensäurenkonzentrationen können diese selbst durch Aktivierung des nukleären Rezeptors FXR ihren Efflux aus den Hepatozyten stimulieren, die basolaterale Aufnahme reduzieren und ihre eigene Synthese hemmen.

Um die weitere Aufnahme von Gallensäuren zu vermindern, werden die Gallensäurentransporter NTCP und OATP1B1 (SLCO1B1), der wichtigste Na^+-unabhängige Aufnahmetransporter für Gallensäuren, herabreguliert (9, 14). Als alternative Eliminationswege werden gleichzeitig die Gallensäurenhydroxylierung und -konjugation sowie die Expression der basolateralen Exportpumpen MRP3 und MRP4 gesteigert; dies kann gallensäurenvermittelt, durch PXR oder auch durch CAR, erfolgen (16). Über diese Transporter werden vermehrt 6α-hydroxylierte und -glukuronidierte Gallensäuren aus Hepatozyten in das sinusoidale Blut abgegeben und nachfolgend renal aus dem systemischen Kreislauf eliminiert (2, 31).

In den intestinalen Epithelzellen wird bei Cholestase wahrscheinlich über proinflammatorische Zytokine die Expression des apikalen MRP2-Proteins herabreguliert (7). Dies führt zur gesteigerten Bioverfügbarkeit der MRP2-Substrate, zu denen auch Karzinogene zählen, mit möglicherweise toxischen und genotoxischen Konsequenzen.

Therapie. Zur Therapie von cholestatischen Lebererkrankungen kann die tertiäre hydrophile Ursodeoxycholsäure eingesetzt werden. Diese schützt die Zellmembran der Cholangiozyten vor „toxischen" Effekten hydrophober Gallensäuren, stimuliert deren Biotransformation in hydrophile Konjugate, steigert die hepatobiliäre Sekretion durch Aktivierung von Transporterproteinen wie BSEP und MRP2 und inhibiert die gallensäureninduzierte hepatozelluläre Apoptose (22).

› Gallensäurenmalabsorption

Der enterohepatische Kreislauf kann durch Resektion des terminalen Ileums oder durch funktionellen Verlust bei aktivem Morbus Crohn wegen verminderter Expression des Aufnahmetransporters ASBT unterbrochen werden. Die dehydroxylierten Gallensäuren führen im Kolon zunächst zu einer sekretorischen (chologenen) Diarrhö, wobei der Gallensäurenverlust durch die Synthese der Leber kompensiert wird. Im weiteren Verlauf kann es zu einer Dekompensation des Gallensäurenverlustsyndroms mit verminderter Resorption von Nahrungslipiden und fettlöslichen Vitaminen und konsekutiver Steatorrhö kommen (19).

FAZIT FÜR DIE PRAXIS

- Endogene und exogene Substanzen wie Lipide, Bilirubin und Xenobiotika werden über die Galle ausgeschieden.
- Im Rahmen des enterohepatischen Kreislaufs werden über 95% der in die Galle sezernierten Gallensäuren durch aktive Transportprozesse im terminalen Ileum reabsorbiert.
- Die primären Gallensäuren Cholsäure und Chenodeoxycholsäure sind die quantitativ wichtigsten Abbauprodukte des Cholesterins; sie werden über zwei verschiedene Wege in der Leber synthetisiert und im Kolon in die sekundären Gallensäuren Deoxycholsäure bzw. Lithocholsäure umgewandelt.
- Gallensäuren und weitere biliäre Lipide (Cholesterin, Phosphatidylcholin, Bilirubin) werden über spezielle Transportproteine ATP-abhängig in die Galle sezerniert; Genmutationen der Transporter können daher hereditäre Cholestasen, Hypercholesterinämien bzw. Hyperbilirubinämien auslösen.
- Das geschwindigkeitsbestimmende Enzym des quantitativ wichtigsten Synthesewegs, die Cholesterin-7α-Hydroxylase, und zahlreiche hepatobiliäre und intestinale Lipidtransporter werden durch ein Netzwerk nukleärer Rezeptoren reguliert; die nukleären Rezeptoren werden durch endogene und exogene Liganden (z. B. Chenodeoxycholsäure, Ursodeoxycholsäure, Rifampicin) aktiviert und stellen damit molekulare Zielmoleküle für Pharmaka dar.
- Bei Cholestase hemmen Gallensäuren durch Aktivierung nukleärer Rezeptoren ihre hepatozelluläre Aufnahme und Synthese und stimulieren den Efflux aus den Hepatozyten, um die Zelle vor der Akkumulation von potenziell toxischen Gallebestandteilen zu schützen.
- Eine gestörte Gallensäurenresorption kann zu einem Gallensäurenverlustsyndrom mit verminderter Resorption von Nahrungslipiden und fettlöslichen Vitaminen sowie einer Steatorrhö führen.

29

Erkrankungen des Bilirubinstoffwechsels und der Gallebildung

J. Darimont, G. A. Kullak-Ublick

EDITORIAL **Bilirubin ist das Endprodukt des Hämoglobinabbaus im retikuloendothelialen System und wird nach der Aufnahme in die Leber in konjugierter Form in die Galle ausgeschieden. Die an der Bilirubinausscheidung beteiligten Transportproteine oder Enzyme der intrahepatischen Glukuronidierung können in ihrer Funktion beeinträchtigt sein, wodurch es zur Hyperbilirubinämie kommt. Als Leitsymptom kann ein Ikterus von Haut und Schleimhäuten durch die Einlagerung von Bilirubin auftreten.**

Bei den familiären Hyperbilirubinämiesyndromen unterscheidet man die mit erhöhtem indirektem unkonjugiertem Bilirubin (Morbus Gilbert-Meulengracht, Crigler-Najjar-Syndrom) und die mit erhöhtem direktem konjugiertem Bilirubin (Dubin-Johnson-Syndrom, Rotor-Syndrom) einhergehenden Erkrankungen. Die unkonjugierten Hyperbilirubinämien zeichnen sich durch eine Störung der Glukuronidierungsaktivität durch abwesende oder verminderte Funktion des Enzyms UDP-Glucuronyltransferase (UGT) 1A1 aus, im Gegensatz zu den konjugierten Hyperbilirubinämien, die durch eine gestörte Exkretion bei fast völligem Ausfall des biliären Exportproteins MRP2 und/oder zusätzlich durch eine verminderte Bilirubinspeicherkapazität gekennzeichnet sind.

Seltene hereditäre Erkrankungen des Gallensäurenstoffwechsels und -transports führen zu einer verminderten Gallensäurenexkretion und in der Folge zu einer intrahepatischen Cholestase, die gleichfalls mit direkten Hyperbilirubinämien einhergehen. Unterschieden wird hier zwischen der progressiven familiären intrahepatischen Cholestase (PFIC) und der benignen rekurrierenden intrahepatischen Cholestase (BRIC).

Abkürzungen

A	Adenin
ABC-Proteine	ATP-binding cassette transporter
BRIC	benigne rezidivierende intrahepatischen Cholestase
BSP	Bromosulphthalein
BSEP	Gallensäurenexportpumpe
CN Typ I	Crigler-Najjar-Syndrom Typ 1
CN Typ II	Crigler-Najjar-Syndrom Typ 2
CO	Kohlenmonoxid
Fe^{2+}	Eisen, zweiwertig
H_2O	Wasser
MDR3	multidrug resistance gene product 3
MRP2	multidrug resistance protein 2
MRP3	multidrug resistance protein 3
OATP	organischer Anionentransporter
PCR	Polymerasekettenreaktion
PFIC	progressive familiäre intrahepatische Cholestase
T	Thymin
UDCA	Ursodeoxycholsäure
UGT	UDP-Glucuronyltransferasen

Bilirubinstoffwechsel (Abb. 29.1)

Bilirubin entsteht zu 80% aus Hämoglobin durch den Abbau alternder Erythrozyten im retikuloendothelialen System der Milz. Die restlichen 20% werden durch Degradierung von Hämproteinen wie Myoglobin und Cytochrom sowie von Hämenzymen wie Katalasen, Oxidasen und durch ineffektive Erythropoese beigetragen (90).

Indirektes und direktes Bilirubin. Die Bildung des toxischen Abfallproduktes Bilirubin verläuft in zwei Schritten. Nach Abspaltung des Globins wird das Häm zunächst durch die mikrosomale Hämoxygenase zu Fe^{2+}, CO (Kohlenmonoxid) und Biliverdin oxygeniert, um anschließend durch die Biliverdinreduktase zu Bilirubin reduziert zu werden. Das entstandene wasserunlösliche indirekte Bilirubin wird aus dem retikuloendothelialen System der Milz, Leber oder dem Knochenmark freigesetzt und im Plasma reversibel an Albumin gebunden. In der Leber wird Bilirubin über ein spezielles Transportprotein, das sog. organische Anionen transportierende Polypeptid (OATP1B1), über die sinusoidale (basolaterale) Hepatozytenmembran aufgenommen (18, 50). Im Hepatozyten wird Bilirubin an Z-Protein und Ligandin (54), ein Dimer der Glutathion-S-Transferase, gebunden und im endoplasmatischen Retikulum über UGT1A (33, 72) zu wasserlöslichem direktem Bilirubinmono- oder -diglukuronid umgewandelt.

Ausscheidung. Erst durch die Kopplung an Glukuronsäure kann das entstandene direkte Bilirubin durch den aktiven ATP-abhängigen Effluxtransporter MRP2 (multidrug resistance associated protein 2") über die kanalikuläre Membran des Hepatozyten in die Galle ausgeschieden werden (12, 43, 58, 67). Im Darm erfolgt durch Bakterien oder Glukuronidasen die Reduktion des intestinal nicht resorbierbaren Bilirubindiglukuronids zu Mesobilirubin und schließlich zu Urobilinogen und Stercobilinogen. Polymere von Urobilin und Stercobilin sind Stuhlpigmente. Ungefähr 20% des täglich gebildeten Urobilinogens werden über den enterohepatischen Kreislauf zurückgewonnen, die restlichen 80% werden mit den Fäzes ausgeschieden. Ein geringer Teil des Urobilinogens wird renal eliminiert. Bei starker Hämolyse erscheint Urobilin, oxidiertes Urobilinogen, im Urin.

Störungen der Bilirubinkonjugation

Morbus Gilbert-Meulengracht, Ikterus juvenilis intermittens

Beim Morbus Gilbert Meulengracht handelt es sich um die häufigste Ursache einer leichtgradigen unkonjugierten Hyperbilirubinämie (bis 5 mg/dl) mit gutartigem Verlauf bei sonst gesunden Individuen (5). Eine Pathologie der Leber oder Hämolyse sind nicht vorhanden, obwohl die hepatische Glukuronidierungsaktivität bis zu 70% vermindert ist (11).

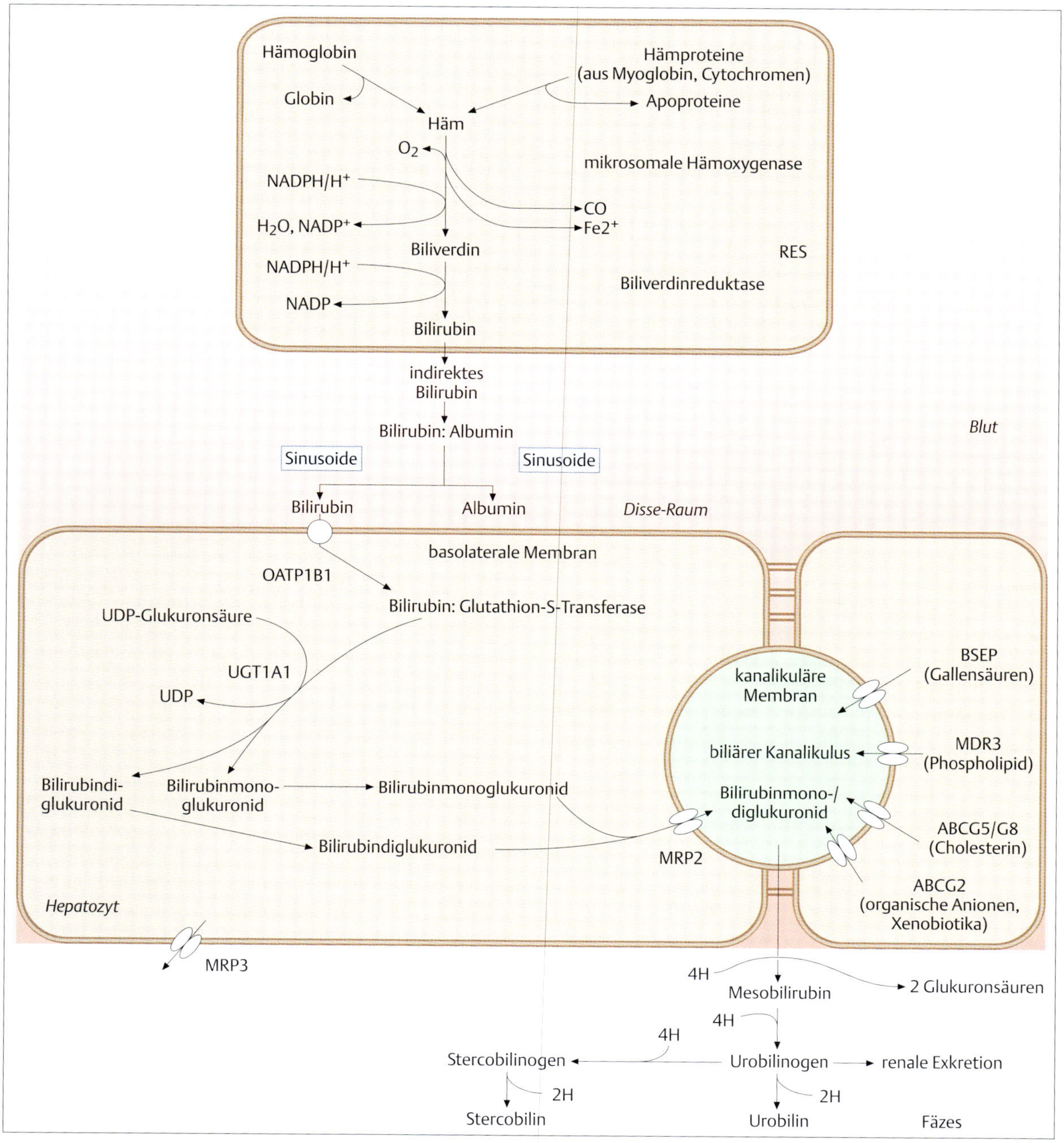

⊠ **Abb. 29.1** Schematische Darstellung des Bilirubinstoffwechsels.

Ätiologie. Vermutlich ist die Pathogenese des Morbus Gilbert multifaktoriell, jedoch wurde eine genetische Variante des Enzyms UDP-Glucuronyltransferase als eine der Ursachen objektiviert. Beschrieben wurde eine Insertion von zwei zusätzlichen Basen, Thymin (T) und Adenin (A), in der $(TA)_6$TAA-Promotorregion des UGT1A1 (72), weshalb aus der normalen $(TA)_6$TAA-Sequenz die $(TA)_7$TAA-Variante entsteht (11, 20). Die homozygote Mutation führt zu einer verminderten UGT1A1-Expression mit entsprechender Abnahme der normalen Glukuronidierungskapazität für Bilirubin und andere Substrate (11, 20, 83). Schätzungen zufolge liegt die Prävalenz der Erkrankung bei 3 – 12% und betrifft häufiger den männlichen Teil der Bevölkerung (9, 64, 82). Da jedoch 16% der kaukasischen Bevölkerung homozygot für die verlängerte $(TA)_7$TTA-Box sind, müssen noch andere Faktoren für die Manifestation verantwortlich sein (11, 59). Der genetische Hintergrund des Gilbert-Syndroms unterscheidet sich bei den einzelnen ethnischen Gruppen (2, 8, 62, 78, 84).

⇢ Klinik. Der Ikterus wird durch Vorgänge, welche die Hämoxygenase induzieren, manifest. Dazu gehören körperlicher Stress, Fasten (7, 57), exzessiver Alkoholkonsum und febrile Infekte. Die milde nichthämolytische Hyperbilirubinämie manifestiert sich meist im jungen Erwachsenenalter. Eine gesteigerte Testosteronausschüttung in der männlichen Pubertät induziert scheinbar eine erhöhte Plasmabilirubinkonzentration durch Reduzierung der UGT-Aktivität (61).

Die klinische Untersuchung ist, bis auf das fakultative Vorhandensein eines Ikterus, der sich im Nüchternzustand verstärkt, wenig aussagekräftig. Die Patienten sind zumeist asymptomatisch oder klagen über unspezifische Abdominalschmerzen, Müdigkeit, depressive Verstimmung, Kopfschmerzen, Schwächegefühl. Fasten (Kalorienreduktion auf 400 kcal pro Tag für 48 h) oder die intravenöse Injektion von 50 mg Nicotinsäure provozieren bei Patienten mit einem Gilbert-Syndrom einen 2- bis 3fachen Anstieg der indirekten Plasmabilirubinkonzentration innerhalb von 1–4 h (7, 25, 57).

⇢ Diagnostik. Zur Diagnose gehören der Ausschluss einer Hämolyse, Dyserythropoese und einer funktionellen oder strukturellen Lebererkrankung. Die Bilirubinkonzentration ist durch einen überwiegenden Anteil an unkonjugiertem (indirektem) Bilirubin gekennzeichnet. Das indirekte Bilirubin errechnet sich aus der Differenz von gemessenem Gesamtbilirubin und direktem Bilirubin. Alle sonstigen Laborparameter, insbesondere die übrige Leberfunktion, sind unauffällig.

Die molekulargenetische Diagnostik kann zum Ausschluss hereditärer Hyperbilirubinämiesyndrome bei Patienten, bei denen die Ursache der Erkrankung mit der erfolgten klinischen Diagnostik nicht aufgeklärt werden konnte, herangezogen werden. Diesbezüglich stehen bereits schnelle und effektive Screeningmethoden mittels Polymerasekettenreaktion (PCR) verschiedener Polymorphismen und Mutationen zur Verfügung, die vor einer invasiven Diagnostik angewendet werden sollten (9). Mutationen wie die weit verbreitete TATAA Box-Verlängerung sollten beim Screening miteinbezogen werden.

⇢ Therapie. Beim Gilbert-Syndrom handelt es sich um eine vollkommen benigne und klinisch unbedeutende Erkrankung, die weder einer Therapie noch einer Langzeitmedikation bedarf (80). Phenobarbital (10 mg/kg KG/Tag), aber auch Glutethimid, Clofibrate oder andere Substanzen, die als Enzyminduktoren der UDP-Glucuronyltransferase wirken, können die indirekte Bilirubinkonzentration normalisieren. In Kombination mit anderen Erkrankungen wie Thalassämie (93) oder Glucose-6-Phosphatdehydrogenase-Mangel (39) und verschiedenen Medikamenten, die über UGT1A1 metabolisiert werden und eine Hemmung dieses Abbauwegs bewirken, kann das Gilbert-Syndrom eine klinische Bedeutung erlangen.

Crigler-Najjar-Syndrom (CN)

Im Gegensatz zum Morbus Gilbert-Meulengracht fehlt die Bilirubin-UGT, die für die Konjugation und Exkretion von Bilirubin unentbehrlich ist, beim äußerst seltenen Crigler-Najjar-Syndrom vollständig (CN Typ I), oder es werden abnorme Formen mit stark reduzierter UGT-Aktivität (CN Typ II) gebildet.

Die beiden Typen können nur durch ihren unterschiedlichen klinischen Phänotyp differenziert werden.

⇢ Ätiologie. Sowohl CN Typ I als auch Typ II werden durch eine Vielzahl von unterschiedlichen Mutationen, die in einem der 5 Exons, aber auch Introns (77) des UGT1A1-Gens vorkommen, verursacht (10). Dies führt zu einem vollständigen Verlust oder einer sehr niedrigen UGT1A1-Aktivität von < 1 % beim CN Typ I und zu einer unter 10 % liegenden Enzymaktivität bei CN Typ II. Dem CN Typ II liegt eine weniger schwere homozygote oder eine „compound-heterozygote" Mutation des UGT1A1-Gens zugrunde.

⇢ Klinik. Aufgrund der Akkumulation von unkonjugiertem Bilirubin entwickeln Patienten mit CN Typ I einen ausgeprägten Ikterus (Bilirubin > 20 bis > 50 mg/dl), der sich bereits im Neugeborenenalter als Kernikterus manifestiert und in den ersten Lebensmonaten letal endet (17). Das CN Typ II zeigt gleichfalls eine indirekte Hyperbilirubinämie mit Bilirubinwerten zwischen 6 und 20 mg/dl, die allerdings durch Fasten oder febrile Infektionen bis auf 40 mg/dl ansteigen können.

⇢ Diagnostik. Beim CN Typ II sind die klinische Untersuchung, die Laborparameter und die Leberbiopsie bis auf das erhöhte unkonjugierte Bilirubin ebenso normal wie beim CN Typ I. Hämolysezeichen fehlen ebenfalls (3). Lediglich die Bestimmung der UGT1A1-Aktivität mittels Leberbiopsie oder die Analyse der Gallenzusammensetzung, die beim CN Typ I kein und beim CN Typ II eine geringe Menge an konjugiertem Bilirubin enthält, liefern uns Hinweise auf die Erkrankung. Da beide Methoden invasiv sind, stellt die Methode der Wahl zur Diagnose eines Crigler-Najjar-Syndroms heutzutage die Analyse der UGT1A1-Genmutationen dar (10).

⇢ Medikamentöse Therapie. Eine Therapie mit Phenobarbital bleibt beim CN Typ I ohne Wirkung auf die Bilirubinkonzentration, da die UGT-Enzymaktivität fehlt.

Im Gegensatz zur CN Typ I führt der Einsatz von Phenobarbital (10 mg/kg KG/Tag) beim CN Typ II zu einer Enzyminduktion der Bilirubin-UGT und damit zum Absinken der Serumbilirubinkonzentration. Jedoch kann hierdurch lediglich eine 25 %ige Reduktion der Bilirubinkonzentration erreicht werden (4, 41).

Chinesische Kräuter, die bereits seit Jahrhunderten in Asien zur Prävention und zur Behandlung von kindlichen Hyperbilirubinämien eingesetzt werden, induzieren ähnlich wie Phenobarbital die Bilirubin-Glucuronyltransferase und die Glutathion-S-Transferase, da sie Liganden des nukleären Rezeptors CAR (constitutive androstane receptor) sind (32). CAR aktiviert direkt die UGT1A1-Gentranskription.

Andere Therapieansätze. Neben Phototherapie (53) sind häufig Austauschtransfusionen und Plasmapheresen bis hin zur Lebertransplantation die gängigen Therapieoptionen (41, 100). Einige Patienten mit CN Typ I konnten mit Hilfe der Phototherapie bis nach der Pubertät ohne neurotoxische Schäden überleben, erlagen jedoch später einem Kernikterus, da die Wirksamkeit der Therapie nach der Pubertät abnimmt (52, 95). Weitere Ansätze zur Senkung des Bilirubinspiegels stellen die Inhibition der Bilirubinproduktion mit Zinn-Protoporphyrin oder Zinn-Mesoporphyrin (27, 75) oder die Unterbrechung der enterohepatischen Zirkulation mit Calciumphosphat (94, 95) oder Agar (71, 89) dar. Allerdings sind Zinn-Porphyrine nur bei Neugeborenen erfolgreich, und die Therapie mit Calciumphosphat nur in Kombination mit der Phototherapie wirksam (94). In USA wurde eine Transplantation von allogenen Hepatozyten bei einem Patienten mit CN Typ I erfolgreich durchgeführt (24), jedoch konnte die Bilirubinkonzentration nicht genügend gesenkt werden. Von einer Reinjektion von Hepatozyten wurde aus immunologischen Gründen abgesehen (23).

Störungen der Bilirubinausscheidung

Dubin-Johnson-Syndrom

Das Dubin-Johnson-Syndrom ist eine autosomal rezessiv vererbte Erkrankung (w > m), die durch eine konjugierte Hyperbilirubinämie, eine erhöhte Ausscheidung von Koproporphyrin I im Urin, dunkle Pigmentablagerungen in den Hepatozyten und eine verlängerte Retention von Bromosulphthalein (BSP) bei sonst normaler Leberfunktion und -histologie gekennzeichnet ist (97).

Ätiologie. Die von Dubin und Johnson sowie Sprintz und Nelson 1954 (21, 85) erstmals beschriebene direkte Hyperbilirubinämie beruht auf einem Defekt im *ABCC2*-Gen (47), das auf dem langen Arm des Chromosoms 10 in Position 24 liegt (1). *ABCC2* kodiert für das „multidrug resistance protein 2" (MRP2), eine multispezifische Exportpumpe der kanalikulären Hepatozytenmembran für konjugierte (divalente) Gallensäuren, verschiedene organische Anionen wie Glutathion und konjugierte Arzneimittelmetabolite sowie das an Glukuronsäure gekoppelte Bilirubin. MRP2 wird nicht nur in Hepatozyten, sondern auch in proximalen Tubulusepithelzellen der Niere (79) und in intestinalen Epithelzellen (26) exprimiert. Mehrere genetische Mutationen des menschlichen MRP2-Gens, die einen Mangel oder einen kompletten Verlust der Proteinexpression hervorrufen, wurden als Ursache des Dubin-Johnson-Syndroms identifiziert (37, 40, 66, 68, 91, 97). Bei reduzierter oder fehlender MRP2-Funktion (30, 31, 44) kann die Ausscheidung anionischer Konjugate aus den Hepatozyten in das sinusoidale Blut über die basolaterale MRP3-Exportpumpe erfolgen (48). Die erhöhte Expression von MRP3 dient als kompensatorischer Transportweg für Konjugate, die nicht in die Gallenkanälchen abgegeben werden können (45). Das Dubin-Johnson-Syndrom ist sehr selten und wurde am häufigsten in der jüdischen Bevölkerung beobachtet (60).

Klinik. Die meisten Patienten sind asymptomatisch. Die erste klinische Manifestation im Sinne eines milden Ikterus beginnt zumeist in der zweiten Lebensdekade, bei Frauen häufig im Rahmen einer medikamentösen Antikonzeption oder bei Gravidität (16, 55).

Diagnostik. Laborchemisch zeigt sich lediglich ein leicht erhöhtes Bilirubin im Blut von 2 – 5 mg/dl (60% direktes Bilirubin) mit Normwerten für Transaminasen, AP, Gallensäuren, Albumin und Gerinnungsparametern. Bilirubin ist im Urin nicht nachweisbar.

Meistens wird die Diagnose durch eine Urinanalyse und eine Leberbiopsie gestellt. Im Urin findet sich bei normaler renaler Elimination des Gesamtkoproporphyrins ein verminderter Anteil des Koproporphyrin III und eine Erhöhung des Koproporphyrin I auf 80% des Gesamtkoproporphyrins (46, 49). In der Leberbiopsie findet sich eine braunschwarze Pigmentierung durch zentroazinär eingelagertes lipofuszinähnliches Pigment (85) (Abb. 29.**2**).

Therapie. Es ist keine Therapie erforderlich, da die Erkrankung einen benignen Verlauf hat.

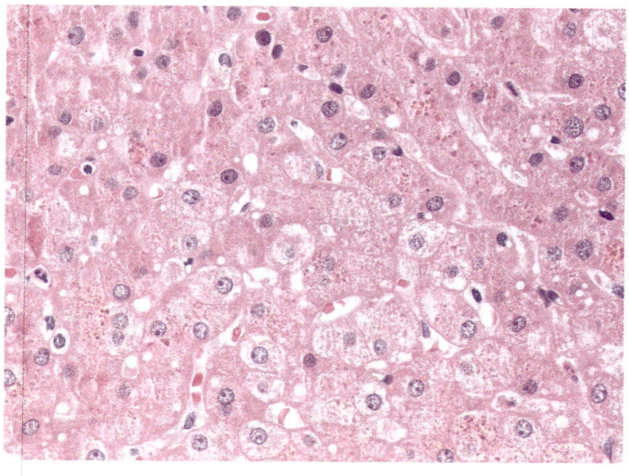

Abb. 29.2 Histopathologie der Leber bei einem 34-jährigen Mann mit Dubin-Johnson-Syndrom. Im Rahmen einer Cholezystektomie wurde eine Leberbiopsie durchgeführt, die eine Ansammlung von braunschwarzen Pigmentkörnchen zentroazinär in den Hepatozyten zeigt (Hämatoxylin-Eosin-Färbung) (freundlicherweise zur Verfügung gestellt von Herrn PD Dr. W. Jochum, Institut für Klinische Pathologie, Universitätsspital Zürich).

Rotor-Syndrom

Das Rotor-Syndrom ist eine sehr seltene familiäre Hyperbilirubinämie, die 1948 von Rotor beschrieben wurde (74).

Lange Zeit wurde das Rotor-Syndrom als eine Variante des Dubin-Johnson-Syndroms angesehen (98). Trotz gemeinsamer klinischer Merkmale lässt sich das Rotor-Syndrom aufgrund der biochemischen Marker vom Dubin-Johnson-Syndrom unterscheiden.

Ätiologie. Ursache der autosomal rezessiv vererbten Erkrankung, die sich meist im Kindesalter manifestiert, ist eine Störung der intrazellulären Bindung von Bilirubin an die Glutathion-S-Transferase. Dies führt zu einer Reduktion sowohl der biliären Exkretion als auch der hepatozellulären Speicherung von konjugiertem Bilirubin.

Klinik und Diagnostik. Wie beim Dubin-Johnson-Syndrom ergibt sich bis auf eine leichte konjugierte Hyperbilirubinämie (2 – 5 mg/dl) klinisch, laborchemisch und histologisch kein auffälliger pathologischer Befund. Die Analyse des Urins zeigt eine erhöhte Ausscheidung des Gesamtkoproporphyrins bei einem normalen Anteil an Koproporphyrin III und einem erhöhten Anteil an Koproporphyrin I (65%, normal 25%) (81, 98). Im Gegensatz zum Dubin-Johnson-Syndrom ist die Clearance von Bromosulphthalein vermindert. Nach 60 min findet sich die nahezu vollständig unkonjugierte Form des injizierten BSP, und es kommt zu keinem erneuten Anstieg des Bromosulphthaleins nach 90 min wie beim Dubin-Johnson-Syndrom (42, 99). Diese Ergebnisse weisen auf eine reduzierte hepatische Speicherkapazität und biliäre Ausscheidungsfunktion beim Rotor-Syndrom hin (42). Im Cholezystogramm zeigt sich im Gegensatz zum Dubin-Johnson-Syndrom eine Anreicherung von Kontrastmittel in den Gallenwegen (70).

Therapie. Eine spezifische Therapie des Rotor-Syndroms ist nicht erforderlich.

Hereditäre Erkrankungen des Gallensäurenstoffwechsels und -transports

Progressive familiäre intrahepatische Cholestase und benigne rekurrierende intrahepatische Cholestase

Die biliäre Ausscheidung von Gallensäuren, den Endprodukten des Cholesterinabbaus in der Leber, wird durch sog. ABC-Proteine (ATP-binding cassette), einer Klasse von ATP-hydrolysierenden Transportproteinen, bewirkt. Angeborene Defekte dieser Transportvorgänge können zu einer progressiven familiären intrahepatischen Cholestase (PFIC oder Byler-Syndrom) (15), einer benignen rekurrierenden intrahepatischen Cholestase (BRIC oder Summerskill-Walshe-Tygstrup-Syndrom) oder zu einem Dubin-Johnson-Syndrom führen. Mutationen des FIC1-Gens (*ATP8B1*) liegen sowohl der PFIC 1 als auch der BRIC 1 zugrunde. Mutationen im BSEP-Gen (*ABCB11*) verursachen die PFIC 2 bzw. BRIC 2, während Mutationen des MDR3-Gens (*ABCB4*) zur PFIC 3 führen (28, 36, 65, 92).

Klinik. PFIC 1 – 3 sind durch den frühen Beginn einer progressiven Cholestase in den ersten Lebensmonaten und einer progressiven Leberzirrhose bis hin zum Leberversagen vor Erreichen des Erwachsenenalters gekennzeichnet.

Die BRIC beginnt meist in der Pubertät oder im frühen Erwachsenenalter und ist durch rezidivierende Cholestaseepisoden ohne progrediente Leberschädigung gekennzeichnet. Die Leberhistologie zeigt in der aktiven Phase lediglich eine Cholestase; im Intervall sind die Patienten völlig beschwerdefrei. Eine der typischen Episoden, zwischen denen monate- bis jahrelange Intervalle liegen können, beginnt mit Unwohlsein und Anstieg der Transaminasen, gefolgt vom starken Anstieg der alkalischen Phosphatase, konjugiertem Bilirubin und dem Beginn von Ikterus und Juckreiz. Eine häufige Fehldiagnose zu Beginn ist die akute Hepatitis. Diagnostisch wegweisend sind der typische Krankheitsverlauf und der Ausschluss anderer Ursachen.

Ätiologie. Die BRIC wird durch eine angeborene Störung der Gallebildung verursacht, die auf genetische Mutationen des FIC1-Gens auf Chromosom 18q21 – 22 (BRIC 1) (14, 22) oder des BSEP-Gens auf Chromosom 2q24 (BRIC 2) zurückzuführen ist (13, 29, 63, 66, 86, 88, 96). Mutationen des MDR3-Gens auf Chromosom 7q21 sind mit verschiedenen cholestatischen Syndromen assoziiert, wie z. B. der PFIC 3 des Säuglingsalters (19, 35), der intrahepatischen Schwangerschaftscholestase (34, 65) und der intrahepatischen Cholelithiasis (38, 56, 73, 87). Im Unterschied zu den durch FIC1- oder BSEP-Dysfunktion verursachten cholestatischen Syndromen (PFIC 1/BRIC 1 bzw. PFIC 2/BRIC 2) finden sich bei den MDR3-assoziierten Formen morphologische Veränderungen an den Gallengängen sowie eine erhöhte γ-GT-Konzentration im Serum (6, 34, 51, 66).

Therapie.

Die medikamentöse Therapie der PFIC und BRIC erfolgt mit Ursodeoxycholsäure (UDCA) und Anionenaustauscherharzen (Cholestyramin). Ergänzend können Steroide, Statine und diätetische Maßnahmen wie Substitution fettlöslicher Vitamine und Gabe von mittelkettigen Triglyceriden (Ceres-Margarine) zum Einsatz kommen.

UDCA wird in einer Dosierung von 20 – 30 mg/kg KG pro Tag per os verabreicht (69). Die UDCA sollte zeitlich um mindestens 2 h versetzt zur Gabe von Cholestyramin erfolgen. Ein derzeit noch experimenteller Therapieansatz ist die extrakorporale Albumindialyse (molecular adsorbent recycling system, MARS), welche akkumulierte wasserlösliche und albumingebundene Toxine, wie z.B. Bilirubin und Gallensäuren, aus dem Blut entfernt und damit den Pruritus und Ikterus mindert (76).

FAZIT FÜR DIE PRAXIS

- Hyperbilirubinämien manifestieren sich klinisch durch das Auftreten eines Ikterus bzw. Dunkelfärbung des Urins. Pathogenetisch sind neben dem vermehrten Anfall von Bilirubin durch Hämolyse die angeborenen Störungen der Bilirubinkonjugation und -ausscheidung zu differenzieren.
- Störungen der Konjugation umfassen das Gilbert-Meulengracht-Syndrom mit periodischem Auftreten einer indirekten Hyperbilirubinämie sowie das Crigler-Najjar-Syndrom Typ I und II mit ernster Prognose. Störungen der Ausscheidung umfassen das Dubin-Johnson- und das Rotor-Syndrom.
- Für die Diagnose sind die Bestimmung des indirekten Bilirubins im Serum und die Koproporphyrin-Ausscheidung im Urin wegweisend. Bei Unklarheiten sollte die Genotypisierung der UDP-Glucuronyltransferase erfolgen. Die Durchführung einer Leberbiopsie ist den schwereren therapierefraktären Formen vorbehalten, die mit einer Einschränkung der Leberfunktion einhergehen.
- Therapiebedürftig sind insbesondere die angeborenen Cholestasesyndrome, eine PFIC oder BRIC, welche durch Gabe von UDCA und Cholestyramin gebessert werden können.

30

Gallensteine

H. Wittenburg

EDITORIAL **Gallensteine treten weltweit auf, die Prävalenz unterscheidet sich jedoch ethnisch und geographisch. Neben exogenen Faktoren wie dem Vorliegen einer Adipositas, der Art der Ernährung und einer raschen Gewichtsreduktion bestimmt ein komplexer genetischer Hintergrund mit lithogenen Allelen zahlreicher *LITH*-Gene das individuelle Gallensteinrisiko.**

Voraussetzung für die Entstehung von Cholesteringallensteinen ist eine Übersättigung der Gallenblasengalle mit Cholesterin durch ein Ungleichgewicht zwischen biliärem Cholesterin und biliären Gallensalzen und Phospholipiden. Weitere notwendige Faktoren für die Cholesteringallensteinentstehung sind ein Muzingel in der Gallenblase und eine gestörte Gallenblasenkontraktion.

Bilirubingallensteine treten auf, wenn die biliären Konzentrationen von unkonjugiertem Bilirubin und Calcium das Löslichkeitsprodukt überschreiten und Calciumbilirubinat in einem Muzingel in der Gallenblasengalle polymerisiert. Eine biliäre Bilirubinhypersekretion findet sich bei einer Überproduktion von Bilirubin bei Hämolyse oder ineffektiver Erythropoese. Diese kann aber auch durch einen induzierten enterohepatischen Kreislauf von Bilirubin bei Entzündung oder nach Resektion des terminalen Ileums bedingt sein und lässt sich auch bei Personen mit Bilirubingallensteinen ohne offensichtliche zugrunde liegende Erkrankung nachweisen.

Epidemiologie

Geographische Unterschiede in der Gallensteinprävalenz

Gallensteine können in jedem Teil des Gallenwegssystems auftreten, in den meisten Fällen finden sie sich jedoch in der Gallenblase. In Europa wurde in einer Analyse von Ultraschallstudien eine mittlere Gallensteinprävalenz von 10–12% ermittelt (19). Aus Deutschland wurden in Studien, die sich auf Ultraschalluntersuchungen stützten, Gallensteinprävalenzen von 6–20% berichtet (18, 24). Weltweit am häufigsten treten Gallensteine in Europa, Nord-und Südamerika auf (25). Im Gegensatz hierzu sind Gallensteine in afrikanischen Ländern südlich der Sahara sowie in südlichen Teilen Indiens mit Prävalenzen von 0–2% außerordentlich selten.

Verteilung der Subtypen. Die beiden häufigsten Gallensteinsubtypen unterscheiden sich in ihrem Cholesteringehalt. Cholesteringallensteine haben einen Cholesterinanteil von mehr als 50%, wohingegen Bilirubinsteine einen Cholesteringehalt von weniger als 20% aufweisen (10). In Europa dominieren Cholesteringallensteine mit einer Häufigkeit von 80% über Bilirubinsteine, die bei etwa 20% der Gallensteinträger auftreten. Bei den seltenen Gallensteinen in afrikanischen Populationen handelt es sich hingegen fast ausschließlich um Bilirubinsteine, die vermutlich in kausalem Zusammenhang mit der Häufigkeit der Malaria und der Sichelzellenanämie stehen (25).

Alters- und Geschlechtsverteilung von Gallensteinen

Alter. Bei Kindern vor der Pubertät sind Gallensteine sehr selten und es handelt sich zumeist um Bilirubinsteine, die mit angeborenen hämolytischen Anämien assoziiert sind.

Die Gallensteinprävalenz steigt linear mit dem Alter an.

So fanden sich Gallensteine in Süddeutschland bei nur 5% von 31- bis 40-jährigen Studienteilnehmern jedoch bei 14% der Teilnehmer, die älter als 50 Jahre waren (18). Ähnliche Altersunterschiede in der Gallensteinprävalenz wurden in weiteren epidemiologischen Studien in Italien und in unterschiedlichen ethnischen Gruppen in den Vereinigten Staaten und in Chile nachgewiesen (13, 21). Da Gallensteine, die sich einmal in der Gallenblase gebildet haben, in der Regel dort verbleiben, handelt es sich um kumulative Prävalenzen. Der lineare Anstieg der Prävalenz mit dem Alter legt daher nahe, dass die Inzidenz von Gallensteinen in jeder Lebensdekade gleich ist. Daten konsekutiver Cholezystektomien an Patienten unterschiedlichen Alters stützen jedoch die Hypothese, dass Cholesterinsteine eher in jüngerem und Bilirubinsteine eher in älterem Lebensalter auftreten (25).

Geschlecht. In Europa sowie Nord- und Südamerika, wo jeweils Cholesterinsteine vorherrschen, ist das Gallensteinrisiko für Frauen 2- bis 3fach größer als für Männer (25). Die Zahl der Schwangerschaften erhöht dabei das Risiko des Auftretens von Gallensteinen unabhängig vom Alter der Frauen weiter. Im Gegensatz zu den Befunden in Europa ist die Geschlechtsverteilung in Afrika, wo Bilirubinsteine dominieren, ausgeglichen (25).

Die epidemiologischen Charakteristika der Cholelithiasis spiegeln sich in den hohen Prävalenzen für Gallensteine im Alter wider: In westlichen Ländern finden sich bei 35% der Frauen und 20% der Männer im Alter von 75 Jahren Gallensteine (12).

Eindeutige Daten, die belegen, dass die Gallensteinprävalenz in den letzten Jahrzehnten in westlichen Ländern zugenommen hat, liegen nicht vor. Studien, in denen die Ergebnisse serieller Autopsien untersucht wurden, lassen dies aber vermuten (25).

Assoziation der Gallensteinprävalenz mit Adipositas, Diabetes mellitus Typ 2 und Ernährung

Adipositas und Typ-2-Diabetes. Die Mehrzahl epidemiologischer Untersuchungen zeigte eine Assoziation zwischen Gallensteinprävalenz und Adipositas (25). Das Risiko für Gallensteine in Europa und in unterschiedlichen ethnischen Gruppen in Nord-und Südamerika, in denen Cholesteringallensteine dominieren, steigt dabei linear mit dem Ausmaß der Adipositas an. In einigen Studien fand sich diese

Assoziation jedoch nur bei Frauen nicht aber bei Männern. In mehreren Untersuchungen bestand weiterhin ein Zusammenhang zwischen der Cholezystolithiasis und der Diagnose eines Diabetes mellitus Typ 2, der unabhängig vom „Body Mass Index“ war.

Diabetes mellitus Typ 2 ist somit als unabhängiger Risikofaktor für die Entwicklung von Gallensteinen anzusehen, der das Risiko einer Cholezystolithiasis verdoppelt (28). Diese Assoziation ist bei Frauen stärker als bei Männern.

Weitere Daten legen ferner eine Assoziation zwischen niedrigen HDL-Cholesterin-Werten sowie erhöhten Triglyceridwerten und der Entstehung von Gallensteinen nahe (25).

→ **Ernährung und Gewichtsverlust.** Ein möglicher Zusammenhang zwischen bestimmten Ernährungsformen und dem Auftreten von Gallensteinen ist nicht eindeutig. Es scheint jedoch, dass eine unabhängige Assoziation mit einer cholesterin-, kohlenhydrat- und proteinreichen Ernährung besteht. Fischöl, moderater Alkoholkonsum und eine ballaststoffreiche Ernährung vermindern möglicherweise das Risiko, Gallensteine zu bilden (25). Ein eindeutiger Risikofaktor für das Auftreten von Gallensteinen stellt ein forcierter Gewichtsverlust bei Adipositas dar. Eine Gewichtsabnahme von mehr als 1,5 kg pro Woche nach chirurgischer Adipositastherapie (29) oder durch hypokalorische Diäten (6) führt innerhalb weniger Wochen bis Monate zu einer Rate neu aufgetretener Gallensteine von 30–50%.

Genetische Prädisposition

Ethnische Unterschiede, Familien- und Zwillingsstudien

Indianische Abstammung und Cholelithiasis

In einer großen epidemiologischen Studie an indianischen Populationen war das Risiko einer Cholezystolithiasis mit einer direkten indianischen Abstammung positiv korreliert (13). Weiterhin wurde in Chile bei Mapuche-Indianern eine höhere Gallensteinprävalenz gefunden als in einer lateinamerikanischen Kontrollpopulation (21), und in den Vereinigten Staaten waren Gallensteine bei mexikanischstämmigen Frauen, deren Vorfahren sowohl indianischer als auch spanischer Herkunft waren, häufiger als bei Frauen einer europäischstämmigen und einer afroamerikanischen Population (12). Da die Unterschiede der Gallensteinprävalenz zwischen den Bevölkerungsgruppen unabhängig von der Verteilung bekannter Risikofaktoren war, deuten diese Daten darauf hin, dass ein hoher Anteil indianischstämmiger Gene zu einem gesteigerten Gallensteinrisiko führt. Gallensteine wurden bei mehr als 60% der weiblichen und 30% der männlichen Angehörigen untersuchter indianischer Stämme in Nordamerika nachgewiesen (13). Diese endemischen Ausmaße der Cholelithiasis traten jedoch erst mit der Abkehr von traditionellen Lebensweisen und der Annahme einer westlichen Ernährungsform auf (9). Basierend auf der Herkunft der Vorfahren der indianischen Stämme, die während der letzten Eiszeit in Nordostasien und Westalaska eingeschlossen waren, wurde vermutet, dass eine Selektion von Genvarianten (Allelen) stattgefunden hat, die ein Überleben in Hungerperioden ermöglichte. Mit der Annahme westlicher Ernährungsformen und verminderter körperlicher Aktivität führte die Ausstattung mit den Allelen von Genen, die vormals eine Adaptation an die rauen Umweltbedingungen ermöglichte („thrifty genes“ oder „sparsame Gene“), zu einer hohen Prävalenz von Adipositas, Diabetes mellitus Typ 2, arteriellem Hypertonus und auch Gallensteinen (9). Möglicherweise erklärt eine vergleichbare Selektion von „thrifty genes“ die gehäufte Gallensteinprävalenz in Bevölkerungsgruppen, die eine Abstammung aus Wikinger-Populationen aufweisen und sich nach Nordeuropa, Nordamerika, Südafrika und Australien ausgebreitet haben (25).

→ **Familien- und Zwillingsstudien.** In epidemiologischen Studien in Europa war das Risiko einer Cholelithiasis bei Verwandten ersten Grades von Gallensteinträgern 2- bis 5fach erhöht (2, 3). Große Familienstudien in den Vereinigten Staaten, in denen eine Korrektur für exogene Risikofaktoren erfolgte, bestätigten die Bedeutung genetischer Faktoren für das Risiko, Gallensteine zu bilden (11, 22). Da zweieiige Zwillinge 50% ihrer Allele teilen, aber vergleichbaren Umweltfaktoren ausgesetzt sind, erlaubt der Vergleich der Übereinstimmung mit eineiigen Zwillingen die zuverlässigste Abschätzung des Anteils der genetischen Komponente am Gallensteinrisiko. Die bislang größte Zwillingsstudie in Schweden zeigte eine signifikant höhere Übereinstimmung für das Vorliegen einer Cholezystolithiasis bei eineiigen im Vergleich zu zweieiigen Zwillingen. Der Anteil genetischer Effekte am Gallensteinrisiko betrug 25% (17).

→ **LITH-Gene.** Nur in seltenen Fällen führen Mutationen einzelner Gene zur Cholelithiasis. In der Regel bestimmen die Effekte mehrerer lithogener *(LITH)* Gene, die Interaktionen zwischen deren Genprodukten sowie Interaktionen mit exogenen Faktoren das individuelle Gallensteinrisiko.

Ob in der europäischen Bevölkerung *LITH*-Gene in Zeiten von Nahrungsmangel einen Adaptationsvorteil boten, unter den heutigen Ernährungsgewohnheiten jedoch zur Entstehung von Gallensteinen prädisponieren, ist nicht belegt. Dies erscheint aber aufgrund epidemiologischer Daten möglich (25).

Abb. 30.**1** fasst wesentliche Risikofaktoren für die Entwicklung von Gallensteinen zusammen.

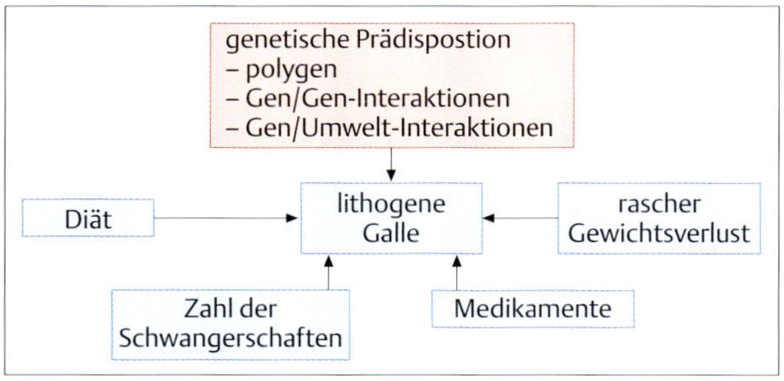

☒ **Abb. 30.1** Wesentliche endogene (genetische) und exogene Faktoren, die das individuelle Gallensteinrisiko beeinflussen. In den epidemiologischen Studien wird nicht zwischen Cholesterin- und Bilirubingallensteinen unterschieden. Aufgrund der relativen Häufigkeit von Cholesterin- gegenüber Bilirubingallensteinen in den untersuchten Bevölkerungsgruppen ist davon auszugehen, dass die identifizierten Risikofaktoren in erster Linie für Cholesteringallensteine zutreffen.

Assoziation der Cholelithiasis mit lithogenen Allelen von Gallenstein-(LITH-)Genen

Über die *LITH*-Gene, die zur Prädisposition für die Formation von Gallensteinen beim Menschen führen, ist bisher nur wenig bekannt. Für verschiedene Kandidatengene wurde jedoch in unterschiedlichen Populationen ein Zusammenhang mit dem Auftreten von Cholesteringallensteinen bestätigt (20).

⇢ **Polymorphismen.** Die am besten untersuchte Assoziation besteht mit Allelen des Apolipoprotein-E-Gens *(APOE)*. Apolipoprotein E ist der Ligand triglyceridreicher Lipoproteine und deren hepatischer Rezeptoren und wird auch in der Galle nachgewiesen. Mehrere Studien fanden eine Assoziation zwischen dem ε4-Allel von *APOE* und Gallensteinen (4), wohingegen das ε2-Allel möglicherweise protektiv wirkt (23). Der Zusammenhang wurde jedoch nicht in allen Untersuchungen bestätigt. Einzelne Studien berichteten über einen Zusammenhang zwischen dem Auftreten einer Cholelithiasis und Polymorphismen des Apolipoprotein-B-Gens (15), das den Liganden des LDL für den LDL-Rezeptor kodiert, sowie dem Cholesterylester-Transferprotein-Gen, dessen Genprodukt Cholesterylester vom HDL zu LDL/VLDL transferiert (16).

⇢ **Mutationen.** Die Cholesterin-7α-Hydroxylase (kodiert durch das *CYP7A1*-Gen) katalysiert den ersten Schritt des Katabolismus von Cholesterin zu Gallensäuren. Eine mögliche zentrale Rolle von *CYP7A1*-Varianten und der Cholelithiasis wird dadurch unterstrichen, dass eine Mutation dieses Gens, die eine fehlende Enzymfunktion zur Folge hatte, zur Formation von Gallensteinen in einer untersuchten Familie führte (26). Schließlich wurde kürzlich der Zusammenhang zwischen Mutationen des *ABCB4*-Gens, das den biliären Phospholipidtransporter kodiert, und einer speziellen Form der Cholelithiasis aufgeklärt, bei der sich neben einer Cholezystolithiasis häufig cholesterinreiche Gallensteine in den intrahepatischen Gallenwegen finden und es regelhaft zu einem erneuten Auftreten von Gallensteinen nach Cholezystektomie kommt (27).

Die Mutationen der beiden letztgenannten Gene sowie die übrigen mit der Cholelithiasis assoziierten Polymorphismen erklären die genetische Prädisposition für die Entwicklung einer Cholelithiasis in der überwiegenden Mehrheit der Gallensteinträger jedoch nicht.

Pathophysiologie der Gallensteinentstehung

Bilirubingallensteine

Bilirubin, das als Abbauprodukt der Häm-Proteine (Hämoglobin, Myoglobin u.a.) nach Reduktion aus Biliverdin entsteht, wird von den Hepatozyten aufgenommen, mit Hilfe der Uridin-Diphosphat-Glucuronosyltransferase (UGT1A1; EC 2.4.1.17), einem mikrosomalen Enzym, mit Glukuronsäure in der Leber konjugiert und als wasserlösliches Bilirubinmono- oder diglukuronid durch aktiven Transport in die Galle ausgeschieden. Hierbei überwiegt das Bilirubindiglukuronid gegenüber dem Bilirubinmonoglukuronid. Unkonjugiertes Bilirubin liegt aufgrund des pH-Wertes der Galle überwiegend als einwertiges Bilirubinatsalz vor ($HUCB^-$). Es macht nur einen geringen Anteil des Bilirubins in der Galle aus, entsteht vermutlich durch β-Glucuronidase vermittelte Hydrolyse aus konjugiertem Bilirubin und wird ebenso wie freies Calcium in mizellärer Lösung mit Gallensalzen und in Cholesterin-Phospholipid-Vesikeln gelöst (7).

Übersteigt die biliäre Konzentration freien, unkonjugierten Bilirubins und freien Calciums das Löslichkeitsprodukt in der wässrigen Galle, so präzipitiert Bilirubinat als amorphes Calciumsalz $[Ca(HUCB)_2]$.

Durch Polymerisierung in einem Gel aus Muzinglykoproteinen als Nukleationsmatrix und Gerüststruktur können Bilirubingallensteine entstehen, die weiterhin unterschiedliche Mengen Calciumcarbonat und Calciumphosphat und einen geringen Anteil an Phospholipiden und Cholesterin enthalten (7). Abb. 30.**2** zeigt wichtige Faktoren, die zur Bildung von Bilirubingallensteinen beitragen.

⇢ **Störungen der Bilirubinkonjugation.** Ist die Fähigkeit der Leber vermindert, Bilirubin zu konjugieren, so verschiebt sich das Verhältnis des ausgeschiedenen Bilirubins zugunsten des monoglukuronidierten Bilirubins, das vermehrt durch in der Galle vorkommende endogene β-Glucuronidasen dekonjugiert wird, so dass die Konzentration unglukuronidierten Bilirubins ansteigt. Dies erklärt die vermehrte Formation von Bilirubingallensteinen beim Morbus

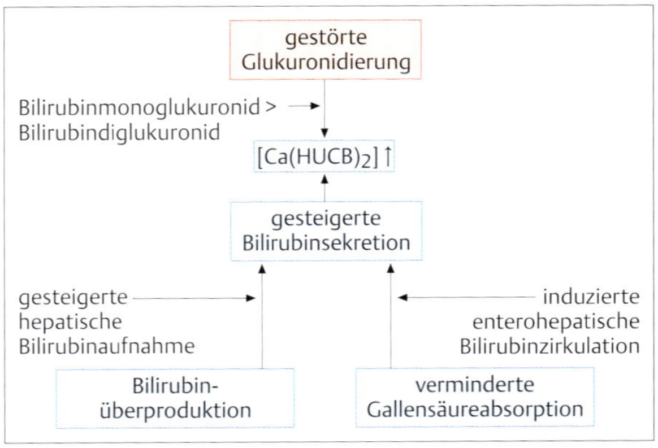

Abb. 30.2 Pathophysiologische Mechanismen, die zu einer Präzipitierung von Calciumbilirubinat $[Ca(HUCB)_2]$ führen. Unkonjugiertes Bilirubin wird nicht direkt in die Galle sezerniert, sondern entsteht durch Hydrolyse aus konjugiertem Bilirubin mit Hilfe von endogenen β-Glucuronidasen. Konditionen, die zu einer Bilirubinüberproduktion führen (Hämolyse, ineffektive Erythropoese) oder eine enterohepatische Bilirubinzirkulation induzieren (Erkrankungen des terminalen Ileums), resultieren in einer gesteigerten Bilirubinsekretion. Eine gestörte Glukuronidierung von Bilirubin in der Leber führt zu einer gesteigerten relativen Sekretion von Bilirubinmonoglukuronid, das aufgrund nur einer Esterbindung leichter zu unkonjugiertem Bilirubin hydrolysiert werden kann. Weitere Faktoren der Bilirubingallensteinpathogenese sind verminderte Konzentrationen von gemischten Mizellen und Vesikeln in der Galle, die unkonjugiertes Bilirubin und Calcium binden, so dass deren Konzentrationen zusätzlich ansteigen. Die Polymerisierung von Calciumbilirubinat erfolgt in einem Muzingel, das auch als Gerüststruktur der Bilirubingallensteine dient, unter dem Einfluss freier Radikale (7).

Gilbert-Meulengracht (14), der durch eine aufgrund eines Polymorphismus verminderte Aktivität der UDP-Glucuronosyltransferase gekennzeichnet ist, sowie bei Leberzirrhose durch die Einschränkung der Leberfunktion (30).

Gesteigertes Bilirubinangebot. Tritt ein gesteigertes Angebot von Bilirubin an die Leber auf, so führt dies zur Sekretion größerer Mengen Bilirubins in die Galle. Dies ist der Fall bei chronischer Hämolyse und ineffektiver Erythropoese, wie zum Beispiel bei Vitamin-B_{12}-Mangel (7).

Gallensalze werden im terminalen Ileum resorbiert und unterliegen daher einem sehr effizienten enterohepatischen Kreislauf. Bei Erkrankungen, die zu einer verminderten Gallensalzresorption im terminalen Ileum führen, kommt es zu einem Übertritt von Gallensalzen in das Kolon. Da Gallensalze sowohl unkonjugiertes Bilirubin in Lösung bringen als auch intraluminales Calcium binden, führt dies zu einer passiven Absorption von unkonjugiertem Bilirubin im Kolon (30). Die Folge ist ein gesteigertes Angebot von Bilirubin an die Leber und eine Hypersekretion von Bilirubin in die Galle. Dies erklärt das vermehrte Auftreten von Bilirubingallensteinen bei Morbus Crohn mit Ileumbefall sowie nach Ileumresektion (5). Auch bei Patienten mit Bilirubingallensteinen ohne offensichtliche zugrunde liegende Erkrankung findet sich eine gesteigerte biliäre Sekretion von Bilirubinmonoglukuronid. Die Ursache hierfür ist unklar (30).

Braune Gallensteine. Eine zweite Form pigmentierter Gallensteine, sog. braune Gallensteine, formieren sich zumeist in den Gallenwegen, wenn diese mit Bakterien infiziert sind.

Braune Gallensteine enthalten zu etwa gleichen Anteilen Calciumbilirubinat und Cholesterin und entstehen in häufig mit Cholesterin übersättigter Galle nach Hydrolyse von Phospholipiden und konjugiertem Bilirubin durch bakterielle Enzyme.

Es kommt zur Präzipitation von unlöslichen Calciumsalzen mit Fettsäuren (Calciumpalmitat u. a.) und unkonjugiertem Bilirubin. Das Calciumbilirubinat polymerisiert jedoch nicht und braune Gallensteine enthalten nur geringe Anteile an Calciumcarbonat. Dies erklärt deren typische weiche, bröckelige Struktur (10).

Cholesteringallensteine

Cholesterinübersättigung. Cholesterin ist in der wässrigen Galle unlöslich und wird mit Hilfe von Gallensalzen und Phospholipiden in gemischten Mizellen und mit Phospholipiden in Vesikeln gelöst.

Kommt es durch Veränderungen der Sekretion der biliären Lipide zu einer Verschiebung der Cholesterinkonzentration im Verhältnis zu Gallensalzen und Phospholipiden, so resultiert eine Übersättigung der Galle mit Cholesterin.

3-Phasen-Modell der Galle. Das relative Verhältnis der Lipide in der Galle bestimmt dabei, ob eine Übersättigung von gemischten Gallensalz-Phospholipid-Cholesterin-Mizellen oder Phospholipid-Cholesterin-Vesikeln auftritt (1). Abb. 30.**3** zeigt schematisch ein 3-Phasen-Diagramm für unterschiedliche relative Anteile von Cholesterin, Gallensalzen und Phospholipiden in der Galle. Bei niedrigem Cholesteringehalt findet sich nur eine Phase und das Cholesterin ist in gemischten Mizellen vollständig gelöst. Bei höherem Cholesteringehalt treten zwei Phasen in der Galle auf, deren Zusammensetzung vom Phospholipidanteil der Galle abhängig ist. Bei niedrigem Phospholipidgehalt finden sich neben Mizellen auch Cholesterinanhydratkristalle und Cholesterinmonohydratkristalle. Bei hohem Phospholipidgehalt hingegen treten neben Mizellen nur mit Cholesterin übersättigte Vesikel auf, die zu multilamellären (mehrschichtigen) Vesikeln (Flüssigkristallen) verschmelzen (31). Bei höherem Cholesteringehalt und ausgeglicheneren Anteilen von Phospholipiden und Gallensalzen kommt es neben Mizellen zur Bildung von sowohl Cholesterinmonohydratkristallen als auch Flüssigkristallen (31).

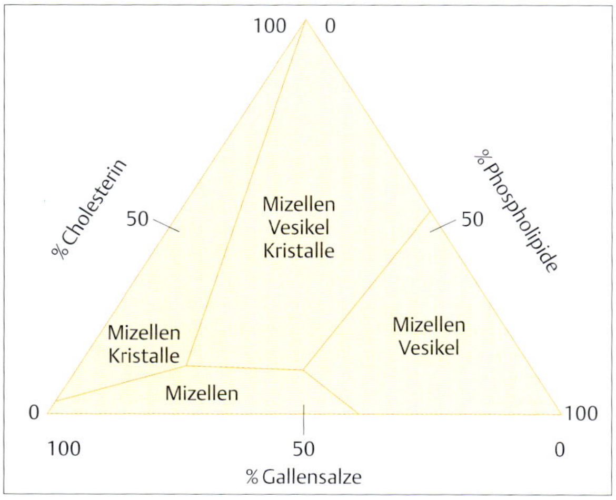

⊠ **Abb. 30.3** Schematisches 3-Phasen-Diagramm für die relativen Anteile der biliären Lipide Cholesterin, Gallensalze und Phospholipide. Cholesterin liegt als freies, unverestertes Cholesterin vor, Hauptbestandteil der Phospholipide ist Phosphatidylcholin, und die Gallensalze bestehen überwiegend aus gleichen Anteilen von Tauro- und Glykocholat sowie Tauro- und Glykochenodeoxycholat. Anhand des Phasendiagramms lässt sich für jede Lipidzusammensetzung der Galle vorhersagen, ob die Galle mit Cholesterin übersättigt ist und das Cholesterin als multilamelläre Vesikel (Flüssigkristalle, rechte und mittlere Zone des Phasendiagramms) oder Monohydratkristalle kristallisiert (mittlere und linke Zone des Phasendiagramms). Bei hohen Phospholipidkonzentrationen kristallisieren nur Flüssigkristalle, aber keine Monohydratkristalle, so dass sich in der mit Cholesterin übersättigten Galle keine Gallensteine bilden. Bei niedrigen Phospholipidkonzentrationen (linke Zone) geht der Bildung von Monohydratkristallen die Kristallisierung von nadelförmigen Anhydratkristallen voraus. Schema adaptiert nach Daten aus (31); angenommene totale Lipidkonzentration 10 g/dl, 37 °C.

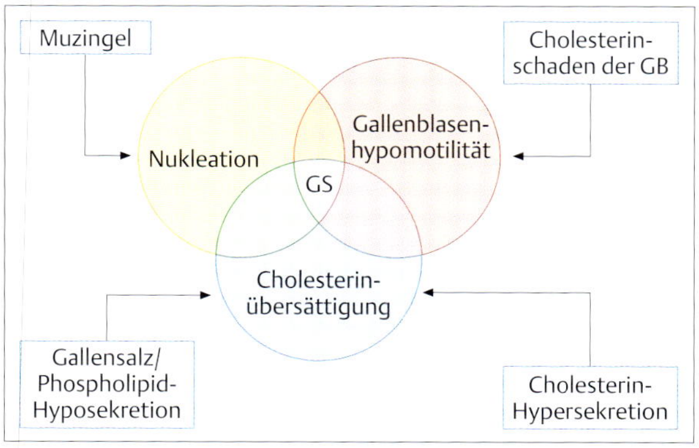

⊠ **Abb. 30.4** Pathomechanismen der Cholesteringallensteinentstehung. Voraussetzung für die Bildung von Cholesteringallensteinen ist eine Übersättigung der Galle mit Cholesterin relativ zu Gallensalzen und Phospholipiden, die wasserunlösliches Cholesterin in der Galle in gemischten Mizellen und Vesikeln lösen. Weitere notwendige Bedingungen für die Kristallisation von Cholesterinmonohydratkristallen, deren Zusammenlagerung und die Entstehung von Gallensteinen sind nukleationsfördernde Proteine sowie eine verlängerte Verweildauer der Galle in der Gallenblase durch eine verminderte Gallenblasenkontraktilität. GB: Gallenblase, GS: Gallenstein.

→ **Weitere endogene lithogene Faktoren.** Die Übersättigung der Galle mit Cholesterin ist eine Voraussetzung für die Steinbildung, alleine aber nicht ausreichend. An weiteren Faktoren (Abb. 30.**4**) sind nukleationsfördernde Proteine, insbesondere ein Gel aus Muzinglykoproteinen, das die Nukleation und Präzipitierung von Cholesterinmonohydratkristallen ermöglicht, sowie eine verminderte Gallenblasenkontraktilität und somit eine längere Verweildauer der Galle in der Gallenblase notwendig (8). Die Formation eines Muzingels in der Gallenblase geht der Entstehung von Gallensteinen voraus und die Sekretion der Muzinglykoproteine durch Gallenblasenepithelzellen wird u. a. durch hydrophobe Gallensalze hervorgerufen. Die Hypokontraktilität der Gallenblase ist vermutlich neben anderen Faktoren durch eine Cholesterineinlagerung in die Muskelschicht der Gallenblasenwand bedingt.

Nach Präzipitierung von Cholesterinmonohydratkristallen kommt es im Muzingel zu einem Wachstum und einer Zusammenlagerung der Kristalle und schließlich zur Formation von Cholesteringallensteinen (10).

Neben reinem Cholesterin enthalten Cholesteringallensteine Muzinglykoproteine als Gerüststruktur, geringe Anteile an Calciumphosphat und Calciumcarbonat sowie Calciumbilirubinat. Das häufig pigmentierte Zentrum von Cholesteringallensteinen ist vermutlich nicht ursächlich für die Initiation der Steinbildung, sondern entsteht möglicherweise sekundär nach Nukleation von Cholesterinkristallen aus Vesikeln, da eine Verminderung der Vesikelzahl nach Nukleation die Kapazität der Galle herabsetzt, unkonjugiertes Bilirubin zu lösen (10).

→ **Exogene lithogene Faktoren.** Die Beeinflussung der grundlegenden Pathomechanismen der Gallensteinentstehung erklärt das erhöhte Gallensteinrisiko durch verschiedene exogene Faktoren (25). Bei rascher Gewichtsreduktion und bei Adipositas, während einer Schwangerschaft sowie durch bestimmte Medikamente wie Östrogene und Fibrate ist das Gallensteinrisiko durch eine gesteigerte biliäre Cholesterinsekretion erhöht. Beim Fasten mit Aufnahme geringer Mengen an Fetten kommt eine verminderte Gallenblasenkontraktion durch verminderte Freisetzung von Cholezystokinin hinzu. Eine medikamentöse Therapie mit einem Somatostatinanalogon (Octreotid) hat den gleichen Effekt. Eine Einnahme der Immunsuppressiva Ciclosporin A und FK506 steigert das Gallensteinrisiko durch eine Verminderung der Gallensalzsekretion aufgrund einer Hemmung der Gallensalzexportpumpe.

→ **LPAC-Syndrom.** Das 3-Phasen-Diagramm (Abb. 30.**3**) erklärt schließlich das Auftreten von Gallensteinen bei Mutationen des biliären Phospholipidtransporters (27). Aufgrund der verminderten biliären Sekretion von Lecithin kommt es im Phasendiagramm zu einer Verschiebung nach links und es treten neben Mizellen auch Cholesterinanhydrat- und Cholesterinmonohydratkristalle in der Galle auf. Die durch Mutationen im Phospholipidtransporter-Gen *ABCB4* hervorgerufene Gallensteinentstehung wurde aufgrund der pathophysiologischen Grundlage daher als LPAC-Syndrom (Low-Phospholipid-associated Cholelithiasis) bezeichnet (27).

FAZIT FÜR DIE PRAXIS

- Die Kenntnis der Epidemiologie der Cholelithiasis erlaubt es dem Kliniker, das Risiko eines Patienten abzuschätzen, Gallensteine zu tragen oder zu entwickeln.
- Ein Verständnis der Pathophysiologie der Gallensteinentstehung ermöglicht es, die zugrunde liegenden Konditionen oder assoziierten Erkrankungen zu erkennen.
- Eine Identifizierung der *LITH*-Gene, die dem genetischen Risiko, eine Cholelithiasis zu entwickeln, zugrunde liegen, wird in der Zukunft möglicherweise zu einem vollständigen Verständnis der Gallensteinpathogenese führen und neue Optionen zu deren Prävention und nichtchirurgischer Behandlung eröffnen.

31

Cholezysto- und Choledocholithiasis

F. Lammert, M. W. Neubrand, T. Sauerbruch, R. Bittner, H. Witzigmann, D. Uhlmann

EDITORIAL **Gallensteine sind häufig, führen jedoch bezogen auf ihre hohe Prävalenz selten zu letal verlaufenden Krankheitsbildern, chronischen Erkrankungen oder Komplikationen. Dies gilt vor allem für Gallenblasensteine. Aufgrund der Häufigkeit der Cholezystolithiasis (72) ist die Gallensteinerkrankung dennoch Ursache einer der häufigsten Operationen. So werden in Deutschland jährlich 174.000 und in den USA 700.000 Cholezystektomien durchgeführt (6, 34). Damit zählt das Gallensteinleiden, zumindest in Europa und Amerika, derzeit neben der gastroösophagealen Refluxkrankheit zu denjenigen gastroenterologischen Erkrankungen, die die höchsten Kosten im Gesundheitswesen verursachen.**

Definition und Klassifikation

F. Lammert, M.W. Neubrand, T. Sauerbruch

Aufgrund ihrer Lokalisation werden Gallenblasensteine von Gallengangssteinen abgegrenzt. Die Genese der in den jeweiligen Kompartimenten des biliären Systems auftretenden Steine ist unterschiedlich; auch die Symptomatik und der natürliche Verlauf der Erkrankung werden wesentlich von der Lage der Steine bestimmt.

Gallenblasensteine. Anhand der Zusammensetzung der Gallenblasensteine unterscheiden wir Cholesterinsteine und schwarze Pigmentsteine (Abb. 31.**1** u. Tab. 31.**1**).

In den westlichen Ländern sind über 80 % der Gallenblasensteine cholesterinreiche Steine. Sie weisen einen Cholesterinanteil von mindestens 50 %, meist jedoch deutlich über 80 % auf.

Makroskopisch erscheinen die harten Cholesterinsteine weißlich-gelb mit glatter oder rauer Oberfläche (Abb. 31.**1 a**). Mikroskopisch zeigen sich dünne Monohydratkristalle, die in einer Matrix aus Muzinglykoproteinen liegen. Insbesondere bei größeren und damit auch älteren Konkrementen zeigen sich auch schalenartige Kalkeinlagerungen in äußeren Bereichen. Die homogenen schwarzen Pigmentsteine setzen sich aus Bilirubinpolymeren und Glykoproteinen zusammen, zeigen eine irreguläre Oberfläche und sind leicht zerbrechlich (Abb. 31.**1 b**).

Gallengangssteine. Die Gallengangssteine werden in intra- und extrahepatische Konkremente unterteilt.

Gallengangssteine sind entweder primär im Gallengangssystem entstandene braune Pigmentsteine oder aus der Gallenblase ausgewanderte Steine (dann meist Cholesterinsteine).

Die braunen Pigmentsteine enthalten vorwiegend Calciumsalze und dekonjugiertes Bilirubin und erscheinen im meist rundlichen Querschnitt lamelliert mit unterschiedlichen Schichten des z.T. hohen Cholesterinanteils. Viele Gallengangssteine sind gemischte Steine (aus der Gallenblase abgegangene Cholesterinsteine mit Pigmentschale) (Abb. 31.**1 c**).

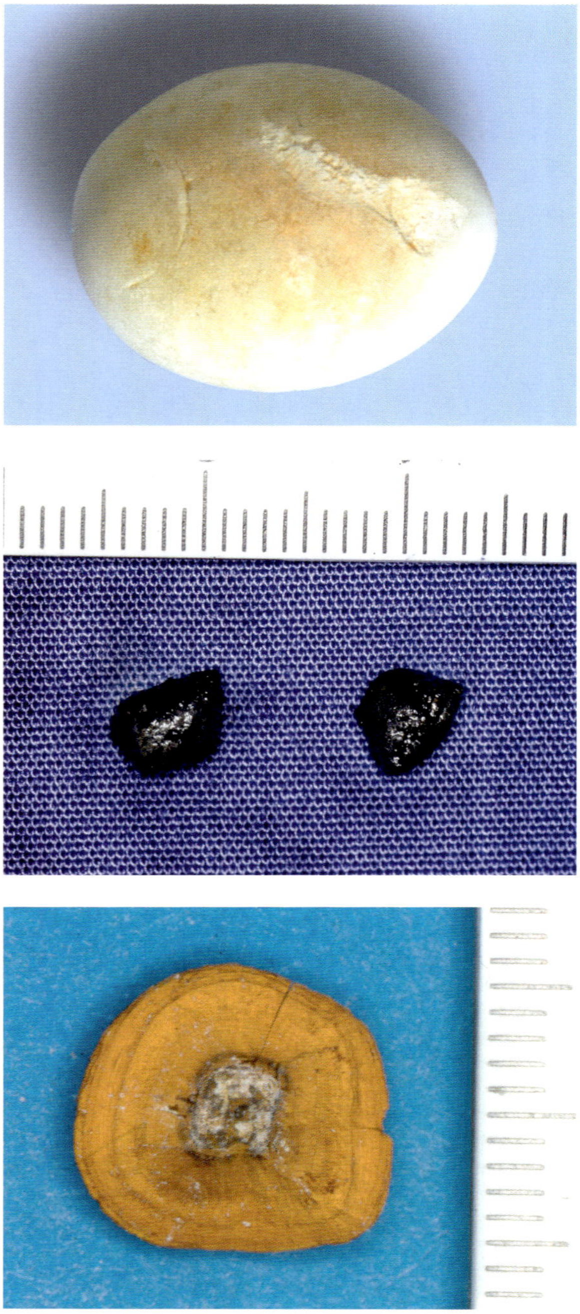

a

b

c

Abb. 31.1 Gallensteine.
a Reiner Cholesterinstein aus der Gallenblase.
b Schwarze Pigmentsteine aus der Gallenblase.
c Endoskopisch extrahierter gemischter Gallengangsstein mit typischem Cholesterinkern, der aus der Gallenblase stammt und als Nidus für die braune Pigmentschale des Steins gedient hat.

Tabelle 31.1 Klassifikation der Gallensteine

Steintyp	Lokalisation	Häufigkeit	Zusammensetzung	Farbe	CT-Befund
Reiner Cholesterinstein	Gallenblase	75 %	Cholesterinmonohydrat	gelb	iso- oder hypodens zur Gallenflüssigkeit
Schwarzer Pigmentstein	Gallenblase	5 %	polymerisiertes Calciumbilirubinat	schwarz	meist hyperdens
Brauner Pigmentstein	Gallenwege	20 %	Calciumsalze langkettiger Fettsäuren (Palmitat, Stearat) + Cholesterin	braun	teilweise hyperdens

Verhalten beim Röntgen. Obwohl schwarze und braune Pigmentsteine einen vergleichbar hohen Anteil von Calcium aufweisen, sind nur 1/3 der schwarzen Pigmentsteine röntgendicht. Diese lassen sich in der Abdomenleeraufnahme oder in der Computertomographie häufig durch ihre homogene Kalzifikation nachweisen; braune Pigmentsteine sind dagegen röntgennegativ (Tab. 31.**1**). Die Erklärung hierfür ist, dass lediglich anorganisch gebundenes Calcium (Calciumcarbonat, -phosphat) radiologisch nachgewiesen werden kann, während organisch gebundenes Calcium (Calciumbilirubinat, -palmitat) röntgennegativ ist (73).

Cholezystolithiasis

F. Lammert, M.W. Neubrand, T. Sauerbruch

Klinisches Bild und natürlicher Verlauf

Gallenkoliken

Häufigkeit. 60 – 80 % der Patienten mit Gallenblasensteinen bleiben asymptomatisch, d. h. nur ein Viertel der Gallenblasensteinträger erleidet Koliken (17, 19). Die Wahrscheinlichkeit, Koliken zu entwickeln, beträgt in den ersten 5 Jahren nach Diagnosestellung 2 – 4 % pro Jahr und reduziert sich in den folgenden Jahren auf 1 – 2 % pro Jahr (Tab. 31.**2**) (14, 17, 19, 48). Die höchste Symptomrate ist im ersten Jahr nach Entdeckung einer Cholezystolithiasis festzustellen (3).

Tabelle 31.2 Verlauf der Cholezystolithiasis

Asymptomatisch: • 70 – 80 % der Steinträger
Häufigkeit von Gallenkoliken: • 1 – 4 %/Jahr bei asymptomatischen Gallenblasensteinen • 6 – 50 %/Jahr bei symptomatischen Gallenblasensteinen
Häufigkeit von Komplikationen: • 0,1 – 0,2 %/Jahr bei asymptomatischen Gallenblasensteinen • 1 – 3 %/Jahr bei symptomatischen Gallenblasensteinen

Gallenkoliken sind definiert als akut einsetzende gut erinnerliche Schmerzen im Epigastrium oder rechten Oberbauch, die länger als 15 Minuten dauern, die auch in den Rücken und in die rechte Schulter ausstrahlen und bis zu 5 h anhalten können (41). Nicht selten besteht Übelkeit, gelegentlich auch Erbrechen. Ursächlich für die Gallenkolik ist ein Verschluss des Ductus cysticus oder des Ductus hepatocholedochus durch einen Gallenstein.

Obwohl die Spezifität charakteristischer biliärer Symptome umstritten ist, gibt es derzeit keine bessere Definition (41, 67). Allerdings kommen die oben genannten Symptome signifikant häufiger bei Gallensteinträgern vor.

Differenzialdiagnose. Blähungen und dyspeptische Beschwerden werden nicht als steintypisch angesehen, da diese Beschwerden gleich häufig bei Patienten mit Gallenblasensteinen wie bei steinfreien Personen auftreten. Talley et al. (66) verglichen Patienten mit Cholezystolithiasis, endoskopisch nachgewiesenem Ulkus und Non-ulcer-Dyspepsie. Gallensteinpatienten gaben häufiger Schmerzen während der Nacht (60 %!), Rückenschmerzen und auch stärkere Schmerzen als Dyspepsiepatienten an. Diese wiederum lokalisierten häufiger den Schmerz im Epigastrium und wiesen häufiger Schmerzen während des Tages oder im nüchternen Zustand auf.

Weiterer Verlauf. Nach einmaliger Gallenkolik entwickeln 6 – 50 % der Patienten erneut Symptome, die meistens innerhalb eines Jahres auftreten (Tab. 31.**2**) (68). Dies bedeutet aber auch, dass ein Drittel der Patienten keine steintypischen Beschwerden mehr entwickelt. Nach 5 rezidivfreien Jahren reduziert sich das Risiko einer erneuten Kolik oder einer Komplikation auf das eines asymptomatischen Steinträgers.

Komplikationen

Häufigkeit. Charakteristische biliäre Symptome sind ein Indiz für ein erhöhtes Risiko, Komplikationen zu entwickeln (Tab. 31.**2**). Über 90 % der Patienten mit Komplikationen haben zuvor Gallenkoliken erlitten. Die jährliche Inzidenz für das Auftreten von Komplikationen beträgt bei diesen Patienten 1–3% (Tab. 31.**2**) (3, 17, 49, 68). Bei den asymptomatischen Steinträgern liegt das Komplikationsrisiko um den Faktor 10 niedriger. Die Wahrscheinlichkeit, nach einer Komplikation erneut Komplikationen zu entwickeln, beträgt 10% innerhalb von 4 Wochen und 30–50% innerhalb eines Jahres.

Risikofaktoren. Patienten mit funktionsloser Gallenblase, Frauen und übergewichtige Patienten entwickeln häufiger Symptome und Komplikationen (17, 20, 23).

Das Risiko der Entstehung einer akuten Cholezystitis ist höher bei Patienten mit großen solitären Steinen; das Risiko für die Entstehung einer biliären Pankreatitis steigt dagegen vor allem bei Patienten mit multiplen kleinen Steinen in einer funktionstüchtigen Gallenblase an (70).

Neue Studien zeigen, dass die Komplikationsrate im Alter über 75 Jahren steigt (4). So liegt die Wahrscheinlichkeit, als Erstsymptom eine Cholezystitis zu entwickeln, doppelt so hoch und das Risiko einer simultanen Choledocholithiasis sogar 5-mal höher als bei Patienten unter 50 Jahren.

Akute Cholezystitis. Hält der biliäre Schmerz länger als 5 h an, so muss an eine akute Komplikation gedacht werden (Cholezystitis, Cholangitis, Pankreatitis) (Tab. 31.**3**). Bei der akuten Cholezystitis bestehen starke Schmerzen im rechten oberen Quadranten, die sich bei Palpation der prall gefüllten Gallenblase verstärken (Murphy-Zeichen). Dieses Zeichen besitzt eine Sensitivität von 65% und eine Spezifität von 87%. Der Schmerz ist von Fieber, Schüttelfrost und im fortgeschrittenen Stadium von einer Sepsis begleitet. Über 90% der Steinpatienten mit Cholezystitis haben einen impaktierten Stein oder Sludge im Infundibulum der Gallenblase bzw. im Ductus cysticus. Der erhöhte intraluminale Druck ruft zusammen mit einer Minderperfusion die Entzündungsreaktion der Gallenblasenwand hervor. Bei 40% dieser Patienten kommt es sekundär aszendierend über den Ductus hepatocholedochus oder hämatogen zu einer Bakterieninvasion, also zur Entwicklung einer bakteriellen Cholezystitis (Tab. 31.**5**). Gas bildende Bakterien können innerhalb von 24–48 h zur Entwicklung einer emphysematösen Cholezystitis führen.

Mirizzi-Syndrom. Ein Ikterus kann sich bei Sepsis mit begleitender Cholangitis und als Folge eines Mirizzi-Syndroms entwickeln (Tab. 31.**3**). Hierunter versteht man die Obstruktion des Ductus hepatocholedochus durch ein im Gallenblasenhals oder im Ductus cysticus impaktiertes Konkrement (Abb. 31.**2**). Das klinische Bild ist gekennzeichnet durch einen extrahepatischen Verschlussikterus, wobei die Patienten häufig asymptomatisch sind oder nur geringe Beschwerden angeben.

Tabelle 31.3 Komplikationen der Cholelithiasis

- Akute Cholezystitis
- Choledocholithiasis mit obstruktivem Ikterus/ aufsteigender Cholangitis
- Akute biliäre Pankreatitis
- Gallenblasenperforation
- Mirizzi-Syndrom
- Gallensteinileus
- Darmfistel
- Chronische Cholezystitis (einschließlich Porzellan- oder Schrumpfgallenblase)
- Gallenblasenkarzinom

Differenzialdiagnostisch muss beim Mirizzi-Syndrom an eine maligne Gallengangsobstruktion gedacht werden.

Gallensteinileus. Das Mirizzi-Syndrom ist ebenso wie eine Gallenblasenperforation in die freie Bauchhöhle oder in den anliegenden Darm sehr selten. Im letzteren Fall kann der Stein das Duodenum verlegen (Bouveret-Syndrom) oder zu einem Gallensteinileus, meist im Bereich der Bauhin-Klappe, führen. Oft bleibt die Steinpenetration in den Dünndarm oder Dickdarm bei den häufig älteren Patienten je-

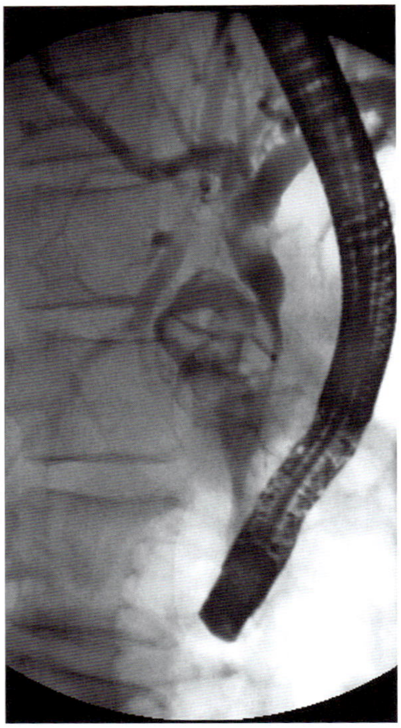

Abb. 31.2 Endoskopisch-retrograde Cholangiographie (ERC) bei Mirizzi-Syndrom. Die ERC zeigt eine exzentrische Stenose des Ductus hepatocholedochus auf Höhe des Ductus cysticus und mehrere Steine in der Gallenblase und im Gallengang. Der Patient wurde cholezystektomiert, und intraoperativ zeigte sich ein größerer Wanddefekt des Ductus hepatocholedochus.

doch asymptomatisch. Bei Penetration eines Gallensteins in das rechtsseitige Colon transversum kann es auch zu den klinischen Zeichen der chologenen Diarrhö und der Malassimilation kommen.

Chronische Cholezystitis. Die Symptomatik der chronischen Cholezystitis ist häufig mild und unspezifisch. Ursache hierfür ist, dass die Gallenblase funktionslos geworden ist und damit die durch Gallenblasenkontraktionen entstehenden Kolikschmerzen nicht mehr auftreten. Oft werden von den Patienten leichte bis mäßige dumpfe Schmerzen im rechten Oberbauch, insbesondere nach Einnahme einer fettreichen Mahlzeit, angegeben. Nicht selten ist die Erkrankung jedoch asymptomatisch. Bei der körperlichen Untersuchung lässt sich bei einem Teil der Patienten ein leichter Druckschmerz im Bereich der Gallenblasenregion auslösen, ohne dass es wegweisende klinische Zeichen gibt.

Gallenblasenkarzinom. Nach 20-jährigem Verlauf des Gallensteinleidens mit chronisch rezidivierenden Cholezystitisschüben entwickelt sich bei 2% der Patienten ein Gallenblasenkarzinom. Das Gallenblasenkarzinom ist damit ein typisches Alterskarzinom, d. h. man findet es jenseits des 60. Lebensjahres. 70–90% der Patienten mit Gallenblasenkarzinomen weisen gleichzeitig Gallensteine auf. Da die Entwicklung eines Gallenblasenkarzinoms bei Steinträgern selten ist, rechtfertigt das geringe Karzinomrisiko nicht die prophylaktische Cholezystektomie (41).

Diagnostik

Asymptomatische Cholezystolithiasis

Sonographie. Bei der asymptomatischen Cholezystolithiasis sind die Laborwerte nicht verändert.

Die Basisdiagnostik bei Verdacht auf Gallensteine ist die Ultraschalluntersuchung der Gallenblase.

Sie weist eine Sensitivität von 97% und eine Spezifität von 95% für Gallensteine auf (62). Das typische sonographische Bild eines Gallensteines zeigt eine mehr oder weniger kräftige Echosichel, die den Eintrittsreflexen des Ultraschalls entspricht, und einen Schallschatten (Abb. 31.**3**). Differenzialdiagnostisch sind die „Cholesterin-Polypen" bei Cholesterolose abzugrenzen, die durch die abnorme Einlagerung von Lipiden in der Gallenblasenwand bedingt sind, sich aber nicht durch Umlagern des Patienten bewegen lassen. Gallenblasen-Sludge, der aus Muzingel, Kristallen und Mikrolithen besteht, ist sonographisch durch eine Schicht von Echos niedriger Amplitude im jeweils tiefsten Bereich der Gallenblase ohne wesentliche distale Schallschattenbildung gekennzeichnet.

Sonographische Funktionsprüfung. Sonographisch kann sehr gut eine Volumenbestimmung und Motilitätsprüfung der Gallenblase durchgeführt werden (70). Dies geschieht beim mindestens über 8 h nüchternen Patienten mit Hilfe der vereinfachten Formel zur Volumenberechnung eines Rotationsellipsoids:

Volumen [ml]= 0,52 × sagittaler × transversaler × longitudinaler Durchmesser [cm]

Der Patient erhält eine standardisierte flüssige Reizmahlzeit (z.B. 250 ml Fresubin plus per Strohhalm). Reduziert sich das Gallenblasenvolumen nach 30 min um mehr als 60%, geht man allgemein von einer funktionstüchtigen Gallenblase aus.

CT und MRCP. Bei sonographischem Verdacht auf eine Porzellangallenblase kann diese durch eine Abdomenleer-

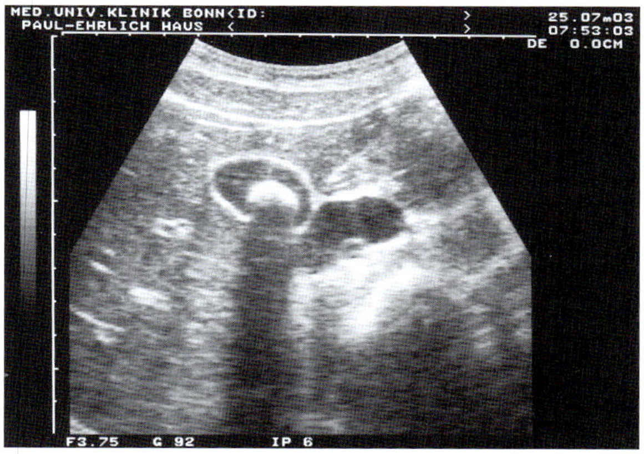

⊠ **Abb. 31.3** Sonographischer Nachweis von Gallenblasensteinen. Solitärkonkrement, der echoreiche Stein erzeugt einen charakteristischen dorsalen Schallschatten.

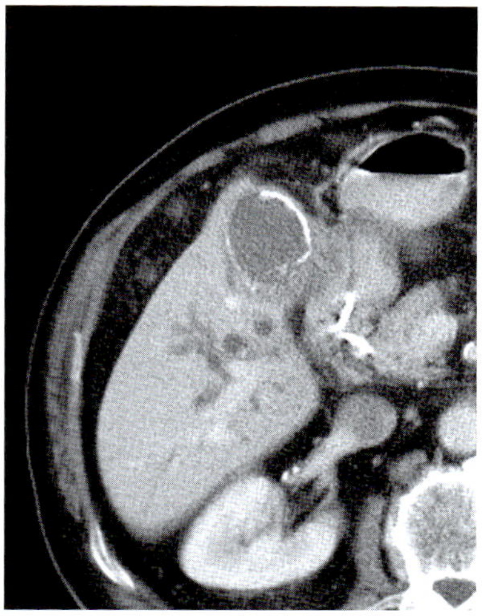

⊠ **Abb. 31.4** CT-Befund bei Porzellangallenblase mit Kalk in der Gallenblasenwand. Das CT zeigt zudem ein Gallenblasenkarzinom, das zu einem Aufstau des rechtsseitigen Gallengangssystems geführt hat.

aufnahme oder in der Computertomographie gesichert werden (Abb. 31.**4**). Allgemein hat die Computertomographie jedoch bei der Cholezystolithiasis eine geringe diagnostische Trefferquote (Lage der Konkremente außerhalb der Schicht, Isodensität der Cholesterinsteine zur Galle). Die Magnetresonanz-Cholangiopankreatikographie (MRCP) kann sehr zuverlässig Gallenblasen- und Gallengangssteine nachweisen. Die Sensitivität der MRCP zur Diagnostik der Gallenblasensteine übersteigt jedoch nicht die des Ultraschalls. Daher ist nur der Verdacht auf Gallengangssteine eine gute Indikation für die MRCP.

Symptomatische Cholezystolithiasis

Die Diagnostik der symptomatischen Cholezystolithiasis erfolgt durch Ultraschall und Laboruntersuchungen: Blutbild, Cholestaseenzyme, ALT, Bilirubin und Lipase (41). In der Regel reichen diese Untersuchungen vor Indikationsstellung einer Cholezystektomie aus.

Bei Verdacht auf simultane Choledocholithiasis oder komplizierte Cholezystitis muss die Diagnostik erweitert werden (Abb. 31.**5**).

Akute Cholezystitis

Labor. Bei der akuten Cholezystitis sind die Entzündungsparameter erhöht. Daneben kann eine geringe bis mäßige Erhöhung der Cholestaseparameter und z. T. auch der Transaminasen bestehen.

Bildgebende Verfahren. Die Sonographie ist die wichtigste diagnostische Maßnahme bei der akuten Cholezystitis. Bei dieser zeigt sich die Gallenblasenwand ödematös aufgetrieben (>4 mm) und charakteristischerweise dreischichtig; perizystitisch lässt sich häufig ein Flüssigkeitssaum nachweisen (Abb. 31.**6a**) (69).

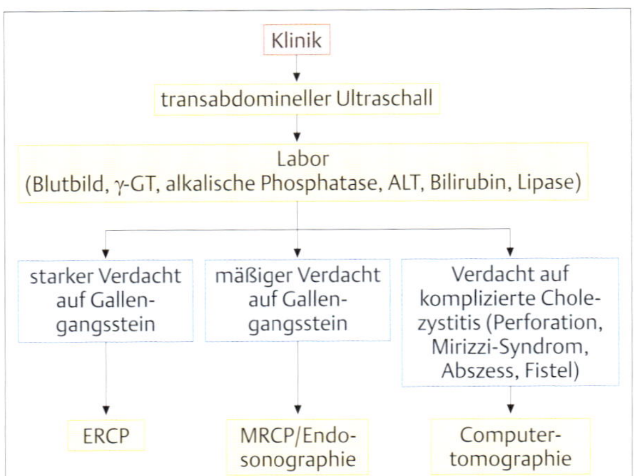

Abb. 31.5 Diagnostik bei Verdacht auf Gallenkolik.

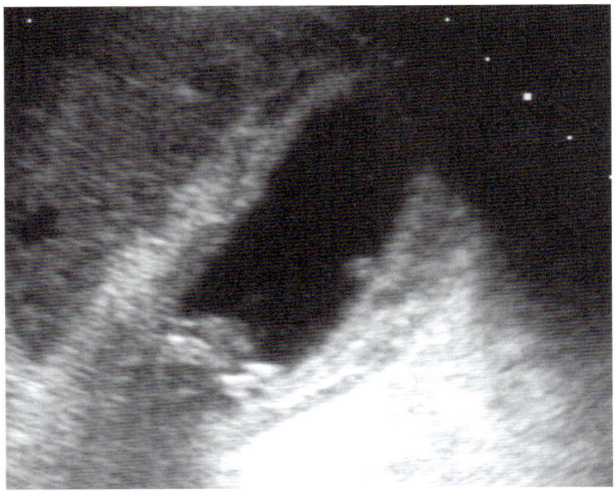
a

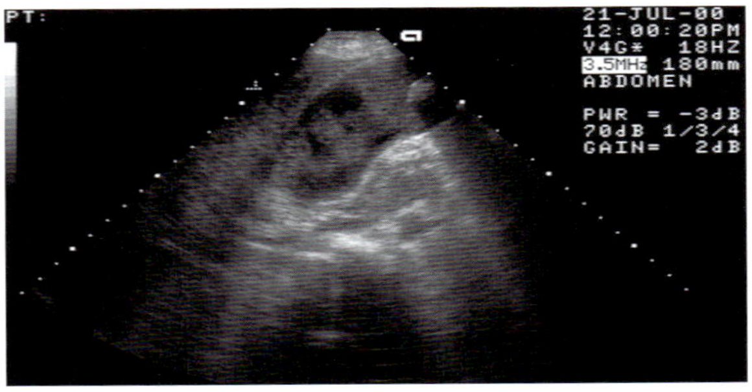

b

Abb. 31.6 Cholezystitis.
a Akute Cholezystitis bei Cholezystolithiasis. Die verdickte und geschichtete Gallenblasenwand und der Flüssigkeitssaum um die Gallenblase zeigen die Cholezystitis an.
b Emphysematöse Cholezystitis. Die echoreichen Binnenreflexe entsprechen Gasblasen in der Gallenblase.

Das sonographische Murphy-Zeichen, d. h. der Schmerz bei gezieltem Druck mit dem Schallkopf auf die Gallenblase, ist mit einer Sensitivität von >90 % und einer Spezifität >80 % ein sehr zuverlässiges Zeichen für eine akute Cholezystitis.

Bei emphysematöser Cholezystitis können Gasblasen in der Gallenblase nachgewiesen werden (Abb. 31.**6b**).

Bei unklarer diagnostischer Situation sollte eine Computertomographie durchgeführt werden, besonders auch um Komplikationen der akuten Cholezystitis wie Perforation, Empyem, Fistelung oder Abszessbildung abzuklären.

Differenzialdiagnose. Neben der Cholelithiasis kommen viele Ursachen des akuten Schmerzes im Epigastrium und im rechten oberen Quadranten in Frage (Tab. 31.**4**).

Tabelle 31.4 Differenzialdiagnose des Oberbauchschmerzes

- Symptomatische Cholezystolithiasis
- Akute Cholezystitis
- Choledocholithiasis/akute Cholangitis
- Akute/chronische Pankreatitis
- Nephrolithiasis/akute Pyelonephritis
- Ulcus ventriculi/duodeni
- Akuter Myokardinfarkt
- Basale Pneumonie mit Pleuritis
- Akute Appendizitis

Chronische Cholezystitis

Sonographie. Das wichtigste bildgebende Verfahren für die chronische Cholezystitis ist die Sonographie. Es zeigt sich eine echoreiche, verdickte und unregelmäßige Gallenblasenwand. Die Kontraktilität der Gallenblase ist herabgesetzt oder fehlt. Lässt sich die Gallenblase sonographisch nicht mehr nachweisen, muss an eine Schrumpfgallenblase gedacht werden. Aus umschriebenen Verkalkungen kann sich auch eine „Porzellangallenblase" entwickeln, die wegen ihres zirkulären Kuppenreflexes und eines dorsalen Schallschattens von einem großen Tonnenstein oder einer prall mit Konkrementen gefüllten Gallenblase abgegrenzt werden muss. Eine Porzellangallenblase kann auch mit einer Abdomenleeraufnahme oder der Computertomographie diagnostiziert werden (Abb. 31.**4**).

Beim Nachweis einer Gallenwandverdickung oder einer Schrumpfgallenblase muss differenzialdiagnostisch an das Vorliegen eines Gallenblasenkarzinoms gedacht werden.

Therapie

Asymptomatische Cholezystolithiasis

Der asymptomatische Gallenblasenstein bedarf keiner Therapie (48).

Lediglich bei asymptomatischen Gallenblasensteinen > 3 cm (Karzinomrisiko 9- bis 10fach erhöht), bei Steinträgern mit gleichzeitigem Vorliegen eines Gallenblasenpolypen > 1 cm (Karzinomrisiko 3–6% bei über 60-Jährigen) und bei der Porzellangallenblase (Karzinomrisiko bis 20%) (Abb. 31.**4**) wird die prophylaktische Cholezystektomie zur Prävention eines Gallenblasenkarzinoms empfohlen (41).

Bei den anderen symptomlosen Steinträgern, einschließlich bei Patienten mit Diabetes mellitus, ändert sich die Lebenserwartung durch die Cholezystektomie nicht. Sehr gute Daten für diese Risikoabwägungen liegen allerdings bisher nur für die offene Cholezystektomie vor (41).

Gallenkolik

Schmerztherapie. Die symptomatische Therapie der Gallenkolik besteht zunächst in der Schmerzbekämpfung (67). Bei leichten Koliken ist die Gabe von Butylscopolaminiumbromid, bevorzugt als Suppositorium oder parenteral, hilfreich. Dies kann mit Paracetamol oder mit Nitraten (z. B. Glyceroltrinitrat s.l.) kombiniert werden. Nichtsteroidale Antiphlogistika (z. B. Diclofenac oder Indometacin) beeinflussen die Entzündung günstig und bieten zusätzliche Schmerzlinderung (2). Reicht die Medikation bei heftigen Koliken nicht aus, müssen stärker wirkende Analgetika, wie Pentazocin oder Pethidin, eingesetzt werden. Nahrungskarenz ist in den ersten 24 h bis zur Klärung des weiteren therapeutischen Vorgehens angezeigt. Bei Erbrechen und Verdacht auf paralytischen Ileus sind die parenterale Flüssigkeits- und Elektrolytgabe sowie eine Magensonde notwendig.

Antibiotische Therapie. Bestehen Entzündungszeichen (Leukozytose, Fieber), so ist die antimikrobielle Therapie sinnvoll. Die häufigsten Keime sind E. coli, Enterokokken und Klebsiellen (Tab. 31.**5**). Dieselben Erreger finden sich auch bei der Cholangitis. Liegt eine Cholangitis vor, ist die Gallengangsdrainage zusätzlich zur antibiotischen Therapie anzustreben. Die Wahl des Antibiotikums richtet sich nach der klinischen Situation (Tab. 31.**5**).

Unkomplizierte Cholezystolithiasis

Bei der unkomplizierten Gallenkolik mit Nachweis von Gallenblasensteinen ohne Nachweis von Gallengangssteinen ist die laparoskopische Cholezystektomie die Standardtherapie (41).

Das Verfahren ist der offenen Cholezystektomie überlegen. Es ist für den Patienten weniger belastend und hat eine niedrigere Letalität und Morbidität als die offene Cholezystektomie. Gleichzeitig sind die durchschnittliche Krankenhausverweildauer sowie die Rekonvaleszenzzeit deutlich kürzer. Dies hat in der Praxis zu einer Erweiterung der Indikationsstellung geführt, so dass die Zahl der in Deutschland durchgeführten Cholezystektomien zugenommen hat. Allerdings geht diese Indikationserweiterung mit einer absoluten Erhöhung der Gallengangsläsionen einher, obgleich die Läsionsrate bei geübten Chirurgen nicht höher liegt als bei der offenen Cholezystektomie. Im hohen Alter (> 75 Jahre) liegt die Gallengangsläsionsrate bei der laparoskopischen Cholezystektomie 10-mal höher als bei jüngeren Patienten (4).

Komplizierte Cholezystolithiasis

Die akute Cholezystitis ist grundsätzlich eine Indikation zur laparoskopischen Cholezystektomie. Bei Patienten mit deutlich erhöhtem Operationsrisiko kann die perkutane

Tabelle 31.5 Mögliche Antibiotikatherapie bei Gallengangsinfektionen (Cholangitis/Cholezystitis)

	Mikrobielle Diagnostik	Häufigste Erreger	Empirische Therapie der 1. Wahl (Dauer 5 – 7 Tage)	Alternativtherapie (z. B. bei Penicillinallergie)
Ohne Risikofaktoren	Blutkulturen	E. coli (40 – 70%) Enterokokken (10 – 25%) Klebsiella (10 – 20%) Enterobacter (10%)	Unacid (3 × 0,75 – 3 g p. o./i. v.) ± Metronidazol (3 × 0,4 – 0,5 g p. o./i. v.)	Ciprofloxacin (2 × 0,4 g i. v., nach Ansprechen möglichst rasch p. o.)
Mit Risikofaktoren, z. B. inadäquate Gallengangsdrainage oder Sepsis	Blutkulturen, evtl. Gallekultur oder mikrobielle Diagnostik des okkludierten Stents	seltener: Pseudomonas Bacteroides Clostridien zusätzlich resistente Keime: Enterobacteriacae (Enterobacter, Serratia) S. aureus	Piperacillin + Tazobactam (3 × 4,5 g i. v.)	Ciprofloxacin (2 × 0,4 g i. v.) + Metronidazol (3 × 0,5 g i. v.) Imipenem/Meronem (3 × 0,5 – 1,0 g i. v.)

Drainage eine sinnvolle vorübergehende Alternative zur Operation darstellen, da bei diesen Patienten die Cholezystektomie nach passagerer perkutaner Drainage mit einem niedrigeren Letalitätsrisiko behaftet ist (9). In allen anderen Fällen ist die frühelektive (innerhalb von 72 h nach Diagnosestellung) Cholezystektomie indiziert (45). Die akute Cholezystitis heilt zwar unter Antibiotika nach 7 – 10 Tagen bei 60 – 80% der Patienten aus. Sie führt aber bei bis zu 10% der Patienten zur Gallenblasenperforation oder anderen Komplikationen (Tab. 31.**3**), und ein Drittel der primär gebesserten Patienten erleiden innerhalb der nächsten 6 – 8 Wochen ein Rezidiv (26, 32). Die bevorzugte Indikation der frühelektiven Cholezystektomie bei Cholezystitis wird durch eine Metaanalyse aus 12 prospektiv randomisierten Studien bestätigt:

Bei akuter Cholezystitis können durch die frühelektive Cholezystektomie nach 72 h die Krankenhausverweildauer deutlich verkürzt und die Kosten verringert werden, ohne dass Morbidität und Letalität ansteigen (45).

Kann wegen zu später Diagnosestellung oder aus anderen medizinischen Gründen (zu hohes operatives Risiko) die frühelektive Cholezystektomie nicht durchgeführt werden, sollte die Cholezystektomie dann erst im Intervall 6 Wochen nach dem akuten Ereignis erfolgen.

Liegt eine chronische Cholezystitis einschließlich einer Schrumpf- und Porzellangallenblase vor, sollte ebenfalls cholezystektomiert werden.

Nichtchirurgische Therapie der Cholezystolithiasis

Orale Litholyse. In den 70er und 80er Jahren des vergangenen Jahrhunderts wurden zahlreiche Studien zur nichtoperativen Therapie der symptomatischen Cholezystolithiasis durchgeführt. Hierbei zeigte sich, dass eine kleine Gruppe von Patienten mit reinen kleinen Cholesterinsteinen (radiologisch flottierende, röntgennegative Steine < 5 mm) erfolgreich mit Ursodeoxycholsäure (UDCA, 10 – 15 mg/kg KG/Tag) behandelt werden können (38, 41, 46). UDCA, die physiologischerweise < 10% des Gallensäurenpools ausmacht, vermindert die biliäre Cholesterinsekretion, erhöht die Löslichkeit von Cholesterin in der Gallenblasengalle durch die Bildung von Flüssigkristallen und reduziert die intestinale Cholesterinabsorption (34, 38). Alternativ wurde die Behandlung auch mit Chenodeoxycholsäure, die jedoch mehr Nebenwirkungen hat (58), oder mit der Kombination beider Gallensäuren durchgeführt (46).

Da die Abnahme des Steindurchmessers unter oraler Litholyse lediglich etwa 0,7 mm pro Monat beträgt (59), dauert die Therapie meist mehrere Monate. Für optimal ausgewählte Patienten wurden Steinfreiheitsraten von 70 – 80% berichtet (27, 46). Relevante Nebenwirkungen wurden unter UDCA, abgesehen von meist nur transienter Diarrhö bei 10% der Patienten, nicht beobachtet. Verlaufskontrollen nach oraler Litholyse zeigten jedoch eine jährliche Rezidivrate von 10% mit einem Anstieg auf über 50% nach 5 Jahren (21, 43, 71).

Extrakorporale Stoßwellenlithotripsie (ESWL). Die Kombination der Gallensäurentherapie mit der ESWL kann bei bis zu 80% der Patienten mit größeren röntgennegativen Cholesteringallenblasensteinen bis 2 cm ebenfalls zur Litholyse führen (47, 53, 57). Die ESWL wird dabei mit dem Ziel eingesetzt, die Gallensteine so zu zerkleinern, dass spontan abgangsfähige oder rasch medikamentös auflösbare Fragmente entstehen, und wird daher im Allgemeinen mit der oralen Litholyse kombiniert (53). In Studien waren ideale Patienten 2 – 4 Monate nach ESWL unter adjuvanter oraler

Litholyse steinfrei, wobei bis zu 36% der Patienten biliäre Schmerzen durch abgehende Fragmente erlitten (52).

Die Rezidivsteinrate des Verfahrens ist mit 31–43% nach 5 Jahren ebenfalls so hoch (47, 51), dass eine nichtchirurgische Therapie symptomatischer Gallenblasensteine heute nur sehr selten auf speziellen Wunsch einzelner Patienten durchgeführt wird.

Zur Auswahl geeigneter Patienten müssen eine Abdomenleeraufnahme oder eine Computertomographie zum Nachweis der Kalkfreiheit (47) und eine Ultraschalluntersuchung mit Reizmahlzeit zum Nachweis der funktionstüchtigen Gallenblase durchgeführt werden (52). Die wesentlichen Komplikationen der ESWL umfassen leichtgradige akute Pankreatitis (2%) und transiente Cholestase (1%) (52).

Primärprävention von Gallenblasensteinen

Möglichkeiten zur Primärprävention von Gallenblasensteinen sind in Tab. 31.**6** zusammengefasst. Weitere potenziell präventive Maßnahmen sind Vitamin C, 3–5 Mahlzeiten pro Tag, mäßiger Alkoholkonsum und Fettergänzung bei kalorienarmer Diät (15–25 g Fett pro Tag) (33, 34, 72). Darüber hinaus gibt es Situationen, die mit erhöhtem Risiko zur Bildung von Gallenblasensteinen einhergehen (starker Gewichtsverlust, lange parenterale Ernährung). Hierbei kann das Risiko durch die Gabe von 500 mg UDCA pro Tag (7) während der Gewichtsabnahme (Tab. 31.**6**) oder durch eine frühe enterale Ernährung bei Langzeitbeatmeten, alternativ durch die tägliche Gabe eines CCK-Bolus (50 ng/kg KG i. v.), vermindert werden. Ähnliche steinprotektive Effekte besitzt möglicherweise die Gabe von Makroliden durch ihre motilinagonistische Wirkung (500 mg Erythromycin oder Clarithyromycin).

Choledocholithiasis

F. Lammert, M.W. Neubrand, T. Sauerbruch

Klinisches Bild und natürlicher Verlauf

Symptomatik. Die typischen Symptome der extrahepatischen Choledocholithiasis sind kolikartige, meist epigastrische Schmerzen oder, im Falle gleichzeitiger Komplikationen, Zeichen der Pankreatitis (gürtelförmiger Oberbauchschmerz mit Lipase-Erhöhung und Meteorismus) oder der Cholangitis. Bei klassischer Ausprägung kommt es zur Charcot-Trias (Fieber mit Schüttelfrost, Ikterus und Koliken). Vor allem im höheren Alter kann sich aber auch langsam ein nicht schmerzhafter Verschlussikterus entwickeln. Eine länger bestehende Cholestase auf dem Boden einer Choledocholithiasis mit rezidivierender Cholangitis führt zur sekundären biliären Zirrhose. Intrahepatische Steine manifestieren sich klinisch meist durch Zeichen einer Cholangitis, selten durch Koliken.

Verlauf. Der natürliche Verlauf von Gallengangssteinen ist nach wie vor nicht hinreichend geklärt. 15% der Patienten mit Cholelithiasis haben zum Zeitpunkt der Cholezystektomie gleichzeitig eine Choledocholithiasis (63). Umgekehrt haben 95% der Patienten mit Gallengangssteinen auch gleichzeitig Gallenblasensteine. Man nimmt an, dass bis zu 50% asymptomatisch bleiben können (28); möglicherweise liegt die Rate deutlich über 50% (19).

Tabelle 31.6 Prävention von Gallenblasensteinen

Intervention	Wirkmechanismus	Effektivität
Körperliche Aktivität	Gallenblasenmotilität ↑	2–3 h Joggen oder Rad fahren/Woche reduzieren das Risiko um 20–40%
Langsame Gewichtsreduktion bei Adipositas	biliäre Cholesterinsekretion ↓	Steinrisiko bei schneller Gewichtsabnahme (> 25% des KG in 4 Monaten) 28%, bei langsamer Gewichtsabnahme 8% (< 1 kg/Woche)
UDCA bei rascher Gewichtsreduktion	biliäre Cholesterinsekretion ↓ Löslichkeit von Cholesterin in der Gallenblase durch Bildung von Flüssigkristallen ↑ intestinale Cholesterinabsorption ↓	Abnahme des Steinrisikos bei Gewichtsabnahme > 25% des KG in 4 Monaten und Einnahme von UDCA von 28% auf 3%

UDCA = Ursodeoxycholsäure

Da die klinische Erstmanifestation von Gallengangssteinen jedoch häufig Komplikationen wie Cholangitis, Ikterus oder biliäre Pankreatitis sind, wird allgemein – im Gegensatz zu stummen Gallenblasensteinen – eine Therapieindikation bei der asymptomatischen Choledocholithiasis gesehen.

Diagnostik

Kriterien. Neben der oben erwähnten Symptomatik legen verschiedene klinische und auch nichtinvasive diagnostische Parameter den Verdacht auf Gallengangssteine nahe, wie ein dilatierter Gallengang, eine Hyperbilirubinämie bzw. eine γ-GT-Erhöhung mit gleichzeitiger Gallengangserweiterung, aber auch ein abrupter Transaminasenanstieg (Abb. 31.**7**).

Besteht aufgrund dieser Kriterien eine hohe A-priori-Wahrscheinlichkeit von Gallengangssteinen, so sollte eine endoskopische Cholangiopankreatikographie (ERCP) mit der gleichzeitigen Möglichkeit der Sphinkterotomie (12) vorgenommen werden.

Bei klinisch mäßigem Risiko oder auch dem Verdacht abgegangener Steine empfehlen einige Autoren die Durchführung einer MRCP, die eine Sensitivität von 90% (50) zum Nachweis der Choledocholithiasis hat (Abb. 31.**7**). Die Endosonographie hat eine mindestens ebenso hohe Sensitivität und Spezifität (8, 31). In der transabdominellen Sonographie können Gallengangssteine dagegen nur bei maximal 50% der Patienten direkt nachgewiesen werden.

Die Frage der routinemäßigen intraoperativen Cholangiographie parallel zur Cholezystektomie wird kontrovers gesehen. Wahrscheinlich ist sie nicht sinnvoll, da der Nachweis unerwarteter Gallengangssteine unter 4% liegt (37).

Differenzialdiagnose. Alle anderen Ursachen der extrahepatischen Cholestase müssen in Betracht gezogen werden. Dazu gehören insbesondere entzündliche und tumoröse Pankreaserkrankungen sowie Gallengangskarzinome.

Therapie

Nichtchirurgische Therapie der Choledocholithiasis

Die Behandlung der Choledocholithiasis hängt von der Lokalisation der Steine im Gallengangssystem, der Frage, ob eine Cholezystektomie durchgeführt wurde, und der Frage, ob Komplikationen (Pankreatitis, Cholangitis) bestehen, ab.

Endoskopische Papillotomie (EPT). Bei cholezystektomierten Patienten sollte grundsätzlich eine endoskopische Steinextraktion nach Papillotomie durchgeführt werden (41). Die endoskopische Papillotomie (EPT) wurde 1974 in Deutschland eingeführt (12). Die endoskopische Steinextraktion mit kompletter Steinentfernung ist bei 80–90% der Patienten primär erfolgreich (55). Die Komplikationsrate der EPT liegt zwischen 4 und 20%, nach prospektiven Studien bei 10% (16). Die wesentlichen Komplikationen sind Duodenalperforation (< 1%), Blutung (2–3%) oder Pankreatitis (1–2%). Die prozedurbezogene Letalität liegt bei 0,5% und die 30-Tage-Letalität im Bereich von 2–3%. An der eigenen Klinik betrug die Komplikationsrate bei 540 Patienten 7% mit einer Letalitätsrate von 0,2% (55).

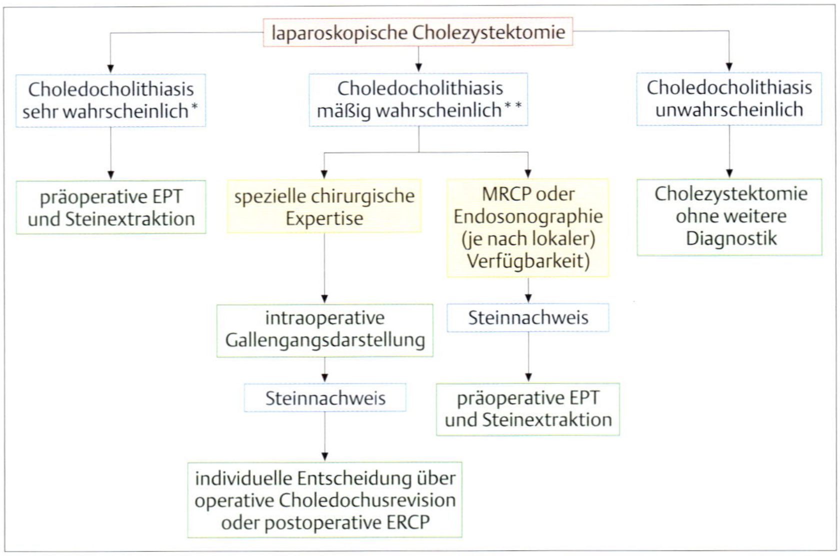

Abb. 31.7 Therapie der symptomatischen Cholezystolithiasis.
*Kriterien für eine hohe Wahrscheinlichkeit einer simultanen Choledocholithiasis:
Majorkriterien: Hyperbilirubinämie, sonographisch erweiterter Gallengang.
Minorkriterien: hohes Alter, multiple kleine Steine in der Gallenblase, Pankreatitis.
**Kriterien für eine mäßige Wahrscheinlichkeit einer simultanen Choledocholithiasis: leicht erhöhte oder fallende Lipase ohne gleichzeitige Hyperbilirubinämie, leicht erhöhte Cholestaseenzyme ohne sonographisch erweiterten Gallengang.

Fragmentation der Konkremente. Gelingt die Steinextraktion aus dem Gallengang primär nicht, so stehen verschiedene Verfahren zur Fragmentation der Steine zur Verfügung: die mechanische Lithotripsie (Abb. 31.**8**), die intrakorporale Laserlithotripsie, die elektrohydraulische Lithotripsie (EHL) und die ESWL (Abb. 31.**9**). Der Erfolg der mechanischen Lithotripsie hängt weniger von der Größe des Steins ab, sondern mehr davon, ob der Stein impaktiert ist (18) oder ob ein Missverhältnis zwischen der Steingröße und dem Lumen des biliären Systems besteht. Basierend auf dem Prinzip der Unterwasserfunkenentladung (EHL) oder durch Laserlithotripsie können Steine im Gallengang ebenfalls zerkleinert werden. Voraussetzung ist das Heranführen einer Lithotripsiesonde unter cholangioskopischer Sicht oder die Verwendung eines Stein-Gewebe-Differenzierungssystems (25). Alle transpapillären Verfahren lassen sich bei fehlender endoskopischer Zugangsmöglichkeit auch auf perkutanem transhepatischem Weg mit ähnlichen Erfolgsraten ausführen. Sehr große Gallengangskonkremente können auch mit Hilfe der ESWL fragmentiert werden (56). Voraussetzung ist hier die Implantation einer nasobiliären Sonde, um die radiologische Ortung einerseits und die geräteunabhängige Kontrolle nach Fragmentation andererseits zu gewährleisten (Abb. 31.**9**).

Die Frage, welches Verfahren zur Zerkleinerung nach erfolgloser mechanischer Lithotripsie gewählt werden soll, orientiert sich stark an den vorhandenen Möglichkeiten der Institution und ihrer Erfahrung. Die ESWL ist möglicherweise etwas weniger effizient als die Laserlithotripsie und die elektrohydraulische Lithotripsie (24), ist auf der anderen Seite jedoch technisch einfacher und wahrscheinlich auch mit weniger Komplikationen behaftet. In der eigenen Klinik wurden während eines Zeitraums von 6 Jahren 73 von 263 Patienten (28%) mit Gallengangssteinen zusätzlich durch Lithotripsie versorgt. Die Erfolgsrate (steinfreies Gangsystem) lag bei diesen Patienten bei 93%. Seit der Einführung dieser Techniken zur Behandlung von Gallengangssteinen ist die direkte Litholyse mit über nasobiliäre Sonden applizierten Monoctanoat- und Gallensäuren-EDTA-Lösungen, die in bis zu 70% zu einer Steinauflösung führen (30, 36, 44), Einzelfällen vorbehalten.

Rezidivsteine. Nach der erfolgreichen endoskopischen EPT und Steinextraktion treten bei 10–15% der Patienten symptomatische Rezidivsteine innerhalb eines Zeitraums von 10 Jahren auf. Begünstigend sind hier ein unzureichender Galleabfluss sowie rezidivierende Cholangitiden. Meist sind diese Rezidivsteine einfach endoskopisch zu behandeln. Patienten mit frühen Rezidivsteinen, weitem Gallengang und juxtapapillären Divertikeln neigen, selbst nach Entfernung der Rezidivsteine, zur neuerlichen Steinbildung im Gallengang (64). Auch diese Steine sind dann häufig leicht endoskopisch zu entfernen.

Therapie von Gallengangssteinen bei gleichzeitiger Cholezystolithiasis

EPT vor laparoskopischer Cholezystektomie. Nach den Leitlinien der Deutschen Gesellschaft für Verdauungs- und Stoffwechselkrankheiten (41) sollte bei Patienten mit gleichzeitig vorliegenden Gallenblasen- und Gallengangssteinen vornehmlich zunächst eine endoskopische Sanierung der Gallengangssteine durch EPT und Steinextraktion vorgenommen werden. Dies gilt insbesondere bei akuter Cholangitis und biliärer Pankreatitis (Abb. 31.**7**). Eine routinemäßige Durchführung einer ERCP vor laparoskopischer Cholezystektomie ist nicht sinnvoll (41, 42).

Laparoskopische Cholezystektomie mit Choledochotomie. Bei ausreichender Erfahrung des Chirurgen kann bei Gallengangssteinen und gleichzeitiger Cholezystolithiasis auch eine laparoskopische Cholezystektomie mit Choledochotomie erwogen werden. Gleiches gilt, wenn Gallengangssteine erst intraoperativ festgestellt wurden. Die meisten Zentren in Deutschland werden in dieser Situation jedoch eine postoperative endoskopische Gallengangssanierung anstreben (Abb. 31.**7**). Ob die gleichzeitige intraoperative endoskopische Gallengangssanierung neben der laparoskopischen Cholezystektomie vorteilhaft ist (13, 39), kann nicht abschließend beurteilt werden.

Asymptomatische oder keine Gallenblasensteine. Patienten, bei denen die primäre Symptomatik auf Gallengangssteine zurückzuführen ist, die jedoch gleichzeitig asymptomatische Gallenblasensteine haben, sollten cholezystektomiert werden (5), da das Risiko, seitens der Gallenblase später eine Cholezystitis, Ikterus oder Komplikationen zu entwickeln, mindestens 15% beträgt (5, 54). Ebenso sollten alle Patienten mit Zystikusverschluss nach Sanierung der Gallenwege einer Cholezystektomie unterzogen werden. Patienten, bei denen auf endoskopischem Wege eine Sanierung der Gallenwege erfolgreich durchgeführt wurde, und die bei offenem Ductus cysticus keine Gallenblasensteine haben (meist handelt es sich dann um in den Gallengang abgewanderte Steine), bedürfen keiner Cholezystektomie (1, 41).

Therapie der Cholangitis

Die schwere steinbedingte Cholangitis bedarf neben der antibiotischen Therapie einer sehr raschen Drainage durch Stent oder nasobiliäre Sonde.

Eine gleichzeitige EPT ist bei diesen Patienten bei suffizienter Drainage nicht notwendig (22). Die beiden letzteren Verfahren sind gleich wirksam (60).

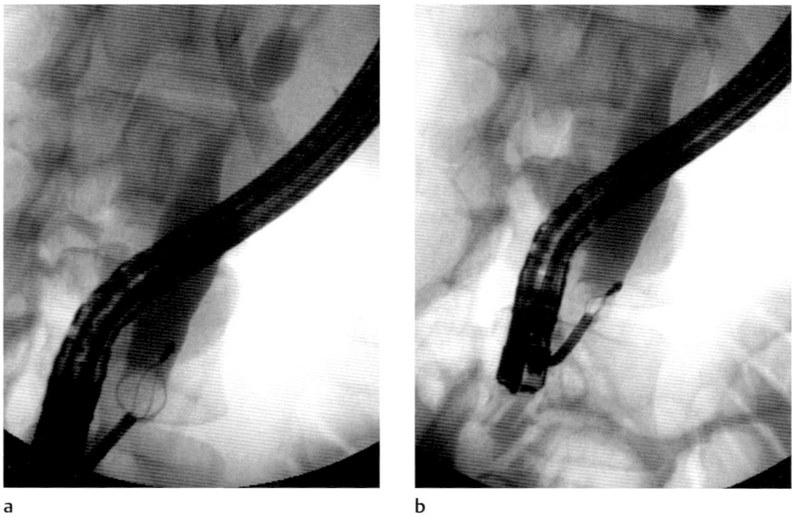

⊠ **Abb. 31.8** Mechanische Lithotripsie eines Gallengangssteins im Rahmen einer ERC.
a Nachweis des Steins im gestauten Ductus hepatocholedochus und Lithotripter in situ.
b Zertrümmerter Stein nach mechanischer Lithotripsie.

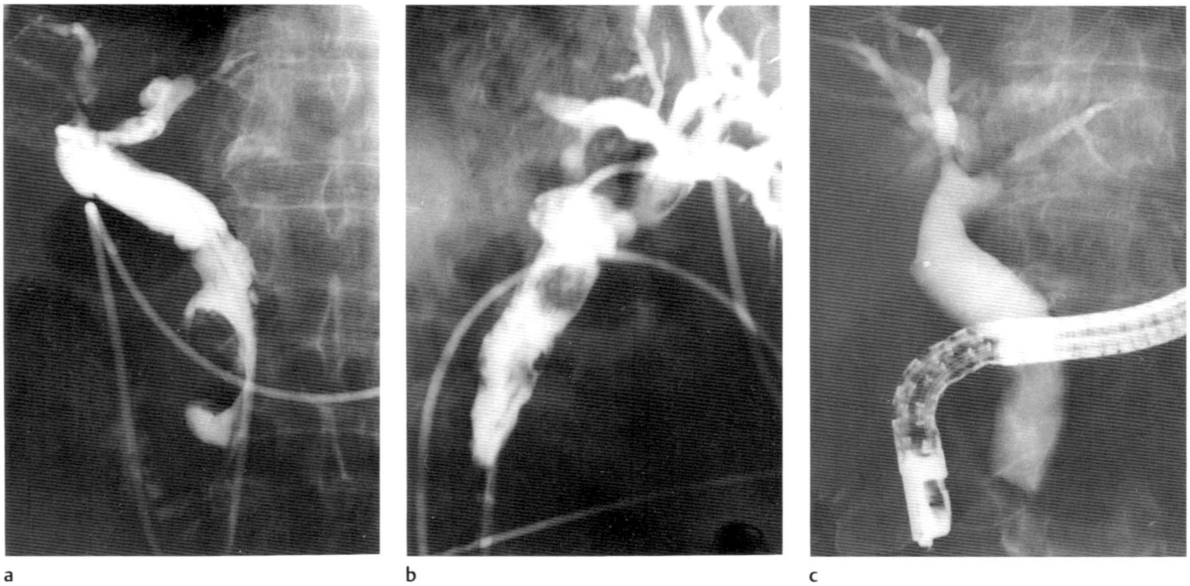

⊠ **Abb. 31.9** ESWL.
a Großer Gallengangsstein im erweiterten Ductus hepatocholedochus und nasobiliäre Sonde in situ.
b Befund nach den ersten ESWL-Sitzungen.
c Zustand nach vollständiger Lithotripsie der Konkremente und Entfernung der nasobiliären Sonde.

Therapie großer Gallengangssteine bei Risikopatienten

Bei diesen Patienten ist die alleinige Gallengangsdrainage durch eine Endoprothese am Stein vorbei möglich (29). Allerdings entwickeln einige dieser Patienten im weiteren Verlauf eine Cholangitis, so dass – wenn irgend möglich – eine Sanierung des biliären Systems angestrebt werden sollte (11).

Sekundärprävention der Choledocholithiasis

Es gibt keine gesicherte medikamentöse Prophylaxe der Entstehung von Gallengangssteinen (41). Antibiotika waren in kontrollierten Studien wirkungslos. UDCA steigert die Cholerese und zeigte bei einer kleinen Patientengruppe und kurzem Follow-up eine leichte Reduktion der Rezidive (65).

Biliäre Pankreatitis

Obwohl die frühe Auflösung einer Obstruktion des Pankreasganges den Verlauf einer Pankreatitis wahrscheinlich günstig beeinflusst, ist eine notfallmäßige ERCP mit EPT beim Verdacht auf eine biliäre Pankreatitis nicht bei jedem Patienten notwendig. Dies liegt daran, dass bei vielen Patienten der Stein schon spontan in das Duodenum abgewandert ist und häufig die angestoßene Entzündungskaskade durch die EPT nicht mehr unterbrochen werden kann.

→ **Empfehlungen zur EPT.** Aus den vorliegenden kontrollierten Studien zu dieser Frage (35) lassen sich daher folgende Empfehlungen ableiten:

Eine frühe ERCP, ggf. mit EPT, ist vor allem bei Patienten mit Zeichen der Gallengangsobstruktion (Ikterus) und/oder Cholangitis sinnvoll (15). Bei diesen Patienten behandelt die EPT vor allem die Cholangitis, die eine schwerwiegende Komplikation darstellt, da sie in 10% der Fälle zu einer Sepsis führt (63).

Darüber hinaus diskutiert eine Metaanalyse (61) einen günstigen Effekt der EPT bei der biliären Pankreatitis generell.

→ **Cholezystektomie.** Da die biliäre Pankreatitis häufig auf einer Migration von Gallenblasensteinen in den Ductus hepatocholedochus beruht, sollten alle Patienten mit noch vorhandener Gallenblase cholezystektomiert werden. Die Cholezystektomie kann früh (innerhalb einer Woche nach klinischer Erholung) bei Patienten mit leichter Pankreatitis vorgenommen werden. Dagegen sollte bei Patienten mit schwerer nekrotisierender Pankreatitis die Operation frühestens 6 Wochen nach klinischer Konsolidierung durchgeführt werden (40).

Operative Therapie

R. Bittner

Cholezystektomie und Videoendoskopie

Allgemeines

Die erste Cholezystektomie wegen eines Gallenblasensteinleidens wurde 1882 von Karl Langenbuch durchgeführt. Etwa 100 Jahre später 1986 wird von Mühe über die erste Cholezystektomie durch ein Laparoskop berichtet. 1987 erfolgte die erste laparoskopische Cholezystektomie mit Anlage eines Pneumoperitoneums. Danach kam es weltweit zu einer rasanten Verbreitung dieser neuen Technik, die heute als das Standardoperationsverfahren in der Behandlung der Cholezystolithiasis anzusehen ist.

→ **Vorteile der laparoskopischen Technik.** In einer Vielzahl von Studien konnten die Vorteile der neuen minimal invasiven Operationstechnik bewiesen werden (74). Wenngleich die Grundprinzipien beider Operationsverfahren gleich sind, so ergibt sich der entscheidende Vorteil für die laparoskopische Technik aus dem geringeren Bauchdeckentrauma infolge des minimierten Zuganges. Während in der offenen Chirurgie die Länge des Rippenbogenrandschnittes mindestens 4–6 cm betrug, in der Regel aber zwischen 10 und 20 cm lag entsprechend dem Körperbau der Patienten, so benötigt die laparoskopische Chirurgie unabhängig von der Dicke der Bauchdecke und der Tiefe des Situs lediglich zwei 3–5 mm lange Schnitte, einen 1 cm langen Schnitt sowie eine etwa 2 cm lange Inzision. Schmerzen und Wundkomplikationen können so signifikant reduziert werden. Ein weiterer Vorteil für die laparoskopische Technik ergibt sich aus der Videoendoskopie. Während in der offenen Chirurgie entsprechend der Schnittlänge in der Regel nur der Operateur eine optimale Sicht und dann auch nur auf das Operationsfeld hatte, ermöglicht die Laparoskopie allen Mitgliedern des Teams einschließlich dem gesamten OP-Personal eine optimale Sicht und diese nicht nur auf die unmittelbare Gallenblasenumgebung, sondern es kann auch die gesamte Bauchhöhle beurteilt werden. Schließlich ermöglicht der Vergrößerungseffekt durch die Kamera sowie das verfeinerte Dissektionsinstrumentarium eine präzise und Blut sparende, exakt den anatomischen Strukturen folgende Präparation.

Der Vorteil für die laparoskopische Technik ergibt sich daher nicht nur aus dem minimierten Zugang, sondern auch durch die subtile Operationstechnik, so dass dieses neue Verfahren berechtigterweise auch als minimal invasiv bezeichnet werden kann.

→ **Nachteil.** Der Nachteil besteht darin, dass die Technik vollkommen neu ist und durch die Videoendoskopie mit dem zweidimensionalen Bild, dem vollständig anderen Instrumentarium sowie dem damit verbundenen reduzierten Gewebegefühl auch von dem bereits erfahrenen Chirurgen neu erlernt werden muss.

→ **Konversionsraten.** Trotz dieser Problematik zeigen aktuelle Qualitätssicherungsstudien (Baden-Württemberg 2004), dass heute 70–80% aller Steingallenblasen – auch bei Patienten mit akuter Entzündung – erfolgreich in der neuen Technik operiert werden können bei einer insgesamt akzeptablen Konversionsrate von ca. 7%. Bei der Wertung dieser Daten sollte bedacht werden, dass eine Konversion, d. h. das Umschalten zur offenen Technik, z. B. aufgrund eines unübersichtlichen Situs im Bereich der Leberpforte oder bei Blutung, nicht grundsätzlich als Versagen des Operateurs, sondern als verantwortungsbewusste Maßnahme im Interesse des Patienten anzusehen ist.

In spezialisierten Zentren ist die offene Technik heute eher die Ausnahme (z. B. bei massiven Verwachsungen nach vorausgegangener Oberbauchoperation, schwerster Entzündung mit nicht dissezierbarem Konglomerat aus Gallenblase, Kolon, Duodenum, Omentum und Leber, breiter biliodigestiver Fistel, Mirizzi-Syndrom, endoskopisch nicht behandelbarer Choledocholithiasis) und die Konversionsrate übersteigt nicht 1 %.

Ausbildung. Während noch bis vor einigen Jahren als Voraussetzung für den jungen Chirurgen in der Ausbildung eine bestimmte Anzahl offener Operationen vor dem Erlernen der laparoskopischen Technik gefordert wurde, ist dieses Postulat heute nicht mehr haltbar. Zum einen kann dem Patienten nicht mehr zugemutet werden, dass er aus didaktischen Gründen konventionell operiert wird, zum anderen ist aber auch durch die tägliche Praxis diesem Postulat die Sinnhaftigkeit entzogen worden.

Indikation

Die Indikation zur laparoskopischen Cholezystektomie ist identisch wie in der offenen Chirurgie. Eine sonographisch nachgewiesene Cholezystolithiasis ohne jegliche Beschwerden bedarf in der Regel nicht der Operation. Bei unklarer Symptomatik sollte auf jeden Fall eine Gastroduodenoskopie durchgeführt werden, bei typischer Symptomatik kann darauf verzichtet werden.

Prophylaktische Cholezystektomie bei „stummem" Gallenblasenstein?

Mit der Einführung der laparoskopischen Cholezystektomie wird die optimale Therapie des „stummen" Gallenblasensteins neu diskutiert. Eine Reihe älterer Studien zur Kosten-Nutzen-Situation konnten zeigen, dass eine prophylaktische Cholezystektomie nicht sinnvoll ist, da die errechneten Kosten deutlich über dem zu erwartenden Nutzen lagen. Alle diese Studien bezogen sich jedoch auf die konventionelle Cholezystektomie, die durch das signifikant größere Bauchdeckentrauma für den Patienten eine nicht unerhebliche Belastung einschließlich einer signifikant höheren Komplikationsfrequenz darstellte. Für zukünftige Entwicklungen ist daher eine aktuelle Bestandsaufnahme unter Zugrundelegung der laparoskopischen Cholezystektomie, die für den Patienten ein signifikant geringeres Trauma bedeutet mit erniedrigter Morbidität und einem auf 1 – 3 Tage verkürzten Krankenhausaufenthalt sowie einer raschen Wiedererlangung sämtlicher körperlichen Aktivitäten, dringlich erforderlich. Im Besonderen ist in dieser Diskussion zu berücksichtigen, dass mit zunehmendem Alter signifikant häufiger ein kompliziertes Gallenblasensteinleiden beobachtet wird (74), die Operation dann signifikant länger dauert und die Konversionsrate erhöht ist bei signifikant gesteigerter Morbidität.

Technik

Die Operationstechnik ist heute weitestgehend standardisiert, zentraler Schritt der Operation ist die Präparation des Calot-Dreiecks, so dass A. cystica und Ductus cysticus sicher versorgt werden können ohne Verletzungen der Strukturen des Lig. hepatoduodenale (Ductus hepatocholedochus, A. hepatica, V. portae).

Exposition der Strukturen. Voraussetzung für die sichere Präparation ist die optimale Exposition der Strukturen des Lig. hepatoduodenale, was im Besonderen beim tiefen männlichen Situs, bei Adipositas, bei großer Leber und bei entzündlichen Veränderungen sehr schwierig sein kann. Die laparoskopische Technik wird grundsätzlich angestrebt, sollte eine übersichtliche Exposition nicht möglich sein, muss konvertiert werden. Der Einsatz einer 30°-Winkel-Optik erleichtert insbesondere beim schwierigen Situs die Einstellung und ermöglicht auch eine Sicht auf die dorsolateralen Bereiche des Calot-Dreiecks.

Präparation. Die Präparation sollte im Bereich des Übergangs vom Infundibulum zum mehr oder weniger fettreichen Calot-Dreieck beginnen und dann v-förmig dorsal und ventral mit der Eröffnung des peritonealen Überzugs in Richtung Gallenblasenfundus fortfahren. Dadurch wird das sog. „dorsale Fenster", d. h. der Bereich zwischen Ductus cysticus, Ductus choledochus, Gallenblasenwand und Leberunterfläche, eröffnet, damit aus einer in der Regel spitzwinkligen Einmündung des Ductus cysticus in den Ductus choledochus eine rechtwinklige wird, mit dem Ziel, die Präparation und somit die Durchtrennungsebene für Ductus cysticus und A. cystica von den Strukturen der Leberpforte zu entfernen, um deren Verletzung zu vermeiden. Grundregel ist die gallenblasennahe Präparation, die zudem den entscheidenden Vorteil hat, dass dadurch mögliche Anomalien sowohl im Bereich der Gallenwege als auch der arteriellen Versorgung von Leber und Gallenblase keine Rolle spielen, da sie bei dieser Technik nicht tangiert werden.

Dissektionsinstrumente. Als Dissektionsinstrumente werden ein an monopolaren Strom angeschlossenes Elektrohäkchen benutzt, eine einfache Schere oder in Einzelfällen eine Ultraschallschere. Die sorgfältige Blutstillung bzw. das Vermeiden größerer Blutungen, so dass stets ein eindeutig zu beurteilender Situs vorliegt, sind entscheidende Vorbedingungen für den Operationserfolg. Ductus cysticus und A. cystica werden nur dann durchtrennt, wenn sie zweifelsfrei zirkulär dargestellt sind. Bestehen Zweifel, ist eine intraoperative Cholangiographie erforderlich. Der Verschluss von A. cystica und Ductus cysticus erfolgt in der Regel mit jeweils zwei Titanclips, wobei aber auch spezielle resorbierbare Clips zum Einsatz kommen können.

Herauslösen und Bergen der Gallenblase. Das Herauslösen der Gallenblase aus dem Leberbett ist bei nicht entzündeter Gallenblase einfach und in der Regel ohne jegliche Gefahren, z.B. Blutungen aus dem Leberbett, möglich. Anders ist es bei der akut entzündeten Gallenblase. Hier kann das Herauslösen der Gallenblase aus dem Leberbett extrem schwierig sein, vor allem aufgrund der stets gesteigerten Blutungsneigung. Das Vorgehen ist daher sehr zeitaufwändig und nur möglich bei fortlaufenden Spül-Saug-Manövern und subtiler Blutstillung, wobei sich im Besonderen der Argon-Beamer sehr bewährt hat. Nach unseren Erfahrungen konnte mit Einsatz des Argon-Beamers die Konversionsrate signifikant gesenkt werden. Zur Bergung der Gallenblase empfiehlt sich der Einsatz eines Bergebeutels vor allem bei akuter Entzündung. Der Einsatz des Beutels ermöglicht die Extraktion auch großer und steinreicher Gallenblasen durch die 2–3 cm große Inzision z.T. unter Einsatz einiger Hilfsmittel.

Cholezystolithiasis und Choledocholithiasis

→ **Therapeutisches Splitting.** Die laparoskopische Technik hat das Management bei Patienten mit Steingallenblase radikal verändert. Bei gleichzeitigem Vorliegen einer Choledocholithiasis wird heute von den meisten Autoren das Konzept „Therapeutisches Splitting" verfolgt, d.h. zunächst endoskopische Gallengangssanierung, dann laparoskopische Cholezystektomie. Dieses Konzept hat sich als kosteneffektiv erwiesen (75).

→ **Okkulte Choledocholithiasis.** Ein Problem ist die Detektion einer sog. okkulten Choledocholithiasis, die bei der Steingallenblase in 5–10% zu beobachten ist. Während dies im Zeitalter der konventionellen Cholezystektomie kein Problem war, da routinemäßig intraoperativ cholangiographiert wurde, und problemlos eine Choledochusrevision angeschlossen werden konnte, kann dies im Rahmen des Konzeptes „Therapeutisches Splitting" ein Problem sein. Der Grund hierfür ist, dass die laparoskopische Choledochusrevision nicht einfach ist und ein spezielles Instrumentarium sowie eine besondere Expertise erfordert.

Der sorgfältigen präoperativen Diagnostik kommt heute die entscheidende Bedeutung zu. Wegweisend für die Indikation zu einer vorausgehenden ERC sind die Anamnese (Ikterus, Pankreatitis), der Ultraschallbefund (Choledochusweite über 6 mm) sowie eine Erhöhung der Cholestaseparameter.

Komplikationen nach Cholezystektomie

H. Witzigmann, D. Uhlmann

Gallengangsverletzungen

Epidemiologie und Wertung

Die Einführung und Verbreitung der laparoskopischen Cholezystektomie als Methode der Wahl zur Behandlung des Gallenblasensteinleidens führte zu einer erhöhten Frequenz von Verletzungen des Gallengangsystems. Die Inzidenz iatrogener Gallengangsverletzungen liegt bei der laparoskopischen Cholezystektomie zwischen 0,4 und 0,6% im Vergleich zu 0,1–0,3% bei der offenen Cholezystektomie (76–80). Trotz der überwundenen „Lernkurve" scheint die Komplikationsrate in dieser Höhe stabil zu bleiben (78–80).

Im Gegensatz zur konventionellen Cholezystektomie liegt die besondere Bedeutung von Gallengangsverletzungen nach laparoskopischer Cholezystektomie in dem gehäuften Auftreten langstreckiger und zentraler Defektläsionen.

Neben den zum Teil desaströsen Folgen für den jeweiligen Patienten stellen diese Verletzungen auch einen erheblichen Kostenfaktor dar (81). Es ist deshalb eine Behandlung in erfahrenen Zentren notwendig, um die kritische Prognose günstig zu beeinflussen.

Klassifikation

→ **Verschiedene Einteilungsmöglichkeiten.** Die Gallengangsverletzungen werden entsprechend dem Ausmaß und der anatomischen Lokalisation auf der Basis von ERC-, PTC- und intraoperativen Befunden sowie in Abhängigkeit vom Zeitintervall zwischen dem Verletzungsereignis und der therapeutischen Intervention klassifiziert. Aus dem Zeitalter der konventionellen Cholezystektomie stammt die von Bismuth und Lazorthes entwickelte Einteilung, die sich nur auf Gallengangsstrikturen bezieht und die Pathogenese nicht berücksichtigt (82). Aufgrund anderer Verletzungsmuster war für die Gallengangsverletzungen nach laparoskopischer Cholezystektomie eine Überarbeitung dieses Schemas erforderlich. Eine ausführliche Unterteilung der Gallengangsverletzungen wurde von Strasberg erstellt (77). Die gebräuchlichsten Einteilungen im deutschen Sprachraum sind die nach Siewert von 1994 (83) und Neuhaus von 2000 (84). Während die Klassifikation nach Siewert eine Kompromittierung der arteriellen Durchblutung mit berücksichtigt, wird in der Einteilung nach Neuhaus eine detaillierte Typisierung von Ätiologie und Ausmaß vorgenommen. Im Folgenden wird die Einteilung nach Neuhaus verwendet (Abb. 31.**10**).

Klassifikation nach Neuhaus. In dieser von Neuhaus vorgeschlagenen Einteilung (Abb. 31.**10**) entsprechen die Typ-A-Verletzungen peripheren Galleleckagen aus dem Zystikusstumpf (Typ A1) oder dem Gallenblasenbett (Typ A2). Typ-B-Läsionen sind inkomplette (Typ B1) oder komplette (Typ B2) Okklusionen des Ductus hepatocholedochus (DHC). Verletzungen vom Typ C stellen kleine punktförmige (Typ C1) oder langstreckige tangentiale Verletzungen (Typ C2) dar. Komplette Durchtrennungen des DHC werden als Typ D klassifiziert, wobei Durchtrennungen ohne Defekt (Typ D1) von solchen mit Substanzverlust (Typ D2) unterschieden werden. Von den früh erkannten Läsionen (Typ A–D) werden die spät aufgetretenen Strikturen (Typ E) unterschieden. Diese werden nach Ausmaß und Höhe in 4 Gruppen unterteilt: Typ E1, kurzstreckige (< 5 mm) Stenosen; Typ E2, langstreckige (> 5 mm) Stenosen; Typ E3, Stenosen im Bereich der Hepatikusgabel; Typ E4, Stenosen des rechten Hauptgallengangs.

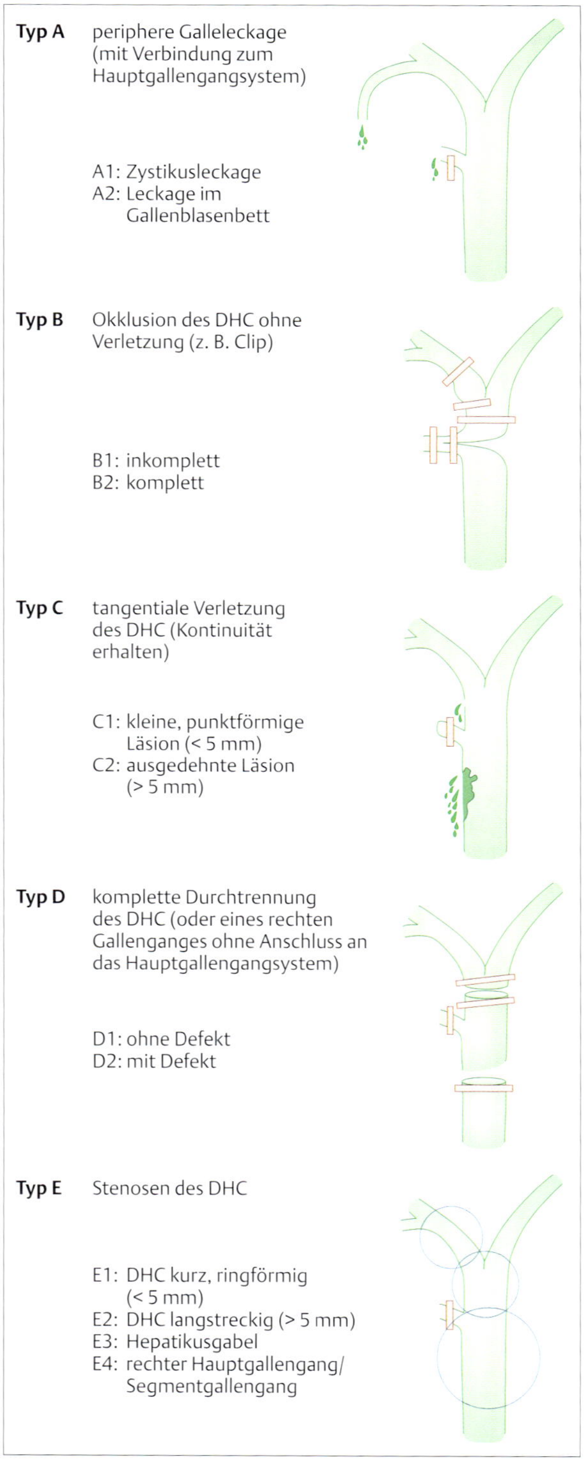

Abb. 31.10 Klassifikation der Gallengangsverletzungen nach Neuhaus (nach 85).

Diagnostik

Früh erkannte Läsionen. Die Mehrzahl der Gallengangsverletzungen im Rahmen einer laparoskopischen Cholezystektomie wird innerhalb der ersten Woche nach erfolgtem Eingriff diagnostiziert. Laborchemisch ist immer ein Bilirubinanstieg nachweisbar. Bei Leckage kommt es zu einem schnellen und isolierten Bilirubinanstieg durch Resorption, bei Verschluss erfolgt dieser langsamer und parallel mit den Cholestase anzeigenden Enzymen.

Ultraschalluntersuchung und ERC sind obligatorisch. Bei komplettem Abbruch des Gallengangs ist die perkutane transhepatische Cholangiographie (PTC) zur Abklärung des leberseitigen Gallenwegssystems erforderlich (Abb. 31.**11**). Bei komplizierten Verletzungen ist auch eine Angiographie (Zöliakographie und Mesenterikographie) unabdingbar.

Spätstenosen. Patienten mit Spätstenosen geben häufig als erstes Symptom ein unspezifisches Druckgefühl im Oberbauch an. Laborchemisch sind die Cholestase anzeigenden Enzyme deutlich und die Bilirubinwerte nur mäßig erhöht.

Die Diagnostik und die Behandlung von Gallenwegsverletzungen erfordern immer ein abgestimmtes Teamwork zwischen Radiologie, interventioneller Endoskopie und Chirurgie. Voraussetzung für die erfolgreiche Therapie ist eine exakte präoperative Klassifikation auf der Basis der vorgenannten Untersuchungen, aus der sich ein Behandlungsalgorithmus ableiten lässt.

Therapie

Intraoperativ erkannte Verletzungen

Bei den intraoperativ erkannten Gallengangsverletzungen handelt es sich meist um clipbedingte Okklusionen (Typ B), tangentiale Läsionen (Typ C) oder komplette Durchtrennun-

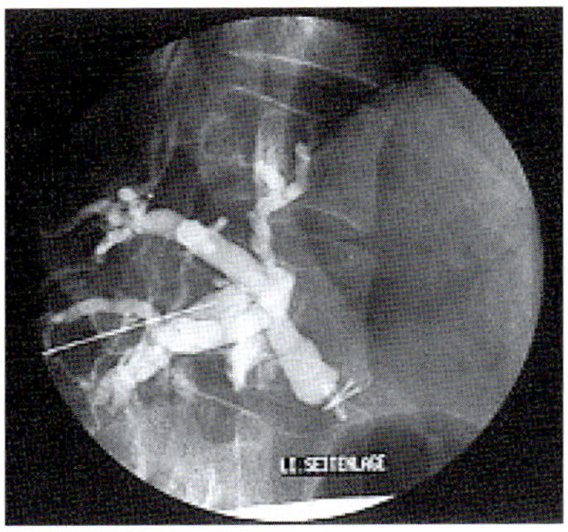

⊠ **Abb. 31.11** PTC bei komplettem Gangabbruch.

gen des Hauptgallenganges (Typ D). Periphere Leckagen (Typ A) werden in der Regel erst postoperativ erkannt.

⇢ **Konversion.** Bei intraoperativ erkannten Verletzungen der Gallengänge muss auf eine offene Laparotomie umgestiegen werden. Nur kleinere Leckagen aus dem Gallenblasenbett können gelegentlich laparoskopisch mit einem Clip versorgt werden. Tangentiale Läsionen (Typ C) werden übernäht, wobei bei größeren Läsionen die Einlage einer T-Drainage empfohlen wird. Bei kompletter Durchtrennung des Hauptgallengangs ohne Substanzverlust kann eine spannungsfreie End-zu-End-Anastomose über einer T-Drainage versucht werden. Zur Vermeidung von Spätstenosen sollte die T-Drainage 14 Tage postoperativ durch einen endoskopisch platzierten Stent ersetzt werden (85). Bei einer Defektläsion stellt die Hepatikojejunostomie mit einer nach Roux-Y ausgeschalteten Dünndarmschlinge die Therapie der Wahl dar (Abb. 31.**12**). Die End-zu-End-Anastomose führt in dieser Situation im Langzeitverlauf zu Strikturraten von bis zu 100% (86).

› Postoperativ erkannte Gallengangsverletzungen

- *Typ A:* Periphere Läsionen in Form einer Zystikusstumpfleckage oder einer Leckage aus dem Gallenblasenbett (Typ A) werden in der Regel erst postoperativ diagnostiziert. Die Therapie der Wahl besteht in der endoskopischen Therapie durch Papillotomie, ggf. kombiniert mit einer vorübergehenden Stenteinlage und interventioneller Biliomdrainage. Dadurch wird bei über 90% der Patienten ein dauerhafter Therapieerfolg erreicht.
- *Typ B:* Auch inkomplette Okklusionen des DHC können bei der Mehrzahl der Patienten endoskopisch mittels Ballondilatation und Stenteinlage behandelt werden. Zur Vermeidung von Spätstenosen ist eine längerfristige (ca. 1 Jahr) temporäre endoskopische Stenteinlage zu erwägen.
- *Typ C:* Tangentiale Läsionen erfordern, bis auf punktförmige Verletzungen, eine chirurgische Therapie.

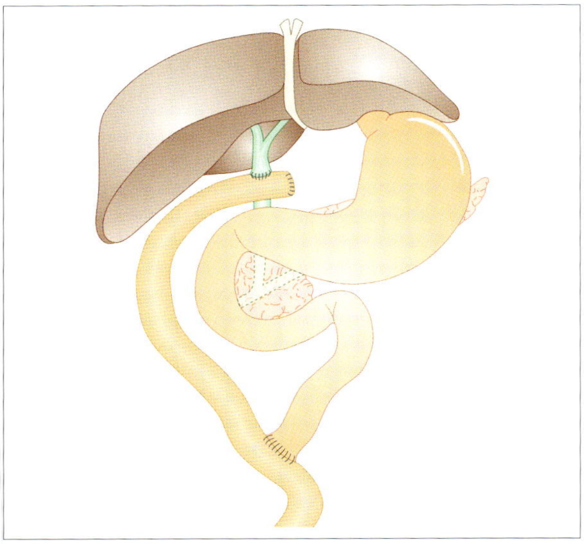

⊠ **Abb. 31.12** Hepatikojejunostomie in Roux-Y-Technik.

Ausgedehnte tangentiale Verletzungen (Typ C2) werden – sofern der Gallengang gut durchblutet ist – unter Platzierung einer T-Drainage übernäht. Es besteht jedoch die Gefahr, den thermischen Schaden zu unterschätzen, so dass in Zweifelsfällen eine Hepatikojejunostomie durchgeführt werden sollte.
- *Typ D:* Die komplette Durchtrennung des Hauptgallenganges erfordert eine sofortige chirurgische Therapie, insbesondere wenn die Galle bei unverschlossenem proximalem Stumpf frei in die Bauchhöhle fließt. Die Therapie erfolgt analog dem Management bei Erkennung während der Erstoperation.

Kontrovers diskutiert werden der Zeitpunkt der definitiven Versorgung bei Vorliegen einer galligen Peritonitis und die Notwendigkeit einer Anastomosenschienung bei Anlage einer Hepatikojejunostomie (87).

› Spätstenosen

Die Therapie der spät auftretenden Gallengangstenosen (Typ E) richtet sich nach der Lokalisation und dem Ausmaß der Läsion. Bei kurzstreckigen Stenosen werden sehr gute Ergebnisse durch Bougierung und anschließende Stenteinlage erreicht. Auch bei proximalen Stenosen wird die primäre endoskopische Behandlung empfohlen. Bei langstreckigen Strikturen stellt die Resektion mit Anlage einer Hepatikojejunostomie die Therapie der Wahl dar.

Leberarterienverletzungen

Die in der Literatur angegebene Inzidenz liegt zwischen 12 und 61% (88). Anatomische Varianten der arteriellen Gefäße im Bereich des Calot-Dreiecks sind häufig. Für die laparoskopische Cholezystektomie von besonderer Bedeutung ist eine in unmittelbarer Nähe des D. cysticus verlaufende A. hepatica dextra.

Die Rekonstruktion erfolgt durch End-zu-End-Anastomose oder durch Veneninterponat. Bei den spät erkannten Verletzungen ist aus technischen Gründen eine Reanastomosierung oft nicht mehr möglich. Die kombinierte Gallengangs- und Arterienverletzung erhöht das Risiko für das Auftreten späterer Komplikationen wie Cholangitis, Leberabszess, Stenose der biliodigestiven Anastomose und sekundär biliäre Leberzirrhose.

Abszesse, verlorene Steine

Postoperative Abszesse im Gallenblasenbett können praktisch immer interventionell behandelt werden, sofern nicht eine Gallengangsläsion ursächlich ist. Mit Einführung der laparoskopischen Technik hat die Häufigkeit von verlorenen Konkrementen zugenommen. Die Langzeitfolgen dieser Komplikation sind unklar.

FAZIT FÜR DIE PRAXIS

- 75% der Gallenblasensteinträger bleiben asymptomatisch. Bei diesen beträgt die Inzidenz von Koliken 1–4% pro Jahr und die jährliche Komplikationsrate (Cholezystitis, Cholangitis, Pankreatitis) 0,1–0,2%. Verglichen mit asymptomatischen Steinträgern haben Patienten nach erstmaligem Auftreten von Koliken ein um den Faktor 10 erhöhtes Risiko, Komplikationen zu entwickeln.
- Die Diagnostik von Gallengangssteinen hängt vom Grad der Wahrscheinlichkeit ihres Vorkommens ab: Bei hohem Verdacht wird eine ERCP mit der Möglichkeit der gleichzeitigen EPT durchgeführt; bei geringem Verdacht können zunächst eine Endosonographie oder eine MRCP durchgeführt werden.
- Nach EPT können unter Zuhilfenahme verschiedener Lithotripsieverfahren 95% der Patienten mit Gallengangssteinen erfolgreich behandelt werden. Eine Altersbegrenzung für die EPT besteht nicht.
- Bei Gallengangssteinen und gleichzeitig bestehender Cholezystolithiasis ist das therapeutische Splitting mit präoperativer ERCP und Steinextraktion das bevorzugte Verfahren.
- Bei jedem Verdacht auf eine Cholangitis ist neben der antibiotischen Therapie eine rasche Gallengangsdrainage durch Stent oder nasobiliäre Sonde notwendig. Patienten mit biliärer Pankreatitis und Ikterus bedürfen einer notfallmäßigen ERCP/EPT.
- Die asymptomatische Cholezystolithiasis ist keine Indikation zur Cholezystektomie. Symptomlose Steinträger profitieren nicht von einer Operation, es sei denn sie haben Steine > 3 cm, Adenome > 1 cm oder eine Porzellangallenblase. In diesen Fällen kann das erhöhte Karzinomrisiko gesenkt werden.
- Bei symptomatischen Gallenblasensteinen besteht die Indikation zur Operation. Die Therapie der Wahl ist die laparoskopische Cholezystektomie. Bei der Cholezystitis ist die frühelektive laparoskopische Cholezystektomie innerhalb von 72 h nach Symptombeginn der späteren Operation nach mehreren Wochen vorzuziehen.
- Die Cholezystektomie in laparoskopischer Technik ist heute eine sichere und patientenfreundliche Operation. Die Indikation zur Operation hat sich durch die laparoskopische Technik nicht grundsätzlich verändert, allerdings ist durchaus zu diskutieren, ob sie nicht im Einzelfall bei Berücksichtigung der aktuellen Entwicklungen großzügiger gestellt werden sollte.
- Die Morbidität bei Patienten mit Gallengangsverletzungen nach laparoskopischer Cholezystektomie ist relativ hoch. Unbestritten ist bei Reinterventionen an den Gallewegen die Erfahrung des interdisziplinären Behandlungsteams von entscheidender prognostischer Bedeutung. Jeder fehlgeschlagene chirurgische Reparationsversuch verschlechtert die Erfolgsaussichten einer erneuten Operation deutlich.
- Die häufigsten Langzeitkomplikationen nach laparoskopischer Cholezystektomie sind aszendierende Cholangitiden, späte Strikturen und die Entwicklung einer sekundären biliären Zirrhose. Die simultane Verletzung der rechten Leberarterie stellt einen zusätzlichen Risikofaktor für Probleme im Langzeitverlauf dar.

32 Benigne Gallenwegsstenosen

D. Schilling

EDITORIAL **Benigne Gallenwegsstenosen treten in über 70 % aller Fälle postoperativ auf. Hier ist die Cholezystektomie sicherlich die Operation, die am häufigsten zu dieser Komplikation führt. Durch eine kontinuierliche Fortentwicklung der interventionellen Endoskopie ist die transpapilläre oder perkutan transhepatische Langzeitdilatation solcher Stenosen mittels Endoprothesen die Methode der ersten Wahl. Vorausgehen sollte dieser nichtinvasiven Therapie ein standardisierter diagnostischer Algorithmus zum Ausschluss der Malignität.**

Ätiologie und Klassifikation

Benigne Stenosen an den Gallenwegen werden durch eine Vielzahl von Erkrankungen ganz unterschiedlicher Prognose hervorgerufen (Tab. 32.**1**). In über 70 % der benignen Gallenwegsstenosen sind Operationen an den Gallenwegen vorausgegangen (1). Häufig kann die Anamnese schon hilfreich sein bei der Zuordnung der Ätiologie. In manchen Fällen ist eine Abgrenzung zur malignen Stenose sehr komplex und erfordert eine aufwändige differenzialdiagnostische Aufarbeitung mittels verschiedener endoskopischer und bildgebender Verfahren (2).

→ **Einteilung.** Gerade für die postoperativen Stenosen gibt es eine mittlerweile etablierte Einteilung nach Corlette und Bismuth (3) (Tab. 32.**2**).

Tabelle 32.1 Ursachen benigner Gallenwegserkrankungen

- Operative Eingriffe an den Gallenwegen/Leber
- Pankreaserkrankungen (chronische Pankreatitis, Pankreaspseudozysten)
- Sklerosierende Cholangitis (primär, sekundär)
- Papillenstenose
- Posttraumatisch
- Infektiös (z. B. Echinokokkose)

Tabelle 32.2 Corlette-Bismuth-Klassifikation der postoperativen Gallenwegsstenosen

Typ 1	distale Stenose des Ductus hepaticus communis mehr als 2 cm von der Gabel entfernt
Typ 2	mittlere Stenose des Ductus hepatocholedochus weniger als 2 cm von der Gabel entfernt
Typ 3	hiläre Stenose mit kompletter Beteiligung des Ductus hepaticus communis ohne Beteiligung des Konfluens
Typ 4	hiläre Stenose mit Beteiligung des Konfluens der beiden Ducti hepatici
Typ 5	komplette Diskontinuität zwischen Ductus hepaticus communis und rechtem Ductus hepaticus

Von klinischer Relevanz einer Gallenwegsstenose kann man dann sprechen, wenn ein Ikterus besteht, eine Cholangitis oder gar eine Cholangiosepsis auftritt oder aber intermittierende biliäre Symptome auftreten.

Epidemiologie und Wertung

Die Inzidenz benigner Gallenwegsstenosen liegt bei den postoperativen Läsionen bei 0,5 – 1 % (laparoskopische Cholezystektomie), 0,25 – 0,5 % (konventionelle Cholezystektomie), bei bis zu 30 % bei der chronischen Pankreatitis und bis zu 20 % bei der primär sklerosierenden Cholangitis. Die Pathomechanismen der benignen postoperativen Strikturen sind heterogen: Typische Ursachen nach Cholezystektomie sind zu nahe am Gallengang applizierte Clips, die direkte Verletzung des Gallengangs mit narbiger Ausheilung oder Ischämien nach Affektionen der hilusnahen Gefäße. Nach Lebertransplantation treten Gallenwegsstenosen in Form von Anastomosenstenosen oder den sog. „ischemic type biliary lesions" (ITBL) in ca. 15 % auf (1, 4, 5).

Klinik und Diagnostik

Die Gallenwegsstenose präsentiert sich klinisch unterschiedlich. Ein Ikterus kann von typischen biliären Beschwerden begleitet werden, aber auch schmerzlos bei einer benignen Stenose auftreten.

Gerade bei frühen postoperativen Läsionen ist eine rasche, exakte Diagnostik dringend notwendig. Es existieren diagnostische Algorithmen, wie man am sinnvollsten vorgeht (6, 7).

Mit der Entwicklung der endoskopisch retrograden Cholangiopankreatikographie (ERCP), der perkutanen transhepatischen Cholangiographie (PTC) und der magnetresonanztomographischen Darstellung der Gallenwege (MRCP) sind die diagnostischen und interventionell therapeutischen Möglichkeiten so exakt, dass eine individuelle Therapie möglich ist.

→ **Sonographie.** Die sonographische Untersuchung ist hierbei sicherlich die Methode der ersten Wahl. Hiermit kann bei einer evtl. bestehenden Leckage freie Flüssigkeit im Abdomen nachgewiesen werden und bei einer Stenose die Höhe derselben festgemacht werden. In gleicher Sitzung kann sonographisch nachgewiesene Flüssigkeit im Abdomen mittels Feinnadel aspiriert werden, um so eine Galleleckage oder aber auch Blut nachzuweisen oder eine abszessverdächtige Struktur. Duplexsonographisch können auch vaskuläre Einflüsse gerade nach orthotoper Lebertransplantation beurteilt werden.

→ **ERCP und PTC.** Die ERCP und die PTC – je nachdem, ob der transpapilläre Weg erreichbar ist – sind invasive Verfahren, die aber eine exakte anatomische Diagnostik erlauben und in gleicher Sitzung die Option der interventionellen Endoskopie bieten. Unabhängig von der Möglichkeit, das Gallengangssystem transpapillär darzustellen, erlaubt doch die PTC eine exaktere Diagnostik gerade was die intrahepatischen Gallenwege betrifft. Dies trifft in ganz besonderem Maße zu, wenn der Ductus hepatocholedochus komplett abgetrennt oder stenosiert ist (8, 9). Für beide Verfahren gilt, dass sie invasiv und damit mit Risiken wie der postinterventionellen Pankreatitis, der Blutung nach endoskopischer Papillotomie, der Perforation, oder auch mit Komplikationen durch die Sedoanalgesie verbunden sein können (10).

MR-Cholangiographie. In Fällen, in denen wie oben beschrieben der Ductus hepatocholedochus komplett abgehängt ist, aber auch in solchen Situationen, in denen noch nicht gänzlich klar ist, ob eine interventionelle endoskopische Therapie oder doch eine operative Therapie erfolgen muss, bietet die MR-Cholangiograpie (MRC) eine exakte Information über Lokalisation und Ausmaß der Stenose (Abb. 32.**1**). Sie ist außerdem in der Lage, präinterventionell eine Aussage über das Vorliegen anatomischer Varianten (akzessorischer oder aberrierender Gallengang, tief abgehender Zystikusabgang) zu geben (11). Ergänzend zur ERCP und PTC erlaubt sie als schnittbildgebendes Verfahren natürlich auch noch eine Aussage, ob zusätzlich in der Leber noch ein Abszess vorliegen könnte. Die Zukunft wird zeigen, inwieweit offene MR-Systeme die Radiologie auch bei interventionellen Verfahren ersetzen werden (12). Bei ITBL erweist sich die Cholangiographie als die beste Methode (13).

Therapie

Postoperative Gallenwegsstenosen

Die Inzidenz von Gallenwegsstrikturen nach laparoskopischer Cholezystektomie liegt mit 0,6% höher als nach konventioneller mit 0,1 – 0–4% (14, 15). Galt die chirurgische Therapie (Erweiterungsplastik, biliodigestive Anastomose)

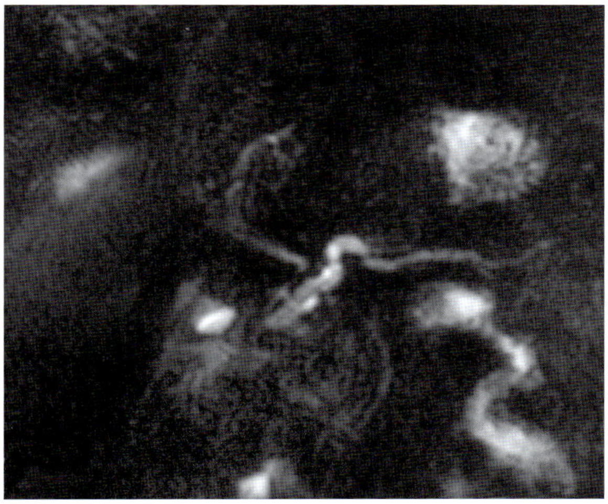

Abb. 32.1 MRCP bei kompletter Transektion des Gallengangs.

Tabelle 32.3 Strassberg-Klassifikation der postoperativen Gallenwegsläsionen

Typ A	Leckage des Ductus cysticus oder aus dem Leberbett
Typ B	partieller Verschluss des Gallengangsystems, meist Verschluss eines aberrierenden rechten Ductus hepaticus
Typ C	Leckage aus aberrierendem rechtem Ductus hepaticus ohne Kommunikation mit dem Ductus hepaticus communis
Typ D	seitliche Verletzung des Gallengangs ohne Kontinuitätsverlust
Typ E	zirkumferenzielle Verletzung des Gallengangs mit Verlust der Kontinuität

noch bis Ende der 80er Jahre als der Goldstandard, so mehren sich in den letzten 15 Jahren doch die Mitteilungen über eine erfolgreiche interventionelle endoskopische Therapie.

Klassifikationen. Die sog. Strassberg-Klassifikation der postoperativen Gallenwegsstenosen stellt die detailliertеste Klassifikation dar, die alle Arten der Läsionen inklusive der Leckagen erwähnt. Sie erlaubt außerdem durch ihre Exaktheit auch einen Vergleich von Ergebnissen der interventionellen endoskopischen mit jenen der chirurgischen Therapie (Tab. 32.**3**) (16). Eine weitere Klassifikation wurde von Neuhaus et al. vorgeschlagen (s. Abb. 31.**10**, Kapitel 31) (17).

Die Typ-E-Verletzungen der Strassberg-Klassifikation sind zwingend chirurgisch zu sanieren.

Endoskopisch-interventionelle Therapie von Typ-D-Verletzungen

Dilatation mittels Endoprothese. Typ-D-Verletzungen sind heute eigentlich die Domäne der endoskopisch-interventionellen Therapie. Hierbei wird eine biliodigestive Endoprothese durch die Stenose hindurch gelegt in Analogie zur Versorgung der malignen Gallenwegsstenosen. Ein initialer technischer Erfolg, d.h. die erfolgreiche Platzierung der Endoprothese durch die Stenose und die Normalisierung der Cholestaseparameter wird in 92 – 98% der Fälle erreicht (18, 19). Langzeitergebnisse zeigen eine Rezidivrate zwischen 0 und 20% (Tab. 32.**4**) (18, 20). Üblich ist dann der programmierte Wechsel der biliodigestiven Endoprothesen in dreimonatlichen Abständen, um einer Cholangitis bei Prothesenokklusion vorzubeugen. Dies sollte über 12 Monate durchgeführt werden. Somit erhält jeder Patient 4 – 5 endoskopische Interventionen bis zum ersten Abschluss der Dilatationstherapie. Nach einem Jahr sollte dann ein 10-F-Ballon die Stenose mühelos passieren können. Ist dies nicht der Fall, muss schließlich doch an eine chirurgische Therapie gedacht werden. Dies ist dann letztlich eine individuelle Entscheidung, die auch das Operationsrisiko des Patienten

Tabelle 32.4 Rezidivstenosen nach Prothesenentfernung

	N	10-F-Stents (Anzahl)	Stent in situ (Monate)	Follow-up (Monate)	Rezidivrate
Bergman	44	2	12	108	20%
Costamagna	40	3,2	12,1	48,8	0%
Dumonceau	36	1–3	8,3	44	19%
Eigene	17	2,2	13,2	32	11%

mit berücksichtigen muss. Es existieren keine prospektiven Daten zu der Frage, ob 12 Monate Dilatationsdauer weniger effektiv sind als 18 oder 24 Monate. Bei 50–80% der Patienten kann mit diesem Verfahren auch über einen Langzeitverlauf von 9 Jahren eine ausreichende Dilatation der Stenosen erreicht werden.

Multistenting. Eine aggressive Form der Dilatation haben Costamagna et al. vorgeschlagen (19). Die Gruppe hat bei jedem programmierten Wechsel der Endoprothesen nach mechanischer oder pneumatischer Dilatation so viele Stents wie möglich insertiert. Die Dilatationstherapie galt erst dann als beendet, wenn im Cholangiogramm die Striktur komplett eröffnet war. Im Mittel erhielten die so behandelten Patienten 3,2 Stents (1–6) über eine mittlere Dilatationsdauer von 12 Monaten (2–24). In einer Follow-up-Periode von 49 Monaten entwickelte keiner der 40 Patienten eine Restenose. Eine kürzlich publizierte, prospektive Studie kam zu den gleichen Ergebnissen. Bei 43 Patienten ist nach einem Follow-up von 16 Monaten (Median) keine Rezidivstenose aufgetreten (21). (Abb. 32.**2**). Die Studien zeigen, dass eine Restenose, wenn sie auftritt, innerhalb der ersten 12–24 Monate auftritt.

Daraus resultiert die Konsequenz, dass man endoskopisch therapierte Patienten in den ersten 2 Jahren regelmäßig kontrollieren sollte, um Rezidive frühzeitig zu erkennen und ggf. erneut endoskopisch zu therapieren.

Perkutane transhepatische Dilatation. Wenn die Papillenregion peroral nicht erreichbar ist oder eine Hepatikojejunostomie bereits angelegt wurde, muss der Zugang zu den Gallenwegen perkutan transhepatisch erfolgen (Abb. 32.**3**). In einer aktuellen Untersuchung wurden 51 konsekutive Patienten perkutan mittels Ballondilatation und/oder transhepatischer Plastikprothesen versorgt. In 58,5% der Fälle war dieses Vorgehen nach einem mittleren Follow-up von 76 Monaten erfolgreich. Es stellte sich heraus, dass eine Therapiedauer von weniger als 4 Monaten für das Therapieergebnis ungünstig war (18, 20, 22).

Endoskopische vs. chirurgische Therapie. Prospektive Studien, in denen das programmierte endoskopische Vorgehen mit der chirurgischen Versorgung verglichen wurde, existieren bis dato nicht. Eine retrospektive Serie, die insgesamt 101 Patienten erfasst hat, stellt 35 operierte 66 endoskopisch behandelten Patienten gegenüber (26). Beide Therapiegruppen entwickelten in 17% der Fälle während des Nachbeobachtungszeitraumes von 42–50 Monate eine Rezidivstenose. Die Frühkomplikationen (Blutung, Bakteriämie, Galleleckage) waren in der operierten Gruppe häufiger, während in der Gruppe der endoskopisch therapierten Patienten vor allem die Cholangitis und die Stentdislokation als Langzeitkomplikation häufiger auftraten.

Fazit

Somit muss festgestellt werden, dass die endoskopische Therapie geeignet ist, effektiv benigne postoperative Stenosen zu beheben. Daher ist die endoskopische Therapie heute im klinischen Alltag die Therapieoption der ersten Wahl. Aus den vorliegenden Untersuchungen kann abgeleitet werden, dass wahrscheinlich eine aggressive Dilatationstherapie mit mehreren Prothesen über eine Zeitspanne von 12 Monaten die zurzeit beste Lösung darstellt.

Zurzeit ist nach wie vor nicht durch Studien belegt,

- wie lange behandelt werden soll,
- wie viele Prothesen bzw. welcher Gesamtdurchmesser zum optimalen Dilatationserfolg führt,
- welche Patientengruppe von einer primären Chirurgie profitiert.

Innerhalb der ersten 2 Jahre nach Beendigung der Therapie sollte die Kontrolle engmaschig erfolgen, um rechtzeitig Rezidivstenosen zu erkennen und einer erneuten Therapie zuführen zu können. Die Implantation von selbstexpandierenden Metallstents wird nach wie vor kontrovers diskutiert (20, 27). Nur kleine Studien können von sehr guten Ergebnissen berichten (28). Allerdings sollten diese Stents solange sie nicht explantierbar sind, nicht bei benignen Stenosen zum Einsatz kommen (29).

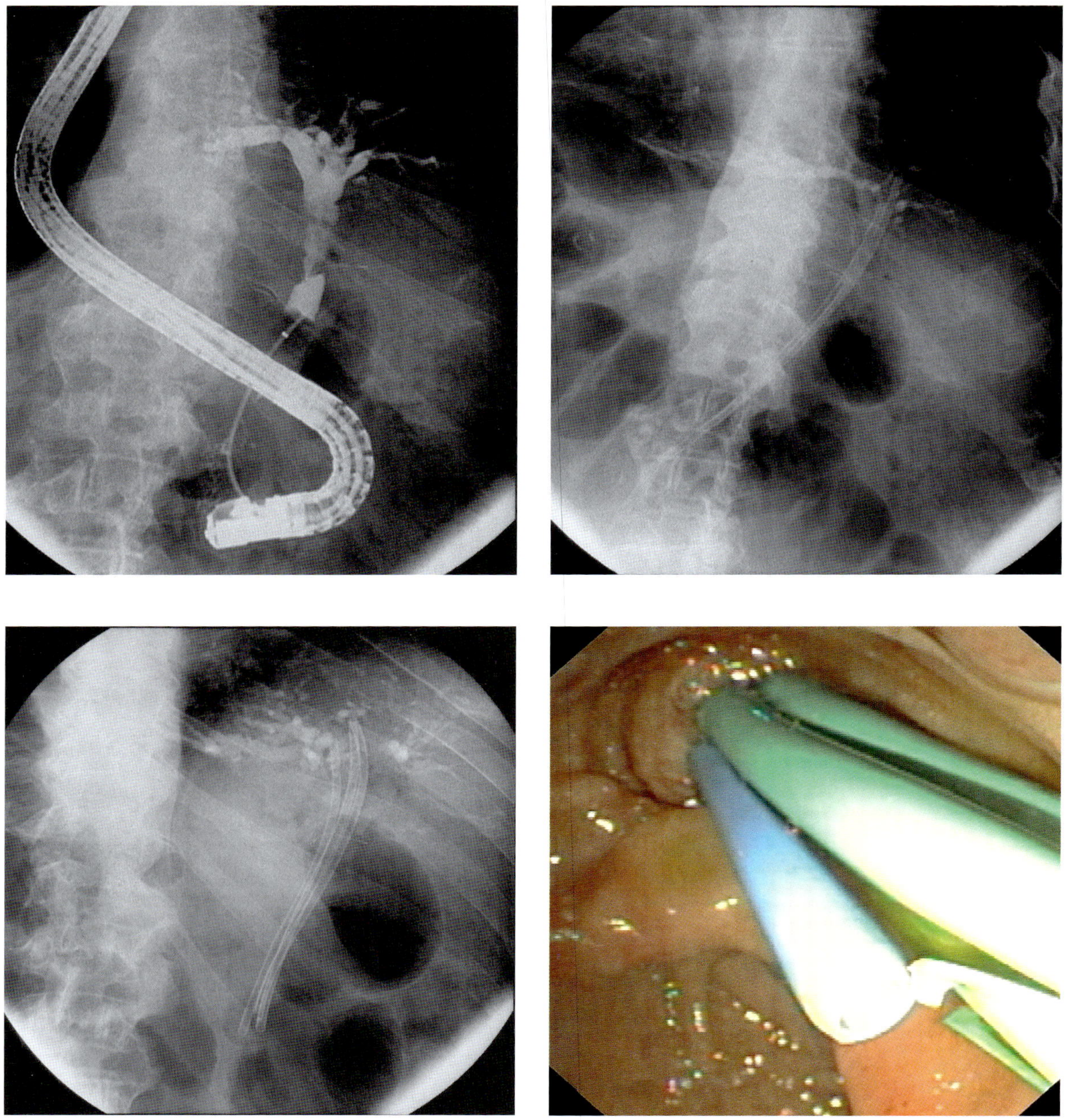

☒ **Abb. 32.2** Endoskopische Dilatationstherapie mittels „multiplem Stenting".
a Postoperative Stenose.
b Dilatationstherapie mit einer Prothese.
c „Multiples Stenting".
d Endoskopischer Aspekt des „multiplen Stentings".

Fortsetzung ▶

› Gallengangsstrikturen nach orthotoper Lebertransplantation

Bei den Gallengangsstrikturen nach orthotoper Lebertransplantation unterscheidet man je nach Lokalisation Typ I (nur extrahepatisch), Typ II (zirkumskript hepatisch) und Typ III (multipel intra- und extrahepatisch). In einer retrospektiven Analyse bei 260 Patienten nach Lebertransplantation wiesen 14 Patienten im Verlauf eine Stenose auf. 13 dieser Patienten wurden dilatiert, bei 8 (61 %) von ihnen zeigte die Dilatationstherapie einen langfristigen Erfolg. Letztlich zeigte die Analyse, dass die Typ-I- und -II-Läsionen erfolgreich einer Dilatationstherapie zugeführt werden können, während

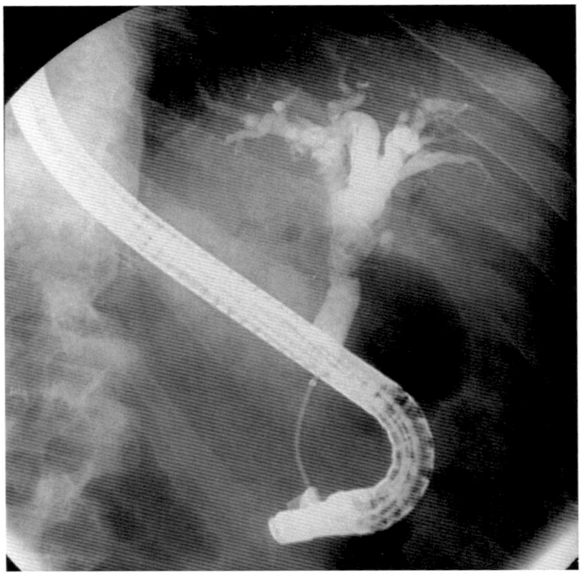

e

☒ **Abb. 32.2 e** Ergebnis nach 12 Monaten.

bei Typ-III-Läsionen die interventionelle Therapieoption eher nicht gegeben ist (30).

Gallengangsstenose bei chronischer Pankreatitis

35% der Patienten mit chronischer Pankreatitis zeigen Stenosen der extrahepatischen Gallenwege. Sie sind hauptsächlich verursacht durch Vernarbungen des intrapankreatisch verlaufenden distalen Gallengangs oder durch Kompression durch einen vergrößerten, z. B. entzündlich angeschwollenen Pankreaskopf oder aber durch eine Pankreaspseudozyste (31).

⇢ **Ergebnisse der interventionellen Therapie.** Die Therapie der Gallenwegsstenosen durch interventionelle Therapie analog zu der Therapie von Strikturen anderer Genese war eine logische Konsequenz. Der primären technischen Erfolgsrate von nahezu 100 % stehen mäßige Langzeiterfolge gegenüber (Tab. 32.**5**). Die prospektiven Untersuchungen von Kahl und Kollegen (37) zeigen, dass das Vorhandensein von Kalzifikationen im Pankreaskopf mit einem 17fach erhöhten Risiko eines Therapieversagens bei 12-monatiger Prothesendilatationstherapie verbunden ist. Ein wesentlicher Grund des Versagens der Langzeittherapie stellt auch die Compliance der Patienten dar, die nach wie vor einen Alkoholabusus betreiben. Dadurch kann es auch zu tödlichen Komplikationen im Rahmen einer eitrigen Cholangitis kommen, wenn programmierte Prothesenwechsel nicht eingehalten werden und auf eine Cholangitis zu spät reagiert wird (38).

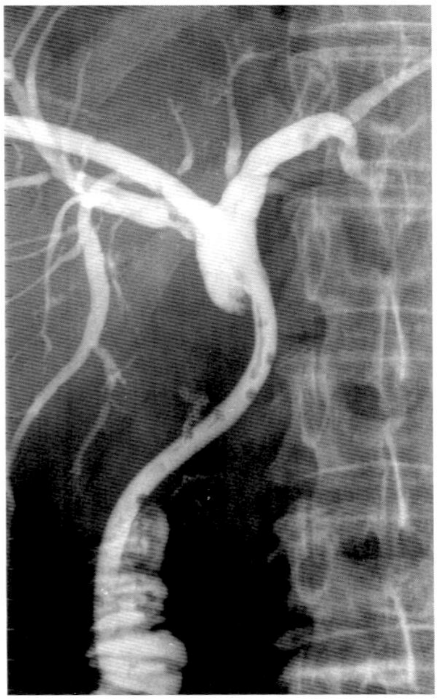

a

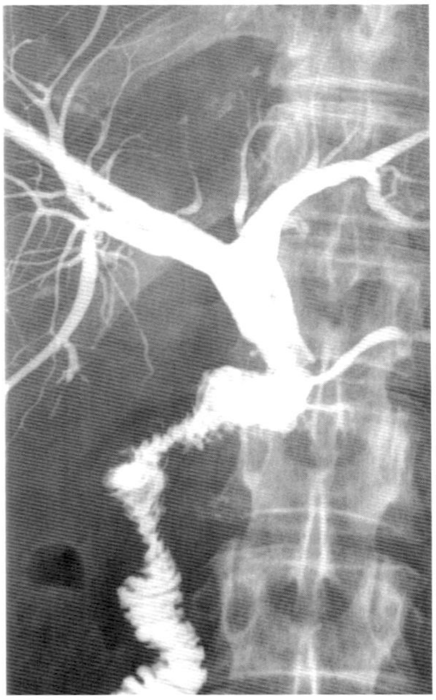

b

☒ **Abb. 32.3** Perkutane transhepatische Dilatationstherapie.
a Dilatationstherapie mittels Yamakawa-Prothesen.
b Dilatationsergebnis nach 1 Jahr.

Aus diesen Ergebnissen kann nur gefolgert werden, dass die Therapie der Wahl der distalen Gallenwegsstenosen bei chronischer Pankreatitis die operative Versorgung darstellt. Nur in Einzelfällen sollte in enger Abstimmung mit dem Chirurgen die primäre endoskopische Therapie vorgezogen werden.

Tabelle 32.5 Ergebnisse der interventionellen endoprothetischen Therapie der Gallenwegsstenose bei chronischer Pankreatitis

Autor	Patienten (n)	Technischer Erfolg (%)	Follow-up (Monate)	Langzeiterfolg (%)
Kiehne (32)	14	100	16	–
Barthet (33)	19	100	18	10
Smits (34)	58	100	49	28
Farnbacher (35)	31	100	28	32
Eickhoff (36)	39	100	58	31
Kahl (37)	61	100	40	26

Gallengangsstenosen bei primär sklerosierender Cholangitis (PSC)

Für hilusnahe oder extrahepatische Stenosen bei PSC konnte gezeigt werden, dass sich die interventionelle endoskopische Therapie günstig auf den Krankheitsverlauf auswirken kann (39, 40). Es existieren für die Prothesentherapie wie auch für die alleinige Dilatationstherapie retrospektive Daten, die den Erfolg belegen. Jedoch scheint die alleinige Dilatationstherapie die Komplikationsrate zu reduzieren. Eine retrospektive Studie aus der Mayo Klinik (41) an 1009 Patienten identifizierte 71 Patienten, die entweder der Ballondilatation (n = 34) oder der Dilatation plus nachfolgender Protheseneinlage unterzogen wurde. Bei eingeschränkter Aussagefähigkeit dieser retrospektiven Analyse lag das Komplikationsrisiko, insbesondere das Risiko der akuten Cholangitis, in der Prothesengruppe höher, ohne dass die Beherrschung der Cholestase unterschiedlich war.

FAZIT FÜR DIE PRAXIS

- Eine Gallenwegsstenose ist klinisch relevant, wenn ein Ikterus besteht, eine Cholangitis oder gar eine Cholangiosepsis auftritt oder aber intermittierende biliäre Symptome auftreten.
- Die endoskopisch-interventionelle Therapie ist geeignet, effektiv benigne postoperative Stenosen zu beheben. Daher ist sie heute im klinischen Alltag die Therapieoption der ersten Wahl.
- In der Regel wird eine Stenose programmgemäß für ein Jahr dilatiert. Dabei sollte alle 3 Monate ein Wechsel der Prothesen erfolgen und ein sog. Multistenting versucht werden, d. h. mit zunehmendem Dilatationserfolg so viele Prothesen wie möglich einzuführen.
- Innerhalb der ersten 2 Jahre nach Beendigung der Therapie sollte die Kontrolle engmaschig erfolgen, um rechtzeitig Rezidivstenosen zu erkennen und einer erneuten Therapie zuführen zu können.
- Für distale Gallenwegsstenosen bei chronischer Pankreatitis stellt die operative Versorgung nach wie vor die Therapie der Wahl dar.

33 Cholangitis

I. Schiefke

EDITORIAL **Der Begriff Cholangitis beschreibt eine Erkrankung der Leber und der Gallenwege, die durch verschiedenste ätiologische Faktoren ausgelöst und modifiziert werden kann. Die Cholangitis ist häufig eine Komplikation der Choledocholithiasis und wird fast immer bei einer posttraumatischen Gallengangsstriktur gefunden. Die septische (infektiöse) Cholangitis entwickelt sich durch den behinderten Abfluss der bereits mit Krankheitserregern infizierten Galle. Von dieser infektiösen Cholangitis unterscheidet man primäre Formen, bei denen bisher noch nicht vollständig geklärte Vorgänge, wie Entzündung, Ischämiereaktionen und autoimmune Prozesse zu einer cholestatischen Form der Lebererkrankung bis zur Leberzirrhose führen können.**

Weitere Formen der Cholangitis im Rahmen von Infektionen (z. B. AIDS, Helminthen) oder Medikamentennebenwirkungen sind selten, müssen aber zur Verhinderung schwerwiegender Schäden rechtzeitig erkannt werden. Während die infektiösen Cholangitiden weitgehend endoskopisch und medikamentös effektiv behandelt werden können, werden durch die Erforschung der aseptischen Formen die spezifischen Therapieoptionen in den nächsten Jahren zunehmen.

Aseptische Cholangitis (primär sklerosierende Cholangitis)

Definition und Klassifikation

Die aseptische oder primär sklerosierende Cholangitis (PSC) ist eine chronische cholestatische Krankheit der Leber und der Gallenwege, welche häufig progredient verläuft und zur Leberzirrhose führen kann. Die Krankheit ist charakterisiert durch Entzündung, Fibrosierung sowie Strikturen der mittelgroßen und großen extra- und intrahepatischen Gallenwege. Resultat der prästenotischen Dilatationen ist ein perlschnurförmiges Aussehen der betroffenen Gallenwege (122).

→ Stadieneinteilung. Die erste Beschreibung der Krankheit erfolgte durch Delbert im Jahre 1924 (53). Die Krankheit verläuft in Stadien, wobei die frühen Veränderungen oft nur durch die ERCP erfasst werden können. Das Endstadium der Erkrankung ist die sekundär biliäre Zirrhose (Tab. 33.**1**).

Tabelle 33.1 Stadieneinteilung der PSC

Stadium	Histologisches Bild
I	portale Cholangitis
II	periportale Hepatitis und/oder Fibrose
III	septale Fibrose und/oder Brückennekrosen
IV	Zirrhose

Epidemiologie und Wertung

Die Prävalenz der PSC wurde in einer unselektierten Bevölkerungsgruppe im Jahr 2000 auf 20,9 Fälle pro 100.000 Männer und auf nur 6,3 Fälle pro 100.000 Frauen geschätzt (9). In dieser populationsbasierten Studie (Olmsted County, Minnesota USA) betrug die altersadjustierte Inzidenz bei Männern 1,25 pro 100.000 Personenjahre (95%-Konfidenzintervall 0,70 – 2,06) und bei Frauen 0,54 pro 100.000 Personenjahre (95%-Konfidenzintervall 0,22 – 1,12). Bei Diagnosestellung sind die meist männlichen Patienten ca. 40 Jahre alt (162).

→ Colitis ulcerosa. Die PSC tritt gehäuft bei Patienten mit chronisch entzündlicher Darmerkrankung auf. Es wird geschätzt, dass zwischen 25 und 90% der Patienten mit PSC zusätzlich an einer Colitis ulcerosa leiden (9, 68, 122). Diese unterschiedlichen Schätzungen beruhen vor allem auf den verschiedenen Diagnosekriterien der Darmerkrankung. Durch Biopsien im Rektum und Kolon bestätigte chronisch entzündliche Darmerkrankungen legen einen Wert um 70% nahe (204). Umgekehrt findet sich nur bei etwa 3 – 5% der an Colitis ulcerosa Erkrankten eine PSC. Die Prävalenz ist bei Patienten mit einer Pankolitis höher (5,5 vs. 0,5%) (153). Die PSC kann in seltenen Fällen auch bei einem Morbus Crohn auftreten (164).

Risikofaktoren und Pathologie

Die Ursache der PSC ist unklar, obwohl viele toxische, infektiöse oder immunologische Faktoren als bedeutsam für den Erkrankungsverlauf angesehen werden (Tab. 33.**2**). Obwohl eine enge Beziehung zwischen der PSC und der Colitis ulcerosa besteht, können beide Krankheiten auch zu unterschiedlichen Zeiten und ohne feste Abfolge auftreten.

→ HLA-Haplotypen. Patienten mit PSC haben eine erhöhte Prävalenz für folgende HLA-Haplotypen bzw. deren Kombinationen:

- HLA-DRw52a – Prävalenz 50 – 100% (158, 231),
- HLA-B8 – Prävalenz 60 – 80% (212),
- HLA-DR3 – Prävalenz 56% (58),
- HLA-DRw52a/-DR4 – erhöhtes Risiko für schwere und progrediente PSC (212),
- HLA-B8/DR3 – häufig bei Patienten mit Colitis ulcerosa und PSC, assoziiert mit weiteren Autoimmunerkrankungen (z. B. Zöliakie, Myasthenia gravis, Diabetes mellitus etc.).

→ Polymorphismen. Weitere spezifische genetische Veränderungen (Polymorphismen) im Vergleich zu gesunden Kontrollpersonen wurden im „cystic fibrosis transmembrane conductance regulator gene" (CFTR-Gen) sowie in MHC-Klasse-I-Genen entdeckt (179).

Tabelle 33.2 Bedeutung der vermuteten ätiologischen Faktoren für die PSC

Ätiologischer Faktor	Begründung/Beweise
Autoimmunreaktion	• enger Zusammenhang mit Colitis ulcerosa als bekannte Autoimmunerkrankung • Vermehrung zirkulierender Immunkomplexe und sekretorischer Antikörpern in Blut und Galle (IgM > 50% der Patienten)(212) • Nachweis von kreuzreaktiven Antikörpern gegen Kolonepithelien und Portalfelder (52) • Nachweis von antinukleären Antikörpern (ANA) in 75% von antizytoplasmatischen perinukleären Antikörpern (p-ANCA; ohne Myeloperoxidasespezifität) in bis zu 80% (202) • Nachweis von abnormal aktiverten T-Zellen (222) • verlängerte Clearance von Immunkomplexen • Störung des zellulären Immunsystems (verminderte CD4/CD8-Ratio im Lebergewebe) (25) • veränderte Expression von HLA-DR-Antigenen auf dem Gallengangsepithel (17)
Entzündungsreaktion	• durch erhöhte Permeabilität der Darmwand bei Colitis ulcerosa verstärktes Eindringen von Bakterien über Portalvene mit nachfolgender Cholangitis (122) • ähnliche Schädigungsmuster auch bei CMV oder Kryptosporidieninfektion (84) → widersprüchliche Ergebnisse in bisherigen Studien
Ischämiereaktion	• Schädigung der peribiliären Arteriolen und Kapillaren • intraarterielle Infusion von 5-Fluorouracil zeigt ähnliches Schädigungsmuster (222) → bisher kein Beweis für einen erniedrigten hepatischen oder biliären Blutfluss

Aufgrund der vorliegenden Daten ist eine immunologisch modulierte Gallengangsschädigung als Hauptmechanismus für die Entstehung der PSC anzunehmen. Die Pathogenese der gestörten Immunantwort mit Autoantikörpern und aktivierten T-Zellen ist jedoch noch unbekannt. Es ist zu vermuten, dass bei entsprechender genetischer Prädisposition die Krankheit durch externe Stimuli ausgelöst wird.

Klinik und Diagnostik

Körperliche Untersuchung und Symptome

Etwa die Hälfte der Patienten mit PSC ist zum Zeitpunkt der Diagnose symptomlos, obwohl bereits ein fortgeschrittenes Stadium erreicht sein kann. Schwäche, schnelle Ermüdbarkeit und Pruritus sind häufige Beschwerden bei den symptomatischen Patienten (16, 26). Zusätzlich können Ikterus, rechtsseitige Oberbauchbeschwerden, Fieber, Gewichtsabnahme und Nachtschweiß auftreten (122). Diese Symptome sind vermutlich durch rekurrierende bakterielle Cholangitiden, die die Leberfunktion zeitweise verschlechtern, verursacht und sind meist nicht Ausdruck einer fortgeschrittenen Lebererkrankung.

Laboruntersuchungen

Leberwerte. Eine PSC sollte bei Patienten mit chronisch entzündlicher Darmerkrankung und nicht erklärlichen erhöhten Leberparametern – insbesondere wenn die alkalische Phosphatase das 3- bis 4fache des oberen Grenzwertes aufweist, ausgeschlossen werden. Die Laborwerte (inklusive Bilirubin und γ-Glutamyltransferase) zeigen ein persistierendes, aber oft fluktuierendes cholestatisches Laborprofil. Die GOT (ASAT) und GPT (ALAT) sind mild bis moderat erhöht. Außer im Falle einer aktiven chronisch entzündlichen Darmerkrankung findet sich eine Hypoalbuminämie erst in fortgeschrittenen Stadien.

Antikörper. Eine Reihe von Antikörpern (perinukleäre antineutrophile zytoplasmatische Antikörper – p-ANCA); antinukleäre Antikörper – ANA; Antikörper gegen glatte Muskulatur – anti-SMA; Anticardiolipin-Antikörper, Thyreoperoxidase-Antikörper und Rheumafaktoren [s. auch Risikofaktoren]) kann vorhanden sein, ohne dass ihre klinische Bedeutung gesichert werden konnte. Eine Studie wies bei 71 von 73 (97%) Patienten mit PSC mindestens einen der oben genannten Antikörper und bei 59 Patienten (81 %) mindestens 3 Antikörper nach (5). Antimitochondriale Antikörper, welche charakteristisch für die primär biliäre Zirrhose sind, werden gewöhnlich bei der PSC nicht nachgewiesen (maximal 5% der Patienten) (5). Das Auftreten der Autoantikörper steht nicht in Zusammenhang mit der Schwere der Erkrankung. Die Anticardiolipin-Antikörper korrelieren jedoch mit dem Mayo-Score.

Weitere Veränderungen. Weitere typische serologische Veränderungen sind (212):

- Hypergammaglobulinämie (30% der Patienten),
- erhöhte Serum-IgM-Spiegel (40 – 50% der Patienten),
- erhöhte CD4/CD8-Ratio.

Bei den meisten Patienten sind die hepatischen und Urin-Kupferspiegel erhöht, und das Serum-Coeruloplasmin ist reduziert. Diese Veränderungen sind jedoch nicht spezifisch und werden häufig auch bei Patienten mit anderen cholestatischen Lebererkrankungen gefunden.

Bildgebende Diagnostik

ERC (MRC)

Die Diagnose der PSC wird bei entsprechendem klinischem und laborchemischem Verdacht durch die typischen multifokalen Strikturen unterschiedlicher Länge mit prästenotischen Dilatationen der intra- und/oder extrahepatischen Gallenwege mit diffuser Gangrarefizierung in der ERC oder MRC (bei entsprechend guter Bildqualität) bestätigt (Abb. 33.**1**) (218).

Strikturen. Die Strikturen können alle Abschnitte des biliären Gangsystems betreffen (120):

- intrahepatische und extrahepatische Gallengänge: 87%,
- intrahepatische Gallengänge allein: 11%,
- extrahepatische Gallengänge allein: 2%.

Auch die Gallenblase und der Ductus cysticus können betroffen sein. Neben den diffusen Sklerosierungen treten bis zu 20% hochgradige, sog. dominante Stenosierungen auf (221). Neben den charakteristischen Strikturen können auch flache Ulzerationen der Gallenwege in frühen Stadien der Erkrankungen vorkommen.

Variante. Eine weitere Form der PSC ist die „small-duct primary sclerosing cholangitis" (auch „Pericholangitis"). Diese Erkrankung zeigt ähnliche biochemische und histologische Veränderungen. Sie kann in eine klassische PSC übergehen oder als Variante mit einer besseren Prognose milder verlaufen (6, 15, 24, 150).

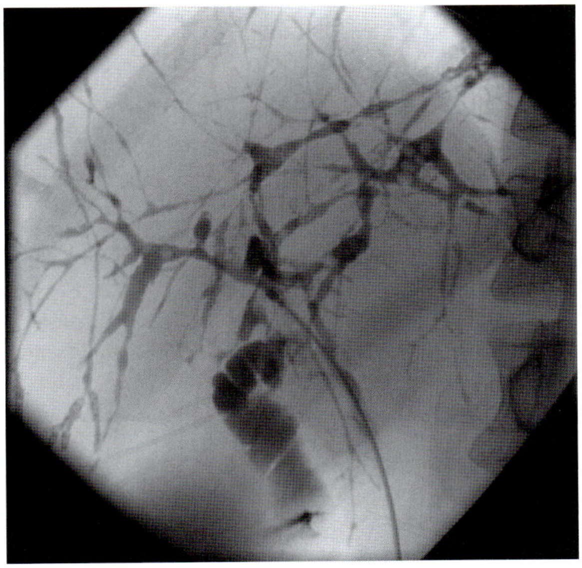

Abb. 33.1 Fortgeschrittene diffuse Zerstörung der Gallenwege mit multiplen Strikturen und prästenotischen Dilatationen bei PSC.

Sonographie und Computertomographie

Sonographie und Computertomographie sind nur in Einzelfällen bei der Diagnostik hilfreich. Die Entdeckung charakteristischer bildmorphologischer Veränderungen (perlschurartiges Gangsystem, Wandverdickungen) gelingt nur selten. Auch die Früherkennung von Komplikationen (insbesondere des Cholangiokarzinoms) gelingt nach den bisher vorliegenden Daten nicht.

Leberbiopsie

Die perkutane Leberbiopsie kann die Diagnose der PSC unterstützen – sie ist jedoch in den seltensten Fällen „diagnostisch". Die Veränderungen der PSC sind unregelmäßig und oftmals fokal verteilt.

Die Entzündungszeichen sind in den einzelnen Kompartimenten der Leber in unterschiedlichem Maß ausgeprägt, so dass die diagnostische Aussagekraft der Leberbiopsie meist gering ist. Die Biopsie ist allerdings zur Bestimmung des Krankheitsstadiums und damit der weiteren Prognose hilfreich.

Histologischer Befund. Am Beginn der Erkrankung ist die PSC nur durch eine Pericholangitis mit einem ausgeprägten periduktalen Ödem und einem dichten entzündlichen Infiltrat aus polymorphkernigen Leukozyten, Plasmazellen und Lymphozyten in den Portalfeldern charakterisiert. Im weiteren Verlauf bilden sich diese entzündlichen Infiltrate zurück und es entwickelt sich zunehmend eine peribiliäre Fibrose. Diese konzentrischen („zwiebelschalenförmigen") Bindegewebsablagerungen mit daraus resultierenden fibrösen Obliterationen der kleinen Gallengänge sind typische, aber nicht spezifische histologische Veränderungen der PSC. Durch diesen fortschreitenden Prozess werden die Gallenwege in bindegewebige Stränge umgewandelt und verschwinden stellenweise komplett. Im Endstadium besteht ein kompletter zirrhotischer Umbau der Leber (171).

Tab. 33.**3** fasst das diagnostische Vorgehen bei V.a. eine PSC zusammen.

Differenzialdiagnose

Bei Nachweis eines cholestatischen Labormusters umfasst die Differenzialdiagnose der PSC alle cholestatischen Lebererkrankungen und die sekundär sklerosierenden Cholangitiden (Tab. 33.**4**):

- Ein großer Anteil der sekundären sklerosierenden Lebererkrankungen resultiert aus chronischen *rezidivierenden bakteriellen* Infektionen.
- Eine *chronische Pankreatitis oder periampulläre Tumoren* sollten als Ursache für das Abflusshindernis ausgeschlossen werden.
- Seltene Ursache für eine Obstruktion des Ductus choledochus ist die *eosinophile Cholangitis*, welche jedoch meist intrahepatisch keine Strikturen aufweist.

Tabelle 33.3 Diagnostische Maßnahmen bei V.a. eine PSC

Anamnese	• Leistungsfähigkeit? • Pruritus? • Ikterusschübe?
Körperliche Untersuchung	• Ikterus? • Oberbauchschmerzen?
Laboruntersuchung	• alkalische Phosphatase, Transaminasen, p-ANCA-Titer • bei erhöhten Werten: Ausschluss anderer cholestatischer Erkrankungen
Apparative Diagnostik	• ERC (MRC) • Leberbiopsie • Sonographie • bei Verdacht auf Zirrhose: Gastroskopie (22)

Tabelle 33.4 Differenzialdiagnose der PSC

Differenzialdiagnosen	Wegweisende Diagnostik
Rezidivierende bakterielle Cholangitiden	CT Abdomen: Ausschluss von Tumoren, chronische Pankreatitis
Primär biliäre Zirrhose	Anamnese, AMA-M2-Autoantikörper
AIDS-assoziierte Cholangiopathie	Anamnese, Anti-HIV
Medikamentöse Leberschäden	Anamnese
Lebertransplantation, Chemotherapie	Anamnese
Cholangiokarzinom	ERC mit Biopsien und Bürstenzytologie intraduktaler Ultraschall CA 19 – 9
Orientalische Cholangiohepatitis	Anamnese

- Die *Histiozytosis X* kann als infiltrative Erkrankung ebenfalls histologische und cholangiographische Veränderungen wie die PSC verursachen.
- Eine kongenitale Dilatation der intrahepatischen Gallenwege (*Caroli-Syndrom*) und Choledochuszysten manifestieren sich meist bereits im Kindes- und Jugendalter mit rezidivierenden Cholangitiden und Ikterusschüben.
- Patienten aus dem südostasiatischen Raum mit rezidivierenden Cholangitiden könnten an einer rekurrierenden pyogenen Cholangitis (*orientalische Cholangiohepatitis*) leiden.
- Bei Patienten mit *AIDS* werden häufig PSC-ähnliche Veränderungen an den Gallengängen gefunden. Diese Veränderungen, die auch den Pankreasgang betreffen können, werden durch Kryptosporidien, Mikrosporidien, Mycobacterium avium intracellulare oder auch Zytomegalieviren hervorgerufen.
- *Medikamentöse Leberschäden* führen meist nur zur Cholestase ohne Nachweis PSC-typischer Veränderungen in der ERC. Bei der intraarteriellen Gabe von 5-Fluorouracil im Rahmen einer Chemotherapie kann es ebenfalls zu Strikturen der Gallenwege kommen.
- Wichtig ist der Ausschluss einer späten Form der *primär biliären Zirrhose*, die sekundär zu PSC-ähnlichen bildmorphologischen Veränderungen in der ERC führen kann. Wertvolle Hinweise zur Differenzierung der beiden Krankheiten geben das Geschlecht (PBC: 90% Frauen, PSC: 60 – 70% Männer) und das charakteristische Antikörperprofil der PBC (antimitochondriale Antiköper: AMA-M2).
- Nach einer *Lebertransplantation* (10, 75, 77, 78) wegen einer weit fortgeschrittenen PSC können in den Gallenwegen Strikturen auftreten, die durch verschiedene Ursachen bedingt sind. Wichtige Faktoren sind Organinkompatibilitäten, Okklusion der A. hepatica, rezidivierende Cholangitiden oder eine rekurrierende PSC im transplantierten Organ.
- Die schwierigste Differenzialdiagnose ist sicherlich die Abgrenzung zu einem zentral sitzenden oder sich diffus ausbreitenden *Cholangiokarzinom.* Diese Entscheidung ist nur mit Hilfe von endoskopisch geführten intraduktalen Biopsien, durch den intraduktalen Ultraschall und ggf. ein erhöhtes CA 19 – 9 zu treffen.
- Eine seltene Erkrankung, die den gesamten pankreatikobiliären Trakt befällt und typische PSC-Veränderungen an den Gallenwegen aufweist, ist die *sklerosierende Pankreatikocholangitis* (autoimmune Pankreatitis). Diese Erkrankung sollte bei dem klinischen Bild der PSC ohne Colitis ulcerosa und/oder zusätzlicher chronischer Pankreatitis ausgeschlossen werden.

Verlauf und Prognose

Die PSC ist gewöhnlich eine fortschreitende Erkrankung, welche zu Cholestase und Leberversagen führt. Die mediane Überlebenszeit ohne Lebertransplantation beträgt 12 Jahre ab Diagnosestellung (26, 72). Das Überleben ist schlechter bei Patienten, die bei Diagnosestellung symptomatisch sind (26). Verschiedene Versuche wurden unternommen, um die Prognose der Erkrankung vorherzusagen.

Variablen, die in dem gut validierten Mayo-Risk-Score mit dem Überleben korrelieren, sind: Alter, Serumbilirubin, Serumalbumin, Serum-AST (GPT) und eine Varizenblutung (107). Die Berechnung dieses Scores ermöglicht die Planung des Zeitpunktes einer eventuell notwendigen Lebertransplantation.

Therapieziele und Maßnahmen

Die Verhinderung des Krankheitsprogresses und das Management von Komplikationen in fortgeschrittenen Krankheitsstadien sind die Therapieziele bei der PSC. Die Therapieoptionen lassen sich in medikamentöse, endoskopische und chirurgische Maßnahmen einteilen (121).

Medikamentöse Therapie

Eine Reihe immunsuppressiver und antiinflammatorischer Medikamente wurde bei der PSC getestet (Tab. 33.**5**):

- *Ursodeoxycholsäure (UDCA):* UDCA ist eine hydrophile Gallensäure, welche via Protektion der Cholangiozyten gegen die zytotoxischen hydrophoben Gallensäuren, Stimulation der hepatobiliären Sekretion und Protektion der Hepatozyten gegen die gallensäureninduzierte Apoptose wirkt (155). Die Untersuchung ihres Einflusses auf die leberassoziierten Symptome (Pruritus, Schwäche), erhöhten Leber- und Cholestaseparameter oder die Entzündungsreaktion im Lebergewebe ergab widersprüchliche Ergebnisse in den publizierten Studien (13, 191, 210). In keiner Studie führte die UDCA-Gabe zur Verhinderung der Strikturbildung, zu einer Verbesserung des Überlebens oder zur Verzögerung der Notwendigkeit einer Lebertransplantation (41, 191).

Die Ergebnisse zu den Hochdosis-UDCA-Gaben (20–30 vs. 13–15 mg/kg KG pro Tag) stehen im Moment noch aus, nachdem erste Untersuchungen ermutigende Ergebnisse zeigten (83, 168).

- *Corticosteroide:* Keine Studie konnte einen Langzeitnutzen einer oralen oder systemischen Corticoidtherapie alleine oder in Kombination mit anderen Medikamenten (z. B. Colchicin) zeigen (3, 132). Dagegen erhöhte sich erwartungsgemäß das Risiko für eine Osteoporose.
- *Ciclosporin:* Eine einzige kontrollierte Studie bestimmte den Effekt von Ciclosporin A bei der Behandlung der PSC (220). Außer einer Senkung der alkalischen Phosphatase konnte kein Effekt auf den natürlichen Verlauf nachgewiesen werden.
- *Methotrexat:* Nach initialer Euphorie durch 2 kleine Studien, bei denen sich die alkalische Phosphatase und die histologischen Parameter nach 12 Monaten verbesserten (98, 109), bestätigten sich die Ergebnisse in der folgenden doppelblinden,kontrollierten Studie jedoch nur für die Verbesserung der alkalischen Phosphatase (108).
- *Azathioprin und 6-Mercaptopurin:* Es gibt keine kontrollierten Studien zum Nutzen von Azathioprin (oder seines Analogons 6-Mercaptopurin) bei der Behandlung der PSC. Einzelfallberichte zeigten variierende Ergebnisse (92, 216).
- *Tacrolimus:* Tacrolimus (FK506), ein Immunsuppressivum, wurde in einer offenen Studie zur Behandlung der PSC eingesetzt (213). Nach einem Jahr Therapie konnten die Serumspiegel des Bilirubins und der alkalischen Phosphatase reduziert sowie bei über 50% der Patienten der Juckreiz verbessert werden. Keine Änderungen wurden jedoch in der ERCP gefunden.
- *Penicillamin:* Die erhöhten Serum- und Urinkupferwerte bildeten die Rationale für den Einsatz von Penicillamin. Außer relativ häufigen Nebenwirkungen konnte kein Nutzen dieses Medikamentes nachgewiesen werden (117).
- *Etanercept:* Etanercept (ein Inhibitor des TNFα) zeigte in einer Pilotstudie keinen Nutzen (65).
- *Mycophenolat Mofetil:* MMF hat ebenfalls keine Wirkung auf den Krankheitsverlauf (189, 197).
- *Kombinationstherapie:* Der Wert einer Kombinationstherapie ist noch nicht abschließend beurteilt. Verschiedene Kombinationen der genannten Medikamente erbrachten meist keine signifikanten langfristigen Verbesserungen der biochemischen oder histologischen Parameter, oder diese müssen erst durch größere Studien bestätigt werden (71, 131, 173, 209).
- *Antibiotika:* Eine plazebokontrollierte Studie untersuchte bei 80 Patienten die Kombination von Metronidazol plus UDCA. Während sich die alkalische Phosphatase im Serum und der Mayo-Risk-Score verbesserten, konnte kein Effekt auf die Leberhistologie oder die ERCP-Befunde nachgewiesen werden (71).
- *Andere Medikamente:* Weitere Medikamente (z. B. Pentoxifyllin) wurden in der Behandlung der PSC getestet (14). Keines dieser Medikamente konnte jedoch eine Wirkung auf den natürlichen Verlauf der Erkrankung nachweisen.

Tabelle 33.5 Medikamentöse Therapie der PSC

Erwiesener Nutzen	Fraglicher Nutzen	Kein Nutzen
UDCA	UDCA (Hochdosis) Methotrexat Azathioprin Tacrolimus	Corticosteoide Penicillamin Etanercept Mycophenolat-Mofetil Pentoxifyllin

Endoskopische Therapie

Siehe Abschnitt „Komplikationen und deren Therapie".

Chirurgische Therapie

Als chirurgische Optionen stehen bei der Behandlung der PSC biliäre rekonstruktive Operationen, Proktokolektomie (bei Patienten mit Colitis ulcerosa) und Lebertransplantation (62) zur Verfügung.

⇢ **Biliäre rekonstruktive Operationen.** Es wurden mehrere Studien publiziert, in denen nach biliodigestiven Anastomosen exzellente Ergebnisse hinsichtlich der Reduktion von Ikterus und Cholangitisepisoden berichtet wurden (30, 145). Jedoch wurde eine signifikante Morbidität und Letalität, insbesondere bei Patienten mit Zirrhose nachgewiesen. Zusätzlich bestand das Risiko einer postoperativen Infektion und einer möglichen Behinderung der geplanten Lebertransplantation (30). Nach weiteren Studien, in denen die Überlegenheit der Lebertransplantation gegenüber den Eingriffen am biliären Trakt gezeigt werden konnte (89% 5-Jahres-Überlebensrate), sank die Frequenz rekonstruktiver Operationen deutlich (70). Aufgrund dieser Daten sollten chirurgische Interventionen am biliären Trakt möglichst vermieden werden. Ausnahme stellen die Lebertransplantation und eventuell fokale, endoskopisch nicht beherrschbare extrahepatische Stenosen in frühen Stadien der Erkrankung dar.

⇢ **Proktokolektomie.** In einer retrospektiven Studie wurde gezeigt, dass eine Proktokolektomie keine Verbesserung der Cholestasemarker, der ERCP-Veränderungen, der Leberhistologie und des Überlebens erbrachte. Somit sollte die Operation nur durchgeführt werden, wenn die Indikation sich aufgrund der Colitis ergibt (31).

⇢ **Lebertransplantation.** Folgende Indikation bestehen für die Lebertransplantation (122):

- rezidivierende Ösophagusvarizenblutung,
- nicht beherrschbarer Aszites,
- rekurrierende bakterielle Cholangitis,
- progressiver Muskelverlust,
- hepatische Enzephalopathie.

Die Lebertransplantation ist die Therapie der Wahl für Patienten mit fortgeschrittener PSC (1, 78, 115). Die 1-, 2-, 5- und 10-Jahres-Überlebensraten in einer Serie von 150 Patienten waren 94, 92, 86 und 70% (56).

Komplikationen und deren Therapie

Cholestase und assoziierte Probleme

Aus der Cholestase resultieren folgende Probleme: schnelle Ermüdbarkeit, Pruritus, Steatorrhö, Mangel an fettlöslichen Vitaminen (A, D, E und K) und Veränderungen des Knochenstoffwechsels.

⇢ **Pruritus.** Die Pathogenese des Pruritus ist nicht vollständig geklärt. Vermutet wird die Akkumulation von Gallensäuren und endogenen Opioiden (12, 94). Therapeutische Möglichkeiten zeigt Tab. 33.**6**.

⇢ **Schnelle Ermüdbarkeit.** Die Lebensqualität der Patienten ist durch die fehlende Belastbarkeit erheblich eingeschränkt (SF-36, Multidimensional Fatique Inventory). Da Ermüdbarkeit ein Symptom der Depression ist, wurde im Analogieschluss Fluvoxamin zur Behandlung der Symptome getestet. Es konnte jedoch kein Nutzen belegt werden (201).

⇢ **Steatorrhö und Vitaminmangel.** Steatorrhö und Vitaminmangel sind häufig Folge der verminderten Gallensäurekonzentration im Dünndarm (99, 116). Weitere Faktoren wie eine chronische Pankreatitis oder eine Zöliakie können diese Symptome verstärken (66, 86). Ein Vitamin-A-Mangel tritt bei bis zu 82% der Patienten auf.

Bei 50% der fortgeschrittenen Formen der Erkrankung besteht ein Vitamin-A- und Vitamin-E-Mangel. Es wird aus diesem Grund ein Screening auf das Vorliegen eines möglichen Mangels an fettlöslichen Vitaminen durch Bestimmung des Quick-Wertes (Vitamin K) empfohlen (97).

⇢ **Osteoporose.** Bis zu 38% der Patienten mit PSC haben eine Knochendichte von mehr als 3 Standardabweichungen unterhalb des Mittelwertes an der LWS und dem Oberschenkelhals, gemessen mit der DEXA-Methode (18). Nach Transplantation verstärkt sich dieser Zustand durch die temporäre Immobilisation und die Prednisolongaben weiter (7). Die Pathogenese ist noch unklar. Ein Vitamin-D-

Tabelle 33.6 Therapie des Pruritus

Mild	Moderat bis schwer	Nicht beherrschbar
warme Bäder	Colestyramin (bis 24 g/d)	Opioidantagonisten (Naloxon)
Lotionen und Cremes	Ursodesoxycholsäure (Hochdosis)	Plasmapherese
Antihistaminika		Rifampicin (300 – 600 mg/d)
Phenobarbital		Phototherapie
		Lebertransplantation

Mangel scheint jedoch bei meist normalen Spiegeln nicht die Ursache zu sein (87). Es wird eine toxische Komponente vermutet, die die Osteoblasten in ihrer Funktion einschränkt (79). Als Therapie wird im Moment eine Supplementation von Calcium und Vitamin D empfohlen. Bei ausgeprägter Osteoporose sollte die Gabe von Bisphosphonaten erfolgen (80).

Dominante biliäre Strikturen

Bei dominanten Strikturen muss immer ein Cholangiokarzinom ausgeschlossen werden. Die medikamentöse Therapie ist ineffektiv, so dass endoskopische Therapiemodalitäten eingesetzt werden sollten.

Im Rahmen der endoskopischen Therapie der Strikturen bietet sich die Ballondilatation mit oder ohne nachfolgendes Stenting an (93, 190, 211, 217). Der Vorteil für die zusätzliche Stentversorgung ist bisher nicht bewiesen worden (73).

Die initiale Erfolgsrate beträgt etwa 85% mit einer Verbesserung der Cholestaseparameter, der Symptome und des cholangiographischen Bildes in bis zu 77% (120, 135, 211). Die Restenoserate beträgt jedoch 30–50%, so dass wiederholte Therapien notwendig werden (183). Ob die erneute Behandlung der Stenosen einen Effekt auf das Überleben oder die Zeit bis zu einer notwendigen Lebertransplantation hat, ist noch nicht abschließend geklärt. Die bisherigen retrospektiven Ergebnisse zeigen jedoch einen Vorteil, wenn eine Stenosenbehandlung erfolgt (93). Die Ergebnisse zur zusätzlichen Gabe von UDCA nach erfolgreicher Therapie der dominanten Striktur sind widersprüchlich (120) in Bezug auf die Notwendigkeit weiterer Eingriffe oder des Überlebens (191).

Cholangitis und Cholelithiasis

Bei bis zu 30% der Patienten wird eine Choledocholithiasis/Cholezystolithiasis nachgewiesen (21). Die Diagnose und gleichzeitige Therapie erfolgt durch die ERCP, nachdem mittels Ultraschall meist die biliäre Abflussbehinderung diagnostiziert wurde (221). Die bakterielle Cholangitis tritt oft nach einer endoskopischen Intervention (aber auch nach einer Leberbiopsie) auf. Aus den genannten Gründen wird eine prophylaktische Antibiotikagabe bei biliären Prozeduren und Leberbiopsien empfohlen (präinterventionell: Ciprofloxazin 1-mal 400 mg, alternativ Amoxicillin, Trimethoprim-Sulfamethoxazol) (121). Bei Patienten mit chronisch rezidivierender Cholangitis ist auch eine dauerhafte Gabe von Antibiotika zur Reduktion der Häufigkeit und Schwere der Schübe denkbar (122).

Cholangiokarzinom

Patienten mit einer PSC haben ein ca. 10- bis 15%iges Lebenszeitrisiko der Entwicklung eines Cholangiokarzinoms (167). In einer Serie von 161 Patienten entwickelten 7% einen Tumor während einer medianen Beobachtungszeit von 11,5 Jahren (28).

Diagnose und Screening. Zur Diagnostik eines Cholangiokarzinoms werden Bürstenzytologie, endobiliäre Biopsie, CT oder MRT und Serumtumormarker (CEA oder CA 19–9) eingesetzt (149, 180). Jedoch haben alle Verfahren erhebliche Schwächen, so dass oftmals eine perkutane Biopsie zur Diagnosesicherung zur Anwendung kommt (112, 156, 180).

Prognose. Nur 10% der Patienten überleben 2 Jahre (221). Die Lebertransplantation wird in den meisten Zentren wegen der häufig wiederkehrenden Erkrankung im transplantierten Organ nur im Rahmen von Studienprotokollen durchgeführt (141).

Kolonkarzinom

Patienten mit PSC und Colitis ulcerosa haben ein erhöhtes Risiko der Entwicklung eines Kolonkarzinoms (184). Die Überwachung sollte entsprechend den Leitlinien der DGVS erfolgen.

Bei Colitis ulcerosa wird empfohlen, bei einer Pankolitis nach einem Verlauf von 8 Jahren und bei einer linksseitigen Kolitis nach 15 Jahren jährlich eine Koloskopie durchzuführen. Dazu werden im Abstand von 10 cm mindestens 4 Biopsien sowie aus verdächtigen Arealen zusätzliche Biopsien entnommen (172).

Erste Berichte zur Chromoendoskopie in der Überwachung der Colitis ulcerosa sind vielversprechend und könnten die Detektion der neoplastischen Läsionen vereinfachen (102, 104).

Steckbrief PSC

Leitsymptom bei der körperlichen Untersuchung:
nur bei Vorliegen einer Leberzirrhose sind regelmäßig Symptome vorhanden; eventuell besteht ein intermittierender Ikterus

Apparativer Leitbefund:
in der ERCP multifokale Strikturen unterschiedlicher Länge mit prästenotischen Dilatationen der intra- und oder extrahepatischen Gallenwege mit diffuser Gangrarefizierung

Therapie:
UDCA, endoskopische Strikturbehandlung, Lebertransplantation

Bemerkungen:
betrifft fast ausschließlich junge Männer, häufige Assoziation mit CED

Septische Cholangitis

Definition und Klassifikation

Septische Cholangitiden sind meist durch bakterielle Infektionen, selten parasitär oder viral hervorgerufene Infektionen der Gallenwege. Diese Infektionen entstehen sekundär durch eine mechanische Stauung der Gallenwege mit biliär-aszendierendem oder hämatogenem Infektionsweg, durch biliodigestive Fisteln mit aszendierendem Infektionsweg oder durch eine iatrogene Infektion bei der ERCP oder PTC/D mit inkompletter Drainage oder Stentblockade (33, 81, 166).

Epidemiologie und Wertung

Gallengangssteine sind in 50–75% und benigne Strikturen in 80–100% mit Cholangitiden vergesellschaftet (81, 219). Endoskopische Interventionen können die Besiedlung der Galle mit Bakterien fördern und auch eine Verbreitung der Krankheitserreger in das Blutgefäßsystem begünstigen (55).

Risikofaktoren und Pathologie

Prädisponierender Faktor für die akute septische Cholangitis ist die biliäre Obstruktion mit Stase der Galle infolge von Steinen oder einer Striktur im Ductus choledochus. Diese Stauung erhöht den intrabiliären Druck und fördert damit die Migration von Bakterien in die systemische Zirkulation mit der Folge einer Septikämie (118, 195).

Zum anderen werden die Verteidigungsmechanismen des Körpers (hepatische Tight Junctions, Kupffer-Zellen (stellate cells), biliärer Fluss, IgA-Produktion) durch die Gallestase geschwächt bzw. geschädigt (195).

→ **Iatrogene Ursachen.** Der Sphinkter Oddi bildet eine effektive mechanische Barriere gegenüber dem duodenalen Reflux und aszendierenden bakteriellen Infektionen. Jedoch passieren auch spontan eine geringe Anzahl an Bakterien den Sphinkter. Nach endoskopischer Sphinkterotomie, Operationen am Ductus choledochus oder Stentimplantation sind bei fast 70% der Patienten Bakterien in der Galle nachweisbar. Ein Stein oder ein Stent bildet dann einen idealen Nidus für die Kolonisation von Bakterien.

Klinik und Diagnostik

Körperliche Untersuchung und Symptome

Die klassische 1877 erstmals beschriebene Charcot-Trias (Schmerzen, Fieber, Ikterus) ist nur bei 60–70% der Fälle mit akuter Cholangitis vorhanden, kann aber auch völlig fehlen (33, 81). Die Kombination von positiven Entzündungs-(CRP, Leukozytose und/oder Linksverschiebung) und Cholestaseparametern (alkalische Phosphatase, γ-GT, evtl. Bilirubin), speziell bei entsprechender Anamnese (Steine, Operationen, Tumoren oder Fehlbildungen der Gallenwege, PSC) ist der klassischen Trias hinsichtlich der Sensitivität überlegen. Verwirrtheit und Hypotension (im Rahmen einer Sepsis) können bei eitriger Cholangitis auftreten (Reynold's pentad), was mit einer beträchtlichen Morbidität und Letalität vergesellschaftet ist (54).

Laboruntersuchungen

Bei einer septischen Cholangitis finden sich eine Leukozytose – meist mit Linksverschiebung (Neutrophile) – und eine Erhöhung der Cholestaseparameter (alkalische Phosphatase, γ-GT), Bilirubin (überwiegend konjugiertes). Die Serumamylase kann begleitend bis zum 4fachen der Norm erhöht sein und eine Pankreatitis vortäuschen Bei drastischer Erhöhung der Leberaminotransferasen muss an eine akute Nekrotisierung der Hepatozyten gedacht werden, die Folge von Mikroabszessen in der Leber ist.

Blutkulturen sollten bei allen Patienten durchgeführt werden, bei denen der Verdacht auf eine septische Cholangitis besteht. Kulturen sollten außerdem während der ERCP von Galleproben oder von entfernten Stents angelegt werden (207).

→ **Erregerspektrum.** Bei der bakteriellen Cholangitis handelt es sich überwiegend um Mischinfektionen mit gramnegativen und grampositiven Keimen (Tab. 33.**7**) (23). Auch die Anaerobierinfektionen sind gewöhnlich Mischinfektionen, z. B. Bacteroides und Clostridien. Meist treten sie erst nach vorhergehenden biliären endoskopischen oder chirurgischen Eingriffen auf. Ob sie jedoch allein eine Cholangitis unterhalten können, ist noch umstritten.

Bildgebende Diagnostik

→ **Sonographie.** Die Abdomensonographie stellt das Basisverfahren der bildgebenden Diagnostik dar. Mögliche Hinweise auf eine Cholangitis geben dabei eine Dilatation des Ductus choledochus und eine Choledocholithiasis. Bei

Tabelle 33.7 Keimspektrum bei biliären Infektionen (103, 125, 136, 207, 219)

Keime	Häufigkeit (%)
E. coli	25–54
Klebsiellen	15–56
Enterokokken	10–68
Enterobacter	5–37
Pseudomonas	15
Proteus vulgaris	5–8
Streptokokken	<5
Staphylokokken	<5

fehlender Dilatation der Gallenwege und nur kleinen Steinen kann die Abdomensonographie in 10 – 20 % falsch negative Ergebnisse liefern.

ERCP und MRCP. An die Sonographie sollte die ERCP angeschlossen werden, wenn sich der Verdacht auf ein Passagehindernis ergibt und sich eine therapeutische Maßnahme (Sphinkterotomie, Steinextraktion und Stentimplantation) anschließt (Abb. 33.**2**).

Die MRCP ist eine nichtinvasive Technik zur Evaluation von Choledochuskonkrementen, die bei nicht erfolgreicher ERCP angewendet werden kann (39, 144). Bei erweiterten Gallengängen beträgt die Konkordanz der Befunde mit der ERCP ca. 90 % für Steine größer 1 cm (144). Bei hohem ERCP-Eingriffsrisiko und nur leichter Cholangitis ist die MRCP nützlich, insbesondere wenn kein Hindernis durch die Untersuchung entdeckt wurde. Bei schweren Cholangitiden sollte die ERCP jedoch sofort durchgeführt werden.

Endosonographie. Die Rolle des endoskopischen Ultraschall ist noch nicht abschließend geklärt. Das Verfahren ist mit einer Sensitivität von 88 – 97 % und einer Spezifität von 96 – 100 % sicher sinnvoll bei Patienten, bei denen eine ERCP entweder nicht erfolgreich war, nicht gewünscht ist (Schwangere) oder ein erhöhtes Risiko für Komplikationen während der ERCP besteht (4, 111, 151).

Tab. 33.**8** fasst das diagnostische Vorgehen bei V.a. septische Cholangitis zusammen.

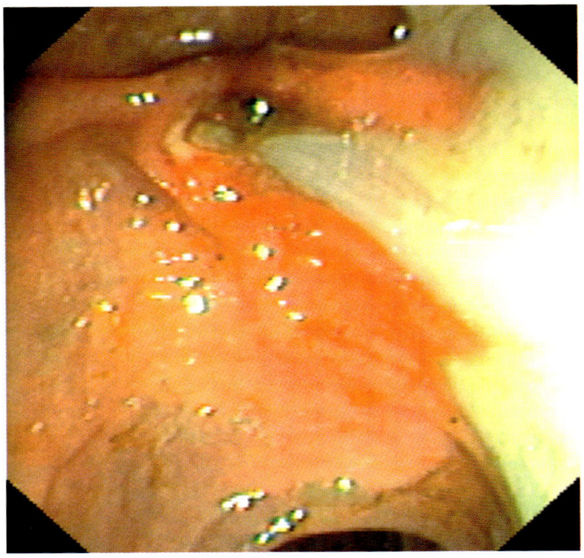

a

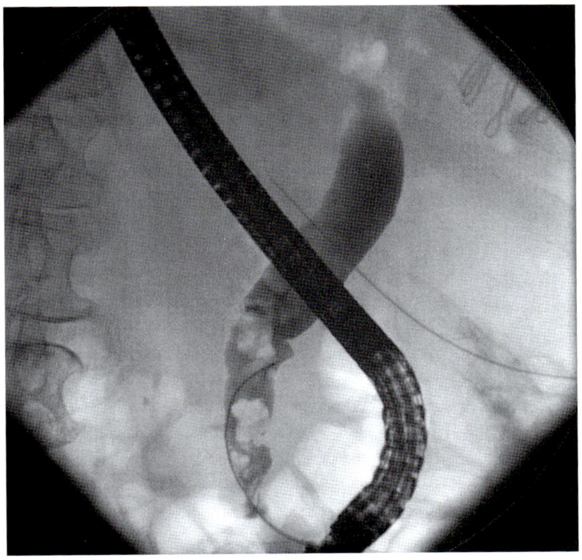

b

Abb. 33.2 Cholangitis bei Choledocholithiasis.
a Endoskopisches Bild: Austritt von Pus aus der Papilla Vateri.
b ERCP-Darstellung.

Differenzialdiagnose

Die Differenzialdiagnose umfasst (Tab. 33.**9**):

- biliäre Leckagen,
- Leberabszesse,
- infizierte Choledochuszysten,
- orientalische Cholangiohepatitis,

Tabelle 33.8 Diagnostische Maßnahmen bei V.a. septische Cholangitis

Anamnese	• Schmerzen • Steinleiden?
Körperliche Untersuchung	• Schmerzen? • Ikterus? • Oberbauchschmerzen?
Laboruntersuchung	• alkalische Phosphatase, γ-GT, Bilirubin, Transaminasen • CRP, Leukozyten
Apparative Diagnostik	• Sonographie • ggf. CT • ERCP

Tabelle 33.9 Differenzialdiagnose der septischen Cholangitis

Differenzialdiagnosen	Wegweisende Diagnostik
PBC	Anamnese, AMA-M2-Autoantikörper
Cholangiokarzinom	ERC mit Biopsien intraduktaler Ultraschall CA 19 – 9
Orientalische Cholangiohepatitis	Anamnese

- Cholezystitis,
- Mirizzi-Syndrom,
- Pneumonie/Lungenempyem rechts.

Verlauf und Prognose

Mit einer effektiven Antibiotikagabe und biliärer Drainage ist die Prognose der leichten bis moderaten Cholangitis deutlich verbessert worden. Jedoch ist die Letalität der schweren Cholangitis mit ungefähr 50% weiterhin sehr hoch.

Therapieziele und Maßnahmen

Die beiden wichtigsten Therapiemaßnahmen sind die unverzügliche intravenöse Therapie mit Antibiotika und die rasche Beseitigung des Abflusshindernisses in den Gallenwegen. Andere Maßnahmen umfassen die Überprüfung der Nierenfunktion, die Korrektur einer Gerinnungsstörung, die Schmerztherapie und das Monitoring der Vitalzeichen zur schnellen Erfassung einer möglichen Sepsis.

Antibiose

Bei der Wahl der Antibiotika müssen folgende Aspekte beachtet werden:

- das Spektrum der häufigsten Erreger,
- hohe Gewebespiegel (zur Vermeidung einer systemischen Infektion),
- Gallegängigkeit (zur Keimelimination).

Zur empirischen Therapie der Cholangitis eignen sich die in Tab. 33.**10** angegebenen Medikamente (124, 215, 219) (Empfehlungen PEI 2004). Cephalosporine der dritten Generation haben eine Enterokokkenlücke und können kreuzreaktive Resistenzen (chromosomal vermittelt) induzieren. Die Umstellung auf eine kalkulierte Therapie erfolgt entsprechend dem Antibiogramm aus den Blut- oder Gallekulturen und ist bis 3 Tage nach Schaffung eines freien Galleabflusses fortzuführen (23, 29, 81, 136, 207).

→ **Chronischer Verlauf.** Bei einem chronisch rezidivierenden Verlauf der Cholangitis bei Gallengangsstenosen oder biliodigestiver Anastomose kann eine zyklische (z. B. 2-wöchentlich), intermittierende oder dauerhafte Therapie mit oralen Antibiotika, z. B. Ampicillin/Clavulansäure oder Ciprofloxacin, indiziert sein (208). Sollten bereits cholangitische Gallenwegsdestruktionen vorhanden sein oder eine erhebliche Sludge-Bildung vorliegen, empfiehlt sich die Einlage einer extern-internen 14-F- oder 16-F-Yamakawa-Prothese mit Spülport zur regelmäßigen Spülung der Gallenwege mit physiologischer NaCl-Lösung (19).

Biliäre Drainage

Über 80% der Patienten können mit Antibiotika unter klinischer Überwachung behandelt werden. Die biliäre Drainage kann in diesen Fällen elektiv erfolgen. In 15 – 20% der Patienten erfordert die rasche Verschlechterung des klinischen Zustandes der Patienten in den ersten 24 h der Behandlung eine biliäre Drainage. Indikationen für eine rasche Drainage sind:

Tabelle 33.10 Empirische Therapie der Cholangitis

Initialtherapie	Präparat (Auswahl)	Dosierung (Hochdosis)	Empfehlungsgrad
Aminopenicillin/BLI	Ampicillin/Sulbactam Amoxicillin/Clavulansäure	3 × 3 g 2 × 2,2 g	A
Acylaminopenicillin/BLI	Piperacillin/Tazobactam	3 × 4,5 g	A/C
Carbapenem	Imipenem/Cilastatin	3 × 1 g	A
Fluorchinolon Gruppe 2	Ciprofloxazin	3 × 400 mg	A
Fluorchinolon Gruppe 3	Levofloxazin	2 × 500 mg	A
Cephalosporin Gruppe 3 + Metronidazol	Cefotaxim oder Ceftriaxon + Metronidazol	3 × 2 g 2 × 2 g 3 × 0,5 g	A
Cephalosporin Gruppe 4 + Metronidazol	Cefepim + Metronidazol	3 × 2 g 3 × 0,5 g	B
Bei Pseudomonaden: + Aminoglykosid	+ Amikacin	1 × 15 mg/kg KG	C

Dauer: bis 3 Tage nach erfolgreicher Beseitigung des Abflusshindernisses

- persistierender abdomineller Schmerz,
- Hypotension trotz adäquater Flüssigkeitssubstitution,
- Fieber über 39 °C,
- Verwirrtheit.

→ **Praktisches Vorgehen.** Die biliäre Drainage kann mit der ERCP, einem perkutanen Zugang oder durch einen chirurgischen Eingriff erfolgen.

Die ERCP mit nachfolgender Stentimplantation (oder nasobiliärer Sonde) stellt die Therapie der Wahl dar (177). Steine im Ductus choledochus können in 90 – 95 % erfolgreich nach endoskopischer Sphinkterotomie entfernt werden (199).

Vor Injektion von Kontrastmittel ist eine Aspiration von Galle und Eiter zur Reduktion der Gefahr einer Septikämie während der Kontrastmittelinjektion sinnvoll. Die endoskopische Drainage ist durch eine signifikante Reduktion der Letalität und Morbidität verglichen mit der notfallmäßigen chirurgischen Dekompression gekennzeichnet (4,7 – 10 % vs. 10 – 50 %) (45, 114).

Bei Patienten mit einer Koagulopathie, welche die Sphinkterotomie verhindert, oder bei Patienten bei denen wegen großer Steine die Drainage mit einem Stent ineffektiv sein wird, ist vor definitiver Therapie erst die Anlage einer nasobiliären Sonde zu favorisieren. Damit ist sowohl die effektive Drainage als auch die Spülung des Gallengangssystems möglich (119).

Der perkutane Zugangsweg kann gewählt werden, wenn die ERCP nicht erfolgreich oder kontraindiziert ist.

Komplikationen und deren Therapie

Nach initialer Therapie der bakteriellen Cholangitis ist die Gefahr von Rezidiven gegeben. Deshalb sollte nach Einlage einer Plastikendoprothese eine engmaschige Kontrolle der Entzündungs- und Cholestaseparameter erfolgen (CRP, Leukozyten, Bilirubin, alkalische Phosphatase). Bei Anstieg der Parameter muss ein Stentwechsel durchgeführt werden (33).

Häufiges Problem bei Gallenwegsstenosen und eingelegten Endoprothesen ist bei Abflussbehinderung die Entwicklung von Leberabszessen oder perihepatischen Abszessen (Abb. 33.**3**) (64). Diese Komplikation kann nur durch Antibiotika, mehrere perkutane Drainageprozeduren und kontinuierliche Spülung behandelt werden.

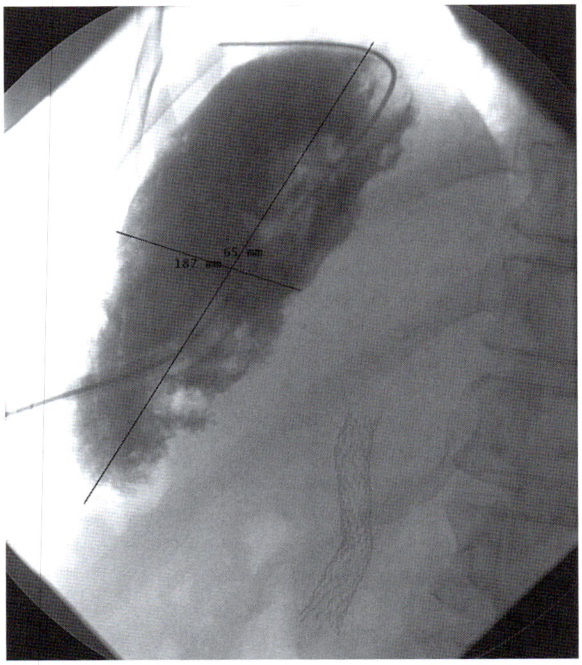

☒ **Abb. 33.3** Subhepatischer Abzess mit externer Spüldrainage als Folge einer Metallstentokklusion im Ductus choledochus und Gallestase bei hilärem Gallengangskarzinom.

Steckbrief
Septische Cholangitis

Leitsymptom bei der körperlichen Untersuchung:
Charcot-Trias (Schmerzen, Fieber, Ikterus)

Apparativer Leitbefund:
in der Sonographie Dilatationen der intra- und/oder extrahepatischen Gallenwege mit eventuellem Steinnachweis

Therapie:
Antibiotika, endoskopische Therapie, biliäre Drainage

Bemerkungen: rasche biliäre Drainage in schweren Fällen ist entscheidend für den weiteren Verlauf

Akute und chronische Cholangitis durch Helminthen

Tab. 33.**11** gibt einen Überblick über die Charakteristika sowie die wichtigsten Erreger der akuten und chronischen Cholangitis durch Helminthen.

Tabelle 33.11 Akute und chronische Cholangitis durch Helminthen

	Ascariasis	Fascioliasis	Chlonorchiasis und Opisthorchiasis
Erreger	Ascaris lumbricoides (Nematoda)	Fasciola hepatica (Trematoda)	Clonorchis sinensis, Opisthorchis felineus und O. viverrini (Trematoda)
Reservoir	kein spezielles Tierreservoir	Wiederkäuer (Schafe und Rinder)	Fisch fressende Tiere (z. B. Hunde und Katzen)
Epidemiologie	– 1,4 Milliarden Menschen infiziert (105) – besonders Kinder zwischen 2 und 10 Jahren – Vorkommen: weltweit, besonders in Asien, Afrika und Südamerika (126, 175)	– 2 Millionen Erkrankungen – Vorkommen: weltweit, besonders in tropischen Gebieten Südostasiens und Afrika (225)	– C. sinensis: Vorkommen endemisch im fernen Osten (China, Japan, Taiwan, Vietnam und Korea) – felineus: Vorkommen in Südostasien, Mittel und Osteuropa, 16 Mio. Infizierte – O. viverrini: Vorkommen endemisch in Thailand, Kambodscha und Laos, 10 Mio. Infizierte (82, 163, 188)
Übertragung, Risikofaktoren	– mit Eiern kontaminiertes rohes Obst und Gemüse – selten Inhalation von kontaminiertem Staub, transplazentare Migration der Larven möglich (205)	– kontaminiertes Wasser oder Wasserkresse – rohe Schafs-, Ziegen-Rinderleber (59)	– roher, eingelegter oder nicht durchgekochter Fisch (z. B. Sushi)
Pathophysiologie	– direkter Gewebsschaden durch die Immunantwort des Wirtes gegen die Larven, Eier oder adulten Würmer – Lumenobstruktion des Gastrointestinaltraktes oder des biliären Traktes – Nährstoffmangel (182)	– frische Bohrgänge = braunrote Schlängelungen – Peritonitis, Fibrose und Granulome im Lebergewebe – Cholangitis und Pericholangitis	– periduktale Eosinophilie und lymphozytäre Infiltration der Portalfelder zeigt immunsystemverursachten Schaden an – Pigmentsteine, biliäre Strikturen, Dilatation der intrahepatischen Gallengänge und Fibrose (139)
Symptome	– meist asymptomatisch – pulmonale Manifestationen und Hypersensitivität: Urtikaria, Pneumonitis (Löffler-Syndrom) – intestinale Symptome: abdominelle Beschwerden, Anorexie, Übelkeit und Diarrhö, später Lactoseintoleranz und Proteinverlust – intestinale Obstruktion: kolikartige abdominelle Schmerzen, Erbrechen und Verstopfung, bei Kindern meist an der Ileozökalklappe (85%); Volvulus, ileozökale Intussuszeption, Gangrän und intestinale Perforation	– 50% asymptomatisch – abdominelle Schmerzen (generalisiert oder kolikartig im rechten oberen Quadranten) – Hepatomegalie 65% – intermittierendes Fieber 60% – Erbrechen, Diarrhö, Urtikaria 20% – Schwäche und Gewichtsverlust 35% – Husten, Atemnot 15% – Veränderung der Stuhlgewohnheiten und Cholangitis mit Ikterus selten – bei Kindern Pankreatitis – Symptome können für Monate anhalten (169)	– meist asymptomatisch – Symptome akut oder chronisch durch mechanische Irritation und Obstruktion der Gallengänge – akute Krankheit: Fieber, Anorexie, abdominelle Schmerzen, Myalgie, Arthralgie, Schwäche Urtikaria, Lymphknotenschwellungen, Hepatomegalie – chronische Krankheit: Fatigue, abdominelle Beschwerden, Anorexie, Gewichtsverlust, Dyspepsie, Durchfall (159)

Fortsetzung ▶

Tabelle 33.11 Fortsetzung

	Ascariasis	Fascioliasis	Chlonorchiasis und Opisthorchiasis
Symptome (Forts.)	– hepatobiliäre und pankreatische Symptome: abdominelle Schmerzen, biliäre Koliken, akalkulöse Cholezystitis, aszendierende Cholangitis, Verschlussikterus, Gallengangsperforation, Leberabszesse (95, 130), Pankreatitis		
Labordiagnostik	– Stuhlmikroskopie – Eosinophilie 5 – 12 % (134) – IgG; IgE erhöht bei früher Infektion	– Stuhlmikroskopie auf Vorliegen von Parasiten und Eiern (Eier erst 4 Monate nach Infektion, chronische Phase [Spanne 3 – 18 Monate]) – Blutbild: Leukozytose, schwere Anämie bei Kindern, Eosinophilie bis 95 % in akuter Phase – BSR erhöht – Komplementfixation, Immunofluoreszenz, indirekte Hämagglutination, Immunoelektrophorese, ELISA (Blut und Stuhl) weit vor Stuhlmikroskroskopie positiv – IgG und IgE erhöht – γ-GT-, AP-, Bilirubin-Erhöhung kann einen cholestatischen Leberschaden vortäuschen – selten GOT und GPT erhöht – sonographisch gesteuerte Aspiration aus Gallenblase: Detektion der Eier, auch wenn Stuhl negativ	– Stuhlmikroskopie (Eier nach 3 – 4 Wochen sichtbar) – Eosinophilie 10 – 20 % – AP zeigt biliäre Obstruktion an – IgE erhöht – ELISA – Probleme: Differenzierung zwischen akuter und abgelaufener Infektion ist nicht möglich, Kreuzreaktionen (2, 170, 181)

Rekurrierende pyogene Cholangiopathie (orientalische Cholangiohepatitis)

Definition

Dieses Syndrom ist charakterisiert durch rezidivierende Episoden einer eitrigen Cholangitis mit Bildung von multiplen Pigmentsteinen in den oft dilatierten Gallenwegen proximal von Strikturen. Die Erkrankung wurde erstmals durch Digby 1930 bei Chinesen beschrieben (57).

Epidemiologie und Wertung

Die Erkrankung wird fast ausschließlich bei Patienten aus dem südostasiatischen Raum gefunden (37, 147, 148). Die Inzidenz in der westlichen Welt steigt jedoch wegen der zunehmenden Migration von Menschen aus den endemischen Ländern an. Es werden beide Geschlechter etwa gleich häufig befallen mit einem Maximum der Häufigkeit in der 3. und 4. Lebensdekade (32, 129, 224). Die rekurrierende pyogene Cholangiopathie (RPC) tritt häufiger in den unteren sozioökonomischen Schichten auf.

Tabelle 33.11 Fortsetzung

	Ascariasis	Fascioliasis	Chlonorchiasis und Opisthorchiasis
Bildgebende Diagnostik	– Röntgen-Thorax, bei Patienten mit pulmonalen Symptomen ggf. CT-Thorax – Röntgen-Abdomen: Wurmmassen produzieren mit Darmgas „Whirlpool-Effekt" (126) – Sonographie: hepatobiliäre oder pankreatische Ascariasis, Würmer können Pseudotumor imitieren (91) – ERCP: Füllungsdefekte durch Würmer, Entfernung der Würmer möglich (159) – CT/MRT-Abdomen: nicht notwendig, -„bull's eye" durch Querschnitt der Würmer, elongierte Füllungsdefekte durch Würmer	– Röntgen-Thorax: bei Patienten mit pulmonalen Symptomen, alveoläre Infiltrate, rechtsseitiger Pleuraerguss – Sonographie: hypodense /hypoechogene Läsionen in der Leber durch Gänge der Larven, adulte Würmer in Gallengängen oder Gallenblase, selten Aszites – ERCP: Füllungsdefekte durch Würmer in den Gallengängen – CT/MRT: multiple 1–10 mm große Läsionen oder Tunnel im Leberparenchym, adulte Würmer in Gallengängen oder Gallenblase ^{99}Tc-Szintigraphie: multiple intrahepatische Defekte in 50 % der Fälle (230)	– ERCP: Darstellung von Wandunregelmäßigkeiten (182) – Sonographie: unspezifische Veränderungen in etwa 50 % wie Gallenblasenvergrößerung oder -irregularitäten, Sludge, Entzündung, Fibrose, Hepatomegalie, Detektion von adulten Würmern als echoreiche Herde ohne Schallschatten in den Gallengängen (63, 89, 133) – CT: s. Sonographie, höhere Sensitivität besonders für Detektion der verdickten und erweiterten kleinen intrahepatischen Gallengänge, welche mit rekurrierender pyogener Cholangitis assoziiert sind (130)
Therapie	– Pyrantelpamoat: (11 mg/kg KG bis maximal 1 g), Einmalgabe 90 % effektiv (133), Therapie der Wahl bei Schwangeren; Nebenwirkungen: Unwohlsein, Kopfschmerzen, Fieber, Rash – Mebendazol: Therapie der Wahl (100 mg 2-mal/d für 3 Tage oder 500 mg als Einmalgabe), 3-Tages-Therapie und Einmalgabe zu 95 % effektiv; Nebenwirkungen: Unwohlsein, Kopfschmerzen, selten Leukopenie – Albendazol: Einmalgabe (400 mg), nahe 100 % effektiv, aber Reinfektion häufig (96), nach 2–3 Monaten Reevaluation, da nur adulte Würmer abgetötet werden	– Bithionol: 30–50 mg/kg KG jeden zweiten Tag für 15–30 Tage – Triclabendazole: nur als Studienmedikation erhältlich, 77 % Erfolgsrate, 10–12 mg/kg KG/d in 2 Dosen über 24 h verteilt (196, 226)	Praziquantel: (75 mg/kg KG verteilt auf 3 Dosen für 1 Tag), fast 100 % effektiv außer bei sehr schweren Clonorchis-Infektionen (82, 160), einige Studien nur 30 % Erfolg (82, 161, 203); Nebenwirkungen: Kopfschmerzen, Schwindel, Schlaflosigkeit, Übelkeit, Erbrechen • Opisthorchiasis: – Mebendazol: 30 mg/kg KG für 20–30 Tage (91), 89–94 % Erfolgsrate (161) – Albendazol: Therapie der Wahl, 400 mg 2-mal täglich für 3 bzw. 7 Tage, 40 bzw. 63 % Erfolgsrate (161) • Clonorchiasis: – Albendazol: 10 mg/kg KG für 7 Tage, 90–100 % Erfolgsrate (134)
Komplikationen	– Nidus für rekurrierende pyogene Cholangitis	– schwere Anämie – Pankreatitis (bei Kindern häufiger) – seltene Komplikationen: ektopische Infektionen, Hämoperitoneum, subkapsuläre Hämatome, hepatische Raumforderungen, Cholezystitis, aszendierende Cholangitis, Hämobilie, Gallensteine, sklerosierende Cholangitis	– Cholangitis, Cholangiohepatitis, Cholangiokarzinom – durch chronische Irritation und Schaden der epithelialen Zellen kommt es zu Proliferation, Hyperplasie und Fibrose

Risikofaktoren und Pathologie

⇢ **Pathogenese.** Die Pathogenese der intraduktalen Steinbildung und der biliären Veränderungen ist nicht komplett verstanden. Im Moment werden aufgrund der regionalen und sozioökonomischen Verteilung zwei verschiedene Theorien diskutiert, obwohl die Pathogenese auch hier nicht komplett schlüssig ist.

1. Transiente portale Bakteriämien sollen im Rahmen einer Malnutrition zu einem Circulus vitiosus von biliärer Infektion, Steinbildung und Strikturbildung führen. E. coli, Klebsiella, Pseudomonas, Proteus species und seltener Anaerobier werden gewöhnlich in der Galle nachgewiesen (32, 176), aber auch Mischinfektionen sind nicht selten. Die Steinbildung wird durch einen Mangel an Glucaro-1,4-lacton einem Inhibitor der bakteriellen Glukuronidase gefördert (49, 130, 142, 143, 148, 186, 224).
2. Die parasitäre Besiedlung der Gallengänge durch Trematoden und Askariden führt zu einer Schädigung des Epithels, resultierend in einer biliären Obstruktion (Clonorchis sinensis, Opisthorchis species und Fasciola hepatica) (128, 129).

Auch für das gemeinsame Auftreten beider Theorien gibt es Hinweise (8, 128, 146, 174).

⇢ **Pathologische Veränderungen.** Neben der bereits erwähnten extra- und intrahepatischen Gangerweiterung mit fokalen Strikturen finden sich weitere typische Veränderungen in der Leber. Die Gallengangswand ist fibrosiert und mit Entzündungszellen infiltriert. Die Galle ist eitrig und der Debris wird gebildet aus Zelldetritus, Bakterien und Gallepigment.

Besonders häufig ist der linke Ductus hepaticus betroffen, speziell der linkslaterale Segmentast, obwohl in beiden Lappen bereits Steine vorhanden sein können. Warum hauptsächlich der linke Ast betroffen ist, ist unbekannt. Eventuell spielt der spitze Abgangswinkel, welcher Stase und Strikturbildung begünstigt, eine Rolle.

Die unzähligen Steine im Gangsystem variieren in der Größe und bestehen meist aus Calciumbilirubinaten.

Klinik und Diagnostik

Körperliche Untersuchung und Symptome

Bei der körperlichen Untersuchung fallen die Patienten durch einen Ikterus, rechtsseitige oder epigastrische Oberbauchbeschwerden sowie eine Hepatomegalie auf.

Andere Befunde sind meist erst bei komplizierten, fortgeschrittenen Stadien zu finden.

Die Patienten klagen über rezidivierende Schübe der Cholangitis häufig mit der typischen Charcot-Trias (s. Abschnitt „Septische Cholangitis"). Durch Steinabgänge sind Pankreatitisschübe möglich (185).

Laboruntersuchungen

Die Laboruntersuchungen zeigen ein cholestatisches Muster, ohne dass eine weitere Differenzierung möglich ist.

Bei allen Patienten mit neu diagnostizierter RPC sollte eine Stuhldiagnostik zur Suche nach Parasiten und Parasiteneiern durchgeführt werden.

Bildgebende Diagnostik

Die Diagnose wird bei Patienten mit einer krankheitskompatiblen Anamnese mit Hilfe der radiologischen Bildgebung gesichert.

⇢ **Sonographie/Computertomographie.**

- Gangdilatation in 85 – 90% der Patienten (128),
- duktale Steine (39),
- Leberabszesse,
- dilatierte zentrale intrahepatische Gänge mit Gangamputation (32, 129),
- Enhancement der Gallengangswand,
- Leberabszesse,
- lobäre Atrophie,
- Biliome.

Mittels CT ist eine genauere Darstellung der Veränderungen im Vergleich zur Sonographie möglich.

⇢ **Cholangiographie (MRCP/ERCP/PTC).**

- Intra- und extrahepatische Gangerweiterungen,
- „gestreckte" intrahepatische Gänge mit Rarefizierung (als Resultat der periduktalen Fibrose) und Kaliberschwankungen, „Arrowhead-Zeichen" (47, 101, 106).

Die MRCP/CT ist eine Ergänzung zur ERCP, da wegen Strikturen oder Okklusionen evtl. nicht alle Gänge mit Kontrastmittel dargestellt werden können. Eine PTC sollte nur erfolgen, wenn die Durchführung einer ERCP nicht möglich ist. Die Leberbiopsie ist nicht hilfreich zur Diagnostik.

Tab. 33.**12** stellt die diagnostischen Maßnahmen bei V. a. rekurrierende pyogene Cholangiopathie zusammenfassend dar.

Tabelle 33.12 Diagnostische Maßnahmen bei V.a. rekurrierende pyogene Cholangiopathie

Anamnese	• Abstammung aus Südostasien? • sozialer Status? • rezidivierende Schübe mit Ikterus, Fieber, rechtsseitige Oberbauchschmerzen?
Körperliche Untersuchung	• Ikterus? • Oberbauchschmerzen?
Laboruntersuchung	• alkalische Phosphatase, Transaminasen, • bei erhöhten Werten: Ausschluss anderer cholestatischer Erkrankungen
Apparative Diagnostik	• ERC (MRC) • Sonographie

Differenzialdiagnose

Die Differenzialdiagnose der rekurrierenden pyogenen Cholangiopathie gibt Tab. 33.**13** wieder.

Therapieziele und Maßnahmen

Das Therapiemanagement erfolgt interdisziplinär – endoskopisch, chirurgisch und radiologisch.

Die akute Cholangitis sollte wie bereits beschrieben behandelt werden (s. Abschnitt „Septische Cholangitis"). Impaktierte Steine, intra- oder extrahepatische Strikturen oder stark abgewinkelte Gänge erschweren die endoskopische Therapie (100, 138, 157). Die Drainage sollte jedoch auch in diesen Fällen erzwungen werden, evtl. auch durch eine perkutane Drainage oder in seltenen Fällen durch einen chirurgischen Eingriff mit Einlage einer T-Drainage (47, 69, 101, 198). Die Entfernung der intrahepatischen Konkremente und die Behandlung der Strikturen sollte rasch nach Schaffung der Galleableitung durchgeführt werden (152, 228).

Tabelle 33.13 Differenzialdiagnose der rekurrierenden pyogenen Cholangiopathie

Differenzialdiagnosen	Wegweisende Diagnostik
Rezidivierende bakterielle Cholangitiden	CT Abdomen: Ausschluss von Tumoren und einer chronischen Pankreatitis
PSC	Anamnese, junge Männer, p-ANCA-Titer
Medikamentöse Leberschäden	Anamnese
Lebertransplantation, Chemotherapie	Anamnese
Cholangiokarzinom	ERC mit Biopsien intraduktaler Ultraschall CA 19 – 9
AIDS-Cholangiopathie	Anamnese, Anti-HIV

Prävention von Langzeitkomplikationen

Die optimale Therapiestrategie zur Prävention von Langzeitkomplikationen (s. „Prognose") ist nicht geklärt. Entweder strebt man eine endoskopische Entfernung der intrakanalikulären Konkremente mit folgender regelmäßiger Überwachung an (abdominelle Sonographie alle 3 – 6 Monate bei Rezidivsteinen in 30% und ggf. Intervention) (44, 90) oder man führt eine chirurgische Segmentresektion der betroffenen Abschnitte mit Anlage einer biliodigestiven Anastomose durch. Oftmals muss jedoch ein kombiniertes endoskopisch/chirurgisches Vorgehen gewählt werden (76).

UDCA hat keinen Effekt bei der Auflösung der intrahepatischen Steine. Es gibt jedoch Fallberichte, dass bei Patienten mit Cholesterolsteinen die UDCA-Gabe einen Einfluss auf die Steinzusammensetzung und die Wahrscheinlichkeit der Steinbildung durch eine Erhöhung des Galleflusses und Änderung der Viskosität hat (61, 67, 165, 192). Ob UDCA (20 mg/kg Körpergewicht pro Tag) zur Prävention indiziert ist, bleibt ebenfalls umstritten.

Chirurgische Resektion

Die Resektion von Lebersegmenten (typischerweise in der linken Leberhälfte) dient der Verhinderung von rekurrierenden Infektionen infolge einer biliären Obstruktion und einer hepatischen Atrophie, die endoskopisch nicht ausreichend therapierbar ist (48, 187).

Die Operation der befallenen Segmente hat laut verschiedener Studien bessere Erfolge im Hinblick auf die Lebensqualität, das Verhindern einer biliären Zirrhose oder von Cholangiokarzinomen und Reduktion der Letalität als die perkutanen transhepatischen oder endoskopischen transpapillären Verfahren (46, 90, 154, 227). Das am häufigsten angewandte Verfahren ist dabei die biliodigestive Anastomose (Hepatikojejunostomie), obwohl deren Erfolgsrate noch nicht ausreichend evaluiert ist und kontrovers diskutiert wird (113, 194). Standardoperationen zur biliären Drainage wie Choledochoduodenostomie, Roux-en-Y-Choledochojejunostomie oder Sphinkteroplastie sind kontraindiziert, da dabei die intraheptischen Strikturen nicht mitbehandelt werden (223). In einzelnen Fällen wurden auch Lebertransplantationen durchgeführt (193).

Verlauf und Prognose

Die am häufigsten auftretenden Komplikationen sind die Sepsis, das Leberversagen und Komplikationen, die sich mit einer Häufigkeit von 7% aus der biliären Zirrhose ergeben

(z. B. portale Hypertension, Cholangiokarzinom) (40, 90). Die Tumoren entstehen meist im atrophierten linken Leberlappen. Ein regelmäßiges Screening (ERCP, Bürstenzytologie) brachte keinen Nutzen für die Patienten.

Komplikationen und deren Therapie

Die rekurrierenden Cholangitisschübe können zu Sepsis und Abszessbildung in vielen Organen führen (z. B. Lunge, Hirn) (49, 176). Andere Komplikationen umfassen die Ruptur der eitergefüllten Abszesse in das Peritoneum oder die Bildung von Fisteln in den gastrointestinalen Trakt, das Perikard oder den Pleuraspalt (32, 49, 185). Portalvenenthrombosen und Hämobilie sind ebenfalls beschrieben worden (49, 176).

Zur Verhinderung septischer Komplikationen und von Abszessen sollten Patienten, bei denen endoskopische oder perkutane biliäre Drainageverfahren durchgeführt werden, eine Antibiotikaprophylaxe erhalten (47).

Eine auftretende Sepsis wird nach den allgemein gültigen Leitlinien therapiert. Abszesse (gleich in welchem Organ) sollten, wenn möglich, drainiert und beseitigt werden.

Steckbrief Rekurrierende pyogene Cholangiopathie

Leitsymptome bei der körperlichen Untersuchung:
Fieber, Ikterus, rechtsseitige Oberbauchschmerzen

Apparative Leitbefunde:
in der MRCP/ERCP dilatierte, „gestreckte", rarefizierte, zentrale intrahepatische Gänge mit Gangamputation und Kaliberschwankungen „Arrowhead-Zeichen", v. a. im linksseitigen Gallengangssystem

Therapie:
endoskopisch transpapilläre oder perkutane Strikturbehandlung, chirurgische Resektion befallener Segmente, UDCA

Bemerkungen:
betrifft fast nur Patienten in bzw. aus asiatischen Ländern

AIDS-Cholangiopathie

Definition

Die AIDS-Cholangiopathie ist durch infektassoziierte biliäre Strikturen charakterisiert (43, 60, 140). Sie kann zusätzlich eine Papillenstenose und multiple intrahepatische biliäre Strikturen umfassen.

Epidemiologie und Wertung

Vor der Ära der „highly active antiretroviral therapy" (HAART) trat dieses Syndrom bei etwa 26 % der AIDS-Patienten auf (42, 206). Durch die sich rasch ändernden HIV-Therapiestrategien kann die Prävalenz schwanken (42).

Risikofaktoren und Pathologie

Die AIDS-Cholangiopathie betrifft überwiegend Patienten mit einer CD4-Zellzahl unter 100/mm^3. Cryptosporidium parvum stellt den häufigsten Erreger dar. Andere Untersuchungen wiesen als auslösende Erreger Mikrosporidien, Encephalitozoon intestinalis, Zytomegaloviren (CMV), Isospora und Cyclospora cayetanensis nach (20, 60, 74, 127, 178). Dem Befall der großen intrahepatischen Gänge liegt meist eine Infektion mit C. parvum oder CMV zugrunde (11). Trotz nachgewiesener Infektion entwickelt sich nur in etwa 25 % eine AIDS-Cholangiopathie (85).

Klinik und Diagnostik

Körperliche Untersuchung und Symptome

Die HIV-positiven Patienten berichten über Schmerzen im Epigastrium und im rechten oberen abdominellen Quadranten. Diese Symptome sind abhängig von der Schwere der Gangveränderungen. Bei einer Stenose der Papillenregion treten die stärksten Schmerzen auf, während die milderen abdominellen Schmerzen gewöhnlich mit einer intra- und extrahepatischen Cholangitis ohne Papillenstenose assoziiert sind (36). Diarrhö, Fieber und Ikterus sind weniger häufig und treten nur bei ca. 10 – 20 % der Patienten auf.

Laboruntersuchungen

Die Laborwerte zeigen bei der AIDS-Cholangiopathie ein cholestatisches Muster (60). Folgende Veränderungen sind zu erwarten:

- Erhöhung der γ-GT (in 90 %),
- Erhöhung der AP (in 75 %),
- leichte Erhöhung der GOT und GPT,
- selten leichter Ikterus, totales Bilirubin nicht höher als das 2fache des oberen Normbereichs.

Bei 20 % der Patienten können die Labortests jedoch auch völlig normal sein, obwohl die ERCP typische Veränderungen zeigt (74).

Die Erhöhung der Transaminasen tritt meist in Gegenwart von opportunistischen Infektionen, viralen Hepatitiden, einer Medikamentenhepatotoxizität oder Neoplasien auf (11, 38, 43, 123).

Bildgebende Diagnostik

Die Bestätigung der Verdachtsdiagnose einer AIDS-Cholangiopathie erfolgt mit der ERCP.

Die Sonographie ist eine kosteneffektive Untersuchung, die bezüglich der cholangitischen Veränderungen (intra- und extrahepatische Gangdilatationen, Wandverdickung des Ductus choledochus) eine Sensitivität von 75 – 97% bei einer Spezifität von fast 100% besitzt (20, 36, 51).

Die Bürstenzytologie der Gallenwege, intraluminäre biliäre Biopsien sowie Duodenalbiopsien können zur Unterstützung der Diagnose ebenfalls durchgeführt werden.

Die HIDA-Szintigraphie zeigt eine verlängerte Exkretion des Tracers, was eine biliäre Obstruktion (z. B. fokale Strikturen) anzeigt (27). Die MRCP wurde bisher noch nicht in größeren Serien untersucht.

→ **ERCP.** Die Durchführung einer ERCP ist bei einem AIDS-Patienten indiziert, wenn er über schwere abdominelle Beschwerden (als Zeichen der Papillenstenose) klagt und eine Infektion mit Cryptosporidium oder CMV nachgewiesen ist. Folgende Verteilungsmuster zeigen sich in der ERCP (11, 20, 60, 200):

- kombinierte Papillenstenose mit sklerosierender Cholangitis in 50 – 60%,
- kombinierte intra- und extrahepatische sklerosierende Cholangitis ohne Papillenstenose in weniger als 20%,
- nur Papillenstenose in 10%,
- intrahepatische sklerosierende Cholangitis ohne Papillenstenose oder extraheptische Beteiligung sehr selten.

Bei Patienten mit Papillenstenose sind Pankreasgangdilatationen häufig und können ebenfalls Ursache für abdominelle Beschwerden sein (200).

Tab. 33.**14** fasst das diagnostische Vorgehen bei V. a. eine AIDS-Cholangiopathie zusammen.

Differenzialdiagnose

Die Kombination der Papillenstenose mit einer intrahepatischen biliären Striktur ist bei HIV-Patienten pathognomonisch für eine AIDS-Cholangiopathie.

Bildgebende Verfahren helfen, andere Ursachen für pathologische Leberwerte auszuschließen. So können mittels CT intraheptische, biliäre und pankreatische Raumforderungen sowie abdominelle Lymphknotenschwellungen ausgeschlossen werden (Tab. 33.**15**) (38).

Tabelle 33.14 Diagnostische Maßnahmen bei V.a. eine AIDS-Cholangiopathie

Anamnese	• HIV positiv • Diarrhö? • Fieber? • Ikterus • rechtsseitige Oberbauchschmerzen?
Körperliche Untersuchung	• Ikterus? • Oberbauchschmerzen?
Laboruntersuchung	• Anti-HIV (wenn unklar) • CD4-Zellen • alkalische Phosphatase, GOT, GPT • bei erhöhten Werten: Ausschluss anderer cholestatischer Erkrankungen
Apparative Diagnostik	• ERC (MRC) • Sonographie

Tabelle 33.15 Differenzialdiagnose der AIDS-Cholangiopathie

Differenzialdiagnosen	Wegweisende Diagnostik
Rezidivierende bakterielle Cholangitiden	CT-Abdomen: Ausschluss von Tumoren oder einer chronischen Pankreatitis
PSC	p-ANCA-Titer, junge Männer, Anamnese
Medikamentöse Leberschäden	Anamnese
Lebertransplantation, Chemotherapie	Anamnese
Cholangiokarzinom	ERC mit Biopsien intraduktaler Ultraschall CA 19 – 9
Orientalische Cholangiohepatitis	Anamnese Befall nur linker Ductus hepaticus

Verlauf und Prognose

Das Überleben der Patienten wird nicht von der Cholangiopathie, sondern von dem natürlichen Verlauf der AIDS-Erkrankung in dem meist späten Stadium (CD4-Zellzahl unter 100/mm^3: mittleres Überleben 7 – 12 Monate) bestimmt (20, 60, 74). Jedoch besteht bei langem Krankheitsverlauf die Gefahr der Entwicklung eines Cholangiokarzinoms (60, 88, 206).

Neuere Daten zum Verlauf der Erkrankung unter HAART liegen bereits vor und zeigen eine deutliche Verbesserung der Prognose (110). Ob diese Therapie die Rate der AIDS-Cholangiopathie reduziert, müssen weitere Studien zeigen.

Therapieziele und Maßnahmen

Therapie der Infektion. Die Behandlung der der AIDS-Cholangiopathie zugrunde liegenden Infektion (C. parvum, Microsporidium, CMV) beeinflusst nicht die cholangiographischen Veränderungen oder die Symptome (11, 74, 85). Es ist jedoch möglich, dass durch eine effektive Therapie der Infektion der Progress der biliären Erkrankung verlangsamt oder gestoppt werden kann. Zusätzlich besteht die Indikation zur HAART, wenn die CD4-Zahl unter $100/mm^3$ liegt (214, 229).

Endoskopische Therapie. Die Therapie erfolgt vornehmlich endoskopisch. Bei einer Papillenstenose profitieren die Patienten von einer endoskopischen Sphinkterotomie (Erfolgsrate in mehreren Serien von 23 – 100%) (11, 36, 35, 38, 50, 60). Als Marker für eine erneute intrahepatische Cholestase gilt die alkalische Phosphatase (36, 74). Isolierte dominante intra- oder extrahepatische Strikturen können durch eine endoskopische Stentplatzierung versorgt werden. Die Therapieoptionen für diffuse intrahepatische Stenosierungen sind jedoch sehr limitiert.

UDCA. Ursodeoxycholsäure (UDCA) wurde auf Grund der morphologischen Ähnlichkeiten einer AIDS-Cholangiopathie mit der PSC experimentell eingesetzt. Bei einer Dosierung von 3×300 mg/d wurde in einer kleinen Serie eine Verbesserung der Symptome und der alkalischen Phosphatase sowie der γ-GT im Serum gefunden (34).

Komplikationen und deren Therapie

Die Therapie der Komplikationen orientiert sich an den Strategien der PSC-Behandlung.

Steckbrief AIDS-Cholangiopathie

Leitsymptom bei der körperlichen Untersuchung:
HIV positiv, Fieber, Ikterus, rechtsseitige Oberbauchschmerzen

Apparativer Leitbefund:
in der ERCP Papillenstenose mit evtl. multifokalen Strikturen unterschiedlicher Länge sowie prästenotischen Dilatationen der intra- und/oder extrahepatischen Gallenwege mit diffuser Gangrarefizierung

Therapie:
endoskopische Strikturbehandlung, UDCA

Bemerkungen:
betrifft fast nur Patienten mit einer CD4-Zellzahl kleiner $100/mm^3$

FAZIT FÜR DIE PRAXIS

- Die PSC ist eine chronische, cholestatische, vermutlich autoimmune Lebererkrankung, die durch progressive Destruktion der intra- und extraheptischen Gallengänge charakterisiert ist. Die PSC ist häufig mit einer chronisch entzündlichen Darmerkrankung assoziiert. Sie tritt vor allem bei Männern am Beginn des 4. Lebensjahrzehntes auf.
- Die medikamentösen, endoskopischen und chirurgischen therapeutischen Optionen der PSC müssen dem Stadium entsprechend angewendet werden. Die Verhinderung bzw. Behandlung von Komplikationen (Zirrhose, cholangiozelluläres Karzinom, Osteoporose, Pruritus etc.) sollte im Mittelpunkt der Bemühungen stehen. Patienten mit Zirrhose sollten in einem Zentrum vorgestellt werden, damit die Indikation zur Lebertransplantation rechtzeitig geprüft werden kann.
- Die bakterielle Cholangitis ist eine Entzündung der Gallenwege, die meist durch eine Gallengangsobstruktion (v. a. durch Gallengangssteine, Gallengangsstrikturen, Papillenstenosen, Tumorkompression, Parasitenbefall u. a.) verursacht wird. Bei 15 – 20% der Patienten erfordert die rasche Verschlechterung des klinischen Zustandes der Patienten in den ersten 24 h der Behandlung eine biliäre Drainage, die überwiegend endoskopisch erfolgt. Trotz moderner und effektiver Therapiemöglichkeiten ist die Letalität in schweren Fällen sehr hoch.
- Die rekurrierende pyogene Cholangiopathie (orientalische Cholangiohepatitis) ist eine in rezidivierenden Episoden verlaufende eitrige Cholangitis mit Bildung von multiplen Pigmentsteinen in den oft dilatierten Gallenwegen proximal von Strikturen. Die Pathogenese der Erkrankung ist unklar. Neben einer transienten portalen Bakterämie im Rahmen einer Malnutrition werden die parasitäre Besiedlung der Gallengänge durch Trematoden und Askariden sowie die daraus resultierende Entzündung mit Wandschädigung als Ursachen diskutiert.
- Die Therapie der rekurrierenden pyogenen Cholangiopathie besteht meist in einer endoskopischen Sanierung des Gallengangsystems kombiniert mit einer chirurgischen Resektion besonders schwer veränderter Lebersegmente.
- Die AIDS-Cholangiopathie ist eine PSC-ähnliche Erkrankung in fortgeschrittenen Stadien der HIV-Erkrankung (CD4-Zellzahl unter $100/mm^3$). Obwohl die Auslöser der Erkrankung Kryptosporidien, Mikrosporidien oder CMV sind, wird durch eine direkte medikamentöse Therapie gegen diese Erreger weder eine Verbesserung der Beschwerden noch eine Besserung der morphologischen Veränderungen erreicht.
- Die Therapie der AIDS-Cholangiopathie besteht aus diesem Grund in einer endoskopischen Behandlung (endoskopische Sphinkterotomie, Einlage von Stents). Sind die interventionellen endoskopischen Möglichkeiten aufgrund von multiplen Stenosen beschränkt, ist eine Therapie mit UDCA (3×300 mg/d) indiziert. Der Einfluss einer HAART-Therapie auf den Krankheitsverlauf ist noch nicht abschließend zu beurteilen. Die AIDS-Cholangiopathie ist allerdings in der heutigen Zeit nicht für das Überleben limitierend.

34 Tumoren der Gallenblase und der Gallenwege

34.1 Gallenblasentumor, intrahepatisches Cholangiokarzinom (CCC), Hilustumoren (Klatskin) und distale Gallenwegstumoren

M. Wiedmann, K. Schoppmeyer, K. Caca

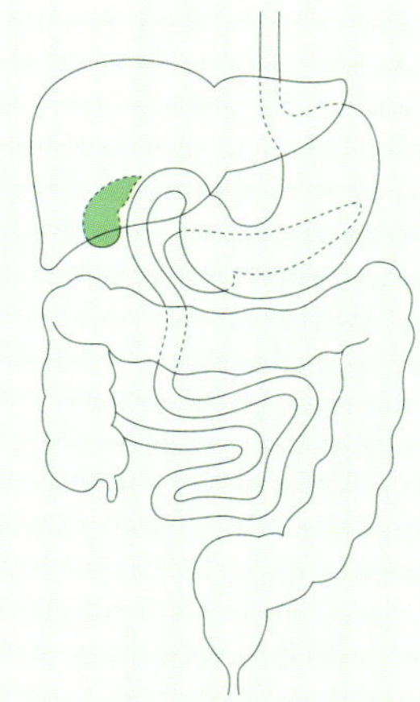

EDITORIAL **Karzinome des Gallenwegsystems sind seltene Tumoren des Gastrointestinaltrakts mit in den letzten Jahren zunehmender Inzidenz. Sie werden unterteilt in intra- und extrahepatische Gallengangskarzinome (Klatskin-Tumor, mittleres und distales Gallengangskarzinom), Gallenblasenkarzinom und Papillenkarzinom. Die Umwandlung von normalem in malignes Gallengangsgewebe erfordert eine Reihe von aufeinanderfolgenden Genmutationen, ähnlich der Adenom-Karzinom-Sequenz beim Kolonkarzinom.**

Durch eine Zunahme der Radikalität der chirurgischen Resektion konnte in den letzten Jahren eine deutliche Verbesserung der 5-Jahres-Überlebensraten erreicht werden. Ein Überlebensvorteil für adjuvante bzw. neoadjuvante Therapiemaßnahmen konnte dagegen bisher – bis auf eine prospektive, randomisierte Phase-III-Studie für das Gallenblasenkarzinom – nicht nachgewiesen werden.

In der Palliation sind die endoskopische Drainage der Gallenwege und die photodynamische Therapie fest etabliert. Neuere Therapieansätze sind die Brachytherapie, moderne Chemotherapeutika sowie die Tyrosinkinaserezeptor-Inhibition.

Definitionen und Klassifikation

Im Bereich der Gallenblase und der Gallenwege kommen als Rarität Adenome und mesenchymale Tumoren vor, am häufigsten aber sind die Karzinome. Ungefähr 67 % aller biliären Tumoren sind Gallenblasenkarzinome, 22 % hiläre Gallengangskarzinome (Klatskin-Tumoren), 8 % distale extrahepatische Karzinome und 3 % intrahepatische Gallengangskarzinome (44). Die intrahepatischen Gallengangskarzinome werden auch den primären Lebertumoren zugerechnet und machen hier einen Anteil von knapp 10 % aus. Das Tumorstadium aller Gallengangskarzinome wird nach der aktuellen TNM- und UICC- (Union Internationale Contre le Cancer) Klassifikation von 2002 eingeteilt (Tab. 34.**1** – 34.**3**) (199). Die hilären Gallengangskarzinome werden weiter unterteilt nach der Bismuth-Corlette-Klassifikation (Tab. 34.**4** und Abb. 34.**1**) (21).

Tabelle 34.1 TNM- und UICC-Klassifikation der intrahepatischen Gallengangskarzinome (199)

T1	solitärer Tumor ohne Gefäßinfiltration
T2	solitärer Tumor mit Gefäßinvasion oder multiple Tumoren, keiner größer als 5 cm in maximaler Ausdehnung
T3	multiple Tumoren mehr als 5 cm in größter Ausdehnung oder Tumoren mit Befall eines größeren Astes der V. porta oder der Vv. hepaticae
T4	Tumor(en) mit direkter Invasion von Nachbarorganen ausgenommen Gallenblase oder Tumor(en) mit Perforation in das viszerale Peritoneum
N1	regionäre Lymphknotenmetastasen
M1	Fernmetastasen

Stadium I	T1	N0	M0
Stadium II	T2	N0	M0
Stadium IIIA	T3	N0	M0
Stadium IIIB	T4	N0	M0
Stadium IIIC	jedes T	N1	M0
Stadium IV	jedes T	jedes N	M1

Tabelle 34.2 TNM- und UICC-Klassifikation der Gallenblasenkarzinome (199)

T1	Tumor infiltriert Schleimhaut oder Muskulatur
T1a	Tumor infiltriert Schleimhaut
T1b	Tumor infiltriert Muskulatur
T2	Tumor infiltriert perimuskuläres Bindegewebe, aber keine Ausbreitung jenseits der Serosa oder in die Leber
T3	Tumor perforiert Serosa (viszerales Peritoneum) und/oder infiltriert direkt die Leber und/oder ein(e) Nachbarorgan/-struktur, z. B. Magen, Duodenum, Kolon, Pankreas, Netz, extrahepatische Gallengänge
T4	Tumor infiltriert Stamm der V. portae oder A. hepatica oder infiltriert 2 oder mehr Nachbarorgane/-strukturen
N1	regionäre Lymphknotenmetastasen
M1	Fernmetastasen

Stadium 0	Tis	N0	M0
Stadium IA	T1	N0	M0
Stadium IB	T2	N0	M0
Stadium IIA	T3	N0	M0
Stadium IIB	T1 – 3	N1	M0
Stadium III	T4	jedes N	M0
Stadium IV	jedes T	jedes N	M1

⇢ **Gallenblasenkarzinome.** Hier handelt es sich in 80 – 90 % um Adenokarzinome, histologische Varianten sind papilläre Adenokarzinome, muzinöse, hellzellige, Siegelringzell-, adenosquamöse, Plattenepithel- oder kleinzellige Karzinome. Selten finden sich undifferenzierte Karzinome. Auch Karzinosarkome wurden beschrieben.

⇢ **Intrahepatische Gallengangskarzinome.** Histologisch handelt es sich meist um gut differenzierte sklerosierende Adenokarzinome, wobei die kubisch-zylindrischen Tumorzellen gallengangsartige tubuläre Formationen nachahmen, welche in einem gefäßarmen Stroma eingebettet sind. Die Tumorzellen können Schleim bilden.

⇢ **Extrahepatische Gallengangskarzinome.** In ca. 80 % handelt es sich bei den extrahepatischen Gallengangskarzinomen um ein Adenokarzinom, seltenere Formen stellen das papilläre Adenokarzinom (5 %), das Adenokarzinom vom intestinalen Typ, das muzinöse Adenokarzinom (5 %), das Klarzelladenokarzinom, das Siegelringzellkarzinom, das adenosquamöse Karzinom, das Plattenepithelkarzinom, das kleinzellige Karzinom und das undifferenzierte Karzinom (10 %) dar. Makroskopisch unterscheidet die Arbeitsgruppe um K. Uesaka beim hilären Gallengangskarzinom den papillären, nodulären, nodulär infiltierenden und diffus infiltrierenden Typ. Während sich die ersten beiden Formen am proximalen Tumorrand vorwiegend entlang der Mukosa ausdehnen, geschieht dies bei den letzten beiden Formen

Tabelle 34.3 TNM-Klassifikation der extrahepatischen Gallengangskarzinome (199)

T1	Tumor auf Gallengang beschränkt
T2	Tumor infiltriert jenseits des Gallengangs
T3	Tumor infiltriert die Leber, Gallenblase, Pankreas, und/oder unilaterale Äste der V. portae (rechts oder links) oder der A. hepatica propria (rechts oder links)
T4	Tumor infiltriert eine oder mehrere Nachbarstruktur(en): Hauptstamm der V. portae oder ihre Äste bilateral, A. hepatica communis oder Nachbarorgane/-strukturen wie Kolon, Magen, Duodenum, Abdominalwand
N1	regionäre Lymphknotenmetastasen
M1	Fernmetastasen

Stadium 0	Tis	N0	M0
Stadium IA	T1	N0	M0
Stadium IB	T2	N0	M0
Stadium IIA	T3	N0	M0
Stadium IIB	T1–3	N1	M0
Stadium III	T4	jedes N	M0
Stadium IV	jedes T	jedes N	M1

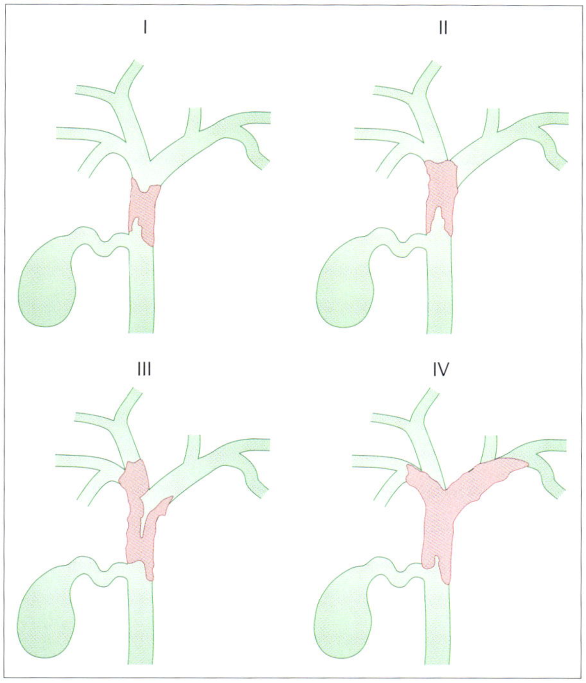

Abb. 34.1 Klassifikation der hilären Gallengangskarzinome durch die Lokalisation in Bezug auf die Hepatikusgabel nach Bismuth-Corlette.

Tabelle 34.4 Stadieneinteilung der hilusnahen Gallengangskarzinome nach Bismuth (21)

I	hilusnaher Tumor erreicht die Hepatikusgabel nicht
II	hilusnaher Tumor reicht bis an die Hepatikusgabel heran
IIIA	hilusnaher Tumor infiltriert den rechten Hepatikusast
IIIB	hilusnaher Tumor infiltirert den linken Hepatikusast
IV	hilusnaher Tumor infiltriert beide Hepatikusäste

vorwiegend in der Submukosa, was mit einer höheren Malignität – auch durch eine häufigere lymphatische Metastasierung bedingt – einhergeht (185). Im mittleren und distalen Bereich der Tumoren findet dagegen eher eine perineurale Ausdehnung statt.

Epidemiologie und Wertung

Karzinome des intra- und extrahepatischen Gallenwegssystems sind die fünfthäufigsten Tumoren des Gastrointestinaltrakts. Das Geschlechtsverhältnis männlich : weiblich ist 1 : 4 und die Inzidenz aller Tumoren beträgt ca. 2,5 – 4,4 pro 100.000 Einwohner. Eine Zunahme der Häufigkeit von intrahepatischen Gallengangs- und Papillenkarzinomen wird seit mehreren Jahren festgestellt (43, 99, 107, 161, 213). Die Erkrankung manifestiert sich überwiegend in der 5.– 8. Lebensdekade. Das Gallenblasenkarzinom tritt besonders gehäuft in den südamerikanischen Ländern Chile und Bolivien auf (203).

Risikofaktoren und Pathologie

Gallenblasenpolypen und Gallenblasenkarzinom

Gallensteine. Gallensteine sind der Hauptrisikofaktor für die Entstehung des Gallenblasenkarzinoms. So finden sich bei ca. 65–90% der Gallenblasenkarzinompatienten Gallensteine und in ca. 10% eine akute Cholezystitis (168).

Das Krebsrisiko ist bei Patienten mit symptomatischen Gallensteinen höher als bei asymptomatischen Steinträgern (241). Asymptomatische Gallensteine größer 3 cm oder eine sog. Porzellangallenblase (Wandverkalkung) erhöhen deutlich das Krebsrisiko.

Andere Risikofaktoren. Weitere Risikofaktoren stellen Gallenblasenpolypen (s. u.), das Mirizzi-Syndrom, eine anomale pankreatikobiliäre Gangverbindung, Karzinogene (Methylcholanthren, O-Aminoazotoluol, Nitrosamine, orale Kontrazeptiva, Methyldopa und Isoniazid), die segmentale Adenomyomatose der Gallenblase, eine chronisch entzündliche Darmerkrankung, eine Polyposis coli, Adipositas und Salmonellendauerausscheidung dar (7, 23, 41, 53, 128, 153, 180).

Gallenblasenpolypen. Diese sind meistens benigne, wobei es sich in der Regel um Cholesterinpolypen oder entzündliche Polypen handelt. Während maligne Polypen meist solitär in der Gallenblase auftreten, sind Cholesterinpolypen oder entzündliche Polypen häufig multipel. Gemäß einer Analyse von Shinkai et al. entwickeln bereits 37% der Patienten eine Gallenblasenneoplasie, wenn sich in der Gallenblase weniger als drei Polypen befinden, aber diese eine Größe von 5–10 mm aufweisen (196). Nur 6% der Patienten entwickeln dagegen eine Neoplasie, wenn die Polypengröße unter 5 mm liegt.

Eine chirurgische Entfernung der Gallenblase ist deshalb indiziert, sobald die Polypengröße über 10 mm liegt (134). Bei Polypen mit einer Größe zwischen 5 und 10 mm sollte zumindest eine Cholezystektomie erwogen werden.

Falls die Cholezystektomie nicht erfolgt, sollte ein engmaschiges Monitoring der Polypengröße erfolgen. Polypen < 5 mm werden nicht operiert, aber regelmäßig nachkontrolliert.

Gallengangskarzinome

Risikofaktoren für Gallengangskarzinome sind eine primär sklerosierende Cholangitis (PSC; möglicherweise zusätzliche Risikozunahme durch Rauchen) und/oder Colitis ulcerosa, chronisch eitrige Cholangitiden, chronische intraduktale Gallensteine, Salmonellendauerausscheidung, Choledochuszysten, ein Caroli-Syndrom und biliodigestive Anastomosen. Seltene Faktoren in Europa sind Karzinogene (früher Thorotrast, Asbest, Nitrosamine, Methyldopa, Isoniazid, Dioxin und polychlorierte Biphenyle), eine chronische Hepatitis B oder C und biliäre parasitäre Erkrankungen (Opisthorchis viverrini und seltener Clonorchis sinensis) (13, 17, 31, 37, 50, 113, 126, 159, 193, 200, 213, 217, 218, 225).

Solitäre Adenome und eine biliäre Papillomatose werden als obligate Präkanzerosen angesehen.

Patienten mit einer familiären Adenomatosis polyposis zeigen eine Prädisposition für duodenale Adenome, speziell nahe der Ampulle, verbunden mit einem 100- bis 200fach erhöhten Papillenkarzinomrisiko (164).

Molekulare Pathogenese

Während der letzten Jahre gelangen mit Hilfe der Molekularbiologie fundamentale Einblicke in die Tumorpathogenese. So erfordert die Umwandlung von normalem in malignes Gallengangsgewebe eine Reihe von aufeinanderfolgenden Genmutationen, ähnlich der Adenom-Karzinom-Sequenz beim Kolonkarzinom, wobei das Wissen noch nicht so weitreichend ist wie bei diesem weitaus häufigeren Tumor (78). Diese Mutationen lassen sich mehreren Genklassen zuordnen: Protoonkogene, Tumorsuppressorgene und Mismatch-Reparaturgene.

Gallenblasenkarzinom

Untersuchungen zu genetischen Veränderungen während der Karzinogenese des Gallenblasenkarzinoms sind bisher noch sehr limitiert. K-RAS-Mutationen wurden in 39–59% und Abnormalitäten des Tumorsuppressorgens P53 (Mutationen v. a. im Exon 5 und 8, Allelverlust im Chromosomenbereich 17p13.1 und P53-Überexpression) in 35–92% gefunden (121, 139). Daneben wird ein Allelverlust („loss of heterozygosity (LOH)") im APC- (3%), DCC- (45%), RB- (13%) und NM23-H1-Gen (7%) beschrieben neben einer Mikrosatelliteninstabilität (17%) (239).

Gallengangskarzinome

Alle Tumoren entwickeln in der Regel genetische und funktionelle Mechanismen, um Proliferation und ungehemmtes Zellwachstum zu generieren, Apoptose zu vermeiden, der Zellalterung zu entkommen, eine Gewebeinvasivität zu erzeugen und zu metastasieren (77).

Molekulargenetische Mechanismen der Pathogenese des Gallengangskarzinoms

Mutierte Onkogene, wie K-RAS, C-MYC, C-ERB-B1 (epidermal derived growth factor 1, EGF-1), C-ERB-B2 (epidermal derived growth factor 2, EGF-2) und C-MET (4, 40, 68, 175, 204), stimulieren neben einer COX-2-(Cyclooxygenase-2-)Überexpression (32, 197), die wiederum zu einer C-ERB-B1- und AKT-Genaktivierung (antiapoptotisches Protein) führt (80), die Tumorzellproliferation.

Proinflammatorische Zytokine, wie Interleukin-6 (IL-6), führen zu einer Stimulation der Proliferation über den MAPK-(mitogen activated protein kinase) und JAK/STAT- (Janus kinase/signal transducer and activator of transcription) Signaltransduktionsweg (85) und außerdem zu einer Hochregulierung der induzierbaren NO-Synthase (iNOS), was eine vermehrte Produktion von Stickstoffmonoxid (NO) induziert. NO selbst oder Peroxynitrit, welches nach einer Reaktion von NO mit Superoxidanionen entsteht, kann dann einen direkten DNA-Schaden induzieren, Apoptose inhibieren – durch Caspase-9-Nitrosylierung bzw. Induktion einer MCl-1-Expression (antiapoptotisches Protein) (114) – oder DNA-Reparaturproteine inaktivieren (96, 97, 219). Deshalb generieren Entzündungsprozesse und Gallensalze Wachstums- und antiapoptotische Signale und fördern so die Karzinogenese.

Nachgewiesene Tumorsuppressorgenmutationen betreffen vor allem P53 und P16 (14, 25, 47, 59, 83, 211, 220). Diese Mutationen führen zu einer gestörten Zellalterung, unterstützt durch eine Telomerase-Überexpression (> 70% der Tumoren) (94, 187).

Nachweisbar sind weiterhin Veränderungen in der Zellzyklus- (3, 87, 212) und Apoptoseregulation (93, 174, 192, 238). Diese Veränderungen bedingen eine verminderte Apoptoserate und vermehrte Zellzyklusprogression.

Die Invasivität und Metastasierung wird vor allem durch eine VEGF- (vascular endothelial growth factor), MMP- (Matrixmetalloproteinase) und HAAH- (humane aspartyl-asparaginyl-beta-hydroxylase) Überexpression beeinflusst (12, 90, 104, 120, 130, 131, 151, 214). Dies geht mit einer beim Gallengangskarzinom gesteigerten Angiogeneserate (104) und einer Hemmung der Zelladhäsion durch Deaktivierung von E-CADHERIN (54) und alpha/beta-CATENIN (179) einher. Eine WISP1v- (Wnt-inducible secreted protein 1) Überexpression in 49% der Tumoren (210) geht zusätzlich mit einer lymphatischen und perineuralen Invasion einher.

Die genaue Bedeutung weiterer Phänomene, wie die CCK-BR- (CCK-B/Gastrinrezeptor) (26), ETS-1- (92), REG-1-alpha-(Regenerating Gene-1) (82) und PKR- (RNA-aktivierte Proteinkinase) (215) Expression sowie APC-Genmutationen (102), muss dagegen noch eruiert werden. Die Abb. 34.**2** liefert eine Übersicht über die dargestellte Pathogenese der Gallengangskarzinome.

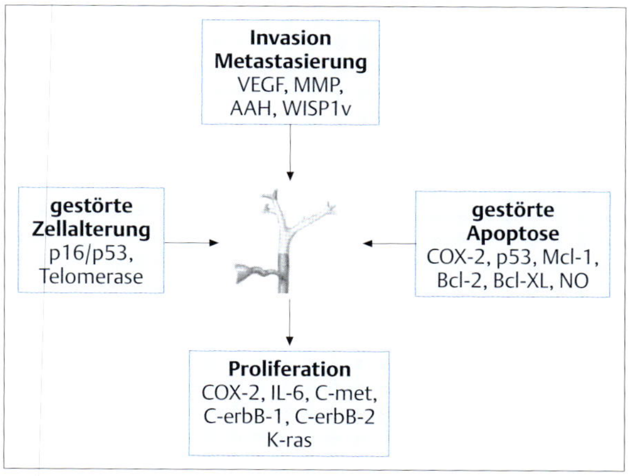

☒ **Abb. 34.2** Pathogenese des Gallengangskarzinoms (modifiziert nach 77).

Klinik

Gallenblasenkarzinom. Beim Gallenblasenkarzinom finden sich meist rechtsseitige Oberbauchschmerzen (75%), Übelkeit und Erbrechen (30%), ein Ikterus zeigt sich dagegen nur bei fortgeschrittener Leberinvasion. Oft berichten die Patienten über eine lange Anamnese einer chronischen Cholezystitis mit Gallensteinen.

Intrahepatisches Gallengangskarzinom. Bei den intrahepatischen Tumoren klagen die Patienten bei einer oft nur kurzen Anamnese über einen Leistungsverlust (60%) sowie in der Hälfte der Fälle über Oberbauchbeschwerden, Völlegefühl, Anorexie oder Gewichtsabnahme. Bei etwa 30% besteht bereits Aszites und in 15 – 20% ein Ikterus.

Extrahepatisches Gallengangskarzinom.

Der schmerzlose Ikterus ist das Leitsymptom der extrahepatischen Gallengangskarzinome.

Gelegentlich geht ein Pruritus voraus, Gewichtsabnahme und eine schmerzhafte Hepatomegalie können vorliegen.

Diagnostik

Die erste Verdachtsdiagnose einer Tumorerkrankung der Gallenblase bzw. der Gallengänge beruht in der Regel auf dem klinischen Untersuchungsbefund und einer Erhöhung der Cholestaseparameter (γ-GT, AP und Bilirubin), während die Transaminasen entweder normal oder nur gering erhöht sind.

Tumormarker. Da die Sensitivität und Spezifität von Tumormarkern niedrig ist, sollten diese nur als Ausgangsbefund bei gesicherter Diagnose verwendet werden (Abb. 34.**3**) (232, 233). Jedoch sollte die Diagnose niemals auf den Tumormarkern alleine beruhen. CA 19 – 9, CEA und

CA-125 sind die gegenwärtig am häufigsten benutzten. Diese sind in etwa 85% bzw. 30% bzw. 40–50% erhöht bei Patienten mit Gallengangskarzinom (44, 89, 160, 177).

Wichtig ist zu wissen, dass eine Cholestase zu einer fälschlichen Erhöhung der Tumormarker führen kann.

Für das CA 19–9 wird ein Grenzwert von > 100 U/ml für die Diagnose des Gallengangskarzinoms postuliert, sofern keine Cholangitis vorliegt (28, 148, 160). In einer Studie wurde durch die Kombination der Tumormarker mit der Formel CA 19–9 + (CEA × 40) eine Genauigkeit von 86% in der primären Diagnose von cholangiozellulären Karzinomen bei Patienten mit PSC erzielt (177).

⇢ **Bildgebung.** Es wird dann ein abdomineller Ultraschall mit Farbduplex durchgeführt, gefolgt von einer nichtinvasiven kombinierten Magnetresonanzcholangiographie/-tomographie (MRC/MRT), falls die Gallenwege sonographisch erweitert sind bzw. der Verdacht auf eine veränderte Gallenblasenwand besteht (Abb. 34.**3** u. 34.**4a**) (81). Mehrere Studien bescheinigen dieser Kombination eine Sensitivität zwischen 70 und 100% (Tab. 34.**5**) (2, 10, 67, 127, 133, 237, 240). Ergänzt werden kann diese Untersuchung durch eine Magnetresonanzangiographie (MRA) bei Verdacht auf eine Gefäßinfiltration und eine Endosonographie bei Verdacht auf ein Gallenblasenkarzinom (64, 184). Wenn MRC und MRT nicht verfügbar sind, sollte ein kontrastmittelverstärktes Spiral-CT erfolgen, das bezüglich der Diagnose des Gallengangskarzinoms jedoch weniger sensitiv ist (147). Größere Studien zum Sensitivitätsvergleich zwischen MRT und CT bei der Diagnose des Gallenblasenkarzinoms fehlen jedoch.

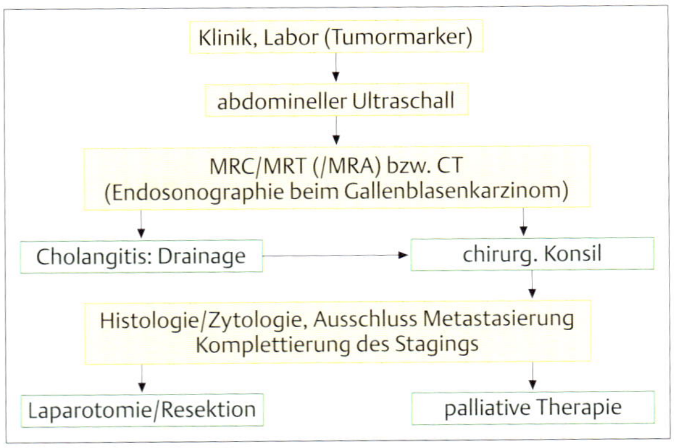

Abb. 34.3 Diagnostischer Algorithmus für Karzinome der Gallengänge und der Gallenblase. MRC: Magnetresonanzcholangiographie, MRT: Magnetresonanztomographie, MRA: Magnetresonanzangiographie, CT: Computertomographie.

⇢ **Endoskopie und Biopsie.** Im Anschluss an die bildgebenden Verfahren sollte zunächst ein chirurgisches Konsil an einem hepatobiliären Zentrum erfolgen und über die Operabilität entschieden werden (Abb. 34.**3**) (106).

Eine endoskopische retrograde Cholangiographie (ERC) (Abb. 34.**4b**) bzw. perkutane transhepatische Cholangiographie (PTC) sind trotz der hohen Sensitivität von MRC/MRT zur feingeweblichen Diagnosesicherung und Therapieplanung bei extrahepatischen Gallengangskarzinomen unverzichtbar.

Des Weiteren sollten sie für die endoskopische Behandlung einer Cholangitis, die Stentung zur Entlastung der voraussichtlich zu erhaltenden Leberlappen und zum Überbrücken voraussehbarer Wartezeiten bis zur Resektion sowie bei pri-

Tabelle 34.5 Neuere klinische Studien zum Stellenwert der MRCP/MRT-Bildgebung

Referenzmethode	Patientenzahl (n)	Hiläres Gallengangskarzinom	Sensitivität	Referenz
ERC	6	6/6	6/6 (100%)	Fulcher 1997 (66)
ERC	27	4/27	22/27 (81%)	Adamek 1998 (2)
ERC	40	26/40	22/26 (85%)	Yeh 2000 (237)
ERC	20	15/20	14/20 (70%)	Zidi 2000 (240)
PTC	29	9/29	28/29 (96%)	Lopera 2001 (127)
ERC	12	12/12	10/12 (83%)	Manfredi 2001 (133)
PTC/Cholangioskopie	99	99/99	87/99 (88%)	Lee 2002 (125)
Gesamt	233	171/233	70–100%	

märer Inoperabilität reserviert werden (Abb. 34.**3**). Es sollte hierbei eine kombinierte Bürstenzytologie und Zangenbiopsie erfolgen, die in 40–70% eine positive Histologie beim extrahepatischen Gallengangskarzinom erzielt (Tab. 34.**6**) (106). Neuere Verfahren wie die digitalisierte Bildanalyse zur Beurteilung einer Zellaneuploidie oder die Fluoreszenz-in-situ-Hybridisation (FISH) zur Chromosomenanalyse werden die Sensitivität zukünftig weiter erhöhen (183). Die Ausbeute könnte noch durch eine sich anschließende Methylierungsanalyse der Tumorsuppressorgene p16INK4a and p14ARF in der endoskopisch gewonnenen Galle zusätzlich verbessert werden (110). Ob sich dagegen die neue Methode einer präoperativen endosonographisch gestützten Punktion von hilären Gallengangstumoren bei negativer Bürstenzytologie durchsetzen wird, muss abgewartet werden, obwohl in einer ersten Studie die Sensitivität bei 89% und die Spezifität bei 100% lagen (63).

Ein intrahepatisches Gallengangskarzinom kann oft histologisch durch eine gezielte perkutane Leberbiopsie gesichert werden. Eine endoskopisch histologische Sicherung beim Gallenblasenkarzinom ist meistens nicht möglich, es sei denn der Tumor infiltriert bereits den Ductus hepatocholedochus. 10% der Gallenblasenkarzinome werden erst durch Zufall während einer Cholezystektomie zur Behandlung einer symptomatischen Cholezystolithiasis entdeckt.

Neue Verfahren. Neuere Verfahren wie der intraduktale Ultraschall (IDUS) (Abb. 34.**4c**) und die Positronenemissionstomographie (PET) (Tab. 34.**7** u. Abb. 34.**4d**) müssen dagegen erst noch evaluiert werden und stellen keine Routine-

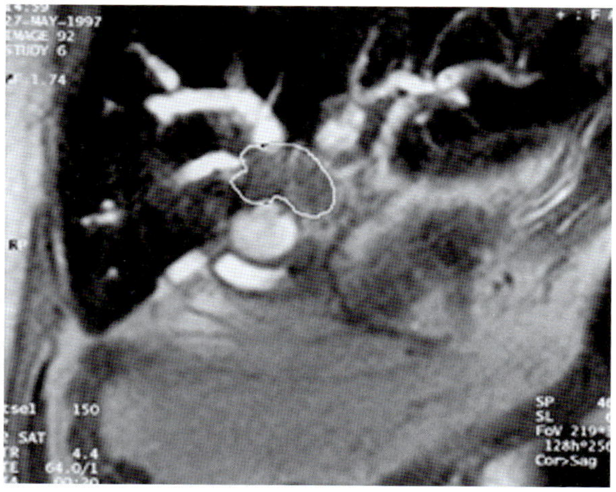
a

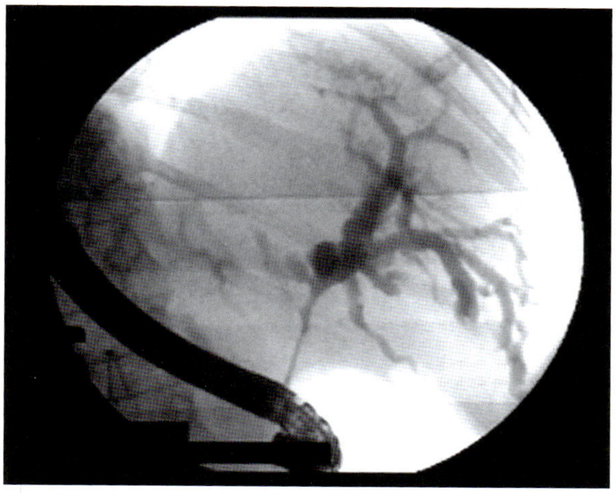
b

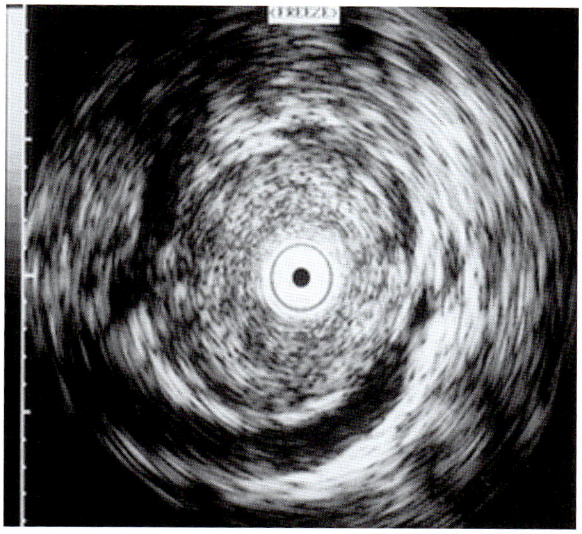
c

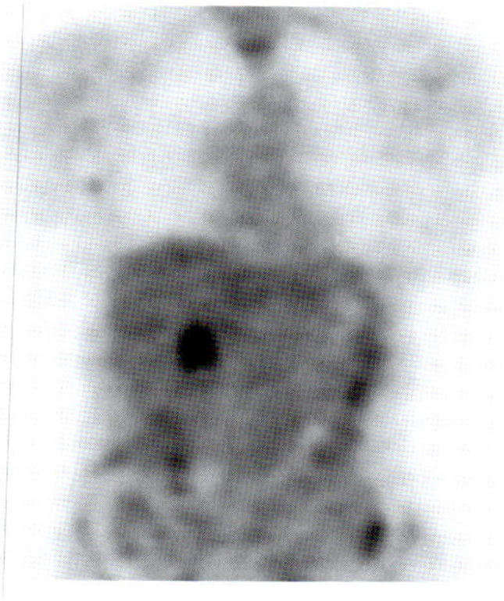
d

Abb. 34.4 Hiläres Gallengangskarzinom.
- **a** MRT mit Kontrastmittel (Endorem) eines Tumors des Typs Bismuth-Corlette IV (eingekreist).
- **b** Tumordarstellung eines Tumors Bismuth-Corlette Typ IIIb mittels endoskopisch retrograder Cholangiographie (ERC).
- **c** Tumordarstellung mittels endoluminalen Ultraschalls (EUS; 15 MHz, 6 French).
- **d** Darstellung eines 2,4 × 1,2 × 2,7 cm großen Tumors mittels F-18-Deoxy-Glucose-Positronenemissionstomographie (FDG-PET).

Tabelle 34.6 Neuere klinische Studien zum Stellenwert der Zytologie/Histologie

Methode	Patientenzahl (n)	Sensitivität (%)	Spezifität (%)	Referenz
Bürstenzytologie	30	33	100	Foutch 1991 (60)
Bürstenzytologie	149	37	100	Lee 1995 (123)
Bürstenzytologie	204	35	97	Ponchon 1995 (172)
Bürstenzytologie	94	54	100	Pugliese 1995 (173)
Bürstenzytologie	78	56	90	Glasbrenner 1999 (73)
Bürstenzytologie	43	42	100	Mansfield 1997 (135)
Bürstenzytologie	133	30	100	Jailwala 2000 (95)
Bürstenzytologie	106	57	100	Macken 2000 (129)
Gesamt	837	42	98	
GG-Biopsie	41	81	100	Kubota 1993 (117)
GG-Biopsie	52	53	100	Pugliese 1995 (173)
GG-Biopsie	128	43	97	Ponchon 1995 (172
GG-Biopsie	45	81	100	Sugiyama 1996 (205)
GG-Biopsie	103	65	100	Schoefl 1997 (190)
GG-Biopsie	133	43	90	Jailwala 2000 (95)
Gesamt	502	56	97	

GG-Biopsie: Gallengangsbiopsie

Tabelle 34.7 Neuere klinische Studien zum Stellenwert der Positronenemissionstomographie

Patientenzahl (n)	Sensitivität (%)	Spezifität (%)	Metastasen	Referenz
19	100	100	–	Keiding 1998 (105)
54	92	93	7/10 (distal) 2/15 (LK)	Kluge 2001 (109)
15	77	83	3/10 (distal) 2/10 (LK)	Fritscher-Ravens 2001 (62)
36	61	80	11/17	Anderson 2004 (8)

verfahren dar (65, 105, 109). Eine Laparoskopie zum Ausschluss einer Peritonealkarzinose vor einer Laparotomie wird in einzelnen Fällen empfohlen (98).

Differenzialdiagnose

Die meisten Patienten mit einer Hilusstenose und schmerzlosem Ikterus weisen ein Gallengangskarzinom auf. Jedoch muss in 10–15% mit einer Alternativdiagnose gerechnet werden. Am häufigsten sind hierbei das Gallenblasenkarzinom, eine postentzündliche/narbige Veränderung, ein Mirizzi-Syndrom und eine idiopathische benigne fokale Stenose.

Verlauf und Prognose

Gallenblasenkarzinom. Nach erfolgreicher R0-Resektion, die die einzige potenziell kurative Therapie darstellt und in 15 – 20% der Fälle gelingt, liegt das 5-Jahres-Überleben bei 10 – 60%. Ist nur eine palliative Chemotherapie möglich, so zeigt sich bei einer Ansprechrate von 32 – 71% ein medianes Überleben von 5 – 15 Monaten.

Intrahepatische Gallengangskarzinome. Nach erfolgreicher R0-Resektion, die auch bei diesen Tumoren die einzige kurative Therapieoption darstellt und in 6 – 52% der Fälle gelingt, liegt das 5-Jahres-Überleben bei 27 – 44%. Ist nur eine palliative Chemotherapie möglich, so zeigt sich bei einer Ansprechrate von 0 – 21% ein medianes Überleben von 5 – 10 Monaten.

Hiläres Gallengangskarzinom. Nach erfolgreicher R0-Resektion, die in 18 – 56% der Fälle möglich ist, liegt das 5-Jahres-Überleben bei 8 – 52%. Bei einer palliativen Gallengangsstentung (ERC, PTC) liegt das mediane Überleben nur bei 3 – 6 Monaten, bei einer palliativen photodynamischen Therapie (PDT) bei 4 – 19 Monaten und bei einer palliativen Chemotherapie bei 5 – 15 Monaten.

Therapieziele und Maßnahmen

Gallenblasenkarzinom

Der Anteil der potenziell resektablen Gallenblasenkarzinome liegt bei 15 – 20% mit einer 5-Jahres-Überlebensrate von 10 – 60% nach R0-Resektion (s. Kapitel 34.3 „Chirurgische Therapie der Gallenblasen- und Gallenwegstumoren“).

Adjuvante Therapie. Mehrere Zentren berichten über positive Ergebnisse einer nachfolgenden Strahlentherapie nach R1-Resektion, ohne dass die bisherigen Daten die Überlegenheit eindeutig belegen konnten. Lediglich eine multizentrische, prospektive randomisierte Phase-II-Studie zeigte die Überlegenheit einer postoperativen Chemotherapie beim Gallenblasenkarzinom, die besonders nach inkompletter (R1-)Resektion nachweisbar war (208). Das 5-Jahres-Überleben in der mit Mitomycin C und 5-Fluorouracil behandelten Gesamtgruppe betrug hierbei 26% im Vergleich zu 14% für die nicht mit Chemotherapie behandelte Gruppe ($p < 0,05$).

Palliative Therapie.

In der Palliativsituation des Gallenblasenkarzinoms kann bei aufgetretener Cholestase in über 90% nach endoskopischer Drainage eine klinische Besserung erzielt werden.

In ausgewählten Fällen ist eine Segment-III-Cholangiojejunostomie für die Cholestasebeseitigung indiziert (33, 103). Ein Ansprechen auf eine perkutane Strahlentherapie ist nur in etwa 20% der Fälle zu erwarten. Für eine palliative Chemotherapie außerhalb von Studien besteht derzeit keine Indikation, basierend auf bisher wenigen kleinen, meist unkontrollierten Studien, die für die Kombination 5-FU/Doxorubicin/Mitomycin (FAM), Gemcitabin-Monotherapie und 5-FU in Kombination mit Interferon α2b nur eine Ansprechrate bis maximal 30% erzielen konnten (27, 84, 163). Erfolg versprechender scheint eine Kombination aus Gemcitabin und Cisplatin zu sein (Tab. 34.**8**), die in einer kleinen Phase-II-Studie (8 Patienten mit fortgeschrittenem Gallenblasenkarzinom) ein Ansprechen von 64% und ein medianes Über-

Tabelle 34.8 Neuere palliative Chemotherapiestudien von Gallenwegskarzinomen

Protokoll	n	Substanz	Ansprechrate[1]	Überleben[3]	Referenz
Phase II[7]	35	5-FU, INFα2b	0/11/?/?	12,0	Patt 1996
Phase III[2]	4941	5-FU, Etoposid Best Supportive Care	? ?	6,0 2,5 ($p < 0,01$)*	Glimelius 1996
Phase II	25	5-FU, Cisplatin	0/6/12/7	10,0	Ducreux 1998
Phase II	20	5-FU, Mitomycin	0/5/6/9	9,5	Raderer 1999
Phase II[7]	41	5-FU, Cisplatin, Doxorubicin, INFα2b (PIAF)	0/9/?/?	14,0	Patt 2001
Phase II[7]	19	5-FU, Mitomycin	0/5/8/6	6	Chen 2001
Phase II[7]	22	Gemcitabin, 5-FU	0/8/5/8	11	Gebbia 2001
Phase II[6]	25	Gemcitabin	0/9/6/10	?	Gallardo 2001
Phase II	43	Gemcitabin, Docetaxel	0/5/24/14	11,0	Kuhn 2002
Phase II	16	5-FU, Oxaliplatin (FOLFOX 3)	0/3/6/7	9,5	Nehls 2002
Phase II	29	5-FU, Cisplatin	1/9/11/8	9,5	Taieb 2002

Tabelle 34.8 Fortsetzung

Protokoll	n	Substanz	Ansprechrate[1]	Überleben[3]	Referenz
Phase II	37	5-FU, Cisplatin, Epirubicin (ECF)	0/7/20/10	5,5	Morizane 2003
Phase II[7]	42	Capecitabin, Cisplatin	1/8/?/?	9,1	Kim 2003
Phase II[6]	44	Gemcitabin, Cisplatin	4/16/?/?	7	Reyes-Vidal 2003
Phase II	14	Gemcitabin, Irinotecan	0/2/6/6	?	Bhargava 2003
Phase II[6]	8 3	Gemcitabin, Cisplatin Gemcitabin	1/6/?/?	10,5	Malik 2003
Phase II	24	5-FU, Cisplatin, Epirubicin (ECF)	0/2/9/13	?	Lee 2004
Phase II[7]	27	Gemcitabin, 5-FU	0/9/8/10	5,3	Knox 2004
Phase II	30	Gemcitabin, 5-FU	0/6/14/10	4,7	Hsu 2004
Phase II	25 26	Gemcitabin, Mitomycin Capecitabin, Mitomycin	0/5/?/? 0/8/?/?	6,7 9,3	Kornek 2004
Phase II[7]	33 23	Gemcitabin, Oxaliplatin	0/12/8/13 0/5/7/11[4]	15,4 7,6[4]	Andre 2004
Phase II[7]	35 16	Capecitabin, Oxaliplatin	2/7/18/8 0/0/4/12[5]	14 5 ($p < 0{,}01$)	Nehls 2004
Phase II[6]	22	Gemcitabin, Cisplatin	4/7/7/4	5	Doval 2004
Phase II[7]	15	Gemcitabin	0/0/2/13	5	Eng 2004
Phase II[7]	45	Gemcitabin, Capecitabin	2/12/19/12	14	Knox 2005
Phase II[7]	40	Gemcitabin, Cisplatin	0/11/13/16	9	Thongprasert 2005
Phase II[7]	42	Gemcitabin, 5-FU	0/5/5/32	9,7	Alberts 2005
Phase II[7]	23	Gemcitabin	0/6/8/9	13,1	Park 2005
Phase III[7]	27 27	Etoposide, Cisplatin, 5-FU (ECF) 5-FU, Etoposide, Leukovorin (FELV)	? ?	9 12	Rao 2005
Phase II[6]	38	Gemcitabin, Cisplatin	2/19/7/10	8	Misra 2005
Phase II[7]	32	Gemcitabin, Cisplatin	0/6/10/16	8,3	Park 2005
Phase II[7]	24	Gemcitabin, Oxaliplatin	1/11/5/7	14	Gebbia 2005
Phase II[7]	21	Capecitabin, Oxaliplatin	0/4/8/9	?	Glover 2005
Phase II[7]	30	Gemcitabin, Capecitabin	1/3/10/16	7,8	Chang 2005

[1] CR/PR/SD/PD
[2] Gallenblasenkarzinome, extra- und intrahepatische Karzinome, sowie Pankreaskarzinome
[3] Median in Monaten seit Therapiebeginn
[4] Zweitlinientherapie
[5] intrahepatische Karzinome
[6] Gallenblasenkarzinome
[7] Gallenblasenkarzinome, extra- und intrahepatische Karzinome
CR: complete remission, PR: partial response, SD: stable disease, PD: progressive disease, 5-FU: 5-Fluorouracil, INFα2b: Interferon α2b
* $p = 0{,}05$ für Pankreaskarzinome bzw. $p = 0{,}1$ für Gallenwegskarzinome

leben von 42 Wochen ergab (132). Eine zweite Studie mit einem größeren Patientenkollektiv (n = 30) ergab zwar auch ein Ansprechen um 60%, das mediane Überleben lag jedoch nur bei 20 Wochen (51).

Intrahepatische Gallengangskarzinome

Die Resektion ist die einzige potenziell kurative Therapie (→ Kapitel 34.3). Die Wirksamkeit neoadjuvanter bzw. adjuvanter Maßnahmen ist nicht belegt. Die Rezidivrate nach orthotoper Lebertransplantation ist hoch, weshalb das intrahepatische Cholangiokarzinom derzeit bei bestehender Organknappheit keine Indikation zur Transplantation in Europa darstellt (137, 224). Bei fehlenden verfahrensspezifischen Kontraindikationen und einem Karnofsky-Index >60% stehen beim nichtresektablen intrahepatischen Gallengangskarzinom lokale palliative Therapieverfahren, wie transarterielle Chemoembolisation (TACE), perkutane Ethanolinjektion (PEI), laserinduzierte Thermotherapie (LITT) und Radiofrequenzthermoablation (RFA) zur Verfügung. Die Wirksamkeit lokaler Verfahren muss jedoch noch in geeigneten Studien überprüft werden. Palliative externe Radiatio bzw. systemische Chemotherapie haben keine wesentliche Überlebenszeitverlängerung gezeigt (Tab. 34.**8**) (72).

Extrahepatische Gallengangskarzinome

Nur eine kurative Resektion (R0) ermöglicht dem Patienten mit einem hilären Gallengangskarzinom (Klatskin-Tumor) eine Chance auf Heilung und Langzeitüberleben (→ Kapitel 34.3). Allerdings besteht nur bei ca. 30% der Patienten ein potenziell kurativer Therapieansatz.

→ **Operabilitätskriterien.** Sowohl die Klärung der Operabilität (prä- und intraoperativ) als auch der operative Eingriff erfordern große Erfahrung (19, 20). Arterielle Gefäßinfiltration, Tumorausdehnung bis in die sekundären Gallengangsaufzweigungen beidseits (Subsegmentstenosen) und Fernmetastasen stellen Inoperabilitätskriterien dar. Daneben ist darauf zu achten, ob weitere medizinische Kontraindikationen vorliegen, wie eine Leberzirrhose oder andere Komorbiditäten, die das Operationsrisiko zu hoch werden lassen.

→ **Neoadjuvante und adjuvante Therapie.** Ob eine neoadjuvante oder adjuvante Therapie sinnvoll ist, lässt sich bei der gegenwärtigen spärlichen Studienlage nicht abschließend beantworten. Für eine selektierte Patientengruppe könnte eine neoadjuvante photodynamische Therapie (PDT) von Vorteil sein (226).

› Gallengangsdrainage

Beim inoperablen extrahepatischen Gallengangskarzinom ist die Gallengangsdrainage von zentraler Bedeutung, da die betroffenen Patienten meist an Leberversagen oder Cholangitis innerhalb von 6–12 Monaten nach Diagnose versterben (s. Kapitel 34.2 „Interventionelle endoskopische Therapie") (1, 150, 169).

→ **Methoden.** Prinzipiell kommt außer der endoskopischen (ERC) oder perkutan transhepatischen Drainage (PTCD) auch die operativ angelegte biliodigestive Anastomose in Frage. Frühe Komplikationen und Mortalität sind bei der Stentimplantation im Vergleich zum operativen Bypass seltener, außerdem ist die endoskopische Stentimplantation kostengünstiger (136). Hingegen treten Spätkomplikationen, insbesondere Rezidive des Verschlussikterus und Cholangitiden, nach Stentimplantation häufiger auf. Das mediane Überleben der Patienten unterscheidet sich nicht signifikant bei den beiden Methoden (11, 198). Daher wird die Wahl der Methode vom Zustand des Patienten abhängen.

Patienten in gutem Allgemeinzustand mit potenziell resektablen Tumoren sollten laparotomiert werden und im Falle von Irresektabilität einen operativen Bypass erhalten, während multimorbide Patienten mit geringer Lebenserwartung eher von einem Stent profitieren.

→ **ERC und PTCD.** Zur Implantation eines biliären Stents ist der endoskopische Weg dem perkutanen primär vorzuziehen. Die Cholestase wurde effektiver gesenkt und die 30-Tage-Mortalität und Gesamtmortalität lagen niedriger in einer älteren randomisierten Studie (201). Eine PTCD sollte nach primärem Versagen der Endoskopie und in anatomisch schwierigen Situationen angewandt werden, z. B. nach Magenteilresektionen oder Gastrektomien, insbesondere mit Y-Roux-Anastomose (49, 91, 223, 236). In diesen Fällen ist die Papille endoskopisch oft nicht erreichbar. In ausgewählten Fällen können die Methoden im sog. Rendez-vous-Verfahren kombiniert werden (167).

→ **Uni- oder bilaterale Drainage.** Ein Konsens bezüglich uni- bzw. bilateraler Gallengangsdrainage bei hilären Tumoren konnte bislang nicht erreicht werden (30, 45, 46, 48, 170). In jedem Fall sollte mindestens 25% Lebergewebe durch die Drainage entlastet und alle zuvor kontrastierten Segmente auch drainiert werden.

Es muss kein bestimmter Leberlappen drainiert werden, sondern unter den genannten Bedingungen der am leichtesten zugängliche (171). Bei gleichzeitig vorliegender einseitiger Leberatrophie infolge tumorbedingten Gefäßverschlusses sollte jedoch primär der intakte Leberlappen drainiert werden.

→ **Varianten.** Möglicherweise kommt der MRCP- oder CT-gestützten Planung einer endoskopischen unilateralen Metallstenteinlage in Zukunft eine größere Bedeutung zu (46, 61, 86). In einer kleinen Fallserie wurde untersucht, ob die bakterielle Fehlbesiedlung und Inkrustrierung durch den Einsatz einer extern-internen Yamakawa-Endoprothese mit Anschluss an ein subkutan implantiertes Portsystem verhindert werden kann (228). Insgesamt 3 Patienten mit Verschlussikterus (1 Magenkarzinomrezidiv, 1 invasives Gallenblasenkarzinom, 1 Gallengangskarzinomrezidiv) erhielten diese Behandlung. Bei allen konnten eine offene Gallengangsdrainage und eine Cholangitisprävention erzielt werden.

Photodynamische, Strahlen- und Chemotherapie

Photodynamische Therapie. Bei fortgeschrittenen hilären Gallengangstumoren (Bismuth-III- bzw. -IV-Stadium) und unzureichender Gallengangsdrainage trotz Plastikstenteinlage können durch zusätzliche photodynamische Therapie (PDT) die Lebensqualität und das Überleben signifikant verbessert werden (→ Kapitel 34.2) (15, 16, 154, 155, 229, 230). In einer eigenen kleinen Studie ließ sich nach PDT mittels ^{18}F-FDG-PET jedoch keine wesentliche Reduktion der stoffwechselaktiven Tumormasse von nichtresektablen Gallengangstumoren nachweisen, was offenbar durch die zu geringe Eindringtiefe des Laserlichtes bedingt ist (144).

Studien zur palliativen Chemotherapie

Lediglich eine randomisierte Studie, die auch Pankreaskarzinome beinhaltete, ergab einen Überlebensvorteil von median 6 vs. 2,5 Monaten ($p < 0{,}01$) für eine Kombinationschemotherapie bestehend aus 5-Fluorouracil/Leucovorin und Etoposid im Vergleich zu „Best Supportive Care" für die Gesamtgruppe. In der Subgruppenanalyse bestand dieser Vorteil jedoch nur bei Patienten mit Pankreaskarzinom (p = 0,05), jedoch nicht bei Patienten mit Gallenwegskarzinom (p = 0,1) (74). Kombinationstherapien, bestehend aus Gemcitabin/Docetaxel bzw. Gemcitabin/Capecitabin (5-Fluorouracil) bzw. Gemcitabin/Irinotecan bzw. Gemcitabin/Cisplatin (oder Oxaliplatin) bzw. 5-Fluorouracil (oder Capecitabin)/Cisplatin (oder Oxaliplatin) bzw. Mitomycin C/5-Fluorouracil (oder Capecitabin) bzw. Mitomycin C/Gemcitabin, erbrachten in neueren Phase-II-Studien eine bessere Ansprechrate als in vorausgegangenen Studien, die vor allem Monosubstanzen wie Mitomycin C, Cisplatin, 5-Fluorouracil, Gemcitabin, Docetaxel, Paclitaxel und Irinotecan untersuchten (34, 36, 39, 57, 100, 116, 152, 156, 165, 166, 176, 186, 206) (und Ergebnisse der ASCO 2003/2004/2005). Diese Ergebnisse müssen jedoch erst noch in Phase-III-Studien reproduziert werden. Zusätzlich wurde eine neue Substanz, S-I, entwickelt, die aus Tegafur, 5-chloro-2,4-dihydroxypyridin (CDHP) und Oteracil-Kalium (Oxo) besteht. Eine erste Phase-II-Studie erbrachte bei 19 Patienten mit Gallenwegskarzinom eine Ansprechrate von 21 % bei einem medianen Überleben von 8,3 Monaten (221).

Eine Standardchemotherapie außerhalb von Studien ist wegen der fehlenden Datenlage bei der hohen spontanen Resistenzrate der Tumoren gegenüber Zytostatika gegenwärtig nicht etabliert (Tab. 34.**8**) (231).

Radiotherapie. Radiotherapie kann von extern (ERT = external radiation therapy), endoluminal retrograd oder transkutan (BT = Brachytherapie) sowie intraoperativ appliziert werden. Eine alleinige palliative ERT mit Dosen von 30 – 60 Gy lässt zwar nur bei einem Teil der Patienten gute Effekte erwarten (22, 101, 141), führte aber in älteren Studien zu einem medianen Überleben von durchschnittlich 10 Monaten. Allerdings waren die meisten dieser Studien retrospektiv und wiesen eine kleine Patientenzahl auf (Tab. 34.**9**). Etwas günstiger in der Wirkung scheint die Kombination mit der BT unter Verwendung von Radionukliden wie Iridium 192 zu sein, gefolgt von einer Metallstenteinlage (56, 119, 182, 194). Leider gibt es bis heute keine prospektiven, randomisierten Studien, die die alleinige ERT bzw. alleinige BT mit „Best Supportive Care" bzw. der Kombination aus ERT und BT vergleichen. Wenige retrospektive Studien mit zu kleinen Patientenzahlen stellten Vergleiche an, wobei ein geringer Vorteil für die Kombination aus ERT und BT gegenüber alleiniger ERT gesehen wurde und die ERT in Kombination mit einem Metallstent besser abschnitt als ein Metallstent bzw. eine PTCD alleine (138, 194, 195) (Tab. 34.**9**).

Radiochemotherapie. Die Kombination aus einer Bestrahlungstherapie (ERT ± BT bzw. BT ± ERT) mit einer systemischen bzw. lokalen Chemotherapie, eine sog. Radiochemotherapie, ist bisher nur in wenigen kleinen, nicht randomisierten Phase-II-Studien in der Palliation von Gallengangskarzinomen untersucht worden (Tab. 34.**10**). Es wird über mittlere Überlebenszeiten zwischen 12 und 23 Monaten berichtet, die Daten müssen aber noch in größeren prospektiven randomisierten Studien validiert werden, so dass auch hier zurzeit keine Empfehlung zur palliativen Radiochemotherapie außerhalb von Studien ausgesprochen werden kann.

Ausblick

Da die bisherigen, z.T. kleinen, nicht randomisierten und meist retrospektiven Studien zur neoadjuvanten, adjuvanten und palliativen Therapie der Tumoren der Gallenwege, die auf einer Radio- bzw. Chemotherapie oder der Kombination aus beiden basieren, nur bedingt zu einer Prognoseverbesserung geführt haben, sind neue randomisierte und kontrollierte Multizenterstudien erforderlich. Dabei sollten Bestrahlungstechniken wie die Brachytherapie und neuere Chemotherapeutika, wie z.B. Capecitabin, Oxaliplatin, Irinotecan, Docetaxel und Vinorelbin, auf ihre Wirkung getestet werden. Daneben ist nach neuen ergänzenden Therapieformen zu suchen. So sollte z.B. die Wirkung einer Hemmung von COX-2 untersucht werden, da bereits bekannt ist, dass COX-2 Apoptose inhibiert, Angiogenese fördert und das Zellwachstum in einer Reihe von Tumoren stimuliert (79, 202). Eine neue tumorspezifische Therapieoption stellt die Inhibition von Rezeptortyrosinkinasen wie ErbB-1, ErbB-2, c-Met, c-kit, und PDGF dar (38, 42, 58, 227, 234, 235).

Tabelle 34.9 Neuere palliative Radiotherapiestudien von Gallengangskarzinomen

Protokoll	n	Regime	Überleben[1]	Referenz
Phase II	12	ERT (50 Gy), BT (20 Gy), Bypass-OP, Metallstent	14,5	Kuvshinoff 1995
Phase II	28	ERT (60 Gy), BT (30 Gy)	10,0	Bowling 1996
Phase II	54	ERT (50 Gy), BT (25 Gy)	12,4	Kamada 1996
Phase II	15	RT (45 Gy), BT (28 Gy)	8,0	Lee 1997
Phase II	12 10	ERT, BT, PTCD ERT, PTCD	14,3 11,5	Milella 1998
Phase II	38	ERT (40 Gy), BT (22–25 Gy)	10,4	Gonzalez Gonzalez 1999
Phase II	30 10 11	ERT (46 Gy), Metallstent Metallstent PTCD	10,6[3] 6,5[3] 4,4	Shinchi 2000
Phase II	17	BT (30 Gy), Metallstent	11,9	Bruha 2001
Phase II	12	ERT (50Gy), BT (25Gy)	9,1	Schleicher 2002
Phase II	93	ERT (50 Gy), BT (27–50 Gy), Metallstent	12,0	Takamura 2003
Phase II	14 17	ERT (50 Gy), BT (15 Gy), Metallstent ERT (50 Gy), Metallstent	21% 2-JÜR[2] 0% 2-JÜR	Shin 2003

[1] Median in Monaten seit Therapiebeginn
[2] $p = 0,015$
[3] $p < 0,05$
ERT: external radiation therapy, BT: Brachytherapie, Gy: Gray, PTCD: perkutane transhepatische Drainage, 2-JÜR: 2-Jahres-Überlebensrate

Tabelle 34.10 Neuere palliative Radiochemotherapiestudien von Gallengangskarzinomen

Protokoll	n	Regime	Überleben[1]	Referenz
Phase II	24 24	BT (25 Gy), ERT (46 Gy), 5-FU ± Adriamycin/ Mitomycin-C Best Supportive Care	12[2] 5,5	Alden 1994
Phase II	11	BT (25 Gy) ± ERT ± CT, Metallstent	22,6	Eschelman 1996
Phase II	16	ERT (40–50 Gy), 5-FU ± BT (30–50 Gy)	21,2	Morganti 2000
Phase II	34	ERT (49,5 Gy) ± 5-FU + IFNα bzw. Taxol	14,0	Urego 1999
Phase II	5 12	BT (25 Gy) BT (25 Gy), ERT, intraarterielle CT	4,6 16,2[2]	Nomura 2002

[1] Median in Monaten seit Therapiebeginn
[2] $p < 0,01$
ERT: external radiation therapy, BT: Brachytherapie, Gy: Gray, 5-FU: 5-Fluorouracil, IFNα: Interferon α, CT: Chemotherapie

Behandlung von Komplikationen

Cholangitiden und Leberabszesse. Bedingt durch eine biliäre Obstruktion einzelner Lebersegmente oder -subsegmente, wird der Krankheitsverlauf im fortgeschrittenen Tumorstadium wesentlich auch durch das Auftreten von (rezidivierenden) Cholangitiden und Leberabszessen geprägt (191). Sehr häufig erfordert die lokale Behandlung der Cholangitis die Anlage einer nasobiliären Sonde, über die die Gallenwege mehrfach täglich gespült werden können (Abb. 34.**5**). Während kleinere Abszesse gelegentlich durch interne Drainagen und gallengängige Antibiotika therapierbar sind, erfordern größere Abszesse zusätzlich die externe Drainage in Form einer PTCD oder zusätzlich einer Abszessdrainage (Abb. 34.**6**).

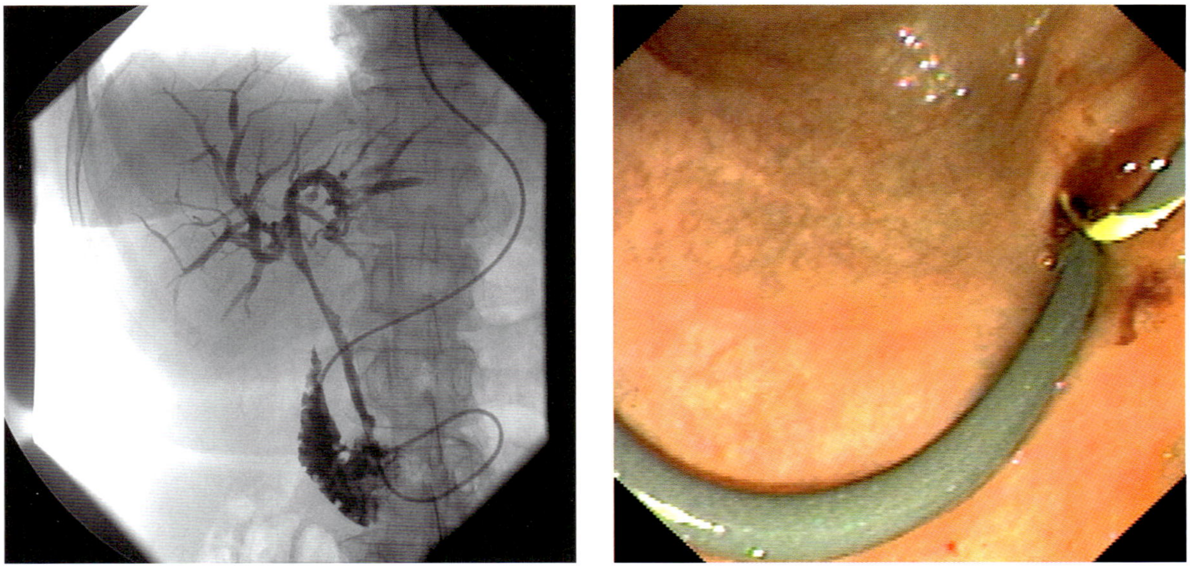

Abb. 34.5 Nasobiliäre Sonde.
a Radiologische Darstellung.
b Endoskopisches Bild.

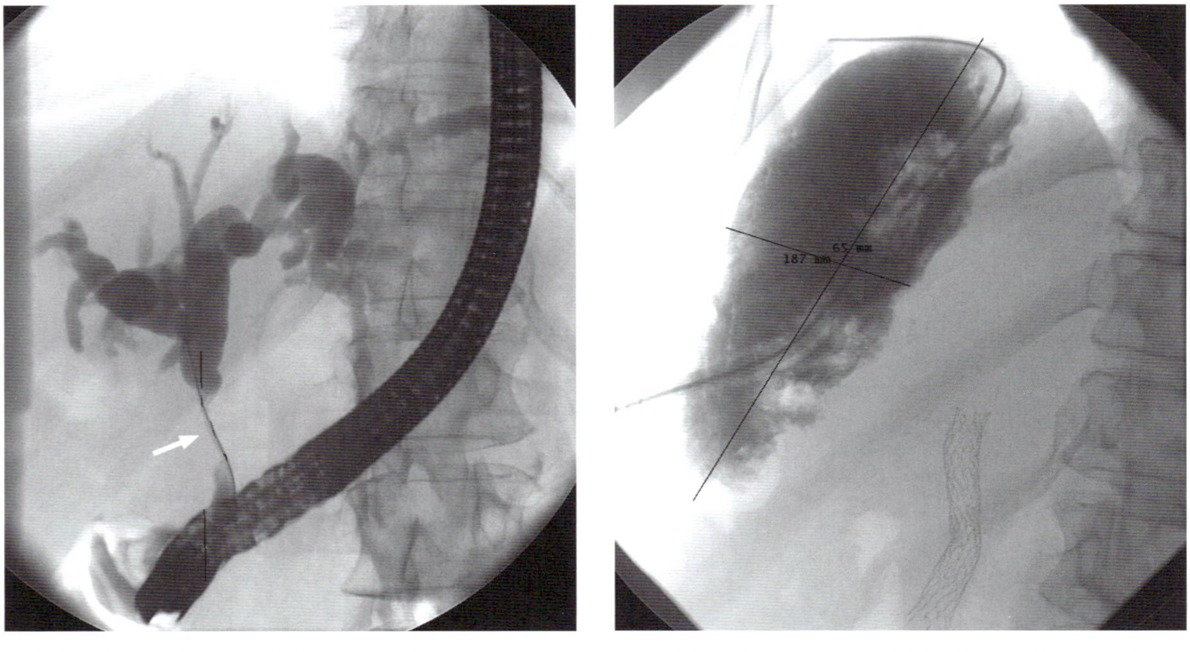

Abb. 34.6 Leberabszess bei Gallengangskarzinom.
a ERC eines Gallengangskarzinoms im mittleren Drittel des Ductus hepatocholedochus.
b Einige Monate nach Metallstentimplantation war infolge Stentokklusion ein cholangitischer Leberabszess aufgetreten, der nach extern drainiert wurde.

Fortsetzung ▶

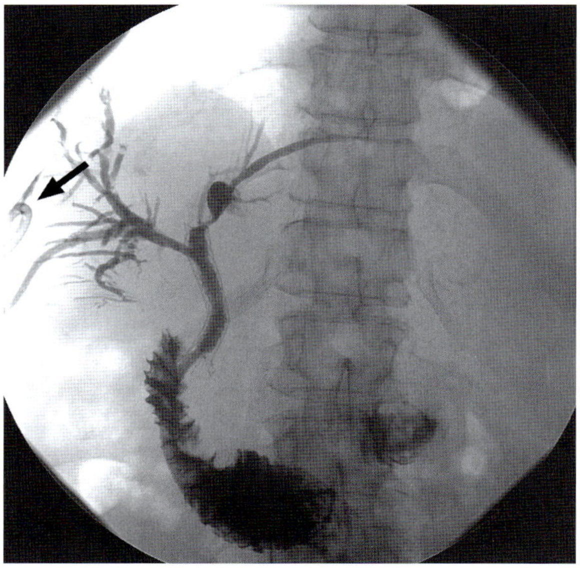

c

Abb. 34.6 Fortsetzung.
c Restzustand des Abszesses 6 Wochen später. Die Gallengangskontinuität wurde durch PTCD wieder hergestellt.

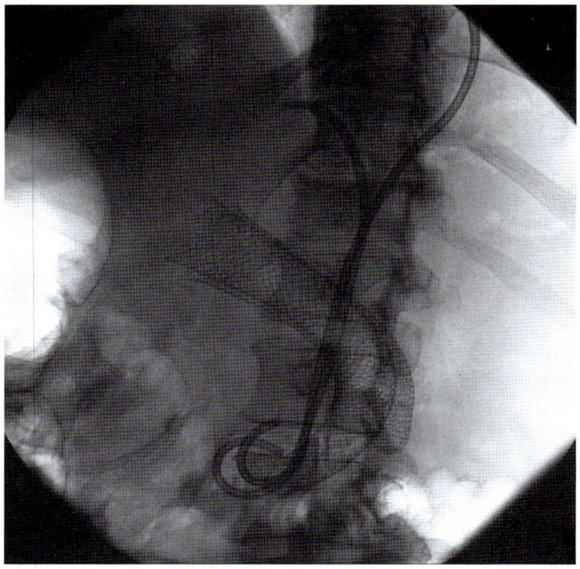

Abb. 34.7 Duodenalstent bei tumorbedingter Duodenalstenose. Die Doppel-Pigtails drainieren die Gallenwege des rechten und linken Leberlappens.

Zusammen mit einer frühzeitigen Antibiotikatherapie kann eine konsequente perkutane Drainagetherapie bei schleichender Sepsis häufig eine wesentliche Lebensverlängerung auch vermeintlich „terminal kranker“ Patienten erzielen.

Magenausgangsstenosen. Magenausgangsstenosen, bedingt durch eine Tumorinfiltration des oberen Duodenalknies, treten bei 15–25% der Patienten mit Gallengangskarzinomen auf, typischerweise bei fortgeschrittenen Tumorstadien. Die bisherige Standardtherapie, die offene oder laparoskopische Gastroenterostomie, welche durch eine technische Erfolgsrate von 90%, aber auch eine Komplikationsrate von 25–35% und eine Mortalitätsrate von 2% gekennzeichnet ist, wird zunehmend durch die endoskopische Implantation von Metallgitterstents als Primärtherapie verdrängt (188), ohne dass hierfür prospektiv randomisierte Daten vorliegen würden (Abb. 34.7). Die Implantation von Duodenalstents gelingt in nahezu allen Fällen, allerdings zwingen technische Probleme, Tumoreinbruch oder -überwuchs zu Revisionen in bis zu 50% der Fälle (188). Eine prospektiv randomisierte Studie zum Vergleich Gastroenterostomie/Duodenalstent wird zurzeit deutschlandweit durchgeführt.

Prävention

Den häufigsten Risikofaktor für das Gallenblasenkarzinom stellt eine Cholezystolithiasis dar. Patienten mit symptomatischer Cholezystolithiasis sollten deshalb unbedingt cholezystektomiert werden (wenn möglich primär laparoskopisch).

Asymptomatische Cholezystolithiasis. Die asymptomatische Cholezystolithiasis stellt jedoch grundsätzlich keine Indikation zur Therapie dar mit den Ausnahmen:

- Porzellangallenblase,
- gleichzeitiges Vorliegen von schnell wachsenden oder über 1 cm großen Gallenblasenpolypen und Gallenblasensteinen,
- asymptomatische Gallenblasensteine über 3 cm Durchmesser und
- eine Cholezystektomie im Rahmen anderer abdominalchirurgischer Eingriffe.

Da 90% der Gallengangskarzinome sporadisch auftreten, ist eine Primärprävention nur bei 10% der potenziellen späteren Tumorpatienten möglich, die einer Risikogruppe angehören.

Primär sklerosierende Cholangitis. Bei der Gruppe der Patienten mit primär sklerosierender Cholangitis (PSC) besteht eine Tumorprävalenz von fast 20% bei einer jährlichen Tumorinzidenz von ca. 1%. Wichtig in der Behandlung der PSC ist eine Prävention der Cholestase durch Ursodeoxycholsäure (UDCA) und eine regelmäßige ERC mit Ballondilatation oder Drainierung der Gallengangsstenosen. Die ERC hat auch das Ziel der rechtzeitigen Diagnose des Gallenwegskarzinoms (s. Abschnitt „Diagnostik“). Hilfreich ist dabei die zusätzliche Durchführung einer PET-Untersuchung, die in einer eigenen Studie eine Sensitivität von 92% bzw. eine Spezifität von 93% aufwies (109).

Caroli-Syndrom. Beim seltenen Caroli-Syndrom handelt es sich um eine kongenitale multifokale segmentale Dilatation der intrahepatischen Gallenwege mit einem ca. 7%igen Lebenszeitrisiko für die Entstehung eines Cholangiokarzinoms. Es sollte prophylaktisch die Gabe von UDCA erfolgen sowie eine Antibiose durchgeführt werden beim Auftreten einer Cholangitis. Wichtig ist ebenfalls die endoskopische Entfernung der intrahepatischen Gallenwegskonkremente, was sich oft als schwierig erweist. Rezidive sind deshalb die Regel. Die linksseitige Hemihepatektomie (Häufung der intrahepatischen Konkremente im linken Leberlappen) und die Lebertransplantation stellen eine Ultima ratio dar.

FAZIT FÜR DIE PRAXIS

- Karzinome der Gallenwege sind seltene Erkrankungen, aber es muss an sie gedacht werden beim Auftreten entsprechender Leitsymptome.
- Der abdominelle Ultraschall, die nichtinvasive kombinierte Magnetresonanzcholangiographie/-tomographie (MRC/MRT) und die endoskopische retrograde Cholangiographie (ERC) stellen in der Primärdiagnostik den Goldstandard dar.
- Eine Heilung ist bei allen Tumorarten nur durch eine radikale chirurgische Resektion im Gesunden möglich.
- In der Palliation sind die endoskopische Drainage der Gallenwege und die photodynamische Therapie fest etabliert. Radio- und Chemotherapie sind bisher nur im Rahmen von Studien sinnvoll.

Steckbrief Gallenblasen- und Gallenwegskarzinome

Leitsymptom:
rechtsseitige Oberbauchschmerzen mit Übelkeit und Erbrechen (Gallenblasenkarzinom), und Leistungsverlust (intrahepatisches Gallengangskarzinom), schmerzloser Ikterus (extrahepatisches Gallengangskarzinom)

Leitbefund bei der körperlichen Untersuchung:
Ikterus, Gewichtsverlust

Apparativer Leitbefund:
Nachweis einer Raumforderung im abdominellen Ultraschall, in der MRC/MRT und der ERC

Wichtigste Differenzialdiagnosen:
Mirizzi-Syndrom und idiopathische benigne fokale Stenose

Therapie:
Heilung ist nur durch radikale chirurgische Resektion im Gesunden möglich; palliativ: endoskopische Drainage der Gallenwege und photodynamische Therapie, Radio- und Chemotherapie nur im Rahmen von Studien

Bemerkungen:
neuere Therapieansätze sind die Brachytherapie, moderne Chemotherapeutika sowie die Tyrosinkinaserezeptorinhibition

34.2 Interventionelle endoskopische Therapie von Gallenblasen- und Gallenwegstumoren

F. Berr, G. Dorta, M. Ortner

EDITORIAL **Die einzige kurative Therapie bei Patienten mit Tumoren der Gallenblase oder der Gallenwege ist die Resektion im Gesunden. Zum Zeitpunkt der Diagnosestellung sind jedoch weniger als 30% der Patienten kurativ resektabel. Palliative Therapieansätze zielen derzeit vor allem auf die Beseitigung der Cholestase. Dadurch verbessert sich die Lebensqualität, die Lebenserwartung der Patienten ist jedoch sehr kurz. Eine zusätzliche Brachytherapie verbessert die Prognose nicht. Die mehrmalige photodynamische Therapie führt – bis jetzt als einzige Zusatztherapie – nicht nur zu einer Verbesserung der Cholestase und der Lebensqualität, sondern auch zu einer Verlängerung der Überlebenszeit.**

Indikationen

Präoperative biliäre Drainage

Entscheidungsfindung. Einerseits nehmen mit der Dauer der biliären Obstruktion die Cholangitisgefahr, das Risiko einer Leberfunktionsstörung sowie Morbidität und

Letalität nach Leberresektion zu (76). Andererseits birgt natürlich auch jede endoskopische Intervention am Gallengang die Gefahr, eine Cholangitis zu induzieren. So konnte bei Patienten mit Pankreaskarzinomen gezeigt werden, dass eine präoperative Drainage mit einem erhöhten Cholangitisrisko und einem verlängerten postoperativen Aufenthalt assoziiert ist (68). Obwohl diese Daten nicht einfach auf hiläre Cholangiokarzinome extrapoliert werden können (15, 28, 57), sollte die Indikation zur endoskopischen Therapie sorgfältig gestellt werden.

Zur Diagnosestellung und Bestimmung der Resekabilität sollten primär radiologische Darstellungen, wie MRCP und CT, gewählt werden. Eine Endoprotheseneinlage vor Klärung der Resekabilität sollte nur bei Patienten mit Cholangitis, Cholestase (Bilirubinwert > 3 mg/dl) oder Zeichen einer schweren Malnutrition erfolgen (1, 78).

Die Beseitigung der Cholestase ermöglicht, den Patienten „in Ruhe" an einem heptobiliären Zentrum zur Abklärung bezüglich eines möglichen kurativen Therapieansatzes vorzustellen. Eine transpapilläre innere biliäre Drainage ist dabei wegen geringerer Komplikationsrate und tierexperimentellen Hinweisen auf eine bessere Leberfunktion nach Hepatektomie einer perkutanen Drainage vorzuziehen (55, 64, 75).

→ **Ergänzende Therapie.** Zusätzlich zu einer raschen biliären Drainage ist bei Patienten mit Cholangitis eine Antibiotikatherapie über einen Zeitraum von 7 – 10 Tagen indiziert. Dabei sollten die häufigsten biliären Pathogene wie E. coli, Klebsiella, Enterokokken, Enterobacter und Proteus erfasst werden. Auf eine ausreichende Flüssigkeitszufuhr und die Korrektur von Gerinnungsstörungen (z. B. Vitamin-K-Gabe) sollte geachtet werden.

Palliation

Die einzig kurative Therapie bei Patienten mit Gallengangs- oder Gallenblasenkarzinomen ist derzeit eine R0-Resektion. Da Symptome (> 90% Erstsymptom Ikterus) meist erst bei weit fortgeschrittenen Tumoren auftreten und derzeit vorhandene Diagnosemethoden entweder zu spät eingesetzt werden und/oder Frühstadien nicht entdecken, sind zum Zeitpunkt der Diagnosestellung weniger als 30% der Fälle kurativ resektabel (19, 41, 86).

→ **Inoperabilitätskriterien.** Disseminierte Erkrankung, Einwuchs in die Nachbarorgane, vaskuläre Invasion, Fernmetastasen, auch N2-Lmyphknotenmetastasen (Einwuchs über das hepatoduodenale Ligament) und bilaterale Tumorausdehnung (Abb. 34.**8**) bis in die sekundären Gallengangsaufzweigungen (Subsegmentstenosen) stellen im Allgemeinen Inoperabilitätskriterien dar (61, 83, 86).

Nichtchirurgische Therapieansätze haben daher einen wichtigen Stellenwert bei diesen Erkrankungen. Das eigentliche primäre Palliativziel sollte eine Verlängerung des Überlebens sein. Dabei sollte darauf geachtet werden, dass diese Verlängerung nicht mit einem Verlust der Lebensqualität erkauft wird.

Methoden

→ **Endoskopische Drainageverfahren.** Bei Patienten mit nichtresekablen Tumoren stehen derzeit interventionelle endoskopische Methoden zur Beseitigung der Cholestase im Vordergrund, wie

- endoskopisch transpapilläre und/oder
- perkutan transhepatische Drainageverfahren.

→ **Operative Drainage.** Prinzipiell kommt außer diesen Techniken auch die operativ angelegte biliodigestive Anastomose in Frage (s. Kapitel 34.3 „Chirurgische Therapie"). Die medianen Überlebenszeiten werden durch eine chirurgische Bypass-Operation nicht verbessert (182 Tage Bypass, 147 Tage Endoprothesen, nicht signifikant). Frühmorbidität (29% vs. 11%; $p < 0{,}05$) und 30-Tages-Letalität (14% vs. 3%; $p < 0{,}01$) sind signifikant höher bei den chirurgischen Verfahren. Spätkomplikationen, wie Duodenalstenosen oder Tumoreinwuchs, treten häufiger bei den endoskopisch interventionellen Verfahren auf. Bei der schlechten Prognose spielen diese jedoch eine untergeordnete Rolle (2, 74).

Daher ist der endoskopischen Methode der Vorzug zu geben. Ein chirurgischer Bypass wird nur im Rahmen eines erfolglosen Resektionsversuches oder bei Patienten, bei denen aus technischen Ursachen keine Drainagen eingelegt werden können, empfohlen.

→ **Beeinflussung des Tumorwachstums.** Zu den Therapieansätzen mit dem Versuch, das Tumorwachstum zu beeinflussen, zählen außer der systemischen Chemotherapie (→ Kapitel 34.1) und der perkutanen Strahlentherapie auch interventionelle Techniken wie

- Brachytherapie und
- photodynamische Therapie (PDT).

Letztere vereint die Möglichkeiten, die Tumorprogression zu beeinflussen und gleichzeitig die Cholestase zu verbessern.

Interventionelle endoskopische transpapilläre Drainage

Die mechanische Cholestase mit sekundär bedingter Cholangitis und Leberversagen stellt für das Überleben der Patienten den limitierenden Faktor dar und führt zu einer starken Beeinträchtigung der Lebensqualität. Daher ist die Wiederherstellung des Galleflusses von zentraler Bedeutung.

Die erfolgreiche biliäre Dekompression führt zu einem Rückgang des Ikterus und des Infektionsrisikos, Linderung des quälenden Pruritus, Verbesserungen der metabolischen Situation (Proteinsynthese, Maldigestion, bakterielle Clearance) und damit verbunden der Anorexie und der Lebensqualität (3).

Probleme

Erreichen einer erfolgreichen Drainage. Durch die Einlage der Endoprothesen wird bei dem Großteil der Patienten mit Karzinomen im distalen und mittleren Drittel (einschließlich Einwuchs bei Gallenblasenkarzinomen) die Cholestase rasch beseitigt. Bei den proximalen Gallengangstumoren ist abhängig von der Lokalisation der Erfolg jedoch limitiert (13, 22, 51, 58):

- Bei Tumoren deren Ausdehnung sich auf den D. hepaticus communis beschränkt (*Bismuth Typ I*) (Abb. 34.**8**), gelingt die Einlage einer Endoprothese in mindestens 93% und ist eigentlich immer mit einer Besserung der Cholestase assoziiert (Bilirubinabfall > 50% innerhalb einer Woche).
- Bezüglich Erfolg bei Patienten mit Infiltration des oberen Anteils des Konfluenz ohne Kommunikation zwischen dem linken und rechten Gangsystem (*Bismuth Typ II*) (Abb. 34.**8**) liegen keine Daten vor.
- Bei Tumoren mit Infiltration in das rechte oder linke hepatische System (*Bismuth Typ III*) stellt die Endoprotheseneinlage keine technische Herausforderung dar (Erfolg ≥ 93%) (Abb. 34.**9**). Eine erfolgreiche Drainage ist damit aber nicht immer assoziiert (erfolgreiche Drainage ≥ 45%), da hier bereits häufig Subsegmentstenosen durch Tumorinfiltration bis in die sekundären Seitenäste vorliegen.
- Die schlechtesten Ergebnisse werden bei bilateraler intrahepatischer Ausbreitung (*Bismuth Typ IV*) erzielt. In nur ca. 84% können 2 Endoprothesen eingelegt werden und selbst dann wird eine erfolgreiche Drainage häufig nicht erreicht (erfolgreiche Drainage ≥ 15%).

Okklusionsneigung. Ein weiteres Problem stellt die Okklusionsneigung der Endoprothesen dar mit der damit bestehenden Gefahr, rezidivierende Cholangitiden zu induzieren. Allerdings ist es häufig schwierig abzugrenzen, ob die Cholangitis durch einen okkludierten Stent oder durch die Tumorprogression an sich bedingt ist.

Durch zusätzliche Gabe von Antibiotika und/oder Ursodeoxycholsäure kann weder die Offenheitsrate der Stents noch die 30-Tages-Letalität verbessert werden (4, 35, 77).

Prognose und prognostische Faktoren

Obwohl anzunehmen ist, dass durch Beseitigung der Cholestase ein Leberversagen verhindert oder hinausgezögert wird, ist nicht sicher, ob die Drainageverfahren zu einer Lebensverlängerung führen.

Die Prognose der Patienten ist infaust mit beschriebenen medianen Überlebenszeiten zwischen 81 und 300 Tagen (48, 55) und 30-Tage-Letalitäten zwischen 25% und 73% (22, 58).

Die Überlebenszeit korreliert mit dem Tumorstadium (43), der Tumorgröße (59) und der Ausbreitung des Tumors (13) entlang der Gallengänge (Tab. 34.**11**). Die Komposition der Galle scheint ebenfalls einen Einfluss zu haben. „Weiße Galle" (32), die weniger Bilirubin und Gallensalze enthält und auf einen signifikanten Leberschaden hinweist, scheint negativ mit dem Überleben zu korrelieren (Tab. 34.**11**).

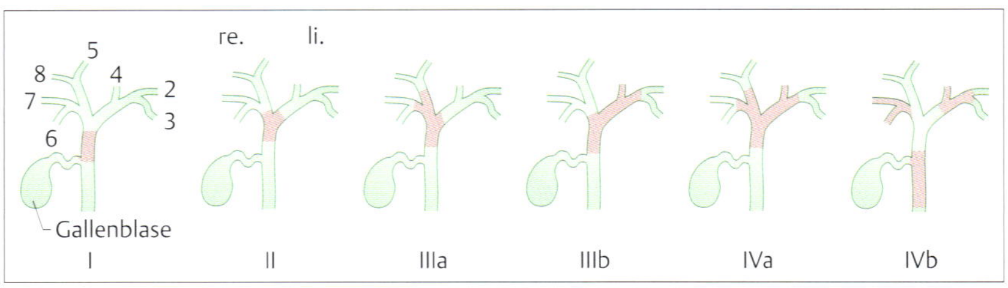

Abb. 34.8 Klassifikation der Tumorausdehnung (Typ I–IVb) perihilärer Gallenwegskarzinome gemäß dem Befall der Hepatikusgabel sowie der ersten Subsegmentgabelung des rechten bzw. linken Hepatikusastes (nach 7). Die Nummern in der Graphik von Typ I zeigen die Nummerierung der biliären Segmentäste im linken (Nr. 2–4) und rechten Leberlappen (Nr. 5–8) und die Gallenblase (GB) an. Die Abzweigung der Segmentäste zu Segment Nr. 1 (Lobus caudatus) ist in Nähe der Bifurkation und variabel (nicht eingezeichnet).

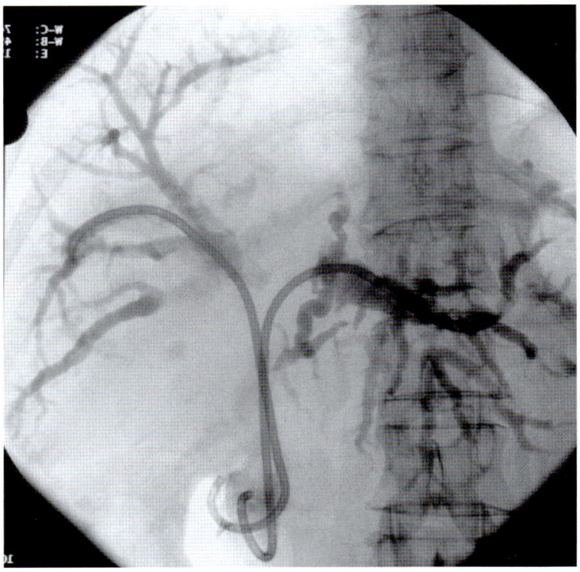

☒ **Abb. 34.9** Perihiläres Cholangiokarzinom Bismuth Typ IIIa, wegen Peritonealkarzinose ohne photodynamische Therapie nur palliativ mit 2 Plastikendoprothesen (9 bzw. 7 cm/9 French) suffizient drainiert (Abfall des Serumbilirubins auf < 2 mg/dl).

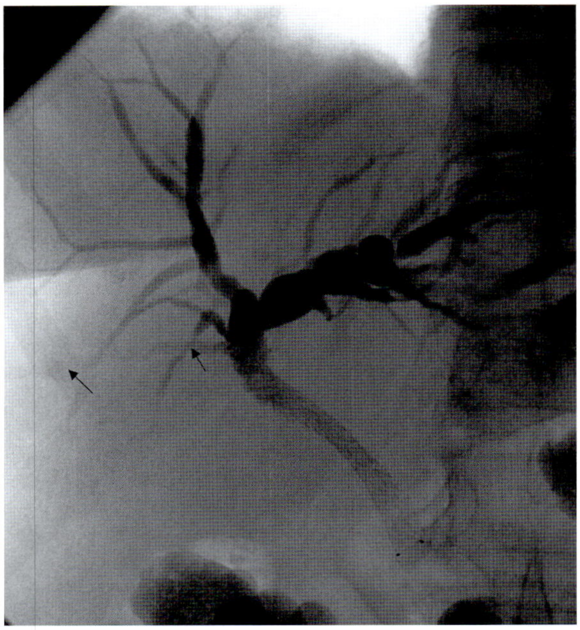

☒ **Abb. 34.10** Palliative Versorgung eines inoperablen distalen Gallengangkarzinoms (uT3 N2 Mx), das den gesamten Gallengang stenosiert, auf perkutan transhepatischem Weg mit einem plastikbeschichteten biliären ZA-Metallstent. Die markierte Kontrastierung (Pfeile) entspricht dem PTC-Stichkanal, der peripher mit Fibrinkleber obliteriert wurde.

Tabelle 34.11 Prognosefaktoren beim inoperablen Gallengangskarzinom (13, 32, 43, 59)

Prognosefaktoren	Medianes Überleben	p
Tumorstadium		
Metastasen	82 Tage	< 0,005
Keine Metastasen	159 Tage	
Tumorgröße		
> 3 cm	99 Tage	< 0,001
< 3 cm	198 Tage	
Tumorausbreitung		
Bismuth III	62 Tage	< 0,01
Bismuth I	160 Tage	
Komposition der Galle		
Weiße Galle	35 Tage	< 0,05
Gelbe Galle	77 Tage	

Stentmaterial

Plastikendoprothesen. Übliche Polyethylen-Kunststoffprothesen okkludieren durch Biofilmbildung nach 60–120 Tagen. Damit assoziiert sind rezidivierende bakterielle Cholangitiden, die Morbidität und Letalität erhöhen. Um die Okklusion zu verhindern oder hinauszuzögern, wurden sowohl neue Materialien für Plastikendoprothesen als auch Metallstents entwickelt. Bisher konnte kein Unterschied bezüglich Okklusionrate oder Überlebenszeit in Abhängigkeit vom Material der Plastikendoprothesen (z.B Teflon, Polyurethan, hydrophil, hydromer beschichtetes Polyurethan, Polyethylen) gezeigt werden (12, 16, 26, 65, 80, 85). Ob erste Hinweise, dass neue doppelschichtige Plastikendoprothesen ohne Seitlöcher die Stentokklusion hinauszögern (82), sich in weiteren Studien bestätigen, bleibt abzuwarten. Da in der ersten Pilotstudie die Überlebenszeit nicht verbessert wurde, stellt sich außerdem die Frage bezüglich Nutzen und Kosteneffektivität.

Metallstents. Metallstents (Abb. 34.**10**) können die Okklusiosnneigung und die Anzahl therapeutischer Interventionen verringern. Die Okklusionsrate scheint vor allem mit dem Grad der Stenose bei Diagnosestellung und der Zeit bis zur adäquaten Stentexpansion zu korrelieren (45). Die Stentokklusion erfolgt hier vor allem durch Einwuchs von Tumor oder Granulationsgewebe, geknickte oder gedrehte Metallstents. Ob Metallstents mit Polyurethanbeschichtung der Okklusion durch Einwuchs von Tumor oder Granulationsgewebe effizient vorbeugen können, ist gegenwärtig noch nicht geklärt (37, 39, 40, 63, 67, 70). Stentokklusionen können meist durch Ballondilatation, Laserbehandlung, Einlage einer Plastikendoprothese oder eines zusätzlichen Metallstents behoben werden (81). Geknickte oder gedrehte Metallstents können jedoch zu komplexen biliären Problemen führen.

Bei hilären Cholangiokarzinomen mit Ausbreitung in beide Hepatikusäste ist die Verwendung von Metallstents nicht unproblematisch. Die Maschendrahtkonfiguration der Stents verhindert zwar eine Obstruktion von kleineren Seitenästen der Cholangien, eine erfolgreiche Einlage von 2 Metallstents bei Bismuth-Typ-IV-Stenosen scheint jedoch in weniger als 50% möglich (24). Reinterventionen sind wegen technischer Probleme und frühzeitiger Stentokklusionen (median bereits nach 122 Tagen), häufiger notwendig (14).

Entscheidungsfindung. Wegen der Schwierigkeit, Metallstents wieder zu entfernen, sollte vor Einlage eines Metallstents eine positive Histologie vorhanden und die Resekabilität geklärt sein. Daher werden bei der initialen Endoskopie Plastikendoprothesen bevorzugt. Da Metallstents zwar eine längere Offenheitsrate zeigen (120 – 180 Tage), die Überlebenszeit jedoch nicht verlängern (zwischen 81 und 183 Tagen), spielen Lebenserwartung der Patienten, Kostenfaktoren und Lokalisation der biliären Obstruktion bei der Entscheidung zwischen Plastikprothesen und Metallstents im weiteren Verlauf eine Rolle (17, 43, 48, 50).

Aus wirtschaftlichen Überlegungen empfiehlt sich die Einlage eines Metallstents bei Patienten mit einer Lebenserwartung über 180 Tagen (z. B. distale Tumoren < 3 cm), bei schlechterer Prognose ist die neuerliche Einlage von Plastikprothesen mit 3-monatlichem Wechsel vorzuziehen (59).

Bilaterale oder unilaterale Drainage

Bei Tumoren im distalen und mittleren Drittel und den proximalen Tumoren vom Bismuth-Typ I reicht die Einlage eines Stents aus.

Bilaterale Drainage. Unverändert kontrovers diskutiert wird die Frage, ob bei den proximalen Gallengangstumoren Bismuth Typ II–IV eine bilaterale Drainage durchgeführt werden soll oder ob eine unilaterale Drainage ausreichend ist. Wie oben bereits besprochen, kann die Einlage von 2 Endoprothesen, vor allem bei Bismuth-Typ-IV-Läsionen, eine technische Herausforderung sein (14, 51, 62). Manchmal braucht man mehrere Interventionen oder auch den kombinierten endoskopisch-perkutanen Zugang. Vermehrte Sondierungen, verlängerte Untersuchungszeit, Kontrastierung von Gallengangsästen ohne anschließende erfolgreiche Drainage erhöhen das Komplikationsrisiko.

Unilaterale Drainage. Wegen dieser technischen Schwierigkeiten bei der bilateralen Drainage werden als Ausweg die unilaterale Drainage, eine MRCP-geführte Drainage (30, 38) oder eine ERCP-Drainage ohne Kontrastierung der Gallengänge (73) selbst bei Bismuth Typ II–IV als Alternative diskutiert. Befürworter der unilateralen Drainage argumentieren damit, dass bereits eine Drainage von 25% des Lebergewebes ausreichend ist, um die biochemischen Parameter zu verbessern (21). Durch Verkürzung der Untersuchungszeit und Kontrastierung nur eines Gangsystems würde außerdem die Cholangitisgefahr reduziert (18, 38). Wie die Studien jedoch zeigen, kommt es in 51% zu einer nicht gewünschten Sondierung und in 20% zu einer fälschlichen Kontrastierung des nachher nicht drainierten Gallengangsastes. Warum in diesen Studien entgegen allen bisherigen Erkenntnissen das Cholangitisrisiko dadurch nicht erhöht wurde, bleibt rätselhaft.

Zusätzlich sollte man bedenken, dass undrainierte Gallengangsstenosen, die Cholestase verursachen, durch bakterielle Kontamination zu Cholangitis, Sepsis und Leberversagen beitragen und nur erschwert einer Antibiotikatherapie zugänglich sind (49). Die Idee der unilateralen Drainage bei bilateralem Befall widerspricht per se der Idee, durch Drainageneinlage die Okklusion zu beheben und damit die Cholestase zu verbessern.

Studienergebnisse zur uni- oder bilateralen Drainage

Autoren die zeigen, dass unilaterale Drainagen (18) den bilateralen Drainagen überlegen sind, haben in ihren Studien Tumoren unterschiedlicher Bismuth-Typen (I–IV) eingeschlossen und die Ergebnisse nur gesamt ausgewertet, während die Befürworter der bilateralen Drainage nur die Ergebnisse bezüglich Bismuth-Typ-IV-Stenosen ausgewertet haben (13, 20). Zusätzlich waren die Ergebnisse für die bilateralen Drainagen nur dann schlechter (18), wenn eine bilaterale Drainage angestrebt, aber nicht erreicht werden konnte. Wurden nur Patienten ausgewertet, bei denen die Einlage von 2 Prothesen erfolgreich war, zeigte sich in keinem der untersuchten Parameter ein Vorteil für die unilaterale Drainage (18). Damit bestätigt die randomisierte Studie von De Palma et al. (18), die eine Lanze für die unilaterale Drainage schlagen wollte, eigentlich nur die Daten von Chang et al. (13), der zeigen konnte, dass bei bilateraler Tumorausdehnung die schlechteste Überlebenszeit bei Patienten erzielt wird, bei denen eine bilaterale Drainage angestrebt, aber nicht erreicht wurde. So betrug die mediane Überlebenszeit bei bilateraler erfolgreicher Drainage 225 Tage, bei erfolgloser bilateraler Drainage mit Kontrastierung beider Gallengänge nur 46 Tage ($p < 0{,}001$). Die Ergebnisse bei unilateraler Drainage waren besser (145 Tage) als die erfolglose bilaterale Drainage ($p < 0{,}001$) und schlechter als die erfolgreiche bilaterale Drainage ($p < 0{,}001$). Es ergab sich kein Unterschied zwischen bilateraler und unilateraler Drainage bei Bismuth-Typ-I-Tumoren ($p = 0{,}90$).

Sowohl die Befürworter der unilateralen Drainage als auch die der bilateralen Methoden zeigen, dass die Drainage bei bilateralen Tumoren suboptimal ist. Daher sollte man nicht resignativ zur unilateralen Drainage greifen, sondern versuchen, die bisherigen Drainagemethoden zu optimieren und/oder neue Therapieoptionen zu suchen.

Komplikationen

Die Komplikationsrate der therapeutischen ERCP liegt zwischen 3 und 49%. Komplikationen wie Perforation ($<$ 0,5%), Hämorrhagie (2%) oder Pankreatitis (1–5%) werden meist durch Sphinkterotomie oder vermehrte und fehlgeschlagene Sondierungen induziert. In Abhängigkeit von Tumorlokalisation, Vorhandensein undrainierter, aber kontrastierter Segmente, der Dauer der interventionellen Manipulationen, zeigt die Cholangitisrate große Schwankungsbreiten.

Im langfristigen Verlauf der palliativen Therapie mit Endoprothesen ist bei ca. einem Viertel der Patienten mit Empyemen oder destruierender bakterieller Cholangitis, in der Regel in einem insuffizient biliär drainierten Lebersegment oder Leberlappen, zu rechnen. Als Folgezustand bleibt, auch nach Abheilen des Empyems, eine gesteigerte Sludgebildung, welche durch Endoprothesen wegen rascher Reokklusion nicht suffizient versorgt werden kann. Die Gallenwegsdrainage des befallenen Segmentes sollte bei Vorliegen von Empyemen oder cholangitischen Leberabszessen mittels einer perkutan platzierten Yamakawa-Prothese (s. u.) erfolgen (88).

Perkutane transhepatische Drainageverfahren

Techniken. Die perkutane Palliation kann auf verschiedenen Wegen erfolgen: Einlagen von selbstexpandierenden Metallstents können über einen unilateralen oder bilateralen transhepatischen Weg erfolgen. Zahlreiche Techniken wurden entwickelt, um mittels einer einzigen perkutanen Punktion die Einlage mehrerer Stents auf dem perkutanen Weg zu ermöglichen. Dies vor allem, um die Morbidität und den Diskomfort durch eine zweite Punktion zu verhindern (46).

Einsatzzeitpunkt.

Die endoskopische Drainage ist der perkutanen Drainage primär vorzuziehen, da Erfolgsrate und Überlebenszeit mit beiden Methoden ähnlich, Komplikationsrate (Blutungen, insbesondere intraperitoneal, Infektionen, Galleleck, Nierenversagen, Cholangitis) und 30-Tages-Letalität jedoch größer sind beim perkutanen Vorgehen (9, 56, 71, 75).

Primär endoskopisches Vorgehen gefolgt vom perkutanen Weg bei Versagen ersterer Methode ist auch die kosteneffektivste Vorgehensweise (36). Manchmal ist auch ein kombinierter radiologisch transhepatischer und endoskopischer Weg (Abb. 34.**11**) notwendig (21).

Zum Management von Komplikationen von perihilären Gallenwegskarzinomen muss die PTC und ggf. sonographisch gezielte PTCD zur Anlage perkutaner externer Drainagen oder perkutaner extern-interner Yamakawa-Prothesen methodisch verfügbar sein (Abb. 34.**11**). Ein hoher Anteil der Patienten mit perihilärem Gallengangskarzinom verstirbt im Rahmen der Tumorprogression an cholangitischen Komplikationen (Empyeme, Abszesse, Sepsis), nicht an den Tumorfolgen (Leberversagen durch Tumorinfiltration, Lungenembolie, Tumorblutung etc.) (13, 20, 22, 24, 58).

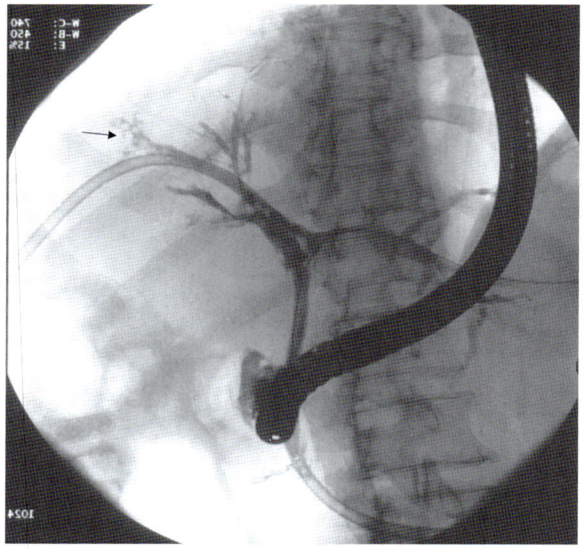

Abb. 34.11 Palliative Versorgung einer destruierenden Cholangitis des rechten Leberlappens mit einer extern-internen 14-French-Yamakawa-Spülprothese bei fortgeschrittenem proximalem Gallengangskarzinom Bismuth Typ IV (13 Monate nach Erstdiagnose). Geringe Resthöhle (Pfeil) eines vor 2 Monaten nach Endoprothesendislokation entstandenen Empyems nach externer Spülbehandlung. Rendez-vous-Manöver zur endoskopischen Einlage der Pigtail-Endoprothese in den stenosierten linken Hepatikusast nach bereits perkutan durchgeführtem Wechsel der Yamakawa-Prothese.

Brachytherapie

Der Großteil der Gallenwegs- und Gallenblasenkarzinome sind Adenokarzinome und sollten damit eigentlich strahlensensibel sein. Bei den Gallenblasenkarzinomen ist jedoch nur in etwa 20% der Fälle ein Ansprechen auf eine perkutane Strahlentherapie zu erwarten. Bei den Gallengangskarzinomen wird derzeit wegen der geringeren Toxizität vor allem die lokale intraluminale Applikation (Brachytherapie) von Radionukliden (z. B. Iridium 192) durchgeführt.

Durchführung und Nebenwirkungen. Die Bestrahlungssonden werden dabei entweder über einen nasobiliären Katheter oder über einen transhepatischen Katheter eingeführt. Während der perkutane Weg technisch einfach ist, kann sich das Vorführen der Strahlungssonden über die nasobiliäre Drainage schwierig gestalten. Um ein Ansprechen der Strahlentherapie zu erreichen, sollten mindestens 40 Gy im Zielvolumen erreicht werden. Allerdings können Einzeldosen von mehr als 10 Gy bereits Stenosierungen und Fibrosierungen der Gallengänge verursachen, da auch gesundes Gewebe strahlensensibel ist. Daher werden meist mehrere Sitzungen mit jeweils 10 Gy Einzeldosis durchgeführt. Als weitere Nebenwirkungen sind Cholangitiden, Blutungen, Perforationen, Abszesse und bei distaler Bestrahlung im Gallengangssystem auch Duodenalulzera beobachtet worden (31, 34, 47).

Studien zur Brachytherapie

Bei Gallengangskarzinomen und Gallenblasenkarzinomen mit Infiltration in den Gallengang waren kleine Phase-II-Pilotsstudien (11, 25, 27, 33, 71, 72) viel versprechend. Es wurden Überlebenszeiten von bis zu 778 Tagen berichtet. Allerdings handelte es sich um retrospektive Fallserien aus großen onkologischen Zentren (Atlanta, New York, Philadelphia, Rochester, Sapporo) mit wenigen (2 – 6) pro Jahr eingeschlossenen Patienten, so dass die Überlebenszeit einer positiven Selektion, aber nicht dem medianen Überleben einer prospektiven Serie entspricht (27, 29, 44, 47, 84). Außerdem wurden in den meisten Studien Karzinome der Gallengänge unterschiedlichster Herkunft (primäre Gallengangskarzinome, Metastasen, Pankreaskarzinome etc.) und unterschiedlicher Lokalisation eingeschlossen. Häufig war keine Histologie vorhanden und Informationen über Tumorstadien fehlen meist ebenso. Zusätzlich sind häufig andere Therapien (z. B. Chemotherapie und/oder perkutane Strahlentherapie) gleichzeitig erfolgt. Randomisierte prospektiven Studien dieser bereits seit 1935 verwendeten Technik fehlen. Bowling et al. (10) haben eine retrospektive Vergleichsstudie bei 56 Patienten mit proximalen Cholangiokarzinomen durchgeführt. Die Hälfte wurde mit endoskopischer Einlage von Drainagen therapiert, die andere Hälfte mit zusätzlicher externer Strahlentherapie plus interner ^{192}Iridium-Brachytherapie. Obwohl in den ersten 10 Monaten nach Diagnose ein verlängertes Überleben in der Gruppe der Typ-II/III-Tumoren beobachtete wurde, konnte das mittlere Überleben nicht verbessert werden (300 Tage vs. 210 Tage, nicht signifikant). Die Hospitalisationszeit war bei der zusätzlichen Radiotherapie länger (42 Tage vs. 19 Tage, $p < 0{,}001$).

Da die Brachytherapie bisher nicht zeigen konnte, dass sie die Überlebenszeit verbessern kann, die Hospitalisationszeit verlängert wird, die Kosten beträchtlich sind und die Radiotherapie mit einer nicht unerheblichen Toxizität assoziiert ist, sollte sie derzeit nur im Rahmen von kontrollierten randomisierten Studien durchgeführt werden.

Photodynamische Therapie

Prinzip. Die photodynamische Therapie (PDT) ist eine neue viel versprechende Technik, die auf eine selektive Zerstörung von Tumorgewebe durch lokale Aktivierung gewisser Substanzen, sog. Photosensitizer, durch Laserlicht zielt. Photosensitizer lagern sich vermehrt im malignen Gewebe ab. Wenn sie durch Licht einer definierten Wellenlänge aktiviert werden, kommt es zu photochemischen Reaktionen, die über Generierung von zytotoxischem Singulettsauerstoff zur Apoptose und Nekrose des Tumors führen. Zusätzlich wird in den Tumorgefäßen eine Vasokonstriktion und Thrombozytenaggregation induziert, die die antitumorale Aktivität verstärken und das Wachstum hemmen. Als einzige relevante Nebenwirkung der Therapie ist die einer erhöhten Lichtempfindlichkeit zu nennen.

Photosensitizer. Der bei Gallengangstumoren meist verwendete Photosensitizer ist das Photofrin, ein Hämatoporphyrinderivat. Hier besteht eine Lichtempfindlichkeit für einen Zeitraum bis zu 2 Monaten. Im Tierversuch konnte gezeigt werden, dass PDT mit einem Hämatoprophyrinderivat das Tumorvolumen verkleinern und das Tumorwachstum verlangsamen kann (42).

Eine weitere Substanz, 5-Aminolävulinsäure (5-ALA), die den körpereigenen Photosensitizer Protoporphyrin aktiviert, akkumuliert ebenfalls in Gallengangszelllinien (52). Da 5-ALA nur eine Tumornekrose von weniger als 2 mm erzielt, hat sich die Substanz jedoch bei der klinischen Behandlung der Gallengangskarzinome nicht bewährt. Es können zwar oberflächliche fibrinoide Nekrosen nach PDT beobachtet werden, die Cholestase konnte jedoch nicht verbessert werden (90).

Erfolgreiche Studien zur PDT in der Palliation

In zwei Pilotstudien (5, 53) mit Photofrin konnte gezeigt werden, dass bei fortgeschrittenen großen (> 3 cm) hilären Gallengangskarzinomen (Bismuth III und IV, Tumorstadium IV) und unzureichender Gallengangsdrainage trotz Plastikstenteinlage eine zusätzliche PDT (Abb. 34.**12**) die Cholestase signifikant verbessern kann. Die PDT wurde bei Tumorprogression (median nach 6 Monaten) erfolgreich wiederholt. Zusätzlich konnte in diesen Studien die Lebensqualität signifikant verbessert werden. Die 30-Tages-Letalität von 0 % und 4 % lag deutlich unterhalb der üblicherweise beobachteten 30-Tages-Letalität zwischen 25 und 73 %. Das mediane Überleben mit Überlebenszeiten zwischen 330 und 450 Tagen war ebenfalls im Vergleich zu historischen Kontrollen (Tab. 34.**11**) deutlich verlängert. Eine Kombination aus nur einmal durchgeführter PDT und Metallstenteinlage ließ in einer weiteren kleinen Studie zwar keinen Überlebensvorteil im Vergleich zu einer historischen Kontrolle erkennen, führte jedoch auch hier zu einem signifikanten Bilirubinabfall und zur Verbesserung der Lebensqualität (24). Ermutigt durch diese Ergebnisse wurde eine prospektive randomisierte Phase-III-Studie durchgeführt, die eine alleinige Plastikendoprotheseneinlage mit einer Plastikendoprotheseneinlage plus zusätzlicher PDT verglich (54). Die Studie wurde vorzeitig abgebrochen, da die Überlebenszeit in der Gruppe mit zusätzlicher PDT um das 5fache länger war als mit Endoprotheseneinlage alleine (493 Tage vs. 98 Tage, $p < 0{,}0001$) (Abb. 34.**13**). Zusätzlich konnten die Cholestase und die Lebensqualität signifikant durch die PDT verbessert werden, und die Patienten blieben gut in ihr soziales Leben integriert. Die Nebenwirkungen waren durch zusätzliche PDT im Vergleich zur Endoprotheseneinlage alleine nicht erhöht (plus PDT 35 % vs. 37 % Endopotheseinlage alleine). Die einzigen therapiespezifischen Nebenwirkungen waren Photoxizität (1 %) und Gallenwegsstenosen (1 %).

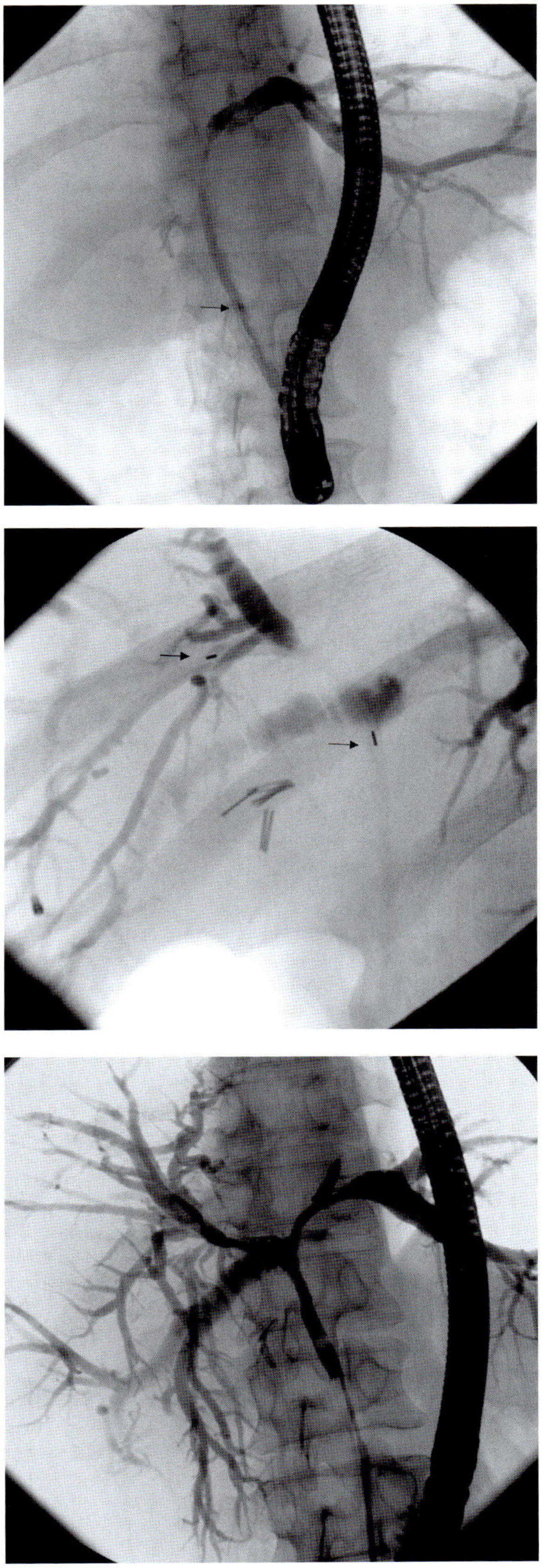

a b c

☒ **Abb. 34.12** Ablauf einer photodynamischen Therapie.

a ERC-Bild eines nichtresektablen proximalen Gallengangkarzinoms (Adenokarzinom G2, TNM Stadium IVA, Bismuth Typ IV) vor PDT bei einem 63-jährigem Patienten. Das Bild zeigt die Segmentäste 2 und 3 und den Abgang des Segmentastes 4 im linken Leberlappen sowie die Röntgenmarkierungen des Laserlichtapplikators (in der ERC-Sonde) (Pfeil). Darstellung 24 Stunden nach i. v. Injektion des Photosensibilisators Porfimer (Photofrin), vor Durchführung der Laserlichtexposition der Tumorstenose. Die Gallenwege des rechten Leberlappens waren weder nach Kontrastmittelinjektion über eine geblockte Ballonsonde darstellbar noch gezielt mittels Terumodraht sondierbar.

b ERC-Bild von Gallenwegsästen des rechten Leberlappens an Tag 3, d. h. 72 Stunden nach Porfimer-Gabe und 48 Stunden nach der photodynamischen Therapie des Gallengangs und linken Hepatikusastes. Aufnahme während der Laserlichtbehandlung, der 4 cm lange radiäre Lichtapplikator ist platziert in der ERC-Sonde im Segmentast 5 und im rechten Hepatikusast, die Sondenspitze liegt peripher im Segmentast 5. Die Gallenwege des rechten Leberlappens waren durch die erste PDT-Sitzung eröffnet worden.

c ERC-Darstellung mit Kontrastmittelinjektion über eine geblockte Ballonsonde 1 Woche nach der ersten PDT-Sitzung. Das intrahepatische Gallenwegssystem kommt fast vollständig zur Darstellung (mit Ausnahme des nicht PDT-behandelten Segmentastes Nr. 4), die hilären Stenosen sind etwas weiter. Anschließend erfolgt die Spülung der Segmentäste zum Debridement der Stenosen und die Einlage je eines 10-F-Doppel-Pigtails (Wechsel nach 3 Monaten indiziert) in den rechten und linken Leberlappen, da trotz des guten lokalen Ansprechens Restenosierungen der behandelten Stenosen zu erwarten sind.

⇢ **Neoadjuvanter Therapieansatz.** Die PDT wurde auch als neoadjuvanter Therapieansatz für nicht kurativ resezierbar eingestufte Patienten eingesetzt, d. h. die Resektion erfolgte 4 – 7 Wochen nach PDT. Die PDT wurde in den Tumorstenosen und angrenzenden Gallengängen 2 cm proximal der Tumorränder durchgeführt; alle 7 Patienten waren sekundär kurativ resektabel (7 R0-Resektionen, davon 5 Hemihepatektomien, 1 Kausch-Whipple-OP, 1 Lebertransplantation sekundär nach Resektion) ohne Insuffizienz oder spätere biliäre Strikturen an den (vorbehandelten) biliodigestiven Anastomosen. Das 1-Jahres-Überleben war 83 % (87). Zwei der 7 Patienten verstarben an Fernmetastasierung (nach 9 Monaten) bzw. Tumorrezidiv in der Pankreasloge (nach 36 Monaten). 5 Jahre nach Resektion leben 5 der Patienten, davon 4 rezidivfrei und einer mit Lungenmetastasen (aufgetreten nach 4,5 Jahren). Die neoadjuvante PDT soll deshalb in größerem Umfang prospektiv evaluiert werden.

Da die PDT als einzige zusätzliche „Tumortherapie" derzeit einen Benefit gegenüber Endoprotheseneinlage alleine zeigt, sollte den Patienten diese Therapie angeboten werden. Aber obwohl die PDT mit Photofrin in der Palliation bereits als etablierte Methode gilt, sollten diese Ergebnisse in einer zweiten randomisierten Studie bestätigt werden, bevor Verbesserungen der PDT oder multimodale Therapiekonzepte mit PDT untersucht werden.

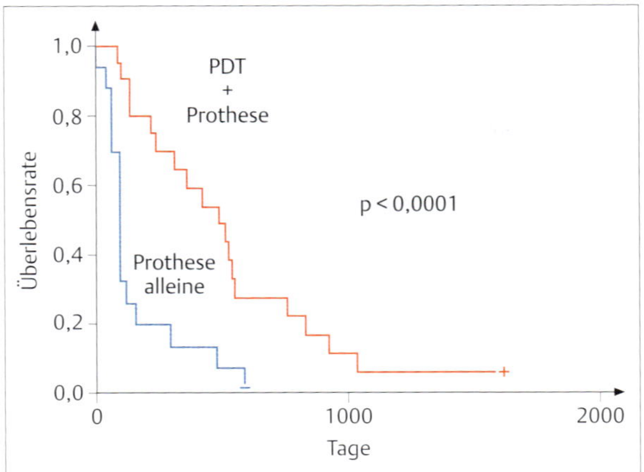

☒ **Abb. 34.13** Kaplan-Meier-Überlebenskurve: PDT und Endoprothesen (n = 20) und Endoprothesen alleine (n = 19). Das Überleben war länger bei Patienten mit zusätzlicher PDT ($p < 0{,}0001$). +: zum Zeitpunkt der Auswertung noch am Leben.

FAZIT FÜR DIE PRAXIS

- Eine Endoprotheseneinlage vor Klärung der Resektabilität sollte nur bei Patienten mit Cholangitis, einem Bilirubinwert > 3 mg/dl oder bei Zeichen einer schweren Malnutrition erfolgen – oder wenn die invasive Abklärung (ERC, duktale Endosonographie, Biopsieentnahme, passagere Endoprotheseneinlage) im Rahmen eines präoperativen Stagings an einem hepatobiliären Referenzzentrum erfolgt.
- Um dem Patienten eine kurative R0-Resektion nicht vorzuenthalten, sollte vor jeder definitiven palliativen endoskopisch interventionellen Therapie der Patient einem in der Leberchirurgie erfahrenen Chirurgen vorgestellt werden.
- In der Palliation ist zur Beseitigung der Cholestase die endoskopisch transpapilläre Endoprotheseneinlage die Methode der ersten Wahl, perkutane Drainageverfahren werden bei Versagen ersterer Methode eingesetzt.
- Die Einlage eines Metallstents empfiehlt sich bei einer Lebenserwartung von mehr als 6 Monaten. Bei schlechterer Prognose ist die Einlage von Plastikprothesen mit 3-monatlichem Wechsel vorzuziehen.
- Bei Lokalisation im distalen und mittleren Drittel sowie bei proximalen Tumoren, deren Ausdehnung sich auf den D. hepaticus communis beschränkt, ist eine unilaterale Drainage ausreichend. Bei den übrigen proximalen Tumorlokalisationen (Bismuth Typ II–IV) sollte eine bilaterale Drainage angestrebt werden. Dabei sollen Gallengangssegmente nur kontrastiert werden, wenn eine anschließende Drainage auch gewährleistet ist.
- Bei vorliegender einseitiger Leberatrophie infolge tumorbedingtem Gefäßverschluss sollte primär der intakte Leberlappen drainiert werden. Hierbei kann eine MRCP, ein CT oder ein Ultraschall vor ERCP zur Drainageplanung hilfreich sein.
- Eine zusätzliche Brachytherapie sollte nur im Rahmen von kontrollierten, randomisierten Studien durchgeführt werden.
- Da die photodynamische Therapie bisher als einzige Zusatztherapie zu einer Verbesserung der Überlebenszeit bei verbesserter Lebensqualität führte, sollte diese Therapie allen Patienten mit nichtresekablen Tumoren angeboten werden, bis zur Bestätigung der ersten randomisierten Ergebnisse jedoch weiterhin nur im Rahmen von Studien.

34.3 Chirurgische Therapie von Gallenblasen- und Gallenwegstumoren

S. Jonas, P. Neuhaus

EDITORIAL **Die operative Therapie hepatobiliärer Malignome stellt hohe Ansprüche an die chirurgische Expertise und soll daher in spezialisierten Zentren erfolgen. Die Sicherheit erweiterter Leberteilresektionen hat im letzten Jahrzehnt sowohl in chirurgischer als auch in anästhesiologischer Hinsicht ein hohes Maß erreicht, so dass sie in Zentren als Standardeingriffe angesehen werden können. Erweiterte Leberteilresektionen kommen vor allem beim zentralen und peripheren Gallengangskarzinom zur Anwendung und ermöglichen auch beim Gallenblasenkarzinom häufig erst die notwendige Radikalität. Konkrete chirurgisch-technische Leitlinien sind unter den genannten Tumorentitäten bislang nur für das Gallenblasenkarzinom formuliert worden.**

Gallenblasenkarzinom

Gallenblasenkarzinome sind aggressive Malignome, treten vornehmlich bei älteren Menschen auf und zeigen, abgesehen von frühen, zumeist inzidentellen Karzinomen, eine ungünstige Prognose. Die chirurgische Verfahrensweise richtet sich nach dem histopathologischen Befund.

Vorgehen bei UICC-Stadien 0/IA. Die Leitlinien der Deutschen Gesellschaft für Chirurgie sehen für das frühe Karzinom der Gallenblase (UICC-Stadien 0/IA) die alleinige Cholezystektomie vor und in fortgeschritteneren Stadien die Resektion des Gallenblasenbettes mit einer radiären Tiefenausdehnung von 3 cm vom Gallenblasenbett aus gesehen oder eine Leberteilresektion der Segmente IVa und V, jeweils mit einer Lymphadenektomie entlang des Lig. hepatoduodenale, sofern eine formal kurative Resektion (R0-Resektion) erreicht werden kann. Das UICC-Stadium 0 entspricht einem Carcinoma in situ. Das Stadium I entspricht nach der 6. Auflage der TNM-Klassifikation maligner Tumoren einem Gallenblasenkarzinom mit Infiltration der Schleimhaut (T1a) oder der Muskulatur (T1b). Diese Tumoren werden in der Regel als Zufallsbefund entweder während einer Cholezystektomie oder während der histopathologischen Begutachtung des Präparates nachgewiesen.

Nach Meinung einer Reihe von Autoren und auch unseres Erachtens ist eine erweiterte Nachresektion bereits ab einem T1b-Gallenblasenkarzinom nicht nur gerechtfertigt, sondern auch notwendig, weil die Häufigkeit einer Lymphknoteninfiltration von 2,5% im Stadium T1a auf 16% im Stadium T1b ansteigt (11).

Ebenso steigt die Rate, mit der eine Lymphangiosis carcinomatosa nachgewiesen wird, von 3,5% auf 18%, die einer venösen Infiltration von 1,5% auf 9% und die Rate einer Perineuralscheideninfiltration von 0,5% auf 5%.

Abbruch einer laparoskopischen Cholezystektomie. Die Häufigkeit der Aussaat von Galleflüssigkeit im Rahmen einer laparoskopischen Cholezystektomie wird mit 26–36% beschrieben und liegt beim Vorliegen eines Gallenblasenkarzinoms mit 50% deutlich höher (20). Diese Aussaat von Galleflüssigkeit führt auch bei frühen Stadien eines Gallenblasenkarzinoms zu ungünstigeren Überlebensraten.

Der intraoperative Verdacht auf ein Gallenblasenkarzinom sollte insbesondere auch bei der laparoskopischen Cholezystektomie zur weiteren Diagnostik mit Inspektion der Leberoberfläche, des Peritoneums und des Lig. hepatoduodenale (ggf. mit Biopsie) und dann zum Abbruch der Operation führen.

Erst nach weitergehender Diagnostik inkl. Schnittbildgebung (CT, MRT) und Gallengangsdarstellung (ERC, MRCP) sowie der Vorbereitung auf eine Leberresektion sollte der Folgeeingriff durchgeführt werden.

Erhöhung der Radikalität. In Abhängigkeit von der Lokalisation des Gallenblasenkarzinoms und seiner Ausdehnung kann das o.a. Vorgehen mit Leberbett- oder Leberteilresektion der Segmente IVa und V zu einer unzureichenden Radikalität gerade im Bereich der dorsalen Leberanteile führen. Ebenso ist häufig eine formal kurative Resektion nicht ohne eine gleichzeitige Resektion des D. choledochus möglich. Zur Erhöhung der Resektabilitäts- und Radikalitätsraten streben wir im eigenen Vorgehen daher regelhaft eine erweiterte Leberteilresektion rechts mit extrahepatischer Gallengangsresektion an. In diesem Zusammenhang sei allerdings erwähnt, dass die postoperative Letalität sowohl nach Leberresektionen unterschiedlichen Ausmaßes als auch nach Cholezystektomie oder explorativer Laparotomie jeweils deutlich höher liegt als bei anderen Tumorerkrankungen (3, 7).

Pankreasinfiltration und Lymphknotenbefall. Sowohl am Pankreasoberrand als auch im Bereich der retropankreatischen Lymphknoten kann eine Tumorinfiltration eine partielle Pankreatoduodenektomie erforderlich machen, wenn dies im Einzelfall gerechtfertigt erscheint, um eine formal kurative Resektion zu erreichen. Allerdings sind ein Vorteil des Patienten hinsichtlich des langfristigen Überlebens und damit die Rechtfertigung des erhöhten chirurgischen Risikos bislang unbewiesen. Die Bedeutung des Lymphknotenstatus als Indikation zur Nachresektion ist derzeit ebenfalls ungeklärt. Während der Befall des Lymphknotens am D. cysticus bei adäquater Nachresektion offenbar die Langzeitprognose nicht wesentlich einschränkt, werden die 5-Jahres-Überlebensraten bei positiven Lymphknoten des Lig. hepatoduodenale mit 20–50% angegeben (13). Ein Befall der paraaortalen Lymphknoten liegt bei etwa 50% aller Patienten mit positiven Lymphknoten vor (7). In diesen Fällen erscheint eine radikale Resektion auch angesichts des Fehlens wirksamer multimodaler Therapiekonzepte nicht sinnvoll.

Diagnostische Laparoskopie. Eine Staging-Laparoskopie vor geplanter Resektion eines fortgeschrittenen Gallenblasenkarzinoms kann sinnvoll sein.

Der Nachweis von Lebermetastasen oder einer Peritonealkarzinose, der erst bei Laparoskopie, nicht aber zuvor in der bildgebenden Diagnostik erfolgte, wird mit etwa 50% beschrieben und spricht für dieses Vorgehen (19).

Extrahepatische Gallenwegstumoren

Zentrales Gallengangskarzinom

Das zentrale Gallengangskarzinom stellt den häufigsten extrahepatischen Gallenwegstumor dar. Die früher bei diesem Tumor häufig durchgeführte extrahepatische Gallengangsresektion mit Ausschälung des Tumors aus dem Leberhilus kann heute nicht mehr als Standard angesehen werden, da diese lokalen Resektionen nicht zu einer langfristigen Erhöhung der Überlebensraten führen. In der Erfahrung mehrerer großer Zentren konnte kein 5-Jahres-Überleben erreicht werden (4, 8, 10).

Linksseitige und zentrale Leberresektionen. Zur Erhöhung der Radikalität wurden in einigen Zentren zentrale Leberteilresektionen sowie je nach Ausdehnung des Tumors auch linksseitige Resektionen durchgeführt (5). Diese Resektionen haben grundsätzlich den Nachteil, dass die rechte Leberarterie, die in direkter Nachbarschaft zum Tumor liegt oder sogar infiltriert ist, erhalten werden muss. Diese Präparation und Dissektion in Tumornähe erfüllt nicht den Anspruch der onkologischen Chirurgie, möglichst tumorfern im Sinne einer No-touch-Technik zu präparieren. Zudem besteht der Nachteil linksseitiger und zentraler Leberresektionen in der frühen Segmentaufzweigung der intrahepatischen Gallengänge rechts in direkter Nähe zur Gallengangsgabel, d. h. zum Karzinom. Dieser Abstand beträgt regelhaft weniger als 1 cm.

Erweiterte Rechtsresektionen. Demgegenüber bieten erweiterte Rechtsresektionen den grundsätzlichen Vorteil eines häufig extratumoralen Verlaufs der dann zu erhaltenden linken Leberarterie sowie einer späten Aufzweigung der linksseitigen Segmentgallengänge (Abb. 34.**14**). Hier kann der Abstand zur Bifurkation bis zu 5 cm betragen. Die Absetzungsebene des Gallenganges kann bei der Trisektorektomie rechts bis in die umbilikale Fissur ausgedehnt werden. Zusätzlich zur Absetzung des Gallenganges in diesem Areal und zur Isolation der linken Leberarterie sollte die Resektion der Pfortadergabel mit direkter Reanastomosierung zwischen dem Stamm der Pfortader und dem linken Hauptast erfolgen, da hierdurch jegliche Präparation in unmittelbarer Tumornähe vermieden wird.

Diese zusätzliche Pfortaderresektion konnte von uns als unabhängige prognostische Variable beschrieben werden und erreicht nach Einbeziehung dieses Verfahrens in das operative Konzept 5-Jahres-Überlebensraten von 60 % (9). Durch dieses Verfahren konnten Resektabilität und Radikalität deutlich gesteigert werden.

Die Trisektorektomie rechts umfasst die zusätzliche Resektion des Lobus caudatus (Segment I), da der Segmentgallengang 1 direkt in die Bifurkation, d. h. in das zentrale Gallengangskarzinom, mündet.

Lymphadenektomie. Die Lymphadenektomie erfolgt schon aus operationstechnischen Gründen im Bereich des Lig. hepatoduodenale sowie am Pankreasoberrand. Ein Vorteil einer weitergehenden Lymphadenektomie ist unbewiesen, wird aber in vielen Zentren allein schon zur besseren Stadienbeurteilung vorgenommen. In einer Studie konnte gezeigt werden, dass eine radikale paraaortale Lymphadenektomie bei makroskopisch nicht erkennbar befallenen, in der histopathologischen Aufarbeitung dann aber positiven Lymphknoten zu Überlebensraten wie bei Patienten mit negativen Lymphknoten führte (6).

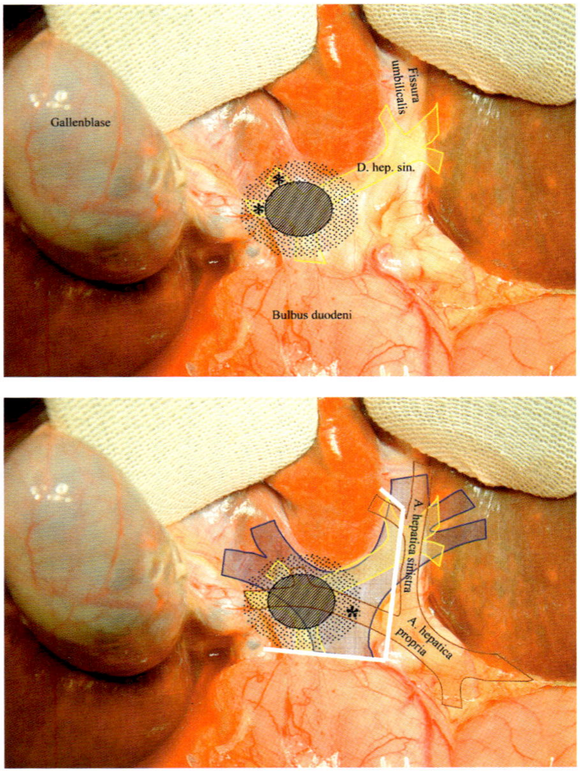

a

b

Abb. 34.14 Trisektorektomie rechts mit Pfortadergabelresektion.

a Intraoperative Sicht auf das Lig. hepatoduodenale mit schematischer Darstellung der Gallengangsgabel und der tumortragenden Areale (schraffiert) bei zentralem Gallengangskarzinom. Die Region mikroskopischer Tumorausläufer ist gepunktet markiert. Hierbei wird bereits ein wesentlicher Vorteil der Trisektorektomie rechts mit Pfortadergabelresektion deutlich, der darin gründet, dass im Bereich des Ductus hepaticus sinister eher ein weiter tumorfreier Schnittrand erreicht wird als im Bereich des sich direkt am Tumor aufzweigenden Ductus hepaticus dexter (*).

b Identische Sicht mit zusätzlicher schematischer Darstellung der Resektionsebene (Winkel) im Bereich des Leberhilus bei Trisektorektomie rechts mit Pfortadergabelresektion. Der Verlauf der Leberarterien ist im Schema rot dargestellt und zeigt den typischen juxtatumoralen Verlauf der rechten Leberarterie (*). Umgekehrt verläuft die zu erhaltende linke Leberarterie für die geplante Resektion extratumoral und bildet so eine wesentliche Voraussetzung für eine sog. No-touch-Resektion. Diese No-touch-Technik wird vollendet durch Resektion der Pfortadergabel (im Schema blau gezeichnet), die ansonsten durch eine tumornahe und damit das Risiko einer Tumorzelldissemination erhöhende Präparation hätte dargestellt werden müssen. Die Rekonstruktion der Pfortader erfolgt anschließend mittels End-zu-End-Anastomose zwischen Hauptstamm und linkem Hauptast.

⇢ Transplantation und multimodale Konzepte. Die Lebertransplantation hat als alternatives Therapieverfahren sowie als mögliche Option bei nichtresektablen zentralen Gallengangskarzinomen in der Standardtherapie keinen festen Stellenwert. Im Rahmen wissenschaftlicher Studien werden multimodale Therapiekonzepte einschließlich Radiochemotherapie und photodynamischer Therapie in Zentren untersucht, sind aber noch nicht als etabliert anzusehen. Dabei erscheinen die Ergebnisse nach kombinierter Radiochemotherapie insbesondere bei Patienten mit einem Gallengangskarzinom in einer primär sklerosierenden Cholangitis viel versprechend (14, 15).

Peripheres Gallengangskarzinom

Die vollständige Resektion stellt auch bei Patienten mit einem peripheren Gallengangskarzinom die einzige kurative Therapiemöglichkeit dar. Die chirurgische Verfahrenswahl orientiert sich an Tumorgröße, Lokalisation und einem möglicherweise vorliegenden Parenchymschaden.

Ähnlich wie beim hepatozellulären Karzinom in nichtzirrhotischer Leber und auch bei Lebermetastasen kolorektaler Karzinome kommen hier die verschiedenen Verfahren von Leberteilresektionen zur Anwendung.

⇢ Formal kurative Resektion. Eine wesentliche Vorraussetzung für einen langfristigen Therapieerfolg ist die Durchführung einer formal kurativen Resektion, die in verschiedenen Serien bei etwa einem bis zwei Dritteln der Patienten erreicht wird. Die 5-Jahres-Überlebensraten liegen dann bei 22 – 36 % (2, 12, 17, 18). Die von Yamamoto et al. 2001 publizierte Studie mit 56 Patienten, bei denen eine R0-Resektion erreicht wurde, stellt mit einer 5-Jahres-Überlebensrate von 55 % eine günstige Ausnahme dar (22).

⇢ Bedeutung des Lymphknotenstatus. Eine besondere prognostische Bedeutung kommt beim peripheren Gallengangskarzinom dem Lymphknotenstatus zu. Der Lymphknotenstatus wird in den multivariaten Analysen nahezu sämtlicher Studien neben der chirurgischen Radikalität als prognostischer Parameter identifiziert. Die Bedeutung einer systematischen ausgedehnten Lymphadenektomie wurde bislang nicht untersucht. Die Erfahrungen verschiedener Gruppen umfassen nur wenige Patienten und weisen uneinheitliche Langzeitergebnisse auf.

⇢ Lebertransplantation. Periphere Gallengangskarzinome sind nur in weniger als 10 % der Fälle mit einer Leberzirrhose assoziiert und können allenfalls als seltene Ausnahmeindikation zur Lebertransplantation führen. Die umfangreichste Erfahrung hierzu wurde von Casavilla et al. für die Gruppe aus Pittsburgh beschrieben (1). Die Überlebensrate der Patienten betrug 5 Jahre nach Transplantation 62 %, wenn die drei negativen Prädiktoren Multiplizität, positiver Schnittrand und positive Lymphknoten ausgeschlossen waren. Dieses Ergebnis wird bei identischen Ausschlusskriterien auch nach Resektion erreicht, die fraglos das Verfahren der Wahl darstellt.

FAZIT FÜR DIE PRAXIS

- Die Trisektorektomie rechts mit prinzipieller Pfortaderteilresektion eröffnet neue Möglichkeiten in der Therapie des zentralen Gallengangskarzinoms. Besonders Resektabilität und Radikalität werden gesteigert, so dass seltener eine palliative Situation vorliegt als zuvor.
- Die Lebertransplantation kommt nur in Ausnahmefällen und nur innerhalb von Studien beim zentralen Gallengangskarzinom und noch seltener beim peripheren Gallengangskarzinom zur Anwendung.
- Die Prognose des Gallenblasenkarzinoms und des peripheren Gallengangskarzinoms ist deutlicher vom Tumorstadium abhängig als die Prognose des zentralen Gallengangskarzinoms.

35

Papillentumoren

J. P. Charton, H. Neuhaus

EDITORIAL Obwohl Papillentumoren insgesamt relativ selten sind, werden sie in den letzten Jahren aufgrund der weiten Verbreitung endoskopischer Verfahren häufiger diagnostiziert. Sie treten entweder sporadisch oder im Rahmen familiärer Polyposis-Syndrome, insbesondere der autosomal dominant vererbten familiären adenomatösen Polyposis (FAP) auf.

Prognose und Therapie sind entscheidend von der Histologie der Papillentumoren und dem Tumorstadium abhängig. Vor der Festlegung des therapeutischen Prozedere sollte daher ein sorgfältiges Tumor-Grading sowie -Staging durch Biopsieentnahme bzw. Einsatz bildgebender Verfahren erfolgen. Bei malignen Prozessen ist weiterhin die klassische Kausch-Whipple-Operation (partielle Pankreatoduodenektomie) oder die Pylorus erhaltende Pankreatoduodenektomie (PPPD) indiziert.

Dagegen werden benigne Papillentumoren heutzutage in Abhängigkeit von der lokalen Tumorausdehnung sowie den zur Verfügung stehenden Ressourcen chirurgisch (lokale transduodenale Exzision, TDE) und mit zunehmender Verbreitung endoskopisch reseziert. Zur rechtzeitigen Erkennung eines Rezidivs sind nach lokaler Resektion eines Papillentumors regelmäßige endoskopische Verlaufskontrollen obligat.

Definition und Klassifikation

In der Literatur wird sowohl von Papillentumoren als auch von ampullären Tumoren gesprochen. Die Begriffe fassen benigne und maligne Prozesse im Bereich der Vater-Papille zusammen (periampullär und intraampullär) (Abb. 35.**1**). Nach der WHO-Klassifikation zählen Papillentumoren zu den Tumoren der extrahepatischen Gallengänge (16). Den Karzinomen der Vater-Ampulle ist eine eigene TNM-Klassifikation zugeordnet. Papillentumoren entstehen im Bereich der intestinalen oder pankreatikobiliären Mukosa der Papillenregion. Sie müssen von peripapillär wachsenden Tumoren wie Pankreaskopftumoren und cholangiozellulären Tumoren abgegrenzt werden (s. Abschnitt „Differenzialdiagnose").

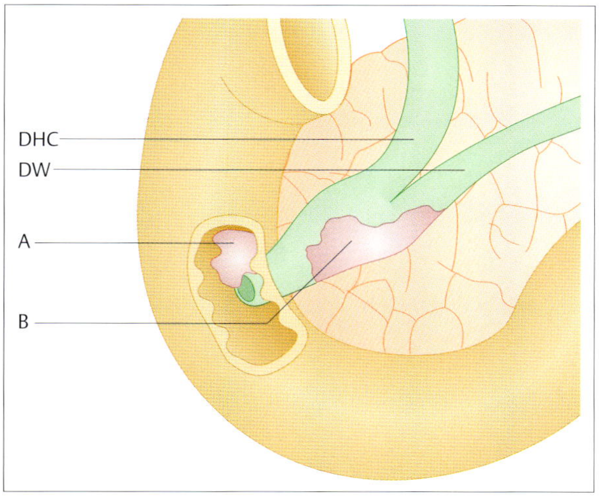

☒ **Abb. 35.1** Tumoren im Bereich der Ampulla Vateri. DHC: Ductus hepatocholedochus, DW: Ductus Wirsungianus, Papillentumoren: A – periampullär, B – intraampullär bis intraduktal.

Epidemiologie und Risikofaktoren

Papillentumoren sind insgesamt selten. Die Häufigkeit von benignen Papillentumoren (in Autopsieserien) wird mit ca. 0,04 – 0,62 % (21, 22, 32, 34), die Häufigkeit von Papillenkarzinomen mit 0,063 – 0,21 % (2) angegeben. Eine erhöhte Prävalenz von Adenomen im Gastrointestinaltrakt ist bei FAP-Patienten bekannt. Neben dem Kolon ist dabei insbesondere das Duodenum betroffen (in 50 – 100 %), wobei die Papillenregion eine Prädilektionsstelle darstellt (4 – 6, 10, 17, 22, 30).

FAP-Patienten haben im Vergleich zur Normalbevölkerung ein mehr als 100fach erhöhtes relatives Risiko für die Entstehung eines ampullären Karzinoms (24).

Nach prophylaktischer Kolektomie stellt das ampulläre Karzinom bei FAP-Patienten die häufigste Todesursache infolge eines Malignoms dar (17). Als mögliche Risikofaktoren für die Entstehung von sporadischen Tumoren im Papillenbereich werden karzinogene Bestandteile der Gallen- und Pankreassekrete diskutiert (5, 38, 43). Andere, wie z. B. diätetische, chemische oder umweltbezogene Risikofaktoren sind für die Entstehung von sporadischen Papillenadenomen nicht bekannt (38).

Pathologie

Wie bei den kolorektalen Tumoren so ist auch bei den Papillentumoren das Vorliegen einer Adenom-Karzinom-Sequenz etabliert. Papillenadenome sind daher als prämaligne Läsionen anzusehen.

Papillenkarzinome entstehen meist aus adenomatösen bzw. flachen dysplastischen Läsionen (15, 35, 38). Bei den Karzinomen unterscheidet man makroskopisch den polypoiden, ulzerativen und gemischten Typ. Der polypoide Typ kann noch in exophytisches und intramurales Wachstum untergliedert werden (40).

Klinik und Diagnose

Anamnese, Symptome, körperliche Untersuchung

Aufgrund ihrer Lokalisation fallen Papillentumoren häufig (in 30 – 50 %) durch Symptome einer extrahepatischen Gallenwegsobstruktion mit Ikterus und eventuell Pruritus auf (21). Zudem können abdominelle, teilweise kolikartige Schmerzen, Übelkeit, Erbrechen, Anämie sowie eine Pankreatitis oder Cholangitis auftreten. Bei malignen Prozessen kann eine typische B-Symptomatik mit Gewichtsverlust, Appetitlosigkeit, Leistungsminderung, Müdigkeit und Nachtschweiß vorliegen. Neben einem Ikterus kann im Rahmen der klinischen Untersuchung selten eine prall gefüllte, vergrößerte Gallenblase palpiert werden (Courvoisier-Zeichen). Oft sind Patienten mit Papillentumor auch asymptomatisch und die Diagnose wird zufällig bei der endoskopischen Abklärung unspezifischer Beschwerden oder im Rahmen einer Überwachungsendoskopie bei FAP gestellt.

Laboruntersuchungen

Laborchemisch können erhöhte Leberwerte im Serum (AP, γ-GT, Bilirubin, AST, ALT) und im Rahmen einer Pankreatitis erhöhte Pankreasenzyme im Serum (Amylase, Lipase) auftreten. Bei Cholangitis und Pankreatitis liegen zudem oft erhöhte Entzündungsparameter vor (Leukozytose, Erhöhung des C-reaktiven Proteins).

Bildgebende Diagnostik

→ **Sonographie und CT.** Mittels transabdomineller Sonographie und CT lässt sich bei Obstruktion der ableitenden Gallenwege eine intra- und extrahepatische Cholestase diagnostizieren. Ggf. zeigt sich das Bild einer Pankreatitis oder eine Erweiterung des Pankreasgangsystems. Der Papillenprozess selbst ist, insbesondere bei einer Größe von weniger als 2 cm, meist nicht eindeutig darstellbar (18, 21). Es lassen sich jedoch differenzialdiagnostische Aussagen treffen sowie Metastasen und lokale Lymphknotenvergrößerungen diagnostizieren.

→ **Endoskopie.** Die Diagnose eines Papillentumors wird mittels ÖGD oder ERCP gestellt. Endoskopisch fällt in der Regel eine vergrößerte Papille auf (Abb. 35.**2 a**), die oft nur mit einer Seitblickoptik ausreichend beurteilt werden kann (5, 10). Ulzerationen, Indurationen sowie eine submuköse oder intraduktale Tumorinfiltration gelten als makroskopische Hinweise auf Malignität (3). Bei intraduktalem Wachstum kann die Diagnosestellung erschwert sein, da der Tumor vollständig von normaler Duodenalschleimhaut bedeckt sein kann. Mit verschiedenen Färbetechniken (Methylenblau, Indigocarmin) können weitere Hinweise, insbesondere zur Beurteilung der lateralen Tumorausdehnung und Differenzierung zwischen Adenomen und Karzinomen, gewonnen werden (18). Durch Entnahme von Zangenbiopsien wird die Diagnose histologisch gesichert. Dabei werden fokale Karzinome jedoch in bis zu 60% der Fälle nicht erfasst und können erst nach vollständiger Abtragung des Tumors und histologischer Aufarbeitung diagnostiziert werden (18, 29, 35, 39).

Von den meisten Autoren werden vor operativer bzw. endoskopischer Resektion mindestens 6 Biopsien gefordert (3). Die intraampulläre Biopsieentnahme nach Sphinkterotomie kann dabei die diagnostische Ausbeute verbessern (26).

Mittels ERCP können intraduktale Tumoranteile dargestellt werden, welche die Möglichkeiten einer lokalen Resektion einschränken bzw. ausschließen.

→ **Weiteres Staging.** Das weitere Staging erfolgt mittels endoskopischem Ultraschall (EUS) und ggf. intraduktalem Ultraschall (IDUS). Zur Darstellung der exakten Tumorgröße, der lokalen Infiltration und Lymphknotendiagnostik ist der EUS der CT und der transabdominellen Sonographie überlegen (8, 28) und sollte dabei heute grundsätzlich vor der weiteren Therapieplanung eingesetzt werden. Mit der Magnetresonanz-Cholangiopankreatographie (MRCP) kann nichtinvasiv eine Darstellung des Gallenwegssystems sowie die Lokalisation einer Obstruktion erfolgen. Eine ausreichende Beurteilung der Papillenregion gelingt jedoch meist nicht (21).

Histologischer Befund

Mit einem Anteil von ca. 70% stellen Adenome die häufigste histologische Diagnose dar. Karzinome werden in ca. 25% der Fälle diagnostiziert (31). Dabei handelt es sich meist um Adenokarzinome, bei denen intestinale, pankreatikobiliäre und sonstige, z. B. muzinöse, undifferenzierte, siegelringzellige Karzinome unterschieden werden können (16, 19, 43). Eine weitere Untergliederung ist mittels immunhistochemischer Marker (u. a. Zytokeratin 7 und 20, Apomucin MUC 1 und 2) möglich (15).

Bei den übrigen, insgesamt seltenen Papillentumoren handelt es sich um Hämangiome, Leiomyome, Leiomyofibrome, Lipome, Lymphangiome, Hamartome, Lymphome, Melanome und neuroendokrine Tumoren (18, 37).

Häufig lassen sich in Adenomen erst nach vollständiger Abtragung und histologischer Aufarbeitung Anteile von Karzinomen nachweisen (okkulte Karzinome) (35, 39).

Differenzialdiagnose der Papillentumoren

Bei Nachweis einer Cholestase aufgrund einer Stenose im Papillenbereich ist neben einem Papillentumor differenzialdiagnostisch primär an einen Pankreaskopftumor, ein cholangiozelluläres Karzinom, eine benigne Papillenstenose, eine distale Gallengangsstenose (z. B. bei chronischer Pankreatitis) oder einen Duodenaltumor zu denken.

Verlauf und Prognose

Verlauf und Prognose sind entscheidend von Histologie, Stadium und Größe des Papillentumors abhängig. Papillentumoren werden häufig bereits in einem frühen Stadium diagnostiziert, da sie aufgrund ihrer Lokalisation früh symptomatisch werden. Aus diesem Grund haben auch maligne Papillenprozesse eine bessere Prognose als z. B. maligne Pankreasprozesse (11). 70 – 80 % der Papillenkarzinome sind bei Diagnosestellung noch operabel (2). Aufgrund der Möglichkeit einer malignen Entartung ist auch bei benignen Papillenprozessen eine vollständige Resektion anzustreben.

Nach vollständiger chirurgischer Resektion (Kausch-Whipple-OP oder PPPD) eines malignen Papillenprozesses resultiert eine 5-Jahres-Überlebensrate von 45 – 65 %, wobei die Prognose insbesondere vom Lymphknotenstatus und einer eventuellen Infiltration in das Pankreas abhängt (1, 2).

Therapieziele und Maßnahmen

Ist es aufgrund eines Papillentumors zu einer Obstruktion des Gallen- bzw. Pankreasgangs mit Cholangitis oder Pankreatitis gekommen, so ist das primäre Ziel der Therapie die Beseitigung des Abflusshindernisses. Darüber hinaus wird eine vollständige Abtragung des Papillenprozesses angestrebt, um eine komplette histologische Auswertung sicherzustellen und das Rezidivrisiko zu senken.

Benigne Papillentumoren

Therapieverfahren. Traditionell wurden auch benigne Papillentumoren grundsätzlich chirurgisch mittels lokaler TDE oder Kausch-Whipple-OP therapiert. Seit Ende der 1980er Jahre stehen alternativ endoskopische Therapieverfahren zur Verfügung (3, 20, 26, 34) (Abb. 35.2). Diese werden in diverse Resektionstechniken und thermische Ablationsverfahren unterteilt. Bei der Resektion mit einer Schlinge erfolgt ggf. nach Unterspritzung mit NaCl-Lösung die Abtragung des gesamten Tumors (en bloc) oder in mehreren

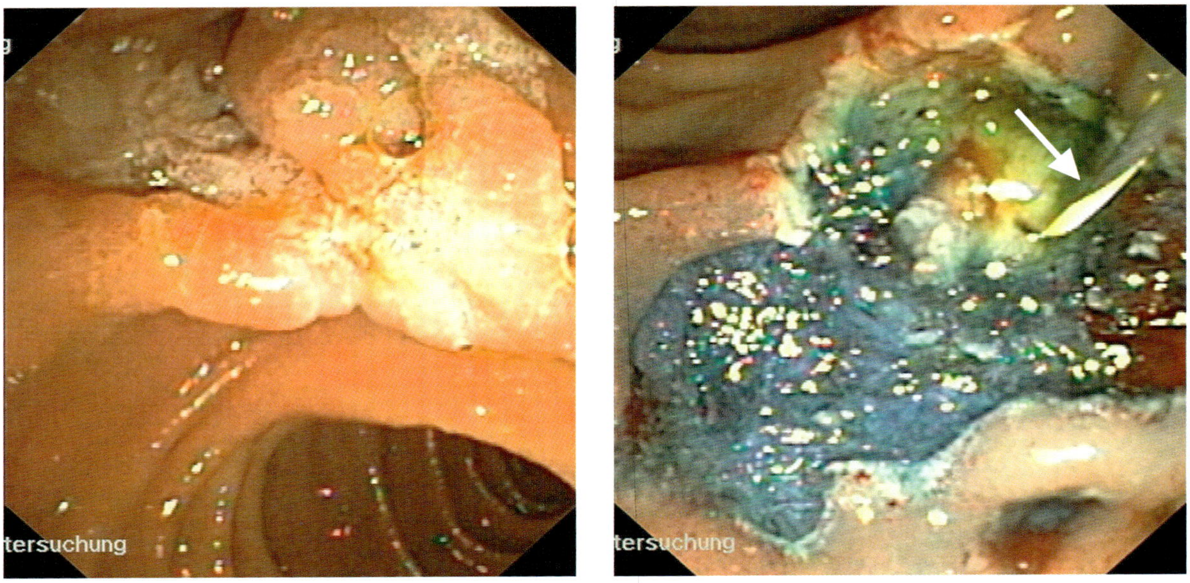

a b

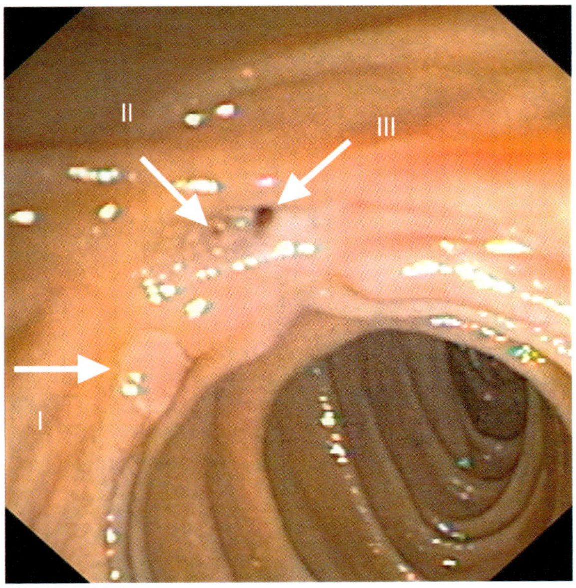

c

Abb. 35.2 Papillenadenom.
a Polypoides exophytisches Adenom der Vater-Papille.
b Papillenregion unmittelbar nach endoskopischer Abtragung des Adenoms. Zuvor Unterspritzung mit Methylenblau-Lösung erfolgt. Draht (Pfeil) im Orificium des Ductus wirsungianus vor Implantation einer Endoprothese.
c Papillenregion 3 Monate nach endoskopischer Abtragung des Adenoms.
I: residuales Adenomgewebe
II: Orificium des Ductus hepatocholedochus
III: Orificium des Ductus wirsungianus

Teilen (Piece-Meal-Technik). Durch Ablationsverfahren (Laser, Argonplasmakoagulation [APC], monopolare/bipolare Koagulation, photodynamische Therapie) wird Tumorgewebe thermisch zerstört.

Grundsätzlich ist den Resektionstechniken gegenüber den thermischen Ablationsverfahren der Vorzug zu geben, da nur die Resektion eine vollständige histologische Auswertung ermöglicht.

Praktisches Vorgehen. Ein benigner Papillentumor, bei dem nach den oben genannten Kriterien, Biopsieentnahmen und EUS kein Hinweis auf Malignität besteht, sollte heute je nach lokaler Expertise mittels endoskopischer Resektion oder chirurgischer TDE therapiert werden (3, 7, 9, 11, 12, 23, 42). Thermische endoskopische Ablationsverfahren sollten lediglich komplementär oder in palliativen Situationen eingesetzt werden. Eine lokale TDE kann z. B. bei großen (> 5 cm Durchmesser) oder lateral ausgedehnten benignen Tumoren oder Prozessen mit längerstreckigem intraduktalem Wachstum (> 1 cm von der Papillenmündung) indiziert sein. Weder für die endoskopische, noch für die chirurgische lokale Resektion liegen kontrollierte Studien vor. Die Entscheidung zu einer differenzierten Therapie sollte somit unter Berücksichtigung der Tumorausdehnung, allgemeiner operativer Risikofaktoren und lokaler Erfahrung interdisziplinär getroffen werden. Ein radikales chirurgisches Verfahren (Kausch-Whipple-OP oder PPPD) zur Therapie eines benignen Papillentumors ist heute nur in Ausnahmen indiziert (21).

Maligne Papillentumoren

Bei malignen Papillentumoren ist die klassische Kausch-Whipple-OP oder PPPD die Therapie der Wahl (2, 11, 33, 36), sofern der Allgemeinzustand des Patienten dies zulässt.

Ein Carcinoma in situ oder ein Tumor im Stadium pT1 N0 M0 G1 – 2 kann in Einzelfällen auch mittels lokaler TDE therapiert werden (25, 27).

Palliative Maßnahmen. Im Rahmen palliativer Situationen kann bei fortgeschrittenen malignen Prozessen eine lokale Resektion oder ein biliäres Drainageverfahren endoskopisch oder operativ erfolgen. Stellt sich intraoperativ unerwartet ein nichtresezierbarer Befund dar, so kann eine palliative biliodigestive Anastomose angelegt werden. Andernfalls erfolgt mit oder auch ohne vorausgegangene Sphinkterotomie die Implantation eines Kunststoff- oder Metallstents zur Sicherstellung des Galleabflusses.

Komplikationen und deren Therapie

Als Komplikationen einer endoskopischen Resektion von benignen Papillenprozessen können Blutungen (0 – 7%), Perforationen (0 – 4%), Pankreatitiden (5 – 15%) und selten Gallengangsstrikturen auftreten (3, 7, 9, 12, 23). Die Komplikationen können meist endoskopisch (Blutung, Perforation) bzw. konservativ (Pankreatitis) beherrscht werden. Zur Prophylaxe einer postinterventionellen Pankreatitis wird häufig in den Pankreasgang für einige Tage eine dünne Endoprothese (z. B. 5 French) (Abb. 35.**2 b**) eingesetzt, deren Effizienz jedoch kontrovers diskutiert wird (7, 9, 23, 42). Die Letalität im Rahmen der endoskopischen Resektion ist sehr niedrig (ca. 0,3%) (9).

Lokalrezidive. Eine häufige Komplikation ist das Auftreten von Rezidiven benigner Tumoren nach lokaler endoskopischer Resektion in bis zu 33% der Fälle (7, 9, 21). Die Rezidivraten nach lokaler chirurgischer Resektion sind vergleichbar (11, 14). Benigne Rezidive können in den meisten Fällen endoskopisch reseziert werden. Im Falle einer malignen Entartung oder bei fortgeschrittenem intraduktalem Wachstum ist eine chirurgische Therapie indiziert.

Nach Kausch-Whipple-OP oder PPPD treten seltener Lokalrezidive auf als nach lokalen Resektionsverfahren (21). Zudem konnte die Letalitätsrate der Kausch-Whipple-OP in den letzten Jahren reduziert werden und liegt heute in großen Zentren bei unter 5 % (2, 21, 41). Die perioperative Komplikationsrate (Abszessbildung, Fisteln, Nachblutung, Magenentleerungsstörung) liegt jedoch auch in großen Kollektiven noch bei bis zu 40% (2, 41). Letalität und Morbidität der lokalen transduodenalen Resektion liegen deutlich darunter (0% bzw. 0 – 25%) (11, 21). Daher beschränkt sich die Indikation zur Kausch-Whipple-OP oder PPPD heute auf maligne Prozesse.

Prävention

Zur frühzeitigen Diagnosestellung sollte bei symptomfreien FAP-Patienten zur Überwachung eine ÖGD (inkl. Seitblickoptik) spätestens zu Beginn der 3. Lebensdekade bzw. zum Zeitpunkt einer geplanten Kolektomie durchgeführt werden. Auch eine makroskopisch unauffällige Papille sollte dabei biopsiert werden. Wird kein Adenomnachweis (Papillenregion, Duodenum) erbracht, sollte nach 3 – 5 Jahren eine Kontroll-ÖGD erfolgen (Empfehlung der American Society for Gastrointestinal Endoscopy 2004 unter http://www.asge.org) (13, 17).

Nach vollständiger lokaler chirurgischer oder endoskopischer Resektion von Papillenadenomen (sporadisch oder im Rahmen einer FAP) sind regelmäßige endoskopische Kontrollen mit Biopsieentnahme obligat, wobei in der Literatur unterschiedliche Zeitabstände angegeben werden (7, 17, 18). Wir empfehlen die Durchführung einer Kontroll-ÖGD nach 3, 6 und 12 Monaten sowie anschließend jährlich über zumindest 3 Jahre. So können Rezidive frühzeitig erkannt und erneut therapiert werden.

FAZIT FÜR DIE PRAXIS

- Ähnlich wie beim kolorektalen Karzinom ist eine Adenom-Karzinom-Sequenz etabliert, so dass eine frühzeitige Diagnosestellung entscheidend ist.
- Vor Festlegung einer Therapie ist eine sorgfältige Diagnostik mit umfangreicher Biopsieentnahme und EUS durchzuführen.
- Mit Ausnahme von palliativen Situationen muss immer eine komplette Abtragung (auch von benigne erscheinenden Papillenprozessen) zur vollständigen histologischen Aufarbeitung angestrebt werden.
- Bei lokalen Resektionsverfahren (endoskopisch oder chirurgisch) sind regelmäßige endoskopische Nachsorgeuntersuchungen wegen relativ hoher Rezidivraten erforderlich.

Steckbrief Papillentumor

Leitsymptom:
Ikterus, evtl. Pruritus, oft jedoch auch asymptomatisch

Leitbefund der körperlichen Untersuchung:
ggf. Ikterus

Apparativer Leitbefund:
endoskopische Diagnostik des Papillentumors (ÖGD/ERCP, EUS)

Wichtigste Differenzialdiagnose:
Pankreaskopfkarzinom, cholangiozelluläres Karzinom

Therapie:
bei benignen Tumoren vollständige lokale Resektion (endoskopisch oder – insbesondere bei ausgedehnten Prozessen – chirurgisch); bei malignen Tumoren Kausch-Whipple-OP oder PPPD; bei Inoperabilität: palliatives Prozedere insbesondere mittels endoskopischer biliärer Endoprothetik

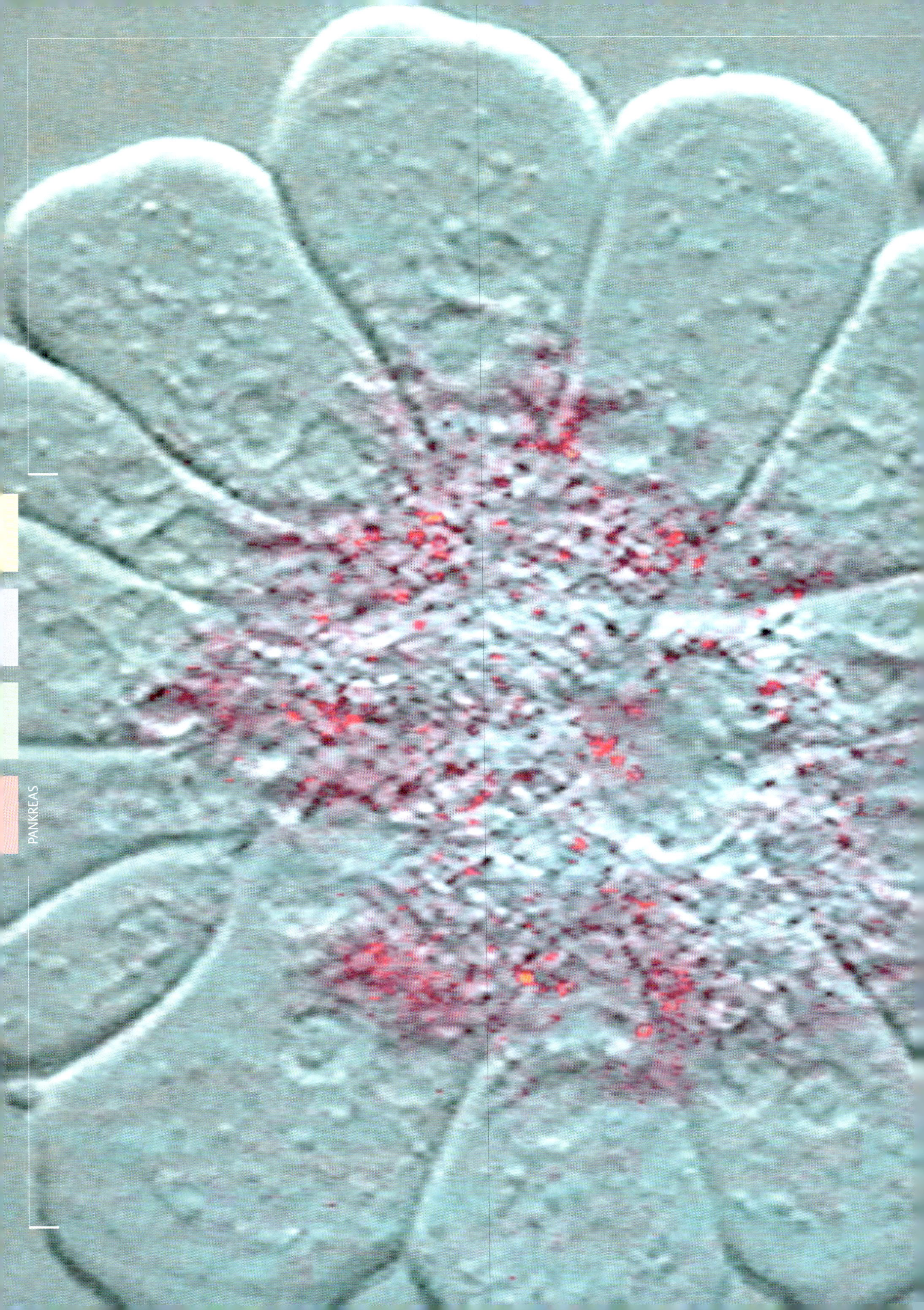

IV Pankreas

36 Grundlagen

36.1 Anatomie, Histologie, Embryologie, Entwicklungsanomalien

J.-M. Löhr, G. Klöppel

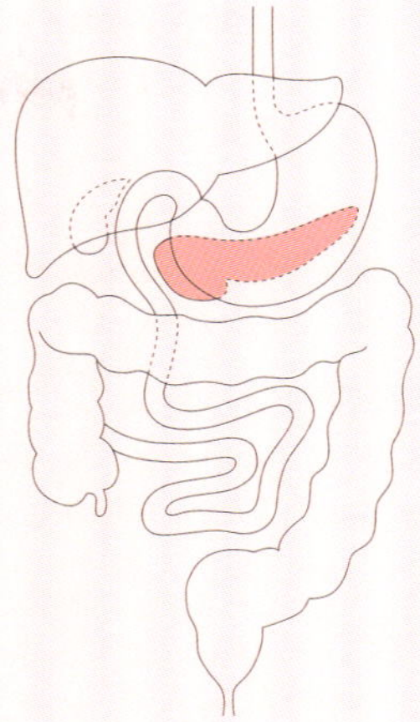

EDITORIAL **Die Bauchspeicheldrüse ist erst in den letzten Jahrzehnten durch die Fortschritte auf dem Gebiet diagnostischer Methoden, insbesondere der Computertomographie (CT), der Endoskopie (ERCP) und des Ultraschalls einer subtileren In-vivo-Betrachtung zugänglich geworden. Einige Varianten, speziell des Gangsystems, sind erst durch die ERCP in ihrer genauen Häufigkeit definiert worden. Um die Bedeutung all dieser Befunde zu verstehen und sie einordnen zu können, sind für den gastroenterologisch tätigen Arzt gute Kenntnisse der Embryologie, der makroskopischen und mikroskopischen Anatomie und schließlich der Normvarianten und Anomalien unerlässlich.**

Topographische und makroskopische Anatomie

Funktionen. Das Pankreas ist eine Drüse mit exokriner und endokriner Funktion, die morphologischen Kompartimenten zugeordnet werden können (Abb. 36.**1**):

- Der *exokrine Anteil* besteht zum einen aus den azinären Zellen mit Produktion von Verdauungs(pro-)enzymen und zum anderen aus dem Gangsystem mit Produktion von Bicarbonat, Schleim und Wasser.
- Der *endokrine Anteil* setzt sich aus neuroendokrinen Zellen zusammen, welche die Langerhans-Inseln bilden und vor allem Hormone für die Metabolisierung der Glucose produzieren. Die endokrinen Zellen machen nur 1 – 2 % des Volumens des gesamten Pankreasgewebes aus.

Größe und Gewicht. Das Pankreas imponiert im frischen Zustand (z. B. in situ während einer OP) durch eine rosagelbe bis graugelber Farbe. Es hat eine feste Konsistenz. Beim Erwachsenen ist das Organ zwischen 10 und 15 cm lang und wiegt zwischen 50 und 120 g (durchschnittlich 100 g bei Männern und 85 g bei Frauen). Beim Neugeborenen sind es ca. 5 g.

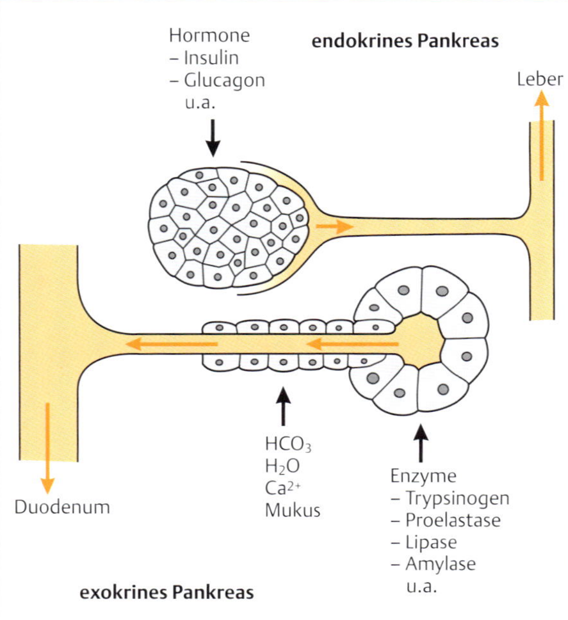

Abb. 36.1 Pankreasstruktur und -funktion.

Vier Regionen werden im Pankreas unterschieden: Kopf, Hals, Körper und Schwanz. Der Processus uncinatus wird dem Kopfteil zugerechnet.

Lage und Nachbarschaftsbeziehungen. Das Organ liegt retroperitoneal im Oberbauch in direkter räumlicher und funktioneller Beziehung zu diversen vitalen Strukturen. Fast die gesamte Vorderfläche des Pankreas ist vom hinteren Blatt des Peritoneums überzogen, welches die Hinterseite der Bursa omentalis bildet. Diese Beziehung ist insbesondere bei der akuten Pankreatitis wichtig.

Die Wurzel des Mesokolons überzieht das Duodenum und den *Pankreaskopf*. Dadurch liegt dieser ebenfalls dem Querkolon an. Die Kopfregion wird vom Duodenum umfasst, sie liegt im sog. „duodenalen C". Hier ist der Pankreaskopf mit den ihn versorgenden Gefäßen und dem durch ihn ziehenden Ductus choledochus regelrecht fixiert. Der Verlauf des Ductus choledochus ist recht variabel. Er kann unter Umständen völlig frei am Pankreas entlanglaufen, ist in der Regel aber zumindest partiell von Pankreasgewebe umgeben. Abhängig von der anatomischen Variabilität kann der Pankreaskopf auch mit folgenden Organen partiellen Kontakt haben: Leberunterfläche, V. cava inferior, rechte Niere und rechter Ureter. Der Processus uncinatus, welcher in seiner Größe und Ausdehnung nach links großen Schwankungen unterliegt, umfasst von dorsal zumindest die A. mesenteria superior, ggf. auch noch die lateral links davon liegende Vene und liegt dadurch der Pfortader ebenfalls an.

Die Grenze vom Kopf zum Hals des Pankreas wird durch eine Taille markiert, von wo aus das Organ nur noch in horizontaler Ausdehnung verläuft. Dieser Teil liegt in der Regel ventral der Mesenterialgefäße. Hier liegt der Orientierungspunkt für 70%-Linksresektionen oder eine Whipple-Kopfresektion.

Der *Pankreaskörper* setzt sich nach links fort und liegt vor den oberen Lumbalwirbeln (L2) sowie der Aorta und der V. cava inferior. Im Kindes- und Jugendalter liegt der Pankreaskörper der Wirbelsäule unmittelbar an, was bei abdominellen Traumen zu Pankreaslazerationen prädestiniert. Der Pankreaskörper steht über die Bursa omentalis mit der Magenhinterwand in Kontakt, außerdem der linken Niere. An seiner Oberkante läuft die A. lienalis, an der Rückfläche/Unterkante die V. lienalis.

Der *Pankreasschwanz* erreicht den Milzhilus und berührt die linke Niere und ggf. noch das Colon transversum.

Blutgefäße. Die arterielle Blutversorgung erfolgt über Äste der A. pancreatoduodenalis und A. lienalis. Alle Gefäße anastomosieren ausgiebig untereinander, so dass Unterbindungen einzelner Äste schadlos vertragen werden. Hingewiesen werden soll darauf, dass im pankreasnahen Bereich Aneurysmen auftreten können, z.B. des Truncus coeliacus, der A. mesenterica superior oder der A. lienalis, die ggf. diagnostische Schwierigkeiten machen, weil sie primär als „Pankreastumoren" imponieren. Der venöse Abfluss erfolgt in das Pfortadersystem über die Vv. pancreaticoduodenalis superior und inferior in die Pfortader.

Lymphgefäße und -knoten. Das Pankreas besitzt ein ausgesprochen ausgedehntes Lymphsystem, welches allerdings unter normalen Umständen nicht sehr auffällig ist. Es ist aber speziell bei Ödem, Hämorrhagie und akuter Pankreatitis von großer Bedeutung. Die Lymphgefäße laufen entlang der perilobulären Septen und später der arteriellen Blutgefäße. Beim Menschen finden sich in der Regel keine intrapankreatischen Lymphknoten. Diese liegen insbesondere entlang der A. lienalis für den Körper- und Schwanzbereich des Pankreas, entlang der A. mesenterica superior für den Korpus-/Halsbereich und entlang der A. hepatica ebenfalls für den Kopfbereich.

Nervenversorgung. Die Innervation des Pankreas erfolgt sympathisch über den linken N. splanchnicus major und minor. Die vegetative (parasympathische) Innervation des Pankreaskopfes und des Sphinkterapparates an der Papilla duodeni (Oddi) erfolgt über die rechten Nn. splanchnici und den rechten N. vagus via Ganglion stellare (Plexus coeliacus). Die meisten dieser Vagusfasern sind viszeroafferent. Die nervalen Strukturen, die die Schmerzreaktion des Pankreas vermitteln, laufen vermutlich mit den sympathischen Nervenfasern.

Mikroskopische Anatomie

Exokrines Pankreas. Die in den Lobuli des exokrinen Parenchyms liegenden azinären Zellen produzieren etwa 20 verschiedene digestive Proenzyme (Zymogene) (Abb. 36.**2**). Die wichtigsten sind Amylase, Lipase, Trypsin und Chymotrypsin. Auf neurale und hormonale (durch Cholezystokinin) Stimulationen hin werden die meisten dieser Enzyme (Ausnahmen: Amylase, Lipase) in inaktiver Form in das

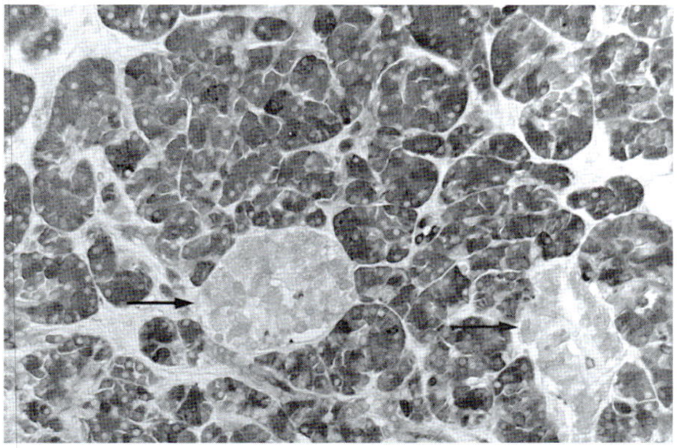

Abb. 36.2 Normales menschliches Pankreas: immunzytochemischer Nachweis von Trypsin in den azinären Zellen. Die endokrinen Zellen der Langerhans-Inseln sowie die Gangzellen (Pfeile) bleiben ungefärbt.

Gangsystem sezerniert und erst im Duodenum durch Enterokinasen und Gallesäuren aktiviert. Die Gangzellen produzieren Schleim. Ihre Bicarbonat- und Wassersekretion wird durch Sekretin stimuliert.

Das Pankreassekret (Enzyme, Bicarbonat, Wasser und Schleim) wird in einer täglichen Menge von 1,5 – 3 l in das Duodenum sezerniert.

Ein Pankreasläppchen besteht aus Azini als kleinste funktionelle Einheiten, die sich wiederum aus azinären Zellen, gruppiert um einzelne zentroazinäre Zellen, zusammensetzen. Die zentroazinären Zellen bilden die drainierenden Schaltstücke, welche in die intralobulären und von dort in die interlobulären Gänge übergehen. Diese schließlich münden in den Pankreashauptgang, den Ductus Wirsungianus. Der kranial-ventrale Teil des Pankreaskopfes wird häufig separat über den Ductus pancreaticus minor und die Papilla minor ins Duodenum drainiert.

→ **Langerhans-Inseln.** Die Langerhans-Inseln bestehen zu 60 – 70% aus Insulin produzierenden Zellen (B-Zellen oder Betazellen) und zu 20 – 25% aus Glucagon-Zellen (A-Zellen oder Alphazellen). Die übrigen Zellen bilden Somatostatin (D-Zellen, Deltazellen) oder pankreatisches Polypeptid (PP-Zellen). Die physiologische Wirkungen von PP sind beim Menschen bisher nicht gesichert. Die Pankreashormone gelangen über das Pfortadersystem in die Leber.

Embryologie

Die ventrale und dorsale Pankreasanlage entstehen in der 4. Gestationswoche und verschmelzen nach Rotation der ventralen Anlage um das Duodenum zum definitiven Pankreas miteinander. Aus der dorsalen Anlage gehen der dorsale Anteil des Pankreaskopfes mit D. pancreaticus minor (Santorini) sowie der Körper und Schwanz der Drüse mit dem Hauptausführungsgang hervor. Die ventralen Anlage formt das ventrale Pankreaskopfsegment mit dem D. pancreaticus major (Wirsungianus). Aus den Gangepithelien, die sich in der 7. Gestationswoche differenzieren, gehen sowohl die azinären Zellen als auch die endokrinen Zellen (ab 8. Gestationswoche) hervor.

Kongenitale Anomalien und Normvarianten

Die Anomalien (Malformationen) des Pankreas lassen sich prinzipiell in zwei Varianten unterteilen: Migrations- oder Fusionsanomalien. Zur ersten Gruppe gehören das ektope Pankreas und das Pancreas anulare. Zur zweiten Gruppe gehören praktisch alle Ganganomalien.

Pancreas anulare

Aufgrund einer gehemmten Rotation der Pankreasanlage in der Fetalperiode und ggf. fehlerhafter Verschmelzung der ventralen mit der dorsalen Pankreasanlage bleibt Pankreasgewebe ringförmig um die Pars descendens (2. Abschnitt) des Duodenums liegen.

Das Pancreas anulare hat eine Duodenalstenose zur Folge. Die Breite des Parenchymsaumes und damit auch der Grad der Stenosierung des Duodenums sind sehr variabel.

Manchmal existiert zwischen beiden Pankreasteilen an der Ventralseite des Duodenums auch nur ein schmaler bindegewebiger Zug. In einigen Fällen kann der Gewebsring vom Duodenum zwanglos abgeschoben werden; in der Regel ist er allerdings fest mit der Duodenalwand verbunden. Bei relevanten Stenosen des Duodenums entsteht eine Dilatation des prästenotischen Segments. An der Duodenalschleimhaut finden sich im Bereich der Stenose häufig entzündliche Veränderungen bis hin zu Ulzerationen.

Die Gangverhältnisse des Ductus pancreaticus und die Einmündung an der Papille sind beim Pancreas anulare ebenfalls sehr variabel. Dabei kann ein Pankreasgang aus dem Pancreas anulare in das reguläre Pankreasgangsytem (Ductus Wirsungianus) einmünden oder aber in den distalen Ductus choledochus bzw. direkt ins Duodenum. Zusätzliche andere Missbildungen sowie eine Trisomie 21 können assoziiert sein. Als Ursache kommt die Inaktivierung des Ihh, eines Regulators aus der Hedgehog-Signalkaskade, in Betracht.

Ektopes/heterotopes Pankreas (Pancreas aberrans)

Pankreasektopien entstehen durch Versprengung von Pankreasgewebe in der Embryonalperiode. Definitionsgemäß geht es dabei um Pankreasgewebe, welches mit der regulären Bauchspeicheldrüse in keiner anatomischen Beziehung mehr steht. Die Häufigkeit klinisch festgestellter Pankreasheterotopien wird mit maximal 15% angegeben; autoptisch dagegen liegt die Häufigkeit zwischen 1 und 3%.

Pankreasheterotopien finden sich am häufigsten in der Schleimhaut des Magenantrums (38%) sowie des Duodenums (36%), etwas seltener im Jejunum (16%). Diese drei Lokalisationen machen 90% aller Fälle aus.

In weiter absteigender Häufigkeit wird ektopes Pankreasgewebe im Ileum, im Meckel-Divertikel, Leber, Milzhilus, Omentum majus, Nabel oder der Gallenblase angetroffen. Außerhalb des Gastrointestinaltraktes ist ektopes Pankreasgewebe auch schon in der Lunge und im Mediastinum sowie im Bereich des inneren weiblichen Genitales (Tube) gefunden worden. Bestimmte Lokalisationen, z. B. an der Papille oder dem Gallengang, können entsprechende Komplikationen verursachen. Wichtig kann ektopes Pankreasgewebe auch dadurch werden, dass es wie das Hauptorgan reagiert, so z. B. bei Pankreatitis. Das Pancreas aberrans bildet einen kleinen (ca. 1 cm) polypösen „Tumor“. In diesem können prinzipiell alle im Pankreas vertretenen Zellelemente vorkommen. In ca. 30% finden sich endokrine Zellen, vor allem bei den Ektopien im Magen. Die Entstehung von Pankreaskarzinomen in ektopem Pankreasgewebe ist sehr selten, aber möglich.

Pankreasaplasie und andere Anomalien

Pankreasaplasien sind extrem selten, dann aber häufig mit anderen Missbildungen kombiniert wie beispielsweise Herzfehler bis hin zum Akardius, Anenzephalus, Situs inversus oder Agenesie der Gallenwege und/oder der Gallenblase. Eine isolierte Agenesie der dorsalen oder ventralen Anlage ist ebenfalls beschrieben worden. Etwas häufiger, bei etwa 3% des Krankenguts, findet sich ein Pancreas minus, d. h. eine verkleinerte Pankreasanlage. Diese soll gehäuft beim Situs inversus auftreten. Eine weitere extrem seltene Pankreasanomalie tritt beim Trisomie-D-Syndrom auf, wobei hier eine atypisch gelappte Milz den Pankreasschwanz einhüllt und so Pankreasgewebe im Milzparenchym gefunden werden kann. Beim Wiedemann-Beckwith-Syndrom kommt es neben der Hyperplasie der Langerhans-Inseln auch zu einer Hyperplasie der Azini. Eine isolierte Insuffizienz des exokrinen Pankreas mit lipomatöser Atrophie der azinären Zellen liegt beim Shwachman-Syndrom und Johanson-Blizzard-Syndrom vor. Der zugrunde liegende molekulare Defekt ist inzwischen entdeckt. Diese komplexen Missbildungssyndrome sind eine absolute Rarität.

Fusionsanomalien

Pankreasgangvariationen, die zu den sog. Fusionsanomalien gehören, sind häufig. Die fehlende Verschmelzung der dorsalen Anlage mit dem D. Santorini und der ventralen Anlage mit dem D. Wirsungianus führt zum Pancreas divisum. Im Rahmen der initialen Verschmelzung bildet sich zunächst ein primitives Netzwerk aus verzweigten Gängen, aus welchem ein dominanter Ast ultimativ den Pankreashauptgang formt. Im Rahmen dieses Prozesses kommt es sehr selten auch zu einer dritten Art der Anomalie, bei der die Anzahl, Form oder Konfiguration des Hauptganges verändert ist.

→ **Pancreas divisum.** Dem Pancreas divisum („geteiltes“ Pankreas) kommt eine große Bedeutung zu, da es bei 2% (komplett) bis 6% (inkomplett) der Menschen auftritt. Dies sind die Angaben, die aus endoskopischen Untersuchungen resultieren; autoptisch wird eine Frequenz von 5 – 10% angegeben. Das Pancreas divisum ist häufig mit anderen Missbildungen im Abdominalraum verbunden (Malrotationen bis Situs inversus). Dem Pancreas divisum liegt eine fehlende oder inkomplette Fusion der ventralen mit der dorsalen Pankreasanlage, d. h. des D. pancreaticus minor mit dem D. pancreaticus major, zugrunde.

Bei der vollständigen Ausprägung dieser Variation (komplettes Pancreas divisum) kann bei der dann relativ häufigen Stenosierung der Papilla minor die Entstehung einer Pankreatitis in diesem Teil des Pankreas begünstigen. Dies trifft nicht für das inkomplette Pancreas divisum zu.

Das Pancreas divisum wird nach Warshaw in drei Gruppen unterteilt:

- *Gruppe I:* Es existieren beide Gänge, zwischen denen aber jede Verbindung fehlt (komplettes Pancreas divisum).
- *Gruppe II:* Es ist nur das Gangsystem der dorsalen Anlage ausgebildet, welches über die Papilla minor ins Duodenum drainiert.
- *Gruppe III:* Zwischen beiden Ganganlagen, die beide ausgeprägt sind, exisitert eine kleinkalibrige Verbindung (inkomplettes Pancreas divisum).

Bei persistierendem Verdacht auf ein Pancreas divisum sollte auch bei negativer MRCP oder EUS eine ERCP durchgeführt werden, da ca. ein Drittel der Fälle sich nur mit dieser Untersuchungsmethode darstellen lässt.

→ **Pancreas bifidum.** Zu der oben erwähnten dritten Anomalie gehört als häufigste der extrem seltenen Varianten der wie ein Fischschwanz aufgeteilte Pankreashauptgang, welcher sich im Pankreasschwanz manifestiert (bifid tail; Pancreas bifidum).

Kongenitale Pankreaszysten

Kongenitale Zysten treten solitär (zumeist bei Kindern) oder multipel in Assoziation mit einer von Hippel-Lindau-Erkrankung (zusätzlich Nierenzysten, Nierenzellkarzinome, Phäochromozytome sowie Angiome in Retina und Kleinhirn) oder einer polyzystischen Nierendegeneration auf. Weiterhin werden zu den kongenitalen Zysten auch die lymphoepithelialen Zysten, die paraampullären Duodenalwandzysten, die mit Zilien ausgestattete Vorderdarmzysten, enterale Duplikationszysten, Dermoidzysten, zystische Hamartome und kongenitale Zysten gezählt, die allesamt Raritäten sind.

Variationen des Pankreasganges an der Papilla Vateri

Von klinischer Bedeutung sind ebenfalls die Mündungsvariationen des distalen Ductus choledochus und des Ductus pancreaticus (Wirsungianus) an der Papilla Vateri, die insbesondere dem endoskopisch tätigen Gastroenterologen bekannt sein müssen, um Fehldiagnosen zu vermeiden. Die Variabilität der Gangeinmündung ist verhältnismäßig groß.

Ductus pancreaticus (Wirsungianus). Physiologischerweise findet sich im distalen Ductus choledochus eine Enge, die durch eine Zunahme der Muskelfasern in diesem meist 1,5 cm langen Segment bedingt ist. In diesem Bereich mündet in der Regel der Ductus pancreaticus ein, beide Gänge werden dann im weiteren Verlauf von einer gemeinsamen Muskelscheide umschlossen, bleiben aber durch ein muskuläres Septum getrennt. Bei 85 % der Patienten vereinigen sich beide Gänge noch vor der Papille durch zunehmende Ausdünnung des muskulären Septums. Es entsteht ein gemeinsamer Gang („common channel"), der normalerweise 2 – 5 mm lang ist (1 – 17 mm). Eine separate Einmündung („H-Form") findet sich in ca. 13 % der Fälle. Hier bleibt das muskuläre Septum weiterhin bestehen. Es kann bis unmittelbar unter die Duodenalschleimhaut reichen, so dass von außen bei der Endoskopie (ERCP) nur eine Öffnung zu sehen ist. Alternativ geht die Teilung bis ganz ans Ende und beide Orefizien sind vom Duodenum aus deutlich zu erkennen.

Ductus pancreaticus minor (Santorini). Dieser mündet in ca. 30 % der Fälle ins Duodenum. Bei Sondierung ist er in 7 % blind (kein Anschluss an den Hauptgang). Von der typischen Position des ERCP-Geräts aus gesehen, liegt die Öffnung meistens in der 2-Uhr-Position, die Variabilität ist aber sehr hoch.

FAZIT FÜR DIE PRAXIS

- Das Pancreas anulare hat eine Duodenalstenose zur Folge. Bei relevanten Stenosen entsteht eine Dilatation des prästenotischen Segments.
- Ektopes Pankreasgewebe kann dadurch wichtig werden, dass es wie das Hauptorgan reagiert, so z. B. bei Pankreatitis. Die Entstehung von Pankreaskarzinomen in ektopem Pankreasgewebe ist prinzipiell möglich, aber sehr selten.
- Bei einem kompletten Pancreas divisum kann die dann relativ häufige Stenosierung der Papilla minor die Entstehung einer Pankreatitis in diesem Teil des Pankreas begünstigen. Ca. ein Drittel der Fälle von Pancreas divisum lassen sich nur mittels ERCP darstellen (MRCP und EUS sind negativ).
- Die Mündungsvariationen des distalen Ductus choledochus und des Ductus pancreaticus (Wirsungianus) an der Papilla Vateri müssen dem endoskopisch tätigen Gastroenterologen bekannt sein, um Fehldiagnosen zu vermeiden.

36.2 Physiologie des exokrinen Pankreas

J. Keller, P. Layer, Ch. Beglinger

EDITORIAL **Die Digestion komplexer Nährstoffe ist Voraussetzung für ihre Resorption und wird zu einem erheblichen Anteil durch Pankreasenzyme geleistet. Die wichtigsten Verdauungsenzyme sind α-Amylase, Trypsin und Chymotrypsin, Lipase und Colipase. Darüber hinaus werden Elastasen, Carboxypeptidasen, Phospholipase A_2, Carboxylesterlipase und Ribo- und Desoxyribonukleasen vom exokrinen Pankreas gebildet. Das ebenfalls sezernierte Bicarbonat neutralisiert die Magensäure, schützt so die Pankreasenzyme vor der Säureinaktivierung und optimiert die luminalen Bedingungen für die enzymatische Aktivität.**
Beim Gesunden passt das exokrine Pankreas seine Sekretion an die Nährstoffzufuhr an und weist zwei prinzipiell unterschiedliche Sekretionsmuster auf: Im Nüchternzustand ist die Pankreassekretion insgesamt niedrig, verläuft aber zyklisch in enger Kopplung an die einzelnen Phasen des interdigestiven Motilitätszyklus. Bei Aufnahme einer normalen Mahlzeit kommt es sehr rasch zu einer Steigerung der Pankreassekretion um etwa das 3- bis 6-fache. Das Ausmaß der postprandialen Sekretion wird durch Nährstoffgehalt und -zusammensetzung sowie die physikalischen Eigenschaften der Mahlzeit bestimmt. Insgesamt werden vom gesunden Pankreas weitaus mehr Enzyme freigesetzt, als zur Verdauung einer normalen Mahlzeit erforderlich sind, so dass 5 bis 10 % der physiologischen sekretorischen Kapazität genügen, um eine erhöhte fäkale Nährstoffausscheidung zu verhindern. Zudem gibt es für die Kohlenhydrat- und Proteinspaltung effektive, nichtpankreatische Kompensationsmechanismen, während die Lipidverdauung weitgehend von der Pankreaslipase abhängig ist.

Einen idealen Pankreasfunktionstest gibt es bislang nicht. Die sensitiveren invasiven Tests, die eine direkte Messung von Bestandteilen des Pankreassekrets erlauben, sind von

der Durchführung her nicht nur unangenehm für den Patienten, sondern auch aufwändig, teuer und kaum standardisiert. Auf der anderen Seite ist es mit Hilfe der bislang verfügbaren, nichtinvasiven Tests praktisch unmöglich, eine leichte bis mäßig exokrine Insuffizienz zuverlässig zu erfassen.

Funktionelle Anatomie

Insuloazinäre Achse. Das Pankreas besteht funktionell aus zwei Organanteilen, einem exokrinen Teil und einem endokrinen Teil. Der exokrine Anteil hat eine zentrale Bedeutung für die Verdauung und besteht aus den Enzym produzierenden Drüsen (Azini) und aus den Gangstrukturen (Ductuli). Neben diesem exokrinen Anteil liegen im Pankreas verteilt eine Ansammlung von endokrinen Zellen. Paul Langerhans beschrieb im Jahre 1869 erstmals die später nach ihm benannten Inseln im Pankreas. Weshalb sind die Langerhans-Inseln im exokrinen Pankreasgewebe verteilt? Diese Frage wurde seit den 50er Jahren des letzten Jahrhunderts gestellt und untersucht.

Eine Vielzahl von Untersuchungen hat in der Zwischenzeit belegt, dass die Vereinigung von endokrinen und exokrinen Zellen innerhalb eines einzigen Organs zu physiologischen Vorteilen führt (7, 11). Eine optimale Funktion der Azini ist nur unter diesen Bedingungen gewährleistet.

So gelang zumindest für Insulin der Nachweis, dass dieses Hormon sowohl die metabolische als auch die sekretorische Funktion der Azini beeinflusst. Zudem wurde morphologisch und experimentell nachgewiesen, dass zwischen den Inselzellen und den Azini ein Portalsystem besteht, womit das exokrine Pankreas und der endokrine Anteil auch funktionell eine Einheit darstellen (Begriff der insuloazinären Achse). Für den Menschen liegen nur sehr wenige entsprechende Studien vor, welche den Einfluss des Insulins auf das exokrine Pankreas untersucht haben. Immerhin sind atrophische Veränderungen der Azinuszellen in unmittelbarer Umgebung der Inselzellen bei Kindern mit Typ-1-Diabetes beschrieben worden. Die physiologische Bedeutung dieser engen Wechselbeziehung für die Regulation der Verdauung ist aber weiterhin weitgehend unklar. Die Wirkung des Insulins (oder auch anderer Inselhormone) auf die Funktion des exokrinen Pankreas ist in vivo sehr schwierig zu ermitteln, da in diesem komplexen System eine Veränderung eines einzelnen Faktors zu einer veränderten Balance des gesamten Systems führt, was eine Einordnung der Bedeutung für die Funktion sowie eine physiologische Interpretation schwierig macht. Die meisten Daten stammen demzufolge aus Tierexperimenten oder aus Modellen mit isolierten Azini oder Untersuchungen mit isoliert perfundiertem Pankreas.

Innervation des Pankreas. Das Pankreas wird sympathisch (Nn. splanchnici) und parasympathisch (Nn. vagi) innerviert (31). Es finden sich viszeral efferente, motorische und afferente sensorische Fasern zu den Gefäßwänden, den Pankreasgängen und den Pankreasdrüsen. Sie regulieren den pankreatischen Blutfluss, beeinflussen die azinäre und zentroazinäre Sekretion und leiten die viszerale Schmerzempfindung des Pankreas ab.

Die vagalen Fasern haben für die exokrine Funktion eine zentrale Bedeutung: Die interdigestive Steuerung der exokrinen Sekretion unterliegt weitgehend der Steuerung des parasympathischen Nervensystems, und auch die postprandiale Sekretion ist primär neural über cholinerge vagale Fasern reguliert.

Dabei können die Nn. vagi die Pankreassekretion direkt über zentrale Reize als auch indirekt über gastrointestinale Reflexe stimulieren; Einzelheiten werden weiter unten besprochen.

Digestionsenzymsynthese und neurohumorale Regulation der Enzymsekretion

Enzymsynthese

Enzyme und Proenzyme. Das exokrine Pankreas besitzt die außerordentliche Fähigkeit, sehr viele verschiedene Produkte zu synthetisieren und zu sezernieren: Pro Tag werden 6–20 g Digestionsenzyme produziert und in durchschnittlich 2,5 l Flüssigkeit sezerniert. Die wichtigsten Enzyme sind in Tab. 36.**1** (modifiziert nach 28) zusammengefasst. Die meisten Enzyme werden als inaktive Proenzyme sezerniert; damit soll das Organ vor einer Selbstverdauung geschützt werden. Eine vorzeitige und inadäquate Aktivierung der Enzyme spielt eine zentrale Rolle bei der Entstehung einer akuten Pankreatitis; die Folge davon ist eine Entzündungskaskade mit Nekrosebildung durch Autodigestion des Pankreas.

Schlüsselrolle von Trypsin. Der kritische Faktor in diesem Prozess ist die Umwandlung und Aktivierung von Trypsinogen zum aktiven Trypsin. Aktiviertes Trypsin kann in der Folge alle andern Enzyme aktivieren (Tab. 36.**2**). Das Pankreas schützt sich deshalb vor diesem ungewollten Aktivierungsprozess durch eine Reihe von Mechanismen:

Tabelle 36.1 Humane Pankreasenzyme

Enzym/Zymogen	Funktion
Trypsinogen 1 (anionisch) Trypsinogen 2 (Mesotrypsin) Trypsinogen 3 (kationisch)	Hydrolyse von Proteinen (Arg-Lys-Peptidbindungen)
Chymotrypsin A Chymotrypsin B	Hydrolyse von Proteinen (Phe-, Tyr-, Trp-Peptidbindungen
Proelastase 2	Spaltung von Bindungen neben aliphatischen Aminosäuren
Proprotease E (Proelastase 1)	Abspaltung von aliphatischen und Hydroxy-Aminosäureresten
Kallikreinogen	Spaltung von Kininogen zu Kinin
Procarboxypeptidase A1 Procarboxypeptidase A2	Abspaltung des Carboxylendes von Phe, Tyr, Trp
Procarboxypeptidase B1 Procarboxypeptidase B2	Abspaltung des Carboxylendes von Arg, Lys
Prophospholipase A_2	Abspaltung von Fettsäureester von Phosphoglyceriden
Lipase	Hydrolyse von C_1- und C_3-Ketten (Umwandlung von Triglyceriden zu Monoglyceriden)
Procolipase I Procolipase II	Kofaktor für Lipase
Carboxylesterhydrolase	Hydrolyse von wasserlöslichen und wasserunlöslichen Esterverbindungen
Amylase	Hydrolyse von α-1,4-Glucoseverbindungen in Stärke
Ribonuklease	Hydrolyse von Phosphatverbindungen in RNS
Desoxyribonuklease	Hydrolyse von Phosphatverbindungen in DNS

- Enzyme werden als inaktive Vorstufen gebildet und sezerniert; die Aktivierung erfolgt erst im Dünndarm.
- Die inaktiven Proenzyme werden innerhalb der Azinuszelle als Zymogene transportiert.
- Intrapankreatisch aktiviertes Trypsin wird sofort neutralisiert und inaktiviert durch verschiedene, protektive Enzymsysteme: Der sog. „Pancreatic Secreory Trypsin Inhibitor" (PSTI) kann bis zu 20% der gesamten potenziellen Trypsinaktivität inaktivieren.

Trypsin übernimmt eine zentrale Funktion im Verdauungsprozess; es ist das einzige Aktivierungsenzym für alle anderen exokrinen Proenzyme (Tab. 36.**2**).

Seine Vorstufe, Trypsinogen, kommt in verschiedenen Formen vor, was auch für gewisse andere Pankreasenzyme zutrifft. Die wichtigsten Funktionen der verschiedenen Enzyme sind in Tab. 36.**1** aufgelistet.

Funktion

Die Hauptaufgabe des exokrinen Pankreas ist die Sekretion von bicarbonathaltiger Flüssigkeit und von Verdauungsenzymen. Der bicarbonatreiche Saft ist wichtig zur Neutralisierung des sauren Magenbreis, der vom Magen nach dem Essen ins Duodenum abgegeben wird. Die Aufrechterhaltung des „Milieu intérieur" beinhaltet jedoch nicht nur die Neutralisierung von saurem Mageninhalt, sondern auch die Schaffung optimaler Bedingungen für die Verdauungsenzyme, die die verschiedenen Nahrungskomponenten (Kohlenhydrate, Eiweiße, Fette) in ihre Bestandteile zerlegen. Der Pankreassaft besteht demzufolge aus Verdauungsenzymen, die von den Azinuszellen produziert werden sowie aus bicarbonatreicher Flüssigkeit, die primär von den Gangepithelien sezerniert wird (s. u.).

Sekretionsmuster der Pankreassekretion

Um die pathophysiologischen Prozesse der Bauchspeicheldrüse zu verstehen, muss man das normale Sekretionsprofil des exokrinen Pankreas kennen.

Die humane Pankreassekretion wird im Allgemeinen in zwei distinkte Phasen unterteilt, die interdigestive Sekretion und die postprandiale (digestive) Sekretion (21). Beide Sekretionsphasen sind in die Motilitätsaktivitäten des oberen Magen-Darm-Traktes integriert.

Daraus ergibt sich eine Koordination der verschiedenen Verdauungsprozesse: Motorik (Magenentleerung), Säuresekretion, Gallefluss und exokrine Pankreassekretion.

Abfolge der Sekretionsphasen. Die interdigestive Phase beginnt unmittelbar nach der postprandialen Phase, nachdem alle Nahrung aus dem oberen Magen-Darm-Trakt verschwunden ist. Das interdigestive Muster wird unterbrochen durch Nahrungsaufnahme, wobei Hormone und neurale Mechanismen an der Steuerung beteiligt sind. Die interdigestive Periode bleibt so lange unterbrochen, wie Nahrung im Magen vorhanden ist. In der Regel dauert es mindestens 5 h nach Mahlzeitbeginn, bis das postprandiale Verdauungsmuster von der interdigestiven Phase abgelöst wird. Unter normalen Umständen (3 Mahlzeiten/Tag mit einem Energiegehalt von 20 – 30 kcal/kg Körpergewicht) beginnt demzufolge das postprandiale Verdauungsmuster mit der Einnahme des Frühstücks und endet etwa um Mitternacht. Die interdigestive Phase dauert anschließend bis zur nächsten Nahrungseinnahme am folgenden Tag.

Pankreassekretion während der interdigestiven Phase

Die Koordination von Sekretion (Magensaft, Galle und Pankreassaft) und Motilität ist von großer physiologischer Bedeutung: Es kann damit verhindert werden, dass die aggressiven Säfte die Integrität des oberen Magen-Darm-Traktes beeinträchtigen.

Interdigestiver Zyklus. Durch Konvention werden die interdigestiven oberen gastrointestinalen Funktionen in drei Phasen unterteilt:

- *Phase I* ist charakterisiert durch minimale motorische und sekretorische Aktivitäten (Ruhephase): Die Magensaft- und die Pankreassekretionen sind minimal, die Gallesekretion sistiert, und keine wesentlichen motorischen Aktivitäten sind erfassbar.
- In *Phase II* kann man eine verstärkte motorische Aktivität, begleitet von gesteigerten Sekretionen beobachten (21). Die motorische Aktivität ist eng mit den Sekretionen gekoppelt.
- Die Aktivität steigert sich in *Phase III* zu einem Maximum sowohl in Bezug auf motorische Aktivität als auch in Bezug auf Sekretionen. Diese kurze intensive Phase dauert nur etwa 5 – 10 min, dann wird wieder die Ruhephase (Phase I) aufgenommen.

Die Gesamtdauer eines interdigestiven Zyklus dauert 90 – 120 min und wiederholt sich so lange, bis ein postprandiales Muster den Zyklus unterbricht.

Die Nüchternsekretion unterliegt zirkadianen Schwankungen mit höheren Amylasesekretionsraten während der Nacht (Keller et al. 2001).

Regulation. Die Regulation der interdigestiven Pankreassekretion unterliegt einem komplexen Wechselspiel von stimulierenden und hemmenden Faktoren. Die genaue Bedeutung der einzelnen Komponenten ist zurzeit noch unklar, doch stehen neurale Steuerungsmechanismen im Vordergrund. Vagale cholinergische Fasern sind von besonderer Bedeutung. Experimentelle Daten weisen darauf hin, dass enteropankreatische Nerven an der Steuerung beteiligt sind. Die Rolle der intrapankreatischen Nervenfasern und die Bedeutung des sympathischen Nervensystems werden nur ungenügend verstanden.

Exokrine Pankreassekretion während der Verdauungsperiode

Die wichtigste Funktion des exokrinen Pankreas ist die Sekretion von Verdauungsenzymen zur Aufspaltung der verschiedenen Nahrungskomponenten. Die mahlzeitstimulierte Pankreassekretion wird üblicherweise in drei Phasen unterteilt, wobei die verschiedenen Phasen überlappen und interagieren: eine kephale, eine gastrische und eine intestinale Phase.

Kephale Phase. Sie wird durch den Anblick, den Gedanken, den Duft oder den Geschmack von wohlschmeckendem Essen induziert. Die Pankreassekretion kann also stimuliert werden, ohne dass Nahrung in den Magen-Darm-Trakt gelangen muss. Die Verabreichung des unspezifischen, muskarinischen Blockers Atropin kann die kephale Phase vollständig unterdrücken, womit dokumentiert werden konnte, dass das cholinerge System den wichtigsten Regulator der kephalen Phase darstellt.

Gastrische Phase. Der Magen reguliert seine Entleerung und bestimmt damit das Ausmaß der Nahrungsabgabe in den Dünndarm. Die Nahrung im Dünndarm ist jedoch ein wichtiger Stimulus für die Anregung der Pankreassekretion. Die Bedeutung des Magens, unabhängig von seiner Rolle als Nahrungsreservoir, in der Regulation der Pankreassekretion ist beim Menschen nur ansatzweise untersucht. Experimente mit Ballondistension des Magens haben aber klar gezeigt, dass die exokrine Sekretion durch Dehnung des Magens stimuliert werden kann. Das Signal wird durch vagovagale Reflexe ausgelöst.

Intestinale Phase. Die intestinale Phase ist der bedeutendste Stimulationsfaktor der postprandialen Pankreassekretion. Damit ist dargelegt, dass das Ausmaß der postprandialen exokrinen Sekretionsmenge von der duodenalen

Stimulation bestimmt wird. Experimentell konnte eine klare Beziehung zwischen duodenaler Stimulation mit ansteigenden Mengen der Fettsäure Oleat und dem Enzymausstoß dokumentiert werden. Dabei sind hydrolysierte Fettsäuren mit einer Kettenlänge von mehr als 12 Kohlenstoffatomen ($> C_{12}$) die potentesten Stimulatoren der Pankreassekretion, essenzielle Aminosäuren (vor allem Phenylalanin, Valin, Methionin und Tryptophan) oder Mischungen von Aminosäuren induzieren ebenfalls eine starke Enzymsekretion, obwohl das Ausmaß nur etwa 50% der maximalen, durch Fettsäuren induzierten Sekretion erreicht. Kohlenhydrate sind hingegen schlechte Stimulatoren der exokrinen Pankreassekretion.

→ **Regulation.** Die Stimulation der Pankreasenzymsekretion durch Nahrungskomponenten im proximalen Dünndarm wird vorwiegend durch eine Wechselbeziehung zwischen dem Verdauungshormon Cholecystokinin (CCK) und dem cholinergen System vermittelt. Die Sekretion wird praktisch vollständig unter cholinerger Rezeptorblockade mit Atropin unterdrückt.

Neben der Wechselbeziehung mit dem cholinergen Nervensystem interagiert CCK auch mit dem klassischen Verdauungsenzym Sekretin, dem wichtigsten Stimulator der Pankreasbicarbonatsekretion. Die Bicarbonatsekretion ist wichtig zur Neutralisierung der Magensäure.

Durch Neutralisierung kann der intraluminale pH-Wert nach Mahlzeiteinnahmen auf 6 – 7 gehalten werden, was für eine optimale Enzymaktivität notwendig ist. Die Bedeutung des intraduodenalen pH wird bei chronischer Pankreasinsuffizienz ersichtlich: Bei fortgeschrittener Erkrankung werden nicht nur ungenügende Enzymmengen sezerniert, sondern die reduzierten Enzyme werden ungenügend aktiviert, weil durch die verminderte Bicarbonatsekretion der pH-Wert auf 4 – 6 abfallen kann.

Bedeutung des Dünndarms bei der Regulation der Pankreassekretion

Die wichtigsten stimulatorischen Mechanismen der exokrinen Pankreassekretion liegen in der gastroduodenalen Region. Nach einer Mahlzeiteinnahme genügt demzufolge die Exposition des gastroduodenalen Segmentes mit Nahrung, um eine maximale Pankreassekretion zu erzeugen.

→ **Jejunum.** Zwar sind auch die distaleren Anteile des Dünndarms (proximales Jejunum) in der Lage, die Pankreasenzymsekretion anzuregen, beim gesunden Individuum ist dies jedoch eine redundante physiologische Funktion. Die jejunale Enzymstimulation kann aber wichtig werden nach operativen Eingriffen wie Gastrojejunostomien (z. B. Billroth II oder Roux-en-Y-Rekonstruktion), wo Antrum und Duodenum ausgeschlossen werden.

→ **Ileum.** Der distale Dünndarm (Ileum) hat in der späten postprandialen Phase die Funktion, die Pankreasenzymsekretion zu hemmen. Die Mechanismen, die dazu führen, sind zurzeit noch ungenügend definiert. Verschiedene Kandidaten sind jedoch als hormonale Hemmsubstanzen vorgeschlagen worden, nämlich die vor allem im Ileum produzierten Hormone Peptid YY und Glucagon-like-Peptid 1 (GLP-1). Das Ileum ist also eine wichtige Komponente in der Steuerung des exokrinen Pankreas.

Zusammensetzung des Pankreassekrets

Das menschliche Pankreas sezerniert etwa 2,5 l alkalischen Pankreassaft pro Tag, der hydrolytische Enzyme bzw. deren Vorläufer zur Verdauung komplexer Kohlenhydrate, Proteine und Lipide enthält. Die wichtigsten Verdauungsenzyme sind in Tabelle 36.**2** zusammengefasst.

Bezüglich der Aktivitäten der einzelnen Pankreasenzyme im Pankreas- oder Duodenalsaft des Menschen gibt es insgesamt erstaunlich wenig und zudem je nach Studiendesign und Messmethode schwankende Angaben. Für die Lipase wurden intraduodenal Nüchternaktivitäten zwischen ca. 100 und 400 U/ml bestimmt, für die Amylase 100 – 150 U/ml und für Trypsin 20 – 50 U/ml (19).

Postprandiale Sekretion

Bei Aufnahme einer normalen Mahlzeit kommt es sehr rasch, und bereits durch kephale und gastrale Mechanismen initiiert, zu einer Steigerung der Pankreassekretion.

Wichtigster physiologischer Stimulus ist jedoch der Eintritt des Speisebreis in das Duodenum, die so genannte intestinale Phase.

Die pankreatische Enzymsekretion nimmt in Antwort auf intraduodenale Nährstoffe postprandial rasch auf etwa das 3- bis 6fache des Nüchternwerts zu, erreicht ihr Maximum ca. 30 – 60 min postprandial, fällt dann auf ein niedrigeres Niveau, das über längere Zeit aufrechterhalten wird, bevor sie in den Nüchternbereich zurückkehrt (19). Die digestive Enzymantwort ist im Allgemeinen niedriger als die durch hormonelle Stimulation erzielbare maximale Sekretion (1).

→ **Nährstoffgehalt und -zusammensetzung.** Das Ausmaß der postprandialen Sekretion wird durch Nährstoffgehalt und -zusammensetzung sowie die physikalischen Eigenschaften der Mahlzeit bestimmt. Mahlzeiten mit einem Kaloriengehalt von 500 kcal scheinen zu genügen, um die maximale Enzymantwort zu induzieren. Lipide haben, wie oben bereits aufgeführt, die stärkste stimulatorische Wirkung, und die dauerhafte Einnahme einer fettreichen Diät erhöht die interdigestive und die postprandiale Enzymsekretion (2). Außerdem dauert die Enzymantwort auf eine feste Mahlzeit länger und ist deshalb kumulativ höher als die auf eine gleich zusammengesetzte, aber homogenisierte

Tabelle 36.2 Die Pankreasenzymkaskade

Trypsinogen
↓
Enteropeptidase (Enterokinase)
↓
Trypsin
↓

Zymogen		Enzym
Trypsinogen	→	Trypsin
Chymotrypsinogen	→	Chymotrypsin
Proelastase 2	→	Elastase 2
Kallikreinogen	→	Kallikrein
Procarboxypeptidase A	→	Carboxypeptidase A
Procarboxypeptidase B	→	Carboxypeptidase B
Prophospholipase A_2	→	Phospholipase A_2
Procolipase	→	Colipase

Mahlzeit (27). Dies hängt zumindest partiell mit der langsameren Magenentleerung fester Nährstoffe zusammen.

Pankreasenzymsekretion. In Antwort auf eine Testmahlzeit mit 50g Reisstärke – also einen vergleichsweise schwachen nutritiven Stimulus – fanden Layer et al. postprandial kumulativ 4,6g Proteine intraduodenal (22). Wegen des fehlenden Proteingehalts in dieser Testmahlzeit kann man davon ausgehen, dass diese intraluminal gemessenen Proteine weitgehend der Pankreasenzymsekretion entsprechen.

Auch in Bezug auf die postprandial sezernierten Verdauungsenzyme gibt es erstaunlich wenige Informationen darüber, wie die Aktivitäten bzw. Ausschüttungsraten der einzelnen Enzyme sind. Exakte Messungen würden eine Gewinnung reinen Pankreassaftes über mehrere Stunden erfordern, welche sich wegen der Komplikationsgefahr der Pankreasgangkanülierung verbietet. Sie wäre außerdem aufgrund der Ableitung des Pankreassekretes mit Beeinflussung der digestiven und regulativen Funktionen unphysiologisch. Deshalb wurden wiederum intraduodenale Enzymaktivitäten zur Abschätzung der Sekretionsraten der wichtigsten Verdauungsenzyme herangezogen. Im Mittel beträgt die Lipaseaktivität im menschlichen Duodenalsaft postprandial ca. 400 – 1000 U/ml, die Amylaseaktivität 150 – 300 U/ml und die Trypsinaktivität 60 – 150 U/ml. Die jeweiligen mittleren postprandialen Flussraten betragen etwa 2000 – 4000 U/min, 500 U/min und 150 – 500 U/min für Lipase, Amylase und Trypsin (19).

Das heißt, in Bezug auf die unter optimierten Bedingungen gemessenen Enzymaktivitäten wird Lipase in einem deutlichen Überschuss gegenüber Amylase und erst recht gegenüber Trypsin sezerniert.

Im Allgemeinen ist das Verhältnis zwischen den einzelnen Enzymen in Antwort auf unterschiedliche akute Stimuli stabil, was als parallele Enzymsekretion bezeichnet wird. Es gibt aber Hinweise darauf, dass zu Beginn und am Ende der digestiven Periode nichtparallele Sekretion von Amylase einerseits und den anderen Pankreasenzymen andererseits auftreten kann (14, 15).

Funktion der Digestionsenzyme

Insgesamt werden vom gesunden Pankreas weitaus mehr Enzyme freigesetzt, als zur Verdauung einer normalen Mahlzeit erforderlich sind. Dies zeigt sich darin, dass bei Patienten mit exokriner Pankreasinsuffizienz 5 – 10% der normalen Enzymsekretionsraten genügen, um eine erhöhte fäkale Ausscheidung von Lipiden, Kohlenhydraten und Proteinen zu verhindern (5), auch wenn es möglicherweise schon bei weniger stark eingeschränkter Sekretionskapazität zu einer Verschiebung der Digestion und Nährstoffabsorption in weiter distal gelegene Dünndarmabschnitte kommt.

Digestion von Kohlenhydraten und Proteinen

Für die Kohlenhydrat- und Proteinspaltung gibt es zudem effektive nichtpankreatische Kompensationsmechanismen.

Amylase. Die α-Amylase ist ein Glycoprotein und spaltet Stärke und Glykogen, indem sie α-1 – 4-glykosidische Bindungen aufbricht. Hierbei werden während des Bestands eines Enzym-Substrat-Komplexes mehrere Bindungen gespalten. Die Verdauung der Oligosaccharide zu resorbierbaren Monosacchariden findet nicht allein durch die Amylase statt, sondern erfordert auch das Einwirken intestinaler Bürstensaumenzyme (Glucoamylase und Saccharase-Isomaltase). Das pH-Optimum der Pankreasamylase liegt bei pH 7,5 – 8 (28).

Speichelamylase und Bürstensaumenzyme können einen Verlust der Pankreasamylase weitgehend kompensieren. So werden auch nach praktisch vollständiger experimenteller Blockade der Amylaseaktivität noch etwa 80% der zugeführten Kohlenhydrate während des Dünndarmtransits resorbiert (24).

Diejenigen Kohlenhydrate, die in das Kolon gelangen, können zudem durch bakterielle Verstoffwechslung zu kurzkettigen Fettsäuren und anschließende Resorption immer noch partiell für die Energiegewinnung des menschlichen Organismus genutzt werden („Salvage-Mechanismus").

Trypsin und Chymotrypsin. Trypsin und Chymotrypsin sind Serinproteasen und wirken als Endopeptidasen, d. h. sie spalten nicht am Ende, sondern im Verlauf der Peptidkette. Die enzymatische Aktivität von Trypsin richtet sich gegen die Carboxylgruppen von Lysin- und Argininresten, die von Chymotrypsin gegen die Carboxylgruppen aromatischer Aminosäuren und in geringerem Ausmaß von Leucin und Methionin. Beide Proteasen sind in einem breiten pH-Bereich zwischen pH (5–) 6 und 9 enzymatisch aktiv, die pH-Optima liegen jeweils um pH 8 (28). Die Proteinverdauung wird aber bereits intragastral durch die Einwirkung von Magensäure und Pepsin begonnen und durch die Peptidasen des Bürstensaums fortgesetzt, so dass auch die Eiweißverdauung selbst in Abwesenheit der pankreatischen Proteasen teilweise erhalten bleibt.

Digestion von Lipiden

Demgegenüber ist die Pankreaslipase das mit Abstand wichtigste Enzym, das Triglyceride spaltet und so deren Resorption ermöglicht.

Pankreaslipase. Zwar gibt es auch eine gastrale Lipase, die von den Hauptzellen des Magenfundus gebildet wird und bereits intragastral die Fettverdauung initiiert. Dies dürfte quantitativ aber vorwiegend im Säuglingsalter von physiologischer Bedeutung sein, weil die Magenlipase dann benötigt wird, um Milchfette optimal zu verdauen. Später hat die gastrale Lipase eher regulative Bedeutung und trägt nur zu weniger als 20% zur Lipidspaltung bei (3, 23). Die Pankreaslipase spaltet 1 Mol Triglyceride in 2 Mol freie Fettsäuren und 1 Mol 2-Monoacyl-glycerid. Sie wirkt an Grenzflächen zwischen hydrophober und hydrophiler Phase von emulgierten Lipiden (28).

Gallensäuren und Colipase. Sowohl Gallensäuren als auch Colipase sind wichtig, um die volle lipolytische Aktivität zu erreichen. Gallensäuren hemmen zwar einerseits die enzymatische Aktivität der reinen Pankreaslipase, fördern aber auf der anderen Seite die Emulgation von Fetten und entfernen freigesetzte Fettsäuren und Monoglyceride durch Mizellenbildung. Colipase hat eine hohe Affinität zu polaren Grenzflächen. Sie bildet in Gegenwart von Gallensäuren einen Komplex mit der Pankreaslipase. Hierdurch wird die enzymatische Aktivität der Pankreaslipase wiederhergestellt und sie wird gleichzeitig an der Öl-Wasser-Grenzfläche verankert, so dass sie ihre enzymatische Wirkung in einem relativ hydrophilen Milieu entfalten kann (28).

Pankreasfunktionsdiagnostik

Anforderungen an den idealen Test. Der ideale Pankreasfunktionstest sollte spezifisch für die exokrine Pankreasinsuffizienz sein und andere Ursachen einer Maldigestion ausschließen. Er sollte sensitiv genug sein, frühe Stadien der Pankreasinsuffizienz aufzudecken und die exokrine Funktion bzw. Funktionseinschränkung auch ohne Vorliegen einer offenen Malabsorption quantifizieren bzw. graduieren können. Er sollte nichtinvasiv, einfach und günstig durchzuführen, reproduzierbar und in der Lage sein, Änderungen der exokrinen Funktion im Lauf einer Erkrankung zu dokumentieren. Außerdem wäre wünschenswert, dass der Test durch die Einnahme eines Pankreatinpräparates nicht beeinflusst wird. Einen solchen idealen Test gibt es bislang nicht.

Verfügbare Tests. Die sensitiveren invasiven Tests, die eine direkte Messung von Bestandteilen des Pankreassekrets erlauben, sind von der Durchführung her nicht nur unangenehm für den Patienten, sondern auch aufwändig, teuer und kaum standardisiert. Auf der anderen Seite ist es mit Hilfe der bislang verfügbaren nichtinvasiven Tests, die meist auf indirekten Messverfahren beruhen, praktisch unmöglich, eine leichte bis mäßige exokrine Insuffizienz zu erfassen. Sie sprechen zumeist erst bei der schweren exokrinen Insuffizienz mit Verlust von 90–95% der Sekretionskapazität zuverlässig an.

Direkte Verfahren

Sekretin- und Sekretin-Caerulein-Test

Die direkte Messung der duodenalen Enzym- und Bicarbonatausschüttung unter hormoneller Stimulation mit Sekretin (S-Test), CCK (bzw. dessen Analogon Caerulein, das aktuell in Deutschland nicht verfügbar ist, C-Test) oder einer Kombination der beiden Stimuli (SC-Test) gilt als Referenzverfahren zur Messung der exokrinen Pankreasfunktion.

Diese Messungen besitzen eine Sensitivität und Spezifität von jeweils mehr als 90% und können als einzige eine leichte bis mäßige exokrine Insuffizienz zuverlässig erfassen.

Allerdings ist ein solcher Test für den Patienten relativ unangenehm, da er die Positionierung einer Duodenalsonde erfordert, aufwändig und teuer, und er wird in den verschiedenen Laboratorien nicht nach einem standardisierten Protokoll durchgeführt.

Durchführung. Nach den Empfehlungen des „Europäischen Pankreasclubs" sollte ein SC-Test frühestens 8–12 Wochen nach einem akuten Pankreatitisschub durchgeführt werden. Pankreasenzympräparate sind 5 Tage zuvor abzusetzen, und während der letzten 24 h dürfen weder Nikotin noch Anticholinergika oder Sedativa zugeführt werden. Nach einer 12-stündigen Nüchternperiode wird dann eine doppelläufige Lagerlöf-Sonde bis zum Treitz-Band vorgeschoben (ggf. unter Röntgenkontrolle). Anschließend wird über die im Antrum gelegene Aspirationsstelle das Magensekret kontinuierlich abgesaugt und verworfen. Das Duodenalsekret wird über die duodenale Aspirationsstelle laufend aspiriert und in 10-Minuten-Fraktionen auf Eis gesammelt. Nach 3 Basalperioden wird 1 CU Sekretin/kg KG i.v. verabreicht, nach 6 weiteren Sammelperioden 1 CU Sekretin und 1 IU Cholezystokinin/kg KG (oder 75 ng Caerulein) i.v. über 6 weitere Sammelperioden appliziert. Der Test umfasst somit 3 basale und insgesamt 12 stimulierte Sammelperioden. Die anschließenden biochemischen Analysen umfassen die Messung von Volumen, Bicarbonatkonzentration und Lipase-, Amylase-, Trypsin- und Chymotrypsinaktivität in den Duodenalsaftaspiraten. Die hierbei erhobenen Werte sind allerdings erheblich von der Bestimmungsmethodik abhängig (29).

Methoden zur endoskopischen Gewinnung von Duodenalsekret unter Sekretinstimulation mit anschließender Analyse der Sekretionsparameter sind in der Entwicklung.

Lundh-Test

Der Lundh-Test beinhaltet ebenfalls die duodenale Intubation und die Messung der Enzymausschüttung in das Duodenum, allerdings wird eine definierte Testmahlzeit als Stimulus benutzt (26). Da die exokrine Pankreasenzymantwort somit auch von einer intakten Freisetzung neurohumoraler Mediatoren in Antwort auf diese Testmahlzeit abhängt, ist der Lundh-Test weniger spezifisch als der SC-Test und kann bei intestinalen Erkrankungen wie beispielsweise der Zöliakie zu falsch positiven Befunden führen.

Fäkale Enzymaktivität oder -konzentration

Alle Pankreasenzyme werden während des gastrointestinalen Transits partiell inaktiviert, dies aber in deutlich unterschiedlichem Ausmaß: Die Lipase ist besonders instabil (22), während Amylase, Proteasen und Elastasen zu einem wesentlich höheren Anteil intakt mit den Fäzes ausgeschieden werden. Zudem wurde beispielsweise für Chymotrypsin und Elastase-1 gezeigt, dass die duodenale Ausschüttung mit der fäkalen Ausscheidung korreliert.

Chymotrypsin. Die Chymotrypsinaktivität bleibt auch in Stuhlproben über einen längeren Zeitraum erhalten und kann mit Hilfe eines kommerziell erhältlichen, photometrischen Tests gemessen werden.

Wenn man den Test an 3 aufeinander folgenden Tagen durchführt, wird eine schwere exokrine Pankreasinsuffizienz mit hoher Sensitivität (89%) erfasst, nicht aber mildere Verlaufsformen (30).

Außerdem unterscheidet das Verfahren nicht zwischen menschlicher und tierischer Chymotrypsinaktivität, so dass Pankreatinpräparate 5 Tage vor der Messung abgesetzt werden müssen. Dies bietet andererseits den Vorteil, Höhe bzw. Einnahme der Enzymsubstitution überprüfen zu können (9): Wenn unter laufender Enzymmedikation die fäkale Chymotrypsinaktivität eines Patienten sehr niedrig ist, wäre die Compliance bezüglich der Enzymeinnahme zu hinterfragen.

Elastase-1. Die fäkale Elastase-1-Konzentration wird in Spontanstuhlproben mittels eines ELISA bestimmt, der einen für das menschliche Enzym spezifischen Antikörper benutzt. Die gleichzeitige Einnahme von Pankreatin stört das Messergebnis also nicht. Die Bestimmung der fäkalen Elastase-1 ist sensitiver als die Chymotrypsinbestimmung im Stuhl, aber Spezifität und positiver prädiktiver Wert sind ähnlich niedrig. Die Spezifität ist hoch bei Abgrenzung gegenüber Gesunden. Falsch positive Ergebnisse wurden demgegenüber in bis zu 43% der Fälle beobachtet bei Patienten mit diversen gastrointestinalen Erkrankungen ohne Pankreasbeteiligung (30). Dies beruht insbesondere auf dem Verdünnungseffekt bei Diarrhöen unabhängig von der zugrunde liegenden Ursache. Milde bis mäßige Formen der exokrinen Pankreasinsuffizienz werden auch mit diesem Verfahren zu einem hohen Prozentsatz nicht erfasst (20).

ELISA-Tests, die andere Enzyme wie Lipase und Amylase im Stuhl messen, befinden sich in der Entwicklung, werden aber noch nicht allgemein klinisch eingesetzt.

Serumkonzentrationen von Pankreasenzymen

Theoretisch kann man auch anhand der Serumkonzentrationen von Pankreasenzymen auf die exokrine Funktion zurückschließen, da auch unter physiologischen Bedingungen geringe Mengen in die Zirkulation übertreten. Bei exokriner Insuffizienz sollten deshalb die Serumspiegel erniedrigt sein, wegen ihrer geringen Genauigkeit sind solche Messungen klinisch aber nicht verwertbar.

Indirekte Verfahren

Das Prinzip indirekter Pankreasfunktionstests beruht darauf, physiologische oder synthetische Substrate einzusetzen, die gespalten werden müssen, bevor ihre Metabolite resorbiert und anschließend mit dem Urin ausgeschieden oder exhaliert werden können.

Stuhlgewicht und quantitative Stuhlfettausscheidung

Auch die Messung von Stuhlgewicht und quantitativer Stuhlfettausscheidung an 3 aufeinander folgenden Tagen während der Einnahme einer standardisierten Diät (in der Regel 100 g Fett/d) ist ein unspezifisches Screeningverfahren nicht nur zur Erfassung einer exokrinen Pankreasinsuffizienz, sondern auch anderer Erkrankungen, die mit einer Steatorrhö (fäkale Fettausscheidung > 7 g/d oder > 5 g/100 g Nahrungsfett) einhergehen können.

Die Messung der Fettausscheidung ist außerdem in Bezug auf die exokrine Pankreasfunktion insensitiv, da erst bei Verlust von mehr als 90 % des Pankreasparenchyms mit einer Steatorrhö zu rechnen ist (5).

Wegen der mit der Stuhlsammlung und der eigentlichen Messung verbundenen Unannehmlichkeiten wird die quantitative Stuhlfettbestimmung zunehmend seltener durchgeführt.

Pankreaolauryl- und NBT-PABA-Test

Prinzip. Normalerweise wird oral verabreichtes Fluoresceindilaurat durch Arylesterasen des Pankreassekrets gespalten. Das freie Fluorescein wird dann rasch resorbiert und über die Nieren ausgeschieden. Ungespaltenes Fluoresceindilaurat kann demgegenüber vom menschlichen Gastrointestinaltrakt nicht resorbiert werden (13). Dies wird beim kommerziell nicht mehr erhältlichen Pankreaolauryltest ausgenutzt.

Durchführung. Für den Test trinkt der nüchterne Patient am eigentlichen Testtag 0,5 l Tee und nimmt 30 min später ein standardisiertes Frühstück und Fluoresceindilaurat-Testkapseln zu sich. Die Diurese wird durch weiteres Trinken von insgesamt 1 l akalorischer Flüssigkeit während der nächsten 3 h angeregt. Beginnend mit dem Frühstück, wird über 10 h der Urin gesammelt, in dem die Fluoresceinkonzentration gemessen wird. An einem zweiten Kontrolltag wird unter sonst gleichen Bedingungen der ungebundene Farbstoff appliziert.

Auswertung. Der Quotient der Fluoresceinausscheidung mit dem Urin am Test- und am Kontrolltag (T/K-Quotient) erlaubt die Abschätzung der exokrinen Pankreasfunktion (> 30: normale exokrine Funktion, 20 – 30: exokrine Insuffizienz möglich, < 20: exokrine Insuffizienz) (29). Vitamin-B_2- und Sulfasalazin-Präparate stören die biochemische Messung und sind 5 Tage zuvor abzusetzen. Falsch pathologische Werte kommen trotz der zusätzlichen Messung unter Kontrollbedingungen bei biliären Erkrankungen, chronisch entzündlichen Darmerkrankungen, Z.n. Magenresektion und anderen Malassimilationssyndromen vor.

Bei schwerer exokriner Insuffizienz betragen Sensitivität und Spezifität 94 % bzw. 85 %. Geringer ausgeprägte Formen der exokrinen Insuffizienz werden wiederum nicht sicher erfasst, allerdings scheint die Sensitivität des Pankreolauryltests tendenziell höher als die der fäkalen Enzymmessungen (30).

Varianten. Die Modifikation als Serum-Pankreolauryltest mit Messung der Fluoresceinkonzentration im Serum und zusätzlicher Applikation von Sekretin ist kürzer (1 Tag), aber teurer und hat sich nicht durchgesetzt.

Der nach einem ganz ähnlichen Prinzip funktionierende NBT-PABA-Test (N-Benzoyl-L-tyrosyl-p-aminobenzoesäure) ist in Deutschland und der Schweiz nicht verfügbar.

Stärke-H_2-Atemtest

Ein Stärke-H_2-Atemtest wurde ebenfalls zur Pankreasfunktionsdiagnostik vorgeschlagen, da unverdaute komplexe Kohlenhydrate in das Kolon gelangen und dort von der bakteriellen Flora unter Bildung von H_2 metabolisiert werden, was zu einer vermehrten H_2-Abatmung führt. Wegen zahlreicher Möglichkeiten falsch positiver (u. a. bakterielle Fehlbesiedlung) und falsch negativer (u. a. unzureichende Produktion von H_2 durch die Kolonflora) Befunde eignet sich dieser Test aber nicht zur Pankreasfunktionsdiagnostik (4).

^{13}C-Atemtests zur Messung der exokrinen Pankreasfunktion

Für die indirekte Messung der exokrinen Pankreasfunktion wurden in neuerer Zeit Tests mit ^{13}C-markierten komplexen Kohlenhydraten (^{13}C-Stärke), Proteinen (^{13}C-markiertes Hühnereiweiß) und Lipiden (^{13}C-markierte gemischte Triglyceride, ^{13}C-Hiolein, ^{13}C-Triolein, ^{13}C-Palmitin) entwickelt. Einige dieser Tests befinden sich noch im experimentellen Stadium (^{13}C-markierte Proteine) oder besitzen eine unzureichende Sensitivität und Spezifität im Vergleich zu etablierten Pankreasfunktionstests (^{13}C-Stärke-Test).

^{13}C-markierte Triglyceride. Am häufigsten untersucht und am besten etabliert ist bislang der Test mit ^{13}C-markierten gemischten Triglyceriden (Triglyceride, bei denen an C-Atom 2 des Glycerins ^{13}C-Oktansäure gebunden ist) (16). Das Testprinzip ist in Abb. 36.**3** dargestellt. Allerdings erfolgt auch die Durchführung dieses Tests bislang nicht standardisiert. Für Erwachsene werden überwiegend Substratdosen zwischen 200 und 300 mg eingesetzt, bei Kindern 12,5 – 16 mg/kg Körpergewicht, zusammen mit einer relativ fettreichen Testmahlzeit (bei Erwachsenen meist Brot mit Butter, fakultativ zusätzlich Käse oder Nougatcreme, Gesamtfettgehalt ca. 20 – 35 g).

Die bisher beschriebenen Versionen dieses Atemtests können eine schwere exokrine Pankreasinsuffizienz mit Steatorrhö sehr sensitiv erfassen (Sensitivität einzelner Parameter 92–100%), nicht aber eine leichte Pankreasinsuffizienz (Sensitivität 46–62%). Insofern ist dieser Test den oben genannten anderen indirekten Pankreasfunktionstests nicht überlegen.

Da er aber ein Maß für die intestinale Lipolyse und Lipidresorption liefert, könnte er als Alternative zur unangenehmen und aufwändigen quantitativen Stuhlfettanalyse besonders geeignet sein. Außerdem wurde gezeigt, dass mittels Atemtest die verbesserte Lipolyse unter Enzymsubstitution dokumentiert werden kann, der Test sich also zur Therapiekontrolle eignet. Art und Zusammensetzung der Testmahlzeit und körperliche Aktivität scheinen den ^{13}C-Atemtest mit gemischten Triglyceriden stark zu beeinflussen. Eine konsequente Optimierung und Standardisierung dieser Parameter könnte die Aussagekraft und Zuverlässigkeit des Tests wesentlich erhöhen (16).

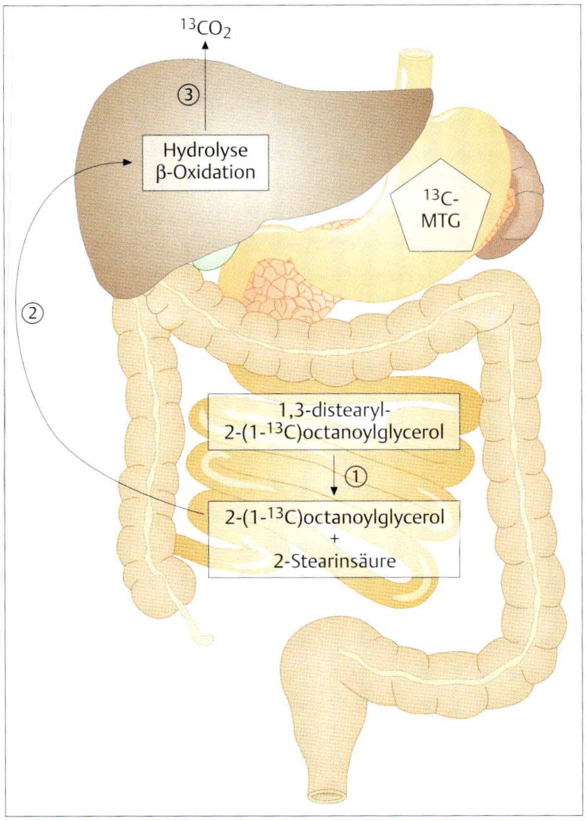

☒ **Abb. 36.3** Prinzip des ^{13}C-Atemtests mit gemischten Triglyzeriden: Die Absorption der ^{13}C-markierten gemischten Triglyzeride erfordert die vorherige Hydrolyse durch Pankraslipase (1), was zur Bildung von freien Fettsäuren und Monoacylglycerol (2-[1-^{13}C]octanoylglycerol) führt. Diese Metabolite werden in Mizellen inkorporiert, resorbiert, resynthetisiert und zur Leber transportiert (2). Die Degradation durch hepatische Enzyme und β-Oxidation führt zur Bildung von $^{13}CO_2$ (3), welches in das Blut aufgenommen, zur Lunge transportiert und exhaliert wird. Somit ist die kumulative $^{13}CO_2$-Exhalation ein Maß für die intestinale Lipolyse als Marker für die exokrine Pankreasfunktion.

FAZIT FÜR DIE PRAXIS

- Beim Gesunden passt das exokrine Pankreas seine Sekretion an die Nährstoffzufuhr an und weist zwei prinzipiell unterschiedliche Sekretionsmuster auf: Nüchternsekretion und postprandiale Sekretion.
- Im Nüchternzustand ist die Pankreassekretion insgesamt niedrig, verläuft aber zyklisch in enger Kopplung an die einzelnen Phasen des interdigestiven Motilitätszyklus. Bei Aufnahme einer normalen Mahlzeit kommt es sehr rasch zu einer Steigerung der Pankreassekretion um etwa das 3- bis 6fache.
- Das Ausmaß der postprandialen Sekretion wird durch Nährstoffgehalt und -zusammensetzung sowie die physikalischen Eigenschaften der Mahlzeit bestimmt.
- Insgesamt werden vom gesunden Pankreas weitaus mehr Enzyme freigesetzt, als zur Verdauung einer normalen Mahlzeit erforderlich sind, so dass 5–10% der physiologischen sekretorischen Kapazität genügen, um eine erhöhte fäkale Nährstoffausscheidung zu verhindern.
- Für die Kohlenhydrat- und Proteinspaltung gibt es darüber hinaus effektive, nichtpankreatische Kompensationsmechanismen, während die Lipidverdauung weitgehend von der Pankreaslipase abhängig ist.
- Die invasiven Pankreasfunktionstests (Sekretin- und Sekretin-Caerulein-Test) besitzen eine Sensitivität und Spezifität von jeweils mehr als 90% und können als einzige eine leichte bis mäßige exokrine Insuffizienz zuverlässig erfassen, sind für den Patienten aber relativ unangenehm, aufwändig und teuer und werden nicht nach einem standardisierten Protokoll durchgeführt.
- Alle nichtinvasiven Pankreasfunktionstests (fäkale Enzymaktivität oder -konzentration, der nicht mehr erhältliche Pankreolauryltest, ^{13}C-Atemtests) können eine schwere exokrine Pankreasinsuffizienz gut erfassen, nicht aber mildere Verlaufsformen.

36.3 Pathologische Anatomie des Pankreas

G. Klöppel

EDITORIAL **Wesentliche Fortschritte in der Pankreatologie wurden durch die Erforschung genetischer Veränderungen bei Pankreaserkrankungen erzielt. Dies betrifft vor allem die Pankreatitis und das duktale Pankreaskarzinom. Weiterhin wurde die ätiologisch-morphologische Klassifikation der Pankreatitis verbessert und um die autoimmune Pankreatitis bereichert. Das Spektrum der Pankreastumoren wurde präzisiert und erweitert.**

Kongenitale Veränderungen

→ **Pankreasaplasie.** Das vollständige Fehlen (Aplasie, Agenesie) ist extrem selten, tritt meist im Zusammenhang mit anderen Missbildungen auf (Gallenblasenaplasie, Zwerchfelldefekt) und wurde im Zusammenhang mit einer homozygoten Mutation des für die Pankreasentwicklung essenziellen Homeobox-Gens PDX-1/IPF1 beschrieben. Weiterhin wurde vereinzelt eine Pankreashypoplasie oder ein kongenitales Fehlen der Inseln (oder nur der Betazellen) mitgeteilt.

→ **Pancreas annulare.** Eine Hemmung der Verschmelzung von ventraler mit dorsaler Pankreasanlage führt zu einem Organ, welches sich ringförmig um den mittleren Teil des Duodenums legt. Die Folge ist eine Stenose (10, 13).

→ **Pancreas divisum.** Bei 6 – 10% aller Menschen findet sich eine komplette oder funktionelle Trennung zwischen dem Ductus pancreaticus minor (Santorini) und dem Ductus pancreaticus major (Wirsungi) (10, 13). Diese Fehlbildung ist auf eine mangelhafte Verschmelzung der ventralen mit der dorsalen Pankreasanlage zurückzuführen. Die Konstellation eines Pancreas divisum kann die Entstehung einer Pankreatitis vom Typ einer paraduodenalen Pankreatitis begünstigen (s. Abschnitt „Pankreatitis“).

→ **Heterotopes Pankreas.** Bei 2 – 10% aller Menschen findet sich ektopes Pankreasgewebe (10, 13).

Am häufigsten wird ektopes Pankreasgewebe in der Wand und z. T. auch der Schleimhaut des Magenantrums und Duodenums beobachtet, seltener im Jejunum, Ileum, in einem Meckel-Divertikel oder in der Gallenblase.

Heterotopes Pankreasgewebe kann zu einer umschrieben tumorartigen Verdickung der Schleimhaut führen. Histologisch sieht man entweder typisches Pankreasgewebe oder unregelmäßig strukturiertes Pankreasgewebe mit vielen Gängen. Möglicherweise spielt heterotopes Pankreasgewebe im Bereich der kleinen Papille eine Rolle bei der Entstehung der paraduodenalen Pankreatitis (s. Abschnitt „Pankreatitis“).

→ **Kongenitale Pankreaszysten.** Kongenitale Zysten sind selten (10, 13). Sie treten solitär auf, enthalten seröse Flüssigkeit und kommunizieren nicht mit dem Gangsystem. Einzelne Zysten lassen sich als intestinale Duplikationszysten oder Vorderdarmzysten identifizieren. Treten die Zysten multipel auf, so ist dies meist ein Hinweis für genetisch bedingte Erkrankungen wie das von Hippel-Lindau-Syndrom (s. dort).

Genetisch bedingte Erkrankungen

Pankreasveränderungen bei genetisch definierten Erkrankungen finden sich bei der hereditären Pankreatitis, der zystischen Fibrose (Mukoviszidose), der primären Hämochromatose, dem von Hippel-Lindau-Syndrom, dem Gruber-Meckel-Syndrom sowie dem Shwachman-Diamond-Syndrom.

→ **Hereditäre Pankreatitis.** Diese wird im Abschnitt über die Pankreatitis behandelt.

→ **Zystische Fibrose.** Es handelt sich um eine autosomal rezessiv vererbte Erkrankung mit Punktmutationen im CFTR-(cystic fibrosis transmembrane conductance regulator)Gen, welches auf dem Chromosom 7q liegt und ein transmembranöses Protein des membranständigen Chloridionenkanals kodiert. Es kommt dadurch zu einer Störung des Natriumchloridaustausches in den muzinösen und serösen Drüsen mit der Folge einer vermehrten Sekretion von Natriumchlorid und der Bildung von hyperviskösem Schleim in allen muzinösen Drüsen. Außer dem Pankreas sind vor allem das Bronchialsystem, der Darm und das Gallengangsystem betroffen, wobei das Ausmaß und die Schwere der jeweiligen Organbeteiligung vom Mutationstyp abhängt (13).

Die Beteiligung des Pankreas bei der zystischen Fibrose führt im Kleinkindalter zu einer Obliteration der Pankreasgänge durch hyperviskösen Schleim, wodurch es zu einer fortschreitenden Atrophie des azinären Gewebes kommt (10, 13).

Nach 5–10 Jahren ist das azinäre Gewebe zumeist verschwunden und die dilatierten Pankreasgänge sind von einem fibrösen Gewebe, in welchem Gruppen von Inseln liegen, umgeben. Nach weiteren 5–10 Jahren nimmt die Fibrose des Pankreasgewebes ab und macht einer Lipomatose Platz. Eingebettet in lipomatöses Gewebe bleiben dann schleimgefüllte Pankreasgänge, die z. T. auch kleine Retentionszysten bilden, sowie im Fettgewebe verteilt liegende Inselaggregate zurück. Die Zahl der Betazellen in diesen Inseln ist reduziert. Makroskopisch behält das Pankreas seine Größe, zeigt jedoch eine ausgeprägte Lipomatose.

⇢ Hämochromatose. Diese autosomal rezessiv vererbte Erkrankung ist zumeist durch eine homozygote Mutation des HFE-Gens auf dem Chromosom 6 bedingt (13). Damit verbunden ist eine unkontrollierte Eisenresorption über den Dünndarm, die zu einer Eisenspeicherung (Siderose) vor allem in den Parenchymzellen der Leber, des Herzens, der endokrinen Organe und des Pankreas sowie in den Knorpelzellen führt. Ähnliche, aber meist nicht so gravierende Veränderungen lassen sich auch bei sekundärer Hämochromatose beobachten.

Im Pankreas führt die Hämosiderinakkumulation zu einer mäßigen Atrophie und wahrscheinlich letztlich zu einer Apoptose azinärer Zellen. Weiterhin findet sich eine Hämosiderinakkumulation in den Betazellen der Inseln, die dadurch funktionell und später auch strukturell geschädigt werden.

Die Hämosiderinakkumulation in den Parenchymzellen ist verbunden mit einer mäßigen intra- und interlobulären Fibrose. Makroskopisch zeigt das Pankreas eine rostbraune Färbung und eine Induration, ohne dass die Größe des Organs wesentlich beeinträchtigt ist.

⇢ Von Hippel-Lindau-Syndrom. Diese genetische Tumorerkrankung wird unter den zystischen Tumoren des Pankreas besprochen. Zusätzlich zu zystischen Veränderungen (in 30–70%) können sich auch hellzellige endokrine Tumoren (in etwa 15%) entwickeln (3).

⇢ Gruber-Meckel-Syndrom. Dieses und andere verwandte genetisch bedingte Missbildungssyndrome führen zu einem ungeordnet ausgebildeten, d. h. dysplastischen Pankreasgewebe (10, 13).

⇢ Shwachman-Diamond-Syndrom. Diese autosomal rezessiv vererbte Erkrankung ist bedingt durch einen homozygoten Gendefekt auf dem Chromosom 7. Das Pankreas zeigt bereits bei Geburt einen nahezu kompletten Ersatz des azinären Gewebes durch Fettzellen. Es bleiben lediglich die Gänge und die Inseln erhalten (10). Die Lipomatose des Pankreas kann das Organ so auftreiben, dass es bis zu viermal so viel wiegt wie normal. Zusätzlich finden sich bei den Patienten Knochenmarksdysfunktionen oder -erkrankungen (Leukopenie, myeloische Leukämie) und Skelettanomalien (metaphysäre Dysostose und Wachstumsverlangsamung). Die Erkrankung wird im Kindesalter unter dem Bild von rezidivierenden Infektionen und einer Pankreasinsuffizienz manifest. Seltenere Krankheitsmanifestationen sind Leukämie und Zwergwuchs.

Lipomatose

Eine Lipomatose sieht man typischerweise bei einer allgemeinen Zunahme des abdominalen Fettgewebes im Rahmen einer Adipositas (10, 13). Vereinzelt wurde eine tumorartige Vergrößerung durch Fettgewebsinfiltration des Pankreas beschrieben. Klinisch ist die Lipomatose des Pankreas ohne Relevanz.

Pankreatitis

Klassifikation

Die Klassifikationen der akuten und chronischen Pankreatitis beruhen auf klinischen und morphologischen Kriterien. Die Ätiologie wurde bislang praktisch nicht berücksichtigt (8, 9).

⇢ Akute Pankreatitis. Für die akute Pankreatitis steht die Atlanta-Klassifikation aus dem Jahre 1992 zur Verfügung, die eine milde von einer schweren akuten Pankreatitis abgrenzt.

Die häufig benutzten morphologischen Begriffe der ödematös-interstitiellen oder der hämorrhagisch-nekrotisierenden Pankreatitis entsprechen weitgehend der milden bzw. der schweren Form.

⇢ Chronische Pankreatitis. Die chronische Pankreatitis wird nach der Marseille-Rom-Klassifikation aus dem Jahr 1984 und 1988 in eine primäre und eine sekundäre, d. h. durch Pankreasgangobstruktion bedingte Form unterteilt. Morphologisch finden sich bei der primären chronischen Pankreatitis Formen mit oder ohne Verkalkungen bzw. mit diffuser oder segmentaler Fibrose. In den letzten Jahren zeichnet sich für die chronische Pankreatitis immer mehr eine ätiologische Klassifikation ab, die mit bestimmten morphologischen Kriterien korreliert (Tab. 36.**3**).

Akute infektiöse Pankreatitis

Virale (z. B. Coxsackie B) oder bakterielle Infektionen (z. B. Tuberkulose, Morbus Weil) können eine Pankreatitis hervorrufen (8). Morphologisch findet man fokal akzentuierte Nekrosen des azinären Parenchyms mit einem granulozytären oder granulomatösen Infiltrat. Eigenartigerweise fehlen Fettnekrosen. Klinisch manifestiert sich diese Pankreatitis zumeist in einer milden Verlaufsform.

Akute nichtinfektiöse Pankreatitis

Diese Pankreatitis wird durch Alkoholabusus, Gallensteinleiden, Medikamente, Schock oder metabolische Ursachen wie Hyperparathyreoidismus hervorgerufen.

Pathophysiologisch steht eine Autodigestion des in und um das Pankreas liegenden Fettgewebes im Mittelpunkt, die im weiteren Verlauf auch das Parenchym in Mitleidenschaft zieht (8).

Klinisch manifestiert sie sich überwiegend in einer milden Verlaufsform und nur in etwa 10% in einer schweren Form (s. auch Kapitel 37.4 Epidemiologie und Klinik).

Makroskopische Pathologie. Die Pathologie der akuten nichtinfektiösen Pankreatitis zeigt ein morphologisches Spektrum von Läsionen, die sich von Patient zu Patient unterschiedlich stark ausgeprägt finden.

Bei der überwiegend anzutreffenden *milden Form* sind makroskopisch eine ödematöse Schwellung der Drüse sowie punktförmige, weißgelbe Fettgewebsnekrosen auf der Oberfläche des Pankreas festzustellen (Abb. 36.4**a**).

Bei der *schweren Form* finden sich makroskopisch große konfluierende peripankreatische Fettgewebsnekrosen mit mehr oder weniger ausgedehnten Hämorrhagien (Abb. 36.4**b**). Sowohl die Fettgewebsnekrosen als auch die hämorrhagischen Nekrosen konzentrieren sich in der Regel auf das peripankreatische Fettgewebe und erfassen in erstaunlich geringem Maße das Pankreasparenchym. Betreffen sie auch das Pankreasparenchym, führen sie dort zu segmentartigen, unregelmäßig verteilten hämorrhagischen Nekrosen. Vom peripankreatischen Fettgewebe können sie auf das Mesenterium des Colon transversum, das Omentum majus und das retroperitoneale Fettgewebe bis in die Perirenalregion übergreifen. Gleichzeitig findet sich ein hämorrhagischer Aszites. Im weiteren Verlauf kommt es in den ausgedehnten Nekrosen innerhalb weniger Tage zu einer Verflüssigung des nekrotisch-hämorrhagischen Fettgewebes. Wird dieses durch lymphogen eingewanderte Darmbakterien infiziert, kommt es zur Abszessbildung. Bleibt es steril und wird es innerhalb der ersten 4 Wochen nach dem akuten Ereignis nicht resorbiert, entwickelt sich durch bindegewebige Abkapselung eine Pseudozyste. Ihr Inhalt besteht aus nekrotisch-blutigem Material, das reich an Pankreasenzymen ist.

Histopathologie. Histopathologisch finden sich bei der *milden Form* nur kleine Fettgewebsnekrosen, die überwiegend an der Oberfläche des Pankreas lokalisiert sind. Diese werden durch Granulozyten und Makrophagen sowie auch Lymphozyten von der Umgebung abgegrenzt und schließlich durch Makrophagen resorbiert. Eine Fibrose als Residuum dieser kleinen Fettgewebsnekrosen ist praktisch nicht zu beobachten.

Bei der *schweren Form* entstehen ausgedehnte Fettgewebsnekrosen, die auf Venen, angrenzendes azinäres Parenchym sowie interlobuläre Gänge übergreifen können. Die Auflösung der Venenwand hat zuerst eine Thrombose, dann eine Blutung und schließlich eine hämorrhagische Nekrose in der Umgebung zur Folge. Die autodigestive Zerstörung von Gängen führt zu einem Austritt von Pankreassaft in das nekrotische Gewebe. Die großen Nekroseherde werden

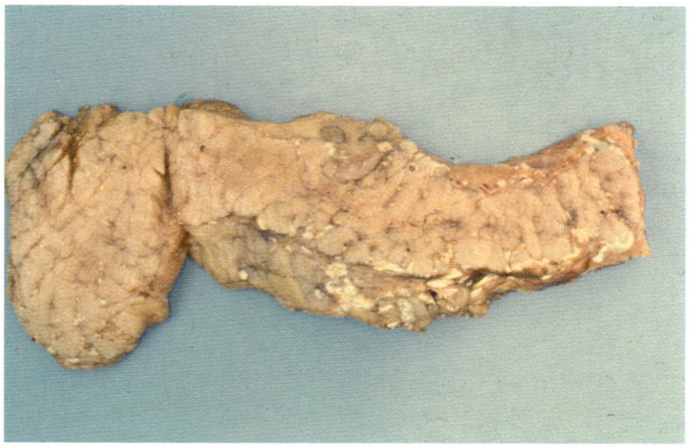

a

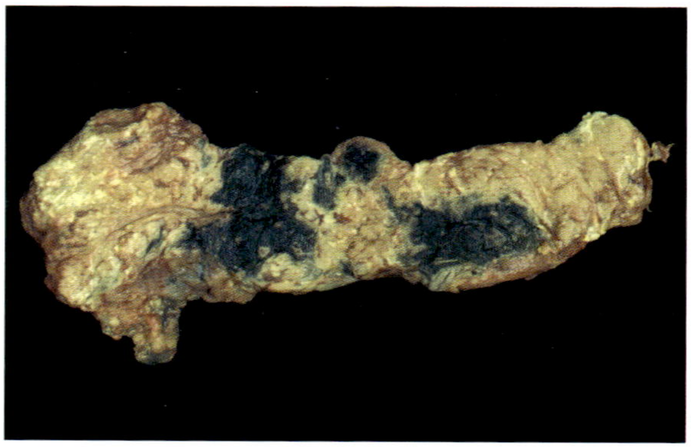

b

Abb. 36.4 Akute Pankreatitis.
a Leichte Form der akuten Pankreatitis mit einzelnen kleinen Fettgewebsnekrosen, die vor allem am Rande des Pankreas liegen.
b Schwere Form der akuten Pankreatitis mit ausgedehnten hämorrhagischen Nekrosen und zahlreichen kleinen gelben Fettgewebsnekrosen.

durch Granulationsgewebe von der Umgebung abgegrenzt. Tritt eine zusätzliche bakterielle Infektion ein, so entsteht ein Abszess. Durch bindegewebige Verstärkung des Granulationsgewebswalles werden die Nekrosen abgekapselt und zu Pseudozysten umgewandelt. Fortbestehende und sich vergrößernde Pseudozysten zeigen eine Kommunikation mit dem Gangsystem.

Pathogenese. Ein pathogenetisches Konzept der akuten Pankreatitis ist in Abb. 36.**5** wiedergegeben. Es berücksichtigt alle die akute Pankreatitis charakterisierenden morphologischen Befunde. Zu weiteren Einzelheiten der Pathogenese sei auf Kapitel 37.2 und 37.3 verwiesen.

Verlauf und Komplikationen. Die milde akute Pankreatitis führt durch eine komplikationslos verlaufende Resorption der kleinen Fettgewebsnekrosen und des Ödems innerhalb von 7 – 14 Tagen zu einer Restitutio ad integrum. Bei der schweren Form der akuten Pankreatitis treten im klinischen Verlauf häufig lokale und vor allem systemische Komplikationen auf.

Die wichtigsten lokalen Komplikationen sind die bakterielle Infektion der Nekrosen bis hin zur Abszessbildung sowie die Pseudozyste.

Die infizierten Nekrosen können zu einer Peritonitis und zu einer Sepsis führen. Bei den Pseudozysten kann es zur Ruptur und Fistelbildung (z.B. in die Pleura), Arterienarrosion, venöser Thrombose und Stenose umliegender Hohlorgane (Magen, Gallenwege) kommen. Bei rezidivierendem Verlauf kann eine schwere Pankreatitis in eine chronische Pankreatitis übergehen (s. dort).

Chronische Pankreatitis

Die chronische Pankreatitis ist eine entzündlich fibrosierende Erkrankung des Drüsenparenchyms mit Entwicklung von Gangveränderungen (9). Die Epidemiologie wird in Kapitel 38 behandelt. Zur Klassifikation wird auf die Tab. 36.**3** verwiesen.

Alkoholbedingte chronische Pankreatitis

Bei der Pathologie der alkoholbedingten chronischen Pankreatitis lässt sich ein frühes von einem späten Stadium unterscheiden.

Makroskopische Pathologie. Makroskopisch ist die Drüse im *frühen Stadium* nur herdförmig fibrosiert und zeigt in der Nachbarschaft solcher Fibrosen häufig eine Pseudozyste. Im *fortgeschrittenen Stadium* hat die Fibrose das Parenchym mehr oder weniger diffus erfasst und die großen Gänge unregelmäßig dilatiert. In den so veränderten Gängen finden sich zumeist verkalkte Konkremente (Calculi) (Abb. 36.**6a**). Extrapankreatische Pseudozysten sind seltener als im Frühstadium.

Histopathologie. Histopathologisch sieht man im *Frühstadium* eine inter-(peri-)lobuläre, oft sehr zellreiche Fibrose mit Myofibroblasten, Makrophagen und einzelnen Lymphozyten. Neben den fibrosierten Bezirken findet sich weitgehend normales Parenchym. Werden Pseudozysten angetroffen, so haben sie oft eine dicke bindegewebige Kap-

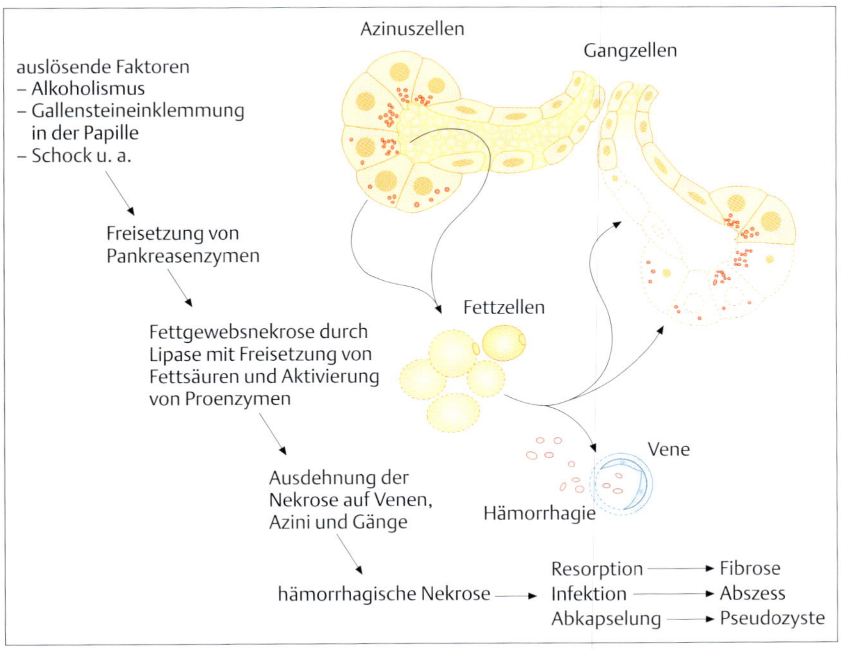

Abb. 36.5 Pathogenetischer Ablauf der akuten Pankreatitis.

Tabelle 36.3 Ätiologische Klassifikation der chronischen Pankreatitis (CP) und der pankreatischen Fibrose

Chronische Pankreatitis
Alkoholbedingt Nichtalkoholbedingt • hereditär • metabolisch (Hyperkalzämie, Hyperlipidämie) • autoimmun • idiopathisch • tropisch • andere • chronische Pankreatitis assoziiert mit anatomischen Abnormalitäten[a] – obstruktive chronische Pankreatitis[a] – paraduodenale Pankreatitis – Pancreas-divisum-Pankreatitis
Pankreatische Fibrose nicht assoziiert mit Symptomen der CP
• pankreatische Fibrose bei älteren Menschen • zystische Fibrose (Mukoviszidose)[b] • pankreatische Fibrose bei chronisch insulinabhängigem Diabetes mellitus • Hämochromatose

[a] meist nur mit pankreatischer Insuffizienz assoziiert
[b] mit pankreatischer Insuffizienz assoziiert

sel mit hämosiderinhaltigen Makrophagen. Im *fortgeschrittenen Stadium* der chronischen Pankreatitis dehnt sich die perilobuläre Fibrose auf das übrige Parenchym aus. Außerdem greift die Fibrose auf die Läppchen selbst über (intralobuläre Fibrose). Schließlich bleiben in diesen Fibrosefeldern nur noch unregelmäßig gestaltete Gänge (Abb. 36.**6b**), die oft Calculi enthalten. Im fibrotischen Gewebe liegen außerdem unregelmäßig große Inseln, auffallend dicke Nervenbündel sowie dickwandige Arterien. Herdförmig finden sich auch Lymphozytenaggregate. In den Gängen mit Calculi ist das angrenzende Gangepithel häufig ulzeriert und es findet sich benachbart eine zelluläre Fibrose, die Myofibroblasten (welche auch – in Analogie zur Leber – als aktivierte Sternzellen des Pankreas bezeichnet werden) und Granulozyten sowie Makrophagen enthält.

Pathogenese. Pathogenetisch entwickelt sich die alkoholbedingte chronische Pankreatitis aus einer schweren rezidivierend verlaufenden akuten Pankreatitis. Dieses Konzept der Nekrose-Fibrose-Sequenz ist in Abb. 36.**7** dargestellt.

Verlauf und Komplikationen. Komplikationen entstehen vornehmlich durch die Pseudozysten und die Vernarbung des Parenchyms. Pseudozysten können Gefäße arrodieren, Fisteln bilden und angrenzende Hohlorgane wie das Duodenum stenosieren.

Die Vernarbung des Parenchyms kann zu einer schlauchartigen Verengung des Gallengangs mit einem mechanischen Ikterus führen. Eine erst nach jahrelangem Verlauf auftretende Komplikation stellt das duktale Adenokarzinom des Pankreas dar.

Nichtalkoholbedingte chronische Pankreatitiden

Hereditäre chronische Pankreatitis. Sie ist die häufigste Pankreatitis des Kindesalters, setzt zum Teil aber auch erst später ein (18.–24. Lebensjahr). Die autosomal dominant vererbte Erkrankung ist in 70 – 80 % mit Mutationen des kationischen Trypsinogen-Gens verbunden. Sie führt über rezidivierende Schübe einer akuten Pankreatitis mit autodigestiven Nekrosen zu einer chronischen Pankreatitis. Ihre Pathologie ähnelt stark der alkoholbedingten chronischen Pankreatitis. Charakteristisch sind jedoch eine sich progredient entwickelnde starke Dilatation und unregelmäßige Gestaltung der Gänge, in welchen sich Calculi bilden. Der frühzeitige Beginn und der jahrelange Verlauf sind mit einem erhöhten Risiko für die Entwicklung eines Pankreaskarzinoms verbunden.

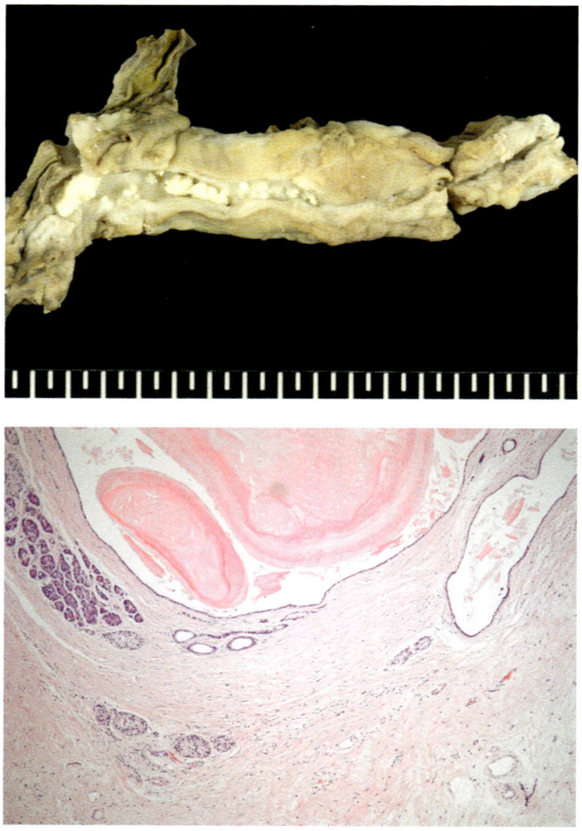

a

b

Abb. 36.6 Chronische Pankreatitis.
a Fortgeschrittene chronische Pankreatitis mit zahlreichen Calculi im unregelmäßig dilatierten Pankreasgang.
b Erweiterter Pankreasgang mit Gangkonkrement, umgeben von Narbengewebe und einigen erhaltenen Azini sowie Inseln.

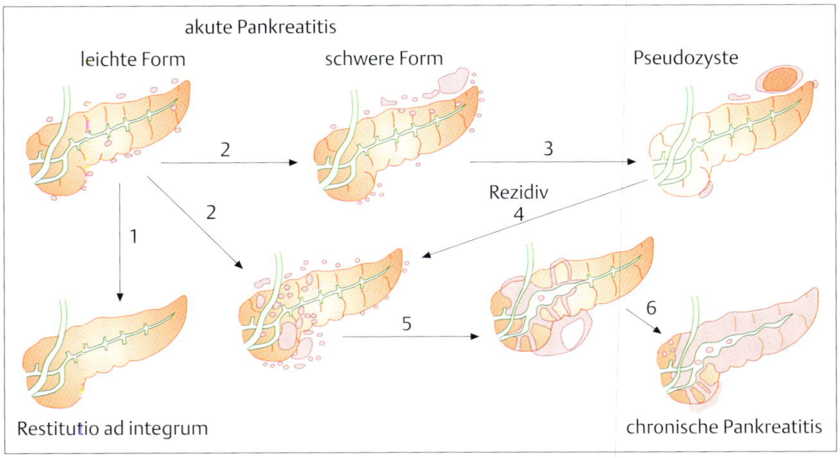

☒ **Abb. 36.7** Pathogenetisches Konzept für die Entwicklung der alkoholischen chronischen Pankreatitis aus der akuten Pankreatitis („Nekrose-Fibrose-Sequenz").

1 Die leichte Form der akuten Pankreatitis heilt folgenlos aus.
2 In seltenen Fällen kann die leichte Form der akuten Pankreatitis in eine schwere Form übergehen.
3 Bei der schweren Form der akuten Pankreatitis gehen aus konfluierenden extrapankreatischen Nekrosen oft Pseudozysten hervor, wobei das Pankreasparenchym weitgehend intakt bleibt.
4 Bei Rezidiven einer schweren akuten Pankreatitis können sich intrapankreatische Nekrosen zusätzlich zu den extrapankreatischen Nekrosen entwickeln.
5 Die Resorption von intrapankreatischen Nekrosen induziert die Entwicklung einer perilobulären und später auch intralobulären Fibrose im Pankreas. Dabei kommt es zu unregelmäßigen Gangdilatationen. Gleichzeitig können extrapankreatische Pseudozysten vorliegen.
6 Weitere Rezidive einer akuten Pankreatitis führen zu einem Fortschreiten der Vernarbung im Pankreas. In den unregelmäßig dilatierten Gängen kommt es zu Verkalkungen von Sekretpräzipitaten (Calculi).

⇢ **Autoimmune chronische Pankreatitis.** Sie ist durch ein lymphoplasmazelluläres Infiltrat, welches sich zuerst ringförmig um mittelgroße Pankreasgänge entwickelt, charakterisiert (Abb. 36.**8a**) (6, 14). Im weiteren Verlauf greift dieses Infiltrat auch auf das azinäre Gewebe über und wird von einer diffusen Fibrose begleitet. Dieser Entzündungsprozess betrifft vornehmlich den Pankreaskopf und führt zu einer Obliteration der großen Pankreasgänge sowie vor allem des distalen Gallengangs (Abb. 36.**8b**). In etwa der Hälfte der Fälle finden sich vermehrt IgG4-positive Plasmazellen. In anderen Fällen kann es zu einer ausgeprägten eosinophilen Infiltration kommen. In etwa 10–20% der Fälle sind Autoimmunerkrankungen wie das Sjögren-Syndrom und die retroperitoneale Fibrose oder chronisch entzündliche Darmerkrankungen wie die Colitis ulcerosa zusätzlich zu beobachten.

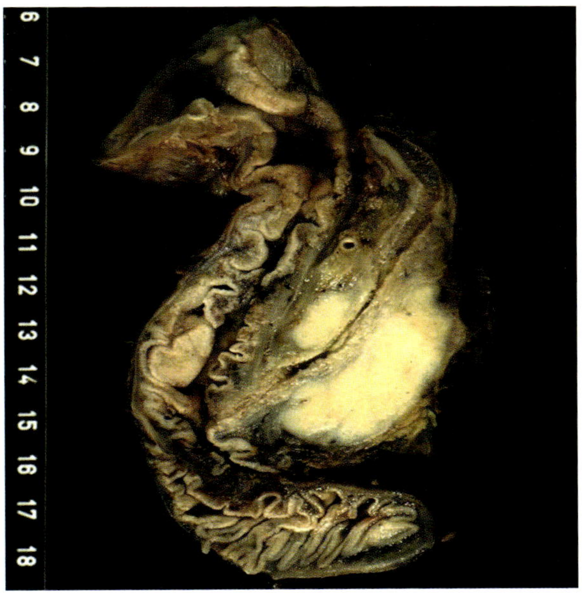
a

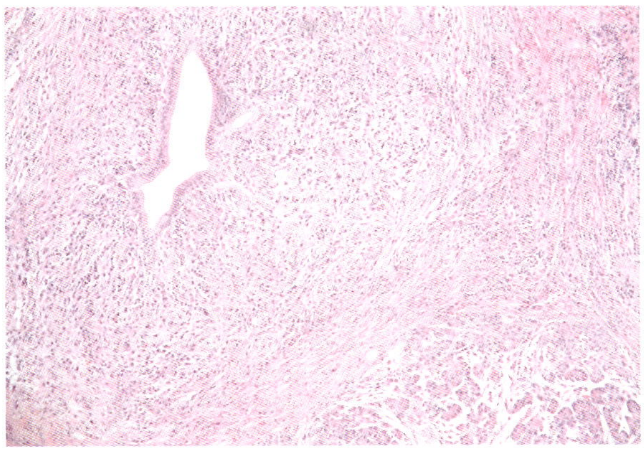
b

☒ **Abb. 36.8** Autoimmune Pankreatitis.
a Gleichmäßige Vernarbung im Pankreaskopf mit Stenosierung des intrapankreatischen Teils des Gallenganges.
b Kompression eines Pankreasganges durch ein intensives lymphoplasmazelluläres periduktales Infiltrat. Fibrose im angrenzenden Pankreasparenchym.

Tropische und idiopathische chronische Pankreatitis. Für diese Formen der chronischen Pankreatitis sind bislang noch keine charakteristischen Befunde bekannt geworden. Bei beiden Formen kann es jedoch zu ausgedehnten Fibrosierungen verbunden mit einer Calculibildung in den Gängen kommen.

Paraduodenale chronische Pankreatitis. Diese ist wahrscheinlich durch anatomische Besonderheiten in der Nachbarschaft der kleinen Papilla verursacht (1). Auch eine Verbindung zum Pancreas divisum ist möglich. Diese Pankreatitis, die vornehmlich bei Alkoholikern auftritt, entwickelt sich in der Duodenalwand, wobei sich dort liegendes Pankreasgewebe zystisch und entzündlich verändert. Die Folge sind Duodenalwandzysten und/oder eine zellreiche Fibrose, die auf das angrenzende Pankreasgewebe und auch den Ductus choledochus übergreifen kann.

Da sie den schmalen Bereich zwischen Duodenum und Pankreasgewebe besonders erfasst, wurde die paraduodenale chronische Pankreatitis auch „Rinnenpankreatitis“ genannt.

Histopathologisch sieht man neben zystischen Veränderungen in der Duodenalwand, die echten Zysten und Pseudozysten entsprechen, eine Hyperplasie der Brunner-Drüsen. Das angrenzende Gewebe des Pankreaskopfes ist häufig nur gering in den chronischen Entzündungsprozess mit einbezogen.

Obstruktive chronische Pankreatitis. Sie entsteht sekundär als Folge einer Stenose eines Pankreasganges. Häufigste Ursache ist ein duktales Adenokarzinom im Pankreaskopf mit Einengung bis hin zur Obliteration des Hauptganges. Durch den langzeitigen Gangverschluss kommt es zum Untergang aller stromaufwärts der Obstruktion liegenden Azinuszellen, und es entsteht eine inter- sowie intralobuläre Fibrose. In der Anfangsphase dieser Entzündung sind neben Lymphozyten vor allem auch Myofibroblasten und einzelne Makrophagen zu sehen. Der Endzustand ist durch eine zellarme Fibrose geprägt, die nur noch kleine unregelmäßig gestaltete Pankreasgänge und unterschiedlich große Inselaggregate enthält.

Pankreastumoren

Klassifikation. Auf der Basis der WHO-Klassifikation (11) werden in Tab. 36.**4** die häufigen und seltenen soliden und zystischen Tumoren des Pankreas zusammengefasst. Sie zeigt, dass das duktale Adenokarzinom (oft nur als „Pankreaskarzinom“ oder „Pankreaskrebs“ bezeichnet) mit seinen Varianten der bei weitem häufigste Tumor des Pankreas ist. Über die TNM-Klassifikation gibt Kapitel 39.1 Auskunft.

Duktales Adenokarzinom

Das duktale Adenokarzinom des Pankreas ist ein hochmaligner Tumor, dessen atypische Drüsenformationen in Form und Funktion (Schleimbildung) die mittelgroßen und kleinen Pankreasgänge imitieren. Die Epidemiologie, Ätiologie und molekulare Pathogenese wird in Kapitel 39.1 dargestellt.

Makroskopische Pathologie. Makroskopisch handelt es sich um einen soliden festen Tumor, der bevorzugt (70%) im Pankreaskopf auftritt (Abb. 36.**9a**). Der unscharf begrenzte Tumor stenosiert im Pankreaskopf den intrapankreatischen Teil des Gallenganges und den präpapillären

Tabelle 36.4 Die wichtigsten soliden und zystischen Tumoren des Pankreas

Tumortyp	Häufigkeit	Prognose
Solide Tumoren		
duktales Adenokarzinom und Varianten	90%	ungünstig
Azinuszellkarzinom	1%	ungünstig
Pankreatoblastom	<1%	ungünstig ⁺
endokrine Tumoren	2%	intermediär #
nichtepitheliale Tumoren	selten	intermediär #
Zystische Tumoren		
intraduktale papillär-muzinöse Neoplasie	2%	gut
muzinös-zystische Neoplasie	1%	gut
serös-zystische Neoplasie	1%	gut
solid-pseudopapilläre Neoplasie	<1%	gut
andere zystische Tumoren	1%	intermediär #
nichtepitheliale Tumoren	selten	intermediär #

\+ verbesserte Prognose durch Behandlung (Chirurgie, Chemotherapie) und bei pädiatrischen Patienten
\# abhängig vom Subtyp

Teil des Pankreasganges. Zum Zeitpunkt der Diagnosestellung sind die Tumoren zwischen 2 und 5 cm groß. Der Tumor breitet sich dorsal in das peripankreatische Fettgewebe aus, wo er entlang der zahlreichen dort liegenden Nerven wächst und die V. und A. mesenterica superior ummauert und infiltriert. Die ersten Metastasen finden sich in den regionären Lymphknoten am Pankreas sowie entlang des

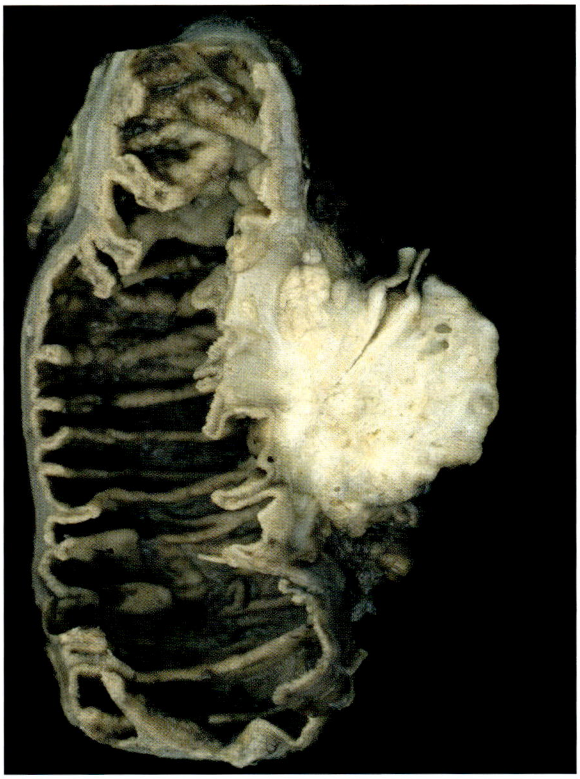

a

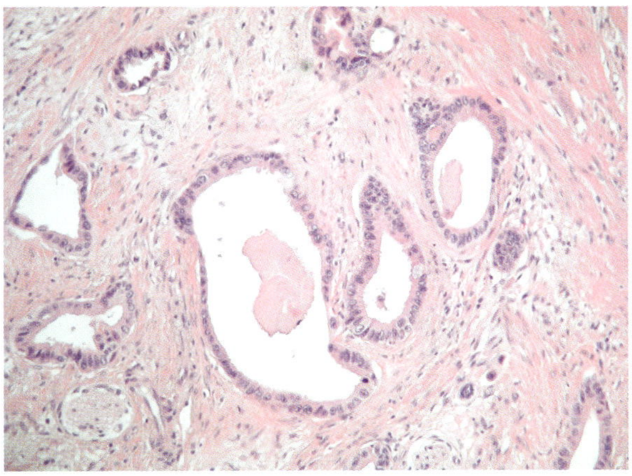

b

☒ **Abb. 36.9** Duktales Adenokarzinom des Pankreas.
a Unscharf abgegrenzter Tumor im Pankreaskopf mit Stenose und Abbruch des Gallenganges.
b Gut differenziertes duktales Adenokarzinom mit ausgeprägter desmoplastischer Stromareaktion.

Truncus coeliacus und paraaortal. Hämatogen geht die Metastasierung selten über die Leber hinaus. Eine Peritonealkarzinose findet sich nur im Zusammenhang mit Karzinomen im Pankreaskörper und Pankreasschwanz.

Folgen und Komplikationen der Tumoren sind der mechanische Ikterus und seltener die Duodenalstenose bei Pankreaskopfkarzinomen, der Aszites in Folge von Peritonealkarzinose bei distalen Pankreaskarzinomen.

Histopathologie. Histopathologisch ist der Tumor durch gangartige Drüsenstrukturen, eingebettet in ein relativ zellarmes Stroma, charakterisiert. Zumeist handelt es sich um ein hochdifferenziertes Karzinom, welches als G1 und G2 klassifiziert wird (Abb. 36.**9b**). Die Tumorzellen zeigen eine Schleimproduktion und exprimieren den Muzinmarker MUC1. Weiterhin sind sie positiv für die Zytokeratine 7, 8, 18 und 19, CEA und häufig auch für p53. Die wichtigsten histologischen Varianten des duktalen Adenokarzinoms sind das adenosquamöse Karzinom mit einer Mischung von atypischen Drüsen und Plattenepithelformationen sowie das anaplastische (undifferenzierte, sarkomatoide) Karzinom mit ungeordnet liegenden polymorphen Tumorzellen, gelegentlich in Verbindung mit osteoklastären nichtneoplastischen Riesenzellen.

Pathogenese. Ausgangspunkt des duktalen Pankreaskarzinoms sind wahrscheinlich hyperplastisch-papilläre Läsionen des Gangepithels. Dieses Konzept beruht auf der gehäuften Assoziation von hyperplastisch-papillären Gangveränderungen mit manifesten Karzinomen. Im Jahre 2000 wurden diese Gangläsionen einheitlich klassifiziert (5). In Analogie zu anderen Organen (z. B. Zervix, Prostata) wurde als diagnostischer Terminus der Begriff der pankreatischen intraepithelialen Neoplasie (PanIN) eingeführt. Dabei werden 3 Dysplasiegrade unterschieden (PanIN 1 – 3) (Abb. 36.**10**). Anhand molekulargenetischer Untersuchungen von mikrodissezierten PanIN-Läsionen konnte eine Akkumulation der beim duktalen Pankreaskarzinom am häufigsten vorkommenden Genmutationen (K-ras, p16, p53, DPC4/Smad4) mit der Zunahme des PanIN-Grades nachgewiesen werden (5). Für die Entstehung des duktalen Pankreaskarzinoms ist nach diesem Modell eine stufenweise Entwicklung anzunehmen (s. auch Kapitel 39), wobei für eine PanIN-1-Läsion noch kein nennenswertes malignes Potenzial besteht, da solche Läsionen häufig (30 %) auch in Kontrollpankreasgewebe auftreten und zudem nur Mutationen des K-ras-Gens aufweisen.

Für eine PanIN 2 und vor allem für eine PanIN 3 muss dagegen von einem hohen Malignitätspotenzial ausgegangen werden, da hier bereits in bis zu 80 – 90 % Mutationen wie bei einem invasiven Karzinom gefunden werden.

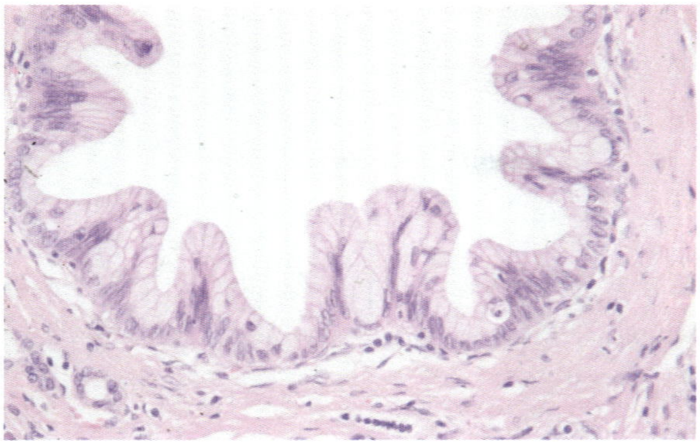

a

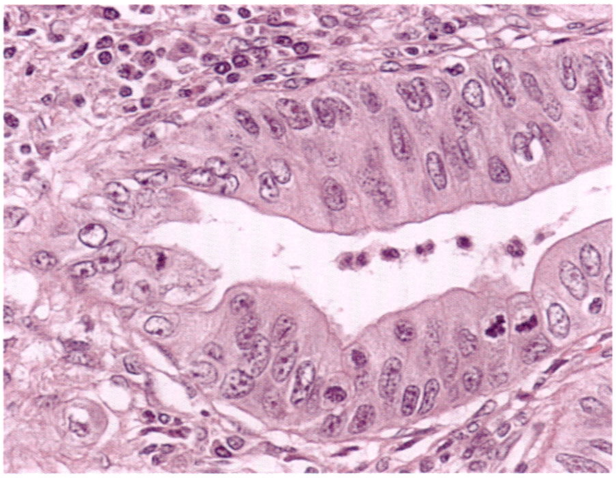

b

☒ **Abb. 36.10** Pankreatische intraepitheliale Neoplasie (PanIN).
a Pankreasgang mit PanIN-1: papilläres Gangepithel ohne Zellatypie.
b PanIN-3: Gangepithel mit Atypien und Mitosen.

Seltene Pankreastumoren

Unter den seltenen Pankreastumoren finden sich solide und zystische Neoplasien (Tab. 36.**4**).

Solide Pamkreastumoren

Solide Pankreastumoren sind das Azinuszellkarzinom und das Pankreatoblastom.

Azinuszellkarzinom. Es kommt doppelt so häufig bei Männern wie bei Frauen vor (Altersgipfel: 55 – 65 Jahre). Bei Diagnosestellung sind die soliden Tumoren gewöhnlich zwischen 4 und 6 cm groß und werden zumeist von Lebermetastasen begleitet. Gelegentlich kommt es durch die massive Sekretion von Lipase aus den Tumorzellen zu subkutanen Fettgewebsnekrosen und Arthralgien. Histopathologisch findet sich ein zumeist gut differenziertes azinäres Tumorgewebe. Die Zellen exprimieren als Marker das Pankreasenzym Trypsin. Die Tumoren breiten sich metastasisch in die Lymphknoten sowie in die Leber aus.

Pankreatoblastom. Das Pankreatoblastom wird vornehmlich im Kleinkindesalter zwischen 4 und 8 Jahren beobachtet. Zum Zeitpunkt der Diagnose findet sich ein Tumor von beträchtlicher Größe, welcher gelegentlich bereits metastasiert hat. Histopathologisch zeigen sich überwiegend azinäre Zellformationen mit eingestreuten squamoiden Zellnestern.

Zystische Pankreastumoren

Die wichtigsten zystischen Pankreastumoren sind in absteigender Häufigkeit die intraduktale papillär-muzinöse Neoplasie, die muzinös-zystische Neoplasie, die solid-zystische Neoplasie sowie die solid-pseudopapilläre Neoplasie (12).

Intraduktale papillär-muzinöse Neoplasie (IPMN). Dieser Tumor kommt häufiger bei Männern als bei Frauen vor (3 : 2) (12) (Tab. 36.**5**). Die meisten Patienten sind zwischen 60 und 70 Jahre alt und zeigen Symptome, die an eine chronische Pankreatitis denken lassen. 80 – 90% der IPMN sind im Pankreaskopf lokalisiert, wobei sie entweder vom Hauptgang oder von sekundären Gängen ausgehen (Abb. 36.**11a**). Eine Beteiligung der Papilla Vateri und des periampullären Duodenums ist möglich. Die IMPN, welche von den sekundären Gängen ausgehen, entstehen vor allem im Processus uncinatus (Abb. 36.**11b**). Die Dilatation führt makroskopisch zu zystischen Strukturen mit einem Durchmesser von etwa 1 – 3 cm. Histopathologisch sieht man intraduktale papilläre Proliferation eines Zylinderepithels, welches Schleim produziert. Das Zylinderepithel ist in den einzelnen Tumoren sehr unterschiedlich differenziert und kann auch innerhalb eines Tumors Übergänge von guter zu schlechter Differenzierung zeigen.

Die IPMN lassen sich somit in Adenome, Borderline-Tumoren und intraduktale Karzinome unterteilen. Bei einem Teil (30 – 60 %) der IPMN geht das intraduktale Karzinom in ein invasives Karzinom über.

Neue Untersuchungen haben ergeben, dass die IPMN heterogen sind. Anhand des Zelltyps, der Expression von MUC-Antigenen und der Lokalisation lassen sich gegenwärtig 4 Typen unterscheiden (2):

- Die IPMN vom *intestinalen Phänotyp* exprimiert MUC2. Sie macht die Mehrheit (80 %) der IPMN aus und präsentiert sich zumeist im Pankreaskopf mit einer durch starke Schleimproduktion hervorgerufenen zystischen Dilatation des Hauptganges. In etwa 30 – 50 % geht dieser IPMN-Typ in ein invasives Karzinom vom kolloidalen (muzinösen) Typ über. Diese Karzinome verhalten sich prognostisch günstiger als duktale Adenokarzinome.
- Die IPMN mit *pankreatobiliärem Phänotyp* exprimieren MUC1. Diese Tumoren entstehen ebenfalls vor-

Tabelle 36.5 Wichtigste klinisch-pathologische Charakteristika der zystischen Tumoren des Pankreas

Entität	Alter (Jahre)	Männer	Frauen	Größe in cm (Mittel)	Lokalisation	Verbindung mit dem Pankreasgang
SPN	10–40	5%	95%	2–17 (7)	gesamtes Pankreas	nein
IPMN	50–70	60%	40%	1–13 (5)	meist Kopf	ja
MCN	40–60	1%	99%	3–23 (10)	meist Schwanz	nein
DAC, zystisch	50–70	50%	50%	1–19 (6)	Kopf, seltener Schwanz	nein
SMA	60–80	10%	90%	2,5–16 (6)	meist Schwanz	nein
NET, zystisch	20–70	30%	70%	1,2–15 (6)	gesamtes Pankreas	nein
SOIA	50–70	60%	40%	3–14 (7)	meist Kopf	nein

SPN: solid-pseudopapilläre Neoplasie, IPMN: intraduktale papillär-muzinöse Neoplasie, MCN: muzinös-zystische Neoplasie, DAC: duktales Adenokarzinom, SMA: serös-mikrozystisches Adenom, NET: neuroendokriner Tumor, SOIA: serös-oligozystisches Adenom

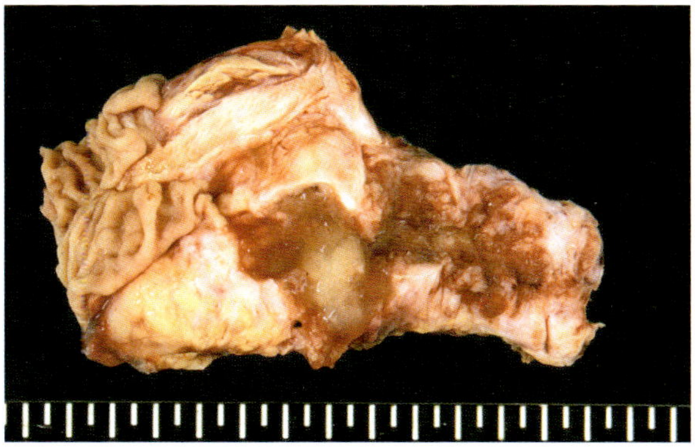

a

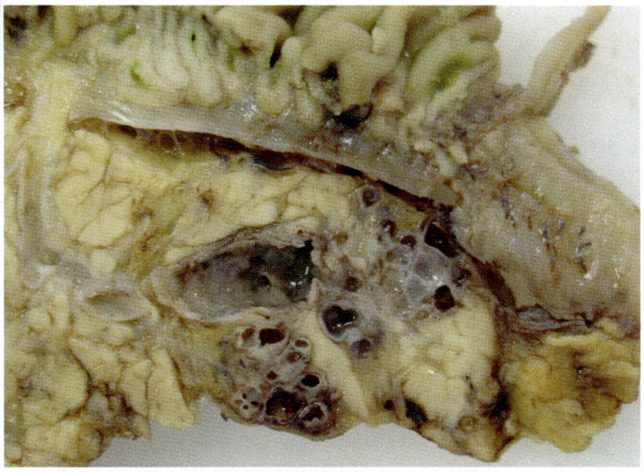

b

Abb. 36.11 Intraduktale papillär-muzinöse Neoplasie (IPMN).
a Resektionspräparat einer IPMN vom intestinalen Typ mit papillär ausgekleidetem unregelmäßig dilatiertem Pankreasgang und Fibrose des umgebenden Parenchyms.
b IPMN vom gastralen (peripheren) Typ mit bis zu 2 cm große Zysten an der Peripherie des Pankreaskopfes.

nehmlich im Pankreaskopf, zeigen aber keine intensive Schleimproduktion. Werden sie invasiv, was in über 50% der Fälle zu beobachten ist, dann entsteht ein duktales Adenokarzinom, welches dieselbe schlechte Prognose hat wie die üblichen duktalen Karzinome.

- Einzelne IPMN zeigen einen *onkozytären Phänotyp* mit fokaler Expression von MUC1 und MUC2. Histologisch und prognostisch zeigen sie Ähnlichkeiten mit dem pankreatobiliären Typ.
- IPMN mit einem *gastralen Phänotyp* exprimieren MUC5 bei Negativität für MUC1 und MUC2. Sie entstehen in den sekundären Gängen des Pankreaskopfes („branch duct type“) und werden nur selten invasiv (10%). Ihre Prognose ist daher ausgezeichnet.

Muzinös-zystische Neoplasie. Die muzinös-zystische Neoplasie, auch bekannt als muzinöses Zystadenom oder Zystadenokarzinom, tritt nahezu exklusiv bei Frauen im Alter zwischen 40 und 60 Jahren auf (12) (Tab. 36.5). Die Tumoren liegen zu 90% im Pankreasschwanz und haben einen Durchmesser von durchschnittlich 10 cm, wobei sie unilokulär oder multilokulär sein können. Das kubische Epithel ist entweder gut differenziert (Zystadenom) oder zeigt deutliche Atypien (Zystadenokarzinom). Gelingt die totale Resektion des Tumors, ist die Prognose gut. Nach langem Verlauf oder unvollständiger Resektion sind Übergänge in invasive Karzinome vom Typ der duktalen Adenokarzinome oder auch in anaplastische Karzinome möglich. Diese invasiven Karzinome verhalten sich dann in Ausbreitung und Prognose wie duktale Pankreaskarzinome.

Serös-zystische Neoplasien. Die serösen zystischen Neoplasien sind in der Mehrzahl benigne Tumoren (12). Seröse Zystadenokarzinome sind extrem selten. Die serösen Zystadenome werden in serös-mikrozystische und serös-oligozystische Adenome unterteilt (Tab. 36.**5**):

- Die *serösen mikrozystischen Adenome* treten nahezu exklusiv bei Frauen im höheren Lebensalter auf. Sie sind relativ groß und scharf begrenzt und zeigen auf der Schnittfläche multiple kleine Zysten, die um eine zentral sternförmige Narbe herum angeordnet sind. Die zentrale Narbe ist gelegentlich verkalkt.
- Bei den *serös-oligozystischen Adenomen* fehlen die Narbe und das bevorzuge Auftreten bei Frauen. Die Tumoren enthalten meistens wenige Zysten, die 1 – 2 cm groß werden.
- Ein dritter Zystentyp, welcher das Pankreas diffus erfassen kann, findet sich bei Patienten mit *von Hippel-Lindau-Syndrom.*

In allen genannten Tumoren ist der die Zysten auskleidende Zelltyp gleichartig gestaltet. Er produziert keinen Schleim, sondern seröse Flüssigkeit. Immunhistologisch ist er negativ für CEA und positiv für Inhibin.

Solid-pseudopapilläre Neoplasie. Die solid-pseudopapilläre Neoplasie zeigt in der Mehrzahl der Fälle zystisch-degenerative Veränderungen, so dass sie makroskopisch wie ein zystischer Tumor imponiert (7, 12) (Tab. 36.**5**). Charakteristisch ist das ganz bevorzugte Auftreten bei jungen Frauen im Alter zwischen 15 und 40 Jahren. Die relativ großen Tumoren (5 – 10 cm) können in allen Teilen des Pankreas auftreten oder auch dem Pankreas anhängen. Es sind runde, scharf begrenzte Tumoren, die auf der Schnittfläche neben soliden Arealen ausgedehnte hämorrhagisch-zystische Veränderungen aufweisen. Histologisch finden sich neben soliden vor allem pseudopapilläre Formationen, aufgebaut aus monomorphen Zellen, die immunhistologisch positiv für NSE, Vimentin und β-Catenin (nukleär) sind. Die Tumoren verhalten sich in den allermeisten Fällen benigne (95 %) und führen nur in einzelnen Fällen nach langem Verlauf zu Metastasen (Mesenterium, Leber).

Seltene zystische Neoplasien. Unter den seltenen zystischen Neoplasien oder Läsionen des Pankreas finden sich die nichtneoplastische lymphoepitheliale Zyste, die zystische Variante des Azinuszellkarzinoms, die zystische Variante eines endokrinen Tumors sowie duktale Adenokarzinome mit kleinzystischen Veränderungen (12) (Tab. 36.**5**). Eine Besonderheit stellt das Azinuszellzystadenom dar, welches fokal auftreten kann oder gelegentlich auch diffus das gesamte Pankreas erfasst. Die Zysten dieser Tumoren werden durch benigne Azinuszellen gebildet.

Endokrine Tumoren

Diese Tumoren gehen aus dem neuroendokrinen Zellsystem hervor und sind entweder funktionell aktiv (hormonell symptomatisch) oder nicht funktionell (hormonell inaktiv) (4). In Abhängigkeit von der vorherrschenden Hormonsekretion werden sie auch als Insulinome, Gastrinome, VIPome, Glukagonome und andere bezeichnet. Endokrine Pankreastumoren sind im Kindesalter extrem selten, treten aber im Erwachsenenalter in allen Altersklassen und bei Männern und Frauen gleich häufig auf. Makroskopisch sind es gut begrenzte, zumeist solitäre runde Tumoren mit einem Durchmesser zwischen 1 und 4 cm, die in allen Bereichen des Pankreas vorkommen (Abb. 36.**12**).

Dignität. Obwohl die meisten endokrinen Tumoren des Pankreas histologisch hochdifferenziert sind, verhalten sie sich mit Ausnahme des Insulinoms häufig maligne. Dies gilt vor allem für Gastrinome, VIPome, Glukagonome und nichtfunktionelle Tumoren.

Die wichtigsten Kriterien der Malignität sind, abgesehen von Metastasen in die regionalen Lymphknoten und die Leber oder einer Infiltration benachbarter Organe, eine Tumorgröße über 2 cm, Angioinvasion und eine proliferative Aktivität über 2 % (4).

Insulinome. Unter den funktionellen Tumoren sind die Insulinome am häufigsten. Sie sind zu 95 % zwischen 1 und

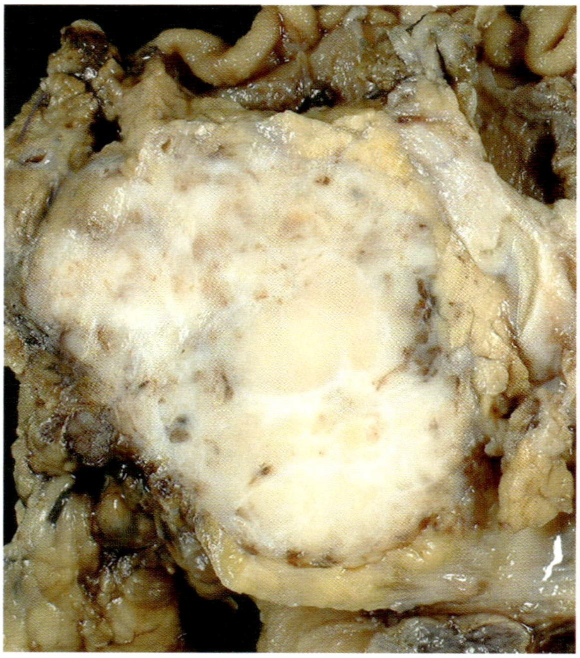

Abb. 36.12 Endokriner Tumor des Pankreas: gut abgegrenzter Tumor im Bereich des Pankreaskopfes.

2 cm groß und verhalten sich benigne. Multiple Insulinome und Insulinome im Rahmen einer MEN-1 (multiple endokrine Neoplasie) machen etwa 10% aller Insulinome aus. Sie zeigen gegenüber den solitären, sporadischen Insulinomen keine gesteigerte Malignitätsrate.

⇢ **Gastrinome.** Die pankreatischen Gastrinome sind meist größer als 2 cm und haben daher bei Diagnosestellung bereits zu etwa 60% metastasiert. Sie treten im Gegensatz zu den viel häufigeren duodenalen Gastrinomen nur äußerst selten im Rahmen einer MEN-1 auf.

⇢ **Seltene Tumoren.** Unter den seltenen Tumoren mit hormonellen Syndromen sind die VIPome, Glukagonome, die ACTH produzierenden Tumoren und die Wachstumshormon produzierenden Tumoren zu nennen. Zum Zeitpunkt ihrer Diagnose sind die meisten dieser Tumoren über 2 cm groß und haben bereits metastasiert. Dies gilt auch für die nichtfunktionellen Tumoren.

FAZIT FÜR DIE PRAXIS

- Neue morphologisch charakterisierte Typen der Pankreatitis sind die akute Pankreatitis bei Infektion, die autoimmune Pankreatitis und die paraduodenale Pankreatitis.
- Für die Entstehung des duktalen Adenokarzinoms wurde ein Progressionsmodell mit definierten Vorläuferveränderungen – den PanIN – entwickelt.
- Unter den zystischen Tumoren ist die intraduktale papillär-muzinöse Neoplasie (IPMN) der häufigste Tumor.
- Es gibt mindestens vier verschiedene Typen der IPMN, die sich auch klinisch-prognostisch unterscheiden.

37 Pankreatitis

37.1 Klassifikationen und Definitionen der Pankreatitis

A. Schneider, M. V. Singer

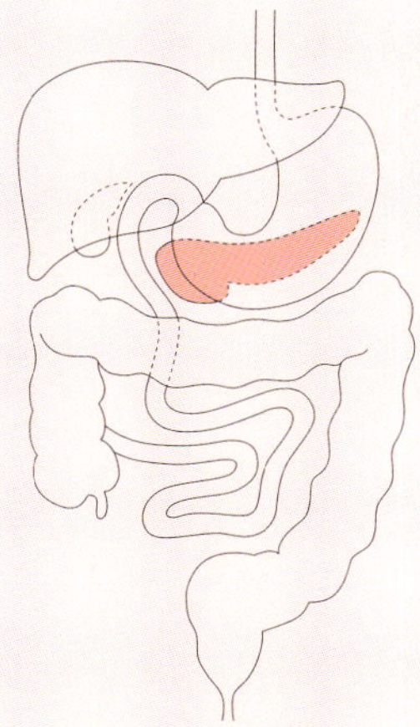

EDITORIAL **In den letzten drei Jahrzehnten wurden verschiedene Versuche unternommen, die akute und chronische Pankreatitis zu definieren und zu klassifizieren. Die getroffenen Klassifikationen der akuten und chronischen Pankreatitis sollten die Ergebnisse verschiedener Studien vergleichbar machen, die therapeutischen Konzepte vereinheitlichen und zu einer gemeinsamen Sprachregelung führen.**

Klassifikationen

Probleme. Die Versuche der Einteilung der akuten und chronischen Pankreatitis werden durch die grundsätzliche Problematik erschwert, dass das Pankreas einer einfachen klinischen Beurteilung nicht zugänglich ist. Die anatomische Lage des Pankreas im Retroperitoneum erlaubt keine unkomplizierte Gewebeentnahme, um frühe histologische Organveränderungen nachzuweisen. Bei der akuten Pankreatitis werden die Patienten erst einer klinischen Beurteilung unterzogen, wenn die frühen pathophysiologischen Mechanismen bereits abgelaufen und durch die Autodigestion des Organs bereits nicht mehr nachweisbar sind.

Eine Trennung zwischen einer akuten Pankreatitis und einer ersten akuten entzündlichen Exazerbation im Rahmen eines frühen Erkrankungsstadiums einer chronischen Pankreatitis ist zumeist nicht möglich.

Weiterhin kann es im Anschluss an eine akute Pankreatitis zu einer vorübergehenden Einschränkung der exokrinen und endokrinen Pankreasfunktion kommen, und die Gewebeveränderungen können für einige Zeit persistieren, so dass eine Unterscheidung zur chronischen Pankreatitis zunächst nicht möglich ist. Schließlich lassen sich exokrine und endokrine Funktionseinschränkungen sowie Organveränderungen der chronischen Pankreatitis, die sich in bildgebenden Untersuchungen darstellen, oftmals erst im Rahmen eines fortgeschrittenen Erkrankungsstadiums nachweisen.

Marseille-Klassifikationen

Zu den unter diesen Schwierigkeiten erstellten Einteilungen zählt die Marseille-Klassifikation von 1963 (8), die 1984 (11) und 1988 (9) revidiert wurde.

Akute Pankreatitis. Diese Marseille-Klassifikationen definieren die akute Pankreatitis als eine Entzündung des Pankreas, bei der es nach Ausschaltung der auslösenden Ursache der Erkrankung oder nach Beseitigung von auftretenden Komplikationen wieder zu einer vollständigen Restitution des Organs kommt. Die akute Pankreatitis wird nach den Marseille-Klassifikationen durch plötzlich einsetzende abdominelle Schmerzen und einen Anstieg der Pankreasenzyme im Blut und Urin gekennzeichnet. Histologisch werden bei der milden Verlaufsform peripankreatische Fettgewebsnekrosen und ein interstitielles Ödem beobachtet. Bei der schweren Verlaufsform findet man ausgeprägte peri- und intrapankreatische Fettgewebsnekrosen, Parenchymnekrosen und Einblutungen. Die Läsionen können lokalisiert oder diffus im Organ auftreten.

Chronische Pankreatitis. Die chronische Pankreatitis wird in den Marseille-Klassifikationen als eine Entzündung des Pankreas definiert, die klinisch zumeist durch einen rezidivierend auftretenden oder persistierenden abdominellen Schmerz gekennzeichnet ist. Histologisch wird bei der chronischen Pankreatitis eine irreguläre Sklerosierung des

Tabelle 37.1 Cambridge-Klassifikation des Schweregrades der chronischen Pankreatitis (cP) nach den Untersuchungsergebnissen der endoskopischen retrograden Pankreatographie (ERP) (2)

Schweregrad der chronischen Pankreatitis (cP)	Pankreashauptgang	Pankreasseitengänge
Normales Organ	normal	normal
Fragwürdige cP	normal	< 3 abnormal
Milde cP	normal	3 oder mehr abnormal
Moderate cP	abnormal	3 oder mehr abnormal
Schwere cP	wie bei moderater cP und zusätzlich mindestens eines der folgenden Kriterien: • Kavität > 10 mm messend • Gangobstruktion • intraduktaler Füllungsdefekt • schwere Dilatation oder Irregularität	mehr als 3 abnormal

Organs mit fokaler, segmentaler oder diffuser Parenchymdestruktion beobachtet, und es treten Dilatationen des Pankreasgangsystems, Eiweißablagerungen, intraduktale Kalzifikationen, Ödeme, fokale Nekrosen, Entzündungszellen, Zysten und Pseudozysten auf. Gemäß den Marseille-Klassifikationen führt die chronische Pankreatitis zu einem progressiven und permanenten Verlust der exokrinen und endokrinen Pankreasfunktion. Die Marseille Klassifikation von 1984 führt die obstruktive Pankreatitis als eine eigenständige Erkrankungsform auf, die durch eine Dilatation des Pankreasgangsystems proximal der Pankreasgangobstruktion und durch eine diffuse Atrophie der Pankreasazinuszellen charakterisiert wird.

Die Marseille-Klassifikationen der akuten und chronischen Pankreatitis basieren überwiegend auf histologischen Gewebemerkmalen, die im klinischen Alltag jedoch oft nicht verfügbar sind.

Weitere Klassifikationen

Die Klassifikation von Cambridge von 1983 berücksichtigt bei der Einteilung der chronischen Pankreatitis die morphologischen Veränderungen, die mit bildgebenden Untersuchungsmethoden nachweisbar sind (Tab. 37.**1**) (2, 10). In einer weiteren Klassifikation der chronischen Pankreatitis wird eine Einteilung nach den unterschiedlichen Stadien der Erkrankung vorgeschlagen (4). Ein internationaler Workshop in Zürich definierte 1997 das Vorliegen einer alkoholischen chronischen Pankreatitis anhand verschiedener klinischer Merkmale. Die Einzelheiten dieser Klassifikation werden in Tab. 37.**2** zusammengefasst (1). In einer 2001 vorgestellten Klassifikation der chronischen Pankreatitis wird schließlich auf die ätiologisch bedeutsamen Risikofaktoren unter besonderer Berücksichtigung neuer genetischer Erkenntnisse (5) eingegangen.

Tabelle 37.2 Diagnostische Kriterien der alkoholischen chronischen Pankreatitis, auf die man sich auf einem internationalen Workshop zur alkoholischen Pankreatitis in Zürich einigte (1)

Diagnose einer alkoholischen chronischen Pankreatitis
erfordert die folgenden charakteristischen Merkmale:
- typische klinische Präsentation der chronischen Pankreatitis mit rekurrenten akuten Pankreatitisepisoden oder charakteristischen abdominellen Schmerzen
- exzessiver Alkoholkonsum von gewöhnlich mehr als 80 g/die für einige Jahre bei Männern, kleineren Mengen bei Frauen

Diagnose einer „wahrscheinlichen chronischen Pankreatitis"
wird gestellt bei Vorliegen eines oder mehrerer der folgenden Kriterien zusätzlich zu den beiden charakteristischen Merkmalen:
- milde duktale Veränderungen (entsprechend der „Cambridge-Klassifikation")
- rekurrente oder persistierende Pseudozysten
- pathologischer Sekretin-Test
- endokrine Insuffizienz (z. B. abnormaler oraler Glucosetoleranztest)

Diagnose einer „definitiven chronischen Pankreatitis"
wird gestellt bei Vorliegen eines oder mehrerer der folgenden Kriterien zusätzlich zu den beiden charakteristischen Merkmalen:
- Kalzifikationen des Pankreas
- moderate oder schwere duktale Veränderungen (entsprechend der „Cambridge-Klassifikation")
- ausgeprägte und persistierende exokrine Insuffizienz definiert als Steatorrhö, die durch Enzymsubstitution merklich reduziert wird
- Vorliegen einer charakteristischen Histologie einer chirurgisch gewonnenen Pankreasgewebeprobe

Definitionen

Bis zu Beginn der 1990er Jahre bestand noch immer keine internationale Übereinkunft über die Terminologie bei der akuten Pankreatitis. Im Jahre 1992 wurde schließlich in Atlanta, USA, ein internationales Symposium abgehalten, auf dem die bis zu diesem Zeitpunkt nicht eindeutigen Definitionen zur klinischen Beschreibung der akuten Pankreatitis thematisiert und die Fortschritte der bildgebenden Methoden berücksichtigt wurden (3). Man einigte sich auf folgende Definitionen (Tab. 37.**3**) (3):

→ **Akute Pankreatitis.** Die akute Pankreatitis stellt einen akuten entzündlichen Prozess des Pankreas dar, der das umgebende Gewebe miteinbeziehen, aber auch auf entfernte Organsysteme übergreifen kann. Man einigte sich zudem, eine initiale akute Pankreatitisepisode bei Patienten, bei denen im weiteren Verlauf dann eine zugrunde liegende chronische Pankreatitis nachgewiesen werden kann, bis zum Nachweis der chronischen Pankreatitis als akute Pankreatitis zu klassifizieren.

→ **Schwere akute Pankreatitis.** Die schwere akute Pankreatitis geht mit Organversagen und/oder lokalen Komplikationen (z. B. Nekrose, Abszess oder Pseudozyste) einher. Eine schwere akute Pankreatitis wird durch den Nachweis von mindestens 3 Kriterien der Schweregradeinteilung nach Ranson (7) oder von mindestens 8 Punkten der APACHE-II-(Acute Physiology and Chronic Health Evaluation)Schweregradeinteilung (6) definiert. Das Organversagen wurde definiert als Schockzustand (systolischer Blutdruck unter 90 mm Hg), pulmonale Insuffizienz (PaO_2, 60 mm Hg oder weniger), Nierenversagen (Kreatininwert über 2 mg/dl nach Rehydratation) oder gastrointestinale Blutung (mehr als 500 ml/24 h).

→ **Milde akute Pankreatitis.** Die milde akute Pankreatitis wird durch eine geringe Beeinträchtigung des Organs und eine vollständige Wiederherstellung des Organs gekennzeichnet. Die Charakteristika der schweren Verlaufsform treten nicht auf.

→ **Akute Exsudate.** Akute Exsudate treten frühzeitig (innerhalb der ersten 2 Wochen) im Verlauf der akuten Pankreatitis auf. Sie finden sich im Pankreas oder nahe am Pankreas und zeigen keinen Randwall aus Granulations- oder Fibrosegewebe.

→ **Nekrosen des Pankreas.** Eine Nekrose des Pankreas stellt eine fokale oder diffuse Region von abgestorbenem Pankreasgewebe dar, die typischerweise mit peripankreatischer Fettgewebsnekrose einhergeht.

→ **Akute Pseudozyste.** Eine Pseudozyste stellt eine Ansammlung von Pankreassekret dar, die von einem nichtepithelialisierten Randwall aus Granulations- oder Fibrosegewebe umschlossen wird. Pseudozysten können bei einer akuten Pankreatitis, einem Pankreastrauma oder einer chronischen Pankreatitis entstehen und entwickeln sich zumeist erst 4 Wochen nach Ausbruch der akuten Pankreatitis.

→ **Pankreasabszess.** Ein Pankreasabszess stellt eine umschriebene intraabdominelle Ansammlung von Eiter dar, die gewöhnlich in der Nähe des Pankreas auftritt und die kein oder nur wenig nekrotisches Pankreasgewebe enthält. Ein Pankreasabszess entsteht bei einer akuten Pankreatitis oder einem Pankreastrauma. Pseudozysten, bei denen Eiter oder bakterielle Infektionen nachweisbar sind, sollten ebenfalls als Pankreasabszesse eingestuft werden.

Tabelle 37.3 Begriffe zur klinischen Beschreibung der akuten Pankreatitis, die gemäß der Atlanta-Klassifikation definiert sind (3)

- Akute Pankreatitis
- Schwere akute Pankreatitis
- Milde akute Pankreatitis
- Akutes Exsudat
- Nekrose
- Akute Pseudozyste
- Pankreasabszess

FAZIT FÜR DIE PRAXIS

- Die hier zusammengefassten Klassifikationen und Definitionen können nur den Kenntnisstand der jeweiligen Jahre widerspiegeln.
- Eine Klassifikation der akuten und chronischen Pankreatitis, die die Ätiologie der Erkrankung, den klinischen Schweregrad und die verschiedenen Stadien der Erkrankung berücksichtigt und unterschiedlich gewichtet, liegt derzeit nicht vor.
- In Anbetracht neuer Erkenntnisse über die Entstehung der akuten und chronischen Pankreatitis wird es notwendig sein, sich zukünftig auf eine neue Klassifikation zu einigen, die diese Faktoren beinhaltet.

37.2 Ätiopathogenese der Pankreatitis

N. Teich, H. Bödeker, J. Mayerle, M. M. Lerch, H. Witt

EDITORIAL **Erkrankungen der Gallenwege und Alkoholmissbrauch sind in 80% der Fälle Ursache der akuten Pankreatitis. Gelegentlich wird die Erkrankung durch Oberbauchtraumata, Tumoren des pankreobiliären Systems, Medikamente, Infektionen, metabolische Störungen oder durch eine ERCP ausgelöst; zahlreiche weitere Ursachen sind selten. Häufig ist zunächst unklar, ob die akute Pankreatitis der erste Schub einer chronischen Pankreatitis ist.**

Alkohol ist der wichtigste ätiologische Faktor der chronischen Pankreatitis; er wird in mindestens 80% der Fälle als Ursache angesehen. Seltener sind die „idiopathische", die hereditäre, die tropische oder die autoimmune chronische Pankreatitis.

Mehrere pankreatitisassoziierte Mutationen des kationischen Trypsinogens führen wahrscheinlich zu einer erhöhten intrapankreatischen Trypsinaktivität (hereditäre Pankreatitis). Diese Erkenntnisse legen nahe, dass eine Störung des intrapankreatischen Proteasen-Antiproteasen-Gleichgewichts eine wesentliche Rolle in der Pathogenese der chronischen Pankreatitis spielt. Bei der tropischen, alkoholischen und „idiopathischen" chronischen Pankreatitis wurden in teils hoher Prävalenz Mutationen des Trypsin-Antagonisten SPINK1 (Serinproteasen-Inhibitor vom Typ Kazal) oder des Mukoviszidosegens nachgewiesen. Der Nachweis ererbter Risikofaktoren hat zu einer Reduzierung des Anteils von Patienten mit „idiopathischer" chronischer Pankreatitis geführt.

Hereditäre Pankreatitis

→ Klinik und Therapie. Die langjährige klinische Beobachtung einer Familie, in der 6 von 36 Mitgliedern aus 4 Generationen eine rezidivierende Pankreatitis hatten, führte im Jahr 1952 zur Erstbeschreibung der autosomal dominant vererbten hereditären Pankreatitis (9). Seitdem wurden weltweit mehrere hundert Familien klinisch charakterisiert. Die Erkrankung beginnt überwiegend im Kindes- oder Jugendalter und betrifft Jungen und Mädchen gleichermaßen. Meist treten wiederholte akute Schübe der chronischen Pankreatitis auf; selten ist eine Erstmanifestation durch exokrine oder endokrine Insuffizienz. Häufig kommt es im Krankheitsverlauf zu einer Abschwächung der Krankheitsintensität. Auch innerhalb einer Familie finden sich ausgeprägt variable Verläufe, die sich zum heutigen Zeitpunkt weder vorhersagen noch spezifisch behandeln lassen. Die Therapie orientiert sich bislang an den Leitlinien der akuten und chronischen Pankreatitis anderer Genese. Wie bei der chronischen alkoholischen Pankreatitis sind chirurgische Therapieoptionen in den Hintergrund gerückt.

→ R122H- und N29I-Mutation. Kationisches Trypsinogen (PRSS1) (OMIM +276000) ist das quantitativ wichtigste Trypsinogen im Pankreassaft des Menschen. Einer nordamerikanisch-italienischen Arbeitsgruppe gelang es im Jahr 1996, bei 5 Familien mit hereditärer Pankreatitis eine krankheitsassoziierte Mutation in diesem Gen zu identifizieren (37). Diese Punktmutation R122H (R117H nach der nicht mehr gebräuchlichen Chymotrypsin-Nomenklatur) ist die häufigste Mutation bei Familien mit hereditärer Pankreatitis. Wenig später wurde von derselben Arbeitsgruppe eine weitere Mutation, N29I, im selben Gen identifiziert. Diese beiden Mutationen besitzen bis heute die größte klinische Relevanz.

→ Gesteigerte intrapankreatische Trypsinaktivität. Bereits bei der Publikation der R122H-Mutation wurde postuliert, dass die Aminosäure R122 aufgrund ihrer exponierten Lage als eine „Sollbruchstelle" anzusehen ist. Eine Hydrolyse an dieser Position könnte zu einer Inaktivierung des aktiven Trypsins führen. Im mutierten R122H-Molekül wäre diese Spaltung nicht mehr möglich, so dass aktives Trypsin im Organ persistiert, was dann eine akute Pankreatitis initiieren könnte. Dieses Konzept passt gut zu der schon zuvor favorisierten Vorstellung zur Pathogenese der Pankreatitis, welche von einer gesteigerten intrapankreatischen Trypsinaktivität ausgeht.

Die häufigsten krankheitsassoziierten Mutationen des kationischen Trypsinogens, N29I und R122H, führen zu einer erleichterten Autoaktivierung und/oder erschwerten Inaktivierung der mutierten Trypsinmoleküle in vitro (32).

→ Penetranz. In mehreren Arbeiten wurden Patientenkollektive mit den Mutationen N29I und R122H analysiert.

Es zeigte sich eine Penetranz der Erkrankung (Anteil der Erkrankten an allen Mutationsträgern) von etwa 70–80%. Es bestehen keine wesentlichen Unterschiede zwischen den Patienten mit den Trypsinogenmutationen N29I und R122H hinsichtlich Manifestationsalter (im Median 13 Jahre) oder hinsichtlich der einzelnen Symptome der chronischen Pankreatitis. Bei nur 4% der Mutationsträger lässt sich das Vollbild der chronischen Pankreatitis mit exokriner und endokriner Insuffizienz, Pankreasgangerweiterung und intrapankreatischen Verkalkungen nachweisen.

Pankreaskarzinomrisiko. Bereits kurz nach Entdeckung der Trypsinogenmutationen konnte belegt werden, dass die Häufigkeit des Pankreaskarzinoms bei Patienten mit hereditärer Pankreatitis über 50-mal größer als in einer Kontrollpopulation ist (24).

Insbesondere nach einem langjährigen Verlauf der Erkrankung (Krankheitsdauer über 40 Jahre) steigt die Malignominzidenz bei hereditärer Pankreatitis stark an.

Bei chronisch alkoholischer Pankreatitis findet sich dagegen ein Pankreaskarzinom bis zu 20-mal häufiger als in der Normalbevölkerung. Das hohe Pankreaskarzinomrisiko ist möglicherweise Konsequenz der lange bestehenden chronischen Pankreatitis und nicht spezifische Folge der Trypsinogenmutationen.

Weitere Mutationen. An dritter Stelle der Häufigkeit steht die A16V-Mutation. Diese ist am Anfang des Trypsinogen-Aktivierungspeptids lokalisiert. Für diese Mutation existieren noch keine biochemischen Daten und auch eine detaillierte klinische Charakterisierung steht noch aus.

In rascher Folge wurden weitere Varianten des kationischen Trypsinogens identifiziert. Einige davon führten aufgrund ihrer Position im Molekül oder ihrer biochemischen Eigenschaften zu interessanten pathogenetischen Konzepten. Beispiele sind weitere Mutationen im Bereich der Trypsin-Inaktivierungsschnittstelle, Mutationen direkt an der Trypsinogen-Aktivierungsschnittstelle oder durch Austausch genetischen Materials entstandene Konversionsmutationen. Zur Zusammenfassung dieser Daten wurde eine laufend aktualisierte Datenbank erstellt (www.uni-leipzig.de/pancreasmutation).

Idiopathische chronische Pankreatitis

Formen. In 10–30% aller Fälle mit chronischer Pankreatitis findet sich weder eine auslösende Ursache noch eine positive Familienanamnese. Diese als idiopathisch bezeichnete chronische Pankreatitis kommt in zwei Formen vor:

- Die „juvenile" oder *„Early-Onset-Form"* manifestiert sich bis zum 30. Lebensjahr mit rezidivierenden abdominellen Schmerzen und nur langsamer Ausbildung einer Pankreasinsuffizienz.
- Die seltenere „senile" oder *„Late-Onset-Form"* manifestiert sich zwischen dem 6. und 8. Lebensjahrzehnt mit exokriner Insuffizienz und zeigt in der Mehrzahl der Fälle einen weitgehend schmerzlosen Verlauf (2, 21).

Der unterschiedliche Verlauf lässt vermuten, dass diesen beiden Formen verschiedene pathophysiologische Mechanismen zugrunde liegen.

Trypsin-Inhibitor SPINK1. Der Serinprotease-Inhibitor Kazal-Typ 1 (SPINK1), auch als pankreatischer sekretorischer Trypsin-Inhibitor (PSTI) bezeichnet, ist ein spezifischer intrapankreatischer Trypsin-Inhibitor (OMIM *167790). Die Inkubation äquimolarer Mengen von Trypsin und dem Inhibitor führt zu einer kovalenten Bindung zwischen der Protease und dem reaktiven Zentrum von SPINK1. Als wichtigster intrapankreatischer Trypsin-Inhibitor ist SPINK1 jedoch nur in der Lage, etwa 20% des potenziell aktivierbaren Trypsins zu inhibieren. Wenn eine darüber hinausgehende intrapankreatische Trypsinogenaktivierung von anderen – weniger potenten – antiproteolytischen Schutzmechanismen nicht neutralisiert werden kann, kommt es nach heutiger pathogenetischer Vorstellung zur Pankreatitis.

Bei etwa 20% aller Patienten mit chronischer idiopathischer Pankreatitis findet sich eine SPINK1-Mutation (39). Mit 80–90% aller Mutationen im SPINK1-Gen ist N34S die häufigste genetische Veränderung und ist am sichersten mit der chronischen – auch der alkoholischen und tropischen – Pankreatitis assoziiert.

Die Progression der SPINK1-N34S-assoziierten chronischen Pankreatitis ist schneller als bei Patienten mit Trypsinogenmutationen, jedoch weitaus langsamer als bei Patienten mit chronisch alkoholischer Pankreatitis (17).

Suche nach weiteren Mutationen. Seit dem Nachweis der engen Assoziation mit der N34S-Mutation des SPINK1-Gens wird der Begriff „idiopathische" chronische Pankreatitis zunehmend hinterfragt. Möglicherweise bestehen auch bei den 80% der Patienten mit idiopathischer Pankreatitis, aber ohne die SPINK1-N34S-Mutation, bislang unbekannte krankheitsassoziierte Mutationen. Neben dem SPINK1 spielen bislang vor allem Mutationen im Mukoviszidosegen (CFTR) eine wesentliche Rolle (s. dort).

Zystische Fibrose (Mukoviszidose)

Die zystische Fibrose (CF) (OMIM 219700) ist eine autosomal rezessiv vererbte Erkrankung, die durch Mutationen im CFTR-Gen (cystic fibrosis transmembrane conductance regulator) (OMIM *602421) verursacht wird (18). Die geschätzte Inzidenz liegt in Europa bei 1 : 2500.

Klinik. Die Erkrankung ist durch eine chronische obstruktive Lungenerkrankung mit proximalen Bronchiektasien, durch eine exokrine Pankreasinsuffizienz und durch erhöhte Chloridwerte im Schweiß charakterisiert. Weitere klinische Manifestationen sind eine biliäre Leberfibrose, ein Mekoniumileus, Nasenpolypen und eine chronische Sinusitis. Ca. 95% der männlichen Patienten sind aufgrund einer obstruktiven Azoospermie infertil.

Pankreasbeteiligung. Die Pankreasschädigung bei CF ist durch eine duktuläre Obstruktion infolge eingedickter Sekretionen charakterisiert, die zu einer Dilatation der Pankreasgänge und zu einem Verlust der Azinuszellen mit interstitieller Fibrose und Ersatz durch Fettgewebe führt. Die Pankreasbeteiligung variiert von einem kompletten Verlust der exokrinen und endokrinen Funktion bis zu einer nahezu normalen Pankreasfunktion. Etwa 85% der CF-Patienten weisen eine exokrine Insuffizienz auf. Obwohl die Pankreasinsuffizienz bei zystischer Fibrose Folge einer entzündlichen Zerstörung der Drüse ist, wurde die Erkrankung nicht in die Marseille-Rom-Klassifikation der Pankreatitis aufgenommen. 1–2% der CF-Patienten zeigen klinisch das Bild einer rezidivierenden Pankreatitis. Diese Verlaufsform wird fast ausschließlich bei pankreassuffizienten Patienten gefunden.

CFTR-Gen. CFTR kodiert für ein Transmembranprotein, ist auf der Oberfläche der meisten Epithelzellen nachweisbar und fungiert als cAMP-abhängiger Chloridkanal. Das Pankreas exprimiert CFTR in der apikalen Membran der duktalen Zellen, aber nicht oder kaum in den Azinuszellen.

CFTR besitzt eine bedeutende Rolle in der duktalen Sekretion von Bicarbonat in den Pankreassaft. CFTR-Mutationen verursachen einen defekten Salztransport mit Bildung zäher Schleimsekrete in den betroffenen Organen.

CFTR-Mutationen. Bislang sind über 1000 verschiedene CFTR-Mutationen beschrieben worden. Die mit 66% aller CF-Patienten weltweit häufigste Mutation ist eine Deletion von 3 Basenpaaren im Exon 10, F508del, die zum Abbau des mutierten Proteins im endoplasmatischen Retikulum führt. CFTR-Mutationen lassen sich in 5 Klassen einteilen (38):

- Mutationen, die eine fehlerhafte Transkription der mRNA (*Klasse I*), eine defekte Proteinprozessierung (*Klasse II*) oder eine fehlerhafte Aktivierung (*Klasse III*) bewirken, führen zu einem gering oder nicht funktionellen Protein und sind gewöhnlich mit einem schweren Phänotyp assoziiert.
- Mutationen, die die Aktivität (*Klasse IV*) oder Menge (*Klasse V*) des Proteins reduzieren, führen zu einer erniedrigten, aber nicht vollständig aufgehobenen CFTR-Funktion und sind oft mit einem milden Phänotyp assoziiert.

Diese Genotyp-Phänotyp-Korrelation gilt allerdings vorwiegend für die Affektion des Pankreas, aber nicht für den Schweregrad des pulmonalen Phänotyps.

CFTR-Mutationen bei idiopathischer cP. Bei Patienten mit idiopathischer chronischer Pankreatitis finden sich CFTR-Mutationen 4-mal so häufig wie erwartet (8, 33). Es wurde die Hypothese aufgestellt, dass die Kombination zweier milder bzw. einer schweren und einer milden CFTR-Mutation den Phänotyp einer Pankreatitis verursacht, während die Kombination zweier schwerer CFTR-Mutationen zu dem Phänotyp einer zystischen Fibrose führt. Allerdings weist nur ein Bruchteil der Patienten mit idiopathischer Pankreatitis zwei CFTR-Mutationen auf. Zudem überwiegen atypische, milde Mutationen der Klasse IV. Bei Kindern mit Pankreatitis finden sich bei mehr als 30% der Patienten CFTR-Mutationen, wobei F508del weniger als ein Drittel aller Mutationen stellt.

Warum heterozygote CFTR-Träger ein erhöhtes Risiko für eine chronische Pankreatitis besitzen, ist wenig verstanden. Neuere Publikationen deuten darauf hin, dass die Kombination einer heterozygoten CFTR-Mutation mit einem genetischen Defekt in einem anderen Gen wie z. B. SPINK1 zur chronischen Pankreatitis disponiert (26). Dieser Hypothese folgend, würde CFTR über einen komplexen Erbgang zu einer Pankreatitis prädisponieren.

Alkoholische Pankreatitis

Alkohol ist in 60–80% der Fälle Ursache einer chronischen Pankreatitis. Dabei ist nicht klar, ob eine akute alkoholische Pankreatitis eine eigene Entität ist oder nur der erste Schub einer chronischen Pankreatitis. Auf der anderen Seite entwickelt nur ein Bruchteil aller Patienten mit deutlichem Alkoholgenuss (mehr als 60 g Alkohol pro Tag) eine Pankreatitis. Diese Beobachtungen zeigen, dass Alkoholkonsum ein in der Mehrzahl der Fälle notwendiger, aber kein hinreichender Grund für die Entwicklung einer chronischen Pankreatitis ist (20).

Neben dem Alkohol muss es also noch weitere, vermutlich genetische, Faktoren geben, die zu der Entstehung der Erkrankung beitragen.

Die klinische Beobachtung wird durch den tierexperimentellen Befund unterstrichen, dass eine Alkoholzufuhr allein nicht zu einer Pankreatitis in verschiedenen Tiermodellen führe.

Aufgrund zahlreicher experimenteller Tiermodelle und histopathologischer Untersuchungen wurden verschiedene Theorien über den Mechanismus postuliert, über den Alkoholkonsum zu einer chronischen Pankreatitis führen kann (28, 35).

Theorie des toxisch-metabolischen Effekts. Eine Theorie vermutet einen direkten metabolisch-toxischen Effekt des Alkohols auf die Azinuszelle des Pankreas. Ethanol und seine verschiedenen Abbauprodukte führen im Tiermodell zu Veränderungen, die man auch in frühen Stadien einer experimentellen Pankreatitis beobachtet, wie eine erleichterte Trypsinaktivierung, eine erhöhte Fragilität der Lysosomen, das Auftreten von Vakuolen in der Azinuszelle und ein Ödem des Pankreas. Experimentell führt Alkohol zu einer erhöhten Sensitivität der Azinuszellle auf proinflammatorische Stimuli, was zu einer erhöhten lokalen Synthese von Zyto- und Chemokinen führen kann. Dies bewirkt eine verstärkte Einwanderung von Entzündungszellen, die Quelle für freie Radikale und damit eines erhöhten oxidativen Stresses im Pankreas sein sollen.

Die toxisch-metabolische Theorie erklärt womöglich akute und rezidivierende Schübe der Pankreatitis, allerdings nicht zwangsläufig eine Chronifizierung der Erkrankung.

Nekrose-Fibrose-Theorie. Die weitergehende Nekrose-Fibrose-Theorie postuliert, dass durch rezidivierende Schübe der Pankreatitis einwandernde Entzündungszellen die Sternzellen des Pankreas zu Kollagensynthese in den periduktalen Bereichen der kleinen Pankreasgänge stimulieren. Dadurch soll es zu einer Verengung von Pankreasgängen als Auslöser einer Chronifizierung der Erkrankung kommen. Die Nekrose-Fibrose-Therorie wurde neben histopathologischen Beobachtungen durch die Beschreibung der pankreatischen Sternzellen („pancreatic stellate cells") begründet.

Wie die Kupffer-Sternzellen der Leber können die Sternzellen des Pankreas unter Stimulation von TGFβ1 („transforming growth factor β1") Kollagene produzieren. Dieser zur Abheilung einer akuten Pankreatitis notwendige Vorgang könnte ein Bindeglied zum Übergang einer akuten in eine chronische Pankreatitis sein.

Interessanterweise findet sich im Pankreas von Patienten mit chronischer Pankreatitis ein anderes Zytokinprofil als bei Gesunden, was eine Erklärung für die Stimulation der Sternzellen sein könnte.

„Pancreatic-Stone"-Hypothese. Die „Pancreatic-Stone"-Hypothese, die eine Obstruktion der größeren Pankreasgänge als Folge eines unter Alkoholkonsum eiweißreicheren und zu Präzipitation von Pankreassteinen neigenden Pankreassekretes postuliert, ist eher von historischer Bedeutung. Allerdings können im Spätstadium der Erkrankung vermehrt auftretende Konkremente der Pankreasgänge zu Schmerzen und einer erhöhten Schubfrequenz führen.

Genetik. Zum genetischen Hintergrund der alkoholischen chronischen Pankreatitis liegen noch wenige Daten vor. Vermutlich handelt es sich um eine polygenetische Disposition zur Entwicklung der Erkrankung. Die Beschreibung einer erhöhten Inzidenz von Varianten im pankreatischen Trypsin-Inhibitor SPINK1 bei Patienten mit chronisch alkoholischer Pankreatitis im Vergleich zur Normalbevölkerung ist ein Schritt zur Klärung des genetischen Hintergrundes der Erkrankung (40).

Gallensteine/biliäre Genese

Häufigkeit. 80% aller Fälle von akuter Pankreatitis werden durch Erkrankungen der Gallenwege oder Alkoholmissbrauch verursacht. Im überwiegenden Teil der westlichen Welt stellt die biliäre Pankreatitis mit einem Anteil von 16–70% dabei die häufigste Ursache einer akuten Pankreatitis dar. Der vermehrte Einsatz des endoskopischen Ultraschalls mit der Detektion von Mikrolithen im Ductus hepatocholedochus sowie in der Gallenblase führt zu einer Zunahme der ätiologischen Zuordnung in die Klasse biliäre Pankreatitis sowie zu einer Abnahme der Fälle mit idiopathischer Pankreatitis.

Hypothesen zur Pathogenese. Die Passage kleiner Gallenkonkremente durch den Ductus hepatocholedochus mit daraus entstehender Obstruktion der Papilla Vateri wird seit langem als pathophysiologischer Auslöser einer biliären Pankreatitis akzeptiert (1). Nichtsdestotrotz löst die Passage eines Gallensteins durch die extrahepatischen Gallenwege nur in 0,3–3% der Fälle eine akute biliäre Pankreatitis aus. Der pathophysiologische Mechanismus blieb jedoch lange unverstanden. 1856 zeigte Claude Bernard erstmals im Tiermodell, dass die Injektion von Galle in den Pankreasgang eine akute Pankreatitis auslösen kann (6). Diese Etablierung eines reproduzierbaren Tiermodells der akuten Pankreatitis ließ in der Folge nicht nur systematische Untersuchungen zur Pathophysiologie zu, sondern beeinflusste nachhaltig Hypothesen zur Pathogenese der akuten Pankreatitis.

Opie-Hypothesen

1901 begründete Eugene Lindsey Opie am John Hopkins Hospital in Baltimore die Hypothese der Obstruktion des Pankreasganges durch ein Konkrement als Auslöser der akuten Pankreatitis (27).

Im gleichen Jahr veröffentlichte er eine zweite Hypothese und entwarf nach der Autopsie von 37 Patienten die Theorie des Galleflusses in den Pankreasgang über eine neu formierte Verbindung zwischen dem Ductus hepatocholedocus und dem Ductus Wirsungianus (common channel hypothesis), der sich hinter einem eingeklemmten Konkrement bilden soll (27). In den nachfolgenden Jahren wurde diese letztere Hypothese auf Grund klinischer Beobachtungen und experimenteller Daten häufig in Frage gestellt. Zum einen ist die gemeinsame Endstrecke zwischen dem Ductus hepatocholedochus und dem Ductus wirsungianus mit einer durchschnittlichen Länge von 6 mm zu kurz, als dass ein eingeklemmtes Konkrement zu einem Gallereflux führen würde. Ein eingeklemmtes Konkrement würde vielmehr zu einem Verschluss beider Ausführungsgänge führen, aber nicht zu einem Gallereflux in den Pankreasgang. Hinzu kommt, dass der durch die Sekretion des Pankreassekrets aufgebaute Druck den Druck der Galle bei weitem übersteigt und es somit eher zu einem Reflux von Pankreassekret in den Gallengang kommen würde als umgekehrt.

Dies lässt sich auch bei Patienten beobachten: Bei einer jungen Patientin war es postpartal zu einem Ikterus gekommen. Bei Cholezysto- und Choledocholithiasis erfolgte eine Cholezystektomie und die Anlage eines T-Drains in den Ductus hepatocholedochus weil intraoperativ kein freier Abfluss dokumentiert werden konnte. In der über die T-Drainage abgeleiteten Galle fanden sich hohe Aktivitäten von Amylase und Lipase was einen Reflux des Pankreassekrets in den Ductus hepatocholedochus belegt. Ursache war ein an der Papille eingeklemmtes Konkrement und erst in dieser Situation, in der die Entlastung der Galle einen Reflux in den Pankreasgang praktisch unmöglich machte, entwickelte sich eine biliäre Pankreatitis bei der Patientin (23).

Untersuchungen am Tiermodell des amerikanischen Opossum zum Schweregrad der akuten nekrotisierenden Pankreatitis nach einer selektiven Ligatur des Ductus hepatocholedochus, des Ductus Wirsungianus oder des gemeinsamen Ausführungsgangs ermöglichten ebenfalls die Widerlegung der von Opie postulierten „Common Channel Hypothesis". Die Schaffung eines Common Channel durch Operation in diesem Modell führte nicht zu einer schwereren Form der Pankreatitis als die alleinige Ligatur des Pankreasganges (22). Auch die Hypothese, dass der spontane Abgang eines Gallenkonkrementes zu einer Sphinkter-Oddi-Insuffizienz mit nachfolgendem Übertritt von Duodenalsekret in den Pankreasgang führt, konnte als Ursache einer akuten Pankreatitis beim Menschen ausgeschlossen werden.

Zusammenfassend kann nach heutigem Stand der Wissenschaft davon ausgegangen werden, dass die biliäre Pankreatitis durch eine Obstruktion des Pankreasgangs mit nachfolgender intrazellulärer Aktivierung von Serinproteasen in Pankreasazinuszellen verursacht wird (22).

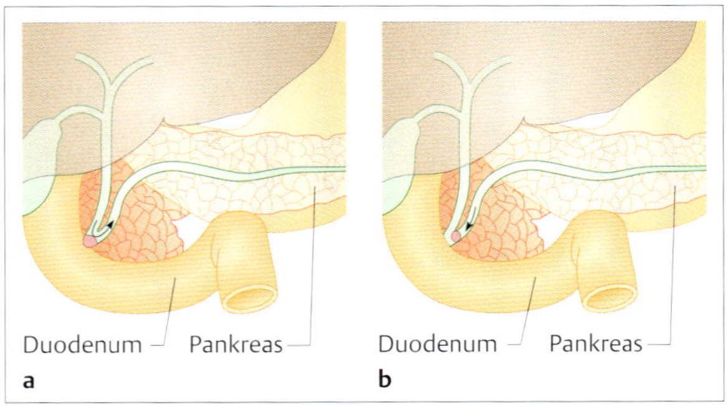

Abb. 37.1 Die beiden Schemata zeigen die verschiedenen Opie-Hypothesen.

a Hier ist die inzwischen verworfene Common-Channel-Hypothese gezeigt, bei der sich hinter einem eingeklemmten Gallenstein eine Verbindung zwischen Pankreasgang und Gallengang bilden würde, durch die Galle ins Pankreas fließen soll.

b Es ist die inzwischen favorisierte Obstruktionshypothese gezeigt, bei der die Abklemmung des Pankreasganges durch den Stein und die Blockade der Pankreassekretion die Pankreatitis auslöst. Hierbei ist es primär bedeutungslos, ob gleichzeitig der Abfluss aus dem Ductus choledochus beeinträchtigt ist.

Der Reflux von Galle in den Pankreasgang ist weder wahrscheinlich noch erforderlich zur Auslösung der Erkrankung (Abb. 37.**1**).

Iatrogene Pankreatitis

Post-ERCP-Pankreatitis. Die häufigste Form der iatrogenen Pankreatitis ist die sog. Post-ERCP-Pankreatitis. Als Folge einer endoskopischen retrograden Cholangiopankreatographie (ERCP) kann in bis zu 5 – 10% der Untersuchungen eine Pankreatitis auftreten (10, 13).

Die mit den typischen Symptomen einer Pankreatitis einhergehende Entzündung ist abzugrenzen von der sehr häufigen Erhöhung der Serumspiegel von Amylase und Lipase nach ERCP. Daher ist es nicht sinnvoll, für die Diagnostik einer Post-ERCP-Pankreatitis Pankreasenzyme im Serum zu bestimmen.

Risikofaktoren und Prävention. Verschiedene Faktoren erhöhen das Risiko einer Post-ERCP-Pankreatitis (13). Neben der Erfahrung des Untersuchers spielen unter anderem der Umfang der Manipulationen an der Papille, die Erhöhung des Druckes im Pankreas durch Kontrastmittelinjektion oder eine Sphinkter-Oddi-Dysfunktion eine Rolle. Versuche, die Post-ERCP-Pankreatitis durch Gabe von Medikamenten (Entzündungshemmer, Proteinase-Inhibitoren, Somatostatinanaloga) zu therapieren oder ihr vorzubeugen, erwiesen sich als nicht effizient (3). Die Einlage einer Drainage in den Pankreasgang bei erhöhtem Risiko einer Post-ERCP-Pankreatitis könnte eine Therapie- oder Präventionsoption sein (12).

Infektionen

Zahlreiche Erreger sind als auslösendes Agens einer akuten Pankreatitis beschrieben worden (Tab. 37.**4**) (Übersicht in 29).

Viren und Bakterien. Unter den vielen viralen Erregern, die eine akute Pankreatitis auslösen, sind insbesondere die Enteroviren (Coxsackie-B- und Echo-Viren) und das Mumps-Virus hervorzuheben (16). Häufige bakterielle Pathogene sind Mycoplasma pneumoniae und Yersinien.

Parasitäre und opportunistische Erreger. Wichtige parasitäre Erreger sind Ascaris lumbricoides und in Asien Clonorchis sinensis. Die im Rahmen parasitärer Infektionen beobachtete Pankreatitis ist meistens durch eine Obstruktion des Pankreasganges bedingt. Bei AIDS sind zusätzlich opportunistische Erreger wie Cryptosporidium parvum, Cryptococcus neoformans und Toxoplasma gondii als Auslöser beschrieben worden.

Tabelle 37.4 Infektionserkrankungen, die eine akute Pankreatitis auslösen können

Viren	Coxsackie B
	Echo-Viren
	Hepatitis A, B und E
	Herpesviren (CMV, EBV, HSV, VZV)
	HIV
	Masern
	Mumps
	Röteln
Bakterien	Campylobacter
	Escherichia coli [1]
	Legionellen
	Leptospiren
	Mykoplasmen
	Salmonellen
	Yersinien
Parasiten	Ascaris lumbricoides
	Clonorchis sinensis
	Cryptosporidium parvum [2]
	Cryptococcus neoformans [2]
	Echinococcus granulosus
	Fasciola hepatica
	Toxoplasma gondii [2]

[1] assoziiert mit hämolytisch-urämischem Syndrom (HUS)
[2] vorwiegend bei Immunkompromittierten (AIDS)

Medikamente

Häufigkeit. Medikamente sind eine wichtige, aber seltene Ursache einer akuten Pankreatitis. In einer deutschen Studie zur Inzidenz und zum Schweregrad der medikamentös induzierten akuten Pankreatitis, in die über 1600 Patienten eingeschlossen wurden, fand sich eine medikamentöse Ursache in 1,4%. Der Verlauf der Pankreatitis war meist milde und die beobachtete Letalität von 9% durch die Grunderkrankung bedingt (19). Für das Kindesalter wird der prozentuale Anteil der medikamentös induzierten Pankreatitis auf 10–15% aller akuten Pankreatitiden geschätzt (5).

Kausaler Zusammenhang. Obwohl zahlreiche Fallberichte über medikamentös induzierte Pankreatitiden existieren, ist der kausale Zusammenhang nur für wenige Substanzen gesichert (Übersicht in 11, 31). Häufig lässt sich nicht unterscheiden, ob die Pankreatitis durch die medikamentös behandelte Grunderkrankung, durch weitere Faktoren wie Infektionen, Gallensteine oder Alkohol oder durch das Medikament selbst hervorgerufen wurde. Auch erfolgt aus praktischen und ethischen Gründen nach Absetzen des verdächtigten Agens selten eine Re-Exposition. Von der medikamentös induzierten Pankreatitis ist die medikamentös bedingte isolierte Erhöhung der Pankreasenzyme zu unterscheiden, die ein Absetzen des Arzneimittels nicht erfordert.

Evidenzgrad. Der kausale Zusammenhang zwischen der Einnahme eines bestimmten Arzneimittels und dem Auftreten einer akuten Pankreatitis wird abhängig vom Evidenzgrad in gesichert, wahrscheinlich oder möglich klassifiziert.

Der Zusammenhang gilt als kausal gesichert, wenn eine plausible zeitliche Beziehung zwischen Einnahme des Arzneimittels und der Pankreatitis besteht, andere auslösende Faktoren wie Grunderkrankungen oder andere Medikamente ausgeschlossen worden sind, nach Absetzten des Medikamentes eine Besserung eintritt und die Pankreatitis nach erneuter Einnahme rezidiviert.

Wenn keine Re-Exposition erfolgte und andere Ursachen unwahrscheinlich, aber nicht sicher auszuschließen sind, liegt nur ein wahrscheinlicher Zusammenhang vor. Die ursächliche Beziehung wird als möglich eingestuft, wenn lediglich ein zeitlicher Zusammenhang zwischen Medikamenteneinnahme und der Pankreatitis besteht, diese aber auch durch andere Faktoren erklärbar ist.

Gesicherte Auslöser. Medikamente, für die eine Assoziation als gesichert angesehen werden kann und die relativ häufig eine akute Pankreatitis auslösen, sind Aminosalicylate, Asparaginase, Azathioprin, Didanosin und Valproat (Tab. 37.**5**).

Tabelle 37.5 Medikamente, die eine akute Pankreatitis induzieren können

Kausaler Zusammenhang gesichert	Kausaler Zusammenhang wahrscheinlich/möglich
Aminosalicylate	Ciclosporin
Asparaginase	Clozapin
Azathioprin	Foscarnet
Calcium	Furosemid
Didanosin	Interferon α
6-Mercaptopurin	Metronidazol
Östrogene	Stavudin
Statine	Sulfonamide
Stiboglukonat	Tacrolimus (FK506)
Sulindac	Tetracycline
Valproat	Thiaziddiuretika
Vincristin	

Die Latenzzeit zwischen erstmaliger Einnahme und Auftreten einer Pankreatitis kann in Abhängigkeit vom Medikament beträchtlich differieren: Während unter Azathioprin-Therapie eine Pankreatitis meist schon im ersten Behandlungsmonat auftritt, sind für Valproat Latenzzeiten von über 10 Jahren beschrieben worden.

Mechanismen. Die pathophysiologischen Mechanismen, über die einzelne Arzneimittel eine akute Pankreatitis induzieren, sind weitgehend ungeklärt. Diskutiert werden direkte toxische Effekte auf die Azinuszelle, immunologische Mechanismen oder Veränderungen des Calciumhaushaltes. Auch ist bis heute unbekannt, warum Arzneimittel, die täglich tausendfach verschrieben werden, nur bei einigen ausgewählten Patienten eine Pankreatitis auslösen.

Chronische Pankreatitis. Inwieweit Medikamente auch eine chronische Pankreatitis induzieren können, ist wenig untersucht. Eine Schweizer Studie untersuchte prospektiv die Inzidenz der chronischen Pankreatitis bei 95 Patienten mit chronischem Nierenversagen. Bei 53 Patienten lag ein langjähriger Analgetikaabusus mit Paracetamol oder Phenazetin vor. Die Autoren fanden in 10% der Patienten Kalzifikationen des Pankreas und diese ausschließlich in der Gruppe mit Analgetikaabusus. Bei keinem dieser Patienten lag ein sekundärer Hyperparathyreoidismus vor (15).

Varia

Autoimmune chronische Pankreatitis. Die autoimmune chronische Pankreatitis ist selten. Sie hat jedoch in den letzten Jahren durch größere klinisch deskriptive und histomorphologische Arbeiten verstärkte Aufmerksamkeit erlangt und wird daher häufiger diagnostiziert. Wesentliche Unterschiede zur alkoholischen chronischen Pankreatitis sind, dass keine Organverkalkungen auftreten und dass ein initialer Verschlussikterus oder ein Typ-1-Diabetes mellitus häufige Erstsymptome sind. Bildgebend finden sich ein sog. „Wurstpellenbild“ der Korpus-Schwanz-Region sowie ein deutliches Kontrastmittel-Enhancement in der Sonographie.

Ein erhöhter IgG4-Spiegel und eine Hypergammaglobulinämie sind Phänomene, die vorzugsweise bei asiatischen Patienten nachweisbar sind (14). Bei europäischen Patienten kann die Diagnose in den meisten Fällen nur histologisch gestellt werden kann. Die Therapie erfolgt mit Prednisolon nach bislang nicht standardisierten Schemata.

Tropische chronische Pankreatitis. Die tropische Pankreatitis wird als eine Sonderform der juvenilen idiopathischen Pankreatitis angesehen, die spezifisch in tropischen Regionen, insbesondere in Südindien, vorkommt. Pathogenetisch wurden lange Zeit Malnutrition, Antioxidanziendefizienz und eine toxische Schädigung des Pankreas durch Cassava-Konsum diskutiert. Mehrere aktuelle Arbeiten zeigten jedoch, dass die N34S-Mutation des Serinprotease-Inhibitor Kazal-Typ 1 (SPINK1) bei bis zu 50% der Patienten mit tropischer Pankreatitis nachweisbar ist (7). Diese Untersuchungen legen nahe, dass genetische Dispositionsfaktoren bei der Pathogenese der tropischen Pankreatitis einen wesentlichen Stellenwert besitzen und stellen das Konzept der tropischen Pankreatitis als eigene tropenspezifische Krankheitsentität in Frage.

Chronisch entzündliche Darmerkrankungen. Der Morbus Crohn geht gegenüber der Normalbevölkerung mit einem etwa 4fach erhöhten Risiko einer akuten Pankreatitis einher, die Colitis ulcerosa zeigt hingegen nur eine geringgradige Risikoerhöhung. Auch die Therapie mit Azathioprin führt bei Morbus Crohn häufiger als bei der Colitis ulcerosa und bei anderen eine Immunsuppression erfordernden Erkrankungen zur akuten Pankreatitis. Eine chronische Pankreatitis stellt möglicherweise eine sehr seltene extraintestinale Manifestation des Morbus Crohn dar, tritt wahrscheinlich aber nur zufälligerweise gemeinsam auf (4).

Erkrankungen des rheumatischen Formenkreises. Verbindungen zwischen Pankreatitis und Erkrankungen des rheumatischen Formenkreises wie systemischer Lupus erythematodes, rheumatoide Arthritis, Polyarteriitis nodosa und Morbus Behçet sind kasuistisch berichtet worden. Vermutlich ist die Pankreatitis Folge einer Vaskulitis der Pankreasarteriolen, im Einzelfall kann jedoch die Abgrenzung zur medikamentösen Induktion der Erkrankung schwierig sein.

Akute traumatische Pankreatitis. Nach der größten Gruppe der „idiopathischen“ Erkrankungen ist ein (thorako-)abdominelles Trauma die häufigste Ursache der akuten Pankreatitis im Kindesalter (Tab. 37.**6**). Häufigster Unfallmechanismus ist ein stumpfes Bauchtrauma durch einen Fahrradlenker. Morbidität und Letalität werden in erster Linie

Tabelle 37.6 Ursachen der akuten Pankreatitis im Kindesalter (n = 589) (nach 5)

„Idiopathisch"	23%
Trauma	22%
Strukturelle Anomalien	15%
Multisystemerkrankungen	14%
Medikamentös-toxisch	12%
Viral	10%
Stoffwechselerkrankungen	2%
Hereditär	2%

von assoziierten Organverletzungen, jedoch nicht durch die akute Pankreatitis selbst bestimmt. Die Letalitätsrate betrug in einer retrospektiven Untersuchung von 589 Kindern mit akuter Pankreatitis fast 10%.

Die Höhe und die Dauer der Lipasämie und Amylasämie sind meist ohne Korrelation zum klinischen Bild.

Selbst bei traumatischer Ruptur des Pankreasganges können Lipase und Amylase normal sein. Die Bestimmung von Lipase oder Amylase zur Erkennung von Pankreasverletzungen ist unter den Gesichtspunkten der Zuverlässigkeit und Kosteneffizienz bei Patienten mit thorakoabdominalem Trauma nicht sinnvoll.

Prospektive randomisierte Studien zur Therapie der akuten traumatischen Pankreatitis existieren nicht, nationale oder internationale Leitlinien sind nicht vorhanden. Während früher eine zeitige und aggressive chirurgische Therapie angezeigt schien, zeigen neuere Untersuchungen, dass ein nichtoperatives Vorgehen zu ausgezeichneten Langzeitverläufen führt.

Hyperkalzämie. Die iatrogene oder auf dem Boden eines Hyperparathyreoidismus entstandene Hyperkalzämie ist ein unabhängiger Risikofaktor der akuten Pankreatitis. Eine durch die Hyperkalzämie erleichterte intrapankreatische Trypsinaktivierung scheint hier ein entscheidender pathogenetischer Schritt zu sein (25).

Hypertriglyzeridämie. Eine größere Patientengruppe (12 – 38%) mit akuter Pankreatitis präsentiert sich bei stationärer Aufnahme mit einer Hypertriglyzeridämie. Nur in einigen Fällen liegt diese Störung der akuten Pankreatitis ursächlich zugrunde (36). In diesen (vermuteten) Fällen wird die Lipidapherese regelmäßig angewandt, ist bislang jedoch nicht sicher evaluiert.

Hämolytisch-urämisches Syndrom. Das hämolytisch-urämische Syndrom (HUS) manifestiert sich klinisch durch eine mikroangiopathische hämolytische Anämie, eine Thrombozytopenie, ein akutes Nierenversagen, Fieber sowie Blutungskomplikationen und neurologische Veränderungen unterschiedlicher Intensität. Die Mehrheit der Patienten mit einem HUS zeigt transiente Pankreasenzymerhöhungen. Nur in etwa 2% der HUS-Fälle besteht eine akute Pankreatitis (30).

Sichelzellanämie. Die Sichelzellanämie ist durch eine chronisch hämolytische Anämie und schmerzhafte vasookklusive Krisen gekennzeichnet. Letzterer Mechanismus kann im Einzelfall zur akuten Pankreatitis führen.

Tabelle 37.7 Seltene hereditäre Erkrankungen, die mit einer chronischen Pankreatitis einhergehen können

Krankheit	Locus	Vererbung	Betroffenes Protein
Apolipoprotein-CII-Mangel	19q13.2	rezessiv	Apolipoprotein CII
Carnitin-Palmitoyl-Transferase-Mangel	1p32	rezessiv	Carnitin-Palmitoyl-Transferase (EC 2.3.1.21)
Chylomikronämie (HLP Typ I)	8p22	rezessiv	Lipoproteinlipase (EC 3.1.1.3)
Familiäre hypokalziurische Hyperkalzämie I	3q13.3 – 21	dominant	Ca^{2+}-Sensing-Rezeptor
Glykogenose von Gierke	17q21	rezessiv	Glucose-6-Phosphatase (EC 3.1.3.9)
Homozystinurie	21q22.3	rezessiv	Cystathionin-β-Synthase (EC 4.2.1.22)
Hydroxymethylglutarazidurie	1pter-p33	rezessiv	HMG-CoA-Lyase (EC 4.1.3.4)
Hyperparathyreoidismus II	1q21 – 32	dominant	

Anorexia nervosa. Die Anorexia nervosa kann mit klinischen, sonographischen und biochemischen Merkmalen der chronischen Pankreatitis einhergehen. Der Pathomechanismus dieser meist reversiblen Veränderungen ist noch völlig ungeklärt.

Intoxikationen. Eine Vielzahl von Giften wurde kasuistisch als wahrscheinlicher Auslöser einer akuten Pankreatitis berichtet. Beispiele sind Skorpionbisse oder Intoxikationen durch Herbstkrokus, Organophosphate, Arsen oder Phenol.

Seltene vererbte Erkrankungen. Eine Vielzahl genetisch determinierter Syndrome kann mit einer chronischen Pankreatitis assoziiert sein. Die zystische Fibrose wird in einem eigenen Kapitel behandelt; eine Übersicht über seltenere Syndrome gibt Tab. 37.**7**.

FAZIT FÜR DIE PRAXIS

- Der exakte Nachweis der Ursache der akuten Pankreatitis kann – vor allem im Falle der akuten biliären Pankreatitis – zu unmittelbaren therapeutischen Konsequenzen führen.
- Die genaue ätiologische Einordnung kann weiterhin zur Vermeidung eines Rezidivs beitragen: insbesondere bei biliärer und autoimmuner, aber auch bei alkoholischer Pankreatitis.
- Der wesentlichste Erkenntnisgewinn der letzten Jahre besteht darin, dass sich bei ca. 20% der Patienten mit chronischer Pankreatitis genetische Risikofaktoren nachweisen lassen.

37.3 Pathophysiologie der Pankreatitis

J. Mayerle, H. Bödeker, N. Teich, H. Witt, M. M. Lerch

EDITORIAL **Nach heutigem Erkenntnisstand soll die frühzeitige intraazinäre Aktivierung von Trypsinogen zu Trypsin der Auslöser für eine Pankreatitis sein. Trypsin soll die anderen Zymogene des Pankreas aktivieren und dadurch einen zellulären Schaden setzen, der zur Entzündung des Organs und den systemischen Komplikationen der Pankreatitis führt.**

Verschiedene Beobachtungen unterstützen diese 100 Jahre alte Hypothese: Tierexperimentell sind der Zusammenbruch des intrazellulären „trafficking" und die Blockade der Exozytose ein initiales Ereignis in der Pathophysiologie der Pankreatitis. Dadurch soll es zu einer Kolokalisation von lysosomalen Enzymen wie Cathepsin B und den sekretorischen Zymogenen kommen, und dies soll die intrazelluläre Aktivierung der Zymogene verursachen. Die Obstruktion des Pankreasausführungsganges bei der biliären Pankreatitis hat auf zellulärer Ebene in der Azinuszelle vermutlich einen ähnlichen Effekt.

Die These der intrazellulären Trypsinaktivierung wird ebenfalls durch die in den letzten Jahren erfolgte Charakterisierung erblicher Formen der Pankreatitis unterstützt. Punktmutationen im kationischen Trypsinogen oder im pankreatischen Trypsin-Inhibitor SPINK1 führen zu einem Ungleichgewicht zwischen Trypsinaktivierung und Hemmung der proteolytischen Aktivität von Trypsin und sollen damit die intrazelluläre Trypsinaktivierung erleichtern.

Pathophysiologie der Azinuszelle

Zellbiologische Mechanismen

Die exokrine Pankreasazinuszelle synthetisiert und sezerniert mehr Proteine als jede andere Zelle des menschlichen Körpers. Der überwiegende Teil der synthetisierten Proteine sind Zymogene, die nach proteolytischer Prozessierung ihrer inaktiven Pro-Form im Dünndarm die Verdauung des Chymus übernehmen. Unter physiologischen Bedingungen werden Proteasen in ihrer inaktiven Form synthetisiert, intrazellulär in Zymogengranula gespeichert und in ihrer enzymatisch inaktiven Form aus der Zelle ausgeschleust.

Trypsinogen wird erst nach Abspaltung des Trypsinogen-Aktivierungspeptids (TAP) durch das intestinale Bürstensaumenzym Enteropeptidase (Enterokinase) aktiviert. Es bildet dann den Anfangspunkt einer Kaskade, die zur sukzessiven Aktivierung von mindestens 24 Hydrolasen im Dünndarm führt.

Autodigestionshypothese

Vor 100 Jahren stellte Hans Chiari die Hypothese auf, dass das Krankheitsbild der akuten Pankreatitis einer Selbstverdauung (Autodigestion) des Pankreas durch vorzeitige Aktivierung von Zymogenen entspricht (2). Seither wurde in einer Vielzahl von experimentellen Ansätzen versucht, diese Hypothese zu belegen oder zu verwerfen. Welcher Zelltyp den Ausgangspunkt des Selbstverdauens bildet, ist für das Verständnis der Pathogenese von entscheidender Bedeutung. Lange Zeit wurde das peripankreatische Fettgewebe als Ausgangspunkt angenommen. Grundlage für diese Überlegung bildete die Tatsache, dass die pankreatische Lipase nicht als Pro-Enzym synthetisiert wird, sondern in ihrer aktiven Form in der Zelle vorliegt und ihre Rolle in der Verdauung von Fettsäuren liegt (7). Eine weitere Hypothese schuldigte die periduktalen Zellen an, da diese einer direkten Schädigung durch den Pankreassaft ausgesetzt sein könnten (3).

Alle diese Überlegungen wurden zugunsten der Azinuszelle, die im Tierexperiment als primärer Entstehungsort der Pankreatitis identifiziert wurde, verworfen (8).

Vorgänge in der Azinuszelle. Die Zuordnung der initialen Ereignisse, die zur Ausbildung der Pankreatitis führen, zu einem intrazellulären Kompartiment ermöglichte in den letzten Jahren detaillierte zellbiologische Untersuchungen zur Pathogenese der Erkrankung. Erkenntnisse dieser Studien belegen, dass der Zellnekrose eine Umverteilung lysosomaler Hydrolasen in ein gemeinsames subzelluläres Kompartiment mit Verdauungsproteasen vorausgeht. Es kommt zu einer ausgeprägten Störung des gerichteten intrazellulären Transportes von sekretorischen Vesikeln zum apikalen Pol der Azinuszelle und zur Blockade der Exozytose. In Azinuszellen entstehen dann bei der Pankreatitis des Menschen, wie bei verschiedenen Tiermodellen der Erkrankung, charakteristische zytoplasmatische Vakuolen. Typisch ist auch eine vorzeitige und intrapankreatische Aktivierung von Verdauungsproteasen, die sich im Pankreasgewebe, im Serum und im Urin nachweisen lassen. Wie es trotz der zahlreichen Schutzmechanismen der Azinuszelle zu dieser vorzeitigen Aktivierung kommen kann und wie dieser Mechanismus reguliert wird, ist bisher unverstanden (Abb. 37.2).

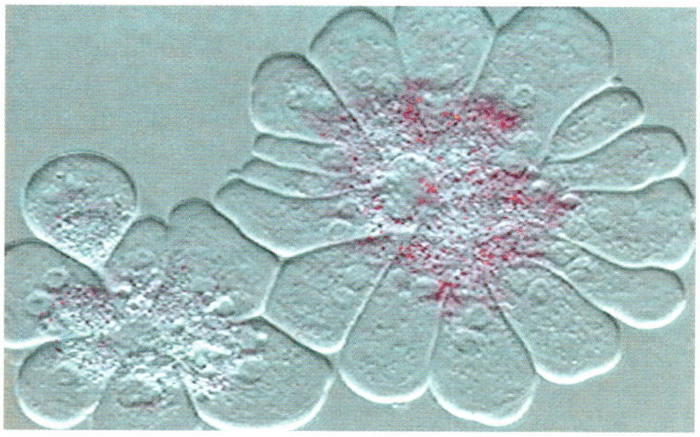

Abb. 37.2 Vorzeitige und intrazelluläre Aktivierung von Trypsin im Pankreasazinus. Die Fluoreszenz zeigt die Spaltung eines zellgängigen Trypsinsubstrates in lebenden Pankreaszellen an (mit freundlicher Genehmigung nach 5).

Proteasenaktivierung

Die zwei wichtigsten Hypothesen zur Proteasenaktivierung sind:

- Die Aktivierung von Trypsinogen durch katalytische Spaltung mittels *Cathepsin B* im gleichen intrazellulären Kompartiment.
- Die *spontane Autoaktivierung von Trypsinogen* als Beginn der Kaskade, deren Folgen physiologischerweise durch die Anwesenheit von intrazellulären Trypsin-Inhibitoren und Trypsin spaltenden proteolytischen Enzymen verhindert werden.

Cathepsin-Hypothese. Die Cathepsin-Hypothese wird gestützt durch den Nachweis einer Kolokalisation von Cathepsin B mit Trypsinogen im gleichen intrazellulären Kompartiment, der unter In-vitro-Bedingungen gezeigten Fähigkeit des Cathepsin B, Trypsinogen zu aktivieren, durch Inhibitorstudien, in denen das Cathepsin B in vitro und in vivo gehemmt wurde und vor allem durch Untersuchungen an Cathepsin-B-Knock-out-Mäusen, die zeigen, dass die Trypsinogenaktivierung und die Pankreasschädigung bei Abwesenheit von Cathepsin B stark reduziert sind (4).

Autoaktivierungshypothese. In vitro wurde dagegen nachgewiesen, dass Trypsinogen unter bestimmten Bedingungen zur Autoaktivierung in der Lage ist. Es konnte gezeigt werden, dass die Trypsinogenaktivierung in isolierten, mit Caerulein hyperstimulierten Azini nicht von der Anwesenheit von aktivem Trypsin abhängt (5).

Erste Hinweise aus Versuchen an isolierten Azini belegen, dass die intrazelluläre Aktivierung von Trypsin nicht zur Nekrose der Zelle führt. Die pankreatische Elastase kann eine Inflammations-Nekrose-Sequenz initiieren.

Weitere Faktoren, die eine vorzeitige intrazelluläre Proteasenaktivierung beeinflussen, sind die Regulation der intrazellulären und extrazellulären Calciumhomöostase sowie die intrazelluläre pH-Verschiebung.

→ **Calcium.** Calcium spielt eine duale Rolle für die Pankreasphysiologie und Pathologie. Zum einen hat Calcium einen direkten Effekt auf die Aktivierung und Stabilität des Trypsinogens und anderer Proteasen, zum anderen spielt es eine wesentliche Rolle als Second Messenger für die Vermittlung der Exozytose und einer Vielzahl anderer signalvermittelter intrazellulärer Prozesse. In vitro ist Calcium eine Voraussetzung für die Aktivierung von Trypsin. Eine signifikante Induktion der Trypsinaktivierung erfordert im Menschen nur geringe Calciumkonzentrationsverschiebungen. Zusätzlich spielt Calcium eine wesentliche Rolle für die proteolytische Stabilität (Autolyse) von Trypsinogen und Trypsin. Ex-vivo-Untersuchungen an isolierten Azini haben gezeigt, dass die Calciumdepletion zu einer verringerten intrazellulären Proteasenaktivierung führt. Hingegen wissen wir von Krankheitsbildern, bei denen erhöhte Serumcalciumkonzentrationen vorliegen (primärer Hyperparathyreoidismus, kardiochirurgische Eingriffe), dass diese Patienten ein erhöhtes Risiko haben, eine akute Pankreatitis zu entwickeln. Tierexperimentelle Studien zur Rolle des Magnesiums als Gegenspieler des Calciums konnten eine protektive Rolle für die Pankreatitis belegen.

→ **Intrazelluläre pH-Verschiebung.** Einen wesentlichen Beitrag zur vorzeitigen Proteasenaktivierung scheint auch der intrazelluläre pH zu leisten. Cathepsine, also Cysteinproteasen, haben ihr Aktivitätsoptimum im sauren Milieu. Im sekretorischen Kompartiment der Azinuszelle findet sich ein pH von 6–7, während im lysosomalen Kompartiment ein pH von 4,5–5,5 messbar ist. Im Rahmen der Pankreatitis kommt es in den neugebildeten zytoplasmatischen Vakuolen zu einer pH-Verschiebung in den sauren Bereich, was eine intrazelluläre Proteasenaktivierung begünstigt. Studien, in denen der-pH Wert im vesikulären Kompartiment der Zelle in den neutralen Bereich verschoben wurde, führten zur Blockade der intrazellulären Proteasenaktivierung.

Genetische Veränderungen

Neben den hier kurz skizzierten zellbiologischen Mechanismen, die zur Entstehung der Pankreatitis beitragen, hat die Identifizierung von genetischen Veränderungen des Protease-Antiprotease-Systems, die mit der erblichen Form der Pankreatitis einhergehen (12, 13) zum Verständnis beigetragen.

→ **Trypsinogen-Gen.** Für das Gen des kationischen Trypsinogens wurden verschiedene Punktmutationen identifiziert, die in vitro entweder zu einer verstärkten oder einer abgeschwächten Aktivität von Trypsin führen können und somit die Frage nach der Rolle des Trypsins und seiner verschiedenen Isoformen und Mutationen in der Initialphase der Pankreatitis erneut aufwerfen. Eine abschließende Klärung, ob die Zunahme der Aktivität oder der Verlust der Trypsinaktivität die Pathophysiologie der hereditären Pankreatitis korrekt beschreibt, ist zum momentanen Zeitpunkt umstritten. Transgene Tiermodelle konnten bisher keinen eindeutigen Phänotyp belegen.

→ **SPINK1-Gen.** Neben der Identifizierung von Mutationen im Trypsinogen-Gen bei Pankreatitis wurden Veränderungen in weiteren Genen gefunden. Der Serinprotease-Inhibitor SPINK1 ist ein endogener intrapankreatischer Inhibitor des Trypsins und anderer Verdauungsproteasen. Punktmutationen im SPINK1-Gen werden gehäuft bei Patienten mit Pankreatitis gefunden, die weder eine Familienanamnese für Pankreaserkrankungen noch klinische Risikofaktoren für eine Pankreatitis haben. Untersuchungen an für SPINK1 transgenen Tieren belegen eine geringere Aktivierung von Trypsin sowie einen milderen Verlauf einer experimentell induzierten Pankreatitis. Hingegen führt der Knockout von SPINK1 im Mausmodell keineswegs zu einer spontanen Pankreatitis oder vermehrten Trypsinaktivität, sondern zu einer Fehlentwicklung des Pankreas. Jedoch kommt es nach normaler Anlage des Pankreas zu einer intrauterinen Bildung von Autophagosomen mit Degenerierung und fehlender Regeneration der Azinuszellen.

Pathophysiologie extrapankreatischer Komplikationen

→ **Entzündungsreaktion.** Unabhängig von der zugrunde liegenden Ätiologie der akuten Pankreatitis verläuft diese primär sterile Entzündung in 3 Schritten:

1. die lokale Entzündungsreaktion des Pankreas – sei sie ödematös oder charakterisiert durch den nekrotischen Zellzerfall,
2. die generalisierte systemische Inflammationsreaktion und
3. die Endstrecke der Entzündungsreaktion mit Beeinträchtigung der Organfunktion bis hin zum Multiorganversagen (1).

Die Letalität der Erkrankung weist 2 zeitliche Gipfel auf: Patienten mit einer akuten Pankreatitis können entweder in den ersten 7 Tagen an den Folgen einer überschießenden systemischen Entzündungsreaktion (SIRS, systemic inflammatory response syndrome, 30% der Letalitätsfälle) versterben, oder es kommt im späteren Verlauf, begünstigt durch eine kompensatorische Immunparalyse (CARS, compensatory antiinflammatory response syndrome), per continuitatem zur Translokation von Darmbakterien in die Pankreasnekrose mit der Folge eines schwer beherrschbaren septischen Fokus. Häufig beobachtet werden Mischbilder des SIRS und des CARS, das so genannte MARS (mixed antiinflammatory response syndrome).

Die Pathogenese der Entzündungsreaktion der akuten Pankreatitis gleicht im Wesentlichen der anderer traumatischer oder infektiöser Immunreaktionen, jedoch ist die akute Pankreatitis häufig durch einen fulminanten Verlauf gekennzeichnet.

30% der Patienten werden mit Versagen eines oder zweier Organe in ein Krankenhaus eingeliefert. Neben dem Pankreas sind die am häufigsten betroffenen Organe die Niere, die Lunge sowie der Darm (6).

Akutes Lungenversagen

Die Inzidenz des akuten Lungenversagens variiert zwischen 15 und 55% und korreliert linear mit dem Schweregrad der akuten Pankreatitis. Radiographisch leiden 10% aller Patienten in den ersten 3 Tagen an einem alveolären Ödem mit nachfolgender Oxygenierungsstörung, verursacht durch eine Störung der Mikrozirkulation in der Lunge (Abb. 37.3).

Die Pathogenese des ARDS ist noch weitestgehend unverstanden, jedoch belegen einzelne kleinere Studien, dass proinflammatorische Zytokine wie IL-8, IL-1, IL-6, und TNFα neben Enzymen, die aus Neutrophilen freigesetzt werden, und dem Anstieg aktivierter Proteasen im Serum einen Beitrag zur Entstehung leisten (11). Eine große Bedeutung für die Entstehung des Lungenschadens wurde initial der Phospholipase A2 (PLA2) eingeräumt. Für dieses Enzym existieren 2 Isoformen: die pankreatische Phospholipase (Typ 1) und die Typ-2-Phospholipase A2 die als Akut-Phase-Protein eine wesentliche Rolle für die systemische Entzündungsreaktion spielt. Die PLA2 katalysiert die Umwandlung von Lecithin als Bestandteil der Zellmembran zu seinem toxischen Produkt Lysolecithin. Dies kann in der Lunge zur Zersetzung von Surfactant führen ähnlich dem Bild eines frühkindlichen Lungenschadens. Die ursprüngliche Überlegung, dass durch die Freisetzung der pankreatischen PLA2 aus nekrotischen Azinuszellen ein direkter Einfluss auf den Lungenschaden vermittelt wird, musste zugunsten der PLA2 Typ 2 verworfen werden (10).

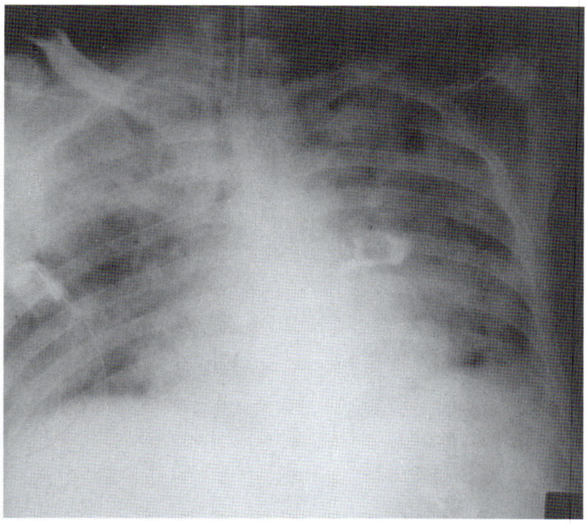

☒ **Abb. 37.3** Schwere Lungenveränderungen im Röntgenthoraxbild bei einem Patienten mit nekrotisierender Pankreatitis, die sich nicht von einem ARDS anderer Genese unterscheiden.

Neben der PLA2 wird Trypsin und Elastase eine Rolle für die Pathogenese des akuten Lungenschadens zugeschrieben. Die systemische Applikation aktivierter Proteasen ohne Vorliegen einer Pankreatitis führt zu einem Lungenschaden verbunden mit der Aktivierung von NFκB und der Expression von TNFα. Die nachfolgende Transmigration von Neutrophilen in das Lungengewebe hat eine Permeabilitätssteigerung der Lungenendstrombahn zur Folge. Eigene Daten belegen, dass die Inhibition der neutrophilen Elastase und der pankreatischen Elastase im Rahmen der akuten Pankreatitis zu einer Reduktion des Schweregrades der akuten Pankreatitis führt.

Aus tierexperimentellen Studien mehren sich die Hinweise, dass die Aktivierung von Neutrophilen den Lungenschaden vermittelt (9). Die pharmakologische Inhibition oder der Knock-out von Molekülen, die die Adhäsion von Neutrophilen an das Endothel vermitteln, reduzieren signifikant den Lungenschaden in der akuten Pankreatitis.

Zusammenfassend ist die Pathogenese des akuten Lungenschadens als extrapankreatische Komplikation der akuten Pankreatitis nur in Ansätzen verstanden, jedoch ist das Verständnis dieses Prozesses zur adäquaten vor allem präventiven Therapie unerlässlich.

Akutes Nierenversagen

Zur Pathogenese des Nierenversagens in der akuten Pankreatitis liegen derzeit weder tierexperimentelle noch klinische Daten vor. In Analogie zur Pathogenese des Nierenversagens im Rahmen anderer Erkrankungen mit einem SIRS kann bei der akuten Pankreatitis von einem kombinierten Pathogenesemechanismus eines prärenalen Nierenversagens, ausgelöst durch den massiven Volumenverlust in den dritten Raum, sowie einer Persistenz des Organversagens auch nach Ausgleichen des Volumendefizits, bedingt durch die Mediatorwirkung des SIRS, ausgegangen werden. Studien zur Zytokinausschüttung im Rahmen des SIRS zeigen eine Korrelation von höheren IL-6-, IL-8-, und IL-10-Spiegeln mit einem akuten Nierenversagen, verbunden mit einer erhöhten Letalität. In Folge des SIRS wird ein ausgeprägter Endothelschaden als ursächlich für das akute Nierenversagen mit einer Hyperkoagulopathie diskutiert.

FAZIT FÜR DIE PRAXIS

- Unabhängig von der Ätiologie der Erkrankung bildet eine vorzeitige intrazelluläre Aktivierung von Proteasen in der Azinuszelle den Ausgangspunkt der Pankreatitis.
- Eine wesentliche Vorraussetzung für diesen Prozess scheint eine Kolokalisation von Serinproteasen und Cysteinproteasen im sekretorischen Kompartiment zu sein sowie eine Blockade der Exozytose.
- Die Identifikation von Punktmutationen im Trypsinogen-Gen und im SPINK1-Gen bei Pankreatitispatienten belegt die im Tierexperiment gefundene Bedeutung der Zymogene für die Entstehung der Pankreatitis.
- Die Pathogenese des akuten Lungenschadens und des Nierenversagens als extrapankreatische Komplikationen der akuten Pankreatitis sind nur in Ansätzen verstanden; das Verständnis dieser Prozesse ist allerdings zur adäquaten vor allem präventiven Therapie unerlässlich.

37.4 Klinik, Diagnostik und konservative Therapie der akuten Pankreatitis

G. Adler, H Woehrle, C. von Tirpitz

EDITORIAL **Diagnostik, Schweregradbeurteilung und Behandlung der akuten Pankreatitis stellen auch weiterhin eine große Herausforderung in der klinischen Gastroenterologie dar. Während die leichte Form der akuten Pankreatitis ein selbstlimitierender Krankheitsprozess ist, können bei der schweren Pankreatitis multiple Organkomplikationen auftreten. Die rechtzeitige Erkennung, Vermeidung und Behandlung des Multiorganversagens hat entscheidenden Einfluss auf den Verlauf der Erkrankung. Während spezifische Medikamente weiterhin nicht zur Verfügung stehen, hat die konservative, intensivmedizinische Behandlung die Prognose der schweren Form der akuten Pankreatitis entscheidend verbessert.**

Epidemiologie

→ **Inzidenz.** Die Angaben zur Inzidenz der akuten Pankreatitis schwanken in Europa zwischen 2,1 und 42 Neuerkrankungen pro 100.000 Einwohner pro Jahr. Die große Schwankungsbreite wird erklärt durch Unterschiede in der Definition der akuten Pankreatitis und in den diagnostischen Standards sowie einer Fehldiagnose in etwa 10 – 20%.

→ **Alkoholbedingte und biliäre Pankreatitis.** Eine vergleichende Studie aus 5 europäischen Ländern zeigt, dass in Deutschland (37,9 versus 34,9%), Frankreich (38,5 versus

24,6) und Ungarn (60,7 versus 24%) Alkohol eher der entscheidende pathogenetische Faktor ist als ein Gallensteinleiden. In Griechenland (71,4 versus 6,0%) und Italien (60,3 versus 13,2%) ist dagegen das Gallensteinleiden eindeutig die führende Ursache gegenüber dem Alkohol (11). Die akute alkoholbedingte Pankreatitis tritt im Mittel im Alter von 42,6 Jahren auf, während die Patienten mit biliärer Pankreatitis ein mittleres Alter von 59,9 Jahren haben. Die Letalität der akuten Pankreatitis liegt bei 7,8% und weist keinen Unterschied zwischen biliärer und alkoholischer Pankreatitis auf.

Von 1985 – 1999 stieg in der Region von Malmö, Schweden, die Inzidenz der akuten Pankreatitis jährlich um 3,9% an (Abb. 37.**4**) (13). Interessanterweise nahm in dieser Zeit die Inzidenz der alkoholischen Pankreatitis jährlich um 5,1% Jahr ab, während die Inzidenz der biliären Pankreatitis jährlich um 7,6% zunahm. Mehrere frühere Studien haben eher eine Zunahme der alkoholischen Pankreatitis beschrieben. Die Häufigkeit schwerer Verläufe betrug 13,6%, die Letalitätsrate aller Patienten mit akuter Pankreatitis 5,6%. Beide Parameter blieben über den Zeitraum von 15 Jahren konstant.

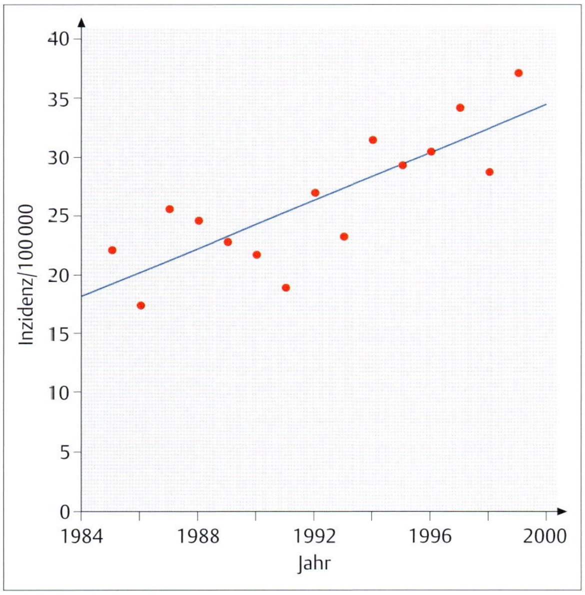

⊠ **Abb. 37.4** Standardisierte Inzidenz des ersten Schubs einer akuten Pankreatitis im Zeitraum von 1985 – 1999 in der Region von Malmö, Schweden (13) (Abdruck mit Genehmigung der American Gastroenterological Association. Titel: Lindkvist B, Appelros S et al. „Trends in incidence of acute pancreatitis in a Swedish population: is there really an increase?" Clin Gastroenterol Hepatol 2004; 2: 831 – 837).

Klinik und Diagnostik

Klinisches Bild

Anamnese und Beschwerden. Für die Diagnosestellung kann die Bedeutung der Anamnese und der körperlichen Untersuchung nicht hoch genug eingeschätzt werden. Die Anamnese ist auch zur ätiologischen Eingrenzung von Bedeutung und damit Voraussetzung für mögliche therapeutische Konsequenzen.

Es sollte daher nach folgenden Punkten gefragt werden:

- Alkoholkonsum,
- Medikamente,
- Gallensteinleiden,
- Fettstoffwechselstörungen,
- vorausgegangene endoskopische Gallenwegsuntersuchungen (ERCP),
- chronisch entzündliche Darmerkrankungen,
- Pankreaserkrankungen in der Familie.

Ein Ikterus gibt einen Hinweis auf eine Gallenwegsobstruktion (z. B. Choledocholithiasis) als zugrunde liegende Ursache der Erkrankung. Bestanden vor Beginn des akuten Krankheitsbildes bereits Oberbauchschmerzen, Rückenschmerzen, Gewichtsabnahme oder eine diabetische Stoffwechsellage, muss an eine obstruktive Pankreatitis durch ein Pankreaskarzinom gedacht werden.

Der klinische Verdacht auf eine akute Pankreatitis ergibt sich aus der Angabe von starken, kontinuierlichen, teils bohrenden Oberbauchschmerzen mit Ausstrahlung in den Rücken und plötzlichem Spannungsgefühl im Oberbauch bei gleichzeitiger Übelkeit oder Erbrechen.

Bei einem Teil der Patienten strahlen die Schmerzen durch den Oberbauch in den Rücken aus. Typisch ist ein plötzliches Spannungsgefühl im Oberbauch, manche Patienten empfinden eine akute Vermehrung des Bauchumfangs. Übelkeit und Erbrechen treten meist schnell nach Beginn der Schmerzen auf. Im Rahmen des Entzündungsprozesses sind erhöhte Temperaturen bis 39 °C ein häufiger Befund und kein Beweis für das Vorliegen einer bakteriellen Infektion.

Klinischer Befund. Klinische Hautzeichen sind eher selten und treten meist erst im weiteren Krankheitsverlauf und bei schweren Schüben auf: Einblutungen in die Seitenflanken werden Grey-Turner-Zeichen genannt, eine periumbilikale Zyanose als Cullen-Zeichen bezeichnet.

Der klinische Befund des Patienten mit akuter Pankreatitis ist abhängig vom Schweregrad und der Dauer der Erkrankung (Tab. 37.**8**). Kein Symptom ist spezifisch genug, um als einzelner Parameter zur Differenzierung zwischen einer leichten und einer schweren Pankreatitis beizutragen. Häufig besteht eine Tachykardie bei eher niedrigem Blutdruck. Die Atmung ist schnell und flach, da der Entzündungsprozess im Oberbauch bei jedem tiefen Atemzug den Schmerz noch verstärkt. Hoch stehende Zwerchfelle sind ein wichtiges, frühes klinisches Zeichen für einen eher schweren Schub der Pankreatitis. Treten Atelektasen oder Pleuraergüsse auf, kommt es zur ausgeprägten Dyspnoe. Eine Tachypnoe kann Ausdruck einer metabolischen Azidose auf dem Boden einer Niereninsuffizienz sein.

Bei der Palpation des geblähten Abdomens entsteht der Eindruck eines Gummibauchs mit elastischem Widerstand. Dieser Befund unterscheidet sich deutlich von dem brettharten Abdomen bei Vorliegen einer Peritonitis. Die tiefe Palpation des Oberbauchs ist schmerzhaft, die Darmgeräusche sind spärlich oder fehlen ganz.

Kontrollen des klinischen Befundes. Bei der Aufnahme und Erstuntersuchung des Patienten ist nicht abzusehen, welchen Verlauf die Erkrankung nehmen wird und ob das Ausmaß der Entzündung noch zunimmt oder bereits einen Gipfel erreicht hat. Deshalb ist gerade in den ersten 48 Stunden nach Aufnahme eine wiederholte, sorgfältige klinische Untersuchung besonders wichtig, um rechtzeitig eine Verschlechterung des klinischen Befundes und das Auftreten von Komplikationen zu erfassen (Tab. 37.**8**). Um diese kontinuierliche Kontrolle des klinischen Befundes sicherzustellen, wird gefordert, dass Patienten mit akuter Pankreatitis zunächst auf einer Überwachungs- oder Intensivstation aufgenommen werden (s. Abschnitt „Verlauf, Schweregrad und Prognose“).

Tabelle 37.8 Häufigkeit einzelner Symptome und Komplikationen bei akuter Pankreatitis

Symptome und Komplikationen	Leichte Pankreatitis (%)	Schwere Pankreatitis (%)
Schmerzen	+++	+++
Meteorismus	+++	+++
Abwehrspannung	+++	+++
Temperatur	++	+++
Erbrechen, Übelkeit	++	+++
Ileus, Subileus	++	+++
Hyperglykämie	++	+++
Hypokalzämie	+	+++
Pulmonale Insuffizienz	+	++
Renale Insuffizienz	+	++
Schock	+	++
Sepsis	+	++

+++ >75% aller Fälle
++ 25–75% aller Fälle
+ <25% aller Fälle

Labordiagnostik

Bei klinischem Verdacht müssen Laborparameter und bildgebende Verfahren so eingesetzt werden, dass sie nicht nur der Diagnosestellung, sondern insbesondere der Schweregradbeurteilung der akuten Pankreatitis dienen. (Abb. 37.**5**).

Lipase. Die Bestimmung von Pankreasenzymen im Serum ist der erste Schritt zur Bestätigung der Verdachtsdiagnose. Die Halbwertszeit der Lipase im Serum ist länger als die der Amylase. Außerdem ist die Lipase ein pankreasspezifisches Enzym, während eine Erhöhung der Amylase bei zahlreichen entzündlichen Erkrankungen verschiedener Organsysteme zu finden ist. Deshalb ist die Bestimmung der Lipase generell zu bevorzugen. Dabei muss beachtet werden, dass der Anstieg der Lipasekonzentration im Serum zwar schon innerhalb der ersten Stunden nach Beginn der klinischen Symptomatik erfolgt, dass sich die Werte jedoch innerhalb von 3–4 Tagen wieder normalisieren können.

Immer wieder muss darauf hingewiesen werden, dass die Höhe der Serumlipase nichts aussagt über den Schweregrad der Pankreatitis.

Wenn der Beginn der Pankreatitis bereits einige Tage zurückliegt, kann die Serumlipase normal oder nur gering erhöht sein und die korrekte Diagnosestellung erschweren. Aufgrund dieser Einschränkung weist die Bestimmung der Lipase eine Spezifität von 97% auf, die Sensitivität ist mit 67% demgegenüber schlechter. Deshalb sollten Diagnose und Schweregradbeurteilung nie in Abhängigkeit von ei-

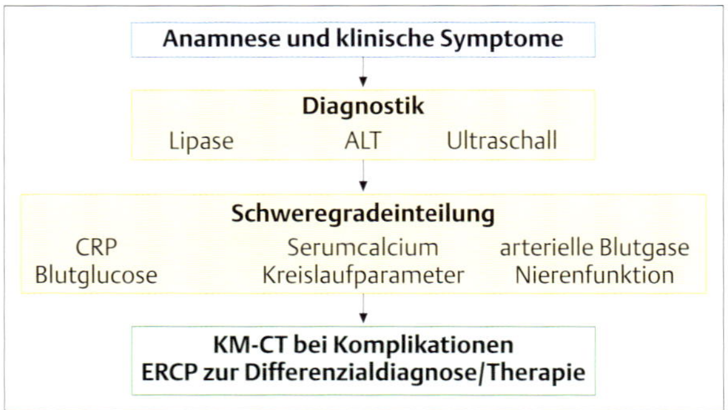

Abb. 37.5 Diagnose und Beurteilung des Schweregrades und der Komplikationen bei akuter Pankreatitis.

nem arbiträr 3- oder 4fach erhöhten Lipasewert gestellt werden (22). Wenn die Diagnose gesichert ist, besteht keine Notwendigkeit, die Lipasebestimmung täglich zu wiederholen.

Leberwerte. Bei Verdacht auf eine gallensteininduzierte Pankreatitis ist ein 3fach erhöhter ALT-(GPT-)Wert der beste Parameter (10). Er hat einen positiven Vorhersagewert von 95%, allerdings eine niedrige Sensitivität von nur 50%. Bei bis zu 20% der Patienten mit biliärer Pankreatitis können die Leberwerte normal sein.

C-reaktives Protein. Da die Synthese des Akutphaseproteins CRP in der Leber durch die Entzündung induziert wird, ist der maximale Serumwert erst nach etwa 48 h erreicht.

Serum-CRP ist als wichtigster Laborparameter zur Bestimmung des Schweregrades der akuten Pankreatitis akzeptiert: Ein CRP-Wert > 150 mg/l 48 h nach Beginn der Pankreatitis wird als geeigneter Parameter zur Unterscheidung zwischen mildem und schwerem Krankheitsbild gesehen (9).

Eine Vielzahl weiterer Serummarker (u.a. Procalcitonin, Trypsinogen-Aktivierungspeptid, Leukozyten-Elastase, Pankreatitis-assoziiertes Protein, Phospholipase A, Interleukin 8, TNF) haben bislang in der klinischen Routine keine Bedeutung erlangt.

Verlauf und Komplikationen. Für die Einschätzung des Verlaufs und zur rechtzeitigen Erkennung von Komplikationen sind folgende Serumwerte von Bedeutung: Leukozyten, Hämoglobin, Calcium, Kreatinin, LDH, Glucose, Albumin, ALT (s. Abschnitt „Verlauf, Schweregrad und Prognose"). Es muss im Einzelfall entschieden werden, welche Werte in welchem zeitlichen Abstand wiederholt werden sollten. Eine tägliche Routinebestimmung aller Werte ist nicht sinnvoll.

Bildgebende Verfahren

Sonographie, Endosonographie

Untersuchungsbedingungen. Bei Verdacht auf akute Pankreatitis wird der transabdominelle Ultraschall ganz überwiegend als das erste bildgebende Verfahren eingesetzt. Er sichert bei 33–80% der Patienten die Diagnose. Die Darstellung des Pankreas kann bei der akuten Pankreatitis jedoch durch verschiedene Faktoren erschwert sein. Viele Patienten sind bei der Einlieferung nicht nüchtern, da der akute Schub ja typischerweise nach einer fett- und alkoholreichen Mahlzeit auftritt. Daneben führt die segmentale Atonie einzelner Darmabschnitte oder der vollständige Ileus zur Überlagerung des Pankreas durch Darmgase.

Sonographischer Befund. Die früheste Veränderung besteht in einer diffusen Vergrößerung des Organs als Ausdruck des Ödems (Abb. 37.**6**). Im weiteren Verlauf der Erkrankung stellt sich das Pankreas hypoechogen dar.

Eine eindeutige Differenzierung zwischen Ödem, Nekrosen, aber auch Tumoren gelingt meist nicht. Ein Flüssigkeitssaum um das Pankreas ist wohl das sicherste diagnostische Zeichen in der Sonographie für eine akute Pankreatitis.

Auch kleine Mengen Flüssigkeit lassen sich bei der Pankreatitis um das Pankreas, in der Milzloge, oberhalb der linken Niere und im linken Pleuraspalt nachweisen. Mit der Sonographie können wichtige Differenzialdiagnosen des akuten Oberbauchschmerzes ausgeschlossen werden, wie z.B. Milzinfarkte, Milzvenenthrombosen, Aortenaneurymen, Cholezystitis und intraabdominelle Abszesse.

Nachweis biliärer Ursachen. Eine Domäne des Ultraschalls ist der Nachweis einer biliären Ursache der Pankreatitis durch die Darstellung von Konkrementen in der Gallenblase oder im Ductus choledochus. Umgekehrt kann aber der fehlende Nachweis von Konkrementen oder ein normal weiter Ductus choledochus eine biliäre Pankreatitis nicht ausschließen. Auch winzige, in der Papille impaktierte Konkremente können eine biliäre Pankreatitis auslösen, andererseits kann selbst ein sonographisch unauffälliger Ductus choledochus einen Stein von über 1 cm Größe beherbergen.

Dopplersonographie. Mit Hilfe der Dopplersonographie können bei guten Schallbedingungen auch hypoperfundierte, nekrotische Areale von hyperperfundierten Gebieten abgegrenzt werden. Daneben gelingt die Darstellung vaskulärer Komplikationen (z. B. Pfortaderthrombosen) der akuten Pankreatitis.

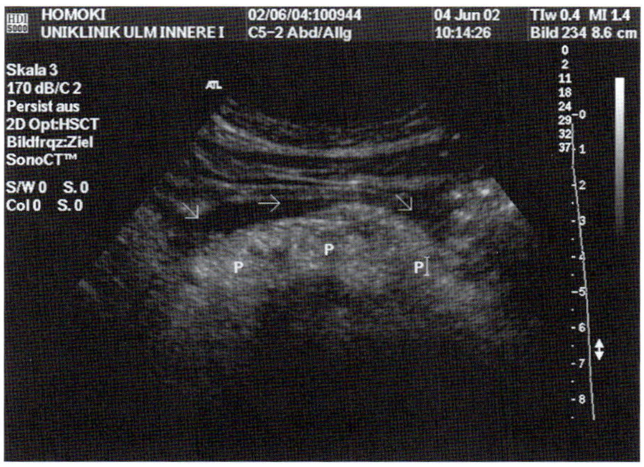

Abb. 37.6 Transabdomineller Ultraschall mit Darstellung eines aufgetriebenen Pankreas (P) in der Frühphase einer akuten Pankreatitis. Die Pfeile markieren einen Flüssigkeitssaum um das Pankreas.

Endosonographie. Die Rolle der Endosonographie wird vor allem in der Abklärung der Ätiologie der akuten Pankreatitis (biliär, Tumor, chronische Pankreatitis, Pancreas divisum) und als Ersatz für eine diagnostische ERCP gesehen (Abb. 37.**7a**). Aufgrund der immer weiter verbesserten Gerätetechnik (z.B. Einsatz der kontrastmittelverstärkten Dopplerendosonographie) können jedoch auch lokale Komplikationen (Nekrosen, Zysten, Thrombosen) ähnlich gut wie in der CT (s. u.) nachgewiesen werden. (Abb. 37.**7b**).

Endoskopisch retrograde Cholangiopankreatikographie (ERCP)

Bei Verdacht auf biliäre Pankreatitis sichert die ERCP die Diagnose und ermöglicht im Rahmen einer Papillotomie des Ductus choledochus die Entfernung obstruierender Konkremente. Indikation und Zeitpunkt der ERCP werden in Kapitel 37.5 dargestellt.

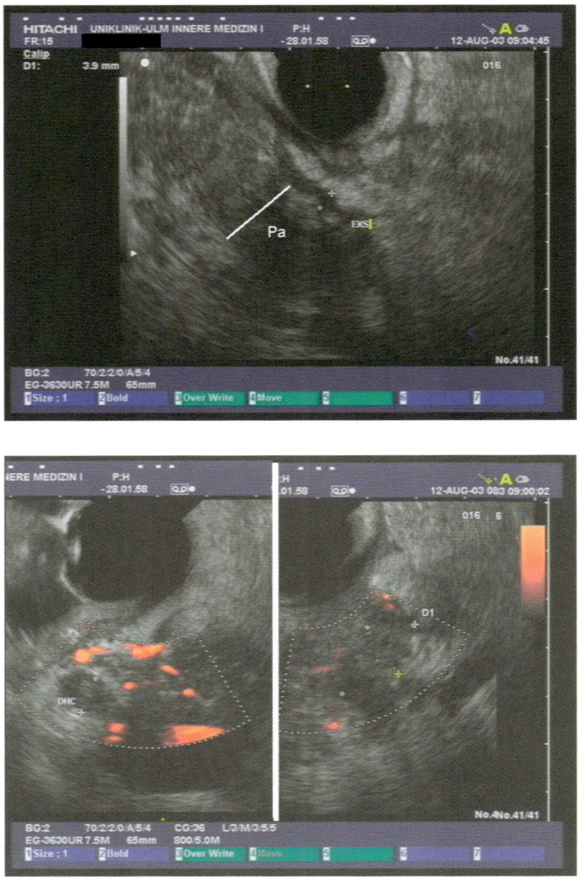

a

b

Abb. 37.7 Endosonographische Pankreatitisdiagnostik.
a Endosonographischer Nachweis eines Exsudatsaumes (EXS) in Richtung Milz bei akuter Pankreatitis, Pa = Pankreas.
b Levovist-verstärkte Dopplerendosonographie mit Darstellung des hyperperfundierten Pankreasparenchyms (links) und hypoperfundierter Nekrose im Processus uncinatus (rechts). Vergleiche Abb. 37.**8** und 37.**9** (gleicher Patient).

Kontrastmittelverstärkte Computertomographie (KM-CT)

Nachweis von Nekrosen. Die KM-CT gilt derzeit als Standardmethode für den Nachweis von Pankreasnekrosen (Abb. 37.**8**). Diskussionen gibt es allerdings über den Zeitpunkt und die Notwendigkeit der CT-Untersuchung.

> Nach mehreren derzeit gültigen Leitlinien ist eine KM-CT im Regelfall für die Diagnose einer akuten Pankreatitis nicht notwendig (6,9,25).

Eine CT-Untersuchung ist im frühen Krankheitsstadium entbehrlich, da sich Nekrosen zu diesem Zeitpunkt noch nicht abgrenzen lassen. Eine Computertomographie wird daher nur beim Vorliegen von anhaltendem und neu aufgetretenem Organversagen, septischem Verlauf, oder klinischer Verschlechterung und frühestens nach 6–10 Tagen empfohlen. Es gibt allerdings Diskussionen darüber, ob der Nachweis einer Minderperfusion im CT immer gleichzusetzen ist mit einer Nekrose des Azinusgewebes oder ob eine ödembedingte, reversible Minderdurchblutung eine Nekro-

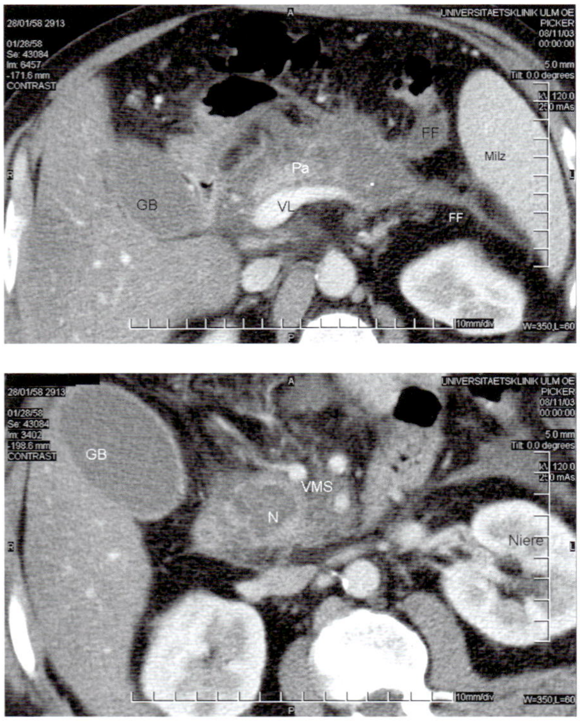

a

b

Abb. 37.8 CT-Diagnostik der akuten Pankreatitis.
a Spiral-CT des Pankreas (Pa) bei akuter Pankreatitis mit Nachweis eines massiv ödematös aufgetriebenen Organs mit Exsudaten (FF) im Milzhilus. Gallenblase (GB) hydropisch, V. lienalis (VL) frei perfundiert.
b Im Bereich des Processus uncinatus Nachweis einer ca. 2,5 cm großen Nekrose (N, hypodens). Vergleiche Abb. 37.**7** und 37.**9** (gleicher Patient). VMS = V. mesenterica superior.

se vortäuschen kann (3). Außerdem ist bei der Indikationsstellung für eine CT zu berücksichtigen, dass sich bei schwerer Pankreatitis eine Niereninsuffizienz durch die Gabe von jodhaltigem Kontrastmittel verschlechtern kann.

Staging. Wenn eine KM-CT zum Staging der akuten Pankreatitis durchgeführt wird, kann die Klassifikation nach Balthazar angewandt werden, die eine standardisierte Schweregradeinteilung und Prognose ermöglichen soll (3) (Tab. 37.**9**). Dabei korrelierten in dieser Studie die Häufigkeit von Komplikationen (0–3 Punkte: 8%; 4–6 Punkte: 35%; 7–10 Punkte: 92%) und die Letalität (Letalität: 0–3 Punkte: 3%, 4–6 Punkte: 6%, 7–10 Punkte: 17%) mit dem CT-Schweregrad. Eine Korrelation des klinischen Schweregrads und Verlaufs mit dem KM-CT wird in der klinischen Praxis aber oft auch nicht beobachtet. Für weitere Computertomographie-Untersuchungen im Verlauf gibt es nur eine Indikation bei fehlender klinischer Besserung bzw. Neuauftreten von Fieber oder Organversagen.

Konsequenzen der CT-Untersuchung. Eine wichtige Frage zum Einsatz der CT ist, welchen Einfluss sie auf die Behandlung der akuten Pankreatitis hat. Seitdem eine frühe Operation der Pankreatitis nicht mehr indiziert ist, stehen klinische und Laborparameter, Zeichen der Sepsis sowie die intensive Überwachung des Patienten eindeutig im Vordergrund. Selbst der CT-Befund einer Nekrose >30% im Pankreas wird das therapeutische Regime nicht beeinflussen. Bei einem günstigen Krankheitsverlauf ist aber auch die spätere CT nicht unbedingt erforderlich (17).

Tabelle 37.9 Schweregradeinteilung der akuten Pankreatitis in der Computertomographie (3)

Kriterien		Punkte
CT-Schweregrad		
A	normales Pankreas	0
B	ödematös vergrößertes Pankreas	1
C	B + milde extrapankreatische Veränderungen	2
D	schwere extrapankreatische Veränderungen mit einer umschriebenen Flüssigkeitsansammlung	3
E	multiple und ausgeprägte extrapankreatische Flüssigkeitsansammlung	4
Pankreasnekrose (%)		
keine		0
<30		1
30–50		4
>50		6
		–
		Summe

Es ist nicht gesichert, dass das Ausmaß der Nekrose im Pankreas-CT wirklich ein relevanter prognostischer Faktor ist.

In einer großen Studie (n = 1100) hatte allein das Ausmaß der Nekrose (>50% im Vergleich zu <50%) keinen signifikanten Einfluss auf die Häufigkeit von infizierten Nekrosen, die Letalität und das Auftreten von Multiorganversagen (20).

Nach der derzeitigen Studienlage sollte die KM-CT erst dann eingesetzt werden, wenn ein persistierendes Organversagen besteht, Zeichen der Sepsis vorhanden sind, oder der klinische Zustand sich trotz intensiver medizinischer Überwachung nach 6–10 Tagen verschlechtert (6).

Magnetresonanztomographie (MRT)

Die MRT in der Diagnostik der akuten Pankreatitis ist bislang schlechter evaluiert als die CT (Abb. 37.**9**). Es scheint jedoch eine Korrelation zwischen beiden Untersuchungsmethoden zu bestehen. Der Vorteil der MRT liegt in der Vermei-

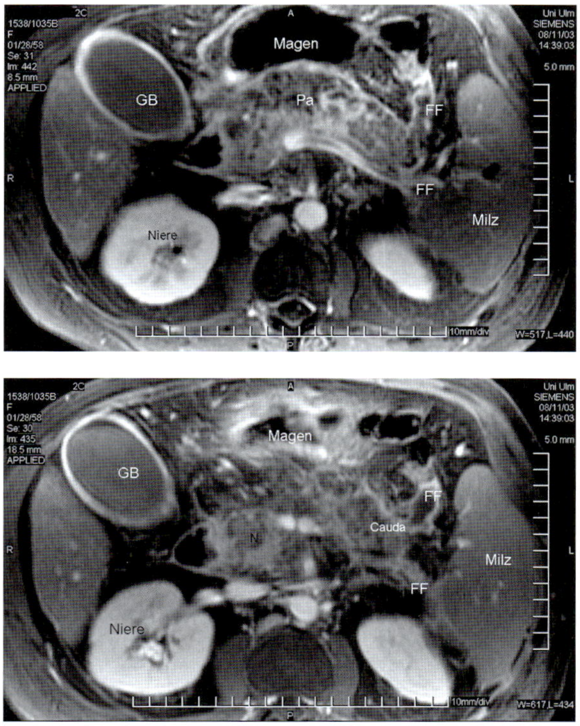

a

b

Abb. 37.9 MRT-Diagnostik der akuten Pankreatitis.
a Magnetresonanztomographie des Pankreas (Pa) bei akuter Pankreatitis mit Nachweis eines aufgetriebenen, inhomogenen Organs mit Exsudaten (FF) im Milzhilus. Gallenblase (GB) hydropisch mit KM-Aufnahme in die Gallenblasenwand.
b Im Bereich des Processus uncinatus Nachweis einer ca. 2,5 cm großen Nekrose (N). Vergleiche Abb. 37.**7** und 37.**8** (gleicher Patient).

dung von jodiertem Kontrastmittel, der Darstellung der Pankreasgangstruktur und einer möglichen biliären Obstruktion. Nachteilig wirken sich die längere Untersuchungszeit und die eingeschränkte Überwachungsmöglichkeit des Patienten während der Untersuchung aus.

Differenzialdiagnose

Akutes Abdomen. Die Differenzialdiagnose der akuten Pankreatitis umfasst eine Vielzahl an Erkrankungen, die unter dem Begriff des akuten Abdomens zusammengefasst werden (Tab. 37.**10**). Die Mehrzahl dieser Krankheiten sind wie die akute Pankreatitis gekennzeichnet durch Bauchschmerzen, Abwehrspannung, Erbrechen und Übelkeit.

Die Differenzialdiagnose kann schwierig sein, da es keinen exakten Laborparameter zur Diagnose der akuten Pankreatitis gibt, insbesondere die Serumamylase eher unspezifisch ist und die Höhe der Serumwerte für Amylase oder Lipase nichts über den Schweregrad der Erkrankung aussagen.

- Als häufigstes Krankheitsbild in der Differenzialdiagnose ist die *Gallenkolik* zu nennen, gekennzeichnet durch einen akuten, schweren epigastrischen Schmerz. Der Oberbauchschmerz bei der akuten Pankreatitis hält allerdings lange an, während ein Schmerz, der nach einigen Stunden abnimmt bzw. aufhört, eher auf eine biliäre Kolik hinweist.
- Auch der Schmerz beim *perforierten peptischen Ulkus* entwickelt sich sehr schnell. Allerdings ist das Abdomen eher gespannt und bretthart. Jede Bewegung des Abdomens wird wegen der begleitenden Peritonitis als sehr schmerzhaft empfunden und deshalb vom Patienten vermieden.

Tabelle 37.10 Differenzialdiagnosen der akuten Pankreatitis

- Cholezystitis/Gallenkolik
- Ulkusperforation
- Mechanischer Ileus
- Mesenterialinfarkt
- Hinterwandinfarkt
- Kolondivertikulitis
- Aortenaneurysma
- Mesenterialvenenthrombose
- Milzinfarkt
- Ektopische Schwangerschaft
- Porphyrie
- Hereditäres Angioödem
- Intoxikation
- Mumps, Makroamylasämie
- Peritonitis
- Z.n. Endoskopie

- Beim *mechanischen Ileus* durch intestinale Obstruktion verläuft der Schmerz eher wellenförmig. Im Gegensatz zur akuten Pankreatitis sind die Darmgeräusche zumindest zu Beginn lebhaft.
- Eine weitere wichtige Differenzialdiagnose ist der *Mesenterialinfarkt.* Auch hier tritt der Schmerz sehr plötzlich auf. Der Abdominalbefund ist oft wenig ausgeprägt und ähnlich dem Befund bei akuter Pankreatitis. Das Auftreten blutiger Durchfälle ist allerdings wegweisend für die Diagnose des Mesenterialinfarkts.

Verlauf, Schweregrad und Prognose

Phasen des Verlaufs. Im Verlauf eines akuten Schubes einer Pankreatitis können 2 Phasen unterschieden werden (Abb. 37.**10**).

In der 1. Phase steht der Entzündungsprozess im Pankreas und im peripankreatischen Gewebe im Vordergrund. Abhängig vom Ausmaß der Organschädigung tritt ein systemisches Krankheitsbild unter Beteiligung verschiedener Organsysteme auf (SIRS: systemic inflammatory response syndrome) auf. In dieser Phase fallen die Serumwerte der Pankreasenzyme ab, während das CRP und möglicherweise die Leukozyten im Blut ansteigen.

In einer 2. Phase kommt es nach 8 – 10 Tagen zum Abfall der Entzündungsparameter und in den meisten Fällen zur Ausheilung der Entzündung. In einigen Fällen mit schwerer Pankreatitis beginnt in dieser Phase die Infektion der pankreatischen oder peripankreatischen Nekrosen mit erneutem Anstieg von CRP und Leukozyten sowie der möglichen Ausbildung von Abszessen und Sepsis.

Atlanta-Klassifikation

Die akute Pankreatitis wird anhand klinischer Parameter nach der Klassifikation von Atlanta in leichte und schwere Verlaufs-

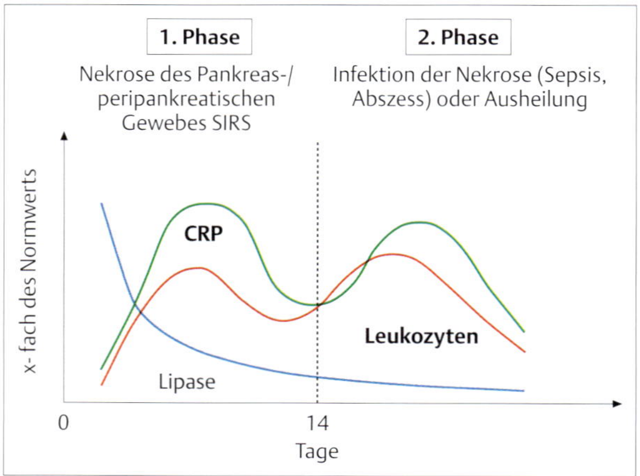

Abb. 37.10 Verlauf eines akuten Schubes einer Pankreatitis in 2 Phasen.

formen eingeteilt (5) (Tab. 37.11). Die Bezeichnungen ödematöse und hämorrhagisch-nekrotisierende Pankreatitis wurden bewusst aufgegeben.

Die milde Pankreatitis hat einen selbstlimitierenden, komplikationslosen Krankheitsverlauf mit minimalen Organdysfunktionen. Die schwere Pankreatitis ist assoziiert mit Organversagen und lokalen Komplikationen (Nekrosen, Abszess, Pseudozysten). In Modifikationen dieser Klassifikation wird heute empfohlen, Organversagen, die sich innerhalb von 48 h spontan zurückbilden, aufgrund der damit verbundenen guten Prognose nicht zur schweren Pankreatitis zu zählen (25).

Die aufgegebenen Bezeichnungen ödematöse und hämorrhagisch-nekrotisierende Pankreatitis basierten auf der Morphologie des Pankreas, die zum Zeitpunkt der Diagnose und auch im Verlauf der Erkrankung fast nie vorliegt. Unglücklicherweise werden die Begriffe „nekrotisierende Verlaufsform“ und „schwere Verlaufsform“ häufig noch nebeneinander benutzt.

Erfassen des Schweregrades

Für die Einschätzung des Schweregrades von großer Bedeutung ist die Angabe des Patienten, ob er wegen ähnlicher Beschwerden schon einmal oder mehrmals erkrankt war. Bereits aus dieser Angabe kann abgeleitet werden, ob es sich um einen ersten oder wiederholten, klinisch relevanten Schub einer Pankreatitis handelt. Der erste Schub einer Pankreatitis geht 10- bis 15-mal häufiger mit einem schweren Verlauf und erhöhter Letalität einher als ein wiederholter Schub.

Scores und klinische Verlaufsuntersuchungen. Für die adäquate Therapie von Patienten mit akuter Pankreatitis ist es entscheidend, schwere Verlaufsformen frühzeitig zu erkennen. Aus verschiedenen Gründen ist dies im klinischen Alltag häufig schwierig. Weder die zur Verfügung stehenden Schweregrad-Scores (Ranson, APACHE-II, Glasgow-Score) noch einzelne Labor- oder Untersuchungsbefunde können den Verlauf und die Prognose der akuten Pankreatitis mit 100%iger Sensitivität und Spezifität vorhersagen. Der Einsatz der multifaktoriellen APACHE-II- oder Glasgow-Scores zur Abschätzung der Prognose ist im Rahmen klinischer Studien unverzichtbar, im klinischen Alltag ist ihre Sensitivität und Spezifität jedoch nicht entscheidend besser als die sorgfältige und wiederholte klinische Untersuchung (24) (Tab. 37.12). Der daraus gewonnene klinische Eindruck der

Tabelle 37.11 Atlanta-Klassifikation: Definition der akuten Pankreatitis (5)

Schwere akute Pankreatitis:
Organversagen und/oder lokale Komplikationen (Nekrose, Pseudozyste, Abszess)

Leichte Pankreatitis:
minimale Organdysfunktion, komplikationsloser Verlauf

Akute Flüssigkeitsansammlung:
in der Frühphase, in oder um das Pankreas

Akute Pseudozyste:
Ansammlung von Sekret, umgeben von einer Wand aus Granulationsgewebe, etwa 4 Wochen nach Beginn der Pankreatitis

Pankreasnekrose:
fokales oder diffuses Areal nekrotischen Pankreasgewebes mit Fettgewebsnekrosen

Tabelle 37.12 Diagnostische Parameter zur Beurteilung des Schweregrades der akuten Pankreatitis (24)

Aufnahmeuntersuchung	• klinische Beurteilung der Schwere der Erkrankung • Body Mass Index > 30 • Pleuraergüsse (Röntgenthorax) • APACHE-II-Score > 8
Nach 24 h	• klinische Beurteilung der Schwere der Erkrankung • APACHE-II-Score > 8 • Glasgow-Score > 3 • anhaltendes Organversagen • CRP > 150 mg/l
Nach 48 h	• klinische Beurteilung der Schwere der Erkrankung • Glasgow-Score > 3 • anhaltendes Organversagen (≥ 48 h) • progredientes oder multiples Organversagen

Tabelle 37.13 Akute Pankreatitis: Zeichen einer ungünstigen Prognose

Initial	
Blutglucose	> 200 mg/dl
Leukozyten	> 16.000/µl
LDH	> 350 U/l
ALT	> 120 U/l
Fieber	> 38,5 °C rektal
Alter	> 55 Jahre
Body Mass Index	> 30 kg/m²
Im Verlauf	
Abfall des HK	> 10 %
Serumcalcium	< 2 mmol/l
Kreatinin	> 170 mmol/l
Serumalbumin	< 32 g/l
pO_2 arteriell	< 60 mm Hg
Flüssigkeitsdefizit	> 6 l
CRP	> 150 mg/l
Urin	< 50 ml/h
Schock, Tachykardie	

Schwere der Erkrankung muss durch objektive Parameter wie Laborbefunde ergänzt werden (Tab. 37.**13**), woraus sich Hinweise auf kardiovaskuläre, pulmonale oder renale Komplikationen ergeben.

CRP-Spiegel und Body Mass Index. Auf die Bestimmung des CRP-Spiegels wurde bereits eingegangen (s. Abschnitt „Labordiagnostik"). Während eine Bestimmung innerhalb der ersten 24 h nach Krankheitsbeginn aufgrund der verzögerten Synthese in der Leber das Ausmaß der Erkrankung noch unterschätzen kann, ermöglicht die Bestimmung nach 48 h eine gute Einschätzung des Schweregrades. Die Bestimmung des Body Mass Index (BMI) ist von Bedeutung, da das Auftreten systemischer und lokaler Komplikationen sowie die Letalitätsrate bei adipösen Patienten signifikant erhöht ist (15).

Konservative Therapie

Die Therapie der akuten Pankreatitis basiert auf einer adäquaten Schmerzbehandlung und der möglichst frühen Erkennung des Schweregrades. Sie soll systemische Komplikationen durch konsequente Überwachung und Unterstützung der Herz-Kreislauf-, Atem-und Nierenfunktion vermeiden. Ein zweites Ziel ist die Verhinderung septischer Komplikationen, die möglicherweise durch frühe enterale Ernährung und prophylaktische Antibiotika erreicht werden kann (Abb. 37.**11**).

Spezifische Therapie

Die akute Pankreatitis ist eine Multisystemerkrankung basierend auf einer raschen, überschießenden Aktivierung des Entzündungssystems mit der Freisetzung multipler Mediatoren aus Makrophagen, Mastzellen und Neutrophilen.

Sekretionshemmer und Protease-Inhibitoren. Dieser Prozess wird nach unseren heutigen Vorstellungen durch die Aktivierung von Pankreasenzymen (Proteasen, Lipasen usw.) in Gang gesetzt. Sehr bald nach Beginn der Erkrankung sind aber nicht die aktivierten Pankreasenzyme sondern Sekretionsprodukte der aktivierten Entzündungszellen die entscheidenden Parameter für den Verlauf der Erkrankung. Somit ist das therapeutische Fenster für den Einsatz spezifischer Medikamente sehr klein. Dies erklärt, warum alle Versuche mit sekretionshemmenden Substanzen (Atropin, Somatostatin, Glucagon), aber auch mit Protease-Inhibitoren (Aprotinin, Gabexat Mesilat) keinen Erfolg zeigten. Es fehlen Studien, in denen ein Protease-Inhibitor nur bei den Patienten eingesetzt wird, deren Erkrankungsbeginn nicht länger als 12 h zurückliegt.

Antagonisten der Entzündungsmediatoren. Die Entzündungsreaktion bei der Pankreatitis ist reguliert durch den Transkriptionsfaktor NF-κB, der die Produktion und Freisetzung zahlreicher Zytokine (TNFα, Interleukin-6, Interleukin-8 u. a.m.) stimuliert. Der Nachweis dieser Entzündungsmediatoren im Serum gilt als Indikator für den Schweregrad der Pankreatitis. Weitere Marker sind Adhäsionsmoleküle (ICAM-1) und der Plättchen aktivierende Faktor (PAF). Der Einsatz einzelner Antagonisten dieser Entzündungsmediatoren in der Therapie hat bisher keine entscheidenden Therapieerfolge gebracht (1). Ziel muss es sein, aufbauend auf einem besseren Verständnis der pathophysiologischen Prozesse, eine multimodale Therapie zu entwickeln, die spezifisch und zeitgerecht die Proteasen des exokrinen Pankreas und die Entzündungsmediatoren hemmt.

Schmerztherapie

Die Behandlung der oft sehr starken Abdominalschmerzen ist ein vordringliches Behandlungsziel. Die häufig empfoh-

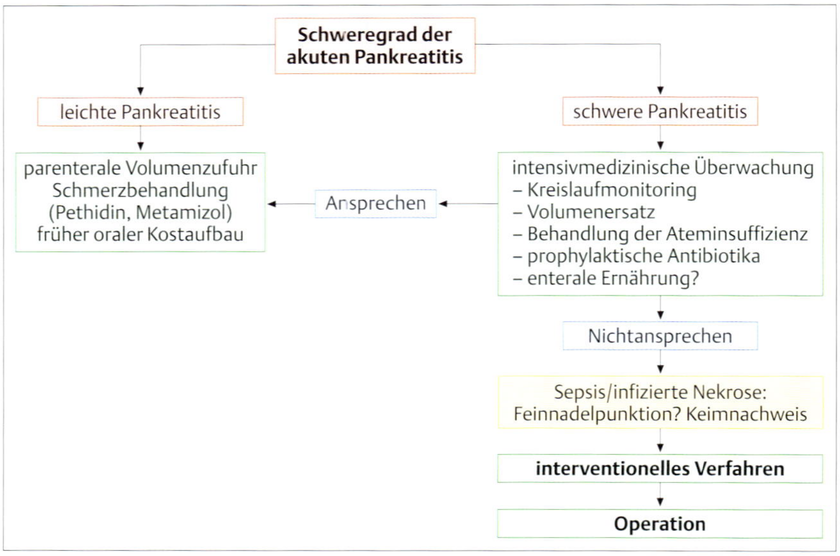

Abb. 37.11 Behandlung der akuten Pankreatitis in Abhängigkeit vom Schweregrad.

lene Dauerinfusion von Procainhydrochlorid ist obsolet. Weder liegen kontrollierte Untersuchungen zur Wirkung dieser Substanz vor, noch besteht eine Zulassung für diese Indikation. Morphinanaloge Analgetika wurden lange nicht eingesetzt, da eine Kontraktion der Duodenalpapille und Obstruktion der Pankreassekretion als Nebenwirkung vermutet wurden. Inzwischen geht man davon aus, dass diese Nebenwirkung entweder nicht eintritt oder für den Verlauf der Pankreatitis ohne Bedeutung ist. Als wirksame Schmerzmittel bei der akuten Pankreatitis können intravenös die folgenden Substanzen eingesetzt werden: Pethidin, Piritramid, Buprenorphin und Metamizol. In einigen spezialisierten Zentren wird Bupivacain über einen Periduralkatheter verabreicht.

Antibiotika: Therapie oder Prophylaxe einer Sepsis?

Infektionen von Pankreasnekrosen durch Darmbakterien sind die häufigste Todesursache der schweren akuten Pankreatitis. Dennoch gibt es derzeit keinen eindeutigen Konsens, ob Antibiotika prophylaktisch bei der schweren akuten Pankreatitis gegeben werden sollen (9, 24, 25).

Studienlage zur prophylaktischen Antibiotikatherapie

Der aktuellste Cochrane-Review nimmt 4 von 9 randomisierten, kontrollierten Studien in die Bewertung auf (4). Er spricht eine starke Empfehlung für den Einsatz einer prophylaktischen Antibiotikatherapie über 10 – 14 Tage bei Patienten mit in der CT nachgewiesenen Pankreasnekrosen aus. In den bewerteten Studien wurden dadurch die Superinfektion der Pankreasnekrosen und die Letalität signifikant gesenkt, während die Häufigkeit extrapankreatischer Infektionen und operativer Behandlungen, das Auftreten von Pilzinfektionen und die Dauer des Krankenhausaufenthaltes nicht unterschiedlich waren. Der Wert dieser Analyse wird dadurch geschwächt, dass keine randomisierten, plazebokontrollierten Doppelblindstudien vorliegen, unterschiedliche Medikamente und Kombinationen eingesetzt wurden und die Dauer der Therapie unterschiedlich war. Die Hinweise auf eine Zunahme von Pilzinfektionen und resistente Keime sind weitere Gründe gegen eine generelle Prophylaxe (8).

Kürzlich wurde die erste doppelblinde, plazebokontrollierte Studie zur prophylaktischen Gabe von Antibiotika bei Verdacht auf schwere Pankreatitis veröffentlicht (12). Es wurden nur Patienten eingeschlossen, die einen CRP-Wert > 150 mg/l und/oder den Nachweis von Nekrosen in der kontrastmittelverstärkten Computertomographie aufwiesen. Die Gabe von Ciprofloxacin und Metronidazol (2-mal tgl.) konnte im Vergleich zu Plazebo die Inzidenz infizierter Pankreasnekrosen nicht reduzieren.

Die Gabe von Antibiotika bei Patienten mit schwerer Pankreatitis ist gerechtfertigt, wenn folgende Kriterien erfüllt sind: Auftreten von Sepsis oder SIRS, Versagen von 2 oder mehr Organsystemen und nachgewiesene Infektion pankreatischer oder extrapankreatischer Nekrosen mit gleichzeitigem CRP-Anstieg.

Bis zum Vorliegen weiterer Studienergebnisse erscheint es richtig, den Einsatz von Antibiotika von diesen Kriterien abhängig zu machen.

Parenterale oder enterale Ernährung

Derzeit wird von manchen Klinikern noch empfohlen, bei schwerer Pankreatitis eine Nahrungskarenz bis zur Schmerzfreiheit einzuhalten und eine total parenterale Ernährung (Glucose-Aminosäuren-Gemisch, Lipide) zu verabreichen. Allerdings treten bei Patienten mit Pankreatitis unter der parenteralen Ernährung häufig Kathetersepsis und metabolische Komplikationen, wie z. B. schwere Hyperglykämien, auf (16).

⇢ Studien und ESPEN-Empfehlung. Mehrere Studien weisen darauf hin, dass eine frühe enterale im Vergleich zur parenteralen Ernährung den Verlauf einer akuten Pankreatitis begünstigt und das Auftreten von Komplikationen verringert. Eine Metaanalyse fasste die Ergebnisse von 6 randomisierten Studien zum Vergleich einer enteralen Ernährung über eine nasojejunale Sonde mit einer parenteralen Ernährung zusammen (14). Die Zahl der Infektionen und der erforderlichen chirurgischen Interventionen und die Dauer des Krankenhausaufenthaltes waren unter enteraler Ernährung signifikant geringer. Letalität und nichtinfektiöse Komplikationen waren nicht unterschiedlich. Basierend auf diesen Ergebnissen schlägt die European Society for Parenteral and Enteral Nutrition (ESPEN) vor, bei schwerer Pankreatitis ab dem 3. Tag über eine enterale Ernährungssonde eine Elementardiät mit 25 – 35 kcal/kg KG zu verabreichen (16). Bei einigen Patienten mit schwerer Pankreatitis ist eine enterale Ernährung auf Grund einer Motilitätsstörung (Subileus/Ileus) nicht möglich.

Da das Legen und die Kontrolle der jejunalen Sonde aufwändig (endoskopische, radiologische Kontrolle) sind und kein grundsätzliches Argument gegen eine proximale Nahrungszufuhr spricht, können Patienten komplikationslos über eine nasogastrale Sonde ernährt werden.

⇢ Störung der Darmbarriere. Die frühe enterale Ernährung scheint eine wichtige Funktion für die Integrität der Darmmukosa und damit für die Vermeidung einer bakteriellen Besiedlung von Pankreasnekrosen zu haben (2) (Tab. 37.**14**). Bei der Pankreatitis führen die entzündliche Reaktion im Oberbauch und die fehlende enterale Nahrungszufuhr durch eine Reihe von Faktoren zu einer Störung der Darmbarriere. Dazu gehören mukosale Ischämie, bakterielle Fehlbesiedlung, Dysfunktion des intestinalen Immunsys-

Tabelle 37.14 Störung der Darmbarriere bei akuter Pankreatitis (modifiziert nach 2)

Lokale intestinale Faktoren

- mukosale Ischämie und Dysmotilität (Endothelin-1)
- bakterielle Fehlbesiedlung
- Dysfunktion des intestinalen Immunsystems
- Schleimhautatrophie durch total parenterale Ernährung

Systemische Faktoren

- Endotoxinämie
- Priming von Granulozyten, Freisetzung von Zytokinen
- Malnutrition

tems, Atrophie der intestinalen Mukosa und Endotoxinämie. Die Folgen sind eine gesteigerte intestinale Permeabilität und eine Translokation von Bakterien des Darms in das nekrotische pankreatische und peripankreatische Gewebe. Diese Befunde sprechen dafür, dass eine frühe enterale Ernährung die bakterielle Translokation und die Infektion der Pankreasnekrosen verringern kann. Möglicherweise kann dieser Effekt durch die Gabe von Probiotika (Laktobacillus) und Präbiotika (Fasern) noch verstärkt werden (18).

Die Evidenz ist derzeit noch nicht ausreichend, um bei allen Patienten mit schwerer akuter Pankreatitis den Einsatz einer enteralen Ernährung zu empfehlen. Die oben genannten Befunde weisen aber darauf hin, dass eine frühe enterale Ernährung das Auftreten infizierter Nekrosen im Pankreas reduzieren kann.

Therapie der Komplikationen

Bei der akuten Pankreatitis treten in Abhängigkeit vom Schweregrad eine Reihe extrapankreatischer Komplikationen auf: Sie können unterteilt werden in systemische, organspezifische (Tab. 37.**15**) und regionale (peripankreatische) Komplikationen. Das Vorhandensein dieser Komplikationen hat entscheidenden Einfluss auf Verlauf und Prognose der Erkrankung. Bei Patienten mit schwerer Pankreatitis und anhaltendem Organversagen für länger als 48 h steigt die Letalität auf über 50%, während Patienten ohne anhaltendes Organversagen (< 48 h) kein erhöhtes Letalitätsrisiko haben (7). Als unabhängige prognostische Faktoren für einen schweren, komplizierten Verlauf mit erhöhter Letalitätsrate gelten ein respiratorisches Versagen, ein akutes Nierenversagen, Alter und Schock.

Hämodynamische Komplikationen: die herausragende Bedeutung des Flüssigkeitsersatzes

Im Rahmen des in der Initialphase bestehenden SIRS und des massiven Flüssigkeitsaustritts in das peripankreatische Gewebe treten häufig Kreislaufprobleme auf. Bei einer

Tabelle 37.15 Komplikationen der akuten Pankreatitis

Systemische Komplikationen

Hämodynamische Komplikationen

- Hypoxämie, Hypovolämie
- Nierenversagen
- Schock

Gerinnungsstörung

- Aktivierung von Blutgerinnung/Fibrinolyse/Komplementfaktoren
- Verbrauch von α_2-Makroglobulin

Metabolische Komplikationen

- Hypokalzämie
- Hyperlipidämie
- Glucosestoffwechselstörung

Sepsis

Organspezifische Komplikationen der akuten Pankreatitis

Haut, Gelenke, Knochen

- Ekchymosen
- subkutante Fettgewebsnekrosen (Pannikulitis, kutane Pseudoabszesse)
- Polyarthritis, Gelenksnekrosen
- Osteolysen
- Knochenmarksnekrosen

Muskel

- Rhabdomyolyse

Zentrales Nervensystem

- Enzephalopathie
- transiente Psychose, Desorientiertheit, Agitiertheit, Delirium tremens (diffuse Demyelinisierung, zerebrale Fettembolien)
- Purtschers Retinopathie

schweren Pankreatitis finden sich ein erhöhter kardialer Index und ein erniedrigter peripherer Gefäßwiderstand, die das typische Bild einer hyperdynamen Kreislaufsituation in der Frühphase einer Sepsis ergeben.

→ **Hypovolämischer Schock.** Die häufigste kardiovaskuläre Komplikation ist der hypovolämische Schock. Wichtig sind die rasche Volumenzufuhr mit Elektrolytlösungen oder kristalloiden Infusionslösungen sowie ein engmaschiges, ggf. invasives hämodynamisches Monitoring. Verschiedene Zustände bei akuter Pankreatitis, z. B. Erhöhung des intraabdominellen Drucks, Überdruckbeatmung, Pleuraergüsse, führen zu einer Erhöhung des gemessenen ZVD. Je größer diese Druckkomponenten sind, desto mehr überschätzt der ZVD die transmurale Druckdifferenz im Bereich der V. cava superior und damit die Vorlast. Es wird daher u.a. von Huber/München das PiCCO-Verfahren zur exakteren Steuerbarkeit der Volumenzufuhr empfohlen. Volumenzufuhr kann durch volumenbasierte Vorlastparameter – z. B. globales enddiastolisches Volumen (GEDV) und intrathorakales Blutvolumen (ITBV) – sowie die Variabilität von Schlagvolumen (stroke volume variation = SVV), systolischem Blutdruck (systolic pressure variation = SPV) und Differenz von systolischem und diastolischem Blutdruck (pulse pressure variation = PPV) besser vorhergesagt werden als durch Messsung des ZVD (PiCCO, LIDCO; Flowtrac) (Wolfgang.Huber@lrz.tu-muenchen.de). Sollte durch alleinige Volumengabe keine Kreislaufstabilisierung zu erreichen sein, ist eine Katecholamintherapie einzuleiten.

⇢ **Prärenales Nierenversagen.** Eine der häufigsten und schwerwiegendsten Komplikationen der akuten Pankreatitis ist das akute prärenale Nierenversagen.

Viel zu oft wird das Ausmaß der Sequestration von Flüssigkeit zu Beginn der Pankreatitis deutlich unterschätzt und es wird eher halbherzig etwas Flüssigkeit über einen peripheren Venenkatheter gegeben. Es besteht aber ein Flüssigkeitsbedarf von mindestens 3 l pro Tag, in manchen Fällen müssen bis zu 10 l pro Tag substituiert werden.

Patienten mit akuter Pankreatitis sequestrieren erhebliche Flüssigkeitsmengen vor allem in das Retroperitoneum, die Pleurahöhle und die freie Bauchhöhle. Ein schneller Ersatz von Flüssigkeit zur Aufrechterhaltung des intravaskulären Volumens ist daher die wichtigste und erfolgreichste therapeutische Maßnahme bei der akuten Pankreatitis.

Die Kontrolle erfolgt in den meisten Kliniken nach wie vor über den zentralvenösen Druck mit einem Zielwert von 10 cm Wassersäule und der stündlichen Messung der Urinausscheidung. Bei abnehmender Harnausscheidung wird frühzeitig mit einer diuretischen Therapie (Furosemid 40 – 80 mg i. v.) begonnen. Statt Elektrolytlösungen können kolloidale Lösungen eingesetzt werden, um die Nierenfunktion zu verbessern. Möglicherweise kann dadurch auch die Mikrozirkulation des Pankreas verbessert werden. Sollte sich trotz ausreichender Kreislaufverhältnisse ein akutes Nierenversagen entwickeln, muss bei Versagen einer medikamentösen diuretischen Therapie frühzeitig der Einsatz von Nierenersatzverfahren in Betracht gezogen werden.

Pulmonale Komplikationen

Die Inzidenz pulmonaler Komplikationen liegt zwischen 15 % und 55 % und reicht von der milden Hypoxämie bis zum akuten Lungenversagen (21).

⇢ **Respiratorische Insuffizienz.** Mehrere Mechanismen tragen zur Entwicklung der respiratorischen Insuffizienz bei akuter Pankreatitis bei.

Aufgrund des erhöhten intraabdominellen Druckes kommt es zu einem relativen Zwerchfellhochstand und zu einer restriktiven Ventilationsstörung, einem Ventilations-Perfusions-Mismatch und zur Dys-/Atelektasenbildung. Eine bestehende Adipositas, die schmerzbedingte Schonatmung und eine direkte Beeinträchtigung der Atemmuskelpumpe verstärken diese Effekte.

Auf der anderen Seite kommt es zu einer Gasaustauschstörung im Rahmen des in der Initialphase bestehenden SIRS (systemic inflammatory response syndrome). Nosokomiale pulmonale Infektionen, Hyperhydratation bei akutem Nierenversagen mit konsekutiver Entwicklung eines Lungenödems sowie in der Spätphase die Entwicklung eines extrapulmonalen akuten Lungenversagens (ARDS) als Folge der Pankreatitis oder einer Sepsis begünstigen die Ausbildung einer akuten respiratorischen Insuffizienz. Die massive Freisetzung von Zytokinen, z. B. Interleukine, TNFα, Chemokine und Pankreasenzyme, die pulmonale Aufnahme von proteolytischen Enzymen und vasoaktiven Substanzen und der Abfall des Fibronectin-Spiegels tragen zum Verlust der strukturellen Integrität des pulmonalen Endothels und Epithels bei (19).

⇢ **Überwachung.** In den bisherigen Leitlinien bzw. Empfehlungen zur Behandlung der akuten Pankreatitis wird die engmaschige Kontrolle des pO_2 gefordert und bei akuter respiratorischer Insuffizienz die frühe Intubation und mechanische Beatmung mit PEEP empfohlen.

Aufgrund der kombinierten Funktionsstörung (Gasaustauschstörung und Ventilationsstörung) sollten neben der engmaschigen Kontrolle des Sauerstoffpartialdruckes, der Kohlendioxidpartialdruck, der pH-Wert sowie die Atemfrequenz überwacht werden.

Der primäre Beatmungsansatz sollte nicht mehr invasiv gewählt werden.

⇢ **Nichtinvasive Beatmungstherapie.** Die restriktive Ventilationsstörung wird zunächst durch Punktion von Pleuraergüssen, prokinetische Maßnahmen bzw. Legen einer Entlastungssonde bei distendiertem Kolon und adäquate Schmerztherapie zur Behebung der Schonatmung verbessert. Daneben ist die nichtinvasive Beatmungstherapie (NIV) mit einer druckassistierten Beatmung über eine kombinierte Mund-Nasen-Maske als Standardtherapie anzusehen. Auf ausreichende Druckunterstützung ist zu achten. Bei suffizienter Beatmung ist innerhalb einiger Stunden eine Normalisierung des pH möglich. Die nichtinvasive Beatmung kann auch bei einem primär hypoxämischen respiratorischen Versagen frühzeitig eingesetzt werden. Prinzipiell ist die Verbesserung der Oxygenierung durch die NIV einer mechanischen Beatmung nicht unterlegen. Die Effekte der NIV liegen in einer Erhöhung des endexspiratorischen Lungenvolumens, einer Homogenisierung von Ventilation und Perfusion, einer Reduktion der Shuntperfusion, einer Antiatelektasewirkung, einer Erhöhung der pulmonalen Compliance, einer verbesserten alveolären Ventilation, einer

Entlastung der Atemmuskelpumpe und somit Senkung des O_2-Bedarfs der Atemmuskulatur.

Die Vorteile der nichtinvasiven Beatmung liegen in der Vermeidung der Intubation und ihrer Komplikationen, der besseren tracheobronchialen Clearance, keiner (tiefen) Sedierungsnotwendigkeit sowie selteneren Infektkomplikationen (ventilatorassoziierte Pneumonie, Sinusitiden).

Vorraussetzungen für die nichtinvasive Beatmungstherapie sind ein erhaltener Hustenreflex, die Kooperationsfähigkeit des wachen Patienten und hämodynamische Stabilität unter medikamentöser Therapie.

Invasive Beatmung. Kommt es in den ersten 60 – 120 min trotz optimierter nichtinvasiver Beatmungstherapie nicht zu einer Verbesserung der respiratorischen Situation, ist eine Intubation und mechanische Beatmung anzustreben (23). Es muss auf eine lungenprotektive Beatmungsstrategie zur Vermeidung eines akuten Lungenversagens und auf ein protokollgesteuertes Weaning zur Vermeidung längerer Beatmungszeiten geachtet werden.

Weitere Komplikationen und ihre Therapie

Gerinnungssystem

Die Aktivierung von Proteasen im Rahmen der akuten Pankreatitis leitet die Aktivierung der Gerinnungskaskade ein und führt schließlich über eine Imbalance zwischen Proteasen und Antiproteasen (α_2-Makroglobulin) zu einer gesteigerten Koagulabilität. Selten tritt bei schweren Formen der Pankreatitis eine disseminierte intravasale Koagulopathie (Verbrauchskoagulopathie) auf. Keine Studie konnte eindeutig belegen, dass die Gabe von Antithrombin III, Gerinnungsfaktoren, Proteasehemmern oder fibrinolytischen Substanzen einen positiven Einfluss auf den Verlauf und die Komplikationen der Pankreatitis hat. Häufig wird eine Low-Dose-Heparinisierung (12.000 – 15.000 IU/24 h) zur Reduktion des Thromboserisikos durchgeführt, allerdings liegen auch dazu keine positiven Studien vor.

Metabolische Komplikatonen

- Eine deutliche *Hypokalzämie* (<2 mmol/l) wird als prognostisch ungünstiges Zeichen einer schweren Pankreatitis gesehen. Am ehesten ist sie eine Folge der Hypalbuminämie mit verringerter Proteinbindung des Calciums.
- Eine *Hyperglykämie* ist bei etwa der Hälfte der Patienten mit Pankreatitis zu beobachten. Nur bei deutlich erhöhten Blutzuckerwerten ist eine Insulingabe in geringen Dosen erforderlich.
- Eine *Hypertriglyzeridämie* findet sich bei bis zu 40% der Patienten. Sie kann Folge oder Ursache der akuten Pankreatitis sein. Bei Patienten ohne vorbekannte Fettstoffwechselstörung normalisieren sich die Serumwerte der Triglyceride innerhalb weniger Tage ohne spezifische Therapiemaßnahmen (Abb. 37.**12**).

Organspezifische Komplikationen

Eine Reihe eher seltener Komplikationen der Pankreatitis an verschiedenen Organen ist in Tab. 37.**15** aufgeführt. Begleitend zu Fettgewebsnekrosen (Pannikulitis) in der Haut kann eine Polyarthritis auftreten. Knochenmarksnekrosen und Osteolysen sowie Rhabdomyolysen treten selten auf. Häufiger finden sich zentralnervöse Symptome, delirante Zustände und Halluzinationen, die auch Ausdruck eines Alkoholentzugssyndroms sein können.

Peripankreatische Komplikationen

Tab. 37.**16** listet eine Reihe regionaler Komplikationen um das Pankreas bei akuter Pankreatitis auf. Bei Verschlechterung des Zustandes des Patienten im Verlauf der Erkrankung muss an diese Komplikationen gedacht werden. Ihr rechtzeitiges Erkennen und ihre Behandlung sind für den Verlauf und Ausgang der Pankreatitis entscheidend.

Tabelle 37.16 Regionale (peripankreatische) Komplikationen der akuten Pankreatitis

Intestinum	• diffuse Schleimhautblutung • Organnekrosen (besonders Colon transversum und linke Flexur) • Infarzierung (arteriell und venös) der Mesenterialgefäße • Stenosen • Fisteln • Ileus
Gallengangsobstruktion	• Ikterus
Milz	• Milzruptur • Arrosion der Milzgefäße • Milzinfarkt • Milzvenenthrombose
Flüssigkeitssequestration	• Aszites

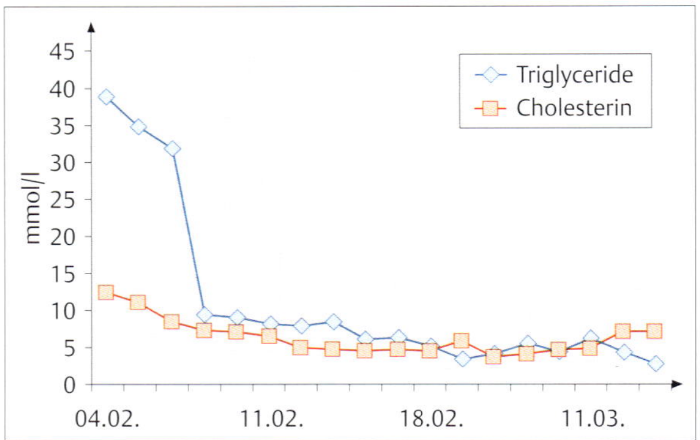

Abb. 37.12 Verlauf der Triglyceride und des Cholesterins im Serum eines Patienten (41 Jahre) mit einem schweren ersten Schub einer alkoholinduzierten Pankreatitis.

⇢ Akute Flüssigkeitsansammlung, Pseudozyste und Abszess. Tab. 37.**11** enthält die Definitionen der akuten Flüssigkeitsansammlung, der Pseudozyste und des Pankreasabszesses entsprechend der Atlanta-Klassifikation (5).

Die akute peripankreatische Flüssigkeitsansammlung ist ein frühes Ereignis in der Entwicklung der akuten Pseudozyste und des Pankreasabszesses.

Die akute Flüssigkeitsansammlung (Abb. 37.**6** u. 37.**7a**) tritt in der frühen Phase der Pankreatitis in oder um das Pankreas auf und ist nicht durch eine Wand begrenzt. Die akute Pseudozyste ist eine Ansammlung von Flüssigkeit, die Pankreasenzyme enthält und von einer Wand von Granulationsgewebe umgeben ist. Definitionsgemäß ist sie erst etwa 4 Wochen nach Beginn einer akuten Pankreatitis nachweisbar. Der Pankreasabszess ist eine Ansammlung von infiziertem, eitrigem Material, der wenig oder kaum nekrotisches Pankreasgewebe enthält. Er ist durch diese Definition abgegrenzt von der infizierten Pankreasnekrose. Die interventionellen und chirurgischen Verfahren zur Behandlung dieser Komplikationen werden in den beiden folgenden Kapiteln (37.5 und 37.6) beschrieben.

⇢ Gallengangsobstruktion. Die Gallengangsobstruktion mit Ikterus ist Folge des entzündlich vergrößerten Pankreaskopfes. Bei ausgeprägter Obstruktion kann die vorübergehende Einlage eines Stents in den Ductus choledochus erforderlich sein.

⇢ Sepsis. Sollte sich trotz antibiotischer Prophylaxe und/oder interventioneller bzw. operativer Therapie bei schwerer Pankreatitis eine Sepsis entwickeln, so sollten hier die Erkenntnisse der letzten Jahre zur modernen Sepsistherapie – adäquate Kreislaufunterstützung durch Volumen-, Katecholamin- und Transfusionstherapie, Substitution der endokrinen Achse (Insulin/Glucose, Glucocorticosteroide), lungenprotektive Beatmung, adäquate antibiotische Therapie sowie evt. Gabe von aktiviertem Protein C – umgesetzt werden.

FAZIT FÜR DIE PRAXIS

- Die nachfolgenden Empfehlungen zur Diagnostik und Therapie der akuten Pankreatitis ergeben sich in Anlehnung an die aktuellen Leitlinien der britischen Gesellschaft für Gastroenterologie.
- Die Diagnose einer akuten Pankreatitis wird auf Grund der Anamnese (Gallensteine, Alkohol), der klinischen Untersuchung mit charakteristischen Symptomen, der Bestimmung der Serumlipase und des Befundes morphologischer Methoden (Ultraschall) gestellt.
- Derzeit wird diskutiert, ob eine CT zu Beginn der Erkrankung eingesetzt werden soll. Empfohlen wird die CT bei persistierendem Organversagen, Zeichen der Sepsis oder Verschlechterung des klinischen Zustandes 6–10 Tage nach der Aufnahme.
- Alle Patienten mit akuter Pankreatitis sollten zunächst auf einer Überwachungs- oder Intensiveinheit behandelt werden.
- Die akute Pankreatitis wird nach der Klassifikation von Atlanta in leichte und schwere Verlaufsformen eingeteilt. Auf die Bezeichnungen ödematöse und hämorrhagisch-nekrotisierende Pankreatitis sollte verzichtet werden.
- Von entscheidender Bedeutung ist es, rechtzeitig (innerhalb von 48 h) den Schweregrad der Pankreatitis durch wiederholte klinische Untersuchungen und laborchemische Parameter (CRP) festzulegen.
- Die Therapie der akuten Pankreatitis orientiert sich am Schweregrad und ist ausgerichtet auf die Vermeidung bzw. Behandlung des Multiorganversagens. Eine spezifische Therapie der akuten Pankreatitis existiert bisher nicht.
- Nach der derzeitigen Studienlage sollten Antibiotika bei Auftreten von Sepsis, Versagen von zwei oder mehr Organsystemen oder nachgewiesener Infektion von Nekrosen eingesetzt werden.
- Es gibt Hinweise, dass eine frühe enterale Ernährung das Auftreten infizierter Nekrosen reduzieren kann. Die Evidenz ist allerdings nicht ausreichend, um bei allen Patienten den Einsatz der enteralen Ernährung zu empfehlen.
- Patienten mit schwerer Pankreatitis und Organversagen müssen rechtzeitig in einem spezialisierten Zentrum behandelt oder dorthin verlegt werden.

Steckbrief akute Pankreatitis

Leitsymptom:
starke, kontinuierliche, teils bohrende Oberbauchschmerzen mit Ausstrahlung in den Rücken und plötzlichem Spannungsgefühl im Oberbauch bei gleichzeitiger Übelkeit oder Erbrechen

Leitbefund bei der körperlichen Untersuchung:
neben einem prallelastischen, geblähten Oberbauch multiple Organbefunde in Abhängigkeit vom Schweregrad

Apparativer Leitbefund:
Erhöhung von Serumlipase und CRP, in der Bildgebung Ödem, peripankreatische Flüssigkeitsansammlung und Nekrosen

Wichtigste Differenzialdiagnose:
Cholezystitis, Ulkusperforation

Therapie:
intensive Überwachung, frühzeitige Beurteilung des Schweregrades, Volumenersatz, Behandlung des Multiorganversagens

Bemerkungen:
der therapeutische Nutzen einer prophylaktischen Antibiotikagabe und einer frühen enteralen Ernährung ist noch nicht abschließend bewiesen

37.5 Interventionelle endoskopische Therapie der akuten Pankreatitis

H. Seifert

EDITORIAL **Die akute biliäre Pankreatitis mit unzweifelhaftem Verschluss des Gallenganges ist wie die akute Steinobstruktion des Gallenganges ohne akute Pankreatitis nach allgemeinem Konsens eine Notfallindikation zur endoskopischen retrograden Cholangiographie (ERC) mit Papillotomie und Steinextraktion. Dagegen bestehen nach wie vor unterschiedliche Ansichten darüber, wann und unter welchen Umständen eine Papillotomie bei der biliären Pankreatitis ohne zweifelsfreie Gangobstruktion indiziert ist.**

Ziele endoskopischer Verfahren bei der akuten Pankreatitis

Endoskopische Verfahren werden bei der akuten Pankreatitis für diagnostische und therapeutische Zwecke eingesetzt:

- Klären der Pathogenese, Darstellung anatomisch-pathologischer Details,
- Besserung des Krankheitsverlaufs in seiner Frühphase,
- Verhindern wiederholter pankreatitischer Schübe,
- Behandlung von Komplikationen im späteren Verlauf.

→ **Endoskopische Strategie.** ERCP und Papillotomie sind dabei immer nur als Teil einer endoskopischen Strategie zu sehen. Diese folgt auf den konventionellen Ultraschall und umfasst die endoskopische Inspektion vor allem des Duodenums und der Papilla Vateri, die Endosonographie (EUS) der periampullären Region mit dem distalen Anteil des Gallen- und des Pankreasganges und des Pankreasparenchyms, die Kontrastierung des Gallenganges und, wenn nötig, auch des Pankreasganges, schließlich bei gegebener Indikation die Papillotomie und Gangsanierung oder weitergehende Interventionen.

→ **Diagnostischer Einsatz.** Endoskopische Diagnostik ist nur sinnvoll, wenn sie therapeutische Konsequenzen hat, die nicht unbedingt eine endoskopische Intervention einschließen müssen. Würden beispielsweise eine Gangobstruktion und ein Tumor mit großer Sicherheit ausgeschlossen, wäre ein konservatives Konzept die Folge, vielleicht mit einer Abklärung genetischer Risikokonstellationen.

→ **Therapeutischer Einsatz.** Nebensächlich erscheint unter dem Gesichtspunkt der endoskopischen Therapie die übliche Klassifikation als akute, akut rezidivierende, chronische und chronisch rezidivierende Pankreatitis. Hinterlässt eine akute Pankreatitis bleibende Schäden wie Gangdefekte oder Strikturen, können wiederholte entzündliche Schübe oder chronische Verläufe die Folge sein.

Ziel fast aller endoskopischen Interventionen – Papillotomie, Steinextraktion, Drainagen – ist es, die Kontinuität des Pankreasganges und einen normalen Sekretfluss wiederherzustellen. Sie beruhen also auf der Hypothese, dass die Gangobstruktion eine wichtige Ursache pankreatitischer Schübe ist.

Selbst die endoskopische Drainage zystischer Läsionen und das Ausräumen von Nekrosen im Verlauf schwerer akuter Pankreatitiden dienen auch der Rekonstruktion der normalen Anatomie.

ERCP bei biliärer Pankreatitis

Indikationen

→ **Unzweifelhafte Gallengangsobstruktion.** Die akute biliäre Pankreatitis mit unzweifelhaftem Verschluss des Gallenganges (Ikterus, Steinnachweis, Sepsis, ALT >60 U/l innerhalb von 12 h nach Beschwerdebeginn) ist nach allgemeinem Konsens eine Notfallindikation zur endoskopischen retrograden Cholangiographie (ERC) mit Papillotomie und Steinextraktion, nicht anders als die akute Steinobstruktion des Gallenganges ohne akute Pankreatitis. Darüber sollte auch die anhaltende Diskussion über die Rolle der Endoskopie bei der biliären Pankreatitis nicht hinwegtäuschen. Diese stützt sich, wie auch die verschiedenen Leitlinien der letzten Jahre, im Wesentlichen auf 4 mittlerweile schon ältere randomisierte Studien (7, 8, 20, 21).

Zweifelhafte Gallengangsobstruktion. Wegen verschiedener Schwächen aller existierenden Studien ist ein fundiertes Urteil zur Frage, wann und unter welchen Umständen eine Papillotomie bei der biliären Pankreatitis *ohne* zweifelsfreie Gangobstruktion indiziert sei, nicht möglich (30). Die ausführlichste Diskussion zu diesem Thema bietet die Leitlinie der „Working Party of the Program Commitee of the Bangkok World Congress of Gastroenterology 2002" (35), die letzte Leitlinie ist erst kürzlich erschienen (13).

- Die *Argumente gegen den endoskopischen Eingriff* sind die Risiken des Eingriffs selbst (Blutdruckabfall, Atemdepression und Aspiration als mögliche Folgen der Sedierung, Perforation oder Blutung als Risiken der Papillotomie, Verschlimmerung der Pankreatitis selbst, Infektion steriler Nekrosen und peripankreatischer Flüssigkeitsansammlungen, Luftüberblähung des Abdomens) bei bezweifelbarem Nutzen.
- Die *Argumente für die Endoskopie* sind die mögliche Erkennung sonst übersehener kleiner Gallengangsteine, die Entfernung impaktierter Steine aus der Ampulle oder auch freier Steine aus dem Gang (Rezidivprophylaxe), die Dekompression des Pankreas- und Gallenganges mit Verhinderung einer Cholangiosepsis und möglicherweise Unterbrechen des Krankheitsprozesses.

Die Kontroverse betrifft dabei nur Patienten ohne Ikterus oder eindeutigen sonographischen Steinnachweis. Diese Gruppe mit der Eingangsdiagnose „Verdacht auf biliäre Pankreatitis" oder auch „akute Pankreatitis unklarer Genese" bildet die eigentliche diagnostische und therapeutische Herausforderung.

Zeitpunkt der endoskopischen Intervention

Wenngleich die Sensitivität von transabdominalem Ultraschall, Spiral-CT oder MRT (Magnetresonanztomographie) für Gallengangsteine generell hoch ist, sind doch mit all diesen Methoden sehr kleine Steine schwer nachzuweisen. Daten zur Sensitivität der genannten Verfahren wie auch des endoskopischen Ultraschalls (EUS) speziell für kleine Steine (< 5 mm) liegen nicht vor. Auch in der endoskopischen retrograden Cholangiopankreatikographie (ERCP) werden solche kleinen Konkremente leicht mit Kontrastmittel überspritzt und übersehen. Dabei sprechen das rasche und schließlich nicht mehr beeinflussbare Fortschreiten des Entzündungsprozesses bei der schweren akuten Pankreatitis für einen möglichst frühen (sofort, weniger als 6 h nach Beschwerdebeginn) Eingriff, um den anfänglichen Pathomechanismus womöglich noch zu unterbrechen. Zum Beweis einer Beeinflussbarkeit des Pathomechanismus bei frühzeitigem Eingriff gibt es keine klinische Studie. Die Tatsache, dass die Mehrzahl der Patienten erst mehr als 12 h nach Beschwerdebeginn im Krankenhaus aufgenommen wird, spricht nicht gegen diese Überlegung.

Es gibt keine klinischen oder biochemischen Parameter, die schon in der Frühphase den Schweregrad der Pankreatitis zu bestimmen erlauben.

Deshalb erscheint in den ersten Stunden nach Einsetzen der Beschwerden ein großzügiger Einsatz der Endoskopie mit EUS und – wenn nötig – auch Papillotomie gerechtfertigt. Am 2. oder 3. Tag gilt das nur noch bei anhaltenden oder zunehmenden Beschwerden und Hinweisen auf eine biliäre Genese in den Laborbefunden (ALT, CRP, Bilirubin im Serum). Der therapeutische Nutzen bestünde dann wahrscheinlich nur noch darin, eine Cholangitis zu verhindern oder zu behandeln.

Epidemiologie: wie oft ist ein messbarer Nutzen endoskopischer Interventionen zu erwarten?

Angaben zur Inzidenz der akuten Pankreatitis liegen zwischen 5 (England) und 80/100.000 (USA) und deuten auf eine Zunahme in den letzten Jahren hin (2, 35).

Letalität. Ungefähr 80% der akuten Pankreatitiden verlaufen leicht oder milde, nur 10–20% als schwere akute Pankreatitis mit Komplikationen und einer Letalität zwischen 2 und 20% (35). Die Gesamtletalität der akuten Pankreatitis liegt in den letzten Jahren und in größeren Zentren wahrscheinlich eher unter 10%. Ob sich die Todesfälle zu etwa gleichen Teilen auf die erste Krankheitswoche und den späteren Verlauf verteilen (3) oder ob sie zu 90% erst in der Spätphase mindestens 3 Wochen, im Mittel 3 Monate nach Symptombeginn eintreten (9), mag mit selektierten Patienten oder besonderen, vor allem intensivmedizinischen Qualitäten einzelner Kliniken zusammenhängen. Bei abnehmender Frühletalität infolge moderner intensivmedizinischer Betreuung bliebe als den Verlauf bestimmender Risikofaktor das Vorliegen infizierter Nekrosen (9).

Klinischer Nutzen der Endoskopie. Der Einsatz aufwändiger diagnostischer und nicht risikofreier therapeutischer endoskopischer Techniken erschiene nicht gerechtfertigt, wenn ein leichter Verlauf der Erkrankung mit geringen Symptomen über nur wenige Tage zu erwarten wäre. Ein klinischer Nutzen wäre also nur bei weniger als 20% der Patienten mit akuter Pankreatitis (oder bei höchstens 5–10 Patienten pro 100.000 Einwohner und Jahr) zu erwarten, nämlich denen mit schwerem Verlauf, mechanischer Ursache und in frühem Stadium, wenn der Verlauf der Erkrankung noch zu beeinflussen wäre, oder in der Spätphase bei infizierter Nekrose. Auch Patienten mit leichtem Verlauf würden von einer prompten Klärung durch Früherkennung eines Tumors oder Vermeiden von potenziell schweren Rezidiven (Steine, anatomische Varianten) profitieren (Abb. 37.**13**).

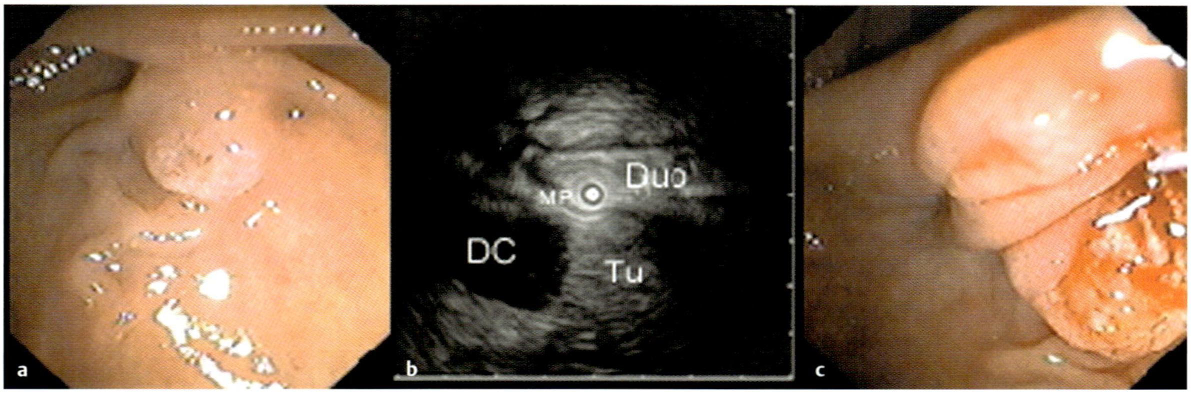

☒ **Abb. 37.13** Papillenadenom.

a Bei einem Patienten mit pankreatitischen Schüben unklarer Genese, wiederholten kolikartigen Oberbauchschmerzen und fehlendem Steinnachweis im Ultraschall stellt sich die Papilla major endoskopisch unauffällig dar.

b Der extraduktale Ultraschall mit einer hochauflösenden Minisonde (20 MHz, UM-3R, Olympus, Hamburg) zeigt unmittelbar hinter der Tunica muscularis propria (MP) des kollabierten Duodenums (Duo) den distalen Gallengang (DC) mit einer mindestens 1 cm in den Gang reichenden, in der Ampulle gelegenen Struktur mittlerer Echogenität (Tu). Zwei Teilstriche entsprechen 10 mm.

c Nach der folgenden Papillotomie prolabiert dann ein tubulovillöses Adenom (Histologie nach Papillenresektion), das schließlich chirurgisch therapiert wurde, weil es sich endoskopisch nicht vollständig abtragen ließ.

Jede akute Pankreatitis unklarer Genese ist bis zum Nachweis einer anderen Ätiologie potenziell eine akute biliäre Pankreatitis.

Endoskopisch therapierbare Formen der akuten Pankreatitis

Verschiedene Formen der Pankreatitis, die prinzipiell einer endoskopischen Therapie zugänglich sind, werden im Folgenden aufgeführt:

⇢ **Akute gesicherte biliäre Pankreatitis.** Diese präsentiert sich mit dem Bild einer Cholestasekonstellation: Bilirubin > 2,2 mg/dl, weiter Gallengang > 11 mm, Steinnachweis sonographisch im Gallengang oder kleine Steine in der Gallenblase, Verdacht auf Cholangitis mit Fieber (11). Hier besteht Konsens über die Indikation zur dringlichen ERCP mit endoskopischer Papillotomie (EPT), basierend auf randomisierten und kontrollierten Studien (Evidenzgrad A). Dringlich wird in den deutschen Leitlinien (24) definiert als „innerhalb von 24 Stunden" (nach Krankenhausaufnahme?). Bei eindeutigem Steinverschluss hat eine frühe Dekompression signifikanten Erfolg.

⇢ **Verdacht auf biliäre akute Pankreatitis.** Dieser ergibt sich z. B. durch: diskret erhöhte alkalische Phosphatase und Bilirubin, keine mit nicht endoskopischen Methoden nachweisbare Choledocholithiasis, Gang schlank, keine andere Ursache erkennbar. Hierzu gehört jede „idiopathische" akute Pankreatitis bis zum Ausschluss von Gallengangsteinen.

Die sensitivste Methode zum Nachweis kleiner Gallengangsteine im Vergleich zu MRT, CT und ERC ist der EUS mit konventionellen Scannern (17, 22) oder Minisonden (28) (Abb. 37.**14**).

⇢ **„Idiopathische" rezidivierende akute Pankreatitis.** Hier werden endoskopisch Rezidive durch Pankreasgangdrainagen („Plastikstents") verhindert (Evidenzgrad A) (12). Bei 16% der untersuchten Patienten mit idiopathischer akuter Pankreatitis ließen sich durch EUS Gallengangsteine nachweisen (33) – hier versteckt sich häufig die biliäre akute Pankreatitis durch Mikrolithen (25, 36).

Die Empfehlung der deutschen Leitlinie (24) bei der „idiopathischen" akuten Pankreatitis „eine diagnostische ERCP im freien Intervall zur Klärung der Ätiologie frühestens 8–12 Wochen nach akutem Ereignis durchzuführen" basiert auf nach wie vor umstrittener Expertenmeinung. Soll man wirklich bei kleinen Gallengangsteinen (Rezidivgefahr), einem Frühkarzinom der Papille oder einem kleinen periampullären Tumor 3 Monate warten?

⇢ **Pancreas divisum.** Die rezidivierende akute Pankreatitis infolge eines Pancreas divisum lässt sich durch Minor-Papillotomie und Protheseneinlage in den dorsalen Gang behandeln (6, 10, 18, 19) (Evidenzgrad A). Neben verschiedenen anatomischen Varianten wurde kürzlich ein Verschluss des Ductus Santorini als eine Hauptursache chronisch rezidivierender Pankreatitiden beschrieben (14).

⇢ **Post-ERCP- oder Post-Sphinkter-Oddi-Manometrie-Pankreatitis.** Diese Formen der Pankreatitis lassen sich nach längerer und „manipulationsreicher" ERCP oder Papil-

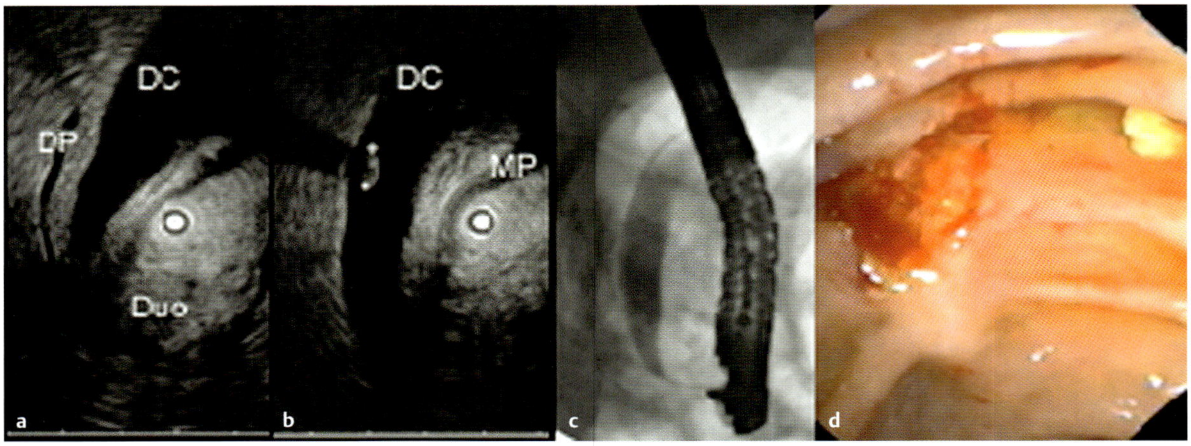

☒ **Abb. 37.14** Steinnachweis mittels EUS.

a u. **b** Nach einer leichten Pankreatitis unklarer Genese erkennt man beim EDUS mit Minisonde (20 MHz, UM-3R, Olympus, Hamburg) vom Duodenum aus das kollabierte duodenale Lumen (Duo) mit Schleimhautfalten und der Tunica muscularis propria (MP) als Organgrenze. Ein Teilstrich = 5 mm. Die Schallkopfposition unmittelbar oberhalb der Papilla major zeigt den präpapillären Anteil des Pankreasganges (DP) und des Gallenganges (DC). Die Gänge sind schlank, ihr Inhalt ist echofrei, der Befund normal (**a**). Etwa 3 – 4 cm oberhalb der Papille vom Duodenum descendens aus stellt sich der Gallengang mit einem knapp 5 mm durchmessenden kleinen Stein dar, der im Gang beweglich ist und einen typischen „Schlagschatten" aufweist (**b**).

c Die ERCP unmittelbar nach dem EDUS verfehlt den Steinnachweis und zeigt einen normalen Befund. Der Stein wurde „überspritzt" trotz verdünnten Kontrastmittels oder aber in die Peripherie gespült. Bei eindeutigem EDUS-Befund wurde auf eine Vollfüllung des biliären Systems verzichtet und die Indikation zur Papillotomie gestellt.

d Der extrahierte Stein im Duodenum.

lotomie möglicherweise verhindern durch Einlegen einer Pankreasgangdrainage („Plastikstents") für nur einige Tage (23, 34).

Akute Pankreatitis bei Papillenadenom oder -karzinom. Papillentumoren können durch pankreatitische Schübe symptomatisch werden (Abb. 37.**13**). Nach endoskopischer Resektion eines Papillenadenoms lässt sich eine – sonst häufige – akute Pankreatitis durch eine vorübergehende Pankreasgangdrainage in der Regel verhindern. Das Papillenkarzinom ist eine Indikation zur Operation.

Sphinkter-Oddi-Dysfunktion (SOD). Sie soll in 15 – 57 % Ursache einer akut rezidivierenden Pankreatitis sein (1, 4, 31). Der Typ I der biliären SOD (Koliken, Serum-AST oder -ALT > 2fach normal, verzögerter Kontrastmittelabfluss aus dem Gallengang > 45 min bei der ERCP, dilatierter Gallengang > 12 mm) profitiert in > 90 % von einer Papillotomie. Bei Typ II (Koliken, ein oder zwei der genannten Kriterien) und Typ III (nur Koliken) sollte ein erhöhter pankreatischer Druck direkt durch Manometrie oder indirekt pharmakologisch (38) oder durch MRP, Sonographie oder Endosonographie nach Sekretinstimulation (5, 32) gesichert werden. Alternativ wäre die dann probatorische Sphinkterotomie mit allerdings nur geringer Erfolgschance zu diskutieren.

Abb. 37.**15** fasst die endoskopische Strategie bei akuter Pankreatitis zusammen.

Spätkomplikationen: das endoskopische retroperitoneale Debridement infizierter Nekrosen

Alle zystischen postpankreatitischen Läsionen, auch sterile und infizierte retroperitoneale Nekrosen, sind prinzipiell der endoskopischen Therapie zugänglich. In ca. 20 % der akuten Pankreatitis bilden sich peripankreatische Nekrosen, die sich etwa zur Hälfte im Verlauf infizieren.

Chirurgisches Vorgehen. Die infizierte peripankreatische Nekrose stellt nach allgemeinem – vor allem chirurgischem – Konsens eine Indikation zur Drainageoperation dar, die so spät wie möglich (mindestens 2, möglichst mehr als 6 Wochen nach Beschwerdebeginn) als schonendes Debridement nekrotischen Gewebes erfolgen sollte. Die Letalität des chirurgischen Vorgehens wird mit etwa 10 – 15 % angegeben.

Endoskopisches Vorgehen. Als Alternative bietet sich das endoskopische Debridement infizierter Nekrosen durch ein transgastromurales oder transduodenomurales Fenster an (Abb. 37.**16**). Dieses Vorgehen wurde mit ausgedehnten retroperitonealen Interventionen 1999 zuerst angewandt (29) und seither weiterentwickelt. Die ersten Erfahrungen wurden multizentrisch erfasst (27). Die Patienten werden zurzeit im Verlauf verfolgt. Es liegen zu diesem Verfahren noch keine publizierten Daten zu größeren Patientenzahlen vor.

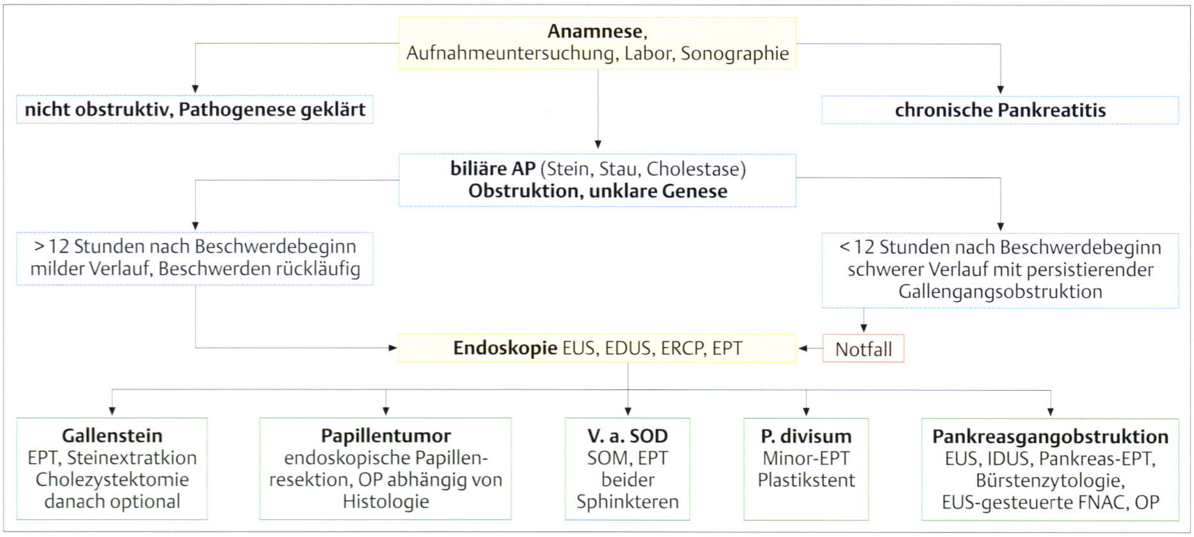

Abb. 37.15 Einsatz der Endoskopie bei akuter Pankreatitis biliärer oder unklarer Genese. AP: akute Pankreatitis, EUS: Endosonographie, EDUS: extraduktaler endoskopischer Ultraschall, EPT: endoskopische Papillotomie, ERCP: endoskopisch retrograde Cholangiopankreatographie, IDUS: intraduktaler Ultraschall, FNAC: Feinnadelaspirationszytologie, SOD: Sphinkter-Oddi-Dysfunktion, SOM: Sphinkter-Oddi-Manometrie.

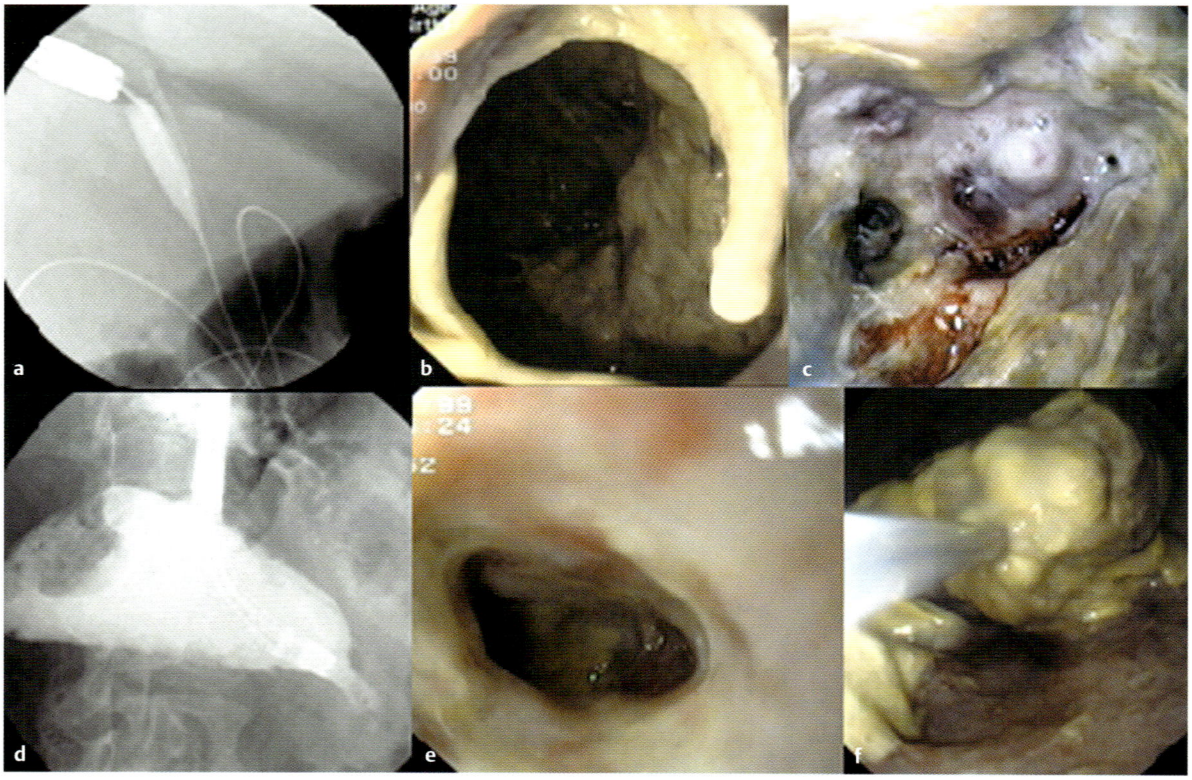

Abb. 37.16 Endoskopisches Debridement einer infizierten Nekrose 8 Wochen nach akuter Pankreatitis.

- **a** Dilatation des durch EUS-gesteuerte Punktion hergestellten transgastromuralen Fensters mit einem 8-mm-Ballon (Max-Force, Boston-Scientific, Ratingen, Deutschland) durch den Arbeitskanal eines Gastroskops.
- **b** Das Fenster, jetzt auf 18 mm dilatiert (Ballondilatator, Olympus, Hamburg, Deutschland), erlaubt den Blick und die Passage in die Nekrosehöhle.
- **c** Dort sieht man Gefäße (Milzhilusbereich) und eitrige Beläge.
- **d** Das Gastroskop wird gezielt in die Ausläufer der Höhle gebracht, um dort zu spülen und abzusaugen.
- **e** Korrespondierender endoskopischer Aspekt zu **d**.
- **f** Ausräumen eitriger Nekrosemassen mit einem Steinfängerkörbchen.

Bisherige Erfahrungen. Die bisherigen Erfahrungen aus wenigen Zentren lassen sich folgendermaßen zusammenfassen

Das transmurale endoskopische Debridement ist eine mit sehr geringer Invasivität verbundene Alternative zum offenen chirurgischen Vorgehen.

Die transmurale Fensterung stellt ein minimales Trauma dar, das als solches den Patienten nicht belastet. Sie sollte wegen großer retrogastral gelegener Arterien und häufiger Varizen (Milzvenenthrombose) immer direkt EUS-gesteuert erfolgen.

Ein vollständiges Debridement möglichst allen infizierten nekrotischen Gewebes ist anzustreben und erfordert meistens wiederholte, oft langwierige endoskopische Eingriffe. Dabei können auch sehr große Gewebsmengen entfernt werden (in einem extremen Fall die ischämisch-nekrotische Milz (29). Immer muss das transmurale Vorgehen auch die Rekonstruktion einer möglichst normalen Pankreasanatomie im Auge haben und häufig mit transpapillären endoskopischen Interventionen verbunden werden. Die Erfolge der Methode sind bisher sehr ermutigend, es ist aber auch mit letalen Verläufen zu rechnen. Diese drohen vor allem durch septische Komplikationen, Luftembolien und Blutungen.

Offene Fragen. Offene Fragen betreffen das genaue technische Vorgehen, die Differenzialindikation zum sehr viel invasiveren chirurgischen Vorgehen und den richtigen Zeitpunkt zum Eingreifen: Soll die „sterile Nekrose", die auch bei beschwerdearmen Patienten sehr ausgedehnt sein kann, wirklich konservativ behandelt werden bis infolge einer offensichtlichen bakteriellen Infektion mit Fieber und CRP-Anstieg eine drohende Sepsis zum Eingreifen zwingt? Hier wäre das Stadium der „kontaminierten Nekrose" wahrscheinlich schon eine Indikation zum endoskopischen Eingriff. Auch die häufige Kompression der Milzvene durch sterile Nekrosen (Abb. 37.**17**) könnte eine Indikation zur transmuralen Entlastung und Prävention der im Spätverlauf typischen Milz- oder Portalvenenthrombose mit Ausbildung von Magenvarizen darstellen.

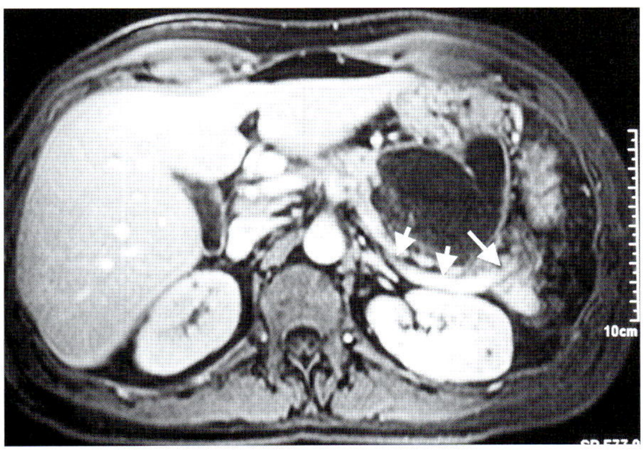

Abb. 37.17 Magnetresonanz-Angiographie eines Patienten mit nicht infizierter Nekrose 3 Wochen nach einer schweren akuten Pankreatitis unklarer Genese. Die V. lienalis (Pfeile) wird durch die retroperitoneale Masse bogig verdrängt und komprimiert. Es droht eine Milzvenenthrombose.

FAZIT FÜR DIE PRAXIS

- Die akute Pankreatitis wird häufig durch mechanische Gangobstruktionen ausgelöst, die häufigste Ursache sind Gallengangsteine. Sie kann einen schweren und lebensbedrohlichen Verlauf einschlagen, unabhängig von der Pathogenese.
- Es gibt bisher kein zuverlässiges Verfahren, in den ersten 12 h oder noch früher vorherzusagen, ob es sich um einen leichten oder schweren Verlauf handeln wird. Dies wäre wünschenswert, weil bei der schweren akuten Pankreatitis sehr wahrscheinlich entscheidende Entzündungsprozesse, die das Krankheitsbild zum „Selbstgänger" machen und einem an der Pathogenese orientierten therapeutischen Zugriff entziehen, schon in den ersten 6 h anlaufen und zu Gewebsnekrosen und schweren Komplikationen führen können.
- Die ERCP mit Papillotomie und Steinextraktion ist daher bei jeder eindeutigen biliären Pankreatitis unstrittig indiziert, obwohl viele Steine auch spontan aus dem Gallengang abgehen würden.
- Da sich auch bei der „idiopathischen" akuten Pankreatitis „unklarer Genese" häufig kleine Gallensteine finden, die sich oft nur durch endoskopischen Ultraschall darstellen und dann durch gezielte EPT (oder – ohne EUS – durch probatorische EPT) behandeln lassen, stellt auch die „idiopathische" akute Pankreatitis eine Indikation zum endoskopischen Eingriff (mit EPT) dar. Gute Argumente sprechen dafür, bei jeder akuten Pankreatitis unklarer Genese frühzeitig die Ursache zu finden und eine Gangobstruktion zu beheben.
- Das endoskopische retroperitoneale Debridement infizierter Nekrosen stellt in erfahrenen Zentren eine sehr wenig traumatische Alternative zum chirurgischen Vorgehen dar. Es handelt sich dabei um sehr aufwändige und komplizierte endoskopische Eingriffe, die unter kontrollierten Bedingungen erfolgen sollten.

37.6 Chirurgische Therapie der akuten Pankreatitis

J. Werner, H. Friess, M. W. Büchler

EDITORIAL **Infizierte Nekrosen stellen bei der akuten Pankreatitis die Hauptindikation zur chirurgischen Intervention dar, während sterile Nekrosen im Allgemeinen konservativ therapiert werden sollten. Somit kommt der Differenzierung zwischen sterilen und infizierten Nekrosen eine große Bedeutung zu, ebenso dem richtigen Zeitpunkt eines chirurgischen Vorgehens, zu dem sich das nekrotische Gewebe bereits gut vom vitalen Pankreasgewebe demarkiert hat.**

Indikationsstellung

Pathophysiologie

Ausbildung von Nekrosen. In der Regel verläuft die schwere akute Pankreatitis in zwei Phasen. In den ersten 2 Wochen treten häufig systemische Komplikationen im Rahmen des „systemic inflammatory response syndrome" (SIRS) auf. Gleichzeitig bilden sich pankreatische Nekrosen in den ersten 5 Tagen der Erkrankung komplett aus (3). Wichtig ist, dass in dieser Phase das SIRS trotz Fehlen von klar abgrenzbaren pankreatischen Nekrosen und auch bei fehlender Infektion der Pankreasnekrosen auftritt. Die chirurgische Therapie, die die Sanierung des intraabdominellen Sepsisfokus zum Ziel hat, ist somit während des frühen Krankheitsverlaufs nicht indiziert (15). Die supportive Therapie und ggf. Intensivtherapie sind in dieser Phase entscheidend.

Superinfektion der Nekrosen. Im weiteren Krankheitsverlauf ist die Hauptgefahr die durch Superinfektion der Pankreasnekrosen induzierte Sepsis, welche interventionell oder chirurgisch therapiert werden muss. Die Infektion der Pankreasnekrosen findet meistens 2–3 Wochen nach Krankheitsbeginn statt und kann bei 40–70% der Patienten mit nekrotisierender Pankreatitis nachgewiesen werden (3). Das Risiko einer Infektion korreliert mit dem Ausmaß der intra- und peripankreatischen Nekrosen (10).

Diagnostik

Die Differenzierung zwischen sterilen und infizierten Pankreasnekrosen ist entscheidend. Der Verdacht einer Infektion von pankreatischen Nekrosen besteht, wenn ein Patient mit nekrotisierender Pankreatitis Zeichen eines septischen Krankheitsbildes entwickelt (7).

CT. Das Kontrastmittel-CT ist heute der „Goldstandard" für die Diagnose der Pankreasnekrose und damit für die Identifizierung der lokal komplizierten Pankreatitis (1). Eine Superinfektion von Pankreasnekrosen zu identifizieren, ist alleine durch ein CT kaum möglich, da Gaseinschlüsse als Hinweis auf eine bakterielle Infektion nur selten auftreten.

Feinnadelaspiration. Bei Patienten mit Verdacht auf Superinfektion von Pankreasnekrosen sollte eine CT- oder ultraschallgesteuerte Feinnadelaspiration (FNA) der Nekrosen zur Diagnosesicherung durchgeführt werden (13, 14). Diese Methode ist komplikationsarm (2). Bei der FNA mit bakteriologischer Untersuchung, Kultivierung des Aspirationsmaterials und Gramfärbung wird eine diagnostische Sensitivität und Spezifität von 88% und 90% erreicht.

Operationsindikationen

Infizierte Nekrosen

Die nachgewiesene infizierte Nekrose ist eine allgemein akzeptierte Indikation für eine chirurgische Intervention (Tab. 37.**17**).

Die Letalität dieser Patienten mit septischen Komplikationen beträgt 30–80% (7, 13, 14). Sterblichkeitsraten von bis zu 100% werden berichtet, wenn bei Patienten mit infizierten Nekrosen und Organkomplikationen auf eine chirurgische Intervention verzichtet wird. Durch eine moderne chirurgische Therapie kann die Letalität der nekrotisierenden Pankreatitis mit infizierter Nekrose in spezialisierten Zentren jedoch auf ca. 15–20% gesenkt werden (4, 5, 7, 9, 11, 12) (Abb. 37.**18**).

Tabelle 37.17 Indikation für chirurgische Therapie bei akuter Pankreatitis

Infizierte Pankreasnekrose

Sterile Pankreasnekrose
- persistierende nekrotisierende Pankreatitis
- fulminante akute Pankreatitis

Notfallindikationen: Darmperforation, akute Blutung

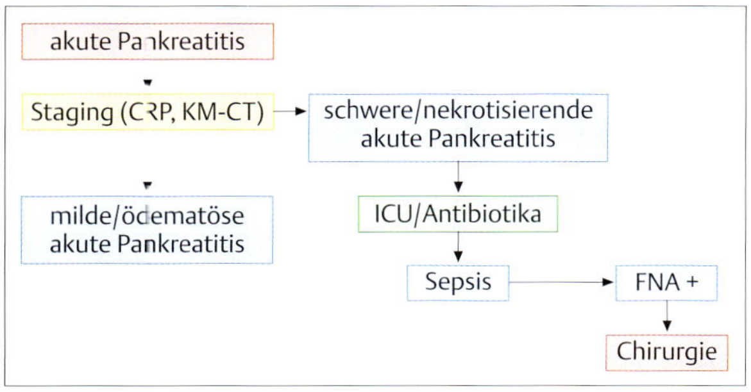

Abb. 37.18 Algorithmus zur Therapie der akuten Pankreatitis. KM-CT: kontratmittelverstärkte Computertomographie, FNA: Feinnadelaspiration, ICU: Intensivstation.

Sterile Nekrosen

Während das chirurgische Vorgehen bei infizierten Nekrosen einer akuten Pankreatitis obligatorisch ist, wird bei sterilen Nekrosen ein primär konservativer Ansatz allgemein akzeptiert (13).

Bradley et al. konnten bei 38 Patienten mit akuter Pankreatitis und sterilen Nekrosen durch eine konservative Therapie Überlebensraten von 100% erreichen (5). Trotz dieser Ergebnisse bleibt es kontrovers, ob bzw. wann bei sterilen Nekrosen und Organdysfunktionen eine chirurgische Therapie indiziert ist (13, 14). Während die meisten Patienten mit dieser Konstellation sich gut unter konservativer Therapie erholen, versterben andere, wenn eine zeitgerechte operative Intervention ausbleibt (Tab. 37.**17**).

Früher wurde die frühzeitige chirurgische Therapie bei nekrotisierender Pankreatitis empfohlen, um bei ausgedehnten pankreatischen Nekrosen das Risiko einer sekundären Infektion zu verhindern. Auch sollte die systemische Entzündungsreaktion durch die Entfernung der Nekrosen reduziert werden. Im Vergleich zur Chirurgie zeigen jedoch die alleinige intensivmedizinische Betreuung und prophylaktische Antibiotikatherapie deutlich bessere Resultate.

Ausnahmeindikationen. Tatsächlich kam es durch die chirurgische Intervention bei akuter Pankreatitis in ca. 30% zu einer sekundären Infektion primär steriler Nekrosen, so dass die Operation bei sterilen Nekrosen nur in einigen Ausnahmen durchgeführt werden sollte (Tab. 37.**17**):

- Bei einigen Patienten kommt es trotz maximaler Intensivtherapie zu keiner Besserung des Zustandes. Bei diesen Patienten mit sterilen Nekrosen und fortschreitenden Organkomplikationen trotz maximaler Intensivtherapie wird auch heute die Indikation zur chirurgischen Therapie gestellt. Es ist weiterhin ungeklärt, ab welchem Zeitpunkt ein Patient als *„Nonresponder"* der Intensivtherapie definiert wird. Generell werden bei diesen Patienten jedoch mindestens 4–6 Wochen konservative Therapie auf einer Intensivstation verlangt (9, 13).
- Eine weitere Ausnahme sind Patienten mit einer *„fulminanten akuten Pankreatitis"*. Diese Verlaufsform ist sehr selten. Hier kommt es bereits in den ersten Tagen der Krankheit trotz Intensivtherapie zu einem rapid progressiven Organversagen. In diesen Fällen wird ebenfalls eine frühzeitige chirurgische Therapie als eine Behandlungsoption gesehen. Leider konnte bei diesem Krankheitsverlauf jedoch bisher weder die chirurgische noch die konservative Therapie die schlechte Prognose entscheidend verbessern. Da lediglich kleine Serien bzw. Einzelfallbeschreibungen dieses seltenen Krankheitsverlaufes existieren, gibt es für die „fulminante akute Pankreatitis" keine Leit- oder Richtlinien. Die chirurgische Therapie gilt als „ultima ratio" (13).
- Bei Patienten mit akuten *lebensbedrohlichen Komplikationen* muss selbstverständlich sofort operativ gehandelt werden: Bei V.a. Darmperforationen oder Blutungen, die radiologisch interventionell nicht gestillt werden können, muss operiert werden.

Zeitpunkt der chirurgischen Therapie

Patienten mit akuter Pankreatitis können innerhalb von Stunden bis Tagen nach Symptombeginn in einen vital bedrohlichen Zustand geraten. Früher wurde bei vorhandenen systemischen Komplikationen die Indikation zur chirurgischen Intervention gestellt. Hohe Sterblichkeitsraten von bis zu 65% waren jedoch die Folge der frühzeitigen chirurgischen Therapie. Aufgrund dieser Zahlen herrscht heute Einigkeit darüber, dass mit einer operativen Intervention so lange wie möglich gewartet wird (7, 15). Die Begründung hierfür liegt in einer besseren Demarkierung des nekrotischen vom vitalen Pankreasgewebe. Nekrosen können somit intraoperativ besser entfernt werden. Hierdurch wird das Blutungsrisiko reduziert und der Verlust von gesundem Pankreasgewebe vermieden. Tatsächlich reicht bei spätem Operationszeitpunkt häufig ein einziger operativer Eingriff aus. Die Gefahr der endokrinen und exokrinen Pankreasinsuffizienz wird so vermindert.

Der optimale Operationszeitpunkt ist somit ca. 3–4 Wochen nach Krankheitsbeginn. Nur bei gesicherten infizierten Nekrosen oder bei Auftreten seltener Komplikationen wie massiven Blutungen oder Darmperforationen ist eine chirurgische Therapie in der Frühphase der Erkrankung indiziert (13, 14).

Operative Verfahren

Fokussanierung. Das Ziel der chirurgischen Intervention ist die Entfernung von infizierten Nekrosen. Diese Fokussanierung soll weitere Komplikationen durch einen Progress der Infektion/Sepsis verhindern. Bei den meisten Fällen der nekrotisierenden Pankreatitis sind nur Randbereiche des Pankreas nekrotisch, während die zentralen Parenchymabschnitte nicht betroffen sind. Diese so genannte „oberflächliche nekrotisierende Pankreatitis“ sollte nicht als totale Pankreasnekrose fehlgedeutet werden. Pankreasresektionen bei nekrotisierender Pankreatitis haben nicht nur eine sehr hohe postoperative Morbidität und Letalität, sondern führen durch die Resektion von gesundem Pankreasgewebe zur exo- und endokrinen Pankreasinsuffizienz. Aus diesem Grund sollte sich der Chirurg präoperativ ein genaues Bild über die tatsächliche Morphologie des Pankreas machen. Hierfür sind moderne Bildgebungsverfahren wie die kontrastmittelverstärkte Computertomographie indiziert (1).

Kombinationstechniken. Die chirurgische Nekrosenabtragung ermöglicht eine vollständige Entfernung der Nekrosen aus dem Pankreas und dem umliegenden Gewebe.

Da eine wiederkehrende intraabdominelle Sepsis ein bestehendes Problem nach einzeitiger Nekrosektomie war, benutzen moderne chirurgische Konzepte eine Kombination aus Nekrosektomie und einer anschließenden Technik, nekrotisches Gewebe und Exsudat auszuleiten.

Hierfür werden heute 4 verschiedene Verfahren eingesetzt: Nekrosektomie kombiniert mit:

- „Open Packing“ (5),
- geplanten wiederholten Relaparotomien und Lavagen (11),
- geschlossener kontinuierlicher Lavage der Bursa omentalis und des Retroperitoneums (4),
- „Closed Packing“ (9).

Diese Verfahren werden nachfolgend im Einzelnen beschrieben. Die Letalität der 4 Operationsverfahren ist in etwa gleich und liegt bei erfahrenen Chirurgen unter 20% (Tab. 37.**18**). Es bestehen jedoch Unterschiede in der Indikation und der Morbidität (4–7, 9, 11, 12).

Nekrosektomie/Debridement

Nach Laparotomie erfolgt die Spülung der gesamten Abdominalhöhle. Die Nekrosen werden stumpf entfernt. Durch diese schonende Technik verhindert man, dass vitales Pankreasgewebe entfernt wird. Nachdem die Nekrosen komplett entfernt sind, folgt eine ausgiebige Spülung des Retroperitonealraumes mit mehreren Litern Kochsalzlösung. Außerdem sollte, falls der Entzündungsprozess die retrokolische Region einschließt, ein „Loop“-Ileostoma angelegt werden. Die Nekrosektomie wird bei allen 4 beschriebenen Operationsverfahren gleich durchgeführt (Abb. 37.**19**).

Tabelle 37.18 Ergebnisse verschiedener operativer Techniken der offenen Nekrosektomie

Referenz	Patienten (n)	Infizierte Nekrose (%)	Letalität (%)
„Open Packing“			
Bradley 1993	71	100%	15%
Branum 1998	50	84%	12%
Bosscha 1998	28	100%	39%
Nieuwenhuijs 2003	38	–	47%
„Planned Relaparotomies“			
Sarr 1991	23	75%	17%
Tsiotos 1998	72	79%	25%
„Closed Packing“			
Fernandez-del Castillo 1998	64	56%	6%
„Closed Continuous Lavage“			
Beger 1988	95	39%	8%
Farkas 1996	123	100%	7%
Büchler 2000	29	93%	24%
Nieuwenhuijs 2003	21	–	33%

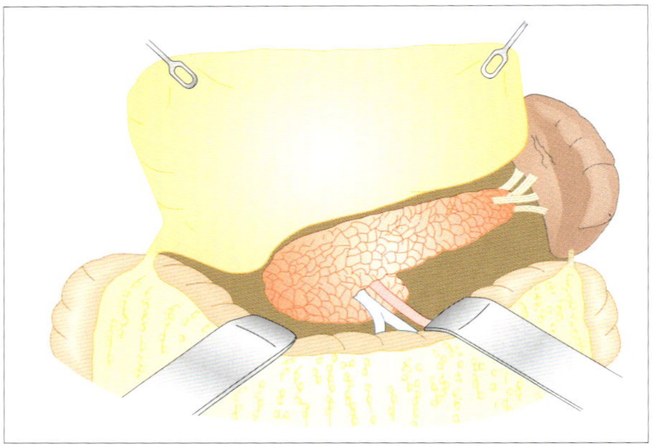

Abb. 37.19 Nekrosektomie bei nekrotisierender Pankreatitis: Nekrosektomie der Pankreasnekrosen und extrapankreatischer Nekrosen nach Eröffnung der Bursa omentalis.

Open Packing

Diese von Bradley et al. beschriebene Methode ist weit verbreitet (5, 6). Die Wundhöhle wird mit Verbänden ausgelegt und das Abdomen offen gelassen, d.h. nicht primär verschlossen. Der Patient wird alle 48 h erneut operiert bis keine Nekrosen mehr vorhanden sind. Nach einigen Operationen kann das Debridement ggf. auf der Intensivstation unter Sedation erfolgen. Nach Beginn der Granulation kann ein sekundärer Bauchdeckenverschluss vorgenommen werden.

Geplante wiederholte Relaparotomie mit Lavage

Ähnlich wie bei der „Open-Packing"-Methode wird bei dieser Operationstechnik der Patient nach primärer Entfernung der Nekrosen alle 2 Tage erneut operiert (11, 12). Die Nekrosektomien und Lavagen des Abdomens und Retroperitoneums werden bis zur Entfernung des gesamten nekrotischen Gewebes fortgesetzt. Im Gegensatz zum „Open Packing" wird das Abdomen nach jeder Lavage verschlossen. Um den wiederholten Zugang in die Abdominalhöhle zu vereinfachen, nähen manche Chirurgen einen Reißverschluss ein. Nach Abschluss der Nekrosektomien und Lavagierungen wird das Abdomen ebenfalls sekundär verschlossen.

Geschlossene kontinuierliche Lavage der Bursa omentalis und des Retroperitoneums

Bei der geschlossenen postoperativen Lavage werden nach der Nekrosektomie doppellumige Spülsaugdrainagen und großlumige Drainagen von beiden Seiten zum Pankreasschwanz, zum Pankreaskopf und ggf. retrokolisch platziert (Abb. 37.**20**). Zum Abschluss der Operation wird die Bursa wieder verschlossen, so dass eine abgeschlossene Höhle entsteht. In den ersten Tagen wird die Retroperitonealhöhle mit 35 – 40 l Spülflüssigkeit über die einliegenden Spüldrainagen lavagiert. Kleinere nekrotische Partikel werden zusätzlich über die großlumige Drainage abgeleitet. Abhängig vom klinischen Zustand und dem Flüssigkeitsverlust des Patienten können die Menge der Spülflüssigkeit schrittweise reduziert und die Drainagen in den folgenden 3 – 4 Wochen entfernt werden (4, 7).

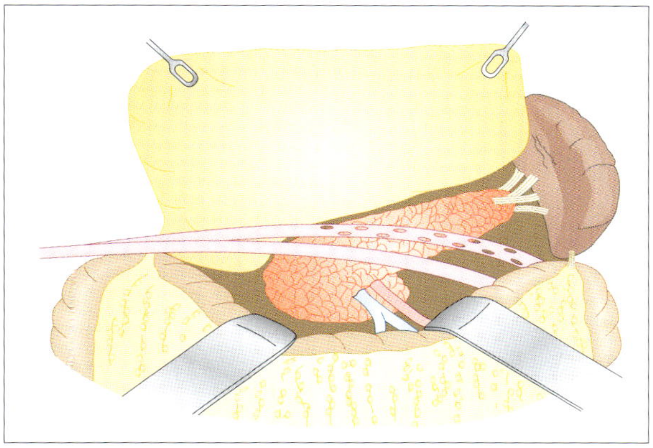

Abb. 37.20 Geschlossene kontinuierliche Lavage der Bursa omentalis und des Retroperitoneums. Einlage von Salem-Spüldrainagen und Robinson-Drainagen in die Bursa omentalis und dorsal des Colon ascendens und descendens.

Closed Packing

Bei dieser Technik wird ebenfalls postoperativ kontinuierlich über Drainagen nekrotisches Gewebe entfernt (9). Insofern handelt es sich um das gleiche Prinzip wie bei der kontinuierlichen postoperativen Lavage. Nach Abschluss des Debridements wird die Wundhöhle mit großen mullgefüllten Drainagen und Saugdrainagen ausgefüllt. Die Kompression des Gewebes kontrolliert so auch kleinere Blutungen. Nach ca. einer Woche kontinuierlicher Drainage können die mullgefüllten Drainagen in Abhängigkeit von der Klinik konsekutiv entfernt werden. Durch die Entfernung der großlumigen Drainagen kommt es langsam zu einem Kollaps der intraabdominellen Wundhöhle. Die Saugdrainagen werden erst entfernt, wenn dass Fördervolumen minimal ist.

Beurteilung

Multiple Laparotomien. Die ersten beiden Methoden, das „Open Packing" und die geplante wiederholte Relaparotomie mit Lavage, haben gemeinsam, dass die komplette Nekrosektomie erst nach multiplen Laparotomien komplettiert ist.

> Wiederholte Nekrosektomien korrelieren mit häufigerem Auftreten von Magenausgangsstenosen, gastrointestinalen Fisteln, Narbenhernien und lokalen Blutungen.

Im Besonderen ist die Inzidenz von Kolon- und Pankreasfisteln im Vergleich zu Operationen mit primärem Bauchverschluss und anschließender Spülung über Drainagen hoch (Tab. 37.**19**). Beide Operationsmethoden sind jedoch sinnvoll, wenn eine chirurgische Intervention in einer frühen Phase der akuten Pankreatitis nötig wird und sich die Nekroseareale noch nicht vollständig demarkiert haben, da dann erneute Operationen sowieso notwendig sind.

Kontinuierliche Drainage. Die beiden letztgenannten Operationstechniken ermöglichen eine postoperative kontinuierliche Drainage von Nekroseanteilen. Hierdurch kann meist auf eine Relaparotomie verzichtet und die chirurgische Behandlung in über 80% mit lediglich einem einzigen Eingriff abgeschlossen werden. Dadurch ist die postoperative Morbidität reduziert. Diese Techniken vermindern insbesondere die Inzidenz von Narbenhernien und gastrointestinalen Fisteln (Tab. 37.**19**). Die kontinuierliche postoperative Lavage und das „Closed Packing" sind im Bezug auf Morbidität, Relaparotomierate und Letalität vergleichbar.

In unserer Abteilung bevorzugen wir die geschlossene kontinuierliche Lavage der Bursa omentalis und des Retroperitoneums. Hiermit konnten wir in 83% der Fälle eine Relaparotomie vermeiden. Nur in Fällen, in denen eine früh-

Tabelle 37.19 Komplikationen verschiedener operativer Techniken der offenen Nekrosektomie

Referenz	Relaparotomie (n)	Enterale Fisteln (%)	Hämorrhagie (%)
„Open Packing"			
Bradley 1993	1–5/Patient	46%	7%
Branum 1998	2–13/Patient	88%	–
Bosscha 1998	durchschnittlich 17/Patient	25%	50%
„Planned Relaparotomies"			
Sarr 1991	2 bis >5/Patient	79%	26%
Tsiotos 1998	1–7/Patient	46%	18%
„Closed Packing"			
Fernandez-del Castillo 1998	11 (17%)	69%	3%
„Closed Continuous Lavage"			
Farkas 1996	–	14%	2%
Büchler 2001	6 (22%)	19%	5%

zeitige chirurgische Intervention unabdingbar ist, wird bei uns ein „Open Packing" durchgeführt.

Minimal invasive Techniken des Debridements

Seit kurzem werden in spezialisierten Zentren minimal invasive Verfahren verwendet, um in der Spätphase der Erkrankung pankreatische Nekrosen zu drainieren. Wie bei anderen intraabdominellen Eiteransammlungen ist es auch hier verlockend, perkutane Drainagetechniken anzuwenden (15). Die interventionelle Anlage von perkutanen Drainagen, endoskopisch transgastralen Drainagen sowie die transabdominelle Laparoskopie spielen heute noch keine Rolle bei der definitiven Behandlung von infizierten Nekrosen. Im Gegensatz hierzu werden an einigen Zentren die Nekrosen minimal invasiv retroperitoneoskopisch entfernt (8). Es besteht noch keine klare Indikation für dieses minimal invasive Verfahren. Der theoretische Vorteil ist das kleinere Operationstrauma für den Patienten. Nachteilig ist sicherlich, dass lediglich umschriebene Nekroseareale angegangen werden können. So werden selbst in Zentren lediglich 30–50% aller operativ zu behandelnden Fälle retroperitoneoskopisch therapiert. Zusätzlich muss bei einem hohen Prozentsatz der primär minimal invasiv therapierten Patienten im weiteren Verlauf eine Laparotomie durchgeführt werden.

Zurzeit sind die minimal invasiven Operationsverfahren bei infizierten Nekrosen somit noch nicht zu empfehlen. Die Methoden sollten jedoch in spezialisierten Zentren im Rahmen von kontrollierten randomisierten Studien weiter evaluiert werden.

FAZIT FÜR DIE PRAXIS

- Bei Patienten mit nekrotisierender Pankreatitis und septischem Krankheitsbild sollte eine Feinnadelaspiration zur Differenzierung von sterilen und infizierten Nekrosen durchgeführt werden.
- Die chirurgische Therapie ist bei septischen Patienten mit infizierten Nekrosen indiziert.
- Eine operative Therapie bei sterilen Nekrosen ist nur in Ausnahmefällen indiziert.
- Das Therapieverfahren der Wahl ist weiterhin die offene Nekrosektomie und die anschließende geschlossene Lavage der Bursa omentalis und des Retroperitoneums.
- Minimal invasive Interventionen und endoskopische Techniken sind zur Therapie der infizierten Pankreasnekrosen nicht als Routinetherapie zu empfehlen.

37.7 Klinik, Diagnostik und konservative Therapie der chronischen Pankreatitis

J. Mössner, V. Keim

EDITORIAL **Bei der chronischen Pankreatitis handelt es sich um eine irreversible, progrediente, chronisch-entzündliche Erkrankung, die zumeist in Schüben verläuft. Die ersten Schübe können wie eine akute Pankreatitis imponieren. Für den Verlauf der Erkrankung sind Komplikationen wie eine Gallengangsstenosierung durch einen entzündlichen Pankreaskopftumor, eine Pseudozystenbildung, die Obstruktion der Pankreasgänge durch verkalkte Proteinpräzipitate oder Narben sowie der Gewichtsverlust und die Steatorrhö charakteristisch. Bei einigen Patienten tritt im Langzeitverlauf ein Pankreaskarzinom auf.**

Definition und Klassifikation

Die chronische Pankreatitis ist durch eine schubweise oder kontinuierliche Entzündung verursacht, die zur Zerstörung des Pankreasgewebes führt. Nach einer subklinischen Phase unterschiedlicher Dauer kommt es meist zu rezidivierenden akuten Schüben und zur exokrinen und endokrinen Pankreasinsuffizienz.

Ätiologie und Risikofaktoren

Bei etwa 75 – 80% der Patienten findet man einen chronischen Alkoholkonsum, in etwa 20% zeigt sich keine Ursache. Seltene Ursachen sind eine chronische Obstruktion (langsam wachsender Tumor, narbige Gangeinengung nach akuter Pankreatitis), zystische Fibrose (Mukoviszidose), anatomische Varianten (Pancreas divisum), metabolische (Hypertriglyzeridämie, Hyperparathyreoidismus) oder immunologische (Autoimmunpankreatitis) Faktoren. In etwa 3 – 4% der Patienten findet man eine familiär gehäufte Erkrankung und bei weniger als 1% ein autosomal dominant vererbtes Krankheitsbild.

Alkoholabusus. Mit zunehmendem Alkoholkonsum steigt die Wahrscheinlichkeit für die Pankreaserkrankung; bei 60 – 80 g Alkohol/Tag liegt sie beispielsweise 3- bis 4-mal höher als bei Abstinenz (37). Nur etwa 2 – 3% der Personen mit reichlichem Alkoholkonsum (> 60 – 80 g/d länger als 5 Jahre) erkranken jedoch an einer chronischen Pankreatitis (20). Dies bedeutet, dass der Alkoholmissbrauch zwar ein häufiger, aber ein insgesamt schwacher Risikofaktor für die Manifestation einer chronischen Pankreatitis ist. Es lässt sich daraus schließen, dass es genetische Faktoren gibt, welche die Manifestation der chronischen Pankreatitis entweder begünstigen oder verhindern.

Langjähriger Alkoholabusus ist der häufigste Risikofaktor der chronischen Pankreatitis.

Genetische Risikofaktoren

Bisher bekannte Veränderungen. Die ersten genetischen Veränderungen wurden bei Patienten mit autosomal dominant vererbter chronischer Pankreatitis nachgewiesen. Es handelt sich um die Varianten N29I und R122H des kationischen Trypsinogens (36). Später wurden Mutationen im Trypsininhibitor SPINK1 (Serin Protease Inhibitor vom Typ Kazal) sowie im „cystic fibrosis transmembrane conductance regulator" (CFTR) gefunden (7, 32, 39). Diese fanden sich nicht nur bei den familiären Formen, sondern sowohl bei der alkoholischen als auch der sog. idiopathischen chronischen Pankreatitis. Die Häufigkeit der unterschiedlichen Mutationen in den verschiedenen Patientengruppen ist in Tab. 37.**20** angegeben.

Tabelle 37.20 Häufigkeit von Mutationen bei chronischer Pankreatitis

Ätiologie	Häufigkeit	Davon mit Mutation	Art der Mutationen
Alkoholisch	75%	20%	SPINK1(N34S) CFTR
„Idiopathisch"	20%	30%	PRSS1 (nicht N29I oder R122H) SPINK1(N34S u. a.) CFTR
Familiär	4%	40%	PRSS1 (nicht N29I oder R122H) SPINK1(N34S u. a.)
Autosomal dominant	1%	50%	PRSS1 (N29I, R122H)

Insgesamt sind bei 25% der Patienten mit chronischer Pankreatitis genetische Risikofaktoren nachweisbar.

Der Erkrankungsbeginn bei den autosomal dominanten Mutationen N29I und R122H des kationischen Trypsinogens liegt zumeist in der Kindheit oder Jugend (medianes Alter bei Erkrankungsbeginn 11 – 13 Jahre). Der Vererbungsmodus der anderen Mutationen ist unklar, es wird angenommen, dass es sich um einen rezessiven bzw. multigenetischen Erbgang handelt.

Risikoerhöhungen. Anhand der Häufigkeit der Mutationen bei Patienten und in der gesunden Bevölkerung (30, 35) kann abgeschätzt werden, dass N29I und R122H das Risiko, an einer chronischen Pankreatitis zu erkranken, etwa um den Faktor 1000 erhöhen (Abb. 37.**21**). Zigarettenrauchen steigert das Risiko noch weiter. Patienten mit einer homozygoten N34S-Mutation des Trypsininhibitors SPINK1 besitzen ein etwa 500fach höheres Risiko. Liegt die Variante heterozygot vor, so ist ebenso wie bei den CFTR-Varianten von einer etwa 20- bis 40fach höheren Inzidenz auszugehen (30). Diese Risiken sind deutlich höher als bei reichlichem Alkoholkonsum (37). Somit spielen die genetischen Faktoren eine viel wichtigere Rolle als in der Vergangenheit angenommen wurde. Liegen genetische Risikofaktoren zusammen mit Alkoholmissbrauch vor, erhöht sich das Risiko weiter.

Die Manifestation der chronischen Pankreatitis wird von einem starken genetischen Hintergrund bestimmt und durch verhaltensbedingte Risikofaktoren (Alkohol, Rauchen) moduliert.

Ätiologische Klassifikation der chronischen Pankreatitis

Es darf erwartet werden, dass in Zukunft weitere genetische Veränderungen entdeckt werden. Dies hat zur Konsequenz, dass die „idiopathische" Pankreatitis seltener wird. Sinnvollerweise müsste man diesen Terminus bereits jetzt durch den Begriff der „sporadischen" Pankreatitis ersetzen. Dies gilt insbesondere bei Patienten mit nachgewiesenem genetischem Risikofaktor. Auch der historische Begriff der „hereditären" Pankreatitis ist überholt. Zum einen ist er nicht einheitlich definiert, zum anderen werden durch diese Definition fast ausschließlich Patienten mit autosomal dominantem Erbgang erfasst.

Die Neubewertung der Risikofaktoren der chronischen Pankreatitis wird dazu führen, dass wir nicht mehr von „alkoholischer" oder „nichtalkoholischer" Pankreatitis sprechen, sondern nur noch von einer chronischen Pankreatitis ohne (sporadische Form) oder mit nachweisbaren Risikofaktoren (Genetik, Alkohol, Rauchen, Pancreas divisum, Hyperparathyreoidismus, Hypertriglyzeridämie etc.).

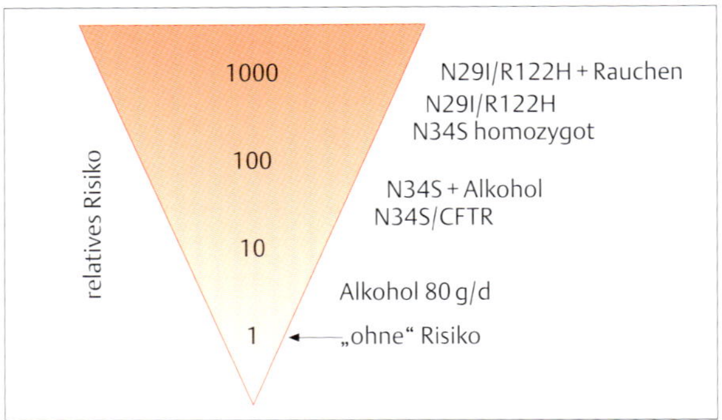

Abb. 37.21 Relatives Risiko der Entwicklung einer chronischen Pankreatitis. Das Diagramm veranschaulicht das relative Risiko, an einer chronischen Pankreatitis zu erkranken. Es ist bei Nachweis der bei autosomal dominanter (hereditärer) Pankreatitis gefundenen Mutationen im kationischen Trypsinogen, wenn zusätzlich geraucht wird, >1000fach höher als bei Personen, die diese Mutationen nicht haben, keinen Alkohol übermäßig konsumieren und nicht rauchen.

Pathogenese

Initiierung der Entzündung. Als initialer Schritt in der Pathogenese der Pankreatitis wird die Aktivierung des Trypsinogens zu Trypsin angesehen. Es wird kontrovers beurteilt, über welche Mechanismen dieser Vorgang getriggert wird (Autoaktivierung, Aktivierung durch das lysosomale Enzym Cathepsin B, Fehlregulation des intrazellulären Transports etc.). Für die Richtigkeit des Konzepts spricht der Nachweis von Mutationen des kationischen Trypsinogens bei der autosomal dominant vererbten chronischen Pankreatitis. Diese führen zu einer gesteigerten Trypsinaktivität entweder über eine leichterte Aktivierung des Trypsinogens oder aber durch eine erhöhte Stabilität des aktiven Moleküls. Trypsin induziert einen intrazellulären Stress und führt über die Attraktion von Entzündungszellen zu einer lokalen inflammatorischen Reaktion. Recht früh scheint es zu einer Nekrose des intra- oder auch extrapankreatischen Fettgewebes zu kommen, welche dann zu einer Verstärkung der Entzündung führt. Die weitere Konsequenz besteht in der Aktivierung von Sternzellen (stellate cells), die zur Bindegewebsbildung führt. Bis zu diesem Zeitpunkt ist wahrscheinlich die Pathogenese der akuten und chronischen Pankreatitis ähnlich (2).

Chronifizierung. Der erste Schritt in der Entwicklung von der akuten zur chronischen Pankreatitis besteht möglicherweise darin, dass das gebildete Bindegewebe nicht mehr abgebaut wird. Bei Mutationen des CFTR kann man sich vorstellen, dass hier primär eine Obstruktion des Gangs durch das visköse Pankreassekret eine wesentliche Rolle spielt.

Die weitere pathomorphologische Beschreibung des Fortschreitens der chronischen Pankreatitis zum Terminalstadium wurde von Klöppel in der sog. Nekrose-Fibrose-Sequenz (19) zusammengefasst. Welche Mechanismen in diesem Prozess eine Rolle spielen, ist nicht sicher geklärt. Es ist jedoch vorstellbar, dass die rezidivierende Entzündung zu einem Narbenzug führt, welcher seinerseits die irreguläre Gangmorphologie verursacht. Die Konkrementbildung kann nicht alleine durch eingedicktes Sekret erklärt werden. Möglicherweise spielt hier die durch Trypsin induzierte Bildung unlöslicher Proteinfragmente der Sekretproteine Lithostathin und „pancreatitis associated protein" (PAP) (13) eine wichtige Rolle.

Durch dieses Konzept erübrigen sich die in der Vergangenheit häufig zitierten Hypothesen wie z. B. die Obstruktions- oder die Detoxifikationshypothese.

Epidemiologie

Die Inzidenz wird mit 8 – 10 Fällen pro 100.000 Einwohner pro Jahr angegeben. Das mediane Erkrankungsalter liegt bei der alkoholinduzierten Form zwischen 35 und 45 Jahren, Männer sind 7- bis 10-mal häufiger betroffen als Frauen. Zunahme des Alkoholabusus in den Industrienationen dürfte eine Erklärung für den weiteren Anstieg der Inzidenz der chronischen Pankreatitis sein. Die Prävalenz wird außerdem auf Grund der gestiegenen Lebenserwartung und der besseren Therapie der Komplikationen zunehmen.

Männer sind aufgrund des höheren Alkoholkonsums häufiger von der chronischen Pankreatitis betroffen als Frauen.

Klinik

Anamnese, körperliche Untersuchung und Symptome

Die Anamnese zeigt typischerweise die akuten oder akut rezidivierenden, teilweise sehr starken Oberbauchbeschwerden, die in den Rücken ausstrahlen können. Außerdem können Meteorismus, Erbrechen sowie der Verhalt von Stuhl und Winden auftreten. Bei der körperlichen Untersuchung finden sich im akuten Schub zumeist ein heftiger Druckschmerz im oberen Mittelbauch ohne Peritonitiszeichen („Gummibauch"), die hochgestellten Darmgeräusche bei Ileus/Subileus sowie (selten) Aszites.

Exokrine Pankreasinsuffizienz. Bei einigen Patienten können Schmerzen fehlen, hier ist die exokrine Insuffizienz als Leitsymptom anzusehen. Die exokrine Insuffizienz ist durch voluminöse, gelbliche, übel riechende Stühle mit einem täglichen Gesamtstuhlgewicht von deutlich über 200 g und einer Stuhlfettausscheidung von mehr als 7 g/d gekennzeichnet. Die Lipasesekretion muss wenigstens zu 90 % erniedrigt sein, bevor es zu einer manifesten Steatorrhö kommt. Die Kohlenhydrat- und Proteinverdauung kann zum Teil von Enzymen des Speichels (Amylase), des Magens (Pepsin) und der Dünndarmmukosa (Peptidasen, Sacharidasen) übernommen werden. Die Magenfundusmukosa synthetisiert zwar eine Lipase, diese kann aber die Fettmaldigestion nicht kompensieren.

Vitaminmangelzustände. Bei eingeschränkter exokriner Pankreasfunktion kommen schließlich andere Merkmale der schweren Maldigestion hinzu, wie Folgeerkrankungen des Mangels fettlöslicher Vitamine, z. B. Hautveränderungen (Vitamin-E-Mangel), Nachtblindheit (Vitamin-A-Mangel), Gerinnungsstörungen (Vitamin-K-Mangel) oder Osteomalazie (Vitamin-D-Mangel). Der pankreoprive Diabetes mellitus manifestiert sich meist spät, die Symptomatik unterscheidet sich nicht vom Diabetes anderer Genese.

Gelegentlich wird eine fortgeschrittene chronische Pankreatitis als Zufallsbefund ohne Symptome entdeckt.

Begleiterkrankungen. Oft sind die Patienten bereits untergewichtig und zeigen Zeichen des Nikotinabusus (gelbliche Nikotinverfärbung der Finger) und Alkoholmissbrauchs (körperlich ungepflegt; bei zusätzlicher allerdings seltener Lebererkrankung auch Leberhautzeichen). So kann die Symptomatik erweitert werden durch Folgeerkrankungen des Alkohol- und Nikotinabusus, wie arterielle Ver-

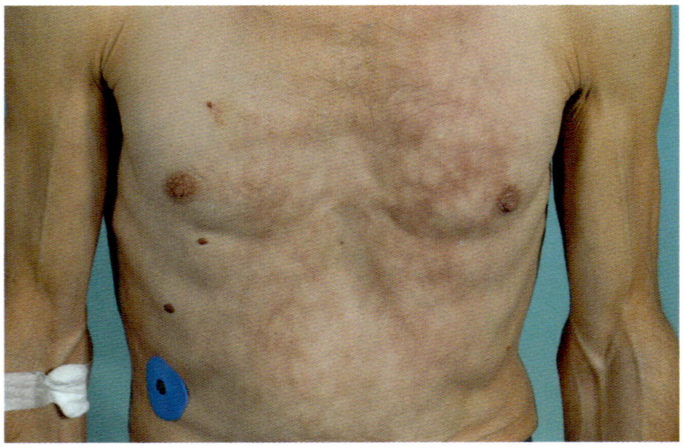

☒ **Abb. 37.22** Erythema ab igne.

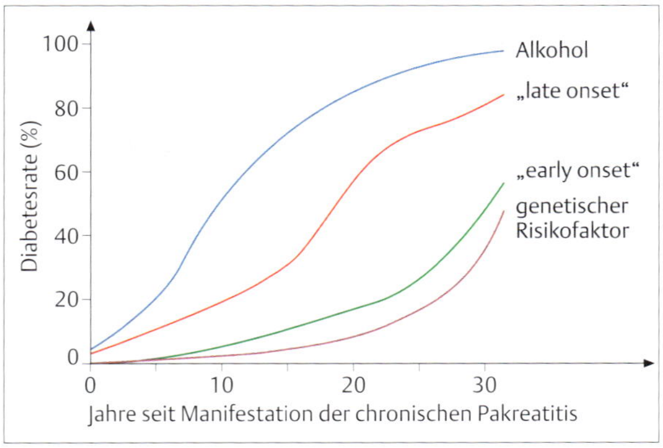

☒ **Abb. 37.23** Zunahme der Häufigkeit des Diabetes mellitus in Abhängigkeit von der Krankheitsdauer und den Risikofaktoren (Schema nach Daten von 1, 18, 21).

schlusskrankheit, chronische Bronchitis, Lungenkarzinom, Fettleber, Leberzirrhose mit oder ohne portale Hypertension.

⇢ **Erythema ab igne.** Eine für chronische Pankreatitis hochspezifische, aber seltene und daher gering sensitive Hautveränderung ist das „Erythema ab igne“, eine bräunliche Hautveränderung im Bereich des Oberbauches, hervorgerufen durch chronische leichte Hautverbrennungen durch Wärmeanwendungen, da manche Patienten eine Schmerzbesserung durch Auflage von Wärmflaschen oder Heizkissen empfinden (Abb. 37.**22**).

Leitsymptome der chronischen Pankreatitis sind Oberbauchschmerzen und Gewichtsverlust.

Verlauf

Bereits vor Manifestation der Erkrankung kann eine oligosymptomatische Latenzphase unterschiedlicher Länge existieren. Es schließt sich eine Phase mit akuten bzw. akut rezidivierenden Schüben der Pankreatitis an. Es ist unklar wie und wann dieses Stadium in eine chronische Entzündung übergeht, was gleichbedeutend ist mit der Frage, wann der Erkrankungsprozess auch ohne weitere exogene Noxe fortschreitet.

⇢ **Progressionsgeschwindigkeit.** Langzeitstudien haben gezeigt, dass die verschiedenen Zeichen der chronischen Pankreatitis wie exokrine und endokrine Insuffizienz, Verkalkungen und Gangerweiterungen mit der Krankheitsdauer zunehmen. Die Progression scheint bei der mit Alkoholkonsum assoziierten Erkrankung am schnellsten zu sein. Am langsamsten ist das Fortschreiten bei den autosomal dominant vererbten Formen (Trypsinogenmutationen N29I und R122H). In Abb. 37.**23** ist beispielhaft für den Diabetes (ähnliches gilt für Gangerweiterungen und Verkalkungen) gezeigt, dass bei Alkohol als Ursache nach einer Krankheitsdauer von 10 Jahren ein Diabetes mellitus in 45 % und bei Patienten mit einer autosomal dominanten Trypsinogenmutation in weniger als 5 % der Fälle auftritt. Die als „Late Onset“ charakterisierte „idiopathische“ Form (21) ähnelt mehr der alkoholischen Form wohingegen die „Early-Onset“-Form wie bei Patienten mit genetischem Risikofaktor verläuft.

⇢ **Stadien.** Ausgehend vom Spontanverlauf der Erkrankung kann die chronische Pankreatitis in 4 Stadien eingeteilt werden:

- *Stadium I:* präklinisches Stadium mit fehlender oder diskreter Symptomatik,
- *Stadium II:* klinische Symptome in Form von rezidivierenden akuten Schüben und sekundären Komplikationen; es finden sich noch keine definitiven Zeichen der chronischen Pankreatitis,
- *Stadium III:* Fortbestehen der akuten Schübe, Auftreten von definitiven Zeichen der chronischen Pankreatitis (z. B. Gangerweiterung, Verkalkungen), zunehmender Untergang von Pankreasgewebe,
- *Stadium IV:* Vollbild der chronischen Pankreatitis mit exokriner und endokriner Insuffizienz sowie Verkalkungen; akute Schübe fehlen zumeist, die Schmerzen nehmen bei einigen Patienten ab.

Ca. 5 % der Patienten präsentieren sich aufgrund eines primär schmerzlosen Verlaufs erst im Stadium IV mit progredientem Gewichtsverlust aufgrund der Maldigestion oder mit Diabetes mellitus.

Im Langzeitverlauf nimmt die Häufigkeit des Diabetes mellitus, der Verkalkungen und der Gangerweiterungen zu. Die Progression ist bei den alkoholischen Formen am schnellsten. Die 4 Stadien der chronischen Pankreatitis umfassen: präklinisches Stadium, akut rezivierende Schübe mit Komplikationen, definitive Zeichen der chronischen Pankreatitis mit weiteren akuten Schüben und Terminalstadium („Ausbrennen der Entzündung“).

Prognose

Eine Heilung der Erkrankung ist nicht möglich. 10 Jahre nach Diagnosestellung leben nur noch 50% der Patienten mit alkoholischer chronischer Pankreatitis (34).

Nikotin- und Alkoholabusus. Todesursachen sind weniger Multiorganversagen oder Sepsis bei akuten Schüben mit nekrotisierender Pankreatitis, operationsbedingte Letalität oder Spätkomplikationen eines Diabetes mellitus, sondern Folgeerkrankungen der „Lebensgewohnheiten". Der Nikotinabusus führt zur arteriellen Verschlusskrankheit, ischämischen Herzerkrankung, Lungenkarzinom oder HNO-Tumoren. Der Alkoholabusus erhöht das Risiko, ein Malignom (HNO-Tumor, Ösophaguskarzinom) zu entwickeln, wobei wahrscheinlich auch ein durch Alkohol induzierter Immundefekt eine Rolle spielt. Hinzu treten alkoholbedingte Unfälle sowie evtl. die inadäquate Insulintherapie bei mangelnder Compliance. Das Zigarettenrauchen ist bei Patienten mit „idiopathischer" Pankreatitis (15) und möglicherweise auch bei alkoholischer Pankreatitis (23) ein relevanter Progressionsfaktor. Allerdings liegt derzeit noch keine große Langzeitstudie vor mit Patienten, deren genetische und verhaltensbedingte Risikofaktoren ausreichend genug charakterisiert wären. Außerdem ist zu bedenken, dass der Langzeiteffekt der verschiedenen interventionellen und operativen Verfahren nur unzureichend beschrieben ist. Eine Pankreasoperation (auch Kausch-Whipple-OP oder duodenumerhaltende Pankreaskopfresektion) scheint – außer bei Linksresektion – die Diabetesrate nicht zu erhöhen (25).

Pankreaskarzinom. Bei Patienten mit chronischer Pankreatitis wurde ein Pankreaskarzinom etwa 16- bis 26-mal häufiger beschrieben als im Kontrollkollektiv (24). Ursache hierfür könnten, neben der chronischen Entzündung selbst, der mit dem Alkoholkonsum assoziierte Nikotinabusus, der Diabetes, die Fehlernährung oder die bei Äthylismus gestörte Immunabwehr sein. Die lang dauernde chronische Entzündung in der Drüse begünstigt möglicherweise über eine Apoptosehemmung eine Malignomentwicklung. Das Pankreaskarzinom ist jedoch als Todesursache deutlich seltener als die oben beschriebenen Folgen des Nikotin- und Alkoholkonsums. Besonders häufig wurde das Pankreaskarzinom allerdings bei Patienten mit autosomal dominant vererbter chronischer Pankreatitis beschrieben. Als wesentlicher Pathomechanismus darf hier die Jahrzehnte bestehende chronische Entzündung angenommen werden.

Ösophaguskarzinome, HNO-Tumoren oder Lungenkarzinome sind bei alkoholischer Pankreatitis viel häufiger als Pankreaskarzinome, bedingt durch den häufigen Alkohol- und Nikotinabusus.

Komplikationen

Die Komplikationen der chronischen Pankreatitis sind vielfältig. So kann ein Ikterus aufgrund einer Gallengangsobstruktion durch Pseudozysten, durch einen entzündlichen Kopftumor oder durch eine ausgeprägte Fibrose im Pankreaskopf entstehen.

Pseudozysten. Häufigste Komplikation ist die Entstehung von Pseudozysten, die je nach Größe, Lokalisation und Verlauf ein buntes klinisches Bild bieten können. Pseudozysten können sich durch Schmerzen, Druckgefühl oder Stenosesymptomatik (Kompression von Magen, Duodenum oder Kolon) bemerkbar machen. Kleinere Pseudozysten bzw. Pseudozysten im Schwanzbereich sind jedoch häufig oligo- oder asymptomatisch (Tab. 37.**21**).

Exokrine und endokrine Insuffizienz. Die exokrine Insuffizienz in Form einer Steatorrhö manifestiert sich erst, wenn die Lipasesekretion um 90% erniedrigt ist (9). Seltene-

Tabelle 37.21 Komplikationen und Symptomatik von Pankreaspseudozysten

Komplikation	Symptomatik
Obstruktion des Duodenums/Magens	Erbrechen, Schmerzen
Obstruktion des Ductus choledochus	Ikterus, evtl. Schmerzen
Rasche Größenzunahme	Schmerzen
Ruptur	
• in die freie Bauchhöhle	pankreatogener Aszites
• infizierter Zysteninhalt	Peritonitis
• ins Duodenum	mögliche „Selbstheilung der Pseudozyste"
• ins Retroperitoneum	Harnstau, Schmerzen
• in den Thoraxraum	
– Pleuraerguss	Atemnot
– Bronchialwege	produktiver Husten, Pneumonie
Milzvenenkompression	
• Splenomegalie, Thrombose	Schmerzen (?)
• Fundusvarizen	Varizenblutung
Infektion	
• Abszess/Empyem	Fieber, Sepsis, Schmerzen
Gefäßarrosion	lebensbedrohender Blutungsschock

re Komplikationen sind Folgen des Mangels an fettlöslichen Vitaminen (s. o.). Diese treten vor allem bei fortgesetztem Alkoholkonsum auf (26). Ein Diabetes mellitus findet sich im weiteren Verlauf der Erkrankung regelhaft. Allerdings hat die Hälfte der Patienten auch nach 10-jähriger Krankheitsdauer noch eine normale Glucosetoleranz.

Pankreaskarzinom. Ein Pankreaskarzinom lässt sich in bis zu 5% der Patienten mit einer chronischen Pankreatitis nachweisen.

Diagnostik

Da dem Organuntergang in der Regel zahlreiche Schübe vorangehen, wird die Diagnose oft anlässlich einer dieser akuten Schübe gestellt. Die definitiven Zeichen der chronischen Pankreatitis, wie Gangerweiterung oder Verkalkungen, können zu diesem frühen Zeitpunkt noch fehlen, so dass es zunächst offen bleiben muss, ob tatsächlich eine chronische Verlaufsform vorliegt. Hier muss der weitere Verlauf abgewartet werden. Bei manchen Patienten treten Schmerzen erst spät auf oder fehlen völlig, so dass an die Erkrankung erst bei manifest werdender exokriner Insuffizienz oder Auftreten eines Diabetes mellitus gedacht wird.

Es gibt kaum systematische Untersuchungen, welches diagnostische Verfahren ab welchem Stadium sinnvoll ist. Die in der Literatur verfügbaren Daten basieren zumeist auf Sammelstatistiken. Das Stadium der Erkrankung wurde aber nicht mit Hilfe eines Goldstandards definiert. Aus diesen Gründen müssen die Angaben zur Spezifität und Sensitivität unterschiedlicher Verfahren mit Vorsicht bewertet werden.

Die diagnostischen Verfahren dienen der Sicherung der Diagnose „chronische" Pankreatitis, der Beurteilung der residualen Organfunktion und der Feststellung therapiebedürftiger Komplikationen. Zur Diagnostik der chronischen Pankreatitis können strukturelle, funktionelle und labordiagnostische Verfahren eingesetzt werden (Tab. 37.**22**).

Serumlaborparameter

Die Serumlabordiagnostik spielt eher eine untergeordnete Rolle und ist nur für den Nachweis des akuten Schubs (Erhöhung von Serumlipase und CRP) sinnvoll. Im Intervall ist die Lipase entweder normal oder kann sogar vermindert sein. Cholestase anzeigende Parameter wie alkalische Phosphatase und γ-Glutamyltransferase weisen auf Probleme des Galleabflusses hin, sind also bei Kompression des Ductus choledochus erhöht. Bei einer ausgeprägten Cholestase ist auch das Bilirubin erhöht.

Durch Serumparameter lässt sich ein akuter Schub einer chronischen Pankreatitis nicht von einer akuten Pankreatitis differenzieren.

Bildgebende und endoskopische Verfahren

Die morphologischen Veränderungen gehen nicht bei allen Patienten mit den funktionellen Veränderungen parallel, so dass auch bei einer (morphologisch) schweren chronischen Pankreatitis eine (fast) normale exokrine Funktion vorliegen kann (4). In der Regel lässt sich das fortgeschrittene Stadium der chronischen Pankreatitis durch alle bildgebenden Verfahren oder Funktionsuntersuchungen (s. u.) zuverlässig nachweisen. Auf die teilweise erheblichen diagnostischen Probleme im Initialstadium der Erkrankung soll jedoch nochmals hingewiesen werden. Dies gilt insbesondere dann, wenn keine akuten Entzündungsschübe nachzuweisen sind.

Es besteht keine strenge Korrelation zwischen den morphologischen Veränderungen und der Funktionseinschränkung.

Transabdominelle Sonographie. Die transabdominelle Sonographie ist das diagnostische Verfahren der Wahl zur Beurteilung der Zu- oder Abnahme der Organgröße, Änderungen der Binnenechos, Nachweis von Kalzifikationen, Gangsteinen, Erweiterungen des Pankreashauptganges und der Gallenwege sowie von Pseudozysten (Abb. 37.**24**). Die Sonographie ist zumeist die erste diagnostische Maßnahme, da sie (scheinbar) einfach ist und überall eingesetzt werden kann. Es muss nicht betont werden, dass die Qualität der Untersuchung nicht nur von der Darstellbarkeit des Organs und der Gerätequalität abhängt, sondern vor allem von der Erfahrung und der Nachhaltigkeit des Untersuchers bestimmt wird. Außerdem ist die Ortsauflösung des Ultra-

Tabelle 37.22 Labordiagnostische, strukturelle und funktionelle Verfahren zum Nachweis der chronischen Pankreatitis

Serumlabordiagnostik	Strukturelle Verfahren	Funktionelle Verfahren
Lipase	Röntgen-Abdomenleeraufnahme	Sekretin-Ceruletid-Test
CRP	Sonographie	Stuhlfettbestimmung
Alkalische Phosphatase	CT	Stuhlelastase
γ-GT	MRT/MRCP ERCP Endosonographie	„Mixed"-(13)C-Triglycerid-Atemtest

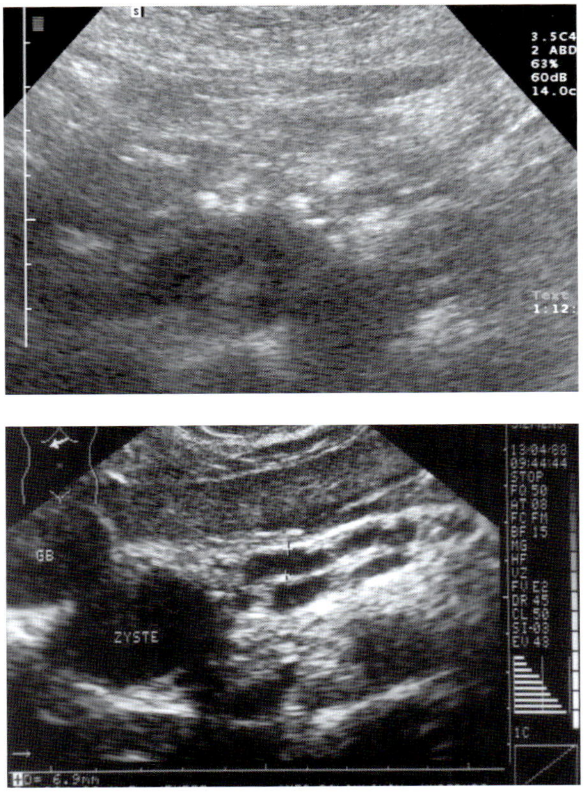

a

b

☒ **Abb. 37.24** Pankreasverkalkungen und -pseudozysten.

a Transabdominaler sonographischer Oberbauchschrägschnitt (3,5-MHz-Schallkopf). Zu sehen sind multiple echohelle Reflexe mit Schallschatten als Korrelat für multiple Verkalkungen in Projektion auf die Pankreasloge.

b Transabdominaler sonographischer Oberbauchschrägschnitt (3,5-MHz-Schallkopf). Nahezu echolose rundliche Raumforderung im Pankreaskopf, Gallenblasenhydrops und erweiteter Ductus pancreaticus major aufgrund der Gangkompression durch die Pseudozyste.

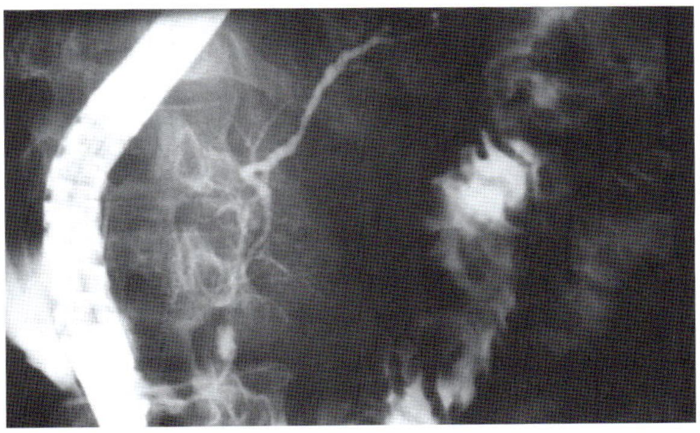

☒ **Abb. 37.25** Unregelmäßig begrenzter, aber nicht dilatierter Ductus Wirsungianus. Endoskopisch retrograde Pankreatikographie (ERP). Der Ductus Wirsungianus ist unregelmäßig begrenzt mit langstreckiger Stenosierung im Pankreaskopfbereich und kurzstreckigen Stenosierungen im Korpus, aber ohne prästenotische Dilatationen.

schalls die höchste aller bildgebenden Verfahren. Insofern handelt es sich hierbei um eine Schlüsseluntersuchung, die mit einfachen Mitteln den weiteren diagnostischen Aufwand reduzieren kann. Die sicheren Zeichen der chronischen Pankreatitis sind Verkalkung, Kaliberschwankungen des Gangs und Pseudozysten. Konkremente (in und außerhalb des Gangs) sind in der Regel einfach nachzuweisen, der typische grelle Reflex mit Schallschatten ist wegweisend, allerdings kann bei nur marginaler Verkalkung die dorsale Schallauslöschung schwach sein oder auch fehlen. Gangveränderungen lassen sich mit modernen Geräten problemlos darstellen. Auch Pseudozysten sind in der Regel einfach nachweisbar, gleichzeitig kommen die Komplikationen der chronischen Pankreatitis wie Gallengangsobstruktion (erweiterte intra-und extrahepatische Gallenwege), Duodenalobstruktion (Retentionsmagen, erweiterter Bulbus duodeni), obstruierende Konkremente (Pankreasgangkonkremente und proximale Erweiterung des Pankreasgangs) zur Darstellung. Die Zuverlässigkeit der Sonographie wird als mäßig eingeschätzt (Sensitivität ca. 60 – 80 %).

⇢ **ÖGD.** Die Ösophagogastroduodenoskopie (ÖGD) dient zum Ausschluss eines Ulkus, Nachweis einer Duodenalstenose oder begleitender portaler Hypertension (Varizen, portal hypertensive Gastropathie) bei zusätzlicher Lebererkrankung oder Milzvenenthrombose. Endoskopisch lässt sich auch eine Impression der Magen- oder Duodenalwand durch eine Pankreaspseudozyste nachweisen.

⇢ **ERCP.** Die endoskopisch retrograde Cholangiopankreatikographie (ERCP) ist der „Goldstandard" zum Nachweis oder Ausschluss einer chronischen Pankreatitis (Abb. 37.**25**) mit typischen Pankreasgangveränderungen wie Rarefizierungen, Verplumpungen und zystischen Erweiterungen der Seitenäste, Stenosierungen und Erweiterungen des Hauptganges. Über den Nachweis von Gangveränderungen lässt sich nicht nur die Diagnose stellen, sondern es kann auch eine Einteilung des Schweregrads erfolgen. Hierfür wird die Cambridge-Klassifikation (31) verwandt, die an Hand der Gangveränderungen 4 Schweregrade definiert (Tab. 37.**23**). Die niedrigen Stadien (insbesondere Cambridge I) mit nur wenigen betroffenen Seitenästen werden im Allgemeinen

▤ **Tabelle 37.23** Cambridge-Klassifikation der chronischen Pankreatitis (31)

Schweregrad	Kriterien
I	≤ 3 Seitenäste betroffen, normaler Hauptgang,
II	> 3 Seitenäste betroffen normaler Hauptgang
III	zusätzlich Stenose oder Dilatation des Hauptgangs
IV	zusätzlich Obstruktionen, Zysten, Verkalkungen

als fragwürdiger Befund angesehen. Außerdem kann nicht sicher genug ausgeschlossen werden, ob diese Veränderungen nicht durch eine singuläre, fokale Pankreatitis induziert wurden und nicht (oder noch nicht) auf eine chronische Entzündung hinweisen. Die ERP ist essenziell hinsichtlich der Entscheidung, ob es bei Patienten mit chronischer Pankreatitis eine interventionelle Therapiemöglichkeit gibt, wie z. B. das Stenting von Pankreasgangstenosen oder die Therapie von Pseudozysten oder möglicherweise ein Malignom vorliegt.

Eine rein diagnostische ERCP wird aber aufgrund des Risikos, eine Pankreatitis zu induzieren, immer seltener angewandt. Hier ist die weniger invasive Magnetresonanz-Cholangiopankreatikographie (MRCP) als Alternative anzusehen (Abb. 37.**29**).

Endosonographie. Der exakte Stellenwert der Endosonographie ist noch in Diskussion. Die Endosonographie wird als die sensitivste Methode zum Nachweis einer chronischen Pankreatitis angesehen. Die Zeichen der Erkrankung sind echoarme oder echoreiche Läsionen (Abb. 37.**26**), die Verstärkung der Lobulierung, Veränderungen der Gangechogenität sowie Verengung oder Dilatation des Hauptgangs und der Seitenäste (38). Man muss jedoch davon ausgehen, dass die häufig beschriebenen Echoinhomogenitäten und Lobulierungen nur wenig spezifisch für eine chronische Pankreatitis sind. Allerdings wurde kürzlich die bisher einzige Follow-up-Studie mit Patienten mit initial normaler ERP und pathologischen Befunden im endoskopischen Ultraschall publiziert (17). Nach 18 Monaten zeigte sich, dass nun bei zwei Dritteln der Patienten ein pathologischer Befund in der ERP zu finden war. Dies würde allerdings einer außerordentlich raschen Progression der Erkrankung in einer recht kurzen Zeit entsprechen.

Abdomenleeraufnahme. Die Abdomenleeraufnahme oder Pankreaszielaufnahme kann nur zur Diagnose fortgeschrittener Stadien herangezogen werden, da Verkalkungen im Frühstadium fehlen (Abb. 37.**27**). Diese Untersuchung hat ihren Stellenwert fast völlig verloren. Allenfalls wird sie noch bei Patienten mit akutem Abdomen eingesetzt, obwohl auch hier fast ausschließlich die CT verwendet wird.

CT. Die Computertomographie zeigt ähnliche Veränderungen wie die Sonographie, hat aber eine höhere Sensitivität, insbesondere bei Meteorismus. Der wesentliche Vorteil liegt in der Übersichtlichkeit der Darstellung unabhängig von der Luftüberlagerung des Organs. Verkalkungen, Pankreashauptgangerweiterung und Pseudozysten sind problemlos darstellbar (Abb. 37.**28**). Initialstadien sind wesentlich schwieriger nachzuweisen und in der Frühphase der chronischen Pankreatitis ist oft noch ein normaler CT-Befund zu erheben. Die Sensitivität wird mit etwa 60 – 95 % angegeben (22). Aus diesem Grund wird in der radiologischen Literatur der Stellenwert der CT vor allem im Nachweis von

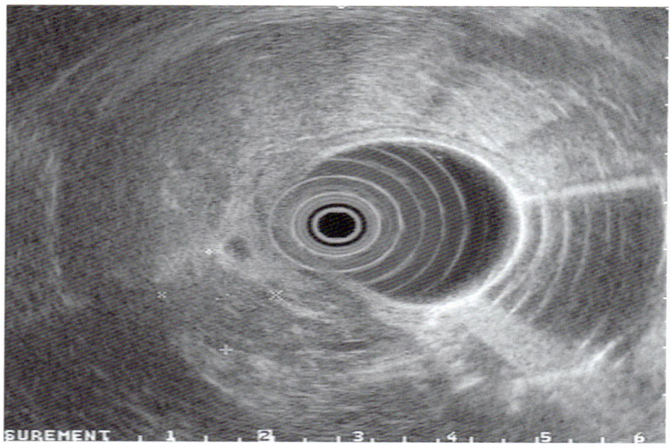

Abb. 37.26 Pankreasraumforderung unklarer Dignität. Endosonographische transduodenale Darstellung des Pankreaskopfes (Radialscan, 7,5-MHz-Schallkopf). Zu sehen ist eine rundliche, relativ glatt begrenzte echoärmere Raumforderung im Pankreaskopf bei einem 40-jährigen Patienten mit bekannter chronischer Pankreatitis.

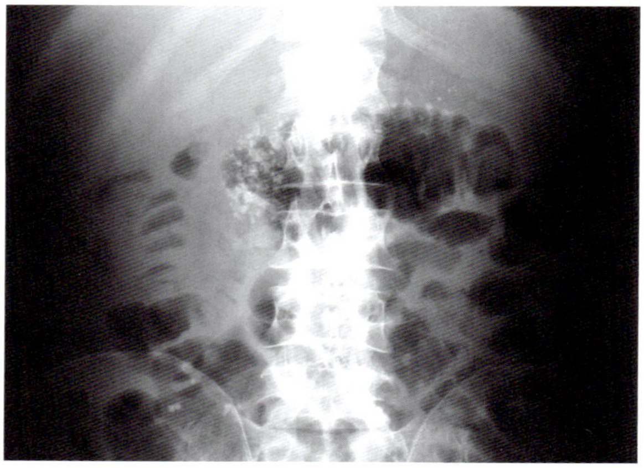

Abb. 37.27 Pankreasverkalkungen. Röntgen-Abdomenleeraufnahme im Stehen. Zu sehen sind multiple Verkalkungen in Projektion auf die Pankreasloge.

Komplikationen (Pseudozysten, Gefäßarrosionen etc.) und zum Ausschluss eines Pankreasmalignoms gesehen.

MRCP. Die Magnetresonanz-Cholangiopankreatikographie (MRCP) ist als nichtinvasives Verfahren bei rein diagnostischer Fragestellung der ERCP vorzuziehen (Abb. 37.**29**). Die Darstellung der Gallen- und Pankreasgänge mittels MRT scheint mehrere Vorteile zu haben. Das nichtinvasive Verfahren kann beispielsweise ein Pancreas divisum ohne das ERCP-assoziierte Pankreatitisrisiko darstellen. Ist der Verdacht auf eine chronische Pankreatitis eher vage, so ist die MRCP als diagnostisches Verfahren vorzuziehen. Aber gerade die milde chronische Pankreatitis mit geringen Gangveränderungen wird durch die MRCP, im Gegensatz zur ERCP, nur unzureichend dargestellt. Bei technisch erfolgloser ERCP, z. B. nach Magenresektionen mit tiefer Fuß-

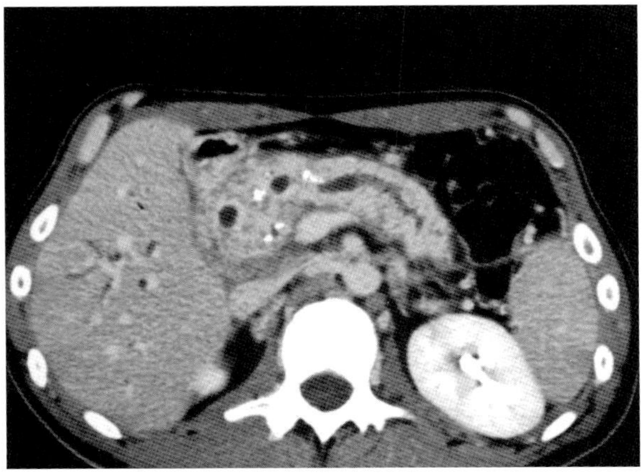

a

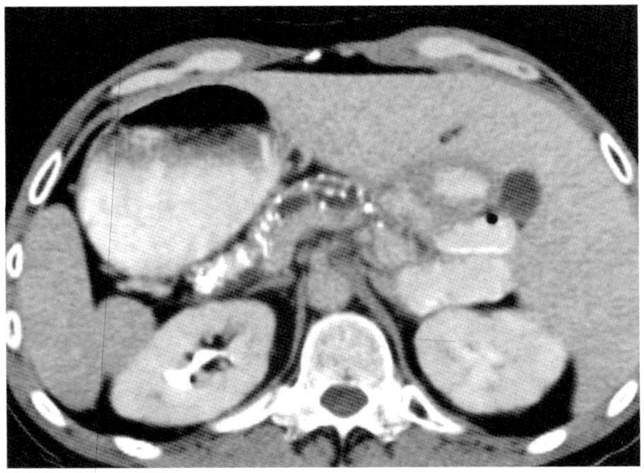

b

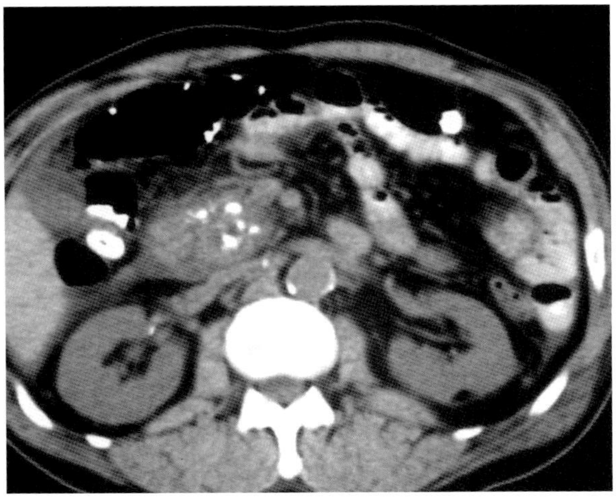

c

☒ **Abb. 37.28** Pankreaskopftumoren mit Verkalkungen (mit bestem Dank für die freundliche Überlassung an Herrn Prof. Dr. med. Kahn, Klinik für diagnostische Radiologie, Universitätsklinikum Leipzig, AöR).

a Computertomographie, Oberbauchquerschnitt. Vergrößerter entzündlicher Pankreaskopftumor mit multiplen Verkalkungen und erweiteter Ductus pancreaticus major aufgrund der Gangkompression durch die entzündliche Schwellung im Bereich des Pankreaskopfes.

b Computertomographie, Oberbauchquerschnitt. Multiple Verkalkungen des Pankreasparenchyms und erweiteter Ductus pancreaticus major. Keine Raumforderung.

c Computertomographie, Oberbauchquerschnitt. Vergrößerter entzündlicher Pankreaskopftumor mit multiplen Verkalkungen und nahezu fehlendes Restpankreas.

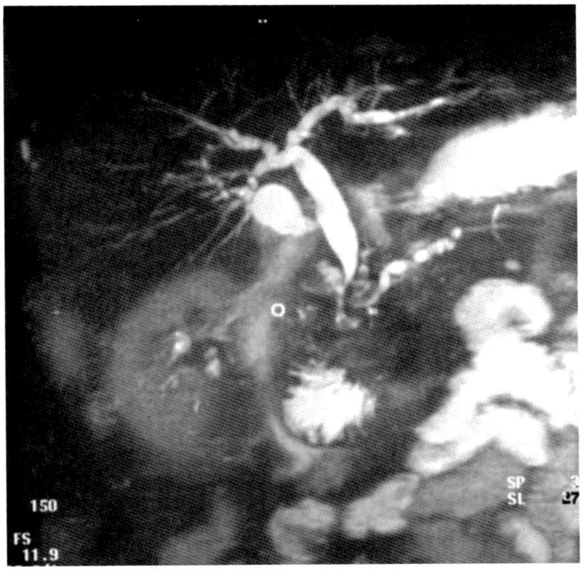

☒ **Abb. 37.29** Erweiteter Ductus choledochus und Ductus Wirsungianus. Magnetresonanz-Cholangiopankreatikographie (MRCP). Zu sehen ist eine pfriemenförmige, glatt begrenzte Engstellung des präpapillären Ductus choledochus mit proximaler Stauung auch der intrahepatischen Gallenwege und eine unregelmäßig begrenzte, perlschnurartige Dilatation des Ductus Wirsungianus (mit bestem Dank für die freundliche Überlassung an Herrn Prof. Dr. med. Kahn, Klinik für diagnostische Radiologie, Universitätsklinikum Leipzig, AöR).

Tabelle 37.24 Sensitivität und Spezifität der Pankreasfunktionstests (33)

	Sensitivität (%)			Spezifität (%)
Ausprägung der Pankreatitis	leicht	mittel	schwer	
Elastase	54	75	95	85
Pancreolauryltest	63	76	94	85

punktanastomose des abführenden Duodenums, kann die MRCP bei unklarer Cholestase die diagnostische invasive perkutan transhepatische Cholangiographie (PTC) ersetzen. Bei geplanter interventioneller Endoskopie, z.B. Gallengangsdrainage, sollte aus Kostengründen auf eine MRCP verzichtet werden, da ohnedies auch eine diagnostische ERCP erforderlich wird. Die „All in one"-Magnetresonanzuntersuchung, Kombination aus MR-Tomographie + MRCP + MR-Angiographie, hat eher einen Stellenwert in der Pankreaskarzinomdiagnostik.

Der differenzierte Einsatz endoskopischer und bildgebender Verfahren dient nicht nur zur Primärdiagnosestellung und Feststellung von Komplikationen im Verlauf der Erkrankung, sondern auch zur Festlegung des stadien- und komplikationsspezifischen therapeutischen Prozedere.

Funktionsuntersuchungen

Die Pankreasinsuffizienz lässt sich am sichersten durch die Bestimmung der Fettausscheidung oder durch einen Sondentest (Sekretin-Caerulein-Test) nachweisen. Der Sondentest wird von den Patienten als sehr unangenehm empfunden und ist zudem nur in einzelnen Zentren verfügbar. Darüber hinaus ist er nicht standardisiert, somit können die Befunde der unterschiedlichen Untersucher nicht verglichen werden. Zur Beurteilung der Funktion dienen folgende direkte und indirekte Funktionsuntersuchungen:

Sekretin-CKK/Ceruletid-Test. Ceruletid ist ein synthetisches Dekapeptid des in der Haut eines australischen Laubfrosches vorkommenden Caeruleins. Die C-terminalen Aminosäuren zeigen eine hohe Übereinstimmung mit dem Säugetieranalogon Cholecystokinin/Pankreozymin. Der Sekretin-CCK-(Cholecystokinin-) oder -Ceruletid-Test hat als direkter Test eine Sensitivität von bis zu 90%. Das Pankreassekret wird nach intravenöser Stimulation mit Sekretin und Cholecystokinin oder dem CCK-Analogon Ceruletid (Takus) über eine Duodenalsonde abgesaugt. Außer der Bestimmung des Volumens werden im Aspirat die Bicarbonatkonzentration und -menge sowie eine oder mehrere Enzymaktivitäten bestimmt. Der Test wird jedoch kaum noch angewandt: Einerseits ist er sehr teuer und „Patienten belästigend", andererseits zieht ein pathologisches Ergebnis nicht unbedingt therapeutische Konsequenzen nach sich (s. u.).

Indirekte Funktionstests. Die indirekten Funktionstests haben nur eine Sensitivität von rund 60% und sind zur Frühdiagnostik nicht geeignet. Am praktikabelsten ist die Konzentrationsbestimmung der Pankreaselastase im Stuhl (der kinetische Chymotrypsintest ist nicht mehr erhältlich). Die Pankreaselastase ist relativ stabil. Weit verbreitet war der Pancreolauryltest (Fluoreszein-Dilaurat-Test) mit einer Sensitivität von 70%, der in Deutschland nicht mehr erhältlich ist. Bei ausreichender Pankreasfunktion spalten nach oraler Applikation des nicht resorbierbaren Fluoreszein-Dilaurats Pankreasesterasen Fluoreszein von seiner Bindung an Dilaurat ab. Konzentrationsmessung von Fluoreszein im Serum oder Urin ist daher ein indirekter Hinweis der Aktivität der Pankreasenzyme im Duodenum.

Die Verfahren sind bei fortgeschrittener Erkrankung recht zuverlässig (Tab. 37.**24**). Bei diesen Patienten ist jedoch die Erkrankung aufgrund der weiteren klinischen Befunde offensichtlich, so dass ein Funktionstest nur selten erforderlich ist. Bei mäßiger und milder Pankreasinsuffizienz ist deren Vorhersagewert mit einer Sensitivität um 70% jedoch gering (33). Der Pankreolauryltest scheint in dieser Patientengruppe einen leichten Vorteil gegenüber der Elastase zu besitzen.

Quantitative Stuhlfettbestimmung. Die quantitative Stuhlfettbestimmung im Drei-Tage-Sammelstuhl ist das einzig valide Verfahren zum Nachweis einer Steatorrhö und kann bei Überprüfung des Erfolges einer Pankreasenzymtherapie erforderlich werden. Die Fettbestimmung ist jedoch ein sehr unbeliebtes Verfahren, nicht nur aufgrund der Geruchsbelästigung im Labor, sondern es ist auch auf eine bilanzierte Fettzufuhr zu achten. Eine schwere Steatorrhö lässt sich auch mit dem nichtinvasiven „Mixed "-(13)C-Triglycerid-Atemtest nachweisen (11).

Indirekte Pankreasfunktionstests wie Stuhl-Elastasebestimmung können nur eine ausgeprägte Pankreasfunktionseinschränkung zuverlässig nachweisen. Cave: falsch pathologische Tests z. B. bei Diarrhö anderer Genese oder Zustand nach Magenresektion.

Praktisches Vorgehen: Diagnostisches Schema

Neben der Klinik und der Labordiagnostik steht die Sonographie am Beginn. Zeigen sich hier Gangerweiterungen und Verkalkungen, kann man die Diagnose als gesichert ansehen. Ist der Ultraschallbefund nicht konklusiv und der Verdacht eher vage, würde sich eine MRCP anschließen. Die ERCP würde die Frage einer therapiebedürftigen Gangstenose klären. Eine CT oder MRT wäre indiziert, um ein Malignom auszuschließen (entweder als Folge der chronischen Pankreatitis oder als Ursache einer Gangerweiterung) oder um im Ultraschall nicht darstellbare Komplikationen nachzuweisen. Bleibt die Diagnose nach wie vor unklar, kann eine Endosonographie hilfreich sein. Auf die fragliche Spezifität des Verfahrens in frühen Stadien wurde hingewiesen.

Diagnostische Verfahren im Verlauf der Erkrankung

Die unterschiedlichen Komplikationsmöglichkeiten und deren entsprechende Therapie erfordern einen differenzierten Einsatz bildgebender Verfahren.

Größe und Lokalisation einer Pankreaspseudozyste lassen sich sonographisch, endosonographisch und mittels CT bestimmen. Endosonographisch lässt sich gut der Abstand einer Pseudozystenwand zum Magen oder Duodenum messen, und es lassen sich Gefäße in der Zystenwand nachweisen, beides Kriterien, die vor geplanter endoskopischer Zystendrainage wichtig sind.

Pankreasgang- und Gallengangsveränderungen, z. B. vor geplanter endoskopischer Drainage, erfordern eine ERCP. Vor geplanter Pankreaskopfresektion zur Beurteilung der Organgröße des Pankreas, ist in der Regel die Computertomographie erforderlich. Die frühzeitige Diagnose eines Pankreaskarzinoms bleibt trotz aller bildgebenden Verfahren ein ungelöstes Problem.

Differenzialdiagnostik

Zu den wichtigsten Differenzialdiagnosen zählen das Pankreaskarzinom und das Pankreaskarzinom auf dem Boden einer chronischen Pankreatitis, die akute Pankreatitis, das Magen- oder Duodenal**ulk**us und die Cholelithiasis.

Das Pankreaskarzinom kann im Einzelfall nur sehr schwer von einer chronischen Pankreatitis abgegrenzt werden (3). Auch ein zystischer Pankreastumor kann als Pseudozyste fehlinterpretiert werden. Bei unklaren abdominellen Schmerzen, fehlender Lipaseerhöhung im Serum, unauffälligem CT des Pankreas und unauffälliger ERCP ist eine Pankreaserkrankung als Ursache der Schmerzen höchst unwahrscheinlich. Ebenso ist bei akutem Abdomen und unauffälligem Pankreas-CT eine akute Pankreatitis oder ein akuter Schub einer bereits chronischen Pankreatitis unwahrscheinlich.

Die Diagnose eines Pankreaskarzinoms auf dem Boden einer chronischen Pankreatitis und die Differenzierung entzündlicher versus maligner Pankreaskopftumor bleibt schwierig.

Konservative Therapie

Die Diagnosestellung per se führt nicht zwangsläufig zu einer medikamentösen Therapie. Voraussetzung zur differenzierten Einleitung einer medikamentösen und/oder interventionell endoskopischen und/oder chirurgischen Therapie ist die exakte Erfassung des Krankheitszustandes. Hierzu zählen insbesondere Schmerzen, exokrine und endokrine Insuffizienz, Pseudozysten und die Gangmorphologie.

Die Therapie hat mehrere Arme:

- Behandlung der Alkoholkrankheit zur Vermeidung der Folgeprobleme, Verbesserung der Compliance und sozialen Reintegration,
- Therapie des akuten Schubes, ähnlich wie bei akuter Pankreatitis (→ Kapitel 37.4),
- Schmerztherapie, basierend auf dem jeweiligen Pathomechanismus der Schmerzen,
- Therapie der exokrinen Insuffizienz mit Schweinepankreasextrakten,
- Therapie der endokrinen Insuffizienz mit Insulin,
- Anpassung der Ernährung an die exokrine und endokrine Restfunktion,
- Therapie der Komplikationen, sei es interventionell endoskopisch oder chirurgisch (s. Kapitel 37.8 und 37.9).

Die Verbesserung der Entzündungsaktivität und Verzögerung der Progression wäre wünschenswert, allerdings existiert hierzu kein wirkungsvoller pharmakologischer Ansatz.

Die Therapie setzt sich zusammen aus Alkoholkarenz, Therapie des akuten Schubes, Schmerztherapie, Therapie der exo- und endokrinen Insuffizienz, Ernährung, endoskopische oder chirurgische Therapie der Komplikationen.

Schmerztherapie

⇢ **Ursachen.** Klagt ein Patient mit bekannter chronischer Pankreatitis über Schmerzen, so ist die Ursache der Schmerzen zu klären (Tab. 37.**25**). Das Wahrscheinlichste ist ein weiterer akuter Schub der Erkrankung. Andere Möglichkeiten bestehen in Komplikationen wie neu aufgetretenen Pseudozysten, Gallengangstenosen oder Duodenalstenosen. Daneben sind Ulcera ventriculi oder duodeni zu erwähnen.

› Chronische Schmerzen

⇢ **Medikamentöse Therapie.** Findet sich keine Ursache, so ist von einem Schmerzsyndrom auszugehen, das u. a. durch eine Infiltration der retropankreatischen Nerven

Tabelle 37.25 Pathogenese von Schmerzen bei chronischer Pankreatitis

- Entzündlicher Pankreaskopftumor → Duodenal- ± Ductus-choledochus-Kompression
- Entzündliche Infiltration des Retroperitoneums
- Pseudozyste → Kompression benachbarter Organe und Strukturen
- Pankreasgangobstruktion durch Narben oder Gangkonkremente/Proteinpräzipitate → Gangdruckerhöhung
- Entzündliche Infiltration sensibler Nervenfasern
- Pankreasischämie bei Arteriosklerose
- Extrapankreatische Ursachen: peptisches Ulkus
- Meteorismus bei Maldigestion
- Psychogene Ursachen bei Alkoholkrankheit

durch Entzündungszellen verursacht wird, wobei möglicherweise den Neuropeptiden eine wesentliche Rolle zukommt (8). Hier ist eine symptomatische Schmerztherapie indiziert, die auf eine Empfehlung der Deutschen Schmerzliga und der WHO zurückgeht (Tab. 37.**26**). Ihre besondere Wirksamkeit bei chronischer Pankreatitis ist bisher nicht belegt. Außerdem wird die Rolle der Psychopharmaka in diesem Schema kritisch hinterfragt.

Die regelmäßige Medikamentenapplikation sollte der Einnahme bei Bedarf vorgezogen werden. Bei der Wahl des Schmerzmittels bzw. der Kombination mehrerer Präparate sollte berücksichtigt werden, dass die Therapie aller Voraussicht nach über mehrere Wochen durchgeführt werden muss.

Cave: Medikamentenabhängigkeit und Potenzierung von Nebenwirkungen der Medikamente bei Alkoholabusus!

Die Wirksamkeit von Säureblockade mit Protonenpumpeninhibitoren oder Enzympräparaten zur Schmerztherapie ist nicht gesichert (27).

Coeliacusblockade und Operation. Bei Therapieversagern (hoch dosierte Opiattherapie ohne wesentliche Besserung) wurde in Einzelfällen über eine endosonographisch oder auch CT-gesteuerte Coeliacusblockade mit Ethanol, Lokalanästhetika oder Steroiden berichtet. Die regelhafte Behandlung sollte jedoch in einer Operation (duodenumerhaltende Pankreaskopfresektion und deren Modifikationen, seltener Kausch-Whipple-Resektion) bestehen.

Schmerzen bei Komplikationen und Begleiterkrankungen

Die Behandlung pankreatischer und extrapankreatischer Komplikationen (z. B. Pseudozysten, Kompression von Duodenum, Gallengang und Gefäßen, Pankreasgangstenosen bzw. -steinen) bzw. von Begleiterkrankungen erfolgt parallel mit der medikamentösen Therapie.

Therapie der exokrinen Pankreasinsuffizienz

Indikation für den Einsatz von Pankreasenzymen

Steatorrhö und Gewichtsverlust. Pankreasenzyme werden bei pankreatogener Steatorrhö (in der Regel > 7 g pro Tag) und Gewichtsverlust eingesetzt. Da in der Praxis auf eine Bestimmung der Fettausscheidung im Sammelstuhl in der Regel verzichtet wird, wird man bei Gewichtsverlust und klinischem Hinweis auf exokrine Insuffizienz (Fettstühle und pathologischer Stuhl-Elastase-Test) ebenfalls die Indikation zur Enzymtherapie stellen. Eine Stuhlvisite sollte durchgeführt werden, eine visuelle Beurteilung einer erhöhten Stuhlfettausscheidung gelingt aber nur bei einer schweren Steatorrhö.

Tabelle 37.26 Symptomatische Schmerztherapie bei Patienten mit chronischer Pankreatitis

Stufe 1	Allgemeinmaßnahmen	• Ausschaltung der Noxe • spezielle Therapie bei Alkoholkranken • Diätempfehlungen (kleine Mahlzeiten)
Stufe 2a	peripher wirkendes Analgetikum	• Paracetamol bis 500 mg alle 4 – 6 h • Metamizol bis 500 – 1000 mg alle 4 – 6 h
Stufe 2b	peripher und schwach zentral wirkendes Analgetikum	• Stufe 2a + Codeinphosphat: 30 – 100 mg alle 4 – 6 h
Stufe 2c	peripher wirkendes Analgetikum + Psychopharmakon	• Stufe 2a + Neuroleptikum: Levopromazin 10 – 20 mg alle 8 h • Stufe 2a + Antidepressivum: Clomipramin 25 mg alle 8 h
Stufe 3	stark wirksame Opioide fakultativ ergänzt durch Stufe 2a	• Buprenorphin bis 5,4 mg/d • Pentazocin bis 360 mg/d
Stufe 4	Operation bei Gefahr der Opiatabhängigkeit oder Versagen der medikamentösen Therapie	

Abdominelle Schmerzen. Bei nachgewiesener chronischer Pankreatitis mit anhaltenden abdominellen Schmerzen/Beschwerden kann auch ohne Gewichtsverlust oder Fettstühle probatorisch über einen Zeitraum bis zu 8 Wochen eine Pankreasenzymsubstitution versucht werden – bei Nichterfolg sollte die Behandlung abgebrochen werden. Die Vorstellung mit Proteasen in den Pankreatinpräparaten die Pankreassekretion hemmen zu können („negativer Feedback der Pankreassekretion") hat sich in klinischen Studien nicht bestätigt (27).

Auswahl der Enzympräparate

Überwiegend werden Schweinepankreatin-Präparate eingesetzt. Hierzu liegen die meisten Studien vor und die Dosis-Wirkungs-Beziehung ist bekannt. Die klinische Wirkung von Pilzlipase-Präparaten ist belegt, weitere Studien zu ihrer Wirkung wären jedoch erwünscht.

Galenik. Da die Lipase des Schweinepankreatins durch Proteasen und Säure zerstört wird, ist es notwendig bei erhaltener Magensäuresekretion das Pankreatin vor dem Einfluss der Magensäure zu schützen. Für die Wirkung eines Enzympräparates sind ferner seine Partikelgröße (ungehinderte Magenentleerung) und die Geschwindigkeit der Enzymfreisetzung im Duodenum von Bedeutung. Als günstigste Partikelgröße gilt ein Durchmesser von < 2 mm (14). Die Enzymfreisetzung sollte innerhalb von 30 min erfolgen. Eine differenzierte Enzymsubstitution ist bei Patienten nach totaler bzw. partieller Magenresektion erforderlich. Hier kann ein nichtsäuregeschütztes Granulat gewählt werden.

Anforderungen an ein Pankreatinpräparat sind: hohe Lipaseaktivität, Schutz der Lipase vor Zerstörung durch Magensäure, Durchmischung des Pankreatins mit dem Chymus und zeitgleiche Magenentleerung, rasche Freisetzung des Pankreatins im Duodenum.

Kombination der Enzympräparate. Pankreasenzympräparate sollten keine Gallensäuren enthalten und nicht mit ihnen kombiniert werden, da Gallensäuren eine pankreatogene Diarrhö verstärken. Eine Ausnahme stellt die Behandlung einer Mukoviszidose mit gestörter Cholerese dar. Kombination der Enzympräparate mit Säureblockern ist nur in therapierefraktären Fällen erforderlich, d.h. bei Patienten, bei denen eine Steigerung der Lipasedosis bis auf 100.000 U Lipase/Hauptmahlzeit erfolglos blieb.

Notwendige Tagesdosis. Die Dosierung eines Pankreasenzympräparates ist individuell. Als Anfangsdosis sind 25.000 – 50.000 U Lipase/Hauptmahlzeit sinnvoll. Die Dosierung von Pankreasenzympräparaten bei Zwischenmahlzeiten richtet sich nach deren Umfang. Bei Unwirksamkeit sollte mit einem Protonenpumpenblocker kombiniert werden. Ist auch dies ohne nachhaltigen Erfolg, ist die Diagnose und die Compliance des Patienten zu hinterfragen.

Pankreatikozibale Dyssynchronie. Nach Magen- und Pankreasresektionen kann eine sog. pankreatikozibale Dyssynchronie beobachtet werden. Hierunter versteht man den zu schnellen Übertritt des Chymus in den Dünndarm, die nicht zeitgerechte Pankreassekretion, die unzureichende Durchmischung des Chymus und die aufgrund der chronischen Entzündung erniedrigte Pankreassekretion. Diese Faktoren können zu einer Verdauungsinsuffizienz führen, so dass hier die Indikation zur Enzymtherapie großzügig gestellt werden sollte. Hier muss ein nichtsäuregeschütztes Präparat gewählt werden.

Nebenwirkungen. Berichte über das Auftreten von Kolonstenosen unter hoch dosierter Therapie mit säuregeschützten Multiunit-Präparaten betrafen nur Patienten mit Mukoviszidose/zystischer Fibrose, nicht jedoch mit chronischer Pankreatitis. Diese Fallberichte haben somit keine Auswirkung auf die Dosisentscheidung bei Patienten mit exokriner Pankreasinsuffizienz anderer Ursachen.

Therapie der endokrinen Insuffizienz

Die Therapie der endokrinen Insuffizienz unterscheidet sich nicht grundsätzlich von der Therapie des Insulinmangeldiabetes (Typ-1-Diabetes). Bei chronischer Pankreatitis liegt ein pankreopriver Diabetes Typ 3c (Klassifikation der American Diabetes Association 2004) vor. Das Besondere dieser Diabetesform besteht darin, dass nicht nur die Insulinproduktion, sondern auch die Gegenregulation durch z.B. Glucagon gestört ist (28). Dies führt zu einer schwierig einzustellenden Stoffwechsellage, da Hypoglykämien sehr leicht auftreten können. Die Diagnostik erfolgt konventionell mit Hilfe der oralen Glucosebelastung, wobei zu bedenken ist, dass bei operierten Patienten (BII, Kausch-Whipple-OP) der Aussagewert dieser Untersuchung sehr limitiert ist.

Diät und/oder Insulintherapie. Wegen der genannten regulatorischen Probleme sollte bei den Patienten eine vorsichtige Einstellung des Diabetes erfolgen. Acarbose (vermehrt Flatulenz und Maldigestion), Biguanide, Sulfonylharnstoffe oder Insulinsensitizer verbieten sich. Führt die Diabetesdiät nicht zu einer adäquaten Blutzuckereinstellung (dies betrifft etwa 60% der Diabetiker mit chronischer Pankreatitis), ist eine vorsichtige Insulintherapie indiziert. Wegen der metabolischen Problematik ist eine sehr viel größere Toleranz hinsichtlich der Höhe des HbA1c-Werts angebracht. Dennoch ist auch bei diesen Patienten eine intensivierte Insulintherapie möglich. Kontraindiziert ist diese Therapieform allerdings bei Patienten, die den Alkoholkonsum fortsetzen, da diese wegen der mangelnden Compliance (unregelmäßiges Essen, nicht kontrollierter Alkoholkonsum, alkoholinduzierte Neuropathie und damit Fehlen der adrenergen Gegenregulation) ganz besonders durch Hypoglykämien gefährdet sind. Außerdem ist die Lebenserwartung durch das begleitende Risikoverhalten (neben Alkoholkonsum auch starker Nikotinabusus) eingeschränkt, so dass die Spätkomplikationen des Diabetes mellitus (der durch die intensivierte Therapie verhindert werden soll) von diesen Patienten in der Regel nicht erlebt werden (34). Hier besteht das therapeutische Ziel in der Vermeidung von Hypoglykämien.

Cave: Schwere, auch letale Hypoglykämien unter Insulintherapie können auftreten bei mangelnder Compliance bei Alkoholkrankheit und bei nicht adäquater Kohlenhydratzufuhr wegen nahrungsabhängiger Schmerzen.

Zusatztherapie

→ Diät. Eine spezifische Pankreasdiät gibt es nicht, allerdings besteht bei den meisten Patienten eine Unverträglichkeit gegenüber verschiedenen Nahrungsbestandteilen. Hier muss der Patient anhand eines Ernährungsprotokolls testen, welche Produkte verträglich sind. Eine strenge Fettrestriktion ist bei den wenigsten Patienten erforderlich. Anzustreben sind eine ausgewogene Mischkost und eine reichliche Enzymsubstitution, so dass eine (fast) normale Fettzufuhr mit der Nahrung möglich ist. Hierdurch wird wahrscheinlich auch der Mangel an fettlöslichen Vitaminen vermieden. Eine Fettrestriktion kann jedoch dann erforderlich sein, wenn sich die Steatorrhö unter Enzymsubstitution nicht verbessert. Die zusätzliche Gabe einer MCT-(medium-chain-triglycerides-)Kost ist Sonderfällen vorbehalten und ist im Übrigen in ihrer Wirkung nicht gesichert. Liegt ein Diabetes mellitus vor, ändert sich an der Diät nur wenig, da die Patienten ohnehin zumeist ein Problem mit der Verträglichkeit der Kost und der maximalen tolerablen Kalorienmenge haben. Alkoholabstinenz sowie die Einnahme kleiner, dafür häufiger Mahlzeiten sind sinnvoll.

→ Vitamintherapie. Bei nachgewiesener schwerer exokriner Insuffizienz kann auch ein Mangel an fettlöslichen Vitaminen (A, D, E, K) vorliegen. Dieser ist vor allem bei fortgesetztem Alkoholkonsum beschrieben worden. Eine parenterale Vitaminsubstitution ist initial sinnvoll.

→ Alkoholkarenz. Obwohl der Stellenwert der Alkoholkarenz bezüglich der Rezidivprophylaxe nicht eindeutig belegt ist, muss die Abstinenz bei den Patienten mit ethyltoxischer Pankreatitis angestrebt werden. Wegen eines Alkokolgehaltes bis zu 0,5 % ist sog. „alkoholfreies" Bier bei Alkoholkrankheit nicht erlaubt. Hinsichtlich der Progression der Erkrankung spielt die Nikotinkarenz wahrscheinlich eine wesentlich größere Rolle (23).

→ Antioxidative Therapie. Medikamentöse Maßnahmen einer Therapie mit Antioxidanzien (z. B. Selen) zur Rezidivprophylaxe sind nach der jetzigen Datenlage nicht angezeigt.

Chirurgische Therapie und interventionelle endoskopische Therapie (s. Kapitel 37.8 und 37.9)

Die interventionelle endoskopische und die chirurgische Therapie können sowohl alternative als auch konkurrierende Therapieverfahren bei Komplikationen der chronischen Pankreatitis sein. Es gibt nur wenige kontrollierte Vergleichsstudien. In einer unizentrischen Studie wird über eine höhere Rate an Schmerzfreiheit bei Patienten mit schmerzhafter Pankreasgangobstruktion nach resezierenden und drainierenden chirurgischen Eingriffen im Vergleich zur interventionellen Endoskopie berichtet (10). In einer kürzlich publizierten prospektiven, unizentrischen, randomisierten Vergleichsstudie schnitt ebenfalls ein chirurgischer Eingriff in Form einer Drainageoperation bei Pankreasgangdilatation und Schmerzen besser ab als die endoskopische Stenttherapie (6). Es muss diskutiert werden, welcher Patient primär operiert werden sollte und bei welchem erst ein konservativer und/oder interventionell endoskopischer Therapieversuch indiziert ist. In allen Fällen besteht eine Operationsindikation, wenn Komplikationen mit interventionellen Techniken nicht beherrschbar sind oder bei bestehendem Malignomverdacht.

FAZIT FÜR DIE PRAXIS

- Die chronische Pankreatitis ist durch rezidivierende Schmerzen im mittleren Oberbauch charakterisiert, die in den Rücken ausstrahlen können. Sie verläuft zumeist in Schüben, wobei die ersten Schübe wie eine akute Pankreatitis imponieren können.
- Durch die chronische Entzündung kommt es zu einem progredienten Untergang der Drüse und zum Ersatz durch Bindegewebe. Hieraus leiten sich die exokrine Insuffizienz und ein pankreopriver Diabetes mellitus ab.
- Risikofaktoren sind der Alkoholkonsum sowie genetische Faktoren. Mutationen wurden mittlerweile bei 25% der Patienten nachgewiesen. Die formale Pathogenese wird durch die Nekrose-Fibrose-Hypothese beschrieben.
- Bei einigen Patienten tritt im Langzeitverlauf ein Pankreaskarzinom auf, jedoch sind insbesondere bei Patienten mit Alkohol- und Nikotinabusus Tumoren im HNO-Bereich, Lungen- und Ösophaguskarzinome deutlich häufiger. Die Überlebensrate ist entsprechend eingeschränkt.
- Die Diagnostik erfolgt mittels bildgebender (Sonographie, CT, MRT/MRCP, Endosonographie) und funktioneller (Stuhlelastase) Verfahren. Die Zuverlässigkeit aller Methoden ist in den frühen Stadien der chronischen Pankreatitis deutlich geringer.
- Die Therapie der exokrinen Insuffizienz erfolgt mit Pankreasenzymen, die Schmerztherapie leitet sich von den Empfehlungen der WHO ab. Eine endoskopische Therapie von Pseudozysten (Drainage), Gallengangs- und Pankreasgangstenosen (Stent) ist möglich. Bei ausbleibendem Erfolg ist eine Operation indiziert.

Steckbrief chronische Pankreatitis

Leitsymptom:
rezidivierende Schmerzen im Mittelbauch, Gewichtsverlust

Leitbefund bei der körperlichen Untersuchung:
Zeichen des Nikotin- und Alkoholabusus

Apparativer Leitbefund:
Pseudozysten, Verkalkungen, Pankreasgangunregelmäßigkeiten, präpapilläre Gallengangsstenose, entzündlicher Pankreaskopftumor

Wichtigste Differenzialdiagnose:
Pankreaskarzinom

Therapie:
keine kausale Therapie möglich, Behandlung der Schmerzen und Komplikationen sowie der exokrinen und endokrinen Insuffizienz

37.8 Interventionelle endoskopische Therapie der chronischen Pankreatitis

R. Jakobs, J. F. Riemann

EDITORIAL **Die endoskopische Therapie am biliären System ist seit Jahren weltweit akzeptiert und hat bei verschiedenen Indikationen kurativen Charakter. So werden Steine im Gallengang nach endoskopischer Sphinkterotomie transpapillär extrahiert und auch die Behandlung gutartiger Gallengangsstenosen gilt heute als Indikation für eine primär endoskopische Therapie.**

Viele der an den Gallenwegen etablierten Techniken wurden in den letzten 15 Jahren auch in das Behandlungskonzept der chronischen Pankreatitis (CP) eingebracht. Folgende Komplikationen der chronischen Pankreatitis können eine Indikation zur endoskopischen Intervention darstellen: Schmerzen bei Pankreasgangstenosen und -steinen, Ikterus und/oder Cholangitis bei benignen distalen Gallengangsstenosen sowie Pseudozysten des Pankreas, die lokale Symptome verursachen.

Pankreasgangstenosen und Pankreasgangsteine

Die Mehrzahl der Patienten mit chronischer Pankreatitis leidet im Verlauf der Erkrankung an abdominellen Schmerzen, die meist das führende Symptom sind. Diese Schmerzen können intermittierend, z. B. im Rahmen von akuten Entzündungsschüben auftreten, oder permanent vorhanden sein. Sie führen oft zu einer erheblichen Beeinträchtigung der Lebensqualität. Die medikamentöse analgetische Therapie stellt die erste Maßnahme zur Linderung dieser Schmerzen dar. Analgetika können aber selbst zu inakzeptablen Problemen führen. In den letzten Jahren ist durch die Verbesserung der operativen wie endoskopischen Techniken ein frühzeitiges, aktiveres Vorgehen bei Patienten mit symptomatischer chronischer Pankreatitis möglich geworden.

Schmerzgenese. Die Ätiologie der Schmerzen ist heterogen und erklärt wahrscheinlich auch das unterschiedliche und im Einzelfall schlecht vorhersagbare Ansprechen auf die jeweilige Therapie.

Verschiedene Faktoren tragen zur Schmerzgenese bei: lokale Inflammation, Pankreasgangobstruktion mit erhöhtem Druck, ein pankreatisches Kompartmentsyndrom und lokale Kompression durch Pseudozysten (12).

An Pankreasresektaten von Patienten mit chronischer Pankreatitis wurde aufgezeigt, dass neurostimulatorische Zytokine (wie Substanz P) und zelluläre Interaktionen bei der Schmerzgenese beteiligt sein können. Durch invasive experimentelle Untersuchungen bei Tieren wie auch intraoperativ bei Patienten wurde andererseits belegt, dass der intraduktale wie auch intraparenchymatöse Druck bei Patienten mit chronischer Pankreatitis höher ist als bei gesunden Kontrollpersonen und bei CP-Patienten mit Schmerzen höher ist als bei CP-Patienten ohne Schmerzen (15, 16, 31).

Drucksenkung. Die Möglichkeit, den Druck in Pankreasgang und Pankreasgewebe durch eine Drainage zu senken, ist die Rationale der Pankreasdrainageoperationen zur

Therapie der CP gewesen. Dieser Effekt kann offensichtlich auch durch eine interventionelle Beseitigung von Abflusshindernissen (Stenosen und Steine) im Gang erreicht werden. Auffallend ist die geringe Korrelation zwischen der Schwere der Pankreasgangveränderungen und der klinischen Symptomatik der Patienten.

Das Konzept der endoskopisch-interventionellen Therapie beinhaltet neben den rein-endoskopischen Techniken auch die extrakorporale Stoßwellentherapie (ESWL) oder andere intraduktale Lithotripsiemethoden bzw. im Einzelfalle auch endosonographisch und radiologisch gesteuerte Interventionen.

Pankreasgangsphinkterotomie. Erste Maßnahme bei der endoskopischen Therapie am Pankreasgang ist die Pankreasgangsphinkterotomie (pEST), durch die der Zugang für weitere Interventionen geschaffen wird. Technisch wird die pEST mit dem gleichen Equipment wie am Gallengang durchgeführt, nur wird eine andere Schnittrichtung (in die sog. 1-Uhr-Position) gewählt. Während nach Gallengangsphinkterotomie oder pEST bei Patienten mit akut rezidivierender Pankreatitis *ohne* CP bei bis zu 15% Komplikationen wie Blutung oder Post-ERCP-Pankreatitis auftreten, ist insbesondere das Risiko der Post-ERCP-Pankreatitis bei CP-Patienten deutlich geringer (18, 28).

Pankreasgangendoprothese. Führt eine dominierende Striktur im proximalen Pankreasgang zu einer Obstruktion mit prästenotischer Gangdilatation, wird eine Pankreasgangendoprothese zur endoskopischen Drainage – analog zum Vorgehen bei benignen biliären Stenosen – implantiert. Vor der Endoprotheseneinlage ist bei hochgradigen Stenosen oft eine Bougierung oder Ballondilatation erforderlich, um die Passage zu ermöglichen. Bei sehr derben Stenosen kann ein Gewebeabtrag durch einen Stent-Retriever erreicht werden (44) (Abb. 37.**30**). Es wird eine Endoprothese mit maximal möglichem Außendurchmesser implantiert, um einen ausreichenden Dilatationseffekt zu gewährleisten. In den meisten Arbeitsgruppen wird ein programmierter Wechsel der Prothesen mit festen dreimonatigen Intervallen favorisiert (37, 40), während andere die Liegedauer der Endoprothesen rein klinisch, z. B. durch Okklusionszeichen begrenzen (21). Die Implantation multipler Endoprothesen (sog. Multistenting), wie sie bei benignen Stenosen des Gallengangs praktiziert wird, ist bei der Pankreasgangtherapie aufgrund der anatomischen Verhältnisse und der natürlichen Pankreasgangweite nicht üblich.

Metallstents. Die Implantation kurzer selbstexpandierender Metallstents bei papillennahen Pankreasgangstenosen hat im Einzelfall einen guten und anhaltenden Effekt auf die Symptomatik (29). Die Verwendung von Metallstents bei benignen Stenosen ist derzeit noch sehr kritisch zu bewerten, da bei Metallstents im Langzeitverlauf nahezu obligat eine Okklusion durch hyperplastisches Gewebe auftritt (17).

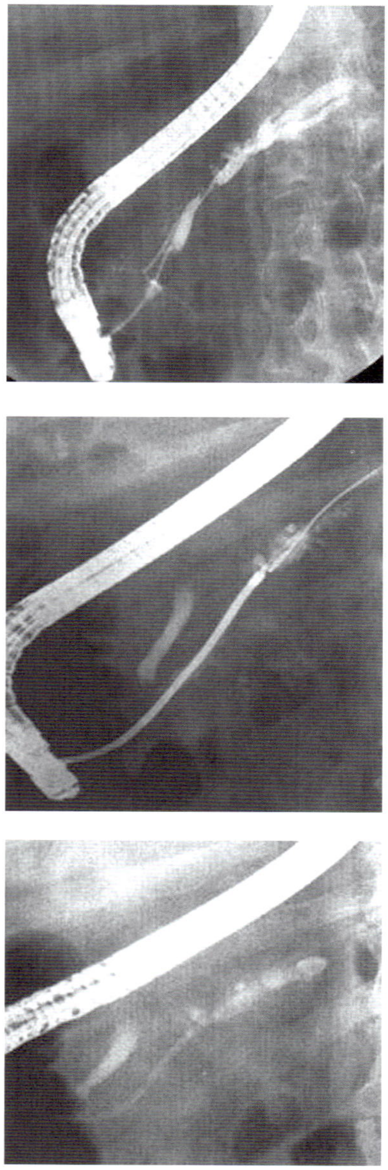
a
b
c

Abb. 37.30 Pankreasgangstenose.
a Derbe Pankreasgangstenose im Kopf/Korpus-Übergangsbereich.
b Aufweiten der Stenose mit dem Soehendra-Stent-Retriever.
c Nach abschließender Implantation einer Pankreasgangendoprothese.

Studienergebnisse zur Schmerzreduktion und Pankreasmorphologie

Eine Vielzahl retrospektiver wie prospektiver klinischer Serien von europäischen wie amerikanischen Studiengruppen belegt, dass die interventionelle Endotherapie bei obstruktiven Pankreasgangveränderungen bei der Mehrheit der Patienten zu einer deutlichen Besserung der Schmerzsituation und einer signifikanten Reduktion der Analgetikamedikation führt (Tab. 37.27). Auch im Langzeitverlauf mit Nachbeobachtungszeiten über 14,4 Jahre kann durch die endoskopisch-interventionelle Therapie bei mehr als 70% der nachuntersuchten Patienten eine operative Intervention vermieden und eine gute Schmerzreduktion erzielt werden (11). Die Auswirkung der Maßnahmen auf die Pankreasgangmorphologie wird sehr unterschiedlich bewertet: Einzelne Autoren berichten, dass durch die Endoprothesentherapie eine weitgehende Resolution der Stenosen und Rückgang der Pankreasgangdilatation erreicht wird (21, 40), während andere Autoren morphologische Verbesserungen nur in einzelnen Fällen berichten (5, 10).

Pankreasgangsteinextraktion. Steine im Pankreaskopf können wie Stenosen zu einer Gangobstruktion führen. Die Erfolgsrate der primären Pankreasgangsteinextraktion korreliert eng mit der Lokalisation, der Zahl und Größe der Steine (Tab. 37.**28**). Oft ist zur Therapie der Pankreatikolithiasis ein komplexeres Therapiekonzept erforderlich, bei dem die extrakorporale Stoßwellenlithotripsie (ESWL) mittlerweile fester Bestandteil ist.

Tabelle 37.27 Ergebnisse der endoskopischen Therapie bei chronischer Pankreatitis und führender Stenose

Autor und Jahr	Patienten (n)	Beobachtungszeitraum (Monate)	Klinische Besserung (%)
Cremer 1991	75	37	94
Binmoeller 1995	93	39	74
Ponchon 1995	23	26	61
Smits 1995	49	34	82
Hammarström 1997	13	68	67
Jakobs 1999	27	44	56
Boerma 2000	16	51	69
Morgan 2002	25	k. A.	71
Rösch 2002*	1018	59	88
Gabrielli 2005	22	72	55

* auch Subgruppe mit Stenosen und Steinen

Tabelle 37.28 Kriterien, die günstig für eine erfolgreiche Steinextraktion am Pankreasgang sind (nach Sherman 1991)

Steinlage	Pankreaskopf bzw. proximales Korpus
Steinzahl	1 (bis zu 3)
Steindurchmesser	maximal 10 mm

Extrakorporale Stoßwellenlithotripsie. Sind Pankreasgangsteine nicht primär extrahierbar, hat die mechanische Lithotripsie wegen der engen anatomischen Verhältnisse und der Härte der Steine nur untergeordnete Bedeutung. Durch die ESWL ist in bis zu 99% der Fälle eine zumindest partielle Steinfragmentation und in 42–72% der Patienten eine komplette Steinfreiheit erreichbar (Tab. 37.**29**). Dies führt mittelfristig zumindest bei 50–80% der Patienten zu einer deutlichen Besserung der Schmerzsituation bis hin zur kompletten Schmerzfreiheit. Auch bei Einsatz der ESWL ist das Vorliegen eines solitären Steins der einzige Faktor, der in mehreren Studien positiv mit der Steinfreiheit korreliert, während andere Faktoren (Steindurchmesser über 17 mm, multiple Steine, Steine im Schwanzbereich) nur inkonsistent einen negativen prädiktiven Wert hatten. Eine aktuelle Analyse (25), in der 588 Patienten aus 17 Studien zusammengefasst wurden, belegt eindrucksvoll, dass die Kombination aus ESWL und endoskopischer Intervention bei etwa 74% zur Steinfreiheit und bei 62% zu einer deutlichen Besserung der Schmerzsituation führt.

Studienergebnisse: endoskopisch interventionelle vs. chirurgische Therapie

Kürzlich wurde die erste kleine prospektiv randomisierte Studie einer tschechischen Arbeitsgruppe publiziert, bei der Patienten entweder einer operativen Therapie (80% Resektion, 20% Drainageoperation) oder einer endoskopischen Intervention (pEST und ggf. Stenteinlage [52%] oder Steinextraktion [23%]) zugeteilt wurden. Nach einer Beobachtungszeit von 5 Jahren waren in der randomisierten Subgruppe von 72 Patienten statistisch vergleichbar viele komplett (34% vs. 15%) oder partiell schmerzfrei (52% vs. 46%). In dieser Studie waren im Endoskopiearm komplexe Behandlungskonzepte wie die ESWL nicht vorgesehen und eine erneute endoskopische Therapie bei Rezidivsymptomen nicht erlaubt, so dass das Potenzial der endoskopisch interventionellen Therapie nicht komplett ausgenutzt werden konnte. Trotz der marginalen Vorteile für die postoperativen Patienten im Langzeitverlauf folgern die Autoren, dass die endoskopische Intervention heute als erste Therapie eingesetzt werden soll, da eine Vielzahl der Patienten bereits davon profitiert. Dies deckt sich mit aktuellen Empfehlungen, die der ERCP und deren Möglichkeiten großen Stellenwert einräumen.

Tabelle 37.29 Resultate der endoskopisch interventionellen Therapie bei chronischer Pankreatitis und Pankreatikolithiasis mit Einsatz der ESWL

Autor und Jahr	Patienten (n)	Fragmentationsrate (%)	Steinfreiheit (%)	Klinischer Erfolg (%)	Mortalität (%)
Sauerbruch 1992	24	71	42	50	0
Delhaye 1992	123	99	58	69	0
Adamek 1999	80	–	54	76	0
Brand 2000	48	–	44	58	0
Farnbacher 2002	125	85	51	93 (48*)	0
Kozarek 2002	40	–	87,5	80	0

* bei 84 Patienten, die im Mittel 29 Monate nachbeobachtet wurden

Neben den guten initialen Erfolgen ist durch Ausnutzung der gesamten interventionellen Optionen und der Möglichkeit der erneuten endoskopischen Therapie bei klinischen Rezidiven bei der Mehrzahl der Patienten mit obstruktiven Strikturen und/oder Steinen eine effektive Therapie auch im Langzeitverlauf (11, 39) möglich.

Coeliacus-Blockade. Bei inoperablen Patienten mit Schmerzen, die auf eine interventionelle Therapie am Pankreasgang nur unzureichend ansprechen, ist die medikamentöse Analgesie Standard. Allerdings können bei hoher Schmerzintensität Analgetikadosen erforderlich werden, die selbst ein ausgeprägtes Nebenwirkungsprofil zeigen und die Lebensqualität negativ beeinflussen. Für diese Fälle stellt die endosonographisch gesteuerte Blockade des Plexus coeliacus eine sinnvolle Alternative dar (24). Dadurch gelingt es bei der Mehrzahl der Patienten, die erforderlichen Medikamentendosen deutlich zu reduzieren.

Gallengangsstenosen

Die Inzidenz von Stenosen des distalen Ductus choledochus wird bei hospitalisierten Patienten mit chronischer Pankreatitis auf 3–23% geschätzt. Sie liegt allerdings in der Patientensubgruppe mit ERCP oder PTC bei etwa 33% (21–46%). Oft sind diese Patienten asymptomatisch, können aber durch eine Erhöhung der Cholestaseparameter, Ikterus oder in bis zu 10% der Fälle durch eine akute Cholangitis auffällig werden (42).

Ätiologie. Stenosen des distalen Gallengangs haben eine unterschiedliche Ätiologie: narbige Strikturen im intrapankreatischen Verlauf des Ganges, die Kompression durch Pseudozysten oder Einengung durch entzündlich geschwollenes Pankreaskopfgewebe im Rahmen eines akuten Schubes der chronischen Pankreatitis.

Endoprotheseneinlage. Die endoskopische Therapie – Sphinkterotomie des Gallenganges und anschließende biliäre Endoprotheseneinlage – ist zur Behandlung der akuten Cholangitis etabliert und beseitigt auch initial mit einer nahezu 100%igen Erfolgschance einen obstruktiven Ikterus (Abb. 37.**31**). Das klinische Problem der Prothesentherapie in diesem Kollektiv ist der Langzeitverlauf der Patienten.

Mit dem klassischen Behandlungskonzept, eine Endoprothese zu implantieren, kann selbst bei längerfristiger Prothesenversorgung nur bei etwa 11–28% mit einer Beseiti-

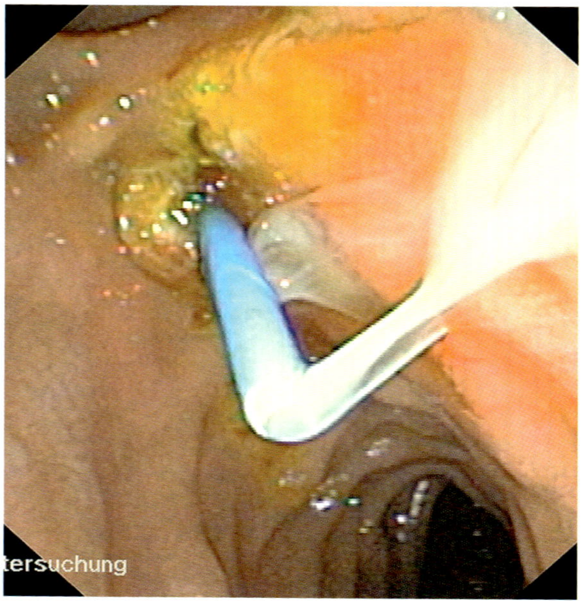

Abb. 37.31 Eitrige Cholangits bei Gallengangsstenose im Rahmen einer chronischen Pankreatitis. Nach Endoprotheseneinlage entleert sich eitriges Sekret.

gung der Stenose gerechnet werden. Bestehen Kalzifikationen im Pankreaskopf, ist das Risiko eines Therapieversagens selbst nach 12-monatiger Endoprothesenversorgung etwa 17fach erhöht im Vergleich zu CP-Patienten ohne Kalzifikationen (29). Kompliziert wird diese unbefriedigende Situation zudem durch die hohe Rate an therapiebedingten Komplikationen, insbesondere rezidivierende Prothesenokklusionen, teilweise begleitet von Cholangitis und im Einzelfalle mit Todesfolge. Da insbesondere bei ethyltoxischer chronischer Pankreatitis die Compliance sehr problematisch sein kann, ist die endoskopische Intervention nur bei solchen Patienten sinnvoll, bei denen z. B. durch ein sicheres soziales Umfeld eine frühzeitige Wiedervorstellung zu einem Endoprothesenwechsel gewährleistet ist.

Metallstents. Die Implantation kurzer selbstexpandierender Metallstents in den distalen Gallengang ist eine Alternative, über die von verschiedenen Arbeitsgruppen publiziert wurde. Die kurz- und mittelfristigen Ergebnisse sind überzeugend gut mit einer technischen Erfolgsrate von annähernd 100% und einer Offenheitsrate von ebenfalls bis zu 100% in einem Nachbeobachtungszeitraum von bis zu 2 Jahren. Im Langzeitverlauf ist allerdings durch Einwachsen hyperplastischen Gewebes eine Okklusion der Metallstents fast obligat zu erwarten (17). Bei jüngeren Patienten mit entsprechend langer Lebenserwartung kann daher eine Metallstenteinlage nicht empfohlen werden. Falls trotzdem eine Metallstentimplantation geplant ist, sollten diese Stents sehr kurz sein, um die Patienten bei Therapieversagen durch einen biliären Bypass chirurgisch versorgen zu können.

Überbrückungsmaßnahme. Lediglich bei CP-Patienten mit symptomatischer Gallengangsstenose im Rahmen einer akuten Kopfpankreatitis kann die passagere Endoprotheseneinlage eine überbrückende Maßnahme bis zur spontanen Besserung der Stenose darstellen (8).

Aufgrund der ungünstigen Langzeitdaten ist die permanente Endoprothesenversorgung nach dem konventionellen Konzept (eine Prothese, Wechsel alle 3 Monate) auf die Patienten beschränkt, die aus lokalen Gründen oder generell inoperabel sind.

Für operable Patienten stellt die symptomatische Gallengangsstenose im Allgemeinen eine Indikation zur chirurgischen Intervention dar. Diese Empfehlung muss aber vor dem Hintergrund aktueller Publikationen hinterfragt werden.

Multistenting-Konzept. Bei der Therapie postoperativer benigner Gallengangsstenosen konnte gezeigt werden, dass durch die Verwendung multipler (bis zu 6) dicklumiger Plastikprothesen ein guter und lang anhaltender Dilatationseffekt erreicht wird (Abb. 37.**32**). Auch bei Patienten mit einer Gallengangsenge bei chronischer Pankreatitis scheint dieses „Multistenting"-Konzept bessere Resultate zu erzielen (Tab. 37.**30**). Nach Implantation einer maximal möglichen Anzahl von Plastikprothesen und einer an den lokalen Effekt adaptierten, flexiblen Versorgungsdauer kann eine komplette Beseitigung der Stenosen in 44 – 60% der behandelten Patienten erreicht werden (9, 14, 38).

Es ist derzeit noch zu früh, um daraus eine generelle Empfehlung abzuleiten, da auch die wirtschaftlichen Aspekte (rezidivierende Endoprothesenwechsel!) und die möglichen Komplikationen durch eine septische Cholangitis bei Prothesenokklusion noch kritisch gewertet werden müssen.

Bei Patienten, die inoperabel sind oder eine Operation ablehnen, scheint das Multistenting aber derzeit das am deutlichsten Erfolg versprechende Vorgehen, das zumindest mittelfristig die permanente Endoprotheseneinlage überflüssig machen kann.

Pseudozysten des Pankreas

Pseudozysten finden sich bei etwa 20 – 40% der Patienten mit chronischer Pankreatitis. Während man in den 1980er Jahren noch eine frühzeitige Behandlung dieser Pseudozysten ab einem Durchmesser von etwa 5 cm zur Prophylaxe einer spontanen Ruptur oder Einblutung empfahl, wird derzeit symptomorientiert interveniert. Pseudozysten führen in Abhängigkeit von Größe und Lage zu einer lokalen Kompression und können durch abdominelle Schmerzen, einen Verschlussikterus oder eine Magenausgangsstenose symptomatisch werden (2 – 4). Bis vor 20 Jahren war die Behandlung der Pseudozysten eine chirurgische Domäne bzw. es

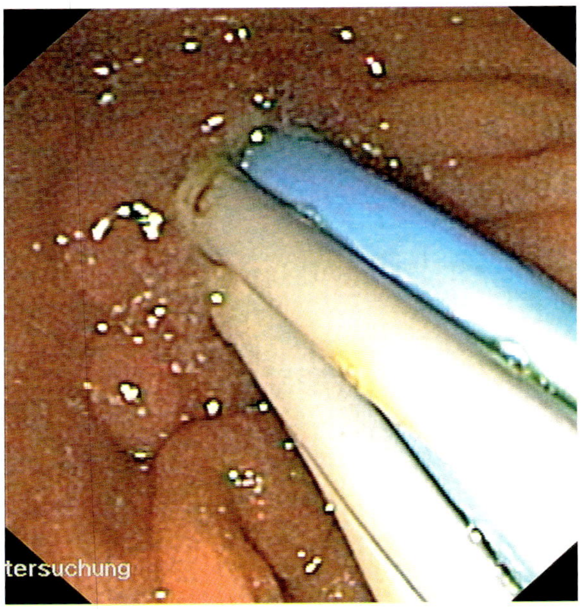

Abb. 37.32 Endoskopischer Aspekt des Multistentings. 6 Endoprothesen in situ.

Tabelle 37.30 Effekt der endoskopischen Therapie von Gallengangsstenosen bei chronischer Pankreatitis

Autor und Jahr	Patienten (n)	Therapieform	Follow-up (Monate)	Stenose beseitigt (%)	Mortalität durch Cholangitis
Smits 1995	58	Plastik, einfach	49	28	0
Eickhoff 2001	39	Plastik, einfach	58	31	0
Kiehne 2001	14	Plastik, einfach	16	–	14%
Eickhoff 2003	6	Metallstent	58	33#	0
Kahl 2003	61	Plastik	40	26	0
Draganov 2002	9	Multistenting	48	44	0
Catalano 2004	12	Multistenting	46	100*	0
Pozsar 2004	29	Multistenting	12,1	60	7%

* Erweiterung des Stenosedurchmessers von 1 auf 3 mm und Rückgang der prästenotischen Dilatation; Normalisierung der Cholestaseparameter
\# Metallstent offen

wurde eine perkutane Drainage unter radiologischer oder sonographischer Kontrolle durchgeführt.

In den letzten Jahren hat sich die endoskopisch interventionelle Pseudozystendrainage in gastrointestinalen Zentren als Standardeingriff durchgesetzt.

Voruntersuchungen. Vor der Drainage sollten einige grundsätzliche Untersuchungen erfolgen, um die technischen Möglichkeiten abzuschätzen und das Komplikationsrisiko zu minimieren (3, 4):

- Doppleruntersuchung der Pseudozyste: Ausschluss eines Pseudoaneurysmas, das meist von der A. lienalis ausgeht,
- Endosonographie: Zystenwanddicke unter 10 mm?,
- Ausschluss von Gefäßen im Punktionsweg, insbesondere Varizen nach Milzvenenthrombose,
- ERCP: Anschluss der Pseudozyste an den Pankreasgang?

Transpapilläre Drainage. Wenn die Pseudozyste Anschluss an den Pankreasgang hat, kann eine transpapilläre Drainage durchgeführt werden. Nach Pankreasgangsphinkterotomie wird üblicherweise eine Endoprothese in den Pankreashauptgang implantiert, um die passive Entleerung der Pseudozyste zu ermöglichen oder eine nasozystische Sonde platziert, die auch das Absaugen des Pseudozysteninhalts oder die Spülung des Lumens ermöglicht (33).

Transmurale Drainage. Bei Pseudozysten, die keinen Anschluss an das Pankreasgangsystem haben und zu einer Vorwölbung der Magenwand oder Duodenalwand führen, ist die transmurale Drainage zu bevorzugen. Eine normale Gerinnungssituation und eine ausreichende Thrombozytenzahl ($> 50.000/\mu l$) sowie die umfassende Aufklärung des Patienten über die Risiken, insbesondere das Blutungsrisiko, sind die Voraussetzungen für die Intervention. Es sollte die Möglichkeit bestehen, kurzfristig operativ oder interventionell radiologisch einschreiten zu können, wenn es zu einer schweren Blutung kommen sollte.

Wenn die Möglichkeit besteht, eine Drainage unter direkter endosonographischer Kontrolle mit einem Longitudinalscanner durchzuführen (Möglichkeit der Dopplerkontrolle des Punktionsweges!), ist dies der direkten endoskopischen Therapie unter Sicherheitsaspekten vorzuziehen (22).

Mit einem Nadelmesser wird eine Verbindung zwischen Magen- bzw. Duodenallumen und Pseudozystenlumen geschaffen, der Zugangsweg erweitert und anschließend werden ein oder zwei Pigtail-Drainagen platziert. Die Drainagen bleiben etwa 4–6 Wochen in situ und können, wenn sich die Zyste entleert hat, endoskopisch extrahiert werden (Abb. 37.**33**). Wenn das Pseudozystenlumen infiziert ist, kann neben den Pigtail-Drainagen zusätzlich eine transmurale nasozystische Sonde zur Spülung eingelegt werden.

Ergebnisse. Mittels transmuraler und transpapillärer Drainage gelingt es auch langfristig etwa 71–93% der Pseudozysten permanent zu beseitigen. Diese Daten sind den Resultaten der operativen Pseudozystendrainage vergleichbar. Rezidivpseudozysten können zudem fast immer erneut endoskopisch angegangen werden.

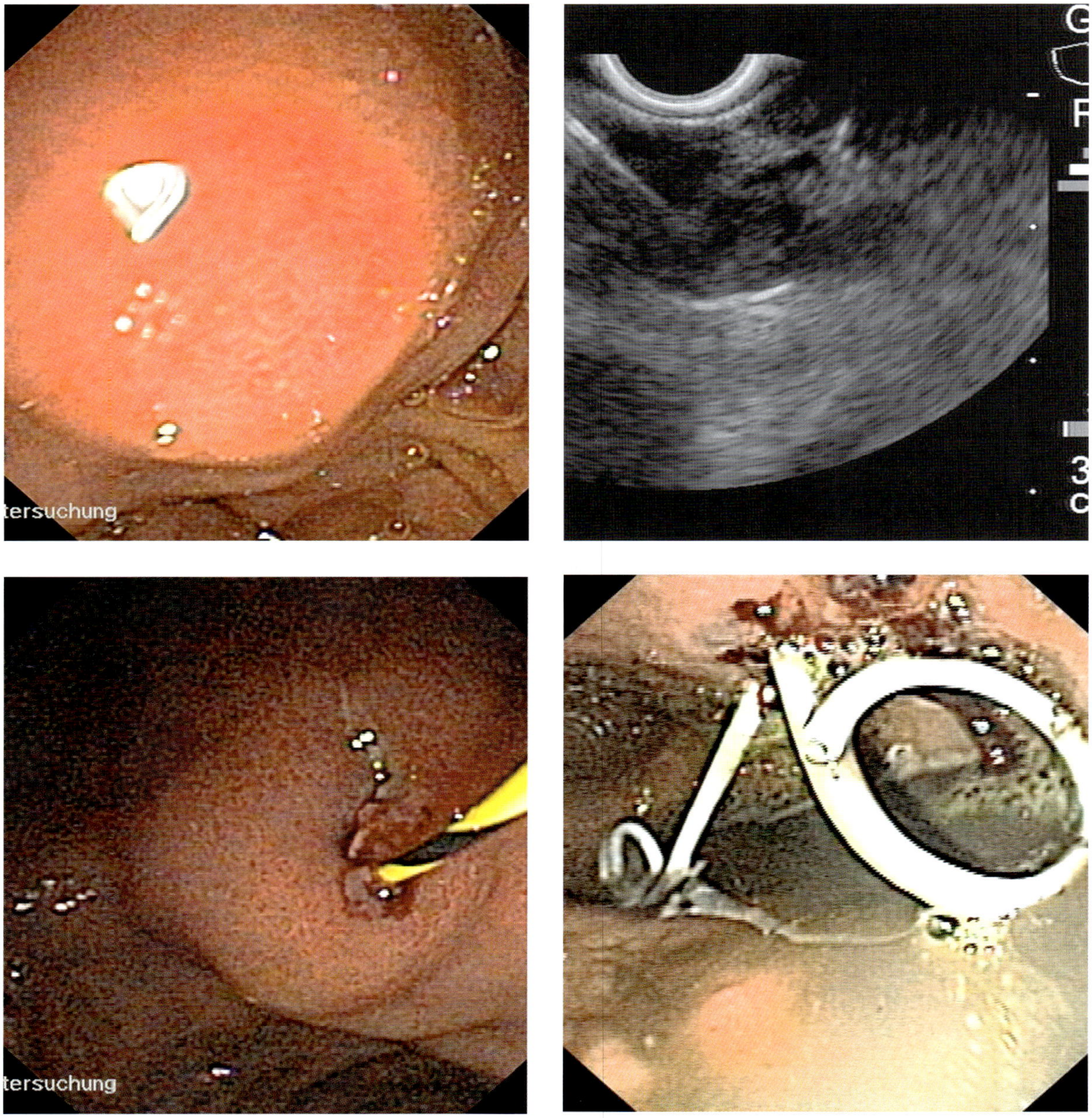

a b c d

☒ **Abb. 37.33** Pankreaspseudozyste.
a Impression der Magenwand durch große Pseudozyste.
b Unter endosonographischer Kontrolle Einbringen des Katheters in das Pseudozystenlumen.
c Nach Erweiterung des transmuralen Zugangs korrekt einliegender Führungsdraht.
d Abschließend Implantation von zwei Pigtail-Drainagen. Es entleert sich reichlich trüber Zysteninhalt in den Magen.

⇢ **Komplikationen.** Eine mögliche Komplikation ist die Infektion des Pseudozystenlumens bei frühzeitigem Verschluss oder Dislokation der Drainagen. Sehr selten kommt es zu einer massiven Blutung, wenn sich im Drainageweg ein größeres Gefäß befindet, das bei der Schaffung des Fistelgangs verletzt wurde. In diesem Falle sind in der Ära vor der endosonographischen Kontrolle des Drainageweges einzelne letale Komplikationen beschrieben worden. Die EUS wird heute vor der Drainage dringend empfohlen.

FAZIT FÜR DIE PRAXIS

- Die moderne interventionelle Endoskopie bietet ein großes Spektrum an Möglichkeiten, Komplikationen der chronischen Pankreatitis zu behandeln. Für die oft komplexen Maßnahmen ist eine entsprechende endoskopische Erfahrung Voraussetzung.

- Bei Patienten mit Stenosen und Steinen in den proximalen Abschnitten des Pankreasganges, die eine Obstruktion des Pankreasganges mit prästenotischer Dilatation verursachen, kann durch eine komplexe Therapie, die je nach Lokalsituation die Pankreasgangsphinkterotomie, Implantation von Endoprothesen in den Pankreasgang, Steinextraktion und extrakorporale Stoßwellenlithotripsie umfasst, bei der Mehrzahl der Patienten auch mittel- bis langfristig eine deutliche Besserung der Schmerzsituation erreicht werden. Ein Problem ist derzeit die mangelnde Vorhersagbarkeit des Therapieeffektes und damit letztlich die Patientenselektion.
- Symptomatische Gallengangsstenosen stellen bei operablen Patienten eine Indikation zur chirurgischen Intervention, meist in Form einer Bypassoperation dar. Die Implantation von einzelnen Plastikprothesen und die Metallstenteinlage können akut zu einer raschen Beseitigung von Ikterus oder Cholangitis führen, haben im Langzeitverlauf allerdings unbefriedigende Effekte auf die Gallengangsstenosen selbst, so dass sie nur bei inoperablen Patienten oder bei Ablehnung eines chirurgischen Eingriffs empfohlen werden können. Die Einlage multipler großlumiger Plastikstents scheint auch im Langzeitverlauf zu deutlich besseren Ergebnissen zu führen.
- Die Behandlung auch größerer, symptomatischer Pseudozysten des Pankreas ist Standard in gastroenterologischen Zentren. Je nach Lage und Größe der Pseudozyste kann die Drainage transpapillär via ERCP oder transmural unter Zuhilfenahme der Endosonographie erfolgen. Die Erfolgsraten sind hoch und liegen auch im Langzeitverlauf bei etwa 85%.
- Die Behandlung symptomatischer Patienten mit chronischer Pankreatitis ist eine große interdisziplinäre Herausforderung. Eine enge Abstimmung und gute Kommunikation zwischen Gastroenterologen und Viszeralchirurgen ist die Voraussetzung, um ein optimales individuell abgestimmtes Therapiekonzept zu entwickeln.
- Dringend wünschenswert wären zu einigen der oben geschilderten Probleme prospektive, randomisierte, multizentrische Vergleichsstudien, z. B. interventionelle Endoskopie versus Operation versus konservative Therapie, um Empfehlungen mit hohem Evidenzgrad geben zu können, welche Komplikation der chronischen Pankreatitis mit welchem Verfahren am effektivsten zu behandeln ist.

37.9 Chirurgische Therapie der chronischen Pankreatitis

J. Izbicki, O. Mann, E. Yekebas

EDITORIAL **Patienten mit chronischer Pankreatitis (CP), charakterisiert durch therapierefraktäre Schmerzen und progrediente Insuffizienz der exokrinen und endokrinen Organfunktion, stellen für den behandelnden Arzt nach wie vor eine therapeutische Herausforderung dar. Trotz aller Fortschritte in der konservativen und operativen Behandlung der CP zielen die derzeitigen Therapiekonzepte noch immer überwiegend auf die Befreiung von Symptomen und die Beherrschung sich entwickelnder Komplikationen. Die intraduktale und intraparenchymatöse Hypertension sind die Basis für die chirurgische Drainage in der Behandlung der chronischen Pankreatitis.**

„Einfache" Drainageverfahren wie die longitudinale Pankreatikojejunostomie nach Partington-Rochelle sind von „erweiterten" Drainageoperationen, wie z. B. der Kombination aus longitudinaler Pankreatikojejunostomie mit einer limitierten lokalen Pankreaskopfexzision, zu unterscheiden. Eine weitere Behandlungsoption stellt die „Hamburg-Modifikation" dar. Dabei kann das Resektionsausmaß den individuellen Erfordernissen entsprechend bis hin zu einer subtotalen Resektion inklusive des Processus uncinatus angepasst werden. Das „erweiterte" Drainageverfahren nach Frey sowie die „Hamburg-Modifikation" führen gleichermaßen sicher wie resezierende Verfahren zur dauerhaften Schmerzfreiheit und zur Beherrschung pankreatitisassoziierter Komplikationen benachbarter Organe wie einer Gallengang- oder einer Duodenalstenose. Dabei stellt ein entzündlicher Pankreaskopftumor keine Kontraindikation dar. Gleichzeitig kann im Unterschied zu „einfachen" Drainageverfahren

intraoperativ ein Pankreaskarzinom zuverlässig ausgeschlossen werden.

Mit den Organ erhaltenden Operationsverfahren stehen nun moderne Behandlungsoptionen zur Verfügung, mit welchen bei geringer perioperativer Morbidität und ohne Letalität eine deutliche Verbesserung der Lebensqualität und eine gute soziale und berufliche Rehabilitation erzielt werden.

Indikationen und Ziele

Trotz erheblicher Fortschritte in der konservativen und operativen Behandlung der chronischen Pankreatitis ist eine kausale Therapie weiterhin nicht möglich. Sämtliche bestehenden Therapiekonzepte sind noch immer überwiegend auf die Beherrschung von Symptomen und sich entwickelnder Organkomplikationen gerichtet. Selbst die Beseitigung der Auslöser, bei den allermeisten Patienten der exzessive Alkoholkonsum, kann den Krankheitsverlauf mit fortschreitender Organzerstörung nicht aufhalten (1). Gerade bezüglich der großen Gruppe der Patienten mit ethyltoxisch bedingter chronischer Pankreatitis haben Untersuchungen von Ammann et al., die besagen, dass mit zunehmender Erkrankungsdauer das Ausbrennen der Pankreatitis zur Schmerzfreiheit führen würde (1), einem therapeutischen Nihilismus Vorschub geleistet. Neuere Untersuchungen zum natürlichen Verlauf der chronischen Pankreatitis haben jedoch gezeigt, dass ein Großteil der Patienten auch nach einem Verlauf von mehr als 10 Jahren nicht schmerzfrei wird (2, 3). Die therapeutische Zurückhaltung gegenüber den im Allgemeinen jungen Patienten ist daher aus sozioökonomischer Sicht in Frage zu stellen.

→ **Indikationen.** Die Hauptindikation für therapeutische Interventionen stellen therapierefraktäre Schmerzen dar (2, 3). Darüber hinaus bestehen aber auch weitere Indikationen aufgrund pankreatitisassoziierter Organkomplikationen, wie beispielsweise eine durch einen Pankreaskopftumor verursachte Galleabflussstörung oder eine Behinderung der gastroduodenalen Passage. Auch endoskopisch nicht dauerhaft zu kontrollierende Pankreaspseudozysten in Verbindung mit einer Pankreasgangpathologie oder konservativ nicht beherrschbare interne Pankreasfisteln können eine Operationsindikation darstellen (Tab. 37.**31**). Nicht selten gelingt der Ausschluss eines Malignoms trotz intensiver Diagnostik nicht sicher, so dass auch in diesen Fällen eine definitive Klärung durch eine operative Intervention herbeigeführt werden muss. Der optimale Therapieansatz sollte all diese Probleme angehen. Dabei wird bislang noch kontrovers diskutiert, ob das Vorliegen einer segmentalen portalen Hypertension (4) für sich allein eine Indikation zur chirurgischen Intervention darstellt (5).

→ **Zielparameter.** Um aber beurteilen zu können, ob die Ziele einer therapeutischen Intervention erreicht werden, ist es dringend erforderlich, die Zielparameter eindeutig zu definieren (Tab. 37.**32**).

Tabelle 37.31 Indikationen zur chirurgischen Intervention bei CP

Therapierefraktäre Schmerzen

Pankreatitisassoziierte Komplikationen benachbarter Organe
- distale Röhrenstenose des Gallengangs
- Duodenalstenose
- segmentale portale Hypertension(?)

Endoskopisch nicht dauerhaft sanierbare Pankreaspseudozysten mit Gangpathologie

Tabelle 37.32 Ziele der chirurgischen Therapie bei chronischer Pankreatitis

- Schmerzfreiheit
- Beherrschung von pankreatitisassoziierten Organkomplikationen
- Erhalt der exokrinen und endokrinen Pankreasfunktion
- Soziale und berufliche Rehabilitation
- Verbesserung der Lebensqualität

Da bei der Behandlung einer benignen, aber nicht heilbaren Erkrankung die Verbesserung der Lebensqualität das prinzipielle Anliegen darstellt, sollte die Erfassung dieses Parameters bei der Evaluation verschiedener Therapieoptionen bei der chronischen Pankreatitis in jedem Fall mitberücksichtigt werden.

→ **Konzepte.** Die verschiedenen Konzepte in der Behandlung der chronischen Pankreatitis haben zu einer Polarisierung hinsichtlich der möglichen Therapieoptionen geführt. Grundsätzlich stehen einerseits Drainageoperationen andererseits resektive Operationsverfahren zur Verfügung. In jüngerer Vergangenheit ist die interventionelle Endoskopie als eine dritte, komplementäre Behandlungsoption hinzugekommen. Bei der Auswahl des therapeutischen Ansatzes besteht zumindest hinsichtlich der Ziele der therapeutischen Interventionen und der Indikationen ein weithin akzeptierter Konsens.

Rationale für drainierende Operationen

Da bei 40–60% der Patienten mit schmerzhafter chronischer Pankreatitis eine Pankreasgangektasie vorliegt, liegt ein primäres Ziel in der Dekompression unter der Vorstellung, dass die Ektasie durch eine intraduktale Hypertension verursacht ist (6–8). Die Obstruktion des Ductus Wirsungianus oder Santorini resultiert aus einer oder mehreren Strikturen des Gangsystems oder durch Pankreasgangssteine aus Caliumcarbonat oder der Kombination beider Komplikationen.

Drainageoperationen. Die operative Entfernung der Pankreassteine ist bereits zur Jahrhundertwende beschrieben worden (9, 10). Für Moynihan (10) war die Rationale der Operation die Reduzierung von Schmerz, Übelkeit und Erbrechen sowie die Verhinderung der Pankreasatrophie.

Das Konzept der Eröffnung des Pankreasgangs als Umgehung der Obstruktion wurde zuerst von Coffy (11) und Link (12) beschrieben. Die erstmalige klinische Anwendung dieses Prinzips erfolgte unabhängig von DuVal (13) und Zollinger (14). Die Dekompression des Pankreasgangs wurde durch die Resektion des Pankreasschwanzes und die retrograde Drainage des Pankreasganges mit terminoterminaler oder terminolateraler Pankreatikojejunostomie erreicht. Diese Prozedur war nur bei einer isolierten Obstruktion zwischen Ampulle und Pankreasschwanz effektiv. Insbesondere bei Patienten mit Alkoholabusus ist eine singuläre Striktur selten. Aber auch bei Patienten mit einer ausreichenden Drainage des Gangsystems wurden häufig rezidivierende Schmerzattacken beobachtet.

Puestow und Gillesby präsentierten 1956 eine weitere Drainageoperation: Die Dekompression des Pankreashauptgangs wurde mittels einer längs verlaufenden laterolateralen Pankreatikojejunostomie nach Resektion des Pankreasschwanzes und der Milz vorgenommen. Dadurch wurde auch beim Vorliegen von multiplen Strikturen eine effektive Drainage erreicht (15).

Als Modifikation entwickelten Partington und Rochelle (16) die longitudinale Pankreatikojejunostomie ohne Resektion und unter Milzerhaltung.

Die Rationale für die weit verbreitete Anwendung von Drainageprozeduren bei chronischer Pankreatitis im Vergleich zu resektiven Verfahren, insbesondere der partiellen Pankreatoduodenektomie (klassischer Whipple), der pyloruserhaltenden Pankreatoduodenektomie (Longmire-Traverso) oder der duodenumerhaltenden Pankreaskopfresektion (Beger) ist begründet durch eine signifikant geringere Morbidität und Letalität in früheren Studien.

Rationale für resezierende Eingriffe oder erweiterte Drainage

Bei 15 – 40 % der Patienten konnte durch Drainageverfahren keine dauerhafte Schmerzfreiheit erreicht werden (17 – 20). Darüber hinaus werden bei Vorliegen eines entzündlichen Prozesses im Pankreaskopf einfache Drainageverfahren als unzureichend angesehen, da diese die pankreatitisassoziierten Komplikationen benachbarter Organe, wie Gallengangsstenosen oder Duodenalstenosen nicht adressieren (21, 22). Weiterhin ist der sichere Ausschluss eines Malignoms nicht immer möglich (23). Daher wurden in den 80er Jahren sog. erweiterte Drainageverfahren als Alternative zu den echten Resektionsverfahren und den einfachen Drainageverfahren etabliert.

Operation nach Whipple. Da bei 90 – 95 % der chirurgischen Patienten mit chronischer Pankreatitis ein Problem im Bereich des Pankreaskopfes, wie z. B. Unregelmäßigkeiten des Pankreasgangs oder ein entzündlicher Tumor vorliegen, gilt der Pankreaskopf als Schrittmacher dieser Erkrankung (24 – 27). Die Schwellung des Pankreaskopfes verursacht Komplikationen in den anatomisch benachbarten Organen, insbesondere Gallengangstenosen, Duodenalstenosen oder segmentale portale Hypertension und/oder eine Stenose des proximalen Pankreasgangs durch Steine oder Strikturen (28). Bei diesen Patienten ist die als Kausch-Whipple-OP bekannte partielle Pankreatoduodenektomie die häufigste durchgeführte Operation.

Der größte Nachteil der Kausch-Whipple-Operation ist der Verlust der nicht erkrankten Organe wie distaler Magen, Duodenum und Hauptgallengang. Die Modifikation im Sinne einer pyloruserhaltenden partiellen Pankreatoduodenektomie (pyloruserhaltender Whipple) erhält den Magen inklusive Pylorus.

Operation nach Beger. Daher wurden ab Mitte der 80er Jahre organschonendere Operationstechniken entwickelt, die einerseits den Schrittmacher der Erkrankung und die den Beschwerden zugrunde liegenden Ursachen beseitigt, aber andererseits so viel gesundes Gewebe erhält wie möglich. Hier ist insbesondere die von Beger entwickelte duodenumerhaltende Pankreaskopfresektion zu nennen (29, 30). Dieses operative Verfahren hat in den letzten Jahrzehnten zunehmend Verbreitung gefunden. Der Eingriff beinhaltet die subtotale Resektion des Pankreaskopfes sowie die anschließende Transsektion des Pankreas oberhalb der Portalvene. Auch bei Gallengang- oder segmentalen Duodenalstenosen kann die Resektion und Dekompression von Gallengang/Duodenum als adäquate Therapie die gastroduodenale Passage und Gallengangskontinuität erhalten (Abb. 37.**34**) (25, 31).

Die Darstellung eines intrapankreatischen Verlaufs des Gallengangs wird durch das Einführen einer kleinen Metallsonde über eine proximale Choledochotomie erreicht (32). Das Pankreaskorpus wird mit End-zu-End- oder End-zu-Seit-Pankreatikojejunostomie drainiert. Die gleiche Jejunumschlinge drainiert die Resektionshöhle oder den Rand der Pankreaskopfresektion mit Seit-zu-Seit-Anastomose.

Erweiterte Drainageverfahren ohne Transsektion. Bei unterschiedlichem Resektionsumfang erfordern Kausch-Whipple, Longmire-Traverso und Beger allesamt eine Transsektion oberhalb der Portalvene. Insbesondere bei chronischer Pankreatitis mit entzündlicher Schwellung des Pankreaskopfes stellt dieser Schritt die größte Herausforderung der Operation durch mögliche Verdrängung oder Kompression der mesenterikoportalen Achse und entzündlichen Adhäsionen an diesen Gefäßen dar. Daher wurden die erweiterten Drainageverfahren entwickelt, die nicht nur die intraduktale und intraparenchmatöse Hypertension, sondern

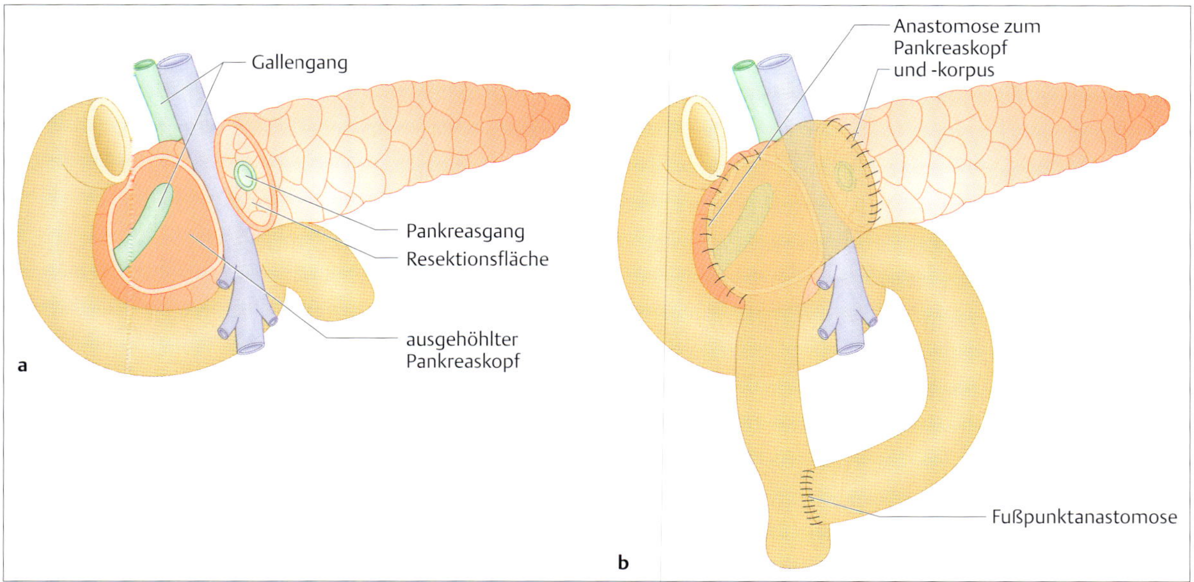

Abb. 37.34 Operation nach Beger.
a Ausschälung des Bauchspeicheldrüsenkopfes nach Beger mit transsektion über der Pfortader.
b Rekonstruktion mittels einer Dünndarmschlinge nach Beger (27).

auch die morphologischen Veränderungen im Pankreaskopf berücksichtigen und zeitgleich das Risiko einer Pankreastranssektion vermeiden.

Die Kombination einer Pankreatikojejunostomie nach Partington-Rochelle mit transduodenaler Pankreatikoplastik, z. B. die chirurgische Sphinkterotomie der Papille, ist ein Beispiel für eine erweiterte Drainageoperation. Diese Operation garantiert adäquate Drainage des Pankreashauptgangs und löst zeitgleich das Problem von präpapillärer Stenose durch Steine oder Strikturen (33). Durch die Möglichkeit der endoskopischen Sphinkterotomie setzte sich diese Methode nicht durch.

Operation nach Frey. Die Modifikation von Frey (29, 34, 35) kombiniert die longitudinale Pankreatikojejunostomie nach Partington-Rochelle (16) mit einer limitierten lokalen Exzision des Pankreaskopfes mit Drainage unter Duodenumerhaltung (Abb. 37.**35**). Dieses erweiterte Drainageverfahren vermeidet die Transsektion des Pankreas oberhalb der Portalvene. Die zur Rekonstruktion verwendete Jejunalschlinge drainiert die Resektionshöhle des Pankreaskopfes, das Korpus und den Pankreasschwanz. Die physiologische Magen-Darm-Passage und die Kontinuität des Gallengangs bleiben erhalten. Dieses entspricht dem physiologischen Ansatz wie bei der von Beger beschriebenen duodenumerhaltenden Pankreaskopfresektion (29, 30).

Hamburg-Modifikation. Bei fortgeschrittener Erkrankung mit einem großen, entzündlichen Pankreaskopftumor und ausgeprägten, langstreckigen Pankreasgangveränderungen kann das Resektionsausmaß individuell den jeweiligen Erfordernissen bis hin zu einer subtotalen Resektion inklusive des Processus uncinatus ausgedehnt werden (Abb. 37.**36**).

Die Hamburg-Modifikation erlaubt ein für den einzelnen Patienten maßgeschneidertes Operationsverfahren (36).

So soll bei effektiver Behandlung der Beschwerden (in der Regel stärkste Schmerzen) durch Entfernung des krankhaft veränderten Gewebes so viel gesundes Bauchspeicheldrüsengewebe wie möglich erhalten bleiben, um so neben einer bestmöglichen Funktion des Organs auch die natürliche Passage durch den Zwölffingerdarm zu erhalten. Darüber hinaus kann auf diese Weise ein bösartiges Geschehen sicher ausgeschlossen werden.

Bewertung. Bezogen auf die Behandlung der nonokklusiven segmentalen Hypertension, kann normaler Blutfluss im Gegensatz zur Whipple-, Beger- oder Longmire-Traverso-Operation nicht mit einer drainierenden Operation nach Frey oder der Hamburg-Modifikation ohne Pankreastranssektion erreicht werden. Der große Vorteil der drainierenden Operation nach Frey oder der Hamburg-Modifikation liegt in der Variation des Resektionsausmaßes, angepasst an die Morphologie des Pankreas. Da unklar ist, wie oft eine gastrointestinale Hämorrhagie sich aus einer segmentalen portalen Hypertension entwickelt, kann die klinische Relevanz dieses speziellen Problems nicht abschließend geklärt werden.

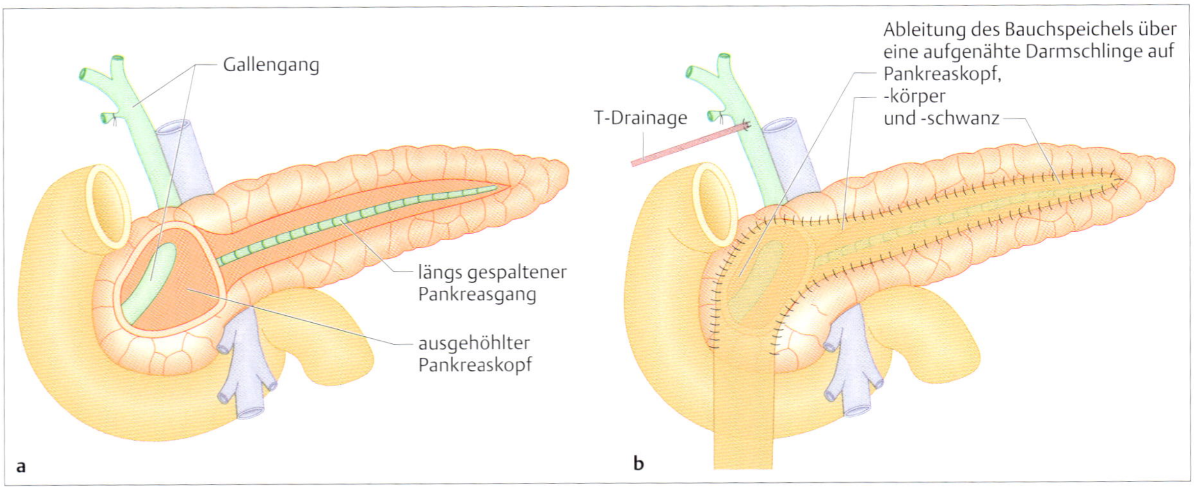

☒ **Abb. 37.35** Operation nach Frey.
a Limitierte Ausschälung des Bauchspeicheldrüsenkopfes nach Frey mit Spaltung des Bauchspeicheldrüsenganges.
b Rekonstruktion durch eine Dünndarmschlinge auf die Resektionsfläche (32, 33)

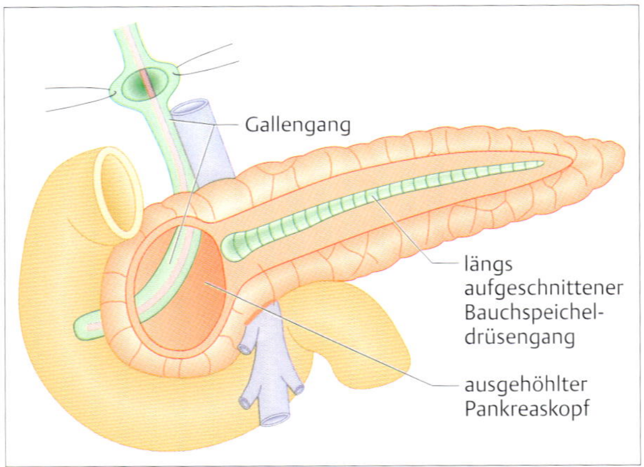

☒ **Abb. 37.36** Hamburg-Modifikation. Das Resektionsausmaß kann den jeweiligen Erfordernissen individuell bis hin zu einer subtotalen Resektion inklusive des Processus uncinatus angepasst werden (41).

Die einfache oder erweiterte Drainage ermöglicht eine Anpassung der chirurgischen Therapie. Als Option stehen die Frey-Operation und die Hamburg-Modifikation bei entzündlichem Prozess im Pankreaskopf zur Verfügung, was bisher als Kontraindikation für eine drainierende Operation galt.

Operative Modifikationen der duodenumerhaltenden Resektionen

⇢ **Modifikation nach Warren.** Vier Jahre nach der Beschreibung der duodenumerhaltenden Pankreaskopfresektion durch Beger folgte die Modifikation durch Warren et al. (37). Nach der wie bei Beger durchgeführten Pankreaskopfresektion folgt die Denervation von Pankreasschwanz und Körper durch Ligatur und Durchtrennung der Milzvene an der Mündungsstelle zur V. mesenterica superior. Die A. splenica wird am Truncus coeliacus abgesetzt. Die Durchblutung der Milz wird über die arteriellen und venösen Kollateralen aufrechterhalten, in der Regel die A. gastroepiploica sinistra und Aa. gastricae breves. Der aus Pankreas, Milzarterie und -vene und assoziierten Nerven bestehende Block wird aus dem Gewebe herausgelöst, bis er nur noch an den Milzgefäßen am Hilus hängt. Dieses Manöver dient zur vollständigen Auslösung aller somatischen und autonomen Nervenfasern. Abschließend wird eine Roux-Y-Schlinge aus dem Jejunum präpariert und mit dem Ductus pancreaticus über einer kleinen Schleimhautöffnung anastomosiert.

⇢ **Modifikation nach Takada.** Takada schlug 1993 eine Modifikation der duodenumerhaltenden Pankreaskopfresektion vor (38). Die Mobilisierung ähnelt der Methode nach Beger, allerdings wird kein Kocher-Manöver durchgeführt. Nach Transsektion des Pankreas oberhalb der Portalvene wird ein Polyvinylschlauch in den Pankreasgang eingebracht und angenäht. Die A. pancreaticoduodenalis superior wird durchtrennt und der Pankreaskopf in Richtung Duodenum reseziert. Der Pankreasgang wird an der Einmündung vom Gallengang abgesetzt. Nach der kompletten Resektion des Pankreaskopfes wird der verbleibende Pankreasgang mit dem Duodenum anastomosiert. Der hintere Schnittrand der Pankreas wird mit der Duodenumwand vernäht. Gegenüber dem verbleibenden Pankreasgang erfolgt eine kleine Inzision im Duodenum und die Sonde im Pankreasgang wird durch den Intestinaltrakt durch die Magenvorderwand im mittleren Drittel geleitet. Die Pankreatikoduodenostomie wird angelegt. Dann wird das Duodenum auf den anterioren Schnittrand genäht.

Modifikation nach Kimura. Kimura et al. entwickelten eine Modifikation, um die Durchblutung des Duodenums zu sichern (39, 40). Dabei wird ein Kocher-Manöver durchgeführt und das Pankreas oberhalb der Portalvene durchtrennt und von der Pars III des Duodenums entfernt. Dann wird die Rückseite des Pankreaskopfes vom Bindegewebe gelöst. Dieses sollte unverletzt bleiben, um die Durchblutung des Duodenums zu sichern. Der Pankreashauptgang wird an der Einmündung in den Gallengang abgesetzt. Das Pankreas wird in der Linie der A. pancreaticoduodenalis (verläuft an der rechten Seite des Hauptgallengangs und versorgt die Papilla Vateri mit Blut) abgesetzt. Das Pankreasgewebe zwischen Duodenum und Hauptgallengang wird im Wesentlichen geschont, um eine ausreichende Durchblutung der Papille zu gewährleisten. Nach sorgfältiger Naht der Schnittfläche mit monofilen Nylonnähten wird der verbleibende Pankreaskörper mit der Magenhinterwand anastomosiert.

Modifikation nach Sapy. Eine sehr ähnliche Technik zur Rekonstruktion des Verdauungstraktes mittels Pankreatogastrostomie wurde einige Jahre später von Sapy beschrieben (41). Es wird nicht angegeben, wie viel Pankreasgewebe an der Duodenumwand belassen wird und inwieweit der Gallengang aus dem Pankreas und Bindegewebe befreit wird.

Modifikation nach Nakao. Nakao hat 1998 eine Pankreaskopfresektion mit segmentaler Duodenektomie inklusive der Papilla major und minor beschrieben (42). Nach Cholezystektomie wird das Pankreas oberhalb der Portalvene durchtrennt. Der extrapankreatische Venenplexus zwischen Processus uncinatus und A. mesenterica superior und A. pancreatoduodenalis inferior werden erhalten. Die A. pancreatoduodenalis anterior inferior wird ligiert und abgesetzt. Die A. pancreatoduodenalis posterior inferior wird nahe der Papille abgesetzt. Der Gallengang wird an der Oberkante des Pankreas abgesetzt. Es wird eine Ischämie auf 2–3 cm im Bereich der Papilla major und minor beobachtet. Der orale Anteil des Duodenums wird 5–7 cm hinter dem Pylorus durchtrennt. Der inferiore Teil wird am Rand der Ligatur der A. pancreatoduodenalis anterior inferior abgesetzt. Die A. gastroduodenalis wird komplett geschont. Die Resektionslänge liegt zwischen 3 und 5 cm. Die Rekonstruktion erfolgt mittels Pankreatogastrostomie, Duodenoduodenostomie und Choledochoduodenostomie.

Bern-Prozedur. Kürzlich wurde die Bern-Prozedur, eine weitere Modifikation in der Therapie der chronischen Pankreatitis, vorgestellt (43). Dieses vereint die Vorzüge der Beger- und Frey-Prozeduren, indem von einer Transsektion oberhalb der Portalvene Abstand genommen wird, aber zeitgleich eine ausgedehntere Resektion des Pankreaskopfes erfolgt als in der Frey-Prozedur, wodurch ein Rezidiv verhindert und der Pankreasgang dauerhaft dekomprimiert werden soll. Langzeitergebnisse einer randomisierten Studie stehen aber noch aus.

Es ist die feste Überzeugung der Autoren, dass die optimale chirurgische Behandlung in einem individuellen maßgeschneiderten Vorgehen liegt (Hamburg-Prozedur) (36): Der Pankreaskopf sollte immer inklusive einer Dekompression des intrapankreatischen Gallengangs entfernt werden, wenn auch in unterschiedlichem Ausmaß. Dies garantiert die Entfernung von entzündlichem Gewebe und senkt den Druck im verbleibenden Gewebe.

Das weitere Vorgehen kann an das Pankreasgangsystem angepasst werden. Beim Vorliegen von Unregelmäßigkeiten im Pankreaskorpus und Schwanz kann die Operation im Sinne einer Partington-Rochelle-Prozedur in den Pankreasschwanz erweitet werden.

Ist eine Drainage nur bei dilatiertem Pankreasgang indiziert?

Die normalen Maße des Pankreasgangs betragen in Abhängigkeit vom Alter 3–5 mm (7, 8). In der chirurgischen Literatur wird die Definition einer Dilatation und Verengung des Pankreasgangs kontrovers diskutiert (7, 44). Es entsteht der Eindruck, die Definition von Verengung oder Dilatation hängt aus der Sicht des Chirurgen mehr von der technischen Machbarkeit einer Pankreatikojejunostomie ab als von der absoluten Weite des Ganges. Eine Umfrage unter den Mitgliedern der American Pancreatic Association ergab mehrheitlich, dass bei einer Weite des Pankreasganges von mindestens 8 mm eine Pankreatikojejunostomie gerechtfertigt sei. Andere betrachten eine Gangweite von 5 mm als untere Grenze, um eine Drainageoperation durchführen zu können.

Modifikation bei „small duct disease". Kürzlich ist ein weiteres erweitertes Drainageverfahren beschrieben worden, insbesondere einsetzbar bei Sklerosierung des Pankreasganges wie bei der „small duct disease" mit maximalem Durchmesser des Ductus Wirsungianus von 3 mm (Abb. 37.**37**) (45). Als Besonderheit wird bei dieser Operation eine bis zum Organende reichende longitudinale Pankreatikojejunostomie durchgeführt. Durch diese neue Operationstechnik wird die Bedeutung der distalen Pankreasresektion reduziert, die bisher bei chronisch sklerosierender Pankreatitis im Pankreasschwanz und Korpus indiziert war.

Ergebnisse der Chirurgie bei chronischer Pankreatitis

Drainageoperationen. Bei Patienten mit duktaler Dilatation (Gangdurchmesser > 7 mm) konnte in 60–80 % durch eine einfache Drainageoperation (z. B. Partington-Rochelle) eine Schmerzlinderung erreicht werden (20, 46). Die Vorteile dieser Drainageoperation sind geringe Letalität und Morbidität sowie der Erhalt der Restpankreasfunktion. Allerdings profitieren 20–50 % nicht von diesem Eingriff (20, 46).

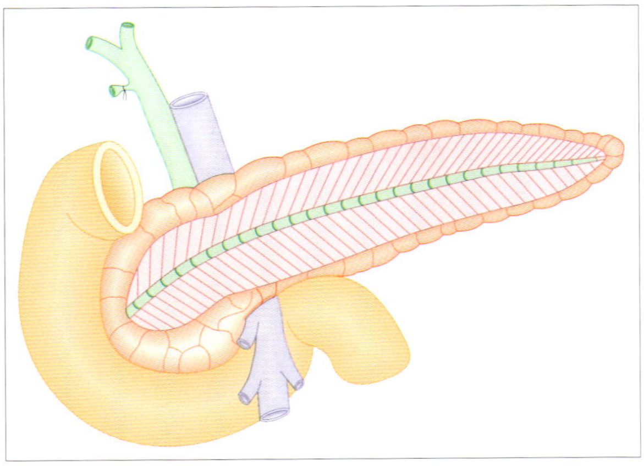

☒ **Abb. 37.37** V-Shape-Exzision. Longitudinale Exzision über den gesamten ventralen Aspekt des Pankreas bei „small duct disease" (45).

⇢ **Resezierende Operationen.** Das war das Hauptargument für die klassischen resezierenden Operationen nach Kausch-Whipple oder Longmire-Traverso. Auch wenn diese Resektionen heute eine annehmbar niedrige Letaltität aufweisen, sind sie mit einer hohen Morbidität und signifikantem Verlust der exokrinen und endokrinen Pankreasfunktion verbunden. Die duodenumerhaltende Pankreaskopfresektion wurde von Beger eingeführt und zeigte gute Schmerzlinderung bei niedriger Letalität und annehmbarer Morbidität unter Erhaltung der exokrinen und endokrinen Pankreasfunktion (24, 25, 30, 47, 48).

⇢ **Beger-OP vs. klassische reseziernde Verfahren.** Die Beger-OP wurde in randomisierten Studien gegen die klassische Whipple-OP untersucht, wobei ein Vorteil bezüglich der Pankreasfunktion und beruflichen Rehabilitation zu Gunsten der duodenumerhaltenden Pankreaskopfresektion gefunden wurde (48). In einer weiteren randomisierten Studie konnte gezeigt werden, dass die Beger-OP der Resektion nach Longmire-Traverso in Bezug auf Schmerzlinderung überlegen war (26). Dieses Ergebnis erscheint verwunderlich, da das Ausmaß der Resektion in beiden Operationen gleich ist. Außerdem ist schwer zu verstehen, warum der Erhalt der Magen-Darm-Passage und des Gallengangs zu größerer Schmerzlinderung führen. Eine mögliche Erklärung ist der kurze Beobachtungszeitraum von nur 6 Monaten.

⇢ **Erweiterte Drainageoperation vs. Resektionen.** Als Alternative zur Beger-Prozedur konnte durch die erweiterte Drainage nach Frey in 80–90% der Patienten eine deutliche Schmerzlinderung erreicht werden (34, 47, 48). Wie aus der Literatur hervorgeht und in einer neuen prospektiven, randomisierten Studie gezeigt werden konnte, sind die Ergebnisse der erweiterten Drainageoperation – wie Frey-Prozedur – mit den Ergebnissen der Resektionen – wie den Operationen nach Kausch-Whipple (49), Longmire-Traverso (26, 50, 51) oder Beger (24, 25, 34, 47, 48), was die Schmerzlinderung und Therapie der pankreatitisinduzierten Organkomplikationen betrifft, vergleichbar. In einer mittelfristigen und Langzeitnachbeobachtung konnten vergleichbare Ergebnisse, bezogen auf Erhalt der Pankreasfunktion sowie der sozialen und beruflichen Rehabilitation bei Beger- und Frey-Prozedur, gezeigt werden (47, 48). Die Frey-Prozedur ist technisch einfacher und kann mit signifikant niedrigerer Morbidität durchgeführt werden. Da die Letalität bei den resezierenden Verfahren nach Kausch-Whipple (52), Longmire-Traverso (53) und Beger (54) in erfahrenen Zentren auf nahezu Null gefallen ist, kann eine höhere Letalität der resezierenden Verfahren nicht mehr als Argument zugunsten der drainierenden Verfahren verwendet werden.

Die signifikant niedrigere peri- und postoperative Morbidität lässt jedoch weiterhin die erweiterten Drainageverfahren bevorzugen. In Hinblick auf die endokrine und exokrine Pankreasfunktion kann ein Vorteil für die erweiterten Drainageverfahren gegenüber der Whipple-, Longmire-Traverso- und Beger-Operation nachgewiesen werden (24, 25, 30, 47, 48).

Der Erhalt der physiologischen Magen-Darm-Passage und der Kontinuität scheint für die Erhaltung der Regulation der exokrinen Pankreasfunktion und des Glucosestoffwechsels von größter Bedeutung zu sein (47, 48, 55). In einer prospektiv randomisierten Studie konnte dieses in einem Vergleich der Operationen nach Frey versus Longmire-Traverso gezeigt werden (27).

FAZIT FÜR DIE PRAXIS

- Unserer Meinung nach ist die optimale Therapie der chronischen Pankreatitis die duodenumerhaltende Pankreaskopfresektion, die mit einer longitudinalen Drainage des Pankreasgangs kombiniert werden kann, wenn sich auch im Korpus- oder Schwanzbereich pathologische Befunde zeigen. Diese sollte maßgeschneidert angegangen werden: So viel wie nötig, aber so wenig viel möglich resezieren und drainieren (Hamburg-Modifikation).
- Anhand der vorliegenden Daten ergibt sich keine Notwendigkeit zur Transsektion oberhalb der Portalvene. Beim Vorliegen einer Portalvenenthrombose ist die Resektion nach Frey oder die Hamburg-Modifikation das Verfahren der Wahl.
- Die entnommenen Proben sollten immer als Schnellschnitt untersucht werden. Beim Vorliegen eines Malignoms sollte dann die Operation nach Kausch-Whipple mit oder ohne Pyloruserhaltung durchgeführt werden.
- Bei der „small duct disease" (Durchmesser des Pankreasganges < 3 mm) stellt die V-Shape-Exzision die beste Therapie dar.

38 Pankreasneoplasien

38.1 Pankreaskarzinom, zystische Pankreastumoren, Varia – Klinik, Diagnostik und konservative Therapie

R. M. Schmid, T. Gress

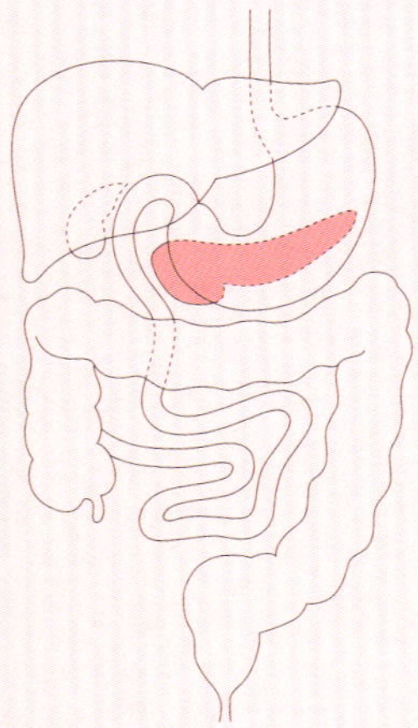

EDITORIAL **Das Pankreaskarzinom ist die vierthäufigste Todesursache durch Krebserkrankungen in der westlichen Welt und die zweithäufigste zum Tod führende Krebserkrankung des Gastrointestinaltraktes nach dem Kolonkarzinom. Die Prognose des Pankreaskarzinoms ist schlecht. Dies gilt auch für Patienten, die einer Resektion zugeführt werden können. Das liegt einerseits an der ungünstigen Biologie des Pankreaskarzinoms, andererseits aber auch an der Diagnosestellung zu einem späten Zeitpunkt. Die Resektion ist der einzige kurative Ansatz. In fortgeschrittenen Stadien sind die Optionen meist auf eine Behandlung der Komplikationen beschränkt. In Zukunft wird eine frühe Diagnosestellung besonders bei Risikogruppen entscheidend für die Verbesserung der Prognose sein (36).**

Pathologie

→ **Zelluläre Abstammung.** Der zelluläre Phänotyp verschiedener Tumoren spiegelt zu einem bestimmten Grad den Ursprung aus einer Zellreihe bzw. die Differenzierung entlang einer Zellreihe wider. Tumoren im Pankreas werden anhand der Differenzierung in duktale, azinäre und endokrine Tumoren unterteilt.

Tumoren mit duktaler Differenzierung im Pankreas sind am häufigsten und umfassen neben dem duktalen Adenokarzinom adenosquamöse, undifferenzierte, intraduktal-muzinöse, muzinös-zystische, serös-zystische Tumoren und einige seltene Tumoren wie das medulläre oder gemischte duktal-endokrine Karzinom. Tumoren endokrinen Ursprungs kommen weniger häufig vor, und Tumoren mit azinärer Differenzierung wie das Azinuszellkarzinom, das Pankreatoblastom und das gemischt azinär-endokrine Karzinom sind Raritäten.

WHO-Klassifikation

Der WHO-Klassifikation folgend, werden die Pankreasneoplasien in benigne und maligne Neoplasien eingeteilt, die vom endokrinen oder exokrinen Teil des Pankreas ausgehen (Tab. 38.**1**).

→ **Benigne Neoplasien.** Die benignen Neoplasien sind selten und entstehen meistens aus dem endokrinen System. Benigne exokrine Neoplasien sind ebenfalls selten und umfassen die serösen und muzinösen zystischen Neoplasien (SCN, MCN), die intraduktalen papillären muzinösen Neoplasien (IPMN) und solide pseudopapilläre Neoplasien. IPMN ist ein intraduktal wachsender papillärer Tumor, der

Tabelle 38.1 Histologische Klassifikation der WHO von Tumoren des exokrinen Pankreas

Epitheliale Tumoren
Benigne • seröses Zystadenom • muzinöses Zystadenom • intraduktales papilläres muzinöses Adenom • reife Teratome
Borderline (unsicheres malignes Potenzial) • muzinöse zystische Neoplasie mit moderater Dysplasie • intraduktale papilläre muzinöse Neoplasie mit moderater Dysplasie • solid-pseudopapilläre Neoplasie
Maligne • duktales Adenokarzinom – muzinöses nichtzystisches Karzinom – Siegelringzellkarzinom – adenosquamöses Karzinom – undifferenziertes (anaplastisches) Karzinom – undifferenziertes Karzinom mit osteoklastischen Riesenzellen – gemischtes duktal-endokrines Karzinom • seröses Zystadenokarzinom • muzinöses Zystadenokarzinom – nichtinvasiv – invasiv • intraduktales papillär-muzinöses Karzinom – nichtinvasiv – invasiv (papillär-muzinöses Karzinom) • Pankreatoblastom • solid-pseudopapilläres Karzinom • andere
Nichtepitheliale Tumoren
Sekundäre Tumoren

zur Dilatation des Pankreasganges führt. Klinisch handelt sich es oft um Zufallsbefunde. Die benignen Neoplasien weisen ein langsames Wachstum auf und sind daher lange asymptomatisch. Sie wachsen verdrängend, so dass sich Symptome über Jahre hinweg entwickeln. Ein IPMN kann sich durch akute oder chronische Pankreatitis mit Schmerzen bzw. Steatorrhö manifestieren. Unter den benignen Neoplasien weisen die muzinösen ein hohes malignes Potenzial auf, während dies bei serösen Neoplasien sehr gering ist. So lässt sich bereits bei den IPMN in 30% der Fälle ein invasives Wachstum nachweisen.

Maligne Neoplasien. Die Mehrzahl der Neoplasien im Pankreas ist maligne. In mehr als 80% der Fälle handelt es sich um ein duktales Adenokarzinom des Pankreas. In 5–10% liegen seltene maligne Tumoren vor, zu denen das Zystadenokarzinom und das Azinuszellkarzinom zählen. Aus diesen Gründen wird hier nur auf die molekulare Pathogenese des häufigsten Pankreastumors, des duktalen Adenokarzinoms, eingegangen.

Etwa 80% der Pankreaskarzinome entstehen im Pankreaskopf, der Rest im Pankreaskorpus und -schwanz. Mehr als 80% der Pankreaskarzinome sind bereits bei Diagnosestellung metastasiert. Es finden sich eine frühe lymphogene Metastasierung sowie eine Metastasierung entlang der retroperitonealen Nerven. Fernmetastasen treten am häufigsten in der Leber auf, weniger häufig in den Lungen und dem Peritoneum. Selten metastasieren Pankreaskarzinome in den Knochen und die Nebennieren (35). Tab. 38.**2** zeigt die TNM-Klassifikation der exokrinen Pankreaskarzinome.

Die Mehrzahl der Pankreasneoplasien sind duktale Adenokarzinome.

Vorläuferläsionen duktaler Adenokarzinome

Etwa 90% der Pankreaskarzinome weisen eine duktale Differenzierung auf, daher wurde früher angenommen, dass Pankreaskarzinome durch maligne Transformation von Pankreasgangzellen entstehen. Tierexperimentelle Untersuchungen zeigen, dass es unwahrscheinlich ist, dass die Ursprungszellen des Pankreaskarzinoms normale terminal differenzierte Gangzellen sind. Möglicherweise entsteht das Pankreaskarzinom aus Stammzellen im Pankreas, die bislang morphologisch von Gangzellen nicht zu unterscheiden sind.

PanIN. Wie andere epitheliale Tumoren entwickeln sich duktale Adenokarzinome des Pankreas über verschiedene Vorläuferstadien. So finden sich in normalen Pankreata, in Organen mit chronischer Pankreatitis sowie auch in der Umgebung von Pankreaskarzinomen nicht selten „hyperplastische" Veränderungen des Gangepithels, die vom flach-muzinösen bis zum papillär-muzinösen Typ reichen. Hierbei handelt es sich aus tumorbiologischer Sicht um klonale Läsionen, deren Entstehung genetische Defekte zugrunde liegen. Diese genetischen Alterationen sind identisch mit den Veränderungen, die beim duktalen Pankreaskarzinom nachgewiesen werden. Zusätzlich können in der Gangläsion Kennzeichen der Zellatypie auftreten (z. B. nukleärer Pleomorphismus und Hyperchromasie), die fast ausschließlich in der Umgebung von Karzinomen gefunden werden.

Tabelle 38.2 TNM-Klassifikation der Tumoren des exokrinen Pankreas

Primärtumor (T)

TX	primärer Tumor kann nicht beurteilt werden
T0	keine Evidenz für Primärtumor
Tis	Carcinoma in situ
T1	Tumor auf das Pankreas beschränkt, 2 cm oder weniger im größten Durchmesser
T2	Tumor auf das Pankreas beschränkt, mehr als 2 cm im größten Durchmesser
T3	Tumor infiltriert direkt in eine der folgenden Strukturen: Duodenum, Gallengang, peripankreatisches Gewebe
T4	Tumor infiltriert direkt in eine der folgenden Strukturen: Magen, Milz, Kolon, angrenzende Gefäße

Regionale Lymphknoten (N)

NX	regionale Lymphknoten können nicht beurteilt werden
N0	keine regionalen Lymphknotenmetastasen
N1	regionale Lymphknotenmetastase
• N1a	Metastasen in einem einzigen regionalen Lymphknoten
• N1b	Metastasen in multiplen regionalen Lymphknoten

Distale Metastasen (M)

MX	Fernmetastasen können nicht beurteilt werden
M0	keine distalen Metastasen
M1	distale Metastasen

Stadieneinteilung

Stadium 0	Tis	N0	M0
Stadium IA	T1	N0	M0
Stadium IB	T2	N0	M0
Stadium IIA	T3	N0	M0
Stadium IIIB	T1	N1	M0
	T2	N1	M0
	T3	N1	M0
Stadium III	T4	jedes N	M0
Stadium IV	jedes T	jedes N	M1

Um die Diagnosekriterien solcher duktalen Läsionen zu standardisieren, wurde auf internationalen Expertentreffen die Bezeichnung „Pankreatische intraepitheliale Neoplasie" (PanIN) als verbindliche Nomenklatur empfohlen (21, 22).

Läsionstypen. Diese PanIN-Klassifikation unterscheidet 3 Läsionstypen, die unterschiedlichen Progressionsstadien entsprechen und von einer benignen Neoplasie (PanIN-1) über flache, meist papilläre Läsionen mit geringgradigen (PanIN-2 g) oder mittelgradigen (PanIN-2m) Dysplasien bis hin zum nichtinvasiven Karzinom (PanIN-3) reichen (Abb. 38.**1**).

Genetische Alterationen

Die genetischen Veränderungen beim Pankreaskarzinom sind gut charakterisiert.

K-Ras-Mutationen. Nahezu alle Pankreaskarzinome weisen Mutationen im Protoonkogen K-Ras auf. K-Ras zählt zu den kleinen G-Proteinen. Durch eine Mutation im Codon 12 von Glycin zu Valin oder Arginin verharrt K-Ras im aktivierten Zustand. K-Ras-Mutationen in den Codons 13 und 64 sind Raritäten. Tierexperimentelle Untersuchungen zeigen, dass durch K-Ras-Mutationen im Pankreas Pankreaskarzinome ausgelöst werden können, so dass der Erwerb einer K-Ras-Mutation als initiales Ereignis der Karzinogenese im Pankreas angesehen werden muss.

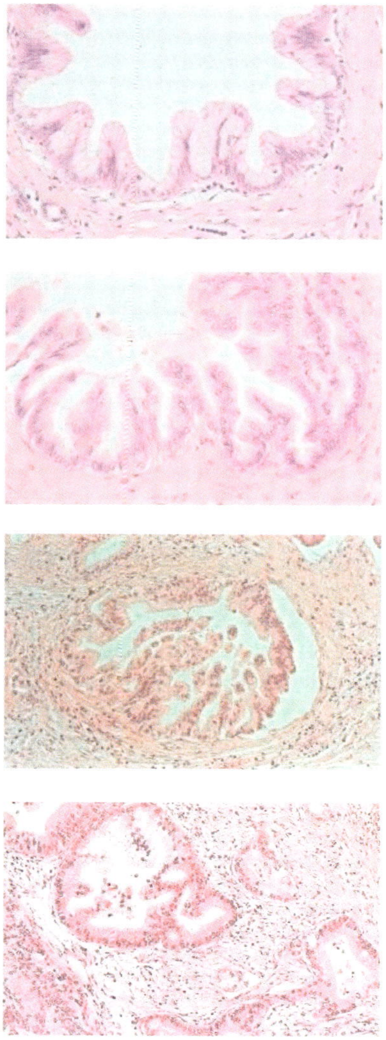
a b c d

⊠ **Abb. 38.1** PanIN-Läsionen (Bilder freundlicherweise zur Verfügung gestellt von Prof. G. Klöppel, Institut für Pathologie, Universitätsklinikum Schleswig-Holstein, Standort Kiel).
a PanIN Ib.
b PanIN II.
c PanIN III.
d Duktales Adenokarzinom des Pankreas.

⇢ Inaktivierung von Tumorsuppressorgenen. Das zweithäufigste genetische Ereignis beim Pankreaskarzinom ist die Inaktivierung des Tumorsuppressorgens CDKN2 in über 80% der Karzinome. CDKN2 kodiert für das INK-Protein p16. p16 kontrolliert im Zellzyklus die Aktivität der Cyclin-abhängigen Kinasen 4 und 6 mit Cyclin D und damit die frühe G1-Phase. CDKN2 wird inaktiviert durch biallelische Deletion, Verlust der Heterozygotie (LOH) sowie durch Promotormethylierung.

Das dritthäufigste Ereignis in der Karzinogenese des Pankreas ist die Inaktivierung des Tumorsuppressors p53, auch als „Wächter des Genoms" bezeichnet. p53 ist wichtig für die Einleitung von DNA-Reparatur-Vorgängen nach DNA-Schäden und die Einleitung von Apoptose, falls das genetische Material nicht mehr repariert werden kann. Ist p53 mutiert oder inaktiviert und damit dessen Funktion kompromittiert, kommt es zur Anhäufung weiterer DNA-Schäden durch die dann eintretende chromosomale Instabilität.

In einem Viertel der Pankreaskarzinome findet sich eine Inaktivierung des Tumorsuppressors Smad4/DPC4, dessen Funktion im tumorsuppressiven TGFβ-Signalweg liegt (12, 35).

⇢ Auftreten im Tumorprogressionsmodell. Bei molekularen Analysen der Vorläuferläsionen wurden zunächst jene Gene untersucht, die in sporadischen Pankreaskarzinomen am häufigsten verändert sind. K-Ras-Mutationen wurden in PanIN aus der unmittelbaren Nachbarschaft von Karzinomen, aber auch in Pankreata mit chronischer Pankreatitis und schließlich auch in gesundem Pankreasgewebe nachgewiesen (10, 23, 26, 40). Die höchste K-Ras-Mutationsfrequenz (>50%) fand sich in papillären PanIN mit mäßiggradiger und hochgradiger Dysplasie (PanIN-2 und -3) in der Umgebung von Karzinomen, während flache muzinöse Läsionen (PanIN-1A) ohne oder mit nur geringgradiger Dysplasie eine wesentlich geringere Mutationsrate aufwiesen. Weiterhin scheint das p16-Tumorsuppressorgen in diesem Tumorprogressionsmodell eine wichtige Rolle zu spielen. Mutationen des p16-Gens finden sich vorwiegend in hochgradig dysplastischen Läsionen (PanIN-3) (29), während eine fehlende p16-Expression und eine Inaktivierung durch Hypermethylierung des Promotors bereits in PanIN-1-Stadien nachgewiesen werden kann (15, 37). Eine aberrante Proteinexpression der Tumorsuppressorgene p53 und DPC4/Smad4 findet sich fast ausschließlich in PanIN-3 (6, 10, 20, 38).

Im Tumorprogressionsmodell des Pankreas scheinen somit die Inaktivierung der Tumorsuppressorgene p53 und DPC4 spät und Alterationen von p16 und K-ras eher früh aufzutreten.

Epidemiologie

Reiht man die Inzidenz der verschiedenen Krebserkrankungen der Häufigkeit nach, so steht das Pankreaskarzinom weltweit an 13. Stelle. Bei den durch Krebserkrankungen bedingten Todesfällen steht das Pankreaskarzinom an 8. Stelle, in der westlichen Welt an 4. Stelle. Seit 1930 stieg die Inzidenz des Pankreaskarzinoms in der westlichen Welt an. Ein weiterer Anstieg ist zu erwarten, da die Lebenserwartung stetig steigt und das Pankreaskarzinom eine Erkrankung des älteren Menschen darstellt. Männer scheinen häufiger an einem Pankreaskarzinom zu erkranken als Frauen (1,5- bis 2fach erhöhte Inzidenz). In der westlichen Welt erkranken etwa 10 von 100000 Einwohnern. In den USA werden jedes Jahr >30000 und in Deutschland 6000–8000 neue Fälle diagnostiziert. Aufgrund der schlechten Überlebensraten entspricht die Letalitätsrate der Inzidenz.

Risikofaktoren

Der wichtigste prädisponierende Faktor ist das Lebensalter. Das Pankreaskarzinom tritt selten vor dem 45. Lebensjahr auf, und etwa 80% der Fälle mit Pankreaskarzinom werden zwischen dem 60. und dem 80. Lebensjahr diagnostiziert.

Das Risiko, in der 8. Lebensdekade an einem Pankreaskarzinom zu erkranken, ist etwa 40fach höher als in der 4. Lebensdekade.

Hereditäre Faktoren

Hereditäre Faktoren werden für weniger als 10% der Fälle mit Pankreaskarzinom verantwortlich gemacht. Dabei müssen 3 verschiedene Formen unterschieden werden:

- Pankreaskarzinome, die im Rahmen eines hereditären Tumorsyndroms auftreten,
- eine familiäre Häufung des Pankreaskarzinoms und
- bei hereditärer Pankreatitis.

→ **Hereditäre Tumorsyndrome.** Hereditäre Tumorsyndrome, bei denen Pankreaskarzinome auftreten können, sind in Tab. 38.**3** zusammengefasst. Das Auftreten eines Pankreaskarzinoms im Rahmen eines hereditären Tumorsyndroms ist nicht immer einfach zu diagnostizieren, da sich das Pankreaskarzinom im Rahmen eines Tumorsyndroms nicht vom sporadisch auftretenden Pankreaskarzinom unterscheiden lässt. Eine gesteigerte Inzidenz des Pankreaskarzinoms wurde bei Patienten mit hereditärem Mamma- und Ovarialkarzinom, FAMMM-Syndrom (familiäres Pankreaskarzinom-Melanom-Syndrom), HNPCC, Peutz-Jeghers-Syndrom, familiäre adenomatöse Polyposis, Li-Fraumeni-Syndrom, Fanconi-Anämie und Hippel-Lindau-Syndrom gefunden (5, 9, 13, 16, 17, 25, 27) (Tab. 38.**3**).

→ **Familiäre Häufung.** Treten Pankreaskarzinome familiär gehäuft ohne andere Tumorentitäten auf, spricht man vom familiären Pankreaskarzinom, wobei es bislang keine einheitliche Definition gibt. Bis zu 10% der Patienten mit Pankreaskarzinom haben eine positive Familienanamnese. Das Risiko steigt mit der Zahl der erkrankten Verwandten ersten Grades mit einem Pankreaskarzinom. Bereits bei einem erkrankten Verwandten ersten Grades steigt das Risiko an, bei 3 Verwandten ersten Grades steigt das Risiko auf das über 50fache an (4, 24).

→ **Hereditäre Pankreatitis.** Darüber hinaus tritt das Pankreaskarzinom gehäuft bei Patienten mit hereditärer Pankreatitis auf. Die hereditäre Pankreatitis beginnt bereits im Kindesalter und wird autosomal dominant vererbt. Häufig liegt eine positive Familienanamnese vor, es fehlen in der Regel bekannte Dispositionsfaktoren für eine chronische Pankreatitis, wie z. B. ein Alkoholabusus. Die Patienten haben ein kumulatives Risiko von 40% bis zum Alter von 70 Jahren ein Pankreaskarzinom zu entwickeln. Das kumulative Risiko von Patienten mit langjähriger chronischer Pankreatitis liegt hingegen bei einem 20-jährigen Verlauf bei etwa 4%.

Lebensstil

→ **Rauchen.** Neben dem Lebensalter ist der wichtigste Risikofaktor das Rauchen. Das relative Risiko für Raucher ist mindestens 1,5fach erhöht. Bei Patienten mit einer hereditären Pankreatitis verdoppelt sich bei gleichzeitiger Raucheranamnese das kumulative Risiko, an einem Pankreaskarzinom zu erkranken, und es manifestiert sich 20 Jahre früher.

Tabelle 38.3 Genetische Syndrome mit erhöhtem Pankreaskarzinomrisiko

Syndrom	Vererbung	Gene	Lebensrisiko für Pankreaskarzinom
Hereditäre Pankreatitis	autosomal dominant	PSSR1	ca. 30%
FAMMM (Pankreaskarzinom-Melanom-Syndrom)	autosomal dominant	CDKN2 (p16)	17%
Familiärer Brustkrebs	autosomal dominant	BRCA2	5–10%
Peutz-Jeghers-Syndrom	autosomal dominant	STK11/LKB1	36–42%
FAP (familiäre adenomatöse Polyposis)	autosomal dominant	APC	?
HNPCC (hereditäres nichtpolypöses kolorektales Karzinom)	autosomal dominant	MSH2, MLH1	?
Familiäres Pankreaskarzinom mit niedriger Penetranz	autosomal dominant(?)	?	5–10%

Adipositas und Diabetes. Ein weiterer Risikofaktor sind die Adipositas und Diabetes mellitus Typ 2, so dass der Hyperinsulinismus oder möglicherweise die Energiebilanz eine Rolle in der Pathogenese des Pankreaskarzinoms spielen.

Alkoholabusus. Die Assoziation des chronischen Alkoholismus mit dem Pankreaskarzinom ist schwach. Während einige Studien ein erhöhtes Risiko für ein Pankreaskarzinom bei Alkoholkrankheit nachweisen konnten, zeigen die meisten Studien keine Assoziation. Das erhöhte Risiko bei chronischem Alkoholkonsum ist möglicherweise auf gleichzeitigen Nikotinkonsum zurückzuführen. Eine Assoziation mit Kaffeegenuss ist nicht nachgewiesen. Insgesamt ist die primäre Ätiologie des Pankreaskarzinoms weitgehend unklar.

Klinisches Bild

Die Mehrzahl der Patienten mit Pankreaskarzinom präsentiert sich mit Oberbauch- oder Rückenschmerzen, Gewichtsabnahme und/oder Ikterus.

Der schmerzlose Ikterus ist bedingt durch die Kompression oder Infiltration des Gallengangs durch den Tumor. Ikterus geht einher mit einer Stuhlentfärbung, der Ausscheidung eines bierbraunen Urins und Pruritus. Weitere häufige Symptome sind Gewichtsabnahme bei anfangs noch gutem Appetit und später Schwäche und Kachexie. Ein Teil der Patienten weist keinen Ikterus auf und stellt sich mit uncharakteristischen Oberbauch- und Rückenschmerzen vor. Das Neuauftreten eines Diabetes mellitus kann das erste klinische Zeichen eines Pankreaskarzinoms sein. Ein Pankreaskarzinom kann sich durch Gangobstruktion in einer akuten Pankreatitis manifestieren. Weitere Symptome, die auf das Vorliegen eines Pankreaskarzinoms hindeuten können, sind Übelkeit und Erbrechen durch eine Duodenalobstruktion.

Diagnostik

Grundsätzlich muss das Screening von asymptomatischen Personen, die ein erhöhtes Risiko für ein Pankreaskarzinom haben, unterschieden werden von Patienten mit einer abzuklärenden Symptomatik (28). Ein Screening-Programm für Personen mit einem erhöhten Risiko für das Auftreten eines Pankreaskarzinoms kann zurzeit außerhalb von Studien nicht empfohlen werden, da ein Benefit für ein regelmäßiges Screening diesen Risikogruppen bislang nicht gezeigt werden konnte. Alle Patienten sollten aber im Rahmen von Studien in den entsprechenden Zentren überwacht werden.

Ein Screening von asymptomatischen Personen mit erhöhtem Pankreaskarzinomrisiko kann derzeit nicht empfohlen werden.

Labordiagnostik

Pankreaskopfkarzinome mit extrahepatischer Cholestase zeigen charakteristische Laborwerte mit erhöhter alkalischer Phosphatase (AP) und γ-GT sowie erhöhtem Bilirubin. Länger andauernde Cholestase geht einher mit verlängerter Thromboplastinzeit durch die Malabsorption fettlöslicher Vitamine. Der Nachweis von Tumormarkern wie CA 19-9 hat eine Spezifität von 80-90%, kann allerdings auch bei Cholestase erhöht sein und ist daher in der Routinediagnostik als Screeninguntersuchung nicht sinnvoll. Der Nachweis von genetischen Veränderungen im peripheren Blut oder Tumorgewebe ist routinemäßig nicht sinnvoll.

Bildgebende Verfahren

Die Bildgebung hat zum Ziel, die Möglichkeit der Resektabilität und das Vorhandensein von Metastasen zu klären (3).

Transabdominale Sonographie. Die initiale Untersuchung bei Patienten mit schmerzlosem Ikterus ist in der Regel der transabdominelle Ultraschall. Die Sonographie ist breit verfügbar, aber stark untersucherabhängig. In der Regel kann durch den transabdominellen Ultraschall durch die Beurteilung der Weite des Ductus choledochus ein extrahepatischer von einem intrahepatischen Ikterus unterschieden werden. Die wesentlichste Differenzialdiagnose zum Pankreaskarzinom sind dabei Gallengangssteine sowie ampulläre und biliäre Tumoren oder entzündliche Tumoren bei chronischer Pankreatitis. Ist eine Oberbauchsonographie bei Meteorismus nicht aussagefähig, kann eine Endosonographie herangezogen werden. Das Pankreaskarzinom stellt sich in der Oberbauchsonographie meist hypoechogen, darüber hinaus aber unspezifisch dar. Sind die Gallengänge dilatiert und/oder zeigt sich ein Tumor im Pankreaskopf, liegt die Diagnose Pankreaskarzinom nahe. Beim Vorhandensein von Lebermetastasen wäre der nächste Schritt deren zyto- oder histologische Sicherung.

Computertomographie. Ist eine Metastasierung nicht nachweisbar und liegt eine Raumforderung im Pankreaskopf vor, die diagnostisch weiter abgeklärt werden soll, ist als alleinige Methode die Computertomographie (CT) das beste Verfahren (Abb. 38.**2**). Mit einem modernen Multislice-CT werden die Schichten des Pankreas und der Leber in weniger als 10 s erfasst. Weitere Vorteile der Methode sind die Einfachheit und Standardisierung der Durchführung, die Möglichkeiten von dünnen Schichten und die Kontrastierung durch intravenöse und orale Kontrastmittelapplikation. Nach einem intravenösen Kontrastmittelbolus nimmt das Pankreas vor der Leber Kontrastmittel auf, da das Pankreas ausschließlich durch den Truncus coeliacus und die A. mesenterica superior mit Blut versorgt wird, während die Leber zusätzlich Blut aus der Pfortader erhält. Da Pankreaskarzinome in der Regel hypovaskularisierte Tumoren sind, werden sie am besten während der Parenchymphase detektiert. Das Pankreaskarzinom wird als hypodenser Tumor in

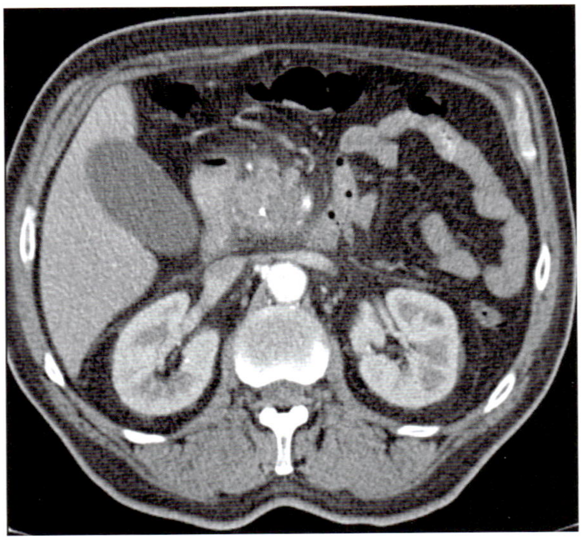
a

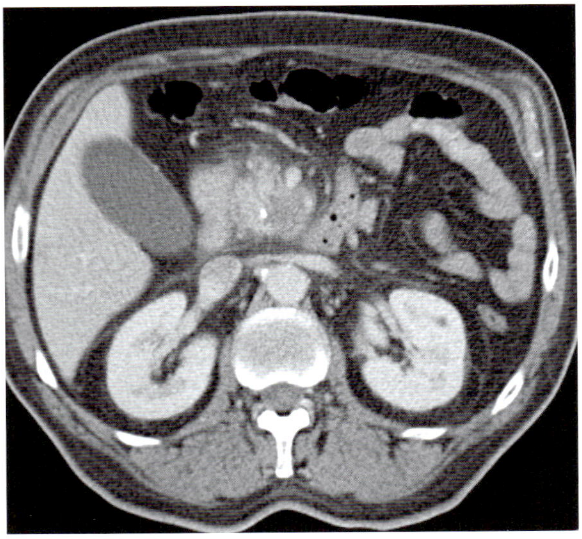
b

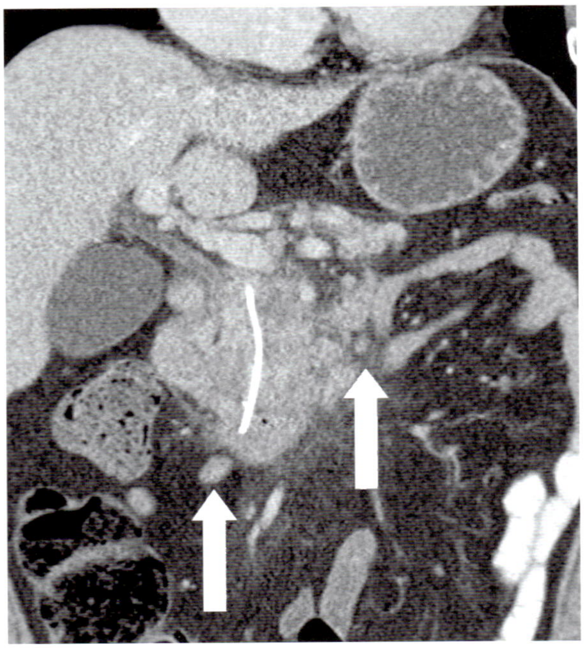
c

☒ **Abb. 38.2** Pankreaskarzinom (Processus uncinatus): Computertomographie.
a Arterielle Phase.
b Portal-venöse Phase.
c Coronare Rekonstruktion: Stent im Pankreasgang, Lymphadenopathie (Pfeile).
(Abb: Prof. J. Gaa, Klinikum rechts der Isar)

75–90% der Fälle sichtbar. Kleine Pankreaskarzinome stellen sich besser in der portalvenösen Phase dar. Die Tumorinfiltration oder der Tumorkontakt der peripankreatischen Gefäßstrukturen wird ersichtlich durch eine hypodense Umgebung der Mesenterialgefäße, der Milzgefäße und des Truncus coeliacus. In der CT können Lebermetastasen und vergrößerte peripankreatische Lymphknoten zur Darstellung kommen.

⟶ **Kernspintomographie.** Bei der Kernspintomographie handelt es sich um ein weiteres Schnittbildverfahren, mit dem sowohl das Pankreas- und Leberparenchym als auch die angrenzenden Gefäße, die Gallenwege und der Pankreasgang dargestellt werden können. Die Fortschritte in der Kernspin-(MRT-)Technologie erlauben hochauflösende Bilder bei zunehmend kürzeren Untersuchungszeiten. Die Darstellung der Gallen- und Pankreasgänge wird als Magnetresonanz-Cholangiopankreatikographie (MRCP) bezeichnet. Der Vorteil des Verfahrens liegt darin, dass es sich um eine nichtinvasive Technik handelt. Nachteilig sind die längeren Messzeiten, die Komplexität und die fehlende Standardisierung des Verfahrens. Durch die gefäßarme und bindegewebige Struktur von Pankreaskarzinomen erscheinen Pankreaskarzinome in der T1-gewichteten Sequenz mit geringer Signalintensität verglichen mit dem normalen Pankreasparenchym. Eine verbesserte Darstellung gelingt oft mit fettunterdrückten Sequenzen. In T2-gewichteten Sequenzen variiert die Signalintensität in Abhängigkeit von der desmoplastischen Reaktion, dem Vorhandensein von Nekrosen und eines entzündlichen Infiltrats. Direkt nach Injektion eines Bolus eines Gadolinium-haltigen Kontrastmittels stellt sich ein Pankreaskarzinom hypointens und das normale Pankreasparenchym hyperintens dar. Zu einem späteren Zeitpunkt kann sich die Läsion dann isointens und somit nicht mehr vom übrigen Pankreas unterscheidbar darstellen.

Bei optimaler Qualität sind die CT und die MRT vergleichbar in ihrer Aussagefähigkeit. In ausgewiesenen Zentren kommen unterschiedliche diagnostische Algorithmen zur Anwendung, und es wird entweder der CT oder der MRT eine zentralere Stellung eingeräumt. Der Grund liegt meistens nicht in der absoluten Überlegenheit einer Technik, sondern eher in Vorlieben, Erfahrung oder der apparativen Ausstattung für ein Verfahren.

ERCP. Obwohl mit der ERCP der Pankreasgang direkt dargestellt werden kann, ist die ERCP keine Routinemethode in der Diagnostik des Pankreaskarzinoms mehr. Die verfügbaren Schnittbildverfahren wie CT, MRT und MRCP haben die ERCP in der Diagnostik weitgehend ersetzt. Die ERCP bietet die Möglichkeit, Pankreassekret zu gewinnen, was in Zukunft eine genetische Analyse z. B. zur Diagnose kleinster, mit der Bildgebung nicht darstellbarer Tumoren bei Risikopatienten erlauben könnte. Diese Verfahren sind jedoch experimentell und haben zum jetzigen Zeitpunkt noch keinen überzeugenden Benefit gezeigt.

Endosonographie. Die Endosonographie ist ein invasives, wenngleich risikoarmes Verfahren, das sehr untersucherabhängige Ergebnisse liefert, personell sehr aufwändig und daher nicht generell verfügbar ist. Der Vorteil der Endosonographie liegt in der Nähe des Schallkopfes zum Pankreas und damit der Auflösung, die unter 1 mm liegt. Die Endosonographie wird zunehmend häufiger in der Pankreasdiagnostik verwendet, ist aber im Gegensatz zum CT und MRT zeitaufwändig. Der Vorteil der Endosonographie liegt in der Detektion sehr kleiner Tumoren, die mit den anderen Verfahren nicht sichtbar werden. Die endosonographische Untersuchung eignet sich insbesondere auch zur Gewinnung von Material für zytologische oder histologische Untersuchungen, wobei eine routinemäßige Sicherung der Diagnose vor geplanter chirurgischer Resektion nicht erforderlich ist. Endosonographisch gesteuerte Punktionen bleiben somit Ausnahmesituationen vorbehalten, z. B. bei Patienten mit unklarem Befund und erhöhtem Operationsrisiko. Gegenüber dem transabdominellen Zugangsweg liegt der Vorteil der endosonographisch gesteuerten Punktion darin, dass der Punktionskanal bei einer späteren Operation mitentfernt wird. Das Risiko einer Stichkanalmetastasierung wird somit gering gehalten.

Laparoskopie. Die Rolle der Laparoskopie zum Staging für Patienten mit Pankreaskarzinom wird kontrovers diskutiert. Durch die Laparoskopie werden in etwa 20% der Fälle subklinische Leber- oder Peritonealmetastasen gefunden.

Angiographie. Die Angiographie wird als eigenständiges diagnostisches Verfahren nur noch selten angewandt und wurde durch die CT ersetzt.

Zytologische Diagnostik

Eine perkutane Feinnadelaspiration kann Ultraschall- oder CT-gesteuert erfolgen. Dabei besteht zumindest das theoretische Risiko für eine intraperitoneale Aussaat von Tumorzellen, wobei das Risiko als sehr gering anzusehen ist.

Aufgrund der Bedenken, dass durch die perkutane Feinnadelaspiration eine peritoneale Tumorzellaussaat verursacht werden könnte, hat sich heute die endosonographisch gesteuerte Feinnadelaspiration durchgesetzt. Diese hat eine hohe Sensitivität und Spezifität (18).

Differenzialdiagnose

Man kann grundsätzlich solide und zystische Tumoren unterscheiden.

Solide Tumoren

Azinäre Tumoren. Die häufigste solide Läsion im Pankreas ist das duktale Pankreaskarzinom mit seinen Varianten. Tumoren mit azinärer Differenzierung wie das Azinuszellkarzinom, das Pankreatoblastom und das gemischt azinär-endokrine Karzinom sind Raritäten. Das Azinuszellkarzinom geht von den exokrinen Zellen aus und weist Zeichen der Produktion exokriner Enzyme auf. In 15% der Fälle ist das Azinuszellkarzinom mit subkutanen Fettnekrosen, einer Eosinophilie und Polyarthralgien assoziiert.

Pankreatoblastom. Es handelt sich um eine maligne epitheliale Neoplasie mit azinärer Differenzierung und squamösen Nestern. Es finden sich aber auch Zeichen der endokrinen, duktalen und mesenchymalen Differenzierung. Die Mehrzahl der Pankreatoblastome tritt im Kindesalter auf.

Solide papilläre epitheliale Neoplasien. Diese treten am häufigsten bei jungen Frauen auf und weisen ein charakteristisches Erscheinungsbild im CT auf. Die Tumoren sind oft groß und bewirken unspezifische Oberbauchschmerzen. Die Mehrzahl dieser Tumoren findet sich im Korpus und Schwanz des Pankreas.

Adenokarzinome der Papilla Vateri. Sie verhalten sich anders als Pankreaskarzinome. Der Pankreasgang und der Gallengang vereinigen sich vor dem Eintritt in das Duodenum und bilden die Ampulle, einen gemeinsamen intramukosalen Kanal, der bei mehr als 50% der Menschen zu finden ist. In dieser Ampulle entsteht das Papillenkarzinom. Beim Papillenkarzinom kommt es durch das Tumorwachstum zu Okklusion der Papille und damit relativ schnell, also noch bei kleinem Tumor, zu einem schmerzlosen Ikterus.

Intrapankreatisches Gallengangskarzinom. Das distale (intrapankreatische) Gallengangskarzinom vom Pankreaskopfkarzinom mit Gallengangsinfiltration zu unterscheiden, ist schwierig und nur durch den Zytologen oder Pathologen möglich.

Adenokarzinome des Duodenums. Hierbei handelt es sich um intestinale Neoplasien, die durch eine Biopsie vom Pankreaskarzinom zu differenzieren sind. Mesenchymale Tumoren einschließlich Stromatumoren finden sich selten in der Duodenalwand. Lymphome im Pankreas sind Raritäten.

Neuroendokrine Neoplasien des Pankreas. Diese stammen – benigne oder maligne – vom endokrinen System des Pankreas ab, meist den Langerhans-Inseln. Viele Tumoren behalten ihre Fähigkeit, Hormone zu produzieren, was zu unterschiedlichen klinischen Symptomen führt. Die Tumoren können sporadisch auftreten oder im Rahmen der erblichen multiplen endokrinen Neoplasie.

Chronische Pankreatitis. Manifestiert sich eine chronische Pankreatitis als Pankreasraumforderung, ist die klinische differenzialdiagnostische Abgrenzung zum Pankreaskarzinom schwierig. Klinisch findet sich gehäuft ein Ikterus durch Kompression und/oder entzündliche Infiltration des Gallengangs. Erschwerend kommt dazu, dass eine langjährige chronische Pankreatitis in ein Pankreaskarzinom übergehen kann.

Zystische Tumoren

Zysten und Pseudozysten. Die häufigsten zystischen Läsionen im Pankreas sind Pseudozysten. Es finden sich aber auch einfache Zysten. Diese können mit polyzystischen Nierenerkrankungen assoziiert sein.

Muzinös-zystische Neoplasien. Zystische Neoplasien kommen gehäuft bei Frauen vor. Es überwiegen die muzinösen Formen (39). Sie zeigen keine Kommunikation zum Pankreasgangsystem und bestehen aus Muzin produzierendem Epithel und dem Ovar ähnlichen Stroma. Nach dem Grading können intraepitheliale Neoplasien, sog. Borderline-Tumoren (niedriggradig maligne) und invasive Karzinome unterschieden werden. Die klinische Präsentation wird von der Größe und Lokalisation des Tumors bestimmt. Tumoren, die kleiner als 3 cm sind, sind in der Regel Zufallsbefunde. Größere Tumoren verursachen Symptome durch Kompression der benachbarten Strukturen und können oft bereits palpatorisch nachgewiesen werden. Schmerzloser Ikterus ist selten, ein Diabetes mellitus kann auftreten. In verschiedenen Schnittbildverfahren lässt sich häufig eine Kapsel nachweisen. In der Computertomographie lassen sich große Zysten mit niedriger Dichte darstellen. Diese erscheinen im Ultraschall echoarm. Ist die Zystenwand irregulär verdickt oder wächst papillär in das Zystenlumen ein, gilt dies als Zeichen der Malignität. In der ERCP findet sich eine Verdrängung des Pankreashauptgangs, ohne dass eine Kommunikation der Zystenhöhle nachweisbar ist.

Intraduktale papilläre muzinöse Neoplasien. Weitere muzinöse Läsionen sind die intraduktalen papillären muzinösen Neoplasien (IPMN). Diese Tumorentität wurde erstmals 1982 bei Patienten mit dilatiertem Pankreashauptgang, ampullär aufgetriebener Ampulle und Mukussekretion beschrieben (2, 14) (Abb. 38.**3**). Das IPMN ist eine präkan-

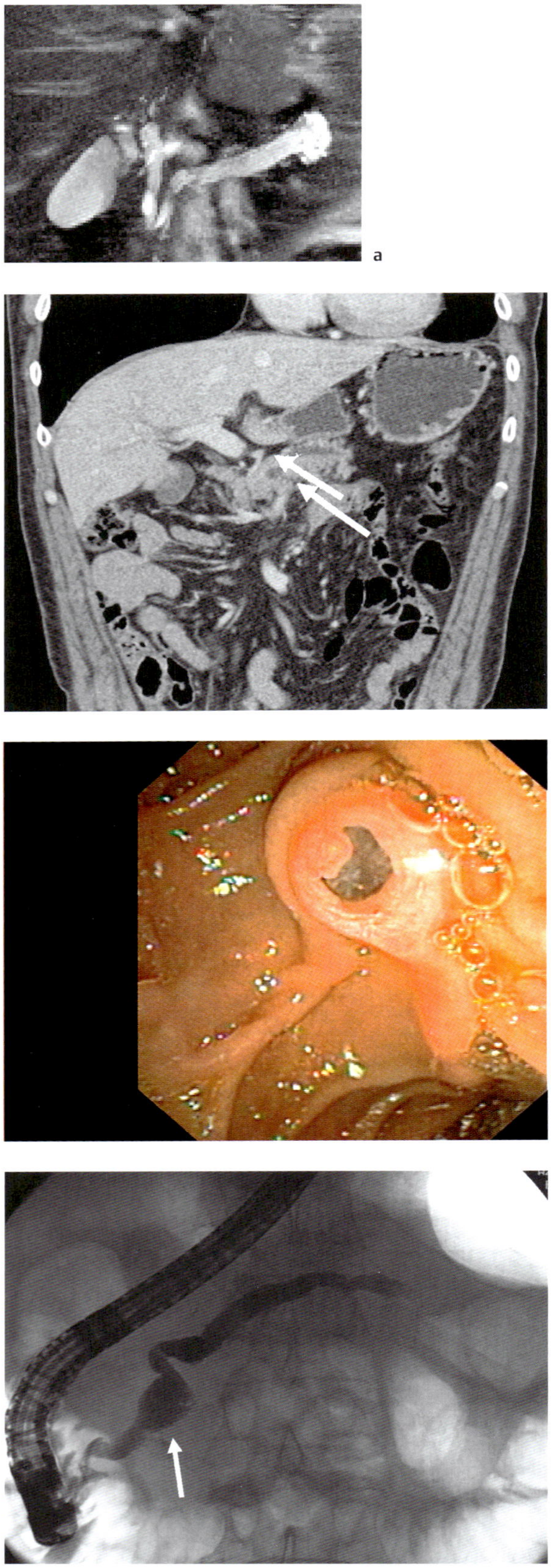

Abb. 38.3 IPMN Intraduktale papillär muzinöse Neoplasie (IPMN).
a MRT: Dilatation des Pankreashauptgangs mit Füllungsdefekt.
b CT: gestauter Pankreashauptgang.
c Endoskopie: Fischmaulpapille.
d ERP: dilatierter Pankreasgang.
(Abb. 38.3 a) und b) Prof. J. Gaa, Klinikum rechts der Isar)

zeröse Läsion mit einer langsamen Progression zum infiltrativ wachsenden Pankreaskarzinom. Man unterscheidet IPMN, die vom Hauptgang und vom Seitengang ausgehen. IPMN vom Hauptgang-Typ wachsen aggressiver als IPMN vom Seitengang-Typ. Der Altersgipfel liegt zwischen 60 und 70 Jahren. Die klinische Manifestation der IPMN ist sehr variabel. Bei einem Teil der Patienten führt das intraduktale Wachstum mit der Obstruktion des Pankreasgangs zu Pankreatitiden. Weitere Beschwerden sind Rückenschmerzen, Ikterus, Gewichtsverlust, Steatorrhö und Diabetes. Es findet sich regelhaft eine Aufweitung des Pankreashauptgangs, der in der Computertomographie, der MRT oder der Endosonographie nachweisbar ist. Bei unklaren Fällen kann eine ERP erforderlich sein.

⇢ **Serös-zystische Neoplasien.** Von den muzinösen sind die serösen zystischen Neoplasien abzugrenzen. Diese seltenen Tumoren sind entweder mikro- oder oligozystische Adenome. Seröse Zystadenokarzinome sind Raritäten (Abb. 38.**4**). Histologisch finden sich zahllose kleine Zysten, die von uniformen glykogenreichen Zellen um eine zentrale Narbe gebildet werden. Ein Drittel der Fälle sind Zufallsbefunde. Bei den anderen Fällen werden Symptome durch Raumforderung verursacht. Dies sind meist Abdominalschmerzen, tastbarer Tumor, Übelkeit, Erbrechen oder Gewichtsverlust. Schmerzloser Ikterus findet sich sehr selten.

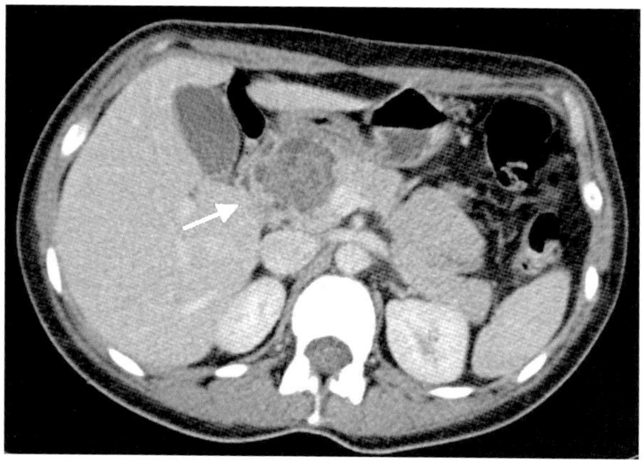
a

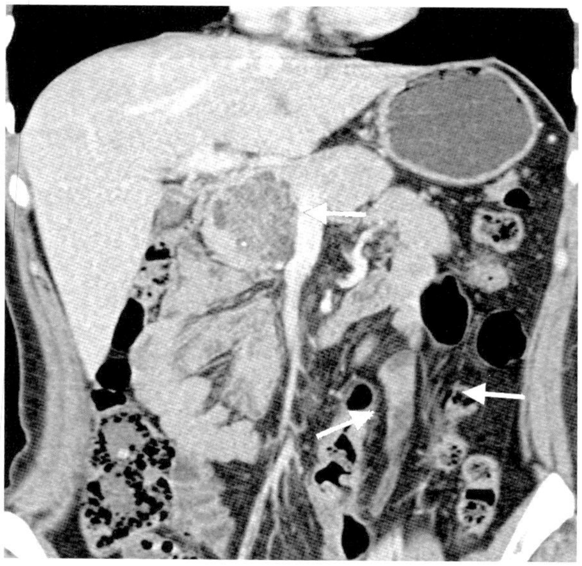
b

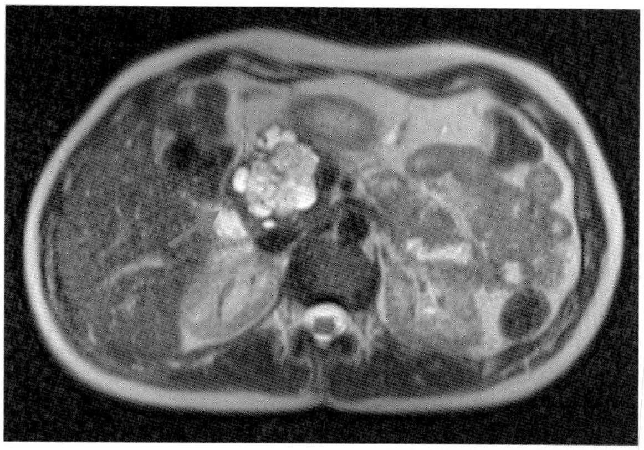
c

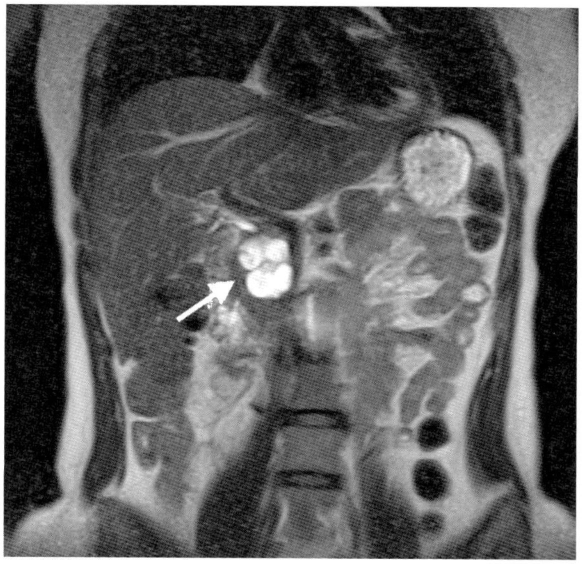
d

⊠ **Abb. 38.4** Seröses Zystadenokarzinom.
a u. **b** CT.
c u. **d** MRT.
(Abb. Prof. J. Gaa, Klinikum rechts der Isar)

Verlauf und Prognose

Die einzige potenziell kurative Therapie ist die chirurgische Resektion, diese ist bei Diagnosestellung aber nur bei 15 – 20 % der Patienten möglich.

Trotz potenziell kurativer Resektion bleibt die Pankreatikoduodenektomie nach Kausch-Whipple in der Regel eine palliative Maßnahme, da die 5-Jahres-Überlebensrate auch bei erfolgreicher Resektion nur etwa 20 % beträgt.

Die 10-Jahres-Überlebensrate liegt unter 10 %. Eine retrospektive Analyse zeigt, dass bei sog. Langzeitüberlebern häufig die initiale Diagnose eines Pankreaskarzinoms nicht korrekt war und Tumoren mit einer besseren Prognose vorliegen, wie z. B. neuroendokrine Pankreastumoren, distale Gallengangskarzinome oder entzündliche Tumoren bei chronischer Pankreatitis, so dass insgesamt die Heilungsrate bei einem Pankreaskarzinom unter 1 % liegt (8).

In großen Serien wird die R0-Resektionsrate zwischen 60 und 80 % angegeben, wobei oft unterschiedliche Standards zur pathologischen Beurteilung der Resektionsrate verwendet werden. Somit sind Studien bezüglich der Wertigkeit der R0-Resektion z. T. nur schlecht vergleichbar. Die Krankenhausletalität in „High-Volume-Zentren" liegt unter 3 %, so dass die schlechten Langzeitergebnisse nicht allein durch den Status der Resektionsränder oder perioperative Letalität bedingt sind, sondern durch eine bereits früh erfolgte Mikrometastasierung erklärt werden müssen (19, 32).

Konservative Therapie

Chemotherapie

Adjuvante Chemotherapie

Die hohe Rezidivrate nach Resektion verdeutlicht die Notwendigkeit einer adjuvanten Therapie. Die erste große randomisierte Studie zur adjuvanten Behandlung des Pankreaskarzinoms ist die ESPAC-1-Studie, die trotz komplexen Designs ein signifikant längeres Überleben für den Therapiearm mit 5-FU zeigt (30). Eine neuere Studie zeigte, dass Gemcitabin ebenfalls das Leben von Patienten nach R0-oder R1-Resektion verlängert, der Unterschied war allerdings nicht statistisch signifikant. In der ESPAC-1-Studie wirkt sich eine Radiochemotherapie eher nachteilig aus und kann daher als adjuvante Therapie nicht empfohlen werden.

Nach R0- oder R1-Resektion sollte eine adjuvante Chemotherapie durchgeführt werden.

Neoadjuvante Chemotherapie

Für die neoadjuvante Therapie liegen nur Studien mit kleiner Fallzahl vor. Bislang liegt weder eine Studie vor, die eindeutig zeigt, dass durch diesen Ansatz das Überleben der Patienten verlängert werden kann, noch eine Studie, die zeigt, dass dadurch die Resektionsrate erhöht werden kann. Ein neoadjuvanter Ansatz muss daher als experimentell angesehen werden und kann nur in Studien empfohlen werden.

Palliative Chemotherapie

Die zwei- bzw. dreidimensionale Ausmessung der Tumorgröße und damit der objektiven Therapie-Response ist beim Pankreaskarzinom oft nicht aussagefähig, da Pankreaskarzinome in der Regel eine ausgeprägte desmoplastische Reaktion oder eine entzündliche Komponente aufweisen. Von 76 Studien, die zwischen 1990 und 1997 veröffentlicht wurden, finden sich nur bei maximal jeder 5. Studie Ansprechraten von über 20 %. In 27 der Studien konnte überhaupt kein Ansprechen auf Therapie nachgewiesen werden (11).

Studienergebnisse für Gemcitabin

1996 wurde Gemcitabin zur Therapie des metastasierenden Pankreaskarzinoms eingeführt (7). In einer kleinen Studie wurde 5-FU mit Gemcitabin verglichen, wobei der Endpunkt der Studie nicht Überleben, sondern ein Lebensqualitätsstandard war, der Schmerzintensität, Schmerzmittelverbrauch, Gewichtsverlust und den „Performance-Status" abfragte. Diese Lebensqualitätsabfrage zeigte einen verbesserten Score unter Gemcitabin bei 24 % der Patienten im Vergleich zu nur 5 % in der 5-FU-Gruppe. Das mediane Überleben betrug im Gemcitabin-Arm 5,7 Monate und im 5-FU-Arm 4,4 Monate. Aufgrund dieser Daten hat die FDA Gemcitabin zur Therapie des metastasierenden Pankreaskarzinoms zugelassen. Bis heute sind mehr als 2000 Patienten mit Pankreaskarzinom in Studien mit Gemcitabin Monotherapie behandelt worden. Wiederholt konnte in Studien bestätigt werden, dass für eine Gemcitabin-Monotherapie die Ansprechrate unter 10 % und das mittlere Überleben bei etwa 5 – 6 Monaten liegen. 20 % der Patienten leben unter dieser Therapie etwa 1 Jahr. In den letzten Jahren wurde erfolglos versucht, Gemcitabin mit verschiedenen Substanzen zu kombinieren, um die Therapieergebnisse zu verbessern.

Targeted Therapy. Im Gegensatz zur herkömmlichen Chemotherapie beinhaltet der Ansatz der „molekular gezielten Therapie" (targeted therapy) ein gezieltes Eingreifen in biologische Phänomene durch Blockierung bestimmter Signalmoleküle (34). Bei einer Vielzahl von Pankreaskarzinomen lässt sich eine Überexpression und Aktivierung des epidermalen Wachstumsfaktor-Rezeptors (EGF-R) und seines Liganden (transformierender Wachstumsfaktor α) nachweisen. Die Koexpression des Rezeptors mit dem Liganden ist assoziiert mit einer schlechteren Prognose. Die Unterbrechung dieser Signalkaskade kann mit Hilfe eines monoklonalen Antikörpers erfolgen (Cetuximab), der die Interaktion des Liganden mit dem Rezeptor verhindert, oder mit kleinen Molekülen wie Erlotinib, das an die ATP-Bindungsstelle der EGF-Rezeptorkinase-Domäne bindet und die Kinaseaktivität blockiert. Erlotinib führt in Kombination mit Gemcitabin zu einer geringen Verlängerung der Lebenszeit im Vergleich zur alleinigen Gemcitabin-Gabe. Eine Subgruppe von Patienten, die eine charakteristische Hautnebenwirkung (Rash) entwickeln, scheint von der Erlotinib-Gabe deutlich zu profitieren. Eine Zulassung zur Therapie des metastasierten Pankreaskarzinoms ist in Europa und den USA erfolgt.

Strahlentherapie

Die Strahlentherapie wird von einigen Autoren als Standard für das lokal fortgeschrittene, nicht metastasierte, nicht resektable Pankreaskarzinom angesehen, obwohl keine großen randomisierten kontrollierten Studien vorliegen. Die diesem Vorgehen zugrunde liegende GITSG-Studie hat 43 Patienten eingeschlossen, die mit Streptozotocin, Mitomycin und 5-FU oder Bestrahlung kombiniert mit 5-FU behandelt wurden. Das Überleben war signifikant länger in dem mit Radiochemotherapie behandelten Arm. Eine europäische Studie – ECOG – mit 91 Patienten konnte keinen Benefit von Radiochemotherapie versus 5-FU zeigen, jedoch nahezu eine Verdopplung der Toxizität unter Radiochemotherapie.

Anhand der Ergebnisse dieser Studien und mehrerer kleinerer Phase-II-Studien kann eine Empfehlung für die Radiochemotherapie als Standard nicht ausgesprochen werden.

Endoskopische Therapie

Cholestase. Bei extrahepatischer Cholestase wird versucht, im Rahmen einer ERCP nach Papillotomie die Tumorstenose mit einem Plastik- oder selbstexpandierenden Metallstent zu überbrücken. Metallstents können in der Regel nicht mehr extrahiert werden, haben aber längere Offenheitsraten als Plastikstents, so dass bei einer besseren Prognose in der Regel der teurere Metallstent gewählt wird (Abb. 38.5). Randomisierte Studien zeigen keinen Unterschied bezüglich des Überlebens zwischen endoskopischem Stenting und einem chirurgischen Vorgehen zur Umgehung einer Gallengangskompression oder Infiltration (Bypass-Operation). Nach endoskopischer Therapie besteht die Gefahr des Stentverschlusses mit Cholangitis, dafür ist der Eingriff mit einer geringeren Morbidität und Letalität vergesellschaftet. Eine Cholezystojejunostomie oder eine Choledochoduodenostomie ist nur in Ausnahmefällen erforderlich (33).

Duodenalkompression. Bei etwa 15–20% der Patienten mit Pankreaskarzinom kommt es zur Duodenalkompression. Um dieser Komplikation vorzubeugen, kann eine prophylaktische Gastroenterostomie kombiniert mit einem biliären Bypass durchgeführt werden. Eine Alternative sind endoskopische selbstexpandierbare Metallstents. Die Ergebnisse sind denen einer chirurgischen Gastrojejunostomie vergleichbar bei verkürzter Krankenhausliegezeit und reduzierten Kosten.

Schmerztherapie

Ein Großteil der Patienten mit Pankreaskarzinom weist eine verzögerte Magenentleerung auf mit Völlegefühl, Übelkeit und Erbrechen. Diese verzögerte Magenentleerung kommt möglicherweise durch eine Tumorinfiltration des Nervenplexus zustande. Ein Therapieversuch mit Prokinetika kann durchgeführt werden, führt jedoch häufig nicht zum gewünschten Erfolg.

Chronische Oberbauch- und Rückenschmerzen finden sich häufig beim Pankreaskarzinom. Die Medikation richtet sich nach den Richtlinien der WHO unter Berücksichtigung der Schmerzstärke und Dauer nach einem Stufenplan, wobei die individuellen Bedürfnisse der Patienten berücksichtigt werden müssen.

Bei therapierefraktären Schmerzen stehen Reserveoptionen wie die CT- oder endosonographisch gesteuerte Ganglion-coeliacus-Blockade oder eine Radiatio zur Verfügung.

Ernährung

Ursachen des Gewichtsverlusts. Ein regelhaft beobachteter Gewichtsverlust bei Patienten mit Pankreaskarzinom kann verschiedene Ursachen haben. Neben einer Magenentleerungsstörung klagen die Patienten häufig über Appetitlosigkeit, die im Rahmen der Grundkrankheit entsteht, gelegentlich auch medikamentös bedingt ist (Chemotherapeutika, Morphine). Eine exokrine Pankreasinsuffizienz kann hinzutreten und zu einer Maldigestion führen.

Maßnahmen. Nach Sicherstellung der Magenentleerung oder Umgehung einer Magenausgangsstenose mittels Gastroenterostomie oder PEG/PEJ sollten diätetische und supportive Maßnahmen ergriffen werden. Eine Fettmaldigestion wird erst klinisch evident, wenn die Lipasesekretion des Pankreas unter 10% des Normalwertes abgefallen ist, so dass frühzeitig eine Supplementation mit Pankreasenzymen versucht werden sollte. Eine kompetente Ernährungsberatung, z. B. mit dem Einsatz von MCT-Fetten, sollte dem Patienten angeboten werden. Appetitstimulanzien wie Megestrolacetat oder Cannabinoide sowie Stoffwechselmodulatoren wie ω-3-Fettsäure haben in Studien positive Effekte gezeigt und können unter entsprechender Überwachung den Ernährungszustand günstig beeinflussen.

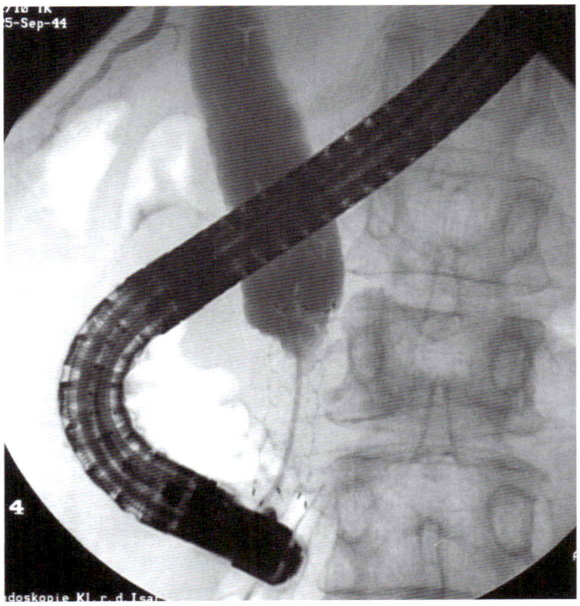

a

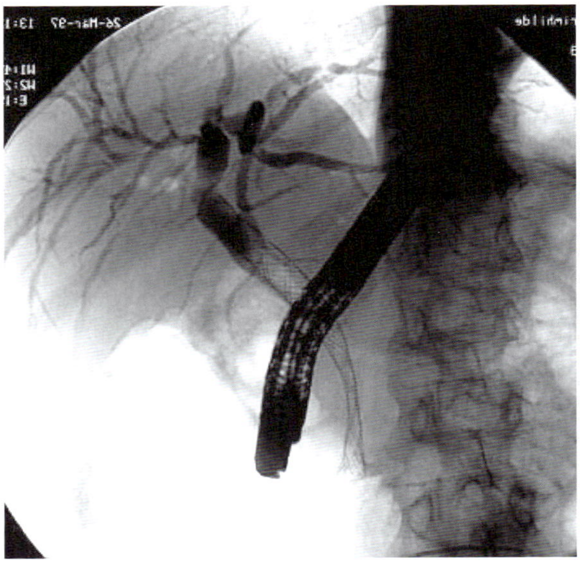

b

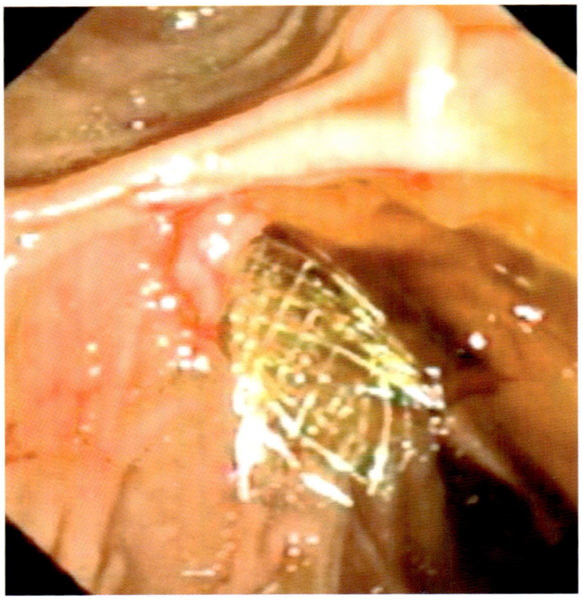

c

☒ **Abb. 38.5** Metallstentapplikation bei distaler Gallengangsstenose bei Pankreaskarzinom.
a Distale Gallengangsstenose.
b Applikation eines Metallstents.
c Metallstent ragt aus der Papille.

FAZIT FÜR DIE PRAXIS

- In über 80 % der Fälle von Neoplasien im Pankreas handelt es sich um duktale Adenokarzinome. Mehr als 80 % der Pankreaskarzinome sind bereits bei Diagnosestellung metastasiert.
- Der wichtigste prädisponierende Faktor ist das Lebensalter. Weitere Risikofaktoren sind Rauchen sowie Adipositas und Diabetes mellitus Typ 2, während die Assoziation mit chronischem Alkoholismus eher schwach ist. Hereditäre Faktoren sind für weniger als 10 % der Fälle mit Pankreaskarzinom verantwortlich.
- Die klinische Symptomatik ist bei der Mehrzahl der Patienten mit Pankreaskarzinom unspezifisch im Sinne von Oberbauch- oder Rückenschmerzen, Gewichtsabnahme und/oder Ikterus.
- Die bildgebende Diagnostik hat das Ziel, die Möglichkeit der Resektabilität und das Vorhandensein von Metastasen zu klären. Hierzu sind die CT und die MRT vergleichbar gut geeignet und kommen abhängig von den Vorlieben, der Erfahrung und der apparativen Ausstattung der jeweiligen Untersucher zum Einsatz. Zur Steuerung und Überwachung der Feinnadelaspiration hat sich heute die Endosonographie durchgesetzt.
- Die einzige potenziell kurative Therapie ist die chirurgische Resektion, aber auch nach erfolgreicher Resektion beträgt die 5-Jahres-Überlebensrate nur etwa 20 %.
- Aufgrund der hohen Rezidivrate nach Resektion sollte nach R0- oder R1-Resektion eine adjuvante Chemotherapie durchgeführt werden (5-FU oder Gemcitabin).
- Die palliative Therapie mit 5-FU oder Gemcitabin zeigt nur geringe Ansprechraten, zurzeit wird in Studien intensiv der Ansatz der „molekular gezielten Therapie" (targeted therapy) untersucht.

38.2 Interventionelle endoskopische Therapie von Pankreasneoplasien

R. Jakobs, J. F. Riemann

EDITORIAL **In Deutschland liegt die Zahl der jährlichen Neuerkrankungen an einem Pankreaskarzinom bei etwa 5700 bei Männern und über 7700 bei Frauen geschätzt (Statistisches Bundesamt 2004). In den USA erkranken etwa 30.000 Menschen pro Jahr an einem Pankreaskarzinom. Für viele der Patienten besteht bereits zum Diagnosezeitpunkt keine kurative Therapieoption mehr. Selbst nach kurativ intendierter Operation mit pathologisch gesicherter kompletter Tumorentfernung liegt das mediane Überleben nur bei etwa 18–20 Monaten und das rezidivfreie 5-Jahres-Überleben ist im Gesamtkollektiv eine Seltenheit (9). Vor diesem Hintergrund und der sehr eingeschränkten Überlebenschance der betroffenen Patienten haben minimal invasive Interventionen zur Palliation einen besonders hohen Stellenwert.**

Indikationen

Bei fortgeschrittenen Pankreaskarzinomen stehen drei lokale Komplikationen im Vordergrund, die endoskopisch interventionell behandelbar sind.

- Verschlussikterus durch eine Kompression oder Infiltration der extrahepatischen Gallenwege,
- Magenausgangsstenose infolge einer tumorbedingten Einengung des Duodenums,
- Schmerzen durch eine Infiltration des retroperitonealen Gewebes.

Für diese drei Kardinalprobleme wurden in den letzten 30 Jahren verschiedene therapeutische Optionen der interventionellen Endoskopie entwickelt und in die klinische Routine eingeführt. All diese Maßnahmen haben nur palliativen Charakter. Daher ist – möglichst im Vorfeld – zu klären, ob der Patient ein Kandidat für eine kurativ intendierte chirurgische Operation ist. Trotz der bekanntermaßen schlechten Prognose der operierten Patienten mit Pankreaskarzinom, selbst nach R0-Resektion, sollte operablen Patienten die geringe Chance auf Heilung nicht vorenthalten werden.

Endoskopische Therapie des obstruktiven Ikterus

Bis in die 1970er Jahre war die Therapie des tumorbedingten obstruktiven Ikterus eine Domäne der chirurgischen Therapie. Mit der Entwicklung der endoskopischen Papillotomie (11) und der Möglichkeit der Implantation von Gallengangsprothesen in den 1970er Jahren (45) bestand erstmalig die Möglichkeit, endoskopisch auf transpapillärem Weg eine Ableitung der Galle zu erzielen.

Die Prothesenimplantation führt rasch zu einer Besserung des sozial stigmatisierenden Ikterus, stabilisiert die durch die Cholestase eingeschränkte Leberfunktion und beseitigt prompt eine akute Cholangitis.

Mehrere Untersuchungen belegen die positive Auswirkung einer effektiven Prothesentherapie auf die soziale Funktion und die mentale Gesundheit, also letztlich auf die Lebensqualität der Patienten (1, 32, 37).

Endoprotheseneinlage vor kurativ intendierter Operation

Pro und contra. Der Effekt einer präoperativen Endoprotheseneinlage auf den klinischen Verlauf nach kurativ intendierter Duodenopankreatektomie bei Verschlussikterus wird kontrovers diskutiert. Kritiker führen an, dass das Risiko der endoskopischen Sphinkterotomie und die potenzielle Kontamination der Gallenwege mit Keimen im Rahmen der Protheseneinlage ungünstig für den Ausgang der nachfolgenden Tumorresektion seien. Befürworter der endoskopischen Therapie argumentieren, dass die Beseitigung der Cholestase zu einer Besserung der hepatischen Funktion und damit potenziell zu einem günstigeren postoperativen Verlauf führen könnte.

Studienergebnisse. Eine Metaanalyse, in der 2 prospektiv randomisierte und 8 retrospektive Studien zu diesem Thema analysiert wurden, ergab letztlich weder einen günstigen noch einen ungünstigen Effekt auf den peri- oder postoperativen Verlauf der Patienten (39). Eine aktuelle Untersuchung (25) zeigt eine höhere bakterielle Kontaminationsrate der Gallenwege nach protrahierter und schwieriger präoperativer Gallengangsprotheseneinlage mit erhöhter postoperativer Komplikationsrate nach partieller Pankreatikoduodenektomie. In den meisten Fällen wird wegen des Risikos der Intervention und wegen des Ressourcenverbrauchs auf die präoperative Endoprothesentherapie verzichtet werden können.

Palliative Endoprothesenimplantation

Für die Mehrzahl der Patienten mit einem Verschlussikterus infolge eines Pankreaskarzinoms besteht bereits zum Diagnosezeitpunkt kein kurativer Therapieansatz mehr. Bevor eine Intervention erfolgt, ist zu klären, ob der Ikterus durch eine Obstruktion oder infolge einer fortgeschrittenen hepatischen Metastasierung entstanden ist. Bei parenchymatösem Ikterus durch eine ausgeprägte Lebermetastasierung ist naturgemäß kein Effekt der Endoprothesenversorgung zu erwarten und diese nicht indiziert.

Durchführung

Die transpapilläre endoskopische Endoprotheseneinlage gelingt erfahrenen Untersuchern in nahezu 100 % und ist heute weltweit eine Standardprozedur.

Wenn die Gallengangsobstruktion beseitigt ist, kommt es zu einem raschen Abfall der Cholestaseparameter, begleitet vom Nachlassen des oft quälenden Pruritus. Aufgrund der sehr hohen klinischen Effektivität und der kurzen Hospitalisationsdauer ist die endoskopische Prothesentherapie daher seit Jahren als palliative Therapie etabliert (Abb. 38.**6**).

Endoprotheseneinlage vs. chirurgische Bypassverfahren. In mehreren kleinen Serien wurde prospektiv untersucht, ob die palliative Endoprotheseneinlage den zuvor etablierten chirurgischen Bypassverfahren ebenbürtig ist. Diese Studien ergaben, dass die Morbidität, die 30-Tage-Letalität und die Hospitalisationsdauer bei chirurgischer Therapie deutlich höher sind (Tab. 38.**4**). Im Langzeitverlauf hatte die endoskopische Therapie in diesen Studien allerdings eine höhere Komplikationsrate durch Prothesenokklusion und begleitende Cholangitis. Diese Komplikationen können jedoch in der Regel bei entsprechender klinischer Kontrolle durch eine endoskopische Intervention problemlos beseitigt bzw. durch einen programmierten Prothesenwechsel verhindert werden. Es ist anzunehmen, dass bei Verwendung selbstexpandierender Metallstents (SEMS) (s. u.) auch die Langzeitkomplikationsrate der endoskopischen Therapie günstiger ist. Hierzu gibt es allerdings bisher keine prospektiv randomisierten Studien.

Das Hauptrisiko in der Akutphase der Endoprothesenimplantation besteht in der endoskopischen Sphinkterotomie (insbesondere Blutung, Pankreatitis), die üblicherweise erfolgt, um den Zugang zum Gallengang zu erleichtern. Einzelne Studien zeigen allerdings, dass die Protheseneinlage auch ohne Sphinkterotomie erfolgen kann (18).

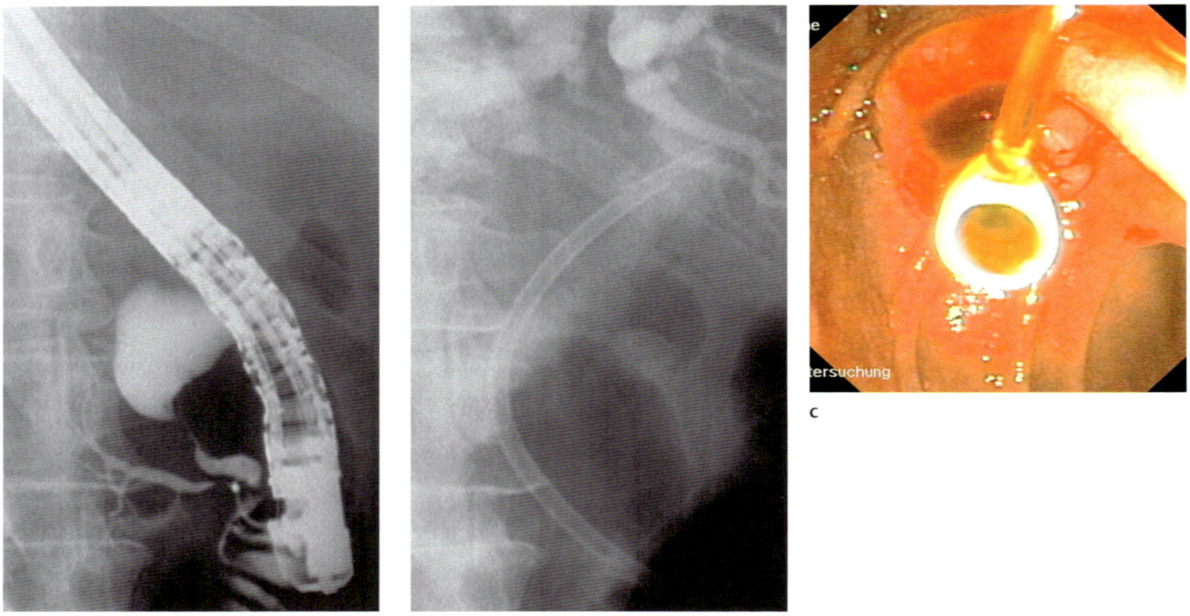

Abb. 38.6 Stenose von Pankreas- und Gallengang.
a Im Rahmen der ERCP Diagnose eines sog. Double-Duct-Zeichen bei Pankreaskopfkarzinom (gleichzeitige Einengung von Pankreas- und Gallengang).
b Radiologische Darstellung nach Implantation einer 10-French-Plastikprothese.
c Endoskopischer Aspekt der Endoprothese mit gutem Galleabfluss.

Tabelle 38.4 Publizierte Studien mit prospektivem Vergleich von Endoprothesentherapie und Bypassoperation bei Patienten mit Verschlussikterus infolge Pankreaskarzinom

Autor	Smith 1994		Andersen 1989		Shepherd 1988	
	Prothese	Operation	Prothese	Operation	Prothese	Operation
Patienten (n)	101	103	25	25	23	23
Erfolg (%)	92	92	96	88	82	92
Komplikationen (%)	11	29	36	20	30	56
Rezidivikterus/Cholangitis (%)	36	2	0	0	30	0
30-Tage-Letalität (%)	8	15	20	24	9	20

Stentokklusion

Das Problem der Plastikprothesen ist die Okklusion, die meist innerhalb von 3–4 Monaten eintritt (36) und zu einem erneuten Ikterus oder einer Cholangitis führt. Ursächlich für die Okklusion scheinen eine bakterielle Besiedlung der Prothesenoberfläche (52), mukoide Gallenbestandteile wie biliäres Glykoprotein (54) oder auch ein Reflux von Duodenalinhalt (51) zu sein.

Prothesenmaterialen und -designs. In der Vergangenheit wurden verschiedenste Prothesenmaterialen (z.B. Polyethylen, Teflon), Prothesendesigns (mit/ohne Seitloch, Tannenbaum-Typ) und Durchmesser getestet, um einer Prothesenokklusion vorzubeugen. Letztlich haben Material und Design in prospektiv-randomisierten Vergleichen keinen reproduzierbaren positiven Effekt auf die Offenheitsrate ausgeübt (10, 15, 40, 42, 46, 47). Die Offenheitsdauer der Prothesen wird allerdings erwiesenermaßen durch den Durchmesser beeinflusst: so okkludieren Prothesen mit einem Durchmesser von 7 French signifikant schneller und häufiger als solche mit 10 French Durchmesser (36).

Antibiotika. Die prophylaktische Gabe von Antibiotika (insbesondere Gyrasehemmer) oder Ursodeoxycholsäure haben in Metaanalysen bzw. einem aktuellen systematischen Cochrane-Review keinen protektiven Effekt gegen eine Prothesenokklusion und können daher nicht generell empfohlen werden (17).

Selbstexpandierende Metallstents. Eine wesentliche und reproduzierbare Verbesserung der Okklusionsrate wurde durch die selbstexpandierenden Metallstents (SEMS) erzielt. Diese weisen im Vergleich zu den Plastikprothesen einen signifikant größeren Innendurchmesser auf (Abb. 38.**7**). Im direkten Vergleich zu den Plastikprothesen sind für die Metallstents eine signifikant längere Offenheitsdauer und in der Folge eine niedrigere Reinterventionsrate beschrieben, ohne dass allerdings ein Vorteil für das Überleben der Patienten nachweisbar wäre (28, 29, 34) (Tab. 38.**5**). Die Kosten der Plastikprothesen betragen nur einen Bruchteil der Kosten eines Metallstents, zudem versterben viele Patienten mit Pankreaskarzinom bevor die erste Plastikprothese okkludiert ist (36). Eine 1998 publizierte dreiarmige Studie belegte zwar den Vorteil der SEMS im Vergleich zur Plastikprothese, die nur bei Okklusionszeichen („on demand") gewechselt wird.

Verglichen mit einem programmierten, dreimonatlichen Wechsel von Plastikprothesen bot der Metallstent unter wirtschaftlichen wie klinischen Aspekten allerdings keinen Vorteil, wenn die Überlebensdauer des Patienten 6 Monate oder weniger betrug (38).

Anhaltspunkte für Therapiestrategie. Mehrere Studien beschäftigen sich daher mit der Frage, welche Faktoren zur Abschätzung der Überlebenszeit und damit zur Planung der optimalen Therapiestrategie geeignet sind. Lebermetastasen zum Zeitpunkt der Protheseninplantation waren bei einer prospektiv randomisierten Studie mit 118 Patienten der einzige Faktor, der signifikant mit einer kürzeren Überlebenszeit vergesellschaftet war (2,7 Monate vs. 5,3 Monate; $p < 0{,}0005$) (26). Dies bestätigen eigene Daten aus einer Serie mit 103 Patienten, die bei einem Pankreaskarzinom mit Plastikprothesen versorgt wurden (36). Andere Autoren ermittelten eine Primärtumorgröße von mehr als 3 cm als prädiktiven Faktor für eine kürzere Überlebenszeit (38).

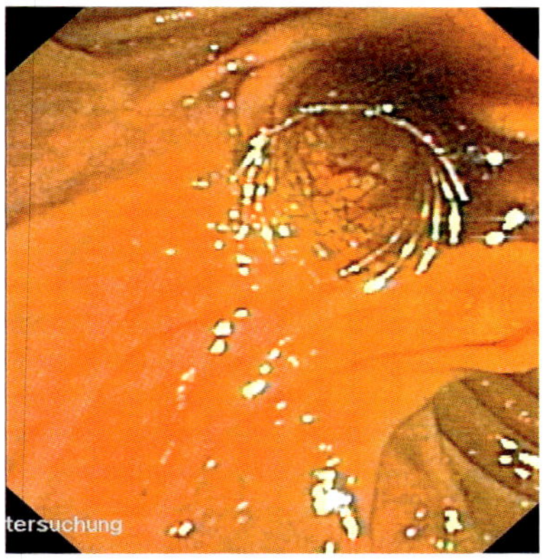

Abb. 38.7 Korrekt einliegender Metallstent in der Papille.

Tabelle 38.5 Daten der publizierten prospektiv randomisierten Vergleiche von Plastikendoprothesen mit Metallstents (SEMS) bei Patienten mit Verschlussikterus infolge Pankreaskarzinom

Autor	Davids 1992		Knyrim 1993		Carr-Locke 1993	
	Plastikprothese	SEMS	Plastikprothese	SEMS	Plastikprothese	SEMS
Patienten (n)	56	49	31	31	78	86
Technischer Erfolg (%)	95	96	100	100	95	98
Okklusion (%)	54	33	43	22	13	13
Offenheitsdauer (Tage)	126	273	138	186	62	111
30-Tage-Mortalität (%)	4	14	9	13	5	5

Falls primär eine Plastikprothese eingesetzt wurde und es zu einem frühzeitigen Verschluss kommt, hat die Implantation eines Metallstents gegenüber den zuletzt eingesetzten Plastikprothesen bezüglich der Offenheitsdauer im Verlauf deutliche Vorteile (25,5 Tage vs. 139 Tage) (35).

Okklusion von Metallstents. Die Okklusion von Metallstents wird meist durch ein Einwachsen von Tumorgewebe durch die Maschen des Stents in das Lumen hervorgerufen. Der Verschluss dieser Metallstents tritt nach einem Zeitraum, von etwa 150 – 300 Tagen auf.

Im Falle der Obstruktion kann ein weiterer Metallstent in den Stent platziert werden oder es wird eine Plastikprothese durch den liegenden Metallstent eingelegt („stent-in-stent") (Abb. 38.**8**).

In Einzelfällen kann die Argon-Plasma-Koagulation zur Beseitigung des eingewachsenen Tumors benutzt bzw. der Metallstent extrahiert werden (7).

Metallstents mit Hülle. Zur Verhinderung oder Verzögerung einer Tumorüberwucherung wurden daher analog zum Ösophagusstent SEMS mit Hülle entwickelt. Diese neuen Metallstents mit Hülle („covered") scheinen die Okklusionsrate der Metallstents weiter zu senken (14% vs. 38%) und die Offenheitsdauer deutlich zu verlängern (304 vs. 166 Tage) (24). Das Problem dieser neuen Stentgeneration scheint die etwas erhöhte Rate an akuter Cholezystitis und akuter Pankreatitis zu sein, die durch eine Abdeckung des Ductus cysticus und des Ductus Wirsungianus mit dem umhüllten Stentanteil erklärt werden kann (6, 24). Langzeitresultate zu dieser neuen Stentgeneration aus größeren Serien fehlen allerdings noch.

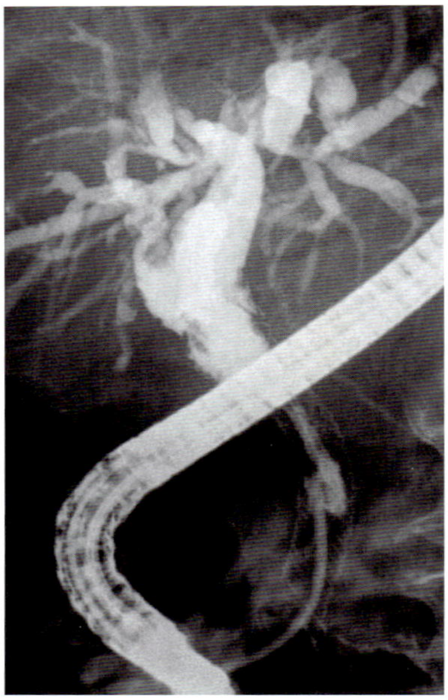
a

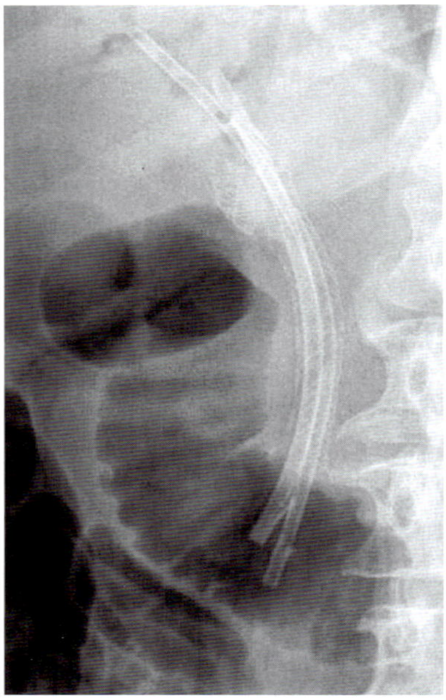
b

Abb. 38.8 Metallstentokklusion.
a Okkludierter Metallstent im Gallengang bei Pankreaskarzinom.
b Nach Implantation von 2 Plastikprothesen zur Überbrückung der Stenose.

Perkutan transhepatische Cholangiodrainage (PTCD), Rendezvous-Manöver

⇢ Indikationen. Verschiedene Ursachen können eine transpapilläre Drainage unmöglich machen: Nichterreichbarkeit der Papille wegen einer Duodenalobstruktion oder nach vorhergehender Operation, fehlgeschlagene Intubation der Papille und eine nicht gelungene Passage des Führungsdrahtes über den transpapillären Zugang bei hochgradiger Gallengangsstenose. In diesen Fällen kann der perkutan transhepatische Zugang in die Gallenwege mit Internalisierung über die Stenose in den abführenden Jejunalschenkel bzw. in das Duodenum eingesetzt werden.

⇢ Durchführung. Bei noch endoskopisch erreichbarer Papille kann der perkutan eingeführte Draht dann über den Arbeitskanal ausgeleitet und konventionell eine transpapilläre Gallengangsprothese über den einliegenden Führungsdraht gelegt werden (sog. Rendezvous-Manöver). Bei nicht mehr erreichbarer Papille wird eine perkutane Cholangiodrainage zur permanenten Versorgung eingelegt über deren Seitlöcher die Galle in den Darm abgeleitet wird. In Abhängigkeit von der Lebenserwartung des Patienten und der klinischen Gesamtsituation ist die perkutane Einlage eines Metallstents die Alternative (23).

⇢ Ergebnisse und Komplikationen. Die klinische Effektivität der perkutan transhepatischen Gallengangsdrainage entspricht der der transpapillären endoskopischen Endoprothetik.

Der perkutane Zugang ist im Vergleich zur Endoskopie mit einer erhöhten Rate an lokalen Komplikationen behaftet.

Im Vordergrund stehen Blutungen aus dem Trakt, Galleleckage in die Bauchhöhle mit lokaler Peritonitis und bei längerem Belassen der externen Drainage lokale Abszessbildung und Hautirritationen durch austretende Galle. Insbesondere bei raschem Aufweiten des transhepatischen Trakts werden in der Literatur auch letale Blutungen berichtet.

Perspektive: Endosonographisch gesteuerte Endoprotheseneinlage

Mit der Entwicklung der endosonographischen Technik und der weiteren Verfügbarkeit von interventionellen EUS-Geräten mit Arbeitskanal sind in speziellen Zentren auch endosonographisch gesteuerte Möglichkeiten der Endoprotheseneinlage entwickelt worden. Diese kommen dann zum Einsatz, wenn der retrograde Zugang an der Papillenintubation oder Stenosepassage scheitert.

⇢ Durchführung. Nach Identifizierung der dilatierten Gallenwege und des transduodenalen Zugangswegs wird zunächst mit einer Injektionsnadel der Gallengang anpunktiert und Kontrastmittel zur sicheren Identifizierung des Ductus choledochus appliziert. Um eine peritoneale Galleleckage zu verhindern, sollte möglichst im Bereich der Pars descendens duodeni eingegangen werden. Es wird ein Führungsdraht in den Gallengang eingebracht und dann in konventioneller Vorgehensweise eine Endoprothese vom Duodenum aus eingelegt. Ist eine Punktion nur vom Bulbus duodeni aus möglich, ist das Risiko der Galleleckage sehr hoch und es wird empfohlen, in dieser Situation einen umhüllten Metallstent oder dickkalibrigen Plastikstent einzubringen. Die zusätzliche Einlage einer nasobiliären Sonde für 2 – 3 Tage kann zur Protektion vor einer Leckage beitragen.

Dieses Verfahren wird von einzelnen Protagonisten der Endosonographie bereits als gute Alternative zur konventionellen endoskopischen Protheseneinlage vorgestellt. Aufgrund der erforderlichen speziellen Expertise in der EUS-Technik ist dieses Verfahren aber derzeit auf wenige Anwender beschränkt und kann sicher noch nicht als etabliert betrachtet werden (13, 14, 19, 33).

Magenausgangsstenose: Enterale Metallstentimplantation

Im Verlauf erleiden etwa 5 – 15% der Patienten mit einem fortgeschrittenen Pankreaskarzinom eine symptomatische Magenausgangsstenose. Ursächlich ist eine Infiltration oder Kompression des Duodenums im Bereich des Bulbus duodeni oder der Pars descendens duodeni. Die Patienten leiden an postprandialem Völlegefühl oder rezidivierendem Erbrechen und es kommt zu einem forcierten Gewichtsabfall und rascher Verstärkung der Tumorkachexie (4, 22).

Bis vor wenigen Jahren war die operative Passagewiederherstellung durch die offene oder laparoskopische Gastroenterostomie das Standardverfahren. Mit der Weiterentwicklung der endoskopischen Verfahren sind auch in diesem Problemfeld endoskopische Alternativen etabliert worden.

Mehrere prospektive Serien belegen, dass die Implantation von Metallstents bei Magenausgangsstenosen zu einer raschen und einfachen Passagewiederherstellung führt. Die Komplikationsraten durch Stentmigration, Perforation oder Blutung sind gering.

Im Langzeitverlauf ist eine Okklusion des Stents durch Tumoreinwachsen in 10 – 15% der Patienten zu erwarten. Diese kann aber üblicherweise durch Rekanalisierung mittels Argon-Plasma-Koagulation oder Implantation eines zweiten Stents (Stent-in-Stent) therapiert werden (Abb. 38.**9**).

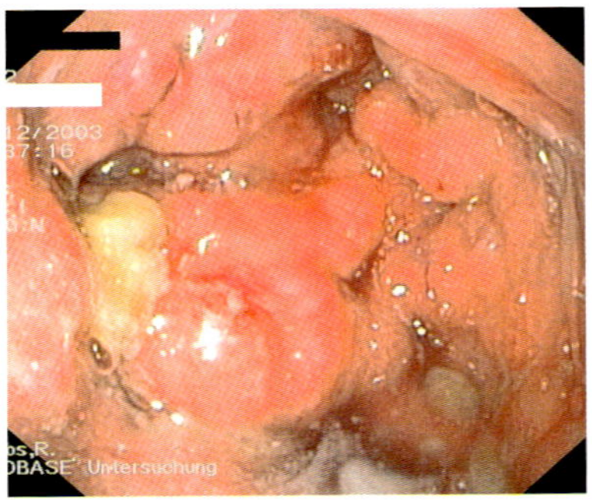

a

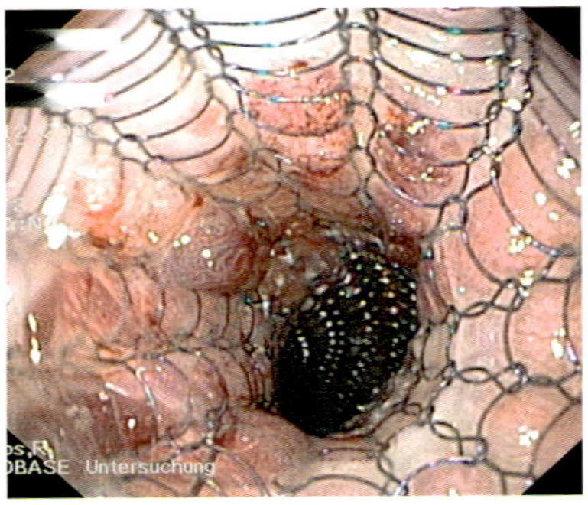

b

☒ **Abb. 38.9** Magenausgangsstenose.
a Tumorinfiltration im Magenausgangsbereich.
b Nach Implantation eines selbstexpandierenden Metallstents.

Schmerzen: Endosonographisch gesteuerte Plexus-coeliacus-Blockade

Schmerzen bei Patienten mit Pankreaskarzinom sind häufig und können verschiedene Pathomechanismen haben. Bei tumorbedingten oder tumorassoziierten Schmerzen steht an erster Stelle die klassische medikamentöse Analgesie nach dem WHO-Stufenschema. Insbesondere mit dem Einsatz von Opiaten gelingt es bei der Mehrzahl der Patienten eine befriedigende Analgesie zu erzielen. Bei Schmerzen, die auf die übliche analgetische Therapie refraktär sind, stellt auch die endoskopische Intervention eine Option dar.

⇢ **Durchführung.** Die Plexus-coeliacus-Blockade durch eine endosonographisch gesteuerte Applikation von Alkohol oder Lokalanästhetika entlang des Truncus coeliacus kann zu einer Schmerzreduktion führen. Mit einem Linearscanner wird zunächst bis zum ösophagogastralen Übergang vorgespiegelt und dann die Abgänge des Truncus coeliacus und der A. mesenterica superior aus der Aorta aufgesucht. Mittels Dopplertechnik wird ausgeschlossen, dass relevante Gefäße, insbesondere venöse Kollateralen, im geplanten Punktionsweg liegen. Anschließend wird die Injektionsnadel durch die posteriore Magenwand unmittelbar oberhalb des Truncus coeliacus platziert. Unter direkter endosonographischer Kontrolle wird dann eine Kombination aus 0,25- bis 0,75%igem Bupivacain gefolgt von 3 ml (40 mg) Triamcinolon (20) oder 8–20 ml absolutem Alkohol injiziert.

⇢ **Ergebnisse.** Bei etwa 50–78% der Patienten wurde in Studien mit Pankreaskarzinompatienten eine deutliche Besserung der Schmerzsituation mit einer bis zu 88%igen Verbesserung der Schmerzscores beschrieben. Die meisten Patienten benötigen aber auch nach der Coeliacus-Blockade weiterhin Analgetika.

Bei der Mehrzahl der mit einer Plexus-coeliacus-Blockade behandelten Patienten ist es aber möglich, die Analgetikadosis deutlich zu reduzieren und damit medikamentöse Nebenwirkungen einer hoch dosierten Opiattherapie zu bessern.

⇢ **Nebenwirkungen.** Typische Nebenwirkungen der Coeliacus-Blockade sind zunächst Schmerzen am Tage der Intervention, die fast regelhaft auftreten. Durch eine Beeinträchtigung der sympathischen Nervenfasern am Plexus finden sich bei etwa einem Drittel der Patienten zudem eine transiente arterielle Hypotension und/oder eine Diarrhö, die meist innerhalb weniger Tage selbstlimitierend enden (41). In einer prospektiv randomisierten Studie zum Vergleich der EUS-gesteuerten mit der computertomographisch geführten Plexusblockade bei Patienten mit chronischer Pankreatitis resultierte die endosonographische Therapie in einer länger anhaltenden Schmerzreduktion und wurde von den Patienten als Applikationsform vorgezogen (20).

⇢ **Pankreasgangprothese.** In den letzten Jahren finden sich immer wieder Berichte, dass die Implantation einer Pankreasgangprothese bei Patienten mit tumorbedingtem Aufstau des Pankreasganges zu einer raschen und eindrucksvollen Schmerzlinderung führt. In den publizierten Serien wird über eine komplette Schmerzlinderung bei 60% und eine partielle Schmerzreduktion bei weiteren 25% berichtet (12).

FAZIT FÜR DIE PRAXIS

- Die modernen endoskopischen Interventionsmöglichkeiten haben in den letzten drei Jahrzehnten die palliative Therapie bei fortgeschrittenem Pankreaskarzinom bereichert.
- Die Behandlung des obstruktiven malignen Ikterus ist heute weltweit akzeptiert die Domäne der transpapillären Protheseneinlage. Mit der Prothesentherapie kann sicher, rasch und relativ komplikationsarm der Ikterus mit seinen Auswirkungen beseitigt werden.
- Bei der malignen Magenausgangsstenose hat sich in den letzten Jahren in endoskopischen Zentren zunehmend die Implantation selbstentfaltender Metallstents als Alternative zur offenen oder laparoskopischen Gastroenterostomie durchgesetzt. Randomisierte Studien werden in Zukunft den Stellenwert dieser Verfahren belegen müssen.
- Bei Patienten mit Schmerzen, die durch eine konventionelle analgetische Therapie nur unzureichend behandelt werden können, ist in Einzelfällen die endosonographisch

gesteuerte Blockade des Plexus coeliacus oder bei starkem Aufstau des Pankreasganges auch die transpapilläre Implantation einer Pankreasgangendoprothese sinnvoll.

38.3 Chirurgische Therapie des Pankreaskarzinoms

F. Dobrowolski, H.-D. Saeger

EDITORIAL **Die Behandlung maligner Pankreastumoren bleibt trotz der Fortschritte in der onkologischen Behandlung eine Herausforderung. Im Mittelpunkt steht weiterhin die operative Therapie bei potenziell resektablen Tumoren. Allerdings sind insbesondere die onkologischen Langzeitergebnisse im Vergleich zu anderen Tumorentitäten enttäuschend. Langzeitüberlebende werden allenfalls bei frühen Stadien R0-resezierter duktaler Adenokarzinome gesehen. Wünschenswert wären insbesondere bei der Behandlung der duktalen Adenokarzinome des Pankreas effektive multimodale Ansätze.**

Die Mehrheit der Patienten befindet sich zum Diagnosezeitpunkt bereits in einem fortgeschrittenen Tumorstadium, so dass im klinischen Alltag die palliative Therapie (operativ oder interventionell endoskopisch) den Schwerpunkt bei Pankreasmalignomen bildet.

Perioperative Letalität und Morbidität

Letalitätsraten. Die Frühergebnisse der Pankreaschirurgie haben sich in den letzten 2 Jahrzehnten deutlich verbessert. Noch in den 80er Jahren wurde über perioperative Letalitätsraten von bis zu 30% bei Pankreaskopfresektionen berichtet. Inzwischen werden insbesondere in chirurgischen Zentren Letalitätsraten von deutlich unter 5% erreicht. In einer Erhebung mehrerer deutscher Zentren lag der Wert zwischen 0 und 4,8% (10). Eine Studie aus den USA zeigte, dass die perioperativen Letalitätsraten mit der Anzahl der resezierten Patienten in einer Institution korrelierten (1). Eine Zurückhaltung bei der Indikationsstellung zur Resektion von Pankreaskopfneoplasien erscheint bei entsprechender Kompetenz daher nicht gerechtfertigt.

Komplikationen. Allerdings haben Pankreaseingriffe allgemein und im Speziellen die Pankreaskopfresektionen eine perioperative Morbidität von 21 – 72% (14). Hierzu zählen leichtere Komplikationen wie Wundheilungsstörungen bis hin zu ernsteren Komplikationen wie Nahtinsuffizienzen, insbesondere der Pankreasanastomose (2 – 28%) (5). Sie stellen die häufigste Ursache der perioperativen septischen Komplikationen dar. Problematisch können ebenfalls die postoperativen Hämorrhagien sein (Blutungen aus der Pankreasanastomose, aus Pseudoaneurysmen, aus Anastomosenulzerationen).

Kurative chirurgische Resektionen

Bei der potenziell kurativen Behandlung des Pankreaskarzinoms steht die chirurgische Therapie im Vordergrund. Allerdings sind zum Zeitpunkt der Diagnosestellung nur 10 – 25% aller Pankreaskopfkarzinome vollständig resektabel (6). Die Resektionsquote liegt bei den Karzinomen im Pankreaskorpus und -schwanz noch niedriger.

Prognose. Entscheidende prädiktive Faktoren für ein mögliches Langzeitüberleben stellen die R0-Resektion und das Frühkarzinom dar (12, 21). Allerdings befindet sich nur ein geringer Prozentsatz der Patienten zum Diagnosezeitpunkt in diesem Stadium.

Die 5-Jahres-Überlebensrate nach Pankreaskopfresektionen bei Pankreaskarzinom liegt zwischen 3 und 30% (6,18). Aber auch nach diesem Zeitraum versterben die meisten Patienten an einem Tumorrezidiv (2). Prognostisch wesentlich günstiger ist hier die Situation bei anderen resezierten Tumorentitäten, wie den malignen zystischen Neoplasien oder den neuroendokrinen Tumoren.

Resektionsverfahren

Das Spektrum der Resektionsverfahren in der Chirurgie maligner Pankreasneoplasien ist in Tab. 38.**6** aufgeführt.

Als Operationsverfahren bei Verdacht auf maligne Neoplasien kommen die pyloruserhaltende Pankreaskopfresektion (PPPD) und die Kausch-Whipple-Operation, die Pankreaslinksresektion und die totale Pankreatektomie je nach Lage und Ausdehnung des Malignoms in Betracht.

Kausch-Whipple-Operation und PPPD. Die am häufigsten durchgeführten Resektionen sind die Kausch-Whipple-Operation (Resektion von Pankreaskopf mit Duodenum, Magenantrum, Gallenblase und Ductus hepaticus)

Tabelle 38.6 Mögliche Resektionsverfahren in der Chirurgie von Pankreasneoplasien

Operationsverfahren	Variables Vorgehen	
Pankreaskopfresektion* • Kausch-Whipple-Operation* • Pyloruserhaltende Pankreaskopfresektion (PPPD)*	Lymphadenktomie Standard*	Pfortaderteilresektion ja/nein*
Totale Pankreatektomie*	Lymphadenktomie Standard*	Pfortaderteilresektion ja/nein*
Pankreaslinksresektion*	mit Splenektomie*	ohne Splenektomie
Pankreassegmentresektion		
Enukleation		

* Operationen bei Malignomverdacht

und die PPPD (Resektion ca. 1–2 cm distal des Pylorus, ansonsten gleiches Resektionsausmaß). Neue Studien mit hohem Evidenzgrad ergaben bezüglich der onkologischen Ergebnisse und der frühpostoperativen Ergebnisse keine signifikanten Unterschiede dieser beiden Operationsverfahren (17).

Die von einigen Gruppen propagierte erweiterte Lymphadenektomie scheint keine Verbesserung der onkologischen Prognose zu erbringen (4, 11, 22). Sie ist aber mit einer deutlichen perioperativen Morbiditätssteigerung verbunden.

Eine isolierte Infiltration der Pfortader stellt keine Kontraindikation zur Resektion dar, falls eine R0-Resektion erreicht werden kann. Die perioperative Morbidität und Letalität wird durch dieses Vorgehen nicht erhöht (17).

→ **Palliative Resektion.** Lokale Irresektabilität ist gegeben durch eine Infiltration der arteriellen Gefäßachse (Truncus coeliacus, A. mesenterica superior, A. hepatica) oder die Tumorinfiltration der Mesenterialwurzel. Insbesondere die Ausdehnung des Malignoms dorsal der Pfortader ins Retroperitoneum zur A. mesenterica superior ist nicht selten erst nach Durchtrennung des Pankreaskopfes erkennbar. Der Eingriff wird dann in der Regel als palliative Resektion beendet.

Die retrospektive Aufarbeitung dieses Krankengutes zeigt, dass palliativ resezierte Patienten eine bessere Prognose haben als nicht resezierte Patienten (7). Aufgrund der doch hohen Morbidität des Eingriffes kann eine palliative Resektion allerdings derzeit nicht empfohlen werden.

→ **Totale Pankreatektomie.** Eine Verbesserung der onkologischen Ergebnisse durch eine Ausweitung der Resektion im Sinne einer totalen Pankreatektomie lässt sich nicht erzielen. Zudem stellt der dann schwerer einstellbare Diabetes mellitus einen erheblichen Morbiditätsfaktor dar.

→ **Pankreaslinksresektion.** Bei malignen Pankreaskorpus- und Pankreasschwanzneoplasien ist die Pankreaslinksresektion unter Mitnahme der Milz das Verfahren der Wahl. Aufgrund der spät im Verlauf der Tumorprogression auftretenden Symptome der hier lokalisierten Läsionen werden die Karzinome allerdings meist erst in deutlich fortgeschritteneren Stadien diagnostiziert und sind häufig nicht mehr resektabel (9). Die Linksresektion ist mit einer deutlich geringeren Morbidität und Letalität (< 1 %) verbunden als die oben aufgeführten Pankreaskopfresektionen (8).

Palliative Chirurgie

Wie oben dargelegt, ist eine Chirurgie mit kurativem Ansatz nur bei der Minderheit der Pankreaskarzinompatienten möglich. Deshalb nehmen im klinischen Alltag die palliativen Verfahren einen wichtigen Stellenwert ein.

Wann immer möglich, sollte in der palliativen Situation die Laparotomie vermieden werden. In der Regel kommen dann interventionelle endoskopische Verfahren zur Anwendung.

Operative Gallengangsableitungen

Neben den endoskopisch interventionellen Verfahren steht für die Behandlung des Verschlussikterus die operative Gallengangsableitung zur Verfügung. Es besteht die Möglichkeit der Ableitung über eine Cholezystojejunostomie (konventionell oder laparoskopisch) oder eine Hepatikojejunostomie.

→ **Cholezysto- und Hepatikojejunostomie.** Voraussetzung für die Anlage einer Cholezystojejunostomie ist eine freie Einmündung des Ductus cysticus in den Ductus hepatocholedochus mit ausreichendem Abstand zum Tumor. Dies muss prä- oder intraoperativ durch eine entsprechende Bildgebung abgeklärt werden. Der Gallenblasenfundus kann dann mit einer nach Roux-Y ausgeschalteten Dünndarmschlinge anastomosiert werden. Dieses Verfahren ist technisch einfacher als die Anlage einer Hepatikojejunostomie, ist aber mit einer deutlich höheren Rate an rezidivierendem Verschlussikterus behaftet. So zeigte eine Studie, dass 47% aller Patienten mit einer Cholezystojejunostomie einen Rezidivverschlussikterus entwickelten (13). In den meisten Kliniken wird deshalb zur operativen palliativen Gallengangsableitung die Hepatikojejunostomie bevorzugt. Diese erfordert dann auch die Cholezystektomie.

Die Alternative zur biliodigestiven Anastomose ist die Einlage eines Gallengangsstents (Plastik- oder Metallstent). Es fehlen valide Studien zum Vergleich beider Verfahren (13).

→ **Indikationen und Kontraindikationen.** Die operative Gallengangsdrainage sollte beim fortgeschrittenen Karzinom mit nur sehr begrenzter Lebenserwartung (diffuse Metastasierung, schlechter Allgemeinzustand) nicht durchgeführt werden.

Indikationen für die palliative Hepatikojejunostomie können das lokal irresektable Pankreaskopfkarzinom, eine duodenale Obstruktion oder anatomische Bedingungen wie ein Zustand nach Billroth-II-Operation sein. Insbesondere Patienten mit einem lokal fortgeschrittenen irresektablen Karzinom profitieren vermutlich wegen der höheren Lebenserwartung im Vergleich zu Patienten mit einer M1-Situation (Lebermetastasen, Peritonealkarzinose) von einer einmalig durchgeführten Hepatikojejunostomie im Vergleich zu mehrfach notwendigen Stentwechseln (16, 20).

Gastroenterostomie

Passagestörungen durch Obstruktion des Gastrointestinaltraktes sind mit 5–20% seltener als das Symptom des Ikterus (15). Bei einer klinischen Magenausgangsstenose durch eine Duodenalkompression ist die Indikation zur Anlage einer Gastroenterostomie gegeben. Falls möglich, sollte ein laparoskopisches Verfahren eingesetzt werden.

Bei größeren Tumoren mit Infiltration in die Mesenterialwurzel sind Übelkeit und Erbrechen durch eine Motilitätsstörung des Darmes bedingt und demzufolge einer operativen Therapie nicht zugänglich (19).

→ **Prophylaktische Gastroenterostomie.** Die Durchführung einer prophylaktischen Gastroenterostomie im Rahmen der Anlage einer biliodigestiven Anastomose wird kontrovers beurteilt. Zwar ist das potenzielle Operationsrisiko durch die Erweiterung des Eingriffes nicht wesentlich erhöht, aber aufgrund der kurzen Lebenserwartung wird eine Duodenalstenose in den meisten Fällen für den Patienten nicht mehr relevant sein (3).

Zur Kontrolle des Tumorschmerzes werden chirurgisch operative Maßnahmen praktisch kaum eingesetzt.

FAZIT FÜR DIE PRAXIS

- Eine Chance auf ein Langzeitüberleben bei Patienten mit einem duktalen Pankreaskarzinom besteht nur bei Durchführung einer kurativen Resektion.
- Die perioperative Letalität bei Pankreaskopfresektionen liegt in Zentren deutlich unter 5%.
- Eine isolierte Infiltration der Pfortader stellt unter der Voraussetzung, dass eine R0-Resektion gelingen kann, keine Kontraindikation zur Resektion dar.
- In der palliativen Therapie sollten bei Patienten mit fortgeschrittenem Karzinom und begrenzter Lebenserwartung die interventionellen Methoden im Vordergrund der Behandlung stehen.

39 Neuroendokrine Tumoren (NET) des gastroentero-pankreatischen Systems

W. E. Schmidt

EDITORIAL **Unter dem Begriff neuroendokrine Tumoren werden „bioaminerge" Karzinoide (= klassische Karzinoide) und „peptiderge Karzinoide" (= „Peptidome") zusammengefasst.**

Als neuroendokrine Tumoren (NET) werden benigne und maligne (= metastasierende) Neoplasien bezeichnet, die biologisch aktive Wirkstoffe (biogene Amine: Serotonin, Histamin, Dopamin, Noradrenalin; Hormone/neuroendokrine Peptide: Gastrin, Insulin, Glucagon, VIP/PHM, Somatostatin, GRF, ACTH, PP) bilden und entweder ins Blut sezernieren („Tumorhypersekretionssyndrome") oder keine nennenswerte Sekretion biologisch aktiver Substanzen zeigen (nonfunktionelle oder klinisch inaktive neuroendokrine Tumoren).

Die Hypersekretionssyndrome erzeugen charakteristische klinische Symptomkomplexe, die für den Tumorträger neben dem Tumorwachstum das bestimmende Krankheitsbild darstellen: Das Karzinoidsyndrom ist gekennzeichnet durch exzessive Freisetzung von Serotonin, Tachykininen und anderen Neuropeptiden, die Peptidomsyndrome (Insulinom-, Gastrinom-, VIPom-Syndrom etc.) sind gekennzeichnet von der pharmakologischen Wirkung der im Übermaß sezernierten Peptide.

Neuroendokrine Peptide (gastrointestinale Hormone und Neuropeptide)

→ **Grundlagen/Geschichte.** Bayliss und Starling postulierten 1902 die Existenz des Sekretins, einer chemischen Substanz in Duodenalextrakten, die als „Hormon" über den Blutweg die Pankreassekretion stimuliert. Der von Pawlow entwickelten Lehre von der nervalen Regulation der Körperfunktionen wurde damit das Konzept der Endokrinologie gegenübergestellt.

Erst nach 1960 setzte sich die Erkenntnis durch, dass endokrine und neuroendokrine Zellen im gastroenteropankreatischen System eine Fülle biologisch aktiver Peptide synthetisieren. Zum Insulin kamen als weitere Inselzellhormone Glucagon, pankreatisches Polypeptid (PP) und Somatostatin, zu den klassischen gastrointestinalen Hormonen Gastrin und Sekretin zahlreiche regulatorische Peptide, die aufgrund struktureller Ähnlichkeit der Gastrinfamilie (Cholecystokinin-8 [CCK] CCK-33, -39, -58), der Sekretinfamilie (Glucagon, GIP, GLP-1, VIP, PHM, PACAP), der PP-Familie (PP, PYY, NPY), der Tachykininfamilie (Substanz P, Neurokinin A und B) oder der Opioidfamilie (Enkephaline, Proopiomelanocorticotropin-Familie) angehören oder neuartige Aminosäuresequenzen (Galanin, Ghrelin) aufweisen. Die meisten der aus dem Gastrointestinaltrakt isolierten Peptide wie CCK, VIP oder Galanin kommen auch im zentralen und peripheren Nervensystem vor. Gleichzeitig wurden Peptide, die primär im Gehirn identifiziert worden waren, wie Somatostatin, auch im gastroenteropankreatischen System gefunden („gut-brain peptides").

Der Begriff „neuroendokrine Peptide" fasst deshalb die früher gebräuchlichen Termini „gastrointestinale Hormone" und „Neuropeptide" zusammen.

→ **Regulationsprinzip.** Neuroendokrine Peptide entfalten ihre Wirkungen im Gastrointestinaltrakt auf 3 Wegen: endokrin als Hormone über den Blutkreislauf (z. B. Gastrin), parakrin durch Sekretion in die unmittelbare zelluläre oder luminale Umgebung (z. B. Somatostatin) und neurokrin/neuroendokrin als Transmitter oder peptiderger Modifier über Strukturen des zentralen oder peripheren Nervensystems (z. B. VIP, CCK). Tab. 39.**1** gibt einige Informationen über die am längsten bekannten regulatorischen Peptide des gastroenteropankreatischen Systems. Inzwischen wurden zahlreiche weitere Peptide identifiziert, die überwiegend im zentralen und peripheren (gastroenteropankreatischen) Nervensystem lokalisiert sind.

→ **Diagnostischer Wert.** Pentagastrin, humanes Gastrin-17 und Gastrin-releasing peptide (GRP) werden zur Magensekretionsanalyse, Sekretin und Cholecystokinin (CCK) oder sein Analog Caerulein werden zur Gallenblasen- und exokrinen Pankreasfunktionsprüfung in der Klinik eingesetzt. Hypothalamische Releasing-Faktoren (CRF, GRF, TRH, LH, FSH) werden in Funktionstests der klassischen Endokrinologie zur Abklärung verschiedener endokriner Funktionsstörungen und Erkrankungen routinemäßig eingesetzt. Viele andere neuroendokrine peptiderge gastrointestinale Funktionstests besitzen wissenschaftliche Bedeutung.

→ **Therapeutische Bedeutung.** Weltweit etabliert sind *Insulin* zur Therapie des Diabetes mellitus und *Glucagon* zur Behebung hypoglykämischer Reaktionen sowie zur Hemmung gastrointestinaler Motilität. *Caerulein* wird zur Therapie des paralytischen Ileus benutzt. Bewährt hat sich außerdem die Therapie der oberen gastrointestinalen Blutungen (aus Ösophagusvarizen sowie Magen- und Duodenalgeschwüren) mit *Somatostatin* oder seinem lang wirkenden und daher subkutan applizierbaren Analogon Octreotid. Als gesicherte Indikation kann ferner die symptomatische Therapie mit *Octreotid* oder modernen länger wirksamen Depotformen (Lanreotid, Octreotid LAR; Wirkdauer 10–28 Tage) bei einigen inoperablen neuroendokrinen Tumorsyndromen gelten (VIPom, Karzinoidsyndrom, Insulinom, Glukagonom, GRFom mit Akromegalie). Beim hepatorenalen Syndrom werden mit gutem Erfolg *Vasopressin-Analoga* eingesetzt mit dem Ziel, die portale Hypertension zu senken, die das Nierenversagen verursachende renale Vasokonstriktion und Minderperfusion zu antagonisieren und damit die Zeit bis zu einer kurativen Lebertransplantation zu überbrücken. *Glucagon-like Peptide-1* (GLP-1) stimuliert die Insulinsekretion, hemmt gleichzeitig die Glucagonsekretion und damit die hepatische Glukoneogenese, hemmt die Magenentleerung und reduziert so und über zentrale Wirkungen die Nahrungsaufnahme. Damit stellt es ein ideales und bisherigen Ansätzen überlegenes Therapieprinzip für den häu-

Tabelle 39.1 Charakteristika einiger regulatorischer Peptide des Gastrointestinaltraktes

Namen und gebräuchliche Abkürzungen	Biologische Hauptwirkungen (Wirkungsmodus)	Vorkommen	Strukturähnlichkeit mit anderen Peptiden
Gastrin	Stimulation der Magensäuresekretion (endokrin), überwiegend über Stimulation der Histaminfreisetzung (ECL-Zelle)	Magen, Dünndarm	CCK
Cholecystokinin (CCK)	Stimulation von Gallenblasenkontraktion und Enzymsekretion, Hemmung der Magensäuresekretion (endokrin)	Dünndarm, Gehirn	Gastrin, Caerulein
Sekretin	Stimulation der Wasser und HCO_3^--Sekretion von Pankreas und Brunner-Drüsen (endokrin)	Dünndarm	Glucagon, GIP, VIP, PHI (Peptide Histidine Isoleucine), GHRH (Growth Hormone releasing Hormone), GLP-1, PACAP (Pituitary Adenylate Cyclase activating Peptide)
Gastric inhibitory Polypeptide (GIP)	Stimulation der glucoseinduzierten Insulinsekretion, Hemmung der Magensekretion (endokrin); physiologisches Inkretin	Dünndarm	wie Sekretin
Glucagon und Enteroglucagon Glucagon-like Peptide 1 (GLP-1)	Pankreasglucagon: Stimulation der Glykogenolyse (endokrin) und Insulinsekretion (parakrin) Enteroglucagon: Trophik des Darms (endokrin) GLP-1: Stimulation der Insulinsekretion und Hemmung der Glucagonsekretion, Hemmung der Magenentleerung (endokrin); physiologisches Inkretin	Pankreas, Darm, Gehirn	wie Sekretin
Vasoactive intestinal Polypeptide (VIP) Pituitary Adenylate Cyclase activating Peptide (PACAP)	stimuliert Muskelrelaxation, Vasodilatation und Sekretion (neurokrin)	zentrales und viszerales Nervensystem	wie Sekretin
Motilin	stimuliert Darmmotilität (endokrin), Agonist: Erythromycin	Dünndarm	
Pancreatic Polypeptide (PP)	inhibiert Pankreassekretion und Gallenblasenkontraktion (endokrin)	Pankreas	PYY (Peptide Tyrosin Tyrosin) NPY (Neuropeptide Tyrosin)
Somatostatin	Inhibition von Sekretion und Motilität sowie Freisetzung von Peptiden im gesamten GI-Trakt (parakrin, neurokrin, endokrin)	Pankreas, Darm, zentrales und viszerales Nervensystem	–
Substanz P	stimuliert Muskelkontraktion und Vasodilatation (Neurotransmitter)	zentrales und viszerales Nervensystem	Neurokinin A, B
Gastrin releasing Peptide (GRP), Neuromedin C	stimuliert Freisetzung von Gastrin, CCK und weiteren Peptiden, stimuliert Muskelkontraktion, Enzymsekretion (neurokrin)	zentrales und viszerales Nervensystem	Bombesin
Galanin	stimuliert Muskelkontraktion, hemmt Insulinsekretion	zentrales und viszerales Nervensystem	–

fig mit Adipositas einhergehenden Diabetes mellitus Typ 2 dar. Stabile Modifikationen von GLP-1 und seinem aus dem Gila monster stammenden Strukturanalogon Exendin-4 (Exenatide) wurden erfolgreich in die Therapie des Typ-2-Diabetes eingeführt. Inhibitoren der Dipeptidyl-Peptidase-4 (DPP-4) führen zu einer Wirkungsverlängerung der endogenen Peptide GLP-1 und GIP und damit zu einer innovativen Wirkung beim Typ-2-Diabetes mellitus. Dieses Inkretin-Therapie-Konzept wird die Therapie des Typ-2-Diabetes revolutionieren. Großes Potenzial für die Therapie der Adipositas und des metabolischen Syndroms haben eine Reihe neuroendokriner Peptide (Ghrelin-Antagonisten, GLP-1, PYY3 – 36, CCK), die an der Regulation der Nahrungsaufnahme und Sättigungsinduktion beteiligt sind. Stabile Agonisten und Antagonisten neuroendokriner Peptidrezeptoren und biogener Aminrezeptoren werden in der Zukunft eine kaum zu überschätzende therapeutische Bedeutung erlangen.

Einteilung der neuroendokrinen Tumoren

Histochemie und Zellsysteme. Morphologisch entsprechen neuroendokrine Tumoren den sog. Karzinoiden, denen eine Reihe histochemischer Charakteristika (Sekretionsgranula, Silberfärbung, Chromogranin A) gemeinsam ist. Der Begriff Karzinoid geht auf Oberndorfer zurück, der 1907 mit diesem Namen karzinomähnliche „semimaligne" Tumoren des Dünndarms belegte. Die Erstbeschreibung eines „Krebses des Ileums" (ileales Dünndarmkarzinoid) erfolgte 1888 durch Lubarsch. Karzinoidtumorzellen gehen wahrscheinlich aus Stammzellen des diffusen neuroendokrinen Systems (NES) („Helle-Zellen-System" Feyrters) hervor, das dem „APUD-Zellsystem" (amine-precursor uptake and decarboxylation) von Pearse entspricht. Der Terminus APUD ist unpräzise, da viele Tumoren Peptide und nicht biogene Amine sezernieren. Die Karzinoidtumorzellen enthalten Peptid- und/oder neurosekretorische Granula. Ihr Gehalt an biologisch aktiven Substanzen gibt allerdings keinerlei Aufschluss über das zu erwartende Sekretionsverhalten. Das diffuse NES ist am weitesten verbreitet im gastroenteropankreatischen Bereich, findet sich aber auch im Respirationstrakt, in der Leber und im Urogenitalsystem. Es leitet sich nicht, wie ursprünglich postuliert, von Zellen der Neuralleiste ab, sondern scheint sich aus Stammzellen der entsprechenden Organe selbst zu entwickeln.

Einteilung. Die meisten hormonal aktiven Tumoren produzieren mehrere Wirkstoffe, häufig in sehr unterschiedlichen Konzentrationen. Tab. 39.**2** zeigt eine Einteilung der neuroendokrinen Tumoren (NET, Karzinoide), die alle Tumoren des diffusen NES umfasst. Hieraus ergibt sich, dass die durch neuroendokrine regulatorische Peptide hervorgerufenen endokrinen Hypersekretionssyndrome vorwiegend durch Tumoren verursacht werden, die ihren Ursprung im Bereich des embryonalen Vorderdarms haben, während das klassische Karzinoidsyndrom überwiegend von Tumoren aus dem Mitteldarmbereich (und Respirationstrakt) hervorgerufen wird (Tab. 39.**2**). In der Vergangenheit wurden viele verschiedene, teils widersprüchliche Klassifikationssysteme für Karzinoide, Peptid-sezernierende gastrointestinale endokrine Tumoren entwickelt, die teils histogenetisch überholt oder unvollständig hinsichtlich der berücksichtigten Entitäten waren.

Tabelle 39.2 Einteilung der neuroendokrinen Tumoren (Karzinoide)

Ursprung	Lokalisation	Sezernierte Wirkstoffe	Klinische Symptome (prädominierendes regulatorisches Peptid)
Vorderdarm	Respirationstrakt	Serotonin (Neuropeptide)	Karzinoidsyndrom[1] (Serotonin, Tachykinine) (Cushing-Syndrom: ACTH)
	Pankreas Duodenum Jejunum	multihormonal (Serotonin)	Hypoglykämie (Insulin: Insulinom) Magenhypersekretion (Gastrin: Gastrinom) Diarrhö (VIP: VIPom) Diabetes (Glucagon: Glukagonom) nekrolytisches Erythem (Glucagon: Glukagonom) Steatorrhö (Somatostatin: Somatostatinom) Cushing-Syndrom: ACTH, CRH[2]) Akromegalie (GHRH[3])
	Magen	selten Histamin 5-Hydroxytryptophan	
Mitteldarm	Ileum Appendix	Serotonin (Tachykinine)	Karzinoidsyndrom[1] (Serotonin, Tachykinine) keine
Hinterdarm	Kolon Rektum	multihormonal	keine keine

[1] Symptome nur bei ausgedehnter Metastasierung
[2] Corticotropin releasing Hormone
[3] Growth Hormone releasing Hormone

Die Symptomatik des Patienten sowie die Prognose seiner Tumorerkrankung hängt neben der gängigen onkologischen Tumorstadieneinteilung außerdem entscheidend von 2 Faktoren ab, die eine besondere Rolle bei neuroendokrinen Tumoren (NET) spielen:

- Ursprungsorgan/Lokalisation des Primärtumors,
- Sekretionsprodukte: Bioamine (Serotonin, Histamin, Dopamin); neuroendokrine Peptide.

Basierend auf diesen beiden Faktoren schlagen wir eine modifizierte Klassifikation aller NET vor. Diese Einteilung (Tab. 39.**2**) berücksichtigt Spezifika der Organlokalisation, basierend auf ihrem embryologischen Ursprung nach Williams und Sandler, ebenso wie die grundsätzliche Klassifizierung der Sekretionsprodukte nach biogenen Aminen (bioaminerge Karzinoide, entsprechen den klassischen Serotonin freisetzenden Karzinoiden) und neuroendokrinen Peptiden (peptiderge Karzinoide, „Peptidome"). In jeder Kategorie muss zwischen symptomatischen Hypersekretionssyndromen und klinisch stummen nonfunktionellen Tumoren unterschieden werden.

Die Mehrzahl der „Peptidome" (symptomatisch: Gastrinom, Insulinom, Glukagonom, VIPom, Somatostatinom, GRFom, ACTHom; asymptomatisch sezernierend: PPom; nonfunktionell: meist gemischte Peptid- ± Aminexpression) ist im Pankreas lokalisiert, daher kann die Gruppe der Peptidome auch unter dem Begriff „pankreatische neuroendokrine Tumoren (PNET)" zusammengefasst werden, wenngleich hieraus keine exklusive Lokalisation im Pankreas abgeleitet werden kann.

Der Begriff „Inselzelltumoren" für die neuroendokrinen Tumoren des Pankreas ist irreführend und sollte vermieden werden, weil diese Tumoren nicht von normalen Inselzellen ausgehen.

Bioaminerge Karzinoide (klassische Karzinoide)

Entsprechend der Klassifikation von Williams und Sandler wird die Einteilung nach embryologischem Ursprung (foregut, midgut, hindgut) und anatomischer Lokalisation übernommen. Modlin und Sandor versuchten in ihrer retrospektiven Analyse von 8305 Karzinoiden, die Organlokalisation der Karzinoide mit dem Überleben der Patienten zu korrelieren. Gastrointestinale Vorderdarmkarzinoide (Ösophagus, Magen, Pankreas, Duodenum, Jejunum) schienen danach eine deutlich schlechtere Prognose aufgrund höherer Metastasierungsrate zu haben als Tumoren im Mitteldarmbereich (Ileum, Appendix) oder im Hinterdarm (Kolon, Rektum). Allerdings waren die Unterschiede zwischen den einzelnen Organen größer als die mittleren Differenzen zwischen den embryologisch definierten Gruppen.

Bronchialsystem

Klinik. Die meisten Tumoren sind zentral lokalisiert. Entsprechend klagen Patienten häufig über Hustenanfälle, meist ohne Auswurf, lange bestehenden Reizhusten und passagere Hämoptysen, häufig als „chronische Bronchitis"oder „COPD" fehlgedeutet. Bei subtotaler Verlegung des betroffenen Bronchus entwickeln sich rezidivierende atelektatische Pneumonien, häufig besteht eine Belastungsdyspnoe. Eine Korrelation zum inhalativen Rauchen besteht nicht. Etwa 25% aller Karzinoide sind im bronchopulmonalen Gebiet lokalisiert. Bei etwa 2% besteht ein klinisches Karzinoidsyndrom (s. u.).

Diagnostik und Therapie. Diagnostisch kommen Bronchoskopie, endobronchialer Ultraschall mit Gewebsgewinnung, Doppel-Spiral-CT und ^{111}In-Octreotid-Szintigraphie zum Einsatz. Die Therapie besteht in der operativen Resektion mit hilärer und mediastinaler Lymphknotendissektion. Bei nicht erfolgter Metastasierung liegt die 5-Jahres-Überlebenszeit über 90%.

Ösophagus

Karzinoide des Ösophagus sind extrem selten, etwa 14 Fälle wurden bisher beschrieben. Diese waren überwiegend im distalen kardianahen Bereich lokalisiert. Leitsymptom ist die Dysphagie. Die Tumoren sind meist endoskopisch leicht zu identifizieren. Vor einer lokalen endoskopischen Mukosaresektion sollte eine Endosonographie durchgeführt werden, um die Eindringtiefe des Tumors zu bestimmen und periösophageale Lymphknotenvergrößerungen auszuschließen.

Magen (ECL-Zell-Karzinoid, ECLom)

Der Magen ist die häufigste Karzinoidlokalisation im Vorderdarmbereich. Die meist gut differenzierten Tumorzellen zeigen histologische Charakteristika der „enterochromaffin-like cell" (ECL-Zelle), die histaminreiche Granula enthält und als Zielzelle des Gastrins an der histaminabhängigen Regulation der Säuresekretion entscheidenden Anteil hat.

Risikofaktoren. Neben spontan auftretenden Tumoren ist als wichtigster Risikofaktor für die Entstehung von ECL-Zell-Karzinoiden die mit der perniziösen Anämie assoziierte chronisch atrophische fundus- und korpusdominante Autoimmungastritis Typ A anzusehen. Sie ist gekennzeichnet durch das Auftreten multipler Autoantikörper gegen Parietalzelle, Intrinsic Faktor und Protonenpumpe. Es entwickelt sich frühzeitig eine Atrophie des Drüsenkörpers. Die daraus resultierende Hypo-/Achlorhydrie führt zu einer deutlichen Hypergastrinämie, die unzureichende Bildung des Intrinsic Faktors bei einem Teil der Patienten zum Vitamin-B_{12}-Mangel und zur perniziösen Anämie. Nach langjährigem Verlauf können sich mikronoduläre neuroendokrine Zellkomplexe entwickeln, die zunächst keine Zeichen der Invasivität zeigen (Mikrokarzinoide, Mikro-ECLome). Bei 4–6% der betroffenen Patienten entwickeln sich autonom wachsende ECL-Zell-Karzinoide (Magenkarzinoide, ECLome).

Das Risiko für die Entwicklung von ECL-Zell-Karzinoiden scheint unter einer reinen Säuresuppressionstherapie mit Protonenpumpenhemmern nicht erhöht zu sein.

Magenkarzinoide werden sehr selten (oder nie?) beim sporadisch auftretenden Zollinger-Ellison-Syndrom beobachtet, sie sind häufiger mit Gastrinomen im Rahmen der multiplen endokrinen Neoplasie (Adenomatose) Typ 1 (MEN-1) assoziiert. In 75% der ECL-Zell-Karzinoide findet sich ein Verlust der Heterozygotie (LOH) für das MEN-1-Gen.

Klinik und Diagnostik. Die klinische Symptomatik ist unspezifisch, dyspeptische Symptome überwiegen. Ein Histamin-Flush-Syndrom (scharf begrenztes Erythem, Gesichtsödem) ist extrem selten. Die meisten Magenkarzinoide sind endoskopische Zufallsbefunde.

Endoskopisch fallen einzelne oder multiple polypoide, teils submukös entwickelte Tumoren auf. Endosonographisch sollte die submuköse Ausdehnung bestimmt werden, gelegentlich sind endosonographisch gezielte Biopsien submuköser Tumoren hilfreich (Abb. 39.**1**).

Therapie. Die Therapie richtet sich nach Größe und Zahl der Tumoren sowie der zugrunde liegenden Risikokonstellation, obwohl leider prospektive kontrollierte Studien fehlen. Sporadisch auftretende Magenkarzinoide weisen eine deutlich höhere Malignitätsrate auf (10% lokoregionäre, 20% Fernmetastasen bei Diagnosestellung). Hier sollte eine chirurgische Therapie einschließlich Lymphknotendissektion nach onkologischen Prinzipien erfolgen. ECL-Zell-Karzinoide, die mit einer Autoimmungastritis oder einer MEN-1 assoziiert sind, scheinen einen benigneren Verlauf zu haben. Tumoren bis etwa 1 cm können endoskopisch entfernt werden, während größere, insbesondere submukös entwickelte Tumoren einem chirurgischen Eingriff vorbehalten bleiben.

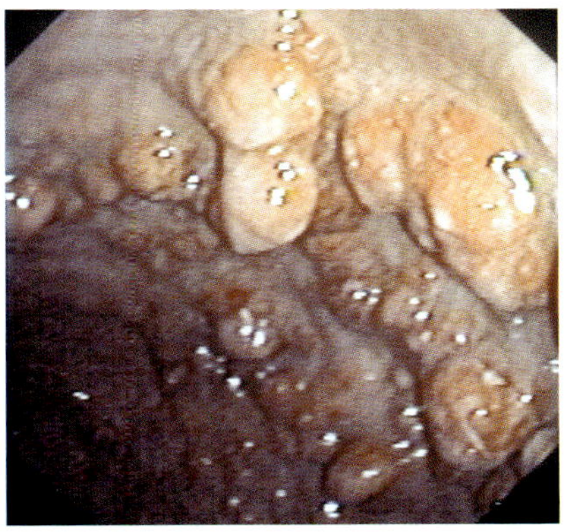

⊠ **Abb. 39.1** Magenkarzinoide. Multiple, polypoide Strukturen im Magenkorpus, hier im Rahmen einer MEN-1.

Die 5-Jahres-Überlebenszeit liegt für Patienten mit nichtmetastasierten Tumoren bei 95%, bei Metastasennachweis werden 30–50% angegeben.

Pankreas

Bioaminerge Karzinoide sind sehr selten im Pankreas lokalisiert, weniger als 50 Fälle wurden berichtet. Die Mehrzahl der pankreatischen neuroendokrinen Tumoren (PNET) sind Peptidome (peptiderge Karzinoide). Bioaminerge Karzinoide des Pankreas waren im Mittel 4 cm groß bei Erstdiagnose. Abdominelle Schmerzen, Gewichtsverlust und Diarrhöen sind Hauptsymptome. Bei 66% der Patienten traten Metastasen auf, das mediane Überleben betrug hier lediglich 7 Monate. Die Prognose ist somit deutlich schlechter als bei anderen bioaminergen Karzinoiden des Vorderdarms und ebenfalls deutlich schlechter als bei den pankreatischen peptidergen Karzinoiden. Therapeutisch kann nur die radikale chirurgische Resektion je nach Lokalisation empfohlen werden.

Duodenum, Papille

Duodenale Karzinoide. Diese machen etwa 2% aller GEP-Karzinoide aus. Sie repräsentieren häufig eine Mischform zwischen bioaminergen und peptidergen Karzinoiden: Selten sezernieren sie Serotonin, ein Karzinoidsyndrom wird so gut wie nie beobachtet. Etwa 50% der Tumoren exprimieren Gastrin, die Sekretion ist eher niedrig. Ein Zollinger-Ellison-Syndrom wird definitionsgemäß nicht beobachtet, da es sich anderenfalls um ein duodenales Gastrinom handeln würde.

Papillenkarzinoide. Symptomatische Papillenkarzinoide vom serotoninergen Typ sind sehr selten (< 100 Fälle), subklinische Mikrokarzinoide im Papillenbereich könnten allerdings deutlich häufiger sein. Ikterus und Cholestase sind die führenden Symptome der Papillenkarzinoide. Differenzialdiagnostisch sind das Papillenadenom, das Papillenkarzinom sowie das papillennahe Pankreaskopfkarzinom abzugrenzen. Die Tumorgröße liegt aufgrund der eindeutigen klinischen Symptomatik meist unter 2 cm.

Therapie. Für beide Karzinoidentitäten steigt das Metastasierungsrisiko mit der Tumorgröße, der Tiefeninvasion und einer hohen Proliferationsrate. Kleine, nichtinvasive Tumoren ohne endosonographischen Anhalt für Lymphknotenmetastasierung können erfolgreich lokal – endoskopisch oder chirurgisch – reseziert werden. Eine radikale chirurgische Therapie wird für größere Hochrisikotumoren empfohlen.

Dünndarm

Im Dünndarm, der häufigsten Lokalisation der GEP-Karzinoide, finden sich etwa 30% aller bioaminergen Karzinoide, 25% davon treten multifokal auf.

Klinik. Die klinische Symptomatik kleiner, nichtmetastasierter Tumoren ist sehr uncharakteristisch, sie sind sogar häufig völlig asymptomatisch und werden nicht selten als Zufallsbefund bei Sektionen gefunden. Zu den Symptomen gehören abdominelle Schmerzen (40%), Appetitlosigkeit, mäßiger Gewichtsverlust, seltener gastrointestinale Blutungen, die trotz wiederholter Ösophagogastroduodenoskopien und Koloskopien nicht lokalisiert werden können. Nicht selten werden intermittierende Subileus- oder Ileuszustände (45%) beobachtet, die auf umschriebener Obstruktion durch den Tumor selbst, Verlegung der Blutversorgung oder Induktion einer Fibrose, die zur Abknickung des betroffenen Darmsegments führen kann, beruhen. Das Karzinoidsyndrom (s. u.) gehört eher selten zu den Erstsymptomen, da es eine ausgedehnte Metastasierung in die Leber voraussetzt. Je ein Drittel der Patienten hat bereits lymphoregionale bzw. Lebermetastasen bei Diagnosestellung. Die Metastasierungswahrscheinlichkeit nimmt wohl mit steigender Tumorgröße zu (> 2 cm: bis 80%).

Diagnostik und Therapie. Diagnostisch kommen tiefe Intestinoskopie (Doppelballon-Intestinoskopie), hypotone Intestinographie oder Darstellung nach Sellink, Kapselendoskopie, Dünndarm-MRT und -CT zum Einsatz, um den Primärtumor zu lokalisieren. Therapeutisch sollte der Primärtumor, sofern er identifizierbar ist, radikal chirurgisch reseziert werden einschließlich sorgfältiger mesenterialer Lymphadenektomie. Bei großen Lymphknotenmetastasen oder resezierbaren Lebermetastasen wird ein „Tumor-Debulking" vorgeschlagen, um eine symptomatische Besserung zu erreichen. Das 5-Jahres-Überleben liegt für bioaminerge Dünndarmkarzinoide bei 60%.

Appendix

Mit etwa 20% aller GEP-Karzinoide ist die Appendix die zweithäufigste Prädilektionsstelle.

Die Symptomatik des nichtmetastasierten Primärtumors ist der rechtsseitige Unterbauchschmerz wie bei einer Appendizitis, allerdings zumeist ohne die typische Entzündungskonstellation.

Da im Zweifelsfall die Indikation zur Appendektomie großzügig gestellt wird, sind die bioaminergen Appendixkarzinoide die am häufigsten diagnostizierten Primärtumoren ohne Metastasen. Dementsprechend häufig werden kleine Tumoren (< 1 cm) gefunden, allerdings in den meisten Fällen erst intra- oder postoperativ. Appendixkarzinoide werden bei Frauen zweimal häufiger als bei Männern diagnostiziert und kommen auch bei Kindern vor. Tumoren < 1 cm metastasieren praktisch nie, auch bei Primärkarzinoiden < 2 cm sind Absiedelungen sehr selten. Die seltenen über 2 cm großen Tumoren sind häufig bereits metastasiert.

Diagnostik und Therapie. Diagnostisch gibt es keine spezifischen bildgebenden Verfahren. Therapeutisch ist die Appendektomie für Karzinoide < 1 cm ausreichend, bei 1 – 2 cm großen Tumoren mit Risikokonstellation (Lymphgefäßeinbrüche, Proliferationsgrad) sowie bei über 2 cm großen sollte eine rechte Hemikolektomie mit vollständiger Lymphadenektomie, entsprechend dem Vorgehen beim Kolonkarzinom, erfolgen. Appendixkarzinoide haben aufgrund der erwähnten Besonderheiten die beste Prognose aller GEP-NET (5-Jahres-Überlebensrate: 86%).

Kolon

10% aller GEP-Karzinoide sind im Kolon lokalisiert, davon bis zu 75% im rechten Hemikolon (Colon ascendens und rechte Transversumhälfte), das embryologisch zum Mitteldarm gehört. Die Tumoren sind häufig 5 cm groß, die klinische Symptomatik eher uncharakteristisch (Gewichtsverlust, Kolonsubileus, selten untere Gastrointestinalblutung). Die Diagnose wird am häufigsten mittels Koloskopie oder CT gestellt. Therapeutisch ist die Hemikolektomie rechts oder links mit Lymphadenektomie auch dann indiziert, wenn bereits lokoregionäre oder Fernmetastasen (je ca. 30%) vorliegen, um einen Obstruktionsileus zu verhindern. Das 5-Jahres-Überleben liegt bei 40%.

Rektum

Im Rektum finden sich ebenfalls etwa 10% der GEP-Karzinoide. Weniger als 15% sind zum Zeitpunkt der Erstdiagnose lokoregionär oder fernmetastasiert. Die Symptomatik umfasst: sichtbare oder okkulte untere Gastrointestinalblutung, Stuhlunregelmäßigkeiten, Stuhldrang oder Obstruktionsgefühl. Etliche Rektumkarzinoide sind koloskopische Zufallsbefunde. Einige der im Prinzip bioaminergen Karzinoide (ca. 50% serotoninpositiv) exprimieren zusätzlich PP oder CEA. In der Diagnostik des Primärtumors ist die Rektokoloskopie wichtig, auch zum Ausschluss von Zweittumoren. Die Metastasierungswahrscheinlichkeit ist abhängig von der Größe des Primärkarzinoids (< 1 cm: 2 – 5%; 1 – 2 cm: 10 – 15 %; > 2 cm: 50 – 80%) sowie der Tumorinvasion. Auf die Mukosa beschränkte Karzinoide (selten!) können endoskopisch, bis 1 cm große lokal chirurgisch therapiert werden. 1 – 2 cm große Tumoren mit Risikofaktoren sowie größere Karzinoide sollten radikal chirurgisch reseziert werden.

Karzinoidsyndrom

Nachdem 1953 in einem Karzinoid des Dünndarms Serotonin (5-Hydroxytryptamin) nachgewiesen worden war, beschrieben Waldenström und Mitarbeiter 1954 das klinische Bild des Karzinoidsyndroms.

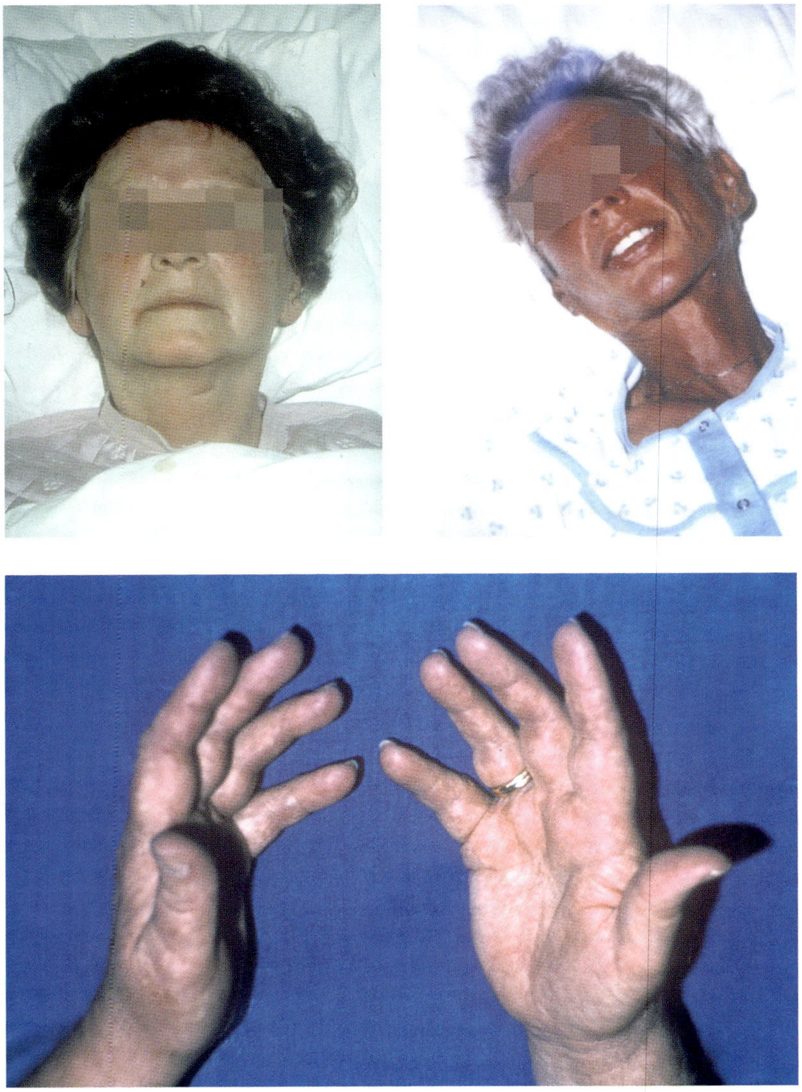

☒ **Abb. 39.2** Karzinoidsyndrom. Anfallsweise auftretende Rötung im Gesicht in verschiedenen Ausprägungsformen (oben links und rechts), zum Teil am ganzen Körper auftretend, hier beide Hände (unten).

In seiner typischen Form besteht das Karzinoidsyndrom aus Flush (30–95%), wässrigen Diarrhöen (40–85%), abdominellen Schmerzen (15–75%), Bronchospasmus (2–20%), rechtskardialer Endokardfibrose (45–75%) und pellagraähnlichen Hautveränderungen (2–5%).

→ **Flush-Formen.** Verschiedene Flush-Formen sind zu unterscheiden: Der Flush des typischen Karzinoidsyndroms tritt am häufigsten bei metastasierten Mitteldarmkarzinoiden auf und äußert sich als subjektiv unangenehme Hitzewallung mit Rötung des Gesichts (Abb. 39.**2**) und des Oberkörpers. Er kann durch Mahlzeiten, Stress, emotionale Einflüsse oder Alkohol ausgelöst werden. Der Histamin-Flush des Magenkarzinoids manifestiert sich als juckendes, scharf begrenztes fleckiges Erythem im Gesicht und Nacken mit Gesichtsödem und konjunktivaler Injektion. Beim Flush des Bronchialkarzinoids überwiegt eine zyanotische Farbe.

→ **Diarrhö und Endokardfibrose.** Wässrige Diarrhöen, ein sehr häufiges Symptom des Karzinoidsyndroms, treten in der Regel zusammen mit dem Flush auf, in 15% der Fälle sind sie alleiniges Symptom. Durchfälle und Schmerzen sind Folge gesteigerter Darmmotilität sowie vermehrter Flüssigkeitssekretion.

Die Endokardfibrose, überwiegend des rechten Herzens, geht einher mit fibrösen Veränderungen der Trikuspidal-, häufig auch der Pulmonalklappe. Eine ausgeprägte Rechtsherzinsuffizienz kann die Folge sein. Im Einzelfall kommt ein Klappenersatz in Betracht.

Das Karzinoidsyndrom tritt nur bei ausgedehnter Metastasierung, bevorzugt bei Lebermetastasen, auf, da die vom Primärtumor sezernierten biogenen Amine und neuroendokrinen Peptide einer praktisch vollständigen First-Pass-Elimination in der Leber unterliegen.

Pathogenese. Die Pathogenese der klinischen Symptome ist nicht völlig geklärt. Serotonin ist wahrscheinlich nur für die Diarrhöe, die Endokardfibrose und die Bronchokonstriktion verantwortlich, während der Flush und die Vasodilatation auf Tachykinine (Substance P, Neurokinine), Bradykinin (freigesetzt durch Tumorkallikrein) sowie verschiedene andere Neuropeptide bzw. deren „konzertierte Aktion“ zurückgeführt werden. Bei Magenkarzinoiden (ECLome) können Histamin und 5-Hydroxytryptophan beteiligt sein.

Diagnose. Die Diagnose Karzinoidsyndrom wird gesichert durch den Nachweis der Trias Flush, Diarrhö und erhöhte Ausscheidung von 5-Hydroxyindolessigsäure (5-HIES) im 24-h-Urin. Dabei gelten Werte von mehr als 10 mg/Tag als sicher pathologisch, sofern serotoninhaltige Nahrungsmittel (z.B. Walnüsse, Bananen, Tomaten) sowie Chlorpromazinderivate gemieden wurden und intestinale Passage- bzw. Resorptionsstörungen ausgeschlossen sind.

Therapie. Die Therapie des Karzinoidsyndroms ist symptomatisch und palliativ, weil beim Auftreten der typischen Symptome bereits eine ausgedehnte Metastasierung, in 50–90% der Fälle in die Leber, vorliegt. Eine kurative Resektion von Lebermetastasen sollte versucht werden, ist aber nur in etwa 10% der Fälle erfolgreich. Eine Lebertransplantation kann bei selektionierten Patienten zu akzeptablen Ergebnissen führen (5-Jahres-Überleben bis 70%). Die operative Reduktion der Lebertumormasse durch palliative Resektionen, Radiofrequenzablation oder Chemoembolisation der A. hepatica kann in erfahrenen Zentren zu einer Verbesserung der Symptomkontrolle und auch des Gesamtüberlebens beitragen. Eine Chemotherapie mit Streptozotozin, 5-Fluorouracil : Doxorubicin zeigt deutlich schlechtere Ansprechraten (ca. 30%) als bei den PNET. Die Therapie mit Octreotid/Interferon α zeigte keine Überlegenheit zur alleinigen Therapie mit Octreotid. Zur symptomatischen Therapie der Durchfälle können Serotoninrezeptorantagonisten (5-HT1: Methysergid; 5-HT1+2: Cyproheptadin, 5-HT2: Ketanserin, 5-HT3: „Setrone“ wie Ondansetron, Granisetron) einzeln oder in Kombination eingesetzt werden.

Bei schweren Symptomen und zur Therapie des Flush ist die subkutane Injektion von Octreotid (3 × 100–200 μg täglich) Therapie der Wahl. Lang wirksame Somatostatinanaloga (Octreotid LAR, Lanreotid) sind ähnlich oder besser in der Symptomkontrolle und für die Langzeittherapie zu bevorzugen.

Die Therapie des seltenen Histamin-Flushs der Magenkarzinoide (ECLome) erfolgt mit H_1-(Cetirizin, Loratidin) und H_2-Rezeptorantagonisten (Ranitidin, Famotidin).

Peptiderge Karzinoide (Peptidome)

Da die Mehrzahl der Peptidome am häufigsten (nicht exklusiv!) im Pankreas lokalisiert ist, wird diese Gruppe auch als „pankreatische neuroendokrine Tumoren“ (PNET) zusammengefasst.

Gastrinom (Zollinger-Ellison-Syndrom)

1955 wurde von Zollinger und Ellison ein Syndrom als klinische Einheit erkannt, das aus Hypersekretion des Magens, therapieresistenten, häufig blutenden Ulcera ventriculi und/oder duodeni und Nicht-B-Zelltumoren des Pankreas besteht. Von den publizierten Fällen waren etwa 60% maligne, also metastasierend, der Rest benigne, z.T. multipel. Die Zellen gleichen ultrastrukturell entweder antralen G-Zellen oder unreifen sog. D_1-Zellen. Die Tumoren sezernieren Gastrin sowie dessen molekulare Vorstufen, sog. Progastrine.

Lokalisation und Dignität. Sporadische Gastrinome sind zu 50–60% im Pankreas lokalisiert, zu 40–50% entstehen sie in der Duodenalschleimhaut, sehr selten im Antrum. Pankreatische Gastrinome metastasieren häufiger (60–90%). Gastrinome im Rahmen einer MEN 1 (multiple endokrine Adenomatose Typ 1, s. u.) sind häufig multifokal, meist kleiner (< 2 cm) und treten in über 60% der Fälle im Duodenum auf. Duodenale und MEN-1-Gastrinome haben eine günstigere Prognose (Abb. 39.3).

Klinik. Die peptische Ulkuskrankheit mit starken Oberbauchschmerzen, bisweilen auch Erbrechen, Übelkeit, Sodbrennen oder Dysphagie bei Vorliegen einer peptischen Stenose, steht im Vordergrund. Die Ulzera sind am häufigsten postbulbär und im Jejunum lokalisiert, an dritter Stelle folgt die kardianahe Region des Magens. Häufig sind sie multipel und rezidivieren nach Teilsekretion des Magens. In etwa 30% bestehen gleichzeitig wässrige Diarrhöen. Sehr häufig

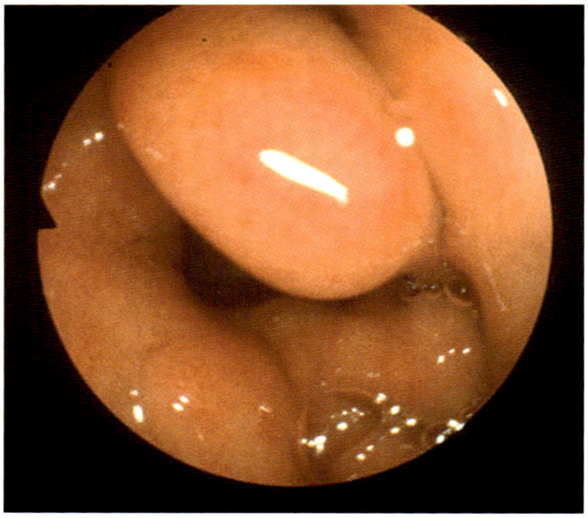

Abb. 39.3 Duodenales Gastrinom. Hier als solider Polyp am Ausgang des Bulbus duodeni imponierend.

ist eine leichte bis mäßige Steatorrhö, die mit einer Lipaseinaktivierung durch den sauren Magensaft erklärt wird. Endoskopisch imponieren eine Korpusschleimhauthypertrophie sowie atypisch gelegene, häufig multiple Ulzera, radiologisch oder im H_2-Laktulose-Atemtest lässt sich eine rasche Darmpassage wie bei enteritischem Bild nachweisen.

→ **Labordiagnostik.** Es besteht eine enorme Magensaftproduktion (> 1000 ml/12 h, > 100 mval HCl/12 h). Bei der üblichen fraktionierten Magensaftausheberung beträgt die Basalsekretion am intakten Magen > 15 mval HCl/h und am operierten Magen > 5 mval HCl/h. Die maximale Stimulation mit Histamin oder Pentagastrin führt kaum zu einer Zunahme der Magensaftsekretion.

Entscheidend sind der radioimmunologische Nachweis erhöhter Serumgastrinspiegel (meist > 150 pg/ml) bei Magensäurehypersekretion und ein weiterer Anstieg der erhöhten Serumgastrinspiegel nach i. v. Injektion von 1 – 2 IE/kg Sekretin (Sekretintest).

Differenzialdiagnostisch sind andere Ursachen für einen erhöhten Gastrinspiegel wie Therapie mit Protonenpumpenhemmern oder eine chronisch atrophische Gastritis, insbesondere vom Typ A in Verbindung mit einer perniziösen Anämie, abzuklären. Bei beiden Entitäten bestehen eine reduzierte Säuresekretion und in der Regel kein therapieresistentes Ulkusleiden.

→ **Bildgebende Diagnostik.** Die Lokalisation der zumeist kleinen Gastrinome ist äußerst schwierig. Zu den sensitivsten bildgebenden Verfahren gehören die Endosonographie (Radiärscan 20 MHz) für duodenale und antrale Gastrinome sowie mit verstärkter Eindringtiefe (Longitudinal- oder Radiärscan 5 – 10 MHz) für pankreatische Gastrinome. Aufgrund häufiger Expression von Somatostatinrezeptoren (SSTR-2) ist die Somatostatinrezeptorszintigraphie (Octreoscan) ein relativ sensitives (70 – 75 %) Verfahren zur Detektion von Primärtumoren und Metastasen. Hepatische Filiae (< 1 cm) können hochsensitiv mittels Magnetresonanztomographie (MRT) oder kontrastmittelverstärkter Abdomensonographie detektiert werden.

→ **Chirurgische Therapie.** Eine kurative chirurgische Therapie durch Exstirpation der Tumoren ist besonders bei sporadischen Gastrinomen aufgrund des hohen Metastasierungsrisikos grundsätzlich anzustreben. Bei negativer präoperativer Lokalisationsdiagnostik gelingt es in erfahrenen Zentren dennoch häufig, durch Endosonographie, intraoperative Sonographie oder endoskopische Diaphanoskopie in Verbindung mit sorgfältiger Palpation die kleinen Tumoren zu lokalisieren. Pankreatische Gastrinome sollten enukleiert oder bei technischer Unmöglichkeit mittels duodenumerhaltender Pankreaskopfresektion oder Pankreatikoduodenektomie (Kausch-Whipple-Operation) entfernt werden. Da über 90 % der Tumoren im „Gastrinom-Dreieck" (Pankreaskopf – duodenales C – distaler Choledochus) lokalisiert sind, ist eine Pankreaslinksresektion nur äußerst selten erforderlich. Lokalisierbare ektope oder hepatische Tumoren sollten ebenfalls entfernt werden.

→ **Medikamentöse Therapie.** MEN-1-assoziierte Gastrinome, besonders solange sie < 2 cm sind, müssen aufgrund ihres niedrigen Entartungsrisikos nicht zwingend extirpiert werden. Die medikamentöse Therapie besteht in einer zuverlässigen lebenslangen Säurehemmung mittels Protonenpumpenhemmern (PPI). Die erforderlichen Tagesdosen müssen individuell ermittelt werden und liegen meist bei 40 – 120 mg Omeprazol pro Tag. Unter Therapie soll die morgendliche basale Säuresekretionsrate < 5 mval/h betragen. Trotz der auf Gastrinomen nachweisbaren Expression von Somatostatinrezeptoren werden Somatostatinanaloga klinisch aufgrund der hohen Kosten und einer signifikanten Tachyphylaxie praktisch nicht eingesetzt.

→ **Therapie metastasierter Gastrinome.** Metastasierte Gastrinome können chemotherapeutisch mit Streptozotozin, 5-Fluorouracil und Doxorubicin sowie experimentell mit hohen Dosen von ^{111}Indium-markierten Somatostatinanaloga therapiert werden. Zur Therapie mit Somatostatinanaloga in Kombination mit Interferon α liegen widersprüchliche Ergebnisse vor.

VIPom (Verner-Morrison-Syndrom, pankreatische Cholera, WDHA-Syndrom)

1958 beschrieben Verner und Morrison ein Syndrom, dessen Leitsymptome refraktäre wässrige Diarrhöen, Hypokaliämie und Hypo- bzw. Achlorhydrie sind. Später wurde die Bezeichnung WDHA-Syndrom (watery diarrhea, hypokalemia, achlorhydria) vorgeschlagen.

Als Ursache werden bei Erwachsenen in 80 – 90 % der Fälle endokrine Pankreastumoren gefunden, die häufiger (45 – 75 %) im Pankreasschwanz lokalisiert sind. Bei Kindern unter 10 Jahren, sehr selten im Erwachsenenalter, kommen Ganglioneurome oder Ganglioneuroblastome als Ursache in Frage. Extrapankreatische VIPome (10 – 20 %) können im Retroperitoneum, in Leber, Ösophagus, Dünndarm, Bronchialsystem (als Bronchuskarzinoid) oder in der Nebenniere (als Phäochromozytom) lokalisiert sein. Die Malignitätsrate zum Zeitpunkt der Diagnose liegt bei 63 – 90 % und ist damit vergleichbar mit den sporadischen pankreatischen Gastrinomen.

→ **Pathophysiologie.** Das klinische Syndrom wird durch die aus dem Tumor stammende übermäßige Sekretion von Vasoactive Intestinal Polypeptide (VIP) verursacht. VIP ist ein Neuropeptid mit relaxierender Wirkung auf die glatte Muskulatur des Magen-Darm-Traktes. Es stimuliert außerdem die intestinale Sekretion. Die intravenöse Infusion von VIP induziert bei Plasmakonzentrationen, wie sie bei VIPomen gefunden werden, eine massive sekretorische wässerige Diarrhö. Neben VIP sezernieren viele VIPome auch Peptid Histidin-Methionin (PHM-27), ein VIP-strukturverwandtes Peptid, das allerdings schwächer wirksam ist. Auch Pituitary Adenylate Cyclase Activating Polypeptide (PACAP), ein weiteres Peptid der VIP-Familie, wurde nachgewiesen und könnte an der Auslösung von Diarrhöen beteiligt sein. VIPome exprimieren gelegentlich auch Pancreatic Polypeptide (PP), Glucagon und Somatostatin, zumeist in niedrigen Konzentrationen.

Klinik. Die Durchfälle betragen 3 – 10, seltener bis 30 l/Tag und führen in der Regel zu schwerer Dehydration. Ein Stuhlvolumen von < 700 ml schließt ein VIPom nahezu aus. Fast immer nachweisbar sind Hypokaliämie und Hypo- oder Achlorhydrie (60 – 100 %). Häufige weitere Symptome sind kolikartige Schmerzen (10 – 63 %), Hyperkalzämie (40 – 50 %), Hyperglykämie bzw. pathologische Glucosetoleranz (20 – 50 %), fleckige, urtikarielle Exantheme (20 %) sowie ein Flush-Syndrom (14 – 28 %).

Diagnostik. Beweisend für die Diagnose VIPom ist der Nachweis erhöhter Plasmakonzentrationen von VIP und eine sekretorische Diarrhö mit massiv gesteigerten Stuhlvolumina, die bei prolongiertem Fasten persistieren. Differenzialdiagnostisch ist das Pseudo-VIPom-Syndrom auszuschließen: Großvolumige sekretorische Diarrhöen kommen auch bei Gastrinom oder bei chronischem Laxanzienabusus im Rahmen eines Münchhausen-Syndroms vor. Allerdings besteht in beiden Fällen keine Hypo- bzw. Achlorhydrie. Die Lokalisationsdiagnostik erfolgt mit den gleichen Methoden wie beim pankreatischen Gastrinom. In der Regel sind VIPome bei der Erstdiagnose größer (2 – 3 cm) und bereits häufig metastasiert (Abb. 39.**4**).

Therapie. Um die lebensbedrohlichen Diarrhöen zu kontrollieren, sind stabile Somatostatinanaloga, ausreichende Kaliumsubstitution und großzügige Volumengabe Therapie der Wahl. Somatostatin inhibiert die Freisetzung von VIP und anderen prosekretorischen Peptiden aus den Tumoren. Außerdem hat es einen direkten hemmenden Einfluss auf die Elektrolyt- und Wassersekretion im Dünndarmepithel.

Die Tagesdosen der Somatostatinanaloga sind individuell zu ermitteln: Sie liegen für Octreotid bei 3 × 50 – 200 µg/Tag.

Generell sollte bei Erstdiagnose und erfolgreicher Tumorlokalisation der Versuch einer vollständigen Tumorexstirpation gemacht werden. Bei bereits eingetretener Metastasierung können Resektion von Metastasen, Tumor-Debulking oder Chemoembolisation hilfreich sein, insbesondere bei unzureichendem Ansprechen der Somatostatintherapie. Die Chemotherapie mit Streptozotozin, 5-Fluorouracil und Doxorubicin kann zu jahrelangen Vollremissionen führen.

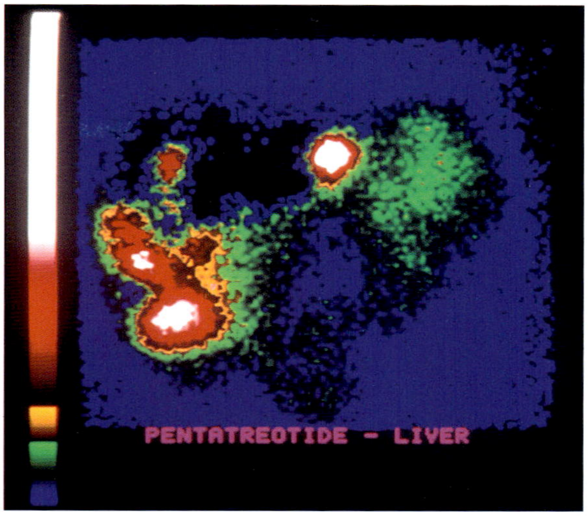

Abb. 39.4 Metastasiertes VIPom. Octreotid-Scan der Leber mit multiplen Metastasen, besonders im rechten Leberlappen mit hoher Somatostatinrezeptorexpression (weiße und rote Areale).

Glukagonom

Klinik. Bei diesem seltenen endokrinen Tumor stehen Hautveränderungen im Vordergrund (Abb. 39.**5**). Sie bestehen aus einem teils bullösen, teils nekrotisierenden, über den ganzen Körper wandernden Exanthem („migratorisches nekrolytisches Erythem“), das häufig in der Leistenregion und an den unteren Extremitäten besonders ausgeprägt ist.

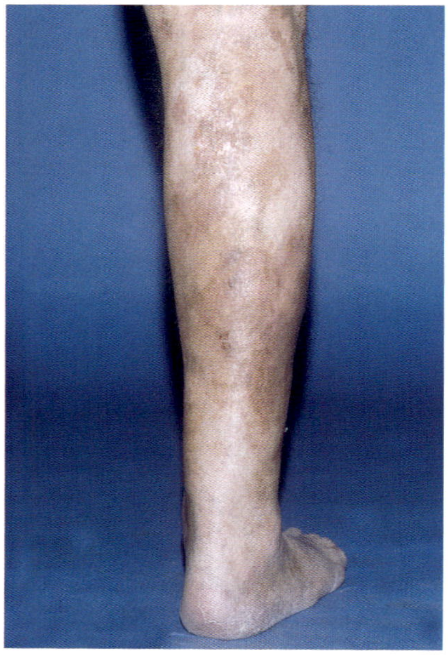

Abb. 39.5 Hauterscheinungen beim Glukagonom. Hier Erythema necroticans migrans mit teils bullösen, teils nekrotisierenden Hautveränderungen, die über den gesamten Körper wandern.

Die Patienten werden in der Regel zuerst und lange Zeit vom Dermatologen gesehen, der daher stets an die Möglichkeit eines Glukagonoms denken sollte.

Weitere Symptome sind ein meist leichter, nicht insulinpflichtiger Diabetes mellitus bzw. eine pathologische Glucosetoleranz (40 – 90%), Gewichtsverlust (60 – 100%), eine therapieresistente normochrome Anämie, Glossitis/Stomatitis/Cheilitis (30 – 40%) und seltener Diarrhö (15%).

Diagnostik. Die zumeist auf den Hautveränderungen beruhende Verdachtsdiagnose wird gesichert durch den Nachweis massiv erhöhter Plasma-Glucagonkonzentrationen beim nüchternen Patienten: In > 90% der Fälle werden Werte über 1000 pg/ml (Norm < 200) gefunden. Die bildgebende Lokalisationsdiagnostik ist in der Regel unproblematisch, da Glukagonome häufig > 3 cm sind und bei Diagnosestellung in über 80% der Fälle bereits metastasiert sind (in Leber, Lymphknoten oder Mesenterium). Über 95% der Glukagonome sind im Pankreas lokalisiert, davon 50 – 80% in der Pankreasschwanzregion. Duodenale Glukagonome sind eine Rarität.

Therapie. Eine chirurgische Entfernung des Pankreastumors sollte immer angestrebt werden, aufgrund der frühzeitig erfolgenden Metastasierung liegen die Heilungsraten nur bei etwa 20%. Resektion von Metastasen, Radiofrequenzablation insbesondere von Leberfiliae, Tumor-Debulking und Chemoembolisation können für die Symptomkontrolle, bisweilen auch für das Gesamtüberleben von Nutzen sein. Somatostatinanaloga können sehr erfolgreich bei fortgeschrittenen, nichtresektablen Tumoren eingesetzt werden, um die Abheilung des nekrolytischen Erythems zu erreichen (60 – 90%) und die Symptome Gewichtsverlust, abdominelle Schmerzen und Diarrhö zu kontrollieren. Bei bereits vorhandenen Lebermetastasen ist eine Chemotherapie mit Streptozotozin, 5-Fluorouracil und Doxorubicin oder mit Dacarbazin angezeigt. Im Einzelfall können auch palliativ wirksame Kolonkarzinomprotokolle eingesetzt werden.

Somatostatinom

Das Somatostatinom mit Hypersekretion von Somatostatin (Somatostatinomsyndrom im engeren Sinne) ist die seltenste Entität unter den neuroendokrinen Tumoren des Gastrointestinaltrakts. Bisher wurden weniger als 20 Fälle mit klinisch eindeutigem Somatostatinomsyndrom publiziert, wohingegen neuroendokrine Tumoren mit teils ausgeprägter Expression von Somatostatin, aber ohne überschießende Sekretion, deutlich häufiger sind.

Klinik. Das klinische Somatostatinomsyndrom ist recht uncharakteristisch: Cholezystolithiasis (95%), Diabetes mellitus (95%), Diarrhö und Steatorrhö (70 – 95%), Gewichtsverlust (40 – 90%) sowie Hypo-/Achlorhydrie und Oberbauchschmerzen. Sämtliche Symptome lassen sich durch die breite inhibitorische Wirkung des Somatostatins erklären: Hemmung der Sekretion von Insulin, Gastrin, Säure, der stimulierten exokrinen Pankreasfunktion, direkte Inhibition der Resorption, am ehesten über die negative Beeinflussung der Motilität des Magen-Darm-Trakts, Hemmung des Basaltonus und der stimulierten Kontraktion der Gallenblase.

20 – 30% der Somatostatinome kommen innerhalb einer multiplen endokrinen Neoplasie Typ 1 oder 2 (MEN 1 und 2) vor. Eine Assoziation duodenal lokalisierter Somatostatinome mit der Neurofibromatose von Recklinghausen (MEN-3a) ist in mehreren Studien belegt worden. Diese weisen nur selten das klinische Somatostatinomsyndrom auf und haben häufiger einen benignen Verlauf.

Diagnostik. Die Diagnose wird gesichert durch den Nachweis deutlich erhöhter Plasma-Somatostatinwerte. Bis zu 75% der Tumoren sind im Pankreas lokalisiert und sollten mit den bereits diskutierten bildgebenden Verfahren, insbesondere der Endosonographie und der MRT, dargestellt werden. Extrapankreatische Somatostatinome werden am häufigsten im Duodenum gefunden. Immunzytochemisch weisen die Tumorzellen die typischen Charakteristika von D-Zellen auf, exprimieren aber nicht selten auch Insulin, Calcitonin, Gastrin und/oder Glucagon. Bei 50 – 85% der Tumoren finden sich bereits zum Zeitpunkt der Erstdiagnose Metastasen, am häufigsten in der Leber und lokoregionären Lymphknoten.

Therapie. Die radikale chirurgische Resektion des Primärtumors ist sinnvoll, bei erfolgter Metastasierung kann die Verkleinerung der Tumormasse und Metastasenresektion Bestandteil eines Therapiekonzeptes sein.

Die Cholezystektomie ist generell zu empfehlen, da in fast allen Fällen mit einer Konkremententwicklung zu rechnen ist.

Überlebenszeiten bis zu 15 Jahren, in Einzelfällen auch nach erfolgter Metastasierung, wurden berichtet.

GRFom (GHRHom)

GRFome sind neuroendokrine Tumoren, die meistens im Pankreas lokalisiert sind und in der Regel große Mengen an Growth Hormone Releasing Factor (GRF) sezernieren. Etwa 50 Fälle wurden bisher in der Weltliteratur berichtet. Die Primärstruktur des 44 Aminosäurereste umfassenden humanen GRF wurde 1982 aus einem pankreatischen GRFom erstmalig aufgeklärt. Erst später wurde bewiesen, dass dieses ektope „pankreatische" GRF strukturidentisch mit dem humanen hypothalamisch synthetisierten GRF ist.

Lokalisation und Klinik. Etwa 30% der GRFome sind im Pankreas, meistens im Pankreasschwanz, lokalisiert, 50% in der Lunge/im Bronchialsystem, 10% im Dünndarm, der Rest an vielen unterschiedlichen Orten wie der Nebenniere. In 30% der Fälle treten multiple pankreatische GRFome auf, die regelhaft mit einer MEN-1 assoziiert sind. Eine MEN-1 wurde in 16% aller GRFome beobachtet. Bei 40% der Patienten mit einem MEN-1-assoziierten GRFom besteht gleichzeitig ein Zollinger-Ellison-Syndrom (Gastrinom), bei weiteren 40% ein Cushing-Syndrom.

Die Tumoren sind in der Regel groß (>5 cm), in 30–40% der Fälle werden Metastasen in der Leber oder in lokoregionären Lymphknoten gefunden.

Patienten mit einem GRFom zeigen als Leitsymptom das klinische Bild einer Akromegalie, das sich nicht unterscheidet von dem Symptomenkomplex der „klassischen" Akromegalie. Wahrscheinlich sind nur etwa 0,5% aller Akromegaliefälle auf ein GRFom zurückzuführen.

Unter der ständigen Stimulation des Hypophysenvorderlappens lässt sich eine Hyperplasie des GH-Zelltyps nachweisen, häufig besteht eine klinisch relevante Vergrößerung der Hypophyse in den bildgebenden Verfahren. In 70% der GRFome findet sich gleichzeitig eine Hyperprolaktinämie.

Diagnostik. Die Diagnose GRFom sollte bei Patienten in Erwägung gezogen werden, die folgende Konstellation aufweisen: Akromegalie ohne Nachweis eines HVL-Adenoms, Akromegalie und Hyperprolaktinämie, Akromegalie und abdominelle bzw. bronchiale/pulmonale Raumforderung, Akromegalie und weitere MEN-1-assoziierte Tumoren (Gastrinom, Cushing-Syndrom). Die Diagnose GRFom wird gesichert durch gleichzeitigen Nachweis erhöhter Plasmaspiegel für Wachstumshormon (STH, GH) (Männer: >5, Frauen >10 ng/ml) und für GRF. Basale GRF-Plasmakonzentrationen liegen bei 50–100 pg/ml oder darunter, der niedrigste Wert eines bewiesenen GRFom lag bei 300 pg/ml, so dass Werte über 300 pg/ml bei gleichzeitig erhöhtem STH-Spiegel als beweisend für das Vorliegen eines GRFoms angesehen werden können. Die Lokalisation der zumeist großen Tumoren bietet meistens kein Problem. Zum Einsatz kommen Abdomensonographie, Endosonographie, insbesondere bei multiplen Pankreasadenomen, und Doppelspiral-CT des Thorax und Abdomens.

Therapie. Die vollständige chirurgische Entfernung des Primärtumors ist Therapieziel, bei metastasierten GRFomen zumindest die Tumormassenverkleinerung, evtl. die Resektion von Metastasen. Stabile Somatostatinanaloga sind Therapeutika der ersten Wahl, da GRFome in der Regel Somatostatinrezeptoren exprimieren, andererseits die GH-Sekretion besonders stark auf hypophysärer Ebene direkt inhibiert wird.

Insulinom (pankreatischer Betazelltumor, perniziöser Hyperinsulinismus)

Der erste Insulin produzierende Tumor des Pankreas wurde 1927 von Wilder beschrieben. 1929 wurde erstmalig über die Heilung eines klinischen Hyperinsulinismus durch Tumorentfernung berichtet.

Whipple beschrieb 1938 die klassische Trias, die allerdings nicht spezifisch für das Vorliegen eines Insulinoms ist:

- hypoglykämische Symptome bis zu Anfällen,
- Blutglucosewerte unter 30 mg/dl,
- schlagartige Besserung nach Glucosezufuhr.

Lokalisationen und Dignität. Nahezu alle (98,2%) Insulinome sind im Pankreas lokalisiert. Ektope Tumoren, die als Karzinoide im Duodenum, Ileum oder Bronchialsystem beschrieben wurden, sind absolute Raritäten. Insulinome sind im Pankreas gleichmäßig verteilt, etwa je ein Drittel in Kopf, Korpus und Schwanz des Organs. Die Tumoren sind in der Regel sehr klein, 40% < 1 cm. Bis zu 15% der Insulinome entwickeln Metastasen, diese Tumoren sind in der Regel größer (2–6 cm), 5% der Patienten haben bereits Metastasen bei der Erstdiagnose. Etwa 90% treten als solitäres Adenom auf, entweder sporadisch (90%) oder im Rahmen einer multiplen endokrinen Adenomatose Typ 1 (MEN-1) (10%). Multiple Insulinome sind häufiger mit der MEN-1 assoziiert und weisen einen gutartigeren Verlauf auf. Sehr selten (<5%) kann eine ansonsten fast ausschließlich bei jungen Kindern vorkommende Nesidioblastose als diffuse Betazellhyperplasie bei Erwachsenen eine insulinomähnliche Symptomatik hervorrufen.

Klinik. Die hypoglykämischen Symptome treten meist bei nüchternen Patienten auf, also morgens, oder nach körperlichen Belastungen. Im Vordergrund stehen bei leichteren Anfällen vegetative Symptome wie Heißhunger, Zittern, Schwitzen oder Tachykardie, meist im Zusammenhang mit reaktiver adrenerger Stimulation. Sehr typisch und auch häufig (>90%), wenngleich sie zumeist fehlinterpretiert werden, sind jedoch neuropsychiatrische Symptome, die auf der chronischen Neuroglykopenie, also der zerebralen Hypoglykämie, beruhen. Hierzu gehören chronische Verwirrtheitszustände, Reizbarkeit oder psychiatrisch auffälliges Verhalten (80%), visuelle Wahrnehmungsstörungen (60%), Orientierungs- und Bewusstseinsstörungen (40–55%), motorische Defizite, epileptiforme Krämpfe, Amnesie, Sprachstörungen bis hin zum Koma.

Nahezu jedes neuropsychiatrische Krankheitsbild kann durch die mit einem Insulinom einhergehende Neuroglykopenie vorgetäuscht werden. Die häufigste Fehldiagnose ist daher die Annahme einer Psychose oder eines hirnorganischen Psychosyndroms.

Nicht selten werden Patienten deshalb wiederholt in neuropsychiatrische Kliniken eingewiesen. Die Bestimmung der Blutglucosekonzentration im Anfall und die anschließende Gabe von Glucose sollten auch hier zum diagnostischen Repertoire gehören, welches rasch die Diagnose klärt. Betazelltumoren kommen in jedem Lebensjahr bei beiden Geschlechtern vor. Einige Patienten mit langem klinischem Verlauf ihres Hyperinsulinismus werden infolge des Heißhungers hochgradig adipös (50%). Viele sind jedoch normal- oder sogar untergewichtig, besonders wenn bereits stärkere Hirnschäden vorhanden sind.

Differenzialdiagnose der Spontanhypoglykämie

Der perniziöse Hyperinsulinismus infolge eines Insulinoms ist nur eine der zahlreichen Ursachen, die zur Spontanhypoglykämie führen. Nach pathophysiologischen Gesichtspunkten lassen sich die Spontanhypoglykämien folgendermaßen gliedern:

Mangelhafte Nahrungsaufnahme: Hier sind zu nennen langfristiger Hunger oder inadäquate Nahrungsaufnahme bei abnormer körperlicher Belastung, Hyperthyreose und Fieber bzw. mangelhafte Nahrungsabsorption beim Malassimilationssyndrom.

Mangelhafte Glucoseproduktion durch die Leber: An erster Stelle sind die akute Leberdystrophie (fulminante Hepatitis, Pilz- und Phosphorvergiftung), die Endzustände einer Leberzirrhose, die schwere Fettleber und Metastasenleber zu nennen. Bei diesen Erkrankungen ist eine permanente Glucosezufuhr notwendig. Mangelhafte Glucoseproduktion durch die Leber infolge Störung der Glykogenolyse oder verminderter Aktivität der hepatischen Glucose-6-Phosphatase liegt ferner bei einigen angeborenen Enzymopathien vor, so bei verschiedenen Formen der Glykogenosen (s. Kap. 13.4), bei der Galaktosämie und der hereditären Fruktoseintoleranz. Das Syndrom der Alkoholhypoglykämie, das bei Trinkern unter Nahrungskarenz 6–8 h nach Alkoholexzess beobachtet wird, ist wahrscheinlich durch eine Hemmung der Glukoneogenese in der Leber durch Ethanol bedingt und nicht von strukturellen Leberveränderungen abhängig.

Ausfall Blutzucker steigernder Hormone: Beim Ausfall eines Blutzucker steigernden Hormons kann es zu einem relativen Hyperinsulinismus kommen. Bei der Hypophyseninsuffizienz und der Nebennierenrindeninsuffizienz gehören eine Neigung zur Spontanhypoglykämie und eine Schockneigung beim Insulintest zum Krankheitsbild. Die Schilddrüseninsuffizienz geht nur selten mit Hypoglykämien einher. Glucagonmangelzustände (A-Zellenaplasie, bei Kindern als McQuarrie-Syndrom beschrieben) und Adrenalinmangelzustände scheinen bei Erwachsenen keine Rolle zu spielen.

Inadäquate exogene Insulingabe: Diese kommt hauptsächlich bei Diabetikern vor, in seltenen Fällen wird Insulin aber auch in suizidaler Absicht oder bei psychischen Störungen selbst injiziert. Bei unklaren Spontanhypoglykämien muss man die Möglichkeit einer solchen Hypoglycaemia factitia als einer Spielart des Münchhausen-Syndroms erwägen. Bei Injektion von exogenem Insulin fehlen erhöhte C-Peptid-Spiegel. Die Einnahme von Sulfonylharnstoffen wird über den Medikamentennachweis in Urin oder Blut bewiesen.

Endogener Hyperinsulinismus: Zum endogenen Hyperinsulinismus kommt es nicht nur bei Insulin produzierenden Tumoren und der idiopathischen Hypoglykämie (Nesidioblastose) des Neugeborenen. Wesentlich häufiger (und harmloser) sind *reaktive Hypoglykämien* bei vegetativ labilen Personen.

Als Ursache wird eine Vaguswirkung auf die B-Zellen angenommen oder eine überschießende Insulinsekretion auf reine Kohlenhydratgaben. Entsprechend sind die Hypoglykämien auch nicht an die Morgenstunden gebunden wie bei Tumoren, sondern treten 2–4 Stunden nach den Mahlzeiten auf. Außerdem sind sie selten so ausgeprägt, dass ein hypoglykämischer Schock mit Bewusstseinsverlust und Krämpfen auftritt.

Nach Magenresektionen können starke postprandiale Hypoglykämien 1,5–2 h nach der Mahlzeit auftreten, wenn Kohlenhydrate wegen der verkürzten Passagezeit rasch zur Resorption kommen und eine überschießende Insulinsekreti-on auslösen. Wahrscheinlich spielt dabei auch die Freisetzung von die Insulinsekretion stimulierenden Hormonen (sog. Inkretine wie GIP und GLP-1) eine Rolle. Dieses sog. *Spätdumpingsyndrom* ist vom klassischen Frühdumpingsyndrom, das nach 0,5–1 h auftritt und bei dem es sich um eine pathologische Kreislaufregulation handelt, abzugrenzen.

Auf chemischem Wege wird die Insulinsekretion stimuliert bei der sog. *Leucinhypoglykämie,* einer erblichen gesteigerten Ansprechbarkeit der B-Zellen auf L-Leucin. Diese vorwiegend bei Kindern aufgedeckte, inzwischen aber auch bei Erwachsenen gefundene Form der Spontanhypoglykämie verschlimmert sich bei der sonst bei Hypoglykämien üblichen eiweißreichen Diät, weil L-Leucin praktisch in allen Proteinen vorkommt.

Extrapankreatische Tumoren ohne Insulinproduktion: Schwere Spontanhypoglykämien können bei großen extrapankreatischen malignen Tumoren auftreten, die meist im Peritoneal- oder Mediastinalbereich lokalisiert sind. Überwiegend handelt es sich um Sarkome, teilweise um primäre Hepatome und Nebennierenkarzinome. Bei keinem dieser Tumoren wurde bisher eine Insulinbildung sicher nachgewiesen, in einem Drittel der Fälle jedoch insulinähnliche Wachstumsfaktoren (IGF I und II). Diskutiert wird in erster Linie ein abnormer Glucoseverbrauch durch die stets sehr großen Tumoren, von einigen Autoren auch eine Hemmwirkung auf die Glukoneogenese der Leber. Exstirpation der Tumoren beseitigt die Hypoglykämie. Ist dies nicht möglich, sind Glucocorticoide indiziert.

Gesteigerter Glucoseverlust: Bei hochgradiger renaler Glukosurie kann es, ähnlich wie beim Phlorizindiabetes des Hundes, zu Spontanhypoglykämien kommen. Da sich diese an sich harmlose Störung therapeutisch nicht beeinflussen lässt, ist für ausreichende Kompensation des renalen Glucoseverlustes durch Kohlenhydrataufnahme zu sorgen.

Nach klinischen Gesichtspunkten lassen sich die verschiedenen Formen der Hypoglykämie am besten dadurch klassifizieren, dass man anamnestisch und durch Testung ermittelt, ob die Hypoglykämie nüchtern, nach Nahrungsaufnahme oder in Verbindung mit exogenen Faktoren auftritt (Tab. 39.**3**).

Labordiagnostik. Zur Erhärtung der Verdachtsdiagnose Insulinom wird ein Hungerversuch über mindestens 48 h, bei negativem Ausfall über 72 h, stationär unter engmaschiger klinischer Überwachung durchgeführt. Bei normaler körperlicher Aktivität werden mindestens 2-stündlich Glucose, Insulin und C-Peptid gemessen. Bei Auftreten einer symptomatischen Hypoglykämie wird der Test nach Probengewinnung abgebrochen und Glucose intravenös substituiert. Nach 24 h Fasten haben 75 – 80 % der Patienten mit einem Insulinom eine symptomatische Hypoglykämie mit Glucosespiegeln unter 40 mg/dl, nach 48 h sind es 90 – 98 %, nach 72 h praktisch alle.

Der Beweis für das Vorliegen eines Insulinoms lässt sich nur durch den Nachweis erhöhter Seruminsulinspiegel erbringen.

Typisch sind im Verhältnis zur (niedrigen) Blutglucose zu hohe Nüchternspiegel von Insulin und C-Peptid im Serum sowie überschießende Seruminsulinanstiege nach Provokation (Glucose, Glucagon oder i. v. Injektion von Calcium). Ein Quotient Insulin (in μU/ml) zu Glucose (in mg/dl) von > 0,3 erhärtet die Verdachtsdiagnose Insulinom. In Zweifelsfällen ist ein sog. hyperinsulinämischer Blutglucose-Clamp-Versuch indiziert. Hierbei kommt es beim Gesunden zu einem Abfall der C-Peptid-Serumkonzentration, während sich die pathologische Insulinsekretion beim Insulinompatienten nicht durch exogenes Insulin unterdrücken lässt.

Bildgebende Diagnostik. Ist eine hyperinsulinämische Hypoglykämie nachgewiesen, muss eine Lokalisation des fast immer im Pankreas gelegenen Tumors durch bildgebende Verfahren (Endosonographie, Doppel-Spiral-CT, Angio-CT, evtl. PET) angestrebt werden. Dabei kommen in erster Linie die hochauflösende Endosonographie, MRT, Doppel-Spiral-CT und Angio-CT zum Einsatz. Parallel muss bei jeder Insulinomdiagnostik eine Hypoglycaemia factitia ausgeschlossen werden, die durch Insulininjektion oder Einnahme von Sulfonylharnstoffen verursacht werden kann.

Chirurgische Therapie. Da in etwa 90 % der Fälle ein solitäres Adenom im Pankreas vorliegt, ist bei eindeutiger Klinik, positivem Hungerversuch, biochemisch-endokrinologisch gesicherter Diagnose und Ausschluss einer Hypoglycaemia factitia eine chirurgische Laparotomie mit dem Ziel der kurativen Tumorentfernung auch dann indiziert, wenn durch bildgebende Verfahren eine Lokalisation des Adenoms präoperativ nicht erfolgreich war.

Tabelle 39.3 Klassifizierung der Hypoglykämie nach klinischen Gesichtspunkten

Vorwiegend nüchtern auftretend

- Insulinome
- extrapankreatische, nicht Insulin produzierende Tumoren
- schwere diffuse Leberzellschäden
- Glykogenosen
- Hypophysen- und Nebenniereninsuffizienz
- idiopathische Hypoglykämie des Kindesalters (sog. Nesidioblastose)
- renale Glukosurie

Nur postprandial auftretend

- reaktive Hypoglykämie
- Spätdumpingsyndrom
- Leucinhypoglykämie
- Hypoglykämie bei Fruktoseintoleranz
- Hypoglykämie bei Galaktosämie

Exogen ausgelöst

- Hypoglycaemia factitia (Insulin, Sulfonylharnstoffe)
- alkoholinduzierte Hypoglykämie
- Hypoglyzinvergiftung (Ackee-Frucht)

Mittels intraoperativer Sonographie sowie sorgfältiger Palpation durch einen erfahrenen Chirurgen gelingt es in den meisten Fällen, das Insulinom während der Operation zu lokalisieren. Chirurgische Methode der Wahl ist die Adenomenukleation. Nur bei multiplen Adenomen sind Pankreasteilresektionen indiziert.

Eine subtotale oder totale Pankreatektomie bei Unauffindbarkeit eines Tumors ist heute nicht mehr gerechtfertigt. Die Einführung der hochauflösenden Endosonographie sowie der intraoperativen Sonographie hat die aufwändige und unzuverlässige Kanülierung von Pankreasgefäßen zur lokalen Hormonbestimmung überflüssig gemacht. Bei malignen Insulinomen, die bereits metastasiert sind, kann ein chirurgischer Eingriff zur Verringerung der Tumormasse einschließlich Metastasenresektion erwogen werden, falls sich die Stoffwechselkontrolle schwierig gestaltet. Aufgrund der langsamen Wachstumsprogression kann so häufig sogar ein Effekt auf das Überleben erzielt werden (Abb. 39.**6**).

Medikamentöse Therapie. Bei Inoperabilität oder als Überbrückung bis zur Operation muss medikamentös behandelt werden. In der schweren Hypoglykämie steht die umgehende orale oder intravenöse Gabe von Glucose, evtl. zusammen mit Glucagon subkutan, im Vordergrund. Als Diät sind viele kleine Mahlzeiten indiziert, die arm an schnell resorbierbaren Kohlenhydraten (Verhinderung der reaktiven Hypoglykämie!), eiweiß- und fettreich sein sollen. Langsam resorbierbare Kohlenhydrate wie Vollkornbrot,

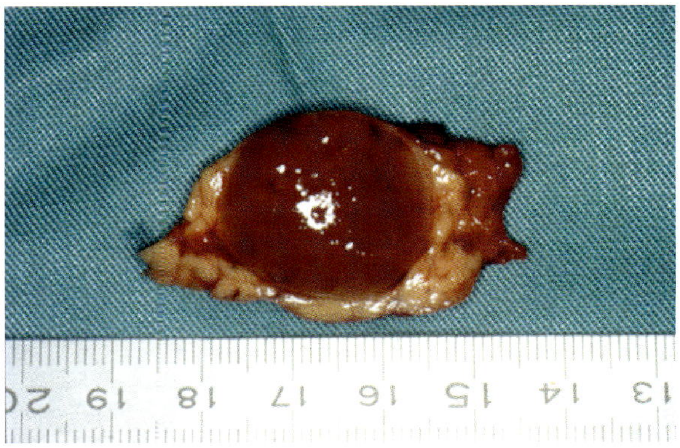

☒ **Abb. 39.6** Insulinom. Solitäres Adenom (2 cm) im Pankreas.

Reis und Kartoffeln sind zu bevorzugen. Eine nächtliche Mahlzeit (3.00 Uhr) ist zu empfehlen.

Mit dem Thiazidderivat *Diazoxid* (Proglicem 100 – 600 mg/Tag zusammen mit einem Saluretikum), das stark diabetogen wirkt (Hemmung der Insulinsekretion, Stimulation der Glykogenolyse, Aktivierung des adrenergen Systems?), lassen sich bei vielen Patienten Anfallsfreiheit und eine Normalisierung des Blutzuckers erreichen. Das ist für die Therapie von inoperablen metastasierenden Insulinomen ein großer Fortschritt, weil die hochdifferenzierten Tumoren an sich nur langsam (teilweise jahrelang) wachsen.

Die dosisabhängigen Nebenwirkungen von Diazoxid (Knochenmarkschädigung, Ödeme, Tachykardie, Herzinsuffizienz, Kardiomyopathie) sind sorgfältig zu beobachten und limitieren nicht selten den Einsatz dieser wertvollen Substanz.

Stabile Somatostatinanaloga wie *Octreotid* (3 × 50 – 200 µg/Tag) führen in 40 – 60 % der Fälle ebenfalls zu einer Kontrolle der Hypoglykämie. Im Unterschied zu vielen anderen neuroendokrinen GI-Tumoren exprimiert nur ein Teil der Insulinome die Somatostatinrezeptor-Subtypen 2 und 5, an die Octreotid hochaffin bindet. Der Therapieerfolg muss individuell bestimmt werden und kann durch eine positive Octreo-Scan-Szintigraphie nicht mit Sicherheit vorhergesagt werden. Da Somatostatinanaloga auch die Sekretion von Glucagon und Wachstumshormon hemmen können, kann im Einzelfall auch eine Verstärkung der Hypoglykämie durch Ausfall der insulinantagonistischen Hormone beobachtet werden.

⟶ **Therapie metastasierter Insulinome.** Bei malignen metastasierten Insulinomen können resektive chirurgische Eingriffe erwogen werden, um die Tumormasse zu verkleinern, um damit eine bessere Hypoglykämiekontrolle zu erreichen. Es kommen außerdem die Chemoembolisation oder Radiofrequenzablation von Lebermetastasen zum Einsatz. Als palliative Chemotherapie des metastasierten Insulinoms kommt die Kombination Streptozotozin, 5-Fluorouracil und Doxorubicin, in Frage. Bei subtiler individualisierter Therapie lassen sich auch im Stadium der Metastasierung Überlebenszeiten von mehreren Jahren erreichen.

ACTHom (ektopes Cushing-Syndrom)

Bei 4 – 16 % der Patienten mit einem ektopen Cushing-Syndrom wird ein zumeist im Pankreas lokalisierter endokriner Tumor gefunden, der ektop ACTH sezerniert. Ein Cushing-Syndrom wird auch bei 4 – 5 % der sporadischen Gastrinome gefunden. Hierbei liegen fast immer maligne Gastrinome vor, die zumeist bereits ausgedehnt metastasiert sind. Die Entwicklung eines Cushing-Syndroms, basierend auf ektoper ACTH-Produktion, bei Patienten mit Zollinger-Ellison-Syndrom ist ein unabhängiger Prädiktor einer äußerst schlechten Prognose, die metastasierten Tumoren zeigen ein schlechtes Ansprechen auf eine Chemotherapie.

Ein Cushing-Syndrom wird auch bei etwa 20 % der Patienten mit MEN-1 und Gastrinom gefunden. Hier liegt jedoch in der Regel kein ektopes ACTH-Syndrom vor, vielmehr stammt das ACTH aus Hypophysenadenomen, die zum Spektrum der MEN-1 gehören (eigentlicher Morbus Cushing).

⟶ **Diagnostik.** Die endokrine Funktionsdiagnostik führt zunächst den Nachweis eines ausgeprägt erhöhten Cortisolwertes im 24-h-Urin.

Für ein ektopes ACTH-Syndrom sprechen deutlich erhöhte ACTH-Werte im Plasma, fehlender ACTH-Anstieg im CRH-Test und fehlende Suppression des Plasma- und 24-h-Urincortisols im hoch dosierten Dexamethasonhemmtest (2 mg alle 6 h für 2 Tage).

Für einen sog. zentralen Morbus Cushing (bei MEN-1) sprechen normale bis erhöhte ACTH-Plasmawerte sowie positiver Ausfall von CRH- und Dexamethasonhemmtest.

PPom, nonfunktionelle pankreatische endokrine Tumoren (PET)

⟶ **PPom.** Ein PPom ist ein neuroendokriner Tumor des Pankreas, der große Mengen an Pancreatic Polypeptide (PP) sezerniert. PP inhibiert die exokrine Pankreassekretion sowie die Gallenblasenkontraktion. Allerdings produzieren PPome keine klinisch relevante Symptomatik, die auf die deutlich erhöhten Plasma-PP-Spiegel zurückgeführt werden kann. Sie werden deshalb zu den sog. nonfunktionellen neuroendokrinen Tumoren gezählt. Da zahlreiche neuroendokrine Tumoren neben vielen anderen Peptiden auch PP in wechselnden Quantitäten exprimieren, kann ein PPom nur dann diagnostiziert werden, wenn deutlich über 50 % der Zellen des Resektates eines neuroendokrinen Tumors immunhistochemisch positiv für PP sind.

PET. Nonfunktionelle pankreatische (neuro-)endokrine Tumoren (PET) verursachen keine klinischen Symptome, die durch die Überproduktion einzelner oder mehrerer Hormone bzw. Neuropeptide hervorgerufen werden. Klinische Symptome resultieren ausschließlich aus dem lokal verdrängenden Wachstum oder der Metastasierung. Hierbei stehen Ikterus durch Verlegung/Kompression des Ductus choledochus, abdominelle Schmerzen, Auslösung einer Pankreatitis durch Verlegung des Pankreasgangs, Blutungen durch Gefäßarrosion oder Organperforationen im Vordergrund. Nonfunktionelle PET sind in der Regel groß (etwa 70% > 5 cm) und meist solitär. Multiple PET sind fast immer MEN-1-assoziiert. 60% der nonfunktionellen PET treten im Pankreaskopf auf, die Malignitätsrate liegt bei 65 – 90%.

Diagnostik. Im Plasma sind in 70 – 100% der Fälle erhöhte Werte für Chromogranin A und B zu messen, bei 50 – 75% auch erhöhte PP-Werte. Die häufigsten klinischen Symptome sind abdominelle Schmerzen, Ikterus, Gewichtsverlust und eine zumeist sonographisch diagnostizierte große Raumforderung im Pankreasbereich.

Therapie. Die chirurgische Exstirpation des noch nicht metastasierten Tumors ist die einzige Change auf Heilung, insgesamt aber in weniger als 30% erreichbar. Am häufigsten wird aufgrund der Lokalisation im Pankreaskopf eine partielle Pankreatikoduodenektomie nach Whipple durchgeführt. Tumor-Debulking, Metastasenresektion, Chemoembolisation, Radiofrequenzablation oder systemische Chemotherapie werden in ähnlicher Weise wie bei den übrigen neuroendokrinen Tumoren eingesetzt. Die 5-Jahres-Überlebensraten liegen bei 45 – 65%.

Multiple endokrine Neoplasie (Adenomatose) Typ 1, 2 und 3 (MEN-1, MEN-2, MEN-3 bzw. MEA-1 bis -3)

MEN-1 (Wermer-Syndrom)

Familiär (sog. Wermer-Syndrom) oder sporadisch können mehrere endokrine Tumoren in verschiedenen Organen gleichzeitig auftreten und damit zu einem komplexen klinischen Bild führen. Bei der multiplen endokrinen Neoplasie Typ 1 (MEN-1) sind am häufigsten neuroendokrine Tumoren der Nebenschilddrüse (Hyperparathyreoidismus), der Hypophyse (Hypersekretion von Prolaktin, GH, ACTH) und Peptidome des Pankreas kombiniert (Gastrinome, Insulinome; häufig: nichtfunktionelle peptiderge Karzinoide, PPome; selten: Glukagonome, VIPome, GRFome). Weniger häufig werden Magenkarzinoide, viszerale und kutane Lipome, Schilddrüsenadenome, Nebennierenadenome und Angiofibrome gefunden (Tab. 39.**4**).

Tabelle 39.4 Organverteilung der gefundenen Tumoren bei MEN-1

Tumor	Häufigkeit in %
Nebenschilddrüsenadenome	95
Pankreas-/Duodenaltumoren	50
Hypophysenadenome	30 – 40
Karzinoide	5 – 10
Sonstige: Schilddrüsenadenome, Lipome, Angiofibrome, Nebennierenadenome	< 3

Genetische Veränderungen. 1997 wurde das für das Syndrom verantwortliche mutierte Tumorsuppressorgen Menin identifiziert, das auf Chromosom 11q13 lokalisiert ist und für ein 610 Aminosäuren umfassendes Protein unbekannter Funktion kodiert. Die Inaktivierung des Meningens durch Verlust der Heterozygotie (loss of heterozygosity, LOH), Deletionen oder Mutationen wurde in Adenomen der Nebenschilddrüse, des endokrinen Pankreas, der Hypophyse und in Magenkarzinoiden nachgewiesen. Mittels molekulargenetischer Diagnostik können potenziell betroffene Familienangehörige eindeutig identifiziert werden. Formal besteht ein autosomal rezessiver Erbgang für das in der Keimbahn vorhandene mutierte Allel. Bei den meisten genetischen Merkmalsträgern kommt es jedoch in den ersten Lebensdekaden zu einer zweiten somatischen Mutation oder Deletion der intakten Genkopie in den betroffenen endokrinen Geweben und damit zum funktionellen Verlust des Genproduktes. So imponiert klinisch ein autosomal dominanter Erbgang des Syndroms mit hoher Penetranz. Die Prävalenz der Erkrankung wird auf 1 : 30000 bis 1 : 50000 geschätzt.

Die Prognose wird im Wesentlichen von der Metastasierungswahrscheinlichkeit der einzelnen Tumoren bestimmt, wobei duodenale und pankreatische Gastrinome mit 20 – 40% den ersten Platz einnehmen.

Diagnostik und Therapie. Die Diagnostik umfasst die gründliche endokrinologische und gastroenterologische Abklärung sämtlicher potenziell betroffener endokriner Organe durch Hormonanalysen und bildgebende Verfahren.

Die Therapie folgt den Regeln der jeweiligen endokrin aktiven oder inaktiven Tumoren. Im Vordergrund steht zunächst die chirurgische Therapie des primären Hyperparathyreoidismus. Dabei werden in der Regel alle vier Nebenschilddrüsen lokalisiert und entfernt bei gleichzeitiger Transplantation von Epithelkörperchengewebe auf den Unterarm.

In den letzten Jahren hat sich die Erkenntnis durchgesetzt, dass nicht zuletzt aufgrund der schwer kalkulierbaren Metastasierungsrate, insbesondere der duodenalen neuroendokrinen Tumoren (peptiderge: Gastrinome; bioaminerge Karzinoide) eine frühzeitige kurativ ausgerichtete chirurgische Therapie (R0-Resektion) aller lokalisierbaren duodenalen und pankreatischen Tumoren durchgeführt werden sollte, sofern noch keine Lebermetastasierung nachweisbar ist.

MEN-1-assoziierte Magenkarzinoide (ECL-Zell-Karzinoide) können bei einer Größe < 2 cm endoskopisch oder lokal chirurgisch entfernt werden, da sie einen erheblich gutartigeren Verlauf haben als spontane ECLome.

› MEN-2a (Sipple-Syndrom) und MEN-2b (Gorlin-Syndrom)

Die Ursache für beide MEN-2-Formen liegt in Mutationen des RET-Protoonkogens.

→ MEN-2a. Die MEN-2a ist klinisch charakterisiert durch bilaterale medulläre Schilddrüsenkarzinome (C-Zell-Karzinome), Phäochromozytome in 20–40% (davon bis 70% bilateral), Hyperparathyreoidismus (10–20%) sowie mukokutane Neurome. Es fehlen pankreatische neuroendokrine Peptidome (PNET)!

→ MEN-2b. MEN-2b umfasst seltener Nebenschilddrüsenadenome, dafür treten die C-Zell-Karzinome der Schilddrüse früher auf und nehmen unbehandelt einen aggressiveren Verlauf. MEN-2b ist zusätzlich geprägt von einem marfanoiden Erscheinungsbild, PNET fehlen ebenfalls.

› MEN-3a, MEN-3b, „MEN-3c"

→ MEN-3a. Sie ist geprägt durch die Neurofibromatose Typ 1 (NF1 von Recklinghausen) in Verbindung mit duodenalen bioaminerg-peptidergen Karzinoiden (ca. 10%), meist in der periampullären Region. Die meisten exprimieren Somatostatin, verhalten sich jedoch klinisch nonfunktionell, extrem selten wird ein Somatostatinom-Syndrom beobachtet. Über Einzelfälle von Gastrinomen mit Zollinger-Ellison-Syndrom und Insulinomen wurde berichtet. Genetische Ursache ist die Inaktivierung des Proteins Neurofibromin (Chromosomen-Locus 17q11.2), einem Inhibitor der Ras-abhängigen Signaltransduktion.

→ MEN-3b. Sie umfasst die von Hippel-Lindau-Erkrankung, PNET (10–20%) sowie gelegentlich Phäochromozytome. Die PNET sind zumeist nonfunktionell, in Einzelfällen wurden symptomatische Insulinome und VIPome beobachtet. Das Syndrom beruht auf einem Defekt eines Transkriptionsfaktors auf Chromosom 3p25.

→ „MEN-3c". Als „MEN-3c" könnte man die tuberöse Sklerose (Morbus Bourneville-Pringle) bezeichnen. Ursache sind Mutationen in den Proteinen Hamartin (TSC-1) oder Tuberin (TSC-2), zwei G-Protein-Regulatoren. Neben der charakteristischen Klinik wurde über das vereinzelte Auftreten nonfunktioneller und hypersekretorischer pankreatischer neuroendokriner Peptidome (Insulinome, Gastrinome) berichtet.

FAZIT FÜR DIE PRAXIS

- Der Begriff „neuroendokrine Peptide" umfasst die früher verwendeten Termini „gastrointestinale Hormone" und „Neuropeptide", da die meisten der aus dem Gastrointestinaltrakt isolierten Peptide auch im zentralen und peripheren Nervensystem vorkommen und andererseits Peptide, die primär im Gehirn identifiziert wurden, auch im gastroenteropankreatischen System zu finden sind.
- Als neuroendokrine Tumoren werden „bioaminerge" Karzinoide (= klassische Karzinoide) und „peptiderge Karzinoide" (= „Peptidome") bezeichnet. Die Mehrzahl der „Peptidome" ist im Pankreas lokalisiert, weshalb sie auch unter dem Begriff „pankreatische neuroendokrine Tumoren (PNET)" zusammengefasst werden können. Hieraus darf allerdings keine exklusive Lokalisation im Pankreas abgeleitet werden.
- Bioaminerge Karzinoide kommen vor im Bronchialsystem (25%), Ösophagus, Magen (ECL-Zell-Karzinoide), sehr selten im Pankreas, selten im Duodenum und an der Papille, am häufigsten im Dünndarm (30%) und der Appendix (20%) sowie im Kolon und Rektum (jeweils 10%).
- Das Karzinoidsyndrom, das typischerweise aus Flush (30–95%), wässrigen Diarrhöen (40–85%), abdominellen Schmerzen (15–75%), Bronchospasmus (2–20%), rechtskardialer Endokardfibrose (45–75%) und pellagraähnlichen Hautveränderungen (2–5%) besteht, tritt nur bei ausgedehnter Metastasierung – bevorzugt bei Lebermetastasen – auf, weshalb seine Therapie meist symptomatisch und palliativ ist.
- In der Regel symptomatische, sezernierende Peptidome sind Gastrinom, Insulinom, Glukagonom, VIPom, Somatostatinom, GRFom und ACTHom. Ein asymptomatisch sezernierendes Verhalten zeigen meist PPome. Nonfunktionelle pankreatische (neuro-)endokrine Tumoren (PET) verursachen ausschließlich durch das lokal verdrängende Wachstum oder Metastasierung klinische Symptome.
- Doppel-Spiral-CT, MRT und insbesondere die Endosonographie haben die Lokalisationsdiagnostik der bereits früh (kleine Tumoren) symptomatisch werdenden Peptidome (Gastrinom, Somatostatinom, Insulinom) deutlich verbessert.
- Aufgrund des schwer einschätzbaren Metastasierungsverhaltens ist bei nicht metastasierten Peptidomen in der Regel die vollständige chirurgische Resektion anzustreben. Bei metastasierten Peptidomen kommen teilweise Chemoembolisation oder Radiofrequenzablation von Lebermetastasen bzw. die palliative Chemotherapie zum Einsatz. Unterschiedliche medikamentöse Therapieansätze dienen der Überbrückung bis zur Operation oder der Symptomkontrolle bei Inoperabilität.

40

Operationsfolgezustände

P. G. Lankisch

EDITORIAL **Operationsspezifische Folgezustände nach Eingriffen am Pankreas sind schwierig zu beurteilen, da sie von Faktoren, die eine akute Pankreatitis auslösen können, und von krankheitsbedingten Folgezuständen überlagert sein können. Fortbestehender Alkoholabusus, der nicht bekannte natürliche Verlauf und die fehlende Vergleichbarkeit prä- und postoperativer Untersuchungen erschweren die Differenzierung zwischen krankheitsbedingten und operationsbedingten Folgezuständen.**

Problemfeld Folgezustände

Folgen des Alkoholabusus. Mehr als zwei Drittel aller Alkoholiker trinken nach Diagnosestellung einer chronischen Pankreatitis weiter Alkohol (1). Auch eine Operation hat wenig Einfluss auf die Trinkgewohnheiten der Patienten: Etwa 31 – 69% trinken weiter Alkohol (2 – 5). Es ist wahrscheinlich, dass der Einfluss der Operation auf die Grunderkrankung von den Folgen des fortgesetzten Alkoholabusus oft überdeckt ist, auch wenn eine postoperative Alkoholabstinenz in einer Untersuchung keine Auswirkung auf die postoperative Schmerzsymptomatik hatte (5).

Nicht bekannter natürlicher Verlauf. Der individuelle natürliche Verlauf der Erkrankung, insbesondere der von Schmerz sowie exokriner und endokriner Pankreasinsuffizienz, ist unterschiedlich und nicht vorhersehbar (1). Es ist daher oft unmöglich zu entscheiden, ob bei einem operierten Patienten der natürliche Krankheitsverlauf durch die Operation tatsächlich eine Wende genommen hat.

Fehlende Vergleichbarkeit prä- und postoperativer Untersuchungen. Bei einigen Operationen ist die Wiederholung präoperativer Funktionsuntersuchungen zur Beurteilung des Krankheitsverlaufs nicht möglich, so dass auf andere, in der Regel weniger sensitive Verfahren ausgewichen werden muss. Dies wird besonders deutlich am Beispiel der Kausch-Whipple-Operation, die eine Magenresektion erfordert, weswegen ein Sekretin-Cholecystokinin-Test, der Goldstandard der exokrinen Pankreasfunktionsdiagnostik, nicht mehr durchführbar ist. Indirekte, weniger sensitive Verfahren weisen nach Kausch-Whipple-Operation durch die postzibale Asynchronie nach Magenresektion eine noch ausgeprägtere Steatorrhö nach als bei der zur Operation führenden chronischen Pankreatitis zu erwarten ist (6). Zur postoperativen Beurteilung der exokrinen Pankreasfunktion dient daher häufig nur die quantitative Stuhlfettanalyse, die nur gröbere Veränderungen der exokrinen Pankreasfunktion und wegen der postzibalen Asynchronie zu hohe Stuhlfettgehalte anzeigen kann.

Krankheitsbedingte Folgezustände

Schmerz

Für den Patienten ist der Schmerz das wichtigste Symptom. Nur in 7% der Fälle verläuft die Erkrankung schmerzlos. Im Verlauf der Erkrankung nimmt zwar die Schmerzsymptomatik ab, aber auch nach einem Beobachtungszeitraum von über 10 Jahren hat noch mehr als die Hälfte der Patienten mit chronischer Pankreatitis unter Schmerzattacken zu leiden.

Die Annahme, dass mit dem Erlöschen der Pankreasfunktion, dem sog. „Ausbrennen" der Drüse, eine Schmerzfreiheit eintritt (7), hat sich nicht bestätigen lassen.

In einer eigenen Untersuchung hatten 57% der Patienten mit schwerer, enzymsubstitutionsbedürftiger exokriner Pankreasinsuffizienz und 59% mit insulinbedürftigem Diabetes mellitus, also schwerer endokriner Pankreasinsuffizienz, keine Schmerzfreiheit erreicht (1).

Veränderungen durch eine Operation

Im Verlauf der Erkrankung wird bei etwa jedem 2. bis 4. Patienten eine Operation wegen der Schmerzsymptomatik und/oder Organkomplikationen, wie Pankreaspseudozysten, erforderlich (1, 7).

Postoperative Schmerzen. Der Einfluss der Operation auf die Schmerzsymptomatik ist schwierig zu beurteilen, und Vergleiche zwischen den einzelnen Studien sind aus folgenden Gründen problematisch:

- Trotz entsprechender Vorschläge fehlen allgemeine Standards für die Beurteilung der postoperativen Situation bei Patienten mit chronischer Pankreatitis (8, 9).
- Die Definition von Schmerzfreiheit ist oft vage, die Schmerzsymptomatik wurde nicht gemessen (z. B. nach einer Analogskala).
- Nicht alle Patienten erhalten bei gleicher Indikation das gleiche Operationsverfahren. Wegen der postoperativ schwierigen Diabetesführung wird eine indizierte Resektionsoperation bei Alkoholikern häufig abgelehnt (10, 11).
- Bei fortgesetztem Alkoholabusus ist ein deutlich schlechteres Operationsergebnis zu erwarten (12 – 14). Es ist daher schwierig abzugrenzen, ob eine postoperative Verschlechterung Folge der Grunderkrankung oder des fortgesetzten Alkoholabusus oder der Operation ist.
- Die Entscheidung, welche Operation bei welchem Patienten durchgeführt wird, wird vom Chirurgen individuell getroffen. Eine Übersicht über die Auswirkungen der einzelnen Eingriffe auf die Schmerzsymptomatik

zeigt, dass kurze Zeit nach einer Operation – gleich welcher Art – sehr viele Patienten schmerzfrei sind. Nach längerem zeitlichem Abstand variieren die Angaben der einzelnen Autoren zur Schmerzfreiheit allerdings erheblich (Tab. 40.**1**).

- Auch der interindividuelle Schmerzverlauf operierter Patienten ist unterschiedlich. Unabhängig vom gewählten Eingriff und von der Ätiologie der Erkrankung kam es in einer Untersuchung im Langzeitverlauf wieder zu einer Zunahme, möglicherweise als Folge der fortschreitenden Grunderkrankung (Tab. 40.**2**) (15). Zwei weitere Untersuchungen zeigten jedoch, dass nach Kausch-Whipple-Operation oder pyloruserhaltender Pankreatikoduodenektomie die Patienten auch nach 5 Jahren weitgehend schmerzfrei sind (Abb. 40.**1**) (16, 17).

Nur eine randomisierte kontrollierte Studie könnte wirklich zeigen, ob schmerzbeeinträchtigte Patienten mit chronischer Pankreatitis von einer konservativen oder operativen Therapie profitieren. Eine solche Studie wird aus ethischen Gründen aber niemals möglich sein.

Operationsverfahren. Randomisierte kontrollierte Studien könnten allerdings zeigen, welches Operationsverfahren bei gleicher Operationsindikation erfolgreicher ist. Hierzu gibt es nur wenige Studien.

- Klempa et al. (18) zeigten, dass Patienten nach duodenumerhaltender Pankreaskopfresektion weniger häufig eine Enzymsubstitution benötigten und häufiger schmerzfrei waren als Patienten, die einer Kausch-Whipple-Operation unterzogen wurden.

Tabelle 40.1 Völlige Schmerzfreiheit nach Eingriffen am Pankreas wegen chronischer Pankreatitis. Weitere Abstufungen der postoperativen Besserung wurden nicht berücksichtigt; Literaturrecherche abgeschlossen 5/2005

Literatur	Art des Eingriffs	Mittlere Beobachtungszeit (Jahre)	n	Völlige Schmerzfreiheit (%)
Way et al. (63)	Drainage/Resektion	ca. 5	37	64
Lankisch et al. (27)	Drainage/Resektion	$2^{6}/_{12}$	40	60
Mangold et al. (44)	partielle Duodenopankreatektomie	$1^{8}/_{12}$	44	73
	totale Duodenopankreatektomie	$2^{10}/_{12}$	18	91
	partielle Linksresektion	$3^{5}/_{12}$	37	60
	subtotale Linksresektion	$2^{10}/_{12}$	17	83
Proctor et al. (24)	Pankreatikojejunostomie	$^{11}/_{12}$	22	50
Rosenberger et al. (64)	Resektion	6	67	69
	nichtresezierende Verfahren	6	40	50
Lankisch et al. (65)	Pankreatikojejunostomie	$3^{1}/_{12}$	17	76
	Resektion	$3^{1}/_{12}$	22	64
Prinz u. Greenlee (66)	Pankreatikojejunostomie	$6^{1}/_{12}-7^{11}/_{12}$	91	35
Sato et al. (40)	Pankreatikojejunostomie	$6^{6}/_{12}$	38	68
	Linksresektion	$6^{6}/_{12}$	14	79
	Kausch-Whipple-Operation	$6^{6}/_{12}$	9	67
Gall et al. (67)	Kausch-Whipple-Operation, Gangokklusion	>1	67	93
Morrow et al. (68)	Gangdrainage	4–13	46	46
	40- bis 80 %ige Linksresektion	4–13	21	33
	80- bis 95 %ige Linksresektion	4–13	8	100
	Drainage	6	46	80
	subtotale Pankreatektomie	7	21	24

Fortsetzung ▶

Tabelle 40.1 Fortsetzung

Literatur	Art des Eingriffs	Mittlere Beobachtungszeit (Jahre)	n	Völlige Schmerzfreiheit (%)
Sato et al. (45)	Linksresektion	$> {}^{6}/_{12}$	21	91
	Kausch-Whipple-Operation	$> {}^{6}/_{12}$	11	55
	Pankreatikojejunostomie	$> {}^{6}/_{12}$	43	91
Bradley III (69)	laterale Pankreatikojejunostomie	$5^{9}/_{12}$	46	28
	kaudale Pankreatikojejunostomie	$5^{9}/_{12}$	18	17
Cooper et a . (70)	totale Pankreatektomie	$1^{6}/_{12}$	83	72
Frick et al. (71, 72)	Linksresektion	$6^{6}/_{12}$	74	50
	partielle Duodenopankreatektomie	$6^{6}/_{12}$	62	45
	totale Duodenopankreatektomie	$6^{6}/_{12}$	22	55
	Drainage	$4^{7}/_{12}$	156	48
Lambert et al. (73)	duodenumerhaltende totale Pankreatektomie	$9^{5}/_{12}$	14	64
Rossi et al. (74)	Kausch-Whipple-Operation	${}^{6}/_{12}$	61	72
		2	44	61
		5	33	61
		10	18	61
		15	6	83
Mannell et al. (75)	Drainage/Resektion	$8^{6}/_{12}$	100	77
Stone et al. (76)	Kausch-Whipple-Operation	$6^{2}/_{12}$	15	53
	totale Duodenopankreatektomie	$9^{1}/_{12}$	15	27
Beger et al. (77)	duodenumerhaltende Pankreaskopfresektion	$3^{8}/_{12}$	128	77
Peiper u. Köhler (78)	Resektion	10	51	79
	Drainage	10	24	65
Beger u. Büchler (79)	duodenumerhaltende Pankreaskopfresektion	$3^{6}/_{12}$	141	77
Lankisch et al. (1)	Drainage/Resektion	6	70	57
Adams et al. (3)	laterale Pankreatikojejunostomie	$6^{4}/_{12}$	62	42
Frey u. Amikura (23)	lokale Pankreaskopfresektion mit longitudinaler Pankreatikojejunostomie	${}^{6}/_{12}$	50	34
Hakaim et al. (80)	Verschiedene Operationen: Gangdrainage 56 % Linksresektion 20 % Zystendrainage 24 %	$5^{2}/_{12}$	50	30

Fortsetzung ▶

Tabelle 40.1 Fortsetzung

Literatur	Art des Eingriffs	Mittlere Beobachtungszeit (Jahre)	n	Völlige Schmerzfreiheit (%)
Büchler et al. (19)	duodenumerhaltende Pankreaskopfresektion	$^{6}/_{12}$	15	40
	pyloruserhaltende Whipple-Operation	$^{6}/_{12}$	16	75
Fleming u. Williamson (81)	totale Pankreatektomie	$3^{6}/_{12}$	40	79
Izbicki et al. (82)	duodenumerhaltende Pankreaskopfresektion:			
	Beger-Verfahren	$1^{6}/_{12}$	20	95
	Frey-Verfahren	$1^{6}/_{12}$	22	94
Martin et al. (16)	pyloruserhaltende Pankreatikoduodenektomie	$5^{3}/_{12}$	45	92
Stapleton u. Williamson (83)	proximale Pankreatikoduodenektomie pyloruserhaltende (n = 45) Kausch-Whipple-Operation (n = 7)	$4^{6}/_{12}$	52	80
Amikura et al. (84)	Pankreatikojejunostomie	$\geq {}^{6}/_{12}$	69	75
	Pankreatikojejunostomie plus Pankreaskopfresektion	$\geq {}^{6}/_{12}$	11	90
	Linksresektion	$\geq {}^{6}/_{12}$	37	80
	Kausch-Whipple-Operation	$\geq {}^{6}/_{12}$	13	65
Rumstadt et al. (85)	Kausch-Whipple-Operation	$8^{4}/_{12}$*	134	66
Traverso u. Kozarek (86)	Kausch-Whipple-Operation	$3^{6}/_{12}$	47	76
	totale Pankreatektomie	$3^{6}/_{12}$	10	76
Beger et al. (2)	duodenumerhaltende Pankreaskopfresektion	$5^{8}/_{12}$*	303	88
Berney et al. (17)	verschiedene Verfahren der Pankreasresektion	$6^{4}/_{12}$	68	62
Jimenez et al. (20)	Kausch-Whipple-Operation	$3^{5}/_{12}$	33	53
	pyloruserhaltende Pankreaskopfresektion	$3^{5}/_{12}$	39	40
Sakofaras et al. (5)	Kausch-Whipple-Operation	$6^{7}/_{12}$	66	67
White et al. (87)	totale Pankreatektomie	$^{6}/_{12}$	24	82
Nealon u. Matin (88)	Pankreatikojejunostomie	$6^{9}/_{12}$	124	86
	Linksresektion	$6^{9}/_{12}$	29	67
	Pankreaskopfresektion (duodenumerhaltende oder pyloruserhaltende Pankreaskopfresektion)	$6^{9}/_{12}$	46	91
Sakoforas (89)	Linksresektion	$6^{8}/_{12}$	31	49
Hutchins (90)	Linksresektion	$2^{10}/_{12}$	84	48

* Medianwerte

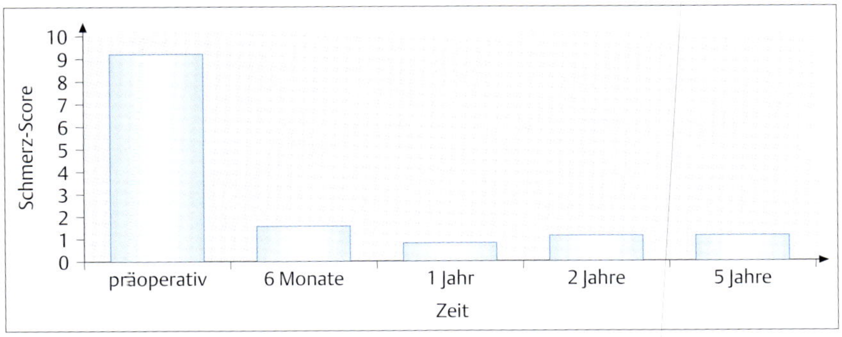

☒ **Abb. 40.1** Langzeitergebnisse des Schmerzverlaufs vor und nach der pyloruserhaltenden Pankreatikoduodenektomie bei chronischer Pankreatitis (nach einer Schmerzskala von 1 = geringer bis 10 = schwerster Schmerz): präoperativ 9,2; 6 Monate postoperativ 1,5; 1 Jahr postoperativ 0,8; 2 Jahre und 5 Jahre postoperativ 1,1 (16).

Tabelle 40.2 Anteil der schmerzfrei gewordenen Patienten 6 Monate, 2 und 5 Jahre nach verschiedenen Eingriffen am Pankreas wegen chronischer Pankreatitis (15)

	Zeitraum (Jahre)	Kausch-Whipple-Operation	Pankreatikojejunostomie	Linksresektion
Alkoholinduzierte Pankreatitis	0,5	82%	87%	60%
	2	74%	53%	39%
	5	71%	54%	26%
Idiopathische Pankreatitis	0,5	50%	80%	77%
	2	50%	60%	46%
	5	33%	60%	20%

- Büchler et al. (19) berichteten in einer kleinen Studie, dass Patienten nach duodenumerhaltender Pankreaskopfresektion 6 Monate nach der Operation weniger Schmerzen hatten, mehr Gewicht zunahmen und eine bessere Glucosetoleranz aufwiesen als Patienten, die sich einer pyloruserhaltenden Pankreaskopfresektion unterzogen hatten.
- Jimenez et al. (20) fanden in einer etwas größeren Studie keinen signifikanten Unterschied zwischen den beiden genannten Operationen.
- Strate et al. (21) zeigten in einer über 9 Jahre durchgeführten Langzeituntersuchung bei Patienten nach duodenumerhaltender Pankreaskopfresektion (Beger-Verfahren) und begrenzter Pankreaskopfexzision mit longitudinaler Pankreatikojejunostomie (Frey-Verfahren), dass kein Unterschied hinsichtlich Spätletalität, Lebensqualität, Schmerzen, exokriner oder endokriner Pankreasinsuffizienz besteht.

Arbeitsfähigkeit der Patienten. Eine günstige Operationsfolge wäre die Wiedererlangung der Arbeitsfähigkeit von Patienten, die durch rezidivierende Schmerzattacken präoperativ nicht mehr arbeitsfähig waren. Die wenigen hierzu zur Verfügung stehenden Angaben sind enttäuschend: 51% (3) bzw. 73% (22) der operierten Patienten waren postoperativ weiterhin arbeitslos bzw. arbeitsunfähig. Enttäuschend für einen erfolgreichen Chirurgen ist auch das Ergebnis einer amerikanischen Untersuchung: 95 % der Patienten waren präoperativ arbeitsunfähig bzw. arbeitslos und blieben es auch postoperativ (23).

Exokrine Pankreasinsuffizienz

Veränderungen durch eine Operation

Die Auswirkung einer operativen Behandlung der chronischen Pankreatitis auf die exokrine Pankreasfunktion ist aus zwei Gründen wenig bekannt:

- Das primäre Ziel aller Operationen wegen chronischer Pankreatitis ist die Schmerzfreiheit des Patienten; der Pankreasfunktion wird dabei wenige Beachtung geschenkt.
- Exokrine Pankreasfunktionsprüfungen, wie der Sekretin-Cholecystokinin-Test und der Lundh-Test, die eine Intubation des Duodenums erfordern, sind nach Magen- und Pankreasresektionsoperationen nicht mehr und nach Drainageoperationen oft nur bedingt durchführbar.

Operationsverfahren. Postoperativ tritt eine Verschlechterung der exokrinen Pankreasfunktion häufiger nach Resektionsverfahren auf und ist abhängig von dem Ausmaß der Resektion (Tab. 40.3) (10, 24–26). In seltenen Fällen ist aber auch eine Besserung der Pankreasfunktion möglich (26, 27).

Tabelle 40.3 Exokrine Pankreasfunktion im Verlauf (prä- und postoperative Untersuchung) bei Patienten mit einer Drainage- oder Resektionsoperation wegen chronischer Pankreatitis; Beobachtungszeit: Median 1,7 Jahre (26)

Exokrine Pankreas-insuffizienz*	Drainage-verfahren (n = 22)	Resektionsver-fahren (n = 12)
Verbesserung	3 (14%)	1 (8%)
Keine Änderung	14 (64%)	3 (25%)
Verschlechterung	5 (23%)	8 (67%)

* p = 0,0394, signifikant

Drainageoperationen haben offenbar nur dann einen günstigen Einfluss auf die Pankreasfunktion, wenn früh operiert wird.

Die Arbeitsgruppe von Nealon (28, 29) legte den Schweregrad einer chronischen Pankreatitis bei ihren Patienten mit Hilfe der ERCP, eines oralen Glucosetoleranztests, der Messung des pankreatischen Polypeptids nach Stimulation, der Stuhlfettmessung über 3 Tage sowie eines NBT-PABA-Tests nach einem Punktesystem fest. Patienten, die nach diesem Punktesystem eine leichte bis mäßig schwere chronische Pankreatitis (bis zu 2 Punkten) hatten, zeigten postoperativ im Verlauf signifikant seltener eine Verschlechterung der Pankreasfunktion als konservativ behandelte Patienten (13% versus 78%). Bei Patienten mit schwerer chronischer Pankreatitis (3 – 5 Punkte) wurde postoperativ keine Verbesserung der endokrinen Pankreasfunktion registriert. Die Autoren folgern, dass der progressive Funktionsverlust bei chronischer Pankreatitis durch eine Pankreatikojejunostomie zumindest aufgehalten werden kann. Wie dies geschieht, ist noch unklar. Der postoperative Erhalt der Pankreasfunktion ließ sich jedenfalls nicht durch eine Veränderung des Alkoholkonsums erklären, da operierte und nicht operierte Patienten gleich häufig weiter Alkohol tranken. Möglicherweise spielt die operative Senkung des Drucks im Pankreasgang eine günstige Rolle.

In jedem Fall kommt es nach einer Resektion am Pankreas nicht zu einer Pankreasregeneration wie früher aufgrund tierexperimenteller Untersuchungen angenommenen wurde (30).

Ernährung

Empfehlungen. Der Wert einer sog. Pankreasdiät ist zweifelhaft, eine spezielle Diät gibt es auch nicht für Patienten nach Eingriffen am Pankreas. Sinnvoll sind jedoch folgende diätetische Empfehlungen:

- Eine strikte und lebenslange *Alkoholabstinenz* kann vor allem bei Patienten mit alkoholinduzierter Pankreatitis zu einer Linderung der Schmerzsymptomatik und zu einer Verzögerung einer exokrinen Pankreasinsuffizienz führen. Alkoholabstinenz bei Patienten mit idiopathischer chronischer Pankreatitis scheint sinnvoll, der Wert dieser Maßnahme ist jedoch nicht bewiesen.
- Die frühere Empfehlung, den *Fettanteil in der Nahrung* zu beschränken, ist fragwürdig. Im Verlauf der Dünndarmpassage kommt es zu einem sehr raschen Abfall der Lipaseaktivität auf 1% (31). Da die Lipasesekretion bei Patienten mit chronischer Pankreatitis ohnehin eingeschränkt ist, würden diese Patienten bei deutlicher Beschränkung des Fettanteils praktisch überhaupt kein Fett mehr resorbieren, was zu einer weiteren Gewichtsabnahme und Mangelernährung führen muss.

Um einen weiteren Gewichtsverlust zu vermeiden, ist es daher sinnvoll, auch Pankreaskranken die für Gesunde üblichen Fettmengen zukommen zu lassen, sie über den Tag hin auf kleine Mahlzeiten zu verteilen und auf eine sorgfältige Enzymsubstitution zu achten.

- *Mehrere kleine anstatt drei große Mahlzeiten* am Tag sind zu empfehlen, um den Fettanteil der Ernährung zu verteilen. Bei exokriner Pankreasinsuffizienz ist die Magenentleerung für Fette beschleunigt (32), was möglicherweise einen Teil der eventuellen Oberbauchbeschwerden erklärt.
- Pankreaskranke sollten auch die für Gesunde oft *schwer verträglichen Nahrungsmittel*, wie zum Beispiel Hülsenfrüchte, oder Zubereitungsformen, wie z. B. eisgekühlte Getränke oder Speisen, meiden, um weitere Beschwerdeursachen auszuschließen.

Die frühere Empfehlung, LCT (long-chain triglycerides; langkettige Triglyceride) durch MCT (median-chain triglycerides; mittelkettige Triglyceride) zu ersetzen, scheint überholt zu sein. Caliari et al. (33) zeigten, dass für die bessere Verwertung des Nahrungsfetts die Pankreasenzymsubstitution entscheidend ist und die MCT-Kost sich damit erübrigt.

Besonderheiten nach Magenteilresektion. Diätetische Besonderheiten bestehen bei Patienten, bei denen eine Magenteilresektion nach klassischer Kausch-Whipple-Operation vorliegt. Hier kann es zu einem Früh- bzw. Spätdumpingsyndrom kommen:

- Beim *Frühdumpingsyndrom* treten 20 min nach dem Essen intestinale Symptome, wie Oberbauchschmerzen, Brechreiz und Durchfall, bzw. kardiovaskuläre Symptome, wie Herzklopfen, Schweißausbruch, Schwäche- und Schwindelgefühl, auf. Ursache sind die Sturzentleerung der Nahrung aus dem Magenstumpf und eine passagere Hypovolämie durch hyperosmotisch leicht lösliche Kohlenhydrate. Hier sind häufige kleine Mahlzeiten, eine eiweißreiche und kohlenhydratarme Diät (kein Zucker, keine Milch), die Meidung von Flüssigkeit zu den Mahlzeiten und eventuell die Gabe eines Quellstoffs zu den Mahlzeiten indiziert. Hilfreich ist auch, dem Patienten zu raten, sich eine halbe Stunde nach dem Essen hinzulegen.
- Beim sehr viel selteneren *Spätdumpingsyndrom* kommt es 1,5 – 3 h nach dem Essen zu Symptomen der Hypoglykämie, wie Schwäche, Schwitzen, Unruhe und Heißhunger. Die Behandlung besteht in einer geringen Kohlenhydratzufuhr ca. 3 h nach der Mahlzeit.

Alles in allem erfordert die exokrine Pankreasinsuffizienz eine ausgewogene Ernährung. Bei noch normaler Glucosetoleranz ist eine kohlenhydratreiche Kost mit geringeren Anteilen an Proteinen und insbesondere Fett anzustreben. Unter Enzymsubstitution kann der Patient so viel Fett – in kleineren Mengen – zu sich nehmen, wie er ohne Diarrhö und Steatorrhö verträgt, d. h. eine Fettrestriktion sollte nicht erfolgen.

Vitaminsubstitution

Vitaminmangel. Vitaminmangelzustände bei Patienten mit chronischer Pankreatitis treten auch nach Operation auf durch:

- einseitige und unzureichende Ernährung (alle Vitaminspiegel erniedrigt),
- erhöhten Alkoholkonsum (Folsäure- und Vitamin-B_1-Mangel),
- Lipasesekretionsverminderung (Steatorrhö, dadurch Mangel an fettlöslichen Vitaminen A, D, E und K),
- Proteasenmangel (Vitamin-B_{12}-Mangel).

Zu den Kontrolluntersuchungen bei chronischer Pankreatitis sollten daher auch Bestimmungen des Vitaminspiegels gehören.

Vitaminspiegeluntersuchungen unterbleiben jedoch in der Regel wegen der damit verbundenen hohen Kosten. Für eine „blinde" prophylaktische Verabreichung von Vitaminpräparaten gibt es aber auch bei Patienten mit chronischer Pankreatitis keine wissenschaftlich begründeten Untersuchungen (34). Von besonderem Interesse wäre es festzustellen, wann – d. h. bei welchem Ausmaß einer exokrinen Pankreasinsuffizienz (Steatorrhö) – ein signifikanter Vitamin-D-Mangel auftritt und zur Osteoporose führt. Entsprechende Untersuchungen fehlen.

Pankreasenzymsubstitution

Indikation und Dosierung. Als Indikation für eine Pankreasenzymsubstitution gilt – nach allgemeiner Übereinkunft, nicht jedoch aufgrund wissenschaftlicher Untersuchungen – eine Steatorrhö von > 15 g/Tag und/oder progredienter Gewichtsverlust. Um eine Reduktion der Steatorrhö in den therapeutischen Bereich (< 15 g/24 h) zu erreichen, sind in der Regel ca. 25 000 – 40 000 FIP-(Fédération internationale pharmaceutique)Einheiten Lipase pro Hauptmahlzeit als Startdosis (ggf. Steigerung bis 75 000 FIP-Einheiten) erforderlich. Kleinere Dosierungen (10 000 FIP-Einheiten Lipase) können bei fettarmen Zwischenmahlzeiten oder Snacks ausreichen (35). Eine FIP-Einheit entspricht einer Ph.-Eur.-(European Pharmacopoeia)Einheit.

Säureschutz. Da ungeschützte Pankreasenzymextrakte während der Passage durch einen intakten Magen zu über 95 % durch die Magensäure inaktiviert werden (36), sind moderne Präparate vorzuziehen, die säurestabil in einer Mikrogalenik geschützt sind. Mikrosphären sollten einen Durchmesser von 2 mm nicht überschreiten, da sonst die Magenentleerung der Nahrungsbestandteile und der Enzyme nicht zeitgleich erfolgt und eine intraintestinale Verdauung nicht gewährleistet ist. Alle Standardpräparate sind generell auch als Granulate verfügbar.

Ob Präparate mit oder ohne Säureschutz verordnet werden müssen, richtet sich danach, ob bei der Operation der Magen des Patienten erhalten werden konnte (Abb. 40.**2**).

Operationsverfahren. Nach magenerhaltender Operation wie der pyloruserhaltenden Pankreatikoduodenektomie, der duodenumerhaltenden Pankreaskopfresektion (Beger-Operation), der limitierten Pankreaskopfresektion mit longitudinaler Pankreatikojejunostomie (Frey-Operation), der Pankreatikojejunostomie (Pustow-Partington-Rochelle-Operation) sowie der Linksresektion sind Kapseln mit säuregeschützten Mikrosphären oder Pellets zu empfehlen. Nach nicht magenerhaltender Operation wie der klassischen Kausch-Whipple-Operation (partielle Pankreatikoduodenektomie) und der totalen Pankreatektomie ist ein Säureschutz der Enzyme nicht nötig. Auf der anderen Seite schadet ein Säureschutz der Enzympräparate jedoch nicht, da der duodenale pH-Wert aufgrund der fehlenden Magensäure hoch genug ist, um ein schnelles Freisetzen der Enzyme zu gewährleisten. Die Enzympräparate können entweder als Kapseln oder als Granula gegeben werden, Letzteres, um die – wenn auch sehr kurze – Kapselauflösungszeit zu vermeiden.

Um bei Patienten nach Kausch-Whipple-Operation (partielle Pankreatikoduodenektomie) eine vorzeitige Auflösung des Säureschutzes durch eine alkalische Mahlzeit (pH ≥ 5,5) zu vermeiden, sollten die säuregeschützten Mikro-

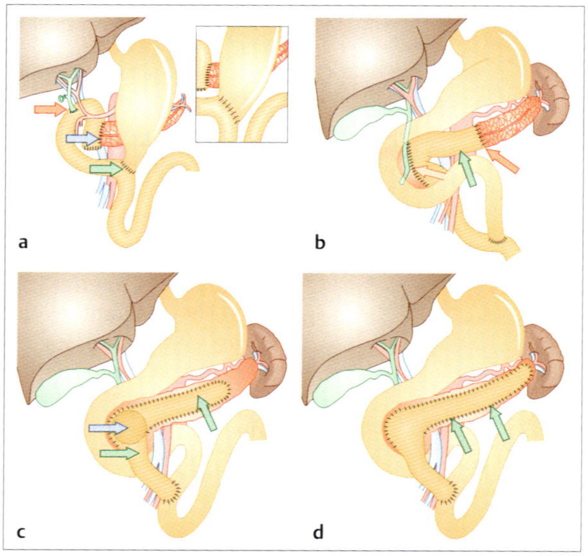

☒ **Abb. 40.2** Schematische Darstellung der wesentlichen Operationen wegen chronischer Pankreatitis zum besseren Verständnis der Galenik der Enzymsubstitution (91).
a Pyloruserhaltende Whipple-Operation (klassische Kausch-Whipple-Operation im kleinen Bild). Roter Pfeil: Hepatikojejunostomie, blauer Pfeil: Pankreatikojejunostomie, grüner Pfeil: Gastro-/Duodenojejunostomie.
b Duodenumerhaltende Pankreaskopfresektion (Beger-Operation). Resektion des Pankreaskörpers und eines Großteils des Pankreaskopfes, Pankreatikojejunostomie. Rote Pfeile: auf beiden Seiten einer Roux-Schlinge (grüner Pfeil).
c Limitierte Pankreaskopfresektion mit longitudinaler Pankreatikojejunostomie (Frey-Operation). Der Pankreaskopf wird ausgeschält (blauer Pfeil) und eine Pankreatikojejunostomie über eine Roux-Anastomose geschaffen (grüne Pfeile).
d Drainage des Ductus pancreaticus und seiner Nebenäste in das Jejunum über 8–10 cm Länge. Die Dünndarmschlinge (Pfeile) liegt vor der Bauchspeicheldrüse.

sphären „auf einen Sitz“ eingenommen werden. Wenn der Patient im Stuhlgang nicht aufgelöste Mikrosphären entdeckt, benötigt er die Transitzeit verlängernde Medikamente, wie z. B. Loperamid oder Codein (Tab. 40.**4**).

Bleibt bei Patienten nach pyloruserhaltender Pankreatikoduodenektomie der Erfolg einer Enzymsubstitution mit säuregeschützten Pankreatinmikrosphären aus, kann dies auf einen verzögerten Übergang der Mikrosphären vom Magen in das Duodenum beruhen. In diesen Fällen scheint ein Übergang auf eine Pankreasenzymsubstitution in Puderform sinnvoll zu sein (37).

Generell zeigt sich der Erfolg der Pankreasenzymsubstitution klinisch durch die Zunahme des Körpergewichtes sowie die Abnahme von Blähungen und Diarrhö bzw. laborchemisch durch den Rückgang der Steatorrhö.

Am besten kontrollierbar ist die Steatorrhö durch die quantitative Stuhlfettanalyse, z. B. nach Van de Kamer et al. (38).

Endokrine Pankreasinsuffizienz

Veränderungen durch eine Operation

Das Risiko, einen Diabetes mellitus zu entwickeln, ist bei Patienten nach elektiven chirurgischen Eingriffen am Pankreas wegen chronischer Pankreatitis außer nach der Pankreaslinksresektion nicht erhöht (bei dieser Operation steigt das Risiko auf das 2,4fache). Das Risiko scheint vielmehr vom Fortschreiten der Grunderkrankung abhängig zu sein, denn es nimmt um das 3,2fache zu, sobald Pankreasverkalkungen nachweisbar sind (39).

Endokrine Pankreasfunktionsbesserungen nach Drainage- und Resektionsoperationen sind sehr selten (27, 40). Ob sie nach duodenumerhaltender Pankreaskopfresektion häufiger vorkommen oder nicht, ist umstritten (2, 41, 42).

Tabelle 40.4 Empfohlene Pankreasenzymsubstitution nach Pankreasoperationen

Art der Operation	Empfehlungen
Magenerhaltende Operationen • pyloruserhaltende Pankreatikoduodenektomie • duodenumerhaltende Pankreaskopfresektion (Beger-Operation) • limitierte Pankreaskopfresektion mit longitunaler Pankreatikojejunostomie (Frey-Operation) • Pankreatikojejunostomie (Postow-Partington-Rochelle-Operation) • Linksresektion	Kapseln mit säuregeschützten Mikrosphären/Pellets
Nicht magenerhaltende Operationen • partielle Pankreatikoduodenektomie (klassische Kausch-Whipple-Operation) • totale Pankreatikotektomie	säuregeschützte/nicht säuregeschützte Granula (plus die intestinale Transitzeit verlängernde Medikation)

Insulinabhängiger Diabetes mellitus. Der Anteil von insulinabhängigen Diabetikern nimmt in der Regel nach Drainage- (43) und Resektionsoperationen (15, 25, 40, 44) zu, aber auch hier ist schwer zu entscheiden, ob dies Folge der Operation oder des natürlichen Krankheitsverlaufs ist.

Nach resezierenden Operationsverfahren steigt allerdings die Häufigkeit und die Insulinbedürftigkeit eines Diabetes mellitus mit dem Ausmaß der Resektion an.

Frey et al. (10) (Tab. 40.5), ursprünglich Verfechter einer ausgedehnten Resektion als Operation der Wahl bei chronischer Pankreatitis, empfahlen daher eine limitierte Resektion, um insbesondere bei Alkoholikern einen postoperativen manifesten Diabetes mellitus zu vermeiden. Mehrere der von ihnen operierten Alkoholiker mussten postoperativ wegen hypoglykämieinduzierter Hirnschäden hospitalisiert werden. Fast jeder dritte postoperative Todesfall war in einer anderen Studie auf Diabeteskomplikationen zurückzuführen (45).

Therapie der endokrinen Pankreasinsuffizienz

Ursache des pankreatogenen Diabetes ist eine progrediente Gewebszerstörung, die auch die Langerhans-Inseln einbezieht (46), bzw. die operative Resektion von Teilen der Drüse. Die postoperative Einstellung eines Diabetes mellitus ist besonders nach Resektionsoperationen schwierig. Schwere, auch lebensbedrohliche Hypoglykämien sind bei unregelmäßiger und/oder verminderter Nahrungsaufnahme aufgrund von Oberbauchschmerzen, bei unregelmäßiger Pankreasenzymeinnahme und bei Alkoholikern zu befürchten. Eine zu scharfe Blutzuckereinstellung sollte daher vermieden und eine Restglukosurie toleriert werden.

Probleme mit oralen Antidiabetika. Die Therapie richtet sich nach dem Ausmaß der Insuffizienz und beinhaltet eine Diabetesdiät und medikamentös am ehesten Insulin, da es unwahrscheinlich ist, dass orale Antidiabetika vom Typ der Sulfonylharnstoffe einen größeren und/oder anhaltenden Effekt im Hinblick auf eine Verbesserung der metabolischen Kontrolle haben können. Studien, die dies im langfristigen Einsatz oder im Vergleich mit einer Insulintherapie belegen könnten, fehlen aber.

Insbesondere die Hypoglykämiegefahr bei eingeschränkter Glucagonsekretion (47–49), unregelmäßiger Nahrungsaufnahme und gleichzeitigem Alkoholgenuss lassen den Einsatz von Sulfonylharnstoffen nur unter besonderen Vorsichtsmaßnahmen anraten. Eine schwere Hypoglykämie ist nicht selten Todesursache bei Patienten mit chronischer Pankreatitis (1, 7, 47).

Bei Patienten mit fortgesetztem Alkoholkonsum ist Metformin kontraindiziert (Risiko der Laktatazidose).

α-Glucosidase-Hemmer (Acarbose, Miglitol) können durch ihren Wirkmechanismus die Symptome einer exokrinen Pankreasinsuffizienz verstärken (Völlegefühl, Bauchschmerzen, Meteorismus, Flatulenz, Diarrhö) und sind deshalb nicht als ideale (wenn auch nicht streng kontraindizierte) Medikamente zu betrachten.

Insulintherapie. In der Regel bleibt es bei der Gabe von Insulin, wenn eine Diabetesdiät nicht ausreichend ist. Da aber die Glucagonsekretion bei chronischer Pankreatitis eingeschränkt ist (48, 49) und die Compliance, insbesondere bei Patienten mit alkoholinduzierter Pankreatitis, oft nicht gegeben ist, kann eine intensivierte Insulintherapie nur bei den Patienten erfolgen, die eine gute Compliance zeigen und/oder alkoholabstinent bleiben.

Therapie nach totaler Pankreatektomie. Nach totaler Pankreatektomie ist der medikamentöse Ersatz der exokrinen Pankreasfunktion unproblematisch, die Behandlung des postoperativen, obligat insulinpflichtigen Diabetes mellitus jedoch schwierig. Durch die Pankreatektomie sind die Glucagon bildenden A-Zellen vollständig entfernt. Der Mensch hat im Gegensatz zu anderen Spezies kein extrapankreatisches Glucagon. Selbst nach ausgedehnter Organzerstörung im Rahmen einer chronischen Pankreatitis wurde eine normale Glucagonsekretion nachgewiesen (50), so dass keine erhöhte Gefahr einer insulininduzierten Hypoglykämie besteht, solange noch ein Rest von Pankreasgewe-

Tabelle 40.5 Prä- und postoperative Häufigkeit einer klinisch bedeutsamen Steatorrhö bzw. eines Diabetes mellitus bei Patienten mit chronischer Pankreatitis (10)

Art der Resektion	n	Klinisch bedeutsame Steatorrhö		Klinisch bedeutsamer Diabetes mellitus	
		präoperativ	**postoperativ**	**präoperativ**	**postoperativ**
40- bis 80%ige Linksresektion	53	2 (4%)	9 (17%)	17 (32%)	10 (19%)
80- bis 95%ige Linksresektion	77	7 (9%)	22 (28%)	56 (72%)*	29 (38%)
Kausch-Whipple-Operation	19	1 (5%)	3 (15%)	5 (26%)	10 (55%)

* $p < 0{,}0001$

be verbleibt. Die glucagonmangelbedingte Hypoglykämieneigung des Pankreaslosen lässt sich nur durch gewissenhafte Einhaltung der Diät und der medikamentösen Einstellung beherrschen. Hierzu ist ein Alkoholiker jedoch nicht im Stande (51). Deshalb muss das Ziel eines chirurgischen Eingriffs bei Alkoholikern sein, möglichst viel endokrines Gewebe zu erhalten.

Operationsbedingte Folgezustände

Zu den wesentlichen postoperativen Folgezuständen gehören postoperative Ulzera, Magenentleerungsstörungen, bakterielle Überbesiedlungen von Dünndarmabschnitten und rezidivierende Cholangitiden.

Folgen der Magenresektion

Ulzera. Als Folge der Magenresektion bei der Kausch-Whipple-Operation bzw. der totalen Pankreatektomie kann es zu Ulcera peptica jejuni kommen. Diese Komplikation wurde bei 6% der Patienten nach partieller Duodenopankreatektomie, bei 18% nach totaler Pankreatektomie innerhalb von 5 Jahren nach der Operation (mit unterschiedlicher Indikation) beobachtet. Dabei war das Auftreten von Ulzerationen bei Patienten mit chronischer Pankreatitis mit 38% besonders häufig (52).

Vergleichende Untersuchungen bei Patienten nach Kausch-Whipple-Operation sowie nach 40- bis 80%iger bzw. 80- bis 95%iger Linksresektion zeigen, dass sich Ulzera entsprechend in 5,2%, 5,6% und 16% der Fälle bilden (10). Postoperative Ulzera treten nach pyloruserhaltender Pankreaskopfresektion seltener auf als nach konventioneller Kausch-Whipple-Operation (53, 54).

Magenentleerungsstörungen. Nach Pankreatikoduodenektomie kann es postoperativ in bis zu 40% der Fälle zu Magenentleerungsstörungen kommen, die nach Meinung einiger, aber nicht aller Autoren nach duodenumerhaltender Resektion häufiger sein sollen (55–59). Die Magenentleerungsstörungen treten postoperativ nur kurzfristig auf und sind mit Hilfe von in den Magen platzierten Ernährungssonden (55, 60) bzw. Erythromycin gut behandelbar (59, 61). Langzeitprobleme entstehen nicht (53).

Die übrigen möglichen postoperativen Syndrome nach Magenresektion wie Dumping, Refluxkrankheit, Gastritis usw. spielen im Rahmen von Pankreasresektionen nur eine untergeordnete Rolle.

Folgen der biliodigestiven Anastomose

Bei der Kausch-Whipple-Operation und der totalen Pankreatektomie ist eine ventillose Verbindung zwischen den Gallenwegen und einer interponierten Dünndarmschlinge erforderlich. Theoretisch könnte danach jeder Reflux zu einer Cholangitis führen. Nach klinischer Erfahrung entwickelt sich aber eine solche Cholangitis erst dann, wenn es durch eine Anastomosenstriktur zu einer Stase im Bereich der Gallenwege kommt. Anastomosenstrikturen sind um so häufiger zu erwarten, je enger das Lumen des Ductus choledochus zum Zeitpunkt der Pankreaskopfresektion war. Septische Cholangitiden im Gefolge dieser Komplikationen können nach eigener Erfahrung schwere, auch tödliche Verläufe nehmen.

Folgen der Gangdrainage

Nach allen den Pankreaskopf resezierenden Operationsverfahren, aber auch nach Pankreatikojejunostomien kann ein sog. Blindsack mit bakterieller Fehlbesiedlung entstehen. Durch bakterielle Dekonjugation der für die Mizellenbildung erforderlichen konjugierten Gallensäuren und durch direkte toxische Wirkung dekonjugierter Gallensäuren auf die Dünndarmschleimhaut kann eine bakterielle Fehlbesiedlung zur Steatorrhö, d. h. also zur exokrinen Pankreasinsuffizienz, beitragen. Eine Störung der Vitamin-B_{12}-Resorption durch Bakterien ist im Vergleich dazu von sekundärer Bedeutung.

Die Diagnose einer bakteriellen Fehlbesiedlung ist durch einen H_2-Glucose-Atemtest möglich, ihre Beseitigung durch geeignete Antibiotika.

Prognose

Die Prognose der chronischen Pankreatitis ist, unabhängig von konservativer oder chirurgischer Therapie, sicher nicht sehr günstig. Frühere Untersuchungen haben gezeigt, dass dies insbesondere für Patienten mit postoperativ anhaltendem Alkoholabusus gilt, die nach Pankreatikojejunostomie (62) bzw. nach Links- und Rechtsresektion (10) eine geringere Lebenserwartung hatten als Nichtalkoholiker.

FAZIT FÜR DIE PRAXIS

- Operationsspezifische Folgezustände sind schwierig zu differenzieren von eine Pankreatitis auslösenden Faktoren und von krankheitsbedingten Folgezuständen.
- Der Einfluss von Operationen bei chronischer Pankreatitis auf die Schmerzsymptomatik ist, insbesondere im Langzeitverlauf, schwierig zu beurteilen. Der Einfluss auf die Arbeitsfähigkeit der Patienten ist eher enttäuschend.
- Drainageoperationen haben offenbar nur dann einen günstigen Einfluss auf die Pankreasfunktion, wenn die Operation früh erfolgt. Nach Resektionsverfahren tritt abhängig von dem Ausmaß der Resektion häufig eine Verschlechterung der exokrinen Pankreasfunktion auf.
- Die Häufigkeit und die Insulinbedürftigkeit eines Diabetes mellitus steigen nach resezierenden Operationsverfahren ebenfalls mit dem Ausmaß der Resektion an, weshalb insbesondere bei Alkoholikern (mangelnde Compliance bei Diabeteseinstellung) das Ziel eines chirurgischen Eingriffs sein muss, möglichst viel endokrines Gewebe zu erhalten.

- Zu den wesentlichen postoperativen Folgezuständen gehören postoperative Ulzera und Magenentleerungsstörungen (Folgen der Magenresektion), bakterielle Überbesiedlungen von Dünndarmabschnitten (Folgen der Gangdrainage) und rezidivierende Cholangitiden (Folgen der biliodigestiven Anastomose bzw. von Anastomosenstrikturen).

41 Arbeitskreis der Pankreatektomierten e.V.

V. Keim

EDITORIAL **Der Arbeitskreis der Pankreatektomierten e.V. (AdP) ist eine Selbsthilfegruppe für Patienten mit Pankreaserkrankungen, die über 1000 Mitglieder zählt und Patienten nach Pankreasoperationen, mit akuter und chronischer Pankreatitis und Pankreaskarzinom berät und betreut.**

Zielsetzung

Die Intention bei der Gründung des Vereins im Jahre 1976 in Heidelberg war es, den damals sehr wenigen Patienten mit totaler Pankreatektomie ein Kommunikationsforum anzubieten. Mittlerweile ist der AdP auf über 1000 Mitglieder angewachsen und betreut nicht nur Patienten nach Pankreasoperationen, meist Pankreasteilresektionen, sondern auch jene Patienten, bei denen eine Pankreasoperation unmittelbar vorgesehen ist oder irgendwann in der Zukunft drohen könnte. Somit können sich alle Betroffenen mit akuter und chronischer Pankreatitis als auch mit Pankreaskarzinom angesprochen fühlen.

Das Ziel des AdP besteht darin, Patienten mit Pankreaserkrankungen in allen relevanten Belangen zu betreuen und zu beraten.

Veranstaltungs- und Beratungsangebote

Der AdP unterstützt seine Mitglieder durch die Organisation von Informationstreffen (ein bundesweites Treffen jährlich, mehrere Regionaltreffen). Dort erfolgen Fortbildungen mit medizinischen, psychologischen oder diätetischen Inhalten. Dabei können sich die Patienten in Referaten, Diskussionen und Einzelberatungen über alle für die Erkrankung wichtigen Fragen einschließlich der Lebensbewältigung informieren und mit Betroffenen Erfahrungen austauschen.

Zusätzlich stellt der AdP seinen Mitgliedern ein Handbuch zur Verfügung, das als Loseblattsammlung wichtige Informationen vermittelt. Der AdP gibt die Broschüre „Ernährungsmedizin und Diätetik für Pankreasoperierte“ heraus, die eine hilfreiche Grundlage für die Ernährungsberatung bei diesen Erkrankungen ist.

Hinsichtlich sozialrechtlicher Fragen (z. B. SchwBG, RVO) können über die Zentrale Beratungsstelle des AdP Experten angesprochen werden. Der Verein führt auch eine Liste von Ärzten, Kliniken und Rehabilitationszentren, die sich speziell mit Pankreaserkrankungen beschäftigen.

→ **Struktur.** Der Verein ist in Abteilungen gegliedert und außerhalb der Veranstaltungen können die jeweiligen regionalen Gruppenleiter oder Kontaktstellenleiter von den Patienten auch direkt angesprochen werden.

In seiner Arbeit wird der AdP durch einen Wissenschaftlichen Beirat unterstützt, in dem Ärzte, Psychotherapeuten, Diät- und Sozialexperten zusammenarbeiten. Die Mitglieder des Beirats stehen auch für die Beratung von ärztlichen Kollegen zur Verfügung.

Es wird als sinnvoll angesehen, dass sich Patienten nach Pankreaserkrankungen an diese Selbsthilfegruppe wenden. Die Homepage des AdP findet sich unter http://www.adp-dormagen.de.

FAZIT FÜR DIE PRAXIS

- Der Arbeitskreis der Pankreatektomierten e.V. (AdP) ist eine Selbsthilfegruppe für Patienten mit Pankreaserkrankungen, die den Patienten Beratung und Fortbildung zu wichtigen Fragen der Erkrankung und zur Lebensbewältigung sowie die Möglichkeit zum Erfahrungsaustausch mit Betroffenen bietet.
- Die Internetadresse des AdP lautet: http://www.adp-bonn.de

42 Pankreaserkrankungen – Gutachterliche Stellungnahme

J.-M. Löhr

EDITORIAL **Die Krankheitsbilder des Pankreas, akute und chronische Pankreatitis, Pankreaskarzinom und Pankreasverletzungen, werden nachfolgend nach praktischen, für die Erstellung eines Gutachtens relevanten Gesichtspunkten abgehandelt. Die rechtliche Grundlage bilden die Krankenversicherung, die Rentenversicherung und die gesetzliche Unfallversicherung für die Berufskrankheiten (26, 27). Für alle Bereiche sind entsprechende allgemeine Richtlinien zur Begutachtung herausgebracht worden (49, 52). Speziell für die Unfallversicherung bei Berufskrankheitsverfahren muss darauf hingewiesen werden, dass als anspruchsbegründende Tatsachen die Beibringung von drei Vollbeweisen und zwei weiteren Wahrscheinlichkeitsbeweisen zwingend erforderlich ist (54). Die Tatsachenbewertung erfolgt dann nach dem Konstrukt der „doppelten Kausalität".**

Stellenwert

Die Begutachtung von Pankreaserkrankungen hat bisher nur begrenzte Aufmerksamkeit erfahren. Dies ist begründet in der allerdings nur relativen Seltenheit von Pankreaserkrankungen in der Begutachtungsmedizin, wenn man beispielsweise Lebererkrankungen als Referenz heranzieht. Im Vergleich fällt auf, dass Pankreaserkrankungen in den einschlägigen Monographien zur Begutachtung in der Inneren Medizin (9, 12, 37), auch speziell der Gastroenterologie (40), nur einen geringen Raum einnehmen. Bei der Beurteilung funktioneller Beschwerden des Gastrointestinaltraktes wird das Pankreas z. B. überhaupt nicht erst abgehandelt (48).

Dem widerspricht die Praxis der internistischen, zumindest der gastroenterologischen Begutachtung. Die Zahl der gastroenterologischen Erkrankungen mit chronischen Verlaufsformen hat in den letzten Jahren kontinuierlich zugenommen. Dies schlägt sich unmittelbar in der Zahl der Rentenantragsverfahren nieder, welche wiederum fachinternistischer Gutachten bedürfen. Mit zunehmenden Erkenntnissen über Ursache-Wirkung-Beziehungen („cause-effect") bei chemischen und anderen Noxen rückt die Bauchspeicheldrüse wieder in das Zentrum der Aufmerksamkeit, da es sich hier um ein Organ mit einem ausgesprochen aktiven Stoffwechsel handelt. Das Pankreas verbraucht mit Abstand die meisten Aminosäuren des Blutes zur Proteinsynthese seiner Verdauungsenzyme und produziert darüber hinaus noch 1,5 – 2 l Sekret pro Tag (11). Diese hohe Metabolisierung ist vermutlich die Grundlage für die Anfälligkeit gegenüber einer ganzen Reihe von Substanzen.

Kriterien der Beurteilung

Die valide Begutachtung der Erkrankung eines Organs, hier des Pankreas, setzt voraus, dass die zugrunde liegende Pathologie in der aus ihr resultierenden Funktionseinschränkung des Pankreas selbst und weitergefasst auch des Gesamtorganismus richtig gemessen wird. Während Krankheitsdiagnose, Pathogenese und Ätiologie die Beziehungen zu einem angeschuldigten Ereignis aufzeigen können, wird die Erwerbsminderung in erster Linie aufgrund der Leistungsminderung des Organs ermittelt. Daher muss für Begutachtungsfragen neben der Anamnese, die bei einer entsprechenden Fragestellung sehr ausführlich die Lebensgewohnheiten und Arbeitsplatzumstände explorieren muss, und einer gründlichen klinischen Untersuchung grundsätzlich das zu begutachtende Leiden durch biochemische, radiologische, sonographische und endoskopische Verfahren objektiviert werden. Erwerbsminderung wird bestimmt durch objektivierbare Leistungsminderung.

Als zu beurteilende Funktionen des Pankreas kommen von allen möglichen (29) hier die Aufschlüsselung der Nahrungsmittel in einfache Stoffe mit Hilfe von Verdauungsenzymen und die Adaptation und Homöostase des Glucosestoffwechsels in Betracht.

Akzeptierte diagnostische Tests

Die Ziele bei der Begutachtung von Pankreaskrankheiten definieren sich daher wie in Tab. 42.**1** dargelegt (40). Die Methodenauswahl ist reichhaltig, jedoch muss bereits hier vor einer kritiklosen Übernahme gewarnt werden. Die zur Diagnostik akzeptierten Tests zur Beurteilung des Organs in Gestalt und Funktion sind in Tab. 42.**2** aufgelistet und sollen im Weiteren kurz kritisch besprochen werden.

Tabelle 42.1 Begutachtungsziele bei Pankreaserkrankungen

- Sicherung der Diagnose
- Ausschluss extrapankreatischer Fehl- bzw. Differenzialdiagnosen
- Feststellung der exkretorischen Funktionsminderung
- Erfassung der Kohlenhydrattoleranz
- Therapeutische Beeinflussbarkeit des Krankheitsgeschehens

Tabelle 42.2 Technische Untersuchungen zur Beurteilung von Pankreaserkrankungen

Morphologische Untersuchungen

- Ultraschall
- Kernspin/MRCP
- 3-Phasen-CT
- Endosonographie
- ERCP
- (Abdomenleeraufnahme)
- Histologie bei Endosonographie, Operation (Biopsie/Resektion) oder Autopsie

Funktionsuntersuchungen

- Untersuchung der exokrinen Pankreasfunktion
- Elastase-1 im Stuhl
- Pancreolauryltest
- Pankreasfermentsonde/SP-Test

Anamnese und klinische Untersuchung. Fundamental ist bei Pankreaserkrankungen die Anamnese. Sie dient zur Ursachenanalyse und klinischen Einschätzung des Krankheitsbildes. Die bei der Ursachenanalyse wichtigen Momente exogener Noxen, Arbeitsplatzumstände usw. werden bei den drei Krankheitsbildern abgehandelt. In diesem Zusammenhang ist wichtig, an die manchmal extrem langen Latenzzeiten zwischen Noxen und „Krankheit" zu denken. Bei der Anamnese muss besondere Aufmerksamkeit den drei großen Symptomenkomplexen bei Pankreatopathien gewidmet werden: Schmerz, exokrine Pankreasinsuffizienz und Diabetes. Eine subtile Schmerzanamnese kann die Zuordnung zu einem der drei Schmerztypen nach Ammann ermöglichen (1). Die Pankreasinsuffizienz äußert sich, wie in Kapitel 37.7 „Klinik, Diagnostik und konservative Therapie der chronischen Pankreatitis" dargestellt, klassischerweise in voluminösen Stühlen, die bei ausgeprägter Insuffizienz fettig glänzen können, unverdaute Nahrungsbestandteile enthalten und aus diesen beiden Gründen meist übel riechend sind (22). Patienten mit exokriner Pankreasinsuffizienz präsentieren sich darüber hinaus häufig mit einem ungewollten Gewichtsverlust. Die Anzeichen einer (prä)diabetischen Stoffwechsellage sind bekannterweise Polydipsie, Pollakisurie und ebenfalls Gewichtsverlust. Die anhand der Anamnese und klinischen Untersuchung erhobenen Befunde sind durch Laboruntersuchungen und die in Tab. 42.**2** aufgelisteten Untersuchungen zu objektivieren (s. u.).

Laborparameter. Hier müssen zunächst einmal die eher unspezifischen Entzündungsparameter überprüft werden. Zusätzlich geben die Serumspiegel der Pankreasenzyme, in der Regel Amylase und Lipase, einen gewissen Rückschluss auf den Übertritt dieser Enzyme aus der Drüse in den systemischen Kreislauf und damit die Organschädigung. Betont werden muss, dass es hier keinerlei Korrelationen zwischen morphologischem oder funktionellem Ausmaß der Schädigung und Höhe der Enzymspiegel gibt. Bei grenzwertigen Amylasespiegeln ist die Bestimmung der Pankreasisoamylase hilfreich. Als neue Parameter können Serumproteinasen und Antiproteinasen (10) sowie pankreasspezifische Elastase in Serum und Fäzes bestimmt werden (39). Die abschließende Beurteilung dieser Enzymspiegel als valide Messgrößen für die Aktivität einer akuten Pankreatitis kann jedoch noch nicht vorgenommen werden. Genauso muss abgewartet werden, ob Parameter des Bindegewebsstoffwechsels bei der akuten und chronischen Pankreatitis zur Abschätzung der Entzündungsaktivität herangezogen werden können (23).

Bildgebende Verfahren. Die mittels Ultraschall und/oder CT zu bestimmende Pankreasorgangröße ist ebenfalls ein nicht überzubewertender Maßstab, da peripankreatische Veränderungen hier Organvergrößerungen vortäuschen können. Die Röntgennativaufnahme gibt einen Überblick über Verkalkungen. Sie gilt als kostengünstige Methode, speziell den Verlauf anhand des Verkalkungsmusters zu beurteilen. Ultraschall und CT geben auch Anhaltspunkte bezüglich der Organtextur und möglicher Verkalkungen bzw. Fibrosen. Wenn immer möglich, sollen hier Untersuchungen in ihrem zeitlichen Ablauf eingeordnet werden, da eine beträchtliche inter- und sogar intraindividuelle Schwankungsbreite speziell beim Ultraschall zu verzeichnen ist. Die genaueste indirekte Methode der Beurteilung der Morphologie ist sicherlich die ERCP, da hier auch feinere Gangveränderungen sichtbar werden.

Generell muss betont werden, dass eine morphologische Beurteilung wesentlich ist, ihre eigentliche Bedeutung jedoch nur über die Zeit erhält und dass es keine verbindlichen Korrelationen zwischen Morphologie und Funktion der Bauchspeicheldrüse gibt.

Als neue Methode sei noch die Endosonographie erwähnt, die bei wesentlich verbesserter örtlicher Auflösung eine sehr gute Parenchymdiagnostik des Pankreas ermöglicht. Diese Methode ist allerdings bezüglich ihrer Bedeutung für gutachterliche Fragestellungen noch nicht abschließend einzuordnen.

Endokrine und exokrine Funktionstests. Die zu objektivierende Leistungsminderung bei der Begutachtung von Pankreaserkrankungen ist die Funktion der Drüse, sowohl des endokrinen wie des exokrinen Anteils. Statisch kann die endokrine Funktion mit Blutzucker, HbA1c, Fructosamin, C-Peptid und Insulinspiegeln abgerufen werden. Die dynamische Untersuchung stellt der orale Glucosetoleranztest (oGTT) dar, der auch klinisch noch inapparente Einschränkungen erfassen kann.

Für die Beurteilung der exokrinen Pankreasfunktion gibt es eine ganze Reihe von Tests, darunter mindestens zwei gute „sondenlose" Tests, der Pancreolauryltest (in Deutschland nicht mehr im Handel) und der Aminosäureabsorptionstest.

Für gutachterliche Fragen stellt dennoch die Durchführung der Pankreasenzymsonde mit genauer quantitativer Erfassung der Volumen- und Enzymsekretion den Goldstandard dar.

Anhand der hiermit erhobenen Befunde lässt sich die Pankreasinsuffizienz dann nach Lankisch (17) in drei Grade einteilen (Tab. 42.**3**). Mittels der hier dargelegten Untersuchungen sollen aus Befunden „Befundtatsachen" werden. Diese ermöglichen die für eine Begutachtung unabdingbare For-

Tabelle 42.3 Einteilung der exokrinen Pankreasinsuffizienz

	Grad I	Grad II	Grad III
Bicarbonatsekretion		↓	↓
Enzymsekretion	normal	↓	↓
Steatorrhö	nein	nein	ja

derung der Objektivierbarkeit der Leistungsminderung der Bauchspeicheldrüse und des gesamten Individuums.

Akute Pankreatitis

Krankenversicherung

Patienten mit akuter Pankreatitis sind – unabhängig vom Entstehungsmodus – prinzipiell für die Dauer der akuten Erkrankung arbeitsunfähig und in der Regel hospitalisiert. Dies gilt gleichermaßen für die akut ödematöse wie die akut nekrotisierende Verlaufsform.

Rentenversicherung

Eine akute Pankreatitis führt in der Regel nicht zu einer partiellen oder 100%igen Erwerbsunfähigkeit. Das Leistungsbild ist während der akuten Krankheit selbstredend einer völligen Unfähigkeit zu jedweder Arbeit gleichzusetzen. Langfristige Auswirkungen bei Zuständen nach einer akuten Pankreatitis – ohne eine zugrunde liegende chronische Pankreatitis – sind generell zu verneinen, da nach überstandener Pankreatitis in der Regel eine Restitutio ad integrum anzunehmen ist. Als Beispiel mag eine biliäre Pankreatitis gelten, die nach Behebung der Ursache ein einmaliges Ereignis darstellt.

Nach ggf. vorübergehender Schonarbeit zur Adaptation kann ohne Einschränkung der Arbeits- und Leistungsfähigkeit der alte Arbeitsplatz eingenommen werden. Anders verhält sich die Sachlage, wenn aufgrund der akuten Pankreatitis eine Resektion oder Exstirpation des Pankreas notwendig wurde.

Um nicht eine der akuten Pankreatitis zugrunde liegende chronische Erkrankung zu übersehen, wird allgemein eine Nachbegutachtung gefordert (12, 37).

Unfallversicherung

Auf das im Editorial erwähnte Konstrukt der „doppelten Kausalität" sei noch einmal verwiesen. Es gibt eine ganze Reihe von chemischen Noxen, die potenziell auch die Bauchspeicheldrüse schädigen können. In der Regel sind Affektionen anderer Organsysteme jedoch die weit mehr beeinträchtigenden Krankheitsbilder, zumal eine akute Pankreatitis meist folgenlos ausheilt. Folgeschäden kommen also nur analog zu dem unter dem Gesichtspunkt der Krankenversicherung Gesagten in Frage.

→ **Berufsbedingte Noxen.** Erwähnenswert als berufsbedingte Noxe zur Auslösung einer schweren akuten Pankreatitis, zum Teil mit letalem Ausgang, ist eine Dioxinverbindung, in deren Folge drei Arbeiter nach einem Chemieunfall an einer akuten Pankreatitis und deren Komplikationen verstorben sind (41, 51). Eine weitere Gruppe chemischer Verbindungen, Organophosphate, zählen zu den seltenen, aber gut dokumentierten potenziellen Auslösern einer akuten Pankreatitis, selbst bei kutaner Exposition (8, 42). Zu den darüber hinaus diskutierten Substanzen, deren kausaler Beitrag bei beruflicher Exposition aber umstritten ist, zählen noch Pentachlorphenol und Benzidin.

→ **Medikamente und apparative Maßnahmen.** Die infolge einer medikamentösen oder apparativen (Herz-Lungen-Maschine, Dialyse) Therapie als Nebenwirkung auftretenden Pankreatitiden erfüllen zwar das Postulat der Kausalität. Da hier aber in der Regel eine fundierte Indikation zur entsprechenden Medikation wegen der Grunderkrankung unterstellt werden muss, kann eine dann auftretende akute Pankreatitis normalerweise nicht als entschädigungswürdig angesehen werden. Als Substanzen kommen die in Tab. 42.**4**genannten Medikamente in Frage, für die ein kausaler Zusammenhang nachgewiesen wurde (6). Anders verhält es sich, wenn eine Vorschädigung des Pankreas im Sinne einer chronischen Pankreatitis besteht und ein Medikament trotz alternativer Substanzen verabreicht wurde, welches eine akute Pankreatitis auslösen kann. Laut einer Studie von Lancashire et al. (16) gibt es aber wohl erhebliche Diskrepanzen zwischen populationsbasierten Studien und der Meldepflicht von unerwünschten Medikamentennebenwirkungen.

→ **Operationen und gastroenterologische Interventionen.** Wenn eine Operation auf einen entschädigungspflichtigen Vorgang zurückzuführen ist, so kann auch die in diesem Zusammenhang entstandene akute Pankreatitis als

Tabelle 42.4 Medikamente, die eine akute Pankreatitis induzieren können (Kausalität etabliert) (z. T. nach 6, ansonsten sporadische Fallberichte)

- Acetaminophen + Codein
- Amiodaron
- Azathioprin
- Cytosin-Arabinosid (ARA-C)
- Diclofenac
- Dideoxy-Inosin (ddl)
- Furosemid
- Intravenöse Lipidgabe
- Methyldopa
- Nitrofuantoin
- Östrogene
- Pentamidine
- Propofol
- Statine
- Sulfonamide
- Tetracycline
- Thiaziddiuretika
- Valproinsäure
- Vitamin D

Operationsfolge entschädigungspflichtig sein. Hier kommen insbesondere langwierige Operationen in Betracht, so z. B. Bypass-Operationen (13). Dies betrifft ebenfalls die im Gefolge gastroenterologisch-interventioneller Maßnahmen induzierten akuten Pankreatitiden, insbesondere nach ERCP mit Sphinkterotomie (44) und nach extrakorporaler Stoßwellenlithotripsie (ESWL) (33). Hier muss eine Entschädigungspflicht bejaht werden.

Schwerbehindertengesetz, soziales Entschädigungsrecht

Der Grad der Minderung der Arbeits- bzw. Erwerbsfähigkeit hängt von der klinisch apparenten und für den Patienten in seinem täglichen Leben spürbaren Einschränkung der exokrinen und endokrinen Pankreasfunktion ab und ist gemäß Tab. 42.5 zu graduieren (37).

Pankreasverletzungen

Traumatische Pankreasläsionen werden nach der international gültigen Klassifikation der „Organ Injury Scaling" (OIS) in 5 Grade eingeteilt (30) (Tab. 42.6). Die ERCP ist bei Verdacht auf Pankreasschädigungen praktisch obligatorisch. Sind Pankreasverletzungen Folge eines Unfalls oder einer Operation, sind sie in jedem Fall entschädigungspflichtig. Pankreastraumen komplizieren ca. 10% aller Abdominalverletzungen. Isolierte Pankreasverletzungen kommen hingegen selten vor. Der Unfallmechanismus ist hier wegweisend für den kausalen Zusammenhang, typischerweise stumpfe Bauchtraumen bei nicht angeschnalltem Fahrer hinterm Steuer, Radfahrersturz über den Lenker, Sportunfall am Reck, Tritt in den Bauch u. Ä. Selten manifestiert sich so auch einmal Kindesmissbrauch (38). Wir haben gerade einen Fall erlebt, bei dem es zu einer traumatischen Pankreasverletzung nach Sturz vom Gerüst auf das Becken ohne abdominelle Verletzung gekommen ist.

→ **Akute Pankreatitis.** Die OIS-Grade I und II können ggf. noch konservativ behandelt werden. Für die Dauer der akuten Erkrankung und Hospitalisation besteht grundsätzlich Arbeitsunfähigkeit. Als akute Folge einer traumatischen Pankreasschädigung treten akute Pankreatitiden auf. Hier gelten dann die oben festgelegten Begutachtungsrichtlinien. Muss im Rahmen der chirurgischen Therapie Pankreasgewebe reseziert werden, so gelten ebenfalls die Kriterien wie bei der Chirurgie der akuten Pankreatitis.

Bei traumatischen Verletzungen des Pankreas muss in jedem Fall eine Nachbegutachtung durchgeführt werden, da in einigen Fällen Residuen wie Pseudozysten oder Abszesse entstehen. Selten kann es zur Ausbildung einer chronischen Pankreatitis kommen (5).

→ **Komplikationen.** Es gibt Hinweise darauf, dass Patienten mit pankreatobiliären Anomalien im Falle eines Traumas eher pankreatische Komplikationen ausbilden (50). Gleiches gilt für Patienten mit genetischen Prädispositionen sowohl im Fremdstoffmetabolismus wie auch in Pankreatitisgenen (2). Bei der Diagnostik sollte deswegen ein besonderes Augenmerk auf Ganganomalien und genetische Prädispositionen gelegt werden (s. Kapitel 37.2 „Ätiopathogenese der Pankreatitis").

Tabelle 42.5 Minderung der Erwerbsfähigkeit (MdE) bei Störungen der Pankreasfunktion (nach 37)

Durchfälle bei Diätfehlern, keine Beeinträchtigung des Kräfte- und Ernährungszustandes	0–10%
Häufigere Durchfälle, geringe Beeinträchtigung des Kräfte- und Ernährungszustandes	20–40%
Fettstühle, deutliche Herabsetzung des Kräfte- und Ernährungszustandes	50–70%
Massive Fettstühle, starke Herabsetzung des Kräfte- und Ernährungszustandes	80–100%

Tabelle 42.6 Einteilung der Pankreasverletzungen nach OIS (30)

Grad		Beschreibung der Verletzung
I	Hämatom	geringe Kontusion ohne Gangverletzung
	Lazeration	oberflächliche Lazeration ohne Gangverletzung
II	Hämatom	deutliche Kontusion ohne Gangverletzung oder Gewebeuntergang
	Lazeration	deutliche Lazeration ohne Gangverletzung oder Gewebeuntergang
III	Lazeration	distale Transsektion oder Gewebeverletzung mit Gangverletzung
IV	Lazeration	proximale Transsektion oder Gewebeverletzung einschließlich Papille
V	Lazeration	massive Zerreißung des Pankreaskopfes

Chronische Pankreatitis

Krankenversicherung

Patienten mit chronischer Pankreatitis sind im akuten Schub wie solche mit akuter Pankreatitis einzustufen und dann arbeitsunfähig. Das Gleiche gilt für anhaltende Schmerzzustände, die medikamentenpflichtig sind und dadurch das tägliche Leben der Patienten nachhaltig beeinflussen. Dies ist immer dann gegeben, wenn morphologisch oder funktionell die Diagnose einer chronischen Pankreatitis gesichert wurde und darüber hinaus deutliche Einschränkungen der exokrinen Pankreasfunktion objektivierbar gemacht werden. Die Arbeitsunfähigkeit muss bis zur Stabilisierung des Gewichtes, zum Sistieren des Schmerzsyndroms und der Steatorrhö gewährt werden. Als Grenze bis zur Einleitung einer Invalidisierung ist die 65. Krankheitswoche genannt worden. Dies ist aber völlig willkürlich. Wesentlich praktikabler erscheint hier die Zeit, für die maximal Krankengeld in Anspruch genommen werden kann, nämlich 78 Wochen (18 Monate).

Rentenversicherung

Sind bei normaler Lebensführung und altem Arbeitsplatz rezidivierend längere Arbeitsunfähigkeitsepisoden, mit und ohne Hospitalisation, erfolgt, so kann z. B. nach kontinuierlicher Arbeitsunfähigkeit über mehr als 78 Wochen (s. o.) eine teilweise oder komplette Berentung angezeigt sein. Um dies zu vermeiden, sollte zunächst versucht werden, den Arbeitsbereich des Patienten zu verändern. Bei leichter und mittlerer Pankreasinsuffizienz und Schmerzen, die milde Analgetika erfordern, kann der Arbeitseinsatz am alten Arbeitsplatz erfolgen. Dabei ist Schwerstarbeit zu verneinen.

Bei schweren und/oder rezidivierend verlaufenden Formen kann körperlich leichte Tätigkeit ohne Nachtschicht und mit Gewährleistung regelmäßiger Nahrungszufuhr zugemutet werden. Ggf. muss innerbetrieblich ein Arbeitsplatzwechsel vorgenommen werden oder eine Umschulung erfolgen.

Rehabilitationsmaßnahmen müssen nicht nur auf die Erkrankung selbst fokussieren, sondern auch die Ausschaltung der allerhäufigsten Noxe, des Alkohols, mit einbeziehen. Letzteres erschwert in der Praxis die Compliance der Patienten mit chronischer Pankreatitis deutlich.

Lebensversicherung

In der Lebensversicherungsmedizin ist die Prognose bei mittleren und höheren Schweregraden der chronischen Pankreatitis als ungünstig einzustufen. Ein Patient mit nachgewiesener chronischer Pankreatitis ist sicher vom Wehrdienst zu befreien.

Unfallversicherung

Soll eine chronische Pankreatitis als Berufserkrankung anerkannt werden, so liegt vermutlich eine schwierige Begutachtungssituation vor. Hier müssen nichtberufliche „Noxen“ wie der Alkohol ausgeschlossen oder muss ihr Einfluss als minder relevant glaubhaft gemacht werden können. Dies gilt umso mehr, als für die zu diskutierenden chemischen Noxen und sonstigen Arbeitsplatzumstände das Kausalitätsprinzip nicht in allen Fällen unumstritten ist. Erschwerend kommt hinzu, dass sich die alkoholische und die nichtalkoholische chronische Pankreatitis trotz intensiver Analysen des natürlichen Verlaufs langfristig nicht unterscheiden lassen. An chemischen Noxen, die im Rahmen einer beruflichen Exposition im Zusammenhang mit der Entstehung einer chronischen Pankreatitis diskutiert werden, sind organische Lösungsmittel, insbesondere halogenierte Kohlenwasserstoffe, zu nennen (8, 15). Über den Umweg einer sekundären Hämosiderose kann auch eine chronische Cadmiumvergiftung („Itai-Itai“) zu einer chronischen Pankreatitis und Pankreasinsuffizienz führen (34). Cyanidverbindungen, die als Hauptbestandteil der Mangeldiät beim tropischen Diabetes vorkommen, werden in diesem Zusammenhang angeschuldigt, für die beim tropischen Diabetes auftretende chronische Pankreatitis mit Verkalkungen und Pankreasinsuffizienz verantwortlich zu sein (3). Aufgrund des „Experiments“ von Tschernobyl und eines früheren Atomunglücks in der Sowjetunion haben wir aus den russischen Fachzeitschriften zwei Berichte über gastrointestinale Auswirkungen von inkorporierter und externer Strahlenbelastung. Demnach sollen 20 – 30% der Patienten mit inkorporierten Radionukliden Schädigungen an Leber, Galle und Pankreas haben, wobei die Nuklide wohl in Leber, Galle und Pankreas selektiv angereichert werden (7). Bei den Opfern von Tschernobyl sollen 20% eine chronische Pankreatitis haben (19). An diesen beiden Arbeiten muss aber ernste methodische Kritik angemeldet werden, da beispielsweise der Einfluss eines gleichzeitig bestehenden Alkoholmissbrauchs nicht berücksichtigt wurde.

Schwerbehindertengesetz, soziales Entschädigungsrecht

Der Grad der Behinderung (GdB) bzw. die Minderung der Erwerbsfähigkeit richtet sich nach den Kriterien der Tab. 42.**5**. Tatsache ist jedoch, dass bei nur etwa der Hälfte dieser relativ jungen Patienten längerfristig die Arbeitsfähigkeit erhalten werden kann (18).

Im Rahmen einer Begutachtung muss auch reflektiert werden, inwieweit sich die Leistungsfähigkeit bzw. Arbeits- und Erwerbsfähigkeit des Patienten durch therapeutische Interventionen so verbessert, dass er am Berufsleben wieder teilnehmen kann bzw. dauerhaft schmerzfrei ist.

Neben unspezifischen Maßnahmen (Kur) muss insbesondere der Vorteil von spezifischen therapeutischen Eingriffen für den einzelnen Patienten bewertet werden. Gegenüber früheren Jahren ist man in der chirurgischen Behandlung chronischer Pankreatitiden etwas zurückhaltender geworden. Dies gilt speziell für resezierende Verfahren. Hingegen ist die Drainage von Pankreaspseudozysten ein häufig praktiziertes therapeutisches Vorgehen. Daneben stehen heute auch interventionelle endoskopische Verfahren zur Verfügung, deren langfristiger Vorteil für den Patienten allerdings noch nicht abschließend beurteilt werden kann.

Pankreaskarzinom

Krankenversicherung

Bei Diagnosesicherung einer malignen Erkrankung der Bauchspeicheldrüse liegt bei den allermeisten Patienten faktisch bereits Arbeitsunfähigkeit vor, es sei denn, die Diagnose wurde so frühzeitig gestellt, dass eine kurative resezierende Operation durchgeführt werden konnte. Da es sich hierbei in der Regel um ausgedehnte Operationen handelt, muss analog zur postoperativen Situation bei Eingriffen wegen akuter oder chronischer Pankreatitis eine Arbeitsunfähigkeit bis zur Erlangung der völligen körperlichen Leistungsfähigkeit gewährt werden. Lässt der schnell progrediente Krankheitsverlauf bei inoperablem Tumor nur noch eine kurze Lebensspanne erwarten, so sollten die Patienten fraglos arbeitsunfähig geschrieben werden. Dies gilt insbesondere auch für den Zeitraum der adjuvanten oder palliativen Chemo- oder Bestrahlungstherapie.

Rentenversicherung

Beim Pankreaskarzinom wird die volle Arbeitsfähigkeit in der Regel nie mehr erreicht. Daher ist es völlig gerechtfertigt, die Patienten wie bei anderen malignen Erkrankungen auch zu 100% zu berenten. Ausnahme ist die frühzeitig vorgenommene kurative Operation. Unter dem Schwerbehindertengesetz gilt dann im Rahmen der Heilungsbewährung eine Minderung der Erwerbsfähigkeit (Grad der Behinderung) um 100% für 5 Jahre (37).

Unfallversicherung

Generell wird angenommen, dass bis zu 80% aller Malignome durch Umwelteinflüsse zumindest mitbedingt sein können. Allerdings ist die genaue Rolle dieser Umweltfaktoren bei der Entstehung von Malignomen nur schwer zu definieren, da meist eine große Zeitspanne zwischen Exposition und klinischer Manifestation liegt, eine retrospektive Quantifizierung der Exposition schwierig ist und schließlich die meisten Karzinogene nur bei einem kleinen Teil der Patienten Krebs hervorrufen (32). In großen epidemiologischen Studien wurde versucht, Umstände oder Lebensgewohnheiten mit der Inzidenz des Pankreaskarzinoms zu korrelieren. Alle im Folgenden und Tab. 42.7 aufgelisteten chemischen Substanzen bzw. Tätigkeiten sind nur in Einzelstudien epidemiologisch mit dem Pankreaskarzinom assoziiert worden. Da es sich beim Pankreaskarzinom relativ gesehen um eine seltene Tumorerkrankung handelt, z.B. im Vergleich zum Lungenkarzinom, sind die Fallzahlen entsprechend gering und daher die daraus gezogenen Schlüsse sehr kritisch zu bewerten.

Vermutete Karzinogene. Als gesichert kann heute lediglich der Nikotinkonsum gelten. Die hierbei angeschuldigten N-Nitrosokomponenten (14) kommen auch in seltenen Fällen in der chemischen Industrie vor. Umgekehrt ist in großen epidemiologischen Studien an Tumorerkrankten nach den Berufen dieser Patienten geschaut worden. Dabei haben Ingenieure ein signifikant erhöhtes Risiko für Pankreaskarzinome, ohne dass hier der Mechanismus geschweige denn die chemische Noxe identifiziert wurde (47). Ebenso haben Arbeiter in der Papier produzierenden Industrie offensichtlich ein erhöhtes Risiko für Pankreaskarzinome (25, 53). Da bei den nichtmalignen Erkrankungen der Diabetes mellitus vorne liegt (53), kann hier eine pankreatotoxische Chemikalie vermutet werden, die auch noch nicht identifiziert ist. In der Öl verarbeitenden Industrie werden die in Benzindämpfen enthaltenen Stoffe wie Benzen, Hydrocarbone und Butadien für die epidemiologisch signifikante Korrelation mit einer erhöhten Inzidenz von Pankreaskarzinomen verantwortlich gemacht (28, 35). Auch für Benzidin und β-Naphthalin soll eine Verbindung bestehen, jedoch waren die Fallzahlen in dieser Studie sehr klein (31). Arbeiter in der Gummiindustrie sollen nach einer russischen Studie eine erhöhte Inzidenz von Pankreaskarzinomen haben (46). Noch andauernde Studien untersuchen die epidemiologische Verbindung von Pestiziden und Pankreaskarzinom (43). Eine sorgfältige Metaanalyse, die Karzinomtodesfälle

Tabelle 42.7 Mögliche chemische Noxen und prädisponierende Berufe, die mit dem Pankreasadenokarzinom assoziiert worden sind

Chemische Noxen

- Benzen
- Benzidin
- Butadin
- Hydrocarbone
- β-Naphthalin
- Tabak (N-Nitrosokomponenten)

Berufe

- Chemische Industrie
- Gummiindustrie
- Ingenieurberufe
- Öl verarbeitende Industrie/Raffinerie
- Papier produzierende und verarbeitende Industrie

entsprechenden Tätigkeiten zugeordnet hat, zeigte für die chemische und Öl verarbeitende Industrie eindeutige Assoziationen (36).

Für alle aufgelisteten Berufe bzw. Chemikalien gilt, dass es keine gesicherten Daten gibt und deshalb bezüglich der Karzinogenese keine definitiven Rückschlüsse zulässig sind (36). Diese Auffassung ist auch für die gutachterliche Frage nach dem auslösenden Faktor bzw. der Ursache von großer Bedeutung und zu berücksichtigen, umso mehr, wenn beispielsweise Nikotinabusus mit im Spiel ist.

→ **Genetische Veränderungen.** Beim derzeitigen Wissensstand ist es also schwierig, wenn nicht gar unmöglich, ein Pankreaskarzinom als Berufserkrankung anzuerkennen. Dies kann sich in naher Zukunft jedoch ändern, wenn es gelingt, am Tiermodell oder in vitro zu zeigen, dass die vermuteten definierten chemischen Noxen zu den genetischen Veränderungen im Pankreas oder in den Pankreaszelllinien führen, die in einem Großteil der Pankreaskarzinome nachgewiesen werden können. Hierzu zählen vor allem die Veränderungen im ras-Onkogen und p53-Tumorsuppressorgen. Geeignete molekularbiologische Tests, die auch bald in die klinische Routine eingehen dürften, sind für beide Gene mit der PCR vorhanden. Dadurch wird sich das diagnostische Repertoire auch für gutachterliche Fragestellungen erweitern (20).

→ **Chronische Pankreatitis.** Mögliche chemische Noxen als Auslöser einer chronischen Pankreatitis sind weiter oben und in Tab. 42.**7** genannt worden. Es gibt eine neuere große retrospektive epidemiologische Studie (24), die vermuten lässt, dass eine chronische Pankreatitis auch zu den prädisponierenden Faktoren für ein Pankreaskarzinom zählen kann. Eine solche Argumentationskette, die eine Noxe über den Umweg einer chronischen Pankreatitis als Ursache eines Pankreaskarzinoms wahrscheinlich machen will, muss heute allerdings wegen fehlender Daten als sehr anfechtbar erscheinen.

Es muss abschließend hervorgehoben werden, dass derzeit für das Pankreaskarzinom gemäß § 551 Abs. 1 und 2 RVO keine krankheitsbezogene Berufskrankheitsnummer anhand der BK-Listen-Stoffe existiert. Daher muss in Zukunft geprüft werden, inwieweit die oben und in Tab. 42.**4** aufgeführten Chemikalien eine kausale Rolle spielen. Ein derartiger Rückschluss ist jedoch im Moment noch nicht hinreichend wahrscheinlich.

FAZIT FÜR DIE PRAXIS

- Krankheitsdiagnose, Pathogenese und Ätiologie können die Beziehungen einer Erkrankung zu einem angeschuldigten Ereignis aufzeigen, die Erwerbsminderung wird jedoch in erster Linie anhand der Funktionsminderung des Organs ermittelt. Als zu beurteilende Pankreasfunktionen kommen vor allem die Aufschlüsselung der Nahrungsmittel mit Hilfe von Verdauungsenzymen (diagnostischer Goldstandard: Messung mittels Pankreasenzymsonde) und die Homöostase des Glucosestoffwechsels in Betracht.
- Von langfristigen Auswirkungen bei Zuständen nach einer akuten Pankreatitis – ohne eine zugrunde liegende chronische Pankreatitis – ist nicht auszugehen, es sei denn, es wurde aufgrund der akuten Pankreatitis eine Resektion oder Exstirpation des Pankreas notwendig.
- Um bei chronischer Pankreatitis eine teilweise oder komplette Berentung zu vermeiden, sollte ggf. innerbetrieblich ein Arbeitsplatzwechsel vorgenommen werden oder eine Umschulung erfolgen. Im Rahmen einer Begutachtung muss auch geprüft werden, ob durch therapeutische Interventionen die Arbeits- und Erwerbsfähigkeit des Patienten so verbessert werden kann, dass er am Berufsleben wieder teilnehmen kann bzw. dauerhaft schmerzfrei ist.
- Ein Pankreaskarzinom rechtfertigt in der Regel die Berentung des Patienten. Als gesichertes Karzinogen gilt heute lediglich Nikotinabusus. Ein Rückschluss auf eine kausale Rolle von verdächtigten Chemikalien ist im Moment noch nicht hinreichend wahrscheinlich.

Hinweise zum Literaturverzeichnis

Das Literaturverzeichnis des Buches finden Sie unter www.thieme.de

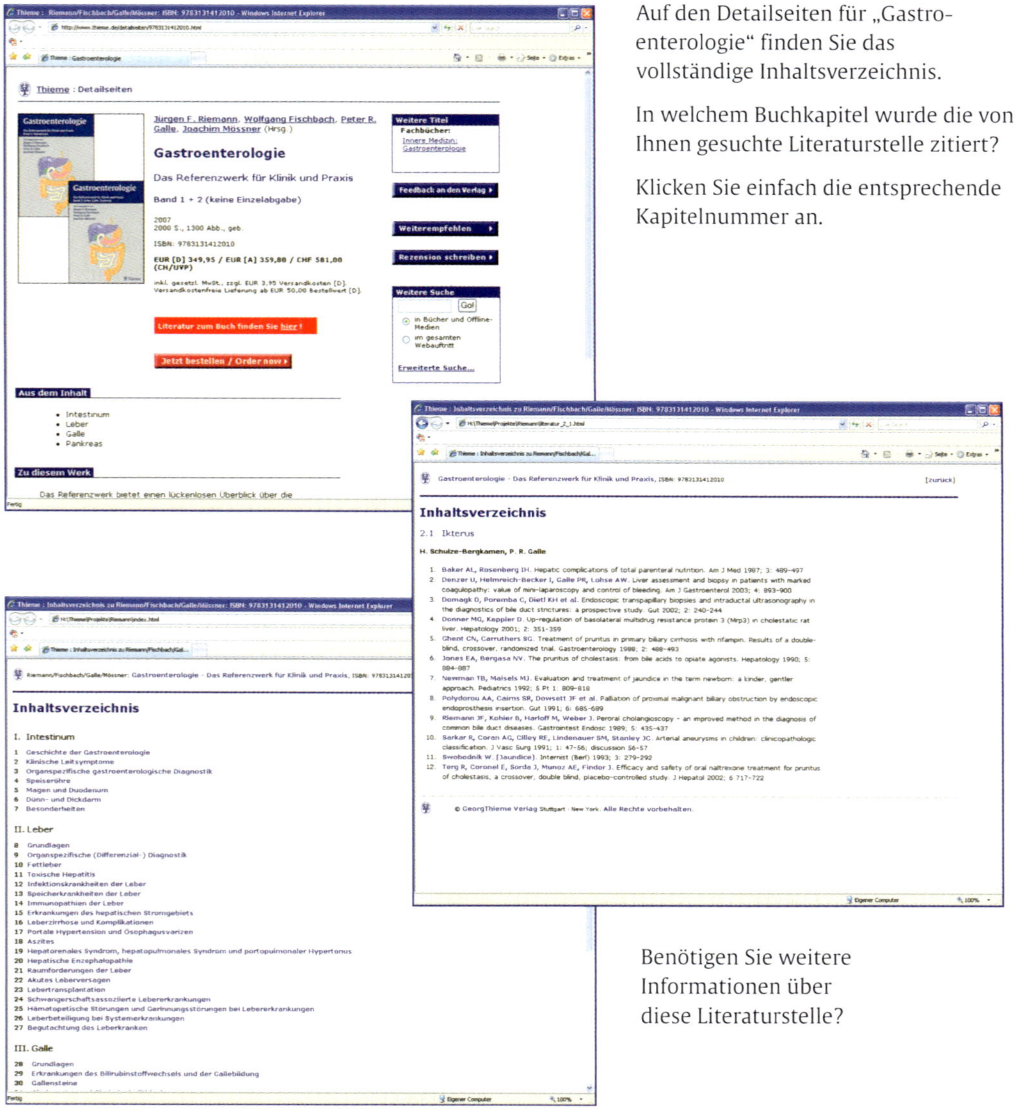

Auf den Detailseiten für „Gastroenterologie" finden Sie das vollständige Inhaltsverzeichnis.

In welchem Buchkapitel wurde die von Ihnen gesuchte Literaturstelle zitiert?

Klicken Sie einfach die entsprechende Kapitelnummer an.

Benötigen Sie weitere Informationen über diese Literaturstelle?

1. Schritt: Gehen Sie auf die Thieme Homepage unter **www.thieme.de,** geben Sie dort unter Schnellsuche einen der Herausgebernamen ein, z. B. Riemann, und klicken Sie auf „Gastroenterologie".
2. Schritt: Klicken Sie dann auf **„Literatur zum Buch finden Sie hier"**, dort finden Sie das Inhaltsverzeichnis für das gesamte Buch.
3. Schritt: Wählen Sie durch Anklicken das entsprechende **Buchkapitel**, in dem die von Ihnen gesuchte Literatur zitiert wurde.

Unser Extra-Bonbon für Sie:

4. Schritt: Durch Anklicken der gesuchten **Literaturstelle** wird automatisch das Suchprogramm der Medline (PubMed) gestartet – die gesuchte Literaturstelle, inklusive Abstract und weiterer Serviceangebote wird Ihnen angezeigt.

Sachverzeichnis

A

C

D

E

F

G

H

I

J

L

M

N

O

P

Q

R

S

T

U

V

W

X

Y

Z